Band 1

Genetik · Zellpathologie · Binde- und Stützgewebe · Regeneration Neoplasie · Mißbildungen · Entwicklungsstörungen · Neuroendokrines System · Blut, Kreislauf · Stoffwechsel

Dieses Werk ist nach Inhalt und Form etwas völlig Neues. Bücher über Pathologie, Pathopsychologie, Pathobiochemie und Pathogenetik vermitteln jeweils nur Kenntnisse über funktionelle Aspekte, Reaktionsabläufe in Zellen oder strukturelle Veränderungen. Immer mehr aber spielen Fragen der Zellbiologie, Immunologie und Genetik eine bedeutende Rolle. In diesem Werk werden die aus den verschiedenen Fachgebieten stammenden Erkenntnisse zusammengefaßt.
In einer didaktisch hervorragend gelungenen Synopsis von zahlreichen instruktiven Skizzen und Tabellen, verbunden durch einen konzisen Text, findet der Arzt erschöpfende Angaben über pathogenetische Vorgänge aller Art.
Je nach Wichtigkeit werden biochemische, funktionelle oder strukturelle Belange in den Vordergrund gerückt, um die Grundlagen und die Zusammenhänge bei Krankheitsabläufen zu erkennen und zu verstehen.
Zahlreiche Beispiele aus der praktischen Medizin und ein umfangreiches Sachregister erleichtern dem Leser den Zugang zu den ihn interessierenden Fragen. Literaturhinweise neueren Datums gestatten es, besonderen Problemen weiter nachzugehen.
Dieses Werk richtet sich an den *Arzt* ganz allgemein, an den Assistenten, den Kliniker, den Praktiker und Spezialisten der verschiedensten Fachrichtungen, nicht zuletzt auch an den Pathologen, aber auch an interessierte Studenten, die es über das eigentliche Studium hinaus während der gesamten medizinischen, insbesondere klinischen Ausbildung und in der Praxis als Informationsquelle in pathogenetischen Fragen begleiten soll.

Hans Cottier

Pathogenese

Ein Handbuch für die ärztliche Fortbildung

Band 1

Unter Mitwirkung von
K. Bürki M. W. Hess H. U. Keller
B. Roos R. Schindler A. Zimmermann
und Spezialisten aus verschiedenen
Fachgebieten

Mit über 6000 Einzeldarstellungen in
234 Tafeln und 124 Tabellen

Springer-Verlag Berlin
Heidelberg GmbH 1980

Professor Dr. Hans Cottier
Pathologisches Institut der Universität
Freiburgstr. 30, CH-3010 Bern

Das Sachverzeichnis ist in beiden Bänden enthalten

CIP-Kurztitelaufnahme der Deutschen Bibliothek
Cottier, Hans:
Pathogenese : e. Handbuch für d. ärztl. Fortbildung / Hans Cottier. Unter Mitw. von K. Bürki ... u. Spezialisten aus verschiedenen Fachgebieten. – Berlin, Heidelberg, New York : Springer.

ISBN 978-3-642-67214-9 ISBN 978-3-642-67213-2 (eBook)
DOI 10.1007/978-3-642-67213-2

Bd. 1. – 1980.

Softcover reprint of the hardcover 1st edition 1980

Zeichnungen: A. Drews, Wiesbaden
2122/3140-543210

Vorwort

Der Arzt sieht sich oft Problemen der Krankheitsentstehung und -entwicklung gegenübergestellt, über deren tiefere Hintergründe er mehr erfahren möchte. Dies gilt vor allem für Fragen, die pathogenetische Mechanismen, d. h. die dem krankhaften Geschehen zugrunde liegenden Störungen von Struktur, Metabolismus und Funktionen von Zellen, Geweben, Organen und des gesamten Organismus betreffen. Dieses Buch soll dem fortgeschrittenen Mediziner in gedrängter Form und rasch faßbar die wichtigsten Informationen liefern, deren er für ein besseres Verständnis krankhafter Vorgänge verschiedenster Art immer wieder bedarf.

Bei der Abfassung des Manuskripts wurde eine synoptische Betrachtungsweise angestrebt. Dementsprechend schrieb der Autor aufgrund zahlreicher Angaben aus der neueren Literatur sowie eigener Erfahrungen den Text, skizzierte die zugehörigen Abbildungen und legte beides verschiedenen Fachleuten zur Überprüfung, zum Anbringen allfälliger Korrekturen und zum Einfügen von Ergänzungen vor. Die multidisziplinäre Bearbeitung der einzelnen Themenkreise wurde durch den Umstand erleichtert, daß am Pathologischen Institut in Bern mehrere Gruppen mit unterschiedlicher Schulung und Arbeitsrichtung tätig sind. Die unter der Leitung von Prof. R. Schindler, einem Biochemiker und Pharmakologen, stehende Abteilung beschäftigt sich vorwiegend mit zellbiologischen Problemen und experimenteller Krebsforschung. Die Genetik, im besonderen auch die Zytogenetik, ist durch Lektor Dr. P. AufderMaur vertreten. Fragen der Kanzerogenese überprüfte Prof. K. Bürki, der wissenschaftlich auf diesem Gebiet arbeitet. Für die Kontrolle von Text und Abbildungen über Immunpathologie war Prof. M. W. Hess zuständig, dem in seiner Gruppe Protein- und Immunchemiker zur Seite stehen. Durch besondere Kenntnisse in experimenteller Entzündungspathologie trug Prof. H. U. Keller zu den betreffenden Kapiteln bei. Hinsichtlich verschiedener Fragen aus der Allgemeinen Pathologie leisteten Prof. B. Roos und Dr. A. Zimmermann Wertvolles. Dasselbe gilt für eine ganze Zahl weiterer Mitarbeiter am Institut, die unten namentlich aufgeführt sind. Besonderes Gewicht wurde auf die Beziehung zwischen krankhaften Symptomen und Zeichen einerseits sowie Gewebs- bzw. Organläsionen und den dadurch bedingten funktionellen Störungen andererseits gelegt. Eine größere Gruppe klinisch tätiger Freunde und Kollegen erklärte sich freundlicherweise bereit, die in ihren Fachbereich fallenden Kapitel des Buches einer gründlichen Prüfung zu unterziehen. Mit Prof. J. Hodler, der über eine breite intern-medizinische Erfahrung verfügt, befanden wir uns fortwährend im Gespräch. Schließlich habe ich mehrere in- und ausländische Forscher und Kollegen zu erwähnen, deren Ratschläge, kritische Bemerkungen und gedankliche Beiträge eine große Hilfe bedeuteten.

Den Anstoß zum Verfassen dieses Buches gab unter anderem die Feststellung, daß die an vielen Medizinischen Fakultäten verwirklichte Kürzung des Studienganges, die Aufsplitterung der Krankheitslehre in verschiedene Teildisziplinen und der zunehmende Verzicht auf gründliches Erarbeiten der theoretischen Grundlagen ein vermehrtes Bedürfnis nach allgemeinmedizinischer Weiterbildung im Anschluß an den eigentlichen Studienabschluß geschaffen haben. In dieser Hinsicht begegnet der Mediziner heute viel größeren Schwierigkeiten als früher. Die Erkenntnisse auf dem Gebiet der medizinischen Grundlagenforschung haben sich in den letzten Jahrzehnten derart ausgeweitet und vertieft, daß der Einzelne kaum mehr Schritt zu halten vermag, es sei denn in einem stark beschränkten Bereich. Will er trotzdem den Grundsätzen der sog. Ganzheitsmedizin treu bleiben, d. h. einen ausreichenden Überblick und die Fähigkeit bewahren, an gemachte Beobachtungen eine pathogenetische Analyse zu knüpfen, kommt er ohne umfassende und doch rasch greifbare Informationsquellen nicht aus. Das vorliegende Handbuch über pathogenetische Mechanismen mag in dieser Hinsicht von Nutzen sein.

Bei der Gliederung des Textes ging ich von der Annahme aus, der Leser sei in der Regel ausgebildeter Mediziner, der sich manche pathogenetische Zusammenhänge lediglich in Erinnerung zu rufen braucht, andere dagegen neu durchdenken möchte. In den wichtigeren Kapiteln werden im Kleindruck zusammenfassende Erläuterungen der Strukturen, biochemischen Vorgänge und Funktionen des zu behandlenden Systems vorangestellt. Klare Begriffe gehören zu den wichtigen Voraussetzungen pathogenetischer Überlegungen: Es wurden daher zahlreiche Definitionen eingestreut und durch Linien hervorgehoben.

Danach folgen in den meisten Abschnitten Angaben über Ätiologie und Pathogenese des betreffenden krankhaften Prozesses, wobei wir uns bemüht haben, Erwiesenes und Hypothetisches auseinanderzuhalten.

Der Schilderung licht- und elektronenmikroskopisch sowie mit Hilfe anderer Methoden faßbarer Zell-, Gewebe- und Organveränderungen wird der gebührende Raum gegeben. Um die Beziehung zwischen Läsionen einerseits sowie Symptomen und Zeichen andererseits deutlich zu machen, kommen in gedrängter Form auch die letzteren zur Sprache. Zudem finden sich Angaben über mögliche Komplikationen der verschiedenen Typen von Störungen. Da der Arzt bei seinen pathogenetischen Überlegungen in der Regel von besonderen Fällen ausgeht, fügte ich in den meisten Kapiteln Beispiele aus der praktischen Medizin ein, die im Sachregister vermerkt sind, und über die der Leser Zugang zum betreffenen Problemkreis erhält. Auf eine ausgedehnte Bibliographie wurde bewußt verzichtet. Die am Ende der einzelnen Kapitel gemachten Literaturangaben beziehen sich einerseits auf neuere Übersichtsarbeiten, Konferenzberichte und Monographien, die meistens ein umfangreiches Schrifttum enthalten, andererseits auf einige ausgewählte Originalarbeiten, die einen Einblick in die Forschungstätigkeit in den verschiedenen Wissensgebieten gestatten. Der Stand der Erkenntnisse entspricht ungefähr dem des Jahres 1979.

Die Illustrationen und zugehörigen Legenden bilden gleichsam ein Kompendium innerhalb des Buches. Die einzelnen Tafeln fassen in Form von Skizzen, Diagrammen und Blockschemen besondere Gruppen pathogenetischer Vorgänge zusammen. Diese Art der Darstellung soll es ermöglichen, die verschiedenen Problemkreise im Überblick zu erfassen und sich anhand des begleitenden Textes zu informieren. Dem mit der Materie vertrauten Leser werden die Strichzeichnungen rasch das Wesentliche in Erinnerung rufen. Die Tabellen dienen in erster Linie der Übersicht über Gruppen von Störungen, Agentien oder Faktoren, die es bei differentialdiagnostischen Problemen zu berücksichtigen gilt.

Ein geschärfter Beobachtungssinn und an erhobene Befunde geknüpfte pathogenetische Folgerungen bilden die Hauptstützen der ärztlichen Tätigkeit. Bei dieser Art von Suchen und Denken müssen sich natürlich die aus verschiedenen Disziplinen der Medizin stammenden Erfahrungen zu einem einheitlichen Ganzen zusammenfügen. Da sich in manchen Fällen ein Problem erst richtig verstehen läßt, wenn es – seiner Komplexität entsprechend – etwas eingehender erörtert wird, hat der Text einen erheblichen Umfang erreicht. Damit ist aber auch die Art der Benützung des Buches vorgezeichnet, nämlich im Sinne der – von Fall zu Fall gegebenen – Lektüre einzelner Abschnitte oder Kapitel.

Bern, September 1980 HANS COTTIER

Dank an weitere Mitwirkende

Für die Durchsicht von Teilen des Manuskripts, Änderungsvorschläge und Anregungen bin ich folgenden Freunden und Kollegen zu großem Dank verpflichtet:

Prof. H. W. Altmann, Würzburg
Lektor Dr. P. Aufder Maur, Bern
Prof. H. Bachofen, Bern
Prof. S. Barandun, Bern
PD. Dr. H. R. Baumgartner, Basel
Prof. E. Beck, Bern
Prof. W. Bernhard †, Paris
Prof. M. Bessis, Paris
Prof. U. Bucher, Bern
Prof. P. Cottier, Interlaken
Prof. S. Fankhauser, Olten
Dr. M. Gertsch, Bern
Prof. P. A. Grétillat, Bern
Prof. U. M. Gross, Berlin
Prof. F. Halter, Bern
Prof. J. Hodler, Bern
Dr. H. Läng, Bern
Prof. G. Lebek, Bern
Prof. E. Lüscher, Bern
Dr. R. Markwalder, Bern
Prof. M. Meessen, Düsseldorf
Prof. L. Orcel, Paris
Prof. G. Paumgartner, München
PD Dr. G. Poretti, Bern
Prof. R. Preisig, Bern
Prof. P. Prudhomme de Saint-Maur, Paris
Dr. Ch. Ruchti, Bern
Dr. Th. Schaffner, Bern
Prof. G. Seifert, Hamburg
PD Dr. G. Siegl, Bern
Prof. A. Teuscher, Bern
Prof. P. C. Veraguth, Bern
Dr. E. Wälti, Bern

Mein Dank geht ferner an jene Kollegen, die mir mit Ratschlägen aller Art behilflich waren, im besonderen
Prof. J. Bircher, Bern
Prof. J. Diebold, Paris
Prof. A. Georgii, Hannover
Prof. H. Graf, Bern
Prof. E. Grundmann, Münster
Prof. H. P. Gurtner, Bern
Prof. A. Hässig, Bern
Prof. Ch. Hedinger, Zürich
PD. Dr. H. J. Huser, Bern
Prof. J. Laissue, Luzern
Prof. P. Lundsgaard-Hansen, Bern
Prof. W. Rotter, Frankfurt
Prof. J. Rüttner, Zürich
Prof. A. Schröder, Bern
Prof. W. Stauffacher, Basel
Prof. G. Zbinden, Zürich

Sehr zu schätzen weiß ich auch die Unterstützung durch weitere Mitarbeiterinnen und Mitarbeiter am Pathologischen Institut in Bern, nämlich
Dr. H. Gerber
Dr. R. Kraft
Dr. R. Kraus-Ruppert
Herr J. Müller
Dr. J. C. Schaer
Dr. Ch. Stoller
Dr. Th. Zeltner

Dankbar bin ich den Assistenten unseres Institutes für die Teilnahme an den Korrekturarbeiten.

Besondere Anerkennung verdienen Frl. L. Staub, die Direktionssekretärin des Pathologischen Instituts in Bern, und Frau Dr. M. Hengelhaupt für die Reinschrift des Manuskripts und die Erstellung des Sachregisters.

Mannigfaches Lob geht an Herrn A. Drews, Wiesbaden für seinen unermüdlichen Einsatz bei der Reinzeichnung der Skizzen und Diagramme.

Herzlicher Dank gilt schließlich den Damen und Herren des Springer-Verlages, im besonderen Herrn Dr. H. Götze, ferner Frau M. Kalow sowie den Herren W. Bergstedt, H. Matthies und J. Sydor für ihre Sorgfalt und Umsicht, vor allem aber auch für die Geduld und Großzügigkeit, die sie bei der Planung und Drucklegung dieses Buches bewiesen haben.

Bern, September 1980 HANS COTTIER

Inhaltsverzeichnis

Band 1 Genetik, Zellpathologie, Binde- und Stützgewebe, Regeneration, Neoplasie, Mißbildungen, Entwicklungsstörungen, Neuroendokrines System, Blut, Kreislauf, Stoffwechsel

2. Teil

KRANKHAFTE VERÄNDERUNGEN DER ZELLEN 37

3. Teil

ALLGEMEINE PATHOLOGIE DES BINDE- UND STÜTZGEWEBES 101

9. Teil

Band 2 Immunität, Entzündungen, Reparation, Verletzungen, Strahlenwirkung, Toxikologie, Infektionen, Parasitologie, Gerontologie

10. Teil

14. Teil

Einführung

Grundbegriffe und Teilgebiete der Pathologie

Pathologie als Krankheitsforschung und Krankheitslehre

Pathologie (vom griechischen »pathos«: Leiden) ist im weiteren Sinn Pathobiologie und handelt von Krankheitsvorgängen und Krankheitszuständen. Wissenszweige, die sich mit normalen biologischen Prozessen befassen, werden unter dem Begriff »*Orthologie*« – »Orthobiologie« – zusammengefaßt und der Pathologie gegenübergestellt.

Aus dieser Definition geht hervor, daß Prozesse der gesamten »lebenden Materie«, also der Pflanzen- und Tierwelt gemeint sind. Es gibt eine Pflanzen-, Tier- und *Humanpathologie.* Soweit an Tieren oder Zellen und Geweben in vitro krankhafte Vorgänge untersucht oder erzeugt werden, spricht man von Experimentalpathologie, die für die Humanpathologie von großem Nutzen sein kann.
Die Aufgaben der Pathologie umfassen neben *Krankheitsforschung* und *Krankheitslehre* auch Teilgebiete der *Krankheitserkennung (Diagnostik).*

Gesundheit

»*Gesundheit*« ist eine dem idealen Mittelmaß nahe kommende Harmonie der Lebensprozesse, die sich in »normalen« Strukturen, einem »regelrechten« Stoffwechsel, ungestörten Wachstums- und Erneuerungsvorgängen sowie einer uneingeschränkten Reaktions- und Regulationsfähigkeit des Organismus äußert.

Man darf von »Graden der Gesundheit« sprechen, die in den verschiedenen Altersstufen und Berufsgruppen erheblich voneinander abweichen können. Nach der Definition der WHO entspricht die Gesundheit einem Zustand völligen körperlichen, seelischen und sozialen Wohlbefindens.

Krankheit

Als »*Krankheit*« wird ein zwischen Krankheitsbeginn und Krankheitsende ablaufender Prozeß der Gesundheitsstörung bezeichnet.

Zwischen Krankheit und Gesundheit bestehen fließende Übergänge. Ein Mensch kann sich krank fühlen *(Krankheitsgefühl),* ohne daß sich bei ihm sichere funktionelle oder strukturelle Störungen nachweisen lassen. Umgekehrt begegnet man bei vielen Individuen eindeutig krankhaften Veränderungen, ohne daß ein Krankheitsgefühl besteht. Derselbe Zustand kann somit für den einen Krankheit, für den andern keine Krankheit bedeuten. Besonders deutlich wird dies beim Vergleich verschiedener Altersgruppen. So kann man ein gewisses Maß von Arteriosklerose bei einem älteren Menschen als »in den Normbereich gehörend« bezeichnen, bei einem Kinde dagegen müßte die gleiche Veränderung als in hohem Maß pathologisch betrachtet werden. Ähnliche Überlegungen beziehen sich auf Geschlechtsunterschiede, Ungleichheiten im Erbgefüge und der damit zusammenhängenden *Konstitution* (athletisch, pyknisch, asthenisch u. a.).

»*Symptom*« heißt eine Krankheitsäußerung, die vom Patienten selbst empfunden wird: z. B. Schmerz, Übelkeit, Schwindelgefühl, Schwäche oder Herzklopfen. Demgegenüber nennt man eine krankhafte Veränderung, die dem Patienten verborgen blieb, vom Arzt jedoch anläßlich einer Untersuchung aufgedeckt wird, ein »*Zeichen*«. Tritt eine mehr oder weniger charakteristische Gruppe von Symptomen und Zeichen wiederholt und bei verschiedenen Individuen auf, ohne daß ihre Zusammenhänge immer bekannt wären, sprechen wir von einem »*Syndrom*«.

Unter »*Befund*« werden einzelne oder eine Gruppe von Feststellungen verstanden, die der Arzt bei der Untersuchung macht.

Ein Befund kann »normal« (unauffällig, ohne Besonderheiten (o. B.)), »negativ« oder pathologisch sein. Alle Befunde bei einem Status erfassen nur einen Moment des Prozesses (daher »status praesens«); das gilt für morphologische wie biochemische Befunde. Deshalb wird dem krankhaften Geschehen am ehesten die *Verlaufsdiagnose* gerecht.

Krankheiten können einen verschiedenartigen Verlauf nehmen. Führt der *Krankheitsverlauf* nicht zu einer *Heilung (Sanatio)* mit einer weitgehenden oder völligen Wiederherstellung *(Restitutio ad integrum)*, kann er mit dem Tod des Gesamtorganismus *(Exitus letalis)* enden oder nach sog. Reparation eines Teils der Körperschäden in einen Dauerzustand mit bleibendem Defekt, ein sog. *Leiden*, übergehen.

»*Nosologie*« ist die Lehre von den scharf abgrenzbaren Krankheiten. Nicht immer lassen sich pathologische Befunde sog. *nosologischen Einheiten* oder *Krankheitsbildern* zuordnen.

Als *Ätiologie* werden die auslösenden Ursachen der Krankheiten und Leiden bezeichnet. Sehr oft handelt es sich nicht um eine einzelne *(monokausale)* Ursache, sondern um Konditionen und Faktoren, so daß viele krankhafte Vorgänge und Zustände nur *multifaktoriell* zu verstehen sind.

Krankheiten können auf inneren (endogenen, z. B. genetischen) oder äußern (Umwelt-)Faktoren beruhen. Vielfach liegt ein Zusammenwirken beider vor.

Als *kausale Pathogenese* wird das gesamte Ursachen-Wirkungsgefüge zwischen auslösenden Faktoren und Krankheitsbereitschaft (Disposition) bezeichnet.

Eine *Disposition* ist die Krankheitsbereitschaft des Organismus, die eine ständige oder vorübergehende Verminderung der Anpassungsfähigkeit *(Adaptation)* des Organismus an Störungen seines Gleichgewichts *(Homöostase)* bewirkt.

Zu den Faktoren, die zu einer Krankheit disponieren können, gehören u. a. genetische Faktoren, Geschlecht, Lebensalter, Ernährung, Störungen der unspezifischen und spezifischen Abwehr sowie Umwelteinflüsse, unter anderem auch psychosoziale Faktoren. Schließlich können bereits bestehende oder mit Defekt geheilte Krankheiten die Entwicklung anderer Krankheiten begünstigen.

In jedem Fall ist der Pathologe zunächst bestrebt, die *formale Pathogenese*, d. h. die strukturellen *(formale strukturelle Pathogenese)* oder funktionellen *(formale funktionelle Pathogenese)* Veränderungen zu erfassen, die während des Krankheitsablaufs auftreten.

Der Begriff des »*Krankheitsbildes*« als eines Mosaiks von Symptomen und Befunden gilt sowohl für akute Krankheiten als auch für chronische Leiden. Aufgrund seiner Erhebungen versucht der Arzt, eine *Diagnose* zu stellen, d. h. die vorliegende Krankheit nosologisch zu bezeichnen und auch ihren Schweregrad sowie weitere Besonderheiten zu ermitteln. Gewisse Befunde, wie etwa der Nachweis eines Karzinoms, gestatten direkt eine Diagnose; sie sind »diagnostisch«. Man spricht auch von *diagnostisch führenden* oder *pathognomonischen Befunden*, von Befunden, die mit erheblicher oder an Sicherheit grenzender Wahrscheinlichkeit eine bestimmte Krankheit erkennen lassen. Nicht selten bestehen verschiedene Krankheitszustände nebeneinander, die in einer *Diagnosenliste* zusammengefaßt werden. Gelingt es nicht, mit großer Wahrscheinlichkeit zu einer Diagnose zu gelangen, zählt man in einer sog. *Differentialdiagnose*, meistens in der Reihenfolge der Wahrscheinlichkeit, Krankheiten auf, die zur Erklärung der Symptome und Zeichen passen könnten. In jedem Fall ist man bestrebt, Hauptleiden, Nebenleiden und ihr Zusammenwirken zu beurteilen und so das Gesamtbild der Krankheitskonstellation zu erfassen.

Die *Anamnese* ist die *Vorgeschichte* eines Kranken. Es werden Familienanamnese, persönliche Anamnese und die Vorgeschichte des »jetzigen Leidens« auseinandergehalten. »*Katamnese*« bedeutet die Nachgeschichte einer Krankheit. Die *Prognose* ist die mutmaßliche Voraussage für die weitere Entwicklung der Krankheit.

Für diese Begriffe bestehen häufig angewandte Adjektive (anamnestisch, katamnestisch, prognostisch).

Tod

Unter dem »*Tod*« versteht man den irreversiblen Stillstand lebenswichtiger Funktionen, unter »*Sterben*« die Vorgänge, die dem Tode unmittelbar vorausgehen.

Manchmal handelt es sich um ein ziemlich rasches Geschehen; in anderen Fällen kennzeichnet eine länger dauernde *Agonie* (Todeskampf) den Zeitraum vor dem Übergang vom Leben in den Tod.
Dem *allgemeinen Tod des Gesamtorganismus* liegt das Absterben lebenswichtiger Zellgruppen oder Organteile *(partieller Tod von Geweben)* zugrunde. Diese Prozesse nehmen einige Zeit in Anspruch (sog. *intermediäres Leben*), weshalb der Todeseintritt nicht im Sinn eines Augenblicks auf die Sekunde genau angegeben werden kann. Bei Stillstand der Herztätigkeit *(Asystolie)* und/oder der Atmung *(Apnoe)* können durch unmittelbar erfolgende Reanimationsmaßnahmen die zentralnervösen Funktionen erhalten bleiben, und so der sog. *klinische Tod* durch Einschieben einer »vita reducta« hinausgezögert oder – im günstigen Fall – vermieden werden. Von einem *absoluten biologischen Tod des Menschen* reden wir heute erst, wenn es zu einem irreversiblen Sistieren der Lebensvorgänge gekommen ist, d. h. einem Zustand, in dem auch die Gehirnfunktionen erloschen sind.
Weitere Angaben über Zell-, Gewebe- und allgemeinen Tod sowie eine Fortsetzung der Diskussion dieser wichtigen Probleme finden sich in Kap. 36, S. 165.

Statistische Begriffe zu Krankheit und Tod

Im Zusammenhang mit Krankheit und Tod sind folgende statistisch zu erfassenden Begriffe von Bedeutung:

Morbidität (= Erkrankungshäufigkeit): Anzahl einer an einer bestimmten Krankheit Erkrankten, bezogen auf die Gesamtzahl der Bevölkerung (z. B. auf 100000 Einwohner innerhalb eines Jahres).

Penetranz (= Manifestationswahrscheinlichkeit): Anzahl der an einer bestimmten Krankheit *manifest* Erkrankten, bezogen auf die Gesamtzahl gleichartig befallener, aber sich gesund fühlender Individuen.

Mortalität: Anzahl Gestorbener, bezogen auf die Gesamtzahl der Bevölkerung innerhalb einer bestimmten Zeitspanne (z. B. auf 100000 Einwohner innerhalb eines Jahres).

Letalität: Anzahl der an einer bestimmten Krankheit Gestorbenen, bezogen auf die Gesamtzahl gleichartig Erkrankter während einer Beobachtungsperiode. Die Letalität ist ein Gradmesser der Schwere einer Krankheit und bildet eine wichtige Grundlage für prognostische Aussagen (s. u.).

Mittlere (korrekter: mediane) Lebenserwartung: Zeitspanne, in der nach statistischen Erhebungen 50% einer bestimmten, u. U. ausgewählten Population gestorben sind.

Teilgebiete der Pathologie

Die *Pathologie* behandelt den Krankheits-*Prozeß* methodisch von der Form *(Pathomorphologie)* oder von der Materie *(Pathobiochemie)* her, schließlich auch mit Hilfe physikalischer Methoden *(Pathophysiologie i. e. S.)*. Oft empfiehlt sich die Kombination dieser Untersuchungsarten.
Je nach der Dimension kann die Pathomorphologie in eine *Makropathologie (pathologische Anatomie i. e. S.:* was mit bloßem Auge erfaßbar ist), in eine *Histo- und Zytopathologie* (was mit dem Lichtmikroskop erkannt werden kann), in eine *Pathologie der Ultrastruktur* (was mit dem Elektronenmikroskop deutlich wird) und in eine *Molekularpathologie* (was z. B. durch Röntgendiffraktion feststellbar ist) gegliedert werden.
Die systematische Abhandlung krankhafter Veränderungen der einzelnen – funktionellen und anatomischen – Organsysteme und Organe ist Aufgabe der *speziellen Pathologie.*
Die Pathologie kann auch nach dem Lebensalter des Kranken unterteilt werden in die *Pädopathologie* (Kinderpathologie) und *Gerontopathologie* (Pathologie der alten Menschen).
Zudem besteht die Möglichkeit, die Pathologie nach Organen (*Organpathologie,* Neuro-, Kardio-, Nephropathologie) oder schließlich nach besonders wichtigen und häufigen Krankheitsgruppen *(Tumorpathologie, Infektionspathologie)* zu gliedern.
Die *klinische Pathologie* steht in enger Beziehung zu den verschiedenen klinischen Fächern. Bei der chirurgischen Pathologie liegt besonderes Gewicht auf der Diagnostik, d. h. auf der dem Operateur dienenden zeitgerechten Bekanntgabe der Art einer bestimmten Gewebeveränderung. Dabei kann sich der Pathologe zahlreicher Methoden bedienen, die über die einfache Feststellung der Formabwandlung mit Hilfe der üblichen histologischen, zytologischen und zytogenetischen Methoden hinausreichen (Histo-, Zyto-, Immunohistochemie u. a.). In der Zusammenarbeit mit Internisten stehen punktionsbioptische Untersuchungen und die klinisch-pathologische Beurteilung autoptisch, d. h. durch Leicheneröffnung, untersuchter Fälle im Vordergrund.
Wesentliche Erkenntnisse sind der *geographischen Pathologie* zu verdanken. Sie befaßt sich mit dem Krankheitsbild in Abhängigkeit von Rasse, Klima, Ernährung, Lebensgewohnheiten und besonderen Umweltsfaktoren. Die *Epidemiologie* deckt Krankheitszüge, wie Pocken, Cholera, Grippe auf, die moderne Epidemiologie überdies auch nicht-infektiöse Krankheiten

und Leiden. Besonderes Interesse verdient in diesem Zusammenhang das *im Lauf der Zeit wechselnde Krankheitsbild und sein Wandel durch die Therapie.*

In der *Allgemeinen Pathologie* (allgemeine Krankheitslehre), die in diesem Lehrbuch behandelt werden soll, liegt der Akzent auf der Erforschung – und Lehre – der Mechanismen, die dem krankhaften Prozeß zugrunde liegen. Die Allgemeine Pathologie kann als eine Abstraktion aus der speziellen Pathologie und weiterer biologischer Wissenszweige aufgefaßt werden. Sie trägt den Charakter des Regelhaften und versucht, aus den zahlreichen Einzelerfahrungen klinischer wie experimenteller Art gewisse Gesetzmäßigkeiten abzuleiten und allgemein gültige Grundvorgänge zu erkennen.

Beobachtungsgut und Untersuchungsmethoden der Pathologie

Die *äußere und innere Leichenschau (Autopsie, Sektion, Obduktion)* ist dem Pathologen die wichtigste Quelle für Lehre und Forschung. Für die Entwicklung der Medizin war sie der entscheidende Antrieb und noch heute ist sie wegen der fortwährend notwendigen Selbstkontrolle der Ärzte in Diagnostik und Therapie, bei der Schulung angehender Mediziner, für die Erkennung abgewandelter, z. T. durch therapeutische Einflüsse entstandener Krankheitsbilder und die Vertiefung unseres Verständnisses für pathologische Prozesse von größter Bedeutung. Der Wert der Autopsie zur andauernden Prüfung der ärztlichen Tätigkeit hat sich eindrücklich aus dem Vergleich des Standes der Medizin in Ländern ohne nennenswerte und solchen mit reger Obduktionspraxis ergeben. Die Vornahme von Sektionen im Krankenhaus gilt vielerorts geradezu als Voraussetzung zur Anerkennung einer ärztlichen Ausbildungsstätte. Durch die Autopsie, deren Technik dem Mediziner in den Grundzügen bekannt sein sollte, wird der Zugang zu Organen, Geweben, Zellen und Flüssigkeit ermöglicht. Zur *Analyse des gewonnenen Materials* bedient man sich der verschiedensten Methoden:

1. *Physikalische Techniken:* Radiographie, Röntgendiffraktion von Staubeinschlüssen und Hartsubstanzen, Untersuchung der Elastizität der Gewebe, Zugfestigkeit des Kollagens, Bruchfestigkeit des Knochens, spezifisches Gewicht von Flüssigkeiten u. a. m.
2. *Morphologische Methoden:* Ausgußverfahren mit Hilfe gefärbter Kunststoffe zur Darstellung von Hohlraumsystemen, photographisches Festhalten von Befunden, Anwendung der quantitativen Morphologie mit Gewichtsbestimmung der Organe und des ganzen Körpers, Ermittlung makroskopischer Längen- und Dickenmaße, schließlich stereologische Analyse der Formbestandteile von Geweben und Zellen (z. B. Histogramm). In vielen Fällen ist es angezeigt, sich auf die Angabe makroskopischer Maße sowie eine qualitative Beurteilung makroskopischer Befunde und histologischer Schnittpräparate zu beschränken.
3. *Chemische Analysen* (Nachweis von Eisen, Kupfer, Cholesterin, Myoglobin, ferner von kanzerogenen Substanzen, Medikamenten, Giften u. a. m.) und Histochemie.
4. *Biologische Methoden:* in vitro-Kultur von Zellen und Geweben, in vivo-Kultur maligner Neoplasmen (z. B. in sog. »nude mice«, die wegen eines Immundefektes Fremdtumoren an- und einwachsen lassen), sog. Bioassays zum Nachweis biologisch aktiver Substanzen in geringer Konzentration usw.

Die (klinische) Obduktion vermittelt eine Gesamtübersicht über die Organveränderungen, die im Einzelfall dem krankhaften Prozeß zugrunde lagen und schließlich zum Tode führten. Sehr vieles läßt sich mit großer Wahrscheinlichkeit von bloßem Auge beurteilen, bedarf aber für die abschließende Deutung einer histologischen Kontrolle. Bei der Autopsie werden insbesondere Beziehungen zwischen den klinischen Symptomen und Zeichen einerseits und den Befunden an erkrankten Organen und Körperteilen andererseits deutlich. Die Makropathologie ist die Grundlage zum Verständnis der diagnostischen Radiologie. Überdies haben die meisten der vom Arzt inspektorisch, palpatorisch, auskultatorisch und perkutorisch gemachten Feststellungen ein organisches Korrelat, das es bei der Autopsie zu prüfen gilt.

Ist die Autopsie abgeschlossen, werden die Befunde in ein *Sektionsprotokoll* eingetragen, und eine *Diagnosenliste* wird erstellt.

Die zweitwichtigste Quelle des Pathologen für das Beobachtungsgut sind die *bioptisch gewonnenen Gewebe und Zellen.* Oft gelingt es, durch eine wiederholte Entnahme von Gewebe, Sekreten oder flüssigen Proben aus dem Körper die formale Pathogenese im Sinn einer Verlaufsdiagnose zu klären, besonders in Fällen, bei denen die Ergebnisse der Biopsie zusammen mit den Befunden bei der Autopsie beurteilt werden können.

Die dritte Quelle des Beobachtungsgutes des Pathologen sind *experimentelle Befunde,* die in vitro oder bei Tierversuchen erhoben wurden.

Neben der Autopsie sind in der Pathologie folgende Methoden gebräuchlich:

Die *lichtmikroskopische Untersuchung von Gewebeschnitten (Histopathologie)* ist die wichtigste Methode zur Untersuchung bioptisch oder autoptisch gewonnenen Gewebes. In der Regel wird die Gewebeprobe fixiert, entwässert und in Paraffin eingebettet. Von den Paraffinblöcken lassen sich mit Hilfe des Mikrotoms etwa 3–5 µm dicke Schnitte herstellen, die nach Entparaffinierung, Färbung und Zudecken mit Kunstharz und einem Deckglas im Lichtmikroskop betrachtet und als Dauerpräparate zu Dokumentationszwekken aufbewahrt werden können. Für die Darstellung fettlöslicher Substanzen im Gewebeschnitt eignet sich die sog. *Gefrierschnittechnik* mit nachfolgender Fettfärbung. Werden histologische Diagnosen rasch benötigt – beispielsweise während einer Operation –, können mit Hilfe eines *Kryostaten* unfixierte Gewebe geschnitten und gefärbt werden. Diese *Schnellschnitttechnik* wird oft praktiziert. Bei bakterieller Infektion der Gewebe empfiehlt es sich, vor dem Schneiden eine Kurzfixation mit erhitzten Fixationsmitteln vorzunehmen, um die pathogenen Keime abzutöten. Schnelldiagnosen lassen sich auch an *Ausstrichen* nach kurzer Färbung stellen. Mit dem *Phasenkontrastmikroskop* können die Gewebebestandteile ohne Färbung beurteilt werden. Besondere Techniken, wie Gelatine- oder Carbowax-Einbettung zur schöneren Darstellung von Lipiden in den Geweben, die Celloidineinbettung zum Schneiden großer Organe oder Organteile, die Methakrylateinbettung zur Herstellung sehr dünner Schnitte und die »Freeze substitution«-Technik für besondere histochemische und immunohistochemische Untersuchungen, werden ebenfalls herangezogen. Doppeltbrechende Substanzen lassen sich mit Hilfe einer *Polarisationsoptik* untersuchen. Die *Dunkelfeldmikroskopie* kann den Nachweis gewisser Erreger erleichtern, wird aber in der Pathologie nicht sehr häufig angewandt.

Für die *Exfoliativzytologie* sind Sekrete, die aus Hohlorganen gewonnen wurden, das Ausgangsmaterial. Vaginalsekret kann vom Arzt direkt ausgestrichen, fixiert und dem Zytologen zugesandt werden. Zur zytologischen Untersuchung von Sputum empfiehlt sich die Verarbeitung durch einen Spezialisten, ebenso für die Exfoliativzytologie von Magen- und Harnblaseninhalt, bei der die Gewinnung des Materials besondere Kenntnisse voraussetzt. Die in der Regel feucht fixierten und luftgetrockneten Ausstrichpräparate werden gefärbt, mit einem Kunstharz und Deckglas zugedeckt und lichtmikroskopisch untersucht. Zur Färbung hat sich vor allem das Gemisch nach Papanicolaou bewährt, das Lichtgrün, Bismarckbraun und ein besonderes Eosin enthält; doch finden auch manche anderen Methoden Anwendung.

Bei der *Punktionszytologie* kommt Material zur Untersuchung, das durch *Aspiration von Höhlenergüssen* (Pleuraerguß, Aszites, Liquor) oder *Feinnadelpunktion* z. B. solider Tumoren erhalten wurde. Ergußpunktate sollten möglichst reichlich bemessen sein (bis zu 1 Liter) und können vom Arzt dem Zytologen ohne jeglichen Zusatz zugesandt werden. Die Technik der Feinnadelpunktion bedarf einer Schulung. In geübter Hand hat sie großen diagnostischen Wert. Die Verarbeitung des Punktionsmaterials geschieht in gleicher Weise wie bei der Exfoliativzytologie.

Schließlich können auch von frisch entnommenen Gewebeproben zytologische Präparate hergestellt werden. Diese Technik dient der Schnelldiagnostik während chirurgischen Eingriffen, weil die kombinierte Untersuchung von Kryostatschnitten und Ausstrichen desselben Materials zuverlässigere Aussagen gestattet als die histologische Methode allein.

Zytologische Methoden werden in zunehmendem Maß zur *Vorsorgeuntersuchung und Frühdiagnose von Krebs* eingesetzt. Im übrigen eignen sie sich – neben der hergebrachten histologischen Technik – zur *Differentialdiagnose* anderer Krankheiten.

Für den Mediziner gilt der Grundsatz, daß jedes bei Operationen entnommene Material zur Sicherung der Diagnose einer morphologischen Untersuchung zugeführt wird. Praktische Hinweise darauf, wie Operationspräparate, Gewebeproben und Material für die zytologische Untersuchung vom Arzt an den Pathologen eingesandt werden sollten, sind beim Pathologen zu erfragen.

Neben den erwähnten, häufig benützten Techniken zur histologischen und zytologischen Untersuchung werden für die pathologische Diagnostik wie in der Experimentalpathologie viele weitere Methoden angewandt.

- Die *Histometrie* und *Zytometrie,* als besondere Anwendungsgebiete der *Stereologie,* erlauben Aussagen über den relativen Anteil bestimmter Strukturen in Zellen und Geweben sowie über die Größe innerer Oberflächen.
- Die *Histochemie,* die teilweise auf die Herstellung unfixierter Kryostatschnitte von Geweben angewiesen ist, läßt an Zellen (Zytochemie) und Geweben (Histochemie i. e. S.) Reaktionen ablaufen, die Auskunft über die chemische Natur des untersuchten Materials geben. Wichtig ist der histochemische Enzymnachweis, der neuerdings vermehrt zur Diagnostik von Enzymdefekten und neoplastischen Prozessen herangezogen wird. Überdies sind viele histochemische Methoden zum Nachweis bestimmter Substanzen bekannt.
- Mit Hilfe der *Mikrospektrophotometrie* gelingt es, einesteils das Absorptionsspektrum von Zell- und Gewebebestandteilen aufzunehmen und sie zu charakterisieren, anderenteils kann durch die Absorption von Licht bestimmter Wellenlänge die Menge gewisser Zell- und Gewebebestandteile gemessen werden.
- Die *Autoradiographie (Radioautographie)* ermöglicht es, radioaktiv markierte Substanzen in Zellen und Geweben zu lokalisieren, woraus sich wichtige Schlüsse in bezug auf den Stoffwechsel ziehen lassen. Das radioaktive Material kann auch mit Hilfe von Geräten zur Radioaktivitätsmessung (Beta-, Gamma-Zähler) untersucht werden, was sich besonders in Kombination mit den verschiedensten biochemischen Verfahren bewährt hat.
- Die *Zellkultur,* die über lange Zeit fortgesetzt werden kann, hat der Forschung auf verschiedenen Gebieten großen Auftrieb gegeben, so der Zellbiologie, der experimentellen Onkologie, der Virologie, der Enzymologie u. a. m. Besonders wertvolle Ein-

blicke in die Biochemie proliferierender Zellen werden mit Hilfe synchronisierter Kulturen gewonnen. Ähnliches gilt auch für *Gewebekulturen.*

- Die *chromosomale Analyse,* die der Zytogenetiker an in vitro gezüchteten Zellen (z. B. Blutlymphozyten) oder direkt durchführen kann, dient dem Nachweis von Chromosomenmutationen und bestimmter weiterer im Genom verankerter krankhafter Zustände.
- Die *Elektronenmikroskopie* gestattet den Einblick in die Ultrastruktur der Gewebe und Zellen und vermag sogar Makromoleküle darzustellen. Die am häufigsten benützte Methode umfaßt Fixation mit Glutaraldehyd und Osmiumtetroxyd, Einbetten in Epon, einem Kunststoff, Schneiden am Ultramikrotom mit Hilfe eines Glas- oder Diamantmessers, Kontrastieren mit Uranylnitrat sowie Betrachten und Aufnahme der Ultradünnschnitte (ungefähr 200 Å) im Elektronenmikroskop. Besondere Vorteile bietet die Kombination der Elektronenmikroskopie mit der Autoradiographie, der Histochemie und der Immunohistochemie. Eine andere Technik, die sog. *Gefrierätzmethode* erlaubt den Aufblick auf äußere und innere Bruchflächen im unfixierten und daher weitgehend artefaktfreien Zustand. Oberflächen können mit Hilfe der sog. *Raster-Elektronenmikroskopie* dargestellt werden.
- Die *Ultraviolett-Mikroskopie* wird zum Nachweis fluoreszierenden Materials beigezogen, bei der sog. Immunofluoreszenzmethode, bei der Untersuchung auf Eigenfluoreszenz von Gewebebestandteilen sowie beim Nachweis von Fluorochromen, die zur »Färbung« verwendet werden können.

Weitere Methoden, zu denen die Pathologen in Sonderfällen greifen, sind Kunststoff-, Ausguß- und Abdruckverfahren, Interferenzmikroskopie, Mikroradiographie, Röntgenspektrometrie, Neutronenaktivierungsanalyse, Mikrokinematographie (mit Phasenkontrast- oder Nomarski-Optik) Durchflußzytospektrophotometrie, Methoden zur Trennung von Zellen verschiedener Größe bzw. Dichte, Zellelektrophorese und Ultrazentrifugierung von Zell- und Gewebeextrakten.

Zielsetzung des Unterrichts in allgemeiner Pathologie

Da sich die allgemeine Pathologie vor allem mit *Mechanismen der Krankheitsentstehung* befaßt, ist sie bestrebt, aus der Fülle von Einzelbeobachtungen einige Grundsätze abzuleiten, nach denen sich im wesentlichen die Zellen, Gewebe und Organe zu verhalten pflegen. Sie bietet somit dem Studenten eine unentbehrliche Grundlage, auf der aufbauend er sich – nicht nur während der Studienzeit, sondern auch später, als im Berufe tätiger Arzt – bemühen wird, über die Diagnosestellung hinaus den *krankhaften Prozeß besser zu verstehen.* Im besonderen geht es darum, *die Zusammenhänge zwischen den bei Krankheiten sehr häufig anzutreffenden strukturellen Veränderungen an Zellen, Geweben und Organen einerseits und den funktionellen Störungen, denen der Mediziner begegnet, andererseits soweit zu begreifen, als es die heutigen Kenntnisse gestatten.* In allgemeiner Pathologie hat ein Arzt nie ausgelernt! *Pathogenetische Überlegungen sind immer dann notwendig, wenn es den Krankheitsverlauf zu beurteilen gilt, und die ihm entsprechende Therapie geplant werden soll.*

Neben diesem wichtigen Beitrag zur Ausbildung des Arztes verfolgt der Unterricht in allgemeiner Pathologie auch ein *erzieherisches Ziel, das mit der Denkweise des Mediziners zu tun hat.* Jeder, der mit wachem Sinn das Studium der Lebensvorgänge – seien diese gesund oder krankhaft – verfolgt, wird es schwer haben, sich in der Vielschichtigkeit biologischer Probleme zurechtzufinden. Dies ist eine logische Konsequenz der Tatsache, daß wir nur einen kleinen Teil der dem Leben zugrundeliegenden Prozesse wirklich verstehen. Umso wichtiger ist es aber, sich in der Medizin *klar definierter Begriffe* zu bedienen, der *Schulung zur Beobachtung* von Einzelphänomenen größtes Gewicht beizumessen, *Tatsachen nicht mit Hypothesen zu verwechseln* und in der ärztlichen Tätigkeit die *Bescheidenheit zu üben,* die wir unserem Berufe schuldig sind – und die ja auch im Hinblick auf unsere beschränkten Kenntnisse angemessen erscheint.

Empfehlungen zum weiterführenden Literaturstudium

Wünscht der Leser über eine bestimmte Frage zusätzliche Informationen zu erhalten, kann er auf verschiedene Weise vorgehen. Sehr zahlreiche, aber in der Regel nur für wissenschaftliche Zwecke lohnende Hinweise liefern ihm auf Anfrage und aufgrund der angegebenen Stichwörter *örtliche medizinische Dokumentationsdienste* (in der BRD z. B.: DIMDI, Weißkaufstraße 27, D-5000 Köln-Sülz, Postfach 420580; in der Schweiz DOKDI, Waldheimstraße 4, CH-3012 Bern). Diese Leistungen sind meistens nicht unentgeltlich. Eine weitere Möglichkeit besteht darin, in größeren *medizinischen Bibliotheken* unter Benützung des *Sachregisters* Zugang zu den einschlägigen Werken zu finden: Hier handelt es sich jedoch meist nur um *Bücher,* nicht um *Zeitschriftenartikel,* die die wichtigste Quelle des Informationsaustausches sind. Zur Auffindung einschlägiger Publikationen dieser Art eignen sich beispielsweise der *Index Medicus* und der *Permuterm Subject Index,* die in jeder größeren Bibliothek aufliegen. Ein Nachteil des letztgenannten Vorgehens besteht lediglich darin, daß die allerneueste Literatur noch nicht vermerkt ist. Will man diese erreichen, empfiehlt sich die Lektüre der *Current Contents,* die im wesentlichen einen Abdruck der Inhaltsverzeichnisse der wichtigsten Zeitschriften darstellen und neuerdings auch mit einem Sachverzeichnis versehen sind. Forschergruppen, die auf einem bestimmten Gebiet arbeiten, tauschen ihre Ergebnisse oft über die gegenseitige Zusendung von Kopien noch nicht gedruckter Arbeiten aus *(»preprints«).* Interessiert der eine oder andere in einer Zeitschrift erschienene Artikel, kann man vom Autor, dessen Adresse in der Publikation angegeben ist, einen *Sonderdruck (»reprint«)* anfordern.

Im nachfolgenden Text findet der Leser den Zugang zu einzelnen

Fragen über das *Sachverzeichnis.* Zudem sind am Ende der meisten Kapitel einige *neuere Werke* oder *Publikationen aus Zeitschriften* aufgeführt, die ihrerseits weitere Literaturverzeichnisse enthalten. Stößt man auf eine besonders interessierende Originalarbeit, die vielleicht einige Jahre zurückliegt, lassen sich im *Science Citation Index* oder im *Source Index,* die Sach- und Autorenregister enthalten, diejenigen späteren Publikationen finden, die sich in ihrem Schrifttumverzeichnis auf die betreffende Veröffentlichung beziehen: Dieses Vorgehen bewährt sich insofern, als es die sachbezogene Literatur bis in die neueste Zeit zu verfolgen gestattet.

Große Handbücher dienen vor allem dazu, den Stand des Wissens zu einem gegebenen Zeitpunkt möglichst erschöpfend zu vermitteln (z. B. Handbuch der Allgemeinen Pathologie).

Angaben über *medizinisch oder allgemein biologisch wichtige Daten* findet der Leser u. a. in folgenden Werken:

Biology data book. 2nd ed. Bethesda: Federation of American Societies for Experimental Biology (FASEB) 1972–1974 — *Cell Biology.* Bethesda: FASEB 1976 — *Altman, P. L., Katz, D. D. (eds):* Human health and disease. Bethesda: FASEB 1978 — *Diem, K., Lentner, C.:* Wissenschaftliche Tabellen, Documenta Geigy. Stuttgart: Thieme 1975

1. Teil

Kurze Übersicht über genetische Grundlagen krankhafter Vorgänge und Zustände

1. Einige Voraussetzungen für das Verständnis genetisch bedingter Störungen

1.1. Nukleinsäuren und ihre Verbindungen als Träger und Vermittler der genetischen Information

Zur Struktur der Deoxyribonukleinsäuren (DNS = DNA)

Der Informationsgehalt der DNA (sog. *genetischer Kode, »genetic code«*) beruht auf der *Sequenz* der *Purinbasen* Adenin (A) und Guanin (G) sowie der *Pyrimidinbasen* Cytosin (C) und Thymin (T), die in ihrer *Nukleotidform die monomeren Einheiten der DNA-Einzelstränge* darstellen und durch *3', 5'-Phosphodiesterbrücken* miteinander verbunden sind. Die letzteren verleihen dem DNA-Einzelstrang eine Polarität. Innerhalb einer DNA-Doppelhelix ist die Richtung der beiden Einzelstränge in dieser Hinsicht immer einander entgegengesetzt, d. h. *antiparallel,* wobei von *»sense«*- und *»antisense«-Strang* gesprochen wird. Nach der geltenden Vorstellung erfolgt die *Basenpaarung* zwischen den Einzelsträngen durch *Wasserstoffbrücken-Bindungen,* wobei das Guaninnukleotid und das Cytosinnukleotid (G-C-Paar) durch 3, das A-T-Paar dagegen durch 2 solche Bindungen zusammengehalten werden. Außerdem wirken auch hydrophobe (van der Waals'sche) Kräfte zwischen den plan ausgerichteten Purin- und Pyrimidinbasen innerhalb der beiden Einzelstränge im Sinn des Doppelstrang-Zusammenhalts. In der heute allgemein für richtig gehaltenen B-Form der DNA-Doppelhelix finden sich auf eine Windung (3,4 nm pro Umdrehung) ungefähr 10 Basen, die an der Peripherie der korkzieherähnlichen Struktur mit dem Phosphodiester-»Rückgrat« verbunden sind.
Doppelstrangige DNA in Lösung kann durch Erhöhung der Temperatur und/oder Herabsetzung der Salzkonzentration »geschmolzen«, d. h. *denaturiert* werden, wobei der Doppelstrang infolge Lösung der Wasserstoffbrücken-Bindungen auseinandergerät, und auch die helikale Windung sich verliert. Mit diesem Prozeß geht eine Zunahme der optischen Absorbenz der Purin- und Pyrimidinbasen einher, die sog. *Denaturierungs-Hyperchromizität.* Es ist auch verständlich, daß Lösungen doppelstrangiger DNA visköser sind als solche denaturierter DNA.
Wechselwirkungen zwischen DNA und spezifischen Proteinen (s. u.) finden vor allem an der Außenseite der doppelstrangigen DNA-Moleküle statt, entlang der helikal verlaufenden »größeren und kleineren Rinne«, die dem Phosphodiester-Rückgrat parallel laufen. Im Gegensatz zu DNA-Molekülen in manchen Viren und Bakterien finden sich bei der menschlichen DNA – mit Ausnahme der mitochondrialen DNA – keine ringförmigen Moleküle »ohne Enden«.

Chromatin- und Chromosomen-Struktur

Chromatin im chemischen Sinn entspricht dem chromosomalen Material, das man aus Kernen von Zellen eukaryotischer Organismen extrahieren kann (vgl. dazu *»Chromatinstruktur«* im morphologischen Sprachgebrauch, S. 40). Es besteht aus *sehr langen doppelstrangigen DNA-Molekülen* und einer ungefähr gleich großen Menge eher kleiner, basischer Proteine, der *Histone,* geringeren Anteilen von *Nichthiston-Proteinen,* von denen die meisten sauer und größer sind als Histone, sowie schließlich einer geringen Quantität von *RNA.* Nach neueren Untersuchungen sollen im Chromatin auf je ungefähr 200 Basenpaare sich wiederholende Einheiten vorkommen. Elektronenmikroskopische Untersuchungen von Chromatin haben sphärische Partikel mit einem Durchmesser von etwa 12,5 nm erkennen lassen: Diese *Nukleosomen* werden offenbar durch DNA-Filamente zusammengehalten, und das Lysin-reiche Histon H 1 scheint für die »Verpackung« der Nukleosomen im Kern eine große Rolle zu spielen. In isolierten Nukleosomen wurden u. a. die mäßig Lysinreichen Histone H2A und H2B sowie die Arginin-reichen H3 und H4 nachgewiesen. Die aus Chromatin extrahierten Histone H3 und H4 neigen dazu, zu einem Tetramer zu aggregieren, während H2A und H2B oligomere Komplexe bilden. Diese tetra- und oligomeren Strukturen verbinden sich mit gereinigter doppelstrangiger DNA wieder zu Chromatin, das dem nativen weitgehend entspricht. Nach heutigen Vorstellungen enthält ein Nukleosom ungefähr 140 Basenpaare (DNA) und je zwei Moleküle der Histone H2A, H2B, H3 und H4. Durch Interaktion mit diesen Histonen gewinnt das doppelstrangige DNA-Molekül eine superhelikale Struktur unter Verkürzung auf ungefähr $\frac{1}{7}$ seiner gestreckten Länge.
Elektronenmikroskopische Untersuchungen an *Chromosomen* lassen etwa 25–30 nm dicke Fasern erkennen, die ihrerseits durch Faltungen einer dünneren Faser von etwa 5–10 nm Durchmesser eine Drehung erfahren. Wahrscheinlich wiederholt sich dieser Strukturtyp bis in die kleinsten Einheiten, d. h. die Nukleosomen und die Helix.
Es sei an dieser Stelle daran erinnert, daß es auch eine *mitochondriale DNA* gibt: Ihre Bedeutung in der Humanpathologie ist aber noch wenig erforscht.
Die Rolle der *Nichthiston-Proteine* ist noch nicht befriedigend geklärt. Neuere Beobachtungen deuten darauf hin, daß diese Eiweißkörper bestimmte Sequenzen im DNA-Molekül erkennen und somit regulatorisch in die Genexpression eingreifen könnten: Vor allem scheint es sich hier um Eigenschaften der sauren Chromatinproteine zu handeln. Ein weiterer Teil der Nichthiston-Proteine umfaßt u. a. Aktin, Myosin, Tubulin und Tropomyosin, d. h. kontraktile Eiweißkörper, die u. a. im Rahmen der Zytokinese wirken. Man vermutet, daß die DNA-Moleküle nur auf etwa $\frac{1}{5}$ ihrer Länge vollständig von Histonen abgedeckt werden, so daß $\frac{4}{5}$ für Wechselwirkungen mit Nichthistonproteinen oder anderen Substanzen, wie RNA, frei bleiben.
Säugerchromosomen in der Metaphase zeigen eine zweifache Symmetrie: Identische Schwesterchromatiden sind im Bereich des Zentromers, dessen Position für jedes Chromosom charakteristisch ist, verbunden (s. Abb. 1, S. 14). Wahrscheinlich enthält jede Schwesterchromatide *ein* doppelstrangiges DNA-Molekül. Bei Färbung der Chromosomen mit Chinakrin oder Giemsa nach Trypsinbehandlung zeigt sich eine typische Querstreifung (»banding«), d. h. die Verpakkung der Nukleoproteine in den Chromatiden ist nicht beliebig, sondern geordnet. Vieles spricht dafür, daß die *Chromosomenmorphologie genetisch kontrolliert* wird. Beispielsweise kennt man Individuen, bei denen das proximale Segment des langen Arms von Chromosom 1 in der Metaphase aufgelockert erscheint. Das Gen (»uncoiler 1« = Un 1-Gen), das dieses Phänomen bestimmt, wird dominant vererbt, in enger Koppelung mit dem für die Blutgruppe »Duffy« kodierenden Gen.

Chemische Struktur der Ribonukleinsäuren (RNS = RNA) und zugehörigen Nukleoproteine

RNA ist ähnlich aufgebaut wie DNA, nur a) findet sich anstelle von 2'-Deoxyribose *Ribose;* b) besitzt RNA im Gegensatz zu DNA – wenn man von wenigen Ausnahmen absieht (S. 12) – kein *Thymin,* dafür *Urazil;* c) ist RNA bei ihrer Entstehung im Gegensatz zur DNA *einstrangig,* wobei ein haarnadelförmiger Doppelstrang nachträglich entstehen kann; d) enthält RNA als einstrangiges Molekül meistens nicht gleiche Mengen von G und C, bzw. A und U.; und e) kann RNA durch Alkali leicht zu 2', 3'-zyklischen Diestern der Mononukleotide hydrolysiert werden. In vitro kann ein RNA-Molekül mit seinem komplementären »sense«-DNA-Molekül »hybridisieren«.
Die Hauptklassen der RNA umfassen:
a) Die unmittelbaren, im Nukleoplasma nachweisbaren Produkte der Transskription, die sog. *heterogene nukleäre RNA (HnRNA),* zeich-

nen sich durch eine erhebliche Heterogenität und ein z. T. höheres Molekulargewicht (bis 10^7) als das von mRNA aus.
b) Die im Zytoplasma nachweisbare *mRNA (»messenger« (Boten)-RNA)*, von der es ganz verschieden große und unterschiedlich stabile Formen gibt (Molekulargewicht bis etwa 2×10^6) entspricht wenigstens teilweise Spaltprodukten der HnRNA. Das 5'-Ende der mRNA trägt als »*Kappe*« ein bis mehrere 2'-O-Methyl-Ribonukleotide, deren endständige 5'-Hydroxylgruppe mit 7-Methyl-Guanosin-5'-Triphosphat über die Phosphatreste des letzteren verbunden ist. Diese »Kappe« spielt wahrscheinlich für die Erkennung der mRNA und bei der Einleitung der Translation eine Rolle. Das andere Ende vieler mRNA-Moleküle, mit einer 3'-Hydroxylgruppe, hat ein 20–250 Nukleotide zählendes Polymer von Adenylatresten angehängt. Die Bedeutung dieses aus Poly-A bestehenden »Schwanzes« ist nicht klar; vielleicht hängt sie mit der Stabilisierung der mRNA zusammen. Die mRNA dient bekanntlich als Matrize für die in den Ribosomen vor sich gehende Translation bzw. Peptidsynthese (s. u.).
c) Die Moleküle der *Transfer-RNA (tRNA)* enthalten ungefähr 75 Nukleotide, was einem Molekulargewicht von etwa 25000 gleichkommt. Im Zytoplasma jeder proteinbildenden Säugerzelle finden sich mindestens 20 verschiedene tRNA-Moleküle, nämlich je eines pro Aminosäure, die für die Peptidsynthese gebraucht wird. Die tRNA-Moleküle zeichnen sich u. a. durch mehrfache Faltungen aus, die mit der Basensequenz in den einzelnen Schlingen zu tun haben und dem Molekül z. T. eine kleeblatt-ähnliche Konfiguration verleihen. Alle tRNA-Moleküle haben *am 3'-Ende eine CCA-Sequenz,* wobei die 3'-Hydroxylgruppe des terminalen Adenosyls mit der Karboxylgruppe der betreffenden Aminosäure eine Esterbindung eingeht.
Ungefähr in der Mitte der Nukleinsäure-Kette befindet sich die sog. *Antikodon-Schlinge,* die das zum betreffenden Triplet auf der mRNA komplementäre Basen-Triplet enthält und somit den Schlüssel zur Einführung der richtigen Aminosäure im aufzubauenden Peptidfaden darstellt. In fast allen Arten von tRNA gibt es eine Schlinge, die Ribothymin und Pseudouridin enthält (T ψ-Schlinge), eine andere, die Dihydrourazil aufweist (DHU-Schlinge), sowie eine dritte, kleine Schlinge (»Lump«).
d) In den Ribosomen (S. 48) finden sich – neben fast 100 spezifischen Proteinmolekülen – mindestens 4 verschiedene Arten von sog. *ribosomaler RNA (rRNA).* In Säugerzellen enthält das Ribosom zwei größere Nukleoprotein-Untereinheiten: Die *60S-Untereinheit* (Molekulargewicht ungefähr 2,7 Megadalton) weist eine *5S-*, eine *5,8S-* (früher 7S-) und eine *28S-rRNA* auf, abgesehen von mehr als 50 spezifischen Polypeptidketten. Die kleinere *40S-Untereinheit* besitzt neben ungefähr 30 Polypeptidketten nur eine RNA-Art, die *18S-rRNA.* Alle rRNA-Arten in Ribosomen – mit Ausnahme der 5S-rRNA – stammen von einem gemeinsamen *Vorläufer,* der in Nukleolen (S. 41) enthaltenen *45S-RNA.*

Angaben und Vorstellungen über die Organisation des Säuger-Genoms

Das *diploide Genom* einer *menschlichen Zelle* entspricht einem totalen »Molekulargewicht« von 3×10^{12} und ist auf *23 Paare* von Nukleoprotein-Untereinheiten aufgeteilt, die sich während der Mitose als *Chromosomen* zu erkennen geben. Das diploide Genom weist einen Bestand an DNA auf, der theoretisch für annähernd *eine Million Genpaare* ausreichen könnte. Durch sog. *Renaturierungsversuche,* d. h. die Wiedervereinigung denaturierter »sense« und komplementärer »antisense«-Einzelstränge von DNA zu Doppelsträngen läßt sich die Komplexität eines Genoms grob abschätzen. Der sog. *C_0t-Wert ($C_0t_{1/2}$)*, d. h. das Produkt von initialer DNA-Konzentration (C_0, ausgedrückt als molare Konzentration der Nukleotid-Reste) und der Zeit, deren es zur Renaturierung bis zur Hälfte ($t_{1/2}$) bedarf, kann als ungefähres Maß der Vielfalt der in der betreffenden DNA vorkommenden Sequenzen gelten. Bei solchen Experimenten hat es sich gezeigt, daß ungefähr *10%* der chromosomalen Säuger-DNA eine sehr rasche Reassoziierungskinetik zeigt: Der Grund für dieses Verhalten liegt darin, daß es sich bei dieser Fraktion – *Satelliten-DNA* genannt (weil sie auch Dichtedifferenzen gegenüber der übrigen DNA zeigt) – um *hoch repetitiv gebaute Moleküle* handelt, mit Blöken von etwa 100 Basen, die sich in der gesamten DNA einer Zelle bis 10^7mal wiederholen. Mehr als die *Hälfte der DNA eukaryoter Zellen* weist *intermediäre $C_0t_{1/2}$*-Werte auf, was mit Sequenzen von mehreren Tausend Basen vereinbar ist, die sich pro Genom etwa 10^2–10^4mal wiederholen. Weitere *10%* der menschlichen DNA umfassen DNA-Teilsequenzen, die im haploiden Genom nur einmal vorkommen: Man rechnet, daß diese Menge von *»einzigartigen Sequenzen« (»unique sequences«, »Einfach-Kopie-Sequenzen«)* im diploiden Genom für etwa *100000 Genpaare* genügt. Verschiedenes spricht dafür, daß in den intakten DNA-Molekülen hoch repetitive Sequenzen mit einer mittleren Länge von etwa 800 Basen mit den erwähnten »Einfach-Kopie-Sequenzen« (mittlere Basenzahl meist weniger als 2000) *alternieren,* wobei sich allerdings im Gebiet der Zentromeren eine Häufung hoch repetitiver Satelliten-DNA findet. Es wird vermutet, daß die »Einfach-Kopie-Sequenzen« Genen entsprechen, die durch die repetitiven Sequenzen getrennt und möglicherweise z. T. reguliert werden. Die letzteren scheinen im übrigen mindestens teilweise mit den entsprechenden Genen transskribiert zu werden und nicht absolut identische Sequenzen aufzuweisen. Man schätzt ferner, daß im Genom ungefähr 1000 Gene vorhanden sind, die für die Transskription ribosomaler RNA bestimmt sind; diese große Zahl scheint für eine genügend rasche Produktion von Ribosomen – z. B. bei intensiver Zellproliferation – erforderlich zu sein.
Die *Konstanz der genetischen Information* ist, wenn wir genealogische Daten und z. B. Beobachtungen an eineiigen Zwillingen berücksichtigen, erstaunlich groß, sowohl in phylogenetischer wie in ontogenetischer Hinsicht (Mutationen: s. unten). Ob dies allerdings für alle Körperzellen zutrifft, weiß man noch nicht. Abgesehen von neoplastischen *somatischen Mutationen* (S. 194) ist in diesem Zusammenhang auch auf die Frage der enormen Diversität von Lymphozyten und Antikörpermolekülen hinzuweisen (S. 1071).

DNA-Synthese und -Replikation

Die Biosynthese der DNA-Monomere, d. h. im besonderen die der Purin- und Pyrimidinbasen sowie der Nukleotide, wird später zur Sprache kommen (S. 1003). Im nachstehenden Text soll lediglich versucht werden, zur Zeit vorherrschende Vorstellungen und Kenntnisse über den Aufbau der makromolekularen DNA aus diesen Grundelementen kurz zusammenzufassen.
Die DNA-Synthese im Rahmen der *semikonservativen Replikation* dieser Makromoleküle (S. 139) wird nach den heutigen Kenntnissen aufgrund komplexer Vorgänge eingeleitet: Die endständige 3'-Hydroxylgruppe eines sog. *RNA-Initiators,* der nur ungefähr 10 Basen umfaßt, verbindet sich offenbar in einem ersten Schritt mit dem α-Phosphat des zuerst eintretenden Deoxyribonukleosid-Triphosphats, wobei Pyrophosphat abgespalten wird. Danach ist die 3'-Hydroxylgruppe des – entsprechend der Basenpaarung mit dem »konservierten DNA-Einzelstrang« gewählten – Deoxyribonukleosid-Monophosphats frei, um in entsprechender Weise das α-Phosphat des nächsten, wiederum aufgrund einer geeigneten Basenpaarung gewählten Deoxyribonukleosid-Triphosphats anzugreifen und unter Abspaltung von Pyrophosphat zu binden. Dieser schrittweise Prozeß der Polymerisierung von Deoxyribonukleotiden nach Maßgabe der Basenpaarung, die durch die vorbestehende Matrize gegeben ist, führt zunächst zur Bildung sog. *Okazaki-Stücke,* d. h. an je einen RNA-Initiator angehängter Ketten von durchschnittlich etwa 100 Nukleotiden, die dann schließlich unter der katalytischen Wirkung einer (von) *DNA-Ligase(n)* und unter Abtrennung der RNA-Initiatoren in der, der Matrize entsprechenden Reihenfolge zusammengefügt werden. Im Kerngenom von Säugerzellen werden – im Gegensatz etwa zur mitochondrialen DNA – die RNA-Initiator-Moleküle schließlich eliminiert.
Über den *Replikationsvorgang* in Kernen von Säugerzellen hat man nur hypothetische Vorstellungen. Offenbar erfolgt er innerhalb eines, einer Chromatide entsprechenden DNA-Moleküls an vielen Stellen gleichzeitig, nämlich im Bereich sog. Replikations-»Bläschen« (»bubble«), wo die doppelstrangige DNA zum Zweck der Verdoppelung aufgespalten ist (Replikationsgabel = »fork«). Über die Rolle der dabei katalytisch wirkenden Enzyme (z. B. sog. Maxi-DNA-Polymerase = DNA-Polymerase α, ferner DNA-Polymerasen β u. a.) bestehen – vielleicht mit Ausnahme der oben erwähnten Ligase – noch keine genaueren Kenntnisse. Da die DNA eine helikale Doppelstrangstruktur besitzt, die Helix jedoch bei der durch die Replikation bedingten Aufspaltung in Einzelstränge nicht erhalten bleiben kann, müssen Mechanismen postuliert werden, die die Öffnung der vorbestehenden und anschließende Neubildung der durch die Replikation entstehenden Helices der Tochter-DNA kontrollieren: Dafür werden spezifische Proteine verantwortlich gemacht, die die Entspiralisierung fördern *(»unwinding proteins«)* und die DNA-Einzelstränge während der Replikation stabilisieren. Über die Bedeutung der Histone während der Replikation ist wenig bekannt. Die Rolle einer weiteren Gruppe von Polymerasen, die sog. *Mini-DNA-Polymerasen (DNA-Polymerasen β*, mit geringerem Molekulargewicht als die α-Polymerasen) konnte bisher ebenfalls nicht befriedigend geklärt werden.
Sog. *RNA-abhängige DNA-Polymerasen (»reverse transscriptase«)* (S. 185), sind – soweit bekannt – virale Produkte, die nicht vom reinen Genom der Säugerzellen kodiert werden.
Die *Regulation der DNA-Synthese,* insbesondere die des Eintritts der Zelle aus der G_1-Phase (S. 141) in die S (Synthese-)-Phase, ist noch wenig erforscht. Möglicherweise sind zyklische Purin-Nukleotide in

diese Vorgänge eingeschaltet; den genauen Mechanismus kennen wir indessen noch nicht. Die Synthese der Histone ist offenbar auf die S-Phase beschränkt, was für die meisten Zellproteine nicht zutrifft; die Bedeutung dieser Beobachtung liegt vielleicht u. a. darin, daß die Bildung »nackter« DNA vermieden wird. Schließlich wurde festgestellt, daß mit Beginn der S-Phase die Aktivität der Ornithin-Dekarboxylase meist stark ansteigt: Auch dieses Phänomen hat bisher keine befriedigende Erklärung gefunden.
Hinsichtlich der *Kontrolle der Integrität bzw. Konstanz der genetischen Information* sei – abgesehen von der ersten Kontrolle anläßlich der Insertion von Deoxyribonukleosid-Triphosphaten in die wachsende DNA-Kette (s. o.) – auf die verschiedenen *Reparaturvorgänge* hingewiesen (S. 18).

RNA-Synthese und -Metabolismus

Die meisten Kenntnisse über dieses Gebiet stammen von Untersuchungen an Prokaryoten; trotz einzelner, nachgewiesener Unterschiede zwischen diesen und den Eukaryoten lassen sich die heute geltenden Vorstellungen im wesentlichen auf beide anwenden.
Die *Polymerisation der Ribonukleotide* auf der Matrize der DNA geschieht mit Hilfe von *DNA-abhängigen RNA-Polymerasen*, die z. B. bei E. coli aus einem Kernmolekül mit vier Untereinheiten (2 α sowie je eine β- und β^1-Untereinheit) besteht und zusammen mit einem sog. *σ-Faktor,* der für die Bindung an Monomere der aufzubauenden RNA Bedeutung hat, das Holoenzym bildet. Dieses vermag in Anwesenheit der 4 wesentlichen Ribonukleosid-Triphosphate ATP, GTP, CTP und UTP die in Richtung auf den 5'-Terminus des DNA-»sense«-Stranges fortschreitende RNA-Synthese *(»Abschrift«, Transskription)* zu katalysieren. In Säugerzellen kennt man verschiedene DNA-abhängige RNA-Polymerasen, von denen jede eine andere Gruppe von Genen zu transskribieren scheint. Die Einteilung dieser Enzyme erfolgt z. T. entsprechend ihrer Empfindlichkeit auf α-Amanitin, einen Hemmstoff aus Amanita phalloides: Die nukleolär lokalisierte DNA-abhängige RNA-Polymerase I (A), die die Transskription von rRNA katalysiert, ist dem erwähnten Hemmstoff gegenüber resistent, während die im Nukleoplasma vorhandene Enzymklasse II (B), die bei Transskription von HnRNA (»mRNA«) beteiligt ist, schon durch 10^{-8}–10^{-9}-molare Konzentrationen von α-Amanitin gehemmt wird. Die ebenfalls im Nukleoplasma nachweisbare Enzymklasse III (C), die bei der Transskription von tRNA und 5S RNA mitwirkt, nimmt in dieser Hinsicht eine intermediäre Stellung ein. Man kennt z. T. auch Untereinheiten von DNA-abhängigen RNA-Polymerasen, die vermutlich regulatorische Funktionen, wie die Erkennung besonderer DNA-Basensequenzen (z. B. Promotorstellen oder Terminationssignale) u. a., ausüben. Die Transskription beginnt, soweit bekannt, mit einem Purinnukleotid und erfolgt im Sinn der Basenreihenfolge, die durch die DNA-Matrize vorbestimmt ist. Den *Ablauf der RNA-Synthese* stellt man sich, kurz zusammengefaßt, wie folgt vor: 1) Zunächst bindet sich das Holoenzym der DNA-abhängigen RNA-Polymerase an der sog. *Promotor-Stelle der DNA-Matrize,* die sich am 3'-Terminus des »abzuschreibenden« DNA-Anteils befindet. 2) Mit der Freisetzung des σ-Faktors setzen dann – beginnend am 5'-Ende des zu synthetisierenden RNA-Moleküls – die Synthese und Elongation des RNA-Moleküls ein, die in antiparalleler Richtung zu dem, in '5 ⟶ '3 laufenden »sense«-Strang der DNA vor sich geht. Diese fortschreitende Polymerisation der Ribonukleotide findet dann ein Ende, wenn in der Matrize eine spezifische Sequenz erscheint, die – soweit beurteilbar – von einem »Terminationsprotein«, dem *Faktor p,* erkannt wird. 3) Der Kernanteil der RNA-Polymerase trennt sich anschließend von dem DNA-Strang, und 4) mit Hilfe eines weiteren σ-Faktors findet eine erneute Anhaftung an einer Promotor-Stelle statt. Es besteht die Möglichkeit, daß mehr als ein RNA-Polymerase-Molekül gleichzeitig denselben »sense«-Strang eines Gens transskribiert; dies geschieht jedoch örtlich getrennt[1].
Über die *Regulation der RNA-Synthese in Säugerzellen* wissen wir noch wenig. Man vermutet, daß Nichthiston-Nukleoproteine eine wesentliche Aufgabe bei der Wahl von Ort und Zeit der Transskription erfüllen. Nach stattgehabter Transskription erfahren in den Säugerzellen die meisten synthetisierten RNA-Moleküle weitere *metabolische Veränderungen (»posttransskriptionelle Verarbeitung«),* die u. a. sog. *nukleolytische Reaktionen,* ein *endständiges Anhängen von Nukleotiden* und/oder *Nukleosid-Modifikationen* umfassen.
So leiten sich beispielsweise die im Zytoplasma wirksamen mRNA in der Regel offenbar von viel größeren Molekülen, der *heterogenen nukleären RNA (HnRNA)* ab, die Ketten von 5000–50000 Nukleotiden entspricht und das direkte Transskriptionsprodukt darstellt. Nach neueren Befunden soll die Umsatzrate der HnRNA ausgesprochen hoch sein (Halbwertszeit 20–25 min!), wobei offenbar nur ein kleiner Teil dieser Moleküle oder deren Fragmente das Zytoplasma erreicht. Verschiedene Befunde sprechen dafür, daß die im Zytoplasma nachweisbare mRNA aus einem teilweisen Abbau (Spaltung) bzw. einer Modifikation der HnRNA hervorgehen. Reaktionsschritte, die in diese Umwandlung ausmünden, sind u. a. ein *»capping«* der HnRNA mit *5'-terminalem 7-Methylguanosin-Triphosphat,* ein *Anbringen von Methylgruppen* an einigen der nächstfolgenden Nukleotide, das Anhängen von *Poly(A)-»Schwänzen«* u. a. m. Solche Modifikationen sind auch nach erfolgter Spaltung der HnRNA noch möglich. Die HnRNA-Moleküle besitzen ferner – im Gegensatz zu den meisten mRNA-Molekülen – neben den »unique«-Sequenzen ziemliche viele repetitive Sequenzen. Dies deutet darauf hin, daß bei der Entstehung der mRNA aus der HnRNA repetitive Sequenzen eliminiert werden; vielleicht sind diese an regulatorischen Prozessen beteiligt. Die Frage, ob ein HnRNA-Molekül mehrere mRNA-Molekül-Sequenzen umfassen kann, ist noch nicht befriedigend geklärt. Man nimmt an, daß bei Säugerzellen ein mRNA-Molekül im allgemeinen die genetischen Informationen eines einzelnen Gens enthält, d. h. »monozistronisch« ist.
Die meisten *mRNA*-Moleküle besitzen eine *Kappe,* z. T. auch einen *Poly(A)-Schwanz* (s. o.). Während die erstere, die sich am 5'-Phosphatterminus befindet, offenbar nur im Kern gebildet wird, kann der Poly(A)-Schwanz im Kern oder im Zytoplasma hinzukommen. Sekundäre Methylierungen der mRNA (z. B. an 2'-Hydroxygruppen und am N_6 von Adenylatresten) finden dagegen nach dem bisher bekannten nur im Zytoplasma statt. Die mRNA-Kappe dient wahrscheinlich zur Kenntlichmachung der Stelle, an der die Translation, d. h. die Proteinsynthese beginnen soll. Über die Funktion(en) des Poly(A)-Schwanzes der mRNA wissen wir noch weniger. Selbst nach dessen Entfernung sind viele mRNA-Moleküle immer noch größer, als es für die Kodierung des zugehörigen Peptids nötig wäre. Man findet z. B. unweit des 3'-Terminus von mRNA-Molekülen vieler Spezies eine (A·A·U·A·A·A)-Sequenz, deren Bedeutung bisher nicht geklärt werden konnte. Andere, sog. »überflüssige«, d. h. für Translation nicht direkt benützte Sequenzen von mRNA (*»abundance«-Klassen,* die oft in mehreren Kopien vorhanden sind) bedürfen hinsichtlich ihrer Funktionen ebenfalls einer weiteren Prüfung.
Auch die direkt transskribierten Vorläufermoleküle der *tRNA* sind wesentlich größer als die letzteren; sie erfahren eine sog. *nukleolytische Verarbeitung,* wobei sich besondere Enzyme, *Ribonukleasen P,* beteiligen. Die Modifikationen der tRNA-Vorläufer umfassen u. a. Methylierungen und das Anhängen des typischen (C·C·A)-Terminus am 3'-Ende. Die letztgenannte Umwandlung sowie wenigstens ein Teil der Spaltungsreaktionen finden offenbar im Zytoplasma statt, die anderen im Kern.
In Säugerzellen stammen die beiden größeren und eines der kleineren *rRNA*-Moleküle alle von *einem* großen Vorläufer ab, der aus der Transskription von – in etwa tausend Kopien vorhandenen – »nukleolennah« bzw. »nukleolär« lokalisierten rRNA-Genen hervorgeht. Die letzteren werden als ganze Einheiten transskribiert, wobei jedes der Transskriptionsprodukte, vom 5'- zum 3'-Terminus, eine *18S-*, eine *5,8S* (früher: 7S-) und eine *28S-rRNA* enthält und gesamthaft ein – im Nukleolus zusätzlich stark methyliertes – *45S-rRNA*-Molekül darstellt. Nach dessen nukleolytischer Verarbeitung geht ungefähr die Hälfte vermutlich in Form von »Abbauprodukten« verloren, während die methylierten Anteile, aus denen schließlich die rRNA-Moleküle hervorgehen, weitere Methylgruppen angehängt erhalten. Schließlich vereinigen sich im nukleolären Bereich die 28S-Ketten mit aus dem Zytoplasma stammenden ribosomalen Proteinen zu *ribosomalen 60S-Untereinheiten,* während die *ribosomalen 40S-Untereinheiten* z. T. erst im Zytoplasma zusammengesetzt werden.

Enzymatischer Abbau von Nukleinsäuren

Seit langem kennt man die verschiedenen Formen von *Nukleasen,* d. h. Enzymen, die Nukleinsäuren abzubauen vermögen, handle es sich dabei um die im Pankreassaft bzw. im *Darmlumen* vorhandenen (S. 648) oder z. B. um *lysosomale Enzyme* (S. 54). Besteht eine Spezifität für den Abbau von DNA, spricht man von *Deoxyribonukleasen,* bei einer solchen für RNA von *Ribonukleasen.* Besitzen Nukleasen die Fähigkeit, im Innern der Nukleinsäure-Kette liegende Phosphodiesterbindungen zu spalten, reden wir von *Endonukleasen:* Aufgrund ihrer katalytischen Tätigkeit entstehen Spaltprodukte, die entweder ein 3'-Hydroxyl- und ein 5'-Phosphoryl- oder ein 5'-Hydroxyl- und ein 3'-Phosphorylende aufweisen. Deoxyribonukleasen unterscheiden sich ferner dadurch, daß sie entweder doppelstrangige oder nur einzelstrangige DNA spalten. Gewisse Enzyme haben die Fähigkeit, spezifische Basensequenzen der DNA zu erkennen; meistens handelt es sich hierbei um sog. *»restriction«-Endonukleasen,* die in der experimentellen Molekulargenetik eine – z. T. umstrittene – Anwendung finden (S. 34). Schließlich kennen wir *Exonukleasen,* mit

[1] *»Intron«* nennt man einen DNA-Abschnitt, der wohl transskribiert wird, jedoch nicht zu einer Translation des betreffenden Kode Anlaß gibt, im Gegensatz zu einem sog. *»Exon«.*

deren Hilfe lediglich terminale Nukleotide abgespalten werden können.

Einige Hinweise auf die genetische Kontrolle der Proteinsynthese bzw. Translation

Da die *mRNA*-Moleküle an sich zu Aminosäuren keine Affinität besitzen, versteht man die Notwendigkeit einer Vehikelsubstanz, die sowohl *Aminosäuren* zu erkennen und transportieren als auch Nukleotidsequenzen, insbesondere *Triplets (Kodons)*, auf der mRNA zu identifizieren vermag: Dies sind die *tRNA*-Moleküle, von denen es mindestens eine Variante pro Aminosäure gibt, die für den Proteinaufbau in Frage kommt.

Der Vorgang der *Translation* entspricht der »Übertragung« einer Nukleotidsequenz der mRNA mit ihren Triplets (Kodons) auf die Aminosäuresequenz in dem zu bildenden Peptidfaden. Es wurde schon erwähnt, daß pro Triplet nur *eine* bestimmte Aminosäure in die Peptidsynthese Eingang findet. Ort dieser Vorgänge sind die *Ribosomen*, die sich, je nach der Länge des mRNA-Moleküls bzw. des Peptidfadens, den es zu bilden gilt, zu kleineren und größeren Aggregaten, sog. *Polyribosomen (Polysomen)* zusammenlagern und so gleichzeitig an mehreren Stellen das mRNA-Molekül »ablesen« können. Im *rauhen endoplasmatischen Retikulum* (S. 48) sind Polyribosomen mit Membranen verbunden, durch die hindurch die naszierenden Peptidfäden in das zytokavitäre System eingeschleust und z. B. für den Export außerhalb der Zelle bereitgemacht werden können.

Die 4 in der mRNA vorhandenen Basen (U, C, A, G) könnten theoretisch 64 verschiedene *Triplets (Kodons)* bilden. Drei Kodons (*»non-sense-codons«*) kodieren nicht für eine Aminosäure; davon wirken mindestens zwei (UAG und UAA) als *»Ketten-Terminator-Kodons«* d. h. sie melden das Ende der Translation der mRNA an. Es gibt offenbar auch *»Ketten-Initiator-Kodons«* (z. B. AUG), die den Beginn der für die Translation bestimmten Sequenz signalisieren und zugleich die erste Aminosäure kodieren. Die restlichen 61 Kodons stehen somit für die Kodierung von nur 30 Aminosäuren zur Verfügung. Diese scheinbare Unstimmigkeit erklärt sich damit, daß für viele Aminosäuren mehr als ein Kodon existiert, d. h. daß der Kode in dieser Hinsicht nicht ganz geschlossen bzw. streng ist (»degeneracy of the code«). Trotzdem muß hervorgehoben werden, daß *für ein Triplet immer nur eine und dieselbe Aminosäure* gilt, d. h. der *Kode ist unzweideutig*. Für die Zugehörigkeit eines Triplets zu einer bestimmten Aminosäure sind vor allem die beiden ersten Basen maßgebend, während die dritte häufiger variieren kann (sog. *»wobble«-Phänomen*). Bei der Translation gibt es, sobald eine Sequenz einmal im Ablesen begriffen ist, keine »Interpunktion«: Die Übertragung geht weiter, bis ein *»nonsense codon«* (*»CT«*- (chain terminator-) codon«) erscheint.

Die Vorgänge, die zur *Beladung einer tRNA mit der ihr zugehörigen Aminosäure* führen, sind komplex und spezifisch: Für jede der 20 Aminosäuren gibt es eine besondere *Aminoazyl-tRNA-Synthetase*, die zunächst mit der entsprechenden Aminosäure und unter Verwendung von ATP einen »aktivierten« *Aminoazyl-AMP-Enzym-Komplex* bildet, der die »richtige« tRNA zu erkennen und dieser die Aminoazyl-Gruppe am 3'-Hydroxyl-Adenosin-Terminus (s. o.) durch Esterbindung anzuhängen vermag. Welche Bedeutung der rasche Umsatz der an diesem Ende vorhandenen (A·C·C)-Sequenz im Zusammenhang mit diesem Reaktionsschritt hat, ist ungewiß. Die oben erwähnte (S. 10) (T · ψ · C)-Schlinge der tRNA spielt wahrscheinlich bei der Bindung der Aminoazyl-tRNA am Ort der Proteinsynthese, d. h. an der ribosomalen Oberfläche, eine Rolle. Die DHU-Schlinge ist vermutlich – neben anderen Stellen des Moleküls – für die Erkennung der geeigneten tRNA durch die entsprechende Aminoazyl-tRNA-Synthetase wichtig. Die Antikodon-Schlinge der tRNA, die 7 Nukleotide enthält, wird in der 3' → 5'-Richtung gelesen, d. h. antiparallel zur mRNA. Die maßgebenden Nukleotide für das Ablesen der Triplets auf der mRNA befinden sich in den Positionen 3, 4 und 5 der Antikodon-Schlinge der tRNA.

Die *Translation der mRNA* im Bereich der Ribosomen beginnt an ihrem 5'-Ende mit der Bildung des N-terminalen Anteils des zu bildenden Peptidfadens und läuft in Richtung auf den 3'-Terminus der mRNA. Der Vorgang der Proteinsynthese kann in drei Phasen unterteilt werden: die Initiation, die Elongation und die Termination.

Die *Initiation der Proteinsynthese* setzt in der Regel eine »Kappung« des 5'-Terminus der mRNA voraus (s. o.). Die Methyl-Guanosyl-Triphosphat-Kappe scheint für die Bindung vieler mRNA-Moleküle an die ribosomale 40S-Untereinheit wichtig zu sein. Als Resultat einer intramolekularen Basenpaarung weist das 5'-Ende der mRNA eine gefaltete Sekundärstruktur auf, auf die die ribosomalen 40S-Untereinheiten zur Erkennung des ersten zu übertragenden Kodons (oft A·U·G) angewiesen ist. Die heutigen Vorstellungen über den Prozeß der Initiation lassen sich – stark vereinfacht – wie folgt zusammenfassen: 1) Die 18S-RNA der ribosomalen 40S-Untereinheit verbindet sich mit einem Anteil der mRNA, der dem ersten zu übertragenden Kodon vorgelagert ist; zu diesem ersten Schritt wird der Initialfaktor 3 (IF-3) benötigt. 2) Die passende Aminoazyl-tRNA, die durch das erste Kodon der mRNA »herbeigerufen« wird, bildet anschließend mit GTP und dem Initiationsfaktor 2 (IF-2) einen Komplex. 3) Dieser Komplex verbindet dann unter Mithilfe des Initiationsfaktors 1 (IF-1) das Antikodon der tRNA mit dem ersten Kodon der mRNA sowie der ribosomalen 40S-Untereinheit zu einem sog. Initiationskomplex. 4) Dieser geht nach Freisetzung der Initiationsfaktoren IF-1, IF-2 und IF-3 eine Bindung mit der ribosomalen 60S-Untereinheit ein, GTP wird hydrolysiert, und das 80S-Ribosom ist gebildet. Dieses weist zwei, für die Einlagerung von tRNA-Molekülen geeignete Stellen auf: a) Die Peptidyl-Stellen *(P-Stelle, »P site«)* enthält meist die Peptidyl-tRNA, die über das Antikodon mit dem Kodon der mRNA verknüpft ist. b) Die *Aminoazyl-Stelle (A-Stelle, »A site«)*, die von der – ebenfalls an das komplementäre Kodon der mRNA gebundenen – Aminoazyl-tRNA besetzt wird. Mit der Bildung des Initialkomplexes tritt die Aminoazyl-tRNA an jene Stelle, die später der P-Stelle entspricht, wobei zunächst die A-Stelle noch freibleibt.

Die sog. *Elongation* umfaßt alle Vorgänge, die – nach erfolgter Initiation – der Verlängerung des zu synthetisierenden Peptidfadens dienen. Man stellt sich zur Zeit dieses komplexe Geschehen – vereinfacht – wie folgt vor: 1) Die zu Beginn der Elongation freie A-Stelle wird, nachdem Elongationsfaktor 1 (EF-1) mit GTP und der, dem bei A vorliegenden Kodon entsprechenden Aminoazyl-tRNA einen Komplex gebildet hat, von der Aminoazyl-tRNA eingenommen, wobei sich Antikodon und Kodon verbinden. 2) Bei diesem Vorgang werden EF-1·GDP und Phosphat freigesetzt. EF-1·GDP erfährt anschließend unter Anwesenheit von GDP und weiteren löslichen Proteinfaktoren eine Rückwandlung in EF-1·GTP, kann also »rezirkulieren«. 3) Die α-Aminogruppe der an der A-Stelle liegenden Aminoazyl-tRNA führt nun eine sog. nukleophile Attacke gegen die esterifizierte Karboxylgruppe der an Stelle P liegenden Peptidyl-tRNA durch, wobei die Peptidyl-Transferase, ein Bestandteil der ribosomalen 60S-Untereinheit, katalysierend wirkt. Da die an Stelle A befindliche Aminoazyl-tRNA bereits »aktiviert« ist, bedarf es für diese Reaktion keiner weiteren Energie: Das Resultat ist ein Anheften der wachsenden Peptidkette an die tRNA an der A-Stelle. 4) Die vom Peptidrest losgelöste tRNA an der P-Stelle entfernt sich, womit die letztere für eine Neubesetzung offen steht. 5) Die Translokation der an Stelle A befindlichen Peptidyl-tRNA an die freigegebene Stelle P geschieht unter Mithilfe von Elongationsfaktor 2 (EF-2) und GTP, wobei letzteres zu GDP hydrolysiert wird. 6) Die nun offene Stelle A kann erneut von einer Aminoazyl-tRNA eingenommen werden, und dieser Prozeß wiederholt sich bis zum Abschluß der Translation im betreffenden Ribosom. Der *Energiebedarf* für die Bildung einer Peptidbindung wird somit durch die Hydrolyse von 2 ATP zu ADP und von 2 GTP zu 2 GDP gedeckt. Die Koppelung eines tRNA-Moleküls mit dem Aminoazylrest hängt von der Hydrolyse von ATP zu AMP ab, und der Eintritt der Aminoazyl-tRNA an die A-Stelle benötigt die aus der Umwandlung von GTP in GDP freiwerdende Energie. Die Translokation der neugebildeten Peptidyl-tRNA von der A- an die P-Stelle ist ebenfalls auf die Hydrolyse von GTP in GDP angewiesen.

Die *Termination der Proteinsynthese* tritt dann ein, wenn im Kodon der mRNA ein *»nonsense-codon«* (*CT-Kodon*, s. o.) erscheint, das von keinem Antikodon »erkannt« wird. Zu dessen Identifizierung sind indessen *»releasing factors«* fähig, die überdies die Hydrolyse der Peptidbindung zwischen der an der P-Stelle sitzenden tRNA und dem Peptidfaden zu katalysieren vermögen, womit der letztere wie die tRNA aus der P-Stelle entlassen werden. Im Zuge dieses Geschehens dissoziiert das 80S-Ribosom wieder in seine 40S- und 60S-Untereinheiten, die dann eine erneute Verwendung finden können. Man kennt bisher mindestens 2 »releasing factors«, die auf verschiedene CT-Kodons (U·A·A oder U·A·G, s. o.) ansprechen.

Ein *einzelnes Ribosom* kann, soweit bekannt, in der sec die Translation von ungefähr 40 Kodons vollziehen, d. h. in 10 sec einen Peptidfaden mit einem Molekulargewicht von etwa 40000 synthetisieren. In vielen Fällen wird aber, wie erwähnt, eine und dieselbe mRNA gleichzeitig von mehreren Ribosomen »abgelesen«, wobei die einzelnen Ribosomen mindestens einen Abstand einhalten, der einer Strecke von 80 Nukleotiden entspricht. Die Zahl der Ribosomen innerhalb eines *Polyribosoms* korreliert gut mit der Länge der mRNA, die in diesem ribosomalen Komplex eine Translation erfährt.

Weitere Verarbeitung der in den Ribosomen (Polyribosomen) synthetisierten Proteine (posttranslationelle Modifikationen)

In vielen Fällen erfahren die in den Polyribosomen synthetisierten Proteine bzw. Peptidfäden nachträglich eine weitere Modifikation.

Beispiele dafür sind die Umwandlungen von Prohormonen in Hormone, wie etwa die Transformation von Proinsulin in Insulin (S. 923), bei der das erstere sich faltet, damit die Entstehung von zwei Disulfidbrücken gestattet und anschließend durch hydrolytische Spaltung im »Haarnadelbereich« des Moleküls ein Segment verliert. Andere posttranslationelle Veränderungen umfassen z. B. die Entfernung einer N-terminalen Aminosäure mit Hilfe einer spezifischen Aminopeptidase sowie durch spezifische Enzyme katalysierte Hydroxylierungen, Oxidationen u. a. m. (vgl. dazu z. B. Umwandlung von Prokollagen, S. 102).
Die *Bedeutung der schließlichen Genprodukte, d. h. der Peptide und Proteine (u. a. Enzyme), für die Lebensvorgänge* wird in späteren Kapiteln immer wieder zur Sprache kommen (S. 866).

1.2. Kurze Bemerkungen zur Übertragung der genetischen Information von Mutter- auf Tochterzellen und von Eltern auf ihre Kinder

Die in der nukleären DNA bzw. in den Chromosomen enthaltene genetische Information wird unter zwei verschiedenen Bedingungen auf Tochterzellen übertragen:
a) *Somatische Zellen,* d. h. Zellen aller Gewebe außer den Keimzellen, geben unter physiologischen Bedingungen mit Hilfe der *Mitose* (somatische Zellteilung) im wesentlichen *identische Kopien jedes Gens* an jede Tochterzelle weiter. Abgesehen von sog. somatischen Mutationen (s. u., ferner S. 1452) ist somit dafür gesorgt, daß das einzelne Individuum während seines ganzen Lebens und in allen Körperzellen die ihm eigene genetische Information beibehält.
b) *Keimzellen,* insbesondere die aus den Reduktionsteilungen *(Meiose)* hervorgehenden Eizellen der Frau und Spermien (Spermatozoen) des Mannes, besitzen je nur eine Kopie von jedem elterlichen Chromosom, so daß sich bei der Befruchtung und der Entstehung eines neuen Individuums fast unzählige, verschiedene Kombinationsmöglichkeiten ergeben. Für jede Gamete bestehen 2^{23} Möglichkeiten verschiedener Chromosomenkombinationen, so daß die Wahrscheinlichkeit, daß Eltern – wenn man von monozygoten identischen Zwillingen absieht (S. 291) – zwei Kinder mit demselben Satz von Chromosomen zeugen, verschwindend klein ist: Diese an sich enorme *genetische Diversität* wird durch Vorgänge, wie *genetische Rekombination* bzw. *»crossing over«,* zusätzlich stark vermehrt (s. u.).

Intermitotischer Zyklus und Mitose

In Proliferation (Zellvermehrung) begriffene somatische Zellinien bringen mit jeder *Mitose (Äquationsteilung)* aus einer Mutterzelle zwei Tochterzellen hervor. Zwischen den einzelnen Mitosen verdoppeln die Zellen – neben der zytoplasmatischen Substanzvermehrung – ihren nukleären DNA-Gehalt, d. h. sie gehen vom diploiden in den tetraploiden Zustand über. Die DNA-Synthese findet dabei nur während einer bestimmten Phase*(S-Phase)* statt, der ein »presynthetic gap« *(G_1-Phase)* vorausgeht, und ein »postsynthetic gap« *(G_2-Phase)* nachfolgt, bevor die eigentliche Mitose einsetzt (s. dazu Kap. 29, S. 139). Die sichtbaren Phasen der Kernteilung umfassen die *Prophase,* in der sich die Chromosomenbildung abzuzeichnen beginnt, gefolgt von der *Prometaphase,* in der die Kernmembran verschwindet, der *Metaphase,* in der die Chromosomen infolge der sog. *Metakinese* in der »Äquatorialplatte« liegen, der *Anaphase,* in der sich die Spindelfasern unter Streckung der Spindel im Bereich der sog. Interzonalregion verkürzen, sowie schließlich der *Telophase,* die mit einer seitlichen Einschnürung der Zelle beginnt und mit der Abschnürung der Tochterzellen endet (sog. *Zytokinese*). In der *Rekonstruktionsphase* gleicht sich das Kernbild wieder dem der Mutterzelle in *Interphase,* d. h. in der Zeit zwischen zwei Mitosen, an. *Endzellen,* die sich nicht mehr weiter teilen, befinden sich in der sog. *postmitotischen Phase.* Weitere Angaben über Zellorganellen, die sich an der Mitose beteiligen (S. 61), biochemische Vorgänge im Zusammenhang mit diesen Prozessen (S. 141) und allgemeine Zellkinetik (S. 139) folgen später.

Meiose

Das Hauptresultat der *Meiose,* d. h. der sog. *Reduktionsteilungen* von Keimzellen, liegt in der Reduktion der Chromosomenzahl von 46 auf 23 sowie im Austausch von Chromosomenmaterial zwischen Chromosomen (»crossing over«). Unmittelbar vor Beginn der Meiose kommt es zu einer Verdoppelung der DNA, so daß primäre Oozyten und Spermatozyten sich in einem Zustand befinden, der der G_2-Phase des intermitotischen Zyklus entspricht. Im Verlauf der *1. Reifeteilung* finden sich zunächst, im sog. *Leptotän,* Chromosomen mit je 2 Chromatiden. Im *Zygotän* bilden die homologen Chromosomen durch Paarung sog. *Bivalente,* die je aus 4 Chromatiden bestehen. X- und Y-Chromosomen legen sich an den Enden aneinander und erscheinen somit als »Sexvesikel«. Im *Pachytän* findet ein *erhebliches »crossing over«* statt, was eine *Vermischung des genetischen Materials* zur Folge hat. Im *Diplotän* trennen sich die gepaarten Chromosomen z. T. wieder, d. h. mit Ausnahme von Stellen mit Überkreuzungen (Chiasmata): Letztere fehlen bei den Geschlechtschromosomen, da sich diese End-an-End gepaart hatten. Beim Auseinanderweichen *(Diakinese)* zur *Metaphase I* zeigt sich zwischen den homologen Chromosomen nur mehr an ihren Enden eine Paarung. Mit der *Anaphase* und dem *Abschluß der 1. meiotischen Teilung* hat jede Tochterzelle normalerweise die Hälfte eines Bivalents mitbekommen, d. h. einen *haploiden Chromosomensatz,* der jedoch dem DNA-Gehalt diploider somatischer Zellen entspricht. Bei der nachfolgenden *2. Reifeteilung* kommt es dann, wie bei einer Mitose (S. 141), zu einer Spaltung der Chromosomen im Zentromerbereich, und die Chromatiden werden zu gleichen Teilen auf die Tochterzellen verteilt: Nun enthalten die Kerne nur mehr die Hälfte des DNA-Gehalts diploider somatischer Zellen. Gesamthaft betrachtet, gehen somit aus 1 prämeiotischen Keimzelle 4 haploide Zellen hervor, die infolge Rekombination voneinander verschieden sind.
Bei der *Frau* im geschlechtsreifen Alter finden sich in den Ovarien schätzungsweise 40000 Oozyten, die zum größten Teil im Diplotän (bei der Frau auch Diktyotän genannt) der 1. Reifeteilung verharren. Die Vollendung der 1. Reifeteilung geschieht erst mit Maturation der Eizelle innerhalb eines Graaf'schen Follikels, und die 2. Reifeteilung setzt mit der Ovulation ein, findet ihren Abschluß jedoch erst nach der Befruchtung. Aus einer primären Eizelle geht schließlich nur eine reife Eizelle hervor, die fast den gesamten Zytoplasmabestand erhält während 3 »Tochterkernmassen« als »Polkörper« ausgestoßen werden, die letzten nach der Befruchtung.
Beim *Mann,* dessen Spermiogenese von der Pubertät bis ins hohe Alter anhält, werden demgegenüber von einer primären Spermatozyte 4 reife Spermien (Spermatozoen) gebildet (vgl. dazu auch S. 149).

1.3. Kleines Vokabular aus der klassischen Genetik

In der nachfolgenden, kurzen Liste sind nur Bezeichnungen aufgeführt, die auch für den Gesunden Anwendung finden. Begriffe, die sich auf pathologische Zustände bzw. Vorgänge beziehen, folgen später.

Allele: Verschiedene Varianten eines und desselben Gens, die in homologen Chromosomen an homologen Stellen lokalisiert sind und phänotypische Differenzen bewirken.

Autosom: Ein Chromosom, das kein Geschlechtschromosom (X oder Y) ist.

Diploid: Ein diploider Chromosomensatz besteht aus zwei ganzen haploiden Sätzen von Chromosomen. Dabei stammt normalerweise der eine Satz vom Vater, der andere von der Mutter. Beim Menschen enthält die diploide Zelle total 46 Chromosomen.

Dominant: Ein Gen heißt dann dominant, wenn es sich bei Heterozygoten phänotypisch manifestiert.

Euploid: Eine euploide Zelle oder ein euploides Individuum besitzen einen ausbalancierten Chromosomensatz, d. h. sie weisen ein ganzzahliges Vielfaches eines normalen haploiden Satzes auf.

Expressivität: Zeigt ein genbedingtes Phän quantitative Unterschiede in der Ausprägung, spricht man von unterschiedlicher Expressivität des betreffenden Gens.

Gen: Abschnitt eines DNA-Stranges, der als kleinste Wirkungseinheit seine Information auf RNA-Moleküle überträgt; diese dienen u. a. als Kode für die Bildung von Peptiden bzw. Proteinen.

Genotyp: Dieser ist durch das Konstellationsmuster aller Gene eines Individuums festgelegt. Werden nur ein einzelnes oder wenige Gene in Betracht gezogen, spricht man oft – etwas ungenau – auch hier von »Genotyp« (z. B. ein Individuum mit Blutgruppen-Genen AO habe den »Genotyp AO«).

Genom: Gesamtheit aller Gene eines Individuums, einer Zelle oder eines Virus. Im zytologischen Sinn bezeichnet der Ausdruck einen haploiden Chromosomensatz.

Haploid: Chromosomensatz mit nur je einem Chromosom jeden Typs (beim Menschen 23).

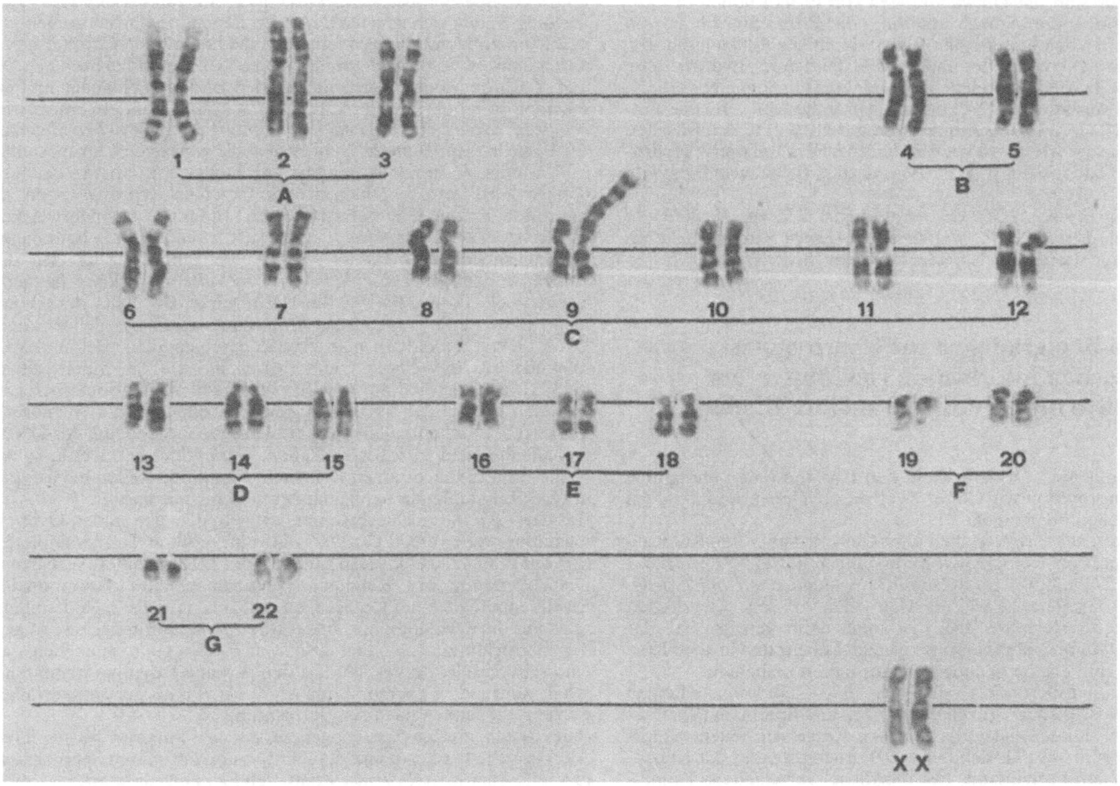

Abb. 1. Chromosomensatz einer Zelle mit *Trisomie 9,* die von einer Patientin mit Mosaik-Trisomie 9 stammt. Die Trisomie wird durch die Translokation eines Chromosoms 9 auf ein anderes Chromosom 9 verursacht, im Sinne einer spiegelbildlichen End-End-Verklebung der Chromosomen an ihren kurzen Armen. Man beachte die Bänderung der Chromosomen, die durch Behandlung der Präparate mit der Trypsin-Giemsa-Technik erzielt wurde (sog. G-Bänderung) (Dr. P. Auf der Maur, Pathologisches Institut der Universität Bern)

Heterozygot: Individuen, bei denen sich die Allele eines Paares unterscheiden, heißen in Bezug auf dieses Allelenpaar heterozygot.

Homozygot: Individuen, bei denen die Allele eines Paares gleichartig sind, nennt man hinsichtlich dieses Allelenpaares homozygot.

Karyotyp: Zahl, Größe und Morphologie der Chromosomen eines Individuums oder einer Zelle bzw. Zellinie.

Kodominant: Kodominant heißt man zwei allele Gene, die sich je autonom nebeneinander auswirken (z. B. Blutgruppengene A und B).

Lyon-These: Inaktivierung des einen X-Chromosoms um den 14.–16. Tag der Kyematogenese herum, wobei – gemäß Zufall – das väterliche oder das mütterliche X-Chromosom betroffen sein kann (vgl. dazu Mosaik, S. 30).

Penetranz: Wenn ein dominantes Gen sich nicht bei allen Trägern äußert, spricht man von unvollständiger Penetranz des betreffenden Gens. Bei dominanten Mutanten kann so beispielsweise ein »Überspringen« von Generationen vorgetäuscht werden (S. 868).

Phän: Einzelnes genabhängiges Merkmal des Erscheinungsbildes. Man spricht z. B. vom »Phän A« einer Person mit Blutgruppengenen AO oder AA (= »Phänotyp A«).

Phänotyp: Das durch die Gene und die Umwelteinflüsse festgelegte Erscheinungsbild eines Individuums.

Pleiotropie: Unter diesem Begriff versteht man das Phänomen, daß ein Gen verschiedene phänotypische Effekte bewirken kann.

Rezessiv: Ein Gen heißt »rezessiv« gegenüber seinem Allel, wenn es nur im homozygoten Zustand phänische Auswirkungen zeigt (S. 868).

X-Chromatin: Chromatinmasse in Zellkernen eines weiblichen Individuums, die dem (u. U. den) »inaktivierten« X-Chromosom(en) entspricht und z. B. als Barr-Körperchen sichtbar wird.

Y-Chromatin: Nach Färbung mit gewissen Fluoreszenzfarbstoffen zeigt sich im Kern ein, dem Y-Chromosom entsprechendes, hell fluoreszeierendes Körperchen (chromosomal männliche Individuen).

1.4. Methoden zum Studium der Chromosomenkonstitution

Die normale Chromosomenzahl des Menschen (46) ist erst seit 1956 bekannt, nämlich seit der Einführung bestimmter Techniken. Grundsätzlich eignen sich Zellen jeden Gewebes zur Darstellung der Chromosomen, vorausgesetzt, daß sie sich normalerweise teilen oder zur Teilung bringen lassen. Ohne Kultivierung läßt sich – dank der hohen Mitoserate – z. B. *Knochenmark* verwenden. Am gebräuchlichsten ist jedoch die Chromosomenpräparation aus einer *2–3 tägigen Kultur von Lymphozyten des peripheren Blutes,* die sich durch *Phytohämagglutinin* zur Teilung stimulieren lassen. Zellen anderer Gewebe, wie *Haut* oder *Faszien,* werden, da ihre Kultur in vitro längere Zeit in Anspruch nimmt, seltener benützt.

Die Züchtung von *Zellen aus dem Fruchtwasser,* das durch transabdominale *Amniozentese* gewonnen wird, erlaubt eine *pränatale Chromosomendiagnostik.* Auch eine zytologische Geschlechtsbestimmung mit Hilfe der X- und Y-Chromatintechnik sowie ein Erkennen gewisser Stoffwechselkrankheiten (z. B. Zystinosis, Tay-Sachs-Krankheit, Lesch-Nyhan-Syndrom u.a.) ist so vor der Geburt möglich.

Die Untersuchung meiotischer Stadien aus Testis- oder Ovarbiopsiematerial wird noch selten angewandt.

Die Chromosomen lassen sich nach Größe und Lage des Zentromers paaren und in Gruppen (A–G) ordnen. Kürzlich eingeführte Methoden erlauben die *Identifizierung der einzelnen Chromosomen:* Bänderungen mit Hilfe von Chinakrin-Farbstoffen (Q-Bänder, vom englischen **Q**uinacrine) oder nach Behandlung mit Proteasen (Trypsin) bzw. Pufferlösungen und nachfolgender **G**iemsafärbung (G-Bänder) ergeben ein weitgehend übereinstimmendes Muster (Abb. 1).

Der kurze *Arm eines Chromosoms* wird mit *p* bezeichnet, der lange mit *q*. Die Bezeichnung 5p- bedeutet demnach einen verkürzten oder fehlenden kurzen Arm eines Chromosoms Nr. 5, 7q+ einen verlängerten langen Arm eines Chromosoms Nr. 7.
Eine beschränkte *Geschlechtschromosomendiagnostik* kann am sog. *Interphasenkern* betrieben werden (Abb. 7, S. 31). In Zellkernen mit mehr als einem X-Chromosom können meist randständige, stärker färbbare X-Chromatinkörperchen (Barr-Körperchen) nachgewiesen werden (vgl. auch S. 40). Gebräuchlich sind zu diesem Zweck *Zellen der Mundschleimhaut* oder der *Haarwurzel*. In *segmentkernigen Leukozyten chromosomal weiblicher Personen* lassen sich analoge Chromatinverdichtungen als *»drumsticks«* oder *»Trommelschlegelanhängsel«* beobachten. Andererseits weisen Kerne chromosomal männlicher Individuen nach *Chinakrinfärbung* für jedes Y-Chromosom einen hell fluoreszierenden Fleck *(Y-Chromatin)* auf (Abb. 7).

Literatur

Adams, E. L. P., Burdon, A. M., Campbell, A. M.: Davidson's biochemistry of the nucleic acids. 8th ed. Chapman and Hall and Science Paperbacks. Fakenham: Cox & Wyman 1976 — Ferner: *Buddecke, E.:* Pathobiochemie. Berlin, New York: de Gruyter 1978 — *Davidson, E. H.:* Gene activity in early development. 2nd ed. New York: Academic Press 1976 — *Harbers, E.:* Nucleinsäuren. 2nd ed. Stuttgart: Thieme 1975 — *Herskowitz, I. H.:* Principles of genetics. 2nd ed. New York: Macmillan 1977 — *Metzler, D. E.:* Biochemistry. The chemical reactions of living cells. New York: Academic Press 1977 — *Rees, H., Jones, R. N.:* Chromosome Genetics. London: Arnold 1977 — *Vogel, F.:* (red.) Erbgefüge. In: Handbuch der allgemeinen Pathologie, Vol. IX, Berlin, Heidelberg, New York: Springer 1974 — *Watson, J. B.:* Molecular biology of the gene. 3rd ed. New York: Benjamin 1975

2. Begriffe und allgemeine Bemerkungen zu den genetisch bedingten Störungen

2.1. Zur Ausdrucksweise des Genetikers

Definitionen: Als *Mutation* bezeichnet man eine erbliche bzw. über viele aufeinanderfolgende Zellgenerationen fortbestehende Änderung im Erbmaterial. Man kennt verschiedene Arten von Mutationen: Eine *Punktmutation* i. e. S. entsteht durch Umwandlung, Verlust (Basendeletion) oder Einfügen (Baseninsertion) einer Base bzw. eines Basenpaares in der nukleären DNA. Im weiteren Sinn dürfen auch größere Änderungen in einem Gen als Punktmutation bezeichnet werden, sofern sie sich nicht als Chromosomen- oder Genommutation erkennen lassen. Unter einer *Chromosomenmutation* verstehen wir eine Veränderung der sichtbaren Morphologie eines oder mehrerer Chromosomen. *Genommutationen* zeichnen sich durch eine Abweichung der Zahl der Chromosomen von der Norm aus. Chromosomen- und Genommutationen werden gesamthaft auch als *Chromosomenaberrationen* bezeichnet. Im Gegensatz zu *Mutationen in Keimzellen,* die zu *Erbleiden* Anlaß geben können, nennt man Mutationen in anderen Körperzellen *somatische Mutationen,* wie man sie z. B. bei neoplastischen Prozessen findet (S. 194). Beruht eine Heredophatie auf Mutation in einem einzelnen Gen, reden wir von einem *monogenen Erbleiden.* Unter *Polygenie* versteht man die additive Wirkung mehrerer Gene, u. U. auch zusätzlicher exogener Faktoren, beim Zustandekommen angeborener Mißbildungen oder Krankheiten (z. B. bei Herzfehlern, die eine genetische Grundlage haben können, bei Spina bifida, Diabetes mellitus, Schizophrenie u. a. m.). In solchen Fällen wird auch von einer *multifaktoriellen Grundlage eines Phänotyps* gesprochen, womit man ausdrücken will, es handle sich um das Resultat eines Zusammenwirkens verschiedener erb- und nicht-erblicher (exogener) Faktoren. Kommen durch Mutation verschiedener Gene gleiche oder ähnliche Krankheitsbilder zustande, sprechen wir von *Heterogenie.*
Im Rahmen der *Punktmutationen* mit Austausch einer einzelnen Base unterscheidet man folgende Möglichkeiten: Bei einer sog. *Transition* wird eine bestimmte Pyrimidinbase durch eine andere Pyrimidinbase bzw. eine Purinbase durch eine andere Purinbase ersetzt. Bei sog. *Transversion* liegt ein Austausch einer Purin- durch eine Pyrimidinbase vor oder umgekehrt. Solche Veränderungen brauchen wegen der sog. Degenerierung (»degeneracy«, s. o.) des Kodes keine Störung zur Folge haben, vor allem, wenn es sich um die dritte Base eines Triplets handelt. Umgekehrt kann aus einem Basenaustausch ein sog. »missense«-Effekt resultieren, der sich in einem für das betroffene Individuum annehmbaren, teilweise annehmbaren oder unannehmbaren Fehler im betreffenden Peptid bzw. Protein äußert.
Entsteht durch Basenersatz ein *»nonsense codon«,* kommt es in der Regel zu einer vorzeitigen Beendigung (»termination«) der Transskription. Sog. *Rahmenverschiebungsmutationen (»frame shift mutations«)* sind das Resultat einer Deletion oder Insertion eines Nukleotids im betroffenen Gen, was – je nach der Position dieses Fehlers – zu einer völlig verstümmelten Transskription führen mag, schlimmer also, als wenn ein ganzes Triplett fehlte oder eingeführt würde.
Hinsichtlich der *Chromosomenmutationen* gelten u. a. folgende Begriffe: Unter *Deletion* versteht man in diesem Zusammenhang den Verlust eines Chromosomenteils (oft im Sinn einer *terminalen Deletion*), unter *Insertion* das Einschieben eines solchen. Bei der *Translokation* haben wir es mit dem Einbau eines Bruchstücks eines Chromosoms in einer neuen Lage in demselben oder in einem anderen Chromosom zu tun, z. T. auch mit dem Austausch zweier Bruchstücke zwischen zwei Chromosomen *(reziproke Translokation).* Wird aufgrund von zwei Brüchen ein Chromosomenteil »herausgesprengt«, sprechen wir – nach erfolgter Vereinigung der äußeren Bruchenden – von *inter-*

kalarer Deletion. Auf verschiedene Weise, z. B. durch Vereinigung der Bruchenden eines Chromosoms nach beidseitiger terminaler Deletion, können *Ringchromosomen* entstehen. *Inversion* heißt ein Austausch von Bruchstücken an beiden Enden eines Chromosoms. Bei der *zentrischen Fusion* verbinden sich je zwei lange und zwei kurze Arme zweier akrozentrischer Chromosomen, wobei die kurzen Arme meistens verloren gehen. *Isochromosomen* entstehen durch Quer- anstatt der normalen Längsteilung der Zentromers. Abgesprengte Chromosomenteile *(»azentrische Chromosomenfragmente«)* können in der Interphase sog. *Kleinkerne (Nebenkerne, Satellitenkerne)* bilden.

Genommutationen haben u. a. mit den folgenden Begriffen zu tun: »*Non-disjunction*« nennt man die fehlende Trennung eines Chromosomenpaares bei der Zellteilung; die eine Tochterzelle erhält somit beide Chromosomen eines Paares, die andere Tochterzelle keines. Wenn der Chromosomensatz einer Zelle, einer Zellinie oder aller Zellen eines Individuums zahlenmäßig von dem normalen, euploiden (s. o.) Chromosomensatz abweicht, reden wir von *Aneuploidie* (z. B. auch »aneuploide Zelle«, »aneuploide neoplastische Zellinie«, »aneuploides Individuum«): Diese führt zu einer *Störung der sog. Genbalance.* Bei *Monosomie* fehlt in der diploiden Zelle ein Chromosom aus einem homologen Paar. Eine *Trisomie* zeichnet sich durch das dreifache Vorhandensein eines Chromosoms im Rahmen eines sonst diploiden Satzes aus. Trisomien und Monosomien werden in der Regel nach der Zahl des betroffenen Chromosoms benannt (z. B. Trisomie 21). *Polyploid* heißen ein Individuum, eine Zellinie oder eine Zelle, die mehr als zwei ganze haploide Chromosomensätze aufweisen: Beispielsweise nennen wir *Triploidie* das Vorhandensein eines Chromosomensatzes, der dem dreifachen eines ganzen haploiden Satzes entspricht. Bezeichnungen wie »*hyperdiploid*« finden vor allem in der Geschwulstlehre Anwendung und beziehen sich auf eine Aneuploidie, die durch die Anwesenheit von etwas mehr als einem normalen ganzen diploiden Chromosomensatz gekennzeichnet ist. Im gleichen Sinn kann auch von »*hyperpolyploid*« bzw. »*hypertetraploid*« u. a. gesprochen werden.

Unter einem »*Mosaik*« versteht man das Vorhandensein von, aus *einer* Zygote stammenden Zellen mit verschiedenem Genotyp in einem Individuum; meistens haben wir es hier mit der Folge einer somatischen Mutation zu tun. Der Begriff »Mosaik« wird im allgemeinen nicht auf neoplastische Zustände – die ja oft dieser Definition auch genügen würden – angewandt. »*Chimären*« sind Individuen, die zwei oder mehrere, nicht aus derselben Zygote stammende, genotypisch verschiedene Zellarten aufweisen. Solchen Situationen begegnet man z. B. nach Übertragung von Knochenmarkszellen eines genetisch andersartigen Spenders auf einen immundefekten Empfänger.

Als *Phänokopie* bezeichnen wir die Änderung eines Erscheinungsbildes durch exogene Faktoren in solcher Weise, daß die Wirkung eines bestimmten Genotypus nachgeahmt wird (z. B. Nachahmung einer erblichen Taubstummheit durch Rötelninfektion in der Frühschwangerschaft).

2.2. Einige generelle Hinweise auf die Bedeutung des Erbgefüges für Gesundheit und Krankheit

Die Vererbung gehört mit zu den wichtigsten Merkmalen lebender Materie, und vererbte Eigenschaften stehen mit einer Vielzahl von Lebensäußerungen in wechselseitiger Beziehung. Vom Standpunkt des Genetikers aus betrachtet, könnte ein *gesunder »Normalmensch«* so umschrieben werden, daß sich die Wirkung seiner Gene in ihrer Beziehung zueinander und zur Umwelt in einem physiologischen Leistungsgleichgewicht äußert. Von einer *»genetisch bedingten Krankheit bzw. Mißbildung«* wäre man berechtigt zu reden, wenn dieses Gleichgewicht aus Gründen, die in der genetischen Information verankert liegen, gestört ist.

Im Laufe der Evolution haben die meisten Spezies ein Gleichgewicht erreicht, das eine gute *Anpassung des Organismus an die Umwelt* gestattet: Wahrscheinlich haben wir es hier mit dem Resultat einer Selektion zu tun, die durch sog. *»nützliche« Mutationen* bedingt war. *Mutationen wirken aber in der Regel schädlich,* da sie das erwähnte Leistungsgleichgewicht viel häufiger stören als im günstigen Sinn verändern.

Es darf angenommen werden, daß weit über das hinaus, was als genetisch bedingtes Leiden gilt, *individuelle Besonderheiten der Lebens- und Krankheitsäußerungen* zum guten Teil durch das Erbgefüge bestimmt sind.

2.3. Ursachen bzw. Entstehungsweise von Mutationen

Sowohl Punktmutationen als auch Chromosomen- und Genommutationen können grundsätzlich durch die gleichen Gruppen *mutagener Faktoren* hervorgerufen werden. Diese lassen sich in endogene und exogene Faktoren unterscheiden, wobei unter den letzteren physikalische Einflüsse, wie Strahlen, Hitze u. a., Chemikalien und Viren besonders hervorzuheben sind. Außerdem besteht die Möglichkeit einer *spontanen Mutation* (S. 19).

Sog. endogene mutagene Faktoren

Endogene Mutationen von *Keimzellen* kommen u. a. im Verlauf der Meiose zustande, insbesondere im Pachytän, das sich normalerweise durch ein erhebliches »crossing over« kennzeichnet. Meistens geht bei dieser Vermischung genetischen Materials nichts verloren, da die Überkreuzungen in der Regel völlig lagegerecht erfolgen. Wenn aber das Aneinanderlegen der homologen Chromosomen z. B. nicht exakt geschieht, kann durch ein *»crossing over«* bzw. eine *Rekombination* ein nichtreziproker Informationsaustausch verursacht werden, d. h. ein Chromosom würde eine Deletion, das andere eine Insertion erfahren. Es bestehen jedoch noch weitere Möglichkeiten der Mutationsentstehung in Keimzellen (s. u.).

Das durchschnittliche *Alter der Mütter* von Kindern mit z. B. autosomaler Trisomie liegt im Vergleich zur gesamten Population deutlich höher. Dieser Alterseinfluß wird von den meisten Autoren auf eine *Alterung der Eizellen* zurückgeführt (S. 2136): Die Oozyten verharren ja, wie erwähnt wurde, während vieler Jahre in der Prophase der ersten meiotischen Teilung. Dabei ist einzuräumen, daß der Begriff der Alterung keineswegs klar definiert ist, sondern u. U. latente Schäden mit einschließt, die durch zirkulatorische, chemische, mikrobielle oder physikalische Einflüsse bedingt sind. Immerhin wird die Meinung eines »Alterungsschadens« der Eizellen auch durch Beobachtungen an Nagern und anderen Säugern gestützt, die auf ein gehäuftes Vorkommen von *Chromosomenanomalien* nach Befruchtung »gealterter« Eizellen hinweisen. Im gleichen Sinn wird das Ansteigen der Abortrate bei zunehmendem Mutteralter verstanden: spontan abortierte Keimlinge zeigen häufig schwere Chromosomenaberrationen (s. u.).

Ferner ist bekannt, daß bei älteren Frauen die Ovulation oft verzögert erfolgt. Menschliche Eizellen sind nach der Ovulation in der Regel etwa 1 Tag, Spermien ungefähr 2 Tage lang befruchtungsfähig. Da die Meiose nach der Ovulation weiter voranschreitet, besteht die Möglichkeit, daß eine *verspätete Befruchtung* ebenfalls zu Chromosomenanomalien oder gar zum Absterben der Zygote Anlaß geben kann.

Bei *Punktmutationen* scheint demgegenüber der Einfluß des *Alters des Vaters* eher von Bedeutung zu sein. Zusammenhänge zwischen dem Vateralter einerseits und gewissen dominanten Erbleiden sind verschiedentlich nachgewiesen worden. Der zugrunde liegende Mechanismus bedarf allerdings einer weiteren Klärung. Vermutlich hat er damit zu tun, daß Vorläuferzellen von Spermien alter Individuen mehr Teilungen in der Spermatogonienbahn durchlaufen haben als solche junger Männer und damit auch mehr schädlichen Einflüssen ausgesetzt waren. Jedenfalls neigt man dazu, den Anstieg der Mutationshäufigkeit mit dem Vateralter u. a. im Sinn einer Addition der Wahrscheinlichkeit von Replikationsfehlern zu verstehen. Für mehrere dominante Erbkrankheiten (z. B. Neurofibromatose v. Recklinghausen, S. 303, und Osteogenesis imperfecta, S. 109) läßt sich allerdings eine solche Altersabhängigkeit nicht nachweisen.

Es bestehen ferner Hinweise darauf, daß *immunologische und Stoffwechsel-Faktoren* eine Häufung von Chromosomenaberrationen herbeiführen können: Bei Patienten mit Chromosomenaberrationen (Turner-Syndrom, Klinefelter-Syndrom) sowie bei Müttern von Kindern mit Klinefelter-Syndrom oder Mongolismus stellte man beispielsweise ein im Vergleich zur Gesamtbevölkerung vermehrtes Auftreten von *Diabetes mellitus* fest. Bei Müttern von Mongoloiden wurden zudem gehäuft *Anti-Thyreoidea-Antikörper* gefunden. Die Bedeutung dieser Beobachtung ist noch wenig geklärt.

Eine Hyperthermie (S. 1051) wirkt u. U. auch mutagen.

Radiogene Mutationen

Eine mutagene Wirkung *ionisierender Strahlen* ist für Zellen aller Lebewesen nachgewiesen, z. B. auch für menschliche Zellen in Kultur.

Chromatiden- und Chromosomenbrüche in geringer Anzahl treten gelegentlich in normalen Geweben auf. Durch Bestrahlung mit ionisierenden Strahlen kann ihre Häufigkeit jedoch stark erhöht werden. Chromosomenbrüche entstehen vor allem bei Bestrahlung in frühen Phasen des Mitosezyklus, d. h. vor oder zu Beginn der Replikation der DNA, Chromatidenbrüche bei Bestrahlung in späteren Stadien. Als Resultat finden sich alle Konfigurationen, die durch Bruch und Wiedervereinigung entstehen, z. B. azentrische Fragmente, dizentrische Chromosomen, Ringchromosomen, Translokationen u. a. m.

Punktmutationen lassen sich durch Einwirkung ionisierender Strahlen ebenfalls erzeugen. Bei den meisten strahleninduzierten »Punktmutationen« dürfte es sich allerdings eher um kleine, zytologisch nicht nachweisbare Deletionen handeln. Es gibt jedoch Hinweise dafür, daß echte Genmutationen, d. h. Punktmutationen i. e. S., durch Strahlen verursacht werden können.

Außer Brüchen und Punktmutationen treten nach Bestrahlung auch *Aneuploidien, Polyploidien* und *Endoreduplikationen* auf, was auf *Störungen des Teilungsmechanismus* schließen läßt (s. u.).

Zumindest in gewissen Systemen und innerhalb eines bestimmten Dosisbereichs steigt die Zahl *einfacher Chromosomenbrüche* annähernd *linear* mit der *Strahlendosis* an. Aberrationen, die *zwei Brüche* voraussetzen (z. B. dizentrische Chromosomen) nehmen dagegen *proportional zum Quadrat der Strahlendosis* zu. Es besteht kein Grund zur Annahme einer »Schwellendosis« von Strahlen, unterhalb welcher keine mutagene Wirkung zustande käme. Eine Mutationswirkung kann demnach schon bei geringen Strahlendosen eintreten, besonders wenn sich diese kumulieren. Eine gegenüber Kontrollen vermehrte Chromosomenaberrationsrate wurde beispielsweise bei Radiologen, Röntgenassistentinnen und Radiumarbeitern festgestellt. Hingegen fand sich bisher eine signifikante Häufung erblicher Anomalien weder bei Kindern von Radiologen noch bei Nachkommen von Eltern, die anläßlich der Atombombenangriffe auf Hiroshima und Nagasaki bestrahlt worden waren. Rezessive Mutationen wurden hierbei natürlich nicht erfaßt.

Erste Chromosomenaberrationen lassen sich schon wenige Stunden bis Tage nach Bestrahlung erkennen; nach Erreichen eines Maximums nimmt ihre Zahl in somatischen Zellen im Laufe der Zeit wieder ab. Nach Röntgentherapie wurden einzelne Aberrationen in somatischen Zellen, vorzugsweise in Geweben mit langsamem Zellwechsel, d. h. langer Lebensdauer der Einzelelemente, nach einem Jahr oder noch später festgestellt (vgl. dazu auch S. 1461).

Ultraviolettstrahlen, die hauptsächlich eine Anregung und nicht eine Ionisation von Atomen und Molekülen hervorrufen (S. 1432) wirken z. T. ebenfalls mutagen.

Chemikalien als mutagene Agentien

Im Experiment haben sich zahlreiche Chemikalien als mutagen erwiesen; unter den Arzneimitteln sind es in erster Linie Zytostatika aus der Gruppe der Alkylierungsmittel, die solche Effekte erzeugen. Der Nachweis geschieht am einfachsten an leicht zugänglichen Testsystemen, wie Mikroorganismen und Zellkulturen. Die Übertragung dieser Befunde auf Verhältnisse in vivo ist aber nicht ohne weiteres möglich. In der Tat gestaltet sich die Beurteilung der mutagenen Wirkung solcher Substanzen auf den Menschen nicht einfach. Umgekehrt bedeutet das Fehlen eines mutagenen Effektes im Testsystem nicht, daß eine solche beim Menschen nicht vorkommen könnte.

Bisher wurden viele hundert Einzelstoffe, wie Medikamente, Nahrungszusätze u. a. in dieser Hinsicht geprüft: Die meisten erwiesen sich in irgend einem Test als mutagen! Bemerkenswert ist ferner die Tatsache, daß fast alle bisher untersuchten *chemischen Karzinogene* (S. 180) unter geeigneten Versuchsbedingungen auch Mutationen, u. a. auch *Punktmutationen* zu erzeugen vermögen.

Die durch die Chemikalien ausgelösten *Chromosomenmutationen* umfassen vor allem Brüche aller Art, die bis zur sog. »Pulverisierung« von Chromosomen reichen können. Verteilungsstörungen, die z. B. den Trisomien und anderem zugrunde liegen, kommen ebenfalls vor. Die Häufigkeit der so entstandenen Aberrationen nimmt aber in somatischen Zellen nach Aufhören der Einwirkung des chemischen Mutagens rasch wieder ab. Aber auch hier gilt, daß in Geweben mit längerer Lebensdauer der Einzelzellen durch das Mutagen verursachte Schäden Monate und Jahre latent bestehen bleiben können und sich z. B. erst anläßlich der nächsten Teilung zu erkennen geben.

Durch Viren verursachte Mutationen

Nach Viruseinwirkung beobachtet man oft die verschiedensten *Chromosomenaberrationen.* Ferner sind viral bedingte *Störungen der Spindelbildung* und der *Mitose* bekannt, so daß auf diese Weise auch »nondisjunctions« und Chromosomenverluste zustande kommen können. Über das Vorkommen Virus-induzierter *Punktmutationen* finden sich nur wenige und widersprüchliche Angaben, so daß hier nicht weiter darauf eingegangen werden soll.

Die meisten der hier erwähnten Beobachtungen beziehen sich allerdings auf somatische Zellarten bzw. Zellinien: Virus-induzierte somatische Mutationen finden besonderes Interesse wegen ihrer möglichen Bedeutung bei der Karzinogenese (S. 184) und Teratogenese (S. 278). Es gibt jedoch Hinweise darauf, daß durch Viren auch in Keimzellen Mutationen hervorgerufen werden können.

Da solche Befunde in der Regel an Tieren oder gar Zellkulturen erhoben wurden, ist ihr Aussagewert in Bezug auf den Menschen mit Zurückhaltung aufzunehmen.

Beispiele von mutagenen Wirkungen:

- Während unter den Neugeborenen von Müttern im Alter von 20–24 Jahren die Inzidenz der *Trisomie 21 (Mongolismus, Down-Syndrom)* nur 1:2300 beträgt, liegt diese bei Kindern von *Müttern über 45 Jahren* bei 1:46!
- Das *Vateralter* korreliert z. B. mit der Häufigkeit des Auftretens von *Achondroplasie* oder *Akrozephalosyndaktylie* in der Filialgeneration.
- Durch *partielle Hepatektomie,* die im verbleibenden Lebergewebe eine Welle von Zellteilungen auslöst, läßt sich tierexperimentell zeigen, daß die relative Häufigkeit von Chromosomenaberrationen mit dem Alter zunimmt: Hier haben wir es offenbar mit dem Ausdruck altersabhängiger somatischer Mutationen zu tun.
- Zu den in klinischem Gebrauch stehenden *alkylierenden Mitteln,* die mutagen wirken können, gehören u. a. Zyklophosphamid, Mechloräthamin, Melphalan, Busulfan und Chlorambuzil.
- Bei den einzelnen Opfern von *Zwischenfällen mit Atomreaktoren* ließen sich z. T. noch Jahre später in den langlebigen Lymphozyten Satellitenkerne nachweisen.
- Sowohl in vitro als auch in vivo lassen sich nach Infektion durch *Herpesviren, Adenoviren, SV 40, Polyomaviren, Rubella-* und *Hepatitisviren* u. a. Chromosomenbrüche und Wiedervereinigungskonfigurationen (Translokationen u. a.) feststellen. Auch wurde in vitro wie in vivo nach Einwirkung solcher Viren z. T. eine »Pulverisierung« von Chromosomen nachgewiesen.

2.4. DNA-Reparationsmechanismen und ihre Störungen

Der durch mutagene Faktoren induzierte Schaden läßt sich auf molekularer Ebene in 4 Haupttypen unterteilen: 1) *Einzelbasen-Veränderungen,* wie die Alkylierung – mit oder ohne Interkalation des alkylierenden Agens –; 2) *2-Basenschäden,* wie die Bildung eines *Thymin-Thymin-Dimers* über eine Zyklobutan-Verbindung zwischen zwei benachbarten Thyminbasen auf demselben Strang der DNA oder ein »cross-linking« von zwei Thyminresten, die sich – auf zwei Strängen – benachbart finden; 3) *Vernetzungen (»cross-links«)* kommen sowohl zwischen zwei, in komplementären DNA-Einzelsträngen befindlichen Basen als auch zwischen dem DNA-Molekül und den umhüllenden Proteinen (insbesondere Histonen) vor; 4) *Kettenbrüche* (Strangbrüche).

Die *Reparation* derartiger Schäden an der DNA kann offenbar auf verschiedene Weise erfolgen: a) *Thymin-*

Thymin-Dimere werden z. T. mit Hilfe eines, in Säugerzellen vorhandenen, durch u. v.-Licht photoaktivierbaren Enzyms *direkt eliminiert.* b) Die *Entfernung einer oder mehrerer veränderter Basen* kann durch eine komplexe Folge von Reaktionen erreicht werden, die eine sog. »Inzision«, »Exzision«, »Reparatur-Replikation« und »Ligation« umfaßt. c) Eine beschädigte DNA mag zunächst eine – modifizierte – Replikation erfahren und dann einer sog. *Postreplikations-Reparation* unterworfen werden: Man nimmt an, daß die letztere u. U. selbst fehlerhafte Resultate zeitigt und daher zum mutagenen Effekt der verschiedensten Agentien beitragen könnte. In Versuchen, die eine Analyse der Reparationsvorgänge zum Ziel haben, mißt man – je nach der Fragestellung – die Abnahme der Häufigkeit primärer Reaktionsprodukte (z. B. Basendimere in DNA, DNA-Strangbrüche, Vernetzung von DNA) als Funktion der Zeit, oder man prüft Folgen primärer Veränderungen (z. B. induzierte DNA-Reparationssynthese, Chromosomenaberrationen, Klonfähigkeit von Einzelzellen u. a.). *Pathologische Veränderungen von Reparationsmechanismen können die Mutationsrate stark erhöhen.*

Beispiele:

- *Xeroderma pigmentosum* ist ein – soweit bekannt, autosomal-rezessiv vererbbares – Syndrom, das sich klinisch durch eine deutliche Empfindlichkeit gegenüber Sonnenlicht sowie eine Neigung zu Karzinombildung an den belichteten Stellen und oft frühzeitigen Tod kennzeichnet. Wahrscheinlich umfaßt dieses Syndrom eine Mehrzahl verschiedener, genetisch bedingter biochemischer Defekte, die durch unterschiedlich ausgeprägte Störungen der DNA-Reparationsvorgänge charakterisiert sind. Zellen von Patienten mit Xeroderma pigmentosum zeigen in vitro u. a. eine verminderte Fähigkeit zur photoaktivierbaren Elimination von Thymin-Dimeren. Die Variationen innerhalb dieses Syndroms erklären sich offenbar dadurch, daß wir es mit einer »*Heterogenie*« zu tun haben, bei der wahrscheinlich 5 verschiedene Gene auf den gleichen Prozeß wirken.
- Bei der ebenfalls autosomal-rezessiv vererbbaren *Ataxia-Teleangiectasia (Louis-Bar-Syndrom,* S. 1205), die sich klinisch, neben zentral-nervösen Störungen (insbesondere zerebellärer Ataxie), durch einen komplexen Immundefekt und eine erhöhte Inzidenz bösartiger Tumoren kennzeichnet, zeigt sich u. a. eine *erhöhte Empfindlichkeit gegenüber ionisierenden Strahlen.* Man vermutet, daß auch hier Störungen der DNA-Reparationsvorgänge im Spiel sein dürften.
- Die *Fanconi-Anämie* (S. 419), die autosomal-rezessiv vererbt wird, geht mit erhöhter Inzidenz maligner neoplastischer Prozesse und einer ausgesprochenen Chromosomeninstabilität einher. Es besteht die Möglichkeit, daß diesem Leiden ebenfalls ein DNA-Reparationsdefekt zugrunde liegt (z. B. geringe Fähigkeit zur Reparation von DNA-Vernetzungsschäden?).
- Weitere Leiden, die mit z. T. schweren chromosomalen Störungen, einer erhöhten Inzidenz von Mißbildungen und einer besonderen Neigung zur Bildung von Neoplasien einhergehen, sind das *Bloom-Syndrom* (S. 21), der *erbliche Glutathion-Reduktase-Defekt* (S. 1012), die *Kostman'sche Agranulozytose* (S. 213) und möglicherweise die *erbliche perniziöse Anämie.* Allen diesen Leiden ist eine hohe Bruchfrequenz der Chromosomen eigen. Ob und in welcher Weise hier Störungen der DNA-Reparationsmechanismen mit im Spiel sind, ist noch nicht befriedigend geklärt.

2.5. Einführung eines fremden Genoms in die Zelle durch Virusinfektion

Der Eintritt eines Virus in eine Zelle hat zur Folge, daß neben dem Genom der Wirtszelle in der letzteren ein zusätzliches Genom vorhanden ist. Dadurch entstehen oft tiefgreifende Veränderungen in der Übertragung genetischer Information. DNA-Viren, im besonderen auch onkogene Viren, können direkt ins Wirtsgenom eingebaut werden. RNA-Viren vermögen dank der RNA-abhängigen DNA-Polymerase DNA-Transkripte zu erzeugen, die ihrerseits in die DNA der Wirtszelle Eingang finden können.
Weitere Gesichtspunkte der Virusinfektion werden später zur Diskussion gelangen (S. 1788).

Literatur

Cleaver, J., Bootsma, D., Friedberg, E.: Human diseases with genetically altered DNA repair processes. Genetics *79,* 215 (1975) — *Drake, J. W., Baltz, R. H.:* The biochemistry of mutagenesis. Ann. Rev. Biochem. *45,* 11 (1976) — *Johnson, T. C.:* Host-virus interaction: General properties of animal viruses. In: The biological and clinical basis of infectious diseases. *Youmans, G. P., Paterson, P. Y., Sommers, H. M.* (eds.) Philadelphia: Saunders 1975 — *Roth, J. R.:* Frameshift mutations. Ann. Rev. Genet. *8,* 319 (1974)

3. Genmutationen als Ursache von Krankheiten

3.1. Sog. Punktmutationen

Punktmutationen können, wie im übrigen auch Chromosomen- und Genom-Mutationen, sowohl in den Keimzellen als auch in Körperzellen zustande kommen. Mutationen der Keimzellen werden auf die Nachkommen übertragen, Mutationen von »Körperzellen« (= somatische Mutationen) führen zu Mosaikbildungen. Je früher in der Entwicklung eine solche somatische Mutation stattfindet, umso größer wird im allgemeinen der Anteil der mutierten Zellart im Körper sein und umso eher sind phänotypische Auswirkungen zu erwarten. Es ist ferner beizufügen, daß in manchen Fällen somatische »Mutationen« für das Individuum deshalb belanglos – d. h. ohne phänotypische Auswirkungen – bleiben, weil die betroffenen Zellen in der Interphase oder im Verlauf der nächsten Teilungen vorzeitig zugrunde gehen.

Mechanismen der Punktmutationen

Die zur Zeit vorliegenden Erkenntnisse über Mechanismen der Punktmutationen stammen vorwiegend aus Beobachtungen an Viren (vor allem Bakteriophagen) und Bakterien. Diese Modelle eignen sich gut für derartige Untersuchungen, da sich an ihnen genetische Feinstrukturanalysen durchführen lassen, mit denen

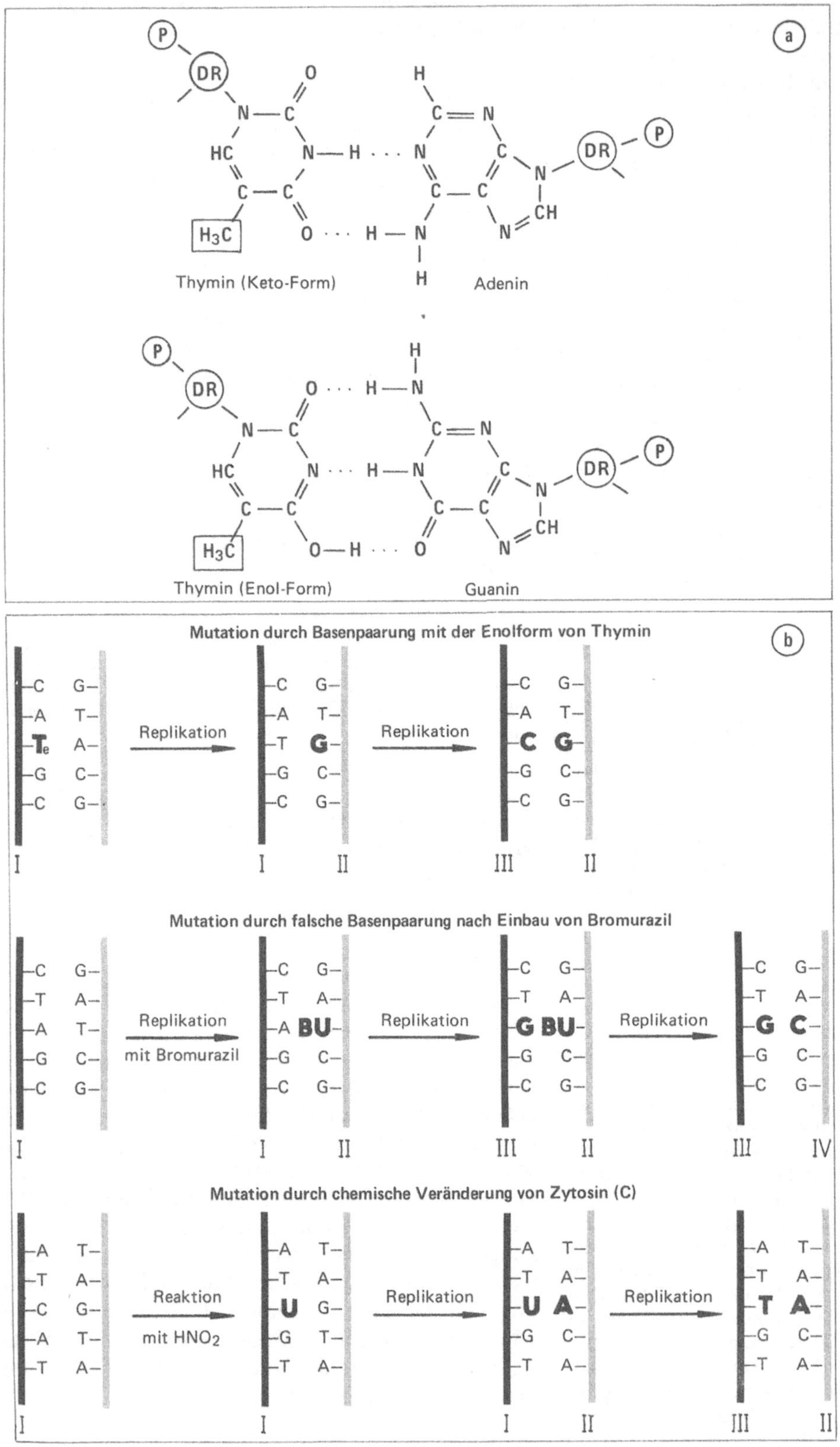

Abb. 2a u. b. Beispiele von *Punktmutationen*. **a** Normale Basenpaarung zwischen Thymin in der Keto-Form und Adenin (oben) im Vergleich zur Punktmutation vom Typ der *Transition* durch Basenpaarung zwischen der – nur selten auftretenden – Enol-Form des Thymins und Guanin (unten). DR = Deoxyribose. P = Phosphatrest. Die rechteckig eingerahmte CH_3-Gruppe des Thymins ist im *Bromurazil* durch ein Bromatom ersetzt. **b** Beispiele von *Basenpaarungen* bei verschiedenen Formen von Punktmutationen. Die bei einem Replikationsschritt konservierten bzw. neugebildeten DNA-Einzelstränge sind durch römische Zahlen bezeichnet

Änderungen des Genoms im Bereich eines Basenpaares erkannt und lokalisiert werden können. Man darf vermuten, daß die an Viren (Phagen) und Bakterien gefundenen Mechanismen der Punktmutationen auch für Zellen höherer Organismen und des Menschen Gültigkeit besitzen.

Es gibt mindestens drei grundsätzliche Möglichkeiten einer Entstehung von Punktmutationen (Abb. 2):

a) Austausch einer Base gegen eine andere (Transition und Transversion)

Der Prozeß der *Transition* (s. o.) scheint mindestens einem Teil der spontanen Mutationen zugrunde zu liegen. Die in der DNA enthaltenen Basen treten nämlich grundsätzlich in zwei verschiedenen *tautomeren Formen* auf. Dies ist in der Abb. 2 für das Beispiel von Thymin dargestellt. Der überwiegende Teil der Thyminmoleküle liegt in der Keto-Form vor, indem ein chemisches Gleichgewicht zwischen Keto- und Enolform besteht, das die Bildung der Ketoform stark begünstigt. Wenn nun bei der DNA-Replikation ein Thyminrest der als Matrize dienenden DNA-Kette zufällig die Enol-Form statt der Keto-Form aufweist, kommt in der neu gebildeten DNA-Kette statt des Adenins ein Guanin-Molekül dem Thymin gegenüber zu liegen, und im nächsten Replikationszyklus wird anstelle von Thymin Cytosin eingebaut. Damit ist eine Mutation vom Typus der Transition zustande gekommen.

Beispiele:

- Mutationen aufgrund einer Transition werden beispielsweise durch den Einbau von *Bromurazil* anstelle von Thymin in die DNA begünstigt: bei Bromurazil ist die Keto-Form weniger stark bevorzugt als bei Thymin; dementsprechend wird bei der DNA-Replikation Bromurazil häufiger mit der »falschen« Base Guanin gepaart.
- *Salpetrige Säure* (HNO_2) bewirkt als mutagenes Agens ebenfalls in erster Linie Transitionen: Sie führt zu einer Desaminierung aufgrund folgender Reaktion:

  $$R\text{-}NH_2 + HNO_2 \rightarrow R\text{-}OH + N_2 + H_2O$$

  Dadurch entsteht aus Adenin Hypoxanthin, das sich hinsichtlich Basenpaarung wie Guanin verhält, und aus Cytosin Uracil, das sich hinsichtlich Basenpaarung wie Thymin verhält.

Die Mechanismen, die einer *Transversion* zugrunde liegen, sind weniger gut geklärt.

b) Einfügen eines zusätzlichen Basenpaares

Substanzen vom Typus der *Akridine,* z. B. Proflavin, können die Einfügung eines zusätzlichen Basenpaares in die DNA bewirken. Der Mechanismus dieses mutagenen Effekts hängt offenbar mit der Fähigkeit der Akridinmoleküle zusammen, sich wie ein Basenpaar in die DNA-Doppelhelix einzuschieben.

c) Verlust eines Basenpaares

Ein solcher kann ebenfalls durch Behandlung mit *Akridinen* zustande kommen.

Auswirkungen von Punktmutationen auf den genetischen Informationsgehalt

Die Basensequenz der DNA wird bei der RNA-Synthese gemäß den Regeln der Basenpaarung auf die RNA übertragen *(Transkription).* Die Basensequenz der mRNA wird anschließend bei der Proteinsynthese in eine Aminosäurensequenz übertragen *(Translation).* Dabei stellt eine Sequenz von 3 Basen in der Nukleinsäure, ein sog. *Triplet,* den *Kode* für eine bestimmte Aminosäure dar. Ferner gibt es sog. »Nonsense«-Triplets, die die Information für den Abbruch der in Synthese befindlichen Peptidkette vermitteln (S. 12).

Bei Mikroorganismen konnte nachgewiesen werden, daß neben sog. *Strukturgenen,* die die Information für die Synthese einzelner Proteine enthalten, auch *Regulatorgene* vorhanden sind, die die Information für die Synthese eines Repressors tragen, der seinerseits die Transskription eines oder mehrerer Strukturgene blockieren kann. Repressoren werden durch niedermolekulare Substanzen (z. B. Substrate oder Produkte des Enzyms, dessen Synthese reguliert wird) aktiviert oder inaktiviert, so daß die Synthese der mRNA für ein bestimmtes Protein entweder verhindert oder ermöglicht wird (Abb. 3). Diese Vorstellungen wurden von Jacob und Monod aufgrund von bakteriengenetischen Untersuchungen entwickelt. Aus Analogiegründen läßt sich jedoch vermuten, daß auch in höheren Organismen Genaktivitäten mindestens zum Teil aufgrund ähnlicher Mechanismen gesteuert werden.

Je nachdem, ob ein Strukturgen oder ein Regulatorgen von einer Mutation betroffen wird, sind demnach unterschiedliche Folgen zu erwarten (Abb. 3).

Metabolische Auswirkungen von Punktmutationen

Punktmutationen eines Strukturgens haben im allgemeinen eine strukturelle Veränderung mit funktioneller Minderwertigkeit oder Inaktivität des betreffenden Proteins zur Folge. Neben Enzymen können auch andere Proteine, wie Hämoglobin, Plasmaproteine u. a. betroffen sein (S. 898). Der Mechanismus genetisch bedingter Stoffwechselstörungen ist in vielen Fällen noch nicht endgültig geklärt. So ist beispielsweise die Unterscheidung eine *Strukturgenmutation* von einer *Regulatorgenmutation* davon abhängig, daß das in Frage kommende Enzym in reiner Form dargestellt und auf eine Abweichung der Aminosäurensequenz oder mindestens seiner physikalisch-chemischen Eigenschaften gegenüber dem normalen Enzym geprüft werden kann.

Der *primäre Enzymdefekt* bewirkt eine Anhäufung einer oder mehrerer Substanzen (nämlich des Substrats des betreffenden Enzyms und allenfalls von Vorläufern des Substrats) und eine Herabsetzung der Konzentration anderer Substanzen (nämlich des Produktes des betreffenden Enzyms und möglicherweise weiterer Folgeprodukte). Durch erhöhte oder verminderte Konzentration von Metaboliten wird nun unter Umständen die Synthese weiterer Enzyme günstig oder ungünstig beeinflußt, z. B. durch Stimulation oder Hemmung der Synthese der betreffenden mRNA (Abb. 3). Ferner wird die Aktivität bereits gebildeter Enzymmoleküle durch die Konzentration gewisser Metaboliten mitbestimmt (sog. Feedback-Hemmung und Feedback-Stimulation).

Beispiele:

Enzymdefekte

- Anhäufung einer niedermolekularen wasserlöslichen Substanz: *Alkaptonurie* (S. 892), *Phenylketonurie* (S. 889).

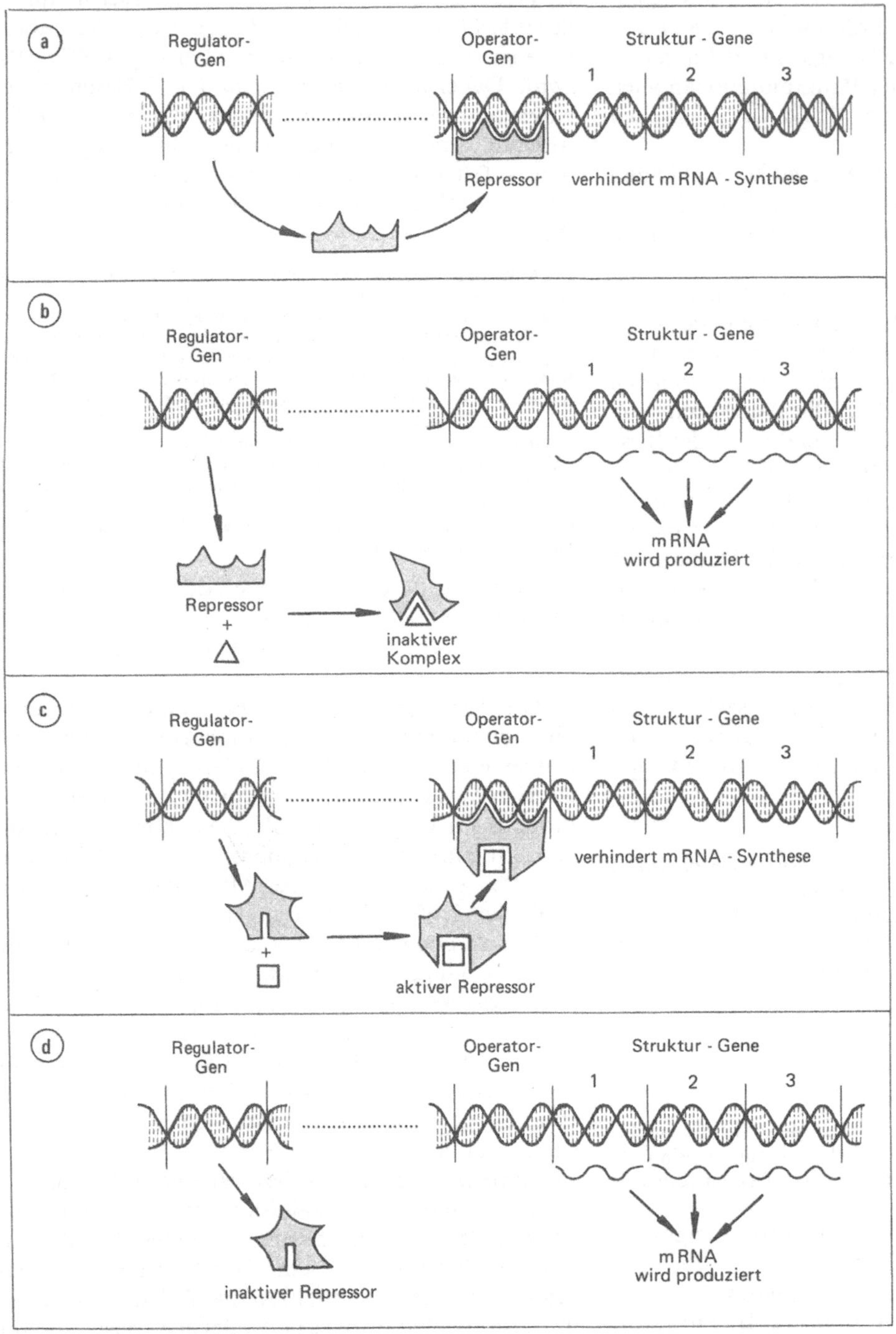

Abb. 3a–d. Vorstellungen über die *Regulation der Synthese von Proteinen* nach dem an Bakterien entwickelten *Modell von Jacob und Monod:* Mit Hilfe der im Regulator-Gen verankerten Information wird ein Repressor gebildet. **a** Ohne niedermolekulare *Effektor-Substanz* (z. B. das *Substrat eines Enzyms*) ist der Repressor aktiv und verhindert durch Bindung an das Operator-Gen die Synthese der mRNA im Bereich der Struktur-Gene 1, 2 und 3. **b** Bei Vorhandensein der niedermolekularen Effektor-Substanz wird der Repressor unter Bildung eines Komplexes mit der Effektor-Substanz inaktiviert: Damit kann die Synthese der mRNA aufgrund der in den Genen 1, 2 und 3 verankerten Information stattfinden, und die gebildete mRNA dient der Synthese der entsprechenden Proteine. **c** Bei Anwesenheit der *niedermolekularen Effektor-Substanz* (z. B. *Produkt einer Enzym-Reaktion*) wird der Repressor unter Bildung eines Komplexes mit der Effektor-Substanz aktiviert und verhindert durch Bindung an das Operator-Gen die Synthese der mRNA im Bereich der Struktur-Gene 1, 2 und 3. **d** Bei Fehlen der unter **c** erwähnten Effektor-Substanz ist der Repressor inaktiv; damit kann die Synthese der mRNA stattfinden, und die entsprechenden Proteine werden gebildet

- Anhäufung von Lipiden: *Niemann-Pick'sche Krankheit* (S. 987), *Morbus Gaucher* (S. 983).
- Anhäufung einer hochmolekularen Substanz: *Glykogenspeicherkrankheiten* (S. 960), *Mukopolysaccharidosen* (S. 964).
- Fehlen oder verminderte Synthese eines Stoffwechselprodukts: *Albinismus* (S. 97).

Defekte von Proteinen mit anderen als Enzymfunktionen

- Defekte des Hämoglobins: Hier kennt man Punktmutationen ohne störenden Effekt (z. B. Hb Hikari), solche mit einem teilweise annehmbaren »missense« (Sichelzellen-Hämoglobin, Hb S, u. a.) und andere, die einen unannehmbaren »missense« ergeben (z. B. Hb M (Boston), S. 1028). Hämoglobin Wayne ist ein Beispiel von »frame shift«-Mutation.
- Defekte von Gerinnungsfaktoren: *Hämophilien* (S. 449).
- *Defekte immunologisch wirksamer Proteine* (S. 1199).
- Hormondefekte, z. B. bei *hypophysärem Zwergwuchs* (S. 317).
- Defekte von Proteinen mit transzellulären Transportfunktionen: *Renale Glykosurie* (S. 784).

3.2. Monogen bedingte Erbleiden

In einem Katalog monogen bedingter Erbleiden hat McKusick bis Januar 1975 folgende Verteilung verzeichnet:

	sichere	wahrscheinliche
autosomal dominant	583	(+635)
autosomal rezessiv	466	(+481)
X-chromosomal	93	(+ 78)
total	1142	(+1194)
total (sichere und wahrscheinliche)	2336	

Freilich sind in vielen Fällen nur einzelne Familien bekannt. Einige dieser Krankheiten sind in Tabelle 1 wiedergegeben. Es handelt sich dabei vorwiegend um Syndrome mit unbekannter Grundstörung (S. 867).

»Dominanz« und »Rezessivität«

»Dominante« Gene zeigen – nach den Definitionen der klassischen Genetik – schon in einfacher Dosis (heterozygoter Zustand) phänische Wirkungen, »rezessive« erst in doppelter Dosis (homozygoter Zustand). Das schließt nicht aus, daß Homozygote für ein dominantes Gen in gewissen Fällen stärker betroffen sein können als Heterozygote. Andererseits stellt man in vielen Fällen auch bei Heterozygoten für ein »rezessives« Gen geringgradige phänische Auswirkungen fest. Manchmal ist es schwierig, bei Vorliegen einer offensichtlichen Erbkrankheit die *Begriffe »dominant« und »rezessiv«* überhaupt zu verwenden. Diese Bezeichnungen *verlieren in der Tat an Bedeutung,* je näher man in der Erfassung der Phäne an das primäre Genprodukt herankommt.

Fast alle bekannten Erbkrankheiten, bei denen ein Enzym fehlt oder inaktiv ist, werden rezessiv vererbt. Bei Heterozygoten findet man in der Regel Enzymaktivitäten um 50% derjenigen von homozygot Normalen. Diese Enzymaktivität genügt offenbar in den meisten Fällen zur Aufrechterhaltung normaler Funktionen des Organismus.

Der krankmachenden Wirkung veränderter dominanter Gene scheinen ganz allgemein nicht ein völliges Fehlen oder eine gänzliche Unwirksamkeit von Enzymen bzw. anderen Proteinen oder Polypeptiden zugrunde zu liegen; es wurde jedenfalls bisher in keinem Fall ein totaler Enzymmangel nachgewiesen. Hingegen findet man bei gewissen dominant vererbten Krankheiten die *Bildung abnormer Genprodukte* (Proteine, Polypeptide), wie z. B. bei hereditären Gerinnungsstörungen (S. 448). Man vermutet daher, daß rezessive Gene in erster Linie für die Bildung von Enzymen verantwortlich sind, und daß Stoffwechselkrankheiten aus diesem Grund überwiegend rezessiv vererbt werden. Dominante Gene sollen demgegenüber mehr die Bildung von Strukturelementen (Bauproteinen) beeinflussen und daher schon in heterozygoter Vertretung wirksam sein.

Frauen weisen wegen der zufälligen Inaktivierung der *X-Chromosomen Mosaike für Gene auf diesen Chromosomen auf.* Ein rezessives X-chromosomales Gen wird deshalb im allgemeinen zur Auswirkung kommen, wenn es nicht auf dem inaktivierten X liegt. Die klinische Manifestation solcher Gene hängt dann von der relativen Häufigkeit der beiden Zelltypen ab.

Die Anwendung der Ausdrücke *»Penetranz« sowie »Expressivität« eines Gens* ist *häufig fragwürdig,* da sowohl das Vorhandensein eines Merkmals als auch dessen Ausprägung durch andere Gene und/oder Umweltfaktoren bedingt sein können, d. h. nicht ausschließlich Eigenschaften des betreffenden Gens zu sein brauchen.

Beispiele:

- Aus einer Verwandtenehe von zwei Personen mit *Brachydaktylie* (Kurzfingrigkeit, S. 24) ging ein Kind hervor, bei dem Zehen und Finger fehlten, und das zusätzliche Skelettmißbildungen aufwies. Das Kind war wahrscheinlich homozygot für das dominante Brachydaktylie-Gen.
- Heterozygote für die *Galaktosämie* (S. 953) weisen durchschnittlich nur die Hälfte der normalen Aktivität der Galaktose-1-Phosphat-Uridyltransferase auf.
- Bei heterozygoten Trägern des rezessiven *Phenylketonurie*-Gens ist im Belastungsversuch die Phenylalaninkonzentration im Blutserum signifikant höher als bei homozygot normalen Kontrollpersonen (S. 889).
- Die *Sichelzellanämie* (S. 429) beruht auf der Bildung des abnormen Hämoglobins S (Hb S) anstelle des normalen Hämoglobins A (Hb A). Homozygote für das Hb S-Gen leiden unter chronischer Anämie und schmerzhaften Krisen infolge Beeinträchtigung der Mikrozirkulation durch sichelförmige Erythrozyten (S. 581). Bei Heterozygoten für das Hb S-Gen werden sowohl Hb A (ca. 60%) wie Hb S (ca. 40%) gebildet, d. h. die Gene könnten somit »kodominant« genannt werden. Diese Individuen sind unter normalen Verhältnissen klinisch meist unauffällig. Bei vermindertem O_2-Druck treten jedoch u. U. Symptome auf, die denen der Homozygoten gleichen. Definitionsgemäß könnte man daher das Hb S-Gen als dominant oder als rezessiv ansehen.

Tabelle 1. Monogen bedingte Erbleiden (Deformitäten)[a]. (ad: autosomal dominant; ar: autosomal rezessiv; Xr: geschlechtsgebunden rezessiv)

1. Skelettsystem

1.1. Skelettdysplasien

Achondrogenesis ar
Achondroplasie ar
Akrozephalosyndaktylie ar
Asphyxierende Thoraxdystrophie ar
Caffey-Krankheit ar
Chondrodysplasia punctata ar
Diastrophischer Zwergwuchs ar
Dyschondrosteosis ar
Ehlers-Danlos-Syndrome (vgl. Tabelle 60)
Ellis-van Creveld-Syndrom ar
Enchondromatose ar
Exostosen, multiple ad
Hypophosphatämische Rachitis Xr
Kraniometaphysäre Dysplasie ar
Melorheostosis ar
Mukolipidosen (vgl. Tabelle 60)
Mukopolysaccharidosen (vgl. Tabelle 60, 67)
Nagel-Patella-Syndrom ar
Osteogenesis imperfecta ad, ar
Osteopathia striata ar
Osteopetrose ad, ar
Osteopoikilose ad
Pyknodysostose ar
Thanatophorer Zwergwuchs ar

1.2. Schädelveränderungen

Kraniofaziale Dysostose (Crouzon) ad
Kraniosynostose ad, ar

1.3. Handmißbildungen

Arachnodaktylie ad, ar
Brachydaktylie ad
Polydaktylie ad, ar
Syndaktylie ad, ar

1.4. Fußmißbildungen

Talipes equinovarus ad

1.5. Zahnmißbildungen

Amelogenesis imperfecta ad, ar, Xr
Dentinogenesis imperfecta ad

2. Nervensystem

Abduzenslähmung, kongenitale ad
Adie-Syndrom ad
Charcot-Marie-Tooth-Krankheit ad
Chorea, hereditäre benigne ad
Chorea Huntington ad
Corpus callosum, Agenesie ar
Friedreich-Ataxie ar
Hydrocephalus congenitus ar
Hypertrophische Neuropathie ad
Megalenzephalie ad
Neurofibromatose ad
Tuberöse Hirnsklerose ad
Von Hippel-Lindau-Syndrom ad

3. Auge

Amaurosis congenita Leber ar
Cataracta congenita ad, ar
Farbenblindheit Xr
Glaucoma congenitum ar
Retinitis pigmentosa ad, ar, Xr
Retinoblastom ad

4. Muskulatur

Aplasie der Bauchmuskulatur ad
Central core disease ad
Muskelatrophie, juvenile ad
Muskelatrophie, infantile ar
Muskeldystrophien ad, ar, Xr
Myoklonus, essentieller hereditärer ad
Myotonia congenita ad
Myotonia dystrophica Steinert ad
Periodische Paralyse (Typen I–III) ad

5. Haut

Acanthosis nigricans ad
Albinismus (vgl. Tabelle 60)
Cutis laxa ad, ar
Ektodermale Dysplasie ad
Epidermolysis bullosa simplex ad
Epidermolysis bullosa dystrophica ad, ar
Ichthyosis vulgaris s. simplex ad
Monilethrix ad
Pachyonychia congenita ad
Pemphigus benignus familiaris ad
Pseudoxanthoma elasticum ad
Psoriasis vulgaris ad
Xeroderma pigmentosum ar

6. Kardiovaskuläres System

Fibroelastose des Endokards ar, Xr
Kardiomyopathie, familiäre ad
Supravalvuläre Aortenstenose ad
Teleangiectasia hereditaria haemorrhagica Rendu-Osler-Weber ad
Zystische Medianekrose der Aorta ad

7. Gastrointestinaltrakt

Hyperbilirubinämie, kongenitale (vgl. Tabelle 60)
Polyposis coli, juvenile ad
Polyposis intestini Typ I ad
Polyposis intestini Typ II (Peutz-Jeghers-Syndrom) ad
Polyposis intestini Typ III (Gardner-Syndrom) ad

8. Harnwege und Nieren

Alport-Syndrom ad
Nephronophthise, familiäre ar
Polyzystische Nieren, infantiler Typ ar
Polyzystische Nieren, medullärer Typ ad

9. Genitalsystem

Amenorrhoe-Galaktorrhoe-Syndrom ad
Hermaphroditismus, familiärer ar
Pseudohermaphroditismus-Formen (vgl. Tabelle 60)
Testikuläre Feminisierung Xr

10. Endokrine Organe

Diabetes insipidus neurohumoralis Xr
Diabetes insipidus renalis Xr
Diabetes mellitus ad, ar
Endokrine Adenomatose, multiple ad
Eunuchoidismus, familiärer ar
Hypophysärer Zwergwuchs ad, ar
Nebennierenhyperplasie (vgl. Tabelle 60)
Nebennierenhypoplasie Xr
Sipple-Syndrom ad

11. Hämopoietisches System

Agranulozytose, infantile ar
Aldersche Anomalie der Granulozyten ad
Anämie, kongenitale, Typ Blackfan-Diamond ad, ar
May-Hegglin-Anomalie ad
Panzytopenie Typ Fanconi ar
Sphärozytose, hereditäre ad
Thrombasthenie Glanzmann und Naegeli ad, ar

12. Lungen

Zystische Lymphangiektasien, kongenitale ar

[a] Weitere genetisch bedingte (enzymatische) Störungen sind in Tabellen 60, 66, 67, 68, 69, 70 und 71 zusammengestellt.

- Die *septische Granulomatose* (S. 1318), die X-chromosomal vererbt wird, beruht auf einem Enzymdefekt, der zu einer Unfähigkeit der Leukozyten führt, Bakterien nach ihrer Aufnahme zu töten. Als Folge des Defekts treten schwere Infektionen auf. Bei Müttern der Patienten findet man zwei Populationen von Leukozyten, solche mit und solche ohne aktives Enzym. Dementsprechend finden sich hier nur leichte Krankheitssymptome.

Häufigkeit der mutierten Gene

Die Häufigkeit der durch mutierte Gene hervorgerufenen krankhaften Zustände hängt von der Zahl der Neumutationen dieser Gene und der Zahl der durch Selektion aus der Bevölkerung entfernten Gene ab. Die Mutationsraten für dominante und X-chromosomale Gene liegen meist um 1×10^{-4} bis 1×10^{-6} pro Gen und Generation. Die folgenden Zahlen erläutern dies:

	Leiden	Geschätzte Mutationsrate/Gen/ Generation
Dominante Gene:	Achondroplasie	$10-13 \cdot 10^{-6}$
	Dystrophia myotonica	$8-16 \cdot 10^{-6}$
	Retinoblastom	$6-8 \cdot 10^{-6}$
	Neurofibromatose	$100 \cdot 10^{-6}$
X-chromosomale Gene:	Hämophilie	$22-32 \cdot 10^{-6}$
	Duchenne-Muskeldystrophie	$43-95 \cdot 10^{-6}$

Die Selektion gegen pathogene Erbfaktoren wirkt dadurch, daß sich die behafteten Individuen im Vergleich zur allgemeinen Bevölkerung in geringerem Maße fortpflanzen.

Bei schweren *dominant vererbten Krankheiten,* die fast keine Fortpflanzung gestatten (z. B. Akrozephalosyndaktylie (Apert)), sind naturgemäß fast alle Fälle sporadisch. Ist eine gewisse Fortpflanzungsfähigkeit erhalten, dann existieren zusätzlich zu den Neumutationen Kinder mit einem befallenen Elternteil. Aus Neumutationen, durch Selektion entfernten Genen und dem Anteil der Gene der sich fortpflanzenden Kranken bildet sich dann in der Population ein Gengleichgewicht aus. Wird die Fortpflanzungschance z. B. durch Therapie erhöht, stellt sich ein neues Gleichgewicht mit einer höheren Genhäufigkeit als zuvor ein. Ein solches neues Gleichgewicht wird für dominante Mutationen innerhalb von wenigen Generationen erreicht.

Bei *rezessiv vererbten Krankheiten* gelten hinsichtlich der Genhäufigkeit in der Bevölkerung ähnliche Beziehungen wie bei den dominant vererbten Leiden. Ein Gleichgewicht geht auch hier aus Neumutationen, selektivem Verlust von Genen und Genen von Trägerindividuen hervor, allerdings meist erst nach Hunderten von Generationen. Werden die Fortpflanzungschancen durch Therapie verbessert, stellt sich ein neues Gleichgewicht ebenfalls erst nach sehr langer Zeit ein, so daß einer zahlenmäßigen Vermehrung dieser Gene in der Bevölkerung durch eine gehobene Selektion mit Hilfe der Erbberatung entgegengewirkt werden kann.

Haben die Heterozygoten einen selektiven Nachteil, wird die Genhäufigkeit kleiner. Ist umgekehrt ihre Fortpflanzungschance gegenüber der allgemeinen Bevölkerung erhöht, steigt auch die Genhäufigkeit an.

Die meisten schweren rezessiv vererbten Krankheiten treten relativ selten auf. Die Häufigkeiten rezessiver Gene weichen jedoch in verschiedenen ethnischen Populationen stark voneinander ab (s. u.).

Auf *X-chromosomal lokalisierten Genen* beruhende Krankheiten zeigen für das Mutations-Selektionsverhalten sowie für Therapie-Auswirkungen auf die Genhäufigkeit ähnliche Verhältnisse wie autosomale dominante Faktoren.

Beispiele:

- Heterozygote Träger des Hämoglobin S-Gens, das für die *Sichelzellanämie* verantwortlich ist, sind in Malariagebieten gegenüber Nichtträgern des Gens im Vorteil, da sie für Malaria weniger anfällig sind. Offenbar bietet die Zelle heterozygoter Träger des Sichelzellgens dem Malariaparasiten ungünstigere Bedingungen als der normale Erythrozyt. In Malariazonen findet man dementsprechend eine größere Häufigkeit des Sichelzellgens als in anderen Gebieten.
- Die beim Neugeborenen-Screening auf Stoffwechselkrankheiten in den Jahren 1965–1976 ermittelten Häufigkeiten ergaben für einige *rezessiv vererbbare metabolische Leiden* folgendes Bild:

Krankheit	Anzahl Fälle/ Zahl untersuchter Kinder
Phenylketonurie (S. 889)	48 / 852 479
Galaktosämie (S. 953)	
partieller Enzymmangel	40 / 673 846
totaler Enzymmangel	11 / 673 846
Ahornsirup-Urin-Krankheit (S. 890)	8 / 816 677
Hypermethioninämie (S. 895)	4 / 718 279
Hereditäre Fruktoseintoleranz (S. 954)	2 / 718 279

Pleiotropie

Ein Gen kann, wie das von vielen Erbkrankheiten bekannt ist, verschiedene phänotypische Effekte bewirken (»Pleiotropie« des betreffenden Gens, s. o.). Wie schon erörtert wurde, sind rezessive Gene meist für die Bildung von Enzymen verantwortlich und können so über den Stoffwechsel pleiotrop wirken. Dominante Gene führen u. U. über Veränderungen von Strukturproteinen auch zu pleiotropen Effekten (z. B. Dystrophia myotonica (Steinert) (S. 373).

Beispiel:

- Direkte Folge des Mangels an Phenylalaninoxidase bei *Phenylketonurie* ist die vermehrte Ausscheidung von Phenylbrenztraubensäure im Urin. Mehr oder weniger indirekte Wirkungen sind u. a. die teilweise Hemmung der Melaninbildung und der Schwachsinn, dieser bedingt durch zu hohe Phenylalaninkonzentration im Serum.

Heterogenie

Gleiche und ähnliche Krankheitsbilder können durch Mutation verschiedener Gene zustande kommen (Heterogenie der betreffenden Erbkrankheit). Mindestens teilweise identisch sind die Auswirkungen z. B. dann, wenn eine bestimmte Stoffwechselkette an verschiedenen Orten blockiert ist, wie etwa beim adrenogenitalen Syndrom (S. 382). Eine gleichartige Krankheit kann überdies vorgetäuscht werden, wenn unterschiedliche Gene und Grundphänomene zum gleichen oder ähnlichen Endeffekt führen, wie z. B. bei den Glykogenspeicherkrankheiten (S. 960).

Gen und Umwelt

Jedes Phän wird in kleinerem oder größerem Maß von verschiedenen Genen sowie von Umweltfaktoren beeinflußt. Die letzteren haben allerdings bei den meisten monogen vererbten Merkmalen nur eine geringe Variation zur Folge. Gewisse Mutationen wirken in der normalen Umwelt pathogen, während sie in einem veränderten Milieu u. U. ohne krankhafte Folgen bleiben. Von besonderem medizinischem Interesse sind jene Formen von Umweltveränderungen, die mutierte Gene manifest werden lassen, während die letzteren normalerweise keinen Effekt zeigen. Solche Phänomene liegen z. B. abnormen Reaktionen auf eine Reihe von Arzneimitteln zugrunde (S. 878).

Beispiele:

- Kinder mit *Galaktosämie* zeigen bei normaler Ernährung mit Mutter- oder Kuhmilch mit der Zeit in der Regel eine Kombination von Leberzirrhose, Katarakt und Schwachsinn. Eine Diät ohne Galaktose verhindert diese Manifestationen.
- Bei *erblichem Mangel an Glukose-6-Phosphat-Dehydrogenase* (verschiedene Varianten mit verminderter oder fehlender Enzymaktivität) kommt es nach Verabreichung bestimmter Medikamente, wie Primaquin, Sulfonamide und Chloramphenicol zu hämolytischen Krisen.

Polygene Vererbung

Quantitative Merkmale zeigen eine gewisse Variation, wobei die Verteilung der Werte meist einer angenäherten Gauß'schen Normalverteilung entspricht. Dies gilt sowohl für Merkmale mit monogener (einfach dominanter, rezessiver oder X-chromosomaler) Vererbung als auch für solche mit polygener Vererbung. Schon ein einzelner Genlokus mit Allelen kann, besonders wenn noch Umwelteinflüsse modifizierend einwirken, eine ziemlich gute Annäherung der Werte der betrachteten Phäne an eine Normalverteilung ergeben.

Bei Merkmalen, für die aufgrund von Familien- und Zwillingsuntersuchungen ein erblicher Anteil angenommen werden kann, die jedoch keinen monogenen Erbgang zeigen, liegt die Ursache ihrer Ausbildung wahrscheinlich im additiven *Zusammenwirken mehrerer Erbfaktoren (additive Polygenie)* und von *Umweltfaktoren.* Nicht-erbliche Faktoren wirken bei allen quantitativen Merkmalen mit. Die phänotypische Variation kann dabei kontinuierlich sein oder – beim Überschreiten eines »Schwellenwertes« – sprunghaft in Erscheinung treten.

Da Merkmale, an deren Ausprägung mehrere Gene und Umwelteinflüsse beteiligt sind, in der Population für den Phänotyp eine angenäherte Gauß'sche Normalverteilung ergeben, kann umgekehrt aus der letzteren mit Wahrscheinlichkeit auf eine multifaktorielle Vererbung geschlossen werden.

Die diskontinuierlich verteilten Phäne mit familiärem Charakter, eingeschlossen viele häufige Mißbildungen und Krankheiten, werden am besten durch eine kontinuierliche Variation der Krankheitsneigung bzw. »Liabilität« und die Annahme eines »Schwellenwerts« erklärt, wobei die Mißbildung bzw. Krankheit erst nach Erreichen oder Überschreiten dieses Schwellenwerts manifest würde.

Da Verwandte von mit polygen bedingten Mißbildungen oder Krankheiten Befallenen mehr Gene mit diesen gemein haben als die allgemeine Bevölkerung, ist der genetisch bedingte Anteil an der gesamten Variation bei ihnen größer, und ein Erreichen des postulierten Schwellenwertes umso wahrscheinlicher, je näher verwandt sie sind.

Beispiele:

- Für die *saure Erythrozytenphosphatase* wurden 3 Allele gefunden, die heterozygot und homozygot 6 mögliche Kombinationen ergeben. Jeder der Genotypen zeigt eine gewisse Variation, beeinflußt durch andere Gene und Umwelt, so daß die totale Variation der Enzymaktivität annähernd einer Normalverteilung entspricht.
- *Kontinuierliche phänotypische Variation von Merkmalen* wie Körpergröße, Blutdruck u. a. m.
- *Sprunghaftes in Erscheinung treten von Merkmalen* wie Mißbildungen, Diabetes mellitus u. a. m.
- Das Risiko des *Auftretens einiger häufiger Mißbildungen* bei *Verwandten* läßt sich anhand der folgenden Beispiele einschätzen:

Mißbildung:	*Inzidenz in der Gesamtbevölkerung (‰)*	*Inzidenz bei Verwandten im Vergleich zu der in der Gesamtbevölkerung*			
		Eineiige Zwillinge	*Verwandte (Grad)* 1.	2.	3.
Spina bifida und Anenzephalie	8	–	7×	–	–
Kongenitale Pylorusstenose (nur ♂)	5	80×	10×	5×	1,5×
Kongenitale Hüftgelenksluxation (nur ♀)	2	200×	25×	3×	2×
Talipes equinovarus	1	300×	25×	5×	2×
Lippenspalte	1	400×	40×	7×	3×

Literatur

Fuhrmann, W., Vogel, F.: Genetische Familienberatung. Heidelberger Taschenbücher. Berlin, Heidelberg, New York: Springer 1975 — *Lenz, W.:* Medizinische Genetik. 3rd ed. Stuttgart: Thieme 1976 — *McKusick, V. A.:* Mendelian inheritance in man. Catalogs of autosomal dominant, autosomal recessive, and x-linked phenotypes. 4th ed. Baltimore, London: The Johns

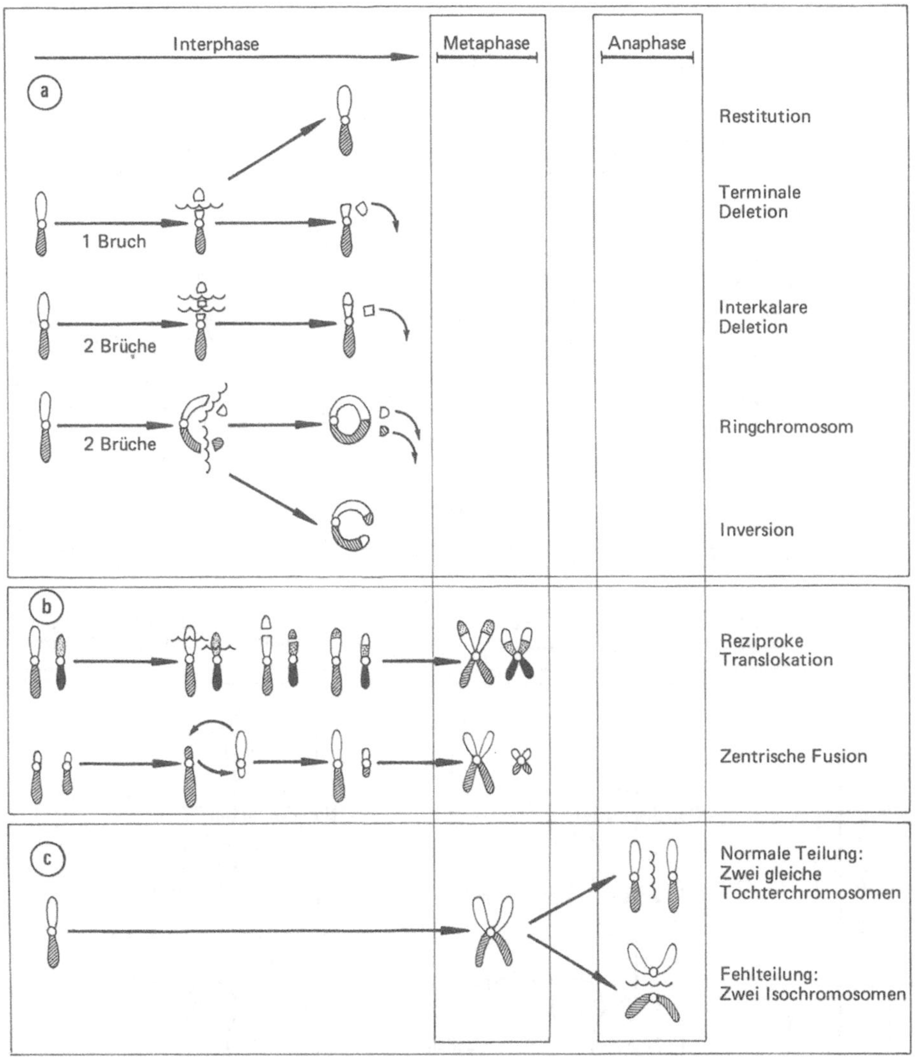

Abb. 4a–c. *Resultate von Chromosomenmutationen.* **a** Durch Brüche können Deletionen von Chromosomen entstehen. Auch Ringchromosomen sind deletierte Chromosomen. Das häufigste Resultat von Brüchen ist jedoch die Restitution, die Wiederherstellung des ursprünglichen Zustands. Azentrische Fragmente scheiden bei der nächsten Zellteilung aus. **b** Austausch von Chromosomenteilen führt zur reziproken Translokation. Den häufigsten Typ der Translokation stellt die zentrische Fusion zweier akrozentrischer Chromosomen dar. Die kurzen Arme der beteiligten Chromosomen gehen dabei meist verloren. **c** Erfährt das Zentromer eines Chromosoms statt der normalen Längsteilung eine Querteilung, entstehen zwei Isochromosomen. Jedes Isochromosom weist dann zwei identische Arme auf, d. h. eine Duplikation für den einen Arm und eine Deletion für den anderen Arm des ursprünglichen Chromosoms

Hopkins University Press 1975 — *Nora, J. J., Frazer, F. C.:* Medical Genetics: Principles and practice. Philadelphia: Lea & Febiger 1974 — *Nyhan, W. L., Sakati, N. O.:* Genetic and malformation syndromes in clinical medicine. Chicago: Year Book Medical Publishers 1976

4. Chromosomenaberrationen als Ursache von Mißbildungen und Krankheiten

4.1. Mechanismen der Entstehung von Chromosomenaberrationen

Für das Zustandekommen von Chromosomenaberrationen in Keimzellen oder in somatischen Zellen kommen verschiedene Mechanismen in Frage. Chromosomen- und Chromatidenbrüche können zu abnormer Chromosomenstruktur führen, z. B. zu Deletionen, Duplikationen und Translokationen (Abb. 4). Brüche, die den ganzen Chromosomenquerschnitt betreffen *(Chromosomenbrüche)*, lassen sich vor allem auf eine Schädigung in der G_1-Phase oder frühen S-Phase des Zellzyklus zurückführen. *Chromatidenbrüche* entstehen meist aufgrund einer Läsion *nach* erfolgter Replikation der DNA, d. h. in der späteren S-Phase oder G_2-Phase. Solche Brüche haben oft das Auftreten von *Chromosomenfragmenten* zur Folge. Nach Brüchen kann aber eine Wiedervereinigung der Bruchstücke auch zum ursprünglichen Zustand *(Restitution)* oder zu neuen Konfigurationen *(Reunion)* führen. Nach der Wiedervereinigung von Bruchstellen bilden sich u. U.

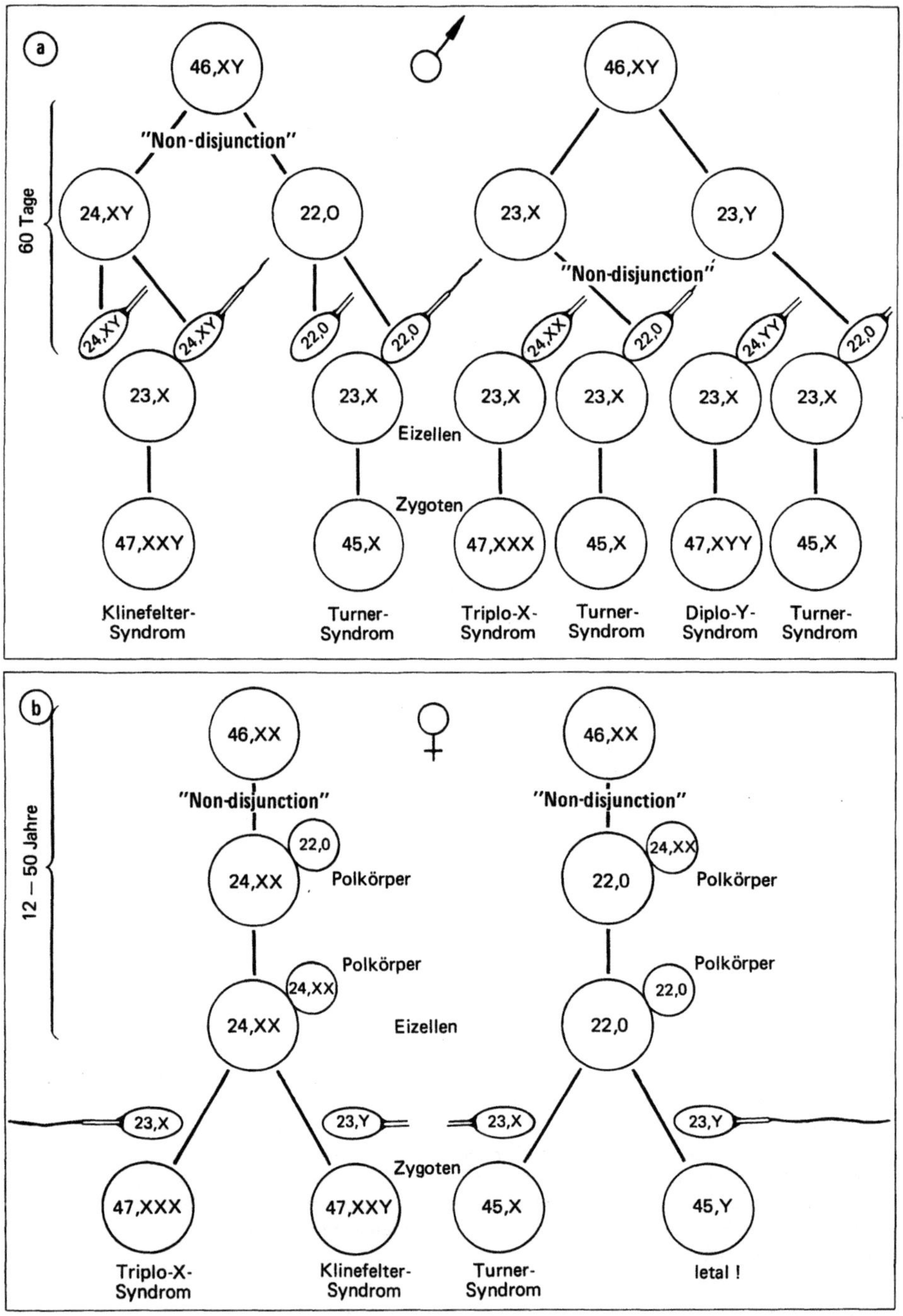

Abb. 5a u. b. *Ergebnis von »non-disjunction« in der Meiose,* dargestellt am Beispiel der Geschlechtschromosomen. **a** *Spermatogenese:* die Resultate einer »non-disjunction« in der ersten und zweiten meiotischen Teilung sind unterschiedlich. **b** *Oogenese:* das Ergebnis einer »non-disjunction« in der zweiten meiotischen Teilung (nicht dargestellt) kommt einer »non-disjunction« in der ersten Teilung gleich

Chromosomenbrücken, die man lichtmikroskopisch besonders in der Anaphase gut erkennt.
Versprengte Chromosomengruppen geben u. U. zur Bildung von *Kleinkernen* Anlaß (Abb. 6i). Diese sind viel kleiner als normale Kerne und werden daher auch als *Satellitenkerne* oder *Nebenkerne* bezeichnet. Sie gehen in der Regel früher oder später zugrunde. Zellen mit Satellitenkernen sterben z. T. ebenfalls vorzeitig ab. Eine *»non-disjunction«* von homologen Chromosomen in der Meiose oder Fehlverteilung von Tochterchromosomen bei der Ana- und Telophase (Abb. 5) zieht das Vorhandensein überzähliger Chromosomen in der einen Tochterzelle und das Fehlen von Chromosomen in der anderen Tochterzelle nach sich.
Das Fehlen eines oder mehrerer Chromosomen ist manchmal auch das Ergebnis eines *»Nachhinkens« derselben in der Anaphase,* so daß sie nicht mehr in die Tochterzelle eingeschlossen werden.
Eine *Fehlteilung des Zentromers* zieht u. U. die Bildung von *Isochromosomen* nach sich (Abb. 4c). Diese

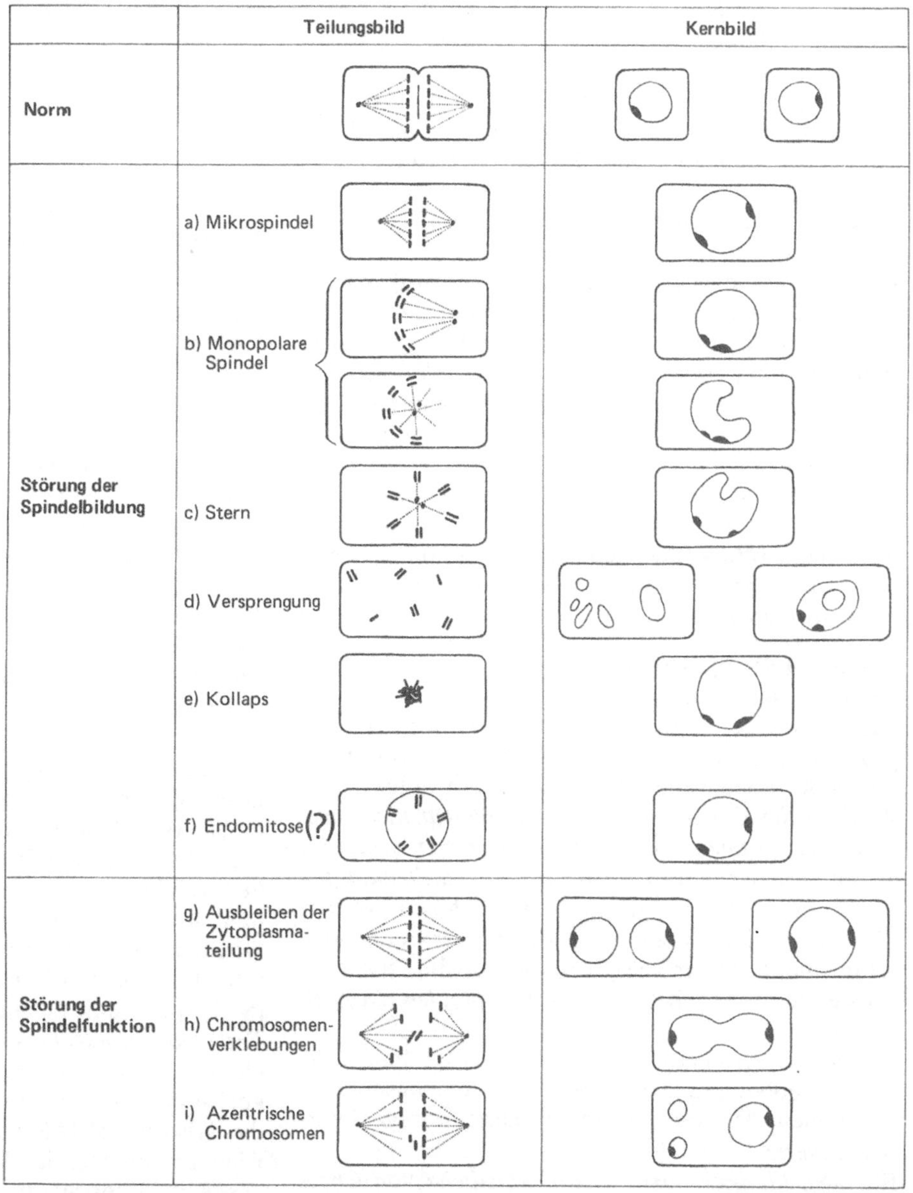

Abb. 6. Formen und Folgen von *Störungen des Spindelapparates* (Nach: *Klinge, O.*: Kernveränderungen und Kernteilungsstörungen der Altersleber. Gerontologia *19*, 314–329 (1973))

weisen dann je eine Deletion des einen Armes und eine Duplikation des anderen Armes des ursprünglichen Chromosoms auf.

Polyploide Kerne entstehen meist als Folge einer Störung der Spindelfunktion oder der Spindelbildung (s. u.). Eine echte *Endomitose,* d. h. eine innerhalb der intakten Kernmembran stattfindende Chromosomenspaltung, die auch zur Bildung polyploider Kerne führen müßte, kommt beim Menschen, wenn überhaupt, nur sehr selten vor.

4.2. Ergänzende Bemerkungen zu den Störungen des Spindelapparates bzw. zu den Mitosestörungen

Die Störungen des Spindelapparats lassen sich in solche der Spindelbildung, der Spindelfunktion und der Zelltrennung unterteilen. Diese sind in Abb. 6 schematisch dargestellt, mit den Varianten im Metaphasenbild und im Bild des Interphasenkerns. Dabei wird im Beispiel immer von einem diploiden weiblichen Kern ausgegangen, und der Ploidiegrad läßt sich an der Zahl der X-Chromatinkörperchen ablesen.

Störungen der Spindelbildung

Diese Störungen der Pro- und Metaphase, die man auch als »*Metaphasenblöcke*« bezeichnet, haben im allgemeinen schwerere Folgen als die Störungen der Spindelfunktion (s. u.). Experimentell werden sie u. a. nach Anwendung von Mitosegiften (Kolchizin, Vinkaleukoblastin, u. a.) beobachtet.

Bildet ein schwacher, meist nur aus dem chromosomalen Anteil der Spindel bestehender Faserapparat eine *Mikrospindel* (Abb. 6a), kann ein tetraploider Großkern entstehen.

Wandern die Zentriolen nur wenig auseinander, ent-

stehen *monopolare Spindeln* (Abb. 6b). Auch sie geben zur Bildung tetraploider Kerne Anlaß, z. T. mit Hufeisenform.
Zu *unregelmäßigen Kernformen,* z. T. mit Zytoplasmaeinschlüssen, kann eine *rudimentäre Spindelbildung* mit sternförmiger Metaphasenfigur führen (Abb. 6c).
Fehlt jede Spindelbildung, so hängt der weitere Verlauf der Teilung vom Verhalten der Kernmembran ab. Bricht diese sehr schnell zusammen (Abb. 6d), kommt es zur *Chromosomenversprengung* und zur Bildung von *Kernfragmenten (Kleinkernen).* Eine langsame Auflösung der Membran führt zum *Kollaps* und zu einem *tetraploiden Kern* (Abb. 6e). Die letzterwähnte Störung spielt offenbar bei Säuger-Hepatozyten eine große Rolle.
Den Extremfall dieser Reihe bildet theoretisch die *Endomitose* (Abb. 6f), bei der sich die Kernmembran nicht mehr öffnet, und sich die Chromosomen innerhalb der Membran spalten. Ihr Vorkommen beim Säuger wird jedoch bezweifelt.

Störungen der Spindelfunktion und der zytoplasmatischen Zelltrennung
Diese Störungen finden in der Meta-, Ana- oder Telophase statt. Sie haben oft nur eine leichte Beeinträchtigung der Lebensfähigkeit der Zelle zur Folge.
Weichen die Chromosomen-Tochterplatten nicht auseinander, resultiert oft eine Zelle mit einem einzelnen tetraploiden Kern. Ein *Ausbleiben der Zellteilung* am Ende einer sonst richtig durchlaufenen Mitose (Abb. 6g) – d. h., wenn die Bildung einer trennenden Zellmembran in der Telophase unterbleibt – führt zur Entstehung einer *Zelle mit zwei diploiden Doppelkernen.*
Chromosomen-Verklebungen (Abb. 6h) können die Anaphasenbewegung hemmen und Anaphasenbrükken bilden. Mitunter entstehen hantelförmige Interphasenkerne.
Ein *»Nachhinken« bzw. »Zurückbleiben« von Chromosomen* in der Anaphase bzw. eine *fehlende Verbindung derselben mit Spindelfasern* kann zur Bildung von Kleinkernen Anlaß geben (Abb. 6i, s. auch o.).

Teilung polyploider Kerne
Polyploide Kerne findet man üblicherweise gehäuft im Alter (z. B. in der Leber) sowie z. B. in *hypertrophischen Herzmuskelzellen* (S. 560) und *nach pathologischen Ereignissen im Verlauf von Reparations- und Regenerationsvorgängen.*
Die Teilungsstörungen polyploider Kerne entsprechen im wesentlichen denen der diploiden Kerne. Durch unvollständige bzw. abnorme Zentriolenteilung und/ oder -wanderung bilden sich oft *multipolare Spindeln* und damit *Chromosomenfehlverteilungen.* Multipolare Spindeln entstehen auch bevorzugt bei längerer Hemmung der Mitose in der Metaphase, wie sie experimentell z. B. durch Kolchizin erzeugt werden kann. Doppelkerne bilden nur selten zwei vollwertige Doppelspindeln; häufiger verschmelzen je zwei Halbspindeln, so daß 2 *polyploide Doppelkerne* entstehen, oder es fusionieren 2 Sätze, was in einem *großen doppeltploiden Kern und zwei kleinen Kernen* resultiert. Bei der Teilung tetraploider Kerne trifft man dementsprechend öfters tripolare Mitosefiguren.

4.3. Durch Chromosomenaberrationen verursachte Mißbildungs- und andere Syndrome

Es gibt nur wenige wohldefinierte Syndrome, die auf Chromosomenaberrationen beruhen (s. Tabelle 20, S. 303).

Autosomale Aberrationen
Andere als die in Tabelle 20 (S. 303) aufgeführten *autosomalen Trisomien* werden in lebenden Individuen meist nur in *Mosaiken,* d. h. in Kombination mit normalen Chromosomensätzen gefunden. *Monosomien* wirken sich fast immer schon im Embryonalstadium letal aus.
Hingegen finden sich in der Literatur *partielle Monosomien und Trisomien,* d. h. Monosomie oder Trisomie einzelner Chromosomenabschnitte, als Folge von Deletionen oder Duplikationen in großer Zahl beschrieben, in der Regel als Einzelfälle. In letzter Zeit lassen sich mit Hilfe der Bänderungsmethoden immer mehr Mißbildungssyndrome mit einem bestimmten Karyotyp (partielle Trisomie bzw. Monosomie) korrelieren. Viele sind Träger unbalancierter Translokationen, wobei jeweils sowohl eine Duplikation wie eine Deletion vorhanden sind (Abb. 8). Einige der häufigeren *»Deletionssyndrome«* sind ebenfalls in Tabelle 20 (S. 303) erwähnt (s. auch S. 276).
Freie autosomale Trisomien, d. h. solche, die nicht auf einer Translokation beruhen, zeigen eine Abhängigkeit vom Alter der Mutter. Dies gilt insbesondere für die Trisomie 21 (Mongolismus, S. 303).
Eine entsprechende Altersabhängigkeit ist auch für das Klinefelter-Syndrom (S. 403) und das Triplo-X-Syndrom (s.u.) nachgewiesen. Die überzähligen Chromosomen bei Trisomien stammen demnach zu einem großen Teil von der Mutter. Es sind jedoch auch Fälle mit väterlicher Herkunft der Anomalie beobachtet worden.

Gonosomale Aberrationen
Neben den Haupttypen geschlechtschromosomal bedingter Syndrome, wie Turner-Syndrom (45,X) und Klinefelter-Syndrom (47,XXY) finden sich viele weitere Geschlechtschromosomenkonstitutionen mit gleichem oder ähnlichem Phänotyp (Tabelle 20, S. 303). So kann z. B. ein dem *Turner-Syndrom* ähnlicher Phänotyp u. a. durch folgende Chromosomenkonstitutionen bewirkt werden: 45,X/46,XX; 45,X/46,XX/ 47,XXX; 46,XXq-. (Deletion für den langen Arm eines X); 46,XXp- (Deletion für den kurzen Arm eines X); 46,X,i(Xq) (Isochromosom für den langen Arm eines X).

Varianten des *Klinefelter-Syndroms* liegen die Geschlechtschromosomenkonstitutionen 46,XX/47,XXY; 46,XY/47,XXY; 48,XXXY; 49,XXXXY; 48,XXYY usw. zugrunde (Abb. 7). Geschlechtschromosomenmosaike sind – neben normal weiblichen oder männlichen Chromosomensätzen – z. T. auch beim *Pseudohermaphroditismus masculinus* (z. B. 45,X/46,XY; 46,XX/46,XY; 45,X/46,XY/47,XXY usw.), sowie beim *echten Hermaphroditismus* (46,XX/46,XY; 45,X/46,XX; 45,X/46,XY; 46,XX/47,XXY usw.) zu finden.

Neben dem häufigeren *Triplo-X-Syndrom* (47,XXX) sind in vereinzelten Fällen extreme Formen von X-Polysomie (48,XXXX und 49,XXXXX) sowie auch Mosaike (46,XX/47,XXX usw.) beschrieben worden.

Untersuchungen an Eltern von Klinefelter-Patienten mit Hilfe einer Miterfassung auf dem X-Chromosom lokalisierter Gene, besonders der Xg-Blutgruppengene, haben gezeigt, daß das überzählige X-Chromosom in etwa ⅓ der Fälle vom Vater stammt. Entsprechende Analysen ergaben beim 45,X-Turner-Syndrom in ¾ der Fälle eine Herkunft des X von der Mutter. Die Entstehung von 47,XXY-Zygoten kann also ihre Ursache in der Spermiogenese oder in der Oogenese haben. Demgegenüber kommt für die Ausbildung eines XYY-Zustandes nur eine »non-disjunction« in der Spermiogenese in Betracht. Da die 45,X-Geschlechtschromosomenkonstitution keine Abhängigkeit vom Mutteralter zeigt, ist es wahrscheinlich, daß die meisten Fälle auf postmeiotischem Chromosomenverlust beruhen, also nicht auf einer meiotischen »non-disjunction«.

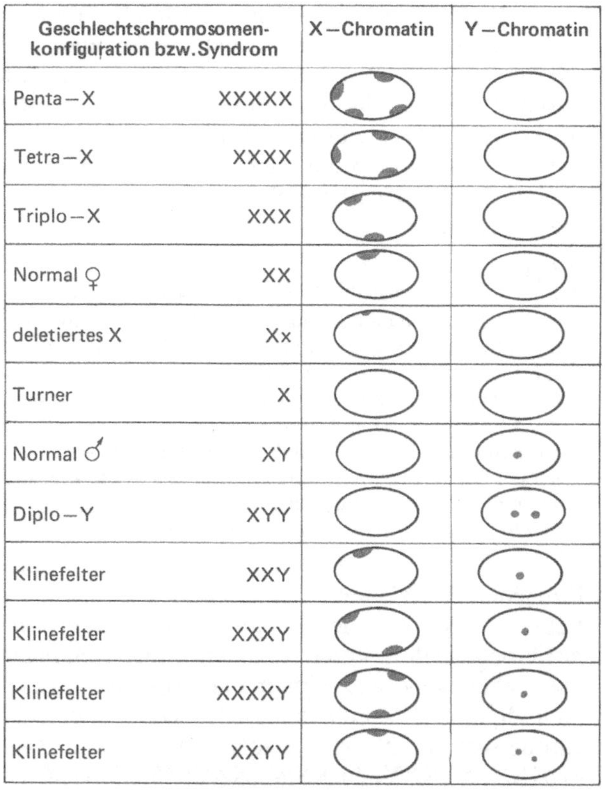

Abb. 7. Schematische Darstellung von X-Chromatintest und Y-Chromatintest bei *verschiedenen Geschlechtschromosomen-Konfigurationen.* Im X-Chromatintest wird das randständige Barr-Körperchen (X-Chromatinkörperchen) des Interphasekerns mit Kernfarbstoff gefärbt. Das Y-Chromatinkörperchen des Interphasekerns läßt sich durch Fluorochromierung darstellen. Die Zahl der X-Chromatinkörperchen beträgt eines weniger als die Zahl der X-Chromosomen einer Zelle, die Zahl der Y-Chromatinkörperchen ist dieselbe wie die der Y-Chromosomen

Dosiskompensation und Lyon-These

Im Gegensatz zu autosomalen Monosomien sind Individuen mit Monosomie X, d. h. dem 45,X-Turner-Syndrom, in vielen Fällen lebensfähig. Allerdings gelangen nur ungefähr 3% der betreffenden Keimlinge zur Geburt, die übrigen werden abortiert. Entsprechend gilt für das Klinefelter-Syndrom (47,XXY), daß das überzählige X-Chromosom in viel geringerem Maße wirkt als ein überzähliges Autosom, dies ungeachtet des bekannten Gengehaltes des X-Chromosoms.

Für die richtige Funktion des männlichen 46,XY-Organismus genügt offenbar das eine X-Chromosom. Das X- und das Y-Chromosom enthalten – soweit bekannt – auch keine homologen Gene. Durch Inaktivierung des einen X-Chromosoms im weiblichen Geschlecht in Form des heteropyknotischen *Barr-Körperchens* (X-Chromatin, Abb. 7) erfolgt eine sog. Dosiskompensation. Damit wird ein Genungleichgewicht vermieden.

Aufgrund von Studien an Mäusen stellte *Lyon* für die Inaktivierung die nach ihr benannte *These* auf:

1. Die Gene des X-Chromosoms, das das X-Chromatin bildet, sind von der frühen Ontogenese weg inaktiv.
2. Diese Inaktivierung erfolgt zufällig, so daß X-Chromosomen mütterlicher und väterlicher Herkunft mit gleicher Wahrscheinlichkeit betroffen werden.
3. Die Inaktivierung erfolgt in der frühen Embryonalentwicklung (beim Menschen zwischen dem 14. und 16. Tag der Kyematogenese).
4. In Abkömmlingen einer Zelle mit einem inaktivierten X bleibt dasselbe X inaktiv.

In jeder Zelle findet sich somit nach dieser These nur 1 aktives X-Chromosom; in Zellen mit drei X-Chromosomen erkennt man dementsprechend 2 Barr-Körperchen, in solchen mit vier X-Chromosomen 3 Barr-Körperchen usw. (Abb. 7). Die Regel der zufälligen Inaktivierung gilt nicht für abnorme X-Chromosomen (deletierte X, X-Isochromosomen), indem fast immer diese inaktiviert werden. In polyploiden Kernen entspricht die Zahl der Barr-Körperchen der Summe der Barr-Körperchen der einzelnen beteiligten diploiden Chromosomensätze.

Wäre die Lyon-These, wonach in jeder diploiden Zelle immer nur 1 X-Chromosom aktiv ist, völlig zutreffend, dürften bei 45,X- oder 47,XXY-Individuen keine Abweichungen von der Norm festgestellt werden. Dies ist aber nicht der Fall. Offenbar sind die überzähligen X-Chromosomen nicht vollständig und/oder nicht dauernd inaktiv, sei es, daß sie frühembryonal wirken, sei es, daß sie später eine teilweise Aktivität entfalten. Eine weitere Deutungsmöglichkeit bestünde darin, daß das Heterochromatin des inaktivierten X auf die Zellproliferation wirkt und so den Phänotyp beeinflußt; verschiedene Beobachtungen deuten in dieser Richtung.

Beispiel:

- Ein mutiertes Allel des X-chromosomalen *Glukose-6-Phosphat-Dehydrogenase-Gens* hat ein Fehlen oder einen Mangel an Aktivität dieses Enzyms zur Folge. Im Blut von Frauen, die für dieses Allel heterozygot sind, lassen sich in der Regel zwei Populationen von Erythrozyten nachweisen, da zufallsmäßig das X-Chromosom mit dem normalen oder dasjenige mit dem mutierten Gen inaktiviert sind. Dieser Befund läßt sich somit mit der Lyon-These in Einklang bringen. Es wurde aber schon erwähnt, daß die letztere die Anomalien, z. B. bei *Turner-Syndrom* (45,X), nicht ohne weiteres zu erklären vermag.

Polyploide Individuen

Lebensfähige, polyploide Menschen wurden bisher nicht beobachtet, wenn man von einigen Berichten über lebendgeborene Kinder mit Triploidie oder triploid/diploiden Mosaiken absieht. Der Geschlechtschromosomensatz war dabei verschieden (z. B. 47,XXX; 47,XXY; 46,XX/47,XXY; 46,XY/47,XXY).

Chromosomenaberrationen bei abortierten Keimlingen

Unter 200 Neugeborenen findet man im Mittel einen Fall mit Chromosomenanomalie. Daß dies bei weitem nicht der Häufigkeit von Chromosomenanomalien von Embryonen und Feten entspricht, läßt sich aus dem Studium der Chromosomenkonstitution spontan abortierter Früchte erkennen.

Eine der größten – allerdings noch vor Einführung der Bänderungsmethoden eingeleiteten – Untersuchungsserien über *Chromosomenaberrationen bei Spontanaborten* ergab folgendes: Der Gesamtanteil von Aborten mit Chromosomenaberration lag in dieser Serie bei 61%. Dieser hohe Prozentsatz dürfte teilweise auf der Auswahl des Untersuchungsgutes beruhen.

Im einzelnen zeigte sich bei der oben genannten Studie für die verschiedenartigen Chromosomenaberrationen abortierter Keimlinge folgende relative Häufigkeit (in % aller Fälle von Aborten mit chromosomalen Störungen bei der Frucht): Triploidie (12,5%), Trisomie E (11,5%), Monosomie X (9,5%), Trisomie D (7,2%), Trisomie C (5,7%), Tetraploidie (3,5%), Strukturanomalien an Chromosomen (2%), Trisomie A (0,8%), Mosaike (0,5%), Trisomie B (0,4%) und Trisomie G (0,1%).

Eine Analyse der einzelnen Zahlen zeigt, daß *Trisomien* aller Gruppen vorkommen, d. h. auch solche, die bei lebend Geborenen ebenfalls angetroffen werden. Resultate umfassender Studien mit Hilfe der Bänderungs-Methoden stehen noch aus. Die häufigste Trisomie bei abortierten Keimlingen scheint die Trisomie 16 zu sein, nämlich 80% der 168 Fälle von Trisomie E, d. h. 9% aller Aborte. Chromosom 16 läßt sich auch ohne Bänderung einigermaßen sicher erkennen.

Autosomale Monosomien werden kaum gefunden. Wahrscheinlich gehen diese Keimlinge schon sehr früh zugrunde, oder Gameten mit einem fehlenden Autosom sind gar nicht befruchtungsfähig. Dasselbe gilt für eine 45,Y-Monosomie. Demgegenüber findet sich ein *45,X-Karyotyp* (Nachweis anhand fehlenden X-Chromatins) in einem sehr hohen Prozentsatz aller Aborte. Nur 2–4% aller Individuen mit Monosomie X gelangen zur Geburt.

Mit Untersuchungen an abortierten Keimlingen wird offenbar nur ein Teil der Früchte mit Chromosomenanomalie erfaßt. Beim Versuch einer *Gesamtschätzung* wird man berücksichtigen, daß theoretisch gleich viele Monosomien wie Trisomien zu erwarten sind und zwar wahrscheinlich gleich viele für jedes Chromosom. Einzelne Autoren nahmen daher die Zahlen für Monosomie X und Trisomie 16 als repräsentativ für alle Typen von Monosomien und Trisomien an und errechneten daraus, unter Berücksichtigung der Tatsache, daß 15% aller erkannten Schwangerschaften mit einem nachgewiesenen Abort enden, einen Anteil von nahezu *50% aller Zygoten als Träger einer Chromosomenanomalie.* Eine andere Schätzung, ausgehend von der Zahl der lebendgeborenen Kinder mit Trisomie 21 und einem Anteil von 50% von Trisomie 21 an den Aborten mit Trisomie G, kam auf 20% aller Zygoten als Träger einer Chromosomenaberration. Die Anwendung der Bänderungsmethoden wird hier in Zukunft zweifellos ein klareres Bild ergeben.

Zusammenfassend stellen wir fest, daß das Auftreten von Chromosomenanomalien kein seltenes Ereignis ist, daß aber der weitaus größte Teil ihrer Träger pränatal stirbt.

4.4. Translokation

Translokationen verdienen wegen ihrer Bedeutung für wiederkehrende Chromosomenanomalien besondere Beachtung. *Mongolismus* beispielsweise beruht in 95–96% der Fälle auf einer freien Trisomie 21 oder einem Mosaik, in 4–5% der Fälle aber auf einer Translokation. Von den letzteren sind ungefähr ⅓ schon bei einem der Eltern vorhanden und von diesem übertragen worden, die anderen entstanden neu.

In Abb. 8 ist der Übertragungsmodus für einen Fall von zentrischer Fusion und einen Fall einer reziproken Translokation dargestellt.

Translokationen kommen sporadisch in allen möglichen Kombinationen vor. Ihre Häufigkeit beträgt im Mittel ungefähr 2 auf 1000 Neugeborene. Zur Hälfte handelt es sich um zentrische Fusionen (D/D; D/G; G/G).

Phänotypisch normale Träger von *zentrischen Fusionen* laufen bei Beteiligung *zweier gleicher Chromosomen,* z. B. bei einer 21/21-Translokation, ein Risiko von 100%, ein aneuploides Kind zu haben, da dieses

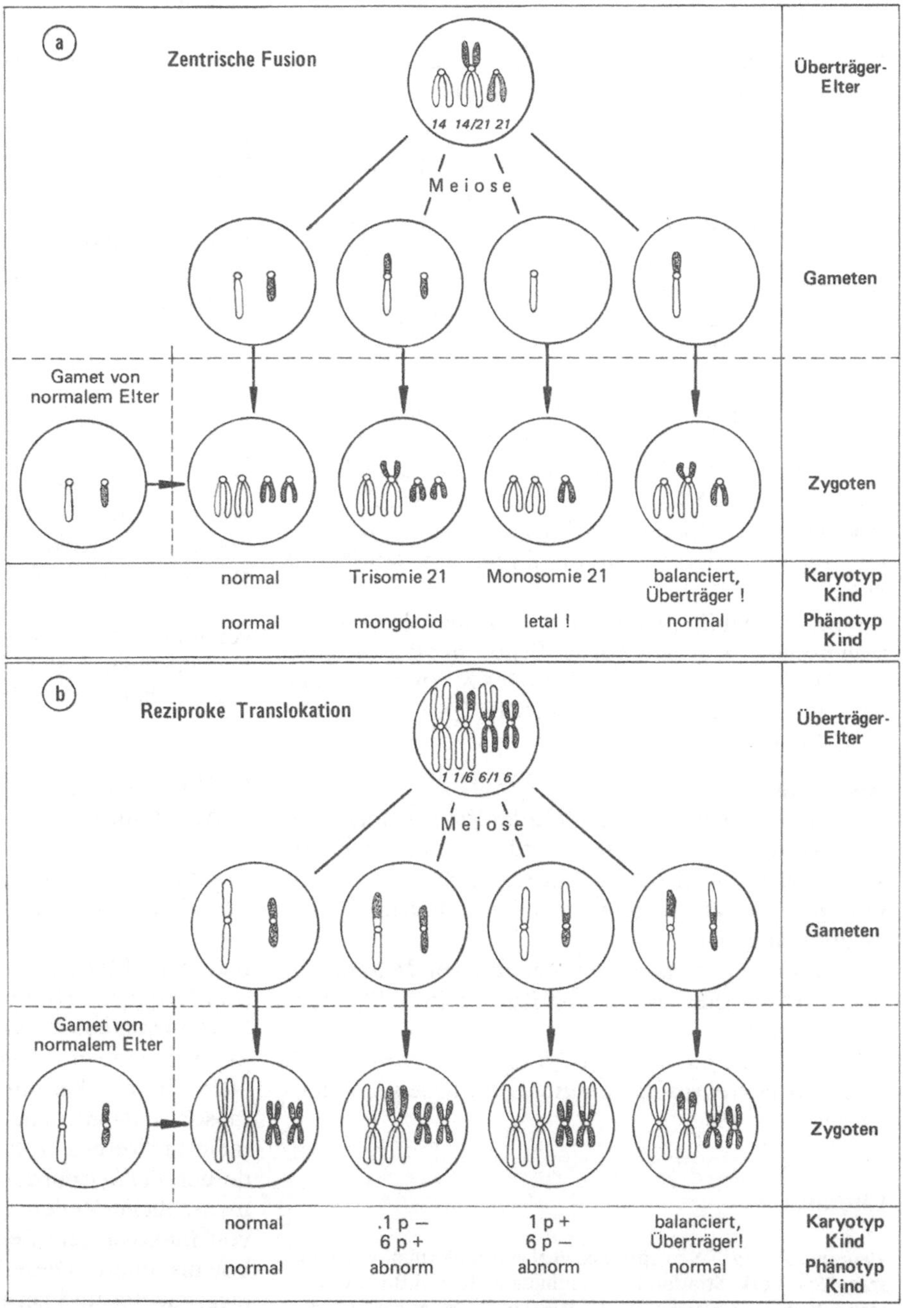

Abb. 8a u. b. *Übertragungsmodus einer Translokation von einem Elter auf seine Nachkommen (vereinfachte Darstellung).* **a** Für eine *zentrische Fusion zweier akrozentrischer Chromosomen,* dargestellt am Beispiel eines Chromosoms 14 und eines Chromosoms 21: Unter den lebenden Nachkommen werden normale Kinder, Überträger und Kinder mit Trisomie 21 beobachtet. **b** Für eine *reziproke Translokation,* am Beispiel eines Chromosoms 1 und eines Chromosoms 6: Neben normalen Kindern sind Überträger mit balancierter Translokation, solche mit partieller Trisomie 1 und partieller Monosomie 6 und solche mit partieller Monosomie 1 und partieller Trisomie 6 zu erwarten. Über die Phänotypen der beiden letztgenannten Kategorien läßt sich in diesem Fall nichts voraussagen; der Phänotyp hängt u. a. vom Ausmaß des translozierten Chromosomenmaterials ab

entweder ein Chromosom zuviel (Trisomie) oder aber eines zu wenig (Monosomie) erhält. Beteiligen sich hingegen *verschiedene Chromosomen* an einer zentrischen Fusion, sind – eine gleiche Häufigkeit der Gameten vorausgesetzt – ⅓ kranke und ⅔ phänotypisch normale Kinder zu erwarten (Abb. 8a). Nach neueren Angaben soll das tatsächliche Risiko allerdings geringer sein:

Translokation	Wahrscheinlichkeit, ein krankes Individuum zu zeugen
21/21	100%
21/22	5%
21/D	9% wenn Mutter Trägerin
21/D	4% wenn Vater Träger

4.5. Somatische Chromosomenaberrationen

Chromosomenaberrationen können außer in Keimzellen auch in somatischen Zellen entstehen.

Mosaike
Mosaik-Individuen, z. B. Mosaike mit Trisomie 21-Zellen und normalen Zellen, zeigen meist einen intermediären Phänotyp, bedingt durch das Genom beider Zellarten. Die Ausprägung der abnormen Merkmale ist dabei im wesentlichen vom Anteil der Trisomie-Zellen abhängig; dieser hängt sehr wahrscheinlich vor allem vom Zeitpunkt der somatischen Mutation in der ontogenetischen Entwicklung ab. Daher kann auch die Verteilung der Zelltypen in den Geweben und Organen verschieden sein. Uns ist der Fall einer phänotypisch unauffälligen Mutter eines mongoloiden Kindes bekannt, die in 5 von 200 untersuchten Lymphozyten eine Trisomie 21 aufwies. Möglicherweise ist der Anteil von Trisomie 21-Zellen in ihren Gonaden jedoch höher.
Besonders häufig finden sich *Geschlechtschromosomenmosaike,* z. B. mit Turner-Syndrom (45,X/46,XX; 45,X/47,XXX; 45,X/46,XX/47,XXX usw.) oder mit Klinefelter-Syndrom (46,XX/47,XXY; 46,XY/47,XXY usw.).

Neoplasien
Chromosomenaberrationen werden in sich teilenden neoplastischen Zellen oft gefunden, sowohl numerische Aberrationen (überzählige oder fehlende Chromosomen) als auch strukturelle Aberrationen (Translokationen u. a.).
Die Beziehungen zwischen somatischen Mutationen und Karzinogenese werden im Kap. 38 (S. 179) eingehend diskutiert.
Auf *Syndrome mit erhöhter Chromosomenbrüchigkeit und Schwesterchromatidenaustausch* wurde schon hingewiesen (S. 19).

Literatur

Bergsma, D. (ed.): New chromosomal and malformation syndromes. New York: Stratton Intercontinental Medical Book Corporation 1975 — *Grouchy, de, J., Turleau, C.:* Atlas des maladies chromosomiques. Paris: Expansion Scientifique Française 1977 — *Klinge, O.:* Disturbances of karyokinesis and its relation to the nuclear pattern. Beitr. Pathol. *155,* 79 (1975) — *Witkowski, R., Prokop, O.:* Genetik erblicher Syndrome und Mißbildungen. Stuttgart: Fischer 1976 — *Yunis, J. J.:* Molecular structure of human chromosomes. New York: Academic Press 1977

5. Möglichkeiten und Gefahren der experimentellen Genetik

Mit zunehmender Kenntnis der Nukleinsäurechemie und -enzymologie ist es in den letzten Jahren möglich geworden, spezifische *Gene in vitro zu synthetisieren.* Einzelne dieser synthetischen Gene erzeugen in vivo Genprodukte, d. h. Peptide, die normale Funktionen zeigen. Es ist unschwer zu erkennen, daß diese Technik sowohl therapeutische Möglichkeiten als auch große Gefahren mit sich bringen kann.
Ein wichtiges methodisches Hilfsmittel zur Übertragung von Genen von einem Genom in ein anderes sind Enzyme, die bestimmte Basensequenzen in DNA-Molekülen zu erkennen und die Spaltung der Phosphodiesterbindungen an gewissen Stellen zu katalysieren vermögen. Solche *»restriction«-Endonukleasen* werden vor allem aus Bakterien gewonnen, in denen sie eine Schutzfunktion gegen fremdes genetisches Material auszuüben scheinen. Mit Hilfe solcher Enzyme ist es grundsätzlich möglich, DNA-Moleküle zu zerlegen und »beliebig« wieder zusammenzustellen. Solche *Versuche mit rekombinierender DNA* könnten schließlich dazu führen, defekte Gene durch »richtige« zu ersetzen. Umgekehrt besteht das Risiko, krankmachende Nukleinsäuren oder gar Viren zu produzieren, die sich kaum ausreichend kontrollieren ließen. Man versteht daher, daß heute in verschiedenen Ländern Fachgruppen bestehen, die sich mit der Annehmbarkeit solcher Experimente befassen.

6. Genlokalisation auf einzelnen Chromosomen

Während für Inzuchtstämme von Mäusen schon sehr detaillierte *»Chromosomenkarten«* bestehen, die sich durch besondere Zuchtversuche erstellen ließen, ist man beim Menschen auf indirekte Methoden angewiesen. Neben dem Studium der Auswirkungen fehlender Chromosomenteile und dem Nachweis sog. *Genkoppelungsgruppen* (»Linkage groups«), die sich – der Nähe ihrer Lokalisation auf einem bestimmten Chromosom entsprechend – mehr oder weniger häufig gemeinsam vererben, findet heute vor allem die Methode der *Zellhybridisierung* Anwendung. Dabei werden menschliche Zellen z. B. mit Mäusezellen mit Hilfe von inaktiviertem Sendai-Virus oder Polyäthylenglykol fusioniert. Diese fusionerten Zellen werden weitergezüchtet und verlieren dabei bervorzugt Chromosomen des einen Fusionspartners, z. B. der menschlichen Zelle. Bei den übrig bleibenden Chromosomen kann dann untersucht werden, ob sie Träger des Gens für ein bestimmtes Enzym sind. Abb. 9 liefert ein Beispiel dafür, wie weit man in dieser Beziehung schon gekommen ist.

7. Einige zusätzliche Angaben über Häufigkeiten genetisch bedingter Krankheiten und Mißbildungen

Für den Arzt ist es nützlich, sich über die relative Inzidenz einzelner genetisch bedingter Störungen ein Bild zu machen, damit er die Wahrscheinlichkeit, einem

solchen Krankheitsbild zu begegnen, einzuschätzen lernt.
Hinsichtlich der *monogenen Erbleiden* und der *hereditären Stoffwechselkrankheiten* sei auf Tabelle 1 (S. 24) und Kap. 115 (S. 866) verwiesen. Die *genetisch bedingten Mißbildungssyndrome* sind in Tabelle 20 zusammengestellt (S. 303).
Die Wahrscheinlichkeit, unter *lebendgeborenen Säuglingen* eine *Genommutation* zu finden, ist für einige der wichtigeren Syndrome wie folgt (Zahlen aus USA, aufgeführt in der Reihenfolge der Häufigkeit):

Klinefelter-Syndrom (47,XXY)	1:450
Trisomie 21 (Down-Syndrom)	1:600
XYY-Syndrom (47,XYY)	1:1000
Triplo-X-Syndrom (47,XXX)	1:1000
Turner-Syndrom (45,XO oder 46,XO/XX)	1:1500
Trisomie 18 (S. 303)	1:5000
Trisomie 13 (S. 303)	1:15000

Bei *multifaktoriell bedingten Erbleiden* beläuft sich bei Vorliegen einer bestimmten Störung das Risiko für einen 1. Verwandten, dieselbe auch zu zeigen, z. B. auf folgende Werte (empirische Zahlen):

Schizophrenie	15%
Manisch-depressive Psychose	10–15%
Psoriasis	10–15%
Arterielle Hypertonie	10%
Schilddrüsenerkrankungen	10% und mehr
Koronare Herzkrankheit (♂)	8%
Diabetes mellitus	5%
Epilepsie	5%
Kongenitale Herzmißbildung	4%
Koronare Herzkrankheit (♀)	3%
Hasenscharte und/oder Lippenspalte	3%

Verschiedene einfach vererbbare Störungen finden sich gehäuft bei einzelnen *ethnischen Gruppen:*

Beispiele:

- Bei *Skandinaviern* und *Nordeuropäern* sind der α_1-Antitrypsinmangel (S. 899) und die zystische Fibrose (S. 970) mehr als anderswo verbreitet.
- *Mittelmeervölker* (Süditaliener, Griechen, sephardische Juden u. a.) weisen eine relativ hohe Inzidenz von β-Thalassämie (S. 427), Glukose-6-Phosphat-Dehydrogenase-Mangel (S. 427), Glykogenspeicherkrankheit Typ III (S. 962) und sog. familiärem Mittelmeerfieber (S. 2031) auf.
- *Ashkenasische Juden* zeigen ein gehäuftes Vorkommen u. a. von Abetalipoproteinämie (S. 903), Bloom-Syndrom (S. 19), Faktor XI(PTA)-Mangel (S. 450), Pentosurie (S. 953), Dystonia musculorum deformans (rezessive Form, S. 361), familiärer Dysautonomie (Riley-Day-Syndrom), Gaucher'scher Krankheit (adulte Form, S. 983), Niemann-Pick'scher Krankheit (S. 987) und Tay-Sachs'scher Krankheit (S. 979).
- Bei den *Finnen* kommt u. a. die kongenitale Nephrose gehäuft vor (S. 752).

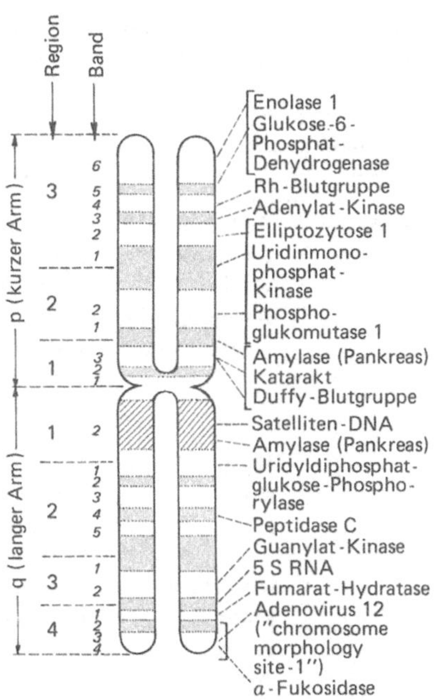

Abb. 9. Vereinfachte sog. *Gen-Karte* des menschlichen Chromosoms 1. Die schwarz dargestellten Q-Bänder heben sich von den Chinakrin-negativen Bändern ab. Das schräg gestreifte Band entspricht einer variablen Region, deren Färbeeigenschaft individuelle Unterschiede zeigt. Eine – unvollständige – Liste von Genprodukten bzw. Phänen und die wahrscheinliche Lokalisation der zugehörigen Gene sind rechts eingetragen, mit Beispielen von »linkage groups«

- Die *Französisch-Kanadier* weisen eine relativ hohe Inzidenz von Tyrosinämie auf (S. 896).
- Das familiäre Mittelmeerfieber (S. 2031) findet sich mit besonderer Häufigkeit bei *Armeniern.*
- *Schwarze Afrikaner* leiden häufiger als andere Rassen an Sichelzellenanämie, HbC-Hämoglobinopathie (S. 1027), persistierender α- und β-Thalassämie (S. 427) und Glukose-6-Phosphat-Dehydrogenase-Mangel.
- *Chinesen* sind für ein relativ gehäuftes Auftreten von α-Thalassämie (S. 427), Glukose-6-Phosphat-Dehydrogenase-Mangel (S. 427) und Laktase-Mangel (adulte Form, S. 692) bekannt.
- Bei den *Eskimos* wurden ziemlich viele Fälle von Pseudocholinesterase-Mangel (S. 878) und adrenogenitalem Syndrom (S. 382) gefunden.
- Die Porphyria variegata (S. 1022) kommt vor allem unter der *weißen Bevölkerung von Südafrika* vor.

Die relative Inzidenz vieler Erbleiden wird im übrigen im Text, der sich auf die betreffende Störung bezieht, angegeben.

8. Kurzer Kommentar zu den Störungen der DNA-, RNA- und Protein-Synthese

Abgesehen von Mutationen, die sich auf zahlreiche nachfolgende Zell- und Individualgenerationen übertragen können (s. o.) oder zumindest den pathologischen Phänotyp bei einem einzelnen Individuum prägen, erfahren die Hauptträger der genetischen Infor-

Tabelle 2. Einige Hemmstoffe der DNA-, RNA- und Proteinsynthese in Säugerzellen (mit Beschränkung auf Hemmstoffe mit einem gewissen Maß von Spezifität)

Gehemmter Prozeß	Hemmstoff	Wirkungsmechanismus (soweit geklärt)
DNA-Synthese	5-Fluorurazil, 5-Fluordeoxyuridin	Hemmung der Thymidylat-Synthetase, dadurch Mangel an Thymidin-triphosphat
	Amethopterin (Methotrexat®)	Hemmung der Dihydrofolsäure-Reduktase, dadurch Hemmung der Thymidylat-Synthese, dadurch Mangel an Thymidintriphosphat
	Hydroxyharnstoff	Hemmung der Ribonukleosiddiphosphat-Reduktase, dadurch Mangel an Deoxyribonukleosid-triphosphaten
	6-Merkaptopurin	Einbau in DNA, dadurch gestörte DNA-Struktur
	Zytosin-Arabinosid	Vor allem Einbau in DNA, dadurch Hemmung des Kettenwachstums
	Biologische Alkylierungsmittel (z. B. Chlormethin, Zyklophosphamid, Leukeran)	Bildung von Brücken zwischen den DNA-Einzelsträngen
	Bleomycin, Phleomycin	Erzeugung von DNA-Kettenbrüchen
RNA-Synthese	Aktinomyzin D	Bindung an DNA unter Interkalation zwischen zwei Basenpaaren, dadurch Hemmung des RNA-Kettenwachstums
	α-Amanitin	Hemmung der RNA-Polymerase
Proteinsynthese	Puromyzin	Bindung an die Karboxyl-terminale Aminosäure der wachsenden Peptidkette, dadurch Dissoziation des Peptidyl-Puromyzin-Komplexes vom Ribosom
	Zykloheximid	Bindung an die 60S-Partikel des Ribosoms, Hemmung der Bildung von Peptid-Bindungen
	Diphtherie-Toxin	Inaktivierung des Elongationsfaktors 2 durch Bildung eines Komplexes des Elongationsfaktors mit ADP-Ribose
	Abrin, Rizin	Hemmung der Peptidketten-Elongation durch Inaktivierung der 60S-Partikel des Ribosoms

mation, d. h. die DNA-Moleküle z. T. noch viele weitere Schäden. Im besonderen sei hier auch auf die *Störungen der DNA-, RNA- und Proteinsynthese* hingewiesen, die später zu wiederholten Malen erörtert werden sollen (S. 880). Grundsätzlich kann der Aufbau der Nukleinsäuren und der Proteine durch die verschiedensten Agentien in Mitleidenschaft gezogen werden, z. B. durch hypoxische Schäden (S. 72), chemische Einflüsse, mikrobielle Produkte, Viren, physikalische Faktoren u. a. m.

Im Rahmen der Humanmedizin interessieren vor allem *medikamentös verwendbare bzw. benützte Hemmstoffe der DNA-, RNA- und/oder Proteinsynthese.* Eine Zusammenstellung solcher Substanzen und weiterer Hemmstoffe findet sich in Tabelle 2. *Manche dieser Agentien entfalten unter bestimmten Bedingungen auch eine mutagene Wirkung.*

2. Teil

Krankhafte Veränderungen der Zellen

Die seinerzeit von Virchow begründete *Zellularpathologie* hat in erneuerter Form ihre Bedeutung beibehalten, indem krankhafte Prozesse ohne Kenntnis der zellulären Hintergründe in der Regel nicht oder nicht ausreichend verstanden werden können. Zelluläre Veränderungen ihrerseits lassen sich nicht befriedigend deuten, ohne daß auch die Störungen der Ultrastruktur und der damit verbundenen biochemischen Vorgänge in die Betrachung einbezogen werden. So ergibt sich natürlicherweise eine Reihenfolge der Darstellung, die von den elementaren Grundstrukturen und ihren Funktionen zur Zellpathologie und von hier zu den krankhaften Vorgängen an der Zwischensubstanz, an Geweben und an Organen führt.

9. Pathologie der Zellorganellen und ihrer Ultrastruktur

Eine Übersicht über die meisten der in diesem Abschnitt behandelten Zellorganellen bieten die Abb. 10 und 11.

9.1. Zellkern

Dem Studium der Zellkerne kommt in der Pathologie eine so große Bedeutung zu, daß sich daraus ein besonderer Wissenschaftszweig, die *Karyologie,* entwikkelt hat. Der Kern läßt sich in seinen verschiedenen

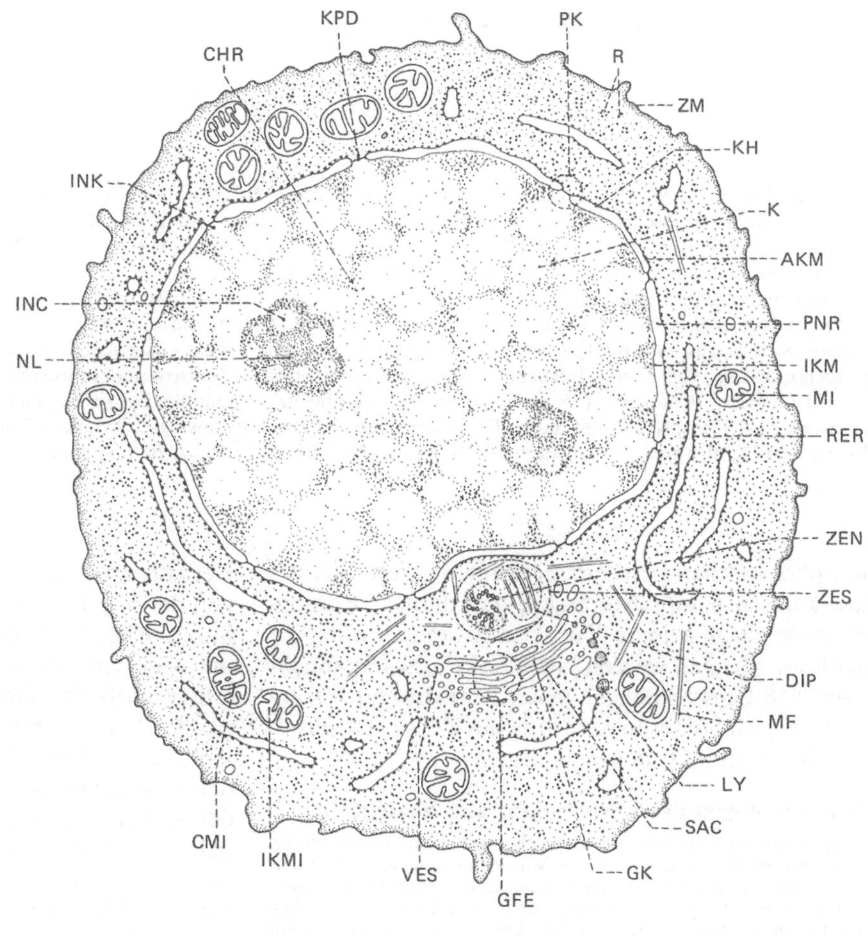

Abb. 10. Beispiel einer *unreifen Zelle (Hämozytoblast)* im elektronenmikroskopischen Bild (Vergrößerung 5000fach; Erklärungen: s. Text zu *Abb. 11, S. 38*)

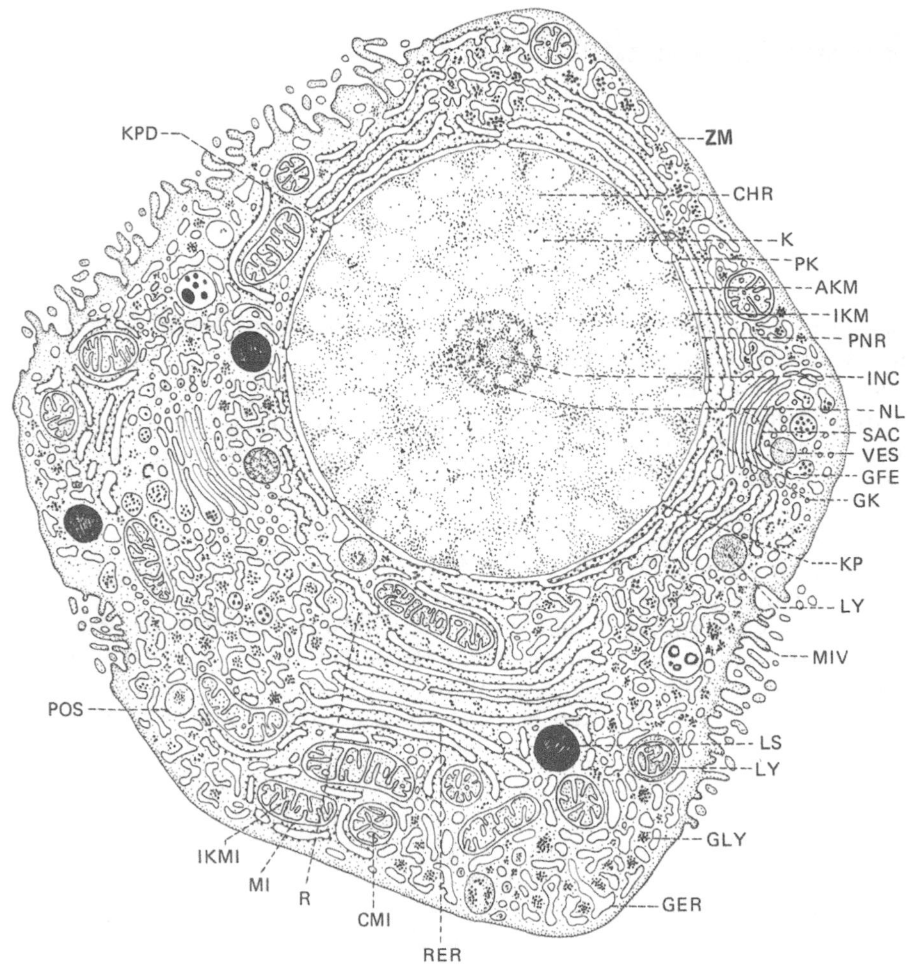

Abb. 11. *Hepatozyt* als Beispiel einer *differenzierten Zelle* im elektronenmikroskopischen Bild (Vergrößerung 4000fach). AKM = Äußere Kernmembran; CHR = Chromatin; CMI = Crista eines Mitochondriums; DIP = Diplosom; GER = Glattes endoplasmatisches Retikulum; GFE = Golgi-Felder; GK = Golgi-Komplex (Golgi-Apparat); GLY = Glykogenpartikel; IKM = Innere Kernmembran; IKMI = Inneres Kompartiment eines Mitochondriums; INC = sog. Intranukleoläres Chromatin; INK = »Intranuclear Channel« (»Kanal«, »Chromatin-Unterbrechung«); K = Kern; KH = Kernhülle; KP = Kernpore; KPD = Kernporen-Diaphragma; Ly = Lysosom; LS = Liposom; MF = Mikrofilament; MI = Mitochondrium; MIV = Mikrovillus; NL = Nukleolus; PK = sog. Porenkomplex; PNR = Perinukleärer Raum (perinukleäre Zisterne); POS = Peroxysom; R = Freie Ribosomen bzw. Polyribosomen (Polysomen); RER = Rauhes endoplasmatisches Retikulum (Ergastoplasma) mit membranständigen Polysomen; SAC = Sacculus des Golgi-Komplexes; VES = Vesikel des Golgi-Komplexes; ZEN = Zentriol; ZES = Zentrosom (Zentrosphäre); ZM = Zellmembran. (Modifiziert nach Lentz, Th. L.: Cell Fine Structure. An atlas of drawings of whole-cell structure. – Philadelphia-London-Toronto: W. B. Saunders Co., 1971)

morphologischen Erscheinungsformen bereits lichtmikroskopisch soweit beurteilen, daß daraus richtunggebende diagnostische Hinweise gewonnen oder gar Schlüsse gezogen werden können. Wir dürfen annehmen, daß Umwandlungen in der Kernstruktur Veränderungen im Steuerungszentrum des Zellstoffwechsels und der Zellfunktion widerspiegeln.

Veränderungen der Kernstruktur und Kerngröße

Vom Zellkern im engeren Sinne sprechen wir dann, wenn sich das Kernmaterial nach abgeschlossener Mitose mit einer Kernhülle umgeben hat, die aus der inneren und äußeren Kernmembran sowie dem dazwischenliegenden perinukleären Spaltraum besteht. Die nachfolgenden Ausführungen beschränken sich im wesentlichen auf die Erscheinungsformen solcher *»Interphasenkerne«* (*»Intermitose-Kerne«*).

Kernstruktur und Kerngröße hängen in erster Linie von der sog. Ploidie, bzw. dem DNA-Gehalt und dem Funktionszustand ab. Tetraploide Kerne, d. h. solche mit vier Chromosomensätzen (4n) sind im Durchschnitt größer als diploide, oktoploide größer als tetraploide. Die meisten Körperzellen enthalten einen diploiden (2n) Kern. Bei proliferierenden Zellen wird in der DNA-Synthesephase (S-Phase) der DNA-Gehalt des Kerns vom 2c-Modus auf den 4c-Modus verdoppelt, in der darauffolgenden Mitose dagegen wieder auf den 2c-Stand zurückgebracht. Findet nach vollendeter DNA-Synthese diploider Zellen keine regelrechte Mitose statt (z. B. abortive Mitose mit Wiederbildung eines Interphasenkerns), entsteht ein tetraploider Kern. Schließen sich eine oder mehrere S-Phasen an, kann es zur Bildung von Zellkernen mit einer Chromosomenzahl kommen, die ein mehr als zweifaches des diploiden Satzes beträgt. Bei tetraploiden Kernen und höheren Ploidieformen haben wir es mit dem Zustand der *Polyploidie* zu tun. Polyploide Zellkerne finden sich in bestimmten Organen unter *physiologischen* Bedingungen:

Beispiele:
- Im *Myokard* von Menschen und Affen trifft man bis über 10% Muskelzellen mit einem tetraploiden Kern, und bis 1% solche mit einem oktoploiden Kern.
- In der *Leber* gehört das Vorhandensein polyploider (4n, 8n usw.) neben diploiden Kernen zum üblichen Bild.
- Polyploide Kerne finden sich auch in *endokrinen Organen,* z. B. im Hypophysenvorderlappen, und in sog. Erfolgsorganen des endokrinen Systems, etwa in der Samenblase.

In verschiedenen Organen nimmt die relative Zahl polyploider Zellkerne mit dem Alter zu (z. B. Leber, Samenblase), in anderen zeigt sich keine sichere derartige Beziehung (z. B. Hypophysenvorderlappen). Das Auftreten polyploider Großkerne muß daher nicht in allen Fällen als Ausdruck einer Alterung oder eines pathologischen Prozesses angesehen werden. Zu den Beispielen physiologischer Polyploidie gehören auch die Megakaryozyten.
Eine *pathologische Vermehrung der relativen Zahl polyploider Großkerne* trifft man bei einer Reihe krankhafter Zustände.

Beispiele:
- *Regenerationsprozesse* nach Gewebeschäden, z. B. in der Leber.
- *Vergrößerung (Hypertrophie) der Herzmuskelfasern* bei vermehrter Beanspruchung des Myokards.
- Folge von *Kernteilungsstörungen,* beispielsweise nach Einwirkung zytostatischer Mittel oder ionisierender Strahlen.

Haploide Kerne finden sich im menschlichen Organismus physiologischerweise nur im Rahmen der Spermiogenese und Oogenese. Falls ein Kern außerhalb der S-Phase nicht einen genau haploiden Chromosomensatz oder ein ganzzahliges Mehrfaches des normalen haploiden Chromosomensatzes enthält, spricht man von *Aneuplodie.* Diese ist, falls es sich um eine ganze Zellinie handelt, definitionsgemäß mit Chromosomenmutationen verbunden, läßt sich aber lichtmikroskopisch am Interphasenkern nicht ohne weiteres erkennen. Aneuploidie, z. B. hypertetraploide, pseudodiploide, »annähernd« diploide oder triploide Kerne finden sich gehäuft bei bösartigen Geschwülsten.

Beispiele:
- *Gutartige Speicheldrüsentumoren* sind meistens aus diploiden Zellinien aufgebaut. Bösartige Geschwülste dieser Organe zeigen indessen wechselnde Ausmaße von Aneuploidie, oft entsprechend ihrer Malignität.
- *Primäre Krebse der Gebärmutter* können beispielsweise pseudodiploid sein, ihre Ableger (Metastasen) dagegen zeigen manchmal eine andere Ploidie, wie Hypertetraploidie oder Triploidie. Es wird vermutet, daß hier neue Sublinien von Krebszellen entstanden sind.

Abgesehen von der Ploidie werden Kernvolumen und -struktur vor allem durch den *Funktionszustand* bestimmt.

Die Synthese-Prozesse, die im Interphase-(Intermitose-)Kern ablaufen, sind im wesentlichen von zweierlei Art: Einmal handelt es sich um eine Replikation des genetischen Materials (semikonservative DNA-Synthese) während der S-Phase, zum andern geht es um eine Bildung von Ribonukleinsäuren im Sinn der Transskription. Die letzteren können einerseits dem sog. *Funktionsstoffwechsel,* also der spezifischen Zelleistung, andererseits dem *Proliferationsstoffwechsel* dienen, der sowohl die Enzyme für die DNA-Replikation wie die neuen Zytoplasma-Bestandteile und die Teilungsproteine bereitzustellen hat. Ferner dient die Transskription auch unspezifischen Zelleistungen, wie der Synthese von Enzymen für die Glykolyse. Die aus der Transskription hervorgehende RNA wird – an Proteine gebunden – zum guten Teil durch die sog. Porenkomplexe dem Zytoplasma zugeleitet (»Transmission« = RNA-Transport vom Kern ins Zytoplasma). Es hat sich gezeigt, daß die Zahl der in der inneren Kernmembran liegenden Porenkomplexe, je nach der synthetischen Aktivität des Kerns, vergrößert oder verkleinert werden kann. Offenbar werden die Porenkomplexe auch als Weg der Einfuhr verschiedenartiger Moleküle (bis etwa zur Größe von Ferritin-Molekülen) vom Zytoplasma in den Kern benutzt.

Bei gleicher Ploidie können die Kerne – je nach dem Funktionszustand – eine ganz unterschiedliche Größe und Struktur aufweisen. Dies läßt sich schon aus dem Vergleich histologischer Präparate normaler Gewebe mit überwiegend diploiden Kernen deutlich erkennen. Durch besondere Methoden, wie Orzein-Färbung von Quetschpräparaten für die lichtmikroskopische Betrachtung oder Anfertigung von Ultradünn-Schnitten für die Elektronenmikroskopie, lassen sich noch weitere Einzelheiten im Strukturbild der Kerne zur Darstellung bringen. Im Binnenraum des Kerns erkennt man einerseits dichtes, kondensiertes Chromatin *(Heterochromatin),* andererseits lockeres, nicht oder wenig kondensiertes Chromatin *(Euchromatin).* Besonders große heterochromatische Chromatinschollen tragen seit langem den Namen von *Chromozentren.* Vieles spricht dafür, daß heterochromatische Strukturen keine oder nur geringe Aktivität zeigen, d. h. in Bezug auf Transskription völlig oder weitgehend inaktiv sind. Da Kerne aus einem Zustand relativer Synthese-Ruhe in einen solchen von großer Aktivität *(»Funktionelle Kernschwellung«)* übergehen können und umgekehrt, *hat man sich das durch Eu- und Heterochromatin geprägte Strukturbild nicht als etwas Statisches vorzustellen.* Dies ist an sich eine Selbstverständlichkeit, da ja auch Heterochromatin in der S-Phase repliziert und damit vorübergehend »euchromatisiert« wird (Abb. 12).

Beispiele:
- *Lymphozyten* lassen sich in vitro durch Zugabe von Phythämagglutinin, einem pflanzlichen Lektin, zur Proliferation bringen. Dabei vergrößert sich ihr Kern und erfährt eine »Euchromatisierung«.
- *Nach Hypophysektomie* oder nach Verabreichung hoher Dosen von Kortikosteroiden verkleinern und verdichten sich die Kerne der Zona fasciculata der Nebennierenrinde, d. h. sie werden »heterochromatisiert«.
- Herabgesetzte Zelleistungen in den verschiedensten Organen sind mit einer – an sich reversiblen – Verkleinerung des Kerns und einer Verdichtung des Chromatins verbunden (*einfache Atrophie,* S. 163).

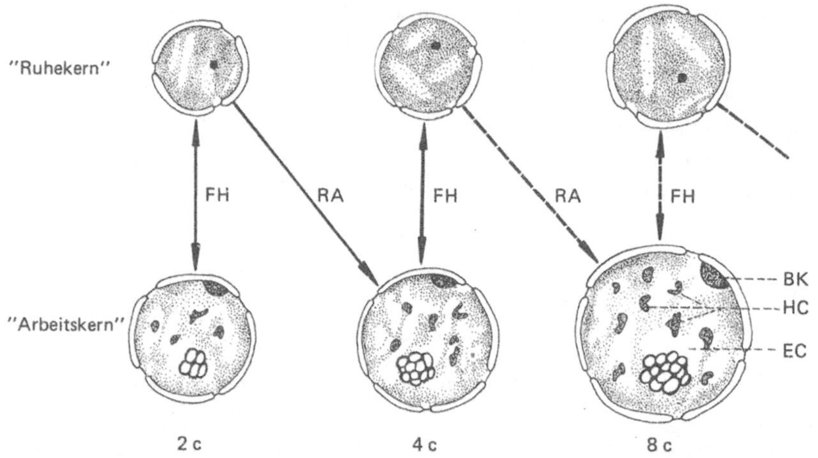

Abb. 12. *Funktionsabhängige Veränderungen von Größe und Struktur des Interphasenkerns.* Es handelt sich hier um schematische Darstellungen von Zellkernen. Für »*Ruhekerne*« mehr oder weniger bezeichnend sind u. a. ein ziemlich dichtes Chromatin (reichlich Heterochromatin), kleine Nukleolen und eine beschränkte Zahl von Kernporenkomplexen. »*Arbeitskerne*«, die sich durch eine hohe metabolische Aktivität charakterisieren, d. h. die einen erhöhten Funktionsstoffwechsel und/oder Proliferationsstoffwechsel aufweisen, zeigen u. a. folgende Besonderheiten: »funktionelle Kernschwellung«, bläschenförmige Kerne mit reichlich lockerem Chromatin (Euchromatin), Kernwandhyperchromasie, deutliches Hervortreten von fakultativem und konstitutivem Heterochromatin (z. B. als Chromozentren bzw. Sammelchromozentren, die oft ein spezies-, organ-, zelltypen- und zyklusphasenabhängiges Bild erkennen lassen), große Nukleolen und vermehrt Kernporenkomplexe. FH: Sog. *funktionelle Heterosynthese;* RA: Sog. *reduplikative Autosynthese* (u. a. DNA-Synthese) 2c, 4c und 8c: di-, tetra- und oktoploide Kerne; BK: Barr-Körperchen (falls vorhanden), hier der Einfachheit halber nur einmal gezeichnet; HC: Heterochromatin; EC: Euchromatin

Da alle Körperzellen eines Individuum dieselbe genetische Information besitzen, diese aber nur zu einem kleinen und – je nach Zellart – unterschiedlichen Teil zum Ausdruck bringen, kann es nicht verwundern, daß man nicht nur *speziesspezifisches,* sondern auch *organspezifisches Heterochromatin* kennt. Damit hängt auch die seit Heidenhain bekannte *organspezifische Kernstruktur* zusammen. Neuerdings unterscheidet man zwischen »*konstitutivem*« *Heterochromatin,* das das genetische Material beider Chromosomenpartner in gleicher Weise betrifft und »*fakultativem*« *Heterochromatin.* Das letztere bezieht sich nur auf einen von zwei Chromosomenpartnern, z. B. das eine X-Chromosom der Frau (Barr-Körperchen). Während das konstitutive Heterochromatin hinsichtlich Transskription wahrscheinlich – und wenigstens zum großen Teil – dauernd inaktives Material darstellt, ist das fakultative Heterochromatin nach Auffassung der meisten Autoren gentragendes Chromatin, das meistens – aber nicht immer – funktionell inaktiviert worden ist.

Beispiel:

- Bei einem Teil der Formen von *Brustkrebs der Frau* kann das *Barr-Körperchen* fehlen, obschon die Zellen zwei X-Chromosomen besitzen. Wahrscheinlich ist hier im Verlauf der Entstehung der Krebszellen fakultatives Heterochromatin »euchromatisiert« worden.

Die Mechanismen, die der Eu- oder Heterochromatisierung zugrunde liegen, ebenso wie deren biochemischen Folgen, sind noch weitgehend ungeklärt.

Pathologische Kondensationen sonst euchromatischer Strukturen bedeuten mit großer Wahrscheinlichkeit eine Inaktivierung vorher transskriptiv aktiver Chromosomenteile.

Beispiele:

- Bei Sauerstoffmangel (Hypoxie) treten im Zellkern oft vielerorts Kondensationen des Chromatins auf, wobei sich die Zusammenballung desselben am Ort der vermutlichen Verankerung an der inneren Kernmembran, zwischen den Porenkomplexen, morphologisch als »*Kernwandhyperchromatose*« *(Kernwandhyperchromasie)* zu erkennen gibt. Oft leiten solche Zustände in den Zelltod über.
- Substanzen, wie Aktinomyzin D, die den Vorgang der Transskription stören oder unterbinden, ziehen in der Regel eine Strukturänderung des Kerns mit kleinfleckiger Kondensierung des Chromatins nach sich, die man als »*Hyperheterochromasie*« bezeichnen kann.
- Viele bösartige Geschwülste zeichnen sich durch das Vorhandensein einer ganz ungleichmäßigen, ungeordneten Heterochromasie aus: sog. *Dyskaryose.* Man darf annehmen, daß es hier im Rahmen der neoplastischen Transformation (S. 177) zu einer Heterochromatisierung sonst euchromatischer Strukturen gekommen ist, was mit guten Gründen einem Differenzierungsverlust gleichgesetzt werden kann.
- Man kennt aber auch Tumoren mit Kernstrukturen, die einen *Verlust an Heterochromatin* erkennen lassen, beispielsweise Krebse, die sich vom Zylinderepithel herleiten. Vermutlich sind damit besonders viele Genaktivitäten verbunden, deren Natur uns größtenteils verborgen bleibt.

Eine weitere Form der Größenzunahme und des Strukturwandels stellt die sog. *degenerative (bzw. »dysfunktionelle oder toxische«) Kernschwellung* dar, die bei schweren Zellschädigungen verschiedener Art in Erscheinung treten kann. Häufig handelt es sich hier um den Teil einer kolloid-osmotischen Schwellung infolge Hemmung aktiver Transportprozesse durch die Zellmembran (S. 67).

BESONDERHEITEN DER KERNFORM			
Kernform		Beispiele des Vorkommens	
		Physiologisch	Pathologische Zelltypen bei/in:
Rund	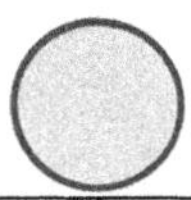	Lympho-plasmozytäre Elemente, viele unreife Zellen, Ganglienzellen, Drüsenzellen	Chronische lymphatische Leukämie, Lymphosarkome, multiple Myelome, unreifzellige Leukämien, viele Karzinome
Oval	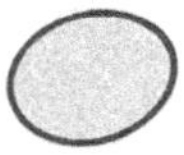	Basale und zylindrische Epithelien, Astrozyten	Viele Karzinome, Astrozytome
Längsoval	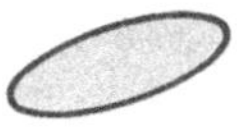	Fibroblasten, basale Epithelien	Fibrosarkome, Basaliome, kleinzellige, fusiforme Bronchialkarzinome
Spindelig	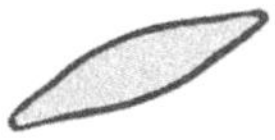	Fibrozyten	Spindelzellige Sarkome, allenfalls Karzinome
Stäbchenförmig	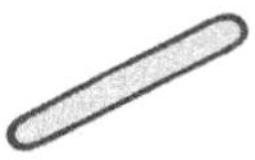	Glatte Muskelzellen, Schwann'sche Scheidenzellen	Leiomyome, Leiomyosarkome, Neurinome (gut- und bösartig)
Schuhsohlenförmig	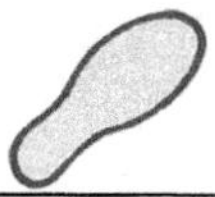	–	Epitheloidzellen-Tuberkel (Tuberkulose)
Nierenförmig	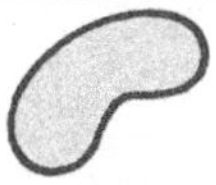	Monozyten, z.T. Histiozyten	Maligne histiozytäre Neoplasien
Tief eingebuchtet ("cleaved")	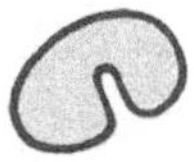	Zentrozyten	Zentrozytäre maligne Lymphome
"Gyriert" ("convoluted")		–	Maligne T-Lymphozyten-Lymphome
Unregelmäßig	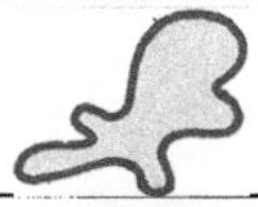	–	Polymorphzellige Neoplasmen, Sternbergzellen,Mycosis-Zellen
Gelappt	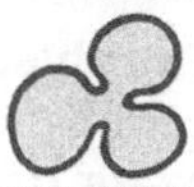	Granulozyten, Megakaryozyten	Sternbergzellen, Übersegmentierung der Granulozyten bei perniziöser Anämie
Randständig, "komprimiert"	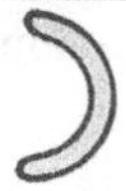	–	Siegelringzellen-Karzinom

Abb. 13a

Abb. 13a u. b. *Besonderheiten von Kernform* **a** *und Kernzahl* **b** unter physiologischen und pathologischen Bedingungen. Kerneinschlüsse, intranukleäre Zytoplasmainvaginationen und Kernveränderungen bei Zelluntergang sind hier nicht berücksichtigt

Beispiel:
- »*Toxische*« *Kernschwellung* in der Rattenleber nach Verabreichung von Thioazetamid.

Einige der wichtigeren Zusammenhänge zwischen Ploidie und Funktionszustand der Kerne einerseits und ihrer Größe und Struktur andererseits sind in den Abb. 12–14 skizziert.

Struktur- und Größenwechsel der Nukleolen

Nukleolenveränderungen spielen in der morphologischen Beurteilung von Zellen eine erhebliche Rolle. Als Orte der Transskription und Transformation ribosomaler RNA (rRNA) zeigen die Nukleolen einen *Größen- und Strukturwechsel, der meistens gut mit dem biochemisch nachweisbaren Ausmaß der zellulären Proteinsynthese übereinstimmt.* Die unterschiedlichen Leistungen der Körperzellen spiegeln sich auch in der

VERSCHIEDENE ARTEN MEHRKERNIGER ZELLEN		
Zelltyp		Zustandekommen der Mehrkernigkeit
Synzytiotrophoblast	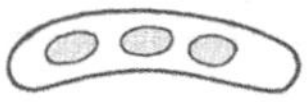	Unbekannt
Zweikernige Leberzellen	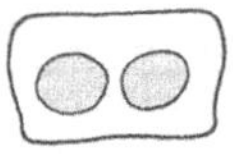	Fehlende Zytoplasmateilung (s.Abb. 6)
Mehrkernige quergestreifte Muskelzellen	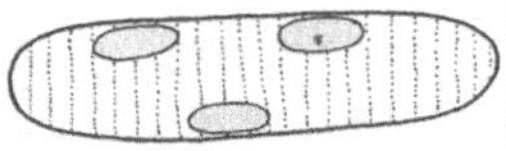	Fehlende Zytoplasmateilung (wenigstens zum Teil)
Osteoklasten, Chondroklasten	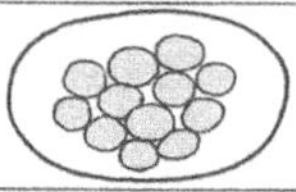	Fusion ?
Angiogene Riesenzellen (Endothelsprossen ?)	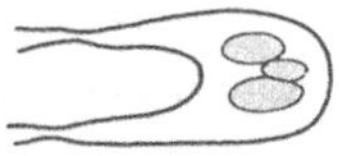	Unbekannt
Fremdkörper-bzw. Langhans'sche Riesenzellen	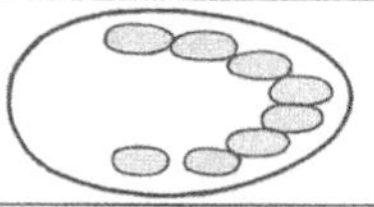	Fusion von Histiozyten
Touton'sche Riesenzellen und andere mehrkernige Schaumzellen	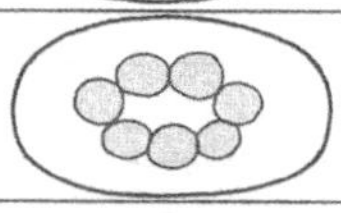	Fusion von Histiozyten
Mehrkernige Riesenzellen in Riesenzelltumoren	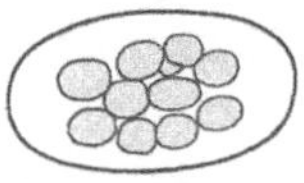	Unbekannt
Mehrkernige Zellen in malignen Neoplasmen	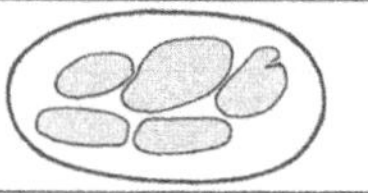	Wahrscheinlich z.T. fehlende Zytoplasmateilung, u.U. auch Fusion.
Zelle mit Satellitenkernen	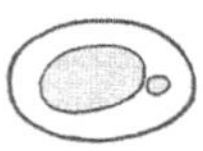	Chromosomenversprengung (s. Abb. 6)

Abb. 13b

ungleichen Nukleolengröße verschiedener Zellarten wieder.

Beispiel:
- *Die Zellarten des Gehirns* zeigen ganz verschieden große Kernkörperchen.

Die Zeichen erhöhter nukleolärer Aktivität umfassen eine Zunahme der Nukleolarsubstanz – und damit eine Vergrößerung der Kernkörperchen –, Änderungen im Grad der Basophilie, Gestaltveränderungen, insbesondere membranwärts gerichtete Ausläufer, Abwandlungen der nukleolären Ultrastruktur und schließlich Veränderungen an den für die Bildung der Nukleolen verantwortlichen Chromatinteilen. Die in den Nukleolen neugebildete rRNA wird – sehr wahrscheinlich über die Porenkomplexe der inneren Kernmembran – ins Zytoplasma ausgeschleust. Die Zahl der im Zytoplasma elektronenoptisch erkennbaren Ribosomen und die davon abhängige, lichtmikroskopisch beurteilbare Basophilie des Zelleibs kann ebenfalls als ein morphologischer Gradmesser der zellulären Eiweiß-Syntheserate herangezogen werden. Allerdings ist dieses Kriterium weniger zuverlässig als Größe und Struktur der Nukleolen. Aber auch hier kennen wir Ausnahmen (Tumorzellen Typ B nach Caspersson s. u.).

Beispiel:
- Alte *Plasmazellen* weisen ein stark basophiles Zytoplasma und – bei elektronenoptischer Betrachtung – zahlreiche Ribosomen bzw. ins rauhe endoplasmatische Retikulum eingebaute Polyribosomen auf, bilden aber in der Zeiteinheit weniger Immunglobulin als die mit einem deutlichen Nukleolus versehenen Proplasmozyten.

Soweit sich heute beurteilen läßt, erfolgt die Transskription von rRNA nicht in dem oft kondensierten »Nukleolen-assoziierten Chromatin«, das die Kernkörperchen umgibt. Vielmehr ist die nukleoläre DNA im Nukleolus selbst lokalisiert; sie enthält zahlreiche identische Cistrons, die bei Säugern mehreren (beim Menschen 5) Chromosomenpaaren angehören. An frühen Prophasen-Chromosomen erkennt man diese, oft endständigen Nukleolarzonen (nucleolar organizer) an ihrem lockeren Bau, was seinerzeit als »sekundäre Einschnürung« fehlgedeutet wurde. In der Telophase entstehen Nukleolen an solchen Chromosomenstrecken. Einheitliche große Nukleolen in Säugerzellen stellen meistens Sammelindividuen dar, an deren Bildung mehrere Nukleolarzonen beteiligt sind.

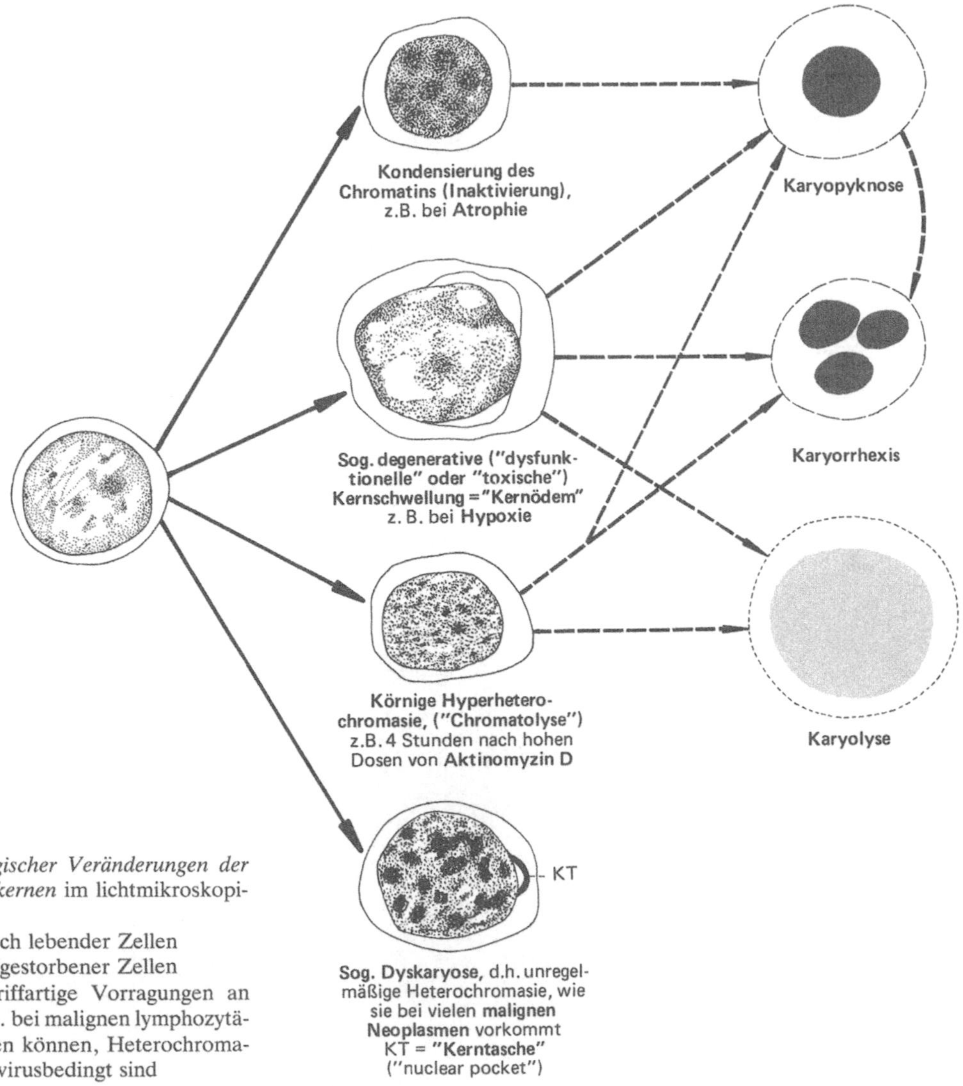

Abb. 14. Beispiele *pathologischer Veränderungen der Chromatinstruktur von Zellkernen* im lichtmikroskopischen Bild.
——→ = Umwandlungen noch lebender Zellen
- - -→ = Umwandlungen abgestorbener Zellen
»*Kerntaschen*« sind handgriffartige Vorragungen an der Kernoberfläche, die z. B. bei malignen lymphozytären Lymphomen vorkommen können, Heterochromatin enthalten und vielleicht virusbedingt sind

Die für die Transskription von rRNA verantwortlichen, chromosomalen »Nukleolarzonen« lassen sich durch kleine Dosen von Aktinomyzin D fast elektiv blockieren, diese Strecken sind dann kondensiert und als heterochromatische Schollen sichtbar.

Kombinierte biochemische und elektronenoptische Untersuchungen ließen erkennen, daß die Nukleolarsubstanz neben Chromatin im wesentlichen drei Komponenten enthält:
a) eine *fibrilläre Substanz,* die vor allem das an Protein gebundene primäre Syntheseprodukt enthält (45 S rRNA),
b) *Granula,* die eine sekundär umgewandelte (transformierte) rRNA enthalten (32 rRNA), sowie
c) eine aus Proteinen bestehende *feinfibrilläre Substanz.*
Gemäß der räumlichen Anordnung dieser Bestandteile werden unterschieden:
1. *Schalennukleolen,* in denen ein vorwiegend fibrillärer zentraler Anteil von einem Granula-reichen, dünnen Mantel umgeben wird, und die geringe synthetische Aktivität aufzuweisen scheinen.
2. *Ringnukleolen,* bei denen ein feinfibrilläres, eiweißreiches Zentrum von einer Zone mit fibrillären und granulären Strukturen umschlossen ist, und die ebenfalls wenig Zeichen von Aktivität erkennen lassen (z. B. in kleinen Lymphozyten).
3. *Schwammnukleolen,* die den häufigsten, synthetisch aktiven Typ von Kernkörperchen darstellen. Eine dreidimensional netzartig strukturierte »Substantia granulofilamentosa« baut sich überwiegend aus Fibrillen und Granula auf, während die dazwischen liegenden Lakunen meistens wenig färbbare Substanz, hie und da aber kleine Schollen kondensierten Chromatins enthalten.

Ausweitungen (»Vakuolen«) der Lakunen schwammartiger Nukleolen bedeuten wahrscheinlich in den meisten Fällen eine Steigerung der nukleolären Funktionen.

Beispiel:
- Auffallend weite Nukleolarlakunen finden sich in *Geschwulstzellen mit regem Proteinstoffwechsel.*

Hypergranulierte Nukleolen mit einem starken Überwiegen der Granula über die fibrilläre Substanz und – dementsprechend – lichtmikroskopisch deutlicher Basophilie, können einmal durch gestörten Abtransport der Granula (Transmission) bei erhaltener rRNA-Synthese zustandekommen.

Beispiel:
- Sog. »*hypersynthetische Stapelnukleolen*« ohne nachweisbare Ausläufer zur Kernmembran finden sich bei gewissen Tumor-

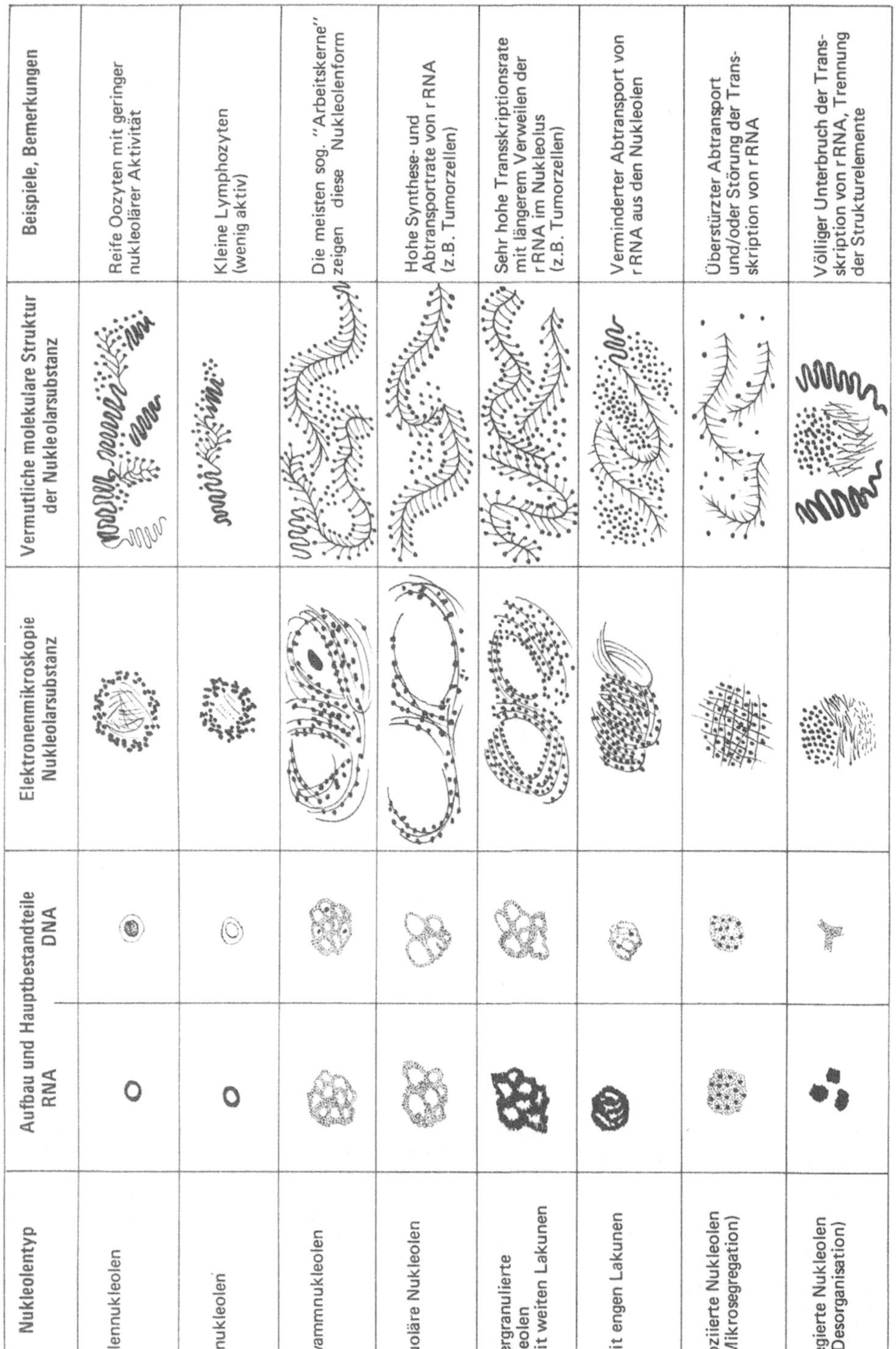

Abb. 15. Wichtigste *physiologische und pathologische Erscheinungsformen der Nukleolen.*

Nicht transskribierende Teile der nukleolären DNA

Transskribierende Teile der nukleolären DNA, wobei das zentrale Filament der DNA, die grätenförmigen Ausläufer dem Primärprodukt (45 S ?) und die Punkte Sekundärprodukten von nukleolärer rRNA entsprechen würden. Die Proteine sind hier nicht dargestellt.

Man stellt sich vor, daß der Nukleolus reichlich rRNA enthält, wenn er eine hohe Transskriptionsrate aufweist und/oder, wenn der Abtransport der rRNA über die »Kernporen« ins Zytoplasma gestört ist (z. B. bei Thioazetamid-Vergiftung). Eine Verminderung des nukleolären rRNA-Gehaltes resultiert nach dieser Vorstellung aus einer herabgesetzten nukleolären Produktion von rRNA (z. B. durch hohe Dosen von Adenosin) und/oder einem überstürzten Abtransport ins Zytoplasma. Bei schwerer Schädigung (hochgradige energetische Insuffizienz, Einwirkung von Stoffen, wie Aktinomyzin D oder Amanita-To-

zellen (Typ B nach Caspersson), die durch einen großen Nukleolus und eine geringe zytoplasmatische Basophilie gekennzeichnet sind. Ähnliche Veränderungen werden durch bestimmte krebserzeugende Chemikalien ausgelöst. Die nukleolären Lakunen sind hier meistens erheblich verkleinert.

Bei gut ausgebildetem nukleolärem Lakunensystem und deutlicher zytoplasmatischer Basophilie weist eine Hypergranulierung der Nukleolen auf eine Steigerung sowohl der rRNA-Synthese wie der Transmission hin.

Beispiel:
- Sog. *hyperfunktionelle Nukleolen* mit deutlichen Ausläufern zur Kernhülle, verbunden mit zytoplasmatischer Basophilie, trifft man in Zellen, die reichlich Eiweiß synthetisieren, z. B. Antikörper-produzierende junge Plasmazellen, kollagen-bildende Fibroblasten, Leberzellen, viele Tumorzellen u. a.

Als *Auflockerung (Dissoziation, Mikrosegregation)* von Nukleolen bezeichnet man einen Zustand mit Hypogranulierung derselben. Solche Strukturveränderungen können einesteils die Folge einer »überstürzten« Abgabe von rRNA an das Zytoplasma, anderenteils Auswirkung einer Hemmung der nukleolären Transskription sein.

Beispiele:
- Die *Hypogranulierung der Nukleolen* in Hepatozyten während der *Leberregeneration* (S. 150) wird als Folge einer raschen Transmission von rRNA ins Zytoplasma gedeutet.
- Die *Herabsetzung der Zahl nukleolärer Granula,* wie sie *nach Verabreichung von Adenosin in höheren Dosen* beobachtet wird, darf man als Ausdruck einer verminderten Synthese von rRNA betrachten.

Der *Segregation (Desorganisation)* von Nukleolen liegt in der Regel ein vollständiger und rasch erfolgender Abbruch der nukleolären Transskription zugrunde: das Kernkörperchen verkleinert sich, das nukleoläre Chromatin zeigt eine deutliche Kondensation und wird der heterochromatischen Randschale zugeschlagen. Es erfolgt auch eine Trennung von Granula und Protein.

Beispiele: *Nukleolensegregation* bei/nach
- schwerer *energetischer Insuffizienz,*
- Einwirkung von *Antibiotica,* z. B. Aktinomyzin D,
- Vergiftung durch *Amanita-Toxin.*

Beispiele nukleolärer Veränderungen sind schematisch in Abb. 15 dargestellt.

Veränderungen der Kernform

Physiologischerweise zeigen Kerne unreifer Zellen im fixierten Zustand meistens eine rundliche oder ovale Gestalt. Eine Segmentierung, wie bei den Granulozyten, oder eine Lobulierung, wie bei Megakaryozyten, ebenso wie eine Einbuchtung der Kerne, wie bei Monozyten, gehören zu den normalen Zeichen fortschreitender Differenzierung vieler Zellarten.

Lappungen, die *Bildung abnormer Fortsätze,* die *Entstehung von »Kernkanälen«* finden sich unter verschiedenen pathologischen Bedingungen und werden in der Diagnostik krankhafter Zustände öfters zur Beurteilung herangezogen (Abb. 13a).

Beispiele:
- Die *Polymorphie der Kerne* ist ein Merkmal zahlreicher Arten bösartiger Geschwülste.
- *Störungen der telophasischen Chromosomenanordnung* können der Grund abnormer Kernformen sein.
- Eine Ausstülpung von Kernteilen trifft man gelegentlich bei *geschädigten Zellen* (»Margueritenkerne« bei Lymphozyten, »Nadelkissenkerne« der Glia).

Verformungen der Kerne entstehen auch als *Folge von Druck und/oder Zugwirkungen* innerhalb oder außerhalb der Zelle.

Beispiele:
- *Randständige, abgeflachte Kerne* bei Zellen mit großen zytoplasmatischen Einschlüssen, z. B. großen Fettropfen in Leberzellen, oder Schleimtropfen, wie sie in sog. Siegelringzellen schleimbildender Krebse auftreten (S. 53).
- *Verlängerung und/oder Abflachung von Kernen* im Rahmen einer entsprechenden Zellverformung, z. B. in komprimierten Gewebebezirken um expansiv wachsende Tumoren herum, oder als Folge von Zugwirkungen.
- Kernverformungen bei Auftreten von *Zytoplasmainvaginationen* oder *-inklusionen* (s. u.).

Beispiele von Veränderungen der Kernform finden sich in Abb. 13a, S. 41.

Sog. Kerneinschlüsse

Lichtmikroskopisch als »Kerneinschlüsse« erscheinende Strukturbilder können in drei Gruppen (a–c) unterteilt werden (Abb. 16).

a) Sog. *Zytoplasmainklusionen* entsprechen Einstülpungen von Zytoplasma in den Kernbereich und sind durch die Kernhülle von der Kernsubstanz getrennt. Sie können grundsätzlich alle Bestandteile des Zelleibes enthalten, wie Organellen, Pigment, Glykogen und Fettropfen. Ihre Entstehung geht sehr wahrscheinlich in den meisten Fällen auf telophasische Mitosestörungen zurück, z. B. durch postmitotische Verschmelzung von Karyomeren (Kleinkernen, s. u.). Sind solche Einschlüsse durch eine ausreichende zytoplasmatische »Brücke« mit dem übrigen Zelleib verbunden, bleiben sie erhalten. Andernfalls kommt es zu einem Abbau der im schalenförmigen Kern eingeschlossenen Strukturen, mitunter zu einem Untergang mit Bildung eines koagulierten Plasmaeinschlusses, der im Lichtmikroskop wie eine Kugel aussieht und zu Verwechslungen mit virusbedingten Einschlußkörperchen Anlaß bieten könnte.

b) *Echte oder direkte Kerneinschlüsse* sind solche, die im Binnenraum des Kernes (Karyoplasma) liegen und Substanzen entsprechen, die auch im Zytoplasma vorkommen: Proteine, Glykogen, Lipide u. a.

Abb. 15 (Fortsetzung)

xin) im Sinn der Segregation sind nach dem bisher bekannten sowohl Transskription als auch der Abtransport von rRNA weitgehend aufgehoben. Bei konventioneller histologischer Technik kommt es dann und wann zum Auftreten von Fixationsmittel- und/oder Farbniederschlägen im Bereich der nukleolären Lakunen (z. B. »Nucleolini« bei Silberimprägnation). Derartige Artefakte sollten nicht mit echten intranukleären Kristallen (s. u. oder anderen Gebilden verwechselt werden

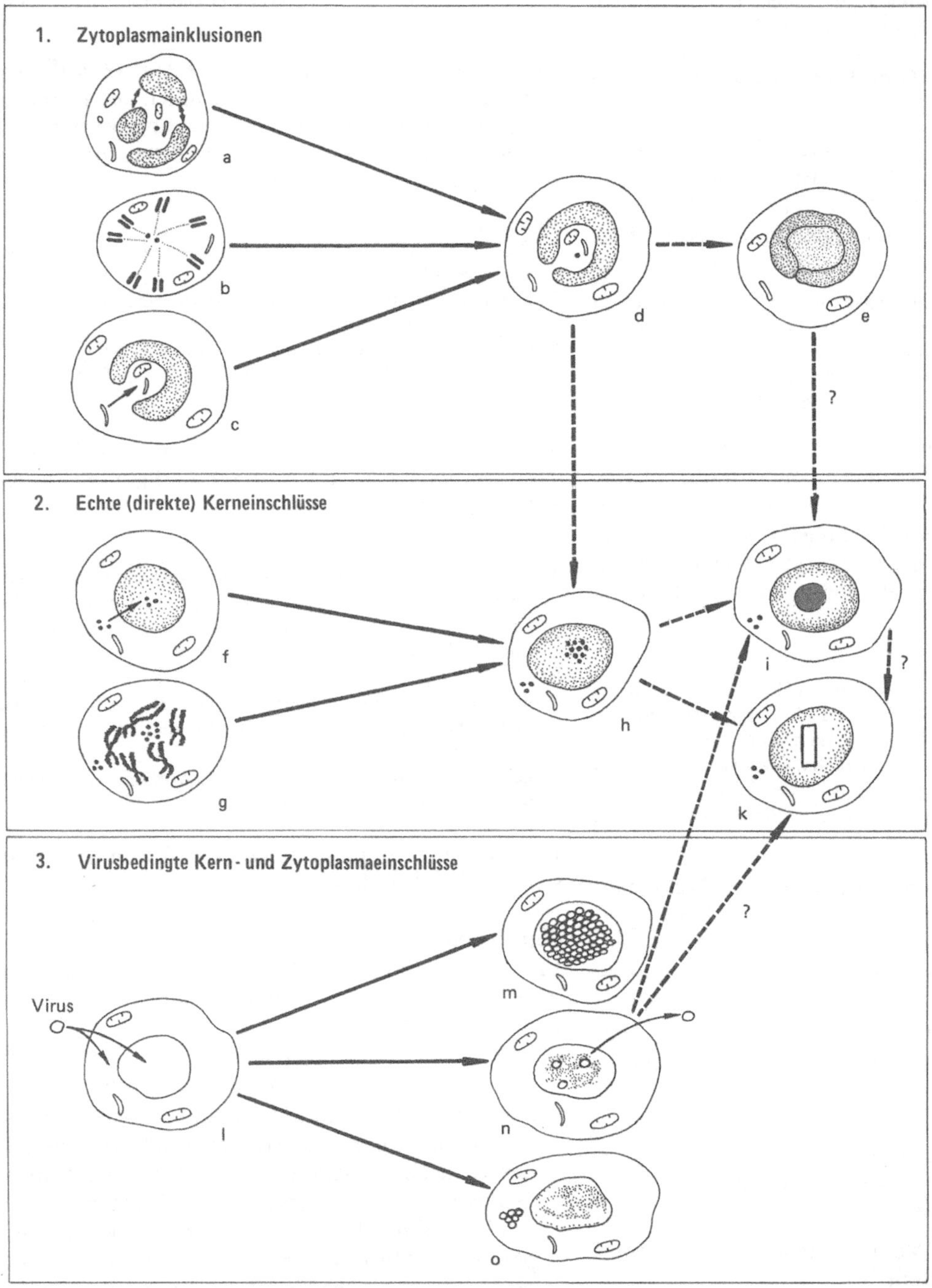

Abb. 16. *Kerneinschlüsse. Zytoplasmainklusionen (Plasmainklusionen)* können u. a. durch telophasische Mitosestörungen (z. B. Verschmelzung von Karyomeren (a) bzw. »Stern«-Spindel (b, s. *Abb. 6*)) oder Invagination des Zytoplasmas in den Kern (c) zustande kommen. Sie enthalten die verschiedensten zytoplasmatischen Organellen. Bricht die Brücke der Plasmainklusion zum Zytoplasma ab, verwandelt sich der Einschluß u. U. in eine amorphe Masse (e). *Echte, direkte Kerneinschlüsse* entstehen z. T. durch Eindringen zytoplasmatischer Substanzen in den Kern (f), sei es über Porenkomplexe, sei es über Defekte der inneren Kernmembran. Manches spricht dafür, daß solche Einschlüsse z. T. auch auf Substanzaufnahme während der telophasischen Kernrestitution beruhen dürften (g). Proteine bilden manchmal im Innern der Kerne Kugeln (i, sog. Kariosphäridion) oder Kristalle bzw. parakristalloide Strukturen (k). *Virusbedingte Kerneinschlüsse* entsprechen z. T. parakristalloid angeordneten Viren (m), z. T. vorwiegend eiweißreichem Material, das in überschüssiger Menge bei der intranukleären Virusvermehrung anfällt (n), oder es handelt sich bloß um eine Kernreaktion auf eine(n) zytoplasmatische(n) Virusbefall bzw. -vermehrung (o). *Beispiele* für die verschiedenen Formen von Kerneinschlüssen finden sich im Text. Typische Zytoplasmainklusionen beobachtet man u. a. in Kernen von Zellen des malignen Melanoms (S. 263).

⟶ primäre Veränderungen

---→ sekundäre, z. T. fragliche Umwandlungen

In den meisten Fällen dürfte dieses Material vom Zytoplasma in den Kern eingedrungen sein, sei es über intakte oder geschädigte Porenkomplexe, sei es durch geschädigte Kernmembranen. Auch eine Aufnahme solcher Substanzen durch den Kern im Verlauf der telophasischen Restitution kann als Möglichkeit in Betracht gezogen werden.

Beispiele:
- Große Glykogeneinschlüsse in Leberzellkernen (*»Kernglykogen«, »Lochkerne«*), wie sie vor allem bei Diabetes mellitus in Erscheinung treten.
- *Eiweißtropfen,* entsprechend den *Russell'schen Körperchen* (S. 49), in Kernen von Plasmozytomzellen (S. 1222).
- *Fettreiche Plasmainklusionen* in Kernen (z. B. Pankreas), u. a. beim Reye-Syndrom (S. 723).

Proteinkristalle im Kerninnern, die manchmal nur mit Hilfe des Elektronenmikroskops erkannt werden können, bilden sich vielleicht auch aus normalerweise eingedrungenem, zur Koppelung mit Nukleinsäuren bestimmten, aber im Überschuß vorhandenem Eiweiß. Besondere Formen echter *Kerneinschlüsse* bilden sich bei *Schwermetallvergiftungen,* wobei daran gedacht wird, daß die Schwermetalle in den Kern eindringen und dort eine Veränderung der Proteine hervorrufen können.

Beispiel:
- *Kerneinschlüsse* in Nierenepithelien, Osteoklasten und anderen Geweben bei *Blei- oder Wismuth-Vergiftungen;* sie bestehen im wesentlichen aus dem Schwermetall und einer unlöslichen sauren Fraktion der Kernproteine.

c) *Virusbedingte Kerneinschlüsse* (sog. *Kerneinschlußkörper*) entstehen einmal dann, wenn *Viren* in kristallartiger Anordnung *im Karyoplasma* liegen.

Beispiele: Kerneinschlüsse bei
- Befall mit *Adenovirus 3 und 4*
- Zytomegalie

Zum weitern kann es sich um *Proteinkugeln* handeln, die bei der intranukleären Virusvermehrung entstanden sind.

Beispiel:
- Intranukleäre Proteinkugeln bei *Herpes* oder bei der *Warze.*

Schließlich kennt man mit Kerneinschlüssen vergleichbare Veränderungen, die als *Reaktion auf einen zytoplasmatischen Virusbefall* gedeutet werden.

»Kernödem«

Dies ist eine vielerorts übliche Bezeichnung für einen relativen Wasserreichtum der Kerne, wie er beispielsweise bei der oben erörterten funktionellen Kernschwellung oder bei der toxischen (degenerativen) Kernschwellung in Erscheinung tritt.

»Kernvakuolen«

Lichtmikroskopisch können sich verschiedenartige Kernveränderungen als »Vakuolen« darstellen.

Beispiel:
- *Zytoplasmainklusionen, Kernglykogen* u. a.

Veränderungen der Kernzahl

Mehrkernigkeit, d. h. das Vorhandensein von mehr als einem Kern in einer Zelle, bedeutet an sich nicht immer einen pathologischen Zustand. Abgesehen von den vielkernigen Osteoklasten und der synzytialen Schicht der Plazenta kann in diesem Zusammenhang auch auf die normalerweise anzutreffenden zweikernigen Leber- und Herzmuskelzellen hingewiesen werden. Auch die sog. »Kernreihen« im Herzmuskel, beispielsweise des Schweins, lassen sich hier aufführen. Mehrkernige Zellen können auf verschiedene Weise zustandekommen (Abb. 13 b). Eine erste Entstehungsmöglichkeit ist die *Zellfusion.*

Beispiele:
- Fusion von Histiozyten mit Bildung *mehrkerniger Riesenzellen* vom Typ der *Fremdkörperriesenzelle* oder der *Langhans'schen Riesenzelle* (bei Tuberkulose, Boeck'scher Krankheit u. a., S. 2029).
- Bildung zwei- oder mehrkerniger Zellen infolge *Zellfusion durch Einwirkung von Viren* (Sendai-Virus, Masern-Virus u. a.).

Der Mechanismus der Membranauflösung – als einer Voraussetzung der Zellverschmelzung – ist nicht geklärt. Mit Hilfe der Sendai-Viren konnten verschiedenartige, auch von ungleichen Spezies stammende Zellen vereinigt werden *(Heterokaryon).* Dieses Modellsystem eignet sich besonders zum Studium der gegenseitigen Beeinflussung von Kern und Zytoplasma. Die zweite Möglichkeit der Bildung mehrkerniger Zellen ist die *Kernteilung,* entsprechend der Mitose, *ohne anschließende Trennung des Zytoplasma* (Mitosestörung).

Beispiele:
- Auftreten *mehrkerniger Zellen* nach Bestrahlung oder Anwendung zytostatischer Mittel.
- *Bestimmte Formen* mehrkerniger Tumorzellen.
- *Familiäre Riesenzellen-Hepatitis,* der vermutlich eine angeborene Stoffwechselstörung zugrunde liegt (Enzymdefekt?).
- Vielkernigkeit der Erythroblasten bei der dyserythropoietischen Anämie Typ I (bis zwei Kerne) und II (auch mehr als zwei Kerne).

Kleinkerne (Satellitenkerne, Karyomere)

Hier handelt es sich um kleine, kernartige Gebilde mit entsprechendem Aufbau und eigener Kernhülle, die neben dem normal aussehenden Kern im Zytoplasma liegen. Als Ursache kommen vor allem Chromosomenabsprengungen in Frage.

Beispiele:
- *Karyomere in Tumorzellen* bei Vorhandensein zahlreicher pathologischer Mitosefiguren im bösartigen Geschwulstgewebe.
- *Satellitenkerne in Lymphozyten* werden noch während Wochen und Monaten, in einzelnen Zellen sogar Jahren, nach ionisierender Ganzkörperbestrahlung nachgewiesen.

Kernlosigkeit

Kernlose zytoplasmatische Gebilde sind durchaus lebensfähig, wie das Beispiel der Erythrozyten und Thrombozyten zeigt. Unter pathologischen Bedingungen kann dann und wann eine Abtrennung von Zytoplasmateilen von der Zelle beobachtet werden, beispielsweise bei Tumoren. Durch Hitzeeinwirkung abgetrennte Zytoplasmafragmente von Granulozyten zeigen noch erhaltene Beweglichkeit und Chemotaxis.

Kernuntergang: Karyopyknose, Karyorrhexis und Karyolyse

Definitionen: Karyopyknose, Karyorrhexis und Karyolyse sind lichtmikroskopisch definierte Erscheinungsformen eines Kernuntergangs.
Karyopyknose: Verkleinerung, Abrundung und starke Verdichtung des Kerns mit Verwischung (»Homogenisierung«) der Kernstruktur und intensiver Färbbarkeit durch basische Farbstoffe (z. B. Hämatoxylin, Methylenblau, Gallozyaninchromalaun) oder die Feulgen-Reaktion. Die pyknotischen Kerne sehen oft wie kleine, sehr dunkle Kugeln aus.
Karyorrhexis: Veränderungen ähnlich denjenigen bei Karyopyknose, jedoch Fragmentierung des Kerns in mehrere, ebenfalls abgerundete »Bruchstücke«, die vorerst am Ort des Kerns, später auch im Zytoplasma verstreut angetroffen werden.
Karyolyse: Verlust der Färbbarkeit des Kerns durch basische Farbstoffe. Meistens läßt sich die Kernmasse noch schattenhaft erkennen, sei es als ganzes, sei es in Form von Bruchstücken.

Diesen Kernveränderungen kommt in der Pathologie deshalb eine so große Bedeutung zu, weil sie im lichtmikroskopisch beurteilbaren Gewebeschnitt die Feststellung eines kurze Zeit vorausgegangenen Zelltodes erlauben. Nukleäre Strukturbilder, wie sie bei der *degenerativen Kernschwellung* oder der *Kernwandhyperchromasie* auftreten, gehen in vielen Fällen zeitlich der Ausbildung von *Karyopyknose, Karyorrhexis* oder *Karyolyse* voraus, sind aber hinsichtlich ihres Aussagewertes über den Zelluntergang nicht in gleichem Maße zuverlässig wie die letzteren.
Die verschiedensten Formen von Zelluntergang äußern sich früher oder später in der Ausbildung von Karyopyknose, Karyorrhexis oder Karyolyse.

Ein sog. »explosiver« Zelltod, der innerhalb kürzester Zeit die Kernreste derart zum Verschwinden brächte, daß sie morphologisch nicht mehr nachweisbar wären, ist unseres Wissens in vivo nie mit Sicherheit beobachtet worden.

In vielen Geweben von Säugern dauert es mehr als eine Stunde, bis die lichtmikroskopisch als solche erkennbaren Kernreste verschwinden.
Im *elektronenoptischen Bild* lassen sich degenerative Kernveränderungen früher als lichtmikroskopisch erfassen. Schon im Verlauf von weniger als einer Viertelstunde nach Einwirkung eines zelltötenden Agens zeigt sich hier eine Segregation von Chromatinfibrillen und -granula, gefolgt von einer Kondensation derselben, ferner einem Auseinanderrücken der verdichteten Chromatinareale unter Freigabe größerer, wenig elektronendichter Gebiete mit interchromatinischer Substanz. Stark kondensierte Chromatinanteile finden sich mit Vorliebe entlang der Kernmembran und um die Nukleolen herum. Phasenkontrastoptische Untersuchungen an lebenden Zellen haben deutlich gemacht, daß eine solche Kernwandhyperchromasie, wenigstens in einem Teil der Fälle und bis zu einem gewissen Grad, reversibel sein kann. Kommt es aber zum Zelluntergang, stellt sich unter Wasseraustritt eine allgemeine, schwere Kondensation des bereits veränderten Chromatins ein (Karyopyknose), das überdies in mehrere Fragmente aufgeteilt sein kann (Karyorrhexis). Bei der Karyolyse finden sich nach Ablauf der Frühveränderungen im Strukturbild des Kerns zunehmend kleinste Bruchstücke des Kernmaterials, ohne daß es zu einer allgemeinen Verklumpung desselben käme (Abb. 14).

9.2. Ribosomen, Polyribosomen und granuliertes endoplasmatisches Retikulum

Ribosomen bestehen aus rRNA (40–60%) sowie einer heterogenen Gruppe von Proteinen (60–40%: Strukturproteine, Enzyme, Regulationsfaktoren) und sind Bestandteile des zytoplasmatischen Apparats, der die Eiweißsynthese besorgt. Im elektronenoptischen Bild erscheinen die *monomeren Ribosomen* als rundliche Strukturen mit einem Durchmesser von 15–25 nm. Als Einzelelemente findet man sie da und dort in der zytoplasmatischen Matrix verstreut, ohne daß sie in dieser Form an der Produktion von Eiweißmolekülen beteiligt wären. Zur Proteinsynthese lagern sich die aus je einer größeren und einer kleineren Untereinheit aufgebauten monomeren Ribosomen spiralförmig aneinander, wobei sich durch geeignete Methoden ein durchgehendes, mRNA- und eiweißhaltiges Filament darstellen läßt, das die gewundene Kette der Ribosomen durchzieht: Diese Gebilde heißen *Polyribosomen (Polysomen).* Die Zahl der in einem Polyribosom vorhandenen Ribosomen steht mit der Länge der zu bildenden Proteinmoleküle in Beziehung. Werden sog. Exportproteine gebildet, finden sich die Polyribosomen an die Membranen des endoplasmatischen Retikulums angelagert, in dessen Spalträume oder Zisternen die neugebildeten Polypeptidketten austreten. Dies ist das sog. *rauhe (granulierte) endoplasmatische Retikulum* (RER) oder *Ergastoplasma.*

Strukturelle und färberische Hinweise auf kräftige oder geringe zelluläre Proteinsynthese und -sekretion

Bei der lichtmikroskopischen Betrachtung von Zellen wird dem Grad der *zytoplasmatischen Basophilie* stets besondere Beachtung geschenkt: Er *entspricht der sog. Volumendichte der Ribosomen* und kann in der Regel als ein *Maß der Proteinsyntheserate* angesehen werden, gleichgültig, ob es sich um die Produktion von Strukturproteinen oder Exportproteinen handelt. Einschränkend müssen wir allerdings hervorheben, daß die Produktion von Eiweiß zurückgehen kann, bevor sich dies in einer Verminderung der zytoplasmatischen Basophilie äußert.

Beispiele:
- *Fibroblasten* mit kräftiger Protokollagen-Synthese zeigen einen stärkeren Grad zytoplasmatischer Basophilie als solche, die nur wenig an der Faserneubildung beteiligt sind. Eine besonders starke Vermehrung von Polyribosomen – und damit des Basophiliegrades – findet sich indessen in denjenigen Fibroblasten, die sich in Proliferation befinden, d. h. auf die Zellteilung vorbereiten.
- In der *Erythroblastenreihe* nimmt mit steigender Differenzierung die Volumendichte der Polyribosomen – und damit der Grad der zytoplasmatischen Basophilie – ab, entsprechend der allmählichen Verminderung der Hämoglobinsynthese.
- Bei *bösartigen Geschwülsten* beobachtet man häufig eine enge Beziehung zwischen der Proliferationstätigkeit (z. B. erkenn-

bar am Mitoseindex) einerseits und der Volumendichte der Polyribosomen bzw. dem Grad der zytoplasmatischen Basophilie andererseits. Hier steht die Neusynthese zelleigener Proteine im Zusammenhang mit der Vergrößerung des Zellvolumens und der anschließenden Zellteilung im Vordergrund.
- In Proliferationsruhe befindliche Zellen, die reichlich Exportproteine bilden, weisen ein kräftig entwickeltes RER auf: z. B. *exokrine Pankreaszellen, Leberzellen, Osteoblasten, Plasmazellen.* Lichtmikroskopisch ist auch hier das Zytoplasma stark basophil.

Die Frage, ob eine an der Produktion von Exportproteinen beteiligte Zelle reichlich oder nur wenig Eiweiß synthetisiert und ausschleust, läßt sich besser elektronen- als lichtmikroskopisch beurteilen.

Beispiel:
- In Zellen, die eine *intensive Proteinsynthese und -sekretion* aufweisen, sind die Zisternen des granulierten endoplasmatischen Retikulums meistens etwas dilatiert und enthalten wenig elektronendichtes Material. In solchen Fällen findet sich auch ein kräftig entwickelter Golgi-Komplex (S. 52), über den der Transport des neugebildeten Materials nach außen in der Regel erfolgt.

Störungen in Aufbau und Funktion der Ribosomen und Polyribosomen sowie des rauhen endoplasmatischen Retikulums

Eine krankhaft verminderte Proteinsynthese kann auf ganz verschiedenen Mechanismen beruhen (S. 71). Ein *Mangel an Substraten,* wie er bei Hungerzuständen bzw. Mangelernährung in Erscheinung tritt, äußert sich u. a. in einer *zahlenmäßigen Verminderung der Einzelelemente des ribosomalen und/oder ergastoplasmatischen Apparats.* Ähnliche Befunde erhebt man an *alten Zellen.* Bei gewissen *Tumorzellstämmen,* z. B. bei den langsam wachsenden Morris-Hepatomen der Ratte, wo sich eine tumor-individualtypische Vereinfachung des granulierten endoplasmatischen Retikulums feststellen läßt, liegt der Grund der Vereinfachung des Ergastoplasmas wahrscheinlich in der *geringeren Differenzierung* dieser Zellen im Vergleich zu normalen Hepatozyten. Unter zahlreichen pathologischen Bedingungen findet sich elektronenoptisch eine *Desaggregation (Dissoziation) von Polyribosomen.* Dabei kann es sich sowohl um freie als auch um membrangebundene Polyribosomen handeln. Die letzteren zeigen dann eine Ablösung eines Großteils der Ribosomen von der Membran, während einzelne Ribosomen membranbeständig bleiben können.

Beispiele möglicher Ursachen einer Desaggregation von Polyribosomen:
- *Sauerstoffmangel*
- Mangelernährung
- Eine *große Zahl zellschädigender Substanzen.* Als relativ spezifische Hemmstoffe der Proteinsynthese werden in der experimentellen Pathologie vor allem Puromyzin und Zykloheximid verwendet.

Abnorme Ribosomen-Lamellen-Komplexe treten in den »hairy cells« der sog. »leukämischen Retikuloendotheliose« auf (S. 1216), ohne daß über ihre Entstehungsweise etwas bekannt wäre.
Nicht selten enthalten stark *ausgeweitete Zisternen* des granulierten endoplasmatischen Retikulums elektronendichtere, offensichtlich eingedickte Proteinmassen, die sich sogar in kristalliner Form zeigen können. Man darf annehmen, daß es in solchen Fällen zu einer *Ausschleusungsstörung* gekommen ist.

Beispiel:
- *Russell'sche Körperchen der Plasmazellen,* die kristallin zusammengelagerten Immunglobulinketten entsprechen.

Das Umgekehrte, eine *überstürzte Entleerung des Inhalts des granulierten endoplasmatischen Retikulums,* läßt sich beispielsweise in Speicheldrüsen der Ratte durch Injektion von Proterenol zu Beginn der Essenszeit erzielen. Anschließend – und nur nach vorausgehender Entleerung der Exportproteinspeicher – setzt eine deutlich verstärkte Eiweißsynthese ein.
Die wichtigsten Veränderungen der Polyribosomen und des granulierten endoplasmatischen Retikulums sind schematisch in Abb. 17 dargestellt.

9.3. Glattes endoplasmatisches Retikulum

Das glatte endoplasmatische Retikulum (GER) baut sich aus Zisternen und Röhrchen (Tubuli) auf, die durch eine 50–60 Å dicke Membran von der zytoplasmatischen Matrix getrennt sind und im Gegensatz zum RER keine membranständigen Polyribosomen aufweisen. Wenigstens zeitweise finden sich Kommunikationen zwischen den Hohlräumen des RER und GER sowie anderen Teilen des sog. zytokavitären Systems. Zu den Hauptfunktionen des GER gehören – beispielsweise in Zellen der Nebennierenrinde und in Leydigschen Zwischenzellen – die Steroidsynthese, in Leberzellen die Synthese von Gallensäuren, die Glukuronidierung von Bilirubin sowie die metabolische Veränderung vieler Medikamente und anderer Substanzen. Ferner ist das GER auch Bestandteil des Hohlraumsystems, über das im RER gebildete Proteine und anderes, z. T. auch von außen aufgenommenes Material innerhalb des Zytoplasmas verschoben (transportiert) wird (Abb. 18).

Eine *Ausweitung der Zisternen und Tubuli des GER* kann Ausdruck einer gesteigerten metabolischen Aktivität und/oder einer Vermehrung des intrazellulären Transports bestimmter Substanzen (Proteine, Lipide u. a.) sein. Hier haben wir es jedoch in der Regel nur mit einer leichten Dilatation zu tun. Eine starke, vakuolige Erweiterung der Hohlräume des GER tritt dagegen bei einer ganzen Reihe pathologischer Zustände mit gestörtem Zellstoffwechsel in Erscheinung (»vakuolige Degeneration«, S. 77).

Beispiele:
- Versagen der Transportfunktionen zellulärer Membranen, z. B. bei *akutem, schwerem Sauerstoffmangel.*
- Dilatation der Hohlräume des GER von Leberzellen bei *länger dauerndem Erbrechen.*

Eine *Vermehrung des GER* (Zunahme der Volumendichte und der inneren Oberflächendichte) gehört zu den wohlbekannten Reaktionen von Zellen, insbesondere der Leberzellen, auf gewisse Arzneimittel und weitere körperfremde Substanzen. Eine solche Hyperplasie (S. 155) des GER kann in verschiedenen Zytoplasmagebieten stattfinden und geht oft – aber keines-

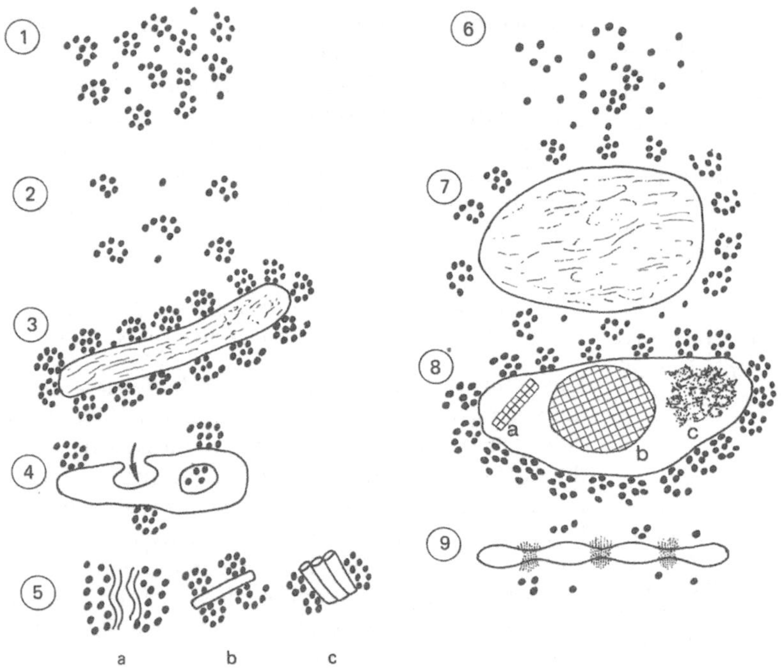

Abb. 17. Einige *pathologische Veränderungen der Ribosomen, der Polyribosomen und des granulierten (rauhen) endoplasmatischen Retikulums (RER).*

1. *Vermehrung der Zahl der Polyribosomen* bei gesteigerter Synthese von Strukturproteinen (z. B. proliferierende Tumorzellen) und/oder Enzymen (z. B. bei »Enzyminduktion«, S. 22). Die Anhäufung von Polyribosomen, z. T. auch freien Ribosomen, kann diffus im Zelleib oder an besonderen Stellen (u. a. perinukleär, perimitochondrial) erfolgen.
2. *Verminderung der Zahl der Ribosomen und Polysomen,* z. B. bei Störungen der Transskription in den Nukleolen und/oder der Ausschleusung der Ribosomen aus dem Kern in das Zytoplasma, ferner bei Alterung der Zellen, bei Übergang in Proliferationsruhe u. a. m.
3. Ausbildung eines *kräftig entwickelten granulierten endoplasmatischen Retikulums,* z. T. auf Kosten der freien Polysomen, z. B. bei zunehmender Proteinsekretion (Plasmoblasten – Proplasmozyten, nicht laktierende – laktierende Mammadrüsenzellen u. a.). Die Neuentwicklung von RER erfolgt u. a. durch Ausstülpungen des perinukleären Spaltraumes.
4. *Mikrosequestration (intrazisternale Sequestration) von RER-Teilen,* z. B. in Pankreaszellen bei Kwashiorkor (S. 657).
5. a) *Lamellen-Ribosomenkomplexe* (s. Text). b) *Proteinkristalloide* im Bereich von Polysomen, z. B. in leukämischen Lymphozyten nach Behandlung mit Vinblastinsulfat. c) *Tubuläre Strukturen,* u. a. bei viralen Infekten, Autoimmunkrankheiten (S. 1137), malignen Lymphomen und anderen Neoplasien.
6. *Desaggregation (Dissoziation) von Polysomen,* u. a. unter dem Einfluß einer schweren Hypoxie, Mangelernährung oder toxischer Substanzen (z. B. auch die Proteinsynthese-Hemmer Puromyzin und Zykloheximid).
7. *Dilatation des RER* bei Zellschwellung (S. 76), hier z. T. verbunden mit Desaggregation und Ablösung der Polysomen von der Membran.
8. Intrazisternale *Protein-Parakristalloide bzw. -Kristalle* (a), *Russell-Körper* (b, in Plasmazellen) und *amorphe Eiweißmassen* (c), wahrscheinlich infolge Transport- bzw. Sekretionsstörung.
9. *Membranae anulatae,* z. B. in Epithelkörperchen-Adenomzellen; über ihre Bedeutung ist wenig bekannt.

Einige Autoren vermuten, daß eine Degeneration von RER an der Entstehung der Mallory-Körper (S. 89) beteiligt sei

wegs immer – mit einer gesteigerten Aktivität der »entgiftenden« Enzyme einher.

Beispiele:

- Zu den am besten untersuchten Modellsystemen dieser Art zählt die Induktion einer GER-Vermehrung in Leberzellen von Ratten durch wiederholte Gabe gewisser lipidlöslicher Pharmaka, wie *Phenobarbital.* Eine damit vergleichbare Wirkung haben im Tierversuch Substanzen wie DDT-Präparate (*D*ichlor-*d*iphenyl-*T*richloräthen) oder gewisse kanzerogene Verbindungen, z. B. 3-Methylcholatren, Nitrosamin u. a. m.
- Die Verabreichung bestimmter Dosen von *D-Galaktosamin-HCl* führt im Tierversuch ebenfalls zu einer Vermehrung des GER in den Leberzellen, bewirkt aber keine Änderung der metabolischen Aktivität der mikrosomalen Fraktion in bezug auf den Abbau anderer Substanzen, wie Phenobarbital.
- Im Tierexperiment läßt sich durch eine Ligatur des Ductus choledochus eine *Gallenstauung* und – zeitlich etwas verzögert – eine Vermehrung des GER der Leberzellen erzielen.
- *Chronischer Alkoholismus,* verbunden mit einer bestimmten Kohlenhydratdiät, ruft in den Leberzellen von Rhesusaffen eine starke Vermehrung des GER hervor.
- Das Auftreten von »*ground-glass*« *Hepatozyten* bei *Hepatitis B* beruht teilweise auf einer Vermehrung des GER, in dessen Räumen sich Anteile des Hepatitis B-Virus oder virale Produkte finden können.

Eine *Verminderung des GER* beobachten wir bei verschiedenartigen Zellschädigungen. Oft wird die durch

---

Abb. 18 a u. b. *Veränderungen des glatten endoplasmatischen Retikulums (GER) und des Golgi-Komplexes.*

a *GER:*

1. *Hyperplasie des GER,* wobei aus dem z. T. tubulären oder kleinvesikulären *Typ 2* **a** der vesikuläre, honigwabenartige *Typ 1* **b** hervorgeht. Diesem Bild begegnet man vor allem nach Enzyminduktion (z. B. in Leberzellen durch Medikamente, wie Barbiturate, Antihistaminika, Phenylbutazon,

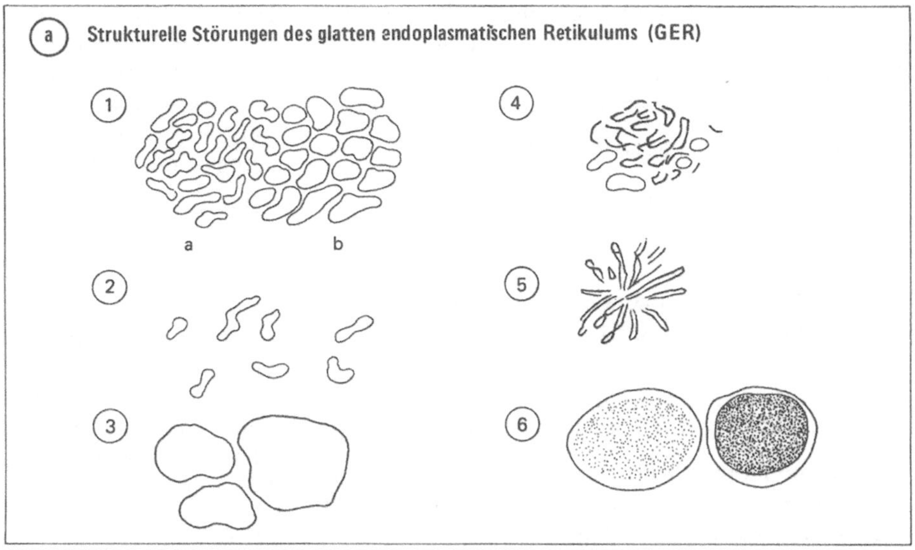

Abb. 18a

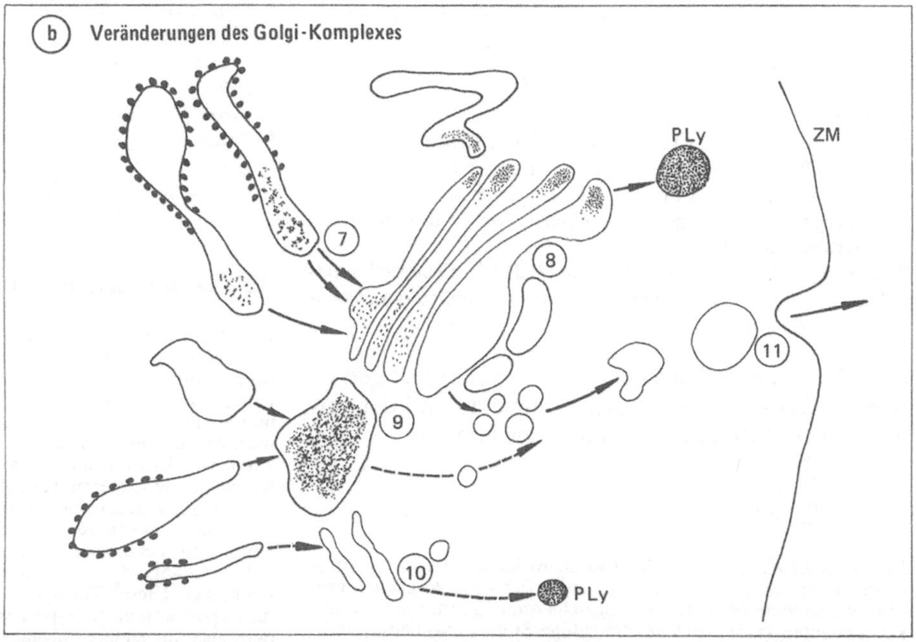

Abb. 18b

Tolbutamid, orale Kontrazeptiva u. a.), ferner nach Intoxikationen verschiedener Art und bei chronischem Alkoholismus. Ein hyperplastisches GER geht nicht immer mit erhöhter Enzymatiktivität einher (vgl. dazu *»hypoaktives, hypertrophisches GER«,* z. B. bei Cholestase).

2. *Verminderung des Volumenanteils des GER* am Zytoplasma, wie man sie etwa bei Leberzellen nach Einwirkung toxischer Substanzen oder bei alten Individuen antrifft.
3. *Vakuoläre Dilatation des GER* (s. vakuoläre bzw. hydropisch-vakuoläre Umwandlung des Zytoplasmas, S. 77), die man u. a. bei Hypoxie-bedingter Zellschwellung beobachten kann.
4. *Degeneration und Fragmentation des GER,* die durch verschiedenste toxische Einflüsse hervorgerufen werden.
5. *Strahlige Umformung des GER* (Toga-Virus-Infektion, Zellkultur).
6. *Ansammlung von Proteinen, Lipoproteinen und/oder Lipiden* im GER z. B. von Leberzellen (chronischer Alkoholismus u. a.).

b *Golgi-Komplex:*

7. Bei *verstärkter Proteinproduktion* im RER füllt sich der Golgi-Komplex in kurzer Zeit mit den entsprechenden Eiweißen an; hält die Ausscheidung mit der Neubildung dieser Substanzen nicht Schritt, kommt es zu einer Dilatation (s. 9) der Hohlräume.
8. *Hyperplasie des Golgi-Komplexes,* oft verbunden mit 7, ferner mit einer Hyperplasie des GER und/oder der Lysosomen.
9. *Speicherungsphänomene im Golgi-Komplex* bei erhöhtem Anfall und/oder ungenügender Ausschleusung verschiedenster Substanzen (z. B. Bilirubin in Leberzellen bei Cholestase, IgM bei nichtsekretorischem Morbus Waldenström (S. 1223), Mukopolysaccharide bei Mukopolysaccharidosen (S. 964, u. a.).
10. *Kollaps und Atrophie des Golgi-Komplexes* bei Veränderungen, die dem Gegegenteil von den unter 7 vermerkten entsprechen (z. B. bei Hungerzuständen und anderen Störungen mit herabgesetzter Synthese von Exportproteinen, lysosomalen Enzymen u. a. (S. 654)).
11. *Sekretionsstörungen* beruhen vielleicht z. T. auf einer mangelhaften Produktion von Kohlenhydraten und/oder Koppelung derselben im Golgi-Apparat mit Proteinen u. a.

PLy = Primäre Lysosomen. ——→ hohe bzw. normale } Transportrate
ZM = Äußere Zellmembran. - - - -→ geringe

die Noxe eingeleitete Reduktion dieses Systems durch eine Fragmentation, Vesikulierung und einen schließlichen Zusammenbruch eines Teils des endoplasmatischen Zisternen- und Tubulusapparats eingeleitet.

Beispiele von Ursachen einer Reduktion des GER in Leberparenchymzellen:
- *Gifte,* wie CCl_4, HgCl oder Äthionin.
- *Hungerzustände.*
- *Schwerer Alkoholismus.*

Hie und da begegnet man *ungewöhnlichen strukturellen Veränderungen* des GER.

Beispiel:
- Gewisse Arbo-*Viren* (z. B. Togavirus) verursachen in Zellkulturen eine merkwürdige, z. T. strahlige Umformung des GER.

Die *Ansammlung von Proteinen, Lipoproteinen, Lipiden oder anderen Substanzen im Hohlraumsystem des GER* deutet auf eine Störung im Transport der darin enthaltenen Substanzen hin. Diese kann ihre Ursache in einer vermehrten Synthese bzw. Zufuhr und/oder in einem verminderten Abfluß haben.

Beispiele:
- Nach Verabreichung von *Äthionin* findet sich im GER von Leberzellen der Ratte eine Vermehrung von Lipoprotein, während der Golgi-Komplex fast leer erscheint. Dies wurde als Folge einer Transportunterbruchs zwischen diesen beiden Strukturen gedeutet.
- Eine Ansammlung von Lipiden im GER von Leberzellen des Menschen gehört zu den häufigen Beobachtungen bei *chronischem Alkoholismus.*

Abb. 18 gibt eine Übersicht über einige Störungen im Bereich des GER, des Golgi-Komplexes und der verschiedenen Arten zytoplasmatischer Granula.

9.4. Golgi-Komplex

Der juxtanukleär gelegene Golgi-Komplex kann mit einer »Durchgangsstation« für gewisse Exportprodukte der Zelle verglichen werden, wobei einerseits den durchgeschleusten Substanzen weitere Komponenten (z. B. kohlenhydrathaltige Stoffe) angehängt, andererseits zusätzlich membranhaltige Strukturen (Vesikeln, »Verpakkungseinheiten«) bereitgestellt werden. Der äußere Anteil des Golgi-Komplexes besteht aus Sacculi, die von einer dünnen (50–60 Å), mit spärlichen Porenkomplexen besetzten Membran begrenzt sind und Substanzen enthalten, die beispielsweise OsO_4 reduzieren können. Offenbar handelt es sich hier um den Entstehungsort der Sacculi, die dann nach dem Zentrum des Golgi-Komplexes zu verschoben werden und dabei eine Membranverdickung (auf 80–90 Å) und eine Differenzierung im Sinn zusätzlicher Enzymaktivitäten erfahren (z. B. Thiaminpyrophosphatase, Nukleosid-Diphosphatase). Wenigstens zeitweise zeigen die Sacculi an der Außen- wie an der Innenseite des Golgi-Komplexes Kommunikationen mit dem endoplasmatischen Retikulum einerseits und Vesikeln andererseits *(Golgi-verbundenes endoplasmatisches Retikulum (GER)),* aus denen wahrscheinlich u. a. die Lysosomen, Melanosomen und gewisse andere Granula entstehen. Im Zentrum des Golgi-Komplexes findet sich in teilungsfähigen Zellen das Diplosom (= Zentrosom der Lichtmikroskopie).

Einen besonders *kräftig ausgebildeten Golgi-Komplex* treffen wir in Zellen, die reichlich Exportsubstanzen, insbesondere Proteine, synthetisieren und sezernieren.

Beispiele:
- Antikörperbildende *Plasmazellen.*
- Protokollagenbildende *Fibroblasten* und *Osteoblasten.*

Eine *Verkleinerung des Golgi-Komplexes,* verbunden mit einer Verminderung der Zahl seiner Komponenten, beobachtet man dann, wenn vorher synthetisch und sekretorisch aktive Zellen – sei es spontan, sei es infolge Schädigung – in dieser Hinsicht einen Leistungsabfall erfahren.

Beispiele:
- *Hungerzustände,* insbesondere auch Eiweißmangel.
- *Schäden,* wie auf S. 61 vermerkt.

Eine *Speicherung* von Produkten des RER und anderer für die Ausschleusung aus der Zelle bestimmten Substanzen findet sich immer, wenn die Sekretion mit dem Anstrom solcher Stoffe nicht Schritt hält. Besonders deutlich erkennt man solche Ansammlungen von Material verschiedener Art in den Golgi-verbundenen Vesikeln.

Beispiele:
- Gallenhaltige Vesikeln in Leberzellen bei *Gallenstauung* (Cholestase).
- Speicherung von Immunglobulin M auch im Bereich des Golgi-Komplexes beim sog. *nicht-sekretorischen Morbus Waldenström* (S. 1223).
- Ansammlung von Dermatan- und Heparansulfat u. a. im Golgi-Bereich bei der *Mukopolysaccharidose* 1 (Pfaundler-Hurler'sche Krankheit), beruhend auf einem Defekt der α-L-Iduronidase (S. 965).

9.5. Sekretionsgranula

Die Hauptbestandteile des Inhalts endokriner und exokriner Granula, insbesondere Polypeptide und Proteine, werden im RER synthetisiert, über sog. Transportvesikeln in die äußeren Sacculi des Golgi-Komplexes transportiert, im Golgi-Hohlraumsystem konzentriert und allenfalls mit weiteren Substanzen verbunden, um schließlich – nach Abtrennung von den inneren Sacculi des Golgi-Komplexes – in kleinen und später durch Fusion größeren Sekretionsgranula zu erscheinen. Die letzteren werden durch sog. Exozytose (S. 69) aus der Zelle ausgeschleust oder über längere Zeit gestapelt. In manchen endokrinen Zellen zeigen die Granula elektronenoptisch, je nach dem Inhalt, ein unterschiedliches Bild (z. B. glukagonhaltige α-Granula, insulinhaltige β-Granula und δ-Granula der Inselzellen des Pankreas). Dieser Transport- und Verarbeitungsweg gilt nicht nur für Exportproteine und -polypeptide (z. B. Polypeptidhormone) sondern auch für andere Substanzen.

Bei *verstärkter sekretorischer Tätigkeit einer Zelle nimmt,* abgesehen von den bereits besprochenen Veränderungen des endoplasmatischen Retikulums und des Golgi-Komplexes, auch *die Zahl der Granula zu.* Der Inhalt granulatragender Bläschen zeigt aber eine geringere Kondensation als in weniger aktiven Zellen. Damit steht die seit langem bekannte Tatsache in Beziehung, daß die lichtmikroskopisch erkennbare *Färbbarkeit* (Farbintensität) von Granula in Zellen mit gesteigerter sekretorischer (bzw. inkretorischer) Tätigkeit *geringer* ist als in solchen mit *schwacher Sekretionsleistung.* In den letzteren zeigen die Granula eine mehr oder weniger ausgeprägte *Speicherform.* Sehr wahrscheinlich beruhen diese Unterschiede auf einem ungleich starken Umsatz des Zellprodukts, verbunden mit raschem oder langsamen Transport innerhalb der Zelle. Bei hoher Umsatzrate besteht offenbar eine geringere Verdichtungsmöglichkeit innerhalb der Bläschen.

Beispiele:
- Große Zahl schwach färbbarer Granula in Zellen eines *hormonal stark aktiven eosinophilen Adenoms des Hypophysenvorderlappens* (S. 394).
- Bei einem *Kortisol-produzierenden Nebennierenrindentumor* oder nach *Kortisoltherapie* zeigen die *ACTH-bildenden* β_1-Zellen des Hypophysenvorderlappens infolge sog. negativer Rückkoppelung eine Verminderung der Zahl, jedoch eine verstärkte Färbbarkeit der sekretorischen Granula.

Zahl und Art bestimmter zytoplasmatischer Granula geben auch Aufschluß über die *Herkunft und den Differenzierungsgrad von Zellen.* Eine derartige Beurteilung hat in der Tumordiagnostik große Bedeutung.

Beispiele:
- Falls sich in *Inselzelladenomen oder -karzinomen* (S. 395) färbbare Granula nachweisen lassen, kann mit Wahrscheinlichkeit eine Aussage über die Zellart (α, β oder δ-Zellen) gemacht werden.
- Gewisse Bronchialtumoren (*Karzinoidtyp des Bronchialadenoms, sog. Oat-cell-Karzinom,* S. 266) zeigen im elektronenoptischen Bild das Vorhandensein intrazytoplasmatischer Granula, ähnlich denjenigen der argentaffinen Kultschitzky-Zellen im Epithel. Es wird daher vermutet, daß sich diese Tumoren von der genannten Zellart im Bronchialgebiet herleiten.

9.6. Schleimvakuolen

Der Proteinanteil der epithelialen Schleime (Muzine, z. T. Mukoide) wird im RER synthetisiert und in den Golgi-Komplex überführt, wo den Eiweißmolekülen zahlreiche Oligosaccharidseitenketten und auch schwefelhaltige Stoffe angehängt werden. Sie finden sich dann als elektronenmikroskopisch feingranulierter und z. T. feinfilamentöser Inhalt in den Sekretgranula. Die Ausschleusung des Schleims erfolgt ähnlich wie bei den oben erwähnten Sekretionsgranula.

Bei *gesteigerter Schleimproduktion und -absonderung* beobachtet man in den Schleimzellen ein kräftig entwickeltes RER und einen gut ausgebildeten Golgi-Komplex. Zahl und Größe der Schleimvakuolen hängen dabei in erster Linie davon ab, ob kurze Zeit vor der Untersuchung größere Mengen von Mukoid ausgeschieden worden waren oder nicht. Besonders *große Schleimvakuolen* finden sich u. a. bei Zuständen, die durch die Sekretion eines besonders *zähen Schleims* gekennzeichnet sind. Man denkt an die Möglichkeit, daß die erhöhte Viskosität der Mukoide in solchen Fällen veränderte intrazelluläre Transportverhältnisse schafft.

Beispiel:
- Große Schleimvakuolen in bronchialen Becherzellen bei chronischer, sog. *asthmoider Bronchitis* (S. 620) oder bei *Mukoviszidose* (S. 970).

Sehr große Schleimvakuolen können grundsätzlich auch dann entstehen, wenn bei erhaltener Synthesetätigkeit die *Ausschleusung der Mukoide gestört* ist, ohne daß es sich notwendigerweise um ein besonders visköses Material zu handeln braucht.

Beispiel:
- Bei sog. *Siegelringzellen-Karzinomen* (S. 248) finden sich überaus große intrazelluläre Schleimtropfen. Verschiedenes spricht dafür, daß hier eine wenigstens teilweise Störung der Ausschleusung vorliegt.

9.7. Melanosomen

Melanosomen entwickeln sich sehr wahrscheinlich über Zwischenstufen (Intermediärbläschen und Prämelanosomen) aus dem endoplasmatischen Retikulum und sind Sitz der Biosynthese des Melanins. Entstehungsweise und Struktur des Melanins sind noch nicht in allen Einzelheiten bekannt geworden, doch steht fest, daß Tyrosin die Ausgangssubstanz für diese Synthese darstellt. Prämelanosomen zeigen im elektronenoptischen Bild vorwiegend parallel orientierte elektronendichte Strukturen, in deren Bereich sich auch Tyrosinaseaktivität nachweisen läßt. Reife Melaningranula erscheinen fast schwarz und verhalten sich enzymatisch weitgehend inaktiv.
Die bei Afrikanern und Kaukasiern unterschiedliche Hautpigmentierung beruht in erster Linie auf genetisch bedingten Unterschieden in der Syntheserate und Ausbreitung des Melanins in den Keratinozyten und nicht so sehr auf einer ungleichen Zahl von Melanozyten.

Eine *Vermehrung von Melanosomen* in den Pigmentzellen und den Melaningranula in den benachbarten Epithelzellen der Epidermis, die das von den Melanozyten produzierte Pigment aufnehmen, kann auf verschiedene Weise zustande kommen. Fördernd in dieser Hinsicht wirken u. a. das Sonnenlicht (insbesondere Ultraviolettstrahlen, die nach neueren Angaben über einen durch Kalziferol vermittelten Mechanismus die Tyrosinase-Aktivität steigern sollen), das chemisch dem ACTH nahestehende MSH des Hypophysenvorderlappens sowie – in geringerem Maße – ACTH selbst, ferner zu einem gewissen Grad auch Geschlechtshormone. Adrenalin hemmt den Effekt von MSH und ACTH. Es ist noch nicht entschieden, ob das bei Tieren der Hautpigmentation entgegenwirkende Melatonin beim Menschen eine entsprechende Rolle spielt.

Beispiele:
- Verstärkte Hautpigmentation (Hyperpigmentation) bei der *Addisonschen Krankheit,* der eine weitgehende Zerstörung der Nebennieren zugrunde liegt. Wahrscheinlich über einen Feedback-Mechanismus kommt es dann zur vermehrten Ausschüttung von ACTH, möglicherweise auch von MSH. Vielleicht wirkt sich zudem der Mangel an Adrenalin aus.
- Hyperpigmentation der Haut bei *Hyperöstrogenismus* bzw. nach längerer Therapie mit Östrogenen.

Eine herdförmige Hyperpigmentation beruht dagegen in der Regel mehr auf einer unregelmäßigen Verteilung der Pigmentzellen, als auf Veränderungen in Zahl und Melaningehalt der Melanosomen.
Ein *allgemeiner Mangel an melaninhaltigen Melanosomen* in den Melanozyten kann auf einem Enzym- und/oder Substratmangel beruhen.

Beispiele:
- Sog. *Albinismus* infolge genetisch bedingten Tyrosinasemangels (S. 891)
- *Kwashiorkor,* eine vor allem in Afrika und Indien bekannte Proteinmangelkrankheit, geht mit deutlicher Hypopigmentation einher (S. 656).

Störungen in der Melanosomenbildung und der Melaninausschleusung finden sich u. a. bei seltenen Krankheiten und den bösartigen Melanomen (Melanozytengeschwülste, S. 263).

Beispiele:
- Bei dem autosomal-rezessiv vererbten *Chediak-Higashi-Syndrom* besteht nicht nur eine strukturelle und funktionelle Stö-

rung der Lysosomen (S. 1319), sondern auch eine Hypopigmentation. Elektronenoptisch findet man Riesenbläschen, vermutlich infolge gestörter Fusion mit anderen Vesikeln und/oder der Zellmembran, verbunden mit einer Behinderung der Melaninabgabe an die Nachbarzellen in der Epidermis.

- *Undifferenzierte maligne Melanome* zeigen oft einen Mangel an Melanosomen (z. B. »amelanotische Melanome«). Vorstufen derselben können mit Hilfe der Dopa-Reaktion erkannt werden.

Ein umschriebener Pigmentmangel in der Haut läßt sich in der Regel auf ein Fehlen von Melanozyten zurückführen und nicht auf einen Mangel an Melanosomen in vorhandenen Pigmentzellen.

9.8. Mastzellen-Granula, Granula der basophilen Granulozyten

Im Gegensatz zu manchen anderen zytoplasmatischen Granula zeigen die Mastzellengranula im elektronenoptischen Bild eine charakteristische Strukturierung mit zylindrischen Bildungen, die von elektronendichten Lamellen spiralig umwickelt sind. Die letzteren bestehen aus palisadenförmig angeordneten, parallel liegenden Untereinheiten. Beim Menschen enthalten diese Granula Histamin und Heparin (S. 1267).

Die sog. *Degranulierung der Mastzellen,* mit entsprechender Freisetzung des gefäßaktiven Histamins und des gerinnungshemmenden Heparins, spielt bei entzündlichen und immunpathologischen Prozessen eine erhebliche Rolle (S. 1099).
Die Art der Degranulierung darf nicht einfach einer Sekretion gleichgesetzt werden, da wenigstens ein Teil der Mastzellen kurze Zeit nach dem Granulaverlust eine Kernfragmentation aufweist und zugrunde geht.
Die sog. *Schollenleukozyten* (globuläre Leukozyten), die in Schleimhäuten verschiedener Säuger vorkommen, enthalten große azidophile zytoplasmatische Granula, die sowohl färberisch wie in ihrer chemischen Zusammensetzung von den typischen Mastzellengranula abweichen. Die Funktion dieser Elemente ist noch nicht geklärt.
Die Granula der *basophilen Granulozyten* enthalten ebenfalls Histamin und Heparin. Die Beziehungen zwischen basophilen Granulozyten und Mastzellen sind noch nicht geklärt.

9.9. Thrombozyten-Granula

Die Granula der Blutplättchen werden im Verlauf der Megakaryozytenreifung über die Zwischenstufe von Prosekretgranula gebildet (S. 438).

Bei der *Degranulierung der Thrombozyten* im Rahmen der *viskösen Metamorphose* werden zahlreiche Substanzen freigesetzt, die zur Hämostase bzw. Blutgerinnung wesentlich beitragen (S. 438). Mit dem Verlust der Granula gehen die Blutplättchen oft, aber nicht immer zugrunde.
Störungen von Zahl, Größe und Beschaffenheit der Thrombozytengranula finden sich u. a. bei den seltenen Thrombozytopathien (S. 447) und bei gewissen neoplastischen Prozessen (S. 258).

9.10. Granula der neutrophilen und eosinophilen Granulozyten

Im Verlauf der Reifung der *neutrophilen Granulozyten* zeigt sich ein erheblicher Wechsel in der enzymatischen Aktivität von Granula dieser Zellinie. Die Aktivität der β-Glukuronidase und der sauren Phosphatase nimmt mit zunehmender Differenzierung vom Myeloblasten zum segmentkernigen Granulozyten ab, während diejenige der Myeloperoxidase und vieler anderer, z. T. lysosomaler Enzyme zunimmt. In den reifen Granulozyten des Kaninchens kommen mindestens zwei verschiedene Typen von Granula vor: 1) Größere, sog. *azurophile Granula,* die lysosomale, saure Hydrolasen zusammen mit Myeloperoxidase und anderen mikrobiziden Substanzen enthalten, sowie 2) kleinere, sog. *spezifische Granula,* in denen alkalische Phosphatase, Lysozym und Laktoferrin, jedoch keine der üblichen lysosomalen Enzyme feststellbar sind. Vieles spricht dafür, daß die Verhältnisse beim Menschen ähnlich liegen. In der Regel dienen diese Enzyme und Faktoren dem intrazellulären Abbau von Fremdsubstanzen, insbesondere von Mikroorganismen, sie können aber auch – teilweise in veränderter Form – in die Umgebung freigesetzt werden. Wie im Fall der Mastzellen ist ein solcher Vorgang u. U. mit dem Zelluntergang verbunden (S. 1267).
Die Granula der *eosinophilen Granulozyten* bieten bei elektronenoptischer Betrachtung ein charakteristisches Bild mit einer mittelständigen, länglichen, kristallinen Struktur. Die Funktion dieser Granula ist noch weitgehend ungeklärt. Histochemisch kann im Bereich der Kristalle Peroxidaseaktivität, außerhalb derselben saure Phosphataseaktivität nachgewiesen werden.

Abnorme Granula der neutrophilen und eosinophilen Granulozyten treffen wir wiederum bei leukämischen Prozessen, bei einigen seltenen Erbleiden und bei Schädigung der Zellen.

Beispiele:

- *Chronische myeloische Leukämie;* sog. *Eosinophilenleukämie* (S. 258).
- *Chediak-Higashi-Syndrom* (S. 1319).
- Sog. *zyklische Neutropenie,* die vor allem bei grauen Colliehunden, selten auch beim Menschen beobachtet wird und interessanterweise mit Melanosomenstörungen einhergehen kann.
- Sog. *toxische Granula* in neutrophilen Granulozyten bei schweren Infekten, z. B. Pneumonie (S. 1329). Es handelt sich wahrscheinlich um eine veränderte Färbbarkeit der azurophilen Granula. Entstehungsweise noch ungeklärt.

9.11. Lysosomen

Lysosomen sind in den meisten Zelltypen vorhandene Organellen, die den digestiven Vakuolen von Protozoen verglichen werden können. Im elektronenoptischen Bild entsprechen sie Bläschen mit einer einfachen, etwa 80–90 Å dicken Membran und können nur dann ohne Zuhilfenahme zusätzlicher Methoden als solche erkannt werden, wenn sie einen im Abbau begriffenen Inhalt aufweisen. *Primäre Lysosomen,* die sich aus dem RER ableiten, darin synthetisierte Enzyme enthalten und sich z. T. unter Beteiligung des Golgi-Komplexes bilden, lassen sich nur durch zytochemische Methoden darstellen. Dazu bedarf es zudem einer gewissen Membranveränderung (»Membranlabilisierung« der Lysosomen), die eine Voraussetzung für die Aktivierung der Enzyme darstellt. Bestimmte Trocknungs- und Fixationsmethoden genügen bereits, um dies zu erreichen. Zum großen Teil sind die lysosomalen Enzyme *saure Hydrolasen* (d. h. optimale Aktivität bei niedrigem pH, z. B. pH 5), und die *saure Phosphatase* wird oft als für diese Organellen kennzeichnend betrachtet. Daneben finden sich aber noch viele weitere hydrolytische Enzyme, wie saure Ribonuklease, Lipase, Phospholipasen, Desoxyribonuklease, Arylsulfatasen, Amylasen, Glukosidasen, Esterasen, Galaktosidasen, Mannosidasen, Azetylglukosaminidase, β-Glukuronidase, verschiedene Aminopeptidasen, Karboxypeptidase (Kathepsin A), Iminopeptidase, saure Proteinase (Kathepsin D), neutrale Proteinase, Elastase, Kollagenase u. a. m.
Aufgrund der heutigen Kenntnisse über die Entstehung, die Funktionen und das schließliche Schicksal dieser Organellen werden drei

Phasen der lysosomalen Entwicklung bzw. der Verarbeitung aufgenommenen oder intrazellulär ausgesonderten Materials auseinandergehalten. 1) In der sog. *prälysosomalen Phase* haben wir es mit primären Lysosomen zu tun, die sich an Abbauvorgängen noch nicht beteiligt haben. 2) In der *lysosomalen Phase* kommt es zu einer Fusion zwischen primären Lysosomen einerseits und Phagosomen oder pinozytotischen Vesikeln andererseits. Es entstehen die *sekundären Lysosomen,* in denen die Verdauung des Inhalts eingesetzt und im wesentlichen vor sich geht. Es ist auch möglich, daß sich primäre mit sekundären Lysosomen verbinden. Sekundäre Lysosomen mit erkennbarem phagozytiertem Inhalt nennt man auch *Phagolysosomen.* Je nachdem, ob das abzubauende Material durch *Heterophagie* von außen aufgenommen wurde oder im Sinn der *Segregation und schließlichen Autophagozytose* zelleigener Bestandteile auftritt, spricht man von *Heterophagosomen* oder *Autophagosomen* bzw. nach Verschmelzung mit Lysosomen von *Heterolysosomen* oder *Autolysosomen. Ambilysosomen* entstehen durch Fusion von Hetero- und Autolysosomen. 3) In der *postlysosomalen Phase* ist der Abbau des verdaubaren Materials weitgehend abgeschlossen, und schwer oder überhaupt nicht digestibles Material kann in diesen sog. *Telolysosomen* über längere Zeit erhalten bleiben, durch Oxidation und Kondensation weitere Veränderungen erfahren und im elektronenoptischen Bild teilweise als sog. *Restkörper* (residual bodies) erkennbar bleiben. Nicht selten zeigen solche lipidreichen Gebilde die Struktur von *Myelinfiguren.* Die in einem späteren Abschnitt zu besprechenden *Lipofuszine* entstehen auf ähnliche Weise (S. 98). Hie und da nehmen Lysosomen, z. B. in der Sekundärphase, die elektronenoptisch erkennbare Form sog. multivesikulärer Körper an, sei es durch Einstülpung tubulärer oder vesikulärer Profile, sei es durch Aufteilung größerer Vakuolen. Unter besonderen Bedingungen kann lysosomaler Inhalt in den Extrazellulärraum abgegeben werden, ohne daß diesem Vorgang notwendigerweise der Zelltod oder eine schwere Zellschädigung vorausgehen müßte. Die Lysosomen erfüllen vielerlei *Funktionen.*

Beispiele:
- Im Rahmen der Heterophagie, etwa durch Granulozyten oder Makrophagen, sind sie wesentlich an der *Beseitigung von Fremdsubstanzen und Mikroorganismen* beteiligt.
- In der *embryonalen Entwicklung* spielen die Lysosomen eine wichtige Rolle bei der Entfernung »nicht mehr benötigter« Zellen. Ein schönes Beispiel für derartige Prozesse bietet die Metamorphose von Kaulquappen, wo durch die Verabreichung des anscheinend membranlabilisierenden Vitamins A die Rückbildung des Schwanzes gefördert werden kann.
- Den Lysosomen kommt auch eine entscheidende Bedeutung bei der *Verdauung von Zell- und Gewebetrümmern* zu, wie sie beim physiologischen Zellwechsel, aber auch bei vielen pathologischen Prozessen, so bei Sauerstoffmangel, bei Entzündungen (S. 1289) und nach Einwirkung von Giften, auftreten können. Eine entscheidende Funktion üben die Lysosomen zudem beim *Abbau extravasaler Blutmassen* sowie von *Fibrin, Antigen-Antikörperkomplexen* u. a. aus.
- Lysosomen nehmen ferner an *Entgiftungsvorgängen* teil. Ein Beispiel dafür bietet der proteolytische Abbau von Staphylokokken-Enterotoxin B in Lysosomen der Nierenepithelien.
- Ebenfalls dem Vorgang der Heterophagie zu vergleichen sind die Aufnahme und der lysosomale *Abbau von Thyreoglobulin* durch die Epithelien der Schilddrüse, eine Voraussetzung für das Freiwerden von Thyroxin.
- Der Abbau von Sekretgranula durch Lysosomen *(Krinophagie),* nach vorausgehender Fusion oder Autophagie, stellt einen Mechanismus dar, über den die Zelle gespeicherte Sekrete oder Hormone zerstören kann.
- *In den Primärharn übergetretene Proteine* und andere Substanzen können durch Pinozytose von den Epithelien der Tubuli (insbesondere Hauptstücke) aufgenommen und lysosomal abgebaut werden.
- Über die möglicherweise gewebeabbauende Funktion *extrazellulär liegender, lysosomenartiger Gebilde* besteht noch keine Klarheit.

Es bestehen gute Gründe zur Annahme, daß lysosomal abgebaute Substanzen *reutilisiert* werden können.

Sog. »Labilisatoren« und »Stabilisatoren« der Lysosomen bzw. der lysosomalen Membran

Soviel man heute weiß, üben Enzyme in primären Lysosomen mit völlig intakter Membran keine Wirkung aus. Sie befinden sich in einem »latenten« Zustand. Um eine Enzymaktivierung zu erreichen, bedarf es offenbar einer *Veränderung (»Labilisierung«) der lysosomalen Membran* oder eines Aufbruchs derselben, so daß die Enzyme mit den Substraten in Kontakt treten können. Dies kann experimentell auf die verschiedenste Weise erzielt werden, z. B. durch mechanische Schäden (Ultraschall) und chemische Einflüsse (bestimmte Fixationsmittel, Detergentien, hypotonische Lösungen, Enzyme, wie Proteasen und Lezithinasen, und die fettlöslichen Vitamine A, D und K in geeigneter Konzentration).

Eine *»Stabilisierung« der Lysosomen* läßt sich durch eine Reihe von Substanzen erzielen, was therapeutisch genutzt wird. Aber auch unter pathologischen Bedingungen kann es zu einer verringerten Aktivierbarkeit der Lysosomen und ihrer Enzyme kommen.

Beispiele:
- Die *entzündungshemmende Wirkung gewisser Substanzen. Hydrokortison* ist für seinen lysosomenstabilisierenden Effekt bekannt, aber die entzündungshemmende Wirkung dieses Hormons beruht auch noch auf anderen Mechanismen, wie der Herabsetzung der Zahl von Lymphozyten und Monozyten im zirkulierenden Blut und in den Geweben (vgl. dazu S. 1302).
- Lysosomen lipidbeladener *Schaumzellen* in künstlich erzeugten Atheromen (S. 482) der Kaninchenaorta, die wenigstens z. T. aus glatten Muskelfasern hervorgehen, sollen nach neueren Berichten eine ungewöhnlich große »Stabilität« aufweisen.
- Der verminderte Abbau des Epiphysenknorpels bei *Vitamin D-Mangel (Rachitis)* wird teilweise einer »Stabilisierung« der Lysosomen beteiligter Zellen zugeschrieben.

Erbleiden mit gestörter Funktion der Lysosomen

Verschiedene genetisch bedingte Leiden gehen mit lysosomalen Funktionsstörungen einher, die sich oft auch strukturell erkennen lassen. Eine kleinere Gruppe solcher Krankheiten scheint auf einer *verminderten Fähigkeit* gewisser Organellen zu beruhen, sich mit anderen Organellen oder der Zellmembran zu verbinden, bzw. eine *Membranfusion* einzugehen. Dabei entstehen *Riesenlysosomen* und *andere sehr große, abnorme Vesikeln.*

Beispiel:
- *Chédiak-Higashi-Syndrom* und *zyklische Neutropenie* (S. 1315).

Eine andere, größere Gruppe von Erbleiden ist durch das *Fehlen eines oder mehrerer lysosomaler Enzyme* gekennzeichnet. In solchen Fällen finden sich in den Lysosomen jeweils vor allem diejenigen *Substanzen angereichert (»gespeichert«), die wegen des Enzymdefekts nicht weiter abgebaut werden können.*

Beispiele:
- *Glykogen-Speicherkrankheit Typ II* (*Pompe,* S. 961), mit intralysosomaler Speicherung von Glykogen bei Fehlen der α-Glukosidase.
- *Mukopolysaccharidosen:* z. B. *Pfaundler-Hurler-Syndrom*

(S. 965) mit Speicherung vor allem von Dermatan- und Heparansulfat, bei Mangel an α-L-Iduronidase.

- *Lipidspeicherkrankheiten:* beispielsweise die verschiedenen Formen von *Morbus Gaucher* mit Ablagerung von Glukosyl-Zeramid bei Mangel an Glukozerebrosidase, oder die *Niemann-Pick'sche Krankheit* mit Speicherung von Phospholipiden, insbesondere Sphingomyelin, bei mangelhafter Aktivität der Sphingomyelinase (S. 979).

Bei diesen Erbleiden machen sich die lysosomalen Enzymdefekte in der Regel nicht in allen Zellarten in gleichem Maß bemerkbar, so daß bald dieses, bald jenes Zell- und Organsystem die Symptomatik bestimmt. Eine eingehende Erörterung dieser Zustände findet sich später (S. 960, 964, 984).

Zelluläre Autophagie

Das Phänomen der zellulären Autophagie gehört zu den physiologischen Lebensäußerungen der Zelle, die damit in der Lage ist, ganze Teile des Zytoplasmas abzubauen, ohne daß deren chemische Bausteine notwendigerweise verloren gehen. Die Deutung liegt nahe, daß die Zelle auf diese Weise – im Notfall – von der eigenen Substanz leben, Zytoplasmateile umsetzen (erneuern) und Überflüssiges beseitigen kann. Bis zu einem gewissen Grad scheint der Vorgang sowohl in quantitativer wie in qualitativer Hinsicht Regulationsvorgängen zu unterstehen. Indessen ist keineswegs belegt, daß ausschließlich »überalterte« Zytoplasmateile, z. B. »abgenutzte« Mitochondrien, der zellulären Autophagie anheim fallen. Die vorherrschende Meinung ist, daß die Auswahl der durch Autophagozytose zu zerstörenden zellulären Strukturen nach beschränkt selektiven Grundsätzen erfolgt.

Der Prozeß der zellulären Autophagozytose läßt sich in *zwei Phasen* unterteilen: 1) eine mehr oder weniger spezifische Phase *(Phagosomenphase),* in der – irgendwo im Zytoplasma – durch Ausbreitung eines membranbegrenzten Hohlraums eine *Segregation* von organellenhaltigem Material erfolgt. Auf diese Weise können im Verlauf von ungefähr einer Viertelstunde sog. *Autophagosomen* entstehen.
2) Anschließend kommt es durch Fusion dieser Elemente mit einem primären oder sekundären Lysosom zur Bildung der *Autolysosomen (Lysosomenphase).* Die darin vorhandenen Organellen behalten während kurzer Zeit ihre Struktur noch bei, bevor sie sich durch lysosomale Verdauung auflösen. Allein aufgrund des elektronenoptischen Bildes kann oft nicht entschieden werden, ob es sich um Auto- oder Heterolysosomen handelt.

Eine *Steigerung der zellulären Autophagie* finden wir unter den *verschiedensten pathologischen Bedingungen.*

Beispiele:

- Rasch einsetzende *Involutionsprozesse* (Rückbildungsvorgänge) gehen in der Regel mit vermehrter zellulärer Autophagie einher. Dies läßt sich besonders deutlich an Leberzellen von *Hungertieren* zeigen (vgl. dazu die »einfache Atrophie«, S. 163).
- Tierexperimentell kann durch Verabreichung verschiedener Substanzen, z. B. *Glukagon* in unphysiologisch hohen Dosen, ferner *zyklisches AMP, Gentamizin* u. a., in Leberzellen eine vermehrte Autophagie ausgelöst werden.

Inhalte von Telolysosomen

Ein erheblicher Teil der zellulären *Pigmente,* wie *Lipofuszine, Hämosiderin* und verschiedene *exogene Pigmente,* entspricht schwer oder nicht abbaubarem lysosomalem Inhalt, der in kondensierter und chemisch veränderter Form lange Zeit liegen bleiben kann. Diese Fragen werden im Abschnitt über Pigmente (S. 91) behandelt. Solches Material kann sich nach Untergang der lysosomalen Membran frei in der Matrix des Zytoplasmas befinden. Es besteht auch die Möglichkeit einer Ausschleusung des Telolysosomeninhalts nach außen (s. Exozytose, S. 57)

Die Hauptformen lysosomaler Störungen sind in Abb. 19 schematisch dargestellt.

9.12. Sog. Microbodies (Peroxisomen)

Diese Gebilde zeigen bei elektronenoptischer Betrachtung eine rundliche Form, sind von einer einfachen Membran umschlossen und enthalten feingranuläres, mäßig elektronendichtes Material, in dem sich ein mittelständiger, kristalliner Körper (Nukleoid) befinden kann. Der Durchmesser der typischen Microbodies beträgt etwa 0,5 nm. Daneben kennt man auch sog. Mikroperoxisomen (Durchmesser 0,15–0,25 nm), die in besonderen Zellarten zu finden sind und keine Kristalle aufweisen. Typische Microbodies sind in Leberzellen, Hauptstückepithelien der Niere, Darmepithelien, Talgdrüsenzellen, Nebennierenrindenzellen sowie in Leydigschen Zwischenzellen anzutreffen. Es ist noch nicht sicher entschieden, ob es sich um selbständige, eigentliche Organellen handelt, oder ob die Microbodies – wenigstens zum Teil – ribosomenfreie, »gastruloide« Zisternen des endoplasmatischen Retikulums sein können. Ihr Inhalt wird offenbar im RER gebildet und zeigt deutliche enzymatische Aktivität, u. a. der Uratoxidase (Urikase), D-Aminosäure-Oxidase, L-α-Hydroxysäure-Oxidase und *Katalase.* Die Funktion der Mircobodies ist in mancher Hinsicht noch nicht geklärt. Es wird vermutet, daß sie einesteils an der Glukoneogenese, anderenteils an Abbauvorgängen (Lipide, wie Cholesterin, Androgene u. a., ferner Purine und allenfalls D-Aminosäuren aus Bakterien) beteiligt sind. Von verschiedenen Autoren wird ihnen eine Schutzwirkung gegen die Anhäufung von H_2O_2 zugesprochen, was für die Vermeidung der Oxidation von Membranbestandteilen Bedeutung haben könnte. An der Regulation der Bildung und Aktivität der Microbodies scheinen sowohl der Zellkern als auch die Mitochondrien beteiligt zu sein.

Eine *zahlenmäßige Vermehrung der Microbodies* läßt sich experimentell durch gewisse Substanzen induzieren, findet sich aber auch bei bestimmten pathologischen Zuständen.

Beispiele:

- *Hypolipämisch wirkende Medikamente,* wie Äthyl-α-p-Chlorphenoxyisobutyrat (CPIB), erzeugen in den Leberzellen und z. T. auch den Tubulusepithelien der Nieren der Maus eine rasche Erhöhung der Zahl der Microbodies (mit oder ohne Nukleoid), verbunden mit verstärkter Katalaseaktivität der Zelle. Die Geschwindigkeit dieser Reaktion läßt an die Möglichkeit denken, daß es sich um eine Verschiebung im ER vorhandener peroxisomaler Enzyme in ribosomenfreie Ausstülpungen desselben handelt.
- Substanzen, wie *Azetylsalizylsäure,* bewirken in Leberzellen der Ratte ebenfalls eine Zunahme der Zahl von Microbodies; darüber hinaus beobachtet man aber das Auftreten streifiger Einschlüsse in den Peroxisomen. Eng mit diesen Veränderungen verbunden ist die Entstehung »gastruloider« Zisternen des ER, die nach neueren Angaben den Hauptort der Transformation von Katalasevorläufern in Katalase darstellen.
- Eine numerische Vermehrung der Microbodies in Leberzellen gehört auch zu den Folgen eines *Mangels an Vitamin D und E sowie an essentiellen Fettsäuren.* Damit geht in der Regel eine Vermehrung der Mitochondrien und ihrer Cristae einher. Die solchen Veränderungen zugrunde liegenden Mechanismen und ihre Bedeutung sind noch nicht befriedigend geklärt.

Eine im Vergleich zur Norm *herabgesetzte Zahl von Microbodies* beobachtet man nach Entzug von Medikamenten, die die Peroxisomenbildung fördern, sowie nach Verabreichung von Hemmstoffen der Katalasesynthese. Eine spontane Verminderung der Microbodies findet sich bei verschiedenen pathologischen Zuständen.

Beispiele:

- Reduktion der Peroxisomenzahl in Leberzellen der Ratte nach *Entzug von CPIB* (s. o.) oder nach Verabreichung von Allylisopropylazetamid, einem *Hemmstoff der Katalasesynthese.*

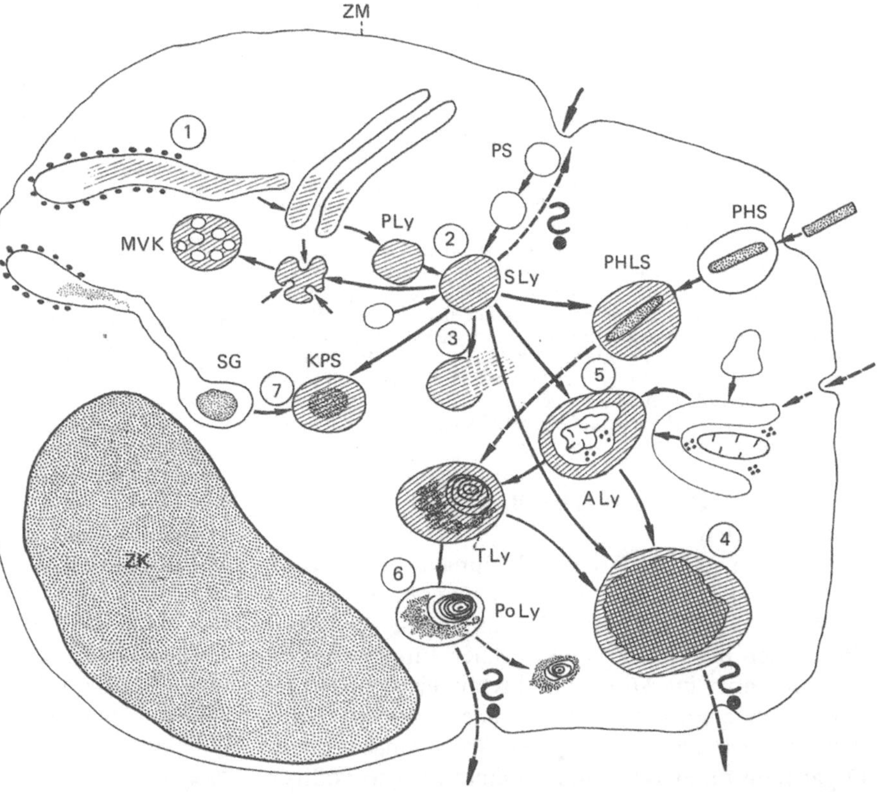

Abb. 19. Beispiele *lysosomaler Störungen.*

1. Eine allgemeine *Herabsetzung der Produktion lysosomaler Enzyme* beobachtet man bei Proteinsynthesestörungen (S. 900). Im Tierversuch lassen sich z. B. durch Chloroquin Veränderungen wie bei neuronalen Speicherkrankheiten erzeugen.
2. Bei Krankheiten, wie dem Chédiak-Higashi-Syndrom (S. 1319) und der zyklischen Neutropenie besteht offenbar eine *mangelhafte Fusionsbereitschaft der Vesikeln.*
3. Die an sich auf schädigende Einflüsse verschiedener Art empfindliche *»Einheits-Membran« der Lysosomen* kann durch allerlei Einwirkungen (z. B. Hypoxie, Senkung des pH, Lipidperoxidation, Ultrabeschallung, Quarzkristalle, hohe Dosen von Vitamin A oder D, Histamin, Dextransulfat u. a.) zusätzlich *»labilisiert«* werden. Eher *stabilisierend* wirken dagegen Substanzen wie Kortisol, Cholesterin und Antihistaminika. Ein überladenes Lysosom kann u. U. *rupturieren.* Die Freisetzung lysosomaler Enzyme hat u. U. den Tod der Zelle zur Folge. Dieser Vorgang spielt auch bei jeder Art von *Autolyse* eine wichtige Rolle.
4. *Speicherungserscheinungen* in Lysosomen beobachtet man vor allem bei den durch vererbbare *Defekte bestimmter lysosomaler Enzyme* verursachten *Speicherungskrankheiten* (z. B. *Glykogenose Typ II Pompe* (S. 961), *Mukopolysaccharidosen* (S. 964), *Lipidosen* (S. 979) u. a.). Bei der *Zystinose* erscheinen oft intralysosomale Kristalle. Möglicherweise besteht auch bei weiteren Krankheiten, wie der *Whipple'schen Krankheit* (S. 687) und der *Malakoplakie* (S. 1319) ein absoluter oder relativer Enzymmangel.
5. Eine *verstärkte Autophagie* tritt bei den verschiedensten *Involutionsprozessen* auf (z. B. Hunger, Alterung der Zellen); in Leberzellen kann eine solche Störung u. a. durch Glukagon, zyklisches AMP, Gentamizin und viele toxische Substanzen ausgelöst werden (vgl. dazu die *»Councilman-ähnlichen« azidophilen Körper* in Leberzellen).
6. Eine *Zunahme von Zahl und Größe sog. Residualkörper (Postlysosomen)* findet sich u. a. bei *Lipofuszinose* (S. 98), *Hämosiderose* (S. 92), Anhäufung von zeroidartigem Pigment (S. 99) u. a. Viele *exogene Pigmente* (S. 100) liegen ebenfalls in Postlysosomen.
7. Eine *gesteigerte Krinophagie* (intralysosomaler Abbau z. B. von Granula endokriner Zellen) beobachtet man z. B. bei Wegfall des Sekretionsstimulus.

ZK = Zellkern; ZM = äußere Zellmembran; PLy = primäres Lysosom; SLy = sekundäres Lysosom; PS = Pinosom; PHS = Phagosom; PHLS = Phagolysosom; ALy = Autolysosom (autophagische Vakuole, Zytosegresom, Zytolysosom); TLy = Telolysosom; Poly = Postlysosom; MVK = multivesikulärer Körper; ////// lysosomale Enzyme; SG = Sekretgranula; KPS = Krinophagosom bzw. -phagolysosom

- Mangel an Microbodies in gewissen Leberzellgeschwülsten (*Hepatomen,* S. 735), möglicherweise als Ausdruck eines geringeren Differenzierungsgrades.
- Bei chronischen *Hungerzuständen* mit *Atrophie* (S. 163) der Leber finden sich in den Hepatozyten weniger Microbodies als unter physiologischen Bedingungen.

Ob gewisse Krankheiten, wie *Uratgicht* (S. 1005) und *Hyperlipämien* (S. 903), mit einer gestörten Funktion der Peroxisomen verbunden sind oder gar darauf beruhen, ist nicht geklärt.

9.13. Mitochondrien

Die für die Zellatmung notwendigen Enzyme und Strukturen sind in den Mitochondrien lokalisiert. Diese Organellen finden sich in größerer Zahl besonders in denjenigen Zellen, die reichlich Energie verbrauchen. Im elektronenmikroskopischen Bild zeigen die Mitochondrien einen charakteristischen Bau: Das optisch fast »leere« sog. *äußere Kompartiment* wird gegen die zytoplasmatische Matrix hin durch die äußere Membran, gegen das innere Kompartiment durch die innere Membran abgegrenzt. Die letztere bildet nach innen vorragende Leisten *(cristae)* oder z. T. gewundene, röhrenförmige Strukturen *(tubuli).* Die meisten Körperzellen enthalten Mitochondrien vom sog. Cristatyp, während wir den Tubulustyp normalerweise nur in gewissen steroidbildenden Geweben antreffen. Das innere Kompartiment enthält, neben geringen Mengen mitochondrialer DNA und RNA sowie Glykogenpartikeln vom β-Typ (S. 64), sog. *Granula intramitochondrialia,* die etwa 30–60 nm im Durchmesser betragen, Lipide enthalten und bivalente Kationen, wie Ca^{++}, aufnehmen können. An der Innenfläche der Cristae liegen die sog. Elementarpartikel oder Oxisomen, in deren Bereich man die Enzyme der Atmungskette und der oxidativen Phosphorylierung vermutet. Physiologischerweise befinden sich die rundlichen, ovalen oder länglichen Mitochondrien innerhalb der Zelle in stetiger Bewegung und können von einem »energiereicheren« Zustand in einen »energieärmeren« mit »Kontraktion« sowie Verdichtung des inneren Kompartiments übergehen. Dieser Vorgang ist reversibel, kann vielfach wiederholt werden und geht wahrscheinlich mit einer raschen Wasser- und Ionenverschiebung vor allem zwischen dem inneren und äußeren Kompartiment einher. Viele unserer Kenntnisse über Veränderungen von Form und Funktion dieser Organellen stammen von Untersuchungen an isolierten Mitochondrien *in vitro*: Hinsichtlich der Übertragung dieser Befunde auf Verhältnisse in vivo ist daher Zurückhaltung geboten.

Sog. Kondensation und Schwellung der Mitochondrien

Neben den physiologischen Volumen- und Formschwankungen insbesondere des inneren Kompartiments der Mitochondrien (»low amplitude swelling«) finden sich bei vielen pathologischen Prozessen z. T. ähnliche, aber im Ausmaß und schließlichen Resultat abweichende Veränderungen. Manches spricht dafür, daß eine *schwere, pathologische Kondensation* dieser Organellen unter Bedingungen einer nahezu völligen Anoxie zustande kommt. Oft dürfte dieser Zustand nur von kurzer Dauer sein, da er entweder vom Zelltod gefolgt ist oder – bei Wiederdurchblutung – einer Schwellung weicht, die entweder wieder den Übergang in den Normalzustand einleiten oder aber in einer *fortschreitenden Volumenzunahme* ausmünden kann. Mit der Mitochondrienkondensation und anschließenden Schwellung gehen verschiedene strukturelle Veränderungen einher, die als mehr oder weniger *reversibel* gelten, so die Ausweitung des äußeren Kompartiments, die Verformung der Cristae oder Tubuli, die Verdichtung des inneren Kompartiments und der teilweise oder fast völlige *Verlust der Granula intramitochondrialia.* Auch das Erscheinen *flockiger Verdichtungen* in der Matrix des inneren Kompartiments ist nicht unbedingt Ausdruck einer bleibenden Schädigung, obwohl diese Veränderung sehr oft zum *irreversiblen* Verlust der Fähigkeit zur mitochondrialen oxidativen Phosphorylierung überleitet. Dasselbe gilt für die Bildung *kleinster (sog. annulärer) Kalkherde* in der Matrix des inneren Kompartiments. Bei weiterer Zunahme der Schwellung, die meistens mit einer Störung der mitochondrialen Membranfunktionen einhergeht, stellt man früher oder später eine *Ruptur der äußeren Membran* fest. Kalziumionen und Phosphationen können dann in größerer Menge einströmen und zum bekannten Bild der Mitochondrienverkalkung mit Bildung nadelförmiger Kristalle führen (S. 59 und Abb. 20).

Beispiele pathologischer Kondensation und Schwellung von Mitochondrien:

- *Sauerstoffmangel (Hypoxie, Hypoxidose)* ist wahrscheinlich die häufigste Ursache einer pathologischen Kondensation und anschließenden starken Schwellung der Mitochondrien in vivo (vgl. *trübe Schwellung,* S. 76). Oft schließt sich eine Verkalkung derselben an.
- Gifte verschiedenster Art führen im Tierversuch zu schwerer Mitochondrienschwellung und schließlich zum Untergang dieser Organellen, ohne daß damit notwendigerweise ein Zelltod verbunden wäre. In den Leberzellen bemerken wir solche Veränderungen nach Intoxikation mit Eisensulfat oder länger dauernder Gabe von *Aethylalkohol,* in den Hauptstücken der Niere nach Behandlung mir Arsenaten. *Bakterielle Toxine* (z. B. Diphtherietoxin, S. 1957) haben eine ähnliche Wirkung, ebenso *Thyroxin in höheren Dosen.*
- Zugabe von *ADP* zu isolierten Mitochondrien in vitro begünstigt kurzfristig die Kondensation (Kontraktion) des inneren Kompartiments.
- *Zyanide,* Hemmer des Elektronentransports der Atmungskette, wirken sich ähnlich aus wie schwerer Sauerstoffmangel und verhindern die Wiedererlangung normaler Strukturen und Funktionen vorher reversibel geschädigter Mitochondrien.

Weitere Veränderungen von Form und Größe der Mitochondrien

Riesenmitochondrien (Megamitochondrien), die nicht mit einer ungewöhnlich starken Schwellung zu verwechseln sind, können grundsätzlich durch Wachstum ohne Teilung oder durch Fusion der Organellen zustande kommen. Sie sind fast immer Ausdruck eines pathologischen Zustandes.

Beispiele:

- Gut bekannt sind die in *Leberzellen von Alkoholikern* häufig anzutreffenden Megamitochondrien. Besonders große Gebilde dieser Art enthalten z. T. kristalline Einschlüsse, die die Cristae verdrängen. Manchmal zeigen die Megamitochondrien eine rundliche, manchmal eine längliche (Zigarren-) Form.
- In verschiedenen Körperzellen, besonders aber in Hepatozyten, treten Megamitochondrien in wechselnder Zahl bei vielen krankhaften Zuständen auf, so bei *Urämie* (S. 762), *Riboflavinmangel* und *allgemeiner Unterernährung.*
- *Zellen mit polypoiden Kernen* enthalten nicht selten Megamitochondrien.
- Nach Hypophysektomie treten bei der Ratte in Zellen der *Zona fasciculata der Nebennierenrinde* Megamitochondrien auf, die durch Fusion von Mitochondrien entstanden sein können.

Auch *ungewöhnlichen äußeren Formen der Mitochondrien,* wie starker Verlängerung, Verdrehung, Tränenform u. a., begegnen wir vorwiegend bei krankhaften Prozessen.

Beispiele:

- Verstärkte Formvariationen der Mitochondrien der Leberzellen bei chronischem *Alkoholismus.*
- Abnorme Gestaltveränderungen der Mitochondrien in neoplastischen Zellen, so bei *akuter myeloischer Leukämie* (S. 258) oder bei den sog. *Onkozyten,* insbesondere bei *onkozytären Tumoren* (S. 60).
- Verformte, insbesondere stark verlängerte Mitochondrien im Anschluß an *ionisierende Bestrahlung* oder Behandlung mit gewissen *zytostatischen Mitteln.*

Besondere Störungen der mitochondrialen Innenstruktur

Abgesehen von der bereits erwähnten Kondensation oder Schwellung, können die Mitochondrien noch andere morphologische Veränderungen aufweisen, die mit vermehrter oder verminderter Leistung einhergehen. Eine *Erhöhung der Zahl der Cristae* – und damit der inneren Oberfläche der Mitochondrien – ist in der Regel mit erhöhter Leistungsfähigkeit der Atmungskette verbunden. Eine derartige »Cristaproliferation« findet sich bei Zuständen, die als Anpassung an vermehrte Bedürfnisse bzw. als Erholung von Schäden gedeutet werden können.

Beispiele:
- Vermehrung der mitochondrialen Cristae bei Zellvergrößerung, verbunden mit gesteigerter Leistung (*Hypertrophie,* S. 155), z. B. bei Herzhypertrophie.
- Auftreten einer »Cristaproliferation« in Mitochondrien von Leberzellen während der *Erholungsphase* nach Schäden verschiedener Art, z. B. Hunger, vorübergehendem Alkoholschaden, Einwirkung von Giften (z. B. CCl_4) und Sauerstoffmangel.

Das Gegenteil, eine *Verminderung der Cristazahl,* trifft man in Zellen, die eine Leistungseinbuße erfahren haben oder aus anderen Gründen eine geringe Ausdifferenzierung der Mitochondrien zeigen.

Beispiele:
- Herabsetzung der Cristazahl in Mitochondrien metabolisch wenig aktiver, etwa *atrophischer Zellen* (S. 163).
- Geringe Cristazahl in Mitochondrien gewisser *neoplastischer Zellen,* so leukämischer Myeloblasten (S. 258), die einem undifferenzierten Zelltyp entsprechen.
- Ein *weitgehender Verlust mitochondrialer Cristae* kann nach Einwirkung bestimmter *Medikamente* bzw. Hemmsubstanzen für mitochondriale Funktionen angetroffen werden. Beim Menschen wurden solche Beobachtungen an Erythroblasten im Anschluß an eine Therapie mit Chloramphenikol gemacht. Damit ist eine vakuolige Veränderung der Mitochondrien verbunden.

Ein *Formwandel der Cristae* läßt sich ebenfalls im Sinn einer erhöhten oder verminderten Leistungsfähigkeit der Mitochondrien deuten.

Beispiele:
- Die Umwandlung leistenartiger in tubuläre Mitochondrien von Zellen der Zona glomerulosa der Nebennierenrinde der Ratte geht der durch kochsalzarme und kaliumreiche Diät ausgelösten Vermehrung der *Aldosteronproduktion* parallel.
- Mitochondrien mit einer verminderten Zahl von Cristae finden sich beispielsweise in Hepatozyten der Ratte kurze Zeit nach Cholsäureinfusion; sie zeigen häufig *ungewöhnlich niedrige* (sich rückbildende?) neben wenigen besonders *hohen Cristae.*

Crista-Aggregationen werden meistens bei regressiven Prozessen, z. B. beim Alkoholschaden der Leber, gesehen. Sie sind nicht mit *lamellenartigen* Cristae zu verwechseln, die in der Regel bei vermehrter mitochondrialer Leistung vorkommen.

Einlagerungen bzw. Auftreten ungewöhnlichen Materials in der Matrix des inneren Mitochondrien-Kompartiments

Es wurde schon berichtet, daß *flockiges, elektronendichtes Material* und *Verkalkungen,* teilweise in Form von *Hydroxyapatit-ähnlichen Kristallen,* oft im Endstadium der schweren, irreversiblen Mitochondrienschwellung in Erscheinung treten. Ähnlichen Veränderungen begegnet man aber auch bei degenerativen Prozessen, die nicht von einer Mitochondrienschwellung begleitet sind.

Beispiele:
- Mitochondrienverkalkungen im Rahmen einer *Hypervitaminose* D oder eines *Hyperparathyreoidismus* (S. 824). Besonders deutlich zeigen sich solche Befunde an der Niere (*Nephrokalzinose,* S. 793).

Besondere mitochondriale Einschlüsse, wie *Myelinfiguren,* flockiges, *osmiophiles* (wahrscheinlich lipidhaltiges) *Material,* ferner *Proteinkristalle, filamentöse Einschlüsse* und *lamellenartige Strukturen* stellen wahrscheinlich in ihrer Mehrheit Produkte unspezifischer Reaktionen auf einen Zellschaden dar. Bei einer Reihe von *Erbleiden* finden sich gehäuft derartige Veränderungen. Ihre Bedeutung ist noch nicht geklärt.

Veränderungen der Zahl von Mitochondrien

In proliferierenden Zellen hängt die Zahl der Mitochondrien u. a. von der *Phase des Generationszyklus* ab, in der sie sich befinden. Nach Abschluß einer Mitose und in Vorbereitung auf die nächste Zellteilung erfolgt zumindest eine numerische Verdoppelung dieser Organellen.

Gut bekannt ist die *Zunahme der Mitochondrienzahl bei der Umstellung des Energiestoffwechsels der Zellen auf vermehrt oxidative Vorgänge.*

Beispiele:
- Aktivierung von *Makrophagen,* die sich, beispielsweise bei Tuberkulose, zu sog. *epitheloiden Zellen* mit zahlreichen Mitochondrien umwandeln können (S. 1087).
- Vermehrung der Zahl von Mitochondrien in Herzmuskelzellen bei *kardialer Hypertrophie* (S. 560).

Eine numerische Zunahme der Mitochondrien wird öfters auch im Verlauf der *Erholung von einem Zellschaden* beobachtet.

Beispiel:
- Erholung von einem *Hungerzustand* mit Substratmangel.

Eine extrem hohe Zahl von Mitochondrien ist das Kennzeichen sog. *Onkozyten,* die in verschiedenen Organen, vor allem in Drüsen, auftreten können, und deren Entstehungsweise noch ungeklärt bleibt.

Beispiel:
- Onkozyten in *Schilddrüsenepithelien* bei *Morbus Basedow* (S. 1170) oder in *sog. onkozytären Tumoren,* wie dem *großzelligen Adenom der Schilddrüse* oder dem *Warthin-Tumor der Parotis* (S. 670).

Ein *zunehmender Verlust von Mitochondrien* findet sich im allgemeinen bei *regressiven Veränderungen.* Eine geringe Zahl dieser Organellen zeichnet ferner *undifferenzierte oder wenig differenzierte Zellen* aus. Es liegen bisher nur sehr spärliche Berichte über eine allgemein reduzierte Ausstattung der Körperzellen mit Mitochondrien vor.

Beispiele:
- Verminderung der Mitochondrienzahl bei *alternden Zellen* oder anderen Zuständen mit einfacher Zellatrophie (S. 164).
- Vorhandensein nur weniger Mitochondrien in undifferenzierten Vorläufern der blutbildenden Knochenmarkszellen (Abb. 20) oder in *unreifen neoplastischen Zellen* (S. 217).

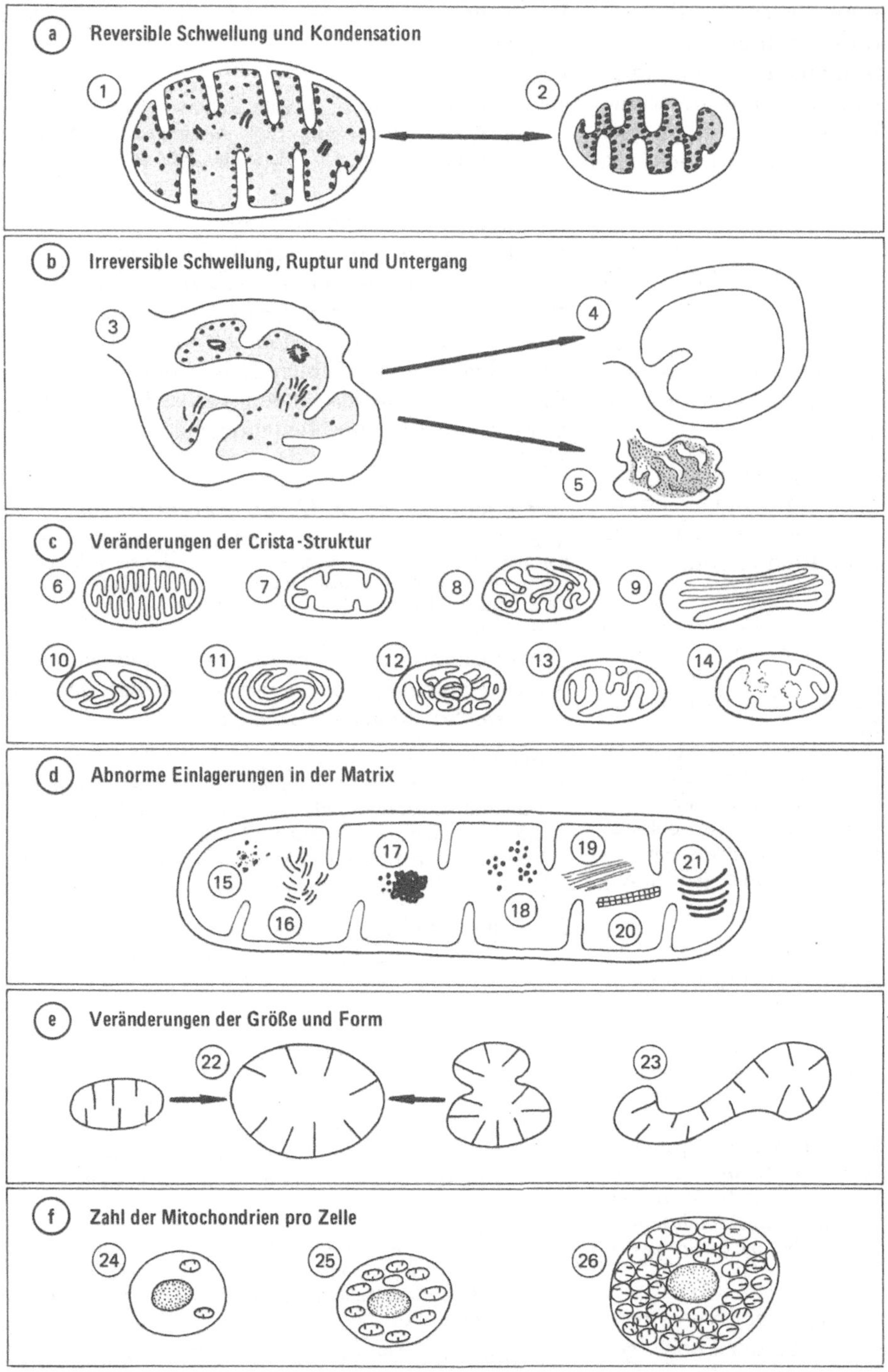

Abb. 20a–f. *Strukturelle Störungen der Mitochondrien.* **a** Bei mäßiger *Kondensation* (2) wird – im Gegensatz zur leichten *Schwellung* (1) reichlich ATP produziert. **b** Bei der *irreversiblen Schwellung,* die oft mit einer Ruptur der äußeren Mitochondrienmembran verbunden ist und auch u. a. mit Kalkeinlagerungen in der Matrix einhergeht (3), ist die oxidative Phosphorylierung weitgehend »entkoppelt«. Die Mitochondrien gehen dann unter Bildung von Vakuolen (4) oder im Sinn einer Pyknose (5) zugrunde. Man kennt auch toxisch bedingte Kondensationen (z. B. durch Chloramphenikol in Knochenmarkszellen). **c** Eine *Vermehrung der Crista-Zahl* (6) ist in der Regel das Resultat einer Anpassung an gesteigerte Bedürfnisse bzw. einer erhöhten Leistung; eine *Verminderung der Zahl der Cristae* (7) findet man z. B. in atrophischen und unreifen Zellen (z. B. anaplastische Karzinome). *Tubuläre Cristae* (8) sind u. a. in Steroid-produzierenden Zellen vorhanden, *lamelläre Mitochondrien* (9) beobachtet man z. T. bei gesteigerter Leistung. Dasselbe gilt für die *Zick-Zack-Form* (10). *Konzentrisch angeordnete Cristae* (11) kommen u. a. im, durch T_3/T_4 hyperstimulierten Muskel vor, ferner bei Myopathien und idiopathischer Kardiomyopathie. *Sich umschlingende Cristae* (12) wurden u. a. beim zerebro-hepato-renalen Syndrom (S. 896) angetroffen. *Crista-Herniationen und -Fusionen* (13) treten hie und da in metabolisch stark aktiven Zellen auf. Eine *Crista-Dissolution* (14) wurde u. a. in Epidermiszellen nach Behandlung einer Psoriasis mit Dithranol festgestellt. **d** *Granuläres elektronendichtes Material* (15) bildet sich un-

- Fast völliges Fehlen von Mitochondrien in Muskelzellen bei einer Form von *Muskelfaseratrophie* (Typ I).

9.14. Mikrofilamente und Mikrotubuli

Mikrofilamente und der *mikrotubuläre Apparat* beteiligen sich an vielfältigen elementaren Zelleistungen, wie Aufrechterhaltung der Form der Zellen und Zelloberfläche, Bewegungsvorgängen (Zellbewegung, intrazellulärer Transport), Sekretionsphänomenen u. a. Aus den Proteinen, die Mikrotubuli bilden, entstehen überdies die Spindelfasern bei der Mitose. Man spricht heute von sog. *zytoskelettalen Proteinen,* zu denen in fast jeder Zelle Aktin, dazu aber noch verschiedene weitere Eiweißkörper, wie die Verbindungsproteine Aktinin und Desmin (vgl. dazu die »dense bodies« der glatten Muskelzellen), gehören. Aktin bildet in der Regel Bündel, die unter der äußeren Zellmembran in ein feines Geflecht von Verbindungsproteinen einstrahlen. Vieles spricht dafür, daß es sich hier nicht um konstante Strukturen handelt, sondern daß die zytoskelettalen Eiweißkörper, d. h. auch Mikrofilamente und Mikrotubuli, je nach dem Funktionszustand der Zellen auf- und abgebaut werden können (Abb. 21).

Veränderungen der Mikrofilamente

Mikrofilamente finden sich als wichtigste Elemente des Zytoskeletts in sehr vielen Zellarten. Im elektronenoptischen Bild erscheinen sie als lange, röhrchenförmige Strukturen mit einem Durchmesser von 7–9 nm. Oft sieht man sie zu Bündeln angeordnet, hie und da mit wellenförmigem Verlauf. Chemische, pharmakologische und immunologische Untersuchungen haben gezeigt, daß sie, wenigstens zum Teil, dem Aktomyosin der glatten Muskulatur ähnliche Proteine enthalten: Fibrilläres Mikrofilament-Aktin besteht aus zwei helikal gewundenen Polymeren von sog. globulärem Aktin, wobei letzteres unter Anwesenheit von ATP und unter Bindung von 1 Molekül ADP pro Monomer polymerisiert. Fibrilläres Aktin allein ist nicht zur Kontraktion befähigt; zu dieser Funktion bedarf es zusätzlich der Anwesenheit von Myosin, Tropomyosin (S. 572) und α-Aktinin. Zur Gruppe der Mikrofilamente gehören auch die als *Neurofilamente, Gliafilamente, Tonofilamente* der Epidermiszellen sowie sog. *Terminalgespinste,* z. B. im Bereich der Schlußleisten der Darmepithelien, bekannten Strukturen. Physiologischerweise spielen die Mikrofilamente bei verschiedenen Arten von Zellbewegungen eine entscheidende Rolle. Gut bekannt ist die kontraktile Substanz der Thrombozyten (»Thrombosthenin«), die elektronenoptisch auch den Mikrofilamenten zuzuordnen ist (S. 438).

Eine Schädigung, die elektronenoptisch einer *Zerreißung der Mikrofilamente* verglichen werden kann, läßt sich experimentell durch gewisse chemische Substanzen hervorrufen.

Beispiel:
- Die Zugabe von *Zytochalasin B* zu in vitro gezüchteten Zellen hemmt oder verhindert Bewegungstypen, wie Zellwanderung, Ausstrecken von Pseudopodien u. a. Bei Verwendung höherer Dosen zeigen die Zellen eine Neigung sich abzurunden.

Eine *vermehrte Bildung von Mikrofilamenten* beobachtet man u. a. bei verstärkter mechanischer Beanspruchung von Zellen, insbesondere im Sinn der Zugwirkung.

Beispiel:
- *Fibroblasten in ausgedehnten, flachen Wunden* zeigen eine kräftige Entwicklung des mikrofilamentösen Apparats (sog. »Myofibroblasten«), der sich wahrscheinlich an der Wundkontraktion beteiligt (S. 1364).

Einen *ungewöhnlichen Überschuß an Mikrofilamenten* erkennt man hie und da in gewissen Tumoren.

Beispiel:
- Sog. *Medullärkarzinom der Schilddrüse* (S. 917), dessen Zellen überdies merkwürdige Granula aufweisen.

Mikrotubuli

Hier handelt es sich ebenfalls um ubiquitär vorkommende Strukturen, die – in unterschiedlicher Zahl – meist geradlinig und gebündelt das Grundplasma der Zellen durchziehen. Im elektronenmikroskopischen Bild weisen sie Röhrenform auf. Sie sind etwa 25 nm dick und zeigen eine Wandstärke von 8 nm. Chemisch handelt es sich um spiralig angeordnete globuläre Proteine (Tubulin). Die Mikrotubuli bilden die *Spindelfasern bei der Mitose.* In Nervenzellen treten sie als sog. Neurotubuli in Erscheinung.

Der mikrotubuläre Apparat kann *durch verschiedene Agentien geschädigt* werden. Gut bekannt sind vor allem die *Vinca-Alkaloide* und die *ionisierenden Strahlen.* Als Folge der Störung zeigen sich *abnorme Mitosefiguren* (S. 29), wahrscheinlich auch eine Beeinträchtigung anderer Zelleistungen.

Beispiele:
- Auftreten asymmetrischer Mitosefiguren nach Einwirkung ionisierender Strahlen oder nach Verabreichung von *Kolchizin* oder *Vinblastin.*
- Verhinderung der zytotoxischen Wirkung aktivierter Lymphozyten (S. 1087) durch *Vinca-Alkaloide.*
- Blockade der Hormonsekretion verschiedener endokriner Organe nach Verabreichung von *Kolchizin* oder *Vinblastin.*

Andersartige tubuläre Strukturen, wie die *Auer-Stäbchen* bei promyelozytärer Leukämie (S. 258) oder ungewöhnliche röhrenförmige Gebilde in *Karzinomen* u. a., sind nicht dem mikrotubulären Apparat zuzu-

---

Abb. 20a–f (Fortsetzung)

ter den verschiedensten pathologischen Bedingungen (z. B. in Karzinom- und malignen Melanomzellen). *Hydroxylapatit-artige Kristalle* (16) treten öfters in Erscheinung, u. a. bei Hypoxie. *Eiseneinlagerungen,* u. a. in Form von Ferritin, (17) begegnen wir u. a. in Sideroblasten (z. B. sideroachrestische Anämie, S. 422). Einlagerungen von *Glykogen* (α- und β-Granula, 18) in die Mitochondrienmatrix gehören z. B. bei Myopathien und idiopathischer Kardiomyopathie nicht zu den Seltenheiten. *Filamentöse Einschlüsse* (19) und *lamelläre Strukturen* (*ähnlich Myelinfiguren,* 21) stellen vermutlich Reaktionsprodukte nach Schädigung dar. *Virusartige Partikel* und *Kristalloide* (20) wurden z. B. in leukämischen Myeloblasten gefunden. **e** *Megamitochondrien* (22) sind eine häufige Erscheinung (Hepatozyten: bei chronischem Alkoholismus, Cholestase, Dubin-Johnson-Syndrom, Rotor-Syndrom, Virus-Hepatitis, Weil'scher Krankheit, Gaucher-Syndrom, Reye-Syndrom u. a. (s. dort); z. T. finden sich diese auch in anderen Zellen (z. B. »giant mitochondrial tubulopathy« der Nieren). *Bizarren Mitochondrienformen* (23) begegnet man z. B. nach Bestrahlung, Einwirkung von Zytostatika und anderen, toxischen Chemikalien. **f** Eine *Verminderung der Mitochondrienzahl* (24) gehört – abgesehen von unreifen Zellen – zu den Kennzeichen der Atrophie einer Zelle, während eine *numerische Vermehrung* (25) bei Zellen mit vermehrtem oxidativem Stoffwechsel typisch ist (z. B. beim Übergang von Histiozyten in »Epitheloidzellen«, S. 1351). *Onkozyten* (26) charakterisieren sich durch eine Überladung des Zytoplasmas durch massenhaft Mitochondrien, z. T. mit longitudinal verlaufenden Cristae

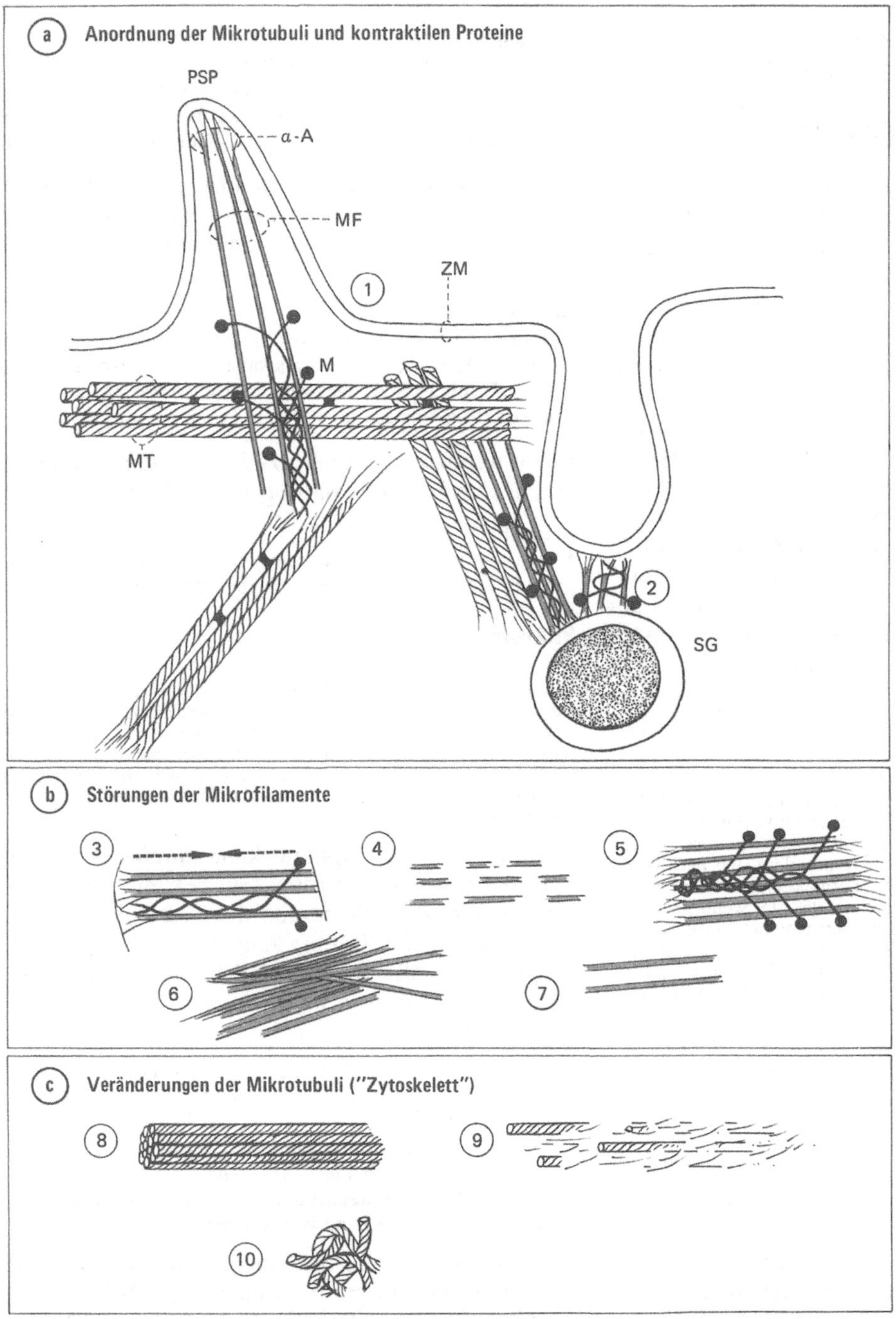

Abb. 21a–c. *Veränderungen der Mikrofilamente und Mikrotubuli.* **a** Während die Mikrotubuli vor allem ein wandelbares »*Zytoskelett*« bilden, dienen Mikrofilamente zusammen mit Myosin, Tropomyosin und α-Aktinin sowie anderen Eiweißen als *kontraktile Elemente.* Das gesamte System ist auf das engste mit Bewegungsvorgängen, insbesondere solchen der Zelloberfläche (1), Sekretions- bzw. Ausschleusungsmechanismen (2), der Mitose und weiteren lebenswichtigen Prozessen verbunden. **b** Eine *Verminderung der Kontraktionsfähigkeit* der kontraktilen Proteine (3) wird u. a. bei Mangel an ATP (z. B. Hypoxie) und nach Behandlung mit Zytochalasin A beobachtet. Zytochalasin B führt, ebenso wie z. B. Kupfermangel und gewisse aromatische Kohlenwasserstoffe (z. B. Benzpyren) zu einer *Depolymerisation, d. h. Zerstörung der Mikrofilamente* (4). Eine *vermehrte Bildung* solcher Strukturen kommt bei erhöhter Beanspruchung der Zelle (Bewegung, Dehnung, Sekretion u. a.) zustande (5). Im Überschuß und ungeordnet angehäuft findet man sie z. B. in Alzheimer-Drusen (S. 333) und in Zellen des medullären Schilddrüsenkarzinoms (6). Eine *Verminderung des Volumenanteils von Mikrofilamenten am Zytoplasma* kennzeichnet z. B. alternde Zellen und wird oft bei chronischem O_2-Mangel gesehen (7). **c** Eine *verstärkte Polymerisation von Mikrotubuli* (8) stellt man u. a. in Erfolgszellen bei erhöhter hormonaler Stimulation (z. B. Schilddrüsenzellen durch TSH stimuliert) und nach Einwirkung von Vinblastin fest. Eine *Depolymerisation der Mikrotubuli* (9) wird z. B. durch Kolchizin, Vinkristin, Äthylalkohol in hohen Dosen und weitere toxische Substanzen bewirkt (vgl. dazu auch die Vinkristin-Neuropathie). Unregelmäßig gewundene und sich umschlingende Mikrotubuli beobachtet man bei einer Reihe von Hirnveränderungen (10) (u. a. Alzheimer'sche Krankheit, senile Demenz, postenzephalitische Zustände, Parkinsonismus, Pick'sche Krankheit, s. dort).

PSP = Pseudopodium; SG = Sekretgranulum; α-A = α-Aktinin; MF = Mikrofilamente; M = Myosin; MT = Mikrotubuli; ZM = äußere Zellmembran

zählen. Einige Störungen der Mikrofilamente und der Mikrotubuli sind in Abb. 21 schematisch dargestellt.

9.15. Zentrosom und Zentriolen

Das Zentrosom (Zentrosphäre), eine schon aus der Lichtmikroskopie bekannte Struktur, ist in der Regel inmitten der Golgifelder gelegen und enthält meistens zwei senkrecht zueinander stehende *Zentriolen (Diplosom)*. Das einzelne Zentriol zeigt die Form eines kurzen Zylinders, dessen Wand aus 9 × 3 Tubuli besteht. Die letzteren erscheinen in geradlinig angeordneten Dreiergruppen, die durch sog. Arme untereinander und mit dem Zentrum des Zentriols verbunden werden. Die Zentriolen spielen eine wichtige Rolle beim Aufbau des Spindelapparats, der das »Auseinanderziehen« der Tochterchromosomen bei Zellteilungen besorgt. Vor der Mitose bewegen sich die beiden Zentriolen normalerweise an entgegengesetzte Pole der Zelle und teilen sich im Verlauf der Telophase. Die Zahl von Zentriolen in einer Zelle entspricht meistens der Ploidie.

Einer *Vermehrung der Zentriolenzahl* pro Zelle begegnet man unter verschiedenen pathologischen Bedingungen.

Beispiele:
- *Zellen mit polyploiden* oder *hyperploid-aneuploiden Kernen,* wie sie bei bösartigen Geschwülsten auftreten.
- *Mehrkernige Riesenzellen.*

Teilungsstörungen von Zentriolen können unter ähnlichen Bedingungen auftreten wie Mitosestörungen.

Beispiele:
- *Asymmetrische Teilung.*
- *Multipolare Teilung,* z. B. tripolar oder tetrapolar.

Schädliche Agentien, die Struktur und Funktion des Spindelapparats stören, können auch eine *Desorganisation (Desaggregation) der Zentriolen* zur Folge haben.

Beispiele:
- *Ionisierende Strahlen*
- *Kolchizin, Vinkristin* u. a.

9.16. Kinozilien

Die Kinozilien gehen von einer *Basalkorpuskel (Kinetosom,* Blepharoplast) aus, deren Ultrastruktur große Ähnlichkeit mit derjenigen der Zentriolen aufweist: 9 Dubletten (9 × 2) von Mikrotubuli bilden ein zylinderförmiges Gebilde, in das ein Bündel von Mikrofilamenten mit Querstreifung ragt. Die Bewegung der Axonen der Kinozilien erfolgt u. a. mit Hilfe eines myosinähnlichen Proteins, des Dyneins. An der zilientragenden Zelloberfläche finden sich überdies Microvilli. Es ist daran zu erinnern, daß Stereozilien, wie sie etwa im Ductus epididymidis auftreten, übergroßen, dichotomisch verzweigten Microvilli entsprechen und nichts mit Kinozilien zu tun haben. Ähnlich den Zentriolen enthalten die Kinetosomen spärlich DNA.

Flimmerepithelien und der sie bedeckende Schleimfilm bilden den sog. *mukoziliären Apparat,* der auch für den Transport von Partikeln nach der Larynxseite des Tracheobronchialsystems große Bedeutung hat. *Zahlreiche schädigende Agentien üben auf die Zilienfunktion eine nachteilige Wirkung aus;* in manchen Fällen äußert sich dies auch in *morphologisch faßbaren Veränderungen* dieser Organellen.

Beispiele:
- Verlangsamung oder Aufhören der Zilienbewegung des Trachealepithels durch Einwirkung von *Kälte, Hitze, Trockenheit, Rauch* oder *giftigen Dämpfen und/oder Gasen* (z. B. SO_2, Akrolein), ohne daß sich elektronenoptisch notwendigerweise Veränderungen zeigen ließen. Höhere Konzentrationen von SO_2 führen zum Zilienverlust (S. 1601).
- Verkürzung der Tracheobronchialzilien der neugeborenen Maus nach dreitägiger Beatmung mit *reinem Sauerstoff* sowie Verlust derselben nach noch längerer Behandlung.
- Zilienschäden im Tracheobronchialepithel infolge *Virusinfekt* (S. 1800).

Unter gewissen pathologischen Bedingungen treten *Zilien an Zellen* auf, *die normalerweise keine solchen Organellen* besitzen (vgl. dazu »*Metaplasie*«, S. 159).

Beispiel:
- Mit Kinozilien versehene *Hauptstückepithelien der Niere,* z. B. in seltenen Fällen von Glomerulonephritis oder anderen Leiden, ferner flimmertragende *Gallenganseptithelien* bei gewissen Leberkrankheiten.

Der *Verlust eines normalerweise vorhandenen Flimmerbesatzes* kann u. a. zustandekommen, wenn die Fähigkeit der Zellen, Kinozilien zu bilden, vorübergehend oder dauernd verloren gegangen ist.

Beispiel:
- Änderung der Differenzierungsrichtung des *Bronchialepithels* vom flimmertragenden zum *mehrschichtigen Plattenepithel* (= *Metaplasie,* S. 159), ein Phänomen, das man bei starken Rauchern beobachten kann.

9.17. Myofibrillen, Myofilamente und sarkoplasmatisches Retikulum

Die *quergestreiften Myofibrillen* setzen sich aus *Sarkomeren* (Fibrillenabschnitten) zusammen, die durch *Z-Scheiben* getrennt sind und Aktin- sowie Myosinfilamente, ferner Tropomyosin und Troponin enthalten. Die etwa 1 µm langen und 5 nm dicken *Aktinfilamente* nehmen ihren Ursprung an der Z-Scheibe und lassen einen basalen Teil *(Z-Filamente)* sowie einen daran anschließenden, weniger elektronendichten Teil erkennen. Die ungefähr 1,5 µm langen und 10 nm dicken *Myosinfilamente* zeigen eine lange Spindelform, liegen in der Mitte der Sarkomeren, bilden die sog. *A-Bande* und werden in der Hälfte ihrer Länge durch feinste Fibrillen *(M-Scheibe)* querverbunden. Diejenigen Abschnitte, die nicht von den Myosinfilamenten eingenommen werden, heißen *I-Banden.* Im nicht-kontrahierten Zustand greifen die Aktin- und die Myosinfilamente nur wenig ineinander; im Querschnitt erkennt man an den Enden der A-Bande je ein Myosinfilament, das von 6 Aktinfilamenten umgeben wird. Bei der Kontraktion der Muskelzelle gleiten die Aktin- und Myosinfilamente ineinander, und die zwischen der M-Scheibe und den Enden der Aktinfilamente liegenden *H-Streifen* verschmälern sich. Die Myofilamente werden von einem *transversalen (T-) System* umgeben, das als Einstülpungen der Zellmembran aufgefaßt werden kann. An bestimmten Kontaktstellen *(Triaden)* tritt das T-System in enge Beziehung zum *quer* zu den Myofilamenten sich verzweigenden Hohlraumsystem des *sarkoplasmatischen Retikulum.* Man nimmt an, daß die Depolarisation der Zellmembran vom T-System an den Kontaktstellen auf das sarkoplasmatische Retikulum weitergeleitet wird, worauf die Freisetzung von Ca^{++}, die Aktivierung der Myosin-ATPase und die anschließende Kontraktion einsetzen (S. 369).

Die meisten elektronenoptisch faßbaren Veränderungen von quergestreiften Myofibrillen bzw. Myofilamenten sind in dem Sinn nicht spezifisch, als sie sich bei verschiedenen Krankheiten feststellen lassen. Erst die Berücksichtigung weiterer Befunde, wie Störungen im Aufbau anderer Organellen, ergibt in manchen Fällen ein Bild, das diagnostische Hinweise gestattet. Eine *zahlenmäßige Vermehrung (»Proliferation«) von Myofilamenten* gehört zu den typischen Veränderungen bei *Hypertrophie* (S. 156) der quergestreiften Muskelzellen. In der Regel erfolgt diese Umwandlung als Reaktion auf eine erhöhte Beanspruchung und geht mit einer gesteigerten kontraktilen Leistungsfähigkeit einher. Eine vermehrte Zahl von Myofilamenten findet sich aber auch bei anderen Zuständen.

Beispiele:
- »Proliferation« von Myofilamenten bei *Herzhypertrophie,* z. B. wegen arterieller Hypertonie (S. 560), oder bei *Hypertrophie der Skelettmuskulatur* infolge starker körperlicher Arbeit.
- Vermehrung von Myofilamenten bei gewissen Formen von *progressiver Muskeldystrophie* (S. 373).

Fällt der zur Zunahme der Zahl von Myofilamenten führende Stimulus weg, kommt es zu *Rückbildungsvorgängen,* die entweder in den Normalzustand ausmünden oder gar mit einer *numerischen Verminderung dieser Strukturen* enden können (*Atrophie*, S. 163).

Beispiele:
- Herabsetzung der Zahl von Myofilamenten pro Skelettmuskelzelle, so bei einem kräftigen Sportler, der wegen eines Beinbruchs zu *längerer Ruhigstellung* der Gliedmasse gezwungen ist.
- *Atrophie der Herzmuskulatur* (S. 164).

Auch diese Involutionsprozesse sind meistens *reversibel.* Eine Ausnahme bilden gewisse Muskelkrankheiten, die einen mehr oder weniger progressiven Verlauf nehmen.

Beispiele:
- Reversible zahlenmäßige Verminderung der Myofilamente bei *Mangelernährung* bzw. *Hungerzuständen.*
- Fortwährende Abnahme der Zahl der in der *Zellperipherie* liegenden Myofilamente in *Frühstadien von progressiver Muskeldystrophie* (S. 373) und anderen Myopathien.
- *Diffuser* Schwund der Myofilamente bei *fortgeschrittener progressiver Muskeldystrophie,* bei *myotonischer Dystrophie* (S. 374), *Polymyositiden* (S. 375) sowie bei sog. *neuraler Muskelatrophie* (S. 369), die auf einem Unterbruch der nervösen Versorgung beruht.

Veränderungen in der Form und/oder Anordnung der Myofibrillen bzw. Myofilamente treten bei verschiedenen krankhaften Veränderungen auf. *Einzelveränderungen der Myofibrillen* umfassen u. a. abnorme Streckung oder Kontraktion, ringförmigen oder spiraligen Verlauf, Fusion mit Bildung serpentinenartiger Bänder, axiale Desorganisation und teilweisen Untergang, Homogenisierung, körnigen Zerfall und andere Umwandlungen (vgl. dazu S. 373). Bei einer Reihe krankhafter Prozesse beobachtet man strukturelle Umwandlungen der *Z-Scheibe,* die meistens als degenerative Zeichen gedeutet werden. Auch die *Myofilamente* können einen Formwandel erfahren, z. B. herdförmige Verdickung, Bildung globulärer Untereinheiten u. a. Zahl und Form ausgebildeter Myofibrillen und -filamente geben auch einen Hinweis auf den *Differenzierungsgrad von Geschwülsten der quergestreiften Muskulatur* (S. 254).

Beispiel:
- Bei den *Rhabdomyosarkomen* (S. 254) unterscheidet man 4 Gruppen, je nachdem, ob die Tumorzellen keine Filamente, uncharakteristische Filamente, Myofilamente oder Myofibrillen enthalten.

Die *pathologischen Veränderungen des T-Systems und des sarkoplasmatischen Retikulum* sind noch wenig erforscht. *Denervierte Muskelfasern* zeigen eine merkwürdige *Vermehrung dieser Strukturen,* die labyrinthartige Formen annehmen und bei zunehmender Atrophie (S. 163) deutlich hervortreten. Im Rahmen der sog. *trüben Schwellung* (S. 76) der Muskelfasern kann es zur Dilatation der Hohlräume kommen.

In der *glatten Muskulatur* enthalten die einzelnen Zellen parallel zur Längsachse laufende, aber *nicht regelmäßig angeordnete dünne Aktin- und dicke Myosinfilamente.* Diese sind durch elektronendichte *Haftstellen* teilweise unter sich verbunden, besonders aber an der Zellmembran verankert. Das *sarkoplasmatische Retikulum* weist in der Regel die Form längs verlaufender Tubuli auf.

Hinsichtlich der *Pathologie der Myofilamente glatter Muskelfasern* gilt – mutatis mutandis – manches, was am Beispiel der quergestreiften Muskulatur erörtert wurde. Insbesondere finden sich auch eine zahlenmäßige Vermehrung der Myofilamente bei der *Hypertrophie* glatter Muskelzellen (S. 156) sowie eine Verminderung derselben bei *Atrophie* (S. 163). Bei *Geschwülsten glatter Muskulatur* (*Leiomyome, Leiomyosarkome*, S. 253) gibt das Vorhandensein oder das Fehlen von Myofilamenten ebenfalls einen Hinweis auf den Differenzierungsgrad des Tumors (S. 216).

Elektronenoptische Untersuchungen haben deutlich gemacht, daß *myofilamentöse Strukturen* nicht ein Kennzeichen ausschließlich der quergestreiften und glatten Muskelzellen sind, sondern daß solche oder ähnliche kontraktile Elemente auch in verschiedenen *anderen Zellarten* vorkommen (z. B. gewisse Zellen der Nierenglomerula, Tubulusepithelien der Nieren, myoepitheliale Zellen u. a.). Einige der wichtigeren Veränderungen der Myofilamente sowie des mikrotubulären und mikrofilamentösen Apparats sind in Abb. 21 (S. 62) dargestellt.

9.18. Grundsubstanz (Matrix) des Zytoplasmas und darin enthaltene Substanzen und Strukturen

Die proteinhaltige zytoplasmatische Matrix bildet die membranfreie zusammenhängende Masse des extranukleären Teils des Zelleibs. Sie kann sich im lebenden Zustand in Bewegung befinden und sich mehr dem Gel- oder dem Solzustand nähern. In der Zellperipherie gelegene Teile der Matrix, die nur wenige oder keine membranumschlossenen Organellen aufweisen, entsprechen dem sog. *Hyaloplasma* der Licht- oder Phasenkontrastmikroskopie. Oft sind darin Mikrofilamente und/oder Mikrotubuli zu erkennen (S. 61). In der zytoplasmatischen Matrix finden sich unter physiologischen Bedingungen – je nach Zellart – verschiedene eingelagerte Substanzen, die sich auch im elektronenoptischen Bild darstellen lassen. *Glykogen* tritt in mehreren Ablagerungstypen auf: sog. *α-Glykogen* zeigt sich in Form rosettenartiger Gebilde, die aus *β*-Partikeln bestehen, und wird besonders in Leberzellen angetroffen. Das sog. *β-Glykogen* erscheint als rundliche Partikel von ungefähr 25–30 nm Durchmesser, kommt in den meisten Körperzellen vor und läßt sich nach Bleizitrat-Kontrastierung elektronenoptisch deutlich darstellen. Demgegenüber sind die nur etwa 3 nm im Durchmesser betragenden Partikel des sog. *γ-Glykogens* besonders in negativ-kontrastierten Präparaten gut erkennbar. Wahrscheinlich handelt es sich hier z. T. um *Polyglukose* von geringerem Molekulargewicht als Glykogen. Gewisse Zellarten, wie Endothelien, enthalten derartige Polyglukose, jedoch normalerweise kein eigentliches Glykogen. Das Vorkommen kleinster *Fetttropfen (Liposomen),* etwa in Leberzellen, braucht nicht auf einen pathologischen Zustand hinzuweisen. In den für die Neutralfettspeicherung spezialisierten Fettzellen nehmen die Liposomen normalerweise den größten Teil des Zellvolumens ein. Liposomen sind nicht

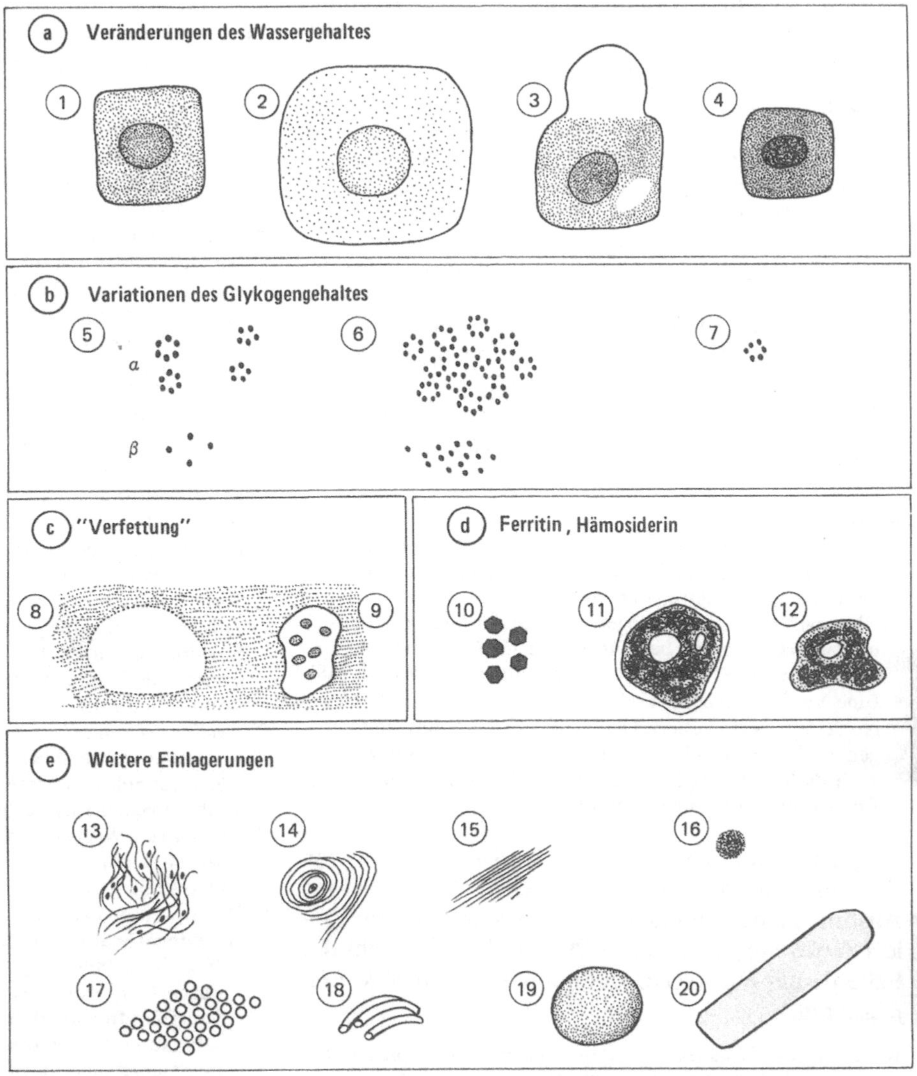

Abb. 22a–e. *Veränderungen bzw. Einlagerungen im Bereich der zytoplasmatischen Matrix.* **a** Bei Zunahme des *Wassergehalts* kommt es im Vergleich zur Norm (1) in der Regel zu einer *Zellschwellung* (2). Mitunter beschränkt sich die verstärkte Hydratierung auf einen bestimmten Teil des Zytoplasmas (3), so daß sich lichtmikroskopisch wenig gefärbte *Ausläufer* oder *vakuolenähnliche Aufhellungen* zu erkennen geben. Sog. »*dunkle Zellen*« (4) haben einen verminderten Wassergehalt. **b** Der *Glykogengehalt* der Zellmatrix (α- und β-Granula, 5) untersteht physiologischerweise erheblichen Schwankungen (S. 918). Ein *pathologischer Glykogenreichtum* (6) findet sich in vielen Zellen und unter den verschiedensten Bedingungen (z. B. Epithelien der Henle'schen Schleife der Nierentubuli bei Diabetes mellitus (S. 946), verschiedene Elemente bei Entzündungen (S. 1278), neoplastische Zellen (S. 248), metabolisch wenig aktive Zellen (z. B. bei Hibernation), verschiedene Zellarten bei Glykogenosen (außer Typ II, S. 960). Ein *Glykogenschwund* (7) findet sich u. a. bei Hunger (S. 654), Sauerstoffmangel (S. 72), toxischen Einflüssen u. a. m. **c** *Größere Fetttropfen* sind manchmal nicht von einer deutlich erkennbaren Membran umgeben (8); teilweise liegen sie im GER (9), u. U. auch in Lysosomen (Liposomen). **d** *Ferritinanhäufungen* (10) sind bei ausreichendem Eisenbestand des Körpers in vielen Zellen anzutreffen; bei mehreren Krankheiten treten sie in besonderem Maß in Erscheinung (z. B. Hämochromatose u. a.). *Hämosiderin,* das aus dem phagozytären Abbau von Hämoglobin hervorgeht, befindet sich zunächst in Lysosomen (11), später u. U. auch frei in der Matrix (12). **e** *Unregelmäßige, membranhaltige, filamentöse und/oder granuläre Einschlüsse* (13) sind z. B. die Mallory-Körperchen (S. 89). *Myelinfiguren* und *lamelläre Strukturen* lassen hie und da eine umgebende lysosomale Einheitsmembran vermissen (14). *Filamentöse Gebilde* (»Nematosomen«, 15) entsprechen oft nicht näher definierten Proteinen. »*Dichte Körper*« beobachtet man nicht ausschließlich in Lysosomen, sondern dann und wann auch in der Matrix (16). *Virusartige Partikel* (17, S. 1668), vermutlich virusbedingte *mikrotubuläre Strukturen* (18), *Proteinkugeln* (19) und *Kristalle* (20) sind weitere Beispiele von z. T. in der Matrix gelegenen Einschlüssen

von einer deutlich darstellbaren Membran umgeben. *Ferritin* trifft man ebenfalls in vielen Körperzellen, meistens in der Form von hexagonalen Partikeln mit einem Durchmesser von ungefähr 7 nm. *Hämoglobin* findet sich als ziemlich elektronendichtes Material in der Matrix der Zellen der Erythropoiese. *Keratin* entsteht in der Matrix verhornender Zellen. Außerdem enthält die Matrix *zahlreiche Enzyme,* z. B. diejenige der Glykolyse.

Die *zytoplasmatische Matrix und ihre Einschlüsse können eine Vielzahl pathologischer Veränderungen zeigen* (Abb. 22).

Störungen des Wasser- und Elektrolytgehaltes der Matrix treten vor allem bei einer Beeinträchtigung des aktiven Kationentransports durch die Zellmembran und Veränderungen im Elektrolytgehalt des Interzellulärraums in Erscheinung.

Beispiele:
- *Kolloidosmotische Zellschwellung* (S. 67) – etwa bei einer sog. *trüben Schwellung* (S. 76) – die u. a. auf einem Sauerstoffmangel beruhen kann.
- *Zellschrumpfung in hypertonischer Kochsalzlösung.*

Der *Glykogengehalt der Matrix* ist von Zellart zu Zellart verschieden und zeigt physiologischerweise gewisse Schwankungen, die von der Tageszeit sowie den Mahlzeiten abhängen. *Pathologische Veränderungen* in der relativen Menge von Glykogenpartikeln in dieser Lokalisation kommen einesteils bei *genetisch bedingten Enzymdefekten,* andererseits bei *vielen erworbenen krankhaften Zuständen* vor.

Beispiele:
- Sog. *Glykogenspeicherkrankheiten* (außer Typ II), die auf verschiedenen Enzymdefekten beruhen und nicht alle Körperzellen in demselben Ausmaß betreffen (S. 960).
- Ein ungewöhnlicher Glykogenreichtum der Matrix findet sich in gewissen Zellarten bei *Entzündung* (S. 1332), bei *endokrinen Störungen* (S. 938) sowie in *neoplastischen Zellen* (S. 248).
- Eine Verarmung der zytoplasmatischen Matrix *an Glykogenpartikeln,* etwa in Leberzellen, gehört zu den Frühveränderungen nach Beginn eines *Hungerzustandes* und kennzeichnet auch die meisten anderen *Zustände mit negativer Bilanz des Energiestoffwechsels* des Körpers.

Abgesehen von den Fettzellen, ist das Auftreten von *Fettropfen* in der zytoplasmatischen Matrix häufig Ausdruck einer veränderten Stoffwechsellage der Zelle (*Verfettung* der Zelle, S. 79). In der Mehrzahl der Fälle deutet ein solcher Befund auf *schädigende Einflüsse* hin.

Beispiele von Zuständen mit Auftreten von Fettropfen in der zytoplasmatischen Matrix von Leberzellen:
- *Mastfettsucht.*
- *Beginn einer Hungerphase:* Aus der Tierpathologie ist die sog. »starvation ketosis« bei Kühen bekannt.
- Mangelernährung, etwa bei experimentell erzeugtem *akutem Cholinmangel.*
- Allgemeine metabolische Störungen, wie *Diabetes mellitus* (S. 933), gewisse Formen von *Hyperlipidämie* (S. 903).
- *Chronischer Alkoholismus,* Vergiftung durch CCl_4, $CHCl_3$, *Phosphor* u. a.

Diese Art zytoplasmatischer Verfettung ist nicht mit der Lipidansammlung in sog. *Schaumzellen* (S. 82) zu verwechseln, wo die Lipide vor allem in Phago- und Lysosomen liegen.

Eine *Verminderung der relativen Zahl von Ferritinpartikeln* in der zytoplasmatischen Matrix verschiedener Zellarten (Duodenalepithelien, Leberzellen, Knochenmarkmakrophagen u. a.) beobachtet man bei *Eisenmangelzuständen* (S. 835).

Die Herabsetzung des *Hämoglobingehalts* der zytoplasmatischen Matrix der *Erythrozyten* und ihrer Vorläufer kennzeichnet die sog. *hypochrome Anämie,* eine Erhöhung desselben die *hyperchrome Anämie.* Außer der bisher geschilderten Vermehrung oder Verminderung normaler Strukturen oder Substanzen finden sich bei bestimmten pathologischen Zuständen *abnorme zytoplasmatische Einschlüsse verschiedenster Art.*

Beispiele:
- *Kristalline Einschlüsse,* wie Proteinkristalle in Leberzellen von Alkoholikern, Tyrosinkristalle in Zellen gewisser Tumoren der Speicheldrüsen, kristalloide Gebilde in bösartigen Geschwülsten (S. 217) u. a.
- *Viren oder virale Produkte,* z. B. »ground-glass«-Hepatozyten bei Hepatitis B u. a. (S. 714).
- *Kugelförmige Einschlüsse* (z. B. in Krebszellen), die chemisch meistens Proteinkomplexen entsprechen.
- Sog. *Mallorykörperchen* in Leberzellen von *Alkoholikern,* die in den ersten Phasen ihrer Entwicklung das elektronenoptische Bild fibrillärer Massen, später das eines dichten Filzes kurzer Filamente bieten. Die Entstehungsweise des Mallorykörperchens ist nicht geklärt. Man erwägt die Möglichkeit einer toxisch bedingten Polymerisation hepatozellulärer Proteine, die schrittweise wieder abgebaut werden können. Ultrastrukturell ähnliche Einschlüsse kommen auch unter anderen Bedingungen und an anderer Stelle vor, so in Pneumozyten bei *Asbestose* (S. 1637).
- Sog. *Crooke'sche Veränderung* bei ACTH-produzierenden Zellen des Hypophysenvorderlappens, die bei vermehrter Einwirkung von Kortikosteroiden zustande kommt und elektronenoptisch einen vorwiegend filamentösen, z. T. auch granulären Bau zeigt.
- *Hyaline (»glasige«) Einschlüsse im Zytoplasma von Neuronen,* so des menschlichen Hypoglossuskerns, die mit zunehmendem Alter vermehrt auftreten und chemisch Protein-Kohlenhydratkomplexen entsprechen.
- *Kurvilineare Körper* (Jansky-Bielschowsky-Typ), die u. a. bei gewissen Lipidosen (S. 984) in den meisten Körperzellen zu finden sind.
- Durch weitere *toxische Einflüsse* entstandene Veränderungen der zytoplasmatischen Matrix, wie:
  - *Heinz'sche Innenkörper in Erythrozyten,* die wahrscheinlich durch Oxidation von SH-Gruppen und/oder Präzipitation von Häm-freiem Globin entstehen und vor allem bei gewissen akuten hämolytischen Anämien auftreten (S. 433).
  - Im Tierversuch nachgewiesene apikale *»dichte Körperchen« der Nierenhauptstücke* nach Intoxikation mit Thioazetamid.

9.19. Äußere Zellmembran (Plasmamembran, Plasmalemm) und andere Membransysteme

Die äußere Zellmembran trennt die zytoplasmatische Matrix vom extrazellulären Raum und stellt mit den mit ihr verbundenen Anteilen des Zytoskeletts (Mikrotubuli und Mikrofilamente) ein dynamisches, deformierbares und zu raschen Bewegungen fähiges System dar. Im elektronenoptischen Bild zeigt sie eine *äußere und eine innere osmiophile und eine dazwischenliegende osmiophobe Schicht.* Jede dieser Lagen ist etwa 3 nm dick, was für die ganze Membram 8–10 nm ergibt. Mit der Gefrierätzmethode lassen sich zwischen den beiden osmiophilen Schichten sog. *intramembranöse Partikel* darstellen. An der Oberfläche der Zellmembran findet sich bei vielen Zellarten die sog. *Glykokalyx* (z. B. *antennulae microvillares* der Darmepithelien), die vorwiegend aus Glykoproteinen besteht. Die Glykokalyx bildet zusammen mit einer Schicht an der Zelloberfläche absorbierter Moleküle die sog. *Zellhülle* (»cell coat«). Der makromolekuläre Aufbau der Zellmembran ist noch nicht geklärt. Er scheint viel komplexer zu sein, als früher angenommen wurde. Beispielsweise enthält die Membran menschlicher Erythrozyten annähernd 30 verschiedene Proteine und fast 100 individuelle Lipidverbindungen, vor allem Phospholipide (Lezithine, Sphingomyelin und Kephaline) und Glykolipide (Globoside), ferner Cholesterin, freie Fettsäuren und Glyzeride. Man stellt sich heute die äußere Zellmembran als ein *sog. intermediäres Gel* aus Lipid-Protein-Komplexen vor. Die doppelschichtige Lipidmatrix weist örtlich verschiedene Grade von Fluidität oder Rigidität auf, wobei Wechselwirkungen zwischen Cholesterin (erhöhte Rigidität) und hydrophoben Regionen der Proteine und/ oder Phospholipide eine Rolle spielen. In diesem *»halbflüssigen Mosaik«* sind an umschriebenen Orten *Rezeptoren* (z. B. für Hormone), *Oberflächenantigene* und *andere Zellprodukte* (z. B. Immunglobuline bei B-Lymphozyten) vertreten. Treten solche Oberflächenstrukturen mit zugehörigen Liganden in Verbindung, können sie in der Membran verschoben, konzentriert und an einen Zellpol zusammengelagert werden *(»capping«)*, wo sie entweder in das Zellinnere aufgenommen oder abgestoßen werden.

Zu den vielfachen *Funktionen* der im lebenden Zustand überaus dynamischen äußeren *Zellmembran* gehören:

- *Abgrenzung der Zellmasse* als Stoffwechsel- und Funktionseinheit,
- Verbindung zu Nachbarzellen,
- Erhaltung der *mechanischen Festigkeit und Elastizität* der Zelle,
- Gewährleistung der *elektrischen Eigenschaften der Zelloberfläche*,
- Aufrechterhalten der *selektiven Permeabilität* für Ionen und organische Moleküle,
- *Rezeptorfunktionen* (Rezeptoren für Hormone und andere Mittlersubstanzen, immunologische Rezeptoren (S. 1068) u. a.),
- *Transportfunktionen:* aktiver Transport von Kationen, Aminosäuren, Glukose u. a. mit Hilfe noch nicht genau bekannter »carriers« und ATP,
- *metabolische Funktionen,* wie Aufbau, Umbau und Abbau von Proteinen, Lipiden und Kohlenhydraten,
- Funktionen bei *Bewegungsvorgängen* (Zellbewegung, Chemotaxis (S. 1262), Bildung von Pseudopodien, Pinozytose, Phagozytose (S. 1281), Exozytose (S. 52) u. a.).

Die *Form der Zelloberfläche* wird nicht nur durch die physikalisch-chemischen Eigenschaften der Zellmembran, sondern auch durch weitere Bestandteile des Zytoplasma, wie den mikrotubulären Apparat und Mikrofilamente (sog. Zytoskelett), sowie durch zellnachbarliche Einflüsse bestimmt. Immerhin sind einzelne Oberflächenstrukturen für die eine oder andere Zellart mehr oder weniger charakteristisch, dies gilt beispielsweise für die *Microvilli* (z. B. der Darmepithelien), das sog. *basale Labyrinth* (z. B. Tubulusepithelien der Niere), *dendritische Fortsätze* (Zellen des Nervensystems) u. a. Kennzeichnend für einzelne Zelltypen sind auch gewisse *Beläge,* die die Zellmembran bedecken, wie das sog. *»Surfactant«*, eine wahrscheinlich von den Pneumozyten II hergestellte, vorwiegend aus Phospholipiden bestehende Substanz, die die Oberflächenspannung herabsetzt.

Die *inneren Membransysteme der Zelle* zeigen einen ähnlichen Bau wie die äußere Zellmembran, insbesondere an der Innenseite des Golgikomplexes, in digestiven Vakuolen, Phagosomen, Lysosomen und Sekretionsvakuolen. Eine *dünnere Membranart* von nur 5–6 nm Dicke findet sich in den endoplasmatischen Zisternen, in den Microbodies, an der Außenfläche des Golgikomplexes und als Kernmembran. Eine Umgestaltung der dünneren in die dickere Membranart findet offenbar im Golgi-Bereich statt, möglicherweise werden hier der dünnen Membran weitere Substanzen, wie Cholesterin, zugefügt bzw. eingebaut.

Störungen im Wasser- und Ionentransport durch die Zellmembran

Das Zellinnere, insbesondere die in der Zellmatrix gelegenen Anteile, zeigt eine vom Extrazellulärraum wesentlich verschiedene Zusammensetzung, vor allem einen hohen Gehalt an Kalium- und einen geringeren Gehalt an Natriumionen sowie eine hohe Konzentration überwiegend negativ geladener Proteine. Da die Zellmembran zwar für Proteine im allgemeinen nicht durchlässig ist, Wasser und Elektrolyte jedoch permeieren können, setzt die Beibehaltung der ungleichen Zusammensetzung von Intra- und Extrazellulärraum Mechanismen voraus, die diesen Zustand durch einen der passiven Diffusion entgegenwirkenden Transport von Ionen durch die Membran zu regulieren vermögen. Wenigstens ein Teil dieser Mechanismen ist energieabhängig und verbunden mit membranständigen Enzymen, wie der sog. *natrium-kaliumabhängigen, Ouabain-empfindlichen AT-Pase,* die an den Na^+- und K^+-Verschiebungen durch die Zellmembran maßgeblich beteiligt ist. Das intrazelluläre Milieu wird durch eine große Zahl weiterer Faktoren mitbestimmt, u. a. die Permeabilität der Zellmembran, die Aktivität membrangebundener Transportsysteme, die Produktion metabolischer Energie sowie eine Vielzahl von Synthese- und Abbauprozessen im Zellinneren. Überdies lassen sich die Verhältnisse im Zellinneren durch Variationen des extrazellulären Milieus verändern.

Wasser passiert die Zellmembran sehr rasch, ein aktiver Wassertransport durch die Zellmembran scheint bei Säugerzellen nicht vorzukommen. Ähnliches gilt für die meisten niedermolekularen Anionen, z. B. CL' und HCO_3'.

Im Sinn des Gibbs-Donnan-Effekts kommt es beim *Ausfall der aktiven Transportprozesse* im Bereich der Zellmembran zu folgenden Veränderungen:

a) Ausgleich der intra- und extrazellulären Natrium- und Kaliumkonzentration;
b) Einströmen niedermolekularer Anionen in das Zellinnere, wobei eine entsprechende Zahl von Kationen mitgezogen wird;
c) dadurch Entstehen eines höheren intrazellulären osmotischen Druckes, der zum Nachströmen von Wasser und damit zur Schwellung der Zelle führt.

Da diese Effekte u. a. darauf beruhen, daß hochmolekulare Substanzen nicht aus dem Zellinneren durch die Zellmembran in das extrazelluläre Milieu diffundieren können, spricht man von *kolloidosmotischer Schwellung der Zelle.* Man nimmt an, daß der aktive Kationentransport durch die Zellmembran der kolloidosmotischen Schwellung dadurch entgegenwirkt, daß mehr Natriumionen nach außen als Kaliumionen nach innen gelangen.

Die Verhältnisse werden dadurch kompliziert, daß bei kolloidosmotischer Schwellung u. U. auch eine *Schädigung der Zellmembran* zustande kommt, die ein *Austreten hochmolekularer Substanzen aus dem Zellinneren* nach sich zieht.

Eine kolloidosmotische Schwellung der Zelle aufgrund der oben skizzierten Vorgänge kann verschiedene *Ursachen* haben, so Agentien oder Zustände, die das *aktive Transportsystem* innerhalb der Membranen hemmen oder *schädigen und/oder den Energienachschub* (wahrscheinlich in Form von ATP) *beeinträchtigen,* ferner Einflüsse, die die *Membranpermeabilität für die passive Rückdiffusion der Kationen erhöhen.*

»Osmotische« Typen der Zellvolumveränderungen lassen sich überdies durch *Erniedrigung oder Erhöhung der Osmolalität des Extrazellulärraums* erzeugen.

Beispiele solcher Formen von Volumenänderungen der Zelle:

- Zellschwellung nach *Unterbruch der Sauerstoffzufuhr* (vgl. dazu *trübe Schwellung,* S. 76).
- Zellschwellungen nach zu *rascher Infusion verdünnter Salzlösungen.*
- Verkleinerung der Zellen bei sog. *Exsikkose,* d. h. einer Erhöhung der Osmolalität in der Extrazellulärflüssigkeit infolge Wasserverlusts (z. B. bei Diabetes insipidus, S. 805, Diabetes mellitus, S. 933).
- Zellschwellung nach Einwirkung *membranschädigender Agentien,* wie gewisser bakterieller Toxine, Desoxycholsäure, $CHCl_3$, aktivierten Komplements u. a.

In besonderem Maße hängen die Membranfunktionen von den *Kalziumionen* ab. Als Bestandteil der Zellmembran beeinflussen sie dadurch, daß sie sich verschieben können, eine Reihe wichtiger Membraneigenschaften und Zellfunktionen, wie Permeabilität bzw. Dichtigkeit der Zellmembran, Kontraktion oder Erschlaffung von Muskelzellen, Freisetzung des Inhalts von Sekretionsgranula, Aktivierung von Enzymen, Haftfähigkeit der Zellen im Gewebeverband u. a. m.

Beispiele:
- *Verminderung der Permeabilität der Zellmembran bei Erhöhung der Ca^{++}-Konzentration in der Extrazellulärflüssigkeit;*
- *Störungen der Muskeltätigkeit* bei zu hoher oder zu geringer Ca^{++}-Konzentration in der Extrazellulärflüssigkeit;
- *Verminderte Ausschleusung von Granulainhalt* bei mangelhaftem Einstrom von Ca^{++} in die Zelle, der normalerweise nach Einwirken eines sekretionsfördernden Stoffes einsetzt.
- *Gestörte Ansprechbarkeit von Erfolgszellen auf Hormone* bei veränderter Ca^{++}-Konzentration in der Extrazellulärflüssigkeit.
- *Dissoziation von Zellverbänden* bei Mangel an Ca^{++} im Interzellulärraum.

Bis zu einem gewissen Grad und für beschränkte Zeit kann ein Mangel an Kalziumionen im Zellinneren durch die vor allem in den *Mitochondrien* liegende Ca^{++}-Reserve wettgemacht werden.

Veränderungen der Form der Zelloberfläche

Neuere Versuchsergebnisse deuten darauf hin, daß Veränderungen in der Gestalt der Zelloberfläche einerseits Ausdruck einer Aktivität des mikrofilamentösen und/oder mikrotubulären Apparats sind (S. 61), andererseits von den Eigenschaften der Zellmembran selbst abhängen. Strukturveränderungen im Membranbereich beeinflussen wahrscheinlich die Aktivität gewisser membranständiger Enzyme, wie der Adenylatzyklase und der Guanylatzyklase, und bilden somit ein wichtiges Glied in der Kette der Ereignisse, die die Zelltätigkeit regulieren.
Veränderungen in der Oberflächenform festsitzender oder sich bewegender Zellen können experimentell auf verschiedene Weise hervorgerufen werden.

Beispiele:
- *Mechanischen Einflüssen,* wie Kompression oder Zugwirkung, setzt die Zellmembran in der Regel nur geringen Widerstand entgegen. Selbst Erythrozyten lassen sich auf diese Weise verformen.
- Die oben erwähnte *kolloidosmotische Schwellung* der Zellen geht meistens mit erheblichen Veränderungen der Form der Zelloberfläche einher. Mit Ouabain läßt sich auch eine Formänderung der Erythrozyten erreichen.
- *Direkt an der Zellmembran angreifende Agentien* bewirken in der Regel deutliche Verformungen der Zelloberfläche. Die Einwirkung lipidlöslicher anionischer Substanzen, wie Gallensäuren und Fettsäuren, hat zur Folge, daß Erythrozyten reversibel die Stechapfelform annehmen. Umgekehrt bewirken gewisse kationische Stoffe, wie Lokalanästhetika, die Umwandlung der normalen in eine sog. Stomatozytenform der Erythrozyten. Eine Erhöhung der *Kalziumionenkonzentration* an umschriebener Stelle der Zelloberfläche bewirkt ein Zusammenrücken der äußeren Membranphase und damit eine Einstülpung. Strukturändernde Wirkungen auf die Zelloberfläche haben auch *ionisierende Strahlen, oxidierende Substanzen* sowie viele andere *Chemikalien* und *Toxine.* Die durch *Komplement(C)*-Aktivierung ausgelösten Membranveränderungen sind durch eine herdförmige Anhäufung von Proteinen gekennzeichnet, was im elektronenoptischen Bild als »Löcher« imponiert.
- Verschiedene *Enzyme,* wie Proteasen, Neuraminidasen, Phospholipasen u. a., verändern die Oberflächenstruktur der Zellen durch Zerstörung einzelner Membranbestandteile.
- Gewisse *Membranbewegungen* lassen sich eher durch Vinblastin als durch Zytochalasin B hemmen, was bedeutet, daß der mikrotubuläre und der mikrofilamentöse Apparat in verschiedenem Maße beteiligt sein können.

Das Aussenden sog. *Pseudopodien,* eine Sonderform von sog. *Exotropie,* ist ein Merkmal vieler Zellen im lebenden Zustand. Dieser Vorgang dient u. a. der Lokomotion und Kontaktnahme mit anderen Strukturen. Er ist energieabhängig und kann daher durch viele schädigende Einflüsse gestört werden. Dasselbe gilt für die normalerweise in dauernder Bewegung bzw. Kontraktion und Erschlaffung befindlichen *Microvilli.* Die Zahl, Art und Funktion solcher Oberflächenstrukturen hängen auch vom Differenzierungsgrad der Zelle ab (Abb. 23).

Beispiele für Störungen oberflächlicher Zellfortsätze:
- Hemmung der Pseudopodienbildung und -bewegung bei tiefer oder zu hoher *Temperatur* oder nach *Vergiftung,* etwa durch Natriumazid.
- Sog. Verstreichen der Fußfortsätze der Podozyten der Nierenglomerula bei *nephrotischem Syndrom* (S. 776).
- Kümmerliche Ausbildung der Microvilli der Darmepithelien bei *Zöliakie* und *Sprue* (S. 691).
- Verlust von Microvilli in Gallenkapillaren von Versuchstieren nach i. v. Infusion von *Gallensäuren.*
- Tubulusartige Ausstülpungen und sog. Membranwirbel, z. B. bei Tubulusepithelien der Rattenniere, 24 Std nach Vergiftung mit *Quecksilbersalzen.*
- Auftreten ungewöhnlicher Oberflächenfortsätze bei *neoplastischen Zellen* (Sarkome, Leukämien S. 1216).

Sog. *Bläschen (»blebs«)* sind rundliche Ausstülpungen der Zelloberfläche, die – wie sich phasenkontrastoptisch an lebenden Zellen nachweisen läßt – in rascher Folge gebildet und wieder zurückgezogen werden. Dieses Phänomen findet sich physiologischerweise im Verlauf der Zellteilung, aber auch eine große Zahl schädlicher Einflüsse können es auslösen.

Beispiele für Ursachen einer pathologischen Bläschenbildung an der Zelloberfläche:
- *Sauerstoffmangel.*
- Einwirkung von *Hemmstoffen des zellulären Energiestoffwechsels.*
- Gegen die Zelloberfläche gerichtete *Antikörper.*

Die Bläschen scheinen dann aufzutreten, wenn die Fähigkeit der Zelle, ihr Volumen zu regulieren, beeinträchtigt ist. Meistens geht damit eine vermehrte Wasseraufnahme einher.
Zellfortsätze können sich auch vom Zelleib abtrennen (sog. *»shedding«, Stalagmose*); obschon dies ein physiologischer Vorgang sein kann, wird er doch besonders deutlich bei gewissen krankhaften Prozessen beobachtet.

Beispiel:
- Abschilfern zytoplasmatischer Fortsätze bei gewissen *lymphozytären Neoplasien* (S. 1219).
- Abtrennung von Pseudopodien der Granulozyten bei *Erhitzung.*

Auf diese Weise kann es zu einem Substanzverlust der Zelle kommen. Das betreffende Material wird hie und da in der Blutflüssigkeit nachgewiesen.

Definitionen: Die Bezeichnung »*Esotropie*« wird für alle Vorgänge verwendet, bei denen eine Invagination membranbedeckter Oberflächen in Richtung auf die Zellmatrix, mit anschließender Abtrennung und Bildung einer neuen Vesikel, zustande kommt *(Endozytose)*. Läuft der Prozeß im umgekehrten Sinn, spricht man von »*umgekehrter Esotropie*« *(Exozytose)*, wie sie etwa bei der Ausschleusung des Inhalts von Sekretionsgranula bekannt ist. Man unterscheidet zwischen *Pinozytose* (= Aufnahme von Flüssigkeit) und *Phagozytose* (Aufnahme von Partikeln). Bei der Phagozytose und bei bestimmten Formen der Pinozytose geht der Aufnahme des Materials durch die Zelle eine Bindung (Haftung) desselben an die Zelloberfläche voraus. Es kommt zu einer Invagination der Zelloberfläche unter Bildung einer *Caveola*, die sich dann von der äußeren Zellmembran abschnürt und als *Phagosom* oder *pinozytotische Vesikel* in die Zellmatrix zu liegen kommt, immer noch umgeben von einer Membran.

Die meisten Zellen besitzen die Fähigkeit zur Endozytose. Dieser Vorgang ist energieabhängig und spielt für mancherlei Funktionen eine große Rolle, so für die Aufnahme von Nahrungsstoffen. Besonders gut ausgerüstet für die Phagozytose sind die *Phagozyten*, nämlich die als Mikrophagozyten bekannten Granulozyten und die Makrophagen. Diese Zellen zeigen eine besondere Fähigkeit zur Aufnahme partikulären Materials verschiedenster Art, z. B. Zelltrümmer, Mikroorganismen, inerte Partikel u. a.

Störungen der Endozytose und Exozytose trifft man unter ähnlichen Verhältnissen, wie sie für die Bildung von Pseudopodien geschildert wurden. Eine *verstärkte Phagozytose oder Pinozytose* ist in den meisten Fällen nicht Ausdruck einer Zellschädigung, sondern vielmehr einer *vermehrten Zelleistung*. Allerdings kann die letztere durch pathologische Prozesse außerhalb der Zelle ausgelöst worden sein.

Beispiele:
- *Verstärkte Pinozytose durch Epithelien* der proximalen *Tubuli der Niere* bei Krankheiten, die mit einem Durchtritt größerer Proteinmengen durch die Wand der Glomerulumschlingen einhergehen (sog. *Nephrosen* (S. 776), *Amyloidniere* (S. 914), *Myelomniere* (S. 1223)).
- *Gesteigerte Phagozytosetätigkeit der Histiozyten* (Makrophagen) im Anschluß an einen Gewebeschaden mit Auftreten zahlreicher Zelltrümmer, so nach Bestrahlung von lymphatischem Gewebe.
- *Exozytose von Granulainhalt* nicht nur auf der Kapillarseite sondern auch lateral der Zellen eines endokrin stark aktiven *Adenoms* (S. 394) *des Hypophysenvorderlappens (»misplaced exocytosis«).*

Unter Einwirkung gewisser schädlicher Agentien kann es auch in solchen Zellen zur Endozytose kommen, die physiologischerweise keine oder fast keine Pino- oder Phagozytosetätigkeit erkennen lassen.

Beispiel:
- *Vakuolenbildung in Erythrozyten* unter der Einwirkung bestimmter kationischer Substanzen.

Störungen der Zellaggregation und -adhäsion

Verschiedene Zellarten haben die *Eigenschaft, auf einer bestimmten Unterlage haften zu können*, so Makrophagen auf Glas, Thrombozyten auf Kollagen. Diese Fähigkeit hängt mit besonderen Oberflächeneigenschaften zusammen, die durch Einwirkung gewisser schädigender Agentien oder unter anderen pathologischen Bedingungen eine Veränderung erfahren können. Ähnliches gilt für die *Bereitschaft von Zellen, mit anderen Zellen Aggregate zu bilden bzw. in einem Zellverband zu verbleiben oder sich daraus zu lösen* (vgl. dazu zwischenzellige Beziehungen, S. 137). Es ist noch nicht bekannt, welche Membranbestandteile und/oder auf der Oberfläche liegende Produkte der Zelle für solche Haftvorgänge verantwortlich sind.

Beispiele:
- Elektronenoptische Untersuchungen mit Hilfe der Gefrierätzmethode haben gezeigt, daß Substanzen, die die Aggregation von *Thrombozyten* verhindern, auch zu einem *Verlust membranassoziierter Partikel* führen.
- *Zellen eines Peritonealexsudats* (S. 1328) verklumpen, sobald sie *eine gewisse Oberflächenschicht (»cell coat«) verlieren.*
- Veränderungen der Zelloberfläche im Verlauf der Entstehung eines *Harnblasenkarzinoms* gehen mit einer *Verminderung der Fähigkeit zur Bildung von Zellverbänden* einher.
- Andererseits läßt sich durch Bedecken von Zellen (z. B. Erythrozyten) mit *pflanzlichen Lektinen* eine Aggregation erzeugen, die wohl temperaturabhängig ist, aber durch Natriumazid oder Zytochalasin B nicht behindert werden kann. Auch die örtliche Konzentration (»clustering«) von Membranrezeptoren stellt keine Voraussetzung für eine solche Agglutination dar.
- Die herabgesetzte Adhäsionsfähigkeit der Granulozyten bei der – seltenen – *Granulozytasthenie* geht mit einer verminderten Wanderungsfähigkeit dieser Zellen und einer erhöhten Infektanfälligkeit der Patienten einher.

Sehr wahrscheinlich hängen auch Phänomene in vitro, wie die von der Zelldichte abhängige *Hemmung der Zellbewegung* und die sog. *Kontaktinhibition des Zellwachstums* von der Fähigkeit der Zellmembranen ab, entsprechende Signale zu empfangen und dem Zellinneren zuzuleiten.

Fusion von Membranen, Zellfusion

Die *Fusion von Membranen* im Zellinneren ist ein seit langem bekanntes Phänomen, da ohne einen solchen Vorgang die Vereinigung membranumschlossener Hohlräume gar nicht möglich wäre. Die biochemischen Prozesse, die der Membranfusion zugrunde liegen, konnten indessen noch nicht geklärt werden. Durch besondere Methoden, wie die Verwendung von Sendai-Virus, Lysolezithin, Glyzerinmonooleat oder anderer sog. fusiogener Agentien, lassen sich Zellfusionen in vitro künstlich erzeugen. Die *Verschmelzung von Zellen* verschiedener Spezies (Bildung sog. *Heterokaryonen*) oder verschiedener Differenzierungsrichtung bietet eine interessante Möglichkeit zur Untersu-

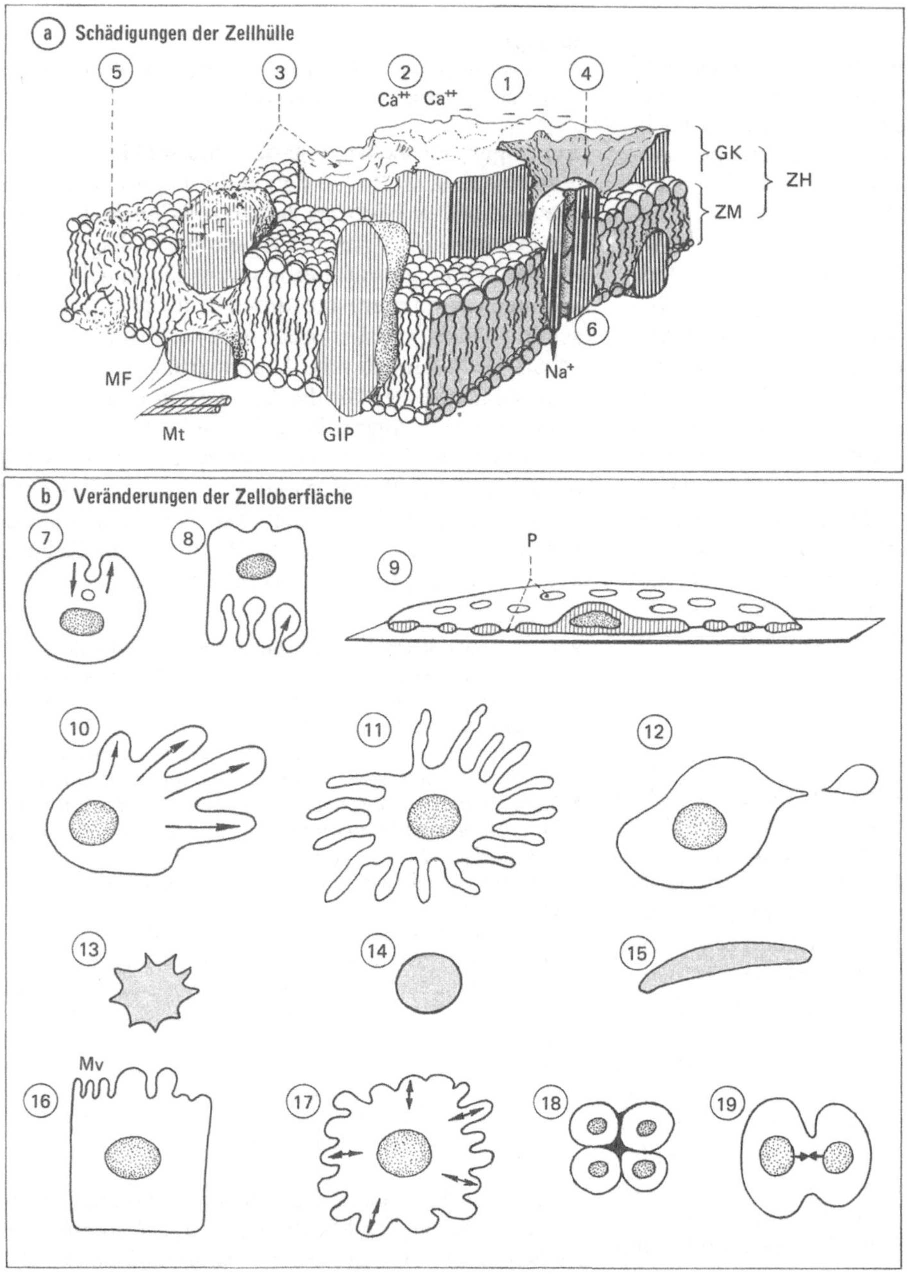

[1] Cholesterinmoleküle befinden sich vor allem zwischen den Fettsäureresten der Lipiddoppelschicht und verleihen der letzteren eine gewisse »Rigidität« (hier nicht eingezeichnet).

Abb. 23a u. b. *Beispiele von Schädigungen der äußeren Zellmembran bzw. Zellhülle* **a** *und Veränderungen der Zelloberfläche* **b. a** Diese Skizze gibt vereinfacht *heutige Vorstellungen über den Bau der äußeren Zellmembran* wieder (GK = Glykokalyx; ZM = äußere Zellmembran; ZH = Zellhülle; GIP = globuläre integrierte Proteine (z. B. Rezeptoren, Oberflächenantigene, u. a.)). Die äußere und innere Lipidschicht der Zellmembran (durch Kugeln und Striche dargestellt) sind hinsichtlich des Gehalts an Cholesterin und Phospholipiden (S. 924) nicht identisch und zeigen vermutlich auch regionale Unterschiede[1]. Die Bewegungen der als ein »*halbflüssiges Mosaik*« aufgefaßten äußeren Zellmembran beruhen u. a. auf dem Zusammenwirken mit den Mikrofilamenten (MF) und den das »Zytoskelett« bestimmenden Mikrotubuli (Mt). Mit der Zellmembran sind zahlreiche Enzyme assoziiert (z. B. Na^+-, K^+- und Mg^{++}-abhängige ATPasen, 5'-Mononukleotidasen, alkalische Phosphatasen, Phosphodiesterasen, Nukleotid-Zucker-Transferasen u. a.). Zu den *wichtigeren Veränderungen* der Zellhülle gehören z. B. solche der *elektrischen Ladung* (1) und der *Kalziumionen-Konzentration* (2). Schädigungen von Funktion und/oder Struktur der Zellhülle können auf Einwirkungen von Enzymen, wie *Proteasen* (3), *Neuraminidase* (4) und *Phospholipasen* (5), sowie verschiedenen weiteren, direkt toxischen Agentien beruhen. Bei Störung der sog. »Natrium-Pumpe« (z. B. bei Mangel an ATP infolge Hypoxie) kommt es u. a. zu einem *Influx von Natrium* (6) *und Wasser* sowie weiterer Ionen. **b** *Veränderungen der Zelloberfläche* betreffen z. B. die *Esotropie (Pino- und Phagozytose)* bzw. *umgekehrte Esotropie (Sekretion)* (7), *Invaginationen* (8), *Endothelporen* (9, P, S. 575), *Pseudopodien* bei Lokomotion (10) und/oder infolge Einwirkung verschiedener Agentien, manchmal unter Bildung sog. »*Haarzellen*« (11), *Abschnürung von Zytoplasmateilen* (Stalagmose, 12) u. a. m. Pathologische Erscheinungsformen von Erythrozytenoberflächen finden sich z. B. bei *Akanthozyten* (13, S. 998), *Sphärozyten* (14, S. 426), *Sichelzellen* (15) u. a. Die *Mikrovilli (Mv) von Bürstensäumen* können unter den verschiedensten Bedingungen aufgetrieben erscheinen und/oder verschwinden (»brush border membrane diseases«) (16). Kleine, lebhaft bewegte *Bläschen* oder »blebs« (17) treten u. a. bei absterbenden Zellen auf. *Zellverklumpungen* (18) und *Zellfusionen* (19) sind weitere Beispiele von Zellhüllenveränderungen (S. 1376)

chung der wechselseitigen Beziehungen zwischen Kern und Zytoplasma.
Zellfusion ist eine der Entstehungsarten *mehrkerniger Riesenzellen.*

Beispiele:
- Entstehung mehrkerniger sog. *Fremdkörperriesenzellen* durch Fusion von Histiozyten.
- Bildung mehrkerniger *Riesenzellen* (Typ Warthin-Finkeldey) bei Masern infolge Fusion z. B. von Alveolarmakrophagen.

Sog. Endothelporen

Endothelzellen kleiner Blutgefäße zeigen – je nach Lokalisation – mehr oder weniger ausgeprägte sog. *Poren*, die entweder eigentlichen Lücken (gaps) im Zytoplasma entsprechen oder von einer dünnen, durch Zusammenfließen der äußeren Schicht der Zellmembran entstandenen Membran durchzogen sind. In Leber, Milz und Knochenmark zeigen die Sinusoide breite Spalten, in den meisten endokrinen Organen und in den Nierenglomerula sind die Kapillaren deutlich »gefenstert«, während in der Haut und im ZNS sog. geschlossene Kapillaren vorliegen.

Unter pathologischen Bedingungen kann es zu vermehrtem oder vermindertem Auftreten solcher Poren kommen (vgl. dazu S. 575).
Die wesentlichen Veränderungen der äußeren Zellmembran sind schematisch in Abb. 23 dargestellt.

Literatur

Altmann, H.-W., Müller, H. A.: Grundlagen der Karyologie. Verh. Dtsch. Ges. Pathol. *57*, 2 (1973) — *Bourne, G. H., Danielli, J. F., Jeon, K. W. (eds.):* Studies in ultrastructure. Int. Rev. Cytol. [Suppl.] *6*, (1977) — *Cajone, F., Schiaffonati, L., Bernelli-Zazzera, A.:* Protein synthesis in liver injury. Lab. Invest. *34*, 387 (1976) — *Chapman, D., Wallach, D. F. H. (eds.):* Biological membranes. New York: Academic Press 1976 — *Derenzini, M., Bonetti, E.:* Cycloheximide-induced ultrastructural changes in hepatocyte nuclei in partially hepatectomized rats. Virchows Arch. [Cell Pathol.] *19*, 115 (1975) — *Dhom, G. (ed.):* Lysosomen. Verh. Dtsch. Ges. Pathol.; 60. Tagung Stuttgart: Fischer 1976 — *Dingle, J. T., Dean, R. T.:* Lysosomes in biology and pathology. Amsterdam; North Holland 1976 — *Ghadially, F. N.:* Ultrastructural pathology of the cell. London: Butterworths 1975 — *Glaumann, H., Berezesky, I. K., Ericsson, J. L. E., Trump, B. F.:* Lysosomal degradation of cell organelles. Lab. Invest. *33*, 239 (1975) — *Goldblatt, P. J., Archer, J., Eastwood, C.:* The effect of high and low doses of cycloheximide on nucleolar ribonucleic acid synthesis. Lab. Invest. *33*, 117 (1975) — *Goldmann, R. D., Pollard, T. D., Rosenbaum, J. L. (eds.):* Cell motility. Cold Spring Harbor Conferences on Cell Proliferation 1976 — *Goyer, R. S., Wilson, M. H.:* Lead-induced inclusion bodies. Lab. Invest. *32*, 149 (1975) — *Guillouzo, A., Guguen-Guillouzo, C., Boisnard, M., Bourel, M., Benhamou, J.-P.:* Smooth endoplasmic reticulum proliferation and increased cell multiplication in cultured hepatocytes of the newborn rat in the presence of phenobarbital. Exp. Mol. Pathol. *28*, 1 (1978) — *Herbener, G. H., Swigart, R. H., Lang, C. A.:* Morphometric comparison of the mitochondrial populations of normal and hypertrophic hearts. Lab. Invest. *28*, 96 (1973) — *Johannessen, J. V. (ed.):* Electron microscopy in human medicine, Vol. 2: Cellular pathobiology, metabolic and storage diseases. New York: McGraw-Hill 1978 — *Karásek, J.:* ultrastructural nuclear changes of extranucleolar ribonucleoprotein structures during autolysis of normal liver cells. Virchows Arch. [Cell Pathol.] *18*, 337 (1975 — *Klinge, O., Ross, W., Strüder, E.:* Das Karyogramm normaler und verfetteter Lebern des Menschen. Virchows Arch. [Pathol. Anat.] *366*, 203 (1975) — *Lancker, van, J. L.:* Molecular and cellular mechanisms in disease. Heidelberg, Springer 1976 — *Lough, J., Shuster, J.:* Constipated plasma cells associated with monomeric macroglobulinemia. Human Pathol. *6*, 251 (1975) — *Margolis, G., Kilham, L., Baringer, J. R.:* Identity of Cowdry type B inclusions and nuclear bodies: observations in Reovirus encephalitis. Exp. Mol. Pathol. *23*, 228 (1975) — *McDowell, E. M., Barrett, L. A., Harris, C. C., Trump, B. F.:* Abnormal cilia in human bronchial epithelium. Arch. Pathol. Lab. Med. *100*, 429 (1976) — *Mitchener, J. S., Shelburne, J. D., Bradford, W. D., Hawkins, H. K.:* Cellular autophagocytosis induced by deprivation of serum and amino acids in HeLa cells. Am. J. Pathol. *83*, 485 (1976) — *Pera, F., Detzer, K.:* Heteropyknosis of the chromosomes in liver cells of different ploidy. A nuclear image study. Beitr. Pathol. *156*, 145 (1975) — *Peterson, P.:* Ultrastructure of periportal and centrilobular hepatocytes in human fatty liver of various aetiology. Arch. Pathol. Microbiol. Scand. [A] *85*, 421 (1977) — *Pfeifer, U.:* Morphologische und funktionelle Aspekte der cellulären Autophagie. Acta Morphol. Acad. Sci. Hung. *20*, 247 (1972) — *Reaven, E. P., Reaven, G. M.:* A quantitative ultrastructural study of microtubule content and secretory granule accumulation in parathyroid glands of phosphate- and colchicine-treated rats. J. Clin. Invest. *56*, 49 (1975) — *Sim, J. S., Franks, K. E., French, S. W., Caldwell, M. G.:* Mallory bodies compared with microfilament hyperplasia. Arch. Pathol. Lab. Med. *101*, 401 (1977) — *Sternlieb, I., Quintana, N.:* The peroxisomes of human hepatocytes. Lab. Invest. *36*, 140 (1977) — *Sturgess, J. M., de la Iglesia, F. A., Minaker, E., Mitranic, M., Moscarello, M. A.:* The Golgi complex. II. The effects of aminonucleoside on ultrastructure and glycoprotein biosynthesis. Lab. Invest. *31*, 6 (1974) — *Weibel, E. R.:* Quantitation in morphology: possibilities and limits. Beitr. Pathol. *155*, 1 (1975)

10. Komplexe Zellschäden und zugehörige ultrastrukturelle Veränderungen

10.1. Sog. primäre biochemische Läsionen und ihre Auswirkungen

Die meisten schädlichen Agentien bewirken zunächst eine qualitative oder quantitative Veränderung bestimmter chemischer Zellkomponenten. Diese sog. *primäre biochemische Läsion* stellt somit die erste Störung dar. In ihrem Gefolge können sich *Sekundärwirkungen* funktioneller und struktureller Art zeigen. Das Wesen der biochemischen Läsionen, die zu den vielfältigen pathologischen Erscheinungsformen Anlaß geben, ist in den wenigsten Fällen bekannt. Wie in Abb. 24 schematisch dargestellt, bestehen grundsätzlich verschiedene *Möglichkeiten einer Störung biochemischer Vorgängen,* u. a.:

a) *Fehlen* oder *abnorme Beschaffenheit eines Enzyms* infolge eines *genetisch bedingten Defekts.*
b) *Inaktivierung eines Enzyms* durch chemische oder physikalische Agentien.
c) *Fehlen oder ungenügende Menge von Substrat,* das durch Enzymwirkung umgesetzt werden sollte, z. B. auch Sauerstoff.
d) *Fehlen eines Koenzyms oder bestimmter Metalle prosthetischer Gruppen von Enzymen.*

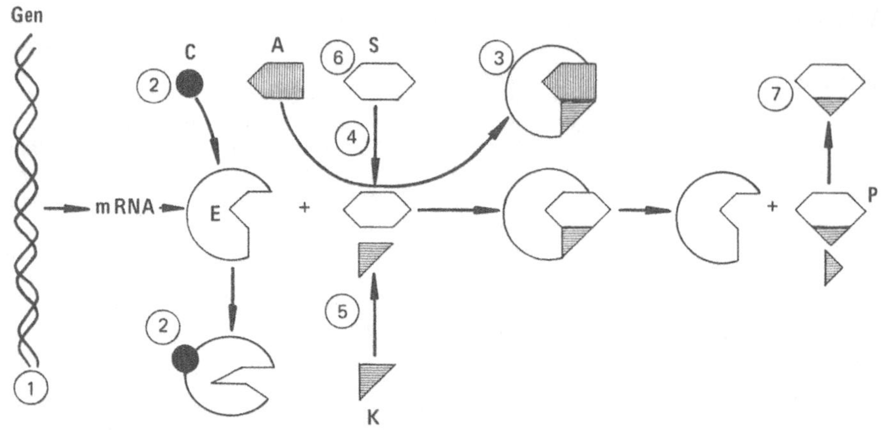

Abb. 24. *Vereinfachtes Schema zu Mechanismen, über die es zu einer sog. biochemischen Läsion kommen kann.*
1. Gendefekt mit entsprechendem Enzymdefekt.
2. Chemikalien mit enzymhemmender Wirkung (u. a. auch sog. Feedback-Hemmung).
3. Substratkompetition durch Chemikalien (Antimetaboliten).
4. Substratmangel.
5. Mangel an Koenzym (z. B. Hypovitaminose).
6. Substratakkumulation mit möglichen schädlichen Folgen an anderen Stellen.
7. Produktmangel mit Auswirkungen auf andere Systeme bzw. Reaktionen.

E = Enzymprotein; C = Chemische Substanz mit enzymhemmender Wirkung; A = Antimetabolit; K = Koenzym; S = Substrat; P = Produkt

e) Sog. *Substratkompetition* durch chemische Substanzen ähnlicher Beschaffenheit.

f) *Veränderung von Makromolekülen.*

Je nach der Art der primären biochemischen Läsion und der zuerst betroffenen Struktur, lassen sich verschiedene *Schädigungstypen* unterscheiden.

Wie am Beispiel der DNA erwähnt wurde (S. 18), verfügen die Zellen über *Reparationsmechanismen,* die erlittene Schäden auf molekularer Ebene wenigstens teilweise wieder beheben können. Es darf vermutet werden, daß sich solche *Erholungsvorgänge* nicht auf die DNA beschränken, sondern viele andere Bestandteile und Systeme der Zelle betreffen können. Abgesehen von der DNA, geschieht dies wahrscheinlich über einen Ersatz der geschädigten Strukturen durch Neusynthese.

Grundsätzlich darf man daher einen Zellschaden als Folge biochemischer Läsionen und ihrer Sekundärwirkungen einerseits und der diesen Störungen entgegenwirkenden Reparationsmechanismen andererseits betrachten.

Sauerstoffmangel

Diese Verhältnisse seien am Beispiel des Sauerstoffmangels *(Hypoxie, Anoxie)* bzw. der Blockierung der Atmungskette erläutert. Falls die Zelle an Sauerstoffmangel leidet oder der Sauerstoff infolge Blockierung der Atmungskette nicht zur Energiegewinnung Verwendung finden kann, kommt es zu einer *Beeinträchtigung oder gar einem Aufhören der mitochondrialen Atmung und oxidativen Phosporylierung.* Die ATP-Konzentration in der Zelle fällt ab, und das ADP/ATP-Verhältnis nimmt zu. Folgen davon sind Störungen im aktiven Kationentransport durch äußere und innere Zellmembranen (S. 67) sowie die bereits erwähnten mitochondrialen Veränderungen (S. 58), z. B. anfängliche Kondensation des inneren Kompartiments, Verschwinden der Granula sowie schließlich eine Schwellung. Die infolge des Abfalls der ATP-Konzentration öfters ausgelöste Steigerung der anaeroben Glykolyse führt ferner zu einer erhöhten intrazellulären Milchsäurekonzentration und damit zu einer Herabsetzung des intrazellulären pH. Man beobachtet überdies, wahrscheinlich ebenfalls wegen Verminderung der ATP-Konzentration, eine wenigstens teilweise Dissoziation von Polyribosomen, was einer Verminderung der Proteinsynthese gleichkommt. Manche anderen Zellorganellen zeigen ebenfalls deutliche Veränderungen (vgl. dazu S. 72).

Definition: Wichtigste Ursache einer Störung der oxidativen Energiegewinnung (sog. *Hypoxidose*) in vivo ist das mangelhafte Sauerstoffangebot an die Zellen infolge ungenügender O_2-Beladung des Blutes (sog. *hypoxämische Hypoxidose*), und/oder wegen gestörter Blutzufuhr (sog. *ischämische Hypoxidose*). Die Blockierung der Atmungskette durch Gifte, wie *Zyanid* und andere Substanzen, wird als *histotoxische Hypoxidose* bezeichnet.

Die Entstehung morphologisch nachweisbarer Veränderungen und ihre Art hängen von der *Dauer und Stärke der Hypoxidose* und der *Vulnerabilität der Zellen* ab, die für verschiedene Zelltypen unterschiedlich ist.

Man unterscheidet zwischen *reversiblen* – akuten oder chronischen – Veränderungen und *irreversiblen Schäden,* wenn auch die Grenzen zwischen diesen allein aufgrund des morphologischen Bildes oft nicht scharf zu ziehen sind.

Beispiele:
- Beim Hund konnte gezeigt werden, daß eine 40 min lange völlige *Unterbrechung der Blutzirkulation* durch den linken Ramus circumflexus der Koronararterien, gefolgt von einer 10 min dauernden *Wiedereröffnung* desselben in den Herzmuskelzellen zu einer vorübergehenden Mitochondrienschwellung und einem verstärkten Eintritt von $^{45}CaCl_2$ in diese Organellen führt. Ohne Wiedereröffnung der Arterie findet sich kein vermehrter Kalziumeintritt in die Mitochondrien.
- Am Gehirn der Katze ließ sich nachweisen, daß nach *teilweisem Verschluß* der zuführenden Arterie Zellen schon nach 15 min eine deutliche Mitochondrienschwellung zeigen, und daß 45 min später ein Teil derselben rupturierte Mitochondiren aufweisen. Wird dagegen die *Arterie völlig unterbunden,* erscheinen nach demselben Zeitintervall die Mitochondrien aller Zellen kondensiert, viele Zellmembranen aufgerissen und das Chromatin der Zellkerne teilweise verklumpt.
- Endothelzellen der Herzvorhöfe von Patienten mit *chronischen Sauerstoffmangelkrankheiten* zeigen im Vergleich zur Norm eine vergrößerte Oberfläche, eine erhöhte Zahl von Mikrovesikeln und Vakuolen, zahlreiche Fenestrationen, Poren und Lücken, eine leichte Schwellung der Mitochondrien sowie eine Ausdehnung und/oder »Proliferation« des RER, GER und Golgikomplexes. Diese Befunde können teilweise als Ausdruck einer Adaptation angesehen werden. Manches spricht dafür, daß es sich hier um reversible Umwandlungen der Zellstruktur handelt.

Die hier genannten Beispiele zeigen, daß es *nicht nur eine, sondern verschiedene Arten von strukturellen und funktionellen Veränderungen infolge Störung der Sauerstoffzufuhr* gibt.
Abgesehen vom Sauerstoffmangel, sind auch bei verschiedenen *anderen Schädigungstypen* die primäre biochemische Läsion und ihre Auswirkungen recht gut bekannt.

Beispiele:
- *Genetisch bedingte Enzymdefekte* und ihre Auswirkungen (S. 866).
- Die Vergiftung von Zellen durch *Fluorazetat* beruht darauf, daß diese Substanz anstelle von gewöhnlichem Azetat in den Krebszyklus eintritt und zu Fluorzitrat umgewandelt wird. Das letztere kann nicht mehr weiter metabolisiert werden und blockiert den Krebszyklus durch Hemmung der Akonitase, die für die Umwandlung von Zitrat in Cis-Zitrat notwendig ist.
- Ein *Thiaminmangel* kann zu schweren Störungen insbesondere des Nervensystems führen. Man nimmt an, daß diese Schäden u. a. auf einem Mangel an der Ko-Karboxylase Thiaminpyrophosphat beruhen, weshalb die Umwandlung von Pyruvat in Azetyl-Koenzym A in ungenügendem Maß erfolgt.
- Die Giftwirkung von *Lewisit,* einer dreiwertigen Arsenverbindung, wird auf seine Eigenschaften zurückgeführt, Disulfidbindungen mit Proteinen, u. a. auch mit Enzymen, wie der Pyruvat-Dehydrogenase, einzugehen. Die Enzymaktivität wird dadurch blockiert, und die Umwandlung von Pyruvat in Azetyl-Koenzym A bleibt aus.
- *Ionisierende Strahlen* verursachen über die Bildung sog. Radikale u. a. Veränderungen in den DNA-Molekülen (S. 1443).

10.2. Modellbeispiele von Zellschädigungen, bei denen die primäre biochemische Läsion noch nicht völlig geklärt ist

Es wurde und wird öfters versucht, für verschiedene schädigende Agentien *Angriffspunkte und Mechanismen der Zellschädigung auf molekularer und ultrastruktureller Ebene* herauszufinden. Die Resultate dieser Bemühungen sind z. T. noch sehr lückenhaft. Nachfolgend werden einige derartiger *Schädigungsmuster* kurz besprochen.

a) Durch chemische Agentien hervorgerufene Zellveränderungen

Alkoholschaden an Leberzellen
Die biochemische Läsion und die darauf folgenden Sekundärwirkungen, die durch Alkohol in Leberzellen hervorgerufen werden, sind noch nicht befriedigend geklärt. Unter anderem ist nicht entschieden, welche relative Bedeutung dem oxidativen Abbau von Äthylalkohol durch die in Leberzellen vorhandene Alkoholdehydrogenase im Vergleich zur Katalase zukommt. Ferner gehen die Meinungen darüber auseinander, unter welchen Bedingungen, wie und in welchem Ausmaß andere in der Nahrung enthaltenen Substanzen – oder das Fehlen derselben – den Schweregrad und den Ablauf der alkoholbedingten Leberschäden beeinflussen. Es darf aber angenommen werden, daß die feststellbaren pathologischen Veränderungen wenigstens zum guten Teil auf einer toxischen Wirkung des Alkohols selbst und nicht nur auf dem bei Alkoholismus nicht seltenen Mangel an gewissen Nahrungsstoffen (z. B. Cholin, Methionin, Nikotinsäure u. a.) beruhen. Zu den mehr oder weniger typischen – wenn auch nicht spezifischen – Veränderungen der alkoholgeschädigten Leberzelle gehören das Entstehen großer Fettropfen (*Liposomen,* vgl. dazu Verfettung, S. 81), die Bildung von *Mallorykörperchen* (S. 89), das Auftreten von *Megamitochondrien* (S. 58) sowie *weiterer mitochondraler Strukturstörungen* (Größenvariation, abnorme Cristae, unregelmäßige Verdichtungen der Matrix des inneren Kompartiments), ferner eine *Rückbildung des RER,* oft verbunden mit einer *Vermehrung des GER* (S. 49). Naturgemäß läßt sich der zeitliche Verlauf dieser ultrastrukturellen Umgestaltung und der damit verbundenen funktionellen Veränderungen besser im Tierversuch als beim Menschen verfolgen.

Beispiele tierexperimenteller Befunde bei Alkoholschaden der Leberzellen:
- Bei Ratten bewirkt eine einmalige toxische Dosis (6 g pro kg Körpergewicht) von *Aethylalkohol* eine *Herabsetzung des $NAD/NADH_2$-Verhältnisses und eine Erhöhung des $NADPH_2/NADP$-Verhältnisses* sowie eine *Ansammlung von freien Fettsäuren, Neutralfett und anderen Lipiden in Leberzellen.* Diese Fettanhäufung läßt sich durch gleichzeitige Gabe von *Nikotinsäure* weitgehend verhindern, wobei überdies die Alkoholkonzentration im Blut über längere Zeit erhöht bleibt.
- Chronische Einnahme von Äthylalkohol führt bei Pavianen zu den oben erwähnten Strukturstörungen der Leberzellen *unabhängig* davon, ob in der gleichzeitig verabreichten *Protein- und Kohlenhydratdiät* wesentliche Umstellungen vorgenommen werden.
- Die durch chronische Alkoholgabe in Hepatozyten von Ratten verursachten *Veränderungen der Zellorganellen,* insbesondere auch die Fettanreicherung, *bilden sich nach Enzug des Alkohols ziemlich rasch wieder zurück:* Nach 3 Tagen erscheint das RER wieder normal lamellär gebaut, die Vesikulierung des GER ist verschwunden, und zwischen dem 5. und

7. Tag normalisieren sich Struktur und Funktion der Mitochondrien.

- Leberzellen von Ratten, die mit einer *cholin- und proteinarmen Diät* ernährt werden, zeigen bei Verabreichung von 35% der total eingenommenen Kalorien in Form von *Saccharose* eine stärkere *Fettansammlung,* als wenn der Zucker durch *Aethylalkohol* ersetzt wird. Dieser Befund zeigt, daß die Kombination von Mangeldiät und Alkohol nicht zu demselben Resultat führt wie die Mangeldiät allein, und daß sich die Alkoholwirkung nicht immer in einer Verstärkung der Fettanhäufung kundtut.

Die zellschädigende Wirkung von Tetrachlorkohlenstoff

Schon geringe Dosen von CCl_4 führen beim Menschen wie bei Säugetieren zu schweren Zellschäden, vor allem in den *zentrolobulären Leberzellen* und in den *Hauptstückepithelien der Niere.* Aus der Lichtmikroskopie sind diese Veränderungen seit langem bekannt und reichen von der Fettanhäufung (*Verfettung,* S. 79) bis zum Zelluntergang (*Nekrose,* S. 165). Der Wirkungsmechanismus dieses Gifts ist noch nicht geklärt. Nach der einen Hypothese soll es durch CCl_4 bzw. dessen Metabolite zu einer sog. Peroxidation von Lipiden innerer Zellmembranen, insbesondere des endoplasmatischen Retikulum, kommen (sog. Membrandenaturierung). Es hat sich aber gezeigt, daß die relative Zahl konjugierter Doppelbindungen in mikrosomalen Membranlipiden (z. B. Fettsäuren von Phospholipiden) nicht mit dem Schadenmaß in den Zellen parallel geht. Man denkt heute auch an andere Wirkungsmechanismen, wie z. B. die kovalente Bindung von Metaboliten des CCl_4 an Proteine. Zu den frühesten, d. h. innerhalb von 1–3 Std auftretenden Veränderungen der Leberzellen nach einmaliger Verabreichung einer subletalen Dosis von CCl_4 gehören bei kleinen Nagetieren ein fast vollständiger *Verlust der Glukose-6-Phosphataseaktivität,* die *Dissoziation von Polyribosomen* (nicht nur der membrangebundenen!) und ein *Sistieren der Proteinsynthese.* Nach *6 Std* ist das *RER* größtenteils *in kleine, ribosomenfreie Vesikeln aufgebrochen,* und nach *12 Std* finden sich auch deutliche *Strukturstörungen anderer Organellen.* Zu dieser Zeit hat die *Fettansammlung* in den Zellen bereits ein erhebliches Ausmaß erreicht. Die Gründe hierfür sind noch unklar. Möglicherweise beteiligen sich mehrere Faktoren am Zustandekommen dieser Veränderung (vgl. dazu *Verfettung,* S. 79), z. B. Einschränkung der Proteinsynthese und damit auch der Bildung von Lipoproteinen, Verminderung der Fettausschleusung aus anderen Gründen, Störung des Phospholipidstoffwechsels u. a. m.

Veränderungen der Leberzellen nach Vergiftung durch elementaren Phosphor

Elementarer Phosphor, der auch als Rattengift Verwendung fand, ist ein allgemeines Zellgift, übt aber eine deutlich erkennbare Wirkung vor allem auf die Leberzellen aus. Innerhalb von weniger als einem Tag zeigt sich eine *Fettanhäufung* (*Verfettung,* S. 81) insbesondere in *peripherolobulären Hepatozyten.* Elektronenmikroskopische Untersuchungen zeigten, daß auch hier eine *Dissoziation von Polyribosomen* zu den Frühveränderungen gehört. Dazu gesellt sich aber eine *Mitochondrienschwellung.* Der Wirkungsmechanismus des elementaren Phosphors bedarf ebenfalls weiterer Klärung; u. a. beobachtet man eine Störung der oxidativen Phosphorylierung.

Wirkung von Amanita-Toxin auf Leberzellen

Von den vielen bekannten *Pilzgiften* sind es vor allem diejenigen von *Amanita phalloides,* die Leberzellschäden verursachen. Während eines der von diesen Pilzen erzeugte Gift, Phallin, ein thermolabiles Glukosid ist und daher beim Kochen zerstört wird, stellt das andere, sog. *Amanita-Toxin,* eine Mischung thermostabiler zyklischer Polypeptide dar. Die toxische Wirkung äußert sich u. a. in einer *Fettansammlung in peripherolobulären Leberzellen,* während in rasch tödlichen Fällen zentrolobuläre Nekrosen vorherrschen können. Die ultrastrukturellen Veränderungen gleichen denen bei Phosphorvergiftung, was nicht heißt, daß derselbe Wirkungsmechanismus vorliegen muß.

Abgesehen von diesen vier Modellfällen gibt es viele *weitere durch Chemikalien bedingte Schädigungstypen der Zellen.*

Beispiele:

- *Gewisse fettlösliche Substanzen,* wie *Chloroform,* können möglicherweise direkt die Zellmembran schädigen.
- *Viele Substanzen* sind durch ihre *enzymblockierende Wirkung* bekannt.
- *Beatmung mit hyperbarem Sauerstoff* oder mit *Ozon* löst insbesondere in den Pneumozyten I eine Mitochondrienschwellung aus, gefolgt von teilweisem Zelluntergang und/oder verstärkter Autophagie mit vermehrtem Auftreten sog. Residualkörper.
- Bei Ratten führt die über Wochen erfolgende Einatmung gewisser *Narkosegase,* wie *Halothan,* in Konzentrationen, wie sie in chirurgischen Operationssälen gemessen werden, zu erkennbaren Veränderungen der Leberzellen: Einbuchtung (Krenation) von Kernen, Störungen im Aufbau des RER, selten auch Zelluntergang.
- Eine akute *Bleivergiftung* geht im Tierversuch mit deutlichen ultrastrukturellen Veränderungen der Tubulusepithelien der Niere einher: Auftreten intranukleärer Einschlüsse (S. 47), erhebliche mitochondriale Strukturstörungen.
- *CH_3HgCl,* das in Abfallprodukten der chemischen Industrie vorkommen kann (zahlreiche Beispiele von Vergiftungen in Japan!), verursacht in den Hauptstückepithelien der Niere u. a. eine Störung der Proteinsynthese, z. T. mit erkennbaren Veränderungen der Polyribosomen, ferner Umgestaltungen der Mitochondrien und eine Vermehrung des GER.
- *Cadmium,* das z. T. in Konservenbüchsen enthalten war (oder noch ist), bewirkt im Tierversuch bei bestimmter Dosierung eine auffällige Veränderung des basalen Labyrinths (S. 744) sowie des endoplasmatischen Retikulums der Hauptstückepithelien der Niere.
- Der *zellschädigende Effekt gewisser körpereigener Enzyme* wird in den Abschn. 108.12. (S. 708) und 134.7. (S. 1267) besprochen.
- Bestimmte *körpereigene Hormone,* wie Hydrokortison, haben in geeigneter Konzentration zellschädigende Eigenschaften (S. 1302).
- Die *Immunzytolyse* wird in den Kap. 123 (S. 1080) und 124 (S. 1095) erörtert.

b) Physikalisch bedingte Zellschäden

Hitze: Bei Temperaturen über 45 °C sterben viele animalische Zellen rasch ab. Wahrscheinlich kommt es zu einer Denaturierung und Inaktivierung besonders hitzeempfindlicher Enzymsysteme. Die elektronenoptisch nachweisbaren Veränderungen sind vielgestaltig und umfassen – je nach Temperatur, Dauer der Wärmeeinwirkung und betroffener Zellart – die verschiedensten Formen von Organellenschäden. Es wird vermutet, daß schon bei Körpertemperatur wärmebedingte Zellschäden auftreten können. Die biochemischen und ultrastrukturellen Hintergründe eines solchen Geschehens sind noch nicht geklärt (S. 1051).

Kälte: Grundsätzlich ist es möglich, lebende Zellen abzukühlen und in tiefgefrorenem Zustand lange Zeit aufzubewahren, ohne daß sie ihre Lebensfähigkeit verlieren. Das Einfrieren muß aber so geschehen, daß sich keine Eiskristalle bilden, die die Zellstruktur mechanisch zerstören können. Bei geeigneter Präparation äußern sich Eiskristalle als Lücken mit kantiger Begrenzung (S. 1053).

Mechanische Einflüsse: Zellen und Gewebe können durch direkte traumatische Wirkung zerstört werden. Ein gutes Beispiel bietet auch die Behandlung mit Ultraschall *(Ultrasonikation),* die zum Abtöten von Zellen in vitro weite Anwendung findet. Elektronenoptisch findet sich eine augenblicklich eintretende Zerstörung (»Zerreißung«) der Zellorganellen (S. 1410).

Elektrischer Strom kann einesteils durch direkten sog. elektrischen Schaden (Störung erregbarer Membranen, z. B. im Herzmuskel, u. a.), anderenteils durch Wärmeentwicklung zellschädigend wirken. Ultrastrukturelle Veränderungen können fehlen oder erhebliche Maße erreichen und die verschiedensten Organellen betreffen (S. 1421).

Ionisierende Strahlen wirken vor allem über der Erzeugung sog. Radikale, chemisch hochaktiver, besonders aus H_2O hervorgehender Reaktionsprodukte. Die verschiedenen Zellarten zeigen eine sehr ungleiche Strahlenempfindlichkeit. Zu den ersten ultrastrukturell nachweisbaren Veränderungen gehören oft Störungen der Chromatinstruktur des Kerns; aber auch andere Organellen können eine Funktionseinbuße und einen Strukturwandel erfahren (S. 1439).

c) Durch belebte Krankheitserreger hervorgerufene Zellschäden

Mikroorganismen, wie Viren, Rickettsien, Bakterien, ferner Protozoen sowie Würmer können die Zelle auf verschiedene Weise schädigen (S. 1752).

Viren treten, nach Adsorption an die Zelloberfläche, direkt in die zytoplasmatische Matrix ein oder werden durch Endozytose aufgenommen und in Phagolysosomen teilweise abgebaut. Falls es daraufhin in der Zelle nicht zu einer Neubildung infektiöser Viruspartikel kommt, spricht man von *abortiver Infektion* (S. 1751), die an sich auch mit Zellschäden verbunden sein kann. Im Fall der *produktiven Infektion* setzt nach Freisetzung der Virusnukleinsäure (DNA oder RNA) die Synthese von Nukleinsäure(n) und Proteinen aufgrund der im Virusgenom enthaltenen Information ein, und nach der sog. Maturation mit Neubildung von Viruspartikeln erfolgt die Freisetzung der infektiösen Viruspartikel nach außen. Dieser Vorgang ist häufig mit dem Zelluntergang verbunden *(»lytische Infektion«).* Abgesehen von den bei vielen Virusinfekten nachweisbaren intranukleären und/oder intrazytoplasmatischen *Einschlußkörpern* (S. 1670), finden sich im Verlauf der Virusinfektion auch zahlreiche weitere funktionelle und strukturelle Veränderungen der Zellorganellen. Bei der *DNA-Virusinfektion unter Transformation der Wirtszelle* (S. 187) werden keine infektiösen Viruspartikel gebildet, jedoch bleibt das Virusgenom in der Zelle teilweise oder ganz erhalten (S. 185).

Bakterien üben ihre zellschädigende Wirkung durch *Exotoxine* und/oder *Endotoxine* aus. Einzelne Mikroorganismen können eine Mehrzahl solcher Substanzen freisetzen. Man darf annehmen, daß es vielerlei Wirkungsmechanismen und Angriffspunkte der Toxine gibt, über die eine Zellveränderung – oft auch der Zelltod – zustande kommen können (S. 1753).

Beispiele für die zellschädigende Wirkung bakterieller Toxine:

- Virulente *Staphylokokken* (S. 1869) können verschiedene Hämolysine mit membranauflösender Wirkung auf Erythrozyten, ferner Enterotoxin, Leukozidin, Koagulase und eine Reihe von Enzymen freisetzen, deren relative Bedeutung für die Zellschädigung noch nicht völlig geklärt ist. Bei Hunden konnte gezeigt werden, daß Staphylokokken-α-Toxin in Pankreaszellen eine Vesikulierung des endoplasmatischen Retikulum, mitochondriale Veränderungen mit Verlust der Granula intramitochondrialia, Membranveränderungen, eine Dissoziation von Polyribosomen und das Auftreten von Fettropfen hervorruft. Bei der Zerstörung polymorphkerniger Granulozyten durch Staphylokokken scheint die von diesen Erregern freigesetzte Nuklease eine wichtige Rolle zu spielen.
- *Diphtherie-Toxin* (S. 1957) scheint vor allem die zelluläre Atmung und oxidative Phosphorylierung zu hemmen und führt zu den dafür bezeichnenden ultrastrukturellen Veränderungen (S. 1959).
- Ungereinigtes *Cholera-Toxin* (S. 1960) löst in Darmepithelien von Kaninchen schwerwiegende Membranveränderungen aus. Im Bereich der Microvilli soll es durch die Wirkung von Cholera-Exoenterotoxin zu einem Verlust bestimmter Membranbestandteile, wie Sialsäure, Phospholipiden und Cholesterin, kommen. Der Durchtritt proteinhaltiger Flüssigkeit durch die Zellen stellt die Hauptfolge der Störungen dar. Überdies bewirkt der sog. Cholera-Permeabilitätsfaktor deutliche Veränderungen an den Endothelien der Blutgefäße, z. B. Auftreten zahlreicher Vakuolen, Schwellung der Mitochondrien.
- *Alpha-Toxin von Clostridium perfringens,* dem Erreger des Gasbrandes, ist eine Lezithinase, die vor allem die Zellmembranen angreift, worauf sich auch deutliche Veränderungen der Mitochondrien und anderer Zellorganellen zeigen.

Es ließen sich noch viele Beispiele anführen, auch für die Wirkung von *Pilzgiften* und *Substanzen,* die von *Protozoen* und *Würmern* freigesetzt werden. Diese Fragen werden später (S. 2032ff. u. S. 2068ff.) besprochen.

Literatur

Deo, M. G., Roy, H., Ramalingaswami, V.: Protein deficiency in Carbon tetrachloride-induced hepatic lesions. Arch. Pathol. *99*, 147 (1975) — *Farber, J. L., El-Mofty, S. K.*: The biochemical pathology of liver cell necrosis. Am. J. Pathol. *81*, 237 (1975) — *Ganote, C. E., Worstell, J., Iannotti, J. P., Kaltenbach, J. P.*: Cellular swelling and irreversible myocardial injury. Am. J. Pathol. *88*, 95 (1977) — *Johnson, H. A.*: On the thermodynamics of cell injury. Am. J. Pathol. *75*, 13 (1974) — *Mergner, W. J., Smith, M. A., Trump, B. F.*: Studies on the pathogenesis of ischemic cell injury. IV. Alteration of ionic permeability of mitochondria from ischemic rat kidney. Exp. Mol. Pathol. *26*, 1 (1977) — *Tamm, I.*: Cell injury with viruses. Am. J. Pathol. *81*, 163 (1975) — *Trump, B. F., Berezesky, I. K., Collan, Y., Kahng, M. W., Mergner, W. J.*: Recent studies on the pathophysiology of ischemic cell injury. Beitr. Pathol. *158*, 363 (1976) — *Trump, B. F., Laiho, K. u.*: Studies on cellular recovery from injury. I. Recovery from anoxia in Ehrlich ascites tumor cells. Lab. Invest. *33*, 706 (1975) — *Yagishita, S.*: Morphological investigations on axonal swellings and spheriods in various human diseases. Virchows Arch. [Pathol. Anat.] *378*, 181 (1978)

11. Lichtmikroskopisch erkennbare Zell- und Parenchymveränderungen und ihre Äußerung in der makroskopischen Beschaffenheit der Gewebe

Eine große Zahl der bisher im ultrastrukturellen Bereich behandelten Störungen der Zellstruktur läßt sich aufgrund morphologischer und/oder färberischer Besonderheiten auch lichtmikroskopisch erfassen. Solche Befunde sind seit langem bekannt und werden z. T. unter althergebrachten Bezeichnungen, wie »Degenerationen«, »Dystrophien« oder »regressive Veränderungen«, zusammengefaßt. Diese Namen enthalten die Andeutung, daß mit der Störung eine fortbestehende oder gar fortschreitende Leistungseinbuße einhergeht. Man weiß heute aber, daß wenigstens ein Teil dieser Veränderungen reversibel ist, und daß bei gewissen Formen nicht eine Verminderung, sondern eine Steigerung der Zelleistung vorliegt.

11.1. Trübe Schwellung (»Parenchymatöse Degeneration«, »parenchymatöse Dystrophie« oder kurz »Schwellung«)

Definition: »Trübe Schwellung« ist ursprünglich eine makroskopische Diagnose für eine Veränderung parenchymatöser Organe (Leber, Niere, Herz, Muskulatur), die sich durch Volumenzunahme, verminderte Transparenz und Blässe der Gewebe auszeichnet. Histologisch und ultrastrukturell ist sie in erster Linie durch eine Schwellung der Mitochondrien charakterisiert, was die feingranuläre Struktur des Zytoplasmas erklärt.

Pathogenese: In der überwiegenden Mehrzahl der Fälle handelt es sich um die Folge von *Störungen der Energiebereitstellung und Energieverwertung,* die zu erheblicher Schwellung der Mitochondrien (S. 58) und einer sog. kolloidosmotischen Schwellung der Zelle infolge Beeinträchtigung oder Zusammenbruch von Membranfunktionen (Kationentransport!) führt (S. 72). Eine weniger häufige Ursache der trüben Schwellung liegt in der primären *Schädigung der Zellmembran* (S. 67).

Formen: *Leichte Grade* von trüber Schwellung, wie man sie beispielsweise in *bioptisch* gewonnenem Lebergewebe antreffen kann, sind zum größten Teil reversibel. Einer *stark ausgeprägten trüben Schwellung* begegnet man in der Regel nur bei *Autopsien* oder allenfalls in vivo *innerhalb schwer geschädigter Gewebebezirke,* wobei es sich wahrscheinlich z. T. um einen supravitalen Artefakt handelt. Eine schwere trübe Schwellung dürfte meistens nicht oder nur teilweise reversibel sein.

Makroskopisch zeigen trüb geschwellte Organe eine Volumenzunahme, eine deutliche Blässe (z. B. wegen Kapillarkompression durch das geschwellte Parenchym) sowie eine verminderte Transparenz. In fortgeschrittenen Stadien von trüber Schwellung sehen die Gewebe »wie gekocht« aus. Die Parenchymschwellung erkennt man u. a. auch am Vorstehen der Schnittfläche, wobei der Schnittrand nach außen vorgedrängt wird. Makroskopisch läßt sich die trübe Schwellung von einer Verfettung (S. 79) in der Regel leicht abgrenzen, indem die letztere u. a. eine gelbliche Gewebefarbe erzeugt und am Messer Fettspuren hinterläßt.

Mikroskopisch fällt auf, daß die Zellen vergrößert sind, eine Neigung zur Abrundung zeigen und infolge der deutlichen Feingranulierung des Zytoplasmas etwas schummrig aussehen. Fettsubstanzen sind in typischen Fällen nicht oder kaum nachweisbar, wenn auch Kombinationsformen von trüber Schwellung und Verfettung durchaus vorkommen.

Beispiele von Zuständen bzw. Prozessen, die oft zum autoptisch wahrnehmbaren Bild der trüben Schwellung parenchymatöser Organe führen:
- Gewisse generalisierte Infektionskrankheiten, insbesondere Fälle von *Sepsis.* Bei Streptokokkensepsis ist die trübe Schwellung mitunter der einzige makroskopisch erkennbare Hinweis auf das Vorliegen eines generalisierten Infekts.
- *Toxinwirkung* bei lokaler Infektion (z. B. Diphtherie).
- Sog. Autointoxikation, insbesondere *Urämie.*
- *Exogene Intoxikationen* (z. B. Arsen-, Phosphorvergiftung).
- *Allgemeine oder regionale Hypoxie* (z. B. nach Schockzustand (S. 583), bei schwerer Blutungsanämie (S. 434) u. a.).

11.2. Hydropische Zellschwellung (»Hydropische Transformation«, »hydropische Dystrophie«)

Definition: Der Begriff der *hydropischen Zellschwellung* wird vor allem in der mikroskopischen Pathologie verwendet und bezeichnet ein besonders hohes Maß von Volumenvermehrung einzelner Zellen infolge intrazellulärer Wasservermehrung. Das histologische Bild trägt zudem oft Kennzeichen sowohl der trüben Schwellung als auch der hydropisch-vakuolären Umwandlung.

Pathogenese und **Formen:** In der Regel sieht man *dieselbe, jedoch stärkere Zellschädigung wie bei trüber Schwellung.* Im Unterschied zur trüben Schwellung findet sich eine hydropische Zellschwellung öfters auch in *bioptisch* entnommenem Gewebe, betrifft aber *nicht ein ganzes Organ, sondern nur einzelne Zellen oder Gruppen von Zellen.* Im Vordergrund steht die starke *Schwellung der zytoplasmatischen Matrix* (S. 64), oft auch verbunden mit Mitochondrienschwellung (S. 58) und Ausweitung des endoplasmatischen Retikulums (S. 49).

Lichtmikroskopisch finden sich mächtig aufgetriebene Zellen mit abgerundeten Konturen *(Ballonierung).* Färberisch und histochemisch kann nachgewiesen werden, daß die starke Auftreibung des Zytoplasmas im wesentlichen auf einer *Wasservermehrung* und nicht etwa auf einer Einlagerung von Glykogen und/oder Lipiden beruht.

Beispiel:
- *Ballonierung der Hepatozyten* bei Leberschäden verschiedener Art (Hepatitis (S. 712), Vergiftung durch CCl_4 oder $CHCl_3$ u. a.).

In gewissen Fällen von *verstärkter Flüssigkeitsaufnahme durch intakte Zellen* (z. B. Tubulusepithelien der Niere) entstehen Bilder, die sich lichtmikroskopisch kaum von einer hydropischen Schwellung bei Zellschädigung unterscheiden lassen.

11.3. Hydropisch-vakuoläre und vakuoläre Umwandlung (»Vakuoläre Degeneration«)

Definition: Unter *hydropisch-vakuolärer Umwandlung* versteht man das lichtmikroskopisch wahrnehmbare Auftreten vorwiegend wasserhaltiger Vakuolen innerhalb des Zytoplasmas, wobei sich in den Vakuolen keine erheblichen Mengen von Proteinen, Lipiden, Glykogen oder anderen, u. U. nicht leicht herauslösbaren Substanzen nachweisen lassen.

Pathogenese: Eine hydropisch-vakuoläre Umwandlung kann auf verschiedene Weise zustande kommen: gesteigerte Resorption wässeriger Flüssigkeit, Hypokaliämie (Mechanismus wenig geklärt), Enzym- und/oder Zellmembranschäden mit zugehöriger Permeabilitätsstörung (S. 67), verstärkter Abbau von Makromolekülen in den Lysosomen mit hydropischer Schwellung derselben, Mangel an gewissen Vitaminen, Bestrahlung u. a.

Formen und **Morphologie:** Manche Autoren unterscheiden überdies:

a) Sog. *blasige Entartung* mit Auftreten von Vakuolen und Verkleinerung des Kerns.
b) Sog. *vakuolige (grobvakuoläre) Umwandlung,* bei der die Kerne im wesentlichen unverändert erscheinen und die Vakuolen auffallend groß sind, vermutlich infolge Konfluenz kleinerer Vakuolen.
c) Sog. *feinvakuoläre Veränderung,* bei der das Zytoplasma des deutlich vergrößerten Zelleibes viele kleine Vakuolen enthält und ihm so ein feinschaumiges Aussehen verleiht.

Soweit sich elektronenoptisch beurteilen läßt, scheint bei vielen Formen von hydropisch-vakuolärer Umwandlung eine Flüssigkeitsvermehrung in pinozytotischen Vesikeln und Lysosomen vorzuliegen, die sich u. U. durch Fusion vereinigen und so größere Vakuolen bilden können. Nur bei der grobvakuolären Umwandlung (z. B. bei Hypokaliämie) sind weitere oder alle Teile des endoplasmatischen Retikulums bzw. des Basallabyrinths betroffen.

Beispiele:
- *Blasige Entartung* von Tubulusepithelien der Niere nach Einwirkung von *Pilzgiften, Kokain, Aethylenglykol* u. a.
- *Vakuolige (grobvakuoläre) Umwandlung* von Nierenepithelien bei *Hypokaliämie.*
- *Vakuolige Umwandlung* von Herzmuskelzellen bei *Thiaminmangel.*
- *Feinvakuoläre Veränderung* von Nierenepithelien nach Infusion hypertonischer Zuckerlösungen (»Rohrzuckernephrose«).

Die mit *Wasservermehrung in der Zelle* einhergehenden Veränderungen sind in Abb. 25 schematisch illustriert.

Das lichtmikroskopische Bild einer vakuolären Umwandlung kann auch bei *Störungen in der Ausschleusung eines Zellprodukts auftreten.*

Beispiel:
- *Vakuolige Fibroblasten* bei gestörtem Aufbau von Prokollagen, was zu einer Behinderung der Exozytose dieses Materials führt. Derartige Befunde erhebt man u. a. bei Vitamin C-Mangel und Sauerstoffmangel.

11.4. Veränderungen im Gehalt der Fettzellen an Neutralfetten

Fettzellen sind die Hauptbestandteile des Fettgewebes, das als eigentliches Organsystem betrachtet werden kann und im Energiehaushalt des Körpers sowie

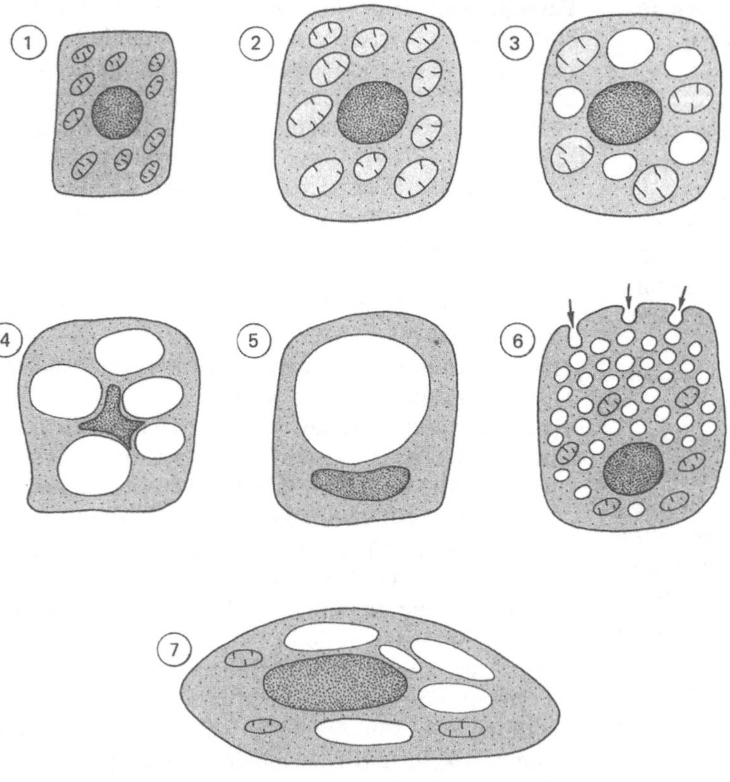

Abb. 25. *Schemen lichtmikroskopischer Erscheinungsformen verschiedener Arten von Wasseransammlung in Parenchymzellen.* Zur Vermeidung von Verwechslungen mit Fettropfen untersucht man solche Veränderungen in der Regel an *Gefrierschnitten mit Fettfärbung.*

1. *Normale Parenchymzelle* (z. B. Hepatozyten oder Hauptstückepithelien der Niere).
2. *Trübe Schwellung* (z. B. bei ATP-Mangel, S. 917) und/oder Schädigung der Zellmembran (S. 67).
3. *Hydropische Zellschwellung* (z. B. sog. »Ballonierung« von Leberzellen, Ursachen meist wie bei 2).
4. *Sog. blasige Entartung* (z. B. von Hauptstückepithelien der Nieren nach Einwirkung von Pilzgiften, Äthylenglykol u. a.).
5. *Grobvakuoläre Umwandlung* (z. B. in Nierenepithelien bei Hypokaliämie (S. 812).
6. *Feinvakuoläre Veränderung* (z. B. in Hauptstückepithelien der Nieren nach intravenöser Infusion hypertonischer Zuckerlösungen).
7. *Ausschleusungsstörung,* hier am Beispiel eines Fibroblasten (u. a. bei Vitamin C-Mangel, S. 864, Hypoxie)

im Lipidstoffwechsel eine wichtige Rolle spielt (S. 917). Am Ausmaß des Fettgewebes und an der *Größe der Fettzellen* im allgemeinen, d. h. an ihrem Neutralfett(Triglyzerid-)-Gehalt, läßt sich der *Ernährungszustand* des Organismus abschätzen. Überdies untersteht der Stoffwechsel dieser Zellen der *Regulation durch Hormone,* vor allem Insulin (S. 923). Ferner finden sich Veränderungen im Fettgehalt der Fettzellen auch in umschriebenen Gewebebezirken, in *Fettzell-haltigen Geschwülsten* (Lipome, Liposarkome, S. 253) oder in *entzündlich veränderten Gebieten* (S. 1379).

Bei sog. *stark konsumierenden Krankheiten* wird der Energiebedarf des Körpers mehr durch Mobilisation und Verbrauch körpereigener Substanzen (vor allem Neutralfette aus Fettzellen) als durch die eingenommene Nahrung gedeckt (*negative Bilanz,* S. 654). Dabei zeigt sich nicht nur eine deutliche *Verkleinerung* der Fettzellen und ihrer Fettropfen sondern auch eine relative Anreicherung von *Karotenoiden,* die normalerweise in diesen Elementen vorhanden sind, aber bei raschem Fettschwund nicht im gleichen Maß mobilisiert werden. Dadurch erhält das Fettgewebe in solchen Fällen einen dunkelgelben Farbton, der die nachträgliche Beurteilung derartiger Vorgänge anläßlich der Autopsie ermöglicht.

Eine einseitige Ernährung, z. B. durch rote oder gelbe Rüben, kann zu einem ungewöhnlich hohen relativen Gehalt der Fettzellen an Karotenoiden führen, ohne daß damit eine Verkleinerung der Fettzellen und Fettropfen verbunden sein müßte.

Beispiele von verändertem Neutralfettgehalt der Fettzellen:

- *Große, fettreiche Fettzellen* in den meisten Teilen des Fettgewebes bei allgemeiner Fettleibigkeit (*Fettsucht = Adipositas, Obesitas,* S. 657), die meistens auf Vielesserei *(Polyphagie)* beruht, aber auch mit *neuroendokrinen* oder *endokrinen Störungen* verbunden sein kann (S. 658). Besondere Erwähnung verdient hier der sog. *Altersdiabetes* (S. 943).
- Große Fettzellen an *umschriebenen Körperstellen,* z. B. am Gesäß (*Steatopygie,* Rassenmerkmal südafrikanischer Volksstämme) oder am Rumpf (Stammfettsucht, z. B. bei *Cushing'schem Syndrom*).
- Große Fettzellen in differenzierten (»reifen«) *Lipomen* (S. 253).
- Eine *Verkleinerung der Fettzellen in den meisten Teilen des Fettgewebes,* verbunden mit einem *Verlust an Neutralfetten,* findet sich bei länger dauernden *Hungerzuständen, (Inani-*

tion), Appetitlosigkeit (Anorexie) und fortgesetztem *Durchfall (Diarrhoe)*.

- *Geringen Fettgehalt* zeigen auch wenig differenzierte Fettzellen, z. B. in *Liposarkomen* (S. 253).

Besondere, der Hibernierungsdrüse gewisser Tierarten vergleichbare Fettzellen finden sich im sog. *braunen Fettgewebe* der frühen Ontogenese. Diese Zellen enthalten eine Mehrzahl auch peripher gelegener Mitochondrien und kleine Liposomen. Neuere Untersuchungsergebnisse deuten darauf hin, daß sich vor allem das in der Umgebung der Nebenniere liegende »weiße« Fettgewebe bei Zuständen mit *chronischer, schwerer Hypoxämie* in braunes Fettgewebe umwandeln kann (vgl. dazu »nonshivering thermogenesis« bei hibernierenden Tieren, S. 1042).

Beispiel:

- Periadrenal gelegenes braunes Fettgewebe bei schwerem *Cor pulmonale* infolge diffuser Lungenveränderungen.

11.5. Pathologische Zellverfettung (»fettige Degeneration«, »fettige Dystrophie«)

Definition: Als pathologische *Verfettung i. e. S.* bezeichnet man eine lichtmikroskopisch erkennbare Anhäufung von Lipiden mit vorwiegendem oder ausschließlichem Triglyzeridcharakter in Parenchymzellen, in denen sie physiologischerweise lichtoptisch nicht oder nur in geringster Menge nachgewiesen werden können.

Eine *Verfettung im weiteren Sinn* wird jede weitere pathologische Anhäufung von lichtmikroskopisch nachweisbaren Lipiden im Gewebe, d. h. intra- oder extrazellulär, genannt.

Ursachen und **Pathogenese:** Am gründlichsten sind die Ursachen der *Verfettung am Beispiel der Leberzellen* untersucht worden, wo diese Veränderung häufig und bei ganz verschiedenen Krankheiten zu beobachten ist (Abb. 26).

Neutralfette und andere Lipide erreichen die Leber meistens in Form von Chylomikronen (Hämokenien) aus dem Verdauungstrakt oder als Fettsäuren aus dem Fettgewebe. In der Leber werden sie entweder abgebaut und für den Energiestoffwechsel verwendet, als Strukturlipide gebraucht oder als Lipoproteine aus den Zellen ausgeschieden. Die kleinen Tröpfchen von Triglyzeriden, die man elektronenoptisch in den Hohlräumen des endoplasmatischen Retikulums und im Golgikomplex nachweisen kann, stehen in der Regel mit der Bildung von Lipoproteinen im Zusammenhang.

Es bestehen gute Gründe zur Annahme, daß eine *Mehrzahl von Mechanismen* zu einer Leberverfettung führen kann, u. a. folgende:

- *Herabsetzung der Fettsäureoxidation* im Bereich der Mitochondrien, infolge Hypoxie, führt zu einer Vermehrung des intrazellulären Fettsäurepools (sog. *Energiemangelverfettung*)
- *Störung des Phospholipidstoffwechsels,* wie im Fall von Cholinmangel, resultiert in einer Anhäufung von Lipiden in der Zelle (sog. *Substratmangelverfettung*)
- Eine *Einschränkung der Proteinsynthese,* die nach Einwirkung einer Reihe hepatotoxischer Substanzen erfolgen kann, hat die Bildung ungenügender Mengen und/oder einen unvollständigen Aufbau des Proteinanteils der Lipoproteine zur Folge und kann ebenfalls zur Anreicherung von Triglyzeriden im Inneren der Zelle Anlaß geben.
- Eine Leberzellverfettung kommt auch bei *stark vermehrtem Angebot von Lipiden* zustande, z. B. nach fettreicher Mahlzeit oder bei verstärkter Mobilisation von Fett aus dem Fettgewebe. Unter diesem Bedingungen tritt eine Verfettung der Leberzellen dann ein, wenn ihre metabolische Kapazität überschritten wird.
- Eine *vermehrte Fettsynthese* bei *Überangebot an Kohlenhydraten* kann auch über das stark vermehrte Angebot von Lipiden aus dem Blut bzw. Fettgewebe eine Leberverfettung herbeiführen, offenbar weniger häufig direkt, d. h. durch vermehrte Fettsynthese in der Leberzelle.

Daß es sich bei der *Verfettung von Leberzellen* um ein *komplexes Geschehen* handelt, wurde am Beispiel des *Sauerstoffmangels* (S. 72), der *Alkoholwirkung* (S. 73) sowie der *Vergiftung durch Tetrachlorkohlenstoff, elementaren Phosphor* und *Amanitatoxin* dargelegt (S. 74).

Untersuchungen an Zellkulturen in vitro und tierexperimentelle Befunde trugen viel zum besseren Verständnis dieser Vorgänge bei.

Beispiele:

- Bei *Hungertieren,* die keine Fettdepots mehr besitzen, bewirkt eine *Phosphorvergiftung* keine Verfettung mehr.
- Wenn Zellen in einer Zellkultur geschädigt werden, tritt eine Verfettung nur auf, wenn dem Medium *Blutplasma* zugegeben ist.
- Wenn ein Tier auf einer *Fettdiät* gehalten wird, die durch eine andere Jodzahl charakterisiert ist, wird in den *Fettdepots* das Fett mit dieser neuen Jodzahl eingebaut. Bei Lebervergiftung erscheinen diese neuen Fette in den Hepatozyten.
- *Insulinverabreichung* ruft bei Ratten eine Hepatozytenverfettung hervor (S. 81), die durch Zugabe von Cholin oder Proteinen in hohen Dosen aufgehoben werden kann.
- *Aethioninvergiftung:* Aethionin ist ein Analog von Methionin und bewirkt bei der Ratte nach oraler oder parenteraler Verabreichung sehr rasch eine Leberzellverfettung, die durch Verabreichung gewisser Stoffe, wie Adenosin oder ATP, aufgehoben werden kann. Man stellt sich folgende Mechanismen vor: Aethionin vermindert die Menge von ATP, indem das im Metabolismus entstandene S-Adenosylaethionin die Stelle von S-Adenosylmethionin einnimmt. Dadurch kommt es zu einem Mangel an Adeninderivaten, die für die Synthese von ATP zur Verfügung stehen. Die Reduktion der ATP-Menge führt einerseits zu Veränderungen der Membraneigenschaften mit darauffolgender möglicher Verminderung der Triglyzeridabgabe nach außen, andererseits zur Herabsetzung der Proteinsynthese mit entsprechend eingeschränkter Bildung von Lipoproteinen. Folge davon sind eine Akkumulation von Triglyzeriden in der Leberzelle und eine Verminderung der plasmatischen Lipide.
- *Cholinarme Diät:* Im Rattenversuch steigt nach 6–9 Std cholinarmer Diät der Triglyzeridgehalt in der Leber um das Zwei-

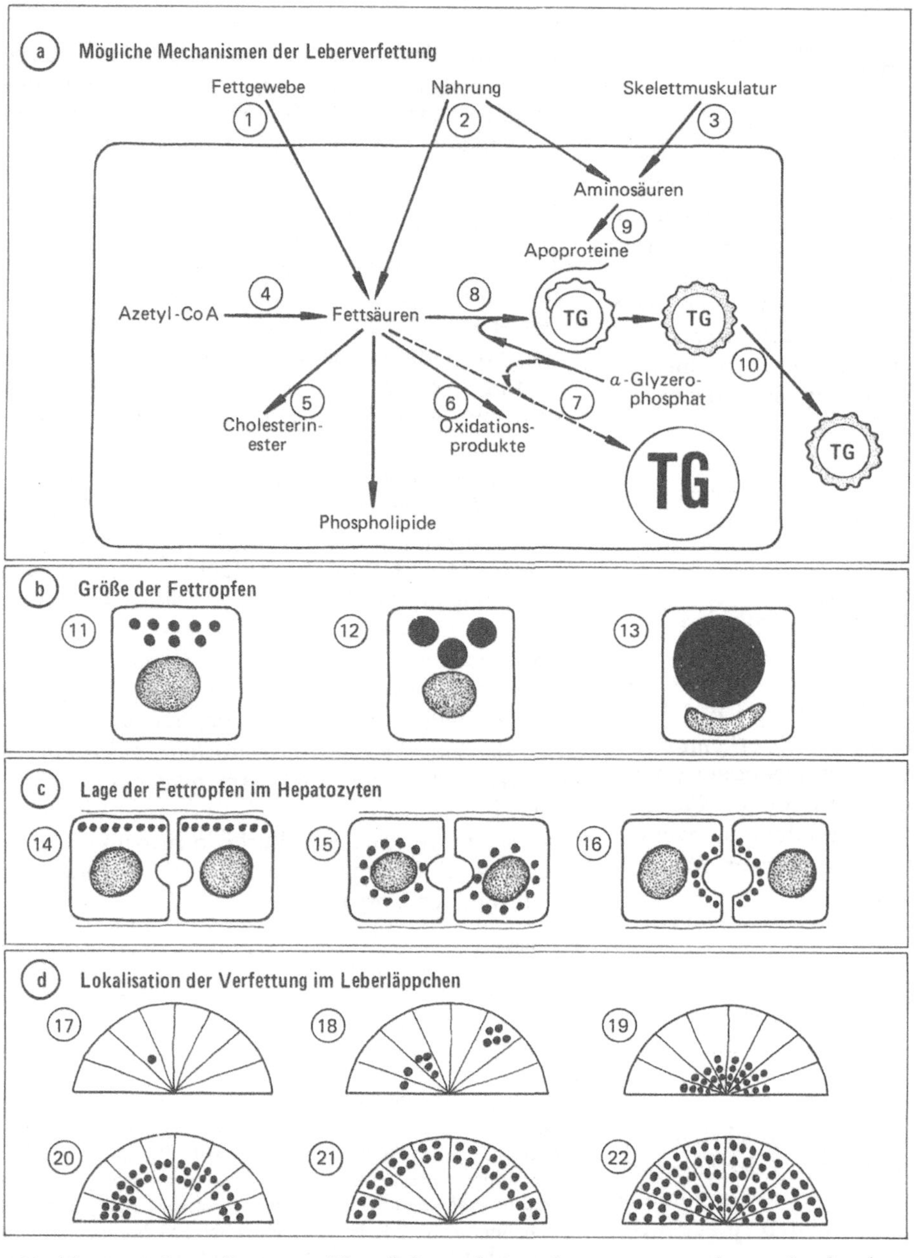

Abb. 26a–d. *Leberverfettung.* **a** Eine Leberverfettung kann durch verschiedene Mechanismen, einzeln oder in Kombination, zustande kommen. Im besonderen sind hervorzuheben: *Erhöhtes Fettsäureangebot aus der Peripherie* (1), wie bei der diabetischen Ketoazidose, bei Alkoholabusus und bei Einwirkung höherer Dosen von Glukokortikosteroiden; »*Nahrungsfett*« (2) bzw. Fettsäuren aus dem Fettgewebe bei Überernährung führen meist nur zu einer feintropfigen (11), perisinusoidalen (14) Fetteinlagerung. Ein weiterer wichtiger Grund von Leberverfettung ist die *verminderte Synthese von Apoproteinen der Lipoproteine* (9, u. U. auch 2 und/oder 3), z. B. bei Alkoholismus sowie Vergiftungen durch CCl_4, P, Tetrazykline, DDT, Pilzgifte und Äthionin. Bei Alkoholismus wird zudem in der Regel eine *gesteigerte Synthese von Fettsäuren* beobachtet (4), die rasch mit dem vermehrt vorhandenen α-Glyzerophosphat zu Triglyzeriden (TG) verestert werden (7, 8). Zusätzliche mögliche Mechanismen umfassen eine *herabgesetzte Fettsäurenoxidation* (6), *Membransynthesestörungen* (5) sowie eine *verminderte Ausschleusung von Lipoproteinen* (10). **b** Leberverfettungen können *fein-* (11), *mittelgroß-* (12) oder *großtropfig* (13) sein, wobei die letzteren immer als pathologisch gelten. **c** Der intrazellulären Lokalisation entsprechend unterscheidet man eine *perisinusoidale Verfettung* (14), die ihren Grund oft in hämatogenen Faktoren (freie Fettsäuren, toxische Agentien u. a.) hat, von einer *perinukleären* (15) und *peribiliären* (16). **d** Leberläppchen können *Einzelzellverfettungen* (17), *fleckförmige* (18), *zentrolobuläre (zentrale,* 19), *intermediäre* (20), *peripherolobuläre* (*periphere,* 21) oder *panlobuläre* (*diffuse,* 22) Verfettungen zeigen. Die einzelnen Erscheinungsformen der Verfettung geben z. T. Hinweise auf Gruppen von Ursachen (s. Text). Die klassische *Lebersteatose* entspricht einer diffusen, großtropfigen Verfettung (s. auch S. 722 und 1587)

bis Dreifache. Die progressive Fettakkumulation in der Leber wird von einer Verminderung des Phospholipidgehalts des Bluts begleitet. Diese Veränderungen werden durch Zugabe von Cholin aufgehoben. Man kam aufgrund zusätzlicher Untersuchungen zur *Hypothese,* daß – wenn das Angebot an Cholin ungenügend ist – die Synthese der Phospholipidfraktion der »low density«-Lipoproteine abfällt, so daß die Triglyzeride der Nahrung, die in die Leber gelangen, nicht mehr weiter abgegeben werden können.

Formen der Verfettung: In der *Humanpathologie* kennt man verschiedene *Verfettungstypen,* insbesondere was die *Leber* anbelangt. Wir unterscheiden:
- nach der *Größe der Fettropfen* (fein- bis großtropfig),
- nach der *Lokalisation der Fettropfen innerhalb der Leberzelle* (perisinusoidal, perinukleär, peribiliär),
- nach der *Lokalisation der verfetteten Hepatozyten innerhalb des Leberläppchens* (Einzelzellverfettung, fleckförmige, zentrolobuläre (zentrale), intermediäre, peripherolobuläre (periphere) und (panlobuläre, diffuse) Verfettung).

Aus dem Verfettungsmuster der Leber können mit einer gewissen Wahrscheinlichkeit *Hinweise auf die Ursache* der Veränderung erhalten werden.

Eine *feintropfige Verfettung* kann unter physiologischen Bedingungen auftreten. Nach einer fettreichen Mahlzeit findet sich in der Läppchenperipherie eine perisinusoidale Ansammlung kleinster Fettropfen (»perisinusoidale Speicherungsphase«), die mit der Zeit in eine feintropfige Verfettung im perinukleären und/oder peribiliären Gebiet der Leberzelle überleitet. Schließlich verschwinden die Fettropfen. Man spricht hier von *nutritiver Verfettung,* bei der offensichtlich die Läppchenperipherie im Vordergrund steht.

Im Gegensatz zur feintropfigen ist die *großtropfige Verfettung* der Leberzellen in der Regel *Ausdruck eines krankhaften Geschehens.* Allerdings hat man sich auch diese Veränderung nicht als etwas Statisches vorzustellen, da sie sich ohne weiteres zurückbilden kann. Dies trifft auch für die *großtropfige Verfettung einzelner Leberzellen* zu, die dann und wann nach kohlenhydratreicher Ernährung beobachtet wird.

Eine *großtropfige Verfettung zentrolobulärer Leberzellen* gilt als recht charakteristisch für *Sauerstoffmangelzustände,* kommt aber auch unter anderen Bedingungen zustande (vgl. dazu zentrolobuläre Verfettung bei Versuchstieren, die einer Cholinmangeldiät unterzogen oder mit Tetrachlorkohlenstoff behandelt wurden (S. 74)). Falls die fortdauernde Schädigung der zentral gelegenen Hepatozyten zu ihrer Rückbildung oder ihrem Schwund führt, bietet sich das Bild der *intermediären Leberzellverfettung.*

Die *großtropfige Verfettung peripher im Läppchen gelegener Leberzellen (»läppchenperiphere Steatose«)* trifft man bei verschiedenen Typen von *hämatogener Intoxikation,* u. U. auch bei schwerer *Lipämie* sowie bei *Mangelzuständen* (z. B. Mangel an gewissen Aminosäuren).

Eine *diffuse großtropfige Leberverfettung* (*Steatose* i. e. S.) gehört zu den typischen Veränderungen des *chronischen Alkoholismus.* Ferner begegnet man diesem Bild nach Einwirkung vieler weiterer *hepatotoxischer Substanzen* (Chloroform, Benzolderivate, Äther, Arsenverbindungen u. a.), bei bestimmten *Stoffwechselkrankheiten (Diabetes mellitus* (S. 933) u. a.) sowie bei gewissen Formen von *Mangelernährung,* nur ausnahmsweise jedoch bei Mastfettsucht.

Morphologisch bietet der Nachweis einer Verfettung keine Schwierigkeiten.

Makroskopisch zeigt das verfettete Gewebe einen weißlich-gelben Farbton. Bei schwerer, diffuser Steatose der Leber ist das Organ in der Regel deutlich vergrößert, die Kanten sind abgerundet, die Schnittfläche erscheint etwas glänzend, und beim Schneiden des Gewebes bleibt Fett am Messer haften. Will man die Verfettung mikroskopisch nachweisen, benützt man Gefrierschnitte und Fettfärbungen. Bei der üblichen Paraffintechnik werden die Neutralfette größtenteils herausgelöst, und die ursprünglich von den Fettropfen eingenommenen Räume erscheinen als optisch leere Vakuolen. Aus diesem Grund kann im Paraffinschnitt eine feintropfige Verfettung leicht übersehen werden. Zusammenfassend ergibt sich das nachstehende Bild:

Beispiele typischer Formen von *Leberverfettung* (vgl. Abb. 26, S. 80):
- *Feintropfige peripherolobuläre Verfettung,* z. B. bei Vielesserei (Mastfettsucht infolge Polyphagie).
- *Großtropfige zentrolobuläre Verfettung* bei kardial bedingter *venöser Stauung* (S. 573) kürzerer Dauer oder bei *Anämie.*
- *Großtropfige intermediäre Verfettung* bei mäßiger venöser Stauung längerer Dauer, wobei die zentrolobulären Hepatozyten größtenteils verschwunden sind.
- Großtropfige peripherolobuläre Verfettung bei *schwerer, länger dauernder venöser Stauung,* die zum Untergang der zentralen und intermediären Leberzellen geführt hat (makroskopisch: *Muskatnußleber*), ferner nach Einwirkung *mäßiger Dosen toxischer Substanzen* (z. B. elementarer Phosphor oder Amanitatoxin (S. 74) u. a.).
- *Großtropfige, diffuse (panlobuläre) Verfettung* bei *chronischem Alkoholismus, Diabetes mellitus* (S. 933), *Galaktosämie* (S. 953) sowie *Vergiftung* durch verschiedene Substanzen (s. o., vgl. dazu auch *enterogene »Toxikose«* bei Kindern mit/bei starker Ketoazidose, S. 949) und schweren *Mangelkrankheiten* (z. B. *Kwashiorkor,* S. 656).

Die *Verfettung der Nierenepithelien* betrifft in erster Linie die Hauptstücke. Obschon verschiedene Zustände oder Agentien, die zur Leberzellverfettung Anlaß geben, auch eine Nierenverfettung erzeugen können, besteht oft keine Übereinstimmung der Befunde in diesen beiden Organen.

Beispiele krankhafter Prozesse, die mit einer Verfettung der Hauptstückepithelien der Niere verbunden sein können:
- *Leberinsuffizienz* (S. 714).
- Schwere *Anämie* (S. 412).
- *Sog. »Toxikose« bei Kindern* mit/bei schwerer Ketoazidose.
- Einwirkung *toxischer Substanzen,* z. B. Tetrachlorkohlenstoff.

Die *Verfettung der Herzmuskelzellen* ist meistens *feintropfig,* wobei die Liposomen mit Vorliebe im Bereich der Z-Scheibe und in der Nähe von Mitochondrien liegen. Eine diffuse Myokardverfettung trifft man selten. Häufiger bietet sich das makroskopische Bild einer »*Tigerung*«, das auf Verfettung von Myokardzellgruppen in Form querlaufender Banden oder Reihen – gleichsam in »periodischer« Anordnung – beruht. Diese Tigerung wird mit der Blutgefäßversorgung in Beziehung gebracht und versuchsweise dadurch erklärt, daß es sich bei den verfetteten Bezirken um perivenolär, d. h. »am schlecht versorgten Ende der kapillären Blutbahn« gelegene Abschnitte des Herzmuskels handelt. Ursache der Myokardverfettung ist in der überwiegenden Mehrzahl der Fälle ein schwerer *Sauerstoffmangelzustand;* aber auch *toxische Einflüsse* können dazu führen.

Beispiele von Zuständen, die mit Myokardverfettung einhergehen können:
- *Perniziöse Anämie* (S. 420), *aplastische Anämie* (S. 419), *Anämie infolge Leukämie* (S. 258) oder *schwerem Blutverlust.*
- Gewisse Formen von *Insuffizienz der Koronardurchblutung.*
- *Diphtherie* (S. 1957) oder Einwirkung anderer *bakterieller Toxine.*
- *Toxische Substanzen,* wie elementarer Phosphor, Chloroform, Äther, Arsen u. a.

Eine Verfettung kann auch in vielen *anderen Zellarten* angetroffen werden.

Beispiel:
- Verfettung der *Chondrozyten* mit zunehmendem Alter.

11.6. Örtliche sog. resorptive Verfettung (Auftreten von Lipophagen)

Definition: Als *örtliche resorptive Verfettung* bezeichnet man die Beladung von Zellen, insbesondere Makrophagen *(Lipophagen),* mit Fetten oder Ölen, die aus dem Extrazellulärraum durch Pinozytose aufgenommen und noch nicht abgebaut oder wieder ausgeschleust wurden. Meistens liegen die Fettropfen in pinozytotischen Vakuolen oder Lysosomen.

Hier handelt es sich nicht um einen degenerativen Prozeß, sondern um die Folge einer *Fettaufnahme durch Phagozyten,* in der Regel Histiozyten bzw. Mikrogliazellen im ZNS. Die vorwiegend pinozytotisch aufgenommenen Fette bzw. Öle können z. B. *aus zerfallenden Fettzellen* oder aus *zugrundegehenden Myelinscheiden* stammen. Auch *exogen zugeführte Öle* geben zur Entstehung von Lipophagen Anlaß (Abb. 27).

Beispiele:
- Nach *ischämischer Schädigung* (S. 504) *zentralnervösen Gewebes* setzt oft ein Zerfall der Myelinscheiden ein. Das freiwerdende Myelin bzw. seine Abbauprodukte, vor allem Neutralfett, werden von Mikrogliazellen (Histiozyten des Gehirns) aufgenommen. Diese sog. *Fettkörnchenzellen* können schon 1–2 Tage nach Beginn der Schädigung auftreten und nehmen dann an Zahl und Neutralfettgehalt zu: Der Abtransport erfolgt über die perivaskulären Räume, wo sich Fettkörnchenzellen ansammeln können.
- Bei Fettgewebszerfall, z. B. im Bereich einer Entzündung, nach Trauma oder infolge Gefäßverschlusses, kommt es meistens zur Ausbildung eines *Lipogranuloms,* das reichlich und oft um große, extrazellulär liegende Fettropfen angeordnete Lipophagen aufweist. Diese sind mitunter mehrkernig.
- Wird zum Zweck der radiologischen Darstellung von Lymphbahnen und Lymphknoten öliges Kontrastmittel in die peripheren Lymphbahnen injiziert, sammeln sich die mit der Lymphe transportierten Öltropfen in den regionären Lymphknoten an, und es entstehen an diesen Stellen *Ölgranulome* mit zahlreichen mehrkernigen Lipophagen. Diese können im Verlauf von Wochen und Monaten wieder verschwinden. In der Regel lassen sie keine nennenswerte Vernarbung zurück (S. 1381).

Mit diesen Vorgängen läßt sich auch die sog. *resorptive Verfettung von Tubulusepithelien der Niere bei Erkrankungen mit Lipoproteinurie (Lipoidnephrose,* gewisse Formen von sog. *membranöser Glomerulopathie,* S. 773) vergleichen.

11.7. Sog. Cholesterinester-Verfettung (Auftreten von »Schaumzellen«)

Definition: *Cholesterinester-Verfettung* nennt man die Einlagerung – vorwiegend oder ausschließlich – von Cholesterinestern im Zytoplasma von Zellen, die diese Substanz physiologischerweise nicht in erheblicher Menge enthalten.

Pathogenese: Eine Cholesterinester-Verfettung kann auf verschiedene Art zustande kommen (Abb. 27, s. auch S. 976).
- infolge primärer oder sekundärer *Hypercholesterinämie,*
- bei *Fehlen von Transportproteinen für Lipide* im Blutplasma,
- bei genetisch bedingten *Enzymdefekten* oder -störungen, die einen vermehrten Anfall oder einen verminderten Abbau von Cholesterin verursachen,
- bei *gestörtem Transport von Lipiden und/oder Lipoproteinen* durch bestimmte Gewebebezirke, z. B. die Arterienwand,
- bei *örtlich vermehrtem Anfall von Cholesterinestern,*
- bei *verstärkter Autophagie,*
- bei *fortgesetztem und/oder massivem Zelluntergang,* wobei die cholesterinhaltigen Membranbestandteile der zerstörten Elemente von Phagozyten aufgenommen und nicht rechtzeitig abgebaut werden können. Offenbar sind die lysosomalen Enzyme nur beschränkt für den Katabolismus dieses Materials geeignet;
- in gewissen *neoplastischen Zellen,* die vermutlich eine mit Cholesterinester-Anhäufung verbundene Stoffwechselstörung aufweisen.

Formen: Die verschiedenen Formen der Cholesterinesterverfettung ergeben sich aus ihrer *Entstehungswei-*

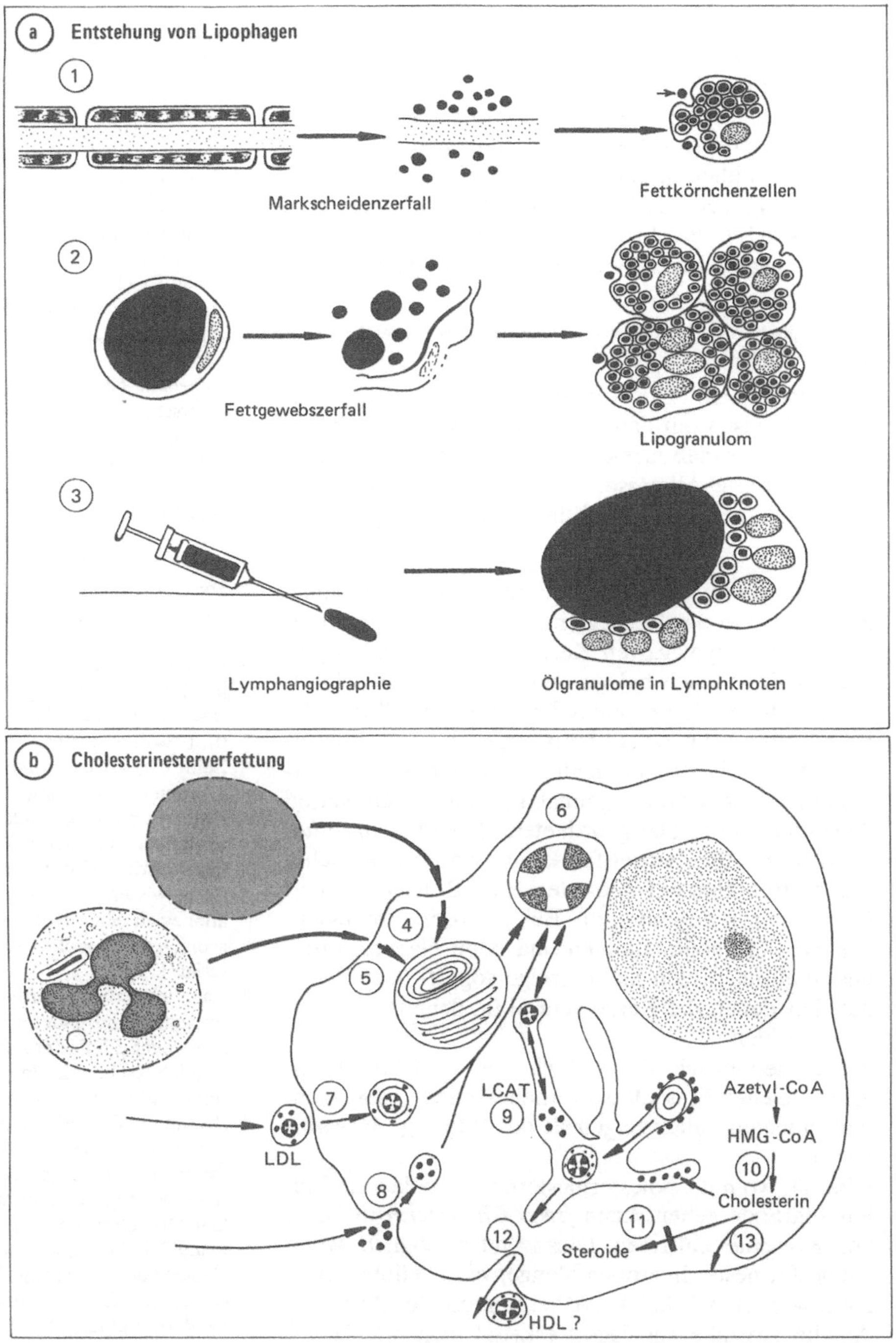

Abb. 27a u. b. *Sog. resorptive Verfettung und Cholesterinesterverfettung.* **a** *Lipophagen i. e. S.* entsprechen Makrophagen, die reichlich Lipide, im besonderen Triglyzeride bzw. andere Öle, aufgenommen haben. *Fettkörnchenzellen* (1) entstehen bei Markscheidenzerfall in Gehirn und Rückenmark, wobei die von Blutmonozyten hergeleiteten »Mikrogliazellen« das aus dem zerfallenden Myelin freiwerdende Neutralfett endozytieren. Fettgewebszerfall in kleineren Herden bewirkt oft die Bildung von *Lipogranulomen* (2). *Ölgranulome* (3) findet man z. B. in regionalen Lymphknoten nach Lymphangiographie mit einem öligen Kontrastmittel. **b** Die *Cholesterinesterverfettung,* die ebenfalls in erster Linie die Makrophagen, z. T. aber auch andere Zellarten betrifft, kann verschiedene Gründe haben: *Phagozytose von Zelltrümmern* (Erythrozyten bei Blutungen (4), Granulozyten bei Eiterung (5, u. a.) mit nachfolgendem intralysosomalem Abbau, wobei u. a. aus *Membranlipiden* stammendes Cholesterin bzw. Cholesterinester liegen bleiben; *vermehrte Aufnahme von LDL* (S. 886), wie sie z. B. bei *Hypercholesterinämie* (S. 903) vorkommt und u. a. im Rahmen der *Atheromatose der Arterien* (S. 482) diskutiert wird (7); *Endozytose von freiem Cholesterin* (8), wie z. B. bei der Tangier-Krankheit (S. 903); erhöhte Aktivität der Lezithin-Cholesterin-Azyl-Transferase (LCAT, 9)?; *gesteigerte Cholesterinsynthese* (10), wie vermutlich z. T. bei cholesterinreichen Neoplasmen; *»Anstau« von Cholesterin bei Enzymdefekten,* die z. B. die *Steroidsynthese* in der Nebennierenrinde betreffen (11, S. 384), vielleicht auch bei Störungen der zellulären Membransynthese (13) und/oder der Ausschleusung von Lipoproteinen (vermutlich z. T. HDL mit Apoprotein A im Gegensatz zu Apoprotein B und LDL, 12); *Defekt der sauren Cholesteryllipase* (6), wie bei der Wolman'schen Krankheit (S. 989, s. auch Tabelle 68, S. 977).

= Freies Cholesterin
= Cholesterinester
= Lipoproteine (LDL oder HDL)

se (s. o.) und können auch gemäß der betroffenen *Zellart* unterteilt werden. In erster Linie sind die verschiedenen Typen von Cholesterinester-Verfettung der *Makrophagen* (Histiozyten) zu nennen. Bei besonderen Krankheiten können aber auch andere Zellarten beteiligt sein, z. B. *Granulozyten, Endothelzellen, glatte Muskelzellen* bzw. *Myofibroblasten* (z. B. in der Arterienwand bei Atheromatose (S. 482)) und *Epithelzellen.*

Physiologischerweise finden sich an Cholesterinestern reiche Zellen als sog. *Spongiozyten* in der *Nebennierenrinde.*

Makroskopisch: Die Cholesterinesterverfettung ist makroskopisch nur dann erkennbar, wenn sie ein bestimmtes Ausmaß erreicht hat, etwa in Atherompolstern, um alte Abszesse, in Xanthelasmen und Xanthogranulomen u. a. Auffällig ist dabei die gelbliche Farbe.

Mikroskopisch: Die mit Cholesterinestern beladenen Zellen sind in der Regel ziemlich groß und zeigen oft einen zentral gelagerten Kern. Im reichlichen Zytoplasma finden sich bei gewöhnlicher Paraffinschnitttechnik feinverteilte Vakuolen *(Schaumzellen).* Bei Fettfärbung am Gefrierschnitt zeigen die feinen Tropfen eine positive Reaktion und polarisationsoptisch erkennt man wegen der regelmäßigen und schichtweisen Anordnung der polar geordneten Moleküle sog. *Malteserkreuze.* Im Zweifelsfall kann man eine histochemische Reaktion auf Cholesteride (z. B. nach Schultz-Liebermann) durchführen. Bei gewissen Prozessen, wie bei Xanthogranulomen und beim Naevoxanthoendotheliom, treten mehrkernige sog. *Touton-Zellen* auf, bei denen die Kerne zentral im Schnitt eine Art Kranz bilden.
Elektronenoptisch finden sich die an Cholesterinestern reichen Einschlüsse vornehmlich in Lysosomen, und in vielen Fällen zeigen sie das Bild sog. *Myelinfiguren.*
Überall, wo mit Cholesterinestern reich beladene Zellen zugrunde gehen, kann *freies Cholesterin* in Form von *Kristallen* auftreten. Dies ist auch möglich, wenn Cholesterinester in großen Mengen extrazellulär angehäuft werden, wie bei der Atheromatose der Arterien. An die Kristalle angelagert erkennt man oft *Fremdkörperriesenzellen,* die aus einer Fusion von Histiozyten hervorgehen. In Gefrierschnitten zeigen die Cholesterinkristalle deutliche Doppeltbrechung, in Paraffinschnitten dagegen bleiben wegen Herauslösens des Cholesterins durch die fettlöslichen Mittel an ihrer Stelle nur noch spießförmige Lücken zurück.

Beispiele von Zuständen und Prozessen, die zur Cholesterinesterverfettung von Zellen führen können:
- Verschiedene Formen von *primärer Hypercholesterinämie* (z. B. essentielle familiäre Hyperlipidämie, essentielle familiäre Hypercholesterinämie, sog. Lipokalzinogranulomatose (Teutschländer), vgl. dazu S. 903) zeigen eine Neigung zur Bildung sog. *Xanthome* (S. 977) sowie zur Entwicklung besonders schwerer Grade von *Atheromatose* der Arterien (S. 482). Hie und da finden sich *Schaumzellen* auch im retikulohistiozytären System und/oder im Interstitium verschiedener Organe.
- Ähnliche Beobachtungen macht man bei *sekundärer Hypercholesterinämie,* so bei metabolischen bzw. endokrinen Krankheiten, wie Diabetes mellitus (S. 933) und Hypothyreose (S. 384), ferner bei Stauungsikterus (S. 1040), Lipoidnephrose (S. 776), überreicher Ernährung u. a. Besondere Erwähnung verdienen die meist in der Haut der Augenwinkel liegenden *Xanthelasmen,* die u. a. bei Diabetes mellitus gehäuft vorkommen. Bei Gravidität tritt nicht selten eine Cholesterinester-Verfettung der Kupfferschen Sternzellen der Leber in Erscheinung.
- *An-alpha-Lipoproteinämie* (Tangier-Krankheit) mit Auftreten zahlreicher Schaumzellen vor allem im retikulohistiozytären System.
- *Genetisch bedingte Stoffwechselkrankheiten,* die sicher oder wahrscheinlich auf *Enzymdefekten* beruhen (S. 866): Sphingolipidosen, wie die Niemann-Pick'sche Krankheit, Wolman'sche Krankheit, Alport-Syndrom u. a. Die sog. zerebrotendinöse Xanthomatose ist durch die Speicherung von Cholestanol gekennzeichnet.
- *Cholesterinose der Gallenblase* mit subepithelialer Anhäufung von Schaumzellen des Histiozytentyps.
- Sog. *Sternzellen* bzw. *Schaumzellen,* wie man sie u. a. bei *Atheromatose der Arterien* feststellt, entstehen wahrscheinlich z. T. aus glatten Muskelzellen bzw. Myofibroblasten (S. 485).
- In den *Randpartien alter Abszesse* (S. 1340), in denen ja reichlich Zellen zugrunde gehen, liegen oft sehr viele Schaumzellen (Pseudoxanthomzellen). Dies ist u. a. bei *Aktinomykose* (S. 1984) besonders deutlich.
- Beim *Cholesteatom nach Mittelohrentzündung,* bei dem nach Trommelfellperforation im Randgebiet Plattenepithel in den Defekt einwächst, bildet sich eine Zyste mit desquamierten Epithelien, bei deren Zerfall reichlich Cholesterinester und Cholesterin frei werden.
- Bei gewissen *Pneumonien* (sog. *endogene Lipidpneumonien*) können in den Alveolen zu Schaumzellen umgewandelte Makrophagen in großer Zahl vorliegen (z. T. »Surfactant«-Material?).
- Nach ausgedehnten *Blutungen* werden beim Zerfall der Erythrozyten und anderer Zellen reichlich Membranlipide, vor allem auch Cholesterinester, frei. In Spätstadien trifft man im Bereich solcher Herde oft viele Schaumzellen sowie Cholesterinkristalle mit angelagerten Fremdkörperriesenzellen.
- Bestimmte *Granulome* und *Granulomatosen* (S. 978) zeichnen sich durch zahlreich vorhandene Schaumzellen aus, so »Xanthogranulome« im Bereich der Sehnenscheiden, Xanthomatose des Retroperitonealraums, einzelne Formen von eosinophilem Granulom des Knochens sowie die Granulomatose von Hand-Schüller-Christian.
- Verschiedene *gutartige Tumoren* (S. 992), wie Histiozytome der Haut, Xanthofibrome, das Naevoxanthoendotheliom bei Kindern und das Hämangioblastom des Kleinhirns.
- *Bösartige neoplastische Prozesse* (S. 991), wie einzelne Formen der Abt-Letterer-Siwe'schen Krankheit (Monohistiozytenleukose), Xanthosarkome, ferner differenzierte Prostatakarzinome und hypernephroide Karzinome der Niere.

11.8. Intrazelluläre Lipidanhäufung bei Speicher(ungs)krankheiten (Thesaurismosen)

Diese werden später ausführlich besprochen (S. 979).

11.9. Anhäufung oder Verlust von Glykogen in der Zelle

Glykogen ist die hauptsächliche Speicherform von Kohlenhydraten innerhalb der Zelle des Säugerorganismus. In den üblichen, mit Hämalaun-Eosin gefärbten Schnittpräparaten erscheint es als »optisch leerer« Anteil der Zelle, kann aber bei geeigneter Fixation (z. B. Alkohol) durch die PAS (periodic acid Schiff-Reagens)-Reaktion, mit Best'schem Karmin sowie mit anderen Methoden dargestellt werden. Die Abgrenzung gegenüber Mukopolysacchariden und Glykoproteinen erfolgt am Schnittpräparat durch vorgängige enzymatische Spaltung von Glykogen mittels Amylase bzw. Diastase: Glykogen läßt sich anschließend nicht mehr feststellen.

Bei *verschiedenen pathologischen Prozessen* zeigen einzelne Zellarten *große Unterschiede in der Menge des nachweisbaren Glykogens.*

Pathogenese: Eine Vermehrung oder Verminderung des Zell-Glykogens beruht naturgemäß auf einer *Bilanzstörung,* die ihre Ursache in erhöhtem oder herabgesetztem *Angebot* von Vorläufersubstanzen, insbesondere Glukose, in *enzymatischen Störungen* und/ oder in vermindertem oder verstärktem *Abbau bzw. Verbrauch* von Glukose haben kann. Manche dieser Veränderungen werden durch z. T. *örtlich begrenzte* und *vorübergehend krankhafte Prozesse* verursacht, andere beruhen auf einer *allgemeinen, angeborenen oder erworbenen Stoffwechselstörung* (Abb. 28).

Beispiele:

- Störungen im Glykogengehalt verschiedener Körperzellen bei *Diabetes mellitus* gehören zu den charakteristischen Veränderungen bei dieser Krankheit. Sie werden später eingehend behandelt (S. 933).
- Die verschiedenen *Glykogenspeicherkrankheiten,* die auf unterschiedlichen, genetisch bedingten Enzymdefekten beruhen, kommen später zur Sprache (S. 960).
- In *entzündlich verändertem Gewebe* (S. 86) trifft man nicht selten auf besonders *glykogenreiche Leukozyten,* ferner *Endothelien* proliferierender Kapillaren und *Fibroblasten.*
- Verschiedene *Neoplasmen* (S. 248) zeichnen sich durch einen ungewöhnlich hohen Glykogengehalt der Zellen aus, so gewisse Typen von Epithelkörperchen-Adenomen, hypernephroide Karzinome der Niere, besondere Typen von differenziertem Plattenepithelkarzinom. Andere Krebsformen, wie das undifferenzierte Plattenepithelkarzinom der Portio vaginalis der Cervix uteri, lassen das Gegenteil erkennen, nämlich eine im Vergleich zum Muttergewebe deutlich verminderte Glykogenmenge in den Zellen: Darauf beruht die Schiller'sche Jodprobe.
- Eine *ungenügende Zufuhr von Nahrung,* insbesondere auch Kohlenhydraten, zieht rasch einen Schwund des Glykogens, etwa in Leberzellen, nach sich. Die Glykogenarmut peripherolobulärer Hepatozyten ist eine der Frühveränderungen nach Beginn eines *Hungerzustandes.* In kürzerer Zeit ist das ganze Organ glykogenarm.
- Ähnliche Befunde erhebt man bei *erhöhtem Bedarf an Energie,*wie bei schwerer körperlicher Anstrengung, bei Aufenthalt in großer Kälte und bei Hyperthyreose.
- Bei rasch einsetzender *Mangeldurchblutung* wird der Glykogenbestand der ungenügend versorgten Zellen oft rasch aufgebraucht (z. B. im Myokard).
- Ein Glykogenschwund wird auch nach Infektion der Zelle durch *Viren* beobachtet, z. b. in Leberzellen nach Virushepatitis.

11.10. Störungen im Mukopolysaccharidgehalt (Glykosaminoglykangehalt) der Zellen

Mukopolysaccharide (Heteroglykane) bilden einen wichtigen Teil u. a. der Gerüstsubstanzen (S. 102) und gewisser schleimähnlicher Stoffe im Körper. Sie lassen sich mit Hilfe der PAS-Reaktion meist nur schwach gefärbt darsellen, ergeben aber bei kombinierter PAS-Alzianblau-Färbung einen blauen Farbton (saure Glykosaminoglykane bzw. Mukopolysaccharide). Zu den wichtigsten Vertretern dieser Gruppe gehören die Hyaluronsäure, Chondroitinsulfate und Heparin (S. 104).

Die Mukopolysaccharide sind zum größten Teil außerhalb der Zelle zu finden. Eine pathologische intrazelluläre Anhäufung dieser Substanzen kann grundsätzlich auf einer positiven Bilanzstörung in den Herstellerzellen oder auf einer Aufnahme von Mukopolysacchariden durch andere Zellarten beruhen (Abb. 28). Die Degranulierung der Mastzellen stellt ein besonderes Problem dar (S. 1267).

Beispiele:

- *Hyaluronsäure* findet sich vor allem in der Interzellulärsubstanz, kann aber unter bestimmten pathologischen Bedingungen auch in vermehrter Menge innerhalb von Zellen auftreten, so bei gewissen *Tumoren,* wie Myxomen (S. 253), Mesotheliomen (S. 255), Synovi(al)omen (S. 255), in Zellen im Bereich von *Sehnenscheiden, Menisken* und *Gelenkganglien* (S. 130) sowie in Makrophagen, z. B. in der Nachbarschaft von Veränderungen, bei denen reichlich Synovia ins Gewebe ausgetreten ist.
- *Chondroitinsulfate,* ebenfalls wichtige Bestandteile des Stützgewebes (z. B. Knorpel), trifft man hie und da intrazellulär bei *Chondromen* und *Chondrosarkomen* u. a.
- *Aufgetriebene, Dermatan- und Heparitinsulfat-reiche Zellen,* vorwiegend mesenchymaler Herkunft, gehören zu den typischen Befunden beim Hurler-Syndrom, das auf einem Defekt der Alpha-L-Iduronidase beruht. Dasselbe Material wird aber auch von Makrophagen, Leberzellen, Ganglienzellen u. a. aufgenommen. Ähnliche Beobachtungen macht man bei anderen sog. *Mukopolysaccharidosen* (S. 964).
- Eine Verarmung der Mastzellen an *Heparin* kommt u. a. bei der komplementinduzierten oder anderswie ausgelösten *Degranulierung der Mastzellen* vor.
- Bei verschiedenen Säugerspezies, so beim Hund, treten häufig sog. *Mastozytome* mit Unregelmäßigkeiten in Größe und Zahl der Granula auf. Beim Menschen sind solche Neoplasien (S. 261) – abgesehen von der oft gutartig verlaufenden *Urticaria pigmentosa* – selten.

11.11. Pathologie des zellulären Glykoproteinstoffwechsels

Glykoproteine (Mukoproteine) kommen beispielsweise an Membranoberflächen von Zellen (S. 70) als blutgruppenspezifische Substanzen in Erythrozyten, als epitheliale Körperschleime (Mukoide: Muzine und Pseudomuzine, s. u.) und im Blutplasma vor (S. 884).
Epitheliale Schleime (Muzine und Mukoide, S. 970) enthalten z. T. mehr als 50% Kohlenhydrate und weisen an der zentralen Polypeptidkette zahlreiche, meist kurze Oligosaccharidseitenketten auf. Vieles spricht dafür, daß die Struktur der Muzine und Mukoide sowie die Zusammensetzung des abgesonderten Schleims von Organ zu Organ verschieden sind (Organspezifität der Schleime!). Das Molekulargewicht der Mukoide beträgt bis zu einer Million und mehr.
Sog. *»echte« Schleime (Muzine),* die sich mit Essigsäure fällen lassen und u. a. in dem schleimbildenden Zellen der Luftwege sowie des Magendarmkanals und seiner Anhangsorgane vorkommen.
Sog. *»falsche« Schleime (Pseudomuzine),* die durch Essigsäure nicht gefällt werden und besonders in Drüsen der Genitalorgane vorkommen, z. B. in Cervixdrüsen und Prostatadrüsen.
Bei lichtmikroskopischer Betrachtung bieten schleimbildende Zellen teils das Bild sog. Becherzellen (vor allem Muzinproduzenten), teils sind es zylindrische Elemente mit bei Hämalaun-Eosinfärbung hellem Zytoplasma und basalständigem Kern (insbesondere Pseudomuzinproduzenten). Die Schleime lassen sich durch die PAS-Reaktion darstellen und zeigen dann eine intensiv rotviolette Farbe. Bei Färbung mit alkalischer Alzianblaulösung oder mit Astrablau zeigt sich ein unterschiedlich intensiver Blauton. Häufig wird auch die Färbung mit Muzikarmin verwendet; ferner zeigt sich nach Färbung mit Stoffen, wie Methylviolett, eine deutliche Metachromasie. Durch kombi-

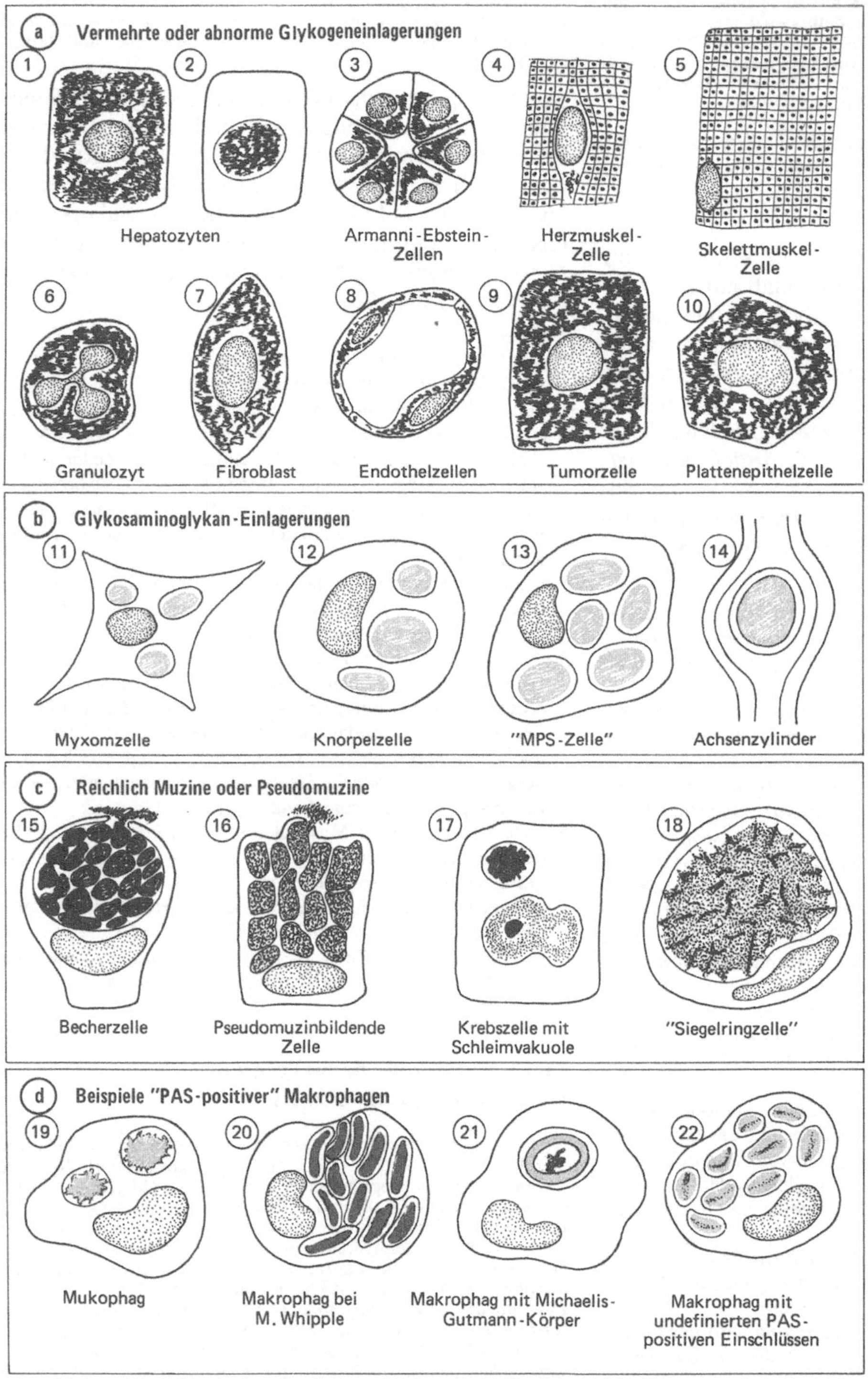

Abb. 28a–d. *Intrazelluläre Anhäufung von Kohlenhydraten oder kohlenhydratreichem Material (PAS-Reaktion).* **a** Eine *starke Vermehrung des Glykogengehalts* der *Leberparenchymzellen* (1) findet sich u. a. bei den Glykogenosen Typ I, III, IV, VI A, VI B und VIII (S. 960). »*Lochkerne*« in Hepatozyten mit »*Kernglykogen*« (2) sowie *Glykogen in den Epithelien der Henle'schen Schleife der Nieren* (3) sind für einen unbehandelten bzw. schlecht eingestellten Diabetes mellitus ziemlich typisch. *Reichlich Glykogen in Herzmuskelzellen* (4) beobachtet man u. a. bei den Glykogenosen Typ III und V, in den *Skelettmuskelzellen* (5) bei den Typen III, V und VII. In entzündlich veränderten Gebieten begegnet man nicht selten *glykogenreichen Granulozyten* (6), *Fibroblasten* (7) und *Gefäßendothelien* (8). *Glykogenreiche Tumorzellen* (9) sind keine Seltenheit (z. B. Epithelkörperchenadenome, hypernephroide Karzinome u. a.). Dasselbe gilt für *Plattenepithelien* (10) und von diesen abgeleitete Geschwülste. **b** *Vermehrt zellulär angehäufte Mukopolysaccharide (Glykosaminoglykane)* stellen wir bei verschiedenen pathologischen Zuständen fest: Vor allem Hyaluronsäure z. B. bei *Myxomen* (11), Mesotheliomen und Synovialsarkomen; Chondroitinsulfate in *Chondromen und Chondrosarkomen* (12); Dermatan- und Heparansulfat bei *Mukopolysaccharidosen (MPS)* MPS I H (Hurler), MPS I S (Scheie), MPS I H/S sowie MPS II A und B (Hunter); Heparansulfat bei MPS III A und B (Sanfilippo); Ke-

nierte PAS-Alzianblaufärbung lassen sich sog. »neutrale« (»amphotere«) bzw. leicht »alkalische« und »saure« Schleime violett bzw. blau darstellen. Schleime können durch Diastase (Amylase) nicht abgebaut werden. Durch einen Vergleich des Ausfalls der PAS-Reaktion an Schnitten mit oder ohne Vorbehandlung mit Diastase lassen sich somit Schleime von Glykogen unterscheiden.

Pathologische Veränderungen in der Schleimproduktion und -abgabe durch epitheliale Zellen kommen unter den verschiedensten Bedingungen vor (Abb. 28).

Beispiele:

- Eine *rasche Entleerung des Schleims* aus schleimbildenden Zellen findet sich in Frühstadien einer *Reaktion auf exogene Reize,* seien dies Infektionserreger, chemische Stoffe oder physikalische Einflüsse, wie ionisierende Strahlen. In solchen Fällen findet man eine teilweise Entleerung der Schleimvakuolen.

  »Entleerte« Schleimzellen können sich innerhalb von einem Tag wieder auffüllen. Bei diesem Prozeß erfährt die Syntheserate für Schleim meistens eine erhebliche Beschleunigung.
- Bei *chronischen Reizzuständen,* beim Menschen z. B. bei *Asthma bronchiale, Colica mucosa* (S. 974) und anderen Krankheiten, bleibt die Syntheserate für Schleim erhöht, die Zellen sind häufig größer als normal (Hypertrophie, S. 155) und enthalten reichlicher Glykoprotein als im physiologischen Zustand. Der Schleim zeigt in solchen Fällen häufig eine größere Viskosität als üblich.
- Bei einem besonderen Erbleiden, der sog. *Mukoviszidose* (S. 970), bildet sich ein ungewöhnlich zäher Schleim, der nur mit Mühe aus den Zellen abgesondert wird.
- Verschiedene, von schleimbildenden Zellfamilien ausgehende *Karzinome* zeichnen sich – als Zeichen noch erhaltener Differenzierungsmöglichkeit – durch eine deutliche Schleimproduktion aus. Mitunter ist aber in solchen Tumorzellen die Schleimabgabe (Exozytose) gestört, so daß sich der Schleim im Inneren des Zytoplasmas anhäuft, den Kern zur Seite drückt und so im histologischen Schnitt das Bild einer *»Siegelringzelle«* erzeugt *(Carcinoma sigillocellulare).* Bei der sog. *Lungenadenomatose* (S. 248) wurde Schleim im Kern nachgewiesen (s. *Kerneinschlüsse,* S. 45).
- Andere schleimbildende Karzinome, die offenbar einen noch weiteren Differenzierungsgrad erreichen, bilden sehr reichlich Schleim und geben diesen auch in großer Menge an die Umgebung ab. Damit werden die Karzinomzellgruppen allmählich von richtigen Schleimseen umgeben (*Carcinoma mucinosum,* S. 248).
- Eine *Verkleinerung* (*Atrophie,* S. 163) *von Schleimzellen* mit herabgesetzter Schleimproduktion sowie eine zahlenmäßige Verminderung dieser Elemente finden sich bei einer Reihe von Zuständen: *chronische atrophisierende Entzündungen* (z. B. Rhinitis chronica atrophicans, S. 1896), *Status nach Bestrahlung* (S. 1463), *Rückgang der endokrinen Stimulation* (z. B. Prostatadrüsen, S. 2136), *senile Involution* (S. 2134), gewisse *Autoimmunprozesse* (z. B. sog. Mikulicz'sche Krankheit der Speicheldrüsen, bei der die schleimbildenden Elemente zugrunde gehen und sich ein *Sjögren-Syndrom* mit Xerostomie entwickeln kann (S. 1147)).
- Eine *gesteigerte Produktion von Pseudomuzin* findet sich u. a. in den Zervixdrüsen des Uterus während der *Schwangerschaft,* ferner in gewissen *Ovarialtumoren* (Cystadenoma multiloculare pseudomucinosum) und entsprechenden Karzinomtypen (Cystadenocarcinoma pseudomucinosum) (S. 248).

11.12. Pathologische Verhornung

Horn und Keratin der Haut, der Haare und der Nägel sind intrazelluläre sog. *Skleroproteine.* Es handelt sich um lange Moleküle, die entweder in Faltblattstruktur (β-Keratine) oder in Form einer α-Helix (α-Keratine) aufgebaut sind. Querverbindungen werden durch S-S-Bindungen oder durch Wasserstoffbrücken geschaffen. Die Polypeptidketten sind reich an Zystein und Zystin. Im Verlauf der Verhornung erlischt z. T. in den Zellen die Lebenstätigkeit.
Man unterscheidet verschiedene *Formen von pathologischer Verhornung* (Abb. 29).

Hyperkeratose

Definition: Unter *Hyperkeratose* im engeren Sinn versteht man eine Verdickung des Stratum corneum bei erhaltenem Differenzierungsweg der normalen Verhornung, d. h. über Keratohyalinkörnerschicht und Stratum lucidum.

Mitunter ist damit eine Verdickung auch anderer Lagen des mehrschichtigen Plattenepithels verbunden. Wie im normalen Stratum corneum zeigen die Hornmassen bei Hyperkeratose i. e. S. keine färbbaren Kerne, im Gegensatz zur Parakeratose.

Pathogenese und **Vorkommen:** Eine *Hyperkeratose* tritt unter den verschiedensten Bedingungen auf.

Beispiele:

- *Umschriebene Hyperkeratose:* Vermehrte mechanische Beanspruchung, wie *Schwielen* an Händen sowie *Hühneraugen (Clavus)* an besonderen Druckstellen der Zehen;
- *Epidermoidzyste* (S. 1370);
- *Gutartige Hauttumoren (Verruca vulgaris;* sog. *hyperkeratotische Akanthome* oder *Akanthopapillome, seborrhoische Warzen* (S. 1834) u. a.);
- Sog. *Leukoplakie* bzw. *Pachydermie* an Schleimhäuten, die physiologischerweise keine normale Epithelverhornung aufweisen (z. B. Mundhöhle, Larynx und Portio vaginalis der Cervix uteri);
- Sog. *Cornu cutaneum* (meistens ein sog. Carcinoma in situ);
- *Verhornende Karzinome* (S. 248); z. T. mit sog. *Hornperlen.*

Abb. 28 a–d (Fortsetzung)
ratansulfat bei MPS IV (Morquio) und Dermatansulfat bei MPS VI (A und B, Maroteaux-Lamy) sowie MPS VII (β-Glukuronidase-Mangel). *Myoklonus-Körperchen* (14) finden sich u. a. im Bereich von Achsenzylindern des Zentralnervensystems bei Myoklonus-Epilepsie. **c** *Vermehrt Muzine* in *Becherzellen* (15) notiert man z. B. bei Asthma bronchiale, Colica mucosa und Mukoviszidose (S. 970). *Große pseudomuzinbildende Zellen* (16) treten u. a. in der Cervix bei Gravidität und in pseudomuzinösen Geschwülsten bzw. Zysten des Ovariums auf (S. 248). *Schleimvakuolen in Karzinomzellen* (17) liefern wichtige diagnostische Hinweise (z. B. großzellige Karzinome der Bronchien, schleimbildende Karzinome des Magendarmkanals u. a.). *Siegelringzellen* (18) sehen wir meistens bei einem Carcinoma sigillocellulare des Magens. **d** *»PAS-positive« Makrophagen* entsprechen einem häufigen Befund: *Mukophagen* (19) treten u. a. im Rahmen sog. Schleimgranulome in Erscheinung. Die PAS-positiven, länglichen, z. T. kommaförmigen *Einschlüsse bei Morbus Whipple* (20, S. 687) stellen nicht oder nur teilweise abgebaute Bakterien dar. *Michaelis-Gutmann-Körper* (21) kennzeichnen die Malakoplakie (S. 792). Oft finden sich *PAS-positive Makrophagen* mit Einschlüssen, über deren chemische Natur und Herkunft man noch wenig weiß (22)

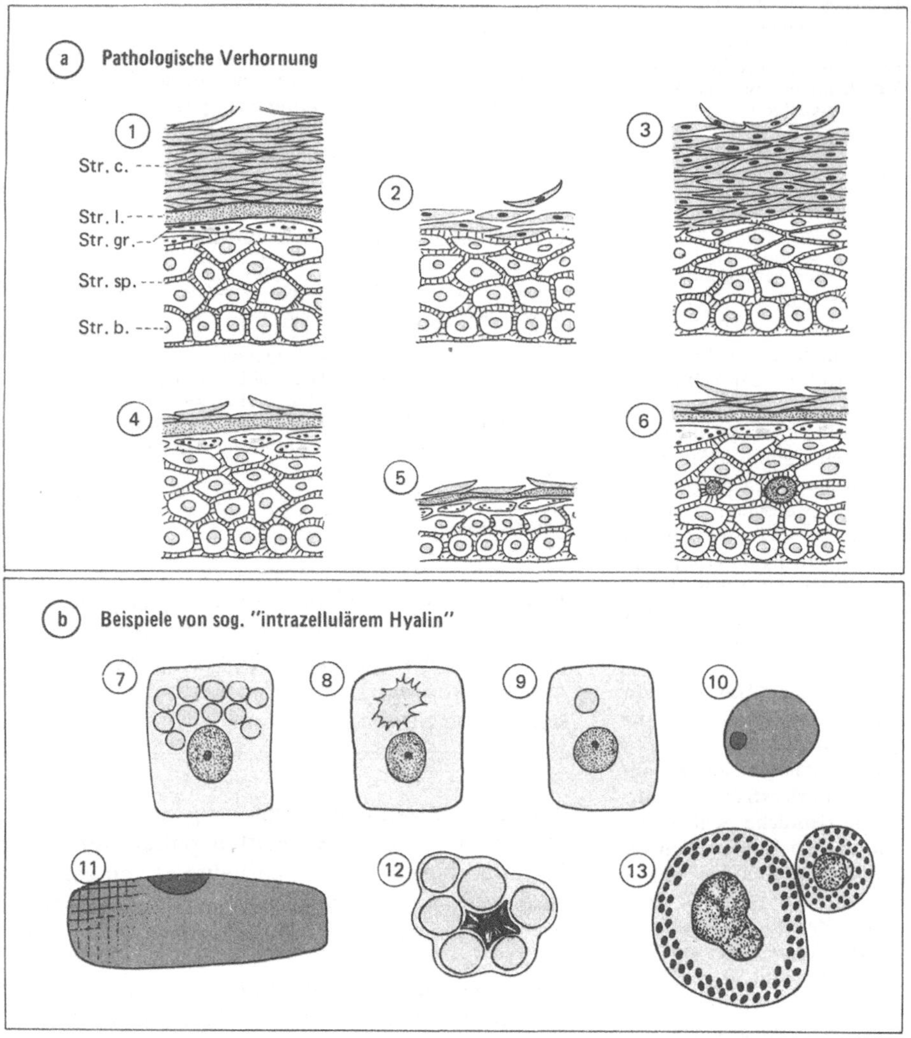

Abb. 29a u. b. *Intrazelluläre Verdichtungen und/oder Anhäufungen eiweißreichen Materials.* **a** *Pathologische Verhornung: Hyperkeratose* (1), *Parakeratose* (2), *Hyperparakeratose* (3), sog. »*Epidermisierung*« eines sonst nicht normal verhornten mehrschichtigen Plattenepithels (4), *Hypokeratose* (5) und *Dyskeratose* (6) (Erläuterungen im Text). Str.b. = Stratum basale; Str.sp. = Stratum spinosum; Str.gr. = Stratum granulosum; Str.l. = Stratum lucidum; Str.c. = Stratum corneum. **b** Sog. »*intrazelluläres Hyalin*«, d. h. eiweißreiches Material, das bei lichtmikroskopischer Betrachtung »homogen« erscheint: *Hyalintropfige Umwandlung* (7), z. B. von Hauptstückepithelien der Nieren; *Mallory-Körperchen* in Hepatozyten (8), d. h. sog. »alkoholisches Hyalin«, das aber auch in Hepatomen u. a. vorkommt und z. B. den Lewy-Körperchen in Ganglienzellen (u. a. bei Parkinsonismus) ähnlich sieht; *Megamitochondrium* (9), das nicht mit einem Mallory-Körper oder einem hyalinen Einschluß z. B. bei α_1-Antitrypsinmangel verwechselt werden sollte (Leberzelle); *Councilman-Körper* (10), z. B. bei Virus-Hepatitis; »*wachsartige Degeneration*« (11) der quergestreiften Muskulatur; *Russell-Körperchen* (12) in einer Plasmazelle; große *Crooke'sche Zelle* (13) des Hypophysenvorderlappens mit perinukleärer »Hyalinisierung« des Zytoplasma. Zum Vergleich ist rechts oben eine normale basophile Zelle dargestellt (Erläuterungen im Text)

Diffuse Hyperkeratose

- *Schuppenstadium* nach generalisiertem Hautekzem;
- *Seltene Erbleiden,* wie *Ichthyosis connata* (sog. »Fischschuppenkrankheit«, S. 24), *Ichthyosis hystrix* (Stachelpanzerbildung), *Ichthyosis vulgaris* (symmetrisch an den Streckseiten der Extremitäten).

Dyskeratose

Definition: Als *Dyskeratose* bezeichnen wir eine vorzeitige Verhornung einzelner Epithelzellen innerhalb des Stratum spinosum.

Die so verhornten Zellen fallen durch eine rundliche Form und deutliche Eosinophilie des Zytoplasmas auf. Die Kerne sind häufig etwas verkleinert und chromatindicht, mitunter auch schon pyknotisch (S. 43).

Beispiele:

- Sog. *Corps ronds* und *Grains* innerhalb der ödematös aufgelockerten, sonst nicht verhornten Schichten der Epidermis bei der *Darier'schen Krankheit*.
- Atypische Dyskeratose, verbunden mit Unregelmäßigkeiten der Epithelkerne bei der *Bowen'schen Krankheit,* die heute als verhornendes Carcinoma in situ (S. 203) angesehen wird.

- Dyskeratose innerhalb verhornender, invasiv wachsender Plattenepithelkrebse *(verhornendes Carcinoma epidermoides, sog. Bowenoider Typ)*.

Epidermisierung

Definition: »*Epidermisierung*« ist ein Ausdruck, den man für die Umgestaltung eines sonst nicht normal, sondern höchstens leicht parakeratotisch verhornenden, mehrschichtigen Plattenepithels in ein solches mit normaler Verhornung verwendet.

Beispiel:
- Epidermisierung des Epithels der *Portio vaginalis der Cervix uteri*, des *Larynx*, der *Mundschleimhaut*.

Parakeratose

Definition: »*Parakeratose*« ist eine an verschiedenen Schleimhautepithelien (Mundhöhle, Oesophagus, Anus, Portio vaginalis der Cervix uteri, Vagina, Analgegend) normalerweise auftretende Verhornungsart, bei der die Zellen des Stratum spinosum, ohne eine Umwandlung in eine Keratohyalinkörnerschicht und ein Stratum lucidum zu erfahren, direkt verhornen und dabei die Kernfärbbarkeit beibehalten. Eine verdickte derartige Hornschicht nenen wir *Hyperparakeratose*. Von *pathologischer Parakeratose* wird dann gesprochen, wenn diese an einem Epithel in Erscheinung tritt, das physiologischerweise eine normale oder keine Verhornung erfährt.

Beispiele eines pathologischen Auftretens von Parakeratose:
- *Spätstadien von Hautexanthemen,* z. B. *Scharlach, Masern* (S. 1818);
- *Chronisches Ekzem* (S. 1126);
- Hyperkeratose bei *Psoriasis vulgaris* (Schuppenflechte);
- *Verruca seborrhoica* (senilis), *hyperkeratotische Akanthome, Akanthopapillome* und *verhornende Karzinome.*

Hypokeratose

Definition: Hypokeratose heißt eine im Vergleich zur Norm verminderte Verhornung.

Beispiele:
- *Atrophie* (z. B. im Senium),
- *Störung der Blutzufuhr.*

11.13. Sog. Hyalin

Definition: Die Bezeichnung »*Hyalin*« stammt vom griechischen Wort »hyalinos« = gläsern und geht auf die Anfänge der Lichtmikroskopie zurück. Heute versteht man darunter ein lichtmikroskopisch als meistens eosinophile, strukturlose, homogene Masse imponierendes Material, das in der Regel Proteine enthält, aber auch eine andere chemische Zusammensetzung zeigen kann. Hyalin kann intrazellulär oder extrazellulär auftreten.

Extrazellulär kommt Hyalin vor als *hämatogenes Hyalin* (»Kautschukhyalin«), z. B. im Zentrum alter hämorrhagischer Schilddrüsenknoten (S. 461), als *hyaline Thromben* in kleinen Blutgefäßen (S. 467),als hyaline sog. *Siegmund-Schindlersche Kugeln* in strömendem Blut (u. a. bei Schockzuständen, S. 583), als *konjunktivales Hyalin* in Narben (S. 119), als *kolloidales Hyalin* im Inneren der Schilddrüsenbläschen (Kolloid), als *Hyalinose der Intima kleiner Arterien und Arteriolen* (S. 529), *als hyaline Amyloidmassen* (S. 908) u. a.
Im Rahmen der Besprechung der Pathologie der Zelle soll hier nur von *intrazellulärem Hyalin* die Rede sein. In die Gruppe dieser Veränderungen gehören die hyalintropfige Umwandlung und eine Vielzahl besonderer Befunde.

Beispiele:
- Eine *hyalintropfige »Umwandlung«* (S. 777) von Epithelzellen findet sich etwa in den *Hauptstücken der Nieren* bei einem über ein gewisses Maß hinausgehenden Durchtritt von Plasmaeiweißen des Bluts durch die Wand der Glomerulumgefäße. Die in die Nierentubuli übertretenden Proteine werden pinozytotisch aufgenommen und können daraufhin in Lysosomen gelangen, wo der Abbau mit der Neuaufnahme nicht Schritt hält. Es entstehen lichtmikroskopisch sichtbare, bis mehrere µm im Durchmesser betragende eosinophile Kügelchen, die den Zytoplasmaleib der Epithelien ausfüllen und ihn vergrößern. Ein solches Bild findet sich bei einzelnen Formen sog. *membranöser Glomerulonephritis* (S. 773), bei *Amyloidose* (S. 908) mit Befall der Nieren und bei gewissen *plasmozytoiden Myelomen* mit Produktion nierengängiger Immunglobulinketten (S. 1222).
- In seltenen Fällen kann auch in *Leberzellen* eine hyalintropfige Umwandlung zustande kommen. Experimentell lassen sich solche Veränderungen etwa durch rasche Injektion von Albumin in die Pfortader erzielen.
- Sog. *alkoholisches Hyalin* (*Mallory-Körperchen*, S. 731) *in Leberzellen* bietet lichtmikroskopisch das Bild deutlich azidophiler, unregelmäßig und teilweise zackig begrenzter hyaliner Bezirke innerhalb des Zytoplasmas der Hepatozyten. Ultrastrukturell handelt es sich um ein feinfibrilläres Material unbekannter Herkunft, das nicht membranös abgekapselt ist *(»hyaloplasmatisches Hyalin«)*. Mallory-Körperchen können auch bei nichtalkoholischen Hepatopathien einschließlich Hepatomen gefunden werden. Sie sollten nicht mit den rundlichen, scharf begrenzten, eosinophilen Megamitochondrien verwechselt werden (mitochondriales Hyalin).
- Hyaline Tropfen in Leberzellen können bei *α_1-Antitrypsin-Mangel* beobachtet werden, wobei es sich um eine Anhäufung von proteinartigem Material innerhalb der Hohlräume des ER handelt *(intrazisternales Hyalin)*. Ferner können auch autophagische Vakuolen als hyaline Tropfen in Erscheinung treten *(»lysosomales Hyalin«)*.
- Sog. *Crooke'sche Veränderung in basophilen Zellen des Hypophysenvorderlappens* (S. 400): Große basophile Zellen, wahrscheinlich vom ACTH-produzierenden β_1-Typ, die zentral im Zytoplasma einen größeren hyalinen Bezirk aufweisen. Man beobachtet diese Veränderung nach Verabreichung hoher Do-

sen von Glukokortikosteroiden oder bei einem kortisolproduzierenden Nebennierenrindentumor bzw. bei primärer Hyperplasie der kortisolbildenden Zellen der Nebennieren. Der Zustand ist mit einer Drosselung der ACTH-Produktion verbunden.

- *Hyaline Einschlüsse in Nervenzellen alternder Individuen* (S. 330) zeigen elektronenoptisch ähnliche Strukturen wie die Mallory-Körperchen der Leberzellen. Vergleichbare intrazelluläre Bezirke sind als *Lewy'sche Körperchen*, etwa bei Parkinsonscher Krankheit, bekannt.
- *Russell'sche Körperchen* (S. 49) sind kugelige *hyaline Einschlüsse* von mehreren µm Durchmesser, die in einzelnen Plasmazellen bei chronischer Entzündung oder im Rahmen eines plasmozytoiden Myeloms auftreten können. Die Körperchen entsprechen einer Anhäufung von Immunglobulin innerhalb der Hohlräume, vor allem des RER (S. 48), wobei die kondensierten Immunglobuline elektronenoptisch eine parakristalline Struktur erkennen lassen. Aus unbekannten Gründen vermögen diese Plasmazellen die Immunglobuline nicht mehr in üblicher Weise, d. h. über Exozytose, auszuschleusen.
- Sog. *epitheliales Hyalin* trifft man beispielsweise als *Councilman-Körperchen,* die das Resultat einer besonderen Art von Leberzelluntergang sind. Die Zellen verkleinern sich, runden sich ab und zeigen eine hyaline Beschaffenheit. Mitunter kann darin noch ein verkümmernder Kern erkannt werden. Diese Veränderung kommt besonders häufig bei *Virushepatitis* vor, kann aber auch bei anderen Zuständen gesehen werden.
- Der sog. *wachsartigen (Zenker'schen) Degeneration quergestreifter Muskelfasern* begegnet man u. a. bei *schweren infektiösen Leiden,* wie tödlich verlaufendem Typhus abdominalis (S. 1900) und Pneumonien. Man vermutet, daß sie durch bakterielle Toxine und/oder eine exzessive Anhäufung von Milchsäure bedingt ist. Histologisch erkennt man einen Verlust der Querstreifung und oft auch der Kernstruktur, was auf erfolgten Faseruntergang hinweist.
- Ein *herdweiser Verlust der Querstreifung* und somit eine umschriebene hyaline Umwandlung findet sich in Muskelfasern bei *Muskeldystrophien,* ohne daß hier ein allgemeiner Kernuntergang damit verbunden wäre.

11.14. Weitere durch Aufnahme endogenen oder exogenen Materials entstandene Zellveränderungen

Makrophagen, aber auch andere *zur Phagozytose und Pinozytose* (S. 69) *befähigte Zellen* bieten lichtmikroskopisch die verschiedensten Bilder, je nach dem aufgenommenen Material.

Beispiele:

- Sog. *Trümmerphagen,* die im Zytoplasma – vorwiegend in Lysosomen (S. 54) – Teile zugrunde gegangener Zellen oder anderer Gewebskomponenten enthalten, die im Anschluß an ausgedehnten Zell- oder Gewebeuntergang phagozytiert wurden (S. 171).
- *Makrophagen mit PAS-positiven Einschlüssen* finden sich nach Bakterienphagozytose (vgl. dazu *Whipple'sche Krankheit, Malakoplakie* mit Auftreten sog. *Michaelis-Guttman-Körperchen,* S. 792) oder Aufnahme anderen PAS-positiven Materials. In diesem Zusammenhang verdient auch die Speicherung exogener Kohlenhydrate, wie sie etwa nach Infusion des Plasmaersatzmittels *Dextran* in Zellen des retikuloendothelialen und histiozytären Systems in Erscheinung tritt, Erwähnung.
- Eine *endotracheale Injektion von Methylsilikonöl* oder *Vinylpyrrolidon-Vinylazetat,* die in der Industrie in Form von Sprays Anwendung finden, führen bei der Ratte zu einer ausgeprägten histiozytären Reaktion in den Lungen mit Speicherung des eingebrachten Materials vor allem in Alveolar-Makrophagen.

Pigmenthaltige Zellen werden später besprochen (S. 91). *Verkalkung von Zellen* s. S. 59 und 825.

11.15. Atrophie und Hypertrophie der Zelle

Definition: Unter *Atrophie der Zelle* versteht man eine Verkleinerung des Zelleibs, verbunden mit Verdichtung des Kernchromatins und herabgesetzter Leistung. Das Gegenteil, die *Zellhypertrophie,* ist durch Vergrößerung des Zelleibs, Auflockerung der Chromatinstruktur des Kerns und gesteigerte Leistung gekennzeichnet. Grundsätzlich sind beide Veränderungen reversibel. Diese Begriffe beziehen sich in der Regel auf differenzierte Zellen und nicht auf undifferenzierte Vorläufer.

Die verschiedenen Gründe und Erscheinungsformen der Zellatrophie und -hypertrophie sind schon erörtert worden (S. 40) und sollen in einem späteren Kap. – bei der Besprechung solcher Veränderungen im Gewebe- und Organverband – erneut behandelt werden.

Beispiele von Faktoren, die eine *Zellatrophie* bewirken können:

- *verminderte Beanspruchung,*
- *herabgesetzte Ernährung,*
- *Hypoxie,*
- *eingeschränkte hormonale Stimulation,*
- *Alterung* u. a.

Für die *Zellhypertrophie* gilt sinngegäß das Umgekehrte. Mit Hilfe besonderer Techniken, wie Zytochemie, Immunozytochemie und Autoradiographie, können manchmal weitere pathologische Vorgänge und Zustände von Zellen aufgedeckt werden, die sich mit der konventionellen Histologie nicht erfassen lassen.

Literatur

Anderson, J. R. (ed.): Muir's textbook of pathology. London: Arnold 1976 — *Anderson, W. A. D. (ed.):* Pathology. St. Louis: Mosby 1977 — *Büchner, F., Grundmann, E. (eds.):* Spezielle Pathologie. München: Urban & Schwarzenberg 1979 — *Curran, R. C.:* Farbatlas der Histopathologie. Berlin, Heidelberg, New York: Springer 1975 — *Doerr, W., Schumann, G., Ule, G.:* Atlas der pathologischen Anatomie. Stuttgart: Thieme 1975 — *Eder, M., Gedigk, P. (eds.):* Lehrbuch der allgemeinen Pathologie und der pathologischen Anatomie. Berlin, Heidelberg, New York: Springer 1977 — *Sandritter, W.:* Histopathologie. Stuttgart: Schattauer 1977 — *Symmers, W. StC. (ed.):* Systemic pathology. Edinburgh: Churchill Livingstone 1976–1978

12. Pigmente und ihre pathologischen Erscheinungsformen

Definition: *Pigmente* sind bei lichtmikroskopischer Betrachtung erkennbare korpuskuläre oder tropfige Gebilde, die wegen ihrer, von anderen Gewebebestandteilen verschiedenen Lichtabsorption (»Eigenfarbe«) auch ohne färberische Maßnahmen sichtbar sind.

Begrifflich wird die lichtmikroskopisch als nicht korpuskulär (nicht tropfig) erscheinende *Parenchymfarbe* von den Pigmenten abgetrennt. So bezeichnet man die auf der Anwesenheit von Myoglobin beruhende Rotfarbe von Muskelfasern als Parenchymfarbe und nicht als Pigmentierung.
Bei geringer Teilchengröße und -konzentration können Pigmente u. U. erst mit Hilfe einer histochemischen Reaktion lichtmikroskopisch deutlicher gesehen werden. Bei hoher Konzentration erzeugen sie oft auch makroskopisch eine wahrnehmbare Gewebeverfärbung.

Vorkommen: *Pigmente können intra- und/oder extrazellulär liegen.* Intrazelluläre Pigmente finden sich vor allem im Bereich der Lysosomen oder besonderer Granula, seltener in der Zellmatrix.
Extrazelluläre Pigmente trifft man an Zelloberflächen, innerhalb der Interzellulärsubstanz (z. B. zwischen Fasern, S. 100) oder in Bezirken mit Zelluntergang.
Unter *physiologischen Bedingungen* enthalten einige Zellarten gewisse Pigmente in bestimmter Menge (z. B. Melanin in Melanozyten und Epidermiszellen, Hämosiderin in Makrophagen des Knochenmarks u. a.).
Pathologische Störungen des Pigmentgehalts einer Zelle können in drei Gruppen von Veränderungen unterteilt werden:
a) Vermehrung oder Verminderung des Gehalts einer Zelle an einem Pigment, das physiologischerweise in dieser Lokalisation vorkommt;
b) Auftreten eines Pigments in Zellen, in denen es normalerweise nicht nachweisbar ist;
c) Vorkommen eines Pigments, das man unter physiologischen Bedingungen im Körper nicht antrifft.

Endogene Pigmente

Definition: *Endogene Pigmente* sind Partikel oder Tropfen mit Eigenfarbe, die zum mindesten überwiegend aus körpereigenen Stoffen und ihren Abbauprodukten entstanden sind oder entstanden sein können.

Ein Teil der Pigmente kann auch aufgrund chemischer Reaktionen exogener Substanzen mit körpereigenen Stoffen gebildet werden (z. B. Siderin nach exogener Eisenzufuhr).

Exogene Pigmente

Definition: *Exogene Pigmente* enthalten mindestens überwiegend von außen in den Körper eingedrungenes Material. Es kann sich dabei um Partikel oder Tropfen handeln, die schon in der Außenwelt eine Eigenfarbe aufweisen, oder die letztere kann das Resultat einer im Körper abgelaufenen Reaktion sein.

12.1. Sog. hämatogene Pigmente

Definition: Als *»hämatogen«* bezeichnet man nach der hergebrachten Nomenklatur diejenigen *Pigmente,* die beim Abbau von Erythrozyten zustande kommen können.

Daneben gibt es auch andere Enststehungsmöglichkeiten.

Vorkommen: Hämatogene Pigmente dürfen in erster Linie dort erwartet werden, wo intravital vermehrt Erythrozyten abgebaut werden. Die Art des gebildeten Pigments hängt von einer Vielzahl von Faktoren ab, z. B. vom Wesen der Läsion, der Zahl der untergehenden Erythrozyten, der Geschwindigkeit des Abtransports der Erythrozytentrümmer, der Gewebsart und -aktivität sowie vor allem den beim Abbau der Erythrozyten beteiligten Zellen.
Örtlich abgelagerte hämatogene Pigmente sind in der Mehrzahl der Fälle Folge einer *lokalen Blutung* mit anschließendem Erythrozytenuntergang im Gewebe.

Hämoglobin als Pigment

Hämoglobin innerhalb intakter Erythrozyten ist im Sinn der oben gegebenen Definition kein Pigment, kann es aber u. U. werden, wenn es nach Untergang roter Blutkörperchen vorübergehend in tropfiger Form auftritt.

Vorkommen und **Pathogenese:** Frei im Extrazellulärraum liegendes Hämoglobin kann von verschiedenen Zellen pinozytotisch – oder im Fall partikulärer Erythrozytentrümmer – phagozytotisch aufgenommen und in dieser Form intrazellulär nachgewiesen werden, bevor Hämosiderin (S. 93) entsteht.

Mikroskopisch fällt Hämoglobin durch seine rote Farbe auf. Der histochemische Nachweis erfolgt u. a. mit Hilfe einer Benzidinreaktion am Schnitt (Lepehne-Färbung).

Beispiele:
- Der Zerfall von Erythrozyten bei *Blutungen* (S. 460) geht oft mit dem Auftreten hämoglobinhaltiger Makrophagen einher.
- Bei *hämolytischen Zwischenfällen* (S. 432) wird intravasal reichlich Hämoglobin freigesetzt und – falls die Bindungskapazität des Haptoglobins im Blutplasma nicht ausreicht – mit dem Primärharn in die Tubuslumina der Nieren ausgeschieden. Hämoglobin findet sich hier teils als »Zylinder«, teils als pinozytotisch aufgenommene Tropfen in den Epithelzellen. In den distalen Tubulusabschnitten können bräunliche, meist Turnbull-negative Pigmente auftreten (Hämoglobinabbauprodukte, sog. *Chromoproteinurie*).

Ähnliche Bilder werden im übrigen auch bei schweren Unfällen (sog. *Crush-Syndrom)* oder Krankheiten mit ausgedehnter Zerstörung von Muskulatur beobachtet, bei denen reichlich freies *Myoglobin* in Zirkulation und in die Nierentubuli gelangen kann. Für gewisse, mit ausgedehnter Myolyse verbundene Vergiftungen gilt dasselbe: Bei der sog. *Haffkrankheit* kommt es wegen Genusses von Fischen, die ihrerseits gewisse Harzsäuren aus Zellulosefabriken aufgenommen hatten, mitunter zu schweren Formen von Myolysenieren.

Hämosiderin

Definition: Für praktische Zwecke dürfen die mit der histochemischen Eisenreaktion (z. B. Turnbullfärbung) darstellbaren intrazellulären Pigmentpartikel mit bräunlicher Eigenfarbe, möglicherweise auch ein Teil der extrazellulären eisenhaltigen Pigmente mit gleichen Eigenschaften, als *Hämosiderin* bezeichnet werden. Besteht die Möglichkeit, daß das färberisch nachweisbare Eisen nicht von Hämoglobin stammt, spricht man von *Siderin.* Die zugehörigen Ausdrücke für solche Veränderungen sind *Hämosiderose* bzw. *Siderose.*

Hämosiderin ist ein komplexer, in seiner Struktur nicht völlig geklärter Stoff, dessen chemische Zusammensetzung unter verschiedenen Bedingungen variiert. Je nach dem relativen Eisengehalt kann die Eigenfarbe des Pigments braungelblich, hellbraun oder dunkelbraun sein. Der eigentliche eisenbindende Anteil scheint ein Protein zu sein, das mit dem *Apoferritin,* dem unter physiologischen Verhältnissen vorkommenden Eisenspeicherprotein, Strukturverwandtschaft aufweist. *Ferritin* läßt sich bei konventioneller histologischer Technik durch die Turnbullreaktion nicht deutlich färben. Es wird angenommen, daß Hämosiderin öfters aus Ferritin entsteht, in dem Apoferritin mit bis zu 23% Eisen, wahrscheinlich als $(FeOOH)_8 \cdot (FeO \cdot PO_4H_2)$, verbunden ist. Der Eisengehalt von Hämosiderin kann demgegenüber bis 35% betragen. Überdies enthält Hämosiderin wechselnde Mengen von Polysacchariden und Lipiden. Vieles spricht dafür, daß die Ablagerung und Umwandlung des zur Entstehung von Hämosiderin führenden Materials vor allem in Lysosomen erfolgt (»Siderosomen«), vermutlich z. T. auch über Autophagie.

Pathogenese: Ferritin und Hämosiderin können in vielen Zellarten nachgewiesen werden. Selbst in vitro kultivierte Tumorzellen (z. B. HeLa-Zellen), die mit Eisensalzen inkubiert wurden, vermögen diese Substanzen zu bilden. Vermutlich handelt es sich um eine weitverbreitete zelluläre Reaktion auf ein übermäßiges Eisenangebot. Allerdings zeigt das Apoferritin nur ein beschränkt spezifisches Eisenbindungsvermögen, denn die bei der Entstehung von Hämosiderin beobachtete Anhäufung von Metallproteinkomplexen in lysosomalen Gebilden mit einfacher Membran kommt auch bei Überangebot anderer Metalle, wie Blei und Kupfer, vor. Bei gesteigertem Anfall von Eisen setzt zunächst eine verstärkte Einlagerung von Ferritin ein, bis ein von Zellart zu Zellart verschiedener sog. Sättigungswert erreicht ist. Falls das vorhandene Apoferritin für die Bindung des anfallenden Eisens nicht ausreicht, entsteht Hämosiderin. Im Vergleich zur Ferritinbildung beginnt die Hämosiderinbildung mit einer gewissen Verzögerung, die Eisenspeicherung in diesem Pigment ist aber viel ausgeprägter (Abb. 30, s. auch S. 836).

Formen und **Morphologie** der Hämosiderose: Es wird unterschieden zwischen einer lokalen und einer allgemeinen Hämosiderose.

Lokale Hämosiderose: Sie kommt in der Mehrzahl der Fälle durch eine *örtliche Blutung* zustande. Die ins Gewebe ausgetretenen Erythrozyten erfahren, zumal innerhalb größerer Blutmassen, eine stoffwechselbedingte Schädigung und können bereits im Extrazellulärraum der Gewebe zerfallen. Andere werden in noch vitalem, aber geschädigtem Zustand von Makrophagen aufgenommen *(globulifere Zellen).* Das zeitliche Auftreten von Hämosiderin nach einer Blutung hängt von einer Reihe verschiedener Faktoren ab und kann demnach variieren. Makrophagen mit leicht Turnbull-positiven (hellblauen!) Einschlüssen im Zytoplasma treten frühestens etwa 1 Tag nach der Blutung auf. Deutlich hämosiderinhaltige Zellen finden sich nach 5 Tagen. Die Intensität des Blautons von Hämosiderin nach Turnbullfärbung entspricht in der Regel der Intensität des Brauntons bei gewöhnlicher Hämalaun-Eosinfärbung.

Das Vorhandensein hämosiderinhaltiger Zellen kann als Hinweis auf den minimalen Zeitraum zwischen stattgehabter Blutung und Untersuchung dienen. Diese Art von Beurteilung spielt versicherungstechnisch eine erhebliche Rolle.

Beispiel:
- Der Nachweis *hämosiderinhaltiger Zellen* im Gehirn 12 Std nach angeblichem Trauma spricht dafür, daß Blutungen schon vor dieser Zeit erfolgten.

Hämosiderinhaltige Zellen treten auch bei nicht traumatisch bedingtem Erythrozytenaustritt aus den Blutgefäßen auf.

Beispiele:
- Hämosiderinhaltige Alveolarmakrophagen bei sog. *Stauungslunge* (S. 570).
- Sog. *idiopathische Lungenhämosiderose* (S. 641).

Bestimmte, von Endothelzellen der Blutgefäße oder Histiozyten ausgehende *Neoplasmen* (S. 261) zeichnen sich durch Eryhtrophagozytose und Hämosiderose aus.

Beispiel:
- Malignes Hämangioendotheliom der Schilddrüse.

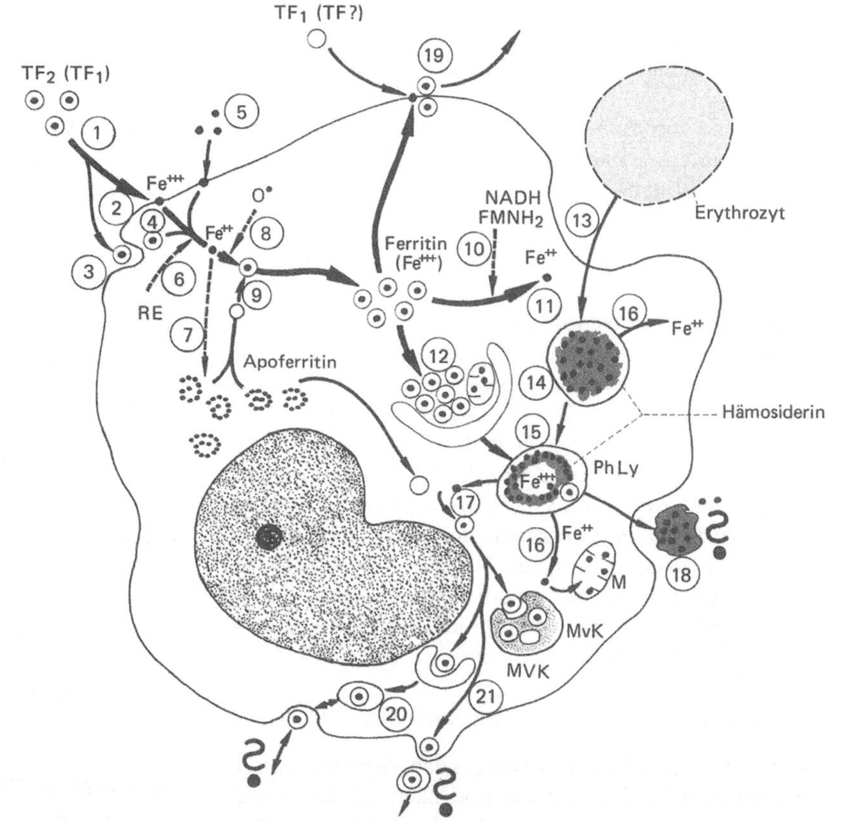

Abb. 30. *Vorstellungen über Wege des zellulären Eisenstoffwechsels, insbesondere Bildung und Umsatz von Ferritin und Hämosiderin.* Die Erythrozytenphagozytose (13 und 14) gilt im wesentlichen nur für Makrophagen; die übrigen Vorgänge haben – wie man annimmt – für viele Zellarten Geltung. Mit Transferrin herantransportiertes Eisen (1) tritt, möglicherweise direkt (2) oder über eine pinozytotische Aufnahme (3), mit einem postulierten Eisenrezeptor in der Zellmembran in Beziehung (4). Vielleicht können auch freie Eisenionen (s. Hämochromatose, S. 840) auf diesem Weg in die Zelle eintreten (5). In der letzteren kommt es unter der Wirkung membrannaher reduzierender Enzyme (6) zu einer Reduktion von Fe^{+++} zu Fe^{++}, das u. a. die Apoferritinsynthese stimulieren soll (7) und sich mit diesem Apoprotein, unter gleichzeitiger Oxidation durch molekularen Sauerstoff (8), zu Ferritin vereinigt (9). Aus Ferritin wird nach Bedarf Eisen mobilisiert, wobei unter dem Einfluß von $FMNH_2$ und NADH wieder Fe^{++} frei wird (10 und 11). Die Umwandlung von Ferritin in Hämosiderin geschieht vermutlich vor allem über eine Autophagozytose ferritinreicher Zytoplasmaanteile (12). Solche Autophagosomen vereinigen sich in Makrophagen u. U. mit hämosiderinhaltigen sekundären Lysosomen (15), deren Eisenbestand vor allem von den abgebauten Erythrozyten stammt (13 und 14). Aus intralysosomalem Hämosiderin kann offenbar Eisen in die Zytoplasmamatrix übertreten und dabei wieder eine Reduktion zu Fe^{++} erfahren (16). Anschließend ist eine erneute Verbindung mit Apoferritin möglich (17). Ob und wie oft Hämosideringranula in den Extrazellulärraum ausgestoßen werden (18), ist nicht sicher bekannt. Im Membranbereich vermag Ferritin Eisen an extrazelluläres Transferrin abzugeben (19), womit sich der Kreis schließt. In welchem Ausmaß die Zelle Ferritin direkt mit dem Extrazellulärraum oder mit benachbarten Zellen austauschen kann (sog. Rhopheozytose), ist ungewiß (20 und 21). Für den Eigengebrauch greift die Zelle auf Ferritineisen, kann aber auch neu eingetretenes oder aus Hämosiderin frei gewordenes Eisen benützen, in der Regel nach erfolgter Reduktion zu Fe^{++}.
TF_1 und TF_2 = mono- und diferrisches Transferrin (TF); RE = reduzierende Enzyme im Membranbereich, z. T. auch im Zellinnern; NADH = (**N**ikotinamid**a**denin**d**inukleotid-**H**ydrid; $FMNH_2$ = **F**lavin**m**ono**n**ukleotid-**D**ihydrid; PhLy = Phagolysosom; M = Mitochondrium; MVK = multivesikulärer Körper; • = Eisen; ○ = Protein bzw. Apoprotein; ⊙ = mit Protein verbundenes Eisen (Transferrin oder Ferritin); ——→ = metabolische Wege; ---→ = Einwirkungen; ∂∂ = Polysomen

Das *weitere Schicksal des Hämosiderins* hängt von verschiedenen Gegebenheiten ab. Teilweise können die hämosiderinhaltigen Zellen längere Zeit im Gewebe liegen bleiben und ihren Pigmentbestand weitgehend beibehalten. Dies dürfte vor allem dort der Fall sein, wo kein erheblicher Abtransport auf dem Lymphweg (bzw. Liquor im ZNS) erfolgt, etwa im Corium cutis, innerhalb von Faszien u. a. Im anderen Geweben kommt es bald zu einem Abwandern der hämosiderinhaltigen Makrophagen, die dann in großer Zahl in regionären Lymphknoten angetroffen werden können: Die Hämosiderose der Lymphknoten ist in der überwiegenden Mehrzahl der Fälle Folge von Blutungen im Einzugsgebiet.

Beispiele:
- *Hämosiderose* von Makrophagen in bronchialen *Lymphknoten* nach Lungenblutung.
- *Allgemeine Lymphknotenhämosiderose* bei *hämorrhagischer Diathese* (S. 435).

Im Zentrum großer Hämatome (Blutmassen im Gewebe (S. 456) infolge Blutung), wo die Histiozyten

nicht in vitalem Zustand hingelangen, entsteht kein Hämosiderin. Hier bilden sich andere Abbauprodukte des Hämoglobins, insbesondere Hämatoidin (S. 1018).
Mitunter kann eine lokale Siderose durch ein *übermäßiges lokales Eisenangebot anderer Art* als bei einer Blutung bedingt sein.

Beispiel:
- *Örtliche Siderose* nach Verletzung und Implantation rostiger Partikel.

Allgemeine Hämosiderose
Je nach der Ursache der allgemeinen Hämosiderose zeigt sich ein unterschiedliches Verteilungsmuster der hämosiderinhaltigen Zellen. Bei *gesteigertem Untergang zirkulierender Erythrozyten* (*Hämolyse,* S. 415) oder *erythropoietischer Zellen* findet sich Hämosiderin naturgemäß zunächst in *Makrophagen der Milz* und in den *Kupfferschen Sternzellen der Leber,* ferner – vor allem bei Zerstörung roter Vorstufen – in *Knochenmarkmakrophagen.* Mit einem gewissen zeitlichen Abstand folgt bei solchen Zuständen auch eine Hämosiderose der *Leberzellen.*

Beispiel:
- Exazerbation einer *hämolytischen Anämie* (S. 424)

Ähnliche Verhältnisse werden nach *Infusion von Eisenglukonat* im Tierversuch und nach *alimentärer Eisenüberladung* angetroffen. Bei der letzteren tritt allerdings zuerst eine Siderose der Leberzellen auf.
Bei *massiver intravasaler Hyperhämolyse* (z. B. Schwarzwasserfieber (S. 2049) oder Transfusionszwischenfall, S. 432) entsteht infolge Hämoglobinurie eine Hämosiderose der Nierenhauptstück-Epithelien.
Ein besonderes Problem stellt die Hämosiderose zahlreicher Körperzellen (viele Epithelzellen, ferner Herzmuskelzellen u. a.) im Rahmen des *Hämochromatosesyndroms* dar. Es bleibt zu erwähnen, daß verschiedene Arten von Eisenüberladung des Körpers, also auch wiederholte Transfusionen und exzessive Zufuhr eisenhaltiger Medikamente, zu einem ähnlichen Verteilungsbild hämosiderinhaltiger Zellen führen können wie beim Hämochromatosesyndrom. Diese und weitere Gesichtspunkte des Eisenstoffwechsels kommen später zur Sprache (S. 832).

Makroskopisch fällt eine Hämosiderose dann durch einen deutlichen Braunton auf, wenn größere Bezirke oder ganze Organe reichlich Hämosiderin enthalten. Übergießt man hämosiderotisch verändertes Gewebe mit einer Ammoniumsulfidlösung, entsteht eine schwärzliche Verfärbung. Zum makroskopischen Nachweis von Hämosiderin im Gewebe kann man auch die Berlinerblau-Reaktion anwenden.

Folgen der Hämosiderose: Über schädliche Folgen der Speicherung von Hämosiderin für die Zelle ist wenig Zuverlässiges bekannt. Möglicherweise wird durch die Beladung eines Makrophagen mit Hämosiderin ein gewisser Blockadeeffekt erzeugt (S. 1281). Ob aus Hämosiderin toxisch wirksame Eisenionen freigesetzt werden, ist unseres Wissens nicht bekannt. Die Bildung von Ferritin und Hämosiderin sowie deren Störungen sind in Abb. 30 und 31 schematisch skizziert.

Hämatoidin

Definition: *Hämatoidin* ist die historisch zu verstehende Bezeichnung für teilweise kristallisiertes, nicht konjugiertes Bilirubin, das innerhalb von Blutmassen entstehen kann.

Mikroskopisch handelt es sich um goldgelbe bis leicht bräunliche Massen, öfters in Form rhombischer Tafeln oder von Nadeln, die *oft außerhalb der Zellen, seltener intrazellulär* liegen. Die Turnbull-Reaktion fällt negativ aus.

Pathogenese: Im Zentrum größerer Hämatome (S. 461) oder in anderen Lokalisationen, in denen Zellen mit der Fähigkeit zur Erythrozytenphagozytose und zur Hämosiderinbildung nicht, nicht rechtzeitig und/oder in ungenügender Zahl zuwandern, kann das freigesetzte Hämoglobin z. T. in Bilirubin umgewandelt werden.

Gallenfarbstoffe als Pigmente

Definition: *Bilirubin* und *andere Gallenfarbstoffe* werden nur dann als Pigmente bezeichnet, wenn sie lichtmikroskopisch in tropfiger oder allenfalls kristalliner Form intra- oder extrazellulär im Gewebe nachweisbar sind.

Pathogenese: Die vielfältigen Störungen des Bilirubinstoffwechsels werden später (S. 1035) besprochen. Hinsichtlich des Auftretens von Gallenfarbstoff als intrazelluläres Pigment läßt sich Folgendes vorausnehmen: *Unkonjugiertes Bilirubin* kann offenbar durch Zellmembranen durchtreten und zu einer gelblichen Verfärbung nicht nur der extrazellulären Strukturen sondern auch des ganzen Zelleibs führen. Definitionsgemäß handelt es sich bei dieser Form von *Ikterus* (S. 1030) jedoch nicht um eine Pigmentierung i. e. S. Sie beruht vielmehr auf einer *pathologischen Parenchymfarbe,* da der Farbstoff ja nicht in tropfiger oder korpuskulärer Form in Erscheinung tritt. Demgegenüber finden wir *konjugiertes Bilirubin* nicht selten als intrazelluläres Pigment.

Makroskopisch fällt bei Ikterus infolge Anhäufung von konjugiertem Bilirubin oft ein Gelbton mit einem Stich ins Grünliche auf (teilweise Umwandlung in Biliverdin, S. 1032).

Mikroskopisch erkennt man die gelbbraune Eigenfarbe, die in Gefrierschnitten formolfixierten Gewebes oft einen grünlichen Ton annimmt. Bei Turnbullfärbung ergibt sich eine grauschwarze Farbe.

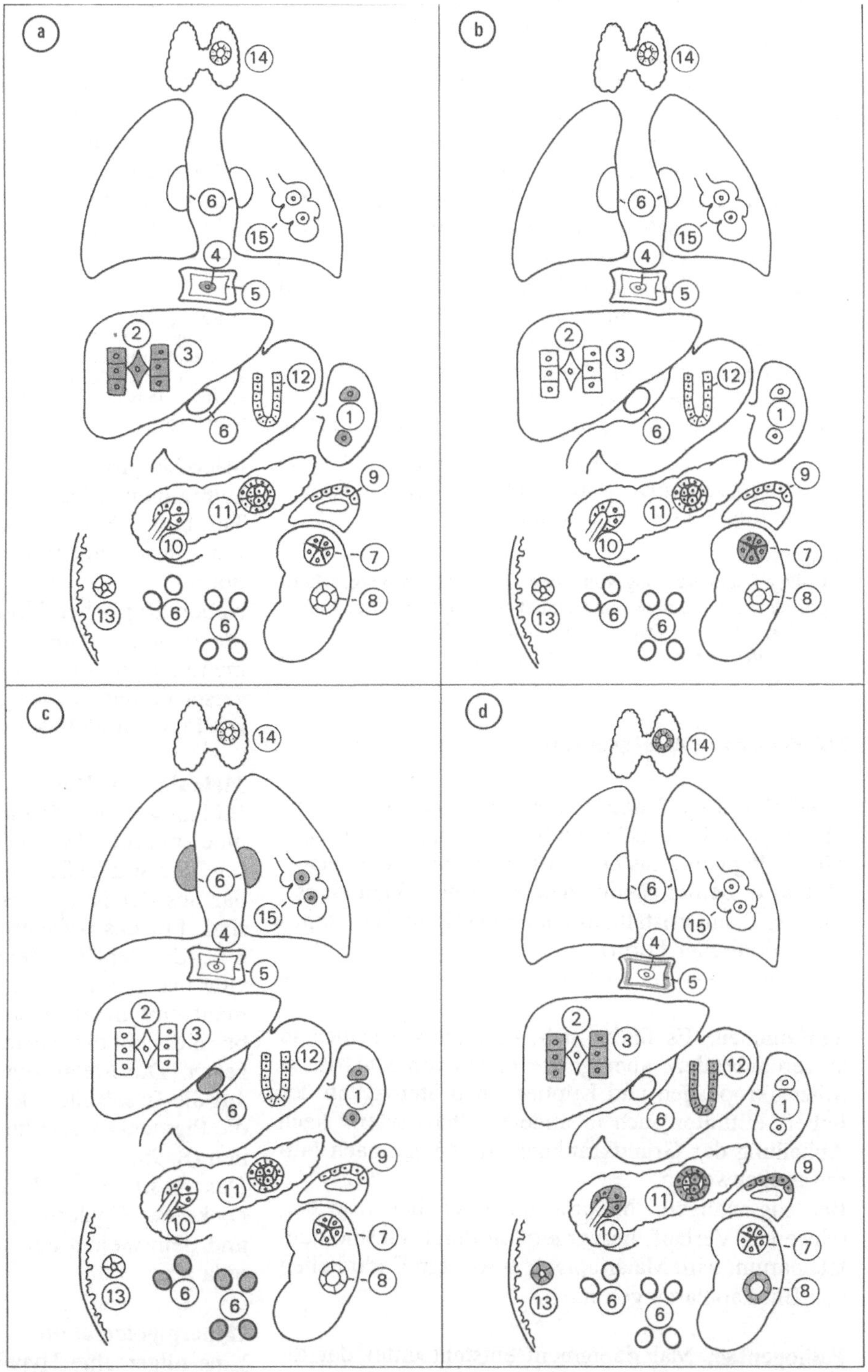

Abb. 31a–d. *Einige wichtige Verteilungsmuster von Siderose (»Hämosiderose«)*[1]. **a** Sog. *intraphagozytäre Hyperhämolyse,* wie sie vor allem bei chronischen hämolytischen Anämien beobachtet wird (S. 424). **b** Sog. *intravasale Hyperhämolyse* (z. B. Malariaanfall, S. 2045). **c** *Länger dauernde hämorrhagische Diathese bzw. vaskulär bedingte Mikroblutungen* (S. 454). **d** *Allgemeine Hämochromatose* (S. 840).

1 = Milzmakrophagen; 2 = Kupffer'sche Sternzellen der Leber; 3 = Hepatozyten; 4 = Knochenmarksmakrophagen; 5 = Verkalkungszone des Knochens; 6 = Lymphknoten; 7 = Hauptstückepithelien der Niere; 8 = Mittelstückepithelien der Niere; 9 = Zellen der Zona glomerulosa der Nebennierenrinde; 10 = exokrine Pankreasdrüsenzellen; 11 = endokrine Zellen der Langerhans'schen Inseln; 12 = Drüsenzellen des Magenfundus; 13 = Schweißdrüsen; 14 = Schilddrüsenepithelien; 15 = Alveolarmakrophagen der Lunge.

■ = Hauptsächliche und/oder besondere Lokalisation der Siderose

[1] Streng genommen, gilt die Bezeichnung »Hämosiderose« nur für Siderin, das sich aus dem Abbau von Erythrozyten herleitet, was bei der Hämochromatose z. B. nicht zutrifft.

Vorkommen: Als intrazelluläres Pigment treten Gallenfarbstoffe vor allem in *Leberzellen* auf, nämlich bei *Ausschleusungsstörungen* und bei extrazellulär bedingter Gallenstauung *(Cholestase)*. Die letztere kann durch Schädigung peripherolobulärer Leberzellen, Unterbrechung im Bereich der von Hering'schen Passagen, Abflußhindernis in den intrahepatischen Gallengängen und/oder Stenose oder Verschluß extrahepatischer Gallengänge verursacht sein. Das rückgestaute konjugierte Bilirubin tritt dann z. T. durch Exozytose wieder in den Dissé'schen Raum und von dort in die Lymphbahn und/oder Blutzirkulation über. Dementsprechend stellt man in solchen Fällen tropfigen Gallenfarbstoff in Makrophagen *periportaler (regionärer) Lymphknoten* fest. In den Primärharn übergetretenes konjugiertes Bilirubin kann von *Epithelien der Nierentubuli* (vor allem Hauptstücke) durch Pinozytose aufgenommen werden und zur Pigmentablagerung in dieser Lokalisation führen.

Beispiel:
- Gallige Pigmentierung von Leberzellen, Makrophagen periportaler Lymphknoten und Hauptstückepithelien der Nieren bei *Verschluß des Ductus choledochus* im Papillenbereich wegen *Gallensteinen* (S. 735) oder eines *Pankreaskopfkarzinoms* (S. 740).

Malariamelanin (Malariapigment)

Definition: Als *Malariapigment* bezeichnet man ein braungraues aus Hämoglobin entstandenes, eisenfreies Pigment, das bei Malaria (S. 2045) beobachtet wird. Seiner chemischen Natur nach handelt es sich z. T. um kristallines *Hämatin* (eisenfreies Häm in kationischer Form).

Vorkommen: Es findet sich, besonders reichlich in längerdauernden, »benignen« Fällen von Malaria, in Milzmakrophagen und Kupffer'schen Sternzellen der Leber, mitunter auch in anderen Phagozyten. Nach Abheilung der Grundkrankheit ist es noch nach Jahren nachzuweisen.
Bei sog. maligner Malaria und/oder bei raschem, schwerem Verlauf, hervorgerufen durch Plasmodium falciparum, wird Malariapigment sogar in Endothelien von Blutkapillaren gefunden.

Pathogenese: Malariapigment entsteht unter der direkten metabolischen Einwirkung der in den Erythrozyten lebenden Plasmodien (Erreger). Das entstehende Hämatin entspricht nicht einer normalen Abbaustufe des roten Blutfarbstoffs. Es bleibt, zumindest in der kristallisierten Form des Malariapigments, einem weiteren Abbau schwer zugänglich.

12.2. Melanin

Definition: Unter dem Begriff »Melanin« faßt man eine Gruppe verschiedener, gelbbrauner bis schwarzbrauner Pigmente zusammen, deren Farbe durch die Menge und molekulare Anordnung von Indol-5,6-chinon (Tyrosinderivat)-Kondensaten an Trägerproteinen bestimmt wird.

Ausgangssubstanz der Melaninsynthese ist das Tyrosin. Die Reaktionsfolge wird von der Phenoloxidase (früher: Tyrosinase) katalysiert und führt über Dopa (**D**ihydr**o**xy**p**henyl**a**lanin), Dopachinon, Dopachrom zu Indolchinon, durch dessen Polymerisation Melanin entsteht. Je nach Lokalisation zeigen die Melanine chemische Besonderheiten.

Mikroskopisch erkennt man Melanin u. a. an der dunkelbraunen Eigenfarbe bei negativem Ausfall der Turnbullreaktion, ferner an der Bleichbarkeit durch H_2O_2 sowie am positiven Ergebnis der Dopa-Reaktion.
Neben atypischen Vorkommen und Vermehrung von Melaninen sind als pathologische Veränderungen Pigmentmangel, Pigmentverteilungsstörungen, Pigmentverschiebungen, Depigmentierungen und Neoplasien mit Pigmentbildung zu erwähnen.

Melanine der Haut
Bildungsort der als Lichtschutz dienenden Hautmelanine sind die *Melanoblasten* und die *Melanozyten*, deren Vorläuferzellen in der frühen Ontogenese offenbar aus der Neuralleiste in die Epidermis gewandert sind. Für das Ausmaß der Hautpigmentierung ist weniger die Zahl der Melanozyten als vielmehr ihre Aktivität maßgebend. Hauptsächliche Träger des Hautpigments und in erster Linie bestimmend für die Hautfarbe sind nicht die Melanozyten, sondern die *Epidermiszellen*. Die Melanozyten übertragen Melanoproteine auf die Basalzellen der Epidermis, in deren Apex wir die Pigmentgranula im Schnittpräparat erkennen können (S. 98).
Das *Ausmaß* der Hautpigmentation hängt von der Dicke der Epidermis, der Aktivität der Melanozyten und dem Gehalt der Epidermiszellen an Melaningranula ab.

Hyperpigmentation
Eine allgemeine Hyperpigmentation der Haut findet sich bei vermehrter Aktivität der Melanozyten aller Regionen. Die Melanozytenstimulation kann durch Hormone, toxische Substanzen oder andere Faktoren vermittelt sein.

Beispiele:
- *Nebenniereninsuffizienz (Addison'sche Krankheit*, S. 394): Vermehrte Ausschüttung von MSH bzw. ACTH durch den Hypophysenvorderlappen infolge Mangels an Hydrokortison (Ausfall des negativen »feed-back«-Mechanismus).
- Chronische Arsenvergiftung: *Arsenmelanose*, vor allem des Stammes.

- Sog. *Melanismus,* der besonders bei hellhäutigen Rassen auffällt. Die biochemischen und genetischen Hintergründe dieses Zustandes sind noch wenig bekannt.

Eine *lokale Hyperpigmentation* kommt bei den verschiedensten Zuständen und krankhaften Veränderungen vor.

Beispiele:
- *Nach UV-Belichtung bzw. Besonnung* einzelner Körperteile: Das Sonnenlicht stellt einen physiologischen Stimulus für eine verstärkte Phenoloxidaseaktivität in den Melanozyten dar. Teilweise handelt es sich bei der Braunfärbung um ein Dunkelwerden des bereits gebildeten und verteilten Melanins, z. T. erfolgt eine gesteigerte Melaninogenese durch die Melanozyten.
- Lokale Hyperpigmentation trifft man auch in *pigmentierten Warzen* (S. 197), bei *Vitiligo* (s. u.), bei der sog. *Incontinentia pigmenti* und in *Epheliden*; letztere enthalten normale Melanozyten und bilden bei blassen Individuen, insbesondere nach UV-Bestrahlung, bräunliche Hautflecken *(»Sommersprossen«).* Dabei besitzt die umgebende Haut eine durchaus normale Zahl von Melanozyten, nur weisen diese ungewöhnlich blasse Melanosomen auf.
- Ein *verlangsamter Umsatz der Epidermiszellen,* wie er sich nach Röntgenbestrahlung oder im höheren Alter einstellt, hat eine vermehrte Beladung der Einzelzellen mit Melanin zur Folge.
- Eine *herdweise Vermehrung von Melanozyten* mit erhöhter Melaninbildung wird bei gewissen *»Café au lait-Flecken«* beobachtet, so bei *Neurofibromatose* (*v. Recklinghausen,* S. 109).

Veränderungen in der Aktivität der Melanozyten, im Umsatz der Epidermiszellen und in der Dicke der Epidermis liegen vermutlich noch weitere Arten von Hyperpigmentation zugrunde, z. B. dem in der Schwangerschaft auftretenden *Chloasma uterinum* (Hinweis auf die Steuerung der Melanozytentätigkeit durch Gonadotropine bzw. Geschlechtshormone!), der Hyperpigmentation bei *Vitamin-C-Mangel* sowie bei den öfters angetroffenen Hyperpigmentierungen im späteren Verlauf *entzündlicher Hautaffektionen* und melanotischen *Tumoren* (s. u.).

Hypo- und Depigmentation

Ein allgemeiner Pigmentmangel kann durch verschiedene Ursachen bedingt sein.

Beispiele:
- *Hypopituitarismus* (z. B. Sheehan-Syndrom) mit verminderter Produktion von MSH und ACTH (S. 393).
- Beim sog. *Albinismus* (S. 891) beruht die fehlende Pigmentierung auf einem gengebundenen Defekt der Phenoloxidase (Tyrosinase). Der Pigmentmangel ist nicht allgemein. Er betrifft neben der Haut auch die Leptomeninx, nicht aber die Substantia nigra und den Locus coeruleus des Gehirns. Der Augenhintergrund ist bei den Albinos dagegen nicht pigmentiert.
- Bei der *Phenylketonurie* (»Phenylpyruvische Idiotie«, S. 889). ist die Melaninbildung vermutlich deshalb vermindert, weil zur Melaninsynthese nötige Enzyme nicht in ausreichender Menge zur Verfügung stehen (mangelhafte Umsetzung von Phenylalanin in Tyrosin).

Lokaler Pigmentmangel kann erworben oder angeboren sein.

Beispiele:
- Bei *Vitiligo* werden umschriebene, oft symmetrisch am Körper gelegene Hautbezirke infolge ungeklärten Verschwindens der Melanozyten blaß und pigmentlos. Als ursächliche Teilfaktoren kommen Vererbung und chemische Noxen in Frage. Andere Ursachen, die zur Zerstörung oder zum Fehlen der Melanozyten führen können, umfassen u. a. *Bestrahlung der Haut* und *Reepithelisation epidermaler Läsionen.* Werden die Epidermiszellen rasch umgesetzt, z. B. bei Hautaffektionen, wie *Ekzemen* und bei *Psoriasis,* sind im Herdbereich die Einzelzellen weniger mit Pigment beladen. Diese Zonen heben sich dann durch ihre relative Blässe gegen die normal pigmentierte Umgebung ab.
- Angeborene umschriebene Bezirke mit Pigmentmangel sind ebenfalls bekannt: sog. *Naevus achromicus.*

Bei entzündlichen Hautveränderungen mit Depigmentierung kommt es nicht selten zu einer *Freisetzung von Melanin* aus Epidermiszellen. Die Pigmentgranula werden dann von Histiozyten phagozytiert (sog. *Melanophoren*), die im Bindegewebe der Haut liegen und auf dem Lymphweg abtransportiert werden können: sog. *dermatopathische Lymphadenopathie.* Pigmentfreisetzung und Phagozytose des Melanins werden auch bei melanotischen Tumoren der Haut angetroffen.

Melaninbildende Tumoren

Beispiele:
- *Naevi pigmentosi:* Wie eingehende Untersuchungen gezeigt haben, werden die meisten Naevi erst im Verlauf des Lebens sichtbar. Dies hängt vielleicht z. T. mit der erst später deutlich werdenden Melaninbildung zusammen. Naevi bei jungen Individuen liegen zum guten Teil in der Epidermis *(juvenile Lentigo).* Mit der Zeit werden Formen mit Naevuszellnestern in Epidermis *und* Corium häufiger *(Naevus conjunctivus),* und im höheren Lebensalter herrschen Naevi mit dermalen Zellnestern vor. Das dritte Lebensjahrzehnt zeigt einen Häufigkeitsgipfel des sichtbaren Auftretens der Naevi. Wegen dieser altersabhängigen Verteilung der Naevi und ihrem altersabhängigen Bau wird neuerdings angenommen, daß die Naevi aus den in der Epidermis liegenden Melanoblasten hervorgehen. Die Entwicklung erfolgt jedenfalls außerordentlich langsam. Mitosefiguren findet man selten, am ehesten noch in Naevi von Kindern und Jugendlichen. Einen spindelzelligen, in der Tiefe des Corium cutis liegenden Naevus nennt man *Naevus coeruleus* (vgl. dazu auch den sog. *Mongolenfleck*).
- Das *maligne Melanom* (S. 263) geht oft aus einem Pigmentnaevus hervor.

Die wichtigsten Störungen der Hautpigmentation sind in Abb. 32 zusammengefaßt.

Die *Melanine der Leptomeninx und des Auges* zeigen ein ähnliches Verhalten wie die Hautmelanine. Es sind hier z. T. ähnliche Störungen der Pigmentierung und melaninhaltige Tumoren zu finden.

Melanine des zentralen Nervensystems (ZNS)

In der Substantia nigra des Mittelhirns und im Locus coeruleus der Ponsgegend sowie weniger regelmäßig in weiteren Hirnstammganglien, in sympathischen Grenzstrangganglien und im Corpus pineale finden sich Melanine, die sich histochemisch vom Melanin der Haut, des Auges und der Leptomeninx unterschei-

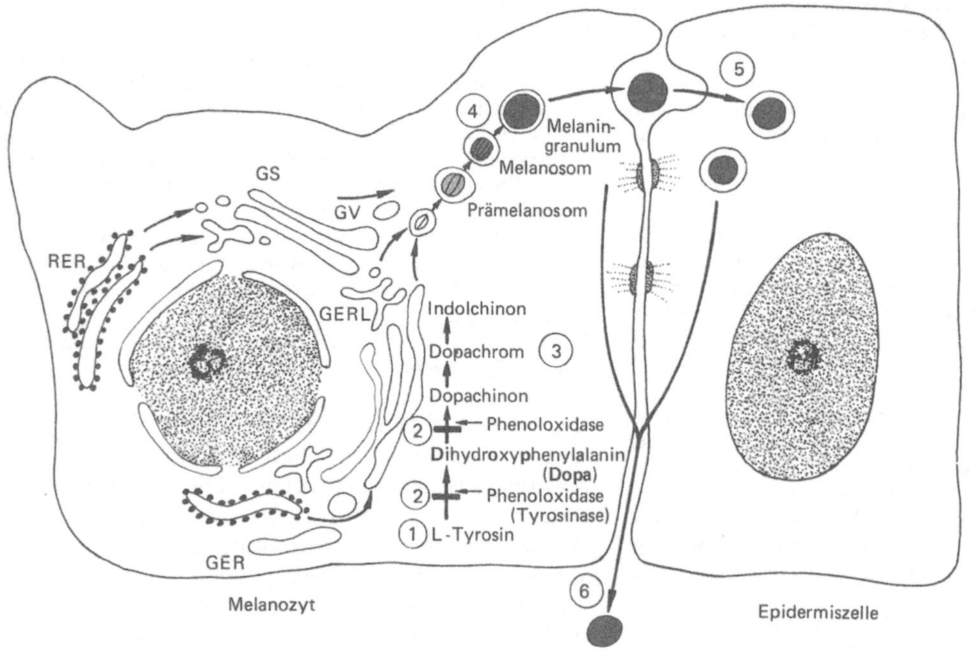

Abb. 32. *Störungen der Melaninogenese in der Haut.* Eine *Hyperpigmentation besonnter bzw. u. v.-bestrahlter Haut* beruht auf verschiedenen, zeitlich gestaffelten Vorgängen: Dunkelwerden (vermehrte Polymerisation) bereits vorhandener Melanosomen bzw. Melaningranula (4), auf zellulärer Ebene gesteigerte Melaninogenese (2–4) und verstärkte Abgabe von Melanin an benachbarte Epidermiszellen (5). In *diffuser Form* spielen sich ähnliche Prozesse bei Morbus Addison *(Stimulation durch MSH bzw. ACTH)* ab, ferner bei Arsenmelanose, Hämochromatose und sog. Melanismus (Stimulationsmechanismus wenig geklärt) sowie z. T. nach *chronischer entzündlicher Reizung* (z. B. chronische Ekzeme) und bei *Vitamin C-Mangel.* Das Chloasma uterinum bei Schwangeren beruht auf regional unterschiedlicher Melanozytenstimulation *(Stimulation durch Choriongonadotropine?).* Eine *allgemeine Hypopigmentation* kann verschiedene Ursachen haben: *Mangel an MSH bzw. ACTH* (z. B. Sheehan-Syndrom, S. 393), Phenylketonurie (*Tyrosinmangel?* (1), verminderte Enzymaktivität? (2) u. a. Beim Albinismus besteht ein *Defekt der Phenoloxidase* (Tyrosinase, 2). *Umschriebene Hyperpigmentationen* können durch eine *Anhäufung von Melanozyten* (z. B. Naevi pigmentosi, Lentigines, Melanome), einen örtlich *herabgesetzten Umsatz der Epidermiszellen* mit verlängerter »Melaninexposition« der letzteren (z. B. pigmentierte »Röntgenhaut«) u. a. bedingt sein. Eine *lokale Hypopigmentation* ist z. B. bei *örtlich gesteigertem Umsatz der Epidermiszellen* (Wundheilung u. a.), abnormer *Blässe der Melanosomen* (4, z. B. in Umgebung von Epheliden) oder bei *Mangel an Melanozyten* (Vitiligo, pigmentarme Röntgenhaut, Narben, kongenitaler Naevus achromicus u. a.) zu beobachten. Eine *Freisetzung von Melanin in den subepidermalen Bereich* (6) wird z. T. als »Incontinentia pigmenti« bezeichnet und kommt u. a. bei starker Hyperpigmentation und/oder Epidermisschäden vor.
RER = rauhes endoplasmatische Retikulum; GER = glattes endoplasmatisches Retikulum; GERL = mit dem Golgi-Komplex assoziiertes glattes endoplasmatisches Retikulum; GS = Golgi-Säckchen; GV = Golgi-Vakuolen

den. Vieles spricht dafür, daß sie im Metabolismus der *Katecholamine* eine Rolle spielen, u. a. auch bei der Bereitstellung des als Gewebehormon wichtigen *Dopamins* in gewissen Hirnkernen.

Krankheitsbilder mit Störung der Pigmentierung der Substantia nigra und des Locus coeruleus: Parkinsonismus und Parkinsonsyndrom

Neben Schädigungen dieser Hirnregion infolge bekannter Ursachen (*Parkinsonismus nach Enzephalitis, vaskulären Insulten, Manganintoxikation* u. a., S. 361) kommen Veränderungen mit ähnlicher topographischer Ausbreitung vor, deren Ursachen weitgehend im Dunkeln liegen (sog. *Parkinsonsyndrom*). Bei diesen Krankheitsbildern werden regelmäßig Nervenzelluntergänge in den pigmentierten Hirnregionen gefunden. Das dabei freiwerdende Pigment bleibt z. T. in der Umgebung der zerstörten Zellen liegen, z. T. wird es phagozytiert und abtransportiert.

12.3. Lipidhaltige Pigmente (Lipopigmente)

Definition: *Lipidhaltige Pigmente* sind mit Fettfarbstoffen anfärbbare, Turnbull-negative Partikel oder Tropfen, die der Behandlung mit Alkohol, Xylol und anderen organischen Lösungsmitteln zum größeren Teil widerstehen und im Paraffinschnitt durch ihre braune oder braungelbe Eigenfarbe auffallen. Nach Extraktion der Neutralfette kann immer noch eine positive Reaktion dieser Pigmente mit gewissen Fettfarbstoffen beobachtet werden.

Lipofuszine (Alterspigmente, Abnutzungspigmente)

Definition: Als Lipofuszine bezeichnet man gelbliche bis bräunliche, meistens intrazelluläre, Turnbull-negative Pigmentpartikel mit mäßiger Affinität für Fettfarbstoffe. In ihrer Ultrastruktur entsprechen sie meistens sog. Residualkörpern (residual bodies). Sie sind chemisch schlecht definiert. Eine im Vergleich zur Norm verstärkte Einlagerung von Lipofuszin heißt *Lipofuszinose*. Ist damit eine Atrophie (S. 163) verbunden, spricht man von *brauner Atrophie*.

Zur **Chemie** der Lipofuszine: Ähnlich wie Hämosiderin liegen die elektronenoptisch als membrangebundene Granula imponierenden *Lipofuszinpartikel* meistens in Lysosomen. Ferner ist beizufügen, daß nach Hydrolyse isolierter Pigmentgranula mit Laugen Proteine, eine große Vielfalt von Lipiden und relativ unpolare Polymere von Lipiden, u. a. auch oxidierte Fettsäuren, sowie ein harzartiges, hydrolyseresistentes Material, nachgewiesen wurden. Die Ultrastruktur und die chemische Zusammensetzung der Lipofuszine sind nicht konstant. Beispielsweise enthalten Lipofuszine von Ganglienzellen weniger Phospholipide als solche in anderer Lokalisation. Der Begriff »*Zeroid*« (wachsartig) stammt aus der experimentellen Tierpathologie. Bei gewissen Krankheiten kommen *zeroidähnliche Pigmente* auch beim Menschen vor (z. B. Hämochromatose). Zeroid unterscheidet sich von den übrigen Lipofuszinen neben der formalen und kausalen Genese durch einen höheren Gehalt an bivalenten Kationen und eine hohe Konzentration saurer Polymere von Lipiden.

Pathogenese: Es bestehen gute Gründe zur Annahme, daß die Bildung der Lipofuszine, wenigstens teilweise, eng mit dem Phänomen der *Autophagie* (S. 56) verbunden ist. Auch den nach Heterophagozytose hochungesättigter Fettsäuren in Kupffer'schen Sternzellen lichtmikroskopisch sichtbaren Zeroidgranula entsprechen elektronenoptisch lysosomale Residualkörper. Es wird vermutet, daß die Zeroid- und Lipofuszinbildung innerhalb der Lysosomen vor allem Folge einer Polymerisation oxidierter (»peroxidierter«) ungesättigter Fettsäuren bei mangelhaftem oder fehlendem Oxidationsschutz sei.

Zahlreiche schädigende Agentien, wie chronische Hypoxie, Hemmstoffe der Atmungsenzyme, Mast mit hochungesättigten Fettsäuren und cholinarme Diät, sind geeignet, im Tierversuch eine verstärkte Lipofuszinbildung hervorzurufen. Der Grund, weshalb Lipofuszine sehr lange in Zellen verbleiben, liegt u. a. darin, daß die Lysosomen wenig oder keine Enzyme besitzen, die einen Abbau der in den Autophagosomen freiwerdenden Membranlipide (von Mitochondrienmembranen u. a.) katalysieren können. Im Gegensatz zu gewöhnlichen Lipofuszinen, die in gewissen Zellarten mit dem Alter physiologischerweise auftreten, findet sich Zeroid nach allem, was man bisher weiß, nur unter pathologischen Bedingungen.

Vorkommen und **Morphologie:** In Zellen, die sich nicht oder nur selten teilen, ist die Anhäufung von Lipofuszin erfahrungsgemäß eine *Begleiterscheinung des Alterungsprozesses.* Dies gilt in besonderem Maß für Ganglienzellen des Nervensystems, Leberzellen und Muskelzellen des Myokards. Neuerdings wurde Lipofuszin auch in mesenchymalen Zellen alternder Mäuse nachgewiesen. Eine *Lipofuszinose* kommt aber auch in denselben Lokalisationen bei *konsumierenden Leiden* vor.

Makroskopisch fällt die Lipofuszinose bzw. braune Atrophie eines Organs durch die braune Farbe auf. In der *Leber* werden Lipofuszine vor allem in zentrolobulären Parenchymzellen angetroffen, in der *Nebennierenrinde* im Bereich der Zona fasciculata. In *Herzmuskelzellen* liegt das Lipofuszin meistens an den Kernpolen. Bei Fett (und damit auch Vitamin E)-Malabsorptionszuständen sind insbesondere auch die glatten Muskelfasern des *Darmtrakts* lipofuszinhaltig. Von einigem Interesse ist das extrazelluläre Vorkommen von Lipofuszin in *Atherompolstern.* Zeroid läßt sich u. a. mit der Ziehl-Neelsen-Färbung darstellen.

Beispiele: einer pathologischen Anhäufung von Lipofuszinen und/oder Zeroid:

- *Braune Atrophie* (s. o.) von *Leber* und *Myokard* im hohen *Alter* oder bei konsumierenden Leiden, wie *Tumorkachexie* (S. 654) oder *Hungerzuständen*, manchmal auch ohne bekannte Ursache.
- Panlobuläre Anhäufung von lipofuszinartigem Pigment in Hepatozyten nach Abusus von *Phenazetin* und anderen *Analgetika.*
- *Zeroid* (vor allem in Kupffer'schen Sternzellen) und reichlich Hämosiderin in Hepatozyten bei *Pigmentzirrhose der Leber* (S. 734).
- *Säurefeste Spindelkörperchen (Zeroidähnliche Granula)* in Milz und Lymphknoten bei verstärktem Erythrozytenabbau, wie bei hereditärer Sphärozytose und nach traumatischer Milzruptur.
- Sog. *»schwarze Adenome« der Nebennierenrinde* enthalten reichlich Lipofuszin und sind meistens endokrin inaktiv.

Bewertung der Lipofuszinose im Rahmen der Genese der Läsionen

Eine kausale Bedeutung des Lipofuszins für eine Schädigung der betroffenen Zelle ließ sich bisher nicht sicher nachweisen. Die im Lipofuszin enthaltenen Fettperoxide sind an sich toxisch, sie liegen jedoch als Polymere in komplexer Form und vergesellschaftet mit Proteinen und Lipiden vor. Wahrscheinlich ist die *Lipofuszinose* weniger Ursache als *Ausdruck einer Zellschädigung;* insbesondere weist sie auf eine stattgehabte vermehrte Autophagie hin.

Lipochrome

Definition: *Lipochrome* sind in ihrer chemischen Struktur nicht völlig geklärte, z. T. exogene Substanzen, die eine hohe Affinität zu Lipiden zeigen. Es sind Farbstoffe mit Farben von gelb bis braun, die meistens keine eigentlichen Pigmente darstellen, sondern die »Parenchymfarbe« mitbestimmen.

Zum Teil handelt es sich um Polyene von Isopren (Lykopine und Karotenoide; letztere enthalten 1–2 Zyklohexen-Ringe).

Vorkommen: Die Lipochrome stammen zum guten Teil aus der Nahrung (Pflanzenfarbstoffe). Neben dem Fettgewebe färben sie u. a. auch die Atherompolster, die Nebennierenrinde und die Corpora lutea der Ovarien. Nach Extraktion der Neutralfette, z. B. im Paraffinschnitt, lassen sich in Fettvakuolen tropfige, bräunliche Lipochromaggregate erkennen, die in dieser Form als Pigmente angesprochen werden können. Nach *rascher Mobilisation von Triglyzeriden aus Fettgewebe,* etwa bei *konsumierenden Krankheiten,* wird in der Regel eine braune Farbe der Fettgewebe angetroffen. Dieses Phänomen beruht auf der geringen Mobilisierbarkeit der Lipochrome im Vergleich zu den Neutralfetten.

12.4. Exogene Pigmente

Mehr oder weniger gefärbtes kleinpartikuläres oder kleintropfiges Material gelangt dauernd von außen in den Körper, vor allem mit der eingeatmeten Luft, z. T. aber auch über den Verdauungstrakt. Exogene Pigmente können ferner iatrogen, bei Ausübung besonderer Berufe (»gewerblich«), bei Unfällen oder absichtlich in den Körper eingebracht worden sein. Sie sind vor allem deshalb bedeutsam, weil einige unter ihnen schwerwiegende Krankheitsbilder hervorrufen können.

Anthrakose

Definition: *Anthrakotische Pigmente* sind chemisch weitgehend inerte, vorwiegend aus elementarem Kohlenstoff bestehende Partikel (Kohlenstaub, Ruß, Aschen). Finden sich im Gewebe, insbesondere in Lungen und tracheobronchialen Lymphknoten erhebliche Mengen dieses Materials, sprechen wir von *Anthrakose*.

Vorkommen und **Schicksal:** Bei bestimmter Partikelgröße (vor allem 1–3 μm Durchmesser) gelangt dieses Material nach dem Einatmen z. T. bis in die Lungenalveolen, wo es von Alveolarmakrophagen, in einem kleineren Ausmaß auch von Pneumozyten I phagozytiert wird. Die Alveolarmakrophagen können z. T. in die Bronchien eintreten und ausgehustet werden, z. T. wird das anthrakotische Pigment – innerhalb oder außerhalb von Makrophagen – auf dem Lymphweg abtransportiert. So ergibt sich das Bild der *Anthrakose der Pleura visceralis,* der *Lungensepten* sowie der *bronchialen* und *tracheobronchialen Lymphknoten.* Eine erhebliche Anthrakose der *Kupffer'schen Sternzellen der Leber,* der *Milz* und des *Knochenmarks* kommt in der Regel nur zustande, wenn anthrakotisches Gewebe im Lungenbereich infolge Gewebeuntergangs in die Blutbahn einbricht, z. B. bei Tuberkulose (S. 1967).

Bei *Hautläsionen* stark exponierter Personen, so von Kohlenwerkarbeitern, wird eingedrungenes anthrakotisches Pigment im Corium cutis sehr lange Zeit zurückgehalten, in der Regel innerhalb von Makrophagen. Neben Zinnober (rot) wird kolloidale Kohle (Tusche) auch zur *Tätowierung* benützt.

Eine Anthrakose der *Peyer'schen Plaques* des Dünndarms und der *Mesenteriallymphknoten* wird dann und wann bei Arbeitern beobachtet, die reichlich Kohlenstaub einatmen und schlucken.

Die *Pathogenität* der anthrakotischen Pigmente ist gering. Falls im Bereich massenhaft abgelagerter Kohlenpartikel eine Fibrose (S. 123) vorhanden ist, beruht sie meistens auf anderen Ursachen (Silikose, S. 1637; Tuberkulose, S. 1967; u. a., vgl. dazu *schiefrige Induration* der Lungen).

Steinstaub

Vorkommen und Verteilung von Steinstaub im menschlichen Körper entsprechen weitgehend denjenigen bei Anthrakose. Die in diesem Zusammenhang wichtige *Silikose der Lungen* wird in einem späteren Abschnitt besprochen (S. 635).

Metallstaub

In Gießereiwerken wird neben Stein- und Kohlenstaub auch eisenhaltiger Staub eingeatmet. Auf diese Weise kann es zum Bild der *Siderosilikose* bzw. *Anthrakosiderosilikose der Lungen* kommen.

Weitere Schwermetalle oder Schwermetallverbindungen als Pigmente

Definition: Verschiedene, z. T. toxische Schwermetalle bilden im Körper Pigmente, indem sie sich an gewisse Gewebestrukturen anlagern und/oder von Körperzellen zu Pigment aggregiert werden, teilweise in Lysosomen.

Silber zeigt die Tendenz, sich in Basalmembranen, an Retikulinfasern und an elastischen Fasern abzulagern. Durch Ingestion oder lokale Applikation silberhaltiger Medikamente kommt es zur *lokalen Argyrose* (z. B. nach Ätzung von Granulationsgewebe mit $AgNO_3$) oder zur *allgemeinen Argyrose* (z. B. bei Abusus von $AgNO_3$-haltigen Nasentropfen) mit Silberimprägnation von Basalmembranen der Schweißdrüsen und Nierentubuli bzw.-glomerula sowie elastischer Fasern der Haut u. a. m. Die Argyrose der Haut ist makroskopisch als graue Verfärbung erkennbar. *Blei* und *Wismuth* bilden durch Oxidationsprozesse und Sulfidbildung infolge bakterieller Tätigkeit Pigmentsäume an der Gingiva; Bleisäume sind schwarzbraun, Wismuthsäume graubraun.

Thorotrast

Kolloidales Thorium (z. T. Thoriumdioxyd, $^{232}ThO_2$) wurde früher als Kontrastmittel in der röntgenologischen Diagnostik verwendet. Lichtmikroskopisch fällt Thorotrast als körniges, leicht graubraunes Pigment auf, das vor allem in Makrophagen liegt. Dieses Material kann mit der Zeit infolge *α-Strahlung* zu schweren *Strahlenschäden* führen (S. 1474).

Literatur

Älteres Schrifttum bei: *Wolman, M. (ed.):* Pigments in pathology. New York: Academic Press, 1969 — Für neuere Literatur s. u. a. Störungen der lysosomalen Funktionen (S. 54), des Eisenstoffwechsels (S. 832), des Bilirubinstoffwechsels (S. 1030) und des Melaninstoffwechsels (S. 96). Die Ochronose wird gesondert behandelt (S. 892). Exogene Pigmente siehe unter Fremdkörper (S. 1375).

3. Teil

Allgemeine Pathologie des Binde- und Stützgewebes

13. Das Konzept eines Bindegewebesystems

Die Bezeichnung »Bindegewebe« entstammt der Auffassung, die Hauptaufgabe dieses faserigen Gewebes bestünde im Zusammenhalten (»Binden«) der Zellen, Gewebeteile, Organe und Körperteile. Diese *mechanische Teilfunktion* ist unbestritten; insbesondere gilt sie für die sehr reißfesten Sehnen und Faszien, die man als *straffes Bindegewebe* bezeichnet. Stützaufgaben erfüllen das für Gelenke und andere Knochenverbindungen geeignete, druck-, biegungs- und torsionselastische *Knorpelgewebe* sowie das einem Verbundbau aus kollagenen Fasern und Apatitkristallen vergleichbare *Knochengewebe*. Man erkannte immer mehr, daß insbesondere das an sauren Mukopolysacchariden (Glykosaminoglykanen) reichere *lockere Bindegewebe* im Innern der Organe im Dienst der *Homöostase*, der Speicherung und des Austausches von Proteinbestandteilen, Kohlenhydraten, Lipiden und vor allem Elektrolyten sowie des *Stofftransports zwischen Gefäßen und Parenchymzellen* steht. Überdies bietet das Bindegewebe den Boden für *entzündliche Vorgänge* (S. 1243) und besorgt *Reparaturleistungen* verschiedener Art. Wahrscheinlich geht die Bedeutung des Bindegewebes noch erheblich über das bisher Gesagte hinaus. Verschiedene experimentelle Untersuchungen aus der neueren Zeit weisen darauf hin, daß das Mesenchym in der Organogenese die *Rolle eines Induktors* spielt und seinerseits von den parenchymatösen Gewebeanteilen, z. B. epithelialen Strukturen, beeinflußt wird. Vieles spricht dafür, daß das Bindegewebe im postnatalen Leben eine ähnliche Funktion beibehält, die Zellkinetik sowie den *Stoffwechsel benachbarter Gewebepartien* mitreguliert und Differenzierungsvorgänge unreifer Vorläuferzellen *mit unter Kontrolle hält* (sog. »*microenvironment*«). Vielleicht gehört auch die *Beibehaltung der äußeren und inneren Form* des Körpers, der ja einen dauernden Zellwechsel erfährt, z. T. zu den Leistungen des Bindegewebes.

14. Die am Aufbau des normalen und pathologisch veränderten Binde- und Stützgewebes beteiligten Zellarten

Alle Arten von Binde- und Stützgewebe können als *Abkömmlinge* des embryonalen *Mesenchyms* betrachtet werden, dessen Multipotenz bekannt ist. Vieles spricht dafür, daß auch im späteren Leben wenigstens ein Teil der Bindegewebszellen die Fähigkeit zur Differenzierung in verschiedener Richtung beibehält (vgl. dazu Metaplasie, S. 159). Es steht noch nicht fest, ob und in welchem Ausmaß hämatogene Vorläuferzellen sich in faserbildende Elemente differenzieren können.
Die *Differenzierungsrichtung* mesenchymaler Zellen und die Ausbildung bestimmter Arten von Stützgewebe untersteht dem Einfluß verschiedener Faktoren. Abgesehen von Stoffwechsel- und hormonalen Wirkungen (S. 112), haben auch die Art des Nachbargewebes, die Zusammensetzung der Grundsubstanz sowie die mechanische Beanspruchung eine große Bedeutung.

Beispiele:

- Durch Injektion von *Glykosaminoglykanen* bestimmter Zusammensetzung läßt sich eine *Knochenbildung* zum mindesten beschleunigen, möglicherweise sogar induzieren.
- Die Implantation von *Harnblasenschleimhaut* in die Peritonäalhöhle gewisser Tiere hat in der Nachbarschaft oft die Entstehung von *Knochen* zur Folge.
- Der Austritt eines besonderen *Schleims*, der von Zellen eines *Speicheldrüsenmischtumors* gebildet wird, in das umliegende Stroma geht u. a. mit der Bildung von *Knorpel* einher.
- Aus der Chirurgie sind viele Beobachtungen bekannt, die für eine *formative Wirkung mechanischer Faktoren* sprechen:
  - Ein fortwährender, einseitig gerichteter Zug scheint die Faserbildung und die Entwicklung von Sehnengewebe oder ähnlichen Strukturen zu fördern.
  - Ein länger dauernder, allseitig gleichmäßiger Druck, begünstigt offenbar die Entstehung von *hyalinem Knorpel*.
  - *Wiederholte Scherwirkungen* haben teilweise die Entstehung von *Bursen*, teilweise diejenige von *Faserknorpel* zur Folge.
  - Eine *Druckwirkung besonderer Art*, die möglicherweise mit piezoelektrischen Effekten in Beziehung steht, scheint die *Knochenbildung* zu fördern.

Die *Proliferationseigenschaften* der verschiedenen Arten von Binde- und Stützgewebe beim Menschen sind bisher noch nicht in allen Teilen bekannt. Auch die *Lebensdauer der Einzelzellen* ist in den meisten Fällen nicht genau ermittelt worden. Aus den vorhandenen Berichten gewinnt man den Eindruck, daß beim Menschen wie beim Tier das Binde- und Stützgewebe einen *eher langsamen Zellwechsel* aufweist, wenn man die Verhältnisse beispielsweise im Knochenmark oder am Darmepithel zum Vergleich heranzieht. Diese Angabe gilt jedoch nur für physiologische Verhältnisse beim Erwachsenen. Auf Schädigungen verschiedenster Art hin vermag das Binde- und Stützgewebe mit einer erstaunlich aktiven Zellteilungstätigkeit zu antworten. Die verschiedenen Formen *reaktiver bzw. reparativer Binde- und Stützgewebsneubildung* spielen in der Humanpathologie eine überragende Rolle und werden uns noch wiederholt beschäftigen.

Fibroblasten, Fibrozyten, Myofibroblasten und glatte Muskelzellen

Fibroblasten sind Bindegewebszellen mit der Fähigkeit, Prokollagen zu bilden und im benachbarten Extrazellulärraum die Entstehung von Kollagenfasern zu ermöglichen. Im angelsächsischen Sprachbereich ist nur von Fibroblasten die Rede. Im deutschen Schrifttum werden Fibroblasten mit geringen Zeichen metabolischer Aktivität »*Fibrozyten*« genannt. Sehr wahrscheinlich sind Fibroblasten auch an der Produktion von Glykosaminoglykanen beteiligt. Viele andere Zellarten scheinen dies aber auch tun zu können.
Es ist sehr fraglich, ob alle als »Fibroblasten« bezeichneten Elemente als einer und derselben Zellart zugehörig angesehen werden dürfen. Zunächst erinnern wir uns daran, daß die Aminosäurenzusammensetzung des Kollagens von Gewebe zu Gewebe verschieden sein kann, und daß auch die Grundsubstanz, je nach Organ, eine ungleiche Beschaffenheit zeigt. Aus diesen Befunden darf zum mindesten auf eine *funktionelle Vielfalt der Fibroblasten* geschlossen werden. Ferner muß auf die sog. *Myofibroblasten* (S. 61) und auf gewisse, z. B. in Gefäßwänden vorhandene Zellen hingewiesen werden, die sowohl *Eigenschaften kollagenbildender Elemente als auch solche glatter Muskelfasern* besitzen. Die letzteren sind nach neueren Beobachtungen auch zur Kollagensynthese befähigt.

Kollagenproduzierende Zellen der Stützgewebe

Osteoblasten stellen ein gutes Beispiel für kollagenbildende Zellen dar, die noch weitere Funktionen erfüllen. Neben Kollagen bilden sie auch saure Mukopolysaccharide besonderer Zusammensetzung, ein Material das für die Einlagerung von Apatitmineralien günstige Voraussetzungen schafft (vgl. dazu *extrazelluläre Verkalkung*, S. 829). Mit zunehmender Knochenmatrix und Verkalkung derselben gelan-

gen die Osteoblasten mit der Zeit in den Knochen, wo sie ihre synthetische Aktivität schrittweise abbauen und zu *Osteozyten* werden. Osteozyten stehen durch dünne Kanäle miteinander in Kontakt und werden durch ein ziemlich reiches Kapillarnetz mit Blut versorgt. Über die Elastinbildung im Knochen weiß man noch wenig.
Odontoblasten und *Ameloblasten* bilden Dentin bzw. Zahnschmelz. Im Gegensatz zu den Osteoblasten bilden die *Chondroblasten* eine geringere Menge von Kollagen, möglicherweise auch Elastin, dafür aber reichlicher Mukopolysaccharide, vor allem Chondroitin-4-Sulfat sowie geringere Mengen von Keratansulfat (Keratosulfat). Auch diese Zellen zeigen eine Verminderung der synthetischen Aktivität, sobald sie durch Einverleibung in die hyaline Knorpelsubstanz zu *Chondrozyten* werden. Knorpelzellen haben unter sich keinen Kontakt und werden vorwiegend durch Diffusion ernährt. Grundsätzlich ist zu unterscheiden zwischen Chondroblasten, die hyalinen Knorpel bilden, und solchen, die Faserknorpel herstellen.

Weitere spezialisierte Kollagenproduzenten

Diese gibt es in erheblicher Zahl. Es sei nur an Zellen in verschiedenen Bereichen des Auges, insbesondere der *Cornea* und des *Glaskörpers* sowie an solche in *myxoidem Gewebe* u. a. erinnert.

Elastinproduzierende Zellen

Wahrscheinlich werden die Vorläufersubstanzen von Elastin von Fibroblasten oder Fibroblasten-artigen Zellen produziert. Ob es sich hier um eine eigene Zellinie oder um eine besondere Differenzierung von Fibroblasten-Vorläuferzellen mit der Fähigkeit zur Elastin- anstatt Kollagenproduktion handelt, konnte noch nicht sicher ermittelt werden.

Mesothelien seröser Häute

Die Herkunft dieser Zellen, insbesondere ihre allfällige Beziehung zu Fibroblasten einerseits und zu Histiozyten andererseits, ist noch ungeklärt.

Synoviale Deckzellen

Die mit einem gut entwickelten RER versehenen synovialen Deckzellen produzieren die an Hyaluronsäure reiche *Synovia* (Gelenkschmiere).

Retikulumzellen

Es wird allgemein angenommen, daß Retikulumzellen, wie sie beispielsweise in lymphoretikulären Organen und im Knochenmark vorkommen, *Retikulinfasern* (s. u.) bilden. Ein gültiger Beweis für diese Hypothese steht aber noch aus.

Beziehungen zwischen Histiozyten/Makrophagen einerseits und Bindegewebe andererseits

Im Verlauf der vergangenen Jahre konnte gezeigt werden, daß zum mindesten der überwiegende Teil der Histiozyten/Makrophagen von einer Zellfamilie abstammt, deren Vorläufer im Knochenmark als sog. Promonozyten und/oder noch unreifere Elemente proliferieren, und daß deren Tochterzellen als Monozyten auf dem Blutweg die verschiedensten Organe erreichen und dort ins Gewebe austreten. Es ist noch nicht entschieden, ob sich Histiozyten (Makrophagen) und deren monozytäre Abkömmlinge (S. 1351) in faserbildende Elemente umwandeln können.

Mastzellen

Im Bindegewebe, insbesondere auch perivaskulär, begegnet man öfters den sog. Gewebemastzellen, von denen man weiß, daß sie Heparin und Histamin, ferner bei einzelnen Spezies Serotonin, enthalten und an die Umgebung abliefern. Es besteht die Möglichkeit, daß diese Zellen auch Mukopolysaccharide zum Aufbau der Grundsubstanz beitragen. Ein abschließendes Urteil über diese Frage ist zur Zeit jedoch noch nicht möglich.

Literatur

Galambos, J. T., Hollingsworth, M. A., Falek, A., Warren, W. D.: The rate of synthesis of glycosaminoglycans and collagen by fibroblasts cultured from adult human liver biopsies. J. Clin. Invest. *60*, 107 (1977) — *Ivey, J. L., Wright, D. R., Tashjian, A. H.:* Bone resorption in organ culture. J. Clin. Invest *58*, 1327 (1976) — *Kewley, M. A., Williams, G., Steven, F. S.:* Studies of elastic tissue formation in the developing bovine ligamentum nuchae. J. Pathol. *124*, 95 (1978) — *Layman, D. L., Titus, J. L.:* Synthesis of type I collagen by human smooth muscle cells *in vitro*. Lab. Invest. *33*, 103 (1975) — *McDougal, J. S., Azar, H. A.:* Tritiated proline in macrophages. Arch. Pathol. *93*, 13 (1972) — *Mohr, W., Wild, A.:* The proliferation of chondrocytes and pannus in adjuvant arthritis. Virchows Arch. [Cell Pathol] *25*, 1 (1977) — *Nagle, R. B., Kneiser, M. R., Bulger, R. E., Benditt, E. P.:* Induction of smooth muscle characteristics in renal interstitial fibroblasts during obstructive nephropathy. Lab. Invest. *29*, 422 (1973) — *Ryan, G. B., Cliff, W. J., Gabbiani, G., Irle, C., Statkov, P. R., Majno, G.:* Myofibroblasts in an avascular fibrous tissue. Lab. Invest. *29*, 197 (1973) — *Tonna, E. A., Pentel, L.:* Chondrogenic cell formation via osteogenic cell progeny transformation. Lab. Invest. *27*, 418 (1972) — *Weiser, G.:* Neurofibrom und Perineuralzelle. Virchows Arch. [Pathol. Anat] *379*, 73 (1978) — *Zucker-Franklin, D., Grusky, G., Marcus, A.:* Transformation of monocytes into »fat« cells. Lab. Invest. *38*, 620 (1978)

15. Biochemie und Struktur der Interzellularsubstanz des Binde- und Stützgewebes

15.1. Bindegewebsfasern und Basalmembranen

Der faserige Anteil des Binde- und Stützgewebes wird im herkömmlichen Sinn in *»Retikulinfasern«*, *Kollagenfasern* und *elastische Fasern* unterteilt, da sich diese bei *lichtmikroskopischer Betrachtung* färberisch gut voneinander abgrenzen lassen. Es handelt sich um Skleroproteine, deren Struktur, insbesondere was die elastischen Fasern anbelangt, noch nicht gänzlich geklärt ist. Vieles spricht dafür, daß die sog. »Retikulinfasern« in ihrem Aufbau nicht von Untereinheiten des Kollagens abweichen.

Kollagen- und Retikulinfasern

Die heutigen Kenntnisse über die *schrittweise intrazelluläre Synthese der Kollagenvorläufer* können wie folgt zusammengefaßt werden (s. Abb. 33, S. 108).

a) Aus den ribosomalen Komplexen des RER gehen *Polypeptid*-Vorläufer des Kollagens, sog. Pro-α-Ketten, hervor.
b) An den entstehenden Polypeptidketten erfolgt die *Hydroxylierung* von Prolin- und Lysinresten. Die *Prolinhydroxylase* und die *Lysinhydroxylase* sind Oxygenasen, die O_2 gebrauchen und gleichzeitig mit der Hydroxylierung der Polypeptidketten, die durch oxidative Dekarboxylierung des Kosubstrates α-Ketoglutarsäure herbeigeführte Umwandlung in Sukzinat katalysieren. Die Aktivität dieser Enzyme hängt von der Anwesenheit von Fe^{++} ab, und *Askorbinsäure* wirkt wahrscheinlich mit, den bivalenten Zustand des Eisens aufrecht zu erhalten.
c) Am NH_2-terminalen Ende der drei Pro-α-Ketten werden Zysteinhaltige *zusätzliche* Peptide angehängt, und untereinander durch Bildung von Disulfidbrücken stabilisiert. Dieser Vorgang scheint das Aneinanderlegen und die Helixbildung zu fördern.
d) Je 3 Pro-α-Ketten bilden eine *Tripelhelix* (»left-handed twist«, Symmetrieklasse 3_2). Die Entstehung der Tripelhelix scheint einer der Faktoren zu sein, die sich auf die Hydroxylierung der Peptidketten limitierend auswirkt.
e) Schließlich werden, bevor das Prokollagen-Molekül die Zelle verläßt, an einige der Hydroxylysinreste *Galaktose oder Glukosyl-Galaktose* in O-glykosidischer Bindung angehängt. Diese Reaktionen werden durch eine *UDP-Galaktosetransferase* bzw. eine *UDP-Glukosetransferase* katalysiert.
f) Das so entstandene *Prokollagen* wird besser *aus der Zelle ausgeschleust* als nicht-hydroxylierte Polypeptid-Vorstufen. Der Austritt in den Extrazellulärraum geschieht durch *Exozytose* und wird offenbar durch Askorbinsäure begünstigt.
g) Die *Umwandlung von Prokollagen in Kollagen* findet *extrazellulär* durch einen oder möglicherweise mehrere *proteolytische Schritte*

statt, an denen wenigstens eine neutrale *Prokollagen-Peptidase* beteiligt ist. Es scheint, daß am NH_2-terminalen Ende des Prokollagens *Zystein-haltige Stücke abgespalten* werden, wodurch *Tropokollagen* entsteht.
Die geordnete Zusammenlagerung und sekundäre Helizierung der Tropokollagenmoleküle wird wahrscheinlich an endständigen sog. *Telopeptiden* eingeleitet, die eine von der typischen (-Gly-X-Y-)-Sequenz abweichende Aminosäurezusammensetzung haben. Für die Ausrichtung der Fibrillen dürften auch die *Kohlenhydratanteile des Tropokollagens* sowie *Glykosaminoglykane* bzw. *Proteoglykane* Bedeutung haben und einen nachhaltigen Einfluß auf die Geschwindigkeit der extrazellulären Faserbildung ausüben.
Neu entstandene Fibrillen und Bündel derselben besitzen noch keine nennenswerte Reißfestigkeit. Um die letztere zu erreichen, müssen zwischen benachbarten Tropokollagenmolekülen, möglicherweise auch zwischen parallel liegenden Fibrillen, kovalente Bindungen in Form multipler Brücken *(»cross-links«, »Vernetzung«)* vorhanden sein. Der erste Schritt zur Bildung von Brücken dieser Art besteht offenbar in der enzymatischen Synthese von *Aldehyden* durch Abspaltung terminaler Aminogruppen mehrerer Lysyl- oder Hydroxylysylreste des Tropokollagens:

$$R-CH_2-NH_3^+ \longrightarrow R-CHO+NH_4^+$$

Diese Reaktion wird durch eine *Aminoxidase* katalysiert. Durch Aldolkondensation entsteht *Syndesin*, und somit die Vernetzung der Fibrillen.
Hinsichtlich der Lokalisation der Brücken zwischen Tropokollagenmolekülen besteht noch keine Klarheit; vermutlich ist meistens am Telopeptidende ein »cross-link« vorhanden. Über das Vorkommen anderer Arten von Brückenbildung (z. B. durch Silizium, unter Bildung von Silanolaten) kann noch nichts abschließendes gesagt werden. Der Prozeß der Brückenbildung schreitet wahrscheinlich ziemlich langsam voran, über Tage und Wochen oder noch länger.
Völlig vernetzte Kollagenfasern zeichnen sich durch eine hohe *Reißfestigkeit* aus: 10–40 kg für eine Faser von 1 mm Durchmesser! Faseriges Kollagen darf als ein *»Kristalloid«* bezeichnet werden, da es eine hochsymmetrische Substanz darstellt, die aus annähernd identischen Untereinheiten aufgebaut ist. Die makroskopisch als *Fasern* imponierenden Strukturen zeigen lichtmikroskopisch das Bild von Faserbündeln, wobei die einzelne Faser elektronenoptisch wiederum aus ganzen Verbänden von *Fibrillen* besteht. Die einzelne Fibrille (»unit collagen fibril«) weist an ihrer Oberfläche und z. T. auch im Innern Mukopolysaccharide auf, die sich beispielsweise mit Rutheniumrot darstellen lassen.
Der mittlere Durchmesser der elektronenmikroskopisch nachweisbaren Fibrillen variiert von Gewebe zu Gewebe ganz erheblich: im Knorpel beträgt er 15–20 nm, in der Cornea 30 nm, in der Lederhaut 60 nm und in Sehnen 30–130 nm. Fibrillen, die im elektronenoptischen Bild längs getroffen sind, zeigen meistens deutliche *Querstreifungen*, deren markanteste in der Regel in einem Abstand von je ungefähr 64 nm liegen. Diese Periodizität beruht auf der in der Längsrichtung versetzten Anordnung der Untereinheiten des Kollagens, des Tropokollagens: Jedes Tropokollagenmolekül ist gegen das benachbarte, parallel liegende um etwas weniger als ein Viertel seiner Länge verschoben. Diese Moleküle sind etwa 300 nm lang und nur 1,5 nm dick. In den meisten Kollagenarten des Körpers enthält die Tripelhelix eines Tropokollagenmoleküls 2–3 α_1-Ketten und 0–1 im Bau etwas abweichende α_2-Ketten. Zwischen den benachbarten Polypeptidketten bestehen Wasserstoffbindungen. Bisher wurden drei verschiedene α_1-Ketten isoliert [α_1 (I–III)]. Bei Säugern können die folgenden vier Molekülkombinationen beobachtet werden: [α_1 (I)] $_2\alpha_2$; [α_1 (II)] $_3$; [α_1 (III)]$_3$ und [α_1 (I)]$_3$ (I-Trimer, »Typ IV«). Soweit beurteilbar, sind an der Synthese dieser genetisch unterschiedlichen Kollagentypen mindestens fünf strukturelle Gene beteiligt. Kollagen Typ I findet sich vor allem in Sehnen, Knochen und ausdifferenzierter Lederhaut, der Typ II kommt im hyalinen Knorpel und im Faserknorpel (z. B. der Zwischenwirbelscheiben) vor, Typ III wurde u. a. in der Wand von Blutgefäßen (u. a. Aorta, neben Typ I) und in Leiomyomen nachgewiesen, und Typ IV ist offenbar ausschließlich in Basalmembranen enthalten (A- und B-Ketten z. B. an Muskelzellen, C- und D-Ketten an Epithelien und Endothelien).
Die ungewöhnliche helikale Struktur der Untereinheiten des Kollagens beruht zum guten Teil auf deren Aminosäurenzusammensetzung. In jeder der drei Polypeptidketten des Tropokollagens ist jede dritte Aminosäure *Glyzin* (=Gly=Glykokoll), so daß man Kollagen als ein Polymer von Tripeptideinheiten mit der Formel (Gly-X-Y) bezeichnen kann. Die Wiederholung von Glyzin in jeder 3. Position entlang der Kette ist für Aufbau und Erhaltung von Wasserstoff-Brücken zwischen den Helix-Ketten A, B und C von entscheidender Bedeutung. Erwähnenswert sind ferner die Anwesenheit von *Prolin, Hydroxyprolin* und *Hydroxylysin,* der geringe Gehalt an Tyrosin sowie das Fehlen von Tryptophan und Zystein im interstitiellen Bindegewebe. Die Umschlingung der drei α-Ketten scheint eine Periodizität von ungefähr 10,4 nm aufzuweisen, im Gegensatz zur Periodizität von 0,95 nm für die helikale Windung innerhalb einer Polypeptidkette.
In bestimmten Körpergegenden, z. B. im Augen- und Ohrbereich, findet sich ein sog. *»fibrous long-spacing« Kollagen* mit einer Periodizität von 200–260 nm anstatt 64 nm.
»Retikulinfasern« erweisen sich elektronenoptisch und chemisch größtenteils als dünne Bündel von Kollagenfibrillen. Das als »argyrophile« Fasern darstellbare Material kann aber auch Kollagen-ähnlichen Mikrofibrillen – vergleichbar mit denen in Basalmembranen – entsprechen. Es ist nicht bekannt, weshalb in gewissen Geweben (lymphoretikulärer Organe, Knochenmark u. a.) die Bildung von »Retikulinfasern« unter physiologischen Bedinungen nicht bis zur Entstehung färberisch nachweisbaren, eigentlichen Kollagens fortschreitet.
Kollagene Fasern unterliegen einem *lebhaften Umsatz,* d. h. sie können *abgebaut und durch neue ersetzt* werden. Am intravitalen Abbau nativen Kollagens sind wahrscheinlich *Kollagenasen bzw. Kollagen-Peptidasen* beteiligt. *Andere proteolytische Enzyme,* z. B. von der Art des Trypsins und Kathepsins, können denaturiertes, nicht aber natives Kollagen abbauen. Bei vermehrtem Kollagenabbau findet man im Urin eine erhöhte Konzentration von Hydroxyprolin, hydroxyprolinhaltigen Peptiden und ähnlichen Kataboliten.

Basalmembranen

Vieles spricht dafür, daß wenigstens ein Teil der in den Basalmembranen (Grundhäutchen) enthaltenen Substanzen von den sie bedekkenden Zellen synthetisiert wird. Dies gilt insbesondere für die Glykoproteine. Ob dies auch für die Kollagen-ähnlichen Mikrofibrillen zutrifft, ist noch nicht sicher entschieden. Tierversuche haben gezeigt, daß in Nierenglomeruli vor allem die Podozyten (Epithelzellen) in der Lage sind, ^{3}H-Protein in prolinreiche Skleroproteine von Basalmembranen einzubauen. Mikrofibrillen treten z. T. auch in neu entstehendem Bindegewebe auf; diese scheinen denjenigen in Basalmembranen ähnlich, aber nicht mit ihnen identisch zu sein. Die Komponenten der Basalmembranen erfahren einen fortgesetzten Umsatz, vergleichbar demjenigen der bindegewebigen Interzellulärsubstanz. *Kollagenartige Substanzen,* die von Basalmembranen isoliert wurden, haben die Struktur von *Mikrofibrillen ohne Periodizität.* Sie weisen einen erheblich höheren Gehalt an Hydroxyprolin und Hydroxylysin auf als interstitielle Kollagene. Charakteristisch ist auch – im Gegensatz zu interstitiellen Kollagenen – das Vorhandensein geringer Mengen von Zystein, so daß innerhalb der Kollagenmoleküle oder zwischen diesen und Glykoproteinen *(»Sialoproteinen«)* der Basalmembran Disulfidbrücken entstehen können. Schließlich bleibt hervorzuheben, daß die Kollagen-ähnlichen Substanzen in Basalmembranen wesentlich mehr Kohlenhydrate enthalten als diejenigen des Binde- und Stützgewebes. Vorwiegend handelt es sich dabei um Glukosyl-Galaktose, die mit Hydroxylysin verbunden ist (S. 126).

Elastische Fasern

Über die Elastinsynthese ist wesentlich weniger bekannt als über die Kollagensynthese. Man nimmt an, daß Bindegewebszellen ein lösliches Vorläuferprotein von Elastin in den Extrazellulärraum abgeben. Hier kommt es zur Bildung elastischer Fibrillen und Fasern durch Zusammenlagerung in ein dreidimensionales Netzwerk. Die Quervernetzung innerhalb der Fibrillen erfolgt wahrscheinlich auf ähnliche Weise wie beim Kollagen. Eine Querstreifung der Fibrillen und Fasern wird vermißt, dagegen lassen sich durch besondere Methoden scherengitterartige Strukturen darstellen.
Über die *chemische Beschaffenheit* der elastischen Fasern sind wir weniger gut unterrichtet als über diejenige der Kollagenfasern. Wie im Kollagen, finden sich auch im Elastin ein recht hoher Gehalt an Glyzin und Prolin, ferner Alanin sowie eine sehr geringe Menge von Tyrosin. In Abweichung von der Zusammensetzung des Kollagens enthält das elastische Material jedoch nur wenig Hydroxyprolin und saure sowie basische Aminosäuren, was zur Folge haben dürfte, daß hier nur eine relativ geringe Zahl ionisierter, reaktiver Seitengruppen vorhanden ist. Ungefähr 60% der Seitenketten der Aminosäuren sind hydrophob und werden wahrscheinlich in wässrigem Milieu ins Innere des geknäuelten Moleküls verlagert. Besonderes Interesse wird den erst vor wenigen Jahren entdeckten Aminosäuren *Desmosin* und *Isodesmosin* zugewandt, die wahrscheinlich bei der Vernetzung elastischer Fibrillen eine Rolle spielen und somit für die Elastizität der Fasern bedeutsam sein könnten. Desmosin und Isodesmosin sind 1, 3, 4, 5- bzw. 1, 2, 3, 5-tetra-substituierte Pyridiniumverbindungen. Die Länge ihrer Seitenketten variiert je nach dem Substitutionsort, jedoch enthält die Seitenkette in Position 1 bei beiden Isomeren 6 C-Atome. Jede Seitenkette enthält je eine Karboxyl- und

eine α-Aminogruppe, was die Bildung von Vernetzungsstellen ermöglicht (Vereinigung von bis zu vier Polypeptidketten). Eine ähnliche Funktion kommt wahrscheinlich dem in Elastinen vorkommenden *Lysinnorleuzin* (N^{ε}-(5-Amino-5-Karboxypentyl)-Lysin) zu (Vereinigung zweier Polypeptidketten). Eine vierte, besondere Aminosäure stellt das *Dityrosin* dar, das aus bestimmten Elastinen fetaler Gewebe isoliert wurde. Möglicherweise steht diese Substanz mit der Bildung polyphenolischer Querverbindungen in Zusammenhang.
Im *elektronenoptischen Bild* zeigen die elastischen Fibrillen keine Querstreifung. Die Elastinfibrille besteht aus mindestens zwei Elementen. Ein zentraler »amorpher« Anteil (»elastin core«) wird von einer Schicht tubulärer Mikrofibrillen eingefaßt. Letztere weisen einen Durchmesser von 10 nm auf und bestehen wahrscheinlich vorwiegend aus Glykoproteinen. Das Elastinzentrum kann in filamentöse Untereinheiten aufgegliedert werden. Diese Filamente sind meist 2,8 nm dick, liegen der Hauptachse der Fibrille parallel und zeigen bei starker optischer Auflösung einen perlschnurartigen Aufbau (aneinander gereihte Ellipsoide, die 2,8 und 2,4 nm messen). Man vermutet, daß die Elastizität, das hervorstechende physikalische Merkmal dieser Fasern, auf einer mehr netz- und/oder knäuelartigen Tertiär- und Quartärstruktur der Polypeptidketten beruhen könnte, die nur bei stärkerer Zugwirkung eine annähernde Parallelstellung einnehmen, bei Wegfall dieser Kräfte jedoch wieder ihre ursprüngliche Anordnung anstreben. Mit zunehmender Bildung dickerer elastischer Fasern scheinen die Fibrillen in einem amorphen Material »unterzutauchen«, bleiben aber an der Oberfläche der Faser in der Regel noch erkennbar.
Den *Elastinabbau* besorgen sog. Elastasen; möglicherweise werden sie durch ein System von Inhibitoren gehemmt bzw. reguliert.

15.2. Sog. Grundsubstanz: Glykosaminoglykane, Proteoglykane und Glykoproteine

Die sog. »*Grundsubstanz*«, die viele Fasern und Zellen umhüllt und einen wesentlichen Bestandteil von Basalmembranen ausmacht, erfüllt wahrscheinlich viele der oben aufgezählten Funktionen des Bindegewebes. Insbesondere darf man annehmen, daß dieses vorwiegend aus anionischen Linearpolymeren aufgebaute Material im Rahmen des *Wasser- und Elektrolythaushalts*, des *Transports* verschiedener Substanzen sowie weiterer *Stoffwechselvorgänge* eine große Rolle spielt. Verschiedene experimentelle Befunde sprechen ferner dafür, daß die Grundsubstanz für den *extrazellulär ablaufenden Teil der physiologischen Fibrillogenese notwendig* ist, und daß ihre Anwesenheit eine Voraussetzung für die im Verlauf der Organogenese und vermutlich auch für form- und funktionserhaltende Mechanismen im späteren Leben wichtigen Beziehungen zwischen Mesenchym und Parenchym (»Induktorfunktionen«) darstellt.
Proteoglykane sind die wesentlichsten Bestandteile der Grundsubstanz. *Chemisch* handelt es sich um *Glykosaminoglykane* (Mukopolysaccharidketten), die an Proteine gebunden sind. In geringeren Mengen sind in der Grundsubstanz aber auch *Glykoproteine* enthalten. *Färberisch* unterscheidet man *saure* und *neutrale Mukopolysaccharide*, wobei die Eigenschaften der ersteren vor allem auf der Anwesenheit von Glykosaminoglykanen beruhen.

Proteoglykane

Die *Synthese der Glykosaminoglykane* (S. 927) erfolgt wahrscheinlich vor allem – wenn nicht ausschließlich – in Binde- und Stützgewebszellen. Vieles spricht dafür, daß der Golgi-Apparat Hauptsitz dieser Vorgänge ist. Man nimmt an, daß der Sulfatierungsgrad dieser Monomeren von Gewebe zu Gewebe verschieden regulierenden Einflüssen untersteht, und daß er gewisse Eigenschaften der Glykosaminoglykane, wie deren Bindung an Tropokollagen sowie ihr Quell- und Ionenbindungsvermögen, mitbestimmt. Vor der Polymerisierung wird die Disaccharideinheit von N-azetyliertem Aminozucker, mit einer Uronsäure (Glukuron- oder Iduronsäure) verbunden.
Zu den wichtigen sauren Glykosaminoglykanen der Binde- und Stützgewebe gehören die folgenden (vgl. dazu S. 966):
- *Hyaluronsäure*, ein unverzweigtes Molekül mit Molekulargewichten von 5×10^4 bis 8×10^6
- *Nicht oder wenig sulfatiertes Chondroitin*, das aus Glukuronsäure und N-Azetyl-Galaktosamin aufgebaut ist, findet sich u. a. in der Cornea und in gewissen Knorpelarten.
- *Chondroitin-4-Sulfat (=Chondroitinsulfat A)* und
- *Chondroitin-6-Sulfat (=Chondroitinsulfat C)* haben ein Molekulargewicht von ungefähr $3–5 \times 10^4$.
- *Dermatansulfat (=Chondroitinsulfat B)*
- *Heparansulfat (=Heparitinmonosulfat)*
- *Keratansulfat (=Keratosulfat)*

Das für die *Hornhaut* charakteristische *Keratosulfat I* besteht aus Polymeren von sulfatiertem N-Azetyllaktosamin, mittels alkalistabilen N-glykosidischen Bindungen an Asparagin eines Proteinkerns gebunden.
Von großer Wichtigkeit ist die Tatsache, daß die *Mukopolysaccharide in einem von Gewebsart zu Gewebsart unterschiedlichen Mengenverhältnis vorliegen*, das den örtlichen Bedürfnissen angepaßt zu sein scheint, eine deutliche Altersabhängigkeit zeigt und wenigstens einen Teil der physikalisch-chemischen Eigenschaften der betreffenden Organteile mitbestimmt. Als *Extrembeispiele* mögen einerseits die *Sehnen und Faszien* dienen, die vorwiegend aus Kollagenfasern bestehen und nur mäßig viel Dermatansulfat und Chondroitin-6-Sulfat sowie geringe Mengen von Hyaluronsäure aufweisen. Demgegenüber enthalten die *Wharton'sche Sulze* der Nabelschnur sowie der Glaskörper des Auges nur spärlich lockeres retikuläres Fasermaterial, dagegen große Mengen von Hyaluronsäure.
Die *Synthese des Eiweißanteils der Proteoglykane* findet im RER der Binde- und Stützgewebszellen statt; wo die Verbindung der Glykosaminoglykane mit dem Proteinanteil zustandekommt, ist noch nicht sicher bekannt. Die Größe des letzteren variiert von Gewebsart zu Gewebsart. In gewissen Hyaluronat-Proteinen beträgt er beispielsweise 23–30%, in Chondroitinsulfat-Proteinen zwischen 16 und 28%. Mindestens ein Teil der Proteinmoleküle in diesen Komplexen scheint nicht Kollagen zu sein. Vieles spricht dafür, daß derartige fibrilläre Proteinmoleküle eine zentrale Achse (»core«) bilden, an die in großer Zahl Glykosaminoglykane als Seitenketten angehängt sind. Von besonderem Interesse sind die Glykosaminoglykan-Kollagen-Komplexe, in denen die sauren Mukopolysaccharide kovalent an den Proteinanteil gebunden sein können. Dadurch entstehen untereinander verknüpfte Makromoleküle. Solche Strukturen scheinen imstande zu sein, weitere, nicht-kollagene Proteine in nicht-kovalenter Weise zu binden. Wir dürfen uns vorstellen, daß sich diese Strukturen, insbesondere die Glykosaminoglykan-Anteile, häufig in *lebhaftem Umsatz* befinden, und daß durch Änderungen in der Länge und Gestalt dieser Moleküle, z. B. Streckung oder Knäuelung, verschiedene Eigenschaften, wie Beeinflussung der Fibrillogenese (s. o.), Wasserbindung, Ionenbindung, Fließcharakteristika, Sol- und Gelzustand sowie Plastizität gesteigert und vermindert werden. Mukopolysaccharide vermögen die Verteilung von *Wasser* zwischen zwei, durch eine semipermeable Membran voneinander getrennten Kompartimenten aufgrund eines osmotischen Effekts erheblich zu beeinflussen. Die im Bereich der als polyanionische Polymere bekannten sauren Mukopolysaccharide vorhandenen *Kationen*, insbesondere Na^+, führen zu einem erheblichen osmotischen Druck. Erwartungsgemäß werden bivalente Kationen, wie Ca^{++}, stärker angezogen als univalente, z. B. Na^+. Überdies scheinen die Glykosaminoglykane auch zwischen Na^+ und K^+ bzw. Ca^{++} und Mg^{++} zu »diskriminieren«.
Am *Abbau der Proteoglykane* sind *neutrale Proteinasen* und zahlreiche *lysosomale Enzyme* beteiligt, nämlich Proteinasen, Peptidasen, Glukuronidasen, Iduronidasen, Sulfamidasen, Sulfatasen, Glukosaminidasen, Galaktosidasen u. a. (vgl. dazu Tabelle 82, S. 1289). Im Knorpelgewebe finden sich *Metalloproteasen*, die vorwiegend das »core protein« angreifen. Man darf annehmen, daß der Abbau der Proteoglykane in verschiedenen Zellarten stattfinden kann, unter anderem auch in Histiozyten und Granulozyten.

Glykoproteine

In geringeren Mengen finden sich in der Interzellulärsubstanz auch Glykoproteine, d. h. saccharidhaltige Eiweiße mit überwiegendem Proteinanteil. Färberisch stellen sie sich in der Regel als »neutrale Mukopolysaccharide« dar; bei kombinierter Alzianblau-PAS-Färbung nehmen sie einen rotvioletten Farbton an. Soweit sich aufgrund immunologischer Methoden beurteilen läßt, sind die *Eiweißkomponenten* der Glykoproteine z. T. *bindegewebsspezifisch*, z. T. stammen sie aus dem *Blutplasma*.
Der *Kohlenhydratanteil* dieser Substanzen ist unterschiedlich zusammengesetzt. Man findet z. B. N-Azetylhexosamin, D-Glukose, D-Galaktose, D-Mannose, L-Fukose und Neuraminsäure (Sialinsäure).

15.3. Physiologische Mineralisation der Interzellulärsubstanz: Knochen und Verkalkungszonen des Knorpels

Man kann die Entstehung der Matrix von Knorpel und Knochen als Sonderfälle der besprochenen Synthese von Fasern und Grundsubstanz bezeichnen: das von den Osteoblasten gebildete *Osteoid* besteht zu ungefähr 90% aus Kollagen, während die *Knorpelmatrix* reichlich Proteoglykane aufweist. Neuere Untersuchungsergebnisse

machen es wahrscheinlich, daß der flüssigkeitshaltige Raum zwischen Osteoblasten, Osteozyten sowie Osteoklasten einerseits und Knochen bzw. Osteoid andererseits ein *»geschlossenes Kompartiment«* darstellt. Vieles spricht dafür, daß der vor der Mineralisation der Knochenmatrix erfolgende *Austausch von Mineral-Ionen* zwischen diesem geschlossenen Kompartiment und dem übrigen Extrazellulärraum einer *aktiven Leistung der Osteoblasten* entspricht (S. 814). In der Regel dauert es einige Tage, bis neugebildetes Osteoid verkalkt. In diesem Zeitraum erfährt das letztere verschiedene, biochemisch faßbare Veränderungen. Abgesehen von fortschreitenden Vernetzungsvorgängen im Bereich des Kollagens, erscheinen beispielsweise an der zukünftigen Verkalkungsfront Phospholipide. Vor der Kristallisation von *Hydroxylapatit* (Gewichtsformel: $Ca_{10}(PO_4)_6(OH)_2$) befindet sich Kalziumphosphat in einem amorphen, nicht-kristallinen Zustand. Die Mechanismen, die den Beginn der Kristallisation von Apatit einleiten, sind noch nicht in allen Einzelheiten geklärt. Am Beispiel des Prädentins konnte gezeigt werden, daß unter physiologischen Bedingungen der Ca^{++}- und PO_4-Gehalt der Matrix vor Beginn der Apatitablagerung erheblich über den Gehaltswerten liegt, die für eine spontane Keimbildung nötig wären. Dadurch aber, daß Ca^{++} weitgehend an der Matrix gebunden ist, und die Phosphatgruppen nicht als Orthophosphat-Gruppen, sondern als Phosphoproteine, Phosphoester und/oder Pyrophosphat vorliegen, könnte möglicherweise die Keimbildung unterbunden werden, bis sie durch eine Ca^{++}-Anreicherung eingeleitet wird. Die *Mineralkeimbildung* beginnt in Verbindung mit kollagen-freien Vesikeln, die offenbar Proteine, Glykoproteine und Lipoproteine enthalten. Apatitkeime bilden sich dabei nicht nur außerhalb, sondern auch innerhalb von Kollagenfasern, d. h. in den Lücken zwischen den Subfibrillen. Einmal eingeleitet, schreitet die *Verkalkung der Matrix* zunächst ziemlich rasch, d. h. bis zu 70% des schließlichen Kalziumgehalts in wenigen Std., später langsamer voran. Innerhalb des verkalkten Knochens sind weder der Kalziumgehalt noch das Kalzium/Phosphor-Verhältnis konstant, da das Ausmaß der Apatit-Ablagerung verschieden sein, und Ca^{++} durch andere bivalente Kationen (Mg^{++}, Fe^{++} u. a.), Phosphat beispielsweise durch Karbonat, und (OH)′ durch Cl′ ersetzt werden können.
Auch der Knochen befindet sich in einem *ständigen Umbau.* Dieser Vorgang wird *von vielen Faktoren beeinflußt* (S. 131).
Kommt es an umschriebener Stelle zum *Knochenabbau,* beobachtet man das fast gleichzeitige Einsetzen einer Demineralisation (Auflösung des Apatits) und eines Abbaus der organischen Matrix. Meistens finden sich an diesen Stellen mehrkernige *Osteoklasten*; man ist indessen noch nicht sicher, ob diese Zellen den Knochenabbau einleiten oder als Folge einer beginnenden Knochenauflösung (Osteolyse) in Erscheinung treten. *Osteoblasten* und *Osteozyten* scheinen in beschränktem Ausmaß auch am Knochenabbau teilzunehmen, u. a. über die Sekretion proteolytischer, insbesondere kollagenolytischer Enzyme. Über die Bedeutung von Lysozym, das auch in die Matrix freigesetzt werden kann, besteht noch keine Klarheit. Es ist nicht ausgeschlossen, daß ein Osteozyt oder Osteoblast Bestandteile des Materials, das er vorher aufgelöst hatte, zum Wiederanbau von Knochen benützt.
Die überragende Bedeutung des Knochens im Rahmen des *Kalziumstoffwechsels* wird später zur Sprache kommen (S. 814).

15.4. Aufbau der Gelenke

Man unterscheidet echte *Gelenke (Diarthrosen),* die einen Gelenkspalt aufweisen, von *Syndesmosen* und *Synchondrosen*, bei denen Bindegewebe und/oder Faserknorpel die gelenkbildenden Knochen verbinden. Die echten Gelenke stellen eine strukturelle und funktionelle Einheit dar, die die *artikulierenden Skelettanteile* (Gelenkknorpel, knöcherne Deckplatte, subartikulärer Knochen), die *Gelenkkapsel*, in einigen Gelenken *Menisci* sowie – im weiteren Sinne – auch *Bänder, Sehnen* und *Muskeln* umfassen. In der *Tangentialzone des hyalinen Gelenkknorpels* liegen Knorpelzellen und kollagene Fasern parallel zur Oberfläche. In der *Übergangszone* biegt der Verlauf dieser Strukturen ab, um in der *Radiärzone* senkrecht zur Gelenkoberfläche ausgerichtet zu sein. Zwischen der Radiärzone und der *knöchernen Deckplatte* findet sich physiologischerweise eine *Verkalkungszone.*
Das *Stratum synoviale* der Gelenkkapsel, das eine vom *Stratum fibrosum* getrennte Blutversorgung aufweist, wird durch *synoviale Deckzellen* von der *Gelenkhöhle* abgegrenzt. Diese »synovial lining cells« bilden keinen völlig geschlossenen Zellverband und umfassen einerseits histiozytenartige *A-Zellen* und Synovia-produzierende *B-Zellen.* Je nach Form und Beschaffenheit der Synovialmembran unterscheidet man einen *alveolär-fibrösen* bindegewebig-zottigen, einen *alveolär-adipösen* und einen *fibrösen Typ.* Die *Menisken* – z. B. im Kniegelenk – bestehen überwiegend aus Faserknorpel. Markhaltige Nervenfasern, insbesondere auch *Schmerzleitungsfasern,* finden sich im Stratum fibrosum.
Sog. *Syndesmosen* und *Synchondrosen* weisen keine eigentliche Gelenkhöhle auf. Von besonderer Wichtigkeit sind die *Zwischenwirbelscheiben* (Disci intervertebrales), die sich – von außen nach innen – aus *straffem Bindegewebe (Anulus fibrosus),* lockerem kollagenem Gewebe, *Faserknorpel* mit sog. Chondromen und dem vorwiegend aus Proteoglykanen bestehenden *Nucleus pulposus* aufbauen und gegen die Wirbelkörper hin von einer *knöchernen Deckplatte* begrenzt werden. An der Ventralseite strahlen Faserzüge des Anulus fibrosus in das Lig. longitudinale commune ventrale der Wirbelsäule ein, während an der Dorsalseite keine derartige Verflechtung mit den Längsbändern besteht.

15.5. Aufbau und Umsatz des Knochens

Im Gegensatz zum hyalinen Gelenkknorpel und zum Faserknorpel, die eine sehr geringe Zellerneuerungsrate aufweisen, ist der Knochen während des ganzen Lebens im *Umbau* begriffen. Bis zum Abschluß der Pubertät resultiert daraus eine positive Bilanz, d. h. es wird in dieser Zeit mehr Knochen an- als abgebaut. Im Alter zwischen 20 und 50 Jahren besteht ein ungefähres Gleichgewicht; danach setzt – in unterschiedlichem Ausmaß – ein Überwiegen des Knochenabbaus über den Anbau ein, vor allem wegen einer Verminderung der Gesamtleistung der Osteoblasten. Es ist üblich, die Knochenstrukturen auf verschiedenen Ebenen des Bauprinzips zu betrachten.
Die *Struktur 1. Ordnung* bezieht sich auf makroskopische Merkmale, wie die Unterteilung langer Röhrenknochen in die für das Längenwachstum maßgebliche *Epiphyse,* ferner *Metaphyse* und *Diaphyse* sowie die Abgrenzung der *Kompakta* (in der Diaphyse) bzw. *Kortikalis* (Epiphysenbereich und sog. platte Knochen) von der *Spongiosa.*
Die *Struktur 2. Ordnung* umfaßt den *Lamellen-* und *Osteonen-Bau* des Knochens, insbesondere der Kompakta. Die letztere wird in erster Linie und schichtenweise von den periostalen Osteoblasten angelegt, wobei ein gleichzeitiger endostaler Abbau in der Zeit vor der Pubertät zum Dickenwachstum der Knochenschäfte führt. Die axial einwachsenden Gefäßkanälchen weiten sich aus und werden ringsum durch Osteoblastentätigkeit mit Ringlamellen, den sog. *Havers'schen Osteonen,* umgeben. Durch diesen Umbau erhält der kompakte Knochen mit der Zeit einen mosaik-artigen Aufbau, bei dem alte, z. T. abgebaute *Schaltlamellen* zwischen den Havers'schen Osteonen liegen. Durch endostale Apposition bildet sich eine *innere Generallamelle,* durch periostale Knochenneubildung die *äußere Generallamelle.*
Die *Struktur 3. Ordnung* entspricht dem mikroskopischen Bau, insbesondere auch den Knochenbälkchen der Spongiosa, wo sich – von außen nach innen – *Präosteoblasten, Osteoblasten,* ein *Osteoidsaum* und schließlich *lamellärer Knochen* mit *Osteozyten* erkennen lassen. Auch die Zeichen des *osteoklastären Abbaus,* mit Erscheinen mehrkerniger Riesenzellen in *Howship'schen Lakunen,* gehören in diese Strukturstufe.
Die *Struktur 4. Ordnung* schließlich wird durch den Feinbau des Knochens, d. h. die Anordnung der Fasern und Fibrillen sowie der Grundsubstanz und der Hydroxyl-Apatit-Kristalle, bestimmt.

Literatur

Cleary, E. G., Cliff, W. J.: The substructure of elastin. Exp. Mol. Pathol. *28*, 227 (1978) — *Engfeldt, B., Hjerpe, A.:* Glycosaminoglycans and proteoglycans of human bone tissue at different stages of mineralization. Acta Pathol. Microbiol. Scand. [A] *84*, 95 (1976) — *Grant, M. E., Prockop, D. J.:* The biosynthesis of collagen. N. Engl. J. Med. *286*, 194 (I), 242- (II), 291- (III) (1972) — *Krane, S. M., Kantrowitz, F. G., Byrne, M., Pinnell, S. R., Singer, F. R.:* Urinary excretion of hydroxylysine and its glycosides as an index of collagen degradation. J. Clin. Invest. *59*, 819 (1977) — *Longacre, J. J. (ed.):* The ultrastructure of collagen. Springfield: Thomas 1976 — *Nevo, Z., Michaeli, D., Daentl, D. L.:* Examination of core protein of proteoglycans. I. Abnormal PG in auriculoepiphyseal dysplasia. Exp. Mol. Pathol. *28*, 247 (1978) — *Schwartz, E. R., Adamy, L.:* Effect of ascorbic acid on arylsulfatase activities and sulfated proteoglycan metabolism in chondrocyte cultures. J. Clin. Invest. *60*, 96 (1977) — *Seyer, J. M., Hutcheson, E. T., Kang, A. H.:* Collagen polymorphism in normal and cirrhotic human liver. J. Clin. Invest. *59*, 241 (1977)

16. Bemerkungen zur Rheologie der Binde- und Stützgewebe

Mit Hilfe besonderer Methoden lassen sich Eigenschaften wie *Härte, Festigkeit, Zähigkeit, Verformbarkeit, Plastizität* sowie *Elastizität* auf Druck, Zug, Scherung, Stauchung, Biegung und Zerrung, ferner Vorgänge wie *»Kriechen«, »Fließen«, Schrumpfung, Polymerisation* und *Aggregation* erfassen und definieren. Für die Beschreibung der *mechanischen Funktionen* des Binde- und Stützgewebes haben diese Begriffe große Bedeutung.

Beispiele:

- *Sehnen, Bänder, Faszien und bindegewebige Kapseln* übertragen Kräfte ohne wesentliche Verformung, d. h. sie besitzen dank der Reißfestigkeit, der Dicke, der Anordnung und der weitgehenden Streckung der Fibrillen einen hohen *Elastizitätsmodul.* Fällt die Zugwirkung über längere Zeit teilweise weg, kann es zu einer Inaktivitätsatrophie kommen, und die Reißfestigkeit nimmt ab.
- Die *Zwischenwirbelscheiben* mit ihrem straffen Anulus fibrosus und dem weichen Nucleus pulposus eignen sich vorzüglich zum Auffangen von Zug-, Biegungs-, Scherungs- und Druckkräften. Auch bei langdauernder Belastung kommt es hier nicht zu einer Verformung, d. h. diese Strukturen *sind nicht plastisch.*
- *Straffes Bindegewebe* zeichnet sich im allgemeinen durch einen *geringen Verformungsrückstand (Hysterese)* aus.
- *Lockeres Bindegewebe,* wie wir es beispielsweise in der Haut, in den Lungen und in zahlreichen inneren Organen antreffen, besitzt eine ausgesprochene *Strukturelastizität.* Hier sind die Faserbündel oft gewunden, gekräuselt und/oder spiralig angeordnet. Durch Einlagerung eines vorwiegend aus Mukopolysacchariden bestehenden viskösen Materials im Gel- oder Solzustand kann dieses Gewebe bei relativ geringem Elastizitätsmodul ein *erhebliches Maß an Plastizität* aufweisen.
- Die an sauren Mukopolysacchariden reichen *Glaskörper* und *Nabelschnurgewebe,* ebenso wie myxomatöses Gewebe, zeigen eine *deutliche Hysterese,* d. h. nach Entlastung gewinnen sie ihre ursprüngliche Form nur langsam wieder zurück. Falls ein Verformungsrest nach Entlastung bestehen bleibt, kann es sein, daß solches Material bei wiederholter Beanspruchung ins *Fließen* gerät.
- *Knochen* entspricht einem *Verbundbau von Fasern,* spärlichen Mukopolysacchariden und reichlich eingelagerten Apatitkristallen, was dem Material einen hohen Grad von *Festigkeit* gibt, vergleichbar dem armierten Beton. Im Faserknochen sind die Fibrillen zufällig orientiert, im lamellären Knochen besteht eine strenge Ordnung: Innerhalb einer Lamelle laufen die Fasern ungefähr parallel, von Lamelle zu Lamelle wechselt indessen die Verlaufsrichtung.
- *Hyaliner Knorpel* läßt sich dank seiner *Druck-, Biegungs-* und *Torsionselastizität* einem kautschukartigen Material vergleichen. Seine glatte Oberfläche in Gelenken ermöglicht eine Bewegung der Knochen gegeneinander, ohne daß eine erhebliche *Reibung* bestünde. Die inkompressible Synovialflüssigkeit in Gelenken wird wegen ihrer erheblichen Viskosität bei Druckwirkungen nicht oder nicht sogleich aus dem Gelenkspalt gepreßt. Wenn hyaliner Knorpel infolge Belastung komprimiert wird, steigt sein Elastizitätsmodul. Bei längerer Belastung tritt immer mehr Synovia aus dem Gelenkspalt in die seitlichen Anteile der Gelenkhöhle aus und trägt damit zur Straffung der fibrösen Gelenkkapsel bei. Bei Absinken der Temperatur, wie sie in den Extremitäten nicht selten beobachtet wird (20–25 °C in kleinen Hand- und Fußgelenken sind keine Seltenheit), nimmt die Viskosität der Synovia zu. Nach längerdauernder Ruhigstellung kann es offenbar zu einer vermehrten Aggregation von Makromolekülen kommen (vgl. dazu »Steifigkeit« der Glieder nach längerem Liegen).
- *Faserknorpel,* wie er beispielsweise in den Menisken der Kniegelenke vorhanden ist, verbindet gewisse Eigenschaften von hyalinem Knorpel mit solchen straffer Bindegewebe.

Literatur

Hartmann, F., Deicher, H.: Bindegewebe. In: Klinische Pathophysiologie. Siegenthaler, W. (ed.), p. 806, Stuttgart: Thieme 1970

17. Angeborene Krankheiten des Binde- und Stützgewebes

Man kennt eine sehr große Zahl hereditärer bzw. familiärer Störungen des Binde- und Stützgewebeapparates (s. Tabelle 3, S. 109). Mehrheitlich handelt es sich um Anomalien, die den Charakter von *Mißbildungen* tragen (S. 24), und über deren biochemische sowie morphogenetische Hintergründe man noch wenig weiß. Aus der Humanpathologie sind bis jetzt nur wenige Erbleiden bekannt geworden, bei denen ein *Defekt eines direkt in die Kollagen- bzw. Elastinsynthese eingeschalteten Enzyms* nachgewiesen oder wahrscheinlich gemacht werden konnte. Einige dieser Affektionen werden nachfolgend kurz erörtert.

Definitionen: Die hereditären diffusen Störungen des Binde- und Stützgewebes lassen sich in *Anomalien der Fibrillogenese* und sog. *Mukopolysaccharidosen* (S. 964) unterteilen. Zu den *primären Defekten der Bildung kollagener und/oder elastischer Fasern* gehören u. a. die *Ehlers-Danlos-Syndrome,* die verschiedenen Formen von *Osteogenesis imperfecta* und das *Marfan-Syndrom.* Mehr oder weniger generalisierte *sekundäre Veränderungen der fibrösen Elemente* finden sich u. a. beim Pseudoxanthoma elasticum, bei der *Homozystinurie* (S. 889), bei der *Alkaptonurie* (S. 892) und beim sog. *»kinky hair«-Syndrom* (S. 845).
Außerdem gibt es eine größere Zahl von Erbleiden, die sich durch *komplexe Störungen von Teilen des Binde- und Stützgewebeapparates* kennzeichnen, z. B. die *Neurofibromatose (v. Recklinghausen),* die *Marmorknochenkrankheit* u. a. m. (s. u.).

17.1. Störungen im Kollagen- und Elastinaufbau und -umsatz: Ehlers-Danlos-Syndrom(e) und weitere Zustände

Ehlers-Danlos-Syndrom(e)

Formen und **Pathogenese:** Man kennt mindestens 7 Typen dieses(r) Syndroms(e), wovon drei *(Typen I–III) autosomal-dominant,* drei *autosomal-rezessiv (Typen IV, VI und VII)* und einer *(Typ V) X-chromosomal-rezessiv* vererbt werden. Mit Ausnahme der Typen VI und VII sind die der Anomalie zugrunde liegenden *Enzymdefekte* noch nicht befriedigend geklärt. Beim *Typ I* (sog. *gravis-Form*) ist meistens das Vollbild des Leidens ausgeprägt, während der *Typ II*, der möglicherweise eine allelische Variante von Typ I darstellt, einer milderen Form entspricht. Beim *Typ III* (sog. *benigner hypermobiler Typ*) fehlen oft Skelettdeformitäten, die Überdehnbarkeit und die Blutungsneigung der Haut bei leichten Traumen sind indessen deutlich vorhanden. Der *Typ IV (Ekchymotischer, arterieller oder Sack'scher Typ)* charakterisiert sich vor allem durch eine dünne Haut und Bildung von Ekchymosen bei leichten mechanischen Einwirkungen; zudem beobachtet man nicht selten Rupturen z. B. größerer Blutgefäße (insbesondere Arterien) und des Darms. Als Ursache fand man u. a. eine gestörte Bildung von Kollagen Typ III (»vaskuläres Kollagen«). Die Hyperelastizität der Haut ist bei *Typ V* eindrücklicher als die der Gelenke. Beim *Typ VI* (sog. *okulärer Typ*) fehlt es – wegen Mangels an Lysilhydroxylase-Aktivität – an Hydroxylysin, das u. a. für die Vernetzung von Kollagen Bedeutung hat. Als Folgen zeigen sich, neben Haut- und Skelettveränderungen (s. o.), oft Komplikationen im Bereich der Augen, wie Glaukom, Hornhautruptur, Netzhautablösung u. a., die z. B. bei geringen Traumen auftreten können. Der *Typ VII (Arthrochalasis multiplex congenita)*, der auf einem Defekt der Prokollagenpeptidase beruht, stehen u. a. Luxationen großer Gelenke, geringe Körpergröße sowie eine stark dehnbare, weiche Haut im Vordergrund.

Morphologisch findet sich, abgesehen von den oben erwähnten, makroskopisch erkennbaren Veränderungen, eine merkwürdige Vermehrung sehr dünner elastischer Fasern und eine ungenügende Kollagenbildung.

Folgen und **Komplikationen:** Neben den bereits genannten Störungen kommt es etwas gehäuft zur Ausbildung eines Aneurysma dissecans (S. 499).

Pseudoxanthoma elasticum (Groenblad-Strandberg-Syndrom(e))
Bei diesen z. T. autosomal-rezessiv, z. T. -dominant vererbten Leiden, die vor allem das weibliche Geschlecht betreffen und sich oft in der 2.–4. Lebensdekade zu manifestieren beginnen, stehen faltenartige Hautveränderungen, Verkalkungen, Ausweitung der Arterien und sog. »angoid streaks« im Bereich der Retina im Vordergrund. Histologisch zeichnet sich das Bindegewebe durch Fragmentation von Fasern, Vorhandensein von sog. Elazin (S. 114) und herdweise Vermehrung saurer Mukopolysaccharide aus. Man vermutet eine Störung in der Beziehung zwischen Proteoglykanen und Fibrillen.

Marfan-Syndrom
Der Erbgang dieses Syndroms, das beide Geschlechter gleich befällt, ist noch nicht ganz geklärt: meistens scheint er dominant zu sein. Zu den Merkmalen gehören sog. Spinnenfingerigkeit *(Arachnodaktylie)*, lange dünne Gliedmaßen, überdehnbare Gelenke, Neigung zu sog. Brüchen (Hernien), Subluxation der Augenlinse und eine ungewöhnliche Schwäche der Wand großer Körperarterien, die sich mikroskopisch oft als sog. *zystoide Medianekrose, vor allem der Aorta,* erweist. Auf dieser Grundlage entwickelt sich häufig ein Aneurysma dissecans (S. 498). Es finden sich auch Unregelmäßigkeiten im Bau der elastischen Fasern, was mit dem Auftreten einer besonderen Form von *Lungenemphysem* (S. 624) bei diesen Patienten in Beziehung gebracht wird.

Ursache und **Pathogenese** dieses Leidens sind noch nicht geklärt. Offenbar besteht eine mangelhafte Vernetzung des Kollagens, möglicherweise auch des Elastins, verbunden mit beschleunigtem Abbau und Ausscheidung erhöhter Mengen von Hydroxyprolin-haltigen Polypeptiden im Urin. Man denkt an die Möglichkeit eines Defekts beispielsweise der Aminoxidase, die zur Aldehydbildung im Kollagen erforderlich ist.

Barlow'sche Krankheit mit Mitralklappenprolaps, s. S. 565.

Homozystinurie
Diese autosomal-rezessiv vererbbare Störung des Methioninstoffwechsels (S. 889) beruht auf einem *Defekt der Zystathionin-Synthetase,* weshalb Methionin und Homozystin im Gewebe angehäuft und im Urin vermehrt ausgeschieden werden. Homozystin, eine dem Penizillamin (S. 114) strukturell verwandte Substanz, scheint mit den zur Vernetzung von Tropokollagenmolekülen notwendigen Aldehyden eine Verbindung einzugehen, so daß die letzteren zur Vernetzung nicht mehr zur Verfügung stehen. Die Auswirkungen dieser Störungen sind z. T. denjenigen beim *Marfan-Syndrom ähnlich,* dazu gesellt sich eine vermehrte Neigung zur Ausbildung *arteriosklerotischer Veränderungen* (S. 481) und einer *Arthrose* (S. 127). Homozystin in zu hoher Konzentration scheint überdies eine vermehrte Sulfatierung der Glykosaminoglykane herbeizuführen. Möglicherweise besteht darin der Grund für die bei diesem Leiden nachgewiesene Umwandlung der Proteoglykan-Moleküle von einer gestreckten in eine geknäuelte Struktur.
Beispiele von Störungen der Kollagensynthese sind in Abb. 33 dargestellt.

17.2. Erbliche Störungen des Proteoglykan-Stoffwechsels

Zu dieser Gruppe von Krankheiten gehören in erster Linie die verschiedenen Formen von *Mukopolysaccharidose,* die später eingehender besprochen werden (S. 964). In den meisten Fällen handelt es sich um *Defekte lysosomaler Enzyme,* die normalerweise am *Abbau der Glykosaminoglykane* beteiligt sind. Dadurch häufen sich in den Geweben – intra- wie interzellulär – gewisse Metaboliten an, die in hoher Konzentration

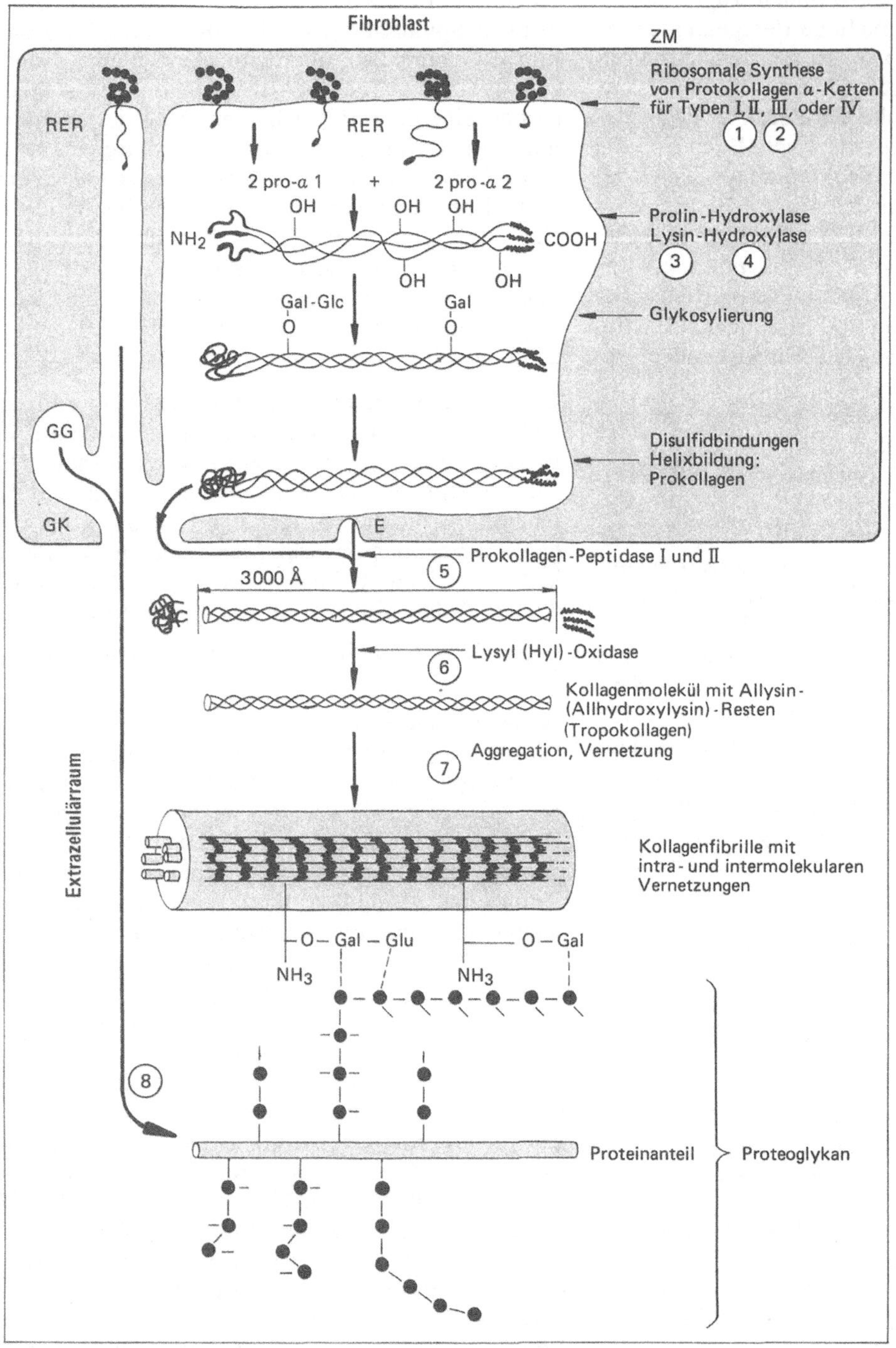

Abb. 33. *Kollagensynthese und einige ihrer Störungen.* Bei der *Osteogenesis imperfecta* fehlt es nach den heutigen Vorstellungen an der Produktion von Protokollagen-α-Ketten für Kollagen Typ I (1), beim *Ehlers-Danlos-Syndrom Typ IV* an derjenigen von α-Ketten für Kollagen Typ III (2). Ein Defekt der Prolin- und/oder Lysin-Hydroxylase (3) scheint dem *Ehlers-Danlos-Syndrom Typ VI* zugrunde zu liegen. Die Hydroxylierung kann im übrigen durch verschiedene nachteilige Einflüsse gestört werden, z. B. Mangel an Fe^{++} und an dem, für die Erhaltung von Eisen in einem zweiwertigen Zustand wichtigen Vitamin C (Askorbinsäure) (4). Der *Ehlers-Danlos Typ VII* ebenso wie die *Dermatosparaxis der Rinder* scheinen auf einem Defekt der Prokollagen-Peptidase (I und/oder II) zu beruhen (5), während der *Typ V des Ehlers-Danlos-Syndroms* wahrscheinlich durch einen Mangel an Lysyl (Hyl)-Oxidase-Aktivität bewirkt wird (6). Dieser Reaktionsschritt erfährt auch bei Kupfermangel und bei Behandlung mit β-Aminopropionitril eine Hemmung. Die schädlichen Effekte u. a. von *Penizillamin und Homozystin* auf die Bildung kollagener Fibrillen steht vermutlich mit Störungen der Aggregation und/oder Vernetzung der Kollagenmoleküle in Beziehung (7). Verständlicherweise vermögen alle Agentien, die die Proteinsynthese ganz allgemein hemmen (S. 36) oder andere komplexe Zellschäden zur Folge haben, die Kollagenbildung zu beeinträchtigen (S. 71). Störungen der Proteoglykanbildung (*Mukopolysaccharidosen,* S. 964) ziehen auch die kollagene Fibrillogenese in Mitleidenschaft (8).

ZM = Zellmembran; RER = rauhes endoplasmatisches Retikulum; GK = Golgi-Komplex; E = Exozytose; GG = Glykosaminoglykane

nicht nur den Aufbau der Proteoglykane, sondern auch die Fibrillogenese zu behindern scheinen. Folge davon sind verschiedene Störungen der Bindegewebsfunktionen, z. T. auch des Knochenbaus und -umsatzes.

17.3. Hereditäre Leiden mit komplexen Störungen des Binde- und Stützgewebeapparates

Die nachfolgend aufgeführten Heredopathien haben u. a. gemeinsam, daß über ihre Ursache, insbesondere allfällige Enzymdefekte, noch nichts zuverlässiges bekannt ist.

Neurofibromatose (v. Recklinghausen)
Bei diesem autosomal dominant vererbten Leiden findet sich im Bereich zahlreicher peripherer Nerven eine Vermehrung des Bindegewebes, oft unter dem Bild von *Neurofibromen* (S. 264). Außerdem zeigen auch die Wände von Blutgefäßen, insbesondere Arterien, einen Überschuß an ziemlich zellreichem fibromatösem Gewebe. Man beobachtet dann und wann auch einen merkwürdigen *regionalen Gigantismus,* beruhend auf einer komplexen Volumenzunahme des Mesenchyms. Die Haut weist in der Regel zahlreiche sog. Café-au-lait-Flecken auf.

Osteogenesis imperfecta congenita s. fetalis (Vrolik)
Hier haben wir es mit einer meistens autosomal-rezessiv vererbbaren Störung des Binde- und Stützgewebes zu tun, die zu einer allgemeinen Unterentwicklung der Kollagen-haltigen Strukturen führt. Besonders deutlich äußert sich das Leiden am knöchernen Skelett, wo schon sehr früh Verkrümmungen und multiple Frakturen auftreten. Es besteht eine hochgradige Osteoporose, die durch eine relative Dichte der Lagerung der Osteozyten gekennzeichnet ist. Offenbar handelt es sich um eine ungenügende Kollagen- und Matrixbildung, indem sowohl verminderte Mengen von Proteoglykanen als auch eine Verdünnung der Kollagenfasern nachgewiesen werden können. Die betroffenen Kinder sind in der Regel kaum lebensfähig.

Osteogenesis imperfecta tarda (Lobstein) = Osteopsathyrosis
Bei diesem Leiden steht eine ungenügende periostale bei wenig gestörter endostaler Knochenbildung im Vordergrund. Überdies fällt eine allgemeine Zartheit der Bindegewebsstrukturen auf. Meistens besteht auch eine Dentinogenesis imperfecta. Es scheint, daß die meisten dieser Fälle von Osteogenesis imperfecta autosomal-dominant vererbt werden.

Fragilitas ossium hereditaria
Eine ebenfalls vererbte Störung, die große Ähnlichkeit mit der Osteogenesis imperfecta tarda (Lobstein) hat, jedoch durch die Trias: *Osteopsathyrosis* (Knochenbrüchigkeit) + *blaue Skleren* + *Osteosklerose* gekennzeichnet ist. Der Erbgang ist vermutlich autosomal-dominant.

Tabelle 3. Hereditäre Veränderungen des Stützgewebeapparates

A. *Chondrodystrophien*
Achondroplasie (Chondrodystrophia congenita)
Weitere Beispiele von chondrodystrophischen Veränderungen
– *Vorwiegend dominanter Erbgang:*
Periphere Chondrodysplasie
»Pseudoachondroplasie« (spondylo-epiphysäre Dysplasie)
Multiple epiphysäre Dysplasie (Dysplasia epiphysealis multiplex)
Metaphysäre Dysostosis
Familiäre Dyschondrostosis und Madelung'sche Deformität
Mikromelie mit Hypoplasie von Ulna und Fibula
sog. gutartige Achondroplasie
– *Vorwiegend rezessiver Erbgang:*
Chondroektodermale Dysplasie (Ellis-van Creveld-Syndrom)
Chondrodystrophie des Neugeborenenthorax mit nachfolgender Asphyxie (Jeune'sche Krankheit »asphyxiating thoracic dystrophy of the newborn«)
Knorpel-Haar-Dysplasie (Mc Kusick-Syndrom)
Chondrodystrophia calcificans congenita (Conradi'sche Krankheit)
Diastrophischer Zwergwuchs (atypische Achondroplasie mit Gelenkkontrakturen)
– *Geschlechtsgebundener rezessiver Erbgang:*
Osteochondrodystrophia hereditaria deformans (Jacobson'sche Krankheit)

B. *Osteogenesis imperfecta (Osteopsathyrosis)*
Osteogenesis imperfecta congenita (Vrolik)
Osteogenesis imperfecta tarda (Lobstein)
Fragilitas ossium hereditaria

C. *Osteopetrosis (Marmorknochenkrankheit, Albers-Schönberg)*
Der Osteopetrosis verwandte Krankheitsbilder:
Pyknodysostosis (Osteopetrosis acroosteolytica)
Familiäre kraniometaphysäre Dysplasie (Pyle'sche Krankheit)

D. *Weitere hereditäre Veränderungen des Skeletts*
Kleidokraniale Dysostose
Hereditäre Exostosis multiplex
Sklerosierende hyperostotische Osteopathie (Camurati-Engelmann'sche Krankheit)
Osteopoikilosis (disseminierte sklerosierende Osteopathie)
Pleonosteosis (Léri-Syndrom)
Familiäre idiopathische Osteoarthropathie (Pachydermoperiostosis)

Marmorknochenkrankheit (Albers-Schönberg)
Eine seltene Affektion, die vermutlich autosomal-rezessiv vererbt wird und durch das Bestehen einer diffusen Osteopetrosis, einer Osteopsathyrosis und einer aplastischen Anämie charakterisiert ist.
Es scheint, daß es vor allem am Knochenabbau fehlt, so daß mit der Zeit eine positive Bilanz deutlich wird: Kompakta, Kortikalis und vor allem Spongiosa fallen durch eine ungewöhnliche Dicke auf, die Markräume

werden stark eingeengt. Osteoblasten sind in ungefähr normaler Zahl vorhanden, man bemerkt aber eine nur geringe Zahl von Osteoklasten. Der Knochen ist überdies zu stark mineralisiert, was z. T. für die – trotz Osteosklerose – erhebliche Frakturbereitschaft (Osteopsathyrosis) verantwortlich sein dürfte.
Bei der Frühform dieses Leidens ist die Prognose meistens nicht günstig. Man kennt aber auch eine spätmanifeste Variante, bei der weniger ausgeprägte Veränderungen, insbesondere Verdickungen des Endosts, vorliegen.

Weitere kongenitale Störungen des Binde- und Stützgewebes
Eine ganze Gruppe hereditärer Leiden zeichnet sich durch Entwicklungsstörungen der knorpligen und/oder knöchernen Strukturen des Körpers aus. Teilweise handelt es sich dabei nicht um generalisierte Stoffwechselstörungen des Binde- und Stützgewebes, sondern um eine fehlerhafte Ausbildung der Form einzelner Körperteile (Tabelle 3). Bei vielen weiteren Leiden, die den Binde- und Stützgewebsapparat betreffen, wird eine *hereditäre Störung vermutet, konnte aber noch nicht sicher geklärt werden* (S. 24).

Literatur

Cooper, R. R., Pedrini-Mille, A., Ponsetti, I. V.: Metaphyseal dysostosis. A rough surfaced andoplasmic reticulum storage defect. Lab. Invest. *28*, 119 (1973) — *McKusick, V. A.:* Heritable disorders of connective tissue. St. Louis: Mosby 1972 — *Martinez-Hernandez, A., Huffer, W. E., Neldner, K., Gordon, S., Reeve, E. B.:* Resolution and repair of elastic tissue calcification in pseudoxanthoma elasticum. Arch. Pathol. Lab. Med. *102*, 303 (1978) — *Maynard, J. A., Cooper, R. R., Ponsetti, I. V.:* A unique rough surfaced endoplasmic reticulum inclusion in pseudoachondroplasia. Lab. Invest. *26*, 40 (1972) — *Pope, F. M., Martin, G. R., Lichtenstein, J. R., Penttinen, R., Gerson, B., Rowe, D. W., McKusick, V. A.:* Patients with Ehlers-Danlos syndrome Type IV lack type III collagen. Proc. Natl. Acad. Sci. USA 72, 1314 (1975) — *Saruk, M., Eisenstein, R.:* Aortic lesion in Marfan syndrome. The ultrastructure of cystic medial degeneration. Arch. Pathol. Lab. Med. *101*, 74 (1977) — *Trelstad, R. L., Rubin, D., Gross, J.:* Osteogenesis imperfecta congenita. Evidence for a generalized molecular disorder of collagen. Lab. Invest. *36*, 501 (1977)
S. auch Literatur zu Alkaptonurie (S. 892) und Mukopolysaccharidosen (S. 964).

18. Erworbene Störungen des Binde- und Stützgewebes

In diesem Abschnitt werden allgemeine und örtlich beschränkte Veränderungen des Binde- und Stützgewebes besprochen, soweit sie die Faserbildung und -erneuerung sowie Synthese und Umsatz von Proteoglykanen betreffen. Störungen, die sich nur auf knorpelige und knöcherne Skelettanteile beziehen, kommen weiter unten zur Sprache (S. 127 ff.).

18.1. Hormonale Einflüsse auf das Binde- und Stützgewebe

Wirkung von Wachstumshormon (somatotropes Hormon, STH)
Wachstum und Umsatz des Binde- und Stützgewebes untersteht einem erheblichen Einfluß durch STH, das seine Wirkung wenigstens teilweise über die Bildung bzw. Aktivierung eines »Sulfatierungsfaktors« (Somatomedin) ausübt. Vor der Pubertät ist eine ausgewogene STH-Produktion durch den Hypophysenvorderlappen geradezu eine Voraussetzung für das physiologische Wachstum. Aber auch im späteren Leben machen sich *Störungen in der Bildung und Sekretion dieses Hormons* besonders deutlich am knöchernen Skelett und am Bindegewebe bemerkbar.

Beispiele:
- Bei Fehlen oder verminderter Wirkung von STH in der Kindheit kommt es zum sog. *hypophysären Zwergwuchs,* der sich durch eine weitgehende Bewahrung der Körperproportionen auszeichnet.
- Wird zuviel STH produziert, z. B. durch ein *eosinophiles Adenom* des Hypophysenvorderlappens, entwickelt sich beim *Kind und beim Jugendlichen* ein *hypophysärer Riesenwuchs,* bei *Erwachsenen* eine *Akromegalie* (Vergrößerung der »Akren« (Körpervorsprünge, -enden)), z. B. des Kiefers sowie der Hände und Füße.
- STH-artige Substanzen werden hie und da von gewissen Tumoren (z. B. kleinzelliges Bronchialkarzinom, S. 240) produziert und tragen möglicherweise zu der in solchen Fällen nicht seltenen *hypertrophischen Osteoarthropathie* bei; im Vordergrund steht hier eine periostale Knochenneubildung.

Wirkung von Schilddrüsenhormonen bzw. Thyreoidea- stimulierendem Hormon (TSH)
Bei *Hypothyreose* beobachtet man öfters eine Veränderung der Haut und anderer Weichteile, die durch eine leichte Schwellung und Weichheit gekennzeichnet ist *(Myxödem).* Man bemerkt im Hautbindegewebe eine Vermehrung gewisser interstitieller saurer Mukopolysaccharide, vor allem von Hyaluronsäure, während der Gehalt an Chondroitinsulfaten herabgesetzt sein kann. Im weitern Verlauf kann der Gehalt der Haut an solchen Substanzen wieder etwas zurückgehen und einer mäßigen Faserbildung weichen. Es ist möglich, daß diese besondere Umwandlung des Bindegewebes durch eine überschießende Produktion eines *Hypophysenvorderlappenfaktors,* möglicherweise TSH selbst, und nicht in erster Linie durch das Fehlen von Schilddrüsenhormonen bedingt wird. In diesem Zusammenhang ist daran zu erinnern, daß bei gewissen Formen von Hyperthyreose ein *»Exophthalmus-produzierender Faktor«* (EPF) nachgewiesen werden kann, der im Retrobulbärgebiet ähnliche myxoide Veränderungen hervorruft, mit TSH aber nicht identisch zu sein scheint.
Die *Schilddrüsenhormone,* Thyroxin (T4) und Trijodthyronin (T3), haben auf das Körperwachstum im allgemeinen einen stimulierenden Effekt. Möglicherweise bieten sie sogar die Voraussetzung zur vollen Wir-

kungsentfaltung des STH. Allerdings muß betont werden, daß knöcherne Veränderungen, wie sie bei Akromegalie bekannt sind, durch Hyperthyreose allein nicht zustande kommen.
Bei *Hyperthyreose* wird mitunter eine Hyperkalzämie beobachtet. Wahrscheinlich hängt diese Veränderung mit der direkten Stimulation der Knochenresorption durch T_4 und T_3 zusammen (S. 384).

Der Einfluß der Geschlechtshormone
Dem *Testosteron* wird im allgemeinen ein *anaboler Effekt* zugeschrieben. Es scheint die Synthese von Kollagen zu fördern und die Reißfestigkeit des straffen Bindegewebes zu heben. Am knöchernen Skelett wirkt es sich ebenfalls im Sinn einer leicht positiven Bilanz aus. Ferner sind Veränderungen in der Zusammensetzung der Glykosaminoglykane der Zwischensubstanz beschrieben worden, beispielsweise eine Vermehrung von Keratan- und Dermatansulfat im Nucleus pulposus der Zwischenwirbelscheibe sowie eine Zunahme des Gehalts der Haut an Hyaluronsäure. Während der Pubertät macht sich der Testosteroneinfluß u. a. in einer Begünstigung der knöchernen Abdeckelung der Epiphysenfugen bemerkbar. Jedenfalls wird der *Gigantismus bei Eunuchen* durch einen verzögerten Abschluß der enchondralen Ossifikation u. a. an den langen Röhrenknochen erklärt.
Östrogene in geeigneter Konzentration haben bei verschiedenen Spezies ebenfalls einen deutlich anabolen Effekt auf das Stützgewebe. Von besonderem Interesse ist der Effekt von *Progesteron – unter permissiver Östrogenwirkung* – auf das *Mantelbindegewebe der weiblichen Brustdrüse:* hier zeigt sich eine Vermehrung von Proteoglykanen im Zwischengewebe, was diesem eine *»myxoide« Beschaffenheit* verleiht. *Östrogeneinwirkung allein* hat die Bildung eines eher *dichten,* vorwiegend kollagenen Mantelbindegewebes zur Folge. Fehlt der Einfluß beider Hormone, kommt es zur *Sklerosierung* (S. 398).

Wirkungen von Nebennierenrindenhormonen und verwandter Stoffe
Verschiedene aktive Leistungen des Bindegewebes, wie *Granulombildung* (S. 1298), *Wundheilung* (S. 1357), *Frakturheilung* (S. 134), *Fibrillogenese* und die *Synthese insbesondere sulfatierter Glykosaminoglykane* können durch *Glukokortikosteroide (Glukokortikoide) in höheren Dosen gehemmt werden.* Beeinträchtigt wird auch die Proliferation von Fibroblasten. Bei längerdauernder Einwirkung von Glukokortikosteroiden entwickelt sich eine *Osteoporose.* Gut bekannt sind die unter dem Einfluß höherer Dosen dieser Hormone auftretenden *Striae der Haut,* die man vorwiegend einer Verlangsamung des Umsatzes von Glykosaminoglykanen zuschreibt. Dies zieht offenbar eine vermehrte Reißbereitschaft des Corium nach sich. Infolge Hemmung der Hyaluronidase kommt es überdies zu einem *»anti spreading«-Effekt.* Umgekehrt wird berichtet, daß Glukokortikosteroide in bestimmter Dosierung an dem im Aufbau befindlichen Bindegewebe die Parallelstellung kollagener Fibrillen beschleunigen.
Eine gegenteilige Wirkung, nämlich eine Stimulation der Fibroblastenproliferation und eine Förderung der Granulombildung haben bei geeigneter Dosierung *Desoxykortikosteron* und *Aldosteron.*

Wirkungen von Insulin auf den Gefäß-Bindegewebsapparat
Im Hinblick auf die verschiedenen *diabetischen Angiopathien,* insbesondere die *Verdickung der Basalmembranen* und die *Arteriolohyalinose* (S. 945) sowie die *Necrobiosis lipoidica diabeticorum* wäre es von großem Interesse, die Insulinwirkung auf das Bindegewebe und insbesondere die *Basalmembranen* und andere Teile der *Gefäßwände* besser zu kennen. Leider wissen wir nur wenig Bescheid. Es wird berichtet, daß Insulin in bestimmter Konzentration den Umsatz von Hyaluronsäure und Chondroitinsulfaten fördert, so daß einige Autoren vermuten, ein Mangel an diesem Hormon könnte für die Anhäufung solcher Substanzen in den Gefäßwänden verantwortlich sein. An diabetischen Tieren konnte gezeigt werden, daß Insulin den Einbau von ^{35}S in die sulfatierten Glykosaminoglykane steigert. Die Frage nach der Pathogenese der diabetischen Gefäßveränderungen ist aber noch nicht geklärt.

Mögliche Bedeutung der »nonsuppressible insulin-like activity (NSILA)« für die Proliferationstätigkeit von Bindegewebe
NSILA ist die Bezeichnung für einen Serumfaktor, der in vitro in mancher Hinsicht ähnliche Effekte erzielt wie Insulin, im Gegensatz zum letzteren jedoch durch anti-Insulin-Antikörper nicht gehemmt wird. Besonders auffällig ist die fördernde Wirkung von NSILA auf die proliferative Tätigkeit von Fibroblasten in Kultur ebenso wie den Einbau von ^{35}S-markiertem Sulfat in Knorpelgewebe. Man denkt daran, daß dieser Faktor u. a. bei der Bildung von Granulationsgewebe (z. B. im Rahmen der Wundheilung, S. 1298) von Bedeutung sein könnte.

Serotonin-Wirkungen
Die beim sog. *Karzinoidsyndrom* (S. 390) auftretende *endokardiale (intimale) Fibrose* im Bereich der *rechten Herzhälfte* und der *A. pulmonalis* beruht wahrscheinlich auf der Wirkung von Serotonin, das von Karzinoiden sezerniert wird. Man vermutet, daß dieses Hormon die Proliferation und die synthetische Aktivität der Fibroblasten fördert (S. 112).

Wirkung des antidiuretischen Hormons (ADH)
Bei einem Rattenstamm mit hereditärem Diabetes insipidus (S. 396) wurde festgestellt, daß im Bindegewebe der Markpapillen ungewöhnlich große Proteoglykan-Moleküle vorliegen. Nach Injektion von ADH kommt es zu einer Depolymerisation derselben. Man vermutet daher, daß ADH die örtliche Freisetzung

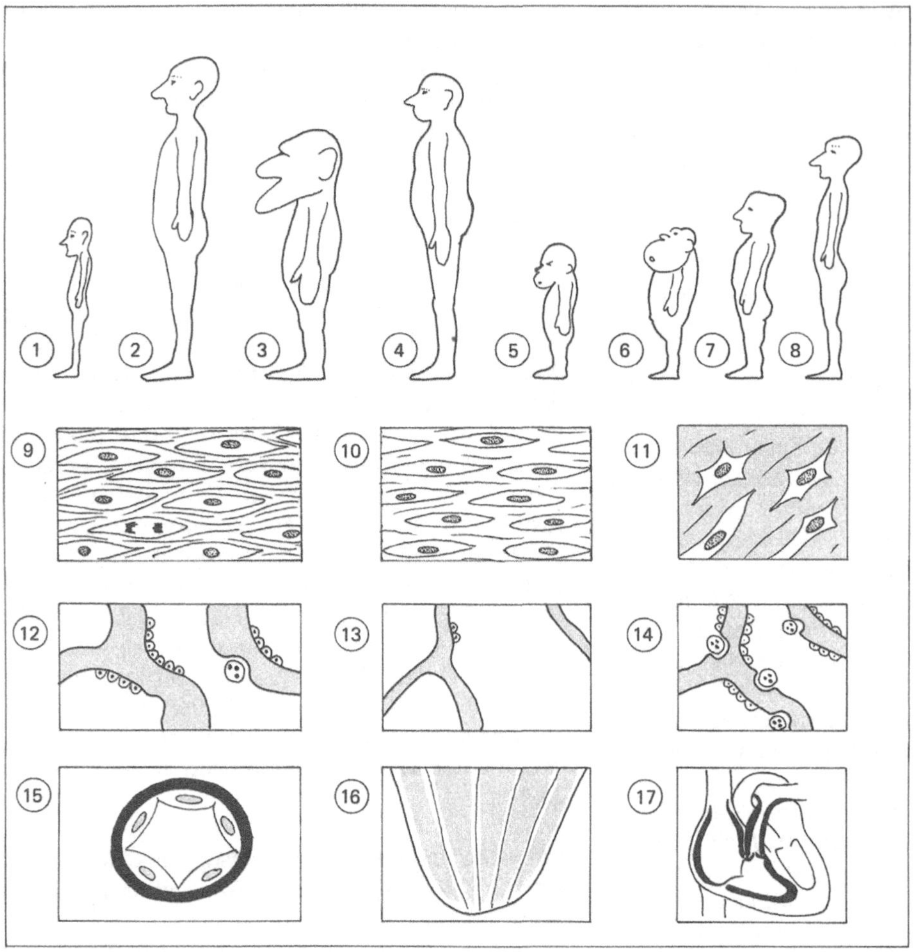

Abb. 34. *Beispiele hormonaler Einflüsse auf den Binde- und Stützgewebsapparat.*

1. *Proportionierter Zwerg- bzw. Minderwuchs* (z. B. Nanosomia pituitaria (S. 317), sog. »zerebraler Minderwuchs« (S. 318), »Laron«-Zwerge (S. 317) und andere, rassisch bzw. genetisch bedingte Formen, S. 316).
2. *Hypophysärer Riesenwuchs* (besonders bei eosinophilem Adenom des Hypophysenvorderlappens von Kindern, S. 319).
3. *Akromegalie* (eosinophiles Adenom (selten Karzinom) des Hypophysenvorderlappens bei Erwachsenen, S. 394).
4. *Eunuchen-Gigantismus bzw. eunochoider Habitus* (Androgenmangel bei Knaben nach dem 12. Lebensjahr, S. 317).
5. *Thyreogener Minderwuchs* (Extremfall: Kretine, S. 317).
6. *Wachstumsrückstand von Kindern bei Cushing-Syndrom* (S. 395).
7. *Kleinwuchs infolge vorzeitigem Epiphysenschluß bei Hyperandrogenismus* (z. B. Pubertas präcox wegen eines Androgen-produzierenden Nebennierenrindenkarzinoms oder -adenoms bei Kindern, S. 318).
8. *Mäßiger Hochwuchs bei Hyperthyreose vor Schluß der Epiphysenfugen* (S. 319).
9. *Förderung der Bindegewebsneubildung und Fibrillogenese* (z. B. durch STH über Somatomedin, z. T. vielleicht auch durch NSILA, »*n*on*s*uppressible *i*nsulin-*l*ike *a*ctivity«, S. 111). Deutlicher als Östrogene haben Androgene eine ähnliche Wirkung, wobei z. B. im Nucleus pulposus der Zwischenwirbelscheibe relativ vermehrt Keratan- und Dermatansulfat gebildet wird. Insulin scheint den Proteoglykan-Umsatz ebenfalls zu steigern. Östrogen fördert u. a. die perikanalikuläre Kollagenbildung in der Mamma.
10. *Hemmung der Bindegewebsneubildung und Fibrillogenese* (z. B. durch Glukokortikosteroide in höherer Konzentration, wegen Mangels an STH bzw. Hemmung von dessen Freisetzung durch Somatostatin; Sklerosierung und Atrophie des Mammabindegewebes bei Mangel an Östrogen und Gestagen; u. U. Mangel an NSILA, vielleicht auch Mangel an Insulinwirkung u. a. m.).
11. *Myxoide Umwandlung des Bindegewebes* (z. B. bei Myxödem, S. 110), bei dem in der Haut u. a. auf Kosten von Chondroitinsulfaten vermehrt Hyaluronsäure gebildet zu werden scheint, möglicherweise infolge Stimulation durch einen Faktor des Hypophysenvorderlappens (TSH?); ferner perikanalikulär in der Mamma bei kombinierter Östrogen- und Gestagenwirkung u. a. (S. 111).
12. »*Anaboler*« *Effekt auf die Knochen* (z. B. durch Androgene, weniger durch Östrogene, STH bzw. Somatomedin u. a.).
13. *Osteoporose* (z. B. nach länger dauernder Einwirkung von Glukokortikosteroiden in höherer Konzentration, S. 131).
14. *Erhöhter Knochenumsatz* (u. a. bei Hyperthyreoidismus, S. 133).
15. *Verdickung der Basalmembranen kleiner Blutgefäße* bei Diabetes mellitus (S. 945).
16. *Hochmolekulare Proteoglykane im Interstitium des Nierenmarks* bei Mangel an antidiuretischem Hormon (ADH); das letztere scheint die Depolymerisation dieser Makromoleküle in der renalen Medulla zu fördern.
17. Bindegewebige Verdickung der Ausflußbahn der rechten Herzhälfte beim *Karzinoid-Syndrom* (Effekt von 5-Hydroxytryptamin?)

von Hyaluronidase fördert. Diese Zusammenhänge sind für das Verständnis des Wasserhaushaltes (S. 803) von großem Interesse.
Einige Beispiele von Hormonwirkungen auf das Bindegewebe sind in Abb. 34 zusammengestellt.

18.2. Auswirkungen von Mangelzuständen auf das Binde- und Stützgewebe

Vitamin-Mangelzustände

Vitamin C (Askorbinsäure) scheint einerseits bei der Hydroxylierung von Prolin- und Lysinresten der Pro-α-Ketten im Rahmen der Kollagensynthese (S. 102) von Bedeutung zu sein (S. 864), andererseits wird angenommen, daß ein Vitamin C-Mangel durch Blockierung der UDP-Azetyl-Glukosamin-4-Epimerase die Umwandlung von Glukosamin in Galaktosamin und damit die Bildung von Chondroitinsulfaten hemmt. Jedenfalls beobachten wir bei der *Vitamin C-Mangelkrankheit (Skorbut)* eine ungewöhnliche Brüchigkeit der Gefäße mit Neigung zu Blutungen, beispielsweise an der Gingiva und subperiostal an den Gliedmaßen, sowie eine Verminderung der Festigkeit des Bindegewebes.
Bei *Vitamin A-Mangel* soll es zu einer gewissen Einschränkung der Sulfatierung der sauren Mukopolysaccharide kommen.
Vitamin D übt möglicherweise, abgesehen von seinen bekannten Funktionen im Kalziumstoffwechsel, auch einen direkten Einfluß auf die Matrix des Stützgewebes aus. Jedenfalls wurde beobachtet, daß es bei rachitischen Ratten die Glukosaminsynthese im Epiphysenknorpel fördert. In einer *Vitamin D-Mangelsituation* soll zwar vermehrt Kollagen synthetisiert werden als bei Kontrollen, das entstehende Kollagen scheint sich aber durch eine abnorme Löslichkeit auszuzeichnen.

Mangel an Sauerstoff und Spurenelementen

Theoretisch könnte sich auch beim Menschen ein *Mangel an Sauerstoff* sowie Cu^{++} oder Fe^{++} auf die Kollagensynthese nachteilig auswirken (S. 108). Über Syndrome dieser Art ist aber wenig bekannt.

Mangel an Substraten der Kollagen- und Proteoglykansynthese

Bei schweren *Hungerzuständen* ist die Neubildung der Interzellulärsubstanzen eingeschränkt. Zudem kann es zu einem verstärkten Abbau kommen (S. 654).
Einige Auswirkungen von Mangelzuständen auf das Bindegewebe sind schematisch in Abb. 33 illustriert.

18.3. Auswirkungen endogener Stoffwechselstörungen auf das Binde- und Stützgewebe

Abgesehen von den bereits erwähnten genetisch bedingten Stoffwechselstörungen, haben auch erworbene Entgleisungen der Homöostase oft einen nachhaltigen Einfluß auf das Binde- und Stützgewebe. Diese werden zum guten Teil später (S. 271ff., 376ff. u. 607ff.) zur Sprache kommen.

18.4. Physikalisch bedingte Störungen des Bindegewebes

Mechanisch bedingte Bindegewebsveränderungen

Mechanische Einwirkungen, die nicht so schwerwiegend sind, daß sie eine sofortige Zerreißung oder Fraktur von Binde- und Stütztgewebsstrukturen zur Folge haben, können Ursache einer sog. *Mikrotraumatisierung* sein. Diese Form der Schädigung wird besonders nach wiederholten, unterschwelligen Traumen beobachtet.

Beispiele:
- Sog. *Tennisellbogen,* bei dem die Schäden am Ellbogen im Bereich der einstrahlenden Harpey'schen Fasern zu suchen sind.
- Die sog. *spontane Ruptur der Achillessehne* beruht wahrscheinlich z. T. auch auf vorausgegangenen Mikrotraumen.
- Schäden am Bindegewebe können auch durch *Ultrasonikation* erzeugt werden, falls diese eine bestimmte Stärke überschreitet.

Eigentliche *Zerreißungen und andere Traumen* des Bindegewebes werden später (S. 1385ff.) behandelt.
Es wurde bereits hervorgehoben (S. 106), daß verschiedene *mechanische Faktoren die Bildung und Differenzierung des Bindegewebes beeinflussen.* Die Mechanismen, insbesondere die biochemischen Vorgänge, die dieser adaptiven Leistung zugrunde liegen, kennen wir zum guten Teil noch nicht. Auch die Frage, ob bei abnormer Beanspruchung in erster Linie eine *Veränderung der Zellzahl* (z. B. durch Proliferation), ein *Wechsel in der Syntheserate von Kollagen und Proteoglykanen durch die einzelne Zelle* oder eine *Modifikation der katabolischen Vorgänge,* wie Zelluntergang und Abbau der Interzellularsubstanz, erfolgen, können wir vorläufig noch nicht mit Bestimmtheit beantworten. Wahrscheinlich handelt es sich oft um eine Kombination solcher Prozesse.
Bei *vermehrter mechanischer Beanspruchung* kann, falls die Belastung ein gewisses Maß nicht überschreitet, eine *Verstärkung der Binde- und Stützgewebsstrukturen* erreicht werden.

Beispiel:
- Vermehrung des faserreichen Bindegewebes im Bereich der *Palmaraponeurose* bei Handwerkern.

Wir kennen noch komplexere Formen einer »Adaptation« des Bindegewebes an örtlich veränderte mechanische Einflüsse.

Beispiele:
- Bildung sog. *endokardialer Valvuloide* bzw. sog. *Zahn'scher Taschen* im Ausflußgebiet der linken Herzkammer bei Insuffizienz der Aortenklappe.
- Bei *verminderter Beanspruchung* oder *Immobilisation* können verschiedene Veränderungen des Knochens beobachtet werden. Bei immobilisierten Tieren wurden eine Vermehrung ak-

tivierter Osteozyten sowie eine Zunahme »leerer« ossärer Lakunen festgestellt. Diese Befunde ließen sich nur bei Vorhandensein funktionierender Epithelkörperchen erheben. Eine vorgängige Parathyreoidektomie vermochte auch die bei Immobilisation angetroffene periosteozytäre Osteolyse hintanzuhalten.

Unter bestimmten mechanischen Einflüssen kann sich auch die *Differenzierungsrichtung* des Bindegewebes *ändern.*

Beispiele:
- Bei *Verlegung der Harn-Abflußwege* können sich die Fibroblasten des Niereninterstitium zu Myofibroblasten umwandeln.
- Im Bindegewebe sog. *Stimmbandpolypen* (»Sängerknötchen«) bildet sich manchmal Faserknorpel.
- Bleibt im Rahmen einer Frakturheilung die Konsolidierung der Frakturenden aus, indem diese gegeneinander beweglich bleiben (sog. *Pseudarthrose),* entsteht an den Berührungsstellen oft *Faserknorpel.*

Reaktionen des Binde- und Stützgewebes auf thermische Einflüsse

Die Folgen einer *Hitzeeinwirkung* auf das Binde- und Stützgewebe, z. B. die nach Verbrennung oft auftretenden *Narbenkontrakturen* (S. 1417), kommen im Kap. 168 (S. 1414) zur Sprache. Dasselbe gilt für schwere *Kälteeinflüsse.*

Aktinische Schäden des Bindegewebes

Abgesehen von der *UV-Bestrahlung,* die u. a. bei der Ausbildung der *Elastosis* (S. 1438) der Haut und der Konjunktiva eine ursächliche Rolle zu spielen scheint, interessieren in erster Linie die verschiedenen Arten *ionisierender Strahlen* (S. 1439). Dosen von 50–100 R genügen, um im Bindegewebe gewisse Depolymerisationsvorgänge auszulösen. Diese Veränderungen scheinen aber von kurzer Dauer zu sein. Höhere Dosen ionisierender Strahlen, wie sie in der Radiotherapie bösartiger Geschwülste benützt werden, haben eine sehr komplexe Schädigung des Bindegewebes und des Gefäßapparates zur Folge. Nach anfänglichen Funktionsstörungen, wie Hyperämie (S. 501), erhöhter Permeabilität der Blutgefäße und vermehrter Diffusibilität des Bindegewebes, verbunden mit vereinzelten Zelluntergängen und einer sehr geringfügigen sterilen Entzündung (S. 1271), macht sich eine allmählich zunehmende Bindegewebsvermehrung (sog. *Strahlenfibrose,* S. 1463) bemerkbar.
Gefäßschäden mit Wandfibrose (»Hyalinose«, S. 1468) gehören zu den typischen Spätfolgen der ionisierenden Bestrahlung mit höheren Dosen.

18.5. Durch exogen zugeführte chemische Substanzen bedingte Veränderungen des Bindegewebes

Lathyrismus

Der Genuß zu großer Mengen von Lathyrus (Flacherbsen) kann zu einem Vergiftungszustand führen, den man seit langem als »Lathyrismus« kennt. Als wirksame Substanzen im Lathyrussamen konnten u. a. gewisse Nitrile, insbesondere β-Aminopropionitril, nachgewiesen werden. Die heutige Vorstellung über die Wirkungsweise der Nitrile ist z. T. die, daß sie vor allem die erste Reaktion bei der Vernetzung von Kollagen, insbesondere die Syndesinbildung, behindern bzw. blockieren, indem sie die dafür benötigte Aminoxidase (Lysyloxidase) hemmen. Ferner scheint auch die Bildung der elastischen Fasern und der Stoffwechsel der Proteoglykane gestört zu werden. Man denkt neuerdings auch an die Möglichkeit, daß β-Aminopropionitril und/oder dessen Metabolit Zyanoazetaldehyd mit dem Substrat – Kollagen und Elastin – reagieren und so die Vernetzung behindern könnten. Das Bindegewebe verliert seine Reißfestigkeit; zu den schwerwiegenden Folgen dieses Zustandes gehören Rupturen der großen Arterien (z. B. *Aneurysma dissecans,* S. 499) u. a.

Wirkung von D-Penizillamin

Nach länger dauernder Behandlung mit dieser Substanz werden bei Tieren wie beim Menschen Störungen im Kollagenaufbau beobachtet. Der Wirkungsmechanismus scheint demjenigen von Homozystin ähnlich zu sein, indem D-Penizillamin mit den Aldehydgruppen des Lysins reagiert und damit die Vernetzung des Kollagens behindert. Zudem soll die als Chelatbildner bekannte Substanz Kupfer binden und auf diese Weise die Aktivierung der Lysyloxidase hintanhalten.

Wirkung von Papain und hohen Dosen von Vitamin A

An Kaninchen konnte gezeigt werden, daß kurze Zeit nach intravenöser Injektion von Papain, einer pflanzlichen Protease, die Ohren schlaff werden. Der Wirkungsmechanismus beruht, wie man annimmt, auf der Freisetzung lysosomaler Enzyme, die einen raschen Abbau vor allem der Proteoglykane vollziehen. Ähnliche Folgen hat die Verabreichung hoher Dosen von Vitamin A, das als »Labilisator« der Lysosomen bekannt ist. Bei Ratten läßt sich durch intratracheale Infusion von Papain ein rasch eintretender Schaden des Lungenbindegewebes erzeugen, mit teilweiser Auflösung der kollagenen und elastischen Fasern. Möglicherweise erfolgt diese Zerstörung von Teilen des Stützgewebes durch die Freisetzung lysosomaler Enzyme aus Makrophagen, die in aktiviertem Zustand auch Kollagenase produzieren.

Weitere Chemikalien und Arzneimittel, die das Binde- und Stützgewebe beeinflussen

Von den vielen Substanzen, die in der einen oder anderen Art das Bindegewebe beeinflussen, sollen nur einige wenige Beispiele herausgegriffen werden.
Von den *zytostatischen Mitteln* darf ein gewisser Effekt auf den Zellwechsel sowie Störungen des Nukleinsäure- und Proteinmetabolismus erwartet werden. Über die Wirkungsweise von *Salizylaten, Phenazetin, Azetaminophen, Kolchizin, Phenylbutazon* u. a. gehen

die Meinungen noch auseinander (*Glukokortikosteroide:* s. u.) Einige Hinweise auf Bindegewebsschäden, die durch exogen zugeführte Chemikalien erzeugt werden, finden sich in Abb. 33.

18.6. Schädigung des Binde- und Stützgewebes durch belebte Krankheitserreger und/oder ihre Toxine

Eine direkte Schädigung des Binde- und Stützgewebes kann durch sehr zahlreiche belebte Krankheitserreger, vor allem Bakterien, erzeugt werden. Von besonderem Interesse in Bezug auf den Wirkungsmechanismus sind diejenigen Keime, die eine *Kollagenase* (z. B. Clostridien) oder *Elastase* (z. B. Pseudomonas) produzieren. Andere Erreger, wie Staphylokokken, Streptokokken und Pneumokokken, teilweise auch Clostridien, bilden eine *Hyaluronidase,* die die Hyaluronsäure hydrolytisch abzubauen vermag. Dadurch wird eine Ausbreitung des infektiösen Geschehens im Gewebe begünstigt (»spreading effect«). Erwähnung verdienen auch Erreger, wie bestimmte Staphylokokken, die eine *Koagulase* herstellen, damit auch die Fibrinbildung im Gewebe fördern und somit der Bindegewebsreaktion Vorschub leisten (S. 1869). Umgekehrt haben *Streptokinase-produzierende Keime* eine fibrinolytische Wirkung, die vielleicht die Ausbreitung der Infektion im Gewebe begünstigt. Es ließen sich noch weitere derartige Mechanismen anführen (vgl. dazu S. 1751).

18.7. Abbau von Bindegewebe durch Leukozyten, Histiozyten und Zellen anderer Gewebsarten

Vieles spricht dafür, daß freigesetzte lysosomale Enzyme verschiedenster Herkunft, z. B. auch von *Granulozyten* und *Histiozyten/Makrophagen,* am Abbau des Bindegewebes erheblichen Anteil haben können. Dies trifft insbesondere für entzündliche Vorgänge zu (vgl. dazu S. 1243). Wahrscheinlich besitzen unter gewissen Bedingungen aber auch *weitere Zellen* die Eigenschaft zum Abbau von Interzellulärsubstanz. Ob und in welchem Ausmaß beispielsweise *Karzinomzellen* (S. 223) Bindegewebsfasern, Basalmembranen und Grundsubstanz aufzulösen vermögen, wird allerdings unterschiedlich beurteilt.

18.8. Auftreten von abnormem Kollagen bei pathologischen Zuständen

Veränderte Anordnung der Tropokollagenmoleküle in den Kollagenfibrillen

Aus monodispersen Kollagenlösungen lassen sich *in vitro* verschiedene Kollagenarten darstellen, insbesondere

- sog. *»segment long-spacing collagen«* (SLS) mit unipolarer, unversetzter Anordnung der Tropokollagenmoleküle;
- sog. *»fibrous long-spacing collagen«* (FLS) mit bipolarer, unversetzter Anordnung der Tropokollagenmoleküle;
- *Amorphes Kollagen* mit ungeordneter Lagerung der Tropokollagenmoleküle.

FLS-Kollagen findet sich normalerweise im Augen- und Ohrbereich, tritt aber unter pathologischen Bedingungen auch in anderer Lokalisation in Erscheinung.

Beispiel:
- FLS-Kollagen bei *rheumatischer Herzkrankheit* (S. 1158), bei gewissen *granulomatösen Entzündungen* (S. 1298), in *Neurinomen* (S. 264) u. a.

Bei einer Reihe krankhafter Veränderungen, beispielsweise im Stroma von Karzinomen (S. 235), kommen noch andere pathologische Kollagene vor.

Variationen der Faserdicke des Kollagens

Während *neugebildetes Bindegewebe* in der Regel einen erheblichen Anteil an *dünnen kollagenen Fasern* enthält, zeigt sich mit zunehmendem *Alter* dieser Strukturen vielfach eine *Verdickung der Fasern.*

Konjunktivales Hyalin

Definition: *»Konjunktivales Hyalin«* ist eine besondere, in zellarmem Bindegewebe anzutreffende Art von kollagenreicher Interzellulärsubstanz, die sich mit Hilfe der van Gieson-Technik leuchtend rot darstellen läßt, bei lichtmikroskopischer Betrachtung jedoch keine oder fast keine Faserstruktur zeigt.

Diese Veränderung findet sich in erster Linie in der Form von *hyalinem Narbengewebe* (S. 120).

Veränderungen der Kollagenfasern bei Sklerodermie

Bei diesem Leiden, das als sog. *progressive systemische (generalisierte) Sklerose* auch innere Organe befallen kann, beobachtet man eine Bindegewebsvermehrung mit Ausbildung merkwürdig dicker und in ihrer Struktur veränderter kollagener Faserbündel. Die Ursachen der Störung sind nicht bekannt. *In vitro* kultivierte Fibroblasten solcher Patienten scheinen nicht in der Lage zu sein, eine ausreichende Menge unlöslichen Kollagens zu bilden.

Kollagenveränderungen in der sog. »Altershaut« (»Elastosis senilis«)

Die sog. *Altershaut* tritt vor allem an belichteten Stellen, wie Gesicht, Nacken und Händen, auf. Die ersten Veränderungen machen sich schon bei jüngeren Erwachsenen bemerkbar, voll ausgebildet findet man sie aber erst im höheren Lebensalter. Die von einer dünnen (atrophischen, S. 163) Epidermis bedeckte Haut fällt durch vermehrte Fältelung auf. Lichtmikroskopisch bietet sich das Bild unregelmäßig angeordneter, z. T. fragmentierter und scholliger, verdickter Fasern, die sich bei Hämalaun-Eosin-Färbung – im Gegensatz zu normalem Kollagen – nicht rot, sondern bläulich darstellen und auch bei Elastika-Färbung positiv rea-

gieren (daher die Bezeichnungen »*Elastoid*«, »*Elazin*« und »*Elastosis senilis*«). Die veränderten Fasern sind durch Kollagenase und Proteasen, wie Trypsin, verdaubar. Die zuletzt erwähnte Eigenschaft spricht dafür, daß es sich beim Elastoid um *denaturiertes Kollagen* handelt. Elektronenoptisch erkennt man neben intakten Kollagenfibrillen mit erhaltener Querstreifung verdickte Fasern und Schollen, die eine Periodizität vermissen lassen.
Eine Denaturierung des Kollagens mit Veränderungen desselben ähnlich wie bei Elastosis senilis läßt sich auch *in vitro* erreichen (u. a. UV-Bestrahlung).

Kollagenveränderungen im sog. »Fibrinoid«

Definition: »*Fibrinoid*« ist ein althergebrachter Ausdruck für geschädigte Interzellulärsubstanz, die lichtmikroskopisch durch eine feingranulierte bis homogene Struktur, verstärkte Lichtbrechung und eine deutliche Eosin-Färbbarkeit auffällt. Im Fibrinoid lassen sich färberisch, histochemisch und immunofluoreszenzoptisch – neben anderen Bestandteilen – Fibrin und/oder Abbauprodukte desselben darstellen. Mit der Anwesenheit von Fibrinoid ist in der Regel eine entzündliche Reaktion (S. 1326) verbunden.

Je nachdem, ob sich im Bereich der fibrinoiden Veränderung Zeichen von Zelluntergang nachweisen lassen oder nicht, spricht man von *fibrinoider Nekrose* (S. 175) oder bloß von *fibrinoider Verquellung*.
Fibrinoid ist *keine einheitliche Substanz*, sondern enthält neben *Kollagen, Proteoglykanen und deren Abbauprodukten* sowie *Fibrin*, bzw. Fibrinfragmenten, in wechselnden Mengen auch andere Bestandteile, wie *Zelltrümmer, weitere Proteine des Blutplasma* und *Lipide*.

Pathogenese: Fibrinoid kann aufgrund *immunopathologischer Prozesse* (S. 1095) oder bei *Gewebeuntergang anderer* Genese entstehen.

Beispiele:
- *Fibrinoide Nekrose* im Zentrum *rheumatischer Knoten* bei *chronischer rheumatoider Arthritis* (S. 1148) oder in der Gefäßwand bei *Polyarteriitis nodosa* (S. 1120).
- *Fibrinoide Verquellung* oder *Nekrose* im Innern sog. *Aschoff-Geipel'scher Knötchen* bei Befall des Herzens im Rahmen eines *rheumatischen Fiebers* (S. 1158).
- *Fibrinoide Gefäßwandnekrose* bei *nekrotisierender Arteriolopathie* (»Arteriolitis«) infolge *malignen arteriellen Hochdrucks* (S. 532).
- *Fibrinoide Nekrose* im Demarkationsbereich abgestorbener Gewebebezirke, z. B. bei *Ulcus pepticum* des Magens oder Duodenums (S. 703).

Kollagenfreie Fibrinmassen, wie sie beispielsweise in einem frischen Thrombus (S. 461) oder an der Oberfläche der Plazenta vorkommen, sollten nicht als Fibrinoid bezeichnet werden.

Im Fibrinoid gelegene *kollagene Fasern* können teilweise noch erhalten sein und bei elektronenoptischer Betrachtung eine gut erkennbare Querstreifung zeigen. Häufig findet man aber Fasern und Fibrillen ohne Querstreifung sowie eigentlichen Faseruntergang. In seltenen Fällen, z. B. in Aschoff'schen Knötchen, wurde u. a. FLS-Kollagen nachgewiesen (S. 1160).

18.9. Flüssigkeitsvermehrung (Ödem) im Bindegewebe

Unter den Begriff eines »Ödems« fällt – abgesehen vom »Zellödem« (S. 76) – die Flüssigkeitsvermehrung im extrazellulär-interstitiellen Raum. Die möglichen Ursachen und Erscheinungsformen *interstitieller Ödeme* kommen später (S. 598) zur Sprache. Hier sei lediglich festgehalten, daß eine länger dauernde ödematöse Durchtränkung des Interstitium in der Regel eine schleichende Bindegewebsvermehrung hervorruft. Die Zahl der Fibroblasten nimmt etwas zu, vor allem aber beobachtet man einen Faserzuwachs. Derart »erhärtete« Ödeme werden auch »*Sklerödeme*« genannt.

18.10. Pathologische Einlagerung verschiedener Substanzen ins Bindegewebe

Kalkablagerungen

Definitionen: Extrazelluläre Ablagerungen von Kalziumsalzen können bei einer *allgemeinen Störung des Kalziumstoffwechsels*, insbesondere bei *Hyperkalzämie*, auftreten *(metastatische Verkalkung)*, oder sie sind Ausdruck einer *lokalen Stoffwechselstörung (dystrophische Verkalkung)*. Metastatische Verkalkung und vielerorts auftretende dystrophische Verkalkungen werden unter dem Begriff einer »*Kalzinose*« zusammengefaßt. Kalkanhäufungen außerhalb derjenigen Gewebe und Gewebebestandteile, die physiologischerweise Kalziumsalze einlagern (z. B. Knochen), nennt man »*heterotope Verkalkungen*«.

Pathogenese und Erscheinungsformen der *metastatischen Verkalkung* werden später behandelt (S. 814); es kommt dabei sowohl zur intra- wie zur extrazellulären Kalkanhäufung an bestimmten Stellen. Chemisch handelt es sich meistens um *Kalziumphosphate*.

Beispiel:
- *Hyperparathyreoidismus* (S. 824) mit intra- und extrazellulären Kalkablagerungen im Bereich der Sammelrohre und des aufsteigenden Schenkels der Henle'schen Schleife der Niere *(Nephrokalzinose)*, in den Lungen *(Pneumokalzinose)*, in der *Magenwand*, in der *Cornea* des Auges (sog. *Bandkeratopathie*), in der *Media von Blutgefäßen* und im *Myokard*.

Im Tierversuch kann gezeigt werden, daß bei künstlich erzeugter oder bereits bestehender Hyperkalzämie die Kalkablagerung in den Geweben – z. B. im Myokard – durch Verabreichung eines sog. »Challengers« mit örtlich gewebestörender Wirkung ausgelöst werden kann (sog. *Kalziphylaxie-Syndrom*).

Pathogenese und **Formen** der *dystrophischen Verkalkung* sind vielgestaltig. Häufig finden sich Ablagerungen erheblicher Kalkmengen (meistens auch vorwiegend *Kalziumphosphate)* nach *Gewebeuntergang* (S. 165).

Beispiel:
- *Mönckeberg'sche Mediasklerose der Arterien* (S. 491). *Weitere Formen der Arteriosklerose, Arteriopathia calcificans infantum* u. a.

Generalisierte Kalzinosen des interstitiellen Bindegewebes ohne Bestehen einer Hyperkalziämie sind seltene Befunde.

Beispiel:
- Sog. *Calcinosis universalis* und gewisse Formen von *Sklerodermie* (S. 1156), bei denen die Gründe für die Verkalkung nicht geklärt sind.

Eine kombinierte *Ablagerung von Kalzium- und Eisensalzen* ist das Kennzeichen der sog. *Gandy-Gamna'schen Körperchen,* die man vor allem in der Milz antrifft, vermutlich nach wiederholten Blutungen. Eine besondere Form stellt die sog. *Chondrokalzinose* dar, bei der in erster Linie *Kalziumpyrophosphat-Dihydrat* im Bereich des hyalinen *Gelenkknorpels* und der *Gelenkkapsel,* ferner auch in *Zwischenwirbelscheiben* abgelagert wird und entsprechende Symptome hervorruft. Man spricht daher in solchen Fällen von *»Pseudogicht«* oder *»Kalkgicht«*.

Morphogenese der Verkalkung des interstitiellen Gewebes: Die Kalkablagerungen können an verschiedenen Stellen beginnen, z. B. zwischen den *kollagenen Fasern,* wobei den *Proteoglykanen* eine »Kalkfänger«-Rolle zugeschrieben wird, ferner an *elastischen Fasern* und im Bereich der *Basalmembranen.*

Tierexperimentell läßt sich eine heterotope Verkalkung beispielsweise durch Injektion einer Lösung von Kaliumpermanganat auslösen (*»Kalziergie«).*

Einlagerung von Eisensalzen
Diese erfolgt meistens in Form einer »Imprägnation« bindegewebiger Fasern durch Eisenphosphat, z. B. bei *Siderose der Lungen* oder nach Verunreinigung einer Wunde durch *Eisensplitter* oder *Rost.*

Ablagerung von Uratkristallen bei Gicht
Die der Urat-Gicht zugrundeliegenden Stoffwechselstörungen werden später (S. 1005) besprochen. Grundsätzlich kann es sich um eine primäre Störung des Harnsäurestoffwechsels handeln *(primäre Gicht),* oder es kann wegen einer vermehrten Zufuhr von Nukleinsäuren in der Nahrung bzw. eines verstärkten Zellzerfalls im Organismus vermehrt Harnsäure anfallen *(sekundäre Gicht).*

Bei den abgelagerten Kristallen handelt es sich in erster Linie um *Mononatriumurat.* Besonders häufig ist der *hyaline Gelenkknorpel* betroffen, wo die meist oberflächlich gelegenen Kristalle in der Regel eine Knorpelnekrose erzeugen, gefolgt von arthrotischen Veränderungen im Gelenk (S. 127). Aber auch *paraartikulär* oder im Bereich der *Ohr- und Tracheobronchialknorpel* findet oft eine Kristallisation von Uraten statt, ferner in den *Zwischenwirbelscheiben,* seltener in *Blutgefäßwänden,* im *Myokard* und in der *Niere.*

Die **Pathogenese** der Kristallbildung im Gewebe ist noch nicht befriedigend geklärt. Wahrscheinlich spielen bei der Keimbildung die Proteoglykane eine Rolle.

Morphologisch findet sich zentral im sog. *Gichttophus* eine Masse geschichteter Uratkristalle, um die herum sich – nach anfänglich starker Hyperämie und akutentzündlichen Zeichen (S. 1271) – ein Saum von Histiozyten bildet. Weiter in der Peripherie liegt zellreiches und schließlich zellarmes Bindegewebe. Die Urate lassen sich beispielsweise mit Hilfe der Murexid-Probe darstellen.

Ablagerungen von Homogentisinsäure bei Ochronose
Die Homogentisinsäure, die bei diesem autosomalrezessiv vererbten Leiden (S. 892) in hoher Konzentration auftritt, kann in alkalischem Milieu polymerisieren und eine *braungraue bis schwarze Farbe* annehmen. Das Polymerisat kann eine Bindung mit Kollagen eingehen; dieser Vorgang wird vermutlich durch eine Freisetzung von oxidierenden Substanzen während der Polymerisation und eine dadurch begünstigte Veränderung bzw. Abbau der Proteoglykane gefördert.

Morphologisch finden sich eine Braunfärbung und lichtmikroskopisch erkennbare Ablagerungen dieses Materials fast überall im Binde- und Stützgewebe; besonders stark sind aber Gelenkknorpel, Sehnen, Faszien und Zwischenwirbelscheiben befallen. Häufig entwickelt sich eine schwere *Arthrose* (S. 127).

Einlagerung von Lipiden in der Interzellulärsubstanz
Lipidablagerungen finden sich unter den verschiedensten pathologischen Bedingungen sowohl an kollagenen und elastischen Fasern, als auch in der Grundsubstanz und im Bereich von Basalmembranen (Lipidablagerung in zugrundegegangenem Gewebe (S. 171). Solche Veränderungen treten mit zunehmendem *Alter* stärker in Erscheinung und können das lockere interstitielle Bindegewebe ebenso betreffen wie Sehnen, Faszien, Faserknorpel und hyalinen Knorpel.

Pathogenese: Die Gründe für eine verstärkte Lipidablagerung in der Interzellulärsubstanz sind in vielen Fällen nicht geklärt. Abgesehen von einem *vermehrten Angebot an Lipiden* (S. 903), scheinen auch *Schädigungen des Gewebes selbst* eine Rolle zu spielen. Hierbei kann es sich beispielsweise um mechanische Ursachen, um eine ungenügende Versorgung – unter anderem mit Sauerstoff – oder um exogene Faktoren handeln. Die Folgen einer vermehrten Lipidablagerung im Bereich von Fasern und Grundsubstanz umfassen unter anderem einen *verminderten Hydratationsgrad,* wahrscheinlich auch eine *Störung der Beziehungen zwischen Proteoglykanen und Fasern* und – vermutlich damit im Zusammenhang – eine *Beeinträchtigung der rheologischen Eigenschaften* (S. 106), u. a. auch der Reißfestigkeit des Bindegewebes.

Beispiele:
- Lipideinlagerung in *zellarmem Bindegewebe,* beispielsweise bei Perisplenitis pseudocartilaginea, bei Krankheiten, die mit einer *Hyperlipämie* einhergehen.
- Lipidanhäufung im Bereich *kollagener und elastischer Fasern* und *Bronchialknorpel der Lunge,* z. B. bei starken *Rauchern.*
- Lipideinlagerung in der *Achillessehne oder in Kniegelenksmenisken mit/bei Riß* derselben.
- Mit Hilfe der Röntgenbeugung kann gezeigt werden, daß in Verbänden kollagener Fasern (z. B. in *Sehnen)* oft *kleine Lipidtröpfchen* in Fibrillenrichtung aneinander gereiht sind, wobei das Kollagen offenbar den hohen Ordnungsgrad der Einlagerung bestimmt.

Die *Lipidakkumulation in der Wand von Arterien* wird uns im Rahmen der Besprechung der Arteriosklerose noch eingehend beschäftigen (S. 481).

Pathologische Einlagerung von Proteinen in der Interzellulärsubstanz

Zu dieser Gruppe gehören das *Fibrinoid* (S. 116) und das *konjunktivale Hyalin* (S. 115), Veränderungen, die wir schon kennengelernt haben. Die Ablagerung von *Amyloid* wird im Rahmen der Stoffwechselkrankheiten zur Sprache kommen (S. 908). Die sog. *»albuminoidkörnige« bzw. »asbestartige« Degeneration,* die man vor allem im Rippen- und Tracheobronchialknorpel älterer Individuen antrifft, entspricht einer Segregation der im Knorpel enthaltenen Fasern einerseits und der Grundsubstanz andererseits. Die letztere ist weitgehend geschwunden und durch in feinen Schollen vorhandenes Protein ersetzt, das keine Kollageneigenschaften aufweist und zum guten Teil aus dem Eiweißanteil der Proteoglykane hervorgegangen sein dürfte. Daneben finden sich in geringer Konzentration auch Proteine aus dem Blutplasma. Der Begriff »albuminoid-körnig« bezieht sich auf die Eiweißschollen, das »asbestartig« auf die durch den Zerfall der Grundsubstanz freigelegten und daher sichtbaren Fasern. Man darf annehmen, daß der Veränderung eine Stoffwechselstörung des Knorpels zugrundeliegt, vor allem wegen unzureichender Ernährung.

Einlagerung von Mukopolysacchariden und Glykoproteinen in der Interzellulärsubstanz

Bei verschiedenen *Mukopolysaccharidosen* (S. 964) finden sich im Interzellulärraum der Binde- und Stützgewebe erhebliche Mengen von nicht oder vermindert abgebauten Mukopolysacchariden. *Junges Bindegewebe* zeigt häufig einen hohen Gehalt an Proteoglykanen (vgl. dazu *myxoide Umwandlung,* nachfolgender Abschn.). Austritt von epithelialem *Schleim* ins Bindegewebe kann ähnliche Bilder hervorrufen (S. 1379).

Literatur

Buddecke, E., Fricke, R., Hartmann, F., Muir, H., Kühn, K. (eds.): Connective tissues. Berlin, Heidelberg, New York: Springer 1974 — *Bonfiglio, T. A., Schenk, E. A.:* Lipid deposits in pulmonary connective tissue. Arch. Pathol. *97,* 48 (1974) — *Brady, A. H.:* Collagenase in scleroderma. J. Clin. Invest. *56,* 1175 (1975) — *Collins, J. F., Durnin, L. S., Johanson, W. G.:* Papain-induced lung injury: alterations in connective tissue metabolism without emphysema. Exp. Mol. Pathol. *29,* 29 (1978) — *Hayes, J. A., Korthy, A., Snider, G. L.:* The pathology of elastase-induced panacinar emphysema in hamsters. J. Pathol. *117,* 1 (1975) — *Kindblom, L.-G., Möller-Nielsen, J.:* Diffuse lipomatosis in the leg after poliomyelitis. Acta Pathol. Microbiol. Scand. [A] *83,* 339 (1975) — *Mathews, M. B.:* Connective tissue. Buddecke, E., Fricke, R., Hartmann, F., Muir, H., Kühn, K. (eds.). Berlin, Heidelberg, New York: Springer 1975 — *Sarkar, K., Uhthoff, H. K.:* Ultrastructural localization of calcium in calcifying tendinitis. Arch. Pathol. Lab. Med. *102,* 266 (1978) — *Schuster, G. S., McKinney, R. V., Dirksen, T. R., Bustos, S. E.:* Effect of β-aminopropionitrile on lipid metabolism of bone cell cultures: biochemistry and morphology. Exp. Mol. Pathol. *28,* 267 (1978)

19. Reaktionen des Bindegewebes auf endogene und exogene Schädigungen oder Reize

19.1. Bildung von »myxoidem« Bindegewebe

»Myxoides« (»schleimiges«) Bindegewebe ist besonders reich an sauren Proteoglykanen und färbt sich daher mit Farbstoffen wie Alzianblau; es enthält in der Regel nur eine beschränkte Zahl kollagener und elastischer Fasern. Physiologischerweise tritt es im pränatalen Leben in Erscheinung, z. B. in der Wharton'schen Sulze des Nabelstranges. Unter besonderen Bedingungen, die man im einzelnen nur lückenhaft versteht, kann es aber auch postnatal und in verschiedener Lokalisation zur Bildung größerer Mengen eines solchen Gewebes kommen. Meistens handelt es sich um Situationen, in denen kein erheblicher mechanischer Druck wirksam ist, oder es sind hormonale oder andere chemische (S. 110) Einflüsse im Spiel.

Beispiel:
- Entstehung *»myxoider« Intimapolster und -verdickungen in Arterien distal eines Hindernisses,* z. B. hinter einem verengernden Atherom (S. 492).

Die Myxome werden später besprochen (S. 253).

19.2. Bildung von Granulations- und Narbengewebe

Definitionen: Unter Granulationsgewebe verstehen wir ein reaktiv entstandenes, »junges«, zellreiches Bindegewebe, das sich im wesentlichen aus
- Fibroblasten und/oder
- Histiozyten/Makrophagen und, etwas später im Verlauf seiner Entstehung, meistens auch
- Kapillarsprossen und neugebildeten Kapillaren

aufbaut, einen im Verhältnis zur Zellzahl geringen Fasergehalt aufweist und in der Regel von Leukozyten infiltriert ist (vgl. dazu *granulierende Entzündung*, S. 1298).

Als *Narbengewebe* bezeichnet man ein sehr faserreiches, gefäß- und zellarmes Bindegewebe, das in der Regel aus Granulationsgewebe hervorgegangen ist, indem das letztere mit der Zeit immer mehr kollagene Fasern bildet und den Zellbestand abbaut.

Granulations- wie Narbengewebe sind örtlich begrenzte Bindegewebsstrukturen, die als *Antwort auf eine Schädigung* verschiedenster Art entstehen können. Diese Vorgänge fallen oft unter den Begriff einer *»bindegewebigen Organisation«*.

Aus der Definition geht hervor, daß es sich bei der Entstehung von Granulationsgewebe um einen *reaktiven, in der Regel entzündlichen Prozeß* (S. 1293) handelt, der von einem Gewebeschaden ausgelöst wird und der *Reparation* (S. 1243) desselben dient.

Man beachte, daß bei der Aufzählung der zelligen und geweblichen Bestandteile des Granulationsgewebes »Fibroblasten und/oder Histiozyten/Makrophagen« genannt wurden. Dies hat seinen Grund darin, daß bei einzelnen Arten von Granulationsgewebe, z. B. bei Tuberkulose (S. 1967), ein großer Teil der Zellen aus Histiozyten und nicht aus Fibroblasten hervorgegangen zu sein scheint.

Morphogenese des Granulationsgewebes: Man hat bei mikrokinematographischen Untersuchungen *in vivo* (sog. *Ohrkammer* beim Kaninchen, *Rattenmesenterium* u. a.) feststellen können, daß nicht nur die aus dem Blut austretenden Zellen, sondern auch Fibroblasten in Richtung auf das Zentrum der gesetzten Schädigung zu wandern. Für die Monozyten/Histiozyten darf angenommen werden, daß *chemotaktische Mechanismen* im Spiel sind, wie sie im Kap. 134 (S. 1262) erläutert werden sollen. Hinsichtlich der Faktoren, die die Wanderungsrichtung und -geschwindigkeit der Fibroblasten beeinflussen, liegen noch keine schlüssigen Angaben vor. In vitro-Versuche mit Fibroblastenkulturen haben lediglich erkennen lassen, daß diese Elemente imstande sind, sich gegen einen Adhäsionsgradienten zu bewegen. Verschiedene Beobachtungen weisen darauf hin, daß sich Fibroblasten im Gewebe längs vorhandenen Strukturen verschieben, seien dies nun Fibrinfäden oder vorbestehende Fasern des Bindegewebes. Damit steht wahrscheinlich die Beobachtung im Zusammenhang, daß ein Teil der länglichen Zellen im Granulationsgewebe in ihrem Zytoplasma reichlich Mikrofilamente enthalten.

Formen von Granulationsgewebe (Abb. 35):
- Klassisches, *kapillarhaltiges Granulationsgewebe mit zahlreichen Fibroblasten.*

Beispiele:
- *Wundheilung* (S. 1358), *granulierende Geschwüre, z. B. des Magens oder des Duodenum* (S. 703), *Organisation eines Thrombus* oder eines *Blutgerinnsels* (S. 468).

- Sog. *epitheloidzelliges Granulationsgewebe,* das reichlich »aktivierte« Histiozyten/Makrophagen enthält, z. T. aber fast keine Kapillaren mit sich führt.

Beispiele:
- *Epitheloidzellentuberkel bei Tuberkulose* und *Boeck'scher Krankheit,* ferner epitheloidzelliges Granulationsgewebe bei *Lues III* u. a.

- *Lipogranulome* sind vorwiegend aus Makrophagen aufgebaut, die Fettröpfchen pinozytiert haben (Lipophagen, S. 82).

Beispiele:
- *Nicht-eitrige, noduläre Pannikulitis* (Weber-Christian'sche Krankheit, eine Affektion unbekannter Ursache).

- *Cholesteringranulome* mit Fremdkörperriesenzellen um Cholesterinkristalle herum.

Beispiele:
- *Talgdrüsengranulome, Cholesteatom* des Mittelohres (S. 1379), Status *nach Blutung* (z. B. in Tuben) u. a. m.

- *Fremdkörpergranulome* (S. 1375), wo sich wiederum überwiegend Histiozyten und Makrophagen beteiligen, die kleine Fremdkörper phagozytiert haben. Handelt es sich um große Fremdkörper, legen sich die Histiozyten/Makrophagen an diese an. Häufig finden sich in Fremdkörpergranulomen besonders viele mehrkernige Riesenzellen, die in erster Linie durch Fusion von Histiozyten zustande gekommen sind.

Beispiele:
- *Fadengranulom* nach chirurgischem Eingriff (S. 1383).

Definition: Als *»Granulom«* bezeichnet man einen umschriebenen, oft rundlich begrenzten Bezirk aus Granulationsgewebe.

Im Tierversuch, z. B. bei Ratten, lassen sich durch Extrakte von Seetang (»λ-Carrageenan«) und viele andere Agentien Granulome erzeugen. Innerhalb von 3 Tagen nach Injektion zeigt der DNA-Gehalt des ver-

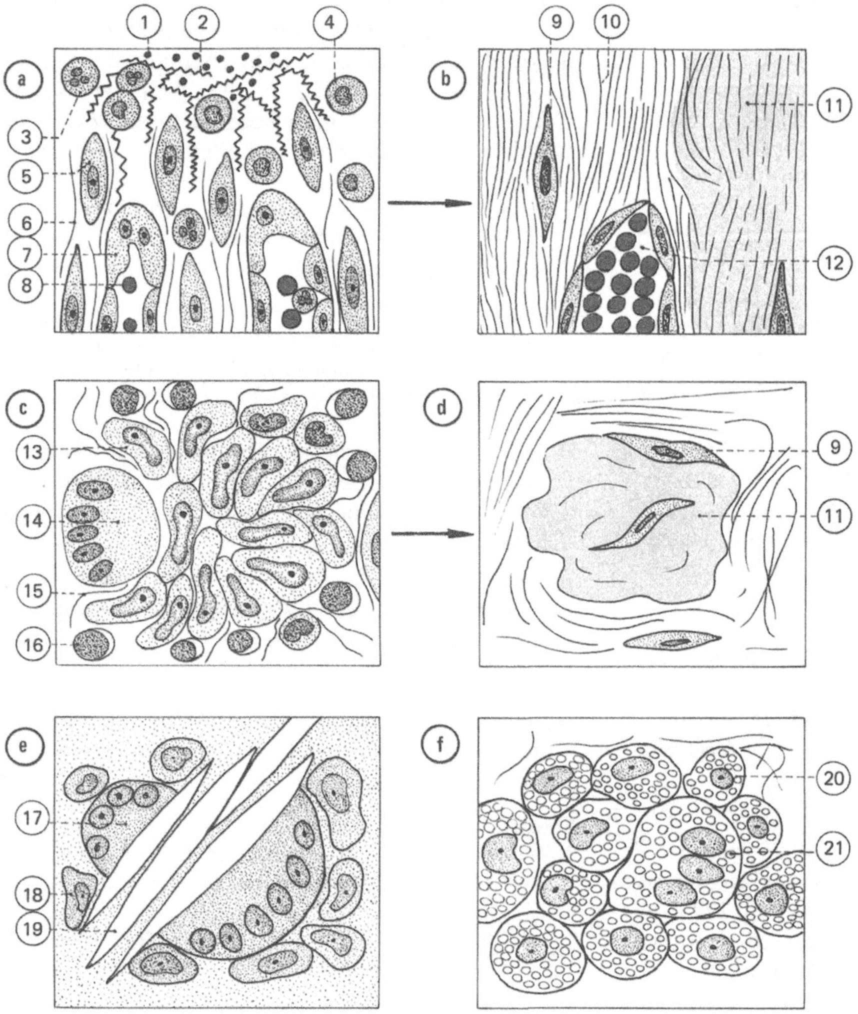

Abb. 35a–f. *Schematische Darstellung einiger Hauptformen von Granulationsgewebe bzw. Granulomen und Narbengewebe.* **a** *Typisches, kapillarreiches Granulationsgewebe,* wie man es z. B. bei der Wundheilung (S. 1358), bei der bindegewebigen Organisation thrombotischen Materials (S. 468), in der Wand von Abszessen und am Grund von Geschwüren findet. **b** *Zellarmes, z. T. hyalines, z. T. teleangiektatisches Narbengewebe,* wie es oft im Verlauf von Wochen und Monaten aus typischem Granulationsgewebe hervorgeht. **c** *Epitheloidzelliges Granulationsgewebe bzw. Granulom,* hier gezeigt am Beispiel eines Tuberkels mit einer Langhans'schen Riesenzelle. Epitheloidzellen entsprechen aktivierten Histiozyten, die sich ihrerseits von Blutmonozyten herleiten. Man beachte u. a. das Fehlen von Blutgefäßen im Tuberkel. **d** *Rundliche (kugelige) hyaline Narbe,* häufiges Endstadium eines epitheloidzelligen Granuloms. **e** *Cholesteringranulom* (S. 1379) mit mehrkernigen Fremdkörperriesenzellen, die an Cholesterinkristalle (-tafeln) angelagert sind. Im gewöhnlichen Paraffin-Schnittpräparat sind die letzteren herausgelöst und lassen optisch leere Räume zurück. *Fremdkörpergranulome* verschiedenster Art (S. 1375) haben ein ähnliches Aussehen. **f** *Lipogranulom,* z. B. im Anschluß an umschriebenen Fettgewebsuntergang.
1 = Débris; 2 = Fibrin; 3 = neutrophiler Granulozyt; 4 = Histiozyt/Makrophag; 5 = Fibroblast; 6 = »Präkollagen-« und Kollagenfasern; 7 = Kapillarsprosse; 8 = Erythrozyt; 9 = Fibrozyt; 10 = faser(kollagen-)reiches Interzellulärmaterial; 11 = konjunktivales Hyalin; 12 = Teleangiektasie; 13 = Epitheloidzelle; 14 = Langhans'sche Riesenzelle; 15 = spärlich Kollagen; 16 = Lymphozyt; 17 = Fremdkörper-Riesenzelle; 18 = Histiozyt-Makrophag, z. T. aktiviert; 19 = durch Cholesterinkristalle erzeugte, optisch leere Räume; 20 = Lipophag; 21 = mehrkerniger Lipophag

änderten Gewebes einen ersten Gipfel, der vor allem auf einem *Einwandern von Zellen aus der Blutbahn* beruht (S. 1279). Ein zweiter Gipfel erscheint um den 6. Tag herum und kann mit der *Neubildung von Zellen an Ort und Stelle* in Beziehung gebracht werden. Man findet dabei Fibroblasten, Histiozyten und Zellen der Kapillarwände in Proliferation.

Biochemische Untersuchungen haben erkennen lassen, daß die Bildung von Granulationsgewebe nicht nur mit einer Fibrillogenese, sondern auch mit der Produktion saurer Mukopolysaccharide einhergeht. Am Modell der Heilungsvorgänge nach Verletzung der Achillessehne von Kaninchen konnte gezeigt werden, daß vor dem Erscheinen neuer kollagener Fasern eine verstärkte Produktion von Hexosamin bzw. hyaluronathaltigen Glykosaminoglykanen einsetzt. Nach einer Latenzzeit von wenigen Tagen wird ziemlich reichlich Material von der Art des Chondroitin-6-

Sulfats gebildet, während Chondroitin-4-Sulfat vor allem in der Intermediärphase des Reparationsprozesses und saure Mukopolysaccharide vom Typ des Dermatansulfats besonders gegen Ende dieses Geschehens produziert werden.

Die Bereitstellung saurer Mukopolysaccharide scheint der Faserbildung den Weg zu bereiten. Die ersten argyrophilen Fasern in neugebildetem Granulationsgewebe werden nach ungefähr 2 Tagen erkennbar, doch hängt die zeitliche Entwicklung stark von der Spezies, dem Gewebetyp sowie der Art der Läsion ab. Die Bildung van Gieson-positiver kollagener Fasern erfolgt erst, wenn argyrophile Fasern schon vorhanden sind; meistens beträgt die Latenzzeit bis zu ihrem Erscheinen 3–6 Tage. Elektronenoptisch bemerkt man zunächst nur eine Vermehrung von Fibrillen, später kommt es teilweise zu einer Verdickung und zu einer Parallellagerung derselben. Von Interesse ist die Beobachtung, daß im Tierversuch bei Erzeugung eines subkutanen Granulationsgewebes zuerst Kollagen vom Typ III in größerer Menge nachgewiesen wurde. Dieser Kollagentyp wird physiologischerweise u. a. in embryonalem Hautgewebe und in der Wand von Blutgefäßen gefunden.

Im Verlauf von wenigen Wochen setzt eine Schrumpfung des neuentstandenen kollagenen Bindegewebes ein, das infolge fortschreitender Fibrillogenese und allmählicher Verminderung der Zellzahl schließlich zur *Narbe* wird (Abb. 35). Der Prozeß der völligen Vernarbung nimmt, je nach Spezies, Alter, Gewebe und Art der Schädigung, 1–4 Monate in Anspruch. Ein *Einwachsen neugebildeter Kapillaren* beobachtet man selten vor dem Ablauf einer Woche nach Beginn der bindegewebigen Organisation. Ihr Verlauf richtet sich meistens auf das primär geschädigte Gebiet hin, beispielsweise bei Ulzeration nach der Oberfläche zu. Im Narbengewebe sind die neugebildeten Gefäße noch lange Zeit erkennbar, veröden aber z. T. ebenfalls. Die Umwandlung von Granulations- in Narbengewebe geht mit einer immer dichteren Lagerung der Kollagenfibrillen einher, die lichtmikroskopisch manchmal als eine annähernd homogene, van Giesonrote Masse (*konjunktivales Hyalin* S. 115) imponieren. Überdies kommt es im betreffenden Bezirk zu einer Volumenverminderung, zu einer sog. *Narbenschrumpfung (Narbenkontraktion)*. An der Narbenkontraktion beteiligen sich vielleicht auch die kontraktilen Myofibroblasten. Dieser Vorgang spielt in der Humanmedizin eine außerordentlich wichtige Rolle. *Elastische Fasern* werden im Narbengewebe erst nach langer Zeit neu gebildet; dagegen erkennt man öfters zusammengeschobene und fragmentierte, vorbestehende elastische Fasern. Unter besonderen Bedingungen beobachten wir auch die Ausbildung sog. *»hypertrophischer« Narben* (S. 1369), in denen aus unbekannten Gründen die Bindegewebsbildung »über das Ziel hinausschießt«. Ob an diesem Geschehen eine übermäßige Produktion von Fibroblasten, sauren Mukopolysacchariden und/oder Fasern oder ein gehemmter Abbau dieser Strukturen in erster Linie schuld sind, konnte noch nicht eindeutig geklärt werden. Es ist auch denkbar, daß in solchen Fällen die auf ungeklärten Mechanismen beruhende Regulation des Bindegewebswachstums teilweise versagt. Ähnlich verhält es sich mit dem sog. *Narbenkeloid.*

Die *Biochemie der Narbenbildung* ist nur lückenhaft bekannt. Man vermutet ein ungewöhnlich *hohes Maß von Vernetzung* innerhalb und zwischen den am Aufbau des Kollagens beteiligten Makromolekülen. Ein Teil des Narbengewebes scheint nur sehr *langsam abgebaut* zu werden. Künstlich erzeugtes Narbengewebe in der Rattenleber beispielsweise zeigt eine Halbwertzeit von 230 und mehr Tagen, im Vergleich zu 20–30 Tagen für das rascher abbaubare, normale Kollagen. Die Vernarbung ist hier, wie man sagt, z. T. »irreversibel« geworden. In den meisten bisher untersuchten Typen von Narbengewebe herrschte Kollagen Typ I vor, neben einem kleineren Anteil von Typ III. Da aber die Zusammensetzung von Gewebe zu Gewebe differiert, wäre es durchaus möglich, daß auch Narbengewebe nicht stets dieselben Proportionen verschiedener Kollagentypen aufweist. Ferner konnte gezeigt werden, daß die Zusammensetzung der sauren Mukopolysaccharide in Narbengewebe u. U. eine andere ist als im normalen Bindegewebe. Physiologischerweise enthält das Leber-Bindegewebe der Ratte vor allem Chondroitin-4-Sulfat und Chondroitin-6-Sulfat, während das Narbengewebe bei Leberzirrhose (S. 726) vorwiegend Heparansulfat, Keratansulfat und Dermatansulfat aufweist. Diese Verhältnisse können aber nicht ohne weiteres auf andere Gewebe und andere Spezies übertragen werden.

Für verschiedene *chirurgische Probleme* von besonderer Wichtigkeit ist die Tatsache, daß Narbengewebe wenigstens teilweise wieder abgebaut werden kann. Untersuchungen aus neuerer Zeit haben erkennen lassen, daß sich durch Anlegen einer sog. Z-Plastik, bei der die Zugrichtung um ungefähr 90° verändert wird, eine derbe, hypertrophische Narbe verkleinern und weicher machen läßt. Gleichzeitig stellt man eine vermehrte Ausscheidung von Kollagenbestandteilen, z. B. Hydroxyprolin-haltige Polypeptide, im Urin fest. Wegen der im Narbengewebe schrittweise erfolgenden Reduktion der Zahl kleiner Blutgefäße, die überdies noch besonders weit und dünnwandig *(teleangiektatisch)* und daher hämodynamisch minderwertig sein können, kommt es in der Regel zu einer *Hypovaskularisation* dieses Gewebes. Daher vor allem ist das Narbengewebe auf bestimmte schädigende Einflüsse mehr anfällig als normales Bindegewebe. Es können sich ischämisch bedingte oder mitbedingte Veränderungen, wie *Verfettung,* herdförmige *Nekrosen* (S. 504), u. U. *Verkalkungen,* ausbilden. Auch gegenüber bakteriellen Toxinen und peptischer Andauung bietet das Narbengewebe geringeren Widerstand als lockeres, gut durchblutetes Bindegewebe. Wegen der schlechten Vaskularisation des Narbengewebes stellt sich ferner in vielen Fällen eine *Atrophie* (S. 163) benachbar-

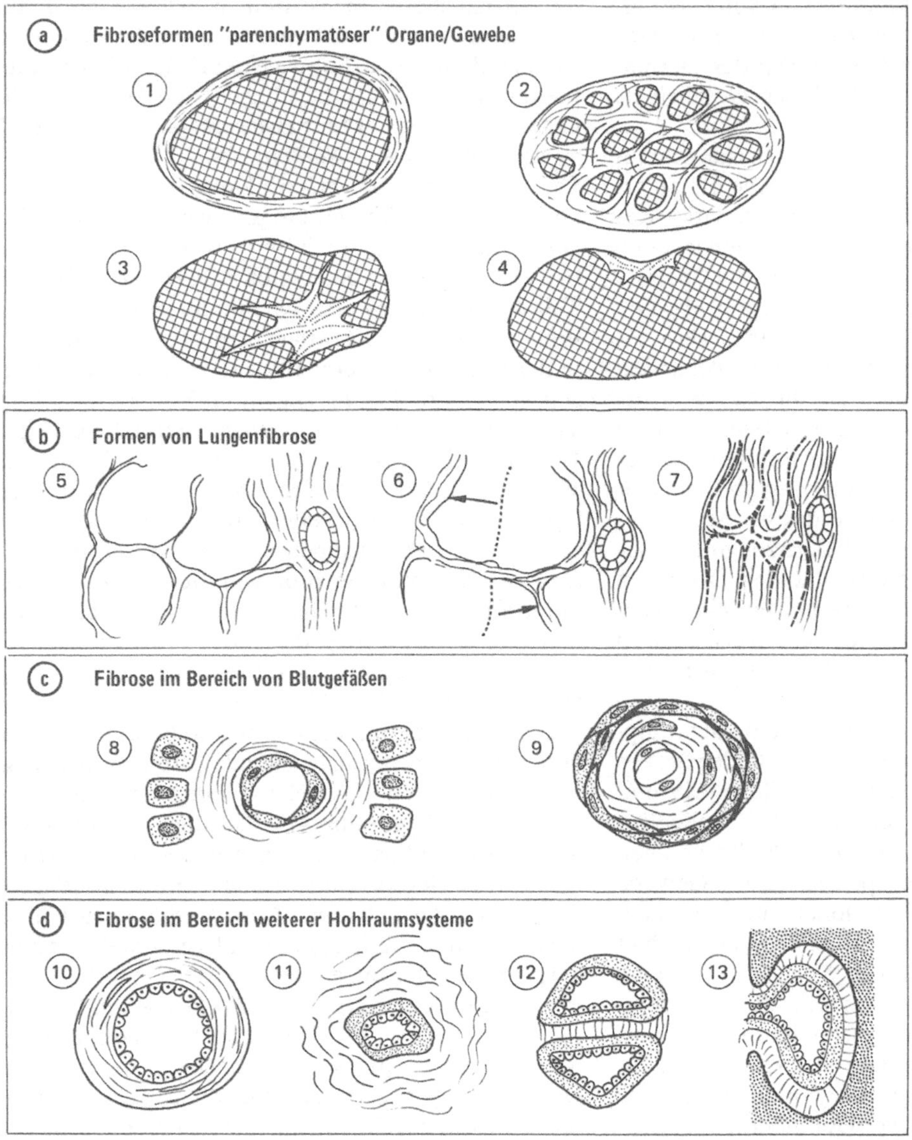

Abb. 36a–d. *Beispiele lokalisatorisch verschiedener Formen von Fibrose bzw. Vernarbung und ihrer möglichen Folgen.* **a** Eine ausgesprochene *Oberflächenfibrose bzw. -vernarbung* (1), wie sie z. B. bei diffuser Schwartenbildung nach Pleuritis und Perikarditis sowie bei Zuckergußmilz bestehen kann, hat u. a. eine Behinderung der Ausdehnung (vgl. dazu Panzerherz, S. 569), manchmal auch eine durch Narbenschrumpfung bedingte Verkleinerung des Organs zur Folge. Die diffuse *interstitielle Fibrose* (2) geht in den meisten Fällen mit einer mehr oder weniger ausgeprägten Atrophie des Parenchyms einher (vgl. dazu z. B. 8 und 11). Ursächlich kommen chronische Entzündungen, chronisches Ödem, schleichender diffuser Parenchymzellenuntergang, ionisierende Bestrahlung u. a. m. in Frage. Größere *Fibrose- bzw. Narbenherde* (im Myokard Schwielen genannt) machen sich klinisch als solche oft nicht nachteilig bemerkbar (z. B. Fibrose- bzw. Narbenherde in den Lungen, Schrumpfungsherde der Nieren, Infarktnarben in verschiedener Lokalisation, 3 und 4). **b** Eine *diffuse Lungenfibrose* mit Faservermehrung auch in den interalveolären Septen beobachtet man z. T. bei Stauungsinduration und chronischer sog. »Alveolitis« (S. 634) (5). Bei der *Atelektase-Induration* (6) kommt es infolge Verklebens und Verwachsens von Interalveolärsepten zu einer Reduktion der Zahl noch belüfteter Alveolen und zu einer Bildung dicker Septen zwischen den lufthaltigen Räumen. Dies ist eine der Entstehungsmöglichkeiten von erworbener »Wabenlunge«. Die Karnifikation der Lunge bei chronischer Pneumonie mündet in eine *völlige Fibrosierung* des betroffenen Gebiets aus (7). **c** *Perivaskulär ausgeprägte Fibrosen* (8) bewirken – abgesehen von der Möglichkeit der Gefäßkompression – eine Verlängerung der Diffusionsstrecke zwischen kleinen Blutgefäßen und Parenchymzellen. Die *Fibrose (Sklerose)* der Wand von Blutgefäßen (9) kann, neben weiteren Komplikationen (S. 500), eine Verengerung der Lichtung zur Folge haben (z. B. Intimamyofibrose mittelgroßer Arterien). **d** Eine *Wandfibrose von Hohlorganen* (10) interferiert u. a. mit deren Motilität (Kontraktion, Dilatation). Eine schwere *Fibrosierung bzw. Vernarbung um Hohlorgane herum* (11) zieht in manchen Fällen eine Stenosierung derselben nach sich. *Fibröse Verwachsungen zwischen Hohlorganen* (12) beeinträchtigen u. a. deren freie Bewegung (vgl. dazu Adhäsionsileus, S. 675). Dasselbe gilt für *fibröse Verwachsungen zwischen dem viszeralen und parietalen Blatt einer serösen Höhle* (13)

ter parenchymatöser oder epithelialer Zellverbände ein, deren Blutzufuhr durch das vernarbte Gebiet führt. Narbengewebe kann auch ohne vorausgehende Bildung von Granulationsgewebe entstehen. Gute Beispiele hierfür liefert die nach therapeutischer Röntgenbestrahlung mit höheren Dosen öfters auftretende Vernarbung, ferner die Hyalinose des Stroma gewisser Karzinome (S. 235).

19.3. Fibrose und Fibroelastose

Definitionen: Unter *»Fibrose« (»Sklerose«)* verstehen wir eine über den Normbereich hinausgehende Vermehrung kollagener Fasern pro Volumeneinheit eines Gewebes. Findet sich dabei auch eine Zunahme der Zahl elastischer Fasern, kann von *»Fibroelastose«* gesprochen werden. Sog. *»Schwielen«* entsprechen einer besonderen Form umschriebener Fibrose.

Makroskopisch erkennt man eine Fibrose aufgrund der *grauweißen* Farbe und der *Faserstruktur* des Bindegewebes oft schon von bloßem Auge; wesentlich aber ist der Nachweis einer, im Vergleich zum normalen Gewebe derselben Art *verminderten Brüchigkeit (»Induration«).*

Mikroskopisch stellen sich *kollagene Fasern* mit der *van Gieson-Färbung rot* dar und zeigen bei polarisationsoptischer Betrachtung eine gewisse *Doppeltbrechung. Elastische Fasern* nehmen bei *Orcein-Färbung* eine *schwarzbraune* Farbe an. Neben diesen häufig benützten Färbemethoden gibt es noch eine große Zahl weiterer Verfahren.
Zur quantitativen Bestimmung des Kollagenanteils in einem Gewebe eignen sich *histometrische Untersuchungen* und *chemische Analysen;* die Bestimmung des *Hydroxyprolin-Gehaltes* eines Gewebes gibt ein recht zuverlässiges Maß für den relativen Gehalt an Kollagen.

Formen: Abgesehen von Unterschieden im Gehalt des fibrösen Gewebes an Proteoglykanen und Fasern, lassen sich folgende Fibrosetypen unterscheiden (Abb. 36):

a) *nach ihrer Lokalisation*
– Interstitielle Fibrose

Beispiele:
- Interstitielle Fibrose des *Pankreas* sowie anderer Drüsen, u. a.

– Oberflächenfibrose

Beispiele:
- *Pleuraschwarten* (S. 643), *Pericarditis fibrosa* (S. 569), *Sehnenflecken* im Epikard, *Perisplenitis pseudocartilaginea* (Zuckerguß-Milz, vgl. S. 573), *Periorchitis fibroplastica* u. a.

– Fibrose von Gefäßwänden, insbesondere der Intima

Beispiele:
- *Arteriosklerose* (S. 481), *Phlebosklerose* (S. 503).

– Fibrose der Transitstrecke zwischen Kapillaren und Parenchym bzw. Epithel

Beispiele:
- *Lungenfibrose* (S. 634), *Myokardfibrose* (S. 568), *Stauungsfibrose* der Leber (S. 724) bzw. anderer Organe u. a.

– Fibrose des Endokards

Beispiele:
- *Diffuse Fibroelastose der linken Herzkammer* bei Neugeborenen (S. 566), *umschriebene Fibroelastose* des Endokards an der Innenseite einer Infarktschwiele (S. 512).

b) *nach ihrer Pathogenese*
– Fibrose nach chronischen entzündlichen Vorgängen (S. 1296).

Beispiele:
- *Leberzirrhose, Pancreatitis* oder *Sialoadenitis chronica atrophicans* (S. 667), bestimmte Formen von *Lungenfibrose, chronische Weichteilphlegmone* (S. 1336), Fibrose der Gelenkkapsel bei *chronischer rheumatoider Arthritis* und viele weitere Zustände.

– Fibrose nach länger dauerndem, nicht entzündlichem Ödem (S. 594)

Beispiele:
- *Stauungsinduration* von Lunge und Leber, sog. *Elephantiasis* bei *chronischem Lymphödem* u. a.

– Fibrose nach Reparation (S. 1358) *eines Gewebedefektes bzw. nach umschriebenem Gewebsuntergang.*

Beispiele:
- Fibrose, z. T. unter dem Bild der Vernarbung (S. 707), nach *Abheilung eines Geschwürs* (Magen, Haut u. a.), fleckförmige Fibrose des Myokards *nach ischämisch bedingtem Untergang von Herzmuskelzellen* u. a. m.

– Fibrose nach Organisation von thrombotischem Material oder geronnenem Blut (S. 468)

Beispiele:
- *Umschriebene Phlebosklerose* (S. 594), *Status nach Organisation eines Thromboembolus* in einer Pulmonalarterie, *gewisse Formen arteriosklerotischer Plaques* u. a.
- Lokale Fibrose *nach Blutung* (S. 460).

– Fibrose nach Organisation von fibrinösem Exsudat (S. 1326)

Beispiele:
- Sog. *Pleuraschwarten* nach Abheilung einer Pleuritis (S. 1342), gewisse Formen von *Perisplenitis pseudocartilaginea,* Fibrose des Epikards *nach Pericarditis* (S. 569) u. a.

– Fibrose im Anschluß an länger dauernde mechanische Belastung

Beispiele:
- Gingiva-Fibrose bei *Zahnprothesen-Trägern* u. a., *Fibroelastose von Arterien* bei *arteriellem Hochdruck* u. a.

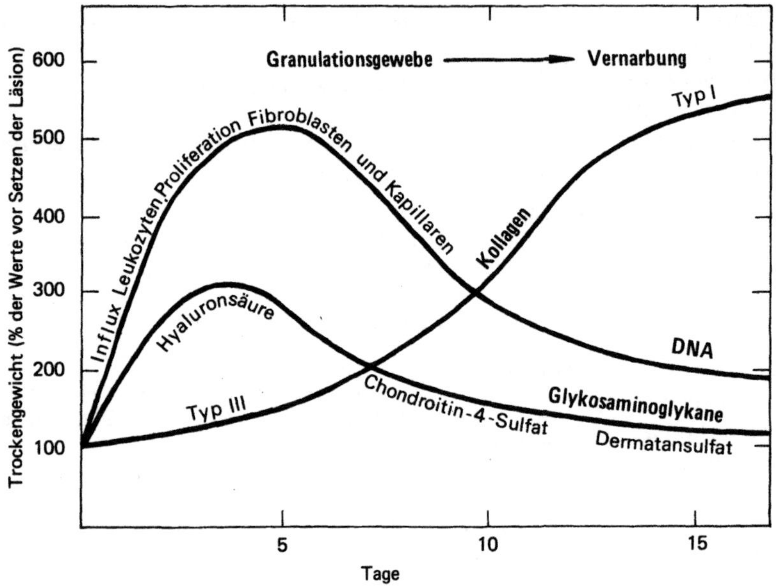

Abb. 37. *Grobschematische Darstellung des relativen Gehalts von Granulations- und Narbengewebe an DNA, Glykosaminoglykanen und Kollagen, als Funktion der Zeit nach Setzen der Läsion.* Schon während der beginnenden Vernarbung sind *katabolische Prozesse* am Umbau des Stützgewebes beteiligt. Besonders wichtig in diesem Zusammenhang sind *lysosomale Enzyme* von Phagozyten, wie Kollagenasen bzw. Kollagen-Peptidasen (S. 1289), die den Abbau von Kollagenfasern katalysieren, ferner Proteinasen, Peptidasen, Glukuronidasen, Iduronidasen, Sulfamidasen, Sulfatasen, Glukosaminidasen, Galaktosidasen u. a., unter deren Einfluß Proteoglykane katabolisiert werden. Wir haben es somit mit einem länger dauernden *Umbau* der Interzellulärsubstanz zu tun, dem für die Erlangung einer zunehmenden Reißfestigkeit große Bedeutung zukommt

– *Aktinisch bedingte Fibrose*

Beispiele:
- *Sog. Strahlenfibrose z. B. der Lungen* nach therapeutischer Behandlung mit ionisierenden Strahlen.

– *Fibrose im Zusammenhang mit Organhypertrophie* (S. 155)

Beispiele:
- Diffuse Myokardfibrose bei *Herzhypertrophie* (S. 560)

– *Fibrose im Zusammenhang mit hormonalen Störungen* (S. 110)

Beispiele:
- *Peritubuläre Hodenfibrose* (S. 402)
- Fibrose der *Uteruswand* und -gefäße *nach Gravidität.*

– *Fibrose im Rahmen einer Stoffwechselkrankheit*

Beispiele:
- Diffuse Bindegewebsvermehrung beispielsweise bei der Hurler'schen Krankheit, einer *Mukopolysaccharidose* (S. 965).

– *Fibrose im Zusammenhang mit neoplastischen Prozessen* (S. 232)

Beispiele:
- *Myelofibrose* bei myeloproliferativem Syndrom (S. 258), Fibrose des *Karzinomstromas* (S. 235).

Verlaufsformen der **Fibrose:** Je nach Art, Intensität und Dauer der schädigenden oder stimulierenden Einwirkung und je nach dem Gewebetyp kann die Fibrose verschiedene Verlaufsformen zeigen. Handelt es sich beim auslösenden Moment um ein *einmaliges, zeitlich beschränktes Ereignis,* kann das neugebildete Bindegewebe – mit oder ohne vorausgehende Entstehung von Granulationsgewebe und anschließender Vernarbung – allmählich wieder *abgebaut* werden. Diese Rückbildung ist aber in manchen Fällen nicht vollständig. Ist die zur Fibrose führende schädigende oder stimulierende *Einwirkung von langer Dauer,* wie z. B. bei der chronischen rheumatoiden Arthritis (S. 1148) oder bei venöser Stauung (S. 503), stellt man in der Regel ein *Fortschreiten der Fibrosierung* fest. Ändert sich die Intensität der Einwirkung durch das ursächliche Agens, kann die Progression der Fibrosierung verstärkt bzw. angehalten oder vermindert werden (Abb. 37).

Folgen der **Fibrose:** Bei den meisten Formen von Fibrose wird die *Transitstrecke zwischen Blutgefäßen und den zu versorgenden Zellen länger,* was den *Stoffaustausch erheblich beeinträchtigt.* Überdies ist das fibröse Gewebe unter Umständen so beschaffen, daß dem Stofftransport pro Einheit der Wegstrecke ein erhöhter Widerstand gegenüber steht. Im Bereich fibrosierter Gewebepartien findet man daher nicht selten eine *Atrophie des Parenchyms* und anderer Zellarten (s. Abb. 36).

Literatur

Gabbiani, G., Le Lous, M., Bailey, A. J., Bazin, S., Delauney, A.: Collagen and myofibroblasts of granulation tissue. A chemical, ultrastructural and immunologic study. Virchows Arch. [Cell Pathol.] *21*, 133 (1976) — *Hansen, T. M.:* Collagen development in granulation tissue as compared with collagen of skin and aorta from injured and non-injured rats. Acta Pathol. Microbiol. Scand. [A] *83*, 721 (1975) — *Remberger, K., Gay, S., Fietzek, P. P.:* Immunhistochemische Untersuchungen zur Kollagencharakterisierung in Leberzirrhosen. Virchows Arch. [Pathol. Anat.] *367*, 231 (1975) — *Ruiz-Torres, A., Kürten, I., Rosenstock, M.:* The dynamics of collagen deposition in liver damaged by CCl_4. Beitr. Pathol. *158*, 287 (1976)

20. Sog. Fibromatosen und idiopathische Fibrosen

Diese Gruppe von Veränderungen ist durch eine *übermäßige Proliferation von Bindegewebe* gekennzeichnet und läßt sich z. T. nur schwer von gutartigen Tumoren des Bindegewebes, insbesondere Fibromen, abgrenzen (S. 252).

Beispiele:
- *Palmare Fibromatose (Dupuytren'sche Kontraktur),* die bei Männern häufiger auftritt als bei Frauen, sich in der Hälfte der Fälle bilateral ausbildet und über eine Vermehrung kollagenbildender Zellen (z. T. kontraktile Myofibroblasten) zur Narbenbildung und Kontraktion führt. Analoge Veränderungen kommen selten auch in der Planta pedis vor *(Morbus Ledderhose).*
- *Sog. noduläre Fasziitis (pseudosarkomatöse Fibromatose),* bei der in der Tiefe der Kutis und im Bereich der Faszien gefäßreiches und ziemlich zellreiches, in durchflochtenen kurzen Zügen angeordnetes Bindegewebe wächst und sich in die Umgebung ausbreitet.
- *Sog. idiopathische Fibrose des Mediastinums,* die u. U. eine Umklammerung und Einengung der V. cava zur Folge hat.
- *Sog. retroperitoneale Fibrose,* die manchmal eine Stenose der Ureteren nach sich ziehen kann (Ormond'sche Krankheit).
- Nach der neuen *WHO-Klassierung* faßt man unter der Bezeichnung *»Fibromatose«* folgende Veränderungen zusammen:
  1. Narbenfibromatose
  2. Keloid (S. 1369)
  3. Noduläre Fasziitis (s. o.)
  4. Strahlenfibromatose (S. 1469)
  5. Fibromatosis penilis (Peyronié'sche Krankheit)
  6. Fibromatosis colli
  7. Fibromatosis palmaris (Dupuytren'sche Krankheit)
  8. Fibromatosis plantaris (Ledderhose'sche Krankheit)
  9. Juveniles aponeurotisches Fibrom (verkalkendes Fibrom)
  10. Nasopharyngeal-Fibrom (Angiofibroma juvenile)
  11. Abdominale Fibromatose (abdominaler Desmoidtumor)
  12. Aggressive Fibromatose (extraabdominaler Desmoidtumor)
  13. Kongenitale generalisierte Fibromatose
- Bei der *familiären Polyposis intestinalis (Gardner-Syndrom)* findet sich gehäuft eine mesenteriale Fibromatose.

Pathogenese: Ursache und Entstehungsweise dieser Leiden sind nicht geklärt. Bei der Dupuytren'schen Kontraktur scheinen genetische Faktoren, mechanische Einflüsse und – in einem Teil der Fälle – chronischer Alkoholismus eine Rolle zu spielen. Von Interesse ist die Feststellung, daß eine retroperitoneale Fibrose beispielsweise nach längerer Medikation von Methysergid, einem Mittel gegen Migräne, gefunden wurde. Bindegewebswucherungen im Gingivabereich sind eine bekannte Folge einer langdauernden Behandlung von Epileptikern mit Hydantoinderivaten.

Literatur

Feiner, H., Kaye, G. I.: Ultrastructural evidence of myofibroblasts in circumscribed fibromatosis. Arch. Pathol. Lab. Med. *100*, 265 (1976) — *Gabbiani, G., Majno, G.:* Dupuytren's contracture: fibroblast contraction? An ultrastructural study. Am. J. Pathol. *66*, 131 (1972) — *Mende, S., Völpel, M., Rotthauwe, I.:* Idiopathic retroperitoneal fibrosis (Ormond's disease) with unusual extension involving the brain. Beitr. Pathol. *153*, 80 (1974) — *Meister, P., Brückmann, F.-W., Konrad, E.:* Nodular fasciitis (Analysis of 100 cases and review of the literature). Pathol. Res. Pract. *162* 133 (1978)

21. Erworbene Veränderungen der Basalmembranen

Basalmembranen finden sich in verschiedener Lokalisation. Sie können subepithelial liegen, Drüsenteile umschließen und verschiedene Zellarten, wie Fettzellen, Muskelzellen und Nervenzellen, umhüllen. In Blutgefäßen, besonders deutlich erkennbar in solchen der terminalen Strombahn, bilden sie die Abgrenzung zwischen Endothel und äußeren Wandschichten. Die färberische Darstellung der Basalmembranen, z. B. mit der Silber-Methenamin- oder PAS-Methode, läßt lichtmikroskopisch normalerweise scharfe Konturen erkennen (S. 744).

21.1. Verdickung der Basalmembranen

Eine *Verdickung der Basalmembranen kleiner Blutgefäße* kann durch verschiedene Faktoren bedingt sein. Schon physiologischerweise spielt der *hydrostatische Druck* eine erhebliche Rolle. Bei pathologischer Drucksteigerung verdickt sich die Basalmembran über das übliche Maß hinaus.

Beispiele:
- Normalerweise sind die *Basalmembranen von Kapillaren in den unteren Extremitäten* z. T. mehr als doppelt so dick als diejenigen im Rumpfbereich.
- Bei chronischer *Blutstauung der Lungen* (S. 571) zeigt sich mit der Zeit eine deutliche Verdickung der Basalmembran der interalveolären Kapillaren.
- Vermehrung der Basalmembransubstanz der Arteriolen bei *arteriellem Hochdruck* (vgl. dazu sog. »vaskuläres Hyalin«, S. 529).

Die Entstehungsweise der bei *Diabetes mellitus* (S. 945) häufig zu beobachtende Verdickung der Basalmembran kleiner Blutgefäße ist nicht befriedigend geklärt.

Beispiel:
- *Diffuse diabetische Glomerulosklerose.*

Die Dicke der Basalmembran kleiner Blutgefäße nimmt auch mit dem *Alter* zu.
Basalmembranen von Drüsen oder anderen tubulären Strukturen zeigen bei verschiedenen pathologischen Zuständen eine Verdickung. Diese kann mit einer *Atrophie* (S. 163) des Parenchyms verbunden sein, kommt aber auch bei anderen Prozessen vor, u. a. als Folge *hormonaler Störungen.*

Beispiele:
- Verdickung der Basalmembran von Tubuli bei *Schrumpfung von Nierengewebe.*
- Verdickung der Basalmembran der *Samenkanälchen des Hodens* bei bestimmten *Fertilitätsstörungen* und bei *Kryptorchismus.*

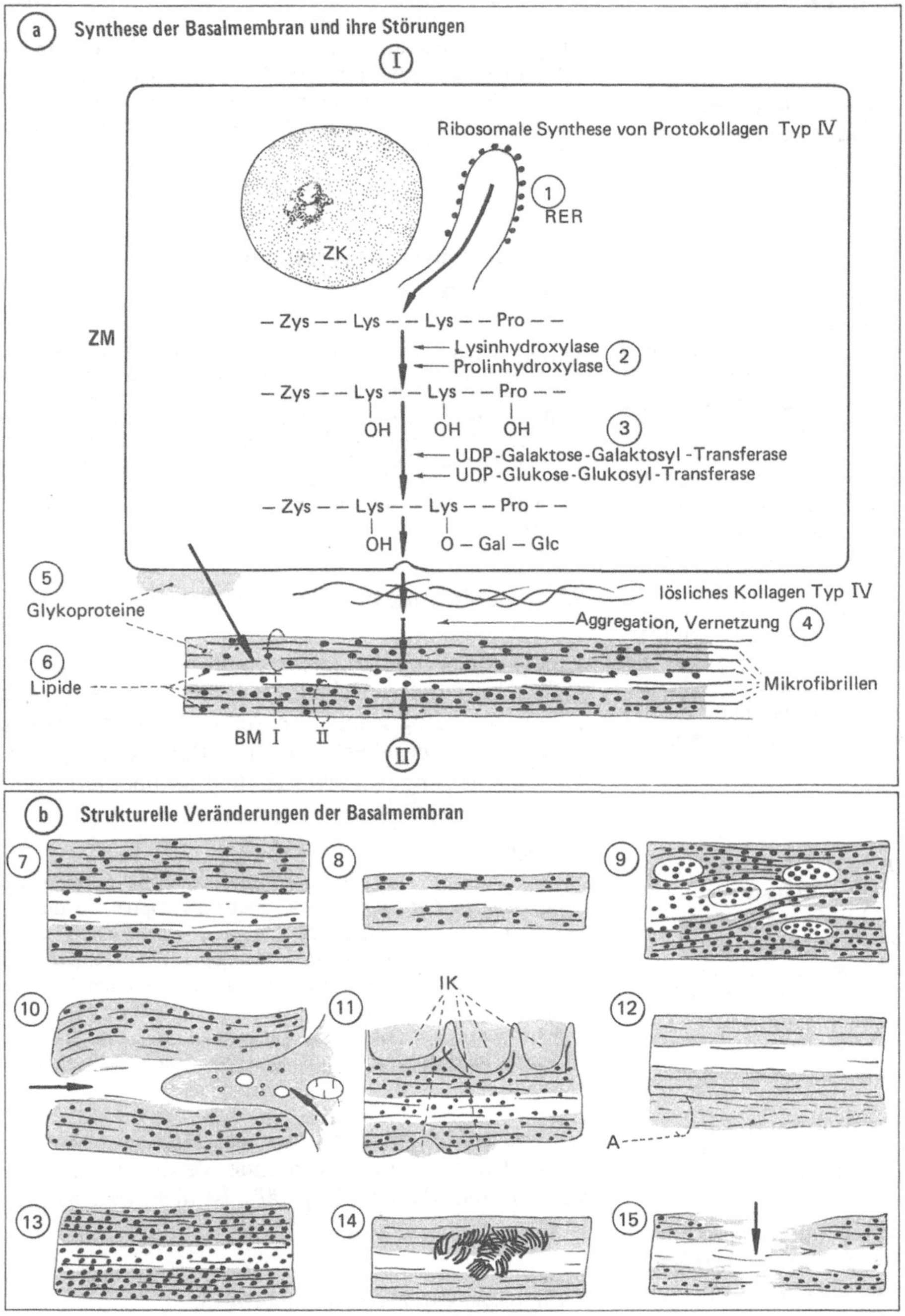

Abb. 38a u. b. *Pathologische Veränderungen im Bereich von Basalmembranen.* **a** Eine allgemeine *Herabsetzung der Proteinsynthese* (1) zieht – bei längerer Dauer – auch den Aufbau der Basalmembran in Mitleidenschaft (s. dazu Abb. 17 und S. 49). Hinsichtlich der schädlichen Einflüsse auf die *Hydroxylierungs-* (2), *Aggregations- und Vernetzungsstörungen* (4) sei auf Abb. 33 verwiesen. Veränderungen der *Glykokalix* (S. 66) haben wahrscheinlich auf Umsatz und Struktur der Basalmembran ebenfalls einen Einfluß (5), doch ist darüber noch wenig bekannt. Dasselbe gilt für die Einlagerung von *Lipiden* in das Grundhäutchen (6). **b** Eine allgemeine *Verdickung der Basalmembranen kleiner Blutgefäße* (7) beobachtet man u. a. bei Erhöhung des *hydrostatischen Innendruckes,* z. B. an den unteren Extremitäten. Die *allgemeine Verdickung vaskulärer Basalmembranen,* wie sie bei *Diabetes mellitus* (S. 933) als Funktion von Schwere und Dauer der Krankheit auftritt, geht z. T. mit lamellären, vakuolären und granulären Strukturveränderungen einher (9). Das Wesen dieses Befundes ist noch nicht befriedigend geklärt; chemisch zeichnen sich die Mikrofibrillen in diesen Fällen u. a. durch einen erhöhten Gehalt an Hydrolysin-gebundenen Disacchariden (Glc-Gal-Resten) aus. Möglicherweise ist die Aktivität der Galaktosyl- bzw. Glykosyl-Transferasen, die u. a. vom Blutzuckerspiegel abzuhängen scheint, bei Zuckerkranken erhöht (3). Eine *Verdünnung der Basalmembranen* (8), z. T. verbunden mit *fehlerhaftem Aufbau,* stellt man bei vielen Mangelzuständen (z. B. Askorbinsäure-Mangel (Skorbut, S. 864)) und anderen, mit verminderter Protein- und/oder Glykoproteinsynthese verbundenen Störungen fest. Eine *»Aufsplitterung« der Basalmembranen* (10) zweier benachbarter Zellen (z. T. durch Zellfortsätze) sehen wir u. a. bei gewissen Formen von chronischer sog. membranoproliferativer Glomerulonephritis (S. 774). *Bürstenartige Vorragungen* vor allem an der Außenseite glomerulärer Basalmembranen (11) ge-

21.2. Sog. Aufsplitterung, »Verdoppelung« und bürstenartige Strukturen der Basalmembranen

Solche Veränderungen finden sich in der Regel im Rahmen *immunopathologischer Vorgänge* und sind besonders deutlich an den Nierenglomeruli zu beobachten (S. 773).

Beispiele:
- *»Verdoppelung« der Basalmembranen* der Glomerulumgefäße bei einer besonderen Form von *chronischer membrano-proliferativer Glomerulonephritis* (S. 774), z. T. wegen Einschiebens von Zytoplasmaanteilen benachbarter Zellen.
- *Bürstenförmige Veränderung der Außenkontur der Basalmembranen* der Glomerulumgefäße infolge Ablagerung von Immunkomplexen bei sog. *epimembranöser Glomerulopathie (»chronische extramembranöse Glomerulonephritis«).*

21.3. Unterbrechungen der Kontinuität von Basalmembranen

Solche werden beispielsweise im Rahmen *entzündlicher Prozesse* (S. 1271) gesehen; es handelt sich meistens um einen zeitlich beschränkten Schaden, der repariert werden kann. Eine Zerstörung der Basalmembran wird recht oft an der Invasionsfront von Karzinomen und anderen bösartigen Tumoren beobachtet (S. 223).

21.4. Feinstrukturelle Veränderungen und Einlagerung abnormer Substanzen im Bereich der Basalmembranen

Unter verschiedenen pathologischen Bedingungen findet sich eine *Störung in der Zusammensetzung der Basalmembranen* (S. 103), beispielsweise im relativen Gehalt an Mikrofibrillen. Die Einlagerung von *Kalziumsalzen* (S. 116), *Lipiden* (S. 117) und *Eiweißen* (S. 118) wurde schon besprochen. Gewisse Formen von *Amyloidose* sind durch Befall des Basalmembranbereichs gekennzeichnet (S. 912).
Die wesentlichsten Veränderungen der Basalmembranen sind skizzenhaft in Abb. 38 festgehalten.

Abb. 38 a u. b (Fortsetzung)
hören zum typischen Bild der epimembranösen Glomerulopathie (»membranöse Glomerulonephritis«, S. 733); sie sind durch grobschollige Ablagerungen von *Immunkomplexen* bedingt. Beim Goodpasture-Syndrom (S. 771) findet sich eine lineäre Ablagerung von *Immunglobulinen* an der Innenseite der glomerulären Basalmembranen. An der Basalmembran der Epidermis finden sich bei Lupus erythematodes disseminatus (S. 1141) mehr oder weniger granuläre, beim Pemphigoid eher lineäre Ablagerungen von Immunglobulinen (-komplexen). Besonders bei der sog. periretikulären Form der allgemeinen *Amyloidose* (S. 908) ist feinfibrilläres Amyloid u. a. an Basalmembranen angelagert (12). Einen *erhöhten Lipidgehalt* (13) der Basalmembranen kennt man von verschiedenen Formen von Hyperlipidämie (S. 903). *Verkalkungen* dieser Strukturen (14) treten u. a. bei Hyperparathyreoidismus auf, z. B. in Basalmembranen von Lungenkapillaren (S. 825). *Zerstörungen von Basalmembranen* (15) erfolgen oft durch freigesetzte lysosomale Enzyme, z. B. im Rahmen entzündlicher Reaktionen (S. 1267). Ob maligne neoplastische Zellen einen ähnlichen Effekt haben können, ist noch ungewiß.
Ⓘ = Zelle, die einen Teil (BM I) der Basalmembran liefert; Ⓘ︎Ⓘ = benachbarte Zelle, die die andere Schicht des Grundhäutchens bildet; RER = rauhes endoplasmatisches Retikulum; ZM = Zellmembran; IK = Immunkomplexe; A = Amyloid

Literatur

Bariety, J., Callard, P.: Striated membranous structures in renal glomerular tufts. An electron microscopy study of 340 human renal biopsies. Lab. Invest. *32*, 636 (1975) — *Bendayan, M., Sandborn, E., Rasio, E.:* Studies of the capillary basal lamina. II. Preparation, chemical composition and metabolic properties. Lab. Invest. *32*, 768 (1975) — *Lin, J. H., Duffy, J. L., Roginsky, M. S.:* Microcirculation in diabetes mellitus. A study of gingival biopsies. Human Pathol. *6*, 77 (1975) — *Martin, S. A., Kissane, J. M.:* Polypoid change of the glomerular basement membrane. Arch. Pathol. *99*, 249 (1975) — *Romen, W., Bannasch, P., Aterman, K.:* Toxic glomerulosclerosis – morphology and pathogenesis. Virchows Arch. [Cell Pathol.] *19*, 205 (1975) — *Romen, W., Schultze, B., Hempel, K.:* Synthesis of glomerular basement membrane in the rat kidney. Autoradiographic studies with the light and electron microscope. Virchows Arch. [Cell Pathol.] *20*, 125 (1976)
S. zudem Literatur zu Diabetes mellitus (S. 933), Kalziumstoffwechsel (S. 814) und Glomerulonephritiden (S. 766).

22. Erworbene Störungen von Struktur und Funktion der Gelenke

22.1. Schädigung des Gelenkknorpels und ihre Folgen

Arthrose

Definition: Die *Arthrose (Arthrosis deformans)* ist eine Gelenkserkrankung, die sich aufgrund einer primären Schädigung des hyalinen Gelenkknorpels entwickelt und mit der Zeit zu einem Schwund desselben sowie zu reaktiver Knochenneubildung in den Randbereichen führt. Diese Veränderungen können lokalisiert oder als Polyarthrose auftreten.

Ursachen und **Pathogenese:** Je nach der kausalen Pathogenese unterscheidet man:
- sog. *primäre Arthrosen,* bei denen zuerst der Stoffwechsel des hyalinen Gelenkknorpels gestört ist;
- sog. *sekundäre Arthrosen,* die durch eine veränderte mechanische Beanspruchung des hyalinen Gelenkknorpels, andersartige, zunächst nicht den Knorpel angreifende Gelenkveränderungen oder durch eine allgemeine Stoffwechselkrankheit ausgelöst werden können.

Primäre Arthrose
In den frühesten Stadien *(Grad I)* der primären Arthrose finden sich morphologische Zeichen einer *Knorpelzellschädigung* und vermehrter *Abbauvorgänge* in den oberflächlichsten Schichten des hyalinen Ge-

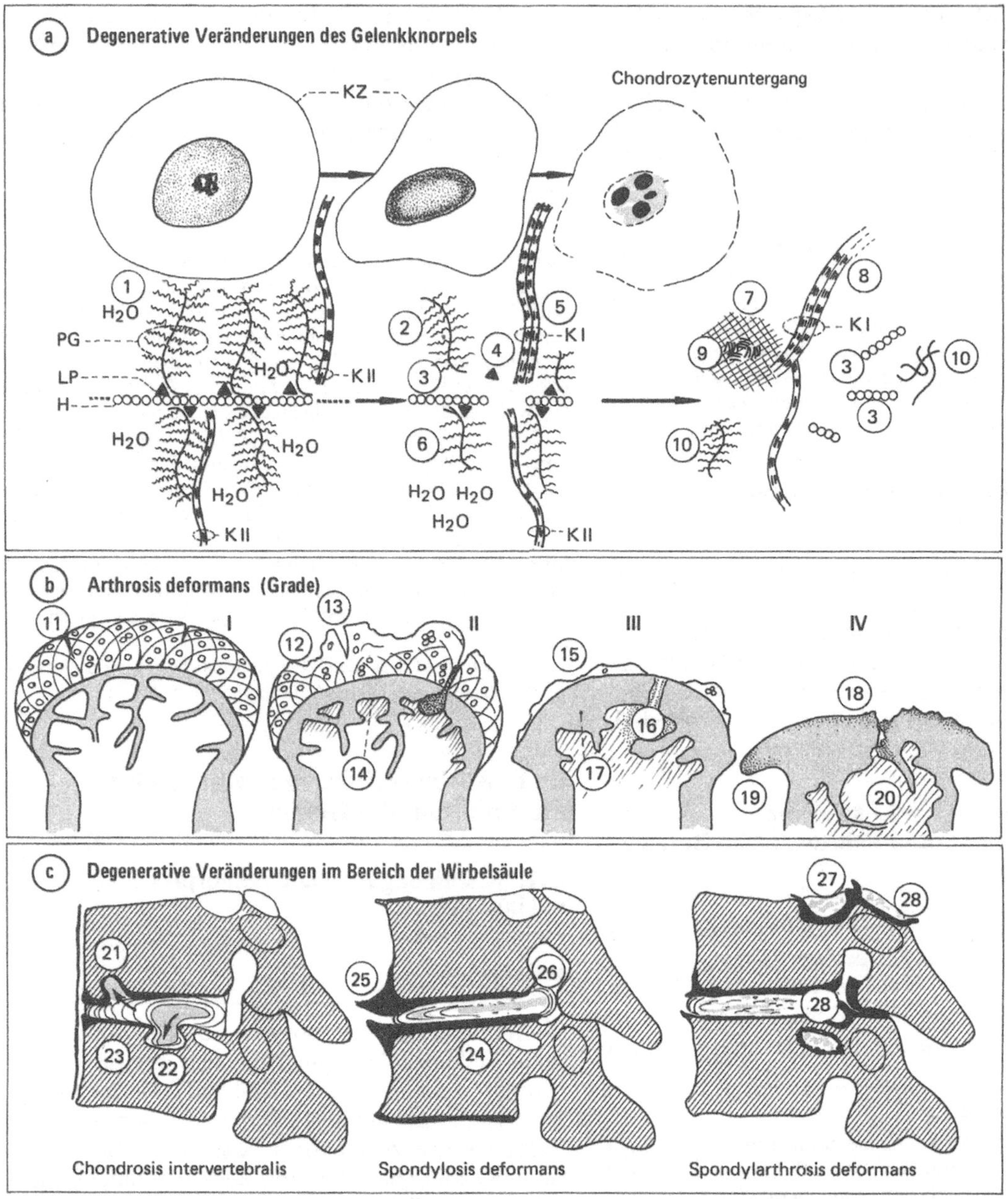

Abb. 39a–c. *Vereinfachte Schemen zu den degenerativen Knorpelveränderungen und einigen ihrer Folgen.* **a** Die Erhaltung der Integrität der komplex organisierten Quartärstruktur der knorpligen Interzellulärsubstanz ist in erster Linie an die *Vitalität der Chondrozyten (KZ, Knorpelzellen)* gebunden (1). Sind diese vermindert leistungsfähig (z. B. infolge Alterung oder Schädigung), beobachtet man u. a. eine Störung der Synthese von Proteoglykanen (PG, zentrales Proteinmolekül mit Seitenketten u. a. von Chondroitin-4-Sulfat, Chondroitin-6-Sulfat sowie Keratansulfat), die z. T. unvollständig bzw. fehlerhaft aufgebaut (2) und in vermindertem Maß fähig sind, sich über ein sog. »link protein« (LP) (4) an die langen Hyaluronatketten (H) zu binden. Es resultieren u. a. Bezirke mit vermehrtem (6) und solche mit herabgesetztem Wassergehalt. Ferner leidet die Verbindung der Proteoglykane mit Kollagen, das in jungem Knorpel vor allem dem Typ II (K II), im älteren Knorpel zunehmend auch dem Typ I (K I) entspricht (5). Bei *Chondrozytenuntergang* erfährt die zugehörige Interzellulärsubstanz eine weitgehende Dissoziation und/oder einen Zerfall der Proteoglykane (10), Hyaluronsäureketten (3) und z. T. auch der Kollagenfasern (8); die letzteren bleiben aber oft längere Zeit noch bestehen (sog. »*Fibrillation des Knorpels*«). Entstandene Lücken werden u. a. durch Proteine, u. U. auch Kalkeinlagerungen u. a. ausgefüllt (7, 9). Das z. B. bei Chondrosis intervertebralis auftretende sog. β-Protein entspricht vielleicht dem Proteinanteil von Proteoglykanen (10). **b** Bei der *Arthrosis deformans Grad I* finden sich im hyalinen Gelenkknorpel u. a. kleine Herde von Chondrozytenuntergang bzw. -verlust, neben geringfügiger fokaler Knorpelregeneration und mikroskopisch erkennbaren Spalten und Usuren an der Oberfläche (11). Der *Grad II* des Leidens kennzeichnet sich durch makroskopisch sichtbare »Ulzerationen« (12), Zerklüftungen (13), Nekroseherde und vereinzelt Zeichen von Knorpelregeneration; die subchondrale Knochenschicht erscheint sklerosiert (14), die benachbarten Markräume sind oft fibrös umgewandelt. Im *Grad III* der Arthrose reicht der Defekt bis auf den Knochen (15), die Knochensklerose hat zugenommen (17). Manchmal finden sich kleine, Synovia-haltige »Herniationen« (16). Beim *Grad IV* stehen eine bis auf das Niveau der früheren Spongiosa sich erstreckende »Usur« (18), schwere Deformierungen und Sklerose, Osteophytenbildung in den Randpartien (19),

lenkknorpels. Es kommt zu einem *Abbau der Proteoglykane,* die nur mangelhaft und z. T. in veränderter Form (z. B. kürzere Mukopolysaccharidketten) ersetzt werden. Herdweise häuft sich der Eiweißanteil der Proteoglykane an, zusammen mit Proteinen aus der Synovialflüssigkeit. Diese Veränderungen der Grundsubstanz sind mit einer Freilegung und teilweisen Trennung der kollagenen Fasern verbunden, was als *»Fibrillation«* des Knorpels bezeichnet wird. Diese läßt sich besonders deutlich mit dem Rasterelektronenmikroskop darstellen (»Aufrauhung« der Oberfläche des Gelenkknorpels).
Der *Grad II* der Arthrose ist durch das Auftreten *makroskopisch sichtbarer Oberflächendefekte (»Ulzeration«,* S. 1344) des Gelenkknorpels charakterisiert. Dazu bilden sich tiefere Spalten und Zerklüftungen, besonders in Bezirken ohne erhaltene Knorpelzellen. Die Fähigkeit des Knorpels sich wieder neu zu bilden (s. *Regeneration,* S. 146) ist sehr gering: man bemerkt nur hie und da kleine Gruppen von Knorpelzellen in sog. »Brutkapseln«, die als Ausdruck einer spärlichen Proliferationstätigkeit dieser Elemente verstanden werden können. In den *Markräumen des subchondralen Knochens* entwickelt sich eine Fibrose wechselnden Ausmaßes. An Stellen mit besonders schwerer Knorpelschädigung können bis in die Spongiosa reichende Defekte entstehen; die Synovia wird in diese eingepreßt, führt zu teilweiser myxoider Umwandlung des Bindegewebes und kann sog. *Pseudozysten* ausfüllen. Dort, wo der Knorpelabbau nicht so tief greift, entwickelt sich oft eine Knochenvermehrung *(»Hyperostose«, subchondrale Osteosklerose).*
Bei *Grad III* der Arthrosis deformans ist der *hyaline Gelenkknorpel weitgehend geschwunden,* so daß der – öfters *sklerotische – Knochen des Deckplattenbereichs gelenkbildend wird.* Größere Knochengebiete können zugrundegehen und zu einer Vertiefung der Defekte führen.
Ein *Grad IV* von Arthrosis deformans liegt dann vor, wenn der Defekt in breiten Zonen bis in die *Spongiosa* reicht. Meistens begegnet man bei solchen Zuständen noch Resten zugrundegegangenen Knorpels und Knochens (*Nekrose,* S. 165), und die dem Gelenkspalt nahe liegenden, noch vitalen Gewebe erfahren eine zunehmende *Fibrosierung.* Es kommt auch vor, daß ein Teil der Defekte durch *Faserknorpel* ausgefüllt wird. Mit zunehmender Schädigung des hyalinen Gelenkknorpels und schließlich auch der knöchernen Deckplatte treten in den *Randgebieten der Gelenkfläche knöcherne Randwülste (Randexostosen, Osteophyten)* auf, deren Entstehung vieles mit der enchondralen Ossifikation gemein hat. Subchondral entstehen im Knochen oft sog. *»Geröllzysten«.*
Die schwere Verformung der gelenkbildenden Knorpel-Knochen-Strukturen zieht eine *starke Behinderung der mechanischen Gelenkfunktionen* nach sich, verbunden mit *Schmerzempfindung. Sozialmedizinisch* betrachtet, ist die Arthrosis deformans eines der wichtigsten Leiden überhaupt, wenn man deren Verbreitung und das Leidensmaß, das mit dieser Affektion verbunden ist, in Betracht zieht. Besonders häufig befallen sind das Hüftgelenk *(Coxarthrose),* das Kniegelenk *(Gonarthrose)* und die Zwischenwirbelgelenke *(Spondylarthrose).*
Weitere Folgen der Arthrosis deformans umfassen *entzündliche* (S. 1243) *Reaktionen im Gelenkkapselbereich,* verbunden mit *Fibrosierung* und teilweiser Kalkablagerung, ferner ähnliche Veränderungen im zugehörigen *Sehnen-Muskelgebiet.*
Die Entstehungsweise der Arthrosis deformans ist vereinfacht in Abb. 39 dargestellt.

Sekundäre Arthroseformen

Häufigste Ursachen einer sekundären Arthrose sind *Fehlstellungen* im knöchernen Skelett, wobei diese *erworben* (*Frakturen, Luxationen* u. a., S. 1391) oder *angeboren* sein können (S. 294).
Ähnliche Auswirkungen können *primäre Meniskusschädigungen,* vor allem im Kniegelenk, haben. Auch *Veränderungen der Gelenkkapsel* (S. 1148) bewirken oder beschleunigen häufig arthrotische Veränderungen. Bestimmte Stoffwechselkrankheiten, insbesondere die *Gicht* (S. 1005), die *Pseudogicht* (Kalkgicht, S. 830) und die *Ochronose* (S. 892), greifen zum guten Teil am Knorpel an und verursachen auf diese Weise eine Arthrose, die der primären Form ähnlich ist. Eine verstärkte Neigung zur Entwicklung einer Osteoarthrose weisen auch Individuen mit *Diabetes mellitus* auf.
Ein schwere Knorpelschädigung wird bei rezidivierendem *Hämarthros* (S. 457), wie er vor allem bei *Hämophilie* (S. 449) auftritt, beobachtet. Im zerstörten hyalinen Gelenkknorpel kann man oft *Chondrozyten mit Siderosomen* sowie *Hämosideringranula* feststellen. Manchmal gelingt auch der Nachweis von bilirubinartigem Material in der Knorpelmatrix (»Blutergelenk«). Über die Mechanismen, die bei *Psoriasis* zu Arthrose führen, ist man unvollständig unterrichtet.

22.2. Störungen wegen primärer Veränderungen des subchondralen Knochens

Ist die mechanische Festigkeit des subchondralen Knochens verringert, z. B. bei schwerer *Osteoporose*

Abb. 39a–c (Fortsetzung)

sog. Geröllzysten (20) u. a. im Vordergrund. **c** Bei der *Chondrosis intervertebralis* (Beispiel: Scheuermann'sche Krankheit) beobachtet man u. a. sog. Schmorl'sche Knötchen (22), hie und da auch Randleistenherniationen (21), verbunden mit einer teilweisen, leichteren Sklerosierung der Wirbelkörper-Deckplatten (23). Die *Spondylosis deformans* charakterisiert sich vor allem durch eine leichte Verschmälerung des Intervertebralraumes, Sklerosierung der Deckplatten (24) und Bildung von Randzacken (Osteophyten, 25). Hie und da kommt es zum Prolaps von Diskusmaterial nach dorsal-lateral (»Diskushernie«, 26). Die *Spondylarthrosis deformans,* die recht oft mit einer Spondylosis deformans kombiniert ist, zeigt arthrotische Veränderungen (s. o.) an Intervertebralgelenken (28), im Thoraxbereich auch an Kostovertebralgelenken (27)

(s. u.), nach *Knocheninfarkten* (S. 512) oder *Knochenuntergang anderer Genese,* kann es zur Entwicklung einer *sekundären Arthrose* kommen.

22.3. Störungen wegen primärer Veränderungen der Gelenkkapsel

In diese Gruppe gehört in erster Linie die *chronische rheumatoide Arthritis* (primär chronische Polyarthritis (*PCP*), S. 1148), seltener bakterielle oder *viral bedingte Arthritiden* (S. 1788) sowie weitere, z. T. auf immunologischer Grundlage sich entwickelnde Gelenksentzündungen. Gefahrvoll ist die Bildung eines fibrinreichen Exsudates (S. 1326) mit nachfolgender Entstehung von Granulations- und Narbengewebe (z. T. sog. *pannöse Entzündung,* S. 1150) und Zustandekommen einer bindegewebigen Verwachsung der gelenkbildenden Skeletteile *(fibröse Ankylose).* Besonders bei der chronischen rheumatoiden Arthritis kommt es häufig zur *Subluxation* (S. 1150) gelenkbildender Knochen, was die arthrotischen Veränderungen zusätzlich fördert.
Die *primäre Gelenkkapsel-Chondromatose,* ein seltenes Erbleiden, führt in der Regel auch zu frühzeitig auftretenden arthrotischen Veränderungen.

Literatur

Barrie, H. J.: Intra-articular loose bodies regarded as organ cultures *in vivo.* J. Pathol. *125,* 163 (1978) — *Ghadially, F. N., Thomas, I., Oryschak, A. F., Lalonde, J.-M.:* Long-term results of superficial defects in articular cartilage: a scanning electronmicrosope study. J. Pathol. *121,* 213 (1977) — *Ghadially, J. A., Ghadially, F. N.:* Evidence of cartilage flow in deep defects in articular cartilage. Virchows Arch. [Cell Pathol.] *18,* 193 (1975) — *Huffer, W. E.:* Degradation of chondromucoprotein by macrophage enzymes. Lab. Invest. *29,* 304 (1973) — *Meachim, G.:* The state of knee meniscal fibrocartilage in Liverpool necropsies. J. Pathol. *119,* 167 (1976) — *Minns, R. J., Steven, F. S., Hardinge, K.:* Osteoarthrotic articular cartilage lesions of the femoral head observed in the scanning electron microscope. J. Pathol. *122,* 63 (1977) — *Quintarelli, G., Ippolito, E., Rodén, L.:* Age- dependent changes on the state of aggregation of cartilage matrix. Lab. Invest. *32,* 111 (1975) — *Sapolsky, A. I., Keiser, H., Howell, D. S., Woessner, J. F.:* Metalloproteases of human articular cartilage that digest cartilage proteoglycan at neutral and acid pH. J. Clin. Invest. *58,* 1030 (1976) — *Stougård, J.:* The calcified cartilage and the subchondral bone under normal and abnormal conditions. Acta Pathol. Microbiol. Scand. [A] *82,* 182 (1974)

23. Erkrankungen der Syndesmosen und Synchondrosen

Im Vordergrund stehen die sog. *degenerativen Veränderungen der Wirbelsäule,* während entsprechende Prozesse an der Symphysis pubis und der Symphysis sterni wenig Bedeutung haben.

Chondrosis intervertebralis
Die ersten Veränderungen spielen sich offenbar im *Nucleus pulposus* ab, der mit zunehmendem *Alter* einen geringeren Gehalt an Proteoglykanen und Wasser aufweist, während die Konzentration beispielsweise von Dermatansulfat und der Gehalt an kollagenen Fasern zunehmen. Ferner spricht vieles dafür, daß die Proteoglykan-Kollagen-Komplexe sich mit der Zeit verändern und teilweise auflösen. Das im Nucleus pulposus älterer Individuen vorgefundene sog. β-Protein entstammt wahrscheinlich zum guten Teil dem Eiweißanteil der Proteoglykane. Als Folge dieser degenerativen Veränderungen des Nucleus pulposus und der damit verbundenen Beeinträchtigung seiner Funktion als »Wasserkissen« erleidet der *Anulus fibrosus* eine zunehmende Belastung und Schädigung, deren Folgen mikroskopisch u. a. als kleinste Risse und Zystchen erkannt werden können.

Spondylosis deformans
Hat die Chondrosis intervertebralis ein gewisses Maß erreicht, wirkt sich die verstärkte mechanische Beanspruchung der Fasern des Anulus fibrosus, die ja in das Lig. longitudinale commune ventrale einstrahlen, auch auf dieses vordere Längsband der Wirbelsäule und den damit verbundenen Knochen aus. Es bilden sich sog. *Randzacken,* d. h. eine periostale Knochenneubildung im Faseransatzbereich, die wohl den Anulus fibrosus mechanisch verstärken, jedoch die Beweglichkeit der Wirbelsäule einschränken können. Diese sog. *Spondylosis deformans* zeigt sich im Bereich der sattelförmigen Halswirbel in besonderer Form, indem hier degenerativ entstandene Spaltbildungen in der Zwischenwirbelscheibe lateral auf die Processus uncinati übergreifen *(»falsche Unkovertebralgelenke«)* und zur Randzackenbildung in diesem Bereich führen *(Spondylosis uncovertebralis).* So kann es zur Einengung der Foramina intervertebralia und zur Verdrängung der Vertebralarterie und -nerven kommen, mit entsprechenden Störungen funktioneller Art.
Die *»Hyperostose ankylante vertébrale sénile«* stellt eine besondere, bei Diabetikern gehäuft auftretende Form der Spondylosis deformans dar, mit überbrückender Knochenbildung zwischen den Wirbelkörpern. Im Gegensatz zur Bechterew'schen Krankheit (S. 1153) erfolgt die Verknöcherung aber nicht innerhalb, sondern außerhalb des Anulus fibrosus.

Prolaps (Protrusion, »Hernie«) von Teilen des Discus intervertebralis in benachbarte Strukturen hinein
Bei mangelhafter mechanischer Festigkeit der Wirbel-Deckplatten können Teile der Zwischenwirbelscheibe in die vertebrale Spongiosa einbrechen und dort zu einer bindegewebigen und knorplig-knöchernen Reaktion führen (sog. *Schmorl'sches Knötchen*). Solche Vorgänge beobachtet man z. T. schon während der Pubertät; sie können zur Keilwirbelbildung führen *(Scheuermann'sche Krankheit)* und u. a. durch Verdünnung der Zwischenwirbelscheiben eine Einengung der Foramina intervertebralia bewirken.

Eine andere Form des Prolapses ist die sog. *Diskushernie,* die in erster Linie die Lumbalgegend betrifft und sich meistens nach dorso-medial oder dorso-lateral richtet. Besonders die dorso-laterale Diskushernie hat in vielen Fällen eine Druckwirkung auf Nerven und Blutgefäße zur Folge, die u. a. zu den bekannten Ischias-Symptomen führt. Naturgemäß geht dem Diskusprolaps ein Riß des Anulus fibrosus voraus; dieser kann ein- oder mehrzeitig, z. B. durch abrupte mechanische Beanspruchung, ausgelöst werden.

Osteochondrosis vertebralis
Bei schwerer Veränderung der Zwischenwirbelscheiben bildet sich oft im Deckplattengebiet der benachbarten Wirbel vermehrt Knochen *(subkartilaginäre Hyperostose):* diese Veränderung heißt Osteochondrosis vertebralis.

Ursachen und **Pathogenese** der Zwischenwirbelveränderungen und ihrer Folgen sind nur teilweise geklärt. Neben der eigentlichen *Alterung des Gewebes* und *mechanischen Faktoren* scheint auch eine *genetisch bedingte Disposition* von Bedeutung zu sein. Es besteht ferner die Möglichkeit, daß *Entwicklungsstörungen,* wie eine unterschiedliche Rückbildung der Chorda dorsalis, eine Rolle spielen.
Die Spondylosis deformans führt in vielen Fällen zu *sekundärer Arthrose der Zwischenwirbelgelenke (Spondylarthrosis deformans),* wobei knöcherne Randwulstbildungen in diesem Bereich eine Einengung der Foramina intervertebralia – mit ihrer möglichen Auswirkung auf Nerven und Blutgefäße – verursachen können (s. Abb. 39).

Literatur

Armstrong, J. R.: Lumbar disc lesions. Baltimore: Williams & Wilkins 1965 — *Utsinger, P. D., Resnick, S., Shapiro, R.:* Diffuse skeletal abnormalities in Forestier disease. Arch. Int. Med. *136,* 763 (1976) — *Wolf, E., Stern, S.:* Costosternal syndrome. Arch. Int. Med. *136,* 189 (1976)

24. Allgemeine Störungen des Knochenaufbaus und -umsatzes

24.1. Osteoporose

Definition: Die *Osteoporose* ist eine Verminderung (Atrophie, S. 163) des Knochengewebes infolge eines länger dauernden, mäßigen Überwiegens des Knochenabbaus über den Knochenanbau (negative Bilanz des Knochenumbaus). Die Osteoporose kann generalisiert oder lokal auftreten.

Ursachen und **Pathogenese** der Osteoporose sind nicht einheitlich.

Senile Osteoporose
Diese ist die häufigste Knochenveränderung überhaupt und nimmt in der Regel beim weiblichen Geschlecht schwerere Formen an als bei Männern. Sie kann zum Teil als Ausdruck der im höheren Alter in vielen Geweben auftretenden Involutionsvorgänge (S. 2134) angesehen werden; wahrscheinlich spielen aber noch andere Faktoren eine Rolle, u. a. die Geschlechtshormone. Synthese und Umsatz der Knochenmatrix, d. h. der Proteoglykane und des Kollagens, sind vermindert, und man findet auch qualitative Veränderungen der organischen Knochenbestandteile: u. a. Herabsetzung des relativen Gehalts an Chondroitinsulfaten bei Vermehrung von Keratansulfat.

Morphologisch zeigt sich die Rarefizierung des Knochens mehr oder weniger überall, vor allem aber im Stammskelett, ferner in den Femurköpfen sowie den kleinen Hand- und Fußwurzelknochen. Am *Beispiel der Wirbelkörper* läßt sich die schrittweise Entwicklung der Osteoporose besonders gut verfolgen: zuerst werden querverlaufende Spongiosabälkchen abgebaut *(Grad 1).* Dieser Prozeß dehnt sich vom Markraum gegen die Peripherie aus und ergreift dann die vertikalen Trägerstrukturen *(Grad 2).* Schließlich schwinden auch diese *(Grad 3),* was die Gefahr eines teilweisen Zusammenbruchs des Wirbelkörpers bedeutet. Auf diese Weise entstehen sog. *Keilwirbel;* sie finden sich am ehesten in der unteren Brustwirbelsäule und stellen einen wichtigen Grund für die Bildung eines Buckels *(Kyphose)* im hohen Alter dar. Im Gebiet der Lumbalwirbelsäule bilden sich häufig bikonkave sog. *Fischwirbel.* Die senile Osteoporose der Wirbelsäule begünstigt ferner die Entstehung *Schmorl'scher Knötchen.* Als Hauptursache dieser Veränderungen lassen sich histologisch Zeichen einer *verminderten Osteoblastenfunktion* erkennen. Dies betrifft sowohl die Zahl dieser Zellen als auch deren synthetische Aktivität. Histometrisch kann man neben einer Reduktion der Volumendichte der Trabekelprofile auch eine Herabsetzung der Oberflächendichte der von Osteoblasten bedeckten Osteoidsäume nachweisen. Die mittlere Breite der Trabekel verändert sich nicht streng parallel der Volumendichte, da sich im höheren Alter oft das Bild einer sog. *hypertrophischen Atrophie des Knochens* bietet. Diese Bezeichnung bedeutet, daß das Gesamtvolumen des Knochens wohl verkleinert ist, die spärlichen noch vorhandenen Bälkchen jedoch dicker als normal sein können. Der Grund dafür liegt offenbar darin, daß ein erheblicher Teil der Spongiosabälkchen völlig verschwindet, so daß die noch vorhandene synthetische Aktivität der Osteoblasten den verbleibenden Knochenstrukturen zugute kommt.

Weitere Formen der generalisierten Osteoporose
Im Gegensatz zur senilen Osteoporose ist bei den übrigen Typen von Osteoporose das Achsenskelett (Wirbelsäule, Beckengürtel und Rippen) wesentlich stär-

Tabelle 4. Formen von Osteoporose (mit Hinweisen auf Abschnitte, in denen Ursachen und Pathogenese behandelt sind)

A. Osteoporose bei hereditären Störungen des Bindegewebes
Osteogenesis imperfecta (S. 109)
Homozystinurie (S. 889)
Ehlers-Danlos-Syndrom (S. 106)
Marfan-Syndrom (S. 107)

B. Krankheitsbilder mit teilweise bekannter Pathogenese der begleitenden Osteoporose
Hypogonadismus (S. 401)
Hyperadrenokortizismus (S. 395)
Hyperthyreose (S. 1170)
Malabsorptionssyndrome (S. 689)
Vitamin C-Mangel (S. 864)
Kalziummangel (S. 817)
Immobilisierung (S. 165)
Langdauernde Verabreichung von Heparin (S. 451)
Generalisierte Mastozytose (S. 261)
Hypophosphatasie beim Erwachsenen (S. 828)

C. Krankheitsbilder mit wenig geklärter Pathogenese der begleitenden Osteoporose
Rheumatoide Arthritis (S. 1148)
Unterernährung (S. 654)
Alkoholismus (S. 730)
Epilepsie (S. 357)
Diabetes mellitus (S. 933)
Chronische obstruktive Lungenerkrankungen (S. 618)
Menkes-Syndrom (S. 845)

D. Formen von Osteoporose mit fraglicher Ätiologie und ohne Beziehung zu anderen Krankheiten
Senile Osteoporose (S. 131)
Osteoporose bei Frauen nach der Menopause (S. 111)
Idiopathische Osteoporose (juvenile und adulte Form)

ker betroffen als die peripheren Skeletteile. Die wichtigeren Typen von Osteoporose und ihre Ursachen sind in Tabelle 4 enthalten. Aus dieser Zusammenstellung geht hervor, daß neben den sog. *primären diffusen Osteoporose-Formen (senile Osteoporose, präsenile oder postmenopausische Osteoporose, idiopathische Osteoporose)* zahlreiche Arten von *sekundärer Osteoporose* vorkommen, die u. a. sog. *endokrine, renale* und *intestinale Osteopathien* sowie die *Immobilisationsosteoporose* und die sog. *barotaktische Osteoporose* (Schwerelosigkeit, z. B. bei Raumflügen) einschließen. Von Interesse ist die Tatsache, daß sich verschiedene dieser Leiden durch charakteristische Hauptlokalisationen der Knochenatrophie und durch besondere, komplexe Umsatzstörungen auszeichnen, die im histologischen Bild ihren Ausdruck finden. Aufschlußreiche Beobachtungen wurden u. a. bei der Immobilisationsosteoporose gemacht, die überwiegend durch verstärkten Knochenabbau zustandekommt (Osteoklasten-Osteoporose). Der Prozeß kann zu einem völligen Schwund eines Teils der Knochenbälkchen führen. Nach Wiederbeginn einer normalen körperlichen Tätigkeit wird in solchen Fällen reichlich neuer Knochen an die noch bestehenden Bälkchen angelegt, so daß eine *hypertrophische Knochenatrophie* (s. o.) oder – in extremen Fällen – ein sog. »remaniement pagétoide« (S. 134) mit deutlich gesteigertem Knochenumsatz zustandekommen.

24.2. Generalisierte Osteosklerose

Definition: Die *Osteosklerose* ist das Gegenteil der Osteoporose, nämlich eine Vermehrung von Knochengewebe im Sinn der »*endostalen Hyperostose*« infolge eines länger dauernden überwiegens des Knochenanbaus über den Abbau. Auch die Osteosklerose kann generalisiert in Erscheinung treten, findet sich aber wesentlich häufiger lokal.

Eine generalisierte Osteosklerose wird nur unter seltenen, besonderen Bedingungen angetroffen. Abgesehen von der schon erwähnten *Marmorknochenkrankheit (Osteopetrosis (Albers-Schönberg)* S. 109), begegnet man leichten Graden von diffuser Osteosklerose bei gewissen Endokrinopathien, wie *Hypoparathyreoidismus* oder *Akromegalie,* bzw. nach langdauernder hormonaler Therapie, beispielsweise mit *Androgenen.* Die fortgesetzte Einnahme höherer Dosen von *Natriumfluorid* führt auch zu einer leicht positiven Bilanz des Knochenumsatzes, vermutlich wegen Stimulation der Osteoblastentätigkeit. In Tierversuchen kann die Entstehung einer merkwürdigen Verknöcherung der Markräume u. a. bei *Daueröstrogenismus* (z. B. hormonal aktive Ovarialtumoren bei Mäusen) oder nach *Intoxikation* durch Inhaltsstoffe gewisser Nachtschattengewächse (z. B. *Solanum malacoxylon)* verfolgt werden.
Bei der *Osteomyelosklerose* (S. 258) kommt es in den Knochenmarksräumen auf der Grundlage eines neoplastischen sog. *myeloproliferativen Syndroms* zur Knochenneubildung.

24.3. Rachitis, Osteomalazie und verwandte Zustände

Rachitis und Osteomalazie

Definitionen, Ursachen und **Pathogenese** von Rachitis und Osteomalazie werden später eingehend besprochen (S. 822). Hier soll nur kurz das wesentlichste der strukturellen Veränderungen vorausgenommen werden.

Morphologisch zeichnen sich diese Leiden in erster Linie durch eine *ungenügende oder fehlende Mineralisation des neugebildeten Knochens* aus, die sich in der Entstehung mehr oder weniger *unverkalkter Osteoidsäume* äußert. Bei Rachitis kommt überdies keine oder keine genügende Verkalkung des Säulenknorpels der Epiphysenfugen zustande, so daß sich eine Störung des enchondralen Wachstums einstellt; die unverkalkte Knorpelmatrix wird nur sehr beschränkt chondroklastisch abgebaut, während das Knorpelwachstum in erheblichem Ausmaß weitergeht. Daraus resultiert eine *Desorganisation* und *Auftreibung der Knorpel-Knochengrenzen,* die schon makroskopisch auffällt, (z. B. sog. *rachitischer Rosenkranz* an den Rippen).

Bei *Erwachsenen* wie bei Kindern führt eine Vitamin D-Mangelsituation zunächst zu einer Vermehrung der Oberflächendichte der *unverkalkten Osteoidsäume,* dann zu einer zunehmenden *Verdickung* der letzteren. Erreicht der Ersatz verkalkten Knochens durch unverkalktes Osteoid ein gewisses Maß, nimmt die mechanische Festigkeit des Skeletts soweit ab, daß sich Verkrümmungen einstellen (z. B. *Kyphoskoliose* der Wirbelsäule, *»Kartenherz-Becken«, verkrümmte Tibia* u. a.).

24.4. Generalisierte Knochenveränderungen bei Hyperparathyreoidismus

Einzelheiten über diese Gruppe von Erkrankungen finden sich in einem späteren Abschnitt (S. 824). Nachstehend werden lediglich die wichtigsten Knochenveränderungen kurz geschildert.

Morphologisch äußert sich die *verstärkte Osteoklasie* u. a. im Sinne einer *lakunaren und dissezierenden Resorption,* oft verbunden mit einem wechselnden Grad von *peritrabekulärer Fibrose.* An kleinen Knochen kann mit der Zeit die Kortikalis aufgelöst werden. Das Vollbild einer *Osteodystrophia (»Ostitis«) fibrosa generalisata v. Recklinghausen,* mit sog. braunen Tumoren und Knochenzysten, wird heute nicht mehr öfters angetroffen.

24.5. Weitere Formen von generalisierter Osteodystrophie

Diese sind teilweise schon im Rahmen der Besprechung der Osteoporose (S. 131) und Osteosklerose (S. 132) erörtert worden. Bei *Hyperthyreose* beobachtet man ebenfalls eine verstärkte Tätigkeit der Osteoblasten und der Osteoklasten, verbunden mit mäßig negativer Bilanz des Knochenumbaus.

Die *Hypothyreose* bewirkt ein gegenteiliges Bild. Die sog. *»azotämische Osteopathie«* stellt in der Regel eine Kombination von Hyperparathyreoidismus und Osteoporose dar.

Über die Bedeutung von *Kalzitonin* beim Menschen ist man sich noch nicht im klaren.

Literatur

Anderson, C., Danylchuk, K. D.: Scanning electron microscopic observations on bone. Arch. Pathol. Lab. Med. *101,* 19 (1977) — *Bonucci, E., Lo Cascio, V., Adami, S., Cominacini, L., Galvanini, G., Scuro, A.:* The ultrastructure of bone cells and bone matrix in human primary hyperparathyroidism. Virchows Arch. [Pathol. Anat.] *379,* 11 (1978) — *Delling, G., Donath, K.:* Morphometrische, elektronenmikroskopische und physikalisch-chemische Untersuchungen über die experimentelle Osteoporose bei chronischer Azidose. Virchows Arch. [Pathol. Anat.] *358,* 321 (1973) — *Krempien, B., Geiger, G., Ritz, E.:* Structural changes of cortical bone in secondary hyperparathyreoidism. Replacement of lamellar bone by woven bone. Virchows Arch. [Pathol. Anat.] *366,* 249 (1975) — *Krempien, B., Manegold, Ch., Ritz, E., Bommer, J.:* The influence of immobilization on osteocyte morphology. Osteocyte differential count and electron microscopical studies. Virchows Arch. [Pathol. Anat.] *370,* 55 (1976) — *Krempien, B., Ritz, E., Beck, U., Keilbach, H.:* Osteopathy in maintenance hemodialysis. Micromorphometric and microradiographic studies with correlations to serum parathyroid hormone and calcitonin levels. Virchows Arch. [Pathol. Anat.] *357,* 257 (1972) — *Larsson, Å., Larsson, S.-E.:* The effects of ethylene-1-hydroxy-1,1-diphosphonate on cellular transformation and organic matrix of the epiphyseal growth plate of the rat — a light microscopic and ultrastructural study. Acta Pathol. Microbiol. Scand. [A] *86,* 211 (1978) — *Melsen, F., Melsen, B., Mosekilde, L.:* An evaluation of the quantitative parameters applied in bone histology. Acta Pathol. Microbiol. Scand. [A] *86,* 63 (1978) — *Mosekilde, L., Melsen, F.:* Morphometric and dynamic studies of bone changes in hypothyroidism. Acta Path. Microbiol. Scand. [A] *86,* 56 (1978) — *Mundy, G. R., Shapiro, J. L., Bandelin, J. G., Canalis, E. M., Raisz, L. G.:* Direct stimulation of bone resorption by thyroid hormones. J. Clin. Invest. *58,* 529 (1976 — *Olah, A. J.:* Quantitative relations between osteoblasts and osteoid in primary hyperparathyroidism, intestinal malabsorption and renal osteodystrophy. Virchows Arch. Pathol. Anat. *358,* 301 (1973) — *Rosenquist, J. B.:* Skeletal fluorosis in immobilized extremities. Acta Pathol. Microbiol. Scand. *83,* 678 (1975) — *Russell, J. E., Termine, J. D., Avioli, L. V.:* Experimental renal osteodystrophy. The response to 25-hydroxycholecalciferol and dichloromethylene diphosphate therapy. J. Clin. Invest. *56,* 548 (1975) — *Seifert, G. (ed.):* Knochenpathologie. Verh. Dtsch. Ges. Pathol., 58. Tagung. Stuttgart: Fischer 1974 — *Smith, D. M., Khairi, M. R. A., Johnston, C. C.:* The loss of bone mineral with aging and its relationship for risk of fracture. J. Clin. Invest. *56,* 311 (1975) — *Smith, D. M., Khairi, M. R. A., Norton, J., Johnston, C. C.:* Age and activity effects on rate of bone mineral loss. J. Clin. Invest. *58,* 716 (1976) — *Weisbrode, S. E., Capen, C. C.:* Ultrastructural evaluation of the interaction of glucocorticoids and vitamin D on bone cells in thyroparathyroidectomized rats. Am. J. Pathol. *84,* 457 (1976)

25. Hereditäre Veränderungen des knorpligen und knöchernen Skeletts

Teilweise handelt es sich um eigentliche Mißbildungen (S. 272). Eine Reihe solcher Leiden ist in Tabelle 3 (S. 109) zusammengestellt.

Literatur

S. Schrifttum zu Kap. 3 (S. 19), 4 (S. 27) und 62 (S. 275)

26. Lokale Veränderungen des knorpligen und knöchernen Skeletts

26.1. Frakturen und Luxationen

Knochenbrüche sowie Luxationen und ihre Folgen werden später behandelt (S. 1385).

26.2. Lokalisierte Osteoporose

Diese Veränderungen entstehen durch Störfaktoren mit lokal beschränkter Wirkung. Als Ursachen kommen *entzündliche Prozesse* (S. 1243), *mechanische Einflüsse, eingeschränkte Blutversorgung, unterbrochene Innervation* u. a. in Frage.

Beispiele:
- *Sog. Sudeck'sche Atrophie des Knochens,* die vor allem nach Frakturen auftritt und durch verschiedene Faktoren begünstigt zu sein scheint: gestörte Durchblutung, Marködem, Ruhigstellung, teilweise Schädigung der Nerven u. a.
- Osteoporose im Rahmen einer *chronischen rheumatoiden Polyarthritis* (S. 1148).
- Lokale Osteoporose infolge *Druckatrophie* des Knochens, z. B. im Schädeldach bei *Hydrozephalus* (S. 329).
- Osteoporose bei *pathologischen Prozessen im Knochenmark,* z. B. Herden von *Tumorgewebe.*
- Sog. »*Akroosteolyse"-Syndrome* bei trophoneurotischen Störungen verschiedenster Art.
- Sog. *monostotische idiopathische Osteoporose,* z. B. des Femurkopfes, deren Ursache noch nicht ermittelt werden konnte (= idiopathisch).
- Sog. *aktinische Osteoporose* nach therapeutischer ionisierender Bestrahlung.
- Sog. *Immobilisations-Osteoporose* infolge Ruhigstellung, z. B. nach Fraktur.

26.3. Umschriebene Osteosklerose

Auch hier stehen als ursächliche Faktoren *physikalische Einflüsse, entzündliche Prozesse, Neoplasmen* u. a. im Vordergrund. Die Wirkung des pathologischen Vorgangs ist aber – im Gegensatz zur Osteoporose – so, daß örtlich eine positive Bilanz des Knochenumbaus zustandekommt.

Beispiele:
- Osteosklerose des subchondralen Knochens an Druckstellen bei *Arthrosis deformans.*
- Sog. *osteoplastische Knochenmetastasen,* z. B. bei *Prostata-Karzinom.*
- *Hyperostose (»Pseudo-Osteom«) im knöchernen Anteil des äußeren Gehörgangs* bei einem Teil der Kaltwasser-Dauerschwimmer. Diese Veränderung tritt nicht regelmäßig ein, was auf eine gewisse Disposition hinweist.

26.4. Reaktiver Knochenumbau, Knochenneubildung

Änderungen der *mechanischen Beanspruchung* eines Knochens können dessen Bau in der Weise umwandeln, daß er den neuen Verhältnissen angepaßt ist.

Beispiel:
- Neuorientierung der sog. *trajektoriellen Linien* des Knochens im Verlauf einer Frakturheilung mit Fehlstellung. Diese Umgestaltung beruht zum guten Teil auf einem relativ verstärkten Abbau wenig belasteter Knochenstrukturen.

Prozesse innerhalb des Knochenmarks vermögen u. U. eine Umgestaltung der Knochenstruktur herbeizuführen.

Beispiel:
- Bürstenartige Knochenveränderungen bei starker Vermehrung der erythropoietischen Zellen, z. B. bei *Thalassämie* (S. 427). Dieser Befund ist besonders deutlich an der knöchernen Schädeldecke zu erkennen.

Pathologische Prozesse im Knochen und gewisse *Lungenkrankheiten,* die mit einer Behinderung der Ventilation einhergehen, können eine *periostale Knochenneubildung* hervorrufen.

Beispiele:
- Periostale Knochenneubildung *(»periostale Reaktion«)* bei *Osteomyelitis* oder *Ewing-Sarkom* des Knochens (S. 254).
- Sog. *»Ostéoarthropathie hypertrophiante pneumique«* (Pierre Marie-Bamberger) mit periostaler Knochenneubildung, Entstehung von Trommelschlegelfingern und nichteitriger Polyarthritis.

Knochenherde, teilweise sogar mit blutbildendem Knochenmark, bilden sich nicht selten auf der Grundlage einer *heterotopen Verkalkung.*

Beispiele:
- Verknöcherung eines *tuberkulösen Primärkomplexes* der Lungen und bronchialer Lymphknoten (S. 1967).
- Verknöcherung in der Wand von Arterien bei *Arteriosklerose.*

Eine heterotope Knochenneubildung wird auch im Anschluß an fortgesetzte *mechanische Beanspruchung von Weichteilen* bzw. nach *Blutergüssen* beobachtet.

Beispiele:
- Sog. *traumatische Myositis ossificans* mit überschießender Knochenneubildung (z. B. »Reiterknochen« in der Adduktorenmuskulatur des Oberschenkels, »Exerzierknochen« im Bereich des M. pectoralis).
- Verknöcherung im Bereich einer *alten Blutung,* u. U. nach vorausgehender Verkalkung (z. B. zystischer Strumaknoten (S. 158)).

26.5. Sog. Ostitis deformans Paget

Diese vor allem im höheren Erwachsenenalter auftretende Krankheit unbekannter Genese kann *monostotisch oder polyostotisch* lokalisiert sein. Bevorzugte Teile des Skeletts sind der Schädel, das Becken, die Lumbalwirbelsäule, das Sacrum sowie bei der monostotischen Form vor allem die Tibia. Andere Skelettteile werden seltener betroffen. In der Regel umfaßt die Veränderung einen ganzen Knochen, auch wenn in den Frühphasen herdförmige Veränderungen vorkommen. Der Prozeß ist durch einen *extrem gesteigerten Knochenumbau* gekennzeichnet, wobei in der Regel eine *positive Bilanz* und eine *Verdickung der Knochen* zu verzeichnen sind.

Mikroskopisch fällt in den Frühphasen eine gesteigerte Osteoklasie auf, die aber bald von einer lebhaften Knochenneubildung begleitet wird. Durch den stark erhöhten Umsatz entstehen in den unregelmäßig geformten und oft plumpen Knochenbälkchen und im kompakten Knochen sog. *Mosaikfiguren,* die Ausdruck des fortgesetzten Abbaus vorbestehenden lamellären Knochens und einer Apposition neuen Knochens sind. Zusammen mit der starken Knochenneubildung findet sich eine *peritrabekuläre Fibrose.* Von besonderem Interesse ist das Vorhandensein *zahlreicher Arterien, weiter dünnwandiger Blutgefäße* und *Kapillaren,* wobei sich zahlreiche *arterio-venöse Kurzschlüsse* finden. Diese können hämodynamisch so bedeutsam sein, daß eine *Überbelastung des Herzens* resultiert. Man beobachtet ferner *Riesen-Osteoklasten,* die z. T. direkt an die Gefäßlumina grenzen. Es wird vermutet, daß die Gefäßveränderungen primärer Natur sind, und der gesteigerte Knochenumbau eine Folgeerscheinung derselben darstellen könnte. Der Morbus Paget begünstigt die Entstehung von *Osteosarkomen.*

26.6. Osteolyse

Definition: »*Osteolyse*« ist ein vorwiegend in der radiologischen Diagnostik gebräuchlicher Begriff, der eine örtliche Zerstörung (Schwund) vorbestehender Knochenstrukturen bezeichnet. Solche Herde zeigen eine unscharfe Begrenzung.

Osteolytische Prozesse finden sich vor allem bei bösartigen neoplastischen Prozessen (S. 223), können aber auch auf infektiöser Grundlage, durch mechanische Einflüsse, durch ungenügende oder fehlende Blutversorgung u. a. entstehen.

Beispiele:
- Osteolytische *Karzinommetastase* im knöchernen Skelett.
- Osteolyse der Wirbelsäule im Bereich eines pulsierenden luetischen *Aneurysma der Aorta thoracica* (S. 499).

26.7. Knochennekrosen

Der Begriff der »Nekrose« (S. 165) bezieht sich auf mikroskopisch nachweisbar abgestorbenes Gewebe. Solche Veränderungen finden sich bei *infektiösen Prozessen* (S. 1751), bei *gestörter Blutzufuhr* (S. 509), nach Einwirkung ungünstiger *mechanischer, thermischer oder elektrischer Einflüsse,* nach *ionisierender Bestrahlung,* nach Verabreichung von *Kortikosteroiden* u. a.

Beispiele:
- Knochennekrose mit Bildung sog. Sequester bei *Osteomyelitis* (S. 1341).
- *Knocheninfarkte* (S. 512) nach Unterbruch der Blutversorgung.
- Sog. *traumatische Femurkopf-Nekrosen.*

Vermutlich haben die verschiedenen Formen von sog. *idiopathischen Apophysen- und Epiphysennekrosen* z. T. mit einer Mikrotraumatisierung und/oder gestörter Blutzufuhr zu tun.

Beispiele:
- *Osteochondrosis deformans juvenilis (Calvé-Legg-Perthes)*
- *Vertebra plana (Calvé)*
- *Nekrose des Os naviculare pedis (Köhler I)*
- *Nekrose des Metatarsalköpfchens II (Köhler II)*
- *Osteochondrolysis dissecans (König),* insbesondere an Femurkondylen
- *Lunatummalazie (Kienböck)*
- *»Apophysitis tibiae« (Osgood-Schlatter)*
- *»Apophysitis calcanei« (Haglund)*

Literatur

Barry, H. C.: Paget's disease of bone. Edinburgh: Livingstone 1969 — *Bourne, G. H. (ed.):* The biochemistry and physiology of bone. New York: Academic Press 1971 — *Jaffe, H. L.:* Metabolic, degenerative and inflammatory diseases of bones and joints. Philadelphia: Lea & Febiger 1972 — *Frame, B., Parfitt, A. M., Duncan, H. (eds.):* Clinical aspects of metabolic bone disease. Amsterdam: Excerpta Medica 1973 — *Rasmussen, H., Bordier, P.:* The physiological and cellular basis of metabolic bone disease. Baltimore: Williams & Wilkins 1974

27. Anhang: Sog. Fasergliose im zentralen Nervensystem

Im zentralnervösen Gewebe i. e. S., d. h. Gehirn und Rückenmark, wird die Rolle, die in anderen Körperteilen bzw. Organen den Bindegewebszellen zukommt, vor allem von den Astrozyten übernommen. Nach Schädigung des Gehirn- und Rückenmarkgewebes verschiedenster Art kommt es in den Randpartien der Herde zu einer reaktiven Astrozytenvermehrung mit anschließender *astrozytärer Fasergliose,* die der bindegewebigen Fibrose in anderen Geweben in mancher Hinsicht analog zu setzen ist und als eine Sonderform von *»narbiger Gewebsverhärtung«* angesehen werden kann.

Literatur

S. Schrifttum zu Kap. 85 (S. 321)

4. Teil

Pathologie der Zellverbände und Zellinien sowie ihrer Erneuerung

28. Zellverbindungen und ihre Störungen

In verschiedenen Geweben, vor allem aber in Epithelien und soliden parenchymatösen Zellverbänden, ferner bei Endothelien und Mesothelien, bestehen physiologischerweise interzelluläre Verbindungen und Haftstellen, deren Integrität nicht nur für den *Zusammenhalt* der Zellen und die *Abdichtung* des Interzellulärraumes, sondern z. T. auch für den *Stoffaustausch* sowie – bei besonderen Zellarten – die *elektrotonische Koppelung* benachbarter Elemente Bedeutung hat. Eine schematische Darstellung dieser Strukturen und ihrer Störungen ist in Abb. 40 wiedergegeben.

Die Aufrechterhaltung der Zellverbindungen hängt von verschiedenen Faktoren ab, in erster Linie von einem ungestörten *Stoffwechsel der beteiligten Zellen,* ferner aber auch von der Zusammensetzung der *Interzellularflüssigkeit* und der Abwesenheit oder Anwesenheit *proteolytischer Enzyme.* An die zuletzt erwähnte Möglichkeit ist vor allem im *Rahmen entzündlicher Vorgänge* zu denken (S. 1267).

Beispiele:
- Dissoziation von Zellverbindungen bei *Sauerstoffmangel,* nach *Entzug von* Ca^{++} aus der Extrazellulärflüssigkeit oder bei Einwirkung proteolytischer Enzyme, z. B. *Trypsin.*
- Teilweise Auftrennung der Zellverbindungen bei *entzündlicher Infiltration des Epithels,* z. B. bei *Zöliakie* bzw. *einheimischer Sprue* (S. 691) und verschiedenen Formen *akuter Entzündung* (S. 1325).

Für die einzelnen Typen von Zellverbindungen ergeben sich überdies hinsichtlich Pathogenese der Störung und deren Folgen besondere Probleme.

28.1. Sog. Verbindungskomplexe (Schlußleistensystem)

Diese finden sich vor allem an hochprismatischen Epithelien, die einen Hohlraum auskleiden. Von der Lumenseite her betrachtet, folgen sich nacheinander die *Zonula occludens,* die offenbar vor allem der Dichtung der Interzellulärverbindung dient, dann die *Zonula adhaerens,* der eine Haltefunktion bei Zellbewegungen zugeschrieben wird, und schließlich die *Macula adhaerens,* die meistens ein kleines Desmosom (s. u.) darstellt und für die Festigung der Zellverbindung eine Rolle spielt.

Normalerweise sind die Zonulae occludentes so dicht, daß subepithelial injizierte Lösungen – z. B. von Meerrettich-Peroxidase, die sich histochemisch im elektronenoptischen Bild darstellen läßt – nicht in das Lumen übertreten. Dasselbe gilt auch in umgekehrter Richtung. Abgesehen von den bereits erwähnten Störungsfaktoren, können eine Trennung bzw. ein Verlust der Verbindungskomplexe oder von Teilen derselben bei verschiedenen weiteren pathologischen Prozessen beobachtet werden. Tierexperimentelle Befunde zeigen, daß eine derartige, teilweise oder völlige Dissoziation der Zellen u. a. bei Änderungen der *mechanischen* Beanspruchung sowie nach Einwirkung *schädlicher Agentien anderer Art* zustandekommen kann.

Beispiel:
- Teilweise Eröffnung der Zonulae occludentes (»tight junctions«) im Tubulusepithel der Rattenniere nach *Erhöhung des intraluminalen Druckes* infolge Ureterligatur, oder im Tracheobronchialepithel des Meerschweinchens nach *Zigarettenrauch*-Exposition.

Bei manchen *bösartigen* (seltener auch gutartigen) *Tumoren* (5. Teil, S. 207) sind die Verbindungskomplexe weniger ausgebildet als beim Muttergewebe oder können gänzlich fehlen.

Beispiel:
- Mangelhafte oder fehlende Verbindungskomplexe in den Zellverbänden eines *Darmkarzinoms.*

Eine Beeinträchtigung der strukturellen und funktionellen Integrität der Verbindungskomplexe von Epithelverbänden kann u. a. eine *schwerwiegende Störung der Schrankenfunktion* nach sich ziehen. Substanzen oder belebte Keime können dann leichter durch das Epithel ins Gewebe eindringen.

28.2. Desmosomen (Haftplatten, maculae adhaerentes)

Diesen Typ von Zellverbindung darf man sich als ein vor allem lateral an Epithelzellen vorhandenes, aus zwei Halbdesmosomen (Hemidesmosomen) bestehendes, netzartiges System vorstellen, das dank einer Art Kittsubstanz und einstrahlenden Fibrillen im Zytoplasmaleib wesentlich zur Festigung des Zellzusammenhaltes beiträgt. Halbdesmosomen kommen auch einzeln vor, z. B. zwischen Epithelzellen und darunterliegender Basalmembran. Desmosomen finden sich überdies bei anderen als Epithelzellen, z. B. zwischen dendritischen Zellen in Keimzentren.

Hinsichtlich Ursachen und Folgen einer Dissoziation von Desmosomen bzw. einer Ablösung von Hemidesmosomen von der Basalmembran gelten ähnliche Überlegungen wie für die Verbindungskomplexe. Von besonderem Interesse ist das Vorkommen von Desmosomen in gewissen epithelialen und nicht-epithelialen Tumoren, was deren Typisierung im elektronenoptischen Bild erleichtern kann. Bei epithelialen Neoplasmen, im besonderen bei *Karzinomen* (S. 261)

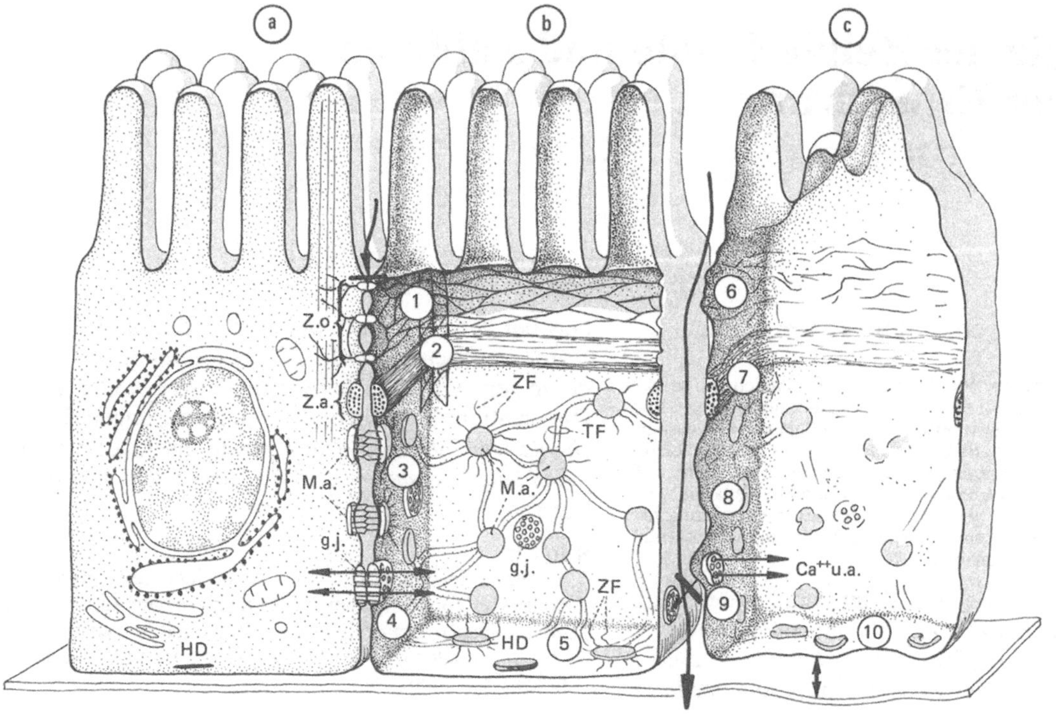

Abb. 40a–c. *Störungen von Zellverbindungen.* Diese schematische Zeichnung stellt – als Modellsystem – drei in der Blattfläche angeschnittene *Enterozyten* dar, wobei man sich die Zellen **b** und **c** so ausgehöhlt vorstellen muß, daß die Innenfläche der Zellmembran bzw. der Verbindungskomplexe und der zugehörigen Fasersysteme sichtbar wird. Die hier skizzierten Veränderungen treffen aber in wechselndem Maß auch für viele *andere Zellarten* zu. Als Ursachen von *Schädigungen der Zellverbindungen* kommen die verschiedensten Agentien in Betracht: hypoxische Zellschäden, toxische Effekte verschiedenster Art, von außen einwirkende proteolytische Enzyme, Druckerhöhung im Interzellulärraum, Elektrolytstörungen, entzündliche Prozesse u. a. m. (s. Zelle **c**). Bei Schädigung der *Zonulae occludentes* (1, 6, »tight junctions«) fehlt es an der *Abdichtung des Interzellulärraumes,* was u. a. zu einem Einstrom von Flüssigkeit zwischen den Epithelzellen in das subepitheliale Gewebe führen kann. Ist die Integrität der zum *kontraktilen Apparat* der Zellen gehörende *Zonulae adhaerentes* (2, 7, »belt desmosomes«) und/oder der vor allem als *Haftstellen des Zytoskeletons* dienenden *Maculae adhaerentes* (3, 8, »spot desmosomes«) bzw. *Hemidesmosomen* (5, 10) beeinträchtigt oder aufgehoben, verliert die Zelle weitgehend ihren äußeren und inneren Halt, d. h. sie kann sich von der Verankerung an der Basalmembran sowie von den Nachbarzellen lösen und vermag keine ausreichenden korrigierenden Kontraktionsvorgänge mehr zu vollziehen. Reißen die *»gap junctions«* auseinander (4, 9), brechen der interzelluläre Austausch von Substanzen mit einem Molekulargewicht bis zu etwa 1000 (d. h. z. B. Aminosäuren, Zucker, Nukleotide, Vitamine, zyklisches AMP, postulierte »Signalsubstanzen«) und die elektrostatische Koppelung der Zellen weitgehend ab (vgl. dazu Störung der Erregungsüberleitung im ischämisch geschädigten Myokard (S. 506) oder in der entzündlich veränderten Darmwandmuskulatur, S. 678). Störungen von Zellverbindungen sind ferner bei *malignen neoplastischen Zellen* möglich, z. B. im Sinn einer Neigung zu Dissoziation (S. 224) oder einer mangelhaften gegenseitigen Regulation durch den Austausch von »Signalsubstanzen« über die »gap junctions«. Es wird daran gedacht, daß hierin *ein* Mechanismus zur Erklärung des unkontrollierten Wachstums liegen könnte.
a = und **b** = intakte Zellen; **c** = geschädigte Zelle; Z.o. = Zonulae occludentes; Z.a. = Zonulae adhaerentes; M.a. = Maculae adhaerentes; g.j. = »gap junctions«; HD = Hemidesmosomen; TF = Tonofibrillen; ZF = zytoplasmatische Fibrillen von ungefähr 70 Å Durchmesser; Ca^{++} = Einstrom u. a. von Kalziumionen durch die eröffneten »gap junctions«, was in einer intakten Zelle offenbar zum raschen Verschluß der letzteren führt

kann die Ausbildung von Desmosomen als Zeichen einer gewissen *Differenzierung* verstanden werden. Möglicherweise bestehen auch Zusammenhänge zwischen dem Fehlen desmosomaler Strukturen und der sog. *Dissoziation von Krebszellverbänden* (S. 224) bzw. deren Neigung zum invasiven Wachstum (S. 223).

Beispiele:
- Vorhandensein von Desmosomen in den Keimzentren-ähnlichen Strukturen des *malignen großfollikulären Lymphoblastoms* (*Brill-Symmers,* S. 1221) und in *Mesotheliomen* (S. 255).
- Teilweises Fehlen von Desmosomen in *wenig differenzierten Plattenepithel- und Adenokarzinomen* (S. 261).

28.3. Sog. Gap junctions

Es handelt sich um eine weitverbreitete interzelluläre Verbindungsart, die wir nicht nur in epithelialen Verbänden (z. B. im Leberparenchym), sondern beispielsweise auch in mesenchymalen Geweben (u. a. Herzmuskel), bei Gefäßendothelien und zwischen Makrophagen und Blutzellvorläufern (z. B. im Bereich sog. erythropoietischer Inseln) antreffen. Im elektronenoptischen Bild liegen die anscheinend verdickten, stark osmiophilen äußeren Membranen zweier benachbarter Zellen auf einer verschieden langen Strecke deutlich parallel. Vieles spricht dafür, daß die Zellen über diese Gap junctions nicht nur Ionen und *niedermolekulare,* sondern z. T. auch *höhermolekulare Stoffe* austauschen können. Die biologische Bedeutung dieses, auch als interzelluläre Koppelung bezeichneten Phänomens ist noch ungenügend erforscht.

Es darf angenommen werden, daß der interzelluläre Stoffaustausch, der vermutlich z. T. über die Gap junctions erfolgt, für die Erhaltung der Gewebshomöostase eine erhebliche Bedeutung hat. Verschiedene Befunde deuten darauf hin, daß auch das Verhalten der einzelnen Zellen in bezug auf Proliferation und Differenzierung durch den Kontakt mit Nachbarelementen wesentlich mitbestimmt werden kann. Eine unter verschiedenen pathologischen Bedingungen (s. u.) mögliche *Trennung solcher Zellverbindungen* dürfte demnach erhebliche Störungen der Gewebefunktionen nach sich ziehen. Als schädigende Agentien kommen physikalische und chemische Einflüsse ebenso wie belebte Krankheitserreger in Frage.

Beispiele:
- Teilweise Trennung *endothelialer Zellverbindungen* in Blut- und Lymphgefäße beispielsweise infolge *erhöhtem Innendruck, Wärmeschaden, ionisierender Bestrahlung* oder Einwirkung von gefäßaktiven Stoffen, wie *Histamin,* ferner bei Hypovitaminose C (Askorbinsäuremangel, *Skorbut*).
- Vermehrtes Klaffen von Zellverbindungen im *Mesothel* des Bauchraumes bei *bakterieller Peritonitis.*
- Lösung von Gap junctions zwischen *Leber-* und *Herzmuskelzellen* bei einer Reihe von Erkrankungen dieser Organe, z. B. ischämischen Schäden.

Literatur

Alroy, J., Banner, B. F., Pauli, B. U., Leav, I.: Alterations of intercellular junctions in acinic cell carcinoma of the canine pancreas. Virchows Arch. [Cell Pathol.] *28,* 21 (1978) — *Barrios, R., Inoue, S., Hogg, J. C.:* Intercellular junctions in »shock lung«. A freeze-fracture study. Lab. Invest. *36,* 628 (1977) — *Lennert, K., Niedorf, H. R.:* Nachweis von desmosomal verknüpften Reticulumzellen im follikulären Lymphom (Brill-Symmers). Virchows Arch. [Cell Pathol.] *4,* 148 (1969) — *Orci, L., Malaisse-Lagae, F., Ravazzola, M., Rouiller, D., Renold, A. E., Perrelet, A., Unger, R.:* A morphological basis for intercellular communication between α- and β-cells in the endocrine pancreas. J. Clin. Invest. *56,* 1066 (1975) — *Paweletz, N., Liebrich, W.:* Studies on coexistence and intercellular communication. Scanning electron microscopy of early stages of co-culturing of normal mesothelial cells and mouse ascites tumor cells *in vitro.* Virchows Arch. [Cell Pathol.] *21,* 17 (1976) — *Pricam, C., Humbert, F., Perrelet, A., Amherdt, M., Orci, L.:* Intercellular junctions in podocytes of the nephrotic glomerulus as seen with freeze fracture. Lab. Invest. *33,* 209 (1975) — *Ryan, G. B., Leventhal, M., Karnovsky, M. J.:* A freeze-fracture study of the junctions between glomerular epithelial cells in aminonucleoside nephrosis. Lab. Invest. *32,* 397 (1975) — *Staehelin, L. A., Hull, B. E.:* Junctions between living cells. Sci. Am. *238,* 141 (1978) — *Wartiovaara, J., Tarpila, S.:* Cell contacts and polysomes in irradiated human jejunal mucosa at onset of epithelial repair. Lab. Invest. *36,* 660 (1977)

29. Zellkinetik

Definition: Die *Zellkinetik* beschreibt den zeitlichen Ablauf der Veränderung und des Umsatzes von Zellkollektiven durch Zellproliferation und Zelltod (Änderung der Zellzahl), Zelldifferenzierung (Änderung morphologischer und funktioneller Eigenschaften von Zellen) und Zellwanderung im Organismus.

29.1. Molekulare und methodische Grundlagen

Zellkinetische Methoden umfassen u. a. die folgenden Techniken:
- *Direkte Beobachtung lebender Zellen.* Diese Methode ist vor allem auf Zellpopulationen unter Bedingungen *in vitro* und nur ausnahmsweise unter Verhältnissen *in vivo* anwendbar.
- Untersuchung des *Eintritts von Zellen in ein räumliches Kompartiment.* Beispielsweise läßt sich die Zunahme der Zahl verschiedener Zelltypen in der Peritonealhöhle nach Injektion von gelöstem oder partikulärem Material verfolgen. Eine zuverlässige Unterscheidung zwischen Einwanderung von Zellen in den Peritonealraum, Zellvermehrung im Peritonealraum und Umwandlung eines Zelltyps in einen anderen ist jedoch allein aufgrund solcher Methoden nicht möglich.
- Analyse der *Akkumulation von Zellen in Metaphase* nach Behandlung von Versuchstieren oder Zellkulturen mit Mitosehemmstoffen, z. B. *Colchizin.* Dieser Stoff blockiert die in Proliferation befindlichen Zellen in der Metaphase. Die Zunahme der Zahl der Zellen in Metaphase als Funktion der Zeit erlaubt gewisse Schlußfolgerungen hinsichtlich der Zellteilungsrate einer Zellart (sog. *stathmokinetischer Index*).
- Eine *Zellmarkierung,* die eine Untersuchung des Schicksals der markierten Zellen durch Herstellung von Schnitt- oder Ausstrichpräparaten zu verschiedener Zeit nach Markierung erlaubt.

Die *Zellmarkierung* hat sich als die wichtigste und am weitesten verwendbare zellkinetische Methode erwiesen. Die Erfordernisse an eine solche Markierung sind einerseits *Stabilität,* d. h. die Markierung sollte auch bei Zellproliferation, Zelldifferenzierung und Zellwanderung erhalten bleiben; ferner *Spezifität,* d. h. nicht alle Zellen des Organismus dürfen gleichmäßig markiert werden, sondern nur Zellen mit bestimmten funktionellen Eigenschaften (z. B. Synthese von DNA, Synthese eines spezifischen Zellprodukts) sollten von der Markierung betroffen werden. Schließlich sollten die Zellen durch die Markierung weder geschädigt noch in ihrem Verhalten verändert werden.

Die heute verfügbaren Möglichkeiten einer Markierung, die diesen Anforderungen entspricht, beruhen auf der Verwendung *radioaktiver Isotopen.* Um die Radioaktivität den markierten Zellen zuordnen zu können, wird die Methode der *Autoradiographie* (= *Radioautographie*) benützt. Um eine gute Lokalisation der Silberkörner über den markierten Strukturen zu gewährleisten, muß ein Radioisotop mit wenig weitreichender Strahlung, z. B. kurzreichender β-Strahlung, zur Markierung verwendet werden. Als besonders geeignet hat sich das *^{3}H-Isotop (Tritium)* erwiesen.

Ein Beispiel für die Markierung einer Zelle aufgrund der Synthese eines spezifischen Zellprodukts stellt die Markierung von Erythrozytenvorläufern mit Hilfe von radioaktivem Eisen (z. B. *^{55}Fe*) dar. Da Eisen von solchen Zellen intensiv in Hämoglobin eingebaut wird, kommt eine relativ spezifische Markierung zustande.

Den weitesten Anwendungsbereich hat jedoch *^{3}H-markiertes Thymidin* (Thymidin = Thymindeoxyribosid) als Markiersubstanz für DNA-synthetisierende Zellen gefunden. Thymidin läßt sich mit Tritium so markieren, daß das Isotop ohne nennenswerten Austausch mit Wasserstoff (^{1}H) über lange Zeit im Thymidinmolekül gebunden bleibt. Wird ^{3}H-Thymidin von Zellen in ihre DNA eingebaut, kommt dadurch eine stabile Markierung der DNA zustande. Da die DNA als Träger der genetischen Information eine hohe metabolische Stabilität aufweist, ergibt sich eine stabile Zellmarkierung. Die Halbwertzeit des ^{3}H-Isotops ist mit 12,3 Jahren so groß, daß der Radioaktivitätsverlust durch Zerfall des Isotops für die meisten biologischen Versuche nicht berücksichtigt werden muß.

Der Reaktionsweg, über den Thymidin in die DNA eingebaut wird, ist aus der Abb. 41 ersichtlich. Es geht daraus hervor, daß Thymidin ein spezifischer Vorläufer der DNA ist und nicht in die RNA eingebaut wird (Thymidin ist ein Bestandteil der DNA, Uridin (= Uracilribosid) dagegen ein Bestandteil der RNA). Normalerweise synthetisiert die Säugerzelle den Hauptanteil von Thymidin-monophosphat über Uridin-monophosphat aus einfacheren Vorläufermolekülen (Karbamylphosphat und Asparaginsäure). Die Verwendung von Thymidin stellt somit einen Syntheseweg dar, auf den die Zelle nicht unbedingt angewiesen ist. Trotzdem scheinen alle DNA-synthetisierenden Säugerzellen *in vivo* über das Enzym Thymidin-Kinase zu

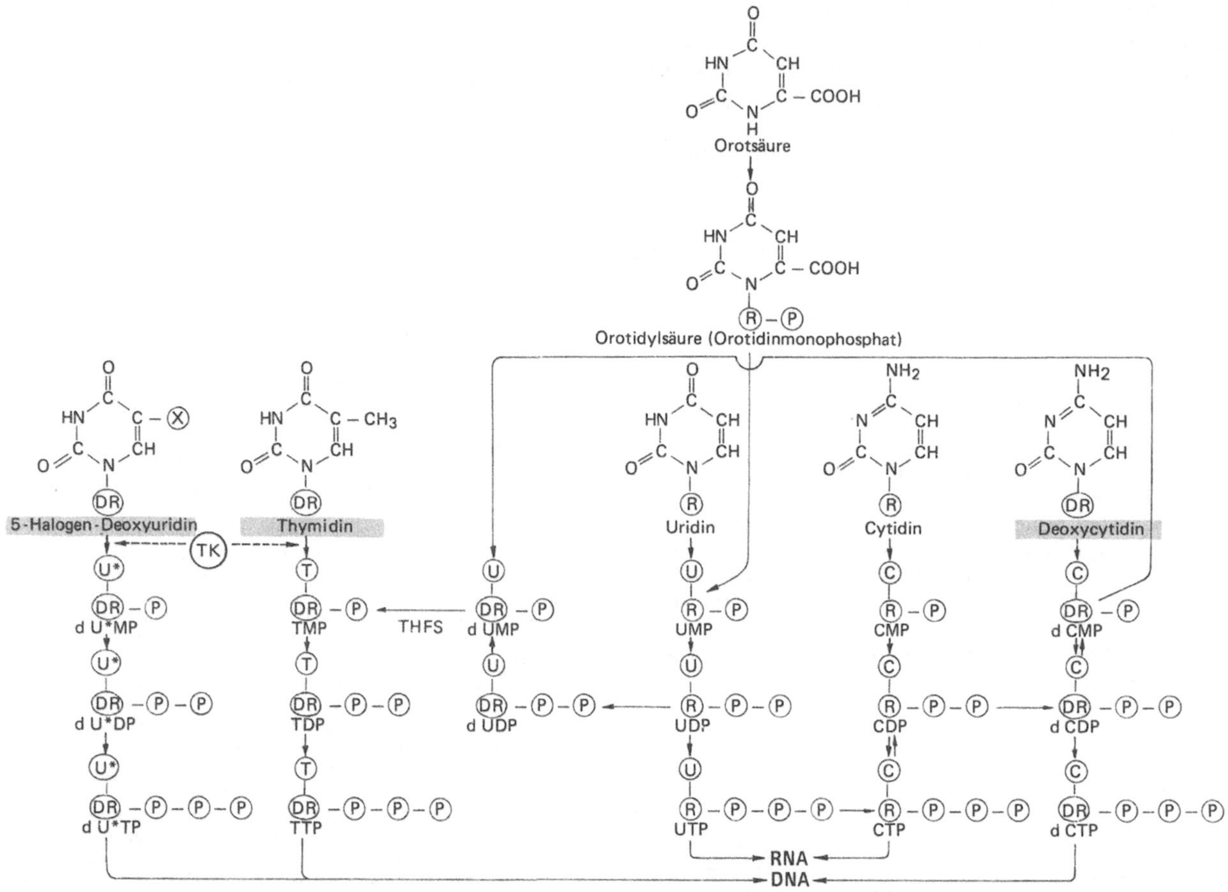

Abb. 41. *Reaktionsschritte bei der DNA-Markierung durch radioaktive Vorläufersubstanzen.* Während bei der Biosynthese der *Purine* (S. 1003) die Synthesereaktionen von Anfang an auf der Stufe der Ribosylphosphate (d. h. Nukleotide) verlaufen, entstehen Ribosylphosphate beim Aufbau der *Pyrimidine* (S. 1004) erst nach Synthese der Orotsäure. Freie Purine und Pyrimidine sowie vermutlich auch deren Vorläufer passieren die Zellmembran leicht, was für Nukleotide in der Regel nicht zutrifft. *Exogene Pyrimidine* werden im allgemeinen nur als Nukleoside in guter Ausbeute in den aufbauenden Stoffwechsel einbezogen. Wie aus dem Reaktionsschema hervorgeht, eignen sich zur *selektiven DNA-Markierung* vor allem *Thymidin* oder *in Position 5 mit Brom oder Jod substituiertes Deoxyuridin,* ferner auch *Deoxycytidin.* Für *autoradiographische Zwecke* benützt man diese Substanzen mit Vorliebe in tritiierter Form *(^{3}H-Thymidin, ^{3}H-Deoxycytidin)* oder – im Fall des 5-Halogen-Uridins – ^{125}I-markiert (z. B. *^{125}I-Deoxyuridin,* das auch zur Gammazählung Verwendung findet). Bei biochemischen Untersuchungen wird oft die stabilere ^{14}C-Ringmarkierung vorgezogen. Die Anwendung dieser markierten Vorläufersubstanzen zur stabilen DNA-Markierung in vitro oder in vivo ist an gewisse Bedingungen bzw. Einschränkungen gebunden: a) Der Einbau von Thymidin in die DNA ist an die Gegenwart von Thymidinkinase gebunden. b) ^{3}H-Thymidin in zu hoher Konzentration vermag infolge Radiotoxizität und/oder pharmakologischer Wirkung von Thymidin eine Zellschädigung herbeizuführen. c) Durch radiochemische Veränderungen des Thymidins und/oder durch Abbau der tritiierten Substanz in vivo können radioaktive Produkte entstehen, die in verschiedene Substanzen – nicht nur in DNA – eingebaut werden. Das Ausmaß der *Reutilisation* ist bei Verwendung von ^{125}I-Deoxyuridin bzw. ^{131}I-Deoxyuridin geringer als bei Benützung normaler, nicht halogenierter Vorläufer. Man weiß jedoch, daß ^{125}I einen erheblichen radiotoxischen Effekt hat (S. 1473). Wie ersichtlich, können *Uridin* und *Cytidin* sowohl als RNA- wie auch als DNA-Vorläufer dienen.
Ⓡ = Ribose; (DR) = Deoxyribose; Ⓟ = Phosphat; Ⓣ = Thymin; Ⓤ = Uracil; Ⓒ = Cytosin; TMP = Thymidin-monophosphat; TDP = Thymidin-diphosphat; TTP = Thymidin-triphosphat; dUMP = Deoxyuridinmonophosphat; dUDP = Deoxyuridin-diphosphat; UMP = Uridin-monophosphat; UDP = Uridin-diphosphat; UTP = Uridin-triphosphat; CMP = Cytidin-monophosphat; CDP = Cytidin-diphosphat; CTP = Cytidin-triphosphat; dCMP = Deoxycytidin-monophosphat; dCDP = Deoxycytidin-diphosphat; dCTP = Deoxycytidin-triphosphat; TK = Thymidinkinase; THFS = Tetrahydrofolsäure.
Anmerkung: Die C-Schreibweise erfolgt hier in Anlehnung an die internationale Nomenklatur

verfügen, das für einen Einbau von ^{3}H-Thymidin in DNA notwendig ist. *Aufgrund des Einbaus von ^{3}H-Thymidin lassen sich somit alle in DNA-Synthese befindlichen Zellen des Säugerorganismus autoradiographisch erkennen.*
Nach Injektion von ^{3}H-Thymidin wird diese radioaktive Vorläufersubstanz innerhalb von wenigen min. durch DNA-synthetisierende Zellen in ihren Kern eingebaut. Andererseits wird injiziertes Thymidin rasch durch ein in vielen Geweben vorhandenes Enzym in Thymin und Deoxyribose gespalten. Thymin wird vor allem in der Leber weiter katabolisiert. Diese Abbauprozesse erfolgen so rasch, daß nach i. v. oder i. p. Injektion in Versuchstiere ^{3}H-Thymidin nur während ungefähr 10 min für die DNA-Synthese verfügbar ist. Die auf diese Weise entstandene Markierung wird wegen der kurzen Dauer ihres Zustandekommens als *Pulsmarkierung* bezeichnet.
Bei Säugerzellen ist die DNA-Synthese auf einen Teil der Interphase beschränkt (sog. *S-Phase*) und zeitlich von der Mitose durch eine sog. *G_1-Phase* und *G_2-Phase* getrennt (Abb. 42). Unter *G_0-Phase* versteht man eine Phase reversibler Proliferationsruhe, wobei auf einen geeigneten Stimulus hin die sog. G_0-Zellen wieder in den Teilungszyklus eintreten können. Ferner ist festzuhalten, daß bei verschiede-

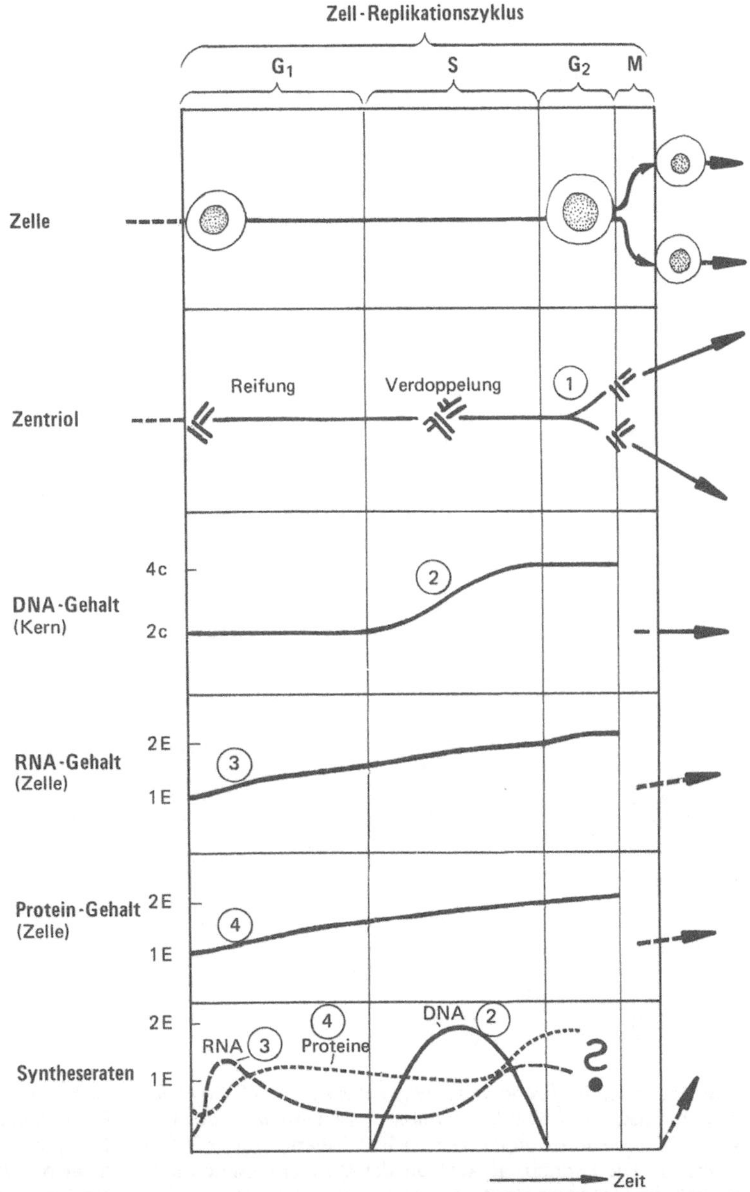

Abb. 42. *Schematische Übersicht über einige wesentliche Vorgänge bzw. Veränderungen während des zellulären Replikationszyklus und mögliche Störungen.* Als Grundlage dient hier ein Modellsystem, bei dem Differenzierungsprozesse außer Acht gelassen sind. Hinsichtlich der Störungen der Spindelbildung (1), der DNA-Synthese (2), der RNA-Synthese (3) und der Proteinsynthese (4) sei auf die betreffenden Abschnitte und Tabelle 2 (S. 36) verwiesen. Es sei hervorgehoben, daß es sich hier nur um ein Beispiel handelt, und daß die Verhältnisse von Zelllinie zu Zellinie variieren können, besonders, was die RNA- und Proteinsynthese anbelangt.
G_1 = »presynthetic *g*ap«, präsynthetische Phase, G_1-Phase; S = DNA-Synthese-Phase, S-Phase; G_2 = »postsynthetic *g*ap«, post-synthetische Phase, G_2-Phase;
M = Mitose; E = arbiträre Einheiten

nen Zellfamilien (z. B. Granulozytenreihe, mehrschichtiges Plattenepithel) die Zellproliferation nach einer Reihe aufeinanderfolgender *Mitosen* in die Produktion sog. *Endzellen* ausmündet, d. h. Elementen, die sich nicht mehr weiter teilen. Mit diesem Geschehen einer wiederholt fortgesetzten Zellteilung ist in der Regel auch eine *zunehmende Differenzierung* verbunden.

Gestützt auf diese Gegebenheiten, läßt sich *^{3}H-Thymidin* bei einer Reihe von *Methoden zur Charakterisierung der zellkinetischen Eigenschaften einzelner Zellfamilien in vivo* anwenden (Abb. 43):

a) Da in einem proliferierenden Zellsystem die sich teilenden Einzelelemente einige Zeit vor Eintritt in die morphologisch nachweisbare Mitose ihre DNA-Synthesetätigkeit einstellen, sind die Zellteilungsfiguren unmittelbar nach der Pulsmarkierung mit ^{3}H-Thymidin nicht markiert. Markierte Mitosefiguren erscheinen etwas später, nämlich dann, wenn sich die zur Zeit der Verfügbarkeit des Thymidin-^{3}H in DNA-Synthese befindlichen Zellen weiterentwickelt haben und in die Mitose eingetreten sind. Aus dem periodischen *Verlauf der Kurve des Markierungsindex und der Markierungsintensität von Mitosefiguren, als Funktion der Zeit nach Pulsmarkierung mit ^{3}H-Thymidin,* lassen sich daher Rückschlüsse auf die Dauer der einzelnen Phasen des Zellzyklus und auf die Generationszeit ziehen. Eine Schwierigkeit bei der Anwendung dieser Methode besteht darin, daß Zellen in Mitose morphologisch bedeutend schwieriger zu klassieren sind als solche in Interphase.

b) Anstelle der Mitose kann auch ein anderes, kurzdauerndes und morphologisch faßbares Stadium der Zellentwicklung, das sich durch Fehlen einer DNA-Synthesetätigkeit auszeichnet, als Kriterium zur Analyse der Kinetik mit ^{3}H-Thymidin markierter Zellen dienen. Als Beispiel sei die Kernausstoßung der Erythroblasten erwähnt, anhand welcher auch Aussagen über die Dauer der Zellentwicklung *nach* Durchlaufen der letzten Mitose gemacht werden können.

c) Markierte Zellen geben bei jeder Zellteilung je ungefähr die Hälfte ihrer Markiersubstanz an die beiden Tochterzellen ab. Es wurde daher versucht, aus dem *Abfall der mittleren Körnerzahl* oder der *höchsten Körnerzahl pro markierte Zelle* einer bestimmten, morphologisch definierten Zellgruppe, *als Funktion der Zeit nach Injektion von ^{3}H-Thymidin,* auf die durchschnittliche Generationszeit zu schließen. Mit dieser Methode erhalten wir jedoch nur dann gute Resultate, wenn der Proliferationsmodus der betreffenden Zellinie bekannt ist. Leider trifft dies für viele *in vivo* untersuchte Zellsysteme nicht zu. Zudem zeigen die Zellen verschiedener Reifegrade aus Gründen, die im einzelnen noch nicht genau geklärt sind, eine oft unterschiedliche anfängliche Markierungsintensität.

d) Im Verlauf der Zellproliferation und -differenzierung entsteht oft eine reife, morphologisch erkennbare, sogenannte *»Endzelle«,* die keine DNA-Synthesetätigkeit mehr aufweist und sich auch nicht mehr weiter teilt. Aus *dem Gradienten der Kurve des Markierungsindex dieser Endzellen, als Funktion der Zeit nach Pulsmarkierung*

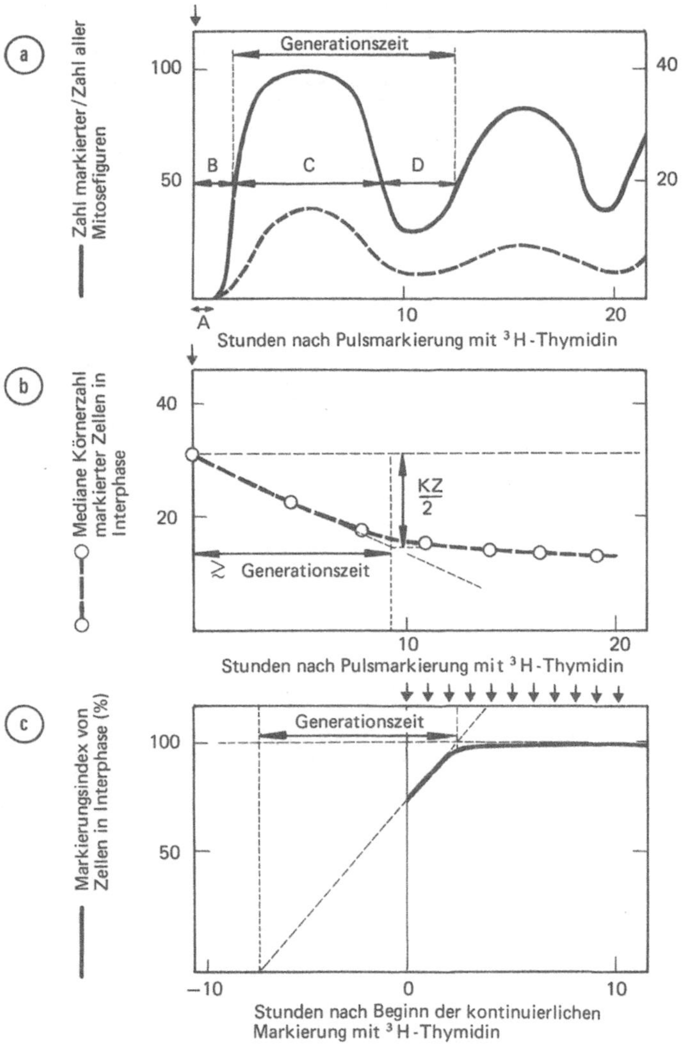

Abb. 43a–c. *Einige Anwendungsmöglichkeiten von ^{3}H-Thymidin zum Studium zellkinetischer Parameter in vitro und in vivo.* **a** Sog. *Mitosemarkierungskurven* nach Pulsmarkierung mit ^{3}H-Thymidin: Die Periodizität, auch die der Markierungsintensität, spiegelt die Generationszeit wieder.
A = minimale Dauer der G_2-Phase; B = mittlere Dauer der G_2-Phase; C = mittlere Dauer der S-Phase; D = mittlere Dauer von G_1-Phase + Mitose + G_2-Phase.
Durch getrenntes Registrieren von Pro-, Meta-, Ana- und Telophasenfiguren läßt sich auf diese Weise – bei Wahl genügend kurzer Zeitintervalle der Probenentnahme – auch die Mitosezeit ermitteln. **b** *Abfall der medianen Körnerzahl markierter Zellen in Interphase* als Funktion der Zeit nach Pulsmarkierung mit ^{3}H-Thymidin. Diese Methode liefert meist nur ungenaue und zu hohe Werte, da bei Zelluntergang schon frühzeitig Markiersubstanz reutilisiert werden kann, vor allem auch in der Nukleosidform. Überdies besteht die Schwierigkeit der Zuordnung von Interphasenzellen zu einzelnen – proliferierenden oder allenfalls nicht proliferierenden – Kompartimenten verschiedener Differenzierungsgrade. **c** Durch *kontinuierliche Infusion oder in kurzen Zeitabständen erfolgende Injektionen von ^{3}H-Thymidin* läßt sich durch Extrapolation (s. Skizze) die Generationszeit (t_g) einer bestimmten proliferierenden Zellpopulation recht zuverlässig ermitteln. Die Methode eignet sich allerdings mehr für experimentelle Zwecke.
Anhang: Bei *Doppelmarkierung* durch ^{3}H-Thymidin und – nach einem Zeitintervall Δt – ^{14}C-Thymidin berechnet man die S-Phasen-Dauer (t_S) gemäß folgender Beziehung:

$$t_S = \Delta t \, \frac{\%\ ^{14}\text{C-markierte Kerne (mit und ohne } ^3\text{H)}}{\%\ \text{rein } ^3\text{H-markierte Kerne}}$$

mit ^{3}H-Thymidin, lassen sich brauchbare Rückschlüsse auf die zeitlichen Verhältnisse des Zellersatzes in dem betreffenden Kompartiment ziehen. In entsprechender Weise kann man aus dem Auftreten markierter pyknotischer Kerne oder von Kernfragmenten Angaben über die *Lebensdauer* der entsprechenden Elemente erhalten. Allerdings ist es manchmal nicht möglich, einen pyknotischen Kern oder Kernreste einem bestimmten Zelltyp zuzuordnen.

e) Wie aus dem über längere Zeit ziemlich konstant bleibenden Mitoseindex einer bestimmten Zellgruppe hervorgeht, entwickeln sich die meisten Zellinien in fast vollständiger Asynchronie. Bei einem im »steady state« befindlichen System treten somit in der Zeiteinheit stets ungefähr gleich viele neue Zellen in die DNA-Synthesephase ein. Bei *kurzfristig wiederholter Injektion oder fortgesetzter Infusion von ^{3}H-Thymidin* wird demnach der Markierungsindex einer bestimmten, morphologisch faßbaren und proliferierenden Zellgruppe ständig ansteigen. Aus dem *Gradienten dieser Markierungsindexkurve,* als Funktion der Zeit nach Beginn der Infusion von ^{3}H-Thymidin, lassen sich wiederum Aussagen über die mittlere Generationszeit der betreffenden Zellgruppe machen.

f) Ähnliches gilt für die sogenannte *Doppelmarkierung mit* ^{3}H-Thymidin und ^{14}C-Thymidin, wobei die ^{3}H- und die ^{14}C-Betastrahlung mit Hilfe der Doppelschichtautoradiographie ziemlich gut auseinandergehalten werden kann. Diese Technik eignet sich für die Bestimmung der DNA-Synthesedauer.

Anstelle von ^{3}H-Thymidin oder ^{14}C-Thymidin werden auch andere radioaktiv markierte DNA-Vorläufersubstanzen benützt, z. B. ^{125}I- oder ^{131}I-Iododeoxyuridin, wobei ganze Körperteile, Organe, Organteile oder andere Zellkollektive gesamthaft gemessen werden können.
Nach *lokaler Markierung* von Zellen *in situ* mit radioaktiven DNA-Vorläufersubstanzen läßt sich deren allfällige *Wanderung* in andere Organe verfolgen, z. B. aus dem Thymus in periphere lymphoretikuläre Organe oder aus dem Knochenmark ins zirkulierende Blut und andere Gewebe.
Die Häufigkeitsverteilung von Kernen eines bestimmten Zellkollektivs als Funktion ihres *DNA-Gehaltes* gibt einen gewissen Aufschluß über die relative Zahl von Zellen in bestimmten Phasen des Zellzyklus bzw. in Proliferationsruhe. Zuverlässige Befunde erhalten wir dann, wenn damit eine – kurze Zeit vorausgehende – Pulsmarkierung mit Thymidin-^{3}H und Autoradiographie kombiniert wird.
Für *praktische Zwecke* kann der *Mitoseindex* als Ausdruck der proliferativen Tätigkeit eines Gewebes verwertet werden. Allerdings ist hier streng darauf zu achten, daß das Material nach Entnahme sogleich fixiert wird, da sonst die Mitosezahl absinkt. Überdies hat der Mitoseindex ohne Kenntnis der Mitosezeit nur eine beschränkte Bedeutung. Schließlich stellt sich oft das Problem, auf welche Gesamtzellzahl die ermittelte Mitosezahl zu beziehen ist. Erwünscht wäre die Erfassung des Mitoseindex sowohl des proliferierenden Zellkollektivs, d. h. unter Ausschluß der in Proliferationsruhe befindlichen Zellen, als auch der gesamten Zellpopulation derselben Linie. Da sich aber proliferierende und nicht-proliferierende Zellen rein morphologisch und färberisch oft nicht unterscheiden lassen, steht in vielen Fällen nur die zuletzt erwähnte Möglichkeit offen.

29.2. Allgemeine Bemerkungen zur Zellproliferation und Zelldifferenzierung

Definitionen: Die Gesamtheit der Zellen, die eine bestimmte Differenzierungsrichtung aufweisen oder die Fähigkeit der Differenzierung in dieser Richtung besitzen, wird als *Zellfamilie* oder *Zellinie* bezeichnet.
Zellen, die durch fortgesetzte Zellproliferation den Nachschub an sich differenzierenden und an ausdifferenzierten Zellen einer Zellfamilie zu besorgen imstande sind, werden *Stammzellen* genannt. Dies ist in erster Linie ein theoretischer Begriff. In vielen Fällen lassen sich Stammzellen histologisch oder zytologisch nicht oder nicht mit Sicherheit als solche erkennen. Es darf jedoch angenommen werden, daß sie das Aussehen undifferenzierter Zellen haben (S. 37). Der in Proliferation, d. h. im Durchlaufen des Zellteilungszyklus befindliche Teil einer Zellfamilie wird als *proliferierender Anteil (»growth fraction«)* derselben bezeichnet.

Eine Möglichkeit zur *Ermittlung des proliferierenden Anteils einer Zellfamilie* besteht darin, daß durch Pulsmarkierung mit ^{3}H-Thymidin (a) der Prozentsatz markierter Zellen, (b) die Generationszeit wie auch (c) die Dauer der S-Phase, beide aufgrund des zeitlichen Verlaufs des Verhältnisses markierter zu allen Mitosen, bestimmt werden. Der proliferierende Anteil wird dann errechnet:

$$\text{Proliferierender Anteil (\%)} = \text{Markierungsindex (\%)} \times \frac{\text{Generationszeit (h)}}{\text{Dauer der S-Phase (h)}}$$

Definition: Als *Zelldifferenzierung* bezeichnen wir die im Verlauf der Entwicklung einer Zellfamilie von der Stammzelle bis zu der Endzelle erfolgende, zunehmende Ausrüstung der Zellen zur Erfüllung besonderer Aufgaben. Die Differenzierung äußert sich morphologisch in einer Vermehrung von Zellorganellen oder anderen Zellbestandteilen, die dieser spezifischen Leistung dienen.

Ein wichtiger und in seinen Mechanismen noch kaum geklärter Aspekt der Zelldifferenzierung ist deren weitgehende *Irreversibilität.* Diese resultiert bei der Zelldifferenzierung während der *Embryonalentwicklung* in der Bildung von *Zellfamilien:* Die befruchtete Eizelle besitzt die Potenzen für sämtliche Differenzierungsrichtungen, die im aus ihr entstehenden Organismus vorkommen. Dagegen sind die Potenzen bei Zellen, die aus der Eizelle mit fortschreitender Zellteilung entstehen, mehr und mehr eingeschränkt. Eine Nervenzelle beispielsweise kann sich, soviel man weiß, nicht in eine Bindegewebszelle, eine Darmepithelzelle nach Abschluß der Organogenese nicht in eine Leberparenchymzelle umwandeln.
Viele Zellfamilien, insbesondere die *Wechselgewebe,* lassen sich unterteilen in

- ein *Stammzellenkompartiment,* das Untergruppen aufweisen kann,
- ein *Proliferations- und Differenzierungskompartiment,* und
- ein *Funktionskompartiment (Endzellenkompartiment),* dessen Zellen nicht mehr proliferieren, sich dagegen noch weiter differenzieren können.

Bei den *stabilen Geweben* scheinen weitgehend differenzierte Zellen wenigstens teilweise einen Stammzellencharakter beizubehalten (vgl. dazu S. 38).
Unter den *Stammzellen* lassen sich z. T. solche mit einer gewissen *Multipotentialität* von denjenigen unterscheiden, deren *Differenzierungsrichtung* festgelegt ist.

Beispiel:

- Bei den *erythropoietischen Stammzellen* kennt man solche, die noch nicht auf die Hämoglobinsynthese festgelegt sind. Aus diesen gehen die streng erythropoietisch gerichteten Stammzellen (»committed stem cells«) hervor. Diese letzteren reagieren auf die Einwirkung von Erythropoietin mit vermehrter Proliferation, die »non-committed stem cells« jedoch nicht.

Diese Verhältnisse sind vereinfacht in Abb. 44 skizziert.

29.3. Proliferations- und Differenzierungsmodelle verschiedener Zellfamilien

Sog. Ruhegewebe (»Dauergewebe«, »permanente Gewebe«)

Das Kennzeichnende dieser Zellinien ist das völlige oder annähernd völlige Sistieren der Zellteilungstätigkeit in einer bestimmten Phase der ontogenetischen Entwicklung. Es handelt sich dann um irreversibel oder großenteils *irreversibel postmitotische Zellen,* d. h. *Endzellen.* Das beste Beispiel liefern die *Ganglienzellen* des Nervensystems, die bis spätestens kurze

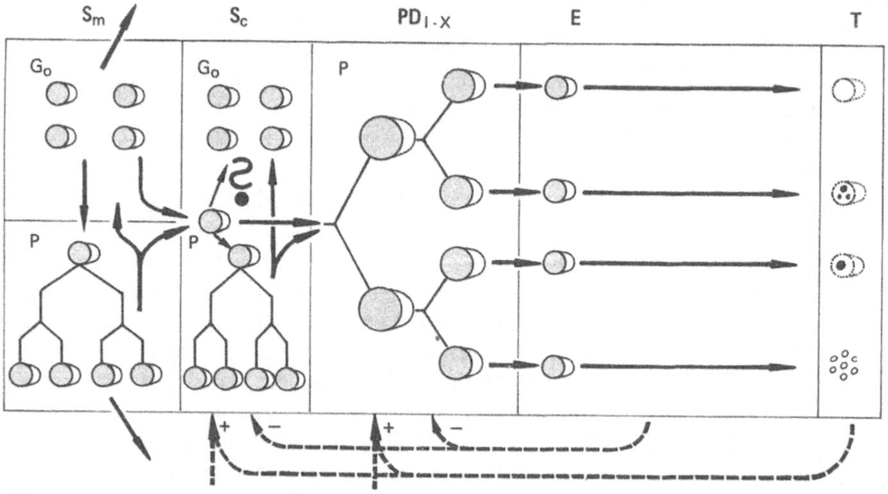

Abb. 44. *Vereinfachtes multikompartimentales Modell eines zu den Wechselgeweben gehörenden Zellsystems.* In gewissen Zellsystemen (z. B. Hämopoiese, S. 151) finden sich sog. *multipotente Stammzellen* (S_m), die sich in Proliferationsruhe (G_0-Phase) befinden oder bei Bedarf in Proliferation (P) übergehen. *Unipotente Stammzellen* (»committed stem cells«, S_c) können z. T. durch humorale Faktoren (im Fall der Erythropoiese: Erythropoietin) zu erhöhter Teilungstätigkeit und/oder vermehrtem Übertritt in die *Proliferations- und Differenzierungskompartimente* (PD_{1-x}) gebracht werden. Die Zahl der in PD erfolgenden Zellteilungen ist von Zellfamilie zu Zellfamilie verschieden und ändert sich z. T. je nach den Verhältnissen. Das *Kompartiment der Endzellen* (E), die sich nicht mehr weiter teilen, wird z. T. auch als »Funktions-Pool« bezeichnet, da dieser in erster Linie die physiologischen Aufgaben der betreffenden Zellinie erfüllt (z. B. Funktionen der Erythrozyten, Granulozyten, differenzierten Epithelien u. a. m.). Der *Tod (T) der Endzellen* erfolgt z. T. nach einer mehr oder weniger bestimmten Zeitdauer (z. B. Erythrozyten) oder tritt z. T. nach Grundsätzen der Kollisionskinetik ein (z. B. Granulozyten). Zumindest die Kompartimente S_c und PD_{1-x} unterstehen verschiedenen regulierenden Einflüssen (humorale Faktoren, Chalone u. a., S. 154).
⟶ = Bewegungen von einem Kompartiment ins andere, im Fall der S_m u. U. auch in das Kompartiment S_c einer Zellfamilie anderer Differenzierungsrichtung. - - → = fördernde (+) oder hemmende (−) Einflüsse auf das Zellsystem. Der Differenzierungsgrad der Zellen nimmt von links nach rechts zu

Zeit nach Geburt durch Proliferation und Differenzierung entstehen und danach keine Zellteilung mehr vollziehen können. Mit Einschränkungen sind auch die *Eizellen des Ovarium* sowie *Muskelzellen* des Myokards und der Skelettmuskulatur diesem Typ zuzuordnen. Eine für das Verständnis pathologischer Prozesse wichtige Folge dieses Verhaltens liegt in der gänzlichen oder weitgehenden *Unfähigkeit solcher Systeme, Zellverluste durch Regeneration wettzumachen* (vgl. dazu S. 146).

Sog. stabile Gewebe

Das Charakteristische dieser Zellinien, zu denen viele *Parenchyme* (*Leber, Niere, endokrine* sowie manche *exokrine Drüsen* u. a.), ferner die *Bindegewebszellen* gehören, liegt in der *Langlebigkeit* der einzelnen Zellen, der unter physiologischen Bedingungen *geringen Zellerneuerungsrate* sowie in der *Fähigkeit, auf größere Gewebeverluste mit einer vermehrten Bildung neuer Zellen zu reagieren.* Man spricht hier von *reversibel postmitotischen Zellen,* die nach geeigneter Stimulation wieder in Proliferation treten können. Eine besondere Gruppe bilden die *langlebigen Vertreter der Lymphozytenfamilie,* die sich auch in reversibler Proliferationsruhe (*»G_0-Phase«*) befinden und auf eine Stimulation durch Antigene (S. 1079) oder andere mitogene Agentien hin wieder in den Teilungszyklus eintreten können.

Sog. Wechselgewebe

Die Eigenart dieser Zellinien besteht in ihrer *fortgesetzten, raschen Erneuerung, d. h. in einer hohen Umsatzrate,* die unter physiologischen Bedingungen eine ständige Nachlieferung der meistens *ziemlich kurzlebigen Endzellen* gewährleistet. Diese Art von Zellwechsel zeigen u. a. das *hämopoietische System,* die *Epithelien der Haut und Schleimhäute* sowie – im weiteren Sinn – das *samenbildende Gewebe.* Der rasche Zellwechsel bringt es mit sich, daß sich *Störungen im Zellnachschub,* z. B. infolge schädigender Einflüsse auf proliferierende Elemente, recht bald in einer *zahlenmäßigen Verminderung der ganzen Zellfamilie äußern.*

29.4. Beeinflussung der Zellproliferation und Zelldifferenzierung durch stimulierende und hemmende Faktoren

Zellproliferation

Die *Intermitosezeit,* die bei einem in fortgesetzter Zellteilung befindlichen Zellsystem auch *Generationszeit* (t_g) genannt wird, zeigt von Gewebe zu Gewebe und teilweise von Kompartiment zu Kompartiment innerhalb derselben Zellfamilie erhebliche Unterschiede. Dasselbe gilt für die einzelnen Phasen des Zellzyklus. Entgegen früheren Annahmen ist auch die Dauer der *DNA-Synthesephase* (t_s) nicht einheitlich.

Beispiele:
- Bei der jungen erwachsenen *Maus* beträgt die Generationszeit der *Kryptenepithelien des Duodenum* zwischen 10 und 16 Std, diejenige der samenbildenden Zellen jedoch 27–31 Std.
- Bei derselben Spezies wurde für proliferierende *Thymozyten* eine t_g von ungefähr 10 Std errechnet, für die von denselben Zellen abgeleiteten *T-Lymphozyten* in peripheren lymphatischen Organen jedoch eine solche von etwa 6 Std.

Es scheint somit, daß sowohl die *Differenzierungsrichtung* als auch der *Differenzierungsgrad* für die zeitlichen Parameter der Zellproliferation eine erhebliche Bedeutung haben.
Überdies läßt sich die *Geschwindigkeit der Proliferation,* d. h. die Dauer der einzelnen Zyklusphasen, eines und desselben Zelltyps *durch zahlreiche Faktoren beeinflussen.* Dabei zeigte es sich, daß nicht immer alle Phasen des Zellzyklus in entsprechendem Ausmaß verkürzt oder verlängert werden; vielmehr üben verschiedene Agentien auf die eine oder andere Phase eine besondere Wirkung aus. Eine *Verkürzung der Generationszeit* beruht in vielen Fällen vor allem auf einer Reduktion der Dauer von G_1, aber auch die übrigen Phasen können im gleichen Sinn verändert werden.

Beispiele:
- Eine Verkürzung der Generationszeit in bestimmten Stadien der *akzidentellen Regeneration* (S. 146) läßt sich bei vielen Zelllinien beobachten.
- Eine *verstärkte Hormonwirkung* äußert sich oft in einer Reduktion von t_g des proliferierenden Anteils der Erfolgsorgane.
- Der Einfluß von *Antigenen* (S. 1079) äußert sich in einer Herabsetzung der Generationszeit der proliferierenden lymphoiden Zellen.
- Die Injektion von *bakteriellem Endotoxin* in die Peritonealhöhle von Versuchstieren hat u. a. eine Verkürzung der t_s der proliferierenden Mesothelzellen zur Folge.

Eine *Verlängerung der Generationszeit* kann oft als *Folge schädlicher Einflüsse* beobachtet werden. Dazu gehören physikalische Faktoren, wie *herabgesetzte Temperatur* und Einwirkung *ionisierender Strahlen,* ferner Sauerstoff- und andere Arten von *Substratmangel,* gewisse *Hormone, natürliche Hemmstoffe des Wachstums* (S. 154), *endogene Intoxikationen* (z. B. Urämie) sowie eine große Zahl von außen zugeführter Chemikalien, u. a. *zytostatische Mittel.* Eine Verlängerung der t_s und/oder anderer Phasen des Zellzyklus wird überdies bei Zellen mit *polyploiden Kernen* und bei einer Mehrzahl *neoplastischer Zellfamilien* (S. 220) festgestellt.

Zelldifferenzierung
Über die Möglichkeit einer Beeinflussung der Zelldifferenzierung *in vivo* ist wenig bekannt, wenn man von den *verschiedenartigen Hormonwirkungen* absieht. *In vitro* gezüchtete Zellinien scheinen einen *Differenzierungsverlust* erleiden zu können, der durch *Mangelmedien* noch verstärkt werden kann. In solchen Fällen muß jedoch die Möglichkeit geprüft werden, daß zur Zeit des Anlegens der Kultur schon vorhandene, weniger differenzierte Zellen einen Überlebensvorteil haben könnten. In verschiedenen Zellsystemen scheint zwischen lebhafter *Proliferation* und *Differenzierung,* d. h. dem Ausüben spezifischer Zellfunktionen, ein gewisses Ausschließungsverhältnis zu bestehen. Dieses darf jedoch keineswegs als absolut betrachtet werden; wir brauchen hier nur auf die Hämoglobinsynthese in proliferierenden Erythroblasten hinzuweisen.
Der geringe Differenzierungsgrad vieler *neoplastischer Zellinien* kommt später zur Sprache (S. 214).

29.5. Zellwanderung

Bei den meisten Geweben beschränkt sich die Zellwanderung auf eine *Verschiebung auf kurze Distanz.*

Beispiele:
- Verschiebung der *Darmepithelien* vom Ort ihrer Entstehung in den Krypten bis zur Zottenoberfläche.
- Einwachsen von *Fibroblasten* in einen Wundbereich (S. 1359).

Diese Vorgänge erleiden im Verlauf einer *pathologischen Regeneration* und bei *reparatorischen Prozessen* (S. 146) erhebliche Modifikationen.
Zellwanderungen auf weite Strecken sind nur innerhalb von Hohlraumsystemen möglich, d. h. vor allem im *Blut- und Lymphkreislauf,* z. T. aber auch in *serösen Höhlen* und *kanalikulären Strukturen.*

Von besonderem Interesse ist die *Zirkulation von Blutzellen.* Ihre Vorläufer proliferieren und differenzieren sich einerseits vor allem im Knochenmark, andererseits im Thymus und in den lymphoretikulären Geweben. Wichtig ist die Tatsache, daß sich Stammzellen der Hämopoiese auf dem Blutweg verschieben können. Die Endzellen der Erythropoiese, Granulozytopoiese und Thrombozytopoiese gelangen vom *Knochenmark* ins zirkulierende Blut; unter physiologischen Bedingungen verbleiben die roten Blutkörperchen und die Blutplättchen in der Blutbahn, während viele Granulozyten ins Gewebe austreten und dort ihre Funktion ausüben. Die *Verweildauer im strömenden Blut* beträgt für die *Granulozyten* des Menschen Stunden bis wenige Tage, für die *Thrombozyten* in der Regel wenige Tage und für die *Erythrozyten* etwa 120 Tage. Die Monozytopoiese findet auch im Knochenmark statt, und die daraus hervorgehenden Monozyten treten ebenfalls in die Blutzirkulation über. Im Gegensatz zu den Granulozyten und Erythrozyten handelt es sich hier aber nicht ausschließlich um Endzellen, da sich die – in der Regel nach kurzer Zeit – ins Gewebe übergetretenen *Monozyten* (= *Histiozyten, Makrophagen*) teilweise weiter teilen. Zur *Rezirkulation* vom Blut über die postkapillären Venolen der lymphatischen Organe in die Lymphe und wieder ins Blut sind *Lymphozyten* befähigt, insbesondere der langlebige Pool von T-Lymphozyten. Die sog. B-Lymphozyten, die sich durch leicht nachweisbare Oberflächenimmunglobuline auszeichnen, nehmen in beschränktem Maß auch an der Rezirkulation teil, bilden aber größtenteils eine *mehr oder weniger seßhafte Population* in den *Follikeln* der lymphoretikulären Organe.

Die Wanderungseigenschaften der Blutzellen unterstehen den verschiedensten *pathologischen Einflüssen* (S. 1304).

Literatur

Al-Dewachi, H. S., Wright, N. A., Appleton, D. R., Watson, A. J.: Cell population kinetics in the mouse jejunal crypt. Virchows Arch. [Cell Pathol.] *18,* 225 (1975) — *Baserga, R.:* Cell growth. Beitr. Pathol. *152,* 292 (1974) — *Beck, H.-P.:* A new analytical method for determining duration of phases, rate of

DNA synthesis and degree of synchronization from flow-cytometric data on synchronized cell populations. Cell Tissue Kinet. *11*, 139 (1978) — *Delmonte, L.*: Effect of myleran on murine hemopoiesis. II. Direct and host-mediated action on proliferative capacity and differentiation bias of spleen colony forming units (CFU-S). Cell Tissue Kinet. *11*, 359 (1978) — *Dorian, R., Bernheim, J. L., Mendelsohn, J.*: Quantification of entry into and exit from the cell cycle in human lymphocyte cultures. Cell Tissue Kinet. *11*, 33 (1978) — *Feinendegen, L. E.*: Tritium-labeled molecules in biology and medicine. New York: Academic Press 1967 — *Hopper, J. L., Brockwell, P. J.*: A stochastic model for cell populations with circadian rhythms. Cell Tissue Kinet. *11*, 205 (1978) — *Kiefer, G., Sandritter, W.*: DNA and the cell cycle. Beitr. Pathol. *158*, 332 (1976) — *Libbus, B. L., Schuetz, A. W.*: Analysis of the progression of meiosis in dispersed rat testicular cells by flow cytofluorometry. Cell Tissue Kinet. *11*, 377 (1978) — *Schultze, B., Maurer, W., Hagenbusch, H.*: A two emulsion autoradiographic technique and the discrimination of the three different types of labelling after double labelling with ^{3}H- and ^{14}C-thymidine. Cell Tissue Kinet. *9*, 245 (1976) — *Watson, J. V., Chambers, S. H.*: Nucleic acid profile of the EMT6 cell cycle in vitro. Cell Tissue Kinet. *11*, 415 (1978) — *Wolf, N. S.*: Dissecting the hematopoietic microenvironment. III. Evidence for a positive short range stimulus for cellular proliferation. Cell Tissue Kinet. *11*, 335 (1978)

30. Regeneration

Definitionen: Unter »*Regeneration*« im biologischen Sinne versteht man den Ersatz verlorengegangenen, entfernten, abgestorbenen oder funktionsuntüchtig gewordenen, ursprünglich lebenden Materials durch Neubildung gleichartiger, lebender Elemente derselben Art bzw. desselben Ursprungs. Beim Säugerorganismus ist der Begriff der Regeneration auf verschiedene Organisationsstufen anwendbar, nämlich auf Zellbestandteile, Zellen und Gewebe.

Es werden normalerweise und dauernd Teile der lebenden Materie abgestoßen oder aufgelöst und durch neue ersetzt. Dieser Vorgang wird als *physiologische (repetierende) Regeneration* bezeichnet. Dies gilt insbesondere auch für den Nachschub von Zellen.

Verschiedene Regenerationsprozesse zeigen einen periodischen Verlauf, beispielsweise im Sinne eines Tagesrhythmus oder – bei der geschlechtsreifen Frau – einer monatlichen Erneuerung der abgestoßenen Uterusschleimhaut. Hier spricht man von *zyklischer Regeneration.*

Von *pathologischer Regeneration* reden wir dann, wenn das Ausmaß der physiologischen Regeneration überschritten oder nicht erreicht wird, oder wenn der Ersatz lebenden Materials wohl von denselben Grundelementen her, aber nicht in der gleichen Differenzierungsrichtung erfolgt. Sonderformen der pathologischen Regeneration umfassen die sog. *reparative Regeneration,* die als ein Ersatz definiert werden kann, den der Körper für gelegentlich abnorme Verluste oder Schäden an lebenden Strukturen am Ort des Geschehens liefert. Unter *kompensatorischer Regeneration* wird im allgemeinen eine Vermehrung lebender Materie bestimmter Art verstanden, die im Sinne eines Ausgleichs für die Entfernung oder Schädigung derselben an anderer Stelle gebildet wird. Auch die »*Hyperplasie*« (S. 155), als überschießende, aber nicht neoplastische (S. 177) Bildung lebender Einzelelemente – in der Regel Zellen – kann im weiteren Sinne als eine besondere Art pathologischer Regeneration angesehen werden.

Von der *echten (identischen) Regeneration* ist die sog. *falsche (nicht identische) Regeneration* abzugrenzen, bei der verlorengegangene lebende Strukturen bestimmter Art durch solche anderer Art ersetzt werden (vgl. dazu auch »*Reparation*«, S. 1243).

30.1. Biologische Bedeutung der Regeneration

Ein völliger Verlust der Regenerationsfähigkeit wäre mit dem Fortbestand des Lebens vielzelliger Organismen nicht vereinbar: da viele Zellinien einen ständigen Zellumsatz aufweisen, der für den Ersatz zugrundegehender Endzellen sorgt, würde bei einer Unterbrechung der Regenerationsprozesse der Nachschub an Endzellen aufhören, so daß deren Funktion nicht mehr ausreichend erfüllt würde.

Beispiel:
- Massive Schädigung der Regenerationsfähigkeit einer Reihe von Zellinien, insbesondere des Knochenmarks und des Gastrointestinalepithels, nach Ganzkörperbestrahlung mit einer letalen Dosis ionisierender Strahlen (vgl. dazu S. 1457).

Die allmähliche *Verminderung der Regenerationsfähigkeit* verschiedener Zellinien mit zunehmendem *Alter* ist wahrscheinlich für die Herabsetzung gewisser Funktionen sowie der Anpassungsfähigkeit des alternden Organismus verantwortlich (vgl. dazu S. 2131). Andererseits ist die *quantitative und örtliche Begrenzung der Regenerationsvorgänge* geradezu Voraussetzung für die Entwicklung und *Erhaltung der Form und der Individualität des vielzelligen Organismus.*

30.2. Regeneration von Zellbestandteilen

Die meisten Komponenten der lebenden Zelle sind einem dauernden Umsatz unterworfen. Der Begriff der Regeneration wird indessen im allgemeinen nur auf *hochmolekulare Substanzen* und auf *Zellorganellen* angewandt.

Regeneration hochmolekularer Substanzen

Untersuchungen mit Hilfe radioaktiv markierter Vorläufersubstanzen haben gezeigt, daß in allen bisher untersuchten Zellen dauernd eine Synthese von *RNA und Proteinen* stattfindet. Selbst in Zellen, die sich in

Proliferationsruhe befinden und/oder Exportproteine produzieren, übertrifft die Neusynthese die Nettozunahme an RNA bzw. Protein; neben Synthesevorgängen finden somit auch Abbauprozesse statt. Damit wird die Zelle in die Lage versetzt, sich wechselnden Milieubedingungen oder funktionellen Anforderungen anzupassen, indem die Menge und Art der synthetisierten Makromoleküle verändert und damit der *Bestand der Zelle an Makromolekülen* mit verschiedenen Funktionen *modifiziert werden kann.*

Die *DNA* als Träger der genetischen Information weist demgegenüber eine hohe *metabolische Stabilität* auf. *Wird jedoch die DNA geschädigt,* z. B. durch Einwirkung von ionisierenden Strahlen, Ultraviolettstrahlen oder Zytostatika vom Typ der biologischen Alkylierungsmittel, *stellen sich Regenerationsprozesse ein.*

Beispiel:

- Nach *Ultraviolett-Bestrahlung* ebenso wie nach *Einwirkung biologischer Alkylierungsmittel* entstehen zusätzliche Bindungen zwischen Purin- und Pyrimidinbasen der DNA, wobei die Struktur – und damit auch die Funktion – der DNA gestört wird. Die betroffenen Abschnitte der DNA können durch zelluläre Enzyme »exzidiert«, und anschließend die durch die Exzision entstandenen Lücken durch Neusynthese des betreffenden Abschnitts der DNA-Kette wiederum geschlossen werden.

Regeneration von Zellorganellen

Viele Zellorganellen sind anscheinend mehr oder weniger dauernd einer physiologischen Regeneration unterworfen. Dagegen kann der Zellkern als Ganzes zweifellos nicht regeneriert werden. Es ist zur Zeit nicht geklärt, ob es auch andere Zellorganellen gibt, die – zumindest in gewissen Zelltypen – nicht regeneriert werden können.

Regeneration von Membranen

Die *äußere Zytoplasmamembran* ist in vielen Zelltypen einer dauernden Regeneration unterworfen. Einerseits wird durch Bildung von Pseudopodien die äußere Oberfläche der Zelle vergrößert, so daß die Zellmembran flächenmäßig zunehmen muß. Ob und in welchem Ausmaß eine solche Flächenzunahme durch Verringerung der Membrandicke zustande kommen kann, ist noch unklar. Andererseits gehend durch Endozytose Teile der Oberflächenmembran verloren und müssen ersetzt werden.

Die *Kernmembran* löst sich bei Beginn der Mitose im Laufe der Prophase auf und wird nach Abschluß der Zellteilung neu aufgebaut.

Über die Regeneration der *Membranen des glatten und rauhen endoplasmatischen Retikulums* weiß man zur Zeit nur lückenhaft Bescheid. Es steht lediglich fest, daß diese Membransysteme im Laufe von Differenzierungsprozessen in vielen Zelltypen eine massenmäßige Zunahme erfahren. In gewissen Fällen bewirken extrazelluläre Faktoren, wie Hormone oder bestimmte körperfremde Substanzen, eine Zunahme des rauhen und/oder glatten endoplasmatischen Retikulums. Dagegen ist die Frage des Umsatzes dieser Strukturen nicht geklärt.

Regeneration von Ribosomen

Ribosomen sind offenbar in vielen – wenn nicht allen – Zelltypen einem ständigen Umsatz unterworfen. Diese Vorstellung stützt sich vor allem auf Untersuchungen über die Synthese ribosomaler RNA und ihrer im Zellkern gebildeten Vorstufen, die biochemisch gut charakterisiert sind.

Regeneration von Mitochondrien

Mindestens in gewissen Zelltypen, z. B. in Leberparenchymzellen, werden Mitochondrien dauernd umgesetzt. Der Abbau dieser Strukturen erfolgt vorwiegend oder ausschließlich durch Autophagie, während die Neubildung durch Mitochondrienteilung gewährleistet wird.

30.3. Allgemeine Gesichtspunkte der Regeneration von Zellen, Geweben und Organen anhand von Modellbeispielen

Mechanismen, die Regenerationsvorgängen zugrundeliegen

Der Zelle als biologischer Einheit kommt bei vielen regenerativen Vorgängen eine große Bedeutung zu. Wird beispielsweise ein Teil eines Organs entfernt, ist eine Regeneration theoretisch denkbar einerseits durch *Vergrößerung* (Hypertrophie, S. 155), andererseits aber durch Vermehrung der zellulären Elemente im verbleibenden Organteil. Der Mechanismus der *Zellproliferation* erlaubt regenerative Prozesse größeren Ausmaßes und ist damit leistungsfähiger als derjenige der Hypertrophie (S. 157). Bei den meisten Regenerationsvorgängen spielt denn auch die Zellproliferation eine maßgebliche Rolle.

Für den geordneten Ablauf regeneratorischer Vorgänge kommt neben der Zellproliferation meist auch *morphogenetischen Prozessen* eine wichtige Bedeutung zu, indem das regenerierte Gewebe unter normalen Verhältnissen die gleiche Gewebsarchitektur aufweist wie vor Einsetzen des Regenerationsvorgangs. Wir wissen kaum, welche Mechanismen dem geordneten Zusammenwirken verschiedener Zelltypen bei Regenerationsprozessen zugrundeliegen. Andererseits sind die Kenntnisse über die Faktoren, die für die Steuerung der Zellproliferation verantwortlich sind, bei einigen Modellbeispielen weiter fortgeschritten. Sie sollen im folgenden kurz zusammengefaßt werden.

Das proliferationsauslösende »Signal«

Bei allen Regenerationsprozessen, die mit einer Proliferation zellulärer Elemente verbunden sind, stellt sich die Frage, wodurch eine Zelle des vielzelligen Organismus veranlaßt wird, entweder in Proliferationsruhe zu verharren oder aber sich zu teilen. Aus grundsätzlichen Überlegungen heraus ergibt sich die Vorstellung, daß je nach der Funktion des am Regenerationsprozeß beteiligten Gewebes *zwei verschiedene*

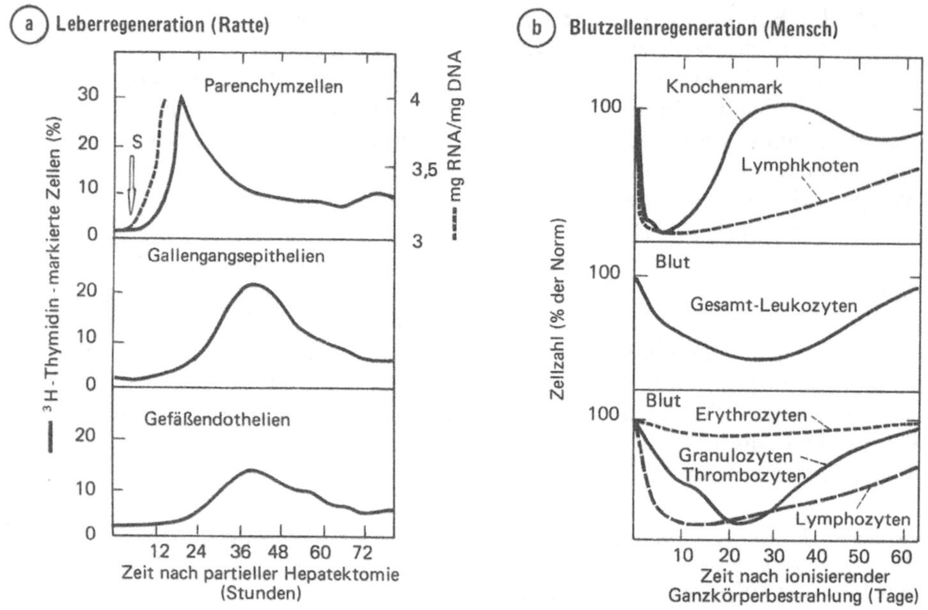

Abb. 45a u. b. *Schematische Darstellung von Regenerationsvorgängen in sog. stabilen Geweben* **a** *und Wechselgeweben* **b**. **a** *Leberregeneration bei der Ratte nach Teilhepatektomie als Beispiel einer hämatogen vermittelten Wiederherstellung der gesamten Parenchymmasse des Organs:* Das »Signal« (S) zur Einleitung der Hepatozytenproliferation wird vor allem – wenn nicht ausschließlich – auf dem Blutweg an die Erfolgszellen herangetragen (Stimulus und/oder Aufhebung hemmender Einflüsse?). Das »Signal« wirkt weitgehend zell- bzw. gewebsspezifisch. Beachte die zeitlichen Unterschiede in der proliferativen Reizantwort der einzelnen Gewebskomponenten. Die *kompensatorische Hypertrophie/Hyperplasie des Nierengewebes* nach einseitiger Nephrektomie oder andersartigem Parenchymverlust ist der Leberregeneration in mancher Hinsicht vergleichbar. **b** *Regeneration von Knochenmark und peripheren lymphatischen Organen sowie Blutzellen nach einmaliger kurzdauernder ionisierender Ganzkörperbestrahlung (Strahlenunfälle):* Die Regenerationsmuster der einzelnen Zellinien richten sich u. a. nach der Strahlenempfindlichkeit der Vorläufer- und End- bzw. – im Fall der Lymphozyten – G_0-Zellen sowie nach der physiologischen Lebensdauer der letzteren: Alle Vorläuferzellen sind stark radiosensibel, ebenso die meisten kleinen Lymphozyten, während reife Granulozyten, Thrombozyten und Erythrozyten ziemlich hohe Strahlendosen ertragen. Erythrozyten und – besonders – rezirkulierende Lymphozyten haben eine lange Lebensdauer, was einerseits die nur geringe Anämie (beschränkte Auswirkungen der nur kurzfristigen Nachschubinsuffizienz), andererseits die langdauernde Lymphozytopenie erklärt (Zeitraum, dessen es bedarf, um den langlebigen rezirkulierenden Lymphozyten-»Pool« wieder aufzufüllen)

Arten von Steuerungsmechanismen für die Zellproliferation in Betracht gezogen werden müssen:

a) Bei der einen Gruppe von Regenerationsprozessen wird die *Wiederherstellung bzw. Konstanthaltung der Gesamtmasse des betreffenden Gewebes im Organismus* angestrebt. Vieles spricht dafür, daß in diesen Fällen das Signal zur Proliferation auf dem *Blutweg* verbreitet wird (Abb. 45).

Beispiele:
- Wird bei Versuchstieren ein Teil der *Leber* entfernt, kommt es im verbleibenden Lebergewebe mehr oder weniger überall, d. h. auch in den vom Schnittrand weit entfernten Gebieten des Organs, zum Einsetzen einer Zellproliferation.
- Bei verschiedenen Geweben geht die Regeneration von Zellen aus, die zur Wanderung befähigt sind, z. B. bei der Regeneration von *Knochenmark* oder von *lymphatischem Gewebe.*

b) Bei einer zweiten Gruppe von Regenerationsprozessen wird eine *lokal begrenzte Wiederherstellung der Integrität des betroffenen Gewebes* angestrebt. Hier sind offenbar *lokale Faktoren* für die Steuerung der Zellproliferation verantwortlich (Abb. 46).

Beispiel:
- Wird durch eine *Wunde* die Kontinuität eines *Epithels* unterbrochen, kommt es nur in diesem und in den unmittelbar benachbarten Bezirken zur Regeneration, nicht jedoch in weiter entfernten Epithelien.

Experimentelle Untersuchungen an verschiedenen Modellsystemen, wie z. B. an der Leber, haben zur Vorstellung geführt, daß die Information, die eine Zellproliferation auslöst oder sie verhindert, den Zellen durch *humorale, stoffliche Faktoren* übermittelt wird. Die Ergebnisse lassen jedoch in den meisten Fällen zur Zeit noch nicht erkennen, ob solche Faktoren eine proliferationshemmende oder eine proliferationsstimulierende Wirkung haben. Es ist also denkbar, daß die Regeneration bestimmter Organe und Gewebe durch Herabsetzung der Konzentration eines Hemmfaktors, diejenige anderer Organe und Gewebe dagegen durch Zunahme der Konzentration eines stimulierenden Faktors ausgelöst wird.
Proliferationssteuernde Faktoren müssen sich offensichtlich durch eine *hohe Spezifität in bezug auf das in seinem Wachstum zu regulierende Organ oder Gewebe* auszeichnen. In einer Reihe von Organen und Geweben wird die Zellproliferation durch ein zweites Organ

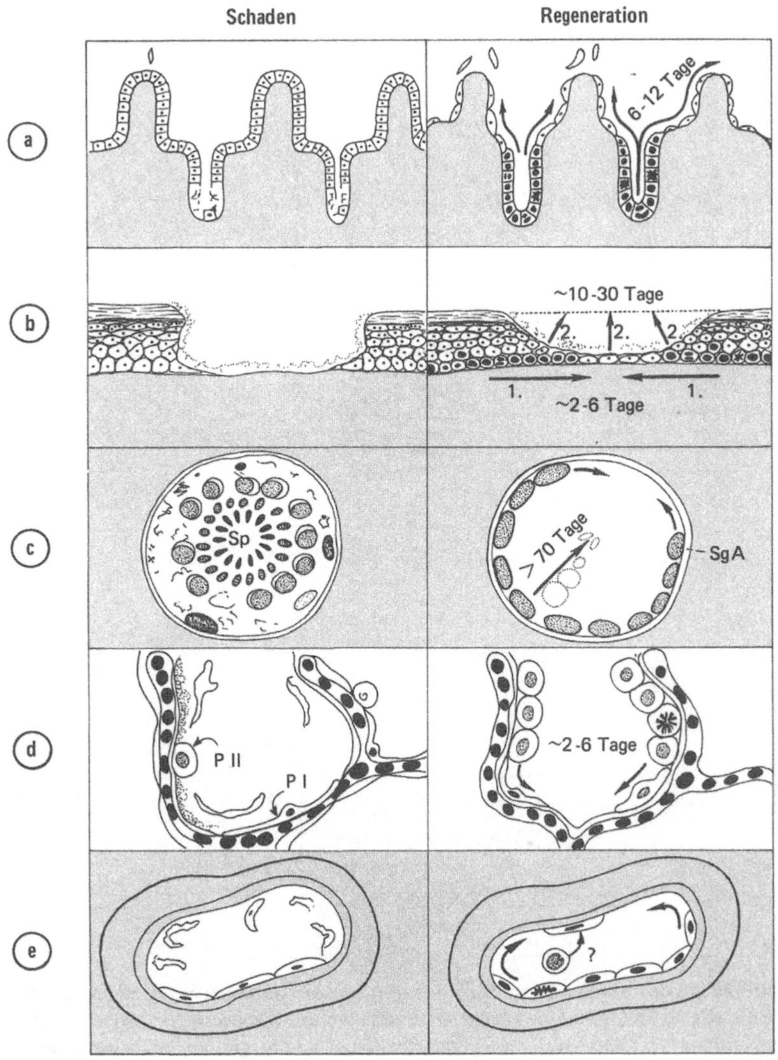

Abb. 46a–e. *Beispiele von lokal begrenzten Regenerationsmustern verschiedener Gewebsarten.* **a** *Dünndarmepithelien* werden physiologischerweise fortwährend von den Krypten her nachgeliefert und erreichen beim Menschen im Verlauf von etwa 6–12 Tagen die Zottenspitzen, von wo sie desquamieren. Schäden, wie die durch ionisierende Strahlung oder Zytostatika verursachten, treffen in erster Linie die unreifen, proliferierenden Kryptenepithelien. Im Verlauf von ungefähr 6–12 Tagen stellt sich daraufhin – infolge Nachschubsinsuffizienz – u. U. eine teilweise oder gänzliche Denudation der oberflächlichen Schleimhaut ein; die Enterozytenschicht wird dann von der Krypte her wieder nachgebildet, wobei es zunächst zu einer numerischen Vermehrung des proliferierenden Pools, dann zu einer Differenzierung und zu einem Vorschieben der Epithelien kommt. **b** *Regeneration der Epidermis,* z. B. nach Wundsetzung (S. 1357). **c** *Regeneration des Samenepithels des Hodens,* z. B. nach ionisierender Bestrahlung: Die reifen Formen (Sp) sind strahlenresistent, weshalb sich nicht sogleich eine Sterilität einstellt. Die Regeneration geschieht von Seiten überlebender Spermatogonien A (Sg A). **d** *Alveolarwandzellen,* vor allem Pneumozyten I (P I), können durch vielerlei schädigende Agentien (z. B. hyperbarischen Sauerstoff, S. 1572) zerstört werden. Über der sich bildenden Fibrinschicht an der Alveoleninnenseite schieben sich dann Pneumozyten II (P II) vor, die teilungsfähig sind und sich – vermutlich – in Pneumozyten I umzuwandeln vermögen. **e** *Zerstörte Gefäßendothelien* werden z. T. von erhaltenen, benachbarten, teilungsfähigen Endothelien ersetzt, dazu vielleicht auch durch im Blut zirkulierende Zellen

gesteuert. In der Mehrzahl dieser Fälle konnte die Natur des verantwortlichen humoralen Faktors aufgeklärt werden.

Beispiel:
- Regulation der *Zellproliferation in der Schilddrüse* durch das *thyreotrope Hormon* der Hypophyse.

Auch bei *lokal begrenzten Regenerationsprozessen* scheinen stoffliche, *auf kurze Distanz diffundierende Faktoren* für die Steuerung der Zellproliferation verantwortlich zu sein. Ob dem zwischenzelligen Kontakt als solchem ebenfalls eine Rolle in der Steuerung der Zellvermehrung zukommt, ist zur Zeit noch nicht endgültig geklärt.

Zelluläre Prozesse nach Einwirkung des proliferationsauslösenden Stimulus

Es hat sich gezeigt, daß bei der großen Mehrzahl der untersuchten Regenerationsvorgänge vor der Zellteilung eine Replikation der zellulären DNA stattfindet.

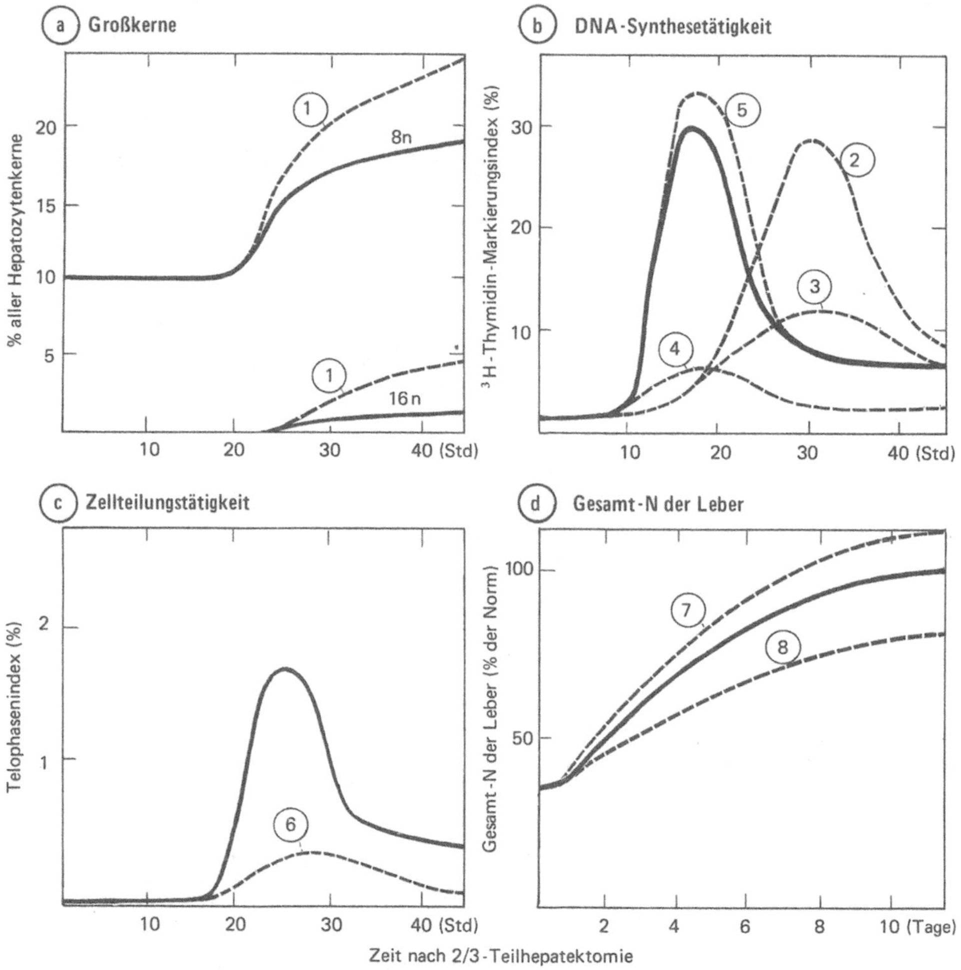

Abb. 47a–d. *Schematische Darstellung von Auswirkungen verschiedener endogener und exogener Einflüsse auf die Leberregeneration der Ratte nach ⅔-Teilhepatektomie.* **a** Ein gehäuftes Auftreten von *Großkernen* (Polyploidieklassen 8n und 16n) beobachtet man u. a. nach Teilhepatektomie längere Zeit nach *ionisierender Bestrahlung* bzw. unter Einwirkung von *Spindelgiften* (S. 1557) oder nach 5 Tage langer Verabreichung von *Chlorambuzil* in niedrigen Dosen (1). Besonders bestrahlte Tiere zeigen auch viele Mitosestörungen. **b** Das *Zeitintervall* bis zum Einsetzen der *proliferativen Tätigkeit der Hepatozyten* und die *relative Zahl der daran beteiligten Zellen* hängen u. a. von den tageszeitlichen Schwankungen ab (bei der Ratte: maximale Proliferation am Vormittag bis Mittag) (2). Eine Verzögerung, jedoch nicht notwendigerweise eine Verminderung, der proliferativen Reizantwort beobachtet man u. a. bei *hypophysektomierten* Tieren, z. T. auch nach *Adrenalektomie* (2). *Kortikosteroide* in höherer Dosierung hemmen (3, 4), *STH* fördert – unter gewissen Bedingungen – die DNA-Synthesetätigkeit (5). Eine Steigerung der letzteren wurde u. a. auch bei niedriger *Außentemperatur* festgestellt, ohne daß man Hinweise auf eine direkte Wirkung des autonomen Nervensystems auf die Regenerationstätigkeit der Leber fand. Bei *alten Tieren* ist die proliferative Reizantwort verzögert und verringert (3). Dasselbe gilt für länger dauernde *Hunger-* bzw. *Mangelzustände.* Kurz vor oder während der proliferativen Phase der Regeneration verabreichte zytostatische Mittel (s. Tabelle 2, S. 36) hemmen diese Prozesse entsprechend ihrer Wirkungsweise (3, 4), ähnlich wie ionisierende Strahlen. **c** Der *Mitoseindex* ändert sich unter den meisten der bei **b** aufgeführten Bedingungen entsprechend dem ^{3}H-Thymidin-Markierungsindex. Spindelgifte, wie *Vinca-Alkaloide* wirken selektiv auf die Mitose, d. h. Ana- und Telophase (s. auch **a**) (6). **d** Eine *Verminderung des Gesamt-N der regenerierenden Leber* (8) findet sich bei den meisten der unter **b** und **c** aufgeführten Störungen, ferner bei *Proteinmangel* u. a. m. Kortikosteroide und ACTH bewirken – trotz ihres proliferationshemmenden Effekts – nicht selten eine *raschere Zunahme des Gesamt-N der Leber* (7). —— = Ungestörte Regeneration

Aber auch die DNA-Synthese setzt offenbar nicht unmittelbar nach Einwirkung des proliferationsauslösenden stofflichen Signals ein, sondern es finden zuerst gewisse vorbereitende Prozesse statt. Es darf vermutet werden, daß es in dieser Vorbereitungsphase zu einer Aktivierung spezifischer Gene kommt, so daß neue Arten von RNA und Proteinen gebildet werden. Damit werden offenbar die biochemischen Voraussetzungen für die DNA-Synthese und Mitose, wie z. B. die Bereitstellung der erforderlichen Enzyme und Substrate, geschaffen. Allerdings scheint die Verfügbarkeit der für die DNA-Synthese erforderlichen Enzyme und Substrate eine zwar notwendige, jedoch für die Replikation der DNA nicht hinreichende Voraussetzung zu sein, so daß die Beteiligung eines oder mehrerer zusätzlicher, zur Zeit noch nicht bekannter Faktoren an der Regulation der DNA-Synthese vermutet wird.

Faktoren, die die Regeneration beeinflussen
Regenerationsprozesse werden in ihrer Geschwindigkeit und ihrem Ausmaß von einer Reihe von Faktoren beeinflußt. Im folgenden sollen die wichtigsten dieser Faktoren besprochen werden.

a) Größe des Defektes bzw. des Gewebeverlustes
Die Intensität von Regenerationsprozessen nimmt meist mit zunehmender Größe des Defektes bzw. des Gewebeverlustes bis zu einem Ausmaß zu, das offenbar der maximal möglichen Regenerationsgeschwindigkeit entspricht. Wenn jedoch der Gewebeverlust allzu ausgedehnt ist, wird in gewissen Fällen eine verminderte Regenerationstätigkeit beobachtet (Abb. 47).

Beispiel:
- Verlangsamte *Leberregeneration* bei Ratten nach Entfernung von 90% anstatt ⅔ des Organs.

Grundsätzlich bestehen für die *Steigerung der Regenerationstätigkeit* mit zunehmendem Ausmaß des Schadens oder Gewebeverlustes verschiedene Möglichkeiten:
– eine *Verkürzung der Latenzzeit* zwischen Einsetzen des Regenerationsstimulus und Beginn des Regenerationsprozesses,
– eine *Zunahme der Zahl der an der Proliferation beteiligten Zellen,*
– eine *raschere Proliferation* der an der Regeneration beteiligten Zellen, z. B. durch Verkürzung der S-Phase.

Diese drei Möglichkeiten brauchen einander nicht notwendigerweise auszuschließen.

b) Funktionelle Beanspruchung
Die funktionelle Beanspruchung scheint nicht bei allen Regenerationsprozessen eine entscheidende Rolle zu spielen. Bei der *Leber* und der *Niere* z. B. ist es experimentell nicht gelungen, durch vermehrte funktionelle Beanspruchung – etwa durch Infusion von Bilirubin oder Harnstoff – eine Vergrößerung des Organs auszulösen.
Bei der *Epidermis* allerdings dürfte die funktionelle – vor allem mechanische – Beanspruchung bei der Steuerung der physiologischen wie auch der pathologischen Regeneration eine erhebliche Rolle spielen.

Beispiel:
- *Schwielenbildung* an mechanisch stark beanspruchten Stellen der Haut.

c) Ernährung des regenerierenden Gewebes
Eine ausreichende *Blutversorgung* stellt eine wichtige Voraussetzung dafür dar, daß ein Gewebe in nützlicher Frist und in genügendem Ausmaß regenerieren kann.
Dabei ist mit in Betracht zu ziehen, daß auch der *Diffusionsweg* zwischen Blutbahn und Zellen als limitierender Faktor für die Sauerstoff-Versorgung und Ernährung der Zellen wirken kann.

d) Metabolische Gegebenheiten
Regenerationsprozesse laufen im allgemeinen nur bei ausreichendem *Ernährungszustand des Gesamtorganismus* optimal ab. Dabei spielt wahrscheinlich die Verfügbarkeit der essentiellen Aminosäuren (in Form von Proteinen in der Nahrung) wie auch verschiedener Vitamine eine Rolle.
Ferner werden Regenerationsprozesse in zahlreichen Geweben durch *Hormone,* wie z. B. Wachstumshormon, Schilddrüsenhormone, Sexualhormone und Kortikosteroide, beeinflußt. Daneben stellen zum Teil bekannte *humorale Faktoren,* wie Erythropoietin, zum Teil noch unbekannte humorale Faktoren einen spezifischen Stimulus für die Regeneration bestimmter Gewebe und Zelltypen dar.

e) Alter
Regenerationsprozesse laufen im allgemeinen mit zunehmendem Alter *weniger rasch* ab.

Beispiel:
- Bei der experimentell erzeugten Regeneration der *Rattenleber* wird mit zunehmendem Alter die Latenzzeit zwischen partieller Hepatektomie und Einsetzen der DNA-Synthese länger. Außerdem ist die Geschwindigkeit des Regenerationsprozesses, gemessen an der DNA-Synthese, geringer als bei jungen Tieren.

Wie weit für diese Unterschiede eine veränderte Ernährung des Gewebes, metabolische Gegebenheiten oder in den regenerierenden Zellen selbst liegende Altersveränderungen verantwortlich sind, ist zur Zeit noch nicht geklärt.

f) Umwelt-Faktoren
Bei vielen physiologischen und pathologischen Regenerationsprozessen läßt sich ein *Tagesrhythmus* sowohl der DNA-Synthese wie der Mitoseaktivität erkennen. Die heute vorliegenden Ergebnisse an Modellbeispielen stützen die Vorstellung, daß dieser Tagesrhythmus auf zyklischen Veränderungen der Ausschüttung von Kortikosteroiden und/oder Adrenalin beruht, die über nervöse Einflüsse gesteuert werden.

g) Schädigende Agentien
Regenerationsprozesse werden durch alle Agentien, die die Zellproliferation hemmen, beeinträchtigt.

Beispiel:
- *Röntgenstrahlen* und *Zytostatika,* ferner in gewissen Fällen hohe Dosen von *Kortikosteroiden.*

30.4. Regenerationsvorgänge in verschiedenen Geweben

Die meisten Kenntnisse über zellkinetische Hintergründe regeneratorischer Prozesse *in vivo* stützen sich auf *tierexperimentelle Befunde.* Beobachtungen an Säugern führten zu gewissen *Modellvorstellungen,* die wahrscheinlich auch für den Menschen weitgehend Gültigkeit haben, obschon quantitative Unterschiede in der Zahl der beteiligten Zellen sowie im zeitlichen Ablauf anzunehmen oder bereits erwiesen sind.

Hämopoietisches Gewebe

Die mit den Stammzellen blutbildender Gewebe *in vivo* zusammenhängenden Fragen lassen sich besonders gut aufgrund der »Koloniebildenden« Fähigkeit auf ganzbestrahlte Empfängertiere übertragener Knochenmarkszellen prüfen: bei solchen Versuchen entstehen in der Milz letal bestrahlter Mäuse innerhalb von etwa einer Woche makroskopisch sichtbare Kolonien blutbildender Zellen, die wahrscheinlich je von einer oder ganz wenigen »Stammzellen« ausgegangen sind (sog. »*colony-forming unit*«, CFU). Einzelne dieser Kolonien sind erythropoietisch, andere granulozytopoietisch oder megakaryozytopoietisch. Die Annahme einer Existenz *multipotentieller hämopoietischer Stammzellen* gründet u. a. auf der Tatsache, daß sich die relative Zahl von Kolonien mit verschiedener Differenzierungsrichtung durch eine Reihe von Maßnahmen verändern läßt. Neben diesem *in vivo*-System kennt man auch *in vitro*-Methoden zur Prüfung der Stammzellenzahl, z. B. die Koloniebildung in einem Agar-Gel. Neuerdings gelingt dies auch mit erythropoietischen Zellen. Mit Hilfe solcher Techniken war es möglich zu zeigen, daß beispielsweise Erythropoietin nicht an den multipotentiellen, sondern an den *in ihrer Differenzierungsrichtung bereits festgelegten (»committed« = »verpflichteten«) Stammzellen* angreift. Ähnliche, humoral übertragbare Faktoren scheinen auch – vergleichbar einem Rückkoppelungsmechanismus – die Regulation anderer Zellarten entscheidend zu beeinflussen (z. B. »*colony-stimulating factor*«, *CSF*, z. B. für granulopoietische Zellen oder Monozytenvorläufer). Neben stimulierenden Faktoren sind im Blutplasma auch solche mit hemmender Wirkung nachgewiesen worden. Die Zahl der *in vivo* vorhandenen Stammzellen ist wahrscheinlich bedeutend größer, als es aufgrund der Zahl gebildeter Kolonien den Anschein macht; immerhin darf vermutet werden, daß von 1000 Knochenmarkszellen nur ganz vereinzelte Elemente Stammzelleigenschaften besitzen. Ein erheblicher Teil dieser Elemente befindet sich unter physiologischen Bedingungen in *Proliferationsruhe,* während andere sich teilen und auf diese Weise den Stammzellen-Pool erneuern oder den Weg der zunehmenden *Differenzierung* beschreiten. Die letztere erfolgt im Verlauf mehrerer *aufeinanderfolgender Zellteilungen,* wobei es zur Bildung einer entsprechend größeren Zahl funktioneller Endzellen kommt, z. B. 16 oder 32 Endzellen aus einer »verpflichteten« Stammzelle (sog. Amplifikationsfaktor). Wie erwähnt, scheint die Regulation des Nachschubs innerhalb einer bestimmter Zellinie vor allem über eine Beeinflussung der »verpflichteten« Stammzellen zu geschehen. Auf welche Weise die zuletzt erwähnten Elemente aus dem Pool der multipotentiellen Stammzellen ersetzt werden können, ist noch nicht befriedigend geklärt.

Die unreifen Vorläuferzellen des hämopoietischen Gewebes sind den meisten schädigenden Agentien gegenüber empfindlicher als die differenzierten Endzellen. Nach einer teilweisen oder weitgehenden Zerstörung unreifer Vorstufen der Blutbildung bleibt daher die Zahl der im Blutkreislauf und in den Geweben vorhandenen Endzellen über eine gewisse Zeit, die von der Lebensdauer der letzeren abhängt, auf annähernd normalen Werten. Erst wenn sich die Nachschubinsuffizienz bemerkbar macht, entsteht ein deutlicher Mangel an Blutzellen (vgl. dazu sog. *Knochenmarkssyndrom nach ionisierender Ganzkörperbestrahlung,* S. 1457). Die *reparative Regeneration* geht nach heutigen Kenntnissen ausschließlich oder zumindest überwiegend *von den überlebenden Stammzellen aus:* in einer ersten Phase *vergrößert sich der Stammzellen-Pool,* wobei oft die Zahl physiologischerweise vorhandener Stammzellen erheblich überschritten wird. In einer zweiten Phase treten viele dieser Zellen in das *Proliferations- und Differenzierungskompartiment* über. Die Regeneration nimmt in der Regel einen angedeutet wellenförmigen Verlauf, vermutlich z. T. wegen sog. abortiver Ansätze zur Regeneration und/oder wegen des wechselseitigen Eingreifens von Regulationsmechanismen, bis schließlich das ursprüngliche, physiologische Fließgleichgewicht wieder erreicht ist. Diese Vorgänge sind in vereinfachter Form in der Abb. 45 (S. 148) dargestellt.

Lymphoretikuläres Gewebe

Das lymphatische Parenchym gleicht in mancher Hinsicht dem blutbildenden Gewebe im Knochenmark, indem beide die Eigenschaften ausgesprochener Wechselgewebe besitzen. Die Besonderheiten des lymphozytären Systems beruhen auf den folgenden Gegebenheiten:

a) Empfindlichkeit nicht nur der proliferierenden Lymphoblasten, sondern auch kleiner Lymphozyten gegenüber verschiedenen schädigenden Agentien, z. B. ionisierender Bestrahlung und lymphozytolytischen Medikamenten.
b) Langlebigkeit der rezirkulierenden ebenso wie der in den Lymphfollikeln lokalisierten, mehr seßhaften Lymphozytenpopulation.

Daraus ergibt sich, daß beispielsweise nach ionisierender Ganzkörperbestrahlung die Zahl der Lymphozyten in Blut und Geweben rasch absinkt und erst nach langer Zeit – beim Menschen nach Monaten – die Normalwerte wieder erreicht (Abb. 45, S. 148). *Retikulumzellen* setzen sich langsam um.

Herz, Blut- und Lymphgefäße

Im *Myokard* wird ein erlittener Gewebeuntergang (vgl. dazu Infarkt, S. 511) fast ausschließlich durch Bindegewebsneubildung und Narbenbildung repariert. Die Herzmuskelfasern sind nur zu sehr beschränkten regeneratorischen Leistungen imstande. Beschädigte oder zugrundegegangene *Gefäßendothelien* können teilweise durch in Proliferation tretende, benachbarte Endothelzellen ersetzt werden. Verschiedene Befunde sprechen aber dafür, daß sich auch Blutzellen zu Gefäßendothelien umwandeln können. Gut bekannt ist die Entstehung von *Kapillarsprossen,* die bei Tieren innerhalb von 2 Tagen auswachsen und anschließend eine Lichtung bilden können (vgl. dazu *Granulationsgewebe,* S. 119). In größeren Blutgefäßen zeigt die *glatte Muskulatur* eine erhebliche Regenerationsfähigkeit. Unterbrochene *Lymphgefäße* können im Verlauf von Wochen bis Monaten durch Neubildung ersetzt werden.

Binde- und Stützgewebe

Bindegewebszellen des erwachsenen Säugerorganismus zeigen unter physiologischen Bedingungen eine *lange Lebensdauer.* Auf einen geeigneten Reiz hin können sie aber innerhalb kurzer Zeit in Proliferation treten (vgl. dazu *Granulationsgewebe,* S. 1298).

Beispiel:

- Bei der *Ratte* findet sich bereits 12 Std nach *Entkapselung der Niere* in den benachbarten Bindegewebsanteilen eine Erhöhung der relativen Zahl von Zellen, die ^{3}H-Thymidin einbauen.

Mesothelzellen seröser Höhlen scheinen sowohl durch Proliferation benachbarter Elemente derselben Art als auch durch in der serösen Flüssigkeit frei schwimmende Zellen ersetzt werden zu können. Ähnliches gilt für die *synovialen Deckzellen.*

Quergestreifte Skelettmuskelzellen

In beschränktem Maße ist eine Regeneration dieser Elemente von Seiten der sog. Satellitenzellen möglich, die *Myoblasten* und durch Fusion der letzteren sog. *Myotuben* zu bilden vermögen. Dieser Vorgang ist offenbar nicht von der Innervation abhängig; in denervierten Muskeln fehlt es aber an der Ausdifferenzierung des Muskelzellen.

Fettgewebe

Der Ersatz zugrundegegangener Fettzellen scheint von Vorläuferzellen (Präadipozyten) im bindegewebigen Stroma des Fettgewebes auszugehen. Im Zusammenhang mit der Neubildung von Gefäßbindegewebe können auch ganze Fettgewebsläppchen ersetzt werden.

Respirationstrakt

Flimmerepithelien und *schleimbildende Becherzellen* werden unter physiologischen Bedingungen nur langsam umgesetzt; nach einem verstärkten Zelluntergang bzw. -verlust beobachtet man aber innerhalb eines Tages eine erhebliche Verstärkung der Zellneubildung von Seiten der basalen Elemente.

Beispiel:
- Bei der jungen erwachsenen Ratte befinden sich weniger als 2% der *Trachealepithelien* in DNA-Synthese. Bereits 24 Std nach Beatmung mit *Formalindampf* steigt der Anteil der DNA-synthetisierenden Zellen auf über 20%.

Zugrundegegangene *Alveolarwandzellen* werden offenbar über die Neubildung von Pneumozyten II (granuläre Pneumozyten) ersetzt, deren Herkunft zur Zeit noch umstritten ist, und die sich in die flachen Pneumozyten I umwandeln können.

Beispiel:
- Nach Schädigung der Alveolarwandzellen von Mäusen durch Einatmen reinen (hyperbarischen) *Sauerstoffs* zeigt sich am dritten Tag eine deutliche Proliferation von Pneumozyten II, die der Basalmembran aufsitzen und sich allmählich in Pneumozyten I zu transformieren scheinen.

Alveolarmakrophagen dagegen sind mindestens zum guten Teil Herkömmlinge von Blutmonozyten, die auf ihrem Weg ins Alveolenlumen vorübergehend als »Zwischenzellen« in den Interalveolarsepten gefunden werden können.

Verdauungskanal

Die *Epithelien des Verdauungstraktes* gehören zu den typischen Wechselgeweben. Im mehrschichtigen Plattenepithel des *Ösophagus* befinden sich die Stammzellen in der Basalschicht. Durch eine Teilung derselben können einerseits weitere Stammzellen, andererseits sich differenzierende Zellen entstehen, die über das Stratum spinosum ins Stratum granulare gelangen und schließlich im Stratum corneum enden, von wo sie abgeschilfert werden. Es besteht auch die Möglichkeit, daß aus einer sog. bivalenten Teilung einer Stammzelle je eine weitere Stammzelle und eine sich differenzierende Zelle hervorgehen.

Beispiel:
- Im Ösophagusepithel der *Ratte* benötigt der oben beschriebene Prozeß mit der Wanderung von der Basalschicht bis ins Stratum corneum etwas mehr als 3 Tage (Abb. 46a, S. 149).

Im *Magenepithel* ist zwischen zwei Erneuerungssystemen zu unterscheiden:
- Das *Oberflächenepithel* wird – ähnlich wie im Darm (s. u.) – von den Krypten her nachgebildet.
- Das *Epithel der Magendrüsen* erfährt seine Erneuerung durch einen eher langsamen Umsatz an Ort und Stelle.

Nach Schädigungen verschiedener Art (vgl. dazu *Gastritis,* S. 678 und *Ulcus pepticum,* S. 703) kann die Zahl der in DNA-Synthese befindlichen Zellen erheblich ansteigen. Oberflächendefekte werden vom Kryptenepithel her – durch Vorschieben bzw. Vorwachsen einer dünnen, einschichtigen Epithellage – reepithelisiert. Im *Dünndarm,* weniger ausgeprägt auch im Dickdarm, findet ein sehr lebhafter Epithelwechsel statt. Nach ausgedehnter Zerstörung der proliferierenden Kryptenzellen, z. B. durch ionisierende Strahlen oder Zytostatika, kommt es im Verlauf einiger Tage zu einer Nachschubinsuffizienz (Abb. 46b, S. 149), die unter Umständen eine weitgehende Entblößung der Schleimhautoberfläche zur Folge haben kann (vgl. dazu *Gastrointestinalsyndrom nach Ganzkörperbestrahlung,* S. 1459). Die überlebenden regenerierenden Kryptenepithelien erfahren zunächst eine überschießende zahlenmäßige Vermehrung, dann beginnt die Differenzierung, zusammen mit dem Vorwachsen eines dünnen Epithelbelages. Die völlige Reepithelisierung nimmt beim Menschen schätzungsweise 8–12 Tage in Anspruch.

Leber und andere drüsige Organe

Die Leberregeneration wurde schon eingehend am Beispiel der Vorgänge im Anschluß an eine partielle Hepatektomie erörtert. Eine Übersicht über die wichtigsten Ereignisse im Rahmen dieses klassischen Modellversuchs sind in Abb. 47 (S. 150) festgehalten. Drüsen, wie das *Pankreas,* weisen unter physiologischen Bedingungen einen langsamen Zellwechsel auf. Nach einmaliger, starker Schädigung können sie aber erhebliche regeneratorische Leistungen vollbringen.

Beispiel:
- Bei Ratten läßt sich durch eine 10-tägige *proteinarme, Äthionin-haltige Diät* ein Untergang der meisten exokrinen Drüsenzellen des Pankreas herbeiführen. Innerhalb von 4 Tagen nach Abschluß dieses Regimes und Übergang auf Normalkost befindet sich ein großer Teil der überlebenden Drüsenzellen in DNA-Synthese.

Niere und Harnwege

Für die Regeneration der *Tubulusepithelien* der Niere gelten ähnliche Überlegungen wie für die Regenration des Leberparenchyms. Eine vollständige Wiederherstellung (restitutio ad integrum) des tubulären Apparates, d. h. ohne Narbenbildung bzw. Fibrose, konnte beim Menschen im Anschluß an einen schweren Tubulusschaden dann gefunden werden, wenn die *Basalmembranen* intakt blieben. Der zeitliche Verlauf der regeneratorischen Prozesse am Nierenepithel gestaltet sich ähnlich wie bei der Leber; allerdings scheinen die regenerierenden Tubulusepithelien eine größere Zahl von Mitosen zu durchlaufen als die Hepatozyten.

Beispiel:
- Bei Ratten setzt *im Anschluß an einen $HgCl_2$-Schaden* der Nieren die verstärkte DNA-Synthesetätigkeit in Tubulusepithelien innerhalb von ungefähr einem Tag ein. Nach mehreren (z. B. 3–4) Zellteilungen kann die epitheliale Auskleidung der Tubuli am 5. Tag abgeschlossen sein. Allerdings sind diese Zellen noch recht flach und nicht ausdifferenziert. Es kann bis zu einem Monat dauern, bis sie den vollen Bestand an Zellorganellen rekonstituiert haben.

Von Interesse ist die Beobachtung, daß nicht jede Form von verstärkter Proliferationstätigkeit in den Nierenepithelien beidseitig – d. h. vermutlich auf humoralem Weg ausgelöst – zu sein scheint; unter gewissen Bedingungen können offenbar auch *lokal wirksame Faktoren* im Spiel sein.

Beispiel:
- Nach *Entfernung der Nierenkapsel* bei Ratten stellt man nur in diesem, nicht aber im kontralateralen Organ einen Anstieg des initialen ^{3}H-Thymidin-Markierungsindex der Tubulusepithelien auf das mehrfache fest.

Die Regeneration des *Übergangsepithels der Harnwege* geschieht in ähnlicher Weise wie im Fall des Ösophagusepithels.

Genitalorgane

Wie schon erwähnt wurde, finden sich keine übereinstimmenden Hinweise darauf, daß *Eizellen* des menschlichen Ovarium postnatal noch teilungsfähig sind, wenn das Individuum das Kleinkindesalter überschritten hat. Demgegenüber gehört das *samenbildende Gewebe* zu den typischen Wechselgeweben. Beim Menschen dauert die Spermatogenese vom Stadium der Spermatogonien A bis zu den ausdifferenzierten Spermatozoen etwas über 70 Tage. Schwer schädigende Agentien, wie zytostatische Mittel oder ionisierende Bestrahlung, führen nicht sogleich zur Sterilität, da die bereits gebildeten Spermatozoen und ihre unmittelbaren Vorläufer ziemlich resistent sind. Allerdings können diese Zellen Mutationen erlitten haben. Nach wenigen Wochen versiegt dann der Nachschub, was einer vorübergehenden Sterilität gleichkommt. Die Regeneration nimmt erwartungegemäß 2–3 Monate in Anspruch.
Die reparative Regeneration der *Schleimhautepithelien* erfolgt durch Steigerung des örtlichen Zellnachschubs, diejenige des *Schleimhautstroma* durch Proliferation der mesenchymalen Elemente (vgl. Proliferationsphase des Menstruationszyklus). Die *glatte Muskulatur* der Genitalorgane, insbesondere diejenige des Uterus, zeigt eine erhebliche Regenerationsfähigkeit; vor allem aber untersteht ihr Zellwechsel der *hormonalen Kontrolle* (S. 376).

Endokrine Organe

Diese zeigen normalerweise einen langsamen Zellwechsel. Regeneratorische Prozesse im Sinn des Ersatzes pathologischer Parenchymverluste sind in beschränktem Ausmaß möglich und nehmen einen ähnlichen Verlauf wie bei exokrinen Drüsen. Die Proliferationstätigkeit und die Zelleistungen werden aber in erster Linie durch *Hormone übergeordneter Organe mit innerer Sekretion* reguliert (S. 398).

Zentralnervöses Gewebe und Nerven

Ein Ersatz zugrundegegangener *Ganglienzellen* ist nach Erreichen des Kleinkinderalters nicht mehr möglich. Dagegen vermögen diese Zellen Neuriten und Dendriten zu regenerieren. Besonderes Interesse verdient die *Regeneration von Achsenzylindern* peripherer Nerven, die, falls die durch die Schwann'schen Scheidenzellen gegebene Leitbahn noch intakt ist, in eine befriedigende Wiederherstellung wenigstens eines Teils der nervösen Funktionen ausmünden kann. Der Zellwechsel der Neuro-Glia wird – soweit dies aufgrund von Markierungsversuchen an Mäusen und Ratten bekannt ist – wenigstens zu einem guten Teil durch Proliferation einer z. B. im Seitenventrikelgebiet des Gehirns liegenden, subependymalen, wenig differenzierten Zellpopulationen unterhalten. Überdies vermögen sich Astrozytenvorläufer an Orten umschriebener Schädigung zu vermehren und so eine reaktive Gliose zu erzeugen (S. 135). *Mikrogliazellen* sind Makrophagen des zentralnervösen Gewebes; wenigstens zu einem guten Teil leiten sie sich von den Blutmonozyten her.

Epidermis

Die physiologische Erneuerung der Epidermis erfolgt in ähnlicher Weise wie im Fall des mehrschichtigen Plattenepithels des Ösophagus. Die Umsatzgeschwindigkeit ist allerdings geringer, und die Erneuerungsrate der Epidermis variiert überdies je nach der Lokalisation. An der Rückenhaut des jugendlichen erwachsenen Menschen beispielsweise beträgt die Zeitdauer vom Entstehen einer neuen Zelle in der Basalschicht bis zu deren Abstoßung im Stratum corneum ungefähr 45 Tage.
An der Regulation der epidermalen Zellerneuerung sind offenbar auf kurze Distanz wirksame Hemmstoffe, sog. *Chalone,* beteiligt. Bei Mäusen wurde aus der Basalzellschicht eine Substanz extrahiert, die einen teilweisen Arrest der Stammzellen in der G_2-Phase bewirkt. Ein anderer, aus dem Stratum spinosum gewonnener Hemmstoff soll den Eintritt von Zellen der Basalschicht in die S-Phase hemmen.
Die *reparative Regeneration* der Epidermis kommt anläßlich der Erörterung der *Wundheilung* (S. 1357) zur Sprache.

Literatur

Adamson, J. Y. R., Bowden, D. H.: The type 2 cell as progenitor of alveolar epithelial regeneration. Lab. Invest. *30*, 35 (1974) — *Argyris, T. S.:* Kinetics of epidermal production during epidermal regeneration following abrasion in mice. Am. J. Pathol. *83*, 329 (1976) — *Brabander, de, M., Schaper, W., Verheyen, F.:* Regenerative changes in the porcine heart after gradual and chronic coronary artery occlusion. Beitr. Pathol. *149*, 170 (1973) — *Brody, J. S.:* Time course of and stimuli to compensatory growth of the lung after pneumonectomy. J. Clin. Invest. *56*, 897 (1975) — *Cronkite, E. P., Burlington, H., Chanana, A. D., Joel, D. D., Reincke, U., Stevens, J.:* Concepts and observations on the regulation of granulocytic production. In: Experimental hematology today. Baum, S. J., Ledney, G. D. (eds.), p. 41. Berlin, Heidelberg, New York: Springer 1977 — *Cuppage, F. E., Chiga, M., Tate, A.:* Cell cycle studies in the regenerating rat nephron following injury with mercuric chloride. Lab. Invest. *26*, 122 (1972) — *Elgjo, K., Cromarty, A.:* Growth kinetics in newborn mouse epidermis: response to epidermal chalone. Virchows Arch. [Cell Pathol.] *24*, 101 (1977) — *Evans, M. J., Cabral-Anderson, L. J., Freeman, G.:* Role of the Clara cell in renewal of the bronchiolar epithelium. Lab. Invest. *38*, 648 (1978) — *Hiesche, K. D., Révész, L.:* Cellular repopulation in irradiated mouse thymus and bone marrow. Beitr. Pathol. *151*, 304 (1974) — *Kiviat, M. D., Ross, R., Ansell, J. S.:* Smooth muscle regeneration in the ureter. Am. J. Pathol. *72*, 403 (1973) — *Lesch, R., Reutter, W. (eds.):* Liver regeneration after experimental injury. New York: Stratten Intercontinental Medical Book 1975 — *Maurer, H. R., Henry, R., Maschler, R.:* Chalone inhibition of granulocyte colony growth in agar: kinetic quantitation by capillary tube scanning. Cell Tissue Kinet. *11*, 129 (1978) — *Sholley, M. M., Gimbrone, M. A., Cotran, R. S.:* Cellular migration and replication in endothelial regeneration. A study using irradiated endothelial cultures. Lab. Invest. *36*, 18 (1977) — *Wagemaker, G., Peters, M. F.:* Effects of human leukocyte conditioned medium on mouse hemopoietic progenitor cells. Cell Tissue Kinet. *11*, 45 (1978) — *Zacks, S. I., Sheff, M. F.:* Regeneration and differentiation of minced anterior tibial muscle explants from mice with MED myopathy. Lab. Invest. *36*, 303 (1977)

31. Hypoplasie

Definition: Unter den Begriff der *Hypoplasie* fällt eine im Verlauf der Ontogenese ungenügende Entwicklung von Organen, Organteilen und/oder Zelllinien, so daß die Größe dieser Strukturen bzw. die Zahl der dazu gehörenden Zellen deutlich unter dem Normbereich bleibt.

Bei der Hypoplasie handelt es sich somit um eine *ontogenetische Entwicklungsstörung* und nicht um das eigentliche Gegenteil der Hyperplasie (s. u.), die reaktiven Charakter trägt. Hypoplastische Veränderungen, ebenso wie die sog. Agenesie, Aplasie und Dysgenesie werden später – zusammen mit anderen Störungen der somatischen Entwicklung – besprochen (S. 271).

Literatur

S. Schrifttum zu Kap. 59 (S. 271).

32. Hyperplasie und Hypertrophie

Definitionen: Als *Hyperplasie* im weiteren Sinn kann die Vergrößerung einer lebenden Struktureinheit infolge Zunahme der Zahl der für die betreffende Struktureinheit typischen Einzelelemente bezeichnet werden. Der Begriff läßt sich, ebenso wie derjenige der Regeneration, auf verschiedene Organisationsstufen anwenden, nämlich auf Zellbestandteile, Zellen, Gewebe und Organe. Im *Sprachgebrauch der Pathologie* wird mit Hyperplasie meistens eine *Gewebe- oder Organvergrößerung* gemeint, die durch *Zunahme der Zahl der Einzelzellen* bedingt ist. Der Begriff bezieht sich dabei, streng genommen, auf eine *vermehrte proliferative Tätigkeit nicht-neoplastischer Natur* (vgl. dazu S. 177), die sich *innerhalb einer Zellfamilie* abspielt und von Elementen ausgeht, die physiologischerweise zu den *Bestandteilen des betreffenden Organs* gehören. Die durch eine derartige Umsatzänderung der organspezifischen Zellen entstandene Hyperplasie wird auch »*numerische Hypertrophie*« genannt.

In der hergebrachten Nomenklatur wird – eigentlich unrichtigerweise – die Vergrößerung eines Organs infolge Zunahme der Zellzahl z. T. auch dann als »Hyperplasie« bezeichnet, wenn viele dieser Zellen eingewandert und gar nicht am Ort neugebildet worden sind (z. B. »lymphatische Hyperplasie« von Lymphknoten).

Das wichtigste *Kennzeichen der echten Hyperplasie* ist ihre *Abhängigkeit von der auslösenden Ursache* sowie ihre *Reversibilität nach Wegfall des kausalen Stimulus.* Damit unterscheidet sie sich wesensmäßig von der Neoplasie (S. 177).

Als *Hypertrophie* im engeren Sinne wird die Vergrößerung einer lebenden Struktur durch Vergrößerung ihrer hauptsächlichen Einzelelemente definiert. Auch dieser Begriff kann auf verschiedenen Organisationsstufen Anwendung finden; meistens meint man aber damit die *Volumenzunahme eines Gewebes oder Organs infolge Vergrößerung der organspezifischen Einzelzellen,* wobei die letztere auf einer *Vermehrung der einer spezifischen Zelleistung dienenden Zellorganellen bzw. Substanz beruht (zelluläre Hypertrophie),* verbunden mit einer Änderung des Stoffwechsels).

Im *klinischen Sprachgebrauch* wird oft von »Hypertrophie« eines Organs gesprochen, obwohl es sich häufig um eine Hyperplasie oder um eine Kombination von zellulärer Hyperplasie und Hypertrophie handelt.

In der Regel gehen Hyperplasie wie Hypertrophie mit einer *Leistungssteigerung* (nicht notwendigerweise einer Zunahme der Leistungsreserve!) einher.

Aus diesen Definitionen geht unter anderem hervor, daß Gewebe- oder Organvergrößerungen z. B. infolge Ödem (S. 598), passiver Hyperämie (S. 502), entzündlichen Prozessen (S. 1243), Einlagerung von Material, wie Amyloid (S. 908) oder Speichersubstanzen (S. 979), ferner Mißbildungen (S. 271), Zystenbildung und neoplastischer Prozesse (S. 177) nicht unter die Begriffe der Hypertrophie oder Hyperplasie fallen.

Vorkommen, Formen und **Pathogenese** von Hyperplasie und Hypertrophie: Eine reine *Hypertrophie,* d. h. eine mit Leistungssteigerung verbundene Volumenzunahme der Einzelzellen innerhalb eines Organs bzw. einer Zellfamilie, jedoch ohne Vermehrung der Zellzahl, kommt bei vegetativen *Ganglienzellen* vor.

Beispiel:
- *Hypertrophische Ganglienzellen des Plexus myentericus des Darms* oralseits eines länger bestehenden *Hindernisses,* z. B. bei *Pylorusstenose des Magens* bei Neugeborenen (S. 664) oder bei *stenosierendem Darmkarzinom.*

Eine Art weitgehend reiner Hypertrophie stellt auch die Zellvergrößerung in der *Leber* infolge *Phenobarbital-induzierter Vermehrung des GER* dar (S. 49).
Eine *annähernd reine Hypertrophie,* mit z. T. fehlender oder nur unwesentlicher Vermehrung der Zellzahl, findet sich bei der *quergestreiften Skelettmuskulatur.* Auslösende Ursache ist hier die *erhöhte mechanische Beanspruchung;* über die biochemischen Vorgänge, insbesondere das »Signal«, das von der mechanischen Belastung bzw. gehäuften und/oder verstärkten Kontraktion zur Hypertrophie überleitet, wissen wir noch wenig Bescheid.

Beispiel:
- Hypertrophie der Skelettmuskulatur bei *Sportlern, ferner* in *intakten Muskelanteilen nach Zerstörung bzw. Denervation eines Teils der betreffenden Muskelgruppe.*

Bei fast allen anderen Formen von »Gewebe- bzw. Organhypertrophie« handelt es sich um eine *Kombination von zellulärer Hypertrophie mit zellulärer Hyperplasie,* wobei bald mehr die eine, bald die andere Komponente im Vordergrund stehen kann. Es ergeben sich auch verschiedene Typen von Hypertrophie-Hyperplasie hinsichtlich der *zeitlichen Reihenfolge der Zellvergrößerung bzw. der Zellvermehrung.* In der Regel geht der Zellvermehrung eine Substanz- und Volumenzunahme der Einzelzellen voraus, die wenigstens teilweise der *Bereitstellung makromolekulärer Bestandteile* (DNA, RNA, Proteine) *im Hinblick auf die Zellteilung dient* (S. 141).

Beispiel:
- *Vergrößerung der Leberzellen nach partieller Hepatektomie,* bevor die erste Zellteilung stattfindet.

Diese Art der Volumenzunahme der Einzelzelle sollte nicht eigentlich einer *funktionellen Hypertrophie i. e. S.* gleichgesetzt werden. Die letztere setzt voraus, daß die Zellvergrößerung auf einer Vermehrung derjenigen Zellkomponenten beruht, die einer spezifischen Zelleistung zugute kommen. Diese echte Hypertrophie kann einer nachweisbaren Hyperplasie zeitlich vorausgehen, wie etwa bei der *Herzhypertrophie,* die meistens durch eine *vermehrte mechanische Belastung* des Myokards hervorgerufen wird (sog. Arbeitshypertrophie.)

Beispiel:
- Beim erwachsenen Menschen reagiert der *Herzmuskel* auf eine erhöhte mechanische Belastung (z. B. Klappenstenose oder Steigerung des peripheren arteriellen Widerstandes) zunächst und in erster Linie mit einer *Hypertrophie* der Muskelzellen, deren Durchmesser von 10 auf über 25 µm zunimmt, und die sich auch durch Vermehrung der Sarkomeren verlängern können. Zum größten Teil beruht dieser Volumenzuwachs der Myokardzellen auf einer zahlenmäßigen Zunahme (»Hyperplasie«) der Myofibrillen, weniger auch anderer Organellen. Im Rahmen dieses Geschehens erfahren viele Zellkerne eine Polyploidisierung, z. T. bis zu einem DNA-Gehalt von 16 c; es finden sich auch Doppelkerne, Kernreihen, ferner sog. Leistenkerne infolge Einbuchtung durch die kräftig entwickelten Myofibrillen. Eine *Hyperplasie* im Sinne der Vermehrung der Zahl der Muskelzellen scheint erst in späteren Stadien und/oder bei besonders schwerer mechanischer Beanspruchung des Herzmuskels deutlich ins Gewicht zu fallen. Als kritische Gewichte, bei deren Überschreiten eine Hyperplasie des Myokards erkennbar in Erscheinung tritt, werden für den linken Ventrikel 200 g, für den rechten 100 g angegeben.

  Tierversuche mit künstlich erzeugtem arteriellem Hochdruck deuten darauf hin, daß die Neubildung von Myofibrillen vor allem im Bereich der Z-Filamente vor sich geht. Die relative Zahl der DNA-synthetisierenden Herzmuskelzellen steigt nicht nur in der linken Herzhälfte, sondern – allerdings in geringerem Ausmaß – auch rechts an. Noch deutlicher als die Muskelfaserzellen zeigen unter solchen Bedingungen die Bindegewebszellen des Myokardinterstitium eine vermehrte DNA-Synthesetätigkeit und Zellteilungsrate.

Ähnliche, auf mechanische Mehrbeanspruchung zurückführende Formen von Hypertrophie/Hyperplasie finden sich auch bei der *glatten Muskulatur.*

Beispiele:
- Sog. *Balkenblase* infolge Abflußbehinderung wegen *Prostatahyperplasie (»Prostatahypertrophie«).*
- Hypertrophie/Hyperplasie der glatten Muskelzellen in der Wand mittelgroßer und kleiner *Arterien* bei *arterieller Hypertonie.*
- Werden *glatte Muskelzellen der Affenaorta* in vitro gezüchtet, zeigen diese Elemente *(»hyperplastoide« Zellen)* ein unterschiedliches, hinsichtlich der Zahl möglicher Zellteilungen beschränktes Wachstumspotential. Das letztere ist bei den Zellen aus der Brustaorta größer als bei denjenigen der Bauchaorta. Es wird in Erwägung gezogen, daß eine »klonale Alterung« glatter Muskelzellen mit der Entwicklung der arteriosklerotischen Platten in Beziehung stehen können.

Bei der sog. *kompensatorischen Hyperplasie/Hypertrophie* spielen sich Vorgänge ab, wie sie am Beispiel der partiellen Hepatektomie dargestellt wurden. Bei *doppelt angelegten Organen* (z. B. Nieren) führt die Entfernung des einen Organs zu einem Wachstum des verbleibenden Organs, bis ungefähr das ursprüngliche Totalgewicht beider Organe wiederhergestellt ist. Ein kompensatorisches Wachstum tritt auch innerhalb eines und desselben Organs in Erscheinung, wenn Teile

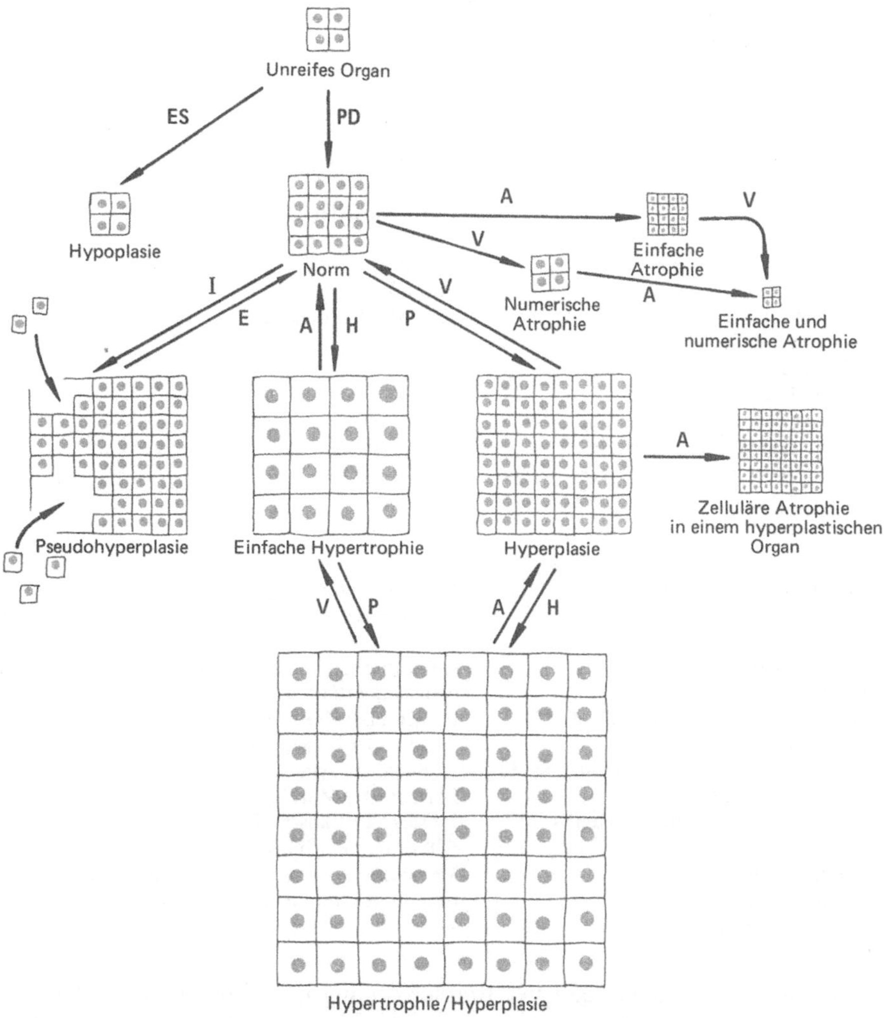

Abb. 48. *Schematische Darstellung von Hypoplasie, Hypertrophie, Hyperplasie, Pseudohyperplasie und Atrophie.* In dieser vereinfachten und hinsichtlich der Größen- und Zahlenverhältnisse stark übertriebenen Skizze stellen die mit einem Punkt (»Kern«) versehenen kleinen Quadrate Parenchymzellen dar, deren Volumen und Zahl die Organgröße (aus kleineren Quadraten bestehende größere Quadrate) bestimmen. Man beachte u. a., daß eine im Vergleich zur Norm geringere Organgröße eine Hypoplasie, numerische Atrophie, einfache Atrophie oder einfache und numerische Atrophie bedeuten kann. Umgekehrt führen sowohl einfache Hypertrophie, Hyperplasie, Pseudohyperplasie und – vor allem – Hypertrophie/Hyperplasie zu einer Organvergrößerung. Schließlich ist es möglich, daß ein Organ »normale« Ausmaße zeigt, dabei aber eine zelluläre Atrophie nach vorausgehender Hyperplasie erkennen läßt (S. 155). *Hyperplasien* können *diffus* oder *knotig* sein.
PD = Proliferation und Differenzierung; ES = Entwicklungsstörung; A = Atrophie der Einzelzellen; V = Verlust an Zellen; P = Proliferation unter Beibehaltung des Differenzierungsgrades der Endzellen; H = Hypertrophie der Einzelzellen; I = Influx von Zellen (z. B. Lymphknoten, Milz u. a.); E = Efflux von Zellen

desselben durch Untergang und Vernarbung verloren gingen. Am Beispiel der kompensatorischen Hyperplasie/Hypertrophie der Niere ließ sich zeigen, daß die Hyperplasie der echten Hypertrophie zeitlich vorausgehen kann.

Beispiel:

- Nach *einseitiger Nephrektomie* von Versuchstieren bzw. *Schädigung durch $HgCl_2$* zeigt das verbleibende Nierengewebe zunächst – innerhalb von einem Tag – eine verstärkt einsetzende Zellteilungstätigkeit. Erst in einer späteren Phase erfolgt die volle Differenzierung der neugebildeten Elemente, wobei z. B. die Mitochondrien sich zuerst zahlenmäßig vermehren und dann vergrößern. Bei einer solchen kompensatorischen Hyperplasie/Hypertrophie nehmen auch die Bindegewebs- und Gefäßanteile des Organs teil.

Weitverbreitet sind die verschiedenen Formen von *Hyperplasie/Hypertrophie infolge verstärkter hormonaler Wirkung.* Diese kann sich sowohl an *endokrinen Organen* – unter dem Einfluß der Hormone übergeordneter Drüsen mit innerer Sekretion – als auch an *Erfolgsorganen* ohne eigene endokrine Leistung bemerkbar machen (S. 398). Bei Kindern und Jugendlichen resultieren Zellvermehrungen und -vergrößerungen auf dieser Grundlage oft im Bild einer *diffusen Hyperplasie/Hypertrophie des Organs.* Mit zunehmendem Alter entwickelt sich aber in vielen endokrinen Drüsen und ihren Erfolgsorganen eine *knotige Hyperplasie* (S. 2137). Der Grund dieses Strukturwandels ist noch nicht befriedigend geklärt. Man denkt an Ein-

Tabelle 5. Hypertrophie/Hyperplasie und Atrophie: Beispiele

Zelle/Gewebe/Organ	Agens/Ursache (Beispiele)	Zelluläre Hypertrophie	Hyperplasie	
			diffus	knotig
Ganglienzelle: Plexus myentericus	Oralseits eines Hindernis im Magendarmkanal	+	–	–
Leberzelle	Phenobarbital	+	–	–
Leberzelle	Nach partieller Hepatektomie	+	+	(+)
Herzmuskelzelle	Erhöhte mechanische Belastung	+	–	–
	später:	+	(+)	–
Harnblase: glatte Muskulatur	Abflußhindernis	+	+	–
Arterien: glatte Muskulatur	Arterieller Hochdruck	+	+	–
Prostata: »äußere Kapsel«	Androgen	+	–	+
Schilddrüse	TSH	+	+	(+)
Nebennierenrinde im Alter	?	+	–	+
Nieren: Tubulusepithelien	Chronische Bleivergiftung	–	+	–
Knochenmark: Erythropoiese	Hämolytische Anämie	–	+	–
		Atrophie		
		Einfache	Numerische	
Parenchymatöse Organe: Myokard, Leber, Nieren	Hunger, Inanition, konsumierende Krankheiten	+ z. T. braune Atrophie	(+)	
Knochenmark	Chloramphenikol (Chloromyzetin)	–	+	
Thymus	Nach Pubertät	–	+	
Magen-Darmtrakt: Schleimhaut	Ionisierende Bestrahlung	+	+	
Endokrine Organe: Gonaden, Nebennierenrinde, Schilddrüse	Ausfall des Hypophysenvorderlappens (Sheehan-Syndrom)	+	+	
Nebennierenrinde: Zona fasciculata und reticularis	Fortgesetzte Zufuhr von Glukokortikosteroiden	+	+	
Gehirn	Alterung, verschiedene Schädigungen	(+)	+	
Nierengewebe	Mechanischer Druck bei Harnrückstau	(+)	+	
Beinmuskulatur	Immobilisation nach Fraktur	+	(+)	

flüsse regional unterschiedlicher Blutversorgung und an ungleiche Ansprechbarkeit der Erfolgsorgane auf die hormonalen Stimuli.

Beispiele:
- *Knotige Hyperplasie der Schilddrüse* bzw. *Struma nodosa* nach langdauernder vermehrter Ausschüttung von Thyreoideastimulierendem Hormon (TSH).
- *Knotige Hyperplasie der Nebennierenrinde* im höheren Alter.
- *Knotige Hyperplasie* bzw. Leiomyome (S. 253) des *Myometrium,* das unter dem Einfluß von Geschlechtshormonen steht.
- Knotige, glanduläre und muskuläre *Prostatahyperplasie (»Prostatahypertrophie«).*
- An Hunden konnte gezeigt werden, daß *Progesteron* bzw. Derivate dieser Substanz in der *Gallenblase* eine epitheliale Hyperplasie mit Bildung fingerartiger Vorwölbungen und eine Vermehrung großer schleimbildender Zellen herbeiführen. In diesem Zusammenhang ist auf die besondere Neigung schwangerer Frauen zu Gallenblasenleiden (Cholelithiasis (S. 736), Cholezystitis (S. 738)) hinzuweisen.

Abgesehen von Hormonen können auch *andere Stoffe* in bestimmten Geweben eine Hyperplasie und/oder Hypertrophie auslösen.

Beispiele:
- Hyperplasie der *Tubulusepithelien der Niere von Ratten* nach Behandlung mit *Folsäure.*
- *Epitheliale Hyperplasie* in den *Markpapillen der Rattenniere* im Anschluß an Heminephrektomie und Behandlung mit *Kochsalzlösung* oder *Natriumglutamat.*

In vielen Fällen ist die *Hyperplasie Ausdruck einer fortgesetzt verstärkten regeneratorischen Tätigkeit.*

Beispiele:
- *Hyperplasie der Nierenepithelien* der Ratte – insbesondere der Hauptstücke – bei *chronischer Bleivergiftung.*
- *Hyperplasie der schleimbildenden Becherzellen* im distalen Teil der Segmentbronchien junger Hunde, die über Wochen und Monate *SO_2-haltige Luft* einatmeten.
- *Hyperplasie der erythropoietischen Zellinie* bei *hämolytischen Anämien,* z. B. bei Thalassaemia maior (S. 427).

Andere Formen von *Hyperplasie* können im Sinne einer *überschießenden Regeneration* bzw. *Reparation* (S. 1243) verstanden werden.

Beispiele:
- *»Hypertrophische Narbe«,* z. B. nach Hautverbrennung (S. 1369).
- *»Callus luxurians«,* d. h. überschießende Knochenneubildung nach Fraktur.

Ist die Hyperplasie Ausdruck einer vermehrten regeneratorischen Aktivität, spricht man von *hyperregeneratorischer Hyperplasie.*
Die Leistungsfähigkeit hypertrophischer Organe hängt weitgehend davon ab, ob die *Blutversorgung* der vermehrten Zellzahl und erhöhten metabolischen Aktivität entsprechend verbessert werden kann, d. h. mit der

Hyperplasie/Hypertrophie Schritt hält. Dies trifft in manchen Fällen nicht zu.

Beispiel:
- *Relativ ungenügende Blutversorgung* des Myokards bei hochgradiger *Herzhypertrophie.*

Verschiedene Beispiele von Hyperplasie/Hypertrophie sind in Abb. 48 und Tabelle 5 dargestellt.

Literatur

Anversa, P., Vitalli-Mazza, L., Gandolfi, A., Loud, A.: Morphometry and autoradiography of early hypertrophic changes in the ventricular myocardium of adult rat. Lab. Invest. *33*, 125 (1975) — *Argyris, T. S.*: Kinetics of regression of epidermal hyperplasia in the skin of mice following abrasion. Am. J. Pathol. *88*, 575 (1977) — *Augenlicht, L. H., Argyris, T. S.*: Stimulation of immature male rat liver growth by phenobarbital and 3-methylcholanthrene. Exp. Mol. Pathol. *22*, 1 (1975) — *Böhm, N., Moser, B.*: Reversible Hyperplasie und Hypertrophie der Mäuseleber unter funktioneller Belastung mit Phenobarbital. Beitr. Pathol. *157*, 283 (1976) — *Carlsson, S., Ljungqvist, A., Tornling, G., Unge, G.*: The myocardial capillary vasculature in repeated physical exercise. Acta Pathol. Microbiol. Scand. [A] *86*, 117 (1978) — *Cuppage, F. E., Chiga, M., Tate, A.*: Mitochondrial proliferation within the nephron. Am. J. Pathol. *70*, 119 (1973) — *Jones, M., Ferrans, V. J.*: Intramitochondrial glycogen in hypertrophied infundibular muscle of patients with congenital heart diseases. Am. J. Pathol. *70*, 69 (1973) — *Kauffman, S. L.*: Kinetics of alveolar epithelial hyperplasia in lungs of mice exposed to urethane. I. Quantitative analysis of cell populations. Lab. Invest. *30*, 170 (1974) — *Martin, G. M., Sprague, C. A., Norwood, T. H., Pendergrass, W. R.*: Clonal selection, attenuation and differentiation in an in vitro model of hyperplasia. Am. J. Pathol. *74*, 137 (1974) — *Shea, S. M., Raskova, J., Morrison, A. B.*: A stereologic study of glomerular hypertrophy in the subtotally nephrectomized rat. Am. J. Pathol. *90*, 201 (1978) — *Urk, van, H., Malamud, D., Soler-Montesinos, L., Malt, R. A.*: Compensatory hyperplasia with increasing loss of renal mass. Lab. Invest. *38*, 674 (1978)

33. Metaplasie, Anaplasie und Prosoplasie

Definition: Als *Metaplasie* bezeichnet man die Umwandlung eines Gewebes mit einer bestimmten, physiologischerweise beibehaltenen Differenzierungsrichtung in ein solches mit anderer, wenn auch ähnlicher Differenzierungsrichtung. Die echte, nicht-neoplastische Metaplasie (S. 159) ist reversibel. Eine innerhalb derselben Differenzierungsrichtung ungenügende Ausdifferenzierung wird *Anaplasie* genannt; dieser Begriff findet vor allem im Zusammenhang mit neoplastischen Prozessen (Teil 5, S. 177) Anwendung.
Geht die Differenzierung eines Gewebes weiter als normal, ohne daß sich die Differenzierungsrichtung ändert, spricht man von *Prosoplasie.*

Beispiele von Metaplasie, Anaplasie und Prosoplasie finden sich in Abb. 49.

33.1. Metaplasie

Pathogenese: Alles spricht dafür, daß die Änderung der Differenzierungsrichtung eines Gewebes *von den teilungsfähigen Vorläuferzellen ausgeht* und nicht etwa über den Weg einer Entdifferenzierung ausgereifter Zellen mit nachfolgender, erneuter Differenzierung derselben Zellen in anderer Richtung zustandekommt. Man darf vermuten, daß dem Vorgang der Metaplasie eine Repression gewisser, sonst zum Ausdruck kommender Gene und/oder eine Derepression sonst inaktiver Genorte der betreffenden Zellen zugrunde liegt. Als auslösende Faktoren kommen u. a. einmalige oder wiederholte *physikalisch oder durch Chemikalien bedingte Schäden, ferner infektiöse Prozesse und Hormonwirkungen* in Frage. Erfahrungsgemäß halten sich beim Menschen metaplastische Vorgänge *innerhalb gewisser Grenzen,* d. h. ein Epithel kann sich in ein Epithel anderer Art umwandeln, oder Bindegewebe kann zu Stützgewebe werden; ein beliebiger Wechsel der Differenzierungsrichtung (z. B. Transformation von Leberzellen in Muskelzellen) ist aber – zumindesten bei nicht-neoplastischen Prozessen – nicht bekannt.
Die beim Menschen bekannten **Formen** von Metaplasie beschränken sich im wesentlichen auf *Epithelien* und das *Binde- und Stützgewebe.*
Bei der Plattenepithelmetaplasie handelt es sich in der Regel um die Umwandlung eines Zylinderepithels in mehrschichtiges Plattenepithel.

Beispiele:
- *Plattenepithelmetaplasie* in umschriebenen Bezirken des *Tracheobronchialepithels,* z. B. nach fortgesetzter Einwirkung von *Zigarettenrauch* oder *SO_2,* ferner nach *viralen Infekten* (z. B. durch *Influenza-Viren*). Vereinzelte Herde mit einer solchen Veränderung werden auch als »*Leukoplakie*« bezeichnet.
- Plattenepithelmetaplasie in der Nasennebenhöhle bei *Sinusitis chronica* (S. 615).
- Plattenepithelmetaplasie der Ausführungsgänge von Speicheldrüsen bei *Sialoadenitis chronica* und *Sialolithiasis* (S. 667).
- Plattenepithelmetaplasie des Gallenblasenepithels bei *Cholecystitis chronica,* insbesondere bei gleichzeitig bestehender *Cholelithiasis* (S. 736).
- Platten- und Übergangsepithelmetaplasie des *Prostata-Drüsenepithels* unter dem Einfluß von *Östrogenen,* ferner in der Nachbarschaft kleiner *Infarkte* (S. 509).

Bei der sog. *intestinalen Metaplasie* (»*Intestinalisierung*«) zeigt sich eine Umwandlung von Magen- oder Dickdarmschleimhaut in eine solche, die weitgehende Ähnlichkeit mit der Dünndarmmukosa zeigt und u. a. Paneth'sche Körnerzellen aufweist.

Beispiel:
- Intestinale Metaplasie der Magenschleimhaut bei *Gastritis chronica* (S. 678) oder der Dickdarmschleimhaut bei *Colitis chronica* (S. 686).

Im Rahmen »metaplastischer« Vorgänge im Binde- und Stützgewebe kommt vor allem der *Umwandlung von Bindegewebe in Knochen- und Knorpelgewebe*

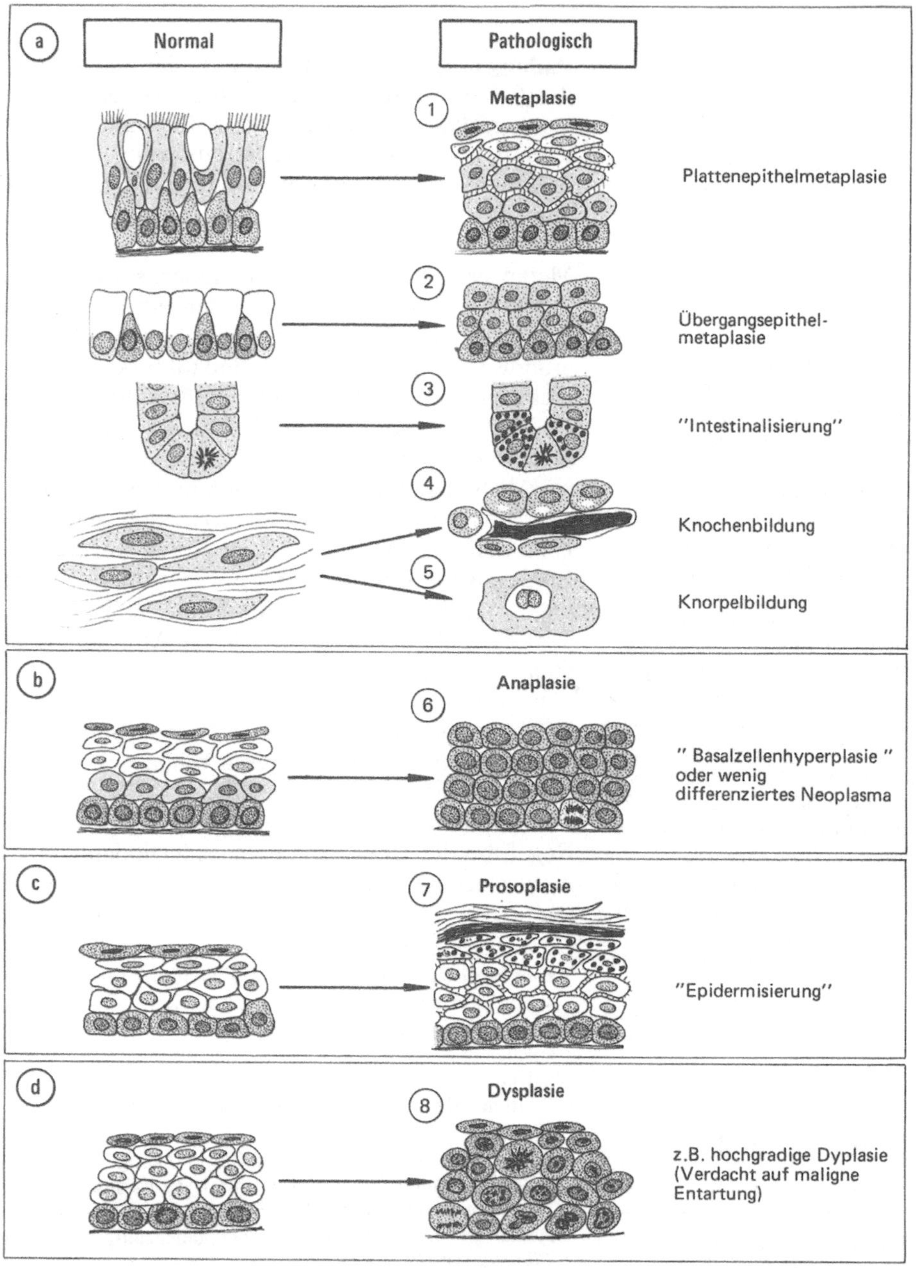

Abb. 49a–d. *Beispiele von Metaplasie, Anaplasie, Prosoplasie und Dysplasie.* **a** *Metaplasien* entstehen durch Änderung der Differenzierungsrichtung einer Zellinie. Die »Neuprogrammierung« geht sehr wahrscheinlich schon von den Vorläuferzellen (z. B. Basalzellen) aus. *Plattenepithelmetaplasien* (1) finden sich z. B. im Respirationstrakt bei schweren Rauchern, im Rahmen von Bronchiektasen oder nach Einwirkung von Viren (Influenzaviren u. a.), in den Nasennebenhöhlen bei chronischer Sinusitis, in der Gallenblase bei langdauernder Cholezystitis, insbesondere bei Cholelithiasis. *Übergangsepithelmetaplasien* (2) beobachten wir beispielsweise in Prostatadrüsen in der Nachbarschaft eines anämischen Infarktes. Eine sog. *»Intestinalisierung«*, d. h. ein Auftreten u. a. von Paneth'schen Körnerzellen am Grund von Krypten des Magen-Darm-Traktes außerhalb des Dünndarms kennt man u. a. bei Gastritis chronica und Colitis chronica (3). *Knochen(4)- und Knorpel(5)-Neubildung* im Bindegewebsbereich gehört u. a. zu den typischen Veränderungen der sog. »ektopischen Knochenbildung« (»Myositis ossificans«). **b** Bei der *Anaplasie* wird die Differenzierungsrichtung nicht geändert, die Zellen gelangen indessen nicht zur Ausdifferenzierung. Vorübergehend treten derartige Erscheinungsbilder bei regeneratorischen bzw. reparativen Vorgängen auf. Eine bleibende Anaplasie ist gleichbedeutend mit Neoplasie (6). **c** Die *Prosoplasie* zeichnet sich durch einen über die Norm hinausgehenden Differenzierungsgrad aus (z. B. »Epidermisierung« (7) des Mund-, Rachen- und/oder Larynxschleimhautepithels in Form von Leukoplakien«, S. 161). **d** *Dysplasien* sind Fehldifferenzierungen. Oft handelt es sich um eine sog. Präkanzerose, aus der ein Krebs hervorgehen kann (8)

praktische Bedeutung zu. Die Grenzen zwischen Metaplasie und Prosoplasie sind hier z. T. nicht klar zu ziehen.

Beispiele:
- Sog. *traumatische Myositis ossificans* (S. 134).
- Knochenbildung in der Wand von Arterien, z. B. bei *Mönckeberg'scher Mediasklerose* mittelgroßer Arterien.
- Knochenmetaplasie im Anulus fibrosus der Zwischenwirbelscheiben bei *Spondylitits ankylopoetica.*

Bei verschiedenen Formen einer Umwandlung von Bindegewebe handelt es sich wahrscheinlich nicht um eine echte, sondern um eine *scheinbare Metaplasie,* z. B. bei der myxoiden Transformation (S. 118) oder bei der mukoiden Umwandlung nach Austritt echten Schleims ins Bindegewebe (S. 1379).
Der Begriff »Metaplasie« findet auch für neoplastische Prozesse Anwendung (*»Tumormetaplasie«,* S. 217).
Die Bezeichnung *»Dysplasie«* bezieht sich auf eine *»Fehldifferenzierung«,* die teils im Rahmen der *Mißbildungen* (S. 271), teils im Zusammenhang mit der *Neoplasie* (S. 205) erörtert werden soll.

33.2. Anaplasie

Eine *vorübergehend* ungenügende Ausdifferenzierung eines Gewebes findet sich bei der *akzidentellen (reparativen) Regeneration.*

Beispiel:
- Fehlen einer Verhornung in den Frühstadien der Reepithelisation einer Wunde durch die benachbarte Epidermis (vgl. dazu *Wundheilung,* S. 1357).

Im pathologischen Sprachgebrauch wird demgegenüber der Begriff der *dauernden Anaplasie* auf *wenig differenzierte neoplastische Zellfamilien* bezogen (S. 244).

33.3. Prosoplasie

Eine über das physiologische Maß hinausgehende Differenzierung hat in der Pathologie nur eine geringe Bedeutung.

Beispiel:
- Eine *»Epidermisierung«,* d. h. eine *normale* Verhornung von mehrschichtigem Plattenepithel, das sonst nur einen geringen Grad von Parakeratose zeigt, findet sich manchmal u. a. im Mund-Rachen- und Larynxbereich in Form einer umschriebenen *»Leukoplakie«,* ferner an der Oberfläche der *Portio vaginalis der Cervix uteri.*

Literatur

Bodell, W. J., Banerjee, M. R.: DNA repair in normal and preneoplastic mammary tissues. Cancer Res. *38,* 736 (1978) — *Griffin, M. J., Kizer, D. E.:* Purification and quantitation of preneoplastic antigen from hyperplastic nodules and normal liver. Cancer Res. *38,* 1136 (1978) — *Kastendieck, J., Altenähr, E.:* Morphogenese und Bedeutung von Epithelmetaplasien in der menschlichen Prostata. Eine elektronenmikroskopische Studie. Virchows Arch. [Pathol. Anat.], *365,* 137 (1975) — *Laitio, M., Nevalainen, T. J.:* An electron microscopic study of intestinal metaplasia in human gallbladder. Beitr. Pathol. *155,* 297 (1975) — *Mossman, B. T., Ley, B. W., Craighead, J. E.:* Squamous metaplasia of the tracheal epithelium in organ culture. I. Effects of hydrocortisone and β-retinyl acetate. Exp. Mol. Pathol. *24,* 405 (1976) — *Müller, H.-A.:* Strukturveränderungen in den Zellkernen des menschlichen Portioepithels bei Entzündung und Dysplasie. Beitr. Pathol. *146,* 89 (1972) — *Reese, D. H., Friedman, R. D.:* Suppression of dysplasia and hyperplasia by calcium in organ-cultured urinary bladder epithelium. Cancer Res. *38,* 586 (1978) — *Taxy, J. B., Filmer, R. B.:* Metaplastic cartilage in nondysplastic kidneys. Arch. Pathol. *99,* 101 (1975) — *Tavassoli, M.:* Splenic white pulp in myeloid metaplasia. Arch. Pathol. *95,* 419 (1973)

34. Heterotopie

Definition: *»Heterotopie« i. e. S.* heißt das Vorkommen von nichtneoplastischem Gewebe bestimmter Art und mit regelrechtem Bau an einem Ort, wo dieses normalerweise nicht angetroffen wird und auch kaum postnatal durch Metaplasie entstanden sein dürfte. Eine Heterotopie ist in der Regel irreversibel.

Pathogenese: Manches spricht dafür, daß es sich bei gewissen heterotopen Geweben um die Folge einer frühontogenetischen Verlagerung von Zellen oder Geweben (*»Keimversprengungen«, »Chorestie«*) mit bestimmter Differenzierungsrichtung handeln könnte. Als Alternative ist die Möglichkeit ins Auge zu fassen, daß ortsständige Gewebe unter dem Einfluß von Induktoren eine andersartige als die normale Differenzierungsrichtung einschlagen (sog. *»Heteroplasie«*).

Beispiele:
- Magenschleimhautinseln und Pankreasgewebe in einem *Mekkel'schen Divertikel* (S. 697).
- *Nebennierenrindenkeime* im Bereich der *Genitalorgane,* z. B. im Gebiet des Hodens.

Von der Heterotopie i. e. S. ist die postnatale *Migration* (Wanderung) bzw. Verschleppung nicht-neoplastischen Gewebes von seinem normalen Ursprungsort in andere Gewebe bzw. Organe abzugrenzen (vgl. dazu die Begriffe der »Embolie« (S. 472) und der »Metastasierung« (S. 225).

Beispiele:
- Einwachsen von mehrschichtigem Plattenepithel des äußeren Gehörganges durch eine Trommelfellperforation ins Mittelohr, unter Bildung eines *Cholesteatoms* (S. 119).
- *Endometriose in einer Bauchwandnarbe,* bei der angenommen werden darf, daß während der Operation Uterusschleimhaut in das Wundgebiet der Bauchwand verschleppt wurde. Wahrscheinlich kommen auch andere Formen von Endometriose durch Migration bzw. Verschleppung von Korpusmukosa zu-

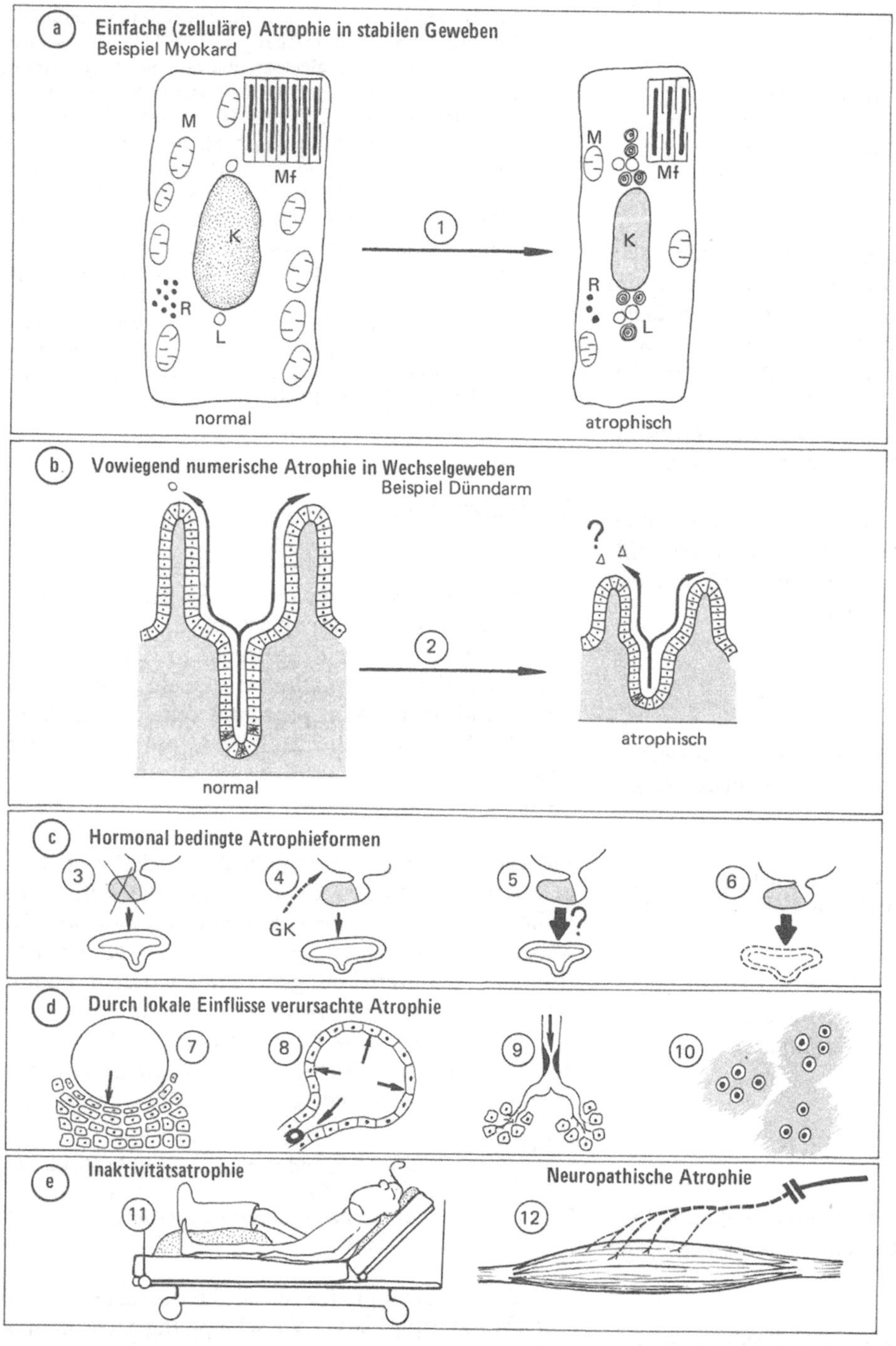

Abb. 50a–e. *Beispiele verschiedener Formen von Atrophie. Generalisierte Formen von Atrophie* (**a**, z. T. auch **b**) sind die Folge eines länger dauernden Überwiegens kataboler über anabole Vorgänge. Das wichtigste Beispiel ist die sog. *Inanitionsatrophie* bei Hungernden, zu der auch die meisten Fälle von Marasmus infolge verschiedenartiger, schwerer Krankheiten und von Tumorkachexie zu zählen sind. In diese Gruppe gehört ferner z. B. die vorzeitige *senile Atrophie.* **a** *Ruhegewebe* und *stabile Gewebe* zeigen bei generalisierter Atrophie der Organe in der Regel vorwiegend eine *einfache (zelluläre) Atrophie,* zu der sich allerdings in wechselndem Ausmaß eine numerische Atrophie hinzugesellen kann. Die zelluläre Atrophie – hier am Beispiel des Myokards dargestellt – kennzeichnet sich u. a. durch eine Verkleinerung (Verschmälerung) der Parenchymzellen, verbunden mit einer zahlenmäßigen Reduktion der verschiedensten Zytoplasmabestandteile, oft auch mit einer *Lipofuszinose (braune Atrophie)* (1). Ähnliches gilt für die Leber und andere Gewebe. K = Kern (hier z. B. tetraploid); M = Mitochondrien; Mf = Myofibrillen; R = Ribosomen bzw. Polyribosomen; L = Lysosomen, die bei Lipofuszinose reichlich Residualkörper enthalten (Status nach Autophagie). **b** Bei der *Atrophie von Wechselgewebe* handelt es sich mehrheitlich um eine *numerische Atrophie,* die hyporegeneratorisch und/oder durch vermehrten Zellverlust bedingt sein kann. Solchen Formen begegnen wir vor allem an Epithelien (z. B. Darm, 2) und beim blutbildenden Gewebe, ferner z. B. bei Samenkanälchen des Hodens. **c** *Hormonale Störungen* können auf verschiedene Weise eine Atrophie von Erfolgsorganen nach sich ziehen: Weitgehender *Ausfall der übergeordneten Hor-*

stande. Bei der Endometriose der Ovarien wird die Möglichkeit einer Metaplasie diskutiert.
- *Traumatische Epidermoidzyste* (S. 1368), die auf einer Verschleppung von Epidermis in die Tiefe beruht.

Bei einigen Heterotopien gehen die Meinungen über die Entstehungsweise auseinander, insbesondere was die Abgrenzung von Metaplasie, Chorestie und postnataler Verschleppung anbelangt.

Beispiele:
- *Epidermoidzysten in der Milz*
- Sog. *Plattenepithelmetaplasie an serösen Häuten.*

Literatur

S. Schrifttum zu Kap. 59 (S. 271).

35. Atrophie

Definitionen: Als *Atrophie* bezeichnen wir die erworbene Verkleinerung einer lebenden Struktureinheit durch Verkleinerung und/oder zahlenmäßige Verminderung ihrer hauptsächlichen Einzelelemente. Dieser Begriff wird für verschiedene Organisationsstufen verwendet, insbesondere für Zellen, Gewebe und Organe. Die Gewebe- und Organatrophie kann durch eine Änderung des Stoffwechsels und eine damit verbundene Verkleinerung der organspezifischen Zellen *(»einfache Atrophie«, »zelluläre Atrophie«)* und/oder durch eine zahlenmäßige Verminderung der organspezifischen Zellen infolge ungenügender Zellerneuerung *(»numerische Atrophie«)* zustande kommen. In manchen Fällen handelt es sich um eine Kombination von »einfacher« und »numerischer« Atrophie. Die Atrophie entwickelt sich in der Regel schleichend, d. h. ohne deutlich sichtbaren vermehrten Zelluntergang (vgl. dazu Nekrose, S. 165) und geht mit einem Leistungsabfall einher, ist aber an sich reversibel.

Abb. 50a–e (Fortsetzung)
mone infolge Schädigung des betreffenden endokrinen Organs (3) oder exogener Hormonzufuhr (4), möglicherweise *»Erschöpfung«* des Erfolgsorgans (5) oder *»idiopathische« Atrophie* des letzteren (6, S. 1173). GK = exogene Zufuhr von Glukokortikosteroiden. **d** Der *Kompressionsatrophie* (7) ist pathogenetisch die Atrophie des Parenchyms von Ausscheidungsorganen (z. B. Nieren, exokrine Drüsen u. a.) verwandt, die durch eine Abflußbehinderung zustande kommt (8). Die *ischämisch bedingte Atrophie* (9) beruht auf ungenügender Blutzufuhr. Bei interstitieller Fibrose, Ablagerung von Amyloid u. a. stellt sich oft eine Parenchymatrophie ein, u. a. deswegen, weil die Diffusionsstrecke zwischen Blutgefäßen und den Parenchymzellen verlängert ist (10). **e** Beispiele von *Inaktivitätsatrophie* liefern z. B. die Fälle von frakturbedingter Muskelatrophie, langdauernder Bettlägrigkeit u. a. m. Einer *neuropathischen Atrophie* (12) begegnet man ebenfalls am ehesten im Fall der Skelettmuskulatur

35.1. Formen der Atrophie in den verschiedenen Gewebearten

Alle Formen von Atrophie haben das eine gemeinsam: ein Überwiegen kataboler über anabole Vorgänge, ohne daß es zu einer Gewebsnekrose (S. 168) kommt (Abb. 50).
In *Wechselgeweben* steht in der Regel die *numerische Atrophie* im Vordergrund.

Beispiele:
- Die Atrophie des *Thymus* geht mit einer Organverkleinerung nicht aber mit einer Volumenabnahme der Thymozyten einher.
- Am *Epithel des Magen-Darm-Kanals* zeichnet sich eine Atrophie – z. B. infolge chronischer Entzündung, Störung der Blutzufuhr oder Einwirkung schädlicher Agentien, wie zytostatischer Mittel oder ionisierender Strahlen, – vor allem durch eine Verminderung der Zahl der Epithelzellen aus. Im Dünndarm findet sich u. a. eine Zottenatrophie, im Magen kann sich ein Mangel an Haupt- und Belegzellen einstellen.

Die numerische Atrophie von Wechsel- oder Dauergeweben kann als Folge einer, im Vergleich zum Zellverlust ungenügenden Regeneration betrachtet werden *(»hyporegeneratorische Atrophie«).*

Beispiel:
- *Agranulozytose* infolge Versagens der Granulozytopoiese, z. B. im Verlauf einer Behandlung mit Chloromyzetin.

In *stabilen Geweben* und in *Ruhegeweben (Dauergeweben)* begegnet man häufiger dem Bild der *einfachen (zellulären) Atrophie,* wenn auch eine Verminderung der Zahl organspezifischer Zellen damit verbunden sein kann. Vor allem infolge verstärkter Autophagie (S. 56) findet sich in den atrophischen Zellen oft vermehrt *Lipofuszin* (*»Lipofuszinose«,* S. 98).

Definition: Die Kombination von Atrophie und reichlicher Ablagerung von Lipofuszin nennt man *braune Atrophie.* Dieser Begriff kann sich sowohl auf Einzelzellen als auch auf Organe beziehen.

Morphologisch fallen braun atrophische Organe durch ihre Verkleinerung und die braune Farbe auf. Mikroskopisch erkennt man eine Größenabnahme des Zellleibes, eine Verdichtung des Kernchromatins, kleine oder fast nicht sichtbare Nukleolen, mitunter eine vermehrte Färbbarkeit des Zytoplasma sowie die Ablagerung von reichlich fein- bis mittelgroßkörnigem Lipofuszin (S. 98).

Beispiel:
- Braune Atrophie von *Leber* und *Myokard* bei konsumierenden Krankheiten verschiedener Art (s. u.) und im hohen Alter.

Lipofuszin in größeren Mengen wird auch in manchen anderen Gewebearten angetroffen, z. B. in atrophischen Ganglienzellen, in Drüsenzellen, in Bindegewebszellen und in glatten Muskelfasern; der makroskopisch erkennbare Braunton der Organe ist aber in diesen Fällen oft nicht so ausgeprägt, daß man von brauner Organatrophie sprechen möchte.

35.2. Physiologische Atrophie (Involution)

Es gibt viele Beispiele von Strukturen, die in einer bestimmten Lebensphase gut entwickelt sind und später physiologischerweise atrophisch werden *(physiologische »Involution«)*.

Beim *Fötus* sind z. B. Kiemenspalten, Pronephros und Metanephros nur während einer bestimmten Entwicklungsphase erkennbar; später verschwinden sie z. T. wieder. Die Mechanismen, die solchen Rückbildungen zugrunde liegen, sind noch ungeklärt.
Im *frühen Kindesalter* kommt es physiologischerweise zum Verschluß des Ductus arteriosus und der Nabelgefäße, ferner verkleinert sich kurz nach der Geburt wegen Involution der sog. X-Zone die Nebennierenrinde.
Beim *Jugendlichen* und *Erwachsenen*, beginnend ungefähr mit der Pubertät, erfährt der Thymus eine fortschreitende Involution, und auch das übrige lymphatische Gewebe nimmt mit zunehmendem Alter an Masse ab. Ferner findet z. B. eine Rückbildung der Corpora lutea bei Ausbleiben einer Gravidität, des Uterus nach einer Geburt und der Mammae nach dem Abstillen statt.
In *höherem Alter*, bei Frauen nach der Menopause, kommt es zu einer Atrophie der Gonaden. Auch die *senile Atrophie* kann zum guten Teil als physiologisch angesehen werden.

35.3. Pathologische Atrophie

Als »pathologisch« werden Rückbildungsprozesse bezeichnet, die vorzeitig eintreten, über das physiologische Maß hinausgehen und durch schädigende Faktoren oder als Folge krankhafter Veränderungen zustande kommen. Eine Atrophie kann sich generalisiert oder lokal ausbilden.

Generalisierte Formen von Atrophie

Der sog. *Hunger- oder Inanitionsatrophie* begegnet man einesteils beim eigentlichen Hungerzustand, anderenteils bei Krankheiten, die die Aufnahme, Verdauung und/oder Resorption von Nahrung erschweren oder gar unmöglich machen. Es entsteht eine Substratmangel-Situation, die eine generalisierte Atrophie der Organe zur Folge hat.

Beispiele:

- Bei *Ratten* zieht ein *absoluter Hungerzustand* innerhalb von 9 Tagen eine Verminderung der *Leberzellgröße* auf die Hälfte nach sich. Die Mitochondrien nehmen an Zahl ab, vergrößern sich und zeigen eine relativ verminderte innere Oberfläche. Zwischen dem 6. und 9. Tag kommt es zu einem sehr ausgeprägten Schwund des rauhen und glatten endoplasmatischen Reticulum. Das Volumen der Lyosomen verdoppelt sich innerhalb der ersten 6 Tage. Nach Wiederbeginn der Fütterung beobachtet man bereits im Verlauf von 3 Tagen eine weitgehende Normalisierung der Ultrastruktur, z. T. sogar mit überschießender Bildung einzelner Zellkomponenten (z. B. RER).
- Beim *Menschen* können schwere Formen von *»Hungeratrophie«* auch durch krankhafte Veränderungen, wie *Ösophagus-Atresie, Karzinome des Ösophagus und Magens, Wegfall der exokrinen Pankreasfunktionen, Dünndarmerkrankungen* u. a. herbeigeführt werden.

Die *sog. Altersatrophie (senile Atrophie)* ist dann pathologisch, wenn sie vorzeitig auftritt. Es handelt sich um eine allgemeine Involution der Organe, wobei verschiedene Faktoren mitspielen (S. 2134).
Eine generalisierte Atrophie der Organe wird auch bei *Patienten mit neoplastischen Prozessen* anderer Lokalisation als im Verdauungstrakt beobachtet; schwere Grade von allgemeinem Körperabbau bei Tumorträgern nennt man *Kachexie*. Eine generalisierte Atrophie stellt sich dann und wann auch bei *chronischen Infektionskrankheiten* ein, z. B. bei chronischer Lungentuberkulose.

Endokrin bedingte Atrophie-Formen

Störungen der endokrinen Regulation können auf verschiedene Weise zur Atrophie einer Drüse mit innerer Sekretion und/oder eines nicht-endokrinen Erfolgsorgans führen. Die *Schädigung einer endokrinen Drüse* durch einen pathologischen Prozeß und der damit verbundene Abfall in der Hormonproduktion und -freisetzung hat in der Regel eine *Atrophie des(r) Erfolgsorgans(e)* zur Folge.

Beispiel:

- Atrophie der Gonaden, der Nebennierenrinde und der Schilddrüse nach geburtsbedingter hypoxischer Schädigung bzw. Infarzierung (S. 509) des Hypophysenvorderlappens der Gebärenden *(Sheehan-Syndrom)*.

Andererseits kommt es durch *Feedback-Effekte* dann zur Atrophie einer endokrinen Drüse, wenn das Hormon, das normalerweise von diesem Organ produziert wird, aus therapeutischen oder experimentellen Gründen zugeführt oder durch neoplastisches Gewebe im Übermaß gebildet wird.

Beispiel:

- Atrophie der *Nebennierenrinde* nach *Kortisonbehandlung*.

Es wird ferner vermutet, daß eine länger dauernde funktionelle Überbelastung eines endokrinen Organs eine sog. *»Erschöpfungsatrophie«* herbeiführen kann.

Beispiel:

- Atrophie der *Nebennierenrinde* im Verlauf einer langen, mit *fortgesetztem »Streß«* verbundenen Krankheit.

Eine derartige Erschöpfungsatrophie betrifft möglicherweise auch andere als endokrine Organe.
Bei der sog. *idiopathischen Atrophie endokriner Organe* scheinen *Autoaggressionsprozesse* (S. 1137) eine Rolle zu spielen.

Beispiel:

- *Idiopathische Atrophie der Nebennieren* bei chronischer lymphozytärer Adrenalitis, die eine der Ursachen der *Addison'schen Krankheit* darstellt.

Mit Atrophie einhergehende Prozesse im Zentralnervensystem

Man kennt eine Reihe atrophisierender Prozesse, die einzelne Systeme des Gehirns und/oder des Rückenmarks oder das ganze Zentralnervensystem betreffen; die kausale Pathogenese dieser Leiden ist z. T. nicht geklärt.

Beispiele:
- *Diffuse Hirnatrophie,* z. B. bei *seniler Demenz* oder bei der *Alzheimer'schen Krankheit.*
- *Systematische Atrophien,* wie bei der *Pick'schen Krankheit,* der *Chorea Huntington,* der *Parkinson'schen Krankheit, spinozerebellären Heredodegenerationen,* der *spastischen Spinalparalyse,* der *progressiven spinalen Muskelatrophie* und der *amyotrophischen Lateralsklerose* (Tabelle 26, S. 358).

Diese Störungen werden später zur Sprache kommen (S. 352).

Formen von lokalisierter Atrophie

Die *Druckatrophie* scheint vor allem durch Kompression der Blutgefäße – insbesondere der Kapillaren – des betreffenden Gewebes zustande zu kommen und damit eine Sonderform der ischämischen Atrophie darzustellen (s. u.).

Beispiele:
- Gewebsatrophie in der Umgebung eines expansiv wachsenden *Tumors* (S. 200).
- Atrophie (Osteoporose bis Knochenabbau) der *Wirbelsäule* im Bereich eines pulsierenden Aortenaneurysma (S. 497).
- Atrophie der *Gehirnoberfläche* im Bereich eines *Meningeoms* (S. 264).
- *Hydronephrotische Schrumpfniere* (S. 801).

Ischämisch bedingte Atrophie: Eine allmähliche *Einschränkung der Blutzufuhr* führt in vielen Fällen zu einer Atrophie der betroffenen Gewebe und Organe, indem einerseits vermehrt Parenchymzellen zugrundegehen, andererseits die regeneratorische Tätigkeit gedrosselt werden kann. Ähnlich wirkt sich eine *Fibrose* oder die *Ablagerung von Material im Interstitium* (z. B. Amyloid) aus, da auf diese Weise die Diffusionsstrecke zwischen Blutgefäßen und Parenchymzellen vergrößert wird.
Inaktivitätsatrophie: Eine *Atrophie der Skelettmuskulatur* wird beobachtet, wenn ein oder mehrere Muskeln keine oder nur ungenügend Arbeit zu leisten haben. Dabei verringert sich die Zahl der Myofibrillen in den Muskelzellen.

Beispiel:
- Inaktivitätsatrophie der *Beinmuskulatur* infolge *Frakturbedingter Immobilisierung.*

Sog. *neuropathische Atrophie:* Nicht nur die Muskulatur, sondern auch andere Gewebe können nach Verlust der Nervenversorgung einer Atrophie anheimfallen. Die diesem Phänomen zugrundeliegenden Mechanismen sind noch nicht befriedigend geklärt.
Atrophie exokriner Drüsen nach Verschluß des Ausführungsganges: In solchen Fällen handelt es sich oft um eine Kombination von Druckwirkung, Inaktivität der sekretorischen Zellen und chronischer Entzündung.

Beispiele:
- *Sialadenitis chronica atrophicans* (S. 667) bei *Speichelstein.*
- *Atrophie des Pankreas* nach Verschluß bzw. Kompression des Ductus pancreaticus maior.

Morphologisch findet sich in atrophischen Geweben – neben der bereits erwähnten *Verkleinerung und anderen Veränderungen der organspezifischen Zellen* – oft eine *zumindest relative Vermehrung des fibrösen Zwischengewebes.* Diese beruht z. T. auf einer im Vergleich zum Parenchym größeren Resistenz des Bindegewebes gegenüber dem atrophisierenden Agens; andererseits kann nicht ausgeschlossen werden, daß oft ein *absoluter* Bindegewebszuwachs mitspielt, z. B. infolge entzündlicher Veränderungen und/oder Ödem (S. 604).

Literatur

Hamilton, E.: Cell proliferation and ageing in mouse colon. I. Repopulation after repeated X-ray injury in young and old mice. Cell Tissue Kinet. *11*, 423 (1978) — *Luz, A., Gössner, W.:* Die alkalische Phosphatase im Dünndarm der Maus bei strahlenbedingter Zottenatrophie. Beitr. Pathol. *148*, 180 (1973) — *Mathur, M., Deo, M. G.:* Kinetics of proliferation and differentiation in the hair follicle and epidermis in neonatally undernourished rats. Am. J. Pathol. *81*, 9 (1975) — *Modak, S. P., Perdue, S. W.:* Terminal lens cell differentiation. I. Histological and microspectrophotometric analysis of nuclear degeneration. Exp. Cell Res. *59*, 43–56 (1970) — *Rohr, H. P., Brunner, H. R., Rasser, Y. M., Matt, v., Ch. A., Riede, U. N.:* Einfluß des Hungers auf die quantitative Cytoarchitektur der Rattenleberzelle. I. Absoluter Hunger und Wiederauffütterung. Beitr. Pathol. *149*, 347 (1973) — *Riede, U. N., Hodel, J., Matt, v., Ch., Rasser, Y. M., Rohr, H. P.:* Einfluß des Hungers auf die quantitative Cytoarchitektur der Rattenleberzelle. II. Chronischer partieller Hunger. Beitr. Pathol. *150*, 246 (1973)

36. Zell- und Gewebetod, Nekrose

36.1. Die Begriffe »Tod« und »Nekrose«

Der Begriff des »Todes« (S. 2) findet nicht nur für den Gesamtorganismus Anwendung, sondern kann auch auf Gewebe und Zellen bezogen werden. Der *Zelltod,* d. h. der *irreversible Stillstand der wichtigsten Lebensfunktionen* dieser Struktureinheit, *läßt sich in der Regel zeitlich nicht genau festlegen.* Dasselbe gilt für den *Gewebetod,* wobei hier zusätzlich noch mit einem zeitlich unterschiedlichen *sukzessiven Absterben der einzelnen Gewebekomponenten* zu rechnen ist.
Die Bezeichnungen »Tod« und »Nekrose« sind nicht identisch. Während mit dem »Tod« ein endgültiger Stillstand der Lebensfunktionen gemeint ist, stützt sich der Begriff der »Nekrose« auf morphologische Zeichen eines stattgehabten Zell- und/oder Gewebeuntergangs.

Definitionen: Unter »*Nekrose*« versteht man den vor allem mikroskopisch an Schnitten fixierten Gewebes oder an Ausstrichen mit Sicherheit erkennbaren Zustand *nach* dem *intra vitam* eingetretenen Tode von Zellen und Geweben. Enthält das nekrotische Gewebe nur wenig Blut, spricht man von *anämischer Nekrose;* ist es dagegen von Blutmassen durchsetzt, liegt eine *hämorrhagische Nekrose* vor.

Aus dieser Umschreibung geht auch hervor, daß von »Nekrose« nur im Zusammenhang mit Zellen, Geweben oder Organen, nicht aber in Bezug auf den Gesamtorganismus gesprochen wird, dies im Gegensatz zum Begriff des Todes.
Unmittelbar nach Eintritt des Zell- oder Gewebetodes finden sich in den nach üblichen Methoden fixierten und histologisch oder zytologisch bearbeiteten Präparaten, selbst nach Anwendung histochemischer Techniken, keine sicheren Zeichen der stattgehabten irreversiblen Schädigung. Auch mit Hilfe elektronenoptischer Untersuchungen gelingt es nicht, den Todeseintritt bei einer Zelle unmittelbar zu erfassen. Dies ist erst dann möglich, wenn die *morphologischen Zeichen der Nekrose* erkennbar sind (s. u.). Ausgedehntere und voll ausgebildete Nekrosen können oft auch makroskopisch festgestellt werden.

36.2. Nachweis des Zelltodes an unfixierten Zellen

Untersuchungen, die eine möglichst genaue Erfassung des Absterbevorgangs und eine Unterscheidung lebender von toten Zellen zum Ziele haben, stützen sich vor allem auf Beobachtungen an unfixiertem Material *in vitro*.

- Mit Hilfe des *Phasenkontrastmikroskops,* das mit Vorteil mit einem Wärmetisch ausgerüstet ist, lassen sich u. a. die *Zellbewegungen* gut verfolgen. Absterbende Zellen zeigen einen Verlust der für lebende Elemente typischen Eigenbewegungen; es werden öfters keine Pseudopodien mehr ausgestreckt, dafür kommt es an der Zelloberfläche während kurzer Zeit zu einer sehr lebhaften, in rascher Folge wechselnden Ausbildung kleiner Bläschen (»Blebs«). Danach brechen die Bewegungen ab, und der Plasmastrom kommt zum Stillstand. Etwa gleichzeitig tritt die Brown'sche Molekularbewegung deutlich in Erscheinung.
- Beschickt man eine Zellsuspension mit bestimmten *Farbstoffen,* wie Trypanblau, Vitalblau, Nigrosin oder Eosin, färben sich im wesentlichen nur schwer geschädigte oder bereits tote Zellen an. Diese können dann lichtmikroskopisch erkannt werden.
- Die Messung der *elektrischen Oberflächenladung* unfixierter Einzelzellen gestattet ebenfalls eine Beurteilung ihrer Vitalität: Das physiologischerweise durch aktive metabolische Leistungen der Zelle aufrechterhaltene bioelektrische Potential an der Membran sinkt bei schwerer Schädigung und Absterben der Zelle ab.
- Ein wichtiges, aber nur mit Hilfe besonderer Methoden beurteilbares Kriterium zum Nachweis von Zellschädigung und/oder Zelltod bieten die *metabolischen Leistungen der Zellen.* Mangelnder oder fehlender Sauerstoffverbrauch, Rückgang oder Verlust der Aktivität gewißer Enzyme (Atmungsfermente u. a.) sind brauchbare Hinweise auf eine schwere Zellschädigung oder Zelltod. Die Synthese von DNA, RNA und Proteinen, die sich u. a. autoradiographisch untersuchen läßt, geht rasch und in dieser Reihenfolge zurück.

Über den *zeitlichen Verlauf des Zelluntergangs in vivo* weiß man nur ungenügend Bescheid.

36.3. Mikroskopischer Nachweis des stattgehabten Zelltodes an Schnittpräparaten fixierten Gewebes

Als *sichere, lichtmikroskopisch erkennbare Zeichen eines erfolgten Zelltodes,* somit einer *Zellnekrose,* gelten (S. 43):
- *Karyopyknose,*
- *Karyorrhexis* und/oder
- *Karyolyse*

In manchen Fällen geht die Karyopyknose der Karyorrhexis zeitlich voraus, und diese beiden Degenerationsformen münden schließlich in die Karyolyse aus. Die letztere kann aber auch direkt, d. h. ohne vorausgehende Pyknose und/oder Karyorrhexis zustandekommen.
Für die Feststellung einer Zellnekrose sind die *zytoplasmatischen Veränderungen* von geringerem Wert als diejenigen des Kerns; sie umfassen u. a. eine *Schwellung* (S. 76) oder eine *Verkleinerung* des zytoplasmatischen Zellanteils, verbunden mit weitgehendem *Verlust der Basophilie,* verstärkter Eosinophilie und teilweiser oder vollständiger Homogenisierung im lichtmikroskopischen Bild (sog. »*eosinophile*« oder »*hyaline Degeneration*«). Nekrotische Zellen zeigen oft auch eine zytoplasmatische *Verfettung.*
Elektronenmikroskopisch lassen sich in abgestorbenen Zellen Kern- und Zytoplasmaveränderungen früher erkennen als mit Hife des Lichtmikroskops (S. 40).
Vor praktischer Bedeutung ist der Nachweis einer *in vivo* erfolgten Zellnekrose aufgrund von *bioptisch im Vergleich zu autoptisch gewonnenem Material.* Nach erfolgtem Tod des Gesamtorganismus (S. 2149) sterben in verschiedenen Zeitabständen auch die einzelnen Zellen ab und zeigen zunehmende Zeichen einer Selbstauflösung (Autolyse, s. u.). Diese ist meistens erkennbar an einer – als Funktion der Zeit nach dem somatischen Tod – fortschreitenden *Karyolyse,* während eine *Karyopyknose* oder *Karyorrhexis* unter diesen Bedingungen kaum mehr zustandekommt. Die beiden zuletzt erwähnten Kernveränderungen geben demnach einen Hinweis darauf, daß mit Wahrscheinlichkeit der Zelltod noch zu Lebzeiten des Gesamtorganismus erfolgt ist. Zuverlässiger als dieser Befund sind indessen sog. *vitale Reaktionen* auf eine Zellnekrose: darunter versteht man das Auftreten von Phagozyten, insbesondere Granulozyten und Histiozyten (Makrophagen), in der unmittelbaren Umgebung der abgestorbenen Zelle. Diese Elemente werden offenbar durch Substanzen, die beim Zelltod frei werden, chemotaktisch angezogen (sog. *Nekrotaxis*) und beteiligen sich vor allem mit Hilfe ihres reichlichen Gehalts an lysosomalen Enzymen am Abbau der zugrundegegangenen Zellen (sog. *Heterolyse*). Möglicherweise spielt bei der sog. Heterolyse auch die Aktivierung des Komplementsystems durch subzelluläre Bestandteile zerfallender Zellen eine Rolle. Zu den vitalen Reaktionen gehören auch *reparative Vorgänge* (S. 146) von Seiten des überlebenden Parenchyms, der Blutzellen und des Gefäß-Bindegewebeapparates.

Tabelle 6. Vorgänge in letal geschädigten Zellen

Schädigendes Agens	Zellart bzw. Modellsystem	Reihenfolge der Veränderungen
Ischämie	Hauptstückepithelien der Nieren und andere	1. Abfall der ATP-Konzentration infolge Unterbruchs der oxidativen Phosphorylierung, mit Zunahme von anorganischem Phosphat, ADP und AMP. Austritt von Kalzium aus den Mitochondrien, Verschwinden der mitochondrialen Granula. Abnahme des intrazellulären pH, Verklumpen des Chromatins. Zunahme der Glykolyse, Akkumulation von Milchsäure, weitere Abnahme des pH, Abnahme des Glykogengehalts. 2. Infolge ATP-Mangel: Beeinträchtigung des aktiven Ionentransports durch die Zellmembran, dadurch Zunahme der Konzentration von Na^+ und Ca^{++}, Abnahme der Konzentration von K^+ und Mg^{++} in der Zelle. Zunahme des zellulären Gehaltes an Kationen, kolloidosmotische Schwellung der Zellen. Hemmung der Proteinsynthese. 3. Kondensierung der Mitochondrien, Dilatation des endoplasmatischen Retikulums. 4. Durchlässigwerden der Plasmamembran und weiterer Membranen für Nukleotide, Proteine und andere Madromoleküle; Schwellung (»high amplitude«) der Mitochondrien. Durch diese Veränderungen irreversibler Verlust der Zellviabilität. 5. Morphologische und funktionelle Veränderungen der Mitochondrien, Abfall vieler Enzymaktivitäten. 6. Abbau von DNA, RNA und Proteinen.
Fluorazetat (Hemmung des Zitronensäurezyklus)	Hauptstückepithelien der Nieren (Ratten)	1. Verschwinden der mitochondrialen Granula. 2. Schwellung der mitochondrialen Matrix. 3. Vergrößerung der apikalen Vakuolen (infolge erhöhter Glukose-Konzentration?). 4. Dilatation des rauhen endoplasmatischen Retikulums.
Malonat (Hemmung des Zitronensäurezyklus)	Hauptstückepithelien der Nieren (Ratten)	1. Verschwinden der mitochondrialen Granula, Schwellung der mitochondrialen Matrix, Zunahme des glatten endoplasmatischen Retikulums. 2. Schwellung des Zytoplasmas (nur in weiblichen Versuchstieren). 3. Dilatation des rauhen endoplasmatischen Retikulums.
Antimyzin A + Jodessigsäure (Hemmung von Glykolyse + Atmung)	Ehrlich-Aszites-Tumorzellen	1. Zunahme des Natrium-Gehalts, Abnahme des Kalium-Gehalts. 2. Zunahme des Zellvolumens.
Erhöhte Temperatur (49° C)	Zellkulturen	1. Schwellung der Mitochondrien, Abnahme der Matrix-Dichte. Teilweise Degranulation des RER, Abbau von Polyribosomen. 2. Aufhören der aktiven Zellbewegungen, fleckiges Aussehen von Kern und Zytoplasma, Schrumpfung von Kern und Zytoplasma.
Erhöhte Temperatur (ca. 60° C)	Zellkulturen	Ausgeprägte morphologische Veränderungen der Zellorganellen. Bildung von Myelinfiguren, Verschwinden eines Teils der zytoplasmatischen Matrix.
p-Chlormerkuribenzolsulfonsäure (Selektive Schädigung der Plasma-Membran)	Ehrlich-Aszites-Tumorzellen	1. Rascher Austritt von Kalium aus der Zelle und Eintritt von Natrium in die Zelle. 2. Schwellung der Zellen. 3. Platzen von Zellen (?), Abnahme des Magnesium-Gehaltes.
Tetrachlorkohlenstoff	Leberparenchymzellen (Ratten)	1. Abfall von Enzymaktivitäten (Glukose-6-phosphatase, Sukzinat-Dehydrogenase), Verlust der Kontinuität des endoplasmatischen Retikulums, Abbau von Polyribosomen, starke Verminderung der Protein-Synthese. 2. Abnahme zytoplasmatischer Ribonukleoproteine und von Glykogen, Schwellung von Mitochondrien mit Desorganisation der Cristae, Schwellung des endoplasmatischen Retikulums unter Bildung von Vesikeln. 3. Zum Teil Koagulationsnekrose, z. T. starke Zunahme des Gehalts an Triglyzeriden in Form von Lipid-Tropfen.
Isoproterenol	Herzmuskelzellen (Ratte)	1. Fragmentierung der Myofilamente, Bildung von Kontraktionsbändern, Hyalinisierung und Dilatation des sarkoplasmatischen Retikulums. 2. Fokale Ansammlung der Filamente.
Streptozotozin	B-Zellen des Pankreas (Kaninchen)	1. Abnahme der Dichte des interchromatinischen Materials, Abnahme der Größe und Zunahme der Dichte der Nukleoli. 2. Vergrößerung der Zellkerne, Bildung von Chromatin-Aggregaten. 3. Kern-Pyknose.
Alloxan	B-Zellen des Pankreas (Kaninchen)	1. Rasche Aggregation von Chromatin und interchromatinischem Material. 2. Kern-Pyknose.

36.4. Vorgänge, die dem Zelltod und der Zellnekrose zugrunde liegen

Die Mechanismen, die auf ultrastruktureller und molekularer Ebene zum Zelltod und zur anschließenden Zellnekrose führen, sind nur lückenhaft bekannt. Naturgemäß muß es sich um die *Folge einer Schädigung und/oder eines endogenen Funktionsabfalls* handeln, *die die Reparaturfähigkeit der Zelle überschreiten und somit in einem Zusammenbruch des zellulären Stoffwechsels – insbesondere auch des Energiestoffwechsels – enden.*

Vergleichende biochemische und elektronenoptische Studien über den zeitlichen Verlauf funktioneller und morphologischer Veränderungen letal geschädigter Zellen haben zu gewissen *Modellvorstellungen* beigetragen, die zum guten Teil schon erörtert wurden (S. 73). Hier geht es nur noch darum einige Bemerkungen zum *Absterbevorgang und die anschließende Auflösung der Zelle* beizufügen.

Aus Tabelle 6 geht deutlich hervor, daß, je nach untersuchtem Zelltyp, den experimentellen Bedingungen und der Art der letalen Schädigung, *verschiedene Muster ultrastruktureller Veränderungen der Zellbestandteile und ihrer zeitlichen Entwicklung* beobachtet werden können. Es ist zur Zeit noch nicht möglich, diese Befunde einem einheitlichen Konzept der chronologischen Entwicklung des Zelluntergangs zuzuordnen, d. h. von der primären biochemischen Läsion (S. 71) bis zur Zytolyse eine ununterbrochene Folge von Ereignissen aufzuzeigen. Besonders schwierig ist es zu beurteilen, bei welchen Veränderungen mit einer irreversibel letalen Schädigung der Zelle zu rechnen ist. Man denkt hier unter anderem an *Denaturierung von Makromolekülen* (insbesondere Proteine, u. a. auch Enzyme) sowie *irreparable physikochemische Veränderungen der äußeren und inneren Membranen der Zelle.* Die *Aktivierung und Freisetzung lysosomaler Enzyme* innerhalb des Zelleibes scheint – entgegen früheren Auffassungen – höchstens ausnahmsweise die eigentliche Ursache des Zelltodes zu sein; vielmehr spricht manches dafür, daß dieser Vorgang erst bei der *Selbstverdauung (Autolyse)* bereits abgestorbener Zellen ausschlaggebend ist. Schädigende Agentien, die rasch auch zu einer Inaktivierung der Enzyme führen (z. B. Hitze, Vertrocknung, chemische »Fixationsmittel«), können einen Zelltod ohne nachfolgende Autolyse bewirken (vgl. dazu *Mumifikation, Einbalsamierung* (S. 2158)).

Einige wichtige Merkpunkte zur Frage des Zelltodes und der Zellnekrose sind schematisch in Abb. 51 dargestellt.

36.5. Physiologische und pathologische Zelltodesrate

Definiton: Als *Zelltodesrate* bezeichnen wir den Anteil einer Zellpopulation bzw. Zellfamilie, der pro Zeiteinheit abstirbt.

Dieser, für zellkinetische Berechnungen wichtige Begriff setzt voraus, daß abgestorbene Zellen als solche erkannt werden können, und daß sich die Zeitdauer, während der eine nekrotische Zelle noch nicht bis zur Unkenntlichkeit aufgelöst ist, berechnen läßt. Für praktische Zwecke stützt man sich bei derartigen Untersuchungen auf den sog. *Pyknose-Index,* d. h. die relative Zahl von Zellen einer bestimmten Zellfamilie, die eine Karyopyknose oder Karyorrhexis zeigen. Durch Markierungsversuche, beispielsweise mit Hilfe von ^{3}H-Thymidin, läßt sich die sog. *Pyknose-Zeit* ermitteln, d. h. die Zeitdauer, während der eine abgestorbene Zelle das Bild der Karyopyknose oder Karyorrhexis zeigt, bevor sie aufgelöst wird.

Unter *physiologischen Bedingungen* weisen im Fließgleichgewicht befindliche Zellfamilien einen Pyknose-Index auf, der einigermaßen dem Mitose-Index entspricht. Unterschiede zwischen den beiden Werten sind z. T. auf ungleiche Mitose- und Pyknose-Zeiten zurückzuführen. Ferner ist zu berücksichtigen, daß bei gewissen Wechselgeweben die Endzellen weit entfernt vom Ort ihrer Entstehung zugrundegehen (z. B. Blutzellen, Epithelien des Darms, die oft abgestoßen werden, bevor sie pyknotisch sind). Demnach läßt sich die *Pyknoserate unter physiologischen Bedingungen nur bei ortständigen Gewebeelementen als zuverlässiger Hinweis auf die Zelltodesrate verwenden.*

Unter *pathologischen Bedingungen* kann die Zelltodesrate derart ansteigen, daß selbst in Wechselgeweben der vermehrte Zelluntergang deutlich wird.

Beispiele:
- Zahlreiche Zellen mit Karyopyknose oder Karyorrhexis im *Thymus* nach Einwirken schädigender Einflüsse, wie *Hydrocortison* bzw. *Streß* (S. 1312) oder *Sauerstoffmangel.*
- Erhöhter Pyknose-Index unreifer Erythroblasten im Knochenmark bei *perniziöser Anämie* (S. 420).

In stabilen Geweben, wie Leber, Niere und Myokard, spiegelt der Pyknoseindex die Zelltodesrate recht gut wieder.

36.6. Gewebetod, Gewebenekrose: Allgemeine Begriffe

Definitionen: Ein *Gewebetod* ist dann eingetreten, wenn die meisten oder alle *ortständigen Zellen* eines Gewebes abgestorben sind. Von *Gewebenekrose* redet man dann, wenn die abgestorbenen ortständigen Zellen eines Gewebes die lichtmikrosko-

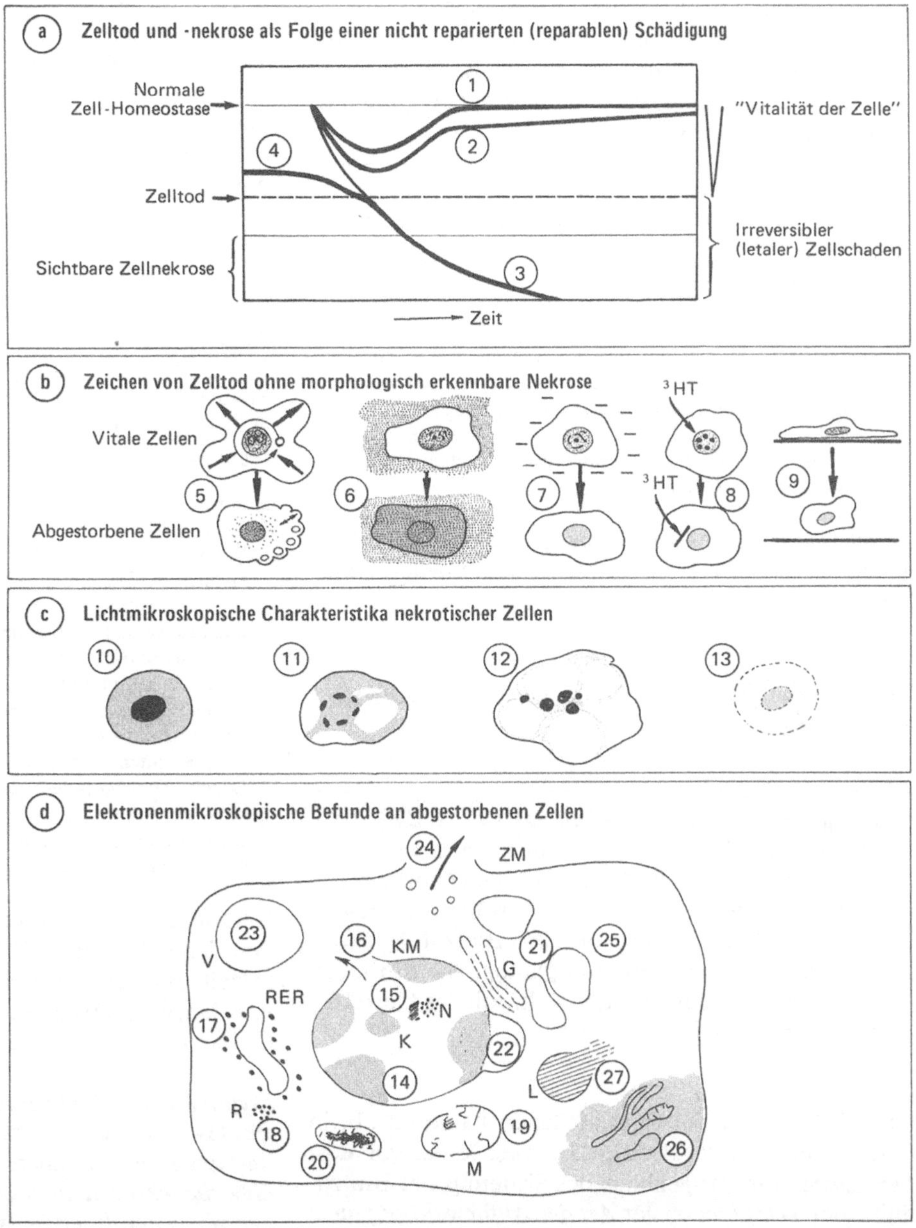

Abb. 51 a–d. *Hinweise auf Zelltod und Zellnekrose.* **a** In diesem schematischen Diagramm soll dargestellt werden, daß eine *Zellschädigung* durch *reparative Leistungen* gänzlich (1) oder teilweise (2) behoben werden kann. Überschreitet das Schadenmaß – z. B. durch Inaktivierung eines für die Zelle lebenswichtigen Abschnitts der DNA oder vielerlei andere Läsionen – einen bestimmten kritischen Wert, kommt es – u. U. erst nach längerer Zeit – zum *Zelltod,* der im Verlauf von etwa einer bis wenigen Std. als *Zellnekrose* erkennbar wird (3). *Vorgeschädigte Zellen* (4) werden in manchen Fällen durch ein Schadenmaß letal lädiert, das von intakten Elementen noch ertragen würde. **b** Bevor sich eine lichtmikroskopisch an Schnittpräparaten erkennbare Zellnekrose einstellt, läßt sich der erfolgte Zelltod u. a. durch folgende Besonderheiten feststellen: *Verlust der Eigenbewegungen* (5), z. T. verbunden mit Auftreten von »blebs« (S. 166); Aufnahme von Farbstoffen, wie Evans-Blau oder Nigrosin (*»dye exclusion test«,* 6); *Verlust der elektrischen Oberflächenladung* (7); *aufgehobene Synthesetätigkeit,* z. B. Einbau von ^{3}H-Thymidin in DNA (8); *weitgehender Verlust der Adhäsionsfähigkeit* (9). **c** *Lichtmikroskopisch* erkennt man in Schnittpräparaten die *nekrotische Zelle* z. B. an der *Karyopyknose* (10), *Karyorrhexis* (11 und 12) oder *Karyolyse* (13) (vgl. dazu Abb. 14). Das *Zytoplasma* kann kondensiert, d. h. stark eosinophil (10), vakuolig umgewandelt (11), blasig aufgetrieben (12) oder kaum mehr färbbar sein (13); fast immer zeigt sich ein Verlust der Basophilie. **d** *Elektronenmikroskopisch* finden sich an absterbenden Zellen die verschiedensten Veränderungen, z. B. Chromatinentmischung im Kern (K, 14), granuläre und pyknotische Veränderungen der Nukleolen (N, 15), Ruptur der Kernmembran (KM, 16), Ablösung der Polysome von den Membranen des RER (17), ribosomale Verklumpungen (R, 18), Zerstörung der Cristae und Membranrupturen (19), z. T. auch Kalk- und Phospholipideinlagerungen im Bereich der Mitochondrien (M, 20), blasige Umwandlung und/oder Zerstörung von Membranen im Golgi-Komplex (21), umschriebene Ausweitungen des perinukleären Spaltraumes (22), Bildung größerer Vesikel (23), Ruptur der äußeren Zellmembran (ZM, 24), Schwellung der zytoplasmatischen Matrix (25), Verdichtung derselben (26), Aufbrechen von Lysosomen (L, 27) u. a. m. Die hier skizzierten Befunde können in zahlreichen verschiedenen Kombinationen erhoben werden (S. 71). Beim sog. *partiellen Zelltod* sind nur einzelne Bezirke betroffen, ohne daß die ganze Zelle abzusterben braucht

pisch erkennbaren Zeichen des stattgehabten Untergangs (Karyopyknose, Karyorrhexis und/oder Karyolyse) aufweisen. Entsprechende Umschreibungen gelten auch für die Begriffe »*Organtod*« und »*Organnekrose*«.

Es ist wichtig, zwischen der Nekrose von Wanderzellen (Infiltratzellen) und dem *Untergang des ortständigen Gewebes* zu unterscheiden.

Beispiel:
- Einige Stunden nach *ionisierender Ganzkörperbestrahlung* ist die überwiegende Mehrheit der Lymphozyten in Lymphknoten und anderen *lymphoretikulären Organen* nekrotisch. Dennoch spricht man nicht von einer Lymphknotennekrose, da das retikuloendotheliale Grundgerüst in solchen Fällen meistens unversehrt bleibt.

Je nach dem Ausmaß des Untergangs der ortständigen Gewebebestandteile spricht man von *partieller, subtotaler* und *totaler Gewebenekrose.*

36.7. Die sog. Wiederbelebungszeit von Geweben und Organen

Definiton: Als *Wiederbelebungszeit* (WBZ) bezeichnen wir denjenigen Zeitraum, der nach völliger Unterbrechung der Blut- bzw. Sauerstoffzufuhr nicht überschritten werden darf, sollen sich nach Wiederherstellung einer normalen Blutzufuhr bzw. Sauerstoffversorgung die morphologische Struktur und die Funktionen erholen, d. h. soll das Gewebe überleben können.

Die WBZ hängt von verschiedenen Faktoren ab, in erster Linie von der *Art des Gewebes,* ferner von dessen *Zustand* im Augenblick des Sistierens der Blutzufuhr, der *Temperatur,* der *Art der Aufbewahrung* nach Entnahme und weiteren Gegebenheiten. *Am empfindlichsten sind Ganglienzellen des Nervengewebes,* die schon nach wenigen Min. völliger Anoxie irreversibel geschädigt sein können. Andere Gewebe oder Organe weisen eine längere WBZ auf: *Herz* und *Leber* wenige Std., die *Nieren* ungefähr 6 Std, *Bindegewebe* (z. B. Cornea) und *Stützgewebe* (Knochen) dagegen bis zu mehreren Tagen. Eine lange WBZ zeigen auch einzelne *Zellarten,* z. B. *Lymphozyten* (mehr als 1 Tag) und *Samenzellen* (bis 3 Tage und mehr.)
Diese Zahlen sollten nicht als feststehende Werte verstanden werden, sondern dienen nur der Angabe der ungefähren Größenordnung der WBZ. Durch geeignete Maßnahmen können Zellen, Gewebe und Organe über beträchtliche Zeit *in vitro* am Leben erhalten werden. Diese Probleme haben im Rahmen der *Gewebe- und Organtransplantation beim Menschen* eine große Aktualität erlangt (S. 1225).

36.8. Ursachen von Gewebenekrosen

Ischämische Nekrosen

Eine Ischämie, d. h. eine ungenügende Blutversorgung (S. 501), ist beim Menschen die häufigste Ursache von Nekrosen. Dabei werden Zellen und Gewebe entsprechend dem *Grad der Drosselung der Durchblutung,* deren *Dauer* sowie der *Empfindlichkeit der Zellen auf Einschränkung der Blutzufuhr* geschädigt. In der ungefähren Reihenfolge der Empfindlichkeit sind hier zu nennen: *Gehirn* (Nervenzellen!), *Herz, Nieren, Leber, Epithelien des Magendarmtrakts.*
Bei einer *generalisierten Ischämie* von gewissem Schweregrad und von einiger Dauer zeigen sich denn auch besonders in diesen Organen Zell- oder sogar Gewebenekrosen.

Beispiel:
- Nach schweren *Schockzuständen* (S. 583) finden sich beim Menschen u. a. die folgenden Veränderungen:
  Gehirn: Nekrose von Ganglienzellen in der Kleinhirnrinde (u. a. Purkinje-Zellen), in der Großhirnrinde, in der Pars pallida des Nucleus lenticularis, in den Nuclei dentati, im Nucleus caudatus und im Putamen.
  Herz: Disseminierte Einzelfasernekrosen, vor allem in den inneren Wandschichten des linken Ventrikels.
  Nieren: Nekrose von Tubulusepithelien, vor allem in der Rinde, aber auch in den übrigen Abschnitten des Nephron.
  Leber: Zentrolobuläre Leberzellnekrosen (z. T. zonale Nekrose).
  Gastrointestinaltrakt: hämorrhagische Erosionen (S. 1344, sog. *hämorrhagische Gastroenteropathie*) mit/bei Epithelnekrosen.

Bei *lokalisierter, relativer oder absoluter Ischämie* können sich in leichteren Fällen die Schäden auch auf Einzelzellnekrosen beschränken. Bei schwerer Ischämie von längerer Dauer entwickeln sich im zugehörigen Gebiet Gewebenekrosen, sog. *Infarkte* (S. 509).

Hypoxämische Nekrosen

Bei Hypoxämie, d. h. bei *ungenügendem Sauerstoffgehalt des Blutes,* können *Zellnekrosen und kleinherdige Gewebenekrosen in ungefähr gleicher Verteilung wie bei der generalisierten Ischämie* entstehen. Besonders empfindlich sind die Ganglienzellen der Pars pallida des Nucleus lenticularis.

Beispiel:
- Eine *CO-Vergiftung* ist oft von Ganglienzellnekrosen vor allem in der Pars pallida des Nucleus lenticularis gefolgt. Außerdem können Herz-, Nieren-, Leber- und Magendarmveränderungen ähnlich wie beim Schock auftreten.

Thermisch bedingte Nekrosen

Starke *Hitze* erzeugt eine Nekrose durch Denaturierung der Zell- und Gewebebestandteile (s. Verbrennung, Verbrühung, S. 1414). Große *Kälte* kann ebenfalls einen Gewebeuntergang nach sich ziehen (s. *Erfrierungsschäden,* S. 1417).

Aktinisch bedingte Nekrosen

Vor allem *ionisierende Strahlen* in hoher Dosierung, wie sie in der Radiotherapie Anwendung finden, bewirken nicht selten eine Gewebenekrose (s. *Strahlennekrose,* S. 1463).

Mechanisch bedingte Nekrosen

Mechanische Einwirkungen können Zellen und Gewebe durch *direkte Zerstörung* (Zerreißung, Zertrümmerung) oder durch eine *chronische Druckwirkung* – d. h. vorwiegend über eine ischämische Schädigung – zum Absterben bringen (vgl. dazu *Decubitus,* S. 1345).

Sog. histotoxische Nekrosen

Zahlreiche körperfremde und endogene *chemische Gifte* und *Enzyme* (z. B. Komplement, lysosomale Enzyme) sowie *bakterielle Toxine* haben eine direkt toxische Wirkung mit nachfolgendem Zell- und Gewebeuntergang (S. 1752).

36.9. Morphologische Erscheinungsbilder der Hauptformen der Nekrose

Koagulationsnekrose

Definition: Unter *Koagulationsnekrose* versteht man eine besondere Art des Gewebeuntergangs, die durch verminderten Feuchtigkeitsgehalt, erhebliche Konsistenz bei wechselnd vermehrter Brüchigkeit und ein teilweises Beibehalten der groben architektonischen Struktur gekennzeichnet ist, obwohl lichtmikroskopisch zelluläre Einzelheiten im nekrotischen Gebiet nicht oder kaum mehr erkennbar sind.

Die Gründe für die relative Festigkeit und Haltbarkeit des abgestorbenen Gewebes sind nicht in allen Einzelheiten bekannt. Wahrscheinlich spielen mehrere Faktoren eine Rolle. Die Tatsache, daß das abgestorbene Gewebe sich nicht verflüssigt, spricht dafür, daß eine *Enzyminaktivierung* stattfindet und/oder daß *lytisch wirksame Enzyme nicht in ausreichender Menge vorhanden* sind. Die Enzyminaktivierung kann einerseits durch *Denaturierung der Enzym-Proteine* – im Rahmen allgemeiner Denaturierungsvorgänge bei Nekrose –, andererseits durch *Verschiebung des pH* im abgestorbenen Gewebe zustandekommen. Kurze Zeit nach Zell- oder Gewebetod sinkt das pH in diesen Struktureinheiten ab, steigt dann aber ziemlich rasch über den physiologischen Wert an. In dieser zweiten Phase sind die Voraussetzungen für die Aktivität der lysosomalen sauren Hydrolasen nicht oder nur ungenügend erfüllt. Weitere Faktoren, die es beim Zustandekommen einer Koagulationsnekrose zu berücksichtigen gilt, sind ein *Wasserverlust* im abgestorbenen Bereich, *Gerinnungsvorgänge* (S. 461) im Gebiet der Nekrose, sowie Folgen eines sog. *Spüleffektes* (S. 511), die u. a. eine *Ablagerung von Kalziumsalzen und Lipiden* umfassen können. Schließlich ist daran zu denken, daß eine eigentliche Gewebeverflüssigung in *faserreichen Gebieten* weniger oder weniger rasch eintreten dürfte als in einem faserarmen Bereich. Das Gerüst von Retikulin-, Kollagen- und elastischen Fasern kann – je nach der Art der Nekrose – über einige Zeit noch erhalten bleiben. Brüchigkeit des nekrotischen Bezirkes bei makroskopischer Untersuchung ist ein Hinweis auf Faserzerfall.

Als *Reaktion auf die Nekrose* stellen sich in den Randgebieten des Gewebeuntergangs *entzündliche Prozesse* ein (S. 1271), die über leukozytäre Infiltrate in der akuten Phase zur Entstehung eines *Granulationsgewebes* und zur *Narbenbildung* überleiten könne.

Morphologisch zeigen Herde mit Koagulationsnekrose anfänglich eine deutliche Volumenvermehrung (Schwellung), verbunden mit Verminderung der Transparenz und einer teilweisen Verwischung der Zeichnung auf der Schnittfläche. Mit der Zeit nimmt die Konsistenz zu, das Gewebe sieht wie »gekocht« aus, die Farbe wechselt bei *anämischer Nekrose* zu einem gelblich-weißen bis grünlichen und/oder bräunlichen Ton. *Hämorrhagische Nekroseherde* sind von dunkelroter bis schwarzroter Farbe. Mikroskopisch erkennt man im *Zentrum* des nekrotischen Bezirks ein Vorherrschen der *Karyolyse*, in den *Randgebieten* zunächst überwiegend *Karyopyknose* und *Karyorrhexis*, später auch Karyolyse. Die entzündliche sog. *leukozytäre Randzone* bildet sich im Verlauf einiger Std nach Gewebetod und besteht zunächst vor allem aus neutrophilen Granulozyten. Später folgen auch Histiozyten/Makrophagen. Lymphozyten und vereinzelte Plasmazellen treten erst nach mehreren Tagen in Erscheinung. Außerhalb der leukozytären Randzone oder mit dieser überlappend liegt – gut sichtbar bei anämischer Nekrose – eine hyperämische und oft auch *hämorrhagische Randzone*, letztere bedingt durch Blutextravasation. Im Verlauf von einigen Tagen macht sich im weiteren Grenzgebiet des Nekroseherdes eine deutliche *bindegewebige Reaktion* bemerkbar: Fibroblasten – später auch Kapillaren – wandern oder sprossen ein, und es kommt im Verlauf von wenigen Wochen zur bindegewebigen Organisation (S. 119), zumindest in den Randgebieten. *Hämosiderinhaltige Zellen* treten etwa 3–5 Tage nach Nekrose auf; ferner trifft man auch *Makrophagen mit lipidhaltigen Einschlüssen* und allenfalls solche mit *aus zerfallenen Parenchymzellen stammenden Pigmenten.*

Eine typische Koagulationsnekrose findet sich bei *ischämisch bedingtem Gewebeuntergang* (S. 509) in vielen Organen und in *Tumoren* (S. 237).

Beispiele:

- *Anämische Infarkte* (S. 510) in *Herz, Milz* und *Nieren.*
- *Anämische Nekrose* im *Zentrum eines großen Tumors.*

Folgen und **Komplikationen** der Koagulationsnekrose richten sich u. a. nach der *Art des Gewebes und des betroffenen Organs,* der *Größe des Nekroseherdes,* dem Ausmaß der *Zerstörung des faserigen Gerüsts,* dem Grad des Untergangs von *Basalmembranen,* dem

Ausmaß und der Art der *entzündlichen Reaktion* sowie allenfalls der Möglichkeit einer Besiedelung des abgestorbenen Gebiets durch *Mikroorganismen.* Beim Untergang von Parenchymzellen werden z. T. *organspezifische Isoenzyme freigesetzt,* deren Nachweis im zirkulierenden Blut Rückschlüsse auf das Ausmaß der nekrotischen Prozesse und das betroffene Gewebe gestatten.

Eine *weitgehende Wiederherstellung* (restitutio ad integrum) der Gewebestruktur im Anschluß an Parenchymuntergang ist z. B. dann möglich, wenn nur eine kleinherdige oder partielle Nekrose vorlag, und wenn das »Gerüst«, d. h. Bindegewebsfasern und Basalmembranen, zum guten Teil erhalten blieb. Hier handelt es sich weitgehend um eine reine Regeneration des Parenchyms.

Beispiele:
- Wiederherstellung der *Leber*struktur z. B. nach zonaler *zentroazinärer* Nekrose infolge *Schocks* (S. 587).
- Restitution der Tubulusanteile der *Niere* nach *partieller Tubulusnekrose* (S. 756).

Eine *Abheilung unter Narbenbildung* (Defektheilung, vgl. dazu *Reparation,* S. 1243) ist die häufigste Folge einer Gewebenekrose größeren Ausmaßes. Dabei wird das abgestorbene Parenchym allmählich aufgelöst und resorbiert, und das reaktiv gebildete Granulations- und Bindegewebe füllt den Defekt aus. Falls das nekrotische Gewebe längere Zeit liegen bleibt, kann die in der Peripherie einsetzende Narbenbildung infolge Narbenzugs eine kugelige Form des Herdes bewirken. Umgekehrt entsteht bei rascher Resorption des abgestorbenen Parenchyms häufig eine Narbe mit strahliger Begrenzung und Kontraktion des Gewebes.

Beispiele:
- *Kugelige Form* eines *alten anämischen Milzinfarktes.*
- *Strahlige Narben* nach *Nekrose größerer Bezirke des Leberparenchyms,* z. B. nach Virushepatitis (S. 712).

Kleine *Nekroseherde im Zentralnervensystem* heilen in der Regel unter Bildung einer *Glianarbe* aus.

Eine *Abstoßung (Demarkation, Sequestration)* nekrotischer Gewebeteile findet sich vor allem dann, wenn diese oberflächlich, z. B. an der Haut oder an Schleimhäuten, gelegen sind. Vielfach spielt hier noch eine *bakterielle Infektion* mit (S. 1751). Es bleibt in solchen Fällen ein Defekt, ein sog. *Ulkus* (Geschwür, S. 1344), zurück, das seinerseits durch Narbenbildung und Reepithelisation abheilen kann.

Beispiel:
- Abstoßung einer nekrotischen *Nierenpapille,* z. B. bei *Pyelonephritis chronica* (S. 787) bzw. *chronischer interstitieller Nephritis* (S. 791).

Eine *sekundäre Verflüssigung* nach Koagulationsnekrose kommt vor allem dann zustande, wenn neutrophile Granulozyten und Makrophagen in großer Zahl ins nekrotische Gebiet eindringen und den lytischen Abbau besorgen. Diese Situation ist vor allem bei *Superinfektion* des abgestorbenen Gewebes gegeben, wobei oft sowohl bakterielle Toxine wie auch leukozytäre Enzyme an der Auflösung des Gewebes beteiligt sind. Auf diese Weise entstehen *Abszesse* (S. 1337), *Kavernen* und/oder *Pseudozysten.*

Beispiele:
- Durchbruch eines tuberkulösen Herdes der Lunge mit »käsiger« Koagulationsnekrose in einen Bronchus, der als sog. Drainagebronchus den Inhalt des abgestorbenen Bezirkes und der entstehenden *Kaverne* ableitet (S. 1973).
- *Infarktabszeß* der Lunge.

Eine *Verkalkung* des nekrotischen Gewebes tritt mit Vorliebe bei besonderen Typen der Koagulationsnekrose in Erscheinung, ferner bei gleichzeitig bestehender Hyperkalziämie.

Beispiele:
- *Verkalkung* eines *»käsigen« tuberkulösen Nekroseherdes* (S. 1973) oder eines Herdes mit Fettgewebsnekrose (S. 709) im Bereich des *Pankreas.*
- Verkalkung eines *anämischen Myokardinfarktes* bei gleichzeitig bestehender *Hyperkalziämie,* z. B. infolge Hyperparathyreoidismus (S. 824).

Kolliquationsnekrose

Definition: Die *Kolliquationsnekrose* ist eine Form von Gewebeuntergang, bei der es nach anfänglicher Volumenzunahme rasch zur Auflösung des nekrotischen Materials kommt *(Erweichung, Malazie).*

Formen und **Pathogenese:** Bei der Kolliquationsnekrose *überwiegt* offensichtlich der *hydrolytische Gewebeabbau* über diejenigen Faktoren, die ihm entgegenwirken (s. Koagulationsnekrose).

Im Fall der *Kolliquationsnekrose im Pankreasbereich* beruht dies wahrscheinlich auf der großen Menge vorhandener Enzyme (u. a. Lipasen, Proteasen), die bei Gewebeläsionen freigesetzt und aktiviert werden können (sog. *»enzymatische Kolliquationsnekrose«*).

Im *Zentralnervensystem* ist die Kolliquationsnekrose die übliche Folge des Gewebeuntergangs. Die Gründe, weshalb es hier nicht zu einer Koagulationsnekrose kommt, sind nicht völlig geklärt. Die Verflüssigung des Gehirn- und Rückenmarkgewebes wird sehr wahrscheinlich dadurch gefördert, daß hier relativ reichlich nicht koagulierbare Lipidsubstanzen und eher spärlich koagulierbare Eiweiße vorhanden sind. Die zahlreich auftretenden Makrophagen tragen vermutlich ihrerseits zur raschen Histolyse bei *(»anämische Erweichung«, »Malazie« des zentralnervösen Gewebes).*

Eine weitere Entstehungsmöglichkeit der Kolliquationsnekrose liegt z. B. in der *Einwirkung konzentrierter Laugen.*

Morphologisch macht man folgende Feststellungen:
- Bei der *»enzymatischen« Nekrose im Pankreasbereich* finden sich in der Peripherie des zerfallenden Gewebes oft sog. *Kalkspritzer* (Herde von Fettgewebsnekrose, s. u.). Zentral kommt es in schweren Fällen zur weitgehenden Auflösung des Gewebes im

Pankreasbereich mit einem typischerweise bunten makroskopischen Bild: schmutzig-gelbe nekrotische Fettgewebsreste liegen neben nekrotischem bräunlichem Pankreasdrüsengewebe (»akute Pankreasnekrose«), und vielfach gesellen sich ausgedehnte Blutungen (S. 456) mit dunkelroter Verfärbung hinzu (sog. »*Pankreasapoplexie*«).

– Bei der *anämischen Erweichung in Gehirn und Rückenmark* beobachtet man zunächst eine Schwellung des zentralnervösen Gewebes – insbesondere der *weißen Substanz* – die bald von einer Erweichung gefolgt wird. Mikroskopisch erkennen wir eine Schwellung und einen scholligen Zerfall der Myelinscheiden, deren Lipide freigesetzt, teilweise abgebaut und zum guten Teil als Neutralfette in »*Lipophagen*« (»*Fettkörnchenzellen*«, S. 82) angereichert werden.

– Die durch *konzentrierte Laugen* hervorgerufene Gewebeverflüssigung entspricht einer raschen direkten Histolyse. Im aufgelösten Gewebe finden sich daher keine erheblichen reaktiven Veränderungen; solche treten nur in einiger Entfernung in Erscheinung.

Beispiele von Kolliquationsnekrose:

- *Anämischer Erweichungsherd im Gehirn* nach Verschluß einer zuführenden Arterie (sog. *Hirninfarkt* infolge *Thrombose* oder *Embolie*, S. 326).
- *Kolliquationsnekrose im Pankreasgebiet* bei sog. *akuter Pankreasnekrose* (S. 708), z. B. infolge *Cholelithiasis* bzw. *Choledocholithiasis* (S. 735).
- *Kolliquationsnekrose* der Schleimhaut von *Mundhöhle, Rachen, Ösophagus* und *Magen* nach akzidenteller oder suizidaler Einnahme konzentrierter *Natronlauge*.

Formen und **Komplikationen** der Kolliquationsnekrose: Im Falle einer *anämischen Erweichung des Gehirns* werden die erweichten Teile durch Abbau und Resorption des zugrundegegangenen Gewebes sowie durch Abwanderung der Makrophagen schließlich entfernt, und es entsteht – bei ausreichender Größe des Herdes – ein *zystischer Hohlraum* mit einer durch *Fasergliose* leicht verfestigten Wand (S. 135). Zahlreiche kleine Zystchen dieser Art finden sich beispielsweise bei fortgeschrittener Zerebralarteriensklerose (S. 326), vor allem im Bereich der Stammganglien bzw. des Putamens *(Status lacunaris)*. Eine voluminöse *Pseudozyste* mit bindegewebiger und schließlich narbiger Wand kann die Folge einer Kolliquationsnekrose im *Pankreasgebiet* sein. Hie und da werden im Gebiet der Erweichung auch Blutgefäße aufgebrochen, was zur *Blutung* (S. 327) führen kann. Pseudozysten einer bestimmten Größe üben u. U. Kompressionswirkungen aus. Kolliquationsnekrosen begünstigen die *Perforation* in oder von Hohlorgane(n).

36.10. Sonderformen der Nekrose

Fettgewebsnekrose

Bei der Nekrose von Fettgewebe werden die Triglyzeride durch die Wirkung von Lipasen z. T. in Glyzerin und Fettsäuren gespalten. Kalziumsalze der letzteren (Kalkseifen) schlagen sich am Ort ihrer Entstehung nieder.

Pathogenese: Bei Schädigung des *Pankreas,* z. B. bei Pankreatitis, kommt es oft zu einem Austritt u. a. von Lipasen ins umgebende Gewebe, wobei eine Enzymaktivierung stattfinden kann. Folge davon sind Nekroseherde im parapankreatischen Fettgewebe. Ein herdförmiger Untergang von Fettgewebe kann aber auch in *anderer Lokalisation* auftreten und auf den verschiedensten Ursachen beruhen, z. B. auf *Traumen, Ischämie, Entzündung* u. a.

Morphologisch imponiert die Fettgewebsnekrose als weißlicher Herd; bei erheblicher Verkalkung zeigt er eine erhöhte Konsistenz. In Frühstadien beobachten wir mikroskopisch um den Nekroseherd herum eine Hyperämie sowie Infiltrate von Granulozyten und Histiozyten, z. T. mit Bildung von Lipophagen (S. 82). Mit der Zeit bildet sich Granulations- und Narbengewebe, das den nekrotischen Bereich abkapselt.

Beispiele:

- »*Kalkspritzer*« im parapankreatischen Fettgewebe und im großen Netz nach *Operationen* im Pankreasbereich, bei Pancreatitis u. a. m.
- *Subkutane Fettgewebsnekrosen,* z. B. bei Kindern infolge Druckschäden bei Geburt *(Adiponecrosis subcutanea infantum),* ferner nach *Traumen, Injektionen* sowie bei der *nichteitrigen nodulären Panniculitis (Weber-Christian'sches Syndrom),* der verschiedene Ursachen zugrunde liegen können.
- Fettgewebsnekrosen in der *Mamma,* z. B. infolge *Trauma* oder *Mastitis* (S. 1869).
- Fettgewebsnekrose einer *Appendix epiploica,* z. B. infolge Stieldrehung.

Käsige Nekrose

Hier handelt es sich um eine besondere Form der Koagulationsnekrose, die sich durch eine, Weichkäsen zu vergleichende Beschaffenheit und erheblichen Lipidgehalt auszeichnet.

Ursache und **Pathogenese** sind nicht einheitlich. Am besten bekannt ist die Verkäsung bei *Tuberkulose* (S. 1967); ähnliche Veränderungen kommen aber auch bei anderen Infektionskrankheiten vor, z. B. bei *Tularämie, Lues, Histoplasmose* und *Lymphogranuloma inguinale* (S. 1863). Ferner trifft man käsige Nekroseherde oft im Zentrum großer *Tumoren* (S. 237).

Morphologisch fällt die weißliche bis gelbliche, manchmal etwas schmutzige Farbe der Käseherde auf. Diese können dickflüssig, (»rahmig«) oder bröckelig sein. Mikroskopisch erkennen wir eine strukturlose, stark eosinophile, granulierte Masse, die eine positive Fettfärbung ergibt und stäubchenförmige basophile Partikel enthält. In den Randgebieten liegt oft ein Saum von epitheloidzelligem Granulationsgewebe (S. 1351), bei längerer Dauer des Prozesses auch Narbengewebe.

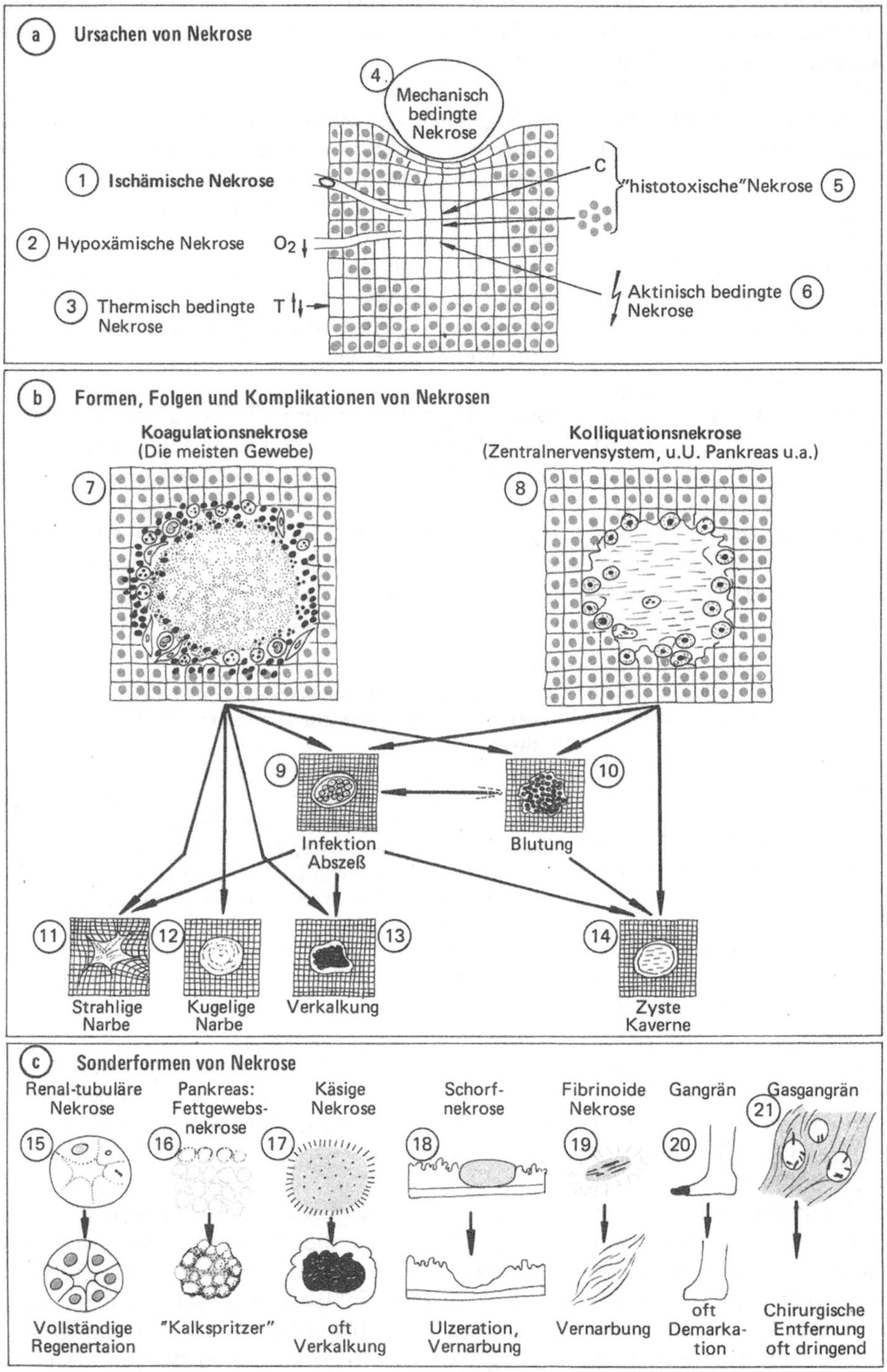

Abb. 52a–c. *Schematische Skizzen und Angaben über die verschiedenen Formen von Gewebsnekrose, ihre möglichen Ursachen, Folgen und Komplikationen.* **a** *Ischämie* (1) ist die häufigste Ursache von Gewebeuntergang (S. 165). *Hypoxämischen Nekrosen* (2) begegnet man z. T. im Bereich der Stammganglien des Gehirns bei CO-Vergiftung (S. 1597). *Thermisch bedingte Nekrosen* (3) finden sich vor allem bei Verbrennungen (S. 1414), *»histotoxische Nekrosen«* (5) nach Einwirkung bakterieller Toxine (S. 1753), gewebeschädigender Enzyme (z. B. Pankreasnekrose, S. 708) oder giftiger Chemikalien (c, z. B. starke Säuren oder Laugen u. a. m.). *Aktinisch bedingte Nekrosen* treten in erster Linie nach zu hoch dosierter therapeutischer Bestrahlung auf (6). *Mechanisch bedingte Nekrosen* (4) beruhen oft auch auf einem ischämischen Effekt (z. B. Decubitus sacralis). **b** Abgestorbene Gewebebezirke zeigen meistens das Bild der *Koagulationsnekrose* (7), die in der Regel *vernarbt* und u. U. *verkalkt* (11–13). Im Zentralnervensystem ist demgegenüber die *Kolliquationsnekrose* (8) die Regel, die bei einer gewissen Ausdehnung zur *Zystenbildung* (14) führt. Pseudozysten im Pankreas entstehen aufgrund eines enzymatisch bedingten Gewebeuntergangs (s. akute Pankreasnekrose, S. 708). *Infektion und Abszedierung* (9) und/oder *sekundäre Blutungen* (10) in nekrotische Gebiete hinein können ebenfalls eine Hohlraumbildung zur Folge haben. **c** Bleibt, wie z. T. bei der renal-tubulären Nekrose (S. 757) oder bei zentrolobulärer Lebernekrose, das *Basalmembrangerüst erhalten,* beobachtet man oft eine *völlige Wiederher-*

Beispiele:
- Käsige Nekrose im tuberkulösen *Primärherd* und in *regionären Lymphknoten* (sog. *tuberkulöser Primärkomplex*, S. 1967).
- Verkäsung im *Zentrum eines großen Karzinoms* oder *Sarkoms*, spontan oder nach vorausgehender Therapie (Bestrahlung und/oder zytostatische Therapie).

Sog. Schorfnekrose

Unter dieser Bezeichnung versteht man eine Koagulationsnekrose von Schleimhäuten oder der Haut mit flächenhafter Ausdehnung, wobei das nekrotische Areal von fibrinhaltigem Exsudat durchsetzt und/oder bedeckt ist. Das verschorfte Gewebe bleibt oft eine gewisse Zeit liegen, bevor es demarkiert und abgestoßen wird.

Ursachen und **Pathogenese:** meistens liegt eine stark *gewebeschädigende Wirkung direkt auf das oberflächlich gelegene Gewebe vor.*

Morphologisch imponiert die Verschorfung als ein weißlicher oder schmutziger Belag, nach dessen Abstreifen eine Wundfläche zum Vorschein kommt.

Beispiele:
- Verschorfung von *Mundhöhle, Rachen, Ösophagus* und *Magen* nach akzidenteller oder suizidaler Einnahme *konzentrierter Säuren* oder von *Schwermetallsalzen* (Salpetersäure: gelber Schorf; Schwefelsäure: schwärzlicher Schorf; Sublimat: weißlicher Schorf).
- Verschorfung Peyer'scher Platten des Dünndarms im Verlauf der ersten Woche nach Infektion durch Salmonella typhi (*Typhus abdominalis*, S. 1900).

Fibrinoide Nekrose

Diese Nekroseform wurde bereits besprochen (S. 116); sie findet sich insbesondere in *kollagenem Bindegewebe* und in *Gefäßwänden.*

Trockene Gangrän

Trockene Gangrän heißt jene Form der Koagulationsnekrose, bei der es infolge Verdunstens von Wasser zu einer zunehmenden Vertrocknung, ohne fortschreitende Autolyse, kommt *(Mumifikation)*. Die schwärzliche Verfärbung, die sich bei trockener Gangrän von Extremitätenteilen oft einstellt, beruht zum Teil auf einer nachträglichen Besiedelung durch Fäulniserreger (u. a. Umwandlung von Hämoglobin in Verdoglobin, Bildung von Eisensulfid).

Abb. 52a–c (Fortsetzung)
stellung der Strukturen (15). »*Kalkspritzer*« im Pankreasbereich (16) entsprechen einer herdförmigen Fettgewebsnekrose mit anschließender Bildung von Kalkseifen; die *käsige Nekrose* (S. 173) neigt in besonderem Maß zu Verkalkung (17). *Schorfnekrosen* (z. B. im Bereich der Peyer'schen Plaques des Dünndarms bei Typhus abdominalis) sind in der Regel von einer Ulzeration und Vernarbung gefolgt, falls es nicht zur Perforation kommt (18). *Fibrinoide Nekroseherde* (19) treten u. a. bei chronischer rheumatoider Arthritis (S. 1148) auf. Der *trockenen* oder *feuchten Gangrän* (20) begegnet man am häufigsten bei arteriellen Verschlüssen an den unteren Extremitäten (S. 512). Die *Gasgangrän* (21) gehört zum typischen Bild vor allem des Gasbrands (S. 1942)

Beispiel:
- »*Diabetische*«, »*senile*« und andere, vorwiegend durch arteriosklerotisch bedingte Durchblutungsstörung verursachte Formen von *Gangrän der Extremitäten*, insbesondere am Fuß.

Feuchte Gangärn

Die feuchte Gangrän *(gangräneszierende Nekrose)* tritt sowohl an Extremitäten als auch in inneren Organen auf. Sie kann durch sekundären Befall nekrotischen Gewebes durch *Fäulniserreger* (S. 1947) entstehen; gewisse Typen der feuchten Gangrän, z. B. in der Lunge, entwickeln sich aber auch infolge primärer Schädigung durch solche Keime. Es werden dabei giftige Stoffe gebildet, z. B. sog. *Ptomaine*, andere Amine und Merkaptane.

Morphologisch fällt die feuchte Gangrän durch einen Zerfall des Gewebes in eine teils grünliche, teils bräunliche, zerfließende Masse auf, die wie Jauche riecht (*jauchige Entzündung*, S. 1345). Mikroskopisch zeigt sich eine Nekrose mit Zerfall des Gewebes, eingeschlossen dessen Fasergerüst.

Beispiele:
- *Feuchte Gangrän von Extremitätenteilen* infolge *arterieller Durchblutungsstörung* (s. o.), wobei der Prozeß fortschreitet, bevor es zur Mumifikation gekommen ist.
- *Lungengangrän* infolge Aspiration von Fäulniserregern, z. B. aus einem Geschwür (S. 1348) des oberen Respirationstrakts und/oder dem Mund-Rachen-Bereich (z. B. »Plaut-Vincent'sche Flora«, S. 1947).

Gasgangrän

Eine Infektion durch gasbildende Erreger, z. B. *Clostridium welchii* oder andere Gram-positive anaerobe Bakterien (S. 1942), kann durch direkt toxische Wirkung und Gasblasenproduktion zum Bild der *Gasgangrän* führen. Es kann auch bereits nekrotisches Gewebe sekundär befallen werden.

Beispiele:
- Gasgangrän einer Extremität nach Entstehung *verschmutzer Wunden.*
- Gasgangrän im Genialtrakt der Frau *nach Geburt.*

Dekubitus

Definition: Unter *Dekubitus* versteht man eine durch andauernde mechanische Kompression bzw. Belastung und damit zusammenhängende Minderdurchblutung bedingte Nekrose an äußeren oder inneren Oberflächen.

Meistens zeigt sich ein Dekubitus in Form eines *Ulkus* (S. 1344), verbunden mit bakterieller Infektion.

Beispiele:
- *Decubitus sacralis* bei *Bettlägrigen.*
- Dekubitus der Trachea nach längerem Liegenbleiben eines *Trachealtubus.*

Dekubitalgeschwüre können auch der *Fäulnis* anheimfallen. Die wesentlichsten Formen der Gewebenekrose, ihre Ursachen, Folgen und Komplikationen sind in Abb. 52 skizziert.

Literatur

Bereiter-Hahn, J.: Beeinträchtigung der Lebensfähigkeit von Gewebekulturzellen durch Zellzerfallprodukte. Virchows Arch. [Cell. Pathol.] *23*, 265 (1977) — *Cooper, E. H., Bedford, A. J., Kenny, T. E.:* Cell death in normal and malignant tissue. Adv. Cancer Res. *21*, 59 (1975) — *Decker, R. S., Wildenthal, K.:* Influence of methylprednisolone on ultrastructural and cytochemical changes during myocardial ischemia. Am. J. Pathol. *92*, 1 (1978) — *Factor, S. M., Sonnenblick, E. H., Kirk, E. S.:* The histologic border zone of acute myocardial infarction – islands or peninsulas? Am. J. Pathol. *92*, 111 (1978) — *Gottwik, M. G., Kirk, E. S., Hoffstein, S., Weglicki, W. B.:* Effect of collateral flow on epicardial and endocardial lysosomal hydrolases in acute myocardial ischemia. J. Clin. Invest. *56*, 914 (1975) — *Hoerl, B. J., Scott, R. E.:* Plasma membrane vesiculation: a cellular response to injury. Virchows Arch. [Cell Pathol.] *27*, 335 (1978) — *Jennings, R. B., Ganote, Ch. E., Reimer, K. A.:* Ischemic tissue injury. Am. J. Pathol. *81*, 179 (1975) — *Jennings, R. B., Hawkins, H. K., Lowe, J. E., Hill, M. L., Klotman, S., Reimer, K. A.:* Relation between high energy phosphate and lethal injury in myorcardial ischemia in the dog. Am. J. Pathol. *92*, 187 (1978) — *Konikova, A. S., Vinarskaya, A. A., Nikulin, V. I., Pogossova, A. V., Petukhova, L. M.:* Protein degradation to low-molecular compounds after death and during reanimation. Virchows Arch. [Cell Pathol.] *18*, 347 (1975) — *Orrego, H., Israel, Y., Carmichael, F. J., Khanna, J. M., Phillips, M. J., Kalant, H.:* Effect of dietary proteins and amino acids on liver damage induced by hypoxia. Lab. Invest. *38*, 633 (1978) — *Pinckard, R. N., Olson, M. S., Giclas, P. C., Terry, R., Boyer, J. T., O'Rourke, R. A.:* Consumption of classical complement components by heart subcellular membranes in vitro and in patients after acute myocardial infarction. J. Clin. Invest. *56*, 740 (1975) — *Ming, S.-Ch., Bonakdarpour, A.:* Evolution of lesions in intestinal ischemia. Arch. Pathol. Lab. Med. *101*, 40 (1977) — *Siegel, F. L., Bulger, R. E.:* Scanning and transmission electron microscopy of mercuric chloride-induced acute tubular necrosis in rat kidney. Virchows Arch. [Cell Pathol.] *18*, 243 (1975) — *Sümegi, I.:* Fibrinoid necrosis of liver parenchymal cells. Acta Pathol. Microbiol. Scand. [A] *83*, 109 (1975)

5. Teil

Autonomes Wachstum: Gutartige Tumoren und maligne neoplastische Prozesse

37. Allgemeine Begriffe und Merkmale neoplastischer Prozesse

Definitionen und **Merkmale** neoplastischer Prozesse: Als »*Tumor*« *im weiteren Sinn* bezeichnen wir eine umschriebene Volumenzunahme des Gewebes, gleichgültig, wie diese zustande kam. »Tumor« wird aber im medizinischen Sprachgebrauch vorwiegend einer »Geschwulst« gleichgesetzt. Nach der üblichen Definition (modifiziert nach Willis) ist eine *Geschwulst (Tumor i. e. S.)* »eine abnorme, umschriebene Gewebemasse, deren Wachstum, wenigstens zeitweise, progressiv verläuft, überschießt, mit dem normalen Gewebe nicht koordiniert ist und auch dann anhält, wenn der auslösende Reiz anscheinend nicht mehr wirksam ist.«

Synonym mit »Geschwulst« kann von »*Neoplasma*« gesprochen werden, während der weiter gefaßte Begriff der »*Neoplasie*« (»*Neubildung*«, im Gegensatz zur reaktiven Hyperplasie) das Wesen der Veränderung umschreiben soll und auch für solche neoplastische Prozesse Anwendung findet, bei denen die Zellvermehrung nicht an umschriebener Stelle, sondern diffus im ganzen Körper deutlich wird, z. B. bei Leukämien.

An einem neoplastischen Prozeß beteiligte Zellen nennt man *neoplastische Zellen, Tumorzellen* oder – entsprechend der Art der Neubildung – *Krebszellen, Sarkomzellen* oder *leukämische Zellen* (s. u.).

Die *Gutartigkeit (Benignität)* oder *Bösartigkeit (Malignität)* einer Neoplasie hängt in erster Linie von ihrem *biologischen Verhalten* (sog. *Dignität*) ab und läßt sich daher am besten aufgrund des *klinischen Verlaufs* beurteilen. Danach gelten neoplastische Prozesse dann als bösartig, wenn sie durch invasives Wachstum und Ausbreitung im Körper zum Tode des Gesamtorganismus führen oder führen würden, falls die Therapie keinen kurativen Erfolg hat, oder das betreffende Individuum vor Erreichen des Terminalstadiums des neoplastischen Prozesses nicht an einer anderen Krankheit stirbt. Die Kenntnisse von der Dignität der einzelnen Formen neoplastischer Prozesse stützen sich in erster Linie auf die *Erfahrung (Empirie)*, wobei bestimmte *histologische und zytologische Typen von Neoplasien* im allgemeinen ein ähnliches biologisches Verhalten aufweisen. Der *Nomenklatur* der Tumoren und Leukämien kommt deshalb auch klinisch eine große Bedeutung zu. Die aufgrund histologischer und zytologischer Merkmale erfolgende *Klassifikation (histologische* bzw. *zytologische Diagnose)* – zusammen mit der sog. *Stadieneinteilung* des neoplastischen Prozesses und der empirisch ermittelten *Ansprechbarkeit auf therapeutische Maßnahmen* in einer solchen Situation – stellt die wichtigste Grundlage für die *Prognosestellung* dar.

Gutartige Tumoren wachsen in der Regel langsam und expansiv *(expansives Wachstum)*, d. h. lokal verdrängend; mikroskopisch zeigen sie meistens wenig Kernteilungsfiguren, und ihre Zellen und Zellkerne gleichen weitgehend denen des Muttergewebes.

Bösartige Tumoren wachsen lokal infiltrierend und destruierend *(infiltrativ-destruktives Wachstum)* und zerstören dadurch z. T. das ortständige Gewebe. Ihr Wachstum erfolgt oft ziemlich rasch, und die bösartigen neoplastischen Zellen weisen in der Regel eine geringere Differenzierung auf als die Zellen des Muttergewebes. Häufig erkennt man in malignen Tumorzellen atypisch gestaltete und strukturierte Kerne und eine wechselnde Zahl z. T. abnormer Kernteilungsfiguren. Maligne Neoplasmen können auch *Metastasen*, d. h. Ableger mit der Fähigkeit zu weiterem Wachstum, in vom Primärtumor entfernten Organteilen und/oder anderen Organen setzen. Voraussetzung dafür ist eine Ablösung von Tumorzellen vom Primärtumor sowie eine Verschleppung und ein Anwachsen derselben am Metastasierungsort. Metastasenbildung und Sitz der Metastasen sind von den *Metastasierungswegen* (Lymphgefäße, Blutgefäßbahnen, seröse Höhlen, Liquorräume) und *weiteren Faktoren*, wie Eignung des Metastasierungsorts als »Microenvironment« (S. 230) für weiteres Wachstum, abhängig.

Nach versuchter Entfernung eines Tumors können sog. *Tumorrezidive* auftreten. Sie entwickeln sich meistens aus nicht eliminierten Tumorzellen, teils

als sog. *Frührezidive*, teils als *Spätrezidive*. Die letzteren sollen, wie man annimmt, aus sog. »*dormant cells*« hervorgehen können.
Mit dem Begriff der sog. »*5-Jahresheilung*« meint man, daß ein Patient nach Behandlung eines Tumors 5 Jahre überlebt und kein Rezidiv und keine Metastasen zeigt.
Zu einer *Regression von Tumoren* kann es aufgrund therapeutischer Maßnahmen oder u. U. spontan kommen.
Bösartige Tumoren, die von Epithelien ausgehen, heißen *Karzinome* (*Krebs* i. e. S., vom griechischen »karkinos«, lateinisch »cancer«). *Sarkome* (vom griechischen »sarkos«, fleischig) sind bösartige Tumoren, die sich aus mesenchymalen Geweben entwickeln.
Leukämien nennt man maligne neoplastische Prozesse, die ihren Ursprung vom blutbildenden Gewebe nehmen und mit dem Auftreten zahlreicher neoplastischer Zellen im Blut einhergehen.
»*Leukose*« ist ein Oberbegriff für Neoplasien des hämopoietischen Systems und umfaßt auch diejenigen Formen, die »*aleukämisch*«, d. h. ohne Erscheinen vieler neoplastischer Zellen im Blut, verlaufen.
Unreifzellige Leukosen werden auch *Hämoblastosen* genannt.
»*Lymphadenose*« ist eine synonyme Bezeichnung für eine Leukämie des lymphozytären Systems *(lymphatische Leukämie)*.
Als »*Krebs*« *im weiteren Sinn* können alle malignen neoplastischen Prozesse bezeichnet werden. Allerdings ist dieser Begriffsinhalt mehr im Volksmund als in der medizinischen Sprache üblich.
Tumoren, die wohl lokal invasiv-destruktiv wachsen, jedoch fast nie metastasieren, kann man »*semimaligne*« nennen.
»*Blastom*« ist ein Ausdruck, der für wenig differenzierte maligne Neoplasmen benützt wird (z. B. Nephroblastom, Phäochromoblastom, S. 395).
Agentien, die krebserzeugend oder krebsfördernd wirken, nennt man »*karzinogen*« (»*kanzerogen*«, »*onkogen*«, vom griechischen onkos = geschwulstig) bzw. »*leukämogen*«.
Der Vorgang der Entstehung maligner neoplastischer Prozesse heißt »*Karzinogenese*« (»*Kanzerogenese*«, »*Onkogenese*«).
Die medizinisch-wissenschaftliche Fachrichtung, die sich mit der Erforschung der Kanzerogenese, der Krebskrankheit und der Krebstherapie beschäftigt, heißt »*Kanzerologie*« (»*Onkologie*«).

Aus diesen Definitionen und Erläuterungen entnehmen wir einige wesentliche *Eigentümlichkeiten der neoplastischen Prozesse*:

a) Neoplasien gehen fast immer von *körpereigenen Zellen* aus. Gewebevermehrungen, die oft auch mit einem malignen Verlauf verbunden sind, aber durch tierische Zellen verursacht werden (z. B. Echinococcus alveolaris, S. 2115), bezeichnen wir nicht als Neoplasien.
b) Geschwülste stellen eine *abnorme Gewebemasse* dar, d. h. sie entsprechen weder morphologisch noch funktionell einem exzessiven Regenerat oder einer entzündlichen Veränderung.
c) Neoplasmen geben sich zunächst als *umschriebene Gewebevermehrung* zu erkennen. Dies hängt – wenigstens in einem guten Teil der Fälle – mit ihrer Entstehungsweise zusammen. Vieles spricht dafür, daß *maligne Neoplasien* aus einer einzelnen oder wenigen, derselben Familien angehörenden transformierten Zellen hervorgehen, also *klonalen Charakter* besitzen. Die Gründe für diese Annahme stützen sich u. a. auf die Beobachtung, daß gewisse maligne Neoplasien – im Gegensatz zum Muttergewebe – sehr einheitliche Zellprodukte bilden.

Beispiele:
- Monoklonaler Charakter der Immunglobuline, die von einem multiplen *Myelom* (S. 1222) gebildet werden.
- Ergebnisse von Tierversuchen deuten darauf hin, daß auch eine Leukämie monoklonal beginnt.
- Die Theorie der monoklonalen Entstehungsweise *maligner Neoplasien* schließt nicht aus, daß mitunter in ein und demselben Organ mehr oder weniger gleichzeitig zwei oder mehrere von einander unabhängige Tumoren (»Mehrfachtumoren«) der gleichen Art auftreten können.

d) Der neoplastische Prozeß ist mit *Wachstum*, d. h. einer Zellvermehrung verbunden. Damit ist gesagt, daß Geschwülste ihren *Ausgang von teilungsfähigen Zellen* nehmen. Ob es sich hierbei um Stammzellen oder um weiter differenzierte, aber noch teilungsfähige Elemente handelt, läßt sich meistens nicht entscheiden.
e) Das Wachstum der Geschwülste, insbesondere dasjenige maligner Neoplasmen, geht *progressiv* weiter, »auch wenn der auslösende Reiz anscheinend nicht mehr wirksam ist«. In diesem Verhalten äußert sich das wahrscheinlich wichtigste Merkmal der Neoplasie, nämlich ihre mehr oder weniger ausgeprägte *Autonomie:* Das neoplastische Gewebe hat offensichtlich die Fähigkeit, auf die physiologischerweise wirksamen Regulationsmechanismen anzusprechen bzw. sie selbst auszuüben, teilweise oder gänzlich verloren. Dies gilt insbesondere für diejenigen Faktoren, die normalerweise eine überschießende regeneratorische Proliferation hemmen. Da wir aber nicht einmal über die Mechanismen der physiologischen und pathologischen Regeneration ausreichend Bescheid wissen (S. 147), ist es verständlich, daß die Gründe für diese wichtige Eigenschaft neoplastischer Gewebe noch unklar bleiben. Im übrigen ist hervorzuheben, daß der »Reiz«, der zur Neoplasie führt, sowie sein Wegfall sehr schwer zu fassende Begriffe sind. Wir erinnern hier daran, daß chemische Karzinogene in der Regel nur langsam abgebaut werden und oft sehr lange im Orga-

nismus verbleiben. Dasselbe gilt für Viren und ihre Produkte. Die Tatsache, daß das Wachstum neoplastischer Zellfamilien, wenigstens zeitweise, progressiv verläuft, heißt nicht unbedingt, daß die Proliferation schneller vor sich geht und/oder einen größeren Teil der betreffenden Zellpopulation umfaßt. Eine zunehmende Vermehrung der Zahl von Zellen kann auch durch eine stetige absolute (nicht notwendigerweise relative) Vergrößerung des proliferierenden Zellpools und eine Verlängerung der Lebensdauer der Zellen zustande kommen.

f) Das *Wachstum neoplastischer Zellinien ist nicht mit demjenigen des Muttergewebes koordiniert*. Damit soll gesagt sein, daß in Geschwülsten ein anderer Proliferationsmodus vorliegt als im Muttergewebe, und daß Neoplasmen auf einen Stimulus, der das normale Ausgangsgewebe zu einer bestimmten, diffus im ganzen Organ erkennbaren Reizantwort proliferativer und/oder funktioneller Natur anregt, nicht in derselben Weise oder überhaupt nicht reagieren. In beschränktem Ausmaß wird ein solches Verhalten aber auch bei der nicht-neoplastischen knotigen Hyperplasie festgestellt. Es ist daher in manchen Fällen kaum möglich, zwischen der letzteren und einem gutartigen Tumor derselben Herkunft eine klare Grenze zu ziehen. Bei malignen Geschwülsten dagegen bietet die Abgrenzung vom nicht-neoplastischen Gewebe meistens keine Schwierigkeiten.

Es ist zur Zeit noch nicht möglich, das Wesen neoplastischer Prozesse allgemeingültig zu definieren. Wir sind aber berechtigt hervorzuheben, daß ein wichtiges Kennzeichen aller neoplastischen Zellen und Zellfamilien in ihrem abnormen Verhalten liegt. Im besonderen ist damit gemeint, daß sich Geschwülste ebenso wie diffuse neoplastische Prozesse einigen oder sogar allen Regulationsmechanismen entziehen, die physiologischerweise die Zellproliferation und die anatomische Anordnung der Gewebe kontrollieren.

Literatur

Bloom, H. J. G., Lemerle, J., Neidhardt, M. K., Voûte, P. A. (eds): Cancer in children. Clinical management. Berlin, Heidelberg, New York: Springer 1975 — *Burch, P. R. J.:* The biology of cancer. Baltimore: University Park Press 1976 — *Busch, H. (ed.):* Methods in cancer research, Vol. 13. New York: Academic Press 1976 — *Gottlieb, A. A., Plescia, O. J., Bishop, D. H. L. (eds):* Fundamental aspects of neoplasia. Berlin, Heidelberg, New York: Springer 1975 — *Grundmann, E. (Red.):* Geschwülste I (1974) und II (1975). In: Handbuch der allgemeinen Pathologie. *Altmann, H.-W., Büchner, F., Cottier, H., Grundmann, E., Holle, G., Letterer, F., Masshoff, W., Meessen, H., Roulet, F., Seifert, G., Siebert, G. (Hrsg.), Bd. VI/5 und VI/6. Berlin, Heidelberg, New York 1974/75* — *Holland, J. F., Frei, E. (eds):* Cancer medicine, 2nd ed. Philadelphia: Lea and Febiger 1978 — *Kessler, I. I. (ed.):* Cancer control. Baltimore: University Park Press 1978 — Shimkin, M. B.: The written word and cancer - some personal involvements, 1940–1977: autobiographical essay. Cancer Res. *38*, 241 (1978)

38. Zur Ätiologie neoplastischer Prozesse

38.1. Methoden zur Erforschung ätiologischer Faktoren beim Zustandekommen einer Neoplasie

Die bisherigen Kenntnisse über karzinogene (onkogene) Faktoren stützen sich einerseits auf klinische Beobachtungen, andererseits auf experimentelle Ergebnisse.

Klinische Beobachtungen

Seit langem ist bekannt, daß gewisse Typen neoplastischer Prozesse bei bestimmten *Berufsgruppen* gehäuft auftreten. Solche Tumoren bzw. Leukämien werden denn auch als *Berufserkrankung* anerkannt. Andererseits stellte man fest, daß gewisse seltene Neoplasien in ungewöhnlich hoher Inzidenz bei einzelnen *Familien* in Erscheinung treten. In neuerer Zeit mehren sich Hinweise darauf, daß *lokale Umweltfaktoren* für größere Bevölkerungsgruppen ein erhöhtes Risiko (»risk«) hinsichtlich Krebsentstehung bedeuten. Ferner wurde deutlich, daß gewisse persönliche Gewohnheiten, wie das *Zigarettenrauchen,* mit einem vermehrten Erscheinen gewisser Geschwülste verbunden sind. Man erkannte auch, daß einzelne therapeutische Maßnahmen, wie die Behandlung mit *ionisierenden Strahlen* oder die Verabreichung von *Medikamenten* (u. a. *Hormonpräparate*) die Gefahr der Entstehung einer Neoplasie erhöhen können. Aufgrund dieser und weiterer Beobachtungen haben sich die Bemühungen der Medizin vom ausschließlich therapeutischen Prinzip auf die Probleme der Krebsverhütung *(Krebsprophylaxe)* ausgedehnt. Als Resultat dieser Anstrengungen sind in den letzten Jahrzehnten zahlreiche exogene karzinogene Agentien festgestellt und der experimentellen Überprüfung zugeführt worden. Überdies brachten es die vermehrten Untersuchungen zur Erfassung von *Frühkarzinomen* mit sich, daß man heute über die ersten Entwicklungsstadien des Krebses beim Menschen wesentlich mehr weiß als früher.

Der kombinierten *klinischen und epidemiologischen Forschung* ist demnach besonderes Gewicht beizumessen. Diese Untersuchungen bedienen sich in erster Linie eines großen Kollektivs von Befunden und Informationen, die es statistisch auszuwerten gilt. Es ist daher in hohem Maße erwünscht, daß geeignete *Krebsregister* erstellt, Angaben über eine allfällige Exposition gegenüber potentiell karzinogenen Agentien gesammelt, und Methoden zur raschen Erfassung und Verarbeitung dieser Daten entwickelt werden. Ohne Mithilfe der praktischen Ärzte bei diesen Untersuchungen ist nur mit einem beschränkten Erfolg zu rechnen.

Experimentelle Krebsforschung

Die experimentellen Bemühungen um ein besseres Verständnis des Krebsproblems umfassen einerseits eine vertiefte *Grundlagenforschung*, die die Molekularbiologie bzw. Biochemie sowie die Zellbiologie ganz allgemein betrifft, andererseits die *künstliche Erzeugung von Tumoren und Leukämien bei Tieren*. Zuerst wurden vor allem solche chemischen Karzinogene im Tierversuch geprüft, die sich beim Menschen als krebserzeugend oder -fördernd erwiesen hatten. Später dehnte sich dieser Forschungszweig auf die Untersuchung zahlreicher weiterer chemischer und aktinischer Agentien aus. Besonderes Interesse wird neuerdings den *onkogenen Viren* zugewandt. Ziel dieser Bestrebungen ist es, das Wesen der Vorgänge zu klären, die eine normale in eine neoplastische Zelle transformieren, ferner die Eigenheiten im Verhalten von Tumorzellen und -gewebe besser verstehen zu lernen.

38.2. Körperfremde Chemikalien als karzinogene (onkogene) bzw. leukämogene Faktoren

Epidemiologische Studien lassen vermuten, daß bei der Entstehung von Neoplasien beim Menschen Umweltfaktoren eine überragende Rolle spielen. Nach Schätzungen der WHO (World Health Organisation) dürften in über 75% maligner Neoplasien des Menschen Umweltfaktoren ätiologisch maßgeblich beteiligt sein, davon in etwa 90% der Fälle körperfremde Chemikalien.

Definition: Als *»chemische Karzinogene«* werden körperfremde Chemikalien bezeichnet, die beim Menschen und/oder im Tierversuch in einer entsprechend exponierten Population die Wahrscheinlichkeit der Entstehung maligner Neoplasien erhöhen.

Einige Chemikalien, für die eine karzinogene Wirkung erwiesen ist oder angenommen wird, sind in Tabelle 7 zusammengestellt.

Beispiele exogener chemischer Substanzen mit karzinogener Wirkung auf den Menschen und/oder das Tier (für gewiße Substanzen konnte bisher nur im Tierversuch ein karzinogener Effekt nachgewiesen werden):

- *Chloroform* und *Tetrachlorkohlenstoff* sowie *Selen* erzeugen unter bestimmten tierexperimentellen Bedingungen Hepatome.
- *Beryllium* ruft Knochensarkome hervor.
- Der Azofarbstoff *Buttergelb*, der früher in einigen Ländern der Butter zugesetzt wurde, wirkt im Tierversuch – allerdings nur in hohen Dosen – karzinogen auf die Leber.
- Der Pilz *Aspergillus flavus*, der sich häufig auf Nahrungsmitteln ansiedelt, produziert das *Aflatoxin*, das im Tierversuch ebenfalls Hepatome erzeugt.
- *Nitrosamine* gelten als potente Karzinogene und wirken im Tierversuch z. T. schon in sehr kleinen Dosen, wie sie beispielsweise in Nahrungsmitteln gefunden werden können, karzinogen auf Ösophagus oder Leber.

Beim Menschen kommen verschiedene Möglichkeiten der Exposition gegenüber karzinogenen Substanzen in Betracht: im Zusammenhang mit der beruflichen Tätigkeit, durch Einnahme mit der Nahrung, durch Verunreinigung der Umwelt, insbesondere der Luft, infolge besonderer Lebensgewohnheiten sowie in Form von Arzneimitteln mit karzinogener Wirkung.

Beispiele:

Berufliche Exposition:

- Die schon 1775 vom englischen Chirurgen Pott beschriebene, auffallende Häufigkeit von *Karzinomen des Skrotums bei Kaminfegern* ist offenbar auf Teerprodukte (Benzpyren, Dimethylbenzanthrazen, 3-Methylcholanthren und andere polyzyklische Kohlenwasserstoffe) im *Kaminruß* zurückzuführen.
- Karzinome der Epidermis treten nach dauerndem Kontakt mit *Steinkohlenteer* und gewissen *Erdölprodukten*, ferner *arsenhaltigen Verbindungen* vermehrt auf.
- Arbeiter, die *Teerdämpfen, Chromatstaub* und *Nickel* ausgesetzt werden, sind hinsichtlich der Entwicklung von *Lungenkarzinomen* gefährdet.
- Nach *Asbestexposition* treten gehäuft *Pleuromesotheliome* und *Lungenkarzinome* auf.
- *Aromatische Amine*, wie Anilin, Beta-Naphthylamin und Benzidin, sind dafür bekannt, daß sie die Inzidenz von *Harnblasenkarzinomen* beträchtlich erhöhen können, und das Arbeiten mit *Benzol* kann zur Entwicklung von *Leukämien* führen.

Diätfaktoren:

- Die hohe Inzidenz von *Leberkarzinomen* bei den Bantus und auf Guam scheint mit einer Kontamination von Nahrungsmitteln mit *Aflatoxin*, einem aus Pilzen stammenden Karzinogen, in Zusammenhang zu stehen.
- Für die Häufigkeit von *Magenkarzinomen* in Japan, Island und Chile scheint vor allem der reichliche Genuß von Fischen verantwortlich zu sein. Dabei wird die Bildung von *Nitrosaminen* als Reaktionsprodukt sekundärer Amine der Fische und Nitrit-haltiger Konservierungsmittel in Betracht gezogen.
- *Ösophaguskarzinome* sind in der Calvadosgegend von Frankreich und in gewissen Gebieten Zentralafrikas viel häufiger als anderswo; offenbar besteht eine pathogenetische Beziehung zwischen Speiseröhrenkrebs und gewohnheitsmäßigem *Schnapstrinken* und/oder der Beimengung von *Nitrosaminen* zu alkoholischen Getränken.

Besondere Lebensgewohnheiten und Verunreinigungen der Umwelt als karzinogene Faktoren:

- Für das *Tabakrauchen*, vor allem das Inhalieren von Zigarettenrauch, ist epidemiologisch erwiesen, daß es als ätiologischer Faktor für die Entstehung von *Bronchialkarzinomen* eine wichtige Rolle spielt. *Lippenkarzinome* kommen gehäuft bei *Pfeifenrauchern* vor.
- Daneben sind vor allem in Großstädten *Luftverunreinigungen*, z. B. Verbrennungsprodukte von Automotoren, als Teilursache von *Karzinomen der Atemwege* in Betracht zu ziehen.

Arzneimittel mit karzinogener Wirkung:

- *Thioharnstoff* induziert im Tierversuch *Karzinome der Leber* und der *Schilddrüse*.
- Viele – wenn nicht alle – biologische *Alkylierungsmittel*, die in der antineoplastischen Therapie verwendet werden, sind karzinogen.
- Nach *Stilböstrolbehandlung während der Schwangerschaft* traten in einem relativ hohen Prozentsatz der Töchter so behandelter Mütter *Karzinome der Vagina* auf.

Lokal wirkende und sog. »resorptive« Karzinogene

Aus den angeführten Beispielen geht hervor, daß karzinogene Substanzen ihre Wirkung z. T. offenbar lokal, d. h. am Ort des Kontakts mit der äußeren oder mit inneren Oberflächen des Körpers, entfalten können *(lokal wirkende Karzinogene)*. In anderen Fällen

Tabelle 7. Chemische Kanzerogene

Stoffgruppen	Chemikalien (Auswahl)	Kanzerogene Wirkung gesichert oder wahrscheinlich im Tierversuch	beim Menschen
Polyzyklische aromatische Kohlenwasserstoffe	3,4-Benzpyren	+	+ (Haut, Lungen)
	3-Methylcholanthren	+	
	9,12-Dimethyl-1, 2-Benzanthrazen	+	
Aromatische Amine	Anilin, β-Naphthylamin, β-Anthramin	+	+ (Harnblase)
	Dimethylaminoazobenzol (Buttergelb)	+	
	2-Azetylaminofluoren	+	
	Dimethylaminodiphenyl	+	+ (Harnblase)
	Chlornaphthazen	+	+ (Harnblase)
Mustards und Aethylenimine	S-Lost (Senfgas) (»Radiomimetika«)	+	
	N-Lost (»nitrogen mustard«) (»Radiomimetika«)	+	
	Triäthylenmelamin (TEM)	+	+
	Triäthyleniminphosphoramid (TEPA)	+	+
Harnstoffabkömmlinge	Urethan	+	+(?) Lungen
	Thioharnstoff	+	
	Thioazetamid	+	
Halogenierte aliphatische Stoffe	Chloroform	+	
	Tetrachlorkohlenstoff	+	
Makromolekulare Verbindungen (Kunststoffe)	Polymethakrylat, Polythen	(+)	
	Silikonschwamm		
	Teflon		
	Polyvinylpyrrolidon		
	Zellophan		
Anorganische Verbindungen	Arsen, Selen	+	+
	Nickelverbindungen	+	+ (Lungen, Nasennebenhöhlen)
	Chromverbindungen	+	+ (Lungen)
	Asbest	+	+ (Lungen, Pleura)
N-Nitroso-Verbindungen, Hydrazine und Triazene	Dimethylnitrosamin	+	+(?) (Magen)
	Aethyl-Butyl-Nitrosamin		
	Nitrosopiperidin		
	Methylazoxymethanol (Zikadenmehl)	+	+(?)

Sehr umfangreich ist die Liste der Chemikalien, die aufgrund experimenteller Untersuchungen oder kasuistischer Mitteilungen als *potentielle Karzinogene* für den Menschen *vermutet* werden. Darunter finden sich auch viele Arzneimittel wie: Antimetabolite, Chinolin-Derivate, Diäthylstilböstrol (transplazentar), Griseofulvin, halogenierte Paraffine, Hydantoin-Derivate, Lysergide, Nitrofuran-Derivate, Phenazetin, Phenylbutazon, Tannin (epikutan), Teersalben, Vaselin u. a.

kommt es nach Einwirkung karzinogener Chemikalien nicht an der Kontaktfläche, sondern in anderen, von dieser entfernten Geweben und Organen zur Entwicklung von Neoplasien *(sog. resorptive Karzinogene).* Abgesehen von der Löslichkeit der Karzinogene in Körperflüssigkeiten und damit deren Transportfähigkeit, der Eintrittspforte, der selektiven Speicherung in gewissen Zellsystemen oder der Anhäufung in bestimmten Organen, scheint dabei auch der Ort der metabolischen Aktivierung und/oder Entgiftung der onkogenen Substanz für die Organspezifität der karzinogenen Wirkung eine wesentliche Rolle zu spielen.

Neoplasien treten immer mit einer gewissen Latenz nach der Einwirkung karzinogener Chemikalien auf. Die Dauer dieser *Latenzzeit* ist im allgemeinen um so kürzer, je größer die verwendete Dosis ist. Mehrere Dosen wirken sowohl auf die Latenzzeit als auch auf die Tumorinzidenz, gemessen an der Zahl der in einer bestimmten Population von Versuchstieren entstehenden Neoplasien, zumindest additiv (sog. *Summationseffekt*). Wegen der inversen Beziehung zwischen Dosis und Latenzzeit und der durch die natürliche Lebensdauer der Individuen beschränkten Beobachtungsdauer läßt sich die Frage, ob eine gewisse minimale sog. *Schwellendosis* zur Erzeugung einer Neoplasie erforderlich sei, noch nicht mit Sicherheit beantworten. Die meist ziemlich lange Latenzzeit bietet mindestens teilweise eine Erklärung dafür, daß die Wahrscheinlichkeit des Auftretens von Neoplasien mit *steigendem Lebensalter* größer wird.

Beispiel:

- Das *Bronchialkarzinom* zeigt einen Häufigkeitsgipfel bei 60 Jahren.

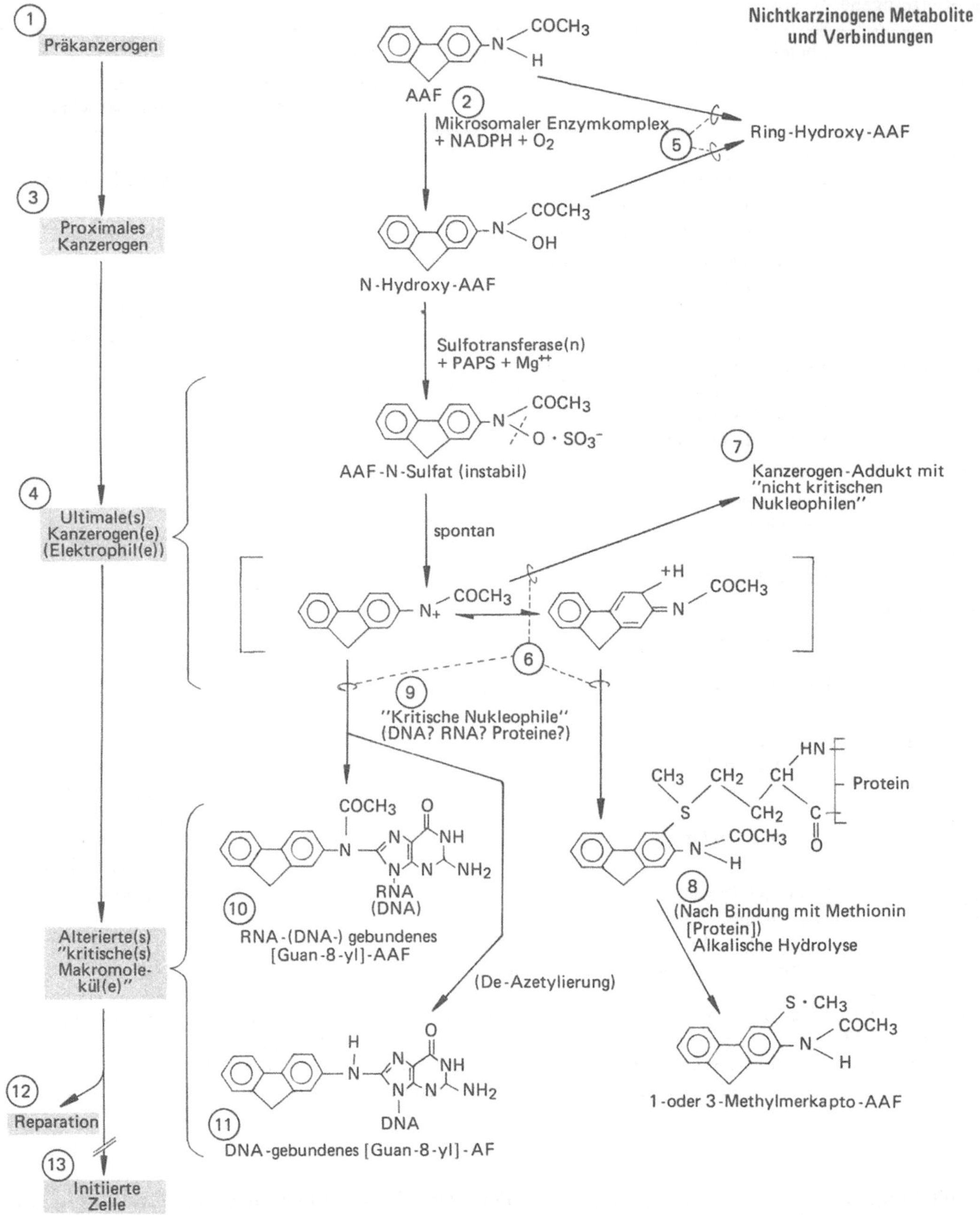

Abb. 53. *Metabolische Aktivierung und/oder »Entgiftung« des 2-Azetylaminofluorens (AAF) und Interaktion des wahrscheinlichen ultimalen Kanzerogens mit Nukleinsäuren und Proteinen der Rattenleber.* Neben instabilen, sehr reaktionsfreudigen Verbindungen vor allem unter den Alkylantien (z. B. β-Propiolakton, Propansulfon) sind auch viele relativ inerte Substanzen, wie aromatische Kohlenwasserstoffe, aromatische Amide und Amine u. a. kanzerogen wirksam. Es mehren sich die Beweise für die Richtigkeit der Annahme, daß die meisten chemischen Kanzerogene nicht als solche wirken, sondern im Organismus entweder spontan, oder – weit häufiger – enzymatisch in reaktive Formen umgewandelt werden. Das Beispiel von AAF zeigt, wie aus der präkanzerogenen Ausgangssubstanz (1) unter Mitwirkung eines mikrosomalen Enzymkomplexes (2) (mikrosomale gemischtfunktionelle Oxidase + NADPH + O_2) zunächst ein aktiviertes Stoffwechselprodukt, das proximale Kanzerogen (3) (N-hydroxyliertes AAF) entsteht, bevor als reaktive Wirkform das (die) elektrophile(n) ultimale(n) Kanzerogen(e) (4) durch enzymatische Veresterung gebildet wird (werden). Schon in der ersten Phase des Metabolismus laufen z. T. komplexe Konkurrenzreaktionen ab (5), die u. a. zur Bildung einer Reihe von Ring-hydroxylierten Stoffwechselprodukten und damit zur kanzerogenen »Entgiftung« führen. Die stark elektrophilen proximalen Kanzerogene (4) reagieren mit nukleophilen Gruppen in den zellulären Molekülen (6). Die Bindung mit sog. »nichtkritischen Nukleophilen« (7) kommt auch in dieser Phase der Interaktionen einer »Entgiftung« der kanzerogenen Agentien gleich, ebenso wie Sekundärreaktionen (u. a. alkalische Hydrolyse) z. B. der Konjugate aus Kanzerogen und Proteinen (8). Als sog. »kritische Nukleophile« kommen vor allem die genetisch wichtigen Makromoleküle, d. h. neben Proteinen die Nukleinsäuren, in Betracht (9). Unter den Basen der Nukleinsäuren werden vorzugsweise Purine alteriert. Im Fall des AAF wird das Guanin in C^8-Position substituiert, wobei die an RNA gebundenen Fluoren-Reste noch

Wirkungsweise chemischer Karzinogene

Der Mechanismus der karzinogenen Wirkung körperfremder Chemikalien ist nur teilweise geklärt. Wahrscheinlich handelt es sich um komplexe Vorgänge. Viele – wenn nicht alle – karzinogene Substanzen mit Initiationswirkung (s. u.) sind imstande, mit zellulären Makromolekülen (DNA, RNA und Proteinen) zu reagieren. Allerdings kommt in vielen Fällen eine Bindung etwa an DNA erst nach metabolischer Aktivierung des betreffenden chemischen Karzinogens zustande (Abb. 53). Für eine Reihe von Kohlenwasserstoffverbindungen konnte gezeigt werden, daß die karzinogene Wirksamkeit entsprechend dem Ausmaß der Reaktion mit der zellulären DNA zunimmt. Ferner konnte für alle daraufhin geprüften karzinogenen Substanzen – zumindest in der metabolisch aktivierten Form – eine *mutagene Wirkung* nachgewiesen werden. Diese Befunde stützen die Hypothese, daß die neoplastische Transformation auf einer somatischen Mutation, d. h. einer Veränderung im Genom einer somatischen Zelle beruht. Allerdings ist beizufügen, daß epigenetische Mechanismen bei der malignen Transformation z. Z. nicht auszuschließen sind. Ferner wird auch eine *Aktivierung onkogener Viren* erwogen.

Definitionen: »*Initiatoren*« (Agentien mit Initiationswirkung) sind chemische, physikalische oder biologische Agentien, die die Transformation einer normalen Zelle in eine neoplastische Zelle induzieren.

Chemische Agentien, die bei gleichzeitiger Verabreichung mit einem Initiator seine karzinogene Wirkung erhöhen (gemessen z. B. an der Zahl der in einer bestimmten Anzahl von Versuchstieren entstehenden Neoplasien und/oder der Latenzzeit der Karzinomentstehung), aber selbst, d. h. wenn allein verabreicht, keine karzinogene Wirkung haben, werden »*Kokarzinogene*« genannt.

Agentien, die zwar keine nennenswerte Initiationswirkung besitzen, aber bei zeitlich gestaffelter Applikation im Anschluß an eine einmalige Verabreichung eines Initiators seine karzinogene Potenz erhöhen, werden als »*Promotoren*« bezeichnet. Agentien mit entgegengesetzter, d. h. hemmender Wirkung nennt man »*Inhibitoren*«.

Begriffe wie Initiation und Promotion oder kokarzinogene Wirkung beziehen sich auf Modellversuche über die Wirkung chemischer Agentien bei der Karzinogenese in der Haut von Mäusen, können sinngemäß aber auch auf die Karzinogenese in anderen Organen übertragen werden.

Beispiel:

- *Urethan* ist im Modellversuch an der Mäusehaut ein klassisches Agens mit »reiner« *Initiationswirkung. Krotonöl* bzw. seine aktiven Komponenten, die Phorbolester, sind typische Vertreter von Substanzen mit *Promotionswirkung*.

Solche Modellversuche haben zur Vorstellung geführt, daß bei der *Entstehung eines Neoplasmas* – zumindest in gewissen Systemen – verschiedene *Stadien (Phasen)* unterschieden werden können:

a) Die *Transformation* einer normalen Zelle in eine potentiell neoplastische Zelle. Reparationsprozesse (S. 18), die den durch ein karzinogenes Agens mit Initiationswirkung gesetzten Schaden rückgängig machen, finden vermutlich unmittelbar nach Einwirkung des Agens in vielen Fällen statt. Später, d. h. nach Std oder wenigen Tagen, kann dagegen die in der Zelle entstandene Veränderung nicht mehr korrigiert werden.

b) Das *Überleben* der entstandenen, potentiell neoplastischen Zelle, d. h. die Erhaltung ihrer Lebens- und Vermehrungsfähigkeit trotz veränderter zellulärer Eigenschaften und trotz einer allfälligen Beeinflussung durch Abwehrreaktionen des Organismus. Eine transformierte Zelle kann u. U. über längere Zeit ohne wesentliche Proliferationstätigkeit als sog. »schlafende Tumorzelle« (dormant tumor cell) fortbestehen.

c) Das *Auswachsen* durch Zellteilungstätigkeit zu einem makroskopisch erkennbaren Neoplasma.

Die Verhältnisse sind allerdings in der Mehrzahl der Fälle nicht leicht zu überblicken, da die meisten karzinogenen Agentien – je nach Dosis und Applikationsweise – sowohl eine Initiations- als auch eine Promotionswirkung ausüben. Es ist zudem daran zu erinnern, daß die Wirkungsweise der meisten karzinogenen Substanzen nur teilweise geklärt ist.

Beispiel karzinogener Agentien mit Initiations- und Promotionswirkung:

- Eine zeitlich gestaffelte, wiederholte Verabreichung *polyzyklischer Kohlenwasserstoffverbindungen oder bestimmter Fraktionen von Kondensaten des Tabakrauchs* auf die *Haut von Mäusen* hat eine karzinogene Wirkung, die derjenigen nach Behandlung mit *Phorbolester* im Anschluß an einmalige Bepinselung mit polyzyklischen Kohlenwasserstoffen in keiner Weise nachsteht.

Abb. 53 (Fortsetzung)

z. T. die N-Azetylgruppe enthalten (10), während an das DNA-Guanin vorwiegend deazetylierte Fluoren-Reste gebunden werden (11). Reaktionen der Kanzerogene mit der DNA werden nach heutigen Kenntnissen für die Initialphase der Karzenogenese besondere Bedeutung beigemessen. Nach der Wechselwirkung des Initiators mit DNA kann die DNA-Alteration entweder repariert (12) (vgl. dazu S. 18) oder in bestimmten Zellen in stabiler nicht reparabler Form fixiert werden (initiierte Zelle, 13).

AAF = 2-Azetylaminofluoren; PAPS = 3′-Phosphoadenosin-5′-Phosphosulfat. (Modifiziert nach Miller, J. A., Cancer Res. *30:* 559, 1970)

Die Mechanismen, die einer *Promotionswirkung* zugrunde liegen, sind z. Z. noch nicht geklärt. Im Hinblick auf mögliche Wirkungskomponenten sind folgende Eigenschaften chemischer Substanzen mit Promotionswirkung zu erwähnen:

a) *Phorbolester* haben eine *hemmende Wirkung auf die »DNA-Reparationssynthese«*.
b) Manche karzinogenen Substanzen sind befähigt, mikrosomale *Enzymsysteme*, die an der metabolischen Aktivierung gewisser Karzinogene beteiligt sind, *zu induzieren*.
c) Viele bisher daraufhin geprüfte karzinogene Substanzen haben auch eine *immunosuppressive Wirkung* (S. 1210).
d) Allen Agentien mit Promotionswirkung ist offenbar gemeinsam, daß sie eine *zytotoxische* und *phlogistische Wirkung* (S. 1243) ausüben, und daß sie einen *proliferationsfördernden Effekt* auf das betreffende Gewebe haben oder proliferationshemmende Mechanismen in ihrer Wirksamkeit einschränken.

Eine *vermehrte Zellproliferation*, wie sie bei der *Wundheilung* und bei *Regenerationsprozessen* auftritt, scheint sich ebenfalls in einer Promotionswirkung zu äußern.

Beispiele:
- Eine *Wundsetzung potenziert die karzinogene Wirkung* polyzyklischer Kohlenwasserstoffe auf die Mäusehaut.
- Entstehung von *Karzinomen* im Bereich *chronischer Ulzera des Magens*.

Einschränkend ist festzuhalten, daß im Tierversuch bisher keine positive Korrelation zwischen Promotionswirkung einerseits und zytotoxischem, phlogistischem und/oder proliferationssteigerndem Effekt des Promotors andererseits nachgewiesen werden konnte. Ob der Mechanismus der onkogenen Wirkung von *Hormonen* auf Erfolgsorgane ausschließlich auf ihrer proliferationsstimulierenden Wirkung und damit auf einem Promotionseffekt beruht, oder ob Hormone zusätzlich auch eine Initiationswirkung entfalten können, ist z. Z. noch nicht entschieden (S. 191). Die Morphogenese der durch chemische Karzinogene im Tierversuch induzierten Tumoren wird weiter unten (S. 201) erläutert.

38.3. Die Frage nach der viralen Ätiologie neoplastischer Prozesse

Seit dem Nachweis der Übertragbarkeit von Geflügelleukämien durch zellfreie Extrakte (*Ellermann* und *Bang*, 1908) und der Isolierung eines RNA-Tumorvirus aus einem Hühnersarkom (*Rous*, 1911) konnte im *Tierversuch* die ätiologische Rolle von Viren bei einer ganzen Reihe von Neoplasien nachgewiesen werden. In vielen Fällen ließ sich der Beweis für die kausative Rolle dieser Agentien bei der Karzinogenese durch Inokulation gereinigter Viren erbringen, womit das Koch'sche Postulat (S. 1654) erfüllt war. Zusätzlich wurden die Mechanismen, die der virusbedingten Karzinogenese zugrunde liegen, eingehend untersucht (Abb. 54).

Naturgemäß ist beim *Menschen* die Frage nach der Bedeutung von Viren in der Ätiologie neoplastischer Prozesse noch offen. Dies hängt vor allem damit zusammen, daß am Menschen nicht experimentiert werden kann, so daß wir uns auf indirekte Hinweise beschränken müssen. Immerhin scheint es aus Analogiegründen wahrscheinlich, daß onkogene Viren auch in der Ätiologie humaner Neoplasien eine nicht unwesentliche Rolle spielen. Aus diesem Grund verdienen die Ergebnisse der tierexperimentellen Forschung über Viren als ätiologische Faktoren bei der Karzinogenese und Leukämogenese auch im Hinblick auf die Humanpathologie besondere Beachtung.

Tierexperimentelle Befunde

Die onkogenen Viren sind z. T. DNA-Viren, z. T. RNA-Viren, und auch innerhalb dieser beiden Hauptgruppen gehören onkogene Viren verschiedenen Virusfamilien an.

a) Onkogene RNA-Viren (Onko-RNA = Onkorna-Viren)

Eine Virusätiologie von Neoplasien wurde erstmals bei den *Hühnerleukosen* erkannt. Verursacher dieser Gruppe von Neoplasien sind mehrere nah verwandte RNA-Viren, die aufgrund morphologischer Kriterien dem sog. C-Typ (zentral gelegenes – im Gegensatz zum ringförmigen Nukleoid des A-Typs – sphärisches Nukleoid, eingeschlossen in einer einfachen Membranhülle) zugeordnet werden. Durch Inokulation dieser Agentien lassen sich beispielsweise eine sog. Myeloblastose, eine Erythroblastose oder eine Lymphoblastose auslösen. Einige Stämme der sog. Leukämieviren erzeugen auch Sarkome bzw. maligne Endotheliome und Nephroblastome. Nach Infektion mit einem *Vogelleukosevirus* (nicht jedoch nach Infektion mit Rous-Virus!) findet in den infizierten Zellen eine dauernde Virusvermehrung statt. Die neusynthetisierten Viruspartikel werden von der Zelloberfläche durch »Sproßung« abgeschieden, wobei die Zellen mindestens während einer gewissen Zeit überleben und dabei proliferieren können. Die Viren der Vogelleukosen sind in kranken wie auch in klinisch gesunden Tieren verbreitet. In erkrankten Tieren findet sich eine *Virämie*. Das Virus wird einerseits horizontal, d. h. von einem jungen oder erwachsenen Tier auf ein anderes übertragen. Dabei entsteht im Empfängertier meistens eine vorübergehende Virämie, jedoch nicht notwendigerweise eine neoplastische Erkrankung. Andererseits kommt auch eine vertikale Übertragung des Virus über Gameten vor, und zwar vorwiegend oder ausschließlich von seiten des mütterlichen Tiers. Die heute bekannten Stämme des *Rous-Virus* unterscheiden sich von den Leukoseviren dadurch, daß vorwiegend *Sarkome* induziert werden. Die onkogene Wirkung beschränkt sich nicht auf Hühner, da Neo-

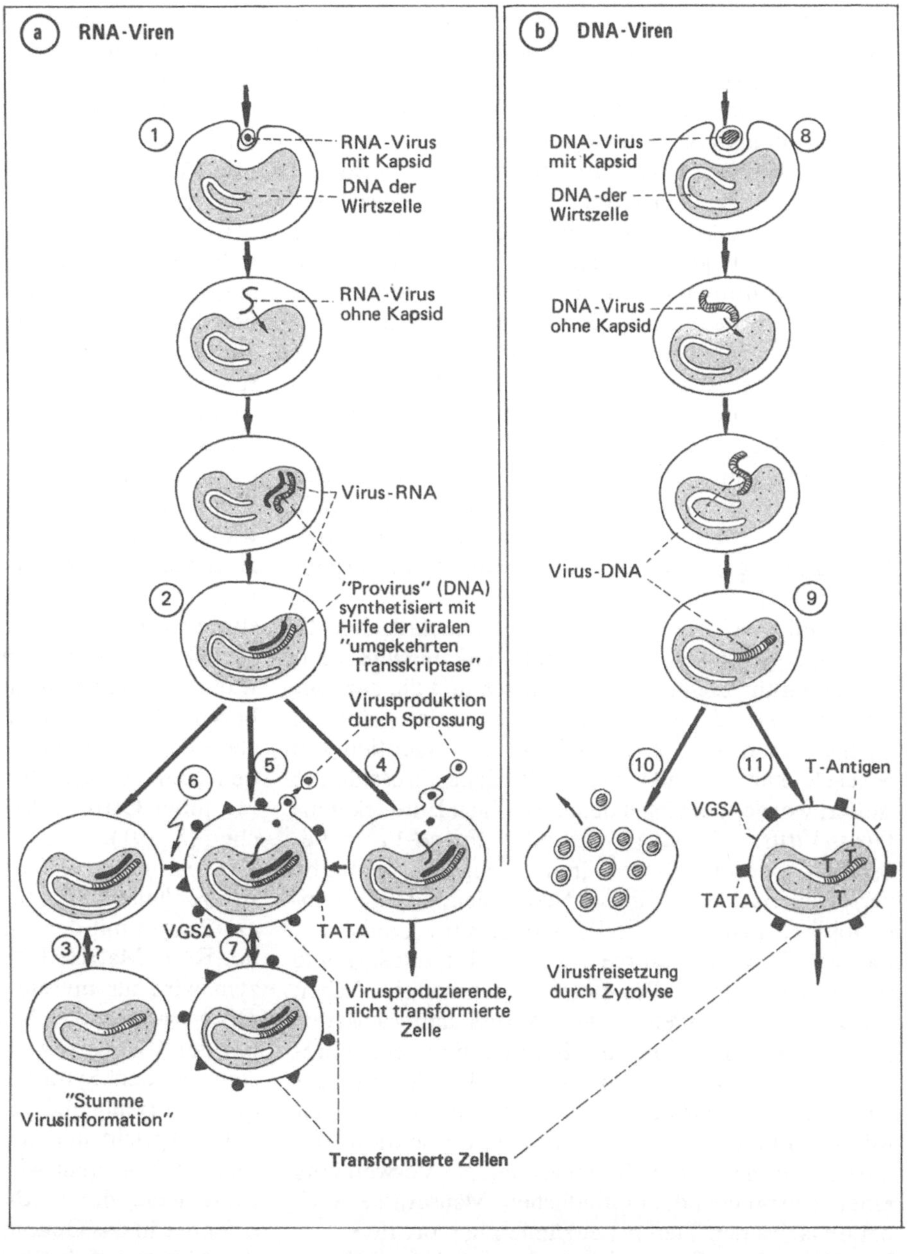

Abb. 54 a u. b. *Vereinfachte Skizze zu den Vorstellungen über die Wirkung onkogener Viren (vgl. dazu u. a. die Onkogen- und Protovirustheorie,* S. 195). **a** *Onkogene RNA-Viren* (z. B. Vogelleukose-Virus; Rous-Virus; die vor allem bei Mäusen untersuchten, überwiegend leukämogenen Groß-, Moloney- und Friend-Viren, **M**äuse-**M**amma**t**umor-**V**iren (MMTV) u. a., die überwiegend vertikal übertragen werden) vermögen nach ihrem Eintritt in die Zelle (1) mit Hilfe einer eigenen, RNA-abhängigen DNA-Polymerase (»umgekehrte Transskriptase«) ein aus DNA bestehendes Provirus zu bilden (2), das sich in das Wirtsgenom integrieren kann. Derartig infizierte Zellen sind z. T. imstande, durch Sprossung Viren nach außen abzugeben (4), oder sie verharren in einem Zustand mit sog. »stummer Virusinformation« (3). Eine neoplastische Transformation kann theoretisch nach erfolgter Virusinfektion zustande kommen, wobei die Tumorzellen z. T. ebenfalls Virus produzieren (5); oft ist das letztere jedoch nicht der Fall (7). Verschiedene Befunde sprechen dafür, daß Zellen mit »stummer Virusinformation« durch Agentien wie ionisierende Strahlen (6) eine Virusaktivierung und u. U. eine Transformation erfahren können. **b** *Onkogene DNA-Viren* (z. B. Papova-Viren (Polyoma-Virus, SV-40-Virus, Papillom-Virusgruppe)), die zum guten Teil horizontal übertragen werden, ferner onkogene Adenoviren, Viren der Herpes-Gruppe u. a. können nach ihrem Eintritt in die Zelle (8) und Integration in das Wirtsgenom (9) entweder zu einer intrazellulären Virusmultiplikation und schließlichen Zytolyse mit Virusfreisetzung (10) oder – in einem kleineren Teil der Fälle – zu einer neoplastischen Transformation (11) führen.
VGSA = **V**irus**g**ruppen-**s**pezifische **A**ntigene; TATA = **T**umor-**a**ssoziierte **T**ransplantations**a**ntigene; T-Antigene = **T**umor-Antigene (S. 1184)

plasmen auch nach Inokulation in andere Vogelspezies, ferner bei Säugern, wie Mäusen, Ratten, Hamstern und sogar Affen, erzeugt werden. In den Neoplasmen finden sich in der Regel infektiöse Viruspartikel. Eingehendere Untersuchungen haben erkennen lassen, daß reines Rous-Virus zwar eine neoplastische Transformation induzieren kann, jedoch nicht zur Produktion infektiöser Viruspartikel imstande ist. Der Grund dafür liegt darin, daß dem Genom des Rous-Virus die Information zur Synthese der Proteinhülle fehlt. Infektiöse Viruspartikel werden nur dann synthetisiert, wenn die betreffenden Zellen zusätzlich zum Rous-Virus noch mit einem sog. *Hilfsvirus* infiziert werden, dessen Genom die Information zur Synthese der Kapsidproteine enthält. Nach der Infektion einer Zelle durch Rous-Virus und Hilfsvirus werden zwei Arten von Viruspartikeln produziert, die beide die gleiche Proteinhülle besitzen, während die Virus-RNA z. T. derjenigen des Rous-Virus, z. T. derjenigen des Hilfsvirus entspricht.

Eine Reihe *weiterer RNA-Viren*, die ebenfalls dem *C-Typ* zugeordnet werden, erzeugen *Leukämien in Mäusen*. Auch für *Leukämien von Katzen* und die *enzootische Rinderleukämie* konnte eine virale Ätiologie nachgewiesen werden. Als ätiologische Agentien von Mäuseleukämien sind viele verschiedene Virusstämme isoliert worden, die nach dem jeweiligen Entdecker als *Gross-Virus, Moloney-Virus* oder *Friend-Virus* bezeichnet werden. Diese Viren erzeugen eine Reihe verschiedenartiger maligner Neoplasien, so eine lymphatische, myeloische oder monozytäre Leukämie, ferner Lymphosarkome und Retikulosarkome (S. 258). Der Typus des entstehenden neoplastischen Prozesses hängt einerseits vom Virusstamm, andererseits von der Mäuserasse ab. Bei Infektion neugeborener Tiere ist die leukämieerzeugende Wirkung der Viren meistens größer als bei Infektion erwachsener Mäuse. Immerhin lassen sich durch Injektion von Viren eines geeigneten Stammes und bei Verwendung einer entsprechend empfindlichen Mäuserasse auch bei erwachsenen Tieren Leukämien hervorrufen.

Im allgemeinen finden sich in den infizierten Tieren infektiöse Viruspartikel in großer Zahl. *Leukämieerzeugende Viren* scheinen jedoch auch in *okkulter Form* vorzukommen. So ist die leukämogene Wirkung ionisierender Strahlen zumindest teilweise auf die Aktivierung eines leukämieerzeugenden Virus zurückzuführen. Normalerweise geschieht die *spontane Übertragung* der leukämieinduzierenden Viren der Mäuse vorwiegend oder ausschließlich *vertikal*. Sowohl eine Übertragung mit der Eizelle als auch eine diaplazentare Infektion des Fötus und eine Übertragung mit der Muttermilch sind nachgewiesen worden.

Die für die Induktion von Mammakarzinomen bei Mäusen verantwortlichen Viren (MMTV = mouse mammary tumour viruses), darunter das nach seinem Entdecker genannte *Bittner-Virus*, werden aufgrund morphologischer Kriterien dem sogenannten B-Typ (exzentrisch gelegenes sphärisches Nukleoid in einer inneren Membranhülle, umgeben von einer mit »Spikes« besetzten äußeren Membran) zugeordnet und scheinen mit den vorstehend genannten Leukämie- und Sarkomviren nicht nahe verwandt zu sein. Während die Transmission des Agens bei gewissen MMTV-Stämmen vor allem über Gameten und wahrscheinlich in Provirus-Form (s. u.) erfolgen dürfte, wird das Bittner-Virus vorwiegend mit der Muttermilch auf die Nachkommen übertragen. Eine Virusvermehrung findet bei diesem Stamm schon in nicht neoplastischem Mammagewebe statt, und infektiöse Viruspartikel werden auch von nicht erkrankten Tieren mit der Milch ausgeschieden. Neugeborene Mäuse sind hinsichtlich der onkogenen Wirkung des Bittner-Virus besonders empfindlich. Im allgemeinen kommt es nach der Übertragung des Virus in neugeborene Tiere mit einer Latenzzeit von 6–12 Monaten zur Entwicklung von Mammakarzinomen. Die Häufigkeit des Auftretens von Mammakarzinomen wird von der genetischen Konstitution der Tiere maßgeblich mitbestimmt und hängt daher stark vom verwendeten Inzuchtstamm ab. Daß auch hormonalen Einflüssen eine wichtige Rolle zukommt, geht unter anderem daraus hervor, daß durch Kastration der neugeborenen Weibchen das Auftreten der Brustkrebse verhindert werden kann. Umgekehrt entwickeln sich Mammatumoren unter Östrogenbehandlung u. U. auch bei Männchen (S. 191).

Die *onkogenen RNA-Viren* weisen einige *gemeinsame Eigenschaften* auf. In den Viruspartikeln findet sich ein Enzym mit der Fähigkeit, unter Zuhilfenahme einer RNA-Matrize DNA zu synthetisieren. Dieses Enzym wird als *inverse Transkriptase (RNA-abhängige DNA-Polymerase)* bezeichnet. Ein wichtiger Schritt bei der Virusvermehrung in der infizierten Zelle besteht in den Synthese einer DNA, deren Basensequenz derjenigen der RNA der infektiösen Viruspartikel entspricht und die als *Provirus* bezeichnet wird. Diese DNA dient wiederum als Matrize für die Synthese neuer viraler RNA. Die DNA des Provirus kann offenbar in das Genom der Wirtzelle integriert und bei der Mitose auf die Tochterzellen übertragen werden. Gewisse onkogene RNA-Viren vermögen eine Zelle zu infizieren, ohne notwendigerweise in dieser eine neoplastische Transformation zu bewirken. Zudem kann die Integration des Provirus in das zelluläre Genom bei gewissen onkogenen Viren in einer Weise geschehen, daß während längerer Zeit keine infektiösen Viruspartikel gebildet werden *(»stumme Virusinformation«)*. Eine erneute Produktion von Viruspartikeln und/oder eine neoplastische Transformation kann dann offenbar durch gewisse exogene Faktoren, wie ionisierende Strahlen, Züchtung der Zellen in vitro, oder Infektion mit einem zweiten Virus, ausgelöst werden. Umgekehrt ist es möglich, daß infizierte Zellen während ihrer ganzen Lebensdauer Virus produzieren, ohne dadurch Schaden zu nehmen. Typisch für die onkogenen RNA-Viren ist auch ihre geringe oder sogar fehlende zytopathogene Wirkung und die Frei-

setzung infektiöser Viruspartikel durch »Sprossung« an der Zellmembran.
In neuester Zeit ließ sich mit Hilfe empfindlicher molekularbiologischer Methoden zeigen, daß die meisten daraufhin untersuchten tierischen Zellen Träger einer *stummen Virusinformation* sind. Demnach scheint die Infektion mit solchen Viren viel häufiger und wesentlich mehr verbreitet zu sein als man ursprünglich annahm.

b) Onkogene DNA-Viren
Papovaviren: Von den onkogenen DNA-Viren sind besonders die sog. Papova-Viren gut untersucht worden. Dazu gehören das Polyomavirus, das SV-40-Virus sowie die »Papillomviren« des Menschen (Virus der Verruca vulgaris (Warze), möglicherweise noch andere Arten) und weiterer Spezies. Das *Polyomavirus* ist in Laboratoriumsmäusen und in wilden Mäusen weit verbreitet. Die Übertragung erfolgt offenbar vorwiegend horizontal. Nach experimenteller Infektion neugeborener Mäuse entwickeln sich viele verschiedene Typen von Neoplasien (daher der Name Polyoma). Auch Zellkulturen lassen sich mit Polyomavirus infizieren. In Kulturen von Mäusezellen wird vorwiegend ein lytischer Infektionszyklus beobachtet: Die meisten infizierten Zellen gehen zugrunde. Nur wenige überleben und zeigen Merkmale einer Transformation. In Hamsterzellkulturen dagegen steht die Transformation als Reaktion auf die Infektion im Vordergrund, obschon auch hier nur ein geringer Prozentsatz der Zellen transformiert wird.
Das *Virus SV-40* (»Simian vacuolating virus«) wurde ursprünglich aus Kulturen von Affennieren isoliert. Es ist imstande, nach Injektion in neugeborene Hamster Neoplasien zu induzieren und in Zellkulturen menschliche, Mäuse- und Hamsterzellen zu transformieren.
Das nach seinem Entdecker benannte *Shope-Papillomvirus* erzeugt in wilden Kaninchen vorwiegend benigne Papillome (S. 198) der Haut, während es nach Infektion domestizierter Kaninchen meist zur Entwicklung von Karzinomen kommt.
Das *Papillomvirus des Menschen* induziert fast ausschließlich die als Verruca vulgaris (Warze) bezeichneten, gutartigen Neoplasmen der Epidermis.

Adenoviren
Neben den Papovaviren besitzen auch einige Stämme der Adenoviren (z. B. Typen 12, 18 und 31) onkogene Eigenschaften. Adenoviren, die vom Menschen isoliert wurden, erwiesen sich als onkogen bei Inokulation in neugeborene Hamster, Mäuse und Ratten, dagegen bestehen z. Z. keine Anhaltspunkte für eine onkogene Wirkung beim Menschen.

Herpesviren
Zu den Herpesviren gehört u. a. der *Erreger des Morbus Marek*, einer neoplastischen Erkrankung von Hühnern, ferner *ein Virus, das beim Frosch Karzinome der Niere erzeugt*, sowie Viren, die bei *Affen lymphatische Leukämien* induzieren.

Allgemeine Bemerkungen zu den onkogenen DNA-Viren
Die onkogenen DNA-Viren unterscheiden sich in wesentlichen Merkmalen von onkogenen RNA-Viren. So kommt die Virusvermehrung unter Lyse der infizierten Zelle und nicht durch »Sprossung« von der Zelloberfläche zustande. Es findet also entweder eine Lyse oder eine Transformation der infizierten Zelle statt. Nach Transformation einer Zelle ist zudem meistens kein infektiöses Virus mehr nachweisbar. In bezug auf das Polyomavirus und das SV-40-Virus konnte nachgewiesen werden, daß in transformierten Zellen das Virusgenom gänzlich oder zum größten Teil in das Genom der Wirtzelle integriert ist und mit diesem bei der Zellteilung auf die Tochterzellen übertragen wird. Die transformierte Zelle weist zudem Antigene auf, die für das Transformation-auslösende Virus spezifisch sind (S. 1184). Nach Infektion von Zellkulturen mit Polyomavirus zeigen die transformierten Zellen vorerst noch keine malignen Eigenschaften, denn sie sind nach Injektion in histokompatible Empfängertiere nicht imstande, zu einem Neoplasma auszuwachsen. Diese Fähigkeit entwickelt sich erst, nachdem sich die transformierten Zellen während einiger Zeit in Kultur weitervermehrt haben und gewisse zusätzliche Veränderungen zustande gekommen sind. Die Entwicklung neoplastischer Eigenschaften scheint also auch in diesem Modellsystem ein mehrstufiger Prozeß zu sein.

Das Problem einer möglichen Virusätiologie von Neoplasien beim Menschen
Mit Ausnahme der *Verruca vulgaris* (Warze), z. T. auch des *Larynxpapilloms* und der *Condylomata acuminata* (S. 261), ist z. Z. die Frage nach der Virusätiologie menschlicher Neoplasien noch offen. Die Schwierigkeiten, die sich der Klärung dieser Probleme entgegenstellen, sind verschiedener Natur: Einmal sind gesundheitsgefährdende Experimente am Menschen abzulehnen, zum anderen zeigen onkogene Viren häufig eine ausgeprägte Speziesspezifität. Ferner lassen sich typischerweise viele onkogene Viren in neoplastisch transformierten Zellen nicht mehr als solche nachweisen. Umgekehrt bietet neoplastisches Gewebe häufig ein gutes Substrat für die Vermehrung nicht-onkogener Viren, deren Nachweis dann fälschlicherweise vermuten läßt, daß sie für die Entstehung der Neoplasie verantwortlich sein könnten.
Gegenwärtig stehen u. a. *Viren aus der Herpesgruppe*, vor allem das nach seinem Entdecker benannte *Epstein-Barr-Virus*, als mögliche ätiologische Agentien bei der Entstehung menschlicher Neoplasien im Vordergrund des Interesses. Das Epstein-Barr-Virus ist nachgewiesenermaßen der Erreger der *Monoucleosis infectiosa* (*Pfeiffer'sches Drüsenfieber*, S. 1829), einer selbstlimitierenden proliferativen Erkrankung des lymphoretikulären Systems, die indessen die üblichen Kriterien einer Neoplasie nicht erfüllt. Ferner sprechen verschiedene Befunde dafür, daß das Epstein-

Barr-Virus in der Ätiologie des *Burkitt-Lymphoms* eine Rolle spielt. Diese besondere Form von malignem Lymphom (S. 259) tritt meistens bei Kindern und vor allem im Kieferbereich auf. Von Interesse ist sein gehäuftes Vorkommen im zentralen Gürtel von Afrika, wo eine höhere Temperatur und eine gewisse Feuchtigkeit herrschen. In Gebieten, in denen die Temperatur unter 15° C absinkt, tritt das Burkitt-Lymphom nur ausnahmsweise in Erscheinung. Die Vermutung liegt nahe, daß die klimatischen Bedingungen in Zentralafrika mit der horizontalen, möglicherweise durch Insekten vermittelten Transmission von Viren in Beziehung stehen könnten. In diesem Zusammenhang sei auf das gehäufte Auftreten von Burkitt-Lymphomen bei Malaria tropica hingewiesen. Es finden sich sonst nur sehr spärliche Hinweise darauf, daß beim Menschen eine horizontale Übertragung von onkogenen oder leukämogenen Viren vorkommt.

Beispiel:
- Vereinzelt wurde das gehäufte Auftreten (sog. »*Clusters*« = Häufchen) *akuter Leukämien* sowie des *Morbus Hodgkin* unter nicht verwandten, aber im gegenseitigen Kontakt stehenden Personen (vor allem Kindern und Jugendlichen) beobachtet.

Als weitere neoplastische Erkrankungen, für die eine ätiologische Rolle des Epstein-Barr-Virus vermutet wird, sind das *Karzinom des Nasopharynx* zu nennen, das vor allem im südlichen China gehäuft auftritt, ferner vereinzelte Fälle von *Adenokarzinom,* z. B. des Magens, sowie Melanom und Retikulosarkom (S. 261).
Schließlich besteht der Verdacht, daß bei *Karzinomen der Cervix uteri Viren der Herpesgruppe* eine ätiologische Rolle spielen könnten. Außerdem mehren sich Hinweise darauf, daß auch beim Menschen bei der Entstehung u. a. von *Mammakarzinomen RNA-Viren* mitwirken *(Oncorna-Viren).* Entsprechende Befunde wurden auch bei wenig differenzierten *Hirntumoren* (*Glioblastome,* S. 264) erhoben. Hinweise auf die mögliche Virusätiologie menschlicher Tumoren und Leukämien stützen sich u. a. auch auf gewisse antigenische Eigenschaften der neoplastischen Zellen (S. 1184).

Beispiel:
- Bei menschlichen Patienten konnte mit Hilfe eines Komplementfixationstests zum Nachweis von Antikörpern, die gegen die durch *Herpes simplex-Virus (HSV 1)* und *Herpes genitalis-Virus (HSV 2)* induzierten Nicht-Virion-Antigene gerichtet sind, gezeigt werden, daß ausschließlich in Fällen von *fortgeschrittenen Karzinomen der Lippe, der Mundhöhle, des Oropharynx, der Niere, der Harnblase, der Prostata, der Cervix uteri und der Vulva positive Rekationen gefunden wurden.* Patienten mit Karzinomen in anderer Lokalisation zeigten keine positive Reaktion. Seren von Patienten mit Karzinomen der Lippe oder des Oropharynx reagierten mit HSV-1-, aber nicht mit HSV-2-Nicht-Virion-Antigenen, solche von Patientinnen mit Vulvakarzinom enthielten Antikörper gegen HSV 1- und HSV 2-Nicht-Virion-Antigene. Neuerdings wird die Möglichkeit einer Übertragung onkogener HSV, z. B. beim Geschlechtsverkehr, diskutiert.

38.4. Ionisierende Strahlen als kanzerogene Agentien

Lokale Wirkungen: Beobachtungen am Menschen

Die karzinogene Wirkung von Röntgenstrahlen wurde schon bald nach der Entdeckung dieser Strahlenart erkannt. Bei Physikern und Radiologen, die anfänglich ohne entsprechende Schutzmaßnahmen Röntgenstrahlen verwendeten, kam es nämlich sehr häufig zur Entwicklung neoplastischer Prozesse, vor allem von *Hautkarzinomen.* Die karzinogene Wirkung ionisierender Strahlen ist indessen nicht auf die Körperoberfläche beschränkt. Bei Verwendung einer genügend energiereichen Strahlung äußert sie sich auch in der Entstehung von *Neoplasien im Körperinneren.*

Beispiele:
- Entwicklung von *Schilddrüsentumoren,* u. a. auch Karzinomen, bei Jugendlichen, denen in der Kindheit »zum Zweck der Verkleinerung des Thymus« eine mittlere Dosis ionisierender Strahlen auf die obere Mediastinal- und Halsgegend verabreicht worden war. Die *Thymusbestrahlung* dieser Art gilt heute als obsolet.
- Entstehung von *Leukämien* bei Patienten, die wegen einer *Spondylarthritis ankylopoetica (Bechterew)* einer *Wirbelsäulenbestrahlung* unterzogen worden waren.
- Auftreten von *Knochensarkomen, Mammakarzinomen, Speicheldrüsentumoren* u. a. längere Zeit nach *therapeutischer Lokalbestrahlung.*

Dosis-Wirkungsbeziehungen aufgrund tierexperimenteller Ergebnisse von Lokal- und Teilkörperbestrahlungen

Versuche mit Teilkörperbestrahlung von Ratten zeigten, daß die induzierten Geschwülste fast ausschließlich im bestrahlten Gebiet auftraten. Die Dosisabhängigkeit der tumorigenen Strahlenwirkung scheint von der Strahlenart, der Dosisleistung, der Tumorform, ferner von Spezies, Stamm, Geschlecht und Alter der Tiere abzuhängen. Innerhalb gewisser Dosisgrenzen und bei gegebener Strahlenart und Dosisleistung scheint die *Tumorausbeute* in der Regel eine *lineare Funktion der verabreichten Strahlenmenge* zu sein.

Beispiel:
- Nach Bestrahlung der Mammagegend weiblicher *Ratten* zeigte sich zwischen 25 und 400 R eine lineare Abhängigkeit der Ausbeute an *Mammaneoplasmen* von der Dosis (Abb. 55).

Solche Befunde wurden aber nicht in allen untersuchten Systemen erhoben. Eine *Fraktionierung der Dosis* kann eine Verminderung oder – unter besonderen Bedingungen – eine Verstärkung des onkogenen Effekts der ionisierenden Strahlen zur Folge haben. Wird die Dosisleistung herabgesetzt, zeigt sich bei Verwendung einer bestimmten Dosis von Röntgen- und Gammastrahlen in der Regel eine Verminderung des kanzerogenen Effekts. Einzig für die Neutronenbestrahlung scheint die Dosisleistung keine große Rolle zu spielen, d. h. hier haben wir es mit einer annähernd summativen Wirkung dieser Agentien in bezug auf die Ausbeute an Tumoren und Leukämiefällen zu tun. Vermutlich darf für die kanzerogene Wirkung ionisierender Strahlen *kein Dosis-Schwellenwert* angenommen werden.

Ganzkörperbestrahlung: Beobachtungen am Menschen

Die zuverlässigsten Angaben über Dosis-Wirkungsbeziehungen nach Ganzkörperbestrahlung von Menschen stammen aus den Untersuchungen an Opfern der *Atombombenexplosionen* in Hiroshima und Nagasaki. Dabei ist hervorzuheben, daß in Nagasaki offenbar überwiegend eine Gammastrahlung zur Wirkung kam, während für Hiroshima eine Mischung von Gammastrahlen und Neutronen angenommen wird. Mit diesem Unterschied hängt es wahrscheinlich z. T. zusammen, daß in Hiroshima eine höhere leukämogene Wirkung verzeichnet wurde als in Nagasaki. Die Neutronenstrahlung scheint in dieser Hinsicht etwa fünfmal stärker wirksam gewesen zu sein als die Gammastrahlung (vgl. dazu relative biologische Wertigkeit, RBW, S. 1446). Überdies zeigte es sich, daß jüngere Individuen hinsichtlich der radiogenen Leukämieentstehung stärker gefährdet waren als ältere, und Männer mehr als Frauen. Der Häufigkeitsgipfel der Leukämiefälle in diesen beiden Städten wurde ungefähr 5 Jahre nach der Explosion verzeichnet, wobei hervorzuheben bleibt, daß es sich meistens um die in Japan relativ häufigen Formen von Leukämie (akute Leukämien, chronische myeloische Leukämie), nicht aber um Fälle von chronischer lymphatischer Leukämie (S. 259) handelte. In Hiroshima genügte eine Dosis von *20–50 Rad*, um eine signifikante Erhöhung der Leukämieinzidenz zu erzeugen. Es wird geschätzt, daß die *Häufigkeit der Leukämie* unter den Atombombenopfern dieser Stadt um 3 Fälle/10^6 exponierte Personen/Rad zunahm. Die Frage nach der Existenz einer Schwellendosis ließ sich nicht sicher entscheiden. In dieser Hinsicht ist zweifellos Zurückhaltung geboten, wenn man bedenkt, daß die Häufigkeit von *Leukämie bei Kindern*, die *in utero* mit Dosen von nur *1–10 Rad* bestrahlt worden waren, signifikant höher ist als bei der Kontrollpopulation. Abgesehen von Leukämien, wurden unter der exponierten Population von Hiroshima und Nagasaki auch gehäuft bösartige Tumoren, insbesondere Schilddrüsenkarzinome, beobachtet.

Tierexperimentelle Befunde zur neoplasiefördernden Wirkung einer ionisierenden Ganzkörperbestrahlung

Kurzfristige Ganzkörperbestrahlungen führen bei Tieren zu ähnlichen Folgen, wie sie eben an den Beispielen von Hiroshima und Nagasaki für den Menschen erörtert wurden. Da man aber über die leukämogenen bzw. kanzerogenen Effekte einer chronischen Bestrahlung des Menschen mit sehr geringer Dosisleistung keine zuverlässigen Kenntnisse hat, sind wir auf diesem wichtigen Gebiet vorläufig auf tierexperimentelle Ergebnisse angewiesen. Es hat sich gezeigt, daß eine kontinuierliche externe Gamma-Ganzkörperbestrahlung während des ganzen Lebens mit einer Dosisleistung von *0,062 Rad/Tag* bei einzelnen Mäusestämmen keine, bei anderen aber eine signifikante leukämogene Wirkung zeigte. Offenbar spielen hier stammesbedingte Unterschiede in der Empfindlichkeit eine erhebliche Rolle.

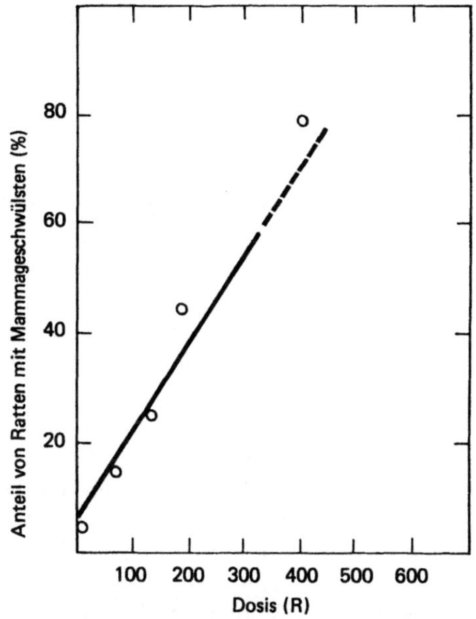

Abb. 55. Durch ionisierende Photonen-Teilkörperbestrahlung bei Sprague-Dawley-Ratten induzierte Mammageschwülste verschiedener Typen: Im Bereich von 25-400 R zeigt sich eine lineare Dosis-Wirkungbeziehung. Bei höheren Dosen sinkt die Tumorausbeute z. T. wieder ab, offenbar wegen zunehmender radiogener Zerstörung der Zellen, die als Kandidaten für eine neoplastische Transformation in Frage kämen. (Aus Bond, V. P., Cronkite, E. P., Shellabarger, C. A., Aponte, G.: Radiation-induced mammary gland neoplasia in the rat. Brookhaven National Laboratory Report BNL-6704, 1962)

Kanzerogene bzw. leukämogene Wirkung radioaktiver Isotopen

Neubildungen können auch durch radioaktive Substanzen hervorgerufen werden. Beim *Menschen* gibt es dafür verschiedene Beispiele, wobei es sich teils um berufliche Expositionen, teils um iatrogene (»vom Arzt verschuldete«) Schäden handelt.

Beispiele:

- *Sarkome* (u. a. auch die seltenen Hämangiosarkome) und andere maligne Neoplasmen in Leber, Milz, Nieren u. a. längere Zeit nach Verwendung von *Thorotrast* (S. 1474) als Kontrastmittel zu röntgendiagnostischen Zwecken. Die Latenzzeit beträgt hier ungefähr 10–30 Jahre.
- Gehäuftes Auftreten von *Lungenkarzinomen* bei Bergleuten, die in *Uraniumbergwerken* arbeiten. Der seit langem bekannte »Joachimstaler« und »Schneeberger« Krebs beruht z. T. auf einer Exposition gegenüber radioaktivem Material (u. a. chronische Inhalation von Radon).
- Entwicklung von *Knochensarkomen* bei Arbeiterinnen, die bei der Herstellung von *Leuchtzifferblättern* eine *radiumhaltige Masse* aufzutragen hatten und – etwa beim Zuspitzen des Pinsels mit dem Mund – dieses Material in sich aufnahmen.

Bemerkungen zum Mechanismus der leukämogenen bzw. kanzerogenen Wirkung ionisierender Strahlen
Der Mechanismus der Entstehung radiogener Neoplasien ist unbekannt. Es werden verschiedene Möglichkeiten in Erwägung gezogen, die sich gegenseitig nicht auszuschließen brauchen:

a) Direkte Initiationswirkung, die vielleicht den bekannten *mutagenen Effekten* ionisierender Strahlen verwandt oder sogar gleichzusetzen ist.
b) Strahlenbedingte Veränderung von Zellen und Geweben, so daß die onkogene Wirkung von Viren vermehrt zum Ausdruck kommt (*»Aktivierung« latenter onkogener Viren).*
c) *Immunosuppressive Wirkung* der ionisierenden Strahlen und damit eine Herabsetzung der sog. »immunologischen Überwachung« (S. 1187).
d) *Indirekte proliferationsfördernde Wirkung*, indem im Anschluß an den durch die Strahlung hervorgerufenen Zelluntergang Regenerationsprozesse mit vermehrter Teilungstätigkeit der überlebenden Zellen auftreten.

Zur Zeit stehen vor allem die Hypothesen a) und b) zur Diskussion.

38.5. Kanzerogene Wirkung von Ultraviolettstrahlen

UV-Strahlung bewirkt wegen ihrer geringen Penetrationsfähigkeit vor allem Neoplasmen der *Haut*, insbesondere *Karzinome*. Diese entwickeln sich fast ausschließlich an den unbedeckten Körperteilen, wie Gesicht und Händen, in erster Linie bei Personen, die einen großen Teil ihres Lebens im Freien verbracht haben. Zu den charakteristischen Veränderungen der sog. *»Seemannshaut«* oder *»Landmannshaut«* gehören zunächst eine Hyperpigmentierung sowie eine herdweise Hyperkeratose und Hyperplasie der Epidermis. In einer so veränderten Haut entwickeln sich signifikant häufiger als bei Kontrollpopulationen *verhornende Plattenepithelkarzinome* (S. 261) und *Basaliome* (S. 248). Dunkelhäutige Rassen sind wesentlich weniger gefährdet als hellhäutige. Blonde Individuen erweisen sich als besonders anfällig. Die Hautpigmentation übt demnach eine beträchtliche Schutzwirkung aus.

38.6. Die Bedeutung der genetischen Konstitution für die Entstehung neoplastischer Prozesse

Sowohl die Häufigkeit als auch die Typen neoplastischer Prozesse sind von Spezies zu Spezies sehr verschieden.

Beispiele:
- Während beim *Menschen* die Häufigkeit neoplastischer Prozesse über 20% der Gesamtpopulation liegt, beträgt sie beim *Rind* nur ungefähr 0,5% und scheint beim *Schwein*, bei der *Ziege* und beim *Schaf* noch niedriger zu sein. Andererseits weisen *Hühner* und *Mäuse* – die letzteren allerdings mit erheblichen Stammesunterschieden – im allgemeinen häufig Tumoren und Leukämien auf.
- *Pferde* erkranken relativ oft an malignen Melanomen (S. 263), jedoch selten an Mammakarzinomen. Bei der *Maus* wird gerade das Gegenteil beobachtet. *Hunde* entwickeln häufig Mastozytome (S. 261), einen Tumor, der in umschriebener Form beim Menschen kaum bekannt ist.

Die Bedeutung der genetischen Konstitution für die Entstehung neoplastischer Prozesse wird ferner durch Beobachtungen an *Inzuchtstämmen* von Versuchstieren, insbesondere von Mäusen, unterstrichen.

Beispiel:
- Bei verschiedenen Inzuchtstämmen von Mäusen variiert die Häufigkeit des Auftretens sog. *spontaner Neoplasien* (S. 194) zwischen 5 und 100% der Versuchstiere. Auch das Spektrum der Neoplasietypen ist von Stamm zu Stamm verschieden; so kennt man Stämme mit einer hohen Inzidenz von Mammakarzinomen (BALB/c u. a.) und solche, die vor allem eine Leukämie entwickeln (AKR u. a.).

Wenn auch die Beobachtungen an Inzuchtstämmen einen Zusammenhang zwischen genetischer Konstitution und Tumorinzidenz als offenkundig erkennen lassen, ist über die Hintergründe dieser Korrelation nicht viel bekannt. Anhand induzierter Neoplasien konnte wahrscheinlich gemacht werden, daß für Unterschiede in der Inzidenz verschiedenartiger Tumoren und/oder Leukämien nicht eines und dasselbe, sondern *jeweils verschiedene Gene maßgebend* sind. Ob sich die genetische Information im Sinn einer mehr oder weniger ausgeprägten Resistenz bzw. Empfindlichkeit gegenüber onkogenen Agentien – z. B. Viren – auswirkt, ist nicht geklärt.
Beim *Menschen* ist die Frage nach der Bedeutung der hereditären Disposition für die Entstehung von Neoplasien noch weitgehend offen. Epidemiologische Untersuchungen und Beobachtungen an eineiigen Zwillingen haben bisher nur bei einer kleinen Gruppe neoplastischer Prozesse *Hinweise auf Erbfaktoren* ergeben. Teilweise handelt es sich hierbei um sicher hereditäre Zustände oder Leiden, die mit einem erhöhten Neoplasierisiko verbunden sind.

Beispiele:
- Bei der dominant vererbbaren (»familiären«) *Polyposis intestini*, die z. T. einer *Papillomatose* (S. 261) entspricht, treten signifikant gehäuft *Dickdarmkarzinome* auf.
- Beim hereditären *Xeroderma pigmentosum* (S. 19) entwickeln sich oft *Hautkarzinome.*

Zum anderen kennt man auch einzelne Tumoren, deren Auftreten in wesentlichem Ausmaß durch genetische Faktoren mitbestimmt wird, ohne daß eine Vorkrankheit vorläge.

Beispiele:
- *Neuroblastom* des Nebennierenmarks (S. 395), *Retinoblastom* (S. 345), *Phäochromozytom* (S. 523).
- Träger der *Blutgruppe A* zeigen eine erhöhte Inzidenz von *Magenkarzinomen.*

Bei gewissen nicht-hereditären Leiden, die durch Veränderungen von Zahl und/oder Strukturen der Chromosomen gekennzeichnet sind, zeigt sich auch ein erhöhtes Risiko zur Entwicklung maligner Neoplasien.

Beispiel:
- Größere Häufigkeit von *Leukämie* bei Trisomie 21 (*Mongolismus*, Down's Syndrom) als bei der Kontrollpopulation.

Die vereinzelt mitgeteilten Fälle eines *familiären Auftretens derselben Neoplasie* (z. B. Thymon, S. 1207) gestatten keine Aussage über die Bedeutung von Erbfaktoren, da eine vertikale, u. U. auch horizontale Transmission onkogener Viren nicht ausgeschlossen werden kann.
Das gehäufte Vorkommen neoplastischer Prozesse bei *erblichen Defektimmunopathien* (S. 1199) weist darauf hin, daß *genetisch bedingte Unterschiede in der Resistenz gegenüber onkogenen Agentien* bzw. *neoplastischen Zellen* eine Rolle spielen können.

38.7. Hormonale Einflüsse auf die Entstehung neoplastischer Prozesse

Den deutlichsten Hinweis auf die Bedeutung von Hormonen bei der Entwicklung einer Neoplasie liefern die *Geschlechtsunterschiede* in Häufigkeit, Art und Lokalisation (»Organdisposition«) von Tumoren. Dabei müssen natürlich die Neoplasmen der Genitalorgane ausgeklammert werden. Ebenso ist den unterschiedlichen Lebensgewohnheiten Rechnung zu tragen. Aber selbst nach Aussonderung dieser Faktoren besteht kein Zweifel darüber, daß *Hormone bei der Entstehung verschiedener Neoplasmen eine wichtige Rolle spielen.*
Beim *weiblichen Geschlecht* entstehen 40–50% aller malignen Neoplasmen in der Mamma oder in den Genitalorganen. Alle anderen Krebse – mit Ausnahme derjenigen der Gallenblase und der Thyreoidea – treten bei Männern häufiger auf als bei Frauen.

Hormonale Einflüsse auf die Entstehung des Mammakarzinoms

Die früher vermutete Beziehung zwischen Stillen und einem erniedrigten Risiko für Mammakarzinome hat sich nicht bestätigen lassen. Dagegen spricht vieles dafür, daß das *Alter bei der ersten ausgetragenen Schwangerschaft* von Bedeutung ist: Je früher die erste Gravidität und Geburt, desto geringer ist das Brustkrebsrisiko. Die Gründe für diese Zusammenhänge sind noch nicht geklärt. Aufgrund tierexperimenteller Beobachtungen wird angenommen, daß *Östron* und *Östradiol* eine krebsfördernde Wirkung haben, während dem *Östriol* eher eine protektive Rolle zugeschrieben wird. Demnach wäre das Verhältnis des im Körper gebildeten Östriols im Vergleich zu Östron und Östradiol (*»Östriolquotient«*) für die Beurteilung des Entartungsrisikos von Bedeutung. Der Östriolquotient scheint im Verlauf der Schwangerschaft zuzunehmen.
Als weitere Faktoren sind – soweit sich dies aufgrund von Tierversuchen vermuten läßt – die *hemmende Wirkung von Prolaktin* auf die Entwicklung von Mammatumoren sowie die noch nicht ausreichend bekannten Einflüsse von *Androgenen* zu berücksichtigen. Schließlich muß auf die experimentell nachgewiesene Begünstigung der Bildung von Mammatumoren bei gewissen Spezies durch *Progesteronderivate* hingewiesen werden.

Beispiel:
- Bei *Hunden* führen Kombinationspräparate von Östrogenen und Progestogenen, wie sie heute zur *Kontrazeption* bei Frauen Verwendung finden, zu einer erhöhten Inzidenz von Mammatumoren. Es hat sich gezeigt, daß dieser tumorigene Effekt vor allem mit den *Progestogenen*, die in den verschiedenen Präparaten enthalten sind, korreliert.

In anderen Spezies scheinen entsprechende *Kontrazeptiva* nicht zu einer Erhöhung, sondern zu einer Verminderung der Häufigkeit von Mammatumoren zu führen, z. B. bei der Ratte. Es ist noch verfrüht, sich hinsichtlich der Wirkung dieser Mittel auf den Menschen ein abschließendes Urteil zu bilden.
Der Malignitätsgrad des Mammakarzinoms der Frau ist unterschiedlich zu beurteilen, je nachdem, ob dieses vor oder nach der Menopause auftritt. Das *prämenopausische Mammakarzinom* ist in der Regel bösartiger und tritt häufiger in Kombination mit anderen Neoplasmen (Ovarien, Uterus, Dickdarm) auf als das postmenopausische.
Der Brustkrebs der Frau läßt sich ferner in zwei Gruppen unterteilen, von denen die eine auf eine *Ovariektomie* günstig, die andere nicht reagiert. Die Ansprechbarkeit des Mammakarzinoms auf einen solchen Entzug von Östrogenen hängt mit der Frage zusammen, ob die Tumorzellen *Östrogenrezeptoren* aufweisen oder nicht. Unter physiologischen Bedingungen sind derartige Rezeptoren die Voraussetzung für eine östrogenvermittelte Proliferation in den Erfolgsorganen. Man betrachtet es daher als unwahrscheinlich, daß dem Verlust von Östrogenrezeptoren bzw. einer Verminderung ihrer Konzentration beim Zustandekommen des Brustkrebses eine ätiologische Bedeutung zukommt. Vielmehr ist denkbar, daß Östrogene über eine Förderung der proliferativen Tätigkeit im Mammaepithel die Voraussetzungen für die Wirkung onkogener Agentien verbessern. Es scheint nämlich, daß virale wie chemische Karzinogene – vor allem oder ausschließlich – ihren onkogenen Effekt auf proliferierende und nicht auf in Proliferationsruhe befindliche Zellen ausüben.
Männer mit Gynäkomastie, d. h. einer ungewöhnlich starken Entwicklung der Brustdrüse, wie sie bei *Leberzirrhose* (S. 726), im Verlauf einer *Östrogenbehandlung* (wegen Prostatakarzinom) oder beim *Klinefeltersyndrom* (S. 31) vorkommt, zeigen eine wesentlich höhere Inzidenz von Mammakarzinomen als solche ohne Gynäkomastie.
Weitere Beispiele hormonaler Einflüsse auf die Entwicklung und/oder das Wachstum von Neoplasien: Abgesehen vom Mammakarzinom finden sich noch

zahlreiche weitere Beispiele dafür, daß Störungen des hormonalen Gleichgewichts auf die Entstehung und/oder Entwicklung neoplastischer Prozesse eine fördernde oder hemmende Wirkung haben können.

Beispiele:
- *Prostatakarzinome* treten bei Eunuchen und Kastraten, d. h. Männern ohne Hodenfunktion, fast nie auf. Umgekehrt gehört die Entstehung dieses Krebses zu den Gefahren einer langdauernden Therapie mit Androgenen.
- *Leiomyome und Leiomyosarkome des Uterus* finden sich fast ausschließlich bei Frauen, die z. Z. der Geschlechtsreife endokrin aktive Ovarien haben oder hatten.
- In Kropfendemiegebieten entsteht – in erster Linie wegen Jodmangels – über den Weg einer verringerten Bildung von Schilddrüsenhormonen und einer dadurch bedingten Verstärkung der Produktion von thyreoideastimulierendem Hormon (TSH) sehr oft eine *knotige Hyperplasie der Schilddrüse* (S. 158). Auf dieser Grundlage entwickeln sich wesentlich häufiger als in Gebieten mit normalem Jodgehalt des Wassers bestimmte maligne Schilddrüsenneoplasmen, wie das *follikuläre Karzinom (wuchernde Struma Langhans)*.

Heutige Vorstellungen zur Wirkungsweise von Hormonen auf die Entstehung und Entwicklung neoplastischer Prozesse

Es fanden sich bis jetzt keine verwertbaren Anhaltspunkte für die Annahme, daß Hormone eine Initiation von Neubildungen bewirken können. Dagegen spricht vieles dafür, daß endokrine Einflüsse einerseits über eine Modifikation der Proliferationstätigkeit der Erfolgsorgane deren Empfindlichkeit gegenüber verschiedenen onkogenen Agentien (s. o.) verändern, andererseits im Sinn einer *Stimulation* oder *Depression* das Wachstum verschiedener neoplastischer Prozesse mitbestimmen.

38.8. Erhöhtes Risiko der Entstehung neoplastischer Prozesse bei immunologischen Defektzuständen und Immunosuppression

Bei einer Reihe immunologischer Defektzustände *(Defektimmunopathien*, S. 1197) des Menschen wie von Tieren, bei denen die spezifische, d. h. antigengerichtete Körperabwehr mangelhaft oder überhaupt nicht funktioniert, findet sich eine im Vergleich zu Kontrollpopulationen stark *erhöhte Inzidenz von Neoplasien*. Dies spricht an sich dafür, daß die Immunitätslage des Organismus für die Entwicklung von Geschwülsten und Leukämien eine erhebliche Bedeutung hat. Die Mechanismen der Entstehung von Neubildungen bei immunologischen Defektzuständen sind indessen noch nicht ausreichend geklärt. Insbesondere ist an die Möglichkeit zu denken, daß derartige Mängel der Abwehrfunktionen eine erhöhte Infektionsgefahr (auch durch Viren) und eine verstärkte Proliferation – und damit Empfindlichkeit gegenüber onkogenen Agentien – der im Dienste der Infektabwehr stehenden Zellsysteme bewirken könnten. Jedenfalls ist es von Interesse festzustellen, daß unter den bei Defektimmunopathien beobachteten Neoplasien *maligne Lymphome* und *Leukämien* (S. 258) bei weitem überwiegen. Ähnliche Beobachtungen wurden bei Patienten gemacht, die einer längerdauernden *immunosuppressiven Therapie* unterzogen worden waren, etwa wegen Nierentransplantation (S. 1230).

38.9. Die Bedeutung weiterer Faktoren für die Entstehung bzw. Entwicklung neoplastischer Prozesse

Neben den bisher erwähnten Einflüssen, denen nachgewiesenermaßen oder vermutlich eine kanzerogene Bedeutung zukommt oder die eine Promotorrolle spielen, gilt es noch eine ganze Zahl weiterer Faktoren zu berücksichtigen.

Abgesehen von den erwähnten Spezies- und Stammesunterschieden gibt es auch eine *Individualdisposition* zur Entwicklung von Neoplasien. Dies geht vor allem daraus hervor, daß selbst in einem Inzuchtstamm nicht alle Tiere desselben Geschlechts in gleicher Weise und im gleichen Alter an Tumoren oder Leukämien erkranken. Dies spricht dafür, daß der Individualdisposition, wie sie auch für den Menschen angenommen wird, nicht nur Unterschiede in der genetischen Information nicht-neoplastischer Zellen zugrunde liegen. Beim Menschen lassen sich – abgesehen von Studien an eineiigen Zwillingen – diese Verhältnisse kaum prüfen.

Ähnliches gilt für spezies- und stammesabhängige *Typen von Neoplasien* sowie die *Organdisposition* zur Geschwulstentstehung. Von großer praktischer Bedeutung ist die *Altersdisposition* zur Entwicklung neoplastischer Prozesse. Von vielen Tumoren und auch einigen Leukämien kennen wir recht charakteristische Häufigkeitsverteilungen als Funktion des Alters.

Beispiele:
- *Sympathikogoniome* und *Symphathikoblastome* der Nebennieren, ferner *Retinoblastome* des Auges und *Nephroblastome* der Nieren zeigen einen Häufigkeitsgipfel im Säuglings- und Kleinkindesalter.
- Die meisten *Karzinome* zeigen mit zunehmendem Alter eine steigende altersspezifische Inzidenz.

Die Gründe für die erhöhte Häufigkeit neoplastischer Prozesse im höheren Alter sind vermutlich komplex (vgl. dazu S. 2149).

In besonderen Fällen scheinen *Temperatureinflüsse* für die Entstehung von Neoplasmen eine Rolle zu spielen.

Beispiel:
- Erhöhte Inzidenz bösartiger *Hodentumoren bei Kryptorchismus*, bei dem die Testes durch eine unphysiologisch hohe Temperatur geschädigt werden.

Dagegen finden sich keine verwertbaren Hinweise auf Temperatureinflüsse (zu heiße Speisen) etwa bei der Entstehung des Speiseröhrenkrebses.

Ernährungsbedingungen als mögliche ursächliche Faktoren bei der Karzinogenese bzw. Leukämogenese stehen immer noch zur Diskussion, aber abgesehen von den schon erwähnten onkogenen Agentien, insbesondere den chemischen Karzinogenen, finden sich nur wenig überzeugende Berichte zu dieser Frage. So konnte bisher nicht gezeigt werden, daß »scharfe« Gewürze einen karzinogenen Effekt ausüben. Bei *Mangeldiät* oder Unterernährung scheint einerseits eine erhöhte Anfälligkeit hinsichtlich der neoplastischen Entartung von Geweben zu bestehen, andererseits kann unter besonderen Bedingungen eine Reduktion der Inzidenz maligner neoplastischer Prozesse beobachtet werden (S. 654).

Beispiel:
- Unter *Vitamin-A-Mangeldiät* stehende Nager sind z. T. gegenüber chemischen Karzinogenen empfindlicher (gesteigerte Induktion z. B. von Hauttumoren der Mäuse oder von Dickdarmkarzinomen bzw. Speicheldrüsenkarzinomen der Ratte) als normal ernährte Tiere. Demgegenüber setzt *kalorienarme Mangeldiät* die Häufigkeit spontan auftretender Mammakarzinome bei Mäusen z. T. herab.

Von *Genußmitteln* mit krebsfördernder Wirkung ist – wie erwähnt – der *Tabakrauch* hervorzuheben. Bei Rauchern werden nicht nur gehäuft *Lungenkarzinome* sondern auch vermehrt *Karzinome des Dickdarms, der Harnblase und des Lippen-Mundbereichs* – im Vergleich zur Kontrollpopulation – festgestellt. Der Lippenkrebs gehört zu den bekannten Komplikationen des Pfeifenrauchers. *Alkoholabusus* ist mit einer erhöhten Inzidenz von *Leberkarzinomen* verbunden, die sich vor allem auf der Grundlage einer Leberzirrhose (S. 735) entwickeln. Es wird auch ein Zusammenhang zwischen Alkoholgenuß und der Entstehung von *Ösophaguskarzinomen* vermutet (S. 180).

Die *unbelebten Umweltfaktoren* wurden größtenteils schon (S. 179) behandelt. Es sei hier beigefügt, daß über die relative Bedeutung »natürlich« vorkommender Karzinogene, wie z. B. gewisser Mykotoxine (u. a. aus Penizillien), noch wenig bekannt ist.

Abgesehen von den Viren, scheinen noch weitere *belebte Umweltfaktoren* bei der Entstehung gewisser Krebsarten eine Rolle zu spielen. Axenische (*keimfreie*, d. h. bakterien- und parasitenfreie) *Nager* zeigen einen Häufigkeitsgipfel neoplastischer Prozesse später im Leben als konventionell gehaltene Tiere. Seit langem wird auch diskutiert, daß die geringe Inzidenz von Portiokarzinomen bei jüdischen Frauen mit der Zirkumzision beim Manne zusammenhängen könnte. Eine Klärung dieser Frage ist jedoch noch nicht erfolgt. Schließlich sei auf das gehäufte Auftreten von *Harnblasenkarzinomen* bei *Bilharziose* (S. 2097) sowie auf die Zusammenhänge zwischen *Malaria tropica* (S. 2045) und *Burkitt-Lymphom* hingewiesen. Diese wenigen Beispiele zeigen, daß auch *tierische Parasiten* für die Entstehung und/oder Verbreitung bestimmter Neoplasmen eine Bedeutung zu haben scheinen.

38.10. Hyperplasie und Kanzerogenese

Bei einer *Hyperplasie* wird die vermehrte Zellproliferation durch einen entsprechenden *Stimulus* (z. B. Gewebeschäden mit nachfolgend überschießender reparativer Regeneration (S. 146) oder Hormonwirkungen) hervorgerufen, bleibt aber nur so lange erhalten, als der Reiz anhält. Es wurde schon hervorgehoben, daß sich die Hyperplasie dadurch wesensmäßig von der Neoplasie unterscheidet. Dies heißt jedoch nicht, daß zwischen den beiden Prozessen keine Beziehung besteht. Vielmehr deutet vieles darauf hin, daß hyperplastisches Gewebe mit größerer Wahrscheinlichkeit neoplastisch entartet als normales. Man spricht hier von »*hyperplasiogenen Geschwülsten*«.

Die **Pathogenese** der hyperplasiogenen Geschwülste ist noch weitgehend ungeklärt. Es wurde schon darauf hingewiesen, daß im Tierversuch proliferierende Gewebe der onkogenen Wirkung verschiedener Agentien gegenüber empfindlicher zu sein scheinen als ruhende Gewebe. Dies gilt insbesondere für krebs- bzw. leukämieerzeugende Viren und chemische Karzinogene. Ob dies auch beim Menschen zutrifft, und welche Mechanismen von der Hyperplasie zur Neoplasie überleiten, kann noch nicht ausreichend beurteilt werden (vgl. dazu »*Präkanzerose*«, S. 203).

Beispiele sog. hyperplasiogener Geschwülste beim Menschen:
- *Magenkarzinom* nach langdauerndem *Ulcus ventriculi* (sog. *Carcinoma ex ulcere*).
- *Dickdarmkarzinome* in späteren Stadien nach chronischer hämorrhagischer Proctocolitis (*Colitis ulcerosa*).
- *Karzinom der Gallenblase* bei *Cholelithiasis* und *chronischer Cholezystitis*.
- *Leberkarzinom* bei *Leberzirrhose*.

Morphologisch ist die Hyperplasie bzw. eine fortgesetzt gesteigerte regeneratorische Tätigkeit des Gewebes nicht immer leicht von Frühformen neoplastischer Prozesse zu unterscheiden, da auch bei der ersteren vermehrt Mitosefiguren, eine relative Unreife und eine erhöhte Basophilie der proliferierenden Zellen zu beobachten sind. Oft aber zeigen bösartige neoplastische Zellen besondere morphologische Eigenheiten – insbesondere Kernveränderungen –, die eine Erkennung der Malignität auch dann gestatten oder zum mindesten vermuten lassen, wenn noch kein deutliches invasives Wachstum (S. 223) erfolgt ist.

An Modellsystemen der chemischen Karzinogenese *in vivo* hat es sich gezeigt, daß die *Morphogenese vieler maligner Neoplasmen über einen Zustand führt, den man rein morphologisch als Hyperplasie bezeichnen möchte* (S. 155). Es ist keineswegs klar, wo hier die Grenze zwischen »reaktiver« und »autonomer« Proliferation liegt.

Auf die *Promotions-Wirkung proliferationsfördernder Agentien* wurde schon aufmerksam gemacht (S. 183).

38.11. Zusammenwirken verschiedener Faktoren bei der Entstehung neoplastischer Prozesse

Experimentelle Untersuchungsergebnisse ebenso wie epidemiologische Beobachtungen an menschlichen Populationen lassen vermuten, daß in vielen Fällen die

Entstehung einer Neoplasie auf das Zusammenwirken mehrerer Faktoren zurückzuführen ist.
Tierexperimentell findet diese Annahme in den verschiedensten Beobachtungen eine Stütze.

Beispiel:

- Die Häufigkeit des Auftretens von *Mammakarzinomen bei Mäusen* wird durch folgende Faktoren beeinflußt:
  - Übertragung eines *onkogenen Virus* (sog. Bittner-Virus) mit der Muttermilch,
  - *genetische Konstitution* der Versuchstiere,
  - *hormonelle Einflüsse,* insbesondere durch bestimmte Östrogene;
  - *Ernährung:* Unterernährung (kalorienarme Diät) setzt die Häufigkeit spontan auftretender Mammakarzinome z. T. herab.

Einzelne ätiologische Faktoren und/oder Promotoren können dabei ihre Wirkung u. U. aufgrund verschiedener Mechanismen ausüben (S. 179ff.).
Auch hinsichtlich *menschlicher Neoplasien* häufen sich Berichte, die ein Zusammenwirken mehrerer ursächlicher oder fördernder Einflüsse wahrscheinlich machen.

Beispiele:

- Bei Arbeitern, die *Asbeststaub* ausgesetzt waren, konnte gezeigt werden, daß *Bronchialkarzinome* sowie *Karzinome des Larynx*, des *Ösophagus* und teilweise auch des *Mund-Rachenbereichs* unter den Zigarettenrauchern häufiger auftraten als bei Nichtrauchern. Der Raucheffekt ist bei Asbestexposition stärker als in der allgemeinen Bevölkerung, und die Asbestwirkung scheint bei Rauchern gegenüber Nichtrauchern erhöht zu sein.
- Neuere Datenanalysen hinsichtlich der multifaktoriellen Ursachen von *Lungenkrebs* deuten darauf hin, daß nach Korrektur für *Zigarettenrauchen* und *berufliche Expositionen* ein Zusammenhang zwischen *städtischer Luftverunreinigung* und Lungenkrebsrisiko nicht mehr so deutlich oder überhaupt nicht mehr nachzuweisen ist.
- Bei *Uranbergwerkarbeitern* ist die Inzidenz von Lungenkrebs vor allem bei *Rauchern* deutlich erhöht; aber auch die *Nichtraucher* in dieser Population zeigen eine im Vergleich zur Kontrollbevölkerung größere Häufigkeit von Bronchialkarzinomen. Dabei zeigte es sich, daß eine stärkere im Vergleich zu einer leichteren Exposition vor allem eine Verkürzung der Latenzzeit bis zum Manifestwerden des Krebses zur Folge hatte.

38.12. Die sog. spontane Entstehung neoplastischer Prozesse

Die Klärung der Frage nach einer spontanen Entstehung von Neoplasien stößt auf große Schwierigkeiten, da die Einwirkung eines oder mehrerer karzinogener Agentien kaum jemals mit Sicherheit ausgeschlossen werden kann. Falls jedoch in Betracht gezogen wird, daß mindestens ein Teil der Neoplasien durch Mutation – d. h. Änderung im Genom somatischer Zellen – zustande kommt, stellt sich die Frage nach *spontanen Mutationen in somatischen Zellen.* Unter diesem Gesichtspunkt ist es eigentlich erstaunlich, daß Neoplasien nicht häufiger auftreten. Die Zahl proliferationsfähiger Zellen im erwachsenen menschlichen Organismus beträgt ungefähr 10^{12}, und eine Mutationsrate von weniger als 10^{-12} pro 70 Jahre müßte als außerordentlich niedrig bezeichnet werden.
Allerdings ist auch daran zu denken, daß bei an sich hoher Mutationsrate ein großer Prozentsatz der entstehenden neoplastischen Zellen nicht überleben bzw. durch Abwehrmechanismen des Organismus eliminiert werden könnte. Ferner besteht die Möglichkeit, daß eine Serie von zwei bis mehreren aufeinanderfolgenden Mutationen nötig ist, damit eine normale Zelle zu einer neoplastischen wird. Aufgrund dieser Hypothese könnte mit wesentlich höheren Mutationsraten gerechnet werden.

38.13. Theorien der Krebsentstehung

Aus den bisherigen Ausführungen geht hervor, *daß es eine einheitliche und allgemeingültige »Krebstheorie« noch nicht gibt.* Thesen, die sich auf einzelne karzinogene oder leukämogene Agentien beziehen (»Virustheorie«, »Strahlentheorie«, »chemische Theorie« u. a. m.) sind wahrscheinlich nicht auf alle Formen der Karzinogenese anwendbar. Andere Hypothesen, die von gewissen biochemischen Eigenschaften eines Großteils neoplastischer Zellen (S. 208), wie Vereinfachung des Enzymmusters (»Konvergenztheorie«) oder Übergang auf einen – auch unter aeroben Bedingungen – vorwiegend glykolytischen Stoffwechsel (»Krebstheorie von Warburg«), ausgehen, finden heute kaum mehr Anhänger. Dasselbe gilt für die »Chromosomentheorie«, nach der chromosomalen Aberrationen (S. 212) ganz allgemein eine ursächliche Bedeutung bei der Kanzerogenese zukommen soll.
Erinnern wir uns daran, daß zu den wesentlichen Kennzeichen einer neoplastischen Zellfamilie gehören:

a) das fehlende oder mangelhafte Ansprechen auf physiologische Regulationsmechanismen sowie
b) die Übertragbarkeit dieser Eigenschaft von einer Zellgeneration auf die nächstfolgenden.

Dieses Beibehalten einer abnormen Verhaltensweise über viele Zellgenerationen läßt in erster Linie an eine *Veränderung im Genom der Zelle*, also im weitesten Sinn an eine *somatische Mutation* denken. Die *Mutationstheorie und ihre Varianten* stehen im Vordergrund der heutigen Diskussion über diese Probleme. Allerdings muß hier daran erinnert werden, daß aufgrund der heute vorliegenden Kenntnisse eine zelluläre »Vererbbarkeit« von Eigenschaften nicht notwendigerweise genetisch verankert sein muß. Bei der Embryonalentwicklung entstehen Zellinien mit verschiedenen Differenzierungseigenschaften, die während des ganzen Lebens von Mutter- auf Tochterzellen übertragen werden. So ist nach Abschluß der Embryogenese die Umwandlung einer Epithelzelle in eine hämopoietisch aktive Zelle nicht zu beobachten, obschon sich nach heutiger Auffassung Zellen verschiedener Differenzierungsrichtung innerhalb eines Organismus hinsichtlich der in ihnen enthaltenen genetischen Information nicht voneinander unterscheiden (vgl. dazu »Blastemtheorie«, s. u.). Mutationen können – wie schon ausgeführt wurde – auf verschiedenste Weise zustande kommen, u. U. auch spontan. Die Mutationstheorien stehen auch in keinem Widerspruch zur viralen Onkogenese, indem der Einbau eines fremden Genoms in die Körperzelle definitionsgemäß einer Mutation gleichkommt. Demgegenüber geht die sog. »Proteindeletionstheorie«, die vor allem aufgrund von Beobachtungen bei der Entstehung der durch chemische Karzinogene hervorgerufenen Neoplasmen formuliert wurde, von der Vorstellung aus, der erste Schritt bei der Karzinogenese bestünde in der Entfernung »endogener Repressoren des Wachstums« (z. B. sog. h_2-Proteine bzw. Teile davon). Diese Theorie vermag aber die Übertragbarkeit der neoplastischen Eigenschaften über viele Zellgenerationen nicht zu erklären.

Die in neuester Zeit an Versuchstieren gemachte Beobachtung, daß die meisten daraufhin untersuchten, nicht-neoplastischen Zellen Träger einer stummen Virusinformation sind, verleiht der sog. *Onkogentheorie* und ihren Varianten eine gewisse Aktualität. Danach sollen in den meisten – wenn nicht allen – somatischen Zellen Virusgene in das Genom eingebaut, durch Repressorsysteme jedoch in der Regel inaktiviert sein. Würde nun nach dieser Vorstellung nur ein bestimmter Teil des Virusgenoms, das sog. Onkogen – beispielsweise durch Elimination des betreffenden Repressorsystems – aktiviert, käme es u. a. zur neoplastischen Transformation der Zelle. Die Onkogentheorie läßt sich auch mit der Erfahrung in Einklang bringen, daß RNA-Viren über den Weg der Bildung eines DNA-Provirus selbst in neoplastischen Zellen für komplette Viruspartikel kodieren könnten. Es ist z. Z. verfrüht, sich über diese Hypothese ein Urteil zu bilden. Bei der *Protovirushypothese* handelt es sich um eine Sonderform der Mutationshypothesen. Nach dieser Vorstellung sollen die für eine neoplastische Transformation verantwortlichen Gene als Resultat einer Fehlentwicklung des Informationsaustausches zwischen DNA und RNA zustande kommen. Gewisse experimentell erhobene Befunde lassen an die Möglichkeit denken, daß zumindest ein Teil der onkogenen RNA-Viren aus einer derartigen Entwicklungsstörung zellulärer Gene entstehen könnte.

Die sog. *Blastemtheorie* der Krebsentstehung versucht, das Auftreten neoplastischer Prozesse mit phylogenetischen Gegebenheiten in Beziehung zu bringen. Während Amphibien und Reptilien noch ganze Extremitäten zu rekonstruieren vermögen, beschränken sich bei den Säugern die Möglichkeiten zum Ersatz verlorengegangenen Gewebes auf örtliche Reparationen, meistens mit Narbenbildung. Interessanterweise verhält sich die Bereitschaft zur neoplastischen Entartung der Gewebe gerade umgekehrt: Sie ist bei Säugern wesentlich größer als bei Amphibien und Reptilien. Die letzteren scheinen auf chemische Karzinogene auch ganz anders zu reagieren als höher organisierte Tierarten.

Beispiel:

- Bei jungen *Salamandern* resultiert die Injektion *chemischer Karzinogene* nur in Ausnahmefällen in der Entstehung eines Neoplasmas, dafür bilden sich vielfach am Ort der Applikation dieser Substanzen *zusätzliche Extremitäten.*

Diese und ähnliche Befunde deuten darauf hin, daß der neoplastische Prozess vielleicht einem erfolglosen und aberrierenden Versuch zur Bildung eines regenerativen Blastems bei denjenigen Spezies verglichen werden könnte, die zur eigentlichen Rekonstitution, d. h. beispielsweise zum Ersatz ganzer Gliedmaßen, nicht mehr fähig sind. Es ist hier daran zu erinnern, daß die meisten Karzinogene zunächst Zellschäden und Zelluntergang bewirken, so daß die Ausgangslage viel Ähnlichkeit mit derjenigen beim Einsetzen regenerativer Prozesse hat. Im Zusammenhang mit diesen Überlegungen wird vermutet, daß bei neoplastischen Prozessen der *Verlust organisatorischer Prinzipien* im Vordergrund stehen könnte, der sich nicht nur auf rein zelluläre Veränderungen beschränkt. Dabei denkt man u. a. sogar an nervöse Einflüsse. Neuere Befunde deuten auf die Möglichkeit hin, daß die Entnervung eines Gewebes dessen Bereitschaft zur neoplastischen Entartung steigert.

Diese noch sehr spekulativen Gedanken verdienen Beachtung, auch wenn sie nur Teilprobleme der Krebsentstehung berühren.

Die *Blastemtheorie der Krebsentstehung und ihre Varianten* ziehen die Möglichkeit in Betracht, daß wenigstens bei einem Teil der Neoplasmen – über rein zelluläre Veränderungen hinaus – eine Störung der geweblichen Struktur und ihrer Erhaltung von Bedeutung ist. Damit werden Fragen gestreift, wie sie im Rahmen der Besprechung der Einflüsse des »Microenvironment« aufgeworfen wurden (S. 144) oder im Zusammenhang mit der Histogenese und Organogenese zu erörtern sein werden (S. 271). Da über die bei der embryonalen Gewebeentstehung wirksamen induktiven Faktoren sehr wenig bekannt ist, kann z. Z. über allfällige Entgleisungen in deren Zusammenwirken noch keine gültige Aussage gemacht werden. Verschiedene neuere Befunde weisen darauf hin, daß *Krebsgewebe z. T. gewisse Eigenschaften embryonaler Gewebe wieder zum Ausdruck bringt* (S. 211), und *daß sich umgekehrt embryonales Gewebe nach Transplantation in ein ungeeignetes »Microenvironment« wie ein Krebs verhalten bzw. sich in einen solchen verwandeln kann.*

Beispiel:

- Werden bei *Mäusen* 6 Tage alte *Embronen* in die Subcutis des Muttertiers verpflanzt, entstehen daraus oft maligne Neoplasmen, insbesondere *Teratokarzinome.*

Weitere Gesichtspunkte, die es bei der Krebsentstehung zu berücksichtigen gilt, betreffen die *Resistenz bzw. Immunität des Organismus gegenüber Krebszellen bzw. onkogenen Agentien.* Vieles spricht dafür, daß eine *mangelhafte Entwicklung oder ein Zusammenbruch dieses »Überwachungsmechanismus«* beim Zustandekommen eines neoplastischen Prozesses eine erhebliche Rolle spielen können (vgl. dazu S. 1187). In diesem Zusammenhang ist darauf hinzuweisen, daß die meisten *onkogenen Agentien*, insbesondere auch chemische Karzinogene, eine deutliche *immunosuppressive Wirkung* zeigen.

Literatur

Autrup, H., Harris, C. C., Stoner, G. D., Selkirk, J. K., Schafer, P. W., Trump, B. F.: Metabolism of (^{3}H)benzo(α)pyrene by cultured human bronchus and cultured human pulmonary alveolar macrophages. Lab. Invest. *38*, 217 (1978) — *Batzinger, R. P., Bueding, E., Reddy, B. S., Weisburger, J. H.:* Formation of a mutagenic drug metabolite by intestinal microorganisms. Cancer

Res. *38*, 608 (1978) — *Black, H. S., Chan, J. T., Brown, G. E.:* Effects of dietary constituents on ultraviolet light-mediated carcinogenesis. Cancer Res. *38*, 1384 (1978) — *Brown, C. E., Warren, S.:* Carcinoma of the prostate in irradiated parabiotic rats. Cancer Res. *38*, 159 (1978) — *Clifton, K. H., Crowley, J. J.:* Effects of radiation type and dose and the role of glucocorticoids, gonadectomy, and thyroidectomy in mammary tumor induction in mammotropin-secreting pituitary tumor-grafted rats. Cancer Res. *38*, 1507 (1978) — *Crowell, R., Friedman, H., Prier, J. E. (eds.):* Tumor virus infections and immunity. Baltimore: University Park Press 1976 — *Davies, P., Kistler, G. S., Leuchtenberger, C., Leuchtenberger, R.:* Ultrastructural studies on cells of hamster lung cultures after chronic exposure to whole smoke or the gas vapour phase of cigarettes. Beitr. Path. *155*, 168 (1975) — *Freudenthal, R. I., Jones, P. (eds.):* Carcinogenesis, Vol. 1: Polynuclear aromatic hydrocarbons: chemistry, metabolism and carcinogenesis. New York: Raven Press 1976 — *Gould, M. N., Jirtle, R., Crowley, J., Clifton, K. H.:* Reevaluation of the number of cells involved in the neutron induction of mammary neoplasms. Cancer. Res. *38*, 189 (1978) — *Greenlee, J. E., Narayan, O., Johnson, R. T., Herndon, R. M.:* Induction of brain tumors in hamsters with BK virus, a human Papovavirus. Lab. Invest. *36*, 636 (1977) — *Gross, L.:* Viral etiology of cancer and leukemia: a look into the past, present and future – G. H. A. Clowes Memorial Lecture. Cancer Res. *38*, 485 (1978) — *Henderson, B. E., Louie, E., Jing, J. S.-H., Buell, P., Gardner, M. B.:* Risk factors associated with nasopharyngeal carcinoma. N. Engl. J. Med. *295*, 1101 (1976) — *Hiatt, H. H., Watson, J. D., Winsten, J. A.:* Origins of human cancer, Vol. 4. Cold Spring Harbor Conferences on cell proliferation, 1977 — *Levin, W., Thakker, D. R., Wood, A. W., Chang, R. L., Jerina, R. E., Conney, A. H.:* Evidence that benzo(*a*)anthracene 3,4-diol-1,2-epoxide is an ultimate carcinogen on mouse skin. Cancer Res. *38*, 1705 (1978) — *Lorenzo, De, F., Staiano, N., Silengo, L., Cortese, R.:* Mutagenicity of diallate, sulfallate, and triallate and relationship between structure and mutagenic effects of carbamates used widely in agriculture. Cancer Res. *38*, 13 (1978) — *Losick, R., Chamberlin, M. (eds):* RNA polymerase. Cold Spring Harbor Monograph Series, 1976 — *Lynch, H. T. (ed.):* Cancer genetics. Springfield: Thomas 1976 — *Miller, E. C.:* Some current perspectives on chemical carcinogenesis in humans and experimental animals: Presidential Adress. Cancer Res. *38*, 1479 (1978) — *Moore, D. H., Holben, J. A.:* Observations on the question of horizontal transmission of mouse mammary tumor virus. Cancer Res. *38*, 2455 (1978) — *Murphy, G. P., Cohen, E., Fitzpatrick, J. E., Pressman, D. (eds):* HLA and malignancy. New York: Liss 1977 — *Nexo, B. A., Ulrich, K.:* Activation of C-type virus during chemically induced leukemogenesis. Cancer. Res. *38*, 729 (1978) — *Odashima, S., Takayama, S., Sato, H. (eds):* Recent topics in chemical carcinogenesis, Baltimore: University Park Press 1975 — *Paulini, K., Beneke, G., Körner, B., Enders, R.:* The relationship between the latent period and animal age in the development of foreign body sarcomas. Beitr. Path. *154*, 161 (1975) — *Pooley, F. D.:* Asbestos fibre in the lung and mesothelioma. A re-examination of the Malmö material. Acta path. microbiol. scand. Sect. A *81*, 390 (1973) — *Roebuck, B. D., Siegel, W. G., Wogan, G. N.: In vitro* metabolism of aflatoxin B_2 by animal and human liver. Cancer Res. *38*, 999 (1978) — *Sarrif, A. M., McCarthy, K. L., Nesnow, S., Heidelberger, C.:* Separation of glutathione S-transferase activities with epoxides from the mouse liver h-protein, a major polycyclic hydrocarbon-binding protein. Cancer Res. *38*, 1438 (1978) — *Schimke, R. N., Summit, R. L., Harris, D. J.:* Cancer and genetics. New York: Liss 1976 — *Stewart, A., Davies, J. N. P., Dalldorf, G., Barnhart, F. E.:* Malignant lymphomas of african children. Proc. Nat. Acad. Sci. USA *70*, 15 (1973) — *Winick, M. (ed.):* Nutrition and cancer. New York: Wiley 1977

39. Merkmale und Entstehungsweise gutartiger Tumoren i. e. S.

Definitionsgemäß zeichnen sich gutartige Tumoren in der Regel durch folgende *Merkmale* aus (Tabelle 8):
- *expansives Wachstum*, d. h. *keine Zeichen einer infiltrativen (invasiven) Ausbreitung des Tumors* (S. 223),
- *langsames Wachstum* und entsprechend *geringe Zahl von Mitosefiguren*,
- *hoher Differenzierungsgrad*, der demjenigen des *Muttergewebes* in der Regel gleichkommt,
- im Vergleich zum Muttergewebe *geringe oder fehlende Abweichungen der Zellstrukturen, insbesondere der Kerne*,
- *keine nennenswerten Infiltrate von Lymphozyten, Histiozyten und/oder Plasmazellen* innerhalb oder in der Umgebung des Tumors (S. 235).

Die *verschiedenen Arten des expansiven Wachstums* sind in Abb. 56 skizziert.

39.1. Von Oberflächenepithelien ausgehende gutartige Tumoren

Das expansive Wachstum oberflächlicher Epithelien kann sich in verschiedener Weise äußern (Abb. 56):
- *Verdickung des Epithels* durch Bildung einer *größeren Zahl von Zellschichten*,
- Entstehung fingerförmiger und/oder blattartiger, z. T. verzweigter *Papillen*, die je einen sog. Gefäßbindegewebsstiel aufweisen. Die Papillenbildung entspricht einer *Oberflächenvergrößerung*.
- *Verlängerung, Vermehrung und/oder Verdickung der normalerweise in das subepitheliele Gewebe eingesenkten Epithelanteile.*

Definitionen: *Papillome* sind von Oberflächenepithelien ausgehende Tumoren, die sich durch einen papillären Bau auszeichnen. Man unterscheidet zwischen Papillomen, die sich erfahrungsgemäß *gutartig* verhalten und auch zytologisch dem Mutterepithel weitgehend entsprechen *(Papillome i. e. S.)*, und solchen, deren zelluläre Eigenschaften deutlich von der Norm abweichen und z. T. auf *potentielle Malignität* hinweisen, d. h. *»papilläre Tumoren«*, die möglicherweise oder wahrscheinlich *Karzinome in situ* (S. 203) darstellen. Von *»villösen« Papillomen* ist dann die Rede, wenn der Tumor aus vielen zarten Papillen aufgebaut ist. Papillome, die von Schleimhautepithelien ausgehen, können breitbasig der Unterlage aufsitzen *(»sessile« Papillome)*. Häufig sind sie aber gestielt *(»polypöse Papillome«)*. Ein *Polyp* ist eine gestielte, von einer Schleimhaut ausgehende, vorragende Struktur, die nicht neoplastischer Natur zu sein braucht. *»Adenomatöse« Polypen* enthalten im Inneren verzweigte und/oder verlängerte Schläuche bzw. drü-

Tabelle 8. Gegenüberstellung der wichtigsten Merkmale gutartiger und bösartiger Tumoren

Merkmale	Gutartige Tumoren	Bösartige Tumoren
	Klinischer Verlauf und biologisches Verhalten	
1. Klinischer Verlauf	Meist nicht tödlich, es sei denn aus lokalisatorischen Gründen	Unbehandelt fast regelhaft fatal
2. Wachstum	Langsam	Oft rasch, bzw. in Anfangsstadien z. T. exponentiell
	Expansiv	Infiltrativ-destruktiv
	Häufig beschränkt	Unbehandelt meist unaufhaltsam fortschreitend
3. Metastasen	Fehlen	Häufig vorhanden
4. Rezidive	Selten	Häufig
	Histomorphologische und färberische Eigenschaften	
5. Tumorkapsel	In der Regel vorhanden	Fehlt
6. Gewebstyp (Vergleich zum Muttergewebe)	Homolog, ausgereift	Heterolog, weniger gut differenziert, z. T. anaplastisch
7. Zellreichtum	Oft nur geringe Abweichung vom Muttergewebe	Häufig erhöht
8. Zellgröße und -form	Regelrecht, isomorph	Unregelmäßig, polymorph
9. Zellatypien erheblichen Grades	Fehlen meistens	Häufig
10. Kern (Vergleich zum Muttergewebe)	Konform	Größer; erhöhte Kern/Zytoplasmarelation Hyperchromasie Dyskaryose Oft deutliche Nukleolen, z. T. in Mehrzahl
11. Mitosen	Selten	Häufig, z. T. atypisch
12. Zytoplasma (Vergleich zum Muttergewebe)	Konform	Eher spärlich Zytoplasmatische Basophilie (RNA-Gehalt ↑) Geringere Zeichen von Differenzierung
	Biochemische Eigenschaften	
13. Glykolytischer Stoffwechsel (aerobe Bedingungen)	Selten vorherrschend	Häufig ausgeprägt
14. Zellspezifische Aktivität (Vergleich zum Muttergewebe)	Oft unvermindert	Meist geringer
15. Tumorassoziierte Antigene	Selten	Vorhanden

senartige Strukturen, die in der Regel denjenigen des Muttergewebes ähnlich sehen.
Als »*Akanthose*« bezeichnet man die Verlängerung und/oder Verdickung der Reteleisten der Epidermis. »*Akanthome*« sind Tumoren, die sich vor allem durch eine akanthotische Struktur auszeichnen. Die Bezeichnung »*Akanthopapillom*« wird angewandt, wenn in einem Tumor Akanthose und Papillenbildung kombiniert auftreten.
Die Bezeichnung »*Warze*« wird im Volksmund für die verschiedensten umschriebenen Hautveränderungen benützt. Im medizinischen Sprachgebrauch verstehen wir unter »*Verruca*« (Warze i. e. S.) einen umschriebenen Tumor der Epidermis, der auf einer Verdickung derselben, einer Hyperkeratose und z. T. akantho-papillären Strukturen beruht und sehr wahrscheinlich durch ein Virus hervorgerufen wird.

Ätiologie und **Pathogenese** der Papillome und Warzen sind, wie diejenigen bösartiger Neoplasmen, zum guten Teil noch ungeklärt. Für gewisse tierische Papillome, z. B. das *Shope-Papillom des Kaninchens*, und *menschliche Warzen (Verruca vulgaris, V. plana, V. plantaris)* wird eine *virale Ursache* für erwiesen bzw. als sehr wahrscheinlich angenommen. Das letztere gilt auch für die *Condylomata acuminata* (»Feigwarzen«), die vor allem im Bereich des äußeren Genitale geschlechtsreifer Frauen auftreten. *Schleimhautpolypen,* gleichgültig, ob neoplastischer oder nicht-neoplastischer Natur, entstehen in Hohlorganen, die entweder selbst peristaltische Bewegungen vollziehen oder einer Zugwirkung in einer bestimmten Richtung ausgesetzt sind.

Beispiele:
- *Schleimhautpolypen* des *Darms*;
- *Schleimhautpolypen* der *Nase*, die meistens aus Nasennebenhöhlen hervorgehen.

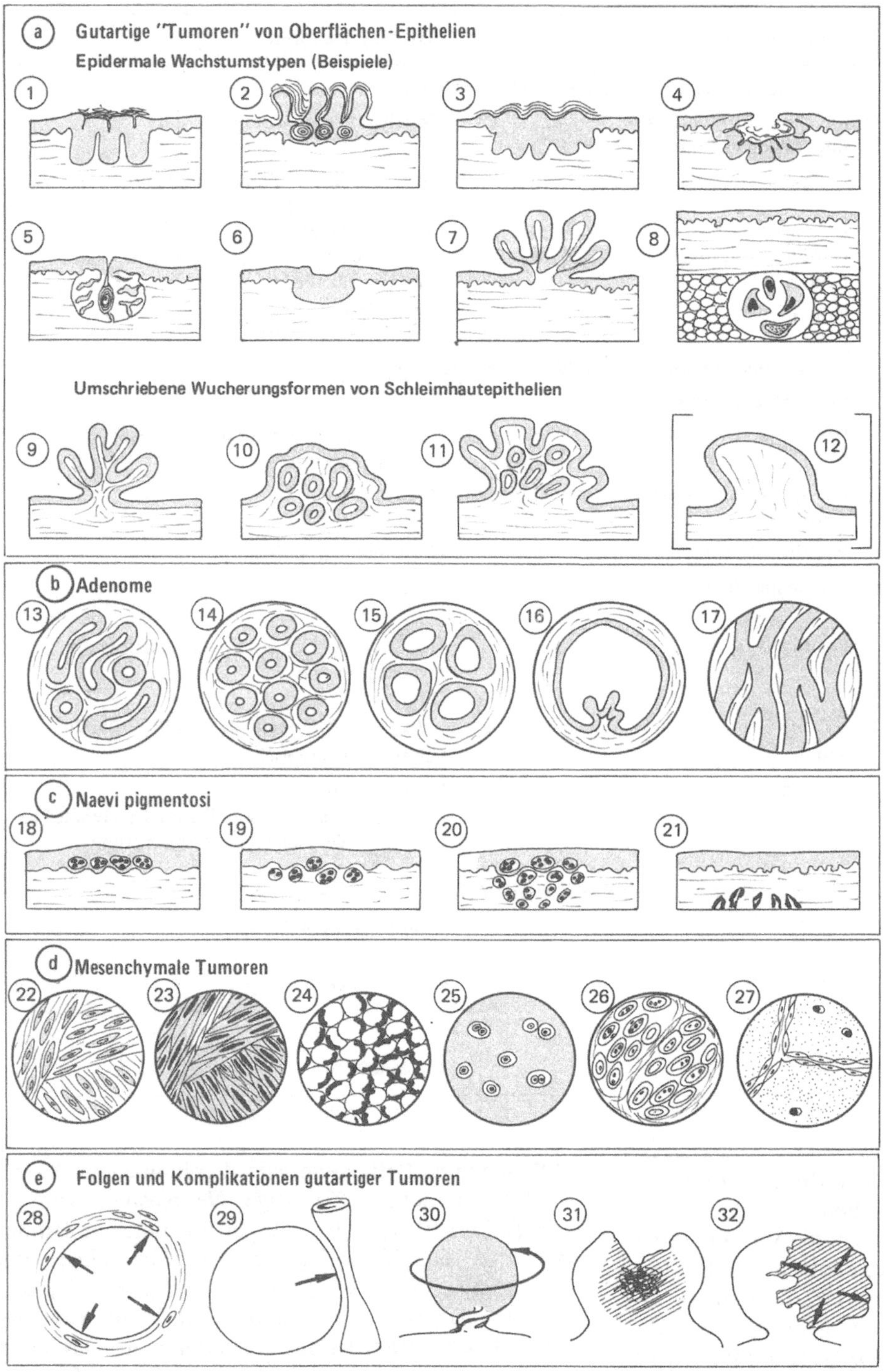

Abb. 56 a–e. *Beispiele von Wuchsformen gutartiger Tumoren, ihren möglichen Folgen und Komplikationen.* Gutartige Tumoren zeichnen sich ganz allgemein durch ein *expansives Wachstum,* eine meist *geringe Wachstumsgeschwindigkeit,* einen *hohen Differenzierungsgrad* und *regelmäßige Kernstrukturen* aus und sind manchmal von einer knotigen Hyperplasie (S. 155) nicht klar abzugrenzen. Gefährlich werden sie höchstens bei besonderer Lokalisation (z. B. Gliome im Gehirn) oder im Fall von Komplikationen (s. u.). **a** *Gutartige epidermale Tumoren* zeigen verschiedene Wuchsformen mit wechselnden Kombinationen u. a. von Akanthose, Papillenbildung, Hyperkeratose, Pigmentierung und/oder Basalzellenhyperplasie. Als Beispiele sind hier aufgeführt: *Verruca vulgaris* (1), *seborrhoische Warze* (2), *Keratoakanthom* (3), das einen Grenzfall von Gutartigkeit darstellt, *Keratosis follicularis inversa* und *»isolierte follikuläre Dyskeratose«* (4), *Trichoepitheliom* und die Spielarten *Trichofollikulom* und *Tricholemmom* (5), *Molluscum contagiosum* (6), *Fibropapillome* und *Condylomata acuminata* (7), *Malherbe'scher Tumor* (»Pilomatrixom«, 8). An *Schleimhautepithelien* begegnen wir u. a. *Papillomen* (9), die gegen papilläre Karzinome »in situ« abzugrenzen sind, *adenomatöse Polypen* (10), *papilläre und adenomatöse »Polypen« bzw. kleine Tumoren* (11) u. a. m. (*Schleimhautpolypen* (12) sind nicht zu den Geschwülsten zu rechnen, sondern entsprechen einer umschriebenen Schleimhautvorwölbung bzw. -ausziehung). **b** *Adenome,* die von drüsigen Organen bzw. epithelialem Parenchym ausgehen, können

Formen und **Morphologie** der von Oberflächenepithelien ausgehenden Tumoren richten sich im wesentlichen nach der Epithelart und dem Organ, in dem sie auftreten. Dabei ist zu berücksichtigen, daß Papillome ungleicher Lokalisation hinsichtlich ihrer potentiellen Malignität ganz unterschiedlich zu bewerten sind.

Beispiele:
- *Papillome der Mundhöhle*, die ein mehrschichtiges, leicht parakeratotisch verhorntes *Plattenepithel* aufweisen, verhalten sich in der weit überwiegenden Mehrzahl der Fälle völlig *gutartig*.
- *Papillome der Harnwege* (besonders der Harnblase), die ein *Übergangsepithel* zeigen, ebenso wie diejenigen des *Dickdarms*, die meistens ein einschichtiges *Zylinderepithel* tragen, gehen häufig in invasiv wachsende Karzinome über (vgl. dazu *Carcinoma in situ*, S. 203). Dasselbe gilt für papilläre Tumoren in den Ausführungsgängen der *Mamma*.

39.2. Adenome

Definition: Als »*Adenome*« bezeichnen wir gutartige Tumoren, die aus drüsigen oder epitheliale Strukturen enthaltenden Organen hervorgehen. Dabei kann es sich um *exokrine Drüsen, endokrine Drüsen* und um *Leber* und *Nieren* handeln.

Pathogenese: Ursache und Entstehungsweise der Adenome *exokriner Drüsen* sind in den meisten Fällen nur lückenhaft bekannt. Von den Adenomen im Bereich der *Genitalorgane* und in der *Mamma* darf man annehmen, daß sie in ihrer Entwicklung – wenigstens zum Teil – durch *hormonale Einflüsse* mitbestimmt werden.
Dasselbe gilt für alle *endokrinen Drüsen* und ihre *Erfolgsorgane*. Es finden sich hier fließende *Übergänge zwischen knotiger Hyperplasie und Adenombildung* (S. 157). Ähnliche Beziehungen bestehen zwischen der knotigen Hyperplasie der *Leber* infolge *uneinheitlicher regeneratorischer Tätigkeit* im Organ einerseits und der Bildung von Leberadenomen andererseits.

Morphologisch entsprechen viele Adenome weitgehend dem Aufbau des Organs, aus dem sie hervorgehen. Man unterscheidet dementsprechend *tubuläre, azinäre, follikuläre* und *trabekuläre Adenome*. Besondere Erwähnung verdienen Formen, die *eine vom Muttergewebe abweichende Struktur* zeigen. Wenigstens in einem Teil dieser Fälle besteht ein *erhöhtes Risiko der malignen Entartung*.

Beispiele:
- *Trabekuläre Adenome* der Schilddrüse zeigen erfahrungsgemäß eine größere Neigung zur Entartung in eine invasiv wachsende Geschwulst als follikuläre Adenome.
- *Zystadenome* mit glatter Innenfläche der Zysten verhalten sich in der Regel gutartig. Bestimmte *Zystadenopapillome* dagegen – z. B. diejenigen des Ovariums – gehen nicht selten in ein infiltrativ wachsendes Karzinom über.

Das expansive Wachstum der Adenome hat zur Folge, daß das *umgebende Gewebe verdrängt, d. h. meistens komprimiert wird*. Die empfindlicheren Anteile des vorbestehenden Gewebes – in der Regel das *Parenchym* – erleiden dabei eine *Druckatrophie*, während die bindegewebigen Anteile zusammengeschoben werden. Auf diese Weise entsteht mit zunehmender Größe des Adenoms eine *fibröse Kapsel*, die die scharfe Begrenzung der Geschwulst unterstreicht und dazu beiträgt, daß der Knoten *chirurgisch meistens leicht entfernt werden kann. Im Inneren größerer Adenome* können sich mit der Zeit *Gewebeschäden* einstellen, die vor allem auf eine *ungenügende Blutzufuhr* zurückzuführen sind. Folgen davon sind *zentrale Narben, Erweichungen, Blutungen* und *Zystenbildungen*, seltener auch *Verkalkungen* (S. 830). Gestielte Adenome können durch Stieldrehung eine *Infarzierung* (S. 509) erleiden.

39.3. Gutartige Tumoren mesenchymaler Gewebe

Definitionen: *Gutartige Tumoren des Binde- und Stützgewebes* sowie *der Muskulatur und der Gefäße* werden durch die Angabe der Gewebeart und den Anhang »*-om*« bezeichnet, z. B. als *Fibrome, Lipome, Chondrome, Osteome, Leiomyome, Hämangiome* und *Lymphangiome*.

Abb. 56 a–e (Fortsetzung)
tubulär (13), *azinär* (14), *follikulär* (15) oder *trabekulär* (17) strukturiert sein; man kennt auch *einfache und papilläre (16) Zystadenome*. **c** *Naevi pigmentosi* kommen in verschiedenen Spielarten vor: *Intraepidermaler Naevus* (18), *Naevus conjunctivus* (19), *Naevus mixtus* (20), *Naevus coeruleus* (21) u. a. m. **d** *Gutartige mesenchymale Tumoren* umfassen u. a. *Fibrome* (22) in verschiedenen Varianten, *Leiomyome* (23), *Lipome* (24), *Osteome, Chondrome* (25), *Hämangiome* (26) und *Lymphangiome* (27). Lipome, Hämangiome und Chondrome zeigen meist einen deutlich lappigen Bau. **e** Mit zunehmendem expansivem Wachstum in Weichteilen gelegener gutartiger Tumoren kommt es zu einer *Kompressionsatrophie des benachbarten Parenchyms*, und vor allem durch Zusammenschieben des dort vorhandenen Bindegewebes bildet sich eine *fibröse Kapsel* (28). Bedrohliche Situationen entwickeln sich u. U., wenn *wichtige Strukturen eingedrückt bzw. Gangsysteme oder Gefäße stenosiert* werden (29). Bei *Stieldrehung* eines gutartigen, gestielten Tumors (30) kommt es oft zu dessen Infarzierung (z. B. Stieldrehung eines Ovarialtumors oder gestielten Leiomyoms des Uterus, mit dem klinischen Bild eines »akuten Abdomens«, S. 676). Größere Geschwülste können im *Innern nekrotisch* werden und/oder *Blutungen* aufweisen; an der Oberfläche stellt sich hie und da eine *Ulzeration* ein (31). Eine weitere Komplikation besteht in der *malignen Entartung der Geschwulst* (32). Die Tumoren im Bereich des Nervensystems wurden hier absichtlich nicht aufgeführt, da sie besondere Probleme aufwerfen (s. Gliome, Meningeome, Neurinome, S. 264)

Ursache und **Pathogenese** dieser Tumoren sind z. T. unklar, z. T. spielen entzündliche Faktoren mit (z. B. bei gewissen Fibromen), oder es sind hormonale Einflüsse im Spiel (z. B. Leiomyome des Uterus). Bei einem Teil dieser Tumoren handelt es sich offenbar um Gewebemißbildungen *(Hamartome)*, so bei angeborenen kavernösen Hämangiomen oder Lymphangiomen (S. 252).

Morphologisch sind die gutartigen Tumoren mesenchymaler Gewebe ebenfalls durch ein expansives Wachstum gekennzeichnet und daher von einer *bindegewebigen Kapsel* umgeben. Die Innenstruktur variiert, entsprechend dem Aufbau des Muttergewebes: In Fibromen erkennt man durchflochtene Züge von Fibroblasten und Fibrozyten, in Lipomen Läppchen von Fettgewebe, in Chondromen knotig gebautes Knorpelgewebe usw. *Innerhalb knöcherner Strukturen* gelegene gutartige Tumoren (Osteome, Chondrome, fibröse Dysplasie u. a., S. 254) weisen keine bindegewebige Kapsel auf, vielmehr findet sich in ihren Randgebieten umgebauter und z. T. neugebildeter Knochen. Die *Zwischensubstanz* in gutartigen mesenchymalen Tumoren entspricht weitgehend derjenigen des Muttergewebes.

39.4. Gutartige Tumoren des Nervensystems und seiner Hüllen

Definitionen: Tumoren der Glia heißen *Gliome*. Ihre »Gutartigkeit« ist mit Zurückhaltung zu bewerten, weil diese Geschwülste – je nach der Lokalisation – auch dann lebensgefährdend sein können, wenn ihr histologischer Bau an sich für Gutartigkeit spricht (S. 202). *Neurofibrome* und *Neurinome* sind benigne Geschwülste, die von den Nervenhüllen, insbesondere von den Schwann'schen Scheidenzellen, ausgehen *(Schwannome)*.
Meningeome entstehen aus Arachnoidalzellen, die normalerweise an der Innenfläche der Dura und auf den Pacchioni'schen Granulationen liegen.

Mit Ausnahme der Neurofibromatose (v. Recklinghausen), einem Erbleiden, sind Ätiologie und Pathogenese dieser Tumoren nicht geklärt.
Die *systematische Klassifikation der Geschwülste* ebenso wie der makro- und mikroskopische Aufbau der wichtigsten gutartigen Tumoren werden in einem späteren Abschnitt erläutert (S. 241).

39.5. Folgeerscheinungen gutartiger Tumoren

Abgesehen von der bereits erwähnten *Kompressionswirkung*, die u. U. – je nach der Lokalisation – lebensgefährlich werden kann, bewirken gutartige Tumoren nur selten schwerwiegende Störungen des Gesundheitszustands. Meistens sind sie von geringerem Volumen als bösartige Geschwülste. Dazu kennt man allerdings Ausnahmen, indem sich unter den größten, bisher festgestellten Tumoren Leiomyome des Uterus, ein anscheinend gutartiges Fibrom der Niere (37 kg Gewicht!) und pseudomuzinöse Zystadenome des Ovariums befinden.
Mit Ausnahme gewisser, an inneren Oberflächen von Hohlorganen gelegener Geschwülste, wie submuköser Leiomyome des Uterus, gehören *Ulzerationen* und *Blutungen* (S. 458) zu den seltenen Komplikationen gutartiger Tumoren. Die Möglichkeit einer *Infarzierung* wurde schon erwähnt.
Von erheblicher Bedeutung sind *hormonale Effekte* endokrin aktiver, an sich aber gutartiger Tumoren (S. 394). Gefahrvoll kann sich die *mechanische Blokkierung kanalikulärer Systeme* auswirken, so die Obstruktion eines Bronchus durch ein Bronchusadenom mit nachfolgender Ausbildung von Bronchiektasien, Bronchitis und Pneumonie, ferner Ileuserscheinungen infolge Behinderung der Darmpassage, etwa durch ein gestieltes Lipom u. a. (S. 676). Solche Komplikationen werden allerdings häufiger durch maligne als durch benigne Tumoren verursacht.

Literatur

Ackerman, L. V., Butcher, H. R.: Surgical pathology. St. Louis: Mosby 1964 — *Albertini, v., A., Roulet, F.:* Histologische Geschwulstdiagnostik. Stuttgart: Thieme 1974 — *Auböck, L.:* Zur Ultrastruktur fibröser und histiocytärer Hauttumoren (Dermatofibrom, Dermatofibrosarcoma protuberans, Fibroxanthom und Histiocytom). Virchows Arch. A Path. Anat. Histol. *368*, 253 (1975) — *Dralle, H., Böcker, W.:* Immunhistochemical and electron microscope analysis of adenomas of the thyroid gland. Virchows Arch. A Path. Anat. Histol. *374*, 285 (1977) — *Dehner, L. P., Askin, F. B.:* Fibrous and fibroblastic lesions of soft tissues in infancy and childhood: a clinicopathologic study of 53 cases. Lab. Invest. *30*, 372 (1974) — *Klemi, P. J., Nevalainen, T. J.:* Ultrastructural and histochemical observations on serous ovarian cystadenomas. Acta path. microbiol. scand. Sect. A *86*, 303 (1978) — *Kraus, F. T.:* Gynecologic pathology. St. Louis: Mosby 1967 — *Lichtenstein, L.:* Bone tumors. St. Louis: Mosby 1972 — *Schnyder, U. W.:* Haut und Anhangsgebilde. Spezielle Histopathologie. In: Spezielle pathologische Anatomie. Doerr, W., Seifert, G., Ühlinger, E. (Hrsg.). Berlin, Heidelberg, New York: Springer 1973 — *Stout, A. P.:* Tumors of the soft tissues. (Atlas of tumor pathology, Section II, Fascicle 5, Armed Forces Institute of Pathology, Washington, 1953)

40. Morphologische Veränderungen der Gewebe bei der Entstehung neoplastischer Prozesse im Tierversuch (Morphogenese der Tumoren)

Die geweblichen Veränderungen, die der Entstehung eines Neoplasmas vorausgehen bzw. damit verbunden sind, lassen sich besonders gut am Beispiel der *chemi-*

schen Karzinogenese beurteilen. Kurze Zeit nach erstmaliger Applikation eines chemischen Karzinogens beobachtet man im betroffenen Gewebe einen deutlichen *Zelluntergang*. Dieser hält auch im weiteren Verlauf des Geschehens in einem gewissen Ausmaß an. Zeitlich etwas nachhinkend stellt sich eine *umschriebene Hyperplasie* – z. T. auch verbunden mit zellulärer Hypertrophie – ein. In verschiedenen Systemen schließt sich daran eine Umwandlung des Gewebes im Sinn der Metaplasie bzw. Dysplasie, insbesondere an Epithelien mit einer bestimmten Differenzierungsrichtung (z. B. Flimmerepithelien des Tracheobronchialbaums). In *parenchymatösen Geweben*, wie der Leber, entwickeln sich aus den hyperplastischen Herden rundliche Knoten, die man zunächst als *gutartige Adenome* (S. 262) bezeichnen möchte. Nach Anwendung chemischer Karzinogene sind solche Bezirke mit Hyperplasie, Metaplasie und/oder Adenombildung nicht selten in Mehrzahl anzutreffen. Die Ausbildung eines *malignen Neoplasmas* zeigt sich erst in einer späteren Phase. Man gewinnt den Eindruck, daß es sich in der Regel um einen oder nur wenige, jedenfalls um weniger zahlreiche veränderte Herde handelt als im Fall der hyperplastischen, metaplastischen und/oder adenomatösen Bildungen. Diese *Progression* geweblicher Alterationen, die von einem anfänglich gesteigerten Zelltod über Regeneration, Hyperplasie, Metaplasie bzw. Dysplasie und/oder Adenombildung in der Entstehung eines oder weniger Karzinome ausmündet, kennzeichnet die Morphogenese vieler experimentell erzeugter maligner Neoplasmen (Abb. 57).

Beispiele:

- Ratten, die über längere Zeit täglich 10 mg *Diäthylnitrosamin* pro kg Körpergewicht erhalten, zeigen in der Leber, wo sich dieses Karzinogen bzw. dessen Metaboliten vor allem anhäufen, zunächst einen deutlichen Zelluntergang, dann an verschiedenen Stellen Zeichen lebhafter Regeneration, übergehend in knotige Hyperplasie. Auf dieser Grundlage entwickeln sich da und dort rundliche Knoten, die morphologisch wie gutartige Adenome aussehen. Später entstehen eines oder wenige Leberzellkarzinome, deren histologisches Bild zunehmend »verwildert«.
- Nach Bepinselung der rasierten *Mäusehaut* mit *3-Methylcholanthren* zeigt sich innerhalb eines Tages ein deutlicher Anstieg des *Pyknoseindex* in der Epidermis bzw. ihren Anhangsgebilden. Schon 2–3 Tage nach Beginn der Behandlung ist die Epidermis verdickt, zunächst mehr wegen zellulärer *Hypertrophie*, ungefähr vom 5. Tag an aber auch wegen nachweisbarer *Hyperplasie*. Später, d. h. nach mehreren Wochen, erscheinen warzenartige Gebilde und Papillome (S. 261). Eigentliche Plattenepithel- oder Talgdrüsenkarzinome mit invasivem Wachstum (S. 261) treten erst im weiteren Verlauf in Erscheinung. Ihre Zahl bzw. die Zahl der behandelten Tiere mit Karzinomen nimmt aber noch über viele Monate zu.
- Bei *Ratten*, die mit den Karzinogenen *2-Azetylaminofluoren* (2-AAF), *7,12-Dimethylbenzanthrazen* (DMBA) oder 3-Methylchoanthren behandelt werden, entstehen – je nach dem verwendeten Agens – in verschiedenen Abschnitten des tubulären Systems der Mamma zahlreiche Herde mit umschriebener Hyperplasie der Epithelzellen. Diese bilden sich danach mehrheitlich zurück, während oft nur *ein* Tumor progressiv weiterwächst.

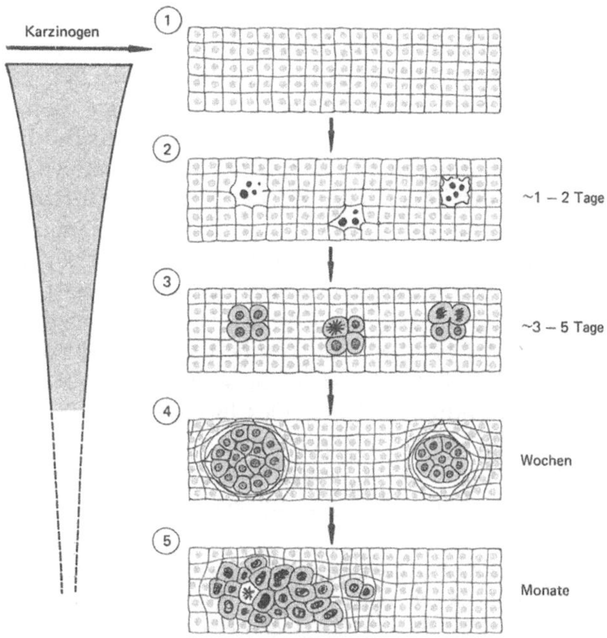

Abb. 57. *Vereinfachte Darstellung der tierexperimentell verfolgbaren Morphogenese chemisch induzierter Karzinome.* Die nachgewiesene oder vermutete Konzentration des *Karzinogens im Gewebe* – in diesem Fall nach einmaliger Verabreichung eines sog. kompletten Karzinogens – ist in der sich nach unten verjüngenden Säule links angegeben. Für *Initiatoren* und *Promotoren* (S. 183) gelten entsprechende Schätzungen. Die erste wahrnehmbare Wirkung des Karzinogens auf das normale Gewebe (1) besteht in einer kurz dauernden *Zunahme der Zelluntergangsrate,* die sich am Pyknoseindex abschätzen läßt (2). Innerhalb von wenigen Tagen zeigen sich daraufhin Veränderungen im Sinn der herdförmigen *Regeneration* mit *Hyperplasie,* verbunden mit *Hypertrophie* der Zellen (3). Verschiedene Befunde sprechen dafür, daß erste Mutationen schon zu diesem Zeitpunkt stattgefunden haben. Im Verlauf von Wochen bilden sich – in wechselnder Zahl – *knotenartige Veränderungen* (4), die sich lichtmikroskopisch von »gutartigen Adenomen« kaum unterscheiden lassen, die aber, wie die Untersuchung der Ultrastruktur, des Chromosomenbestandes, der Oberflächeneigenschaften und der Enzymaktivitäten zeigt, bereits eine neue, weniger differenzierte Zellrasse darstellen (sog. »*Nidus*«). Nach Monaten geht in der Regel aus einem oder wenigen dieser Knoten schließlich ein *invasiv wachsendes Karzinom* (5) hervor. Es bestehen Gründe zur Vermutung, daß diese Entwicklung mit weiteren, zur malignen neoplastischen Transformation führenden Mutationen verbunden ist. Man denkt u. a. an die Möglichkeit, daß hierbei die Fähigkeit zur Bildung von Enzymen, die normalerweise die Umwandlung von Karzinogenen in aktive Metaboliten zu katalysieren vermögen, z. T. verloren geht. Man kann spekulieren, daß damit die Überlebenschance der mutierten Zellen erhöht werden könnte. Durch chemische Karzinogene induzierte, hyperplastische Regeneratsknoten werden z. T. als »*Präneoplasie*« bezeichnet, die zur »*Neoplasie*« (»Adenom«- und Karzinombildung) überleitet (sog. »*Progression*«), wobei Vorgänge im Sinn der *Anaplasie* (S. 161) mitspielen. Tatsächlich weiß man aber über die Einzelheiten dieser Vorgänge noch wenig Bescheid. Bei *chronischer Einwirkung von Karzinogenen* ergibt sich – je nach Dosis – ein ähnlicher, wenn auch u. U. in zeitlicher Hinsicht veränderter Verlauf

Befunde neuerer, z. T. elektronenmikroskopischer Untersuchungen deuten darauf hin, daß nach Anwendung chemischer Initiatoren und Promotoren (S. 183) die letzteren schon sehr *früh* im Verlauf des Geschehens die *neoplastische Transformation* einzelner Zellen oder Zellgruppen erkennbar werden lassen. Es handelt sich dabei in der Regel um wenig differenzierte Elemente. Im weiteren Verlauf der Karzinogenese nimmt die Zahl solcher Zellen – offenbar unter dem Einfluß der Promotoren – zu, und ihr Phänotyp erfährt *weitere Modifikationen.* Es ist sehr schwierig zu beurteilen, ob diese Zellgruppen schon maligne Eigenschaften besitzen. Möglicherweise wird im Verlauf der Ausbildung solcher Geschwülste ein Stadium durchschritten, in dem die transformierten Zellen die Kriterien der Bösartigkeit noch nicht erfüllen, d. h. in gewissem Sinn »noch gutartig sind«.

Beispiele:
- Durch *2-AAF* in der *Leber von Ratten* erzeugte *adenomartige Knötchen* zeigen aufgrund immunofluoreszenzoptischer und ultrastruktureller Untersuchungen sowie ihres Verhaltens in vitro Eigenschaften, die sie sowohl vom normalen Lebergewebe als auch von *Leberzellkarzinomen* unterscheiden lassen.
- Bei den durch *3-Methylcholanthren* induzierten *Mammatumoren bei Ratten* können bereits im Stadium der fortgeschrittenen Hyperplasie Chromosomenaberrationen und elektronenmikroskopisch nachweisbare zelluläre Veränderungen der Epithelien gefunden werden, die sich von denen im voll entwickelten Mammakarzinom nicht unterscheiden lassen.

Es scheint somit, daß auf dem Weg der Kanzerisierung epithelialer oder parenchymatöser Gewebe oft adenomartige bzw. papillomartige, an sich offenbar noch nicht maligne Tumoren entstehen, aus denen sich bösartige Neoplasmen durch eine weitere Veränderung des zellulären Verhaltens entwickeln können. Die Gründe für einen derartigen Wechsel in der Wachstumsweise von gutartig-expansiv auf bösartig-invasiv sind nicht geklärt.

Literatur

Bürki, K., Bresnick, E.: Early morphologic alterations in mouse skin after topical application of 3-methylcholanthrene and its metabolites. J. Natl. Cancer Inst. *55*, 171 (1975) — *Clausen, O. P. F.:* Regenerative proliferation of mouse epidermal cells following application of a carcinogenic skin irritant (MCA). Virchows Arch. B Cell Path. *27*, 205 (1978) — *Hopewell, J. W.:* The subependymal plate and the genesis of gliomas. J. Path. *117*, 101 (1975) — *Kobori, O., Gedigk, P., Totović, V.:* Adenomatous changes and adenocarcinoma of glandular stomach in Wistar rats induced by N-methyl-N'-nitro-N-nitrosoguanidine. Virchows Arch. A Path. Anat. Histol. *373*, 37 (1977) — *Raick, A. N.:* Cell differentiation and tumor-promoting action in skin carcinogenesis. Cancer Res. *34*, 2915 (1974) — *Resnik-Schüller, H.:* Ultrastructural alterations of APUD cells during nitrosamine-induced lung carcinogenesis. J. Path. *121*, 79 (1977) — *Slifkin, M., Merkow, L. P., Epstein, S. M., Pardo, M.:* The cellular analysis of liver carcinogenesis. VI. Growth and ultrastructural characeristics of N-2-fluorenylacetamide hyperplastic liver nodule cells grown *in vitro.* Arch. Path. *94*, 1 (1972) — *Solt, D. B., Medline, A., Farber, E.:* Rapid emergence of carcinogen-induced hyperplastic lesions in a new model for the sequential analysis of liver carcinogenesis. Am. J. Path. *88*, 595 (1977) — *Taylor, C. R.:* Immuno-histological observations upon the development of reticulum cell sarcoma in the mouse. J. Path. *118*, 201 (1976) — *Winneker, R. C., Tompkins, M., Westenberger, P., Harris, J.:* Morphological studies of chemically induced colon tumors in hamsters. Exp. Mol. Path. *27*, 19 (1977)

41. Benignität und Malignität sowie Zwischenformen des Verhaltens von Tumoren

Aus der Definition der Begriffe (S. 177) wird deutlich, daß mit der *Bösartigkeit* (Malignität) eines neoplastischen Prozesses vor allem seine *klinische Verlaufsform* gemeint ist: Wird ein malignes Neoplasma nicht mit Erfolg entfernt, würde es schließlich durch invasiv-destruktives Wachstum und Metastasierung zum Tode führen (S. 225). Dies ist bei gutartigen Tumoren nicht der Fall.

Eine klare Trennung gutartiger und bösartiger Tumoren ist in vielen Fällen durchaus möglich. Wir kennen aber eine Gruppe von Neoplasmen, die sich nicht ohne weiteres der einen oder anderen Kategorie zuordnen läßt. Einesteils kann ein an sich »gutartig«, d. h. langsam und expansiv wachsender, »reifer« Tumor *aus lokalisatorischen Gründen lebensgefährlich* sein. Dies trifft in ganz besonderem Maß für Tumoren im Hirnbereich zu.

Beispiel:
- Ein langsam wachsendes, differenziertes *Gliom* (z. B. ein Astrozytom Grad I (S. 264) im *Hirnstammbereich* führt wegen einer Schädigung benachbarter, lebenswichtiger Zentren in vielen Fällen zum Tod.

Eine andere Gruppe von Tumoren kann aufgrund der Wachstums- und Ausbreitungseigenschaften weder als völlig gutartig noch als ganz bösartig bezeichnet werden. Man spricht von *Semimalignität* oder *intermediärer Verhaltensweise*; besser aber ist es, für jeden Typ von Neoplasma die empirisch ermittelte Wachstums- und Ausbreitungsart, die Häufigkeit der Metastasenbildung und die klinische Verlaufsform (u. a. auch Rezidivgefahr) anzugeben, als allgemein von Semimalignität zu sprechen. In allen diesen Fällen besteht – nicht zuletzt wegen der unscharfen Begrenzung des Tumors – eine erhöhte Rezidivgefahr (S. 241).

Zu den Zwischenformen gehören einerseits Geschwülste, die wohl lokal invasiv und destruktiv wachsen, in der Regel aber nicht metastasieren.

Beispiele (vgl. dazu Tabelle 11, S. 242):
- *Basaliome (Basalzellenkarzinome) der Haut,*
- infiltrativ wachsende Adenome der Bronchien,
- sog. Speicheldrüsenmischtumoren (pleomorphe Adenome),
- großzellige Adenome (Hürthle-Zellen-Adenome) der Schilddrüse,
- zellreiche *Riesenzellentumoren* der Knochen.

Eine Zwischenstellung zwischen Gut- und Bösartigkeit nehmen auch jene Tumoren ein, die *infiltrativ wachsen können, aber nur in einem geringen Prozentsatz der Fälle metastasieren.* Hier wird von einem »*geringen Malignitätsgrad*« gesprochen.

Beispiele (vgl. dazu Tabelle 11):
- *differenzierte papilläre Karzinome der Schilddrüse,*
- Zylindrome (»adenozystische Karzinome«), z. B. in Speicheldrüsen,
- differenzierte Fibrosarkome,
- Myxome.

Man kennt ferner Geschwülste, die vorwiegend *lokal, z. B. im Bereich seröser Höhlen, Metastasen setzen.*

Beispiele (vgl. dazu Tabelle 11):
- Mesotheliome der Pleura oder des Peritonäums,
- Cystadenoma bzw. Cystadenocarcinoma multiloculare papilliferum pseudomucinosum des Ovariums, das durch Implantationsmetastasen im Bauchraum ein sog. *Pseudomyxoma peritonaei* erzeugen kann. Diese Ausbreitungsweise hat oft tödliche Folgen.

Schließlich kommen vereinzelt Tumoren vor, *die man rein histologisch von gutartigen Knoten nicht unterscheiden kann*, die aber – etwa auf hämatogenem Weg – *metastasieren können.*

Beispiel (vgl. dazu Tabelle 11):
- *Metastasierendes Adenom der Schilddrüse*, das durch Ableger in der Wirbelsäule und Druck auf das Rückenmark lebensgefährdend werden kann.

Diese wenigen Beispiele zeigen, daß die Bezeichnung »benigne« und »maligne« nicht in der Weise zu verstehen sind, daß jeder Tumor klar der einen oder anderen Gruppe zuzuordnen ist. Vielmehr geht es darum, das biologische Verhalten der einzelnen Typen von Neoplasmen zu kennen, ihren Malignitätsgrad aufgrund der Erfahrung einzuschätzen und zu beurteilen, worin die Bösartigkeit besteht (lokal invasiv-destruktives Wachstum, relative Häufigkeit lymphogener und/oder hämatogener Metastasen u. a. m.). Die besondere Dignität, die jedem Tumortyp mehr oder weniger zukommt, zwingt dazu, der Klassifikation der neoplastischen Prozesse (S. 241) großes Gewicht beizulegen. Die wichtigsten Merkmale gutartiger und bösartiger Tumoren sind in Tabelle 8 zusammengestellt.

Literatur

Curran, R. C., McCann, B. G.: The ultrastructure of benign pigmented naevi and melanocarcinomas in man. J. Path. *119*, 135 (1976) — *Ruiter, D. J., Cornelisse, C. J., Rijssel, van, Th. G., Velde, van der, E. A.:* Aneurysmal bone cyst and teleangiectatic osteosarcoma. Virchows Arch. A Path. Anat. Histol. *373*, 311 (1977) — *Dahl, I., Angervall, L.:* Pseudosarcomatous proliferative lesions of soft tissue with or without bone formation. Acta path. microbiol. scand. Sect. A *85*, 577 (1977) — *Appelman, H.:* Cellular leiomyomas of the stomach in 49 patients. Arch. Path. Lab. Med. *101*, 373 (1977) — *Lagier, R., Cox, J. N.:* Pseudomalignant myositis ossificans. A pathological study of eight cases. Human Path. *6*, 653 (1975) — *Henderson, D. W., Allen, P. W., Bourne, A. J.:* Inverted urinary papilloma. Report of five cases and review of the literature. Virchows Arch. A Path. Anat. Histol. *366*, 177 (1975) — *Bogaert, van, L.-J., Maldague, P., Pham-Maldague, H., Staquet, J.-P.:* Le cylindrome mammaire. Etude histochimique et histogénétique. Virchows Arch. A Path. Anat. Histol. *368*, 157 (1975) — *Seemayer, T. A., Dionne, P. G.:* Infiltrating lipomas of soft tissues. Lab. Invest. *30*, 404 (1974) — *Huvos, A. G., Spiro, R. H., Strong, E. W., Foote, F. W.:* Malignant mixed tumors of salivary glands: a clinicopathologic study. Lab. Invest. *30*, 377 (1974) — *Sachs, H., Stegner, H.-E., Würthner, K.:* Zytophotometrische Untersuchungen an papillomatösen Ovarialkystomen. Grenzfälle zur Malignität. Beitr. Path. *151*, 42 (1974)

42. Sog. Präkanzerosen und Carcinoma in situ

Definition: Als Präkanzerose bezeichnet man eine umschriebene Gewebeveränderung, in der Regel in Epithelien, aus der erfahrungsgemäß häufiger als aus normalem Gewebe ein malignes Neoplasma hervorgeht. Das biologische Verhalten der verschiedenen Formen von Präkanzerose ist ganz unterschiedlich. Es gibt solche, die häufig und in relativ kurzer Zeit in einen malignen neoplastischen Prozeß übergehen (sog. *obligate Präkanzerosen*), und andere, bei denen eine solche Entartung nur selten und in der Regel nach längerer Zeit stattfindet (sog. *fakultative Präkanzerosen*).
Die Grenze zwischen einer obligaten Präkanzerose und einem sog. *Carcinoma in situ*, d. h. einer zytologisch und histologisch karzinomartigen Zellpopulation ohne nachgewiesenes Tiefenwachstum (S. 201), läßt sich in vielen Fällen nicht mit Sicherheit ziehen. Es besteht daher die Wahrscheinlichkeit, daß wenigstens ein Teil der obligaten Präkanzerosen dem Wesen nach einen potentiell malignen neoplastischen Prozeß darstellt.

Aus diesen Umschreibungen geht hervor, daß über die Natur der »Präkanzerosen« keine Klarheit besteht, und daß sie wesensmäßig nicht identisch zu sein brauchen. Der historisch entstandene Begriff ist nicht glücklich gewählt. Er könnte den Eindruck erwecken, es handle sich bei »Präkanzerosen« immer um ein »Vorstadium« des Krebses, während ja einerseits das *erhöhte Entartungsrisiko* gemeint ist und andererseits – bei den sog. obligaten Präkanzerosen – wenigstens in einem Teil dieser Veränderungen eine *neoplastische Zellpopulation* schon vorliegen dürfte, jedoch *noch nicht in die Tiefe vorgewachsen* ist. Die zuletzt erwähnte Situation wird heute – wahrscheinlich treffender – mit dem Begriff »*Carcinoma in situ*« charakterisiert. Es wäre daher zu wünschen, daß der Begriff »Präkanzerose« nach Möglichkeit vermieden wird. Wir haben ihn hier angeführt, um die Probleme im Zusammenhang mit dieser Namengebung zu erläutern.

Beispiele: *sog. »fakultative Präkanzerosen« (erhöhtes Risiko der malignen Entartung)*
- *Proliferative Mastopathie*, eine vermutlich hormonal mitbedingte Wucherung epithelialer und myoepithelialer Anteile

der Brustdrüse, z. T. in Form intrakanalikulärer papillärer oder solider Epithelformationen (S. 196), z. T. als Vermehrung der Läppchenepithelien *(Adenosis)* und/oder der Myoepithelien *(Mazoplasie)*.
- *Glanduläre und glandulär-zystische Hyperplasie der Corpusmucosa.*
- Craurosis vulvae, gekennzeichnet durch Atrophie, Hyperkeratose und leichte zelluläre Unregelmäßigkeiten des Epithels sowie Fibrose und chronische Entzündung des subepithelialen Gewebes.
- *Ostitis deformans Paget* (S. 134).

Sog. »obligate Präkanzerosen« (wahrscheinlich z. T. sog. »in situ-Karzinome«)

- Sog. *Polyposis intestini*, wobei die Epitehlien in papillären Tumoren z. T. schon zytologische Kennzeichen einer neoplastischen Veränderung erkennen lassen, also einem Carcinoma in situ entsprechen dürften.
- *Solitäre papilläre Polypen* (S. 196) des *Dickdarms.*
- Als »*Grenzfall*« bezeichnete, atypische Wucherungen des drüsigen Epithels des *Endometriums.*
- *Papilläre Tumoren der Harnblase.*
- Sog. *Erythroplasie* (Queyrat) des *Präputiums* bzw. der *Glans penis.*
- Sog. *Melanosis circumscripta praeblastomatosa (Dubreuilh)*, die wenigstens in einem Teil der Fälle einem »Melanom *in situ*« (S. 250) entsprechen dürfte.
- *Cornu cutaneum* mit deutlichen epidermalen Atypien und mächtiger, hornförmiger Hyperkeratose.
- *Morbus Bowen der Haut*, mit ausgeprägten Unregelmäßigkeiten der Epidermis sowie Dyskeratose (S. 88).

Von »*Carcinoma in situ*« wird z. Z. vorwiegend im Zusammenhang mit einer *umschriebenen, morphologisch einem wenig differenzierten Plattenepithelkarzinom entsprechenden Veränderung des Epithels der Portio vaginalis der Cervix uteri gesprochen.* Die Annahme, daß es sich hier um ein Frühstadium des Krebses handelt, in dem ein infiltratives Wachstum (S. 223) noch nicht zustande gekommen ist, stützt sich auf eine Reihe von Beobachtungen, wie zytologische Charakteristika (S. 214), gleiche Aneuploidie wie in Karzinomen dieser Lokalisation (S. 212), einen abrupten Übergang vom normalen zum veränderten Epithel und die Anwesenheit sog. tumorassoziierter Oberflächenantigene (S. 211), verbunden mit lymphozytärer, histiozytärer und plasmozytärer Infiltration vor allem des benachbarten fibromuskulären Gewebes.
Sehr wahrscheinlich träfe die Bezeichnung »Carcinoma in situ« auch für viele andere, vergleichbare Epithelveränderungen zu, nur hat sie sich – abgesehen vom in situ-Karzinom der Portio – z. T. noch nicht ausreichend belegen lassen und konnte sich daher im medizinischen Sprachgebrauch noch nicht einbürgern (vgl. dazu »obligate Präkanzerosen«).
Am Beispiel des Carcinoma in situ der Portio vaginalis uteri konnte auch gezeigt werden, daß dessen *Häufigkeitsgipfel* – je nach Statistik – einige bis mehr als 10 Jahre vor demjenigen des invasiv wachsenden Karzinoms dieser Lokalisation liegt. Dieser Befund und die Feststellung, daß die *absolute Inzidenz* des Carcinoma in situ nicht oder nicht erheblich über derjenigen des invasiven Karzinoms liegt, sprechen in hohem Maß dafür, daß *zum mindesten die Mehrzahl der in situ-Karzinome der Portio im Verlauf einiger Jahre in ein invasives Stadium träten, falls sie nicht entfernt werden.* Wir müssen hervorheben, daß es sich hier nicht notwendigerweise um eine allgemein gültige Regel handelt. In einzelnen Fällen von *Bronchialkarzinom* konnten neben dem invasiv wachsenden Tumor mehrere unabhängige in situ-Karzinome nachgewiesen werden. Es läßt sich nicht beurteilen, ob die letzteren mit der Zeit auch invasiv zu wachsen begonnen hätten.
An der Portio vaginalis der Cervix uteri finden sich häufig Epithelatypien, die die Kriterien eines Carcinoma in situ nicht erfüllen. Man spricht von *Dysplasie leichten, mittelschweren und schweren Grades*, je nach dem Ausmaß der Epithelatypien, insbesondere der *Dyskaryose* (atypische Kernveränderungen, vgl. dazu S. 43). Der *Häufigkeitsgipfel* der mittelschweren und schweren Dysplasie des Portioepithels liegt etwa 5 Jahre vor demjenigen des Carcinoma in situ, indessen ist die *absolute Häufigkeit* der ersteren erheblich größer als die des in situ-Karzinoms. Man könnte daher annehmen, daß die mittelschweren und schweren Dysplasien des Portioepithels im Sinn der sog. »fakultativen Präkanzerose« ein *erhöhtes Entartungsrisiko* bedeuten, hinsichtlich Dignität (biologischem Verhalten) dem Carcinoma in situ jedoch nicht gleichzusetzen sind. Das Wesen dieser Dysplasien ist jedoch nicht geklärt. Im besonderen läßt sich schwer beurteilen, ob es sich dabei um einen wesensmäßig bereits neoplastischen Prozeß handelt, da einerseits solche Dysplasien z. T. über sehr lange Zeit unverändert oder mit nur geringer Progredienz bestehen, und vielleicht auch »Spontanheilungen« vorkommen können, andererseits die Exzision dysplastischen Epithels vermutlich in einem Teil der Fälle einem kurativen Eingriff gleichzusetzen ist.
Ähnlich verhält es sich mit gewissen umschriebenen Epithelveränderungen anderer Lokalisationen, die durch Hyperkeratose, Parakeratose und Hyperplasie der Basalzellenschicht auffallen und die Bezeichnung »*Leukoplakie*« erhielten.

Beispiel:
- Leukoplakien der *Mundhöhle*, besonders wenn sich dabei intraepitheliale Atypien finden, Leukoplakien des *Larynx*, der *Trachea* und der *Bronchien*, ferner solche der *Harnblase (Xerosis vesicae)* sind erfahrungsgemäß mit einem *erhöhten Risiko der malignen Entartung* verbunden.

Im Gegensatz zu den echten Leukoplakien sind *einfache leukoplakische Schleimhautveränderungen,* wie sie auch an der Portio vaginalis der Cervix uteri und in der Speiseröhre auftreten, harmlos. In diesen Fällen zeigt das histologische Bild, abgesehen von der umschriebenen Verdickung und vermehrten Verhornung, keine wesentlichen Abweichungen von der Norm.
Gesamthaft betrachtet, besteht z. Z. keine Möglichkeit, allgemein gültige Regeln für das Verhalten sog. »präkanzeröser« Veränderungen aufzustellen. *Wir sind weitgehend darauf angewiesen, die empirisch ermittelte Dignität jeder einzelnen Form von »Präkanze-*

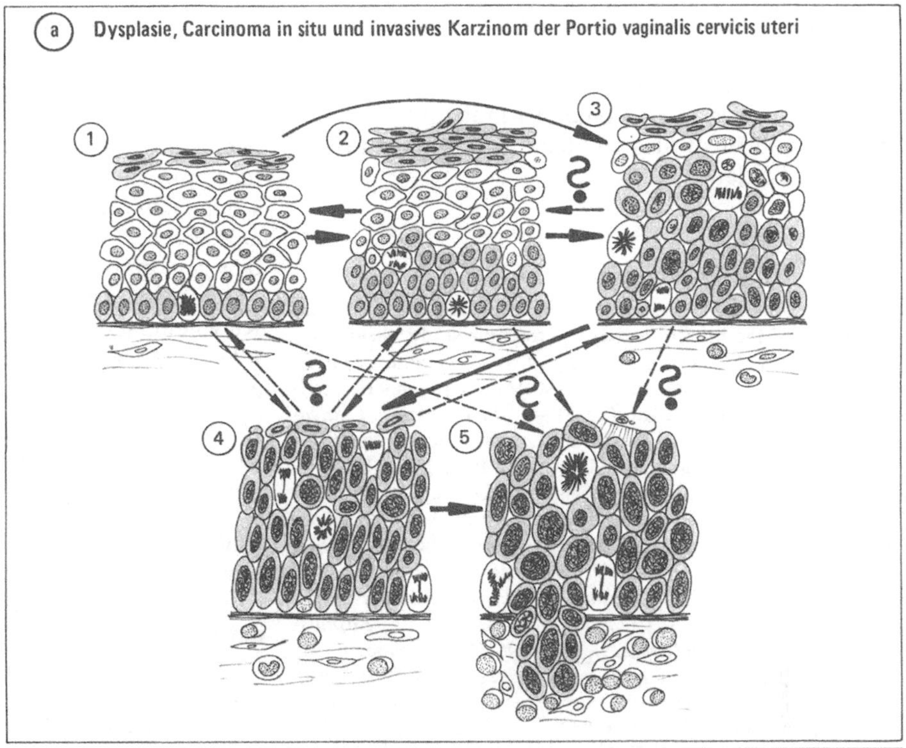

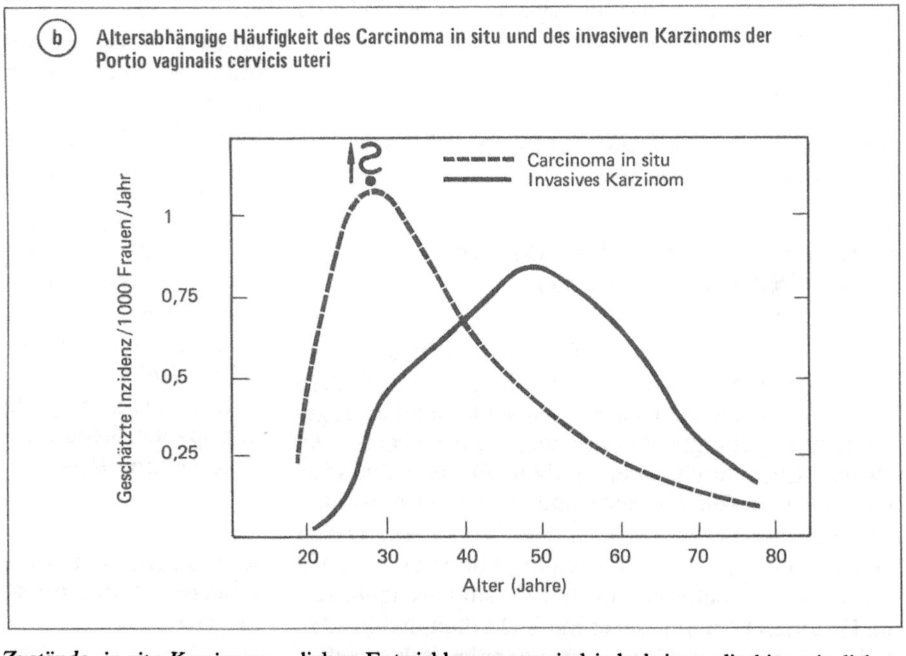

Abb. 58 a u. b. *Sog. präkanzeröse Zustände, in situ-Karzinome und invasive Karzinome der Portio vaginalis der Cervix uteri.* **a** Die verschiedenen Grade von Atypien am parakeratotisch verhornten, mehrschichtigen Plattenepithel der Portio reichen vom normalen Bild (1) über eine *leichte* und *mäßige* (2) bis zur *deutlichen (schweren) Dysplasie* (3). Leichte und mäßige Dysplasien können sich wieder zurückbilden; wie häufig dies auch für schwere Dysplasien zutrifft, ist umstritten. Es besteht ferner die Möglichkeit, daß sich eine schwere Dysplasie aus dem normalen Epithel entwickelt, ohne daß vorher die Stufen der leichten und mäßigen Dysplasie durchschritten werden. Umgekehrt sprechen vereinzelte Befunde dafür, daß ein *Carcinoma in situ* (4) nicht immer aus einer sich steigernden Dysplasie hervorgeht, sondern u. U. auch im normalen Epithel entstehen kann. Die hauptsächlichen Entwicklungswege sind jedoch jene, die hier mit dicken Pfeilen markiert wurden. Beachte das vorwiegend lymphozytäre Infiltrat, das besonders beim *invasiven Karzinom* (5) meist ziemlich dicht erscheint und auf Immunreaktionen gegen tumorassoziierte Antigene hinweist. **b** Schematische Darstellung der *altersabhängigen Inzidenz invasiver Portiokarzinome* und – aus verschiedenen Statistiken entnommen – der *relativen Häufigkeit von in situ-Karzinomen.* Die letztere ist möglicherweise unterschätzt, da nicht alle Daten aus serienmäßigen Untersuchungen an Frauen im geschlechtsreifen Alter stammen, und somit vermutlich nicht alle in situ-Karzinome erfaßt wurden. Immerhin wird angenommen, daß viele – wenn nicht die meisten – in situ-Karzinome schließlich invasiv werden

rose« unter Berücksichtigung ihrer Lokalisation und des histologisch-zytologischen Befundes gesondert zu beurteilen.

Die heutigen Vorstellungen über die Entwicklung invasiv wachsender Karzinome aus präkanzerösen Zuständen und in situ-Karzinomen sind schematisch in Abb. 58 skizziert.

Literatur

Anderson, J. A.: The basement membrane and lobular carcinoma *in situ* of the breast. A light microscopic study. Acta path. microbiol. scand. Sect. A *83*, 245 (1975) — *Grundmann, E.:* Histologic types and possible initial stages in early gastric carcinoma. Beitr. Path. *154*, 256 (1975) — *Magee, P. N., Takayama, S., Sugimura, T., Matsushima, T. (eds.):* Fundamentals in cancer prevention. Baltimore: University Park Press 1977 — *Otto, H. F., Gebbers, J.-O.:* Präcanceröse Epitheldysplasien bei Colitis ulcerosa: Untersuchungen über die bioptischen Möglichkeiten der Früherfassung von Colitis-Carcinomen. Virchows Arch. A Path. Anat. Histol. *377*, 259 (1978) — *Ringsted, J., Amtrup, F., Asklund, C., Baunsgaard, P., Christensen, H. E., Hansen, L., Jakobsen, C., Jensen, N. K., Moesner, J., Rasmussen, J., Reintoft, I., Rolschau, J., Starklint, H., Thommesen, N., Vrang, J.:* Reliability of histo-pathological diagnosis of squamous epithelial changes of the uterine cervix. Acta path. microbiol. scand. Sect. A *86*, 273 (1978) — *Watanabe, H., Enjoji, M., Yao, T., Ohsato, K.:* Gastric lesions in familial adenomatosis coli. Human Path. *9*, 269 (1978)

43. Eigenschaften maligner neoplastischer Zellen bei Kultur in vitro

43.1. Nachweis einer in vitro erfolgten neoplastischen Transformation

Bei der *neoplastischen Transformation* normaler, in vitro gezüchteter Zellen, etwa als Folge der Infektion mit einem onkogenen Virus, beobachtet man im allgemeinen ausgeprägte *Veränderungen im Verhalten der Zellen.* Eine durch Viren herbeigeführte »Transformation« von Zellen braucht indessen nicht notwendigerweise neoplastischen Charakter zu haben. Dieser läßt sich nur *in vivo,* d. h. nach Injektion der Zellen in geeignete Versuchstiere, prüfen. Es sind bis heute keine Kriterien bekannt, die es mit Sicherheit und in allen Fällen gestatten würden, in vitro neoplastisch transformierte Zellen allein aufgrund ihrer Morphologie, ihrer färberischen Merkmale, ihres Verhaltens in Kultur sowie ihrer biochemischen Eigenschaften von normalen Zellen zu unterscheiden (Abb. 59).

43.2. Unterschiede zwischen normalen Zellen und malignen neoplastischen Zellen hinsichtlich ihrer Züchtbarkeit in vitro

Normale Zellen oder Zellen gutartiger Tumoren lassen sich – soweit bisher bekannt ist – nur während einer beschränkten Zeit weiterzüchten. Dabei beträgt die Zahl der aufeinanderfolgenden Zellteilungen im allgemeinen nicht mehr als 50–70, falls keine Transformation stattfindet. Im Gegensatz dazu vermögen viele *neoplastische Zellstämme* unter geeigneten Bedingungen *beliebig lange in Kultur zu proliferieren.* Ob es sich hier um einen allgemein gültigen Unterschied zwischen normalen und neoplastischen Zellen handelt, ist z. Z. noch nicht entschieden. Es hat sich u. a. gezeigt, daß leukämische Blasten von Patienten mit *akuter myeloischer Leukämie,* im Gegensatz zu normalen Knochenmarkzellen, *in der Agar-Kultur keine typischen größeren Kolonien* bilden, sondern entweder nicht proliferieren oder zu einer Vielzahl kleiner Gruppen undifferenzierter Zellen auswachsen. Trotzdem sind diese Elemente auf eine Stimulation mit koloniestimulierendem Faktor (CSF) zu einem gewissen Grad noch ansprechbar.

Während normale Zellen bindegewebigen oder epithelialen Ursprungs bei Züchtung in vitro im allgemeinen nur dann zur Proliferation imstande sind, wenn sie auf einer festen Unterlage – z. B. Glas – haften, können viele neoplastische Zellen auch in *Suspensions-Rührkulturen* oder in einem *Agargel* ihre Teilungstätigkeit fortsetzen. Aber vermutlich handelt es sich hier ebenfalls nicht um eine Eigenschaft, die nur neoplastischen Zellinien zukommt, da hämopoietische Zellen unter geeigneten Bedingungen ein ähnliches Verhalten zeigen. Ferner ist zu bemerken, daß maligne neoplastische Zellen, die in weichem Agar gezüchtet werden, oft nur solange stark proliferieren, bis Kolonien mit einem Durchmesser von 2–4 mm gebildet sind. Eine weitere Vergrößerung unterbleibt *(»dormant diameter«).* Von der Peripherie der Kolonie können sich Zellen ablösen. Sie vermögen ihrerseits nur Tochterkolonien zu bilden, die den erwähnten Durchmesser nicht überschreiten. Dieses – einer Art *»Selbstkontrolle« der Koloniegröße* vergleichbare – Phänomen konnte noch nicht endgültig geklärt werden. Wahrscheinlich spielen Störungen nutritiver Art im Zentrum der Kolonie eine Rolle.

43.3. Einflüsse der Kulturbedingungen auf die Differenzierung maligner neoplastischer Zellen in vitro

Die Differenzierung neoplastischer Zellen in vitro hängt stark von den *Kulturbedingungen* ab. Während explantierte und in *Monolayer-Kulturen* gezüchtete neoplastische Zellen oft eine *Verminderung des Differenzierungsgrades* und eine *gesteigerte proliferative Tätigkeit* zeigen, beobachtet man in *Gewebe- bzw. Organkulturen in vitro* z. T. das Umgekehrte, nämlich eine *zunehmende Differenzierung.* Es zeigt sich hier erneut die Bedeutung des »Microenvironment« für den Ausdruck zellulärer Eigenschaften bzw. das Überleben wenig oder gut differenzierter Zellen.

Beispiele:

- Explantierte und in vitro im Sinn einer *Zellkultur* gezüchte *Mäuse-Plasmozytomzellen* zeigen mit der Zeit eine Reduktion der *Synthese von Immunglobulinen,* dagegen steigern sie die *Proliferationsrate.*
- Werden menschliche *Glioblastome* (S. 264) im Sinn einer *Monolayerkultur* gezüchtet, entwickeln sich im Verlauf von einigen Wochen hochgradig *anaplastische Zellen.* Setzt man dagegen mit diesem Material eine *Gewebekultur* an, zeigt sich mit der Zeit eine *zunehmende Zelldifferenzierung,* teilweise mit Bildung ausgereifter Astrozyten.

43.4. Beweglichkeit der Krebszellen in vitro

Maligne neoplastische Zellen – wie übrigens auch viele normale Zellarten – lassen in vitro eine deutliche *aktive Beweglichkeit* und Fähigkeit zur *Lokomotion* erkennen. Bei undifferenzierten Karzinomen wurden Wanderungsgeschwindigkeiten von 6–7 μm/min gemessen. Chemotaktische Faktoren (S. 1262) mit spezifischer Wirkung auf neoplastische Zellen sind im Tierversuch nachgewiesen und z. T. mit der Auswanderung zirkulierender Tumorzellen ins Gewebe in Zusammenhang gebracht worden. Ob es sich hier um allgemein gültige Phänomene handelt, ist nicht bekannt. Zwischen normalen und malignen neoplastischen Zellen bestehen z. T. Unterschiede in der *Bewegungsaktivität der äußeren Zellmembran:* Bei verschiedenen daraufhin geprüften Krebszellstämmen war diese größer als bei den nicht-neoplastischen Mutterzellen. Auch endozytotische Vorgänge waren bei den ersteren stärker ausgeprägt. Man kann vermuten, daß diesen Fähigkeiten der Tumorzellen im Rahmen invasiver Wachstumsprozesse in vivo eine gewisse Bedeutung zukommt.

Beispiel:

- Von Interesse sind in diesem Zusammenhang Beobachtungen, wonach daraufhin untersuchte maligne *neoplastische Zellen,* beispielsweise von Plattenepithel- und Mammakarzinomen, einen – im Vergleich zu den Zellen des normalen Muttergewebes – *erhöhten Gehalt kontraktiler Proteine* in Form eines mikrofilamentösen Apparates enthalten.

43.5. Veränderungen der Zellverbindungen bzw. Zelladhäsion

Es sind verschiedene neoplastische Zellinien bekannt, die im Gegensatz zum nicht-neoplastischen Muttergewebe nicht mehr imstande sind, *interzelluläre Kontaktstellen* im Sinn der Verbindungskomplexe, der Desmosomen oder der sog. »gap junctions« zu bilden (S. 138). Werden solche Zellen unter der Einwirkung von Sendaiviren mit normalen Zellen fusioniert, zeigen die Abkömmlinge der Primärhybriden eine Korrektur sowohl des Kontaktdefekts als auch des abnormen Verhaltens. Derartige Befunde deuten darauf hin, daß der teilweise oder gänzliche Verlust der Fähigkeit, normale Zellverbindungen zu schaffen, bei dem gestörten Verhalten der Krebszellen eine Rolle spielen könnte. Es sei an dieser Stelle nochmals daran erinnert, daß über die »gap junctions« anscheinend physiologischerweise Stoffe zwischen den Zellen ausgetauscht werden können.

Viele normale Körperzellen vermögen mit Hilfe pseudopodienartiger Fortsätze mit kleiner Haftfläche auf geeigneten Unterlagen zu *adhärieren,* wobei mikrofilamentöse und mikrotubuläre Strukturen (S. 61) sowie bestimmte Glykoproteine der Zellmembran von Bedeutung sind. Diese Funktionen scheinen bei einer ganzen Zahl daraufhin geprüfter Krebszellstämme im Vergleich zu den differenzierten Mutterzellen gestört zu sein. Ähnliche Abweichungen von der Norm zeigen sich hinsichtlich der Aggregation von Zellen durch interzelluläre Adhäsion. Möglicherweise sind auch Veränderungen im elektrostatischen Membranpotential von Bedeutung. Mit solchen Störungen ist wahrscheinlich auch in vivo zu rechnen.

43.6. Verlust der Fähigkeit zur sog. Kontaktinhibition der Zellbewegung und -proliferation

Viele normale Zellen, so z. B. Fibroblasten, zeigen das Phänomen der sog. *Kontaktinhibition der Bewegung und der Proliferation.* Die Zellen haften bei der Kultur in vitro an einem festen Substrat, z. B. an der inneren Oberfläche der Kulturflasche. Kommt es bei der flächenhaften Ausbreitung einer solchen Monolayerkultur zu einer gegenseitigen Berührung der Zellen, wird die Beweglichkeit in der Richtung zu anderen Zellen gehemmt und damit ein Übereinanderkriechen von Zellen verhindert. Außerdem hört die Zellproliferation auf, sobald eine Zelle allseitig mit benachbarten Zellen in Berührung steht. Die Kontaktinhibition scheint in gewissen Systemen zelltypenspezifisch zu sein. *Bei vielen neoplastischen Zellstämmen läßt sich keine solche Kontaktinhibition beobachten.* Indessen sind auch maligne neoplastische Zellinien beschrieben worden, bei denen die Kontaktinhibition erhalten war, so daß es sich hier nicht um ein allgemein gültiges Merkmal der Malignität eines Zellstammes handelt.

43.7. Agglutinierbarkeit maligner neoplastischer Zellen durch pflanzliche Lektine

Offenbar liegt dem Verlust der Kontaktinhibition eine *Veränderung der Zelloberfläche* zugrunde, die zumindest in vielen daraufhin geprüften Systemen mit einer *Agglutinierbarkeit durch pflanzliche Lektine* parallel geht. Insbesondere die Agglutinierbarkeit durch Concanavalin A (Con A) scheint gut mit neoplastischen Eigenschaften in vivo übereinzustimmen. Ob es sich bei diesen Veränderungen der Zelloberfläche um eine Aktivierung, Freisetzung, Konzentration und/oder Umlagerung von Makromolekülen handelt, ist nicht entschieden. Interessanterweise zeigen normale Zellen während der Mitose auch eine solche Agglutinierbarkeit, verlieren sie aber, im Gegensatz zu neoplastischen Zellen, in der Interphase.

43.8. »Infiltration« einer Population normaler Zellen in vitro durch maligne neoplastische Zellen

Werden neoplastisch transformierte Zellen zusammen mit einer normalen Zellpopulation in vitro kultiviert, wird oft nach Kontaktnahme der Fronten die normale Population durch die neoplastischen Zellen »infiltriert«. Ein derartiges *Einwandern* gelingt um so leichter, je lockerer die normale Linie gewachsen ist. Beim Studium solcher Modelle wurde ferner beobachtet, daß die »Invasion« normaler Kulturzellen durch transformierte Elemente einem komplexen Vorgang entspricht, bei dem neben Dichte und Beweglichkeit der normalen Zellen verschiedene weitere Faktoren, u. a. auch deren Verbindungen untereinander, eine Rolle spielen.

43.9. Störende oder schädigende Einflüsse maligner Zellen auf normale Zellen in vitro

Es wird vielfach angenommen, maligne neoplastische Zellen in vivo übten einen »gewebeauflösenden« Effekt aus (S. 225). Über histolytische bzw. zytolytische Wirkungen neoplastischer Zellen in vitro ist aber wenig bekannt. Kürzlich wurde festgestellt, daß *Zellen eines Teratokarzinoms der Maus in vitro Makrophagen »abstoßen«*. Neben anderen neoplastischen Zellstämmen zeigen auch *normale Trophoblastzellen* in vitro dieselbe Eigenschaft. Auf solche Beobachtungen gründet sich die Hypothese, Krebszellen – wie auch der Trophoblast – könnten sich auf diese Weise der immunologischen Überwachung durch den Organismus (vgl. dazu S. 1192) und einem allfälligen »Angriff« durch Makrophagen entziehen. Für das erwähnte Phänomen scheint eine von den Karzinomzellen bzw. vom Trophoblasten abgesonderte Substanz mit einem Molekulargewicht von 10^3–10^4 verantwortlich zu sein.

43.10. Wuchsformen in vitro als diagnostisches Zeichen zur Unterscheidung verschiedener Typen neoplastischer Prozesse

Bei gewissen histologisch und zytologisch schwer klassierbaren neoplastischen Prozessen gibt manchmal die Art des Wachstums in vitro einen Hinweis auf die Herkunft der Tumorzellen.

Beispiele:
- *Karzinome* wachsen oft in *Verbänden,* d. h. mit deutlichem *interzellulärem Kontakt* (S. 137).
- *Fibroblastische Kulturen* zeigen häufig eine *fächerförmige Ausbreitung spindeliger Zellen.*
- *Neoplastische Monozyten-Histiozyten-Abkömmlinge* neigen in vitro dazu, *sich voneinander zu trennen.*

Literatur

Armstrong, R. C., Rosenau, W.: Cocultivation of human primary breast carcinomas and embryonic mesenchyme resulting in growth and maintenance of tumor cells. Cancer Res. *38*, 894 (1978) — *Brozna, J. P., Ward, P. A.:* Antileukotactic properties of tumor cells. J. Clin. Invest. *56*, 616 (1975) — *Clarkson, B., Baserga, R. (eds.):* Control of proliferation in animal cells, Vol. 1. (Cold Spring Harbor Conferences on Cell Proliferation, 1974) — *Goldman, R. D., Pollard, T. D., Rosenbaum, J. L. (eds.):* Cell motility, Vol. 3. (Cold Spring Harbor Conferences on Cell Proliferation, 1976) — *Moore, M. A. S., Williams, N., Metcalf, D.: In vitro* colony formation by normal and leukemic human hematopoietic cells: characterization of the colony-forming cells. J. Natl. Cancer Inst. *50*, 603 (1973) — *Marchesi, V. T. (ed.):* Membranes and neoplasia: new approaches and strategies. New York: Liss 1976 — *Rubinstein, L. J., Herman, M. M., Foley, V. L.: In vitro* characteristics of human glioblastomas maintained in organ culture systems. Am. J. Path. *71*, 61 (1973) — *Schultz, J., Block, R. E. (eds.):* Membrane transformations in neoplasia. New York: Academic Press 1974 — *Tischler, A. S., Dichter, M. A., Biales, B.:* Electrical excitability of oat cell carcinoma. J. Path. *122*, 153 (1977) — *Yuhas, J. M., Tarleton, A. E., Molzen, K. B.:* Multicellular tumor spheroid formation by breast cancer cells isolated from different sites. Cancer Res. *38*, 2486 (1978)

44. Zur Frage der biochemischen Eigenschaften maligner neoplastischer Zellen

Bisher ließ sich kein biochemisches Merkmal ausfindig machen, das allen neoplastischen Zellen gemeinsam ist und das allen normalen Zellen fehlt. *Ein biochemisches Korrelat des neoplastischen Verhaltens ist somit noch nicht nachgewiesen worden.* Dies mag damit zusammenhängen, daß die molekularen Prozesse, die an der Steuerung der DNA-Replikation beteiligt sind, z. Z. noch sehr wenig geklärt sind.

Es ist postuliert worden, daß sich viele neoplastische Zellen durch einen *intensiven glykolytischen Stoffwechsel, der auch unter aeroben Bedingungen beibehalten wird,* von normalen Zellen unterscheiden (Hypothese von Warburg). Indessen zeigen auch gewisse normale Zellen und Zellverbände, wie etwa die meisten embryonalen Gewebe, ferner die Retina und der Kortex des ZNS, eine ausgeprägte Glykolyse unter aeroben Bedingungen.

Neoplastische Zellen weisen im allgemeinen *dieselben zell- und gewebespezifischen biochemischen Aktivitäten auf wie die normalen Zellen, aus denen sie hervorgegangen sind, wenn auch das Ausmaß dieser Aktivitäten in den neoplastischen Zellen meist geringer ist.* Häufig nimmt mit fortschreitender Entwicklung des neoplastischen Prozesses der *Differenzierungsgrad* der neoplastischen Zellen ab, wobei meistens auch die entsprechenden gewebespezifischen biochemischen Aktivitäten eine Verminderung erkennen lassen. Besonders ausgeprägt ist ein solcher Verlust gewebespezifischer biochemischer Eigenschaften bei fortgesetzter Transplantation von Tumoren in Versuchstieren oder

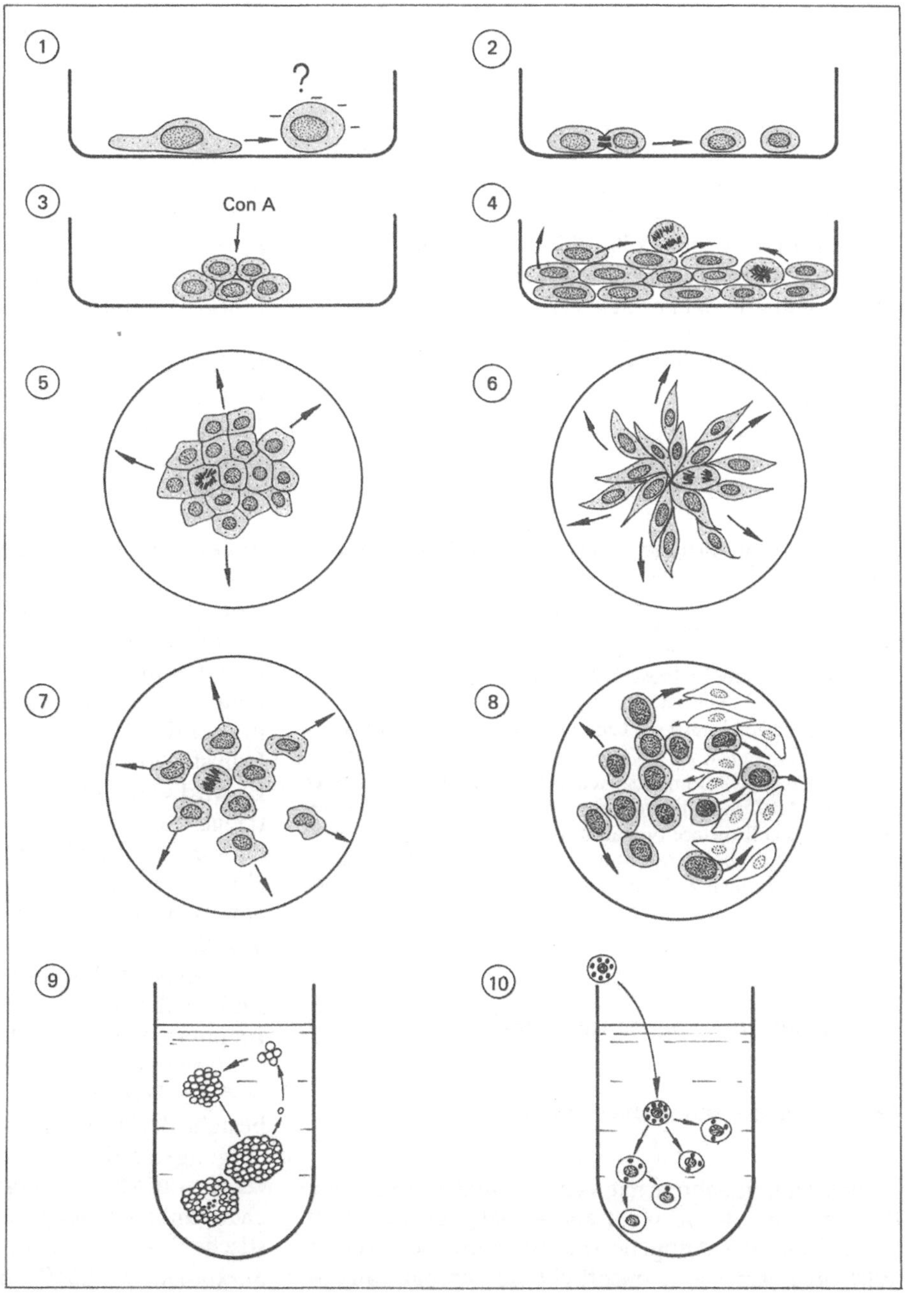

Abb. 59. *Einige schematische Hinweise auf das Verhalten maligner neoplastischer Zellen in vitro.* Die hier skizzierten Verhaltensweisen von Krebszellen in vitro *dürfen nicht als allgemein gültige Charakteristika aufgefaßt werden,* da sie jeweils nur bei einem Teil der untersuchten bösartigen Tumorzellen beobachtet wurden. Im übrigen ist *hervorzuheben, daß eine Zellinie nur in vivo auf ihre Malignität geprüft werden kann.* Im Vergleich zu nicht neoplastischen Zellen des Muttergewebes, von dem sich die neoplastischen Elemente ableiten, zeigen die letzteren recht häufig folgende Eigenschaften: Eine *gestörte Adhärenz an der Unterlage,* z. T. vielleicht verbunden mit veränderter elektrostatischer Oberflächenladung (1); einen *Mangel an interzellulären Kontaktstellen,* im besonderen Komponenten der Verbindungskomplexe und »gap junctions« (2); eine Bereitschaft, unter der Einwirkung *pflanzlicher Lektine* (z. B. Konkanavalin A, S. 207) zu *agglutinieren* (3); einen teilweisen oder gänzlichen *Verlust der Kontaktinhibition* von Proliferation und Bewegung (4); *verschiedenartige Ausbreitungsformen* in der Monolayer-Kultur: *Kompakt* (manche Karzinome, 5), *fächerförmig* (fibroblastische, leiomyoblastische Elemente, 6), *dissoziiert* (z. B. Histiozytenabkömmlinge, 7) u. a. m.; eine *erhebliche Beweglichkeit* und Bereitschaft, z. B. nicht neoplastische, in der gleichen Kultur gehaltene Zellkolonien (hier hell gezeichnet) zu *»infiltrieren«* (8). Manche in Suspensionskultur gehaltene neoplastische Zellen bilden – trotz an sich *unbegrenzter Teilungsfähigkeit,* eines weiteren Unterschiedes zu nicht neoplastischen Elementen – kugelige Kolonien *(»Sphaerulae«),* die aus Gründen ungünstiger Stoffwechselbedingungen im Innern nur eine bestimmte Größe erreichen. Aus abgelösten Zellen können jedoch rasch wieder gleich große Sphaerulae entstehen (9). Manche maligne neoplastische Zelllinien zeigen nach Übertragung e vivo in eine Kultur in vitro eine *Herabsetzung des Differenzierungsgrades* (10). *Ein Überwiegen des glykolytischen über den oxidativen Stoffwechsel* ist nicht für neoplastische Zellen spezifisch, da sich unreife nicht neoplastische Elemente in dieser Hinsicht entsprechend verhalten

bei lange anhaltender Züchtung neoplastischer Zellen in Zellkulturen. Dabei werden offenbar durch Selektion mit der Zeit Zellen erhalten, deren ausschließliche oder vorwiegende Spezialisierung in der intensiven Zellproliferation besteht. Derartige neoplastische Zellen zeigen – unabhängig davon, aus welchem Zelltyp sie ursprünglich hervorgegangen sind – in biochemischer Hinsicht ein sehr ähnliches Verhalten: Es spiegelt die rasche Zellproliferation wider und ist z. B. durch eine intensive Synthese von DNA, RNA und Proteinen gekennzeichnet.
Eine Übersicht über die wichtigsten Eigenschaften maligner neoplastischer Zellen in vitro vermittelt Abb. 59.

Literatur

Bodansky, O.: Biochemistry of human cancer. New York: Academic Press 1975 — *Leonard, J. G., Hale, A. H., Roll, D. E., Weber, M. J.:* Turnover of cellular carbohydrates in normal and Rous sarcoma virustransformed cells. Cancer Res. *38*, 185 (1978) — *Schultz, J., Ahmad, F. (eds.):* Cancer enzymology. New York: Academic Press 1976 — *Stein, G. S., Stein, J. L., Thomson, J. A.:* Chromosomal proteins in transformed and neoplastic cells: a review. Cancer Res. *38*, 1181 (1978) — *Svanberg, L., Linell, F., Pandolfi, M., Åstedt, B.:* Plasminogen activators in ovarian tumours. Acta path. microbiol. scand. Sect. A *83*, 193 (1975) — *Yogeeswaran, G., Stein, B. S., Sebastian, H.:* Altered cell surface organization of gangliosides and sialylglycoproteins of mouse metastatic melanoma variant lines selected *in vivo* for enhanced lung implantation. Cancer Res. *38*, 1336 (1978)

45. Antigene maligner neoplastischer Zellen

45.1. Tierexperimentelle Befunde

In den letzten Jahren hat sich bestätigen lassen, daß die meisten – wenn nicht alle – malignen neoplastischen Zellinien Antigene (S. 210) aufweisen, die im Wirtsorganismus eine spezifische Immunreaktion auslösen können (S. 1183). Diese Beobachtungen stehen in enger Beziehung zur Frage nach Abwehrmechanismen, die der Wirtsorganismus den malignen Zellen gegenüberzustellen vermag. Der größte Teil unserer Kenntnisse auf diesem Gebiet stammt aus Tierversuchen, insbesondere an Mäuseinzuchtstämmen. Man darf vermuten, daß entsprechende Vorgänge auch bei menschlichen bösartigen Geschwülsten und Leukämien eine Rolle spielen (S. 1193).
Tumorassoziierte Transplantationsantigene chemisch induzierter Neoplasmen: Das Wesen dieser Gruppe liegt vor allem darin, daß fast jedes chemisch induzierte maligne Neoplasma *individualspezifische Antigene* trägt, die sich durch Transplantationsversuche an Inzuchtstämmen nachweisen lassen. Es hat sich auch gezeigt, daß die tumorassoziierten Transplantationsantigene (TATA) dieser Art auch nach vielen Passagen in Inzuchtstämmen nicht völlig verschwinden. Dies deutet darauf hin, daß es sich hier wahrscheinlich um einen wesentlichen Bestandteil dieser Art von Geschwülsten handelt. Die *Antigenizität* (S. 1179) der chemisch induzierten Tumoren ist in der Regel nicht sehr ausgeprägt.
Antigene der durch DNA-Viren induzierten neoplastischen Zellinien: Bei dieser Gruppe konnte man sich die Tatsache zunutze machen, daß die DNA-Viren (z. B. Polyomavirus, SV-40, Adenoviren, vgl. dazu S. 189) nicht nur eine neoplastische Transformation bewirken, sondern auch zytopathische Effekte haben und sich auf diese Weise messen lassen.
Eine Kategorie von Antigenen führt die Bezeichnung von »*Transplantationsantigenen*«, da sie im syngeneischen Wirtsorganismus eine Immunreaktion auslösen, die eine gewisse Resistenz gegenüber den malignen Zellen bewirkt. Eine zweite Klasse von Antigenen der durch DNA-Viren induzierten Tumoren trägt den Namen *T(Tumor)-Antigene* (Synonyme: Neoantigene, komplementfixierende Tumorantigene oder ICFA (induced complement-fixing antigen)) und zeichnet sich dadurch aus, daß der Nachweis mit Hilfe einer Komplementbindungsreaktion unter Verwendung von Hamsterserum gelingt.
Es wird vermutet, daß sowohl die Transplantationsantigene als auch die T-Antigene der durch DNA-Viren hervorgerufenen Tumoren vom Genom des Virus spezifiziert werden. Sie sind jedoch nicht strukturelle Komponenten des Virions. *T-Antigene* finden sich *intrazellulär, vor allem im Kern,* während *Transplantationsantigene* Bestandteile der *äußeren Zellmembran* sind. Wahrscheinlich sind diese für die Auslösung von Immunreaktionen im Wirtsorganismus wichtiger.
Antigene der durch RNA-Viren induzierten Tumoren und Leukämien: Das Wesentliche an dieser Gruppe besteht darin, daß ihr viele der unter natürlichen Bedingungen auftretenden malignen neoplastischen Prozesse von Mäusen angehören (Modelle der »natürlichen Onkogenese«). Im besonderen sind hier neoplastische Prozesse zu erwähnen, die durch das *Rous-Sarkomvirus (RSV),* das *Mammatumorviurs (MTV oder Bittner-Virus),* das *Passage-A-Gross-Virus* und die *Friend-Moloney-Rauscher (FMR)-Viren* ausgelöst werden. Ferner kennt man u. a. ein *Mamma-Leukämie(ML)-Antigen,* ein *E-Antigen* und ein *Thymus-Leukämie(TL)-Antigen.*
In ähnlicher Weise wie bei den durch DNA-Viren induzierten Tumoren kann die Resistenz gegenüber neoplastischen Zellinien, die unter dem Einfluß von RNA-Viren entstanden sind, durch *Transplantationsversuche* geprüft werden. Überdies ist es möglich, den Nachweis mit Hilfe zytotoxischer und/oder fluorochromierter Antikörper zu führen (S. 218).
Sowohl die Antigene der durch DNA-Viren erzeugten Tumoren als auch diejenigen der durch RNA-Viren induzierten Neoplasmen und Leukämien sind *virusgruppenspezifisch.* Das schließt nicht aus, daß bei

virusinduzierten Neubildungen zudem – ähnlich wie bei chemisch induzierten Geschwülsten – noch individualspezifische, tumorassoziierte Transplantationsantigene in Erscheinung treten können. Antigene virusinduzierter Leukämien kommen oft auch in *löslicher Form* im Blutplasma vor.

Antigene, die mit bestimmten Typen von Neoplasmen verbunden sind: Verschiedentlich stellte man fest, daß bösartige Geschwülste derselben oder einer ähnlichen histologischen Beschaffenheit gemeinschaftliche Determinanten der tumorassoziierten Antigene aufweisen. Tierexperimentell konnten solche Beobachtungen u. a. an Sarkomen gemacht werden (vgl. dazu die sog. fötalen Tumorantigene beim Menschen, S. 212).

Tumorassoziierte Antigene sog. spontaner Neoplasmen und Leukämien: Im Vergleich zu den durch chemische Karzinogene oder Viren induzierten Neoplasien zeigen »spontane« Neubildungen oft eine geringe Antigenizität (S. 1183).

Sog. Antigenkonversion: Mit dieser Bezeichnung meint man den Erwerb eines neuen Antigens durch eine Zellinie, offenbar als Folge einer Infektion durch ein weiteres Virus. Solche Veränderungen scheinen auch bei neoplastischen Zellen vorzukommen.

Antigenmodulation: Mit diesem Begriff bezeichnet man einen über mehrere Zellgenerationen fortbestehenden oder dauernden Verlust von Oberflächenantigenen unter dem Einfluß der Einwirkung spezifischer, d. h. antigengerichteter Antikörper. Eine solche Veränderung kann an normalen wie an neoplastischen Zellinien erfolgen und scheint das Verhalten der letzteren nicht erheblich zu beeinflussen. Über den Mechanismus ist nichts Schlüssiges bekannt.

Verlust von Alloantigenen: In einzelnen Modellsystemen konnte gezeigt werden, daß sich in neoplastischen Zellinien normalerweise vorhandene Alloantigene (S. 1229) nicht mehr nachweisen ließen. Die Bedeutung dieses Befundes für die neoplastische Transformation ist noch unklar.

Genaktivierung an bestimmten Loci: Am Beispiel der TL-Antigene, die normalerweise nur bei TL-positiven Mäusen in nicht-leukämischen Thymozyten auftreten, konnte gezeigt werden, daß leukämische Zellen TL-negativer Mäusestämme diese Merkmale erwerben können. Man nimmt an, daß es hierbei anläßlich der malignen Transformation zu einer Aktivierung von Genen im Bereich des Tla-Locus kam. Dieses Beispiel soll als Hinweis darauf dienen, daß bei der malignen neoplastischen Transformation komplexe wechselseitige Einflüsse zwischen Virusgenom und Wirtgenom von erheblicher Bedeutung sein dürften.

Tumorassoziierte Antigene bei sog. gutartigen Tumoren: Von Interesse ist die vor kurzer Zeit gemachte Feststellung, daß gewisse *sog. gutartige Papillome z. T. dieselben tumorassoziierten Antigene aufweisen wie die aus demselben Gewebe hervorgehenden Karzinome.* Wir sehen darin eine Bestärkung der Annahme, daß es sich – wenigstens bei einem Teil der Papillome – um *Karzinome in situ* handeln dürfte.

45.2. Tumorassoziierte Antigene beim Menschen

In den letzten Jahren konnte mit Hilfe serologischer Methoden eine Reihe tumorassoziierter Antigene menschlicher Neoplasien aufgedeckt werden.

Mononucleosis infectiosa, Burkitt-Lymphom und nasopharyngeales Karzinom: Wie schon erwähnt (S. 187), scheinen die in Verbindung mit diesen Krankheiten nachgewiesenen Antigene durch ein *Herpesvirus* gebildet zu werden. Das sog. *EA* (»**e**arly **a**ntigen«) tritt schon frühzeitig nach Infektion auf, scheint aber unabhängig von der DNA-Synthese des Virus produziert zu werden. Man besitzt Hinweise darauf, daß bei Patienten mit einem hohen Titer von Anti-EA-Antikörper Gründe für eine schlechtere Prognose bestehen als bei anderen. Das *VCA* (»**v**iral **c**apsid **a**ntigen«) findet sich dort, wo in den Wirtzellen elektronenmikroskopisch nachweisbare Partikel des Epstein-Barr-Virus vorhanden sind. Im Gegensatz zu EA, wird die Bildung von VCA durch Hemmstoffe für die DNA-Synthese vermindert oder aufgehoben. Das *MA* (»**m**embrane **a**ntigen«) tritt ebenso früh auf wie das EA, und seine Produktion scheint ebenfalls von der DNA-Synthese unabhängig zu sein. Dies weist darauf hin, daß MA wohl vom Virusgenom spezifiziert wird, jedoch keinen Bestandteil des Nukleokapsids darstellt. Hohe Titer von Anti-MA-Antikörper werden vor allem bei Patienten gefunden, die eine völlige oder weitgehende Rückbildung der neoplastischen Zellmasse erkennen lassen.

Maligne Melanome: Melanomassoziierte Antigene sind wiederholt nachgewiesen worden. Hier ist über eine Virusätiologie nichts Schlüssiges bekannt.

Sarkome: Verschiedene menschliche Sarkome zeigen gemeinsame tumorassoziierte Antigene. Vielleicht liegt darin ein Hinweis auf eine virale Ätiologie dieser Neoplasmen.

Mammakarzinome: Bei Trägerinnen von Mammakarzinomen sind wiederholt gegen intrazytoplasmatische Typ-A-Partikel muriner Mammatumorviren und gegen Typ-B-Partikel gerichtete Antikörper nachgewiesen worden. Nach neueren Untersuchungen sollen solche Antikörper z. T. auch in Verbindung mit *proliferativer Mastopathie* vorkommen. Von Interesse ist ferner die Beobachtung, daß periphere Lymphozyten von *Fibroadenom*-Trägerinnen in vitro einen zytotoxischen Effekt gegenüber Mammakarzinomzellen, nicht aber gegen Krebszellen anderer Herkunft aufweisen sollen. Das Vorkommen gemeinsamer Antigen-Determinanten sowohl in gutartigen hyperplastischen oder adenomatösen Veränderungen als auch in Karzinomen der Mamma läßt u. a. an die Möglichkeit denken, daß Virusprodukte und/oder tumorassoziierte Antigene schon vor der – bzw. unabhängig von einer – malignen neoplastischen Transformation in Epithelzellen vorhanden sein können.

Fetale (fötale) Tumorantigene: Es mehren sich Berichte, wonach bei verschiedenen bösartigen Geschwülsten fetale Antigene an der Oberfläche der Tumorzellen vorkommen: Es handelt sich hier um Antigene, die im Verlauf der intrauterinen Entwicklung in der Plazenta oder in fetalen Organen gebildet werden und nach Geburt nicht mehr oder in sehr geringer Konzentration nachweisbar sind. Man denkt in diesem Zusammenhang an die Möglichkeit, daß die maligne Transformation der Zellen mit einem Wiedererlangen gewisser embryonaler bzw. fötaler Eigenschaften verbunden sein könnte, die sich nicht nur auf Antigeneigenschaften beschränken. Zu den bisher festgestellten fötalen Tumorantigenen gehören u. a.:

- das sog. *karzinoembryonale Antigen,* das in größerer Konzentration z. B. an der Oberfläche von Dickdarmkarzinomen auftritt,
- das *α-Fetoproteinantigen,* das vor allem bei Leberkarzinomen und malignen teratogenetischen Geschwülsten nachzuweisen ist, und
- das *γ-Fetoproteinantigen,* dem man bei einer großen Zahl gut- und bösartiger Tumoren begegnet.

Es muß hervorgehoben werden, daß solche *fetale Antigene in geringen Mengen auch dann vorkommen können, wenn kein neoplastischer Prozeß nachzuweisen ist.* Eine vorübergehende Erhöhung des α-Fetoprotein-Serumspiegels soll beispielsweise bei nicht neoplastischen Erkrankungen vor allem der Leber (Hepatitis, Zirrhose) zu finden sein und wird mit einer Leberregeneration in Verbindung gebracht.

45.3. Veränderungen der Zellmembran bei der Entstehung tumorassoziierter Antigene

Nach heutigen Kenntnissen lassen sich die membranständigen Antigene neoplastischer Säugerzellen in sog. *Strukturantigene* (z. B. Transplantationsantigene, die von Histokompatibilitätsgenen kodiert werden), *Differenzierungsantigene* (z. B. gewebespezifische Antigene) und *Tumorantigene* unterteilen. Die Natur der Membranveränderungen, die der Entstehung der Tumorantigene zugrunde liegen, sind noch nicht befriedigend geklärt. Mögliche Mechanismen sind folgende:

- De novo-Synthese von Tumorantigenen, kodiert von viralen Genen,
- Tumorantigene als Produkte »aktivierter« (deprimierter) Wirtsgene,
- Tumorantigene als Folge einer (somatischen) Mutation des Wirtsgenoms, und
- Tumorantigene als Resultat einer Umlagerung (»Exposition« vorbestehender Makromoleküle in der Zellmembran, S. 1072).

Literatur

Bahr, G. F., Mikel, U., Klein, G.: Localization and quantitation of EBV-associated nuclear antigen (EBNA) in Raji cells. Beitr. Path. *155,* 72 (1975) — *Dabelsteen, E., Roed-Petersen, B., Pindborg, J. J.:* Loss of epithelial blood group antigens A and B in oral premalignant lesions. Acta path. microbiol. scand. Sect. A *83,* 292 (1975) — *Gelder, F. B., Reese, C. J., Moossa, A. R., Hall, T., Hunter, R.:* Purification, partial characterization and clinical evaluation of a pancreatic oncofetal antigen. Cancer Res. *38,* 313 (1978) — *Goldenberg, D. M., Garner, T. F., Pant, K. D., Nagell, van, J. R.:* Identification of β-oncofetal antigen in cervical squamous cancer and its demonstration in neoplastic and normal tissues. Cancer Res. *38,* 1246 (1978) — *Guirgis, H. A., Lynch, H. T., Harris, R. E., Vandevoorde, J. P.:* Genetic and communicable effects on carcinoembryonic antigen expressivity in the cancer family syndrome. Cancer Res. *38,* 2523 (1978) — *Hirai, J. (ed.):* Alphafeto protein. Baltimore: University Park Press 1973 — *Lappé, M. A.:* Tumour specific transplantation antigens: possible origin in pre-malignant lesions. Nature *223,* 82 (1969) — *Mohanakumar, T., Miller, D. S., Anderson, J., Metzgar, R. S.:* Immunological characterization of normal and leukemia-associated antigens of acute myelomonocytic leukemia and chronic myelogenous leukemia in blast crisis. Cancer Res. *38,* 716 (1978) — *Order, S. E., Colgan, J., Hellman, S.:* Distribution of fast- and slow-migrating Hodgkin's tumor-associated antigens. Cancer Res. *34,* 1182 (1974) — *Wanebo, H. J., Rao, B., Pinsky, C. M., Hoffman, R. G., Stearns, M., Schwartz, M. K., Oettgen, H. F.:* Preoperative carcinoembryonic antigen level as a prognostic indicator in colorectal cancer. N. Engl. J. Med. *299,* 448 (1978)

46. Chromosomenbestand und DNA-Gehalt der Kerne neoplastischer im Vergleich zu normalen Zellen

46.1. Chromosomale Veränderungen

Typen chromosomaler Aberrationen in neoplastischen Zellinien: Bei fast allen malignen Neoplasien und bei einem kleinen Teil der sog. gutartigen Tumoren (z. B. Papillome mit Epithelatypien) finden sich mehr oder weniger ausgeprägte Veränderungen der chromosomalen Konstitution der neoplastischen Zellen. Meistens sind die neoplastischen Zellen hinsichtlich ihrer Chromosomenzahl *aneuploid,* d. h. die Zahl der Chromosomen stimmt nicht mit der eines diploiden oder polyploiden Chromosomensatzes überein. Oft findet man *Pseudodiploidien* – insbesondere eine Hyperdiploidie (d. h. ein oder wenige Chromosomen mehr als im diploiden Zustand). Ferner läßt eine eingehende Analyse häufig *Strukturanomalien der Chromosomen,* wie Deletionen und Translokationen, erkennen. Die Chromosomenkonstitution weist zudem innerhalb einer neoplastischen Zellpopulation eine *erhebliche Variabilität* auf, die oft mit der Weiterentwicklung im Lauf des invasiven Wachstums zunimmt. In fortgeschrittenen Stadien zeigen maligne Neoplasmen auch vermehrt Poly-Aneuploidien, z. B. ein Mehrfaches eines hyperdiploiden Chromosomensatzes. Diese Veränderungen der chromosomalen Konstitution beruhen mindestens zum Teil auf einer großen Häufigkeit von *Störungen der mitotischen Zellteilung.*

Im allgemeinen zeigt jede Neoplasie eine andere, ihr eigentümliche Chromosomenkonstitution, die vermutlich in der Regel diejenige ihrer sog. *Stammlinie* (S. 143) darstellt. Es gibt somit nicht etwa einen Ka-

ryotyp, der für bestimmte histologische Arten von Tumoren charakteristisch wäre.
Verschiedentlich wurde eine *inverse Korrelation* zwischen *dem Ausmaß chromosomaler Veränderungen in einer neoplastischen Zellfamilie und der mittleren Überlebenszeit der Patienten* nachgewiesen (Abb. 60):

Beispiel:
- Patienten mit *akuter myeloischer Leukämie,* deren neoplastische Zellen gehäuft *chromosomale Störungen* bzw. *abnorme Metaphasen-Konstitutionen* aufweisen, zeigten eine deutlich kürzere mittlere Überlebenszeit als solche, die wenige oder keine solche Störungen erkennen ließen.

Das Philadelphia (Ph_1)-Chromosom bei chronischer myeloischer Leukämie: Eine der Ausnahmen von der oben erwähnten Regel bildet eine Chromosomenveränderung, die bei einem großen Teil der Fälle von *chronischer myeloischer Leukämie (CML)* angetroffen wird. Die neoplastischen Zellen weisen hier ein gegenüber der Norm *verkleinertes Chromosom Nr. 22* auf: Anstelle der beiden längeren Arme finden sich nur kurze Stummel (Defizienz eines Teils des langen Arms, der auf ein anderes Chromosom, vorzugsweise auf Chromosom Nr. 9, transloziert ist). Dieses abnorme Chromosom wird als *Philadelphia (Ph_1)-Chromosom* bezeichnet. Es findet sich nicht nur in myeloischen sondern auch in erythro- und megakaryozytopoietischen Zellen des Knochenmarks, jedoch nicht in Lymphozyten. Die klinische Bedeutung dieses Befundes liegt u. a. darin, daß Patienten mit Ph_1-negativer chronischer myeloischer Leukämie (Ph_1-CML) in der Regel einen rascheren Verlauf des Leidens erkennen lassen. Aus diesem Grund und weil die Ph_1-CML sich dort ansiedelt, wo sich die (typische) Ph_1+CML in der Regel erst im Blastenschub etabliert oder stärker manifestiert, wurde von einzelnen Autoren die Bezeichnung »reifzellige akute myeloische Leukämie« vorgeschlagen. Die Blastenkrise der Ph_1-positiven chronischen myeloischen Leukämie ist häufig mit neuen zusätzlichen numerischen und/oder strukturellen Chromosomenaberrationen verbunden. In seltenen Fällen findet sich ein Ph_1-Chromosom auch bei Neoplasien, die nicht der chronischen myeloischen Leukämie zuzurechnen sind. Ob das Ph_1-Chromosom die primäre Störung der Zellen darstellt und damit als Ursache des neoplastischen Verhaltens der betroffenen Zellen zu betrachten wäre, oder ob die Verkleinerung dieses Chromosoms eine Folge der neoplastischen Transformation darstellt, kann z. Z. noch nicht entschieden werden. In beiden Fällen spricht der Befund für eine monoklonale Neoplasie.
Weitere chromosomale Veränderungen bei Neoplasien: Sog. *Marker-Chromosomen,* wie dem Ph_1-Chromosom, begegnet man sonst nicht sehr oft. Die Mehrzahl der Marker-Chromosomen gleicht denjenigen der B- oder D-Gruppe. Bei einzelnen Neoplasien wurden *Duplikationen* festgestellt, so bei myeloproliferativen Syndromen, in denen sich Fälle mit *Trisomie* eines C-Chromosoms fanden. Es sind u. a. auch Krebse mit *Tetrasomie* u. a. bekannt.

Beispiele:
- Vereinzelt beobachtet man bei der *chronischen lymphatischen Leukämie (CLL)* ein Philadelphia-ähnliches Chromosom oder auch ein zusätzliches Markerchromosom, das die Größe eines Chromosoms der A-Gruppe erreicht.
- Spezifische Chromosomenaberrationen sind auch bei verschiedenen *anderen malignen Lymphomen* beschrieben worden, wobei häufig das Chromosom Nr. 14 betroffen war (Translokation eines Segmentes des Chromosoms Nr. 8 auf Chromosom Nr. 14).
- Bei etwa der Hälfte der Patienten mit *akuter myeloischer Leukämie (AML)* finden sich spezifische Chromosomenaberrationen, wie Trisomie des Chromosoms Nr. 8 und 9, ein Isochrom des Langarmes von Chromosom Nr. 17, Translokation zwischen Chromosom Nr. 8 und Nr. 17 oder 21, Verlust eines Partners des Chromosoms Nr. 7 und bei Frauen gelegentlich den Verlust des einen X-Chromosoms.

Neoplastische Prozesse bei kongenitalen Störungen der Chromosomenkonstitution: Zumindest ein Teil der *kongenitalen Störungen* der Chromosomenkonstitution hat bei den betroffenen Individuen eine erhöhte Häufigkeit des Auftretens neoplastischer Krankheiten zur Folge. Beim *Down-Syndrom (Trisomie 21)* ist die Wahrscheinlichkeit der Entwicklung einer Leukämie ungefähr 20mal größer als bei Individuen mit normaler Chromosomenkonstitution. In der Regel handelt es sich auch hier um *myeloische, wenn auch z. T. akute Leukämien.* An die Tatsache, daß Störungen in den Chromosomen 21 und 22 oft mit myeloischen Leukämien einhergehen bzw. dabei vorkommen, ist die Vermutung geknüpft worden, diese hätten mit der Regulation der Myelopoiese zu tun.
Eine stark erhöhte Inzidenz neoplastischer Prozesse findet sich auch bei einer Gruppe *seltener Leiden* mit – soweit bekannt – autosomal rezessivem Vererbungsmodus, die durch eine *hohe Frequenz von Chromosomenbrüchen* und entsprechend vielfältige Rekombinationen der Fragmente charakterisiert sind (sog. *genetisch bedingte »Chromosomenbrüchigkeit«*).

Beispiele:
- *Ataxia teleangiectasia,* bei der auch eine Immundefizienz besteht (S. 1205).
- *Bloom's Syndrom,* ebenfalls mit Defektimmunopathie verbunden.
- *Erbliche Agranulozytose (Kostmann).*
- *Xeroderma pigmentosum* (S. 19).

Das bei diesen Leiden ausgesprochen erhöhte Risiko hinsichtlich neoplastischer Prozesse hängt nicht notwendigerweise ausschließlich und direkt mit der »Chromosomenbrüchigkeit« zusammen, sondern könnte z. T. auch durch die Defektimmunopathie bzw. die erhöhte Infektanfälligkeit mitbedingt sein (S. 1198).
Chromosomale Störungen in neoplastischen Zellen als Folge therapeutischer Maßnahmen: Viele Formen der antineoplastischen Therapie, insbesondere die Behandlung mit *ionisierenden Strahlen* und *Zytostatika vom Typ der biologischen Alkylierungsmittel,* bewirken ihrerseits Veränderungen der Chromosomenkonstitution sowohl in neoplastischen als auch in normalen Zellen. In der neoplastischen Zellpopulation wird

durch diese Agentien vor allem auch die Variabilität der chromosomalen Konstitution im Sinn einer verstärkten Polymorphie vergrößert.

46.2. Veränderungen des DNA-Gehalts neoplastischer Zellen

Normale Zellen von Wechselgeweben oder Ruhegeweben zeigen einen DNA-Gehalt der Kerne, der der Ploidie (S. 39) und – bei proliferierenden Elementen – der Phase des Generationszyklus entspricht, in dem sie sich befinden. Somit begegnet man einerseits zahlreichen diploiden und in einigen Geweben einigen polyploiden Zellen, andererseits in proliferierenden Zellpopulationen solchen, deren DNA-Gehalt (c) zwischen 2 c und 4 c, selten auch zwischen zwei anderen, mehrfachen Werten von c liegt.
Die *Aneuploidie,* wie sie bei zahlreichen neoplastischen Zellinien vorkommt, läßt sich daher – abgesehen vom Auszählen der Chromosomen – durch eine Kombination von Markierungen mit ^{3}H-Thymidin und DNA-Messung feststellen. Vorausgesetzt, daß die Tumorzellen die zur Inkorporation von Thymidin in die DNA notwendigen Enzyme enthalten, erkennt man die aneuploiden Zellen mit Wahrscheinlichkeit an ihrem intermediären DNA-Gehalt bei fehlender Markierung. Diese Annahme ist gerechtfertigt, wenn a) eine autoradiographische Unwirksamkeit und b) ein Arrest der Zelle in der S-Phase ausgeschlossen werden können.
Mit solchen oder ähnlichen vereinfachten Methoden konnte gezeigt werden, daß die beim Zählen von Chromosomen der Metaphase ermittelte Aneuploidie gut mit den Ergebnissen von DNA-Gehalt-Messungen übereinstimmt. Auf diese Weise werden auch Zellen mit Poly-Aneuploidie erkannt (Abb. 60).

46.3. Veränderungen der chromosomalen Konstitution im Verlauf der Kanzerogenese

Verschiedentlich wurde festgestellt, daß besonders bei *präinvasiven Veränderungen* (Carcinoma in situ) eine große Variation der Chromosomenzahl besteht. Bei invasiv wachsenden malignen Neoplasmen scheint dann oft eine Zellinie mit einer bestimmten – oft aneuploiden – Chromsomenzahl vorzuherrschen, d. h. gleichsam die Führung zu übernehmen. Versuchsweise wurden derartige Befunde so gedeutet, daß es nach anfänglicher Heterogenität mutierter Zellinien zu einer Selektion desjenigen Zellstammes komme, der die beste Überlebensmöglichkeit und/oder die höchste Proliferationsrate aufweist (sog. *Stammzellkonzept*). Bei malignen Tumoren werden die verschiedensten *»atypischen Stammlinien«* angetroffen. Meistens zeigen sie einen *höheren DNA-Gehalt als die diploiden Zellen des Muttergewebes.* Oft liegen die gemessenen Werte jedoch nahe 2 c *(»near diploid«).*
Mit dem *Fortschreiten des neoplastischen Prozesses* nimmt die relative Häufigkeit von Zellen mit stark veränderter chromosomaler Konstitution bzw. erheblich von der Norm abweichendem DNA-Gehalt in der Regel zu, auch in Fällen ohne therapeutische Einflüsse. Vermutlich spielen *Schädigungen der Tumorzellen* durch mangelhafte Ernährung, Abwehrmechanismen des Wirtsorganismus u. a. eine Rolle. Beispiele chromosomaler Anomalien bei Leukämie und modaler DNA-Gehalte verschiedener Karzinomarten finden sich in Abb. 60.

Literatur

Dewald, G., Dines, D. E., Weiland, L. H., Gordon, H.: Usefulness of chromosome examination in the diagnosis of malignant pleural effusions. N. Engl. J. Med. *295*, 1494 (1976) — *Fosså, S. D., Kaalhus, O.:* Computer assisted image analysis of Feulgen-stained cell nuclei from transitional cell carcinoma of the human urinary bladder. Acta path. microbiol. scand. Sect. A *85*, 590 (1977) — *Golomb, H. M., Vardiman, J., Rowley, J. D.:* Acute nonlymphocytic leukemia in adults: correlations with Q-banded chromosomes. Blood *48*, 9 (1976) — *Meeting Report:* First International Workshop on Chromosomes in Leukemia. Cancer Res. *38*, 867 (1978) — *German, J. (ed.):* Chromosomes and cancer. New York: Wiley 1974 — *Povlsen, C. O., Visfeldt, J., Rygaard, J., Jensen, G.:* Growth patterns and chromosome constitutions of human malignant tumours after long-term serial transplantation in nude mice. Acta path. microbiol. scand. Sect. A *83*, 709 (1975) — *Rowley, J. D.:* Nonrandom chromosomal abnormalities in hematologic disorders of man. Proc. Natl. Acad. Sci. USA *72*, 152 (1975) — *Schwarze, E.-W., Schwalbe, P., Klein, U. E.:* Patho-anatomical features of so-called Ph^{1-} chronic myeloid leukemia. Virchows Arch. A Path. Anat. Histol. *367*, 137 (1975) — *Sprenger, E., Hilgarth, M., Vogt-Schaden, M.:* The diagnosis of endometrial carcinoma by means of jet wash and DNA flow-through cytophotometry. Path. Res. Pract. *162*, 263 (1978)

47. Allgemeine Morphologie sowie färberische und histochemische Eigenschaften maligner neoplastischer Zellen

47.1. Morphologische und färberische Eigenschaften fixierter maligner neoplastischer Zellen im lichtmikroskopischen Bild

Interphasenkern und Kern/Zytoplasmarelation: Bei der Mehrzahl bösartiger neoplastischer Zellinien zeigen die Zellkerne im Durchschnitt (bzw. in der Mediane) und im Vergleich zum Muttergewebe, aus dem sie hervorgingen, die folgenden Eigenschaften (Abb. 61):
– *größeres Kernvolumen*
– *deutlich erhöhte Kern/Zytoplasmarelation*
– *größerer Chromatinreichtum* (sog. *Hyperchromasie,* S. 40)
– *ungleichmäßige bzw. ungeordnete Heterochromasie* (sog. *Dyskaryose,* S. 43)
– *deutliche und oft unregelmäßig geformte Nukleolen, häufig in Mehrzahl und umgeben von einem hellen »perinukleolären Hof«.*

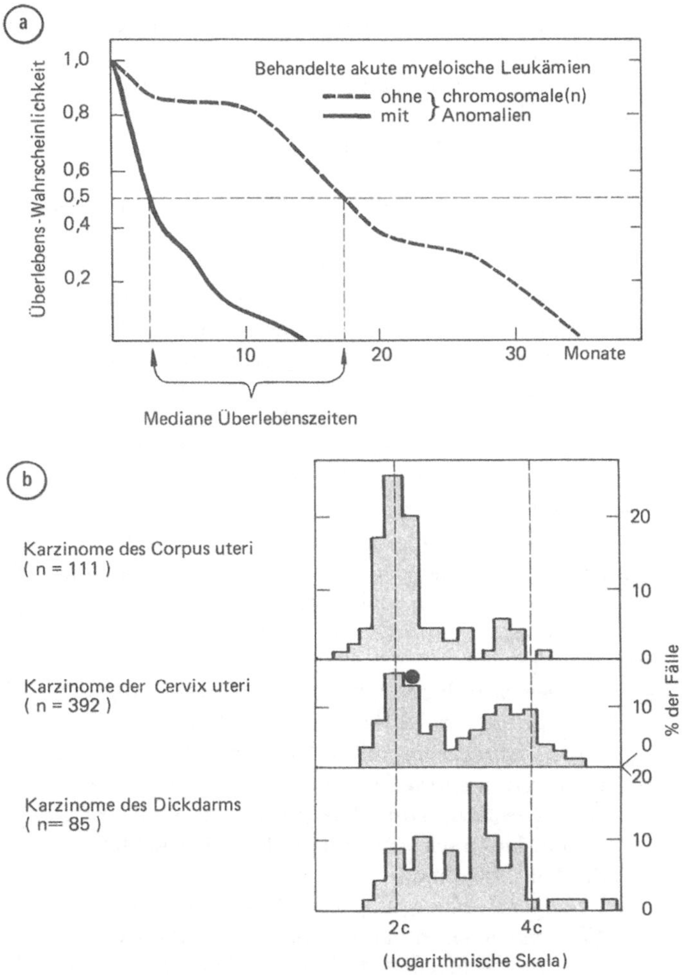

Abb. 60 a u. b. *Chromosomale Anomalien und modale DNA-Gehaltswerte maligner neoplastischer Zellen: Beispiele.* **a** Fälle von *akuter myeloischer Leukämie (AML)* Erwachsener, bei denen sich schon anläßlich der ersten Diagnosestellung eine *chromosomale Anomalie der neoplastischen Elemente* fand, zeichneten sich – bei gleicher Behandlung – durch eine um mehr als 1 Jahr geringere mediane Überlebenszeit aus als solche, bei denen die leukämischen Zellen zunächst *keine Chromosomenanomalien* erkennen ließen. Eine entsprechende Korrelation wurde bei anderen Leukämieformen, wie z. B. der *akuten myelomonozytären Leukämie,* nicht gefunden, so daß es sich hier nicht um eine allgemein gültige Regel handelt. Die chromosomalen Anomalien leukämischer Zellpopulationen sind verschiedenster Art (z. B. 48, XX, + 1, + 11; 47, XX, + C, t (C; C); 46, XX, t (6; 9); 46, XX, ins (3; 3); 46, XY, t (3; 5); 45, XY, – 7; 45, X, t (8; 17); 45, X; 45, X, r (21); 45, XX, – 13; 43, XY, – 3, – 5, – 21 und vieles mehr). Zwei Fälle von akuter promyelozytärer Leukämie zeigten interessanterweise dieselbe Anomalie (46, XY, del (17q)). *Chromosomale Anomalien können in einer neoplastischen Zellinie im Verlauf des Leidens auftreten und/oder sich ändern,* so daß u. U. *Sublinien* mit einem neuen Karyotyp hervortreten. (Modifiziert nach Golomb, H. M., Vardiman, J., Rowley, J. D.: Acute nonlymphocytic leukemia in adults: correlations with Q-banded chromosomes. Blood *48*: 9–20 (1976). **b** *Modale DNA-Gehaltswerte von Karzinomen des Corpus und der Cervix uteri sowie des Dickdarms.* Der schwarze Punkt bedeutet einen relativ häufig gefundenen DNA-Gehalt von Krebszellkernen in G_1 oder G_0 bei frühinvasiven Zervixkarzinomen (leicht hyperdiploid). Aus dem Histogramm wird deutlich, daß die einzelnen Lokalisationen verschiedene Verteilungsmuster von modalen DNA-Gehaltswerten aufweisen, und daß unter den Krebsen der gleichen Primärlokalisation in dieser Hinsicht große Variationen bestehen. (Modifiziert nach Atkin, N. B.: In: Genetic concepts and neoplasia. Baltimore: Williams and Wilkins, 1970)

Die Erfahrung im Rahmen der *zytologischen Diagnostik* hat gezeigt, daß für die Erkennung von Krebszellen der *Dyskaryose* die größte Bedeutung zukommt. Wie schon erwähnt, handelt es sich hier wahrscheinlich um eine Heterochromatisierung sonst euchromatischer Strukturen, entsprechend einem Differenzierungsverlust. Es muß jedoch hervorgehoben werden, daß nicht alle malignen Tumorzellen eine Vermehrung von Heterochromatin erkennen lassen. In gewissen Adenokarzinomen kann sogar ein Verlsut an Heterochromatin beobachtet werden. Abgesehen von den bisher erwähnten, wichtigen Kernveränderungen maligner neoplastischer Zellen, begegnet man einer Vielzahl weiterer Abweichungen vom normalen Kernbild, etwa *Lobulationen* und *Protrusionen* der Kernkontur, einem teilweisen *Verlust des S-Chromatins* bei weiblichen Individuen, *Mehrkernigkeit, Kerneinschlüssen, Kernvakuolen* u. a. (S. 46). Die zuletzt erwähnten

Veränderungen sind von Tumortyp zu Tumortyp ganz verschieden.

Mitosefiguren: Viele maligne Neoplasien zeigen sowohl *quantitative* als auch *qualitative* Abweichungen der Mitosetätigkeit von derjenigen des Muttergewebes.

Die *relative Zahl von Zellteilungsfiguren* in einer Zelllinie *(Mitoseindex)* hängt vom proliferierenden Anteil (»growth fraction«, S. 219) und der Mitosedauer ab. Viele bösartige Geschwülste zeigen einen *relativ hohen Mitoseindex,* der – wenigstens in einem Teil der Fälle – sowohl auf einem im Vergleich zum Muttergewebe größeren proliferierenden Anteil als auch auf einer längeren Mitosedauer beruht (S. 221).

Die *qualitativen Abnormalitäten der Mitosetätigkeit* maligner neoplastischer Zellen sind häufig auch histologisch und zytologisch erkennbar. Seit langem gehört die *Anwesenheit »atypischer Mitosefiguren«* zu den Kriterien, nach denen die Bösartigkeit eines Tumors beurteilt wird. Zu den wichtigsten derartigen morphologisch faßbaren *Störungen der Zellteilung* gehören die folgenden (S. 29):

- *Störungen* verschiedener Art *in der Bewegung der Chromosomen* im Verlauf der Anaphase:
  - *»Non-disjunction«* mit oder ohne Bildung von *Chromosomenbrücken,* einer sog. *»bivalenten« Konfiguration von Chromosomen* u. a. Man spricht hier auch von »Klebrigkeit« (»stickiness«) der Chromosomen.
  - *Verzögerte Bewegung von Chromosomen oder Chromosomengruppen (»chromosomal lag«), die u. a. das Bild einer »tripolaren Mitose« vortäuschen kann.*
  - *Zurückbleiben azentrischer Chromosomen.*
- *Defekte des Spindelapparats:*
  - Bildung von *Triastern, Tetrastern,* selten auch multipolaren Mitosen mit mehr als 4 Polen;
  - *ungleiche Verteilung der Chromosomen* auf die Tochterplatten.
- *Strukturelle Veränderungen einzelner Chromosomen* (S. 34).
- Sog. *Pyknomitosen,* die wahrscheinlich in den meisten Fällen Ausdruck eines Zelluntergangs im Verlauf der Mitose sind.

Zu den qualitativen Veränderungen der Zellteilungstätigkeit zählen ferner *Mitosefiguren in abnormer Lokalisation,* so in den oberflächlichen Schichten eines mehrschichtigen Epithels.

Zytoplasma: Bei vielen Krebszellen ist das *Zytoplasma eher spärlich ausgebildet,* vor allem, wenn man sein Volumen mit dem Kern oder mit der relativen Zytoplasmamenge von Zellen des Muttergewebes bzw. gutartiger Tumoren desselben in Beziehung setzt. Auch hier äußert sich der *geringere Differenzierungsgrad* der Mehrheit neoplastischer Zellen im Vergleich zu physiologischen Zellinien. Desgleichen findet sich bei bösartigen Tumorzellen oft eine ausgesprochene *zytoplasmatische Basophilie,* was auf einem relativen Reichtum an Ribosomen beruht. Diese Eigenschaft haben viele Krebszellen mit unreifen Vorläufern normaler Zelllinien gemein, die ihren Stoffwechsel ja auch überwiegend in den Dienst der Proliferation und nicht der spezifischen Zelleistung stellen. Aus demselben Grund sind Zeichen zytoplasmatischer Differenzierung bei malignen neoplastischen Zellen oft nur spärlich entwickelt oder fehlen gänzlich.

Beispiele:

- *Höchstens angedeutete Querstreifung* des Zytoplasmas von *Rhabdomyosarkomzellen.*
- *geringe oder fehlende Verhornung* bei vielen *von der Epidermis ausgehenden Karzinomen.*

47.2. Ultrastrukturelle Befunde am Zytoplasma und an der Oberfläche maligner neoplastischer Zellen

Es konnten bisher keine Organellen nachgewiesen werden, die für neoplastische Zellen typisch wären. Wesentliche Beiträge vermag die Elektronenmikroskopie zum Problem der *zytoplasmatischen Differenzierung* zu liefern.

Beispiele:

- *Sekretgranula* in Karzinomen verschiedener Art, die eine *endokrine Aktivität* aufweisen (vgl. dazu *paraneoplastische Syndrome,* S. 240).
- Deutliches *rauhes endoplasmatisches Retikulum* – wie bei Plasmazellen – in Zellen bei *Waldenströmscher Makroglobulinämie* (S. 1223), die lichtmikroskopisch »lymphoid« aussehen.
- *Basalmembranen* um Karzinomzellen herum.
- Spezialisierte *Zellverbindungen* (S. 137), die einen Hinweis auf die Herkunft der Tumorzellen geben können.

47.3. Histochemische Untersuchungen an Krebszellen

Der Nachweis besonderer *Substanzen* oder *Enzyme* gestattet in gewissen Fällen, einen *Hinweis auf das Muttergewebe* der Neoplasie zu erhalten. Die *Aktivität*

Abb. 61 a–d. *Hinweise auf einige häufig anzutreffende strukturelle und färberische Eigenschaften maligner neoplastischer Zellen.* **a** Das wichtigste Merkmal, worauf sich die Zytodiagnostik des Krebses stützt, ist die *Dyskaryose,* d. h. die deutliche, durch multifokale Heterochromasie bedingte, grobfleckige Veränderung der Chromatinstruktur; weitere wichtige Kriterien umfassen oft eine *Zunahme des Kernvolumens,* eine *erhöhte Kern-Zytoplasma-Relation, große, z. T. unregelmäßig geformte und von einem hellen Hof umgebene Nukleolen,* häufig eine *Hyperchromasie* der Kerne und eine in vielen Fällen erhebliche *zytoplasmatische Basophilie* (1). Nicht selten angetroffen werden *Lobulationen* (2), *Protrusionen* (3) und *Einschlüsse* bzw. *Zytoplasmainvaginationen* (4) von (in) Kernen, ferner polyploide bzw. hyperpolyploide *Riesenkerne* (5). In bösartigen Geschwulstzellen weiblicher Individuen ist manchmal das *Barr-Körperchen* nicht mehr nachzuweisen (6). *Mitosen* treten bei malignen Neoplasmen oft in *abnormer Lokalisation* auf (7) und zeigen häufig die verschiedensten Störungen, wie *Tri-, Tetra- oder Multipolarität* mit Bildung von »Triastern«, »Tetrastern« u. a. (8, 13, 14),

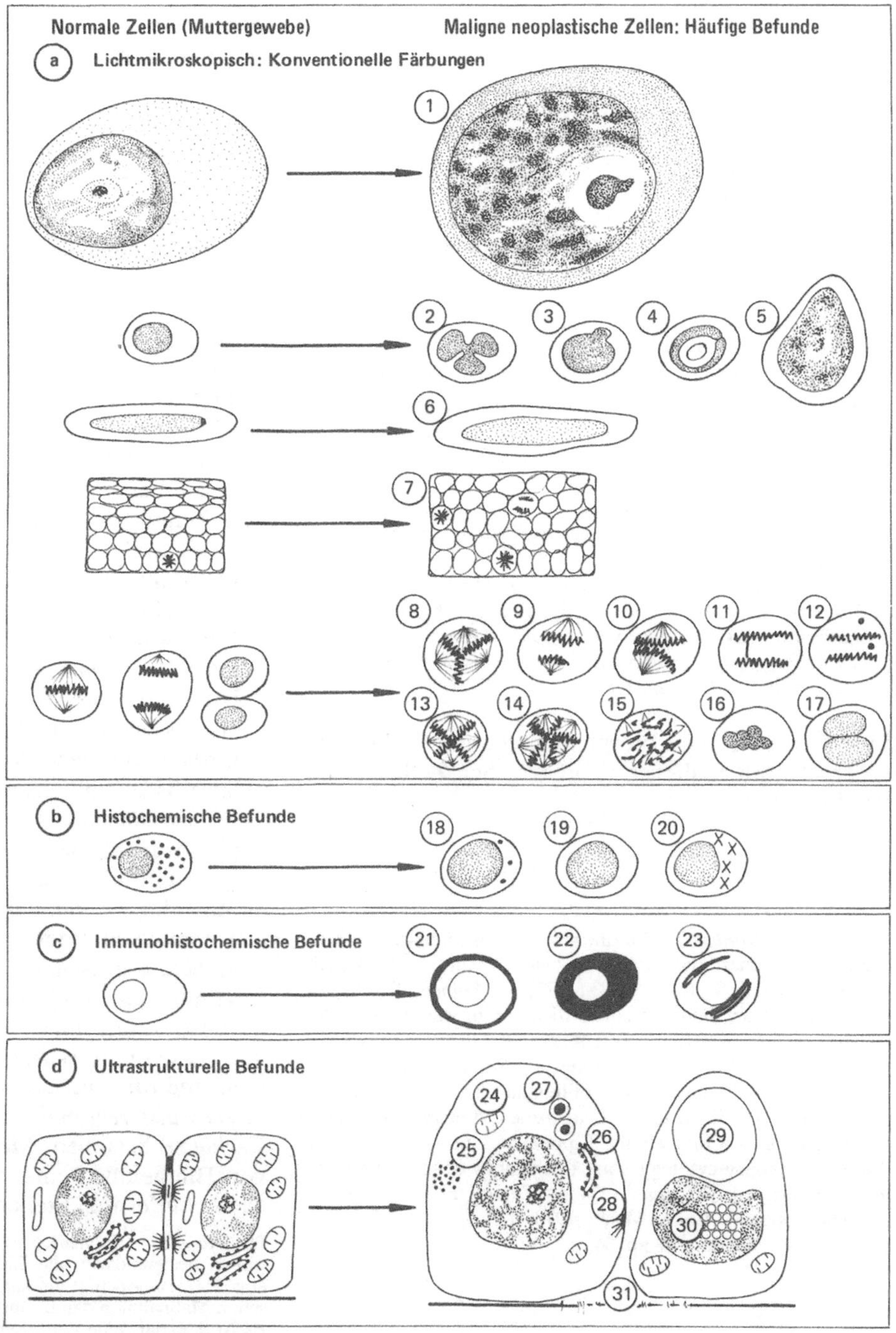

Abb. 61 a–d (Fortsetzung)

ungleiche Verteilung des Chromatins auf Tochterzellen (9), herdweise *Verzögerung der Tochterplattentrennung* bzw. Bildung von *Brückenchromosomen* (»stickiness« der Chromosomen, 10, 11), *Chromosomenversprengungen* (12), groteske Mitosefiguren bei polyploiden Tumorzellen mit *unvollständigen multipolaren Spindeln* (15), *Pyknomitosen* (16) und *Mehrkernigkeit* von Tumorzellen infolge fehlender Zytoplasmatrennung (17). **b** *Histochemische Befunde* an malignen neoplastischen Zellen beziehen sich z. B. auf den *Verlust an Aktivität eines bestimmten Enzyms* (18, 19) oder Auftreten einer *Enzymaktivität, die im Muttergewebe nicht nachzuweisen ist* (20). **c** *Immunhistochemisch* lassen sich *Oberflächenantigene,* den *Zellen* aufgelagerte polyklonale *Immunglobuline* bzw. – im Fall von malignen B-Zellen-Lymphomen (S. 1219) – membranständige monoklonale Immunglobuline und/oder deren einzelne Ketten (21), ferner *intrazelluläre Substanzen* (*Makromoleküle* als *Antigene*) (22, 23) feststellen. **d** *Ultrastrukturelle Befunde an Krebszellen* umfassen in wechselnden Kombinationen eine Vielzahl von Veränderungen, z. B. eine *Verminderung der Zahl der Mitochondrien* (24) (mit Ausnahme z. B. der onkozytären Geschwülste, S. 59), *reichlich Polyribosomen* (25), im Fall einer Produktion von Exportproteinen *RER* (26), bei Karzinomen mit Ausbildung eines paraneoplastischen Syndroms (S. 240) manchmal *Sekretgranula* (27), einen teilweisen oder völligen *Verlust von Verbindungskomplexen und/oder »gap junctions«* (28), größere *Vakuolen* (29), z. B. Schleimvakuolen bei Siegelringzellen als Ausdruck einer Schleim-Ausschleusungsstörung, *virusartige Partikel,* z. T. in parakristalliner Anordnung (30), die oft einer sekundären Besiedelung der Tumorzellen durch Viren entsprechen dürften, und eine *mangelhafte Ausbildung der Basalmembran* (31)

bestimmter Enzyme wird u. a. zu *differentialdiagnostischen Zwecken* beurteilt.

Beispiel:
- Die Aktivität der *alkalischen Phosphatase von Granulozyten* ist bei der klassischen *chronischen myeloischen Leukämie* im Vergleich zur Norm in der Regel vermindert, bei *Myelofibrose* dagegen erhöht.

47.4. Immunofluoreszenzoptische Untersuchungen an Tumorzellen

Durch immunologische Methoden, insbesondere die *immunofluoreszenzoptische Beurteilung,* lassen sich an neoplastischen Zellen verschiedene Eigenschaften prüfen, so die Anwesenheit von *tumorassoziierten Antigenen* oder *spezifischer Zellprodukte.*

Beispiele:
- Darstellung des *karzinoembryonalen Antigens* (S. 212) an Krebszellen, etwa des Dickdarms.
- Nachweis *monoklonaler Oberflächenimmunglobuline,* in der Regel der IgM-Klasse, an Lymphozyten bei *chronischer lymphatischer Leukämie* oder bei *Lymphosarkom.*
- Feststellung der *Monoklonalität der Immunglobuline* in Plasmazellen bei *multiplem Myelom.*

Eine Übersicht über morphologische und färberische Eigenschaften maligner neoplastischer Zellen findet sich in Abb. 61.

Literatur

Carlsson, J., Brunk, U.: The fine structure of three-dimensional colonies of human glioma cells in agarose culture. Acta path. microbiol. scand. Sect. A *85*, 183 (1977) — *Francis, D.*: Aspiration biopsies from diagnostically difficult pulmonary lesions. Acta path. microbiol. scand. Sect. A *85*, 235 (1977) — *Gyorkey, F., Min, K. W., Krisko, I., Gyorkey, P.*: The usefulness of electron microscopy in the diagnosis of human tumors. Human Path. *6*, 421 (1975) — *Koss, L. G.*: Diagnostic Cytology and its histopathologic bases. Philadelphia: Lippincott 1968 — *Zajicek, J.*: Aspiration biopsy cytology. Part 1. Cytology of supradiaphragmatic organs. Basel: Karger 1974 — *Zugibe, F. T.*: Diagnostic histochemistry. St. Louis: Mosby 1970
S. zudem Schrifttum zu Kap. 54.

48. Wachstumseigenschaften maligner neoplastischer Zellinien in vivo (Proliferationskinetik bösartiger Geschwülste und der Leukämien)

Mit Hilfe der *Methoden zur Analyse der Zellkinetik in vivo* (S. 139) lassen sich heute die Proliferations-, Differenzierungs- und Wanderungseigenschaften ebenso wie die Lebensdauer neoplastischer Zellen in vielen Einzelheiten untersuchen. Solche Studien sind beim Menschen nur beschränkt durchführbar und überdies zeitraubend. Die eher spärlichen Angaben gestatten es noch nicht, sich ein abschließendes Urteil zu bilden. Nachfolgend wird eine kurze Übersicht über die jetzigen Kenntnisse auf diesem Gebiet gegeben. Teilweise handelt es sich um tierexperimentelle Befunde.

48.1. Allgemeine Bemerkungen zur Zellkinetik neoplastischer Gewebe

Während die normalen Gewebe unter ungestörten physiologischen Bedingungen eine überaus regelmäßige und wohlkontrollierte Zellerneuerung erfahren (S. 146), zeichnen sich die *Proliferationseigenschaften bösartiger Geschwülste* und der *Leukämien* durch eine *Vielfalt von Mustern der Zellvermehrung,* erhebliche *individuelle Unterschiede* sowie *Veränderungen im Verlauf der Zeit* aus. Für die Variabilität der Wachstumsart neoplastischen Gewebes sind wahrscheinlich – abgesehen von Eigenschaften, die der transformierten Zellinie innewohnen – mehrere Faktoren maßgebend, z. B.:

- Innerhalb der neoplastischen Zellfamilie können im Verlauf der Zeit durch weitere Transformation bzw. Mutation sog. *Sublinien* mit neuen Eigenschaften entstehen. Das Hervortreten einer Sublinie innerhalb einer neoplastischen Zellpopulation erfolgt vermutlich auf der Grundlage von *Selektionsmechanismen* (vgl. dazu Abb. 68, S. 234).
- Spezifische und unspezifische *Abwehrreaktionen des Wirtsorganismus* haben wahrscheinlich auf die neoplastischen Zellen und ihr Verhalten einen erheblichen Einfluß (S. 235).
- Mit der *Volumenzunahme des Tumorgewebes* kommt es in unterschiedlichem Maß zu einem *Mißverhältnis zwischen der Zahl der neoplastischen Zellen* und dem *Stoffaustausch,* insbesondere wegen *gestörter Blutzufuhr.*

Aus diesen und weiteren Gründen ist es nicht erstaunlich, daß oft innerhalb einer und derselben bösartigen Geschwulst regionale Unterschiede im zellkinetischen Verhalten bestehen. Meistens findet man in der Nähe von Blutgefäßen eine stärkere proliferative Tätigkeit als an entfernten Stellen.

Das *Hauptziel zellkinetischer Untersuchungen* an neoplastischen Geweben besteht darin, die Eigenheiten der proliferativen Tätigkeit einzelner Tumor- und Leukämieformen kennen und die therapeutischen Maßnahmen darauf abstimmen zu lernen.
Es ist denkbar, eine Partialsynchronisation der Zellteilungstätigkeit hervorzurufen und zytostatische Agentien (ionisierende Strahlen und/oder Zytostatika) in denjenigen Phasen des Zellzyklus einwirken zu lassen, in denen sie den größten Effekt erzielen. Dies sollte theoretisch besonders dann therapeutisch von Nutzen sein, wenn die neoplastischen Zellinien nicht dieselbe Generationszeit aufweisen wie die Mutterzellen, aus denen sie sich ableiten.

48.2. Die Wachstumsrate maligner Tumoren bzw. leukämischer Zellfamilien

Neoplastische Zellpopulationen nehmen deshalb an Größe zu, weil die Zellneubildungsrate fortgesetzt die Zellverlustrate übertrifft. Ein *rein exponentielles Wachstum* bösartiger Geschwülste findet sich indessen

nur in den Anfangsstadien der Entwicklung eines Tumors bzw. einer Metastase (Abb. 62). Danach zeigt sich in vielen Fällen ein *exponentieller Abfall der spezifischen Wachstumsrate* (Abb. 63).

Dies entspricht weitgehend einer *Gompertz'schen Funktion*, d. h. einem exponentiellen Wachstum, das durch einen exponentiellen Abfall der Wachstumsrate verzögert wird:

$$W = W_o \cdot e^{(A/\alpha)\cdot(1-e^{-\alpha})}$$

W = Tumormasse im Zeitpunkt t
W_o = Tumormasse im Zeitpunkt o
A, α = Konstanten

Annähernd reine exponentielle Wachstumsformen über längere Zeit scheinen wenigstens bei einem Teil der *Leukämien* vorzukommen.

Beispiel:

- Bei der *chronischen lymphatischen Leukämie* (S. 219) zeigt sich in manchen Fällen eine über viele Jahre fortdauernde exponentielle Zunahme der Zahl der Blutlymphozyten. Wahrscheinlich verhält sich die Gesamtzahl neoplastischer Zellen im Körper ähnlich. Die chronische lymphatische Leukämie eignet sich für solche Studien, weil man sie über eine lange Zeit unbehandelt lassen darf.

Die Wachstumsrate einer neoplastischen Zellfamilie mißt man am einfachsten anhand der sog. *effektiven Verdoppelungszeit der Zellpopulation* (vgl. dazu Tabelle 9), die durch Zellzählungen oder – unter der Annahme identischer Zellgrößenverhältnisse und eines Fehlens weiterer volumenvergrößernder Faktoren (Blutungen, Ödem u. a.) – durch Volumenmessungen der Tumoren im expansiven Wachstumsstadium erhalten werden können.

Es ist hier daran zu erinnern, daß auch viele bösartige Geschwülste bzw. ihre Metastasen zunächst ein expansives Wachstum zeigen. Aufgrund der *radiologisch faßbaren Vergrößerung von Lungenmetastasen* kann

Tabelle 9. Einige für die zellkinetische Charakterisierung von Neoplasien wichtige Begriffe und Beziehungen

P-Kompartement (P für **P**roliferation):
enthält die Zellen (*»P-Zellen«*), die im Zeitpunkt der Untersuchung den Teilungszyklus durchlaufen. Dazu gehören unter anderem die DNA-synthetisierenden (d. h. in der S-Phase befindlichen) Zellen. Das P-Kompartement kann durch die Zahl der darin enthaltenen Zellen (N_P) oder als Prozentsatz der Gesamtpopulation der betreffenden Zellart bzw. Zellfamilie ausgedrückt werden.

Q-Kompartement (Q für »**q**uiescence«):
enthält die Zellen (*»Q-Zellen«*), die im Zeitpunkt der Untersuchung den Teilungszyklus nicht durchlaufen. Das Q-Kompartiment kann ebenfalls durch die Zahl der darin enthaltenen Zellen (N_Q) oder als Prozentsatz der Gesamtpopulation der betreffenden Zellart bzw. Zellfamilie ausgedrückt werden. Es setzt sich zusammen aus dem G_0- und dem E-Kompartement.

G_0-Kompartement:
enthält die Zellen in der sog. G_0-Phase (*»G_0-Zellen«*), die im Zeitpunkt der Untersuchung den Teilungszyklus nicht durchlaufen, jedoch die Fähigkeit, unter geeigneten Bedingungen oder nach mehr oder weniger langer Zeit wiederum in den Teilungszyklus einzutreten, beibehalten haben.

E-Kompartement (E für **E**ndzelle):
enthält die Zellen (*»E-Zellen«*), die ihre Proliferationsfähigkeit endgültig verloren haben.

Gesamtzellzahl (N):
Zahl der P-Zellen und Q-Zellen der betreffenden Zellart bzw. Zellfamilie.

$$N = N_P + N_Q$$

Zellzyklusdauer ($T_c = T_g$):
Mittlere (bzw. mediane) Dauer des Zellzyklus der P-Zellen; sie setzt sich zusammen aus der Dauer von G_1-Phase, S-Phase, G_2-Phase und Mitose:

$$T_C = T_{G1} + T_S + T_{G2} + T_M$$

Mitose-Index (MI):
Verhältnis der Zahl der in Mitose befindlichen Zellen (N_M) zur Gesamtzellzahl:

$$MI = \frac{N_M}{N}$$

Der Mitose-Index kann auch als Prozentsatz ausgedrückt werden.

Markierungsindex (LI, für »**l**abeling **i**ndex«):
Verhältnis der Zahl der durch kurzdauernde Inkubation mit ^{3}H-Thymidin oder ^{14}C-Thymidin (Pulsmarkierung) markierbaren Zellen (N_S) zur Gesamtzellzahl:

$$LI = \frac{N_S}{N}$$

Der Markierungsindex kann auch als Prozentsatz ausgedrückt werden.

Wachstumsfraktion (GF, für »**g**rowth **f**raction«, proliferierender Anteil):
Anteil der im P-Kompartement enthaltenen Zellen:

$$GF = \frac{N_P}{N}$$

Angenähert gilt: $\frac{T_S}{T_C} = \frac{N_S}{N_P}$

Zellproduktionsrate (K_{Prod}):
Zahl der pro Zeiteinheit durch Zellteilung neugebildeten (d. h. zusätzlich zu den bereits vorhandenen Zellen neu entstehenden) Zellen. Definitionsgemäß wird somit bei jeder Zellteilung eine Zelle produziert. Die Zellproduktionsrate wird auf die Gesamtzellzahl N bezogen. Es gilt somit (unter der Voraussetzung, daß keine abortiven Mitosen vorkommen):

$$K_{Prod} = \frac{MI}{T_M}$$

Angenähert gilt ferner:

$$K_{Prod} = \frac{LI}{T_S}$$

Zellverlustrate (K_V):
Zahl der pro Zeiteinheit untergehenden Zellen.

Zellzahlverdoppelungszeit (T_D):
Die für die Verdoppelung der Gesamtzellzahl N erforderliche Zeit. Für den Fall, daß GF = 1 und $K_V = 0$, wäre

$$T_D = T_C$$

Falls GF < 1 und/oder $K_V > 0$, wird

$$T_D > T_C$$

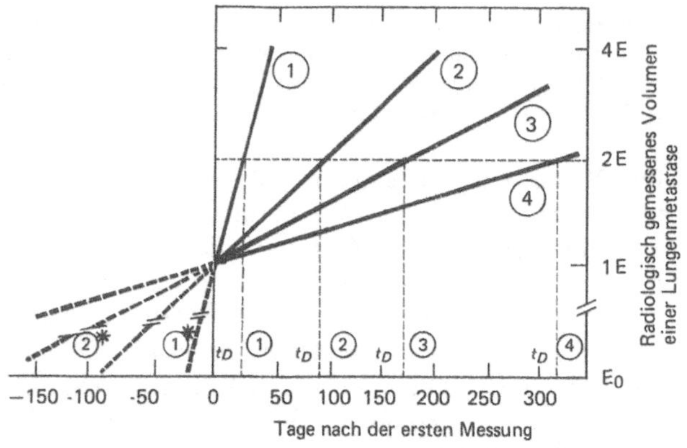

Abb. 62. *Schätzung von Verdoppelungszeiten menschlicher maligner Neoplasmen aufgrund radiologischer Messungen der Volumenzunahme von Lungenmetastasen als Funktion der Zeit.* Die hier eingetragenen Beispiele beziehen sich auf je eine und dieselbe Lungenmetastase eines embryonalen Karzinoms (1), Plattenepithelkarzinoms (2), Adenokarzinoms (3) und Fibrosarkoms (4). Die Verdoppelungszeiten sind jedoch für einen bestimmten Geschwulsttyp nicht identisch, sondern variieren von Fall zu Fall erheblich. Durch Extrapolation der Wachstumslinien nach links kann – unter der Annahme einer konstanten Verdoppelungszeit (was nicht zuzutreffen braucht, s. Abb. 63) – der Zeitpunkt geschätzt werden, zu dem die Metastasierung in die Lunge erfolgte. Mutatis mutandis läßt sich auf diese Weise auch das Wachstum eines Primärtumors messen und hinsichtlich des Zeitpunkts seines Entstehens einigermaßen beurteilen
t_D① = Verdoppelungszeit für ① usw.; ①* = Mutmaßlicher Zeitpunkt, zu dem die Lungenmetastase zu wachsen begann; E = Arbiträre Einheiten (Volumina); E_0 = Volumen einer oder weniger Tumorzellen

daher in manchen Fällen die effektive Verdoppelungszeit geschätzt werden (Abb. 62).

Beispiele:
- Die *mediane Volumenverdoppelungszeit* verschiedenartiger (131 primäre Geschwülste und 389 Lungenmetastasen; S. 228) *maligner Neoplasmen des Menschen* betrug *58 Tage.* Die medianen Werte für einzelne Tumortypen waren folgende:
  - embryonale Karzinome 27 Tage
  - hochmaligne Lymphome 29 Tage
  - bösartige mesenchymale Tumoren 41 Tage
  - Plattenepithelkarzinome 82 Tage
  - Adenokarzinome 166 Tage

  Im allgemeinen zeigten die *Lungenmetastasen* eine *kürzere Verdoppelungszeit als die primären Tumoren.*

Die *Wachstumsrate einer neoplastischen Zellfamilie* hängt u. a. von folgenden Größen ab (vgl. dazu Tabelle 9):
a) *Proliferierender Anteil* (proliferative fraction, growth fraction, S. 219)
b) *Generationszeiten proliferierender Zellen* bzw. deren Häufigkeitsverteilung
c) *Zellproduktionsrate* und
d) *Zellverlustrate.*

Die unter a, b und c aufgeführten Parameter gestatten die Errechnung einer *potentiellen Verdoppelungszeit der Zellpopulation,* während d in der Regel aus der Differenz zwischen potentieller und effektiver Verdoppelungszeit ermittelt und nur ausnahmsweise direkt (z. B. durch kinetische Studien über den Zelluntergang) bestimmt wird.

48.3. Zeitliche Parameter des Generationszyklus neoplastischer Zellen

Die bisher untersuchten Tumoren oder Leukämien zeigten im Anschluß an eine Pulsmarkierung mit ^{3}H-Thymidin und aufgrund der Mitosemarkierungskurve (S. 142) nur in einem Teil der Fälle zwei aufeinanderfolgende Gipfel, die die Berechnung der *Generationszeiten und ihrer Häufigkeitsverteilung* gestatteten. Bei einigen daraufhin geprüften Fällen von *akuter Leukämie* ergaben sich teilweise Werte, die über denjenigen normaler, identifizierbarer blutbildender Zellen liegen.

Beispiel:
- Die Generationszeiten proliferierender Blasten bei *akuter lymphoidzelliger Leukämie von Kindern* liegen um *60 Std.* Dies ist *länger* als jede bisher ermittelte Generationszeit *identifizierbarer* Knochenmarkzellen oder Lymphoblasten.

Demgegenüber kennt man auch Leukämien, bei denen die Generationszeiten der neoplastischen Zellen denjenigen entsprechender normaler hämopoietischer Zellen ähnlich sind.

Beispiel:
- *Leukämische wie normale menschliche Myeloblasten* weisen Generationszeiten zwischen *19,5 und 53,5 Std* auf.

Hinsichtlich der akuten lymphoidzelligen Leukämie ist hervorzuheben, daß wir die Generationszeiten der normalen »Stammzellen« der Hämopoiese nicht kennen, einen entsprechenden Vergleich somit nicht ziehen können. Aufgrund der vorliegenden Befunde sind wir jedenfalls *nicht berechtigt zu schließen, leukämische Zellen proliferierten »schneller« als normale.*
Bei einer ganzen Zahl untersuchter neoplastischer Zellfamilien zeigte sich in der Mitosemarkierungskurve nach Pulsmarkierung mit ^{3}H-Thymidin kein zweiter Gipfel. Dies könnte z. T. auf einer *weit gestreuten Verteilung der Generationszeiten* (insbesondere der Zeiten für G_1 bzw. G_0!) beruhen. Es ist aber auch denkbar, daß der zweite Gipfel wegen ungenügender Beobachtungsdauer nicht erfaßt wurde.
Aufgrund der z. Z. vorliegenden Angaben *scheinen die Intermitosezeiten maligner Zellinien, die von Geweben mit relativ langsamem Zellwechsel ausgehen, kürzer zu sein als im normalen Muttergewebe. Wird jedoch dieses Muttergewebe zu verstärkter Proliferation gebracht (z. B. bei der Regeneration bzw. Reparation), zeigen sich – wenigstens zum Teil – kürzere Generationszeiten als in den entsprechenden bösartigen Geschwülsten. Maligne Neoplasien, die ihren Ausgang von typischen Wechselgeweben – wie dem Knochenmark – nehmen, weisen, soweit sich dies bisher beurtei-*

len läßt, oft längere oder mindestens gleich lange Generationszeiten wie das Muttergewebe auf. Es stellt sich die Frage, ob die Intermitosezeit in Geweben mit langsamem Zellumsatz mit der Generationszeit in fortgesetzter Proliferation befindlicher Zellinien überhaupt verglichen werden kann.
Von Interesse ist die Feststellung, daß in verschiedenen daraufhin untersuchten Fällen – weitgehend unabhängig vom Typ der Neoplasie – das *Verhältnis der DNA-Synthesezeit* (t_S) *zur Generationszeit* (t_G) *ziemlich konstant* zu sein schien, nämlich etwa 40%.

48.4. Die Größe des proliferierenden Anteils (»growth fraction«) maligner neoplastischer Gewebe

Im allgemeinen ist *der proliferierende Anteil maligner Neoplasmen größer als im normalen, nicht regenerierenden Muttergewebe.*

Beispiel:
- Der *Mitoseindex* eines *undifferenzierten Plattenepithelkarzinoms der Cervix uteri* ist wesentlich größer als derjenige des normalen mehrschichtigen Plattenepithels der Portio. Falls neoplastische Zellinien nicht eine um ein Vielfaches längere Mitosezeit aufweisen als die normalen Epithelien (wofür sich z. Z. keine Anhaltspunkte finden), bedeutet dies einen dem erhöhten Mitoseindex ungefähr entsprechenden, größeren proliferierenden Anteil.

Es gibt aber auch *Ausnahmen von dieser Regel.*

Beispiel:
- Bei *chronischer lymphatischer Leukämie* oder bei *akuter lymphoidzelliger Leukämie* sind oft sowohl der Mitoseindex als auch der initiale Markierungsindex nach Pulsmarkierung mit ^{3}H-Thymidin geringer als in den entsprechenden Muttergeweben.

Einschränkend muß aber auch hier wieder hervorgehoben werden, daß wir über die Stammzellkinetik physiologischer Zellinien wenig wissen, vor allem deshalb, weil Stammzellen morphologisch als solche in der Regel nicht sicher erkannt werden können.

48.5. Veränderungen der Generationszeiten bzw. der Dauer der Zyklusphasen sowie des proliferierenden Anteils im Verlauf des Fortschreitens eines malignen neoplastischen Prozesses

Vor allem aus experimentellen Befunden an *Aszitestumoren* geht hervor, daß weder die Intermitosezeit (bei fortgesetzt proliferierenden Zellen = Generationszeit) noch der proliferierende Anteil einer neoplastischen Zellfamilie im Verlauf der Weiterentwicklung des Prozesses im betreffenden Versuchstier konstant zu bleiben brauchen. *Häufig verlängert sich mit der Zeit und/oder mit zunehmender Tumormasse die Dauer des Zellzyklus,* und *der proliferierende Anteil*

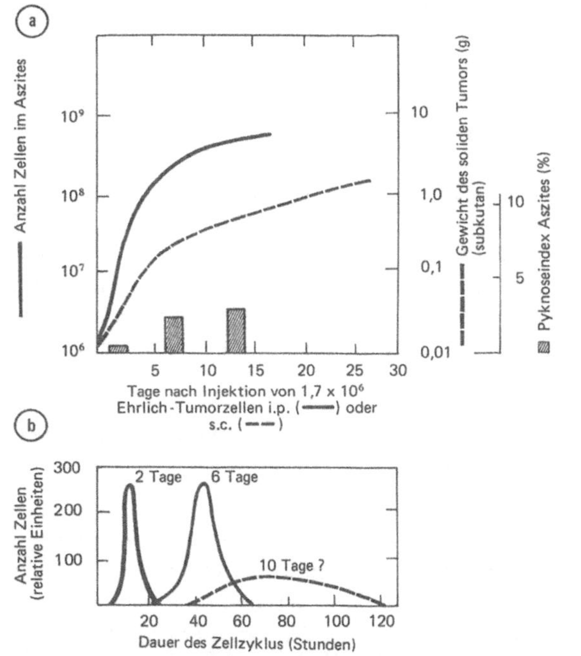

Abb. 63 a u. b. *Änderungen der Wachstumseigenschaften von Ehrlich-Tumorzellen als Funktion des Orts der Injektion und der Zeit (Beobachtungen an Mäusen).* **a** Die aszitische Tumorzellmasse wächst rascher als der solide subkutane Tumor, zeigt aber eine zunehmende Verlängerung der Verdoppelungszeiten. Etwas weniger deutlich ist dieses Phänomen auch beim soliden Tumor erkennbar. Die Verlangsamung der Zunahme der Tumorzellmasse beruht nur teilweise auf einer steigenden Zelluntergangsrate (s. Pyknoseindex). **b** In diesem Diagramm sind die Häufigkeitsverteilungen der Zellzyklusdauer (t_g) am 2., 6. und 10. Tag aufgetragen: Es geht daraus hervor, daß t_g mit steigendem Zeitintervall nach i. p. Injektion der Tumorzellen länger wird. (Ein Teil dieser Daten stammt aus: Tannock, I. F.: Cancer Res. *29*, 1527 (1969))

nimmt ab. Dabei ist daran zu denken, daß Tumorspezifische humorale Hemmstoffe, wie sie aus Aszitestumoren und zellfreier Aszitesflüssigkeit isoliert werden können und die einen teilweisen Arrest von Aszitestumorzellen in der G_1- und der G_2-Phase bewirken (sog. Tumorchalone, S. 154), eine Rolle spielen können. Überdies beobachtet man oft eine – mit Fortschreiten des Prozesses – *zunehmende Zellverlustrate* (Abb. 63). Die letztere ist in *soliden Tumoren* z. T. erheblich größer als im Aszitestumor. Überdies zeigen sich innerhalb eines und desselben soliden malignen Tumors z. T. auch *regionale Unterschiede,* indem in der Peripherie desselben – vermutlich aus nutritiven Gründen – der proliferierende Anteil größer und die Generationszeiten kürzer sind als im Zentrum.
Auf Tiere *wiederholt transplantierte Tumoren* können mit der Zeit ein rascheres Wachstum, einen größeren proliferierenden Anteil und kürzere Generationszeiten aufweisen als im Primärtumor. Wahrscheinlich spielen hier Selektionsvorgänge mit (S. 1188). Überdies stellt man in Primärtumoren oft eine höhere Zell-

todesrate fest als in wiederholt transplantierten Neoplasmen.
Ein Zellverlust in Tumoren kann grundsätzlich durch *Zelltod, Zellauswanderung* und – im Fall oberflächlich gelegener Neoplasmen – durch *Zelldesquamation* erfolgen.
Beobachtungen an *langsam sich entwickelnden Karzinomen* deuten darauf hin, daß hier die *geringe Wachstumsrate* vor allem durch die hohe Zellverlustrate bestimmt wird. Im Gegensatz dazu beruht vielfach die *schnelle Größenzunahme gewisser Sarkome* in erster Linie auf einer relativ kurzen Intermitosezeit.

48.6. Proliferationsmuster maligner neoplastischer Zellfamilien

Es stellt sich die Frage, ob – entsprechend den physiologischen *Wechselgeweben* (S. 144) – auch in bösartigen neoplastischen Zellinien zwischen *Kompartimenten mit ungleichem Differenzierungsgrad* unterschieden werden kann. Bei weitgehend *differenzierten malignen Geschwülsten* und *Leukämien* scheint es in der Tat so zu sein, daß ein *wenig differenziertes Vorläuferkompartement* (»Stammzellkompartement«) Zellen produziert, die nach weiterer *Proliferation* und *Differenzierung* schließlich *Endzellen* ohne Teilungstätigkeit hervorbringen.

Beispiele:
- *Chronische myeloische Leukämie,* bei der die Stadien der physiologischen Myelopoiese weitgehend nachgeahmt werden.
- *Verhornende Plattenepithelkarzinome,* die – wie die normale Epidermis – einen Zellnachschub von der Basalzellenschicht her erkennen lassen und über die Bildung von Stachelzellen schließlich verhornende Endzellen produzieren.

Ein wesentlicher Unterschied im proliferativen Verhalten differenzierter neoplastischer im Vergleich zu normalen Muttergeweben besteht u. a. darin, daß sich bei den ersteren das *Vorläuferkompartement (»Stammzellenpool«) fortwährend vergrößert.* Damit wird auch eine z. T. *annähernd exponentielle Vermehrung der gesamten neoplastischen Zellpopulation* bewirkt. Es gibt Hinweise darauf, daß in solchen sich differenzierenden neoplastischen Zellfamilien eine gewisse Ansprechbarkeit auf Regulationsmechanismen physiologischer Art noch erhalten bleiben kann. Ferner deuten verschiedene Befunde darauf hin, daß bei differenzierten Geschwülsten oder Leukämien die unreifste stammzellenartige Fraktion von Zellen nur klein ist. Dies heißt indessen nicht, daß die zahlenmäßig stärker ins Gewicht fallenden differenzierten neoplastischen Zellen in vivo zur Bildung von Zellklonen gewisser Größe unfähig wären. Diese Zusammenhänge lassen sich z. Z. noch nicht befriedigend beurteilen.
Deutlich anaplastische neoplastische Zellinien scheinen ein besonderes, vom oben besprochenen abweichendes Proliferationsmuster aufzuweisen. Sie lassen meist keine Zeichen von Reifung erkennen, d. h. es gelingt oft nicht, mehr oder weniger differenzierte Zellen auseinanderzuhalten. Markierungsversuche mit Hilfe von ^{3}H-Thymidin haben im übrigen gezeigt, daß wenigstens ein erheblicher Teil – wenn nicht die Gesamtheit – der aus der Proliferation hervorgehenden Zellen, sich z. T. nach einer verschieden langen Phase von Proliferationsruhe (G_0) wieder vergrößern und eine weitere Teilung vollziehen können. Wahrscheinlich hat dieses Verhalten eine gewisse Ähnlichkeit mit demjenigen physiologischer »*Stammzellen*«.

Beispiel:
- Bei der *akuten lymphoidzelligen Leukämie der Kinder* konnte gezeigt werden, daß die proliferierenden großen »Blasten« wenigstens teilweise aus kleinen Zellen hervorgehen, ihrerseits aber durch Zellteilung wieder kleine Elemente derselben Art bilden können. Die Mitosen scheinen sich dabei in unregelmäßigen Zeitabständen zu folgen.

Zwischen diesen beiden Extremfällen – der stark differenzierten und der undifferenzierten neoplastischen Zellpopulation – gibt es die verschiedensten *Zwischenstufen.* Die Einzelheiten der Zellkinetik solcher Neoplasien sind noch nicht ausreichend geklärt. Alle Formen maligner Neubildungen scheinen aber das eine Verhaltensmerkmal gemeinsam zu haben, nämlich die *ständige Vergrößerung derjenigen Zellkompartemente, die sich selbst zu erneuern vermögen* und somit *gewisse Ähnlichkeit mit physiologischen Stammzellen bzw. Reservezellen* haben.
Das annähernd exponentielle Wachstum wenigstens eines Teils bösartiger neoplastischer Zellinien (z. B. akute Leukämien, chronische lymphatische Leukämie) wird in wesentlichem Maß auch von der *Lebensdauer* der neoplastischen Elemente mitbestimmt. Diese scheint zum mindesten bei anaplastischen Neubildungen z. T. *sehr lang* zu sein. Solche Neoplasmen lassen sich im Sinn einer *fortgesetzten Akkumulation langlebiger, undifferenzierter Zellen* verstehen. Der proliferierende Anteil ist bei diesen Neubildungen klein, und die Generationszeiten sind z. T. lang, so daß nicht von einer »schnellen Proliferation« gesprochen werden kann.
Modellvorstellungen zu den Proliferationsmustern maligner neoplastischer Zellfamilien sind in Abb. 64 skizziert.

Literatur

Clarkson, B., Baserga, R. (eds.): Control of proliferation in animal cells, Vol. 1. (Cold Spring Harbor Conferences on Cell Proliferation 1974) — *Criss, W. E., Sabine, J. R. (eds.):* Control mechanisms in cancer. New York: Raven Press 1976 — *Drewinko, B., Bobo, B., Roper, P. R., Malahy, M. A., Barlogie, B., Jansson, B.:* Analysis of the growth kinetics of a human lymphoma cell line. Cell Tissue Kinet. *11*, 177 (1978) — *Nakahara, W., Sugimura, T., Ono, T., Sugano, H. (eds.):* Differentiation and control of malignancy of tumor cells. Baltimore: University Park Press 1975 — *Rofstad, E. K., Brustad, T., Kaalhus, O.:* Cell proliferation kinetics in two human tumors grown in athymic nude mice. Virchows Arch. B Cell Path. *24*, 219 (1977) — *Roti Roti, J. L., Bohling, V., Dethlefsen, L. A.:* Kinetic models of

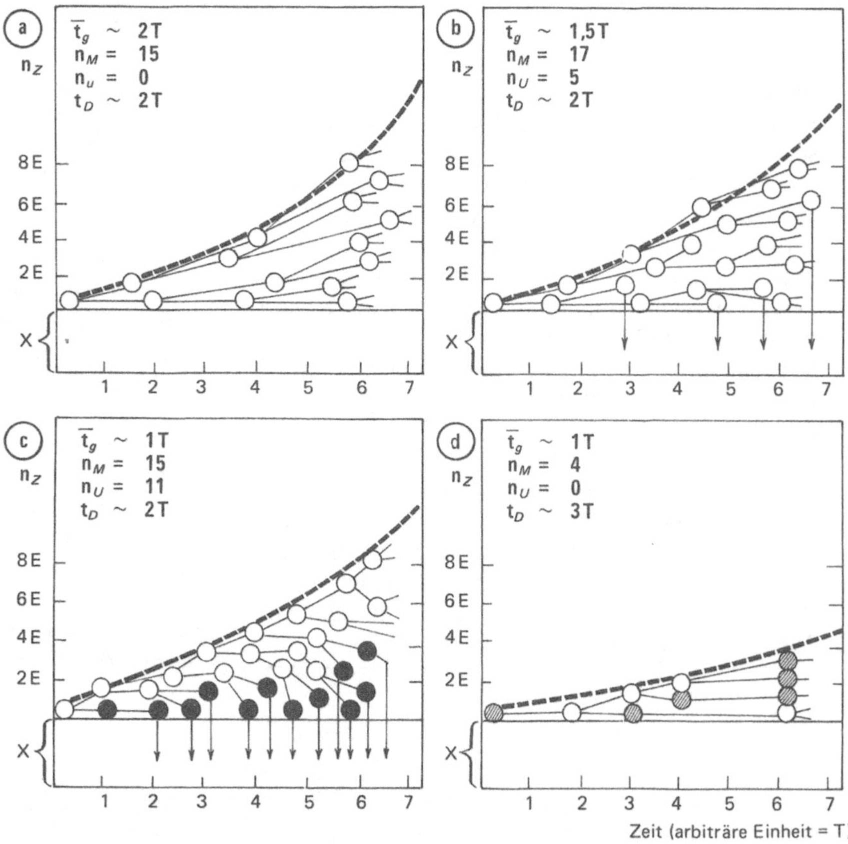

Abb. 64 a–d. *Beispiele von Proliferationsmustern maligner neoplastischer Zellfamilien.* **a** Das hier schematisch dargestellte Neoplasma weist einen *(annähernd) hundertprozentigen proliferierenden Anteil* und praktisch *keinen Zelluntergang* auf. Einen solchen Extremfall kennt man kaum; ihm am nächsten kommen gewisse groß- und rundzellige Sarkome (z. B. großzellige Lymphosarkome (»Immunoblastome«, S. 1219) und ganz unreifzellige Karzinome mit geringer Zelltodesrate). **b** Trotz kürzerer Dauer des Zellzyklus zeigt dieses Neoplasma – wegen der *erheblichen Zelluntergangsrate* – keine kürzere Verdoppelungszeit als a), dies, obschon auch hier ein *(annähernd) hundertprozentiger proliferierender Anteil* angenommen wurde. Ähnliche Verhältnisse, wenn auch mit geringerer »growth fraction«, finden sich wahrscheinlich bei manchen undifferenzierten, sehr rasch wachsenden Sarkomen und Karzinomen, möglicherweise mit zusätzlichem Auftreten von G_o-Zellen (s. dort). **c** In diesem Fall läßt sich ein – *sich stets vergrößernder – »Pool« proliferierender Vorläuferzellen* von einem *Kompartement mit Endzellcharakter* unterscheiden, wie dies z. B. bei verhornenden Plattenepithelkarzinomen oder der chronischen myeloischen Leukämie der Fall ist. Wenn, wie hier angenommen, die t_g kurz ist, kann sich dennoch ein rasches Wachstum ergeben. **d** Dieses Beispiel ist dadurch gekennzeichnet, daß sich *zahlreiche neoplastische Zellen in der G_o-Phase* befinden, aus der heraus sie zu beliebigen Zeiten kurz in Proliferation gehen und wieder in G_0 zurückkehren können. Eine Zellzyklusdauer läßt sich in solchen Fällen, die z. B. für verschiedene Formen von akuter Leukämie zutreffen und vielleicht auch einigermaßen den Verhältnissen bei chronischer lymphatischer Leukämie entsprechen, nur ermitteln, wenn sich zwei Teilungen unmittelbar aufeinanderfolgen können, wie dies hier an einer Stelle angedeutet ist. Neoplasien dieser Art haben oft eine geringe »growth fraction« und charakterisieren sich durch eine, auf der Langlebigkeit der Einzelelemente beruhende, progressive Akkumulation von G_o-Zellen. Die Zelluntergangsrate kann dabei minimal sein.
--- = Wachstumskurve; ○ = in Proliferation befindliche Zellen, unmittelbar vor der Mitose bzw. dem Untergang eingetragen; ◍ = in G_0 befindliche Zellen; ● = Endzellen; t_g = Zellzyklus-Dauer; n_m = Anzahl Mitosen in dem hier abgebildeten Schema, desgleichen n_U = Anzahl Zelluntergänge; t_D = Verdoppelungszeit; n_Z = Anzahl (Masse) neoplastischer Zellen, angegeben in arbiträren Einheiten E; X = Zelluntergang

C3H mouse mammary tumor growth: implications regarding tumor cell loss. Cell Tissue Kinet. *11*, 1 (1978) — *Vaage, J.*: A survey of the growth characteristics of and the host reactions to one hundred C3H/He mammary carcinomas. Cancer Res. *38*, 331 (1978) — *Wagner, H. P., Giesen, L., Müller, J., Cottier, H.*: Diversity in proliferative patterns of acute lymphoid leukemias. Blood Cells *3*, 475 (1977)

49. Das sog. infiltrativ(invasiv)-destruktive Wachstum maligner Neoplasien

Maligne neoplastische Prozesse *beginnen* in der Regel – ähnlich wie die gutartigen – *mit einer örtlichen expansiven Ausbreitung des Primärtumors* (S. 201). Soweit sich aus Tierversuchen beurteilen läßt, trifft dies sogar für wenigstens einen Teil der Leukämien zu.

Definitionen: Im Gegensatz zum expansiven Wachstum, bei dem die Tumormasse im wesentlichen passiv vorgeschoben wird, handelt es sich beim infiltrativen (invasiven) Wachstum neoplastischer Zellen um ein *aktives Vorwachsen* in das benachbarte Gewebe auf präformierten, u. U. auch auf durch Gewebedestruktion geschaffenen Wegen (infiltrativ(invasiv)-destruktives Wachstum). Bleiben dabei die infiltrierenden Tumoranteile mit der Hauptgeschwulst in ununterbrochenem Zusammenhang, spricht man von *kontinuierlichem infiltrativem (invasivem) Wachstum.* Lösen sich anläßlich der aktiven Ausbreitung des neoplastischen Gewebes Teile desselben vom Haupttumor ab, liegt ein *diskontinuierliches invasives Wachstum* vor. Häufig handelt es sich hierbei um ein weiteres Stadium nach anfänglich expansivem, dann kontinuierlich invasivem Wachstum. Trennt sich das Tumorgewebe anläßlich der Invasion in viele kleine Zellgruppen oder Einzelzellen, spricht man von *Dissoziation* desselben.

Pathogenese: Die Mechanismen, die dem invasiven Wachstum zugrunde liegen, sind zum großen Teil noch nicht geklärt. Es werden verschiedene Möglichkeiten in Erwägung gezogen, die sich gegenseitig nicht auszuschließen brauchen (S. 208). Im besonderen wird daran gedacht, daß u. a. die folgenden Eigenschaften maligner neoplastischer Zellen für die *aktive Infiltration* Bedeutung haben könnten (Abb. 65):
- *Fähigkeit zur aktiven Fortbewegung*
- *Lockerung der Zellverbindungen* und damit Begünstigung der Ablösung aus dem Verband
- *Störungen der Zelladhäsion* auf Unterlagen
- Phänomene, die dem *Verlust der Kontaktinhibition* (S. 207) vergleichbar sind
- *fragliche schädigende Wirkung von Krebszellen auf das normale Gewebe.*

Die *Frage einer gewebeschädigenden Wirkung maligner neoplastischer Zellen* ist noch offen. Verschiedentlich wurde postuliert, Karzinom- und Sarkomzellen seien imstande, durch Enzyme, wie Kollagenasen, saure Proteinasen (vor allem Kathepsin D), Polypeptidasen, Aminopeptidasen, Dipeptidasen, ferner Hya-

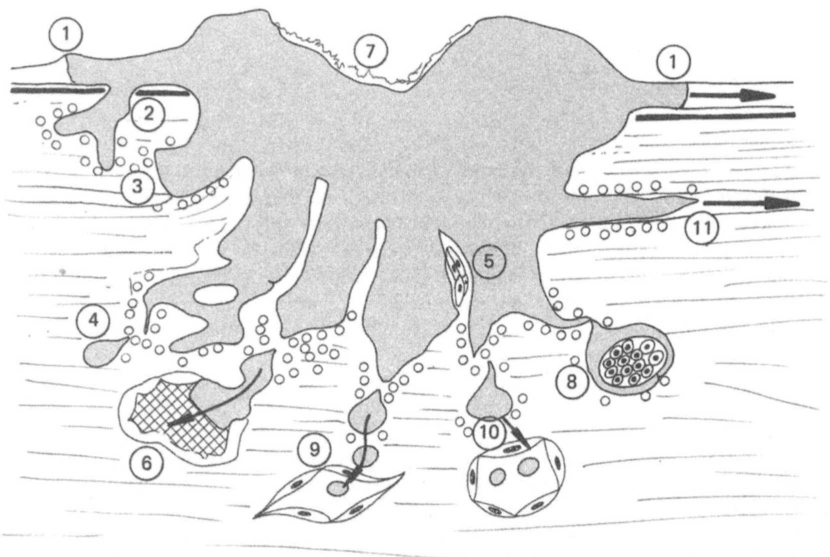

Abb. 65. *Merkpunkte zum infiltrativen (invasiven) Wachstum maligner Neoplasmen, am Beispiel eines oberflächlich entstandenen Karzinoms.* Das invasive (infiltrative) Wachstum beruht auf einem *aktiven Vorwachsen* des neoplastischen Gewebes, bedingt teils durch den Wachstumsdruck (»vis a tergo«), teils durch aktive Fortbewegung der Tumorzellen. Eine scharfe *Begrenzung des Karzinomgewebes gegen das benachbarte, nicht neoplastische Oberflächenepithel* findet sich in vielen Fällen; an dieser Stelle äußert sich u. a. das flächenhaft expansive Wachstum (1). Solche Befunde werden überwiegend bei Primärkarzinomen erhoben. Die *Durchbrechung (Durchwachsung) der Basalmembran* gehört zu den typischen Zeichen infiltrativen Wachstums (2); Epithelien besitzen sonst – im Gegensatz etwa zu Leukozyten – nicht die Fähigkeit, durch Basalmembranen zu penetrieren. Nach anfänglich expansivem Wachstum beobachtet man zunächst meist ein *kontinuierlich invasives Wachstum* (3), das schließlich – infolge Dissoziation der Geschwulstverbände – in ein *diskontinuierliches invasives* Wachstum überzugehen pflegt (4). Durch *Umwachsen und Kompression* (5) und/oder *Durchwachsen und Thrombosierung (6) von Blutgefäßen* sowie infolge Zunahme der Diffusionsstrecke kann das Zentrum des Tumors schließlich nekrotisch werden und *ulzerieren* (7). Dabei kommt es nicht selten zu leichtem Blutabgang. Tumorzellverbände schließen manchmal auch *Nerven* ein (8), was lokale nervöse Ausfälle und vor allem Schmerzen bewirken kann. Wichtig ist der *Einbruch von Tumorzellen bzw. Gruppen derselben in Lymphspalten und kleine Lymphgefäße* (9), was oft den Beginn der lymphogenen Metastasierung (s. Abb. 66) bedeutet. Ähnliches gilt für das *Einwachsen in kleine Blutgefäße,* über die es – falls keine Thrombosierung stattfindet – direkt zur hämatogenen Metastasierung kommen kann (10). Maligne Geschwulstanteile bevorzugen bei ihrer Ausbreitung präexistente lockere Räume bzw. Spalten (11). Mögliche pathogenetische Deutungen des invasiven Wachstums sind im Text erläutert. *Beachte: Für maligne Neoplasien, die von normalerweise infiltrationsfähigen Zellinien* (z. B. Lymphozyten-, Granulozyten- und Monozytenreihen) ausgehen, gilt das Eindringen in Gewebe naturgemäß nicht als zuverlässiges Zeichen der Bösartigkeit!

luronidasen, β-Glukuronidase u. a., vorbestehende Zwischensubstanzen aufzulösen. Besonderes Interesse wird neuerdings der Tatsache geschenkt, daß die meisten – wenn nicht alle – malignen neoplastischen Zellen reichlich Plasminogen-Aktivator sezernieren: Das auf diese Weise aus Plasminogen entstehende Plasmin (S. 443) hat verschiedenartige proteolytische Wirkungen. Man vermutete auch, die durch Tumorzellen produzierte Milchsäure könnte einen ungünstigen Einfluß auf das Bindegewebe haben. Ferner wird die Möglichkeit in Betracht gezogen, daß die neoplastischen Elemente Substanzen mit zytostatischer, zytotoxischer und/oder negativ chemotaktischer Wirkung absondern (S. 1262). Schließlich ist daran zu denken, daß entzündliche Infiltrate in der Umgebung des neoplastischen Gewebes (S. 235) an der Lockerung und teilweisen Schädigung des präexistenten Gewebes beteiligt sein könnten.

Versuche in vitro zur Prüfung allfälliger zyto- und histolytischer Aktivitäten blieben aber bisher ohne allgemein gültiges Ergebnis. Dem Hinweis, Krebszellen hätten die besondere Eigenschaft, eine Basalmembran aktiv zu zerstören und so durchzuwandern, ist mit Zurückhaltung zu begegnen. Wir erinnern uns hier daran, daß verschiedene Blutzellen durch Basalmembranen durchzutreten imstande sind, ohne sie vorher notwendigerweise »zerstört« zu haben.

Mit der Bezeichnung »invasiv-*destruktives* Wachstum« können wir somit vorläufig mit Sicherheit nur eine »Zerstörung« vorbestehender Strukturen infolge Durchwachsens neoplastischer Zellen und dessen allfälligen Komplikationen (örtliche Behinderung der Diffusion, u. U. Ischämie u. a.), nicht aber eine in allen Fällen durch das Tumorgewebe direkt bewirkte Gewebeauflösung verstehen.

Beispiel:

- Neuere Beobachtungen, die mit Hilfe des Rasterelektronenmikroskops gemacht wurden, sprechen dafür, daß der *Knochenabbau in der Nachbarschaft bösartigen neoplastischen Gewebes* (z. B. Karzinom- bzw. Sarkom-bedingte Osteolyse) durch *Osteoklasten* vorgenommen wird, nicht durch die Krebszellen.

Eine *Beschränkung oder Erleichterung des infiltrativen Wachstums* ergibt sich u. a. durch das Vorhandensein oder Fehlen *geweblicher Widerstände.* In locker gebauten Geweben beobachtet man oft eine raschere und ausgedehntere Infiltration des Tumorgewebes als in straff und dicht gefügten Strukturen, wie z. B. im Knorpel oder in der Augenlinse. Desgleichen kann durch eine allmähliche oder plötzliche Druckabnahme *(Entlastung)* innerhalb einer Geschwulst, etwa nach Durchbruch durch eine fibröse Kapsel, nach Erweichung oder nach geschwürigem (S. 237) Aufbruch, das Wachstum u. U. eine Beschleunigung erfahren.

Mechanische Faktoren sind aber keineswegs die einzigen, die die Art und das Ausmaß des infiltrativen Wachstums bestimmen. Knorpel bespielsweise scheint auch aus anderen Gründen dem Tumorwachstum entgegenzuwirken.

Literatur

Carr, I., McGinty, F., Norris, P.: The fine structure of neoplastic invasion: invasion of liver, skeletal muscle and lymphatic vessels by the Rd/3 tumour. J. Path. *118*, 91 (1976) — *Day, S. B., Myers, W. P. L., Stansly, P., Garattini, S., Lewis, M. G. (eds.):* Cancer invasion and metastasis: biologic mechanisms and therapy. New York: Raven Press 1977 — *Fauve, R. M., Hevin, B., Jacob, H., Gaillard, J. A., Jacob, F.:* Antiinflammatory effects of murine malignant cells. Proc. Natl. Acad. Sci. USA *71*, 4052 (1974) — *Gordon, S. G., Lewis, B. J.:* Comparison of procoagulant activity in tissue culture medium from normal and transformed fibroblasts. Cancer Res. *38*, 2467 (1978) — *Howett, M. K., High, C. S., Rapp, F.:* Production of plasminogen activator by cells transformed by Herpesviruses. Cancer Res. *38*, 1075 (1978) — *Küttner, K. E., Pauli, B. U., Sobie, L.:* Morphological studies on the resistance of cartilage to invasion by osteosarcoma cells *in vitro* and *in vivo*. Cancer Res. *38*, 277 (1978) — *Varani, J., Orr, W., Ward, P.:* A comparison of the migration patterns of normal and malignant cells in two assay systems. Am. J. Path. *90*, 159 (1978) S. überdies Schrifttum zu Kap. 28, 44 und 50.

50. Metastasierung

Definitionen: Unter *Metastasierung (griechisch »metastasis« = Wegzug, Übergang in eine andere Existenz) im weitesten Sinn* versteht man die Verschleppung eines Krankheitsprozesses von einer Körperstelle an eine andere. Den am neuen Ort auftretenden Krankheitsprozeß nennen wir *Metastase. Im engeren Sinn* spricht man von Metastasierung vor allem im Zusammenhang mit der Verschleppung *neoplastischer Zellen* oder *infektiöser Keime* und ihr An- und *Weiterwachsen in entfernter Lokalisation.*

Pathogenese: Voraussetzung für die Verschleppung neoplastischer Zellen ist ihre *Ablösung vom Haupttumor,* ähnlich wie dies am Beispiel der diskontinuierlichen Infiltration erörtert wurde. Ferner geht der Metastasierung in den meisten Fällen ein *invasives Wachstum des neoplastischen Gewebes* voraus, wobei der *Zugang zu den verschiedenen Metastasierungswegen* eröffnet wird.

50.1. Lymphogene Metastasierung

Definition: Von *»lymphogener Metastasierung«* bösartiger Geschwülste wird gesprochen, wenn die neoplastischen Zellen nach Einbruch in Lymphspalten oder -gefäße *auf dem Lymphweg verschleppt* werden und auf diese Weise Metastasen setzen.

Hie und da siedeln sich Krebszellen schon innerhalb der Lymphgefäße ab, vermehren sich dort und führen schließlich zu knötchenförmigen Auftreibungen oder Tumorzellpfröpfen, die das Lumen verschließen können *(Lymphangiosis (Lymphangiitis) neoplastica,* z. B. *carcinomatosa).* Häufiger erfolgt die erste manifeste Absiedelung der verschleppten – einzelnen oder in kleinen Verbänden zusammengelagerten – Tumorzellen in den regionären Lymphknoten *(Lymphknotenmetastase),* vor allem in der sog. *»ersten Station«.* In diesem Zusammenhang ist an die bekannten *Filterfunktionen* und *immunologischen Aufgaben* (S. 1067) zu erinnern, die die Lymphknoten erfüllen. Innerhalb des Lymphknotens finden sich die ersten Tumorzellableger vor allem im Bereich der Lymphsinus, zunächst oft subkapsulär. Später greift der Prozeß durch Wachstum um sich, und das neoplastische Gewebe kann die Lymphknotenkapsel durchbrechen. Von den ersten Lymphknotenmetastasen erfolgt eine weitere Verschleppung von Tumorzellen, vor allem wiederum auf dem Lymphweg. Schließlich können mehrere *hintereinander angeordnete Lymphknotenstationen* befallen sein. Es besteht auch die Möglichkeit, daß Krebszellen einen oder mehrere Lymphknoten passieren, ohne abgefangen zu werden. Wir dürfen sogar annehmen, daß häufig maligne neoplastische Zellen auf diese Weise bis *in den Venenwinkel gelangen* und dort in die *Blutbahn* übertreten.

Neben dieser Verschleppung in Richtung des normalen Lymphstroms kennt man auch Fälle mit sog. *retrograder lymphogener Metastasierung.*

Beispiel:

- Am Venenwinkel liegen in der Regel mehrere Lymphknoten, deren Vasa efferentia direkt in den Ductus thoracicus oder den Truncus jugularis münden. Auf diesem Weg können Krebszellen retrograd in die erwähnten Lymphknoten gelangen. Mehrheitlich liegen solche Metastasen auf der linken Seite (Befall der sog. *Virchowschen Drüse,* z. B. bei Karzinom des Magen-Darmtrakts).

Ist der Lymphabfluß durch Lymphangiosis carcinomatosa und/oder ausgedehnte Lymphknotenmetastasen behindert, kann ein *Lymphödem* (S. 594) auftreten. In solchen Fällen scheint die Möglichkeit einer retrograden Verschleppung von Tumorzellen größer zu sein als bei ungestörtem Lymphstrom.

Schließlich bleibt zu erwähnen, daß zwischen den *peripheren Lymphspalten und -gefäßen* sowie *kleinen Blutgefäßen* (Kapillaren, kleine Venen) *Querverbindungen* bestehen, so daß ein Übertritt von Krebszellen von der Lymph- in die Blutbahn schon in diesem Bereich erfolgen kann. Die relative Häufigkeit eines solchen Vorgangs ist schwer zu beurteilen.

Neuere vergleichende Untersuchungen über die relative Größe primärer Karzinome und ihrer regionären Metastasen haben annehmen lassen, daß die *lymphogene Metastasierung* in vielen Fällen schon *früh* beginnt.

Beispiel:

- Anhand einer großen Zahl von *Mammakarzinomen* bei Frauen mit regionären Lymphknotenmetastasen wurde geschätzt, daß mehrheitlich die Metastasierung schon einsetzen konnte, als der *Primärtumor weniger als 10^4 Zellen* aufwies, klinisch also kaum nachweisbar sein konnte. Einschränkend ist hier allerdings beizufügen, daß das Wachstum des Primärtumors geringer sein kann als dasjenige der Metastasen (vgl. S. 1188)!

Das Ausmaß der lymphogenen Verschleppung von Tumorzellen scheint häufig sehr viel größer zu sein als die Zahl der nachweisbaren Metastasen. Man nimmt an, daß *oft von mehreren tausend verschleppten Zellen nur eine Anlaß zu einer Metastasenbildung* gibt. Trotzdem besteht in vielen Fällen eine Korrelation zwischen Tumorgröße einerseits und Anzahl nachgewiesener Krebszellen im Blut sowie Anzahl Metastasen andererseits.

Mechanische Einflüsse, wie Palpation, operative Eingriffe am Primärtumor u. a., scheinen zu einer raschen Vermehrung der Zahl verschleppter Zellen führen zu können. Dies wurde vor allem aufgrund von Zählungen der Tumorzellen im Ductus thoracicus bei Karzinomen im Abdominalbereich nachgewiesen.

Die wesentlichsten Merkmale der lymphogenen Metastasierung sind in Abb. 65 und 66 dargestellt.

50.2. Hämatogene Metastasierung

Definition: Unter hämatogener Metastasierung eines malignen Neoplasmas verstehen wir die *Verschleppung* von Tumorzellen *auf dem Blutweg* und ihr An- und Weiterwachsen an anderen Körperstellen.

Wie schon erwähnt, können maligne neoplastische Zellen *aus Lymphgefäßen in die Blutbahn übertreten.* Es besteht aber auch die Möglichkeit eines *direkten*

Abb. 66 a–d. *Metastasierung maligner neoplastischer Zellen.* **a** Die *lymphogene Metastasierung* geht, vor allem bei vielen Karzinomarten, der hämatogenen Streuung zeitlich in der Regel voraus. Nach *Einbruch der Tumorzellen der Primärgeschwulst in die Lymphbahnen* (1) gelangen die erstern auf dem *Lymphweg* (2), hie und da unter Bildung einer *Lymphangiosis (Lymphangiitis) neoplastica (carcinomatosa)* (3) in den ersten *regionären Lymphknoten (»erste Station«):* Dieser ist häufig am stärksten betroffen, wobei es mit der Zeit zu einem *extranodalen Wachstum* kommen kann (5). Selten erreichen Krebszellen aus Lymphbahnen über Querverbindungen direkt die Blutbahn (4) oder treten – nach Kapseldurchbruch im Lymphknoten – von dort in Gefäße über (6). Die *mehr zentral gelegenen Lymphknoten* (7, 8) werden in der Regel später befallen als die primären; die erste Absiedelung in Lymphknoten erfolgt nicht selten im subkapsulären Sinus (8). Über die großen Lymphgefäße, vor allem den Ductus thoracicus, gelangen die neoplastischen Zellen in die Blutbahn (10), wo sie nur ausnahmsweise überleben (oft weniger als 1‰). Manchmal wird die im Seitenschluß liegende *»Virchow-Drüse«* (9) besiedelt. **b** Die *hämatogenen Metastasierungswege* werden –

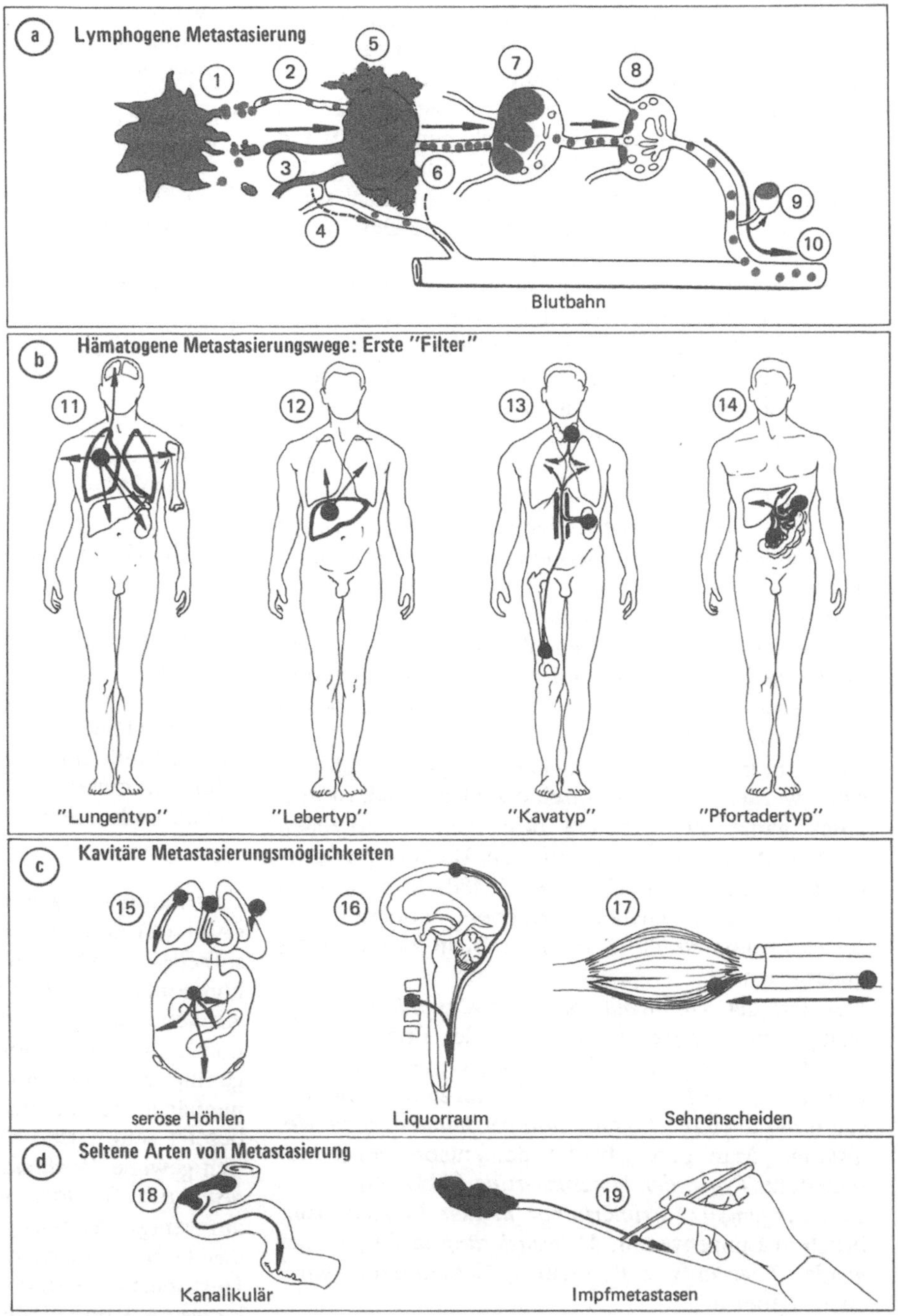

Abb. 66a–d (Fortsetzung)

je nach Lokalisation der Primärgeschwulst und derjenigen des nächstfolgenden Kapillarfilters – u. a. in die hier dargestellten Typen unterteilt; selbstverständlich handelt es sich dabei nur um eine Faustregel. *Lungenkarzinome* (oder dorthin metastasiertes neoplastisches Gewebe) metastasieren in die verschiedensten Gewebe und Organe des großen Kreislaufs (11). *Maligne Geschwülste der Leber* (bzw. Lebermetastasen) besiedeln oft als erstes (nächstes) Organ die Lungen (12). *Bösartige Tumoren im Einzugsgebiet der V. cava* (Rumpfwand, Hals-Kopfbereich, verschiedene innere Organe, Extremitäten u. a.) metastasieren meist ebenfalls primär in die Lungen (13), während solche im *Einzugsbereich der V. portae* mit Vorliebe Lebermetastasen setzen (14). Diese Metastasierungstypen geben einen gewissen Hinweis auf die Lokalisation des Primärtumors, sofern dieser noch nicht gefunden wurde. Im Fall des Prostata-Karzinoms diskutiert man u. a. eine veno-venöse Metastasierung in die Wirbelsäule; diese Frage ist jedoch umstritten. **c** »*Abtropfmetastasen*« in serösen Höhlen sind eine häufige Erscheinung (Carcinosis peritonaei, pleurae, pericardii, 15); besonders oft begegnet man Pleurametastasen sowie Netz- und sog. »Douglas-Metastasen« (z. B. bei Magenkarzinom, das bei Frauen auf kavitärem Weg nicht selten in die Ovarien metastasiert (Krukenberg-Tumoren, S. 268)). *Metastasierungen im Liquorraum* (16) finden sich z. B. nach erfolgter Hirn- bzw. Meningealmetastasierung, ferner bei Durchbruch von malignem neoplastischem Gewebe aus Wirbelkörpern (z. B. Metastasen) in den Liquorraum sowie hie und da bei bösartigen Gliomen (z. B. Medulloblastom, S. 264). *Metastasen in Sehnenscheiden* (17). **d** Echte, auf *kanalikulärem Weg* erfolgende Implantationsmetastasen in normalerweise epithelausgekleideten Hohlorganen sind eine große Seltenheit (18). *Impfmetastasen* (19) kommen manchmal bei chirurgischen Eingriffen oder andersartigen Verletzungen im Tumorbereich vor

Einbruchs des Tumorgewebes in die Wände kleiner *Venen,* z. T. auch *Kapillaren,* seltener jedoch Arterien (Abb. 65). Dies kann von Seiten des infiltrativ wachsenden Primärtumors bzw. einer Metastase oder aus perivaskulären Lymphspalten geschehen. Die Wand größerer Blutgefäße wird am ehesten entlang den Lymphspalten durchdrungen. Wahrscheinlich spielt beim Einbruch von Tumorgewebe in eine Gefäßwand auch der *entzündliche Prozeß* (S. 235) mit, der bei invasiv wachsenden Tumoren öfters beobachtet wird. Vor allem Granulozyten und Makrophagen könnten hier durch Freisetzung gewebeschädigender Enzyme dem Eindringen der Krebszellen die Bahn bereiten. Bei Ansiedlung von Tumorzellen im Bereich der Blutgefäßintima entwickelt sich häufig eine *Thrombose* (S. 461). Das Gerinnsel kann einerseits die Tumorzellen vor einer Zytolyse durch Blutplasmafaktoren (S. 229) schützen, andererseits wirkt es sich z. T. auf die hämatogene Verschleppung der ersteren hemmend aus. Oft aber wird der Thrombus von den Tumorzellen durchwachsen und/oder er löst sich auf, so daß die letzteren doch in den Blutstrom gelangen. Die bindegewebige Organisation des tumorinduzierten Thrombus führt dabei zur Bildung eines örtlichen Tumorstromas (S. 235).

Von dem intravaskulär gelegenen neoplastischen Gewebe werden nicht nur einzelne Zellen, sondern mitunter ganze Zellverbände bzw. von Tumorzellen durchsetzte Thrombusteile mit dem Blutstrom weggeführt, worauf es zur Embolie (S. 480) in entfernten Gefäßen entsprechenden Kalibers kommt *(Geschwulstgewebsembolie),* öfters z. B. in kleinen Lungenarterien.

Der *Ort der Tumorzell- oder -gewebsembolie* hängt weitgehend von der Lokalisation des Primärtumors und den anatomischen Gegebenheiten des Blutkreislaufs ab. Diese Faktoren beeinflussen zu einem gewissen Grad auch die *Lokalisation der hämatogenen Metastasen.* Man unterscheidet dementsprechend verschiedene *Typen der Metastasierung* (Abb. 66):

a) *»Lungentyp«: Primärtumor in den Lungen,* Einbruch in Lungenvenen, *Metastasierung in Organe des großen Kreislaufs,* z. B. Gehirn, Nebennieren, Knochen, Leber u. a.

Beispiel:
- *Bronchialkarzinom* mit Metastasen in Gehirn, Leber, Nieren, Nebennieren u. a.

b) »Lebertyp«: Primärtumor in der Leber, Einbruch in Äste der V. hepatica, Metastasen in den Lungen, später in Organen des großen Kreislaufs.

Beispiel:
- *Leberzellkarzinom,* z. B. auf der Grundlage einer Leberzirrhose, mit Metastasen in der Lunge.

c) »Kavatyp«: Primärtumor im Einzugsgebiet der V. cava (z. B. Extremitäten, Nieren u. a.), Einbruch in Venen dieses Gebiets, Metastasen in *Lungen,* dann auch in Organen des großen Kreislaufs.

Beispiele:
- *Hypernephroides Karzinom der Niere* mit Metastasen in der Lunge, im knöchernen Skelett und z. B. in der Schilddrüse.
- *Osteogenes Sarkom* im Femurbereich mit Lungenmetastasen.
- *Karzinom der Schilddrüse* mit Metastasen in der Lunge (über V. cava superior).

d) »Pfortadertyp«: Primärtumor im Einzugsgebiet der V. portae (vor allem Magen-Darmtrakt), Einbruch in ortständige Venen, Metastasen in der *Leber,* dann Lungen, dann Organen des großen Kreislaufs.

Beispiele:
- *Karzinom des Coecums* mit Lebermetastasen.
- *Karzinoid des Dünndarms* mit Lebermetastasen.

Wie im Fall der lymphogenen Aussaat von Tumorzellen kann auch von hämatogen entstandenen Metastasen eine *Sekundärmetastasierung* ausgehen.

50.3. Kavitäre Metastasierung

Definition: Als *kavitäre Metastasierung* maligner Neoplasmen bezeichnen wir die Verschleppung von Tumorzellen bzw. Tumorzellverbänden sowie das anschließende An- und Weiterwachsen an anderer Stelle innerhalb eines Hohlraums, insbesondere *innerhalb seröser Höhlen,* ferner im *Liquorraum* und in *Sehnenscheiden.*

Hier handelt es sich um sog. *Implantationsmetastasen* (Abb. 66) an einer dazu geeigneten Oberfläche (Mesothelien, u. U. auch andere mesenchymale Gewebekomponenten) oder in bestimmten Organen (z. B. Krukenberg-Tumoren der Ovarien bei Magenkarzinom). In serösen Höhlen beobachtet man oft eine eigentliche *Aussaat* von Metastasen. Dabei kann die Innenfläche des Hohlraums von zahlreichen Knötchen besetzt sein. Insbesondere im Peritonealraum finden sich gewisse *Prädilektionsstellen für Implantationsmetastasen* z. B. dort, wo sich Eingeweidebewegungen am wenigsten auswirken *(Douglas'scher Raum,* ferner das Gebiet *zwischen Zwerchfell und Milz).* An der Herzoberfläche sind dementsprechend Implantationsmetastasen im Spitzenbereich seltener anzutreffen als an der Basis. In fortgeschrittenen Fällen können weite Teile der serösen Höhle durch Tumormassen ausgefüllt und obliteriert sein. Das Auftreten zahlreicher Krebszellen in einer serösen Höhle ist meistens von der *Bildung eines Ergusses* begleitet, dem z. T. auch kleine Blutmengen beigemischt sein können.

Beispiel:
- Leicht hämorrhagischer sog. *Tumorascites bei Magenkarzinom,* das zu einer ausgedehnten Peritonealmetastasierung geführt hat.

Beim Vorliegen eines Tumorascites (S. 600) können Tumorzellen u. U. passiv, d. h. infolge der thorakoabdominalen Druckdifferenz, in Lymphgefäße des Zwerchfells gelangen (sog. *Intravasation*).

Die Metastasierung innerhalb des Liquorraums *(liquogene Metastasierung)* beobachtet man – abgesehen von einer Sekundärmetastasierung etwa bei Karzinose, Sarkomatose oder Leukämien – vor allem beim *Medulloblastom des Kleinhirns* (S. 264).

50.4. Kanalikuläre Metastasierung

Unter diesen Begriff fallen *Metastasierungen innerhalb eines normalerweise von Epithelien ausgekleideten, kanalikulären Systems.* Intakte Epithelzellen bieten offenbar einen erheblichen Schutz gegen die Implantation von Krebszellen. Jedenfalls kommt diese Art der Tumorausbreitung selten vor. Am ehesten ist ein Anwachsen dort möglich, wo Epitheldefekte vorliegen (Erosionen, Ulzera, S. 1344).

50.5. Impfmetastasen

Anläßlich chirurgischer Eingriffe oder unfallbedingter Verletzungen können maligne neoplastische Zellen in die entsprechenden Wundgebiete verschleppt werden und dort Metastasen bilden.

50.6. Metastasierung bei Leukämien

Leukämien zeichnen sich u. a. dadurch aus, daß sie *keine zusammenhängenden Zellverbände* bilden und so *früh metastasieren,* daß bei der erstmaligen Diagnosestellung der Prozeß schon *generalisiert* ist. Dieses Verhalten hat eine gewisse Ähnlichkeit mit demjenigen des Muttergewebes, d. h. des hämopoietischen und lymphozytären Systems. Die Zahl leukämischer Zellen im Blut hängt weitgehend von der Größe des zirkulierenden bzw. – im Fall der chronischen lymphatischen Leukämie – rezirkulierenden Pools neoplastischer Elemente ab. Bei fortgesetzter Zunahme der Zahl leukämischer Zellen im Blut ist nicht nur ein vermehrter Eintritt solcher Elemente in die Blutbahn maßgebend, sondern z. T. auch ein – im Vergleich zu normalen Leukozyten – verminderter Austritt aus dem Kreislauf.

Beispiel:

- Mit ^{3}H-Adenosin in vitro markierte neoplastische Lymphozyten bei *chronischer lymphatischer Leukämie* zeigen im Vergleich zu normalen Lymphozyten einen langsameren und/oder geringeren Übertritt aus postkapillären Venolen in lymphatische Organe und von dort in die Lymphgefäße und den Ductus thoracicus.

Daß es sich bei »leukämischen Infiltraten« in den verschiedensten Organen meistens um echte Metastasen handelt, geht u. a. daraus hervor, daß die Zellen in diesen Herden in der Regel ihre Proliferation fortsetzen (Nachweis von Mitosefiguren, Markierung mit ^{3}H- Thymidin).

50.7. Faktoren, die die Metastasenbildung beeinflussen

Eintritt neoplastischer Zellen in die Lymph- und Blutbahn: Jede Art von Metastasierung über den Lymph- und/oder Blutweg beginnt mit der *Ablösung einzelner Zellen oder Zellgruppen* aus dem ortständigen Tumorgewebe, insbesondere im Bereich von Lymphspalten und Gefäßen. Einige der Faktoren, die es zu berücksichtigen gilt, wurden schon erörtert (S. 223). Abgesehen von Wachstums-, Lokomotions-, Invasions- und Oberflächeneigenschaften der Krebszellen, spielen auch die örtlichen Zirkulationsverhältnisse von Lymphe und Blut, die Gerinnungsbereitschaft des Bluts, mechanische Faktoren (Peristaltik, Innendruck in Hohlorganen, Manipulationen am Gewebe) u. a. eine Rolle. Tierexperimentelle Befunde zeigen, daß bis zu einem gewissen Grad auch eine erhöhte örtliche Gewebetemperatur die Ablösung neoplastischer Zellen begünstigen kann.

Schicksal der neoplastischen Zellen in der Lymphe und im zirkulierenden Blut bzw. nach Steckenbleiben in einem entfernten »Gefäßfilter«: Da zum mindesten in mehreren daraufhin untersuchten Fällen oder Modellsystemen die Zahl der in Lymphe und Blut vorhandenen Krebszellen sehr viel größer war als die Zahl der Metastasen, stellt sich die Frage, ob es zu einem *intravaskulären Untergang der neoplastischen Zellen* kommen kann. Dieses Problem ist noch nicht befriedigend geklärt. Immerhin sprechen verschiedene Befunde dafür, daß z. B. *zytotoxische Antikörper,* die gegen tumorassoziierte Antigene gerichtet sind, – u. U. auch *unspezifische Mechanismen* – zu einer Schädigung bzw. Auflösung zirkulierender maligner Zellen führen können (Abb. 67).

Beispiel:

- *Mäuse* mit bestimmten malignen Neoplasmen zeigen nach ionisierender *Ganzkörperbestrahlung* eine *beschleunigte Metastasierung* in die Lungen. Diese strahlenbedingte Förderung der Metastasierung kann durch intravenöse Injektion von Milzzellen gegen die betreffenden Tumoren immunisierter Tiere rückgängig gemacht werden. Für diesen Effekt scheinen vor allem die *B-Lymphozyten* (S. 1069) maßgebend zu sein.

Das Festhaften von Tumorzellen im »Gefäßfilter« der vom Blut durchströmten Organe: Unsere Kenntnisse zu dieser Frage stützen sich in erster Linie auf Ergebnisse von Tierversuchen, wobei markierte Tumorzellen in die Blutbahn injiziert und danach in den verschiedenen Organen nachgewiesen wurden. Die Befunde lassen sich in der Weise zusammenfassen, daß sowohl Eigenschaften der Tumorzellen als auch solche des durchströmten Organs für das Festsitzen oder Passieren der ersteren von Bedeutung sind. Zu den *Eigenschaften der Tumorzellen,* die es hier zu berücksichtigen gilt, gehören u. a. folgende:

- *Größe:* Kleine Zellen passieren das Kapillarfilter verschiedenr Organe leichter als große.
- *Deformierbarkeit:* Schwer deformierbare Krebszellen bleiben in den Kapillaren häufig stecken.

– *Oberflächeneigenschaften:* Durch leichte enzymatische Behandlung der Tumorzelloberfläche gelingt es, das Verhältnis der Zahl der in einem perfundierten Organ festhaftenden zu derjenigen der passierenden Zellen zu ändern. Durch Trypsin- und Neuraminidase-Behandlung eines transplantablen Aszites-Tumors der Maus kann dessen Metastasierungsmodus (Orte der Tochterherdbildung nach Injektion in Versuchstiere) teilweise verändert werden.

Von den *Faktoren,* die durch das *ortständige Gefäßsystem* bzw. die *Zirkulationsverhältnisse* bestimmt werden, können folgende aufgeführt werden:

– *Art der Vaskularisation:* Eine verminderte Vaskularisation und/oder eine Verlangsamung des Blutstroms, z. B. in narbig verändertem Gewebe, kann das Festhaften von Tumorzellen begünstigen.
– In *entzündlich veränderten Gewebebezirken* (S. 1243) scheinen in der Blutbahn zirkulierende maligne neoplastische Zellen eher stecken zu bleiben als in unveränderten Gebieten.
– *Besonderheiten im Bau der kleinen Blutgefäße* spielen wahrscheinlich auch eine Rolle, u. a. in der Leber, wo das Lumen der Sinusoide von Kupffer'schen Sternzellen durchspannt wird. Es ist zu vermuten, daß diese Zellen beim »Abfangen« passierender Tumorzellen eine Rolle spielen.

Beispiele zum Passieren oder Festhaften von Tumorzellen in der Terminalstrombahn verschiedener Organe:

- Während die anscheinend leicht deformierbaren *Yoshida-Sarkomzellen* in vivo die Kapillarbahn verschiedener Organe ohne Schwierigkeit passieren, werden andere Typen von Tumorzellen zum größten Teil schon im ersten »Gefäßfilter« aufgehalten.
- Durch *leichte enzymatische Behandlung* können sonst vorwiegend solid wachsende Tumorzellen zu einer vermehrten Bereitschaft gebracht werden, einen Tumorascites zu bilden und zu metastasieren.
- Gewiße *Mammakarzinomzellstämme der Ratte,* die sich u. a. durch einen hohen Gehalt der Zellen an *zyklischem AMP* und eine deutliche Neigung zum fortwährenden Abstoßen der *Glykokalyx* (»glycocalyx shedding«) auszeichnen, neigen mehr zur Metastasierung als andere, die sich hinsichtlich dieser Eigenschaften gegenteilig verhalten.

Gerinnungsvorgänge im Zusammenhang mit der Tumorzell- bzw. Tumorgewebsembolie: Sowohl in Tierversuchen als auch in der Humanpathologie kann festgestellt werden, daß Tumorzell- oder Tumorgewebsemboli oft von einem kleinen Blutgerinnsel umgeben sind. Möglicherweise bedeutet dieses Phänomen z. T. einen Schutz der Krebszellen vor allfälligen zytotoxisch wirksamen Faktoren im Blutplasma und/oder erleichtert das Festhaften der neoplastischen Elemente. Jedenfalls scheint die Behandlung von Versuchstieren mit Heparin, Fibrinolysinen und/oder Antikoagulantien unter gewissen Bedingungen das Auftreten von Metastasen zu verzögern. Wir kennen auch Hinweise auf eine erhöhte Bereitschaft zur Metastasierung bei vermehrter Gerinnungsbereitschaft des zirkulierenden Bluts.

Beispiel:

- Werden Ratten oder Mäusen bestimmte Mengen maligner neoplastischer Zellen intravenös injiziert, und unterzieht man dann die Tiere innerhalb von 24 Std einem schweren *Extremitätentrauma* (Quetschung und Fraktur mit anschließend gesteigerter Koagulabilität des Bluts), wird das Auftreten von Lungenmetastasen gefördert. Dieser Effekt läßt sich bei *thrombozytopenischen Tieren* nicht erzielen.

Gerinnungsvorgänge scheinen sowohl bei der Ausbreitung des Primärtumors wie bei der Metastasierung in erheblichem Ausmaß mitzuspielen.

Beispiele:

- Intravenös injiziertes *^{131}I-markiertes Fibrinogen* findet sich in hoher Konzentration im Bereich eines malignen Neoplasmas und seiner Metastasen.
- Bei stark progressivem Wachstum eines malignen Neoplasmas beobachtet man nicht selten einen *Abfall der Thrombozytenzahl im Blut.*

Die Frage nach der unterschiedlichen Eignung der Organe als Nährboden für die Entwicklung und das Wachstum von Metastasen: Aus der Humanpathologie weiß man, daß die relative *Häufigkeit von Metastasen von Organ zu Organ sehr verschieden ist und auch von der Art des malignen neoplastischen Prozesses abhängt.*

Beispiele:

- Allgemein finden sich in der *Milz* und in der *Skelettmuskulatur* selten Metastasen von Karzinomen.
- *Gewisse Karzinomtypen,* wie das Prostatakarzinom, das hypernephroide Nierenkarzinom, Schilddrüsenkarzinome und Mammakarzinome, neigen mehr als andere dazu, *Metastasen im knöchernen Skelett* zu setzen.

Es wird angenommen, daß Besonderheiten des *Organmilieus (microenvironment, soil)* insofern eine Bedeutung haben, als sie das An- und Weiterwachsen verschleppter Tumorzellen im fördernden wie im hemmenden Sinn beeinflussen können. Über die biochemischen Hintergründe dieser Mechanismen ist wenig bekannt.

Die Behinderung der Metastasierung durch die Resistenz des Wirtorganismus, insbesondere durch spezifische immunologische Reizantworten, wird später besprochen (S. 1183).

50.8. Morphologischer und funktioneller Vergleich der Metastasen mit dem Primärtumor

In manchen Fällen finden sich zwischen den Metastasen und dem Primärtumor weder nennenswerte morphologische Unterschiede noch faßbare Differenzen im Verhalten. Dies ist aber nicht immer der Fall. Nicht selten weisen die Metastasen weniger *Tumorstroma* auf als der Primärtumor (S. 235).

Beispiel:

- Die Metastasen eines *Skirrhus* (Carcinoma scirrhosum) *der Mamma* enthalten oft wesentlich weniger bindegewebiges Stroma als die Primärgeschwulst.

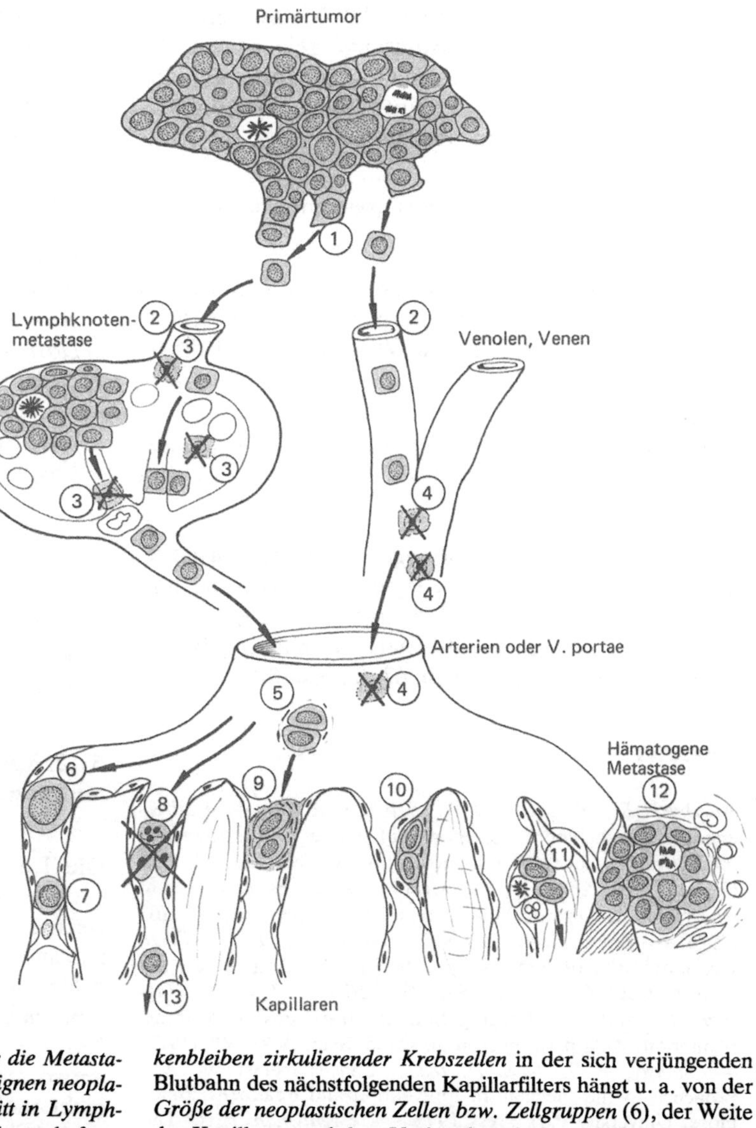

Abb. 67. *Schematische Skizze zu den Faktoren, die die Metastasierung beeinflussen können.* Die *Ablösung der malignen neoplastischen Zellen vom Primärtumor* (1) und ihr *Eintritt in Lymph- und/oder Blutgefäße* (2) hängen von Geschwulsteigenschaften, wie Art des Wachstums, Lokomotion, Lösung der zwischenzelligen Verbindungen, Adhäsionseigenschaften der Tumorzellen, Neigung zur Infiltration u. a. (s. *Abb. 59, 61 und 65*), ferner von tumorfremden Faktoren ab. Begünstigend können u. a. mechanische Einflüsse (Palpation, bei Darmkarzinomen die Peristaltik u. a.), erhöhte Temperatur, lokale entzündliche Prozesse, örtliche Gefäß- und Zirkulationsverhältnisse (z. B. dünnwandige weite Venolen und Venen, wie in endokrinen Organen) u. a. m. wirken (S. 229). In *regionären Lymphknoten* bestehen – abgesehen von deren Filtereffekt – besonders günstige Voraussetzungen für *spezifische und unspezifische Immunprozesse, die sich gegen die Krebszellen richten* (3). In der *Blutbahn gehen,* wie wiederholt nachgewiesen wurde, *viele Tumorzellen zugrunde* (4), vermutlich wegen zytotoxischer Wirkungen komplementaktivierender humoraler Antikörper, die gegen die neoplastischen Zellen gerichtet sind, ferner wahrscheinlich auch aufgrund unspezifischer humoraler Faktoren (Lipide, Lipoproteine u. a.?, S. 886). Verschiedenes spricht dafür, daß Tumorzellen bzw. Tumorzellgruppen schon in Zirkulation von einer *schützenden Thrombozyten-Fibrin-Schicht* bedeckt sein können (5). Das *Steckenbleiben zirkulierender Krebszellen* in der sich verjüngenden Blutbahn des nächstfolgenden Kapillarfilters hängt u. a. von der *Größe der neoplastischen Zellen bzw. Zellgruppen* (6), der Weite der Kapillaren und dem Vorhandensein intraluminaler Hindernisse ab (z. B. Kupffer'sche Sternzellen in der Leber) (7). Nach erfolgter *Tumorzellembolie* gehen viele neoplastische Elemente zugrunde (8), vor allem dann, wenn sie nicht von einem *schützenden Gerinnsel* bedeckt sind (9) und/oder mit der Zeit von *Endothelien überzogen* werden (10). Die *Auswanderung steckengebliebener Tumorzellen in den Extravaskulärraum* (11) hängt u. a. wieder von den Infiltrationseigenschaften der Geschwulstzellen (s. o.) und örtlichen Verhältnissen ab. Man vermutet, daß z. B. emigrierende Granulozyten dabei wegbereitend wirken können. Das nachfolgende *Auswachsen zu einer sich vergrößernden Metastase* (12) wird wahrscheinlich durch verschiedene Faktoren mitbestimmt, u. a. durch örtliche Wachstumsbedingungen (»Mikromilieu«, S. 230), Immunabwehr, entzündliche Prozesse u. a. m. Metastasen weisen im Vergleich zum Primärtumor oft weniger bindegewebiges Stroma und eine geringere lymphohistiozytäre und plasmazelluläre Infiltration auf; überdies kann sich der Differenzierungsgrad ändern. *Kleine Tumorzellen* vermögen Kapillarfilter u. U. zu passieren (13) (vgl. dazu Abb. 66). × = zerstörte Tumorzellen

Ferner kommt es recht oft vor, daß Metastasen nicht den gleichen *Differenzierungsgrad* zeigen wie der Haupttumor. Meistens handelt es sich dabei um eine *Anaplasie,* die im Sinn der Entstehung einer unreiferen Sublinie verstanden werden kann (S. 161).

Beispiel:
- *Amelanotische Metastasen* eines pigmentreichen *malignen Melanoms* (S. 263).

In seltenen Fällen und bei besonderen Tumortypen beobachtet man mitunter eine *verstärkte Differenzierung* in den Metastasen im Vergleich zum Primärtumor.

Beispiel:
- Ausdifferenzierung der Lymphknotenmetastase eines *Teratoma embryonale* des Hodens (S. 249) in annähernd oder völlig adultes Teratomgewebe.

Metastasen sind vielfach weniger von *lymphohistiozytären und plasmazellulären Infiltraten* durchsetzt und umgeben als die Primärgeschwülste (S. 1193).
Einige der Faktoren, die die Metastasenbildung beeinflussen können, sind in Abb. 67 dargestellt.

Literatur

Auerbach, R., Morrissey, L. W., Sidky, Y. A.: Regional differences in the incidence and growth of mouse tumors following intradermal or subcutaneous inoculation. Cancer Res. *38,* 1739 (1978) — *Becker, F. F.:* Patterns of spontaneous metastasis of transplantable hepatocellular carcinomas. Cancer Res. *38,* 163 (1978) — *Liotta, L. A., Vembu, D., Saini, R. K., Boone, C.: In vivo* monitoring of death rate of artificial murine pulmonary micrometastases. Cancer Res. *38,* 1231 (1978) — *Ryd, W., Hagmar, B.:* Effect of cell aggregation on intravenous tumor transplantation. Acta path. microbiol. scand. Sect. A *85,* 405 (1977) — *Stansly, P. G., Sato, H. (eds.):* Cancer metastases. Approaches to the mechanism, prevention and treatment. Baltimore: University Park Press 1978 — *Twentyman, P. R.:* The growth of the EMT6 tumour in the lungs of BALB C mice following intravenous inoculation of tumour cells from culture. Cell Tissue Kinet. *11,* 57 (1978) — *Walther, H. E.:* Krebsmetastasen. Basel: Schwabe 1948

51. Reaktionen des Organismus auf maligne neoplastische Prozesse

51.1. Zur Frage der unspezifischen Resistenz des Organismus gegenüber bösartigen Neubildungen

In den vorausgehenden Abschn. wurde dargelegt, daß die Entstehung und Entwicklung eines malignen neoplastischen Prozesses z. T. von Bedingungen abhängt, die mit der spezifischen Immunität des Wirtorganismus (S. 1059) nichts zu tun haben. Die sog. *unspezifische Resistenz* gegenüber der Entstehung maligner Neoplasien bzw. Krebszellen und Krebsgewebe ist schwer zu beurteilen, da sie wahrscheinlich von *vielen Faktoren* abhängt, z. B.:

- *Genetisch determinierte Resistenz oder Empfindlichkeit* gegenüber der Entwicklung und/oder dem Fortschreiten maligner Neoplasien.
- Mechanismen, die der sog. *allogenen Inhibition* in vitro entsprechen. Darunter versteht man die Hemmung des Wachstums von Zellfamilien durch Anwesenheit einer anderen immunologisch nicht aktiven Zellfamilie verschiedener Art und/oder Herkunft.
- Wachstumsbedingungen im Wirtorganismus im Sinn des mehr oder weniger geeigneten *Milieus (microenvironment, soil).*
- *Hormonale Wirkungen* (S. 376).
- Zellen und Mediatoren, die bei *entzündlichen Prozessen* beteiligt sind und sich nicht spezifisch gegen tumorassoziierte Antigene richten.
- *Unspezifische Stimulation von Effektorzellen des Immunapparats,* insbesondere von *Makrophagen* (S. 1248).
- Weitere, z. T. noch ungenügend definierte Faktoren, wie Tumor-assoziierte Hemmung zellulärer entzündlicher Reaktionen, Beeinträchtigung der *Selbstregulation der Gewebestrukturen, Alterseinflüsse, Ernährung* u. a. m.

51.2. Spezifische Immunität gegenüber malignen neoplastischen Zellen

Die Tatsache, daß viele – wenn nicht alle – malignen neoplastischen Zellfamilien sog. *Tumorantigene* aufweisen, stellt uns vor die Frage, ob dadurch im Wirtorganismus *spezifische Immunreaktionen* (S. 1185) ausgelöst werden, *die die Entstehung und/oder das Wachstum einer bösartigen Geschwulst oder einer Leukämie hemmen oder sogar verhindern können.* Daß Immunantworten auf Tumorantigene stattfinden, wird heute nicht mehr in Zweifel gezogen. Es besteht indessen noch keine Klarheit darüber, wie wirkungsvoll solche Mechanismen sind (S. 1187). Die Argumente, die für eine protektive Rolle des Immunapparats gegenüber der Entstehung und Ausbreitung bösartiger Neubildungen sprechen, stützen sich u. a. auf folgende Beobachtungen:

Tierexperimentelle Befunde:
- In einzelnen Versuchen war die *perinatale Thymektomie* bei *Mäusen* von einer erhöhten Inzidenz neoplastischer Prozesse gefolgt. Dies wurde jedoch nicht regelmäßig beobachtet.
- Die kombinierte *Thymektomie* und »chemische« *Bursektomie* (S. 1065) beim frisch geschlüpften *Hühnchen* führt sowohl zu einer gesteigerten Anfälligkeit gegenüber der onkogenen Wirkung von Viren als auch zu einem vermehrten An- und Weiterwachsen injizierter Sarkomzellen.
- *Immunosuppressive Maßnahmen,* so eine fortgesetzte Injektion von Antilymphozytenserum oder -globulin (S. 1210), können bei gewissen Mäusestämmen eine erhöhte Empfindlichkeit gegenüber onkogenen Agentien bewirken.

Interessanterweise sind aber Neoplasien bei den immunodefizienten *»nackten« (nude) Mäusen* (S. 1205) eine Seltenheit. Man vermutet, daß dies mit der kurzen Lebensdauer der Tiere zusammenhängt.

Beobachtungen am Menschen:

– Den wichtigsten Hinweis auf die Bedeutung des Immunapparats für die Resistenz gegenüber neoplastischen Prozessen lieferten Beobachtungen, wonach – z. B. wegen Nierentransplantation (S. 1238) – *immunosuppressiv behandelte Patienten* vermehrt maligne Neoplasmen (u. a. sog. »Retikulosarkome«) entwickelten als die Kontrollpopulation. In seltenen Fällen wurde sogar festgestellt, daß – zunächst unbekannterweise – mit der Niere verpflanztes Karzinomgewebe im immunosuppressiv behandelten Empfänger ausgedehnt zu metastasieren begann, jedoch nach Absetzen der Immunosuppression sich wieder zurückbildete. Es ist allerdings hervorzuheben, daß es sich hier um Allotransplantate handelt (S. 238).
– *Defektimmunopathien* sind z. T. mit einer erheblich erhöhten Inzidenz neoplastischer Prozesse verbunden (S. 1199).

Es wird ferner angenommen, daß die Vermehrung der Zahl bösartiger Geschwülste im *höheren Alter* wenigstens teilweise mit einem Rückgang der immunbiologischen Kapazität des Organismus in Beziehung steht.

Die Frage, wie wirkungsvoll eine gegen Tumorantigene gerichtete spezifische Immunität ist, kann z. Z. noch nicht klar beantwortet werden. Es werden verschiedene *Hypothesen* diskutiert, die sich gegenseitig nicht auszuschließen brauchen:

– Die eine Theorie geht von der Vorstellung aus, daß neu entstehende, potentiell maligne neoplastische Zellinien aufgrund der Tumorantigene vom Organismus als »fremd« erkannt und mit Hilfe immunologischer Effektormechanismen so frühzeitig eliminiert bzw. abgestoßen werden, daß es gar nicht zu einer klinisch faßbaren Geschwulstbildung kommt. Es besteht kaum eine Möglichkeit, die Existenz und Bedeutung solcher Vorgänge in vivo, die als *»immunologische Überwachung« (»immunosurveillance«)* bezeichnet werden, zu belegen und einzuschätzen.
– Die Elimination neoplastischer Zellen ist – theoretisch betrachtet – nicht die einzig mögliche Folge einer gegen Tumorantigene gerichteten Immunantwort. In vereinzelten Fällen finden sich Hinweise darauf, daß u. U. auch eine sog. *»Immunostimulation«* des Wachstums von Krebsgewebe vorkommen könnte.
– Schließlich ist denkbar, daß die immunologische Reaktion gegen Tumorantigene auf die Weiterentwicklung des neoplastischen Prozesses u. U. *keinen oder nur einen geringen Einfluß* ausübt, d. h. ein hinsichtlich der protektiven Wirkung mehr oder weniger bedeutungsloses Phänomen darstellen würde. Wahrscheinlich sind diese Fragen von Fall zu Fall zu beurteilen.

Die Beobachtung, daß die absolute Zahl diagnostizierter *Karzinome in situ der Cervix uteri* nicht viel höher liegt als diejenige der invasiv wachsenden Karzinome derselben Lokalisation (S. 267), spricht gegen eine sehr häufige Spontanelimination klinisch faßbarer in situ-Karzinome. Vielmehr dürften diese oft – wenn nicht meistens – in ein sich infiltrativ ausbreitendes Karzinom übergehen, falls sie nicht entfernt werden. Hinsichtlich der »Immunosurveillance« bedeutet dies, daß eine Abstoßung im Stadium des klinisch erkennbaren in situ-Karzinoms der Cervix uteri nicht die Regel zu sein scheint. Andere Karzinome verhalten sich vielleicht nicht in derselben Weise (vgl. dazu das zahlenmäßige Überwiegen von in situ-Karzinomen im Bronchialbaum über invasiv wachsende Krebse, wie es in einzelnen daraufhin untersuchten Fällen gefunden wurde). *Wiederum müssen wir betonen, daß eine immunologisch bedingte Abstoßung von Krebszellen im allerfrühesten Stadium möglich ist, aber kaum nachweisbar wäre.*

Werden die Art und das Ausmaß der immunologischen Reaktion auf einen Krebs – z. B. aufgrund *lymphozytärer Infiltrate im Tumorbereich* oder der *histologischen Veränderungen* vor allem der *regionären Lymphknoten* – mit der Überlebenszeit des Patienten in Beziehung gesetzt, ergeben sich z. T. deutliche Korrelationen: Träger eines malignen neoplastischen Prozesses bestimmter Art, die im Lymphknotenbild eine kräftige Immunreaktion (S. 1088) erkennen lassen, zeigen in vielen daraufhin untersuchten Serien eine längere mittlere Überlebenszeit als solche mit geringer Reaktion. Offenbar scheint der Immunapparat – abgesehen von einer möglichen Frühelimination neoplastischer Zellen – auch die weitere Ausbreitung des Krebses beeinflussen zu können. Theoretisch läßt sich vermuten, daß frisch verschleppte Tumorzellen einem »immunologischen Angriff« besonders ausgesetzt sein und so die Metastasenbildung behindert werden könnten.

Es wird ferner an die Möglichkeit gedacht, daß aufgrund einer mehr oder weniger wirksamen »Immunosurveillance« neoplastische Zellinien mit starken Tumorantigenen eliminiert, während andere mit schwacher Antigenizität »durchgelassen« werden könnten. Die Hinweise auf die Existenz einer solchen *Immunoselektion* von Neubildungen sind indessen noch sehr lückenhaft.

Die weitgehend noch offenen allgemeinen Probleme der Tumorimmunologie sind in Abb. 68 skizziert.

Die *Mechanismen der Erkennung* maligner neoplastischer Zellen aufgrund der Tumorantigene ebenso wie die verschiedenen möglichen *Effektorsysteme,* die auf immunologischem Weg zur *Tumorzellzerstörung* führen könnten, werden später besprochen (S. 1183). Verschiedene neuere Beobachtungen sprechen dafür, daß an der immunologischen Überwachungsfunktion sowohl *T-Lymphozyten* als auch *B-Lymphozyten,* ferner *Makrophagen* beteiligt sind.

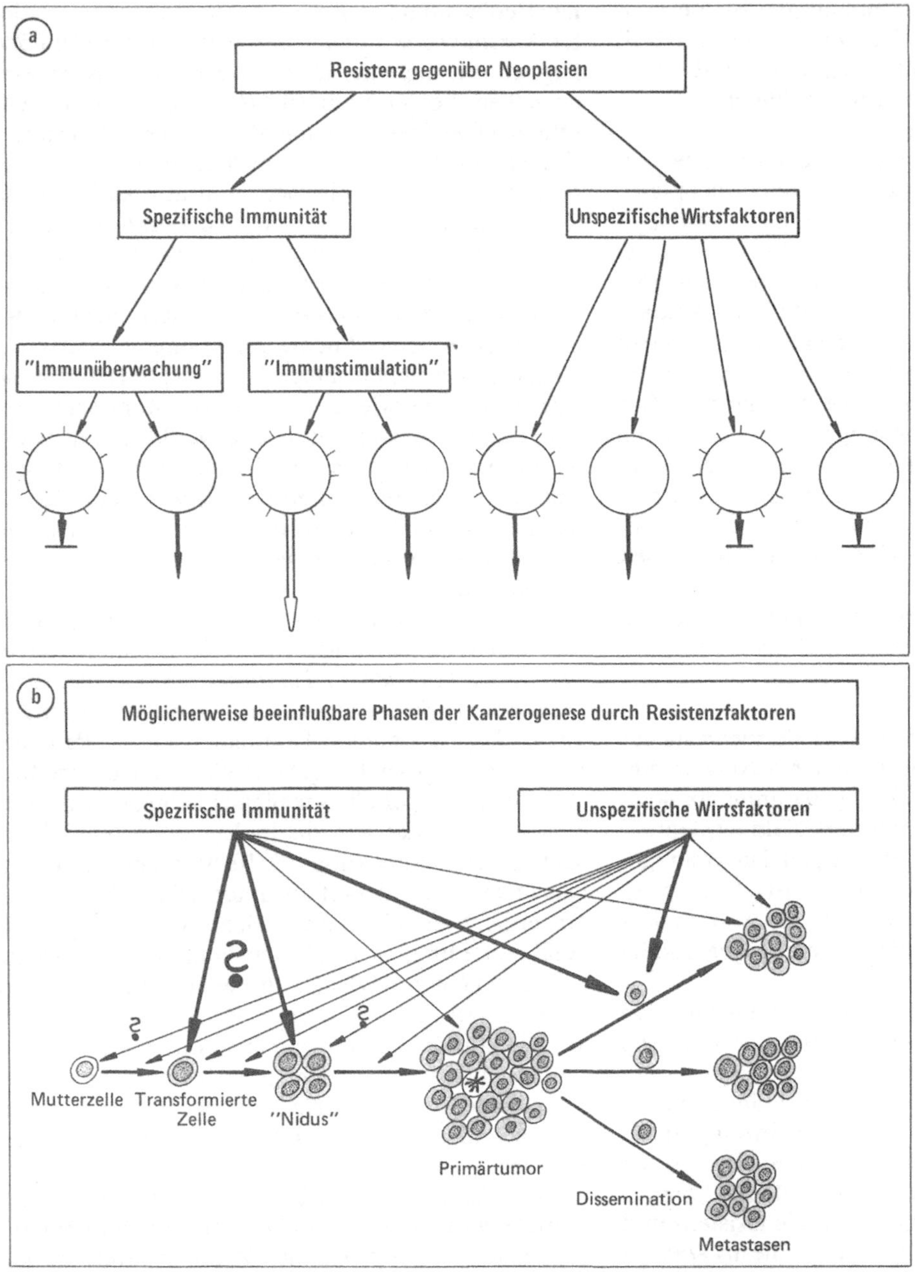

Abb. 68 a u. b. *Spezifische und unspezifische Resistenz gegenüber Neoplasien: Hypothetische Vorstellungen.* Hier handelt es sich um ein weitgehend spekulatives und stark vereinfachtes Diagramm. **a** Die *spezifischen Immunreaktionen* (S. 1059) des Wirtsorganismus, die man in den meisten Fällen von maligner Neoplasie nachweisen kann, richten sich gegen Zellen, die *tumor- bzw. leukämieassoziierte Antigene* tragen (S. 1184). Nach der Theorie der sog. *Immunüberwachung* (»immunosurveillance«) soll auf diese Weise das Entstehen bösartiger Zellklone oft verhindert oder zumindest behindert werden. Im Fall der sog. *Immunstimulation,* für deren Existenz es einige Hinweise gibt, soll die spezifische Immunreaktion eine Förderung des Tumorwachstums zur Folge haben. **b** Über die *Phasen der Tumor- bzw. Leukämieentwicklung,* die sich durch spezifische Immunreaktionen oder unspezifische Resistenzfaktoren beeinflussen lassen, weiß man noch wenig Bescheid, insbesondere, was die Anfänge der Kanzero- bzw. Leukämogenese anbelangt (hier durch Fragezeichen markiert). Die bisherigen Befunde deuten darauf hin, daß spezifische und unspezifische Abwehrfunktionen des Organismus – wenn überhaupt – am ehesten im Zeitraum der Tumorzell-Dissemination wirksam sind (s. o.), d. h. wenn zahlreiche Tumorzellen einzeln oder in kleinen Gruppen dem »immunologischen Angriff« ausgesetzt sind. Ob dies auch für die ersten Stadien der Neoplasie (links unten im Bild) zutrifft, weiß man nicht. ☼ = Tumorzellen mit bestimmten, tumorassoziierten (leukämieassoziierten) Oberflächenantigenen, gegen die die spezifische Immunreaktion gerichtet ist; ○ = neoplastische Zellen ohne solche Antigene; ⊥ = Hemmung des Wachstums; ↓ = Förderung des Wachstums

51.3. Sog. Stromareaktionen im Bereich von Geschwülsten

Definitionen: Als »*Stroma*« (vom griechischen Stroma = Lager, Streu) einer Geschwulst bezeichnen wir das zwischen den neoplastischen Zellen bzw. Zellverbänden *(neoplastisches Parenchym)* liegende Gewebe (Zwischengewebe). In den meisten Fällen besteht es aus gefäßhaltigem Bindegewebe. Es kann aber auch andere Gewebearten enthalten. Unter der »*Stromareaktion*« im Bereich eines Tumors verstehen wir die Gesamtheit der vom Gefäß-Bindegewebsapparat sowie von zellulären und gelösten Blutbestandteilen ausgehenden Veränderungen im Turmorstroma im Vergleich zum vorbestehenden normalen Zwischengewebe des betreffenden Organs. Wenigstens ein Teil der Stromareaktionen wird durch das neoplastische Gewebe ausgelöst und/oder mitverursacht.

Pathogenese und **Formen** der Stromareaktionen: Über die Ursachen einer allfälligen *Vermehrung des Bindegewebes im Turmorstroma* sind wir nur lückenhaft unterrichtet. Wahrscheinlich sind daran verschiedene Faktoren beteiligt. Bei malignen Neoplasmen spielen sich in diesem Bereich u. a. immunologische (S. 1183) und oft auch unspezifisch-entzündliche Prozesse ab (S. 235). Beide können eine bindegewebige Reaktion in Gang bringen und unterhalten. Ferner können Zirkulationsstörungen im Geschwulstgebiet über eine Ödembildung zu einer schleichenden Bindegewebsvermehrung führen. Ein ischämisch bedingter Untergang von Tumorgewebe und/oder Stroma bewirkt bei genügender Ausdehnung reparative Vorgänge, die u. a. in eine *Vernarbung* ausmünden. Eine exzessive Bindegewebsvermehrung im Tumorstroma heißt »*Desmoplasie*«. Diese Hinweise mögen genügen, um die Problematik der Stromareaktion zu beleuchten.

Ebenso unvollständig sind unsere Kenntnisse über die Mechanismen, die der *Neubildung bzw. dem Wachstum von Blutgefäßen* – vor allem Kapillaren – im Tumorbereich zugrunde liegen. Ergebnisse von Versuchen mit Hilfe von Milliporekammern sprechen dafür, daß gutartiges, insbesondere aber malignes neoplastisches Gewebe über die Bildung humoraler Faktoren (u. a. des sog. »*tumor angiogenesis factor*«) die Aussprossung kleiner Gefäße fördern kann. Verschieden Typen von Neoplasmen scheinen überdies eine Wirkung auf die Art der neugebildeten Gefäße auszuüben.

Beispiel:

- Blutgefäße mit sog. *Fenestrationen* in Hirntumoren und Hirnmetastasen von *Nierenkarzinomen* (normale Hirngefäße zeigen keine Fenestrationen).

Verschiedene Geschwulstarten zeigen auffallende Unregelmäßigkeiten der Stromagefäße, wie extreme *Dünnwandigkeit,* unregelmäßige und z. T. starke *Dilatation* sowie *Schlängelung* und weite *Verzweigungen.* Diese Besonderheiten der sog. *Tumorgefäße* gestatten es dem Radiologen in vielen Fällen, allein aufgrund des angiographischen Bildes den Verdacht auf einen neoplastischen Prozeß auszusprechen. Zum mindesten ein Teil der Gefäße im Tumorstroma stammt aus der unmittelbaren Nachbarschaft, aus der sie in die Geschwulst einsprossen. Gelangt neoplastisches Gewebe nicht in näheren Kontakt mit vorbestehenden oder einsprossenden Blutgefäßen, wird sein Wachstum bald in mehr oder weniger ausgeprägtem Maß eingeschränkt.

Die *Grenzen zwischen malignem Tumorgewebe und Stroma* sind oft komplex gestaltet. Eine eigentliche Basalmembran fehlt häufig. Andererseits findet sich um einen Teil der neoplastischen Zellen und Zellverbände – insbesondere bei gewissen Karzinomen – eine dünne, bis 2 µm messende *Grenzschicht,* die u. a. reichlich Fibrillen von 100 Å Durchmesser enthalten kann (S. 103), und an deren Aufbau wahrscheinlich auch die neoplastischen Elemente beteiligt sind.

Ein wesentlicher Teil der Stromaveränderungen in bösartigen Geschwülsten besteht in *entzündlichen bzw. immunologisch bedingten zellulären Infiltraten,* insbesondere von *Lymphozyten* (T- und B-Zellen, vgl. dazu S. 1068), *Histiozyten/Makrophagen* und in wechselnder Zahl auch *Plasmazellen (Stromareaktion i. e. S.).* Die Zusammensetzung der Infiltrate spricht dafür, daß in vielen Fällen sowohl zellgebundene als auch humorale Immunreaktionen stattfinden (S. 1080). Hie und da begegnet man Infiltraten mit zahlreichen Granulozyten, teilweise auch vielen Eosinophilen, deren Rolle noch nicht befriedigend geklärt werden konnte. Mastzellen treffen wir u. a. in bindegewebigen Gebieten z. T. vermehrt an. Die mögliche Bedeutung der entzündlichen Infiltration im Tumorstroma geht im übrigen aus späteren Kap. (S. 1057 und 1243) hervor. *Infektiöse Komplikationen* (S. 1751) im Bereich der Geschwulst führen zu zusätzlicher Infiltration. Diese kann so dicht sein, daß sie zur auffälligsten Stromaveränderung wird. U. U. kommt es auf diese Weise zu einer Schädigung auch des neoplastischen Gewebes.

Beispiel:

- Verschiedentlich wurde beobachtet, daß sich *Krebsknoten in der Haut* bei Ausbildung eines *Erysipels* (S. 1873) in gleicher Lokalisation verkleinerten.

Granulome (S. 1298) im Tumorstroma sind in der Regel Ausdruck einer besonders ausgeprägten Reaktion aktivierter Makrophagen (S. 1125). Sie kommen aber auch bei »Fremdkörperreaktionen« gegen Produkte des Tumorgewebes vor.

Beispiel:

- *Granulombildung* um eine frei im Stroma liegende »*Hornperle*« im Anschluß an den Untergang von Teilen eines *verhornenden Epidermoidkarzinoms.*

Durch Mykobakterien hervorgerufene epitheloidzellige Granulome (z. B. BCG, S. 1785) bestehen vorwie-

gend aus aktivierten Makrophagen, die – falls sich Tumorzellen in der Nähe befinden – auch die letzteren vernichten können. Diese Beobachtung wird heute z. T. therapeutisch genutzt.
Im Tumorstroma finden sich manchmal *Einlagerungen verschiedener Art* (S. 116). Diese können – wenigstens teilweise – *Produkte der neoplastischen Zellen* sein.

Beispiele:
- *Schleimmassen* im Stroma muzinproduzierender Adenokarzinome (Carcinoma mucinosum, »*Gallertkrebs*«, S. 248) oder im Stroma von »*Mischtumoren*« *der Glandula parotis.*
- Amyloidähnliche Substanzen *(Apudamyloid)* im Stroma von Tumoren, die endokrinaktive Polypeptide produzieren, z. B.
  - *medulläre Schilddrüsenkarzinome,* die wahrscheinlich z. T. Kalzitonin bilden (S. 395);
  - *B-Zellen-Adenome* (»Insulome«) *der Pankreasinseln,* die Insulin herstellen. APUD (»**a**mine **p**recursor **u**ptake and **d**ecarboxylation«)-Zellen scheinen durch die Synthese von Polypeptiden (Hormone und/oder Vorläufer bzw. Abkömmlinge derselben) am Aufbau des Apudamyloids aktiv beteiligt zu sein. Das letztere unterscheidet sich nach neueren Berichten vom klassischen Amyloid (Amyloid Typ A, S. 908) u. a. durch das Fehlen der Aminosäuren Tryptophan und Tyrosin.

Weitere Veränderungen des Tumorstromas sind vorwiegend Ausdruck *regressiver Veränderungen,* z. B. *Verkalkungen, Verknöcherungen* u. a. (S. 830). Auch die in den meisten Fällen ischämisch bedingte zentrale Nekrose größerer Tumoren kann das Tumorstroma mit einbeziehen. Mitunter kommt es über eine Verflüssigung des abgestorbenen Gewebes (S. 172) zur Bildung eines zystischen Hohlraums im Inneren der Geschwulst, u. U. mit Bildung eines von außen makroskopisch erkennbaren »*Krebsnabels*«.

51.4. Reaktionen in regionären Lymphknoten

Zelluläre und immunologische Reaktionen des Organismus auf eine bösartige Geschwulst lassen sich besonders gut in den regionären Lymphknoten beurteilen, sofern diese noch nicht von Metastasen allzu weitgehend durchsetzt sind (S. 1080ff.).
- Kräftig entwickelte *Keimzentren* und *Plasmazellinfiltration* der Markstränge sprechen für *humorale Immunreaktionen* gegen Tumorantigene und/oder andere u. U. bakterielle oder virale Antigene.
- Eine stark ausgebildete tiefe kortikale Zone *(Parakortex)* mit Auftreten proliferierender Blasten kommt vor allem im Rahmen einer *zellgebundenen Immunreaktion* vor.
- Eine *deutliche Sinushistiozytose,* d. h. das Vorhandensein zahlreicher »aktivierter« Histiozyten/Makrophagen in den Lymphsinus deutet auf eine wesentliche Beteiligung der Makrophagen hin, ebenso die Bildung epitheloider Zellgruppen und *kleiner epitheloidzelliger Granulome* (S. 1352).
- Zahlreiche *neutrophile Granulozyten* in regionären Lymphknoten finden sich vor allem bei akuten entzündlichen Komplikationen im Bereich der Geschwulst, z. B. Ulzeration, akute Nekrose u. a. (S. 1278).

Man ist z. Z. daran, Korrelationen zwischen besonderen Typen von Lymphknotenreaktionen und der Überlebenszeit von Tumorträgern zu suchen, um auf diese Weise die Prognosestellung zu erleichtern.

51.5. Allgemein-Reaktionen des Organismus auf maligne Neoplasien

Ein Teil der allgemeinen Reaktionen des Organismus erklärt sich durch weitgehend örtlich ablaufende Prozesse, z. B. Immunreaktionen mit Verschiebung in der Zahl zirkulierender Lymphozyten und anderer Blutzellen sowie der Konzentration von Immunglobulinen und weiteren Plasmaeiweißen. Oft finden sich zusätzlich Zeichen einer Reaktion auf infektiöse Komplikationen im Bereich der Primärtumoren oder Metastasen. Wahrscheinlich ist das bei Krebskranken mitunter auftretende Fieber zu einem guten Teil durch solche Vorgänge bedingt.

Literatur

Burkhardt, A., Gebbers, J.-O.: Giant cell stromal reaction in squamous cell carcinomata. Virchows Arch. A Path. Anat. Histol. *375,* 263 (1977) — *Cavallo, T., Sade, R., Folkman, J., Cotran, R. S.:* Ultrastructural autoradiographic studies of the early vasoproliferative response in tumor angiogenesis. Am. J. Path. *70,* 345 (1973) — *Chelmicka-Schorr, E., Arnason, B. G. W.:* Modulatory effect of the sympathetic nervous system on neuroblastoma tumor growth. Cancer Res. *38,* 1374 (1978) — *Fuks, Z., Strober, S., Kaplan, H. S.:* Interaction between serum factors and T lymphocytes in Hodgkin's disease. Use as a diagnostic test. N. Engl. J. Med. *295,* 1273 (1976) — *Green, I., Cohen, S., McCluskey, R. T. (eds.):* Mechanisms in tumor immunity. Chichester U. K.: Wiley 1977 — *Kitagawa, M., Yamamura, Y. (eds.):* Cancer immunology. Baltimore: University Park Press 1975 — *Kreider, J. W., Bartlett, G. L., Purnell, D. M., Webb, S.:* Immunotherapy of an established rat mamary adenocarninoma (13762 A) with intratumor injection of *Corynebacterium parvum.* Cancer Res. *38,* 689 (1978) — *Schultz, J., Leif, R. C. (eds.):* Critical factors in cancer immunology. New York: Academic Press 1975 — *Lipkin, G., Knecht, M. E., Rosenberg, M.:* A potent inhibitor of normal and transformed cell growth derived from contact-inhibited cells. Cancer Res. *38,* 635 (1978) — *Mizuno, D., Chihara, G., Fukuoka, F., Yamamoto, T., Yamamura, Y. (eds.):* Host defense against cancer and its potentiation. Baltimore: University Park Press 1976 — *Schultz, R. M., Chirigos, M. A.:* Similarities among factors that render macrophages tumoricidal in lymphokine and interferon preparations. Cancer Res. *38,* 1003 (1978) — *Smith, R. T., Landy, M. (eds.):* Immunobiology of the tumor-host relationship. New York: Academic Press 1974 — *Tagliabue, A., Herberman, R. B., McCoy, J. L.:* Cellular immunity to mammary tumor virus in normal and tumor-bearing C3H/HeN mice. Cancer Res. *38,* 2279 (1978)

52. Folgen und Komplikationen bösartiger neoplastischer Prozesse

52.1. Örtliche Folgen und Komplikationen maligner Geschwülste und/oder ihrer Metastasen

Die lokalen Auswirkungen maligner Neoplasmen verstehen sich vor allem aufgrund ihrer *Wachstumseigenschaften,* nämlich Expansion und Infiltration (Invasion), die oft mit einer wenigstens teilweisen Destruktion des vorbestehenden Gewebes verbunden sind. Dies gilt sowohl für die Primärtumoren als auch für die Metastasen. Das *expansive Wachstum,* das bei bösartigen Geschwülsten und ihren Metastasen ebenso stattfindet wie bei gutartigen Tumoren, kann verschiedene Folgen haben. Ein erheblicher Teil der Komplikationen neoplastischer Prozesse beruht auf dieser Komponente der Wachstumseigenschaften. Durch *Kompression kanalikulärer Strukturen* und/oder von *Blut- und Lymphgefäßen* können *Störungen im Transport* des Inhalts solcher Hohlsysteme auftreten.

Beispiele:
- Kompression der *Urethra* durch ein Prostatakarzinom mit Entstehung einer *Balkenblase* sowie Hydroureteren und Hydronephrose.
- Kompression des *Ductus choledochus* durch ein Pankreaskopfkarzinom oder durch Karzinommetastasen in periportalen Lymphknoten mit nachfolgendem *Stauungsikterus.*
- Kompression großer *Venen* im Mediastinalbereich durch ein Thymom mit konsekutiver *venöser Stauung.*
- Kompression von *Lymphgefäßen* mit Ausbildung eines *Lymphödems.*

Abgesehen von Transportstörungen, kann die Kompressionswirkung expansiv wachsender Geschwulstanteile auch einen – wenigstens teilweisen – *Funktionsausfall* der betreffenden Gewebe zur Folge haben. Dieser beruht überwiegend auf ischämischen Schädigungen.

Beispiele:
- Metastasierung eines Karzinoms ins *Gehirn,* wo sich der raumfordernde Prozeß durch *Ausfälle zentralnervöser Funktionen* und schließlich durch sog. *Hirndruckzeichen* äußern kann. Bei Hirntumoren kommt es zu Massenverschiebungen des Hirngewebes mit Hernienbildungen unter die Tentoriumzügel *(Unkusdruckfurchen)* bzw. in das Foramen occipitale magnum *(Kleinhirntonsillenkonus).*
- Durchbruch einer Karzinommetastase aus einem Wirbelkörper in den *Wirbelkanal* mit nachfolgender kompressionsbedingter Schädigung der nervösen Bahnen im *Rückenmark,* die sich vor allem in Lähmungen äußert.
- Metastasen eines malignen Neoplasmas im Septumbereich des *Herzens* mit Störungen der *Erregungsüberleitung.*
- Massive Metastasierung in die *Leber* mit Beeinträchtigung der *Leberfunktionen* und *Ikterus.*

Von den Folgen einer Kompression sind diejenigen Komplikationen abzugrenzen, die sich durch eine *Obturation* (»Verstopfung«) kanalikulärer Systeme oder Gefäße ergeben.

Beispiele:
- Verschluß des *Bronchiallumens* durch ein »exophytisch« vorwachsendes *Karzinom* mit anschließender Stase des bakterienhaltigen Bronchialinhalts, Ausweitung der distal davon gelegenen Bronchien *(Bronchiektasien), Bronchitis* (S. 620) und sog. *Segmentpneumonie* (S. 1329).
- Einwachsen eines *Leberzellkarzinoms* in Äste der *Pfortader* und Verschluß derselben.

Ähnliche Auswirkungen hat die *Konstriktion* kanalikulärer Systeme durch neoplastisches Gewebe, die vor allem auf einem *infiltrativen Wachstum* der Geschwulst beruht. Häufig handelt es sich dabei um Karzinome mit reichlich vernarbendem Stroma (z. B. Skirrhus = *Carcinoma scirrhosum,* S. 248).

Beispiel:
- Konstriktiv wirkendes Karzinom im *Pylorusbereich* des Magens mit Ausbildung eines sog. *Retentionsmagens.*

Das *invasiv-infiltrative Wachstum* maligner Geschwülste kann u. a. durch eine kompressive und obturative Wirkung infolge Eindringens des Tumorgewebes in *Gewebespalten, Lymphgefäße* sowie *Nervenscheiden* wesentlich zur Entstehung *ischämischer Schäden* im betroffenen normalen und/oder neoplastischen Gewebe beitragen. Dies ist vor allem der Fall, wenn das durch den Krebs induzierte Einwachsen von Blutgefäßen nicht mit dem Tumorwachstum Schritt hält und die gestörte Blutversorgung nicht einigermaßen zu korrigieren vermag. Inmitten von Weichteilen oder soliden Organen gelegene Geschwülste zeigen daher häufig zentrale regressive Veränderungen oder sogar Nekroseherde (S. 170). Von den letzteren können u. U. *toxisch wirksame Stoffe* abgegeben werden und in Zirkulation gelangen (S. 1045). An Oberflächen, d. h. etwa im Bereich von mit Schleimhaut ausgekleideten Hohlorganen, an der Haut oder an serösen Häuten, zeigt sich häufig ein zentraler Zerfall mit *Ulzeration* (*»geschwüriger Zerfall«,* S. 174) des neoplastischen Gewebes, insbesondere, wenn der Tumor eine gewiße Größe erreicht hat. Zu den Hauptkomplikationen der Ulzeration gehören u. a. folgende:

– *Infektion* von seiten des bakterienhaltigen Hohlorgans (Darm, Bronchien u. a.), die später über die Geschwulstgrenzen hinaus fortschreiten kann (S. 1742).

Beispiele:
- Infektion des Mediastinums *(Mediastinitis)* bei ulzerös zerfallendem *Karzinom des Ösophagus.*
- Entzündliches *Larynxödem* bei geschwürig verändertem *Larynxkarzinom.*

– *Blutung* (S. 459) aus aufgebrochenen Gefäßen, wobei der chronische Blutverlust oft eine *hypochrome Anämie* (S. 423) bewirkt.

Beispiele:
- Kleine Blutmengen im Sputum *(Hämoptyse)* bei *Bronchialkarzinom.*
- Blutung in den Harntrakt *(Mikro- oder Makrohämaturie)* bei *Nieren- oder Harnblasenkarzinomen.*
- Sog. *»okkultes« Blut im Stuhl* bei *Karzinom des Magendarmtrakts.*

– Bildung einer *Fistel* (»*Fistulierung*«), d. h. einer Kommunikation zwischen dem befallenen Hohlorgan einerseits und einem anderen Hohlorgan oder der Körperoberfläche andererseits. Fisteln entstehen durch fortschreitenden zentralen Untergang des Tumorgewebes vor allem, wenn das letztere in die Wand benachbarter Hohlorgane oder die Haut eingewachsen ist.

Beispiele:

- *Rektovaginalfistel* oder *Vesikovaginalfistel* bei ausgedehnt infiltrativ gewachsenem *Karzinom der Cervix uteri.*
- *Ösophagotrachealfistel* bei tief ulzeriertem *Krebs der Speiseröhre.*
- *Enterokolische Fistel* bei Durchruch eines *Dickdarmkarzinoms* in eine Dünndarmschlinge.

Ulzeration, Infektion, Blutungen und Fistelbildungen einer Geschwulst können *spontan,* d. h. ohne therapeutische Maßnahmen, erfolgen. Nicht selten aber treten solche Komplikationen im Anschluß an eine therapeutische Bestrahlung mit höheren Dosen ein. An den ischämischen Schäden im Bereich eines bösartigen Neoplasmas sind öfters *thrombotische Gefäßverschlüße* beteiligt (S. 461).

Thromben in Venen begünstigen die Entwicklung einer Blutstase und eines *lokalen Ödems,* das durch entzündliche Prozesse zusätzlich gefördert werden kann.

Metastasen im knöchernen Skelett sind öfters Ursache einer sog. »*pathologischen Fraktur*«, d. h. eines Knochenbruches, der spontan oder nach nur geringen mechanischen Einwirkungen erfolgt. Bei ausgedehnter Durchsetzung des Knochenmarks mit malignem neoplastischem Gewebe wird u. U. die *Hämopoiese beeinträchtigt.*

Örtliche Folgen und Komplikationen maligner Neoplasmen

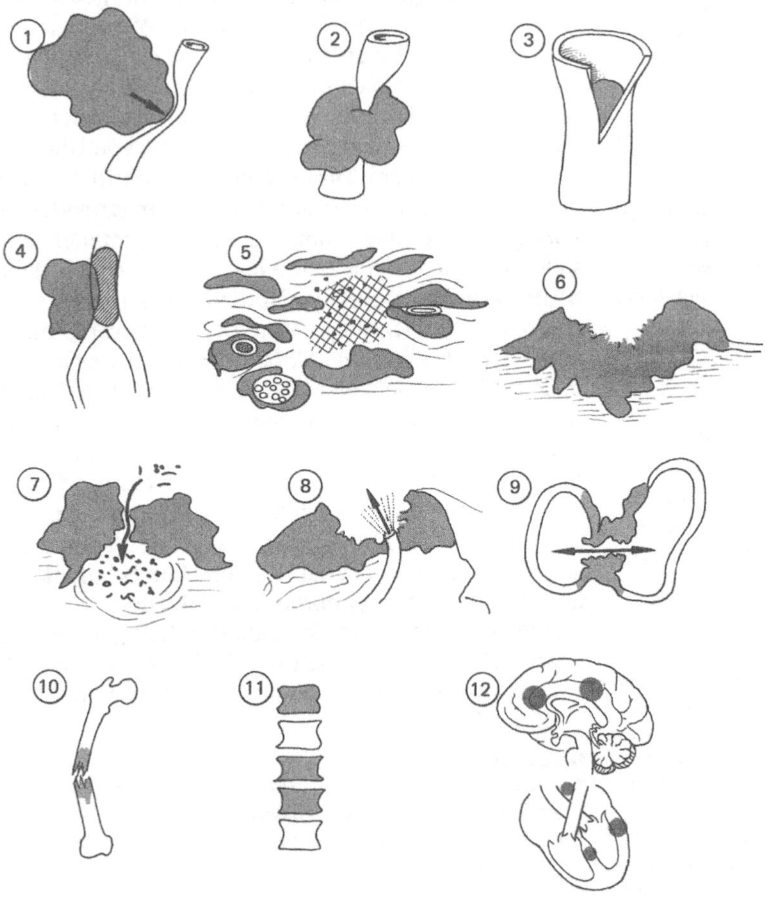

Abb. 69. *Lokale Folgen und Komplikationen maligner neoplastischer Prozesse.* Dies ist eine Auswahl wichtiger Komplikationen, die eine bösartige Geschwulst oder deren Metastasen am Ort ihrer Ausbreitung zur Folge haben können: *Kompression* von Organen, kanalikulären Systemen, Blutgefäßen u. a. (1). *Konstriktion* eines schlauchartigen Organs (z. B. im Magendarmtrakt) oder eines andersartigen Hohlraumsystems (2). *Obturation* des Lumens eines kanalikulären Systems (3), z. B. Bronchien, Gallenwege, Magendarmtrakt, Harnwege u. a. *Thrombosierung eines Blutgefäßes* infolge Einwachsens neoplastischen Gewebes (4). *Diffuse Gewebsinfiltration* mit Verschluß kleiner Gefäße und Lymphspalten, Ischämie, die bis zur Nekrose reichen kann, Umwachsen von Nerven, Lymphödem u. a. m. (5). *Ulzeration* (6). *Infektion* (7). *Blutung* (8). *Fistelbildung* (9). *Pathologische Fraktur* bei Skelettmetastasen (10). *Hämozytopenie* (Anämie, Leukopenie, Thrombozytopenie) bei ausgedehntem Befall des blutbildenden Knochenmarks (11). *Funktionsausfälle wichtiger Organe* (12). Erläuterungen und Beispiele finden sich im Text

Beispiele:
- *Pathologische Fraktur* einer Extremität wegen Metastase eines *Mammakarzinoms.*
- *Anämie und Leukozytopenie* (S. 1309) bei ausgedehnter *Metastasierung* eines malignen Neoplasmas ins *Knochenmark.*

Einige wichtige örtliche Folgen und Komplikationen maligner neoplastischer Prozesse sind in Abb. 69 dargestellt.

52.2. Allgemeine Folgen maligner neoplastischer Prozesse

Ein großer Teil der *vielfältigen Symptome und Zeichen,* die bei neoplastischen Prozessen in Erscheinung treten bzw. nachgewiesen werden können, erklärt sich durch die im vorausgehenden Abschn. erörterten *örtlichen Folgen und Komplikationen* bösartiger Geschwülste.
Davon abgesehen, beobachtet man oft *Allgemeinerscheinungen,* deren Gründe nicht immer klar und z. T. nicht ausschließlich durch lokale krankhafte Prozesse verständlich gemacht sind.

Definition: Als »*Tumorkachexie*« oder kurz »Kachexie« bezeichnen wir einen allgemeinen Kräfteverfall des Krebskranken, der sich vor allem in einer progressiven Verschlechterung des Ernährungszustandes und damit in einer Abnahme des Körpergewichts äußert.

Pathogenese: In vielen Fällen läßt sich die Tumorkachexie weitgehend durch Appetitlosigkeit *(Anorexie)* und/oder eine *Behinderung der Nahrungsaufnahme bzw. -verdauung oder -absorption* erklären, d. h. einen Zustand, der dem Hunger *(Inanition)* entspricht.

Beispiele:
- *Behinderung der Nahrungsaufnahme* bei *Ösophagus-* oder *Magenkarzinom.*
- *Störung der Verdauung* bei *Pankreaskarzinom.*
- Beeinträchtigung der Absorption des Darminhalts *(Malabsorption)* bei diffuser *Lymphosarkomatose des Dünndarms.*

Ein schwerer *Proteinverlust nach außen* kann wesentlich an der Ausbildung einer Tumorkachexie beteiligt sein.

Beispiel:
- *Proteinverlust* infolge *Durchfall (Diarrhoe)* bzw. *Blutung* und *Exsudation* bei stark geschwürig zerfallenem *Dickdarmkarzinom.*

Abgesehen von der Inanition, sind an der Entwicklung der Tumorkachexie wahrscheinlich *weitere Faktoren* beteiligt. Man denkt an – noch schlecht definierte – Stoffwechselstörungen mit negativer Stickstoffbilanz, ferner an die Wirkung toxischer Substanzen, die aus nekrotischen Tumormassen stammen. Wir müssen aber betonen, daß keineswegs alle malignen neoplastischen Prozesse mit einem Kräfteverfall einhergehen. Die bei Tumorkranken oft vorhandene *Anämie* beruht z. T. auf Blutverlusten nach außen, auf einer mangelhaften Zufuhr und/oder Absorption von Eisen, Vitamin B_{12} und/oder Folsäure sowie in seltenen Fällen auf der erwähnten, ausgedehnten Metastasierung ins Knochenmark. Häufig tritt eine *hämolytische Komponente* hinzu, u. a. im Sinn einer sog. *autoimmun-hämolytischen Anämie* (vgl. dazu S. 1163). Verschiedene Karzinome, z. B. solche des Pankreas oder der Lungen, gehen mit einer *erhöhten Gerinnungsbereitschaft* des Blutes einher. Auf dieser Grundlage kann sich eine *Thrombophlebitis migrans* entwickeln. Fälle von *Fibrinogenopenie* sind im Zusammenhang etwa mit Prostatakarzinomen aufgetreten.
Manche weitere Veränderungen in der *Konzentration gelöster Blutbestandteile,* ferner Verschiebungen in der *Zahl zirkulierender Blutzellen* sowie *Fieberzustände* lassen sich vor allem auf entzündliche und immunologische Vorgänge im Tumorbereich zurückführen (S. 235). Erwähnung verdienen in diesem Zusammenhang weitere krankhafte Erscheinungen, die durch die Therapie (*chirurgische Intervention, Bestrahlung, zytostatische Therapie* u. a.) hervorgerufen oder mitbedingt werden.
Die Gesamtheit der lokal bedingten und allgemeinen Symptome und Zeichen bei Tumorträgern wird oft als *Tumorkrankheit* bezeichnet. *Diagnostische Hinweise* auf das Vorliegen eines malignen neoplastischen Prozesses liefern vor allem *örtliche Veränderungen* (s. o.). *Allgemeine Symptome* geben oft den Anstoß zur ärztlichen Untersuchung. Die sog. *paraneoplastischen Syndrome* werden in einem nachfolgenden Abschnitt behandelt (S. 240).

52.3. Tumorsyntropien und Tumordystropien

Definitionen: Unter »*Syntropie*« verstehen wir das gehäufte Zusammentreffen zweier oder mehrerer scheinbar voneinander unabhängiger Krankheiten. »*Neutrotropie*« kennzeichnet das Fehlen einer Korrelation im Auftreten zweier oder mehrerer Krankheiten, während wir ein gewisses »Ausschließungsverhältnis« zwischen zwei Krankheiten als »*Dystropie*« bezeichnen. Diese Begriffe finden sowohl für nicht neoplastische als auch für neoplastische Prozesse (z. B. *Tumorsyntropie*) Anwendung. Syntrope oder dystrope Krankheiten können *simultan* oder *sukzessiv* entstehen.

Für eine ganze Reihe von *Tumorsyntropien* darf angenommen werden, daß die verschiedenen Krankheiten *nicht voneinander unabhängig* sind. Daher wurde in der Definition von »scheinbarer« Unabhängigkeit gesprochen.

Beispiele:

- Patienten mit *Lymphoma malignum Hodgkin* erkranken wesentlich häufiger an aktiver *Tuberkulose* (S. 1967) als es der Kontrollpopulation entsprechen würde. Wahrscheinlich liegt der Grund in der bei der Hodgkin'schen Krankheit verminderten Fähigkeit des Organismus zur Durchführung zellgebundener Immunreaktionen (S. 1215). Hier liegt in der Regel eine sukzessive Syntropie vor: zuerst Hodgkin, dann Tuberkulose bzw. Aktivierung einer vorbestehenden Tuberkulose.
- *Trisomie 21 (Down-Syndrom)* und *Leukämie* (S. 276).

Tumordystropien sind bisher nur vereinzelt gefunden worden.

Beispiel:

- Patienten mit Neigung zu *Hautallergie (»Atopie«)* scheinen seltener als andere an malignen neoplastischen Prozessen zu erkranken.

Tumorneutrotropien gibt es in großer Zahl, so konnten zwischen Arteriosklerose, Herzleiden und vielen anderen Krankheiten einerseits und der Entwicklung neoplastischer Prozesse andererseits keine Korrelationen aufgedeckt werden.

52.4. Sog. paraneoplastische Syndrome

Definition: Als *»paraneoplastische Syndrome« i. e. S.* bezeichnen wir Gruppen krankhafter Erscheinungen, die weder nachweislich mit der Lokalisation des Primärtumors bzw. der Metastasen eines malignen Neoplasmas noch mit seiner histologischen Struktur erklärt werden können, nach Geschwulstentfernung eine Rückbildung erfahren und bei Rezidiven (S. 241) erneut in Erscheinung treten. Man nimmt an, daß wenigstens ein Teil solcher Syndrome auf der Produktion humoral aktiver Substanzen durch die Tumorzellen beruht. Handelt es sich dabei um eine Produktion hormonähnlicher Substanzen (insbesondere Polypeptide) durch ein Neoplasma, das aus einem Muttergewebe ohne Fähigkeit entsprechender Hormonbildung hervorgeht, spricht man auch vom *Syndrom »ektopischer« Polypeptidbildung.*

Aus dieser Umschreibung geht hervor, daß Symptome und Zeichen, die auf einer Infiltration besonderer Gewebe durch neoplastische Zellen beruhen, nicht zu den paraneoplastischen Syndromen i. e. S. gezählt werden sollten. Dazu ist natürlich zu bemerken, daß es ohne Anfertigung von Serienschnitten kaum möglich erscheint, dies auszuschließen. In vielen Fällen wird man daher die Diagnose eines paraneoplastischen Syndroms nur vermutungsweise stellen können. Der *direkte Beweis für die Sekretion humoral aktiver Substanzen durch Tumorzellen* erfolgt durch in vitro-Kultur der letzteren sowie den radiochemischen und biologischen Nachweis der aktiven Stoffe. Indirekte Hinweise auf die Natur des paraneoplastischen Syndroms ergeben sich u. a. durch immunofluoreszenzoptische Darstellung von Zellbestandteilen, die eine antigenische Gemeinschaft mit bekannten Hormonen haben. Eine weitere Möglichkeit zur Bestärkung der Diagnose besteht darin, daß bei den Organen oder Zellen, die normalerweise eine entsprechende Funktion ausüben, keine Störung oder sogar eine verminderte Inkretionstätigkeit nachgewiesen werden kann. Eine Liste paraneoplastischer Syndrome findet sich in Tabelle 10.

Tabelle 10. Paraneoplastische Syndrome (Mögliche auslösende maligne Neoplasien in Klammer)

1. Hautveränderungen

Dermatomyositis (Karzinome innerer Organe)
Acanthosis nigricans (Karzinome innerer Organe, vor allem Magenkarzinome)
Thrombophlebitis migrans (besonders bei Pankreaskarzinomen)
Hypertrichosis lanuginosa (Karzinome innerer Organe)
Pachydermoperiostosis (besonders bei Lungenkarzinomen)
Alopecia mucinosa (maligne Lymphome)

2. Veränderungen am Nervensystem und an der Muskulatur

Myasthenia gravis (Thymome)
Myastheniforme Syndrome (Lungenkarzinome)
Leuko- und/oder Polioenzephalopathien (verschiedene maligne Neoplasmen)
Myelopathien (verschiedene maligne Neoplasmen)
Polyneuropathien (verschiedene maligne Neoplasmen)

3. Veränderungen am hämopoietischen Gewebe

Hypoplastische Anämien (verschiedene maligne Neoplasmen)
Polyzythämie (Ovarialkarzinome, hypernephroide Karzinome)

4. Paraneoplastische Endokrinopathien

Cushing-Syndrom (besonders bei Lungenkarzinomen)
Pathologische ADH-Produktion (»inappropriate ADH syndrome« (Schwartz-Bartter-Syndrom); meist bei kleinzelligen Bronchuskarzinomen)
Paraneoplastischer Hyperparathyreoidismus (bei verschiedenen Karzinomen innerer Organe)

5. Paraneoplastische Hyperkalzämie

Paraneoplastischer Hyperparathyreoidismus (s. o.)
Paraneoplastische Hyperkalzämie (Mammakarzinome, auch solche ohne Skelettmetastasen).

Pathogenese: Die Pathogenese der meisten paraneoplastischen Syndrome ist nicht geklärt. Bei der Produktion eines Hormons bzw. einer hormonartigen Substanz (insbesondere Polypeptide) durch Tumorzellen, die nicht aus dem entsprechenden endokrinen Organ hervorgehen (Syndrom »ektopischer« Polypeptidbildung), denkt man an die Möglichkeit einer Aktivierung von Genen, die für die betreffenden Polypeptidketten kodieren.

Literatur

Ackerman, L. V., Regato, del, J. A.: Cancer. Diagnosis, treatment and prognosis. St. Louis: Mosby 1970 — *Baylin, S. B., Weisburger, W. R., Eggleston, J. C., Mendelsohn, G., Beaven,*

M. A., Abeloff, M. D., Ettinger, D. S.: Variable content of histaminase, L-DOPA decarboxylase and calcitonin in small-cell carcinoma of the lung. N. Engl. J. Med. *299*, 105 (1978) — *Committee on Professional Education of UICC*: Clinical Oncology. A manual for students and doctors. Berlin, Heidelberg, New York: Springer 1973 — *Quesenberry, P. J., Rappeport, J. M., Fountebuoni, A., Sullivan, R., Zuckerman, K., Ryan, M.*: Inhibition of normal murine hematopoiesis by leukemic cells. N. Engl. J. Med. *299*, 71 (1978) — *Thomas, C., Windt, T., Grom, E.*: Hämatologische und endokrine Formen des paraneoplastischen Syndroms. Stuttgart: Schattauer 1974 — *Thomas, C., Zengerling, W., Noetzel, H.*: Neurologische Formen des paraneoplastischen Syndroms. Stuttgart: Schattauer 1972 — *Warnold, I., Lundholm, K., Schersten, T.*: Energy balance and body composition in cancer patients. Cancer Res. *38*, 1801 (1978)

53. Regressionen, Remissionen und Rezidive neoplastischer Prozesse

Definitionen: Während in der überwiegenden Mehrzahl der Fälle maligne neoplastische Prozesse fortschreiten (*»Tumorprogression«)*, beobachtet man ausnahmsweise eine spontane Rückbildung derselben (*spontane »Tumorregression«)*. Ist die – durch therapeutische Maßnahmen erzielte oder selten spontane – Reduktion der Masse neoplastischer Zellen so groß, daß Tumorgewebe mit den uns zur Verfügung stehenden Methoden nicht mehr nachgewiesen werden kann, spricht man von *»Remission«*. Geht aus überlebenden bzw. nicht entfernten Resten neoplastischen Gewebes wieder ein klinisch erkennbares Wachstum hervor, spricht man von *»Rezidiv«*.

Die sehr seltenen in der Literatur mitgeteilten Fälle einer *Spontanheilung* maligner Neoplasien (z. B. Neuroblastome bei Kindern, Harnblasen- und Nierenkarzinome und maligne Melanome) sind mit Zurückhaltung aufzunehmen. Es besteht nämlich die Möglichkeit, daß die zuerst gestellte Diagnose auf Malignität nachträglich revidiert werden müßte. Ferner dürfen wir nicht außer Acht lassen, daß neoplastisches Gewebe manchmal über viele Jahre »stumm« (»dormant«) bleiben kann.

Spontane *relative Verkleinerungen der Tumormasse* können auf regressiven Veränderungen innerhalb des Tumorgewebes (s. o.) beruhen und von einem nachfolgenden, weiteren Wachstum abgelöst werden. Klinisch eindrückliche *Remissionen* erleben wir heute etwa nach *Chemotherapie* akuter Leukämien der Kinder. Dies beruht u. a. darauf, daß die Regeneration des normalen hämopoietischen Gewebes wesentlich rascher erfolgt als diejenige der neoplastischen Zellfamilie.

Rezidive sind eine häufige Erscheinung nach versuchter Elimination einer bösartigen Geschwulst. Die Gründe dafür liegen meistens in einer ausgedehnten Invasion des umgebenden Gewebes durch Tumorzellen, so daß die letzteren nach chirurgischer Entfernung der Hauptgeschwulst zurückbleiben. Außerdem erfolgt die Metastasierung in vielen Fällen ausgesprochen früh (S. 225). Rezidive nach Bestrahlung und/oder chemotherapeutischer Behandlung erklären sich durch eine unvollständige Vernichtung der neoplastischen Zellfamilie, insbesondere desjenigen Kompartiments, das zu weiterem Wachstum befähigt ist.

Literatur

Andrews, J. R.: The radiobiology of human cancer radiotherapy. Baltimore: University Park Press 1978 — *Barranco, S. C., Haenelt, B. R., Gee, E. L.*: Differential sensitivities of five rat hepatoma cell lines to anticancer drugs. Cancer Res. *38*, 656 (1978) — *Kimler, B. F., Schneiderman, M. H., Leeper, D. B.*: Induction of concentration-dependent blockade in the G_2 phase of the cell cycle by cancer chemotherapeutic agents. Cancer Res. *38*, 809 (1978) — *McLaughlin, J. E., Urich, H.*: Maturing neuroblastoma and ganglioneuroblastoma: a study of four cases with long survival. J. Path. *121*, 19 (1977) — *Mitchell, M. S., Mokyr, M. B., Davis, J. M.*: Effect of chemotherapy and immunotherapy on tumor-specific immunity in melanoma. J. Clin. Invest. *59*, 1017 (1977) — *Pettit, G. R.*: Biosynthetic products for cancer chemotherapy, Vol. 1. New York: Plenum Press 1977 — *Rockwell, S., Frindel, E., Valleron, A. J., Tubiana, M.*: Cell proliferation in EMT tumors treated with single doses of x-rays or hydroxyurea. I. Experimental results. Cell Tissue Kinet. *11*, 279 (1978) — *Rouleau, M., Losonczy, I., Gullino, P. M.*: Arrest of synthesis of specific proteins at the onset of mammary tumor regression. Cancer Res. *38*, 926 (1978) — *Salmon, S. E., Hamburger, A. W., Soehnlen, B., Durie, B. G. M., Alberts, D. S., Moon, T. E.*: Quantitation of differential sensitivity of human-tumor stem cells to anticancer drugs. N. Engl. J. Med. *298*, 1321 (1978) — *Siegenthaler, W., Lüthy, R. (eds.)*: Current chemotherapy. (American Society for Microbiology, Washington, 1978) — *Sutnick, A. I., Engstrom, P. F. (eds.)*: Oncologic medicine. Clinical topics and practical management. Baltimore: University Park Press 1976

54. Systematik (Klassifikation) neoplastischer Prozesse

54.1. Zweck der Klassifikation von Tumoren und Leukämien

Der Hauptzweck einer Klassifikation neoplastischer Prozesse liegt im Versuch, aufgrund morphologischer, z. T. auch histo- und zytochemischer Eigenschaften der Neubildungen und ihres biologischen Verhaltens die zahlreichen Einzelbeobachtungen in überblickbare *Kategorien* einzuordnen. Dies sollte jedoch nicht dazu verleiten, die *Individualität einzelner Neoplasmen oder Leukämien* zu vernachlässigen: selbst innerhalb noch so verfeinert klassierter Gruppen von Geschwülsten und Leukosen kennt man Unterschiede in der zellulären bzw. geweblichen Struktur sowie in der Verlaufsweise.

Geeignete Klassifikationen sind die Voraussetzung für

eine brauchbare *statistische Verwertung von Informationen* und bilden die Grundlage für die *gegenseitige Verständigung* unter Ärzten. Anstrengungen, die Natur von Tumoren, ihre Ursachen, ihr biologisches Verhalten und die *Erfolgsaussichten einer Behandlung* zu beurteilen, hängen u. a. von der Existenz eines anerkannten Klassifikationssystems ab.

54.2. Standardisierung der Klassifikation von Tumoren und Leukämien

Um auf internationaler Ebene vergleichende Studien über die Häufigkeit, die möglichen Ursachen und die Therapie von Neoplasien zu ermöglichen, bedarf es einer allgemein gebräuchlichen Klassifikation und Nomenklatur. Eine völlige Einheitlichkeit ist auf diesem Gebiet noch nicht erzielt worden, doch konzentrieren sich die Bestrebungen auf einige Standardklassifikationen (Tabelle 11).

1. Die »*International Histological Classification of Tumours*« wird von der World Health Organization *(WHO)* in Genf herausgegeben. Dieses in einzelnen Nummern erscheinende Werk ist noch nicht vollständig. Es vermittelt eine ziemlich verfeinerte Klassifikation, die sich vor allem an Pathologen richtet, aber auch allen Ärzten, die histologische Tumordiagnosen in Empfang nehmen und die entsprechende Therapie einleiten, zugänglich sein sollte. Die WHO-Klassifikation ist leider nur in englischer, französischer, spanischer und russischer Sprache verfaßt; die lateinische Nomenklatur, die an sich international verständlich wäre, wurde fallen gelassen.
2. Die »*Illustrierte Tumor-Nomenklatur*« der Union Internationale contre le Cancer *(UICC)* stellt eine vereinfachte Klassifikation dar, hat aber den Vorteil, daß sie neben den oben erwähnten Sprachen auch die deutschen und lateinischen Bezeichnungen enthält.
3. Das »*Manual of Tumor Nomenclature and Coding*« der *American Cancer Society* ist im Hinblick auf eine für die medizinische Datenerfassung geeignete Kodifizierung geschaffen worden.

Außerdem stehen zahlreiche, von einzelnen Autoren verfaßte Werke über Geschwulstdiagnostik zur Verfügung, deren Nomenklatur sich z. T. mehr nach lokalen Gegebenheiten richtet. Im deutschen Sprachgebiet hat sich u. a. die »Histologische Geschwulstdiagnostik« (*v. Albertini* und *Roulet,* 1974) gut eingeführt.

Tabelle 11. Tumor-Nomenklatur UICC (Union Internationale contre le Cancer)[a]

Deutsche Bezeichnung	Lateinische Bezeichnung
1. Epitheliale Tumoren ohne spezifische Lokalisation	
Adenom	
Trabekuläres Adenom	Adenoma trabeculare
Solides Adenom	Adenoma solidum
Tubuläres Adenom	Adenoma tubulare
Azinöses Adenom	Adenoma acinosum
Alveoläres Adenom	Adenoma alveolare
Follikuläres Adenom	Adenoma folliculare
Zystadenom	Cystadenoma
Papilläres Adenom	Adenoma papilliferum
Fibroadenom	Fibroadenoma
Adenofibrom	Adenofibroma
Papillom	Papilloma
Plattenepithelkarzinom	Carcinoma squamocellulare s. epidermoides
Adenokarzinom	Adenocarcinoma
Tubuläres Adenokarzinom	Adenocarcinoma tubulare
Alveoläres Adenokarzinom	Adenocarcinoma alveolare
Azinöses Adenokarzinom	Adenocarcinoma acinosum
Kribriformes Adenokarzinom	Adenocarcinoma cribrosum s. cribriforme
Papilläres Adenokarzinom	Adenocarcinoma papilliferum
Schleimbildendes Adenokarzinom	Adenocarcinoma mucoides s. mucinosum
Anaplastisches Adenokarzinom	Adenocarcinoma anaplasticum
Adenoakanthom	Adenoacanthoma
Gallert-, Schleimkrebs	Carcinoma mucoides s. gelatinosum
Siegelringzellkarzinom	Carcinoma sigillocellulare
Mukoepidermoidkarzinom	Carcinoma mucoepidermoides
Medullärkarzinom	Carcinoma medullare
Szirrhöses Karzinom (Szirrhus)	Carcinoma (solidum) scirrhosum
Trabekuläres Karzinom	Carcinoma trabeculare
Solides Karzinom	Carcinoma solidum
2. Tumoren des melaninbildenden Gewebes	
Blauer Nävus	Naevus coeruleus
Intradermaler Pigmentnävus	Naevus pigmentosus intradermalis
Komplexer Pigmentnävus	Naevus pigmentosus complexus
Intraepidermaler Pigmentnävus	Naevus pigmentosus junctivus
Papillärer Pigmentnävus	Naevus pigmentosus papilliferus
Malignes Melanom	Melanoma malignum

Tabelle 11 (Fortsetzung)

3. Tumoren des Nervengewebes und seiner Hüllen	
Ganglioneurom	Ganglioneuroma
Gangliozytom	Gangliocytoma
Ganglioneuroblastom	Ganglioneuroblastoma
Sympathikogoniom	Sympathogonioma
Sympathikoblastom, Neuroblastom	Sympathoblastoma
Ependymom	Ependymoma
Plexuspapillom	Papilloma plexus chorioidei
Olfaktorius-Neuroepitheliom	Neuroepithelioma olfactorium
Astrozytom	Astrocytoma
Multiformes Glioblastom	Glioblastoma multiforme
Medulloblastom	Medulloblastoma
Neurinom (Neurilemmom)	Neurinoma
Neurofibrom	Neurofibroma
Bösartiges Neurinom	Neurinoma malignum
Meningeom (Meningiom)	Meningeoma (Meningioma)
4. Mesenchymale Tumoren	
Fibrom	Fibroma
Desmoid	Tumor desmoides
Xanthom	Xanthoma
Xanthofibrom	Xanthofibroma
Dermatofibrosarcoma protuberans	Dermatofibrosarcoma protuberans
Fibrosarkom	Fibrosarcoma
Alveoläres Weichteilsarkom	Sarcoma alveolare molle
Myxom	Myxoma
Lipom	Lipoma
Fetales Fettzell-Lipom (Hibernom)	Lipoma foetalocellulare, Hibernoma
Liposarkom	Liposarcoma
Leiomyom	Leiomyoma
Rhabdomyom	Rhabdomyoma
Gekörntzelliges Myoblastom	Myoblastoma granulocellulare
Leiomyosarkom	Leiomyosarcoma
Rhabdomyosarkom	Rhabdomyosarcoma
Malignes Myoblastenmyom	Myoblastoma granulocellulare malignum
Kapilläres Hämangiom	Haemangioma capillare
Kavernöses Hämangiom	Haemangioma cavernosum
Arteriovenöses Angiom	Angioma arteriovenosum
Lymphangiom	Lymphangioma
Glomangiom	Glomangioma
Hämangioperizytom	Haemangiopericytoma
Hämorrhagisches Sarkom (Kaposi)	Sarcoma haemorrhagicum
Malignes Hämangioendotheliom	Haemangioendothelioma malignum
Malignes Hämangioperizytom	Haemangiopericytoma malignum
Enchondrom	Enchondroma
Osteochondrom	Osteochondroma
Chondroblastom	Chondroblastoma
Chondromyxoides Fibrom	Fibroma chondromyxoides
Osteom	Osteoma
Osteoidosteom	Osteoma osteoides
Fibröser Metaphysendefekt	Fibroma non osteogenes, Defectum metaphysis fibrosum
Riesenzelltumor, Osteoklastom	Tumor gigantocellularis
Osteosarkom	Sarcoma osteoides
Chondrosarkom	Sarcoma chondroides, Chondrosarcoma
Ewing-Sarkom	Sarcoma Ewing
Chordom	Chordoma
Gutartiges Synoviom	Synovioma benignum
Riesenzelltumor der Sehnenscheiden/Gelenke	Tumor gigantocellularis tunicae synovialis
Synovialsarkom	Sarcoma synoviale
Mesotheliom	Mesothelioma
5. Neoplasien der hämopoietischen und lymphoretikulären Gewebe: vgl. Abb. 74 (S. 256)	

[a] Eine detaillierte Nomenklatur der Tumoren, geordnet nach Organen und Organsystem, findet sich in der Reihe »International Histological Classification of Tumours« der WHO (Publications of the World Health Organization, Genf).

54.3. Kriterien der Klassifikation und Nomenklatur von Tumoren und Leukämien

Histologische, zytologische und histogenetische Klassifikationen

Das *histologische Einteilungsprinzip* hat sich für *Geschwülste* als das am besten geeignete erwiesen, weil es der Vielfalt der histologischen Architektur und der zellulären Besonderheiten von Tumoren in besonderem Maße Rechnung trägt. Im Idealfall ist die histologische Nomenklatur *deskriptiv* gehalten, so daß darin keine unbelegten Hypothesen hinsichtlich der Herkunft der neoplastischen Zellen enthalten sein sollten. Dieses Prinzip ist aber in vielen Fällen nicht eingehalten worden, so daß in der heute gebräuchlichen Klassifikation Namengebungen vorkommen, die spekulativ sind.

Beispiele:
- Das sog. »*Granularzellen-Myoblastom*« weist dem Namen nach auf eine myogene Herkunft hin; dies ist aber nicht erwiesen, und verschiedene Autoren nehmen an, daß sich dieser Tumor von Schwann'schen Scheidenzellen herleitet.
- Das sog. »*Histiozytom*« der Haut besteht zum guten Teil aus Fibroblasten und Gefäßen. Eine Umwandlung der von Blutmonozyten hergeleiteten Histiozyten in solche Elemente ist bisher nicht sicher erwiesen.
- Das sog. »*spindelzellige undifferenzierte Karzinom« der Schilddrüse* wird vermutungsweise auf epitheliale Zellen zurückgeführt; ein Beweis dafür liegt aber nicht vor.

Die *histogenetische Einteilung,* d. h. die Klassifikation der Tumoren nach ihrer geweblichen Herkunft, ist somit wenigstens in einem Teil der Fälle *präsumptiv;* trotzdem wurde sie in vielen Fällen in die histologische Nomenklatur einbezogen. Um den Konflikt zwischen Bezeichnung einerseits und unserem tatsächlichen Wissen über die Herkunft eines Tumors andererseits auszuweichen, kann vor einer fragwürdigen Namengebung das Wort »*sogenannt*« eingefügt werden. Die Einteilung der *Leukämien* erfolgt nach vorwiegend *zytologischen Gesichtspunkten.*

Alle malignen Neoplasien werden auch hinsichtlich des *Differenzierungsgrades,* den die Zellpopulation erreicht, beurteilt. Man spricht von »*differenziert*«, »*mäßig differenziert*« und »*undifferenziert = (anaplastisch)*«. Der Differenzierungsgrad kann auch mit einer *numerischen Gradierung* angegeben werden; allerdings wird die letztere *nicht einheitlich* gehandhabt.

Beispiele:
- Tumoren der *Astrozytenreihe* (Gliome und Glioblastome, S. 264) werden mit römischen Zahlen von I (differenziert = Astrozytom) bis IV (undifferenziert = z. B. Glioblastoma multiforme) gradiert.
- Die *TNM-Systematik* (S. 245) unterscheidet zwischen G1 (hochdifferenziert) bis G3 (undifferenziert, anaplastisch).
- Gewisse Karzinome, z. B. diejenigen der Mamma, werden neuerdings aufgrund des Ausmaßes der *Kernatypien* und des *Mitoseindex* in die Grade 1 (deutlich atypisch) bis 3 (ziemlich regelmäßig) unterteilt. Der Differenzierungsgrad, soweit er sich aufgrund der zytoplasmatischen Beschaffenheit beurteilen läßt, verhält sich dabei in der Regel umgekehrt zum Grad der Kernatypien (S. 214).

Bei *Leukämien* wird vor allem die *Verlaufsform* zur weiteren Bezeichnung des Typs der Neoplasie herangezogen.

Beispiel:
- Die *chronische myeloische Leukämie* zeichnet sich gegenüber der akuten myeloischen Leukämie durch eine *langsamere Progredienz des Prozesses* und einen deutlich *höheren Differenzierungsgrad* aus.

Weitere Einteilungsprinzipien

Für besondere Zwecke kann es nützlich sein, Gruppen von Tumoren und Leukämien auch nach anderen als histologischen und zytologischen Gesichtspunkten zu ordnen.

Das *biologische Verhalten* eines Tumors, das für den Arzt ja den wichtigsten Hinweis für seine Maßnahmen gibt, geht aus den Ausdrücken »gutartig (benigne)«, »bedingt gutartig«, »bösartig (maligne)«, ferner aus den Bezeichnungen »Karzinom« oder »Sarkom« im Gegensatz z. B. zum gutartigen »Adenom« oder »Fibrom« hervor. *Makroskopische Bezeichnungen,* wie »exophytisch«, »infiltrativ«, »geschwürig«, »stenosierend«, »knollig«, »knotig« usw. geben ebenfalls in gewissem Maße Auskunft über die Wachstumsweise eines Tumors (Abb. 70). Überdies gestattet der makroskopisch erkennbare Bau einer Geschwulst bei der In-

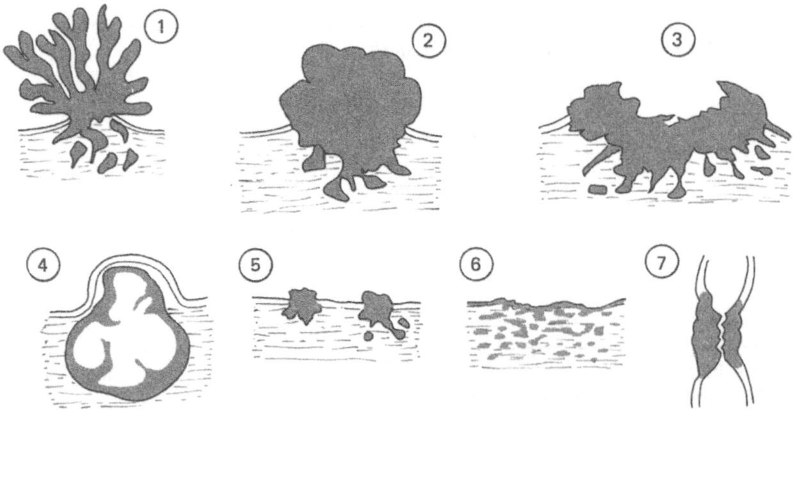

Abb. 70. *Makroskopische Erscheinungsformen von Karzinomen. Papillär, u. U. »blumenkohlartig«* (1). *Knotig, knollig* (2). *Exulzerierend, schüsselförmig, mit wallartig erhabenen Rändern* (3). *Zystisch* (4). *Multizentrisch* (5). *Diffus infiltrierend* (6), oft »skirrhös«, derb. *Ringförmig (anulär) stenosierend* (7)

spektion bzw. bei der radiologischen Diagnostik Aussagen über die Gruppe histologisch definierter Neoplasmen, die in Frage kommen.

Ätiologische Faktoren kommen in Ausdrücken wie »Raucherkrebs« u. a. zum Ausdruck.

Embryologische Überlegungen liegen Bezeichnungen wie »Nephroblastom«, »ektodermale oder entodermale Geschwülste« zugrunde.

Eigennamen (Eponyme) werden für gewisse Tumoren traditionsgemäß verwandt, z. B. »Wilms-Tumor« (Nephroblastom), »Sertoli-Zellen-Tumor«, »Grawitz-Tumor« (hypernephroides Karzinom der Niere) u. a. m.

54.4. Das TNM-System zur Klassifikation der Ausbreitungsstadien eines malignen neoplastischen Prozesses

Es handelt sich hier um ein einfaches, vor allem auf *klinische Befunde* und *therapeutische Konsequenzen ausgerichtetes Einteilungsschema,* das die infiltrative Ausdehnung, die Metastasierung in regionale Lymphknoten und die Fernmetastasierung berücksichtigt.

»T« bezeichnet die klinische Beurteilung des Primärtumors (»Tumor«).

TO: Klinisch kein Primärtumor nachgewiesen.
T1S: Carcinoma in situ wahrscheinlich.
T2: Klinische Hinweise auf beginnende Invasion des umliegenden Gewebes durch den Primärtumor.
T3: Klinische Hinweise auf fortgeschrittene Invasion des umliegenden Gewebes durch den Primärtumor.
T4: Klinische Zeichen eines ausgedehnt invasiven Einwachsens des Primärtumors in das umgebende Gewebe, z. B. mit Übergreifen auf benachbarte Organe.

»N« steht für die klinischen Befunde an regionalen Lymphknoten (»Nodes«), mit einem Hinweis auf histologische Befunde.

NX: Regionale Lymphknoten nicht beurteilbar.
NO: Lymphknoten klinisch nicht palpabel.
NO−: Lymphknoten klinisch nicht palpabel, kein histologischer Nachweis von Lymphknotenmetastasen.
NO+: Lymphknoten klinisch nicht palpabel, jedoch histologischer Nachweis von Lymphknotenmetastasen.
N1−: Lymphknoten klinisch palpabel, jedoch kein histologischer Nachweis von Lymphknotenmetastasen.
N1+: Lymphknoten klinisch palpabel, histologisch mit Metastasen.
N2+: Lymphknoten aufgrund der Palpation vergrößert, mit histologisch nachgewiesenen Metastasen.
N3+: Mehrere regionale Lymphknoten deutlich vergrößert, histologisch mit Metastasen.
N4+: Ausgedehnte regionale Lymphknoten-Metastasierung, histologisch bestätigt.
Falls nur ein klinischer Verdacht auf Lymphknoten-Metastasen besteht, ohne daß diese histologisch nachgewiesen worden wären, bezeichnet man dies mit einem kleinen »b«; falls trotz Lymphknotenvergrößerung klinisch kein Verdacht auf Metastasierung besteht, wiederum aber eine histologische Kontrolle aussteht, wird ein »a« beigefügt, z. B.:
N1a: Palpable Lymphknoten, aber klinisch als wahrscheinlich frei von Metastasen beurteilt (keine histologische Kontrolle).
N2b: Vergrößerte Lymphknoten, klinisch als Lymphknoten-Metastasen gedeutet, aber ohne histologische Untersuchung.

Die meist nur histologisch nachweisbare extranodale Ausbreitung des Karzinomgewebes, die erhebliche prognostische Bedeutung hat, muß gesondert erwähnt werden.

»M« bedeutet klinische Beurteilung der Fernmetastasierung (»Metastases«).

MO: Kein klinischer Hinweis auf das Bestehen von Fernmetastasen.
M1: Fernmetastasen nachgewiesen oder klinisch höchst wahrscheinlich.
M1a: Nur *eine* Lokalisation von Fernmetastasen nachgewiesen oder sehr wahrscheinlich.
M1b: Multiple Lokalisationen von Fernmetastasen nachgewiesen oder sehr wahrscheinlich.

»P« kennzeichnet den histopathologischen Befund im Bereich des Primärtumors; dies gilt vorläufig nur für gewisse Karzinome, z. B. diejenigen der Harnblase und des Dickdarms.

PO: Kein histologischer Tumornachweis an der vermuteten Primärlokalisation.
P1S: Carcinoma in situ.
P1: Karzinom mit Infiltration des subepithelialen Gewebes.
P2: Karzinom mit Infiltration bis Mitte der Muscularis.
P3: Karzinom mit infiltrativem Durchbruch durch die Muscularis.
P4: Karzinom mit Infiltration der weiteren Umgebung, z. B. auch von Nachbarorganen.

»G« gibt die Gradierung des Karzinoms an (»Grading«); auch dieses Symbol wird vorläufig nur bei einer beschränkten Zahl von Karzinomen eingesetzt, z. B. denjenigen des Corpus uteri und des Rectum.

G1: Deutlich differenziertes Karzinom.
G2: Mäßig differenziertes Karzinom.
G3: Undifferenziertes (anaplastisches) Karzinom.

Mit Hilfe der *TNM-Systematik* können *Karzinome* hinsichtlich Stadium der *Ausbreitung* und *Differenzierungsgrad* durch Symbole ziemlich genau beschrieben und daher für vergleichende Studien (»Trials«) über die Wirkung therapeutischer Maßnahmen besser definiert werden, als wenn keine derartige Klassifikation vorgenommen wird. Selbstverständlich ist neben der TNM-Charakterisierung auch die genaue *histologische Bezeichnung des Karzinoms* erforderlich. Für Sarkome bestehen zur Zeit noch keine entsprechenden Systeme, die bereits erprobt wären.

Beispiel einer TNM-Klassifikation:

- *Adenokarzinom des Rektums, T4, NX+, MO, P4, G2* = mäßig differenziertes Adenokarzinom des Rektums, das sowohl klinisch faßbar als auch histologisch nachweislich z. B. bis in den Prostatabereich infiltriert ist und histologisch nachgewiesene – klinisch nicht beurteilbare – regionale Lymphknotenmetastasen gesetzt, jedoch noch nicht zur Bildung klinisch nachweisbarer bzw. nachgewiesener Fernmetastasen geführt hat.

54.5. Gewebestrukturen (Histoarchitektonik) der Geschwülste als Klassifikationskriterien

In der *Fachsprache der Pathologie* haben sich verschiedene Begriffe eingebürgert, die auf gewisse Gewebestrukturen von Neoplasmen Bezug nehmen. Diese sind ihrerseits Ausdruck mehr oder weniger deutlicher *Organisationsprinzipien,* die das Tumorgewebe – in »Erinnerung« an den Aufbau des Muttergewebes – z. T. noch beibehält und nach denen sich das gewebliche Wachstum richtet. Demgegenüber kann bei anaplastischen Geschwülsten eine typische Histoarchitektonik weitgehend fehlen.

Mesenchymale Tumoren (Abb. 71) zeigen – entsprechend dem Muttergewebe, von dem sie sich herleiten – verschiedenartige Bauprinzipien. Bindegewebige und muskuläre Geschwülste sind oft in *durchflochtenen Zügen* angeordnet; dasselbe gilt für Tumoren, die von Schwann'schen Scheidenzellen ausgehen (Neurinome). Fettgewebstumoren weisen in der Regel einen *lappigen Bau* auf, ebenso wie gewisse Blutgefäßtumoren (kapilläre Hämangiome). Anaplastische Sarkome wachsen z. T. diffus.

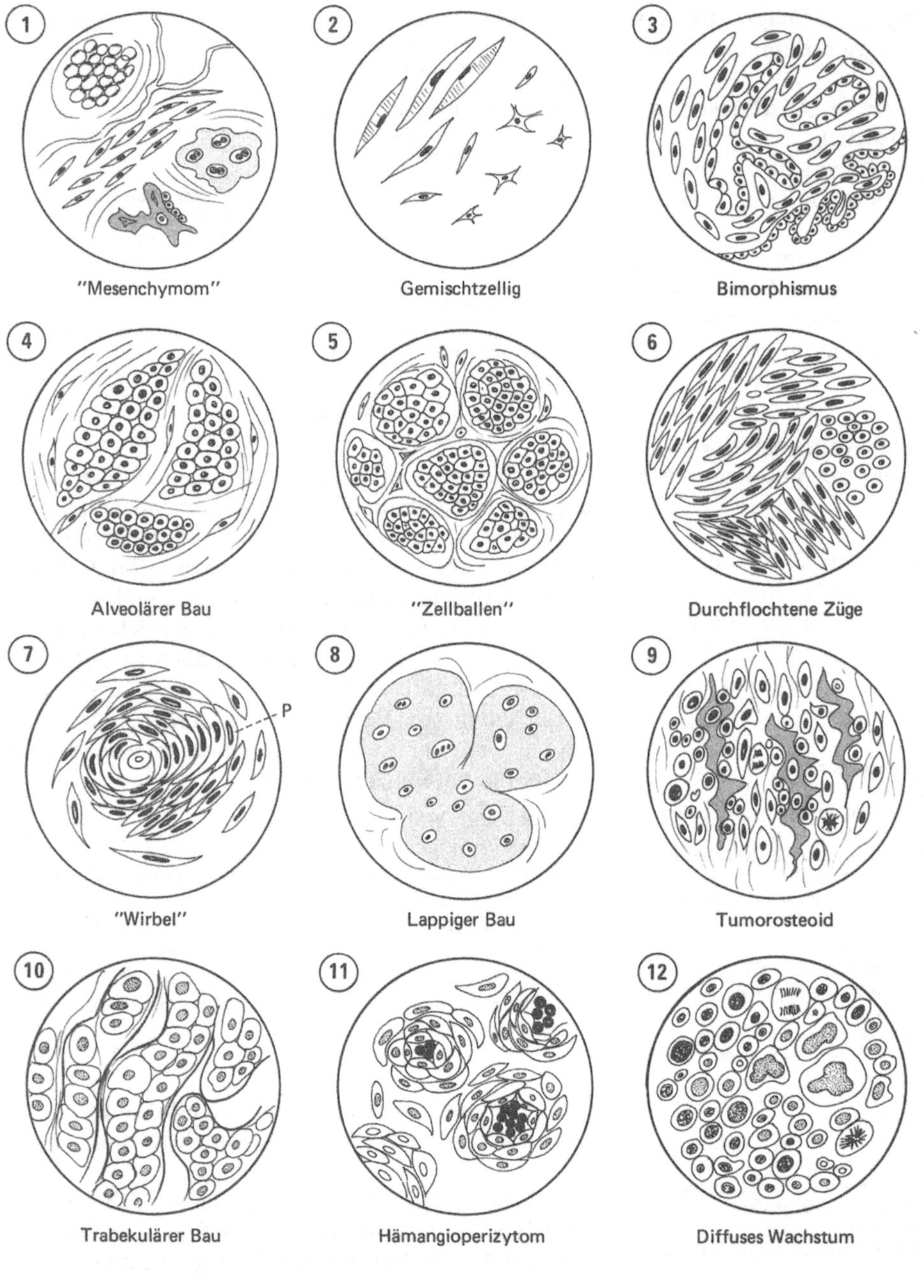

Abb. 71. *Einige Beispiele der Histoarchitektonik von Weichteil- und anderen nicht karzinomatösen Geschwülsten.* Beim *Mesenchymom* (1), das in gut- und bösartigen Varianten auftritt, sind verschiedene mesenchymale Gewebearten regellos vermengt. *Gemischtzellige Tumoren* (2), wie das hier skizzierte Sarcoma botryoides, das u. a. unreife Muskelzellen und myxoide Elemente aufweist, enthalten mehr als einen morphologisch definierten Zelltyp. Beim *Bimorphismus* (3) sind zwei Gewebekomponenten vorhanden, wie hier beim Mesotheliom eine – Spalträume auskleidende und Papillen überziehende – mesotheliale und eine fibroblastische. Ähnlich verhält es sich z. B. beim bimorphen malignen Synoviom. Einen *alveolären Bau* (4) beobachten wir u. a. beim alveolären Rhabdomyosarkom und beim Ewing-Sarkom. *Zellballen* (5) sind ziemlich typisch für Chemodektome. *Durchflochtene Züge* spindeliger Zellen (6) finden sich u. a. bei Fibromen, Fibrosarkomen, Spindelzellsarkomen, Leiomyomen und Leiomyosarkomen, z. T. auch beim polymorphen Rhabdomyosarkom. *Wirbelbildungen* (7) oder ähnlichen Strukturen begegnet man z. B. bei Meningeomen oder Neurinomen; das letztere zeigt oft Palisadenstellung der Kerne (P). Ein *lappiger Bau* (8) ist für viele Tumoren bezeichnend, z. B. für Lipome, manche Hämangiome, Chondrome (Skizze) u. a. m. *Tumorosteoid* (9) und verkalkter geflechtartiger Knochen ist u. a. beim Osteosarkom (Skizze) vorhanden, meist in Form radiär ausstrahlender, senkrecht zur Knochenoberfläche verlaufender »Spikeln«. Eine *trabekuläre Anordnung der Tumorzellen* (10) liegt z. B. bei manchen Phäochromozytomen vor. *Hämangioperizytome* (11) charakterisieren sich durch einen, um zahlenmäßig vermehrte kleine Blutgefäße herum angeordneten, mehrschichtigen Zellmantel (»Perizyten«). Ein *diffuses Wachstum* (12) zeigen u. a. viele unreifzellige Sarkome (Rund-, Polymorphzellsarkome) und diffuse maligne Lymphome (S. 1212)

Epitheliale Tumoren (Abb. 72) können ein mehr oder weniger dickes *Tumorepithel* tragen (vgl. dazu z. B. Akanthose und sog. obligate Leukoplakien, S. 203) und z. T. einen *papillären Bau* zeigen (S. 198). Die in der Tiefe des Gewebes wachsenden Teile eines epithelialen Tumors bilden z. T. *solide Stränge (Trabekel)*, die oft miteinander in Verbindung stehen *(kommunizieren)*, oder formen z. B. drüsenähnliche Strukturen, wie *Schläuche* (*tubuläre* Bildungen), *Bläschen* (*azinäre* oder *follikuläre* Formationen) und/oder *Zysten* (*zystische* Hohlräume). Bilden sich innerhalb eines soliden epithelialen Stranges mehrere kleine Follikel, die ohne dazwischen liegendes Bindegewebe aneinandergrenzen (»dos-à-dos«-Stellung), spricht man von *siebförmigen (kribriformen)* Bildungen. Diese Gewebestrukturen kommen auch in vielen *lateinischen Bezeichnungen von Neoplasmen* zum Ausdruck (z. B. Carcinoma papilliferum, solidum, ferner Adenocarcinoma tubulare, folliculare (acinosum, vesiculare) und/ oder cribriforme, Cystadenocarcinoma papilliferum u. a. m.).
Sind beispielsweise in einem soliden Krebsgewebe das neoplastische Parenchym und das Stroma zu ungefähr gleichen Teilen vertreten, spricht man von »Carcinoma solidum *simplex*«. Überwiegt bei weitem das Tumorparenchym und bildet es dabei dicke Stränge, heißt die Bezeichnung »Carcinoma solidum *medullare* (»*Medullärkrebs*«)«. Ist dagegen sehr reichlich, meistens zellarmes bindegewebiges Stroma vorhanden, während die Karzinomanteile klein sind, verwendet man den Namen »Carcinoma solidum *scirrhosum*« (kurz »*Skirrhus*«). Gewisse undifferenzierte Karzinome zeigen keine eigentlichen Gewebestrukturen: das Wachstum erfolgt hier »*diffus*«.
Tumoren, die teilweise die Struktur eines Organs nachahmen, werden als »*organoid*« gebaut bezeichnet (z. B. Teratome und gewisse Hamartome, S. 247ff.).

54.6. Morphologie und Färbeeigenschaften der Tumorzellen als Hilfsmittel zur Einteilung von Neoplasmen

Abgesehen von den histoarchitektonischen Eigenschaften einer Geschwulst, werden z. T. auch strukturelle und färberische Besonderheiten der neoplastischen Zellen in der Nomenklatur berücksichtigt:
- *Zellgröße:* klein, mittelgroß, groß, riesig;
- *Zellform:* rund, zylindrisch, spindelig (fusiform), polygonal (polyedrisch), polymorph (pleomorph);
- *Färbeeigenschaften des Zytoplasma:* azidophil (oxyphil), basophil, chromophob, »klarzellig«.

54.7. Die verschiedenartigen, in der Nomenklatur enthaltenen Einteilungskriterien

Für den Mediziner ist es wichtig, die Tumor-Nomenklatur als ein mehr oder weniger zufällig entstandenes *Wörterbuch* zur Identifikation bestimmter Typen von Neoplasien und nicht als eine einheitliche, histogenetisch in allen Teilen begründete Klassifikation aufzufassen. In der z. T. gültigen Systematik finden sich nämlich bunt durcheinander Bezeichnungen, die die Histoarchitektonik betreffen, vergleichende Ausdrücke, Namen, die die vermutete Herkunft der Geschwulst andeuten (Histogenese) und solche, die zelluläre Besonderheiten in den Vordergrund rücken.

Beispiel:
- WHO-Nomenklatur der *Lungenkarzinome:*

Karzinombezeichnung:	*Kriterium der Einteilung:*
I. Epidermoid-Karzinom	Vergleichend (Haut-*ähnlich*)
II. Kleinzellige, anaplastische Karzinome:	
– Fusiformer Zelltyp	*Zellform*
– Polygonaler Zelltyp	*Zellform*
– Lymphozyten-ähnlicher oder »Oat-cell«-Typ	Vergleichend (Lymphozyten-*ähnlich*, Haferkorn-*ähnlich*)
Andere	
III. Adenokarzinome	Deskriptiv gemäß *Histoarchitektonik*
1. Bronchogen	Angenommene *Herkunft*
2. Bronchiolo-alveolär	Angenommene *Herkunft*
IV. Großzellige Karzinome	*Zellgröße*

54.8. Sondertypen von Tumoren bzw. Neubildungen

Teratome

Definition: Unter »*Teratom*« verstehen wir einen Tumor, der – sicher oder sehr wahrscheinlich – aus pluri- bzw. totipotentiellen Zellen hervorgegangen ist und sich aus den verschiedensten Gewebetypen aufbaut.

Pathogenese: Im Tierversuch kann sich nach Transplantation einer einzigen malignen Teratomzelle auf einen Empfänger desselben Inzuchtstammes ein typisches Teratoma embryonale mit den verschiedensten Gewebebestandteilen entwickeln. Da Teratome vor allem in den Gonaden vorkommen, vermutet man, daß sie – wenigstens zum großen Teil – aus *Keimzellen* hervorgehen. Chromosomale Analysen von Ovarial- und Hodenteratomen deuten darauf hin, daß es sich dabei um unbefruchtete Zellen handelt (»Parthenogenese« der Teratome). Bei außerhalb der Gonaden sich entwickelnden Teratomen stellt sich die Frage, ob sie sich von »versprengten« Keimzellen herleiten. Die Möglichkeit einer frühembryonalen Keimzellenwanderung im Gebiete außerhalb der Keimdrüsen ist nicht ausgeschlossen. Insbesondere bei gutartigen, reifen Teratomen, z. B. des Ovarium oder der Mediastinalgegend, ergeben sich Schwierigkeiten der Abgrenzung gegen *parasitäre Doppelbildungen* S. 293).

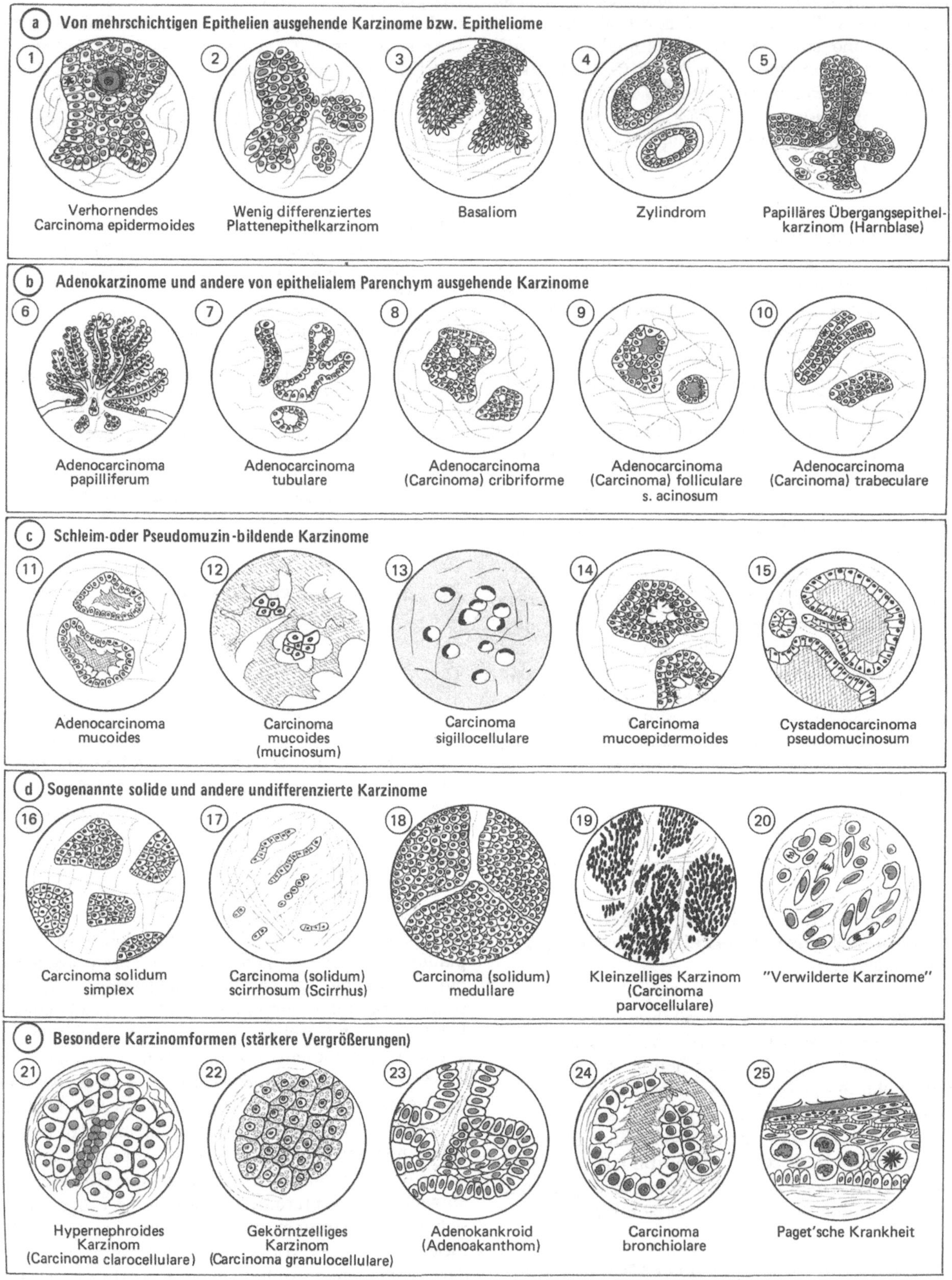

Abb. 72 a–e. *Histoarchitektonik einiger häufiger Karzinomtypen.* **a** *Plattenepithelkarzinome* (1, 2, z. B. im Haut-, Mund-, Pharynx-, Nasen-, Larynx- und Bronchialbereich, ferner – meist in undifferenzierter Form – an der Cervix uteri) tragen, da sie – je nach Differenzierungsgrad – die Struktur der Epidermis mehr oder weniger nachahmen, auch die Bezeichnung »*Carcinoma epidermoides*«. Während beim gut differenzierten Carcinoma epidermoides Hornkugeln und Stachelzellen (daher der Name »Spinaliom«) vorhanden sind, erkennt man bei den wenig differenzierten Formen höchstens eine gewisse, nach dem Zentrum

Beispiel:
- In *adulten Teratomen des Ovarium* finden sich manchmal *Zähne*, deren Alter mit demjenigen der Zähne des Wirtsorganismus identisch zu sein scheint. Dies weist auf eine zeitlich parallele Entwicklung des Trägers und des Teratoms hin.

Formen, Lokalisationen und **Morphologie** der Teratome: Hauptsitz der Teratome sind, wie erwähnt, die Gonaden.

Bei Lokalisation im *Hoden* handelt es sich in der Regel um ein *Teratoma embryonale*, das unreife Gewebekomponenten verschiedener Art aufweist. Neben sarkomähnlichen, soliden Gebieten finden sich wenig differenzierte Epithelien, die Schläuche und Zysten auskleiden. Nicht selten sind mit diesen Strukturen unausgereifte *choriale Elemente* vermischt, die Choriongonadotropin produzieren können. Besteht der Tumor fast ausschließlich aus soliden Langhans'schen Zellsäulen mit synzytialer Bedeckung, spricht man von einem *malignen Chorionepitheliom (Choriokarzinom)*. Setzt sich die Geschwulst überwiegend aus undifferenzierten schlauchartigen Formationen zusammen, wird die Bezeichnung eines *Carcinoma embryonale* verwandt. Manchmal finden sich auch größere Bezirke, die überwiegend Spermatozyten in Interphase gleichen (vgl. dazu *Seminom*, S. 263). Metastasen embryonaler Hodenteratome können u. U. einen Reifungsprozeß erfahren, so daß das Gewebe dann mehr einem Teratoma adultum gleicht (Abb. 73).

In den *Ovarien* trifft man – im Gegensatz zum Hoden – in der Regel gutartige, ausgereifte Teratome *(Teratoma adultum)*. Wohl sind auch hier die verschiedenen Gewebebestandteile (u. a. zentralnervöses Gewebe, Muskulatur, Fettgewebe, Knorpel, strukturierte Knochen (z. B. ein Unterkiefer, Schilddrüsengewebe) regellos angeordnet; sie zeigen aber eine meist gute Ausdifferenzierung. Keimzellen fehlen. Die soliden Teratomanteile sind meistens in einem sog. *Dermoidhökker* konzentriert, der von behaarter Haut bedeckt wird und in eine von Talgmassen und Haaren gefüllte *Dermoidzyste* hineinragt. Hie und da können in adulten Teratomen sekundär maligne Geschwülste entstehen. Setzt sich das Ovarialteratom überwiegend aus Schilddrüsengewebe zusammen, redet man von *Struma ovarii*.

Abgesehen von Hoden und Ovarien, begegnet man Teratomen u. a. auch im Bereich des Mediastinum, im Retroperitonaealraum und im Schädel-Hirngebiet, z. B. am Ort der Epiphyse.

Hamartome und Hamartien

Definitionen: »*Hamartom*« ist ein übergeordneter Begriff für eine große Zahl verschiedenartiger lokaler Fehlentwicklungen der Gewebestruktur, die als umschriebene Tumoren imponieren. Diffuse derartige Fehlbildungen bezeichnen wir als »*Hamartien*«.

Ursache und **Pathogenese** der Hamartome und Hamartien sind mehrheitlich nicht geklärt. Bei einem Teil solcher Fehlbildungen, u. a. auch solchen, die in Mehrzahl und in verschiedenen Organen auftreten

Abb. 72a–e (Fortsetzung)

der Stränge ausgerichtete Schichtung. *Basaliome* (3), die in erster Linie in der Haut auftreten, bestehen aus Zellen, die den Basalzellen der Epidermis gleichen. *Zylindrome* (4) gehen von Speichel- oder allenfalls Hautdrüsen aus und kennzeichnen sich u. a. durch eine, um die z. T. adenozystischen Epithelanteile herum liegende, hyaline Membran. *Übergangsepithelkarzinomen (Transitionalzell-Karzinomen)* begegnen wir – in papillärer und solider Form – vor allem in der Harnblase (5). **b** *Papilläre Adenokarzinome* (6) werden bei Tiefenwachstum in der Regel zu *tubulären Adenokarzinomen* (7, z. B. im Dickdarm und im Corpus uteri). *Kribriforme Karzinome* (8) charakterisieren sich durch das Vorhandensein mehrerer Hohlräume innerhalb dicker Stränge (z. B. Mamma, Prostata u. a.). *Follikuläre Karzinome* (9) kommen z. B. in der Schilddrüse vor, wo sie Kolloid enthalten können. *Trabekuläre Adenokarzinome (Karzinome)* sind beispielsweise die Leberzellkarzinome (10). **c** *Schleimbildende Adenokarzinome* (11) zeigen eine Schleimabsonderung in Schläuche hinein, während diese beim *Gallertkrebs* (12) nach außen erfolgt, und beim *Siegelringzellenkarzinom* (13), das meistens im Magen auftritt, die Schleimabgabe durch die Tumorzellen behindert erscheint. *Mukoepidermoide Karzinome* (14) vereinigen Merkmale von Plattenepithel- und schleimbildenden Karzinomen (z. B. in der Gl. parotis). Das *pseudomuzinöse Kystadenokarzinom* (15) stellt einen bekannten Ovarialtumor dar. **d** Wenig differenzierte, in soliden Strängen wachsende Karzinome werden oft als *solide Karzinome* bezeichnet: Je nach dem Mengenverhältnis von Tumorgewebe und Stroma bzw. Dicke der Stränge unterscheidet man *einfache* (16), *skirrhöse* (17) und *medulläre* Typen (18). *Kleinzellige Karzinome* (19), die u. a. als »oat cell«-, polygonale und fusiforme Varianten in Erscheinung treten, gehen meistens von den Bronchien aus. *Verwilderte, spindel- bis polymorphzellige Karzinome* (20) können verschiedene Primärlokalisationen haben (z. B. Schilddrüse); ihre Abgrenzung gegen Sarkome bereitet manchmal Schwierigkeiten. **e** Das *hypernephroide Karzinom* (21), das wegen seines Lipid- und/oder Glykogenreichtums oft pflanzenzellähnlich aussieht, ist nur eines von mehreren Formen sog. *klarzelliger Karzinome* (andere: z. B. »*mesonephrisches Karzinom*«). *Granularzellige Karzinome* (22) gehen oft von endokrinen Zellen aus (z. B. Inselzell-Karzinome, andere *APUD-Karzinome* (S. 391), *Karzinoide* (S. 390 u. a.); sie enthalten z. T. elektronenmikroskopisch nachweisbare Sekretgranula und sind daher nicht mit den mitochondrienreichen *onkozytären Karzinomen* (z. B. Hürthle-Zell-Karzinom der Schilddrüse) zu verwechseln, die lichtmikroskopisch ebenfalls ein feingranuliertes Zytoplasma erkennen lassen. *Adenoakanthome* (23) (z. B. des Corpus uteri) entsprechen Adenokarzinomen mit sog. Plattenepithelmetaplasie. Das *Carcinoma bronchiolare* (24), früher auch »Lungenadenomatose« genannt, entspricht einem schleimbildenden, differenzierten Neoplasma, das oft Alveolen auszukleiden pflegt. Unter der *Paget'schen Krankheit der Haut* (25) versteht man die Infiltration der Epidermis durch Karzinomzellen (meist im Mamillenbereich der Brust, z. T. aber auch extramammär)

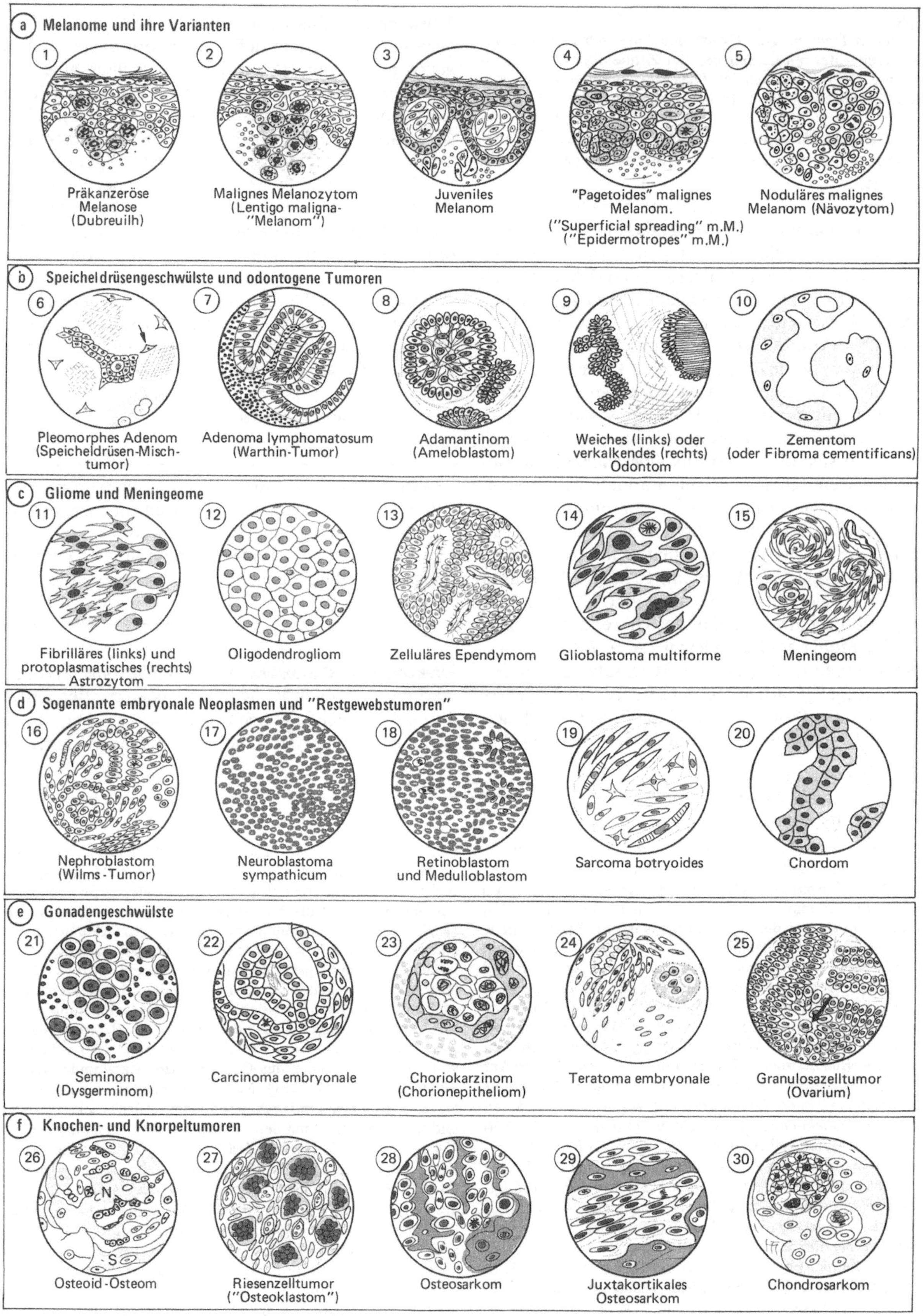
a Melanome und ihre Varianten
1
2
3
4
5
Präkanzeröse Melanose (Dubreuilh)
Malignes Melanozytom (Lentigo maligna-"Melanom")
Juveniles Melanom
"Pagetoides" malignes Melanom.
("Superficial spreading" m.M.)
("Epidermotropes" m.M.)
Noduläres malignes Melanom (Nävozytom)
b Speicheldrüsengeschwülste und odontogene Tumoren
6
7
8
9
10
Pleomorphes Adenom (Speicheldrüsen-Mischtumor)
Adenoma lymphomatosum (Warthin-Tumor)
Adamantinom (Ameloblastom)
Weiches (links) oder verkalkendes (rechts) Odontom
Zementom (oder Fibroma cementificans)
c Gliome und Meningeome
11
12
13
14
15
Fibrilläres (links) und protoplasmatisches (rechts) Astrozytom
Oligodendrogliom
Zelluläres Ependymom
Glioblastoma multiforme
Meningeom
d Sogenannte embryonale Neoplasmen und "Restgewebstumoren"
16
17
18
19
20
Nephroblastom (Wilms-Tumor)
Neuroblastoma sympathicum
Retinoblastom und Medulloblastom
Sarcoma botryoides
Chordom
e Gonadengeschwülste
21
22
23
24
25
Seminom (Dysgerminom)
Carcinoma embryonale
Choriokarzinom (Chorionepitheliom)
Teratoma embryonale
Granulosazelltumor (Ovarium)
f Knochen- und Knorpeltumoren
26
27
28
29
30
N
S
Osteoid-Osteom
Riesenzelltumor ("Osteoklastom")
Osteosarkom
Juxtakortikales Osteosarkom
Chondrosarkom

(Phakomatosen, S. 275), handelt es sich um hereditäre Veränderungen (vgl. dazu Tabelle 20, S. 303).

Formen: Hamartome und Hamartien können von den meisten Körpergeweben ausgehen. Eine Zusammenstellung findet sich in Tabelle 12. Im weitesten Sinne handelt es sich um *Dysgenesien;* diese Bezeichnung wird aber in der Regel für die Mißbildung ganzer Organe angewandt (S. 294).

Chorestome und Chorestien

Definitionen: »*Chorestome*« sind tumorartige Bildungen, die aus ortsfremdem Gewebe bestehen und vermutlich durch eine Verlagerung desselben in der Embryonalperiode entstanden. Unter »*Chorestie*« verstehen wir derartige »Keimversprengungen« ganz allgemein, d. h. auch diejenigen Fälle, in denen das – hypothetisch – verlagerte Gewebe keinen Tumor bildet.

Die Definition der Chorestome und Chorestien enthält eine *hypothetische Vorstellung,* die naturgemäß z. T. nur schwer geprüft werden kann. Als Alternative wäre eine *metaplastische Umwandlung* ortsständigen Gewebes in Betracht zu ziehen (S. 159).

Beispiele von Chorestomen und Chorestien:
- *Nebennierenrindengewebe* in ektopischer Lokalisation, z. B. in der Niere und im Bereich der Gonaden, z. T. unter Bildung adenomähnlicher Strukturen.
- *Germinome (»Seminome«) im vorderen Mediastinum.* Hier ist die Hypothese einer Keimzellenversprengung insofern nicht abwegig, als in einem solchen Fall Antikörper nachgewiesen werden konnten, die sich auch an die Oberfläche samenbildender Zellen im Hoden fixierten.

Tumoren, die sich vermutungsweise aus embryonalem Restgewebe entwickeln

Im Gegensatz zu den Hamartomen handelt es sich hier um echte Geschwülste. Es wird angenommen, daß sie aus Überbleibseln embryonaler Strukturen hervorgehen, die sich normalerweise zurück- oder umbilden. Wiederum läßt sich eine metaplastische Entstehung nicht sicher ausschließen (Abb. 73).

Beispiele:
- *Chordome* (Gewebe der Chorda dorsalis) im Bereich des Clivus (Blumenbach) und der Wirbelsäule.
- *Adamantinome* bzw. *Odontome* (entsprechend Zahnanlagen).
- *Kraniopharyngiome* (entsprechend der Rathke'schen Tasche) im Hypophysenbereich.

Abb. 73 a–f. *Wuchsformen verschiedener, von besonderen Zellen bzw. Geweben ausgehender Tumoren.* **a** Die verschiedenen Wuchsformen der *Melanome* (2–5) und der *präkanzerösen Melanose* (Dubreuilh) (1) haben für Therapie und Prognose große Bedeutung (s. Text). Am bösartigsten verhält sich das noduläre maligne Melanom (5). **b** *Pleomorphe Speicheldrüsenadenome* (6), früher Mischtumoren genannt, zeichnen sich u. a. durch »Segregation« Glykoprotein-produzierender Zellen (Pfeil) ins umgebende Stroma aus; das letztere erfährt dadurch eine myxoide Umwandlung, z. T. verbunden mit Knorpelbildung. Die *onkozytären Warthin-Tumoren* (7) kommen – ebenso wie die pleomorphen Adenome – vor allem in der Gl. parotis vor; sie sind regelmäßig mit einer dichten lymphozytären Infiltration verbunden (Immunreaktionen gegen Onkozyten?). *Adamantinome* (8), die histologisch eine enge Verwandschaft mit den *Kraniopharyngeomen* zeigen, gleichen in ihrem Bau der embryonalen »Zahnkappe« (Schmelzepithel). *Odontome* (9) kommen in »weichen« und »harten« Varianten vor und entsprechen im wesentlichen Dentinoblastenwucherungen, während *Zementome* (10) tumorartige Bildungen des knöchernen Zahnzements darstellen. **c** *Gliome* gehen von Gliazellen aus und treten in differenzierten (Grad I, 11–13) bis undifferenzierten (Grad IV, z. B. 14) Varianten in Erscheinung: Dies gilt sowohl für *Astrozytome* (11) als auch für *Oligodendrogliome* (12) und *Ependymome* (13). Das *Glioblastoma multiforme* (14) beispielsweise entspricht einem Astrozytom Grad IV. *Meningeome* (15), von denen man meningotheliale, fibroplastische, psammomatöse, angioplastische u. a. Typen kennt, nehmen ihren Ausgang vom leptomeningealen Gewebe und fallen durch Wirbelbildungen auf (vgl. dazu Pacchioni'sche Granulationen). **d** *Wilms-Tumoren* (16) entstehen meist schon in utero und sind einem untergeordnet wuchernden embryonalen Nierenblastem (-gewebe) vergleichbar. Sie enthalten u. U. auch unreife Muskelzellen und Knorpel. Das *Neuroblastoma sympathicum* (17) mit seinen ganz unreifen *(Sympathikogoniom)* und etwas weniger unreifen *(Sympathoblastom)* Varianten bildet sich wenigstens z. T. auch schon in utero, ebenso wie das *Retinoblastom* (18), das histologisch dem im Kleinhirnwurm gehäuft vorkommenden *Medulloblastom* gleicht (u. U. Pseudorosetten-, ferner Kammbildung in der Molekularschicht). Zu den »embryonalen Geschwülsten« gehört z. T. auch das *Sarcoma botryoides* (19), eine besondere Form von Rhabdomyosarkom, das vor allem im Urogenitalbereich bei Kindern auftritt. *Chordome* (20), mit ihren, an die Chorda dorsalis der Embryonalentwicklung erinnernden Strängen »physaliformer« Zellen, zählt man zu den sog. »Restgewebstumoren«. **e** Im *Hoden* entstehende bösartige Neoplasmen gleichen in ihrem Bau z. T. unreifen Keimzellen (*Seminom* (21), mit der für dieses Neoplasma recht typischen lymphozytären Begleitinfiltration), z. T. einem Morula-Gastrulastadium des Keimlings (*Carcinoma embryonale,* 22), dem Trophoblasten (*Choriokarzinom,* 23) und/oder embryonalen Geweben (*Teratoma embryonale,* 24); die verschiedenen genannten Typen können kombiniert vorkommen. Der *Granulosazelltumor* (25), der z. T. sog. Call-Exner-Körperchen (Pfeil) aufweist, ist ein aus Granulosazellen hervorgehendes Ovarial»karzinom«. **f** *Osteoid-Osteome* (26) sind gutartige Knochentumoren mit einem aus osteoidem Gewebe bestehenden »Nidus« (N) und einem Saum von sklerosiertem Knochen (S). *Riesenzelltumoren* (27), die mit Vorliebe im Epi-Metaphysengebiet in Erscheinung treten, verhalten sich oft relativ gutartig, sind aber z. T. unberechenbar. Das sehr maligne *Osteosarkom* (28) kann osteoide, spindelzellige und knorplige Anteile, z. T. auch Riesenzellen, aufweisen. Das seltenere und auch weniger bösartige *juxtakortikale Osteosarkom* (29) wächst – ebenso wie die meisten primären und sekundären (d. h. aus Osteochondromen entstehenden) *Chondrosarkome* (30) – langsamer als das typische Osteosarkom und neigt nicht in hohem Maß zu hämatogener Aussaat

Tabelle 12. Beispiele von Hamartien und Hamartomen

Verändertes Organ bzw. Gewebesystem	Hamartie	Hamartom
Haut	Neurokutane Melanomatose	Naevus pigmentosus Naevus pilosus Naevus flammeus
Blutgefäße	Familiäre hämorrhagische Teleangiektasie (Osler)	Haemangioma simplex
	Sturge-Weber-Syndrom	Haemangioma cavernosum
	Klippel-Trénaunay-Syndrom	Angiokeratom
Lymphgefäße	Kongenitale Lymphangiektasien	
	Lymphangiomatose	
Quergestreifte Muskulatur		Rhabdomyom
Bindegewebe	Kongenitale generalisierte Fibromatose	Fibröses Hamartom des Kindesalters
Knochen- und Knorpelgewebe	Multiple kartilaginäre Exostosen	Osteochondrom
	Enchondromatose (z. B. Ollier'sche Krankheit)	Osteom Chondroides Lungenhamartom
Nervengewebe	Tuberöse Hirnsklerose	Neurofibrom
	Neurofibromatose (v. Recklinghausen) v. Hippel-Lindau-Syndrom	Neuronaevus
Drüsengewebe	Polyposis des Kolon Peutz-Jeghers-Syndrom	Cholangiom

Sog. embryonale Neoplasien

Definition: Als *»embryonale Neoplasien«* werden solche bezeichnet, die bei der Geburt bereits angelegt und demnach mit großer Wahrscheinlichkeit zur Zeit der Gewebe- und Organreifung entstanden sind.

Beispiele (Abb. 73):
- Das *Nephroblastom (Wilms-Tumor)* geht von der Niere aus und manifestiert sich in der Regel im Kleinkindes- oder frühen Kindesalter; der bösartige und oft metastasierende Tumor zeichnet sich histologisch durch einen organoiden Bau und wenig differenzierte Gewebeanteile aus, die u. a. ein sarkomähnliches Aussehen haben, angedeutete Glomerulum-Strukturen erkennen lassen, Schläuche aufweisen und z. T. unreife Muskelfasern enthalten (»Adenorhabdomyosarkom«).
- Das *Neuroblastoma sympathicum* entsteht im Nebennierenmark, seltener im Grenzstrang. Neben Geschwülsten mit ganz unreifen Neuroblasten *(Sympathogoniome)* finden sich solche, deren Zellen mit Neuropil -artigen Fortsätzen kleine Geflechte bilden *(Sympathoblastome)*. Die Diagnose kann durch den Nachweis einer vermehrten Ausscheidung von Katechinaminen und ihren Metaboliten (u. a. Vanillinmandelsäure und Homovanillinsäure) im Urin bestärkt werden. Die Metastasierung kann vor allem die Leber (Typus Pepper) oder das knöcherne Skelett (Typus Hutchinson) betreffen. In vereinzelten Fällen konnte gezeigt werden, daß sich Neuroblastome bzw. deren Metastasen mit der Zeit differenzieren und dann einem Ganglioneurom gleichen können.
- Das *Medulloblastom* entwickelt sich in der Regel im Bereich des 4. Ventrikels, nahe dem Kleinhirn. Es besteht aus unreifen, z. T. zu Rosetten, Zügen oder Bändern zusammengelagerten Zellen. Ähnlich ist auch das *Retinoblastom* des Auges aufgebaut.
- *Sog. Botryosarkome* (Sarcoma botryoides, embryonales Rhabdomyosarkom) treten vor allem im Urogenitalgebiet, seltener im Augenbereich auf und stellen eine unreifzellige Neoplasie mit Bildung wenig differenzierter Bindegewebs- und z. T. quergestreifter Muskelzellen dar.
- *Sog. kongenitale Leukämien,* wie sie beispielsweise gehäuft bei Trisomie 21 vorkommen, zeigen in der Mehrzahl der Fälle einen ziemlich gut differenzierten myeloischen Typ.

Sog. Granulationsgeschwülste

Diese wenig klar definierte Gruppe von Tumoren weist im histologischen Bau z. T. eine gewisse Ähnlichkeit mit besonderen Typen von Granulationsgewebe (riesenzellenreich, histiozytenreich, gefäßreich u. a.) auf. Es besteht keine Einigkeit darüber, ob es sich um echte Neoplasmen handelt.

Beispiele:
- *»Braune Tumoren«* des Knochens und sog. *»aneurysmatische Knochenzysten«*, die histologisch den *Riesenzellentumoren* (Tabelle 11) bzw. der Epulis gigantocellularis der Gingiva gleichen, bestehen aus einem sehr gefäßreichen, spindelzelligen Gewebe mit vielkernigen Riesenzellen (zentrale Lagerung der Kerne). Die letzteren sehen synzytialen Gefäßsprossen bzw. Osteoklasten ähnlich.
- Mehrkernige Riesenzellen sowie dicht gelagerte histiozytenähnliche Zellen und Bindegewebszellen finden sich in *Riesenzellentumoren der Sehnenscheiden und Gelenke* bzw. bei der sog. *»pigmentierten Synovitis villonodularis«*, die zusätzlich reichlich Hämosiderin aufweist.

54.9. Tumoren mesenchymaler Herkunft

Eine Übersicht über diese große Gruppe von Geschwülsten findet sich in Tabelle 11 sowie in Abb. 56 und 71. Die eingehende Besprechung der in bestimmter Lokalisation vorkommenden Tumoren mesenchymaler Herkunft ist Aufgabe der Speziellen Pathologie. Hier werden nur *einige Beispiele* herausgegriffen und in ihren Grundzügen erläutert. Etwas ausführlicher behandeln wir hier die *ubiquitär auftretenden Neoplasmen.*

Tumoren des Bindegewebes

Fibrome sind *gutartige Tumoren des Bindegewebes,* die in der Regel aus gefäßhaltigen, durchflochtenen Zügen von Fibrozyten/Fibroblasten aufgebaut sind und wechselnd reichlich faserige, kollagene Zwischensubstanz aufweisen. Wir unterscheiden verschiedene Spielarten von Fibromen.

Beispiele:
- Das *Fibroma durum,* das z. B. in der Haut oder an Schleimhäuten auftritt, entspricht einem derben Knoten mit weißlicher, faseriger Schnittfläche, hohem Kollagengehalt und eher geringem Zellreichtum.
- Demgegenüber zeigt das *Fibroma molle* (z. B. der Haut) eine eher weiche Konsistenz, die auf der Anwesenheit von reichlich Proteoglykanen und/oder eingelagertem Fettgewebe (Fibrolipom) beruht.
- Beim sog. *Dermatofibrom (»Histiozytom«* der Haut) handelt es sich um ziemlich zellreiche Knoten mit kürzeren spindeligen Zellen sowie z. T. erheblichem Gefäßgehalt *(»sklerosierendes Hämangiom«).* Nicht selten gesellen sich dazu hämosiderinhaltige und/oder Cholesterinester-haltige Makrophagen in erheblicher Zahl.
- Das sog. *Elastofibrom,* das man vor allem bei alten Leuten in der Subskapulärgegend antrifft, besteht aus durchkreuzten Bündeln kollagenen Bindegewebes und eingelagertem Elastoid (Elazin, S. 116).

Man kennt auch *fibromatöse Tumoren* mit einem nur bedingt gutartigen Verhalten insofern, als sie zu *Lokalrezidiven* neigen.

Beispiele:
- Das sog. *»Dermatofibrosarcoma protuberans«* weist einen erheblichen Reichtum an länglichen, spindeligen, Fibroblasten-artigen Zellen auf und kann gegen die Subkutis invasiv vorwachsen. Es neigt jedoch, im Widerspruch zu seinem Namen, nicht zur Fernmetastasierung.
- Der sog. *Desmoidtumor (Desmoid)* geht von Faszien aus, zeigt einen ähnlichen Bau wie das Dermatofibrosarcoma protuberans und wächst ebenfalls infiltrativ, ohne zu metastasieren. Gut bekannt ist das sog. *abdominale Desmoid,* das in der Bauchdecke von Frauen oft im Zusammenhang mit einer Schwangerschaft entsteht. Man kann aber auch *extraabdominale Desmoide* (sog. *aggressive Fibromatosen,* S. 125).

Die *bösartigen Varianten des Fibroms* heißen *Fibrosarkome.* Ihr biologisches Verhalten ist unterschiedlich: neben hoch malignen Formen, die nur geringe Zeichen einer Differenzierung (insbesondere Faserbildung) sowie eine lebhafte Zellteilungstätigkeit erkennen lassen, gibt es weitgehend ausgereifte (relativ kollagenreiche) Typen, die sich durch einen geringen Malignitätsgrad auszeichnen.

Myxome

Diese infiltrativ wachsenden, aber nur ausnahmsweise metastasierenden Geschwülste entsprechen in ihrem Aufbau weitgehend einem besonderen Typ von unreifem Mesenchym, wie er z. B. in der Wharthon'schen Sulze des Nabelstrangs anzutreffen ist. Die reichliche Interzellulärsubstanz besteht vorwiegend aus sauren Mukopolysacchariden (Glykosaminoglykane, insbesondere Hyaluronsäure) und enthält nur ein spärliches, lockeres Netzwerk präkollagener und kollagener Fasern. Die Zellen zeigen häufig eine Sternform oder sind spindelig, mit lang ausgezogenen Fortsätzen. Blutgefäße finden sich in relativ geringer Zahl. Maligenere Varianten der Myxome werden auch als Myxosarkome bezeichnet.

Tumoren des Fettgewebes

Die *Lipome,* d. h. die gutartigen Tumoren des Fettgewebes, zeigen einen lappigen Bau. Die einzelnen Läppchen werden über einen Gefäßstiel mit Blut versorgt und bestehen vor allem aus reifen, großen Fettzellen. Je nach der Größe des Lipoms bildet sich eine mehr oder weniger deutliche bindegewebige Kapsel. Makroskopisch imponieren Lipome als weiche, gelbliche Knoten oder knollige Gebilde. Manchmal enthalten solche Tumoren auch reichlich bindegewebige und/oder Gefäßanteile *(Fibrolipome, Angiolipome).* Ihr Vorkommen ist ubiquitär: Subkutis, Mesenterialbereich, Magen-Darmtrakt, Retroperitonaealbereich, Mediastinum, Respirationstrakt u. a. Erwähnenswert sind einzelne Sonderformen von Lipomen:
- das zwischen den Muskelfasern der Skelettmuskulatur sich ausbreitende *»intramuskuläre Lipom«;*
- das aus sog. braunem Fettgewebe bestehende *»Hibernom«,* das u. a. in der Nacken- und Schultergegend jugendlicher Erwachsener auftritt;
- das *Angiomyolipom der Nebenniere,* ein aus Blutgefäßen mit dicken Wänden, glatter Muskulatur und Fettgewebe bestehendes Hamartom (S. 249).

Liposarkome sind bösartige Tumoren des Fettgewebes; in der Regel handelt es sich um primär maligne Bildungen, z. B. im Mediastinal-, Retroperitonaeal- oder Mesenterialbereich älterer Individuen, und nicht um entartete Lipome. Der Malignitätsgrad ist unterschiedlich: neben weitgehend differenzierten Liposarkomen kennt man solche mit reichlich myxoidem Zwischengewebe (Lipomyxosarkome) und ganz undifferenzierte Formen, bei denen sich nur Lipoblasten mit spärlichen Fettropfen erkennen lassen.

Tumoren der glatten Muskulatur

Die benignen, aus diesem Gewebe hervorgehenden Tumoren heißen *Leiomyome.* Besonders häufig treten sie im *Uterus* geschlechtsreifer Frauen auf (Uterus myomatosus); sie weisen meistens eine ziemlich derbe Konsistenz und eine faserige, weißliche Schnittfläche auf. Histologisch erkennt man durchflochtene Züge glatter Muskulatur mit typischen stäbchenförmigen Kernen und bipolar ausgezogenem, eosinophilem Zytoplasma. Zentral in großen Leiomyomen kann es sekundär zu Nekrosen, Blutungen, Verkalkungen und zystischen Erweichungen kommen. Varianten der Leiomyome des Uterus enthalten reichlich ektatische Lymphgefäße und/oder Blutgefäße. Außerhalb des Uterus sind Leiomyome meistens von geringer Größe (*Prostata, Haut* (Musculi arrectores pilorum), Blutgefäße *(Angioleiomyome)*).

Bösartige Neoplasmen der glatten Muskulatur nennt man *Leiomyosarkome.* Sie kommen am häufigsten im *Uterus* vor und zeichnen sich makroskopisch durch erhebliche Brüchigkeit, mikroskopisch durch eine geringere Differenzierung und einen höheren Mitoseindex aus als die gutartigen Typen.

Tumoren der quergestreiften Muskulatur

Gutartige *Rhabdomyome,* wie sie u. a. im Herzmuskel auftreten, werden z. T. zu den Hamartomen gezählt (S. 249). Die Muskelzellen zeigen eine ungewöhnliche Glykogenbeladung; Rhabdomyome des Myokards kommen u. a. bei tuberöser Hirnsklerose vor (S. 303). *Rhabdomyosarkome* verhalten sich in der Regel ausgesprochen bösartig; dies gilt in besonderem Maße für die wenig differenzierten Formen, bei denen die Tumorzellen eine Querstreifung größtenteils vermissen lassen. Histologisch unterscheidet man vorwiegend *»embryonale«* (vgl. dazu Botryosarkom, S. 250), *»alveoläre«, »pleomorphe«* und *gemischte Varianten.*

Undifferenzierte Sarkome

Eine Reihe hochmaligner Sarkome zeichnet sich durch einen Grad von Anaplasie aus, der eine zuverlässige Zuordnung zu der einen oder anderen mesenchymalen Gewebeart nicht mehr gestattet. Meistens sind diese Sarkome ziemlich faserarm; ihre Benennung erfolgt nach dem vorherrschenden Zelltyp, insbesondere der Zellform und -größe: *Rundzellensarkome, Spindelzellensarkome, Polymorphzellensarkome, Riesenzellensarkome* u. a. m.

Tumoren des Stützgewebes

Einige Knorpel- und Knochengeschwülste sind schematisch in Abb. 73 dargestellt. Von den *gutartigen knochenbildenden Tumoren* sind die *Osteome* zu nennen, die in der Regel eine kugelige Gestalt zeigen und vorwiegend aus dickbalkigem, ausgereiftem, lamellärem Knochen mit mehr oder weniger engen Markräumen bestehen. *Osteoidosteome* erkennt man an dem aus unregelmäßig angeordnetem, z. T. osteoidem Knochengewebe aufgebauten Zentrum (»Nidus«) und der umgebenden Osteosklerose. *Osteoblastome* verhalten sich auch benigne; sie weisen einen Bau ähnlich demjenigen des Nidus der Osteoidosteome auf und lassen – wie dieser – Zeichen eines lebhaften Umsatzes der vorwiegend unverkalkten, z. T. bizarren Knochenbälkchen erkennen. Die *fibröse Dysplasie* entspricht vermutlich einer Hamartom-artigen, umschriebenen Bindegewebsvermehrung mit Bildung z. T. nicht-lamellierter Knochenbälkchen. Sie kann monostotisch oder polyostotisch auftreten; im letzteren Fall ist sie oft – im Sinn einer Phakomatose – mit Pigmentanomalien der Haut (Café au lait-Flecken) und einer Pubertas praecox verbunden *(Syndrom von Albright).* Die Veränderungen manifestieren sich in der Regel in der Kindheit oder Adoleszenz, bilden sich aber nach der Pubertät allmählich wieder zurück.

Hauptvertreter der *bösartigen knochenbildenden Geschwülste* ist das *Osteosarkom* (osteogenes Sarkom), bei dem die z. T. spindelzelligen, z. T. polymorphen sarkomatösen Gewebemassen direkt unregelmäßige Bälkchen von Osteoid und verkalktem Knochen bilden. Außerdem wird u. U. da und dort atypischer Knorpel angelegt, und es finden sich auch myxoide Anteile. Sog. *juxtakortikale Osteosarkome* (parostale Osteosarkome) entstehen an der Knochenoberfläche und sind durch einen ziemlich hohen Differenzierungsgrad des Bindegewebes wie der gebildeten Knochenbälkchen charakterisiert. Sie wachsen langsamer als die Osteosarkome und verhalten sich auch weniger bösartig.

Chondrome sind *gutartige knorpelbildende Tumoren.* Sie treten als sog. *Enchondrome* (innerhalb knöcherner Strukturen) oder *Ekchondrome* (an der Oberfläche knöcherner Strukturen) in Erscheinung und bauen sich aus oft lappig angeordnetem, differenziertem Knorpelgewebe auf. *Osteochondrome* (kartilaginäre Exostosen) können als Hamartome aufgefaßt werden; es handelt sich um Epiphysen-ähnliche Exkreszenzen an der Oberfläche des Knochens, die eine knorpelige Kappe tragen und z. T. infolge enchondraler Ossifikation auch ein knöchernes Wachstum zeigen. *Chondroblastome* sind seltene, im Epiphysenbereich anzutreffende Geschwülste, die trotz ihrer nur beschränkten Differenzierung und ihres hohen Zellgehaltes einen gutartigen Verlauf nehmen. Häufig sind in dem Tumor mehrkernige Riesenzellen vom Osteoklastentyp vertreten.

Die bösartigen knorpelbildenden Neoplasmen heißen *Chondrosarkome.* Histologisch geben sie sich u. a. durch die relativ dichte Lagerung, teilweise Mehrkernigkeit und Polymorphie der Zellen, ferner durch eine erhebliche Mitosetätigkeit zu erkennen. Die sog. *juxtakortikalen Chondrosarkome* stellen maligne Varianten der Osteochondrome dar. Sog. *mesenchymatöse Chondrosarkome* enthalten neben den atypischen knorpligen Bezirken auch reichlich knorpelfreies Sarkomgewebe.

Riesenzellentumoren (Osteoklastome) kennzeichnen sich durch dicht gelagerte, in Zügen angeordnete, spindelförmige Zellen, spärlich kollagene Fasern, einen Gefäßreichtum sowie eine große Zahl ziemlich gleichmäßig im Gewebe verteilter, mehrkerniger Riesenzellen vom Osteoklastentyp. Wie bei den braunen Tumoren (S. 825) grenzen die vielkernigen Synzytien z. T. direkt an die Blutgefäßlichtung. Diese vor allem bei jüngeren Erwachsenen auftretenden Geschwülste neigen zu Lokalrezidiven; Fernmetastasierungen stellen indessen eine Seltenheit dar.

Vom Knochenmark leitet sich das sog. *Ewing-Sarkom* her, das in der Regel aus eher kleinen, z. T. in angedeuteten Gruppen zusammengelagerten Zellen mit rundlichen Kernen, wenig ausgeprägten Nukleolen und undeutlichen Zellgrenzen besteht. Interzellulär finden sich fast keine Präkollagenfasern, dagegen werden größere Gebiete von Tumorgewebe nicht selten von fibrösen Zonen umgeben. Neben diesem undifferenzierten malignen Neoplasma können von Knochenmarkzellen auch Retikulosarkome, Lymphosarkome, Myelome u. a. ausgehen (S. 1212).

Tumoren und tumorähnliche Veränderungen der Blutgefäße

Die gutartigen *Hämangiome* stellen meistens wenig scharf begrenzte Gebilde dar, die aus gewucherten

Blutgefäßen verschiedener Typen bestehen. Es finden sich fließende Übergänge zu den Hamartomen (S. 249).

Je nach der vorherrschenden Komponente und der Bauart der Hämangiome unterscheidet man z. B.:

- *Kapilläre Hämangiome* (juvenile Hämangiome), die zahlreiche, z. T. in Läppchen angeordnete, kleine Gefäße meistens vom Typ der Kapillaren, enthalten;
- *Kavernöse Hämangiome* sind in der Regel Hamartome;
- *Venöse Hämangiome;*
- *Arterielle, venöse und/oder arteriovenöse sog. zirsoide (razemöse) Hämangiome;*
- *Gutartige Hämangioendotheliome,* die außer soliden Sprossen von Endothelzellen auch Gefäßlichtungen aufweisen, meistens vom Typ der Kapillaren;
- *Gutartige Hämangioperizytome,* bei denen die reichlich vorhandenen Blutgefäße von einer mehrschichtigen Lage rundlicher oder spindeliger Zellen sowie dazwischen liegenden Präkollagenfasern umgeben sind;
- *Glomustumoren (Glomangiome),* die sich wahrscheinlich vom neuromyoarteriellen Glomus herleiten;
- *Angiomyome (vaskuläre Leiomyome),* kleine, schmerzhafte Tumoren, die aus dickwandigen, gewundenen Gefäßen und Bündeln glatter Muskulatur aufgebaut sind.

In seltenen Fällen finden sich auch *ausgedehntere* oder *generalisierte Wucherungen von Blutgefäßen mit unscharfer Begrenzung,* z. B.:

- *Intramuskuläre Hämangiome* (kapillär, kavernös oder arteriovenös), die diffus größere Muskelgebiete durchziehen können;
- *Generalisierte Hämangiomatosen,* die je nach Art der Veränderungen sowie deren Lokalisation unter den Namen Rendu-Osler-Weber'sche Krankheit, Sturge-Weber'sche Krankheit, Mafucci Syndrom, Bourneville-Syndrom oder Hippel-Lindau'sche Krankheit bekannt sind.
- *Hämangiomatose ohne oder mit arteriovenösen Shunts,* die regional oder diffus auftreten kann, durch eine Proliferation von Kapillaren und dünnwandigen Gefäßen, z. T. mit arteriovenösen Kurzschlüssen, charakterisiert ist und manchmal mit einer Massenzunahme von Fettgewebe und/oder Knochen einhergeht.

Das *Granuloma pyogenicum (Hämangiom vom Granulationsgewebe-Typ, teleangiektatisches Granulom)* findet man an Haut oder Schleimhäuten; es entsteht ziemlich rasch (reaktiv?) und gleicht dem kapillären Hämangiom. Im Gegensatz zum letzteren trifft man es aber eher bei Erwachsenen. (Sekundäre?) Ulzerationen sind häufig (vgl. dazu S. 1344).

Maligne Gefäßtumoren sind nicht häufig. Das bösartige *Hämangioendotheliom* tritt beispielsweise in zystischen Knoten der Schilddrüse auf. *Angiosarkome* kommen u. a. auch in der Mamma oder an Extremitäten vor. Das *maligne Hämangioperizytom* gehört ebenfalls zu den seltenen Geschwülsten.

Tumoren und tumorähnliche Veränderungen der Lymphgefäße

Gutartige Lymphangiome entsprechen in vielen Fällen hamartomartigen Bildungen und werden daher schon bei der Geburt festgestellt. Am häufigsten sind sie in der Halsgegend (z. B. Lymphangioma colli cysticum, u. U. ein Geburtshindernis), im Mediastinum oder im Retroperitonealbereich anzutreffen. Man kennt kapilläre und kavernöse (z. T. zystische) Formen.

Lymphangiomyome kommen fast ausschließlich im Zusammenhang mit dem Ductus thoracicus vor, wo sie u. a. einen Chylothorax (S. 598) erzeugen können. Generalisierte Formen von *Lymphangiomatose* betreffen z. T. nur eine Körperhälfte, die infolge Wucherung und Ausweitung der Lymphgefäße mißgebildet erscheint.

Lymphangiosarkome treten hie und da nach radikaler Mammaoperation auf, im Zusammenhang mit einer chronischen Lymphstase.

Tumoren der Synovialgewebe

Es besteht keine Einigkeit darüber, ob die gutartige sog. *noduläre Tendosynovitis (Tenosynovitis)* und die ebenfalls benigne verlaufende sog. *pigmentierte Synovitis villonodularis* zu den Geschwülsten zu zählen sind oder nicht. Die *bösartigen Synoviome (Synovialsarkome)* lassen in ihrer Architektur oft einen Bimorphismus erkennen, indem man neben Fibrosarkomartigen Anteilen auch Hohlräume erkennt, die von Epithel-ähnlichen Zellen ausgekleidet sind. Diese – wahrscheinlich neoplastisch entarteten synovialen Deckzellen entsprechenden – Elemente bilden nicht selten spärlich Synovia-artiges Material.

Tumoren der mesothelialen Gewebe

Einen bimorphen (biphasischen) Bau weisen auch die *Mesotheliome* auf, die in serösen Höhlen entstehen. Das biologische Verhalten dieser Tumoren ist schwer zu beurteilen; meistens erfolgt die Ausbreitung nur im entsprechenden Hohlraum, und in vereinzelten Fällen sind spontane Rückbildungen beobachtet worden. Man unterteilt die »*malignen Mesotheliome*« in »*vorwiegend epithelähnliche*« (papilläre, villöse, tubuläre und/oder solide Strukturen) und »*biphasische*« Formen, wobei die letzteren dann und wann schwer von Fibrosarkomen abzugrenzen sind.

Sog. xanthomatöse Tumoren und tumorartige Veränderungen

Das gemeinsame dieser Gruppe liegt im Vorhandensein sog. *Schaumzellen,* die wahrscheinlich in den meisten Fällen mit Cholesterinestern beladenen Histiozyten entsprechen (S. 82) Hauptsitz dieser Veränderungen ist die Haut. Für die *Fibroxanthome* (fibröse Histiozytome) sind gefäßreiche, aus spindeligen, Fibroblasten-ähnlichen Zellen aufgebaute, unscharf be-

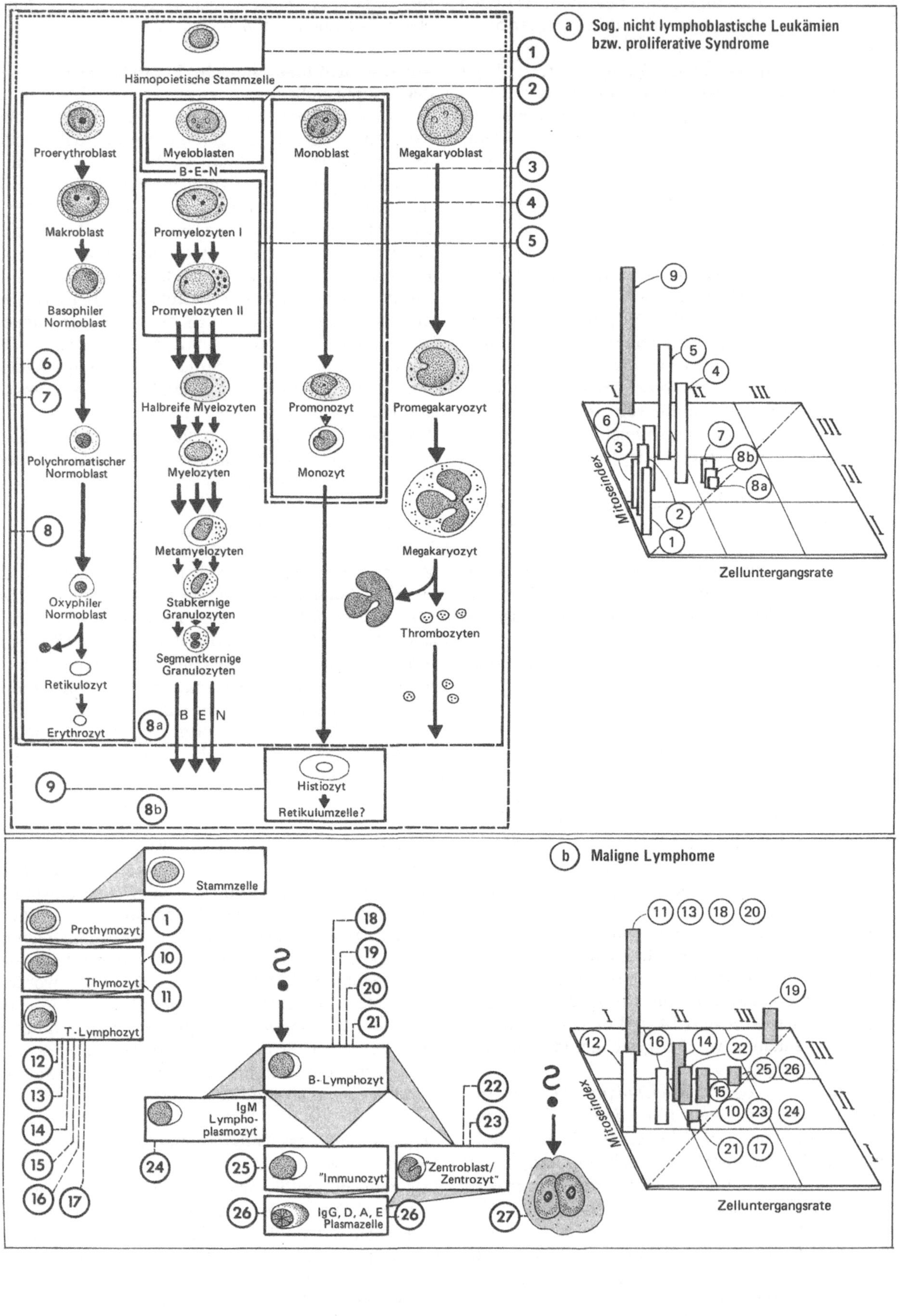
a Sog. nicht lymphoblastische Leukämien bzw. proliferative Syndrome
Hämopoietische Stammzelle
Proerythroblast
Myeloblasten
Monoblast
Megakaryoblast
B-E-N
Makroblast
Promyelozyten I
Basophiler Normoblast
Promyelozyten II
Halbreife Myelozyten
Promonozyt
Promegakaryozyt
Polychromatischer Normoblast
Myelozyten
Monozyt
Metamyelozyten
Megakaryozyt
Oxyphiler Normoblast
Stabkernige Granulozyten
Thrombozyten
Segmentkernige Granulozyten
Retikulozyt
Erythrozyt
B E N
Histiozyt
Retikulumzelle?
Mitoseindex
Zelluntergangsrate
b Maligne Lymphome
Stammzelle
Prothymozyt
Thymozyt
T-Lymphozyt
B-Lymphozyt
IgM Lympho-plasmozyt
"Immunozyt"
"Zentroblast/ Zentrozyt"
IgG, D, A, E Plasmazelle
Mitoseindex
Zelluntergangsrate

grenzte Knoten mit zahlreichen Schaumzellen typisch. Man kennt auch *maligne Fibroxanthome. Xanthome* bestehen hauptsächlich aus Schaumzellen, wobei es auch zur Bildung mehrkerniger Riesenzellen *(Touton-Zellen)* mit einem zentralen Kernkranz kommt. Besonders bei Auftreten multipler Xanthome findet sich im Blut der betreffenden Patienten oft eine erhöhte Konzentration von Cholesterin und Phospholipiden (*hypercholesterinämische Xanthomatose,* vgl. dazu S. 990). *Juvenile Xanthogranulome (»Nävoxanthoendotheliome«)* finden sich bei Kindern; spindelige Zellen und Schaumzellen sind hier vermischt. Oft bilden sich diese Knötchen spontan zurück. Xanthomatöse Anteile erkennt man ferner bei der *nodulären Tendosynovitis (Riesenzellentumor vom Sehnenscheidentyp)* sowie bei seltenen, ungenau definierten Veränderungen, wie dem *retroperitonealen Xanthogranulom* (Oberling).

Mesenchymale Tumoren mit umstrittener bzw. unklarer Histogenese

Eine ganze Zahl mesenchymaler Geschwülste wird auch in den standardisierten Klassifikationen der WHO als histogenetisch schwer beurteilbar bezeichnet. Dazu gehören u. a. die sog. *Granularzellen-Tumoren* (»Granularzellen-Myoblastome«, S. 243), die *fibrösen Hamartome* der Kinder, die sog. *alveolären Weichteilsarkome* (»malignes, organoides Granularzellen-Myoblastom«), die *malignen Granularzellen-Tumoren,* die *malignen Fibroxanthome,* die sog. *Ka-*

Abb. 74 a u. b. *Schematische Übersicht über Zyto- bzw. Histogenese, Nomenklatur und kinetische Eigenschaften akuter Leukämien, sog. myeloproliferativer Störungen und maligner Lymphome.* Auf der linken Seite dieser Abb. sind die verschiedenen Differenzierungsrichtungen und -stufen der *Myelopoiese* und der *Lymphopoiese* vereinfacht skizziert. Durch dicke Striche eingerahmt und mit Nummern versehen sind *jene Zelltypen, die einer bestimmten Neoplasie das Gepräge und oft auch den Namen geben.* Rechts in der Abbildung sind dreidimensional *Malignitätsgrad* einer bestimmten Neoplasie (Höhe der Säule) in Abhängigkeit vom *proliferierenden Anteil* (ungefähr entsprechend dem *Mitoseindex*) und der *Zelluntergangsrate* semiquantitativ (I–III) dargestellt. Die offenen Säulen entsprechen leukämischen Prozessen, die schattierten stellen mehr tumorös wachsende Neoplasien dar. Es sei hervorgehoben, daß es sich hier um Modellvorstellungen handelt, die in Wirklichkeit eine erhebliche Variationsbreite zeigen dürften. **a** 1. Akute undifferenzierte Leukämie (AUL), ein Teil der Fälle von *akuter lymphoidzelliger Leukämie (»non-T-non-B-leukemia«,* s. unter **b**). 2. *Akute Myeloblastenleukämie (myeloblastäre Leukämie, AML).* 3. *Akute myelomonozytäre Leukämie (Typ Naegeli, AMML).* 4. *Akute monoblastische und/oder Monozyten-Leukämie (Typ Schilling).* 5. *Akute Promyelozytenleukämie (promyelozytäre Leukämie, APML).* 6. *Akute Erythroleukämie (diGuglielmo-Syndrom).* 7. *Chronische myeloische Leukämie,* von der man u. U. Varianten, wie die *»Basophilen-Leukämie, »Megakaryozyten-Leukämie«, »Eosinophilen-Leukämie«* u. a., antrifft. 8a. *»Polycythaemia vera (Vaquez-Osler)«,* immer mit Beteiligung der myeloischen Reihe und der Megakaryozyten. 8b. *Osteomyelofibrose (»myeloid metaplasia«, »myelofibrosis«).* Die unter 6–8b genannten Leiden werden – zusammen mit der sog. essentiellen Thrombozytämie – unter dem Begriff *»myeloproliferative Syndrome«* zusammengefaßt. B = Basophile; E = Eosinophile; N = Neutrophile Granulozyten. 9. Die Stellung der sog. *Retikulosarkome (»Retothelsarkome«)* ist noch umstritten. Verschiedene Autoren vermuten eine histiozytäre Herkunft; die Entstehung von Retikulumzellen aus Monozyten/Histiozyten ist aber noch nicht erwiesen. *Maligne histiozytäre Neoplasmen bzw. Neoplasien* werden vielerorts zu den malignen Lymphomen **b** gezählt *(»maligne histiozytäre Lymphome«)*; aber auch diese Frage gilt als noch ungeklärt (s. unter 23). **b** Die *malignen Lymphome* werden in die verschiedenen Varianten von *Lymphoma malignum Hodgkin* (27, s. Text) und sog. *Nicht-Hodgkin-Lymphome* (1, 10–26) unterteilt. Die *malignen lymphozytären Lymphome* können einen großen proliferierenden Anteil aufweisen und sind dann vorwiegend großzellig (Rappaport-Nomenklatur: »undifferentiated«), oder die »growth fraction« ist gering, weshalb kleine Zellen vorherrschen (Rappaport-Nomenklatur: »well differentiated«). Als Faustregel kann man sich merken, daß *follikulär* wachsende maligne Lymphome einen wesentlich weniger bösartigen Verlauf zu nehmen pflegen als *diffus* wachsende (Ausnahme: CLL, s. 21). 10. Klein- bis mittelgroßzelliges *lymphozytäres Thymom.* 11. Großzelliges *thymisches Lymphosarkom (»lymphoblastisches Thymom«).* 12. *Akute lymphatische (lymphoidzellige) Leukämie, T-Zellen-Typ (T-ALL).* 13. Großzelliges *Lymphosarkom (»immunoblastisches malignes Lymphom, T-Zellen-Typ«).* 14. *Lymphosarkom (lymphoblastisches malignes Lymphom, »convoluted cell type« (T)).* 15. *Mycosis fungoides.* 16. *Sézary-Syndrom.* 17. *Chronische lymphatische Leukämie, T-Zellen-Typ (T-CLL),* sehr selten. 18. Mittelgroß- bis großzelliges *Lymphosarkom (»lymphoblastisches malignes Lymphom, B-Zellen-Typ, ohne Burkitt-ähnliche Morphologie«).* 19. *Burkitt-Lymphom* (EBV+) oder *»malignes lymphozytäres Lymphom vom Burkitt-Typ«* (EBV nicht nachgewiesen): gehört zur Reihe maligner B-Zellen-Lymphome, vermutlich stark proliferierenden Keimzentrenzellen vergleichbar *(»malignes lymphoblastisches Lymphom, Typ Burkitt«).* 20. *Großzelliges Lymphosarkom,* B-Zellen-Typ und/oder Plasmoblasten-Typ *(»immunoblastisches malignes Lymphom, B-Zellen-Typ«).* 21. *Chronische lymphatische Leukämie,* B-Zellen-Typ (B-CLL), häufig *(»geringgradig malignes lymphozytäres Lymphom, B-Zellen-Typ, leukämisch«).* 22. *Großzelliges Lymphosarkom,* Typ der überwiegend proliferierenden Keimzentrenzellen *(»hochgradig malignes, zentroblastisches Lymphom«).* 23. *Großfollikuläres Lymphoblastom (Brill-Symmers) (»geringgradig malignes, follikuläres, zentroblastisch-zentrozytäres Lymphom«).* Zentrozyten zeigen stark eingebuchtete (»cleaved«) Kerne. Man kennt zudem *zentroblastisch-zentrozytäre maligne Lymphome* mit nur teilweiser oder fehlender follikulärer Struktur des Gewebes *(diffuse Formen):* Die letzteren wurden früher z. T. als »histiozytäre« maligne Lymphome bezeichnet; sie verhalten sich bösartiger als die follikulären Formen. 24. *Waldenström'sche Makroglobulinämie (»geringgradig malignes lymphoplasmozytoides (immunozytäres) Lymphom«).* Es kommen auch sog. nicht sekretorische Varianten vor. 25. *Lymphoplasmozytoide (»immunozytäre«) maligne Lymphome,* die nicht IgM, sondern u. U. ein anderes monoklonales Ig in geringer Menge produzieren (selten, Übergänge zu den Myelomen). 26. *Multiples oder diffuses (plasmozytoides, plasmazelluläres) Myelom* (Produktion von monoklonalem IgG, IgA, IgD oder IgE). 27. *Lymphoma malignum Hodgkin* (S. 1216), das in einer a) *lymphozytenreichen,* b) *nodulär-sklerosierenden,* c) *gemischtzelligen* und d) *lymphozytenarmen Variante* auftreten kann. Die Herkunft (Mutterzelle) der oft Ig-haltigen Sternberg'schen Riesenzellen ist noch nicht geklärt (Monozyten-Histiozyten?)

posi-Sarkome (eine besondere Form einer Gefäßgeschwulst) sowie die *klarzelligen Sarkome der Sehnenscheiden und Aponeurosen.* Unklar ist ferner die Histogenese der in *Weichteilen auftretenden Osteome* und *Osteosarkome, Chondrome* und *Chondrosarkome* sowie die der *malignen Riesenzellentumoren* in dieser Lokalisation. Vom sog. *Adenomatoid-Tumor,* der z. B. im Nebenhoden vorkommt, wird vermutet, daß er mesothelialer Herkunft sei.

54.10. Neoplasien des blutbildenden und des lymphoretikulären Gewebes sowie der Mastzellen

Die meisten vom hämopoietischen und lymphoretikulären Gewebe ausgehenden Neubildungen sind *bösartig.* Die eingehende Behandlung dieser Krankheiten ist Sache der *speziellen Pathologie* und der *Hämatologie.* Im Rahmen der allgemeinen Pathologie sollen hier nur einige Merkpunkte erwähnt werden (Abb. 74).

Sog. myeloproliferative Störungen (myeloproliferative Syndrome)

Unter diesem Oberbegriff werden bösartige Wucherungen des blutbildenden Gewebes zusammengefaßt, die sicher oder sehr wahrscheinlich neoplastischer Natur sind und vorwiegend die myeloische und/oder die erythropoietische Reihe, z. T. auch die Retikulumzellen betreffen.

- Die *chronische myeloische Leukämie* (CML, chronische Myelose, chronische myeloische Leukose) erscheint in zwei Varianten: die Ph1-positive Form nimmt in der Regel einen weniger bösartigen Verlauf als die Ph1-negativen Spielarten (S. 213). Obwohl bei der Ph1-positiven CML z. B. auch die Erythroblasten ein deletiertes Chromosom 22 aufweisen, wuchern vor allem die myeloischen Reihen. Diese lassen Kompartimente verschiedener Differenzierungsgrade erkennen und bilden u. a. annähernd reife Granulozyten und Thrombozyten. Das leukämische Gewebe findet sich – abgesehen vom Knochenmark – auch in der Milz, die enorme Masse erreichen kann, ferner in den Sinusoiden der Leber, z. T. auch in Lymphknoten und in anderen Lokalisationen.
- *Die Polycythaemia rubra vera (Vaquez-Osler'sche Krankheit)* ist sehr wahrscheinlich eine Neoplasie des blutbildenden Marks, bei der vor allem die Erythroblastenreihen wuchern.
- *Die Osteomyelofibrose bzw. Osteomyelosklerose* schließt sich nicht selten an eine Polycythaemia rubra vera an; diese Leiden kennzeichnen sich durch eine Wucherung verschiedener myeloischer, teilweise auch der erythropoietischen Zellinien und gehen mit einer progressiven Fibrosierung am Ort der atypischen Blutbildung einher. Das Knochenmark kann schließlich weitgehend veröden und z. T. verknöchern (Osteomyelosklerose), während Milz und Leber große Massen atypischen hämopoietischen Gewebes enthalten und z. T. ebenfalls einen Zuwachs an Bindegewebe erfahren, insbesondere die Milz. Betroffen sind oft auch andere Organe (s. CML).

Neben diesen Hauptformen der myeloproliferativen Störungen kennt man seltene Leukämien, die mehr den einen oder anderen Zelltyp betreffen, z. T. aber auch einen erheblichen Differenzierungsgrad erreichen: *Basophilenleukämie, Eosinophilenleukämie* u. a. m. Umstritten ist die Stellung der *Monozytenleukämie* (Typ Schilling) im Vergleich zur *»myelomonozytären Leukämie«* (Typ Naegeli). *Neutrophilenleukämien* finden sich höchst selten.

Die *chronische Erythroleukämie* (chronische erythroleukämische Myelose, chronische Erythroleukose) stellt eine Kombination von chronischer myeloischer Leukämie mit Erythrämie dar.

Akute Leukämien (Blastenleukämien, unreifzellige Hämoblastosen, Parablastenleukämien)

Bei diesen rasch verlaufenden Neoplasien gelingt es oft nicht, die Natur der wuchernden »Blasten« näher zu definieren. Man kennt verschiedene Spielarten, z. B. »Mikro- und Makromyeloblastenleukämien«, »akute Erythroleukämien« u. a. Die Zuordnung der unreifzelligen leukämischen Elemente zur myeloischen bzw. monozytären Reihe *(akute myeloische Leukämie (AML), akute Myelose bzw. myelomonozytäre Leukose (AMML))* geschieht heute vor allem auf Grund zytochemischer Eigenschaften (Peroxidase-, Chloroazetat-Esterase- und unspezifische Esterase-Reaktionen).

Fehlen die für die myeloischen bzw. monozytären Vorstufen mehr oder weniger typischen Enzyme, spricht man von »akuter lymphatischer Leukämie«; besser wäre die Beziehung *»akute lymphoidzellige Leukämie (ALL)«,* da vieles dafür spricht, daß es sich hier um ganz unreife Elemente des blutbildenden Marks und nicht um Lymphozyten i. e. S. handelt.

Eine Zwischenstellung zwischen den akuten und chronischen Leukämien nehmen Sonderformen wie die *»Promyelozytenleukämie«* ein, die auch meistens rasch zum Tode führt.

Bei den akuten Leukämien wird oft ein sog. *»Hiatus leucaemicus«,* d. h. ein weitgehendes Fehlen mäßig differenzierter myeloischer Zellen, neben reichlich vorhandenen Blasten und ebenfalls in wechselnder Zahl noch anwesenden ausgereiften myeloischen Zellen beobachtet.

Weitaus die meisten Neoplasien des blutbildenden Gewebes gehen mit einer früh einsetzenden *Generalisation* infolge Einbruchs der neoplastischen Zellen in die Blutbahn und Metastasierung einher. Manchmal ist die Zahl der im Blut zirkulierenden Zellen gering (sog. *aleukämische Leukose*). Nur in seltenen Fällen steht ein tumorförmiges Wachstum im Vordergrund (z. B. sog. *Myelosarkome* (u. a. *»Chlorome«*) oder *megakaryozytäre Sarkome* bei CML).

Neoplasien der lymphoiden und plasmazellulären Zellinien

In Analogie zum Begriff der myeloproliferativen Störungen wird im Fall einer Wucherung von Zellen der Lymphozytenlinien auch von »*lymphoproliferativen Störungen (Syndromen)*« gesprochen. Allerdings umfaßt diese Gruppe von Krankheiten auch solche ungeklärter Natur, wie den Lupus erythematodes disseminatus (S. 1141).

Unter der Bezeichnung »*maligne Lymphome*« werden Krankheiten zusammengefaßt, die mit einer autonomen Wucherung von Zellen des lymphoretikulären (lymphohistiozytären) Systems einhergehen. Dabei unterscheidet man heute den *Morbus Hodgkin* (*Lymphoma malignum Hodgkin,* s. u.) und maligne sog. *Nicht-Hodgkin-Lymphome.* Haben wir es bei den letzteren mit einer vorwiegend tumorförmigen Wucherung lymphozytärer Elemente zu tun, kann die Bezeichnung *Lymphosarkom* benützt werden. Eine weitere Unterteilung der sogenannten *Nicht-Hodgkin-Lymphome* ist in jüngerer Zeit Gegenstand vielfältiger Diskussionen und Versuche.

Man kann die *malignen lymphozytären Lymphome* nach der Größe der Zellen in *klein-, mittelgroß- und großzellige Typen* und nach der Wuchsform in *diffuse und noduläre Formen* unterteilen.

Gegenüber weiteren Bezeichnungen etwa nach einem »Reifungs- oder Differenzierungsgrad«, wie »well differentiated« für die kleinzelligen und »poorly differentiated« für die großzelligen Lymphome, sind – ebenso wie gegen die Untergliederung in »lymphocytic« »immunocytic« und »centrocytic types« bzw. »lymphoblastic« »immunoblastic« und »centroblastic types« – Vorbehalte angezeigt. Diese Namen entspringen der früheren – fragwürdigen und z. T. falschen – Vorstellung, die großen lymphoiden Zellen seien »jünger«, d. h. weniger differenziert als die kleinen. Dabei spricht alles dafür, daß die *Größe eines Kernes bzw. einer lymphoiden Zelle in erster Linie Ausdruck des Funktionszustandes, im besonderen der Proliferationstätigkeit, ist. Großzellige maligne lymphozytäre Lymphome haben dementsprechend einen großen proliferierenden Anteil (»growth fraction«, S. 219), kleinzellige einen kleinen.* Durch Einbeziehung histochemischer und immunologischer Techniken zeichnen sich neuere Einteilungsmöglichkeiten ab, wie z. B. die Abgrenzung des nicht-lymphozytären von den lymphozytären Lymphomen bzw. die Erfassung der Neoplasien der sogenannten *T-* oder *B-Zell-Linien* und der »*Non-T-NonB*«*-Zelltypen* (z. B. ALL, S. 1215). Eine solche funktionelle Einteilung setzt allerdings den entsprechenden Nachweis zytochemischer Eigenschaften bzw. der T- oder B-Zell-Natur der neoplastischen Zellen voraus, was für praktisch-diagnostische Zwecke nicht immer möglich oder zu aufwendig ist, umsomehr, als die prognostischen Konsequenzen noch nicht überschaubar sind.

Das Vorhandensein *nodulärer (follikulärer) Strukturen* in malignen lymphozytären Lymphomen ist vermutlich der Ausdruck einer gewissen geweblichen bzw. zellulären Differenzierung. Jedenfalls kann man sich im Sinn einer Faustregel merken, daß diese Neoplasien in der Regel eine langsamere Progredienz zeigen als maligne lymphozytäre Lymphome derselben Art, aber mit *diffuser Wuchsform.* Man kennt aber auch Ausnahmen von diesem Grundsatz, indem z. B. manche Formen von chronischer lymphatischer Leukämie mit diffuser Verteilung der neoplastischen Zellen mit sehr langer mittlerer Überlebenszeit verbunden sein können (s. kinetisches Verhalten, S. 222).

Die rein morphologisch-deskriptive Gliederung nach Größe und Form der Zellen sowie Gewebestruktur bzw. Wuchsform behält vorläufig ihre praktische Berechtigung, vor allem wegen prognostischer und therapeutischer Überlegungen, die sich naturgemäß auf bisherige Erfahrungen stützen. Einen Überblick über die verschiedenen Typen maligner Lymphome und deren Benennung vermittelt Abb. 74 (S. 256).

- »*Lymphosarkome*«, die in *klein- bis mittelgroß-, mittelgroß-* oder *großzelliger Form* in Erscheinung treten, *diffuse* oder angedeutet *follikuläre (noduläre)* Wuchsformen zeigen, oft einen relativ hohen proliferierenden Anteil aufweisen, entstehen vor allem in lymphoretikulären Geweben, auch denjenigen des Darmtrakts. Der sog. *Burkitt-Tumor* entspricht einer besonderen Form von Lymphosarkom und leitet sich wahrscheinlich von den Keimzentrenzellen her. Noch deutlicher ist die Herkunft von Keimzentrenzellen bei dem *großfollikulären Lymphoblastom (Brill-Symmers)* erkennbar, das – zusätzlich zu den für Keimzentrenzellen typischen zytologischen Merkmalen – follikuläre Strukturen bildet.
- Die *chronische lymphatische Leukämie (CLL, chronische Lymphadenose)* darf als leukämische Variante einer malignen lymphozytären Neoplasie angesehen werden. Zwischen Lymphosarkomen und der CLL gibt es Übergänge. Beide zeichnen sich in der Mehrzahl der Fälle durch die Anwesenheit eines meist monoklonalen Immunglobulins (oft IgM bzw. μ-Ketten, S. 1069) im Membranbereich der neoplastischen Zellen aus und können somit als B-Lymphozyten betrachtet werden (S. 1219). Zum Nachweis der Monoklonalität der Oberflächen-Immunglobuline eignet sich u. a. die Bestimmung der Art der leichten Kette des Immunglobulins: Ist das $\varkappa/\lambda$-Verhältnis stark verschoben (mehr als 4:1 bzw. weniger als 1:4), liegt mit Wahrscheinlichkeit Monoklonalität vor. Der Hauptunterschied zwischen den Lymphosarkomen und der CLL liegt darin, daß der proliferierende Anteil bei den ersteren viel größer ist, und bei der letzteren die Zellen vorwiegend einem leicht mobilisierbaren Pool angehören und nicht – wie die Lymphosarkome – große Neigung zu lokaler Proliferation zeigen. Tumorförmige Bildungen werden aber auch bei CLL angetroffen.
- Die *Makroglobulinämie (Waldenström)* unterscheidet sich von den Lymphosarkomen und der CLL

u. a. dadurch, daß bei der ersteren im RER und im Golgi-Komplex der neoplastischen Zellen – in der Regel monoklonales – IgM (S. 1070) gebildet und meistens auch ausgeschieden wird: Daher »*Makroglobulinämie*«. Hauptlokalisation ist das Knochenmark, aber Infiltrate finden sich oft in vielen Organen. Daneben kommen auch maligne plasmozytoide Lymphome vor, deren neoplastische Zellen monoklonales IgM zwar produzieren, aber nicht in meßbaren Mengen sezernieren; naturgemäß ist bei diesen Lymphomen keine Makroglobulinämie nachzuweisen (sog. »*nicht-sekretorischer Morbus Waldenström*«).

– *Multiple Myelome (Plasmozytome)* sind neoplastische Prozesse, die von Immunglobulin-produzierenden Zellen (mit Ausnahme der IgM-Produzenten, s. oben) ausgehen. Es können sich multiple solide Metastasen bilden, vor allem im knöchernen Skelett, oder die Zellen breiten sich diffus aus (*diffuses Myelom*). Man kennt IgG-, IgA-, IgD- und IgE-Myelome; allerdings sind die beiden erstgenannten am häufigsten. Morphologisch bietet die Diagnose wegen des meistens recht deutlichen Plasmazellcharakters der Zellen keine großen Schwierigkeiten. Hie und da kommen auch primär extraossäre Plasmozytome vor.

Die Häufigkeit der *T-Lymphozyten-Leukämie* beim Menschen ist umstritten. Immunologische Studien weisen darauf hin, daß gewisse mittelgroßzellige (»lymphoblastische«) Lymphome, deren Zellen z. T. eine gyrierte Kernform aufweisen (»convoluted type«) maligne T-Zell-Neoplasien darstellen dürften. Sie gehen oft mit mediastinalen, wahrscheinlich thymischen Tumormassen einher und nehmen nicht selten einen leukämischen Verlauf.

Die *Mycosis fungoides,* sehr wahrscheinlich ein malignes T-Zellen-Lymphom, das vor allem die Haut befällt, entwickelt sich in der Regel aus einem sog. *prämykotischen Stadium* mit histologisch schwer beurteilbaren Hautveränderungen über ein sog. *infiltratives* in ein *Stadium der »fungoiden« Tumorbildung.* Histologisch zeigt sich ein zunehmend atypisches Infiltrat verschieden großer und z. T. polymorpher Zellen. Man trifft Elemente mit einzelnen oder zwei hyperchromatischen Kernen, ferner solche, die den Sternberg'schen Riesenzellen ähnlich sehen (»*Mycosis-Zellen*«), lymphoide Zellen mit gyriformen Kernkonturen sowie in wechselnder Zahl u. a. Histiozyten, eosinophile Granulozyten und z. T. viele Plasmazellen. Hauptlokalisation ist der oberflächliche Teil der Haut. Oft liegen neoplastische Zellen in Haufen innerhalb der Epidermis (sog. *Darier-Pautrier'sche »Mikroabszesse«*). Ein Befall innerer Organe wird nicht selten beobachtet. Leukämische Varianten sind unter der Bezeichnung eines *Sézary-Syndroms* bekannt.

Das Lymphoma malignum Hodgkin

Diese bösartige Krankheit wird von den meisten Autoren zu den Neoplasien gezählt, obschon das histologische Bild sehr bunt erscheint. Eine Virus-Ätiologie wird diskutiert, ist aber nicht erwiesen. Neben typischen *Sternberg'schen Riesenzellen* (bzw. *Dorothy Reed-Zellen)* mit z. T. polymorphen, z. T. bläschenförmigen, oft in »Zwillingsform« angeordneten Kernen und sehr großen »Nukleolen« (mehr als Erythrozytengröße) finden sich Retikulumzellen, Histiozyten, epitheloide Zellen, Bindegewebszellen sowie Infiltrate von Lymphozyten, z. T. ziemlich vielen eosinophilen Granulozyten, vereinzelten Plasmazellen und anderen Elementen. Die Herkunft der wuchernden Zellen, insbesondere der Sternberg'schen Riesenzellen ist nicht geklärt. Obschon sie im Zytoplasma Immunglobuline enthalten, ist ihre Zugehörigkeit zu den B-Lymphozyten nicht gesichert. Es wird u. a. auch ein histiozytärer oder T-Zellen-Ursprung diskutiert. Das Lymphoma malignum Hodgkin zeigt hie und da auch Nekroseherde und geht mit einem wechselnden Maß von Fibrosierung bzw. Vernarbung einher. Je nach dem histologischen Bild werden unterschieden (In Klammer: *Mediane Überlebenszeit* ohne heutige Therapie):

a) Eine *lymphozytenreiche Form,* mit eher wenigen Riesenzellen (10–15 Jahre).
b) Eine *nodulär-sklerosierende Form* mit Bildung zellreicher Knoten, die von zellärmerem Bindegewebe umgeben sind. Diese Variante macht mehr als ⅔ aller Fälle aus (5–10 Jahre).
c) Eine *gemischtzellige Form,* die reichlicher Riesenzellen erkennen läßt (2–3 Jahre).
d) Eine *lymphozytenarme, riesenzellreiche Form* (z. T. sog. *Hodgkin-Sarkom),* die oft auch eine ausgedehnte Fibrosierung zeigt (1 Jahr).

Es scheint, daß die Form a) u. U. über c) oder direkt zu d) werden kann, und b) oft langsam progressiv in eine weitgehende Vernarbung auszumünden pflegt. Der *Malignitätsgrad* ist, wie die medianen Überlebenszeiten nach Diagnosestellung zeigen, unterschiedlich. Die Stadieneinteilung geschieht nach folgenden Richtlinien:

Stadium I: Befall von 1 oder 2 unmittelbar benachbarten Lymphknotenstationen.
II: Befall mehrerer, voneinander entfernten Lymphknotenstationen, auf einer Seite des Zwerchfells.
III: Befall von Lymphknotenstationen beidseits des Zwerchfells und/oder der Milz.
IV: Befall auch anderer Organe (Haut, Knochenmark, Lungen u. a.).

Unterkategorien

A) Fehlen von Allgemeinsymptomen.
B) Allgemeinsymptome: Fieber, Gewichtsverlust von mehr als 10%, Nachtschweiß. Häufig damit verbunden sind hohe Senkung, Anämie, Hyposiderämie, Hyperfibrinogenämie, Dysproteinämie u. a.
C) Lokalisierte, extranodale Ausbreitung des Tumors per continuitatem von einem Lymphknoten zu einem Organ (z. B. von Hiluslymphknoten zu den Lungen). Ein solcher Befall ist noch kein Stadium IV, sondern z. B. II E.

Diese Einteilungen sind für die Planung der Behandlung wichtig.

Neoplasmen, die wahrscheinlich oder möglicherweise von Retikulumzellen oder Histiozyten ausgehen
»Retikulosarkome« (Retothelsarkome) soll man nach früheren Angaben vor allem an der länglichen oder ovalen Zell- oder Kernform sowie an der Anwesenheit feiner Präkollagenfasern an der Zelloberfläche erkennen. Allerdings ist es nicht immer möglich zu beurteilen, ob diese Fasern von den Tumorzellen gebildet wurden. Die »Retikulosarkome« treten in erster Linie in lymphoretikulären Organen auf, werden aber auch im Knochenmark und an anderen Stellen angetroffen. Neuerdings vermutet man, daß wenigstens ein Teil der »Retikulosarkome« *malignen histiozytären Lymphomen* entsprechen könnte.
Die Bezeichnung *»maligne Retikulose«* wird heute nicht mehr oft verwendet: man nimmt an, daß es sich in solchen Fällen (z. B. die *Abt-Letterer-Siwe'sche Krankheit*) mehrheitlich um *maligne histiozytäre Neoplasien* bzw. *Monozytenleukämien* handeln dürfte.

Wucherungen der Mastzellen
Die *Urticaria pigmentosa* ist eine chronische Affektion, die vor allem die Haut befällt und sich durch eine massive Vermehrung von Gewebsmastzellen auszeichnet: Anhäufungen dieser Zellen finden sich z. T. aber auch in anderen Organen. Mit der Zeit stellt sich in den betroffenen Gewebeteilen eine Fibrose bzw. Sklerose ein, z. B. auch in der Leber und im Knochenmark. Das von den zahlreich vorhandenen Mastzellen freigesetzte Histamin kann zu funktionellen Störungen führen, ähnlich wie sie beispielsweise bei anaphylaktischen Reaktionen vorkommen (S. 1098). Die *maligne Mastozytose,* die hie und da unter dem Bild der Mastzellenleukämie auftritt, gehört zu den seltensten Neoplasie-Typen.

54.11. Tumoren epithelialer Herkunft

Die epithelialen Tumoren treten in zahlreichen, von Organ zu Organ verschiedenen Formen auf; sie gehören daher in erster Linie in die *Spezielle Pathologie.* In unserem Zusammenhang sollen nur einige Grundmerkmale erörtert werden (vgl. auch Tabelle 11 sowie Abb. 56, 72 und 73).

Von mehrschichtigem Plattenepithel ausgehende bzw. diesem entsprechende Tumoren
Epitheliale Tumoren, die einen, dem mehrschichtigen Plattenepithel entsprechenden oder ähnlichen Bau zeigen, gehen nicht nur von dieser Epithelart aus (Haut, ferner Mundhöhle-Rachen-Oesophagus, Portio vaginalis der Cervix uteri sowie Vagina und Analgegend), sondern können sich über eine metaplastische Umwandlung auch an anderen Stellen entwickeln.
Die *gutartigen* Tumoren dieser Art umfassen neben der bereits erwähnten *Verruca juvenilis* (vulgaris) und ihren Varianten (S. 187) sowie den *Condylomata acuminata* (S. 1834) verschiedenartige Bildungen, die sich durch Akanthose, Hyperkeratose, Papillenbildung und/oder andere Besonderheiten auszeichnen. Wird ein erheblicher Teil des Tumors von Bindegewebe eingenommen, spricht man von Fibroepitheliomen. Merkmal der plattenepithelhaltigen Tumoren ist das Vorhandensein von Zellbrücken (Tonofibrillen), z. T. auch von Verhornung, oder zum mindesten von Zellen, die den epidermalen Basalzellen ähnlich sehen.

Beispiele:
- *Hyperkeratotische Papillome (Papilloma spinocellulare),* wie sie beispielsweise im Mundhöhlenbereich (»Gaumenpapillome« u. a.) auftreten, zeigen eine deutliche Hyperkeratose, Papillenbildung und Akanthose. Der Aufbau des Plattenepithels weicht im übrigen nicht nennenswert von der Norm ab.
- *Fibroepitheliale Papillome (Papilloma fibroepitheliale)* zeichnen sich durch dicke Papillen mit reichlich Bindegewebe aus.
- *Keratoakanthome* weisen vor allem eine zentrale Hyperkeratose mit/bei schüsselförmiger Einsenkung des Epithels sowie eine Akanthose auf.
- Die *seborrhoische Keratose (Keratosis seborrhoica, »Papilloma basocellulare«, Verruca senilis)* stellt eine bei älteren Leuten überaus häufige Hautveränderung dar. Sie zeigt eine deutliche Akanthose mit dicken Schichten von Basal- und Suprabasalzellen, häufig reichlich Melanin, Hyperkeratose und Bildung hornhaltiger Zysten.

Ein zwischen Gut- und Bösartigkeit *intermediäres Verhalten* zeigen u. a. die *Basaliome der Haut.* Ausgehend von der Basalschicht der Epidermis bilden sie in die Tiefe infiltrativ vorwachsende, z. T. untereinander verbundene Stränge, die überwiegend Zellen des Basalzellentyps enthalten. Schreitet das invasive Wachstum fort, entsteht zentral häufig ein Ulcus (S. 1344): *»Ulcus rodens«.* *Bösartige* epitheliale Geschwülste vom Plattenepithelcharakter heißen *Epidermoidkarzinome (Carcinoma epidermoides, Plattenepithelkarzinom).* Hauptlokalisationen sind – abgesehen von der Haut – der Tracheobronchialbaum, eingeschlossen der Larynx, ferner Lippen, Mundhöhle und Rachen, Ösophagus sowie beim weiblichen Geschlecht die Portio vaginalis der Cervix uteri. In besonderer, papillärer Form treten solche Geschwülste auch im Bereich der Nasen- und Nasennebenhöhlen auf. Die Unterteilung der Epidermoidkarzinome erfolgt in erster Linie aufgrund des Differenzierungsgrades: unverhornte *Plattenepithelkarzinome,* die in einer klein- oder großzelligen Form in Erscheinung treten, sind in der Regel bösartiger und wachsen rascher als deutlich *verhornende Plattenepithelkarzinome* (*»Kankroide«* i. e. S.). Die letzteren bilden im Zentrum der Stränge oft geschichtete Hornperlen (Hornkugeln), während die Peripherie der Basalzellenschicht der Epidermis gleicht. Auffällig ist bei differenzierten Epidermoidkarzinomen die durch die Tonofibrillen bedingte »stachelige« Kontur eines Großteils der Krebszellen (*»Stachelzellenkrebs«, Carcinoma spinocellulare).* Der vorherrschende Zelltyp der *undifferenzierten Plattenepithelkarzinome* gleicht eher den Basalzellen, zeigt aber deutlichere Atypien als beim Basaliom der Haut. Eine besondere Form eines wenig differenzierten Plattenepithels stellt das *lymphoepitheliale Karzinom (Schmincke-Regaud)* dar, das vor allem im Bereich der Tonsillen und des Rachens gefunden wird (vgl. dazu S. 644). Odontogene epitheliale Tumoren, wie die *Ameloblastome, Odontome* mit epithelialen Anteilen und *odontogenen Karzinome,* ahmen z. T. Strukturen der Zahnanlage nach. Man kennt zahlreiche Varianten dieser Geschwülste.

Übergangsepithel-Tumoren

Die differenzierten Formen dieser Gruppe zeigen einen Aufbau, der weitgehend dem *sog. Urothel* der Harnwege entspricht. *Übergangsepithelpapillome (Transitionalzellpapillome),* z. B. Papillome der Harnblase, entwickeln sich oft zu invasiv wachsenden *Übergangsepithelkarzinomen (Transitionalzellkarzinome).* Wahrscheinlich handelt es sich in solchen Fällen um die Umwandlung eines Carcinoma in situ in einen infiltrativ sich ausbreitenden Krebs. Die Übergangsepithelkarzinome können die verschiedensten Differenzierungsgrade zeigen, vom völlig ausgereiften bis zum anaplastischen Typ. Hie und da tritt in diesen Tumoren eine epidermoide und/oder glanduläre Metaplasie in Erscheinung.

Gewisse papilläre Geschwülste des Nasopharynx und des übrigen Respirationstraktes werden z. T. auch als »Übergangsepithelkarzinome« bezeichnet; hier haben wir es aber mit einem besonderen Typ von mehrschichtigem Pflasterepithel zu tun, der nicht demjenigen des Harntraktes zu vergleichen ist.

Von Zylinderepithelien oder drüsigen Organen ausgehende Tumoren: Adenome und Adenokarzinome

Die *gutartigen* Tumoren dieser Gruppe, die *Adenome,* gleichen in ihrer Struktur dem epithelialen oder drüsigen Muttergewebe, aus dem sie sich herleiten. Die vorherrschende Zellform kann daher zylindrisch, kubisch oder polyedrisch sein, und die Zellverbände bilden – wie schon erwähnt (S. 247) – Schläuche *(tubuläre Adenome),* Bläschen *(azinäre, alveoläre, vesikuläre oder follikuläre Adenome)* und/oder solide Stränge *(trabekuläre Adenome).* Wird in die bläschenförmigen Hohlräume reichlich Sekret bzw. Inkret abgesondert, entstehen oft große Zysten *(Zystadenome).* Man kennt auch *onkozytäre (»großzellige«) Adenome.* Weisen die Tumoren reichlich bindegewebiges Stroma auf, spricht man von *Fibroadenomen* oder – falls die epithelialen Anteile nur einen geringen Teil des Tumors ausmachen – von *Adenofibromen.* Hohlraumbildende Adenome zeigen hie und da auch papilläre Strukturen (z. B. *Cystadenoma papilliferum*).

Beispiele:

- *Adenomatöse Polypen* der Dickdarmschleimhaut zeigen einen überwiegend tubulären Bau; im Gegensatz zu den papillären Tumoren dieser Lokalisation verhalten sie sich meistens gutartig.
- *Vesikuläre bzw. follikuläre Adenome* in verschiedenen Spielarten finden sich beispielsweise in Speicheldrüsen und in der Schilddrüse.
- *Soliden (trabekulären) Adenomen* begegnet man u. a. in endokrinen Drüsen: z. B. *chromophobe oder eosinophile Adenome des Hypophysenvorderlappens, Adenome der Nebennierenrinde, Adenome der Nebenschilddrüse, Adenome der Langerhans'schen Inseln des Pankreas.*
- *Zystadenome* kommen in verschiedenen Organen vor, am häufigsten aber im *Ovarium:* das aus zahlreichen glattwandigen Zysten aufgebaute *Cystadenoma multiloculare serosum simplex,* das papillentragende und eher zu maligner Entartung neigende *Cystadenoma multiloculare serosum papilliferum,* ferner die *pseudomuzinösen Zystadenome.*
- Zu den gutartigen Adenomen der *Mamma* zählen u. a. das aus verzweigten Gängen und lockerem interstitiellem Bindegewebe aufgebaute – intrakanalikuläre oder perikanalikuläre – *Fibroadenom,* ferner das z. T. plump-papillär strukturierte *Adenofibrom,* dessen häufige Variante, *das Fibro(myx)adenoma phylloides,* insbesondere bei jungen Frauen angetroffen wird.
- Adenome der *Haut* können von Schweißdrüsen *(Syringoadenome)* bzw. apokrinen Drüsen oder Talgdrüsen *(Adenoma sebaceum)* ausgehen.

Zu den *»Adenomen« mit intermediärem Verhalten,* d. h. Neigung zu lokaler Infiltration ohne Fernmetastasierung, gehören u. a. die *pleomorphen Adenome der Speicheldrüsen* (S. 250), die *Zylindrome* – u. a. der Speicheldrüsen und der Bronchien –, die Stränge und kleine Bläschen bilden, um die herum eine mantelartige Schicht von hyalinem Stroma liegt, ferner gewisse Bronchialadenome (sog. *Jackson-Adenome*).

Die *bösartigen* Geschwülste, die sich von Zylinderepithelien bzw. von drüsigen Organen herleiten, werden – falls sie einen drüsigen Charakter noch erkennen lassen – als *Adenokarzinome* bezeichnet. Wie bei den Adenomen, kennt man *tubuläre, papilläre, azinäre* (bzw. *vesikuläre, alveoläre* oder *follikuläre*) und *solide* Formen. Oft sind verschiedene derartige Strukturen in demselben Tumor vorhanden. Je geringer der *Differenzierungsgrad,* desto mehr neigen die Adenokarzinome zur Bildung solider Stränge oder Nester *(Carcinoma solidum),* die überdies noch dissoziieren können, und desto weniger werden Papillen, Schläuche und/oder Bläschen noch angetroffen. *Kribriforme Karzinome* zeigen innerhalb der Karzinomstränge eine Bildung multipler bläschenartiger Lichtungen. Adenokarzinome mit Plattenepithelmetaplasie werden als *Adenokankroide* oder *Adenoakanthome* bezeichnet (z. B. im Corpus uteri). Adenokarzinome, die Schleim bilden, können diesen in großer Menge in die Lichtungen der Schläuche bzw. Bläschen und/oder in das umgebende Stroma abgeben *(Gallertkrebs, Carcinoma mucoides).* Bleibt der gebildete Schleim vor allem im Zytoplasma der Krebszellen liegen, wird der Kern z. T. gänzlich an den Rand gedrängt (*Siegelringzellen-Karzinom = Carcinoma sigillocellulare,* S. 248). Abgesehen vom Schleim, trifft man in gewissen Karzinomtypen auch andere Substanzen angereichert, z. B. *Cholesterinester.*

Beispiele von Adenokarzinomen:

- *Papilläre und tubuläre Karzinome (Adenocarcinoma tubulare papilliferum)* kommen besonders häufig im *Dickdarm* und im *Corpus uteri* vor; man trifft solche Krebse aber auch in anderer Lokalisation.

- *Adenokarzinome,* die echten Schleim bilden, treten in den verschiedensten Varianten auf: z. B. als mäßig schleimbildendes *Adenocarcinoma mucoides,* als *muköses Karzinom* mit überreichlicher Schleimbildung *(Gallertkrebs, Schleimkrebs, Mukoidkarzinom, Carcinoma mucoides)* oder als *Siegelringzellen-Karzinom* im *Magendarm-Kanal* oder in anderen Organen, ferner als sog. *Mukoepidermoid-Karzinom,* z. B. in *Speicheldrüsen,* als *Carcinoma bronchiolare (»Lungenadenomatose«)* oder als nur wenig schleimhaltiges *großzelliges Karzinom* in den Lungen.
- *Muzinöse (pseudomuzinöse) Zystadenokarzinome* der Ovarien, die auch Papillen bilden können.
- *Differenzierte Adenokarzinome der Prostata,* die oft ziemlich reichlich doppeltbrechende Lipoide enthalten und sich u. a. dadurch von den *anaplastischen Adenokarzinomen* derselben Lokalisation unterscheiden.

Sonderformen epithelialer Tumoren

Chorionepitheliome (Choriokarzinome) gehen entweder als sog. »Transplantationstumoren« vom Trophoblastenepithel der Plazenta, also von der Frucht, oder von den Gonaden, insbesondere vom Hoden, aus (S. 243).

In den Gonaden, vor allem im *Hoden,* treten neben Teratomen (S. 247) u. a. *Seminome* auf, die locker gefügte Stränge ziemlich großer polygonaler oder rundlicher Zellen mit schwach gefärbtem Zytoplasma und runden Kernen mit oft zentral gelagerten Nukleolen bilden, und in deren zartem bindegewebigem Stroma oft dichte lymphozytäre Infiltrate liegen. Seminomgewebe kann in Kombination mit einem embryonalen Teratom, einem embryonalen Karzinom und/oder einem Chorionepitheliom vorkommen (S. 250). Im *Ovarium* begegnet man hie und da dem Seminom-artigen *Dysgerminom.* Häufiger finden sich in diesem Organ andere, vermutlich von dem Keimleistenstroma hergeleitete Tumoren, wie der *Granulosazelltumor.* Die Besprechung der verschiedenen Typen von Ovarialgeschwülsten ist Aufgabe der speziellen Pathologie.

Klarzellige (»mesonephroide«) Karzinome werden beispielsweise im Bereich der Cervix uteri oder im Ovarium angetroffen. Der Glykogenreichtum eines Großteils der Zellen dieser Geschwulstart erinnert an das *hypernephroide Karzinom (Hypernephrom, Grawitz'scher Tumor) der Niere,* das aber weitere, besondere Eigenschaften aufweist, vor allem einen oft hohen Gehalt an Cholesterinestern. Die letztgenannte Eigentümlichkeit verleiht den Zellen eine gewisse Ähnlichkeit mit denen der Nebennierenrinde (daher: »hypernephroid«).

Karzinosarkome sind seltene Geschwülste, bei denen sowohl der epitheliale Anteil als auch das Mesenchym im Sinn eines neoplastischen Prozesses verändert sind.

Undifferenzierte (»zellige«) Karzinome

Von den verschiedensten Geweben können Karzinome ausgehen, deren Differenzierungsgrad so gering ist, daß wir in ihrem Aufbau keinen Hinweis auf das Muttergewebe mehr erkennen. Der Karzinomcharakter dieser Geschwülste äußert sich in solchen Fällen oft nur in der epithelartigen Zusammenlagerung der neoplastischen Zellen, d. h. darin, daß in den mehr oder weniger dicht gefügten, nest- oder strangförmigen Strukturen keine faserige Interzellulärsubstanz nachzuweisen ist. Die Abgrenzung gegen anaplastische Sarkome ohne Faserbildung fällt allerdings oft schwer oder ist nur vermutungsweise möglich. Undifferenzierte Karzinome werden – entsprechend ihrem histologischen Bild – z. B. als *Carcinoma solidum (simplex, medullare oder scirrhosum,* vgl. dazu S. 248), als *»kleinzellig«, »großzellig«, »spindelzellig«* oder auf eine andere deskriptive Weise bezeichnet. Haben die Zellatypien groteske Ausmaße angenommen, spricht man auch von »verwilderten« Karzinomen.

Das makroskopische Aussehen der Primärkarzinome

Von *Oberflächenepithelien* ausgehende Karzinome lassen sich makroskopisch in verschiedene Typen unterteilen (vgl. dazu S. 242), die sich u. a. durch eine besondere klinische Symptomatik auszeichnen können und beispielsweise bei der radiologischen Diagnostik eine Rolle spielen (Abb. 70):

- *Papilläre (»blumenkohlartige«) Karzinome*
- *Knotige (noduläre) Karzinome*
- *Diffus infiltrativ wachsende Karzinome* (z. B. *»Feldflaschen-Magen«* bei *»Linitis plastica«*)
- *Strikturierende ringförmige, anuläre Karzinome* (z. B. Darm)
- *Ulzerierende (»schüsselförmige«) Karzinome*
- *u. U. multizentrische Karzinome*

Diese Einteilung entspricht dem Momentanbild der Geschwulst; im Verlauf seiner Entwicklung kann aber beispielsweise ein papilläres in ein ulzeröses und schließlich strikturierendes Karzinom übergehen.

Im *Innern der Organe* entstehende Karzinome nehmen zunächst meistens eine *knotige Form* an, mitunter bilden sie auch *zystische* Hohlräume.

Ein ausgedehntes *infiltratives Wachstum* äußert sich makroskopisch u. a. im teilweisen oder gänzlichen *Verlust der Verschieblichkeit* der verschiedenen Organteile oder Organe gegeneinander.

54.12. Tumoren, die sich von melaninbildenden Zellen ableiten

Diese Geschwülste werden *Melanome* genannt und gehen z. T. aus junktionalen Pigmentzellnaevi (30–50%), z. T. aus einer melanotischen Präkanzerose (Dubreuilh) (25–30%) oder aus vorher unveränderter Haut (10–25% der Fälle) aus.

Man trifft sie indessen dann und wann auch in anderer Lokalisation, vor allem im Auge, selten im Schädelinnern. Melanome, die vor der Pubertät auftreten *(juvenile Melanome),* verhalten sich meistens gutartig. Im Erwachsenenalter handelt es sich fast immer um *maligne Melanome.* Histologisch lassen sie einen gewissen nävoiden Bau erkennen, zeigen deutliche Mitosetätigkeit und erhebliche Zellatypien. Das Strukturbild der Melanome kann sehr verschieden sein; neben typischen Formen kennt man auch rundzellige und spindelzellige Varianten. Je nach dem Differenzierungsgrad bilden die malignen Melanome mehr oder weniger Melanin; *amelanotische maligne Melanome* enthalten kein Pigment. Aus prognostischen und therapeutischen Gründen unterscheidet man *verschiedene Typen maligner Melanome:*

a) Das sog. *Lentigo maligna-Melanom (LMM)* findet sich vor allem an lichtexponierten Stellen alter Leute. Oft gibt der Patient an, es hätte an der betreffenden Stelle schon viele Jahre lang ein brauner Fleck bestanden.

b) Das *oberflächlich sich ausbreitende maligne Melanom (»superficial spreading melanoma«)* kann an beliebigen Hautstellen auftreten; allerdings sind die oberen Rückenpartien und – bei Frauen – die unteren Extremitäten bevorzugte Lokalisationen. Die Altersverteilung ist breit, mit einem flachen Gipfel zwischen 40 und 50 Jahren. Ein brauner Fleck hat oft mehrere (etwa 1–7) Jahre lang vorbestanden.

c) Das *noduläre Melanom,* das sich irgendwo an der Körperoberfläche entwickeln kann, betrifft Erwachsene mit ähnlicher Altersverteilung wie b). Häufig entsteht es im Verlauf von Monaten bis wenigen Jahren. Im Gegensatz zur eher bläulich violetten Farbe von b) zeigt es einen rötlich-violetten bis blau-schwarzen und/oder dunkelbraunen, z. T. aber auch recht hellen Farbton. Diese knotige Form des Melanoms ist die bösartigste.

Ebenfalls aus prognostischen und therapeutischen überlegungen heraus werden nach *Clark* verschiedene *Invasionsstufen* (-grade) unterschieden: Niveau I: Tumorzellen nur in Epidermis. II: in Papillarkörper. III: bis Grenzzone zwischen Stratum papillare und Stratum reticulare. IV: bis ins Corium. V: bis in das subkutane Fettgewebe.

Die Prognose maligner Melanome im Frühstadium konnte durch weite (3 cm im Umkreis) und tiefe (bis auf Faszie) Exzisionen, mit nachfolgender plastischchirurgischer Versorgung, signifikant verbessert werden.

54.13. Tumoren des Zentralnervensystems und der Nerven

Die Tumoren des *Zentralnervensystems* gehen in der überwiegenden Mehrzahl der Fälle von den Gliazellen aus. Die *»Gliome«* i. e. S. bestehen aus differenzierten, wenn auch z. T. veränderten Zellen, die den Elementen der Glia ähnlich sehen oder mit ihnen identisch sind. Unreife Geschwülste des Hirn- und Rükkenmarkgewebes *(»Glioblastome«)* zeichnen sich in der Regel durch eine dichte Lagerung der Zellen aus. Die letzteren erinnern manchmal an embryonale Formen oder sind so atypisch gestaltet, daß sie keinen Hinweis auf die Zellart mehr geben, aus der sie hervorgingen. Zur näheren Bezeichnung des Reifegrades von Gliomen hat sich die *Gradierung* von I (reif) bis IV (ganz anaplastisch) eingebürgert. Dem in einem Gliom bzw. Glioblastom vorherrschenden Zelltyp entsprechend, unterscheidet man u. a.:

– *Astrozytome,*
– *Oligodendrogliome,*
– *Ependymome* und
– *»Medulloblastome«* (S. 250).

Unreife, stark polymorphe Zellen und eine erhebliche Mitosetätigkeit kennzeichnen das sog. *Glioblastoma multiforme,* das zu den relativ häufigen Hirntumoren zählt und sich in der Regel ziemlich rasch ausbreitet. Neuerdings wird diese Geschwulst zu den Astrozytomen Grad IV gezählt. Astrozytome und Oligodendrogliome trifft man vor allem in den Großhirnhemisphären, Medulloblastome in der Gegend des Kleinhirns und Ependymome im Bereich der Ventrikel.

Von der *weichen Hirnhaut* leiten sich die *Meningeome* ab, recht häufige Geschwülste, die sich oft gut operativ entfernen lassen. Histologisch findet sich in der Regel ein konzentrischer Aufbau platter bis spindeliger Zellen; in der Mitte dieser geschichteten Gebilde können u. a. Blutgefäße, kleine Narben oder Kalkherde *(»Psammome«)* liegen.

Der häufigste Tumor der *peripheren Nerven* ist das *Neurinom (Neurilemmom, »Schwannom«),* das von den Schwann'schen Scheidenzellen ausgeht und zellreichere, wirbelartige Strukturen mit Palisadenstellung der stäbchenförmigen Kerne (Antoni Typ A-Gewebe), daneben überaus locker gefügte Partien mit reichlich myxoider Zwischensubstanz (Antoni Typ B-Gewebe) aufweist. Es kommen auch bösartige Neurinome *(Neurinoblastome)* vor. *Neurofibrome* sind vor allem in der Haut gelegene, weiche, kolbenartig vorragende Tumoren, die im Innern sich aufteilende Nervenfasern mit spärlich Myelin, Schwann'sche Scheidenzellen und ziemlich reichlich myxoides Bindegewebe enthalten. Die *v. Recklinghausen'sche Neurofibromatose* (S. 303) geht mit der Bildung einer Vielzahl solcher Tumoren in der Haut, aber auch in inneren Organen einher.

Die wichtigsten histologischen Merkmale der verschiedenen Tumorarten sind in den Abb. 71–73 zu erkennen.

Literatur

Atlas of Tumor Pathology (Armed Forces Institute of Pathology, vertrieben von dem American Registry of Pathology, Washington; erschien abschnitts- und heftweise seit den 50-er Jahren) —— *International Histological Classification of Tumours* (World Health Organization, Geneva; dieses Werk erscheint – nach Organen bzw. Geweben gesondert – nummernweise) —— *UICC (Union Internationale Contre le Cancer):* Nomenclature illustré des tumeurs (in englisch, französisch, russisch, deutsch und spanisch, Springer, Berlin 1965) —— *Manual of tumor nomenclature and coding* (American Cancer Society, 1968)
S. auch Schrifttum zu den Kap. 37 und 39.

55. Die relative Häufigkeit maligner neoplastischer Prozesse beim Menschen

Die Angaben über die relative Häufigkeit maligner neoplastischer Prozesse in Abhängigkeit der Art der Geschwulst, ihrer Lokalisation und des Geschlechts des Trägers stützen sich auf sog. *Tumorregister,* deren Zweck u. a. darin besteht, populationsstatistische Daten zu liefern. Die Zuverlässigkeit dieser Register ist nicht überall dieselbe; beispielsweise liegen den Tumordiagnosen in einem erheblichen Teil der Fälle nicht histologische und/oder zytologische Befunde zugrunde, sondern nur die auf dem Todesschein vermerkte Vermutung des behandelnden Arztes. Bei vergleichenden Untersuchungen muß diesem Umstand Rechnung getragen werden.
Beispiele der relativen Häufigkeit von Krebs unterschiedlicher Primärlokalisation finden sich in Tabelle 13. Weltweit erkennt man deutliche Differenzen, z. B. die hohe Inzidenz von Magenkarzinomen in Japan, während diese Tumoren in Europa z. T. weniger häufig und in U. S. A. in noch geringerem Prozentsatz registriert werden. Bemerkenswert sind auch die Unterschiede in der relativen Häufigkeit von Leber- und Gallengangskarzinomen, Mammakarzinomen, Uteruskarzinomen und Darmkarzinomen. Die Wichtigkeit solcher Vergleiche inbezug auf die mögliche Bedeutung der Rasse (und somit der genetischen Information), der Lebensgewohnheiten und der Umweltfaktoren für die Krebsentstehung wurde schon hervorgehoben (S. 179).
In der Reihenfolge der Inzidenz können hierzulande die folgenden Karzinome als die *häufigsten* bezeichnet werden:

Männliches Geschlecht:	*Weibliches Geschlecht:*
1. Bronchialkarzinome	1. Mammakarzinome
2. Dickdarmkarzinome	2. Uteruskarzinome
3. Prostatakarzinome	3. Dickdarmkarzinome
4. Hautkarzinome	4. Hautkarzinome
5. Magenkarzinome	5. Magenkarzinome
6. Pankreaskarzinome	6. Ovarialkarzinome

Wie erwähnt, ist die Reihenfolge aber nicht in allen Registern dieselbe.

Tabelle 13. Häufigkeit maligner Neoplasien (bezogen auf 100000 Einwohner, korrigiert nach Alter)

Lokalisation bzw. Art des malignen Neoplasmas	Genfer Register (1970–1971)		Andere Register[a]	
	♂	♀	♂	♀
Bronchien/Lunge	64.0	7.2	16.5[3]	3.1[3]
Cervix und corpus uteri		16.4		30.8[2]
Choriokarzinom/Uterus		15.7		9.0[3]
Dickdarm	20.3	15.2	26.7[1]	26.7[1]
Dünndarm	0.8	0.2	0.4[4]	0.3[4]
Endokrine Organe	0.2	0.6	0.6[4]	0.5[4]
Gallenblase	1.7	3.0	1.0[3]	1.5[3]
Harnblase	15.5	2.5	19.9[1]	5.9[1]
Haut: malignes Melanom	3.2	1.2	1.4[4]	3.3[4]
Haut: andere Tumoren	21.4	14.6	28.3[4]	15.3[4]
Hoden	2.8		4.5[2]	
Knochen	1.1	0.7	0.8[3]	0.5[3]
Larynx	0.8	0.3	7.5[1]	0.8[1]
Leber	8.0	1.4	4.2[1]	3.6[1]
Leukämien	8.4	6.5	6.3[4]	4.7[4]
Lymphoma malignum Hodgkin	2.3	1.5	3.2[2]	1.9[2]
Magen	16.5	9.3	27.5[2]	16.4[2]
Maligne Lymphome (außer Lymphoma malignum Hodgkin)	5.0	3.0	8.8[1]	5.8[1]
Mamma	0.4	68.2	0.4[3]	41.0[3]
Multiples Myelom	1.6	1.5	2.8[3]	2.0[3]
Mundhöhle	3.2	0.8	0.7[2]	0.4[2]
Nase/Nasennebenhöhlen	0.5	1.0	2.1[1]	1.3[1]
Niere	7.6	2.4	4.2[4]	1.8[4]
Oesophagus	7.1	1.4	2.8[3]	0.9[3]
Ovarium		10.3		13.5[2]
Pankreas	12.1	5.7	6.9[2]	4.7[2]
Pharynx	7.5	0.7	0.8[2]	0.4[2]
Prostata	28.0		33.0[1]	
Rektum	11.8	8.0	16.3[1]	10.7[1]
Schilddrüse	2.6	4.2	0.8[1]	3.0[1]
Speicheldrüsen	0.5	0.7	1.2[2]	1.3[2]
Weiblicher Genitaltrakt (außer Uterus und Ovarien)		2.1		2.3[2]
Weichteile	2.4	0.6	1.4[2]	1.2[2]
Zentrales Nervensystem	10.9	7.4	5.6[1]	5.0[1]
Zunge	3.4	0.4	3.2[1]	0.8[1]

[a] Andere Register (als Exponent der Inzidenzziffer vermerkt):
1. Connecticut (1963–1965)
2. Dänemark (1958–1962)
3. Norwegen (1964–1966)
4. London (1962–1965)

Literatur

Muir, C. S., Wagner, C. (eds.): Directory of on-going research in cancer epidemiology (IARC Scientific Publications. no. 17, distributed by the World Health Organization, Geneva, 1977)

56. Merkpunkte zu einigen häufigen Karzinomen des Menschen

Bronchialkarzinome (Lungenkarzinome)

Ätiologie und **Epidemiologie:** Die ätiologische Bedeutung des *Tabakrauches* steht außer Zweifel: Bei Männern, die mehr als zwei Päckchen Zigaretten im Tage rauchen, besteht beispielsweise eine 30mal größere Wahrscheinlichkeit der Entstehung eines Lungenkrebses als bei Nichtrauchern. Außerdem spielen weitere Umweltfaktoren u. a. eine Rolle. Die höchste Mortalität an Lungenkrebs (bis 70 Fälle auf 100000 Einwohner pro Jahr) findet sich in industrialisierten Ländern wie England. *Bei Männern tritt dieser Krebs 4–10mal häufiger auf als bei Frauen.* Der absolute (nicht altersspezifische!) Häufigkeitsgipfel liegt zwischen dem 50. und 60. Altersjahr.

Lokalisation: Die überwiegende Mehrzahl der Bronchialkarzinome liegt in *hilusnahen Bronchien.* Adenokarzinome finden sich eher in der Lungenperipherie.

Diagnose, Morphologie und **Ausbreitung:** Die Diagnosestellung erfolgt zytologisch (Sputumuntersuchung) und/oder histologisch (endoskopisch vorgenommene Biopsie). Je ungefähr 40% aller Lungenkrebse sind *kleinzellige Karzinome* und *wenig differenzierte Plattenepithelkarzinome;* die übrigen Typen (S. 247) zeigen eine geringere Korrelation mit den Rauchergewohnheiten. Die Metastasierung erfolgt lymphogen und hämatogen (Lungentyp, S. 227).

Mammakarzinome

Ätiologie und **Epidemiologie:** Die mögliche Bedeutung onkogener Viren und hormonaler Einflüsse bei der Entstehung von Mammakarzinomen wurde schon diskutiert (S. 191). Die relative Wichtigkeit verschiedener *Östrogene* als krebsfördernde oder -hemmende Agentien steht noch zur Diskussion, es ist aber hervorzuheben, daß Frauen, die aus irgendeinem Grund im Alter von weniger als 35 Jahren ovariektomiert worden sind, nur selten einen Brustkrebs entwickeln. Häufig entsteht ein Mammakarzinom auf der Grundlage einer proliferativen Mastopathie. *Androgene* scheinen die Entwicklung eines Brustkrebses fördern zu können; diese Möglichkeit ist insbesondere bei postmenopausisch auftretenden Karzinomen zu bedenken. Frauen, die schon einmal an Brustkrebs erkrankt waren, bilden mit 10–20% Wahrscheinlichkeit später ein zweites Mammakarzinom. Die Mammabestrahlung, insbesondere mit geringen oder mittleren Dosen, kann radiogene Tumoren hervorrufen. Die Mortalität an Brustkrebs erreicht in einigen Ländern $120–150/10^5$ pro Jahr; in Europa liegt sie meistens deutlich unter 100 ($25–70/10^5$). Männer erkranken etwa hundertmal seltener an Mammakarzinom als Frauen, am ehesten noch im Zusammenhang mit einer langdauernden Östrogen-Therapie (z. B. wegen Prostatakarzinom). Mammakarzinome treten kaum vor dem 20. Altersjahr auf; danach aber nimmt die altersspezifische Häufigkeit immer zu, mit einem steilen Anstieg zwischen dem 40. und 50. Altersjahr.

Lokalisation: Ungefähr 60% der Mammakarzinome entstehen im oberen äußeren Quadranten der Drüse und je etwa 10% im oberen inneren Quadranten, im Bereich der Brustwarze und im unteren äußeren Quadranten. Ausgangsorte sind in der Mehrzahl der Fälle die kleineren Gänge, seltener Milchgänge oder Lobuli.

Diagnose, Morphologie und **Ausbreitung:** In der Regel wird das Mammakarzinom von der Patientin selbst entdeckt, indem es sich als Knoten im Drüsenkörper bemerkbar macht. Die zytologische Diagnostik bedient sich der Feinnadelpunktion; entscheidend ist aber der histologische Nachweis, der mit Vorteil während der Operation im Sinn einer Schnelldiagnose erfolgt. Histologisch handelt es sich meistens um Adenokarzinome, die kribriforme, tubuläre und solide Anteile aufweisen und häufig reichlich zellarmes bindegewebiges Stroma enthalten *(Carcinoma scirrhosum, Scirrhus).* Seltener sind andere Typen, wie *Milchgangskarzinome* bzw. *»Komedokarzinome«, papilläre Karzinome, medulläre Karzinome* mit lymphozytärer Infiltration, *Gallertkrebse, lobuläre Karzinome* u. a. m. Die Ausbreitung geschieht infiltrativ, und die Metastasierung geht in der Regel zunächst über den Lymphweg, dann über die Blutbahn. Die axillären, infra- und supraklavikulären Lymphknoten bilden aufeinanderfolgende Stationen, in denen sich Krebsableger bilden und weiterentwickeln können. Nicht zu vergessen ist auch der Weg über die Lymphknoten längs der A. mammaria interna, die nicht ausschließlich die innere Hälfte der Mamma drainieren, und von denen aus ein direktes Durchwachsen zur Pleura möglich ist. Die hämatogene Streuung führt insbesondere zur Metastasenbildung in den Lungen, dem knöchernen Skelett und der Leber. Man denkt an die Möglichkeit, daß von den Venen der Brustgegend über die interkostalen Gefäße und den paravertebralen Venenplexus direkt eine Metastasierung in der Wirbelsäule zustandekommen könnte. Die Ausbreitung von Krebszellen in die Epidermis der Mamillengegend ist als Paget'sche Krankheit der Brust bekannt. Meistens handelt es sich um ein Milchgangskarzinom. In fortgeschrittenen Stadien kann es zur ausgedehnten Ulzeration im Brustbereich kommen.
Der histologische Nachweis sog. Karzinome in situ der Mamma stellt in der Regel einen Zufallsbefund dar.

Dickdarmkarzinome

Ätiologie und **Epidemiologie:** Über die Ätiologie der Dickdarmkarzinome wissen wir wenig Bescheid. Patienten mit *familiärer Polyposis des Kolon* entwickeln fast immer Dickdarmkarzinome, oft schon im Alter von weniger als 20 Jahren. Auch die *idiopathische chronische Colitis ulcerosa (Protocolitis haemorrhagica)* ist mit einem stark erhöhten Risiko der krebsigen Entartung verbunden (bis zu 25% der Fälle mit langdauernder, schwerer Colitis!). In Europa liegt die Mortalität an Dickdarmkarzinomen zwischen 20 und $50/10^5$. Die Häufigkeit dieser Krebsart nimmt mit dem Alter zu; nur selten sind Patienten im Alter unter 35 Jahren betroffen. Ein deutlicher Geschlechtsunterschied in der Inzidenz besteht nicht.

Lokalisation: Ungefähr 40% der Dickdarmkarzinome finden sich im Rektosigmoidbereich, 35% im Rectum und 14% im Caecum und Colon ascendens; die übrigen Abschnitte sind seltener betroffen.

Diagnose, Morphologie und **Ausbreitung:** Der klinische Verdacht auf Dickdarmkarzinom stützt sich in der Regel auf Symptome und Zeichen, wie eine Änderung der Darmtätigkeit (Stuhlgang), Blut im Stuhl, Tenesmen (»Darmzwang«, Zwang zum Stuhlgang),

Entleerung von reichlich Schleim und/oder eine unerklärte Anämie (S. 423). Der klinische Nachweis eines Dickdarmtumors gründet sich auf die Röntgendiagnostik (Kontrastmitteldarstellung des Colons) oder, falls die Geschwulst endoskopisch erreichbar ist, auf direkte Inspektion und Biopsie. Rektalkarzinome können mit dem Finger palpiert werden. Histologisch handelt es sich in der Mehrzahl der Fälle um papilläre und tubuläre Adenokarzinome verschiedenen Differenzierungsgrades. Seltener – am ehesten noch im Zäkalbereich – sind Gallertkrebse, ferner undifferenzierte Karzinome u. a. Die Metastasierung geschieht über den Lymph- und Blutweg, meistens zuerst in die regionären Lymphknoten. Hämatogene Metastasen finden sich in erster Linie in der Leber.

Karzinome des Uterus

Cervix uteri

Ätiologie und **Epidemiologie:** Die eigentliche Ursache des Zervixkarzinoms ist nicht bekannt; die mögliche Bedeutung von *Herpes simplex-Viren (HSV II)* wurde bereits erwähnt (S. 187). In ätiologischer Hinsicht spielen offenbar verschiedene Faktoren eine Rolle. So scheint die relative Häufigkeit von Zervixkarzinomen – soweit dies statistisch ermittelt werden konnte – mit der Dauer und der Häufigkeit des *Geschlechtsverkehrs,* der *Anzahl der Geschlechtspartner,* der *Anzahl von Schwangerschaften* und *schlechten sozio-ökonomischen Verhältnissen* in direkter Beziehung zu stehen. Außerdem ist auffällig, daß dieser Krebs *bei den jüdischen und anderen Bevölkerungsgruppen, die beim Manne die Zirkumzision* durchführen, nur selten auftritt. Die Zahl neu diagnostizierter Fälle beträgt im Jahr ungefähr 30–40/10^5 (Statistik aus USA). Der absolute Häufigkeitsgipfel liegt beim *Alter zwischen 40 und 50 Jahren.*

Lokalisation: Zervixkarzinome gehen in der Regel von der hinteren oder vorderen Muttermundslippe aus.

Diagnose, Morphologie und **Ausbreitung:** Die Frühsymptome des Portiokarzinoms sind meistens wenig auffällig; die Diagnose wird oft anläßlich routinemäßiger Vorsorgeuntersuchungen inspektorisch, zytologisch und/oder histologisch gestellt. In fortgeschrittenen Stadien kommt es gehäuft zu Blutabgang, insbesondere nach dem Geschlechtsverkehr. Histologisch liegen in der Mehrzahl der Fälle *wenig differenzierte Plattenepithelkarzinome* vor; *klarzellige (»mesonephroide«) Karzinome, Adenokarzinome* und *mukoepidermoide Karzinome* sind eher selten. Die infiltrative Ausbreitung des Karzinoms erfolgt im wesentlichen in drei Richtungen: Vaginalwand, Körper des Uterus und Parametrien. Schließlich können auch das Rektovaginalseptum und die Harnblase befallen werden. Die lymphogene Verschleppung nimmt den Weg über die äußern Iliakal-Lymphknoten und die hypogastrischen Lymphknoten. Hämatogene Fernmetastasen sind nicht die Regel. Oft beruht die terminale Komplikation auf einer Stenosierung der Ureteren mit nachfolgender Nierenschädigung.

Corpus uteri

Ätiologie und **Epidemiologie:** Hinsichtlich möglicher ätiologischer Faktoren kann erwähnt werden, daß – im Gegensatz zum Portiokarzinom – eher sozial gutgestellte und kinderlose Frauen betroffen sind, und daß direkte Beziehungen zwischen dem Auftreten dieser Krebsart und gewissen metabolischen Störungen (Fettsucht, Diabetes mellitus) sowie arterieller Hypertension zu bestehen scheinen. Vieles spricht dafür, daß ein *Hyperöstrogenismus von längerer Dauer* (infolge Östrogentherapie oder z. B. wegen Granulosa-Thekazell-Tumoren der Ovarien) die Entwicklung des Corpuskarzinoms fördert. Im Gegensatz zum Portiokarzinom liegt der absolute Häufigkeitsgipfel im *postmenopausischen Alter.* Karzinome des Corpus uteri sind heute vielerorts häufiger anzutreffen als die der Portio.

Lokalisation: Ein Primärkarzinom kann sich überall im Endemetrium entwickeln.

Diagnose, Morphologie und **Ausbreitung:** Meistens wird die Patientin durch Blutabgang in der Menopause auf die Krankheit aufmerksam gemacht. Die Diagnose erfolgt histologisch (Curettage u. a.), z. T. auch zytologisch (u. a. am Vaginalsekret). Meistens handelt es sich um ziemlich gut differenzierte *Adenokarzinome, die tubuläre und – in Frühfällen – papilläre Strukturen erkennen lassen. »Adenoakanthome«,* d. h. *Adenokarzinome mit Plattenepithelmetaplasie,* sind keine Seltenheit. Sog. *»Grenzfälle«* entsprechen wahrscheinlich oft einem Frühkarzinom bzw. einem Karzinom in situ. Die infiltrative Ausbreitung findet im Corpus uteri statt, dessen dickes Myometrium ein erhebliches Hindernis bietet. Lymphogen breiten sich diese Krebse ebenfalls in erster Linie über die äußeren iliakalen und die hypogastrischen Lymphknoten aus. Hie und da treten auch Metastasen im unteren Teil der Vagina auf. Auch beim Corpuskarzinom sind hämatogene Metastasen nicht sehr häufig.

Prostatakarzinome

Ätiologie und **Epidemiologie:** Prostatakarzinome entwickeln sich offenbar nur unter *Androgeneinfluß.* Östrogene hemmen oft ihr Wachstum. Ein Zusammenhang mit der glandulär-zystischen Hyperplasie des Organs bzw. der Periurethraldrüsen ist nicht sicher erwiesen. Die absolute und relative Häufigkeit des Prostatakarzinoms ist schwierig einzuschätzen, da ein bösartiger Verlauf weit weniger oft beobachtet wird, als sich histologisch ein infiltrativ wachsendes Karzinom nachweisen läßt. Selten sind Männer im Alter von weniger als 40 Jahren betroffen; der Häufigkeitsgipfel liegt zwischen 60 und 80 Jahren.

Lokalisation: Die meisten Prostatakarzinome gehen vom dorsalen Anteil der Drüse (»chirurgische Kapsel«) aus.

Diagnose, Morphologie und **Ausbreitung:** Meistens führen Miktionsbeschwerden den Patienten zum Arzt. Die klinische Untersuchung umfaßt u. a. die Rektalpalpation, ferner die Endoskopie der Urethra und Harnblase. Die histologische Diagnose wird in der Regel aufgrund von Biopsiematerial gestellt, das u. a. durch Nadelpunktion gewonnen werden kann. Feinnadelpunktate eignen sich zur zytologischen Beurteilung. Histologisch haben wir es in der überwiegenden Mehrzahl der Fälle mit einem *Adenokarzinom* zu tun, das in seiner differenzierten Form *oft reichlich doppeltbrechende Lipoide* enthält und vielfach auch schmale solide Stränge und kleine Nester bildet. Die Tumorinfiltration ergreift u. a. die Samenblasen, die Harnblase, die Rektal-Vorderwand und das Peritonaeum, während die Urethra oft nicht direkt befallen ist. Neben der lymphogenen Metastasierung spielt die hämatogene Aussaat eine große Rolle, wobei besonders das knöcherne Skelett (Wirbelsäule, Becken, Femora, Rippen) betroffen wird. Oft liegen osteoplastische Metastasen vor. Differenzierte Prostatakarzinome produzieren reichlich saure Phosphatase, deren Konzentration im Blut einen Hinweis auf Ausdehnung und Verlauf geben kann. Plattenepithelkarzinome der Prostata sind selten.

Magenkarzinome

Ätiologie und **Epidemiologie:** Bezüglich möglicher ätiologischer Faktoren sind das vermehrte Auftreten von Magenkrebs bei *Männern mit Blutgruppe A* und solchen mit *Achlorhydrie* zu erwähnen. Die Prädisposition eines *chronischen Magengeschwürs* (S. 707) für krebsige Entartung wird von den meisten Autoren anerkannt. Von besonderem Interesse ist die Häufigkeit des Magenkarzinoms in gewissen Ländern, wie Japan, Rußland, Finnland, Österreich und Chile. *Eßgewohnheiten* spielen möglicherweise eine Rolle, eine Entscheidung dieser Frage ist aber noch nicht erfolgt. *Männer sind etwa doppelt so oft betroffen wie Frauen.* Abgesehen von einzelnen – z. T. familiär gehäuft auftretenden – Fällen, begegnet man dem Magenkarzinom vor allem bei alten Leuten.

Lokalisation: Magenkarzinome entstehen in der Mehrzahl der Fälle im Bereich des Antrum, bzw. an der Grenze zwischen Antrum und Fundus, an der Kleinkurvatur (»Magenstraße«).

Diagnose, Morphologie und **Ausbreitung:** In der Regel treten klinische Symptome erst dann auf, wenn das *Karzinom schon ziemlich fortgeschritten* ist: daher vor allem versteht sich die im allgemeinen schlechte Prognose (mittlere Überlebenszeit nach Diagnosestellung bei Patienten mit inoperablem Magenkarzinom 5½ Monate, nach Operation weniger als 2 Jahre). Mit Hilfe endoskopischer Untersuchungen (Fibroskop, Gastrokamera) gelingt es heute allerdings nicht selten, sog. *Frühkarzinome* zu entdecken, die nicht über die Submucosa hinaus in die Tiefe infiltriert sind. In diesen Fällen überleben ungefähr 90% der operierten Patienten mehr als 5 Jahre. Die histologische Diagnose stützt sich teils auf Biopsiestücke, teils auf das Operationspräparat. Die zytologische Diagnostik (»forcierte Magenspülung«) kann ebenfalls beigezogen werden. Histologisch erweisen sich die Magenkrebse als mehr oder weniger differenzierte *Adenokarzinome* oder *solide,* teils *medulläre,* teils *szirrhöse Karzinome. Siegelringzellenkarzinome* (S. 248) kommen vor allem im Magen vor; auch *Gallertkrebse* stellen in dieser Lokalisation keine Seltenheit dar. Ausgedehnte Karzinome erfahren oft eine zentrale Ulzeration, z. T. verbunden mit fortgesetztem Blutverlust. Die Ausbreitung des Magenkarzinoms kann durch direktes Durchwachsen in benachbarte Organe oder über den Peritonealraum erfolgen, wo u. a. eine Peritonealkarzinose und sog. *Krukenberg-Tumoren der Ovarien* auftreten können. Die lymphogene Metastasierung betrifft meist zunächst die Lymphknoten längs der Magenarterien bis zum Ursprung der A. coeliaca, ferner z. T. auch die Virchow'sche Drüse (S. 226). Die hämatogene Aussaat entspricht dem Pfortadertyp (S. 227).

Literatur

Allen, A. C.: The skin. A clinicopathological treatise. New York: Grune and Stratton 1967 — *Atkins, H. (ed.):* The treatment of breast cancer. Baltimore: University Park Press 1974 — *Farber, E., Kawachi, T., Nagayo, T., Sugano, H., Sugimura, T., Weisburger, J. H. (eds.):* Pathophysiology of carcinogenesis in digestive organs. Baltimore: University Park Press 1977 — *Grundmann, E., Beck, L.:* Early diagnosis of breast cancer. Methods and results. Stuttgart: Fischer 1978 — *Heuson, J. C., Mattheiem, W. H., Rozencweig, M. (eds.):* Breast cancer. Trends in research and treatment. New York: Raven Press 1976 — *Israel, L., Chahinian, A. P. (eds.):* Lung cancer. Natural history, prognosis and therapy. New York: Academic Press 1976 — *Kraus, F. T.:* Gynecologic pathology. St. Louis: Mosby 1967 — *Langley, F. A., Crompton, A. C.:* The natural history of malign lesions of the cervix uteri. Rec. Res. Cancer Res. 40, 86 (1973) — *Lewison, E. F., Montague, A. C. W., Stonesifer, G. L. (eds.):* Breast cancer. New York: Liss 1977 — *Marberger, H., Haschek, H., Schirmer, H. K. A., Colston, J. A. C., Witkin, E. (eds.):* Prostatic disease. New York: Liss 1975 — *McGuire, W. L., Carbone, P. P., Vollmer, E. P. (eds.):* Estrogen receptors in human breast cancer. New York: Raven Press 1975 — *McNeer, G., Pack, G. T. (eds.):* Neoplasms of the stomach. Philadelphia: Lippincott 1967 — *Montgomery, H.:* Dermatopathology. New York: Hoeber 1967 — *Schnyder, U. W. (Red.):* Haut und Anhangsgebilde. Spezielle Histopathologie. In: Spezielle pathologische Anatomie. Dörr, W., Seifert, G., Uehlinger, E. (Hrsg.), Bd. 7. Berlin, Heidelberg, New York: Springer 1973 — *Teilum, G.:* Special tumors of ovary and testis and related extragonadal lesions. Comparative pathology and histological identification. Copenhagen: Munksgaards 1976 — *Yardley, J. H., Morson, B. C., Abell, M. R. (eds.):* The gastrointestinal tract. Baltimore: Williams and Wilkins 1977

57. Einige Merkpunkte zu den wichtigsten Leukoseformen

Akute Leukämien

Die *akute lymphoidzellige Leukämie* (*»akute lymphatische Leukämie«, ALL,* S. 1215) ist die häufigste maligne Neoplasie des Kindesalters (37% aller bösartigen Neubildungen bei Kindern). In mehr als 60% der Fälle handelt es sich um sog. *»non-T-non-B-«*Leukämien, in 20–30% um *T-Zellen-Leukämien,* die oft mit der Ausbildung eines Thymustumors einhergehen, und nur selten haben wir es mit einer B-Zellen-Leukämie zu tun. *Unreifzellige myeloische Leukosen* (*akute myeloische Leukäme, AML,* S. 258) treten in allen Lebensabschnitten auf; sie zeigen im Blutbild bei aleukämischer bis subleukämischer Zellzahl oft einen sog. Hiatus leucaemicus.

Zur Differenzierung unreifer leukämischer Zellen und zur Abgrenzung beispielsweise von Granulozytenvorläufern gegen Lymphozyten und Vertreter der Monozytenreihe werden u. a. *zytochemische Methoden* verwandt. Die Peroxidase-Reaktion fällt bei Lymphozyten negativ, bei Granulozyten- und Monozytenvorstufen dagegen oft positiv aus. Die letzteren zeigen eine stärkere Aktivität der α-Naphtholazetat-Esterase (NA) und der Naphthol-AS-D-Azetat-Esterase (NADA) als die Granulozytenvorstufen, während diese eine stärkere Aktivität der Naphthol-AS-D-Chloroazetat-Esterase (NACA) aufweisen.

Abgesehen vom Knochenmark, finden sich bei akuten Leukosen leukämische Infiltrate vor allem in der mäßig vergrößerten Milz, intraazinär und in den portalen Feldern der Leber und z. T. in Lymphknoten. Die mittlere Überlebenszeit beträgt in der Regel Wochen bis Monate. Todesursache: oft Infektionen, Blutungen und/oder Anämie.

Chronische myeloische Leukämie (CML, chronische Myelose)

Der Altersgipfel dieser Leukoseform liegt zwischen 30 und 60 Jahren. Das leukämische Blutbild (bis über 300000 Zellen/mm^3) zeigt myeloische Zellen in den verschiedensten Reifestadien, z. T. auch annähernd ausgereifte Granulozyten. Diagnostisch wichtig sind die chromosomale Analyse (Anwesenheit eines Ph1-Chromosoms, S. 213) und der alkalischen Phosphatase-Aktivität der leukämischen Zellen. Leukämische Infiltrate führen zu einer mächtigen Vergrößerung der Milz; in der Leber liegen sie vor allem intraazinär, in den Sinusoiden. Lymphknoten werden weniger oft befallen. Die mittlere Überlebenszeit nach Diagnosestellung beträgt ungefähr 4–5 Jahre. Todesursache: häufig Thrombosen bzw. Thromboembolien, Anämie und/oder Komplikationen der Chemotherapie (Infektionen, Blutungen).

Chronische lymphatische Leukämie (CLL, chronische Lymphadenose)

Der Altersgipfel der chronischen Lymphadenose liegt bei 50–70 Jahren. Das Blutbild kann anfänglich subleukämisch sein, zeigt dann aber oft eine stetige Zunahme der Lymphozytenzahl (bis über 250000/mm^3). Diagnostisch wertvoll ist der Nachweis monoklonaler Oberflächen-Immunglobuline, da es sich meistens um eine B-Zellen-Neoplasie handelt. Befallen sind vor allem Lymphknoten, Milz, andere lymphatische Organe und die portalen Felder der Leber. Die mittlere Überlebenszeit nach Diagnosestellung beträgt 6–7 Jahre. Todesursache: häufig Infektionen.

Literatur

Akazaki, K., Rappaport, H., Berard, C. W., Bennett, J. M., Ishikawa, E. (eds.): Malignant diseases of the hematopoietic system. Baltimore: University Park Press 1974 — *Gunz, F., Baikie, A. G.:* William Dameshek's and Frederick Gunz's: Leukemia, 3rd. ed. New York: Grune and Stratton 1974 — *Sugano, H. (ed.):* Experimental leukemogenesis. Baltimore: University Park Press 1972

58. Einige zusätzliche Merkpunkte zu den wichtigsten malignen Lymphomen

Lymphoma malignum Hodgkin

An diesem Leiden (S. 260 und 1215) erkranken ungefähr 2 auf 100000 Menschen pro Jahr. Die *lymphozytenreiche Form* des Lymphoma malignum Hodgkin (*»Paragranulom«*) tritt vor allem im 3. Lebensjahrzehnt auf (15–35 Jahre); Männer erkranken ungefähr 4mal häufiger als Frauen. In der Regel beginnt der Prozeß in der Zervikal- bzw. Retrosternalgegend. Der Verlauf erstreckt sich meistens über Jahre, z. T. über mehr als 10–20 Jahre. Mit der Zeit kann sich das histologische Bild ändern und mehr einer der lymphozytenärmeren Formen entsprechen.

Die *nodulär-sklerosierende* und die *gemischtzellige Form* der Hodgkin'schen Krankheit entsprechen der klassischen *»Lymphogranulomatose«*. Die Altersverteilung ist dieselbe wie bei der lymphozytenreichen Variante, ebenso die häufigste Primärlokalisation. Das männliche Geschlecht ist ungefähr doppelt so oft betroffen wie das weibliche. Die mittlere Überlebenszeit beträgt heute, dank einer verbesserten Therapie, mehr als 5 Jahre.

Die *lymphozytenarme, riesenzellreiche Variante* (*»Hodgkin-Sarkom«*) tritt im Gegensatz zu den vorgenannten Formen vor allem zwischen dem 40. und dem 70. Altersjahr auf. Ein Geschlechtsunterschied ist hier nicht mehr deutlich ausgeprägt. Der Verlauf ist wesentlich rascher; die mittlere Überlebenszeit beträgt weniger als ein Jahr.

Andere maligne Lymphome

Lymphosarkome sind, wie erwähnt wurde (S. 259), in der Regel derselben Zellfamilie zuzuordnen, von der auch die chronische lymphatische Leukämie ausgeht (B-Zellen). Man trifft sie bei Patienten in jedem Lebensalter; indessen findet sich ein Häufigkeitsgipfel bei der Altersgruppe über 50 Jahren, und das männliche Geschlecht wird mehr betroffen als das weibliche. Hauptlokalisationen sind die zervikalen und mediastinalen Lymphknoten, aber auch die lymphatischen Strukturen des Darms und andere lymphoretikuläre Organe können Ausgangsort dieser Neoplasie sein. Es wurde bereits hervorgehoben, daß es zwischen der *Lymphosarkomatose* und der *chronischen lymphatischen Leukämie* alle Zwischenformen gibt. Patienten mit einem großzelligen Lymphsarkom zeigen eine mittlere Überlebenszeit nach Diagnosestellung von 1–2 Jahren. *Follikuläre (noduläre) Lymphosarkome* verhalten sich etwas weniger bösartig als solche, die keine derartigen Gewebestrukturen bilden. Das *großfollikuläre Lymphoblastom* (*Brill-Symmers,* S. 259) kann aufgrund neuerer Befunde als eine Sonderform follikulärer Lymphosarkome betrachtet werden (Neoplasie von Keimzentrenzellen). Diese Form von malignem Lymphom macht nur etwa 5–7% aller malignen Lymphome aus, beginnt oft auch in Zervikallymphknoten, zeigt einen Häufigkeitsgipfel im Altersbereich zwischen 35 und 65 Jahren und wird eher bei Frauen als bei Männern angetroffen. Der Verlauf ist relativ gutartig, indem mehr als 50% der Patienten mehr als 5 Jahre nach Diagnosestellung überleben. Die sog. *Retikulosarkome (»Retothelsarkome«)* sind hinsichtlich des Muttergewebes, aus dem sie sich herleiten sollen, noch umstritten. Wahrscheinlich handelt es sich um eine heterogene Gruppe, in der echte Retikulumzell-Sarkome, *histiozytäre Sarkome* und möglicherweise auch Lymphosarkome untergebracht sein könnten. Auch hier kennt man diffus und nodulär wachsende Typen sowie verschieden differenzierte Formen. Wie die Lymphosarkome, treten die sog. Retikulosarkome vor allem in den höheren Altersklassen und beim männlichen Geschlecht auf; aber auch Kinder und Frauen können daran erkranken. Die mittlere Überlebenszeit nach Diagnosestellung beträgt in den meisten Statistiken weniger als 1 Jahr.

Vorstellungen über die Zyto- bzw. Histogenese der verschiedenen Leukämien und malignen Lymphome sind in Abb. 74 skizziert.

Literatur

Broder, S., Edelson, R. L., Lutzner, M. A., Nelson, D. L., MacDermott, R. P., Durm, M. E., Goldman, C. K., Meade, B. D., Waldmann, T. A.: The Sézary syndrome. A malignant proliferation of helper T cells. J. Clin. Invest. *58*, 1297 (1976) — *Curran, R. C., Jones, E. L.:* Hodgkin's disease: an immunohistochemical and histological study. J. Path. *125*, 39 (1978) — *Fialkow, P. J., Najfeld, V., Reddy, A. L., Singer, J., Steinmann, L.:* Chronic lymphocytic leukemia: clonal origin in a committed B-lymphocyte progenitor. Lancet *1978 III*, 444 — *Friend, C., Marovitz, W., Henle, G., Tsuei, D., Hirschhorn, K., Holland, J. G., Cuttner, J.:* Observations on cell lines derived from a patient with Hodgkin's disease. Cancer Res. *38*, 2581 (1978) — *Lennert, K., Mohri, N., Stein, H., Kaiserling, E.:* The histopathology of malignant lymphoma. Brit. J. Haemat. *31 (Suppl.)*, 193 (1975) — *Levine, G. D., Rosai, J., Bearman, R. M., Polliack, A.:* The fine structure of thymoma, with emphasis on its differential diagnosis. Am. J. Pathol. *81*, 49 (1975) — *Lukes, R. J., Collins, R. D.:* New approaches to the classification of the lymphomata. Symposium on Non-Hodgkin Lymphoma, London. Brit. J. Cancer *31 (Suppl. II)*, 1 (1975) — *Marshall, A. H. E., Revell, P. A.:* Malignant histiocytosis with associated »reticulum celled sarcoma«. J. Path. *122*, 9 (1977) — *Rappaport, H.:* Tumors of the hematopoietic system. Atlas of Tumor Pathology, Sect. 3, Fasc. 8 (Armed Forces Institute of Pathology, Washington, 1966) — *Warner, T. F. C. S., Krueger, R. G.:* Circulating lymphocytes and the spread of myeloma. Lancet *1978 II*, 1174 — *Warnke, R., Levy, R.:* Immunopathology of follicular lymphomas. A model for B-lymphocyte homing. N. Engl. J. Med. *298*, 481 (1978)

6. Teil

Störungen der ontogenetischen Entwicklung

59. Mechanismen der frühontogenetischen Morphogenese

Es darf angenommen werden, daß die befruchtete Eizelle die gesamte Information besitzt, die zur Entstehung und Entwicklung des Organismus notwendig ist. Der schrittweise Ausdruck (Expression) der in der DNA der Zygote vorhandenen Information geschieht offenbar in einer zeitlich genau abgestimmten Reihenfolge, die durch eine große Zahl von Regulationsmechanismen kontrolliert zu sein scheint. Die biochemischen Hintergründe dieses Geschehens konnten bisher in weiten Teilen nicht geklärt werden. Man ist daher vorläufig auf Modellvorstellungen angewiesen.

Eine derartige *Hypothese der frühontogenetischen Entwicklung vom Stadium der Zygote bis zur Organogenese* ist in Abb. 75 schematisch dargestellt. Es wird dabei angenommen, daß in einem ersten Schritt durch mitotische Tätigkeit der Zygote und ihrer Tochterzellen *(Multiplikationen)* eine *kritische Masse von Zellen* entsteht, vor deren Existenz Differenzierungsvorgänge nicht stattfinden. Abgesehen von der dazu notwendigen Zahl von Zellen, scheint auch deren *Zusammenlagerung zu einer minimalen Dichte* der Population Voraussetzung für das Einsetzen weiterer morphogenetischer Prozesse zu sein. Die *Aggregation* der Zellen beruht vermutlich auf Änderungen der Oberflächeneigenschaften der Einzelelemente. Die Mechanismen, die diesen frühen Ereignissen zugrunde liegen, kennen wir kaum. Irgendwann nach Einsetzen der Proliferation, wahrscheinlich vor Beginn der Zellaggregation, soll eine *Determination* einzelner Zellgruppen stattfinden, wobei – nicht definierte – *induktive Faktoren* aus dem »microenvironment« im Spiel sein dürften. Offenbar handelt es sich dabei um eine *gegenseitige Beeinflussung* verschiedener Zellgruppen *(determinative Interaktionen)*. Im besonderen gilt es als wahrscheinlich, daß die Differenzierung einer bestimmten Zellpopulation durch benachbarte Elemente, sog. *Induktoren,* ausgelöst und kontrolliert wird. Über die Wirkungsmechanismen der Induktoren wissen wir noch keinen befriedigenden Bescheid; sog. *Signalsubstanzen* ließen sich bisher nicht identifizieren (S. 273), obwohl an ihrer Existenz kaum gezweifelt werden kann. Die chemische Natur solcher Stoffe ist dementsprechend unbekannt. Bisher geäußerte Vermutungen beziehen sich auf Substanzen von Proteincharakter, auf niedermolekulare, nukleotidhaltige Stoffe, ferner auf RNA-haltige Makromoleküle. Möglicherweise handelt es sich dabei zum guten Teil um Stoffe, die auf kurze Distanz (z. B. 50–100 μm) und/oder im interzellulären Kontakt ausgetauscht werden (Abb. 76). Verschiedene Beobachtungen sprechen auch für eine induktive Wirkung der Interzellulärsubstanz. Unter anderem wird den Proteoglykanen eine morphogenetische Eigenschaft zugeschrieben. Im besonderen Maße scheinen auch Basalmembranen eine gestaltbildende und -erhaltende Funktion auszuüben. Bei der Beurteilung der induktiven Wirkung mesenchymaler Gewebe beispielsweise auf Epithelien muß man aber auch an die Möglichkeit direkter interzellulärer Kontakte denken, die u. a. durch zytoplasmatische Ausläufer hergestellt werden können.

Innerhalb der einmal induzierten (»determinierten«) Zellgruppen können sich verschiedene Prozesse abspielen: *morphogenetische Bewegungen* führen zu einer örtlichen Umlagerung einzelner Populationen. Dabei kommen verschiedene Mechanismen in Betracht, z. B. ein Fixieren an sich beliebig wandernder Zellen in gewissen Aggregationszentren, ferner gerichtete Wanderungen, die der Chemotaxis (S. 1262) zu vergleichen sind, sowie passive oder aktive Verschiebungen ganzer Verbände. Man weiß, daß auch diese Vorgänge durch lokal wirksame Faktoren reguliert werden. Die morphogenetischen Bewegungen scheinen eine Voraussetzung für die richtige Lokalisation von Organen innerhalb des Körpers, für die Ausbildung der Körperform sowie für das Zustandekommen der typischen Organ- und Gewebestrukturen zu sein.

Eine weitere Gruppe von Problemen bezieht sich auf die mit der Zellvermehrung und Zellwanderung parallel laufenden *Differenzierung* (sog. *Chemodifferenzierung*) einzelner Zellen und Zellgruppen. Wie schon erwähnt wurde, ist die Differenzierung mit einem zunehmenden Verlust der Pluripotentialität der Zellen verbunden und geht mit dem *Erscheinen besonderer Enzyme sowie verschiedenartiger Zellbestandteile einher.* Auch diese Vorgänge scheinen der Regulation durch im »microenvironment« wirksame Faktoren zu unterstehen.

An der Morphogenese sind auch Prozesse, wie *lokales Wachstum* infolge Stimulation der Mitosetätigkeit sowie eine *Vergrößerung, Verlängerung* oder eine andere *Gestaltsänderung der Zellen,* beteiligt.

Beispiel:

- Sowohl Zellproliferation als auch Zellverlängerung und -vergrößerung lassen sich besonders deutlich bei der Entwicklung der *Wirbeltierlinse* und des *Zentralnervensystems* (z. B. Neuronen) verfolgen. In beiden Fällen hat es sich gezeigt, daß das benachbarte mesenchymale Gewebe auf dieses Geschehen einen stimulierenden Einfluß ausübt.

Schließlich gehören zur Morphogenese auch zeitlich und örtlich genau »programmierte« *Zelluntergänge,* die an der Formgebung embryonaler Gewebe und Organe wesentlich beteiligt sind. Man kann diesen Teil der Morphogenese mit der Tätigkeit eines Bildhauers vergleichen.

Literatur

Davidson, E. H.: Gene activity in early development. New York: Academic Press 1977 — *Johnson, M. H.:* Development in mammals, Vol. 2. Amsterdam: North Holland Publ. 1977 — *Langman, J.:* Medizinische Embryologie. Stuttgart: Thieme 1976 — *Saxén, L.:* Interactive mechanisms in morphogenesis. In: Inductive Tissue Interactions and Carcinogenesis (Tarin, D., ed.). New York: Academic Press 1972 — *Tuchmann-Duplessis, H., Haegel, P.:* Illustrated human embryology. Berlin, Heidelberg, New York: Springer 1972

60. Grundbegriffe zu den Mißbildungen

Definitionen: »*Kyema*« ist die griechische Bezeichnung für die Frucht im Mutterleibe mitsamt Eihäuten und Placenta. In diesem, vor allem in der deutschsprachigen Literatur üblichen Begriff, sind alle Entwicklungsstadien des intrauterinen Lebens von der Zygote bis zum Neugeborenen *(Neonatus)* eingeschlossen. »*Entwicklung*« im ontogenetischen Sinne bezieht sich auf Entstehung, Wachstum, Morphogenese und Differenzierung des Körpers und der Körperteile, insbesondere auch der Organe. Von »*Kyematopathie*« sprechen wir dann, wenn die intrauterine Entwicklung gestört ist, wobei neoplastische Prozesse ausgeklammert werden.

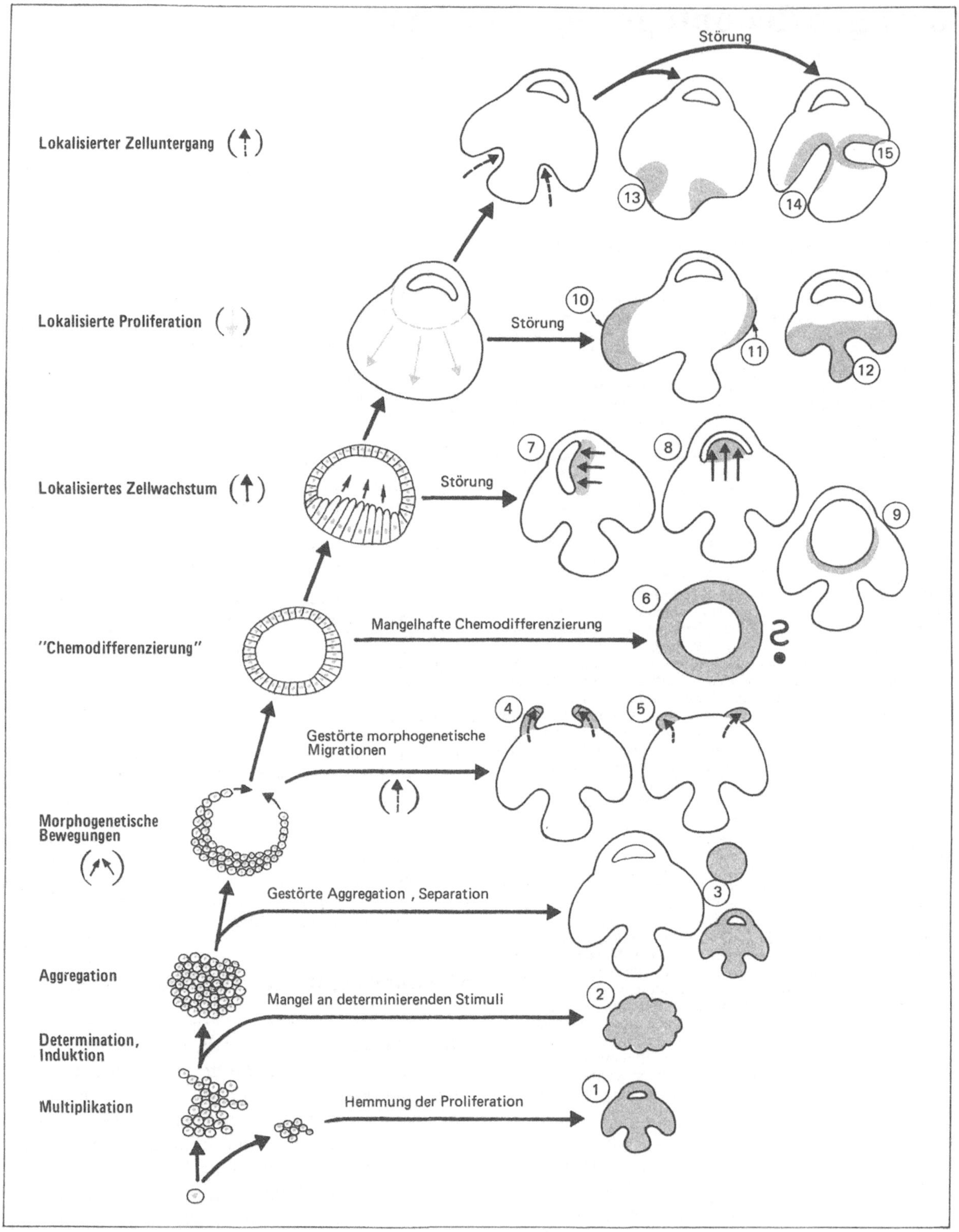

Abb. 75. *Morphogenetische Aspekte der Entstehung von Mißbildungen.* In dieser schematischen Abb. sind links von unten nach oben die frühontogenetischen Entwicklungsschritte vom Stadium der Zygote bis zur Organogenese dargestellt. Rechts finden sich verschiedenartige Mißbildungen und ihre möglichen formativen Ursachen: Eine allgemeine Hemmung der Proliferation resultiert oft in einer *Hypoplasie* (1) des betreffenden Organs (Struktur). Fehlt es an determinierenden Stimuli bzw. an induktiven Einflüssen, ist das Organ als solches nicht erkennbar (sog. *Agenesie* oder allenfalls *Aplasie,* 2). Gestörte Aggregationen sind wahrscheinlich die wichtigsten Ursachen einer Bildung *akzessorischer Gewebe/Organe* (3). Kommt es nicht zu normalen morphogenetischen Bewegungen, beobachtet man eine partielle (4) oder weitgehende (5) *Hemmung der Bildung bestimmter Organteile (z. B. Dysraphie).* Bei Ausbleiben einer physiologischen Chemodifferenzierung hat man mit der Bildung *dysgenetischer*

Kyematopathien im weiteren Sinn umfassen alle pathologischen Veränderungen am Kyema, i. e. S. aber vor allem *Mißbildungen (Malformationen)*. Die Lehre von den Mißbildungen heißt *Teratologie* (vom griechischen »teras«: das Wunder).

Die formale Einteilung der pränatalen Entwicklungsstörungen unterscheidet, je nach dem Stadium, folgende *Untergruppen:*

- *Gametopathien:* Störungen aufgrund genetischer Veränderungen an den Gameten, d. h. chromosomale Aberrationen oder Genmutationen.
- *Blastopathien:* Störungen in der Entwicklung vom Augenblick der Befruchtung bis ungefähr zum 18. Tag. Allerdings dauert die eigentliche Blastogenese ungefähr einen Monat.
- *Embryopathien:* Störungen in der Entwicklung der Frucht zwischen etwa dem 18. Tag und dem Ende des dritten Monats (2. und 3. Monat = Embryonalperiode).
- *Fetopathien:* Störungen in der Entwicklung und andere Schäden, die nach Ende des 3. Monats bis zur Geburt auftreten.

Der Zeitraum, während dem allein ein Blastem auf eine Schädigung mit der Entwicklung einer Mißbildung reagieren kann, nennt man ihre *kritische oder sensible Phase*. »*Teratogenetische Determinationsperiode*«, die mit dem *Determinationspunkt (Terminationspunkt)* ein Ende findet, heißt jene Zeitspanne, während der eine Noxe eingewirkt haben muß, um eine bestimmte Mißbildung hervorzurufen. Einflüsse, die Mißbildungen bewirken können, bezeichnen wir als *teratogene Agenzien;* diese können physikalischer, chemischer und/oder belebter Natur sein.

Zusammenhängende Doppelmißbildungen zeichnen sich dadurch aus, daß die Fruchtkörper zweier Kyemaanlagen – im Gegensatz zu eineiigen Zwillingen und sog. freien Doppelmißbildungen – nicht vollständig voneinander getrennt, sondern durch eine Verbindungsstelle miteinander verwachsen sind. Man unterscheidet *symmetrische Doppelmißbildungen (Pagi)*, bei denen sich die doppelt ausgebildeten Körper oder Körperteile hinsichtlich Größe, Form und Aufbau einigermaßen entsprechen, von *asymmetrischen (parasitären) Doppelmißbildungen,* bei denen einer der doppelt ausgebildeten Teile oft nur rudimentär entwickelt ist (sog. *Monstrum*). Zwischen solchen »*Parasiten*« und *Teratomen* (S. 247) läßt sich oft keine klare Grenze ziehen.

Einzelmißbildungen heißen jene Formen, die innerhalb eines und desselben Organismus auftreten. Sie können einzelne Organe betreffen oder aber ganze Organsysteme bzw. verschiedene Organe einbeziehen (s. Tabelle 15, S. 281).

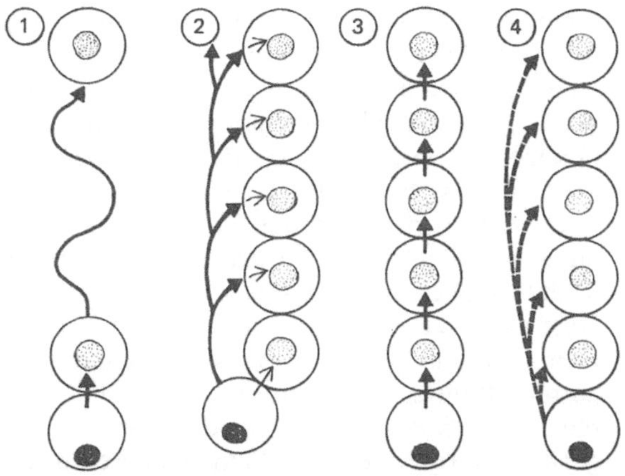

Abb. 76. *Vorstellungen über induktive Vorgänge bei der Organogenese und ihre Störungen.* Man vermutet, daß sog. *»induktive Felder«*, die sich bis auf etwa 50–100 Zellschichten ausdehnen können, durch – bisher chemisch nicht geklärte – lokal wirkende Substanzen *(Signalsubstanzen)* zum Einschlagen einer bestimmten Differenzierungsrichtung induziert werden. Theoretisch werden u. a. eine sog. *Kontaktorientierung* und eine *»infektiöse Transmission«* in Erwägung gezogen. Einmal induzierte Zellen scheinen nach neueren Befunden das »Signal« nicht oder nicht regelmäßig an andere Elemente weiterzugeben, so daß die unter (3) aufgeführte Möglichkeit zur Zeit zumindest als fraglich angesehen wird (vgl. dazu »gap junctions«, S. 138). Am ehesten könnte das unter (1) skizzierte Modell den bisherigen Befunden gerecht werden, wonach die *Induktorzelle* (Kern schwarz) eine andere, noch nicht induzierte Zelle mit der neuen Information versieht, und die letztere dann zu migrieren beginnt. Umgekehrt ist es auch denkbar, daß die Induktorzelle wandert und dabei mehrere andere Zellen nacheinander induziert (2). Schließlich hält man es nicht für ausgeschlossen, daß »Signale« von der Induktorzelle zu den Erfolgszellen auf kürzere Distanz diffundieren (4). Die letztgenannte Hypothese könnte beispielsweise bei der Induktion spezieller Epithelien durch das zugehörige Mesenchym eine Rolle spielen.
Störungen der Induktionsvorgänge können grundsätzlich verschiedener Natur sein: Zerstörung von Induktorzellen, Hemmung der Signalproduktion, Zerstörung der Signalsubstanz, Verminderung der Ansprechbarkeit der Erfolgszellen (Rezeptorenmangel bzw. -verlust?), Vernichtung von Erfolgszellen, Dissoziation des Zellverbandes u. a. m.
∿→ = Zellwanderung; → = Übertragung der Signalsubstanz durch zwischenzelligen Kontakt; --→ = Diffusion von Signalsubstanz

Abb. 75 (Fortsetzung)

Gewebe/Organe oder allenfalls mit einem sog. *embryonalen Neoplasma* (6) zu rechnen. Das *lokalisierte Zellwachstum* kann u. U. *an falscher Stelle* (7), *exzessiv* (8) oder überhaupt *nicht erfolgen* (9), was die Entstehung entsprechender *Fehl-, Überschuß- oder Mangelbildungen* nach sich zieht. Ähnliches gilt für lokalisierte Proliferationsvorgänge, deren Störung zu *Deformitäten infolge übermäßigen* (10) *oder mangelhaften* (11) *umschriebenen Gewebewachstums* oder zur *Hypoplasie von Organteilen* (12) Anlaß geben kann. Fehlt es an einem formativ wirkenden örtlichen Zelluntergang, beobachtet man Störungen, wie Syndaktylie, gewisse Formen von Atresie u. a. m. (13). Bei übermäßigem lokalisiertem Zelluntergang entstehen u. a. *Spalten, Defekte* u. a. (14), z. T. *an »falscher Stelle«* (15). (Modifiziert nach *Saxén, L.:* Int. J. Gynaecol. Obst. *8*, 798 (1970))

Meistens liegt hier eine sog. *Hemmungsmißbildung* vor, die aus einer mangelhaften Entwicklung hervorgeht. Kommt es überhaupt nicht zur Anlage eines Organs oder Körperteils, spricht man von *Agenesie.* Bleibt bei vorhandener Anlage die Organentwicklung aus, handelt es sich um eine *Aplasie.* Ergeben sich schon frühzeitig in der Organbildung erhebliche Störungen, entsteht oft ein sog. *Organrudiment.* Hemmende Einflüsse verschiedener Art können zur Ausbildung eines zu kleinen Organs führen, was man als *Hypoplasie* bezeichnet. In der Ontogenese im allgemeinen und der Organogenese im besonderen beobachtet man physiologischerweise z. T. vorübergehende Röhren- und Spaltbildungen; bleibt der normalerweise erfolgende Schluß solcher Strukturen aus, verwenden wir die Ausdrücke »*Persistenz*« oder »*Dysraphie*«. Eine Hemmungsmißbildung kann sich auch darin äußern, daß physiologischerweise entstehende Hohlräume oder Spalten ungenügend oder gar nicht ausgebildet werden, sei es im Sinn einer Verengerung *(Stenose)* der Lichtung, sei es als Fehlen derselben *(Atresie).*

Überschußbildungen können in der Art des allgemeinen *Riesenwuchses* den ganzen Körper betreffen oder als *Überschußmißbildungen* in einzelnen Organen oder Körperteilen lokalisiert sein. Es gibt auch *akzessorische Organe.*

Sog. *Versprengungen,* d. h. an atypischer Stelle vorhandene Gewebearten können aus Störungen der Zellwanderung, vor allem in der Embryonalperiode, hervorgehen (S. 272).

Einschlüsse bilden sich beispielsweise durch Einsenkung von Epithel in die Tiefe, worauf *Zysten* entstehen können. Letztere kommen auch in tubulären Strukturen vor, aus denen der Inhalt nicht oder nur beschränkt abfließen kann.

Die Begriffe »*Dysgenesie*« und »*Hamartie*«, die auch Organ- bzw. Gewebemißbildungen betreffen, wurden schon erörtert (S. 249). Von »*assoziierten Mißbildungen*« ist dann die Rede, wenn eine Reihe verschiedenartiger Einzelmißbildungen häufiger als dem Zufall entsprechend gemeinsam auftreten.

Unter der Bezeichnung »*delayed malformations*« werden Mißbildungen und Krankheiten mit Mißbildungscharakter zusammengefaßt, die wohl auf einer kongenitalen Störung beruhen, aber erst im Verlauf der postnatalen Entwicklung manifest werden.

Literatur

Frazer, F. C., McKusick, V. A. (eds.): Congenital malformations. Amsterdam: Excerpta Medica 1970 — *Lowry, R. B. (ed.):* Annual Review of birth defects. (Erscheint jährlich.) New York: Liss — *Rubin, A. (ed.):* Handbook of congenital malformations. Philadelphia: Saunders 1967 — *Smith, D. W.:* Recognizable patterns of human malformation. Genetic, embryologic, and clinical aspects. Philadelphia: Saunders 1970 — *Warkany, J.:* Congenital malformations. Notes and comments. Chicago: Year Book Med. Publ. 1971

61. Allgemeines zur Ätiologie pränataler Entwicklungsstörungen, insbesondere der Mißbildungen, und der zugehörigen Veränderungen

61.1. Grundsätze zur Wirkung teratogener Agentien

Die *Empfindlichkeit* der Frucht gegenüber teratogenen Einflüssen hängt vom *Genotypus* und der Art, in der sich der werdende Organismus mit *Umweltsfaktoren (peristatische Faktoren)* auseinandersetzt, ab. Die letzteren allein können sog. Phänokopien (S. 16) erzeugen. Sowohl aus der Humanmedizin wie auch aus Tierversuchen kennt man *Sippschafts-(Stammes-) und Individualunterschiede* hinsichtlich Häufigkeit und Natur der durch bestimmte Teratogene in vergleichbarer Dosierung hervorgerufenen Schäden, insbesondere der Mißbildungen.

Die relative Inzidenz von Mißbildungen hängt in hohem Maße vom *Entwicklungsstadium* der Frucht ab, in dem teratogene Agentien einwirken; den größten teratogenetischen Effekt haben schädliche Einflüsse, die während der *Organogenese* zum Ausdruck kommen. Vor der Implantation des Kyema und nach der Geburt ist die Empfindlichkeit inbezug auf Teratogenese am geringsten. Die teratogenen Agentien setzen wohl *spezifische biochemische Läsionen* (S. 71), die dadurch ausgelösten Störungen in der Morphogenese brauchen aber nicht für das betreffende Agens typisch zu sein, d. h. die hervorgerufenen Mißbildungen sind z. T. unspezifisch.

Eine *teratogene Wirkung* wird durch ein Agens dann erzielt, wenn es entweder die Frucht *direkt* trifft oder im *mütterlichen Organismus* Schäden setzt, die sich am Kyema im Sinne von Mißbildungen äußern.

Beispiele:

- *Ionisierende Strahlen* durchdringen den Mutterleib wie denjenigen der Frucht; schon geringe Dosen genügen, um einen teratogenen Effekt zu erzielen (S. 1484). Es handelt sich hier um eine *direkte Schädigung des Kyema.*
- Die teratogene Wirkung von *Chemikalien* hängt weitgehend davon ab, wie diese im mütterlichen Organismus um- bzw. abgebaut werden, und in welchem Ausmaß sie die plazentare Schranke passieren. Man weiß, daß ein Teil der chemischen Teratogene *indirekt* wirkt (vgl. dazu S. 282).

Die wichtigsten *Äußerungen einer gestörten frühontogenetischen Entwicklung* sind:

a) Intrauteriner *Tod der Frucht,* meistens gefolgt von einem Abort.
b) Entstehung von *Mißbildungen* (s. Abb. 75).
c) Allgemeiner *Wachstumsrückstand.*
d) Postnatale *funktionelle Störungen.*

Diese Manifestationen der Embryotoxizität hängen von der *Dosis des teratogenen Agens* ab, wobei sich der Wirkungsbereich von anscheinender Unschädlichkeit bis zu toxischen Effekten auch am mütterlichen Organismus erstreckt. Als Faustregel kann gelten, daß eine Embryotoxizität in einem Dosisbereich des Teratogens erkennbar wird, der am mütterlichen Organismus keine faßbaren Schäden hervorruft.

61.2. Teratogenizitäts-Tests

Im Hinblick auf die mögliche teratogene Wirkung von Umweltfaktoren, insbesondere auch von Medikamenten und Verunreinigungen, wurde versucht, neben der somatischen Toxizität und Kanzerogenizität dieser Agentien auch deren Mutagenizität und Teratogenizität durch geeignete Tests zu prüfen. Teratogenizitäts-Tests sind seit der Thalidomid-Episode (S. 280) besonders aktuell geworden; sie beziehen sich aber vorläufig fast nur auf Medikamente und pestizide Substanzen.
Vor allem wegen der erwähnten *Spezies- und Stammesunterschiede* hinsichtlich Teratogenizität ist es immer noch außerordentlich schwierig oder z. T. gar unmöglich, von Befunden an Tieren auf den Menschen zu extrapolieren. Aus diesem Grunde wird eine möglichst *breite Prüfung der verschiedenen Substanzen* angestrebt, wobei u. a. folgende Gesichtspunkte berücksichtigt werden sollen:

- Teratogenizitäts-Tests am Tier sind relativ unempfindlich und sollten sich daher über einen *großen Dosisbereich* des zur Diskussion stehenden Agens erstrecken. Die obere Grenze des Dosisbereichs sollte über den beim Menschen üblichen oder zu erwartenden Dosen liegen.
- Das Fehlen teratogener Wirkungen im *Tierversuch* bietet keine Gewähr für die Unschädlichkeit des geprüften Agens beim *Menschen.* Selbst wenn bestimmte Agentien im Tierversuch nur in hohen Dosen teratogen wirken, sollten diese nur dann gestattet sein, wenn vitale Bedürfnisse des Einzelnen oder der Gesellschaft davon abhängen.

Den Pathologen betrifft diese Problematik in ganz besonderem Maß, da er am ehesten über Häufigkeit und Arten von Mißbildungen Auskunft geben kann. Es unterliegt somit vor allem *seiner* Pflicht, nach Zusammenhängen zwischen Teratogenese und deren – zum guten Teil noch ungeklärten – Ursache(n) zu fahnden.

61.3. Bekannte und unbekannte Ursachen pränataler Entwicklungsstörungen, insbesondere der Mißbildungen

Bei ungefähr 10% aller nachgewiesenen konnatalen Entwicklungsstörungen finden sich faßbare *Veränderungen im Genom der Körperzellen.* Teilweise handelt es sich dabei um Chromosomen-Aberrationen, die man sichtbar machen kann, zum andern liegen Genmutationen vor, die sich im fehlerhaften oder mangelnden Genprodukt äußern. Weitere 10% der angeborenen Entwicklungsstörungen beruhen nachgewiesenermaßen auf *Umweltfaktoren (peristatische Faktoren)*, während in etwa 80% der Fälle die *Ursache nicht ermittelt* werden konnte. Man vermutet, daß häufig das *Zusammenwirken eines fehlerhaften Erbgefüges mit Umweltfaktoren* für die Manifestation einer Entwicklungsstörung maßgebend ist. Als Faustregel kann gelten, daß mit dem Fortschreiten der ontogenetischen Entwicklung die relative Bedeutung der Umweltfaktoren zunimmt. Die Umweltfaktoren umfassen u. a. infektiöse Agentien. Medikamente und andere chemische Stoffe, hormonale Störungen bei der Mutter, Mangelernährung, Sauerstoffmangel, Immunreaktionen von Seiten der Mutter und ionisierende Strahlen.

Literatur

Janerich, D. T., Skalko, R. G., Porter, J. H. (eds.): Congenital defects. New directions in research. New York: Academic Press 1974 — *Kelly, S., Hook, E. B., Janerich, D. T., Porter, J. H. (eds.):* Birth defects. Risks and consequences. New York: Academic Press 1976 — *Saxén, L.:* Defective regulatory mechanisms in teratogenesis. Int. J. Gynaecol. Obstet. *8*, 798 (1970) — *Schaffer, H. R. (ed.):* Studies in mother infant interaction. New York: Academic Press 1977 — *Wilson, J. G.:* Environment and birth defects. New York: Academic Press 1973

62. Genetisch bedingte Mißbildungen und andere Entwicklungsstörungen

Je schwerwiegender die genetische Störung ist, umso ausgedehnter und/oder tiefergreifend gestalten sich die Defekte der somatischen Entwicklung. *Chromosomale Aberrationen* mit reichlich zusätzlichem oder fehlendem Chromosomenmaterial wirken sich im allgemeinen wesentlich ungünstiger aus als solche mit nur geringfügigen Veränderungen. Trisomien der meisten Chromosomen enden mit dem Tod der Frucht und dem Abort. Monosomien sind fast immer mit einem frühen intrauterinen Untergang des Kyema verbunden. Defizienzen der Autosomen resultieren meistens in schweren körperlichen und funktionellen – insbesondere zentralnervösen – Störungen (S. 331). Bei Neugeborenen finden sich chromosomale Aberrationen der Autosomen in ungefähr gleicher Häufigkeit wie solche der Gonosomen.
Hinsichtlich der *Genmutationen* ist zwischen polygen und monogen bedingten Merkmalen zu unterscheiden. An der Ausbildung der *polygen bedingten Merkmale* sind viele Gene beteiligt. Es zeigt sich hier eine erhebliche Variabilität im Ausmaß und in der Art der Entwicklungsstörungen, wobei der Anteil der genetischen Faktoren im Vergleich zu Umweltsfaktoren verschieden sein kann (S. 26).

Beispiel:

• *Art der Mißbildung*	*Geschätzter Anteil genetischer Faktoren*
Kongenitale Hüftgelenksluxation	80%
Klumpfuß	70%
Spina bifida	60%

Monogene Merkmale (S. 24) sind demgegenüber genetisch ziemlich streng fixiert und äußern sich oft als Folgen eines Enzymdefektes (S. 872) oder der Bildung abnormer Polypeptide.

62.1. Autosomale Chromosomen-Aberrationen als Ursache von Mißbildungen

Im Gegensatz zu den gonosomalen Chromosomenaberrationen sind die autosomalen Aberrationen in der Regel mit schweren Mißbildungen und anderen Entwicklungsstörungen verbunden, die oft den intrauterinen Fruchttod zur Folge haben.
Dieser erfolgt in der Mehrzahl der Fälle im ersten Schwangerschaftstrimester: Bei einer solchen Untersuchung zeigten ungefähr 40% der abortierten Keimlinge im »Alter« von weniger als 91 Tagen eine Chromosomenanomalie, im Vergleich zu 24% bei ausgestoßenen Früchten im Alter von 91–120 Tagen und nur 4% bei solchen, die zu einem späteren Zeitpunkt zur Fehlgeburt kamen (nota bene: Mit »Alter« ist hier der Zeitraum zwischen letzter Menstruation und Abort gemeint!) Nach neueren Untersuchungen fanden sich aber auch in etwa 7% der perinatalen Todesfälle Chromosomenaberrationen, u. a. eine Trisomie 18. Lebensfähige mit autosomalen Aberrationen zeigen in der Regel einen stark verminderten Intelligenzquotienten; etwa 12–15% aller Schwachsinnigen weisen eine solche Störung auf. Zahlenmäßig am wichtigsten ist die Trisomie 21 (Mongolismus) (S. 30).

Duplikationen

a) Trisomie 21 (Mongolismus, Down-Syndrom)

Häufigkeit bei Geburt: 1:660.
Bei mongoloiden Individuen sind Intelligenz und Lebenserwartung in der Regel deutlich vermindert; nur ungefähr die Hälfte dieser Kinder überlebt mehr als ein Jahr nach Geburt. Die Trisomie 21 zeichnet sich in der Mehrzahl der Fälle durch die folgenden Mißbildungen aus:

Schädel, Gesicht: Breites, flaches (»mongoloides«) Gesicht, Epicanthus (Mongolenfalte am Augenlid), schräge Lidspalte, Hypertelorismus (zu weiter Augenabstand), Knopfnase, offen gehaltener Mund bei Makroglossie (zu große, gefurchte Zunge), Zahnanomalien, hoher schmaler Gaumen, Dysplasie der Ohrmuschel, flaches Hinterhaupt.

Extremitäten: Kurze, breite und plumpe Hände mit Vierfingerfurche, medialer axialer Triradius, Bevorzugung von Schleifenmustern an den Fingerbeeren sowie Verkürzung und Biegung des 5. Fingers (Brachymesophalangie und Klinodaktylie), Abwinkelung der Großzehe.

Übriges Skelett: Ein- oder doppelseitiges Fehlen einer Rippe, Hühnerbrust, dysplastisches Becken.

Herz: Ventrikelseptumdefekt, u. U. auch anderes Vitium.

Magen-Darmtrakt: Stenosen, Megacolon congenitum.

Muskulatur, Bindegewebe: Hypotonie der Muskulatur, Nabelbruch, Überstreckbarkeit der Gelenke.

Weitere Befunde: Segmentierungshemmung der neutrophilen Granulozyten, Vermehrung der Aktivität bestimmter Enzyme.

Abgesehen von der verminderten Intelligenz, ist an funktionellen Störungen die Infektanfälligkeit zu nennen, der die Patienten oft erliegen. Weitere bekannte Todesursachen sind Leukämie (S. 258) und Herzversagen.

b) Trisomie 18 (Edwards-Syndrom)

Häufigkeit bei Geburt: 1:7000.
Kinder mit Edwards-Syndrom leben im Durchschnitt wenig mehr als zwei Monate nach Geburt. Unter den Neugeborenen mit diesem Leiden überwiegen die Mädchen, vermutlich deshalb, weil die männlichen Früchte intrauterin relativ häufiger als die weiblichen absterben.
Die bei Trisomie 18 beobachteten Mißbildungen ergeben mehr oder weniger typische Veränderungen, insbesondere:

Schädel: Dolichozephalie (Langschädel) mit prominentem Hinterkopf, tiefstehende, fünfeckige Ohren mit sog. Darwinhöcker, Mikro- und Retrogenie (kleiner, zurückstehender Unterkiefer), Nakkenflexion, klaffende Nähte und Fontanellen bei Geburt, Hypertelorismus, hochstehende Augenbrauen.

Finger: Zeigefinger über Mittelfinger flektiert, Bogenmuster auf Fingerbeeren, Fehlen der distalen Gelenkfurchen.

Skelett: Schildförmige Brust mit kurzem Sternum, Pes equinovarus (Spitzklumpfuß) mit vorstehendem Calcaneus sowie Dorsalflexion der Großzehe.

Muskulatur: Hypertonus der Muskulatur, Abduktionshemmung u. a. im Hüftgelenk.

Herz-Gefäß-System: Persistierender Ductus arteriosus (Botalli), Ventrikelseptumdefekt, Fehlen einer Nabelarterie.

Weitere Befunde: Hufeisenniere, Meckel'sches Divertikel, Fehlen der großen Labien, Hydramnios und kleine Placenta.

Bei den seltenen Mosaiken und Partialtrisomien 18 ist das Ausmaß der Mißbildungen geringer, die Lebenserwartung größer.

c) Trisomie 13 (Patau-Syndrom)

Häufigkeit bei Geburt: 1:7000.
Die Schwere der Mißbildungen bei diesem Syndrom, das ebenfalls eher bei weiblichen als bei männlichen Neugeborenen angetroffen wird, hat zur Folge, daß 4 Monate nach Geburt schon mehr als 70% dieser Patienten gestorben sind. Dies hat vor allem mit den tiefgreifenden Hirnveränderungen zu tun. Die Kinder zeigen eine hochgradige körperliche und zentralnervöse Retardierung.
Im einzelnen finden sich bei Trisomie 13 u. a. die folgenden Mißbildungen:

Gehirn: Mikrozephalie, Arrhinenzephalie.

Schädel, Gesicht: Galeadefekte, Hypotelorismus, ein- oder doppelseitige Cheilognatho(palato)schisis (Lippen-Gaumenspalte), tiefstehende Ohren, Taubheit, Iris-Kolobom (Irisdefekt), Mikrophthalmus.

Herz: Vorhof- und Ventrikelseptumdefekt, Dextropositio cordis.

Nieren, Harnwege: Nierenzysten, Hydronephrose (ausgeweitetes Nierenbecken), doppelter Ureter, Hydroureter.

Genitalorgane: Uterus bicornis, septus oder subseptus (unvollständige Verschmelzung der Müller'schen Gänge), Kryptorchismus.

Extremitäten: Vierfingerfurche, Polydaktylie, Flexionsdeformitäten der Finger, Nagelveränderungen, distaler axialer Triradius, S-förmiger fibularer Halluxbogen.

Weitere Befunde: Nabelbruch, verstärkte Segmentierung der neutrophilen Granulozyten.

Eine dem Patau-Syndrom entsprechende Kombination von Mißbildungen wird nicht nur bei freier Trisomie 13 angetroffen, sondern kommt auch bei Trisomie 13 mit gleichzeitig vorhandener D/D-Fusionstranslokation vor (meistens Kinder jüngerer Mütter). Mosaike und Partialtrisomien 13 führen zu einem geringeren Maß von Mißbildungen mit einer entsprechend größeren Lebenserwartung.
In seltenen Fällen wurden weitere, mit Duplikationen verbundene Mißbildungs-Syndrome beobachtet.

Defizienzen

Autosomale Defizienzen lassen sich zur Zeit nur dann erkennen, wenn mehr als ungefähr 0,2% des gesamten Chromosomenmaterials der Zelle fehlt. Wahrschein-

lich sind geringgradige Defizienzen häufiger als man dachte. *Autosomale Monosomien* führen meistens zum frühen Fruchttod. Alle bekannten Defizienzen, die mit dem Leben vereinbar sind, gehen mit geistiger Retardierung und mehr oder weniger ausgeprägter Gedeihstörung (Minderwuchs) einher.
Die *Defizienz 5p- (Cri-du-chat-Syndrom),* das am besten bekannte Defizienzsyndrom, kann u. a. eine Duplikationsdefizienz im Rahmen familiärer Translokationen sein. Auffallend ist der katzenähnliche Schrei dieser Säuglinge. Morphologisch imponieren die Mikrozephalie, das rundliche Gesicht mit Hypertelorismus, der Epicanthus, die antimongoloide Lidachsenstellung, große Augen und die Mikrognathie.

Die *Defizienz 18q-* geht mit Mikrozephalie einher. Bezeichnend ist die tiefe Stimme dieser Kinder. Äußerlich erkennt man ein zurückstehendes Mittelgesicht mit tiefliegender Nasenwurzel, Hypertelorismus, sog. Karpfenmund, prominente Anthelix und Antitragus. Ferner bestehen akromiale und metakarpale Weichteilgrübchen und eine Genitalhypoplasie.
Die *Defizienz 18p-* erkennt man u. a. an der Ptose (Tiefhängen) des Oberlides, den großen, abstehenden Ohren und abfallenden Mundwinkeln, den großen, plumpen Händen mit hohem Daumenansatz und der Zahnkaries.
Die *Defizienz 4p-* führt zu hochgradigem Hypertelorismus, Spaltbildung und Asymmetrie im Gesichtsbereich, antimongoloider Lidachsenstellung und anderen Augenmißbildungen sowie Skelettanomalien.
Bei der *Defizienz 13q-* beobachtet man neben Mikrophthalmie (Kleinheit der Augen) und Hypertelorismus eine Trigonozephalie (»Dreieckschädel«), eine prominente Nasenwurzel, fehlende Daumen und andere Skelettanomalien sowie nicht selten Herzfehler. Es besteht eine Neigung zur Bildung von Retinoblastomen.
Die *Defizienz 21q-* (Antimongolismus-Syndrom) ist durch die antimongoloide Lidachsenstellung, eine Mikrognathie sowie eine Hypertonie der Muskulatur charakterisiert.
Hypertelorismus, Epicanthus und Syndaktylie kennzeichnen die *Defizienz 22q-*.

62.2. Aberrationen der Geschlechtschromosomen als Ursache von Entwicklungsstörungen

Duplikationen bzw. Multiplikationen

a) Klinefelter-Syndrom

Häufigkeit bei Geburt: 1:700.
Es handelt sich um phänotypisch männliche Individuen (meistens 47, XXY, vgl. S. 34), die einen eunuchoiden, dysplastischen oder anscheinend normalen Habitus aufweisen können. Die Störung wird selten vor der Pubertät manifest. Oft führt die Infertilität den Patienten zum Arzt. Äußerlich fallen ein spärlicher Bartwuchs, eine fehlende oder nur wenig ausgeprägte männliche Körperbehaarung, ein annähernd weiblicher Typ der Schambehaarung, eine Gynäkomastie (Vergrößerung der Brustdrüsen) und kleine Hoden auf. Radiologisch kann man in der Regel eine mäßige Osteoporose erkennen. Histologisch ist das Hodengewebe gekennzeichnet durch eine Sklerohyalinose der Tubuli mit fast immer fehlender Spermiogenese sowie eine sog. pseudoadenomatöse Zusammenlagerung der Leydig'schen Zwischenzellen. Die Diagnose wird durch die chromosomale Analyse gestellt, kann aber auch aufgrund der vorhandenen Barr-Körperchen (Abb. 7, S. 31) in Epithelien von Mundschleimhautabstrichen und z. T. in Gewebeschnitten sehr wahrscheinlich gemacht werden.

b) Das 49, XXXXY-Syndrom

Während Patienten mit einem Karyotyp 48, XXXY dem Klinefelter-Syndrom ähnliche Veränderungen aufweisen, finden sich bei 49, XXXXY im Hoden keine Leydig'schen Zwischenzellen.

c) Das 47, XYY-Syndrom

Häufigkeit bei Geburt: 1:1000.
Die Individuen mit dieser chromosomalen Aberration imponieren in der Regel durch ihre überdurchschnittliche Körpergröße. Sie neigen zu abnormen psychischen Reaktionen. Mißbildungen sind hier im allgemeinen nicht bekannt.

d) Das Triplo-X-Syndrom

Häufigkeit bei Geburt: 1:1250.
Weibliche Individuen mit dieser Duplikation sind in der Regel fertil, zeigen aber einen deutlich herabgesetzten Intelligenzquotienten.

Defizienzen

Turner-Syndrom

Häufigkeit bei Geburt: 1:2500.
Diese Individuen zeigen meistens einen weiblichen Phänotypus und einen Karyotypus 45, XO. Die embryonale Entwicklung der Ovarien ist von ungefähr dem Beginn des 4. Schwangerschaftsmonates an gestört. Obschon sich zunächst primordiale Eizellen und Prägranulosazellen bilden, kommt es vor allem im Rindenbereich der Gonade zu einem progressiven Umbau mit Bildung unregelmäßig (wirblig) strukturiertem, gefäßreichem Bindegewebe, das Nervenfaserbündel und hyperplastische Teile des Rete ovarii umschließt. In solchen »gonadal streaks« finden sich dann keine Keimzellen mehr, und die kollagenreiche Tunica albuginea ist nicht ausgebildet. »Streaks« neigen später zu Tumorbildung.
Im Zusammenhang mit der Gonadendysgenesie und -insuffizienz besteht eine primäre Amenorrhoe; die sekundären Geschlechtsmerkmale fehlen, und es zeigt sich ein deutlicher sexueller Infantilismus. Die weiteren Körperveränderungen umfassen u. a. folgendes:
Skelett: Minderwuchs, Schildthorax, Verkürzung des Metacarpale IV und eine allgemeine Osteoporose.
Kopf: Sog. Sphinxgesicht, Pterygium colli (Hals-Schulter-Falten), Karpfenmund und tiefer Haaransatz.
Haut: Zahlreiche Naevi pigmentosi, weit voneinander entfernte, hypopigmentierte und hypoplastische Mamillen, Hypoplasie der Finger- und Fußnägel.

Syndrome bei unauffälligem Chromosomenbestand der Zellen

Von dem Turner-Syndrom sind einzelne Syndrome abzugrenzen, bei denen die chromosomale Analyse nichts sicheres zutage brachte. Phänotypisch weiblich erscheinen Patientinnen mit *Ullrich-Syndrom* (46, XX), die einen Minderwuchs und körperliche Anomalien, jedoch keine ausgesprochene Gonadendysgenesie und keinen sexuellen Infantilismus erkennen lassen. Man kennt auch ein phänotypisch männliches Ullrich-Syndrom (46, XY). Das phänotypisch männliche *Noonan-Syndrom* (46, XY) zeigt eine gewisse Ähnlichkeit mit dem Turner-Syndrom bei der Frau.

Reine Gonadendysgenesie

Hier stehen die rudimentären Gonaden und der dazugehörige sexuelle Infantilismus im Vordergrund; es finden sich jedoch weder ein deutlicher Minderwuchs, noch weitere Mißbildungen. Bei diesen Individuen können verschiedene chromosomale Aberrationen gefunden werden, die meisten Patienten weisen aber einen normalen weiblichen (46, XX) oder männlichen (46, XY) Chromosomensatz auf.

Literatur

Bergsma, D. (ed.): New chromosomal and malformation syndromes. New York: Stratton 1975 — *Busch, D. H., Benirschke, K.:* Cytogenetic studies of ectopic pregnancies. Virchows Arch. B Cell Path. *16*, 319 (1974) — *Kunze, W.-P.:* Cytophotometric DNA-measurements in abortion. Path. Res. Pract. *162*, 253 (1978) — *Nyhan, W. L., Sakati, N. O. (eds.):* Genetic and malformation syndromes in clinical medicine. Chicago: Year Book Med. Publ. 1976 — *Schimke, R. N. (ed.):* Cytogenetics, environment and malformation syndromes. New York: Liss 1976 — *Yunis, J. (ed.):* New chromosomal syndromes. New York: Academic Press 1977

63. Durch Viren verursachte Embryo- und Fetopathien, insbesondere Mißbildungen

Soweit aus *Tierversuchen* beurteilt werden kann, gehören die meisten teratogenen Viren der Gruppe der Myxoviren, Herpesviren oder Picornaviren an.
Von den Viren, die bei Infektion während der Gravidität Schäden, insbesondere auch Mißbildungen, am *menschlichen Keimling* hervorrufen können (Tabelle 14), stehen das Röteln-Virus (Gregg-Syndrom) und das Zytomegalovirus im Vordergrund (S. 1817 und 1827).

63.1. Röteln-Virusinfektion während der Gravidität

Schätzungsweise 80–90% der Frauen machen vor der ersten Gravidität eine Rötelninfektion durch und erwerben sich auf diese Weise einen Immunschutz. Infiziert sich eine nicht vorimmunisierte Frau während der Gravidität mit Rötelnvirus, kann es zu einer Schädigung der Frucht kommen, ohne daß die Mutter klinisch manifest zu erkranken braucht. Keimschäden treten vor allem im 1. Trimester auf, können aber, wenn auch in etwas geringerer Zahl und Schwere, durchaus noch im 2. Trimester zustandekommen. Die Infektion des Kyema erfolgt in der Phase der mütterlichen Virämie im Bereich der Placenta, wo herdförmige Nekrosen entstehen. Abgestoßene, virustragende Zellen gelangen dann in den fetalen Kreislauf und können zu einer Infektion der verschiedensten Organe führen; hier kann das Röteln-Virus für lange Zeit persistieren. Die intrazellulär gelegenen Viruspartikel lassen sich durch zirkulierende Antikörper nicht neutralisieren, was verständlich macht, daß infizierte Kinder trotz hohem Antikörpertiter nach Geburt das Virus während mehr als einem halben Jahr noch weiter ausscheiden können. Die Schätzungen über das Infektionsrisiko des Keimlings bei Rötelninfektion der Mutter im Beginn der Gravidität liegen zwischen 45% und 75%. Nicht nur die Häufigkeit, sondern auch die Art der hervorgerufenen Schäden und Mißbildungen hängen stark vom Zeitpunkt der Infektion ab.

Tabelle 14. Gregg-Syndrom und erweitertes Rubeolen-Syndrom (Häufigste Störungen, geordnet nach dem betroffenen Organsystem)

	Gregg-Syndrom	Erweitertes Rubeolen-Syndrom
Zentralnervensystem	Mikroenzephalie Extrapyramidale Störungen Tonische und klonische Krämpfe Innenohrschwerhörigkeit	
Augen	Katarakt Mikrophthalmie Optikusatrophie Pseudoretinitis pigmentosa	Katarakt (42%) Trübe Kornea (5%) Glaukom (3%)
Viszerokranium	Mißbildungen des Mittelohrs Schmelzdefekte Verzögerte Dentition	
Herz	Ductus Botalli apertus Septumdefekte Stenose der Arteria pulmonalis	Kongenitale Herzvitien (67%)
Urogenitalsystem	Nierenmißbildungen Hypospadie Kryptorchismus	Urogenitale Mißbildungen (7%)
Skelett	Fußmißbildungen, vor allem Klumpfuß	Knochenveränderungen (22%)
Blutbildendes System		Thrombozytopenie (100%) Anämie (17%)
Leber		Hepatomegalie (72%) Hepatitis (19%)
Milz		Splenomegalie (69%)

Beispiel:
- Eine Röteln-Infektion in der 6. Graviditätswoche ruft in etwa 30–50% der Fälle *Augenlinsenveränderungen* (vor allem Trübungen [*Katarakte*]) hervor. Bei Infektion zu einem späteren Zeitpunkt, z. B. bis zur 10. Schwangerschaftswoche, beobachtet man dagegen eher *Herzmißbildungen, Innenohrveränderungen* und *Zahnmißbildungen.* Es sind auch viele Fälle mit *Mikrozephalie, Gehirnmißbildungen* und *Gefäßanomalien* (z. B. Persistenz des Ductus arteriosus Botalli) bekannt. Häufig liegt ein allgemeiner *Entwicklungsrückstand* vor.

Der *teratogenetische Mechanismus* beruht einerseits auf direkter Zellschädigung, andererseits auf einer gestörten Blutversorgung infolge virusbedingter Gefäßveränderungen.

63.2. Zytomegalievirus-Infektion während der Gravidität

In gemäßigten Klimazonen sind ungefähr 40–60% der Frauen im gebärfähigen Alter mit Zytomegalieviren bereits in Berührung gekommen. Oft handelt es sich hierbei um klinisch inapparente Infektionen (S. 1827). Nach erfolgter Infektion der schwangeren Frau persistiert das Zytomegalo-Virus während längerer Zeit im Blut, insbesondere in den Lymphozyten, und gelangt auf diese Weise z. T. diaplazentar in den Keimling. Man kennt Fälle von Fruchtschädigung bei zwei aufeinander folgenden Schwangerschaften. Die Infektion des Kyema führt in der Mehrzahl der Fälle zum Absterben und zum Abort. Infizierte Neugeborene zeigen u. U. Mikrozephalie, Mikrophthalmie, Chorioretinitis, Encephalitis, Hirnverkalkungen, Hydrozephalie und/oder Hepathosplenomegalie. Die Prognose ist in der Regel ungünstig. Zytomegale Veränderungen (S. 1796) finden sich u. a. in der Niere und in den Speicheldrüsen.

63.3. Weitere Virusinfektionen während der Gravidität

Während die kausale Bedeutung der Röteln- und Zytomegalo-Viren für die Entstehung von Mißbildungen außer Zweifel steht, gehen die Meinungen über die teratogene Wirkung anderer Viren noch auseinander. Wahrscheinlich sind die folgenden Zusammenhänge:

Herpes simplex hominis-Virus:	Hohe Sterblichkeit der Keimlinge. Schwere Schäden der Überlebenden.
Myxo-Viren (Mumps-, Masern-, Influenza-Viren):	Hie und da Fruchttod und Abort. Teratogene Wirkung fraglich.
Varizellen-Virus:	Fruchtschäden nur selten zu erwarten.
Enteroviren (Polio-, Coxsackie Typ B-Viren):	Nur ausnahmsweise Mißbildungen, dagegen intrauterine Entzündung z. B. des Zentralnervensystems, der Meningen, des Myokards u. a. möglich.
Pocken-Viren:	Pocken gehen mit hoher Mortalität einher.
Hepatitis verursachende Viren:	Neben Zytomegalo-Viren auch Gelbfieber- und Arbo-Viren sowie das Hepatitis-Virus B (»Australia-Antigen«) können Leberschäden hervorrufen. Über Mißbildungen ist wenig bekannt.

Literatur

Narayan, O., Johnson, R. T.: Effects of viral infection on nervous system development. I. Pathogenesis of bluetongue virus infection in mice. Am. J. Pathol. *68*, 1 (1972) — *Narayan, O., McFarland, H. F., Johnson, R. T.:* Effects of viral infection on nervous system development. II. Attempts to modify bluetongue-virus-induced malformations with cyclophosphamide and antithymocyte serum. Am. J. Pathol. *68*, 15 (1972) — *Kilham, L., Margolis, G.:* Pathogenesis of intrauterine infections in rats due to reovirus type 3. I. Virologic studies. Lab. Invest. *28*, 597 (1973) — *Margolis, G., Kilham, L.:* Pathogenesis of intrauterine infections in rats due to reovirus type 3. II. Pathologic and fluorescent antibody studies. Lab. Invest. *28*, 605 (1973) — *Töndury, G.:* Embryopathien. Über die Wirkungsweise (Infektionsweg und Pathogenese) von Viren auf den menschlichen Keimling. In: Pathologie und Klinik, Bd. 11. Berlin, Göttingen, Heidelberg: Springer 1962

64. Durch Bakterien und Protozoen hervorgerufene Embryo- und Fetopathien

Obwohl die Viren hinsichtlich der infektiös bedingten Entstehung von Mißbildungen und anderen Embryo- und Fetopathien im Vordergrund des Interesses stehen, sollte die Bedeutung einer Infektion der Frucht, insbesondere der Feten, durch Bakterien und Protozoen nicht unterschätzt werden. Englischen Statistiken zufolge übertrifft die jährliche Zahl nachgewiesener konnataler bakterieller Infektionen die der konnatalen Röteln um ungefähr das 10-fache, und die der konnatalen Zytomegalie um etwa das 5-fache.
Physiologischerweise stellt die Plazenta eine ziemlich wirksame Barriere gegen bakterielle Infekte des Kyema dar. Immerhin kann es bei mütterlicher Bakteriämie bzw. Sepsis (S. 1742) und bei Infektionen des Endometrium zum Übergreifen auf das *Chorion* und zum Einbruch in die kindliche *Blutbahn* bzw. in die *Amnionflüssigkeit* kommen. Zu den wichtigsten Bakterien, die den Feten infizieren können, gehören: Darmbakterien, Staphylokokken, Streptokokken, Pneumokokken, Salmonellen, Tuberkulosebakterien, Mykoplasmen, Listerien, Treponemen, Vibrio cholerae und Leptospiren (S. 1682). Diese und andere Keime rufen auch oft eine aufsteigende Infektion nach Blasensprung hervor.

Beispiel:
- In mehr als einem Fünftel der Fälle mit vorzeitigem Blasensprung findet sich 1 Tag später eine Chorioamnionitis.

Intrauterine Infektionen können den *Fruchttod* herbeiführen, eine *Frühgeburt* auslösen und/oder die verschiedensten *Körperteile und Organe* schädigen (S. 1751).

Beispiel:
- *Neugeborene* mit konnatalen Infekten, wie Pneumonie, Otitis media, Enteritis, Conjunctivitis, Omphalitis, Osteomyelitis, Pyelonephritis, Dermatitis, Meningoencephalitis und Septikämie.

Aus Tierversuchen ist auch bekannt, daß Bakterienbestandteile bzw. -produkte als solche eine Fetopathie auslösen können.

Beispiel:
- Lipopolysaccharid W aus E. coli schädigt bei Katzenfeten direkt gewisse Gebiete der weißen Hirnsubstanz; bei der Geburt zeigt sich dann das Bild einer *»perinatalen, telenzephalen Leukoenzephalopathie«*.

Einige intrauterine Infektionen verdienen eine besondere Erläuterung:

64.1. Listeriose

Eine fetale Listeriose kann diaplazentar von der Mutter erworben werden und – vor allem wegen Meningoencephalitis – zum intrauterinen Tod führen. Häufiger aber ist sie die Folge einer aufsteigenden Infektion mit Chorioamnionitis, wobei eine Listerien-Pneumonie sowie Nekroseherde in den verschiedensten Organen, teilweise mit Granulombildung, im Vordergrund der Befunde stehen.

64.2. Mykoplasmen-Infektionen

Diese zellwandfreien Mikroorganismen verursachen beim Menschen u. a. Pneumonien und Infektionen des Urogenitaltraktes (S. 1773). Die Infektion der schwangeren Frau mit diesen Erregern führt manchmal zu Früh- und/oder Totgeburten.

64.3. Lues (Syphilis) connata

Der Erreger der Lues, *Treponema pallidum* (S. 1988), kann von einer syphilitischen Frau durch die Placenta auf die Frucht übertragen werden. In je etwa einem Fünftel der Fälle kommt es zum Abort, oder der Fetus stirbt ab (insbesondere im 6.–7. Monat) und wird dann später mazeriert ausgestoßen. Bei Lebendgeborenen beobachtet man verschiedene Schäden:

- Vergrößerung der Plazenta *(Placentitis luica)*, vorwiegend infolge histiozytärer Reaktion und Bindegewebsvermehrung in den Chorionzotten, so daß man oft eine Verdoppelung des Plazentarquotienten (Plazentargewicht/Körpergewicht) notiert.
- Syphilitische *Rhinitis.*
- Syphilitisches *Pemphigoid,* vor allem an Handtellern und Fußsohlen, ferner *Rhagaden.*
- *Periostitis* und *Osteochondritis luica* mit Störung der enchondralen Ossifikation, periostaler Knochenneubildung, Verformung der Knochen und z. T. sog. Sattelnase.
- Vorwiegend histiozytäre (weniger plasmazelluläre) Entzündungen in verschiedenen Organen, die mehr oder weniger in eine Fibrose ausmünden können: sog. *»monozelluläre Leberzirrhose«* (makroskopisch z. T. als »Feuersteinleber« imponierend), *»Pneumonia alba«* u. a. m.
- Allgemein *verzögerte Organ- und Körperentwicklung,* u. a. auch Störungen in der Entwicklung des Zentralnervensystems.

Im Verlauf der Kindheit und der Pubertät kann sich die sog. *Hutchinson'sche Trias* ausbilden: Keratitis parenchymatosa mit Hornhauttrübung, tonnenförmige Zähne infolge Schädigung der Zahnbildung und Labyrinth-Taubheit.

64.4. Konnatale Toxoplasmose

Das Protozoon *Toxoplasma gondii* tritt in weltweiter Verbreitung auf (S. 2063). Infektionen Erwachsener bleiben oft unentdeckt. Die Erreger können die Plazentarschranke durchbrechen und im Kyema Mißbildungen auslösen, z. B. Mikrophthalmus, Mikrozephalus, u. a. Häufig entwickeln sich eine Chorioretinitis sowie intrazerebrale Nekroseherde mit anschließender Verkalkung sowie ein Hydrozephalus. Falls es in solchen Fällen nicht zum intrauterinen Tod kommt, zeigen die Kinder oft eine deutliche Intelligenzminderung oder gar Schwachsinn.

64.5. Fruchtschäden bei Malaria der Mutter

Bei dieser Protozoonose kommt es häufiger als in Kontrollpopulationen zu Aborten und Totgeburten.

Literatur

Beard, R. W., Nathanielsz, P. W.: Fetal physiology and medicine. The basis of perinatology. Philadelphia: Saunders 1976 — *Desmonts, G., Couvreur, J.:* Congenital toxoplasmosis. A prospective study of 378 pregnancies. N. Engl. J. Med. *290*, 1110 (1974) — *Moore, R. M., Zehmer, R. B.:* Listeriosis in the United States - 1971. J. Infect. Dis. *127*, 610 (1973) — *Turner, T. B.:* Syphilis and the treponematoses. In: Infectious agents and host reaction (*Mudd, S., ed.*). Philadelphia: Saunders 1970

65. Medikamente und andere Chemikalien als Ursache von Embryo- und Fetopathien

65.1. Medikamente

Im Tierversuch zeigen zahlreiche Medikamente in höherer Dosierung einen teratogenen Effekt. Diese Befunde dürfen aber nicht ohne weiteres auf den Menschen übertragen werden. Umgekehrt sind beim Menschen teratogene Wirkungen von Medikamenten bekannt geworden, die sich bei Tieren nicht oder nur bei einzelnen Spezies reproduzieren ließen. Das Ausmaß und die Art der hervorgerufenen Mißbildungen hängen von der Dosis des chemischen Agens sowie vom zeitlichen und örtlichen Zusammentreffen zwischen diesem und dem Kyema ab. Nachfolgend werden einige Beispiele aufgeführt.

Thalidomid-Embryopathie
Diese als Beruhigungs- und Schlafmittel eingeführte Substanz hat zu zahlreichen Mißbildungen geführt, vor allem dann, wenn sie von der Mutter zwischen dem 25. und 50. Tag der Gravidität zu sich genommen wurde. In Abhängigkeit vom Zeitpunkt der Einnahme zeigten sich bei den Kindern verschiedene Mißbildun-

Tabelle 15. Mißbildungen, geordnet nach Organsystemen

1. Mißbildungen des Nervensystems

Anenzephalie, Kraniorhachischisis totalis, Enzephalozele, Enzephalomeningozele, Enzephalomeningozystozele, Meningozele, Myelomeningozele, Myelomeningozystozele, Spina bifida occulta, Dermalsinus, Hydrocephalus internus, Arnold-Chiari-Mißbildung
Agenesie des Corpus callosum, Agenesie des Septum pellucidum
Makrenzephalie, Mikrenzephalie, Aplasie und Hypoplasie verschiedener Bezirke
Heterotopien
Agyrie, Mikropolygyrie, Lissenzephalie

2. Mißbildungen des Herzens und der großen Gefäße: Tabelle 41 (S. 566)

3. Mißbildungen der Luftwege

Choanalatresie, Larynxatresie, Laryngomalazie, Laryngozele
Tracheomalazie, Bronchomalazie, tracheoösophageale Fistel, bronchobiliäre Fistel, Lungenhypoplasie, Lungendysplasie, zystische adenomatoide Lungendysplasie, Lappenaplasie, kongenitale Lungen- und Bronchuszysten, kongenitale Lungensequestration, überzählige Lungenlappen, kongenitales Lungenemphysem, pulmonale AV-Fistel

4. Mißbildungen des Verdauungstrakts

Oesophagusatresie, Oesophagusdivertikel, Chalasie und Achalasie des Oesophagus, kongenitale Hiatushernie
Atresien und Stenosen des Dünn- und Dickdarms, Nonrotation, Malrotationen
Gallengangsatresie, Agenesie der Gallenblase, Choledochuszyste
Aplasie und Hypoplasie des Pankreas, Pancreas anulare
Hypoplasie der Leber, abnorme Lappung der Leber, Leberzysten
Situs inversus viscerum
Hypo- und Aganglionose des Kolon
Anorektale Stenosen und Atresien, anorektale Fisteln

5. Mißbildungen der Milz

Agenesie der Milz, abnorme Lappung der Milz, Nebenmilz, Polysplenie

6. Mißbildungen der Mamma

Agenesie der Mamille, Agenesie der Mamma, Hypoplasie der Mamma, Polythelie, Polymastie

7. Mißbildungen der Nieren und Harnwege

Nierenagenesie, Nierenhypoplasie, Hufeisenniere, Doppelniere, dysplastische Nieren, Nierenzysten, polyzystische Nieren
Mangelentwicklung der Ureteren, Ureter duplex, Ureter bifidus, Ureterozele
Agenesie und Hypoplasie der Harnblase, Lateralisation der Ureterostien, Exstrophia vesicae, kongenitale Blasenhalsstenose
Urethraatresien, Urethrastenosen, Urethraklappen, Epispadie, Hypospadie

8. Mißbildungen der Genitalorgane

Gonadenagenesie, Gonadendysgenesie
Splenogonadale Fusion, Kryptorchismus
Atresien von Tuben, Uterus, Vagina
Uterus duplex, bicornis unicollis, Vagina duplex
Hermaphroditismus und Pseudohermaphroditismus

9. Mißbildungen des Skelettsystems: Tabelle 3 (S. 109)

Tabelle 16. Unterschiede in der Wirksamkeit verschiedener teratogener chemischer Substanzen auf Embryo und Muttertier bei der Ratte

Substanz	Wirksame toxische Dosis bei der Mutter (mg/kg) LD_{50}	Wirksame teratogene Dosis beim Embryo (mg/kg, Muttertier)[a] 11. Schwangerschaftstag	Dosis-Verhältnis Mutter: Embryo
6-Aminonikotinamid	10	8	1,3
Hydroxyurethan	750	600	1,3
Chlorambuzil	25	8	3,1
5-Fluor-Deoxyuridin	1500	100	15,0
Zyklophosphamid	200	8	25,0
Azaserin	100	3	33,3
5-Fluor-Deoxyzytidin	3000	4	750,0

[a] Embryotoxischer Effekt, mit konsekutiven letalen und nicht letalen Mißbildungen bei 50% der Versuchstiere.

gen, allerdings nur in etwa einem Fünftel der Fälle von nachgewiesenem Thalidomid-Konsum durch Schwangere in der entsprechenden Zeitspanne der Gravidität.

Fruchtschäden durch zytotoxisch oder zytostatisch wirksame Chemotherapeutica

Chemotherapeutische Mittel, die zellschädigend und/oder proliferationshemmend wirken, können erwartungsgemäß die Entwicklung der Frucht stören und oft zum Fruchttod Anlaß geben. Dabei hat es sich im Tierversuch gezeigt, daß die Keimlinge gegenüber diesen Agentien z. T. bis um ein vielfaches empfindlicher sind als die Mutter (Tabelle 16). Je nach Dosierung und Stadium der Schwangerschaft entstehen z. T. ganz verschiedenartige Mißbildungen. Abgesehen von den letzteren, können Medikamente auch andere Fruchtschäden hervorrufen (Tabelle 17).

65.2. Weitere chemische Agentien

Es darf angenommen werden, daß eine große Zahl chemischer Stoffe, mit denen der Mensch in Berührung kommt, teratogene und andere keimschädigende Effekte haben kann. Dieses Teilproblem von Umwelteinflüssen auf den Menschen ist noch ungenügend geklärt.

Literatur

American Medical Association: AMA drug evaluations, 3rd ed. (Fleetbooks, Weesp, Netherlands, 1977) — *Heinonen, O. P., Slone, D., Shapiro, S.:* Birth defects and drugs in pregnancy (Fleetbooks, Weesp, Netherlands, 1977) — *Gebhart, E.:* Che-

Tabelle 17. Unvollständige Liste teratogener und fetotoxischer chemischer Substanzen (Mensch)

Bei der Mutter angewandte Medikamente/Substanzen	Wirkungen beim Feten/Neugeborenen
Substanzen mit nachgewiesenem teratogenem Effekt	
Thalidomid	Tod; multiple Mißbildungen (Phokomelie, Taubheit u. a. m.)
Zytotoxisch oder zytostatisch wirksame Chemotherapeutika	
– Antimetabolite (Fluorurazil, Amethopterin u. a.)	
– Alkylierende Substanzen (Zyklophosphamid u. a.)	Tod; multiple Mißbildungen
– Gewisse Antibiotika (Amphoterizin B, Mitomyzin u. a.)	
Sexualhormone (Androgene, Progestagene, Oestrogene)	Maskulinisierung; erhöhtes Knochenalter
Substanzen mit möglichem teratogenem Effekt	
Antihistaminika	Mißbildungen
Kortison-Derivate	Mißbildungen, u. a. Gaumenspalten (?)
Insulin (zu hohe Dosen)	Mißbildungen
LSD	Chromosomenbrüche; Mißbildungen
Sulfonylharnstoffabkömmlinge	Mißbildungen
Substanzen mit fetotoxischem Effekt	
Analgetika, Narkotika	
– Heroin, Morphium	Krämpfe; Tremor; Tod in der Perinatalperiode
– Salizylate (zu hohe Dosen)	Blutungen bei Neugeborenen
Herz- und Kreislaufmittel	
– Ammoniumchlorid	Azidose
– Hexamethonium	Ileus beim Neugeborenen
– Reserpin	Benommenheit; Obstruktion der oberen Luftwege
Thiazid-Diuretika	Thrombozytopenie
Antikoagulantien (Koumarin u. a.)	Fruchttod, Blutungen
Vit K-Analoge (zu hohe Dosen)	Hyperbilirubinämie
Sedativa, Hypnotika, Tranquilizers	
– Meprobamat	Verzögerte Entwicklung (?)
– Phenobarbital (zu hohe Dosen)	Blutungen beim Neugeborenen; Tod
– Phenothiazine	Hyperbilirubinämie (?)
Sulfonamide	Kernikterus
Antibiotika	
– Chloramphenikol	Grey-Syndrom; Tod
– Tetrazyklin	Knochenwachstumsstörungen (später Zahnverfärbung)
Chinin	Thrombozytopenie; Retinaschäden (?)
Impfstoffe	
– Poliomyelitis-Schutzimpfstoff (Sabin)	Tod; Schädigung des ZNS
– Pocken-Schutzimpfstoff	Tod; fetale Vakzinia
Tabakrauch	Untergewichtige Neugeborene

Modifiziert nach V. Apgar, JAMA *190*, 840 (1964) und ergänzt.

mische Mutagenese. Stuttgart: Fischer 1977 — *Lash, J. W., Saxén, L.:* Human teratogenesis: *in vitro* studies on thalidomide-inhibited chondrogenesis. Dev. Biol. *28*, 61 (1972) — *Seifert, G. (Hrsg.):* Therapieschäden. Stuttgart: Fischer 1973

66. Hormonal bedingte Embryo- und Fetopathien

Im Vergleich zu anderen schädigenden Einflüssen, scheinen Störungen der endokrinen Funktionen die Frucht nur wenig zu beeinflussen. Dies gilt u. a. auch für das *Wachstumshormon.*

Beispiele:

- Bei *kongenitalem Apituitarismus* (Fehlen des Hypophysenvorderlappens) des Menschen finden sich eine Hypoplasie der Nebennierenrinde und wenig entwickelte männliche Geschlechtsorgane, jedoch eine normale Körpergröße.
- Bei einem Fall von *isoliertem STH-Mangel* bei Vater, Mutter und Kind zeigte das letztere bei Geburt äußerlich eine normale Größe und Körperentwicklung.

Das von der *Plazenta* gebildete *»Laktogen« (»Wachstumshormon-Prolaktin«)* ist hinsichtlich biochemischen, immunochemischen und biologischen Eigenschaften dem Wachstumshormon des Hypophysenvorderlappens verwandt. In mehreren Fällen von intrauterinem Wachstumsrückstand wurde die Konzentration dieses Hormons im mütterlichen Blut als herabgesetzt gefunden, während sie bei schwangeren Diabetikerinnen erhöht war. Im Serum der Feten finden sich indessen nur geringe Mengen von Laktogen, und eine direkte Rolle dieses Hormons bei der Kontrolle der fetalen Entwicklung ließ sich bisher nicht sicher belegen.

Eine *kongenitale Schilddrüseninsuffizienz* ist bei Geburt nur schwer zu erkennen. Obschon die Placenta keine nennenswerten Mengen von Thyroxin und Trijodothyronin vom mütterlichen auf den kindlichen Organismus zu transportieren bzw. passieren zu lassen scheint, machen sich die ersten Zeichen von Kretinismus beim Kind erst im Alter von 3–4 Wochen bemerkbar. *Athyreotische Neugeborene* sind im Vergleich zu Normalen leicht übergewichtig und weisen oft eine etwas größere Körperlänge auf. Dagegen erscheint die Reifung der Knochen gehemmt, und die zentralnervösen Funktionen, gemessen an der späteren geistigen Entwicklung, sind eingeschränkt. Eine Hyperthyreose der Mutter im Sinn der Basedow'schen Krankheit (S. 1170) kann eine vorübergehende Überfunktion der Schilddrüse auch des Kindes zur Folge haben, vor allem wegen Übertritt von LATS (S. 1166) auf den Fetus. Hochdosierte Jodpräparate und Thyreostatica entfalten auf die kindliche Schilddrüse eine thyreostatische Wirkung mit zugehöriger *konnataler Struma* (S. 383).

Kinder nicht ideal »eingestellter« *diabetischer Mütter* (S. 933) zeigen z. T. einen Hyperinsulinismus, verbunden mit Beschleunigung des Längenwachstums, Vermehrung des Körpergewichts, Viszeromegalie (u. a. auch Kardiomegalie mit/bei Glykogenreichtum des Myokards) und Zunahme des Fettgewebes. Diese Makrosomie geht oft mit einem Vollmondgesicht und einem cushingoiden Aussehen (S. 395) einher. Man vermutet, daß am *Riesenwuchs* solcher Kinder eine Überfunktion der Nebennierenrinde beteiligt ist. Ein Diabetes mellitus der Schwangeren erhöht auch die Gefahr der *perinatalen Sterblichkeit* der Kinder, scheint aber keine nennenswerte Vermehrung der relativen Zahl von Mißbildungen nach sich zu ziehen.

Sog. *Steroid-Embryopathien* sind u. a. im Zusammenhang mit der medikamentösen Abortprophylaxe bekannt geworden. Synthetische Derivate von *Progesteron* oder *Testosteron* gehen diaplazentar auf die Frucht über und bewirken bei chromosomal weiblichen Keimlingen z. T. verschiedene Grade von Maskulinisierung. Diese reichen beispielsweise von der labioskrotalen Fusion bei Medikation vor der 13. Graviditätswoche bis zur Klitorisvergrößerung bei Behandlung zu späteren Zeitpunkten. *Kortison* in höheren Dosen kann bei Tierspezies, wie Kaninchen und Mäusen, Mißbildungen (u. a. Gaumenspalten) erzeugen. Für den Menschen ist ein solcher Effekt nicht erwiesen.

Literatur

Crocker, J. F. S., Stewart, A. G., Sparling, J. M., Bruneau, M. E.: Steroid-induced polycystic kidneys in the newborn rat. Am. J. Path. *82*, 373 (1976) — *Greengaard, O.:* Effects of hormones on development of fetal enzymes. Clin. Pharm. Ther. *14*, 721 (1973) — *Rothman, K. J., Liess, J.:* Gender of offspring after oral-contraceptive use. N. Engl. J. Med. *295*, 859 (1976) — *Wilkins, L., Jones, H. W., Holman, G. H., Stemfel, R. S.:* Masculinization of the female fetus associated with administration of oral and intramuscular progestins during gestation: non-adrenal female pseudohermaphrodism. J. Clin. Endocrinol. Metab. *18*, 559 (1958)

67. Ernährungsstörungen als Ursache von Embryo- und Fetopathien

Im Tierversuch hat nicht nur ein Mangel, sondern auch ein Überschuß an Vitaminen (u. a. Vitamine A, D, E und Folsäure) u. U. eine teratogene Wirkung. Hinsichtlich des Menschen können in dieser Beziehung noch keine schlüssigen Angaben gemacht werden. *Jodmangel* der Mutter kann einen kindlichen Kretinismus bewirken (vgl. dazu endemischer Kretinismus, S. 383). Bei allgemeiner *Mangelernährung,* wie sie bei Hungersnot besteht, können u. a. eine Zunahme der relativen Zahl von Aborten und Frühgeburten, eine Verminderung des Geburtsgewichts der voll ausgetragenen Kinder und eine leichte Vermehrung der Mißbildungsrate beobachtet werden. Im besonderen beeinflußt ein *Proteinmangel* der Mutter störend die Gehirnentwicklung der Frucht.

Eine rein *kalorische Einschränkung der Nahrungsaufnahme* wirkt sich vor allem auf die Ausbildung des Fettgewebes, der Muskulatur, der Lungen, der Leber und der Nebennieren, kaum jedoch auf die Entwicklung des Gehirns, des Skeletts, des Herzens und der lymphoretikulären Organe aus.

Literatur

Giroud, A.: The nutrition of the embryo. Springfield: Thomas 1970 — *Winick, M.:* Malnutrition and brain development. Oxford: University Press 1976

68. Hypoxieschäden an der Frucht

Ein allgemeiner *Sauerstoffmangel des Keimlings,* wie er beispielsweise bei Herzfehler und schwerer Hypoxämie der Mutter, bei Sklerose der endometrialen Gefäße, bei Tubargravidität und bei Uterusblutungen während der Gravidität zustandekommen kann, hat oft eine sog. *Mangelgeburt* (»kleine, aber reife Neugeborene«) zur Folge. In Tierversuchen ließen sich durch Sauerstoffmangel Mißbildungen erzielen; beim Menschen ist die relative Bedeutung einer allgemeinen Hypoxie als Ursache von Mißbildungen schwer zu beurteilen.

Beispiel:
- Kinder peruanischer Frauen, die in den Anden in einer Höhe von *über 3000 m über Meer* leben, weisen im Durchschnitt ein um 500 g geringeres Geburtsgewicht und häufiger Herzfehler auf als die in normalen Höhenlagen Geborenen desselben Landes.

Lokale hypoxische Schäden (ischämische Schäden) können beim Keimling u. a. bei Bestehen von Vaskulopathien (z. B. bei Diabetes der Mutter) oder bei Kompressionsischämie auftreten.

Tabelle 18. Differentialdiagnose von Fruchtschäden beim Menschen (Auswahl)

	Neigung zu Frühgeburt bzw. Abort	Mißbildungen	Allgemeine Wachstumsstörungen	Verändertes Knochenalter	Weitere Skelettveränderungen	Erhöhtes Neoplasierisiko	Ikterus	Blutungen (Thrombozytopenie)	Erythroblastämie	Anämie	Liquorveränderungen	Geistige Retardierung	Chorioretinitis	Katarakt	Intrakranielle Verkalkungen	Exanthem	Pneumonie
Infektiöse Agentien (1)																	
Konnatales Rötelnsyndrom		++	+					+			+	+		+			
Zytomegalie	++	+					+	++	+	+	+	+	+		+		+
Listeriose	++										+					+	+
Lues connata	+		+		++					+	+		+			+	
Toxoplasmose	+	+					+		+		++	++	++		++		
Teratogene und fetotoxische Chemikalien (s. Tabelle 17)																	
Hormonale Störungen																	
Athyreose			+ (↑)	+ (↓)													
Diabetes bei Mutter		+ (?)	+ (↑)														
Sexualhormonmedikation bei Mutter (2)		+(3)		+ (↑)													
Mangelernährung der Mutter																	
– – –	+	+	+														
Hypoxie																	
Allgemeine		+	+														
Lokale		+(4)															
Immunreaktionen von Seiten der Mutter																	
M. haemolyticus neonat. (5)							++(6)	+	++	++							
Ionisierende Strahlen (Bestrahlung in utero mit geringen Dosen)																	
– – –	?	++(7)	+			+R(8)						+					
Genetisch bedingte Fruchtschäden (große Variabilität der Symptome und Zeichen (vgl. S. 275)																	
– – –	++	++	+			+						++					

1. Die Diagnose kann durch Erreger-Nachweis (bei Viren z. B. in Zellkultur, bei Toxoplasmose durch immunfluoreszenzoptische Untersuchungen) und weitere Laboriumsbefunde wie Antikörpernachweis und Komplementbindungsreaktionen, gesichert werden.
2. Sexualhormone: Androgene, Progestagene und Oestrogene.
3. Progesteron und Testosteron bewirken bei chromosomal weiblichen Keimlingen z. T. verschiedene Grade von Maskulinisierung.
4. Bei wenigstens einem Teil der Fälle von Darmatresien wird als Ursache ein ischämischer Schaden angenommen.
5. Sicherung der Diagnose durch Antikörpernachweis und Coombs-Test.
6. Die Hyperbilirubinämie kann beim Icterus gravis neonatorum zu Schädigung des ZNS (»Kernikterus«) führen.
7. Mikrozephalie.
8. Höhere Inzidenz von Leukämie und anderen Neoplasien als bei der Kontrollpopulation.

Beispiel:
- Bei wenigstens einem Teil der Fälle von *Darmatresie* wird aufgrund histologischer Befunde als Ursache ein ischämischer Schaden angenommen.

Literatur

Ingalls, T. H., Avis, F. R., Curley, F. J., Temin, H. M.: Genetic determination of hypoxia-induced congenital anomalies. J. Hered. *44*, 185 (1953) — *Murakami, U., Kameyama, Y., Kato, T.:* Effects of maternal anoxia upon the development of embryos. Ann. Report, Res. Inst. of Environmental Med., Nagoya Univ. *1956*, 76

69. Immunreaktionen als Ursache von Embryo- und Fetopathien

Bei Blutgruppen-Unverträglichkeit, vor allem solchen des Rh-, z. T. auch des ABO-Systems, kommt es im Verlauf der ersten Schwangerschaft meistens zur Bildung mütterlicher Antikörper, die gegen Zellen und Gewebe des Kindes, vor allem aber gegen dessen Erythrozyten und ihre Vorstufen gerichtet sind. Dies ist die Grundlage des als *Erythroblastosis fetalis* bekannten Krankheitsbildes, bei dem infolge immunologisch bedingter Erythrozytenschäden eine Hyperregeneration roter Vorstufen und ein vermehrter Austritt derselben in die Blutbahn des Kindes zustandekommen. Je nach dem Schweregrad unterscheidet man:
- Fälle, bei denen sich bloß eine *hämolytische Anämie* (S. 424) nachweisen läßt, und die einen leichten Verlauf nehmen;
- den *Icterus gravis neonatorum,* der sich durch eine hämolytisch bedingte Hyperbilirubinämie (vorwiegend nichtkonjugiertes Bilirubin, S. 1037) mit entsprechender Schädigung des Zentralnervensystems *(»Kernikterus«)* auszeichnet;
- den *Hydrops fetalis,* bei dem eine Gefäßschädigung mitspielt und der oft tödlich endet.

Es ist denkbar, daß auch andere Antikörper von der Mutter auf das Kind übergehen und dieses schädigen können.

Beispiele:
- *Antithyreoidale Antikörper* im Blut der Mutter führen u. U. zu einem athyreotischen Kretinismus des Kindes.
- Die *Immunisation* gravider Tiere mit *Organextrakten* nichtsyngeneischer Individuen derselben oder einer anderen Spezies kann verschiedenartige Mißbildungen hervorrufen.

Heterologe, organtoxische Seren, die trächtigen Muttertieren injiziert werden, können bei den Früchten Mißbildungen erzeugen. Es hat sich gezeigt, daß es sich hier z. T. um einen indirekten Schädigungsmechanismus handelt.

Beispiel:
- In bestimmten Phasen der Gravidität teratogen wirkende heterologe nephrotoxische Seren binden sich nach intravenöser Injektion vor allem an Glomerula der Muttertiere und an den Dottersack des Kyema, nicht aber in nennenswerter Menge an den Embryo selbst. In vitro haben diese Seren keinen teratogenen Effekt, auch nicht nach Zugabe von Komplement. Man nimmt daher an, daß in einem solchen Modellsystem die Mißbildungen des Keimlings vor allem auf gestörten Funktionen des viszeralen und/oder parietalen Teils des Dottersackes beruhen.

Die wichtigsten Veränderungen, Zeichen und Symptome verschiedenartig verursachter Fruchtschäden sind in Tabelle 18 aufgeführt.

Literatur

Franke, H., Oswald, B.: Elektronenoptische Untersuchungen über die Feinstruktur des visceralen Dottersackepithels der Ratte nach intrauteriner Injektion eines Kaninchen-Antirattenplacentaserums oder eines Kaninchen-Normalserums. Beitr. Path. *148*, 1 (1973) — *Freda, V. J., Gorman, J. G., Pollack, W.:* Suppression of the primary Rh immune response with passive Rh IgG immunoglobulins. N. Engl. J. Med. *277*, 1022 (1967) — *Queenan, J. T.:* Modern management of the Rh problem. New York: Harper and Row 1967

70. Durch ionisierende Strahlen hervorgerufene Fruchtschäden

Abgesehen von ihrer mutagenen Wirkung auf Keimzellen, können ionisierende Strahlen den Keimling auch direkt schädigen. Das Spektrum der erzeugten Veränderungen, insbesondere der Mißbildungen, hängt in erster Linie von Strahlenart, Strahlendosis, Dosisleistung, Spezies, Stamm und Entwicklungsphase des Kyema ab. In Tierversuchen hat sich gezeigt, daß 5–10 R genügen, um Fruchtläsionen hervorzurufen (z. B. dauernde Veränderung von Ganglienzellen, Verlust von Keimzellen). Die minimale effektive Strahlendosis zur Auslösung faßbarer Läsionen am menschlichen Keimling ist kaum bekannt. Aufgrund von Beobachtungen an Kindern von Müttern, deren Uterus während der Gravidität zu diagnostischen oder therapeutischen Zwecken bestrahlt worden war, ferner anhand der Befunde an Kindern exponierter schwangerer Frauen von Hiroshima, Nagasaki und den Marshall-Inseln sind vorläufig die folgenden Feststellungen gestattet: die wichtigsten Spätveränderungen der Kinder nach *Bestrahlung in utero mit relativ geringen Dosen* sind:
1. Allgemeine Wachstumsstörung
2. Mikrozephalie
3. Geistige Retardierung

Es scheint, daß die *minimale effektive Dosis* zur Erzeugung leicht nachweisbarer Dauerschäden beim Kinde nach einmaliger, kurzfristiger Exposition gegenüber Gammastrahlen und Neutronen ungefähr *25 Rad* beträgt. Nach Einwirken von Dosen unter 50 Rad wurde kein Fall von schwerwiegender geistiger Retardierung festgestellt. Die wenigen verfügbaren Berichte über *akute Wirkungen höherer Dosen ionisierender Strahlen* auf die menschliche Frucht deuten u. a. auf eine Zerstörung proliferierender und anderer Zellgruppen im

Zentralnervensystem, eine Schädigung der blutbereitenden Organe und Nekroseherde in verschiedenen Organen, auch des Bindegewebes, hin. Es darf vermutet werden, daß ionisierende Strahlen beim Menschen, wie bei Mäusen – der in dieser Hinsicht am besten untersuchten Säugerspezies – eine sehr große Zahl verschiedenartiger Fruchtschäden, vor allem auch Mißbildungen, hervorrufen können.

Literatur

Hicks, S. P., D'Amato, C. J.: Effects of ionizing radiations on mammalian development. Adv. Teratol. *1:* 195 (1966) — *Russell, L. B., Russell, W. L.:* An analysis of the changing radiation response of the developing mouse embryo. J. Cell. Comp. Physiol. *43 (Suppl. 1)*, 103 (1954) — *Yamazaki, J. N., Wright, S. W., Wright, P. M.:* Outcome of pregnancy in women exposed to the atomic bomb in Nagasaki. Am. J. Dis. Child. *87*, 448 (1954)

71. Bemerkungen zur Pathogenese von Fruchtschäden, insbesondere der Mißbildungen

71.1. Neuere Untersuchungsmethoden der experimentellen Teratologie

Zur Beurteilung der Pathogenese von Fruchtschäden ist es zunächst wichtig herauszufinden, ob diese auf einer *direkten Einwirkung* des betreffenden Agens auf den Keimling beruht, oder ob *indirekte Mechanismen,* z. B. eine Störung des mütterlichen Organismus, im Spiele sind.
Neuere *Techniken,* wie die in vitro-Kultur befruchteter Eizellen und sich entwickelnder Embryonen, verbunden mit Zeitraffer-Mikrokinematographie, mikromanipulatorische Eingriffe (z. B. Operationen an Blastozysten, Fusion von Genmaterial), Anwendung von Millipore-Filtern zur Prüfung zwischenzelliger Einflüsse, embryonale Transplantationen und die direkte Beeinflussung von Embryonen in vitro durch Agenzien verschiedenster Art, haben unsere Kenntnisse auf dem Gebiet der gestörten frühontogenetischen Morphogenese erheblich vertieft. Es bestehen aber immer noch große Lücken im Verständnis der wesentlichen Vorgänge. Ein Vergleich der direkten Wirkung eines schädigenden Agens auf den Keimling in vitro mit derjenigen auf die Frucht im Mutterleib erlaubt es, diese Fragen systematisch anzugehen. Neuerdings werden zu diesem Zweck u. a. Rhesusäffchen benützt.

71.2. Heutige Vorstellungen über die Grundvorgänge bei der Entstehung von Embryo- und Fetopathien, insbesondere auch von Mißbildungen

Die Organogenese umfaßt eine sehr große Zahl örtlich getrennter, zeitlich aufeinanderfolgender Ereignisse, die alle durch das lokale Milieu und die benachbarten Gewebe kontrolliert und reguliert zu sein scheinen. Man ist daher nicht berechtigt, einen einzelnen Schritt in diesem vielschichtigen Entwicklungsprozeß als den für die Ausbildung einer Mißbildung entscheidenden zu bezeichnen. Die Störung von Wachstum und morphogenetischen Verschiebungen der Zellen bringt eine Desorganisation kleinerer oder größerer Gebiete embryonaler Gewebe und Organe mit sich, die auch die nachfolgenden Vorgänge beeinträchtigen dürfte. Die kaum überblickbare Komplexität der Organogenese und die Dynamik der Gestaltwerdung machen es begreiflich, daß wir über die Pathogenese konnataler Mißbildungen nur bruchstückhafte Kenntnisse besitzen.

Theoretisch können schädigende Einflüsse an den Zellen und Geweben des Keimlings verschiedene Wirkungen erzielen:

- *Zelltod* (S. 165), wobei es sich um einen unmittelbaren, auch in Interphase erfolgenden Untergang oder um einen sog. reproduktiven Zelltod handeln kann.
- *Veränderungen im Genom somatischer Zellen,* die ihrerseits mit einer verminderten Lebensfähigkeit, gestörten Funktionen und/oder veränderten Wachstumseigenschaften (S. 139) verbunden sein können.
- *Hemmung der Mitosetätigkeit der Zellen.*
- *Weitere vorübergehende funktionelle und/oder strukturelle Veränderungen der Zelle,* z. B. Störungen der Differenzierung.
- *Störung der induktiven Vorgänge,* z. B. durch einen Eingriff in die zwischenzelligen Beziehungen (s. Abb. 76).
- *Beeinträchtigung allgemeiner oder lokaler Versorgungs- und Regulationssysteme* im Keimling, z. B. der Blutversorgung.

Verloren gegangene oder funktionsuntüchtig gewordene Zellen und andere Gewebeteile der Frucht werden unter Umständen durch *Regeneration* ersetzt, oder der Schaden wird allenfalls teilweise *repariert* (S. 146). Derartige Erholungsvorgänge vermögen aber in vielen Fällen eine Störung des streng vorgezeichneten Entwicklungsablaufes nicht zu verhindern. Man darf sogar annehmen, daß das Resultat reparativer Prozesse, vor allem narbige Veränderungen, selbst Teilursache einer Mißbildung sein kann.

Versucht man, die theoretischen Möglichkeiten einer Schädigung von Einzelelementen des Keimlings mit den geltenden Vorstellungen über die Mechanismen der frühontogenetischen Entwicklung (S. 271) in Beziehung zu bringen, ergeben sich verschiedene *Hypothesen zur Pathogenese der Mißbildungen* (vgl. dazu Abb. 75, S. 272):

Proliferations-, Determinations- und Aggregationsstörungen in der frühesten Phase der Keimentwicklung

Experimentelle Untersuchungen unter Anwendung mitosehemmender Agenzien (z. B. ionisierende Strahlen, radiomimetische Substanzen, z. T. auch Viren) haben deutlich gemacht, daß die *Blockierung der Proliferation* in frühen, sensiblen Phasen der Fruchtentwicklung die weitere Differenzierung verhindern und damit zur *Agenesie* des betreffenden Organs bzw. Körperteils führen kann. In einer späteren Phase der Kyematogenese, d. h. wenn die sog. »kritische Zellmasse« schon vorhanden ist, bewirken diese Agenzien in der

Regel eine *Hypoplasie* des betreffenden Gewebes bzw. Organs, ohne daß die Differenzierung gestört zu sein braucht.

Beispiel:
- Menschliche Neugeborene mit *konnataler Rötelninfektion* zeigen nicht selten eine Hypoplasie verschiedener Organe, offenbar wegen einer, im Vergleich zur Norm verringerten Zellzahl. Es wird angenommen, daß für diesen Zustand weniger ein Verlust von Zellen als vielmehr eine Hemmung der Zellproliferation durch das Virus verantwortlich ist.

Die Agenesie eines Organs kann überdies, wie sich experimentell an Amphibienembryonen zeigen ließ, durch einen Mangel an induktiven Stimuli zustandekommen *(fehlende bzw. mangelhafte Determination)*. Soweit sich aufgrund von Tierversuchen beurteilen läßt, beruhen solche Störungen z. T. auf einem Aktivitätsverlust der Induktoren, auf einem mangelhaften Kontakt zwischen diesen und dem Erfolgsgewebe und/oder auf einem Verlust der Ansprechbarkeit des letzteren auf den Induktor. Solche fehlerhaften Prozesse scheinen auch am Zustandekommen anderer Mißbildungen beteiligt zu sein.
Abweichungen von der physiologischen Organbildung ergeben sich – soweit sich dies experimentell beurteilen läßt – z. T. auch durch eine *anomale Aggregation der Zellen.* Durch ungenügende Kohärenz der Zellverbände scheinen sog. »*versprengte Keime« (akzessorische, ektopische Gewebe)* entstehen zu können. Umgekehrt kann eine zu feste interzelluläre Verbindung innerhalb der Aggregate zu einer *Hypoplasie,* u. U. auch zu einer *Dysgenesie* des betreffenden Körperteils Anlaß geben. Derartige Beobachtungen wurden beispielsweise an den Flügelknospen von Hühnerembryonen in vitro gemacht.

Störungen der morphogenetischen Zellbewegungen

Eine Behinderung der Zellverschiebung scheint sich darin äußern zu können, daß ein Organ keine normale Form und Struktur erhält.

Beispiele:
- Fehlender Verschluß des Neuralrohrs, resultierend in verschiedenen Graden von *Myeloschisis.*
- Ausbleiben der medianen Fusion der zunächst lateral gebildeten präkardialen mesodermalen Zellgruppen, was sich in der Ausbildung eines »*Doppelherzens« (Cor bifidum)* äußern kann. Im Tierversuch konnte dies beispielsweise durch zeitgerechte Behandlung der Embryonen in vitro durch chelierende Stoffe erzielt werden. Beim Menschen spielt diese Mißbildung keine praktische Rolle.

Fehlerhaftes lokales Wachstum innerhalb der Organanlage

Am Beispiel der Entwicklung der Augenlinse in vitro konnte wahrscheinlich gemacht werden, daß Mißbildungen durch eine *Hemmung,* eine *örtliche Verlagerung* und/oder durch ein *Überschießen der Wachstumsprozesse* bedingt sein können. Diese Störungen beschränken sich manchmal lediglich auf Teile der Anlage, oder sie können die ganze, für die Organentwicklung bestimmte Zellmasse betreffen.

Störungen des morphogenetischen Zelltodes

Bleibt der physiologische Zell- und Gewebeuntergang, der zur »*Modellierung*« eines Körperteils führt, aus, entsteht ebenfalls eine Mißbildung.

Beispiel:
- *Syndaktylie* infolge Hemmung der interdigitalen Nekrose, die physiologischerweise zur Trennung der Phalangen führt.

Geht der Gewebeuntergang zu weit, resultieren andere Formen von Fehlgestaltungen.

Beispiel:
- Bei Hühnerembryonen in vitro läßt sich durch künstliche Eingriffe, z. B. die Gabe von Insulin, der Auflösungs- und Resorptionsprozeß im Kniebereich steigern: es entsteht eine *Mikromelie* (»kleine Gliedmaße«).

Für eine ganze Reihe menschlicher Mißbildungen wird vermutet, daß ähnliche Entwicklungsstörungen im Spiel sind, z. B. beim Vorhofseptumdefekt des Herzens und bei Skelettmißbildungen mit Reduktion der Knochenmasse.

71.3. Formen von Entwicklungsstörungen in Abhängigkeit von der Phase der Kyematogenese, in der schädigende Einflüsse wirksam werden

Gametopathien

Gametopathien beruhen wenigstens zum Teil auf chromosomalen Aberrationen, die durch Verlust oder Gewinn von Chromosomenmaterial infolge nondisjunction während der Meiose der weiblichen oder männlichen Keimzellen entstehen (S. 28). Die biochemischen Hintergründe der daraus resultierenden Mißbildungen, insbesondere die Störungen in der Regulation der Entwicklungsvorgänge, sind zum größten Teil unbekannt.

Blastopathien

Schädigungen des Kyema während der ersten 18 Tage nach Befruchtung der Eizelle können
- zum Absterben der Frucht,
- zur Heilung mit Defekt oder
- zur Heilung ohne Defekt

führen. Defektheilungen nach Einwirkung schädlicher Agenzien in dieser Phase der Entwicklung haben in der Regel *Doppelmißbildungen* zur Folge (S. 291). *Nidationsstörungen* des Kyema können auf einer Minderwertigkeit des letzteren oder auf schlechter Eignung des Eibettes (z. B. Endometritis, mangelhafte Dezidualausbildung am Ort der Implantation) beruhen. Die Frucht stirbt dann in der Regel rasch ab.

Embryopathien

Eine Schädigung während der Embryogenese bzw. Organogenese (ungefähr 18. Tag bis Ende des 3. Monats, z. T. aber auch später) kann ebenfalls vom Absterben der Frucht – meistens gefolgt von einem Abort

Tabelle 19. Teratogenetischer »Determinationspunkt« einiger Mißbildungen (Mensch)

Körperteil bzw. Organ	Mißbildung	Gestörter Vorgang	»Determinationspunkt« (Phase)	Besondere Bemerkungen
Zentralnervensystem	– Anenzephalie	Zusammenschluß des vorderen Neuralrohres	26. Tag	Nachfolgende Rückbildung des Vorderhirns
	– Myelomeningozele	Zusammenschluß eines Abschnittes des hinteren Neuralrohres	28. Tag	80% lumbosakral
Gesicht, Mund- und Halsbereich	– Cheiloschisis	Verschmelzung des Oberkiefer- und Stirnfortsatzes	36. Tag	42% verbunden mit Palatoschisis
	– Palatoschisis	Verschmelzung des Oberkiefer- und Stirnfortsatzes	8.–9. Woche	
	– Branchiogene Fistel	Rückbildung des Sinus cervicalis	8. Woche	Präaurikulär oder am Vorderrand des M. sternocleidomastoideus
Verdauungstrakt	– Oesophagusatresie mit tracheooesophagealer Fistel	Septenbildung im Vorderdarm und Unterteilung in Trachea und Vorderdarm	30. Tag	
	– Rektumatresie mit Fistel	Trennung der Kloake in Rektum und Sinus urogenitalis	6. Woche	
	– Duodenalatresie	Rekanalisation des Duodenum	7.–8. Woche	
	– Malrotation des Darms	Drehung der Nabelschleife und Rechtsverlagerung des Kolonschenkels	10. Woche	Oft verbunden mit unvollständigem oder fehlerhaftem Ansatz der Mesenterien
	– Omphalozele	Rückbildung des »physiologischen Nabelbruchs«	10. Woche	
	– Meckel'sches Divertikel	Rückbildung des Ductus omphaloentericus	10. Woche	Z. T. mit Magen- und/oder Pankreasgewebe
	– Zwerchfellhernien	Schluß des Ductus pleuroperitonealis	6. Woche	
Urogenitalsystem	– Extrophie der Harnblase	»Wanderung« infraumbilikaler Mesenchymanteile	30. Tag	Z. T. verbunden mit Fehlbildungen des Müller'schen und Wolff'schen Ganges
	– Uterus bicornis	Fusion des unteren Abschnittes der Müller'schen Gänge	10. Woche	
	– Hypospadie	Verwachsung der Geschlechtsspalte (Fissura urogenitalis)	12. Woche	
	– Kryptorchismus	Descensus des Hodens in das Skrotalfach	7.–9. Monat	
Herz und große Gefäße	– Transposition der großen Gefäße	Schraubige Verdrehung des Bulbus cordis mit seinem Septum aorticopulmonale	34. Tag	Meistens verbunden mit Ventrikelseptumdefekt und offenem Ductus Botalli
	– Ventrikelseptumdefekt	Ausbildung des Ventrikelseptum	6. Woche	
	– Offener Ductus Botalli	Verschluß des Ductus Botalli	9.–10. Monat	
Gliedmaßen	– Aplasie des Radius	Anlage des Radius	38. Tag	Oft verbunden mit weiteren Fehlbildungen der Radialseite der Hand
	– Syndaktylie schweren Grades	Trennung der Phalangen durch physiologische interdigitale Nekrose	6. Woche	
Komplex	– Zyklopie, Holoprosenzephalie	Entwicklung von Kopfdarm, Kopfganglienleiste und Prächordalplatte	23. Tag	Sekundäre Fehlentwicklung von Mund und Nase (meist Proboscis) sowie des Vorderhirns
	– Sirenomelie (Symmelie)	Entwicklung der kaudalen Keimlingsanlage	23. Tag	Oft verbunden mit Störungen der Kloakenentwicklung

– oder von einer Heilung mit oder ohne Defekt gefolgt sein. Defektheilungen, die sich in dieser Phase der Kyematogenese ereignen, geben in der Regel Anlaß zur Entstehung einer *Einzelmißbildung*. Für die einzelnen Organe und Organteile bestehen verschiedene Phasen größter Sensibilität (vgl. dazu *teratogenetische Determinationsperiode,* Tabelle 19). Als Faustregel kann gelten, daß die Mißbildung umso schwerer ausfällt, je früher in der Embryogenese die Schädigung erfolgt. Die letztere muß aber, um einen teratogenen Effekt zu erzielen, vor Abschluß der Organentwicklung einsetzen.

Die Grenze zwischen Embryonal- und Fetalzeit läßt sich naturgemäß nicht scharf ziehen. Die *Entwicklung gewisser Organe oder Organteile, wie etwa des Kleinhirns und der Großhirnrinde, schreitet noch längere Zeit in der Fetalperiode weiter.* Dasselbe gilt u. a. auch für einzelne Strukturen des Urogenitalsystems. Es wäre also falsch anzunehmen, die Möglichkeit einer Entstehung von Mißbildungen sei nach Ende des 3. Monats nicht mehr vorhanden!

Es werden *verschiedene Typen von Einzelmißbildungen* unterschieden (vgl. dazu S. 294):

a) Sog. Hemmungsmißbildungen, die einem Stadium vor Abschluß der Organogenese entsprechen (unvollständige Morphogenese):

- *Fehlende Entwicklung:* z. B. *Agenesie* der Nieren.
- *Ungenügende Entwicklung:* Hypoplasie, z. B. Mikrognathie.
- *Unvollständige Trennung:* z. B. Syndaktylie.
- *Unvollständiger Schluß:* z. B. Gaumenspalte.
- *Unvollständige Septenbildung:* z. B. Ventrikelseptumdefekt am Herzen.
- *Unvollständige morphogenetische Bewegung (»Wanderung«) von Mesenchymanteilen:* z. B. ventralseitiges Offenbleiben der Harnblase (Exstrophia vesicae).
- *Unvollständige Drehung:* z. B. Malrotation des Darms.
- *Unvollständige Auflösung frühontogenetischer Strukturen:* z. B. Meckel'sches Divertikel des Dünndarms als teilweise persistierender Ductus omphalo-entericus, z. T. mit Magen- und/oder Pankreasgewebe.
- *Verharren in frühontogenetischer Lokalisation:* z. B. Kryptorchismus (Hoden nicht ins Skrotalfach abgestiegen).

b) Aberrierende Mißbildungen: Die Struktur dieser Gebilde weicht von den Formen ab, die im Verlauf der Organogenese durchlaufen werden, d. h. sie stellen etwas physiologischerweise Unbekanntes dar.

Beispiel:
- Knöcherner Sporn im mittleren hinteren Teil des Os ilium bei hereditärer Osteo-Onychodysplasie (»Nail-patella syndrome«).

Aberrierende Mißbildungen weisen häufiger als Hemmungsmißbildungen auf das Bestehen eines bestimmten Mißbildungssyndroms hin.

c) Akzessorische Gewebe entstehen wahrscheinlich ungefähr zur selben Zeit wie die entsprechenden physiologischen Strukturen.

Beispiel:
- Polydaktylie, präaurikuläre Hautanhänge, Nebenmilz u. a. m.

d) Hamartome (S. 249) stellen das Resultat einer Störung der Gewebeorganisation dar; es handelt sich dabei um tumorartige Bildungen. Einzelne Hamartome neigen zu maligner Entartung.

Beispiel:
- Hämangiome, Naevi pigmentosi, u. a. m.

e) Vorwiegend funktionelle Defekte: Gewisse Körperstrukturen sind für eine normale Entwicklung auf eine physiologische Beanspruchung angewiesen, bei deren Ausbleiben eine Fehlgestaltung zustandekommt.

Beispiel:
- Klumpfuß, z. T. infolge gestörter neuromuskulärer und Weichteilfunktionen.

Eine nach Körperteilen und Organen geordnete Zusammenstellung einiger Mißbildungen und der zugehörigen teratogenetischen Terminationspunkte, vor deren Erreichen die Schädigung einwirken muß, um die Fehlgestaltung zu erzeugen, findet sich in Tabelle 19.

Fetopathien

Schädigungen, die den Keimling zwischen Ende des 3. Monats und der Geburt treffen, führen in der Regel nicht zu groben, gut sichtbaren Mißbildungen (S. 1482). Trotzdem können, wie erwähnt wurde, auch in dieser Phase erhebliche Entwicklungsstörungen resultieren. Ursächlich im Vordergrund stehen exogene Faktoren, auf die der Fetus mit einer *primitiven Abwehr- und Anpassungsreaktion* antworten kann. Die letzteren sind selbst zum guten Teil an der Entwicklung von Fetopathien beteiligt.

Sog. Phänokopien

Diese peristatisch, d. h. durch Umweltfaktoren verursachten Störungen, insbesondere auch Mißbildungen, ahmen solche nach, die durch genetische Fehlinformation verursacht wurden (S. 275). Man versucht sich diese Übereinstimmung im Endresultat bei unterschiedlichen Ursachen dadurch zu erklären, daß die letzteren gleichartige Zellschäden- und/oder Reaktionen der Blastozyste oder des Embryo zur Folge haben können.

Literatur

Miller, P., Smith, D. W., Shepard, T. H.: Maternal hyperthermia as a possible cause of anencephaly. Lancet *1978 I*, 519 — *Rugh, R.:* X-irradiation effects on the human fetus. J. Pediat. *52*, 531 (1958) — *Rugh, R.:* Ionizing radiations: their possible relation to etiology of some congenital anomalies and human disorders. Mil. Med. *124*, 401 (1959) — *Saxén, L.:* Defective regulatory mechanisms in teratogenesis. Int. J. Gynaecol. Obstet. *8*, 798 (1970)

72. Folgen des intrauterinen Fruchttodes in verschiedenen Phasen der Kyematogenese

Intrauterin abgestorbene Keimlinge werden in der Regel ausgestoßen.

Definitionen: Die Ausstoßung der Frucht, die vor der 28. Schwangerschaftswoche stattfindet, wird *Abort* (Fehlgeburt) genannt. *Frühaborte* erfolgen bis zur 16. Woche und zwar vorwiegend einzeitig. *Spätaborte* sind solche, die zwischen der 17. und 28. Woche stattfinden; die Ausstoßung geschieht hier meistens zweizeitig. Als *Abortus imminens* bezeichnen wir eine Blutung und/oder schmerzhafte Kontraktionen des schwangeren Uterus bei geschlossenem Muttermund. Bei *Abortus incipiens* bestehen dieselben Symptome, nur beginnt sich der Muttermund zu öffnen.

Aborte wie Frühgeburten setzen in der Regel mit einer Nekrose der Decidua spongiosa ein, die sich dann auflöst. Bleiben nach der Ausstoßung Chorionzotten im Mutterleibe (Uterus, u. U. Tuben u. a.) zurück, spricht man von *Abortus incompletus* (unvollständiger Abort). Kommt es nach dem Fruchttod nicht sogleich zur Ausstoßung des Kyema, reden wir von einem *protrahierten Abort* oder – falls es Wochen oder Monate dauert – von einer *»missed abortion«*. In solchen Fällen tritt in der Regel eine Mazeration des Embryo ein. Wird dieser gänzlich aufgelöst, und sind nur noch Decidua und Chorionzotten vorhanden, liegt eine *Windmole* vor. Bei der *sog. Embryonalmole* findet sich ein im Verhältnis zur Schwangerschaftsdauer zu kleiner und meistens stark mißgebildeter Embryo. Ausgedehnte Blutungen in Dezidua und Choriongewebe eines retinierten Kyema führen zum Bild der *Blutmole* bzw. später, wenn die koagulierten Blutmassen sich sekundär verändert haben, der *Fleischmole* mit einem mehr grauroten bis graugelben Farbton. Verkalken solche Massen und/oder nekrotischen Gewebe, spricht man von einer *Steinmole*. Die *Breus'sche Hämatommole* ist dadurch charakterisiert, daß zahlreiche, verschieden große, subchoriale Hämatome in die Eihöhle vorragen.
Sterben *Feten* in utero ab, fallen sie meistens einer *Mazeration* anheim *(Fetus maceratus)*, die verschiedene Grade erreichen kann. Mitunter trocknen abgestorbene Feten ein *(Fetus mumificatus*, u. U. *Lithopaedion* oder *Fetus papyraceus)*. Überleben die Chorionzotten, zeigen sie ein mächtiges Ödem und z. T. Wucherungen des Trophoblasten *(Blasenmole)*.

Ätiologie und **Pathogenese** des intrauterinen Fruchttodes, insbesondere der Aborte, sind sehr vielgestaltig. Grundsätzlich lassen sich im Kyema liegende (»ovuläre«) und mütterliche Ursachen auseinanderhalten, wenn man von provozierten – kriminellen oder therapeutischen – Aborten absieht. Die *»ovulären Ursachen«* sind für mehr als 50% aller Aborte verantwortlich und umfassen die früher erwähnten endogenen und exogenen Faktoren (S. 32). *Mütterliche Ursachen* sind beispielsweise behindertes Uteruswachstum, Raummangel, ungenügender Schutz des unteren Eipols, hormonale Störungen, fieberhafte Erkrankungen, u. a. auch Infektionskrankheiten, immunologische Vorgänge, Traumen und – wahrscheinlich – auch psychische Faktoren.
Sowohl beim Menschen wie auch aus Tierversuchen sind *Störungen in der Entwicklung enzymatischer Aktivitäten, die sich in der späteren Fetalzeit* und bei *Neugeborenen* bemerkbar machen, besser bekannt als solche in Embryonal- und frühen Fetalstadien.

Beispiele:
- Verlangsamte Induktion der *Glukuronyltransferase-Aktivität* von *Leberzellen* gegen Ende der Fetalentwicklung bei Hypothyreose, und damit verbunden eine Neigung des Neugeborenen, einen stärkeren *Icterus* als üblich zu entwickeln.
- Vorzeitiges Erscheinen der *NADPH-Zytochrom c-Dehydrogenase-Aktivität* in der *fetalen Rattenleber* unter Behandlung mit *Thyroxin*.

Literatur

Dallenbach-Hellweg, G.: Endometrium. Berlin, Heidelberg, New York: Springer 1969 — *Fox, H.*: Pathology of the placenta. Philadelphia: Saunders 1978. S. zudem Schrifttum zu den Kap. 61 und 62.

73. Beziehungen zwischen Teratogenese und Onkogenese

Mißbildungen und neoplastische Prozesse haben u. a. das eine gemeinsam, daß sie aus Abweichungen von physiologischen Wachstums- und Zellerneuerungs-Vorgängen hervorgehen. Wie schon erörtert wurde (S. 249), gibt es zwischen *gutartigen Tumoren* von der Art der Hamartome, Choristome und Teratome einerseits und Mißbildungen andererseits fließende Übergänge, so daß diese Gruppen von Veränderungen sich oft nicht klar auseinanderhalten lassen.
Es bestehen aber auch verschiedenerlei Beziehungen zwischen Mißbildungen und *malignen neoplastischen Prozessen*. Einmal ist bekannt, daß viele teratogene Agenzien am reiferen bzw. ausgewachsenen Organismus kanzerogene Eigenschaften entfalten. Ferner weiß man, daß es oft sehr schwierig ist, allein aufgrund des histologischen Bildes sog. *embryonale Zellreste* (»herdförmige Gewebeunreife« bei Neugeborenen) von neoplastischen Prozessen abzugrenzen. Es besteht keine Klarheit darüber, ob es sich in solchen Fällen immer um nicht-neoplastisches Gewebe handelt, oder ob unter Umständen potentiell bösartige Tumoren vorliegen, die sich dann später entweder differenzieren (sog. *»gutartige Transformation«*) oder verschwin-

den. Des weitern kennt man eine Reihe von Mißbildungssyndromen, die mit einem gehäuften Auftreten neoplastischer Prozesse verbunden sind (S. 303). Schließlich entspricht es einer alten Erfahrung, daß in mißgebildetem Gewebe häufiger als in normal strukturierten Organen und Körperteilen eine maligne Transformation stattfindet.

Beispiele:
- Sog. neuroblastomartige Zellhaufen in subependymalen Bezirken des Gehirns finden sich des öftern bei Feten, seltener bei Neugeborenen und fast nicht mehr später als 3 Monate nach Geburt. Rein histologisch gelingt es kaum, diese unreifen Gewebsbezirke von einem »*neuroblastoma in situ*« zu unterscheiden.
- Beim sog. *Beckwith-Wiedemann-Syndrom* liegen in der Regel ein Hamartom des Herzens, eine persistierende Viszeromegalie und eine Glomeruloneogenese vor, verbunden mit einer Neigung zur Ausbildung von Wilms-Tumoren der Niere.
- In *mißgebildeten Geweben und Organen,* wie z. B. bei Hamartosen, dysgenetischen Gonaden und sog. embryonalen Resten, beobachtet man häufiger als normalerweise das Auftreten eines *malignen neoplastischen Prozesses.*

Tierversuche haben erkennen lassen, daß die Bereitschaft embryonalen Gewebes, in einem unnatürlichen Milieu neoplastisch zu wachsen, sehr groß sein kann.

Beispiel:
- Werden *Mäuseembryonen* oder Teile davon unter die *Nierenkapsel* erwachsener Tiere desselben Stammes *transplantiert,* entwickeln sich meistens Teratome, z. T. aber auch maligne Neoplasmen.

Literatur

Damjanov, I., Solter, D.: Yolk sac carcinoma grown from mouse egg cylinder. Arch. Pathol. *95,* 182 (1973) — *Stevens, L. C.:* The biology of teratomas. Adv. Morphogen. *6,* 1 (1967) — *Vandenberg, S. R., Ludwin, S. K., Herman, M. M., Bignami, A.: In vitro* astrocytic differentiation from embryoid bodies of an experimental mouse testicular teratoma. Am. J. Pathol. *83,* 197 (1976)

74. Praktische Bedeutung des Erkennens von Mißbildungen für die medizinische Diagnosestellung

Äußerlich oder innerlich *leicht erkennbare Mißbildungen* sind oft mit weiteren, weniger auffälligen Mißbildungen kombiniert. Die letzteren gilt es dann im Einzelfall zu suchen.

Beispiele von leicht erkennbaren Mißbildungen, die häufig mit weiteren Fehlgestaltungen einhergehen:
- *Äußerlich:* Enzephalozele (S. 294), Makroglossie, Mikrognathie, Aniridie, Omphalozele (S. 301), sog. Hemihypertrophie (S. 300), Amnion nodosum u. a.
- *Innerlich:* Asplenie, Malrotation des Darms, Atresie des Isthmus aortae, gonadale Dysgenesie u. a.

Für die *Diagnose bestimmter Leiden* ist es notwendig, gewisse, wenn auch z. T. unauffällige Mißbildungen bzw. Dysplasien aufzusuchen.

Beispiele:
- Eine *Thymusaplasie bzw. -dysplasie* ist in der Regel mit einer kombinierten Defektimmunopathie verbunden (S. 1203).
- Eine *Agenesie oder Aplasie der Epithelkörperchen* kann Ursache einer konnatalen *Tetanie* sein und mit *Thymusaplasie* sowie *Defektimmunopathie* einhergehen (*DiGeorge-Syndrom,* S. 1204).
- Das Bestehen einer *aganglionären Strecke* im Deszendens-Sigmoidbereich des Dickdarms ist das Kennzeichen des *Megacolon congenitum (Hirschsprung'sche Krankheit).*

Mißbildungen sind häufig *Ausdruck einer genetisch bedingten Krankheit;* in solchen Fällen empfiehlt sich eine genetische Beratung der betreffenden Familie.

75. Bemerkungen zur Systematik der Doppelbildungen und Doppelmißbildungen

Dieser Gruppe von Entwicklungsanomalien bzw. Mißbildungen liegt eine Trennung des Embryonalknotens oder Embryonalschildes in zwei oder – selten – mehrere Teile zugrunde, aus denen entweder vollkommen oder unvollkommen getrennte Lebewesen bzw. Gebilde hervorgehen. Eine Übersicht über die wichtigeren Doppelbildungen und Doppelmißbildungen findet sich in Abb. 77.

75.1. Freie Doppelbildungen

Symmetrische freie Doppelbildungen: eineiige Zwillinge

Im Verlauf der Multiplikation (Zellteilung) der befruchteten Eizelle über den Embryonalknoten zur Keimscheibe und Embryonalanlage kommt es zu einer Zwei- (selten Mehrfach-)Teilung der noch omnipotenten Zellhaufen. Je nach dem Stadium der Entwicklung, in dem diese Trennung erfolgt, ergeben sich hinsichtlich Amnion und Chorion verschiedene Verhältnisse:

Trennung im	*Resultat*
Morulastadium:	Ausbildung zweier gesonderter Fruchtanlagen mit je einem Chorion und einem Amnion (Dichoriaten-Diamnioten, etwa 25–30% aller eineiigen Zwillinge).
Blastulastadium:	Da die Differenzierung in Embryonal- und Trophoblastanlage hier schon erfolgt ist, beschränkt sich die Trennung auf die erstere mitsamt der Amnionanlage (Monochoriaten-Diamnioten, ungefähr 70% aller eineiigen Zwillinge).
Stadium nach Ausbildung des Embryonalschildes:	Es findet sich nun auch eine gemeinsame Amnionhöhle (Monochoriaten-Monoamnioten, etwa 1–2% aller eineiigen Zwillinge).

Aus dem Zustand der Plazenten und Eihäute kann demnach nicht zuverlässig auf Ein- oder Zweieiigkeit geschlossen werden. Von allen Zwillingen sind nur un-

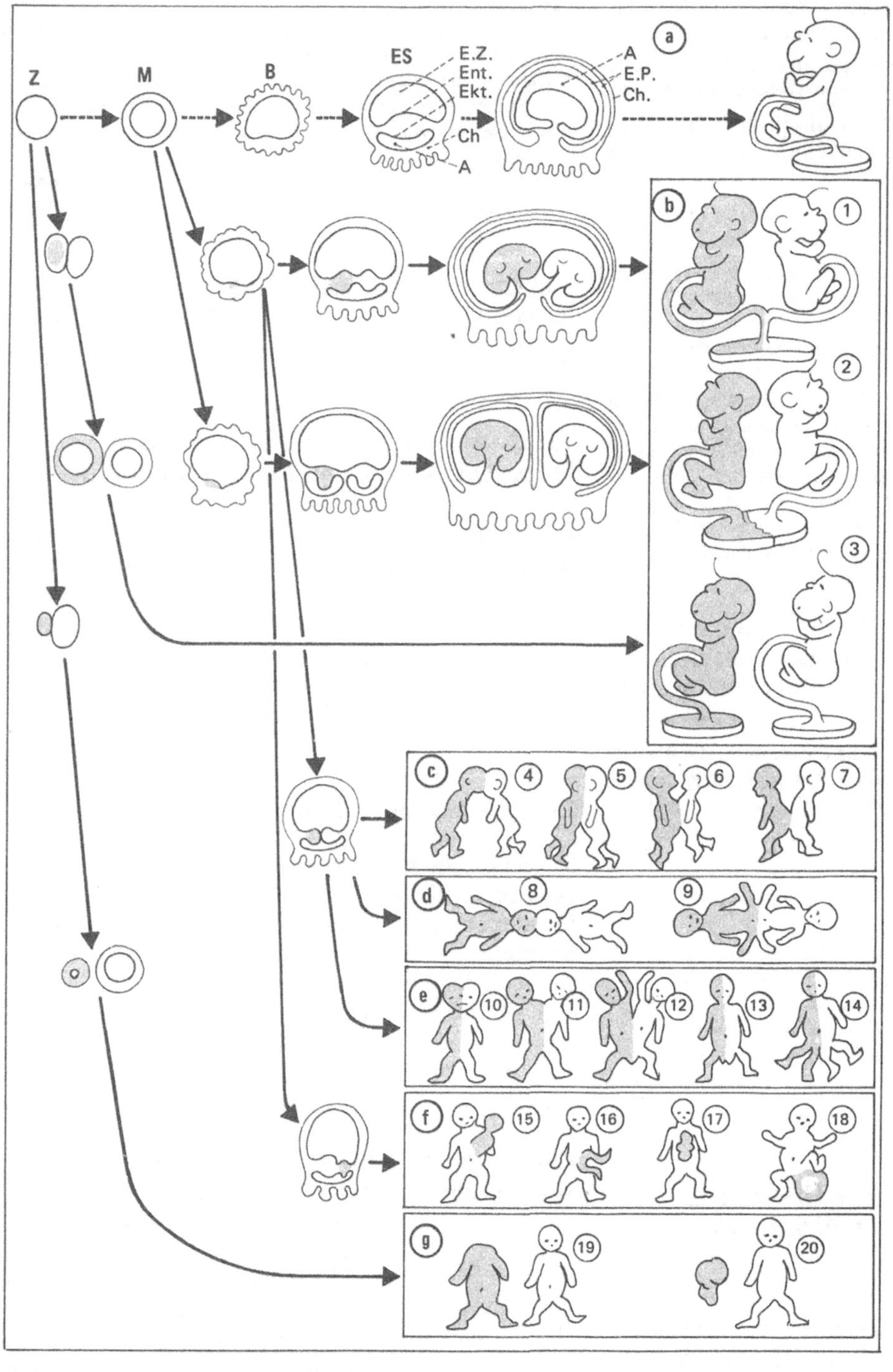

Abb. 77 a–g. *Beispiele von Doppelbildungen und Doppelmißbildungen.* **a** *Normales Kind.* **b** *Monozygote (eineiige) Zwillinge:* Von allen Zwillingen sind nur etwa 10–20% monozygot; davon entfallen ungefähr 70% auf *Monochoriaten-Diamnioten* (2), 25–30% auf *Dichoriaten-Diamnioten* (3) und nur etwa 1% auf *Monochoriaten-Monoamnioten* (1). Bei dizygoten Zwillingen kann eine Fusion der Chorionplatten den Zustand bei (2) vortäuschen. Die Situation (3) wird sowohl bei homozygoten als auch bei dizygoten Zwillingen angetroffen. Für *Mehrlinge* gelten entsprechende Überlegungen. **c–f** *Zusammenhängende Doppelmißbildungen:* Bei den *symmetrischen zusammenhängenden Doppelmißbildungen* (c–e) hält man solche mit *senkrechter Symmetrieebene* (c), *waagrechter Symmetrieebene* (d) und *gleichgerichteter Symmetrieebene* (d. h. zusammenfallender Medianebene, e) auseinander. Von den meisten Formen kennen wir *disymmetrische* (2 Symmetrieebenen) und *monosymmetrische Varianten,* von den letzteren solche mit *dorsoventraler Konvergenz* und solche mit *dorsoventraler Divergenz.* Je nach der Art der Verdoppelung der Chorda dorsalis unterscheidet man überdies eine *Duplicitas anterior* (z. B. 11), eine *Duplicitas posterior* (z. B. 14), eine *Duplicitas parallela* und Kombinationen davon.
Asymmetrische zusammenhängende Doppelmißbildungen (f) heißen auch *parasitäre Doppelmißbildungen.* Bei den hier gezeigten *Beispielen* handelt es sich um folgende: *Syncephalus* (4), *Cephalothoracopagus* (5), beide meist nicht lebensfähig; *Thoracopagus* (6, »*siamesische Zwillinge*«, oft lebensfähig); *Pygopagus* (7, meist lebensfähig); *Craniopagus* (8); *Ischiopagus* (9); *Diprosopus* (10); *Dicephalus* (11); *Tetrabrachius* (12); *Dipygus* (13); *Te-*

gefähr 10–20% monozygot. Bei den Monochoriaten-Monoamnioten findet sich z. B. wegen der Gefahr von Nabelschnurkomplikationen, einer Kollision der Kinder und allenfalls Kreislaufstörungen eine höhere Letalität als bei den anderen Formen eineiiger Zwillinge. Das Verhältnis der Geburten eineiiger Zwillinge zu allen Geburten beträgt in Europa etwa 1:320. Die Häufigkeit monozygoter Zwillinge ist weitgehend unabhängig vom Alter der Mutter, während diejenige der dizygoten Zwillinge mit dem Mutteralter zunimmt.

Asymmetrische freie Doppelbildungen
In diesen Fällen ist eine der beiden Doppelbildungen unvollständig oder in Form einer mißgestalteten Gewebemasse entwickelt: neben einem normalen Embryo bzw. Feten findet man demnach ein abnormes Individuum oder Gebilde. Besitzt das letztere nur ein rudimentäres Herz, spricht man von *Hemiacardius*. Fehlt das Herz gänzlich, liegt ein *Holoacardius* vor. Man unterscheidet u. a. einen Holoacardius completus, acephalus und amorphus (kurz »*Amorphus*«).

75.2. Zusammenhängende Doppelbildungen (Doppelmißbildungen)

Ursache dieser Fehlgestaltungen ist eine unvollständige Trennung der Keimlingsanlage, die zur Entstehung symmetrischer oder asymmetrischer Doppelmißbildungen führt.

Symmetrische zusammenhängende Doppelbildungen (Doppelmißbildungen): Duplicitas symmetros
Man hält *disymmetrische* und *monosymmetrische Formen* auseinander. Bei den letzteren kann es sich um eine dorsoventrale Konvergenz oder um eine dorsoventrale Divergenz handeln (Abb. 77). Bei vielen symmetrischen Doppelmißbildungen ist wenigstens ein Teil der *Chorda dorsalis* doppelt angelegt. Man unterscheidet dementsprechend:
– *Duplicatas posterior*
– *Duplicatas anterior*
– *Duplicatas anterior et posterior*
– *Duplicatas parallela*
– *Verwachsungen am Kopf*

a) Disymmetrische und abgeleitete monosymmetrische Formen mit senkrechter Symmetrieebene

---

Abb. 77a–g (Fortsetzung)

trapus (14); *Thoracopagus parasiticus* (15); *asymmetrischer Tetrapus* (16); *Epigastrius amorphus* (17); *Sakralparasit (-teratom)* (18). **g** *Asymmetrische freie Doppelbildungen:* Normaler Säugling und *Acephalus (z. B. Hemiacardiacus)* (19); normaler Säugling und *Amorphus (z. B. Holoacardiacus)* (20).
Z = befruchtete Eizelle (Zygote); M = Morula; B = Blastula; ES = Stadium mit Ausbildung eines Embryonalschildes; E. Z. = Extraembryonale Zölomhöhle; Ent = Entoderm; Ekt = Ektoderm; A = Amnion; Ch = Chorion; E. P. = Extraembryonale »Parietopleura«

Verbindungen an der Bauchseite
– *Cephalothoracopagus:* Diese nicht lebensfähigen Doppelmißbildungen umfassen *Janus, Janiceps, Syncephalus* u. a.; die Verbindung reicht in der Regel vom Mund bis zum Nabel bzw. zur Einmündung des Ductus omphaloentericus. Monosymmetrische Formen dieser Gruppe zeigen z. T. *Zyklopie* (»Einäugigkeit«), *Synotie* (Verwachsensein der Ohren in der Gegend des Unterkiefers), *Anophthalmie* (Fehlen eines oder beider Augäpfel) u. a.
– *Thoracopagus:* Bei diesen, zum guten Teil lebensfähigen Formen mit Duplicitas anterior et posterior reicht die Verbindung lediglich vom Nabel bis zur Jugulargegend, und es sind in der Regel je zwei Herzen und zwei Därme vorhanden. Eine chirurgische Trennung solcher *siamesischer Zwillinge* wurde wiederholt erfolgreich durchgeführt. Sonderformen der Thorakopagen sind der Prosothoracopagus (Kopfteile in die Verbindung einbezogen), der *Sternopagus* und der *Xiphopagus.*
– *Iliothoracopagus:* Nicht lebensfähige Doppelmißbildung mit Duplicitas anterior, wobei ein Zusammenhang unterhalb des Nabels besteht. Sonderformen umfassen den *Ilioxiphopagus* und den *Iliopagus.* Oft ist der Dickdarm doppelt angelegt.
– Besondere Mißbildungen dieser Gruppe sind der *Dicephalus,* der *Dicephalus dibrachius* und der *Diprosopus* (»zwei Gesichter«).

Verbindungen an der Rückenseite
– *Craniopagus occipitalis*
– *Pygopagus:* meistens monosymmetrisch mit dorsoventraler Divergenz. Der Zusammenhang erstreckt sich in der Regel vom os coccygis bis zur mittleren Wirbelsäule. Diese Doppelmißbildungen sind z. T. lange lebensfähig (Schwestern Platschek!)

b) Disymmetrische und abgeleitete monosymmetrische Formen mit waagrechter Symmetrieebene

Verbindungen am Kopfende
– *Craniopagus* mit den Unterformen Craniopagus parietalis, occipitalis, frontalis, u. U. als Duplicitas parallela.

Verbindungen am Steißende
– Ischiopagus, u. U. als Ischiopagus tripus (»drei Füße«), eine nicht lebensfähige Doppelmißbildung.

c) Formen, deren Individualteile der Symmetrieebene gleichgerichtet sind, bzw. eine mit ihr zusammenfallende Medianebene haben

Es handelt sich hier um eine Duplicitas incompleta, die in der Regel den monosymmetrischen Formen zuzuordnen ist.
– *Duplicitas anterior:* z. B. *Diprosopus, Dicephalus, Tribrachius;* damit verbunden oft eine Di-, Tri- oder Tetrophthalmie, manchmal auch eine Zyklopie.
– *Duplicitas posterior: Dipygus,* der als dipus, tripus oder tetrapus vorkommen kann.
– *Asymmetrische Kombinationsformen.*

Asymmetrische zusammenhängende Doppelbildungen (Doppelmißbildungen)
Bei diesen *parasitären Doppelmißbildungen* sind die verdoppelten Abschnitte nicht gleich ausgebildet: dem einigermaßen voll entwickelten Individuum, dem *Autositen,* haftet ein nur rudimentär gestalteter, in der Regel herzloser *Parasit* an. Man nimmt für diese Formen eine etwas spätere teratogenetische Determinationsperiode an als für die oben genannten Doppelmißbildungen.

a) Sitz des Parasiten am Kopf des Autositen
– *Epignathus,* der oft von der Schädelbasis in die Mund- und Rachenhöhle vorragt, z. T. als behaarter Polyp.
– *Ianus parasiticus,* der dem Gesicht außen anhaftet.
– *Craniopagus parasiticus,* festsitzend am Schädeläußeren.
– *Dicephalus parasiticus,* wobei ein Kopf rudimentär ausgebildet ist.

b) Befestigung des Parasiten an der Vorderseite des Autositen
– *Thoracopagus parasiticus,* der u. U. bloß kleiner ist als der Autosit, aber alle Körperteile aufweisen kann.
– *Epigastrius,* ein zwischen Processus xiphoides und Nabel anhaftender Parasit.

- *Dipygus parasiticus:* unterhalb des Nabels festsitzender Parasit, z. B. als asymmetrische Form einer Duplicitas posterior.

c) *Befestigung des Parasiten am Steißende des Autositen*
- *Pygopygus parasiticus,* der die verschiedensten Formen (auch Extremitäten) bilden und Gewebe aller Keimblätter enthalten kann.
- Sakralteratom (vgl. dazu S. 247).

Literatur

Changaris, D. G., McGavran, M. H.: Craniofacial duplication (diprosopus) in a twin. Arch. Pathol. Lab. Med. *100,* 392 (1976) — *Tandon, R., Sterns, L. P., Edwards, J. E.:* Thoracopagus twins. Arch. Pathol. *98,* 248 (1974)

76. Systematik der Einzelmißbildungen

Die Besprechung der innerhalb eines und desselben Organismus (Individuum) auftretenden Mißbildungen (= Einzelmißbildungen) ist größtenteils Aufgabe der *Speziellen Pathologie.* An dieser Stelle werden Mißbildungen der äußeren Form sowie größerer Teile des Körpers und – summarisch – Organmißbildungen angeführt.

76.1. Mißbildungen größerer Körperteile oder des ganzen Körpers

Situs inversus
Hier handelt es sich um eine im Vergleich zur normalen Anatomie seitenverkehrte (spiegelbildliche) Lagerung innerer Organe: *Situs viscerum inversus totalis.* Man kennt auch Formen von *Situs inversus partialis,* bei denen nur Teile, z. B. die Organe der Bauchhöhle, betroffen sind (Situs inversus abdominalis).

Amniogene Mißbildungen
Die Entstehung amniotischer Stränge wird u. a. auf eine gleichzeitige Schädigung der Frucht und ihrer Hüllen zurückgeführt. Solche Stränge könnten beispielsweise durch Strangulation zur Amputation von Körperteilen führen. Die Pathogenese von Mißbildungen bei Vorhandensein amniotischer Adhäsionen ist indessen umstritten, da die letzteren auch sekundär zustandekommen könnten.

Schwere Mißbildungen der äußeren Körperform
Eine solche wird vor allem bei abortierten Keimlingen angetroffen.
Riesenwuchs und Zwergwuchs werden später besprochen (S. 315). Außer einem *allgemeinen Riesenwuchs* kommen auch verschiedene Formen von *partiellem Riesenwuchs* vor, z. B. ein halbseitiger Riesenwuchs, ein gekreuzter Riesenwuchs und Riesenwuchs einzelner Körperteile.

76.2. Mißbildungen der Extremitäten

Amelie bedeutet Fehlen der Extremitäten. Bei der *Phokomelie* sind die oberen, z. T. auch die unteren Extremitäten in einer Weise unterentwickelt, daß Hände und/oder Füße dem Schultergürtel bzw. dem Becken unmittelbar anzuhaften scheinen. Abnorm kleine Extremitäten werden unter dem Begriff der *Mikromelie* zusammengefaßt. *Spalthände, Spaltfüße,* wie auch andere Formen verkümmerter Extremitäten, gehören zur Gruppe der *Peromelien.* Die Verwachsung von Fingern und Zehen nennt man *Syndaktylie,* deren zahlenmäßige Vermehrung Polydaktylie (meistens Phalanx V, seltener I). *Klinodaktylie* heißt eine angeborene Abwinkelung eines Phalangenteils. *Strahlendefekte* sind beispielsweise das Fehlen von Radius und/oder Fibula. Ein Teil der *Stellungsanomalien der Füße* ist durch erbliche Faktoren bedingt. An der Ausbildung solcher Mißbildungen beteiligen sich z. T. Störungen im Bereich der Nerven und der Muskulatur. Im besonderen unterscheidet man:
- Klumpfuß (Pes varus)
- Pferdefuß (Pes equinus, oft Pes equinovarus)
- Plattfuß (Pes planus)
- Hackenfuß (Pes calcaneus)

und Kombinationen derselben.
Die frühembryonale Schädigung der kaudalen Keimlingsanlage kann zur Bildung von *Sirenen* führen: die unteren Extremitäten sind miteinander verschmolzen *(Sirenomelie, Symmelie).* Dieser Zustand ist z. T. mit Aplasie der kaudalen Abschnitte der Wirbelsäule und des Rückenmarks, Mißbildungen der Wirbel, Rectum-Anusatresie und/oder Mißbildungen des Urogenitaltraktes verbunden.

76.3. Mißbildungen im Bereich des Zentralnervensystems, seiner Hüllen und der umgebenden Skelett- und Weichteile

Dysraphien und Araphien
Unter *Dysraphie* verstehen wir einen gestörten, unter *Araphie* einen fehlenden Zusammenschluß von Strukturen, die normalerweise verschmelzen. Ein derartiger Defekt kann sich über die gesamte Länge des Neuralrohres erstrecken: *Rachischisis totalis* und *Cranioschisis = Craniorachischisis,* im Extremfall mit sog. *Akranie* verbunden. Hier wird von der knöchernen Schädelkapsel nur die Basis mit der Sella turcica angelegt. Die Dysraphie kann auf ein kleines Gebiet beschränkt sein *(Rachischisis partialis).* Solche Veränderungen befinden sich mit Vorliebe am oberen oder unteren Ende der Wirbelsäule. Bei Mißbildungen mit nach außen frei liegendem, nicht geschlossenem Neuralrohr unterscheidet man histologisch verschieden aufgebaute Zonen, nämlich (von der Medianlinie nach lateral) eine *Area cerebro-(medullo) vasculosa,* eine *Area epithelioserosa* und eine *Area dermatica* (Abb. 78). Im

Rückenmarksbereich sind in solchen Fällen die Wirbelbogen nicht geschlossen *(Spina bifida)*.
Bei den *von außen sichtbaren einfachen Dysraphien* mit *Spina bifida aperta* unterscheidet man:

- *Meningozele* (Ausweitung des Meningealraumes nach dorsal, selten nach ventral).
- *Myelomeningozele* (häufigste Form! Ausweitung des Meningealraumes nach dorsal und Dilatation des Zentralkanals bzw. Vorverlagerung der Medullarplatte).
- *Myelozystozele* (meistens im Sakralgebiet gelegene, sackförmige Ausweitung des Zentralkanals).
- *Spina bifida mit Tumor* (Teratom, Hamartom, Ependymom, Neurinom u. a.).
- *Rachischisis totalis mit offenem Anencephalus (Craniorachischisis), Platyneurie* (fehlender Schluß der Neuralplatte) u. a.

Die *Spina bifida occulta* betrifft meistens die Wirbelbogen L5 und S1; an dieser Stelle finden sich eine Einziehung der Haut mit Hypertrichose, ein subkutaner Knoten und/oder ein lokaler Fettgewebspannus. In geringem Ausmaß sieht man solche Veränderungen bei fast 20% aller Individuen.

Das *Cranium bifidum* entspricht einer meistens hinten median gelegenen Schädellücke, die mit Meningozele, Enzephalomeningozele, Enzephalomeningozystozele oder offenem Anenzephalus verbunden sein kann.
Unter einem *Status dysraphicus* versteht man die Kombination einer Dysraphie mit zusätzlichen Mißbildungen am Skelett, Urogenitalsystem u. a.

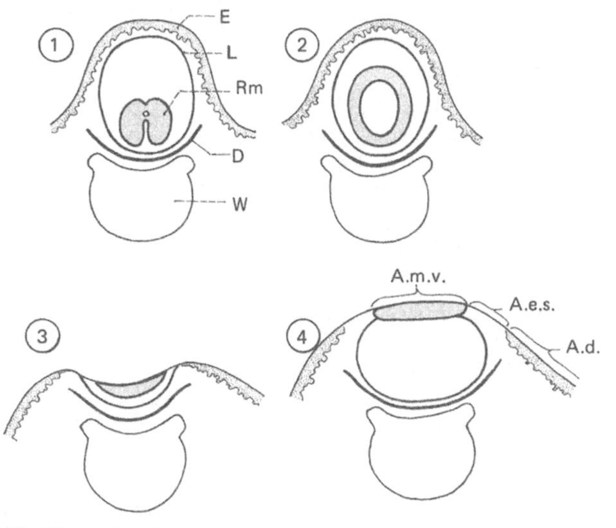

Abb. 78. *Dysraphie und Araphie am Beispiel des Rückenmarkskanals.* Bei der *Meningozele* (1) ist das Spatium leptomeningicum stark ausgeweitet, bei der – relativ häufigen – *Myelomeningozele* (*Meningomyelozele*, 2) zusätzlich auch der Zentralkanal. Die *Rachischisis*, die meist als *Rachischisis partialis* am unteren und/oder oberen Ende des Neuralrohrs beobachtet wird, entspricht einem fehlenden Verschluß des Neuralrohrs (3). Bei der *Myelozele (Myelozystozele)* findet sich zudem eine zystische Vorwölbung der zentralnervösen Gewebsplatte (4).
E = Epidermis; L = Leptomeninx; Rm = Rückenmark; D = Dura mater; W = Wirbelkörper; A. m. v. = Area medullovasculosa; A. e. s. = Area epithelioserosa; A. d. = Area dermatica

Syringomyelie bzw. *Syringobulbie* (Medulla oblongata) heißt eine dysraphische Störung, die mit Hohlraumbildung und umgebender Gliose im Rückenmark und/oder in der Medulla oblongata einhergeht und sich meistens über mehrere Segmente erstreckt. Der Hohl- bzw. Spaltraum findet sich in der Regel zwischen den beiden Hinterhörnern. Liegt nur eine Ausweitung des Zentralkanals vor, spricht man von *Hydromyelie.*

Als *Diplomyelie* bezeichnen wir die Folge u. a. einer doppelten Anlage des Rückenmarks, meistens verbunden mit Spina bifida.
Schädel-Gehirnmißbildungen bei geschlossenem Neuralrohr:
Bei der *Zyklopie* liegt in der Regel eine einzige, zentrale Orbita vor, mit einem fehlgebildeten, oft doppelt strukturierten Auge sowie Mißbildungen von Mund und Nase, die meist nur als rüsselförmige Gebilde *(Proboscis)* über dem Auge liegen. Die Störung beruht auf einer fehlerhaften Entwicklung von Kopfdarm, Kopfganglienleiste und Prächordalplatte. Das Gehirn weist im Bereich des Telenzephalon meistens nicht zwei, sondern nur einen Ventrikel auf *(Holosphäre)*. Rudimentäre Formen von Zyklopie nennt man *Zebozephalie.*
Unter dem Begriff der *Arrhinenzephalie* werden Mißbildungen im Bereich des Riechhirns und seiner Verbindungen zusammengefaßt, insbesondere:

- *Ethmozephalie,* mit Fehlen des Riechhirns und von Teilen des Gesichtsschädels, ferner Proboscis und Holosphäre.
- Arhinenzephalie i. e. S.

Mangelbildungen des Kommissurensystems umfassen verschiedene Typen von *Telencephaloschisis restricta*, die mit einer gestörten Ausbildung der drei Kommissuren verbunden sind. Bei völligem Fehlen der Kommissuren spricht man von *Azygie,* bei teilweisem Fehlen von *Hypozygie.*
Bei verschiedenen Mißbildungen kann das *Septum pellucidum* fehlen, oder es zeigt klaffende Spalten.
Im Bereich des *Aquaeductus Sylvii* finden sich u. a. *Stenosen* (auf der Höhe des Colliculus superior und/oder des Sulcus intercollicularis), eine *Gabelung* bei multiplen Mißbildungen des Mittelhirns, ferner eine Septenbildung, z. B. als Folge einer entzündlichen Veränderung in der Fetalzeit, sowie eine primäre *Gliose,* z. B. im Rahmen einer v. Recklinghausen'schen Neurofibromatose. Verschiedenen Hirnmißbildungen liegen *Störungen der Massenentwicklungen und/oder der Massenverteilung im Großhirnbereich* zugrunde. Abgesehen von der bereits erwähnten *Anenzephalie,* kennt man verschiedene Formen von *Mikrozephalie,* zu der in der Regel auch ein kleiner Schädel gehört, ferner seltene Fälle von *Megalenzephalie,* die allerdings z. T. durch besondere Krankheiten, wie die tuberöse Hirnsklerose (S. 303) und die infantile Form der amaurotischen Idiotie, bedingt ist. Eine angeborene *Porenzephalie,* d. h. ein trichterartiger Substanzdefekt in der Hirnhemisphäre, beruht in der Regel auf einer pränatalen (fetalen) oder perinatalen Zerstörung der entsprechenden Organteile. Als *Hydranenzephalie* bezeichnen wir einen Zustand nach weitgehender Zerstörung der Großhirnhemisphären, so daß an ihrer Stelle sackartige, von einer membranösen Wand umgebene Hohlräume zu finden sind. Die komplette *Anophthalmie* (Fehlen der Augen, Sehnerven und des Chiasma) und die *Riechhirntransposition* gehören zu den großen Seltenheiten.
Störungen der Massenentwicklung im Kleinhirnbereich umfassen die *zerebelläre Aplasie*, die *Aplasia palaeocerebellaris* (Fehlen des Vermis, Hypoplasie der Hemisphären), die *Hypoplasia ponto-neocerebellaris* (Hypoplasie der seitlichen Teile des Kleinhirns) sowie die *Kleinhirn-Hypoplasie.*
Einzelne Hirnmißbildungen lassen sich auf eine *ungenügende und/oder fehlerhafte Zellwanderung und Rindendifferenzierung* während der Organogenese zurückführen. Störungen der sekundären Windungsbildung im Großhirn können Veränderungen, wie *Pachygyrie* oder *Agyrie* (Mangel an sekundären Windungen bzw. Fehlen derselben), *Lissenzephalie* (diffuse Heterotopien im subkortikalen Gebiet) und *Mikropolygyrie* (unregelmäßige, gerunzelte Hirnoberfläche), nach sich ziehen.
Anomalien am kraniozervikalen Übergang umfassen die sog. *Arnold-Chiari-Mißbildung* (komplexe Störung im Aufbau von Pons, Medulla, Kleinhirn und Foramen occipitale magnum), *Atlas-Assimilation* (Okzipitalisation des Atlas), sog. *basale Impression* (relativ hohes Hinaufragen des Dens axis), *Platybasie* (Vergrößerung des Winkels zwischen Orbitaldach und Clivus), *Os odontoideum* (fehlende Verbindung zwischen Dens axis und Epistropheus), *atlanto-axiale Dislokation* (ventrale Verlagerung des Atlas im Verhältnis zum Epistropheus) und *Spina bifida atlantis.*

Phakomatosen sind erbliche Entwicklungsstörungen mit Organisationsdefekten und Bildung tumoröser Veränderungen.

Ihnen sind u. a. die folgenden Leiden zuzuordnen:

- *Tuberöse Hirnsklerose* (*Morbus Bourneville-Pringle*, autosomal dominant vererbt), bei der vor allem in den oberflächlichen Schichten der Hirnrinde Knötchen (Tubera) mit vorwiegend astrozytärer Glia und einigen Ganglienzellen vorhanden sind. Außerdem finden sich Hamartome bzw. Hamartien auch in anderen Organen und Körperteilen, z. B. das *Adenoma sebaceum (Pringle)*, ferner Fibrome, Lipome, Angiome und eine chagrinartige Hautveränderung.
- *Angiomatosis encephalo-facialis (Sturge-Weber)*: einfache, kavernöse, arterio-venöse und/oder razemöse Hämangiome im Gesicht (Trigeminusbereich!), im Bereich der Meningen der Parieto-okzipitalgegend und in der Retina.
- *v. Hippel-Lindau'sche Krankheit:* Angiomatose der Retina, Hämangiome (Hämangioblastome) des Kleinhirns und anderer Organe.
- *Neurofibromatose (v. Recklinghausen):* zahlreiche Neurofibrome der Haut, im Bereich der Nerven und Nervenwurzeln. Außerdem Neurinome, z. B. am Brückenwinkel, sowie Meningeome, Pigmentanomalien (Café-au-lait-Flecken) und charakteristische Gefäßveränderungen mit dicker, zellreicher Wand.
- *Ataxia teleangiectasia (Louis-Bar-Syndrom):* Progressiver Schwund u. a. der Purkinje-Zellen und der Körnerzellen im Kleinhirn, verbunden mit zunehmender Bildung von Teleangiektasien der Haut, insbesondere an den Beugeseiten der Extremitäten, sowie Thymusdysplasie und Immundefizienz (S. 1203).

Zu den ventralen Dysraphien des Gesichtes und Mundbereiches gehören die folgenden Mißbildungen:

- *Cheiloschisis (laterale Oberlippenspalte, Hasenscharte):* Wenn der Oberkiefer- und der Stirnfortsatz sich nicht völlig verschmelzen, kann diese weitgehend auf die Weichteile beschränkte Spalte entstehen.
- *Gnathoschisis (Kieferspalte):* Hier bleibt zwischen dem Oberkiefer- und dem Stirnfortsatz auch eine knöcherne Spalte bestehen. Sie ist meistens mit Cheiloschisis verbunden *(Cheilognathoschisis)*.
- *Palatoschisis (Uranoschisis, laterale Gaumenspalte):* Diese Dysraphie beruht auf einer fehlenden Verbindung zwischen der Gaumenplatte des Oberkieferfortsatzes und der Nasenscheidewand des Stirnfortsatzes. Häufig liegt eine *Cheilognathopalatoschisis* vor, die bei Doppelseitigkeit den Namen *Wolfsrachen* trägt.
- *Uvula bifida:* leichteste Form der Gaumenspalte.
- *Mediale Dysraphien,* wie mediale Oberlippenspalte (u. U. mit sog. Doggennase), mediale Gaumenspalte, Unterlippenfisteln, mediale Unterkiefer- und Zungenspalten (Lingua bifida) sind seltene Mißbildungen.
- *Schräge Gesichtsspalten (Meloschisis),* die vom Mund- oder Nasenwinkel nach außen oben führen, ebenso wie
- *Quere Gesichts- oder Wangenspalten (Makrostomie)* und
- *Totale Gesichtsspalten (Prosoposchisis)* sind weitere Mißbildungen von klinisch untergeordneter Bedeutung.

Die ventralen Spaltbildungen des Gesichts können *ein- oder doppelseitig* auftreten.

76.4. Ventrale Thoraxspalte (Thorakoschisis)

Es handelt sich hier um einen unvollständigen Schluß der ventralen Thoraxseite. Bei weiter Spalte, insbesondere auch bei Aplasie des Sternum, kann das Herz vor die Thoraxwand verlagert sein *(Ectopia cordis thoracalis)*.

76.5. Ventrale Bauchspalte (Fissura abdominalis)

Defekte und Hypoplasien der Bauchwandmuskulatur bewirken z. T. die Entwicklung eines Hängebauches. Bei *Nabelschnur- und Bauchwandhernien* (S. 677) liegt der Bruchsack im Gallertgewebe der Nabelschnur oder unter der Haut; er enthält oft Darmschlingen *(Ectopia viscerum)*. Reißt die Hautdecke ein, entsteht ein Prolaps. Bei der Blasenspalte *(Extrophia vesicae)* liegt die ausgestülpte, hintere Blasenwand frei.

76.6. Innere Dysraphien

Bleibt der Ductus pleuroperitonaealis offen, entsteht die *Hernia diaphragmatica connata;* diese ist meistens auf der linken Seite gelegen und besteht in einem teilweisen Defekt von Zwerchfell, Pleura und Peritonaeum, so daß sich Eingeweide aus der Bauchhöhle in die Pleurahöhle verlagern. In schweren Fällen bleibt die linke Lunge hypoplastisch, und es kann sich nach der Geburt ein »respiratory distress syndrome« entwikkeln. Echte Hernien, bei denen der Bruchsack von Pleura und Peritonaeum gebildet wird, sind selten.

76.7. Ektopien und Heterotopien (sog. Versprengungen)

Infolge falsch gerichteter oder sonst gestörter Wanderung der entsprechenden Zellgruppen, Abschnürung derselben oder fehlerhafter Differenzierung können Gewebe oder Organe in nicht regelrechter Lokalisation vorkommen.

Beispiele:

- *Ektopische Milzen:* u. a. kann eine akzessorische Milz einen Hoden bei seinem Descensus begleiten.
- *Ektopisches Nebennierengewebe* in der Leber.
- *Intrathorakale, bronchogene Zysten* infolge Abschnürung eines Teils des Respirationstraktes.
- *Ektopische Epithelkörperchen* bieten manchmal bei Hyperparathyreoidismus (S. 824) chirurgische Probleme.
- *Epidermoidzysten,* beispielsweise im Schlußgebiet von Gesichtsspalten oder im Großhirnbereich.

76.8. Vestigien und ihre krankhaften Veränderungen

Definition: Als *Vestigien* bezeichnet man Organe, Organteile oder Gewebe, die – anstatt sich im Verlauf der intrauterinen Entwicklung, wie dies normalerweise geschieht, zurückzubilden – teilweise persistieren.

Aus solchen Überresten kann eine Vielfalt pathologischer Veränderungen hervorgehen. Spalt- oder röhrenförmige Hohlräume können durch Sekretionsprodukte und/oder abgeschilferte Epithelmassen zu *Zysten* auswachsen oder eine *Fistelbildung* zur Folge haben. Mitunter können Vestigien *bevorzugter Sitz krankhafter Veränderungen* sein, u. a. auch von *Neoplasmen*.

Beispiele:
- *Branchiogene, laterale Halszysten.*
- *Nabelfistel* bei Persistenz des Ductus omphalo-entericus.
- *Entzündliche Veränderungen* in einem *Meckel'schen Divertikel.*
- *Chordome*, die vermutlich aus Vestigien der Chorda dorsalis hervorgehen.
- Entstehung einer *Meningitis* bei *persistierendem Neuroporus caudalis*.

76.9. Störungen der Geschlechtsentwicklung: Zwitter (Hermaphroditen)

Die Gonaden werden im Verlauf der Embryogenese bipotent angelegt. Unter dem Einfluß von Genen, die wahrscheinlich auf dem kurzen Arm der Y-Chromosoms lokalisiert sind, beginnt sich um den 35. Tag nach Befruchtung herum das Markgewebe der *Gonadenanlage* in Richtung auf die Ausbildung eines *Hodens* zu differenzieren. Bei Fehlen der für die Gonadendifferenzierung wesentlichen Anteile des Y-Chromosoms bzw. des ganzen Y-Chromosoms und bei Anwesenheit zweier intakter X-Chromosomen bilden sich dagegen im Rindenbereich der Gonadenanlage ungefähr in der 10.–12. Woche nach Befruchtung die für das *Ovarium* typischen Strukturen. Während die Ausbildung des Testes zum großen Teil autonom vor sich geht, muß offenbar im Falle des Eierstockes die Rinde weitgehend differenziert sein, bevor die übrige Organgestaltung regelrecht ablaufen kann. Individuen mit Ovarien oder rudimentären bzw. fehlenden Gonaden, jedoch ohne Hodengewebe, entwickeln *weibliche Genitalien*. Die Ausbildung *männlicher Genitalien* oder verschiedener Abstufungen derselben ist eine Folge der Wirkung testikulärer Hormone, insbesondere des Testosterons, das von den Leydig'schen Zwischenzellen gebildet wird. Ungefähr im 7. Schwangerschaftsmonat beginnt der Descensus der Hoden in die Skrotalfächer, eine Voraussetzung für eine in der Pubertät einsetzende normale Spermatogenese. Ungefähr 2% der reifen Neugeborenen zeigen nicht-deszendierte Hoden; meistens kommt es später spontan zu deren Absteigen, oder dieses Ziel wird durch einen chirurgischen Eingriff erreicht.

Definitionen: Das sog. *chromosomale Geschlecht* wird durch den Karyotyp definiert: »männlich« bei Vorhandensein eines Y-Chromosoms, »weiblich« bei Anwesenheit von mindestens zwei X-Chromosomen. Individuen mit Mosaiken 46,XY/46,XX können »chromosomale Zwitter« genannt werden. Das sog. *gonadale Geschlecht* ist durch die Natur der Gonaden festgelegt (Hoden und Ovarien). Echte Hermaphroditen *(Hermaphroditismus verus)* weisen sowohl Ovarial- wie Hodengewebe auf, sei es in Form eines Hodens auf der einen und eines Ovarium auf der anderen Seite, sei es als seltene sog. Ovotestes. So definierte echte Zwitter sind aber nur in einem kleineren Teil der Fälle auch chromosomale Zwitter. Scheinzwitter sind Individuen, deren Geschlechtsdrüsen wohl eindeutig männlich *(Pseudohermaphroditismus masculinus)* oder weiblich *(Pseudohermaphroditismus femininus)* ausgebildet, das gonadale (und meistens auch das chromosomale) Geschlecht wird aber durch einen Phänotyp verdeckt, der mehr dem anderen Geschlecht gleicht. Diese Ähnlichkeit mit dem anderen Geschlecht kann sich entweder nur an den inneren Geschlechtsorganen zeigen *(Pseudohermaphroditismus internus masculinus s. femininus)* oder die äußeren Geschlechtsmerkmale *(Pseudohermaphroditismus externus masculinus s. femininus)* bzw. die inneren *und* äußeren Genitalien betreffen *(Pseudohermaphroditismus internus et externus masculinus s. femininus)*.

Pathogenese: Die Tatsache, daß das chromosomale Geschlecht nicht immer mit dem gonadalen Geschlecht übereinstimmt, weist darauf hin, daß sehr wahrscheinlich nur gewisse Genbezirke auf den Gonosomen für die Gonadendifferenzierung entscheidend sind.

Beispiele:
- *Bei XX-Männern mit Testes* wird eine *Translokation* des kurzen Armes des Y-Chromosoms auf ein X-Chromosom als möglich erachtet.
- *Punktmutationen* auf den Geschlechtschromosomen könnten die Ursache von Störungen, wie der *familiären reinen Gonadendysgenesie mit 46,XY oder 46,XX*, der *Gonadenaplasie bei 46,XY-Frauen* und besonderer Formen von *Hermaphroditismus* sein.

Die *Morphogenese der männlichen Genitalien hängt von der hormonalen Wirkung der sich differenzierenden Hoden ab.* Überdies scheinen noch weitere Mechanismen im Spiel zu sein, da beispielsweise die einseitige Entfernung eines Hodens auf derselben Seite eine weibliche Ausbildung des Genitaltraktes zur Folge haben kann. Diese tierexperimentell gewonnenen Erkenntnisse haben sehr wahrscheinlich auch für den Menschen Gültigkeit. Eine Zerstörung oder Entfernung der noch nicht oder kaum differenzierten Gonaden führt zur Entwicklung der Müller'schen Gänge und zu einer Unterdrückung der weiteren Differenzierung der Wolff'schen Gänge; hier handelt es sich schließlich um neutrale sterile weibliche Individuen. Unterschiede im Zeitpunkt und im Ausmaß der Gonadenschädigung während der Organogenese äußern sich schließlich in verschiedenen *intermediären Genitaltypen* zwischen dem männlichen und weiblichen Typus (Abb. 79). Störungen in der Entwicklung der Genitalorgane kommen auch dann zustande, wenn infolge *genetisch bedingter Enzymdefekte* männliches Sexualhormon entweder nicht gebildet bzw. in seiner Wirkung behindert wird, oder wenn sich *exogene Hormoneffekte* bemerkbar machen.

Beispiele aus der Humanpathologie:
- *Mangel an 20-21-Desmolase:* Bei chromosomal männlichen (Karyotyp 46,XY) Patienten mit diesem autosomal-rezessiv erblichen Leiden können aus Cholesterin keine nennenswerten Mengen von Steroiden gebildet werden. Das Fehlen von Testosteron während der Organogenese äußert sich im Vorhandensein eines weiblichen äußeren Genitale mit Vagina und Labien; Uterus und Tuben sind allerdings meistens nicht ausgebildet.

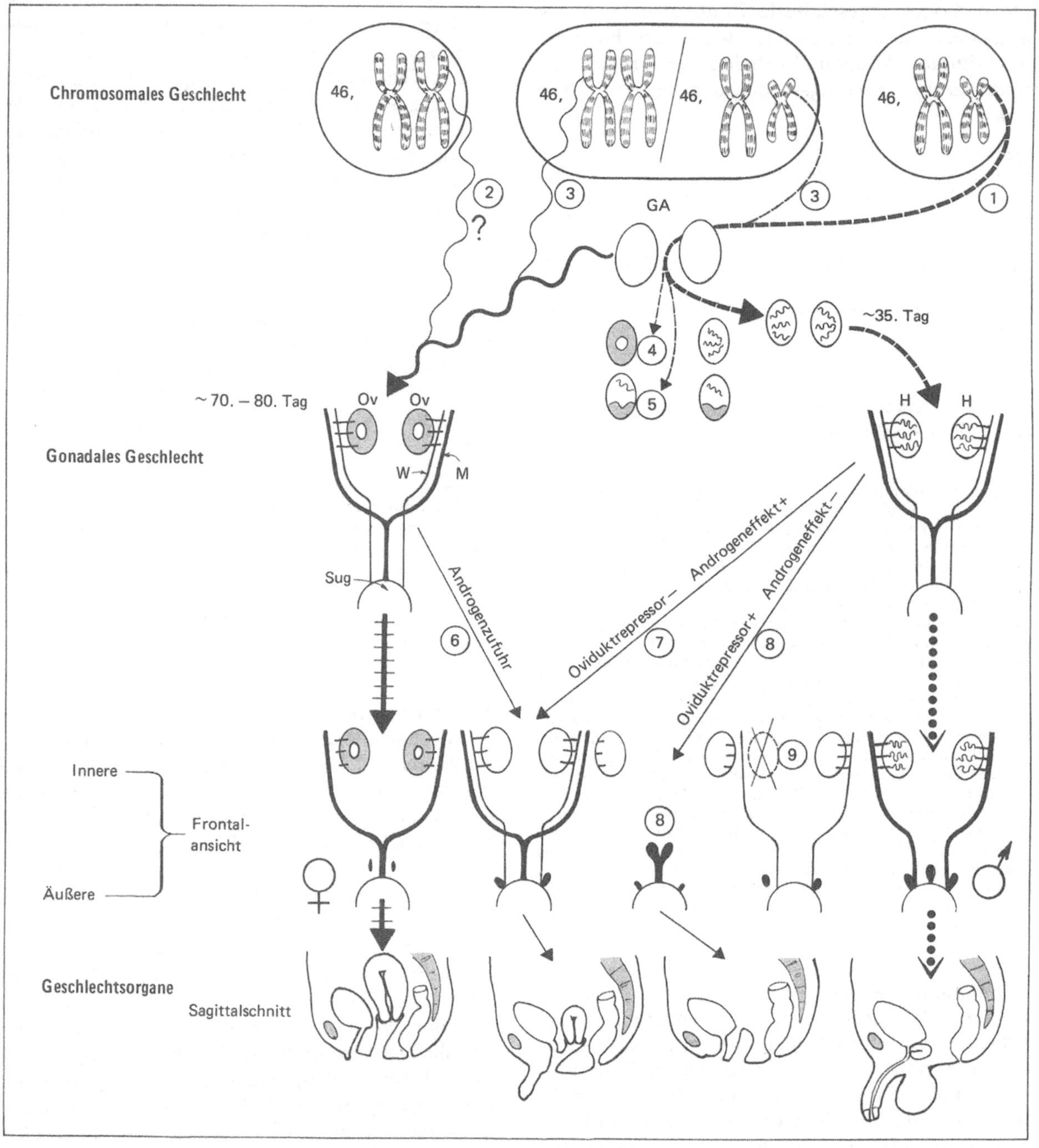

Abb. 79. *Störungen der Geschlechtsentwicklung, im besonderen Hermaphroditismus und Pseudohermaphroditismus.* Die Entwicklung der Gonadenanlage zu Hoden geschieht offenbar unter dem Einfluß des Y-Chromosoms, die – später erfolgende – Transformation zu Ovarien wahrscheinlich unter der Kontrolle von zwei normalen X-Chromosomen. Bei Störungen, wie der familiären reinen Gonadendysgenesie mit 46,XY, vermutet man eine *Punktmutation im Y-Chromosom* (kurzer Arm?) (1), bei solchen mit 46,XX eine im Bereich der *X-Chromosomen* (2). Chromosomale Zwitter *(Mosaik 46,XX/46/XY)* können, je nach dem Ausmaß des Einflusses des Y-Chromosoms, eine mehr oder weniger ausgeprägte Hoden- oder allenfalls Ovarialentwicklung zeigen (3). Ob derartige oder ähnliche genetische Einflüsse bei der Entstehung des *echten Hermaphroditismus* (Hoden auf der einen, Ovarium auf der anderen Seite (4) oder sog. Ovotestes, 5) mitspielen, ist nicht befriedigend geklärt. Ein *Pseudohermaphroditismus femininus externus (z. T. auch internus)* (6) entwickelt sich, wenn bei Vorhandensein von Ovarien eine übermäßige Androgenentwicklung zustande kommt (z. B. Androgenzufuhr von Seiten der Mutter, 20–21-Desmolase-Defekt (s. adrenogenitale Syndrome, S. 382) u. a.). Ein *Pseudohermaphroditismus masculinus internus* kennt man beispielsweise bei autosomal-rezessiv vererbbarem Defekt des Oviduktrepressors (7). Bei der testikulären Feminisierung ist die fehlende Ansprechbarkeit des Wolff'schen Ganges und anderer Gewebe auf Testosteron, bei vorhandener Ansprechbarkeit des Ovidukts auf Oviduktrepressor, Ursache des *Pseudohermaphroditismus masculinus externus* (8). Bei Tieren wurde gezeigt, daß die Entfernung eines Hodens in der frühontogenetischen Phase eine weibliche Entwicklung der Geschlechtsorgane auf der betreffenden Seite zur Folge hat (9), was annehmen läßt, daß außer hormonalen bzw. humoralen Faktoren noch andere Einflüsse die Entwicklung der Geschlechtsorgane mitbestimmen dürften.

---→ = Normale Hodenentwicklung unter dem Einfluß des Y-

- *Testikuläre Feminisierung:* Hier fehlt es an der Ansprechbarkeit der Wolff'schen Gänge und anderer Gewebe auf das reichlich vorhandene Testosteron. Diese Individuen, die den Karyotypus 46,XY aufweisen, zeigen das Extrembild eines Pseudohermaphroditismus masculinus, mit weiblichen äußeren Genitalien und kräftig entwickelten Brustdrüsen, jedoch Fehlen von Uterus, Tuben und Schambehaarung. Die Hoden liegen in der Regel noch im Abdominalbereich oder in der Inguina und werden daher wegen der Gefahr der malignen Entartung mit Vorteil chirurgisch entfernt.
- *Persistenz des Oviduktes beim Manne:* Diese chromosomal männlichen Individuen (46,XY) scheinen eine autosomal-rezessive Mutation für den Oviduktrepressor aufzuweisen. Die äußeren Genitalien sind männlich ausgebildet, daneben finden sich aber Uterus und Tuben.
- *Intermediäre Gestaltung der äußeren Genitalien bei einem weiblichen Neugeborenen, dessen Mutter während der Gravidität aus therapeutischen Gründen* größere Mengen *männlicher Sexualhormone* erhalten hatte.

76.10. Mißbildungen des Herzens und der großen Gefäße

Je nach Statistik machen Herz- und Gefäßmißbildungen bis zu 40% aller Mißbildungen aus. Ungefähr 1% aller Neugeborenen zeigen Herzfehler und/oder Fehlgestaltungen der großen Gefäße, was die medizinische Bedeutung dieser Störungen deutlich macht. (S. 549).

Von der Entstehung der *paarigen Herzanlage* über deren Verschmelzung zum *unpaaren, pulsierenden Herzschlauch* in der 3. und 4. Entwicklungswoche, zur Ausbildung zweier getrennt sich spiralig umschlingender Strombahnen im 2. Monat sowie anschließende *Torsionen, Detorsionen und Septierungen* finden die wesentlichen Bildungsvorgänge am Herzen gegen Ende des 3. Schwangerschaftsmonats ihren Abschluß.

Von klinischem Interesse sind diejenigen Formen, die beschränkt lebensfähig und/oder einem chirurgischen Eingriff zugänglich sind.

Isolierte Stenosen

Zu dieser Gruppe zählen die verschiedenen Typen von *Isthmusstenose der Aorta* (Koarktation der Aorta), die valvulären, subvalvolären und supravalvolären Formen der *Aortenstenose*, ferner die valvuläre und/oder infundibuläre *Pulmonalstenose* und das seltene *Cor triatriatrum sinister*, bei dem ein perforiertes Septum im linken Vorhof den Rückfluß des Blutes aus den Lungen in den linken Ventrikel behindert.

Abb. 79 (Fortsetzung)

Chromosoms; ⁀‿⁀→ = Normale Ovarialentwicklung bei Fehlen eines intakten Y-Chromosoms und bei Vorhandensein zweier intakter X-Chromosomen; ·····› = Normale Ausbildung männlicher Geschlechtsorgane unter dem Einfluß u. a. von Androgen und Oviduktrepressor, mit Differenzierung des Wolff'schen und Involution des Müller'schen Ganges; ++++→ = Normale Ausbildung der weiblichen Geschlechtsorgane bei Vorhandensein intakter Ovarien und Fehlen einer Oviduktrepressorwirkung sowie eines übermäßigen Androgeneffekts; GA = Gonadenanlage; H = Hoden; Ov = Ovarien; W = Wolff'scher Gang; M = Müller'scher Gang; Sug = Sinus urogenitalis

Isolierte Shunts

Meistens handelt es sich zunächst um *Links-Rechts-Shunts*, die später eine sog. *Shuntumkehr* mit Auftreten einer entsprechenden Zyanose erfahren können:

- *Vorhofseptumdefekt* (sog. Sekundumdefekt), isoliert oder kombinierte mit Mitralstenose (Lutembacher Syndrom).
- *Ventrikelseptumdefekt,* isoliert und hochsitzend *(Roger'sche Krankheit)* oder ausgedehnt *(Cor triloculare biatriatum).*
- *Ductus arteriosus persistens* (»offener Ductus Botalli«) in der Postnatalzeit.

- *Aorto-pulmonales Fenster.*
- *Rupturiertes Aneurysma des Sinus Valsalvae.*
- *Koronare arteriovenöse Fistel.*
- *Gemeinsame atrioventrikuläre Öffnung.*

Mit Torsionsanomalien und anderen Mißbildungen kombinierte Shunts sind in der Regel *Rechts-Links-Shunts* und daher von Geburt an mit einer Zyanose verbunden:

- *Tetralogie von Fallot:* einfache oder komplette Dextroposition der Aorta, hochsitzender Ventrikelseptumdefekt, Pulmonalstenose und rechtsventrikuläre Hypertrophie.
- *Pentalogie von Fallot:* Tetralogie von Fallot kombiniert mit einem Vorhofseptumdefekt.

- *Trilogie von Fallot:* Vorhofseptumdefekt und Pulmonalstenose mit entsprechender rechtsventrikulärer Hypertrophie.
- *Pseudotruncus arteriosus communis:* einfache Dextroposition der Aorta mit Pulmonalatresie (oder -hypoplasie) und Ventrikelseptumdefekt.
- *Truncus arteriosus communis:* komplette Transposition der Aorta bei fehlender Bildung des Septum aorto-pulmonale, kombiniert mit Ventrikelseptumdefekt.
- *Taussig-Bing-Komplex:* komplette Transposition der Aorta mit Sinistroposition der A. pulmonalis und Ventrikelseptumdefekt (möglicherweise kombiniert mit Pulmonalstenose).
- *Komplette Transposition der großen Gefäße,* meistens verbunden mit Ventrikelseptumdefekt und offenem Ductus Botalli, u. U. auch mit Vorhofseptumdefekt.

- *Trikuspidalstenose oder -atresie* und Vorhofseptumdefekt.
- *Ostium atrioventriculare commune,* mit Septum primum-Defekt der Vorhöfe und hochsitzendem Ventrikelseptumdefekt.
- *Infantile Form der Aortenisthmusstenose:* Arcusstenose der Aorta und offener Ductus Botalli distal der Stenose.

Der *Eisenmenger-Komplex* (Dextroposition der Aorta, Ventrikelseptumdefekt und zugehörige rechtsventrikuläre Hypertrophie) ist auch den Torsionsstörungen zuzuordnen, zeigt aber zunächst einen Links-Rechts-Shunt, der später umkehren kann.

Anomalien des Endokards geben einesteils Anlaß zu Klappeninsuffizienzen, andernteils – bei flächenhafter Verdickung – können sie die Funktion der Herzkammern beeinträchtigen.

- *Chiari-Fäden* im rechten Vorhof haben meistens keine klinische Bedeutung.
- Kongenitale *Fenestrationen der Semilunarklappen* führen nur selten zu einer Klappeninsuffizienz.

- *Bikuspidale Aortenklappen* verursachen ebenfalls nur ausnahmsweise eine Klappeninsuffizienz.

– *Ebstein'sche Anomalie:* Zu tiefe Insertion der Trikuspidalklappe, in der Regel mit Insuffizienz einhergehend.
– *Idiopathische Fibroelastose des Endokards:* möglicherweise durch Virusinfektion bedingt, geht diese Veränderung mit einer schweren Beeinträchtigung der Pumpenfunktion des Herzens einher, indem sowohl Kontraktion und Dilatation der Kammer als auch oft der Schluß der Mitralsegel gestört sind.

Anomalien der Koronararterien: bei *Ursprung einer Koronararterie* aus der A. pulmonalis *(Bland-White-Garland-Syndrom)* treten u. U. Schäden in der Wand der linken Ventrikels auf. *Aneurysmen der Koronararterien* sind selten.
Falsche Venenmündungen können ebenfalls zu einer Überlastung des kleinen Kreislaufs und/oder zu Shunts führen.
Rechtsläufiger Aortenbogen und arterielle Ringbildungen: Wenn die rechte statt der linken IV. Kiemenbogenarterie persistiert, läuft die Aorta hinter dem Oesophagus nach rechts. Der rechts der Wirbelsäule entspringende Truncus brachiocephalicus führt vor der Trachea nach links: Luft- und Speiseröhre werden von einem Arterienring umschlossen, was mitunter Schluckbeschwerden bewirkt *(Dysphagia lusoria).* Diese und andere arterielle Anomalien haben nur eine geringe klinische Bedeutung.
Mann kennt noch eine Reihe weiterer Gefäßmißbildungen und -hamartien (z. B. arterielle fibromuskuläre Dysplasie, allgemeine fibromuskuläre Hyperplasie der Gefäßwände, organgebundene Angiektasien (z. B. auch Lymphangiektasien) u. a. m.). Der Leser sei hier auf die Fachliteratur verwiesen.

76.11. Mißbildungen des Respirationstraktes

Recht häufig werden *überzählige (akzessorische) Lungenlappen* mit zugehörigen Bronchien oder sog. *sequestrierte Lungenteile* ohne bronchiale Verbindung gebildet, während ein ein- oder doppelseitiges Fehlen *(Agenesie)* oder eine nur ganz rudimentäre Entwicklung *(Aplasie)* der Lunge bzw. einzelner Lungenlappen zu den großen Seltenheiten gehören. Eine *Hypoplasie*, vor allem der linken Lunge, findet sich beispielsweise bei Bestehen einer Hernia diaphragmatica connata mit Verlagerung erheblicher Teile der Baucheingeweide in den entsprechenden Pleuraraum.

Zwischen der *konnatalen Zystenlunge* (u. U. »*Sacklunge*«) und dem Vorhandensein einzelner angeborener *Lungenzysten* gibt es Übergangsformen. Man unterscheidet *zentrale konnatale Zysten,* die aus einer Fehlentwicklung der größeren und mittleren Bronchien (bronchogene Zysten) in einem relativ frühen Stadium der Organogenese hervorgehen, von den *peripheren konnatalen Zysten,* die das Resultat einer gestörten peripheren Bronchialentwicklung – d. h. in einer späteren Phase – darstellen. Die ersteren zeigen eine den größeren Bronchien entsprechende Wandbeschaffenheit und enthalten in der Regel Schleim, während die letzteren – obwohl sie auch von Flimmerepithelien ausgekleidet sein können – keine Schleimdrüsen aufweisen und in der Regel von klarer Flüssigkeit gefüllt sind, falls sie nicht mit einem Bronchus kommunizieren und sich durch diesen entleeren können.

Von solchen Zysten sind *Zystenbildungen innerhalb eines sequestrierten Lungenteils,* intrapulmonale *enterogene Zysten* und *lymphangiomatöse Zysten* (z. B. im Rahmen einer konnatalen Lymphangiomatose der Lungen) abzugrenzen.

Die *Wabenlunge* gleicht einem Schwamm mit vielen kleinen, gegen die Peripherie des Organs zu größeren, zystischen Hohlräumen, die größtenteils Luft enthalten und von einer kräftigen Bindegewebswand umschlossen sind. Die meisten Wabenlungen stellen eine postnatal erworbene Störung dar; man diskutiert aber die Möglichkeit, daß ein Teil solcher Fälle – vor allem dann, wenn im Interstitium auch Muskelfasern, Knorpel und Fettgewebe vorhanden sind – z. T. auf einer Entwicklungsstörung des respiratorischen Parenchyms beruhen könnten.

Die *konnatale Alveolardysplasie* kann mit einem Entwicklungsrückstand verglichen werden, da die Infundibula wohl ausgebildet, die Alveolen jedoch nicht ausdifferenziert sind. Die letzteren erinnern an Drüsengewebe.

76.12. Mißbildungen des Verdauungstraktes und der ihm anhängenden Organe

Mundbereich

Hier begegnet man, abgesehen von den bereits erwähnten Dysraphien (S. 294), einer Reihe von Mißbildungen. Vollständige *Aplasien,* wie *Aglossie* (Fehlen der Zunge) und *Agenie* (Fehlen des Unterkiefers), *Agnathie* (Fehlen des Oberkiefers) gehören zu den großen Seltenheiten. Die *Mikrogenie* gibt dem Gesicht einen vogelähnlichen Ausdruck. Weitere Hypoplasien umfassen die *Mikrocheilie* (Unterentwicklung der Lippen), die *Mikroglossie* (Hypoplasie der Zunge), die *Mikrognathie* (Hypoplasie des Oberkiefers) und die *Mikrostomie* (zu kleine Mundöffnung). Die letztere oder sogar eine *Astomie* treten u. a. im Rahmen anderer Mißbildungen, insbesondere Synotie und Agnathie, auf. Ein Wachstumsüberschuß liegt Mißbildungen, wie der *Hypertrophia hemifacialis,* der *Makrognathie* und *Makrogenie,* der *Makrocheilie,* der *Makroglossie* und der *Makrulie* (Hyperplasie des Zahnfleisches) zugrunde. Ein abnormes Vorragen des Oberkiefers *(Prognathie)* oder des Unterkiefers *(Progenie)* kann auch dieser Gruppe zugezählt werden. Kombinierte Störungen sind beispielsweise die muskuläre Makroglossie, verbunden mit Progenie und einem offenen Biß. *Heterotopien* im Mundbereich sind u. a. die *Struma lingualis* (Zungenstruma, am Zungengrund), die »*Cheilitis glandularis simplex*«, eine Heterotopie kleiner Speicheldrüsen am Lippenrot, die *Fordyce'sche »Krankheit«* (Talgdrüsen in der Wangenschleimhaut), *Magenschleimhautinseln* im Gebiet der Zunge und mediale (Sublinguale oder submentale) *Dermoidzysten. Zungenanomalien,* abgesehen von der Makro- und Mikroglossie und Hamartien, sind die *Lingua plicata* (Faltenzunge), die »*Glossitis rhombica mediana*« (papillenfreies, rhombisches Areal vor dem Foramen caecum), *Ankyloglossien* (Verkürzung der Plica lingualis) und die *Glossoptose,* meistens verbunden mit Mikrogenie.

Speicheldrüsen

Mißbildungen der Speicheldrüsen, wie *Aplasie, Dystopien der Ausführungsgänge, akzessorische* und/oder *aberrierende Speicheldrüsen* und dysgenetisch entstandene *Sialozelen* (Gangzysten) oder *Sialektasien* (Ausweitungen der Gänge) und *Talgdrüsenmetaplasien* im Gangsystem spielen in der Medizin eine untergeordnete Rolle. Am häufigsten begegnet man der *Ranula,* einer Gangzyste an der Zungenunterseite seitlich der Plica linguae.

Zähne

Abweichungen der *Zahnzahl* von der Norm werden *Anodontie* (Fehlen von Zähnen), *Oligodontie* (zu wenig Zähne, z. B. Fehlen der Weisheitszähne) oder *Hyperodontie* (zu viele Zähne) genannt. Überschüssige Zähne, z. T. als sog. Zapfenzähne, sind oft auch in ihrer Form verändert und atypisch lokalisiert, z. B. hinter oder neben den oberen Schneidezähnen oder den zweiten unteren Backenzähnen.
Störungen der *Zahnform* sind bei sog. *Zapfenzähnen, Prismenzähnen, Zahnverwachsungen* (nach Abschluß der Zahnkronenbildung), und beim sog. »*Dens in dente*« vorhanden. Der letztere beruht auf einer Einstülpung des inneren Schmelzepithels, was den Eindruck von zwei ineinandergeschachtelten Zähnen erweckt.

Tonnenzähne (Hutchinson-Zähne) werden bei Lues connata angetroffen.
Der *Zahndurchbruch* kann auf verschiedene Weise gestört sein. Der sog. *Milchzahnpersistenz* liegt in der Regel eine fehlende oder ungenügende osteoklastische Resorption der Wurzel zugrunde, z. B. bei Verlagerung oder Fehlen des zugehörigen Dauerzahnes. Eine *Zahnretention* tritt beispielsweise dann auf, wenn Platzmangel besteht (besonders Eck- und Weisheitszähne) oder wenn andere pathologische Zustände der normalen Dentition entgegenstehen. Unter einer *Dentitio tarda* verstehen wir verzögerte Zahnbildung und/oder -durchbruch. Einen *pathologischen Zahnaufbau* sehen wir bei sog. *Schmelzhypoplasien* und *Schmelzdefekten*. *Dysgnathien*, z. B. mit Rückbiß oder Vorbiß der unteren Zahnreihe, tragen zur Entstehung falscher Zahnstellungen und Verformung des Gebisses bei.

Oesophagus

Während der sehr seltenen *Oesophagusaplasie* keine große Bedeutung zukommt, spielen die verschiedenen Formen von *Oesophagusatresie* in der Kinderchirurgie eine erhebliche Rolle. Beim häufigsten Typ (Typ IIIb nach Vogt) besteht ein oberer Blindsack und eine Fistel zwischen dem unteren Abschnitt und der Luftröhre.

Andere Formen, wie zwei blind endende Abschnitte, eine Fistel zwischen Trachea und dem oberen Oesophagusteil und blind endendem unterem Abschnitt oder fistulöse Kommunikationen zwischen beiden Blindsäcken und der Luftröhre, sind seltener anzutreffen. Beim *kongenitalen Megaoesophagus* fehlen z. T. die Ganglienzellen in der Muscularis.

Magen

Sehr seltene Veränderungen sind *Agastrie, Mikrogastrie* und *Doppelmagen*. Angeborene *Dehiszenzen* oder umschriebene *Hypoplasien der Magenmuskulatur* sind hie und da Ursache einer Magenperforation beim Neugeborenen. Divertikel im Magen sind bei Geburt kaum vorzufinden, dagegen trifft man nicht selten auf *aberrierendes Pankreasgewebe* in der Magenwand.

Die wichtigste konnatale Magenmißbildung ist die sog. *hypertrophische Pylorusstenose*, die Ursache eines einige Wochen nach der Geburt beginnenden lebensbedrohlichen, fortgesetzten Erbrechens sein kann und auf nicht geklärten neuromuskulären Störungen im Schließmuskel beruht. Möglicherweise liegt teilweise eine Unreife der Ganglienzellen vor.

Darm

Wesentlich, weil u. U. operativ zu beheben, sind konnatale *Stenosen* und *Atresien* des Darms. Die letzteren können in Form einer Quermembran, eines fibromuskulären Stranges oder einer völligen Unterbrechung vorkommen. Am Darmende unterscheidet man *Analstenose, Atresia ani, Atresia ani et recti* und *Atresia recti* (z. T. kombiniert mit Mißbildungen der Harnwege). Beim *Megacolon congenitum (Hirschsprung'sche Krankheit)* fehlen über eine unterschiedlich lange Strecke des Dickdarms, besonders am Übergang des Colon sigmoides ins Rectum, die Ganglienzellen des Plexus myentericus weitgehend. Diese Form des Megacolon ist von später im postnatalen Leben erworbenen und idiopathischen Typen abzugrenzen, beruht aber möglicherweise auch auf einem sekundären Untergang der Ganglienzellen, d. h. nicht auf einem primären Bildungsdefekt.

Eine mangelhafte oder fehlende Rückbildung des *Ductus omphaloentericus* kann im Extremfall eine Persistenz dieser Kommunikation, eine unvollständige *Dottergangs -bzw. Nabelfistel*, eine *Dottergangszyste (Enterozystom)*, eine *Strangbildung* zwischen Ileum und Nabel oder ein *Meckel'sches Divertikel*, mit oder ohne Filum terminale zum Nabel (vgl. dazu S. 697) zur Folge haben. *Duplikaturen* treten vor allem im Dünndarmbereich auf, am häufigsten in Form *enterogener Zysten*, die einen dem Darm entsprechenden Innenaufbau zeigen. Störungen der fetalen Darmdrehung resultieren in verschiedenen Graden von sog. *Malrotation* (vgl. S. 294), wozu auch das *Caecum mobile mit Mesenterium commune* gehören. Als *Westenhoefer'sche Trias* bezeichnet man die relativ häufige Kombination eines Caecum mobile mit hornartiger Appendix, übermäßig ausgeprägter Renkulusfurchung der Nieren, tief eingekerbter Milz und einer Gallenblase von der Form einer phrygischen Mütze. Eine persistierende Interposition der rechten Colon-Flexur zwischen Leber und Abdominalwand ist ein Typ des *Chilaiditi-Syndroms;* diese Lageanomalie kann aber auch vorübergehend auftreten. *Mesenteriallücken* geben oft Anlaß zu Abknickung, Verschlingung und Inkarzeration von Darmschlingen (S. 675).

Die *Hernien* (Brüche) im Abdominalbereich sind Verlagerungen von Baucheingeweiden in eine abnorme Ausstülpung des Peritonaeum. Die letztere kann durch konnatal bereits vorhandene schwache Stellen in der Bauchwand begünstigt sein. *Divertikel* im Darmbereich, insbesondere im Dickdarm, sind bei Neugeborenen kaum zu finden. Aber auch sie stellen wahrscheinlich z. T. das Resultat einer abnormen Wandschwäche, z. B. längs der einmündenden Gefäße, dar.

Leber, Gallengänge und Gallenblase

Einer *Agenesie* oder *Hypoplasie* der Leber begegnet man – abgesehen vom Acardius – kaum; selten finden sich *abnorme Lappungen* oder eine Nebenleber *(Hepar succenturiatum)*.

Klinisch wichtig und relativ häufig sind *innere Mißbildungen* des Organs sowie Fehlgestaltungen der Gallenwege: im Vordergrund des Interesses stehen hier intrahepatische *Gallengangsatresien*. Aber auch *Hamartien* und *Hamartome* stellen einen recht häufigen Befund dar (lokalisierte oder generalisierte Gallengangsdysplasien, wie Leberzysten, Cholangiome, multiple Gallengangsmikrohamartome (von Meyenburg-Komplexe, Pseudogallengangsadenome), Leberzelladenome, Hämangiome, Teleangiektasien, Mischtumoren, Hamartoblastome u. a.). Am häufigsten begegnet man einer Zystenbildung, die als isolierte *Leberzysten* oder als eigentliche *Zystenleber* in Erscheinung treten kann. Die Zystenleber kann mit Zystennieren und Zystenpankreas vergesellschaftet sein. *Kavernöse Hämangiome* sind ebenfalls oft anzutreffen.
Von den Mißbildungen der *Gallenblase* und der *großen Gallenwege* interessieren in erster Linie die *Stenosen* und *Atresien* des Gangsystems. Von Bedeutung ist auch die sog. *idiopathische kongenitale Choledochuszyste*, die den Gallenabfluß behindern kann.

Konnatale *Abweichungen der Form der Gallenblase von der Norm* (Korpus- und Fundusknickungen in der Art einer phrygischen Mütze, Septenbildungen, Sanduhrgallenblase, Verdoppelungen, Divertikel) haben klinisch keine erhebliche Bedeutung; teilweise begünstigen sie vielleicht die Entwicklung einer Cholelithiasis.

Pankreas

Mißbildungen der Bauchspeicheldrüse umfassen u. a. das sog. *Pancreas anulare (Ringpankreas)*, das manchmal eine Duodenalstenose bewirkt, das *Zystenpankreas*, das aufgrund einer dysgenetischen Entwicklung des Gangsystems zustande zu kommen scheint, ferner verschiedene Vorläufer von *Pancreas aberrans*, die im Bereich des Magens bis zur Stelle, wo der Ductus omphalo-entericus einmündete, angetroffen werden.

76.13. Mißbildungen der Nieren und der Harnwege

Zystennieren sind die medizinisch wichtigste Mißbildung dieser Organe (S. 750). *Polyzystische Nieren* werden bei Autopsien in bis 3‰ der Fälle festgestellt; oft finden sich dabei auch Leberzysten. Gelegentlich begegnet man einer einseitigen Zystenniere *(unilaterale multizystische Niere)*, meistens aber ist die Veränderung beidseitig ausgeprägt. Die Entstehung von Zystennieren beruht wahrscheinlich auf einer komplexen Entwicklungsstörung und nicht oder nicht nur auf einer Stenosierung der Nephronen. Die Zysten nehmen im Verlauf des postnatalen Lebens an Größe zu. Meistens tritt der Tod im mittleren Lebensalter als Folge einer arteriellen Hypertonie oder eines Nierenversagens ein.

Bei der *Schwammniere*, die sehr große Ausmaße erreichen kann, ist das Organ von zahlreichen kleinen Zystchen durchsetzt, die teils dilatierten Tubuli, teils erweiterten Bowman'schen Kapselräumen entsprechen. Eine Kommunikation mit dem Nierenbecken fehlt. Kinder mit dieser Mißbildung sterben oft schon intrauterin oder kurze Zeit nach der Geburt. *Medullären Zystennieren*, bei denen die stark aufgetriebenen Papillen von Zysten durchsetzt sind, liegt möglicherweise ein Abflußhindernis im distalen Nephronbereich zugrunde; die Tubuli zeigen hier eine deutliche Verdickung der Basalmembranen.
Nah verwandt oder gar identisch mit diesem Zustand ist die sog. *familiäre juvenile Nephronophthise. Medulläre Schwammnieren* sind ebenfalls durch eine zystische Umwandlung der Papillen charakterisiert, bewirken aber im Gegensatz zu den medullären Zystennieren keine erhebliche Störung der Nierenfunktionen. *Hypoplastisch-dysplastische Zystennieren* weisen z. T. eine geringe Größe auf; neben dysplastischem Nierengewebe enthalten sie teils kleine, teils große Zysten in wechselnder Zahl. Nierenzysten in Einzahl oder in geringer Zahl stellen einen häufigen, aber medizinisch belanglosen Befund dar.
Weitere Mißbildungen der Nieren treten links etwas häufiger auf als rechts und umfassen u. a. die *Agenesie, Heterotopien* (u. a. sog. *Bekkennieren), Formveränderungen* (*Verschmelzungs*nieren), *Hufeisennieren* u. a. sowie – sehr selten – eine echte *Hypoplasie*.

Bei der *Dysplasie (Dysgenesie)* der Niere fehlt es weitgehend an der Ureterentwicklung: man findet histologisch undifferenzierte Schläuche, die von wenig faserreichem, oft mit glatten Muskelfasern und teilweise mit Knorpel durchsetztem Bindegewebe umgeben werden. Glomerula sind in der Regel nicht vorhanden. Dysplastisches Nierengewebe kann auch herdförmig vorkommen (z. B. segmentale Nierenhypoplasie und -dysgenesie vom Typ der *Ask-Upmark-Niere*, die vor allem beim weiblichen Geschlecht vorkommt und einen arteriellen Hochdruck bewirken kann). Solche Veränderungen bilden einen günstigen Boden für die Entwicklung einer Pyelonephritis (S. 788) mit sekundärer Schrumpfung.

Bei der renalen *Hypoplasie mit Oligomeganephronie* weist das Organ eine deutlich verminderte Zahl von Glomerula und Nephronen auf, diese Strukturen sind aber vergrößert. Im mittleren und späteren Erwachsenenalter entwickelt sich oft eine progressive Glomerulosklerose.

Anomalien der Nierengefäße spielen insofern eine Rolle, als z. B. eine kaudal des Ureterabgangs aus dem Nierenbecken verlaufende *A. renalis accessoria* zu Hydronephrose (S. 800) führen kann.
Mißbildungen der Ureteren verdienen Beachtung, weil sie sich z. T. chirurgisch korrigieren lassen. Zu erwähnen sind *Faltenbildungen* und *Stenosen*, beispielsweise im Bereich des Ureterabgangs aus dem Nierenbecken, ferner *Dolichoureter* (zu langer Harnleiter), *Ureter fissus* (2 Nierenbecken, Ureter Y-förmig), *Ureter fissus duplex* (2 Nierenbecken, 2 Ureteren, 1 Ostium zur Harnblase), *Ureter duplex* (2 Nierenbecken, 2 Ureteren, 2 Ostien zur Harnblase), *abnorme Mündungen* der Ureteren (z. B. in den Uterus oder in das Rectum), *Megaureter congenitus*, (z. T. verbunden mit Kryptorchismus, muskulärem Baumwanddefekt sowie weiteren Mißbildungen des Urogenitaltrakts *(Prune-Belly-Syndrom)*), Störungen im Ostiumbereich mit sog. kongenitalem vesikoureteralem *Reflux* u. a. m.
Mißbildungen der Harnblase und der Urethra: Abgesehen von der bereits angeführten Ektropie und Exstrophie der Harnblase (S. 296), kennt man eine Persistenz der Kloake, Urachuszysten und -fisteln, ferner Faltenbildungen, Stenosen und Atresien der Urethra. Divertikel der Harnblase sind meistens nicht angeboren.
Ein *Hydramnion*, d. h. eine Vermehrung der Amnionflüssigkeit am Ende der Gravidität auf mehr als 2000 ml, scheint nicht ausschließlich auf gestörten Kreislauffunktionen des Feten mit gesteigerter Transsudation von Fruchtwasser zu beruhen; wenigstens in einem Teil der Fälle wird eine *verstärkte fetale Mikturition* als Ursache oder Mitursache angenommen.

76.14. Mißbildungen der endokrinen Organe

Fehlentwicklungen der endokrinen Drüsen sind hie und da Ursache einer endokrinen Störung. Eine *Agenesie* oder *Aplasie* dieser Organe findet sich nicht häufig. Bei Anenzephalen fehlt in der Regel der Hypophysenhinterlappen, selten auch der Vorderlappen. Über ein *Fehlen der Hypophyse* ohne bestehende Anenzephalie wurde nur wenige Male berichtet. Das Ausbleiben der Schilddrüsenentwicklung *(Athyreose)* gehört ebenfalls zu den sehr ungewöhnlichen Beobachtungen. Die Epithelkörperchen-Aplasie ist, zusammen mit der Thymusaplasie bzw. dessen frühontogenetischen Rückbildung, das Kennzeichen des *DiGeorge-Syndroms* (»3. und 4.-Pharyngealtaschen-Syndrom«, S. 1204) und hat eine schon früh auftretende Tetanie zur Folge, in der Regel verbunden mit Defektimmunopathie. Ein ungewöhnlicher Befund ist auch eine *Agenesie oder Aplasie der Nebennieren.*

Lageanomalien endokriner Organe kommt eine erhebliche praktische Bedeutung zu. Der *Hypophysenvorderlappen* kann – bei ungenügendem Hochsteigen der Rathke'schen Tasche – im Bereich des Rachendachs oder des Keilbeins angetroffen werden; hier können auch akzessorische Inseln von Vorderlappengewebe liegen. Von den verschiedenen Formen von *Hinterlappendystopie* ist die tuberale Variante (Sitz des Hinterlappens am Tuber cinereum) die wichtigste, da sie mit Hypopituitarismus verbunden sein kann. Gut bekannt ist die *Struma lingualis* (S. 381) als mögliche Ursache einer Hypothyreose. Lagevariationen und *Dystopien der Epithelkörperchen* gibt es in großer Zahl; man trifft sie beispielsweise im Bereich des Mediastinum oder der Pharynxschleimhaut. Während *Lageanomalien der Nebenniere*, z. B. Sitz unter der Nieren- oder – seltener – unter des Leberkapsel, nicht öfters gefunden werden, stellt das Vorhandensein sog. *akzessorischer Rindenknötchen*, etwa im Bereich der Nieren oder der Genitalorgane, einen geläufigen Befund dar. Variationen in der Zahl endokriner Organe begegnet man – abgesehen von den Epithelkörperchen – nur ausnahmsweise.

Literatur

Bankl, H.: Congenital malformations of the heart and great vessels. Synopsis of pathology, embryology and natural history. Baltimore, München. Urban und Schwarzenberg 1977 — *Bauer, H. D., Backmann, K.*: The Bland White Garland-syndrome. Beitr. Path. *150* 87 (1973) — *Baumgarten, H. G., Holstein, A. F., Stelzner, F.*: Nervous elements in the human colon of Hirschsprung's disease. Virchows Arch. Abt. A Path. Anat. *358*, 113 (1973) — *Bersch, W., Chuaqui, B.*: On the formal genesis of the Eisenmenger complex. Virchows Arch. Abt. A Path. Anat. *356* 307 (1972) — *Bergsma, D. (ed.)*: Morphogenesis and malformation of face and brain. New York: Liss 1975 — *Blandau, R. J. (ed.)*: Morphogenesis and malformation of the genital system. New York: Liss 1977 — *Chuaqui, B., Bersch, W.*: The periods of determination of cardiac malformations. Virchows Arch. Abt. A Path. Anat. *356* 95 (1972) — *Chuaqui, B., Bersch, W.*: The formal genesis of the transposition of the great arteries. Virchows Arch. Abt. A Path. Anat. *358* 11 (1973) — *Edwards, J. E., Carey, L. S., Neufeld, H. N., Lester, R. G.*: Congenital heart disease. Correlation of pathologic anatomy and angiocardiography. Philadelphia: Saunders 1965 — *Ferguson-Smith, M. A., Rawlinson, H. A., May, H. M., Tait, H. A., Vince, J. D., Gibson, A. A. M., Robinson, H. P., Ratcliffe, J. G.*: Avoidance of anencephalic and spina bifida births by maternal serum-alphafetoprotein screening. Lancet *1978 II*, 1330 — *Lenz, W. (ed.)*: Morphogenesis and malformation of the limb. New York: Liss 1977 — *Sherman, M. T., Solter, D. (eds.)*: Teratomas and differentiation. New York: Academic Press 1976 — *Witzleben, C. L., Buck, B. E., Schnaufer, L., Brzosko, W. J.*: Studies on the pathogenesis of biliary atresia. Lab. Invest. *38*, 525 (1978)

77. Mißbildungssyndrome

Stellt man bei einem Neugeborenen eine Mehrzahl von Einzelmißbildungen und anderen Störungen fest, richtet sich die Fragestellung vor allem aus genetischen Gründen auf die Erfassung eines bestimmten Syndroms. Die meisten Mißbildungssyndrome sind an sich selten, gesamthaft aber stellen sie einen erheblichen Teil des pädiatrischen Krankengutes dar, und jedes Jahr werden mehrere neue Formen erkannt.
In Tabelle 20 sind Mißbildungssyndrome aufgeführt in der Absicht, dem Leser einen Hinweis auf deren Exi-

Tabelle 20. Mißbildungssyndrome

1. Sog. chromosomale Syndrome

Trisomie 21-Syndrom (Down-Syndrom, G-Trisomie)
Kleinwuchs, Brachyzephalie, flaches Okziput, Epikanthus, Strabismus, Nystagmus, Kurzhals, Klinodaktylie, Herzmißbildungen, Schwachsinn, psychomotorische Entwicklungsstörungen

Trisomie 18-Syndrom (E-Trisomie)
Psychomotorische und geistige Entwicklungsstörungen, Muskelhypertonie, Stellungsanomalien der Finger, Dorsiflexion der Großzehen, Dünndarmdivertikel, Pankreasheterotopien, Herzmißbildungen, Inguinal- und Nabelhernien, Hypertrichose, Nierenmißbildungen, Talipes equinovarus

Trisomie 13–15-Syndrom (D_1-Trisomie, Patau-Syndrom)
Mikrozephalie, Krämpfe, Taubheit, Augenmißbildungen, Hyperkonvexität der Fingernägel, Hernien, Hämangiome, Herzmißbildungen, Mißbildungen des Gesichtsschädels und des Gehirns

XO-Syndrom (Turner-Syndrom, Gonadendysgenesie)
Kleinwuchs, primäre Amenorrhoe, Dysgenesie der Ovarien, Hypoplasie der Genitalorgane, Pterygium colli, Cubitus valgus, lymphangiektatische Oedeme an Händen und Füßen, schildförmiger Thorax, Mißbildungen des Herzens und des Harntrakts, Nagelanomalien

XXY-Syndrom (Klinefelter-Syndrom)
Eunuchoider Habitus, kleine Testes mit Hyalinose der Tubuli contorti, Aspermatogenese, Gynäkomastie

2. Sog. Phakomatosen

Neurofibromatose (v. Recklinghausen)
Neurofibrome und Pigmentflecken der Haut, Neurinome (vor allem auch an Hirnnerven), Heterotopien im Gehirn, Augenmißbildungen, Kyphoskoliose, Spina bifida, Lipome

Enzephalofaziale Angiomatose (Sturge-Weber-Syndrom)
Venöse Hämangiome der Hirnhäute und am Gesicht, Naevus flammeus, Aderhauthämangiome, Hirnverkalkungen, Mißbildungen an großen Körpergefäßen

Tuberöse Sklerose (Bourneville-Pringle-Syndrom)
Gliareiche Knoten im Hirn (Tubera), Hamartome (Phakome) in der Retina, Adenoma sebaceum, Verdickung der Schädelkalotte, Mischtumoren der Nieren, Lungenzysten, Rhabdomyome des Herzens, fibromatöse Tumoren an den Zehen, Hamartome in Leber und Pankreas

v. Hippel-Lindau-Syndrom
Angiome von Aderhaut und Netzhaut, Kleinhirnangioblastom, Zysten innerer Organe, Zystadenome der Nebenhoden

3. Auswahl typischer, hereditärer Mißbildungssyndrome, bei denen Heterozygote erkannt werden können

Gastrointestinaltrakt
Peutz-Jeghers-Syndrom (autosomal-dominant vererbt; Polyposis intestini, melaninreiche Flecken an Lippen und Mundschleimhaut)
Gardner-Syndrom (autosomal-dominant vererbt; Polyposis des Darmtrakts, Talgdrüsenzysten, Fibrome, Lipome, Osteome, Zahnanomalien)

Herz und große Gefäße
Noonan-Syndrom (autosomal-dominant vererbt; Pulmonalstenose, Hypertelorismus, Ptose der Augenlider, Kryptorchismus)
Holt-Oram-Syndrom (autosomal-dominant vererbt; Vorhofseptumdefekt, Mißbildungen der Daumen und des Karpus)
Rendu-Osler-Weber-Syndrom (autosomal-dominant vererbt; arteriovenöse Fisteln in den Lungen, multiple Teleangiektasien an Haut und Schleimhäuten)
Marfan-Syndrom (autosomal-dominant vererbt; myxoide Degeneration der Aorta und von Herzklappen, Arachnodaktylie, Ectopia lentis)

stenz zu geben und den Eingang in das zugehörige Schrifttum zu erleichtern, sollte er einmal einem entsprechenden Fall begegnen.

Literatur

Jablonsky, S.: Illustrated dictionary of eponymic syndromes and disaeses and their synonyms. Philadelphia: Saunders 1969 — *Leiber, B., Olbrich, G.:* Die klinischen Syndrome. München: Urban und Schwarzenberg 1966 — *Leiber, B., Olbert, T.:* Die klinischen Eponyme. München: Urban und Schwarzenberg 1968
S. auch Schrifttum zu den Kap. 59 und 62.

78. Störungen der Keimlingsentwicklung mit/bei Veränderungen der Plazenta

Die menschliche Plazenta, ein hämochoriales Organ, spielt für den *Stoffaustausch* zwischen Mutter und Kind, für die *Synthese und den Metabolismus von Hormonen,* für die *Thermoregulation* beim Feten, sowie bei der *Infektionsübertragung* und für *immunologische Vorgänge* eine wichtige Rolle.
Außer Diffusionsmechanismen kommt aktiven Transportfunktionen und Pinozytosevorgängen für den Stoffaustausch eine wichtige Bedeutung zu. Defekte Stellen, sog. *Lecks* in der Plazentarmembran, können korpuskuläre Elemente passieren lassen (Beispiel: Erythrozyten). Die Plazentarschranke entspricht also nicht einer semipermeablen Membran.
Bis etwa zur Mitte der Gravidität hat die Plazentarentwicklung durch Aussprossen von Primär- und Sekundärzotten in erster Linie eine *Vermehrung der Austauschfläche* zwischen Mutter und Kind zur Folge. In der zweiten Hälfte der Schwangerschaft kommt es dann zu einer *Intensivierung der Austauschmöglichkeiten* (sog. »innere Ausgestaltung«), der u. a. eine Kapillarvermehrung und -ausweitung zugrundeliegt. Der Abschluß dieses Geschehens äußert sich morphologisch im Verlaufe des 8. Schwangerschaftsmonats in der Ausbildung sog. *Reifezeichen der Plazenta:*

1. Präpartale *Verkleinerung des Zottendurchmessers.*
2. Umgestaltung der Kapillaren in *Sinusoide*, die direkten Kontakt mit der Trophoblastschicht nehmen.
3. Ausbildung der sog. *Stoffwechselmembranen* (dünne Schicht von Trophoblast-Zystoplasma) an den Zottenprominenzen, unter Bildung sog. *Kernbrücken* in den Zwischenzonen. Herabsetzung der Zahl von Trophoblastzellen, verbunden mit Verarmung an Glykogen und endoplasmatischem Retikulum in diesen Elementen sowie deutlicher Ausbildung basaler Microvilli. Zahlreiche Enzyme zeigen in der reifen Plazenta eine geringere Aktivität als in der unreifen. Verminderung des Gehaltes der Synzytien an Choriongonadotropin erst am Ende der Gravidität.
4. *Umwandlung der Stammzottengefäße*, mit Einengung des Lumens, Zunahme des fibromuskulären Gewebes, insbesondere auch von Kollagen, in den Gefäßwänden.

Bei voller Berücksichtigung möglicher Auswirkungen plazentarer Veränderungen auf den Embryo bzw. Fetus sollte nicht vergessen werden, daß es sich auch hier um ein embryonales bzw. fetales Organ handelt. Werden demnach sowohl im Feten wie in der Plazenta pathologische Befunde erhoben, sollte nicht a priori und immer angenommen werden, die Plazentarveränderungen seien die Ursache der fetalen Anomalien oder Schäden.

78.1. Entwicklungs- und Reifungsstörungen der Nabelschnur und der Plazenta

Die bereits erwähnten, verschiedenen Formen von *Molen* (S. 290) entwickeln sich nach Absterben des Keimlings, stellen also sekundäre Veränderungen der Plazenta dar.

Fehlbildungen der Nabelschnur, wie das Vorhandensein nur einer Nabelschnurarterie, Mangel an Wharton'scher Sulze, ungewöhnliche Länge oder Kürze und starke Knäuelung, ferner Konstriktionen und/oder Torsionen der Nabelschnur sind höchstens in Ausnahmefällen Ursache einer Entwicklungsstörung des Embryos bzw. Feten.
Störungen der Plazentarentwicklung umfassen u. a. Abweichungen von der Norm inbezug auf die *Form*, den *Sitz* und die *Tiefe des Eindringens* des Trophoblasten in die mütterliche Unterlage:

- *Placenta succenturiata:* Hauptplazenta mit einer oder seltener mehreren, in den Membranen sitzenden und mit der ersteren vaskulär verbundenen *Nebenplazenten.*
- *Placenta spuria:* Nebenplazenta ohne vaskuläre Verbindung mit der Hauptplazenta.
- *Placenta duplex:* Zwei ungefähr gleich große Plazenten, die direkt mit dem Nabelstrang verbunden sind.
- *Placenta bipartita, tripartita, multipartita:* Plazenten mit einem, zwei oder mehreren Lappen.
- *Placenta circumvallata:* Plazenta mit peripherem, vorwiegend aus Decidua bestehendem Wall, der die Eihüllen stärker einengt, als es der Größe der Placenta entsprechen würde.
- *Placenta membranacea:* Ausgedehnte, aber dünne Plazenta (geringes Eindringen der Trophoblasten).
- *Abnorme Insertion des Nabelstranges:* Am Rand: sog. Battledore-Plazenta. Außerhalb des Plazentarrandes: Insertio velamentosa.
- *Placenta accreta:* Haftzotten reichen bis ins Myometrium.
- *Placenta increta:* Haftzotten dringen tief ins Myometrium.
- *Placenta percreta:* Haftzotten durchdringen das ganze Myometrium.
- *Placenta praevia:* Implantation nahe dem Orificium internum uteri, u. a. begünstigt durch vorausgegange Endometritiden, Aborte, manuelle Plazentarablösung und sog. Endometriumminderwertigkeit.
- *Abnormer Sitz der Plazenta bei ektopischer Gravidität*, z. B. Sitz im Tubenwinkel *(»interstitielle Implantation«)* oder – bei Extrauteringravidität – in der Tube, u. U. in den Ovarien oder in der Abdominalhöhle. Die Hauptgefahr bei Extrauteringravidität besteht in einer lebensbedrohlichen Blutung.

Beispielsweise bei ungenügend tiefer Implantation oder bei Placenta praevia kann es zur *vorzeitigen Ablösung der Plazenta* im Bereich der Decidua spongiosa kommen, wobei sich ein *retroplazentares Hämatom* bildet. Nebenplazenten und zu tief verwurzelte Plazenten bieten u. a. die Gefahr von *Nachblutungen* nach Geburt, z. T. auch einer *Infektion im Puerperium.*
Bei einer anderen Gruppe von Entwicklungsstörungen der Placenta handelt es sich in erster Linie um eine *abnorme Ausbildung des geweblichen Feinbaus:*

- *Eine Asynchronie in der Ausreifung der Plazenta im Vergleich zum Kind* wird u. a. als *Maturitas retardata placentae* bei verlängerten Schwangerschaftszeiten oder bei echter Übertragung beobachtet.
- Das Gegenteil, eine *Maturitas praecox placentae*, findet sich manchmal im Gefolge einer Verödung

von Teilen derselben, so daß die oben angeführten Reifezeichen schon vor dem VIII. Monat ausgebildet sein können.

- Bei *Diabetes mellitus* kommt es nicht selten zu einer *dissoziierten Reifung der Plazenta*, wobei neben ausdifferenzierten auch unreife, in der Regel ödematöse Zotten anzutreffen sind.
- *Immunreaktionen infolge Blutgruppeninkompatibilität* (S. 431) führen oft zu einer mächtigen Vergrößerung der Plazenta, wobei man histologisch plumpe Zotten mit relativ geringer Kapillarisierung, ein Ödem des Zottenstroma und die Anwesenheit sog. Hofbauerzellen (Histiozyten) notiert.
- *Sog. Schwangerschaftsnephropathien* gehen manchmal mit einer leichten Fibrosierung des Zottenstroma einher.

78.2. Kreislaufstörungen der Plazenta

Bei Ablagerung von zu reichlich *Fibrin* im Intervillum, was auch zu *Zottenverklebungen* Anlaß geben kann, ferner bei Entstehung intervillöser Blutgerinnsel *(»intervillöse Hämatome«)*, bilden sich z. T. sog. *Verödungsherde*, die zunächst rötlich aussehen können, später in der Regel aber eine blasse Farbe annehmen und das Bild einer *»nodulären Ischämie«* nachahmen. Daneben kennt man auch echte *Plazentarinfarkte*, die – wie in allen vaskulär doppelt versorgten Organen – zunächst hämorrhagisch (»rot«) sein können, schließlich aber meistens zu sog. *weißen Infarkten* werden (vgl. dazu S. 171). Je nach dem Ausmaß der veränderten Plazentarbezirke können diese zirkulatorisch bedingten Störungen eine *Plazentarinsuffizienz* bzw. eine *Spätgestose* (S. 306) herbeiführen. Neuere Tierversuche deuten darauf hin, daß immunologische Prozesse, z. B. das Vorhandensein von Antiplazenta-Antikörpern, die plazentare Mikrozirkulation beeinträchtigen können.

78.3. Entzündungen der Plazenta (Placentitis, Plactitis)

Frühinfektionen der Plazenta rufen in der Regel eine Mesenchymvermehrung, z. T. auch eine Ansammlung von Histiozyten (»Hofbauerzellen«) und eine Proliferation von Gefäßen in den Stammzotten hervor. *Infektionen der reifen Plazenta* gehen oft mit der Bildung von *Granulomen* einher, z. B. bei Listeriose oder bei Lues, u. U. auch bei Tuberkulose. Virusinfektionen der Plazenta erzeugen z. T. deutlich erkennbare *lymphozytäre Infiltrate in den Eihäuten* und eine Anhäufung von *Hofbauer-Zellen im Zottenstroma;* falls aber keine mehr oder weniger typischen Kern- und/oder Zytoplasmaeinschlüsse (S. 1796) vorhanden sind, gestattet ein solcher Befund keine ätiologische Diagnose. Hie und da werden bei Plazentitis auch Plasmazellen in den Infiltraten angetroffen. *Steril-entzündliche Prozesse* spielen sich vor allem in den Randzonen zugrundegehenden Gewebes ab. Bei Fruchttod kann eine solche *Demarkation* in der Chorionplatte oder in der Basalplatte stattfinden (S. 171). Plazentitiden sind häufiger, als man früher annahm, Ursache von Mangelgeburten (S. 308).

78.4. Tumoren der Plazenta

Je nach ihrer Ausdehnung, können Geschwülste der Plazenta, wie Angiome, Angiofibrome und Fibrome, eine relative Plazentarinsuffizienz bewirken.

78.5. Funktionsstörungen der Plazenta, Plazentarinsuffizienz

Abgesehen von den oben aufgeführten, morphologisch nachweisbaren Veränderungen, gibt es wahrscheinlich auch *funktionelle Störungen der Plazenta ohne erkennbares strukturelles Substrat.* Hinsichtlich der menschlichen Plazenta weiß man über diese Fragen nur lückenhaft Bescheid.

Eine Leistungsschwäche der Plazenta bezeichnen wir als *Plazentarinsuffizienz.* Bei der *chronischen Plazentarinsuffizienz*, der in der Regel eine Verminderung der utero-plazentaren Blutzirkulation während eines erheblichen Teils der Gravidität zugrunde liegt, bleibt der Fetus oft untergewichtig und ist in seinem Wachstum retardiert. Demgegenüber tritt eine *akute Plazentarinsuffizienz* am ehesten kurz vor oder während der Geburt auf, z. B. bei vorzeitiger Lösung der Plazenta am normalen Sitz, bei Drosselung der Nabelschnurzirkulation infolge Umschlingens bzw. Knotenbildung oder als Verstärkung einer vorbestehenden chronischen Plazentarinsuffizienz, und führt zur *intrauterinen Asphyxie.*

78.6. Rolle der Plazenta bei der Entwicklung sog. Gestosen

Definitionen: Unter *Gestosen* versteht man schwangerschaftsspezifische Erkrankungen der Mutter, die auf Stoffwechselstörungen infolge Schwangerschaftsbelastung zu beruhen scheinen. *Frühgestosen* treten im Verlauf der ersten 3–4 Monate der Gravidität auf und äußern sich u. a. in Erbrechen *(Emesis)*, in unstillbarem Erbrechen *(Hyperemesis)* und/oder gesteigertem Speichelfluß *(Ptyalismus). Spätgestosen (Schwangerschaftstoxikose, Schwangerschaftstoxämie)* entstehen und verschlimmern sich dagegen gegen Ende der Gravidität, insbesondere in den 16 letzten Wochen. Sie zeichnen sich in der Regel durch drei Hauptsymptome aus, nämlich durch Ödembildung (*E*dema), *P*roteinurie und arterielle *H*ypertonie, und werden daher auch *EPH-Gestosen* genannt. Sog. *aufgepfropfte EPH-Gestosen* sind solche, die sich zu einem vorbestehenden Grundleiden, insbesondere kardiovaskulären Störungen (z. B. Hypertonie) und renalen Erkrankungen (z. B. Residuen einer Nephritis), hinzugesellen. Bei der *Eklampsie* steigern sich die Symptome und Zeichen der EPH-Gestose bis zum Auftreten tonisch-klonischer Krämpfe und/oder eines Koma.

Pathogenese: Während bei *Frühgestosen* dem Progesteron eine erhebliche Bedeutung zugemessen wird, scheint bei den *Spätgestosen* eine *Ischämie der Plazenta* eine große Rolle zu spielen. Die letztere kann durch eine uterine Spannung (»Spannungsgestose«) und/oder durch eine vaskulär bedingte Minderdurchblutung (»Vaskuläre Gestose«) bedingt sein. *Spannungsgestosen* begegnet man etwa im Rahmen einer Primigravidität bei vorbestehender Hypoplasie des Uterus, bei Polyhydramnion, Mehrlingsgravidität und »Riesenkindern«. *Vaskuläre Gestosen* befallen in erster Linie Frauen im Alter von über 40 Jahren, wobei Stoffwechselstörungen, wie Diabetes mellitus, den Prozeß fördern können. Manches spricht dafür, daß auch psychische Faktoren eine Rolle spielen. Blasenmolen (S. 290) gehen in ⅓ der Fälle mit EPH-Gestose einher. Man kennt auch Fälle von puerperaler Präeklampsie und Eklampsie, wobei ischämischen plazentaren Reststücken eine auslösende Funktion zugeschrieben wird. Von der ischämischen Plazenta produzierte und in Zirkulation gelangende, für die Entwicklung einer EPH-Gestose verantwortliche Stoffe sind noch nicht befriedigend identifiziert worden. Die Pathogenese der Eklampsie steht demnach immer noch im Zweifel. Es werden zusätzlich zu dem bisher genannten Faktor der Plazentarischämie eine konstitutionelle Erkrankungsbereitschaft, ein Vitamin B-Mangel (S. 850), ja sogar immunopathologische Vorgänge in Erwägung gezogen. Ein der Eklampsie vergleichbares oder z. T. mit ihr identisches Krankheitsbild scheint durch Eindringen von Fruchtwasser in die Venen, z. B. auch des portalen Kreislaufes, bedingt zu sein.

Folgen: Die EPH-Gestosen, insbesondere die Eklampsie, sind mit einer ziemlich hohen *Mortalität* nicht nur der Mütter, sondern auch der Kinder verbunden. Die letzteren können bleibende Schäden davontragen, die sich vor allem durch eine Phase intrauteriner Asphyxie erklären lassen.

Morphologisch findet man in leichteren Fällen bei der *Mutter* diskrete Nierenveränderungen (»Glomerulonephrose«) mit Ablagerung u. a. von Fibrin im Bereich der Glomerulumschlingen. Bei Präeklampsie und Eklampsie treten Schäden hinzu, die denen bei Schockniere entsprechen. In der Leber erkennt man in solchen Fällen Nekroseherde, wobei teils hyaline Thromben (S. 467) in Gefäßen vorliegen, teils Zeichen von Fruchtwasserembolie im Verzweigungsbereich der V. portae nachgewiesen werden können. Im Gehirn finden sich oft auch hyaline Thromben in kleinen Gefäßen, verbunden mit kleinherdiger Erweichung. Als Ausdruck eines mehr oder weniger ausgeprägten Defibrinierungssydroms und einer Thrombozytopenie treten z. T. multiple, oft petechiale Blutungen auf (S. 460).

Literatur

Fox, H.: Pathology of the placenta. Philadelphia: Saunders 1978 — *Gilbert, E. F., Zugibe, F. T.:* Torsion and constriction of the umbilical cord. A cause of fetal death. Arch. Pathol. *97*, 58 (1974) — *Grünwald, P. (ed.):* The placenta and its maternal supply line. Baltimore: University Park Press 1975 — *Jones, C. J. P., Fox, H.:* An ultrahistochemical study of the distribution of acid and alkaline phosphatases in placentae from normal and complicated pregnancies. J. Path. *118*, 143 (1976) — *Naeye, R. L., Blanc, W. A.:* Fetal renal structure and the genesis of amniotic fluid disorders. Am. J. Pathol. *67*, 95 (1972) — *Ornoy, A., Crone, K., Altshuler, G.:* Pathological features of the plazenta in fetal death. Arch. Pathol. Lab. Med. *100*, 367 (1976) — *Rehder, H.:* Fetal limb deformities due to amniotic constrictions (a possible consequence of preceding amniocentesis). Path. Res. Pract. *162*, 316 (1978) — *Salazar, H., Kanbour, A. I.:* Amnion nodosum. Ultrastructure and histopathogenesis. Arch. Pathol. *98*, 39 (1974) — *Weisburger, W. R., Mendelsohn, G., Eggleston, J. C., Baylin, S. B.:* Immunohistochemical localization of histaminase (diamine oxidase) in decidual cells of human placenta. Lab. Invest. *38*, 703 (1978)

79. Pathologische Abweichungen von der normalen Schwangerschaftsdauer, Prä- und Postmaturität, Mangelgeburten und Riesenkinder

79.1. Allgemeine Begriffe

Definitionen: *Frühgeburten* heißen Ausstoßungen der Frucht in der 29. bis 38. Schwangerschaftswoche. *Termingerechte Geburten* nennen wir solche, die in der 39. bis 42. Woche zustande kommen. Von einer *Übertragung* redet man dann, wenn die Schwangerschaft 43 Wochen oder länger dauert. Als *Reife (Maturität)* wird der Entwicklungszustand bezeichnet, den ein Neugeborenes physiologischerweise nach einer normalen Schwangerschaftsdauer erreicht hat; ein *Neonatus maturus* ist soweit gediehen, daß er den Übergang vom intra- zum extrauterinen Leben in der Regel ohne Schwierigkeiten vollziehen kann. Sog. *Reifezeichen* sind leicht prüfbare Charakteristika, die das termingerecht geborene bzw. reife Kind aufweist, die jedoch beim *Neonatus praematurus*, meistens einem Frühgeborenen, noch nicht ausgebildet sind *(Prämaturität)*. Umgekehrt spricht man von *Postmaturität* bzw. von einem *Neonatus postmaturus* – fast immer einem übertragenen Kind – dann, wenn der Entwicklungsstand über denjenigen des Neonatus maturus hinausgeht. Die Bezeichnung »*Dysmaturität*« kann dann verwandt werden, wenn die Reifung nicht dem physiologischen Zeitplan folgt und/oder wenn sie auf andere Art von der Norm abweicht. Sog. *mangelgeborene Kinder* (»light-for-date«) weisen ein Geburtsgewicht auf, das unter der 10. Perzentile für das betreffende Gestationsalter liegt. Handelt es sich zusätzlich um eine Frühgeburt, spricht man von *»frühmangelgeborenen«* Kindern. *»Riesenkinder«* (»heavy-for-date«) wiegen mehr, als es der 90. Perzentile für das zugehörige Schwangerschaftsalter entsprechen würde.

Aus den hier gegebenen Umschreibungen geht unter anderem hervor, daß das *Geburtsgewicht* für den Nachweis einer Frühgeburt nicht entscheidend ist. Ist man sich nicht im klaren darüber, ob eine Frühgeburt, eine Mangelgeburt oder eine Frühmangelgeburt vorliegt, kann die Bezeichnung *»Neugeborenes mit niedrigem Geburtsgewicht«* (»infant of low birth weight«) benützt werden.
Normale Körpergewichte und Körperlängen von Neugeborenen als Funktion der Schwangerschaftsdauer sind in Abb. 80 dargestellt. Es ist zu beachten, daß sich die heute geltenden Werte infolge veränderter Lebensbedingungen gegenüber früher z. T. etwas verschoben haben.
Als *Reifezeichen* eines Neugeborenen gelten u. a. die folgenden äußeren Merkmale:

- *Länge* von Scheitel bis zur Ferse: 47–55 cm.
- *Kopfumfang* (Circumferentia fronto-occipitalis): 34 cm.
- Die *Nägel* überragen die Finger- und Zehenkuppen.
- *Lanugohärchen* finden sich höchstens noch an Schultern, an den Streckseiten der Oberarme und am oberen Teil des Rückens.
- Die *Kopfhaare* schneiden an der Stirne scharf ab.
- Die *Hautfarbe ist blaßrosa, im Gegensatz zur krebsroten Farbe der meisten neonati praematuri.*
- *Der Nabel* liegt in der Mitte zwischen Symphyse und Processus xiphoides des Sternum.
- Bei *Knaben* finden sich die *Hoden* im Hodensack.
- Bei *Mädchen* verschließen die *großen Schamlippen* die Vulva, so daß die kleinen Schamlippen und die Clitoris vollständig bedeckt sind.
- Im *distalen Femurende* ist der *Knochenkern* vorhanden.

Wir kennen noch viele weitere Reifezeichen. Für praktische Zwecke hat sich die Bestimmung des sog. *Skelettalters* bewährt, das aufgrund der Ausbildung von Knochenkernen in verschiedensten Lokalisationen bestimmt wird.

Wegen der transplazentaren Passage mütterlicher Hormone, insbesondere Östrogene, stellen sich bei einem Teil der Neugeborenen Veränderungen ein, die mit einer *»Miniaturpubertät«* verglichen werden können. Zu nennen sind in diesem Zusammenhang eine Brustdrüsenschwellung bei Knaben und Mädchen, z. T. mit Abgang sog. Hexenmilch, ferner eine leichte sog. Acne, bei Mädchen in 5% der Fälle eine Menstruation um den 4.–5. Tag herum und bei Knaben eine leichte Hodenschwellung.

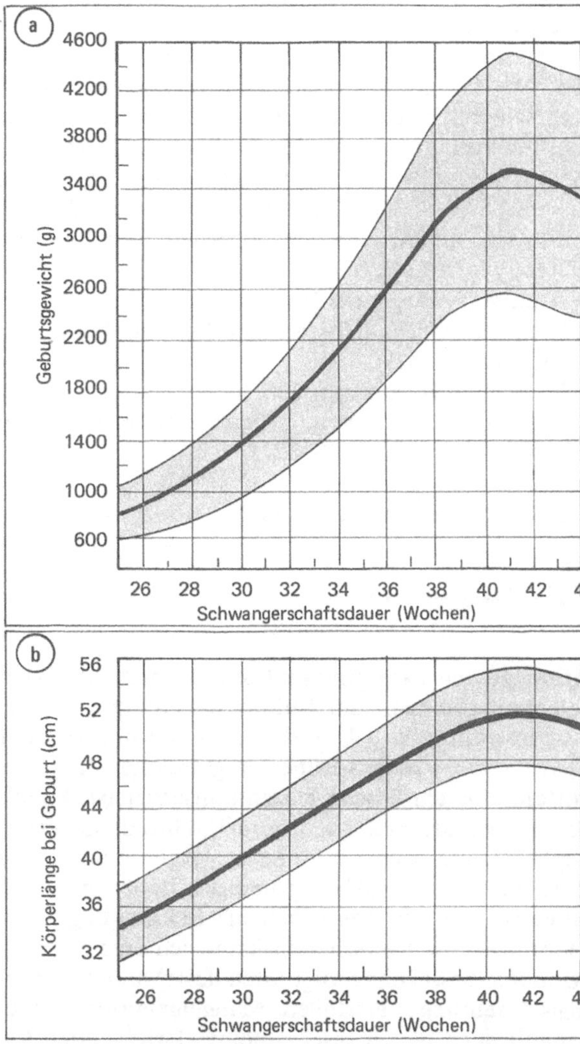

Abb. 80 a u. b. *Mittleres Gewicht* **a** *und mittlere Körperlänge* **b** *von Neugeborenen als Funktion der Schwangerschaftsdauer* (± 2 S. D., d. h. ungefähr 3. und 97. Perzentilen): *Normale Werte.* (Modifiziert nach Usher, R., McLean, F.: J. Pediat. *74,* 901–910 (1969))

79.2. Frühgeburt

Ätiologie und **Pathogenese:** Frühgeburten können auf ganz verschiedenen Ursachen beruhen. *Mütterliche Faktoren*, die eine Frühgeburt begünstigen, umfassen u. a. einen kleinen Körperbau (kleiner als 160 cm), ein Alter der Gebärenden, das unter 20 oder über 35 Jahren liegt, Zigarettenrauchen (das auch Mangelgeburten verursachen kann), schlechte sozio-ökonomische Verhältnisse und andere, vorwiegend psychisch bedingte Faktoren (z. B. außereheliche Schwangerschaft), ferner eigentliche Komplikationen der Gravidität, wie EPH-Gestosen, Blutungen vor dem Termin und Placenta praevia. Frühgeburten werden auch häufiger anläßlich einer ersten oder bei der dritten und weiteren Schwangerschaften beobachtet als bei der zweiten. Mehrlingsschwangerschaften prädisponieren ebenfalls zur Frühgeburt. Von den *kindlichen Faktoren*, die an sich seltener ins Gewicht fallen, sind vor allem Mißbildungen zu nennen.

Folgen und **Komplikationen:** Frühgeborene Kinder sind weniger als reife Neugeborene darauf vorbereitet, rasch vom intra- auf das extrauterine Leben umzustellen. Die Gründe für dieses relative Ungenügen sind wahrscheinlich sehr vielgestaltig; man kann aber die meisten von ihnen unter dem – weit aufzufassenden – Begriff einer *Organ- und Gewebeunreife* zusammenfassen. Diese äußert sich in verschiedenen funktionellen, insbesondere auch metabolischen, Minderwertigkeiten, wie vor allem:
- Atemnotsyndrom (S. 311),
- Neuromuskuläre Übererregbarkeit mit/bei Hypokalzämie (S. 821),
- Hyperbilirubinämie (S. 1037),
- Neigung zu Blutungen, insbesondere im Ventrikelbereich des Gehirns (S. 327),
- Unterkühlung und
- erhöhte Infektionsbereitschaft.

79.3. Mangelgeburt

Ätiologie und **Pathogenese:** Die Ursachen einer Mangelgeburt stimmen zum Teil mit denen einer Frühgeburt überein (s. o.). Überdies sind von den *mütterlichen Faktoren* bereits früher aufgetretene Mangelgeburten, eine chronische Plazentarinsuffizienz, Krankheiten, wie arterieller Hochdruck, chronische Pyelonephritis und schwere Anämie, ferner hochfiebrige Zustände, Unterernährung und das Leben in großer Höhe (z. B. Anden) zu erwähnen. Bei Zwillings- bzw. Mehrlingsschwangerschaften kann sich eine sog. *Hypotrophie* des(r) einen zugunsten des(r) anderen Zwillings (Mehrlinge) einstellen. Mangelgeburten werden gehäuft auch bei zu rasch aufeinanderfolgenden Geburten bzw. bei Multiparität beobachtet. Zu den *kindlichen Faktoren*, die eine Mangelgeburt bewirken oder begünstigen können, gehören u. a. Chromosomenaberrationen (mit Ausnahme der Poly-X- und Klinefeltersyndrome, S. 30), Embryopathien und Fetopathien (s. o.). Mögliche Ursachen eines Wachstumsrückstandes während des intraunterinen Lebens sind in Tabelle 21 zusammengestellt.

Folgen und **Komplikationen** einer Mangelgeburt sind u. a. eine Neigung zu Hypoglykämie und Unterkühlung, ferner Lungenlutungen und Aspirationssyndrome (S. 311).
Unterschiede zwischen frühgeborenen und mangelgeborenen Kindern sind in Tabelle 22 aufgeführt.

79.4. »Riesenkinder« (»Riesengeburt«)

Neugeborene »Riesenkinder« (»heavy-for-date«) finden sich u. a. bei Diabetes mellitus und/oder Überernährung der Mutter, ferner bei Transposition der großen Gefäße.

Tabelle 21. Mögliche Ursachen eines Wachstumsrückstandes während des intrauterinen Lebens (Auswahl)

Von Seiten der Mutter	Von Seiten der Plazenta	Von Seiten des Kindes
Alter (unter 20 und über 35 Jahren) *Größe der Mutter* (unter 160 cm) *Multipara* *Schwere Raucherin* *Organische Krankheiten:* - Chronische Pyelonephritis - Arterielle Hypertonie - Anämie - Langdauernde fieberhafte Zustände *Ernährungszustand* *Komplikationen in der Gravidität:* Gestose *Klima:* große Höhe *Psychische Faktoren* *Sozio-ökonomische Verhältnisse*	*Lageanomalien der Plazenta:* Placenta praevia *Plazentarinsuffizienz:* - Zirkulationsstörungen - Anämische Infarkte *Nabelschnuranomalien* - Nur eine A. umbilicalis - Nabelschnurknoten	*Chromosomenaberrationen* *Embryopathien* *Fetopathien* *Mangelernährung:* bei Zwillingsgravidität *Infektionen* - Rubellen - Toxoplasmose - Zytomegalie *Ionisierende Strahlen:* Röntgenbestrahlung in Frühgravidität *Zytostatische Medikamente*

Tabelle 22. Unterschiede zwischen frühgeborenen und mangelgeborenen Kindern bei der Geburt

Merkmal	Frühgeborenes Kind	Mangelgeborenes Kind
Vernix caseosa	Reichlich vorhanden	Vermindert, kann fehlen
Haut	Glatt, gespannt, elastisch, rosig, durchsichtig, u. U. glänzend und ödematös	Oft gelb-grün verfärbt (Mekonium), selten weiß, trocken, rissig und schuppend (am ganzen Körper oder nur an Händen und Füßen)
Subkutanes Fettgewebe	Mehr oder weniger vermindert	Deutlich vermindert oder fehlend
Körperlänge	Dem Körpergewicht entsprechend	Dem Körpergewicht entsprechend oder länger
Knochenkonturen	Normal	Deutlich hervorspringend
Schädelknochen	Eher weich	Eher hart
Schädelnähte	Leicht verschieblich	Schlecht verschieblich
Quotient: $\frac{\textit{Kopfumfang}}{\textit{Geburtsgewicht}}$	Vergrößert	Stark vergrößert
Abdomen	Eher groß	Bei Geburt häufig eingesunken
Nabelschnur	Grau, fleischig	Derb, rasch austrocknend, oft mit Mekonium verfärbt

Literatur

Davies, D. P., Gray, O. P., Ellwood, P. C., Abernethy, M.: Cigarette smoking in pregnancy: associations with maternal weight gain and fetal growth. Lancet *1976 I*, 385 — *Fitzhardinge, P. M., Pape, K., Arstikaitis, M., Boyle, M., Ashby, S., Rowley, A., Netley, C., Swyer, P. R.*: Mechanical ventilation of infants of less than 1,501 gm birth weight: health, growth and neurologic sequelae. J. Pediat. *88*, 531 (1976) — *Hambleton, G., Wigglesworth, J. S.*: Origin of intraventricular hemorrhage in the preterm infant. Arch. Dis. Child. *51*, 651 (1976) — *Ingemarsson, I., Westgren, M., Svenningsen, N. W.*: Long-term follow-up of preterm infants in breech presentation delivered by caesarean section. Lancet *1978 III*, 172 — *Parkin, J. M., Hey, E. N., Clowes, J. S.*: Rapid assessment of gestational age at birth. Arch. Dis. Child. *51*, 259 (1976) — *Stehbens, J. A., Baker, G. L., Kitchell, M.*: Outcome at ages 1, 3 and 5 years of children born to diabetic women. Am. J. Obstet. Gynecol. *127*, 408 (1977)

80. Geburtstraumatische Komplikationen für das Kind

80.1. Blutungen und Verletzungen im Schädel-Hirn-Bereich

Extrakranielle Blutungen
Unter der Geburt ist der Kopf des Kindes einer Scherwirkung ausgesetzt, die zu Venenrupturen und zur Ausbildung eines ein- oder beidseitigen *Zephalhämatoms* führen kann. In der Regel handelt es sich hier um ein äußeres subperiostales Hämatom, das meistens völlig resorbiert wird. Selten beobachtet man im Blutungsbereich eine starke reaktive Knochenneubildung, die u. U. ein Osteom vortäuscht.

Intrakranielle Blutungen
Blutungen im Bereich der Hirnhäute entstehen meistens infolge Ruptur von Venen, die intradural gelegen sind oder den Subduralraum durchziehen *(Brükkenvenen)*. In einem Teil der Fälle kommt es auch zu einer Zerreißung der Dura, insbesondere in der Form ein- oder beidseitiger *Tentoriumrisse*, ferner auch von *Falxrissen*. Die Blutmassen können epidural, intradural, subdural und/oder subarachnoidal liegen. Beim häufigen Tentoriumriß bilden sich in der Regel intra- und subdurale Hämatome in der mittleren, seltener in der hinteren Schädelgrube. Risse im Bereich des Kleinhirns sowie der V. Galeni werden ebenfalls beobachtet. Prädisponierende Faktoren sind Gewebeunreife (Frühgeburt) und vermehrte Zug- und Scherwirkung unter der Geburt (Steißlage, Zangengeburt u. a.). Schwerwiegende Folgen haben größere Blutungen, die über eine Erhöhung des Hirndruckes und/oder ischämische Hirnschäden manchmal den Tod oder Dauerschäden mit Lähmungen und Schwachsinn nach sich ziehen.
Hirnblutungen können beispielsweise durch eine venöse Stauung infolge Stenosierung des Sinus rectus bei starker Dehnung des Schädels in der Sagittalachse entstehen. In leichteren Fällen bildet sich lediglich ein vorübergehendes Ödem in den entsprechenden Hirnteilen, bei schwerer Stauung kann es aber zu sog. Diapedeseblutungen kommen (S. 460). Wenn auch das gesamte Einzugsgebiet der Vena magna Galeni betroffen sein kann, ist doch das Verzweigungsnetz der V. terminalis, deren Quellgebiet die *laterale Wand des Seitenventrikels* umfaßt, der häufigste Ort solcher Blutungen. Diese liegen vor allem subependymal, über dem Nucleus caudatus. Ziemlich häufig finden sich auch Blutungen im Plexus chorioideus, dessen venöses Gefäßnetz in die V. chorioidea einmündet. Selten beobachtet man petechiale Ringblutungen bzw. Kugelblutungen in der weißen Substanz des Großhirns. Größere subependymale Hämatome im Bereich der Seitenventrikel können in den letzteren einbrechen: auf diese Weise entsteht, falls die Blutmassen schließlich auch den 3. und 4. Ventrikel ausfüllen, ein *Haematocephalus internus*. Hinsichtlich der prädisponierenden Faktoren und der möglichen Folgen gilt im wesentlichen das für die Hirnhautblutungen schon gesagte. Lähmungen, Krampfleiden und Schwachsinn als Folgen solcher Komplikationen werden als *geburtstraumatisch bedingte zerebrale Kinderlähmung* bezeichnet.

80.2. Verletzungen des Skeletts

Schädel- und Wirbelsäulenfrakturen, die sich beispielsweise bei Zangen- bzw. Steißgeburten ereignen können, haben oft den Tod des Kindes zur Folge. Schlüsselbeinbrüche und Extremitätenfrakturen heilen nach Behandlung in der Regel vollständig aus.

80.3. Nervenverletzungen

Facialis-Lähmungen gehen entweder auf periphere Schädigungen zurück, z. B. bei Zangengeburt, oder beruhen auf anoxisch bedingten zentralnervösen Gewebeerweichungen. Bei der ersterwähnten Form sind Dauerschäden nicht die Regel. Demgegenüber bewirken periphere Verletzungen des Plexus brachialis, des N. phrenicus, des N. radialis und des N. circumflexus häufig einen Dauerschaden.

80.4. Verletzungen innerer Organe

Massive Blutungen in den Pleuraraum *(Hämatothorax)* oder in die Bauchhöhle *(Hämatoperitonaeum)*, z. B. im Anschluß an Lungen- bzw. Leber- und Milzkapselrisse, sind seltene Geburtskomplikationen. Blutungen in inneren Organen werden hie und da durch eine übermäßige Reanimation verursacht (z. B. Nebennierenblutungen); eine unter zu starkem Druck erfolgende Sauerstoffzufuhr von außen kann u. U. eine Lungenruptur mit Pneumothorax, ein interstitielles

Emphysem im Mediastinalbereich und/oder – bei Einblasen des Gases in den Magen – eine Magenruptur zur Folge haben.

80.5. Weitere Verletzungen anläßlich der Geburt

Beispielsweise bei Zangengeburten kann das Neugeborene äußerliche Druckmarken und Exkoriationen (S. 1386) der Haut aufweisen. Schnittwunden entstehen u. U. bei Kaiserschnitt.

Literatur

Leech, R. W., Kohnen, P.: Subependymal and intraventricular hemorrhages in the newborn. Am. J. Pathol. *77*, 465 (1974) — *Martin, R., Rössmann, U., Fanaroff, A.*: Massive intracerebellar hemorrhage in low birth weight infants. J. Pediat. *89*, 290 (1976) — *Wigglesworth, J. S., Keith, I. H., Girling, D. J., Slade, S. A.*: Hyaline membrane disease, alkali and intraventricular hemorrhage. Arch. Dis. Child. *51*, 755 (1976)

81. Hypoxische bzw. anoxische Schädigungen des Gehirns unter der Geburt

Bei Störung der Sauerstoffzufuhr zum Gehirn stellt sich mitunter eine derart schwere Schädigung des Gewebes ein, daß Nekrosen und Blutungen entstehen (S. 326ff.). Es können sich unter anderem trichterförmige Defekte bzw. Zysten bilden, die vor allem subkortikal liegen und teilweise mit dem Ventrikelsystem kommunizieren: sog. *Porenzephalie*. Subtotale Erweichungen des Gehirns führen zum Bild der sog. *Hydranenzephalie*. Solche Komplikationen ereignen sich nicht ausschließlich während der Geburt, sondern z. T. schon intrauterin, beispielsweise infolge Nabelschnurumschlingung mit Drosselung der beiden Karotiden.
Zu den minimalen hypoxischen Hirnschäden von Neugeborenen gehören u. a. verschiedene Formen einer *periventrikulären Leukomalazie* und herdförmige bis diffuse *Veränderungen in der Hirnrinde*, ferner ähnliche Herde in der *grauen Substanz der Brücke* und im *Subiculum der Hippocampus-Gegend*.

Literatur

Ford, F. R.: Diseases of the nervous system infancy, childhood and adolescence. Springfield: Thomas 1966 — *Friede, R. L.*: Ponto-subicular lesions in perinatal anoxia. Arch. Pathol. *94*, 343 (1972) — *Joshi, V. V.*: Primary causes of perinatal mortality. Arch. Pathol. Lab. Med. *100*, 106 (1976) — *Kloos, K., Vogel, M.*: Pathologie der Perinatalperiode. Stuttgart: Thieme 1974 — *Matthes, A., Kruse, R. (Hrsg.)*: Neuropädiatrie. Stuttgart: Thieme 1973 — *Schaffer, A. J., Avery, M. E.*: Diseases of the newborn, 4th ed. Philadelphia: Saunders 1977

82. Störungen der Anpassung des Neugeborenen an das extrauterine Leben

82.1. Allgemeine Bemerkungen zum Übergang vom intra- in das extrauterine Leben

Im Verlauf der Geburt stellt sich ein Zustand ein, der mit einer akuten irreversiblen Plazentarinsuffizienz verglichen werden kann. Gewisse, vorher durch die Plazenta vermittelte Funktionen, insbesondere die Sauerstoffversorgung, müssen sofort vom Neugeborenorganismus übernommen werden. Dasselbe gilt für die Wärmeregulation, während beispielsweise die Zufuhr von Flüssigkeit und Glukose nicht sogleich einzusetzen brauchen. Beim normalen Neugeborenen geschieht die Umstellung der wichtigsten Funktionen (Atmung, Kreislauf, Säure-Basen-Gleichgewicht, Wärmehaushalt und Zuckerhaushalt) störungsfrei. Zur Kennzeichnung des Zustandes eines Neugeborenen während der ersten Std. extrauterinen Lebens werden beispielsweise nach *Apgar* 5 Faktoren registriert: Hautfarbe, Atembewegungen, Herzfrequenz, Spannungszustand der Muskulatur und Antwort auf bestimmte Reize, z. B. solche mechanischer Art. Diese werden mit Punkten (0, 1 oder 2) bewertet, wobei die Summe den Zustand des Neugeborenen angibt.

Vermutungsweise kann ein Neugeborenes dann als »normal« bezeichnet werden, wenn es nach einer unauffälligen Schwangerschaft von einer relativ jungen Mutter zwischen der 38. und 41. Schwangerschaftswoche komplikationslos geboren wird, während der ersten 2½ min spontan und genügend atmet, einen »1-min-Apgar« von 5 und mehr sowie einen »5-min-Apgar« von 7 und mehr aufweist und während der ersten 10–15 min keine kardiorespiratorischen oder neurologischen Störungen zeigt. Als »*Risikokinder*« sind Neugeborene zu betrachten, deren extrauterines Leben, unabhängig vom Gestationsalter oder Geburtsgewicht, durch einen oder mehrere, pränatale, perinatale oder postnatale Faktoren gefährdet ist, und die deswegen einer besonderen ärztlichen Pflege bedürfen. Etwa 10–15% aller Geburten sind *Risikogeburten*, wobei öfters die Feten besonderen Gefahren ausgesetzt waren (*Risikoschwangerschaften*). *Risikofaktoren* für Neugeborene sind in Tabelle 23 zusammengestellt.

Tabelle 23. Risikofaktoren für Neugeborene

Pränatale Faktoren	Perinatale Faktoren	Postnatale Faktoren
Erbleiden mit hoher Morbidität Alter der Mutter: unter 18 Jahren alte Erstgebärende Mehrgebärende über 40 Jahren Stoffwechselkrankheiten der Mutter: Diabetes mellitus Infektionskrankheiten während der Gravidität: Viruskrankheiten, Toxoplasmose, Listeriose, Lues Blutgruppeninkompatibilität Schwangerschaftstoxikose (EPH-Gestose) Intrauterine Asphyxie Frühgeburt Mangelgeburt	Komplikationen anläßlich früherer Geburten Pathologischer Geburtsverlauf: Beckenendlage, Zwilling- und Mehrlingsgeburten Anatomische Mißverhältnisse zwischen mütterlichem Becken und kindlichem Kopf Riesenkinder Geburtsverletzungen	Neonatale Asphyxie: Syndrom der hyalinen Membranen, Fruchtwasseraspiration, Lungenblutungen

82.2. Atemnotsyndrom des Neugeborenen

Definition: Das *Atemnotsyndrom des Neugeborenen (»respiratory distress syndrome«, RDS)* umfaßt alle respiratorischen Störungen in den ersten Std und Tagen des extrauterinen Lebens, unabhängig von der Ätiologie.

Formen, Ätiologie und **Pathogenese:** Man kennt eine ganze Reihe verschiedener Typen des Atemnotsyndroms des Neugeborenen. Im Vordergrund stehen – nach der Behandlungsart so genannt – »internmedizinische« Formen, denen die selteneren »chirurgischen« Ursachen gegenübergestellt werden. Bei den letzteren ist die frühzeitige Diagnose ausschlaggebend, da meistens nur die sofortige operative Behandlung Erfolg verspricht.

»Internmedizinische« Formen des Atemnotsyndroms des Neugeborenen

Syndrom der hyalinen Membranen der Lungen (»hyaline membrane disease, HMD«)

Hier haben wir es mit der wahrscheinlich *wichtigsten Ursache der Säuglingssterblichkeit in westlichen Ländern* zu tun.

Voraussetzung für ein besseres Verständnis der Vorgänge, die den wichtigsten Atemnotsyndromen der Neugeborenen zugrundeliegen, bildet die Kenntnis der *Reifungsprozesse des Lungengewebes* in der Fetal- und Perinatalperiode sowie der nach Geburt *kurzfristig erfolgenden Umstellung auf die äußere Atmung.* Die Organogenese der Lungen, wie sie beispielsweise am Opossum gründlich untersucht werden konnte, mündet in die Bildung organisatorischer (wahrscheinlich auch regulatorischer) Einheiten, der Läppchen, aus. Die ersten *Anlagen der Alveolen* zeigen überwiegend kubisches Epithel, z. T. mit Stereozilien, und sind durch eine ziemlich dicke Schicht eines lockeren, an Proteoglykanen reichen Bindegewebes voneinander getrennt. Mit zunehmender Reifung des Gewebes scheint es zu einer Invagination von Alveolarwandzellen in das Interstitium zu kommen, wodurch Spalträume entstehen, die sich zu Alveolen ausdifferenzieren. Im Zuge dieser Vorgänge wird das *Interstitium* immer dünner, und die Zahl der *Lungenkapillaren* nimmt zu. Bei der Geburt stellt sich, soweit dies bei neugeborenen Kaninchen ermittelt werden konnte, die Alveolarstruktur innerhalb von weniger als einer halben Std. vom fetalen auf den adulten Typ um, wobei anscheinend eine Desquamation von Alveolarwandzellen ausbleibt. Gegen Ende der fetalen Reifung des Lungengewebes bilden und enthalten die Pneumozyten II vermehrt *Surfactant*, eine oberflächenaktive Substanz, von der angenommen wird, daß sie die Entfaltung der Alveolen bei Geburt begünstigt. Zu den Differenzierungsprozessen gehört auch eine zunehmende Erhöhung des Lezithin-Sphingomyelin-Quotienten in diesem Material. Ob die Pneumozyten II kurze Zeit nach Geburt vermehrt Surfactant ins Lumen der Alveolen ausscheiden, ist noch umstritten. Von Interesse ist die tierexperimentell gemachte Beobachtung, daß sich die Lungenreifung durch Verabreichung von Cortisol und/oder Schilddrüsenhormonen beschleunigen läßt.

Ätiologie und **Pathogenese** des Syndroms der hyalinen Membranen der Lungen sind wahrscheinlich in dem Sinne komplex, als verschiedene Faktoren mitspielen. Neuere Untersuchungen an menschlichen Neugeborenen haben ergeben, daß eine enge Korrelation zwischen dem Zustand des Kindes unmittelbar nach Geburt und der Ausbildung eines Atemnotsyndroms besteht. Neugeborene in einem Gestationsalter von mehr als 30 Wochen mit einem »Ein-Minuten-Apgar« von weniger als 5 und sogar weniger als 8 zeigen anschließend signifikant häufiger als andere ein Atemnotsyndrom. Ferner fand sich eine Beziehung zwischen Kaiserschnitt in einem Gestationsalter von mehr als 34 Wochen und der Entwicklung eines RDS mit HMD, während das letztere mit dem Vorhandensein einer Schwangerschaftstoxikose und pränatalen Blutabgängen bei der Mutter sowie frühzeitigem Blasensprung nicht positiv oder negativ korreliert. Seit langem ist bekannt, daß das mit der Bildung hyaliner Membranen in den Lungenalveolen einhergehende Atemnotsyndrom der Neugeborenen vorwiegend bei Kindern mit einem Geburtsgewicht unter 2500 g vorkommt. Dies wurde vielfach bestätigt, und heute herrscht die Meinung vor, das RDS dieser Art stehe in engstem Zusammenhang mit einer *ungenügenden Reifung der Gewebe, insbesondere der Lunge.* Der bei einem Teil von Fällen mit HMD nachgewiesene *Mangel an Surfactant* ist möglicherweise Ausdruck einer ungenügenden Lungendifferenzierung. Dasselbe könnte für die veränderte *Zusammensetzung des Lungenelastins* zutreffen, die in Fällen von neonatalem RDS festgestellt wurde. Da bei Neugeborenen mit HMD *z. T. verminderte Blutkonzentrationen von α_1-Antitrypsin* gefunden wurden, wurde ferner vermutet, die Bildung der fibrinreichen hyalinen Membranen hänge mit einer gestörten fibrinolytischen Aktivität im Gewebe zusammen. Diese Frage ist indessen noch ungeklärt. *Unreife und/oder Schädigungen des Nervensystems* (z. B. anoxisch bedingte Veränderungen und/oder Hirnblutungen) könnten ein HMD u. a. über eine ungenügende Atemautomatik bzw. -reflektorik begünstigen. Überdies führen, beispielsweise beim neugeborenen Lamm, Episoden von *Asphyxie* vor und unter der Geburt zu Schäden der Alveolarwandzellen, z. T. auch der inneren Wandschichten der Blutgefäße, worauf sich dann ein histologisches Bild entwickelt, das dem bei menschlichem HMD täuschend ähnlich sieht. Funktionell stellt man in solchen Fällen eine *ungenügende Durchblutung der Lungenkapillaren* (pulmonal-arterioläre Vasokonstriktion, großer Rechts-Links-Shunt durch den Ductus arteriosus Botalli oder durch nicht belüftete Lungenabschnitte, teilweise auch infolge von hypovolämischem Schock (S. 588)) fest.
Vieles spricht dafür, daß eines der wichtigsten – wenn nicht das führende – pathogenetische Moment bei der Entstehung hyaliner Lungenmembranen in der *ausbleibenden oder ungenügenden Entfaltung der Alveolen* zu suchen ist. Die relative Bedeutung, die hierbei der Gewebeunreife, dem Mangel an Surfactant, der noch nicht eingespielten oder gestörten Reflektorik, einer ungenügenden Fibrinolyse, einer unzureichenden Lungendurchblutung und/oder einer mangelhaften Resorption der Alveolarflüssigkeit zukommt, ist noch nicht endgültig entschieden. Kinder in einem solchen Zustand werden dann in der Regel mit Sauerstoff beatmet, und es ist nicht leicht, die relative Wichtigkeit der *toxischen Sauerstoffwirkung* auf die Zellen der

Interalveolarsepten und insbesondere die Pneumozyten selbst hinsichtlich der Entstehung des Gewebeschadens und der anschließenden Membranbildung abzuschätzen. Es ist ferner darauf hingewiesen worden, daß die *Aspiration von Magensaft* und die damit verbundene peptische Wirkung auf die Alveolarwandzellen zumindest in einem Teil der Fälle Hauptursache der Bildung hyaliner Membranen sein könnte. Die Häufung von Fällen mit HMD bei *Kindern diabetischer* und/oder *überernährter Mütter* bedarf einer weiteren Klärung.

Morphologisch zeigen die Lungen erhöhte Konsistenz, mit einer milzähnlichen Beschaffenheit und einer grauroten Schnittfläche. Mikroskopisch findet man – neben einzelnen überblähten Bezirken – große Teile des Organs unentfaltet. Meistens handelt es sich dabei um primäre Atelektasen (S. 627), bei denen die Alveolarwandzellen ihre, dem Fetalzustand entsprechende kubische Form beibehalten haben. Zum kleineren Teil erkennt man auch sekundäre Atelektaseherde, d. h. einen nach anfänglicher Entfaltung und entsprechender Abflachung der Alveolarwandzellen nachträglich erfolgenden Kollaps. Die Innenfläche der entfalteten Alveolen lassen in den Frühstadien Zeichen einer Schädigung der Wandzellen erkennen, insbesondere der Pneumozyten I, bei schweren Formen des HMD aber auch der Pneumozyten II, ferner z. T. Ödemflüssigkeit im Alveolarlumen. Charakteristisch – und für das Syndrom namengebend – sind bis zu 50 μm dicke, der Innenfläche der Alveolen anliegende, eosinophile und z. T. hyaline, oft lipidhaltige Membranen, die reichlich immunofluoreszenzoptisch nachweisbares Fibrin enthalten. Dies entspricht einer exsudativen Entzündung (S. 1321), beruhend auf den erwähnten Zellschäden und einer Permeabilitätsstörung der Kapillaren. Im Verlauf von Tagen macht sich dann eine – wahrscheinlich infolge Regeneration von der bronchioloalveolären Grenzzone her erfolgende – Vermehrung von Pneumozyten II bemerkbar, die sich teils über, teils unter den Membranen vorschieben. Im Zuge dieses Geschehens kann es offenbar auch zu einem vorwiegend fibrinolytisch bedingten Abbau der Membranen oder Teilen derselben kommen. Die Lungenkappilaren sind meistens dilatiert.

Folgen: Die hyalinen Membranen erschweren die Diffusion von Sauerstoff und Kohlensäure *(Pneumonose)*. Dieser Zustand sowie die *Atelektasen* sind die Ursache der Asphyxie und Dyspnoe, die im Vordergrund des klinischen Bildes stehen und bis etwa 1 Woche dauern können, falls nicht der Tod eintritt. Die Mortalität ist hoch. Die überlebenden Kinder entwickeln sich in der Regel normal. Dauerschäden im Sinne einer relativen, leichten Lungenfibrose und erhöhten Anfälligkeit gegenüber Bronchitis, hängen vom Schweregrad der Veränderung ab. Wesentlich für den späteren Zustand ist auch die Frage, ob zentralnervöse Schäden (Status nach Blutungen bzw. hypoxischen Schäden) vorliegen.

Aspirationssyndrom (Postasphyxie-Syndrom)
Ursachen und **Pathogenese:** Eine intrauterine oder perinatale Hypoxie führt oft zur Abgabe von Mekonium ins Fruchtwasser, und letzteres wird wegen vorzeitiger Stimulation des Atemzentrums in die Lungen aspiriert *(Fruchtwasseraspiration)*.

Histologie und **Folgen:** Man erkennt in den oft nur mangelhaft entfalteten *(dystelektatischen)* Alveolen, ferner auch in den Bronchiolen und größeren Luftwegen, verhornte Epidermis-Schuppen und Talgteile, die von der Vernix caseosa stammen, sowie Mekoniumpartikel. Die aspirierte Amnionflüssigkeit kann auch mit Blut und/oder Vaginalsekret vermengt sein. Erhebliche Teile der Lunge sind primär atelektatisch.

Folgen und **Komplikationen:** Asphyxie und Dyspnoe erreichen häufig nicht denselben Grad wie beim Syndrom der hyalinen Membranen und dauern in der Regel nur 1–2, selten 3 Tage. Wie bei allen Atemnotsyndromen des Neugeborenen zeigen sich in wechselndem Maße eine metabolische Azidose, eine frühzeitige Hypoglykämie, Hyperkaliämie und Hypokalzämie, ferner eine Hyperbilirubinämie sowie eine Verminderung der Gerinnungsfaktoren II, V, VII und IX (S. 442). Wurde bakteriell kontaminiertes Vaginalsekret mit aspiriert, kann sich rasch eine Pneumonie entwickeln (S. 632).

Transitorisches Atemnotsyndrom
Hier handelt es sich um eine nur kurze Zeit dauernde Störung, die nach spätestens einem Tag spontan verschwindet.

Mikroskopisch erkennt man lediglich eine erhebliche primäre Atelektase. Es wird u. a. vermutet, daß dem Zustand eine verzögerte Resorption der fetalen Alveolarflüssigkeit und damit auch eine vorübergehend behinderte Entfaltung der Alveolen zugrunde liege.

Lungenblutungen
Erhebliche Lungenblutungen, die u. U. zu einem profusen Blutaustritt aus der Trachea führen, können schwere Formen von RDS bewirken. Abgesehen von traumatischen Ursachen und Herzfehlern mit Links-Rechts-Shunt, ist die Pathogenese in manchen Fällen ungeklärt. Blutungen kombinieren sich manchmal mit einem HMD.

Pneumonie
Die pulmonale Infektion kann vor, während oder nach der Geburt erworben werden (vgl. dazu S. 315). Begünstigende Faktoren sind: vorzeitiger, d. h. mehr als 1 Tag vor Geburt stattfindender Blasensprung, verlängerte Austreibungsperiode oder eine anderswie komplizierte Geburt, während der es zur Aspiration bakterienhaltigen Materials – in der Regel Vaginalsekret – kommen kann. Fieber fehlt oft; bei unreifen Neugeborenen geht die Pneumonie sogar nicht selten mit einer Hypothermie einher.

»Chirurgische« Ursachen von Atemnotsyndrom beim Neugeborenen
Wegen des häufig zu erzielenden therapeutischen Erfolges einer chirurgischen Intervention verdienen diese – an sich seltenen – Fälle aus praktischen Gründen besondere Beachtung.

Formen und **Pathogenese:** Die eine Gruppe solcher krankhafter Zustände ist dadurch gekennzeichnet, daß auf der Höhe der *kleinen und mittleren Bronchien bzw. der Alveolen ein Ventilmechanismus* wirksam wird.

Beispiele:
- Dem sog. *kongenitalen lobären Emphysem* können u. a. Schleimhautfalten bzw. -klappen in den Bronchien, eine mangelhafte Festigkeit des bronchialen Knorpelgerüsts und intrapulmonale Gefäßanomalien zugrunde liegen.
- *Kongenitale Lungenzysten (zystische Hamartome)*, die vor allem im Unterlappen liegen, können im Bereich des zuführenden Bronchus einen Ventilmechanismus aufweisen, der die Bildung einer sog. *Spannungszyste* zur Folge hat.
- *Pneumatozelen* sind Pseudozysten, die durch Geweberisse und dadurch bedingte Ventilmechanismen entstehen, z. B. bei der *»Pneumopathie bulleuse staphylococcique«*.
- Ein *Spannungspneumothorax* bildet sich beim Vorhandensein eines Ventilmechanismus zwischen Lunge und Pleuraraum, z. B. infolge Perforation einer Pneumatozele oder wegen Geburtstrauma. Im letzteren Falle dringt Luft oft auch durch Geweberisse in das pulmonale Interstitium und das Mediastinum ein *(interstitielles Emphysem)*.

Ventilmechanismen und/oder Stenosen auf der Höhe der großen Luftwege werden bei Vorhandensein von Tumoren oder Mißbildungen beobachtet.

Beispiel:
- *Tracheal-Tumoren, Bronchuszysten, Aortenbogenanomalien.*

Einer weiteren Gruppe von Asphyxiezuständen liegt ein *Verdrängungsmechanismus* zugrunde.

Beispiele:
- *Pleuroperitoneale Zwerchfellhernien* (S. 672),
- *Mediastinaltumoren*, wie große Teratome, Dermoidzysten oder zystische Lymphangiome.

Atemnotsyndrome können auch durch eine *massive Aspiration* von Fruchtwasser, Schleim, Speichel und/oder Milch bei *Vorhandensein kongenitaler Mißbildungen* zustandekommen.

Beispiel:
- *Ösophagusatresie mit ösophago-trachealer Fistel, Hiatushernien.*

82.3. Störungen der Nahrungsaufnahme, insbesondere krankhaftes Erbrechen der Neugeborenen

Definitionen: Unter *Regurgitation* versteht man das Ausstoßen von Ösophagusinhalt, der meistens schleimig ist und ein neutrales pH aufweist. *Erbrechen* bedeutet demgegenüber Herausgeben von Mageninhalt (gallefrei, saures pH) und/oder von Darminhalt (gallig, annähernd neutrales pH). Das Erbrechen von geschlucktem Fruchtwasser und/oder von Blut nach der Geburt ist in den meisten Fällen physiologisch.

Formen und **Pathogenese:** Auch hinsichtlich des Erbrechens von Neugeborenen wird neuerdings zwischen »intern-medizinischen« und »chirurgischen« Ursachen unterschieden.

Beispiele:
- Sog. *»intern-medizinisches Erbrechen«* kann u. a. auf schweren *Infektionen, Hirnschädigungen* (z. B. geburtstraumatisch bedingte Hirnblutungen, anoxische Schäden) und *Störungen des Elektrolyt- und Wasserhaushaltes* (z. B. *adrenogenitales Syndrom mit Salzverlust-Syndrom* (vollständiger C_{21}-Hydroxylasemangel in der Nebennierenrinde) beruhen.
- *»Chirurgische« Ursachen* des Neugeborenen-Erbrechens umfassen das geburtstraumatisch bedingte *Subduralhämatom*, die verschiedenen Formen von *Ösophagusatresie, Hiatushernien* und *Ileus* (S. 672). Ein sog. *hoher Ileus* kann beispielsweise durch eine membranöse *Duodenalatresie oder -stenose*, ein *Pancreas anulare*, einen *Volvulus* (S. 675) oder *kongenitale Briden* (Stränge) im Peritonealraum bedingt sein. Ein sog. *mittlerer Ileus* kommt z. B. wegen *Dünndarmatresie* oder *-stenose* (S. 301) bzw. Unterbrüchen der Darmkontinuität verschiedenster Genese zustande (S. 670). Einem *tiefen Ileus* liegen in der Regel ein *Megacolon congenitum* (*Hirschsprung'sche Krankheit*, S. 301), *Atresien bzw. Stenosen des Dickdarms* oder eine *ano-rektale Agnesie* zugrunde.

Eine Zwischenstellung zwischen intern-medizinischen und chirurgischen Ursachen des pathologischen Neugeborenen-Erbrechens nimmt die relativ häufige *hypertrophische Pylorusstenose* ein (S. 301).

82.4. Pathologischer Ikterus der Neugeborenen

Definitionen: Die pathologische *Gelbsucht (Ikterus)* der Neugeborenen wird einesteils nach dem Zeitpunkt des Auftretens, andernteils nach dem Schweregrad unterteilt. Unter einem *Icterus praecox* versteht man das Auftreten einer sichtbaren Gelbsucht innerhalb von 36 Std bzw. die Erhöhung der Serum-Bilirubinkonzentration auf über 7 mg/100 ml innerhalb von 24 Std nach der Geburt. Von einem *Icterus prolongatus* wird dann gesprochen, wenn er das postnatale Alter von 2 Wochen überdauert. Als *Icterus gravis* bzeichnet man – unabhängig vom Zeitpunkt – einen Zustand mit einer Serum-Bilirubinkonzentration von mehr als 15 mg/100 ml. Diese pathologischen Formen sind vom *physiologischen Icterus neonatorum* abzugrenzen.

Formen und **Pathogenese** (vgl. dazu Bilirubin-Stoffwechsel, S. 1030): Eine Erhöhung der Bilirubinkonzentration im Serum kann auf verschiedene Weise zustandekommen:

Vermehrte Bildung von Bilirubin: verstärkte Hämolyse, wie sie beispielsweise beim *Morbus haemolyticus neonatorum* (fetale Erythroblastose, hämolytische Fetose), sowie beim *Blutabbau in Hämatomen* und nach Blutungen anderer Art auftritt.
Störungen des Bilirubintransportes im Blut: Hypoalbuminämie, ferner *kompetitive Bindung* von Medikamenten oder anderer Substanzen an Albumin (z. B. Sulfonamide, Salizylate, Heparin, Koffein, Benzodiazepin-Derivate, freie Fettsäuren u. a.).
Störung der Konjugation von Bilirubin und Glukuronsäure mit Hilfe der in Leberzellen vorhandenen Glukuronyltransferase: Unreife, d. h. mangelhafte Enzymaktivität, bei Frühgeborenen, *Verlangsamung der Enzyminduktion*, z. B. bei Hypothyreose, *Enzymdefekt* (z. B. Crigler-Najjar-Syndrom), *Leberzellschädigung*, z. B. durch Anoxie, Hypoglykämie und/oder Hypothermie, ferner *Hemmung der Enzymaktivität*, z. B. durch Pregnandiol aus dem mütterlichen Blutplasma oder aus der Muttermilch).
Gestörte Exkretion des konjugierten Bilirubins in die Gallenkapillaren: Leberzellschädigung infolge *Infektion* (E. coli-Sepsis, Virus-Hepatitis, Zytomegalie, Listeriose, Lues u. a. m.) oder *toxischen Einflüssen* (z. B. Galaktosämie, S. 953).
Behinderung oder Unterbrechung der Gallenausscheidung aus der Leber: Gallengangsatresie (S. 301), *Lebertumoren,* u. U. das sog. *Syndrom der eingedickten Galle.*
Erhöhte Resorption von Gallenfarbstoffen aus dem Darm: Fasten.
Ein *Icterus praecox* spricht immer für eine vermehrte Bilirubinbildung, d. h. eine verstärkte Hämolyse bzw. die Resorption von Blutmassen (Hämatome u. a.).
Einen *Icterus gravis* trifft man vor allem bei hämolytischen Prozessen, hie und da aber auch bei Stoffwechselstörungen.
Dem *Icterus prolongatus* liegt häufig ein Abflußhindernis, insbesondere eine Gallengangsatresie, zugrunde. Daneben ist auch an Stoffwechselkrankheiten zu denken.
Die durch *Blutgruppenunverträglichkeit zwischen Mutter und Kind* (z. B. Rh-Erythroblastose, AB0-Erythroblastose u. a.) bedingten hämolytischen Zustände des Neugeborenen werden in Kapiteln über Immunpathologie (S. 1107) behandelt.

Folgen und **Komplikationen:** Die Hauptgefahr einer Hyperbilirubinämie für Neugeborene besteht in der Ausbildung eines sog. *Kernikterus* (vgl. dazu S. 1037), der schwere zentralnervöse Dauerschäden bewirken kann. Die Entstehung eines Kernikterus wird im allgemeinen bei Serum-Bilirubinkonzentrationen von mehr als 16–20 mg/100 ml beobachtet. Faktoren, die die Ausbildung eines Kernikterus begünstigen, umfassen Unreife, Hypoxie, Azidose und Hirnblutungen, ferner gewisse Medikamente, wie Salizylate, Sulfonamide, Koffein-Natrium-Benzoat und parenteral verabreichte Benzodiazepin-Derivate. In diesen Fällen können die mit Kernikterus verbundenen Zellschäden schon bei Serum-Bilirubinkonzentrationen von etwa 16 mg% zustandekommen. Besonders gefürchtet ist der Kernikterus im Zusammenhang mit schweren Formen von Morbus haemolyticus neonatorum, da hier vor allem unkonjugiertes Bilirubin in erhöhter Konzentration vorhanden ist (*Icterus gravis* und sog. *Hydrops universalis congenitus*, bei dem – abgesehen vom Ikterus – die von der Mutter gegen kindliche erythropoietische Zellen und Erythrozyten gebildeten, zytotoxischen Antikörper auch eine Permeabilitätsstörung der kleinen Gefäße bewirken).

Morphologisch erkennt man den Kernikterus des Gehirns oft schon von bloßem Auge. Betroffen sind – wie der Name sagt – vor allem gewisse »Hirnkerne« im Hirnstamm, im Kleinhirn und in der Medulla oblongata. Mikroskopisch finden sich Nekroseherde, insbesondere unter Einbezug von Ganglienzellen, die durch eine Imbibition mit dem gelblichen Bilirubin gekennzeichnet sind. Die Ursache dieser Nekrosen, die man bei ikterischen Erwachsenen ja kaum findet, ist noch nicht befriedigend geklärt worden. Unter anderem werden auch hypoxische Schäden und Antigen-Antikörper-Reaktionen an der Membran der Ganglienzellen in Erwägung gezogen.

82.5. Krämpfe im Neugeborenenalter

Krampfanfälle, die sich während der drei ersten Tage nach Geburt einstellen, beruhen in der Mehrzahl der Fälle auf *pränatalen und/oder geburtstraumatischen Schädigungen.* Andere Ursachen umfassen *Hypokalzämie, Hypoglykämie, Infekte, Mißbildungen des Zentralnervensystems* u. a. m.

Häufig handelt es sich um sog. *»abortive« Anfälle*, wie tonische Deviation der Augen, Blinzeln, Mundbewegungen und/oder Atmungsstillstände von kurzer Dauer, seltener kommen *uni- und multifokale Kloni* vor, insbesondere an Extremitäten. Ein schlechtes Vorzeichen bedeuten *tonische Krämpfe* an Rumpf und Extremitäten sowie *myoklonische Anfälle.*

82.6. Infektionen der Neugeborenen

Eine wichtige Umstellung für das Individuum beim Übergang von intra- zum extrauterinen Leben besteht in der Anpassung an eine Umgebung mit reichhaltiger mikrobieller Flora. In den ersten Lebenstagen nach Geburt wird ja auch der Darm bakteriell besiedelt. Damit ergeben sich für das Neugeborene Gefahren der Infektion, denen zu widerstehen es noch nicht in demselben Maße fähig ist wie Organismen im höheren Alter (vgl. dazu S. 1209). Aus dem gleichen Grund sind Frühgeborene besonders gefährdet. Auch sog. »apathogene« Keime können für das Neugeborene pathogen sein. Die pränatalen Infektionen wurden schon (S. 278 und 279) behandelt.
Subpartal erworbene Infektionen treten fast immer erst

nach erfolgtem Blasensprung auf. Es handelt sich in der überwiegenden Mehrzahl der Fälle um eine aus der mütterlichen Vagina aufsteigende Ausbreitung der Erreger, unter denen u. a. Gram-negative Keime, Streptokokken der Gruppe B und Enterokokken vorherrschen.

Postnatal acquirierte Infektionen beruhen vielfach auf einer Ansteckung durch andere Personen, z. B. Säuglingsschwestern oder andere Kinder, und Verunreinigungen verschiedenster Art. Oft macht sich in diesen Fällen die Erkrankung innerhalb von 2–3 Tagen nach Geburt bemerkbar.

Zu den im *Spitalmilieu vorherrschenden Erregern* gehören u. a. verschiedene Stämme von E. coli, ferner Klebsiellen und Aerobacter, die zusammen etwa 75% der postnatal erworbenen Infekte des Neugeborenen bewirken. Etwas weniger häufig finden sich Streptokokken der Gruppen B und D sowie Listerien und Pseudomonas. Staphylokokken, Pneumokokken, Salmonellen, Proteus u. a. sind seltenere Erreger postnatal erworbener Infektionen der Neugeborenen.

Beispiele von Infektionen der Neugeborenen:
- *Nabelinfektionen.*
- Hautinfektionen, u. a. *Impetigo* (S. 1873) *neonatorum bullosa.*
- Augeninfektionen, wie *akute Konjunktivitis, Gonoblenorrhoe,* (durch Gonokokken bedingt) und *Einschlußkörperchen-Konjunktivitis* (Chlamydien- oder Virusinfekt).
- *Infektionen des Mund-Rachen-Raumes,* wie *Soor* (verursacht durch einen Pilz, Candida (Monilia) albicans).
- *Pneumonien* (S. 632).
- *Gastrointestinale Infektionen,* oft verursacht durch pathogene E. coli-Stämme, ferner Staphylokokken. Pseudomonas und Salmonellen. Bei Neugeborenen auftretende *nekrotisierende Enterokolitiden* beruhen z. T. auf prä- und/oder subpartal erlittenen hypoxischen Darmschäden, möglicherweise infolge spastischer Gefäßveränderungen bei Asphyxie.
- *Otitis media.*
- *Septische bakterielle Infektionen,* wobei das Neugeborene besonders Gram-negativen Erregern gegenüber anfällig zu sein scheint. Abgesehen von einer allgemeinen Sepsis (S. 1742), finden sich im Rahmen solcher Prozesse manchmal mehr organgebundene Manifestationen der Infektion, wie Pneumonie, Harnwegsinfekte, Meningitis und Osteomyelitis.

Sub- und postpartale Infektionen der Neugeborenen kommen besonders häufig unter schlechten sozialen und hygienischen Bedingungen vor; dies trifft insbesondere für die Infektion der Amnionflüssigkeit zu.

Literatur

Avery, G. B.: Neonatology. Pathophysiology and management of the newborn. Philadelphia: Lippincott 1975 — *Barnes, S. E., Bryan, E. M., Harris, D. A., Baum, J.. D.:* Ödema of the newborn. Oxford: Pergamon 1978 — *Dudenhausen, J. W., Saling, E., Schmidt, E. (Hrsg.):* Perinatale Medizin. Stuttgart: Thieme 1975 — *Evans, H. E., Glass, L.:* Perinatal medicine. Hagerstown: Harper and Row 1976 — *Fetterman, G. H., Sherman, F. E. (eds):* Symposium on pediatric pathology. Human Pathol. 5, 407 (1974) — *Wiskott, A., Betke, K., Künzer, W. (Hrsg.):* Keller/Wiskott's Lehrbuch der Kinderheilkunde. Stuttgart: Thieme 1977 — *Smith, C. H., Miller, D. R.:* Blood diseases of infancy and childhood. St. Louis: Mosby 1972

83. Störungen des Wachstums im postnatalen Leben, Minderwuchs und Riesenwuchs

83.1. Allgemeine Bemerkungen zum Körperwachstum und seinen Störungen

Das Körperwachstum ist ein kontinuierlicher, dynamischer Vorgang, der mit einer Zell- und Substanzvermehrung einhergeht und nach der Pubertät in einen Zustand des Konstanterhaltens der einzelnen Körperteile überleitet. Physiologischerweise unterstehen diese Prozesse einer weitgehend genetisch festgelegten Gesetzmäßigkeit, die alle Phasen von der befruchteten Eizelle bis zum ausgewachsenen Organismus beherrscht. Die Wachstumseigenschaften weichen von Körperteil zu Körperteil und von einer Phase der Entwicklung zur andern erheblich voneinander ab. Mit dem Wachstum sind in der Regel auch Differenzierungsprozesse verbunden, und das Erreichen einer bestimmten *Größe* bedeutet für ein Organ noch nicht notwendigerweise, daß es seine volle *funktionelle Kapazität* erlangt hat. Dies zeigt sich beispielsweise am Gehirn, das im Alter von 2 Jahren nach Geburt seine endgültigen Ausmaße annähernd aufweist, optimale Funktionsfähigkeiten jedoch erst mehrere Jahre später zeigt. *Das in der Medizin am häufigsten verwandte Maß des Körperwachstums ist die Körperlänge.* Während der ersten Lebensjahre erfolgt das Wachstum, d. h. die Zunahme der Körperlänge, sehr rasch. Danach schließt sich eine lineare Wachstumsphase mit einer leichten Verzögerung vor der Pubertät an. Der sog. *Wachstumsspurt* erreicht seinen Höhepunkt um etwa das 14. Lebensjahr herum; anschließend nimmt die Wachstumsgeschwindigkeit (s. u.) ziemlich rasch ab, und mit 18 Jahren hat das Individuum die endgültige Körpergröße fast erreicht. In den letzten Generationen hat die durchschnittliche Körpergröße – vor allem in der westlichen Welt – langsam zugenommen (»secular trend of growth«), was vor allem mit den verbesserten Ernährungsbedingungen und hygienischen Verhältnissen in Beziehung stehen dürfte.

Definitionen: Unter *Wachstumsgeschwindigkeit* versteht man die Zunahme der Körperlänge pro Zeiteinheit, im allgemeinen pro Jahr. Zu ihrer Bestimmung sind naturgemäß wiederholte Messungen notwendig. Die Feststellung einer in bezug auf das Alter normalen oder abnormen Körperlänge stützt sich auf die Resultate von Untersuchungen an zahlreichen normalen Kindern und Jugendlichen, wobei die mittlere Elterngröße, die Rasse und die örtlichen Lebensbedingungen Berücksichtigung finden sollten. Solche Maßzahlen werden in der Form von *Nomogrammen* bzw. *Wachstumskurven* aufgetragen, die einerseits das Kalenderalter, andererseits die Körperlänge in sog. *Perzentilkanälen* enthalten. Unter *Skelettalter* versteht man jenes Alter, in dem das »ideale durchschnittliche Kind« einen bestimmten Grad der Skelettentwicklung erreicht hat; auch dafür bestehen umfangreiche Unterlagen in Form von Atlanten. Erfahrungsgemäß läßt sich die Prognose für das weitere Wachstum besser aufgrund der Skelettreifung als des chronologischen Lebensalters stellen. Ein *Wachstumsrückstand* kann an der pathologisch verminderten Wachstumsgeschwindigkeit auch dann erkannt werden, wenn die absolute Körperlänge noch im Normbereich liegt. Andererseits läßt sich – bei einmaliger Messung – ein *Minderwuchs* daran feststellen, daß die Körperlänge mehr als 2 Standardabweichungen unter der Norm liegt, d. h. unterhalb der 3. Perzentile. Beträgt die endgültige Körperlänge ungefähr 130–150 cm, spricht man von *Kleinwuchs.* Eine schließliche Körperlänge von weniger als etwa 130 cm wird im allgemeinen als *Zwergwuchs (Nanosomie)* bezeichnet. Das Gegenteil eines Wachstumsrückstandes nennen wir *Wachstumsüberschuß (Wachstumsexzeß)*; dieser kann vorübergehender Natur sein, wie z. B. beim sog. *Nachholwachstum* im Anschluß an eine interkurrente Störung. Von einem *pathologischen Hochwuchs* ist dann die Rede, wenn die schließlich erreichte Körperlänge über den 97. Perzentile liegt. »*Riesenwuchs*« beim weiblichen Geschlecht entspricht einer Körperlänge von mehr als 185 cm, beim männlichen Geschlecht von mehr als 200 cm. Hochwuchs bzw. »Riesenwuchs« wie Minderwuchs können *proportioniert* sein, d. h. alle Körperteile zeigen im gleichen Verhältnis ein vermehrtes oder vermindertes Wachstum. Demgegenüber zeigen sich beim *disproportionierten* Riesen- und Minderwuchs von Körperteil zu Körperteil Unterschiede im Ausmaß der Wachstumsstörung.

Die *regulierenden Faktoren*, die das Wachstum des Körpers und seiner einzelnen Teile bestimmen, sind weitgehend noch unbekannt. Man vermutet u. a. eine zentralnervöse Steuerung, die sich vor allem über den Hypothalamus und die Hypophyse auswirkt.
Das normale Wachstum setzt das Vorhandensein einer ausreichenden Menge von *Aufbaustoffen*, insbesondere von Proteinen, Kohlenhydraten und Fetten, in der Nahrung voraus. Ferner werden *Vitamine* und *Spurenelemente* benötigt. Eine weitere Bedingung für ungestörtes Wachstum liegt in einer genügenden *Sauerstoffversorgung* der Gewebe. Verschiedenste Störungen des *Stoffwechsels* sind mit Abweichungen des Wachstums von der Norm verbunden; dies gilt insbesondere für pathologische Leber- und Nierenfunktionen. Den für das Wachstum wichtigen *Hormonen* STH und Thyroxin wird hinsichtlich der Zunahme der Körperlänge nicht eine kausale, direkte Rolle, sondern eine permissive Bedeutung zugeschrieben. Demgegenüber spricht vieles dafür, daß Androgene den puberalen Wachstumsspurt direkt auslösen und unterhalten. *Soziale* und *psychische Faktoren* scheinen teils über eine Beeinflussung der neuroendokrinen Regulation, teils über Veränderungen der Ernährungs- und Umweltbedingungen das Wachstum mitbestimmen zu können.

83.2. Klein- und Zwergwuchs

Genetische Faktoren

Wir kennen eine Reihe genetisch bedingter Krankheitsbilder, die mit Zwergwuchs oder zumindest mit Kleinwuchs verbunden sind (S. 303 und Tabelle 20, S. 303).

Beispiele:

- Bei gewissen *Zwergrassen*, wie den Pygmäen, beruht die Störung vielleicht auf einer ungenügenden Ansprechbarkeit der Organe und Körperteile auf das Wachstumshormon.
- Der sog. *primordiale Zwergwuchs*, der in der Regel bei Kindern kleiner Eltern beobachtet wird und sich schon bei der Geburt als Kleinwuchs zeigt, ist schwierig einzuordnen. Bei einem Teil dieser Zwerge finden sich u. a. eine herabgesetzte Intelligenz, eine vorgewölbte Stirn, z. T. ein Vogelgesicht, oft auch andere Mißbildungen. Eine Abgrenzung dieser Entwicklungsstörung gegen *andere Formen von intrauterinem Kleinwuchs* (»low birth weight dwarfism«) ist oft erst nach einigen Jahren möglich. Bei den letzteren (z. B. intrauteriner Kleinwuchs ohne Mißbildungssyndrom, Vogelkopf-Zwerg (Seckel) und Russel-Silver-Syndrom) ist der Wachstumsrückstand vor allem in den ersten Lebensjahren auffällig; später verläuft die Wachstumskurve parallel zur Norm.
  Liliputaner sind schon bei der Geburt klein, im Gegensatz zur *Nanosomia infantilis*, bei der die Kinder normal lang geboren werden, danach aber – trotz anscheinend offenen Epiphysenfugen – einen Wachstumsstillstand erfahren.
- *Kongenitale Skelettstörungen* (vgl. dazu Tabelle 3, S. 109), wie die verschiedenen Formen von Chondrodystrophie und Dysostosen, diastrophischer Kleinwuchs, Pseudohypoparathyreoidismus, Hypophosphatasie u. a. m.
- *Kongenitale Dysmorphie-Syndrome* (vgl. dazu Tabelle 20) mit/bei chromosomalen Anomalien: Trisomien (S. 30), Turner-Syndrom (S. 303) u. a.;
  ohne erkennbare chromosomale Anomalien: Cornelia de Lange-Syndrom I, Rubinstein-Syndrom, Bloom-Syndrom, Progerie (S. 2129), Cockayne-Syndrom u. a. m.

Die Diagnose eines »*konstitutionellen Kleinwuchses*«, der vermutlich am weitesten verbreiteten Form, läßt sich erst nach Ausschluß aller anderen Mögleichkeiten stellen. Knaben werden häufiger betroffen als Mädchen. Die möglichen genetischen Hintergründe dieser Art von Wachstumsrückstand sind nicht geklärt.

Ernährung und Umweltfaktoren

Für eine normale Körperentwicklung ist die ausreichende Zufuhr von *Baustoffen* unentbehrlich. Abgesehen von einer minimalen Kalorienmenge werden vor allem tierische Proteine benötigt, ferner auch Vitamine und Spurenelemente. Als Ursache eines Mangels an Aufbaustoffen kommen einesteils eine *ungenügende Ernährung*, andernteils eine *gestörte Resorption im Darm* in Betracht.

Beispiele:

- In *Hungergebieten* sind die Kinder klein.
- Kinder mit *Zöliakie* (S. 691), *Mukoviszidose* (S. 970) oder *Megacolon congenitum* weisen in der Regel einen Kleinwuchs auf (sog. »*intestinaler Kleinwuchs*«).

Oft fällt es schwer, die relative Bedeutung von Ernährungsfaktoren im Vergleich zu anderen Umweltfaktoren einzuschätzen, da *Infektionskrankheiten*, die bei *schlechten hygienischen Bedingungen* und/oder bei herabgesetztem Allgemeinzustand öfters hineinspielen, u. U. ebenfalls zum Minderwuchs beitragen. Es wird überdies angenommen, daß die *sozialen Verhältnisse* über *psychische Mechanismen* den Wachstumsvorgang beeinflussen können (s. u.).

Versorgung der Gewebe mit Sauerstoff

Befinden sich – aus irgend einem Grunde – die Gewebe dauernd in einem Zustand relativen Sauerstoffmangels, kommt es zu einem Wachstumsrückstand (sog. »*anoxischer Kleinwuchs*«).

Beispiel:

- Kinder mit *kongenitalen Herzvitien, chronischen Lungenkrankheiten* oder *langdauernder Anämie* bleiben oft im Wachstum zurück.

Stoffwechsel

Bei vielen erworbenen *Stoffwechselstörungen* längerer Dauer und/oder bei *Stoffwechselkrankheiten* (S. 607) werden die Wachstumsvorgänge in Mitleidenschaft gezogen.

Beispiele:
- Kleinwuchs bei fortgesetzter *Azidose* verschiedener Genese (*»renaler Kleinwuchs«).*
- Wachstumsrückstand bei Stoffwechselkrankheiten mit *Störung u. a. der Leberfunktionen* (Glykogenosen u. a.), ferner bei Leberzirrhose (sog. *»hepatischer Kleinwuchs«*).
- Abgesehen von einem ernährungsbedingten Vitamin D-Mangel kann dem *rachitischen Kleinwuchs* auch eine Stoffwechselstörung im Sinne der Vitamin D-resistenten Rachitis (Phosphat-Diabetes, S. 781) zugrunde liegen.

Hormonale Faktoren

a) Wachstumshormon

Wachstumsvorgänge werden in erster Linie durch das artspezifische *Wachstumshormon (Somatotropes Hormon, STH)* gefördert, das seinen Effekt – beispielsweise auf die Epiphysenfugen der langen Röhrenknochen – über eine andere hormonartige Substanz, das *Somatomedin*, ausübt. Die Freisetzung von STH durch den Hypophysenvorderlappen erfolgt diskontinuierlich, indem ein Absinken der Blutzukkerkonzentration, ein Ansteigen der Aminosäurenkonzentration im Blut und Streß eine vermehrte Ausschüttung dieses Hormons hervorrufen. Wachstumshormon wirkt eiweißsparend und fördert die Lipolyse, was u. a. einem anabolen Proteinstoffwechsel zugute kommt.

Kinder mit einem *Mangel an Wachstumshormon* bzw. einer fehlenden oder ungenügenden Wirkung desselben sind nicht nur zu klein, sondern weisen auch eine mäßige Adipositas, insbesondere am Rumpf, und ein Zurückbleiben im Skelettalter auf. Im wesentlichen handelt es sich aber um einen *proportionierten Minderwuchs.* Bei einem isolierten STH-Mangel setzt die Pubertät verzögert ein, die Geschlechtsreife wird indessen schließlich doch erreicht. Wir kennen verschiedene Ursachen für einen Mangel an Wachstumshormon bzw. dessen herabgesetzte Wirkung. Neben einer *gestörten Produktion von STH* bei sonst intakter Hypophyse kommen *Mißbildungen* oder erworbene *Schädigungen des Hypophysenvorderlappens, u. U. auch des Hypothalamus,* in Frage (*»Hypothalamisch-hypophysärer Kleinwuchs«, Nanosomia pituitaria).*

Beispiele:
- *Familiärer isolierter STH-Mangel.*
- *Familiärer Ausfall mehrerer Hormone des Hypophysenvorderlappens.*
- *Mißbildungen im Bereich der Hypophyse,* z. B. die auf Zystenbildung beruhende »leere Sella«, Dystopie des Hinterlappens mit Insuffizienz des Vorderlappens, *Cheilo-Gnatho-Palatoschisis und Kolobom der Retina, okulo-zerebrale Dysplasien.*
- Tumoren, z. B. das *Kraniopharyngeom* bzw. eine *Epidermoidzyste.*
- *Geburtstraumatische Schädigung* der Hypophyse.
- *Infektionen,* z. B. Meningitis tuberculosa (S. 1976), Lues u. a. m.

Teilweise scheint auch der sog. *psychogene bzw. psychosoziale Minderwuchs* mit einer ungenügenden STH-Produktion einherzugehen. Bei geeigneter seelischer Betreuung kann sich ein solcher Zustand normalisieren, und die damit verbundene, verstärkte Ausschüttung von STH führt zu einem Nachholwachstum. Von theoretischer Bedeutung ist der sog. *Laron-Typ des Zwergwuchses,* bei dem trotz ungestörter STH-Produktion und sogar erhöhter Konzentration dieses Hormons im Blut kein Somatomedin gebildet wird. Eine andere Form von Zwergwuchs beruht offenbar darauf, daß die *Erfolgsorgane* auf das in normalen Mengen produzierte STH *nicht ansprechen.*

b) Schilddrüsenhormone

Schilddrüsenhormone, insbesondere das Thyroxin (T_4), fördern u. a. das Längenwachstum der langen Röhrenknochen. Bei frühzeitig in der Ontogenese einsetzendem Mangel an Schilddrüsenhormonen kommt es daher zu einem *disproportionierten Minderwuchs (thyreogener Minderwuchs)*, mit relativ zu kurzen Extremitäten. Je nach Dauer und Schweregrad der Hypothyreose (bzw. Athyreose) kann es sich um einen Zwergwuchs oder um einen Kleinwuchs handeln, und die Störung der zentralnervösen Entwicklung kann von der völligen Idiotie bis zur leichten Intelligenzminderung alle Zwischenstufen aufweisen.

Formen und **Pathogenese** (vgl. dazu S. 384): Von den sog. *sekundären Hypothyreosen* bei hypothalamisch-hypophysären Erkrankungen werden verschiedene Formen von *primärer Hypothyreose* abgegrenzt. *Kongenitale primäre Hypothyreosen* umfassen *morphologische Entwicklungsstörungen der Schilddrüse,* wie Athyreose, Ektopie (z. B. Struma lingualis) und Hypoplasie, ferner *genetisch bedingte Störungen der Hormonsynthese* (vgl. dazu S. 381) und *pränatal exogen bedingte Hypothyreosen*, zu denen neben dem endemischen Kretinismus Schilddrüsenschäden durch Thyreostatika, Jod und Radiojod gehören. Von den *postnatal erworbenen Formen der Hypothyreose* sind u. a. die Autoimmunthyreoiditis (S. 1165), Zustände nach Strumektomie oder Radiojodbehandlung und die idiopathische Atrophie zu nennen.

c) Androgene Hormone

Ein im Kindesalter vorhandenes bzw. auftretendes *Übermaß an androgenen Hormonen* bewirkt eine vorzeitige Pubertätsentwicklung mit anfänglich beschleunigtem Wachstum und vorzeitiger Schließung der Epiphysenfugen: es handelt sich hier um geschlechtlich voll entwickelte Minderwüchsige oder Zwerge. Haben sich dabei die Hoden normal entwickelt, spricht man von einer *Pubertas praecox*, die sich einesteils idiopathisch – mit erblicher Tendenz –, andernteils aufgrund intrakranieller Prozesse, wie Tumor, Hydrocephalus, traumatischer Schäden und Meningoenzephalitis, ausbilden kann. Eine *Pseudopubertas praecox*, bei der die Testikel klein bleiben, beruht auf einer vermehrten extratestikulären Androgenbildung, vor allem in der Nebennierenrinde (vgl. dazu *adrenogenitale Syndrome*, S. 382, *Karzinome* und *Adenome der Nebennierenrinde, Albright-Syndrom bei Mädchen* u. a.), selten in Gonadentumoren.

Ein *Androgenmangel* mit/bei *Hypogonadismus* hat bis zum 12. Lebensjahr in der Regel keinen Wachstumsrückstand zur Folge. Danach bleibt der Wachstumsspurt teilweise oder gänzlich aus; wegen einer fehlenden oder mangelhaften Schließung der Epiphysenfugen kommt es aber in manchen solchen Fällen trotzdem zu einem Hoch- oder Riesenwuchs, mit relativ langen Armen und Beinen *(eunuchoider Habitus).* Im

Gegensatz zum Hypopituitarismus ist bei Eunuchen die Scham- und Achselbehaarung spärlich, da sie überwiegend unter dem Einfluß der Nebennieren-Androgene steht, und die pubertätsbedingte sog. Adrenarche ausbleibt. Beim *Klinefelter-Syndrom* (S. 303) finden sich zwischen hochgradigem Hypogonadismus bis zur fast vollen männlichen Entwicklung alle Zwischenformen. Beidseitiger *Kryptorchismus* kann u. U. mit Hypogonadismus verbunden sein. Knaben, bei denen die Hoden durch *beidseitige Torsion, Trauma, Entzündung* oder infolge schlecht gelungener *chirurgischer Intervention* atrophisch werden, erfahren oft keine normale Pubertätsentwicklung und nehmen z. T. einen eunuchoiden Habitus an. Die frühzeitige Diagnosestellung ist hier sehr wichtig.

Bei vielen Jungen mit Wachstumsstörungen und Ausbleiben bzw. *Verzögerung der Pubertät* findet man, abgesehen von familiären Fällen, oft keine Erklärung. Der Rückstand in Skelettalter und Körperlänge kann hier erheblich sein. Die Körperproportionen werden aber in den meisten Fällen gewahrt.

d) Glukokortikosteroide

Glukokortikosteroide, insbesondere Kortisol, hemmen das Körperwachstum sehr wahrscheinlich über eine Drosselung der Sekretion von Wachstumshormon einerseits und eine Behinderung der peripheren STH-Wirkung andererseits. Dementsprechend ist der Wachstumsstillstand, neben der typischen Adipositas, eines der Hauptmerkmale des *Cushing-Syndroms* (S. 395) bei Kindern. Dieses kann u. a. durch Karzinome, hie und da auch Adenome, und – bei Kindern selten – eine Hyperplasie der Nebennierenrinde bedingt sein. Ursächlich kommt auch eine langdauernde *Kortikosteroidtherapie* (z. B. wegen Asthma oder nephrotischem Syndrom) in Frage. Trotz eines Rückstandes im Skelettalter können sich dabei sekundäre Geschlechtsmerkmale entwickeln; ein eigentlicher Wachstumsspurt fehlt indessen.

Einige typische Wachstumskurven bei Klein- und Zwergwuchs sind in Abb. 81 wiedergegeben.

Zentralnervöse Störungen

Die verschiedensten Krankheiten des Zentralnervensystems im Kindesalter gehen mit einem Kleinwuchs einher (*»zerebraler Kleinwuchs«*). Besonders wesentlich scheint in dieser Beziehung das Dienzephalon zu sein, bei dessen Schädigung durch Tumoren, Enzephalitis u. a. ein sog. *»dienzephaler Minderwuchs«* entstehen kann.

83.3. Hoch- und »Riesenwuchs«

Im Gegensatz zum Minderwuchs, der ein wichtiges pädiatrisches Problem darstellt, sind pathologische Formen von Hoch- und Riesenwuchs nur selten anzutreffen. Eine ungewöhnliche Körperlänge ist in den meisten Fällen ein genetisch bedingtes familiäres Kennzeichen. Hochwuchs kann ferner ein Rassenmerkmal sein. Es sind auch isolierte Fälle eines sol-

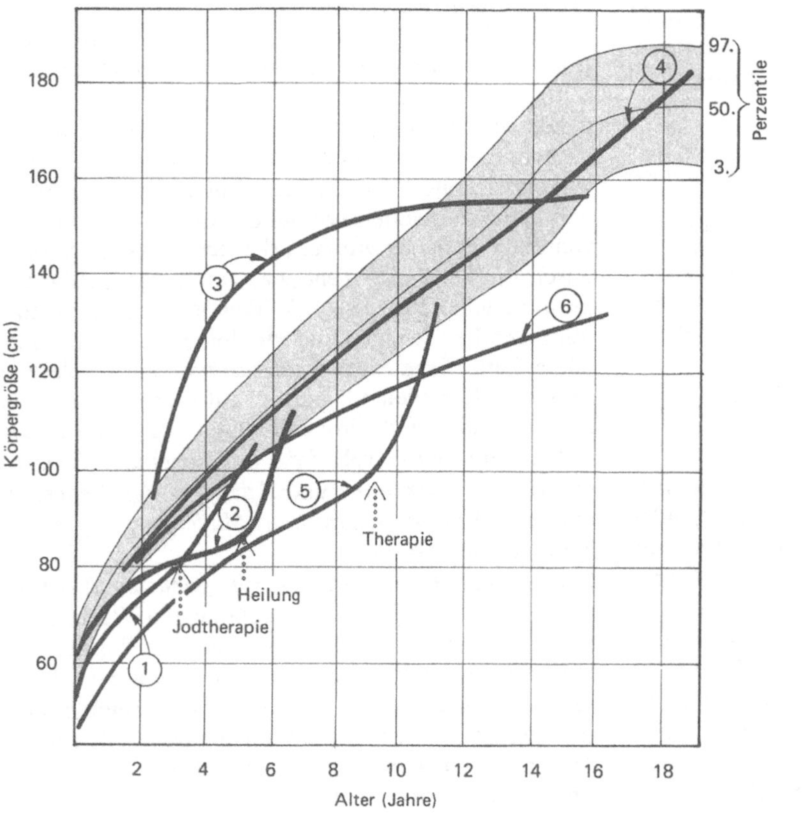

Abb. 81. *Wachstumsstörungen im postnatalen Leben.* Das normale Wachstum ist auf diesem halbschematischen Diagramm durch die 50. Perzentile sowie die schraffierte Fläche zwischen der 3. und der 97. Perzentile angegeben (Knaben). 1. Hypothyreoidismus; 2. Psychische Störung (»emotional deprivation«); 3. Pubertas praecox (verstärkte Androgenwirkung); 4. Hypogonadismus (»Eunuchoidismus«); 5. Kwashiorkor (S. 657); 6. Hypopituitarismus infolge eines, durch Geburtstrauma erlittenen Hypophysenschadens

chen *primären, proportionierten Riesenwuchses* bekannt.

Wachstumsexzesse in der frühen Kindheit

Beim sog. *zerebralen Gigantismus* macht sich das Krankheitsbild im Verlauf des ersten postnatalen Lebensjahres klinisch bemerkbar: Die Kinder nehmen rasch an Körperlänge und Gewicht zu, zeigen eine abnorme Kopfgröße und bleiben geistig unterentwickelt. Die Extremitäten fallen durch ihre Größe und Länge auf, ähnlich wie beim hypophysären Riesenwuchs (s. u.), eine hormonale Störung konnte indessen bisher nicht aufgedeckt werden.
Patienten mit sog. *generalisierter Lipodystrophie*, einer seltenen erblichen Stoffwechselkrankheit, zeichnen sich durch ein übermäßiges, annähernd lineares Längenwachstum und einen fast vollständigen Schwund des subkutanen Fettgewebes aus. Die kräftige Muskulatur erweckt den Eindruck eines »infantilen Herkules«. Außerdem finden sich eine Leberverfettung, verstärkte Hautpigmentation und eine erhöhte Insulinkonzentration im Serum.

Die *Pubertas* und *Pseudopubertas praecox* mit dem bezeichnenden Wachstumsüberschuß in den kindlichen Jahren und dem Wachstumsarrest in der Pubertät wurden schon erwähnt. (S. 317).

Übermäßiges Wachstum bei älteren Kindern und Erwachsenen

Die am besten bekannte Form dieser Gruppe ist der sog. *hypophysäre Riesenwuchs*, der in der Regel auf dem Vorhandensein eines hormonal aktiven *eosinophilen Adenoms des Hypophysenvorderlappens* beruht. Die Granula dieser Tumoren zeigen oft fast keine Färbbarkeit, weshalb die Adenome manchmal als »chromophob« oder »amphophil« imponieren. Der hypophysäre Riesenwuchs tritt nur ausnahmsweise in der frühen Kindheit in Erscheinung. Abgesehen von der deutlich erhöhten Wachstumsgeschwindigkeit treten in solchen Fällen auch beim Kinde Zeichen von *Akromegalie* (S. 394) in Erscheinung, d. h. die Akren, wie Hände, Füße, Kinn, Nase, Stirnhöcker, Ohren und Zunge, nehmen eine ungewöhnliche Größe an. Entwickelt sich ein eosinophiles Adenom des Hypophysenvorderlappens nach der Pubertät, d. h. nach erfolgter Schließung der Epiphysenfugen, steht nur noch die Akromegalie im Vordergrund.
Hyperthyreose bei Kindern und Jugendlichen äußert sich in der Mehrzahl der Fälle u. a. in einem Hochwuchs.
Der *eunuchoidale Riesenwuchs* infolge Testosteronmangels kam schon zur Sprache (S. 317).

Literatur

Gardner, L. T. (ed.): Endocrine and genetic diseases of childhood. Philadelphia: Saunders 1969 — *Glass, L., Lala, R. V., Jaiswal, V., Nigam, S. K.:* Effect of thermal environment and caloric intake on head growth of low birth weight infants during late neonatal period. Arch. Dis. Child. *50*, 571 (1975) — *Klein, P. S., Forbes, G. B., Nader, P. R.:* Effects of starvation in infancy (pyloric stenosis) on subsequent learning abilities. J. Pediat. *87*, 8 (1975) — *Lapatsanis, P., Makaronis, G., Vretos, C., Doxiadis, S.:* Two types of nutritional rickets in infants. Am. J. Clin. Nutr. *29*, 1222 (1976) — *Lloyd-Roberts, G. C., Ratcliff, A. H. C.:* Hip disorders in children. Sevenoaks: Butterworths 1978 — *Schimke, R. N. (ed.):* Growth problems and clinical advances. New York: Liss 1976 — *Wilkinson, P. W., Parkin, J. M., Pearlson, J., Philips, P. R., Sykes, P.:* Obesity in childhood: community study in Newcastle upon Tyne Lancet *1977 I*, 350

84. Plötzlicher (akuter) Kindstod

Definition: Unter einem *plötzlichen (akuten) Kindstod (»sudden infant death syndrome«, SIDS)* versteht man den völlig unerwarteten und oft unerklärlichen Tod eines anscheinend bislang gesunden Kindes, meistens während des Schlafens.

Ursachen und **Pathogenese:** In ungefähr 10–15% der Fälle entdeckt man anläßlich der Autopsie eine vorher nicht bekannte *kardiovaskuläre oder zentralnervöse Anomalie* und/oder Zeichen einer *schweren Infektion*, u. a. viraler Ätiologie. In manchen Fällen bleibt die Todesursache jedoch ungeklärt. Nicht selten finden sich Hinweise auf die Möglichkeit eines *Erstickungstodes*. Abgesehen von einem – z. B. zufälligen – rein mechanischen Abdecken der Mund- und Nasenöffnungen, von dem sich das Kind aus irgend einem Grund nicht rechtzeitig befreite, kommen u. a. ein Laryngospasmus oder eine andere Luftwegsobstruktion in Frage. Man denkt z. B. an haltungsbedingte Trachealstenosen; ob in diesem Zusammenhang ein kräftig entwickelter Thymus eine Rolle spielt, ist nicht gewiß. Weitere Erklärungsversuche umfassen eine Atmungs-Hyporeflexie, abnorm verlängerte Episoden von »physiologischer Apnoe«, Hypoxie an sich u. a. m.

Morphologisch finden sich in solchen Fällen, falls keine deutlich faßbare Anomalie, eine Infektion oder ein anderer schwerer pathologischer Befund vorliegen, höchstens Veränderungen, wie sie bei Ersticken (S. 1398) bekannt sind.
Das SIDS ist in manchen Ländern die häufigste Todesursache von Kindern im Alter von 2 Wochen bis 1 Jahr (⅓ aller Todesfälle in dieser Altersgruppe). Dem Arzt obliegt es, sich bei solchen Zwischenfällen der Eltern anzunehmen, ungerechtfertigten Anschuldigungen (auch Selbstanschuldigungen) zu begegnen und nach Möglichkeit rasch eine autoptische Untersuchung durchführen zu lassen.

Literatur

Cameron, J. M., Watson, E.: Sudden death in infancy in inner North London. J. Path. *116*, 55 (1975) — *Nadas, A. S., Fyler, D. C.:* Pediatric cardiology. Philadelphia: Saunders 1972 — *Naeye, R. L., Whalen, P., Ryser, M., Fisher, R.:* Cardiac and other abnormalities in the sudden infant death syndrome. Am. J. Pathol. *82*, 1 (1976) — *Kendig, E. L. (ed.):* Pulmonary disorders. In: Disorders of the respiratory tract in children (Ferguson, C. F., Kendig, E. L., eds.), Vol. I. Philadelphia: Saunders 1972 — *Valdés-Dapena, M.:* The sudden infant death syndrome – 1975. An up-date for pathologists. Int. Path. Bull. *16*, 15 (1975) — *Valdés-Dapena, M., Gillane, M. M., Catherman, R.:* Brown fat retention in sudden infant death syndrome. Arch. Pathol. Lab. Med. *100*, 547 (1976)

7. Teil

Störungen der nervösen, neuromuskulären, neuroendokrinen und endokrinen Systeme

Die Behandlung der Orthologie von Struktur und Funktion der nervösen, neuroendokrinen, endokrinen und muskulären Systeme ist in erster Linie Aufgabe der *Anatomie, Physiologie* und *Biochemie.* Die wesentlichsten Kenntnisse auf diesen Gebieten sollen hier lediglich zusammenfassend und nur soweit in Erinnerung gerufen werden, als sie das Verständnis für krankmachende Mechanismen erleichtern können. Eine systematische Bearbeitung finden die Krankheiten des Nervensystems, der endokrinen Organe und der Muskulatur im Rahmen der *speziellen Pathologie.*

85. Störungen von Struktur und Funktionen der Glia, des Ependyms, des Gefäßbindegewebe-Apparates sowie der liquorführenden Räume

85.1. Entstehung, Bestandteile und Anordnung der Glia

Als *Neuroglia* im engeren Sinne bezeichnet man die *Astroglia (Makroglia)* und die *Oligodendroglia,* da angenommen werden darf, diese Strukturen hätten einen neuroektodermalen Ursprung. Demgegenüber nennen wir die sog. *Mikroglia* heute auch *»Mesoglia«,* da sich wenigstens ein Teil dieser Elemente von Blutmonozyten bzw. Gewebehistiozyten herleitet; unter physiologischen Bedingungen sind diese Zellen nur in geringer Zahl vorhanden, zeigen eine längliche Form und weisen kurze Fortsätze in geringer Zahl auf *(Stäbchenglia).* Gliazellen liegen zwischen Ganglienzellen sowie um Nervenfasern herum und bilden Grenzschichten, z. B. gegen Blutgefäße bzw. den Virchow-Robin'schen Raum oder an der Oberfläche der Strukturen des Zentralnervensystems in Form der astrozytenreichen Membrana limitans externa. In der grauen Substanz besteht fast kein Extrazellulärraum, indem hier die Zytomembranen der das *Neuropil* bildenden neuronalen und glialen Fortsätze mit einem Abstand von 150–200 Å aneinanderliegen, und die Astrozyten mit zahlreichen, verbreiterten *Endfüßchen,* dicht aneinanderliegend, eine fast lückenlose Trennschicht gegen die Blutgefäße bilden.

Die zahlreichen, nach allen Seiten ausstrahlenden Fortsätze der *Astrozyten* lassen sich, ebenso wie andere Gliaelemente, besonders gut durch Imprägnierungsverfahren mit Hilfe von Metallsalzen darstellen, beispielsweise mit der Goldchlorid-Sublimat-Methode von Cajal. Faserreiche Gebiete gelangen auch mit der Technik nach Holzer zur Darstellung. In den sog. *»fibrösen« Astrozyten* lassen sich elektronenmikroskopisch zahlreiche zytoplasmatische Filamente nachweisen, die etwa 80 Å dick sind, gebündelt und parallel zu den Fortsätzen verlaufen und aus elektronendichten Untereinheiten bestehen. Weniger faserhaltige, plumpe Astrozyten nennt man *»protoplasmatisch«.* Das Zytoplasma enthält u. a. Mitochondrien und Glykogenkörnchen in wechselnder Zahl sowie spärliche Lysosomen. Zwischen den Astrozyten finden sich hie und da Verbindungen, die an Desmosomen erinnern, jedoch keine Zonulae occludentes.

Die *Oligodendrozyten* trifft man besonders in der weißen Substanz, wo sie mit ihren kurzen, zarten Fortsätzen – ähnlich den Schwann'schen Zellen der peripheren Nerven – zwischen den neuronalen Fortsätzen liegen, deren Markscheiden sie bilden und unterhalten. Ultrastrukturell fällt an den Oligodendrozyten das an Ribosomen reiche (»dunkle«) Zytoplasma auf, neben zahlreichen Mikrotubuli, die im wesentlichen den kurzen Fortsätzen parallel laufen. Die in der grauen Substanz vorhandenen *perineuronalen Satellitenzellen* gehören meist zur Oligodendroglia.

Wie schon erwähnt wurde, deuten tierexperimentelle Ergebnisse auf einen ständigen Nachschub von Oligodendroglia und Astroglia durch eine subependymal gelegene Zellpopulation mit sog. *kleinen Glioblasten* und *großen Glia-Vorläuferzellen* hin (S. 154). Die Umsatzrate der Astrozyten scheint erheblich über derjenigen der Oligodendrozyten zu liegen.

Mikrogliazellen entsprechen in Bau und Funktion weitgehend den Histiozyten.

Die Anordnung der einzelnen Gliaelemente ist von Hirnteil zu Hirnteil verschieden; man spricht hier von *Gliaarchitektonik.*

85.2. Funktionen der Glia

Im Verlauf der Entwicklung des Zentralnervensystems scheinen Gliazellen für die *Differenzierung von Neuronen* Bedeutung zu haben. Im übrigen erfüllen diese Zellen neben offensichtlichen *Stützfunktionen* vielerlei Aufgaben im Dienste der *Abschrankung* des Gehirngewebes gegen die Blutbahn (Blut-Hirn-Schranke, S. 323), im *Austausch von O_2, CO_2, Wasser, Elektrolyten und anderen Stoffen* und in der Erhaltung eines für die neuronalen Funktionen *geeigneten Milieus* (sog. »microenvironment«). Wie schon hervorgehoben wurde, gehören Bildung und Erhaltung der für die elektrische Isolation der neuronalen Neuriten und Dendriten wichtigen *Markscheiden* zu den Funktionen der Oligodendroglia. Mikrogliazellen sind die wichtigsten *Phagozyten* im Zentralnervensystem. Physiologischerweise kommt ein Abbau von Nervenzellen in der frühen Ontogenese, z. T. auch bei Neugeborenen und Säuglingen, vor, etwa im Sinne einer Neuronophagie von Neuronen, die die Rinde nicht erreicht haben.

85.3. Pathologische Veränderungen der Glia

Astrozyten

In der *akuten Phase* einer Schädigung des zentralnervösen Gewebes finden sich öfters deutliche Veränderungen der Astrozyten, beispielsweise bei *Sauerstoffmangel* in Form von *Zell- und Mitochondrienschwellungen.*

Beispiele:

- Im Rückenmark der Katze kann nach künstlich hervorgerufener *Ischämie* eine Volumenzunahme der Astrozytenfortsätze auf mehr als das Dreifache beobachtet werden. Auch Mitochondrien der Astrozyten sind geschwollen, aber meistens zeigen diese keinen Verlust der Matrixdichte und der Crista-Organisation.
- Erzeugt man im gleichen Versuchsmodell eine völlige *Unterbrechung der Blutzirkulation,* tritt die Mitochondrienschwellung noch deutlicher in Erscheinung, es kommt zu einer mächtigen hydropischen Volumenzunahme des Zellkörpers, und

die Bündel von Mikrofilamenten erscheinen fragmentiert und teilweise aufgelöst. Hält dieser Zustand längere Zeit an, kommt es zum *Astrozytentod.*

Beim *Hirnödem* i. e. S. (S. 325), wie z. B. bei der akuten Bleivergiftung von Ratten, weitet sich der Extrazellulärraum aus, und die Astrozytenverbindungen lösen sich teilweise.
Lichtmikroskopisch sind derartige Veränderungen nicht immer mit Leichtigkeit zu erkennen; seit langem sind allerdings eine Schwellung und Abrundung des Astrozyten-Zellkörpers sowie eine Auftreibung und ein teilweiser Verlust seiner Fortsätze unter der Bezeichnung *Klasmatodendrosis* bekannt. Unter dem Einfluß verschiedener schädigender Agenzien können die Astrozyten auch *Kernveränderungen* zeigen, insbesondere Schwellungen und Verdichtungen des Chromatingerüsts, die reversibel sind oder in den Zelluntergang überleiten (vgl. dazu S. 165).
Eine besondere Rolle spielen die Astrozyten bei *reparativen Vorgängen* im Zentralnervensystem. In geschädigten Gebieten, zumal in solchen mit örtlichem Gewebe- bzw. Zelluntergang, kommt es im Anschluß an die Abräumung nekrotischen Materials durch die Mikroglia zu einem gehäuften Auftreten zytoplasmareicher Astrozyten, die z. T. in Proliferation begriffen sind (sog. *Gliose*) und – soweit möglich – den Defekt überbrücken. In späteren Stadien der Reparation macht sich eine astrozytäre Faservermehrung bemerkbar, die man als *Fasergliose (gliöse Sklerose)* kennt. Umschriebene Herde mit Fasergliose werden auch als *Glianarben* bezeichnet. Nach akut aufgetretenen Gewebeschäden zeigt sich meistens eine regellose Anordnung der faserführenden Astrozytenfortsätze (sog. *anisomorphe Gliose),* während im Verlauf eines langsam fortschreitenden Schwundes zentralnervösen Gewebes eine sog. *isomorphe Gliose* mit fast regelmäßiger, z. T. paralleler Anordnung der Gliafasern zu entstehen pflegt. Die an Reparationsvorgängen beteiligten Astrozyten zeigen infolge Zunahme der ribosomalen RNA ein vermehrt *basophiles Zytoplasma.* Man begegnet hie und da auch *mehrkernigen* oder *riesenkernigen Astrozyten* (vgl. S. 39 und 47), ferner Elementen mit besonders reichlich *Glykogen* im Zytoplasma. Aktivierte Astrozyten zeichnen sich überdies durch eine vermehrte endozytotische Tätigkeit aus und lassen eine verstärkte Aktivität beispielsweise der sauren Phosphatase erkennen. In beschränktem Maß scheinen diese Zellen auch phagozytieren zu können und sich so am Abbau von Trümmern zugrundegegangener Neuronenbestandteile *(Neuronophagie)* zu beteiligen.

Oligodendrozyten
Im Gegensatz zu den Astrozyten zeigen die Oligodendrozyten bei Schädigungen des Nervengewebes eher geringe Umgestaltungen. Beispielsweise im Anschluß an eine ischämische Störung erscheinen sie vielfach unverändert. Zur Phagozytose sind sie kaum fähig, während eine pinozytotische Aufnahme von Flüssigkeit, z. B. auch von Kryptokokken-Schleim (S. 2013), wiederholt beobachtet wurde. Eine wichtige Rolle spielen die Oligodendrozyten bei *Remyelinisationsvorgängen* nach teilweisem Myelinschwund, ebenso scheinen sie für die Energieversorgung der Neuronen Bedeutung zu haben.

Mikrogliazellen (Makrophagen des Zentralnervensystems
Die Mikroglia übt im Zentralnervensystem im wesentlichen dieselben Funktionen aus wie die Histiozyten in anderen Geweben (S. 1248). Dementsprechend treten sie bei allen Vorgängen vermehrt in Erscheinung, die den Charakter einer – sterilen oder infektiösen – Entzündung im weitesten Sinne des Wortes tragen. Besonders häufig finden sich mikrogliale (histiozytäre) Reaktionen im Anschluß an einen örtlichen oder diffusen Untergang von Nervengewebe. Die Zellen stammen, wie schon hervorgehoben wurde, wenigstens zum guten Teil von eingewanderten Blutmonozyten ab. Nach einem beispielsweise durch ischämische Gewebenekrose ausgelösten Reiz vergrößern sie sich und runden sich ab, das Kernvolumen nimmt ebenfalls zu, und der zytoplasmatische Teil des Zelleibes weitet sich aus, je nach der Menge des phagozytierten bzw. pinozytierten Materials. Mit Gewebetrümmern beladene Mikrogliazellen zeigen häufig eine exzentrische Stellung des Kerns. Der intrazelluläre Abbau von Lipoproteinkomplexen, insbesondere von Myelin, führt zum Auftreten sudanophiler, vorwiegend aus Neutralfett bestehender Tropfen im Zytoplasma. Diese *Fettkörnchenzellen (Gitterzellen)* findet man zunächst am Ort des Gewebeuntergangs; später häufen sie sich auch perivaskulär bzw. im Virchow-Robin'schen Raum an und können in den Liquor cerebrospinalis übertreten.

Beispiel:
- *Perivaskuläre Ansammlung von Fettkörnchenzellen* im Gehirn als Ausdruck eines schleichenden Untergangs von Myelinscheiden, z. B. auf hypoxischer Grundlage.

Im Anschluß an Blutungen im Zentralnervensystem kommt es nicht nur zu der erwähnten Lipophagozytose, sondern auch zu einer massiven Erythrophagozytose, als deren Resultat zahlreiche hämosiderinhaltige Makrophagen, sog. *Pigmentkörnchenzellen,* auftreten (S. 327). Da Fettkörnchenzellen frühestens etwa 1–2 Tage und Pigmentkörnchenzellen etwa 2–3 Tage nach Untergang zentralnervösen Gewebes bzw. nach Blutung deutlich nachweisbar sind, gestattet ein solcher Befund Angaben über die Zeitdauer zwischen dem betreffenden Ereignis und der Untersuchung bzw. dem Tod. Mikrogliazellen sind auch wesentlich am Abbau zugrundegehender Nervenzellen beteiligt *(gliöse Neuronophagie),* wobei allerdings bei bestimmten Krankheiten eine Phase mit Anhäufung z. B. neutrophiler Granulozyten vorausgeht.

Beispiel:
- Bei *Poliomyelitis acuta anterior (Heine-Medin'sche Krankheit)* beobachtet man im Bereich der zugrundegehenden motori-

schen Vorderhornzellen zunächst eine *leukozytäre,* dann eine vorwiegend *gliöse Phase der Neuronophagie;* anschließend bilden sich kleine Glianarben.

Im Sinne einer *histiozytären Reaktion* häufen sich Mikrogliazellen in kleinen Herden oder diffus auch bei zahlreichen weiteren Infektionskrankheiten an (z. B. »Typhusknötchen« in der Hirnrinde bei Flecktyphus (S. 1851), ferner bei Virus Enzephalomyelitiden (S. 1835, u. a. m.).

85.4. Das Ependym und seine Veränderungen

Die ependymale Zellschicht, die an der Oberfläche z. T. Microvilli und Zilien trägt, kleidet die Ventrikelwände des Gehirns und den Zentralkanal des Rückenmarks aus. Diese Elemente sind – im Bereich der Plexus chorioidei – an der Bildung sowie am Transport des Hirnwassers beteiligt und haben nach neueren Beobachtungen vermutlich auch resorptive Funktionen, z. B. für gewisse Überträgersubstanzen (S. 334). Ob die Ependymzellen im postnatalen Leben am Zellumsatz der Glia beteiligt sind, konnte noch nicht sicher geklärt werden. Lange, faserhaltige zytoplasmatische Fortsätze des Ependyms durchziehen das zentralnervöse Gewebe; teilweise erreichen sie dessen äußere Oberfläche und beteiligen sich an der Bildung der Membrana limitans gliae superficialis. Ob diese Fasern dem Gliazellnachschub (S. 154) gleichsam als Richtschnur dienen, bleibt zu prüfen.

Bei Schädigungen der Ventrikelwand kommt es oft rasch zu einem *Schwund des Ependyms;* seine Regenerationsfähigkeit ist offenbar eher gering. Bei Entzündungen verschiedener Genese beobachtet man hie und da eine Vermehrung subependymaler, z. T. faserreicher Gliazellen, die kleine, über das Niveau des u. U. unterbrochenen Ependymbelages erhabene Wärzchen bilden *(Ependymitis granularis).*

85.5. Der Gefäß-Bindegewebsapparat des Zentralnervensystems und seine Störungen

Schlaganfälle (zerebrovaskuläre Insulte) und andere überwiegend *arteriosklerotisch bedingte Hirnschäden* sind eine derart häufige Ursache nervöser Funktionsausfälle, daß die wichtigsten, auf Gefäßveränderungen beruhenden Läsionen des Zentralnervensystems in diesem Kap. nicht unerwähnt bleiben können. Allerdings geht es hier nur um die Diskussion der wichtigsten Mechanismen; eine eingehende Behandlung erfahren diese Störungen im Rahmen der speziellen Pathologie. Zerebrovaskuläre Erkrankungen stellen – hinter Herzkrankheiten und malignen neoplastischen Prozessen – die dritthäufigste Todesursache dar. Die Bedeutung der gefäßbedingten Hirnveränderungen geht aber noch weit über die unmittelbare Lebensbedrohung hinaus. So wurde geschätzt, daß im Verlauf eines Jahres ungefähr 1% der Bevölkerung einen Schlaganfall erleidet, und daß 4% der Männer und Frauen im Alter von mehr als 65 Jahren arteriosklerotisch bedingte psychische Störungen aufweisen, die bis zur Demenz reichen können. Von den Schlaganfällen gehen schätzungsweise etwa 60% auf eine arterielle Thrombose und je ungefähr 20% auf eine Thromboembolie oder eine Blutung zurück.

Die mesenchymale Umhüllung des Zentralnervensystems differenziert sich einmal im Zusammenhang mit der Ausbildung der Knochenschale in die *Pachymeninx (Dura mater),* die sich innerhalb des Schädels mit dem Periost vereinigt, während im Wirbelkanal diese Vereinigung ausbleibt. Andernteils geht aus dem Mesenchymmantel des Zentralnervensystems die *Leptomeninx* hervor, die aus der fast gefäßfreien *Arachnoidea* und der vaskularisierten *Pia mater* besteht. Die letztere liegt der Oberfläche von Gehirn und Rückenmark, d. h. deren Gliagrenzmembran, dicht an. Zwischen der Arachnoidea und der Pachymeninx liegt das virtuelle, flüssigkeitshaltige *Spatium subdurale,* während Pia mater und Oberfläche der Arachnoidea das von Liquor cerebrospinalis gefüllte, durch Bindegewebssepten gekammerte *Spatium leptomeningicum (Cavum subarachnoidale, Subarachnoidalraum)* begrenzen. Diese äußeren Liquorräume weiten sich an der Hirnbasis zu *Zisternen* aus und stehen über die drei Foramina im Gebiet des Rautenhirns mit dem Ventrikelsystem in Verbindung. Normalerweise bietet das Schädelinnere 10% mehr Raum als dem Gehirnvolumen entsprechen würde. Eine Ausweitung dieses Reserveraumes beruht in der Regel auf einer Verkleinerung des Gehirns, eine Verminderung auf einer Volumenzunahme des letzteren, z. B. infolge Hirnschwellung (s. u.).

Überall, wo Arterien und Venen ins Gehirn oder Rückenmark eindringen, werden sie von einem, mit dem Spatium leptomeningicum in Verbindung stehenden Bindegewebsmantel umscheidet, der den liquorführenden sog. Virchow-Robin'schen Raum enthält.

Wegen der Wichtigkeit vaskulär bedingter Gehirnschäden in der Medizin seien – selbst im Rahmen der allgemeinen Pathologie – die wichtigsten anatomischen Gegebenheiten hinsichtlich *Verlauf und Versorgungsgebiete der Arterien und Venen* in Erinnerung gerufen (Abb. 82).

Die A. cerebri anterior, die vorn zwischen den beiden Großhirnhemisphären um das Corpus callosum herum nach oben verläuft, versorgt den Frontalpol und die der Mantelkante nahen Teile des Frontal- und Parietallappens. Die Verzweigungen der A. cerebri media, die als »Sylvii'sche Gruppe« zum größten Teil die Fissura Sylvii durchlaufen, führen vor allem in die Konvexität des Großhirns, d. h. die Hauptanteile der Frontal-Parietal- und Temporallappen, sowie in die Inselrinde. Im Gebiet der basalen Zisternen und der Fossa Sylvii gehen von der A. cerebri media kleine Zweige, die Aa. lenticulostriatae und Aa. thalamostriatae s. thalamicae, rechtwinklig ab; die medialen Äste versorgen Capsula interna, Thalamus und Pallidum, die seitlichen Zweige das Putamen und den Nucleus caudatus. Im hinteren Gehirnbereich vereinigen sich die beiden Aa. vertebrales – nach Abzweigung der A. spinalis anterior und der A. cerebelli inferior posterior – zur A. basilaris, die über die Aa. cerebri posteriores Pol und Unterfläche des Okzipitallappens sowie kaudale Bezirke des Thalamus versorgt. Die sog. Endstrecken der drei großen Gehirnarterien, z. B. lateral von der Mantelkante vor dem Okzipitalpol, im Bereich des seitlichen Ventrikelwinkels und im lateralen Randgebiet des Putamens, weisen z. T. kleinere Anastomosen auf. An der Gehirnbasis sind die drei großen Gehirnarterien durch die Rami communicantes zum Circulus arteriosus Willisi verbunden, über den bei jüngeren Individuen der Verschluß einer A. carotis interna umgangen und auch funktionell ohne weiteres ausgeglichen werden kann, falls keine Hypoplasie von Rami communicantes vorliegt. Als *Gefäßarchitektonik* des Gehirns bezeichnet man die räumliche Anordnung der Gehirnbezirke als Funktion ihrer vaskulären Versorgung.

Besonders in der Hirnrinde findet sich ein außerordentlich dichtes *Kapillarnetz,* das fast an jede Ganglienzelle eine Schlinge abgibt und so physiologischerweise deren Sauerstoffbedarf zu decken vermag.

Der *Abfluß des venösen Blutes aus dem Gehirn* geschieht über verschiedene Wege: 1) Von der Rückseite der Großhirnhemisphären und der benachbarten weißen Substanz über die Vv. cerebri superiores dorsales (Rolandi) in den Sinus sagittalis superior, auf der letzten Strecke als sog. Brückenvenen. 2) Von den basalen Gehirngebieten einerseits über die V. cerebri media in den Sinus cavernosus, andererseits über die Vv. cerebri inferiores in die V. basalis oder direkt in den Sinus transversus; in der weichen Hirnhaut gelegene Anastomosen, vor allem die V. cerebri anastomotica magna (Trolard), verbinden diese beiden Abflußbereiche. 3) Aus dem hinteren Großhirnteil über die V. cerebri posterior, aus dem Kleinhirn, aus inneren Bezirken des Großhirnmarkes, aus den Stammganglien und aus den Plexus chorioidei sammelt sich das venöse Blut – abgesehen von einzelnen direkten Verbindungen zwischen Kleinhirn und Sinus transversus – in der V. cerebri magna (Galeni), die in den Sinus rectus mündet.

Blut-Hirn-Schranke

Die sog. *Blut-Hirn-Schranke* als Begriff beruht auf einer Beobachtung, die seinerzeit von Ehrlich gemacht

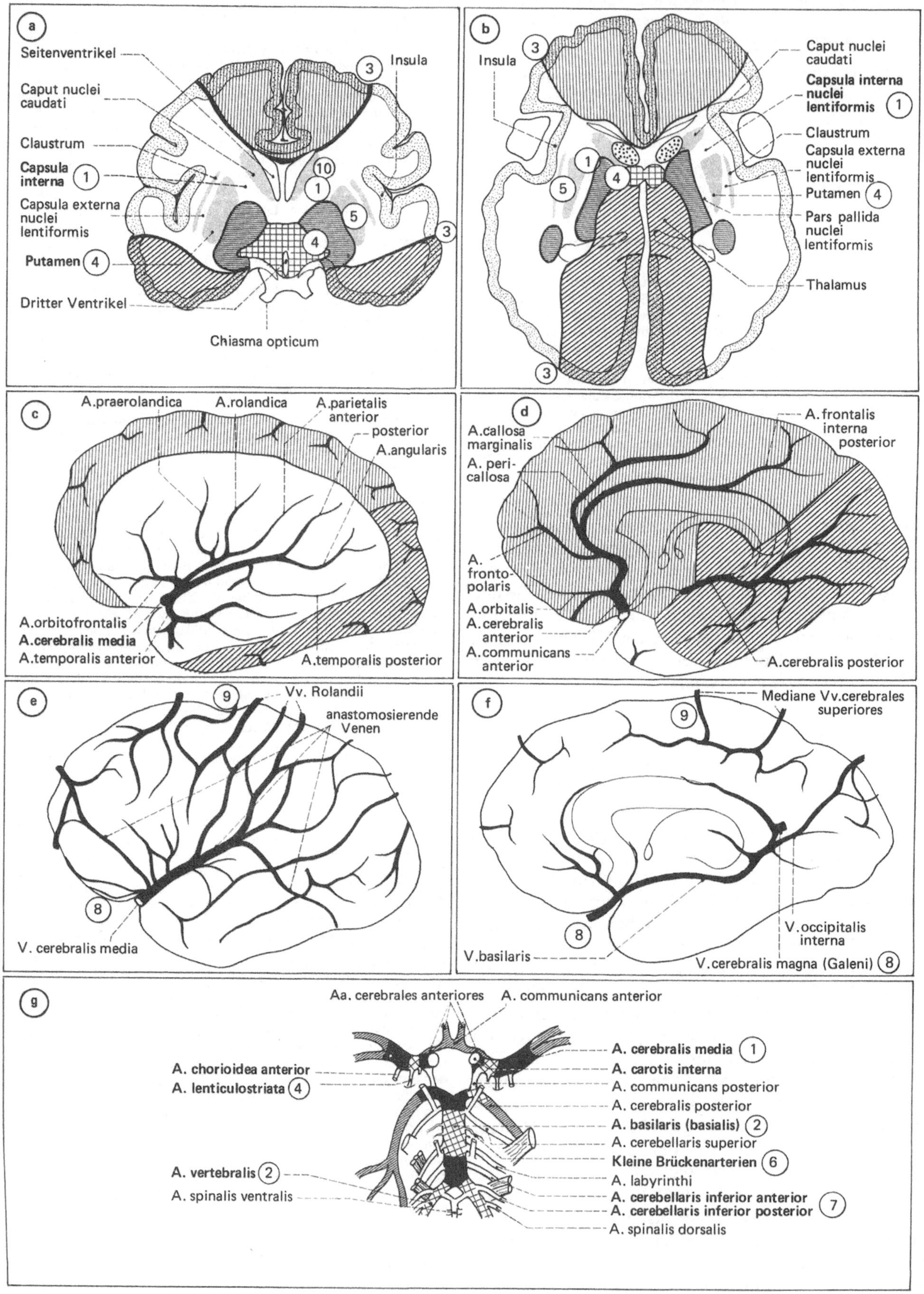
a
Seitenventrikel
Caput nuclei caudati
Claustrum
Capsula interna (1)
Capsula externa nuclei lentiformis
Putamen (4)
Dritter Ventrikel
Insula
Chiasma opticum
b
Insula
Caput nuclei caudati
Capsula interna nuclei lentiformis (1)
Claustrum
Capsula externa nuclei lentiformis
Putamen (4)
Pars pallida nuclei lentiformis
Thalamus
c
A.praerolandica
A.rolandica
A.parietalis anterior
posterior
A.angularis
A.orbitofrontalis
A.cerebralis media
A.temporalis anterior
A.temporalis posterior
d
A.callosa marginalis
A. pericallosa
A. frontopolaris
A.orbitalis
A.cerebralis anterior
A.communicans anterior
A.frontalis interna posterior
A.cerebralis posterior
e
Vv. Rolandii
anastomosierende Venen
V. cerebralis media
f
Mediane Vv.cerebrales superiores
V.occipitalis interna
V.basilaris
V.cerebralis magna (Galeni) (8)
g
Aa. cerebrales anteriores
A. communicans anterior
A. chorioidea anterior
A. lenticulostriata (4)
A. vertebralis (2)
A. spinalis ventralis
A. cerebralis media (1)
A. carotis interna
A. communicans posterior
A. cerebralis posterior
A. basilaris (basialis) (2)
A. cerebellaris superior
Kleine Brückenarterien (6)
A. labyrinthi
A. cerebellaris inferior anterior (7)
A. cerebellaris inferior posterior
A. spinalis dorsalis

wurde: nach parenteraler, vor allem auch intravenöser, Injektion des Vitalfarbstoffes Zerulein S färbten sich alle Organe mit Ausnahme des Zentralnervensystems deutlich an. Spätere Untersuchungen zeigten, daß gegenüber vielen anderen, vor allem *lipid-unlöslichen Substanzen* eine entsprechende Blut-Hirn-Schranke besteht, während dies für lipidlösliche Stoffe nicht oder weniger der Fall ist. Die Blut-Hirn-Schranke darf nicht als absolut angesehen werden, vielmehr handelt es sich um eine erhebliche Durchtrittsverzögerung. Das morphologische Substrat dieses Phänomens wird heute in Besonderheiten der Endothelien der Gehirnkapillaren vermutet, zusätzlich vielleicht im fast lückenlosen Besatz der Gefäßaußenseite durch Fortsätze der Gliazellen. Die Perizyten der kleinen Hirngefäße scheinen besonders Proteine aus der Blutbahn aufzunehmen, z. B. intravenös injizierte Meerrettich-Peroxidase, bilden aber keinen lückenlosen Mantel.

Beispiel:
- Verwendet man als *Testprotein* die histochemisch und auch elektronenmikroskopisch nachweisbare Meerrettich-Peroxidase, kann festgestellt werden, daß besondere Verbindungen zwischen den *Endothelzellen* ein Durchtreten dieser Moleküle durch die Gefäßwand weitgehend verhindern, und daß der transzelluläre Transport (Zytopempsis) unbedeutend ist. Im Tierexperiment konnten keine Hinweise darauf gewonnen werden, daß die Basalmembran der Kapillaren oder die Gliafortsätze allein einen Proteinaustritt aus den Gefäßen verhindern könnten.

Hirnödem

Formen und **Pathogenese:** Ein Hirnödem, d. h. eine Wasservermehrung im Hirngewebe, scheint auf verschiedene Weise zustande kommen zu können und vor allem in zwei Hauptformen aufzutreten. Tierexperimentelle Befunde sprechen dafür, daß dem sog. *»vasogenen Hirnödem« (Hirnödem i. e. S.)* eine Permeabilitätssteigerung insbesondere der Kapillarwände, mit vermehrtem Austritt von Plasmaproteinen, zugrunde liegt. Beim sog. *»zytotoxischen Hirnödem«* scheint es sich dagegen in erster Linie um eine Vergrößerung der Hirngewebszellen infolge Schädigung zu handeln *(»Hirnschwellung«)*. Oft liegen auch Kombinationen dieser beiden Schädigungstypen vor, und/oder die eine Veränderung kann in die andere übergehen.

Das Hirnödem i. e. S. ist nicht mit einer relativen Flüssigkeitsvermehrung zu verwechseln, wie sie beispielsweise bei Hirnatrophie und der zugehörigen Ausweitung der liquorführenden Räume anzutreffen ist.

Beispiele:
- Zirkulatorische Störungen, insbesondere solche mit konsekutiver *Ischämie,* stellen die wichtigsten Ursachen einer Volumenvermehrung des Gehirns dar. Diese kann zunächst in Form einer *»Hirnschwellung«* in Erscheinung treten. Ischämie allein führt in frühen Stadien nicht zu einem vermehrten Austritt von Plasmaproteinen aus den Hirnkapillaren, selbst wenn Hirnnekrosen schon nachweisbar sind. Später allerdings kann sich eine vermehrte Kapillarpermeabilität hinzugesellen (sog. *anoxisches Hirnödem* i. e. S.).
- Tierexperimentelle Beobachtungen deuten darauf hin, daß bei sog. *hypertensiven Krisen* (z. B. bei Eklampsie (S. 306), bei Phäochromozytom (S. 395) oder spontan) im Gehirn eine erhebliche Permeabilitätssteigerung der Kapillarwände zustande kommen kann. Experimentell ließ sich dies mit Hilfe von injiziertem Evans-Blau zeigen; mit dem Austritt dieses Materials ins Hirngewebe waren im Elektroenzephalogramm nachweisbare Störungen der neuronalen Aktivität verbunden.
- *»Vasogene Hirnödeme«* lassen sich, wie Tierexperimente zeigten, durch Senkung des arteriellen Blutdruckes wenigstens zur teilweisen Rückbildung bringen.

Abb. 82 a–g. *Gefäßversorgung des Gehirns und ihre Beziehungen zu ischämisch und/oder hämorrhagisch bedingten Schäden des zentralnervösen Gewebes.* Wegen der Häufigkeit und – daher – medizinischen Bedeutung sog. *»Hirnschläge«* auf vaskulärer Grundlage gehen die Angaben auf dieser Skizze mehr in anatomische Einzelheiten, als dies bei anderen Organen der Fall ist. **a** Frontalschnitt des Gehirns auf Höhe der vorderen Kommissur. **b** Horizontalschnitt durch das Gehirn ungefähr auf Höhe der Insel. **c** und **e** Seitenansicht des Gehirns von links, mit Darstellung der Arterien **c** und Venen **e**. **d** und **f** Seitenansicht von links auf die durch einen Sagittalschnitt abgetrennte rechte Hirnhälfte, mit Darstellung von Arterien **d** und Venen **f**. **g** Circulus arteriosus Willisii an der Hirnbasis, von unten betrachtet. Für die Abb. **a–d** gelten folgende *Hinweise auf die Versorgungsgebiete der größeren* Arterien: □ = A. cerebralis (cerebri) media. ▥ = A. cerebralis anterior. ▨ = A. cerebralis posterior. ▤ = A. chorioidea anterior. ▦ = A. communicans posterior. ▩ = Direkte Äste der A. carotis. Zeichenerklärung für Abb. **g:** Häufigkeit schwerer atherosklerotischer Veränderungen der Arterien: ■ = ++++. ▩ = +++. ▨ = ++. □ = +. § = Kranialnerven (Hirnnerven). *Anämische Hirninfarkte* treten am häufigsten im *Versorgungsgebiet der A. cerebri media* auf (1), wobei es wegen des kollateralen Ödems zunächst oft zu wesentlich größeren neurologischen Ausfällen kommt (z. B. Aphasie und kontralaterale spastische Hemiplegie), als es dem infarzierten Bereich entspräche. Am zweithäufigsten ist das *Versorgungsgebiet der Aa. vertebrales und basilaris* betroffen (2), wobei sich recht oft ein sog. Wallenberg-Syndrom (S. 361) entwickelt. Anämische Erweichungen im Versorgungsbereich der A. cerebralis anterior wirken sich klinisch meistens weniger schwerwiegend aus. *Ischämisch bedingte kleine Rindeninfarkte* (S. 326) liegen bevorzugt in Grenzzonen zwischen Versorgungsbezirken größerer Arterien (3). Der *Status lacunaris* (S. 326), der auf Verschlüssen oder starker Stenosierung zahlreicher kleiner Arterien bzw. Arteriolen beruht, ist vor allem im Bereich des Putamen und Striatum, etwas seltener im Gebiet des Nucleus caudatus und Thalamus opticus lokalisiert (4). *Hypertonisch bedingte Massenblutungen* gehen oft von der Grenzzone zwischen Claustrum einerseits und Putamen sowie Globus pallidum andererseits aus (5), in zweiter Linie von Brückenarterien (6) oder von Ästen der Kleinhirnarterien (7). *Aneurysmen basaler Hirnarterien,* die durch Ruptur lebensbedrohliche Blutungen zur Folge haben können, finden sich – in der Reihenfolge der Häufigkeit – im Bereich der A. cerebralis, media, A. basilaris, A. communicans anterior, A. carotis, A. cerebralis anterior (zwischen Carotis und Communicans anterior), A. vertebralis, A. communicans posterior und A. cerebralis posterior. Eine *lokale venöse Hyperämie* kommt u. a. bei Sinusthrombosen, nach operativem Venenverschluß, infolge Kompression von Venen durch raumfordernde Prozesse u. a. vor (8). *Venöse Blutungen* können z. B. auf traumatisch bedingten Rissen von Brückenvenen beruhen (9). Geburtstraumatisch bedingte Blutungen gehen – abgesehen von Rissen venöser Sinus der Dura und solchen oberflächlich gelegener Venen nicht selten von kleinen, dünnwandigen Venen in der Wand der Seitenventrikel aus (10); Frühgeborene sind in dieser Hinsicht besonders gefährdet

Makroskopisch erkennt man die Zeichen der *Volumenvermehrung des Gehirns* an der Abflachung der Windungen der Hirnrinde, sog. »Verquellungen“ (besser: Einengungen) von Zisternen und sog. Druckmarken, z. B. an den Kleinhirntonsillen infolge Einpressens in das Foramen occipitale magnum. Auf der Schnittfläche erscheint das Hirngewebe bei Hirnödem i. e. S. feucht und glänzend, bei der »Hirnschwellung« eher weniger naß als üblich, vorquellend und »klebrig«.

Mikroskopisch sind diese Veränderungen ohne Anwendung besonderer Maßnahmen zur Fixation des Gewebes und ohne elektronenmikroskopische Histo- und Zytometrie oft nicht ohne weiteres zu erkennen.

Folgen und **Komplikationen:** Wie andere raumfordernde Prozesse innerhalb des Hirnschädels, z. B. Tumoren, führt auch die durch Hirnödem i. e. S. bzw. »Hirnschwellung« bedingte Volumenzunahme des Gehirns oft zum *Hirndruck,* der durch Symptome wie Kopfschmerzen, Übelkeit, Erbrechen, und Bewußtseinsstörungen gekennzeichnet ist. Durch Kompression der Medulla und zentrale Atemlähmung u. a. kann es zum Tode kommen. Es kann auch eine anämische Infarzierung hinterer Gehirnteile resultieren, z. B. der Okzipitallappen, infolge Kompression der Aa. cerebri posteriores am Tentoriumrand, oder der Kleinhirntonsillen, wegen direkter Druckischämie. Vielfach ist das Hirnödem reversibel. Bei chronisch-rezidivierendem Hirnödem kommt es manchmal zu einer leichten Vermehrung des perivaskulären Bindegewebes, ferner beobachtet man nicht selten einen geringen Grad von diffusem Markscheidenuntergang, der sich u. a. in der perivaskulären Ansammlung von Fettkörnchenzellen kundtut.

Vermehrte Blutfülle des Gehirns oder einzelner Gehirngebiete

Eine *aktive Hyperämie* (S. 501) gehört zum typischen Bild bei akuten Entzündungen (S. 1271), gewissen Vergiftungen (S. 1489) bzw. Stoffwechselkrankheiten (S. 607) sowie bei Gefäßanomalien (S. 249).

Die *passive Hyperämie* (S. 502) ist Folge einer allgemeinen oder lokalen venösen Stauung, z. B. bei Herzinsuffizienz (S. 569), bei sog. Einflußstauung (z. B. bei Mediastinaltumoren) oder bei verschließender Thrombose im Sinus der Dura mater. Thrombosen beispielsweise des Sinus sagittalis superior treten gehäuft bei der Geburt, bei Exsikkose und lokal schädigenden Prozessen auf. Die passive Hyperämie stellt eine der Ursachen eines primär vasogenen Hirnödems dar. Mitunter entstehen sog. Stauungsblutungen.

Verminderte oder unterbrochene Durchblutung des Gehirns bzw. eines Gehirnteils

Eine ungenügende Blutversorgung (*Ischämie,* S. 504) einzelner Gehirnteile oder des ganzen Organs kann – selbst bei kurzer Dauer – schwerwiegende Folgen haben, die sich funktionell, z. T. auch strukturell äußern. Eine Ischämie hat nicht nur eine unzureichende Sauerstoffversorgung zur Folge, sondern ist auch mit einer mangelhaften Zufuhr anderer Stoffe verbunden, im Falle des Zentralnervensystems der wichtigen Glukose und von Zwischenprodukten des Lipidstoffwechsels. Die Folgen örtlicher *ischämischer Zwischenfälle,* wie *arterieller Thrombosen* (S. 471) bei Arteriosklerose, *Thromboembolien* und *Absinken des Blutdruckes* bei oder ohne Bestehen lokaler Arterienstenosen (vgl. dazu *Schock,* S. 583), richten sich einerseits nach der Leistungsfähigkeit intra- oder extrakranieller *Kollateralkreisläufe,* andererseits nach einer Reihe weiterer Faktoren. Zu den letzteren gehören u. a. *Ausmaß und Dauer der Ischämie,* Art der betroffenen *Region* (wichtige Zentren bzw. Bahnen oder »stumme« Regionen) sowie *Stoffwechsellage* und *Empfindlichkeit der einzelnen Zellarten.* Besonders gefährdet sind Bezirke, die im Endstreckengebiet der Gefäßversorgung liegen (sog. »letzte Wiesen«). Die durch die herabgesetzte Blutversorgung oder den Unterbruch derselben hervorgerufenen Schäden können vom Untergang vereinzelter Ganglienzellen und Markscheiden, verbunden mit leichter Schwellung, bis zur eigentlichen Gewebsnekrose, dem *anämischen Hirninfarkt (anämischer Erweichungsherd, weiße Enzephalomalazie)* reichen. Dieser zeigt eine der Größe der verschlossenen oder stenosierten Arterie einigermaßen entsprechende Ausdehnung. Die zugehörigen Veränderungen des Hirngewebes folgen einer zeitlichen Entwicklung, die von einem etwa 2 Tage dauernden *Stadium der Nekrose* in das *Stadium der Verflüssigung (Kolliquation)* und *Resorption* überleitet, dem die *Phase der Narbenbildung* folgt, oft ausmündend in der Entstehung einer oder mehrerer, von vorwiegend gliösem Narbengewebe umgebener *Zysten.* Größere Narbenherde im Hirnrindenbereich führen oft zum Bild der *Ulegyrie* (Narbenwindung). Solche Infarkte und Infarktresiduen finden sich besonders häufig im Verzweigungsgebiet der A. cerebri media, vielfach unter Einbeziehung der Capsula interna, deren Zerstörung das bekannte Bild der »gekreuzten« spastischen Halbseitenlähmung zur Folge hat. *Kleine Infarkte,* z. B. die manchmal in großer Zahl auftretenden und zur *Granularatrophie der Hirnrinde* führenden *Rindeninfarkte,* ferner die besonders im Gebiet der Stammganglien liegenden disseminierten Nekrosen, Zystchen und Glianarben *(»Status lacunaris«),* beruhen in erster Linie auf einer lumenverengernden Hyalinose und Lipoidose von Arterien geringen Kalibers. Solche Schäden stellen in vielen Fällen das morphologische Korrelat zu kurzfristigen und/oder geringfügigen Schlaganfällen *(»Streifschlägen«)* dar und liegen dem sog. *Altersparkinsonismus* (S. 361) und der *arteriosklerotischen Demenz* zugrunde. Häufig entstehen die ischämischen Veränderungen im Rahmen eines allgemeinen Blutdruckabfalls bei vorhandener Stenosierung der kleinen Arterien, z. B. nachts, im Anschluß an Anstrengungen oder üppige Mahlzeiten und infolge kardialen Leistungsabfalls (z. B. bei Myokardinfarkt).

Blutungen im Schädel-Hirnbereich

Blutungen (S. 456) im Schädel-Gehirnbereich können aus verschiedenen Gründen rasch lebensbedrohlich werden. Zunächst handelt es sich oft um einen *raumfordernden Prozeß*, der das Fassungsvermögen des Reserveraumes im Schädelinnern rasch überschreitet. Dies trifft insbesondere für die *arteriellen Massenblutungen* zu, die man, falls sie intrazerebral stattfinden, als *Apoplexie (Apoplexia cerebri)* oder *Enzephalorrhagie* bezeichnet. Eine Volumenvermehrung des Gehirns resultiert aber auch aus zahlreichen, verteilt auftretenden kleinen Blutungen *(Purpura cerebri)*, wie sie etwa bei Thrombozytopenie, bei Fettembolie des Gehirns oder nach Insolation angetroffen werden. Weitere pathogenetische Folgen intrakranieller und insbesondere intrazerebraler Blutungen umfassen die örtliche *mechanische Zerstörung von Gewebe*, lokale Druckwirkungen *(Kompressionsischämie*, z. B. infolge *Epi- oder Subduralhämatom)* und die *Schädigung* nervöser Zentren oder Bahnen *durch benachbarte Blutmassen*, z. B. nach *Einbruch der Blutung in das Ventrikelsystem oder in den Subarachnoidalraum*. Im Gewebe liegende Blutmassen erzeugen in der Umgebung u. a. ein *kollateral-entzündliches Ödem*, das – neben schädlichen lokalen Folgen – zur Volumenvermehrung zusätzlich beiträgt.

Ursachen und **Pathogenese:** Den Massenblutungen liegt, abgesehen von *Aneurysmarupturen* bei normotonen Individuen und *traumatischen Arterienschäden* sowie *Venenrissen*, in der Regel eine arterielle Hypertonie zugrunde *(hypertonische Massenblutung)*. Zur Gehirnapoplexie neigen vor allem Patienten mit genuiner Hypertonie, während solche Vorkommnisse bei der renalen Hypertonie eher selten sind (S. 516).

Beispiele:

- Rasch sich vergrößerndes *Epiduralhämatom* infolge Schädelkalottenfraktur und Zerreißung der A. meningea media, mit nachfolgender Kompression des Gehirns.
- *Subduralhämatom(e)* über den Großhirnhemisphären wegen traumatisch bedingter Ruptur von Brückenvenen oder auf der Grundlage einer *Pachymeningosis haemorrhagica interna* (S. 851).
- *Massenblutung* im Bereich der *Stammganglien*, in der *Brücke* und/oder im *Kleinhirn*, bekannten Prädilektionsstellen für ein solches Ereignis, mit nachfolgendem Einbruch in das Ventrikelsystem *(Haematocephalus internus)*.
- Ausgedehnte *Subarachnoidalblutung* infolge Ruptur eines sog. *kongenitalen, sackförmigen Aneurysma*, beispielsweise im Bereich des Ramus communicans anterior, verbunden mit sog. Wühlblutungen in die Gehirnbasis hinein.

Weitere Ursachen von Hirnblutungen sind u. a. eine traumatische *Contusio cerebri* (S. 1391), eine *sekundäre Hämorrhagie in einen ursprünglich anämischen Erweichungsherd hinein*, ferner *hämorrhagische Diathese*, beispielsweise wegen Antikoagulation, *Venenthrombosen* und Blutungen im Bereich eines *Tumors*.

Morphologisch entwickelt sich bei arteriellen Massenblutungen im Gehirninnern rasch ein großes *Hämatom* (S. 456), in dem die Blutmassen wenigstens teilweise gerinnen. Dann kommt es zur *hämorrhagischen Erweichung* der betroffenen Gebiete (sog. *rote Malazie*) wobei im Anschluß an den Gewebezerfall massenhaft Pigmentkörnchenzellen, z. T. auch Fettkörnchenzellen auftreten. Infolge Resorption von Blutabbauprodukten entwickelt sich in der weiteren Umgebung des Herdes eine »Schwellung« und/oder ein Oedem i. e. S. mit oft makroskopisch erkennbarer gelblicher Farbe. Rote Erweichungsherde wandeln sich schrittweise in eine sog. *braune Malazie* um (Hämosiderin!).
Serien- und Stufenschnitt-Untersuchungen ließen erkennen, daß der Arterienruptur bei hypertonischer Massenblutung eine teilweise oder vollständige Wandnekrose vorauszugehen pflegt *(hypertonische Arteriopathie)*, und daß die Blutung im Sinne eines zweizeitigen Ereignisses ablaufen kann, z. B. durch Bildung zunächst eines kleinen Aneurysma spurium oder dissecans (*Mikroaneurysma*, S. 497), das nachfolgend nach außen rupturiert.

Bedeutung des Gefäß-Bindegewebsapparates bei entzündlichen Veränderungen im Bereich des Zentralnervensystems

Die geschilderten Reaktionen, beispielsweise auf Infarzierung von Hirngewebe oder auf intrazerebrale Blutungen bzw. traumatische Schäden, können z. T. als *steril-entzündliche Prozesse* (vgl. dazu S. 1243) verstanden werden. Bei diesen wie bei *Infektionskrankheiten* des Zentralnervensystems spielt der Gefäß-Bindegewebsapparat in verschiedener Hinsicht eine entscheidende Rolle. Zunächst ist hervorzuheben, daß die an entzündlichen Prozessen beteiligten Zellen zum größten Teil aus der Blutbahn stammen; dasselbe trifft für gelöste Blutbestandteile, wie Fibrinogen, Komplement und Immunglobuline zu. Ferner nehmen auch Elemente des perivaskulären und meningealen Bindegewebes an den verschiedensten Formen entzündlicher Vorgänge teil, vor allem im Sinne einer Bindegewebsneubildung, z. T. über den Aufbau eigentlichen Granulationsgewebes (S. 1298). Im Endstadium solcher Prozesse findet man daher nicht nur gliöse, sondern auch bindegewebige Narben.

Beispiele:

- Bildung eines Mantels von Granulationsgewebe um einen *Hirnabszeß* herum, mit späterem Übergang in kollagenhaltiges Narbengewebe.
- Infektionen, die vor allem die weiche Hirnhaut betreffen *(Leptomeningitiden)*, können eine erhebliche *Fibrosierung bzw. Vernarbung der Meningen* hervorrufen. Bei narbigem Verschluß z. B. der Foramina Magendii und Luschkae entwickelt sich ein *Hydrocephalus internus* (s. u.). Man kennt auch Prozesse mit schleichender Bindegewebsvermehrung in diesen Zonen (z. B. *diffuse Leptomeningitis chronica fibrosa* bei Lues III).

In Bezug auf die *Ausbreitung von Infektionserregern* ist hervorzuheben, daß sowohl *hämatogene* wie *fortgeleitete* Infektionen im Bereich des Zentralnervensystems weitgehend an den Gefäß-Bindegewebsapparat gebunden sind.

Beispiele:
- Hämatogene Entstehung einer *Pneumokokken-Meningitis* und/oder eines *Hirnabszesses* bei eitrigen Prozessen im Lungenbereich.
- Hämatogene Besiedlung des Zentralnervensystems und/oder seiner Hüllen bei sog. *spezifischen Infektionskrankheiten,* wie *Tuberkulose (»Basalmeningitis«, »Tuberkulome«),* und *Lues (meningovaskuläre Lues III, progressive Paralyse, Tabes dorsalis* u. a.), ferner bei *Mykosen, Rickettsiosen* sowie den meisten *Virusinfekten* und bei Befall des Zentralnervensystems durch *tierische Parasiten* (vgl. dazu S. 2109ff.).
- *Fortgeleitete Leptomeningitiden* bzw. Hirnabszesse (otogen, rhinogen).

Bedeutung des Gefäß-Bindegewebsapparates bei neoplastischen Prozessen im Bereich des Zentralnervensystems

Eine *Metastasierung* maligner Neoplasien ins Zentralnervensystem erfolgt fast immer *hämatogen;* ferner ist die Ausbreitung neoplastischer Zellen z. B. im Bindegewebe des Subarachnoidalraumes (z. B. *Leptomeningosis carcinomatosa s. leucaemica*) kein seltenes Ereignis. Bei einzelnen Formen von *Gliomen* bzw. *Glioblastomen* zeigen sich typischerweise eigenartige *Gefäßwucherungen,* wie glomerulumartige Kapillarnetze (z. B. bei Oligodendrogliom) oder Schlingen- und Knäuelbildungen (z. B. bei Glioblastomen). In der Nachbarschaft von Gliomen und zerebralen Metastasen bösartiger Geschwülste (z. B. Bronchialkarzinome, Mammakarzinome, maligne Melanome, hypernephroide Karzinome der Nieren und Schilddrüsenkarzinome) beobachtet man oft eine Vermehrung des perivaskulären und/oder leptomeningealen Bindegewebes.

Die wichtigsten Reaktionstypen von Seiten der Glia und des Gefäß-Bindegewebsapparates bei pathologischen Prozessen im Zentralnervensystem sind in Abb. 83 skizziert.

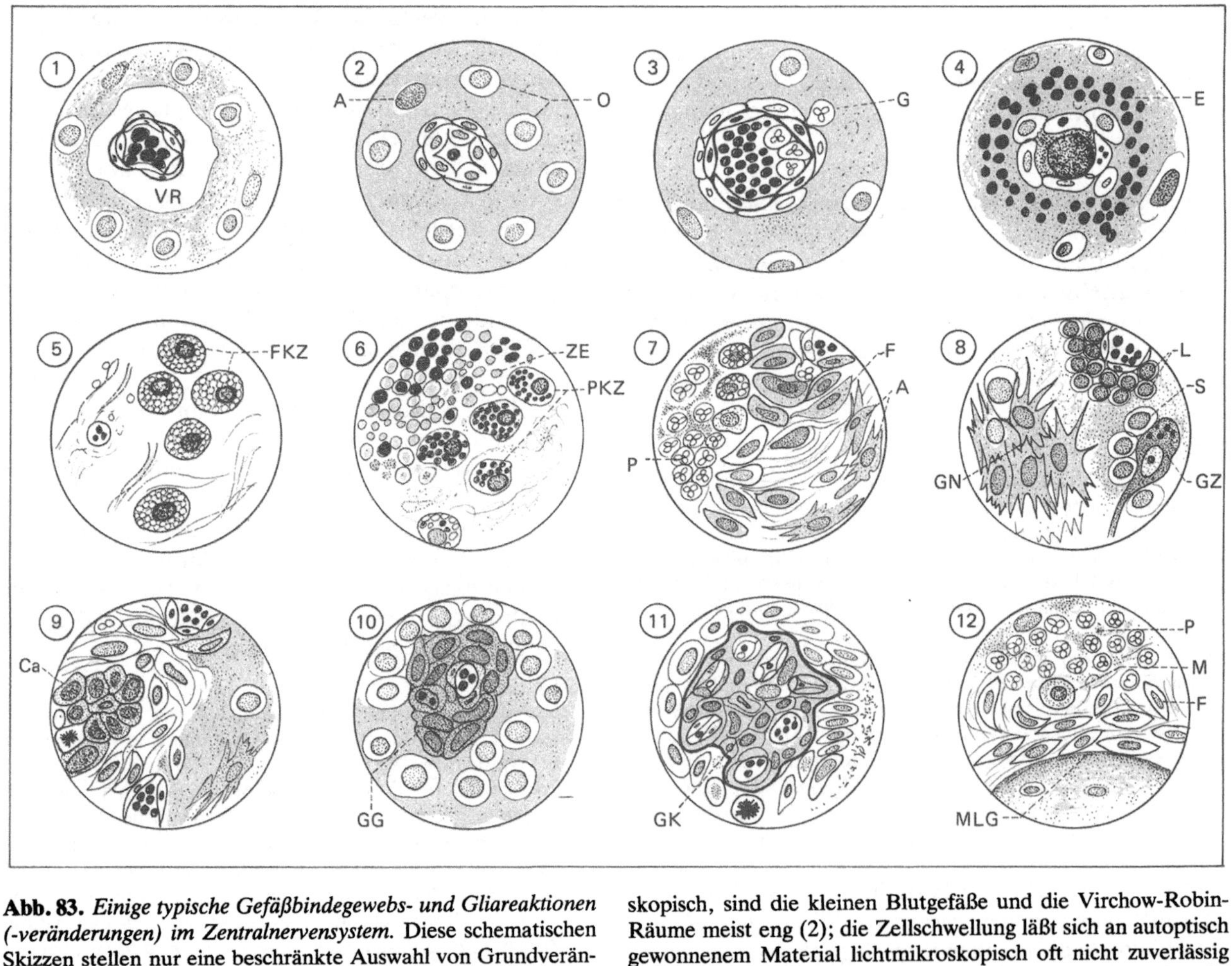

Abb. 83. *Einige typische Gefäßbindegewebs- und Gliareaktionen (-veränderungen) im Zentralnervensystem.* Diese schematischen Skizzen stellen nur eine beschränkte Auswahl von Grundveränderungen dar, denen man bei pathologischen Prozessen in Gehirn und Rückenmark begegnet. Eine *Ausweitung des Virchow-Robin'schen Raums* deutet in der Regel auf eine Volumenverminderung des umgebenden Hirngewebes hin (1), z. B. bei Hirnatrophie; dieser Befund kann nicht als für ein Hirnödem i. e. S. (vasogenes Hirnödem) beweisend gelten. Bei der *Hirnschwellung,* die man makroskopisch besser erkennt als mikroskopisch, sind die kleinen Blutgefäße und die Virchow-Robin-Räume meist eng (2); die Zellschwellung läßt sich an autoptisch gewonnenem Material lichtmikroskopisch oft nicht zuverlässig beurteilen. (3) *Aktive Hyperämie* (S. 501). Sog. *Mantel- oder Kugelblutungen* (4) um kleine Blutgefäße herum finden sich z. B. bei Purpura cerebri (u. a. bei Fettembolie des Gehirns oder bei schwerer Hyperthermie, S. 1052). Das partiell nekrotische Gefäß ist hier durch einen Thrombus verschlossen. *Fettkörnchenzellen* (5), die vor allem Neutralfett aus zerfallenem Myelin enthalten, treten ungefähr 2–4 Tage nach *anämischer Erweichung* in

Produktion und Drainage des Liquor cerebrospinalis und deren Störungen

Etwa die Hälfte der Zerebrospinalflüssigkeit wird durch die Plexus chorioidei produziert, während die restlichen 50% in der Umgebung der Hirngefäße entstehen. Die äußern und innern Liquorräume des Zentralnervensystems weisen beim Erwachsenen ein Fassungsvermögen von ungefähr 160 ml auf. Die Resorption des Liquors erfolgt zum großen Teil über die Arachnoidalzotten (Pacchioni'sche Granulationen), daneben aber auch über kleine Venen der spinalen Leptomeninx und perineurale Spalten der Hirn- und Rückenmarksnerven. Innerhalb von 24 Std wird das gesamte Liquorvolumen etwa 4–5mal erneuert. Zu den Funktionen des Liquors gehören u. a. die mechanische Schutzwirkung für Gehirn und Rückenmark (»Schwerelosigkeit des Zentralnervensystems im Liquor«, Schutz im Sinne einer Wasserkissen-Funktion), der Transport von Wasser, Elektrolyten und anderen Stoffen, wie z. B. Überträgersubstanzen (S. 336), die Beteiligung an der Aufrechterhaltung der Gewebshomöostase im Gehirn sowie das Mitführen von Stoffen und Zellen, die im Dienste der Abwehr stehen (z. B. Immunglobuline, Leukozyten).

Die Punktion des Liquor cerebrospinalis (vor allem Lumbalpunktion) stellt ein wertvolles klinisch-diagnostisches Hilfsmittel zum Nachweis u. a. von Blutungen, neoplastischen Prozessen und entzündlichen Vorgängen dar.
Als *Hydrocephalus internus* (Hydrocephalus i. e. S.) wird eine pathologische Ausweitung des Ventrikelsystems oder Teilen davon bezeichnet. Abgesehen von dem sog. *Hydrocephalus e vacuo* bei Substanzverlust des Gehirns, liegt die Ursache dieser Veränderung meistens in einer Behinderung des Liquorflusses an einer oder mehreren Stellen. Ein *Hydrocephalus externus* kommt fast nur bei Gehirnatrophie vor. Der sog. *kommunizierende Hydrozephalus,* mit erhaltener Verbindung zwischen dem Ventrikelsystem und dem Subarachnoidalraum, wird dem sog. *Okklusiv-Hydrozephalus* gegenübergestellt, bei dem keine solche Kommunikation besteht. Als Faustregel kann gelten, daß beim Okklusiv-Hydrozephalus das Hindernis des Liquorabflusses in den Zirkulationswegen des Hirnwassers distal der Ausweitung der verschiedenen Liquorräume liegt.

Ursachen eines *Okklusiv-Hydrozephalus* gibt es vielerlei: z. B. Mißbildungen und Zysten (z. B. »Foramen-Monroi-Zysten«, Septen-Mißbildungen u. a. m.), entzündliche Verklebungen oder Verwachsungen (Leptomeningitiden u. a.), sterile Entzündungen nach Nekrose, Blutungen und Traumen), Kompressionserscheinungen (lokale Hirnschwellungen, Blutungen, Tumoren, Entzündungsherde, Parasiten u. a., beispielsweise im Bereich des Aquädukts).

Folgen eines Okklusiv-Hydrocephalus: Je nach Dauer und Schweregrad des Hydrocephalus können die im zentralnervösen Gewebe auftretenden Veränderungen von geringfügigen Entmarkungszeichen bis zu einem schweren Schwund von Gehirnsubstanz sowie Defekten u. a. des Septum pellucidum, des Tapetum und des Balkens reichen. Bei Hydrocephalus im Kindesalter, vor dem Schluß der Schädelnähte, stellt sich eine Vergrößerung des Schädels ein, die Nähte »klaffen«, und es finden sich gestaute Venen.
Eine pathologische Mehrproduktion von Liquor als Ursache eines Hydrocephalus konnte bisher nicht nachgewiesen werden.
Ein Teil der Liquorflüssigkeit gelangt auch in Lymphbahnen und Lymphknoten der Nacken-Halsgegend, was bei infektiösen und neoplastischen Prozessen von Bedeutung ist.

Literatur

Beggs, J. L., Waggener, J. D.: Transendothelial vesicular transport of protein following compression injury to the spinal cord. Lab. Invest. *34,* 428 (1976) — *Blomquist, E., Arro, E., Brunk, U., Westermark, B.:* Plasma membrane motility of cultured human glia cells in phase II and III. Acta Pathol. Microbiol. Scand. [A] *86,* 257 (1978) — *Burger, P. C., Graham, D. G., Burch, J. G., Hackel, D. B.:* Hemorrhagic cerebral white matter. Infarction with cerebral deep venous thrombosis and hypoxia. Arch. Pathol. Lab. Med. *102,* 40 (1978) — *Dal Canto, M. C., Lipton, H. L.:* Primary demyelination in theiler's virus infection. An ultrastructural study. Lab. Invest. *33,* 626 (1975) — *Clasen, R. A., Hartmann, J. F., Starr, A. J., Coogan, P. S., Pandolfi, S., Laing, I., Becker, R., Hass, G. M.:* Electron microscopic and chemical studies of the vascular changes and edema of lead encephalopathy. Am. J. Pathol. *74,* 215 (1973) — *Cohen, S. R., Herndon, R. M., McKhann, G. M.:* Radioimmunoassay of myelin basic protein in spinal fluid. An index of active demyelination. N. Engl. J. Med. *295,* 1455 (1976) — *Dodson, R. F., Ka-*

Abb. 83 (Fortsetzung)

großer Zahl auf, *Pigmentkörnchenzellen* nach Blutungen (6); beide können kombiniert vorkommen. In Spätstadien bieten Erweichungsherde des Gehirns oft das Bild flüssigkeitsgefüllter Zysten mit gliöser Wand. Bei *Hirnabszessen* (7) bildet sich nach einiger Zeit eine sog. *pyogene Membran* (S. 1340), die in späteren Stadien innen vorwiegend aus Fibroblasten, außen aus zahlenmäßig vermehrten Astrozyten besteht. Bei Virusinfekten, wie der *Poliomyelitis acuta anterior,* werden zugrunde gegangene Ganglienzellen schließlich durch kleine Glianarben ersetzt (8). Oft erkennt man – wie bei vielen anderen Prozessen – um noch erhaltene Ganglienzellen herum eine sog. *Satellitose,* an der sich vor allem Oligodendrogliazellen beteiligen. In der weiteren Umgebung ein Blutgefäß mit *perivaskulärem Lymphozyteninfiltrat.* Um *Hirnmetastasen* extrazerebral entstandener maligner Neoplasmen herum beobachtet man nicht selten eine bindegewebige Reaktion, abgesehen von entzündlichen Infiltraten, Untergang von zentralnervösem Gewebe, Blutungen, Gliose u. a. (9). *Glomerulum-ähnliche Blutgefäßwucherungen* (10) treten z. B. bei Oligodendrogliomen auf. Noch *größere Gefäßknäuel* finden sich u. a. bei Glioblastomen (11). Bei *Leptomeningitis purulenta* (12) kommt es mit der Zeit zu einer Bindegewebsreaktion, die in eine Fibrosierung ausmünden kann.
VR = Virchow-Robin'scher Raum; A = Astrozyten; O = Oligodendrogliazellen; G = neutrophile Granulozyten; E = Erythrozyten; FKZ = Fettkörnchenzellen; ZE = Zerfallene Erythrozyten; PKZ = Pigmentkörnchenzellen; P = »Pus«, Eiter; F = Fibroblasten; GN = Glianarben; S = Satellitose; L = Lymphozyteninfiltrat; Ca = Teil einer Karzinommetastase im Gehirn; GG = Glomerulum-ähnliche Gefäßwucherung, hier bei Oligodendrogliom; GK = Gefäßknäuel, in diesem Fall bei Glioblastom; M = Makrophagen; MLG = Membrana limitans gliae der Gehirnoberfläche

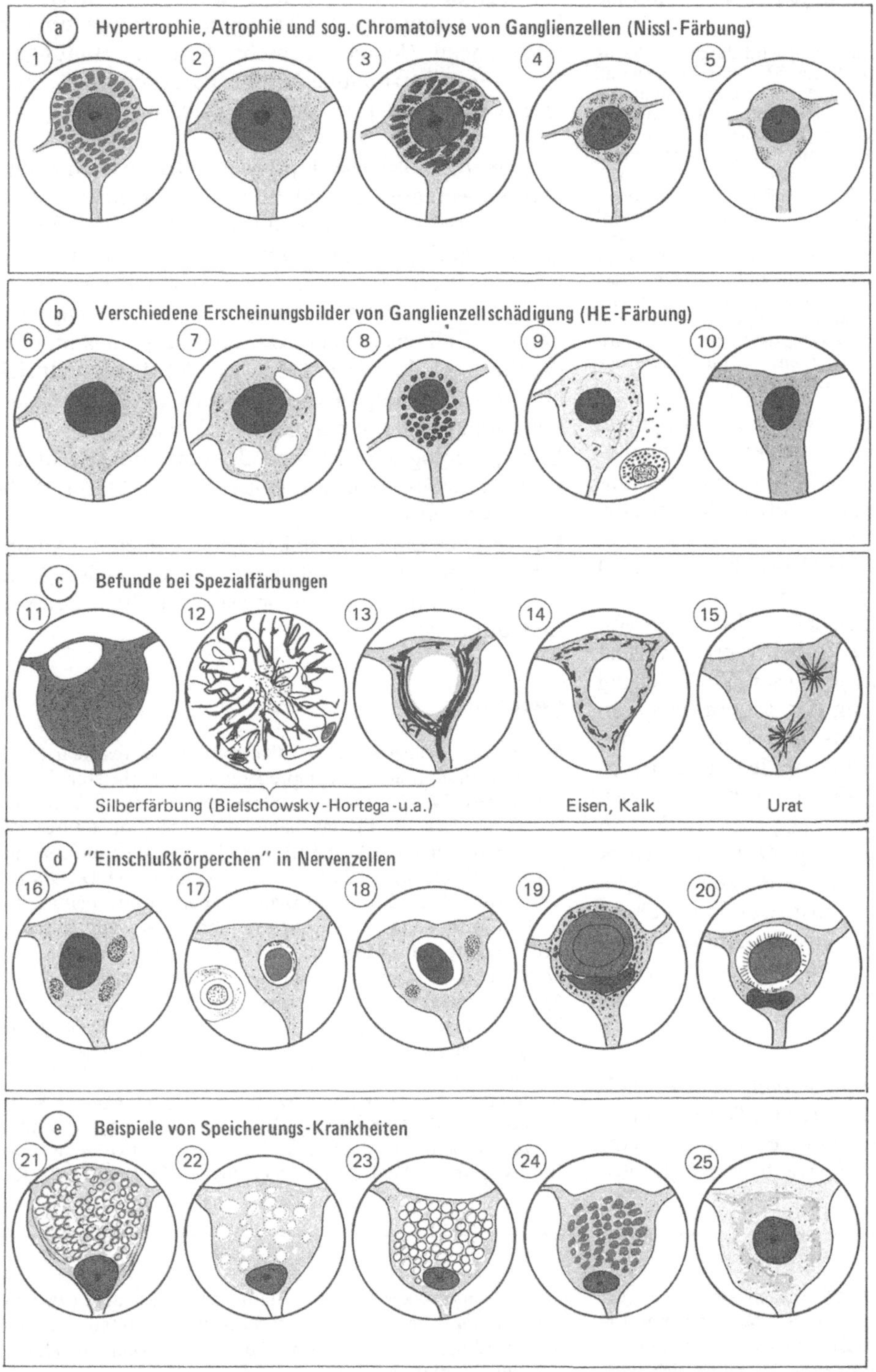

Abb. 84 a–e. *Schematische Darstellung einiger Ganglienzellveränderungen.* Es handelt sich hier nicht um eine vollständige Übersicht pathologischer Befunde am neuronalen Zellkörper, sondern nur um Beispiele typischer Befunde. **a** *Normale Ganglienzelle* mit bläschenförmigem Kern und »Nissl-Schollen« (1). Sog. *»primäre Reizung«* einer Ganglienzelle mit *funktionellen und strukturellen Zeichen von Mehrleistung (»Hypertrophie«),* u. a. teilweiser Verwischung der Nissl-Schollen (»funktionelle Chromatolyse«) infolge vermehrter Proteinsynthese (2). *Verstärkte zytoplasmatische Basophilie* (3), ein Zustand, wie er z. B. kurze Zeit nach funktioneller Mehrbeanspruchung und Aufhören derselben beobachtet wird. *Atrophie* (4), etwa im Sinn der transsynaptischen, u. U. auch der Gudden'schen Atrophie. *Pathologische Chromatolyse* (5) bei gestörtem RNA- und/oder Proteinstoffwechsel (S. 49). **b** *Zellschwellung* (6), u. a. bei *ischämischer Schädigung. Vakuoläre Umwandlung* (7), z. B. in Form der »granulovakuolären Degeneration« bei M. Pick u. a. *Lipofuszinose* (8), die u. a. mit dem Alter zunimmt, u. U. aber auch vorzeitig eintritt (*»Pigmentatrophie«*, erkennbar z. B. im Nucleus dentatus und in den Oliven). *Mangel an Melaningranula* (9) von Ganglienzellen im Bereich der Substantia nigra, z. T. auch Untergang derselben und Auftreten von Melanophoren. *»Torpedo-Zelle«* (10): Veränderte Purkinje-Zelle des Kleinhirns mit stark aufgetriebenem Axon. **c** Vergrößerte, rundliche Ganglien-

wamura, Y.: Perivascular hemorrhagic lesions in temporal cortex following cerebral infarction (a morphological study). Exp. Mol. Pathol. *20*, 24 (1974) — *Dodson, R. F., Tagashira, Y., Wai-Fong Chu, L.*: Morphological studies of the ventricular wall in cerebral infarction. Exp. Mol. Pathol. *22*, 294 (1975) — *Harper, M., Jenett, B., Miller, D., Rowan, J. (eds.)*: Blood flow and metabolism in the brain. Proc. of the 7th Internat. Symposium on Cerebral Blood Flow and Metabolism, Aviemore, Scotland, June 17th–20th, 1975. Edinburgh: Churchill Livingstone 1975 — *Laux, B. E., Raichle, M. E.*: The effect of acetazolamide on cerebral blood flow and oxygen utilization in the rhesus monkey. J. Clin. Invest. *62*, 585 (1978) — *Meier-Ruge, W., Gygax, P., Iwangoff, P., Schieweck, Ch., Wolff, J.*: The significance of pericapillary astroglia for cerebral cortical blood flow and EEG activity. In: Pathology of cerebral microcirculation. Cervós-Navarro, J. (ed.), Berlin: de Gruyter 1974 — *Marx, P.*: Die Gefäßerkrankungen von Hirn und Rückenmark. Stuttgart: Fischer 1977 — *Pinching, A. J., Travers, R. L., Hughes, G. R. V., Jones, T., Moss, S.*: Oxygen-15 brain scanning for detection of cerebral involvement in systemic lupus erythematosus. Lancet *I*, 898 (1978) — *Russell, W. R.*: Multiple sclerosis – control of the disease. Oxford: Pergamon Press 1976 — *Schachenmayr, W., Friede, R. L.*: The origin of subdural neomembranes. Am. J. Pathol. *92*, 53 (1978) — *Stehbens, W. E.*: Pathology of the cerebral blood vessels. Saint Louis: Mosby 1972 — *Towfighi, J., Grover, W., Gonatas, N. K.*: Mental retardation, hypotonia, and generalized seizures associated with astrocytic »residual« bodies. Hum. Pathol. *6*, 667 (1975)

86. Neurone, neuronale Systeme und ihre pathologischen Veränderungen

86.1. Bemerkungen zu Entstehung, Bau und Funktion der Neurone

Phylogenetisch betrachtet, entwickelten sich Neurone aus primitiven Neuroeffektorzellen, deren vorherrschende Eigentümlichkeit es zunächst war, auf verschiedene Reize mit einer Kontraktion zu reagieren. Im Laufe der stammesgeschichtlichen Entwicklung haben diese Elemente eine in verschiedene Richtungen gehende Spezialisierung erfahren, wobei neben den kontraktilen Muskelzellen eine große Zahl von Elementen entstand, die für eine Antwort auf besondere Reize und die Weiterleitung entsprechender nervöser Impulse differenziert sind.
Beim *menschlichen Organismus* ist die Bildung der ungefähr 30 Milliarden Neurone des Nervensystems mit der Geburt im wesentlichen abgeschlossen. Wie schon erwähnt wurde, ist im späteren postnatalen Leben ein Ersatz verlorengegangener Nervenzellen nicht mehr möglich.
Am Beispiel der motorischen Vorderhornzellen des Rückenmarks läßt sich der *Bau eines Neurons* wie folgt zusammenfassen (Abb. 85): Der *Zellkörper (Soma)* der Ganglienzelle weist in der Regel einen *bläschenförmigen Kern* mit einem deutlichen, zentralständigen *Nucleolus* auf. Besonders bei Färbung mit Kresylviolett oder Thionin erkennt man im Zytoplasma die sog. *Nissl-Schollen*, die sich elektronenoptisch vor allem aus rauhem endoplasmatischem Retikulum mit zahlreichen Polysomen aufbauen. Beispielsweise durch Silberimprägnation lassen sich zahlreiche kurze Fortsätze *(Dendriten)* und ein langer, faserförmiger, vom sog. Axonhügel ausgehender Achsenzylinder *(Axon)* darstellen. Während das initiale Axonsegment nicht myelinisiert ist, erscheint der Achsenzylinder im ganzen übrigen Verlauf in der Regel von *Markscheiden* umgeben. Diese werden im Zentralnervensystem von den Oligodendrozyten, in peripheren Nerven von den Schwann'schen Zellen (Scheidenzellen) gebildet und können hier verschieden dick sein. Man spricht von markhaltigen, markarmen oder »marklosen« Nervenfasern. Bei sog. »nicht-myelinisierten« Nerven sind die Axone einfach in den Zelleib der Schwann-'schen Zellen eingebettet, bei den markhaltigen Nerven wickelt sich die Zytomembran der Scheidenzellen mehrmals um den Achsenzylinder herum: dieser vielschichtige Mantel entspricht dem Myelin. Im Längsschnitt erkennt man an den Berührungsstellen der Scheidenzellen Einschnürungen, die sog. *Ranvier'schen Knoten oder Schnürringe*, an denen eine eigentliche Myelinscheide fehlt. Zur lichtmikroskopischen Darstellung der Markscheiden eignet sich u. a. die Methode von Heidenhain-Woelcke, zur Färbung sowohl der Ganglienzellen als auch der Myelinscheiden die Technik nach Klüver-Barrera. Der Achsenzylinder endet in einer Zahl von Verzweigungen, die häufig Auftreibungen, sog. *Endknöpfe*, zeigen. Die *synaptischen Endknöpfe* enthalten Granula und/oder Vesikeln *(Synaptosomen)*, die die von der Nervenzelle gebildeten Überträgersubstanzen (S. 336) enthalten bzw. speichern.
In *funktioneller Hinsicht* lassen sich am Neuron folgende Untereinheiten auseinanderhalten:
a) Die *dendritische Zone*, die man als Rezeptormembran des Neurons bezeichnen kann.
b) Das *Axon*, die einzige elongierte zytoplasmatische Struktur mit der Aufgabe, Impulse von der dendritischen Zone wegzuleiten.
c) Der *Zellkörper*, der meist nahe der dendritischen Zone liegt, aber auch im mittleren Teil des Axons (z. B. akustisches Neuron) oder seitlich (z. B. bipolares kutanes Neuron) lokalisiert sein kann, und Hauptträger des Zellstoffwechsels ist.

Die *Nervenfasern* werden, je nach Durchmesser, Leitungsgeschwindigkeit, Spitzenpotential, Dauer der absoluten Refraktionsperiode und Funktion, in verschiedene Gruppen unterteilt, wobei die dicksten Fasern (z. B. die propriozeptiven AαIa-Typen oder die für Berührung und Druckempfindungen verantwortlichen AβII-Fasern) in der Regel die höchste Leitungsgeschwindigkeit, das geringste Spitzenpotential und die kürzeste absolute Refraktionsperiode aufweisen. Grundsätzlich kann man *afferente* und *efferente periphere sowie Hirnnerven* unterscheiden, wobei jede dieser beiden Gruppen je sog. *somatische* und *viszerale Fasern* umfaßt; die letzteren dienen in erster Linie vegetativen Funktionen. Ferner spricht man von *allgemeinen* Fasertypen, z. B. solchen, die mit der Hautsensorik oder motori-

---

Abb. 84 a–e (Fortsetzung)

zelle mit argentophilem Zelleib *(»argentophile Kugel«)*, z. B. bei M. Pick (11). *Alzheimer-Druse*, die man besonders in der Großhirnrinde und im Bereich der Mamillarkörper bei der Alzheimer'schen Krankheit, ferner bei M. Wilson, gewissen Enzephalitiden und im Alter vermehrt antrifft. Die zentrale Partie dieses strauchartigen, versilberbaren, etwa 20–120 μm im Durchmesser betragenden Gebildes ergibt eine positive Reaktion bei Amyloidfärbungen (12). *Alzheimer'sche »fibrilläre Degeneration«* (»fibrillary tangle«) von Ganglienzellen, mit Auftreten grober, argentophiler fibrillärer Gebilde im Zelleib (13). *Kalk- und/oder Eiseneinlagerung* (»Ferrugination«) (14). *Uratablagerung* in Ganglienzellen bei Hyperurikämie (15). **d** *Negri-Körperchen* (16) in Galglienzellen z. B. des Hippocampus, der Medulla oblongata u. a., z. T. auch in Purkinje-Zellen des Kleinhirns, bei Tollwut (Lyssa). *Kern-Einschlußkörperchen* (z. B. Typen A und B nach Cowdry) bei *Herpes B-Enzephalitis*, z. B. in Nervenzellen der Clarke'schen Säule (17). Ähnliche Einschlüsse finden sich u. a. bei der subakuten sklerosierenden Leukoenzephalitis (van Bogaert). *Zytomegalie* (18), relativ selten in Ganglienzellen zu sehen. *Lewy-Körperchen* (19) in pigmentierter Zelle der Substantia nigra bei Paralysis agitans. *Myoklonus-Körperchen (Lafora-Körperchen)* (20) bei Myoklonus-Epilepsie. **e** *Amaurotische Idiotie* (21, z. B. Tay-Sachs'sche Krankheit, S. 979). Aufgetriebene Ganglienzellen bei *Hurler'scher Krankheit* (S. 965) sind nur in bestimmten Regionen und oft nur da und dort nachzuweisen (22). Speichernde Ganglienzelle bei *Niemann-Pick'scher Krankheit* (23); demgegenüber werden Speicherungsphänomene im Zelleib von Neuronen z. B. bei der Gaucher'schen Krankheit meist vermißt. Ganglienzelle bei *Lipofuszinose (24), hier mit sog. kurvilinearen Körperchen*, die man elektronenmikroskopisch dicht gedrängt in den zahlreichen »dense bodies« erkennen kann. Es handelt sich offenbar um einen Enzymdefekt mit Störung des lysosomalen Abbaus. *Glykogenreiche Ganglienzelle bei Glykogenose Typ I (v. Gierke)* (25) u. a., nicht aber bei Typ II (Pompe), bei dem vor allem Scheidenzellen und Phagozyten betroffen sind

schen Leistungen verbunden sind, und *speziellen* Fasern, wie etwa Seh- und Hörnervenfasern, die zu Neuronen mit hochspezialisierten Aufgaben gehören.
Die uneingeschränkte Funktion der Neuronen ist an einen *intakten Stoffwechsel* der Zelle gebunden. Die meisten Neurone haben ein großes *Sauerstoffbedürfnis* und hängen auch von einer ausreichenden *Glukosezufuhr* ab. Von besonderer Bedeutung ist ferner der genügende Nachschub der *Baustoffe für die Lipidsynthese.* Stimulierte Neurone intensivieren *Synthese und Umsatz der RNA* und – davon abhängig – von *Proteinen* bzw. *Polypeptiden.* Die Verschiebung der für die Funktionstüchtigkeit des Axons notwendigen und mit synaptischen Überträgermechanismen zusammenhängenden Stoffe (vor allem Proteine) vom Zellkörper in die Peripherie der Achsenzylinder läßt sich – z. B. autoradiographisch – in Form des sog. *axoplasmatischen Transportes* verfolgen. Bei schnellem Transport werden im Tag etwa 40 cm zurückgelegt, bei langsamem 20 cm; die Transportgeschwindigkeit scheint vom oxydativen Stoffwechsel und im besonderen von der verfügbaren Menge von ATP abzuhängen. An diesen Phänomenen sind vermutlich der mikrotubuläre Apparat und Filamente aktiv beteiligt. Nach einer zur Zeit vorherrschenden Modellvorstellung könnte das im Axon zu verschiebende Material an Filamente, die im Zellkörper produziert werden, gebunden und entlang den Mikrotubuli transportiert werden, ähnlich, wie sich Aktin im Skelettmuskel entlang dem Myosin verschiebt.
Das *hervorstechende Merkmal der Nervenzellen ist ihre Erregbarkeit.* Der zu einem sog. *Impuls,* d. h. einer entlang dem Achsenzylinder fortgeleiteten physikochemischen Veränderung, führende *Reiz* kann elektrisch, chemisch oder mechanisch sein. Sogar ionisierende Strahlen vermögen Impulse auszulösen. Die Fortleitung nervöser Impulse stellt einen aktiven, sich selbst propagierenden, energieverbrauchenden Prozeß dar, der beispielsweise mit dem Abbrennen einer Zündschnur verglichen wurde. Im allgemeinen weisen die Nervenzellen eine eher niedrige *Erregbarkeitsschwelle* auf. Je nach Intensität und Dauer eines eintreffenden Reizes kann – nach einer gewissen Latenzzeit – der sog. *»firing level«* erreicht werden, nach dem das membranständige sog. *Ruhepotential* (etwa – 70 mV) zusammenbricht, und ein *biphasisches Aktionspotential* mit sog. *»overshoot«, Nach-Depolarisation* (negatives Nachpotential) und *Nach-Hyperpolarisation* zustandekommt. Das Ruhepotential kann dann – wie mit intrazellulär plazierten Elektroden festgestellt wurde – innerhalb von ungefähr 50–70 msec wieder hergestellt werden. An den myelinisierten Nervenfasern lassen sich solche Prozesse besonders leicht verfolgen; der *»overshoot«* äußert sich hier als sog. *»spike«.* Die ionale Grundlage der Entstehung und Fortleitung eines Aktionspotentials besteht in selektiven Veränderungen der Permeabilität an umschriebenen Stellen der Zellmembran, so daß in diesen Bereichen infolge eines veränderten Durchstroms von K^+-, Na^+-, Cl^-- und anderen Ionen das negative Potential an der Membran-Innenseite zusammenbricht *(»current sink«).* Im Wesentlichen kommt es zu einer Änderung des Membranverhaltens, wenn die Depolarisationsgröße 7 mV überschreitet: danach beobachtet man eine deutliche Steigerung der Permeabilität für Na^+, das einströmt und die Depolarisation zu Ende führt. In der Repolarisationsphase besteht umgekehrt eine gesteigerte K^+-Permeabilität. An der Repolarisation sind u. a. Ionenverschiebungen in der Extrazellulärflüssigkeit beteiligt. Eigenschaften der Erregbarkeit verschiedener Nerventypen werden u. a. durch die sog. *Chronaxie* (Reizzeit-Intensitätskurve) charakterisiert. Am distalen Axonenende eintreffende Impulse lösen dort in der Regel die *Freisetzung von Überträgersubstanzen* aus. Zusammenfassend kann somit angenommen werden, daß nach Bildung eines Potentials im Bereich des Zellkörpers bzw. des Axonhügels der Impuls im Sinne einer Alles- oder Nichts-Leitung längs des Achsenzylinders fortgeleitet wird und in den synaptischen Endknöpfen die exozytotische Ausschleusung von »transmitter«-Substanzen hervorruft (S. 336).

86.2. Pathologische Veränderungen des Neurons

Grundsätzlich gelten auch für die Neurone die Grundphänomene der Zellpathologie. Insbesondere trifft dies für die lichtmikroskopisch erkennbaren Veränderungen von Form und Färbbarkeit der Kern- und Zytoplasmabestandteile zu. Erschwerend für das Verständnis mag es sein, daß in der Neuropathologie seit langem Begriffe benützt werden, die in der allgemeinen Zellpathologie nicht üblich sind. Die letztere soll daher im folgenden mit einigen wichtigeren neuronalen Strukturstörungen in Beziehung gebracht werden (Abb. 84).

Wiederholt stimulierte Ganglienzellen vergrößern sich, es kommt zu einer »funktionellen Kernschwellung«, das Volumen des Nucleolus nimmt zu, das Zytoplasmavolumen vermehrt sich, und die in metabolisch weniger aktiven Ganglienzellkörpern deutlich abgrenzbaren Nissl-Schollen erscheinen verwischt *(»primäre Reizung der Ganglienzelle«).* Ultrastrukturelle Untersuchungen zeigen, daß es sich hier keineswegs um einen »Schwund« des die Nissl-Schollen aufbauenden Ergastoplasma handelt, wie aus Bezeichnungen wie *»Chromatolyse«* oder *»Tigrolyse«* vermutet werden könnte. Vielmehr nimmt lediglich die Volumendichte der Ribosomen ab, und die endoplasmatischen Zisternen erweitern sich, wie dies schon geschildert wurde (S. 48).

Beispiel:

- Wahrscheinlich stellt die sog. *»zentrale Chromatolyse«* des Ganglienzellkörpers nach peripherer Durchtrennung des zugehörigen Axons (»axonale Reaktion«) meistens nichts anderes dar, als den Ausdruck einer vermehrten RNA- und Proteinsynthese, die im Dienst der Regeneration des Achsenzylinders steht.

Nach Abklingen der Reizung können solche Zellen dann eine *verstärkte zytoplasmatische Basophilie* aufweisen, die sich in einem besonders deutlichen Hervortreten der Nissl-Schollen äußert. Ein schädigender Einfluß auf die Nervenzelle, wie die Durchtrennung des Achsenzylinders es u. U. auch sein mag, kann allerdings in eine Atrophie *(»Gudden'sche Atrophie«)* oder gar den Schwund des Neurons ausmünden. Als *»transsynaptische Atrophie«* bezeichnet man die Verkleinerung und erhöhte Färbbarkeit von Kern und Zytoplasma eines Nervenzellkörpers, die durch eine axonale Läsion eines mit ihr synaptisch verbundenen, in der Regel afferenten Neurons herbeigeführt werden. Man kennt aber auch eine *»retrograde transsynaptische Degeneration«* von Nervenzellen. Die wahrscheinlichste Erklärung für diese Veränderungen liegt in der Annahme, daß sich solche Neuronen wegen Wegfalls eines Großteils der transsynaptischen Erregungsüberleitung in einem Zustand geringerer metabolischer Aktivität befinden.

Die *Chromatolyse,* d. h. der »Schwund« deutlich färbbarer und abgrenzbarer Nissl-Schollen, ist aber keineswegs in allen Fällen Ausdruck einer funktionellen, d. h. reversiblen Veränderung. Sie kann auch Folge eines echten *Verlustes an ribosomalen Strukturen* und damit Zeichen einer regressiven Störung sein.

Beispiele:

- Wahrscheinlich gehört die sog. *periphere Chromatolyse* motorischer Vorderhornzellen im Rückenmark, wie man sie z. B. bei *progressiver spinaler Muskelatrophie* findet, zu den regressiven neuronalen Störungen.
- Eine Chromatolyse (Tigrolyse) geht in manchen Fällen auch mit dem *Untergang einer Nervenzelle* einher.

Im übrigen finden sich an Ganglienzellen bzw. an Axonen zahlreiche weitere strukturelle und färberische Veränderungen, wie sie für andere Zellarten geschildert und besprochen wurden, z. B. *Schwellung, Vakuolenbildung, Verfettung, intrazelluläre Lipidanhäufung* (z. B. bei Speicherkrankheiten, s. Tabelle 26), *Veränderungen im Glykogengehalt, Störungen im Mukopolysaccharidgehalt, Hyalinisierung von Zellteilen, »fibrilläre« Degenerationsherde* im Zytoplasma, pathologische *Pigmenteinlagerungen* oder *Pigmentverluste* u. a. m. Manche dieser Störungen sind allerdings im neuropathologischen Schrifttum unter besonderen Namen bekannt und werden z. T. in ihrer Art auch nur in Neuronen angetroffen.

Beispiele:
- Sog. *Torpedo-Zellen,* d. h. geschädigte Purkinje-Zellen des Kleinhirns mit u. a. verkürzten, am Ende aufgetriebenen Axonen.
- *Fibrilläre Degeneration* des neuronalen Zellkörpers (S. 330), die als *Alzheimer'sche Druse* bekannt ist und u. a. beim *Morbus Alzheimer,* bei gewissen Enzephalitiden und beim *Morbus Wilson* (S. 844) vorkommt. Diese Drusen finden sich vor allem in kortikalen Neuronen; sie imponieren als argyrophile, zunächst vom Apex zur Basis führende, später geflechtartige, Kongorot-positive Bänder, verbunden mit »Tigrolyse«.
- Die sog. *granulovakuoläre Degeneration,* die vor allem Pyramidenzellen des Hippocampus bei *Morbus Alzheimer* und *Morbus Pick* (S. 359) zeigen, und die durch zytoplasmatische Vakuolen mit einem zentralen argyrophilen Korn sowie einer tigrolytischen Zone charakterisiert ist.
- *Ganglienzellveränderungen bei Morbus Pick,* vor allem im Cortex anzutreffen und gekennzeichnet durch Vergrößerung der Zelle mit/bei Ablagerung azidophilen Materials in Kernnähe und Exzentrizität des Kerns.
- Vermehrte Einlagerung von *Eisen- und Kalziumsalzen (»Ferrugination* von Ganglienzellen«).
- Anhäufung von *Lipofuszin* in Ganglienzellen, die mit dem *Alter* meistens zunimmt.
- Verlust von *Malanin* in Ganglienzellen der Substantia nigra, z. B. bei *Morbus Parkinson.*
- *Lewy-Körperchen,* d. h. azidophile, konzentrisch geschichtete hyaline Einschlüsse vor allem in Ganglienzellen der Substantia nigra und des Locus coeruleus bei *Morbus Parkinson.*
- *Myoklonus-Körperchen (Lafora-Körperchen),* d. h. mukopolysaccharidhaltige, konzentrisch geschichtete bis hyaline, rundliche Gebilde in Neuronen der Großhirnrinde, der Basalganglien und des Rückenmarks, z. T. im Achsenzylinder gelegen, u. a. bei *Myoklonus-Epilepsie (Unverricht'sche Krankheit).*
- *Harnsäure- bzw. Urateinschlüsse* bei Hyperurikämie (S. 1005), z. B. *Morbus Lesch-Nyhan* (S. 1011).

Bestimmte Typen und/oder Lokalisationen von Ganglienzellveränderungen finden sich bei einzelnen *Viruskrankheiten.* Das Ausmaß und der Ort der Mitbeteiligung des Zentralnervensystems bei einer Virusinfektion hängen in erster Linie vom sog. Neurotropismus der einzelnen Viren ab. Die befallenen Ganglienzellen lassen z. T. sog. *Einschlußkörper* erkennen, in anderen Fällen erfahren sie eine periphere Chromatolyse, die in den Zelluntergang überleiten kann.

Beispiele:
- Sog. *Negri-Körperchen* bei *Tollwut (Lyssa),* d. h. zytoplasmatische Einschlußkörperchen in Ganglienzellen u. a. des Hippocampus, der Medulla oblongata und des Kleinhirns.
- Periphere Chromatolyse und/oder Untergang motorischer Vorderhornzellen im Rückenmark bei *Poliomyelitis acuta anterior.*

Der *Ganglienzelluntergang* äußert sich morphologisch wie an anderen Zellen; am besten erkennt man ihn aufgrund der Kernveränderungen, d. h. Karyopyknose, Karyorrhexis und Karyolyse (S. 166). Abgestorbene Ganglienzellen können verkalken; meistens werden sie aber aufgelöst, u. a. auch im Rahmen der Neuronophagie.

Pathologische Veränderungen peripherer Nerven (s. Abb. 85, S. 338) erkennt man vor allem mit Hilfe färberischer Spezialmethoden, wie z. B. der Versilberung der Achsenzylinder, Markscheidenfärbungen und Fettfärbungen. Funktionell zeigen geschädigte Nerven in der Regel anstatt des normalen biphasischen ein *monophasisches Aktionspotential.* Bei *Neuropraxie,* d. h. bei vorübergehendem Funktionsverlust der Nerven, z. B. bei Drucklähmung, lassen sich lichtmikroskopisch meistens keine Besonderheiten feststellen. Bei *Axonotmesis,* d. h. Nervenschädigung mit Unterbrechung der Axonen, jedoch Erhaltenbleiben der Schwann'schen Scheidenzellen und Nervenhüllen, kann das Fehlen oder die Fragmentation des Achsenzylinders gesehen werden. In solchen Fällen kommt es in der Regel zu einer befriedigenden Regeneration der Axone.

Beispiel:
- Die Nervenschädigung bei *Karpaltunnelsyndrom,* d. h. einem Kompressionseffekt auf den N. medianus zwischen dem Lig. carpi volare und den angrenzenden Strukturen, geht z. T. mit einem Verlust der Axone einher; diese können aber meist regeneriert werden.

Der Begriff *Neurotmesis* bezeichnet die Unterbrechung sowohl der Axone als auch der Nervenhüllen. Werden Achsenzylinder und die umgebenden myelintragenden Elemente eines Neurons an einer bestimmten Stelle zerstört bzw. zerrissen oder zerschnitten, geht der distale Teil des Axons mitsamt seinen Aufzweigungen und Endknöpfen zugrunde: das ist die sog. *Waller'sche Degeneration.*

Morphologisch erkennt man dabei eine Fragmentation und Wellung der Achsenzylinder, und es stellt sich ein vorübergehender Myelinschwund ein. Die Schwann'schen Zellen sowie zugewanderte Histiozyten (mehrheitlich von Blutmonozyten hergeleitete Makrophagen) umgeben die Axonfragmente und beginnen z. T. im Verlauf von ungefähr einer Woche zu proliferieren. Die Phagozytose und die Auflösung der Trümmer der Achsenzylinder besorgen in erster Linie die Makrophagen. Verschiedene Befunde sprechen dafür, daß der Nachschub von Schwann'schen Zellen wenigstens zum Teil von wenig differenzierten perivaskulären Mesenchymzellen her erfolgt.

Falls es sich um eine *grobe Kontinuitätstrennung* handelt, bei der die unterbrochenen Bündel von Neuriten und ihren Scheidenzellen weit disloziert werden, »finden« die überlebenden und/oder neu aufgetretenen Scheidenzellen sowie die nachregenerierenden Axone vielfach den ursprünglich zugehörigen peripheren Teil der betreffenden Struktur nicht mehr: Hier beobachtet man oft ein regelloses Vorwachsen der Nervenfasern in reaktiv vermehrter Glia (Zentralnervensystem) bzw. im Bindegewebe (periphere Nerven). Auf dieser Grundlage entstehen in peripheren Nerven die sog. *Narbenneurome*. Mit Hilfe exakter Adaptationsmethoden anläßlich der chirurgischen Naht können nach Zerreißung oder Zerschneiden von Nerven z. T. funktionell befriedigende Resultate erzielt werden. Durch *kollaterale Aussprossung* von Axonen entstehen z. T. neue Verbindungen zwischen Nervenfasern und Erfolgsorganen.

Die *Empfindlichkeit gegenüber schädigenden Einflüssen* ist von einem *Typ von Nervenfasern* zum andern verschieden.

Beispiel:

- Auf *Hypoxie* sind B-Fasern, auf *Druck* A-Fasern und auf Lokalanästhetika bzw. Kokain *C-Fasern* am empfindlichsten.

Schäden an Axonen und den sie umgebenden Markscheiden im Zentralnervensystem sind hinsichtlich ihrer Entstehungsweise schwieriger zu beurteilen als die peripherer Nerven, da sie sich nicht ohne zeitraubende Methoden im Längsverlauf darstellen lassen. Immerhin hat man auch auf diesem Gebiet neue Erkenntnisse gewonnen, u. a. dank der Elektronenmikroskopie. In Bezug auf *Störungen der Reizleitung und -übertragung* gelten im besonderen Maße die zu *Membranschäden* ganz allgemein gemachten Überlegungen (S. 66).

Beispiele:

- Im Tierexperiment führt die *Ischämie* u. a. zu einer *Mitochondrienschwellung* in den Achsenzylindern und ihren Endigungen, z. T. mit Verlust der Innenstruktur. Im übrigen zeigen die Axone zunächst keine Dickenveränderung. Erst bei längerdauernder Ischämie oder Unterbruch der Blutzirkulation werden sie fragmentiert.
- *Vinca-Alkaloide* können u. U. eine neurofibrilläre Degeneration des Axons mit sekundärer Demyelinisierung hervorrufen.
- Bei *Ratten* bewirkt die Vergiftung mit *Hexachlorophen,* einem früher u. a. in der Säuglingspflege verwandten Desinfiziens, einen *Markscheidenzerfall* und eine teilweise *Zerstörung der Axone* des Zentralnervensystems.
- Bei verschiedenen *entzündlichen Prozessen* im Zentralnervensystem, z. B. bei *allergischen bzw. postinfektiösen Enzephalomyelitiden,* bei *Tollwut* und bei akuten Schüben von *multipler Sklerose* (S. 1176), beobachtet man eine Demyelinisierung im Zusammenhang mit Infiltration u. a. von Makrophagen und/oder Lymphozyten. Dabei kann auch der Achsenzylinder unterbrochen werden. Ob es sich dabei primär um eine direkt schädigende Wirkung der erwähnten Zellen, einen Myelinschaden durch zirkulierende Antikörper und/oder eine immunologische Veränderung (z. B. Opsonisierung, S. 1250) des Myelins handelt, steht noch nicht fest. Es wird auch an die Möglichkeit gedacht, daß solche Prozesse die unspezifische Folge einer immunologischen Reaktion sein könnten, die sich nicht gegen im Nervensystem verankerte Antigene richtet.

86.3. Synaptische Strukturen, ihre Funktionen und Störungen

Der Komplex, in dem das axonale Ende eines präsynaptischen Neurons sich mit dem Zellkörper oder den Dendriten der postsynaptischen Zelle verbindet, wird als *Synapse* bezeichnet; an diesen Stellen erfolgt physiologischerweise die Überleitung von Erregungsimpulsen von einer Nervenzelle auf die andere. Man schätzt, daß im menschlichen Gehirn etwa 10^{14} Synapsen vorhanden sind. Die wichtigsten strukturellen Varianten synaptischer Verbindungen sind in Abb. 85 skizziert. Ein Neuron kann eine bis zu mehreren tausend axonale Endigungen (z. B. *synaptische Endknöpfe*) bilden und über diese mit einer Vielzahl anderer Neurone in Beziehung treten (*Divergenz* der synaptischen Verbindungen vom prä- zu den postsynaptischen Neuronen). Diese Verbindungen können an *Dendriten, dendritischen Fortsätzen* oder am Zellkörper direkt (sog. *axosomatische Verbindungen*) liegen. Der dendritischen Zone bzw. dem Zelleib eines postsynaptischen Neurons liegen in der Regel nur wenige Endknöpfe desselben präsynaptischen Neurons an; vielmehr empfängt das erstere Verbindungen von zahlreichen (im Mittel etwa 100!) verschiedenen präsynaptischen Nervenzellen (*Konvergenz* der synaptischen Verbindungen zahlreicher prä- zum postsynaptischen Neuron). Diese Vielfalt der Überleitungsmöglichkeiten bildet die strukturelle Grundlage für Phänomene, wie Hemmung, Bahnung, Okklusion und Reverberation an Synapsen (s. u.). In den Endknöpfen finden sich meistens sog. *synaptische Bläschen,* d. h. Vesikeln oder Granula, die »Pakete« chemischer Überträgersubstanzen enthalten. Der Interzellularraum zwischen Endknöpfen und der benachbarten Struktur des postsynaptischen Neurons heißt *synaptische Spalte;* sie kann von intersynaptischen Filamenten durchzogen sein, denen innerhalb der Empfängerzelle ein sog. *subsynaptisches Netzwerk* gegenüber liegt. Dendritische Fortsätze besitzen hier in der Regel einen sog. *Fortsatzapparat.* Bei axosomatischen Verbindungen befinden sich im Zelleib des postsynaptischen Neurons an Stellen, wo Endknöpfe präsynaptischer Neuronen anliegen, oft sog. *subsynaptische Säcke.*

Vor allem mit Hilfe von Mikroelektroden und Mikropipetten konnte gezeigt werden, daß das Eintreffen eines Aktionspotentials in einem Endknopf die Freisetzung von *Überträgersubstanzen* in die synaptische Spalte hinein nach sich zu ziehen pflegt. Man nimmt an, daß sich die Überträgermoleküle mit entsprechenden Rezeptoren in der postsynaptischen Zellmembran zu einem Komplex verbinden, dessen Bildung die Erregung überträgt bzw. die Erregbarkeit des postsynaptischen Neurons hebt *(exzitatorisches post-synaptisches Potential, EPSP)* oder – in selteneren Fällen – senkt *(inhibitorisches post-synaptisches Potential, IPSP).* Die zuletzt erwähnte Wirkung scheinen beispielsweise die hemmenden Zwischenneuronen des Rückenmarks auszuüben. Eine örtliche und/oder zeitliche *Summation* solcher Ereignisse kann im postsynaptischen Neuron entweder ein *Aktionspotential auslösen* (Summation von EPSP) oder eine sog. *post-synaptische oder direkte Hemmung* der Erregungsübertragung zur Folge haben (Summation von IPSP). Die sog. *synaptische Verzögerung* (etwa 0,5 msec) entspricht der Zeit, die vom Eintreffen des Aktionspotentials im präsynaptischen Endknopf bis zum Wirksamwerden der Überträgersubstanz am postsynaptischen Neuron verstreicht. Dies ist z. B. der Grund (oder mit ein Grund) dafür, daß die Erregungsleitung bei gleicher Länge der Leitungsbahn in polysynaptischen Reflexbogen längere Zeit in Anspruch nimmt als in monosynaptischen.

Eine direkte *elektrische Übertragung* von Erregungsimpulsen vom prä- auf das postsynaptische Neuron scheint bei Säugern die Ausnahme zu bilden; hier finden sich sog. *»conjoint«-Synapsen* mit Verschmelzung der Zellmembranen.

Der *Mechanismus der chemischen Erregungsübertragung* von einem Neuron auf das andere ist so gestaltet, daß eine *»Einbahn-Ventil-Wirkung«* resultiert.

Für viele Synapsen kennt man die *Natur der Überträgersubstanz(en)* noch nicht, für andere sind sie genau definiert worden. Damit eine Substanz als neurohumoraler Überträger anerkannt werden kann, muß eine Reihe von Bedingungen erfüllt sein, nämlich: 1) Biosynthese im präsynaptischen Bereich. 2) Speicherung in den präsynaptischen Endknöpfen. 3) Freisetzung nach präsynaptischer Stimulation. 4) Weitgehend identische elektrophysiologische Antwort des postsynaptischen Neurons auf einen präsynaptischen Stimulus einerseits und die postsynaptische Applikation der betreffenden Substanz andererseits. 5) Vorhandensein wirksamer Mechanismen zur Inaktivierung der von den präsynaptischen Endknöpfen freigesetzten Substanz (vgl. dazu Abb. 85, S. 338).

Beispiel:

- Für *periphere adrenerge Neurone* ist die Überträgerrolle von *Noradrenalin* gut untersucht worden. Diese Substanz wird in den synaptischen Endknöpfen synthetisiert, wobei die extragranulär lokalisierten Enzyme Tyrosinhydroxylase und L-Dopadekarboxylase sowie die intragranulär vorhandene *DA-β-Hydroxylase* katalysierend wirken. Noradrenalin wird dann in den Granula, vielleicht z. T. auch außerhalb derselben, gespeichert. Nach Stimulation des Neurons wird ein Teil der Überträgersubstanz durch Exozytose in die synaptische Spalte freigesetzt, worauf die Verbindung mit postsynaptischen »Rezeptoren« erfolgt. Dies löst – wahrscheinlich über die Vermittlung durch zyklisches AMP und/oder GMP – im postsynaptischen Neuron die Reizantwort aus. Der größte Teil des freigesetzten Noradrenalins wird durch aktive Wiederaufnahme in die synaptischen Vesikeln der Endknöpfe inaktiviert. Ein kleinerer Teil der Überträgersubstanz erfährt durch die im postsynaptischen Bereich lokalisierten Enzyme Katechol-0-Methyltransferase und Monoaminoxidase eine Inaktivierung. Das zuletzt erwähnte Enzym ist auch in den Endknöpfen des präsynaptischen Neurons enthalten und beteiligt sich vermutlich am Abbau der ausgetretenen Überträgersubstanz.

In ähnlicher Weise dürfte die chemische Übertragung der synaptischen Aktivität mit Hilfe anderer Substanzen erfolgen; gut bekannt ist auch die Rolle von *Azetylcholin* als Überträger an den meisten Synapsen *peripherer Nerven (cholinerge Neurone)*. Im Zentralnervensystem, insbesondere im *Gehirn*, hat man es wahrscheinlich mit einer Vielzahl solcher Stoffe zu tun, wobei als Überträger aromatische und aliphatische Amine, Aminosäuren und Peptide entweder nachgewiesen oder in Betracht gezogen wurden (Tabelle 24), z. B. *Serotonin* (5-Hydroxytryptamin), *Dopamin, Adrenalin* und *Histamin*, abgesehen von den schon erwähnten *Azetylcholin* und *Noradrenalin*. Diese Substanzen sowie die für ihren Auf- und Abbau wichtigen Enzyme sind im Bereich neuronaler Endaufzweigungen bzw. Synapsen konzentriert, die eine unterschiedliche Lokalisation zeigen (sog. *biochemische Architektonik des Gehirns)*. Dabei befinden sich die Zellkörper der betreffenden Neurone oft an ganz anderer Stelle, und der elektrophysiologische Impuls wird jeweils von dort über die verschiedensten Bahnen zum Ort der Freisetzung von Überträgersubstanz fortgeleitet. Vieles spricht dafür, daß zerebrale Funktionen, wie Verhalten, Emotionen und Stimmungslage, ferner motorische, automatische und endokrine Vorgänge weitgehend durch solche Stoffe kontrolliert werden. Auf diese Weise ergibt sich auch die Möglichkeit einer wirkungsvollen *pharmakologischen Beeinflussung*. Es ist ferner anzunehmen, daß *Stoffwechselstörungen* verschiedenster Art, z. B. Sauerstoffmangel, Urämie, Elektrolytstörungen u. a., auf die synaptischen Überträgermechanismen nicht ohne Einfluß bleiben. Es wurde verschiedentlich versucht, z. B. besondere *psychische und/oder motorische Verhaltensweisen* mit der Wirkung einer einzelnen Überträgersubstanz in Beziehung zu bringen. In der Tat scheinen Zusammenhänge zwischen dem Ausmaß der Freisetzung bzw. der Konzentration von Überträgersubstanz einerseits und gewissen zentralnervösen Funktionen andererseits zu bestehen.

Beispiele:

- Verschiedene Befunde deuten darauf hin, daß eine *verstärkte Noradrenalinwirkung* in besonderen Gehirnzentren eine Hebung verschiedener psychomotorischer Leistungen, wie Wachsamkeit, Aggressivität, appetitives und »Belohnungs«-Verhalten sowie – vielleicht indirekt – auch der Stimmungslage zur Folge hat.
- *Dopamin* hat offenbar u. a. einen Hemmeffekt auf bestimmte motorische Funktionen, scheint bei Tieren die Fluchtreflektorik zu steigern, senkt die Prolaktinsekretion und wirkt wahrscheinlich im Bereich der Stammganglien als inhibitorischer *Antagonist von Azetylcholin* (sog. *cholinergdopaminerges Gleichgewicht*).
- *Serotonin* scheint mit gewissen Schlaffunktionen zu tun zu haben, und eine Reihe von Serotonin-Derivaten entfalten eine halluzinogene Wirkung. Die Beziehungen zwischen diesem Überträger und mentalen Funktionen sind indessen noch wenig geklärt.

Wahrscheinlich sind die neurochemischen Hintergründe des Verhaltens sehr komplex, wobei eine Vielzahl neuronaler Netzwerke mit den verschiedensten »Schaltmöglichkeiten« sowie zahlreiche neurohumorale Überträgersubstanzen im Wechselspiel beteiligt sein dürften. Die letzteren scheinen ihren Einfluß auch über Rückkoppelungsmechanismen auszuüben.

Abgesehen von hemmenden oder fördernden Wirkungen auf nervöse Funktionen über eine Beeinflussung der chemischen Erregungsübertragung, kennt man auch Möglichkeiten einer *Drosselung oder Bahnung* der transneuronalen Überleitung von Impulsen, die durch Eigenheiten der *Reizbeantwortung durch die Neurone* und die *Art der interneuronalen synaptischen Schaltungen* gegeben sind. Zu den *indirekten postsynaptischen Hemmungsmechanismen* gehören u. a. das Eintreffen eines Reizes auf ein in der Refraktärperiode oder in der Nach-Repolarisationsperiode befindliches Neuron sowie eine herabgesetzte Empfindlichkeit der postsynaptischen Zelle nach wiederholter Stimulation. Die letztere kann auch eine Verminderung der Abgabe von Überträgersubstanz nach sich ziehen. *Präsynaptische Hemmungsmechanismen* umfassen die Verbindung präsynaptischer hemmender Neurone mit den Endknöpfen exzitatorischer Neurone, die dann bei Erregung der ersteren partiell depolarisiert werden können, ferner die Ausbildung eines ungenügenden Aktionspotentials in der präsynaptischen Zelle, so daß zu wenig Überträgersubstanz freigesetzt wird.

Hemmungs- und Bahnungseffekte können auch durch besondere *Schaltungen von Neuronen* erzielt werden, wie z. B. bei der sog. *afferenten Hemmung* im Rückenmark. Dabei lösen afferente Fasern von Dehnungsrezeptoren des Skelettmuskels in den, die betreffenden Muskeln versorgenden Vorderhornzellen EPSP aus, gleichzeitig aber – vermutlich über Kollateralen zu hemmenden Zwischenneuronen – IPSP in motorischen Neuronen antagonistischer Muskeln.

Von besonderer Wichtigkeit scheint die sog. *negative Rückkoppelungs-Hemmung* zu sein, d. h. eine Art Selbstregulation der Neurone. Wiederum am Beispiel der motorischen Vorderhornzellen des Rückenmarks konnte wahrscheinlich gemacht werden, daß diese Zellen rückläufig Kollateralen zu hemmenden Zwischenneuronen (sog. Renshaw-Zellen) abgeben, die ihrerseits mit den motorischen Neuronen in Beziehung treten. Solche Mechanismen spielen vermutlich auch in anderen Gebieten des Zentralnervensystems eine erhebliche Rolle, z. B. im limbischen System und in der Hirnrinde.

Durch besondere Schaltungen neuronaler Netzwerke über die zahlreichen Endknöpfe und die dendritische Zone bzw. den Zellkörper der postsynaptischen Elemente kann eine Wechselwirkung bahnender (z. B. über die Bildung von EPSP) oder hemmender (Bildung von IPSP) Einflüsse zustandekommen, die die integrierenden und modulierenden Funktionen des Zentralnervensystems besser verständlich macht. Offenbar spielen dabei örtliche und zeitliche *Summations- bzw. Okklusionseffekte* eine erhebliche Rolle. Exzitatorische wie inhibitorische Systeme hängen dabei u. a. von der Zahl und Anordnung der an postsynaptischen Zellen anliegenden Endknöpfe ab. Neurone mit besonders vielen anliegenden Endknöpfen finden sich beispielsweise in sog. *Entladungszonen*, im Gegensatz zu den sog. *unterschwelligen Randzonen* eines bestimmten zentralnervösen Bezirks. Mit zunehmender Intensität der afferenten Stimuli kann sich die Entladungszone vergrößern.

Von erheblicher praktisch-medizinischer Bedeutung ist die z. T. ziemlich lang anhaltende sog. *Denervations-Hypersensitivität*, die in untergeordneten Zentren beobachtet wird, sobald die – physiologischerweise die Kontrolle ausübenden – übergeordneten Neuronensysteme ausfallen. Ob es sich dabei um die Folge eines Verlusts von Enzymsystemen, die normalerweise den Abbau von Überträgersubstanzen katalysieren, einer Überempfindlichkeit gegenüber den letzteren und/oder anderer Mechanismen handelt, konnte noch nicht geklärt werden. Jedenfalls macht sich die Denervationsüberempfindlichkeit nur an den, den zerstörten Neuronen direkt nachfolgenden Nervenzellen, nicht aber an weiter nachfolgenden, synaptisch verbundenen Einheiten bemerkbar.

Ebenfalls von ziemlicher Dauer (bis Std) ist die sog. *posttetanische Potenzierung*, d. h. die Herabsetzung der Erregbarkeitsschwelle einer Neuronengruppe für afferente Impulse, nachdem die zuführenden Bahnen während längerer Zeit eine wiederholte Reizung erfuhren. Dieser bei exzitatorischen wie bei inhibitorischen Systemen zu beobachtende Vorgang stellt vermutlich einen elementaren Teil des Lernprozesses dar (s. u.).

Die *neuromuskuläre Erregungsübertragung* auf die quergestreiften Muskelfasern geschieht auf ähnliche Weise, d. h. über *terminale Axonverzweigungen*, die sich in der *motorischen Endplatte* in Falten der Endplattenmembran einsenken. In der Regel wird eine motorische Endplatte durch eine Nervenfaser versorgt. Überträgersubstanz ist das *Azetylcholin*, die Reizantwort der Muskelzelle besteht in der *Kontraktion. Glatte Muskelfasern* und der *Herzmuskel* weisen keine Endplatten auf; die vielfach aufgezweigten Endigungen der postganglionären Neurone laufen hier z. T. entlang der Muskelzellen. Impulse adrenerger Neurone erzeugen in den zugehörigen Muskelzellen sog. *exzitatorische junktionale Potentiale* (EJP), die sich bei erneuter Stimulation summieren können.

Tabelle 24. Überträgersubstanzen im Gehirn und zugehörige Störungen (Auswahl)

Substanz	Ort der Zellkörper, bzw. der Synapsen	Wirkung	Beeinflussung bzw. Schädigung der synaptischen Mechanismen
Azetylcholin	Zahlreiche Stellen im Gehirn (höchste Konzentration in der motorischen Rinde und im Thalamus, ferner in Hypothalamus, Hippocampus, Sehbahnen, Basalganglien u. a.). Mit Ausnahme der cholinergen Synapsen der Renshaw-Zellen wurden bisher keine sicheren zentralen cholinergen Synapsen gefunden. Retina?	Vasodilatation u. a.	Hemmung der Wirkung durch Strychnin oder Tetanustoxin
	Neuromuskuläre Verbindung	Muskelkontraktion	Hemmung durch Strychnin oder Tetanustoxin (Rückenmark!) durch Interferenz mit dem Aufbau des inhibitorischen postsynaptischen Potentials (s. auch Glyzin). Botulinotoxin: Hemmung der Freisetzung von Azetylcholin. Curare: Kompetitive Verdrängung von Azetylcholin vom subsynaptischen Rezeptor
	Präganglionäre autonome Nervenendigungen		
	Postganglionäre parasympathische Nervenendigungen	Vasodilatation	Atropin blockiert die cholinergischen Wirkungen an postganglionären Nervenendigungen
	Postganglionäre Schweißdrüsen- und Muskelvasodilatatoren-Endigungen	Sekretion von warmem, dünnflüssigem Schweiß; Vasodilatation	
Noradrenalin	Postganglionäre sympathische Endingungen. Hirnstamm, Kleinhirn, Locus caeruleus und verschiedene Kerne von Brücke und Medulla oblongata	Beziehung zur Regulation der Funktionen des Hypophysenvorder- und Hinterlappens. Steigert psychomotorische Leistung. Hemmt autonome Aktivität des Rückenmarks (?). Hemmung der Purkinje-Zellen im Kleinhirn	Amphetamin hebt Konzentration von freiem Noradrenalin
Dopamin	Neuronale Zellkörper: Substantia nigra u. a. Synapsen: Nucleus caudatus, Putamen, Hypothalamus, Nucleus amygdalae, Nucleus arcuatus	Hemmt motorische Funktionen; steigert Fluchtreflex; hemmt Prolaktinsekretion	Antagonist von Azetylcholin in den Stammganglien; wirkt günstig bei Parkinson-Syndrom. Gestörte Dopaminwirkung bei gewissen Psychosen?
Serotonin (5-Hydroxytryptamin, 5-HT)	Hypothalamus. Raphe-Kerne des Hirnstamms. Retina u. a.? Seitenhorn des Rückenmarks?	Wahrscheinlich Regulierung des Schlaf-/Wachrhythmus	LSD wirkt als Antagonist; Monoaminooxidasehemmer heben Serotoningehalt; Reserpin bewirkt Serotoninentleerung. p-Chlorphenylalanin bewirkt Verarmung des Gehirns an Serotonin
Substanz P	Hypothalamus. Darm. Hinterwurzeln der Spinalnerven und Substantia gelatinosa Rolandi. Substantia nigra? Retina?	?	?
Histamin	Hypothalamus (Eminentia mediana)? Hypophysenvorder- und Hinterlappen	?	?

Tabelle 24 (Fortsetzung)

Substanz	Ort der Zellkörper, bzw. der Synapsen	Wirkung	Beeinflussung bzw. Schädigung der synaptischen Mechanismen
Faktoren, die die Freisetzung von Hormonen des Hypophysenvorderlappens fördern bzw. hemmen (CRF, TRF, GRF u. a., s. Tabelle 29, S. 386)	Eminentia mediana des Hypothalamus u. a.	Regulation der Sekretion von ACTH, TSH, Wachstumshormon, Prolaktin, luteinisierendem Hormon	?
Prostaglandine?	Cortex, Kleinhirn, Rückenmark?	?	?
Glyzin	Neuronen, die eine direkte Hemmung im Rückenmark bewirken?	?	Hemmung durch Strychnin und Tetanustoxin
α-Aminobuttersäure (GABA)	Hirnrinde, Neuronen, die präsynaptische Hemmung im Rückenmark bewirken? Retina?	Mangel bewirkt Übererregbarkeit, Krämpfe. Steigerung erzeugt EEG-Bild ähnlich wie im Schlaf	?
Glutaminsäure (Glutamat)	?	Wirkt erregend auf zahlreiche Säugerneuronen	?
Endorphine bzw. Methionin- und Leuzin-Enzephalin	Gehirn (Hypothalamus, Dienzephalon, Pons u. a.), ferner Rückenmark und Hypophyse	Analgetische und sedative Wirkung (Opiat-ähnliche Wirkung)	Hemmung durch Opiatantagonisten

Funktionelle Störungen synaptischer Strukturen können sich bemerkbar machen, ohne daß sich morphologisch eine Schädigung erkennen läßt. Allerdings hat auch hier die Anwendung der mit Histochemie kombinierten Elektronenmikroskopie weiter geführt (vgl. dazu Pathologie der Sekretionsgranula (S. 52), der Mikrofilamente und Mikrotubuli (S. 61), der äußeren Zellmembran (S. 66), der komplexen Zellschädigungen (S. 71) sowie der Zellverbindungen (S. 137)). Als allgemeine Regel kann gelten, daß *biochemische Vorgänge an Synapsen* gegenüber *Pharmaka* und *Hypoxie* empfindlicher sind als die Prozesse in den Nervenfasern selbst.

Beispiele:
- Polysynaptische neuronale Schaltungen (z. B. Reflexbogen) sind *Anästhetika* und *Sauerstoffmangel* gegenüber meistens empfindlicher als oligosynaptische.
- In der tiefen *Narkose* ist die synaptische Erregungsübertragung zum guten Teil blockiert, die zugehörigen Nervenfasern sind aber immer noch imstande, Impulse zu leiten.
- Es gilt als wahrscheinlich, daß *Glyzin* Überträgersubstanz der inhibitorischen Zwischenneurone des Rückenmarks ist, und daß seine Wirkung durch Stoffe wie *Strychnin* oder *Tetanustoxin* kompetitiv gehemmt werden kann. Der Tetanus könnte demnach als »Hemmung der motorischen Hemmung« verstanden werden.
- Bei schweren *hypoxischen Schäden* des Zentralnervensystems zeigen die *synaptischen Vesikeln* z. T. unterschiedliche Größe und teilweise Verklumpung; sie liegen der synaptischen Spalte oft nicht mehr nahe an.

Hinsichtlich der Störungen an der motorischen Endplatte sei auf S. 369 hingewiesen.
Beispiele von Störungen der synaptischen Systeme finden sich in Abb. 85.

86.4. Reflexbahnen und ihre Störungen

Der sog. *Reflexbogen,* der vom *Rezeptor* (z. B. in einem Sinnesorgan) über ein *afferentes Neuron* entweder direkt oder über mehrere bis viele *Synapsen* zum *efferenten Neuron* und zum *Erfolgsorgan* führt, stellt das Grundprinzip der zentralnervösen Verbindungen dar. Man unterscheidet dementsprechend *monosynaptische* von den z. T. sehr komplexen *polysynaptischen Reflexen.*

Beispiel:
- Zu den einfachen *monosynaptischen Reflexen* gehören u. a. der Achillessehnenreflex, der Patellarsehnenreflex und der Tricepsreflex, d. h. sog. Muskel-Eigenreflexe oder Dehnungsreflexe. Von den anulospiralen und »flower-spray«-Endigungen innerhalb des zentralen Teils von *Muskelspindeln* führen die sensiblen Fasern ins Rückenmark. Die efferenten gammamotorischen Fasern erreichen über motorische Endplatten die peripheren intrafusalen Fasern der Spindel.

Die Aktivität des *gammamotorischen Systems* wird vor allem durch mehrere aus dem Gehirn absteigende Bahnen reguliert, aber auch andere Faktoren, wie Angst, Hautreizung und Änderungen in der *alphamotorischen Aktivität* haben einen Einfluß, die letztere im Sinn einer Stabilisierung und Koordination der Bewegungen. Über eine sog. *reziproke Innervation* kommt es überdies beim Dehnungsreflex zu einer Erschlaffung der antagonistischen Muskulatur. Mit Hilfe des Golgi'schen Sehnenorgans kann die bei zunehmender Muskeldehnung zunächst steigende Reflexkontraktion durch Erschlaffung vor dem Zerreißen geschützt werden *(inverser Dehnungsreflex).* Die nervöse Versorgung des Muskels ist auch für die Erhaltung des sog. *Reflextonus* notwendig.
Polysynaptische Reflexe können auf vielfach verzweigten Verbindungen beruhen und somit in verschiedenster Weise beeinflußt werden. Reflexbogen mit unterschiedlicher Synapsenzahl, aber demselben motorischen Erfolgsneuron, können *längerdauernde bzw. wiederholte Erregungen* des letzteren hervorrufen. Überdies gelangt ein Teil der Impulse über rückläufige Verbindungen wieder zu ihrem Ausgangsort zurück; durch ein Hin und Her solcher Erregungsabläufe kommt häufig ein sog. *Widerhall-Effekt (Reverberation)* zustande.

Beispiel:
- Zu den typischen *polysynaptischen Reflexen* gehört u. a. der Fluchtreflex, der Bauchdeckenreflex und der Cremasterreflex.

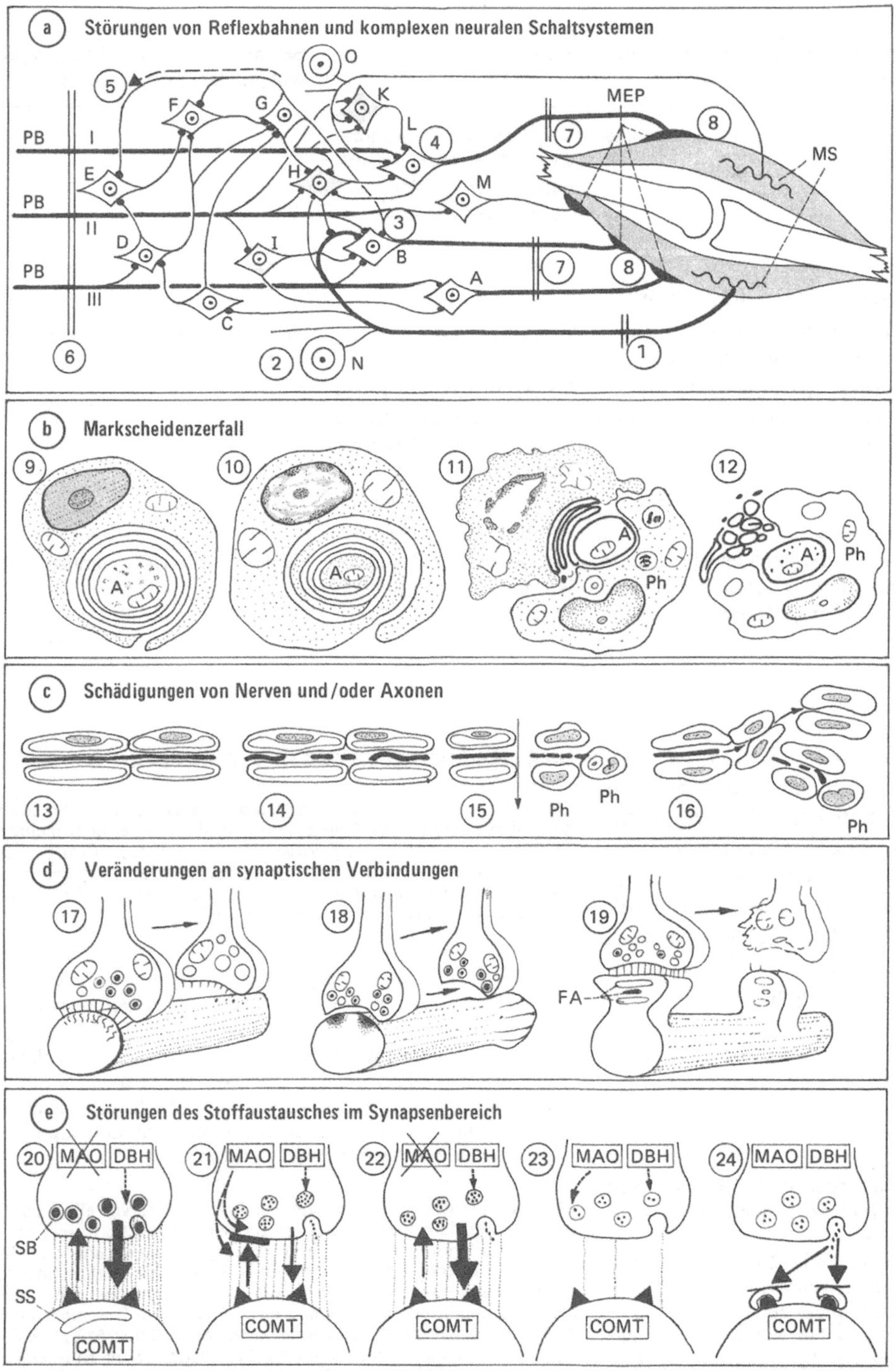

Abb. 85a–e. *Störungen zwischenneuronaler Verbindungen.* **a** *Hypothetisches Schema polysynaptischer Verbindungen im Rückenmark zwischen übergeordneten, afferenten, Zwischen- und efferenten Neuronen:* Ein *monosynaptischer Reflex* (z. B. »Achillessehnen«- oder »Patellarsehnen«-Reflex) würde hier z. B. vom Protagonisten und seinen Muskelspindeln aus über N nach B bzw. die zugehörige motorische Endplatte zum gleichen Muskel führen, gleichzeitig aber über das inhibitorische Zwischenneuron H die Erregbarkeitsschwelle von L erhöhen und somit eine Erschlaffung des Antagonisten fördern. Ein *polysynaptischer Reflex* (z. B. Fluchtreflex, Bauchdeckenreflex, Cremasterreflex u. a.) kann eine konsekutive Erregung von N, C, D, E, F, G und B oder z. B. – ein kürzerer Weg – N, C, D, G und B umfassen. Naturgemäß sind hier die *Konvergenz- und Divergenzmöglichkeiten* größer als im Fall des monosynaptischen Reflexes. Das multineuronale Schaltschema bietet im übrigen Gelegenheit zu mancherlei Modifikationen bzw. Modulierungen des Erregungsablaufs, z. B. *negative Rückkoppelung* (z. B. von L nach H), sog. *Reverberation* (G nach F und E), *Hemmung* (z. B. PB II, außer nach B, nach I, ferner z. B. PB I nach K), *Bahnung* (z. B. PB III nach D), *Summation* (z. B. PB II und III zu M, B und A), *Okklusion* (z. B. PB II zu H und K) u. a. m. Der *Unterbruch einer Reflexbahn* kann an irgend einer Stelle erfolgen, d. h. im Fall des oben erwähnten monosynaptischen Reflexes z. B. an afferenten (1) oder/und efferenten Nerven (7), an motorischen Neuronen (z. B. bei Poliomyelitis, 3), u. U. auch an dem

Im allgemeinen bedarf es zur Auslösung eines bestimmten Reflexes eines *adäquaten Reizes,* der sich definieren läßt. *Unbedingte Reflexe* zeichnen sich durch einen angeborenen (präformierten) Reflexbogen aus, während die *bedingten Reflexe* erst im Verlaufe eines Lernprozesses gebahnt werden. Insbesondere komplizierte Reflexsysteme unterstehen einer zentralen Kontrolle, wobei die letztere über Hemmungs- oder Erregungszustände die Reflektorik beeinflussen.

Pathologische Störungen von Reflexmechanismen verstehen sich weitgehend aus den physiologischen Gegebenheiten. Grundsätzlich kann ein *Reflexbogen* an irgend einer Stelle durch einen krankhaften Prozeß *unterbrochen* werden, z. B. durch Zerstörung des Rezeptors oder Unterbrechung des afferenten Neurons, bei polysynaptischen Reflexen der zwischengeschalteten Neuronen, des efferenten Neurons und/oder der Verbindung zum Erfolgsorgan.
Fallen die Verbindungen zu *übergeordneten, physiologischerweise hemmend oder zumindest modulierend wirkenden neuronalen Systemen* weg, kann der Reflex u. U. auch durch sonst unterschwellige Reize ausgelöst werden und/oder ausfahrende, sonstwie unkontrollierte oder veränderte motorische Effekte erzielen. In solchen Fällen zeigen die direkt in den Reflexbogen eingeschalteten Neurone nicht selten auch morphologisch faßbare Zeichen erhöhter Aktivität (Hypertrophie, Nukleolenvergrößerung u. a., s. »primär stimulierte Ganglienzelle«, S. 332).

Beispiele:
- *Babinskireflex* und *spastische Halbseitenlähmung* als Beispiele veränderter und gesteigerter Reflektorik infolge Ausfalls der kontrollierenden Einflüsse, die physiologischerweise über die Pyramidenbahnen den motorischen Vorderhornzellen zugeleitet werden.
- Bei *Paraplegikern* (Querschnittsgelähmten) genügt manchmal ein leichter Hautreiz, um Fluchtreflexe, Stuhlabgang, Entleerung der Harnblase, Schweißausbrüche und Veränderungen des Blutdrucks (sog. *Massen-Reflexe*) auszulösen.

86.5. Störungen der sensiblen Systeme und Sinnesorgane

Haut-, Tiefen- und viszerale Sensibilität

Die von den *Rezeptoren* ausgehenden Bahnen für *Berührungs-, Druck-, Tiefensensibilitäts-, Schmerz- und Temperaturempfindungen* treten über die hinteren Wurzeln in das Rückenmark ein, um dann getrennt über die Fasciculi gracilis und cuneatus und den Tractus spinothalamicus ventralis (Druck, grobe Berührung) sowie den Tractus spinothalamicus lateralis (Schmerz, Temperatur) hochzusteigen. Von diagnostischem Interesse ist die Tatsache, daß die spinothalamischen Bahnen schon auf der Höhe des Eintritts der peripheren Neuronen ins Rückenmark auf die Gegenseite kreuzen, während die im Hinterstrang verlaufenden Fasern homolateral liegen; erst die in den Nuclei gracilis und cuneatus vorhandenen, nächstfolgenden Nervenzellen senden ihre Axone – über den Lemnicus lateralis – auf die Gegenseite. Alle erwähnten Bahnen erreichen schließlich direkt oder indirekt den kontralateralen Thalamus, der als spezifischer sensibler Relaiskern bezeichnet werden kann. Von hier führen die Axone der

Abb. 85a–e (Fortsetzung)

Zelleib des afferenten Neurons (2), an motorischen Endplatten (8) u. a. Bei Schädigung oder Zerstörung des motorischen Neurons ist mit einer *schlaffen Lähmung* zu rechnen (3 und/oder 4). Sind die übergeordneten neuronalen Bahnen, z. B. die Pyramidenbahn und/oder Bahnen des extrapyramidalen Systems, unterbrochen (6), kommt es z. T. wegen *Wegfalls* der *präsynaptischen* (z. B. PB II über H an den in der Nähe von B liegenden Teil des Axons von N) und/oder *postsynaptischen Hemmung* (z. B. PB II über I nach A und B) zu einer *Hyper- und Dysreflexie* im untergeordneten Reflexbogen (z. B. positiver Babinski-Reflex und spastische Halbseitenlähmung bei Zerstörung der Capsula interna, ferner – schon bei unterschwelligen Reizen – Fluchtreflexe, Stuhlentleerung, unkontrollierte Miktion u. a.). **b** Eine *Demyelinisierung,* wie sie z. B. auf ischämischer oder entzündlicher Grundlage erfolgen kann, geschieht in der Regel über eine Auflockerung (Auftrennung) der normalerweise (9) eng aneinanderliegenden Myelin(Zellmembran-)-Spirale (10), verbunden mit *Schwellung der betreffenden Oligodendro- oder Schwann'schen-Zelle,* einen *Untergang* der letzteren (11) und einen »Markscheidenzerfall« (11 und 12). **c** *Schädigungen peripherer Nerven* können weitgehend funktioneller Natur sein (13, *Neurapraxie,* bei der keine erheblichen strukturellen Veränderungen gefunden werden). Im Fall der *Axonotmesis* (14) sind – bei erhaltenen Nervenscheiden – lediglich die Achsenzylinder unterbrochen, was bei intaktem Neuron eine gute Regeneration ermöglicht. Sind Nervenscheiden *und* Axon durchtrennt, reden wir von *Neurotmesis* (15), wobei an der Reparation u. a. Makrophagen und Mesenchymzellen teilnehmen. Bei grober Nervenzerreißung oder -zerschneidung liegt das Hauptproblem darin, daß die aussprossenden Axone oft nicht mehr die »richtige Bahn« finden (16, vgl. dazu Narbenneurom, S. 1369). **d** Eigentliche *Verbindungsunterbrüche an Synapsen* (z. B. axodendritische Synapse (17), die sehr seltene »conjoint«-Synapse (18), Synapsen an dendritischen Fortsätzen (19) und axosomatische Verbindungen **e** kommen wahrscheinlich unter den verschiedensten pathologischen Bedingungen vor, z. B. bei Hypoxie mit Zellschwellung (17), bei Veränderungen des Interzellulärraumes, wie Ödem und/oder Entzündung, die zur Trennung von Synapsen führen können (18), bei Zelluntergang (19) u. a. m. (vgl. dazu Abb. 40, S. 13). **e** *Störungen der neurohumoralen Übertragung von Erregungen im Synapsenbereich:* Am Beispiel des *Noradrenalins als zentralnervöser Überträgersubstanz* lassen sich verschiedene Möglichkeiten einer pharmakologischen Beeinflussung der neurohumoralen Übertragung zeigen (20–23): *Monoaminooxidasehemmer* bewirken möglicherweise ein »Überfließen« präsynaptischer Monoamine (20). *Trizyklische Antidepressiva* erhöhen offenbar die Katecholaminkonzentration im synaptischen Spaltraum durch Hemmung der Aminrückaufnahme (21), während *Amphetamin* sowohl die Freisetzung von Katecholaminen aus präsynaptischen, extragranulären Lokalisationen zu fördern als auch die Monooxidase zu hemmen scheint (22). *Reserpin* u. a. wirken wahrscheinlich durch Erschöpfung der präsynaptischen Aminspeicher im Sinn einer Herabsetzung der zentralen katecholaminergischen Aktivität (23). Man kennt ferner Beispiele einer *kompetitiven Hemmung* von Überträgersubstanzen durch Verbindung gewisser Agentien mit den postsynaptischen Rezeptoren (z. B. Hemmung des wahrscheinlich als Überträgersubstanz inhibitorischer Zwischenneurone im Rückenmark wirkenden Glyzins durch Strychnin oder Tetanustoxoid, 24).
PB = zur Pyramidenbahn gehörende Nervenfasern;  = Zellleib motorischer Neurone;  = Zelleib sensibler Neurone; 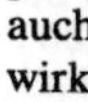 = Zelleib von Zwischenneuronen (inhibitorische Zwischenneuronen: grau schattiert); MS = Muskelspindeln; MEP = motorische Endplatten; A = Axon; Ph = Phagozyt (meist Makrophag bzw. »Mikrogliazelle«); FA = dendritischer Fortsatzapparat; SB = Sekretbläschen bzw. -granula; SS = subsynaptischer Sack; MAO = Monoaminooxidase; DBH = Dopamin-β-Hydroxylase; COMT = Katechol-0-Methyltransferase

im Thalamus gelegenen Nervenzellen über die Thalamusstrahlung vorwiegend zum Gyrus postcentralis. Im letzteren sind die verschiedenen Körperregionen entsprechend der Zahl der Rezeptoren in sog. *Projektionsflächen* repräsentiert *(»sensorischer Homunculus«)*. Jede Bahn leitet Impulse weiter, die zu einer bestimmten Sinnesmodalität und Lokalisation gehören, wobei deren *Wahrnehmung* eine Leistung der jeweils aktivierten Gehirnabschnitte darstellt. Die Stärke einer gewissen Empfindung wird einesteils durch die Höhe des Aktionspotentials, andererseits durch die Zahl der erregten Sinnesrezeptoren bedingt.

Während die sehr rasch adaptierenden *Berührungsrezeptoren* von Haut und gewissen Schleimhäuten sowie die mehr in der Tiefe gelegenen *Druckrezeptoren* (z. B. Pacini-Körperchen im subkutanen Fettgewebe und im Mesenterium) ihre Impulse zum guten Teil schließlich dem Gyrus postcentralis zuleiten, wird ein erheblicher Teil der *Tiefensensibilitäts-Impulse* dem Kleinhirn zugeführt, das vor allem die Kontrolle über die Lage der Körperteile im Raum ausübt. Zur bewußten Erfassung solcher Situationen bedarf es zusätzlicher Impulse von Seiten der Sinnesorgane, die dann, zusammen mit den oben erwähnten, im Cortex zu einem Gesamteindruck führen.

Wärme und *Kälte* werden von verschiedenen Rezeptoren registriert, wobei jeweils die Differenz zur Körpertemperatur als adäquater Reiz wirkt. Bei großer Hitze allerdings werden Wärme- *und* Kälterezeptoren erregt.

Schmerzempfindungen werden durch marklose sog. Schmerzfasern vermittelt, wobei der »helle«, scharfe, sog. *»schnelle« Schmerz* vermutlich durch Aδ-Fasern, der dumpfe sog. *»langsame« Schmerz* dagegen durch C-Fasern geleitet wird. Schmerz wird *zentral* immer als etwas primär unangenehmes empfunden, was wahrscheinlich mit Umschaltungen im Thalamus und Verbindungen zum Frontalhirn zu tun hat. Im Gegensatz zu den *oberflächlichen Schmerzempfindungen* wird der *Tiefenschmerz* weniger gut lokalisiert. Dies trifft insbesondere zu für viszerale Schmerzempfindungen, die anderer Qualität sind, öfters zu Übelkeit, Schweißausbrüchen und Blutdruckveränderungen Anlaß geben und mit rhythmischen oder dauernden Kontraktionen innerer Hohlorgane verbunden sein können. Schmerz kann durch zahlreiche *Reize* physikalischer und chemischer Art ausgelöst werden; man denkt an die Möglichkeit, daß dabei gewisse Substanzen, wie Kinine und/oder Histamin, freigesetzt werden, und erst durch die letzteren eine eigentliche Schmerzempfindung zustande käme. Reize wie Dehnung oder Zerrung könnten über den Weg einer Ischämie in dieser Weise wirken. Die *Schmerzschwelle* ist Schwankungen unterworfen; in akut entzündlich veränderten Gebieten beispielsweise besteht in der Regel eine sog. *primäre Hyperalgesie* (Schmerzüberempfindlichkeit). Bei der sog. *sekundären Hyperalgesie* wird der Schmerz als ungewöhnlich heftig, lang anhaltend und daher besonders unangenehm empfunden und reicht weit über das primär geschädigte Gewebe hinaus. Vielleicht sind hier unterschwellige Randzonenphänomene im Spiel, unter Einbezug von Thalamus und Hirnrinde. Als *fortgeleiteter Schmerz* wird die in somatische Bereiche projizierte, aber von viszeralen Schmerzfasern stammende Empfindung bezeichnet. Die Lokalisation solcher »ausstrahlender« Schmerzen richtet sich nach der sog. *Dermatomregel*, wonach derartige Vorgänge innerhalb desselben Embryonalsegmentes bleiben. Der dem fortgeleiteten Schmerz zugrundeliegende Mechanismus ist noch nicht gänzlich geklärt; man nimmt an, daß sowohl eine Konvergenz somatischer und viszeraler Impulse auf dasselbe spinothalamische Neuron als auch Bahnungseffekte eine Rolle spielen. Schmerzempfindungen können zentral – wahrscheinlich durch Phänomene wie Okklusion bzw. Hemmung – gehemmt oder gar aufgehoben werden *(zentrale Schmerzhemmung)*, beispielsweise im Gebiet der Substantia gelatinosa des Rückenmarks. *Jucken* entsteht vermutlich durch repetitive, diskrete Reizungen von C-Fasern. Rezeptoren im Sinne von Juckpunkten finden sich aber nur in Haut und gewissen Schleimhäuten, nicht aber in inneren Organen. Wahrscheinlich sind die für das Jucken verantwortlichen Neurone nicht mit denjenigen identisch, die Schmerz leiten.

Synthetische Sinne mit Kombinationen verschiedener Empfindungen bedingen wahrscheinlich zusätzliche zentrale Verbindungen. Diagnostisch von Bedeutung ist die Leitung für die *Vibrationsempfindung* in den Hintersträngen des Rückenmarks, ferner die Lokalisation wichtiger Zentren für die räumliche Wahrnehmung von Objekten *(Stereognosis)* in Rindengebieten hinter dem Gyrus postcentralis.

Pathologische Veränderungen der Haut-, Tiefen- und viszeralen Sensibilität können ihre Ursache grundsätzlich in Schädigungen auf irgend einer Stufe dieser Systeme haben. Von besonderer Bedeutung sind Unterbrechungen der peripheren Nervenleitung, Läsionen im Bereich des Rückenmarks und krankhafte Prozesse im Gehirn. Die örtliche Ausbreitung von Sensibilitätsausfällen gibt in der Regel einen Hinweis darauf, wo die Veränderungen lokalisiert sind. Im besonderen unterscheidet man *zentrale Störungen* sowie *radikuläre* und *periphere Nervenläsionen.* Krankhafte Prozesse oder Verletzungen im Bereich *peripherer Nerven* erzeugen in der Regel Ausfälle, die sich auf deren Ausbreitungsgebiet beschränken. Bei Schädigungen der Nervenwurzeln (sog. *radikuläre Prozesse*) kommen segmentale sensible Ausfälle zustande. *Zentral* bedingte Störungen bewirken in der Regel komplexe Veränderungen der Sensorik, entsprechend dem Schweregrad und der Ausbreitung der zugrundeliegenden Gewebeschäden.

Lokalisation, Art und Dauer von *Schmerzereignissen* gehören zu den wichtigsten Symptomen zahlreicher Krankheiten.

Beispiele:

- Bei *peripheren Nervenläsionen* ist die Sensibilität meistens genau gemäß den kutanen Innervationszonen gestört, und häufig sind in diesen Bezirken alle sensiblen Funktionen mehr oder weniger gleichmäßig betroffen. Als Ursachen kommen *traumatische Nervenverletzungen, Neuritiden* u. a. in Frage.
- Sog. *spinale radikuläre Syndrome* beruhen auf einer Schädigung einzelner oder mehrerer Nervenwurzeln und lösen Störungen in deren Ausbreitungsgebiet aus. Neben radikulären Sensibilitätsausfällen und Schmerzen werden auch motorische Störungen, Veränderungen von Reflexen u. a. beobachtet. Eine häufige Ursache solcher Zustände ist der Prolaps einer Intervertebralscheibe *(Diskushernie).*
- Besteht in der Peripherie eine sog. *»dissoziierte Sensibilitätsstörung«*, d. h. ein Ausfall des Temperatur- und Schmerzsinnes bei wenigstens teilweise erhaltenen anderen Empfindungsqualitäten, dann ist mit einer isolierten Läsion der spinothalamischen Bahnen oder der in der Commissura anterior des Rückenmarkes auf die Gegenseite hinüberziehenden Fasern zu rechnen. Dies kann beispielsweise bei *Syringomyelie* (S. 295) der Fall sein.
- Bei *vollständiger Querschnittsläsion des Rückenmarks (Brown-Séquard-Syndrom)* findet sich u. a. ein totaler Sensibilitätsausfall distal der betroffenen Segmente.
- *Thalamus-Schädigungen (Thalamus-Syndrom)* gehen oft mit einer übersteigerten Reaktion auf Schmerzreize einher.
- *Schädigungen im Bereich des Gyrus postcentralis* beeinträchtigen die Empfindungen, ohne sie jedoch gänzlich auszulöschen. Allerdings kennt man z. B. das sog. *Auslöschphänomen,* d. h. die fehlende Wahrnehmung einer Empfindung bei gleichzeitiger Berührung spiegelbildlicher Punkte an beiden Seiten; dies findet sich bei kontralateraler Schläfenlappenläsion bei an sich intakter Berührungsempfindung.
- *Kleinhirnläsionen* bzw. Erkrankungen der *Hinterstränge* des Rückenmarks sind in der Regel mit Ausfällen propriozeptiver Funktionen verbunden (z. B. *Ataxie*).

Einige Beispiele von Störungen der sensiblen Systeme sind in Abb. 86 wiedergegeben.

Gesichtssinn

Der Gesichtssinn stützt sich auf das *Auge* sowie die *zentralen Sehbahnen und -bezirke,* denen die Impulse über den *N. opticus und den Tractus opticus* zugeführt werden. *Phylogenetisch* hat sich dieses System aus photosensiblen Arealen der Körperoberfläche von Avertebraten entwickelt.

Das *Auge* kann vereinfachend als ein in Schutzhüllen eingebettetes,

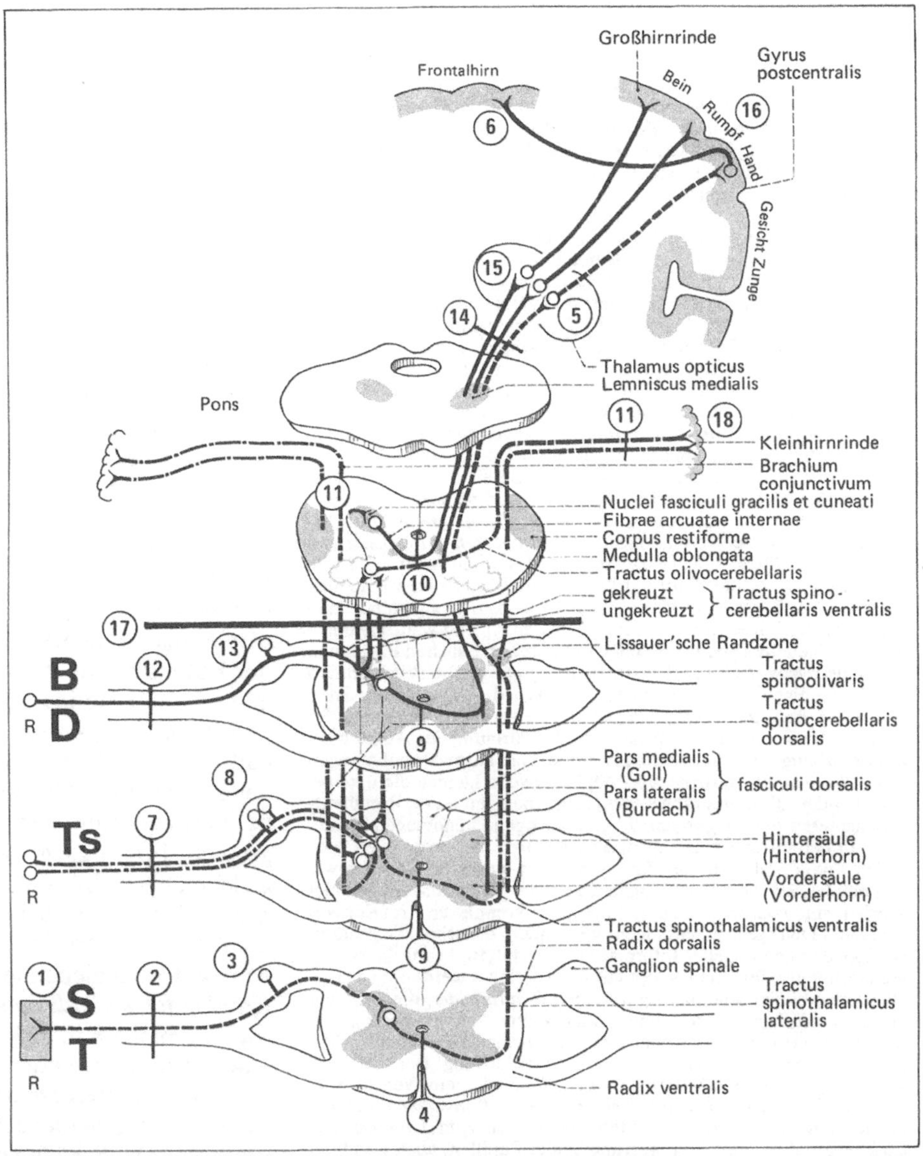

Abb. 86. *Störungen der sensiblen Systeme (ausgenommen Sinnesorgane). Schmerzempfindungen* können u. a. durch *Reizung der Schmerzrezeptoren* (1), *Irritation von Schmerzfasern* innerhalb von Nerven bzw. Nervenwurzeln (z. B. Diskushernie mit Druckwirkung auf Nerven bzw. Nervenwurzeln) (2, 3), *Stimulation von Schmerz-Ganglienzellen* (3, z. B. beim Guillain-Barré-Syndrom) oder im Sinn einer übersteigerten Reaktion auf Schmerzreize bei *Thalamusläsionen* (5, sog. *Thalamussyndrom*) hervorgerufen werden. Bei Unterbrechung der ventralseits des Zentralkanals kreuzenden Schmerz- und Temperaturbahnen (4, z. B. Syringomyelie oder A. spinalis anterior-Syndrom) beobachtet man eine sog. *dissoziierte Sensibilitätsstörung,* indem die Sensibilität für Berührung, Druck und propriozeptive Signale teilweise noch erhalten bleibt; allerdings erleidet auch diese oft eine gewisse Einbuße (9). Bei bestimmten Schädigungen im Frontalhirnbereich (6) wird Schmerz wohl noch empfunden, er verliert aber wenigstens einen Teil seiner unangenehmen Qualität. Die Bahnen für *Temperaturempfindung* stimmen im wesentlichen mit denen für Schmerzsensationen überein. Bei *peripheren Nervendurchtrennungen* bzw. -schädigungen anderer Art (2, 7, 12) findet sich ein Sensibilitätsverlust für alle Empfindungsqualitäten (Taktilität, Stereognose, Vibrationssinn, Druck, Schmerz, Wärme und Kälte) gemäß dem *Ausbreitungsgebiet der entsprechenden* Nerven. Bei *radikulären Ausfällen* (3, 8, 13, s. oben) sind dagegen die *entsprechenden Segmente (u. a. Dermatome)* betroffen. Bei *Querschnittsläsion* (17) beobachtet man in der Regel unterhalb des betroffenen Segments einen totalen Sensibilitätsausfall. *Prozesse im Rückenmarksbereich* ohne eigentliche Querschnittsläsion (z. B. *funikuläre Myelose,* S. 860) beeinträchtigten die sensorischen Funktionen entsprechend ihrer Lokalisation und Ausdehnung: Hier kennt man viele Varianten. Bei Schädigung im Gebiet der Corpora restiformia und/oder der Brachia conjunctiva ist vor allem die Tiefensensibilität reduziert (11), bei solchen des Lemniscus medialis-Gebiets die Berührungs-, Druck-, Schmerz- und Temperaturempfindlichkeit (14). Ähnliches gilt für größere Thalamusschäden (15). *Läsionen im Bereich des Gyrus postcentralis* (16) schalten die verschiedenen Empfindungen nicht ganz aus; im Vordergrund steht eine gestörte Wahrnehmung. *Kleinhirnschäden* (18) bewirken u. a. eine Ataxie (S. 363).
R = Rezeptoren; Bahnen: ---- Schmerz (S) und Temperatur (T); –·–·– Tiefensensibilität (Ts); —— Berührung (B) und Druck (D)

durch die Augenmuskulatur willkürlich bewegbares, einfaches optisches System bezeichnet werden, von dessen Rezeptoren die Impulse ins Gehirn geleitet werden. Die *Schutzhüllen* umfassen die Augenlider mit den Augenwimpern (mechanischer Schutz, wie beim Kornealreflex, ferner Lichtschutz und Befeuchtung der Kornea), die Orbita mit ihrer knöchernen Wandung und dem weichen Fettgewebe, die Konjunktiva mit den in den Konjunktivalsack mündenden, vor allem der Feuchthaltung, Epithelhomöostase und Infektabwehr dienenden Drüsen (u. a. Tränendrüsen) sowie die derbe Sklera, die sich am vorderen Pol zur durchsichtigen Kornea modifiziert. Eine *Camera obscura* im Augeninnern wird durch die pigmentreichen (und gefäßführenden) Chorioidea und Iris gebildet, wobei die letztere eine *Blendenfunktion* ausübt. Der mit der Iris verbundene Ziliarkörper hält einerseits über die in ihm verankerte Zonula die elastische, transparente *Linse* in ihrer Lage fest und kann andererseits über die Akkomodationsmuskulatur deren Krümmungsradius variieren *(»Distanzeinstellung«)*. Der transparente *Glaskörper* füllt das Auge aus. Der intraokuläre Stofftransport, der vor allem dem Metabolismus nicht vaskularisierter Strukturen (Cornea, Linse, Glaskörper) dient, wird vom *Kammerwasser* besorgt, das vor allem im Gebiet des Ziliarkörpers teils durch Diffusion, teils durch aktiven Transport gebildet, in die hintere Augenkammer abgegeben wird und schließlich vor allem durch den Schlemm'schen Kanal im Bereich des Limbus corneae (vorderer Kammerwinkel) abströmt. Die *photosensiblen Elemente* (Zapfen und Stäbchen) sowie die in Arealen geschalteten ersten neuronalen Netzverbindungen sind in der *Retina* lokalisiert. In den *Stäbchen* findet sich das *Rhodopsin*, das durch Lichtimpulse in *Prälumirhodopsin* überführt wird und damit eine visuelle Erregung auslöst. Über Zwischenprodukte kann Rhodopsin in ungefähr 20 min wieder nachgebildet werden. Unter den *Zapfen* sind wahrscheinlich drei verschiedene Typen von Zellen mit unterschiedlichen Pigmenten vorhanden, wovon eines offenbar das *Iodopsin* ist. Die Regeneration der Zapfenpigmente geschieht ziemlich rasch, d. h. in ungefähr 5 min (vgl. dazu *Hell- und Dunkeladaption*). Die sensiblen Elemente der Retina scheinen auch auf mechanische Verformung des Auges bzw. Druckwirkung, beispielsweise im Sinne von Farbwahrnehmungen (sog. *Phosphäne*), zu reagieren. Möglicherweise hängen die u. a. bei beginnender Glaskörperabhebung (Zugwirkungen an der Netzhaut) beobachteten sog. *Fulgurationen* mit derartigen Phänomenen zusammen. In den intraretinalen Synapsenschichten, die – von innen nach außen – von Stäbchen und Zapfen mit den bipolaren Zellen sowie von den letzteren mit den Ganglienzellen der Opticusfasern gebildet werden, sind neuronale Querverbindungen komplexer Art (Konvergenz- und Divergenz-Schaltungen) vorhanden, die schon vielgestaltige Koppelungen visueller Informationen gestatten, bevor die betreffenden Impulse über den N. opticus weitergeleitet werden. Die Ganglienzellen bilden offenbar sog. *rezeptive Zentralfelder*, die auf Licht negativ (»off-Zentrum-Neurone«) oder positiv, d. h. mit gesteigerter Impulsrate (»on-Zentrum-Neurone«) antwortende Elemente enthalten. Diese Anordnung dient u. a. der Bildschärfung. Bei Fixierung nahe gelegener Objekte kommt es auf reflektorischem Weg zur sog. *Naheinstellungs-Reaktion*, die *Akkomodation, Konvergenz* und *Pupillenverengerung* umfaßt. Lichteinfälle führen zum *konsensuellen Lichtreflex*, d. h. einer Verengerung beider Pupillen, auch wenn der Reiz nur das eine Auge trifft.

Die *Axone* der Ganglienzellen der Retina, die im *N. opticus* und *Tractus opticus* verlaufen, enden im *Corpus geniculatum laterale* des Thalamus; dabei kreuzen die Fasern der nasalen Seite im *Chiasma opticum*. Die vom Corpus geniculatum laterale zum *visuellen Kortex* (Brodmann-Areal 17, insbesondere in der Fissura calcarina) führende *Sehstrahlung* wird von Neuronen gebildet, die ihre Impulse vor allem von der nasalen Retinahälfte des einen und der temporalen Seite des andern Auges empfangen. Verbindungen für *visuelle Reflexe* führen u. a. vom Tractus opticus zur *prätektalen Gegend des Mittelhirns* und zu den *oberen Vierhügeln*. Im visuellen Kortex findet sich ein komplexes neuronales Netzwerk, dessen Hauptvertreter die sog. *»einfachen«* und *»komplexen« Zellen* sind. Vermutlich integrieren die letzteren die aus vielen einfachen Zellen stammenden, konvergierenden Impulse zu Bildvorstufen, die dann – auf unbekannte Art – die Gesichtswahrnehmung möglich machen.

Augenbewegungen dienen verschiedenen Zwecken, nämlich u. a. der Verfolgung des Objektes, der Konvergenz bei Betrachtung nahe liegender Bilder sowie dem *physiologischen (oszillatorischen) Nystagmus*. Der letztere deutet darauf hin, daß die fortgesetzte Wahrnehmung eines Objekts einen stetigen und rasch erfolgenden Wechsel des Retinabildes von einem Rezeptorenareal auf ein anderes voraussetzt.

Die Funktionen des Gesichtssinns und deren Störungen können getrennt auf den verschiedenen Ebenen des optischen Apparates, des retinalen Rezeptorsystems und der zentralen integrierenden Strukturen betrachtet werden. Unter *Sehleistung* versteht man den Grad der Erkennung von Einzelheiten eines Objekts mit Hilfe des *unkorrigierten Auges*. Demgegenüber bezeichnet die *Sehschärfe* die visuellen Leistungen bei bestmöglicher Korrektur des optischen Apparates im Auge und bei optimaler Reizqualität. Von Bedeutung ist auch das *Gesichtsfeld*, das aus verschiedenen Gründen vermindert sein kann. Die Sehleistung bezieht sich auch auf *Augenbewegungen, Nachtsehen* und *Farbensehen*.

Im *Bau des Auges* liegende *Mängel des bildentwerfenden Apparates* werden *Ametropien* genannt und dem Normalzustand *(Emmetropie)* gegenübergestellt. Eine abnorme statische Refraktion liegt immer dann vor, wenn auf der Netzhaut keine punktförmige Vereinigung der Strahlen erfolgt. Dies ist u. a. dann der Fall, wenn die Bulbuslänge von der Norm abweicht *(Achsen-Ametropie)* oder wenn die Brechkraft des Systems ungenügend ist *(Brechungs-Ametropie)*. Die Mehrzahl der Fälle solcher Störungen beruht auf Achsen-Ametropie, insbesondere *Kurzsichtigkeit (Myopie)*, bei der der Bulbus relativ zu lang ist, und die Strahlenvereinigung vor der Retina erfolgt. Das Gegenteil, die *Weitsichtigkeit (Hyperopie, Hypermetropie)* führt dazu, daß – ohne Akkommodation – kein Fernpunkt vorhanden ist. Der *Alterssichtigkeit (Presbyopie)* liegt eine Verminderung der Akkommodationsfähigkeit zugrunde. Ein sog. *Astigmatismus* entsteht durch ungleichmäßige Krümmung der Hornhaut oder – seltener – der Linse, bzw. Verlagerung derselben; die Lichtstrahlen von den einzelnen Meridianen werden dann auf verschiedenen Brennpunkten vereinigt.

Krankhafte Veränderungen der schützenden Hüllen des Auges umfassen u. a. *Verletzungen*, akute und chronische *Entzündungen* der Lider, der *Bindehaut*, der Tränen- und anderen *Drüsen* sowie der *Hornhaut*, ferner auch sog. *degenerative Prozesse* und *Tumoren*. Diese Prozesse bzw. Schäden bilden immer dann für den Gesichtssinn eine besondere Gefahr, wenn die Kornea betroffen wird.

Beispiel:

- Die Erhaltung der *Kornea* und ihrer für das Sehen notwendigen Transparenz kann durch verschiedene akute und chronische Prozesse in Frage gestellt sein, beispielsweise *Fremdkörper* (z. B. Eisensplitter), *ätzende Substanzen* (Säuren u. a.), *Ulkus*, u. U. mit Perforationsgefahr (Fremdkörper-bedingtes Ulkus, durch Pneumokokken verursachtes Ulcus serpens corneae, Pseudomonas-Ulkus, Keratitis herpetica (dendritica)), *Strahlenwirkungen* (durch UV-Strahlen bedingte Keratitis photoelectrica u. a.), *chronische Entzündungen* (Keratitis disciformis u. a.), *degenerative Prozesse* (z. B. bandförmige Keratopathie bei chronischer Iridozyklitis, chronischem Glaukom u. a. (s. u.) sowie bullöser Keratopathie), *familiäre sog. Hornhautdystrophien* (bröckelige (Bücklers I), fleckige (Bücklers II) und gittrige Dystrophie (Bücklers III) und *Tumoren*, die auf die Kornea übergreifen (maligne Melanome, Karzinome u. a.).

Pathologische Veränderungen der Linse äußern sich in erster Linie als Trübung *(Katarakt)*, einem sehr häufigen Befund. Besonders oft begegnet man dem sog. *Altersstar (Cataracta senilis),* dem histologisch eine feinkörnige Degeneration der homogenen Linsenfasern zugrundeliegt, und bei dem vor allem im Bereich des Äquators Frakturen und Verflüssigung von Linsenfasern auftreten. Es bilden sich u. a. sog. Morgagni'sche Kügelchen, d. h. abgelöste und verflüssigte Fasern. Bei fortgeschrittener Degeneration im Rindenbereich vergrößert sich die Linse (Intumeszenz). Später kann über einen Flüssigkeitsverlust die sog. Cataracta matura entstehen, und schließlich kommt es infolge Auflösung des perinukleären Linsenmaterials zu einem Absinken des Linsenkerns, worauf eine vollständige Phakolyse eintreten kann. Hierbei tritt Linsenmaterial, insbesondere Proteine (z. T. die sog. Kristalline), ins Kammerwasser über, was vor allem im Bereich der Iris und des Ziliarkörpers zu einer entzündlichen Reaktion führt und durch Verschluß des Schlemm'schen Kanals ein sog. *phakolytisches Glaukom* (s. u.) hervorrufen kann. Ein Glaukom kann aber schon in einem frühen Stadium infolge Intumeszenz der Linse und Kompression des Schlemm'schen Kanals zustandekommen *(phakogenes Glaukom).* Der Austritt von Linsenproteinen löst manchmal auch eine gegen diese gerichtete Autoimmunreaktion aus *(Endophthalmitis phaco-anaphylactica).* Katarakte können auch durch andere Prozesse als den der Alterung bedingt sein; sie entstehen beispielsweise im Rahmen gewisser Stoffwechselkrankheiten (u. a. Galaktosämie, S. 953), nach Röntgenbestrahlung u. a.

Zu gewissen Einschränkungen der Augenfunktionen geben in der Regel auch *pathologische Veränderungen der Gefäßhaut* Anlaß. Im Vordergrund stehen hier *chronische entzündliche Prozesse* (die häufige *chronische, nicht-granulomatöse Uveitis,* ferner der *M. Boeck* (S. 2029), seltener Toxoplasmose sowie – heute in zivilisierten Ländern nur noch ausnahmsweise – Tuberkulose und Lues). Als *sympathische Ophthalmie* bezeichnet man die Erkrankung des unverletzten Auges 2 Wochen bis viele Jahre nach perforierender Verletzung auf der Gegenseite, mit Einklemmung von Uveagewebe in die Wunde. Wahrscheinlich haben wir es auch hier mit Autoimmunisierungsvorgängen zu tun (S. 1178). Von den Tumoren ist das maligne Uveamelanom zu nennen.

Pathologische Veränderungen der Retina umfassen zunächst gewisse angeborene Anomalien, wie die *Farbenblindheit (Anopie)* bzw. *Farbwahrnehmungsschwäche (»Anomalie«). Trichromate* besitzen alle drei Zapfensysteme, eines davon ist aber vermindert leistungsfähig. *Dichromate* weisen nur zwei Zapfensysteme auf, *Monochromate* bloß eines. Trichromate und Dichromate können überdies eine Prot-, Deuter- oder Tritanomalie aufweisen. Die Spektralempfindlichkeitskurven der drei Zapfensysteme zeigen Maxima im blau-violetten, grünen und gelben Bereich, während die drei Primärfarben je blau, grün und rot sind. Die Zapfen mit Maximum im gelben Bereich zeigen aber auch eine erhebliche Empfindlichkeit gegenüber rot. Die verschiednen Typen von Farbenblindheit (in der Reihenfolge der Häufigkeit: Deuteranomalie, Deuteranopie, Protanopie und Protanomalie) werden rezessiv geschlechtsgebunden vererbt, d. h. sie hängen mit einer an das X-Chromosom gebundenen Gen-Mutante zusammen. Bei der sog. *Nachtblindheit (Hemeralopie)* liegt ein auf Vitamin A-Mangel beruhender funktioneller und z. T. sogar struktureller Schaden nicht nur – wie man früher meinte – der Stäbchen, sondern auch der Zapfen vor. Die Veränderung kann bis zur Degeneration nervöser Retinaelemente führen. Störungen der Farbwahrnehmung können auch durch Einnahme bestimmter Substanzen verursacht werden. Die sog. *Xanthopsie* (»Gelbsehen«) nach Verabreichung höherer Dosen von Digitalis-Glykosiden beruht wahrscheinlich auf einer verminderten Empfindlichkeit im roten und vermehrten im blauen Bereich des Spektrums. Primäre *entzündliche Veränderungen* des Augeninnern und insbesondere auch der Retina sind, wenn man von *perforierenden Verletzungen* mit nachfolgender *Endophthalmitis* bzw. *Panophthalmitis* absieht, eher seltene Ereignisse. Gefürchtet ist z. B. die Raupenhaar-Endophthalmitis. Manchmal wird die Netzhaut hämatogen-metastatisch von Keimen besiedelt; handelt es sich dabei um virulente Erreger, entsteht oft rasch ein *Glaskörperabszeß.* Spezifische Entzündungen der Netzhaut bekommt man nur selten zu Gesicht; hie und da begegnen wir einer *Nematodenretinitis,* verursacht in erster Linie durch Toxocara canis. Die meisten Fälle von Netzhautentzündung beruhen auf einem Übergreifen des Prozesses von Seiten der Gefäßhaut (chronische, *rezidivierende Chorioretinitis,* vgl. dazu *chronische, nicht-granulomatöse Uveitis,* S. 1178). Für den praktischen Arzt von besonderem Interesse sind die *Gefäßveränderungen* der Retina, wobei daran zu erinnern ist, daß die zentralen Netzhautgefäße nur die innere Schicht, d. h. bis und mit innere Körnerschicht, versorgen, während die äußere Körnerschicht und die äußeren Segmente der Stäbchen und Zapfen in den Vakularisationsbereich der Chorioidea gehören. Abgesehen von akuten Ereignissen, wie einem thrombotisch oder embolisch bedingten *Zentral- bzw. Astarterienverschluß* und/oder einer *Zentral- bzw. Astvenenthrombose* (beide Komplikationen finden sich in erster Linie bei älteren Leuten!), sind es vor allem die langsam sich entwickelnden Gefäßveränderungen, die klinische Bedeutung haben. Die *Retinopathia diabetica* (S. 945), die u. a. durch das Auftreten von Mikroaneurysmen, Arteriolenhyalinose, sog. »harten« (echten) Exsudaten und Mikroinfarkten entsprechenden »weichen« Exsudaten sowie Blutungen gekennzeichnet ist, stellt eine der häufigsten Ursachen von Erblindung dar. Die Betrachtung des Augenhintergrundes trägt auch viel zur Erkennung einer arteriellen Hypertonie bei, indem hier die kleinen Gefäße direkt beurteilt werden können. Von geringen Arteriolenverengerungen (Keith-Wagner Grad 1: (KW 1)) über arteriovenöse Einengungen (KW 2), Blutungen und sog. »Baumwoll-Exsudate«

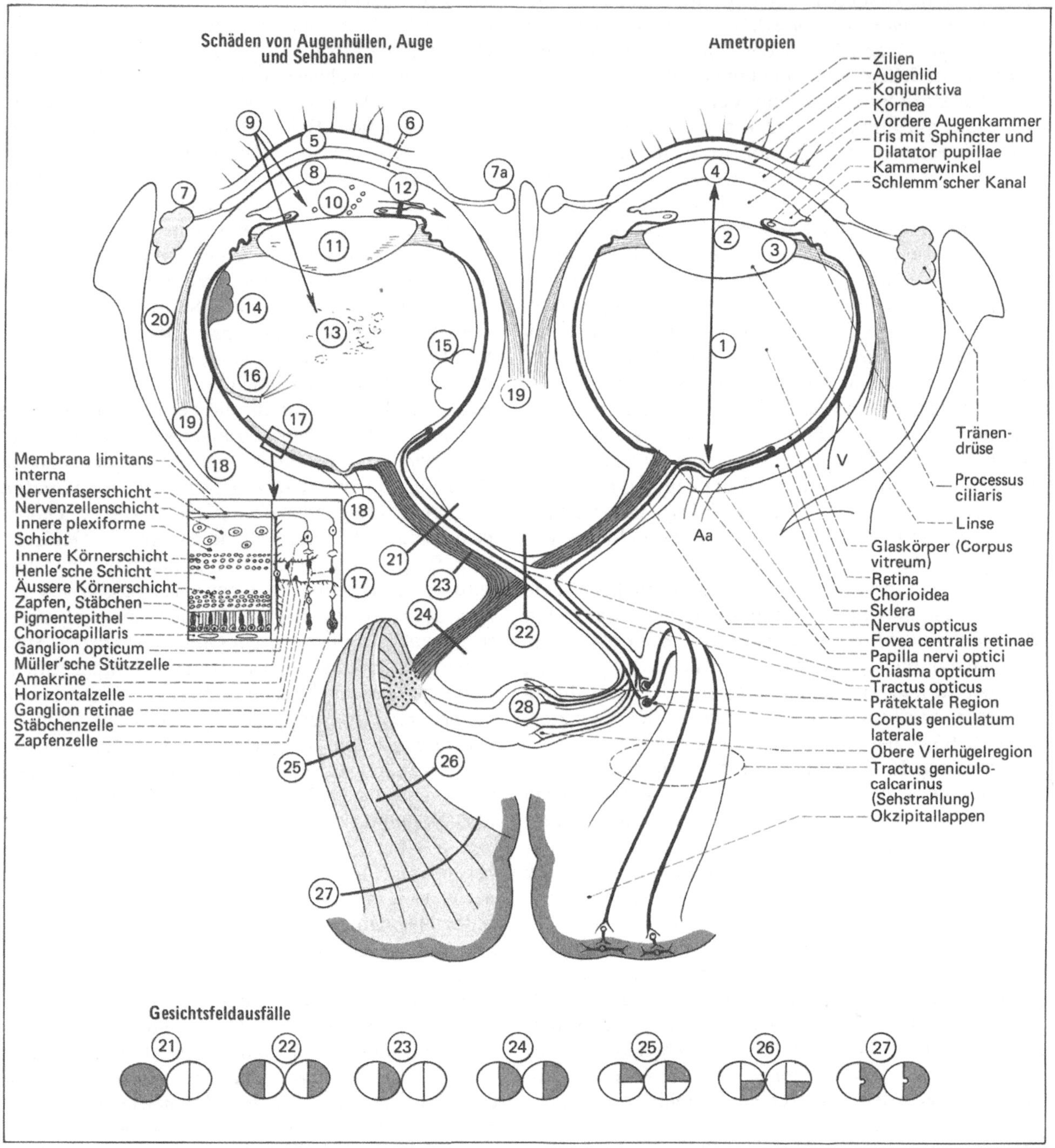

Abb. 87. *Kurze Synopsis der wichtigsten Störungen des Gesichtssinnes. Ametropien* (rechts im Bild): Unter den *Achsenametropien* (1) ist die *Myopie* (relativ zu langer Bulbus) wesentlich häufiger als die *Hyperopie* (*Hypermetropie:* Relativ zu kurzer Bulbus). *Brechungsametropien* betreffen z. T. abnorme Linsenkrümmungen (2). Beim *Astigmatismus* besteht in der Regel eine ungleichmäßige Hornhautkrümmung (4), seltener eine Linsenveränderung (3). Bei der *Presbyopie* findet sich eine verminderte Akkommodationsfähigkeit infolge reduzierter Elastizität der Linse sowie allenfalls Atrophie und Fibrose des Ziliarkörpers. *Schäden von Augenhüllen, Auge und Sehbahnen* (links im Bild): Vor allem durch Narbenzug kann das Augenlid nach außen *(Ektropion)* oder innen *(Entropion)* »gestülpt« sein (5). Weitere Veränderungen der Augenlider umfassen u. a. das *Hordeolum* (Abszeß einer Lidranddrüse (H. externum) oder einer Meibom'schen Drüse (H. internum)), Furunkel, das *Chalazion* (granulomatöse »Meibomitis«), *Neoplasmen* u. a. m. An der Bindehaut beobachtet man am häufigsten *akute und chronische Konjunktividen,* ferner Veränderungen wie Pingueculae, Phlyktänen, Neoplasmen u. a. (6). Die *Tränendrüse* (7) ist manchmal Sitz von Pseudolymphomen, chronischer Entzündung, leukämischen Infiltraten und anderen Neoplasien. Versiegt der Tränenfluß, besteht die Gefahr einer Xerophthalmie mit Ulzeration, u. U. Perforation, und Trübung der Hornhaut. Sind die *Tränenabflußwege* verlegt (7a), kommt es zu einem Überlaufen der Tränenflüssigkeit über die Lidränder. Zu den *Hauptgefahren der Hornhautschäden* (8) gehören die *Perforation eines Ulkus* und die *Trübung,* ganz abgesehen von *äußeren perforierenden Verletzungen* (9), die im schlimmsten Fall zu eitrigen *Panophthalmitiden* Anlaß geben können, und nicht selten von einer *sympathischen*

(KW 3) bis zum Papillenödem (KW 4) sind alle Übergänge zu finden *(Retinopathia hypertonica)*. Bei maligner Hypertonie (S. 532) findet sich immer ein Papillenödem. Bei der sog. »*Netzhautablösung*« trennt sich die sensorische Retina vom retinalen Pigmentepithel und wird durch Ansammlung von Flüssigkeit abgehoben. Als Ursachen kommen Netzhautrisse (infolge degenerativer Glaskörperveränderungen und zugehörigen Zugwirkungen bei Bewegung, bei Vorliegen von Retina-Zysten, ferner traumatisch u. a.), Zugwirkungen durch Glaskörperstränge sowie exsudative Entzündungen in Frage. Die Retina kann auch durch *Tumoren*, z. B. durch ein malignes Melanom oder – bei Kindern – ein Retinoblastom, abgehoben werden. Von der Netzhautablösung ist die *Retinoschisis* zu unterscheiden, der eine degenerativ bedingte Auftrennung zwischen Nervenfaser- und innerer Körnerschicht zugrundeliegt, und die besonders im höheren Alter beobachtet wird.

Von großer klinischer Wichtigkeit ist das *Glaukom*, eine Bezeichnung, die alle Formen *erhöhten intraokularen Drucks* umfaßt. Ein solcher entsteht durch einen im Verhältnis zur Kammerwasserproduktion zu geringen Abfluß des Kammerwassers. Diesem Geschehen können verschiedene Ursachen zugrundeliegen: zu enger Kammerwinkel *(Engwinkel-Glaukom)*, Verdikkung des vor dem Schlemm'schen Kanal liegenden Maschenwerks, mit vermutlich dadurch bedingter Abflußbehinderung trotz weitem Winkel *(Weitwinkel-Glaukom)*, Verstopfung des Schlemm'schen Kanals durch Blut, Exsudat (auch Zellen), Tumorzellhaufen, Linsenteile, verschobene Linse u. a. m. (sog. *Sekundärglaukome*). Glaukome können akut oder chronisch entstehen bzw. erhalten bleiben. In fast 90% der Fälle haben wir es mit einem chronischen Weitwinkelglaukom zu tun, dessen Pathogenese zum guten Teil noch im dunkeln liegt. Genetische Faktoren scheinen hier eine wesentliche Rolle zu spielen. Folge eines längerdauernden erhöhten Innendrucks ist eine vorwiegend ischämisch bedingte Schädigung aller innerhalb der Sklera liegenden Augenanteile; einzig an der Austrittsstelle des Sehnerven findet sich eine weiche Stelle, wo denn auch bei chronischem Glaukom eine Vertiefung *(Schnabel'sche Kaverne)*, manchmal sogar eine Herniation in den Sehnerven hinein beobachtet wird. In der Retina gehen vor allem Ganglienzellen und Nervenfaserschicht zugrunde und werden gliös ersetzt. Die Uvea (Aderhaut, Ziliarkörper und Iris) wird atrophisch, und die Linse zeigt Trübungen *(Glaukomflekken)*. Oft endet der Prozeß in einer vollständigen Erblindung *(Glaucoma absolutum)*. Aussackungen auch der Sklera tragen die Bezeichnung *Sklerastaphylom*. Bei Kindern, die eine noch ziemlich plastische Sklera aufweisen, vergrößert sich bei chronischem Glaukom der Augapfel *(Buphthalmus)*.

Störungen der Augenfunktionen können schließlich auch durch *pathologische Prozesse in der Orbita* bedingt sein, z. B. durch *Geschwülste* (Hämangiome bzw. Hämangioperizytome und Hämangioendotheliome, Rhabdomyosarkome, Neurofibrome u. a.), Infiltration durch leukämische Zellen, entzündliche Prozesse (z. B. Orbitalphlegmone, S. 1336) u. a. m.

Krankhafte Prozesse im Bereich des N. opticus, des Chiasma opticum, des Tractus opticus und/oder der Fissura calcarina können – durch Druckkompression, Infiltration, Blutungen und/oder Gewebeuntergang – zu *Blindheit eines Auges* (N. opticus) bzw. *Gesichtsfeldausfällen* führen.

Beispiele:

- *Blindheit eines Auges* nach *Zerstörung bzw. Durchtrennung des zugehörigen N. opticus.*
- *Bitemporale Hemianopsie* bei Kompressionsatrophie des Chiasma opticum, z. B. infolge *Hypophysenadenom.*
- *Kontralaterale homonyme Hemianopsie* bei Zerstörung des

Abb. 87 (Fortsetzung)

Ophthalmie gefolgt sind. Eiter am Grund der vordern Augenkammer heißt »*Hypopyon*« (10); man kann hier auch Blut oder nicht eitriges Exsudat finden. *Iritiden und Iridozyklitiden* (»*Uveitiden*«) spielen u. a. bei verschiedenen chronischen entzündlichen Prozessen eine Rolle (S. 1179). *Linsentrübungen* (11) nennen wir *Katarakte;* sie treten in verschiedenen Formen auf. Ist der Abfluß von Kammerwasser im Bereich des Schlemm'schen Kanals unterbrochen (12), steigt der Augeninnendruck: Bei einem derartigen *Glaukom* besteht die Gefahr einer ischämischen Schädigung der Retina und damit einer völligen Erblindung des Auges. *Glaskörpertrübungen* hängen u. a. mit Blutungen, entzündlichen Vorgängen, *Neoplasmen* (z. B. das maligne Uvea-Melanom (14) oder das Retinoblastom der Kinder (15)) oder *degenerativen Veränderungen* zusammen (13). *Netzhautablösungen* (*Amotio retinae*, 16) beruhen z. B. auf Einrissen der Retina infolge Zugwirkung von Seiten eines z. T. geschrumpften Glaskörpers. Von den Veränderungen der Retina und der Chorioidea (17) sind u. a. die verschiedenen Arten von angeborener *Farbenblindheit* bzw. *Farbwahrnehmungsschwäche,* die Veränderungen bei *Retinopathia diabetica* und *Retinopathia hypertonica* (S. 532), die auf Gefäßschäden beruhen (18), verschiedene Typen von *chronischer Chorioretinitis,* die *Retinitis pigmentosa* u. a. m. zu nennen, abgesehen von den bereits erwähnten ischämischen Schäden bei Glaukom. *Konnatale Chorioretinitiden* beobachtet man vor allem nach intrauteriner Acquisition einer Toxoplasmose oder einer Zytomegalie. *Störungen der Augenbewegungen* können zentraler (z. B. 28), neurogener oder myogener (19) Natur sein. *Pathologische Prozesse in der Orbita* umfassen u. a. entzündliche Vorgänge (z. B. Orbitalphlegmone), Weichteilvermehrung bei Basedow'scher Krankheit, leukämische Infiltrate, andere Neubildungen u. a. m. (20). Die unter (21–27) aufgeführten *Unterbrechungen der Sehbahnen* können z. B. durch Druckkompression (vgl. dazu *bitemporale Hemianopsie* bei großem Hypophysenvorderlappenadenom, S. 394, 22), Verletzungen (z. B. *kontralaterale homonyme Hemianopsie* nach Durchtrennung des Tractus opticus, 24), Erweichungsherde, Blutungen, Neoplasmen, entzündliche Veränderungen u. a. verursacht sein. Die zu den einzelnen Läsionen gehörenden Gesichtsfeldausfälle sind unten in der Abbildung skizziert. (21) Erblindung des homolateralen Auges. (23) Unilaterale nasale Hemianopsie. (25 und 26) Obere bzw. untere kontralaterale homonyme Quadranten-Hemianopsie. (27) Kontralaterale homonyme Hemianopsie mit fovealer Aussparung (das »zentrale Sehen« ist kortikal gesondert repräsentiert)

Tractus opticus bzw. der *Fissura calcarina;* bei Ausfall dieses Rindengebietes findet sich allerdings eine foveale Aussparung, da das zentrale Sehen im Cortex gesondert repräsentiert ist.

Eine *bilaterale Zerstörung der okzipitalen Rindenabschnitte* zieht in der Regel eine völlige, sog. *Rindenblindheit* nach sich.
Läsionen im Bereich der *Vierhügel* und/oder der *prätektalen Region des Mittelhirns* haben u. a. eine *Störung visueller Reflexe* zur Folge. Einige Beispiele pathologischer Veränderungen des Gesichtssinnes finden sich in Abb. 87.

Gehör und vestibuläre Funktionen

Das Ohr vermag eine rasch alternierende Verdichtung und Verdünnung der dem *Trommelfell* angrenzenden Luft (»Schallwellen«) in Aktionspotentiale im N. acusticus umzuwandeln. Das Trommelfell wirkt dabei als *Resonanzfläche,* die nur sehr kurze Zeit nachschwingt und überdies durch den *tympanischen Reflex* (Kontraktion der Mm. tensor tympani und stapedius) die Schallrezeptoren vor Schallwellen allzu hoher Intensität wenigstens teilweise schützt. Über *Hammer, Amboß* und *Steigbügel,* eine Art Hebelsystem mit Verstärkerfunktion, werden die Bewegungen des Trommelfells auf das *ovale Fenster* und somit auf die *Perilymphe* der *Scala vestibuli* übertragen. In diesem nach der Schneckenspitze zu sich verjüngenden, gewundenen Flüssigkeitsraum entstehen dadurch sog. Wanderwellen, deren maximale Amplitude – je nach Frequenz – in verschiedener Distanz vom ovalen Fenster erreicht wird: bei hohen Tönen nahe der Schneckenbasis, bei tiefen gegen die Schneckenspitze zu. Die Druckwellen in der Perilymphe übertragen sich auf die flexible *Reissner'sche Membran* und die ebenfalls nicht starre *Basilarmembran,* wodurch eine Verbiegung der in der gelatinösen *Membrana tectoria* liegenden *Haarzellen-Fortsätze* des *Corti'schen Organs* zustande kommt. Wie aus dieser mechanischen Deformation Aktionspotentiale in den afferenten Nerven entstehen, ist nicht geklärt. Ebenso weiß man über die Bedeutung des hohen Kaliumgehaltes in der Endolymphe und dessen Beziehung zur Aufrechterhaltung oder Änderung des endokochlearen Potentials nur lückenhaft Bescheid. Von den verschiedenen Teilen der Schnecke führen getrennte nervöse Bahnen zum Cortex, wobei die Frequenz der Aktionspotentiale der Lautstärke der Reiztöne proportional ist. Sehr laute Töne einer bestimmten Frequenz führen zur Erregung einer größeren Zahl von Axonen als leise Töne. Neben diesen an vitale Funktionen gebundenen Phänomenen werden im Corti'schen Organ auch sog. Mikrophon-Potentiale registriert, die sich beispielsweise auch an toten Tieren nachweisen lassen und vermutlich auf piezoelektrischen Effekten beruhen. Die *Zellkörper der afferenten Neurone* des Ohrs liegen im *Ganglion spirale,* und ihre Axone enden im dorsalen und ventralen Nucleus cochlearis der Medulla oblongata. Von den hier lokalisierten Ganglienzellen (sekundäre Neurone der Hörbahn) führen sowohl gekreuzte wie ungekreuzte Verbindungen zu den unteren Vierhügeln *(Colliculi inferiores),* die die akustischen Reflexe vermitteln, sowie über die Corpora geniculata medialia des Thalamus zu der im obern Teil des Temporallappens (Boden der Fissura lateralis, Brodman Areal 41) gelegenen *Hörrinde.* Es bestehen ferner Verbindungen zwischen den Cochlearis-Kernen und der *Formatio reticularis.* Die *kortikalen Projektionsflächen* sind so angeordnet, als ob die Schnecke auf der Rinde »abgerollt« worden wäre, mit den Zentren für tiefe Töne antero-lateral und der für hohe Töne posteromedial. Verschiedene tierexperimentelle Beobachtungen deuten darauf hin, daß die Hörrinde vor allem für die Erfassung (Wahrnehmung) tonaler Muster sowie die Unterscheidung von Ton- bzw. Geräuschqualität und -herkunft verantwortlich ist. Das efferente *olivokochleare Bündel,* das über den N. acusticus in die Schnecke führt, scheint die Reizbeantwortung durch die afferenten Neurone zu hemmen.
Der *vestibuläre Apparat,* der auch im Labyrinth gelegen ist, dient in erster Linie als Rezeptor-Organ für die Beantwortung von *Dreh- und Linearbeschleunigung,* den damit verbundenen – physiologischen – rotatorischen *Nystagmus,* andere motorische Anpassungsleistungen und, zusammen mit visuellen, propriozeptiven und kutanen Rezeptoren und ihren zugehörigen Bahnen und Zentren, die *Orientierung im Raum.* Die drei *Bogengänge* jedes Labyrinths stehen senkrecht zueinander (3 Raumebenen) und beherbergen im erweiterten Teil eine Rezeptor-Struktur *(Crista ampullae)* mit *Haar- und Stützzellen.* Den letzteren ist die gelatinöse *Cupula* aufgelagert, die die Ampulle wie ein Klappenventil verschließt. Endigungen der afferenten Nervenfasern treten in enge Verbindung mit den Haarzellen. Bei *Drehbeschleunigung* (Winkelbeschleunigung) kommt es infolge der Trägheit der Endolymphe in dem der entsprechenden Ebene zugehörigen Bogengang zu einer Verschiebung der Cupula und damit zu einer Verbiegung der Haarzellen. Dasselbe geschieht in umgekehrter Richtung beim *Abstoppen einer Drehbewegung (Dezeleration),* während bei konstanter Winkelgeschwindigkeit die Haarzellen-Fortsätze in ihre normale Lage zurücktreten. Die Verschiebung der Cupula in der einen Richtung führt zur Erregung, die in der anderen Richtung zur Hemmung der afferenten Nervenfasern. Im Gegensatz zu den Ampullae cristae reagieren die *Maculae* des *Utriculus* und *Sacculus,* die die aus Kalziumkarbonat-Kristallen bestehenden *Otolithen* enthalten – den Gesetzen der Schwerkraft folgend – auch auf *Linearbeschleunigungen.* Die Zellkörper der zugehörigen afferenten Neurone befinden sich im *Ganglion vestibulare;* die zentralen Enden ihrer Axone erreichen den homolateralen *Nucleus vestibularis* sowie den *Lobus flocconodularis des Kleinhirns.* Sekundärneurone führen vom ersteren einerseits in den Tractus vestibulospinales ins Rückenmark, andererseits im medialen Längsbündel zu den motorischen Kernen jener Hirnnerven, die die Augenmuskeln innervieren. Von den vestibulären Bahnen bestehen auch Verbindungen über den *Thalamus* zur *Hirnrinde.*

Krankhafte Störungen des Gehörs und der vestibulären Funktionen lassen sich – ähnlich wie im Falle des Gesichtssinnes – von den peripheren zu den zentralen Strukturen dieser Systeme in verschiedene Gruppen pathologischer Mechanismen unterteilen. Eine *Verlegung des äußeren Gehörgangs* läßt sich in der Regel leicht erkennen. Abgesehen von dem auf mangelhafter Reinigung beruhenden *Cerumen obturans,* kommen auch andere Prozesse, wie *Otitis externa* (z. B. Ohrfurunkel (S. 1337) oder zu Verstopfung führende Formen von Otitis externa diffusa), *Hämatome* und *Tumoren* (Atherome, Dermoide, »Exostosen« (kleine Osteome), Zeruminome u. a., ferner Plattenepithelkarzinome und Basaliome) in Frage.
Schädigungen des Trommelfells und des Gehörknöchelchen-Apparates sind in der überwiegenden Mehrzahl der Fälle Folgen einer Mittelohrentzündung *(Otitis media),* deren Entstehung und Verlauf von verschiedenen Faktoren, wie Art und Virulenz der Erreger, Abwehrkraft des Patienten, Alter und Ausmaß der Pneumatisation des Schläfenbeins, abhängen. Bei mangelhafter oder fehlender Pneumatisation besteht die Neigung einer akut beginnenden Otitis media zu schleppendem Verlauf und Übergang in eine chronische Mittelohrentzündung. Diese ist fast immer mit einer *Trommelfellperforation* verbunden, ferner mit *narbigen Verwachsungen* im Mittelohr, die naturgemäß die Gehörfunktionen beeinträchtigen *(Schalleitungs-Schwerhörigkeit).* Bei Eindringen verhornenden Plattenepithels in die Hohlräume des Mittelohrs können sich sog. *Cholesteatome,* d. h. Epidermoidzysten mit sekundärer Ausbildung von Cholesteringranulomen, bilden. Besonders schädigend wirken auch *eitrige Mittelohrentzündungen,* die wegen ihrer möglichen Komplikationen gefürchtet sind (eitrige Mastoiditis, Pyramidenspitzenzelleiterung, Thrombose des Sinus sigmoideus, Labyrinthitis, Faszialisparese). *Geschwülste,* z. B. Glomustumoren oder Karzinome, sind seltene Ursachen einer Schalleitungs-Schwerhörigkeit.
Eine *Innenohrschwerhörigkeit (Schallempfindungsschwerhörigkeit)* ist dann vorhanden, wenn das Labyrinth, insbesondere die Schnecke und/oder das Ganglion spirale geschädigt sind. Man kennt auch Kombi-

nationen von Schalleitungs- und Schallempfindungsschwerhörigkeit, wie z. B. bei der *Otosklerose,* einer vor allem bei der kaukasischen Rasse familiär auftretenden Störung. Diese Affektion zeichnet sich durch die herdweise Bildung eines überschießenden, fibrillenarmen osteoiden Knochens im Bereich der enchondralen Schicht der Labyrinthkapsel aus, der sich später durch lamelläre Apposition umbaut. Folge davon ist eine Einengung sowohl der Innenräume des knöchernen Labyrinths als auch der Fenster; im besonderen kommt es auch oft zu einer Fixation des Steigbügels. Andere Formen von Innenohrschwerhörigkeit umfassen den *Morbus Menière* (S. 505), der anfallsweise auftritt und vor allem durch einen – auf vaskulären Störungen beruhenden – endolymphatischen Hydrops verursacht wird, ferner *traumatische, degenerative, vaskulär bedingte, entzündliche* und *toxisch bedingte Veränderungen* verschiedener Art.

Morphologisch erkennt man bei solchen Prozessen verschiedene sog. regressive Veränderungen, wie zytoplasmatische Vakuolisierungen, Verdichtungen des Kernchromatins und einen teilweisen Schwund der Sinneszellen des Corti'schen Organs, insbesondere der äußeren Haarzellen. Im allgemeinen sind dabei die Elemente der Schneckenbasis stärker betroffen als die der Spitze. Oft findet sich auch eine Schädigung bzw. Atrophie der Stria vascularis. Ganglienzellen und zugehörige Axone des Ganglion spirale scheinen gegenüber schädlichen Einflüssen resistenter zu sein als die Haarzellen; immerhin können auch sie betroffen sein und eine zahlenmäßige Reduktion erkennen lassen. Bei verschiedenen Störungen des äußeren Gehörsystems empfindet der Patient ein subjektives Geräusch *(Tinnitus),* das oft nachts stärker wird.

Beispiele:

- *Toxisch* bedingte Formen von Innenohrschwerhörigkeit sind nach Einwirkung zahlreicher Agenzien, z. B. basischer Streptomyces-Antibiotika, von Salizylaten und Chinin, bekannt.
- *Infektionskrankheiten* können durch direkte Besiedelung des Labyrinths durch die Erreger oder infektiös-toxisch einen Innenohrschaden herbeiführen.
- Die *Altersschwerhörigkeit (Presbyakusis)* ist in der Mehrzahl der Fälle durch einen Schwund von Sinneszellen des Corti'schen Organs und von Ganglienzellen des Ganglion spirale sowie eine Atrophie der Stria vascularis gekennzeichnet. Andauernde Lärmeinwirkungen scheinen den Prozeß beschleunigen zu können.
- *Angeborene Formen* von Innenohrschwerhörigkeit beruhen z. T. auf intrauterin erworbenen Schäden (z. B. Röteln, Lues), z. T. auf perinatalen Ereignissen, wie Asphyxie oder schwerem Ikterus. Man kennt auch *hereditär-degenerative* Typen von Innenohrschwerhörigkeit.
- *Traumatisch* bedingte Schäden umfassen – abgesehen von der Pyramidenfraktur – vor allem verschiedene Typen *akustischer Traumen.* Beim *Knalltrauma* wie beim *Explosionstrauma* findet sich in leichteren Fällen eine sog. C^5-Senke, nach Explosionen allerdings oft auch ein Mittelohrschaden (mit oder ohne Trommelfellriß). *Chronische Lärmtraumen* (über 90 dB), wie sie beispielsweise durch Düsenflugzeuge verursacht werden, ziehen oft eine progressive Innenohrschwerhörigkeit nach sich.

Zentralnervös bedingte Einschränkungen des Gehörs spielen in der Medizin eine geringere Rolle. Tierexperimentell konnte gezeigt werden, daß beispielsweise die Abtragung der Hörrinde weder eine Taubheit, noch einen Verlust bedingter Reflexe, die durch bestimmte Töne ausgelöst werden, zur Folge hat. Dagegen ist die Wahrnehmung komplexer Tonmuster sowie die Auslösung der auf diese Weise eingelernten bedingten Reflexe nicht mehr möglich. Schäden im oberen Anteil des Temporallappens des Menschen führen in der Regel zur sog. *sensorischen Aphasie,* d. h. zu Schwierigkeiten, gesprochene Worte zu verstehen.
Eine *Störung des Vestibularapparates* führt häufig zu Symptomen wie Schwindel, Gleichgewichtsstörungen, Falltendenz und Gehabweichungen. *Periphere,* d. h. im Bereich des Labyrinths, der zugehörigen Ganglien und/oder des N. statoacusticus gelegene Schäden erzeugen in der Regel eine Fall- bzw. Abweichungs- und Drehtendenz nach der lädierten Seite, einen Nystagmus mit der raschen Komponente nach der Gegenseite und eine herabgesetzte kalorische Erregbarkeit des Vestibularapparates. Demgegenüber finden sich bei *zentralen* Schäden des Vestibularsystems Widersprüche in den genannten Fall-, Abweichungs- und Drehtendenzen (»dysharmonie croisée«), ferner manchmal ein vertikaler, rotatorischer und/oder dissoziierter Nystagmus, der sich nur an einem Auge in gewissen Stellungen nachweisen läßt. Bei *beidseitigem Ausfall des Vestibularapparates* besteht eine hochgradige Falltendenz, selbst bei offenen Augen.
Verschiedene Formen von Störungen der Gehör- und/oder Vestibularfunktionen sind in Abb. 88 schematisch dargestellt.

Geruchs- und Geschmackssinn

Im Gegensatz zu Tierarten mit einem hochentwickelten Geruchssinn *(Makrosmaten)* verfügt der zu den *Mikrosmaten* zählende Mensch nur über eine relativ geringe Fläche von *Riech-Schleimhaut.* Diese liegt am Dach der Nasenhöhlen, unterhalb der Lamina cribrosa des Ethmoids. Als Rezeptorzellen für den Geruchssinn wirken die *Riechstäbchen,* eigentliche Neurone, die nicht-myelinisierte Fortsätze (»Zilien«) in den von den Stützzellen gelieferten, bedeckenden Schleim ausschicken. Als *Chemorezeptoren* reagieren die Riechstäbchen auf sog. *geruchwirksame Moleküle,* die im Oberflächenschleim gelöst sind, mit der Bildung eines Rezeptorpotentials, das weitergeleitet wird. Der Mensch kann bis zu 4000 verschiedene Gerüche auseinanderhalten, wobei die Empfindlichkeit für die einzelnen Geruchqualitäten um einen Faktor bis 10^7 variieren kann.

Beispiel:

- Um den auf der Anwesenheit von Methylmerkaptan beruhenden *Knoblauchgeruch* zu registrieren, bedarf es in der umgebenden Luft einer Konzentration dieses Moleküls von lediglich 0,4 ng (!) pro Liter: Dies gehört zu den empfindlichsten Erkennungsmechanismen überhaupt. Bei gewissen Tieren ist diese Fähigkeit noch viel stärker ausgeprägt.

Der Mechanismus der Impulsauslösung durch die geruchwirksamen Moleküle ist nicht bekannt; sehr wahrscheinlich handelt es sich um eine Änderung der Membraneigenschaften in umschriebenen Arealen. Im Riechepithel sind auch *Schmerzfasern* eingebaut, die die Qualität der Empfindung besonderer Gerüche, z. B. von Chlor, mitbestimmen und überdies auf die

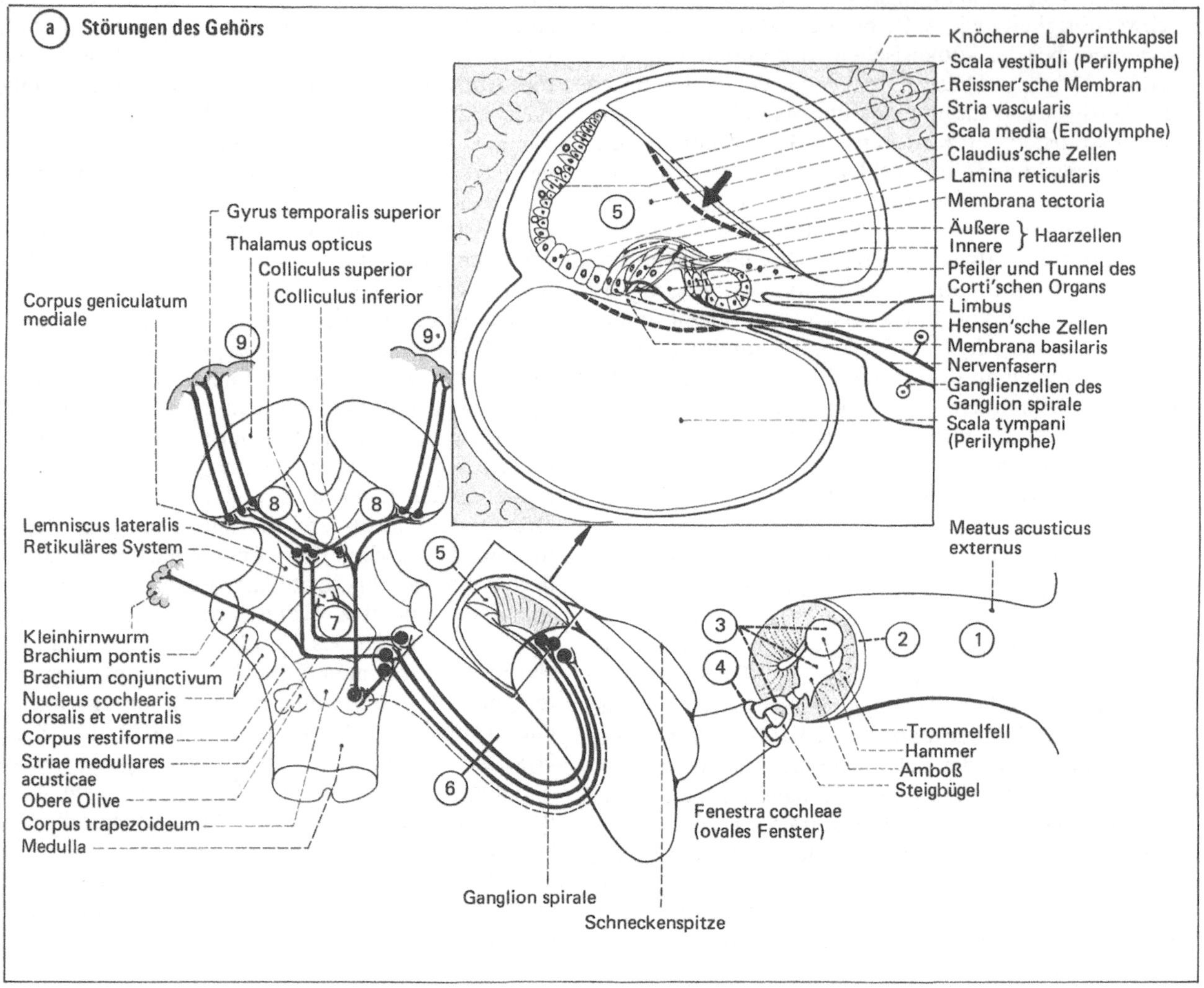
a Störungen des Gehörs
Knöcherne Labyrinthkapsel
Scala vestibuli (Perilymphe)
Reissner'sche Membran
Stria vascularis
Scala media (Endolymphe)
Claudius'sche Zellen
Lamina reticularis
Membrana tectoria
Äußere
Innere
Haarzellen
Pfeiler und Tunnel des Corti'schen Organs
Limbus
Hensen'sche Zellen
Membrana basilaris
Nervenfasern
Ganglienzellen des Ganglion spirale
Scala tympani (Perilymphe)
Gyrus temporalis superior
Thalamus opticus
Colliculus superior
Colliculus inferior
Corpus geniculatum mediale
Lemniscus lateralis
Retikuläres System
Kleinhirnwurm
Brachium pontis
Brachium conjunctivum
Nucleus cochlearis dorsalis et ventralis
Corpus restiforme
Striae medullares acusticae
Obere Olive
Corpus trapezoideum
Medulla
Meatus acusticus externus
Trommelfell
Hammer
Amboß
Steigbügel
Fenestra cochleae (ovales Fenster)
Ganglion spirale
Schneckenspitze

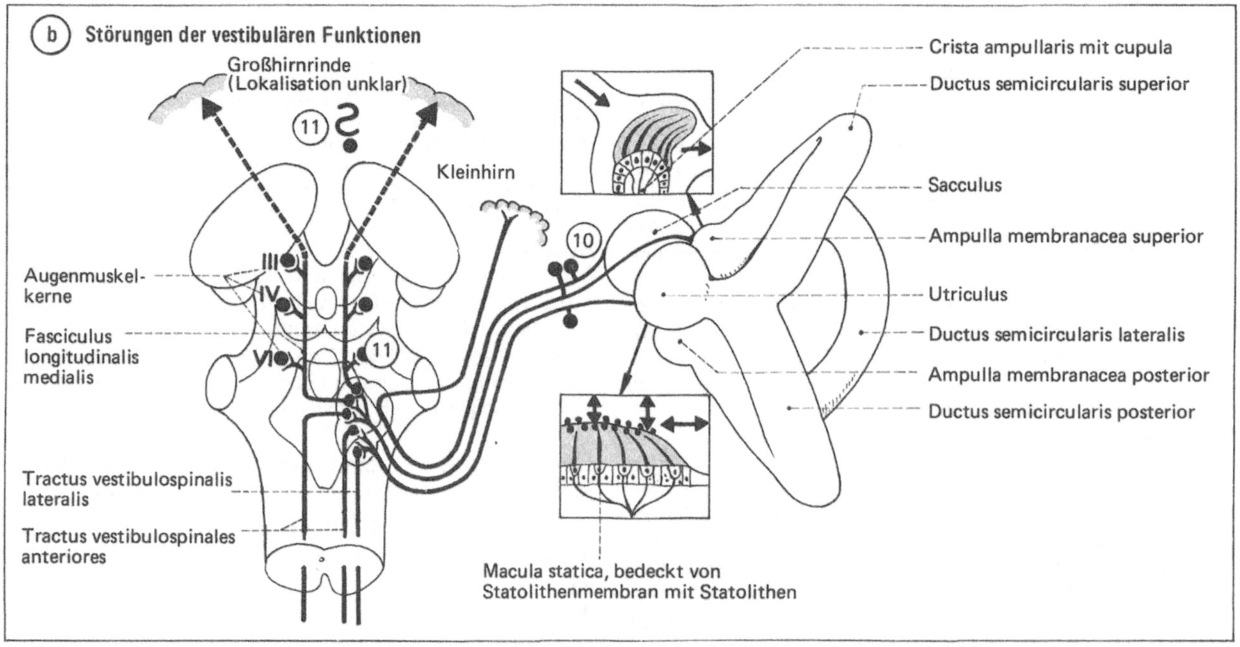
b Störungen der vestibulären Funktionen
Großhirnrinde (Lokalisation unklar)
Kleinhirn
Crista ampullaris mit cupula
Ductus semicircularis superior
Sacculus
Ampulla membranacea superior
Utriculus
Ductus semicircularis lateralis
Ampulla membranacea posterior
Ductus semicircularis posterior
Augenmuskelkerne
Fasciculus longitudinalis medialis
Tractus vestibulospinalis lateralis
Tractus vestibulospinales anteriores
Macula statica, bedeckt von Statolithenmembran mit Statolithen

Auslösung von Nies-, Tränen-, Atemhemm- und anderen Reflexen einen entscheidenden Einfluß haben. Bei fortgesetzter Exposition der Riechschleimhaut gegenüber derselben Substanz nimmt die Empfindung ab *(Geruchsadaptation)*, wofür sowohl die Rezeptoren als auch zentrale Mechanismen verantwortlich zu sein scheinen. Die Rezeptoraxone enden, nach Durchlaufen der Lamina cribrosa, z. T. an den dendritischen Zonen der *Mitral- und Pinselzellen* des Bulbus olfactorius, wo sie zahlreiche synaptische Verbindungen herstellen *(Glomerula)*.

Es bestehen auch Verbindungen über die vordere Kommissur mit dem kontralateralen Bulbus olfactorius *(Stria olfactoria medialis)*. Die in den Bulbi liegenden Zellkörper der Sekundärneurone senden ferner Axone über die *Stria olfactoria indermedia* zur *Substantia perforata anterior* und dem Bereich des *Diagonalbandes*, von wo Bahnen zum übrigen limbischen System und zum Hypothalamus führen. Dieses System dient in erster Linie den Geruchsreflexen. Die dritte Gruppe von Sekundärneuronen zieht über die *Stria olfactoria lateralis* zur eigentlichen Projektionsfläche des Riechens im *Cortex praepiriformis* und im *amygdaloiden Rindengebiet. Die fronto-basalen und in der Umgebung des Hirnstammes gelegenen Rindenbezirke* wurden daher seit langem als *»Rhinenzephalon«* bezeichnet; heute wissen wir indessen, daß diese Regionen viel weiter reichende Funktionen ausüben, die im Zusammenhang mit Instinkten, verschiedenen neuroendokrinen Regulationsmechanismen und emotionellen Reaktionen stehen. Man spricht daher heute vom *limbischen Cortex*.

Die *Geschmacksknospen* bestehen ebenfalls aus *Stütz- und Haarzellen;* die letzteren, die als Chemorezeptoren dienen, tragen haarähnliche Fortsätze, die in die, im mehrschichtigen Plattenepithel gelegene Geschmacks-Pore ragen. Haarzellen sind, im Gegensatz zu den Riechstäbchen, keine eigentlichen Neurone, sondern werden vielmehr von den Endigungen der *Sinnesnerven-Axone* umwunden. Die letzteren stellen eine Voraussetzung für den Fortbestand der Geschmacksknospen dar und spielen auch bei der Regeneration dieser Strukturen eine entscheidende Rolle. Die sensorischen Nervenfasern laufen über die Chorda tympani der Nn. faciales (vordere ⅔ der Zunge), die Nn. glossopharyngici (hinteres Drittel der Zunge) und die Nn. vagi (extralinguale Bezirke); sie vereinigen sich im *Tractus solitarius*. Die im *Nucleus solitarius* gelegenen Zellkörper der Sekundärneurone treten über Axone, die zur Gegenseite kreuzen, zusammen mit Taktilitäts-, Schmerz- und Temperaturbahnen im Lemniscus lateralis in die sensorischen Relais-Kerne des *Thalamus* ein, von wo die Impulse über die Thalamusstrahlung im wesentlichen zur hinteren Zentralwindung geleitet werden. Eine örtlich genau definierte, exklusive Geschmackszone in der Hirnrinde ist nicht bekannt. Die *adäquaten Reize* für Geschmacksempfindungen lassen sich in 4 Qualitäten unterteilen, die überwiegend in besonderen Gebieten von Zunge und Gaumen wahrgenommen werden, nämlich *süß* (Zungenspitze), *sauer* (Zungenränder und Gaumen), *bitter* (Zungengrund und Gaumen) und *salzig* (Zungenrücken vorn). Die verantwortlichen chemischen Substrate sind vor allem *H^+-Ionen*, insbesondere solche von organischen Säuren (sauer), *Anionen anorganischer Salze* (salzig), *Kationen und bestimmte organische Substanzen, wie Chininsulfat* (bitter) sowie *organische Stoffe, wie Saccharide und Zyklamat* (süß). Man kennt sog. *geschmacksaktive Proteine*, wie Monellin oder Thaumatin, die in tropischen Früchten gefunden wurden und, da sie bis zu 10^5mal stärker wirken als beispielsweise Saccharose, als *spezifische Chemostimulatoren* bezeichnet wurden. Die *Schmackhaftigkeit* einer Speise erklärt sich vermutlich aus Kombinationen aller erwähnten Reizqualitäten sowie den zahlreichen Gerüchen, die mit eine wichtige Rolle spielen. Aus den Geschmacksknospen einiger Säugetiere konnten zuckerbindende Proteine isoliert werden, die möglicherweise Rezeptorenfunktionen aufweisen.

Für gewisse Substanzen besteht ein genetisch fixierter Polymorphismus des Geschmackssinnes. Für den Stoff Phenylthiokarbamid (Phenylthioharnstoff, PTC) gilt beispielsweise, daß sich die vererbte Eigenschaft »Schmecken« gegenüber »Nichtschmecken« formalgenetisch dominant verhält.

Krankhafte Störungen des Geruchs- und Geschmackssinnes können – wie bei anderen Sinnesstörungen – ihre Ursache in Prozessen im Bereich der Rezeptorgebiete, der sensorischen Bahnen und Zwischenzentren und/oder der kortikalen Strukturen haben. Eine Verminderung oder ein völliges Fehlen des Geruchssinnes

---

Abb. 88a u. b. *Schematische Übersicht über Störungen des Gehörs und der vestibulären Funktionen.* **a** *Störungen des Gehörs:* Erschwertes Hören infolge *Verlegung des äußeren Gehörgangs* (1) beruht meistens auf Cerumen obturans, ferner z. B. auf einer mit Schwellung und/oder reichlicher Exsudatbildung verbundenen Otitis externa, Ohrfurunkeln, Hämatomen, Exostosen, hie und da auch auf Epidermoid- oder Dermoidzysten und Tumoren (Osteome, Zeruminome, Basaliome, Karzinome u. a.). *Beschädigungen bzw. Funktionsverluste des Trommelfells* (2) stehen in der Mehrzahl der Fälle mit einer *Otitis media* in Beziehung, wobei *Perforationen, Cholesteatombildung* und *narbige Verziehungen* zu chronischen Störungen Anlaß geben können. Diese, ebenso wie entzündlich (selten neoplastisch oder anderswie) bedingte *Läsionen der Gehörknöchelchen* (3), bewirken oft eine sog. *Schalleitungsschwerhörigkeit*. Teilweise trifft dies auch für die familiäre *Otosklerose* zu, bei der es durch Osteoidwucherung nicht selten zu einer Ummauerung der Schneckenfenster kommt (4); dazu gesellt sich meistens auch eine Komponente von *Innenohrschwerhörigkeit* hinzu. Die letztere (5) kann im übrigen verschiedene Ursachen haben: Vaskuläre Störungen (z. B. *Menière'sche Krankheit*, S. 505), Infektionen (nicht eitrige oder eitrige *Labyrinthitis*), *toxische Schäden* (z. B. Streptomyzin), *Traumen* (vor allem *Pyramidenquerfraktur*) und *degenerative Veränderungen*. *Schalltraumen* lassen sich in eigentliche Knalltraumen und chronische Lärmtraumen unterteilen (S. 1409): Sie gehen u. a. mit Zelluntergang vor allem im Bereich der äußeren Haarzellen, einer Atrophie der Stria vascularis und z. T. der Ganglienzellen einher, hauptsächlich im Gebiet der Schneckenbasis. Ähnliche Befunde erhebt man bei *Presbyakusis*, d. h. der Schwerhörigkeit alter Leute. *Beschädigungen des N. statoacusticus* (6) kommen z. B. bei *Akustikus-Neurinom, Schädelbasisfrakturen* und *Meningitiden* vor. Läsionen im Bereich des Bodens des vierten Ventrikels, der unteren Vierhügelgegend und des Corpus geniculatum mediale ziehen die Hörbahnen oft in Mitleidenschaft (7 und 8), doch stehen klinisch meist andere Symptome im Vordergrund. Der Ausfall des Bodens der Fissura lateralis der führenden Großhirnrinde (Brodman-Areal 41) zieht eine *sensorische Aphasie* nach sich (9). **b** *Läsionen des vestibulären Systems:* Bei sog. *peripheren Störungen* (10), deren Ursachen oft mit denen von (5) und (6) übereinstimmen, besteht in der Regel eine *Fall-, Abweichungs- und Drehtendenz nach der lädierten Seite*, verbunden mit einem *Nystagmus mit rascher Bewegung nach der Gegenseite* sowie *reduzierter kalorischer Erregbarkeit* des Vestibulärapparates. Ein bilateraler Ausfall des peripheren Vestibulärsystems bewirkt meist eine ausgesprochene Falltendenz. Bei *zentral bedingten Störungen der vestibulären Funktionen* (11) findet man unterschiedliche, z. T. regellose Fall-, Abweichungs- und Drehtendenzen, manchmal kombiniert mit vertikalem, rotatorischem und/oder dissoziiertem Nystagmus. Schwindelgefühle sind bei peripheren wie bei zentralen vestibulären Schäden häufig vorhanden

nennt man *Hyposmie* bzw. *Anosmie,* eine solche des Geschmackssinnes *Hypogeusie* bzw. *Ageusie.* Geruchsmißempfindungen werden als *Parosmien* bezeichnet, solche unangenehmen Charakters als *Kakosmien.*

Beispiele:

- *Hyposmien, Parosmien und Kakosmien* leichteren Grades treten häufig bei *Rhinitiden,* d. h. entzündlichen Veränderungen im Nasenbereich auf, sogar beim gewöhnlichen Schnupfen, eine *Anosmie* beispielsweise bei *Rhinitis sicca* oder bei *Verstopfung der Nasengänge* durch Sekret und/oder Exsudat.
- Peripher bedingte *Ageusien* werden z. B. nach oraler Einwirkung toxischer Substanzen oder gewisser Medikamente *(Penicillamin u. a.)* beobachtet.
- *Störungen des Geschmackssinnes* finden sich nicht selten bei älteren Leuten, beispielsweise bei *Arteriitis temporalis* (S. 493) oder anderen vaskulären Prozessen.
- Sog. *Olfactorius-Meningeome* führen recht oft zu *Anosmie.*
- Häufigste Ursache einer nicht rhinogenen *Anosmie* sind *Schädeltraumen,* z. B. mit Abriß der Nn. olfactorii und/oder Kontusion des Bulbus olfactorius. Solche Störungen können auch mit einer gewissen Latenz auftreten und sind dann z. T. durch Vernarbungsprozesse bedingt.
- Durch knöcherne Veränderungen beispielsweise im Bereich der Lamina cribrosa kann eine *Osteodystrophia deformans (Paget) zu einer Beeinträchtigung des Geruchssinnes* führen.
- *Anfallsartige Kakosmien* sind bekannt nach Reizungen des Bulbus olfactorius, des Corpus amygdaleum oder des Uncus. Als Aura im Rahmen eines *epileptischen Anfalles* nennt man sie sog. »Unzinatuskrisen«.

Weitere viszerale Afferenzen und ihre Verbindungen sowie Regulationszentren viszeraler Funktionen

Neben dem Geruchs- und Geschmackssinn, die beide weitgehend *vegetativen Funktionen* dienen, gibt es noch eine große Zahl weiterer Rezeptoren und entsprechender afferenter Bahnen, die mehr oder weniger komplizierten *autonomen Reflexbogen* angehören und auf diese Weise – zusammen mit Impulsen aus anderen Systemen des Nervengewebes – die Regulation lebenswichtiger Vorgänge bestimmen oder mitbestimmen. Einfache Reflexe, wie die Miktion (Entleerung der Harnblase), werden zum guten Teil schon im *Rückenmark* integriert, können aber durch übergeordnete Zentren erleichtert oder gehemmt werden. Höher organisierte Regulationsmechanismen, wie die Kontrolle des Blutdruckes und der Atmung, basieren auf Reflexbogen, deren zentraler Anteil in der *Medulla oblongata* liegt. Wie erwähnt wurde, befinden sich die neuronalen Systeme für die Integration der Pupillenreaktion auf Licht und bei Akkomodation im *Mittelhirn.* Komplizierte Funktionen, wie die Erhaltung des inneren Milieus und der Körpertemperatur, beruhen auf noch höher gelegenen, nämlich den *hypothalamischen Strukturen,* die ihrerseits von vielen anderen Gebieten des Zentralnervensystems, insbesondere auch vom limbischen System, Impulse erhalten.

Eine Liste von *Rezeptoren viszeraler Funktionen* findet sich in Tabelle 25.

Afferente Impulse werden in der Regel über sensible Fasern im Verlauf der *sympathischen und/oder parasympathischen Nerven* weitergeleitet.

Die lebenswichtigen Zentren für die Regulation von *Herzfrequenz, Blutdruck* und *Atmung* finden sich in der *Medulla oblongata,* wo auch ein Teil der Rezeptorzellen lokalisiert ist. Die effektorischen Leistungen beziehen sich einesteils auf viszerale Funktionen, andernteils auch auf somatisch-motorische Komponenten (S. 359).

Das verlängerte Mark beherbergt auch – innerhalb der dort gelegenen Formatio reticularis – das sog. *»Brechzentrum«,* das stimulierende Impulse durch viszerale sensible Fasern (z. B. nach Reizung der Schleimhaut des oberen Verdauungstraktes), aus dem Zwischenhirn und dem limbischen System sowie aus höheren Zentren, die das emotionelle Verhalten kontrollieren, empfangen kann. Überdies befinden sich wahrscheinlich in der Medulla oblongata selbst chemorezeptorische Zellen, z. B. in der Area postrema in den Seitenwänden des IV. Ventrikels, wo offenbar für verschiedene Substanzen eine relativ höhere Permeabilität besteht.

Weitere autonome Reflexe, deren Bogen in die Medulla oblongata führen, sind das *Husten, Niesen, Schlucken, Saugen, Kauen* und *Würgen.*

Der am Boden des III. Ventrikels liegende *Hypothalamus* empfängt über verschiedene Bahnen Impulse, die aus einer ganzen Zahl zentralnervöser Regionen stammen, so aus dem limbischen Cortex und dem Mittelhirn (mediales Vorderhirnbündel), dem Hippocampus (über den Fornix), der Amygdala (über die Stria terminalis), sensiblen Bahnen im Mittelhirn (über den Pedunculus mamillaris bzw. das periventrikuläre System), dem Thalamus und dem Nucleus lenticularis (über thalamo- und pallido-hypothalamische Fasern) sowie vermutlich auch aus Ganglienzellen der Retina (über das Chiasma opticum). Die Funktionen des Hypothalamus umfassen *emotionelle* und *Verhaltens-Reaktionen, viszerale Reflexmechanismen* und *neuroendokrine Regulationen* (S. 380). Im besonderen ist das hypothalamische System in *Abwehr-, Wut-* und *Furchtreaktionen,* das *»appetitive« Verhalten* in Bezug auf Sexualität sowie Nahrungs- und Flüssigkeitsaufnahme, die *Temperaturregulation* und zahlreiche *viszerale Funktionen* eingeschaltet, soweit diese emotionell mitbeeinflußt sein können. *Schlaf* und *Wachsein* werden ebenfalls durch hypothalamische Verbindungen mitkontrolliert, obwohl diese Funktionen diffus lokalisiert sein dürften, und man heute nicht mehr von einem eigentlichen »Schlafzentrum« oder »Wachzentrum« spricht. Von besonderer Wichtigkeit in diesem Zusammenhang sind Qualität und Frequenzen der Impulse, die das sog. aktivierende retikuläre System (S. 352) durchlaufen. Demgegenüber sprechen verschiedene Befunde dafür, daß die mit *Hunger* und *Durst* zusammenhängenden Verhaltensweisen weitgehend in Zentren lokalisiert sind: ein *Appetit-Zentrum* im Bereich des medialen Vorderhirnbündels, ein *Sattheitszentrum* im ventromedialen Kern und ein *Durstzentrum,* das bei der Ratte seitlich im Thalamus gelegen ist, beim Menschen jedoch noch nicht einwandfrei lokalisiert werden konnte. Die Mechanismen, insbesondere die adäquaten Reize, die diesen Kontrollsystemen zugrunde liegen, bedürfen einer weiteren Prüfung. Wichtig scheint das Ausmaß der Glukose-Utilisation und der entsprechenden lokalen arteriovenösen Blutzuckerdifferenz zu sein *(»Glukostaten-Theorie«),* aber auch andere sensible Reize, wie *Kälte, Kontraktionen des leeren Magens* sowie *bedingte Reflexe,* erzeugt durch Aussehen, Geruch und Geschmack der Nahrung, spielen eine erhebliche Rolle. Adäquater Reiz des Durstgefühls beim Menschen ist wahrscheinlich die Zunahme der *Osmolalität des Blutes,* aber auch Trockenheit der Rachenschleimhaut, Füllung des Magens u. a. dürften mitspielen. Die Reflexzentren für *Kälte* scheinen im hinteren, die für *Wärme* im vorderen Hypothalamus lokalisiert zu sein. Die entsprechenden Reflexantworten beim *Frieren* bestehen u. a. in vermehrter Muskeltätigkeit, (Kältezittern, gesteigerte willkürliche Motorik), Aufkommen eines Hungergefühls, vermehrter Ausschüttung von TSH, Noradrenalin und Adrenalin sowie Reaktionen zur Herabsetzung des Wärmeverlusts (Gänsehaut, Vasokonstriktion der Haut, halbwillkürliche Maßnahmen wie »Einrollen«). Bei *Hitzegefühl* wirken eine verminderte Tätigkeit und eine reduzierte Sekretion von TSH der Wärmeproduktion entgegen, und durch Vasodilation der Haut, Schweißabsonderung und vermehrte Atmung kann die Wärmeabgabe nach außen gesteigert werden.

Pathologische Störungen im Bereich der einfachen und/oder komplizierten, in Rückenmark, Medulla oblongata, Mittelhirn oder Hypothalamus gelegenen Funktionszentren verstehen sich in Fällen mit *umschriebenen Veränderungen in den betreffenden Gebieten* aus den geschilderten Leistungen der einzelnen Verbindungssysteme einerseits sowie der Lokalisation des krankhaften Prozesses andererseits. Störungen der Herztätigkeit, Blutdruck und Atmung, ferner Übelkeit und Erbrechen sowie Fieber im Rahmen einer *Allgemeinerkrankung* beruhen demgegenüber wahrscheinlich auf mehr diffusen, meist funktionellen Veränderungen der beteiligten Neurone und ihrer Synapsen. Im besonderen dürfte eine Beeinflussung der erwähnten Zentren über peripher oder im Zentralnervensystem gelegene Rezeptoren (z. B. Chemorezeptoren im Rückenmark) eine große Rolle spielen.

Beispiele:

- Die *Entleerung der Harnblase (Miktion)* ist ein Vorgang, der bei verschiedenen Erkrankungen bzw. Schädigungen des Ner-

Tabelle 25. Nervöse Rezeptoren und Wirkungen ihrer Stimulation

a) Rezeptoren im Rahmen autonom-nervöser Funktionen und die Wirkungen einer sympathischen oder parasympathischen Erregung

Organsystem, Organ oder Struktur		Antwort auf Stimulation					
		Rezeptoren	Sympathikus	Wirkung von NA	A	I	Parasympathikus
Herz		β	Anstieg des Herzminutenvolumens und der Schlagfrequenz; Steigerung der Erregungsleitung, der Kontraktionsleistung und der Erregbarkeit	1	2	3	Reduktion des Herzminutenvolumens, der Schlagfrequenz, der Erregungsleitung, der Kontraktionsleistung und der Erregbarkeit
Blutgefäße allgemein (außer Muskulatur, Leber, Lungen und (?) Herz)		α	Konstriktion	3	2	0	Dilatation
Muskel, Leber und (?) Herz		β	Dilatation	1	2	3	Konstriktion
Bronchien: glatte Muskulatur		β	Erschlaffung	1	2	3	Kontraktion
Atmungssystem			Gesteigerte Erregbarkeit des Atemzentrums, Anstieg des Atemvolumens				Herabgesetzte Erregbarkeit des Atemzentrums, Abfall des Atemvolumens
Eingeweide:	Glatte Muskulatur des Magendarmkanals						
	longitudinal zirkulär	α, β	Erschlaffung bzw. Verminderung der Peristaltik	2	3	0	Kontraktion bzw. Verstärkung der Peristaltik
	Sphinkteren (z. B. Kardia und Pylorus)	α	Kontraktion	2	3	1	Erschlaffung
Harnblase	Detrusor vesicae	β	Erschlaffung (Urinretention)	1	2	3	Kontraktion (Urinentleerung)
	Trigonum vesicae (Sphincter)	α	Kontraktion	2	3	1	Erschlaffung
Uterus		α, β	Kontraktion, Erschlaffung?				
Auge	M. radialis (Dilatator)	α	Kontraktion (Pupillendilatation)	2	3	0	Erschlaffung (Pupillenverengerung)
	M. ciliaris	β	Erschlaffung (Pupillendilatation)	1	2	3	Kontraktion (Pupillenverengerung)
	Lidmuskulatur		Erweiterung des Lidspaltes				Verengerung des Lidspaltes
Speicheldrüsen			Herabsetzung des Speichelflusses				Vermehrung des Speichelflusses
Sekretorische Zellen		β	Sekretion				
Myoepitheliale Zellen		α	Kontraktion				

b) Zusätzliche Sympathikus- und Parasympathikuseffekte

	Wirkung bei Erregung des Sympathikus	Wirkung bei Erregung des Parasympathikus
Schweißdrüsen	»kalter« klebriger Schweiß	»warmer« dünnflüssiger Schweiß
Pankreas	Hemmung der Insulinsekretion und der Sekretion durch den exkretorischen Drüsenanteil	Steigerung der Insulinsekretion und der Sekretion durch den exkretorischen Drüsenanteil
Nebennierenmark	Anregung der Sekretion	Hemmung der Sekretion
Schilddrüse	Anregung der Sekretion	Hemmung der Sekretion
Blutbildendes Gewebe und Blut	Entspeicherung der Depots. Erythrozytose, Eosinopenie, myeloische Tendenz des Blutbildes	Speicherung in Depots. Erythropenie, Eosinophilie, lymphatische Tendenz des Blutbildes
Stoffwechsel	Energiefreisetzung, »Abbau«. Anstieg des Gesamtstoffwechsels, der Körperwärme, des Blutzuckers und des Eiweißabbaus. Azidotische Tendenz. Abfall des K^+/Ca^{++}-Quotienten	Energieeinsparung, »Aufbau«. Abfall des Gesamtstoffwechsels, der Körperwärme, des Blutzuckers und des Eiweißabbaus. Alkalotische Tendenz. Anstieg des K^+/Ca^{++}-Quotienten

Tabelle 25 (Fortsetzung)

c) Weitere Rezeptoren und zugehörige Sensorik

Organ oder Organsystem	Rezeptorentyp	Sinnesmodalität
Auge (Netzhaut)	Telerezeptoren	visuelle Wahrnehmung
Ohr	Telerezeptoren	Gehör
Nase (olfaktorische Membran)	Telerezeptoren	Geruch
Geschmacksknospen von Zungenpapillen und Epiglottis	Interozeptoren	Geschmack
Bogengänge		Winkelbeschleunigung
Utriculus		Linearbeschleunigung
Freie Nervenendigungen	Exterozeptoren	Schmerz
Meissner'sche Tastkörperchen in den Coriumpapillen, Tastzellen von Merkei u. a.	Exterozeptoren	Berührung
Vater-Paccini-Körperchen	Exterozeptoren	Druck
Ruffini-Endorgan	Exterozeptoren	Wärme
Krause-Endkolben	Exterozeptoren	Kälte
Golgi-Sehnenorgan	Propriozeptoren	Muskeldehnung
Muskelspindel	Propriozeptoren	Muskeldehnung
Nervenendigungen, Gelenke	Propriozeptoren	Gelenkslage
Wand von Karotissinus und Aortenbogen	Interozeptoren	Arterieller Blutdruck
Wand der großen Venen, Vorhöfe	Interozeptoren	Arterieller Blutdruck
Vagusendigungen in der Lunge	Interozeptoren	Lungendehnung
Hypothalamus	Interozeptoren	Bluttemperatur im Gehirn
Karotis- und Aortenkörperchen	Interozeptoren	O_2-Partialdruck
Ventrale Oberfläche der Medulla oblongata	Interozeptoren	Liquor-pH
Vorderer Hypothalamus	Interozeptoren	Osmotischer Druck des Plasma
Hypothalamus (Glukostaten)	Interozeptoren	Arterio-venöse Blutzuckerdifferenz

Abkürzungen: NA: Noradrenalin; A: Adrenalin; I: Isoproterenol
α: α-Rezeptoren des Sympathikus
β: β-Rezeptoren des Sympathikus
0–3: Stärke der Wirkung; 0 = keine Wirkung; 1 = schwächste Wirkung; 3 = stärkste Wirkung

vensystems z. T. auf ungleiche Art gestört wird. Läsionen beispielsweise der kortikospinalen Bahnen und/oder der betreffenden Zellkörper in der Hirnrinde, wie sie bei multipler Sklerose u. a. auftreten können, haben nur eine Verminderung der Fähigkeit zur Folge, die Miktion willentlich in Gang zu setzen *(»ungehemmte neurogene Blase«)*. Bei Rückenmarksläsion oberhalb des Konus (S2 – S4) findet man oft eine sog. *»automatische Blase«* die sich bei einem gewissen Füllungsgrad reflektorisch entleert. Bei *»Denervation«* der Blase durch Zerstörung des spinalen Blasenzentrums und/oder der Schenkel des Reflexbogens sind höchstens noch kleine Kontraktionen der autonom gewordenen Blasenmuskulatur möglich.

- *Schädigungen der Medulla oblongata,* beispielsweise durch Blutungen, anämische Erweichungsherde, Kompression durch Tumoren, sind vor allem wegen der hier lokalisierten Zentren für die Regulation von Atmung, Herztätigkeit und Blutdruck *lebensgefährlich.* Dies ist u. a. auch der Fall bei Untergang der motorischen Kerngebiete im Bulbärgebiet, z. B. im Rahmen einer *myatrophischen Lateralsklerose (Bulbärparalyse).*
- *Übelkeit und Erbrechen* gehören zu den häufigsten Symptomen bei *zentralnervösen Schäden,* nicht nur solchen, die die Medulla oblongata direkt betreffen. *Urämie* und andere endooder exogen bedingte »Intoxikationen« führen wahrscheinlich ein Übelkeitsgefühl durch *Stimulation chemorezeptorischer Zellen* im verlängerten Mark herbei, ähnlich, wie man dies durch Apomorphin-Injektionen erreichen kann.
- Durch *Hypothalamus-Reizungen* können im Tierversuch u. a. *Herzarrhythmien* hervorgerufen werden. *Stimulationen lateraler Hypothalamus-*Anteile führen oft zu erhöhter adrenerger Aktivität (Steigerung des *Blutdrucks* u. a.); solche Effekte könnten beispielsweise durch emotionelle Impulse (Wut u. a.) hervorgerufen werden.
- *Läsionen im ventromedialen Kern des Hypothalamus* (Sattheits-Zentrum), wie sie bei Mäusen beispielsweise durch Injektion der toxischen Goldthioglukose hervorgerufen werden, haben eine sog. *hypothalamische Fettsucht* infolge *Hyperphagie* zur Folge.
- Sog. *»endogene Pyrogene«,* z. B. aus neutrophilen Granulozyten, erzeugen *Fieber* wahrscheinlich dadurch, daß die thermoregulatorischen Zentren des Hypothalamus direkt im Sinne einer Umstellung (»Verstellung«) beeinflußt werden.

Störungen der neuroendokrinen Kontrolle der Hypophysentätigkeit durch hypothalamische Zentren werden später, im Zusammenhang mit endokrinen Funktionen, behandelt (S. 380).

86.6. Höhere Integrations- und Regulationszentren des Zentralnervensystems und ihre Störungen

Aufsteigendes retikuläres System (ARS) und Thalamus sowie deren Verbindungen

Die zu den entsprechenden Projektionsarealen der Hirnrinde führenden *sensorischen Bahnen* treten über Kollateralen mit dem *aufsteigenden (»aktivierenden«) retikulären System* in Verbindung. Das ARS ist Bestandteil der im mittleren ventralen Teil der Medulla oblongata und des Mittelhirns gelegenen *Formatio reticularis,* die ein Netzwerk zahlreicher kleiner Neurone darstellt und u. a. auch die erwähnten Zentren für Atmung und Kreislauf bildet. Das in diesem Teil des Hirnstamms aufsteigende polysynaptische System (ARS) kann somit über sensorische Impulse eine Aktivierung erfahren, wodurch der unspezifische *Wachzustand,* d. h. das Bewußtsein und die Fähigkeit zu Wahrnehmungen verschiedener Art, gesteigert wird. Auch die *Affektivität* nimmt unter solchen Bedingungen zu. Die Aktivität der ARS trägt sich nach oben zu fort und gelangt einesteils in

die *Großhirnrinde,* andernteils in die *medialen und intralaminaren Kerne des Thalamus (»unspezifische Projektionskerne des Thalamus«),* von wo aus eine diffuse Ausstrahlung in den Neocortex erfolgt. Während der *Epithalamus* erwiesenermaßen mit dem olfaktorischen System in Beziehung steht, kennt man die Funktionen und Verbindungen des *ventralen Thalamus* nur lückenhaft. Der *dorsale Thalamus,* in dem ein Teil der Kerne *diffus in den ganzen Neocortex Projektionsfasern entsenden,* andere als *Relaisstationen für spezifisch-sensorische kortikale Projektionsflächen,* u. a. auch im limbischen Gebiet, dienen, enthält auch *Zentren für efferente Kontrollmechanismen,* die Impulse teils aus dem Kleinhirn, teils aus den Basalganglien empfangen. Schließlich sind im dorsalen Thalamus auch *Kerne mit komplexen integrativen Funktionen* lokalisiert. Verschiedene Beobachtungen sprechen dafür, daß der *kaudale Teil des ARS* mehr dem *allgemeinen Wechsel von Wach- und Schlafzustand* dient, während die *thalamischen Anteile* vor allem für die *gezielte Aufmerksamkeit* verantwortlich sind.
Der für den *ruhigen Wachzustand* wie für den *tiefen Schlaf* charakteristische Rhythmus der elektroenzephalographisch nachweisbaren kortikalen Aktivität wandelt sich bei gesteigertem Wachzustand bzw. bei *Alarmreaktionen* (»arousal«) in eine unregelmäßige Niedervolt-Aktivität.

Die Komplexität des *ARS,* der *thalamischen Strukturen* und ihrer Verbindungen, insbesondere zum Neocortex, machen es verständlich, daß *pathologische Veränderungen dieser Systeme* zu einer Mehrzahl von Symptomen führen können. Im Vordergrund des Krankheitsbildes bei Läsionen dieser Gebiete stehen aber *Störungen des Wachzustandes* und *sensorische Phänomene bzw. Ausfälle.*

Beispiele:
- *Läsionen* im Bereich des *ARS auf Höhe des Mittelhirn-Tegmentum* – unter Aussparung der spezifischen sensorischen Bahnen – führen, wie tierexperimentell gezeigt werden konnte, zu einem langdauernden *komatösen Zustand.*
- Seit langem ist bekannt, daß sog. *Duret'sche Blutungen* in der paramedianen Mittelhirnhaube beim Menschen *Benommenheit* oder sogar einen *komatösen Zustand* bewirken. Ähnliche Folgen haben andere Prozesse in dieser Gegend, z. B. *Tumoren.*
- *Niederfrequente Stimulation* (z. B. 8 Reize/sec) der vom ARS belegten Teile des Mittelhirns und/oder der unspezifischen Projektionskerne im Thalamus erzeugt bei Tieren in der Regel einen ruhigen *Schlaf.*

Das limbische System und seine Verbindungen

Emotionen lassen sich einerseits in *mentale Komponenten,* wie *Kognition* (Bewußtwerden einer Empfindung), *Affekt* (Fühlen) und *Konation* (Antrieb), andererseits in *physische Veränderungen,* z. B. Steigen des arteriellen *Blutdrucks, Tachykardie* und *Schweißausbruch,* unterteilen. Es hat sich gezeigt, daß die wichtigsten Zentren und Verbindungen, die den erwähnten Funktionen zugrunde liegen, dem sog. *limbischen System* angehören. Phylogenetisch hat sich dieser Komplex vor allem aus den Riechbahnen und -zentren entwikkelt; beim Menschen dient aber – wie schon erwähnt wurde – nur ein kleiner Teil des Rhinenzephalon dem Geruchssinn. Die Hauptgebiete des *limbischen Cortex* haben vielmehr mit der Steuerung emotioneller Vorgänge zu tun. Anatomisch kann der limbische Cortex als zu einer Schicht von Rindengewebe *(Allocortex)* um den Stiel beider Hemisphären herum gehörig betrachtet werden, die mit dem Neocortex nur beschränkte Verbindungen hat, dagegen eng an tiefere Strukturen, insbesondere die *sog. limbische Mittelhirn-Kreisschaltung* angeschlossen ist. Als deren zentrale Struktur kann das *Ammonshorn* bezeichnet werden. Die meisten bekannten Afferenzen zum *Hippocampus* entspringen aus der *»olfaktorischen« Assoziationsrinde* (Regio entorhinalis), wobei der *Gyrus dentatus* als Schaltstelle für die Mehrzahl der zum Ammonshorn führenden Fasern dient. Die hippokampalen Efferenzen sammeln sich im *Alveus,* dann in der *Fimbria,* die in die *Fornix* übergeht. Effektorisch ist vor allem der postkommissurale Teil der Fornix, wobei ein guter Teil der Fasern im *Corpus mamillare* endigt. Hier beginnt der Anschluß an die kortikalen Zentren des limbischen Systems: über den *Tractus mamillo-thalamicus* wird die *vordere Kerngruppe des Thalamus* erreicht, von der aus die Projektion zum *Gyrus cinguli* erfolgt. Die Felder des letzteren tragen ihrerseits zu den Faserbündeln des *Cingulum* bei, die eine Rückmeldung zum Gyrus dentatus des Ammonshorns ermöglichen. Auf diese Weise schließt sich der limbische Kreis, als dessen Ausgangsstrukturen u. a. die Fasern der *Stria terminalis* angesehen werden können. Zu den *limbischen Funktionen* gehören u. a. die Kontrolle *biologischer Rhythmen* (z. B. zirkadianer oder Tages-Rhythmus), das *Sexualverhalten* (u. a. auch die sog. *Enzephalisation,* z. B. die weitgehend hormon-unabhängige Fortführung des Sexuallebens von Frauen in der Menopause), *Motivationen,* insbesondere Belohnungs- und Bestrafungsmotivationen sowie Flucht- oder Annäherungs-Reaktionen, und *emotionelle Verhaltensreaktionen,* wie *Wut* bzw. *Gelassenheit* (Plazidität), *Furcht, Angst, Traurigkeit* und *Freude.* Auch gewisse, *mit der Nahrungsaufnahme verbundene Reaktionen* wie – beim Tier – Kauen, Lecken und Fressen – stehen mit dem limbischen System in Verbindung. Die Lokalisation einzelner der erwähnten Funktionen ist – falls eine solche topographische Analyse beim limbischen System überhaupt sinnvoll erscheint – nur lückenhaft bekannt. Vom *Ammonshorn* weiß man, daß es zu den am stärksten *krampfbereiten Strukturen* des Gehirns gehört und daß es mit dem *Erwerb neuen Gedächtnismaterials* zu tun hat. Möglicherweise wohnt dem Ammonshorn ein Mechanismus der zeitlichen Einordnung von Wahrnehmungen und Erlebnissen inne. Emotionelle oder vegetative Veränderungen konnten bisher durch Hippocampus-Reizung nicht mit Sicherheit erzeugt werden. Die *höheren Zentren des limbischen Systems,* die mit der kurzfristigen Gedächtnisbildung nichts oder wenig zu tun zu haben scheinen, stehen offenbar in erster Linie im Dienste des *emotionalen Verhaltens.*

Pathologische Veränderungen im Bereich des limbischen Systems können, wie aufgrund der physiologischen Funktionen dieser Strukturen vermutet werden kann, zu einer Vielzahl *emotionaler Störungen* und entsprechend *abnormer Verhaltensweise,* ferner u. a. zu einer *Einbuße der Fähigkeiten zum Gedächtniserwerb* und zu *Krampfbereitschaft* führen. Über eine Beeinflussung vor allem der *chemischen Erregungsübertragung limbischer Synapsen* gelingt es, durch *Pharmaka* die Stimmungslage erheblich zu ändern (S. 336).

Beispiele:
- In Tierversuchen lassen sich durch *Reizung beispielsweise der Stria terminalis Wut- und Abwehrreaktionen* auslösen.
- Bei *Ratten* hat die *Injektion von Kaliumchloridlösungen in das Ammonshorn* eine *Amnesie* zur Folge, die sich auf kurz (sec – min) vorher, nicht aber z. B. 24 Std früher Erlerntes bezieht.
- Beim Menschen kann z. B. eine längerdauernde zerebrale Anoxie mit *Schädigung u. a. des limbischen Systems* zu *Änderungen des sexuellen Verhaltens,* einem *Wechsel der Stimmungslage* und *Umstellungen in den Eßgewohnheiten* führen.
- Bei *pathologischer Hypersexualität* im Sinne der Gemeingefährlichkeit wurde hie und da zur *bilateralen Exzision der Amygdalae* geschritten; als Resultat dieses Eingriffes stellte man in der Regel eine Beruhigung des sexuellen Triebverhaltens fest.
- Eine *Reizung des Ammonshorns* von *Patienten mit sog. Ammonshornsklerose* (z. B. bei *genuiner Epilepsie*), die in der Regel die Krampfschwelle senkt, führt u. a. zu sog. Unterbrechungsreaktionen mit nachfolgender *Amnesie* für die Zeitperiode der Reizung.
- *Alkoholiker* mit Schädigung der *Corpora mamillaria* zeigen nicht selten eine sog. *Korsakow-Psychose,* die u. a. durch emotionelle Störungen und ein schlechtes Kurzzeit-Gedächtnis gekennzeichnet ist.
- Nach beidseitiger *Ausschaltung* höherer Anteile des limbischen Systems, wie der *Areae des Gyrus cinguli,* sind amnestische Phänomene nicht die Regel, dagegen kommt es zu *Antriebsverlust, emotionaler Abstumpfung, Enthemmung, Verlust des Verantwortungsgefühls* u. a. m.

Einige Beispiele von Störungen des limbischen Systems sind in Abb. 89 aufgezeichnet.

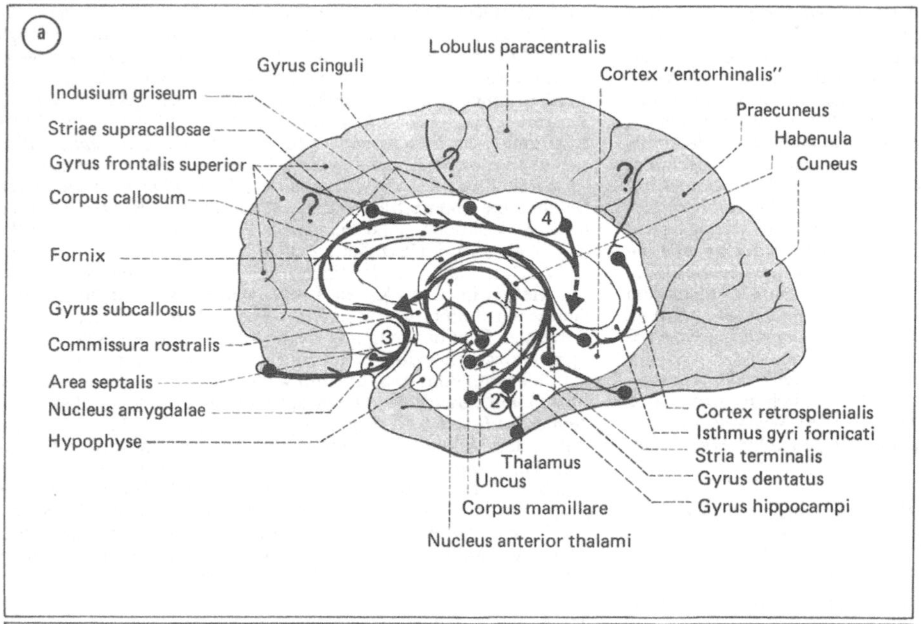

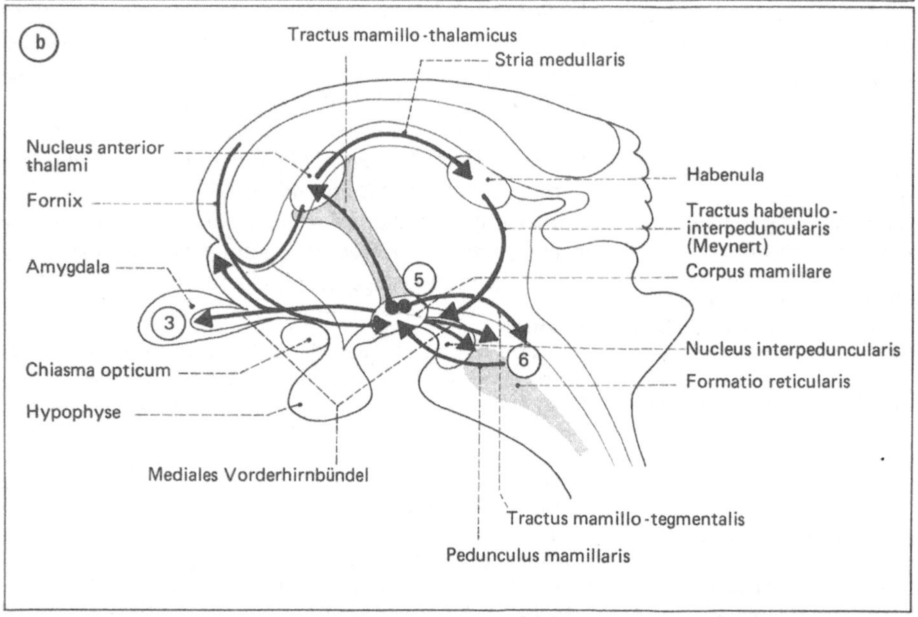

Abb. 89a u. b. *Stark vereinfachte Darstellung einzelner Störungen des limbischen Systems, das für das emotionale Verhalten vor allem verantwortlich ist.* **a** *Skizze von Kernen und Bahnen des limbischen Systems i. e. S. sowie einzelner Störungen desselben:* Der *Neocortex (Neopallium),* der höhere integrative Leistungen zustande bringt, ist hier grau schattiert, im Gegensatz zum *Allocortex (Archipallium)* und *Juxtallocortex (Mesopallium).* Zweifellos bestehen auch Verbindungen zwischen dem Neocortex und dem limbischen System, ihre Bedeutung ist aber noch nicht befriedigend geklärt. Das limbische System läßt sich in einen *inneren Ring* (vor allem Hippocampus und Indusium griseum), einen *äußeren Ring* (Area (Cortex) »entorhinalis«, Cortex retrosplenialis, ein großer Teil des Gyrus cinguli u. a.) und einen *subkortikalen Kernkomplex* unterteilen, der u. a. die Area septalis und den Nucleus amygdalae umfaßt. Reizt man z. B. bei Tieren die Striae terminales (1), zeigen sich *Wut- und Abwehrreaktionen.* Der *Gyrus hippocampi* (2), insbesondere das *Ammonshorn,* spielt vermutlich bei den komplexen psychischen und motorischen Veränderungen im Rahmen der *genuinen Epilepsie* eine erhebliche Rolle (Ammonshornsklerose in einem Teil der Fälle!). Die Entfernung dieser Rindenteile haben bei der Ratte u. a. eine *Amnesie für kurze Zeit vorher Erfahrenes* zur Folge. Verschiedentlich wurde bei krankhafter Hypersexualität durch *Entfernung der Amygdalae* eine deutliche Dämpfung des Geschlechtstriebes bewirkt (3). Bei Ausschaltung größerer Teile des *Gyrus cinguli* beobachtete man u. a. Antriebsschwäche, Abstumpfung bei gleichzeitiger Enthemmung und/oder einen Verlust von Verantwortungsgefühl (4). Man kennt noch viele weitere solche Beispiele. **b** *Vereinfachte Darstellung extramuraler Verbindungen zwischen dem limbischen System und einzelnen Kerngebieten des Zwischen- und Mittelhirns, mit wenigen Hinweisen auf krankhafte Veränderungen:* Bei Schädigungen der Mamillarkörper finden sich z. T. die für das *Korsakow-Syndrom* (S. 1590) typischen emotionalen und somatischen Störungen (5). Läsionen in den Verbindungsgebieten zwischen limbischem System und Formatio reticularis sind nicht selten mit einer *Einbuße an Wachsamkeit bzw. Wachheit* verbunden (6). Die Synapsen des limbischen Systems lassen sich durch eine große Zahl von Medikamenten, im besonderen *Psychopharmaka,* beeinflussen (S. 1574)

Störungen der neokortikalen und anderer höherer Funktionen des Nervensystems

Zu den höheren Funktionen des Nervensystems werden u. a. *Lernen, Gedächtnis, Urteilsfähigkeit, Sprache* und *andere mentale Leistungen,* z. B. auch solche künstlerischer Natur, gezählt.
Lernen ist grundsätzlich auf allen Stufen des nervösen Systems möglich und wird beispielsweise schon bei einzelligen Lebewesen und wirbellosen Tieren angetroffen. Das Lernen steht wenigstens zum Teil mit *Gedächtnisfunktionen* in Beziehung. Verschiedene neuere Beobachtungen stützen die Hypothese, daß Gedächtnisinhalte in Form *biochemischer Veränderungen* in den Neuronen gespeichert werden. Es wurde schon erwähnt, daß stimulierte Nervenzellen einen *erhöhten Umsatz von RNA und Proteinen bzw. Polypeptiden* aufweisen. Dies wird u. a. auch im Verlauf eines Lernprozesses beobachtet. Dabei wurden tierexperimentell verschiedentlich »neue« Typen von RNA und/oder Proteinen bzw. Polypeptiden festgestellt, die mit einem bestimmten Gedächtnisinhalt oder Lernobjekt in Beziehung standen. Wahrscheinlich handelt es sich hierbei um den Ausdruck einer Stimulation besonderer Nervenzellen mit vermehrter Produktion der von ihnen hergestellten RNA, Proteine und Polypeptide. Als Alternative oder zusätzliche Möglichkeit wird auch die Derepression bestimmter Genloci durch besondere Stimuli in Erwägung gezogen. Abgesehen von derartigen Vorgängen auf *zellulärer Ebene* ist beim Lernprozeß auch an die sehr große Zahl neuronaler Verbindungen zu denken, die *überaus komplexe Muster biochemischer Veränderungen auf geweblicher Ebene* vermuten lassen.
Lernvorgänge haben viel mit dem *Erwerb bedingter Reflexmechanismen* zu tun oder können diesen wenigstens wesensmäßig verglichen werden. Bei höher entwickelten Tieren, insbesondere auch bei Säugern, sowie vor allem beim Menschen sind die differenzierten Arten des Lernens vorwiegend eine Leistung des *Neocortex,* wenn auch der *Hirnstamm* mitbeteiligt ist, und neue Verbindungen im Dienste solcher Vorgänge wahrscheinlich schon auf *subkortikaler Ebene* hergestellt werden. Unsere Kenntnisse auf diesem Gebiet stützen sich in erster Linie auf klinische Beobachtungen, Stimulationswirkungen (z. B. bei neurochirurgischen Operationen), Reizungen subkortikaler Strukturen (z. B. bei Patienten mit Parkinsonismus) sowie das Studium bedingter Reflexe bei Mensch und Tier. Die Bedeutung der Großhirnrinde für Lernprozesse geht u. a. auch daraus hervor, daß Ratten, die während längerer Zeit einem auf den Erwerb komplexer bedingter Reflexe hin gerichteten Training unterworfen waren, ein höheres Hirnrindengewicht aufweisen als untrainierte Kontrollen.
Der *Mechanismus der Konditionierung* ist wenig geklärt; es scheint sich u. a. um vermehrte Wachsamkeits-Reaktionen auf jene Reize zu handeln, die irgendwo – vermutlich in der Großhirnrinde – unter Mitbeteiligung des ARS vorselektioniert wurden. Gedächtnis und Lerninhalte werden in der Regel über die Kommissuren von der einen Seite des Gehirns auf die andere übertragen *(interkortikale Transferierung des Lernens).* Allgemein wird zwischen *Langzeit-Gedächtnis* und *Kurzzeit-Gedächtnis* unterschieden. Das letztere läßt sich weiter unterteilen in a) die Erinnerung an augenblicklich ablaufende Eindrücke und b) das Gedächtnis für Ereignisse, die min – Std zurückliegen. Diese beiden Funktionen scheinen Bestandteile des *Enkodierungsprozesses* zu sein, der – wie erwähnt wurde – u. a. eine *Mitwirkung des Hippocampus* und seiner Verbindungen voraussetzt. Nach erfolgter Konsolidation von Gedächtnisinhalten werden diese vermutlich in verschiedenen Arealen der Großhirnrinde »gespeichert«, wobei der *Schläfenlappen* möglicherweise gleichsam als »Schlüssel« für die Freigabe dieser Informationen dient. Jedenfalls spielt die Temporalrinde bei Gefühlen für »vertraut« oder »fremd« offenbar eine besondere Rolle. Der Queraustausch von Gedächtnis- bzw. Lerninhalten von einem Rindenareal auf ein anderes geschieht, wie man annehmen darf, vor allem über sog. *Assoziationsbahnen,* die zum guten Teil im Marklager verlaufen. Im übrigen gestatten auch die Architektonik und die Art interneuronaler Verbindungen im Neocortex sowie zugehörige elektrophysiologische Phänomene einen gewissen Einblick in diese Prozesse.
Die meist als *Pyramidenzellen* imponierenden Ganglienzellen des Neocortex und die ihnen zugehörigen, in der Regel bis zur Gehirnoberfläche reichenden »*Dendritenbäume*« sind meistens in 6 Schichten angeordnet. Die Achsenzylinder dieser Elemente weisen oft Kollateralen auf, die mit den erwähnten, vielfach verzweigten Dendritensystemen Synapsen bilden. Während *nicht-spezifische afferente Fasern* (s. o.) in allen Schichten der Rinde mit den dort lokalisierten Ganglienzellen in Beziehung treten, enden die *spezifischen Afferenzen* überwiegend in der Schicht IV. Die Zellkörper der efferenten motorischen Neurone befinden sich oft in Schicht V. Mit Hilfe von Registrierelektroden konnte festgestellt werden, daß nach peripherer Stimulation in der entsprechenden Projektionsfläche der Großhirnrinde mit einer Latenzzeit von einigen msec zunächst eine streng lokalisierte positiv-negative Ablenkung, ein sog. »*primäres evoziertes Potential*« auftritt, dem später eine örtlich wesentlich weiter ausgebreitete, sog. »*diffuse sekundäre Reizantwort*« nachfolgt. Das primäre evozierte Potential scheint von den spezifischen sensorischen Afferenzen ausgelöst zu werden, was eine genaue topographische Lokalisation der einzelnen Sinnesareale gestattet. Die diffuse sekundäre Reizantwort dagegen, die übrigens im Wachzustand wesentlich deutlicher ausfällt als etwa bei Narkose, scheint von der über das ARS aufsteigenden Aktivität zu stammen und mehr Ausdruck einer allgemein erhöhten Aufmerksamkeit zu sein. Sie wird häufig durch emotionelle Faktoren stark beeinflußt.

Beispiel:

- Mit Hilfe bestimmter peripherer Reize konnte im Tierversuch gezeigt werden, daß die *diffuse sekundäre Reizantwort* nach vielfacher Wiederholung an Intensität verliert, wenn mit dem Reiz keine unangenehme Empfindung (z. B. Schläge) verbunden wird. Trifft das letztere aber zu, dann fällt die sekundäre diffuse Reizantwort nach Wiederholung stärker aus als nach der erstmaligen Anwendung des Reizes.

Die Mechanismen, die der eigentlichen *Wahrnehmung sensorischer Empfindungen* zugrunde liegen, sind weitgehend unbekannt. Die Potentiale der kortikalen Dendriten werden vor allem von *thalamischen Afferenzen* beeinflußt, wobei die *Synchronisierung des Stromflusses zweier benachbarter markloser Nervenfasern* über Veränderungen im extrazellulären Stromkreis eine der Hauptursachen der normalerweise rhythmischen Aktivität der Hirnrinde sein könnte. Jedenfalls stört eine zirkuläre Inzision um ein bestimmtes kortikales Areal dessen synchronisierte Aktivität nicht, falls die Blutversorgung genügt. Im Neocortex bestehen überdies sehr komplexe synaptische Verbindungen in Form der erwähnten *Assoziationsfasern,* durch die verschiedene Hirnrindenteile miteinander in Beziehung gebracht werden. Dies bietet – abgesehen vom Vorhandensein sensorischer wie motorischer Neuronen in vielen Rindenarealen – das strukturelle Hauptsubstrat für die engen Beziehungen zwischen sensorischen und motorischen Arealen. Obwohl vermutet wird, daß Einzelmuskeln und nicht bloß ganze Muskelgruppen in der Großhirnrinde repräsentiert sind, übt diese wahrscheinlich doch einen letzten Einfluß auf die – offenbar in den Basalganglien und im Kleinhirn entstandenen und zum Cortex geleiteten – *Bewegungsmuster* aus. Das Bezeichnende des neokortikalen Einflusses auf die Motorik ist die *Willkürlichkeit,* die sich u. a. auf vielerlei Querverbindungen mit sensorischen Rindenbezirken stützt. Die sog. *Assoziationsareale,* deren wichtigste sich *frontal,* vor dem motorischen Cortex, *temporal,* zwischen der limbischen Rinde und dem Gyrus temporalis, sowie *parieto-okzipital,* zwischen dem visuellen und somato-ästhetischen Bereich, befinden, erfüllen überaus komplexe Funktionen, deren strukturelle und biochemische Hintergründe weitgehend ungeklärt sind. Erwähnung verdienen auch sog. *Rückkoppelungs-Schaltungen:* Beispielsweise zweigen von den Axonen der Pyramidenzellen oft Kollateralen ab, die über sog. *Assoziationsneurone* mit den Dendriten jener Zellen rückverbunden sind, von denen sie ausgehen, ferner auch mit deren Nachbarzellen. Auf diese Weise kommen wahrscheinlich sog. *Nachhall-Effekte (Reverberationen)* und/oder *negative »feed-back«-Phänomene* im kortikalen System zustande.
Verschiedene höhere Funktionen des Neocortex, wie z. B. die Sprache, beruhen auf Systemen, die primär nur in einer Gehirn-Hemisphäre (sog. *dominante Hemisphäre*) lokalisiert sind. Die kontralaterale Großhirnhälfte ist nicht etwa weniger entwickelt; vielmehr darf angenommen werden, daß sie komplementäre Aufgaben erfüllt, beispielsweise das Erkennen komplizierter Raum-Zeit-Beziehungen, musikalischer Themen und bildhafter Objekte. Man spricht hier von der *repräsentationalen* im Gegensatz zur *kategorialen (dominanten) Hemisphäre.* Die letztere ist bei *Rechtshändern* in der Regel links gelegen, während bei nur etwa 30% der *Linkshänder* die rechte Großhirnhälfte kategoriale Funktionen ausübt.

Die *pathologischen Störungen des neokortikalen Systems* und seiner Verbindungen verstehen sich einesteils aus den neurophysiologischen und neuroanatomischen Kenntnissen über die *Lokalisation* bestimmter rezeptiver und expressiver Funktionen, andernteils gilt es, *krankhafte Steigerungen der zentralnervösen Erregung* und *Ausfälle* derselben auseinanderzuhalten.
Bei der *Epilepsie,* einer Erkrankung mit anfallweisem Auftreten von Bewußtseinsstörungen und/oder motorischen Phänomenen, scheint es sich elektrophysiolo-

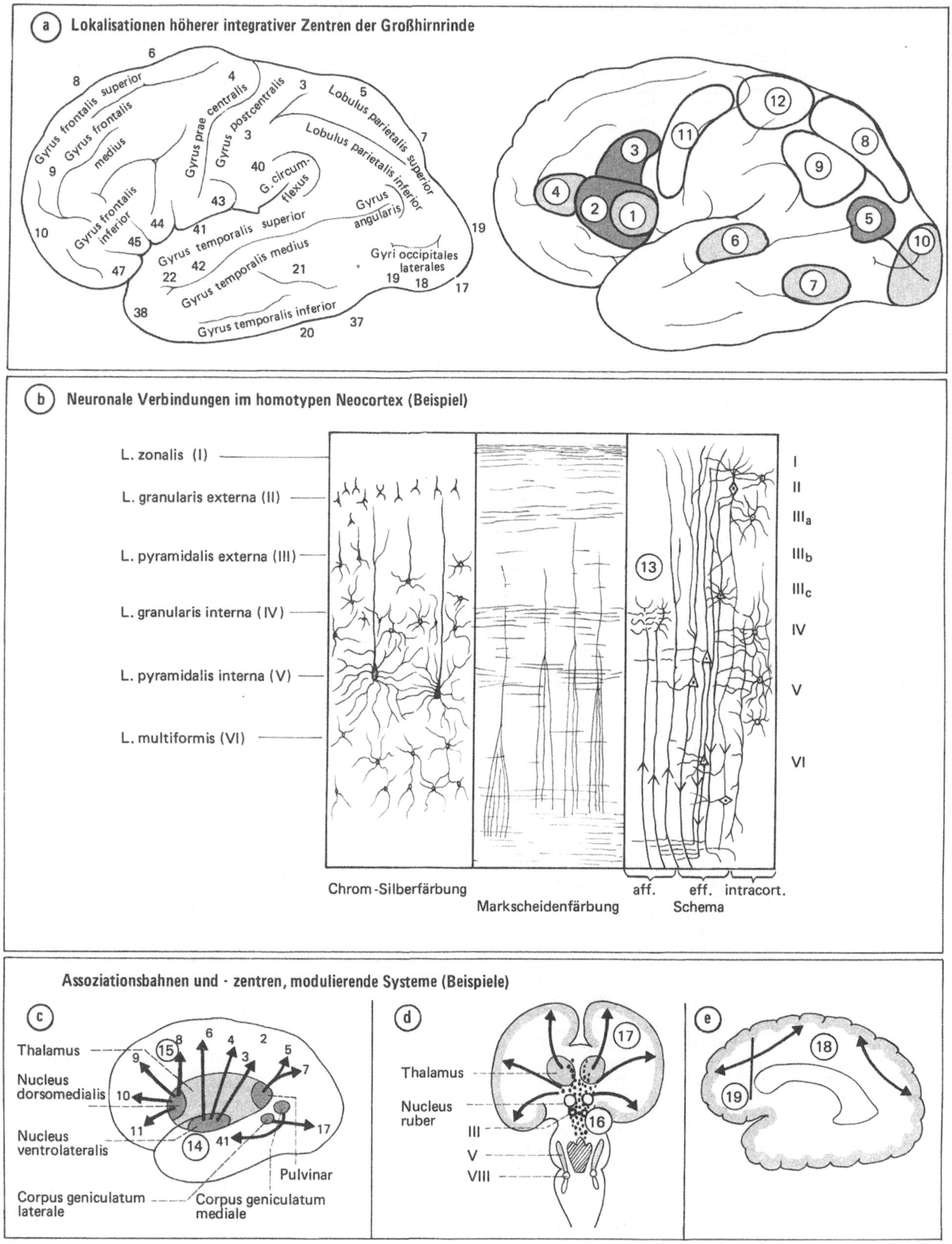

Abb. 90a–e. *Hinweise auf Störungen neokortikaler und anderer höherer Funktionen des Zentralnervensystems.* Die *Großhirnrinde* ist Hauptsitz neuronaler Schaltsysteme, die mit Vorgängen, wie *Gedächtnis, Lernen, Urteilsfähigkeit, Willensbildung, Sprache, künstlerischem Ausdruck* und anderen *integrativen Leistungen,* zu tun haben. Krankhafte Veränderungen dieser Strukturen haben meistens entsprechende *Ausfälle,* seltener auch *Steigerungen gewisser nervöser Phänomene* zur Folge (z. B. Epilepsie). Da

gisch um abnorme synchrone Entladungen von Ganglienzellgruppen zu handeln, die in verschiedenen Bereichen des Neocortex liegen können. Dementsprechend gehen solche Anfälle mit vielerlei Mustern gestörter Motorik (z. B. tonische und klonische Phasen des sog. »Grand-mal«-Anfalles) und Sensorik einher, die von fokalen Phänomenen bis zur generalisierten Epilepsie mit Bewußtseinsverlust reichen. Ätiologisch finden sich in einem Teil der Fälle organische Veränderungen in bestimmten Rindenbereichen (z. B. posttraumatische Narben, Tumoren u. a.), die in der Regel eine *Epilepsie von fokalem Charakter* erzeugen. Anderen Formen liegen metabolische Störungen zugrunde (z. B. *hypoglykämische Anfälle*). Vielfach ist eine Ursache nicht erkennbar, und bei diesem Typ der – z. T. familiär gehäuft auftretenden – Anfallskrankheit spricht man von *genuiner Epilepsie.*

Verständlicherweise können die durch Traumen, Störungen der Blutversorgung, Tumoren, entzündliche Prozesse oder Mißbildungen bedingten Schädigungen der Großhirnrinde zu *komplexen Ausfällen höherer zentralnervöser Funktionen* führen (Abb. 90). Von besonderer Wichtigkeit im Rahmen gestörter zerebraler integrativer Funktionen des Menschen sind die verschiedenen Formen von *Aphasie,* d. h. einer Beeinträchtigung oder einem Verlust der Fähigkeit zur Verständigung durch Sprache, Schrift und/oder Gesten. Man kennt *expressive, rezeptive* und *anamnestische* Aphasien, ferner auch Kombinationen derselben. Als *Agnosie* bezeichnet man das Unvermögen, die Bedeutung verschiedener sensorischer Reize zu erfassen, seien diese taktiler, visueller oder anderer Art. *Apraxie* heißt die Unfähigkeit, zweckmäßige bzw. sinnvolle Bewegungen auszuführen.

Bei verschiedenen *degenerativen Prozessen* unbekannter Ätiologie ist vor allem die Großhirnrinde mit ihren Verbindungen betroffen; als Folge solcher Störungen findet sich in der Regel eine sehr komplexe Symptomatik, die einen progredienten Verlauf nimmt und in Demenz ausmünden kann.

Beispiele:

- Typische, genuine sog. *»Grand-mal«-Epilepsie,* mit vorausgehender subjektiver Empfindungsstörung (»Aura«) und plötzlichem, oft mit Sturz verbundenem und mit Bewußtseinsverlust sowie zunächst tonischen, dann klonischen generalisierten Krämpfen einhergehendem Anfall, der in eine postiktale Phase mit Verwirrtheit ausmündet.
- Sog. *»Jackson«-Epilepsie* mit fokalem Beginn des Anfalls, der sich allmählich auf benachbarte Körperteile ausbreitet. In der Regel findet sich hier eine morphologisch faßbare Veränderung im entsprechenden Rindenbereich, z. B. eine posttraumatische sog. »Plaque jaune« (hämosiderotische Narbe) oder ein Tumor.
- *»Sensorische«, d. h. auditorische rezeptive Aphasie* infolge Schädigung des hinteren Drittels der oberen Schläfenwindung der dominanten Hemisphäre *(Wernicke-Zentrum).*
- *»Motorische«, d. h. expressive Aphasie* infolge Zerstörung der Basis des Sulcus praecentralis und der hinteren unteren Stirnhirnwindung *(Broca-Zentrum).*
- Die *Stirnlappenfunktionen* ließen sich u. a. an Patienten studieren, bei denen aus psychiatrischer Indikation eine sog. *präfrontale Lobotomie* durchgeführt wurde. Bestanden vor dem Eingriff Wahnvorstellungen, waren diese nachher meistens immer noch vorhanden, aber sie störten die Patienten kaum mehr. Damit verbunden zeigte sich u. a. auch ein Mangel an *Anteilnahme* bzw. *Rücksichtsnahme* Mitmenschen gegenüber, eine merkwürdige Witzelsucht u. a. m.

Abb. 90 a–e (Fortsetzung)

die Zentren für gewisse neokortikale Funktionen in bestimmten Rindenarealen lokalisiert oder hauptsächlich repräsentiert sind, ergeben sich bei *herdförmigen Läsionen* nicht selten mehr oder weniger charakteristische neurologische Symptome. Bei *diffusen Schädigungen* bzw. ausgedehnten degenerativen Prozessen (z. B. Alzheimer'sche und Pick'sche Krankheit (S. 359) u. a. beobachtet man dagegen sehr komplexe Schadenmuster. **a** *Laterale Ansicht der Großhirnhemisphäre* mit den wichtigsten Rindenwindungen und Brodman-Arealen (kleine Zahlen). Die unnummerierten Gebiete enthalten z. T. sog. *Assoziationsareale.* Beispiele *herdförmiger Rindenschäden* (schattiert: dominante Hemisphäre; nicht schattiert: nicht dominante Hemisphäre): 1) *Orale expressive Aphasie* (motorische Aphasie von Broca, Areal 44). 2) *Allgemeinere Störung der Verständigung.* 3) *Agraphie.* 4) Musische Störungen, u. U. völlige *Amusie.* 5) *Visuelle rezeptive Aphasie (Alexie, Wortblindheit).* 6) *Auditorische rezeptive Aphasie (auditorische Agnosie). Expressiv-rezeptive Aphasien* umfassen Kombinationen von 1)–6). 7) *Amnestische Aphasie.* 8) *Taktile Agnosie.* 9) *Anosognosie* (Nicht beachten oder Verneinen der Krankheit). 10) *Visuelle Agnosie* (»Seelenblindheit«), bei Einbezug von 5) »Wortblindheit« u. a. 11) *Apraxie* (Unfähigkeit, geschickte, sinnvolle Bewegungen auszuführen); diese Areale sind noch weiter ausgedehnt (z. B. Apraxie des Ankleidens bei Läsionen in 12). Für sog. *Endokodierungsprozesse* und das *Kurzzeitgedächtnis* ist u. a. ein Teil des Hippocampus wesentlich, für das *Langzeitgedächtnis* spielt z. T. die nicht dominante Hemisphäre eine erhebliche Rolle. **b** Die *Zytoarchitektonik der Großhirnrinde* umfaßt eine ganze Zahl verschiedenartiger (sog. homotyper und heterotyper) Bauprinzipien. Hier ist ein *homotyper Cortex* dargestellt, der schematisch die sehr zahlreichen interneuronalen Verbindungen illustrieren soll (vgl. dazu Abb. 85). *Rindenschäden (13) diffuser Art* (z. B. Ischämie, präsenile spongiöse Gehirnatrophie u. a.) sind verständlicherweise mit tiefgreifenden *Assoziationsstörungen* verbunden, ganz abgesehen von Ausfällen der oben erwähnten Areale. **c** *Thalamo-kortikale Projektionen:* Diese sind vor allem mit Assoziationsarealen der Großhirnrinde verbunden und haben u. a. mit Zentren des Zwischenhirns Verbindung. Zerstörungen der Kerne (14) oder Bahnen (15) haben komplexe zentralnervöse Störungen und Verhaltensänderungen zur Folge. **d** Verbindungen des *aktivierenden retikulären Systems* (ARS, hier punktiert dargestellt) mit den *bulbo-pontinen* (schraffiert) und *thalamischen Synchronisationssystemen* einerseits und der Großhirnrinde (z. T. über Thalamuskerne) andererseits spielen u. a. für *Wachsein, Wachheit und Aufmerksamkeit* eine wesentliche Rolle. *Läsionen im ARS* können z. T. komaähnliche Schlafzustände u. a. zur Folge haben (17). **e** *Schäden des Marklagers des Großhirns* (18), wie sie bei diffusem Markscheidenzerfall vorkommen, ziehen – u. a. durch *Unterbrechung sog. Assoziationsfasern* – schwere Störungen integrativer Leistungen verschiedenster Art nach sich. Eine Unterbrechung der zum Frontalhirn führenden Bahnen (19) (z. B. die früher aufgrund psychiatrischer Indikationen praktizierte präfrontale Lobotomie) bewirken sog. *Frontalhirnsymptome,* wie mangelhafte Anteilnahme, Witzelsucht, fehlende Rücksichtnahme u. a.

Tabelle 26. Degenerative Prozesse im Zentralnervensystem

1. Vorwiegend im Großhirn lokalisierte Veränderungen

1.1. Parkinson-Syndrom

1.2. Chorea Huntington

1.3. Hallervorden-Spatz'sche Krankheit

1.4. Dystone Syndrome:
- Torticollis spasticus
- Torsionsdystonie

1.5. Hirnatrophische Prozesse
- Arteriosklerotische Demenz
- Subkortikale Enzephalopathie (Binswanger)
- Thrombangiosis obliterans (von Winiwarter-Buerger) (?)
- Senile Demenz
- Alzheimer'sche Krankheit
- Pick'sche Krankheit
- Creutzfeld-Jakob'sche Krankheit (Infektion durch latente Viren)
- Präsenile spongiöse Hirnatrophie

1.6. Zelluntergänge u. a. bei:
- Sauerstoffmangel
- Familiärer Dysautonomie (Riley)
- Shy-Drager-Syndrom

1.7. Allgemeine Stoffwechselstörungen
- *Lipidstoffwechselstörungen* (Lipoidosen bzw. Sphingolipidosen)
  Familiäre amaurotische Idiotie
  Morbus Tay-Sachs und Varianten
  Morbus Gaucher und Varianten
  Morbus Niemann-Pick und Varianten
  Heredopathia atactica polyneuritiformis (Refsum)
  Angiokeratoma corporis diffusum (Fabry)
- *Mukopolysaccharidthesaurismosen*
  Dysostosis multiplex (Gargoylismus, Pfaundler-Hurler-Krankheit und verwandte Störungen)
- *Störungen des Aminosäurenstoffwechsels*
  Phenylketonurie
  Ahornsirup-Urin-Krankheit
  Hartnup-Krankheit
  Homozystinurie
  Histidinämie, Hyperprolinämie, Zitrullinämie, Argininsukzinatazidurie, Hyperammonämie u. a. m.
- *Alipoproteinämien*
  A-Betalipoproteinämie (Bassen-Kornzweig-Syndrom)
  An-Alphalipoproteinämie (Tangier-Krankheit)
- *Störungen des Kohlenhydratstoffwechsels*
  Glykogenose Typ II (Pompe)
  Akute nekrotisierende Enzephalomyelopathie (Leigh)
  Progressive Myoklonusepilepsie (Unverricht: Juvenile Form; Lundborg: Spätform; akorpuskuläre Form)
- *Störungen des Kupferstoffwechsels*
  Wilson'sche Krankheit
- *Störungen des Eisenstoffwechsels*
  Hallervorden-Spatz'sche Krankheit?
- *Störungen des Porphyrinstoffwechsels*
  Akute intermittierende Porphyrie

1.8. Sog. Leukodystrophien
- Metachromatische Leukodystrophie
- Globoidzell-Leukodystrophie (Krabbe)
- Diffuse Sklerose (Schilder)
- Chronische infantile Zerebralsklerose (Morbus Pelizäus-Merzbacher)

2. Vorwiegend im Kleinhirn lokalisierte Veränderungen

2.1. Systematisierte zerebelläre Degenerationen
- Zerebelläre Heredoataxien (Nonne-Marie, Holmes, Menzel u. a.)
- Olivo-ponto-zerebelläre Ataxie
- Atrophie cérébelleuse tardive à prédominance corticale (Pierre-Marie; Foix-Alajouanine)
- Diffuse Kleinhirnatrophien
- Nicht metastatische metaneoplastische subakute Kleinhirnrindenatrophie
- Ataxia teleangiectatica (Louis Bar)
- Dyssynergia cerebellaris progressiva (Ramsey-Hunt)
- Kuru-Krankheit?
- Marinesco-Sjögren-Syndrom
- Dégénerescence systématisée optico-cochléo-dentelée (Nissen-van Bogaert)

3. Veränderungen vor allem der spinozerebellären Strukturen

3.1. Spino-zerebelläre Heredoataxien
- Friedreich'sche Ataxie: Kombinationen mit – bzw. Übergänge zu –:
  Neuronaler peronäaler Muskelatrophie (Charcot-Marie-Tooth)
  A-Lipoproteinämien
  Roussy-Levy'scher Krankheit
  Familiärem Klumpfuß mit fehlenden Reflexen
  Reiner Hinterstrangataxie

4. Vorwiegend im Rückenmark und in der Medulla oblongata lokalisierte Veränderungen

4.1. Funikuläre Myelose (Vitamin B_{12}-Mangel)

4.2. Syringomyelie und Syringobulbie

4.3. Veränderungen der Vorderhörner:
- Infantile spinale Muskelatrophie (Werding-Hofmann)
- Proximale spinale Muskelatrophie (Vulpian-Bernhardt; zervikale, bzw. skapulo-humerale Formen)
- Amyotonia congenita (Oppenheim)
- Astatisch-atonisches Syndrom (Förster)
- Atrophia musculorum spinalis pseudomyopathica (Kugelberg-Welander)
- Spinale Muskelatrophie des Erwachsenenalters (Aran-Duchenne)

4.4. Veränderungen der Pyramidenbahnen:
- Spastische Spinalparalyse (symptomatische und familiäre Formen)

4.5. Veränderungen des Tractus cortico-spinalis und der Vorderhörner
- Amyotrophische Lateralsklerose (ALS, »Maladie de Charcot«, spinale und bulbäre Formen)
  ALS bei Creutzfeld-Jakob'scher Krankheit
  Gutartige ALS (juvenile familiäre Form)
  ALS der Insel Guam (gutartig)
  ALS kombiniert mit dem Parkinson-Dementia-Komplex

4.6. Zirkulatorische Störungen des Rückmarks
- Multiätiologische Myelomalazien
- Intermittierende spinale Durchblutungsinsuffizienz (Claudicatio spinalis)
- Arteria spinalis anterior-Snydrom
- Chronische progrediente vaskuläre Myelopathie
- Angiodysgenetische Myelomalazie (Foix-Alajouanine)

4.7. Angeborene Rückenmarksveränderungen
- Meningozele
- Myelozele
- Myelomeningozystozele

- *Schädigungen der Schläfenlappen* scheinen – wie schon erwähnt wurde – u. a. zu *Störungen des Kurzzeit-Gedächtnisses* zu führen (Hippocampus); daneben kennt man Fälle von *Hypersexualität* bei beidseitigen Läsionen im Bereich der Amygdalae. Tierexperimentell wurde nach *bilateraler Abtragung der Temporallappen* u. a. eine ungewöhnliche *Zahmheit, Gefräßigkeit, Ablenkbarkeit* und *sexuelle Erregbarkeit* festgestellt.
- *Progressive Degenerationsprozesse im Großhirn* sind u. a. die folgenden (Tabelle 26).
  - *Morbus Alzheimer:* langsam progredientes, bei Frauen häufiger als bei Männern auftretendes Leiden, das sich vor allem in der 6. Dekade manifestiert und in erster Linie durch eine Atrophie im Frontal- und Okzipitalbereich sowie im Hippocampus und Fornix gekennzeichnet ist. Dabei treten sog. Alzheimer-Fibrillen in den Nervenzellen und sog. *Alzheimer-Drusen* (argyrophile Plaques, S. 330) auf.
  - *Morbus Pick:* seltene, fortschreitende, z. T. fokale Atrophie insbesondere der frontalen und temporalen Großhirnanteile, die auch jüngere Individuen betreffen kann und z. T. mit starken Veränderungen der Persönlichkeit einhergeht. Histologisch stellt man einen Schwund von Ganglienzellen fest, verbunden mit Gliose sowie Alzheimer-Fibrillen und -Plaques.
  - *Morbus Creutzfeld-Jakob:* seltenes, rasch sich verschlimmerndes Leiden, das meist im jüngeren oder mittleren Erwachsenenalter auftritt und mit schwerem Ganglienzellverlust im Cortex sowie im Hirnstamm, teilweise auch im Rükkenmark, verbunden ist. Wahrscheinlich handelt es sich um eine Infektion durch »slow virus« (S. 1812).
  - *Präsenile spongiöse Gehirnatrophie:* Auftreten zahlreicher kleiner zystischer Erweichungsherde in der Großhirnrinde, die in der Regel rasch zum Tode führen.

86.7. Störungen der vorwiegend im Dienste der willkürlichen Motorik stehenden nervösen Systeme

Die Nervenfasern des auf die Einleitung feinabgestimmter und zum guten Teil erlernter *Willkürbewegungen* spezialisierten Systems der Pyramidenbahnen nehmen ihren Ursprung überwiegend von den *Betz'schen Zellen* der Schichten IV und V im Cortex des *Gyrus praecentralis.* Allerdings werden bei Reizung der Pyramidenbahnen antidrome Spitzenpotentiale auch in den Brodmann-Arealen 6 und 44 sowie im Gyrus postcentralis registriert. Ungefähr 80% der Fasern kreuzen nach Passage der *Capsula interna* in der *Decussatio pyramidum* auf die Gegenseite und bilden den absteigenden *Tractus corticospinalis lateralis,* während die übrigen im *Tractus corticospinalis anterior* homolateral weiterführen und erst kurz vor dem Ende zur Gegenseite hinüber wechseln. Mindestens 10% der kortikospinalen Axone bilden direkt mit den *motorischen Vorderhornzellen* Synapsen; wahrscheinlich sind aber mehrheitlich Zwischenneuronen eingeschaltet. Im Gyrus praecentralis werden die verschiedenen Körpergebiete ungefähr gemäß der Geschicklichkeit repräsentiert, die in den willkürlichen Muskelbewegungen der betreffenden Partie zum Ausdruck kommt (sog. *»motorischer Homunculus«*). Besonders ausgedehnt ist die kortikale Vertretung der Muskelgruppen, die für Sprache und Handbewegung benützt werden. Im allgemeinen scheinen die axiale Muskulatur und die proximalen Anteile der Extremitätenmuskeln an der Vorderkante, die distalen im Bereich der Hinterkante des Gyrus praecentralis repräsentiert zu sein, die Beine an der medialen Hemisphärenkante, Hände und Kopf lateral. Vieles spricht dafür, daß eigentliche *Bewegungsmuster* nicht in der motorischen Großhirnrinde, sondern in den *Basalganglien* und im *Kleinhirn* entstehen. Die Funktion des motorischen Cortex, der ja u. a. auch zahlreiche sensorische Afferenzen aufweist, bestünde dann eher darin, diese Bewegungsmuster willentlich in Gang zu setzen, sie entsprechend der sensorischen Information zu modulieren und so gefertigte Impulse auf einer gemeinsamen Strecke den motorischen Neuronen zuzuleiten.

Pathologische Veränderungen des Pyramiden-Systems sind schwierig zu beurteilen, da beispielsweise *Läsionen der motorischen Rinde* immer auch Zellen in Mitleidenschaft ziehen, die dem extrapyramidalen bzw. zerebellären System dienen. Im allgemeinen kann aber angenommen werden, daß Schädigungen der Pyramidenbahnen allein eher eine Muskelschwäche *(Parese, Tonusverminderung)* hervorrufen als eine eigentliche Lähmung. Überdies stellt man in solchen Fällen eine deutliche *Unbeholfenheit der Bewegungen* und *Schwierigkeiten bei der Einleitung* derselben fest. Die bei Schädigungen des menschlichen Pyramidensystems öfters anzutreffende Spastizität der betroffenen Muskelgruppen beruht wahrscheinlich auf einer Mit-Unterbrechung der mit den pyramidalen Fasern laufenden, der Haltungsregulation dienenden extrapyramidalen Fasern (s. u.).

Man kennt eine Gruppe akuter oder chronischer, z. T. erblicher Erkrankungen, die durch eine *Degeneration der motorischen Vorderhornzellen* und/oder der *Pyramidenbahn* gekennzeichnet sind. Bei ausschließlichem Befall der ersteren resultiert das Bild der *spinalen Muskelatrophie,* die sich klinisch durch eine schlaffe motorische Lähmung, Muskelatrophie und sog. Faszikulationen auszeichnet. Bei Untergang nur der Pyramidenbahn oder von Teilen davon ergibt sich eine sog. *spastische Spinalparalyse,* die in Form einer Para- oder, seltener, einer Tetraspastik in Erscheinung treten kann und durch gesteigerte Reflexe und positive sog. Pyramidenzeichen (Babinski u. a.) auffällt. Die *myatrophische Lateralsklerose* stellt gewissermaßen eine Kombination von spinaler Muskelatrophie mit spastischer Spinalparalyse dar. Mehrere dieser Störungen sind genetisch verankert, andere symptomatisch.

Beispiele:

- Die meisten Säuger, u. a. auch Katzen und Hunde, vermögen trotz *völliger experimenteller Ausschaltung des Pyramidensystems* noch zu gehen und sogar zu fressen.
- Bei Affen hat die *Durchtrennung der Pyramidenbahn* oberhalb der Dekussation bloß eine *Schwäche,* nicht aber eine Paralyse auf der Gegenseite zur Folge.
- Die beim Menschen nach Schädigung der Pyramidenbahn – z. B. durch *Erweichung und/oder Blutung in der Capsula interna* – auftretende, charakteristische *spastische Halbseitenparalyse* beruht auf einer Schädigung des pyramidalen wie des extrapyramidalen Fasersystems.
- Fälle von *symptomatischer spastischer Spinalparalyse* finden sich beispielsweise bei Vorliegen von Rückenmarkstumoren, Myelopathien infolge gestörter Blutversorgung, Spondylose oder multipler Sklerose (S. 1176). Daneben kennt man auch eine *familiäre spastische Spinalparalyse,* die sehr langsam progredient verläuft.
- Eine akute Zerstörung motorischer Neurone, insbesondere der Vorderhorn-Ganglienzellen, ist das Hauptkennzeichen der *Poliomyelitis acuta anterior,* einer Virusinfektion.
- *Chronische Formen von spinaler Muskelatrophie* umfassen u. a. die folgenden Leiden:
  - *Infantile spinale Muskelatrophie (Werdnig-Hoffmann,* möglicherweise autosomal-rezessiv vererbt).
  - *Atrophia musculorum spinalis pseudomyapathica (Kugelberg-Welander,* dominant vererbt).
  - *Adulte spinale Muskelatrophie (Aran-Duchenne,* Ätiologie unklar; z. T. symptomatisch bei Syphilis).
  - *Proximale spinale Muskelatrophie des Schultergürtels (Vulpian-Bernhardt,* Ätiologie unklar).
- Die *myatrophische Lateralsklerose,* mit Befall der Pyramidenbahnen, der kortikobulbären Bahnen sowie motorischer Neu-

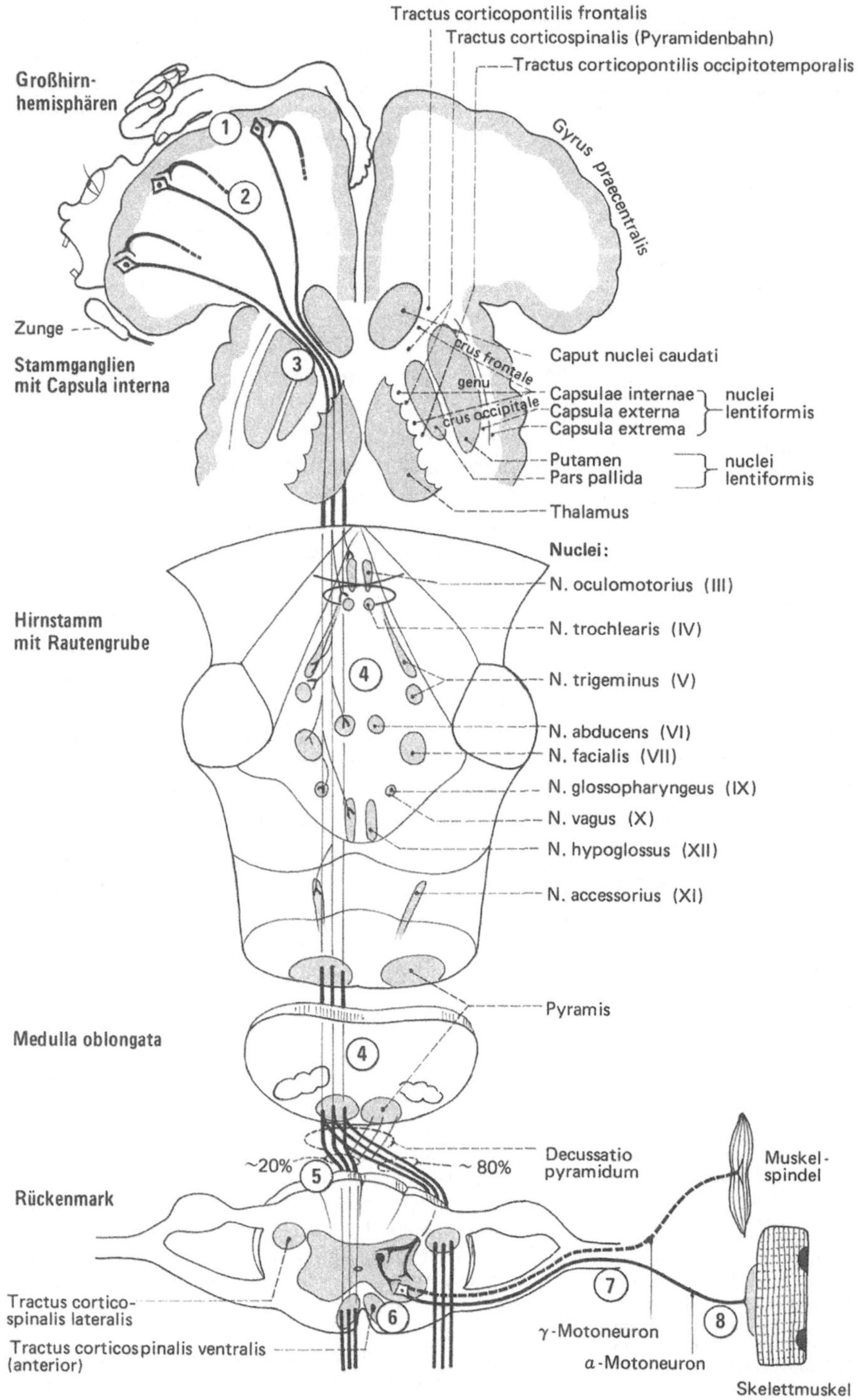

Abb. 91. *Ausfälle des hauptsächlich der willkürlichen Motorik dienenden Systems.* Diese Schemen sind so zu verstehen, daß der Leser von hinten unten auf einzelne Querschnitte bzw. Abschnitte von Mittelhirn, Medulla oblongata und Rückenmark schaut, das Gebiet der Stammganglien und der Großhirnhemisphäre jedoch von hinten oben, bzw. hinten betrachtet. Die *»motorische Rinde«* (Gyrus praecentralis) erhält, wie man annimmt, Informationen im Sinn vorbereiteter Bewegungsmuster vor allem von Seiten des Kleinhirns und der Stammganglien. Bei *Ausfällen im Bereich des Gyrus praecentralis* (1), wie sie nach ischämischer Schädigung, bei rindennahen Tumoren, Verletzungen und entzündlichen Prozessen sowie bei Kindern z. B. als Folge von Geburtstraumen vorkommen können, bestehen in der Regel Schwierigkeiten bei der Einleitung von Bewegungen (Unbeholfenheit), verbunden mit einem Tonusverlust der Muskulatur und einem wechselnden Grad von Parese. Ausgedehnte *Läsionen des Marklagers unter der motorischen Rinde* (2) haben ähnliche Folgen, nur gesellen sich dazu noch weitere Symptome, die u. a. auf einer Unterbrechung von Assoziationsbahnen und afferenten Fasern beruhen. Die Pyramidenbahn und die begleitenden – z. B. zerebropontinen – Bahnen sowie nahe gelegene Teile der Basalganglien werden häufig im Gebiet der *Capsula interna* (3) geschädigt, vor allem im Rahmen eines *Hirninfarktes* (S. 511), z. T. auch durch *Blutungen* (»Hirnschläge« mit mehr

rone im Rückenmark, z. T. auch in der Medulla, beruht nur in selteneren Fällen auf einem genetischen Defekt; meistens tritt sie isoliert auf.

Die wichtigsten Störungen des Pyramidenbahn-Systems und der motorischen Vorderhornzellen sind in Abb. 91 bzw. Tabelle 26 wiedergegeben.

Extrapyramidale Systeme und ihre Störungen

Die extrapyramidalen Systeme umfassen eine Vielzahl neuronaler Zentren und Verbindungen, deren einfachste auf *spinaler Ebene* integrierte Reflexe sind (*Spinalreflexe,* mit Ausnahme der Dehnungsreflexe). Entsprechend dem Prinzip der stufenweisen motorischen Integration finden sich auf immer höherem Niveau Reflex- und Regulationsmechanismen von zunehmender Komplexität lokalisiert. In der *Medulla oblongata* liegen die Integrationsebenen bzw. Reflexzentren für Atmungs- und Anti-Schwerkraft-Reflexe, ferner für die tonischen Hals- und Labyrinthreflexe, im *Mittelhirn* diejenigen für Stellreflexe (Labyrinth-, Hals-, Körper-Kopf- und Körper-Körper-Stellreflexe). In die extrapyramidale Regulation sind auch die *Basalganglien* eingeschaltet, die unter sich und mit anderen Zentren vielerlei Verbindungen haben. Vom Neocortex enden Axone u. a. im *Nucleus caudatus* und im *Putamen;* neuronale Verbindungen führen weiter vom Nucleus caudatus zum Putamen, von diesem zum *Globus pallidus,* und von hier über die *Ansa lenticularis* zum Thalamus, den *subthalamischen Kernen,* den *roten Kernen* und anderen Strukturen. Die *Substantia nigra,* als ein Hauptsitz dopamin-erger neuronaler Zellkörper, empfängt Fasern u. a. aus dem Nucleus caudatus sowie dem Putamen und sendet ihrerseits Axone über die *nigrostrialen Bahnen* zum *Striatum.* Die *Funktionen* der mehrfach unter sich und mit anderen Integrationssystemen gekoppelten Basalganglien sind immer noch zum guten Teil unklar. Für die Lage-Erhaltung kommt ihnen offenbar keine entscheidende Bedeutung zu, dagegen scheinen sie bei der *Regulation der Bewegungen* eine wesentliche Rolle zu spielen. Verschiedene Beobachtungen am Menschen deuten darauf hin, daß die Basalganglien u. a. Nachentladungen und Oszillationen im motorischen System hemmen bzw. unterdrücken, für die Entstehung von Bewegungen mitverantwortlich sind, sich an der Regulation der Dehnungsreflexe beteiligen und möglicherweise bei der Ausbildung motorischer Automatismen (z. B. »Begleitbewegungen«) mithelfen. Einzelne extrapyramidale Funktionen sind auch im *Neocortex* lokalisiert, so z. B. die optischen Stellreflexe, Hüpfreaktionen u. a. m.

Die meisten *krankhaften Veränderungen bzw. Verletzungen des extrapyramidalen Systems (extrapyramidale Syndrome)* lassen sich durch das Prinzip besser verständlich machen, daß nach teilweisem oder gänzlichem *Wegfall höherer integrativer Systeme* deren Kontrollfunktion gestört oder aufgehoben ist: dadurch erscheint die *auf tieferer Ebene integrierte Aktivität oft gesteigert.* Man beobachtet in solchen Fällen auch eine weitgehende *Unfähigkeit zur Feinabstimmung der Bewegungen.* Als Ursachen extrapyramidaler Syndrome kennen wir u. a. genetisch bedingte Störungen *(heredodegenerative Leiden),* entzündliche Prozesse (in erster Linie *Enzephalitiden*), ferner *traumatische Schäden,* vaskulär verursachte *Erweichungen* der Gehirnsubstanz, *Blutungen, Tumoren* u. a. m. Klinisch äußern sich diese Krankheiten bzw. Schäden durch verschiedenartige *Anomalien der Motorik* (s. Tabelle 26, S. 358).

Beispiele:

- Das sog. *Parkinson-Syndrom* mit *Akinesie* und *Rigor,* oft auch einem typischen *Ruhetremor,* beruht vorwiegend auf einem Untergang der dopaminergen Neurone mit Sitz der Zellkörper im Bereich der melaninhaltigen Kerne, insbesondere der *Substantia nigra.* Geschädigte, aber noch erhaltene Ganglienzellen zeigen u. a. intrazytoplasmatisch gelegene *Lewy-Körperchen* sowie eine Melaninarmut. Ätiologisch unterscheidet man *hereditäre Formen (Paralysis agitans, Parkinson'sche Krankheit), Parkinsonismus-Demenz-Komplex* (u. a. auf der Insel Guam angetroffen)), den *postenzephalitischen Parkinsonismus,* den relativ häufigen *arteriosklerotischen Parkinsonismus* sowie seltenere Formen, wie solche nach Intoxikationen, bei Tumoren u. a. m.).
- Auch der *Chorea (»Veitstanz«),* die in erster Linie auf einer Schädigung des Putamens und des Nucleus caudatus beruht, kann eine genetisch bedingte Störung zugrunde liegen *(Chorea maior* = autosomal-dominant erbliche, chronisch-progressive *Chorea Huntington).* Wesentlich häufiger tritt aber die leichtere Form, die vermutlich mit dem rheumatischen Fieber zusammenhängende *Chorea minor (Chorea Sydenham),* auf. Man begegnet hie und da auch postapoplektischen Choreafällen sowie solchen anderer Genese.
- *Athetosen* entstehen vor allem bei Schädigung des Striatum und des Globus pallidus; bei Kindern geht diese mehrheitlich auf eine perinatale Störung zurück, insbesondere eine Asphyxie mit nachfolgend ausgebildetem *Status marmoratus* (Ausfall der kleinen Nervenzellen und Herde von Hypermyelinisation) oder einen *Kernikterus* (S. 1037).
- Bei der seltenen *Hallervorden-Spatz-Krankheit* stellt man intra- und extrazelluläre Lipopigmentablagerungen insbesondere im Globus pallidus und in der Zona reticularis fest.
- *Hemiathetosen* sind meistens apoplektisch bedingt.
- *Hemiballismus* (S. 363) findet sich vor allem bei Schädigung des kontralateralen Corpus Luysii, beispielsweise nach einem »Hirnschlag« oder bei Hirntumor.
- *Dystonen Syndromen* mit tonischen Kontraktionen einzelner Muskelgruppen liegen oft Läsionen im Putamen und im Thalamus zugrunde, z. B. durch Geburtstrauma oder Kernikterus.

Abb. 91 (Fortsetzung)

oder weniger ausgeprägter *spastischer Hemiplegie*). Im Bereich des *Hirnstamms* (4) können ebenfalls Erweichungsherde und/oder Blutungen im Sinn »vaskulärer Insulte«, ferner traumatisch bedingte Läsionen, neoplastische Prozesse, entzündliche Vorgänge, die multiple Sklerose (S. 1176) u. a. einen teilweisen oder gänzlichen Unterbruch der Pyramidenbahn bewirken; oft sind dabei auch Kopfnervenkerne und andere, z. T. sensorische Bahnen mitbetroffen. Je nach Lokalisation ergibt sich ein besonderes neurologisches Bild (sog. *Hirnstamm-Syndrome,* wie Benedikt-Syndrom (Nucleus ruber, Mittelhirn), Parinaud-Syndrom (Vierhügelgegend), Millard-Gubler-Syndrom (kaudale Brückenhaube), Wallenberg-Syndrom (dorsolaterale Medulla oblongata-Gegend), Tapia-Syndrom (laterale Medulla oblongata-Gegend) u. a. m. (s. Tabelle 26). Die sog. *echte Bulbärparalyse* stellt eine myatrophische Lateralsklerose (s. u.) mit hauptsächlicher Schädigung von Kopfnervenkernen dar. Im *Rückenmarksbereich,* d. h. unterhalb der Decussatio pyramidum (5), kann eine homolaterale sog. *symptomatische spastische Spinalparalyse* durch Traumen, Tumoren, infektiöse Prozesse, vaskulär bedingte Myelopathien, Spondylose, multiple Sklerose u. a. verursacht werden. Man kennt zudem familiäre Leiden, wie die *chronische infantile spastische Spinalparalyse* und die *amyotrophische Lateralsklerose* (S. 370), bei der allerdings z. T. auch die motorischen Vorderhornzellen mitbetroffen sind. Ein mehr oder weniger selektiver *Verlust motorischer Vorderhornzellen* (6, u. U. auch 4) findet sich bei der *Poliomyelitis acuta anterior* (S. 1806) und bei der *spinalen Muskelatrophie* (S. 369). *Unterbrechungen peripherer Nervenbahnen* (7) wurden schon behandelt, desgleichen Störungen im Bereich motorischer Endplatten (8, s. Abb. 85)

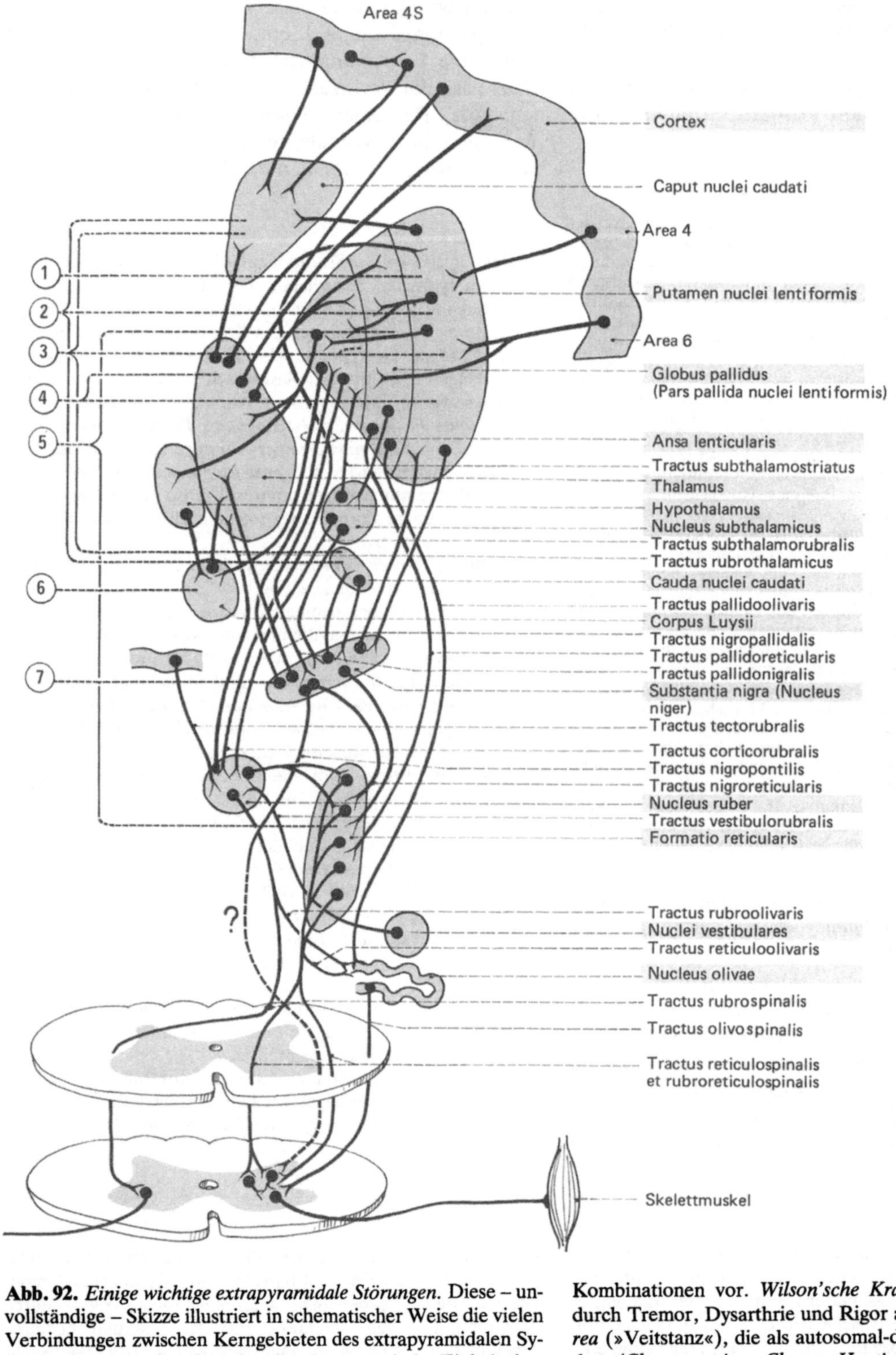

Abb. 92. *Einige wichtige extrapyramidale Störungen.* Diese – unvollständige – Skizze illustriert in schematischer Weise die vielen Verbindungen zwischen Kerngebieten des extrapyramidalen Systems, das mehr eine funktionelle als anatomische Einheit darstellt, einerseits und zwischen diesen und den motorischen Neuronen andererseits. Läsionen bzw. degenerative Veränderungen dieser Strukturen können verschiedene Ursachen haben: Heredodegenerative Leiden, perinatal erworbene Schäden, enzephalitische Prozesse, Erweichungen, Blutungen, neoplastische Wucherungen u. a. m.

Die links angeführten Zahlen beziehen sich auf *Strukturen, die bei bestimmten extrapyramidalen Störungen vor allem geschädigt erscheinen.* Hierbei kommt eine große Zahl verschiedenartiger Kombinationen vor. *Wilson'sche Krankheit* (1), die sich u. a. durch Tremor, Dysarthrie und Rigor auszeichnet (S. 844). *Chorea* (»Veitstanz«), die als autosomal-dominant vererbbares Leiden *(Chorea maior, Chorea Huntington),* als Chorea minor (*Chorea Sydenham,* die wahrscheinlich mit rheumatischem Fieber in Beziehung steht), oder als *symptomatische Chorea* bei anderen Affektionen (z. B. postapoplektisch) auftreten kann (2). *Athetose* (3), die oft auf einer perinatalen Schädigung (Asphyxie, Kernikterus u. a.) beruht. *Hemiathetosen* liegen öfters apoplektische Insulte zugrunde. *Dystone Syndrome* (4) werden – wie die bilaterale Athetose – u. a. bei Kindern mit Geburtsschäden oder Kernikterus beobachtet. *Hallervorden-Spatz'sche Krankheit* (5), mit Auftreten von reichlich Lipoidpigment in

- Bei der *hepatolentikulären Degeneration (M. Wilson)* sind für den fortschreitenden Tremor, die Dysarthrie, den Rigor u. a. toxische Kupferanhäufungen insbesondere im Putamen verantwortlich.

Einige wichtigere extrapyramidale Störungen und die Hauptlokalisationen der zugehörigen Gewebeschäden sind in Abb. 92 festgehalten.

Erkrankungen des Kleinhirns

Das mit den großen sensorischen und motorischen Bahnen des Hirnstamms im Nebenschluß befindliche Kleinhirn ist mit diesen durch die *Pedunculi* (superiores, mediales *(Brachia pontis)* und inferiores) verbunden. Der stammesgeschichtlich älteste *Lobus flocculonodularis (Archicerebellum)* am kaudalen Ende des Kleinhirns und das vorn gelegene, aus *Lingula, Lobus centralis, Culmen* und *Deklive* bestehende *Palaeocerebellum* rahmen das in *Folium, Tuber, Pyramis* und *Uvula* unterteilte *Neocerebellum* ein. Diese, Lappen *(Lobi)* entsprechenden Abschnitte sind durch tiefe, querlaufende *Fissuren* getrennt. Innerhalb der Lappen findet sich eine weitere Abgrenzung in sog. *Lobuli* bzw. *Folia*. Die vielen Faltungen haben zur Folge, daß das Kleinhirn eine pro Gewichtseinheit ungefähr 7 mal größere Oberfläche besitzt als das Großhirn. Die dreischichtige *Kleinhirnrinde* empfängt afferente (spinozerebellare?) Fasern, deren Impulse durch die im *Stratum granulosum* gelegenen *Körnerzellen* teils direkt, teils über die *Korbzellen* und ihre Verzweigungen zu den »Dendritenbäumen« der *Purkinje-Zellen* weitergeleitet werden. Andere (olivozerebellare?) Axone *(Kletterfasern)* gewinnen aus der weißen Substanz des Kleinhirns direkten Anschluß an die Purkinje-Zellen. Die Axone der Purkinje-Zellen enden mindestens größtenteils in den *Kleinhirnkernen (Nucleus fastigii, Nucleus globosus, Nucleus emboliformis* und *Nucleus dentatus)*, die ihrerseits Fasern zum Hirnstamm senden. Die zum Kleinhirn führenden, *afferenten Bahnen (spino-, tecto-, vestibulo-, und olivozerebelläre Züge* sowie die *Fibrae arcuatae externae)* übermitteln Impulse von propriozeptiven, visuellen, akustischen und viszeralen Rezeptoren über die *Pedunculi superiores oder inferiores*, während der *Tractus pontocerebellaris* im Pedunculus medius die Verbindung zwischen der Großhirnrinde (insbesondere dem motorischen Cortex) über die Brücke mit der gesamten Kleinhirnrinde – mit Ausnahme des an vestibuläre Bahnen angeschlossenen Lobus flocculo-nodularis – herstellt. Die *efferenten Bahnen* des Kleinhirns führen – wenigstens zum großen Teil von den *Kleinhirnkernen* – zu verschiedenen Zentren des *Hirnstammes*. Insbesondere bestehen Verbindungen zwischen den Nuclei fastigii zur Formatio reticularis *(Tractus fastigiobulbaris)*, von den Nuclei dentati, emboliformes und globosi zum *Nucleus ruber*, zu anderen Kernen des Mittelhirns sowie zu den *ventrolateralen Thalamuskernen*. Von hier aus reichen Fasern u. a. zur motorischen Großhirnrinde, womit der *Rückkoppelungskreis* zwischen der letzteren und dem Kleinhirn geschlossen ist. Über die *Funktionen des Kleinhirns* besteht teilweise immer noch Unklarheit. Der *Lobus flocculonodularis* integriert die von *vestibulären* Rezeptoren stammenden Impulse. Der Großteil der *übrigen Kleinhirnlappen* scheint im Dienste der *Bewegungskontrolle*, d. h. der *Koordination, Adaption und Harmonisierung (»Glättung«)* motorischer Leistungen zu stehen. Uvula und Paraflocculus, die bei Wassertieren besonders kräftig entwickelt sind, sind vielleicht beim *Tauchen* wichtig. Folium, Tuber und Lobuli ansiformes integrieren vermutlich denjenigen Teil der Bewegungen, der durch *visuelle und akustische Reize ausgelöst* oder beeinflußt wird. Folia I–VI sowie Pyramis und Lobuli paramedianes stellen sehr wahrscheinlich Integrationszentren für die *Anpassung von Körperhaltung und -bewegungen* dar, wobei – ähnlich wie in der Großhirnrinde – eine punktweise Vertretung peripherer Rezeptoren vorzuliegen scheint. Das Kleinhirn übt im allgemeinen einen *Hemmeffekt auf Dehnungsreflexe* aus. Darüber hinaus ist auch die gegenseitige *Abstimmung der Bewegungen* von Agonisten, Antagonisten, Synergisten und sog. Fixationsmuskeln weitgehend eine zerebelläre Leistung. Die Mechanismen, die hinter dieser Regulatorfunktion stehen, sind zum guten Teil noch unbekannt.
Man vermutet, daß das Kleinhirn – neben einer Art *Nachkontrolle der »motorischen Kommandos« von der Großhirnrinde* – selbst rasche, sog. »ballistische« Bewegungen auszulösen vermag. Man denkt daher an die Möglichkeit, daß die zerebellären Funktionen in erster Linie darin bestehen könnten, den für die Durchführung präziser Bewegungsmuster notwendigen Antrieb in eine zeitlich und räumlich streng programmierte Folge von Impulsen umzuwandeln *(»Zeitgeber-Funktion«)*.

Die klinisch faßbaren *Symptome von Kleinhirnerkrankungen* bzw. von Schädigungen dieses Gehirnteils können im Sinne einer *Störung koordinierter Muskelbewegungen* zusammengefaßt werden (Abb. 93). Umschriebene Kleinhirnläsionen rufen in der Regel ebenfalls örtlich umgrenzte Bewegungsanomalien aus (»Zerfall der Bewegung«). Ein lokalisierter Ausfall der *Kleinhirnrinde* wird mit der Zeit wenigstens teilweise wieder kompensiert; dies ist nach Schädigung der *Kleinhirnkerne* anscheinend nicht der Fall. Die verschiedenen Erscheinungsformen der Motorik bei zerebellären Störungen tragen Bezeichnungen wie *Ataxie* (unharmonische Bewegung, z. B. erkennbar am breitspurigen, unsicheren Gang), *Dysmetrie* (fehlendes Maß für räumliche und zeitliche Koordination der Bewegung, erkennbar z. B. am »Vorbeizeigen«), *Adiadochokinese* oder *Dysdiadochokinese* (Unfähigkeit zur rasch aufeinanderfolgenden Bewegung von Agonisten und Antagonisten) und *Dyssynergie* (fehlende Koordination mehrerer Muskelgruppen bei einer komplizierten Bewegung, z. B. beim Kriechen). Ferner finden sich bei Kleinhirn-Geschädigten oft eine *Hypotonie* (keine Hemmung ausschleudernder Bewegungen), ein sog. *Intentionstremor* (zunehmende Oszillationen bei Annäherung z. B. des Fingers an ein Ziel), ein *sakkadiertes und z. T. explosives Sprechen* sowie ein *Einstellungsnystagmus*, in der Regel nach der Seite des Herdes. *Lokalisatorisch* deuten Störungen der Rumpfhaltung und des Gleichgewichts auf basale und median gelegene Prozesse hin, eine ungenügende Koordination von Stand und Gang auf Veränderungen im rostralen Abschnitt der Mittellinie sowie ein Verlust der Geschicklichkeit der Bewegungen auf Schäden in den lateralen Gebieten *(Hemisphären)*.
Schädigungen des Kleinhirns können auf verschiedenen *Ursachen* beruhen. Neben *Kleinhirntumoren* (S. 264), *vaskulär bedingten Störungen* und *Blutungen, entzündlichen Prozessen*, nicht-metastatischen sog. *metaneoplastischen Schädigungen* des Kleinhirns, *toxischen Einflüssen* u. a. kennt man eine Reihe *systematisierter Degenerationen des zerebellären Systems*, z. T. unter Einbeziehung seiner Verbindungen.

Beispiele:

- *Medulloblastom des Kleinhirns* im Kindesalter.
- *Sog. akute zerebelläre Ataxie des Kindesalters*, die sich weitgehend zurückbilden kann und möglicherweise auf einem enzephalitischen Prozeß beruht (Virusätiologie?).

Abb. 92 (Fortsetzung)

den Ganglienzellen insbesondere des Globus pallidus und der Zona reticularis. *Hemiballismus* bei kontralateraler Schädigung u. a. des Corpus Luysii (6), z. B. durch einen Erweichungsherd, Blutungen oder einen Tumor. Beim *Parkinson-Syndrom* (7), d. h. bei der Parkinson'schen Krankheit i. e. S. (Paralysis agitans), beim arteriosklerotischen Parkinsonismus (häufigere Form), beim postenzephalitischen Parkinsonismus und beim Parkinsonismus-Demenz-Komplex (z. B. auf der Insel Guam) ist vor allem die Substantia nigra betroffen

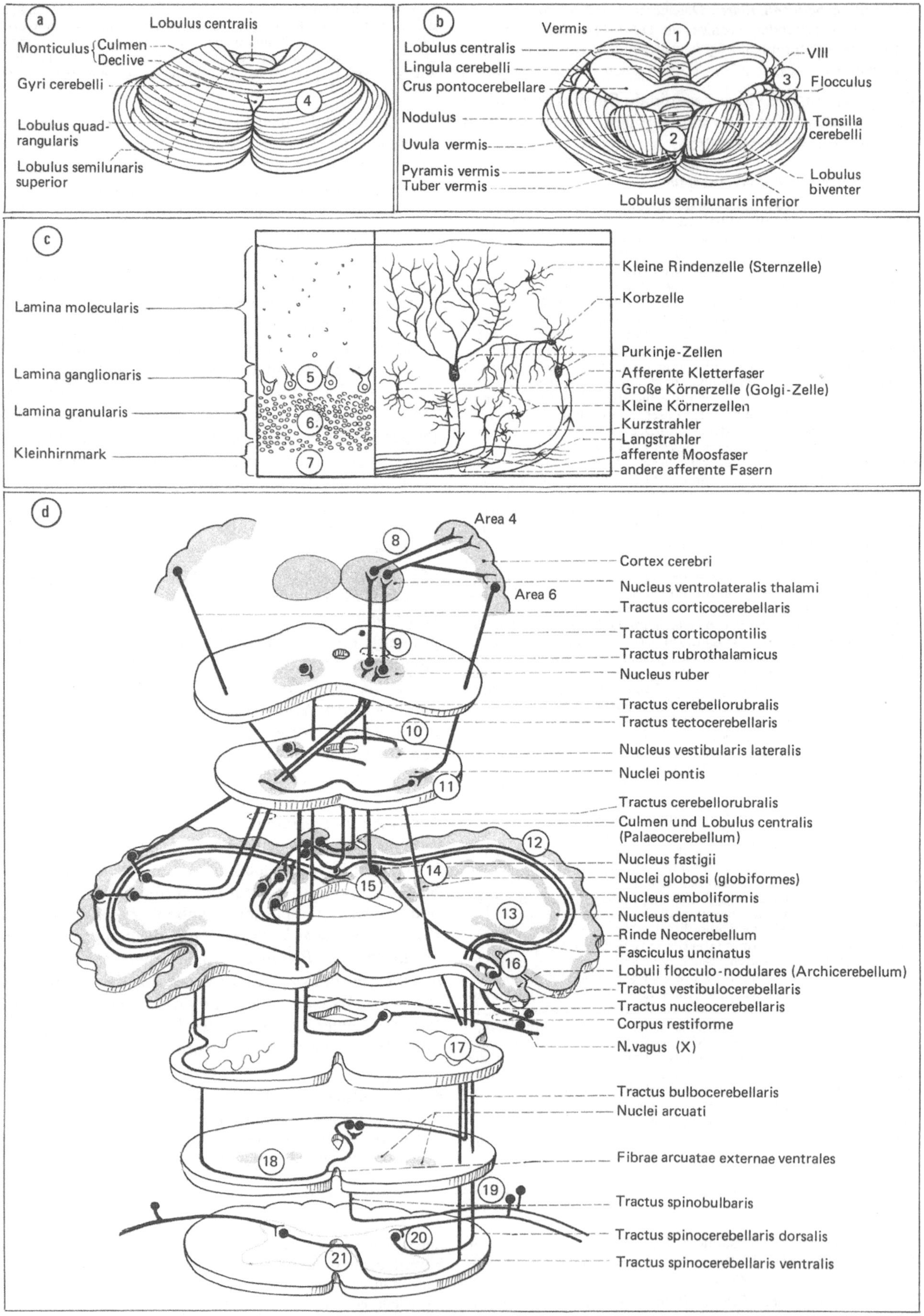
a
Lobulus centralis
Monticulus {Culmen
Declive
Gyri cerebelli
4
Lobulus quadrangularis
Lobulus semilunaris superior
b
Vermis
1
Lobulus centralis
Lingula cerebelli
Crus pontocerebellare
VIII
3
Flocculus
Nodulus
Uvula vermis
2
Tonsilla cerebelli
Pyramis vermis
Tuber vermis
Lobulus biventer
Lobulus semilunaris inferior
c
Lamina molecularis
Lamina ganglionaris
Lamina granularis
Kleinhirnmark
5
6
7
Kleine Rindenzelle (Sternzelle)
Korbzelle
Purkinje-Zellen
Afferente Kletterfaser
Große Körnerzelle (Golgi-Zelle)
Kleine Körnerzellen
Kurzstrahler
Langstrahler
afferente Moosfaser
andere afferente Fasern
d
Area 4
Area 6
8
9
10
11
12
13
14
15
16
17
18
19
20
21
Cortex cerebri
Nucleus ventrolateralis thalami
Tractus corticocerebellaris
Tractus corticopontilis
Tractus rubrothalamicus
Nucleus ruber
Tractus cerebellorubralis
Tractus tectocerebellaris
Nucleus vestibularis lateralis
Nuclei pontis
Tractus cerebellorubralis
Culmen und Lobulus centralis (Palaeocerebellum)
Nucleus fastigii
Nuclei globosi (globiformes)
Nucleus emboliformis
Nucleus dentatus
Rinde Neocerebellum
Fasciculus uncinatus
Lobuli flocculo-nodulares (Archicerebellum)
Tractus vestibulocerebellaris
Tractus nucleocerebellaris
Corpus restiforme
N. vagus (X)
Tractus bulbocerebellaris
Nuclei arcuati
Fibrae arcuatae externae ventrales
Tractus spinobulbaris
Tractus spinocerebellaris dorsalis
Tractus spinocerebellaris ventralis

- *Zerebelläre Heredoataxien,* die meistens vererbt werden, stellen keine einheitliche Gruppe dar (Typen *Nonne-Marie, Holmes, Menzel* u. a.)
- *Olivo-ponto-zerebelläre Atrophie,* deren Ursache unklar bleibt und die z. T. schon im Kindesalter in Erscheinung treten kann.
- *Atrophie cérébelleuse tardive à prédominance corticale (Pierre-Marie, Foix* und *Alajouanine),* eine offenbar nicht erbliche Erkrankung, die vor allem durch eine Atrophie im Kleinhirnwurm auffällt.
- Bei der sog. *spinozerebellären Heredoataxie (Friedreich-Ataxie)* handelt es sich um ein komplexes Geschehen mit progressiver Degeneration nicht nur der spinozerebellaren, sondern auch der kortikospinalen Bahnen sowie der Hinterstränge des Rückenmarks.

86.8. Störungen des autonomen (vegetativen) Nervensystems, mit besonderer Berücksichtigung der efferenten Leitungen zu viszeralen Organen

Die zu den *Reflexbogen* des autonomen Nervensystems (ANS) gehörenden viszeralen und anderen *Rezeptoren* sind bereits zur Sprache gekommen (S. 350), ebenso die wichtigsten *Integrationszentren* der vegetativen Funktionen (S. 353). Die *efferenten Leitungen des ANS* umfassen sog. präganglionäre und postganglionäre Neurone. Die *präganglionären Neurone,* mit Sitz der Zellkörper in der grauen Substanz des Seitenhorns des Rückenmarks bzw. im Bereich der Hirnnervenkerne, senden ihre Axone, meistens mäßig myelinisierte B-Fasern, zu mehreren, durchwegs außerhalb des Zentralnervensystem gelegenen Zellkörpern der *postganglionären Neurone.* Diese divergierende Schaltung ist mit ein Hauptgrund für die erhebliche örtliche Ausbreitung vegetativer Effekte. Von den Ganglienzellen der postganglionären Neurone gehen meist nicht-myelinisierte C-Fasern aus, die an den viszeralen Erfolgsorganen enden. Die anatomische Unterteilung des ANS und seiner efferenten Bahnen ist schematisch in Abb. 94 (S. 366) dargestellt. Die Nervenfasern des *Sympathicus* entspringen den Vorderwurzeln des Rückenmarks Th_1-L_{3-4}. Sie laufen zunächst in den Spinalnerven und ziehen dann über die Rami communicantes albi zu den Zervikalganglien und dem Grenzstrang, wo die meisten eine synaptische Verbindung mit den dort befindlichen Zellkörpern der postganglionären Neurone aufnehmen; einzelne Axone verlaufen allerdings ohne Unterbruch bis zu den in der Nähe der viszeralen Erfolgsorgane liegenden Kollateralganglien. Vom sympathischen Grenzstrang aus erreicht die Mehrzahl der postganglionären Axone über die Rami communicantes grisei wieder die Spinalnerven und über diese das Versorgungsgebiet. Daneben gibt es auch gesonderte sympathische Leitungen zu den viszeralen Organen. Die postganglionären Neurone im Ganglion cervicale superius s. medium und im Ganglion stellatum empfangen die Impulse der präganglionären Neurone aus dem Kopfbereich. Die Axone der präganglionären Neurone des *Parasympathicus* laufen mit den Nn. oculomotorius, facialis und glossopharyngicus in den Kopfbereich, über die Nn. vagi zum Brustgebiet und der oberen Abdominalpartie sowie über die Äste des N. pelvicus (S_{2-4}) u. a. zu den unteren Anteilen der Bauchhöhle und zu den Urogenitalorganen. Die zugehörigen postganglionären Neurone liegen meistens mitsamt dem Zellkörper im Bereich der Erfolgsorgane.

Cholinerge Neurone, d. h. solche, die an ihren Axonendigungen *Azetylcholin* als Überträgersubstanz sezernieren, sind a) alle präganglionären Neurone des ANS, b) die anatomisch als parasympathisch bezeichneten postganglionären Neurone, c) die anatomisch als sympathisch geltenden postganglionären Neurone, die Schweißdrüsen versorgen, sowie d) die ebenfalls anatomisch sympathisch benannten postganglionären Neurone, die Blutgefäße der Skelettmuskulatur innervieren und bei Reizung eine Vasodilatation bewirken. Alle andern postganglionären sympathischen Neurone setzen an ihren Endigungen *Noradrenalin* frei *(adrenerge Neurone).* Die letztgenannte Überträgersubstanz und ihr methyliertes Derivat, Adrenalin, werden in größeren Mengen auch im Nebennierenmark gebildet und sezerniert. Die in sympathischen Ganglien vorkommenden, stark fluoreszierenden SIF-Zellen (sympathetic intensely fluorescent) bilden *Dopamin* und vermögen vermutlich auf diese Weise die Aktivität der postganglionären Neurone zu modulieren.

Die verschiedenen *Reaktionen der Erfolgsorgane* auf Impulse, die ihnen über das ANS zugeleitet werden, gehen u. a. aus Abb. 94 (S. 366) hervor. Die glatte Muskulatur von Hohlorganen – die wichtigste Erfolgsstruktur des ANS – wird in der Regel sowohl von cholinergen als auch von adrenergen Neuronen versorgt. Obwohl kein gesetzmäßiger Zusammenhang zwischen der Art der Innervation einerseits und dem fördernden oder hemmenden Einfluß andererseits besteht, kann als Faustregel gelten, daß die Wandmuskulatur meistens durch cholinerge, Sphinkteren dagegen durch adrenerge Fasern in ihrem Tonus gesteigert werden.

Das cholinerge System wird auch *»trophotropes« ANS* genannt, da es in der Regel vegetativen Grundvorgängen, wie Verdauung u. a., dient. Demgegenüber spricht man vom *»ergotropen« adrenergen System,* da es – gesamthaft betrachtet – der Vorbereitung auf besondere äußere Umstände (Notfälle, Gefahr, Anregung der eigenen Agression u. a. m.) zugute kommt. Im besonderen werden z. B. die Herzfrequenz und der Blutdruck gesteigert, die Hautgefäße eng gestellt und die Aktivität des aufsteigenden retikulären Systems (S. 352) erhöht. Es kommt auch zu metabolischen Veränderungen, die einer vermehrten Energiebereitstellung gleichgesetzt werden können, z. B. Erhöhung der Glukose- und Fettsäurekonzentration im Blut. Im übrigen versieht das adrenerge System kontrollierende und modulierende Aufgaben im Rahmen alltäglicher vegetativer Funktionen, wie der Aufrechterhaltung eines bestimmten Blutgefäßtonus.

Aufgrund pharmakologischer Beobachtungen nimmt man an, daß die Erfolgsorgane bzw. -strukturen, an denen *Noradrenalin* und *Adrenalin* angreifen, verschiedenartige Rezeptoren für diese Überträgersubstanzen aufweisen. Die sog. *α-Rezeptoren* sollen Veränderungen, wie Vasokonstriktion, Kontraktion der Iris (Mydriasis) Kontraktion von Sphinktern an Hohlorganen (Magen, Harnblase u. a.),

---

Abb. 93a–d. *Einige Schäden bzw. Erkrankungen des zerebellären Systems.* Das Kleinhirn empfängt Impulse von Seiten der Sinnesorgane und peripherer sensibler Rezeptoren sowie von der Großhirnrinde und beeinflußt über efferente Bahnen – vor allem im Sinn einer Programmierung, d. h. Harmonisierung und zeitlichen Koordination von Bewegungsmustern – sowohl die »motorische Rinde des Großhirns« als auch das extrapyramidale System (s. Abb. 86, 88, 91 und 92). Die wichtigsten *allgemeinen »Kleinhirnsymptome«* umfassen Ataxie, Dysmetrie, Adiadochokinese, Dyssynergie, Hypotonie, Intentionstremor, sakkadiertes Sprechen und Einstellungsnystagmus. *Örtlich umschriebene Kleinhirnläsionen* bewirken z. T. einen »Zerfall« der betreffenden Bewegungen, z. B. im Rumpfbereich bei basal-medianen Herden, des Standes und Ganges bei Zerstörungen im rostralen Abschnitt der Mittellinie und verschiedener »Geschicklichkeitsbewegungen« bei Hemisphärenbefall. **a** *Ansicht des Kleinhirns von hinten oben.* **b** *Ansicht des Kleinhirns von vorne unten.* **c** *Schematische Darstellung der Kleinhirnrinde.* **d** Vereinfachte Skizze der *wichtigsten Verbindungen des Kleinhirns* (s. auch Abb. 86, 88, 91 und 92) und *innerhalb des Cerebellum.* Nachstehend sind einige *Schäden bzw. Leiden* aufgeführt, die mit *Ganglienzelluntergang* und/oder *Unterbruch von Bahnen* verbunden sind; die wichtigsten jeweils betroffenen Lokalisationen sind in Klammer als Nummer angegeben: *Medulloblastom* und sog. *Kleinhirnspongioblastom* (1–2). *Kleinhirnbrückenwinkeltumoren* (vor allem Akustikus-Neurinom, 3). *Hämangioblastom* (4). *Hypoxie* (5, u. U. 6). *Intoxikationen* (DDT, Diphenylhydantoin, organische Quecksilberverbindungen, Piperazin, 5-Fluorourazil u. a.: u. U. 5, 6 und/oder 13–15). *Anämische Infarkte* und/oder *Blutungen* (4, außerdem im Hirnstamm selbst). *Hitzschlag* (5–7). *Akute zerebelläre Ataxie des Kindesalters* (5–7, 12 u. a.). *Zerebelläre Heredoataxien* (12, 13–15, 19 u. a.). *Olivopontozerebelläre Atrophie* (11, 12, 13–15, 17). *Atrophie cérébelleuse tardive à prédominance corticale* und *Spätatrophie des Kleinhirns bei chronischem Alkoholismus* (1, 2, 5, 6 u. a.). *Diffuse Atrophie des Kleinhirns* (5–7, uneinheitlich). *Ataxia teleangiectatica* (*Louis-Bar-Syndrom,* 5, 6). *Dyssynergia cerebellaris progressiva* (*Ramsay-Hunt-Syndrom,* 9, 13, z. T. 5, 6). *Friedreich'sche Ataxie* (19, 20 u. a.). Zerebelläre Komponente bei zentralen *Gleichgewichtsstörungen* und/oder *Einstellungsnystagmus* (15, 16). *Syringomyelie und -bulbie* (18, 21)

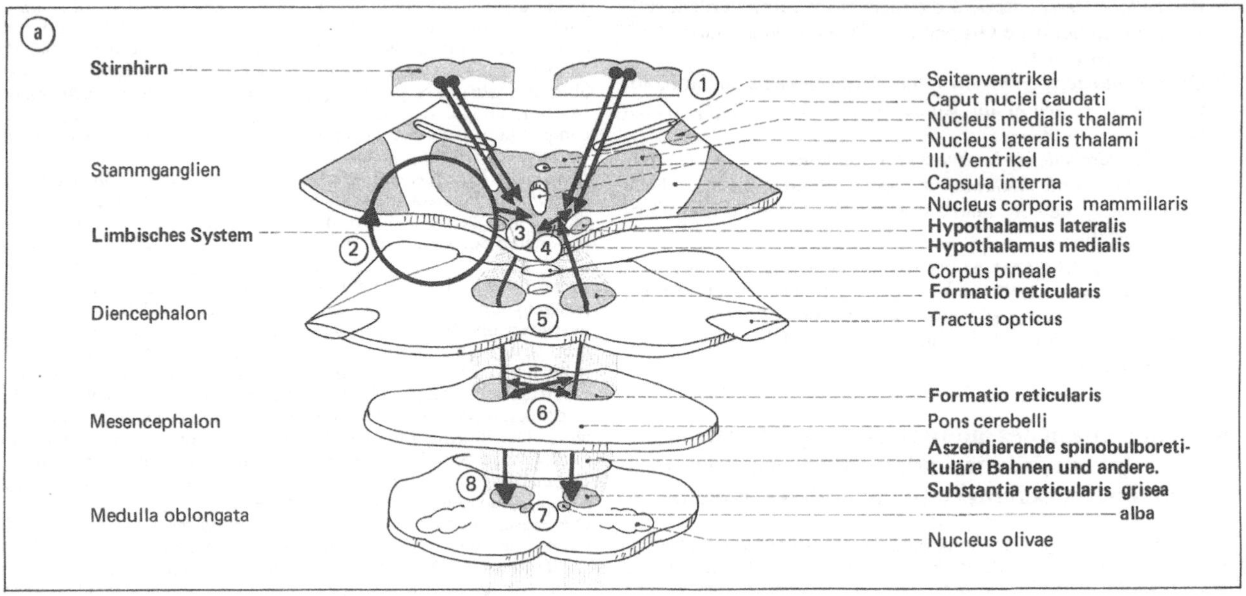
a
Stirnhirn
Stammganglien
Limbisches System
Diencephalon
Mesencephalon
Medulla oblongata
1
2
3
4
5
6
7
8
Seitenventrikel
Caput nuclei caudati
Nucleus medialis thalami
Nucleus lateralis thalami
III. Ventrikel
Capsula interna
Nucleus corporis mammillaris
Hypothalamus lateralis
Hypothalamus medialis
Corpus pineale
Formatio reticularis
Tractus opticus
Formatio reticularis
Pons cerebelli
Aszendierende spinobulboretikuläre Bahnen und andere.
Substantia reticularis grisea
alba
Nucleus olivae

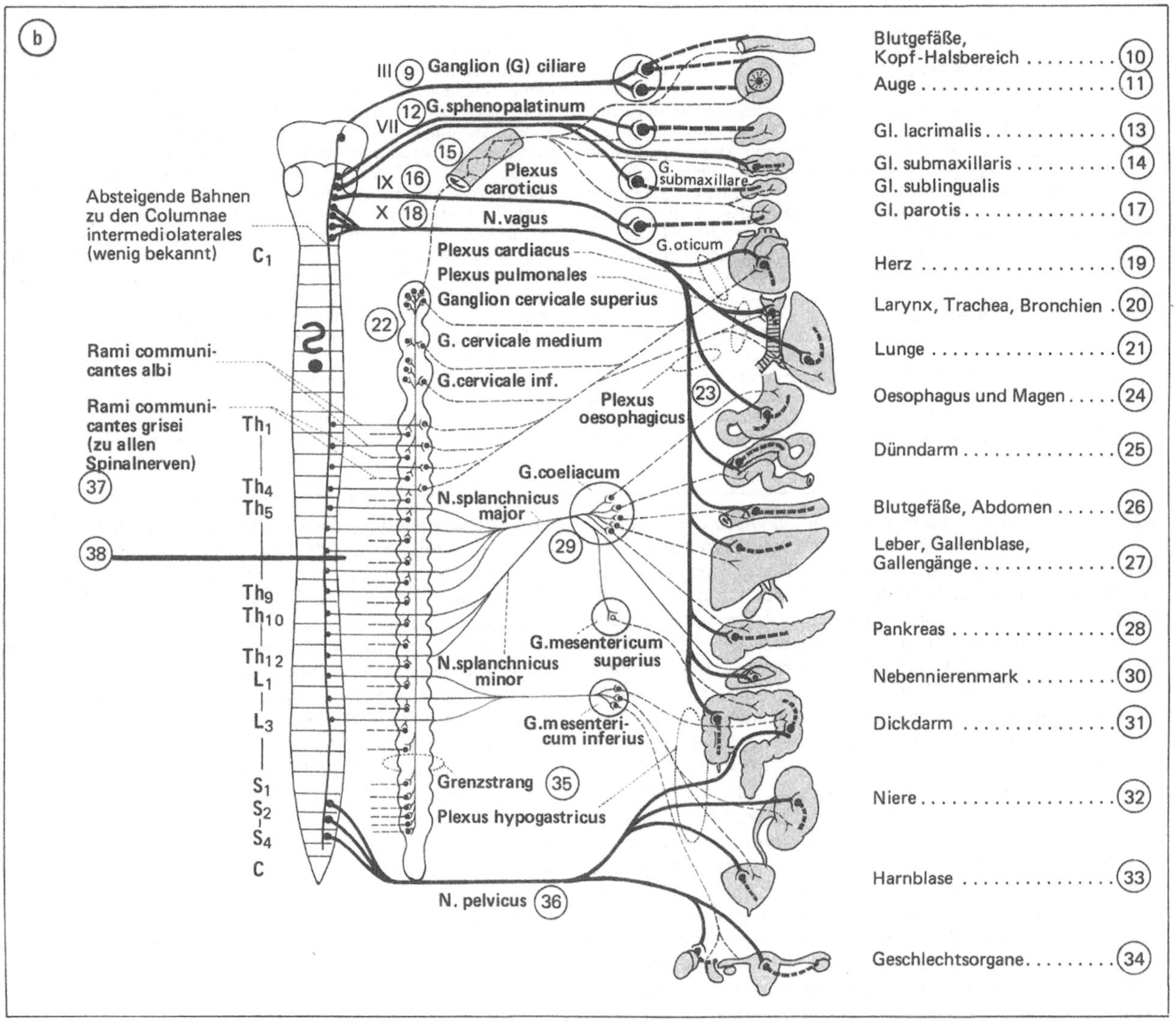
b
III 9 Ganglion (G) ciliare
VII 12 G. sphenopalatinum
15 Plexus caroticus
IX 16
X 18 N. vagus
G. submaxillare
G. oticum
Absteigende Bahnen zu den Columnae intermediolaterales (wenig bekannt)
C1
Plexus cardiacus
Plexus pulmonales
Ganglion cervicale superius
22
G. cervicale medium
G. cervicale inf.
Rami communicantes albi
Rami communicantes grisei (zu allen Spinalnerven)
37
Th1
Th4
Th5
38
Th9
Th10
Th12
L1
L3
S1
S2
S4
C
Plexus oesophagicus
23
G. coeliacum
N. splanchnicus major
29
G. mesentericum superius
N. splanchnicus minor
G. mesentericum inferius
Grenzstrang 35
Plexus hypogastricus
N. pelvicus 36
Blutgefäße, Kopf-Halsbereich 10
Auge 11
Gl. lacrimalis 13
Gl. submaxillaris 14
Gl. sublingualis
Gl. parotis 17
Herz 19
Larynx, Trachea, Bronchien . 20
Lunge 21
Oesophagus und Magen 24
Dünndarm 25
Blutgefäße, Abdomen 26
Leber, Gallenblase, Gallengänge 27
Pankreas 28
Nebennierenmark 30
Dickdarm 31
Niere 32
Harnblase 33
Geschlechtsorgane 34

dicke visköse Schweißsekretion und Hemmung der Insulinsekretion, vermitteln. Demgegenüber wird den *β-Rezeptoren* eine Mediatorrolle bei zahlreichen anderen vegetativen Vorgängen zugeschrieben, insbesondere für die *$β_1$-Rezeptoren* bei der Erschlaffung der Darmmuskulatur, der positiven Ino- und Chronotropie am Herzen, der Lipolyse im Fettgewebe und der Kalorigenese. Die *$β_2$-Rezeptoren* dagegen sind vermutlich für die Auslösung von Vasodilatation, Erschlaffung der Bronchialmuskulatur, Glykogenolyse u. a. verantwortlich. Vieles spricht dafür, daß die Verbindung der adrenergen Überträgersubstanzen mit den erwähnten Rezeptoren das Verhalten der Erfolgsstrukturen über Veränderungen der Adenylzyklase-Aktivität (meistens Aktivierung, bei α-Rezeptoren vielleicht Hemmung) beeinflußt.
Pharmakologische Befunde haben ferner zur Auffassung geführt, daß auch für Azetylcholin, das aus *cholinergen Nervenendigungen* freigesetzt wird, verschiedenartige Rezeptoren vorhanden sind. Beispielsweise wird die Wirkung von Azetylcholin auf die Rezeptoren viszeraler Erfolgsorgane (Rezeptoren der sog. parasympathischen Nervenendigungen) durch Muskarin imitiert (sog. *muskarinartiger Effekt des Azetylcholins*), durch Stoffe wie Skopolamin und Atropin dagegen kompetitiv gehemmt, während diese Stoffe in entsprechenden Konzentrationen keine nennenswerte Wirkung auf die cholinergen Synapsen der vegetativen Ganglien und auf die motorische Endplatte der Skelettmuskulatur ausüben. Demgegenüber hemmen sog. *Ganglienblocker*, wie z. B. Hexamethonium, relativ spezifisch die Erregung postganglionärer Neurone in den vegetativen Ganglien durch Azetylcholin. Schließlich beobachtet man eine relativ spezifische, ebenfalls kompetitive Hemmung der Wirkung von Azetylcholin auf die motorische Endplatte der Skelettmuskulatur durch Substanzen mit sog. *Curare-Wirkung*.
Neben adrenergen und cholinergen Neuronen scheinen im Rahmen des ANS – zumindest im Verdauungstrakt – auch sog. *purinerge Neurone* vorzukommen, die als Überträgersubstanz eine Purinverbindung freisetzen und die insbesondere durch präganglionäre cholinerge Parasympathicusfasern versorgt werden. Purinerge Neurone üben offenbar einen überwiegend hemmenden Einfluß aus.

Für die *pathologischen Veränderungen des autonomen Nervensystems,* insbesondere auch der efferenten Leitungen, gilt im wesentlichen dasselbe, was über andere nervöse Strukturen gesagt wurde (s. o.). Dies trifft beispielsweise für strukturelle und funktionelle Störungen der dem ANS angehörenden Neurone zu, deren Zellkörper, Axone und anderen Ausläufer in ähnlicher Weise verändert sein können wie die der »somatischen« Neurone. Naturgemäß findet sich ein Myelinschwund bei Schädigung autonomer Nerven nur bei B-, nicht aber bei C-Fasern. Eine Schädigung der letzteren kann daher – abgesehen von funktionellen und/

Abb. 94a u. b. *Störungen des autonomen Nervensystems.* Das *autonome (vegetative) Nervensystem (ANS)* innerviert in erster Linie die *glatte Muskulatur* aller Organe, das *Herz* und die *Drüsen.* Der direkten willkürlichen Kontrolle ist es weitgehend entzogen, arbeitet aber parallel mit dem somatischen Nervensystem (SNS). Im Gebiet des Gehirns und Hirnstamms sind die neuronalen Strukturen von ANS und SNS nicht deutlich zu trennen. *Pathologische Veränderungen des ANS* können ihren Grund in Schädigungen entsprechender »*Zentren*« (z. T. mehr funktionell als anatomisch definiert) bzw. *Nerven* oder in einer *allgemeinen Einbuße an neuronalen Funktionen* haben. Die letzteren lassen sich im übrigen auf verschiedene Weise *pharmakologisch beeinflussen.* Sog. *psychosomatische Störungen* werden vor allem durch das ANS vermittelt; abgesehen von funktionellen Veränderungen haben sie hie und da auch organische Läsionen zur Folge (z. B. sog. »Streß-Ulkus« u. a. m.). **a** *Ansicht von vorn oben auf Querschnitte der Hirnbasis auf Höhe des Hypothalamus, des Zwischen- und Mittelhirns sowie der Medulla oblongata.* Hauptbindeglied und Sitz zahlreicher ANS-Funktionen grundlegender Art ist das *aufsteigende retikuläre System (ARS, Formatio reticularis),* das u. a. mit dem *lateralen Hypothalamus* in Beziehung steht. Dieser hat über kurze Bahnen u. a. mit dem *medialen Hypothalamus* Verbindung, der seinerseits vor allem neuroendokrine Funktionen erfüllt (s. Abb. 95). Die zentralnervösen Einflüsse auf das ANS stammen hauptsächlich aus dem *limbischen System* (2, s. Abb. 89), das *Emotionen* verschiedener Art vermittelt, ferner z. B. aus dem Frontalhirn (1). Die lebenswichtigen Reflexbogen für *Atmung* und *Kreislauf* haben ihre »Zentren« vor allem in der *Medulla oblongata* (7, 8), z. T. auch in der Ponsgegend (6). Die Zusammenhänge zwischen der *Lokalisation von Läsionen* einerseits und gewissen *Störungen des ANS* andererseits sind nur lückenhaft bekannt: Bei Mäusen z. B. *Hyperphagie* und *Fettsucht* mit Schäden im ventromedialen Kern (4), beim Menschen u. U. *Abmagerung* infolge eines zerstörenden Prozesses im Hypothalamusbereich (3, 4) und/oder im Zwischenhirn (5), *Benommenheit bis Koma* bei Störungen im Mittelhirngebiet (z. B. Duret'sche Blutungen in der paramedianen Mittelhirnhaube), *Atmungs- und/oder Kreislaufstillstand* bei schweren Schäden, *Übelkeit und Erbrechen* bei Reizung der Medulla oblongata-Anteile der retikulären Substanz (7, 8) u. a. m. **b** *Übersicht über die präsynaptischen (durchgezogene Striche) und postsynaptischen (gestrichelt) Neuronen bzw. Bahnen des Parasympathikus (dicke Linien) und Sympathikus (dünne Linien)* (modifiziert nach *Youmans:* Fundamentals of human physiology, 2nd edition, Year Book, 1962): Die Besonderheiten der autonomen Innervation der einzelnen Organe bzw. Strukturen gehen aus Tabelle 25 hervor. Nachstehend werden als Beispiele einige *Symptome bzw. Krankheiten* aufgeführt, die oft mit Störungen des ANS verbunden sind (Lokalisation als Nummer in Klammer): *Kopfschmerz* (sog. »tension headache«, 10, 15). *Horner-Syndrom* (u. a. Enophthalmus, Ptosis, Miosis und Rötung des Gesichts, 22, 11). *Riley-Day-Syndrom* (familiäre Dysautonomie, u. a. mit Fehlen von Tränen beim Weinen, 12, 13). Abnormer *Speichelfluß bei Tollwut* (14, 16, 17). *»Pseudo-Angina pectoris«, Tachykardie, Herzklopfen,* u. U. *Arrhythmien, Extrasystolien* und *paroxysmale Tachykardien* (19). Emotionale Einflüsse auf den Schweregrad eines *Asthma bronchiale* (20). Emotional bedingte *Tachypnoe* (21). *Postvagotomie-Syndrom* (23). *Dysphagie, Globus hystericus, Aerophagie, epigastrische Schmerzen, Gastralgie, Gastroduodenitis, Ulzera von Magen und Duodenum* (u. a. sog. *»Streß-Ulzera«*), *Pylorospasmus* (24). *Hyper- oder Hypomotilität des Dünndarms, Enteritis* (25). *Vaskulär bedingte Abdominalbeschwerden* (26). *Hepatobiliäre Dyskinesien* (27). *Schock bei Pankreasnekrose* (28, 29). *Verstärkte Adrenalin- und Noradrenalinausschüttung aus dem Nebennierenmark,* z. B. bei Streß, Rauchen u. a. (30). *Aerokolie,* gewisse Formen von *Diarrhoe, Megacolon* (S. 678), *Colon irritabile,* u. U. *Colitis ulcerosa* (S. 686) (31). *Funktionelle Störungen der Nierendurchblutung* (32). *Neurogene Miktionsstörungen* (33). *Beeinträchtigung der Sexualfunktionen* auf psychischer Grundlage oder infolge Läsionen des ANS (z. B. Impotentia coeundi und Ejaculatio praecox beim Manne, Vaginismus, Amenorrhoe u. a. bei der Frau, 34). *Postsympathektomie-Syndrom* (35). *Gestörter Automatismus von Stuhlgang, Miktion und Geschlechtsfunktionen bei Läsion des N. pelvicus* (36). *Zahlreiche Hautveränderungen* haben – nachgewiesenermaßen oder vermutlich – eine autonom-nervöse Grundlage bzw. pathogenetische Komponente (37). *Hyperämie, Akrozyanose* (S. 504), *Erythromelalgie (Weir-Mitchell'sche Krankheit, s. auch Raynaud-Syndrome* (S. 505), *»trophische« Störungen an Haut, Haaren, Nägeln, Hyperhidrosis, Urtikaria, Ekzem, Seborrhoe, Acne vulgaris, Acne rosacea, Neurodermitis, Lichen ruber, Warzen, Alopecia areata, Grauwerden der Haare, Pruritis, »angioneurotische Ödeme«, hereditäres sog. Trophödem (Milroy'sche Krankheit,* S. 595), *Lipodystrophie* (S. 994), *Morvan'sche Atrophie* bei Syringomyelie, *Kausalgie* u. a. m. Sog. *spinaler Schock (Diaschisis),* d. h. peripherer Kreislaufkollaps bei schweren Rückenmarksverletzungen, vermutlich infolge plötzlichen Nachlassens des Sympathikustonus (38)

oder strukturellen Veränderungen der Erfolgsorgane – lichtmikroskopisch fast nur durch eine Achsenzylinder-Färbung nachgewiesen werden.
Da das autonome Nervensystem in besonderem Maße nach dem Prinzip der *Reflexbogen* aufgebaut ist, gelten auch hier die früher gemachten Überlegungen (S. 337). Krankhafte Vorgänge degenerativer, entzündlicher, neoplastischer oder anderer Art ebenso wie Verletzungen können diese Reflexbogen an irgend einer Stelle stören oder unterbrechen (s. Abb. 85, S. 338).
Von besonderem Interesse sind die *Auswirkungen emotioneller Einflüsse auf die vom ANS versorgten Erfolgsorgane,* ein Problemkreis, der heute in der *psychosomatischen Medizin* große Aktualität erlangt hat. Viele dieser neuen Erkenntnisse stützen sich auf tierexperimentelle Beobachtungen, aber auch beim Menschen konnten überzeugende Hinweise darauf gewonnen werden, daß Emotionen nicht nur *funktionelle Störungen* bewirken, sondern auch *organische, d. h. strukturell nachweisbare, Veränderungen (»Läsionen«)* hervorrufen können.

Beispiele:
- Nicht nur beim Tier, sondern auch beim Menschen konnte die Entstehung von *Magen- und/oder Duodenalgeschwüren* unter emotionellem Stress und deren Abheilung nach Beruhigung verfolgt werden *(»Stress-Ulzera«).* Auf einem ähnlichen Mechanismus beruhen wahrscheinlich die nach experimenteller Reizung bestimmter Hirnzentren beim Tier oder bei Hirnschäden des Menschen auftretenden akuten Geschwüre bzw. Blutungen, vor allem im Duodenalbereich.
- Vieles spricht dafür, daß nicht nur gewisse Formen von *»essentieller« arterieller Hypertonie,* sondern – und teilweise damit zusammenhängend – auch manche Fälle von *Koronarverschluß* (S. 511) mit anschließendem Myokardinfarkt mit psychischer Belastung zusammenhängen.
- Verschiedene *Dermatosen,* wie Neurodermitis, Psoriasis, Ekzeme, Alopecia areata, Lichen ruber u. a. (S. 1130), können durch psychische Faktoren mitbedingt und/oder beeinflußt werden.
- Psychisch verursachte *Störungen der endokrinen Funktionen* sind häufige Vorkommnisse, z. B. Amenorrhoe.

Die psychosomatische Medizin ist heute zu einem eigenen Wissenszweig geworden, der den Rahmen der allgemeinen Pathologie bei weitem sprengt. Einige Beispiele emotionell bedingter oder mitbedingter Störungen sind in Abb. 94 angeführt.

Literatur

Blackwood, W., Corsellis, J. A. N. (eds): Greenfield's Neuropathology. London: Edward Arnold 1976 — *Blass, J. P., Kark, R. A. P., Menon, N. K.:* Low activities of the pyruvate and oxoglutarate dehydrogenase complexes in five patients with Friedreich's ataxia. N. Engl. J. Med. *295,* 62 (1976) — *Bron, A. J., Cotlier, E.* (eds.): The eye and inborn errors of metabolism. New York: Liss 1976 — *Brügger, A.:* Die Erkrankungen des Bewegungsapparates und seines Nervensystems. Stuttgart: Fischer 1977 — *Cold Spring Harbor Symposia on Quantitative Biology,* Vol. XL: The Synapse. Cold Spring Harbor Laboratories 1976 — *Curtis, B. A., Jacobson, S., Marcus, E. M.:* An introduction to the neurosciences. Philadelphia: Saunders 1972 — *Etienne, R., Paterson, G. D.* (eds.): International Glaucoma Symposium, Albi (France), 20–25 Mai, 1974. Marseille: Diffusion Générale de Librairie 1975 — *Graeber, J. E., Stuart, M. J.:* Spinal-fluid procoagulant activity: a sensitive indicator of central-nervous-system damage. Lancet *II,* 285 (1978) — *Herman, S. P., Klein, R., Talley, F. A., Krigman, M. R.:* An ultrastructural study of methylmercury-induced primary sensory neuropathy in the rat. Lab. Invest. *28,* 104 (1973) — *Jeffcoate, W. J., Rees, L. H., McLoughlin, L., Ratter, S. J., Hope, J., Lowry, P. J., Besser, G. M.:* α-endorphin in human cerebrospinal fluid. Lancet *II,* 119 (1978) — *Kim, S. U.:* Brain hypoxia studied in mouse central nervous system cultures. I. Sequential cellular changes. Lab. Invest. *33,* 658 (1975) — *Owen, F., Cross, A. J., Crow, T. J., Longden, A., Poulter, M., Riley, G. J.:* Increased dopamine-receptor sensitivity in schizophrenia. Lancet *II,* 223 (1978) — *Roberts, M., Hanaway, J.:* Atlas of the human brain in section. Philadelphia: Lea & Febiger 1970 — *Schätzle, W., Haubrich, J.:* Pathologie des Ohres. In: Spezielle pathologische Anatomie. Doerr, W., Seifert, G., Uehlinger, E. (eds.), Vol. 9, pp. Berlin, Heidelberg, New York: Springer 1975 — *Shay, J., Gonatas, N. K.:* Electron microscopy of cat spinal cord subject to circulatory arrest and deep local hypothermia (15 C). Am. J. Pathol. *72,* 369 (1973) — *Slager, U. T., Webb, A. T.:* Pathologic findings in the spinal cord. Arch. Pathol. *96,* 388 (1973) — *Smith, L.:* Neuro-ophthalmology update. New York: Masson 1977 — *Sturm, A., Birkmayer, W.:* Klinische Pathologie des vegetativen Nervensystems. Stuttgart: Fischer 1976 — *Walshe, F.:* Diseases of the nervous system described for practitioners and students. Edinburgh: Livingstone 1970 — *Weller, R. O., Cervós-Navarro, J.:* Pathology of peripheral nerves. London: Butterworths 1977

87. Störungen der muskulären Systeme

87.1. Veränderungen von Funktion und Struktur der Skelettmuskulatur

Allgemeine Gesichtspunkte

Alle drei Muskeltypen – die Skeltttmuskulatur, die Herzmuskulatur und die glatte Muskulatur – haben u. a. die Eigenschaft gemeinsam, daß sie durch chemische, elektrische oder mechanische Reize in Erregung gebracht werden können und mit einer Kontraktion in der Längsachse der Zellen antworten. In den *Skelettmuskeln* sind die Muskelfasern (mehrkernige Muskelzellen) so an die Sehnenenden und deren Ausläufer fixiert, daß sich die Kontraktionskräfte der Einzelfasern addieren. Aufbau und Störungen der Myofibrillen und des sarkotubulären Systems wurden zum größten Teil auf S. 63 behandelt. Es bleibt zuzufügen, daß in der menschlichen Skelettmuskulatur drei Haupttypen von Fasern vorkommen, die sich durch ihre Eigenschaften, Größe, enzymatische Aktivitäten und Zusammensetzung unterscheiden. Die *roten (»langsamen«) Muskelfasern* zeigen einen höheren Myoglobingehalt, sind weniger deutlich quergestreift, enthalten sehr zahlreiche Mitochondrien und zeichnen sich dementsprechend durch eine starke Aktivität oxidativer Enzyme aus. Die *weißen (»schnellen«) Fasern,* deren Zuckungsdauer wesentlich kürzer ist als die der roten, besitzen weniger Mitochondrien, dafür bestehen ein Reichtum an Glykogen und eine deutlichere Phosphorylase-Aktivität. Die Fasern vom *Zwischentyp* enthalten ebenfalls ziemlich viel Myoglobin und kontrahieren sich langsam. Dient ein Muskel vorwiegend der Haltung und muß er daher langdauernde Kontraktionen durchführen, dann herrschen rote Fasern vor (z. B. Rückenmuskulatur). Muskelsysteme dagegen, mit denen rasche und feinabgestufte Bewegungen durchgeführt werden, bestehen überwiegend aus weißen Fasern (z. B. Hand- und Augenmuskeln). Zahlreiche Fasern vom Zwischentyp finden sich beispielsweise im M. soleus. Jede *motorische Einheit* (letztes motorisches Neuron und die von ihm versorgten Fasern) weist Muskelfasern vom gleichen Typ auf. Neuere Befunde ließen erkennen, daß die Art der Muskelfaser (rot oder weiß) entscheidend durch die Innervation mitbestimmt wird und sich unter Umständen ändern kann. In motorischen Einheiten, die schnelle und komplizierte Bewegungen durchzuführen vermögen, versorgt ein

Neuron oft nur wenige Muskelfasern (z. B. 2–5 bei Hand- und Augenmuskeln). Umgekehrt werden in der roten Muskulatur oft mehr als hundert Fasern vom gleichen Neuron versorgt. Zur Darstellung der verschiedenen Fasertypen eignen sich insbesondere Kryostatschnitte unfixierten Muskelgewebes in Längs- und Querrichtung zum Faserverlauf, wobei auf Querschnitten durch *histochemische Darstellung der einzelnen Typen von Muskelzellen* oft ein schachbrettartiges Muster zum Ausdruck kommt. Die *Fasern vom Typ I (rot)* zeigen eine hohe Aktivität verschiedener Dehydrogenasen (z. B. Sukzinat-Dehydrogenase) bzw. Oxidoreduktasen (z. B. NADH-Tetrazolium-Oxidoreduktase), bei geringer Aktivität beispielsweise der α-Glyzerophosphat-Oxidase, der α-Glukan-Phosphorylase und der myofibrillären Adenosin-Triphosphatase (durch Kalzium aktivierbare Myosin-ATPase). Die roten Muskelzellen enthalten spärlich Glykogen, dafür mehr Lipide als die weißen Zellen. Die *Fasern vom Typ II* (weiß) zeigen ein Muster von Enzymaktivitäten, das sich zu dem der roten Fasern ungefähr reziprok verhält; dasselbe gilt für den Glykogen- und den Lipidgehalt. Die *Muskelfasern vom Zwischentyp* verhalten sich in dieser Hinsicht intermediär. Die verschiedenen histochemischen Eigenschaften der Muskelzellen stehen mit *Eigenheiten der kontraktilen Reizbeantwortung* und der Art des dafür notwendigen *Energiestoffwechsels* in Beziehung. Dauert die Einzelzuckung bei den langsamen Fasern bis zu 100 msec, beträgt diese bei den weißen Muskelzellen nicht mehr als 7,5 msec. Die Hauptenergie für die als Energiespeicher dienenden ATP und Kreatinphosphat stammt vom Kohlenhydratabbau, d. h. vom Katabolismus der größtenteils aus dem Blut eintretenden Glukose und des intrazellulären Glykogens. Der Abbau geht zunächst in jedem Fall bis zur Entstehung von Brenztraubensäure; steht genügend Sauerstoff zur Verfügung, wird sie in den Zitronensäurezyklus überführt und durch diesen und die Atmungskette zu CO_2 und H_2O abgebaut *(aerobe Glykolyse)*. Bei Sauerstoffmangel dagegen kommt es zu einer Reduktion der Brenztraubensäure zu Milchsäure *(anaerobe Glykolyse)*. Der Skelettmuskel ist überdies in der Lage, aus *Blutlipiden*, insbesondere aus freien Fettsäuren, Energie freizumachen. Während die für Haltungsfunktionen oft in Anspruch genommenen roten Muskelzellen ihren Energiehaushalt überwiegend mit Hilfe der zahlreichen Mitochondrien und der damit zusammenhängenden aeroben Glykolyse aufrecht erhalten, sind die weißen Muskelzellen mehr auf die rascher verfügbare Energie aus der anaeroben Glykolyse angewiesen. Leisten die letzteren in kurzer Zeit sehr schwere Arbeit, kommt es zu einer Anhäufung von Milchsäure und einer Erniedrigung des pH in den Muskelfasern; dies hat seinerseits eine teilweise Enzymhemmung zur Folge. Die zusätzliche Menge von Sauerstoff, die es im Anschluß an eine kurzfristige, schwere Inanspruchnahme der Muskeln braucht, um die entstandene Milchsäure wieder abzubauen und die Reserven an ATP und Kreatinphosphat aufzufüllen, sind unter dem Begriff der *»Sauerstoffschuld«* bekannt. Diese kann ein bestimmtes, allerdings durch Übung vermehrbares Höchstmaß nicht überschreiten. Abgesehen von *mechanischer Arbeit* produziert die Muskulatur auch *Wärme*, die – über die sog. Ruhewärme hinaus – bei Kontraktion in eine Aktivierungswärme, Verkürzungswärme, Erholungswärme und z. T. auch eine Relaxationswärme unterteilt werden kann. Der *mechanische Wirkungsgrad* beträgt bei sog. isotonischer Kontraktion ungefähr 20%, während bei isometrischer Kontraktion fast die gesamte Energie in Form von Wärme ausgegeben wird.

Die *Muskelkontraktion* beruht, wie schon bemerkt wurde (Kap. 63), auf einem Gleiten der Myosin- über die Aktinfilamente, offenbar infolge einer Veränderung der Querverbindungen zwischen diesen Strukturen. Man nimmt an, daß die relaxierte Muskelfaser durch ein *Erschlaffungsprotein*, das die Wechselwirkung zwischen Aktin und Myosin behindert, in diesem Zustand gehalten wird. Das Erschlaffungsprotein besteht offenbar aus zwei Komponenten, dem *Troponin* und dem *Tropomyosin*, das das Troponin an Aktin bindet. Die Ereignisse, die sich bei der *Erregung einer Muskelfaser* abspielen, haben vieles mit der Nervenerregung gemeinsam. Die Depolarisation von Muskelfasern setzt an den *motorischen Endplatten* ein, wo Azetylcholin die dazu notwendigen Membranveränderungen herbeiführt. Von dieser Stelle breitet sich die Erregung in beiden Richtungen aus. Man hat gute Gründe für die Annahme, daß sich die über das Sarkolemm ablaufenden Aktionspotentiale auf die transversen Tubuli ausbreiten und – durch Veränderung der Membraneigenschaften – den Einstrom von Ca^{++}-Ionen aus den Zisternen ins Sarkoplasma einleiten. Im Bereich der Myofibrillen verbindet sich Ca^{++} mit Troponin und vermindert dadurch dessen hemmenden Einfluß auf die Aktin-Myosin-Wechselwirkung; die letztere wird dann möglich und resultiert im erwähnten Übereinandergleiten der beiden Filamenttypen. Diese *Erregungs-Kontraktions-Koppelung* kann experimentell auch in Fasern ausgelöst werden, die weiter von den Reizelektroden entfernt liegen, falls die Stärke des Reizstromes groß genug ist. Die Refraktärzeit beträgt bei Muskeln ungefähr 1–3 msec; die Nachpolarisation dauert in der Regel erheblich länger als bei Nerven. Im Verlaufe dieses Geschehens wird wieder Ca^{++} aktiv in die longitudinalen Anteile des sarkoplasmatischen Retikulums gepumpt, von wo es zur Speicherung in die Zisternen gelangt. Die Erschlaffung der Muskelzelle beginnt, sobald sich eine bestimmte Menge von Ca^{++}-Ionen vom Troponin gelöst hat. Da die Refraktärperiode der Muskelfaser nur kurz dauert, der Kontraktionsmechanismus aber nicht refraktär ist, kann durch eine rasch aufeinanderfolgende Reizung eine *Dauerkontraktion (Tetanus, tetanische Kontraktion)* hervorgerufen werden. Liegt die Frequenz der Reizungen unter der sog. tetanisierenden Frequenz, beobachtet man bei jeder Zukkung eine Zunahme der Spannung *(»Treppe«)*. Die Spannung ihrerseits dürfte von der Zahl der Querverbindungen zwischen Aktin- und Myosinmolekülen abhängen. Die sog. *Gesamtspannung eines Muskels* ergibt sich aus der passiven Spannung (Dehnung) und der aktiven Spannung infolge Kontraktion; bei zunehmender Muskellänge steigt sie zunächst an, erreicht dann ein bestimmtes Maximum, um wieder abzufallen. Man bezeichnet jene Muskellänge, bei der eine maximale Spannung erzielt werden kann, als *Ruhelänge*. Der *Muskeltonus*, d. h. dessen Widerstand gegen Formveränderungen einerseits und Ruhezustand innerer Spannung andererseits, wird – abgesehen vom Dehnungszustand und allfälligen willkürlichen Kontraktionen – weitgehend vom sog. *Reflextonus* bestimmt. Die Körpermuskeln befinden sich in der Regel in einem *optimalen Vordehnungszustand*, aus dem heraus der größtmögliche mechanische Wirkungsgrad erreicht werden kann. In die Körperbewegungen sind zusätzlich *Schwungeffekte* integriert, so daß bei einiger Übung die Leistungsfähigkeit noch weiter gesteigert werden kann. Im Mittel erreicht der menschliche Muskel pro cm^2 bis zu 3–4 kg Spannung. Das Maß der Muskelarbeit wird weitgehend vom Grad der *willkürlichen Aktivierung* bestimmt, durch die eine zunehmend größere Zahl motorischer Einheiten »rekrutiert« werden kann.

Innerhalb einer motorischen Einheit erfüllt der neuronale Teil nicht nur die Funktion einer Erregungsüberleitung; vieles spricht dafür, daß die sog. *»trophische« Wirkung motorischer Nerven* auf die Muskelzellen deren Beschaffenheit und biochemisches Verhalten entscheidend beeinflussen, möglicherweise über Substanzen, die in den Axonen distalwärts fließen und Eingang in die Muskelfasern finden.

Funktionelle Störungen der quergestreiften Muskulatur brauchen nicht immer mit faßbaren strukturellen Umgestaltungen einherzugehen. Die zu einem inkompletten oder kompletten *Tetanus* führenden Mechanismen wurden schon erwähnt (S. 336). Wird der aktive Transport von Ca^{++} gehemmt, kommt es auch bei Ausbleiben weiterer neuraler Impulse zur *Kontraktur*. Bei fortgesetzter und starker Einwirkung des auslösenden Agens kann sich aus der Kontraktur eine *irreversible Muskelstarre* entwickeln (vgl. dazu *Totenstarre (Rigor mortis)*, S. 2157).

Neurogene Muskelatrophien

Definitionen: Die *neurogene Muskelatrophie* beruht auf einer Unterbrechung bzw. Schädigung der die Muskelfasern innervierenden Neurone. Pathologische Veränderungen dieser Art und die dazugehörigen Muskelatrophien werden in spinale *(spinale (nukleäre) Muskelatrophien* (S. 370)) und neurale Formen *(neurale Muskelatrophien)* unterschieden, je nachdem, ob der krankhafte Prozeß in erster Linie die motorischen Ganglienzellen im Rükkenmark oder die Nerven betrifft; eine klare Grenzziehung zwischen diesen beiden Gruppen ist allerdings nicht in allen Fällen möglich. Verschiedentlich wurden auch heterogene Gruppen neurogener und myogener Muskelatrophien unter einer und derselben Krankheitsbezeichnung zusammengefaßt (z. B. die *»Amyotonia congenita« (Oppenheim) des Kleinkindes)*.

Tabelle 27. Neurogene Muskelatrophien und Myopathien

	Ätiologie bzw. Erbgang (gesichert oder wahrscheinlich)	*Verlauf, Besonderheiten*
1. Neurogene Muskelatrophien		
1.1. Spinale neurogene Muskelatrophien		
– Infantile spinale Muskelatrophie (Werdnig-Hoffmann)	Autosomal-rezessiv	Rasch progredient, letal
– Atrophia musculorum spinalis pseudoparalytica (Kugelberg-Welander)	Unregelmäßig dominant	Kindesalter, langsam progredient
– Spinale Muskelatrophie des Erwachsenenalters (Aran-Duchenne)	Ungeklärt (u. a. Lues?)	3. Lebensdekade, meistens progredient
– Proximale spinale Muskelatrophie des Schultergürtelbereiches (Vulpian-Bernhardt)	Ungeklärt (u. a. Lues?)	Erwachsene, langsam progredient
– Amyotonia congenita (Oppenheim)	Ungeklärt	Kleinkinder
– Amyotrophische Lateralsklerose	Meist isoliert; familiär benigne Form	Erwachsene, z. T. rasch progredient
1.2. Neurale neurogene Muskelatrophien		
– Progressive peronäale Muskelatrophie (Charcot-Marie-Tooth)	?	?
– Hypertrophische Neuritis (Déjérine-Sottas)	?	?
2. Myopathien		
2.1. Progressive Muskeldystrophie (Erb-Landouzy)		
– Typ I: Fazio-scapulo-humerale Form	Autosomal-dominant	Langsam progredient
– Typ II: Rumpfgürtelform	Autosomal-rezessiv	Langsam progredient
– Typ III: Duchenne Form	Geschlechtsgebunden (Knaben)	Maligne Form: Tod vor 20 Jahren
2.2. Dystrophia myotonica (Curshmann-Steinert)	Autosomal-dominant, Enzymdefekt	3. Dekade, Lebenserwartung verkürzt
2.3. Myotonia congenita (Thomson)	Autosomal-dominant (meistens)	Kleinkind
2.4. Paramyotonia congenita (Eulenberg)	Autosomal-dominant	Diskrete Zeichen bei Kälte
2.5. Adynamia episodica hereditaria (Gamstorp)	Autosomal-dominant	Muskelsteifigkeit oder Lähmung
2.6. Neuromyotonie		Muskelverkrampfung, akut und schubweise auftretend
2.7. »Stiffman«-Syndrom	Renshaw-Zellen: Mechanismus gestört	Mittleres Lebensalter
2.8. Myasthenia gravis pseudoparalytica (Erb-Goldflam-Jolly)	Autoimmun-Prozeß (in 25% der Fälle bei Thymom)	Mittleres Lebensalter; Aufhebung mit Cholinesterasehemmer; Symptome von 20–40 Jahren an
2.9. Polymyositis und Dermatomyositis	Uneinheitlich	
2.10. Seltene Myopathien		
– Myotonische Dysembryoplasie		
– Myopathia distalis tarda hereditaria (Welander)		
– Kongenitale Muskeldystrophie		
– Augenmuskeldystrophie		
– »Central-core-disease«		Enzymarmes oder -freies, zentrales Myofibrillenbündel
– »Nemaline Myopathy«		Stäbchenartige Gebilde in Muskelfasern, vermutlich Tropomyosin
– Myotubuläre Myopathie		Embryonaler Aspekt der Muskelfasern
– Mitochondriale Myopathie		Große und zahlreiche Mitochondrien in Muskelfasern vom Typ 1
2.11. Endokrinopathien mit Muskelschwäche bzw. Muskelatrophie		
– Hyperthyreose		Proximal gelegene Muskeln
– Hypothyreose		Schulter- und Beckengürtelmuskulatur
– Cushing-Syndrom		Becken und proximale Beinmuskulatur
– Hyperparathyreoidismus		
2.12. Nicht endokrin bedingte Stoffwechselstörungen		
– Hypokaliämie		
– Familiäre periodische Lähmung		

Tabelle 27 (Fortsetzung)

	Ätiologie bzw. Erbgang (gesichert oder wahrscheinlich)	*Verlauf, Besonderheiten*
2.13. Enzymopathien		
– Glykogenosen		Typ II (Pompe) und Typ V (McArdle)
2.14. Myopathien bei malignen neoplastischen Prozessen		Bronchuskarzinom u. a. (s. Tabelle 10, S. 240)
2.15. Paroxysmale idiopathische Myoglobinurie (Rhabdomyolysis)		
2.16. Myopathie bei chronischem Alkoholismus		

Tabelle 28. Polyneuropathien

1. Bei Stoffwechselstörungen
Diabetes mellitus
– Symmetrische, vorwiegend distale Mononeuropathia mutiplex
– Asymmetrische, vorwiegend proximale Polyneuropathie
– Akute Mononeuropathie
– Amyotrophie oder Myelopathie
Urämie
Porphyrie
Primäre Amyloidose
Leberzirrhose

2. Bei immunopathologischen Erkrankungen
Polyarteriitis nodosa
Lupus erythematodes disseminatus u. a.

3. Bei »Paraproteinämien«
Multiples Myelom
Makroglobulinämie Waldenström

4. Nach Einwirkung toxischer Substanzen
Äthylalkohol
Methylalkohol
Chemischen Verbindungen mit:
– Blei
– Arsen
– Quecksilber
– Kupfer
– Bismuth
– Phosphor
– Thallium
Lösungsmittel
– Schwefelkohlenstoff u. a.
Medikamente
– Vinkristin
– Diphenylhydantoin u. a.
Bakterientoxine
– Botulismus

5. Bei Infektionskrankheiten
Lepra
Parotitis epidemica
Typhus abdominalis
Paratyphus
Mononukleose
Fleckfieber
Diphtherie

6. Bei Sarkoidose (Morbus Boeck-Besnier-Schaumann)

7. Bei Sprue und anderen Malabsorptionssyndromen

8. Bei perniziöser Anämie (Morbus Biermer)

9. Bei Mangel- und Fehlernährung
Beri-Beri (Vitamin B_1 (Thiamin))
Pellagra (Nikotinamid)

10. Weitere Polyneuropathien
Akute idiopathische Polyneuritis
(akute febrile Polyneuritis (Osler), Landry-Guillain-Barré-Syndrom)
Metaneoplastisches Syndrom
– Bronchuskarzinom
– Ovarialkarzinom
– Lymphoma malignum Hodgkin u. a.

11. Genetisch bedingte Polyneuropathien
Progressive hypertrophische Polyneuropathie (Déjérine-Sottas)
Bei *peronäaler Muskelatrophie* (Charcot-Marie-Tooth)
Heredopathia atactica polyneuritiformis (Refsum)
A-Beta-Lipoproteinämie
Tangier-Krankheit
Metachromatische Leukodystrophie

Ätiologie und **Pathogenese:** Bei einem Teil solcher Erkrankungen handelt es sich um sog. *heredodegenerative Leiden;* allerdings ist der *Vererbungsmodus* in verschiedenen Fällen unklar geblieben, und die *biochemische Natur des Defektes* konnte bei den meisten Formen noch nicht geklärt werden (vgl. dazu S. 866 und Tabelle 27). Ebensowenig kennen wir die Gründe dafür, daß die Muskelfaser nach Unterbruch der zugehörigen nervösen Versorgung atrophisch wird; die Möglichkeit, daß normalerweise von den Axonen »trophisch« wirksame Stoffe auf die Muskelzellen übergehen, wurde bereits erwähnt (S. 332). Abgesehen von den heredodegenerativen Leiden, kommen als Ursache einer zu Muskelatrophie führenden Nervenschädigung viele weitere krankhafte Prozesse in Betracht. Bei sog. *Polyneuropathien,* d. h. einem polytopen, oft mehr oder weniger symmetrischen Befall einer Reihe peripherer Nerven – mit zugehörigen sensorischen und motorischen Ausfällen sowie allenfalls Schmerzempfindungen – hat man eine *große Zahl möglicher kausaler Leiden* in Erwägung zu ziehen (Tabelle 28). Im Gegensatz dazu haben *Mononeuropa-*

thien, d. h. Schädigungen einzelner Nerven, meistens eine *mechanische Ursache (Einengung, Traumen, Druckschäden, Tumoren* u. a. m.). Auch *lokale entzündliche Prozesse* können Nerven in Mitleidenschaft ziehen. Eine an verschiedenen Stellen auftretende Mononeuropathie (*»Mononeuritis multiplex«*) kann u. a. durch teilweise *ungenügende Blutzufuhr* bedingt sein, z. B. bei Verschlüssen kleiner Arterien. Die möglichen Ursachen *radikulärer Syndrome* wurden schon erwähnt (S. 340). Bei der sog. *neuralen Muskelatrophie i. e. S. (progressive peronäale Muskelatrophie Typ Charcot-Marie-Tooth)* und der sog. *hypertrophischen Neuritis (Déjérine-Sottas)* handelt es sich um ein komplexes Geschehen, mit Ausfällen von Ganglienzellen auch in den Spinalganglien sowie von Axonen in den Rückenmarks-Hintersträngen. Bei der zuletzt erwähnten Erkrankung finden sich eine Vermehrung der Schwann'schen Zellen und eine myxoide Umwandlung des Bindegewebes im Bereich peripherer Nerven, Veränderungen, deren Ursache und Entstehungsweise man nicht kennt.

Die **Folgen** eines Unterbruchs der nervösen Versorgung des Muskels lassen sich sowohl funktionell als auch morphologisch erkennen. Bei der elektrischen Prüfung der befallenen Muskeln findet sich nach Ablauf von etwa 3–4 Tagen eine sog. *Entartungsreaktion,* d. h. ein Verlust der direkten und indirekten faradischen Erregbarkeit, zu dem sich nach etwa 10 Tagen ein Verlust der galvanischen Erregbarkeit vom Nerven aus hinzugesellt. Bei direkter galvanischer Reizung des Muskels antwortet dieser mit trägen, wurmartigen Bewegungen. Im übrigen stellt man eine erhöhte Empfindlichkeit der Muskelzellen gegenüber zirkulierendem Azetylcholin *(Denervations-Hypersensitivität)* sowie manchmal unregelmäßige Zuckungen einzelner Fasern *(Fibrillationen)* fest.

Morphologisch gelingt es nicht immer, den *Markscheiden- und Axonenzerfall* der betroffenen Nerven zur Darstellung zu bringen; am ehesten sind diese Veränderungen in den *peripheren Nervenanteilen* zu finden. Die Frage, ob eine neurogene Muskelatrophie oder eine Myopathie vorliegt, muß daher u. a. auch vom histologischen Bild der *Muskulatur* her beurteilt werden. Diese zeigt eine im Verlauf von Tagen bis Wochen nach Nervenschädigung zunehmende *Atrophie,* wobei die betroffenen Fasern – entsprechend der Art der Innervation – oft in kleinen Gruppen beisammen liegen. Zahlreiche, verstreut angeordnete atrophische Fasergruppen findet man besonders bei Schädigungen im Bereich der Vorderhornzellen des Rückenmarks und/oder der Nervenwurzel, während Läsionen der distalen Nervenanteile mehr zur Atrophie von in Bündeln ausgerichteten oder ganze Felder einnehmenden Fasern führt. Die zur Einheit einer zugrundegegangenen Ganglienzelle gehörenden Muskelfasern können nachträglich durch Aussprossen von Kollateralen der Axone noch erhaltener Neurone wieder innerviert werden. Damit entstehen größere Gruppen von Muskelzellen, die vom gleichen Neuron versorgt werden; geht dieses dann auch noch verloren, entsteht die sog. »gruppierte Atrophie«. Typischerweise sind in den früheren Stadien einer neurogenen Atrophie die atrophischen Muskelzellen auf dem Querschnitt meistens drei- oder viereckig, nicht rund, und im Längsschnitt zeigen die z. T. verlängerten Fasern näher beisammen liegende Kerne. Im Querschnitt rundliche, fetalen Muskelzellen ähnelnde Fasern trifft man u. a. bei gewissen Formen von *spinaler Muskelatrophie (z. B. Typ Werdnig-Hoffmann).* Die Querstreifung findet man in der Regel erhalten. Histochemische Untersuchungen an Kryostatschnitten lassen außerdem eine verstärkte Aktivität verschiedener Enzyme (z. B. DPN-Diaphorase) erkennen, in manchen Fällen mit einer zentralen Aussparung, umgeben von einem Saum besonders deutlicher Aktivität. Solche »Target«-Zellen lassen sich auch bei der Trichromfärbung erkennen; sie sind nicht für neurogene Atrophie pathognomonisch, sondern werden auch bei myogenen Atrophien angetroffen (vgl. dazu u. a. *»central core«-Krankheit,* S. 374). Vereinzelt begegnet man stäbchenförmigen, eosinophilen Gebilden, die offenbar aus Z-Band-Material bestehen (vgl. dazu *Nemalin-Myopathie,* S. 374). In Spätstadien der neurogenen Muskelatrophie wandeln sich – in der Regel mit Ausnahme der Muskelspindeln – die Fasern oft in kernreiche, zytoplasmaarme Gebilde, und im umhüllenden Bindegewebe macht sich oft eine Fettgewebsvermehrung bemerkbar: in solchen Fällen lassen sich neurogene Formen der Muskelatrophie oft nicht mehr zuverlässig von myogenen Typen unterscheiden.

Beispiele:

- *Progressive Muskelatrophien bei zunehmender Schädigung des letzten motorischen Neurons* (verschiedene Typen von *spinaler, bulbärer* und *pontiner Muskelatrophie, myatrophische Lateralsklerose, neurale Muskelatrophie,* vgl. dazu Tabelle 27, S. 370).
- Muskelatrophie bei *Polyneuropathie* (vgl. dazu Tabelle 28).
- Muskelatrophie bei *Diskusprolaps* im Lumbalbereich und Kompression der Wurzeln beispielsweise L5 und S1.
- Muskelatrophie nach *Verletzung peripherer Nerven.*

Myopathien

Definition: *Myopathien,* d. h. wenigstens weitgehend direkte und nicht durch eine Nervenschädigung bedingte pathologische Veränderungen der Muskulatur, können ihre Ursache in einer primär muskulären Erkrankung (z. B. progressive Muskeldystrophien) oder in anderen – nicht-neuronalen – Prozessen haben, die sekundär die Muskulatur in Mitleidenschaft ziehen (z. B. Myopathien bei malignen Neoplasien). *Progressive Muskeldystrophien,* wie auch einige *Sonderformen von Myopathie,* stellen zumindest mehrheitlich sog. heredodegenerative Leiden dar und gehen mit einer fortschreitenden Funktionsstörung sowie einem morphologischen Umbauprozeß des Muskels einher. Unter der Bezeichnung von *Myotonien* werden verschiedene Krankheiten zusammengefaßt, deren gemeinsames Merkmal die *myotone Reaktion* ist, d. h. eine verzögerte Erschlaffung des Muskels nach aktiver oder elektrisch bzw. durch Beklopfen ausgelösten Kontraktion. *Myasthenien* (S. 1174) zeichnen sich durch eine abnorme Ermüdbarkeit bestimmter Muskelgruppen aus, zunächst insbesondere solcher mit tonischer Funktion und mit kleinen motorischen Einheiten (Lidheber, Augenmuskeln, Gaumensegel u. a.). *Myositiden* heißen entzündliche Prozesse im Muskelbereich.

Myopathien gehen oft, aber nicht immer, mit einer Muskelatrophie einher, sind mit einer rein oder fast rein motorischen Störung verbunden, finden sich häufig symmetrisch lokalisiert und fallen in der Mehrzahl durch einen langsam progredienten Verlauf auf (vgl. dazu Tabelle 27).

a) Progressive Muskeldystrophien

Ätiologie und **Pathogenese:** Bei den meisten Formen von *Dystrophia musculorum progressiva* handelt es sich um erbliche, d. h. genetisch bedingte, biochemisch aber wenig geklärte Defekte im Stoffwechsel bzw. Aufbau von Muskelfasern, wobei der Zeitpunkt der klinischen Manifestation und die Lokalisation erheblich variieren können (s. Tabelle 27). Meistens werden zunächst die stammnahen Muskelgruppen befallen. Daß es sich nicht nur um Erkrankungen handelt, die ausschließlich die quergestreifte Muskulatur betreffen, geht aus der Mitbeteiligung anderer muskulärer Systeme, wie etwa des Herzens oder des Magens, in einem Teil der Fälle hervor; klinisch treten diese Symptome jedoch in den Hintergrund. Bei allen Formen von *progressiver Muskeldystrophie,* besonders aber beim *Typ Duchenne* (s. u.), ist die Aktivität der Kreatinphosphokinase und der Aldolase im Serum deutlich erhöht, entsprechend dem Schweregrad der Affektion.

Morphologisch kann der betroffene Muskel – je nach dem Ausmaß des Muskelschwundes und des Ersatzes durch Binde- und Fettgewebe – schon von bloßem Auge aufgrund des streifigen Aussehens als deutlich verändert erkannt werden. Mikroskopisch bietet sich bei den verschiedenen Formen von progressiver Muskeldystrophie in vergleichbaren Stadien ein ähnliches Bild; wie erwähnt, sind relativ frühe Veränderungen diagnostisch besser verwertbar als die terminale, vollständige Atrophie. Als besonders charakteristisch gelten – im Gegensatz zu den meisten Formen von neurogener Muskelatrophie – der rundliche Querschnitt der atrophischen Fasern und die erheblichen Schwankungen im Faserkaliber. Neben verstreut lokalisierten atrophischen finden sich ausgesprochen hypertrophische Muskelzellen. Die Kerne sind besonders in den rückgebildeten Fasern dicht gelagert (Kernansammlungen, Kernketten), und in allen Muskelzellen besteht eine gewisse Tendenz zur Zentralisierung derselben (»innere Kerne«), allerdings bei weitem nicht in demselben Maß wie etwa bei der Dystrophia myotonica (s. u.). Wahrscheinlich als Folge der Untergangs von Muskelmaterial sammeln sich Histiozyten, ferner auch Lymphozyten und einzelne Plasmazellen an, von denen vor allem die ersteren ins Faserinnere eindringen können. Bezeichnend ist überdies die schon früh einsetzende Vermehrung des interstitiellen Bindegewebes. Lichtmikroskopisch imponieren die zytoplasmatischen Veränderungen der betroffenen Muskelfasern teils als wachsartige (hyaline) Degeneration (Zenker'sche Degeneration), teils als scholliger oder feingranulärer Zerfall, hie und da auch als fibrillenfreie sarkoplasmatische Massen. Sog. Ringbinden sind wesentlich seltener anzutreffen als bei der Dystrophia myotonica. Einen Verlust der Querstreifung beobachtet man in der Regel nur bei rasch progredientem Verlauf und in stark atrophischen Fasern, und auch nur bei einem Teil der Muskelzellen. Vereinzelt begegnen wir kleinen, basophilen Fasern, die als regenerierende Myoblasten angesprochen werden.

Ein weitgehender Ersatz der geschwundenen Muskulatur durch reichlich Fettgewebe macht sich in der Regel erst in fortgeschrittenen Stadien der Erkrankung bemerkbar.

Histochemische Untersuchungen haben bisher nicht sehr viel zum besseren Verständnis des degenerativen Prozesses beigetragen. Man stellt fest, daß beide Fasertypen betroffen sein können, und daß die meisten Enzymaktivitäten in der Regel beibehalten werden. Ultrastrukturell findet sich eine Vielzahl von Veränderungen, wie Vermehrung und Vergrößerung der Mitochondrien, Zunahme des Glykogengehaltes, Auftreten von vermehrt Lipidtropfen, dann Unterbrechung, Homogenisierung und schließlicher Zerfall der Myosinfilamente, u. a. m.

b) Myotonien

Ätiologie und **Pathogenese:** Myotone Reaktionen beruhen wahrscheinlich in erster Linie auf abnormen Eigenschaften der Muskelfasern selber, da sie – wenigstens bei einem Teil dieser Leiden – auch nach Denervation bzw. Blockade peripherer Nerven und nach Kurarisierung bestehen bleiben. Man nimmt an, daß eine Überempfindlichkeit der motorischen Endplatten und der Muskelmembran gegenüber Azetylcholin vorliegt; jedenfalls finden erregungsdämpfende Mittel, wie Chinidin und Ca^{++}, therapeutische Anwendung. Myotone Reaktionen finden sich bei wesensmäßig verschiedenen Krankheiten.

Am häufigsten begegnet man der *Dystrophia myotonica (Curshmann-Steinert),* die mehr das männliche als das weibliche Geschlecht betrifft, sich schon von Kindheit an manifestieren kann und – vor allem im jugendlichen Erwachsenenalter – durch eine an der Extremitätenperipherie beginnende Muskelatrophie, Ptosis (»Facies myopathica«), Katarakt, Stirnglatze, Hodenatrophie bzw. Menstruationsstörungen sowie weitere endokrine und metabolische Störungen auffällt. Vermutlich haben wir es hier mit einer genetisch bedingten Enzymopathie zu tun.

Morphologisch zeichnet sich die myotonische Dystrophie durch stark ausgeprägte Unterschiede in der Faserdicke (hochgradig hypertrophisch bis atrophisch), häufig zentral gelegene und in Ketten angeordnete Kerne sowie das Vorhandensein vieler sog. Ringbinden und sarkoplasmatischer (Myofibrillen-freier) Massen, die in der Faserperipherie oder zentral liegen können, aus. Charakteristischerweise erscheinen zuerst die Fasern des Typs I betroffen. Die atrophischen Muskelfasern zeigen – wie bei den progressiven Muskeldystrophien – einen runden Querschnitt. Histochemisch stellt man einen Mangel an myofibrillärer ATPase-Aktivität fest, während die Aktivität der Phosphorylase und der oxidativen Enzyme verstärkt erscheint. Meistens beobachtet man auch einen erheblichen Glykogenreichtum. Die veränderten Fasern können beliebig verstreut sein oder sektorförmig beisammenliegen. Im Gegensatz zu den progressiven Muskeldystrophien notiert man keine erhebliche Vermehrung des interstitiellen Bindegewebes. Von besonderem Interesse ist die Hypertrophie der motorischen Endplatten, die manchmal in Mehrzahl an einer und derselben Faser vorhanden sein können. Der letztgenannte Befund deutet darauf hin, daß auch eine Innervationsstörung vorliegen dürfte. Ultrastrukturelle Untersuchungen lassen allerdings erkennen, daß der Prozeß mit einer Desorganisation und Desintegration der Myofibrillen seinen Anfang nimmt. Später folgen Veränderungen im Sarkoplasma und Störungen der Mitochondrien, ähnlich wie bei den progressiven Muskeldystrophien.

Die *Myotonia congenita (Thomsen)* hat mit der dystrophischen Myotonie nur die myotone Reaktion gemeinsam, sonst handelt es sich um einen ganz anderen Prozeß. Der Vererbungsmodus ist meistens autosomal-dominant, wenn auch Einzelfälle mit rezessivem Erbgang beschrieben worden sind. Im Gegensatz zur dystrophischen Myotonie manifestiert sich das Leiden schon sehr früh in der Kindheit, manchmal schon nach der Geburt. Morphologisch finden sich kaum Veränderungen, wenn man von der leichten Hypertrophie der Fasern und einzelnen zentral gelagerten Kernen absieht.

Die *Paramyotonia congenita (Eulenburg)* wird autosomal-dominant vererbt und ist in der Regel mit nur diskreten myotonen Reaktionen verbunden; am ehesten zeigen sich diese bei Kälte. Anfallsweise treten schlaffe Paresen auf, die kurze Zeit dauern. Morphologisch bieten sich keine nennenswerten pathologischen Befunde. Differentialdiagnostisch ergeben sich manchmal Schwierigkeiten in der Abgrenzung dieses Leidens von der *Adynamia episodica hereditaria (Gamstorp)*, die ebenfalls autosomal-dominant erblich ist und sich durch mit Hyperkaliämie einhergehende Anfälle von Muskelsteifigkeit und/oder Lähmungen kennzeichnet. Eine eigentlich myotone Reaktion findet sich hier nur vereinzelt. Man kennt noch mehrere seltene Leiden ähnlicher Art.

c) Seltene Myopathien mit besonderen histochemischen und strukturellen Befunden

Die sog. »*central-core-disease*« stellt eine – zumindest meistens – erbliche Anomalie der Muskulatur dar, die sich schon in der Kindheit klinisch in Form einer proximal stärkeren motorischen Schwäche manifestiert. Morphologisch und histochemisch kennzeichnet sich dieses Leiden durch ein in fast allen Fasern vorhandenes, enzymarmes oder -freies Myofibrillenbündel (»central core«) aus, ähnlich wie in den Target-Fasern (S. 372).

Die »*nemaline myopathy*« (Stäbchen-Myopathie), die ebenfalls in der Mehrzahl der Fälle ein Erbleiden darstellt, zeichnet sich durch das Vorhandensein zahlreicher, stäbchenartiger Gebilde innerhalb der Muskelfasern aus. Elektronenoptische und histochemische Befunde sprechen dafür, daß es sich dabei – wenigstens teilweise – um Bestandteile der Z-Banden handelt, vermutlich in erster Linie Tropomyosin B. Gelegentlich begegnet man derartig veränderten Muskelzellen auch im Rahmen anderer Erkrankungen, so daß nicht ohne weiteres von einer Spezifität des Befundes gesprochen werden darf.

Die *myotubuläre Myopathie* erkennt man am embryonalen Aspekt der Muskelfasern. Auch diese kongenitale Veränderung scheint erblich zu sein; allerdings steht nicht fest, daß es sich um eine einheitliche Krankheit handelt. Mit diesen Myopathien scheint die sog. »*zentro-nukleäre Myopathie*« verwandt zu sein, bei der die Zellkerne zentral liegen.

Besonders im histochemischen und elektronenmikroskopischen Bild nachweisbar sind die verschiedenen *mitochondrialen Myopathien*, die vor allem die Fasern vom Typ I betreffen. Die Gründe für das Auftreten besonders großer und/oder zahlreicher Mitochondrien in solchen Fällen sind noch nicht geklärt.

d) Myasthenie

In neuster Zeit konnte wahrscheinlich gemacht werden, daß der sog. »idiopathischen« *Myasthenia gravis pseudoparalytica (Erb-Goldflam-Jolly)* ein Autoimmunprozeß zugrunde liegt, der sich gegen die aus Protein bestehenden Rezeptoren der Muskelzellen für Azetylcholin richtet (s. eingehende Erörterung auf S. 1174).

e) Veränderungen der Skelettmuskulatur bei Endokrinopathien und anderen Stoffwechselstörungen

Eine *Hyperthyreose* (S. 383) kann mit verschiedenen Störungen der Muskelfunktionen einhergehen; meistens imponieren diese als Schwäche insbesondere der proximal gelegenen Muskeln. Histologisch finden sich auch hier nicht selten lymphozytäre Infiltrate, was insofern bemerkenswert ist, als bei idiopathischer Myasthenie gehäuft schwere Fälle von Hyperthyreose (»Thyreotoxikose«) vorkommen. Es bestehen auch Beziehungen zu der (familiären) periodischen Lähmung (s. u.). Zustände von *Hypothyreose* sind ebenfalls nicht selten mit muskulären Symptomen und Zeichen verbunden; man stellt u. a. eine Schwäche der Schultergürtel- und Beckenmuskulatur fest, ferner einen verzögerten Ablauf reflektorisch ausgelöster Muskelkontraktionen. Bei *Cushing-Syndrom* (S. 395) gehört eine Schwäche der Becken- und proximalen Beinmuskulatur zu den häufigeren Befunden; histologisch sieht man in solchen Fällen nicht selten wechselnde Grade von Muskelatrophie. Muskelatrophien sind auch bei *Hyperparathyreoidismus* bekannt.

Die quergestreifte Skelettmuskulatur wird ferner bei zahlreichen anderen, nicht oder nicht in erster Linie endokrin bedingten Stoffwechselstörungen in Mitleidenschaft gezogen. Gut bekannt sind Paresen bzw. Lähmungserscheinungen bei *Hypokaliämie* verschiedenster Genese (S. 812). In diese Gruppe gehört auch die sog. *(familiäre) periodische Lähmung.* Periodische Lähmungen wurden auch im Zusammenhang mit einem *Kochsalzmangel* beobachtet. Histologisch finden sich bei diesen Störungen meistens keine erheblichen Veränderungen. Bei einzelnen, genetisch bedingten *Enzymopathien* gehört der Befall der Skelettmuskulatur zu den üblichen Erscheinungen. Besonders erwähnenswert sind in diesem Zusammenhang die *Glykogenosen,* insbesondere die Pompe'sche und die McArdle'sche Krankheit (S. 961). Erworbene Stoffwechselstörungen teilweise ungeklärter Natur liegen der *Myopathie bei malignen neoplastischen Prozessen,* insbesondere bei Bronchuskarzinomen, zugrunde. Ebenso ungeklärt ist die Ursache der *paroxysmalen idiopathischen Myoglobinurie (Rhabdomyolysis),* die – bei Männern häufiger als bei Frauen – u. a. nach körperlichen Anstrengungen, Infektionen u. a. auftritt und auf Muskelfasernekrosen unterschiedlichen Ausmaßes beruht. *Symptomatische Myoglobinurien* finden sich verständlicherweise nach schweren Verschüttungsunfällen (Crush-Syndrom), bei Vergiftungen (u. a. CO-Vergiftungen, S. 1597) und bei Muskelnekrosen anderer Genese. Die verschiedenen Formen von *Myopathie bei Alkoholismus* bieten in der Regel kein histologisch-diagnostisch verwertbares Bild.

f) Myositiden

Akute purulente Myositiden können durch die verschiedensten Eitererreger, z. B. Staphylokokken und Streptokokken, bedingt sein. Beim Gasbrand, der durch Clostridium perfringens verursacht wird, handelt es sich um eine *nekrotisierende Myositis.* Neben der hierzulande seltenen *mykotischen Myositis* verdienen auch die durch *Parasiten* (S. 2068) bedingten Muskelveränderungen Erwähnung, insbesondere die Trichinose, Echinokokkose, Zystizerkose, Sarkosporidiose, Toxoplasmose und Trypanosomiasis (Chagas-Krankheit). Die Skelettmuskulatur wird des öftern auch bei der Boeck'schen Krankheit (S. 2029) befallen. Myopathien sind auch im Rahmen sog. *Autoimmunkrankheiten* bekannt, die nicht in erster Linie die Muskulatur betreffen (S. 1141).

»Polymyositis« ist ein Sammelname für eine Reihe ätiologisch meist unklarer und wahrscheinlich uneinheitlicher Erkrankungen, die verschiedene Teile der Skelettmuskulatur betreffen. Geht mit solchen Veränderungen eine Hautbeteiligung einher, spricht man von *Dermatomyositis;* sind neurale Störungen damit verbunden, wird die Bezeichnung *Neuromyositis* verwandt. Hinter der Mehrzahl dieser Störungen werden Autoaggresionsprozesse (S. 1152) vermutet, wobei Viren u. U. mit eine Rolle spielen.

87.2. Störungen der Herzmuskulatur

Die *quergestreiften Herzmuskelfasern* sind den Skelettmuskelfasern sehr ähnlich, nur sind sie aufgezweigt, besitzen einen bis mehrere *zentral gelagerte Kerne* und werden durch die sog. *Glanzstreifen* (Bereich der Z-Linien) fest miteinander verbunden. Im letztgenannten Gebiet bestehen zwischen parallel laufenden Muskelzellen sog. *»tight junctions«* (S. 137), d. h. Stellen erniedrigten elektrischen Widerstandes, über die sich die Erregung ausbreiten kann. Im Gegensatz zu den Skelettmuskeln befindet sich das *T-System* vor allem in der Nähe der Z-Linien.

Die Veränderungen der *Membran- und Aktionspotentiale des Herzmuskels* sind grundsätzlich denen der Skelettmuskulatur vergleichbar, nur werden sie von Faser zu Faser fortgeleitet und zeichnen sich durch eine im Vergleich zu den Nerven und zum Skelettmuskel *langsame Repolarisation* (Dauer: 200 msec und mehr) aus. Die letztere kommt daher erst dann zum Abschluß, wenn die Kontraktion der Muskelzelle in der Regel schon mehr als zur Hälfte erfolgt ist. Bei Zunahme der Schlagfrequenz verkürzt sich die Repolarisationsdauer. Die Fähigkeit zur *spontanen rhythmischen Kontraktion* ist grundsätzlich allen Herzmuskelfasern eigen; unter physiologischen Bedingungen wird die *Impulsbildung* jedoch vom *Sinoatrial-Knoten* (Keith-Flack-Knoten, »Schrittmacher«) übernommen, der die höchste inhärente Impulsfrequenz aufweist. An zweiter Stelle bezüglich Impulsfrequenz folgt der Bereich des *Atrioventrikular-Knotens* (Aschoff-Tawara-Knoten), insbesondere die atrioventrikuläre Verbindung und das His'sche Bündel, und die niedrigste Frequenz zeigt die eigentliche *Herzmuskulatur.* Die Schrittmacherimpulse, als die frequentesten, werden fortgeleitet und breiten sich über das Myokard aus, bevor die Eigenrhythmik der untergeordneten Strukturen eine Impulsbildung zustandebringt. Das Wesen des Schrittmachers ist eng mit dessen instabilem Membranpotential verbunden, das nach jedem Aktionspotential absinkt, bis der »firing level« für einen weiteren Impuls erreicht wird.

Die *Kontraktionsvorgänge* gleichen denen in der Skelettmuskulatur, wenn auch einige Besonderheiten hervorzuheben sind. Im Gegensatz zur entspannten Skelettmuskelzelle scheint Ca^{++} im Myokard während der Diastole vorwiegend extrazellulär zu liegen. Ferner neigt der Herzmuskel zur *»Alles-oder-Nichts-Antwort«* und ist – vor allem wegen der oben erwähnten langen Repolarisationsdauer – während eines Großteils der Kontraktionsdauer absolut *refraktär.* Vorzeitig eintreffende Reize vermögen keinen Tetanus auszulösen; höchstens gegen Ende des Aktionspotentials können sie wirksam werden und u. U. ein Flimmern hervorrufen. Die Beziehungen zwischen Ruhelänge (Vordehnung) und maximal möglicher Spannung gestalten sich ähnlich wie beim Skelettmuskel, d. h. bei vermehrter diastolischer Füllung nehmen Gesamtspannung und damit Druckleistung des Herzmuskels beim gesunden Herzen zu.

Der *Stoffwechsel des Herzmuskels* weist gewisse Besonderheiten auf, die hier kurz zusammengefaßt werden sollen: schon strukturelle und biochemische Eigenheiten, wie die große Mitochondrienzahl und der hohe Gehalt an Myoglobin, weisen auf einen *überwiegend aeroben Stoffwechsel* hin. Man darf annehmen, daß das Myokard selbst unter hypoxischen Bedingungen nicht mehr als 10% des Energiestoffwechsels auf anaerobem Weg zu besorgen vermag; unter normalen Verhältnissen liegt dieser Anteil um nur 1% herum. Mehr als die Hälfte der kalorischen Bedürfnisse des Myokards werden durch Fette, insbesondere freie Fettsäuren des Blutplasma, gedeckt, 30–40% durch Kohlenhydrate und etwa 5% durch Aminosäuren. Diese Proportionen können sich – je nach der Stoffwechsellage – erheblich verändern; so verwertet die Herzmuskelzelle nach Zufuhr von reichlich Glukose auch Milchsäure und Brenztraubensäure, und im Hungerzustand wird vermehrt auf Fette zurückgegriffen.

Pathologische Veränderungen des Herzmuskels spielen in der Medizin eine überragende Rolle. Einzelheiten über dieses Gebiet finden sich auf S. 567 ff.

87.3. Störungen der glatten Muskulatur

Die glatten Muskelfasern, die keine Querstreifung zeigen und einen zentral gelagerten Kern aufweisen, enthalten zahlreiche, parallel verlaufende Myofilamente und ein spärlich entwickeltes sarkoplasmatisches Reticulum. Die meisten glatten Muskelzellen gehören dem sog. *viszeralen Typ* an, bei dem die in Bündeln oder Schichten angeordneten Fasern durch »tight junctions«, d. h. Kontaktflächen niedrigen elektrischen Widerstandes, miteinander verbunden sind. Der *»multi-unit-Typ«* der glatten Muskelzelle weist keine derartige Verbindungen auf; er findet sich beispielsweise in der Iris des Auges, wo fein abstufbare Kontraktionen notwendig sind. Im Gegensatz zu den quergestreiften Skelettmuskelzellen zeichnen sich die glatten Fasern vom viszeralen Typ durch ein *inkonstantes Ruhe-Membranpotential* und die Fähigkeit aus, sich unabhängig von nervösen Impulsen über längere Zeit zu kontrahieren. In diesem Zustand *(Tonus)* ist das Potential niedriger als bei Erschlaffung; es zeigt wellenförmigen Verlauf und wird von kurzdauernden Spitzenpotentialen überlagert. Ähnlich wie beim Herzmuskel findet sich bei der Repolarisation ein Plateau von erheblicher Dauer. Man beobachtet ferner multizentrisch auftretende *Schrittmacherpotentiale* ohne festgelegte Lokalisation, von denen aus sich die Erregung in der glatten Muskulatur ausbreiten kann.

Der *Erregungs-Kontraktions-Koppelungsvorgang* läßt sich bei glatten Muskelfasern vom viszeralen Typ nur unbefriedigend prüfen; sehr wahrscheinlich handelt es sich um einen ausgesprochen *langsamen Prozeß.* Werden glatte Muskelfasern vom viszeralen Typ *gedehnt,* erfolgt auch ohne jeden nervösen Einfluß eine Abnahme des Membranpotentials, verbunden mit häufigerem Auftreten von Spitzenpotentialen und *Tonussteigerung.* Die bereits besprochenen Wirkungen *chemischer Überträgersubstanzen* adrenerger, cholinerger und purinerger Nervenfasern (S. 334) läßt sich am isolierten glatten Muskel in

vitro nachahmen. Die ionalen Veränderungen bei Kontraktionsvorgängen glatter Muskelzellen sind nur lückenhaft bekannt. Ähnliches gilt für die Wirkung der *Prostaglandine* auf die glatte Muskulatur. Von den Prostaglandinen A und E ist bekannt, daß sie den Blutdruck steigern, während die Prostaglandine F eine Senkung desselben bewirken. Prostaglandine zeigen auch einen Kontraktions-fördernden Effekt auf die Uterus- und Irismuskulatur (vgl. dazu S. 406).
Die in der Regel vorhandene *Doppelinnervation der glatten Muskulatur* durch sympathische und parasympathische Fasern dient weniger der Impulsübertragung – und damit der Auslösung einer Kontraktion –, als vielmehr der *Modifikation* der Tätigkeit dieser spontan kontraktilen Elemente. Es wurde schon erwähnt, daß die Wirkung adrenerger oder cholinerger Reize – je nach Lokalisation der glatten Muskulatur – in einer Tonusvermehrung oder -verminderung bestehen kann. Ähnlich modifizierende Effekte haben andere Agenzien, vor allem Hormone. Östrogene beispielsweise steigern die Erregbarkeit der glatten Uturusmuskulatur, während Gestagene entgegengesetzt wirken. Die Beziehungen zwischen Dehnung eines glatten Muskels und seiner Spannung sind nicht konstant: wird er in die Länge gezogen, nimmt die Spannung anfänglich zu, sinkt dann aber wieder ab. Diese *Plastizität* ist für die glatte Muskulatur sehr charakteristisch und dient zahlreichen Funktionen (z. B. Harnblasenfüllung).
Die *Kontraktionen der »multi-unit-Fasern«* lassen sich, da sie besser lokalisiert sind, mit geringeren Schwierigkeiten prüfen als die der viszeralen glatten Muskelfasern. Bei den ersteren führt die Reizung durch Noradrenalin mehr zu einer *Impulsfolge* (»unvollständiger Tetanus«) als zu einem einzigen Aktionspotential. Kommt ein solches doch zustande, dann gleicht es – abgesehen von dem wesentlich langsameren Verlauf – dem der quergestreiften Skelettmuskelzelle.

Krankhafte Veränderungen der glatten Muskulatur spielen in der Medizin eine sehr wichtige Rolle, auch wenn sie sich mikroskopisch nicht immer leicht fassen lassen. Es handelt sich um ein sog. *stabiles Gewebe* (S. 144), das durch eine – unter physiologischen Bedingungen – eher geringe Zellerneuerungsrate und eine erhebliche Langlebigkeit der einzelnen Elemente gekennzeichnet ist. Durch Stimuli verschiedener Art kann aber die *Proliferationstätigkeit* der glatten Muskulatur erheblich gesteigert werden. Beispiele dafür bieten die Hyperplasie und Hypertrophie der Uterusmuskulatur bei Gravidität, die Teilnahme neugebildeter glatter Muskelfasern bei der Entstehung arteriosklerotischer Plaques (»Atherome«, S. 483) und die Bildung kleiner Leiomyome (»muskuläre Hyperplasie«) in der Prostata unter Androgeneinfluß. Eine *Hypertrophie* der glatten Muskelzellen spricht in der Regel für vermehrte Beanspruchung (erhöhter mittlerer Tonus), wie etwa der glatten Bronchialmuskulatur bei Asthma bronchiale (S. 619), der Magenmuskulatur bei Pylorusstenose (S. 313), der Arteriolenwand bei arterieller Hypertonie (S. 529) u. a. m. Umgekehrt ist die *Atrophie* der glatten Muskulatur Ausdruck einer verminderten Beanspruchung, Stimulation und/oder Leistungsfähigkeit; ein gutes Beispiel dafür bietet die Involution der Gebärmutter in der Menopause. Die Funktionen der glatten Muskulatur können auch durch *metabolisch bedingte Störungen* gestört sein, ferner durch *partiellen Ausfall* oder *krankhafte Umstellungen der Aktivität des autonomen Nervensystems* (S. 366), das normalerweise die Tätigkeit dieser kontraktilen Strukturen reguliert (vgl. Megacolon congenitum, S. 301). Störungen in der Funktion ergeben sich öfters auch durch *Übergreifen entzündlicher Prozesse* auf die glatte Muskulatur, wie etwa im Fall eines paralytischen Ileus bei Peritonitis (S. 676). In diesem Zusammenhang sind auch *toxische Einflüsse* zu erwähnen (S. 1612).

Literatur

Åström, E., Friman, G., Pilström, L.: Effects of viral and mycoplasma infections on ultrastructure and enzyme activities in human skeletal muscle. Acta Pathol. Microbiol. Scand. [A] *84,* 113 (1976) — *Bethlem, J.*: Myopathies. Amsterdam: Elsevier/North-Holland Biomedical Press 1977 — *Greenwood, S. M., Viozzi, F. J.*: Nemaline myopathy. Arch. Pathol. Lab. Med. *102,* 196 (1978) — *Hartman, K. S., Standish, S. M.*: Muscle regeneration in the dystrophic syrian hamster tongue. Effects of a moderately severe crushing injury. *Arch. Pathol. 98,* 126 (1974) — *Ketelsen, U.-P.*: Möglichkeiten und Grenzen ultrastruktureller Untersuchungen bei Erkrankungen der Skelettmuskulatur. Beitr. Pathol. *151,* 1 (1974) — *Mackay, E. H., Brown, R. S., Pickering, D.*: Cardiac biopsy in skeletal myopathy: report of a case with myocardial mitochondrial abnormalities. J. Pathol. *120,* 35 (1976) — *Magyar, E., Talerman, A., Mohácsy, J., Wouters, H. W., de Bruijn, W. C.*: Muscle changes in rheumatoid arthritis. A review of the literature with a study of 100 cases. *Virchows Arch. [Pathol. Anat.] 373,* 267 (1977) — *Maynard, J. A., Cooper, R. R., Ionaescu, V. V.*: An ultrastructure investigation of intrafusal muscle fibers in myotonic dystrophy. Virchows Arch. [Pathol. Anat.] *373,* 1 (1977) — *Pearn, J., Hudgson, P.*: Anterior-horn cell degeneration and gross calf hypertrophy with adolescent onset. A new spinal muscular atrophy syndrome. Lancet *I,* 1059 (1978) — *Sato, B., Nishikida, K., Samuels, L. T., Tyler, F. H.*: Electron spin resonance studies of erythrocytes from patients with Duchenne muscular dystrophy. J. Clin. Invest. *61,* 251 (1978) — *Schröder, J. M., Becker, P. E.*: Anomalien des T-Systems und des sarkoplasmatischen Reticulums bei der Myotonie, Paramyotonie und Adynamie. Virchows Arch. [Pathol. Anat.] *357,* 319 (1972) — *Askari, A., Vignos, P. J., Jr., Moskowitz, R. W.*: Steroid myopathy in connective tissue disease. Am. J. Med. *61,* 485 (1976) — *Yagishita, S., Itoh, Y.*: Target-targetoid phenomenon of the human muscle fibers. Virchows Arch. [Pathol. Anat.] *375,* 13 (1977)

88. Störungen der neuroendokrinen und endokrinen Strukturen, Funktionen und Regulationsmechanismen

Die systematische Behandlung der pathologischen Veränderungen der einzelnen endokrinen Organe bzw. Strukturen ist Sache der *speziellen Pathologie.* In unserem Zusammenhang sollen nur einige der wichtigsten Mechanismen zur Sprache kommen, die neuroendokrinen und endokrinen Störungen zugrunde liegen können.

88.1. Allgemeine Grundsätze zu den neuroendokrinen und endokrinen Regelkreisen und ihren pathologischen Veränderungen

Die *automatischen Regulationsmechanismen,* dank derer sich der Organismus im inneren Gleichgewicht (Homöostase) halten und hinsichtlich lebenswichtiger Funktionen den Gegebenheiten der Umwelt anpassen kann, sind einesteils im *autonomen Nervensystem* (ANS, S. 365), anderenteils in den *endokrinen Organen bzw. Strukturen verankert.* Diese beiden Systeme stehen über vielerlei Wechselbeziehungen in gegenseitiger Abhängigkeit und ergänzen sich in ihren Wirkungen. *Nervöse Impulse* benötigen bis zur Entfaltung ihrer Wirkung oft nur Bruchteile von Sekunden. Die *nervös ausgelöste Freisetzung gespeicherter Hormone,* wie des Adrenalins, Noradrenalins oder

Oxytozins, macht sich in der Regel innerhalb von sec bis min bemerkbar. Demgegenüber äußert sich die *Wirkung anderer Hormone* u. U. erst im Verlauf von vielen Minuten bis mehreren Std nach entsprechender Stimulation. Am Beispiel dieser zeitlichen Staffelung der verschiedenen Reizantworten wird das Zusammenspiel der nervösen und endokrinen Mechanismen besonders deutlich gemacht.
Hormone sind Übermittlersubstanzen, die in geringen Mengen von Zellen bzw. Drüsen mit innerer Sekretion gebildet und in den Blutstrom abgegeben werden, um in gelöster Form die Rezeptoren der Erfolgsorgane zu erreichen. Bei den meisten Formen von Endokrinie erfolgen *Biosynthese, Speicherung* und *Freisetzung* eines bestimmten Hormons an einem und demselben Ort (vgl. dazu S. 52). Eine Ausnahme bildet beispielsweise das antidiuretische Hormon, das im Hypothalamus synthetisiert, längs der Axone der betreffenden neuroendokrinen Zellen transportiert und hier sowie vor allem im Hypophysenhinterlappen gespeichert und sezerniert wird. Die Biosynthese der Peptidhormone in biologisch wirksamen Mengen erfolgt weniger rasch als beispielsweise die der Steroidhormone. In diesem Zusammenhang ist es von Interesse, daß eine erhebliche intrazelluläre Speicherung in Form von Granula vor allem bei den ersteren vorkommt, während Steroidhormone kaum in nennenswerter Menge gespeichert werden. Bei den letzteren bedarf es daher zu einer vermehrten Freisetzung auch sogleich einer verstärkten Neubildung des Hormons. Einen Sonderfall stellt die Schilddrüse dar, die normalerweise große Mengen von Thyroxin (T_4) und Trijodotyronin (T_3), an Thyreoglobulin gebunden, im Follikelkolloid, d. h. extrazellulär, gespeichert hält. Während bei den meisten endokrinen Organen die Freisetzung der Hormone durch Exozytose (Emeiozytose) erfolgt, nehmen die Epithelien der Thyreoidea intrafollikuläres Kolloid durch Pinozytose auf, spalten es dann, und erst anschließend werden T_4 und T_3 ins Blut abgegeben. Verschiedene Beobachtungen sprechen dafür, daß in gewissen Fällen zyklisches AMP bei der Regulation der Hormonsythese und -ausschleusung aus den endokrinen Zellen eine wichtige Rolle spielt; wahrscheinlich ist dies aber nicht der einzige Mechanismus, der diesen Vorgang reguliert. Eine Übersicht über Hormone, ihre chemische Beschaffenheit sowie ihre Bildungsorte findet sich in Tabelle 29 (S. 386ff.).
Im Blutstrom erfolgt der *Transport der Hormone* in der Regel mit Hilfe von Plasmaeiweißen. Während die schwerlöslichen Hormone (z. B. Steroidhormone und T_4) in der Regel an ein mehr oder weniger spezifisches Trägerprotein gebunden zirkulieren, finden sich die Peptidhormone im Blut frei oder lose an Proteine gehängt: meistens handelt es sich bei den letzteren nicht um spezifische »carriers«. Für die Hormonwirkung am Erfolgsorgan ist die Konzentration der »biologisch aktiven Fraktion« der im Blut vorhandenen Hormonmoleküle maßgebend, d. h. in der Regel das freie Hormon. Aus diesem Grund wirken sich pathologische Veränderungen in der Konzentration der Trägerproteine meistens nicht im Sinne einer nennenswerten Endokrinopathie aus.
Die *Wirkungsweise der Hormone* ist nur lückenhaft bekannt. Die relativ *kleinmolekularen, lipophilen Hormone,* wie die Steroidhormone und das Thyroxin, passieren die Plasmamembran der Erfolgszellen offenbar ohne Schwierigkeit und entfalten ihre Wirkung direkt intrazellulär. Für verschiedene Steroide konnte eine spezifische Bindung des Hormons an ein intrazelluläres Rezeptorprotein nachgewiesen werden, das nur in denjenigen Geweben gefunden wird, die auf das entsprechende Hormon ansprechen. Diese Bindung findet offenbar vorwiegend oder ausschließlich im Zytoplasma statt. Der Hormon-Rezeptor-Komplex gelangt dann in den Zellkern und bewirkt dort – möglicherweise auf Grund eines der Enzyminduktion in Bakterien (Modell von Jacob und Monod) analogen Mechanismus – eine vermehrte Synthese bestimmter »Messenger«-RNA, worauf eine gesteigerte Synthese der entsprechenden Proteine an den Ribosomen im Zytoplasma beobachtet wird (S. 22).
Die *größermolekularen, wasserlöslichen Peptidhormone* durchdringen in der Regel die Zellmembran nicht, sondern verbinden sich mit besonderen, in der letzteren gelegenen Rezeptoren. Die Bildung von Hormon-Rezeptor-Komplexen in der Zellmembran scheint einerseits die Permeabilität bzw. die Transportmechanismen der Zellmembran zu beeinflussen, andererseits leitet sie offenbar die Information über sog. »second messengers« an intrazellulär gelegene Strukturen. Im Vordergrund des Interesses stehen in diesem Zusammenhang zur Zeit die Aktivierung oder Hemmung der Adenylatzyklase bzw. Guanidylatzyklase und damit die vermehrte oder verminderte Bildung von zyklischem AMP oder GMP. Zyklisches AMP wirkt insbesondere auf Enzyme, die eine chemische Reaktion nur in einer Richtung beschleunigen. Durch die Entstehung von Hormon-Rezeptor-Komplexen in der Zellmembran wird überdies auch die membrangebundene ATPase beeinflußt. Viele Hormone bewirken ferner eine verstärkte und/oder beschleunigte Proliferation des Erfolgsgewebes (vgl. dazu S. 144).
Das weitere *Schicksal der Hormone* hängt u. a. ebenfalls davon ab, ob es sich um Peptide oder um kleinmolekulare, lipophile Moleküle handelt. Die *Peptidhormone* wirken nur so lange, als sie mit den membranständigen Rezeptoren der Erfolgszellen verbunden sind. Diese Bindung ist jedoch reversibel. Die Wirkungszeit dieser Gruppe von Hormonen ist nicht einheitlich, im allgemeinen aber kurz (z. B. etwa eine halbe Std für Insulin). Deren Abbau erfolgt in der Regel durch Peptidasen, vor allem in der Leber, teilweise aber auch in anderen Organen, wie der Niere. Die Halbwertszeit, d. h. der Zeitraum, in dem sich die Konzentration eines einmalig injizierten Hormons auf die Hälfte vermindert, beträgt für die meisten Peptidhormone weniger als eine Viertelstunde. *Steroidhormone und Thyroxin* weisen eine wesentlich längere Halbwertszeit auf als die Peptidhormone, wahrscheinlich wegen ihrer engen Bindung an die »spezifischen« Trägerproteine, wie Thyroxin-bindendes Globulin und Transkortin. Die Inaktivierung der Steroidhormone, die ebenfalls vorwiegend in der Leber stattfindet, führt in der Regel über eine Hydrierung der Doppelbindungen und eine Veresterung mit Schwefelsäure oder Glukuronsäure. Diese wasserlöslichen Substanzen können dann mit der Galle und/oder dem Urin ausgeschieden werden.
Die *Selbstregulation der endokrinen Regelkreise* beruht weitgehend auf sog. Rückkoppelungsmechanismen (»feed back«-Mechanismen), wobei die neuroendokrinen Zentren des Hypothalamus miteinbezogen sind. Hormone peripherer endokriner Organe, die unter der Kontrolle des Hypophysenvorderlappens stehen, haben in der Regel, wenn sie eine bestimmte Konzentration im Blut (»Schwellenwert«, »set point«) überschreiten, eine hemmende Wirkung auf die Produktion und Abgabe sog. »releasing hormones« (»releasing factors«) oder »inhibiting hormones« durch die neuroendokrinen Zellen des Hypothalamus. Während ein solcher negativer Rückkoppelungsmechanismus die Regel darstellt, kennt man auch Hinweise auf die Existenz positiver »feed back«-Mechanismen, wie beispielsweise die Auslösung der Pubertät bei männlichen Individuen durch Testosteron. Die Regelblutungen der Frau können ebenfalls kaum ausschließlich durch negative Rückkoppelungsmechanismen erklärt werden. Vermutlich handelt es sich um ein komplexes Zusammenspiel, wobei – wie schon erwähnt wurde (S. 366) – auch nervöse Impulse hineinspielen. Von besonderer Bedeutung ist in diesem Zusammenhang das limbische System, das über den Fornix, die Stria terminalis und die ventrale Mantelkernstrahlung mit den hypothalamischen Kernen in Verbindung tritt. Daneben bestehen auch einfache negative Rückkoppelungsmechanismen, die durch nicht-hormonale, im Blut gelöste Bestandteile vermittelt werden und direkt an peripheren endokrinen Strukturen angreifen. Beispiele hierfür liefern die Regulation der Insulinproduktion und -abgabe in den Langerhans'schen Inseln des Pankreas durch die Glukosekonzentration, sowie die Abhängigkeit der Sekretion von Parathyreoidea-Hormon oder Kalzitonin von der Konzentration »freier« Kalziumionen im Blut. Ähnlich wirkt die Konzentration von Na^+ im Blut auf die Sekretion von antidiuretischem Hormon im Hypophysenvorderlappen.
Je nach der *Hierarchie der beteiligten endokrinen Drüsen und Erfolgsorgane* können verschiedene Formen der Regulation auseinandergehalten werden, die sich am Beispiel der folgenden Hormone erläutern lassen:

1. Hormone, die von Neuronen gebildet und sezerniert werden (Neurohormone, vgl. dazu Überträgersubstanzen (S. 336) und »releasing hormones« sowie »inhibiting hormones« (S. 386)).
2. Hypophysenvorderlappenhormone, die die Funktion peripherer Drüsen mit innerer Sekretion, wie der Schilddrüse, der Nebennierenrinde und der Gonaden, steuern.
3. Hypophysenvorderlappenhormone, wie Wachstumshormon, Prolaktin und Melanozyten-stimulierendes Hormon (MSH), die direkt auf periphere Erfolgsstrukturen einwirken.
4. Von peripheren endokrinen Organen bzw. Strukturen gebildete Hormone, die den Kohlenhydrat-, Lipid- und Aminosäurenstoffwechsel beeinflussen (u. a. Insulin, Katecholamine, Glukagon u. a.), und deren Sekretion größtenteils nicht über die Hypophyse gesteuert wird.
5. Peripher produzierte Hormone, die den Kalziumstoffwechsel regulieren und ebenfalls einem nicht über die Hypophyse führenden Regelkreis angehören.
6. Hormone, wie Gastrin und Sekretin, die innerhalb eines Organsystems gebildet werden und der Steuerung von Funktionen desselben Systems (in diesem Fall der Magendarmtrakt) dienen.
7. Hormone, die im Verlauf der Schwangerschaft von der Plazenta produziert werden.

Definitionen: Pathologische Veränderungen von Struktur und Funktion der Drüsen mit innerer Sekretion können ihre Ursache grundsätzlich in der

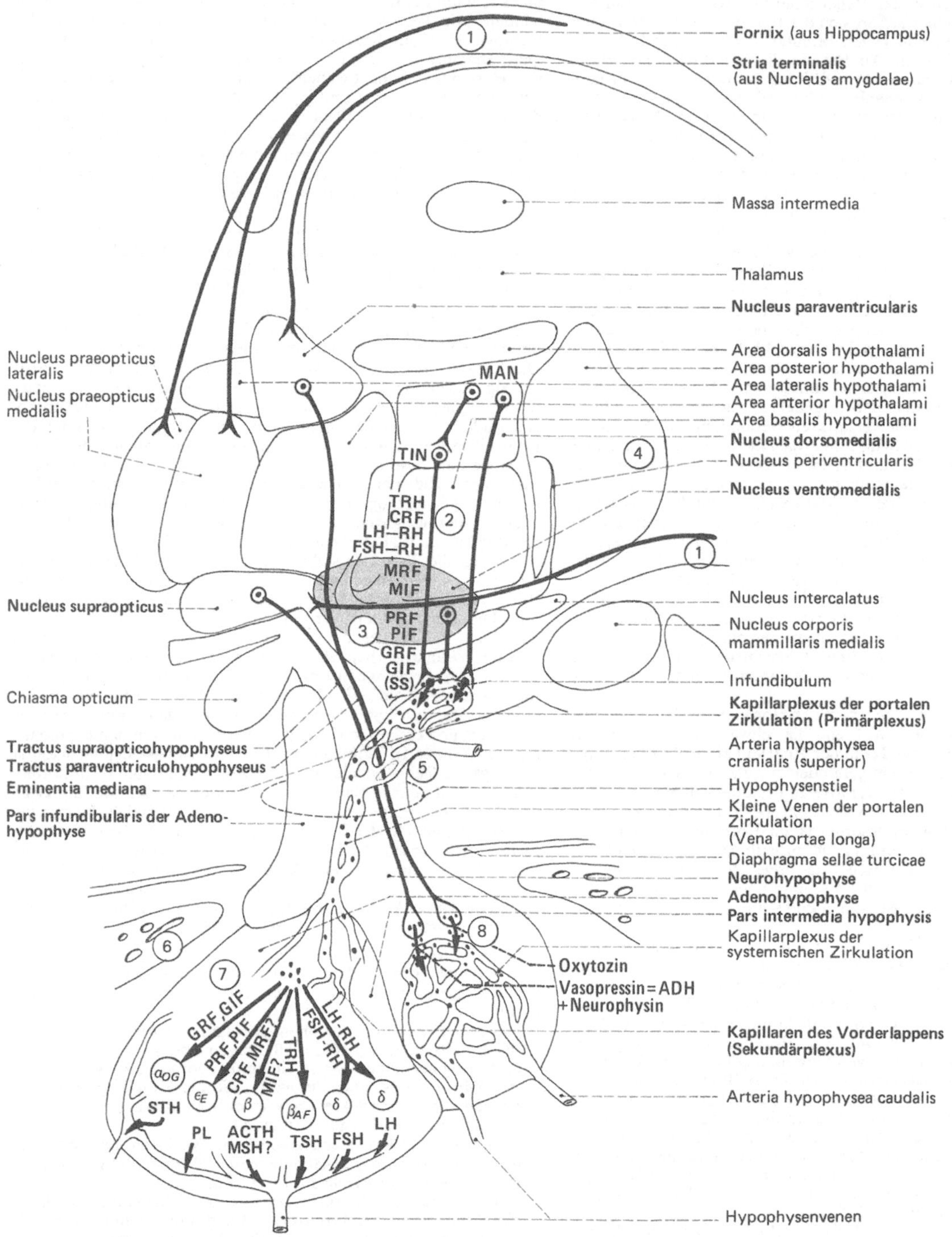

Abb. 95. *Skizze zu heutigen Vorstellungen über das Zustandekommen hypothalamisch-hypophysärer Störungen (Ansicht eines Sagittalschnitts von links).* Der *Hypothalamus* empfängt Impulse u. a. aus dem limbischen System (s. Abb. 89) und dem aufsteigenden retikulären System (1, s. Abb. 94). Im Gegensatz zum *hypothalamisch-neurohypophysären System* sind die Lokalisationen der neuronalen Zellkörper, die die verschiedenen *»releasing« oder »inhibiting factors« (mit Zielzellen im Hypophysenvorderlappen)* produzieren, noch nicht befriedigend geklärt (s. u.). Dementsprechend weiß man über Zusammenhänge zwischen Lokalisation von Läsionen einerseits und Symptomen andererseits erst lückenhaft Bescheid. Zu den empfindlichsten Funktionen gehören diejenigen, die mit Geschlechtsorganen in Beziehung stehen, ferner – insbesondere bei Störungen im ventromedialen Hypothalamusbereich – Hunger- und Sattheitsgefühle (Bulimie = unstillbarer Hunger, Anorexie = Mangel an Eßlust). Wahrscheinlich *psychoneurotisch* bedingt (1) sind die vor allem bei adoleszenten Mädchen und jungen Frauen bekannte *Anorexia mentalis (nervosa)* und die – eher bei Knaben beobachtete – *Pseudodystrophia adiposogenitalis*. Diese Veränderungen sind nicht mit der *Simmond'schen Kachexie* bzw. der *Dystrophia adiposogenitalis (Fröhlich-Syndrom)* zu verwechseln, denen in der Regel ein raumfordernder Prozeß im supraselären Bereich (3) zugrunde liegt (oft ein Kraniopharyngeom, hie und da Hamartome, Teratome, ektopische Pinealome, Astrozytome, Vorderlappenadenome mit suprasellärer Ausbreitung u. a.). Wegen der

Störung irgend eines Teilsystems der entsprechenden endokrinen Regelkreise haben. Da zahlreiche Organe bzw. Strukturen mit endokriner Aktivität in komplexer gegenseitiger Abhängigkeit stehen, ergeben sich verschiedene Möglichkeiten der funktionellen Entgleisung. Als *endokrine Überfunktionssyndrome* werden im allgemeinen solche bezeichnet, bei denen die hauptsächlichen krankhaften Veränderungen auf einer vermehrten Produktion und Freisetzung eines oder mehrerer Hormone beruhen. Demgegenüber stehen bei den *endokrinen Unterfunktionssyndromen* der Ausfall oder der relative Mangel eines oder mehrerer Hormone im Vordergrund des klinischen Bildes. Bei dieser Unterteilung muß aber berücksichtigt werden, daß häufig die vermehrte Sekretion des einen eine verminderte Bildung eines anderen Hormons nach sich zieht und umgekehrt, sodaß bei genauer Betrachtung manche endokrinen Störungen mit komplexen Kombinationen von Über- und Unterfunktionen einhergehen.

Ätiologie bzw. **Pathogenese** endokriner Störungen sind sehr vielgestaltig. Bekannte Ursachen solcher krankhafter Zustände reichen von *Erkrankungen des Nervensystems* über *Mißbildungen* (Agenesie, Aplasie, Ektopie u. a.), *Gewebeschäden* (traumatisch, ischämisch, degenerativ, »infiltrativ«, entzündlich), *Enzymdefekte, Störungen der Hormonsynthese und/oder -sekretion, Veränderungen des Hormontransportes, Anomalien der Hormonwirkung bzw. der Ansprechbarkeit der Erfolgsorgane, Verzögerungen oder Beschleunigungen des Hormonabbaus* und *immunopathologische Vorgänge* bis zu den *gutartigen Tumoren* oder *malignen Neoplasmen* der beteiligten Organe oder Zellsysteme. Die wichtigeren Mechanismen der Endokrinopathien werden in den nachfolgenden Abschnitten kurz behandelt.

Hormone sind – mit Ausnahme von Parathyreoidea-Hormon und Nebennierenrindenhormonen – nicht unbedingt lebensnotwendig. Dies hat seinen Grund vor allem darin, daß sie nicht für den Ablauf bestimmter biochemischer Reaktionen an sich erforderlich sind, sondern vielmehr deren Geschwindigkeit zu modifizieren vermögen. Störungen der inneren Sekretion bedingen somit in der Regel keine besondere unmittelbare Gefährdung, sondern nur eine *Änderung der Lebensvorgänge.*

Abb. 95 (Fortsetzung)

Nähe des Chiasma opticum notiert man in solchen Fällen nicht selten auch Sehstörungen. Eine *Pubertas praecox* bzw. Hypergonadismus beruht hie und da auf organischen Veränderungen im hinteren Thalamus-Hypothalamus-Gebiet (4), z. B. infolge Tumorwirkung (Pinealom, Astrozytom, Hamartom, Teratom, Kraniopharyngeom u. a.). Das mit hypogonadotropem Hypogonadismus und Schlaflosigkeit verbundene *Kallman-Syndrom* beobachtet man bei hypothalamischen Schäden, z. T. kombiniert mit Veränderungen in anderen Gebieten, z. B. im ARS. Das durch Amenorrhoe und persistierende Laktation gekennzeichnete *Chiari-Frommel-Syndrom* konnte noch nicht mit einer bestimmten Lokalisation in Beziehung gebracht werden; vermutlich sind hier PRF- und/oder PIF-Produktionsstörungen im Spiel (Schäden im hinteren Bereich des Hypothalamus?). Fälle mit *vererbbarem hypothalamischem Hormonmangel,* der einzelne oder mehrere Faktoren betreffen kann (2), gehören zu den Seltenheiten. Dasselbe gilt für neurohormonale Störungen bei *Speicherungskrankheiten* (z. B. Tay-Sachs'sche Krankheit, S. 979). *Läsionen im Gebiet des Hypophysenstiels* (5) (chirurgische oder traumatisch bedingte Durchtrennung, ferner meningeale Prozesse, wie Basalmeningitis (Tuberkulose, Kryptokokkose u. a.), maligne neoplastische Infiltrate, Blutungen u. a.) können – je nach Schweregrad und Dauer der Störung – einen *Diabetes insipidus,* einen *Hypopituitarismus* u. a. nach sich ziehen. Ähnliche Komplikationen ergeben sich manchmal bei Durchwachsen von *Knochenmetastasen im Sellabereich* (6), z. B. bei Mammakarzinom. Das *Sheehan-Syndrom* bei Frauen beruht auf einer Infarzierung des Hypophysenvorderlappens im Zusammenhang mit Blutverlusten und/oder Hypotonie bei Geburten (7): Es fällt vor allem durch Amenorrhoe und Pigmentmangel der Haut auf. Andere Gründe für einen Hypopituitarismus sind z. B. Vorderlappenadenome, Zysten (»leere Sella«), entzündliche Prozesse, ektopische Adenohypophyse (z. B. im Rachendach) und/oder Hypoplasie derselben u. a. Die Freisetzung von *ADH* und *Neurophysin* durch den *Hypophysenhinterlappen,* die – abgesehen von psychischen Einflüssen – u. a. durch die Dehnungsrezeptoren in den Herzvorhöfen, die Barorezeptoren im Aorten- und Karotidenbereich sowie die Elektrolytkonzentration im Blut gesteuert wird, kann durch die verschiedensten krankhaften Prozesse beeinträchtigt werden (*»syndrome of inappropriate ADH secretion«, SIADH,* S. 240): Veränderungen im Hypothalamus-Hypophysenhinterlappenbereich (8), wie z. B. bei der *Hand-Schüller-Christian'schen Krankheit* (S. 991), nach Traumen, bei meningitischen und/oder enzephalitischen Erkrankungen, Neoplasien, schweren pulmonalen Leiden u. a. m. Das hypothalamisch-hypophysäre System läßt sich durch verschiedene *Medikamente* beeinflussen: So hemmt beispielsweise Chlorpromazin durch Blockierung der katecholaminergischen Rezeptoren u. a. die STH-Sekretion, während Apomorphin, ein Dopamin-Agonist, – wahrscheinlich über eine vermehrte Freisetzung von GRH – einen gegenteiligen Effekt hat. Mehrere, z. T. therapeutisch benützte Substanzen sind für ihren hemmenden Einfluß auf die ADH-Sekretion bekannt, z. B. Äthanol, Chlorpropamid, Vinkristin, Zyklophosphamid, Karbamazepin, Barbiturate, Narkotika, Thiazid-Diuretika u. a. m. Stimulierend wirken z. B. Nikotin, Morphin u. a.

MAN = monoaminergisches Neuron; TIN = tuberoinfundibuläres Neuron; TRH* = »TSH-releasing hormone«; CRF = »ACTH-releasing factor«; LH-RH* bzw. FSH-RH »LH- resp. FSH-releasing hormone«; MRF bzw. MIF = »MSH-releasing resp. -inhibiting factor«. PRF bzw. PIF = »Prolactin-releasing resp. -inhibiting factor«; GRF = »Growth hormone-releasing factor«; GIF (GRIH)* = »Growth-hormone-release-inhibiting factor (hormone)« = Somatostatin (SS). Die mit Stern bezeichneten Substanzen sind chemisch identifiziert und synthetisiert worden. α–ε = Konventionelle Bezeichnung für Hypophysenvorderlappenzellen; OG = Orange G-positiv; E = Erythrosin-positiv; AF = Aldehydfuchsin-positiv

88.2. Krankhafte Veränderungen des Nervensystems, insbesondere der hypothalamischen Zentren, als Ursache endokriner Störungen

Der *Hypothalamus,* der im Boden des 3. Ventrikels liegende Anteil des vorderen Zwischenhirns, beherbergt die wichtigsten Zentren der Verbindung zwischen zentralnervösen und endokrinen Funktionen. Abgesehen von den ziemlich klar abgrenzbaren paraventrikulären, supraoptischen und – bei gewissen Spezies – ventromedialen Kernen, sind die ganglienzellhaltigen Anteile in diesem Gebiet recht unscharf umrissen. Die Neurone, die mit ihrem Zellkörper im Hypothalamus liegen, empfangen – wie schon erörtert wurde (S. 377) – Impulse aus den verschiedensten sensiblen und integrativen Zentren des Gehirns. Diese *zahlreichen afferenten Bahnen* liefern die anatomische Erklärung für die Tatsache, daß die endokrinen Funktionen sowohl durch äußere Reize als auch durch Emotionen in erheblichem Maße beeinflußt werden. Die *Verbindung hypothalamischer Zentren mit der Hypophyse* beruht einesteils auf neuroendokrinen Leitungen bzw. Axonen, andererseits auf besonderen Blutgefäßen, dem sog. *hypophysären Pfortadersystem:* Aus Kapillaren (»Primärplexus«) im ventralen Hypothalamus fließt das Blut über sinusoidale Gefäße in ein zweites Kapillarsystem, dasjenige des *Hypophysenvorderlappens.* Auf diesem humoralen Weg gelangen verschiedene »Neurohormone«, insbesondere »releasing hormones (factors)«, zu den mit entsprechenden Rezeptoren versehenen endokrinen Zellen des Hypophysenvorderlappens. Der *Hypophysenhinterlappen,* eine zentralnervöse Struktur, empfängt *nervöse Bahnen* (vor allem Tractus hypothalamohypophyseus) aus den Nuclei supraoptici (Bildungsstätte von Vasopressin (antidiuretisches Hormon)) und paraventriculares (Produktionsort für Oxytozin); die in den entsprechenden Neuronen synthetisierten Hormone werden längs der Axone in den Hinterlappen transportiert, vor allem hier gespeichert und auf adäquate Reizung hin in die Blutbahn abgegeben (vgl. dazu S. 378). Die sog. Neurophysin-Granula lassen sich färberisch längs der ganzen Bahn vom Hypothalamus bis in den Hypophysenhinterlappen nachweisen.
Die *hypothalamische Kontrolle des Hypophysenvorderlappens* stützt sich auf eine Reihe von *»releasing hormones (factors)«* oder *»inhibiting hormones (factors)«,* die aus dem Hypothalamus isoliert werden konnten und wahrscheinlich Produkte dort lokalisierter neuroendokriner Zellen bzw. in hier endenden Axonen gespeichert sind (Abb. 95). Chemisch handelt es sich bei diesen Substanzen, soweit man weiß, um kleine Polypeptide. Diese haben wahrscheinlich eine ziemlich spezifisch stimulierende Wirkung auf die entsprechenden Zellen des Hypophysenvorderlappens; immerhin scheinen auch »Kreuzstimulationen« vorzukommen, wie etwa die Förderung der Prolaktinfreisetzung durch TRH, die – wie man annimmt – durch direkte Wirkung auf die betreffenden endokrinen Zellen zustandekommt. Die Neurone, die die »releasing« oder »inhibiting hormones« bilden, stehen ihrerseits z. T. unter der Kontrolle dopaminerger Neurone, deren Zellkörper in der Eminentia mediana lokalisiert sind; es existieren aber sehr wahrscheinlich noch weitere Verbindungen, u. a. auch solche zwischen noradrenergen Neuronen und neurosekretorischen Zellen des Hypothalamus. Bei Tieren konnten die Sekretionszentren, d. h. vor allem die neuronalen Endigungen der Neurone, die die verschiedenen »releasing« oder »inhibiting hormones« freisetzen, teilweise lokalisiert werden (beim Hund: TRH vorn, CRH (CRF) im mittleren und FSH-RH sowie LH-RH im hinteren Gebiet des Hypothalamus, vgl. dazu Tabelle 29, S. 386; beim Menschen sind diese Fragen noch ungenügend geklärt). Über den Sitz der zugehörigen Zellkörper weiß man ebenfalls wenig Bescheid: man vermutet beispielsweise, daß der Zelleib der FSH-RH und LH-RH-bildenden Neurone im Bereich des Nucleus arcuatus (Gebiet des Infundibulum), die der TRH-Produzenten im vorderen Teil des Hypothalamus und die der GRF(GRH)-Bildner im Gebiet der ventromedialen Kerne liegen. Die Zellkörper der CRF(CRH)-sezernierenden Neurone sind möglicherweise im ganzen Hypothalamus verteilt lokalisiert.
Verschiedene neuere Befunde sprechen dafür, daß die erwähnten »releasing« und »inhibiting hormones«, die im Hypothalamus synthetisiert und freigesetzt werden, nicht die einzigen Substanzen sind, die die Aktivität der Hypophysenvorderlappenzellen beeinflussen. So wirken offenbar – vermutlich örtlich gebildete – *Prostaglandine* sowie *Katecholamine* auch direkt auf die endokrinen Drüsenzellen des Hypophysenvorderlappens. Es gibt noch andere Beispiele eines solchen direkten Effektes.

Zentralnervöse – und insbesondere hypothalamische – Störungen als Ursache veränderter Funktionen der endokrinen Organe sind in der Humanpathologie an sich schwierig zu beurteilen (s. u.). Hinzu kommt, daß in manchen solchen Fällen auch Umstimmungen des autonomen Nervensystems mit im Spiele sind, die nicht ohne weiteres mit endokrinen Störungen verbunden zu sein brauchen.

Ätiologie und **Pathogenese:** Zentralnervöse Störungen als Ursache einer veränderten Funktion endokriner Organe können *auf verschiedenen Stufen* der integrierenden Zentren und/oder Bahnen liegen. Dies gilt sowohl für – soweit beurteilbar – rein funktionelle Abweichungen von der Norm als auch für »organische«, d. h. morphologisch nachweisbare krankhafte Prozesse. In beiden Fällen darf angenommen werden, daß der *Hypothalamus* das hauptsächliche Bindeglied zwischen zentralnervösen und endokrinen Vorgängen darstellt. Die Art der Störung dürfte weitgehend von der Lokalisation der – funktionell und/oder strukturell – betroffenen Zentren oder Bahnen abhängig sein. Da jedoch die Zuordnung topologisch genau definierter Kerngebiete im hypothalamischen Bereich zu besonderen endokrinen Aktivitäten beim Menschen nur sehr lückenhaft möglich ist, kann zur Zeit noch kein abgerundetes Bild dieser Zusammenhänge gegeben werden.

Folgen: Empfindlich auf die durch die hypothalamischen Zentren vermittelten Störungen sind vor allem die Sexualfunktionen und die damit zusammenhängenden Lebensäußerungen. Mehr oder weniger charakteristische Symptome ergeben sich dann, wenn der Hypothalamus selbst Sitz pathologischer Veränderungen ist (sog. *hypothalamische bzw. dienzephale Syndrome*). Handelt es sich um Kinder, zeigen sich in solchen Fällen in der Regel *Störungen in der geschlechtlichen Entwicklung* (Verzögerung oder Ausbleiben der Pubertät; Pubertas praecox u. a.). Bei Erwachsenen wird oft eine *Einbuße an Sexualfunktionen* (Ovulations-, Menstruations- und Laktationsstörungen bei der Frau, Impotentia coeundi beim Manne, Abnahme der Libido bei beiden Geschlechtern u. a. m.) beobachtet. Je nach dem Zeitpunkt des Manifestwerdens, der Lokalisation und der Ausdehnung eines krankhaften Prozesses im Bereich der hypothalamischen Zentren können sich ferner bei Jugendlichen *Anomalien im Wachstum,* bei allen Altersklassen ein *Diabetes insipidus* (s. u.), ein *Hypothyreoidismus* (S. 394), *andere endokrine Veränderungen* (z. B. abnorme Laktation bei der Frau) sowie eine ungewöhnliche *Fettsucht* (Adipositas, Obesitas) oder *Magerkeit* (Marasmus) hinzugesellen. Die beiden letzterwähnten Erscheinungen sind vermutlich eher mit Veränderungen im Bereich der Sattheitsgefühls- bzw. Hungerzentren als mit neuroendokrinen Entgleisungen i. e. S. in Beziehung zu bringen, treten aber gehäuft im Zusammenhang mit letzteren in Erscheinung. Wegen der nahen anatomischen Beziehung des Hypothalamus zum Chiasma opticum und anderen Sehbahnen machen sich bei krankhaften hypothalamischen Prozessen – insbesondere bei Tumoren – oft auch *Sehstörungen* bemerkbar.

Beispiele:

- Bei *Ratten* führt die *Zerstörung der ventromedialen hypothalamischen Kerne* zu einer verstärkten Färbbarkeit der Granula der *STH-produzierenden* α_1*-Zellen.* Dieser offenbar auf einer Reduktion der Sekretionsleistung beruhende Effekt wird wahrscheinlich durch den *Ausfall der GRH-Bildung* bewirkt. Umgekehrt fördert offenbar die steoreotaktisch vorgenommene *Ausschaltung der dorsomedialen Kerne* zu einer Sekretionssteigerung dieser Elemente, vermutlich wegen *Fehlens von GIH* (vgl. dazu Abb. 95).
- Ebenfalls bei *Ratten* wurde gezeigt, daß die durch *Prostaglandin* E_2-Gabe herbeigeführte Anhäufung von *zyklischem AMP* im Hypophysenvorderlappen durch Injektion von *GIH (Somatostatin)* wenigstens teilweise wieder rückgängig gemacht werden kann.
- Die auf Schädigung des Hypothalamus (oft Kraniopharyngeom) beruhende *Dystrophia adiposogenitalis (Fröhlich'sches Syndrom)* zeichnet sich u. a. durch eine Kombination von Adipositas und hypogonadotropem Hypogonadismus aus. Häufiger ist die sog. *Pseudodystrophia adiposogenitalis,* die vor allem Adoleszenten betrifft, auf psychoneurotische Störungen zurückgeführt wird und – nach einmal einsetzender Pubertät – in eine Normalisierung der endokrinen Funktionen auszumünden pflegt. Man vermutet, daß es sich bei dieser funktionellen Störung u. a. um eine zentralnervös bedingte Hemmung des Pubertätsbeginns handelt.
- Der *Simmond'schen Kachexie,* die mit schwerer Abmagerung und verschiedenen endokrinen Unterfunktionen einhergeht, liegt in den meisten Fällen auch ein hypothalamischer Schaden zugrunde, oft ein Kraniopharyngeom.
- Offenbar rein psychoneurotische Hintergründe hat dagegen die vor allem bei adoleszenten Mädchen beobachtete *Anorexia mentalis (Anorexia nervosa).* Sie beruht vermutlich weniger – wie der Name andeuten könnte – auf einer eigentlichen Appetitlosigkeit, als vielmehr auf einer besessenen Ablehnung der Nahrung. Die endokrinen Organe dieser in der Regel ruhelosen und oft feindselig reagierenden Individuen zeigen meistens nur eine mäßige Unterfunktion.
- Pathologische Veränderungen im hinteren Hypothalamusgebiet gehen nicht selten mit einer *Pubertas praecox* einher. Die Gründe hierfür sind nicht befriedigend erklärt. Insbesondere steht – was den Menschen anbelangt – nicht fest, ob das von der Epiphyse gebildete, Gonadotropin-hemmende Melatonin in diesem Zusammenhang eine Rolle spielt.
- Dem sog. *Kallman-Syndrom,* das sich durch die Kombination eines hypogonadotropen Hypogonadismus (S. 402) und Schlaflosigkeit kennzeichnet, liegt vermutlich eine Läsion im hypothalamischen Bereich und/oder seiner übergeordneten Zentren, mit/bei Agenesis eines Teils der Olfactorius-Bahnen, zugrunde.
- Bei Frauen kennt man das sog. *Chiari-Frommel-Syndrom,* mit postpartaler Amenorrhoe und persistierender Laktation, das möglicherweise auf einer Hemmung der GRH (GRF)- und/ oder PIH Freisetzung im Hypothalamus beruht.
- Der Hypothalamus scheint auch bei verschiedenen metabolischen Störungen in Mitleidenschaft gezogen zu werden. Ein Beispiel liefert die *Zunahme Prolaktin-bildender Zellen* im Hypophysenvorderlappen bei *Leberzirrhose,* hinter der man eine Dysfunktion der übergeordneten neuroendokrinen Zellen vermutet.

88.3. Agenesie, Aplasie, Hypoplasie und/oder Ektopie endokriner Organe

Im Rahmen verschiedener Mißbildungen oder auch isoliert können endokrine Organe entweder nicht angelegt werden *(Agenesie),* nicht zur Entwicklung gelangen *(Aplasie)* oder eine nur ungenügende Ausbildung erfahren (*Hypoplasie,* S. 155). Die daraus resultierende endokrine Störung erklärt sich in der Regel zwangslos aus dem Mangel oder dem Fehlen der normalerweise von den entsprechenden Drüsen gebildeten Hormone. Da durch den teilweisen oder völligen Ausfall eines endokrinen Organs in der Mehrzahl der endokrinen Systeme auch der entsprechende Rückkoppelungsmechanismus beeinflußt wird, zeigen die übergeordneten Strukturen mit innerer Sekretion meistens infolge »Enthemmung« eine vermehrte Aktivität. Dasselbe gilt in manchen Fällen auch für die sog. *Ektopie,* d. h. eine auf einer Störung der ontogenetischen Entwicklung zurückgehende, abnorme Lokalisation von Drüsen oder anderen Strukturen mit innerer Sekretion.

Beispiele:

- Bei *Agenesie des Hypophysenvorderlappens,* die meistens bei Anenzephalie und nur sehr selten isoliert vorkommt, sind die untergeordneten endokrinen Drüsen hypoplastisch und zeigen mangelhafte Zeichen von Aktivität. Die meisten Neugeborenen mit einem solchen Defekt sind nur kurze Zeit lebensfähig, falls sie nicht schon tot geboren werden.
- Auf *Agenesie* oder *Aplasie,* z. T. auch *Hypoplasie der Schilddrüse* beruht der sog. *»athyreote Kretinismus«.*
- Bei *Fehlen oder Hypoplasie der Hoden* entwickelt sich das Bild eines *primären (hypergonadotropen) Hypogonadismus.*
- Eine Unterentwicklung zeigen die Testes auch bei *Kryptorchismus;* dieser wirkt sich im Sinne einer endokrinen Störung allerdings nur dann aus, wenn er bilateral auftritt; überdies wird die Spermatogenese stärker betroffen als die Leydig'schen Zwischenzellen.
- »Akzessorische«, d. h. zusätzliche endokrine Organe, wie z. B. *akzessorische Nebennieren,* äußern sich in der Regel nicht im Sinne einer endokrinen Störung.
- Ein *Hypopituitarismus* kann u. a. auf einer Ektopie des Vorderlappengewebes (z. B. im Rachendach) beruhen.
- Fälle von Hypothyreose infolge Ektopie der Schilddrüse, insbesondere *Thyreoidea (»Struma«) lingualis* und *Ductus thyreoglossus-Zyste,* sind keine Seltenheit.

88.4. Chromosomale Aberrationen und genetisch bedingte Enzymdefekte als Ursachen endokriner Störungen

Die wichtigsten, auf *chromosomalen Aberrationen* beruhenden Syndrome, die in der Regel mit mehr oder weniger ausgeprägten endokrinen Störungen verbunden sind, kamen schon zur Sprache (S. 303). Neben diesen groben Störungen des Genoms kennt man aber noch eine Reihe weiterer genetisch bedingter Endokrinopathien, die auf einem *Defekt von – für die Katalyse der Hormonsynthese und/oder -abgabe wichtigen – Enzymen beruhen.* Abgesehen davon, daß damit die Bildung des betreffenden Hormons weitgehend ausbleibt, und entsprechende Störungen auftreten, kommt es in der Regel auch zu einer *»Enthemmung« der übergeordneten endokrinen Struktur.* Die letztere kann zur Folge haben, daß andere Hormone, deren Sekretion von demselben übergeordneten Hormon reguliert wird, in stark vermehrter Menge gebildet werden. Überdies beobachtet man in solchen Fällen oft eine *verstärkte Proliferation* derjenigen Zellen, in denen sich der Enzymdefekt manifestiert. Offenbar ist das Signal zur Zellvermehrung im Erfolgsorgan nicht davon abhängig, ob die Hormonsynthese und -abgabe im letzteren in normaler Weise vor sich geht. Abgesehen von der Mitosetätigkeit, können auch andere, vom Enzymdefekt nicht betroffene Zelleistungen durch die »entfesselte« übergeordnete endokrine Stimulation gefördert werden, z. B. die Pinozytosetätigkeit von Schilddrüsenepithelien.

Beispiele:

- Das kongenitale *Fehlen eines oder mehrerer Hormone des Hypophysenvorderlappens* gehört zu den sehr seltenen Beobachtungen. Manchmal treten solche Störungen familiär auf. Der Wirkungsmechanismus konnte nicht befriedigend erklärt werden. Beim *isolierten Mangel von STH* findet sich eine deutlich verminderte Zahl von α-Zellen im Hypophysenvorderlappen: offenbar bezieht sich die hypothalamische Kontrolle der STH-Produktion sowohl auf die Zellerneuerung als auch auf die Hormonbildung und -abgabe. Beide Funktionen scheinen hier gestört zu sein, so daß der Defekt u. a. die Synthese von GRH betreffen könnte.
- Den meisten Formen von *sporadischem Kretinismus* liegen *genetisch bedingte Synthesestörungen des Thyroxins* zugrunde. Neben einem sehr seltenen *Defekt der »Jodidpumpe«* kennt man Fälle mit Mangel an *Thyreoidea-Peroxidase* (fehlende Oxidation von Jodid zu elementarem Jod), *Jodotyrosyl-Kupplungs-Enzymen* (fehlende Bildung von Jodothyroninen), und *Dehalogenase* (fehlende Dejodierung von Mono- und Dijodothyronin), ferner solche mit Bildung *abnormer Jodoproteine* bzw. *Störungen der Abspaltung des Thyroxins vom Thyreoglobulin.* Auf die Gefahr, die ein Thyroxinmangel bei Kindern für die Entwicklung des Zentralnervensystems bedeutet, wurde schon hingewiesen (S. 282). Die erwähnten Defekte führen in der Regel über eine Enthemmung der TSH-Produktion durch den Hypophysenvorderlappen zur Ausbildung einer *Struma* (Schilddrüsenvergrößerung). Möglicherweise existieren noch weitere derartige Defekte, die das familiäre Auftreten bisher nicht geklärter Strumaformen verständlich machen können.
- Beim *adrenogenitalen Syndrom* bzw. seinen Varianten besteht ein Mangel eines für die Kortisolsynthese wichtigen Enzyms in der Nebennierenrinde. Am häufigsten liegt ein *Defekt der 21-β-Hydroxylase* vor, eines Enzyms, das in einer frühen Phase der Kortisolsynthese wirkt. Infolge Kortisolmangels im Blut kommt es zur Enthemmung der ACTH-Produktion, die ihrerseits eine vermehrte Bildung von Nebennierenrinden-Androgenen zur Folge hat *(kongenitale virilisierende Nebennierenrindenhyperplasie* mit Pseudohermaphroditismus beim weiblichen und Pubertas praecox beim männlichen Geschlecht). Mit diesem Zustand verbunden kann auch ein relativer Mangel an Mineralkortikosteroiden sein *(»Salz-verlierende Variante« des adrenogenitalen Syndroms).* Bei einem *Defekt der 11-β-Hydroxylase* wird – neben Desoxykortikosteron – vor allem vermehrt C_{11}-Desoxyhydrokortison angehäuft und freigesetzt, was sich u. a. in einer arteriellen Hypertonie und in einer Kochsalzretention äußert. Bei dem seltenen *Mangel der 18-β-Hydroxylase* geht die Aldosteron-Bildung stark zurück. Beim Vorliegen eines *Defektes der 3-β-Dehydrogenase,* die normalerweise die Umwandlung von Pregnenolon in Progesteron katalysiert, finden sich beim weiblichen Geschlecht wegen des Hyperandrogenismus ebenfalls zwitterhafte äußere Genitalien. Der *17-α-Hydroxylase-Mangel* wurde bisher nur beim weiblichen Geschlecht beobachtet; neben einer verminderten Produktion von Kortisol und Aldosteron notiert man in solchen Fällen eine erhöhte Serumkonzentration von Kortikosteron und C_{11}-Desoxykortikosteron. Bei allen bisher erwähnten Formen von adrenogenitalem Syndrom besteht eine Hyperplasie der Nebennierenrinde, insbesondere der Zonae fasciculata und reticularis, wo die Zellen auch hypertrophisch erscheinen. Bei der *kongenitalen Lipoidhyperplasie der Nebennierenrinde* kommt es infolge eines – noch nicht klar definierten – enzymatischen Blocks nicht zur Bildung von Pregnenolon; als Folge dieser Störung häufen sich in den Zellen massenhaft Cholesterinester an, teilweise mit Auskristallisieren von Cholesterin und Bildung von Fremdkörperriesenzellen.

Beispiele genetisch bedingter Enzymdefekte als Ursache endokriner Störungen sind in der Abb. 96 dargestellt.

88.5. Erworbene Hormonsynthese- und -sekretionsstörungen

Jede Art von Hormonsynthese hängt von einer intakten RNA- und Proteinsynthese ab (S. 900). Im Falle der Bildung von *Polypeptidhormonen* stellen die endokrin aktiven Moleküle das eigentliche Produkt der Translation dar; sie werden im Bereich des rauhen endoplasmatischen Retikulum produziert und über Granula und/oder den Golgi-Komplex aus der Zelle ausgeschleust. Bei der Synthese von *Steroidhormonen* sind die für die Katalyse ihrer Synthese wichtigen Enzyme das Endprodukt der Translation. Abgesehen von der Leistung der einzelnen endokrinen Zelle, hängt die Gesamtproduktion eines Hormons naturgemäß auch von der Zahl der betreffenden Zellen ab. In diesem Zusammenhang ist es wichtig in Erinnerung zu rufen, daß fördernde oder hemmende Einflüsse auf ein bestimmtes endokrines Organ in der Regel auch den Zellwechsel und damit die Zellzahl im Sinne der Vermehrung oder Verminderung beeinflussen.

Da die *Gesamtproduktion eines Hormons* sowohl von der Zahl als auch von der Aktivität der betreffenden endokrinen Zellen abhängt, ist es verständlich, daß Synthesestörungen ihre Ursache sowohl auf geweblicher als auch auf zellulärer Ebene haben können. Fällt der physiologische Stimulus – z. B. ein übergeordnetes, stimulierendes Hormon – für eine bestimmte Linie endokriner Zellen aus, dann findet man nach einiger Zeit nicht nur Zeichen einer verminderten Synthese- und Sekretionsleistung an den einzelnen Zellen, sondern auch eine Herabsetzung der Zellzahl *(einfache und numerische Atrophie).* Da die Zellzahl u. a. von der ständigen Zellerneuerung abhängt, kann diese grundsätzlich auch durch *Agentien* verändert werden, *die die Zellproliferation hemmen oder fördern,* beispielsweise ionisierende Strahlen, Radiomimetika, Antimetaboliten u. a. (S. 1439 und 1554). In der endokrinologischen Pathologie spielen die letztgenannten Einflüsse allerdings eine untergeordnete Rolle, während etwa die *Atrophie des Erfolgsorgans als längerfristiges Resultat eines Ausfalles oder eines Mangels des übergeordneten stimulierenden Hormons* eine überaus häufige Erscheinung ist.

Beruht demgegenüber eine Hormon-Synthesestörung nicht auf einem teilweisen oder gänzlichen Ausfall des übergeordneten stimulierenden Hormons, sondern auf einer in der Zelle selbst gelegenen Veränderung, kann sich dies auf verschiedene Weise äußern. Die Veränderungen im Zellkern und im Zytoplasma, die als Folge verschiedenartiger schädigender Einflüsse zu erwarten sind, wurden bereits behandelt (S. 37).

Grundsätzlich kann jede Stufe der Hormonsynthese und -sekretion betroffen sein. Besteht ein *Mangel an gewissen Substraten* der Hormonsynthese, sinkt die letztere ab; infolge der dadurch bewirkten Enthemmung der Bildung übergeordneter Hormone kann es aber zu einer *Hypertrophie* und *Hyperplasie* der betreffenden endokrinen Organe kommen. Dies gilt auch für diejenigen endokrinen Störungen, die auf einer *toxisch bedingten Schädigung* einzelner, für die Hormonbildung wichtiger Zellbestandteile, wie beispielsweise bestimmter Enzyme, beruhen. Eine Hemmung oder Förderung der Hormonsynthese kann auch durch *immunpathologische Vorgänge* bedingt sein. Eine abnorm gesteigerte oder verminderte Bildung von Hormonen findet sich öfters in *Tumoren* endokriner Organe, manchmal auch in Geschwülsten anderer Genese (vgl. dazu paraneoplastische Syndrome, S. 240).

Morphologisch lassen sich der Aktivitätszustand endokriner Zellen und allfällige Störungen besonderer Art u. a. an folgenden strukturellen und färberischen Eigenheiten abschätzen: Endokrin stark aktive Zellen weisen alle Zeichen der Hypertrophie auf, d. h. die Kerne sind groß, zeigen ein gelockertes Chromatingerüst und enthalten kräftig entwickelte Nukleolen, das Zytoplasma ist voluminös und z. T. vermehrt basophil, zeigt aber keine nennenswerte Speicherung von Hormonen oder deren Vorläufer. Wegen des vermehrten Hormonumsatzes zeigen normalerweise granulierte endokrine Zellen im Zustand der Hyperaktivität eine deutlich herabgesetzte Färbbarkeit der Granula. Die proliferative Tätigkeit eines endokrinen Organs kann, abgesehen von der erhöhten Zellzahl und anderen Zeichen einer gesteigerten Zellneubildung, aufgrund des Mitoseindex und/oder des Einbaus von Thymidin-^{3}H beurteilt werden. Für Zustände mit verminderter Zelleistung und/oder Zellneubildung gilt sinngemäß das umgekehrte.

Theoretisch ist es denkbar, daß die Hormonsynthese an sich normal abläuft, daß aber die *Sekretion auf Schwierigkeiten stößt*. In solchen Fällen erwartet man zunächst histologisch Zeichen weitgehend normaler Aktivität z. B. im Kernbereich, jedoch eine gesteigerte Speicherung – und allenfalls Eindickung – des Inkretes, u. U. in Form besonders großer Granula. Bei fortgesetzter Sekretionsstörung kann dann auch die Hormon-Syntheserate absinken.

Beispiele erworbener Störungen der Hormonsynthese und/oder -sekretion (vgl. dazu Abb. 96 und Tabelle 29):

- Aus Tierversuchen und aus Beobachtungen in vitro weiß man, daß *Substanzen, die die RNA-Synthese hemmen* (z. B. Aktinomyzin D) oder die *Eiweißsynthese teilweise oder gänzlich blokkieren* (z. B. Zykloheximid, Puromyzin), auch die Bildung von Hormonen einschränken. In der Humanpathologie ist dieser Möglichkeit beispielsweise bei Anwendung zytostatischer Mittel Beachtung zu schenken.
- Dem *endemischen Kretinismus* und der *endemischen – diffusen oder knotigen Struma* – liegt ein *Jodmangel* zugrunde. Kretine Kinder werden vor allem von Frauen mit Jodmangelstruma geboren; dies wird hierzulande seit Einführung der Jodprophylaxe kaum mehr beobachtet; aber in weniger entwickelten Ländern (Zentralafrika, Anden, Neuguinea u. a.) finden sich immer noch zahlreiche solche Fälle. Die schweren Schädigungen des Zentralnervensystems bei Vollkretinen beruhen wahrscheinlich z. T. direkt auf dem Jodmangel. Kretine Kinder haben ein greisenhaftes, faltenreiches Gesicht und schiefgestellte Augen; in der Regel sind sie debil, schwerhörig und kleinwüchsig. In schweren Fällen, bei denen sich der Jodmangel schon intrauterin tiefgreifend auswirkt, werden die Kinder mit einer hypoplastischen Schilddrüse geboren. Leichtere Formen zeichnen sich dagegen durch eine Struma aus, die ihre Ursache in der proliferationsfördernden Wirkung des vermehrt sezernierten TSH hat. In der Kindheit bietet sich meistens das Bild einer *Struma diffusa parenchymatosa,* die allmählich zur *Struma diffusa colloides* wird; später entstehen oft Knoten *(Struma nodosa colloides et parenchymatosa).*
- Thyreostatische Substanzen können die Bildung und/oder Sekretion von Schilddrüsenhormonen auf verschiedene Weise hemmen. Mehrere *einwertige Anionen* (Perchlorate, Chlorate, Perjodate, Nitrite u. a.) beeinträchtigen die Jodaufnahme durch die Thyreoidea auf kompetitivem Weg. *Thiozyanat* behindert ebenfalls den Jodidtransport und wird selbst in der Schilddrüse angehäuft. *Thioharnstoffabkömmlinge (Thiokarbamide)* blockieren z. T. die Oxidation von Jodid zu Jod; sie binden sich überdies an aktiviertes Jod und wirken so der Bildung von 3-Monojodtyrosin entgegen. Auch *Sulfonamide* und *Amino-Benzol-Derivate* (z. B. Para-Amino-Benzoesäure) stören die Umwandlung von Jodid in Jod. Sekretionshemmende Effekte haben *hohe Dosen von Jod,* insbesondere bei bestehender Hyperthyreose. Man kennt ferner *natürliche Substanzen mit thyreostatischer Wirkung.* Abgesehen von Thiozyanaten, die auch in der Nahrung vorkommen können, sind Rüben- und Kohlarten zu nennen, die Progoitrin und einen hitzelabilen Progoitrin-Aktivator enthalten, der Progoitrin in *Goitrin* umwandelt. Da Progoitrin-Aktivatoren auch von der Darmflora gebildet zu werden scheinen, ist es möglich, daß das thyreostatisch wirksame Goitrin ebenfalls aus gekochten Rüben bzw. Kohl hervorgeht. Solche Mechanismen spielen aber in der Regel nur bei einseitiger Kohl-Rüben-Kost eine pathogene Rolle. Alle thyreostatischen Agenzien führen in mehr oder weniger ausgeprägtem Maße zu einer *vermehrten TSH-Sekretion* durch den Hypophysenvorderlappen und damit zu einer *verstärkten Proliferation der Schilddrüsenepithelien.* Dies hat öfters die Ausbildung einer Struma – auch einer Struma nodosa – zur Folge und kann sogar die Entstehung von Schilddrüsenkarzinomen begünstigen.
- *Synthesestörungen der Nebennierenrinden-Kortikosteroide* können *auf medikamentösem Weg* herbeigeführt werden, wovon man u. a. für diagnostische Zwecke Gebrauch macht. *Amphenon* hemmt die Synthese aller Steroide und zieht – über eine vermehrte ACTH-Ausschüttung durch den Hypophysenvorderlappen – eine Hypertrophie der Nebennierenrinde nach sich. *Metyrapon* kann zur Hemmung der 11-β-Hydroxylase benützt werden, worauf die Bildung von Kortikosteron und Aldosteron absinkt. Man kennt noch weitere Substanzen mit enzymhemmender Wirkung an der Nebennierenrinde.
- Im Tierversuch läßt sich durch *Aminogluthetimid* ein ähnliches Bild erzeugen wie bei der kongenitalen *Lipoidhyperplasie der Nebennierenrinde.* Dabei finden sich entsprechende Veränderungen auch in den *Leydig'schen Zwischenzellen des Hoden,* die reichlich Cholesterinester enthalten und dadurch ein schaumiges Aussehen annehmen.
- *Karbenoxolon,* der Bernsteinsäureester der Glyzyrrhetinsäure, zeigt im Tierversuch eine atrophisierende Wirkung auf die Zellen der Zona glomerulosa der Nebennierenrinde.
- Die häufigste Ursache der Hyperthyreose, die *Basedow'sche Krankheit,* beruht wahrscheinlich auf einem immunpathologischen Prozeß mit stimulierender Wirkung auf die Schilddrüse (S. 1170).

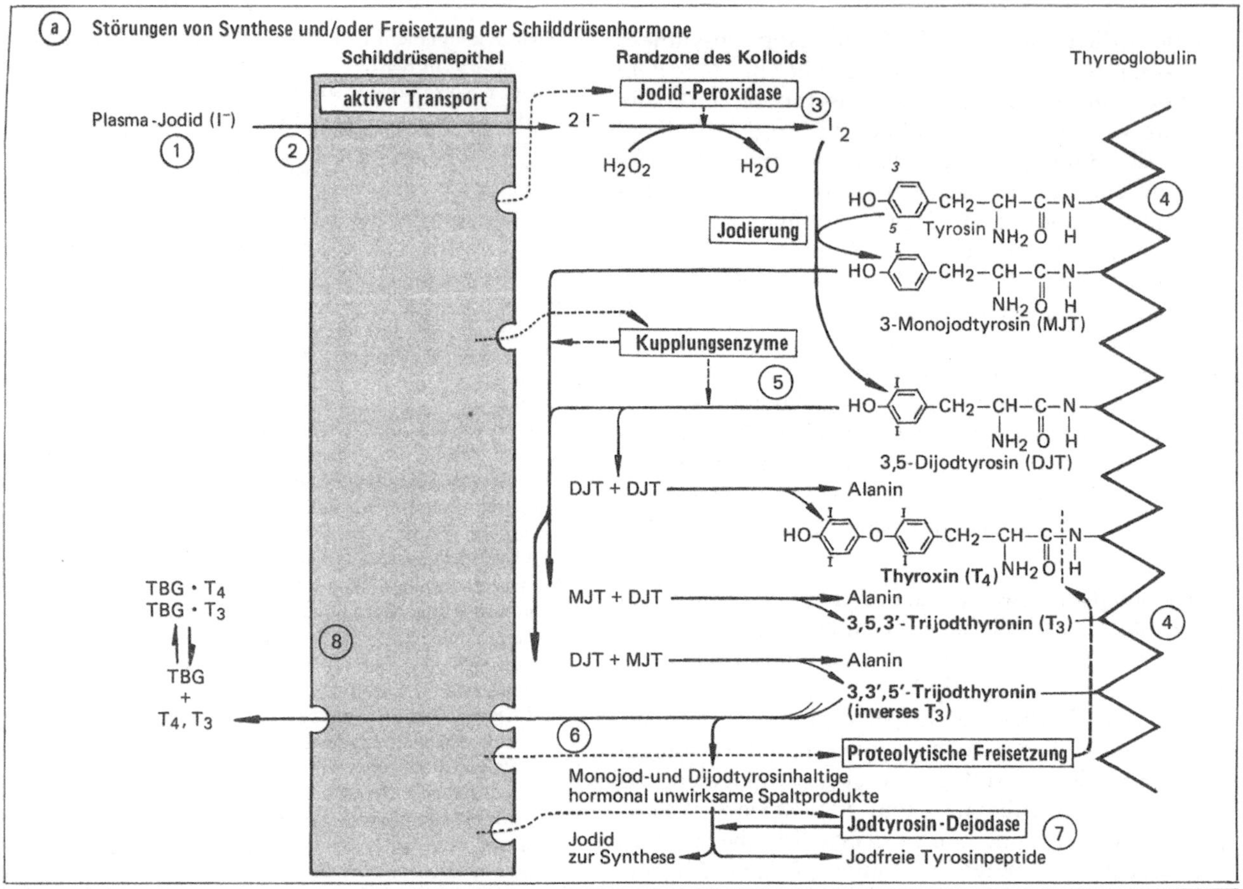
a
Störungen von Synthese und/oder Freisetzung der Schilddrüsenhormone
Schilddrüsenepithel
Randzone des Kolloids
Thyreoglobulin
aktiver Transport
Jodid-Peroxidase
Plasma-Jodid (I⁻)
1
2
3
2 I⁻
I2
H2O2
H2O
Jodierung
Tyrosin
4
3-Monojodtyrosin (MJT)
Kupplungsenzyme
5
3,5-Dijodtyrosin (DJT)
DJT + DJT
Alanin
Thyroxin (T4)
TBG · T4
TBG · T3
TBG
+
T4, T3
8
MJT + DJT
Alanin
3,5,3'-Trijodthyronin (T3)
4
DJT + MJT
Alanin
3,3',5'-Trijodthyronin
(inverses T3)
6
Proteolytische Freisetzung
Monojod-und Dijodtyrosinhaltige
hormonal unwirksame Spaltprodukte
Jodtyrosin-Dejodase
7
Jodid
zur Synthese
Jodfreie Tyrosinpeptide

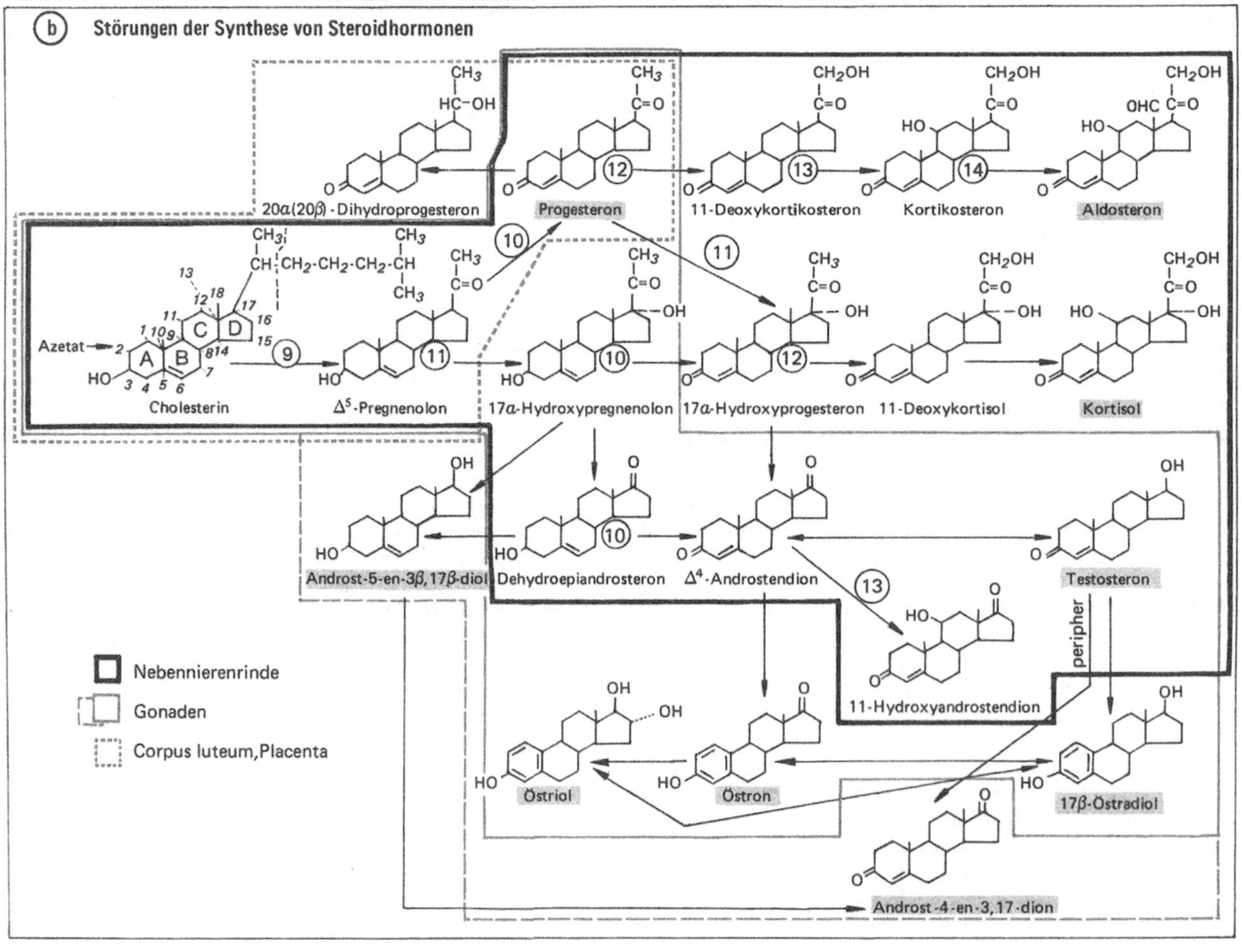
b
Störungen der Synthese von Steroidhormonen
20α(20β)-Dihydroprogesteron
Progesteron
12
11-Deoxykortikosteron
13
Kortikosteron
14
Aldosteron
10
11
Azetat
Cholesterin
9
Δ5-Pregnenolon
11
17α-Hydroxypregnenolon
10
17α-Hydroxyprogesteron
12
11-Deoxykortisol
Kortisol
Androst-5-en-3β,17β-diol
Dehydroepiandrosteron
10
Δ4-Androstendion
13
Testosteron
peripher
11-Hydroxyandrostendion
Nebennierenrinde
Gonaden
Corpus luteum, Placenta
Östriol
Östron
17β-Östradiol
Androst-4-en-3,17-dion

Das histologische Bild der *Struma diffusa basedowiana* trägt alle Kennzeichen einer proliferativen und funktionellen Hyperaktivität der Thyreoidea.
Die klassischen Symptome der Hyperthyreose bei Basedow'scher Krankheit umfassen u. a. Nervosität, Schwitzen, Hitzeunverträglichkeit, Tachykardie, Gewichtsverlust, Durst, Trockenheitsgefühl im Mund, gesteigerten Appetit, leichte Dyspnoe, mäßige Muskelschwäche, feinschlägigen Tremor, Diarrhoe und häufige Miktion. Weniger regelmäßig beobachtet man eine Schwellung der Knöchel, Haarausfall, Verlust der Libido bei Männern sowie Oligomenorrhoe bei Frauen.

- Bei *Altersdiabetes* scheint die Bildung und Speicherung von Insulin in den Granula an sich intakt zu sein; hingegen besteht offenbar in manchen solchen Fällen eine *Sekretionsstörung* (S. 943).

88.6. Entfernung von Drüsen mit innerer Sekretion und Gewebeschäden als Ursache endokriner Störungen

Entfernung endokriner Organe

Die operative Entfernung (Ablatio, Ektomie) endokriner Organe gehört seit langem zu den *tierexperimentellen Maßnahmen,* die geeignet sind, aufgrund des Ausfalls bestimmter Funktionen Einblick in die physiologische Rolle der betreffenden Drüse zu gewinnen. Auf diese Weise können auch endokrine Regelkreise untersucht werden. In der *Humanmedizin* hat u. a. die unbeabsichtigte (akzidentelle) Entfernung der Epithelkörperchen bei Thyreoidektomie Bedeutung. Ferner kommt es vor, daß endokrine Organe aus therapeutischen Gründen ganz oder teilweise entfernt werden.

Beispiele:

- Viele Kenntnisse über die Funktionen endokriner Organe stützen sich auf *tierexperimentelle Versuche,* bei denen beispielsweise eine Hypophysektomie, Thyreoidektomie, Adrenalektomie, Ovariektomie, Orchidektomie u. a. vorgenommen wurden. Mit Hilfe der Pankreatomie wurde beispielsweise das Insulin entdeckt.
- Bei Ratten hat die *in utero durchgeführte Hypophysektomie* am Feten u. a. zur Folge, daß verschiedene Gewebe nicht normal ausreifen. Das trifft auch für die Lunge zu, die sich dann bei der Geburt vermutlich u. a. auch wegen eines relativen Mangels an »surfactant« nicht rasch genug auf das extrauterine Leben umstellen kann.

Abb. 96a u. b. *Vereinfachte schematische Darstellung einiger Hormonsynthese- oder Freisetzungsstörungen, am Beispiel der Schilddrüse und Produzenten von Steroidhormonen (Nebennierenrinde, Gonaden, Plazenta).* Die Funktionen endokriner Organe bzw. Zellen können durch die verschiedensten schädlichen Einflüsse beeinträchtigt werden, z. B. durch Mangel an Substraten, Ischämie, atrophisierende Agentien, entzündliche Prozesse in ihrer Umgebung u. a. m., ganz abgesehen von einer Gewebezerstörung oder einer chirurgischen Entfernung der betreffenden Organe bzw. von Teilen davon (s. Abb. 97). Die hier aufgeführten Beispiele beziehen sich auf *genetisch bedingte Enzymdefekte* und *einige erworbene Störungen* von Enzymen, die mit der Hormonsynthese zu tun haben. **a** In den meisten Fällen mit *verminderter Freisetzung von Schilddrüsenhormonen* kommt es wegen Enthemmung der TSH-Sekretion zu einer Stimulierung der Proliferation von Schilddrüsenepithelien, d. h. zur Ausbildung einer *Struma.* Der häufigste Grund hierfür liegt in einem *Jodmangel* (1). Ein *kongenitaler Defekt der sog. Jodpumpe* (2) ist sehr selten; dagegen kann der *Jodeintritt* durch verschiedene einwertige Anionen, wie Perjodat, Chlorat, Perchlorat, Nitrit, Rhodanid u. a. eine *kompetitive Hemmung* erfahren. Die Mehrzahl von Fällen mit sog. *sporadischem Kretinismus* beruht auf einem *erblichen Defekt der Jodid-Peroxidase* (3). An diesem Enzym greifen auch verschiedene sog. Thyreostatika hemmend an, z. B. Thioharnstoff-Derivate (Thiokarbamide), die überdies aktiviertes Jod binden, gewisse Sulfonamide und Anilinabkömmlinge (z. B. Paraaminobenzoesäure), ferner Thiozyanat und natürliche Thyreostatika (Goitrin u. a., s. Text). Eine weitere Gruppe von Störungen, die noch wenig erforscht sind, bezieht sich auf die *Bildung abnormer Jodoproteine* (Thyreoglobulin u. a.) (4), die u. a. eine Behinderung der Abspaltung von T_4 und T_3 vom Eiweißkörper zur Folge haben können. (5) *Defekt der Jodotyrosyl-Kupplungsenzyme.* (6) *Allgemeiner Protein- und Enzymmangel* (S. 656). (7) *Erblicher Jodtyrosin-Dejodase (Dehalogenase)-Mangel.* Die *synthetische Leistung der Schilddrüsenepithelien* ist – abgesehen von den bisher erwähnten Formen von Unterfunktion – bei einzelnen Krankheiten abnorm gesteigert (z. B. *Basedow'sche Krankheit* (S. 1170), *toxisches Adenom* (S. 395 u. a.). TBG = Thyroxin-bindendes Globulin. **b** Dies ist ein stark *vereinfachtes Schema der Biosynthese von Steroidhormonen* mit eingetragenen *genetisch bedingten Enzymdefekten:* Der für die enorme Cholesterinanhäufung bei *kongenitaler Lipoidhyperplasie der Nebennierenrinde* verantwortliche Enzymdefekt (9) ist noch nicht sicher identifiziert worden (»debranching enzymes«?) Beim *3-β-Dehydrogenase-Defekt* (10) fehlt es u. a. an der Bildung von Progesteron und 17-α-Hydroxyprogesteron, was mit einer vermehrten Androgenproduktion in der Nebennierenrinde und bei weiblichen Individuen meist mit einem Pseudohermaphroditismus einhergeht. Ein *17-α-Hydroxylase-Mangel* (11) wurde bisher nur bei Mädchen beobachtet; bei mangelhafter Bildung u. a. von Kortisol kommt es zu einer vermehrten Produktion z. B. von Kortikosteron und 11-Deoxykortikosteron. Am häufigsten begegnen wir einem *21-β-Hydroxylase-Defekt* (12), der – infolge vermehrter ACTH-Ausschüttung und Stimulation der noch intakten biosynthetischen Wege – zu einer starken Steigerung der Androgenproduktion Anlaß gibt (*kongenitale virilisierende Nebennierenrindenhyperplasie* mit Pseudohermaphroditismus bei Mädchen und Pubertas praecox bei Knaben), manchmal verbunden mit einem Salzverlustsyndrom. Ein *11-β-Hydroxylasedefekt* (13) zieht eine vermehrte Bildung hauptsächlich von 11-Deoxykortikosteron nach sich, was in der Regel mit *arteriellem Hochdruck* und *Kochsalzretention* verbunden ist. Ein Aldosteronmangel infolge *18-β-Hydroxylase-Defekts* (14) gehört zu den Seltenheiten. Über enzymatisch bedingte *Störungen der Androgen-, Östrogen- und Gestagen (Gestogen)-Produktion in Gonaden bzw. Plazenta* weiß man noch wenig Bescheid. Die auf der Skizze für die Nebennierenrinde, Gonaden und Plazenta eingezeichneten Grenzen der Biosynthesewege sind nicht streng aufzufassen, sondern geben nur die hauptsächlichen Syntheseschritte in diesen Organen wieder. Östrogene werden vor allem in den Ovarien, Testosteron hauptsächlich im Hoden produziert, obschon beide Gonaden beides zu bilden vermögen. Gonadale Geschwülste z. B. synthetisieren z. T. sowohl Östrogene als auch Androgene.
Medikamentös läßt sich die Biosynthese von Steroidhormonen auf verschiedene Weise beeinflussen (z. B. durch Amphenon, das die Produktion aller Steroide hemmt, ferner durch Metyrapon, einen Inhibitor der 11-β-Hydroxylase, u. a. m., s. Text). Dexamethason, ein stark wirksames künstliches Glukokortikosteroid, wird z. B. für sog. Glukokortikoid-Suppressions-Tests benützt

Tabelle 29. Hormone: Produktionsort, chemische Beschaffenheit, hauptsächliche Wirkungen und Beispiele zugehöriger Störungen (vgl. dazu Tabellen 24 (S. 336) und 25 (S. 351) sowie Abb. 95 (S. 378)

Hormon	Produktionsort	Chemische Eigenschaften	Hauptwirkung(en)	Störungen/Besonderheiten
1. Neurohormone	Hypophysiotrophe Areale des Hypothalamus			
CRF = »Corticotropin-releasing factor(s)«	Hypothalamus	Polypeptid	Fördert die Freisetzung von ACTH aus dem HVL	Bestimmte Formen von Cushing-Syndrom?
TRH (TSH-RF) = »TSH-(Thyrotropin)-releasing hormone« = Thyroliberin	Hypothalamus	Tripeptid (Pyroglutamylhistidylprolinamid)	Fördert die Freisetzung von thyreotropem Hormon (TSH, Thyreotropin), wahrscheinlich auch von Prolaktin. Neurotransmittor (-modulator)	Dystrophia adiposogenitalis (Fröhlich'sches Syndrom)?
LH-RH/FSH-RH (»Luteinizing-hormone releasing hormone« und »Follicle-stimulating hormone releasing hormone«) = Luliberin	Hypothalamus	Dekapeptid (Agonistische Analoga: [D-Phe^6]-LH-RH, [D-Trp^6]-LH-RH, u. a.)	Fördert die Freisetzung von luteinisierendem Hormon und von Follikel-stimulierendem Hormon	Simmond'sche Kachexie?
MRF (MSH-RF) = »Melanocyte-stimulating hormone releasing factor«	Hypothalamus	?	Fördert die Freisetzung von Melanozyten-stimulierendem Hormon	?
PRF = »Prolactin-releasing factor«	Hypothalamus	?	Fördert die Freisetzung von Prolaktin (beim Menschen nicht gut untersucht)	?
MIF (MSH-IF) = »Melanocyte-stimulating hormone inhibiting factor«	Hypothalamus	?	Hemmt die Freisetzung von Melanozyten-stimulierendem Hormon	?
PIF (Säuger) = »Prolactin inhibiting factor«	Hypothalamus	?	Hemmt die Freisetzung von Prolaktin	?
GRF (GH-RF) = »Growth-hormone releasing factor«	Hypothalamus	?	Fördert die Freisetzung von Wachstumshormon	?
GH-RIH (GIF) = »Growth-hormone release inhibiting hormone« (Somatostatin)	Hypothalamus Darm, Pankreas	Tetradekapeptid (größere Vorstufen z. T. im Hypothalamus)	Hemmung der Freisetzung von Wachstumshormon, Glukagon, Insulin, TSH und Prolaktin. Hemmt die Sekretin-induzierte Sekretion von Flüssigkeit und Bikarbonat im Pankreas; vermindert die Konzentration von Gastrin im Blut; hemmt die Sekretion von Sekretin und Cholezystokinin im Duodenum	?
Substanz P	Dichter Plexus von Nervenendigungen im Hypothalamus; sensorische Ganglien	Polypeptid	? (z. T. wahrscheinlich Neurotransmittor/-modulator)	?

Tabelle 29 (Fortsetzung)

Hormon	Produktionsort	Chemische Eigenschaften	Hauptwirkung(en)	Störungen/Besonderheiten
Vasopressin, Antidiuretisches Hormon (ADH), Pitressin	Bildung in Neuronen des N. supraopticus des Hypothalamus, Speicherung im Hypophysenhinterlappen	Zyklisches Nonapeptid, MG knapp über 1000	Vasokonstriktion der peripheren Gefäße. Antidiuretische Wirkung	Hypophysärer Diabetes insipidus
Oxytozin (Ozytozin, Pitozin, Laktogonin)	Bildung in Neuronen des N. paraventricularis des Hypothalamus, Speicherung im Hypophysenhinterlappen	Zyklisches Nonapeptid, MG knapp über 1000	Milchejektion; Wirkung auf die glatte Muskulatur des Uterus (Steuerung von Geburtsmechanismen)	?
Neurophysine	Neuronen der Nuclei supraopticus und paraventricularis	»Trägerproteine« für ADH und Oxytozin		?
2. Hormone des Hypophysenvorderlappens				
Thyreotropin (TSH) (ähnlicher Faktor in der Plazenta)	Hypophysenvorderlappen (HVL)	Glykoprotein MG ca. 28'000	Stimuliert das Schilddrüsen-Wachstum und die Sekretion von Iodo-Thyroninen (T_3, rT_3, T_4)	Hyperthyreose; Hypothyreose
Adrenokortikotropes Hormon (ACTH)	HVL	Peptid MG 4567	Stimuliert Nebennierenrindenwachstum und Sekretion von Glukokortikosteroiden	Bestimmte Formen von Cushing-Syndrom?
Wachstumshormon, Somatotropin (STH) (ähnlich: plazentares Laktogen)	HVL	Polypeptid MG 21'500	Beschleunigt Körperwachstum	Riesenwuchs; Akromegalie. Isolierter STH-Mangel (hypophysärer Zwergwuchs)
Follikel-stimulierendes Hormon (FSH, Prolan A)	HVL	Glykoprotein MG ca. 16'000–17'000	Aufrechterhaltung der Gametogenese, Stimulierung der Sekretion von Steroiden in den Gonaden	Hypogonadotroper Hypogonadismus (FSH und LH)
Luteinisierendes Hormon (LH), (»ICSH = interstitial cell-stimulating hormone«)	HVL	Glykoprotein MG ca. 16'000–17'000	Stimuliert die Ovulation und die Luteinisierung der Follikel (Frau) bzw. die Testosteronsekretion (Mann)	
HCG (Choriogonadotropin, ähnlich dem LH)	Plazenta	Glykoprotein	s. u.	Vermehrte Produktion bei Blasenmole und Choriokarzinom
Prolaktin (luteotropes Hormon, LTH)	HVL	Polypeptid MG ca. 25'000	Wirkung beim Menschen ähnlich wie ACTH; beim Tier Stimulation der Milchsekretion und des Wachstums der Milchdrüsen	Hyperprolaktinämie-Syndrome; Sheehan-Syndrom (Panhypopituitarismus)
Exophthalmus-produzierende Substanz (EPS)	HVL	?	Erzeugung eines Exophthalmus (Wirkung auf orbitales Fettgewebe?)	Bildung eines Exophthalmus bei Basedow'scher Krankheit
β-Lipotropin (β-LPH)-Komplex (wahrscheinlicher Vorläufer für opioide Peptide und ACTH: Pro-Opiokortin)	HVL, Hypothalamus	Peptid (Prohormon der Endorphine und Enkephaline?)	Funktion größtenteils unbekannt. Keine sichere morphinomimetische (»opioide«) Aktivität	?

Tabelle 29 (Fortsetzung)

Hormon	Produktionsort	Chemische Eigenschaften	Hauptwirkung(en)	Störungen/Besonderheiten
Endorphine (vor allem β-Endorphin)	HVL, Hypothalamus	Peptid (entsteht durch Abspaltung aus einem Vorläufer, der zu β-LPH und ACTH Beziehungen aufweist)	Funktion z. T. unbekannt. Morphinomimetische Wirkung. Führt nach intrazisternaler Gabe zur Freisetzung von STH und Prolaktin. Fördert die Sekretion von Vasopressin. Neurotransmittor?	Sog. morphinomimetische Peptide
Methionin- und Leuzin-Enkephalin	HVL, ZNS, Gastrointestinaltrakt und/oder assoziierte Drüsen	Oligopeptide	Morphinomimetische (»opioide«) Wirkung. Neurotransmittoren/-modulatoren?	
Melanozyten-stimulierendes Hormon, Melanotropin, α-MSH, β-MSH	Hypophysenvorder/-zwischenlappen	Polypeptide (Oktapeptide?)	Hyperpigmentierung; Ausbreitung der Melanozyten; Dispersion der Melanosomen in den Melanozyten	?
3. Hormone der Epiphysis cerebri				
Melatonin	Epiphyse (Corpus pineale)	N-Azetyl-5-methoxytryptamin MG 232.27	Beeinflußt wahrscheinlich die sexuelle Reifung und die Bildung von Kortikosteroiden. Bei Amphibien Kontraktion der Melanozyten (MSH-Antagonist)	?
Arginin-Vasotozin (8-Arg-Vasotozin, AVT)	Epiphyse	Polypeptid	Hemmt (bei daraufhin untersuchten Arten) zyklusphasenabhängig wahrscheinlich die Sekretion von LH (und Prolaktin?)	
4. Hormone peripherer endokriner Organe, Gewebe und Zellen				
L-Thyroxin (T_4)	Schilddrüse	3-[4(4-Hydroxy-3,5-diiodophenoxy)-3,5-diiodophenyl] alanin. MG 776.93	Jodthyronine steigern den Sauerstoffverbrauch und die Energieproduktion. Die relative Wirkung von T_3 ist 5–10mal größer als die von T_4. Steigerung der Erregbarkeit von Neuronen. Stimulierung von Wachstum und Differenzierung verschiedener Zellsysteme	Hyperthyreose Hypothyreose
Trijodthyronin (T_3)	Schilddrüse	3,5,3'-Trijod-L-thyronin. MG 651.01		
Kalzitonin (Thyreokalzitonin)	C-Zellen der Schilddrüse	Polypeptide, MG 5000–6000 oder 3600	Wirkt am Knochengewebe antagonistisch zum Parathyreoideahormon (hemmt die Knochenresorption)	Vermehrte Bildung in medullären Schilddrüsenkarzinomen
Parathyreoideahormon	Nebenschilddrüse	Polypeptid (84 Aminosäuren). MG 8500	Mobilisiert Kalzium aus dem Knochengewebe. Fördert die Ausscheidung von anorganischem Phosphat in der Niere	Hyperparathyreoidismus Hypoparathyreoidismus
Adrenalin	Nebennierenmark. Zahlreiche Neurone	MG 183.20 Katecholamin	Wirkung in der Regulation des Blutdrucks, der Herzfrequenz, des Schlagvolumens und der Funktion der glatten Muskulatur. Stoffwechsel: Aktivierung der Glykogenphosphorylase und der Gewebslipase	Überproduktion z. B. beim Phäochromozytom

Tabelle 29 (Fortsetzung)

Hormon	Produktionsort	Chemische Eigenschaften	Hauptwirkung(en)	Störungen/Besonderheiten
Noradrenalin	Nebennierenmark (chromaffine Granula) Ganglienzellen des sympathischen Nervensystems	MG 169.18 Katecholamin	Wirkungen z. T. ähnlich denen von Adrenalin. Überträgersubstanz des adrenergischen Nervensystems	Überproduktion z. B. durch gewisse Phäochromozytome. Vgl. auch erhöhten Sympathikotonus
Kortisol (Hydrokortison)	Nebennierenrinde (NNR) (Zona fasciculata)	C_{21}-Steroid MG 362.47	Glukokortikoidwirkung	Hyperkortizismus bei NNR-Hyperplasie und bei NNR-Tumoren. Vermindert bei NNR-Insuffizienz
Kortison	NNR (Zona fasciculata)	C_{21}-Steroid MG 360.46	Glukokortikoidwirkung	
11-Dehydrokortikosteron	NNR	C_{21}-Steroid MG 344.43	Glukokortikoidwirkung	
Kortikosteron	NNR	C_{21}-Steroid MG 346.45	Glukokortikoidwirkung und Mineralokortikoidwirkung	?
11-Desoxykortikosteron (Kortexon)	NNR	C_{21}-Steroid MG 330.45	Wirkungen vorwiegend auf den Mineralstoffwechsel	
11-Desoxykortisol	NNR	C_{21}-Steroid MG 346.45	Wirkungen vorwiegend auf den Mineralstoffwechsel	
Aldosteron	NNR (Zona glomerulosa)	C_{21}-Steroid MG 360.44	Wirksamstes Mineralo-Kortikoid	Hyperaldosteronismus (erhöhte Sekretion bei NNR-Tumoren: Conn-Syndrom), Hypoaldosteronismus
Choriongonadotropin	Langhans'sche Zellschicht der Chorionzotten der Plazenta	Glykoprotein MG ca. 30'000	Auslösung von Follikelsprung und Corpus luteum-Bildung. Verlängert die Lebensdauer eines frischen Corpus luteum und damit die Sekretionsphase	Gesteigerte Bildung bei trophoblastischen Tumoren (Chorionepitheliom) sowie bei der Blasenmole
Laktogenes Hormon der Plazenta (»HPL = human placental lactogen«)	Plazenta	Polypeptid MG 39'000	Wahrscheinlich schwache somatotrope Wirkung wie STH sowie mammotrope und luteotrope Wirkung wie Prolaktin	?
Testosteron	Testis (Leydig'sche Zwischenzellen)	C_{19}-Steroid MG 288.41	Androgene Wirkung, Antagonist der Oestrogene	Androgenmangel: Primärer Hypogonadismus (Mangelfunktion der Leydig'schen Zwischenzellen, z. B. nach Hodentrauma, Orchitis, Kastration). Sekundärer Hypogonadismus (Funktionsstörung von Hypothalamus und/oder Hypophyse). Verstärkte Auswirkung: Tumoren der NNR, des Hodens oder der Ovarien. Adrenogenitales Syndrom
Androstendion	Testis (Leydig'sche Zwischenzellen) NNR	C_{19}-Steroid MG 286.40	Androgene Wirkung	
Dehydroepiandrosteronsulfat	Testis (Leydig'sche Zwischenzellen) NNR (Zona reticularis)	C_{19}-Steroid MG 288.41	Androgene Wirkung	

Tabelle 29 (Fortsetzung)

Hormon	Produktionsort	Chemische Eigenschaften	Hauptwirkung(en)	Störungen/Besonderheiten
Progesteron	Ovar, Testes, Plazenta	C_{21}-Steroid MG 314.45	Wirkung auf den Uterus. Erhaltung der Schwangerschaft bis zum Termin. In hohen Konzentrationen werden die LH-Sekretion und die Ovulation gehemmt	?
Östradiol	Hauptsächlich Ovar und Plazenta, weniger in der Nebennierenrinde und in den Hoden	C_{18}-Steroid MG 272.37	Östrogene Wirkungen: Entwicklung der weiblichen Geschlechtsmerkmale, Steuerung des Genitalzyklus und der Schwangerschaft. Schwache anabole Wirkung	Mangel bei Hypogonadismus. Vermehrte Produktion bei Sertoli-Zell-Tumoren
Östron	Wie Oestradiol	C_{18}-Steroid MG 270.36	Ähnlich wie Östradiol	Granulosa-Theka-Zelltumoren und oestrogenbildende Tumoren der Nebennierenrinde. Verminderte Elimination bei Lebererkrankungen (z. B. Zirrhose)
Oestriol	Metabolit von Oestron und Oestradiol	C_{18}-Steroid MG 288.37	Ähnlich wie Östradiol	
Angiotensin I	Plasma	Dekapeptid MG 1297		Renale arterielle Hypertonie u. a.
Angiotensin II	Plasma	Oktapeptid MG 1046	Stimuliert die Aldosteronsekretion. Vasopressorische Wirkung durch Kontraktion der glatten Muskulatur von Gefäßen	
Bradykinin	?	Nonapeptid MG 1060	Kontraktion der glatten Muskulatur, Steigerung der Gefäßpermeabilität, Senkung des Blutdrucks, schmerzerzeugende Wirkung	?
Kallidin	?	Dekapeptid MG 1188		
Serotonin	Verschiedene Neurone. Serotoninproduzierende Zellen in verschiedenen Organen (Darm, Lunge u. a.)	5-Hydroxytryptamin MG 176,21	Wirkung auf Tonus der glatten Muskulatur. Neurotransmittor	Vermehrte Produktion bei Dünndarmkarzinoid
Histamin	Vor allem Mastzellen	MG 111.15	Kontraktion der glatten Muskulatur des Respirations- und Intestinaltraktes sowie des Uterus. Dilatation der Gefäße (Blutdrucksenkung). Steigerung der Gefäßpermeabilität (Venolen). Gesteigerte Sekretion von HCl im Magen	Anaphylaktische Reaktionen. Ulcus pepticum des Magens?
Prostaglandine	In allen Organen und Geweben	Ungesättigte Fettsäuren MG 350–360	Zahlreiche Funktionen und Wirkungen auf verschiedene Zellsysteme und Gewebe	?
Erythropoietin	Niere?	Glykoprotein MG 24'000–46'000	Stimuliert spezifisch die Erythropoiese	Vermehrt bei Polyzythämie (z. B. durch Erythropoietin produzierende Nierentumoren)

Tabelle 29 (Fortsetzung)

Hormon	Produktionsort	Chemische Eigenschaften	Haupwirkung(en)	Störungen/Besonderheiten
Inhibin	Testes (wahrscheinlich Tubuli seminiferi)	?	Hemmt dosisabhängig die LH-RH-stimulierte Sekretion von FSH im HVL, weniger von LH	?
Insulin	Pankreas, B-Zellen der Langerhans'schen Inseln	Zwei mit Disulfidbrücken verbundene Polypeptidketten MG 5807	Wirkt direkt oder indirekt auf viele Stoffwechselreaktionen des Organismus (S. 923)	Diabetes mellitus. Hypoglykämische Krisen bei primärem Hyperinsulinismus (z. B. Insulome)
Somatomedine	Leber, Niere	Verschiedene Polypeptide MG z. T. ca. 4000	Stimulation der Synthese von Proteoglykanen und Kollagen	Mittlersubstanz von STH. Wundheilung?
»NSILA (Not suppressible insulin-like activity; insulin-like growth factor; IGF I und II)«	?	2 Polypeptide (die Aminosäurensequenz von IGF I zeigt Homologie mit Proinsulin)	Insulin-ähnliche Wirkungen in vivo und in vitro (z. B. Stimulation der Synthese von DNA, RNA, Proteinen und Proteoglykanen). Förderung u. a. der bindegewebigen Reparaturleistungen?	Wahrscheinlich vermehrt bei Akromegalie. Wundheilung?
Relaxin	Corpus luteum	Peptid aus A- und B-Kette, z. T. homolog mit Insulin	Wirkungen auf Uterus und Vagina vor allem bei Säugetieren bekannt (Erweiterung des Geburtskanals)	?
Glukagon	A_2-Zellen der Pankreas-Inseln	Polypeptid MG 3485	Fördert die Glykogenolyse und die Glukoneogenese (Antagonist von Insulin)	Überproduktion bei gewissen Inselzell-Tumoren (»Glukagonome«)
Enteroglukagon (»Gut glucagon, intestinal glucagon-like immunoreactivity«)	L-Zellen v. a. in Ileum und Kolon?	Mindestens 2 Peptidkomponenten (der Vorläufer wird als »Glizentin« bezeichnet)	Bindung an Glukagonrezeptoren der Leber (Glukagon-ähnliche Wirkung?)	Seltene Darmtumoren (z. B. Rektumkarzinome) mit hohem Gehalt an Enteroglukagon
Gastrin-Gruppe	G-Zellen im Magenantrum, im Duodenum, ev. im Pankreas. G-Zellen enthalten offenbar auch Somatostatin und Enkephaline	Polypeptide verschiedener Größen (Gastrine I + II; »big gastrins« u. a.). Gastrin teilt mit CCK und Zärulein ein gemeinsames COOH-terminales Pentapeptid	Stimulation der HCl-Sekretion durch die Belegzellen, z. T. wahrscheinlich unter Histamin-Mediation. Förderung des Wachstums der Fundusdrüsen und der Peristaltik des Magens	Hypergastrinämie bei sog. Gastrinom, bei antraler G-Zell-Hyperplasie, bei Niereninsuffizienz u. a.
Cholezystokinin (CCK) bzw. Cholezystokinin-Pankreozymin (CCK-PZ)	I-Zellen der Mukosa von Duodenum und Jejunum? COOH-terminales Oktapeptid auch im Gehirn	Polypeptid-Gruppe (33 oder 39 Aminosäuren; biologisch aktiv ist ein Oktapeptid-Teil)	Anregung der Kontraktion von Magen, Darm, Gallenblase. Stimulation der Sekretion von Bikarbonat und Enzymen im Pankreas, des Galleflusses, der Sekretion der Brunner'schen Drüsen sowie der Ausschüttung von Insulin, PP und Kalzitonin. Neurotransmittor im Gehirn?	Konzentration im Blut erhöht bei chronischer Pankreasinsuffizienz und bei Niereninsuffizienz. Hemmung des Appetits?
Sekretin	S-Zellen in der Mukosa von Duodenum und Jejunum? (sezerniert bei Ansäuerung des Duodenalinhalts)	Polypeptid aus 24 Aminosäuren (14 homolog mit Glukagon)	Fördert die Durchblutung des Pankreas und stimuliert hier die Sekretion von Wasser und Bikarbonat (potenziert durch CCK und neurale Impulse aus dem N. vagus)	Erhöhte Konzentration u. a. bei Zöliakie

Tabelle 29 (Fortsetzung)

Hormon	Produktionsort	Chemische Eigenschaften	Hauptwirkung(en)	Störungen/Besonderheiten
Motilin	EC_2-Zellen (duodenaler Typ der EC-Zellen)?	Polypeptide (meist 22 Aminosäuren)	Stimulation der Pepsinsekretion, Hemmung der Magenentleerung, Steigerung der Motilität von Magen und Dünndarm	?
Vasoaktives intestinales Peptid (VIP)	Gastrointestinaltrakt; Pankreas; Neuronen des ZNS und ANS; Plazenta	Polypeptid aus 28 Aminosäuren	Hemmung der HCl-Sekretion im Magen. Erschlaffung der Muskulatur von Magen und Darm. Regulation der Durchblutung von Magen und Leber und des Wassertransports durch die Darmwand. Neurotransmittor (?) im ZNS und ANS	Vermehrte Produktion in gewissen Pankreastumoren (»Vipome«), z. T. mit sog. Werner-Morrison-Syndrom. Hohe Konzentration mitunter in Neuroblastomen, Phäochromozytomen, medullären Schilddrüsenkarzinomen
Pankreatisches Polypeptid (PP)	Pankreasinseln (sog. »PP«-Zellen)	Polypeptid	Funktion noch wenig bekannt	Hohe Konzentration in verschiedenen sog. »Apudome« (Gastrinome, Insulinome, Vipome, »PPome«). Vermehrung ferner bei Mukoviszidose, Hämochromatose, chronischer Pankreatitis. Zahlreiche »PP«-Zellen in den Inseln gewisser jugendlicher Diabetiker
»GIP« (»gastric inhibitory peptide; glucose dependent insulinotropic peptide«)	K-Zellen des oberen und unteren Dünndarms?	Polypeptide (z. T. aus 43 Aminosäuren)	Hemmung der Gastrin-induzierten Sekretion von HCl und Kontraktion des Magenantrums. Glukoseabhängige Stimulation der Insulinsekretion	Zunahme der Konzentration bei Adipositas mit pathologischer Glukosetoleranz, bei Altersdiabetes, nach trunkaler Vagotomie, bei Niereninsuffizienz. Verminderte Antwort auf GIP bei Zöliakie und chronischer Pankreatitis
Somatostatin	Neuronen des Hypothalamus (s. oben) und des Gastrointestinaltrakts. D-Zellen der Pankreasinseln	Polypeptid aus 14 Aminosäuren	Hemmung zahlreicher endo- und exokriner Drüsenfunktionen	Hohe Konzentration in seltenen Inselzelltumoren des Pankreas (»Somatostatinome«)
Neurotensin	N-Zellen des Gastrointestinaltrakts? ZNS (besonders Hypothalamus)	Polypeptid aus 13 Aminosäuren	Senkt den Blutdruck, fördert die Gefäßpermeabilität, stimuliert die kontraktilen Funktionen des Darms und führt zu einem Anstieg der Blutplasmakonzentration von STH und Prolaktin	?
Substanz P (s. o.)	Plexus myentericus der Darmwand. Serotoninspeichernde Zellen des Dünn- und Dickdarms?	Polypeptid aus 11 Aminosäuren	Stimulation der glatten Muskulatur des Darms. Vasodilatation	Hoher Gehalt an Substanz P in gewissen enterochromaffinen Tumoren
Bombesin-artige Peptide	Gastrointestinaltrakt. Hypothalamus?	Polypeptide (wahrscheinlich aus 14 Aminosäuren)	Stimulation der sekretorischen Leistung exokriner Pankreaszellen?	?

Anmerkung:
Peptide, die offenbar sowohl in endokrinen Zellen des Gastrointestinaltraktes als auch in Neuronen (z. T. im ZNS) produziert werden:
Somatostatin, Endorphine, VIP, Neurotensin, Cholezystokinin, Substanz P.

- Die sog. *parathyreoprive Tetanie* war zu Beginn der Schilddrüsenchirurgie eine häufige Komplikation.
- Nach *chirurgischer Hypophysektomie,* die heute beispielsweise zum Zwecke der Schmerzlinderung bei metastasierendem Mammakarzinom durchgeführt wird, fallen die von den Hypophysenhormonen abhängigen peripheren Organe bzw. Strukturen einer Atrophie anheim. In solchen Fällen kommt man in der Regel nicht ohne eine Substitutionstherapie aus.
- Eine *bilaterale Adrenalektomie* beim Menschen würde ohne Substitutionstherapie zum Tode führen.
- Die *Kastration,* d. h. die bilaterale Entfernung der Gonaden, ist von einem weitgehenden Verlust der Sexualfunktionen gefolgt.

Traumatische Schädigung endokriner Organe

Die Probleme, die sich nach traumatischer Schädigung von Drüsen mit innerer Sekretion ergeben, sind ähnlicher Art wie die nach partieller oder totaler Entfernung dieser Organe (s. o.).

Traumen wirken entweder direkt schädigend (Zerreißung u. a.) oder ziehen Blutungen und/oder Zirkulationsstörungen nach sich.

Beispiele:

- *Zerreißung des Hypophysenstiels bei Schädelfraktur* mit nachfolgendem – meist nur vorübergehendem – Diabetes insipidus und einer oft bleibenden Insuffizienz des Hypophysenvorderlappens.
- *Traumatische Schädigungen des Hypothalamus,* z. B. bei Schädelfraktur, können verschiedene Formen einer hypothalamisch-hypophysären Störung zur Folge haben (S. 1386).
- Traumatisch bedingte, massive, beidseitige *Nebennierenblutungen* können eine Nebennierenrindeninsuffizienz bewirken.
- »Kastration« infolge *beidseitiger, schwerer Hodenschädigung.*

Strahlenschäden und Folgen anderer physikalischer Noxen

In der Regel zeigen Drüsen mit innerer Sekretion eine erhebliche Strahlenresistenz. Schwere Schäden endokriner Organe nach äußerer Bestrahlung sind daher nicht oft beobachtet worden. Eine Ausnahme macht die Anhäufung radioaktiven Jods in der Schilddrüse: diese Methode kann geradezu zur »radiotoxischen Ausschaltung« des Organs benützt werden. In den Gonaden weisen die endokrin aktiven Zellen ebenfalls eine erhebliche Radioresistenz auf, während die Keimzellen zu den radiosensiblen Elementen zählen. Die Spermiogenese wird – wie schon früher erwähnt wurde (S. 17) – auch durch eine zu hohe Temperatur geschädigt, wie dies etwa bei Kryptorchismus der Fall ist.

Beispiele:

- Parenchymschwund und weigehende *Vernarbung der Schilddrüse* nach Verabreichung hoher Dosen von *^{131}Jod (»radiogene Thyreoiditis«),* z. B. wegen Hyperthyreose.
- *Impotentia generandi* nach beidseitiger Hodenbestrahlung mit therapeutischen Dosen, bei erhaltener Potentia coeundi.

Durch Ischämie bzw. Hypoxie und/oder Blutungen bedingte Schäden endokriner Organe

Ischämische bzw. hypoxische Schäden endokriner Organe können u. a. durch *mechanischen Druck* (benachbarte Tumoren (s. u.) u. a.), eine durch *strukturelle Gefäßveränderungen* (Arteriosklerose, Thrombose u. a.) bedingte, örtliche Hypovaskularisation, *Blutungen* und – insbesondere im Fall des Hypophysenvorderlappen mit seinem portalen Blutgefäßsystem – einen starken *Abfall des arteriellen Blutdrucks* hervorgerufen werden. Einen relativen Sauerstoffmangel können auch jene Zustände hervorrufen, die z. B. mit einer *starken Vermehrung gefäßarmen interstitiellen Gewebes,* Ablagerungen von *Amyloid* oder einer Infiltration durch *malignes neoplastisches Gewebe* einhergehen. Damit sich hypoxische Schäden endokriner Organe im Sinne einer klinisch ins Gewicht fallenden Störung bemerkbar machen, müssen allerdings – je nach der betroffenen Struktur – erhebliche Anteile des Parenchyms zerstört bzw. inaktiviert sein.

Beispiele:

- Das *Sheehan-Syndrom* beruht auf einer meist anämischen Infarzierung (S. 510) des nur von »portalem« Blut versorgten Hypophysenvorderlappens anläßlich einer schwer hypotensiven Periode während der Geburt. Meistens handelt es sich um Fälle mit hochgradigem Blutverlust. Vereinzelt wurden ähnliche Schäden auch nach hypovolämischem Schock (S. 588), nach künstlicher Beatmung u. a. festgestellt. Als Folge stellt sich eine Insuffizienz des Hypophysenvorderlappens ein, die – je nach dem Ausmaß der Schädigung – nur ein Fehlen der Laktation und eine Amenorrhoe oder – nach Zerstörung von mehr als etwa 90% des endokrin aktiven Gewebes – weiterreichende Zeichen eines *»Panhypopituitarismus«* nach sich ziehen kann.

  Diese betreffen u. a. eine dünne, trockene, blasse Haut, allmählichen Ausfall der Axillarhaare und des seitlichen Teils der Augenbrauen, später auch der Schamhaare, Neigung zu Hypoglykämie, Müdigkeit, Adynamie, Antriebsschwäche, Verlangsamung und großes Schlafbedürfnis. Bei Stressituationen sind solche Patienten gefährdet, falls keine Substitutionstherapie betrieben wird; wichtig ist dabei vor allem der Ersatz von Kortisol.

- *Ischämische Schädigungen des Hypothalamus* infolge Arteriosklerose, Tumordruck, Hydrocephalus u. a. m., mit entsprechenden Ausfallserscheinungen (S. 378).
- *Hypophysenblutung* anläßlich der *Geburt,* mit anschließend auftretenden Zeichen einer endokrinen Insuffizienz, u. a. auch Minderwuchs.
- Beidseitige *Hodentorsion* mit anämischer oder hämorrhagischer Infarzierung des Gewebes und Ausfall der Sexualfunktionen.
- Als *Waterhouse-Friderichsen-Sydrom* bezeichnet man einen – in der Regel im Rahmen einer Meningokokken-Sepsis auftretenden – lebensbedrohlichen Zustand mit/bei bilateralen Nebennierenblutungen. In diesen Fällen ist es schwierig abzuschätzen, ob der infektiös-toxische Zustand oder eine akute Nebennierenrinden-Insuffizienz die Hauptgefahr darstellen.
- Wichtige Symptome einer sog. akuten *Addison-Krise* sind u. a. Verwirrtheitszustände, Fieber, Übelkeit, Erbrechen, Durchfälle und Bauchschmerzen, ferner Dehydratation, niedriger Blutdruck, herabgesetzte Natrium-, erhöhte Kalziumkonzentration im Serum, Eosinophilie, Vermehrung des Reststickstoffs im Serum sowie Verminderung der Harn- und Plasmakortikosteroid-Konzentration.

Sog. degenerative Veränderungen endokriner Organe

Abgesehen von der *»Altersatrophie«* (S. 2134), finden sich regressive Veränderungen endokriner Organe, mit mehr oder weniger deutlichen funktionellen Störungen, auch im Rahmen zahlreicher anderer Zustände bzw. Krankheiten. Bei *Marasmus* (bzw. *Kachexie* bei Tumorträgern) sind die Drüsen mit innerer Sekretion öfters mäßig atrophisch; dies gilt insbesondere für *schwere Hungerzustände. Stoffwechselstörungen,* wie Speicherkrankheiten, Hämochromatose, Amyloidose u. a., können auch mit einer Einbuße an endokrinen Funktionen verbunden sein.

Beispiele:
- Die bei älteren Leuten häufig anzutreffende *Fibrosierung des Hypophysenvorderlappens* beruht wahrscheinlich, wie man heute annimmt, eher auf regressiven Veränderungen und/oder venöser Stauung (S. 502), als auf einer Gewebenekrose.
- Vakuolisierung und Vermehrung insbesondere der azidophilen Zellen sowie Auftreten lipidhaltiger Zytosomen in β-Zellen des Hypophysenvorderlappens bei Gargoylismus (*Pfaundler-Hurler'sche Krankheit,* S. 965).
- *Bronce-Diabetes* bei *Hämochromatose* (S. 840).
- Sog. pluriglanduläre Insuffizienz bei schweren Fällen von *Amyloidose* mit Befall endokriner Organe.
- Hodenatrophie bei *Dystrophia myotonica* (S. 373).

Entzündliche Veränderungen, insbesondere auch sog. Autoimmunisierungsprozesse, als Ursache endokriner Störungen

Infektiös-entzündliche Prozesse (vgl. dazu S. 1243) führen in der Regel nur dann zu endokrinen Ausfällen, wenn dadurch eine Drüse mit innerer Sekretion weitgehend ausgeschaltet wird. Dies hängt einesteils von der Größe des Organs und anderen anatomischen Gegebenheiten, andernteils von der Natur des entzündlichen Vorganges ab. So können relativ kleine Organe, wie die Hypophyse, eher zerstört werden als größere. Umgekehrt ist es möglich, daß granulierende oder ausgedehnt nekrotisierende Entzündungen, wie beispielsweise granulomatöse Thyreoiditiden oder die käsige Tuberkulose der Nebennieren, weit um sich greifen. Das letztere ist insbesondere bei *organspezifischen* sog. *Autoimmunkrankheiten* (*Autoaggressionskrankheiten,* S. 1137) der Fall, bei denen sich die Immunreaktion gegen bestimmte, dem betreffenden endokrinen Organ innewohnende antigenische Strukturen richtet. Ein relativ diffuser Befall endokriner Organe ist auch von gewissen *Virusinfekten* bekannt.

Beispiele:
- *Hypothalamisch-hypophysäre Störungen* infolge entsprechend lokalisierter *Enzephalitis* oder *Meningitis (Basalmeningitis),* beispielsweise bei Tuberkulose oder Lues.
- *Nicht-eitrige Formen von Thyreoiditis (nicht-eitrige Thyreoiditis acuta s. subactua* (viral?), *Thyreoiditis granulomatosa* (»subacuta«) (de Quervain), *chronische »hypertrophische Strumitis« (»Eisenharte Struma« (Riedel), lymphozytäre Thyreoiditis,* in schweren Fällen sog. *»Struma lymphomatosa« (Hashimoto)* und *»Thyreoiditis atrophicans«* (möglicherweise ein Endzustand der Riedel'schen oder Hashimoto-Struma) sind eher mit *Hypothyreose* vergesellschaftet als eitrige Entzündungen (Staphylokokken-, Salmonellen-, Bruzellen-, Diplokokken-Infekte u. a.). Bei den nicht-eitrigen Typen von Thyreoiditis, vor allem bei der Hashimoto-Struma, sind *Autoimmunreaktionen* nachweisbar, z. B. Antikörper gegen Thyreoglobulin, Komponenten des Kolloids, die nicht mit Thyreoglobulin identisch sind, mikrosomale Bestandteile der Schilddrüsenepithelien sowie Zellkerne (S. 1165). Solche Befunde werden oft auch bei der Basedow'schen Krankheit erhoben, die ja auch durch lympho-plasmazelluläre Infiltrate im Interstitium der Schilddrüse gekennzeichnet ist. Offenbar bestehen hier pathogenetische, möglicherweise auch ätiologische Zusammenhänge. So wurde beobachtet, daß eine Basedow'sche Krankheit mit Hyperthyreose in eine Hashimoto-Struma mit Hypothyreose und schließlich in eine atrophische Thyreoiditis mit starker Fibrosierung des Organs umschlagen kann. Es sind auch Fälle von Hyperthyreose bei granulomatöser Thyreoiditis bekannt.
- Früher war eine – auf hämatologischem Weg zustandegekommene – *bilaterale käsige Tuberkulose der Nebennieren* die Hauptursache der *chronischen Nebenniereninsuffizienz.* Heute liegt dieser, als *Addison'sche Krankheit* bekannten Endokrinopathie häufiger eine *chronische lymphozytäre und atrophisierende Adrenalitis (»idiopathische Adrenalitis«, »essentielle Nebennierenatrophie«)* zugrunde, die wahrscheinlich auch mit Autoimmunvorgängen zu tun hat.
- Zu den wichtigsten Symptomen der *Addison'schen Krankheit* gehören allgemeine Schwäche und Müdigkeit (Asthenie), Gewichtsverlust, Hyperpigmentation (vor allem an Druckstellen, in Narben, im Mamillenbereich, an den Schleimhäuten und im Bereich von Epheliden (Sommersprossen)), arterielle Hypertonie, Appetitlosigkeit, Übelkeit, Erbrechen, Hypoglykämie, Bauchschmerzen, teilweiser Verlust der Sexualfunktionen und vermehrter Natriumverlust durch den Urin. Mitunter ist im Blut die Zahl der Lymphozyten und der eosinophilen Granulozyten erhöht.

  Die lymphoretikulären Organe zeigen bei Addison'scher Krankheit einen ungewöhnlich großen Bestand an Lymphozyten und Keimzentren. Manchmal finden sich lymphozytäre Infiltrate und Atrophie auch in anderen endokrinen Organen, z. B. in der Schilddrüse.
- Eine klassische organspezifische Autoimmunerkrankung ist die *Orchitis granulomatosa,* bei der die Tubuli allmählich durch epitheloidzelliges Granulationsgewebe ersetzt werden und vernarben. Auch hier finden sich dichte Infiltrate von Lymphozyten und Plasmazellen sowie Antikörper, die gegen samenbildende Zellen und Spermatozoen-Antigene gerichtet sind.

88.7. Tumoren als Ursache von Endokrinopathien

Tumoren im Berich endokriner Organe bzw. Strukturen können, je nachdem, ob sie selbst *hormonal aktiv sind oder nicht* bzw. *durch Kompression und/oder Infiltration das normale Gewebe mit innerer Sekretion schädigen,* entweder endokrine Überfunktions- oder Unterfunktionssyndrome hervorrufen.

Beispiele:
- *Tumoren im hypothalamisch-hypophysären Gebiet* sind häufig *Adenome* (selten Karzinome), die vom *Hypophysen-Vorderlappengewebe* ausgingen. Gut bekannt ist das *azidophile (eosinophile) Adenom* des Hypophysenvorderlappens, das bei Kindern zu Riesenwuchs und bei Erwachsenen zu Akromegalie (S. 319) führt. Vereinzelt kommen auch azidophile Adenome vor, die nicht STH, sondern Prolaktin bilden. Die häufigeren *chromophoben Adenome* scheinen z. T. keine endokrine Aktivität zu entfalten; es ist aber daran zu erinnern, daß besonders stark endokrin tätige Tumoren oft auch annähernd »chromophob« aussehen. Dies wurde u. a. für STH- und ACTH-produzierende Tumoren nachgewiesen. *Basophile Adenome* mit stark färbbaren Granula sind meistens wenig aktiv. Wie schon erwähnt wurde (S. 380), können sowohl der Hypothalamus als auch die Hypophyse durch *benachbarte Tumoren* in Mitleidenschaft gezogen werden, sei dies durch Kompression oder durch Infiltration. In diesem Zusammenhang sind *Kraniopha-*

ryngeome, Epidermoidzysten, ektopische Pinealome, Meningeome, Gliome und Karzinom- oder Lymphommetastasen zu erwähnen.

- *Strumaknoten* und *differenzierte Schilddrüsenkarzinome* (z. B. das *follikuläre Adenokarzinom (differenzierte »wuchernde Struma« (Langhans))* können endokrin aktiv sein. Eine Hyperthyreose kann u. a. auf einem sog. *toxischen Adenom* beruhen, dessen verstärkte endokrine Tätigkeit sich z. T. aus den histologischen Zeichen vermehrter inkretorischer Aktivität, z. T. aus der Atrophie des übrigen Schilddrüsengewebes ablesen läßt. Nicht selten zeigen hyperaktive Schilddrüsenknoten histologisch ein ähnliches Bild wie das Schilddrüsengewebe bei Basedow'scher Krankheit: solche Knoten nennt man auch *Struma nodosa basedowificata.* Andere Schilddrüsentumoren, wie die *papillären Karzinome,* die *großzelligen Adenome und Karzinome (Hürthle-Zellen-Karzinome)* sowie die *undifferenzierten Karzinome* und *Sarkome* zeigen in der Regel keine nennenswerte endokrine Aktivität (*»kalte Knoten«,* so genannt wegen der fehlenden Aufnahme radioaktiven Jods und der entsprechenden Aussparung im Szintigramm).
- *Medulläre Schilddrüsenkarzinome* bilden wahrscheinlich auch beim Menschen *Kalzitonin* in wechselnder Menge. Das in diesen Fällen typische APUD (*a*mine *p*recursor *u*ptake and *d*ecarboxylation)-Amyloid im Interstitium ist nicht mit dem bekannten Immunamyloid identisch; wahrscheinlich steht es mit der Bildung von Polypeptid-Hormonen in Beziehung. Färberisch kann man diese Tumorzellen aufgrund ihrer Metachromasie (Toluidinblau-Färbung) und Argyrophilie (Grimelius-Silbernitrat-Methode u. a.) erkennen.
- *Adenome der Glandulae parathyreoideae (Epithelkörperchen)* bilden sich oft auf der Grundlage einer vorbestehenden Hyperplasie. In der Regel handelt es sich um *Hauptzellenadenome,* die allerdings gemischt aufgebaut sein und auch oxyphile Zellen enthalten können. Rein *oxyphile (onkozytäre) Adenome* verhalten sich hormonal weitgehend inaktiv. *Karzinome* der Epithelkörperchen gleichen z. T. den follikulären Adenokarzinomen der Schilddrüse.
- *Nebennierenrindentumoren* sind bei Kindern nicht selten *Karzinome,* bei Erwachsenen in der Regel *Adenome;* diese treten links häufiger auf als rechts. Bilden solche Geschwülste Kortisol in großen Mengen, entwickelt sich ein sog. *Cushing-Syndrom;* dieses beruht allerdings häufiger auf anderen Ursachen (s. u.). Zu den charakteristischen *Symptomen und Zeichen* des Cushing-Syndroms gehören u. a. eine Stammfettsucht mit Ausbildung eines sog. Büffelnackens und von Striae rubrae, Hirsutismus, Akne, Neigung zu Hautblutungen, Osteoporose, Amenorrhoe bzw. Impotenz, arterielle Hypertonie, Glukosurie, vermehrte Ausscheidung von 17-OH-Kortikosteroiden, verminderte Konzentration von Kalium und Chlorid im Serum, Lymphozytopenie und geringe Zahl von eosinophilen Granulozyten im Blut. Häufig entwickeln die Patienten eine Psychose.
  Bei ungefähr 15% von Fällen mit spontanem, d. h. nicht durch Verabreichung von Kortikosteroiden hervorgerufenem Cushing-Syndrom findet sich ein Nebennierenrindentumor.
  Dem sog. *Conn-Syndrom (primärer Aldosteronismus)* liegt in der Regel (70%–80% der Fälle) ein Aldosteron-produzierendes Nebennierenrinden-Adenom, selten ein Karzinom zugrunde. Man kennt auch Formen mit bilateraler Nebennierenrindenhyperplasie (bis zu 20% der Fälle).
  Die hervorstechenden Symptome und Zeichen dieser Störung bestehen in arteriellem Hochdruck, Polyurie und Polydipsie, Neigung zu zu tetanischen Krämpfen und Muskelschwäche, Hypokaliämie und Hypernatriämie, Alkalose und Nierenfunktionsstörungen. Im Blutplasma ist die Reninkonzentration herabgesetzt. Die vermehrte Aldosteronausscheidung läßt sich im Urin nachweisen.
  Man kennt auch *Nebennieren-Adenome und -Karzinome mit virilisierendem* oder – selten – *feminisierendem Effekt.*
- Bei *Tumoren des Nebennierenmarkes* handelt es sich um *neuroendokrine Geschwülste.*
  Phäochromozytome entstehen meistens im Nebennierenmark, selten in den chromaffinen Ganglien.
  Neuroblastome treten in Form der ganz unreifen *Sympathikogoniome* oder der etwas mehr differenzierten *Sympathikoblastome* in Erscheinung; beide Varianten verhalten sich maligne. Endokrine Störungen sind in der Regel nicht auffällig, im Urin stellt man aber eine vermehrte Ausscheidung u. a. von Dopa und Dopamin, meist auch von 3-Methoxytyramin, Normetanephrin, Vanillinmandelsäure und 3-Methoxy-4-Hydroxyphenylglykol, oft auch von Homovanillinsäure und gelegentlich von 3-Methosytyrosin sowie von Vanillinmilchsäure fest. Die weitgehend differenzierten *Ganglioneurome* verhalten sich in der Regel inkretorisch inaktiv.
  In einzelnen Fällen werden allerdings Noradrenalin, Normetanephrin und Vanillinmandelsäure im Urin ausgeschieden.
- Von den relativ häufigen, bösartigen *Geschwülsten des Hodens* führen die *Chorionepitheliome* zu einer Ausscheidung von Choriongonadotropin im Urin. Solche Tumoren können entweder isoliert oder in Kombination mit anderen neoplastischen Typen (Seminom, Carcinoma embryonale, Teratoma embryonale) in Erscheinung treten. Die seltenen inkretorisch aktiven *Leydig-Zell-Tumoren* (»interstitial cell tumors«) werden häufiger rechts als links angetroffen. Bei Knaben stellt sich u. U. eine Pubertas praecox ein, bei Erwachsenen fällt die endokrine Störung in der Regel nicht auf.
  Die beim Menschen sehr seltenen, bei Tieren (z. B. bei Hunden) jedoch recht oft auftretenden Sertoli-Zell-Tumoren gehen z. T. mit Hyperöstrogenismus einher. Dies ist im Hinblick auf die endokrine Funktion dieser Zellen von Interesse.
- Zu den *Ovarialtumoren mit endokriner Aktivität* zählen u. a. ein Teil der *Granulosazell-Tumoren* bzw. *Granulosa-Thekazell-Tumoren,* die meistens eine Östrogenwirkung zeigen, ferner *Hiluszell-Tumoren,* die androgen wirken können, sowie sog. *Sertoli-Leydig-Zell-Tumoren,* die u. U. virilisierende Effekte haben und in einem Teil der Fälle auf Gonadotropine und ACTH anzusprechen scheinen. *Arrhenoblastome* produzieren in der Regel Androgene.
- Von den *Langerhans'schen Inseln des Pankreas* können verschiedene Tumortypen ausgehen. Am besten bekannt sind die *B-Zellen-Adenome (»Insulinome«),* die alle Zeichen einer vermehrten Insulinwirkung erzeugen (vgl. dazu S. 957); insbesondere kann es zu gefährlichen hypoglykämischen Krisen kommen. Färberisch lassen sich diese Tumoren in einem Teil der Fälle am Vorhandensein Aldehydfuchsin-positiver Granula erkennen. *A-Zellen-Adenome (»Glukagonome«)* sind erst seit jüngerer Zeit bekannt; wahrscheinlich handelt es sich dabei um A_2-Zellen, die sich z. T. durch Versilberung nachweisen lassen (z. B. Methode nach Hamperl-Bodian zur Erkennung argentaffiner Strukturen). Inselzelltumoren, die mit Geschwüren im Magen-Duodenalbereich einhergehen (*Zollinger-Ellison-Syndrom* bei sog. ulzerogenen Inselzelltumoren), wurden früher als D-Zell-Adenome, neuerdings aber als A_1-Tumoren angesprochen. Histologisch verhalten sich die Tumorzellen z. T. wie D-Zellen, d. h. sie enthalten keine leicht färbbaren Granula. Sie bilden häufiger als A- oder B-Zellen-Tumoren glanduläre Strukturen, die den Eindruck von Rosetten erwecken und produzieren Gastrin oder eine Gastrin-ähnliche Substanz. Neben gutartigen Inseltumoren kennt man auch Karzinome, deren histologisches Bild oft nicht gut mit ihrem Verhalten korreliert. Die Herkunft der Diarrhoe-bewirkenden Inselzelltumoren ist oft nicht geklärt (S. 408).
- Man kennt noch *mehrere weitere Tumortypen mit endokriner Aktivität,* z. B. Renin-bildende, klarzellige Nierenkarzinome, virilisierende Hepatoblastome, u. a. m. Auf die sog. *paraneoplastischen Syndrome* wurde schon hingewiesen (S. 240).
- Bei der *Hand-Schüller-Christian'schen Krankheit* (S. 991) wird

unter anderem häufig der Hypothalamus-Hypophysenhinterlappenbereich betroffen, so daß ein mehr oder weniger ausgeprägter *Diabetes insipidus* zustandekommen kann.

88.8. Hormontransportstörungen

Die wenig wasserlöslichen Steroidhormone und Schilddrüsenhormone sind im zirkulierenden Blut größtenteils an Trägerproteine gebunden; die ungebundene, für die endokrine Wirkung ausschlaggebende Fraktion macht in der Regel nur einen kleinen Bruchteil der gesamten Hormonmenge im Blut aus. Diese freien Hormone im Blutplasma stehen einerseits mit den an Trägerproteine gebundenen, andererseits mit den an Gewebe fixierten Hormonen derselben Art im Gleichgewicht. Werden aus der entsprechenden endokrinen Drüse vermehrt freie Hormone in die Blutbahn abgegeben, verschiebt sich das Gleichgewicht zugunsten einer vermehrten Bindung an die Zellen der Erfolgsorgane. Bei erhöhter Konzentration von Trägereiweißen vermindert sich zunächst der Anteil der freien Hormonfraktion; dies führt aber über eine negative Rückkoppelung auch zu einer gesteigerten Hormonsekretion. Das Umgekehrte gilt für eine Verminderung der Konzentration der Trägerproteine. Aus diesen Gründen zeigen Individuen mit abnormer Konzentration von Trägerproteinen oft kein endokrines Über- oder Unterfunktionssydrom.
Thyroxin (T_4) bindet sich fest an das sog. *Thyroxin-bindende Globulin* (TBG), weniger avid an *Thyroxin-bindendes Präalbumin* (TBPA) und nur ganz lose an Albumin. Vom gesamten Serum-Thyroxin befinden sich nur etwa 0,06% in der freien, aktiven Form. Physiologischerweise wird die Bindungskapazität von TBG für Thyroxin nur zu ungefähr einem Drittel ausgenutzt. *Trijodothyronin* (T_3) wird von TBG und TBPA weniger fest gebunden als T_4 und verbindet sich daher rascher bzw. leichter mit den Rezeptoren der Erfolgsorgane. Bei Fehlen der Trägerproteine zeigen T_4 und T_3 fast identische Wirkung.
Kortisol wird im Blut vor allem an *»Kortikosteroid-bindendes Globulin« (CBG, Transkortin)* gebunden; daneben kommt es zu einer lockeren Verbindung mit Albumin, das etwa einen Drittel des Serum-Kortisols transportiert. *Aldosteron* zeigt eine gerine Avidität für CBG und bindet sich mehr an Albumin. *Progesteron* weist eine hohe Avidität für CBG auf. Etwa 20% des *Serum-Testosterons* ist an ein mehr oder weniger spezifisches β-Globulin gebunden, das eine hohe Affinität für dieses Hormon, jedoch eine geringe Bindungskapazität besitzt; mehrheitlich wird Testosteron locker an Albumin gebunden transportiert. Etwa 10% des Hormons befindet sich in freier Form.

Wie oben erwähnt wurde, macht sich eine *Veränderung in der Konzentration von Trägerproteinen meistens nicht im Sinne einer endokrinen Störung bemerkbar.* Allerdings reichen unsere Kenntnisse zur Zeit noch nicht aus, um über diese Frage ein abschließendes Urteil bilden zu können.

Beispiele:
- Man kennt Fälle mit familiärer *Vermehrung, Verminderung* oder sogar einem *Fehlen von TBG,* ohne daß eine Hypothyreose nachzuweisen wäre. Der Grund hierfür liegt wahrscheinlich darin, daß im Blut genügend freies, ungebundenes Thyroxin bzw. T_3 vorliegt.
- Krankheiten mit *massivem Eiweißverlust (nephrotisches Syndrom* (S. 776), *Enterocolitis regionalis* (S. 684 u. a.) gehen oft mit einer erheblichen Verminderung der Konzentration von Trägerproteinen einher, ohne daß nennenswerte endokrine Störungen auftreten. Allerdings sind Fälle bekannt, bei denen es infolge Proteinverlustes in den Darm zu einer verstärkten Pigmentation – ähnlich wie beim Morbus Addison – gekommen sein soll. Vielleicht machte sich hier eine auf Verminderung der Kortisol-Konzentration im Blut beruhende Enthemmung der ACTH- bzw. MSH-Produktion bemerkbar.
- Bei *Gravidität* und nach Einwirkung sog. *Ovulationshemmer* nimmt die CBG-Konzentration im Blut zu; trotzdem finden sich keine deutlichen endokrinen Überfunktionszeichen.
- Bei einzelnen Frauen mit *Hirsutismus* wurde eine ungewöhnlich *hohe Konzentration freien Testosterons* im Blut gefunden. Ob es sich hier um eine Störung der Funktion der Trägereiweiße handelt, steht noch nicht fest.

88.9. Störungen der Hormonwirkung bzw. der Ansprechbarkeit der Erfolgsorgane

Die meisten *endokrinen Unterfunktionssyndrome* beruhen auf einer verminderten Produktion von Hormonen. Man kennt aber auch Zustände mit Bildung einer normalen Hormonmenge, bei denen die *Hormonwirkung teilweise oder gänzlich ausbleibt.* Die diesen Störungen zugrunde liegenden Mechanismen sind nur lükkenhaft bekannt. In einigen Fällen konnte wahrscheinlich gemacht werden, daß es sich um eine *fehlende Aktivierung eines Prohormons* im Bereich der Erfolgsorgane bzw. -zellen handeln dürfte. Auch *Defekte von Trägersubstanzen,* die den *intrazellulären Transport von Steroidhormonen* besorgen, werden als Ursache einzelner endokriner Störungen in Erwägung gezogen (s. u.). Schließlich wurde festgestellt, daß das *Fehlen oder Defekte von Hormonrezeptoren* für eine endokrine Unterfunktion verantwortlich sein können. In diesem Zusammenhang ist die Tatsache von Interesse, daß gewisse endokrin bedingte Kennzeichen, wie die sekundäre Körperbehaarung, bei menschlichen Rassen ganz verschieden ausgeprägt sein können, obschon die Testosteron-Konzentration im Blut geringe Differenzen zeigt. Es scheint somit, daß die Ansprechbarkeit der Effektororgane bzw. -zellen auf Hormone genetisch bedingten Variationen unterworfen ist. Gesteigerte oder verminderte Hormonwirkungen können auch darauf beruhen, daß die *Erfolgsstrukturen durch andere Hormone oder Medikamente* hinsichtlich der Intensität der Reaktion *»sensibilisiert«* oder *»desensibilisiert«* werden. Verschiedene Beobachtungen sprechen ferner dafür, daß bestimmte endokrine Unterfunktionen, die sich mit zunehmendem *Alter* bemerkbar machen, auf einer verminderten Ansprechbarkeit der Erfolgsorgane bzw. -zellen beruhen, möglicherweise infolge eines Verlusts entsprechender Rezeptoren.

Beispiele:
- Geringe *sekundäre Körperbehaarung* bei Indianern und ostasiatischen Völkern.
- *Testikuläre Feminisierung* (S. 299), bei der trotz normaler Testosteronproduktion ein weiblicher Phänotyp vorliegt. Die Gründe für das fehlende Ansprechen der Erfolgsorgane sind noch nicht restlos geklärt. Man nimmt an, daß Testosteron im Bereich der Rezeptoren der Effektorstrukturen in Dihydrotestosteron umgewandelt wird, das dann an eine intrazelluläre Trägersubstanz gebunden in den Kern gelangt. Es besteht die Möglichkeit, daß bei der testikulären Feminisierung diese Trägersubstanz fehlt oder defekt ist.
- Die *Pygmäen* in Afrika weisen eine normale Konzentration von Wachstumshormon im Blut auf, scheinen aber – möglicherweise wegen eines Rezeptorendefektes – nicht oder kaum darauf anzusprechen.
- Bei den sog. *Laron-Zwergen* (S. 317) fehlt es an der Bildung von Somatomedin (»sulfation factor«), trotz Vorhandensein von Wachstumshormon im Blutplasma in normaler Konzentration.
- Bei gewissen Formen von *Diabetes insipidus renalis* scheinen distale Nierentubulusabschnitte in vermindertem Maß auf antidiuretisches Hormon anzusprechen.

- Beim *Pseudo-Hypoparathyreoidismus* spricht der Knochen – vermutlich wiederum wegen eines Rezeptorendefektes – nicht auf Parathyreoideahormon an.
- *Glukokortikosteroide* scheinen u. a. die Wirkung von STH auf die Skelettmuskulatur herabzusetzen und Arteriolen gegenüber Noradrenalin empfindlicher zu machen.
- *Östrogene* verstärken offenbar die Noradrenalinwirkung auf die glatte Muskulatur des Uterus.
- *Prolaktin* begünstigt wahrscheinlich die Anhäufung von Androgenen an den Effektorzellen.
- Trotz Vorhandenseins an sich ausreichender Mengen gonadotroper Hypophysenhormone zeigt das *Ovarium* in der Postmenopause eine fortschreitend verminderte endokrine Funktion. Es bestehen allerdings tierexperimentelle Hinweise darauf, daß die Alterung der Ovarien nicht irreversibel zu sein braucht: überpflanzt man nämlich Ovarien alter Tiere auf junge, zeigen sie wieder eine annähernd normale Funktion. Es scheint, daß für das Zustandekommen dieses Effektes (»Jungerhaltung«) das Zentralnervensystem, insbesondere die dopaminergen Neurone, erhebliche Bedeutung hat.

88.10. Störungen des Katabolismus und der Ausscheidung von Hormonen

Ein pathologisch verminderter oder verstärkter Abbau von Hormonen kann mit ein Grund endokriner Über- und Unterfunktions-Syndrome sein. Man kennt verschiedene Ursachen eines solchen Mechanismus. Zunächst sind *Erkrankungen derjenigen Organe zu nennen, in denen der Katabolismus von Hormonen normalerweise vor sich geht,* d. h. in erster Linie der Leber, teilweise auch der Niere und anderer Organe. In diesen Fällen ist aber nur dann eine Endokrinopathie zu erwarten, wenn der über das Hypothalamus-Hypophysensystem führende Rückkoppelungsmechanismus nicht in der Lage ist, die Konzentration der für die Wirkung maßgebenden freien Hormone oder deren – z. T. noch endokrin aktiven – Abkömmlinge im Blut im physiologischen Bereich zu halten. Ein beschleunigter oder verlangsamter Abbau von Hormonen kann auch durch *Einwirkung von Medikamenten oder anderen Substanzen, insbesondere Hormonen,* bedingt sein. Eine *vermehrte Ausscheidung von Hormonen,* wie sie beispielsweise bei renalem oder andersartigem Eiweißverlust beobachtet wird, führt in der Regel nicht zu nennenswerten Störungen der endokrinen Funktionen, da die an Proteine gebundenen Hormone den Rückkoppelungsmechanismus nicht zu beeinflussen brauchen; entscheidend für den letzteren ist die Konzentration freier Hormone im Blut.

Beispiele:

- Eine *Gynäkomastie,* d. h. eine gutartige, meist bilaterale Vergrößerung des Drüsenkörpers der männlichen Brust, wird u. a. bei Lebererkrankungen, wie der *Leberzirrhose,* beobachtet. Es wäre naheliegend anzunehmen, die verstärkte biologische Wirkung von Östrogenen in solchen Fällen beruhe auf einer Störung im Abbau dieser Hormone in der Leber. Es gibt aber noch andere mögliche Erklärungen. Das histologische Bild der vergrößerten Mamma gibt einen Hinweis auf die Natur der Störung, indem eine Vermehrung des interstitiellen Bindegewebes vor allem auf eine gesteigerte Produktion und/oder Wirkung hypophysärer Gonadotropine, eine Hyperplasie der Ausführungsgänge dagegen auf einen eigentlichen Hyperöstrogenismus hinweisen (z. B. nach *Östrogentherapie* wegen Prostatakarzinom). Bei der mit Leberzirrhose verbundenen Gynäkomastie findet sich reichlich kollagenes Zwischengewebe, so daß die Veränderung wenigstens teilweise durch einen – infolge Hodenatrophie – entstandenen hypergonadotropen (primären) Hypogonadismus verursacht sein könnte (vgl. dazu Gynäkomastie beim Klinefelter-Syndrom, S. 303).
- Bei *Hyperthyreose* besteht ein *beschleunigter,* bei *Hypothyreose* ein verlangsamter Abbau der *Steroidhormone.* Dies äußert sich indessen meistens nicht in einer entsprechenden, zusätzlichen endokrinen Störung, da der Rückkoppelungsmechanismus korrigierend eingreift. Die Konzentration beispielsweise des freien Kortisols im Blut ist sowohl bei Hyper- wie bei Hypothyreose oft im Bereich der Norm.

88.11. Störungen der neuroendokrinen und endokrinen Reglermechanismen

Aus dem bisher gesagten geht u. a. hervor, daß jede endokrine Störung, gleichgültig, welcher Genese, über die erwähnten Rückkoppelungsmechanismen zu einer Umstellung der Hormonproduktion und/oder -wirkung Anlaß geben kann. Dies gilt auch für die exogene Zufuhr endokrin aktiver Substanzen. In diesen Fällen haben wir es aber nicht mit einer eigentlichen Störung, sondern mit einer Inanspruchnahme der Reglermechanismen zu tun. Es gibt auch physiologische Schwankungen in der Ansprechbarkeit des hypothalamisch-hypophysären Systems auf bestimmte Konzentrationen von Hormonen peripherer endokriner Drüsen im Blut. Man kennt indessen Endokrinopathien, die durch einen *»falsch eingestellten« Regler* bedingt sind.

Beispiele:

- *Keimdrüsenhormone* üben im wesentlichen eine negative Feed-back-Wirkung auf zentralnervöse Zentren, insbesondere den Hypothalamus und den Hypophysenvorderlappen, aus. Allerdings stimulieren geringe Östrogenmengen die Freisetzung von LH, und Testosteron sowie Dihydrotestosteron bewirken über den Hypothalamus eine leichte Stimulation der FSH-Produktion. Eine Kombination von Östrogen und Progesteron hemmt die Freisetzung von LH und FSH. Zur Zeit der maximalen Östrogenkonzentration im Plasma unmittelbar vor der durch LH induzierten Ovulation kommt es bei Tieren (Ratten, Affen) wie bei Frauen zu einer gesteigerten Ansprechbarkeit der Hypophyse auf LH-RH/FSH-RH. Dagegen setzen die hohen Östrogen-Progesteron-Spiegel im Blut nach der Ovulation die Reaktionsfähigkeit der Hypophyse auf LH-RH/FSH-RH herab. Die zuletzt erwähnte, *physiologische Veränderung der Empfindlichkeit des Reglermechanismus* macht man sich beispielsweise zu kontrazeptiven Zwecken im Sinne der *Ovulationshemmung* zunutze. Dabei blockieren in geeigneter Dosis oral zugeführte Gestagene, deren Wirkung durch Beigabe kleiner Mengen von Östrogenen noch potenziert wird, über nervöse Zentren und den Hypothalamus den normalerweise in der Zyklusmitte erfolgenden Anstieg der LH-Freisetzung. Damit bleibt die Ovulation aus.
- Das sog. *dienzephale Syndrom* bei Kindern, das sich durch Gewichtsverlust, motorische Unruhe, nystagmoide Augenbewegungen und eine im allgemeinen heitere Gemütslage auszeichnet, beruht wahrscheinlich auf einer Störung im Reglerkreis, der den Hypothalamus, den Hypophysenvorderlappen und die Nebennierenrinde umfaßt.

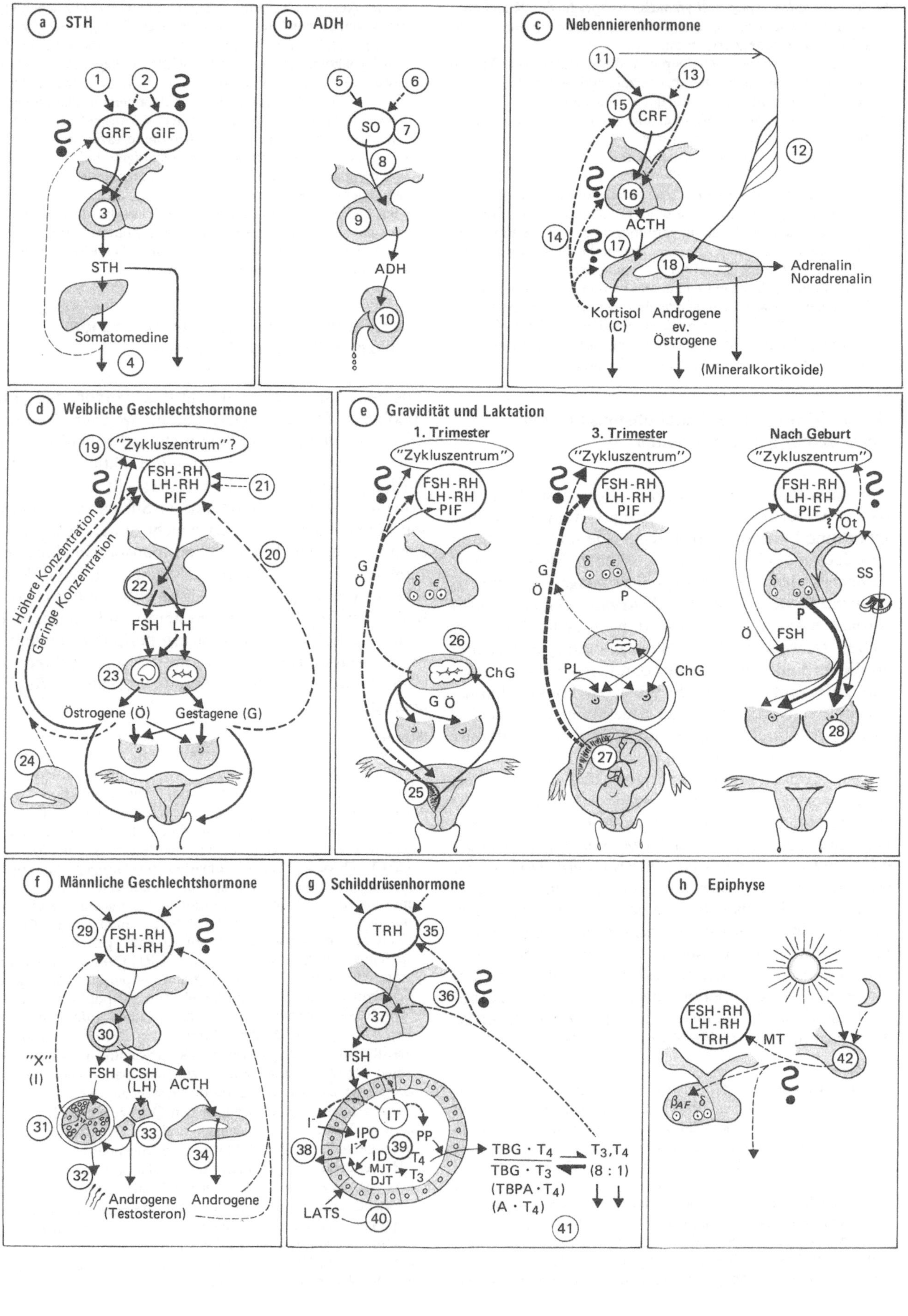
a STH
GRF
GIF
STH
Somatomedine
b ADH
SO
ADH
c Nebennierenhormone
CRF
ACTH
Adrenalin
Noradrenalin
Kortisol
(C)
Androgene
ev.
Östrogene
(Mineralkortikoide)
d Weibliche Geschlechtshormone
"Zykluszentrum"?
FSH-RH
LH-RH
PIF
Höhere Konzentration
Geringe Konzentration
FSH
LH
Östrogene (Ö)
Gestagene (G)
e Gravidität und Laktation
1. Trimester
3. Trimester
Nach Geburt
"Zykluszentrum"
FSH-RH
LH-RH
PIF
G
Ö
ChG
P
PL
Ot
SS
FSH
f Männliche Geschlechtshormone
FSH-RH
LH-RH
"X"
(I)
FSH
ICSH
(LH)
ACTH
Androgene
(Testosteron)
Androgene
g Schilddrüsenhormone
TRH
TSH
IT
IPO
PP
ID
MJT
DJT
LATS
TBG · T4
TBG · T3
(TBPA · T4)
(A · T4)
T3, T4
(8 : 1)
h Epiphyse
FSH-RH
LH-RH
TRH
MT

Abb. 97a–h. *Übersicht über einige endokrine Regulationsstörungen.* In dieser Skizze sind metabolische Wege und stimulierende Einflüsse mit durchgezogenen, hemmende Wirkungen mit gestrichelten Pfeilen dargestellt (Abkürzungen: s. auch Abb. 95 und 96). **a** Die *Freisetzung von GRF* und damit meist auch die Produktion bzw. Abgabe von *STH* sowie die Bildung von *Somatomedinen* (4), wird u. a. durch Hypoglykämie, körperliche Anstrengung sowie Arginin gefördert (1) und durch Hyperglykämie gehemmt (2), es sei denn, hypothalamische und/oder hypophysäre Veränderungen hätten eine paradoxe Reaktion zur Folge. Über die Steuerung der Abgabe von *GIF* (hypothalamisches *Somatostatin*) ist noch wenig bekannt, ebenso über die Somatostatin-Freisetzung im Pankreas. *Eosinophile (α, α_1-) Adenome* des Hypophysenvorderlappens (3) bewirken bei Kindern in der Regel einen sog. *hypophysären Riesenwuchs,* bei Erwachsenen eine *Akromegalie.* **b** Hauptstimulator der ADH-produzierenden Zellen im Nucleus supraopticus (SO) ist eine Hyperosmolalität des Blutplasmas; fördernd wirken ferner eine Hypovolämie, Nikotin u. a. (5), während Hyposmolalität des Blutplasmas, Hypervolämie, Emotionen u. a. einen hemmenden Effekt haben (6). Bei gewissen Störungen, wie dem Hypothyreoidismus, ist der »set-point« dieser neuroendokrinen Elemente z. T. abnorm erniedrigt. Läsionen im Bereich des Nucleus supraopticus (SO, 7) und/oder des Hypophysenhinterlappens (8) bewirken in der Regel einen Diabetes insipidus; der letztere wird bei Einbezug des Hypophysenvorderlappens (9) und entsprechend verminderter ACTH- und Kortisolproduktion teilweise kompensiert. Bei verschiedenen Krankheiten sprechen die Nierentubuli nicht normal auf ADH an (10, sog. *renaler Diabetes insipidus,* S. 782). **c** Bei *Streß-Zuständen* (11) werden sowohl das sympathische Nervensystem (12) und das Nebennierenmark (18) als auch – etwas später – die ACTH- und Kortisolproduktion (15–17) aktiviert. Die negative Rückkoppelungswirkung von Kortisol auf die CRF-Freisetzung (14) kann durch exogene Zufuhr von Glukokortikosteroiden simuliert bzw. künstlich verstärkt werden (s. Dexamethason-Suppressionstest, Abb. 96). Beim *sog. hypothalamisch-hypophysären Cushing-Syndrom mit bilateraler Nebennierenrindenhyperplasie* scheint die Reizschwelle (»set-point«) der CRF-bildenden Zellen für Kortisol heraufgesetzt zu sein (15), vielleicht auch die der ACTH-produzierenden *β*-Zellen des Hypophysenvorderlappens (16). Cushing-Syndrome beruhen ferner nicht selten auf *Kortisol-bildenden Nebennierenrindengeschwülsten* (Adenome oder Karzinome, 17) oder auf einer *langdauernden Behandlung mit höheren Dosen von Glukokortikosteroiden.* Dem *Conn-Syndrom* liegt in der Regel ein Aldosteron-produzierendes Nebennierenrindenadenom zugrunde. Bei primärer *Nebenniereninsuffizienz* (17 und 18, s. *Morbus Addison,* S. 394) kommt es zu verstärkter ACTH (und MSH?)-Freisetzung infolge Wegfalls des physiologischen negativen »feed back«-Effekts von Kortisol auf Hypothalamus und Hypophysenvorderlappen. **d** Eine *verspätete Menarche* hängt vermutlich u. a. mit einem verzögerten »Erwachen« des hypothetischen »Zykluszentrums« im Hypothalamus (19) zusammen. »Funktioniert das letztere nicht« (z. B. nach frühontogenetischer Androgeneinwirkung), und werden Gonadotropine – anstatt periodisch – dauernd ausgeschieden, scheint das Ovar mehr und mehr Androgene zu bilden und eine progressive Oberflächenfibrose zu erfahren (s. *Stein-Leventhal-Syndrom,* S. 404). Durch sog. *Ovulationshemmer* (Gestagene und Östrogene) läßt sich die zyklische Freisetzung von Gonadotropinen, damit u. a. auch der sog. »LH-urge« vor dem Follikelsprung, weitgehend unterdrücken (20, 21). *Hypothalamische Läsionen* (19, 21) und/oder eine weitgehende *Zerstörung des Hypophysenvorderlappens* (22, s. *Sheehan-Syndrom* bei der Frau, S. 393) bewirken u. a. einen *Hypopituitarismus,* der sich am ehesten in gestörten Sexualfunktionen äußert. Das *Ovarium* (23) kann eine *primäre* (z. B. Turner-Syndrom, S. 303, Altersinvolution u. a.) oder *sekundäre* (s. o.) *Unterfunktion* zeigen. Eine *ovarielle Überfunktion* findet sich z. B. *primär* bei *feminisierenden* und/oder *maskulinisierenden Geschwülsten* (Granulosazelltumoren bzw. Hiluszelltumoren, Arrhenoblastome u. a.). Eine *sekundäre ovarielle Überfunktion* beobachtet man u. a. bei der echten *Pubertas praecox,* bei *persistierenden Follikel- oder Corpus luteum-Zysten,* beim *Stein-Leventhal-Syndrom* (s. o.) oder bei *Polyluteinzystomen,* z. B. infolge Choriokarzinom. *Östrogen-bildende Nebennierenrindentumoren* mit hemmendem Effekt auf die Gonadotropinbildung sind selten (24). **e** Die Bedeutung einer *inadäquaten Produktion plazentaren Choriongonadotropins und/oder von Gestagenen und Östrogenen durch Ovarien und Plazenta* für das Zustandekommen von *Spontanaborten* ist noch nicht befriedigend geklärt (25, 26). Ähnliches gilt für die Pathogenese von *Frühgeburten* (27). Bei Entwicklung eines *Choriokarzinoms* (25) werden in steigendem Maß Choriongonadotropine gebildet. Die Freisetzung *pressorisch wirksamer Substanzen* aus der Plazenta (27) kommt an anderer Stelle zur Diskussion (s. *Eklampsie,* S. 306). *Störungen des Saugreflexes* stellen eine der Ursachen *ungenügender Laktation* dar (28). **f** Einen *hypogonadotropen (sekundären) Hypogonadismus* beobachtet man u. a. bei *Veränderungen im Hypothalamus* (29), bei kongenitalen Störungen, wie dem sog. *Laurence-Moon-Biedl-Syndrom,* bei *Panhypopituitarismus* verschiedener Genese (30), bei *isoliertem Gonadotropinmangel* und bei *isoliertem ICSH-Mangel* (sog. *»fertiler Eunuch«*). Ein *hypergonadotroper (primärer) Hypogonadismus* kann auf verschiedenen *Hodenveränderungen* (31) beruhen, z. B. solchen bei einem *Klinefelter-Syndrom,* einem *Reifenstein-Syndrom* (erblicher männlicher Pseudohermaphroditismus ohne nachgewiesene chromosomale Anomalie), einem *»männlichen Turner-Syndrom«* (meist XY, aber Phänotypus ähnlich wie beim XO-Turner-Syndrom), einem *»Sertoli-cell-only«-Syndrom* (germinale Aplasie), einer *Anorchie* und postpuberal *erworbenen Hodenschäden (Mumps-Orchitis, andere infektiöse Orchitiden, Orchitis granulomatosa* (S. 1173), *bilaterale Stieldrehung und Infarzierung, Neoplasien, Hitzeschäden,* Involution der Hoden nach *bilateraler Herniotomia inguinalis* u. a. m.). Zu erwähnen sind ferner die Hodenatrophie bei *Myotonia dystrophica (Steinert), Mukoviszidose* (S. 970) und im *Alter* (vor allem Rückbildung der Leydig'schen Zwischenzellen: sog. *»männliches Klimakterium«* bei Greisen) sowie die *chirurgische Kastration.* Ein männlicher *»Hypergonadismus«* mit gesteigerter Androgenproduktion kommt primär bei den seltenen *Leydigzell-Tumoren* (33) sowie *Androgen-bildenden Nebennierenrindengeschwülsten* (34) und *sekundär* bei Veränderungen im Hypothalamus vor. Eine sekundäre *Azoospermie* oder *Oligospermie* (32) kann eine bilaterale Schädigung der Hodenkanälchen mit starker Verminderung bzw. Sistieren der Spermiogenese oder ein beidseitiges Abflußhindernis als Ursache haben. **g** In Fällen von *Hypothyreoidismus* unterscheidet man zwischen *thyreopriven Formen* (39, z. B. *kongenitale Entwicklungsstörungen der Schilddrüse, idiopathische Varianten,* chirurgische subtotale *Thyreoidektomie, »Radiothyreoidektomie«* durch Radiojod, schwere *Thyreoiditiden* (S. 1165), *hypothyreote Struma (Jodmangel* (38), *biosynthetische Defekte* (39, s. Abb. 96), *medikamentös bis chemisch bedingte Schäden* (Iodide, Thyreostatika, Paraaminosalizylsäure, Phenylbutazon, Jodoantipyrin u. a.), *Struma lymphomatosa Hashimoto* (S. 1168, u. a.)) sowie *trophoprivem Hypothyreoidismus* bei hypothalamisch-hypophysären Veränderungen (35, 37). Primäre oder sekundäre Störungen von Struktur und/oder Funktion von T_4- und T_3-bindenden Proteinen im Blutplasma (41, 36) bewirken meistens keine erheblichen Symptome von Hypo- oder Hyperthyreoidismus. Eine *Hyperthyreose* kann ihren Grund u. a. in einem *Morbus Basedow* (40, u. a. Bildung von LATS, S. 1171) oder in einer sog. *Struma nodosa basedowificata* bzw. einem *toxischen Adenom* haben (39). **h** Abgesehen von den prognostisch ungünstigen *Pinealomen* und anderen Tumoren der Epiphyse weiß man über die Pathologie dieses Organs wenig Bescheid (42)

- Ein charakteristisches Beispiel für eine Störung des hypothalamisch-hypophysär-peripheren Rückkoppelungsmechanismus stellt das *hypothalamisch-hypophysäre Cushing-Syndrom mit bilateraler Hyperplasie der Nebennierenrinde* dar. Diese Endokrinopathie beruht offenbar auf einer fehlerhaften Einstellung (»set point«) des hypothalamischen Zentrums für das CRH, indem sich das erstere durch eine normale Konzentration freien Kortisols im Blut nicht hemmen läßt. Zur Hemmung der CRH-Produktion bedarf es einer mehrfachen Kortisol-Konzentration im Blut, d. h. der Reglermechanismus spielt noch, aber er tut dies auf einer wesentlich geringeren Empfindlichkeitsstufe.
- Manches spricht dafür, daß eine Störung der neuroendokrinen Regulation der Gonadotropin-Bildung, insbesondere auch ein abnorm funktionierendes hypothalamisches Zyklus-Zentrum, bei Frauen *Unregelmäßigkeiten oder ein Ausbleiben der Menstruationen* bedingen können. Eine konstante anstatt zyklische Gonadotropin-Freisetzung durch den Hypophysenvorderlappen hat u. a. zur Folge, daß das Ovarium fast wie ein Hoden zu funktionieren beginnt, mit vermehrter Sekretion von Dehydroepiandrosteron, teilweise auch von Testosteron; mit der Zeit entstehen in solchen Ovarien eine vor allem oberflächliche Fibrose und Follikelzysten (vgl. dazu *Stein-Leventhal-Syndrom,* S. 404).

Beispiele von Umstellung und Störungen der endokrinen Rückkoppelungsmechanismen finden sich in Abb. 97.

88.12. Mögliche Folgen einer Therapie mit Hormonen und anderen endokrin aktiven Substanzen

Bei *Substitutionstherapie* wegen Ausfalls oder Verminderung eines bestimmten Hormons oder bei Verabreichung endokrin aktiver Substanzen aus anderen Gründen kann es zu verschiedenen Störungen kommen. Ein *endokrines »Unterfunktionssyndrom«* gewissen Ausmaßes bleibt dann weiterbestehen, wenn kein voller Ersatz eines fehlenden Hormons erreicht wird. Dies kann seinen Grund in einer zu niedrigen Dosierung und/oder darin haben, daß synthetische endokrin aktive Substanzen z. T. nicht genau dieselbe Wirkung zeigen wie die entsprechenden natürlichen Hormone. Insbesondere bei Verwendung von Polypeptidhormonen tierischer Herkunft kommt es u. U. zur Auslösung einer Immunreaktion von Seiten des Wirtsorganismus, wonach vor allem *Antikörper-bedingte Veränderungen in der Hormonwirkung* eintreten. Synthetische »Hormone« können außerdem *toxische Nebenwirkungen* aufweisen. *Endokrine »Überfunktionssyndrome«* resultieren dann, wenn zu hoch dosiert wurde, und/oder wenn die verabreichte Substanz in Bezug auf den einen oder anderen Teileffekt wirksamer ist als das natürliche Hormon. Schließlich bleibt hervorzuheben, daß die Dauertherapie mit gewissen Hormonen oder deren Derivaten *neoplasiefördernd* sein kann. Über die – meist negativen – »Feed back-Mechanismen« bringt die exogene Zufuhr endokrin aktiver Substanzen eine wenigstens teilweise Inaktivierung derjenigen neuroendokrinen oder endokrinen Zellen mit sich, die normalerweise an der Bildung der betreffenden Hormone beteiligt sind. Diese Vorgänge zeichnen sich z. T. nicht durch eine strenge Hormonspezifität aus, da einzelne Zellarten mehr als einen Wirkstoff herstellen können. Beispielsweise führt die Zufuhr von reichlich Östrogenen beim Manne über die Drosselung der LH- und FSH-Produktion auch zu einer Verminderung der Testosteronbildung im Hoden.

Morphologisch finden sich *nach Verabreichung endokrin aktiver Substanzen* mehr oder weniger ausgeprägte *Zeichen von Inaktivität (Atrophie) in denjenigen Zellen, die physiologischerweise das entsprechende Hormon herstellen.* Je nach den Angriffsorten peripherer Hormone an übergeordneten Strukturen, wie dem Hypothalamus und dem Hypophysenvorderlappen, kann es auch in den letzteren zu einer Einschränkung der Zelleistungen kommen; diese lassen sich aber meistens nur durch besondere färberische bzw. histochemische Methoden zur Darstellung bringen.

Beispiele:
- Fortbestehen einer *Hypothyreose* nach totaler Thyreoidektomie – z. B. wegen einer bösartigen Geschwulst der Schilddrüse – und ungenügender Substitutionstherapie.
- Intrahepatisch bedingte *cholestatische Hepatose* u. a. nach Verabreichung von *Methyltestosteron, Noraethandrolon* u. a.
- Bildung von *Antikörpern gegen Rinderinsulin* bei Diabetikern, die länger als etwa zwei Monate behandelt worden waren. In vielen Fällen hat dies keine klinische Bedeutung; mitunter kommt es jedoch zu hohen Titern und zur Resistenz gegen Rinderinsulin.
- Erhöhte *Thrombosebereitschaft* mit z. B. anämischer Infarzierung von Hirnsubstanz, ferner proliferative Veränderungen u. a. am Zervixepithel des Uterus und an der Brustdrüse, z. T. verbunden mit vermehrter Sekretion, Haarausfall, cholestatischer Icterus, Peliosis hepatis (herdförmige Ausweitung der Sinusoiden und Parenchymuntergang), Bildung adenomähnlicher Parenchymknoten in der Leber, Erythema nodosum, Erythema multiforme, hämorrhagische Eruptionen an der Haut u. a. m. nach länger dauernder Einnahme von *Ovulationshemmern,* die in der Regel aus einem Gestagen- und einem kleinen Östrogenanteil bestehen.
- *Thyreotoxikose* mit u. a. verstärktem Proteinkatabolismus, Kreatinurie, erhöhtem Sauerstoffbedarf der Gewebe, Tachykardie, Tremor u. a. bei Überdosierung von Schilddrüsen-Hormonpräparaten.
- *Cushing-Syndrom* nach länger dauernder, hoch dosierter Therapie mit *Glukokortikosteroiden,* beispielsweise wegen einer Autoimmunkrankheit (S. 1137) oder einer unreifzelligen Leukämie.
- Ausbildung eines *Prostatakarzinoms* nach Dauertherapie mit Testosteron bzw. dessen Derivaten.
- Entstehung eines *Mammakarzinoms beim Manne* nach wiederholter hochdosierter Östrogengabe, insbesondere wegen Prostatakarzinom.
- *Atrophie der Nebennierenrinde* und Entstehung sog. *Crooke'scher Zellen* (S. 88) im Hypophysenvorderlappen nach Therapie mit höheren Dosen von Glukokortikosteroiden.

88.13. Hormonwirkungen auf die Psyche

Bei kombinierten psychischen und endokrinen Störungen kann – wie erwähnt wurde – die Ursache in den ersteren liegen. Erkrankungen von Drüsen mit innerer

Sekretion ziehen aber ihrerseits häufig auch psychische Veränderungen nach sich; dies gilt in besonderem Maße für Störungen der Hypophysen-, Schilddrüsen-, Nebennieren- und Gonadenfunktionen. Derartige *endokrine Psychosyndrome* zeichnen sich oft durch eine Verminderung der mnestischen Leistungen, eine Wesensveränderung sowie Symptome wie Apathie, Müdigkeit, Konzentrationsschwäche und depressive Verstimmung aus. Bei Hyperthyreose stehen Nervosität, die sich bis zu Erregungszuständen steigern kann, und Schlaflosigkeit im Vordergrund. Beim Cushing-Syndrom gut bekannt sind paranoide oder mutistische Verhaltensweisen.

88.14. Störungen der Sexualität, Libido, Potenz und Fertilität

Sexuelle Identität und ihre Abweichungen von der Norm

Abgesehen von den karyotypischen (genetischen), gonadalen, genitalen und äußeren Kriterien der *Geschlechtszugehörigkeit* (S. 297), hängt die *sexuelle Identität* auch wesentlich von psychischen Faktoren ab. Von besonderer Wichtigkeit in diesem Zusammenhang sind das Geschlecht, das einem Individuum bei der Auferziehung zugeschrieben wird (»sex of rearing«), und die sexuelle Rolle, die ein Mensch nach Erreichen der Geschlechtsreife spielt. Nur in einem Teil der Fälle von *Homosexualität* oder *Transsexualität* finden sich Hinweise auf hormonale Störungen. Die psychosexuelle Identität und das Verhalten scheinen schon in utero beeinflußt werden zu können; jedenfalls spricht beispielsweise manches dafür, daß eine vermehrte *Androgenwirkung* auf den Keimling – von Seiten der Mutter oder bei adrenogenitalem Syndrom – die Entwicklung männlicher Charakterzüge begünstigt. Die letzteren können auch postnatal durch Androgenwirkung hervorgehoben werden; naturgemäß zeigt sich dies am ehesten beim weiblichen Geschlecht, z. B. anhand der Schaffenskraft, des Intelligenzquotienten, der beruflichen Tätigkeit und der sexuellen Erregbarkeit durch visuelle Stimuli. Faßt man die bisherigen tierexperimentellen und humanmedizinischen Beobachtungen zusammen, gewinnt man den Eindruck, daß bei Fehlen von Androgenen im frühen Leben (beim Menschen in utero, bei Ratten bis mindestens 5 Tage nach Geburt) der Hypothalamus mehr oder weniger im weiblichen Sinne »eingestellt« wird; der An- oder Abwesenheit weiblicher Sexualhormone scheint in dieser Hinsicht geringe Bedeutung zuzukommen.

Bei zahlreichen, erst postnatal sich manifestierenden Endokrinopathien beobachtet man Veränderungen des sexuellen Verhaltens (s. u.), ohne daß sich die sexuelle Identität, d. h. das »sich als Mann oder als Frau Fühlen«, umstellt.

Störungen des sexuellen Verhaltens: Libidoverlust und Impotenz

Zu den wichtigsten Voraussetzungen eines physiologischen sexuellen Verhaltens gehört die *Libido,* d. h. das Bestehen eines Sexualinteresses und -antriebs, der zur *Paarung* bzw. *Kopulation* hinführt. Diese Vorgänge beruhen auf sehr komplexen zentralnervösen, neuroendokrinen und endokrinen Zusammenhängen. Bei Tieren und wenigstens in Frühphasen der geschlechtlichen Entwicklung des Menschen hängt die Libido von einer ausreichenden Konzentration freier Sexualhormone im Blut ab. Bei beiden Geschlechtern stehen in dieser Hinsicht die Androgene im Vordergrund, wenn auch – zumal bei der Frau – Östrogene mitwirken. Hierbei ist zu beachten, daß Progesteron den Östrogeneffekt fördert. Während beim Manne Libido und Potenz, d. h. Antrieb und Fähigkeit zur erfolgreichen Kopulation, im höheren Alter entsprechend der verminderten Testosteron-Produktion allmählich zurückgehen, stellt sich bei der Frau mit dem Eintreten der Menopause wohl eine Sterilität, jedoch kein unmittelbarer, erheblicher Libidoverlust ein. Vor allem beim weiblichen Geschlecht scheint es zu einem hohen Grad von sog. *Enzephalisation der Sexualfunktionen* zu kommen, womit eine weitgehende Unabhängigkeit derselben von endokrinen Gegebenheiten gemeint ist.

Definitionen: Unter *Impotentia coeundi beim Manne* versteht man die Unfähigkeit zur Erektion und/ oder Ejakulation. *Frigidität bei der Frau* heißt sexuelle Indifferenz; meistens ist sie verbunden mit einem Mangel an sexueller Erregbarkeit, die sich normalerweise u. a. in einer vermehrten Schleimabsonderung im Vaginalbereich (weibliches Korrelat zur Errektion bei männlichen Individuen) und in der Fähigkeit zum Orgasmus äußert.

Vorübergehende *Impotenz* des Mannes und *Frigidität* der Frau sind häufige Erscheinungen und brauchen nicht auf eine körperliche oder seelische Erkrankung hinzuweisen. Anders verhält es sich mit der *chronischen Impotenz oder Frigidität:* in diesen Fällen bestehen oft schwerwiegende *psychische Gründe,* wie Schuldgefühle, Angst vor dem Geschlechtsakt, Abneigung gegen den Partner, Minderwertigkeitsgefühle und verdeckte Homosexualität. Man schätzt, daß annähernd 90% der Fälle von andauernder Impotenz (oder Frigidität) auf solchen Faktoren beruhen, und nur etwa 10% durch *organische Leiden* bedingt sind. Zu den letzteren zählen u. a. chronischer Alkoholismus (ohne oder mit Leberzirrhose), Diabetes mellitus, Erkrankungen des Zentralnervensystems und urologische Abnormitäten oder Affektionen. Auch Medikamentenabusus kann ursächlich beteiligt sein. Sicherlich ist somit ein *primärer* oder *sekundärer Hypogonadismus* (s. u.) nur für die Minderzahl der Fälle von Impotenz oder Frigidität verantwortlich. Eine pathologisch gesteigerte und oft unkontrollierte sexuelle Betätigung (*Nymphomanie* bei der Frau, *Satyriasis* beim Manne) hat in der Regel keinen organischen bzw. endokrinologischen, sondern einen seelischen Beweggrund. Allerdings sind Fälle von Hypersexualität bei beidseitigen Läsionen im Bereich der Nuclei amygdalae beschrieben worden.

Fertilitätsstörungen

Ungefähr 15% aller Ehen bleiben kinderlos. Die Gründe hierfür liegen in etwa 40% der Fälle beim männlichen Partner, in ungefähr 50% bei der Frau. Für die restlichen 10% findet sich keine befriedigende Erklärung.

Hypogonadismus und Sterilität beim Manne

Definitionen: Unter *männlichem Hypogonadismus im weiteren Sinne* versteht man alle Formen von Unterfunktionen des Hodens. *Hypogonadismus im engeren Sinne* bezeichnet demgegenüber diejenigen Zustände, die durch einen Mangel an männlichen Geschlechtshormonen gekennzeichnet sind *(inkretorischer Hypogonadismus)*. Von *männlicher Sterilität* spricht man bei sämtlichen Störungen, die eine Befruchtung unmöglich machen, d. h. nicht nur bei denen, die auf einer Erkrankung der Samenkanälchen *(tubuläre oder exkretorische Hodeninsuffizienz)* beruhen.

Formen, Ätiologie und **Pathogenese.** Je nach der Gonadotropinausscheidung im Urin kann der männliche Hypogonadismus in *hypo-*, *hyper-* und *normogonadotrope Formen* unterteilt werden. Dieser klinisch-biochemischen Klassierung wird heute auch eine morphologische Einteilung zur Seite gestellt, bei der *prätestikuläre* (meist hypogonadotrope), *testikuläre* (meist hypergonadotrope) und *posttestikuläre* (meist normogonadotrope) Ursachen auseinandergehalten werden.
Die *prätestikulären Ursachen von Hypogonadismus* sind für ungefähr 10% aller Fälle männlicher Sterilität verantwortlich. Charakteristisch für alle diese krankhaften Zustände ist die Verminderung der Gonadotropinproduktion. Diese kann prä- oder postpuberal manifest werden und Bestandteil eines Hypopituitarismus sein oder selektiv die Bildung von FSH und/oder LH betreffen. Die möglichen Ursachen eines *Hypopituitarismus* wurden bereits erwähnt (S. 378).
Eine *selektive Herabsetzung der Gonadotropin-Bildung* wird teils im Rahmen *genetisch bedingter Defekte*, teils als Folge eines exogenen oder endogenen *Hyperoestrogenismus* bzw. *Hyperandrogenismus* beobachtet. Weitere prätestikuläre Ursachen eines Hypogonadismus umfassen u. a. das exogene oder endogene *Cushing-Syndrom* (S. 395), den *Hypothyreoidismus* (S. 384) und z. T. den *Diabetes mellitus*.

Morphologisch bietet der Hoden in solchen Fällen ein unterschiedliches Bild, je nachdem, ob die Störung prä- oder postpuberal einsetzte, ob es sich um eine leichte oder schwere Herabsetzung der Gonadotropinproduktion handelte, und ob sowohl FSH als auch LH oder nur eines der beiden vermindert gebildet wurde. Auch die Zeitdauer der Störung bis zur bioptischen Untersuchung spielt eine Rolle. Als Faustregel mag man sich merken, daß bei präpuberalem Ausfall beider Gonadotropine der Hoden kindlich bleibt, mit unreifen Sertoli-Zellen, weitgehend fehlender Spermiogenese und Inaktivität der Leydig'schen Zwischenzellen. Handelt es sich dagegen um eine postpuberale Störung, erfährt das Hodengewebe sekundär regressive Veränderungen. Die von FSH und z. T. von Androgenen abhängige Spermiogenese geht zurück, die Tunica propria verdickt sich, und schließlich finden sich in schweren Fällen anstelle der Hodenkanälchen nur noch hyalinisierte, kollagenreiche Stränge. Im Gegensatz zu den präpuberalen Formen von prätestikulärem Hypogonadismus enthalten die hyalinen Massen auch elastische Fasern, die ja im Verlauf der Pubertät gebildet werden. Besteht überdies ein schwerer LH-Mangel, fallen die Leydig'schen Zwischenzellen einer Atrophie anheim; teilweise weisen sie reichlich Lipochrom auf, jedoch fast keine Reinke'schen Kristalloide.

Beispiele von *prätestikulärem Hypogonadismus bzw. Sterilität:*

- *Hypopituitarismus*, z. B. bei Kindern wegen *Kraniopharyngeom* oder bei Erwachsenen wegen *chromophobem Hypophysenvorderlappen-Adenom*, mit prä- bzw. postpuberal manifest werdendem, hypogonadotropem Hypogonadismus.
- Sog. *hypogonadotroper Eunuchoidismus*, oft verbunden mit Mißbildungen, wie Hasenscharte und Asymmetrie des Gesichts, beruhend auf einem *genetisch bedingten Defekt der FSH- und LH-Bildung*.
- Sog. *fertile Eunuchen*, bei denen die *LH-Produktion stark vermindert*, die FSH-Sekretion jedoch annähernd normal ist, und deren Hoden eine z. T. ausgebildete Spermiogenese, jedoch keine Leydigzell-Differenzierung und -Aktivierung erkennen lassen.
- *Hyperoestrogenismus*, der beim Manne endogen z. B. bei *Östrogen-bildenden Nebennierenrindentumoren* oder *Leydigzell-Tumoren*, exogen u. a. aus therapeutischen Gründen *(Östrogentherapie bei Prostatakarzinom)* zustandekommen kann, führt über die Drosselung der Gonadotropinbildung zur Hodenatrophie.
- *Hyperandrogenismus*, z. B. bei verschiedenen Varianten des *adrenogenitalen Syndroms* (S. 382), bei *Androgen-bildenden Nebennierenrinden- oder Leydigzell-Tumoren* sowie bei *exzessiver Androgentherapie*, geht in der Regel auch mit einem progressiven Rückgang der Spermiogenese, einer Involution der Leydig'schen Zwischenzellen und z. T. einer schließlichen Sklerosierung des Hodens einher.
- Der Hypogonadismus bei Fällen von *Diabetes mellitus* darf nur beschränkt als prätestikulär bezeichnet werden. Wesentlich mitbeteiligt sind Hodenschäden infolge Arterio- und Arteriolosklerose. Überdies spielt die diabetische Neuropathie (S. 947) beim Zustandekommen einer Impotenz eines Teils dieser Patienten wahrscheinlich auch eine kausale Rolle.

Die *testikulären Ursachen* stehen bei der Infertilität des Mannes im Vordergrund (75% aller Fälle von männlicher Sterilität). Häufig handelt es sich dabei um einen sog. *Maturationsarrest*, z. B. auf der Stufe der primären Spermatozyten oder der Spermatiden, oder um eine *Hypospermatogenese*, d. h. eine zahlenmäßige Verminderung der Elemente aller Reifestufen der Spermiogenese. Diese beiden Veränderungen zusammen machen mehr als die Hälfte der testikulären Ursachen von Sterilität aus. Die Ätiologie ist des öftern unklar, doch mehren sich Hinweise auf schädliche Wirkungen einer *erhöhten Hodentemperatur* oder gewisser *Chemikalien*. Noch weniger weiß man über die Ursachen des sog. *»Sertoli-only«-Syndroms*, bei dem die Hodenkanälchen gut entwickelte Sertoli-Zellen, jedoch fast keine oder keine Spermiogenese erkennen lassen. Man dachte u. a. an ein fehlendes Einwandern von Keimzellen in den Hoden. *Strahlenschäden* können ähnliche Bilder hervorrufen, doch findet sich hier eine – beim klassischen »Sertoli-only-Bild« fehlende – Verdickung und teilweise Hyalinisierung der Tunica propria der Samenkanälchen. Beim *Klinefelter-Syndrom* (S. 303) und *anderen chromosomalen Anomalien* sind Störungen der Spermiogenese oder gar ein Fehlen derselben übliche Befunde. Beim *Kryptorchismus,* der nur bei Bilateralität zur Sterilität führen kann, stehen ursächlich ebenfalls Wärmeschäden des samenbildenden Epithels im Vordergrund. Die *Mumps-Orchitis* stellt vor allem bei Erwachsenen eine erhebliche Gefährdung der Fertilität dar. Schließlich sei an die *vaskulären Ursachen* von Hodenschäden erinnert (Infarzierung z. B. bei Hodentorsion, Arterio- und Arteriolosklerose). Erfahrungsgemäß ist die Fertilität beim Manne reduziert, wenn die Zahl der Spermien weniger als ungefähr 2×10^6/ml Ejakulat beträgt.

Beispiele *testikulärer Ursachen von Sterilität:*

- Fälle von *Maturationsarrest* der samenbildenden Zellen oder *Hypospermatogenese* wurden z. B. nach gewerblicher *Hitzeexposition* (Hochöfen, Backöfen u. a.) sowie nach *fiebrigen Krankheiten* (Malaria, Flecktyphus, Typhus abdominalis u. a.) beobachtet.
- Zu den *Chemikalien,* die die Spermatogenese schädigen können, zählen u. a. Petroleumprodukte, bleihaltige Dämpfe (z. B. Benzindämpfe) sowie verschiedene Medikamente, insbesondere zytostatische Mittel. Auch Insektizide können auf samenbildende Zellen einen toxischen Effekt ausüben.
- Es mehren sich Berichte über *chromosomale Anomalien* (Translokationen, z. B. 14/21, kleine »Markier«-Chromosomen u. a.) bei Hypospermatogenese. Ein ähnliches Bild findet sich auch bei Trisomie 21 (S. 303).

Posttestikuläre Ursachen finden sich in etwa 15% der Fälle von Sterilität beim Manne. Einesteils handelt es sich hier um *Abflußhindernisse,* wie *kongenitale Atresie* der Vasa deferentia und/oder der Nebenhodenkanälchen (z. B. bei Individuen mit Mukoviszidose, S. 970), Komplikationen von *Infektionen* (Gonorrhoe, bilaterale Tuberkulose, unspezifische bakterielle Entzündungen) und *Folgen chirurgischer Eingriffe.* Abgesehen von der zur willentlichen Sterilisierung empfohlenen bilateralen Teil-Vasektomie kommen auch akzidentelle Unterbrechungen der Samenleiter vor, z. B. im Rahmen einer inguinalen Hernioraphie. Andernteils kennt man Fälle von posttestikulär bedingter Sterilität ohne Abflußhindernis, bei denen die *Motilität der Spermien gestört* ist. Die Gründe hierfür können u. a. in – z. B. chemisch bzw. medikamentös verursachten – Schäden der Zellen, in biochemischen Veränderungen der Samenflüssigkeit und/oder in Reifungsstörungen der Spermien im Nebenhoden liegen. Von gewisser Bedeutung für die Motilität der Spermien scheinen u. a. der von der Tätigkeit der Samenblasen abhängige Fruktosegehalt und die Konzentration des von der Prostata stammenden Zinks zu sein; beide sind androgenabhängig, sodaß es sich z. T. um milde Formen von Hypoandrogenismus handeln könnte. Meistens zeigen jedoch Patienten mit posttestikulär bedingter Sterilität eine normale Ausscheidung von Gonadotropinen im Urin.

Sterilität und Infertilität bei der Frau

Definitionen: Als *Sterilität* bezeichnet man bei Frauen die Unfähigkeit schwanger zu werden. *Infertilität* weiblicher Individuen bedeutet das Unvermögen, Kinder zu Welt zu bringen, gleichgültig, ob der Grund in einer Sterilität oder darin liegt, daß die Frucht nicht ausgetragen werden kann. Erfahrungsgemäß liegt eine *primäre Sterilität* dann vor, wenn trotz Wunsch nach Kindern und regelmäßigen Kohabitationen im Verlauf eines Jahres keine Schwangerschaft zustande kommt. Von einer *sekundären Sterilität* sprechen wir dann, wenn nach vorausgegangenen Aborten, Frühgeburten oder Geburten am Termin keine Schwangerschaft mehr eintritt.

Ursachen und **Pathogenese** der weiblichen Sterilität und Infertilität sind sehr komplex; abgesehen von der häufigen Lebensunfähigkeit des Keimlings (vgl. S. 271 ff.), hängen sie mit pathologisch-anatomischen und/oder endokrinen Veränderungen zusammen. Es findet sich eine deutliche Altersabhängigkeit, indem die Konzeptionserwartung bei Frauen im Alter zwischen 20 und 40 Jahren um mehr als das 20-fache abnimmt. In der Frauenheilkunde ist es heute üblich, zwei Gruppen weiblicher Ursachen von Kinderlosigkeit auseinanderzuhalten, nämlich die *Sterilität i. e. S.* und *habituelle Aborte.*

Sterilität

Bei Geburt enthält das normal entwickelte menschliche Ovarium ungefähr 5 Millionen Eizellen; von diesen sind im Erwachsenenalter noch etwa 500000 vorhanden, und die Zahl nimmt mit steigendem Alter ab. Von der Menarche bis zur Menopause gelangen nur schätzungsweise 500 Eizellen zur Reifung; die andern degenerieren.

Eine Befruchtung von Eizellen durch Spermien ist nur nach erfolgter Ovulation und bei intaktem, physiologisch funktionierendem Genitaltrakt möglich. Die Steuerung der Ovarialentwicklung und der zyklischen Veränderungen erfolgt sehr wahrscheinlich *zentralnervös,* wobei u. a. den Nuclei amygdalae, arcuati und paraventriculares eine besondere Bedeutung zukommt. Aber auch andere Teile des limbischen Systems und weitere Zentren spielen eine Rolle. Über den *Hypothalamus* und die hier freigesetzten »releasing«- oder »inhibiting«-Hormone (insbesondere FSH-RH, LH-RP, PIH) wird die Freisetzung von FSH, LH und Prolaktin im Hypophysenvorderlappen reguliert. Die Reifung eines Ovarialfollikels wird durch FSH in Gang gesetzt und durch FSH gemeinsam mit LH abgeschlossen. Kurze Zeit vor der Mitte des *Zyklus* steigt – nach einer leichten Zunahme der FSH- und Östrogenbildung – die LH-Konzentration im Blut rasch an und löst die Ovulation aus; möglicherweise geht der Stimulus zum Follikelsprung von zentralnervösen Zentren, insbesondere dem »Zyklus-Zentrum«, aus. Die sich anschließende Bildung des Corpus luteum steht auch vorwiegend unter dem Einfluß von LH, das im übrigen – wahrscheinlich zusammen mit Prolaktin – die Progesteron-Synthese im Gelbkörper stimuliert. Die im letzteren, z. T. auch in der Theca interna und in sehr geringem Ausmaß im Ovarialstroma stattfindende Östrogenproduktion wird vor allem durch FSH angeregt, wobei LH mitzuwirken scheint. In der überwiegend unter Östrogeneinfluß stehenden Proliferationsphase wird das bei der vorangegangenen Menstruation abgestoßene Stratum functionale des

Endometrium neu aufgebaut, und nach erfolgter Ovulation setzt unter der kombinierten Wirkung von Progesteron und Östrogen die Sekretionsphase ein, die mit einem zweiten, flachen Anstieg der Östrogenkonzentration im Blut einhergeht und die Voraussetzungen für die Nidation der Blastozyste schafft. Kommt diese nicht zustande, bildet sich – u. a. wegen Fehlens von Choriongonadotropin – der Gelbkörper zurück, die darin vor sich gehende Hormonproduktion versiegt, die Spiralarterien des Endometrium verengern sich, und auf überwiegend ischämischer Grundlage setzt die Menstruationsblutung ein. Ob im Uterus gebildete luteolytische Faktoren (z. B. Prostaglandin $F_{2\alpha}$) bei der Rückbildung des Corpus luteum eine Rolle spielen, ist nicht entschieden. Zur Bestimmung der Zyklusphase bedient man sich verschiedener Methoden. Abgesehen von der radioimmunochemisch vorgenommenen Bestimmung der Östrogene (insbesondere das aktive Östradiol-17 β, ferner die weniger aktiven Östron und Östriol) und von Progesteron im Blut, kann die Zytologie der Vagina von Nutzen sein. Hier fördern Östrogene die parakeratotische Verhornung, während Progesteron die Proliferation des Epithels und die Infiltration desselben durch neutrophile Granulozyten hervorruft. Am Zervixschleim äußert sich die Östrogenwirkung in einer Verflüssigung und vermehrten Alkalität (geeignetes Milieu für Spermienmotilität), so daß der erstere unter Bildung Farnkraut-ähnlicher Muster eintrocknet, während Progesteron einen dicken, zähen Schleim erzeugt. Von geringerer Zuverlässigkeit ist die Messung der Basaltemperatur, die um die Zeit des Follikelsprungs herum bzw. in der Zyklusmitte erhöht ist.

Die häufige sog. *ovariell bedingte Sterilität* beruht auf *Anovulation,* d. h. einem Ausbleiben des Follikelsprungs. Diese Störung kann verschiedene Stufen des zentralnervösen, neuroendokrinen, hypophysären und/oder ovariellen Regulationssystems betreffen. Eireifung und Ovulation sind in hohem Maße *psychischen Einflüssen* unterworfen. Ebenso können die verschiedensten *endokrinen Erkrankungen,* ferner *schwere Leiden anderer Art, Drogeneinfluß, Alkohol-* und *Nikotinabusus* zu Störungen der Ovulation Anlaß geben. Ähnlich wie beim Manne wirkt sich ein hypogonadotroper Hypogonadismus verschiedenster Genese (S. 402) auf die Ovarialfunktionen nachteilig aus. Aus verständlichen Gründen gehen oft auch *Ovarialtumoren* oder *-zysten,* eingeschlossen die *Endometriose,* mit einer Anovulation einher. Auf die verschiedenen Formen von *Ovarialdysgenesie* wurde schon hingewiesen (S. 298).

Die *tubar bedingte Sterilität* beruht auf Passage- bzw. Transportstörungen in diesen Hohlorganen.

Uterine Ursachen der Sterilität umfassen – abgesehen von endokrin bedingten Nidationsstörungen (s. o.) – u. a. Doppelbildungen, Tumoren, Entzündungen und Verwachsungen, u. U. Lageanomalien u. a. m.

Zervikal bedingte Formen von Sterilität finden sich u. a. bei anatomischen Veränderungen am Gebärmutterhals, Entzündungen (Cervicitis), Störungen der zervikalen Sekretion u. a. m.

Vaginale Ursachen von Sterilität sind u. a. kongenitale Mißbildungen (z. B. Aplasie, Atresie), traumatisch oder entzündlich bedingte Vaginalstenosen und Vaginitiden (Kolpitiden); verschiedene pathogene Keime üben einen spermiziden Effekt aus. Der sog. Vaginismus, d. h. eine bei der Kohabitation eintretende reflektorische, krampfartige Kontraktion der um die Vagina herumliegenden quergestreiften Muskulatur im Sinne einer sog. Organneurose, ist nur selten Ursache von Sterilität.

Man kennt auch *immunologische Formen von Sterilität,* bei denen im Blutserum der Frau und im Zervikalschleim Antikörper gegen das Sperma des Partners nachgewiesen werden können. Auf diese Weise erfahren die Spermien im Zervikalkanal eine Immobilisierung (vgl. dazu S. 1105).

Beispiele von Sterilitätsursachen bei der Frau:

- Beim *Turner-Syndrom* (45, XO) degenerieren die primordialen Keimzellen in der Regel im 4.–5. Monat des intrauterinen Lebens. Die Ovarien bewahren die Gestalt dünner, vorwiegend bindegewebiger Gebilde (»streaks«). Hier handelt es sich um eine primäre Amenorrhoe und Sterilität infolge Ovarialdysgenesie.
- Bei etwa der Hälfte der Mädchen, die mit 18 Jahren noch nicht pubertiert haben, finden sich entweder Zeichen einer *Ovarialinsuffizienz* oder *Mißbildungen im Genitaltrakt.*
- Eine sog. *psychogene Sterilität* kann u. a. familiär oder beruflich bedingt sein, einer sog. Erwartungsneurose entspringen und/oder auf Insuffizienzgefühlen beruhen. Eine besondere Form ist die psychisch bedingte (»nicht-endokrine«) Obesitas mit Amenorrhoe und Sterilität.
- *Hypothalamisch und/oder hypophysär bedingte Formen von Sterilität* umfassen u. a. die *Dystrophia adiposogenitalis* (S. 381), das *Galaktorrhoe-Amenorrhoe-Syndrom (Chiari-Frommel-Syndrom* bei hypothalamischer Blockade und fortgesetzter Prolaktin-Sekretion) sowie das *Sheehan-Syndrom* (postpartale Infarzierung des Hypophysenvorderlappens).
- Beim *Stein-Leventhal-Syndrom* bestehen beidseits polyzystische Ovarien mit Oberflächenfibrose, ferner eine mäßige Maskulinisierung mit leichtem Hirsutismus. Man nimmt an, daß der Störung ein Enzymdefekt mit Herabsetzung der Östradiol-Synthese und daher vermehrter Produktion von Androstendion zugrunde liegt.
- *Verstärkte Androgenwirkungen* anderer Art als Ursache einer Amenorrhoe und Sterilität kennzeichnen u. a. die sog. *kongenitale Nebennierenrindenhyperplasie mit später Manifestation* (Hydroxylase-Mangel mit verminderter Kortisol- und vermehrter Androgenproduktion in der Nebennierenrinde), das *Cushing-Syndrom* (S. 395) und *Androgen-bildende Tumoren* (Arrhenoblastom des Ovarium). Eine fortgesetzte *exogene Zufuhr* von Androgenen hat einen ähnlichen Effekt.
- *Tubare Ursachen von Sterilität* sind beispielsweise ein Tubenverschluß infolge Verklebungen oder Verwachsungen im Anschluß an *Adnexitis, Hydro- oder Sactosalpinx,* peritubare *Adhäsionen* sowie *Tubenendometriose* (insbesondere *Salpingitis isthmica nodosa),* ferner Motilitätsstörungen im Bereich der Tube.
- Eine *uterin bedingte Sterilität* kommt u. a. bei *Uterus bicornis bicollis,* bei *submukösen Leiomyomen,* bei Adenomyosis uteri, bei intrauterinen Verwachsungen (z. B. nach forcierter Curettage: *Asherman-Syndrom)* oder bei *Fremdkörper im Uterus* (Spiralen u. a.) vor. Letzteres wird in großem Ausmaß zu antikonzeptionellen Zwecken verwandt.
- *Zervikale Ursache von Sterilität* bilden u. a. alte Zervixrisse mit oder ohne Lazerationsektropium, Ektopien und/oder Erosionen, sog. Cervixinsuffizienz (Dilatation), Zervixstenose oder -obliteration, Cervicitis und gestörte zervikale Sekretion.
- Sog. *anovulatorische Zyklen,* bei denen die reifenden Follikel genügend Östrogene und Progesteron bilden, um die Basaltemperatur steigen zu lassen und Veränderungen des Endometrium herbeizuführen, finden sich in erster Linie bei der Menarche.

Infertilität wegen habitueller Aborte

Nach erfolgter Ovulation bleibt die Eizelle in der Regel nur während etwa 72 Std befruchtungsfähig. Rechnet man mit einer Lebensfähigkeit der Spermien im weiblichen Genitaltrakt von ungefähr 48 Std, ergibt sich eine sog. *»fruchtbare Zeit«* der geschlechtsreifen Frau von schätzungsweise 120 Std nach eingetretenem Follikelsprung. Da der Zeitpunkt der Ovulation erheblichen Schwankungen unterworfen sein kann, ist eine Befruchtung allerdings auch außerhalb der Periode vom 14.–19. Tag des Menstruationszyklus möglich. Eine Konzeption vor dem 9. oder nach dem 20. Tag gilt aber als in hohem Maße unwahrscheinlich. Der Eintritt eines Spermium in die Eizelle erfolgt meistens etwa in der Mitte der Tube; unmittelbar danach ändern sich – in bisher noch nicht genau geklärter Weise – die Membraneigenschaften der Eizelle, so daß ein weiterer Spermieneintritt in der Regel nicht mehr möglich ist. *Die Nidation (S. 404) und der weitere Verlauf der Schwangerschaft hängen weitgehend von einer intakten hormonalen Regulation ab.* Bis etwa gegen Ende des 3. Graviditätsmonats stehen in dieser Hinsicht die Funktionen des *Corpus luteum* im Vordergrund; danach übernimmt die sog. *»fetoplazentare endokrine Einheit«* die Führung in der endokrinen Steuerung der Schwangerschaft. Die Gründe für die Rückbildung des Gelbkörpers im Rahmen dieses Geschehens sind z. T. noch unklar. Unter dem Einfluß des von Trophoblasten des Keimlings gebildeten *Choriongonadotropins* (*HCG,* human chorionic gonadotropin) entwickelt sich der Gelbkörper zu einem Corpus luteum graviditatis, das *Progesteron* und *Östrogene* (vor allem *Östriol*) bildet und sezerniert. Da die Östrogene u. a. die Erregbarkeit der glatten Muskulatur des Uterus und der Gefäße erhöhen, während Progesteron in dieser Hinsicht antagonistisch wirkt und überdies die für den Unterhalt der Gravidität wichtigen Veränderungen des Endometrium weitgehend bewerkstelligt und sichert, kann eine abnorme Zunahme des Östrogen/Progesteron-Verhältnisses die im Gang befindliche Schwangerschaft gefährden. Von gewisser Bedeutung in dieser Beziehung sind auch das HCG, das einen mäßigen direkten spasmolytischen Effekt ausübt, sowie das *Chorionsomatotropin* (HCS, human chorionic somatotropin), das neben STH-ähnlichen Wirkungen (u. a. auch Na^+-, K^+- und Ca^{++}-Retention) und deutlich laktotropen Effekten, allein oder zusammen mit HCG, zusätzliche luteotrope Funktionen erfüllt und überdies als Insulin-Antagonist bekannt ist. Eine gewisse Gefahr für die Erhaltung der Schwangerschaft besteht in der 10.–14. Woche, d. h. wenn die Progesteron-Produktion durch den Gelbkörper weitgehend zurückgeht, die Bildung von HCG auch abzunehmen beginnt, und die Synthese von *plazentarem Progesteron und Östrogenen* noch nicht voll in Gang gekommen ist: zu dieser Zeit kann es an Graviditäts-erhaltenden Gestagenen fehlen. Eine Rolle spielt ferner das Geschlecht des Keimlings, da es sich bei fast allen endokrin bedingten Aborten um solche männlicher Embryonen bzw. Feten handelt. Die Gründe hierfür sind nicht gut geklärt. Man weiß lediglich, daß die *fetale Nebennierenrinde* u. a. Dehydroepiandrosteronsulfat bildet, das in der Plazenta zu Östrogenen und Androgenen umgewandelt werden kann; die letzteren gelangen dann in die mütterliche Zirkulation. Schließlich bleibt zu erwähnen, daß die Plazenta offenbar *Renin bzw. Renin-artige Substanzen* herstellt, die den mütterlichen Organismus und damit indirekt auch den Verlauf der Gravidität beeinflussen können. Die *wehenauslösenden Mechanismen* vor der Geburt sind größtenteils noch unbekannt. Das Myometrium wird normalerweise im Spätstadium der Schwangerschaft für Oxytozin empfindlicher, möglicherweise z. T. wegen einer Erhöhung des Östrogen/Progesteron-Quotienten. Nach einmal eingeleiteten Wehen kommt es durch aus dem Genitaltrakt stammende Stimuli zu einer zusätzlichen Förderung der Oxytozinsekretion.

Die komplexe und unter physiologischen Bedingungen fein abgestimmte endokrine Regulation der für die Erhaltung der Schwangerschaft wichtigen endokrinen Funktionen macht es verständlich, daß Störungen derselben die verschiedensten Gründe haben können. Abgesehen von schwerwiegenden *endokrinen Leiden anderer Art* (s. o.), die den Fortbestand der Gravidität in Frage stellen, kommen verschiedene pathogenetische Möglichkeiten im Zusammenhang mit der Aktivität des Corpus luteum graviditatis und der fetoplazentaren endokrinen Einheit in Betracht. Jede Situation im ersten Drittel der Schwangerschaft, die durch einen *relativen Hyperöstrogenismus bzw. Hypogestagenismus* gekennzeichnet ist, stellt eine Gefährdung dar. Mitunter kann es unter diesen Umständen schon so frühzeitig zu einer Abstoßung der Frucht kommen, daß der Abort eine Regelblutung vortäuscht. Wie erwähnt wurde, ist das Risiko eines Abortes aus endokrinen Gründen zwischen der 10. und 14. Graviditätswoche am größten, d. h. dann, wenn die Progesteronkonzentration im Blut relativ niedrig ist. Ein eigentlicher pathologischer Progesteronmangel als Ursache habitueller Aborte scheint indessen nicht häufig vorzukommen. In Betracht zu ziehen ist ferner eine Gruppe von Mechanismen, die einen *relativen Mangel an der schwangerschaftserhaltenden gestagenen Wirkung der Plazentarhormone* gemeinsam haben. Dies kann durch eine ungenügende oder sonstwie gestörte Entwicklung der Plazenta, sekundäre Schädigungen derselben und/oder durch ein gestörtes endokrines Gleichgewicht bedingt sein (S. 304). Als Faustregel kann man sich allerdings merken, daß *Frühaborte häufiger als Spätaborte eine hormonale Ursache haben.*

Beispiele:

- Frühabort infolge sog. *Corpus-luteum-Insuffizienz* mit relativem oder absolutem Hypogestagenismus.
- Aborte infolge – u. U. unbeabsichtigter – *Östrogenmedikation,* vor allem im ersten Drittel der Gravidität.
- Abort oder Frühgeburt infolge abnormer *Östrogenwirkung* von Seiten der *Metaboliten der fetalen Nebennierenrindenhormone.*
- Frühgeburt infolge – im Vergleich zu den Östrogenen – *vorzeitigen Absinkens der Progesteronkonzentration im Blut* in der zweiten Hälfte der Gravidität.

88.15. Andere Wirkstoffe, insbesondere Gewebehormone (»lokale Hormone«), und damit zusammenhängende Störungen

Neben den Hormonen i. e. S., die von neuroendokrinen Zentren oder von Drüsen mit innerer Sekretion gebildet und in die Blutbahn abgegeben werden, kennt man noch eine große Zahl weiterer Wirkstoffe, deren Zuordnung zu den endokrinen Systemen durchaus gerechtfertigt erscheint. Ein Teil dieser Substanzen tritt vom Ort der Entstehung in die Blutbahn über und erreicht auf diese Weise das Erfolgsorgan: hier handelt es sich um *echte Hormone.* Andere Stoffe entfalten ihre Wirkung auf kurze Distanz: hier kann von *Gewebehormonen* oder *»lokalen Hormonen«* gesprochen werden. Im folgenden werden – ohne Anspruch auf Vollständigkeit – einige Beispiele derartiger Wirkstoffe und damit zusammenhängende Störungen besprochen. Die Forschung auf diesem Gebiet ist zur Zeit derart im Fluß, daß sich in mancher Hinsicht noch kein klares Bild ergeben hat.

Wirkstoffe, die mit der Zellerneuerung und/oder -differenzierung zu tun haben

Lokal wirksame Substanzen dieser Art gibt es wahrscheinlich in großer Zahl, wenn es auch in den seltensten Fällen gelungen ist, sie chemisch zu identifizieren. Dies gilt u. a. für die sog. *induktiven Faktoren* (S. 273), die in der frühen Ontogenese bei der Ausdifferenzierung von Geweben und Organen eine entscheidende Rolle zu spielen scheinen, jedoch wahrscheinlich auch im späteren Leben für die Erhaltung von Form und Zusammensetzung eines Organs ihre Bedeutung bewahren. Als Beispiel sei hier nur die regulierende und kontrollierende Funktion hervorgehoben, die örtliches Bindegewebe auf benachbarte epitheliale Strukturen auszuüben vermag. Innerhalb besonderer Zellverbände, z. B. Epithelien, wird die Zellerneuerung und -differenzierung u. a. durch die hemmend wirkenden sog. *Chalone* bzw. Stoffe wie den wachstumsfördernden *»epidermal growth factor«* reguliert.

Auf dem Blutweg verbreitete Substanzen mit hemmender oder fördernder Wirkung auf proliferierende Zellsysteme wurden teilweise bereits erwähnt, insbesondere das *humoral übertragbare »Signal«* zur Einleitung einer *kompensatorischen Hyperplasie* parenchymatöser Organe, wie Leber und Nieren (S. 156). Gut bekannt ist das *Erythropoietin,* das vor allem an den sog. Erythropoietin-empfindlichen Stammzellen der Erythropoiese angreift und eine vermehrte Bildung roter Blutkörperchen auslöst. Man nimmt an, daß Zustände oder Reize, wie Hypoxie, verminderte Durchblutung, Androgene und Kobaltsalze, im Bereich der Nierenglomerula zur gesteigerten Bildung eines *»renalen erythropoietischen Faktors« (REF, Erythrogenin)* führt, der sich dann mit einem aus der Leber stammenden Globulin zu Erythropoietin, einem Glykoprotein mit einem Molekulargewicht von ungefähr 30000, verbindet. Vermutlich wird auch die Synthese des Proteinanteils durch Hypoxie gefördert. Andere Blutzellsysteme werden wahrscheinlich durch eine Art Rückkoppelungsmechanismen gesteuert. Hinsichtlich der *Granulopoiese* kennt man beispielsweise einen Plasmafaktor, der die Freisetzung der Granulozyten aus dem Knochenmark begünstigt *(Leukocytosis inducing factor, LIF)*, ferner Faktoren, die die Proliferation der Vorläufer fördern (vgl. dazu *CSF*, S. 1247). Überdies ist ein aus Granulozyten extrahierbarer Faktor beschrieben worden, der die Produktion von Granulozyten hemmt. Wahrscheinlich gibt es noch manche weitere derartige Faktoren.

Über Störungen in der Bildung und/oder Funktion »*lokaler Hormone*«, die die Zellproliferation und -differenzierung steuern, ist wenig bekannt. Man vermutet, daß krankhafte Prozesse im Sinne der *Hypoplasie, Hyperplasie, Metaplasie, Anaplasie* und *Prosoplasie* (S. 155 ff.) mit solchen Mechanismen zu tun haben könnten. Daß die Regulation des Wachstums bei *Geschwülsten* nicht mehr funktioniert, wurde bereits erwähnt (S. 177 ff.). Es ist auch daran zu denken, daß bei *pathologischen Regenerationsvorgängen* Bildung und Wirkung lokaler Hormone eine Änderung erfahren dürften.

Hinsichtlich der *auf dem Blutweg übertragenen Faktoren zur Regulation der Zellerneuerung und -differenzierung* weiß man auch nur lückenhaft Bescheid. Abgesehen von Änderungen in der Syntheserate solcher Stoffe, wie sie bei vermehrter oder verminderter Beanspruchung oder Schädigung der betreffenden Zellsysteme zu erwarten sind, kennt man auch Beispiele von Regulationsstörungen, die ihre Ursache in einer pathologisch gesteigerten oder herabgesetzten Bildung bzw. in einer Inaktivierung derartiger Substanzen haben.

Beispiele:

- Bei schweren *chronischen Nierenkrankheiten* mit progressivem Funktionsverlust dieser Organe entwickelt sich häufig eine Anämie, die – abgesehen von einer hämolytischen Komponente – ihre Ursache offenbar in einer verminderten Bildung von Erythrogenin und damit Erythropoietin hat. Kommt es im Rahmen der Urämie beispielsweise zu gastrointestinalen Blutungen, kann sich zusätzlich noch ein Eisenmangel bemerkbar machen (»*renale Anämie*«).
- Es sind Fälle von *Anämie* bekannt geworden, die auf einer Anwesenheit von *Anti-Erythropoietin-Antikörpern* beruhen, z. B. bei ätiologisch ungeklärter plasmazellulärer Lymphknotenhyperplasie.
- Eine *Polyglobulie*, d. h. eine Vermehrung der zirkulierenden Erythrozytenmasse, kann u. a. durch *Erythrogenin-produzierende Nierentumoren* (ein Teil der *Nierenadenome* und *hypernephroiden Karzinome*) verursacht sein. Eine ähnliche Wirkung können u. U. auch *Hepatome, Angioblastome des Kleinhirns* u. a. haben.

Neurale und neuromuskuläre Überträgersubstanzen

Diese ebenfalls als »lokale« oder über die Blutbahn verbreitete Hormone anzusprechenden Wirkstoffe (S. 336) wurden schon zur Sprache gebracht.

Prostaglandine

Bei diesen ursprünglich in der Samenflüssigkeit nachgewiesenen, aber in zahlreichen Organen und Geweben vorkommenden Substanzen handelt es sich um eine Gruppe nah verwandter Fettsäuren, die sich aufgrund der Ringkonfiguration (große Buchstaben) und der Anzahl von Doppelbindungen in der Seitenkette (tief gestellte Zahl) in verschiedene Untergruppen einteilen lassen (z. B. PGE_2 oder $PGF_{2\alpha}$). Prostaglandine werden wahrscheinlich von verschiedenen Geweben gebildet und erfahren u. a. in Leber, Nieren und Lunge einen raschen Abbau. Zu den zahlreichen *z. T. experimentell erprobten Wirkungen* dieser Gruppe von Stoffen gehören u. a. *Senkung des Blutdrucks* (PGA_2, PGE_2), *Blutdrucksteigerung* (PGF), *Hinderung der ADH-induzierten Antidiurese, Entzündungshemmung* (PGE_2, PGA_2, $PGF_{2\alpha}$), *Hemmung der Thrombozytenaggregation* (PGE_1, z. T. auch PGE_2), *Verengung der Pupillen und Erhöhung des intraokularen Druckes, Kontraktion des Uterus* (PGE_2, z. T. auch $PGF_{2\alpha}$), z. T. verbunden mit *Dilatation der Cervix, Hemmung der HCl-Sekretion im Magen* (PGE_1, PGE_2 und/oder PGA), *Hemmung oder zumindest Beeinflussung der Lipolyse* im Fettgewebe, und *Konstriktion der Bronchien* ($PGF_{2\alpha}$).

Die *physiologische Bedeutung der Prostaglandine* ist noch umstritten. Vom *PGE_2* aus dem Markbereich der Nieren wird angenommen, daß es ein physiologisch wichtiges »*vasodepressor lipid*« ist, das überdies eine deutliche natriuretische und diuretische Wirkung entfaltet. *$PGF_{2\alpha}$* spielt möglicherweise bei der Ruptur der durch proteolytische Enzyme »aufgeweichten« Wand reifer Follikel des Ovarium *(Ovulation)* eine Rolle. *PGA_1* scheint unabhängig vom Renin-Angiotensin-System zu einer *Erhöhung der Aldosteronkonzentration* im Blut führen zu können. Prostaglandine erfüllen möglicherweise auch eine *Überträgerfunktion im Zentralnervensystem*.

Der *Wirkungsmechanismus* ist noch nicht geklärt; man vermutet u. a. eine Modifikation der Erfolgsstrukturen und ihrer Reaktionsweise auf hormonale Einflüsse infolge eines Einflusses der Prostaglandine auf die Bildung von zyklischem AMP.

Über *Störungen der Prostaglandinbildung und/oder -wirkung* weiß man noch wenig Bescheid. In der Klinik haben PGE_2 oder synthetische Analoge davon zur Einleitung von Aborten bzw. der Wehen Anwendung gefunden. Ob aber eine endogene gesteigerte Prostaglandinproduktion krankhafte Veränderungen im Sinne der oben erwähnten Wirkungen hervorrufen kann, läßt sich zur Zeit noch nicht ausreichend beurteilen. Das Interesse der Prostaglandinforschung liegt gegenwärtig vor allem auch auf Gebieten, wie der *Regulation des arteriellen Blutdruckes*, der *Fertilität bzw. Infertilität*, der *Beeinflussung entzündlicher Vorgänge und/oder fiebriger Zustände*, des *Asthma bronchiale*, der *Aggregation von Blutplättchen*, der *Kalziummobilisation aus dem Knochen* sowie der *Hyperazidität im Magen*.

Beispiele:

- *Indomethazin*, ein Hemmstoff der Prostaglandinsynthese, scheint im *Tierversuch* wenigstens einen Teil der *Autoregulation der Nierendurchblutung* aufzuheben.
- Bei einer Gruppe *infertiler Männer* wurde in der Samenflüssigkeit eine ungewöhnlich niedrige Konzentration von Prostaglandinen nachgewiesen. Es wird zu prüfen sein, wie sich hier Ursache und Wirkung verhalten.
- Prostaglandine (z. B. PGE_2) wurden zur *Einleitung von Aborten oder Geburten* verwandt; allerdings wurde diese Methode wegen unerwünschter Nebenwirkungen und Risiken z. T. wieder fallen gelassen. Ob unter pathologischen Bedingungen eine abnorm vermehrte Bildung dieser Stoffe zu einem Abort oder einer Frühgeburt Anlaß geben kann, ist noch nicht geklärt.
- *Antipyretika*, wie Parazetamol und Azetylsalizylsäure, hemmen die für die Synthese von Prostaglandinen im Gehirn verantwortlichen Enzyme; Azetylsalizylsäure, die auch eine *antiphlogistische Wirkung* besitzt, hemmt derartige Enzyme auch in Geweben außerhalb des Zentralnervensystems.
- Bei durch Allergene hervorgerufenen Anfällen von *Asthma bronchiale* (S. 619) wurde eine bis 8-fache Vermehrung der Konzentration von $PGF_{2\alpha}$-Metaboliten im Blut nachgewiesen. Da $PGF_{2\alpha}$ sowohl in vitro als auch in vivo eine stark bronchospastisch wirksame Substanz ist, vermutet man einen Zusammenhang zwischen einer vermehrten Bildung dieses Wirkstoffes und dem Asthma bronchiale.

- Bei *Katzen* ließ sich die durch eine 36-stündige Infusion von Pentagastrin oder Histamin ausgelöste Bildung von *Duodenalgeschwüren* durch Verabreichung von 1 µg eines PGE_2-Analogs pro Kilogramm Körpergewicht verhindern, vor allem über eine starke Hemmung der HCl-Sekretion im Magen.
- Die ADP-induzierte *Aggregation menschlicher Thrombozyten* kann durch PGE_1, in geringerem Grad auch durch PGE_2, gehemmt werden. Man vermutet, daß sich diese beiden Prostaglandine kompetitiv an einen gemeinsamen Rezeptor in der Plättchenmembran binden.

Das sog. diffuse endokrine (»parakrine«) System (»System der hellen Zellen«)

Die *Regulation der Motilität und der sekretorischen Aktivität des Magendarmtraktes* erfolgt im wesentlichen einerseits über das autonome Nervensystem (S. 365) bzw. die glatte Muskulatur selbst (S. 375), andererseits über ein komplexes System endokriner Zellen im Bereich des Verdauungsschlauches und seiner Anhangsgebilde. Die Vielfalt und die Bedeutung der letzteren sind zur Zeit Gegenstand eingehender Untersuchungen. Man spricht heute vom *System der hellen Zellen,* das sog. *chromaffine (= argentaffine)* und *argyrophile Zellen* umfaßt und sich durch die Produktion kurzkettiger Peptide auszeichnet. Vor allem mit Hilfe radioimmunologischer und immunhistochemischer Methoden gelang es in den letzten Jahren, mindestens 12 kurzkettige Peptide zu identifizieren und z. T. die für deren Bildung verantwortlichen Zelltypen ausfindig zu machen (s. Tabelle 29). Es wurden überdies verschiedene neue histochemische Methoden erarbeitet, die eine erweiterte Aufschlüsselung des Systems der hellen Zellen gestatten (z. B. neue Versilberungstechniken, die Blei-Hämatoxylinfärbung und die Methode der sog. maskierten Metachromasie). Schließlich kann man wenigstens einen Teil dieser Zellen mit Hilfe der Elektronenmikroskopie, d. h. vor allem aufgrund von Form, Größe und Elektronendichte der Sekretgranula, auseinanderhalten. Da diese Elemente z. T. biogene Amine enthalten und unter gewissen Bedingungen in der Lage sind, solche aufzunehmen und zu dekarboxylieren, reden wir heute auch vom sog. *APUD-System* (APUD = »*a*mine *p*recursor *u*ptake and *d*ecarboxylation«). Nach einer neueren Hypothese soll ein Teil der etwa 40 bekannten APUD-Zellarten von den Plakoden oder vom spezialisierten Ektoderm abstammen (*APUD-Zellen I:* Peptidbildende Zellen in Hypothalamus, Zirbeldrüse, Epithelkörperchen, Hypophysenvorderlappen und Plazenta). Andere sollen sich nach diesem Konzept von neural programmierten Epiblasten (Ektoderm) herleiten (*APUD-Zellen II:* Peptidproduzierende Zellen in Pankreas, Magen, Dünndarm und Lunge), während einige Zelltypen aus der definitiven Neuralleiste hervorgehen sollen (*APUD-Zellen III:* C-Zellen der Schilddrüse und des Ultimobranchialkörpers, Glomus caroticum, sympathische Ganglienzellen, Nebennierenmarkzellen, Melanoblasten und APUD-Zellen des Urogenitaltrakts). Nach dieser Hypothese stellen die APUD-Zellen gleichsam einen *dritten (endokrinen) Anteil des Nervensystems* dar. Die Forschung auf dem Gebiet des APUD-Systems ist zur Zeit noch im Fluß, und viele Fragen stehen noch offen.
Was das *endokrine System des Magendarmtrakts* anbelangt, lassen sich die bisherigen Ergebnisse wie folgt zusammenfassen: Drei Peptide (Gastrin, Sekretin und Cholezystokinin) dürfen als echte Hormone angesprochen werden, von anderen weiß man es noch nicht mit Bestimmtheit. Gewisse Peptide greifen in die Regulation des Verdauungsvorganges ein; vermutlich üben sie auch trophische Funktionen aus und sind vielleicht in die embryonale Entwicklung des Gastrointestinaltrakts eingeschaltet. Die Regulation der Sekretion der Peptide erfolgt wahrscheinlich neural, hormonal und/oder chemorezeptiv durch den Inhalt des Magendarmlumens.
Gastrine (I und II) sind Polypeptide mit einem C-terminalen, endokrin aktiven Tetrapeptid (Tryptophan-Methionin-Asparagin-Phenylalanin), die in den sog. G-Zellen im Magenantrum, z. T. aber auch im Pankreas (hier »A_1«-Zellen der Inseln) und im Duodenum produziert werden. Sekretionsfördernd wirken u. a. Dehnung des Antrums, Proteine und Polypeptide der Nahrung, Alkohol und Vagusreizung; einen hemmenden Einfluß auf die Gastrinbildung üben u. a. Überdehnung des Magens und starke Azidität des Mageninhalts aus. Die Wirkung dieser Stoffe besteht in erster Linie in einer Steigerung der Magenmotilität sowie der HCl-Produktion, teilweise auch der Pepsinogenbildung. Im Blut können Gastrine an α-Globulin gebunden nachgewiesen werden.
Sekretin, ein chemisch dem Glukagon nahestehendes Polypeptid, wird vermutlich in den sog. S-Zellen gebildet, die tief in den Krypten des Duodenum und obersten Jejunum liegen. Sekretionsfördernd wirkt der Kontakt dieser Elemente mit dem aus dem Magen eintreffenden sauren Speisebrei, insbesondere auch Fettsäuren. Sekretin wirkt antagonistisch zu den Gastrinen, d. h. es hemmt die Motilität und sekretorische Aktivität des Magens (z. T. auch des Duodenum) und begünstigt die Erzeugung eines Bikarbonat-reichen Pankreassaftes. Im Gegensatz zu den Gastrinen bewirkt es eine länger dauernde Konstriktion des Pylorus.
Cholezystokinin-Pankreozymin (CCK-PZ), ebenfalls ein Polypeptid, stammt möglicherweise aus sog. I-Zellen; auch es wird im Duodenum und obersten Jejunum gebildet. Sekretionsauslösend wirkt ebenfalls der saure Speisebrei aus dem Magen. Die Hauptwirkungen dieses Hormons bestehen in einer Kontraktion der Gallenblase und einer vermehrten Ausschüttung von Pankreassaft.
Die argentaffinen sog. *5-HT-Zellen* sind Bildner von *Serotonin* (5-Hydroxytryptamin); sie finden sich im ganzen Magendarmtrakt in unterschiedlicher Zahl verteilt. Abgesehen von der Überträgerrolle des Serotonins im Nervensystem (S. 336) und seinen Funktionen bei der Hämostase (S. 439), entfaltet diese Substanz auch unabhängig von einer Thrombenbildung Wirkungen auf die Blutgefäße, u. a. Konstriktion von Arteriolen, z. T. auch von Venen.
Ob das ebenfalls gefäßaktive *Histamin* u. a. auch von sog. EC-ähnlichen Zellen, insbesondere im Magen, gebildet wird, ist nicht sicher; die Kenntnisse darüber sind aber noch lückenhaft, ebenso wie die über die Bedeutung der EC-Zellen, die in Magen und Darm lokalisiert sind und vermutlich Polypeptide (EC_1: *Substanz P*?; EC_2: Motilin?) bzw. Protein herstellen. *Glukagon* (S. 924) stammt vor allem aus den A_2-Zellen der Langerhans'schen Inseln des Pankreas, *Enteroglukagon* vermutlich aus sog. EG-Zellen. *Somatostatin (SRIF)* soll in sog. D-Zellen synthetisiert werden, im Magen wie im Darm und Pankreas. In neuerer Zeit wurden auch ein »*gastrin inhibiting polypeptide*« (GIP, vermutlich aus sog. K-Zellen stammend) und ein »*vasoactive intestinal polypeptide*« (VIP, aus D_1-Zellen?) beschrieben. Das *pankreatische Polypeptid* (PP) stammt möglicherweise aus den sog. Typ-V-Zellen. Ferner nimmt man an, daß im oberen Dünndarm *Bulbogastron* gebildet wird, das die Magenfunktionen zu hemmen scheint, während das sog. *Motilin* (s. o.) des Dünndarms eine gegenteilige Wirkung ausüben soll. Das lokal wirksame *Villikinin* dient in erster Linie der Zottenkontraktion im Dünndarm, und *Enterokrinin,* offenbar ein Produkt der Schleimhaut des oberen Dünndarms, einer Steigerung der Sekretion von Darmsaft. *Inkretin* gilt als Insulin-Freisetzer. Es bleibt späteren Untersuchungen vorbehalten, die Existenz, chemische Natur, Herkunft und das Zusammenspiel verschiedener solcher gastrointestinaler Wirkstoffe zu überprüfen und weiter zu klären.
Im Bereich des *Bronchialepithels* finden sich sog. *Kultschitzky-Zellen,* die bei menschlichen Feten und Neugeborenen argyrophil, beim Erwachsenen dagegen argyrophob sind. Man bezeichnet sie z. T. auch als AFG-Zellen (»*a*rgyrophilia-*f*luorescence-*g*ranulated«) oder neuroepitheliale Elemente. Bei Feten finden sich drei verschiedene Typen solcher APUD-Zellen (Typen I–III), bei Erwachsenen liegt – in geringer Zahl – offenbar nur der Typ II vor. Die Funktionen dieser bronchialen APUD-Systeme ist noch wenig erforscht.

Die *Pathologie des Systems der hellen Zellen im Gastrointestinaltrakt und im Bereich des Tracheobronchialepithels* ist erst lückenhaft bekannt: Sie bezieht sich vor allem auf *endokrin aktive Geschwülste,* die mehr oder weniger charakteristische Syndrome hervorrufen, und – z. T. noch wenig geklärte – *Regulationsstörungen* nicht neoplastischer Art.
Von hellen Zellen ausgehende Tumoren werden auch *Apudome* genannt. Am häufigsten begegnet man *Karzinoiden,* die im Fall eines Vorliegens von Lebermetastasen das sog. *Karzinoid-Syndrom* erzeugen (S. 390). »*Gastrinome*« gehen in der Regel mit dem klinischen Bild des *Zollinger-Ellison-Syndroms* (s. u.) einher, »*Vipome*« mit dem des *Verner-Morrison-Syndroms* (s. u.). Sog. »*Glukagonome*«, sehr seltene und mehrheitlich maligne Neoplasmen, bewirken Störungen, wie Hyperglykämie, Verminderung der Aminosäurenkonzentration im Blut, Gewichtsverlust, ziemlich ausgedehnte bullöse und/oder ekzematoide Dermatitiden, Anämie und Stomatitis. Wahrscheinlich wird man mit der Zeit noch weitere, durch Apudome hervorgerufene Syndrome erkennen und abgrenzen können. Es sei hier in Erinnerung gerufen, daß solche

Tumoren relativ häufig im Rahmen der *multiplen endokrinen Adenomatose* auftreten (S. 824). Im übrigen sprechen verschiedene Befunde dafür, daß von einem Apudom mehr als ein bestimmter Peptidtyp mit endokriner Aktivität produziert werden kann.
Über Veränderungen des Systems der hellen Zellen bei *Regulationsstörungen,* wie beim *chronischen Ulcus pepticum* des Magens oder des Duodenums, liegen noch keine schlüssigen Resultate vor. Bei *Achlorhydrie* bzw. *perniziöser Anämie* wurde nicht selten eine *G-Zellen-Hyperplasie* festgestellt, ebenso bei *primärem Hyperparathyreoidismus* und bei der *Akromegalie.* Einige Fälle von Zollinger-Ellison-Syndrom sollen ebenfalls mit einer numerischen (primären?) Hyperplasie verbunden gewesen sein. Weitere Beobachtungen, wie eine Erhöhung der Zahl von Sekretinzellen im Jejunum bei Zöliakie, ein partieller Schwund der enterochromaffinen Zellen im Dickdarm bei idiopathischer Colitis ulcerosa, ein gehäuftes Auftreten derselben bei Colon irritabile u. a. m., gestatten noch keine abschließende Beurteilung dieser Fragen.
APUD-Zellen im Tracheobronchialbereich scheinen Vorläufer der *Bronchialkarzinoide* und – wahrscheinlich – der *»oat cell«-Karzinome* zu sein (s. dazu paraneoplastische Syndrome, S. 240).

Beispiele:
- Das *Zollinger-Ellison-Syndrom* beruht in der Mehrzahl der Fälle auf einem Gastrin-produzierenden A_1-Zellen-Tumor des Pankreas, nicht selten einem Karzinom, und zeichnet sich u. a. durch chronische Geschwüre des Duodenum aus.
- Das *Verner-Morrison-Syndrom,* das sich in seiner klassischen Form durch *w*ässerige *D*urchfälle, *H*yperkaliämie und *A*chylie charakterisiert (»WDHA-Syndrom«), wird etwas häufiger bei VIP-produzierenden Karzinomen als bei Adenomen beobachtet.

Weitere Hormone bzw. Wirkstoffe

Kinine, wie Bradykinin und verwandte vasodilatatorische Peptide, ebenso wie das Kallikrein-System werden im Zusammenhang mit Entzündungsvorgängen besprochen werden (S. 1256).
Kalzitonin, das größtenteils von den parafollikulären Zellen (C-Zellen, klare Zellen) der Schilddrüse gebildet wird *(Thyreokalzitonin),* aber auch u. a. im Thymus vorzukommen scheint, wurde als möglicher Antagonist von Parathyreoideahormon bereits erwähnt (S. 395). Seine Freisetzung wird durch Erhöhung der Kalziumionenkonzentration im Blut, möglicherweise auch durch Cholezystokinin gefördert. Seine Wirkung – soweit sich dies aus Tierversuchen entnehmen läßt – besteht in erster Linie in einer Hemmung der Mobilisation von Kalzium aus dem Knochen. Die Bedeutung von Kalzitonin beim Menschen ist noch umstritten.
Die mit der Thrombenbildung und der Blutgerinnung in Beziehung stehenden Wirkstoffe (z. B. *Gewebsthrombokinase, Plasminogen-Plasminsystem* (S. 444), das bei entzündlichen Vorgängen wichtige *Komplementsystem* (S. 1258) und das *Renin-Angiotensin-System* (S. 520) werden später eingehender erörtert.

Literatur

Alumets, J., Ekelund, G., Håkanson, R., Ljungberg, O., Ljungqvist, U., Sundler, F., Tibblin, S.: Jejunal endocrine tumour composed of somatostatin and gastrin cells and associated with duodenal ulcer disease. Virchows Arch. [Pathol. Anat.] *378,* 17 (1978) — *Bacchus, H.:* Essentials of metabolic diseases and endocrinology. Baltimore: University Park Press 1975 — *Balsam, A., Ingbar, S. H.:* The influence of fasting, diabetes, and several pharmacological agents on the pathways of thyroxine metabolism in rat liver. J. Clin. Invest. *62,* 415 (1978) — *Bloom, S. R.* (ed.): Gut hormones. Edinburgh: Churchill Livingstone 1978 — *Burkhardt, A.:* Das Verner-Morrison-Syndrom, Klinik und pathologische Anatomie. Klin. Wochenschr. *54,* 1 (1976) — *Caselitz, J., Saeger, W.:* Ultrastructure and morphometry of ACTH-producing cell in the rat anterior pituitary gland stimulated by lysin-vasopressin and prostaglandin E 1. Virchows Arch. Pathol. Anat. *378,* 23 (1978) — *Ezrin, C., Godden, J. C., Walfish, P. G.:* Clinical endocrinology: a survey of current practice. Hemstead: Appleton 1977 — *Forrest, J. N., Jr., Cox, M., Hong, C., Morrison, G., Bia, M., Singer, I.:* Superiority of democlocycline over lithium in the treatment of chronic syndrome of inappropriate secretion of antidiuretic hormone. N. Engl. J. Med. *298,* 173 (1978) — *Gleason, T. H., Stebbins, P. L., Shanahan, M. F.:* Lymphoid hypophysitis in a patient with hypoglycemic episodes. Arch. Pathol. Lab. Med. *102,* 46 (1978) — *Gupta, D., Bierich, J. R.:* Erkrankungen der Nebennierenrinde. Stuttgart: Schattauer 1977 — *Habener, J. F.:* Responsiveness of neoplastic and hyperplastic parathyroid tissues to calcium in vitro. J. Clin. Invest. *62,* 436 (1978) — *Henschen, F.:* Morgagnis Syndrom. Virchows Arch. (Pathol. Anat.) *370,* 1 (1976) — *Hirschowitz, J. S., Soler, N. G., Wortsman, J.:* The galactorrhoeaendometriosis syndrome. Lancet *I,* 896 (1978) — *Holmes, E. J., Lyle, W. H.:* How early in pregnancy does the ariasstella reaction occur? Arch. Pathol. *95,* 302 (1973) — *Hornsby, P. J., Gill, G. N.:* Hormonal control of adrenocortical cell proliferation. J. Clin. Invest. *60,* 342 (1977) — *Hutton, J. D., Jacobs, H. S., Murray, M. A. F., James, V. H. T.:* Relation between plasma oestrone and oestradiol and climacteric symptoms. Lancet *I,* 678 (1978) — *Ingbar, S. H.:* The year in endocrinology. New York: Plenum 1978 — *Izumi, M., Larsen, P. R.:* Triiodothyronine, thyroxine, and iodine in purified thyroglobulin from patients with Graves' disease. J. Clin. Invest. *59,* 1105 (1977) — *James, V. H. T., Martini, L.* (eds.): Current topics in experimental endocrinology. Vol. 3. New York: Academic Press 1978 — *Kaufmann, M., Straisfeld, C., Pinsky, L.:* Male pseudohermaphroditism presumably due to target organ unresponsiveness to androgens. J. Clin. Invest. *58,* 345 (1976) — *Kleinberg, D. L., Noel, G. L., Frantz, A. G.:* Galactorrhea: a study of 235 cases, including 48 with pituitary tumors. N. Engl. J. Med. *296,* 589 (1977) — *Krejs, G. J., Barkley, R. M., Read, N. W., Fordtran, J. S.:* Intestinal secretion induced by vasoactive intestinal polypeptide. J. Clin. Invest. *61,* 1337 (1978) — *Leshin, M., Griffin, J. E., Wilson, J. D.:* Hereditary male pseudohermaphroditism associated with an unstable form of 5 α-reductase. J. Clin. Invest. *62,* 685 (1978) — *Lewis, P. D., van Noorden, S.:* Pituitary abnormalities in acromegaly. Arch. Pathol. *94,* 119 (1972) — *Money, J., Musaph, H.* (eds.): Handbook of sexology. Amsterdam: Elsevier/North Holland Biomedical Press 1977 — *Schneider, M. L., Staemmler, H.-J.:* Atlas der gynäkologischen Differentialzytologie. Stuttgart: Schattauer 1976 — *Rinderknecht, E., Humbel, R. E.:* Polypeptides with nonsuppressible insulin-like and cell-growth promoting activities in human serum: Isolation, chemical characterization and some biological properties of forms I and II. Proc. Natl. Acad. Sci. USA *73,* 2365 (1976) — *Schussler, G. C., Schaffner, F., Korn, F.:* Increased serum thyroid hormone binding and decreased free hormone in chronic active liver disease. N. Engl. J. Med. *299,* 510 (1978) — *Silva, J. E., Larsen, P. R.:* Contributions of plasma triiodothyronine and local thyroxine monodeiodination to triiodothyronine to nuclear triiodothyronine receptor saturation in pituitary, liver and kidney of hypothyroid rats. J. Clin. Invest. *61,* 1247 (1978) — *Solomon, D. H., Chopra, I. J., Chopra, U., Smith, F. J.:* Identification of subgroups of euthyroid graves's ophthalmopathy. N. Engl. J. Med. *296,* 181 (1977) — *Thyrell, J. B., Brooks, R. M., Fitzgerald, P. A., Cofoid, P. B., Forsham, P. H., Wilson, Ch. B.:* Cushing's disease. Selective trans-sphenoidal resection of pituitary microadenomas. N. Engl. J. Med. *298*, 753 (1978) — *Williams, R. H.* (ed.): Textbook of endocrinology. Philadelphia: Saunders 1972 — *Wolstenholme, G. E. W., Knight, J.* (eds.): Lactogenic hormones. Edinburgh: Churchill Livingstone 1972 — *Wong, T.-W., Straus, F. H., Warner, N. E.:* Testicular biopsy in the study of male infertility. I. Testicular causes of infertility. Arch. Pathol. *95*, 151 (1973) — *Wong, T.-W., Straus, F. H., Warner, N. E.:* Testicular biopsy in the study of male infertility. II. Posttesticular causes of infertility. Arch. Pathol. *95*, 160 (1973) — *Wong, T.-W., Straus, F. H., Warner, N. E.:* Testicular biopsy in the study of male infertility. III. Pretesticular causes of infertility. Arch. Pathol. *98*, 1 (1974) — *Yates, R. D., Gordon, M.:* Male reproductive system. New York: Masson 1977

8. Teil

Veränderungen von Blut und Lymphe sowie Störungen des Kreislaufs

89. Bedeutung des Kreislaufs als Hilfsmittel des Stoffwechsels und von Abwehrmechanismen des Organismus

Zu den *Hauptaufgaben des Systems der Blut- und Lymphzirkulation* gehören der *Transport* von *Sauerstoff und Nährstoffen* zu den verbrauchenden Geweben, der *Abtransport* von *Kohlensäure* und anderen *Produkten des Stoffwechsels*, Zirkulation bzw. Rezirkulation von *Zellen und Substanzen*, die im Dienste der *Abwehr von Fremdmaterial* stehen, die Regulation der *Körpertemperatur* sowie die Verteilung von *Hormonen* und anderen, die *Homöostase* beeinflussenden Substanzen. Mechanismen der *Blutstillung (Hämostase)* verhindern beispielsweise, daß Gewebeverletzungen immer zu schweren Blutverlusten führen.
Es fällt auf, daß die wichtigsten Funktionen des Blutes und des Kreislaufsystems auf den *Transport*, d. h. die Verteilung von Substanzen und Zellen im Körper, auf den *Stoffwechsel* und auf *Schutzmechanismen* ausgerichtet sind.

89.1. Phylogenese des Grundprinzips der Blut- und Lymphzirkulation

Schon bei *Protozoen*, beispielsweise bei Amöben, finden sich die komplexen Vorgänge der *Nahrungsaufnahme und -verdauung* eng mit denen der Phagozytose bzw. Pinozytose und des anschließenden intrazellulären *Abbaus allenfalls schädlicher Keime oder Stoffe* gekoppelt.
Bei den mehrzelligen *Metazoen* hängt die Lebensfähigkeit der Körperzellen davon ab, ob ihnen der Kontakt mit einem ständig erneuerten bzw. wechselnden Extrazellulärraum gleichsam »angeboten« wird, sei es durch Systeme mit primitivem *Urdarm (Gastralraum)*, dessen Inhalt sich bewegen läßt, und in dem sich *amöboide Zellen* verschieben können, sei es durch ein *Kreislaufsystem*, das einen raschen Stoff- und Zelltransport bzw. -austausch über größere Strecken ermöglicht.
Bei *Zölenteraten* und *Würmern* finden sich im Urdarm bzw. in der Zölomhöhle verschiedene Zelltypen, die z. T. mehr Phagozyten-, z. T. mehr Trephozytenfunktionen (Trephozyt = »Ernährungszelle«) ausüben, und deren Eigenbeweglichkeit u. U. durch Zilien gesteigert wird.
Eine sog. *Hämolymphe*, ein gut ausgebildetes, aber noch *offenes Gefäßsystem* und ein *als Pumpe wirkendes Herz* sowie eine Leibeshöhle mit u. a. stark phagozytierenden »Lymphoidozyten« und »Rundzellen« mit Trephozyteneigenschaften trifft man bei den *Krustazeen*, während die *Insekten* hinsichtlich der Bildung spezialisierter Zellen noch weiter entwickelt sind.
Mollusken weisen ein Kreislaufsystem auf, in das ein mehrkammeriges Herz eingeschaltet ist: in den Gefäßen, die z. T. mit der Körperhöhle kommunizieren, zirkulieren phagozytierende *Amöbozyten* sowie primitive *Erythrozyten* mit Hämoglobin und/oder Hämozyanin. Ferner werden auch kernhaltige Zellen angetroffen, die eine *Trephozytenfunktion* ausüben sollen.
Bei den *Wirbeltieren* macht sich eine noch stärker ausgeprägte *Spezialisierung* bemerkbar. Während der hier *weitgehend geschlossene Blutkreislauf* – mit einem großen und einem kleinen Teilkreislauf sowie einem dazwischengeschalteten Herzen – vorwiegend Erythrozyten, phagozytierende Zellen, Blutplättchen und vielerlei gelöste Bestandteile transportiert, enthalten die erstmals bei primitiven Fischen gebildeten *Lymphgefäße* Gewebeflüssigkeit sowie Makrophagen und rezirkulierende Lymphozyten, jedoch normalerweise keine Erythrozyten, Granulozyten und Thrombozyten. Entwicklungsgeschichtlich bildeten somit das Blutkreislaufsystem und die Lymphgefäße seit langem ein funktionelles Ganzes.

89.2. Haupttypen von Störungen der Blut- und Lymphzirkulation sowie von Veränderungen des Blutes und/oder der Lymphe

Man kann das *Blut- und Lymphgefäßsystem sowie das Herz* als einen weitgehend geschlossenen, hinsichtlich des peripheren Widerstandes örtlich und allgemein regulierbaren, von einer zentralen Pumpe betriebenen Kreislauf betrachten, der den zu Beginn dieses Kapitels erwähnten Aufgaben dient.
Störungen dieses Systems lassen sich demnach unterteilen in:

– *Veränderungen des Inhalts*, womit sämtliche pathogenetisch wesentlichen Abweichungen der chemischen und zellulären Zusammensetzung des Blutes bzw. der Lymphe von der Norm gemeint sind. Größtenteils handelt es sich dabei um Probleme, die die *Hämatologie, Klinische Chemie* und *Innere Medizin* ganz allgemein betreffen.
– *Veränderungen der Pumpe:* Diese umfassen alle krankhaften Prozesse und Zustände am Herzen, die die Pumpenfunktion des Organs beeinträchtigen *(Kardiologie)*.
– *Veränderungen des Gefäßsystems:* Hier sind sowohl funktionelle wie organische, örtliche wie allgemeine Störungen von Blut- und Lymphgefäßen einzuordnen *(Angiologie)*.

In den nachfolgenden Abschnitten wird eine kurze Übersicht über die wichtigeren Veränderungen von Blut und Lymphe sowie über Störungen des Kreislaufs gegeben. Fragen im Zusammenhang mit Leukämien (S. 258), Stoffwechselstörungen (S. 607), immunologischen Prozessen (S. 1057) und entzündlichen Vorgängen (S. 1243) kommen hier nicht zur Sprache.

90. Anämien und Polyglobulien

90.1. Typen von Bilanz- und Verteilungsstörungen der Blutzellinien

Die heutigen Vorstellungen über den *physiologischen Blutzellennachschub und -umsatz* lassen sich wie folgt zusammenfassen (vgl. dazu S. 1246): man nimmt an, daß der Bestand einer Blutzellfamilie bestimmter Differenzierungsrichtung (z. B. die Erythroblasten und Erythrozyten) durch teilungsfähige *Stammzellen* gewährleistet wird, die sich ihrerseits wahrscheinlich in *pluripotente* und – hinsichtlich der Zugehörigkeit zu der einen oder anderen Zellinie schon festgelegte – *unipotente Elemente* unterteilen lassen. Der *unipotente Stammzellenpool* beliefert den sog. *Proliferations- und Reifungspool*, in dem sich die Zellen einerseits durch Teilung zahlenmäßig vermehren, andererseits eine weitgehende Differenzierung erfahren. Es schließt sich der sog. *Funktionspool* an, der in der Regel ausgereifte Zellen umfaßt *(Endzellenpool)* und sich in einen *Knochenmarkspool*, einen *zirkulierenden* und u. U. *marginalen Pool in der Blutbahn* und einen *Gewebepool* gliedern kann. Die *Zahl von Teilungen* zwischen dem Stammzellenkompartiment und den Endzellen scheint sich in der Größenordnung von 4–5 zu bewegen: allerdings rechnet man mit erheblichen Variationen. Dasselbe gilt für die durchschnittliche *Generationszeit* der im Proliferationspool befindlichen Elemente (etwa 15–20 Std für Erythroblasten, 30–50 Std für Granulozytenvorläufer). Die sog. *Transitzeit* vom frühesten erkennbaren Differenzierungsstadium bis zum Stadium der Endzelle kann dementsprechend erheblich schwanken; für die Erythropoiese beträgt sie ungefähr 4–5 Tage (Proerythroblastenstadium bis orthochromatisches Normoblastenstadium), für die Granulopoiese 5–20 Tage (Myeloblasten-Stadium bis Stadium der segmentkernigen Granulozyten). Megakaryozyten scheinen vom diploiden bis zum 64n-Stadium mehr als 5 Tage in Anspruch zu nehmen. Beim jugendlichen erwachsenen Menschen finden sich *im Knochenmark* – bezogen auf 1 kg Körpergewicht – im Mittel etwa $3{,}5 \times 10^9$ Erythroblasten, dazu 5×10^9 Retikulozyten, ferner 11×10^9 Granulozytenvorläufer, dazu 9×10^9 reife Granulozyten als Funktionsreserve sowie 6×10^6 Megakaryozyten. Der sog. *Myeloid/Erythroid-Quotient* (M/E-Quotient) im Knochenmark beträgt demnach normalerweise ungefähr 3:1. Im *Blut* sind pro kg Körpergewicht im Mittel 330×10^9 Erythrozyten, 5×10^9 Retikulozyten, $0{,}5 \times 10^9$ zirkulierende sowie $0{,}5 \times 10^9$ marginale Granulozyten und 22×10^9 Thrombozyten vorhanden. Die *Verweildauer der Zellen im zirkulierenden Blut* (für Erythrozyten und Thrombozyten ≃ *Lebensdauer*) beträgt für Erythrozyten physiologischerweise ziemlich konstant 120 Tage, für die Thrombozyten etwa 7–9 Tage und für die Granulozyten meistens weniger als einen Tag. Die letzteren leben nach Verlassen der Blutbahn während einer unterschiedlichen Zeitdauer in den Geweben oder Körperhöhlen weiter; die obere Grenze der Lebensdauer der reifen Granulozyten scheint bei ungefähr 10–14 Tagen zu liegen. Gestützt auf diese Zahlen beläuft sich der normale *tägliche Umsatz pro kg Körpergewicht* auf 3×10^9 Erythrozyten, $0{,}9\text{–}1{,}6 \times 10^9$ Granulozyten und $2{,}7 \times 10^9$ Thrombozyten. Bei maximaler Beanspruchung bzw. Stimulation kann der Umsatz – und damit auch die Neubildung – der verschiedenen Zellarten um ein mehrfaches gesteigert werden, z. B. für Erythrozyten bis 6-fach, für Thrombozyten 7–8-fach. Die Kinetik der *Lymphozyten* und *Monozyten* wird auf S. 1075 zur Sprache kommen.

Definitionen: Kommt es zu einem Schwund des blutbildenden Gewebes im Knochenmark, ohne oder mit Ersatz durch Fettgewebe, sprechen wir von *Panmyelozytophthise* oder kurz *Panmyelophthise*. Als *Panzytopenie (Panhämozytopenie)* bezeichnen wir eine zahlenmäßige Verminderung sowohl der Erythrozyten als auch der Leukozyten und Thrombozyten im Blut. Besteht nur ein Mangel an Granulozyten, redet man von »*Agranulozytose*« bzw. »*Neutropenie*«, »*Eosinopenie*« usw. Demgegenüber gibt es für die zahlenmäßige Verminderung der Erythrozyten im Blut keine geläufige Bezeichnung (vgl. dazu unten: Definition der *Anämie*). Als Ursache kommen sowohl eine Bildungsstörung (»*Aplasie*«) als auch ein beschleunigter Untergang bzw. Verbrauch in Frage. Dasselbe gilt für die *Thrombopenie* (besser: *Thrombozytopenie*). Von *ineffektiver Hämopoiese* (im Gegensatz zur effektiven Hämopoiese) sprechen wir dann, wenn die proliferative Aktivität des blutbildenden Gewebes, insbesondere des Knochenmarks, nicht zu einer entsprechenden Ausschwemmung von Zellen ins periphere Blut führt, d. h. wenn unter den Vorläufern ein Zellverlust stattfindet (intramedullärer Zelluntergang). Der Mangel an Lymphozyten heißt *Lymphopenie (Lymphozytopenie)*.
Eine zahlenmäßige Zunahme aller zirkulierenden, vom Knochenmark hergeleiteten Blutzellen trägt keinen besonderen Namen; sie kommt vor allem bei dem als *Polycythaemia vera* bekannten Krankheitsbild vor. Die Vermehrung bestimmter Zellarten im Blut wird mit Bezeichnungen wie *Leukozytose, Neutrozytose, Thrombozytose, Lymphozytose* usw. belegt, wenigstens so lange, als sich noch keine Hinweise auf das Vorliegen einer Leukämie finden. Beruhen Veränderungen der Blutzellzahl nicht auf Abweichungen der Gesamtzahl dieser Elemente im Körper von der Norm, sondern auf örtlichen Verschiebungen (z. B. zirkulierender und marginaler Granulozytenpool im Blut), redet man von *Verteilungsstörungen*.

Formen und **Pathogenese** der Bilanz- und Verteilungsstörungen von Blutzellen lassen sich in verschiedene *Hauptgruppen von Mechanismen* unterteilen:
- *Störungen der Zellbildung*, wobei es sich in der überwiegenden Mehrzahl der Fälle um sog. hypoproliferative bzw. »aplastische« Veränderungen handelt.
- *Ungenügende oder fehlerhafte Produktion von Zellbestandteilen* (Hämoglobin, Enzyme u. a.), die nicht notwendigerweise mit einer Störung der Zellbildung einherzugehen brauchen.
- *Abnorme Verschiebungen der Blutzellen innerhalb der Blutstrombahn, z. T. auch des Knochenmarks*, wobei weder der Zellnachschub noch die Zelldifferenzierung gestört zu sein brauchen.
- *Verkürzte oder – selten – verlängerte Lebensdauer der Blutzellen* in der Strombahn, wobei die Ursache in einer primär zellulären Veränderung oder in extrazellulären schädigenden Faktoren liegen kann.
- *Verlust von Blutzellen nach außen* bzw. in den extravaskulären Raum, wie dies beispielsweise bei der Blutungsanämie der Fall ist.

Es kommen auch *Kombinationen verschiedener Mechanismen* vor, beispielsweise *verminderte Zellbildung und gesteigerter Zellabbau*. Demgegenüber ist bei einem krankhaft vermehrten Verlust bzw. Abbau von Blutzellen in der Strombahn, jedoch ungestörten Knochenmarksfunktionen, mit einer *kompensatorischen (reaktiven) Hyperplasie der Vorläufer der entsprechenden Zellinie zu rechnen*. Um sich im Einzelfall ein Bild

über diese Zusammenhänge zu verschaffen, sind Untersuchungen sowohl des peripheren Blutes als auch der Bildungsstätte der Blutzellen, insbesondere des Knochenmarkes, notwendig. *Verteilungsstörungen* der Blutzellen werden in der Regel indirekt ermittelt, z. B. durch den Nachweis einer normalen Zellbildung aufgrund des Knochenmarksbefundes sowie einer unveränderten Lebens- bzw. Aufenthaltsdauer der Blutzellen im peripheren Blut bei herabgesetzter Zahl zirkulierender Elemente der entsprechenden Zellinie.
Die Pathologie der Granulozyten- und Monozytensysteme kommt im Rahmen der Erläuterung von Entzündungsvorgängen (S. 1243) zur Sprache, die der Lymphozyten im Zusammenhang mit immunopathologischen Vorgängen (S. 1057). Störungen der Thrombozytenbildung und -funktionen werden gemeinsam mit der Pathologie der Hämostase (S. 435) erörtert. Im nachfolgenden Abschnitt befassen wir uns daher in erster Linie mit den *Erythrozyten*, die als *Modellbeispiel* gelten können.
Fragen wie die nach möglichen Ursachen einer Hypo- oder Hypervolämie sowie einer Hydrämie oder Exsikkose werden uns bei der Besprechung von Schockzuständen (S. 583) und des Stoffwechsels von Wasser, Elektrolyten und Proteinen (S. 803 und 880) eingehender beschäftigen.

90.2. Allgemeine Bemerkungen zu den Polyglobulien und Anämien

Definitionen: Von der *absoluten Polyglobulie* wird die *relative Polyglobulie (Pseudopolyglobulie)* abgegrenzt, bei der eine Zunahme der Zahl der Erythrozyten im Blut durch eine Verminderung des Plasmavolumens vorgetäuscht wird, beispielsweise infolge Wasserverlusts (Exsikkose, S. 80).
Anämie nennen wir alle jene Zustände, bei denen die Hämoglobinkonzentration des Blutes unter dem Normbereich liegt. Im Gegensatz zur *relativen Anämie (Pseudoanämie)*, die durch eine Zunahme der Plasmamenge (meistens *Hydrämie*) bei unveränderter Hämoglobin-Gesamtmasse gekennzeichnet ist, besteht bei der *echten Anämie* eine Verminderung der absoluten Hämoglobinmasse. Weisen bei bestehender Anämie die Erythrozyten einen normalen Hämoglobingehalt ($Hb_E = \frac{Hb\,(g\%) \times 10}{\text{Erythrozyten}/mm^3} = 29 \pm 2$ pg (Pikogramm)) auf, spricht man von *normochromer* Anämie. Davon abgegrenzt werden *»hypochrome« Anämien* (Hb_E vermindert) einerseits und *»hyperchrome« Anämien* (Hb_E vermehrt) andererseits. Anämien werden auch aufgrund ihrer Pathogenese unterteilt. Bei sog. *»aplastischen« (»hypoproliferativen«) Anämien* fehlt es, trotz ausreichender Zufuhr aller für die Blutbildung notwendigen Stoffe, am Zellnachschub, wobei die Zahl aller im Knochenmark vorhandenen Erythroblasten deutlich vermindert ist. *Sideroachrestische Anämien* haben als gemeinsames Merkmal eine Störung des Einbaus von Eisen in das Häm. *Eisenmangelanämien* erklären sich – wie der Name sagt – durch eine ungenügende Eisenzufuhr bzw. -reserve. *Megaloblastären Anämien* liegt eine Störung der DNA-Synthese zugrunde, wobei in solchen Fällen das Knochenmark eine vermehrte Zahl großer, zytoplasmareicher basophiler Erythroblasten (*Megaloblasten*) enthält. Es gibt noch *weitere Formen von Mangelanämien. Hämolytische Anämien* treten als Folge einer Verkürzung der Lebensdauer der Erythrozyten auf, wobei der Grund für den beschleunigten Untergang der roten Blutkörperchen in *zellulären und/oder extrazellulären Faktoren* liegen kann. Wird eine Anämie durch toxische Substanzen verursacht, spricht man von *toxischer Anämie. Infektanämien* entwickeln sich im Rahmen einer Infektionskrankheit. *Hormonal bedingte Anämien* beobachtet man im Zusammenhang mit gewissen Endokrinopathien.

Polyglobulien

Formen und **Pathogenese** der Polyglobulien sind vielgestaltig (vgl. dazu S. 155 und 258). Wie schon erwähnt wurde, ist die – vermutlich neoplastische – *Polycythaemia vera* von den *Polyglobulien i. e. S. (Polycythaemia secundaria)* abzugrenzen. Die letzteren werden auch »reaktiv« genannt, da sie im Gefolge eines Grundleidens anderer Art auftreten.
In den meisten Fällen von reaktiver Polyglobulie liegt die Ursache in einer *Hypoxämie*, die über eine gesteigerte Erythropoietinbildung zu einer vermehrten erythropoietischen Aktivität Anlaß gibt. Solchen Mechanismen begegnet man im Rahmen von *Herzkrankheiten*, insbesondere bei kongenitalen Herzfehlern mit Zyanose (S. 643), bei Rauchern mit leichter chronischer CO-Vergiftung, seltener bei erworbenen kardialen Störungen. Zahlenmäßig wesentlich wichtiger sind die Fälle von sekundärer Polyglobulie bei *Erkrankungen der Lunge*, vor allem bei sog. obstruktivem Lungenemphysem. In diese Gruppe gehören auch Fälle mit diffusen Veränderungen des Organs, wie Lungenfibrose, ferner das Pickwick-Syndrom, bei dem die Atmung wegen exzessiver Fettleibigkeit gestört ist. Im gleichen Sinne wie eine Hypoxämie wirken sich *gewisse abnorme Hämoglobine*, wie Met-Hb und Hb-M, aus. Schließlich ist verständlich, daß auch ein Sauerstoffmangel in der eingeatmeten Luft mit der Zeit zu einer Polyglobulie führt; dies wird beispielsweise bei länger dauernden Aufenthalten in der Höhe festgestellt.
Eine reaktive Verlängerung der Lebensdauer von Erythrozyten – z. B. als Kompensation einer verminderten Zellbildung – ist unseres Wissens bisher nicht beobachtet worden. Leukämische Zellen können demgegenüber eine verlängerte Zirkulations- und Lebensdauer aufweisen.

Auf *nicht-hypoxämischer Grundlage* beruhenden Formen von Polyglobulie begegnen wir weniger häufig. In einem Teil dieser Fälle finden sich *endokrine Störungen*, wie beim Cushing-Syndrom (S. 395) oder bei Androgen-produzierenden Tumoren. Andere Formen haben eine *renale Ursache*, wobei eine vermehrte Erythrogeninbildung im Vordergrund des pathogenetischen Geschehens steht; dies ist beispielsweise bei einem Teil hypernephroider Karzinome und von Nierenadenomen sowie vereinzelt bei Hydronephrose und bei Nierenzysten beobachtet worden. Eine Steigerung der Erythropoiese ist manchmal auch bei *Hämangioblastom des Kleinhirns*, ferner bei *Uterus myomatosus, Phäochromozytom* und *Hepatom* festzustellen; hier scheint es sich wenigstens zum Teil um die Folgen einer Produktion Erythropoietin-artiger Substanzen zu handeln. Die **Folgen** der Polyglobulie umfassen die sog. *»rote« Zyanose*, die sich an der tiefroten Farbe von Haut und Schleimhäuten erkennen läßt und auf einer starken Vasodilatation, verbunden mit Stagnation des an reduziertem Hämoglobin reichen Blutes, beruht. Die *erhöhte Viskosität* des letzteren macht sich vor allem dann bemerkbar, wenn der Hämatokrit über 60% ansteigt; dies und die Blutgefäßerweiterung dürften die Hauptgründe für die in solchen Fällen nicht selten auftretenden zerebralen Symptome, wie *Schwindel und Kopfschmerzen*, und das Hitzegefühl sein. Das bei Polyglobulie manchmal bis auf 10 l und mehr erhöhte Blutvolumen bedingt auch eine Mehrbelastung des Kreislaufs, im besonderen des Herzens. Die Neigung zu intravasaler Gerinnselbildung (*Thrombose*, S. 461) ist bei reaktiven Polyglobulien nicht so ausgeprägt wie bei der Polycythaemia vera; das liegt offenbar daran, daß bei der letzteren oft bedeutend höhere Thrombozytenzahlen im Blut gefunden werden als bei den Polyglobulien i. e. S. Wahrscheinlich aufgrund der Vasodilatation und der herabgesetzten Strömungsgeschwindigkeit des Blutes kommt es hie und da zu *Blutungen*, z. B. im Verdauungstrakt, ferner öfters zu *Pruritus*.

Morphologisch steht die *Blutfülle der Gefäße* im Vordergrund, die sich makroskopisch wie mikroskopisch leicht erkennen läßt. Überdies stellt man eine *Steigerung der erythropoietischen Aktivität* im Knochenmark fest, die manchmal von einer *Vermehrung der Megakaryozyten* begleitet wird; das letztgenannte Phänomen erklärt sich bei den sekundären Polyglobulien sehr wahrscheinlich durch einen relativ vermehrten Verbrauch von Thrombozyten in der Strombahn. Überdies kommt es oft zu einer allmählichen *Ausdehnung der erythropoietischen Zellmasse* in Gebiete bzw. Organe, die physiologischerweise beim Erwachsenen in dieser Hinsicht nicht mehr aktiv sind (z. B. Femurdiaphyse, Milz und Leber).

Anämien

Die oben wiedergegebene Einteilung der Anämien bezieht sich auf gewisse Hauptmerkmale der betreffenden Störungen. Man muß sich aber der Tatsache bewußt bleiben, daß bei verschiedenen Anämieformen *mehrere pathogenetische Mechanismen* im Spiel sind. Trifft beispielsweise ein schädigendes Agens sowohl die erythropoietischen Vorläuferzellen als auch die reifen Erythrozyten, kann eine Kombination von ineffektiver Hämopoiese und hämolytischer Anämie beobachtet werden.

Die **Folgen** einer Anämie für das betroffene Individuum lassen – unabhängig von der Art der ersteren – gewisse gemeinsame Störungen erkennen, die auf Sauerstoffmangel beruhen: die infolge Anämie *verminderte Sauerstofftransportkapazität des Blutes* kann schließlich über eine Herabsetzung der endkapillären O_2-Sättigung, des endkapillären O_2-Gehaltes und des pO_2 zu einer *Gewebshypoxie* führen (vgl. dazu S. 72). Art und Ausmaß der daraus resultierenden Gewebeveränderungen hängen u. a. ab von:

- dem Grad der Anämie und
- der Dauer bzw. der Zeit der Entwicklung der Anämie.

Bei längerem Bestehen einer Anämie, d. h. bei *allmählichem Absinken der Hämoglobinkonzentration des Blutes* im Verlauf von Wochen und Monaten, findet sich beim Patienten oft ein noch erstaunlich guter Allgemeinzustand. Vermutlich spielen hier Adaptationsvorgänge eine Rolle, obschon der O_2-Bedarf der Gewebe in diesen Fällen nicht vermindert, sondern zum Teil – u. a. wegen Anämie-bedingter Tachykardie und Tachypnoe – sogar etwas gesteigert ist. Deutliche allgemeine Anämiesymptome in der Ruhe stellen sich in der Regel erst bei einem Hämoglobingehalt von weniger als 5 g/100 ml Blut ein, so daß Beschwerden meist nur bei schwerer Anämie und/oder bei körperlicher Anstrengung auftreten. Betroffen sind vor allem Organe mit großem O_2-Verbrauch (O_2-»Ausschöpfung«, meßbar aufgrund der arteriovenösen Differenz im O_2-Gehalt des Blutes), d. h. Herzmuskel, Gehirn und Skelettmuskeln.

Im Gegensatz zur sich allmählich entwickelnden Anämie geht ein relativ *rasch eintretender Blutverlust* innerhalb kurzer Zeit mit deutlichen Symptomen einher, die sich vor allem auf die Hypovolämie zurückführen lassen (vgl. dazu S. 588).

Inspektorisch erkennt man von bloßem Auge die *Blässe der Gewebe*, die sich beim Lebenden vor allem an Schleimhäuten kundtut, an der Leiche aber in der Regel aufgrund des verminderten Blutgehalts beispielsweise der Bauchmuskulatur bemerkt werden kann. Bei längerer Dauer und erheblichem Ausmaß der Anämie tritt in verschiedenen Organen eine *reversible Verfettung* auf, u. a. in Form einer zentroazinären Verfettung der Leber, einer Tigerung des Myokards und einer Hauptstückverfettung der Nieren. Bei chronischer Anämie kann es zu einer Erhöhung des Herzgewichtes kommen, mit Hypertrophie der Muskelfasern, Veränderungen der Mitochondrien und Vermehrung der Bindegewebszellen. Bestehen lokale Durchblutungshindernisse (vgl. dazu Arteriosklerose,

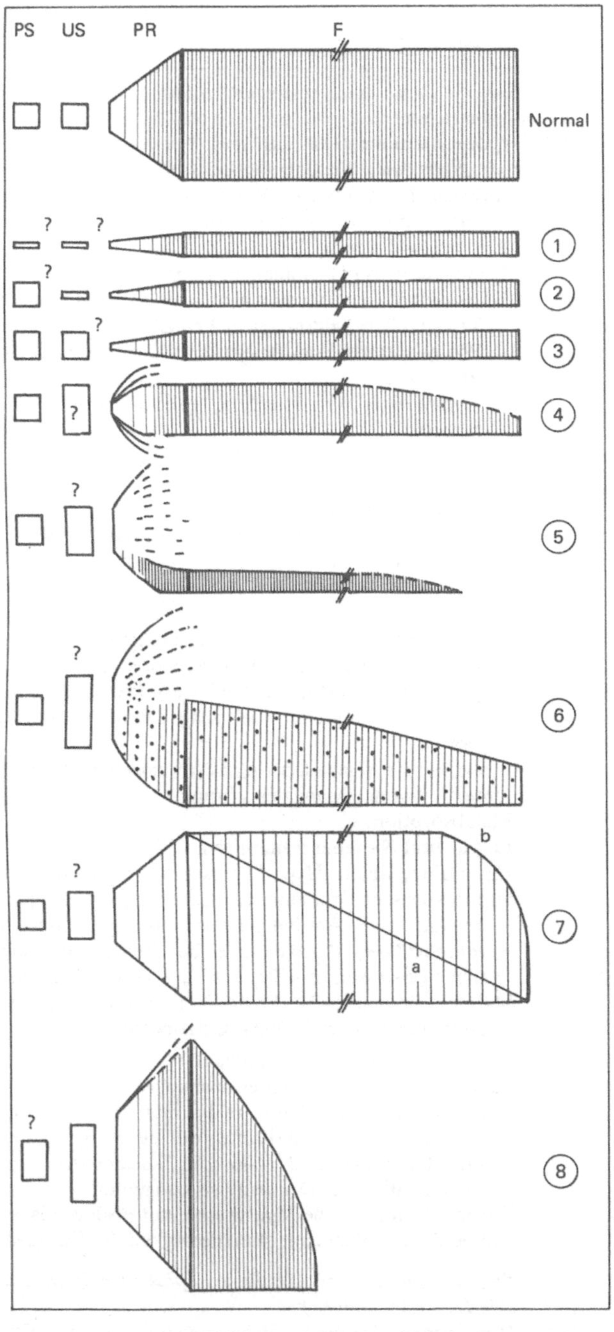

Abb. 98. *Grobschematische Darstellung zellkinetischer Besonderheiten der hauptsächlichen Formen von chronischer Anämie.* PS = pluripotenter Stammzellenpool; US = unipotenter Stammzellenpool; PR = Proliferations- und Reifungspool; F = Funktionspool. Die Höhe der einzelnen flächenhaften Figuren gibt einen Hinweis auf die Zellmasse in den betreffenden Kompartimenten, die Länge der Transitzeit bzw. Lebensdauer. Die Dichte der senkrechten Schraffierung ist ein Maß für den Hämoglobingehalt der Erythrozyten bzw. Erythroblasten; gestrichelte Linien = Zelluntergang in den Vorläuferkompartimenten; Punkte = Sideroblasten und Siderozyten.
1. *Hypoproliferative (»aplastische«) Anämien* im Rahmen einer *allgemeinen Knochenmarksinsuffizienz,* z. B. infolge toxischer (S. 1489) oder toxisch-allergischer Effekte (S. 1163) von Medikamenten, Einwirkung ionisierender Strahlen, viraler oder anderer Infektionen, bei sog. Präleukämie oder »idiopathisch« (Störungen des Mikromilieus? Suppressorische Wirkung z. B. von Lymphozyten? DNA-Defekte in den Vorläufern? u. a.). Leichtere Formen beobachtet man u. U. bei Unter- und/oder Mangelernährung, Malabsorption, Leber- und Nierenerkrankungen, malignen neoplastischen Prozessen (Verdrängung und/oder suppressiver Effekt), Endokrinopathien (z. B. Androgenmangel, Hypothyreose) u. a. m. 2. und 3. *Isolierte »aplastische« Anämien (»Erythroblastopenie« oder »-phthise«),* z. B. Anämie vom Typ Blackfan- Diamond (fehlendes Ansprechen der US auf Erythropoietin, z. T. korrigierbar durch Steroide), aplastische Anämien infolge toxischer bzw. medikamentöser Einflüsse, bei einzelnen Fällen mit Thymom, bei schweren Infektionskrankheiten, möglicherweise auch bei Nierenversagen, Proteinmangel, Riboflavinmangel u. a. m. Nicht selten handelt es sich um »idiopathische« Formen. 4. *Dyserythropoietische Anämien* mit ineffektiver Erythropoiese (s. Text). 5. *Megaloblastische Anämien* bei Vitamin (B_{12}- (S. 856) und/oder Folsäure-Mangel (S. 855), ferner nach Anwendung von Purin- oder Pyrimidinantagonisten bzw. anderer Zytostatika, bei metabolischen Störungen, wie dem Lesch-Nyhan-Syndrom (S. 1011) oder der hereditären orotischen Azidurie, sowie auf unbekannter Grundlage (z. B. di Guglielmo-Syndrom, Pyridoxin-responsive megaloblastische Anämie, refraktäre megaloblastische Anämie u. a.). Periphere Megalozyten weisen z. T. abnorme Membranproteine (z. B. Spektrin) auf, was sich im Sinn einer chronischen Hyperhämolyse auswirken kann. 6. *Sideroachrestische (sideroblastische) Anämien,* z. B. X-chromosomal oder autosomal-rezessiv vererbbare Formen (meistens Pyridoxin-responsiv) oder erworben (idiopathisch, im Rahmen anderer Leiden, wie maligner Neoplasien (z. B. maligne Lymphome, Myelome, Osteomyelofibrose), chronischer entzündlicher Prozesse (z. B. rheumatoide Arthritis), hämolytischer Anämien, Myxödem, Urämie u. a., ferner toxisch bzw. medikamentös bedingt (Äthylalkohol, Blei, Isoniazid, Zykloserin, Chloramphenikol, antineoplastische Mittel u. a.)). 7. *Eisenmangelanämien,* die in der überwiegenden Mehrzahl der Fälle auf einem *chronischen Blutverlust* (aus Uterus, Darm u. a.) beruhen (a), ferner bei vermehrtem Eisenbedarf (ausgedehnte infektiöse bzw. entzündliche Prozesse, Kinder, Gravide), *gestörter Eisenresorption* im Darm und – relativ selten – *ungenügender Eisenzufuhr* vorkommen können (b). 8. *Hämolytische Anämien: Zellulär (»korpuskulär«) bedingte Formen: Membrandefekte der Erythrozyten* (kongenitale Sphärozytose, bei der offenbar eine Komponente des Membranproteins Spektrin defekt ist, Ovalozytose (Elliptozytose), Stomatozytose, Akanthozytose u. a., ferner paroxysmale nächtliche Hämoglobinurie (Marchiafava-Micheli-Krankheit)). Bei Megalozyten finden sich z. T. ebenfalls Membrandefekte (u. a. Spektrin). *Enzymopathisch bedingte Formen:* Defekt der Glukose-6-Phosphat-Dehydrogenase (Hämolyse spontan oder 2–3 Tage nach Einnahme von Medikamenten bzw. Vegetabilien, z. T. auch nach andersartigen Krankheiten), 6-Phosphoglukonat-Dehydrogenase, Glutathionreduktase, Glutathionsynthetase, Glutathionperoxidase, ATPase oder anderer Enzyme. *Thalassämien* (mangelhafte Synthese einzelner Ketten des Globinanteils von Hämoglobin). *Hämoglobinopathien* (abnorme Aminosäurensequenzen des Globins, S. 1027), wie die Sichelzellen-Anämie (Drepanozytose), chronische hämolytische Anämien wegen sog. instabiler Hämoglobine u. a. *Erythropoietische Porphyrien* (S. 1020). *Extrazellulär (»extrakorpuskulär«) bedingte hämolytische Anämien: Antierythrozytäre Alloimmunisierung (»Isoimmunisierung«),* wie beim Morbus haemolyticus neonatorum. *Autoimmun-hämolytische Anämien,* z. B. bei malignen Lymphomen, Autoimmunprozessen verschiedener Art, Virusinfekten, Infektionen durch Mykoplasmen u. a. (S. 1866). *Immunallergische hämolytische Anämien* bei Überempfindlichkeitsreaktionen gegen Medikamente (S. 1163). *Bakteriell oder parasitär bedingte hämolytische Anämien* (z. B. Malaria). Durch *toxische Chemikalien verursachte hämolytische Anämien* (z. B. Schlangengifte, Seife, Benzol, Toluol, Anilin, Blei u. a., S. 1580). *Mechanische Erythrozytenschädigung* (z. B. Marschhämoglobinurie, Herzklappenprothesen u. a.). Hyperhämolyse bei *ausgedehnter intravasaler Gerinnung* (z. B. thrombotische thrombozytopenische Purpura). *Hypersplenismus* (intrasplenische Hypersequestration bei Splenomegalie verschiedener Genese)

S. 481), gibt eine schwere Anämie manchmal zu Gewebenekrosen mit Anlaß, z. B. zu einem Myokardinfarkt oder anämischen Erweichungen im Gehirn.
Zu den *klinischen* **Symptomen** gehören u. a. *Blässe* und *Müdigkeit*, eine z. T. als *Herzklopfen* empfundene *Tachykardie*, eine *Erhöhung des Herzzeitvolumens* (u. U. als Ohrensausen auffallend), eine *Dyspnoe* und *Tachypnoe* vor allem bei körperlicher Belastung, *Schwindelgefühle* und zeitweises *Schwarzwerden vor den Augen* als Ausdruck der Gehirnhypoxie. *Ermüdbarkeit und z. T. Schmerzhaftigkeit der Skelettmuskulatur* bei physischer Arbeit als Zeichen des O_2-Mangels dieser Strukturen sowie eine *Kälteempfindlichkeit* infolge ungenügender peripherer Durchblutung.
Ein Teil dieser Symptome kann als Ausdruck von *Kompensationsmechanismen* verstanden werden, insbesondere die *Erhöhung der Herztätigkeit*, die *Ventilationssteigerung* und die *Verbesserung der Gewebeperfusion* in Myokard, Gehirn und Muskulatur auf Kosten derjenigen beispielsweise der Haut und der Nieren. An der Beschleunigung des Blutstromes – und teilweise an den dabei entstehenden Geräuschen – ist auch die bei manchen Formen von Anämie nachweisbare Viskositätsabnahme des Blutes beteiligt. Im Sinne einer kompensatorischen Erscheinung beobachtet man ferner bei manchen Anämien eine *Änderung der O_2-Affinität des Hämoglobins*, d. h. eine Rechtsverschiebung der O_2-Dissoziationskurve, womit eine relative Erhöhung des pO_2 im Gewebe erzielt wird (s. auch S. 1018). Diesem Phänomen liegt wahrscheinlich eine vermehrte Bildung von 2,3-Diphosphoglyzerat (DPG) in den Erythrozyten zugrunde. DPG verbindet sich mit den Beta-Ketten des Hämoglobins im Desoxyzustand und hat dadurch eine Stabilisierung der Desoxykonfiguration zur Folge, so daß die O_2-Sättigung bei gleichem pO_2 tiefer liegt. Kompensatorisch wirkt ferner die bei den meisten Formen von Anämie eintretende *Steigerung der erythropoietischen Aktivität*, die durch eine vermehrte Produktion von Erythropoietin (S. 391) vermittelt wird und mit der Ausschwemmung von Erythroblasten ins zirkulierende Blut einhergehen kann. Bei verschiedenen Anämieformen kann allerdings die Reservekapazität an erythropoietischer Proliferation beschränkt sein und/oder sich u. U. mit der Zeit anscheinend erschöpfen. Parallel mit der vermehrten Bildung roter Blutkörperchen bzw. ihrer Vorläufer wird auch eine *Zunahme des Eisenumsatzes* beobachtet.

Selten machen sich im Rahmen einer Anämie Symptome und Zeichen, wie Ödeme, Amenorrhoe, Proteinurie, Anorexie, Fieber und Blutungen am Augenfundus, bemerkbar. Vermutlich haben wir es auch hier mit hypoxischen Schäden zu tun; die Pathogenese dieser Veränderungen ist indessen nicht völlig geklärt.

Nachfolgend werden die Hauptformen von Anämien kurz skizziert (Tabelle 30, s. auch Abb. 98, S. 415).

Tabelle 30. Anämien

1. *Anämien, die durch eine verminderte Bildung von Erythrozyten gekennzeichnet sind*
 1.1. *Hypoproliferative (»aplastische«) Anämien im Rahmen einer allgemeinen Knochenmarksinsuffizienz*
  1.1.1. *Anämien bei Mangel an Vorläuferzellen (Panmyelozytophthise, sog. »reine aplastische Anämien«)*

Erworbene Formen:

Einwirkung von Chemikalien: Benzol, Insektizide.
Einwirkung von Medikamenten: Chloramphenikol, Tetrazykline, Sulfonamide, Penizilline.
Phenylbutazon, Indomethazin, Oxyphenbutazon, Phenazetin.
Hydantoine, Trimethadion, Ethosuximid, Karbamezepin.
Quinakrin, Chloroquin, Pyrimethamin.
Chlorpropamid, Tolbutamid.
Kaliumperchlorat, Thiourazil.
Phenothiazine, Meprobamat, Chlordiazepoxid.
Antihistaminika.
Einwirkung ionisierender Strahlen (postirradiative Panzytopenie).
Panmyelopathien bei Infektionskrankheiten: Panmyelozytopenie bei akuter Virushepatitis, akute passagere Erythroblastopenie bei Virusinfektionen, Knochenmarksinsuffizienz bei ausgedehnter Tuberkulose.
Einwirkung zytostatischer und zytotoxischer Mittel.
Unter- und/oder Mangelernährung.
Malabsorption.
Leber- und Nierenerkrankungen.
Endokrinopathien: Hypothyreose, Androgenmangel.
Suppressorische Immunreaktionen (sog. Immunpanmyelopathie): Antilymphozytenseren mit »Stammzelltoxizität«, Panzytopenie bei immunpathologischen Prozessen vom Typ des Lupus erythematodes.
Maligne neoplastische Prozesse (Verdrängung und/oder suppressiver Effekt). Osteopetrose.

Konstitutionelle Panmyelopathien

Fanconi-Anämie (»Constitutional aplastic anemia«; familiäre und nicht familiäre Formen, zum Teil mit stark erhöhter Chromosomenbrüchigkeit, gehäuften Translokationen und Endoreduplikationen).
Panmyelopathie bei Dyskeratosis congenita.
Thrombozytopenische Myelopathie mit Radiusaplasie.
Kongenitale Anämie mit Dreigliedrigkeit der Daumen.

Sog. hämopoietische Dysplasien (präleukämische Zustände, Präleukämien)

(Erworbene chronische Panzytopenien, oft mit Entwicklung einer AML oder AMML (S. 258) nach Monaten bis Jahren)
Refraktäre Anämie mit hyperplastischem blutbildendem Mark.
Primäre erworbene sideroblastische Anämie.
Refraktäre Anämie mit Myeloblastose (RAEM)
Bestimmte Formen der paroxysmalen nächtlichen Hämoglobinurie.

  1.1.2. *Anämien bei Strukturveränderungen und/oder Funktionsstörungen der sog. Knochenmarkmatrix (Veränderungen des »microenvironment«)*

Veränderungen dieser Art sind beim Menschen noch nicht gut bekannt. Bei Sl/Sl^d-Mäusen soll ein Stromadefekt mit Störung des für die Proliferation hämopoietischer Vorläuferzellen wesentlichen »microenvironment« vorliegen.

Tabelle 30 (Fortsetzung)

1.2. *Anämien infolge isolierter Erythroblastenphthise bzw. Erytroblastopenie*

1.2.1. *Aplastische Anämien i. e. S.*

Hypoplastische/aplastische Anämie vom Typ Blackfan-Diamond (Erythrogenesis imperfecta; z. T. mit steroidresponsiven Formen).

Idiopathische aplastische Anämien.

1.2.2. *Erworbene aplastische Anämien*

Akute oder chronische Erythroblastopenien bei: Infektionskrankheiten (besonders Virusinfektionen), Einwirkung von Medikamenten und toxischen Chemikalien oder Thymom.

Selten bei: Nierenversagen, hämolytischen Anämien und schwerem Proteinmangel.

Experimentell infolge Riboflavin-Mangels.

1.3. *Dyserythropoietische Anämien (Anämien mit intramedullärem Erythroblastenuntergang und ineffektiver Erythropoiese)*

Kongenitale dyserythropoietische Anämie Typ I (autosomal-rezessiv, mit Chromatinverklumpung, Polyploidie und Kernbrücken der Erythroblasten).

Kongenitale dyserythropoietische Anämie Typ II (autosomal-rezessiv, mit Doppelkernen und Karyorrhexis von Erythroblasten).

Kongenitale dyserythropoietische Anämie Typ III (autosomal-dominant, mit Vielkernigkeit der Erythroblasten und Bildung von sog. Gigantoblasten).

Beta-Thalassämie mit Retikulozytopenie.

Erworbene idiopathische dyserythropoietische Anämie.

1.4. *Megaloblastische (megaloblastäre) Anämien*

1.4.1. *Mangel an Vitamin B_{12}*

Mangelhafte Zufuhr in der Nahrung (selten, bei Vegetariern).

Malabsorption von Vitamin B_{12}:

Perniziöse Anämie (Biermer'sche Krankheit, Addison-Anämie).

Status nach totaler oder subtotaler Gastrektomie.

Resektion oder Erkrankung des Ileum.

Selektive Malabsorption von Vitamin B_{12} (genetisch bedingte Anomalie der Rezeptoren der Ileumepithelien für B_{12}, Imerslund'sche Krankheit).

Resorptionsstörung auf medikamentöser Grundlage (Kolchizin, Paraaminosalizylsäure, Neomyzin).

Intraintestinale Kompetition um das Vitamin B_{12} (Infestation durch Parasiten wie Botriocephalus latus, intestinale Bakterienvermehrung bei Divertikeln bzw. sog. Blindsack-Syndrom).

Kongenitaler Mangel an »intrinsic«-Faktor (autosomal-rezessiv vererbt).

Konstitutionelle Anomalien des »intrinsic«-Faktors.

Exokrine Pankreasinsuffizienz (Mangel an P-Protein).

Mangel an Transkobalamin II.

1.4.2. *Mangel an Folsäure*

Ungenügende Zufuhr infolge schlechter Ernährung.

Malabsorptionssyndrome.

Absorptionsstörungen infolge medikamentöser Hemmung der intestinalen Hydrolasen (Antikonvulsiva, wie Diphenylhydantoin).

Erhöhter Bedarf an Folsäure (Gravidität, gesteigerte Hämopoiese, z. B. bei hämolytischen Anämien).

Störungen des Folsäurestoffwechsels (erworbene Formen: alkoholische und andere Leberschäden, Hemmung der Dihydrofolat-Reduktase durch Methotrexat, Pyrimethamin, Triamteren, Pentamidin; kongenitale Formen: Formiminotransferase-Mangel, Dihydrofolat-Reduktase-Mangel).

Einnahme von kontrazeptiven Mitteln.

1.4.3. *Andere Formen megaloblastischer Anämien*

Hemmstoffe des DNA/RNA-Stoffwechsels (Purinantagonisten, Pyrimidinantagonisten, Zytosinarabinosid, Prokarbazin, Hydroxyurea u. a.).

Angeborene Stoffwechselstörungen (Orotiko-Azidurie, Lesch-Nyhan-Syndrom).

Megaloblastische Anämie bei Di Guglielmo-Syndrom.

Megaloblastische Anämie mit Pyridoxin-Responsivität.

Refraktäre megaloblastische Anämie.

1.5. *Anämien bei Endokrinopathien*

(Anämien bei endokrinen Unterfunktionszuständen)

Hypothyreose.

Hypoandrogenismus.

Nebennierenrindeninsuffizienz.

Hypopituitarismus.

2. *Anämien infolge verminderter Synthese normalen Hämoglobins*

2.1. *Sideroachrestische (sideroblastische) Anämien*

2.1.1. *Kongenitale sideroachrestische Anämie* (Anaemia hypochromica sideroachrestica hereditaria; meist Pyridoxin-responsiv; geschlechtsgebunden-rezessiv oder autosomal-rezessiv vererbt).

2.1.2. *Erworbene sideroachrestische Anämien*

Erworbene essentielle oder primäre sideroachrestische Anämie (Anaemia sideroblastica acquisita idiopathica).

Sideroachrestische Anämien bei Einwirkung von Medikamenten oder toxischen Substanzen: Alkoholismus, Bleivergiftung (Saturnismus), antituberkulöse Mittel (Zykloserin, Isoniazid, Pyrzinamid), Chloramphenikol und antineoplastische Mittel.

Sideroachrestische Anämien bei bestimmten Krankheiten: Maligne Neoplasmen, rheumatoide Arthritis, hämolytische Anämien, Myxödem, Urämie, Malabsorptionssyndrome, präleukämische Zustände, perniziöse Anämie, Thalassämie.

2.2. *Eisenmangelanämien*

Hypochrome Eisenmangelanämien:

2.2.1. *Pathologischer Eisenverlust:* Blutverluste, vermehrter Eisenverlust mit dem Urin, Transferrinverluste bei Proteinurie.

2.2.2. *Mangelhafte Eisenzufuhr:* Vermehrter Eisenbedarf ohne entsprechend gesteigerte Zufuhr, mangelhafte Zufuhr mit der Nahrung, Störungen der Eisenresorption im Darm (Gastrektomie), Malabsorptionssyndrome.

2.2.3. *Störungen des Eisentransports und der Eisenverteilung:* Kongenitale Atransferrinämie.

2.2.4. *»Eisenabfangende« bzw. »eisenverbrauchende« Prozesse:* Infektionen (Infektanämien), maligne neoplastische Prozesse (»Tumoranämien«).

3. *Hämolytische Anämien: Anämien infolge vorzeitigem (beschleunigtem) Erythrozytenuntergang*

3.1. *Zellulär (»korpuskulär«) bedingte hämolytische Anämien*

3.1.1. *Hämolytische Anämien aufgrund von Membrandefekten der Erythrozyten:*

Kongenitale Sphärozytose (Kugelzellenanämie, Minkowski-Chauffard'sche Krankheit, autosomal-dominant vererbt; Defekt einer Komponente des Membranproteins Spektrin).

Kongenitale Ovalozytose (Elliptozytose; autosomal-dominant vererbt).

Tabelle 30 (Fortsetzung)

Kongenitale Stomatozytose.
Kongenitale Akanthozytose (infolge A-Beta-Lipoproteinämie).
Familiäre Anomalien der Erythrozyten-Membranphospholipide.
Paroxysmale nächtliche Hämoglobinurie (Marchiafava-Micheli'sche Krankheit).

3.1.2. *Enzymopathisch bedingte kongenitale hämolytische Anämien*
Defekte und Varianten der Glukose-6-Phosphat-Dehydrogenase (von der G-6-PD sind ungefähr 100 Varianten bekannt).
Bei Aktivitätsminderung der G-6-PD können u. a. folgende Substanzen oder Störungen zu einer hyperhämolytischen Krise führen:

Azetanilid	Nalidixinsäure
Aminophenazon (bei Negern nicht)	Naphthalin
	Probenezid
Phenazon (bei Negern nicht)	Methylenblau
	Phenylhydrazin
Phenazetin	Chinin (bei Negern nicht)
Chloroquin	
Mepakrin	Trinitrotoluol
Sulfonamide	Inhaltsstoffe der Vicia faba
PAS	
Chloramphenikol (bei Negern nicht)	

Ferner bei:

Infektiöser Hepatitis	Bakteriellen Pneumonien
Infektiöser Mononukleose	Diabetischer Azidose

Weitere Enzymdefekte

6-Phosphoglukonat-Dehydrogenase	Glukosephosphat-Isomerase
Glutathionsynthetase	Aldolase
Glutathionreduktase	Triosephosphat-Isomerase
Glutathionperoxidase	2,3-Phosphoglyzero-Mutase
ATPase	
Hexokinase	Phosphoglyzerat-Kinase

3.1.3. *Thalassämien*
Beta-Thalassämien mit Synthesestörung der Beta-Ketten des HbA.
Delta-Thalassämien mit Synthesestörung der Delta-Ketten des HbA_2.
Beta-Delta-Thalassämien.
Alpha-Thalassämien mit Synthesestörung der Alpha-Ketten.
Gamma-Thalassämien mit Synthesestörung der Gamma-Ketten des HbF.

3.1.4. *Sog. Hämoglobinopathien*
Hämolytische Anämie bei Drepanozytose (Sichelzellen-Anämie)
(Bildung von HbS; eine Sichelzellbildung tritt vor allem bei verminderter Konzentration von DL-Glyzeraldehyd auf).
Chronische hämolytische Anämien infolge sog. instabiler Hämoglobine (z. T. unter Bildung von Heinz-Körpern).
Ungefähr 60 anomale Hämoglobine, z. B. Hb Zürich.
Hämoglobin C-Krankheit.
Hämoglobin D-Krankheit.
Hämoglobin E-Krankheit.

3.1.5. *Erythropoietische Porphyrien*
Erythropoietische Porphyrie (Porphyria chronica congenita Günther).
Hepatische Porphyrien.
Hepatische und erythropoietische Porphyrien.

3.2. *Extrazellulär (»extrakorpuskulär«) bedingte hämolytische Anämien*

3.2.1. *Hyperhämolyse infolge antierythrozytärer »Isoimmunisierung« (= Alloimmunisierung) oder »Heteroimmunisierung«*
Wichtigste Blutgruppensysteme: ABO bzw. ABH-Lewis-System, Rhesus-Blutgruppensystem.
Für hämolytische Transfusionsreaktionen wichtig:
Isoagglutinine des ABO-Systems, Rhesusantikörper Anti-D und Anti-CD, Antikörper gegen K, E, c, Fy^a, Le^a.

3.2.2. *Autoimmun-hämolytische Anämien*
Sog. symptomatische Formen:
Neoplastische Prozesse des lymphohistiozytären Systems, Lupus erythematodes disseminatus, Infektionskrankheiten durch Viren oder Mykoplasmen, Leberzirrhose, Lues, u. a.
Sog. Idiopathische Formen.
Nach dem vorherrschenden Antikörpertyp werden verschiedene klinische Krankheitsbilder unterschieden:
Idiopathische chronische und subakute Wärmeautoantikörperanämien.
Symptomatische chronische Wärmeautoantikörperanämien.
Symptomatische akute passagere Wärmeautoantikörperanämien.
Idiopathische chronische Kälteagglutininkrankheit.
Symptomatische chronische Kälteagglutininkrankheit.
Symptomatische akute passagere Kälteagglutininkrankheit.
Chronische nicht syphilitische Kältehämoglobinurie.
Symptomatische chronische syphilitische Kältehämoglobinurie.
Symptomatische akute passagere nicht syphilitische autoimmunhämolitische Anämie durch DL-Hämolyse.

3.2.3. *Immunoallergische hämolytische Anämien*
Formen, bei welchen ein exogenes Antigen als Hapten wirkt (Haptentyp, z. B. bei langdauernder Penizillin-Gabe).
Formen, bei welchen Medikamente oder deren Derivate oder andere Substanzen mit korrespondierenden Antikörpern Komplexe bilden, die Komplement aktivieren (z. B. Chinin, Phenazetin, PAS u. a.).

3.2.4. *Bakteriell oder parasitär bedingte hämolytische Anämien*
Bakterien: Clostridium welchii, Clostridium perfringens, hämolytische Streptokokken u. a.
Parasiten: Verschiedene Formen von Malaria.

3.2.5. *Durch toxische Chemikalien bedingte hämolytische Anämien*
Membranschädigende Agentien: Schlangengifte, Seifen, Arsenverbindungen, Chlorate, Benzol, Toluol und Anilin.
Agentien, die den Stoffwechsel und Eisenumsatz der Erythrozyten beeinträchtigen: Blei.
Medikamentös-toxische Wirkungen durch Oxidation von Hämoglobin: Sulfonamide, Phenazetin, Phenylhydrazin.

3.2.6. *Mechanisch ausgelöste und/oder bedingte hämolytische Syndrome*
Marschhämoglobinurie.
Alteration der Erythrozyten durch: Herzklappenpro-

Tabelle 30 (Fortsetzung)

thesen, Gefäßprothesen, Operationen mit der Herz-Lungen-Maschine.

3.2.7. *Hämolytische Syndrome bei ausgedehnter intravasaler Gerinnung*
Thrombotisch-thrombozytopenische Purpura (Moschcowitz-Syndrom).
Hämolytisch-urämisches Syndrom.
Defibrinierungssyndrome.

3.2.8. *Hämolytische Anämien bei »Hypersplenismus«*
Intrasplenische Hypersequestration bei Milzvergrößerungen verschiedener Genese.

4. *Akute Blutungsanämie*

90.3. Anämien, die in erster Linie oder ausschließlich durch eine verminderte Bildung von Erythrozyten gekennzeichnet sind

Anämien im Rahmen einer allgemeinen Knochenmarksinsuffizienz

In diesen Fällen ist die Anämie Ausdruck und Bestandteil einer allgemeinen Zellbildungsstörung im Knochenmark, wobei in der Regel sämtliche Zellinien betroffen sind *(Knochenmarksinsuffizienz)*.

Ätiologie und **Pathogenese:** Grundsätzlich sind vier verschiedene Mechanismen der Knochenmarksinsuffizienz auseinanderzuhalten, nämlich: 1) ein Fehlen von Vorläuferzellen (reine Aplasie, Panmyelo(zyto)phthise i. e. S.); 2) ein Absterben von Vorläuferzellen mit entsprechend verminderter Produktion differenzierter Endzellen (ineffektive Hämopoiese) und 3) eine Verdrängung des blutbildenden Knochenmarkgewebes durch anderes Gewebe (z. B. metastasierendes Krebsgewebe, leukämische Zellen oder Knochen, letzteres etwa bei Osteopetrosis, S. 132), und/oder 4) eine Hemmung der Proliferation bzw. Differenzierung der hämopoietischen Vorläuferzellen durch schädigende Einflüsse verschiedener Art.
In ungefähr der Hälfte der Fälle von Panmyelozytophthise gelingt es nicht, die Ursache ausfindig zu machen. Ein Teil dieser sog. *»idiopathischen« Formen* mit ineffektiver Hämopoiese erweist sich nachträglich als *präleukämische Störung*. Befunde bei den anämischen Sl/Sl^d-Mäusen deuten ferner darauf hin, daß *Makrophagendefekte* oder andere *Milieufaktoren* zu einem mangelhaften Funktionieren der »hämopoietischen Inseln« Anlaß geben könnten. *Neoplastische Zellen* und *Lymphozyten* entfalten u. U. ebenfalls eine hemmende Wirkung auf die Blutbildung. Abgesehen von vereinzelten *hereditären Leiden*, wie der Fanconi-Anämie, handelt es sich beim Zusammenbruch der Zellbildung im Knochenmark meistens um ein sekundäres Phänomen *im Anschluß an die Einwirkung schädigender Agentien* oder *im Rahmen eines anderen Grundleidens*. Im einzelnen haben wir es u. a. mit *Strahlenfolgen, medikamentösen Einflüssen, Gifteffekten* oder gewissen *Infektionskrankheiten* zu tun. Bei *chronischer Niereninsuffizienz* scheint es weniger an Erythropoietin, als an einem Ansprechen der Erfolgszellen auf diese Mittlersubstanz zu fehlen. Seltene Ursache einer Panmyelozytophthise ist das *Thymom*. Ausgedehnte *metastasierende maligne neoplastische Prozesse*, insbesondere auch Leukämien, sowie die *Osteomyelofibrose* führen in der Endphase des Leidens nicht selten zu einer starken Verminderung der Myelo- und Erythropoiese.

Beispiele:

- Man kennt verschiedene Typen von *Knochenmarksschäden* infolge *ionisierender Bestrahlung*: Äußere Bestrahlungen größerer Teile des blutbildenden Knochenmarkes (z. B. der Wirbelsäule und/oder des Beckens) können innerhalb kurzer Zeit zu einer Schädigung der Vorläuferzellen führen; in solchen Fällen stellt sich in manchen Fällen innerhalb von Wochen bis wenigen Monaten eine Erholung infolge Regeneration der hämopoietischen Zellinien ein. Bleibt demgegenüber die postirradiative Panzytopenie bestehen oder entwickelt sie sich verzögert, ist die Prognose erfahrungsgemäß schlechter zu stellen; man vermutet, daß in diesen Fällen auch das nicht-hämopoietische Grundgerüst des Knochenmarkgewebes stark in Mitleidenschaft gezogen worden war. Sog. »knochensuchende« radioaktive Substanzen, wie Radium, Strontium und Plutonium, bewirken eine Dauerschädigung des Knochenmarks, die ebenfalls in eine Panmyelophthise ausmünden kann.
- *Toxisch bedingte Formen von Panmyelozytophthise* beobachtet man im Anschluß an die Behandlung mit gewissen *Medikamenten*, wie zytostatischen Mitteln, Chloramphenikol und seinen Derivaten, Thyreostatika, Tuberkulostatika, Arsenderivaten, Gold, Diphenylhydantoin, Phenylbutazon und vielen weiteren Substanzen. Unter den *gewerblichen Giften* kommt dem Benzol eine besondere Bedeutung zu, das eine dosisabhängige Markschädigung hervorruft, die sich unter Umständen erst nach Monaten oder Jahren deutlich manifestiert.
- Unter den *Infektionskrankheiten* ist es vor allem die Virushepatitis, die eine Panmyelozytophthise erzeugen kann; nimmt diese schwere Formen an, tritt der Tod manchmal schon nach Wochen bis Monaten ein. Fälle von Knochenmarksinsuffizienz sind u. a. auch im Rahmen einer ausgedehnten Tuberkulose beobachtet worden.
- Die autosomal-rezessiv vererbbare *Fanconi-Anämie* manifestiert sich in der Regel zwischen dem 4. und 10. Lebensjahr; schon vorher finden sich chromosomale Veränderungen (Brüche, Fragmente, Ringbildungen), sowie – äußerlich erkennbar – Minderwuchs, Mißbildungen, wie Mikrozephalie, Fehlen der Daumen, und andere Skelettanomalien, Hypogonadismus und Pigmentierungsstörungen der Haut. Entgegen dem, was der Name andeuten könnte, sind bei der Fanconi-Anämie neben der erythropoietischen Zellinie auch die myeloischen Vorläuferzellen betroffen.

Morphologisch kann das Knochenmark verschiedene Bilder bieten: bei akuter Schädigung begegnet man Zelltrümmern und einem Schwund des blutbildenden Gewebes, das zunächst durch eine eiweißreiche Flüssigkeit (»gelatinöses Mark«) und später allmählich durch Fettgewebe ersetzt wird.
Die **Symptome** der Panmyelozytophthise umfassen – neben allgemeinen Anämiezeichen – eine Panzytopenie im peripheren Blut (u. U. mit Ausnahme der Lymphozyten), ferner in Endstadien eine Neigung zu pete-

chialen (thrombozytopenischen) und flächenhaften Blutungen sowie Infektionen.

Anämien infolge isolierter Erythroblastophthise bzw. Erythroblastopenie

Die *aplastischen Anämien i. e. S.,* d. h. solche ohne nennenswerte Verminderung der Bildung anderer Blutzellen, gehören zu den Seltenheiten. Neben der oft kongenitalen und vielleicht hereditären *hypoplastischen Anämie vom Typ Blackfan-Diamond (Erythrogenesis imperfecta)*, die wahrscheinlich auf einem Nichtansprechen der erythropoietischen Vorläuferzellen auf Erythropoietin beruht und mit einer progressiven Hämosiderose zunächst von Knochenmark, Milz und Leber einhergeht, sowie den *idiopathischen Formen* (z. B. familiärer Defekt der zellulären Folat-Inkorporation), kommen derartige Störungen hin und wieder nach *medikamentöser Behandlung*, bei *Thymom*, bei lymphoproliferativen Störungen mit *»Supressorwirkung« von T-Lymphozyten auf die Erythropoiese*, bei beginnender *Leukämie* und im Rahmen von *Infektionskrankheiten* vor (s. o.). Ausnahmsweise führen ein *Nierenversagen*, eine *hämolytische Anämie* (s. u.) oder ein *schwerer Proteinmangel* (z. B. Kwashiorkor, S. 657) zu einem selektiven Niederbruch der Erythropoiese. Experimentell läßt sich eine Erythroblastopenie durch *Riboflavin (Vitamin B_2)-Mangel* erzeugen. Klinisch fallen die starke Verminderung der Erythrozytenzahl (oft unter eine Million pro mm^3), das weitgehende Fehlen der Retikulozyten und die Vermehrung von Erythropoietin im Blut auf. Die Anämie ist meistens normochrom.

Sog. dyserythropoietische Anämien

Diese ebenfalls seltenen Leiden kennzeichnen sich durch einen *intramedullären Erythroblastenuntergang*, verbunden mit *ineffektiver Erythropoiese*, Bildung *abnormer Erythrozyten* und *z. T. sekundärer Hämochromatose* (S. 840). Meistens liegt ein autosomal-rezessiver Erbgang vor. Man unterscheidet verschiedene Typen: *Typ I* zeigt bei negativem Ausfall des Säure-Hämolyse-Tests ein positives Resultat des anti-i-Tests, während beim *Typ II* der Säure-Hämolyse-Test eine Auflösung der Erythrozyten ergibt. Das in der Regel hyperplastische Knochenmark enthält zahlreiche *mehrkernige Erythroblasten*, nämlich meist binukleäre bei Typ I, bis tetranukleäre beim häufigeren Typ II und vielkernige bei *Typ III.* Elektronenmikroskopisch erkennt man in diesen Zellen Myelinfiguren, randständige zytoplasmatische Zisternen und – vor allem bei Typ II – Zytoplasmabrücken, in deren Bereich sich Mikrotubuli und Filamente finden. Öfters kommt es zur Ausstoßung von Kernmaterial und Organellen. Der Mechanismus, der diesen, in der Regel in Karyorrhexis ausmündenden Vorgängen zugrunde liegt, konnte noch nicht ermittelt werden.
Ungeklärte andere Anämieformen, die mit Erythroblastose des Knochenmarks einhergehen, werden manchmal unter der Bezeichnung einer *»erworbenen idiopathischen, dyserythropoietischen Anämie«* oder *»refraktären Anämie«* zusammengefaßt.

Megaloblastische (megaloblastäre) Anämien

Gemeinsames Kennzeichen der megaloblastischen Anämien ist eine starke Vermehrung sog. *Megaloblasten* sowie ein erheblicher Untergang reiferer Erythroblasten im Knochenmark *(intramedulläre Hämolyse)*. Megaloblasten sind charakterisiert durch ihre Größe, den relativen Reichtum an meist basophilem Zytoplasma und eine feine, retikuläre Chromatinstruktur, die sich deutlich von der mehr scholligen Beschaffenheit der Normoblastenkerne unterscheidet. Diese morphologischen Merkmale finden sich u. a. in allen Reifungsstufen der Erythropoiese. Die großen, leicht ovalen reifen *Megalozyten*, die aus dieser gestörten Proliferation und Differenzierung hervorgehen, haben ein mittleres korpuskuläres Volumen (MCV) von mehr als 100 μm^3 und einen Hämoglobingehalt von mehr als 32 pg; sie weisen eine erheblich verkürzte Lebensdauer auf. Aus diesem Grund können die megaloblastischen Anämien als Folge einer Kombination von verminderter Zellbildung und Hyperhämolyse bezeichnet werden (vgl. dazu hämolytische Anämien, S. 424). Im Knochenmark bemerkt man auch megaloblastäre Veränderungen der Granulopoiese (z. B. Riesenmetamyelozyten) und atypische Megakaryozyten. Entsprechende Befunde (u. a. abnorm große Zellen) erhebt man überdies auch in anderen Geweben, z. B. im Epithel des Magen-Darm-Traktes und in Genitalorganen. Im peripheren Blut findet sich neben der *makrozytären, hyperchromen Anämie* und Retikulozytopenie meistens auch eine Neutropenie, eine neutrophile Rechtsverschiebung sowie eine Hypersegmentierung der Neutrophilen und ein Thrombozytopenie.

Ätiologie, Pathogenese und **Formen** der megaloblastischen Anämien sind vielgestaltig. Der Grundmechanismus liegt in einer *gestörten DNA-Synthese von Vorläuferzellen* mittleren und höheren Differenzierungsgrades, bei weitgehend unbehinderter RNA-Synthese (Nukleozytoplasmatische »Asynchronie«). Bei *Mangel an Vitamin B_{12}* (z. B. Zyanokobalamin) ist die DNA-Synthese in den verschiedensten Zelltypen beeinträchtigt. Über den Mechanismus weiß man noch keinen befriedigenden Bescheid (vgl. dazu S. 856).

Eine Koenzymform von Vitamin B_{12} ist u. a. an der Umwandlung von Homozystein in Methionin beteiligt. Ferner wurde eine Koenzym-Funktion von Zyanokobalamin bzw. Kobalamin bei der Reduktion von Ribo- zu Deoxyribonukleotiden in Bakterien nachgewiesen.

Ein Vitamin B_{12}-Mangel wirkt sich – in bisher unbekannter Weise – auch auf das Nervensystem aus; hier scheint er in erster Linie Myelinisierungsstörungen hervorzurufen.

Vitamin B_{12}-Mangelzustände beruhen in der überwiegenden Mehrzahl der Fälle auf einer ungenügenden intestinalen Resorption infolge weitgehenden Fehlens des im Magen gebildeten »intrinsic«-Faktors, das seine Ursache seinerseits in einer schweren Schleimhautatrophie hat. Ob diese, als *perniziöse Anämie (Biermer'sche Krankheit, Addison-Anämie)* bekannte Krankheit auf Autoaggressionsvorgängen beruht, ist noch nicht gänzlich klar. Jedenfalls finden sich in solchen Fällen oft humorale Antikörper, die gegen Parietalzellen der Magenschleimhaut, z. T. auch gegen »intrinsic«-Faktor gerichtet sind. Außerdem bestehen Hinweise auf die Existenz auch zellgebundener Immunreaktionen gegen diese Substrate (vgl. dazu S. 1180). Neuere Befunde deuten darauf hin, daß hinsichtlich der Bereitschaft, eine perniziöse Anämie zu entwickeln, *Rassenunterschiede* bestehen (vgl. dazu das frühere Auftreten und die größeren Inzidenz der Biermer'schen Anämie bei der afrikanischen Rasse). Andere, seltenere Ursachen eines Vitamin B_{12}-Mangels umfassen u. a. eine *ungenügende Zufuhr* desselben *(»extrinsic factor«)*, wie bei Hunger oder reinem Vegetarismus (Nahrung ausschließlich pflanzlicher Herkunft), ferner einem Status nach *totaler oder subtotaler Gastrektomie, konstitutionelle Anomalien des – bzw. ein autosomal-rezessiv vererbbarer Mangel an – »intrinsic«-Faktor*, ausgedehnte *Resektion oder Erkrankungen des Ileum*, wo normalerweise die Absorption von Vitamin B_{12} vor allem vor sich geht, eine genetisch bedingte *Anomalie der Rezeptoren* der Ileumepithelien für Vitamin B_{12} *(Imerslund'sche Krankheit)*, eine *exokrine Pankreasinsuffizienz* sowie eine *Absorptionsstörung auf medikamentöser Grundlage*. Auf einer *intraintestinalen Kompetition um das Vitamin B_{12}* beruht die megaloblastäre Anämie bei Infestation durch Würmer, insbesondere *Diphyllobotrium latum* (S. 2114), ferner bei überschießender intraintestinaler Bakterienvermehrung im oberen Dünndarm, wie z. B. bei Divertikeln oder blinden Darmschlingen (sog. *Blindsack-Syndrom*, S. 696). Fraglich ist, ob ein *Mangel an Transkobalamin*, dem hauptsächlichen Transportprotein für Vitamin B_{12} im Blut, für eine megaloblastische Anämie verantwortlich sein kann.

Ein *Folsäuremangel* wirkt sich u. a. wegen der Beeinträchtigung früher Reaktionsschritte in der Synthese von Purinen und der erwähnten ungenügenden Thymidinmonophosphat-Bildung auf die Erythropoiese in ähnlicher Weise aus wie ein Vitamin B_{12}-Mangel; aus unbekannten Gründen beobachtet man hier jedoch keine zentral-nervösen Schäden. Als Ursache eines Folsäuremangels steht – im Gegensatz zum Vitamin B_{12}-Mangel – die *ungenügende Zufuhr* infolge schlechter Ernährung durchaus im Vordergrund; solche Zustände sind beispielsweise bei Alkoholikern und/oder Greisen, die u. a. zu wenig frische Gemüse und/oder Leber zu sich nehmen, häufig anzutreffen. Auch bei *Malabsorptionssyndromen*, insbesondere solchen, die auf Erkrankungen (z. B. Zöliakie bzw. einheimische Sprue, tropische Sprue (S. 691 u. a.)) oder ausgedehnten Resektionen des Jejunum beruhen, ferner *Absorptionsstörungen infolge medikamentöser Hemmung der intestinalen Hydrolasen* (z. B. durch Antikonvulsiva wie Diphenylhydantoin), bei *erhöhtem Bedarf an Folsäure* (Gravidität, chronische hämolytische Anämien, u. U. Polycythaemia vera u. a.) und erworbenen (Wirkung von Zytostatika, wie Methotrexat, und Alkohol, ferner Leberschäden anderer Art u. a.) oder konstitutionellen *Störungen des Folsäurestoffwechsels* werden megaloblastäre Anämien angetroffen. Manchmal, z. B. bei Mangelernährung oder nach totaler oder subtotaler Gastrektomie, handelt es sich um *kombinierte Vitamin B_{12}- und Folsäure-Mangelzustände*. Die verschiedenen Fälle von megaloblastärer Anämie, die im Zusammenhang mit der Einnahme *kontrazeptiver Mittel* beobachtet wurden, beruhen vielleicht zum Teil auch auf vorbestehenden metabolischen Anomalien, selbst wenn sie sich durch Absetzen dieser Mittel weitgehend beheben lassen.

Megaloblastäre Anämien können auch *ohne Vitamin B_{12}- und/oder Folsäure-Mangel* zustandekommen. Dies ist beispielsweise der Fall bei der seltenen kongenitalen *Orotiko-Azidurie* (S. 1015) oder bei schwerer Schädigung der Erythropoiese durch *antineoplastische Medikamente*, wie Antipurine, Hemmstoffe der Pyrimidinsynthese, Hydroxyharnstoff und Zytosinarabinosid, die eine direkte Störung der Zellproliferation bewirken. Schließlich werden megaloblastäre Anämien hie und da im Rahmen *präleukämischer Veränderungen* angetroffen.

Morphologisch und **symptomatisch** bietet sich bei den verschiedenen Formen von megaloblastärer Anämie im Knochenmark ein weitgehend identisches Bild: das hyperplastische megaloblastische Gewebe hat sich in der Regel auch auf Skeletteile ausgedehnt, die physiologischerweise Fettgewebe enthalten, z. B. die Femurdiaphyse; hier fällt der himbeerrote Farbton des Knochenmarks schon makroskopisch auf. Mikroskopisch zeigt das sehr zellreiche blutbildende Gewebe die oben erwähnten Besonderheiten, vor allem ein relatives Vorherrschen dichtgelagerter Gruppen von *Megaloblasten*, die durch ihre Größe, den ziemlich lockeren Kern und das reichliche basophile und hämoglobinhaltige Zytoplasma auffallen. Auch *große Myelozyten* und *Riesenmetamyelozyten, übersegmentierte Granulozyten* und die zahlenmäßig eher *verminderten, vermehrt lobulierten Megakaryozyten* sowie weitere Anomalien der Myelopoiese gehören zum typischen Bild; besonders ausgeprägt ist dieses in Fällen von unbehandelter perniziöser Anämie. Als Ausdruck des vermehrten intramedullären Zelluntergangs beobachtet man ferner eine vermehrte Zahl von *Trümmerphagen*, die u. a. pyknotische Kerne oder Kernreste und *Hämosiderin* enthalten. Wie bei anderen Formen von Anämie mit gesteigerter Hämolyse bestehen überdies ein leichter Ikterus und eine *Hämosiderose von Milz und Leber;* in der letzteren liegt das Pigment ziemlich grobkörnig in Kupffer'schen Sternzellen und feinkörnig in Hepatozyten, insbesondere in der Läppchenperipherie. Bei schweren megaloblastischen Anämien zeigen die roten Blutkörperchen deutliche Membranstörungen (z. B. Spektrin-Defekt bzw. -mangel), was die oft beobachtete Hyperhämolyse wenigstens z. T. erklären könnte. Bei schwereren Formen von Vitamin B_{12}-Mangel (nicht bei reinem Folsäure-Mangel) stellt man ferner herdförmige Entmarkungen im Zentralnervensystem fest, vor allem in den Hintersträngen des Rückenmarks *(»funikuläre Myelose«)*, so daß die betreffenden Patienten oft über dauernde Parästhesien an den unteren Extremitäten klagen. In schweren Fällen gesellen sich motorische Schwäche, Ataxie u. a. hinzu. Manchmal treten frühzeitig Optikus-Schäden auf. *Zellveränderungen*, in erster Linie Kernanomalien, finden sich – wie schon erwähnt wurde – auch in zahlreichen *anderen Geweben*. Zu den Zeichen der allgemeinen Stoffwechselstörung bei Vitamin B_{12}- und/oder Folsäuremangel gehören z. B. auch die Atrophie des Zungenepithels *(Hunter'sche Glossitis)*. Bei der perniziösen Anämie äußert sich die *Atrophie der Magenschleimhaut* u. a. in einer Achylie, Anorexie und Dyspepsie.

Individuen mit langdauernder perniziöser Anämie zeigen nicht selten eine diabetische Stoffwechsellage oder sogar einen manifesten *Diabetes mellitus* (S. 933). Die pathogenetischen und biochemischen Hintergründe dieser komplexen Stoffwechselstörung sind noch nicht befriedigend geklärt.

Makrozytäre Anämien ohne megaloblastisches Knochenmark sind von den megaloblastischen Anämien

i. e. S. abzugrenzen. Man findet solche Veränderungen u. a. bei Lebererkrankungen. Eine mäßige Makrozytose besteht auch bei vermehrter Ausschwemmung junger Erythrozyten (Retikulozyten) aus dem Knochenmark: diese Zellen sind etwas größer als die reifen roten Blutkörperchen. Schwere hämolytische Anämien (S. 424) sind daher oft leicht makrozytär.

Anämien bei Endokrinopathien

Da neben Erythropoietin auch Hormone u. a. der Hypophyse, der Schilddrüse, der Gonaden und der Nebennierenrinde die Erythropoiese beeinflussen, ist das Vorkommen von Anämien im Rahmen *endokriner Unterfunktionssyndrome* verständlich. Bei *Hypothyreose*, besonders deutlich ausgeprägt bei *Myxödem*, findet sich ziemlich häufig eine Anämie. Wenigstens in einem Teil der Fälle handelt es sich um eine Zellbildungsstörung mit Produktion normochromer Normozyten. Daneben kennt man im Rahmen dieser Endokrinopathie auch das Vorkommen normozytär-hypochromer Anämien, die mit einer gestörten Eisenresorption in Beziehung gebracht wurden. Unbefriedigend geklärt sind makrozytär-hyperchrome Anämien bei Myxödem.

Die fördernde Wirkung von Androgenen auf die Blutbildung ist im Tierversuch und am Menschen vielfach gezeigt worden. Dementsprechend beobachtet man bei *Hypoandrogenismus* in der Regel ein hypoplastisches Knochenmark, in erster Linie eine verminderte Erythropoiese. Bei männlichen Kastraten besteht recht oft eine leichte hypochrome, mikrozytäre Anämie.

Östrogene scheinen in kleiner Konzentration die Erythropoiese zu stimulieren, in hoher Konzentration jedoch zu hemmen. Das letztgenannte Phänomen sollte bei Östrogen-Medikation nicht außer Acht gelassen werden.

Die Anämie bei *Nebennierenrindeninsuffizienz* weist in der Regel einen nur leichten Grad auf und beruht im wesentlichen ebenfalls auf einer herabgesetzten Erythropoiese.

Ähnliche Befunde werden bei *Hypopituitarismus* erhoben; allerdings gesellen sich hier die Wirkungen der verminderten endokrinen Leistung der peripheren endokrinen Organe hinzu, so daß mit einem komplexen Mechanismus zu rechnen ist. Insbesondere beobachtet man bei Patienten mit Insuffizienz des Hypophysenvorderlappens nicht selten eine Hyp- bis Anazidität des Magens, mit entsprechenden Eisenresorptionsstörungen (vgl. dazu S. 835).

Morphologisch findet sich bei endokrinopathisch bedingter Anämie in der Regel eine verminderte Zelldichte im Knochenmark, mit relativer Vermehrung von Fettzellen.

90.4. Anämien infolge verminderter Synthese normalen Hämoglobins

In dieser Gruppe fassen wir Anämieformen zusammen, die sich durch eine herabgesetzte Hämoglobinbildung, insbesondere Hämsynthese, kennzeichnen. Es sind nicht Hämoglobinopathien i. e. S. (S. 1027), bei denen im Vergleich zur Norm veränderte Hämoglobine produziert werden.

Teilweise haben wir es mit komplexen pathogenetischen Mechanismen zu tun, die unter anderem auch Zellbildungsstörungen und eine Verkürzung der Lebensdauer der Erythrozyten umfassen.

Sideroachrestische (sideroblastische) Anämien

Formen und **Pathogenese:** Gemeinsames pathogenetisches Merkmal der sideroachrestischen Anämien ist eine *Störung der Eisenverwertung für die Hämsynthese*. Eisen ist in diesen Fällen in überreicher Menge vorhanden und wird von den Erythroblasten auch aufgenommen, seine Benützung für die Synthese des Blutfarbstoffes gelingt aber nur in sehr beschränktem Ausmaß. Das Nicht-Hämoglobineisen in diesen Zellen wird, wie sich elektronenmikroskopisch darstellen ließ, vor allem im Bereich der Mitochondrien abgelagert und läßt sich mit Hilfe der Turnbull- oder Berlinerblau-Reaktion auch lichtmikroskopisch darstellen *(Sideroblasten)*. Die biochemischen Hintergründe der sideroachrestischen Anämien sind noch wenig geklärt. Wenigstens teilweise scheint eine Störung der Hämsynthese und/oder eine mangelhafte Synchronisation der Porphyrin-Hämsynthese und der Globinbildung vorzuliegen. Das nicht gebrauchte Eisen »staut sich an«, und im zirkulierenden Blut findet sich eine fast völlige Sättigung von Transferrin mit Eisen. Infolge Überladung der Eisenspeicher entwickelt sich eine progressive Hämosiderose, und oft – in manchen Fällen begünstigt durch wiederholte Bluttransfusionen – kommt es zur Ausbildung eines *Hämochromatose-Syndroms* (S. 840). Dem Wesen nach unterscheidet man drei Gruppen sideroachrestischer Anämien: genetisch bedingte, erworbene idiopathische und erworbene toxische Formen.

Die wahrscheinlich geschlechts-gebunden rezessiv vererbte *kongenitale sideroachrestische Anämie (Anaemia hypochromica sideroachrestica hereditaria)* nimmt ihren Anfang schon in der frühen Jugend, manifestiert sich aber deutlich erst in späteren Jahren. Die stark hypochromen Erythroblasten (Sideroblasten) enthalten vermehrt Koproporphyrin, bei normalen Mengen von Protoporphyrin, so daß an einen Defekt der Koproporphyrinogen-Oxidase gedacht wurde. Ein kleiner Teil dieser Patienten reagiert gut auf hohe Dosen von Pyridoxin (Vitamin B_6). Vereinzelt wurden sideroachrestische Anämien beschrieben, die vermutlich auch auf einem hereditären Enzymdefekt beruhen, jedoch andere Schritte der Hämsynthese betreffen als bei der eben erwähnten Form.

Von den *acquirierten idiopathischen Formen* ist vor allem die *erworbene essentielle oder primäre sideroachrestische Anämie (Anaemia sideroblastica acquisita idiopathica)* zu nennen, die vorzugsweise im Alter zwischen 50 und 70 Jahren auftritt und im Gegensatz zu der oben erwähnten kongenitalen Form im Mittel normochrom ist, auch wenn der Hämoglobingehalt der einzelnen Erythrozyten stark schwanken kann (partielle Hypochromie). Auch hier sprechen einzelne Fälle auf Vitamin B_6- bzw. B_1-, B_2- und B_6-Behandlung an.

Die *toxisch bedingten erworbenen sideroachrestischen Anämien* umfassen u. a. solche bei Bleivergiftung, bei Alkoholismus und bei Intoxikation durch antituberkulöse Medikamente. Im Fall der *Bleivergiftung* (Saturnismus, S. 1610) scheint eine Hämsynthesestörung infolge Blockierung der δ-ALS (δ-Aminolävulinsäure)-Dehydratase, der Koproporphyrinogen-Oxidase und/oder der Hämsynthetase vorzuliegen. Bezeichnend ist die Anhäufung von δ-ALS und Porphobilinogen. Bei *Alkoholismus* spielt – neben einer direkt toxischen Wirkung – vermutlich ein Folsäuremangel mit hinein, und man denkt an eine direkte Hemmung der Pyridoxalphosphokinase. *Antituberkulöse Mittel,* wie Zykloserin und Pyrazinamid, wirken offenbar kompetitiv zu Vitamin B_6, was auch die therapeutische Wirkung des letzteren verständlich macht. Vitamin B_6 in Form von Pyridoxal-5-Phosphat ist ein wichtiges Koferment, das für die Hämsynthese von der Vereinigung von Glyzin und Bernsteinsäure über die δ-Aminolävulinsäure bis zum Koproporphyrin erforderlich ist. Alle Formen, die auf Vitamin B_6 gut ansprechen, werden als *Pyridoxin-sensible Anämien* bezeichnet. *Symptomatische Formen mit sideroachrestischer Störung* beobachtet man im übrigen auch bei präleukämischen Zuständen, bei Thalassämie (S. 427), bei chronischer rheumatoider Arthritis, bei Myxödem, bei perniziöser Anämie und bei Malabsorptionssyndromen.

Morphologisch findet sich in der Regel ein zellreiches Knochenmark mit vielen *Sideroblasten.* Im Gegensatz zu den nur sehr spärlich hämosiderinhaltigen und in geringer Zahl vorhandenen Sideroblasten, wie man sie auch bei Normalpersonen finden kann, machen sie bei sideroachrestischen Anämien bis über 90% der stark *hyperplastischen erythropoietischen Linie* aus und fallen überdies durch einen ungewöhnlichen Reichtum an eisenhaltigen Pigmentkörnchen auf, die den Kern wie eine Krone umgeben können *(»Sideroblastes en couronne«).* Außerdem bemerkt man Zeichen eines erheblich gesteigerten Untergangs von Sideroblasten, so daß auch hier die Zahl der *kern- und hämosiderinhaltigen Trümmerphagen* erhöht ist. Die aus dieser ineffektiven Hämopoiese schließlich hervorgehenden Erythrozyten sind unterschiedlich beschaffen, oft hypochrom und ohne Hämosiderin. Die bei *Hämochromatose-Syndrom* nachweisbaren Organveränderungen werden später erläutert (S. 840).

Eisenmangelanämien

Der Hauptanteil des Körpereisens ist im *Hämoglobin* enthalten (beim Erwachsenen etwa 2–5 g) und wird unter physiologischen Bedingungen fast vollständig reutilisiert. Beim Manne sind etwa 1–1,5 g, bei der geschlechtsreifen Frau ungefähr 200–300 mg *Reserveeisen* als Ferritin oder Hämosiderin, z. T. auch als Eisenapatit im Knochen vorhanden (vgl. dazu S. 105). Relativ geringe Mengen von Eisen finden sich im Myoglobin und in *anderen sog. Hämoproteinen*, z. B. Zytochromen. Nur etwa 2–4 mg (70–150 μg/100 ml Plasma) macht das an Transferrin gebundene *Transporteisen* im zirkulierenden Blut aus. Die maximale Transportfähigkeit beträgt 300 ± 60 μg Eisen pro 100 ml Plasma. Die Differenz zwischen *totaler Eisenbindungskapazität* und Plasmaeisenkonzentration bezeichnet man als *ungesättigte Eisenbindungskapazität*. Physiologischerweise geht Eisen vor allem durch Zelldesquamation nach außen verloren, so daß der *tägliche Bedarf* beim Manne 1 mg und bei der Frau im geschlechtsreifen Alter 3 mg kaum übersteigt. Das in der Nahrung enthaltene Eisen wird in erster Linie im Duodenum und oberen Jejunum resorbiert, teils als Eisensalz, teils an Porphyrin gebunden. Salzsäure aus dem Magen ist für diesen Vorgang nicht unbedingt notwendig; sie spielt aber eine erhebliche Rolle für die Resorption von in medikamentöser Form verabreichtem Eisen, falls es sich um dreiwertige Eisenkombinationen und um anämische Patienten handelt.

Ätiologie, Formen und **Pathogenese:** Eisenmangelanämien können auf verschiedene Weise zustandekommen. Als Ursache weitaus im Vordergrund stehen *Blutverluste*, die 90% aller dieser Formen von hypochromer Anämie zugrunde liegen. Oft handelt es sich um sog. *okkulte Blutungen*, besonders im Verdauungstrakt, bei Frauen ferner um Blutungen aus dem Uterus; seltener liegt der Grund in Blutverlusten anderer Art. Eisenmangelanämien können auch bei *vermehrtem Eisenbedarf ohne entsprechend gesteigerte Eisenzufuhr* entstehen; dies trifft beispielsweise für hypochrome Anämien im Verlauf von Schwangerschaften zu. Auch im kindlichen Organismus besteht bis zur Pubertät in der Regel eine negative Eisenbilanz. *Störungen der Eisenresorption im Darm* finden sich u. a. nach totaler oder subtotaler Gastrektomie, wobei der beschleunigten Darmpassage größere Bedeutung zuzukommen scheint als dem Salzsäuremangel. Malabsorptionssyndrome verschiedener Art haben ähnliche Folgen. Eine *ungenügende Eisenzufuhr* mit der Nahrung spielt in erster Linie bei Säuglingen eine Rolle, die manchmal – falls die Mutter schon an Eisenmangel leidet – mit zu geringen Eisendepots zur Welt kommen. Bei Erwachsenen beobachtet man – im Gegensatz zu Jugendlichen – nutritiv bedingte Eisenmangelanämien nur in schweren Fällen von Mangelernährung, beispielsweise bei einseitig pflanzlicher Kost.

Eine seltene Ursache stellt auch ein vermehrter *Eisenverlust mit dem Urin* dar, wie er beispielsweise bei schwerer intravasaler Hämolyse, etwa bei der Marchiafava-Micheli'schen Krankheit (s. u.) oder wegen intrakardialer Prothesen, vorkommt. *Störungen des Eisentransportes*, z. B. bei der *kongenitalen Atransferrinämie*, bei Transferrinverlusten im Rahmen *nephrotischer Syndrome* (S. 776) oder bei kongenitaler Störung des Eisentransports von Transferrin auf die Erythroblasten, gehören zu den Seltenheiten. Die früher als *Chlorose* bei jungen Mädchen bezeichnete Form von Eisenmangelanämie scheint teils auf psychogen einseitiger Ernährung, teils auf Blutverlusten anläßlich der Menstruation beruht zu haben. Man begegnet diesem Zustand heute kaum mehr.

Bei zunehmendem Eisenmangel wird oft zunächst das *Reserveeisen mobilisiert*, ohne daß sich dies in einer Anämie oder in einer Verminderung der Transferrinsättigung zu äußern braucht *(latenter Eisenmangel)*. Einen Hinweis auf das Bestehen einer Sideropenie liefert in solchen Fällen die Verminderung der Menge von Hämosiderin in Knochenmarksmakrophagen. Geht der Eisenverlust weiter, stellen sich die ersten Zeichen einer Anämie ein; diese trägt zunächst noch einen normozytären oder nur leicht mikrozytären und oft noch normochromen Charakter, während das Reserveeisen im Knochenmark bereits erschöpft, und die Transferrinsättigung mit Eisen reduziert sein können. Mit steigendem Schweregrad des Eisenmangels entwickelt sich schließlich das *Vollbild der Eisenmangelanämie mit Bildung hypochromer Mikrozyten und einer Transferrinsättigung von weniger als 10%*. Während bei leichten Eisenmangelzuständen die Eisenresorption im Dünndarm gesteigert sein kann, kehrt sich dies mit zunehmender Schwere der Anämie um, vermutlich wegen hypoxisch bedingter Schäden der Darmepithelien. Die in solchen Fällen verminderte Eisenresorption im Darm kann durch die bei Eisenmangelzuständen verkürzte biologische Halbwertszeit des Transferrineisens (normal etwa 1–1½ Std) nicht wettgemacht werden. Ein Eisenmangel kann zusätzlich durch *»eisenabfangende bzw. eisenverbrauchende« Prozesse*, wie Infektionen oder maligne neoplastische Prozesse, verstärkt werden. Die Gruppe der *Infektanämien* stellt nach dem echten Eisenmangel die häufigste Form der hypochromen Anämien dar. Vom echten Eisenmangel unterscheiden sie sich in der Regel durch den Nachweis hämosiderinhaltiger Zellen im Knochenmark sowie eine Verminderung der plasmatischen Transferrinkonzentration, wobei die Transferrinsättigung mehr als 10% beträgt.

Beispiele:
- Eisenmangelanämien bei *andauerndem okkultem Blutverlust im Verdauungstrakt*, z. B. bei chronischen Geschwüren des Magens und/oder Duodenum, Magen-Darm-Karzinomen, Hiatushernien des Oesophagus oder Hämorrhoiden, ferner bei Ankylostomiasis (S. 2080) sowie medikamentös bedingten Blutungen (zytostatische Mittel, Antikoagulantien u. a.).
- *Abnorme Blutverluste aus dem Uterus*, z. B. wegen Menorrhagien (S. 456), Metrorrhagien bei Leiomyomen oder malignen Neoplasmen der Gebärmutter, Retention von Plazentarresten oder intrauterin eingelegten Contraceptiva, sind häufige Ursachen einer hypochromen Anämie bei der Frau.
- *Anämien bei Säuglingen und Kleinkindern beruhen nicht selten auf Eisenmangel;* sie manifestieren sich vor allem im Alter zwischen 6 Monaten und 2 Jahren. Früher waren die sog. Kuhmilchanämie oder die Ziegenmilchanämie häufige Beobachtungen.
- *Nutritiv bedingte Eisenmangelanämien* kommen in großer Zahl bei Kindern und Jugendlichen unterentwickelter Länder, in denen eine einseitig pflanzliche Ernährung vorherrscht, vor.

Morphologisch finden sich bei Eisenmangelanämien, abgesehen von allgemeinen, hypoxisch bedingten Gewebeveränderungen, der erwähnte *Mangel an hämosiderinhaltigen Makrophagen* sowie eine mäßige *Hyperplasie der erythropoietischen Zellreihe* im Knochenmark. Besonders in Ausstrichpräparaten erkennt man den *verminderten Hämoglobingehalt* (blaue anstatt violettrote »polychromatische« Erythroblasten) und die Zytoplasmaarmut der Erythroblasten, Veränderungen, die sich auch an den Erythrozyten des zirkulierenden Blutes erkennen lassen: Kleinheit *(Mikrozytose)*, unterschiedliche Größe *(Anisozytose)*, wechselnde Form *(Poikilozytose)* sowie *Hypochromie* der roten Blutkörperchen, die z. T. als *Anulozyten* (schmaler hämoglobinhaltiger Saum) oder *Schießscheiben-Zellen* (*Target-Zellen:* zentrale Hämoglobinanreicherung bei heller Peripherie der Zelle) imponieren.

Weitere **Folgen:** In manchen Fällen wird die Eisenmangelanämie recht gut ertragen. Bei schweren Formen bemerkt man eine ungewöhnliche Brüchigkeit und ein Konkavwerden der Nägel *(Koilonychie)*, ein Dünnerwerden der Haare und eine Neigung zur Rhagadenbildung (S. 835) im Bereich der Mundwinkel *(Cheilosis)*. Nur in Ausnahmefällen entwickelt sich ein typisches *Plummer-Vinson-Syndrom* mit ausgeprägter Dysphagie (S. 670).

Selten begegnet man hypochromen Anämien bei Mangel an anderen Schwermetallen, z. B. beim sog. *hypokuprämischen Syndrom.*

90.5. Hämolytische Anämien: Anämien infolge vorzeitigen (beschleunigten) Erythrozytenuntergangs

Der physiologische Abbau der roten Blutkörperchen erfolgt vor allem in Makrophagen der Milz, teilweise auch in Kupffer'schen Sternzellen der Leber und in Knochenmarksmakrophagen; normalerweise gehen Erythrozyten nur selten intravasal zugrunde.

Pathogenetisch haben alle hämolytischen Anämien, gleichgültig welcher Genese, gewisse gemeinsame Kennzeichen. So lassen sich die *terminalen Vorgänge bei der Erythrozytenzerstörung* grundsätzlich in drei Gruppen unterteilen:

1. Die Zelle kann infolge *direkten Angriffs eines schädigenden Agens auf die Membran* zugrunde gehen, beispielsweise durch antikörperbedingte Komplementaktivierung (S. 1260), durch Toxine, die mit Phospholipiden der Zellmembran reagieren, durch Membranschädigung von innen (z. B. durch Malariaparasiten) oder durch mechanische Ruptur. In allen diesen Fällen ist die Möglichkeit einer erheblichen intravasalen Hämolyse gegeben, abgesehen von der Phagozytose veränderter, aber noch nicht vollständig zerstörter Erythrozyten.
2. *Veränderungen der Erythrozytenform* haben u. a. eine Verminderung der Zellplastizität zur Folge, so daß an feinen Filtern Passageschwierigkeiten entstehen, und damit die Möglichkeit einer Phagozytose der roten Blutkörperchen näher rückt. Besonders wichtig sind in dieser Hinsicht die Pulpastränge der Milz, deren Wände Stomaweiten von ungefähr 3 μm aufweisen. Aber auch die Passage an Kupffer'schen Sternzellen der Leber vorbei kann beeinträchtigt sein. Solche Mechanismen spielen beispielsweise bei Mikrosphärozytose, Drepanozytose, Akanthozytose, Ovalozytose, Schizozytose und bei der Bildung sog. Heinz'scher Innenkörper (Präzipitation denaturierten Hämoglobins an der Membran) eine Rolle (s. u.). Oberfläche und Form der Erythrozyten können auch durch Fixation von Antikörpern verändert werden.
3. Eine *verminderte Resistenz der Erythrozyten* gegenüber schädigenden Einflüssen verschiedener Art ergibt sich oft aufgrund eines *gestörten Zellmetabolismus* (z. B. Enzymdefekte, s. u.), wobei es besonders in sog. Stasezonen zu vermehrtem Zelluntergang kommt.

Zellschädigungen äußern sich im *Endstadium vor der Zytolyse* auf verschiedene Art. *Umschriebene Membranveränderungen* können zur Entstehung von Mikrosphärozyten, Fragmentozyten u. a. führen. Ein *direkter Hämoglobinverlust* tritt dann ein, wenn die Membran soweit verändert ist, daß auch Makromoleküle durchtreten können. Eine *kolloid-osmotische Lyse* ist die Folge einer erhöhten Membranpermeabilität für Ionen und kleinmolekulare Stoffe; ihr liegen beispielsweise eine Hypoxie, eine Azidose, ein Glukoseschwund, eine chemische Membranschädigung und/oder eine Antikörperwirkung zugrunde.

Der überwiegend in den *Makrophagen* des histiozytären Systems (nur wenig in Granulozyten) stattfindende *Abbau von Hämoglobin* beginnt mit der Ringöffnung und Bildung von Verdoglobin oder mit der Abspaltung des Globins, das weiter zu Aminosäuren katabolisiert wird. Bei der Auftrennung des Porphyrinrings wird ein C-Atom aus einer Methenbrücke frei, was zur endogenen Bildung von CO führt. Das freigesetzte Eisen gelangt, an Transferrin gebunden, in das Knochenmark bzw. in die Eisenspeicher. Der geöffnete Tetrapyrrolring, Biliverdin, wird durch weitere Reduktion zu Bilirubin umgewandelt. Im Blutplasma gelangt letzteres – nach Bindung an Albumin – in die Leber (vgl. dazu S. 1018). Physiologischerweise entstehen bei einem Erwachsenen täglich aus etwa 7–8 g Hämoglobin ungefähr 250 mg Bilirubin (S. 1030).

Bei *Hyperkatabolismus von Hämoglobin infolge Hyperhämolyse* lassen sich zwei Gruppen von Mechanismen auseinanderhalten:

Erfolgt die *Zerstörung der Erythrozyten* vor allem in den *Makrophagen* des histiozytären Systems, ergeben sich oft eine erhebliche *Hyperbilirubinanämie* (unkonjugiertes Bilirubin im Blut oft mehr als 10 mg/Liter) mit entsprechendem *Ikterus* und zugehöriger *Vermehrung der Sterkobilinogen- und Sterkobilinausscheidung im Stuhl* (mehr als 280 mg pro Tag) sowie *Erhöhung der Ausscheidung von Urobilinogen und Urobilin im Urin* (über 3 mg pro Tag), ferner – bei schwerer und andauernder Hämolyse – eine mehr oder weniger ausgeprägte *Splenomegalie.*

Kommt es indessen zu einer starken *intravasalen Hämolyse*, ist die Bilirubinvermehrung im Blut häufig unerheblich, während hier reichlich freies Hämoglobin auftritt (*Hämoglobinämie*, Serum z. T. rötlich verfärbt). Es steigt auch die Konzentration der Serum-Laktat-Dehydrogenase. Das in der Blutbahn freigesetzte Hämoglobin bildet mit Haptoglobin Komplexe, die zum guten Teil von Makrophagen aufgenommen werden. Haptoglobin wird auf diese Weise aufgebraucht; seine Konzentration im Blut sinkt stark ab (oft weniger als 0,5 g/Liter). Überschüssiges, nicht an Haptoglobin gebundenes Hämoglobin wird im Urin ausgeschieden (*Hämoglobinurie*). In schweren Fällen kann sich auch eine *Hämosiderinurie* hinzugesellen, die ihre Ursache in der Desquamation hämosiderinhaltiger Nierenepithelien hat.

Nicht selten finden sich Zeichen sowohl einer *intraphagozytären als auch einer intravasalen Hyperhämolyse*, wobei allerdings die letztere in der Mehrzahl der Fälle in den Hintergrund tritt. *Leichtere Grade von Hyperhämolyse* führen nicht zur Anämie, da die erstere durch vermehrte Erythrozytenbildung wettgemacht werden kann. Die Erythropoiese vermag sich bis auf etwa das 7fache der Norm zu steigern, so daß bei bestehender hämolytischer Anämie in der Regel eine starke *Hyperplasie der erythropoietischen Vorläuferzellen* vorliegt. In *schweren Fällen von chronischer hämolytischer Anämie* (z. B. Thalassaemia maior, s. u.) zieht die mächtige Vermehrung des blutbildenden Knochenmarks auch einen *Umbau der Knochenstrukturen* nach sich. Die gesteigerte Neubildung roter Blutkörperchen äußert sich ferner u. a. in einer *Retikulozytose des peripheren Blutes*. Aufgrund des vermehrten Anfalls von Hämoglobineisen bildet sich in der Regel eine *Hämosiderose* der Makrophagen in *Milz, Knochenmark* und *Leber*, ferner auch der Hepatozyten, z. T. auch in anderen Organen, wie im Pankreas.

Morphologisch haben dementsprechend alle hämolytischen Anämien gewisse Gemeinsamkeiten. Je nach Ausmaß und Dauer der intraphagozytären Hyperhämolyse entsteht eine *Splenomegalie*, die in schwersten Fällen bis zu einem Milzgewicht von über 1000 g führen kann.

Bei hämolytischen Anämien von einiger Dauer sehr deutlich ausgeprägt ist die *Hyperplasie des erythropoietischen Gewebes*, das sich oft auch auf periphere Skelettanteile, wie das Mark der Femurdiaphyse, in die Milz und in die Leber ausdehnt. Im Knochenmark zieht eine andauernde starke Steigerung der erythroblastischen Proliferation u. U. eine Auflockerung der Trabekelstruktur und eine sekundäre periostale Verdickung nach sich (besonders deutlich erkennbar am sog. *Bürstenschädel*). Bei längerdauernder intraphagozytärer Hyperhämolyse beobachtet man vor allem in der Milz sog. *globulifere Zellen*, d. h. Makrophagen, die mit zugrundegehenden Erythrozyten beladen sind. Eine Milzfibrose gehört nicht zum üblichen Bild. Die *Hämosiderose* von Knochenmark- und Milzmakrophagen sowie von Kupffer'schen Sternzellen der Leber und der Hepatozyten kann wechselnde Ausmaße zeigen, je nach der Menge des Reserveeisens. Bei schwerer intravasaler Hämolyse, wie sie beispielsweise bei sog. *hämolytischen Krisen* in Erscheinung treten kann, stellt man als Folge der hochgradigen Hämoglobinämie auch eine Hämoglobinurie fest, die sich in histologischen Präparaten der Niere am Vorhandensein von *Hämoglobinzylindern* und einer *Chromoproteinurie* (S. 756) kundtut. In diesen Fällen entwickelt sich meistens auch eine *Hämosiderose* insbesondere der *Hauptstückepithelien.*

Folgen und **Symptome** einer hämolytischen Anämie richten sich in der Regel nach der Dauer und dem Schweregrad des Prozesses, ferner nach dem Mechanismus der Hämolyse. Neben mehr oder weniger ausgeprägten allgemeinen Anämiesymptomen (s. o.) bestehen ein wechselnder Grad von Ikterus, oft eine Splenomegalie und eine persistierende Retikulozytose. Die Anämie ist meistens normochrom und normozytär. Weitere Kennzeichen richten sich nach der Art der hämolytischen Anämie (s. u.).

Die *Einteilung der hämolytischen Anämien* kann nach verschiedenen Gesichtspunkten erfolgen. So ist es möglich, zwischen *»kongenitalen« (hereditären, »konstitutionellen«) und erworbenen Formen* zu unterscheiden. In pathogenetischer Hinsicht hat es sich bewährt, *zellulär (»korpuskulär«)* und *extrazellulär (»extrakorpuskulär«)* bedingte Formen auseinanderzuhalten. Man kennt auch hämolytische Anämien, die *sowohl durch zelluläre wie auch durch extrazelluläre Faktoren* verursacht werden.

Zellulär (»korpuskulär«) bedingte hämolytische Anämien

Bei der überwiegenden Mehrzahl dieser Typen von Anämie findet sich eine hereditäre, genetisch bedingte (»kongenitale«, »konstitutionelle«) Störung, die sich dementsprechend schon früh nach Geburt zu erkennen gibt.

a) Hämolytische Anämien aufgrund von Membrandefekten der Erythrozyten

Kongenitale Sphärozytose (Kugelzellenanämie, Minkowski-Chauffard'sche Krankheit)

Hier haben wir es mit einem *autosomal-dominanten Erbleiden* zu tun, dem ein bisher *nicht genau identifizierter Membrandefekt* zugrunde liegen dürfte (Fehlen einer Komponente des Spektrin-ATP?). Als Folge davon beobachtet man eine vermehrte Membrandurchlässigkeit für Kationen, einen passiven Einstrom von Natrium und Wasser (verminderte osmotische Resistenz), eine osmotische Schwellung mit Kugelform sowie einen Verlust von Membranlipiden der Erythrozyten, die in der Regel als Mikrosphärozyten imponieren. Bei der Mikrosphärozytose fällt neben der fehlenden Eindellung der roten Blutkörperchen auch eine erhebliche Anisozytose auf. Die verkürzte Lebensdauer der Sphärozyten hat unter anderem mit ihrer herabgesetzten Verformbarkeit zu tun (s. o.), weshalb beispielsweise der Durchtritt aus den Milzpulpasträngen in die Sinusoiden behindert ist. Die daraus hervorgehende Stase der Erythrozyten bringt u. a. einen Glukosemangel mit sich, mit erhöhter Gefahr des Untergangs. Dieser Mechanismus macht verständlich, daß die Splenektomie bei dieser Krankheit die Lebensdauer der Kugelzellen fast normalisiert.

Morphologisch sind, abgesehen von den anderen, bei hämolytischen Anämien anzutreffenden Veränderungen, vor allem die Befunde in der Milz von Interesse: hier erscheinen die *Pulpastränge verdickt und prall mit Kugelzellen angefüllt*, während die an Zahl vermehrten *Sinusoiden oft eng* sind und von ziemlich hohen Endothelzellen ausgekleidet werden.

Folgen, Komplikationen und **Symptome** der kongenitalen Sphärozytose, die sich schon in der Kindheit bemerkbar macht, umfassen neben anderen Merkmalen der hämolytischen Anämie u. a. Unwohlsein mit Bauchschmerzen (Splenomegalie), hämolytische Krisen, erythroblastopenische Krisen, eine Neigung zu Cholelithiasis und – selten – Geschwüre der Haut, insbesondere an den Beinen. Die Diagnose stützt sich vor allem auf den Nachweis von Kugelzellen mit verminderter osmotischer Resistenz bei negativem Ergebnis des Coombs-Tests (S. 1110).

Kongenitale Ovalozytose (Elliptozytose)

Dies ist ebenfalls eine autosomal-dominant vererbte Störung, wobei in gewissen Familien der Defekt mit dem für die Rh-Blutgruppe verantwortlichen Gen verbunden zu sein scheint. Bei den betroffenen Individuen sind bis zu 90% der Erythrozyten elliptisch verformt. Die Zeichen von Hyperhämolyse, falls überhaupt vorhanden, sind meistens ziemlich geringfügig. Dem vorzeitigen Untergang der Ovalozyten liegt sehr wahrscheinlich ein ähnlicher Mechanismus zugrunde wie bei der kongenitalen Kugelzellenanämie.

Weitere kongenitale Membrananomalien der Erythrozyten

Die *kongenitale Stomatozytose* (Erythrozyten mit einer zentralen spaltförmigen Einziehung) und die *kongenitale Akanthozytose* (Stechapfelform der Erythrozyten infolge A-β-Lipoproteinämie) ferner *familiäre Anomalien der Membranphospholipide* sind seltene Leiden, die mit chronischer hämolytischer Anämie verschiedenen Grades einhergehen können. Die osmotische Resistenz dieser Elemente ist im Gegensatz zu den Kugelzellen und Ovalozyten meistens nicht erheblich vermindert. Dasselbe gilt für die leichte hämolytische Anämie, die man bei *Individuen mit Blutgruppe Rho* beobachten kann. Die Diagnose stützt sich im wesentlichen auf die abnorme Erythrozytenform.

Paroxysmale nächtliche Hämoglobinurie (Marchiafava-Micheli'sche Krankheit)

Hier haben wir es mit einer der seltenen Formen von *chronischer, in Schüben verlaufender hämolytischer Anämie* zu tun, die sowohl durch extrazelluläre Einflüsse wie auch durch einen zellulären Defekt bedingt zu sein scheint. Eine familiäre Häufung ist nicht erwiesen, und über die Aetiologie weiß man keinen befriedigenden Bescheid. Vermutlich handelt es sich um einen *Defekt der Zellmembran*. Typischerweise ist nur ein Teil der Erythrozyten verändert. Man denkt an die Möglichkeit, daß es sich dabei um einen besonderen Klon roter Blutkörperchen handelt, der u. U. einer Neoplasie vergleichbar und/oder nach äußeren Einflüssen entstanden wäre. Jedenfalls besteht bei dieser Krankheit eine gewisse Häufung von aplastischer Anämie und/oder Leukämie. Der Defekt der abnormen Erythrozyten äußert sich in einer *erhöhten Empfindlichkeit gegenüber Komplement*; schon eine geringfügige Aktivierung des letzteren (vgl. dazu S. 1260), z. B. durch *Verminderung des pH, Wärme* oder *leichte Antigen-Antikörper-Reaktionen* (S. 1118), können schwere hämolytische Krisen hervorrufen. Diese finden mit Vorliebe – aber keineswegs ausschließlich – nachts statt und erfolgen weitgehend auch im Sinne einer intravasalen Hyperhämolyse, so daß am nächsten Morgen die *Hämoglobinurie* oft schon makroskopisch auffällt. Die Diagnose kann aufgrund des Säureresistenztests nach Ham und des Wärmeresistenztests nach Maier-Hegglin gestellt werden. Wegen des Eisenverlusts im Urin stellt sich meistens auch ein Eisenmangel ein.

b) Enzymopathisch bedingte kongenitale hämolytische Anämien

Der Energiestoffwechsel der Erythrozyten beruht zu ungefähr *90%* auf *anaerober Glykolyse*. Das daraus gewonnene ATP ist u. a. für die Aufrechterhaltung der Na/K-Pumpe und der Zellform wichtig, während dem NADPH eine wesentliche Funktion beim Schutz der SH-Gruppen im Globin und an der Zellmembran vor Oxidation zugeschrieben wird, NADH im Sinne der Reduktion von Methämoglobin wirkt und 2,3-DPG – wie schon erwähnt wurde – eine Verminderung der O_2-Affinität des Hämoglobins erzeugt. Nur ungefähr *10%* des Energiestoffwechsels läuft über den *aeroben Pentose-Monophosphat-Shunt*, der von der Glukose-6-Phosphatdehydrogenase abhängt und u. a. mit der Bildung von NADPH sowie GSH (reduziertes Glutathion) einhergeht. Die beiden letztgenannten Stoffe sind u. a. für den Schutz des Hämoglobins vor oxidativer Denaturierung bzw. der Bildung Heinz'scher Innenkörper, den Schutz der membranständigen

SH-Gruppen und des NADH gegen oxidativ wirkende Chemikalien von Bedeutung.

Von den zahlreichen bekannten *Enzymdefekten der Erythrozyten* betrifft u. a. ein Teil den Pentose-Monophosphat-Shunt, ein anderer den Emden-Meyerhof-Weg. Von erheblicher klinischer Bedeutung sind lediglich die relativ häufigen Defekte der Glukose-6-Phosphat-Dehydrogenase (gesamthaft z. Z. etwa 200 Millionen Fälle) und der Pyruvat-Kinase.

Von der *Glukose-6-Phosphat-Dehydrogenase (G-6-PD)* sind ungefähr 100 Varianten bekannt, wobei das Enzym B der normalen kaukasischen Individuen als Standard dient; Variante A findet sich vor allem bei der afrikanischen Rasse. Andere Enzym-Varianten trifft man nur in einzelnen Familien; teils haben diese eine stärkere Aktivität als die Variante B, teils eine geringere. Es besteht ein X-chromosomaler Erbgang. Ist die enzymatische Aktivität gering, aber für den Normalbedarf noch genügend, spricht man von *enzymopenischen Zuständen*; hier können sich *hyperhämolytische Krisen* dann entwickeln, wenn die Zellen bestimmten, oxidativ schädigend wirkenden Agentien ausgesetzt sind. Dies trifft im besonderen für Enzymvarianten zu, die man unter Negern und Mittelmeervölkern festgestellt hat. Handelt es sich demgegenüber um einen eigentlichen *Enzymdefekt*, d. h. ein weitgehendes Fehlen der enzymatischen Aktivität, besteht eine *chronische hämolytische Anämie*, die sich schon als neonatale Anämie bemerkbar machen kann.

Der autosomal-rezessiv vererbbare *Pyruvat-Kinase-Mangel* findet sich wesentlich seltener als eine verminderte oder fehlende Aktivität der G-6-PD; betroffen ist vor allem die kaukasische Rasse. Da es sich bei der Pyruvat-Kinase um ein Schlüsselenzym der anaeroben Glykolyse handelt, ist verständlich, daß sich die *chronische hämolytische Anämie* schon früh in der Kindheit, oft schon in der Neonatalperiode manifestiert, allerdings nur bei Homozygoten. Das Blut solcher Patienten zeigt in vitro eine beschleunigte Autohämolyse.

Bei *erythrozytärem Hexokinase-Defekt* lassen sich verschiedene Varianten auseinanderhalten: Typ I mit hoher Affinität für Glukose-1,6-Diphosphat (reguliert durch anorganisches Phosphat), Typ II mit geringerer Affinität.

Bei den *übrigen Enzymdefekten* der Erythrozyten handelt es sich um seltene Leiden. Von den Enzymen des *Pentose-Monophosphat-Shunts* ist die *6-Phosphoglukonat-Dehydrogenase* (6-P-G-D) zu nennen, deren Mangel oder Fehlen ähnliche Folgen hat wie der der G-6-PD. Im Zusammenhang mit dem Pentose-Monophosphat-Shunt stehen die hereditären Defekte der *Glutathionsynthetase*, der *Glutathionreduktase* und der *Glutathionperoxidase*, bei denen ebenfalls eine erhöhte Anfälligkeit der Erythrozyten gegenüber oxidativ wirkenden Agentien vorliegt, im Vordergrund. Ähnlich wirkt sich ein *ATPase-Mangel* aus, während ein *Diaphorasemangel* eine Dauerzyanose, jedoch keine Anämie zur Folge hat. Enzymdefekte im Rahmen der *anaeroben Glykolyse* betreffen u. a. die *Hexokinase*, die *Glukosephosphat-Isomerase*, die *Aldolase*, die *Triosephosphat-Isomerase*, die *2,3-Phosphoglyzero-Mutase* sowie die *Phosphoglyzerat-Kinase*.

Neben den für die Glykolyse wichtigen Enzymen finden sich in den Erythrozyten noch zahlreiche weitere Enzyme; diese haben aber wahrscheinlich keine erhebliche Bedeutung, sondern stellen vielmehr Restbestände der Erythroblastenenzyme dar. Dementsprechend fehlen auch klinische Symptome. Dies trifft beispielsweise für die *Akatalasämie* zu.

Sinkt als Folge des gestörten Stoffwechsels die Konzentration von ATP in den Erythrozyten ab, zeigt sich auch eine Verminderung des Gehalts der Erythrozytenmembran an Spektrin, einem Protein.

Morphologisch ist bei den enzymopathisch bedingten Anämien die Milz meistens nur unwesentlich vergrößert. Im Gegensatz zur Kugelzellenanämie finden sich bei diesen nichtsphärozytären Anämien die Milzsinusoiden oft ausgeweitet und prall mit Erythrozyten gefüllt. Im übrigen zeigen sich die bei hämolytischer Anämie allgemein erkennbaren Veränderungen. Diagnostisch wichtig, beispielsweise zur Erfassung eines G-6-PD-Mangels, ist der Nachweis Heinz'scher Innenkörper mit Hilfe von Vitalfarbstoffen.

Beispiel:

- *Akute hämolytische Krise bei G-6-PD-Mangel* nach Einnahme von *Medikamenten* (oxidativ wirkende Substanzen, Primaquin, Sulfonamide, Vitamin K, Chloramphenikol u. a.), nach *Virushepatitis* oder nach Einnahme von Favabohnen *(Favismus)*.

c) Thalassämien

Definition: Unter der Bezeichnung »*Thalassämie*« können autosomal-dominant vererbte Leiden zusammengefaßt werden, deren Ursache in einer mangelhaften Synthese einzelner Ketten des Globinanteils des Hämoglobins liegt.

Globin besteht aus vier, d. h. zwei Paaren von Peptidketten, die – je nach ihrer Beschaffenheit – mit den Bezeichnungen α, β, γ oder δ belegt werden, und deren Syntheserate u. a. vom Alter des Individuum abhängt. Beim Feten findet sich in den Erythrozyten bis zu 80% sog. Hb F ($\alpha_2^A \gamma_2^F$); nach der Geburt wird dieses allmählich durch Hb A ($\alpha_2^A \beta_2^A$) ersetzt, das nach dem 5. Lebensjahr in der Regel ungefähr 95% des Gesamthämoglobins ausmacht, neben 2% Hb A_2 ($\alpha_2^A \delta_2^A$) und restlichen 0,3% Hb F (s. auch S. 1027).

Man unterscheidet:

- β-Thalassämien mit Synthesestörung der β-Ketten des Hb A (häufigste Form),
- δ-Thalassämien mit Synthesestörung der δ-Ketten des Hb A_2,
- β- δ-Thalassämien (kombinierte Synthesestörung),
- α-Thalassämien mit Synthesestörung der α-Ketten, d. h. aller Hämoglobinarten, und
- γ-Thalassämien mit Synthesestörung der γ-Ketten des Hb F.

Die δ- und γ-Thalassämien haben nur geringfügige klinische Folgen. Die Zusammensetzung der gebildeten Ketten weicht nicht von der Norm ab, dagegen verschiebt sich das Verhältnis der verschiedenen Hämoglobinarten zueinander, da es bei Fehlen einer bestimmten Kettenart kompensatorisch zur vermehrten Produktion von Hämoglobin mit anderen Ketten kommt. Beispielsweise beobachtet man bei der β-Thalassämie neben der Verminderung von Hb A ($\alpha_2\beta_2$) eine Steigerung der Hb F ($\alpha_2^A \gamma_2^F$)- und HB A_2 ($\alpha_2^A \delta_2^A$)-Synthese. Der Mangel an Hb A wird aber in der Regel dadurch nicht wettgemacht. Manchmal bilden sich

auch Tetramere (α_4, γ_a u. a.), die teilweise unlöslich sind.
Die gestörte Globinsynthese bringt auch eine verminderte Hämsynthese mit sich, da die beiden Vorgänge normalerweise eng gekoppelt sind. Thalassämien heißen daher u. a. *»familiäre hypochrome mikrozytäre Anämie«*. Aus demselben Grund bestehen auch *sideroachrestische Zeichen*. Da die hämoglobinarmen Erythrozyten, oft in Form sog. Targetzellen, eine gesteigerte Vulnerabilität aufweisen, findet sich bei allen diesen Formen von Anämie eine *dauernde Hyperhämolyse*. Diese geht vor allem in der Milz vor sich, wo die geschädigten Zellen liegen bleiben und phagozytiert werden. Auf diese Weise erklärt sich die meist vorhandene erhebliche *Splenomegalie*. Als Folge der chronischen Hyperhämolyse entwickelt sich schon früh eine *Hyperplasie der Vorstufen der roten Blutkörperchen*, wie wohl zum Teil selbst zugrundegehen *(ineffektive Erythropoiese)* in der Regel aber doch vermehrt – wenn auch hypochrome – Erythrozyten bilden. Es handelt sich bei den Thalassämien somit um *kombiniert dyserythropoietische und hämolytische Anämien*, wobei dem erstgenannten pathogenetischen Faktor noch größere Bedeutung beizumessen ist als der Hyperhämolyse. Deutlich ausgeprägt sind in der Regel die mit der vermehrten Erythropoiese einhergehenden *Knochenveränderungen*.
Das *Vollbild der β-Thalassämie* entwickelt sich nur in der *homozygoten Form (Thalassaemia maior, Cooley-Anämie)*, während bei *Heterozygotie* oft nur leichte Grade von Anämie beobachtet werden *(Thalassaemia minor)*. Dazu ist zu bemerken, daß die Thalassämie auf verschiedenen Mutationen beruhen kann, so daß selbst unter den Homozygoten ganz unterschiedliche Schweregrade des Leidens beobachtet werden (Bild einer sog. *»intermediären Thalassämie«*, ähnlich wie bei Heterozygoten). Die *β-Thalassämien* kommen in großer Zahl, jedoch in ziemlich milder Form bei den Afrikanern vor. Sie finden sich u. a. auch im fernen Osten (China, Indien); einen besonders schweren Verlauf nehmen sie bei den Mittelmeervölkern *(Mittelmeeranämie)*. Hier herrscht die Variante β_0 vor, die sich im Gegensatz zur Variante $\beta+$ bei Homozygoten durch ein fast völliges Fehlen der β-Ketten auszeichnet. Bei den selteneren *β-δ-Thalassämien* kommt es naturgemäß zu einer Kompensation durch Hb F (nicht Hb A_2). Bei der *hereditären Persistenz von Hb F*, bei der die β-Ketten-Synthese fast gänzlich ausbleibt, vermag die gesteigerte Hb F-Synthese das Defizit an Hämoglobin wettzumachen, so daß meistens keine Anämie besteht. Beim *Hb Lepore* finden sich hybride β-δ-Ketten, vermutlich wegen crossing-over der entsprechenden Gene; das klinische Bild entspricht weitgehend dem der Thalassämie.
Den *α-Thalassämien* begegnet man in erster Linie in China und in Südostasien, sie kommen aber auch bei Afrikanern, Arabern sowie in Sizilien und Griechenland, seltener im übrigen Westeuropa vor. Die Störung der Synthese von α-Ketten bedingt einen Mangel nicht nur an Hb A, sondern auch an Hb A_2 und Hb F. Kompensatorisch können instabile Tetramere γ_4 *(γ_4^F = Hämoglobin Barts)* auftreten, die sich besonders kurz nach der Geburt nachweisen lassen und in den Erythrozyten Einschlüsse bilden; ebenso finden sich Tetramere β_4 *(β_4^A = Hämoglobin H)*. Man kennt verschiedene Varianten, wobei die *α-Thalassämie 1* einen schwereren Verlauf nimmt als die *α-Thalassämie 2*. Die genetischen Hintergründe dieses Phänomens sind noch nicht gänzlich geklärt. Die schwerste Form, die homozygote α-Thalassämie 1, ist mit dem Leben nicht vereinbar; die Kinder sterben schon in utero oder kurze Zeit nach Geburt. Die *Hämoglobinose H (β_4) ist mit dem Leben vereinbar.*

Morphologisch bietet sich bei schwereren Formen von Thalassämie das Bild einer *kombiniert dyserythropoietischen, z. T. sideroachrestischen und hämolytischen, mikrozytären und hypochromen Anämie*. Dementsprechend beobachtet man im auf viele Skeletteile, meist auch auf Milz und Leber ausgedehnten blutbildenden Gewebe eine stark ausgeprägte *erythropoietische Hyperplasie*, verbunden mit vermehrtem Zelluntergang und Bildung von Sideroblasten, ferner ziemlich reichlich z. T. schaumigen und PAS-positiven Trümmerphagen und hämosiderinhaltigen Zellen. Die ausgeprägte *Hepatosplenomegalie* beruht somit sowohl auf extramedullärer Erythropoiese als auch auf Folgeerscheinungen der Hyperhämolyse. Viele der betroffenen Individuen zeigen Schädelverformungen ähnlich wie bei der Kugelzellenanämie, mit vorstehenden Frontalhöckern, Verdickung der Diploe und Umorientierung der Trabekel, so daß radiologisch das Bild eines »Bürstenschädels« entsteht. Solche *Knochenveränderungen*, die mit einer periostalen Knochenneubildung einhergehen, finden sich auch an anderen Skeletteilen, besonders deutlich erkennbar z. B. an den Phalangen. Im *peripheren Blut* erkennt man neben den bereits erwähnten Characteristika oft das Vorhandensein von Erythroblasten, ferner Siderozyten sowie eine ausgeprägte Anisozytose und Poikilozytose, sog. Schießscheibenzellen und z. T. Erythrozyten mit Innenkörpern (z. B. bei Bildung von unlöslichen Tetrameren). Es besteht auch eine ausgesprochene Hypersiderämie.
Die *Diagnose* stützt sich u. a. auf die elektrophoretische Untersuchung der Hämoglobine sowie auf den quantitativen Nachweis des alkaliresistenten Hb F.

Folgen, Symptome und **Komplikationen** verstehen sich weitgehend aus dem geschilderten pathogenetischen Geschehen: bei schwereren Formen von Thalassämie stellt sich ein *Entwicklungsrückstand* ein, und die Betroffenen *sterben oft schon im Kindesalter*. Öfters entwickeln sich ein *Hämochromatosesyndrom*, *Diabetes mellitus*, *Herzinsuffizienz* und *Atrophie der Gonaden*. Eine *Cholelithiasis* gehört zu den häufigen Befunden, während *Ulcera cruris* eher selten entstehen. Bemerkenswert ist die *Neigung zu Infektionen*.

d) Sog. Hämoglobinopathien

Definition: *Hämoglobinopathien* zeichnen sich durch *abnorme Sequenzen der Aminosäuren des Globins* aus.

Solche, auf einer Genmutation beruhende Veränderungen gibt es sehr viele (s. auch Tabelle 71, S. 1027). Von den mehreren hundert Formen von Hämoglobinanomalien dieser Art hat aber die große Mehrzahl keine pathologische Bedeutung, während andere eine hereditäre Zyanose infolge Methämoglobinämie (Hämoglobin M) und/oder eine Polyglobulie wegen gestörter Bindung von Sauerstoff an das veränderte Hämoglobin zur Folge haben. Eine hämolytische Anämie findet sich lediglich bei der Sichelzellen-Anämie, bei Bildung sog. unstabiler Hämoglobine und bei einigen weniger schwerwiegenden Hämoglobinopathien.

Sichelzellen-Anämie (Drepanozytose)

Definition: Als *Sichelzellen-Anämie (Drepanozytose)* bezeichnet man ein bei der schwarzen Rasse häufig vorkommendes, autosomal-dominantes Erbleiden, das sich durch die Bildung von abnormem Hämoglobin (Hb S) kennzeichnet. Beim letzteren ist das Glutamin in Stellung 6 der β-Kette durch Valin ersetzt, was u. a. eine verminderte Löslichkeit des Hämoglobins und eine Neigung der Erythrozyten zum Übergang in eine Sichelform bei verminderter Sauerstoffspannung und/oder einem Abfall des pH nach sich zieht.

Pathogenese: Obwohl die Sichelzellen-Anämie als eines der besten Beispiele für die krankmachende Folge einer einzelnen Genmutation gilt, besteht über den *Mechanismus der Sichelung* immer noch nicht völlige Klarheit.

Im besonderen gilt es noch weiter zu klären, weshalb Hb S bei verminderter O_2-Spannung und/oder herabgesetztem pH die Neigung hat zu gelieren, lange Ketten zu bilden und so eine sichelförmige Verformung der roten Blutkörperchen herbeizuführen. Die Neigung zum »Sicheln« ist bei erhöhter Konzentration von DL-Glyzeraldehyd in den Erythrozyten besonders groß. Manches spricht dafür, daß es wegen des Valins in Stellung 6 zur Entstehung einer intramolekularen hydrophoben Bindung kommt, die ein Aneinanderlegen der Hämoglobinmoleküle begünstigt. Offenbar bilden sich filamentöse Strukturen, die je 6 Monofilamente von Hb S aufweisen (S. 1028). Bereits vorhandenes denaturiertes Hb S (Hb SS) trägt wahrscheinlich zur Instabilität des Oxy-Hb S bei. Irreversibel »gesichelte« Erythrozyten zeigen einen gestörten Na^+- und K^+-Transport durch die Zellmembran.

Bei *Homozygoten* lassen sich die *Folgen der Sichelung in vivo* zum guten Teil auf die dadurch bedingte *Erhöhung der Blutviskosität* zurückführen: es kommt zu einer Verlangsamung der kapillären Blutströmung und schließlich sogar zur *Pfropfbildung mit thrombotischem Verschluß kleiner Gefäße* (vgl. dazu S. 461). Auf diese Weise entwickeln sich in den verschiedensten Organen, insbesondere in Milz, Nieren, Lunge, Herz, Knochen, Gehirn, Darm und Haut *kleine oder – seltener – größere Infarkte*, letztere makroskopisch erkennbar beispielsweise an den Ulcera cruris. Die Sichelung bringt auch eine dauernde und vor allem in *Krisen verstärkte Hyperhämolyse* mit sich, mit allen Kennzeichen einer hämolytischen Anämie. Bei Homozygoten beobachtet man eine *Vermehrung von Hb F*, was sich vielleicht im Sinne einer Behinderung der Gelbildung durch Hb S und somit protektiv auswirkt. Die Anämie ist in der Regel normochrom oder leicht hypochrom.

Die Träger von Hb S sind *vermindert malariaanfällig*, was sich populationsgenetisch im Sinne einer Erhaltung der Hb S-Genfrequenz auswirkt.

Bei *Heterozygoten* (Hämoglobinose SA) finden sich nicht, wie bei den Homozygoten, 80–100%, sondern nur 20–40% Hb S. Hier ist die Symptomatologie, abgesehen von vereinzelten Infarktereignissen und einer leichten hämolytischen Anämie, geringfügig.

Morphologisch erkennt man die Sichelzellenanämie an Blut- und Knochenmarksausstrichen wie in histologischen Schnittpräparaten aufgrund der typischen *Drepanozyten*, auch wenn diese u. U. nur in geringer Zahl vorhanden sind. Außerdem finden sich bei Homozygoten die typischen Veränderungen bei *chronischer schwerer Hyperhämolyse* (s. o.). *Infarkten* (S. 509) begegnet man vor allem in der Milz, die infolge Ausbildung zahlreicher Infarktnarben (z. T. als Gandy-Gamna'sche Körperchen imponierend) stark geschrumpft sein kann (*Infarktschrumpfmilz*). Diese Milzverkleinerung wirkt sich für das betroffene Individuum insofern günstig aus, als dadurch die intraphagozytäre Hyperhämolyse vermindert wird. Die in anderen Organen liegenden Infarkte haben, wie die in der Milz, meistens eine geringe Ausdehnung und sind überwiegend vom anämischen Typ.

Folgen, Symptome und **Komplikationen** der Sichelzellenanämie sind aufgrund der geschilderten pathogenetischen Vorgänge und morphologischen Veränderungen gut verständlich. Die häufigen *akuten Krisen* gehen mit *Schmerzen* (Abdominal-, Muskel-, Gelenkschmerzen u. a.) einher, die vor allem durch Mikroinfarkte bedingt sind, und werden auch von einem *Schub von Hyperhämolyse* begleitet. In akuten Phasen thrombosieren u. U. auch größere Gefäße. Lebensgefährlich können Myokard- und Gehirninfarkte sein. Mitunter entwickelt sich ein Hämochromatosesyndrom, insbesondere im Verlauf zahlreicher Bluttransfusionen. *Homozygote* Sichelzellenträger haben eine schlechte Prognose. Sie weisen einen Entwicklungsrückstand auf und erreichen selten das Erwachsenenalter. Bei *Doppel-Heterozygotie*, d. h. bei Heterozygoten, die neben dem Sichelstigma auch eine Thalassaemia minor oder eine andere Hämoglobinopathie aufweisen, besteht die Möglichkeit, trotz erheblichen klinischen Symptomen das höhere Erwachsenenalter zu erreichen. Rein *heterozygote* Träger des Sichelstigma weisen in der Regel keine nennenswerten klinischen Symptome auf.

Chronische hämolytische Anämien infolge sog. instabiler Hämoglobine
Eine ganze Zahl hereditärer Hämoglobinopathien zeichnet sich durch eine abnorme Aminosäurensequenz in einem relativ wichtigen Teil des Moleküls aus, z. B. im Bereich der »Hämtasche« oder an Kontaktstellen zwischen den Globinketten, so daß sich z. T. Methämoglobin bildet, oder es zu einer Präzipitation denaturierten Globins unter der Bildung Heinz'scher Innenkörper kommt. Die Krankheit manifestiert sich bei Heretozygoten in der Regel in Form einer chronischen hämolytischen Anämie, z. T. verbunden mit Hämoglobinämie und -urie. Die Bezeichnungen dieser Hämoglobinopathien richten sich beispielsweise nach dem Ort der Entdeckung (z. B. Hämoglobin Zürich, Köln, Hammersmith, I-Toulouse u. a. m.). Die Diagnose stützt sich u. a. auf den elektrophoretischen Nachweis des abnormen Hämoglobins, dessen thermische Instabilität und die Aminosäuren-Sequenzanalyse der Globinketten.

Beispiel:
- Fälle mit *Hämoglobin Zürich* zeichnen sich durch das Auftreten hämolytischer Krisen aus, die – wie im Fall des G-6-PD-Mangels – durch gewisse Medikamente (z. B. Sulfonamide) ausgelöst werden können (s. o.).

Weitere Hämoglobinopathien, die eine chronische hämolytische Anämie hervorrufen können
Findet sich eine Aminosäurensubstitution in einer weniger wichtigen (»neutralen«) Position, z. B. in der Peripherie des Globinmoleküls, sind die pathologischen Folgen wesentlich geringer als etwa im Fall der Sichelzellenanämie. Bekannt sind u. a. das *Hämoglobin C* bei der schwarzen Rasse und *Hämoglobin E* bei ostasiatischen Völkern, wo sich die Anomalie bei Homozygoten in der Regel in einer mäßigen chronischen hämolytischen Anämie äußert, oft mit Auftreten zahlreicher Zielscheiben-Zellen. Heterozygote – mit Ausnahme der Doppel-Heterozygotie (s. o.) – weisen meistens keine nennenswerten klinischen Symptome auf.

e) Erythropoietische Porphyrien
Eine wesensmäßige *Einteilung der verschiedenen Porphyrien* ist zur Zeit noch nicht möglich, da man über die Einzelheiten der – sehr wahrscheinlich enzymatischen – Defekte zu wenig weiß. Man beschränkt sich daher zur Zeit darauf, sie nach dem *Ort der hauptsächlichen Anhäufung der Porphyrine* zu benennen, im besonderen (S. 1019):
- *Erythropoietische Porphyrie* (Porphyria erythropoietica congenita = Günther'sche Krankheit)
- *Hepatische Porphyrien* (akut intermittierende Porphyrie, Porphyria cutanea tarda, Porphyria variegata)
- *Hepatische und erythropoietische Porphyrien* (erythropoietische und erythrohepatische Protoporphyrie, hereditäre Koproporphyrie).

Die autosomal-rezessiv vererbbare *Porphyria chronica congenita* (Porphyria erythropoietica congenita, Günther'sche Krankheit) ist selten, zeigt aber den *schwersten Grad von chronischer, kombiniert dyserythropoietischer und hämolytischer Anämie*, der bei Porphyrien beobachtet wird. Man vermutet einen Defekt der Isomerase, d. h. des Enzyms, das normalerweise den isomeren Typ III der Porphyrine entstehen läßt. Da nur dieser Typ für die ungestörte Hämsynthese gebraucht werden kann, ist trotz vermehrter Bildung von Porphyrinen I die Bildung des Blutfarbstoffes und anderer Hämoproteine stark gestört. Besonders Erythroblasten und Erythrozyten enthalten deutlich vermehrt Uroporphyrin(ogen) I und Koproporphyrin(ogen) I, die auch in großen Mengen im Urin ausgeschieden werden. Die hämolytische Anämie bei *erythropoietischer Protoporphyrie* hält sich meistens in bescheidenem Rahmen; dasselbe gilt für die erythropoietischen Störungen bei *hereditärer Koproporphyrie.*

Morphologisch finden sich die typischen Veränderungen einer schweren chronischen hämolytischen Anämie nur bei der Günther'schen Krankheit, wo das Bild demjenigen der Thalassämie ähneln kann. Allerdings ist die hypochrome Anämie bei Porphyrie eher makro- anstatt mikrozytär. Sonst sind die Befunde meistens eher unauffällig.

Extrazellulär (»extrakorpuskulär«) bedingte hämolytische Anämien
Diese Formen von hämolytischer Anämie haben das eine gemeinsam, daß sie ausschließlich oder überwiegend durch extrazelluläre schädigende Agentien herbeigeführt werden. In einem erheblichen Teil solcher Fälle liegen dem vorzeitigen Untergang der Erythrozyten *immunopathologische Vorgänge* zugrunde, deren Zustandekommen und Auswirkungen später (S. 1108) näher erläutert werden sollen; wir heben hier daher nur die wesentlichsten Gesichtspunkte hervor. Andere extrazellulär bedingte hämolytische Anämien beruhen u. a. auf *mikrobiell bzw. parasitär hervorgerufenen Schäden, toxischen Einflüssen, mechanischen Läsionen* der roten Blutkörperchen, einem sog. *Hypersplenismus* und/oder *Gerinnungsvorgängen* in der Blutstrombahn, z. B. einer sog. *Mikrothrombangiopathie* (S. 451).

a) Hyperhämolyse infolge antierythrozytärer »Isoimmunisierung« (= Alloimmunisierung) oder »Heteroimmunisierung«.

In der Blutgruppenserologie bedeutet die Bezeichnung »Isoimmunisierung«, daß sich die spezifische Immunantwort gegen gruppenspezifische Antigene richtet, die beim Bildner der Antikörper bzw. der sensibilisierten Lymphozyten fehlen. In der modernen Immunologie werden derartige Systeme als »allogen« bezeichnet. Neuerdings spricht man daher in solchen Fällen auch von »Alloimmunisierung«. »Blutgruppen« lassen sich aufgrund gruppenspezifischer, genetisch determinierter antigenischer Merkmale der Erythrozytenmembran mit Hilfe entsprechender Blutgruppenantikörper nachweisen.
Von den verschiedenen *Blutgruppensystemen* ist das *AB0-* bzw. *ABH-Lewis-System*, das auf einem genetischen Polymorphismus membranständiger Kohlenhydrate beruht und sich z. T. auch in Drüsensekreten äußert, das wichtigste. Die Spezifität der Antigene erklärt sich durch Strukturunterschiede proteingebundener Oligosaccharide. Natürlicherweise kommt es zu Bildung sog. *»Isoagglutinine«*, die gegen solche Antigene anderer Blutgruppen gerichtet sind, jedoch aufgrund von *Heteroimmunisierungen* durch xenogene ente-

rale Bakterienantigene mit Antigenverwandtschaft produziert werden.
An klinischer Bedeutung wenig nachstehend ist das *Rhesus-Blutgruppensystem*, das auf außerordentlich komplexen Mosaikstrukturen mit Bildung chemisch wenig geklärter, membranständiger Erythrozytenantigenen beruht (z. B. Phänotyp CcDEd).
Die *weiteren Blutgruppensysteme* (MNSs, P, Lutheran, Kell, Duffy, Kidd, Ii, Diego, Xg u. a.) haben vor allem populationsgenetische und gerichtlich-medizinische Bedeutung; diese Antigene können aber u. U. auch Isoimmunisierungen bewirken (z. B. Kell und Duffy).

Zu *Hyperhämolyse führende Isoimmunisierungen*, d. h. das Hervorrufen von Immunreaktionen mit Bildung von »*Isoimmunantikörpern*«, die gegen Blutgruppenantigene anderer Art als der des betreffenden Individuum gerichtet sind, kommen vor allem bei Schwangerschaften und inkompatiblen Bluttransfusionen zustande. Dementsprechend sind klinisch vor allem der Morbus haemolyticus neonatorum und die hämolytischen Transfusionsreaktionen bedeutsam. Man weiß aber, daß Iso- bzw. Heteroimmunisierungen auch durch Impfstoffe, Seren und Medikamente, die Blutgruppensubstanzen enthalten, verursacht sein können.

Morbus haemolyticus neonatorum (fetale Erythroblastose)

Pathogenese: Hier handelt es sich um eine immunhämolytische Anämie beim Feten und Neugeborenen, die durch Plazenta-gängige, erythrozytenschädigende mütterliche Antikörper hervorgerufen wird und mit einer entsprechenden Steigerung der erythropoietischen Aktivität einhergeht *(»Erythroblastosis fetalis«)*. Grundlage dieser Störung bildet eine *Blutgruppenunverträglichkeit zwischen Mutter und Kind.*
Bei *leichten Formen* von Morbus haemolyticus neonatorum besteht nicht selten eine Inkompatibilität im *AB0-System.* Am häufigsten ist dabei die Blutgruppenkonstellation: Mutter = 0, Kind = A_1; seltener finden sich die Kombinationen 0/B, A/B oder B/A. Bei den meist hochtitrigen Isoimmunantikörpern im Rahmen einer ABO-Inkompatibilität handelt es sich überwiegend um nicht agglutinierende (»inkomplette«), komplementbindende IgG-Antikörper, die zum großen Teil vorbestehen und daher in 40–50% der Fälle von Inkompatibilitätsreaktionen schon das erste Kind betreffen.

Man fragt sich, weshalb bei Blutgruppenverschiedenheiten, wie den oben erwähnten Konstellationen im Rahmen des AB0-Systems, nicht häufiger leichte Formen von Morbus haemolyticus neonatorum vorkommen. Dieses Problem ist noch nicht befriedigend geklärt. Möglicherweise übt u. a. der an der Oberfläche der Chorionzotten vorhandene Fibrinbelag eine gewisse Schutzwirkung im Sinne einer Behinderung der transplazentaren Passage mütterlicher Isoagglutinine auf das Kind aus.

Schwere Fälle von Morbus haemolyticus neonatorum beruhen in der überwiegenden Mehrzahl auf einer Unverträglichkeit im *Rh-System*, wobei dem Antigen D (Rh_o) Rh-positiver kindlicher Erythrozyten hinsichtlich der Auslösung von Immunreaktionen bei einer Rh-negativen Mutter weitaus die größte Bedeutung zukommt. Mit abnehmender Häufigkeit folgen die Antigene C, C^w, c, E und e. Die Rhesusantikörper sind zumindest überwiegend wärmeaktiv und fixieren Komplement nicht. Im Falle der Rhesusantikörper, die die Plazenta nicht passieren, handelt es sich um IgM, bei den Plazenta-gängigen Rhesusantikörpern dagegen um IgG (vgl. dazu S. 1107). Die Isoimmunisierung der Rh-negativen Mutter gegen Rh-positive Erythrozyten erfolgt in der Regel anläßlich der ersten Schwangerschaft, wobei sich die roten Blutkörperchen des Keimlings vor allem zur Zeit der Geburt bzw. eines Aborts mit dem immunbiologisch kompetenten System der Mutter in Beziehung setzen können: dies geschieht in erster Linie durch Übertritt kindlicher Erythrozyten in den mütterlichen Kreislauf (Ruptur von Chorionzotten u. a.), was verständlich macht, daß in solchen Fällen das erste Kind meistens keinen Morbus haemolyticus aufweist, sich bei den nachfolgenden Schwangerschaften dagegen eine zunehmende Schädigung der Frucht bemerkbar macht.

Formen und **Morphologie:** Je nach Schweregrad finden sich bei Morbus haemolyticus neonatorum Veränderungen, die von einer *leichten hämolytischen Anämie* mit Mikrosphärozytose, Retikulozytose, wenig verstärkter Hyperbilirubinämie (nicht-konjugiertes Bilirubin) und mäßiger Vermehrung der Erythroblasten, bis zum *Icterus gravis* alle Übergänge zeigen können. Als klinisch eigenständiges Krankheitsbild ist die extreme Form des Morbus haemolyticus neonatorum, der *Hydrops universalis congenitus*, abzugrenzen, bei dem der Ikterus nicht im Vordergrund steht, während eine allgemeine, als Folge der intrauterinen Hyperhämolyse eintretende und wenigstens zum Teil hypoxisch bedingte Störung der Kapillarpermeabilität mächtige Oedeme (u. a. im Gesicht und am Rumpf) sowie Höhlenergüsse zustandekommen läßt (Hydrops, Anasarka).
Die kompensatorische *Hyperplasie der erythropoietischen Vorläuferzellen* äußert sich im sehr zellreichen, überwiegend von Erythroblasten besetzten Knochenmark; die letzteren sind auch in großer Zahl in Leber und Milz, ferner in Lymphknoten, Nieren (Nierenmark-Grenze), Lungen, Nebennieren, Schilddrüse und anderen Organen zu finden *(»Erythroblastosis fetalis«)*. Wegen der Hyperhämolyse besteht in der Regel eine erhebliche *Hämosiderose* einerseits des Makrophagensystems – u. a. in Knochenmark, Milz und Leber – sowie der Hepatozyten, andererseits – infolge intravasaler Hyperhämolyse – aber auch der Epithelien der proximalen Abschnitte der Nierentubuli. Je nach Schweregrad des Leidens begegnet man ferner *hypoxisch bedingten Gewebeschäden*, z. B. zentrolobulären Leberzellnekrosen, Herzmuskelnekrosen und symmetrischen Zelluntergängen im Zentralnervensystem, insbesondere in den »Hirnkernen« (Globus pallidus, Putamen, Nucleus subthalamicus, Nucleus dentatus des Kleinhirns u. a.) sowie in der Medulla oblongata und in den Wurm- und Rindengebieten des Kleinhirns. Der bestehende Ikterus gibt zu einer Imbibition der geschädigten Hirnteile mit Biliverdin und Bilirubin Anlaß *(»Kernikterus«)*, wobei die im Blut in er-

höhter Konzentration vorhandenen Gallenfarbstoffe und deren Metaboliten die Ausbildung von Nekrosen zu begünstigen scheinen. Am Ikterus scheint im übrigen auch ein Leberschaden beteiligt zu sein, der sich u. a. in der Ausbildung von Gallenthromben äußert.

Folgen und **Komplikationen** des Morbus haemolyticus neonatorum richten sich einerseits nach dem Schweregrad der Störung, andererseits nach Zeitpunkt sowie Wirksamkeit der prophylaktischen und therapeutischen Maßnahmen. Es wurde schon erwähnt, daß sich in unbehandelten Fällen die Störung mit jeder weiteren Gravidität zu verschlimmern pflegt, so daß beispielsweise nach Geburt eines gesunden ersten Kindes beim zweiten eine Anämie, beim dritten ein Icterus gravis und beim vierten ein Hydrops universalis congenitus mit intrauterinem Absterben beobachtet werden können. Der Rh-negativen Mutter prophylaktisch in den ersten 72 Std nach Geburt injiziertes anti-D-Immunglobulin kann zu einer Zerstörung der kindlichen Erythrozyten in der mütterlichen Blutbahn führen und so eine (weitere) Immunisierung verhindern. Therapeutisch kommen intrauterine Transfusionen, eine frühzeitige Einleitung der Geburt und/oder Austauschtransfusionen zur Anwendung. Kinder mit schwerem Icterus gravis sterben ohne Therapie oft um den 3.–4. Tag nach Geburt herum; bestand ein Kernikterus, ohne daß es zum Tode kam, bleiben als Restschäden oft schwere zentralnervöse Störungen, u. a. mit Athetose, die unter der Bezeichnung einer »*Encephalopathia posticterica infantum*« zusammengefaßt werden.

Hämolytische Transfusionsreaktionen
Hämolytische Zwischenfälle bei Transfusionen inkompatiblen Blutes sind im Vergleich zu früher wesentlich seltener geworden; meistens beruhen sie auf Nachlässigkeit (Verwechslungen, fehlende Kontrolle u. a.). Von klinisch großer Bedeutung sind vor allem jene Fälle, bei denen *im Empfängerblut Antikörper gegen die transfundierten Erythrozyten* vorhanden sind. Aber auch das Spenderplasma sollte keine gegen die Empfängererythrozyten gerichteten, Komplement-bindenden Antikörper enthalten. Wichtige Antikörper sind: Isoagglutinine des AB0-Systems, Rhesusantikörper Anti-D und Anti-CD, ferner Antikörper gegen K, E, c, Fy^a, Le^a u. a.
Die **Folgen** einer Transfusion inkompatiblen Blutes richten sich nach der Schwere der Reaktion und der Menge des übertragenen Blutes. Bei rasch eintretender intravasaler Hyperhämolyse stellen sich fast augenblicklich Allgemeinsymptome, wie Frösteln (Fieber) und Schmerzen, ein, die bis zum Schock und Nierenversagen führen können (vgl. dazu S. 753). Handelt es sich in erster Linie um nicht-hämolysierende Antikörper (z. B. Rh-Inkompatibilität), treten die Zeichen und Symptome in der Regel protrahiert in Erscheinung: hier haben wir es vor allem mit einer Elimination opsonisierter Spendererythrozyten im Makrophagensystem des Empfängers zu tun. Die morphologischen Befunde entsprechen denen bei intravasaler Hyperhämolyse und/oder vermehrtem intraphagozytärem Erythrozytenabbau (S. 94). Bei Transfusionsreaktionen ist stets auch an die Möglichkeit einer *antileukozytären, antithrombozytären* und/oder *antiplasmatischen Isoimmunisierung* zu denken. Besonders schwere Komplikationen zieht die *Transfusion bakteriell kontaminierter Konserven* nach sich; meistens handelt es sich dabei um kryophile gramnegative Keime, die der Plasmabakterizidie widerstehen, sich vermehren und so zu einer – meist tödlichen – Endotoxinvergiftung Anlaß geben können (vgl. dazu S. 1753). In solchen Fällen beobachtet man oft auch eine schwere, toxisch bedingte intravasale Hyperhämolyse.

b) Autoimmun-hämolytische Anämien
Formen und **Pathogenese** (S. 1163): In mehr als der Hälfte dieser Fälle tritt die autoimmun-hämolytische Anämie im Rahmen einer bekannten Grundkrankheit auf: man spricht hier von sog. *symptomatischen Formen*. Zu den Krankheiten, die zu einer Hyperhämolyse dieser Art neigen, gehören u. a. *neoplastische Prozesse des lymphohistiozytären Systems* (maligne lymphozytäre Lymphome, S. 1219), z. T. wahrscheinlich auch histiozytäre Neoplasien bzw. »Retikulosarkome« (S. 261), das *Lymphoma malignum Hodgkin*, der *Lupus erythematodes disseminatus* (S. 1141) und gewisse *durch Viren oder Mykoplasmen verursachte Infektionskrankheiten* (S. 1788 und 1866).

Seltener finden sich autoimmun-hämolytische Anämien im Rahmen einer *Leberzirrhose*, einer *Lues* und bei Verabreichung von *α-Methyldopa* (ausnahmsweise L-Dopa). Hie und da treten derartige Anämien bei Trägerinnen von *Ovarialkystomen* auf, wobei die Entfernung der letzteren auch eine hämatologische Normalisierung nach sich zieht; die dafür verantwortlichen Mechanismen sind noch ungeklärt.

In vielen Fällen von autoimmun-hämolytischer Anämie läßt sich eine Grundkrankheit nicht nachweisen: hier handelt es sich um sog. *idiopathische Formen*, die oft mit der Bildung von IgG-Antikörpern einhergehen.
Je nach dem vorherrschenden *Antikörpertyp* ergibt sich ein unterschiedliches klinisches Bild:
– *Wärmeautoantikörper* haben ein Bindungs- und Reaktionstemperaturoptimum um 37° herum, sind meistens nicht-agglutinierende IgG-Globuline (selten IgA oder IgM), binden kein Komplement und wirken in vitro nicht hämolysierend. Ihre Spezifität richtet sich oft gegen Antigene des Rh-Systems. Ihre Hauptwirkung besteht in einer Immunadhärenz der roten Blutkörperchen infolge Fixation der Fc-Fragmente der Immunglobuline an Makrophagen, vor allem in den Strängen der roten Milzpulpa. Die Erythrozyten nehmen dann eine Kugelform an und werden meist vorzeitig intraphagozytär abgebaut. Diese Formen von Anämie nehmen in der Regel einen subakut-chronischen Verlauf und gehen, wie dies für extravasale, d. h. intraphagozytäre Hyperhämolyse typisch ist, mit einer Splenomegalie einher

(s. o.). Zu den charakteristischen Befunden gehören – neben dem positiven Coombs-Test (S. 1114) – eine stark beschleunigte Blutsenkung, eine verminderte osmotische Resistenz der Erythrozyten und eine Neigung derselben zu Autoagglutination in vitro.

- *Kälteagglutinine* zeigen ein Bindungs- und Reaktionstemperaturoptimum um 0° herum, sind komplette Globuline vor allem der IgM-Klasse, benötigen für ihre Wirkung kein Komplement und *verursachen in unterkühlten Körpergebieten* (z. B. an Händen und im Gesicht) *eine Agglutination der Erythrozyten*. Blutgruppenspezifisch handelt es sich meistens um Anti-I Antikörper.
- *Säure-Kältehämolysine (monothermische Hämolysine)* weisen einen hauptsächlichen Wirkungsbereich bei Temperaturen zwischen 15° und 30° und bei einem pH von 6,3 auf, sind Komplement-bindend und gehören der IgM-Klasse an. Sie können in vivo zu intravasaler Hyperhämolyse Anlaß geben.
- Bei der sog. *Kälteagglutininkrankheit* finden sich oft sowohl – z. T. nachweisbar monoklonale – Kälteagglutinine als auch Säure-Kältehämolysine.
- *Donath-Landsteiner-Hämolysine (bithermische Hämolysine)* zeichnen sich durch ein Bindungstemperaturoptimum bei 0° und ein Reaktionstemperaturoptimum zwischen 37° und 40° aus; im Gegensatz zu den oben erwähnten Autoantikörpern ist die Bindung mit den Erythrozyten nicht wärmereversibel. Die Donath-Landsteiner-Hämolysine fixieren Komplement und können zur intravasalen Hyperhämolyse führen. Ihre pathogenetische Wirkung besteht oft in einer Bindung der Antikörper an Erythrozyten in unterkühlten Körperpartien, mit nachfolgender Komplementhämolyse im Kreislauf, die zu Hämoglobinämie und Hämoglobinurie Anlaß gibt (sog. *Paroxysmale Kältehämoglobinurie*, die u. a. passager bei Nichtsyphilitikern oder chronisch bei Syphilitikern vorkommt (*Harley'sche Krankheit*, meist verbunden mit dem Auftreten von Anti-Tja Antikörpern)).

Beispiele:

- Die bei *Lupus erythematodes disseminatus* oft vorhandene autoimmun-hämolytische Anämie wird überwiegend durch anti-Rh Antikörper von der IgG-Klasse verursacht und kann mit einer Thrombozytopenie einhergehen *(Evans-Syndrom)*.
- *Autoimmun-hämolytische Anämien im Rahmen viraler oder mykoplasmatischer Infekte* beruhen in der Regel auf dem Vorhandensein von Anti-I bzw. Anti-i Antikörpern der IgM-Klasse, die meistens – aber nicht immer – Komplement fixieren. In einem Teil der Fälle hat man es mit IgG-Antikörpern zu tun. Von den viral bedingten Affektionen sind u. a. die *infektiöse Mononukleose*, die *Zytomegalie* und die *Hepatitiden* für gehäuftes Auftreten solcher Anämieformen bekannt.
- Die insbesondere bei *malignen Lymphomen* häufig beobachteten autoimmun-hämolytischen Anämien sind möglicherweise mit ein Ausdruck antineoplastischer Immunreaktionen des Wirtes, wobei die Toleranz gegenüber körpereigenen Zellantigenen durchbrochen sein könnte.

c) Immunallergische hämolytische Anämien

Formen und **Pathogenese** (S. 1163): Pathogenetisch kommen im wesentlichen zwei Mechanismen in Frage: a) Das exogene Antigen wirkt als *Hapten* (S. 1059), in dessen Gegenwart die Erythrozytenmembran dem immunbiologischen »Angriff« ausgesetzt wird. b) Medikamente oder deren Derivate bilden mit korrespondierenden Antikörpern *Komplexe*, die *Komplement aktivieren* und auf diese Weise zur Hyperhämolyse führen können. Die letztere kann sowohl intravasal als auch intraphagozytär vor sich gehen.

Beispiele:

- Der *Haptentyp der immunallergischen hämolytischen Anämie* findet sich vor allem bei langdauernder, hochdosierter *Penizillinbehandlung*.
- Eine *Komplementaktivierung durch Medikamenten-Antimedikamentenantikörper-Komplexe* liegt beispielsweise den immunallergischen hämolytischen Anämien im Rahmen einer Behandlung mit Chinin, Chinidin, Phenazetin, Paraaminosalizylsäure u. a. zugrunde.

d) Bakteriell oder parasitär bedingte hämolytische Anämien

Hämolytische Anämien infolge direkter Erythrozytenschädigung durch Bakterien und/oder deren Produkte sowie durch Parasiten gehören zu den typischen Erscheinungen bei gewissen Krankheiten. Von den Bakterien mit hämolytischer Wirkung sind vor allem die *Clostridien* zu nennen (C. welchii, C. perfringens), deren Exotoxine die Erythrozytenmembranen schädigen können (vgl. dazu S. 1942). Auch durch *hämolytische Streptokokken* bedingte Septikämien gehen hie und da mit einer erheblichen Hyperhämolyse einher. Von den parasitären Erkrankungen sind es vor allem die verschiedenen Formen von *Malaria* (S. 2045), die zu hämolytischen Krisen führen.

e) Durch toxische Chemikalien bedingte hämolytische Anämien

Chemisch-toxische Agentien können auf verschiedene Weise eine Erythrozytenschädigung bewirken: *Membranschädigende Effekte* haben vor allem jene Substanzen, die mit den membranständigen Phospholipiden eine Reaktion eingehen, z. B. *Schlangengifte* (u. a. Lezithinasen), ferner *Seifen, Arsenverbindungen, Chlorate* u. a. m. *Benzol, Toluol* sowie *Anilin* und deren Derivate bewirken auch Heinzkörperanämien und/oder eine Methämoglobinämie bzw. Verdoglobinämie. Die *chronische Bleivergiftung* hat einerseits eine Reifungsstörung der Erythroblasten zur Folge, so daß »basophil getüpfelte Erythrozyten« entstehen, die um die Mitochondrien herum aggregierte RNA enthalten. Zudem scheint der Einbau von Eisen in das Protoporphyrin gehemmt zu werden, weshalb sich Sideroblasten bilden. Die infolge Bleieinwirkung defekten roten Blutkörperchen werden ziemlich rasch in den Makrophagen insbesondere der Milz abgebaut. *Medikamentös-toxisch verursachte hämolytische Anämien* beruhen wahrscheinlich in manchen Fällen auf einer Oxidation des Hämoglobins, mit Bildung von Methämoglobin und/oder Sulfhämoglobin, wobei nicht selten Heinz'sche Innenkörper auftreten. Der Wirkungsmechanismus ist aber nur lückenhaft bekannt. Dies gilt u. a. für Fälle hämolytischer Anämie bei Medikation von Phenylhydrazin und seinen Derivaten, Sulfonamiden, wie Sulfathiazol und Sulfapyridin, Phenazetin (s. o.) u. a. m.

f) Mechanisch ausgelöste und/oder bedingte hämolytische Syndrome
Bei der *Marschhämoglobinurie* handelt es sich um ein seltenes Krankheitsbild, das in der Regel nach längerem Gehen oder Laufen insbesondere auf harter Unterlage (Straße u. a.) in Erscheinung tritt. Der genaue Mechanismus der intravasalen Hämolyse ist nicht bekannt; man denkt an eine mechanische Traumatisierung der Erythrozyten während ihrer Passage durch die Füße. Bei Patienten mit *operierten oder nicht operierten Herzklappenfehlern* wurden hämolytische Syndrome beobachtet, als deren Ursache man eine mechanische Alteration der Erythrozyten bei abnormen Strömungsverhältnissen vermutet. Gut bekannt sind ähnliche Vorgänge bei *Operationen mit der Herz-Lungen-Maschine*. Eine andauernde Hyperhämolyse wird u. a. bei *Trägern von Kunststoffprothesen im großen Kreislauf* beobachtet, wobei hier auch andere als rein mechanische Momente mitspielen dürften (vgl. dazu Blutgerinnung, S. 435). Bei allen diesen Formen von Anämie werden neben den *Zeichen einer intravasalen Hyperhämolyse* (u. a. Hämoglobinurie, z. T. mit Hämosiderose der proximalen Nierentubulusepithelien) im Blut sog. *Fragmentozyten*, d. h. Teile oder Trümmer roter Blutkörperchen, angetroffen.

g) Hämolytische Syndrome bei ausgedehnter intravasaler Gerinnung (mikroangiopathische hämolytische Anämie) bzw. bei Defibrinierungssyndromen anderer Art
Eine Hyperhämolyse gehört zu den charakteristischen Begleiterscheinungen beispielsweise der *thrombotisch-thrombozytopenischen Purpura* (*Moschcowitz-Syndrom*, S. 452) bzw. dem vor allem die Nierengefäße betreffenden *hämolytisch-urämischen Syndrom* oder anderen, mit *Defibrinierung* einhergehenden Krankheiten (vgl. dazu S. 451). Auch hier finden sich neben der typischen Thrombozytopenie Veränderungen der Erythrozyten, insbesondere Fragmentozyten, Stechapfelformen, Poikilozytose und Mikrospärozytose.

h) Hämolytische Anämien bei »Hypersplenismus«
Bei Milzvergrößerungen verschiedener Art, z. B. infolge Leberzirrhose, Thrombose der V. lienalis oder portae, Morbus Boeck (S. 2029), Speicherkrankheiten (S. 979), Morbus Felty (S. 1148) sowie Hamartomen, Hämangiomen oder Hämangioendotheliomatose der Milz kann es infolge *intrasplenischer Hypersequestration* zu einer Panzytopenie und insbesondere auch zu einer hämolytischen Anämie kommen. Ob Milztumoren auch eine hemmende Wirkung auf die Hämopoiese ausüben können, ist noch umstritten. Von mehreren Autoren wird ferner die im Rahmen einer Hypogammaglobulinämie (z. B. Typ Bruton, S. 1206) nicht selten auftretende hämolytische Anämie auf einen Hypersplenismus zurückgeführt.

90.6. Akute Blutungsanämie

Ein innerhalb kurzer Zeit erfolgender Blutverlust wird in der Regel durch Einstrom von Gewebeflüssigkeit in den Kreislauf im Verlauf von einem bis mehreren Tagen soweit korrigiert, daß das Blutvolumen wieder der Norm entspricht. Wasser und Elektrolyte, ferner auch Plasmaproteine (insbesondere Albumin) werden dabei aus dem Extravasalraum mobilisiert. Eine kompensatorisch vermehrte Albuminproduktion durch die Leber setzt erst mit einer gewissen Verzögerung ein. Dieses Verhalten äußert sich in den Veränderungen des Hämatokrits, der unmittelbar nach der Blutung noch unverändert erscheint, dann aber, nach ungefähr 3 Std. abzusinken beginnt und am Ende des zweiten bis dritten Tages das Minimum erreicht. Als Reaktion auf den Blutverlust setzt eine verstärkte Erythropoiese ein, so daß nach 4–5 Wochen die Zahl zirkulierender Erythrozyten wieder ungefähr der Norm entspricht. Die Hauptgefahr der akuten Blutungsanämie besteht nicht im Hämoglobinmangel, sondern in der *Hypovolämie*, die zum *Schock* überleiten kann (vgl. dazu S. 583).

Literatur

Ballas, S. K.: Abnormal erythrocyte membrane protein pattern in severe megaloblastic anemia. J. Clin. Invest. *61*, 1097 (1978) — *Branda, R. F., Moldow, Ch. F., MacArthur, J. R., Wintrobe, M. M., Anthony, B. K., Jacob, H. S.:* Folate-induced remission in aplastic anemia with familial defect of cellular folate uptake. N. Engl. J. Med. *298*, 469 (1978) — *Brewer, G.:* Erythrocyte structure and function. Proc. of the 3rd Int. Conference on Red Cell Metabolism and Function, 1974. New York: Liss 1975 — *Condrea, E.:* Hemolytic disorders associated with a primary red cell membrane defect. Experientia *32*, 537 (1976) — *Gordon, A. S., Silber, R., LoBue, J.* (eds.): The year in hematology 1977. New York: Plenum 1977 — *Hoffman, R., Zanjani, E. D., Lutton, J. D., Zalusky, R., Wasserman, L. R.:* Suppression of erythroid-colony formation by lymphocytes from patients with aplastic anemia. N. Engl. J. Med. *296*, 10 (1977) — *Levere, R. D.* (ed.): Sickle cell anemia and other hemoglobinopathies. New York: Academic Press 1975 — *Lewis, S. M., Verwilghen, R. L.:* Dyserythropoiesis. London: Academic Press 1977 — *Lux, S. E., John, K. M., Ukena, T. E.:* Diminished spectrin extraction from ATP-depleted human erythrocytes. J. Clin. Invest. *61*, 815 (1978) — *Maloney, M. A., Dorie, M. J., Lamela, R. A., Rogers, Z. R., Patt, H. M.:* Hematopoietic stem cell regulatory volumes as revealed in studies of the bg^J/gb^J:W/W^v chimera. J. Exp. Med. *147*, 1189 (1978) — *Morley, A., Seshadri, R., Trainor, K., Sorrell, J.:* Is aplastic anaemia due to abnormality of D.N.A.? Lancet *II*, 9 (1978) — *Nathan, D. G., Chess, L., Hillman, D. G., Clarke, B., Breard, J., Merler, E., Housman, D. E.:* Human erythroid burst-forming unit: T-cell requirement for proliferation in vitro. J. Exp. Med. *147*, 324 (1978) — *Nathan, D. G., Clarke, B. J., Hillman, D. G., Alter, B. P., Hous-*

man, D. E.: Erythroid precursors in congenital hypoplastic (Diamond-Blackfan) anemia. J. Clin. Invest. *61*, 489 (1978) — *Nigen, A. M., Manning, J. M.*: Effects of glyceraldehyde on the structural and functional properties of sickle erythrocytes. J. Clin. Invest. *61*, 11 (1978) — *Prothero, J., Starling, M., Rosse, C.*: Cell kinetics in the erythroid compartment of guinea pig bone marrow: a model based on ^{3}H-TdR studies. Cell Tissue Kinet. *11*, 301 (1978) — *Raich, P. C., Korst, D. R.*: Plasma erythropoietin levels in patients undergoing long-term hemodialysis. Arch. Pathol. Lab. Med. *102*, 73 (1978) — *Smith, J. R., Landaw, S. A.*: Smokers' polycythemia. N. Engl. J. Med. *298*, 6 (1978) — *Winchester, R. J., Meyers, P. A., Broxmeyer, H. E., Wang, C. Y., Moore, M. A. S., Kunkel, H. G.*: Inhibition of human erythropoietic colony formation in culture by treatment with Ia antisera. J. Exp. Med. *148*, 613 (1978) — *Wintrobe, M. M., Lee, G. R., Boggs, D. R., Bithell, T. C., Athens, J. W., Foerster, J.*: Clinical hematology. Philadelphia: Lea & Febiger 1974

91. Allgemeine Störungen der Hämostase

91.1. Begriffe zu den allgemeinen Störungen der Hämostase

Definitionen: »*Hämostase*« heißt Blutungsstillung (kurz: *Blutstillung*). In der Regel wird damit der Stillstand einer Blutung nach Gefäßverletzung gemeint, wobei dieser spontan erfolgen *(»physiologische Hämostase«)* oder durch Hilfsmaßnahmen, wie Gefäßligatur, Anlegen von Gefäßklemmen oder Elektrokoagulation, herbeigeführt werden kann *(»chirurgische Hämostase«)*. Im gesunden Individuum wird der Austritt von Blut aus der Gefäßbahn durch eine *»physiologische kontinuierliche Hämostase«* verhindert, für die vor allem die Thrombozyten verantwortlich sind. Als *»hämorrhagische Diathese«* bezeichnen wir eine allgemeine abnorme Blutungsbereitschaft, gleichgültig welcher Genese. Von der *Thrombozytopenie (Thrombopenie)*, d. h. einem mehr oder weniger ausgeprägten Mangel an Blutplättchen, werden sog. *»Thrombozytopathien«* abgegrenzt, die sich durch funktionelle thrombozytäre Störungen auszeichnen; die letzteren können angeboren (hereditär) oder erworben sein. *Thrombozytosen*, d. h. abnorme Vermehrungen der Plättchenzahl im zirkulierenden Blut, können *primärer (essentieller) Natur* sein *(Thrombozythämien)* oder als Folge eines anderen krankhaften Prozesses *sekundär* in Erscheinung treten. *»Koagulopathien«* sind Störungen der Blutgerinnung ganz allgemein. Mit *»Koagulopathien i. e. S.«* meint man aber in der Regel Anomalien der Blutgerinnung, die ihre Ursache in einem weitgehenden Fehlen oder in funktionellen Veränderungen plasmatischer Gerinnungsfaktoren haben, d. h. nicht die Thrombozyten an sich betreffen. Die meisten Koagulopathien gehen mit einer *»Hypokoagulabilität«*, d. h. einer verminderten Gerinnungsbereitschaft des Blutes einher. Das Gegenteil, eine erhöhte Gerinnungsbereitschaft des Blutes, heißt *»Hyperkoagulabilität«*. Von *»Antikoagulation«* ist dann die Rede, wenn medikamentöse Maßnahmen zur Verminderung der Gerinnungsbereitschaft des Blutes bzw. Verlangsamung des Gerinnungsablaufes ergriffen werden.

Die Blutstillung stellt einen überaus komplexen Vorgang dar, an dem sich in erster Linie *Blutgefäße, Thrombozyten* und verschiedene *Faktoren des Gerinnungssystems* beteiligen. Phylogenetisch betrachtet, sind zelluläre Gerinnungsmechanismen – z. B. »explodierende thrombozytenähnliche Zellen« bei dem Krustazeen Limulus – älter als das plasmatische Gerinnungssystem.

Am Beispiel einer Blutstillung nach Gefäßverletzung kann man sich stark vereinfacht vorstellen, daß sich zunächst die *Blutgefäße an der Verletzungsstelle kontrahieren*, und sich dort durch *Adhäsion und Aggregation von Blutplättchen* ein erster, noch sehr fragiler Pfropf bildet. Bei der *Freisetzungsreaktion der Thrombozyten* auftretende *gefäßaktive Amine*, wie Serotonin, tragen zur Gefäßkonstriktion bei. Anschließend kommt es zu einer *Aktivierung des Gerinnungssystems*, die in die *Umwandlung von Fibrinogen in Fibrin* ausmündet und durch *Bildung eines fibrinhaltigen Thrombus* das Plättchenaggregat verfestigt, verankert und so den eigentlichen *Gefäßverschluß* gewährleistet. Im Verlauf der Wundheilung wird der Fibrinpfropf durch *Fibrinolyse* allmählich wieder abgebaut und/oder *organisiert* (S. 1361).

Im Rahmen dieser Vorgänge erfüllen die *Thrombozyten* zwei Hauptaufgaben: 1) die Bildung eines primären Gefäßverschlusses und 2) das Verfügbarwerden von Substanzen, insbesondere Phospholipiden, die für die Auslösung der Gerinnung wichtig sind.

Blutgerinnung und Fibrinolyse werden durch *Proteine mit enzymatischer Aktivität* herbeigeführt. Thrombin katalysiert die Umwandlung von Fibrinogen zu Fibrin, und Plasmin die Lyse von Fibrin. Diese beiden Eiweiße finden sich im Blutplasma in Form inaktiver Vorstufen, deren Aktivierung ihrerseits enzymatisch erfolgt. Die dafür verantwortlichen Enzyme liegen unter physiologischen Bedingungen ebenfalls nur als Vorstufen vor.

Die *Auslösung des Gerinnungsvorgangs* geht von Faktoren aus, die im *Gewebe* oder im *Blutplasma* bzw. in den *Thrombozyten* lokalisiert sind und physiologischerweise nicht in nennenswertem Maße wirksam werden können, da sie in inaktiver Form vorliegen und/oder von den plasmatischen Gerinnungsfaktoren räumlich getrennt sind. Aus diesen Gegebenheiten heraus entwickelte sich die Vorstellung, daß der Gerinnungsvorgang einesteils über ein *exogenes System (»extrinsic system«)*, ausgehend von der Einwirkung von Gewebefaktor (Thromboplastin), andererseits über ein *endogenes System (»intrinsic system«)*, mit vorwiegender Beteiligung der Blutplättchen und Plasma-Faktoren, ablaufen kann. Die plasmatischen Gerinnungsfaktoren wurden in der Regel aufgrund von Beobachtungen an Patienten mit Gerinnungsdefekten entdeckt und teilweise nach den betreffenden Patienten benannt.

91.2. Eigenschaften und Mechanismen der Aktivierung von Gerinnungsfaktoren

Gemäß internationaler Vereinbarung werden die plasmatischen Gerinnungsfaktoren mit römischen Zahlen bezeichnet, wobei auf die Einbeziehung von Gewebsthromboplastin (Gewebs-Thrombokinase, früher Faktor III), Calcium-Ionen (früher Faktor IV) und aktiviertem Faktor V (früher Faktor VI) neuerdings verzichtet wird. Aktivierte Faktoren führen hinter der römischen Zahl der Vorläufersubstanz, d. h. dem nicht aktivierten betreffenden Gerinnungsfaktor, den Buchstaben »a« (z. B. »XII a«).
Nachfolgend werden einige Eigenschaften und Aktivierungsmechanismen der am Gerinnungsvorgang beteiligten Faktoren in Erinnerung gerufen. Die Reihenfolge der Besprechung richtet sich dabei einigermaßen nach der Sequenz der Reaktionen in vitro und/oder in vivo.

Faktor XII (Hageman-Faktor)

Es handelt sich um ein vermutlich in der Leber synthetisiertes Glykoprotein mit einem Molekulargewicht von 76000, das als γ-Globulin wandert. Die Aktivierung erfolgt durch Kontakt mit geeigneten Oberflächen, in Anwesenheit eines komplexen Aktivatorsystems. Faktor XII wird in Anwesenheit von hochmolekularem Kininogen durch Kallikrein oder Plasmin aktiviert. Die Aktivierung ist mit der proteolytischen Spaltung von Faktor XII verbunden; das aktive Stück (XIIa) hat ein Molekulargewicht von 28000. Faktor XIIa ist ein Aktivator von Faktor XI und VII, von Kallikreinogen und des fibrinolytischen Plasminogen-Proaktivators. Als geeignete »Oberflächen« für die XII-Aktivierung kommen einerseits negativ geladene »Fremdoberflächen«, wie Glas, Asbest, Kaolin oder langkettige, gesättigte Fettsäuren, in Frage, andererseits aber auch Kollagen und freiliegende Basalmembranen. In beiden Fällen sind die Kofaktorerfordernisse dieselben.
Im Gerinnungssystem ist Faktor XIIa wesentlich als Faktor XI-Aktivator; zudem aktiviert er in einer Nebenlinie Faktor VII. Die physiologische Bedeutung von Faktor XIIa ist noch etwas umstritten, vor allem auch deshalb, weil Patienten mit Faktor XII-Defekt offenbar keine erheblichen Gerinnungsstörungen aufweisen.

Faktor XI (Plasma-Thromboplastin-Antezedent)

Dieses Glykoprotein mit einem Molekulargewicht von ungefähr 160000 besteht aus zwei ähnlichen oder identischen Polypeptidketten, die durch Disulfidbrücken verbunden sind. Beim bovinen Faktor XI machen Kohlenhydrate (wiederum Hexose, Hexosamin und Neuraminsäure) etwa 12% aus. Eine Aktivierung erfolgt u. a. durch Faktor XIIa, wobei möglicherweise ein zusätzlicher, nicht mit Präkallikrein identischer Faktor notwendig ist. Untereinheiten von Faktor XIa scheinen zwei Polypeptide aufzuweisen, von denen das kleinere (Molekulargewicht etwa 30000) den enzymatisch aktiven Teil enthält. Die biochemischen Vorgänge bei der Aktivierung von Faktor XI sind indessen noch nicht befriedigend geklärt. Faktor XIa zeichnet sich durch Endopeptidase-Aktivität gegenüber Faktor IX aus, besitzt aber auch Esterase-Aktivität, z. B. gegenüber Benzoyl-Arginyl-Äthylester.

Faktor IX (Christmas-Faktor, Plasma-Thromboplastin-Komponente (PTC))

Boviner Faktor IX, ebenfalls ein Glykoprotein, hat ein Molekulargewicht von 55400 und enthält 26% Kohlenhydrate (s. o.); es scheint sich um eine einfache Polypeptidkette zu handeln, deren N-terminale Region und möglicherweise γ-Karboxyglutaminsäurereste ähnlich beschaffen bzw. lokalisiert sind wie bei Prothrombin (s. u.) und der leichten Kette von Faktor X. Man nimmt daher für diese Proteine eine gemeinsame phylogenetische Herkunft an. Die Aktivierung von Faktor IX zu Faktor IXa erfolgt durch Faktor XIa; diese Reaktion ist an die Anwesenheit von Kalziumionen gebunden und verläuft offenbar in zwei Schritten: Zunächst wird durch Lösung einer inneren Peptidbindung ein Zwischenprodukt gebildet, das zwei, durch eine Disulfidbrücke verbundene Ketten (eine leichte und eine schwere Kette) aufweist und noch keine Gerinnungsaktivität zu erkennen gibt. In einem zweiten Schritt wird vom N-terminalen Ende der schweren Kette des Zwischenprodukts ein Polypeptid mit einem Molekulargewicht von 9000 und einem erheblichen Kohlenhydratanteil abgespalten, wodurch Faktor IXa entsteht. Verschiedene Alternativmöglichkeiten der Faktor IX-Aktivierung, entweder unter Mitbeteiligung besonderer Aktivitäten der Blutplättchen oder aber des Kallikreinsystems, werden zur Zeit diskutiert. Insbesondere die Umgehung des plasmatischen Kontaktaktivierungssystems mit den Faktoren XII und XI scheint attraktiv, bedarf aber noch der Bestätigung. Faktor IXa ist eine Serin-Protease, die auch Endopeptidase-Aktivität gegenüber Faktor X und Esterase-Aktivität gegenüber Benzoyl-Arginyl-Äthylester zeigt.

Faktor VIII (antihämophiler Faktor)

Faktor VIII wird aus Blutplasma in Form eines hochmolekularen Komplexes (Molekulargewicht ungefähr 10^6) mit v. Willebrand-Faktor isoliert. Durch geeignete Maßnahmen läßt sich dieser Komplex in den Faktor VIII mit Gerinnungsaktivität (Faktor VIIIc, »c« für »coagulant«) und den v. Willebrand-Faktor dissoziieren. Faktor VIII ist ein Glykoprotein mit einem Kohlenhydratanteil von etwa 6%. Im Rahmen des Gerinnungsablaufes wirkt er als Kofaktor bei der Faktor X-Aktivierung durch Faktor IXa.

Faktor X (Stuart-Faktor)

Die Synthese dieses Faktors findet in den Parenchymzellen der Leber statt. Es handelt sich um ein Glykoprotein, das in zwei Formen (Faktor X_1, X_2) auftritt, ein Molekulargewicht von etwa 55000 aufweist und zu 10% aus Kohlenhydraten (s. o.) besteht. Die letzteren finden sich an der schweren Kette (Molekulargewicht 38000), die mit der leichten Kette durch Disulfidbrücken verbunden ist. Die Aminosäuresequenz der Polypeptidketten konnte teilweise geklärt werden.
Eine Aktivierung von Faktor X zu Faktor Xa kann auf verschiedene Weise geschehen: a) durch Faktor IXa und Faktor VIII in Anwesenheit von Kalziumionen und Phospholipid; b) durch Gewebefaktor und Faktor VII im exogenen System (s. u.); c) durch weitere Proteasen, wie Trypsin, Protease aus dem Gift der Russell-Viper u. a. Bei allen diesen Aktivierungsvorgängen scheint ein und dasselbe Glykopeptid vom N-terminalen Ende der schweren Kette abgespalten zu werden, wobei der aktive Faktor Xa_α, ein Glykoprotein mit einem Molekulargewicht von 44000, entsteht. Durch Abspaltung eines weiteren Glykopeptids vom C-terminalen Ende der schweren Kette kann der ebenfalls gerinnungsaktive Faktor Xa_β (Molekulargewicht: 40000) gebildet werden; diese Reaktion verläuft aber wesentlich langsamer als die Aktivierung von Faktor X zu Xa_α.
Faktor Xa_β kann auch durch primäre Abspaltung des letztgenannten Glykopeptids, d. h. über Faktor X_β, zustandekommen. Faktor Xa ist eine u. a. durch DFP hemmbare Serin-Protease und läßt überdies Esterase-Aktivität gegenüber gewissen synthetischen Substraten, wie Tosyl-Arginyl-Äthylester, erkennen.

Faktor V (Proakzelerin)

Dieses sehr wahrscheinlich auch von den Hepatozyten synthetisierte Plasma-Glykoprotein, dessen Molekulargewicht auf zwischen 290000 und 400000 geschätzt wird, entfaltet seine Gerinnungsaktivität nur in Anwesenheit von Kalziumionen. Zusammen mit diesen, Phospholipid und Faktor Xa bildet Faktor V einen Komplex, der als Katalysator bei der Konversion von Prothrombin zu Thrombin wirkt. Dabei spielt sehr wahrscheinlich Faktor Xa die Rolle des Enzyms, während Faktor V als substratbindendes Protein und Phospholipid in Mizellenform als Bindeglied zwischen den beteiligten Eiweißkörpern von Bedeutung sein dürften. Die beschleunigende Wirkung von Faktor V auf den Ablauf der enzymatischen Reaktion zwischen Faktor Xa und Prothrombin beruht vermutlich auf einer optimalen Orientierung von Enzym und Substrat; durch Aktivierung in Form einer limitierten Proteolyse von Faktor V durch Thrombin oder andere Proteasen, kann dieser Effekt noch wesentlich gesteigert werden.

Prothrombin (Faktor II) und seine Umwandlung in Thrombin

Prothrombin, ein von Hepatozyten gebildetes Plasma-Glykoprotein, hat ein Molekulargewicht von 68700 und besteht aus einer einfachen Polypeptidkette, deren Aminosäurensequenz weitgehend geklärt ist. Bei menschlichem Prothrombin finden sich beispielsweise am N-terminalen Ende Ala-Asn-Pro-Phe. Die Kohlenhydrate (vor allem Hexose, Hexosamin und Neuraminsäure, Totalgehalt 10–14%) sind in Form von drei verzweigten Ketten am Proteinmolekül verankert, wahrscheinlich jeweils an Asparaginresten. In normalem Prothrombin sind ferner pro Molekül drei Paare von benachbarten γ-Karboxyglutaminsäureresten vorhanden, die wahrscheinlich je ein Kalziumion binden. Vieles spricht dafür, daß die Bedeutung von Vitamin K bei der Synthese von Prothrombin in der Leber in der Karboxylierung der Glutaminsäure liegt, wie dies auch für die Faktoren VII, IX und X angenommen wird. Die Kalzium-bindenden Anteile des Prothrombins scheinen alle im sog. Fragment 1, einem bei der Aktivierung von Prothrombin am N-terminalen Ende abgespalteten Glykopeptid, zu liegen. Die Aktivierung von Prothrombin in vitro (s. o.) spielt sich in mehreren Schritten ab: in einer ersten Phase wird ein großes Glykopolypeptid, Fragment 1.2 mit einem Molekulargewicht von 33500, durch Faktor Xa vom N-terminalen Ende des Prothrombinmoleküls abgespalten, wodurch aus letzterem das sog. Zwischenprodukt II (Intermediate II) hervorgeht. In einem zweiten Schritt wird eine von einer Disulfidbrücke überspannte Peptidkette gespalten, so daß das zweikettige Thrombin entsteht: die leichte Kette mit einem Molekulargewicht von 5721 weist am N-terminalen Ende einen Threoninrest, die schwere Kette (Molekulargewicht ungefähr 32000) einen Isoleuzinrest auf. Die schwere Kette enthält auch den aktiven Serinrest. In einer dritten Phase gehen die neugebildeten ersten Spuren von Thrombin mit Prothrombin eine Reaktion ein, aus der Fragment 1 mit einem Molekulargewicht von etwa 23000 und das Zwischenprodukt I (Intermediate I) mit einem Molekulargewicht von ungefähr 50500 hervorgehen. Das letztere wird dann in einem vierten Schritt in Anwesenheit von Faktor Xa in Zwischenprodukt II umgewandelt, wobei Fragment 2, ein Polypeptid mit einem Molekulargewicht von 12775 und einem Serinrest am N-terminalen Ende, abgespalten wird. Gesamthaft betrachtet, überwiegen bei der Thrombinbildung die Schritte 3 und 4, so daß nur wenig Fragment 1.2 gebildet wird. Fragment 1 wirkt möglicherweise hemmend auf den Aktivierungsvorgang, so daß ein negativer »feed back«-Mechanismus im Spiel sein könnte. Prothrombin kann auch durch andere proteolytische Enzyme aktiviert werden, beispielsweise durch Trypsin. Thrombin ist eine Serin-Protease, die auch eine deutliche Esterase-Wirkung gegenüber Argininestern ausübt und durch eine Reihe natürlicher Proteine (Hirudin, Antithrombin III (Heparin-Kofaktor), s. u.) und z. B. durch DFP gehemmt werden kann.

Fibrinogen (Faktor I) und die Entstehung von Fibrin

Fibrinogen, ein Glykoprotein mit einem Molekulargewicht von ungefähr 340000, wird von den Parenchymzellen der Leber gebildet. Über die native Konfiguration und die chemische Beschaffenheit dieses Eiweißkörpers besteht noch keine völlige Klarheit; insbesondere ist noch nicht sicher erwiesen, ob es sich in der Tat um ein längliches (90×450 Å) oder allenfalls um ein kugeliges Molekül mit räumlichem Kontakt der C- und N-terminalen Enden handelt, und ob vom gleichen Individuum verschiedene molekulare Formen, sog. Isofibrinogene, produziert werden. Fibrinogen besteht aus drei Paaren nicht identischer Polypeptidketten, die durch zahlreiche (Schätzungen: 21–34 pro Molekül) Disulfidbrücken zusammengehalten werden, insbesondere in den N-terminalen Regionen (»Disulfid-Knoten«). Für die einzelnen Ketten von menschlichem Fibrinogen hat man die folgenden Molekulargewichte bestimmt: A (α)-Kette: 63500; B (β)-Kette: 56000; γ-Kette: 47000. Als N-terminale Aminosäuren finden sich bei der α-Kette Alanin, bei der β-Kette Pyrrolidonkarboxylsäure und bei der γ-Kette Tyrosin. Kohlenhydrate (4–5%), insbesondere Hexose, Hexosamin und Neuraminsäure, finden sich in allen Ketten, wobei z. B. Asparaginsäure in der γ-Kette als Ansatzstelle gefunden wurde. Die meisten Fibrinogenpräparate sind heterogen; es ist noch nicht klar, ob es sich hier um die Folge einer teilweisen, leichten Proteolyse, um verschiedene Kohlenhydratanteile und/oder um den Ausdruck genetischer Polymorphismen handelt.
Thrombin spaltet vom Fibrinogenmolekül je zwei Fibrinopeptide A und zwei Fibrinopeptide B ab; diese Fragmente machen etwa 3% des Eiweißkörpers aus und kommen durch hydrolytische Trennung von vier spezifischen Arginyl-Glyzin-Bindungen im N-terminalen Bereich der α- bzw. β-Ketten zustande, während die γ-Ketten keinen Abbau erfahren. Die Abspaltung der Fibrinopeptide A von den α-Ketten erfolgt rascher als die der Fibrinopeptide B von den β-Ketten. Es wird vermutet, daß die zuerst erfolgende Abspaltung der Fibrinopeptide A die End-zu-End-Polymerisation, die nachfolgende Abtrennung der Fibrinopeptide B die Seit-zu-Seit-Polymerisation der Fibrin-»Monomere« begünstigen. Bei diesem Vorgang kommt offenbar den erwähnten Disulfidknoten eine wesentliche Bedeutung im Sinne der Erhaltung einer geeigneten Molekularkonfiguration nicht nur für die Thrombinwirkung, sondern auch für die Fibrinbildung zu. Die im elektronenmikroskopischen Bild erkennbare Querstreifung des Fibrins beruht auf der geordneten Aggregation der Fibrin-»Monomere«. Die auf diese Weise entstandenen Polymere sind zunächst noch ziemlich labil und lassen sich beispielsweise in 4–8 M Harnstoff noch lösen. Stabilisiertes Fibrin bildet sich erst unter dem Einfluß von Faktor XIIIa.

Faktor XIII (Fibrin-stabilisierender Faktor), seine Aktivierung durch Thrombin und seine Reaktion mit Fibrin

Faktor XIII kommt in inaktiver Form u. a. im Blutplasma vor. Als Ort der Synthese werden sowohl die Leber als auch andere Gewebe angenommen. Es handelt sich um ein Glykoprotein mit einem Molekulargewicht von ungefähr 320000, das aus zwei Paaren nicht identischer Polypeptidketten (a_2b_2) aufgebaut ist. Diese Ketten (a-Kette mit einem Molekulargewicht von 75000, b-Kette mit einem Molekulargewicht von 88000) werden durch nicht-kovalente Bindungen zusammengehalten. Aus Thrombozyten oder Plazenta isolierter Faktor XIII scheint nur aus zwei a-Ketten zu bestehen. Als Ort der Synthese der a-Ketten wird die Leber angenommen. A-Ketten der Thrombozyten werden möglicherweise in den Megakaryozyten synthetisiert. Der Herstellungsort der b-Ketten ist bisher unbekannt. An den N-terminalen Enden der a-Ketten findet sich N-Azetylserin, an denen der b-Ketten Glutaminsäure oder Glutamin. Die a-Ketten enthalten je 6 SH-Gruppen, die b-Ketten keine. Faktor XIII weist etwa 5% Kohlenhydrate auf, die an den b-Ketten lokalisiert sind. Die Aktivierung von Faktor XIII spielt sich in zwei Schritten ab. Zunächst wird durch Thrombin in jeder a-Kette eine Arginyl-Glyzyl-Bindung gespalten, wodurch pro Molekül zwei Aktivationspeptide mit einem Molekulargewicht von je 4000 freigesetzt werden, und ein gerinnungsaktives Zwischenprodukt ($a_2'b_2$) mit veränderten, d. h. am N-terminalen Ende glyzinhaltigen a-Ketten entsteht. In einem zweiten Schritt, der an die Anwesenheit von Kalziumionen gebunden ist und durch Alkylierung einer einzigen Zystein-SH-Gruppe verhindert werden kann, bilden sich durch Spaltung des tetrameren Moleküls ein katalytisch aktives Dimer (a_2') und ein nicht aktives Dimer (b_2). Bei dem aus Blutplättchen isolierten Faktor XIII läuft diese Reaktion wesentlich schneller ab als beim Plasma-Faktor XIII, was darauf hinweist, daß die b-Ketten die Thrombinwirkung modifizieren könnten. Faktor XIII läßt sich auch durch andere proteolytische Enzyme aktivieren, z. B. durch Trypsin, Reptilase und Papain.
Aktivierter Faktor XIII (Faktor XIIIa) katalysiert die Bildung von Vernetzungen (cross-links) zwischen den Fibrin-»Monomeren«, und zwar durch Schaffung von ε(γ-Glutamyl)-Lysyl-Bindungen zwischen einer Glutamin-Seitenkette des einen Fibrin-»Monomers« und einer Lysin-Seitenkette eines anderen Fibrin-»Monomers«. Zunächst kommt es pro Mol Fibrin zur Entstehung von zwei γ-γ-crosslinks, dann folgt – in einer langsamer ablaufenden Reaktion – die Bildung von vier α-α-Vernetzungen, so daß schließlich unlösliches und gegenüber lytischen Einflüssen relativ resistentes Fibrin vorliegt. Faktor XIIIa kann auch Fibrinogen vernetzen, allerdings nur sehr langsam.

Faktor VII, Gewebefaktor und das exogene System der Gerinnung

Wie die drei anderen Vitamin K-abhängigen Gerinnungsfaktoren Prothrombin, Faktor IX und Faktor X, wird *Faktor VII* offenbar ebenfalls in den Leberzellen synthetisiert und ist den ersteren auch hinsichtlich Primärstruktur, Kalziumbindungs-Eigenschaften, Aktivierung durch Proteolyse sowie Teilnahme am Gerinnungsprozeß als Serin-Esterase nahe verwandt. Allerdings ist die chemische Charakterisierung von Faktor VII noch lückenhaft. Es handelt sich um ein Protein mit einem Molekulargewicht von etwa 63000. Seine Gerinnungsaktivität ist in hohem Maße von der Anwesenheit von *Gewebefaktor* abhängig, d. h. *Phospholipoprotein(en)*, das (die) in zahlreichen Geweben, u. a. im Gehirn, in den Lungen, in Gefäßwänden und Leukozyten, vorkommt (vorkommen). Gewebeschäden, insbesondere auch Läsionen der Gefäßendothelien, führen offenbar zur Freisetzung von Gewebefaktor und damit zur Auslösung der Gerinnung über das sog. exogene System. Gewebefaktor besteht zu etwa 30–45% aus Phospholipiden (vor allem Lezithin, Kephalin und Sphingomyelin) und umfaßt überdies Cholesterin und Fette. Der gerinnungsaktive Proteinanteil weist ein Molekulargewicht von 220000 auf. Phospholipide sind im endogenen System allein wirksam, während im exogenen System, in dem das Gewebethromboplastin vor allem wichtig ist, der Proteinanteil ebenfalls unerläßlich ist. Soweit sich zur Zeit beurteilen läßt, bildet Faktor VII mit Gewebefaktor einen Komplex und wird vermutlich gleichzeitig zu Faktor VIIa aktiviert, der dann in der oben geschilderten Weise Faktor X aktiviert. Ob bei der Aktivierung von Faktor VII Aktivierungspeptide abgespalten werden, ist noch nicht sicher erwiesen. Man denkt auch an die Möglichkeit, daß Gewebefaktor die Aktivierung von

Faktor X durch Faktor VIIa beschleunigt. Tatsache bleibt, daß Spuren von Gewebeextrakt genügen, um eine dramatische Steigerung der Gerinnungsgeschwindigkeit von Blutplasma herbeizuführen. Eine Alternativmöglichkeit zur Aktivierung von Faktor VII besteht darin, daß Faktor XIIa (s. u.) mit Unterstützung hochmolekularer Kininogene die Umwandlung von Präkallikrein zu Kallikrein (S. 1256) katalysiert, und das letztere dann Faktor VII aktiviert, womit eine weitere Beziehung zwischen dem endogenen und exogenen Gerinnungssystem gegeben wäre. Diese Reaktionen laufen aber nur langsam ab, und ihre Bedeutung in vivo steht noch zur Diskussion.

91.3. Eigenschaften und Reaktionstypen der Thrombozyten

Beschaffenheit der Thrombozyten

Die Thrombozyten sind kernlose, aber RNA-haltige Gebilde, die aus der Sequestration des Megakaryozyten-Zytoplasma hervorgehen, einen eigenen, teils aeroben, teils anaeroben Energiestoffwechsel aufweisen und zur Synthese verschiedener Substanzen befähigt sind (s. u.). Im Ruhezustand weisen sie eine abgerundete, diskoide Form auf. Die Plättchenmembran (Plasmamembran) wird von einem eiweißhaltigen Oberflächenfilm (surface coat) bedeckt, in dem u. a. adsorbierte Plasma-Gerinnungsfaktoren vorhanden sind (s. u.). Im Bereich der Plasmamembran der Plättchen finden sich offenbar Rezeptoren für verschiedene Substanzen, insbesondere auch für Thrombin, ähnlich, wie dies für Endothelzellen von Blutgefäßen postuliert wurde. Die im Membranbereich lokalisierten, oft als »Plättchenfaktor 3« bezeichneten Lipide werden bei der Freisetzungsreaktion freigelegt und sind an der Aktivierung des Gerinnungssystems maßgeblich beteiligt. Elektronenmikroskopisch stellt man in den Thrombozyten ein offenes und ein geschlossenes System innerer Membranen, Mitochondrien, sog. spezifische Granula, elektronendichte Granula, Glykogengranula sowie Ribosomen fest. Die Kontraktilität der Plättchen (s. u.) steht offenbar mit dem Vorhandensein von Mikrotubuli und Filamenten in Beziehung. Blutplättchen enthalten in besonderen »Speicherorganellen« eine ganze Reihe z. T. biologisch hochaktiver Substanzen, die auf bestimmte Reize hin an das umgebende Milieu abgegeben werden. Solche Speicherorganellen sind die »elektronendichten Körperchen« (dense bodies), die Serotonin (beim Kaninchen Histamin) und Adrenalin, sowie Adenin-Nukleotide (ATP und ADP) und Kalziumionen enthalten. Ein zweiter Typ von Speicherorganellen enthält unter anderem einen Heparin-neutralisierenden Faktor (Plättchenfaktor 4, PF4) und Fibrinogen. Schließlich besitzen die Plättchen auch Lysosomen mit dem üblichen Spektrum saurer Hydrolasen. Im Verlauf einer Thrombozytenaktivierung, z. B. nach Adhäsion (s. u.), bilden sich Pseudopodien (Reizform der Plättchen). Die Plättchen sind auch imstande, sich auf einer festen Unterlage aktiv fortzubewegen, sofern ein geeigneter, wahrscheinlich chemokinetischer bzw. chemotaktischer Reiz auf sie ausgeübt wird.

Sog. Plättchenfaktoren

Eine international anerkannte Einteilung der Plättchenfaktoren ist noch nicht geschaffen worden. Dies hängt teilweise damit zusammen, daß Gerinnungsfaktoren i. e. S. an der Thrombozytenoberfläche adsorbiert oder sonstwie angereichert gefunden werden und somit nicht als eigentliche Plättchenfaktoren bezeichnet werden können. Dies gilt beispielsweise für *adsorbierten Faktor V* (früher: »Plättchenfaktor 1«). In der sog. *»Plasmaatmosphäre« der Thrombozyten* sind u. a. auch die Faktoren VII, VIII, IX, X und XII sowie Prothrombin vorhanden.

Der sog. *Thrombin-Akzelerator (»Plättchenfaktor 2«, PF2)* entspricht dagegen einem wahrscheinlich von den Thrombozyten gebildeten proteolytischen Enzym, das spezifisch die unter dem Einfluß von Thrombin stattfindende Umwandlung von Fibrinogen in Fibrin beschleunigt. Außerdem wird dem Thrombin-Akzelerator eine inaktivierende Wirkung auf Antithrombin (s. u.) zugeschrieben.

Beim sog. *Thrombozyten-Prokoagulans (oder »Plättchenfaktor 3«, PF3)* handelt es sich um ein in der äußeren und den inneren Thrombozytenmembranen vorhandenes Lipid, das im Ruhezustand der Thrombozyten vermutlich nur wenig exponiert ist, nach Aktivierung der Plättchen jedoch freigelegt wird, mit dem Blutplasma in Kontakt tritt und eine deutliche Gerinnungsaktivität entfaltet.

Der sog. *Anti-Heparin-Faktor (»Plättchenfaktor 4«, PF4)* ist ziemlich gut charakterisiert: je 4 Moleküle von PF4 sind an einen, aus einem Peptidkern und 4 Chondroitinsulfat A-Ketten bestehenden Träger gebunden. PF4 neutralisiert Heparin bzw. dessen Wirkung und spielt daher in der Medizin eine erhebliche Rolle. Thrombozytopenische Patienten zeichnen sich erfahrungsgemäß durch eine große Heparinempfindlichkeit aus.

Neben adsorbiertem Fibrinogen enthalten die Plättchen auch intrazelluläres Fibrinogen *(»Plättchen-Fibrinogen«)*, das sich chemisch vom ersteren unterscheiden soll und vielleicht von den Thrombozyten bzw. Megakaryozyten selbst gebildet wird. Verschiedene Befunde deuten darauf hin, daß der *Fibrin-stabilisierende Faktor der Plättchen* mit dem Plasma-Faktor XIII nicht identisch ist. Möglicherweise wird auch er von den Thrombozyten bzw. ihren Vorläufern selbst synthetisiert (s. o.).

Adhärenz, Aggregation, sog. Freisetzungsreaktion und Lyse der Thrombozyten

Ein wichtiges Merkmal der Plättchen besteht in ihrer Fähigkeit zur *raschen Adhärenz an verschiedenen Strukturen*, insbesondere Kollagen und Mikrofibrillen sowie Basalmembranen von Blutgefäßen (s. u.). Je nach der Art des Materials, an dem die Thrombozyten haften, kann es bei einer Adhärenz ohne nachfolgende Plättchen-Aggregation bleiben (*nicht-aggregative Adhärenz* von Thrombozyten z. B. an freiliegenden Basalmembranen von Glomerulumkapillaren der Nieren), oder es kann sich eine Aggregation derselben anschließen (*aggregative Adhärenz*, z. B. nach Festhaften an Kollagen). Ein Kontakt mit Kollagen in vitro beispielsweise führt nicht nur zur Plättchenadhärenz, sondern u. U. in wenigen Sekunden auch zur Freisetzung von ADP und anschließenden *Aggregation*. Sialsäure in der Thrombozytenmembran scheint für die Adhärenz nicht notwendig zu sein, da eine Behandlung der Plättchen mit Neuraminidase keinen Einfluß auf den Vorgang des Anhaftens hat.

Der Begriff *»Aggregation«* wird heute oft anstelle der früheren Bezeichnung *»visköse Metamorphose«* der Plättchen gesetzt. Tatsächlich handelt es sich aber nicht um echte Synonyma, da die visköse Metamorphose den Vorgang der Aggregation überdauert und mit Veränderungen einhergeht, die weit über die letztere hinausführen. Eine *Aggregation* von Thrombozyten läßt sich, abgesehen vom bereits erwähnten Kollagen, durch eine ganze Reihe weiterer Agentien auslösen, insbesondere auch durch Thrombin, ferner Serotonin, ADP, Adrenalin und kationische Polypeptide aus Granulozyten (S. 1267). Substanzen wie Evans-Blau und Kongorot aggregieren Thrombozyten *in vitro* und sollten daher bei klinischen Untersuchungen mit Vorsicht angewandt werden.

Der *Prostaglandin-Stoffwechsel* hat für die Funktion der Blutplättchen eine große Bedeutung. Gut untersucht ist die Beeinflussung der Aggregationsreaktionen durch diese Substanzen. Die Muttersubstanz Arachidonsäure, durch die Wirkung von Phospholipidase A_2 aus dem Phospholipid-Pool der Thrombozyten freigesetzt, wird unter der Wirkung einer Lipoxygenase einerseits in eine ω-9-Hydroxysäure, unter der Wirkung einer Zyklo-Oxygenase andererseits in PGG_2 übergeführt. Aus diesem Prostaglandin-Endoperoxid entstehen 17C-(ω-6)-Hydroxysäure und Malondialdehyd, sowie andererseits die stabilen Prostaglandine PGE_2, PGD_2 und $PGF_{2\alpha}$ neben dem sehr labilen *Thromboxan A_2*, das rasch in das inaktive Hemiazetalderivat *Thromboxan B_2* übergeht. Thromboxan A_2 ist einer der wirksamsten bekannten Auslöser der Plättchenaggregation. Es ist ein Patient bekannt, bei dem offenbar das Zyklo-Oxygenase-System defekt ist. Die Thrombozyten dieses Individuums lassen sich durch Adrenalin oder Kollagen nur sehr schwer aggregieren, die Störung kann indessen durch Gabe von PGG_2 in vitro behoben werden.

Man kennt natürlicherweise vorkommende Inhibitoren der Plättchenaggregation, die u. a. endothelialen Ursprungs zu sein scheinen. Prostaglandin-Endoperoxide werden offenbar von einem in Endothelzellen lokalisierten Enzymsystem in *Prostazyklin* (PGX oder PGI_2) übergeführt. Diese Substanz ist der wirksamste zur Zeit bekannte Hemmer der Plättchenaggregation. Es ist anzunehmen, daß bei Verlust von Gefäßendothelzellen die hemmende Wirkung dieses Faktors wegfällt und somit die Aggregationsbereitschaft der Thrombozyten verstärkt wird. Als schwächerer Inhibitor der Aggregation ist PGH_1 bekannt. Unter den plasmatischen Hemmsubstanzen ist – neben Fibrinfragment Y – das C-reaktive Protein zu nennen, das wahrscheinlich neben der Aggregation auch die Freisetzungsreaktion (s. u.) und die Aktivierung von Plättchenfaktor 3 hemmt.

Oberhalb einer kritischen Grenzkonzentration bewirken die meisten aggregierenden Substanzen nicht nur eine Aggregation, sondern weitergehende Plättchenveränderungen, die die *»Freisetzungsreaktion«*, die *Aktivierung des kontraktilen Systems* und tiefgreifende *metabolische Veränderungen* einschließen. Unter der Freisetzungsreaktion versteht man die rasch erfolgende Ausschüttung von Substanzen aus den Speicherorganellen der Plättchen *(»Degranulierung«)*. Dabei kommt es offenbar zu einer Fusion der Granula mit sekretorischen Kanälen, über die der Inhalt der ersteren ausgeschleust wird. Die biochemischen Hintergründe dieser Vorgänge sind erst lückenhaft bekannt; wahrscheinlich spielen Metaboliten der Prostaglandinsynthese eine wesentliche Rolle. Die Einwirkung verschiedener Aggregationsauslöser auf die Plättchen ist verbunden mit der Herabsetzung der Aktivität der Adenylatzyklase der Thrombozyten, während die Phosphodiesterase-Aktivität unverändert bleibt. Sowohl die Freisetzungsreaktion wie die kontraktile Aktivität sind Kalzium-abhängige Prozesse. Die Konzentration an intrazellulären Kalzium-Ionen wird u. a. durch zyklisches AMP gesteuert; hohe intrazelluläre Konzentrationen des zyklischen Nukleotids hemmen die Aktivierung der Blutplättchen. Unter den zahlreichen aus menschlichen Plättchen im Laufe der *Freisetzungsreaktion* austretenden Substanzen befinden sich unter anderem ADP, ATP, Serotonin, Adrenalin, Plättchenfaktor 4 (in Form eines Komplexes aus einem Proteoglykan und dem Heparin-neutralisierenden Polypeptid), sowie mehrere andere biologisch aktive Polypeptide, ferner Fibrinogen und Kalziumionen. Verschiedene dieser Substanzen sind vasoaktiv (S. 440); einige, wie ADP, Serotonin und Adrenalin sind selbst wieder befähigt, die Plättchenaggregation auszulösen.

Eine *Lyse*, d. h. ein Untergang von Plättchen, erfolgt in der Regel nur nach vorausgegangener Freisetzungs-Reaktion. Der ihr zugrundeliegende Mechanismus bedarf weiterer Klärung. Neuere Befunde haben aber gezeigt, daß Thrombozyten, die die Freisetzungsreaktion durchlaufen haben, weiterleben und sogar zirkulieren können.

Die wichtigsten Thrombozytenfunktionen sind in Abb. 99 schematisch dargestellt.

91.4. Heutige Vorstellungen über das Zusammenwirken von Thrombozyten und Gerinnung bei der Hämostase

Die Rolle der Thrombozyten bei der Hämostase und der Blutgerinnung

Die überragende Rolle der Thrombozyten im Rahmen der Hämostase geht unter anderem daraus hervor, daß ein schwerer Thrombozytenmangel – im Gegensatz zu schweren Störungen der Blutgerinnung (z. B. Afibrinogenämie, s. u.) – auf die Dauer mit dem Leben nicht vereinbar ist, sondern infolge Blutungen zum Tode führt. Offensichtlich versehen die Blutplättchen auch im gesunden Organismus dauernd die Aufgabe, die Wände der Blutgefäße abzudichten. Sehr wahrscheinlich geschieht dies in erster Linie dort, wo sich Endothelzellen abgelöst oder kontrahiert haben, so daß die Basalmembran stellenweise freiliegt. Viele Beobachtungen bestätigen, daß sich an solchen Stellen in kürzester Zeit Blutplättchen anlegen (Adhärenz, s. o.) und – ohne oder mit nachfolgender Aggregation und Bildung eines kleinen wandständigen Thrombus (S. 466) – kleine Blutungen verhindern. Da der Endothelbelag der Gefäßintima auch einen Zellwechsel aufweist (Umsatz in der Größenordnung von Monaten), ist dann und wann mit der Desquamation einzelner Elemente und damit auch mit einer vorübergehenden Entblößung der Basalmembran zu rechnen. Sehr wahrscheinlich liegt darin der Hauptgrund des physiologischen, dauernden Plättchenverbrauchs. Im übrigen wird unter normalen Bedingungen auch das Gerinnungssystem ständig in geringem Ausmaß aktiviert, vermutlich vor allem im Zusammenhang mit der erwähnten Plättchenaggregation, d. h. in lokalisatorischer Hinsicht diskontinuierlich. Jedenfalls läßt sich elektronenmikroskopisch an der Innenfläche der Blutgefäße kein kontinuierlicher Fibrinfilm nachweisen. Wie das Gerinnungssystem erfährt auch das fibrinolytische System (s. u.) unter physiologischen Bedingungen eine fortgesetzte leichte Aktivierung.

Die *biologische Bedeutung des Zusammenspiels von Thrombozyten und Gerinnungssystem* offenbart sich in verschiedener Hinsicht. Es wurde schon erwähnt, daß das aktivierte Gerinnungsenzym Thrombin nicht nur für die Fibrinbildung verantwortlich ist, sondern u. a. auch die Aggregation der Blutplättchen unterstützt. Umgekehrt wird über das endogene Gerinnungssystem unter Beteiligung aktivierter Blutplättchen wiederum Thrombin gebildet.

Das Zusammenspiel der Gerinnungsfaktoren, weiterer Substanzen und der Blutplättchen bei Gerinnung und Hämostase

Im Mittelpunkt des Gerinnungsvorgangs steht die Bildung von *Thrombin*. Dieses Enzym katalysiert nicht nur die Umwandlung von Fibrinogen in polymerisierbares Fibrin, sondern aktiviert auch das Gerinnungssystem selbst und unterstützt vor allem die irreversible Aggregation der Thrombozyten. Schließlich fördert Thrombin auch die Endphase der Fibrinstabilisierung. Für die Verhältnisse in vivo hat das sog. *exogene Gerinnungssystem* eine besonders große Bedeutung. Bei jeder Gewebeverletzung, ja wahrscheinlich sogar bei jedem Zelluntergang, werden gewisse Mengen von Gewebefaktor (»Thromboplastin«) freigesetzt, die die Gerinnung viel stärker potenzieren als ein »Fremdkontakt« im Reagenzglas. In den meisten Fällen wird die Aktivierung des exogenen Systems durch Gewebe- oder Gefäßverletzung als »Initialzündung« für die Ingangsetzung der Thrombinbildung wirken; die so zuerst gebildeten, geringen Mengen Thrombin bewirken das Verfügbarwerden von PF3 wie auch die Aktivierung der Faktoren V und VIII und damit die Ingangsetzung des endogenen Gerinnungssystems. Die Hauptbedeutung des exogenen Systems liegt in der Geschwindigkeit, mit der die Gerinnung beginnt. In quantitativer Hinsicht muß indessen berücksichtigt werden, daß Gewebefaktor meistens nur in beschränkten Mengen anfällt, und daß daher auf diese Weise nur wenig Thrombin gebildet wird.

Bei jeder Verletzung und bei jedem Schaden der Gefäßendothelien tritt Blut aber auch in Kontakt mit »Fremdoberflächen«, die ihrerseits das *endogene (bluteigene) Gerinnungssystem* über die Kontaktphase (Faktoren XII, XI, wahrscheinlich auch Kallikrein) aktivieren (S. 442). Diese Kette von Reaktionen bietet die Möglichkeit einer gewaltigen Verstärkerwirkung, indem beispielsweise wenige Moleküle von Faktor XIIa hunderte von Molekülen von Faktor XI aktivieren, und die letzteren (XIa) ihrerseits tausende von Molekülen von Faktor IX aktivieren können. Daß in der Kontaktphase der endogenen Gerinnung auch andere Mechanismen mitspielen, wurde erst in den letzten Jahren deutlich. Faktor XIIa aktiviert, wie schon erwähnt wurde, Präkallikrein (Fletcher-Faktor). Überdies konnte gezeigt werden, daß Kallikrein Faktor XII aktivieren kann. Auf diese Weise ergibt sich ein weiterer, vermutlich überaus wirksamer Verstärkereffekt. In diesem Zusammenhang sei erneut darauf hingewiesen, daß das aus dem exogenen wie dem en-

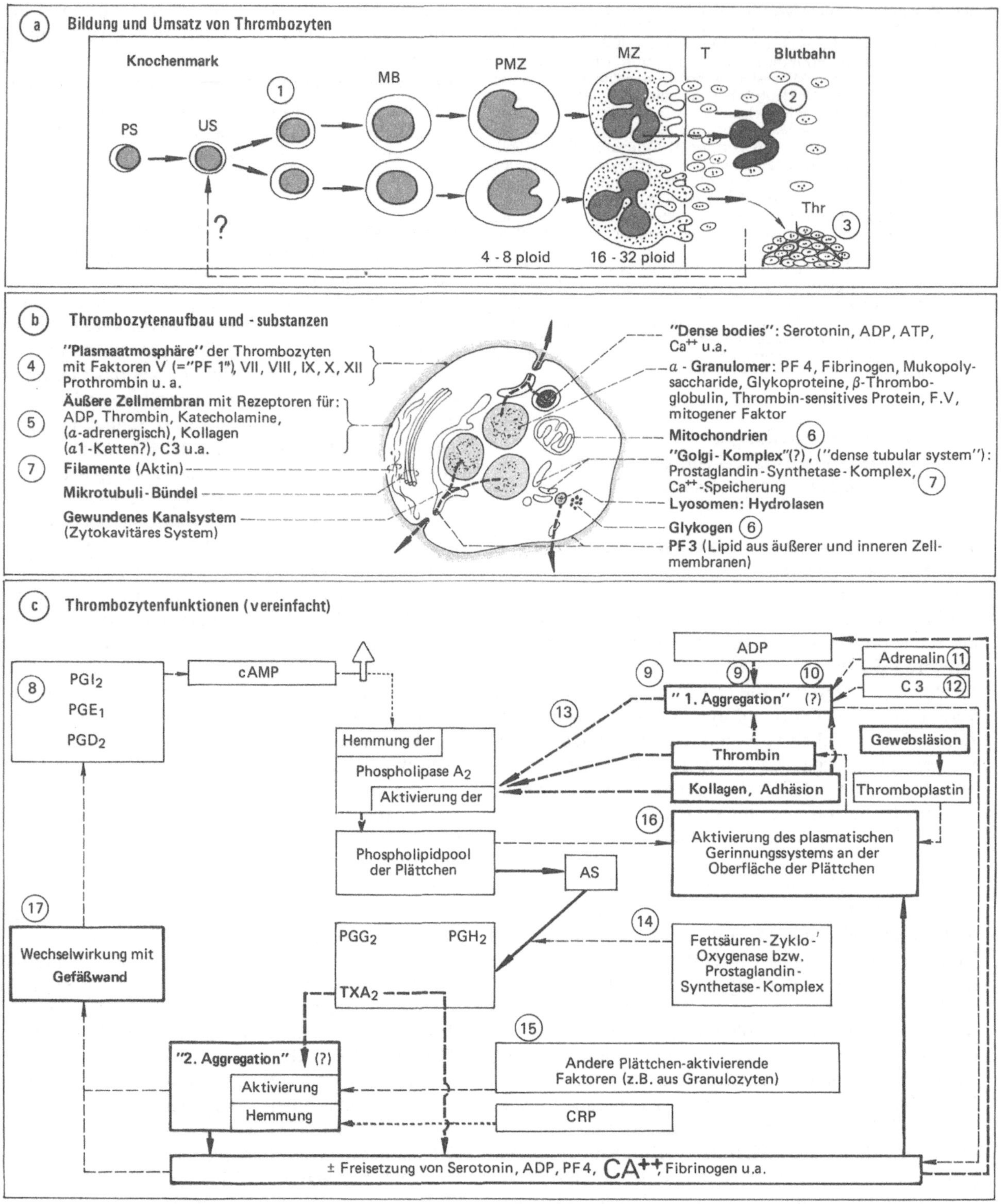

Abb. 99 a–c. *Vereinfachte Schemen zu heutigen Vorstellungen über Thrombozytenfunktionen und ihre Störungen.* **a** *Thrombozytopenien (Thrombopenien) und Thrombozytosen: Hyporegeneratorische (»aplastische«) Thrombozytopenien* (1) entstehen u. a. im Rahmen einer allgemeinen Knochenmarksinsuffizienz (s. Tabelle 31, S. 448); isolierten Formen begegnen wir nur selten, ebenso konstitutionellen bzw. hereditären Thrombozytopenien. Beim Wiskott-Aldrich-Syndrom und bei der paroxysmalen nächtlichen Hämoglobinurie findet sich in der Regel eine ineffektive Thrombozytopoiese. *Sog. zytoklastische Thrombozytopenien* (2), die auf einer verkürzten Lebensdauer der Plättchen im zirkulierenden Blut beruhen, haben z. T. einen immunpathologischen Hintergrund; so wird bei der *idiopathischen thrombozytopenischen Purpura (Morbus maculosus Werlhof)* als pathogenetisches Hauptprinzip ein Autoimmunprozeß angenommen. Gut bekannt sind sog. *immunallergische Thrombozytopenien* im Zusammenhang mit Überempfindlichkeitsreaktionen gegen Medikamente (z. B. Chininderivate, Sulfonamide u. a.). Eine herabgesetzte Lebensdauer der Blutplättchen zeigt sich zudem bei *hereditären Thrombopathien* (s. u.). Ein wichtiger Grund von

dogenen Gerinnungsprozeß hervorgehende Thrombin die Gerinnung auf verschiedene Weise zusätzlich fördert und überdies die irreversible Aggregation sowie die Freisetzungsreaktion der Thrombozyten sehr wirksam unterstützt, so daß sich hier verschiedene Verstärkersysteme zusammenfinden, die allesamt primär durch Gewebeläsionen, insbesondere Endothelschäden der Blutgefäße und Freilegung von Basalmembranen sowie kollagenhaltigen Strukturen, aktiviert werden können. Eine Übersicht über diese Zusammenhänge geben Abb. 99 und 100.

Beispiele

- Kleinste Verletzungen der Mikrozirkulationsbahn, wie sie beispielsweise bei der Prüfung der Blutungszeit gesetzt werden, führen bei *reinen Gerinnungsstörungen* nicht zu einer verlängerten Blutungszeit, da die Thrombozytenpfröpfe den Defekt zu schließen vermögen. In solchen Fällen besteht eine Verblutungsgefahr dann, wenn größere Gefäße verletzt werden.
- Bei *Thrombozytopenie* (S. 445) führt schon eine Mikroläsion zu einer verlängerten Blutung, und das Gerinnungssystem vermag wiederum allein keine ausreichende Blutstillung zu gewährleisten.

91.5. Zusammenhänge zwischen Fibrinbildung, thrombozytären Funktionen und Retraktion eines Gerinnsels

Eine bezeichnende Eigenschaft des in *Polymerisation begriffenen Fibrins* ist seine *Fähigkeit, an Thrombozyten und anderen Zellen, insbesondere auch Fibroblasten, anzuhaften.* Für Erythrozyten aber trifft dies nicht zu. Da beispielsweise ADP-induzierte Plättchen-Aggregate in vivo rasch wieder desaggregieren, ist vielleicht die starke Adhärenz von polymerisierendem Fibrin an Plättchen für das Zusammenhalten eines Plättchenthrombus (S. 466) von großer Bedeutung. Dies spielt vermutlich sowohl bei der Hämostase wie auch bei der Wundheilung (S. 1357) eine erhebliche Rolle. Im Gegensatz zu polymerisierendem Fibrin haftet bereits polymerisiertes Fibrin nicht mehr in nennenswertem Maß an Thrombozyten.

Mit der Fibrinbildung findet die Gerinnung als solche ihren Abschluß. Es folgt nun die *Retraktion des Gerinnsels.* Die spontan einsetzende Retraktion frisch gebildeter Blutgerinnsel ist die Folge der Aktivierung des kontraktilen Systems der Blutplättchen. Das auch etwa als »*Thrombosthenin*« bezeichnete, kontraktile Protein der Thrombozyten ist dem Aktomyosin des Muskels weitgehend ähnlich (S. 63); wie dieses ist es von ATP abhängig und wird durch Kalziumionen aktiviert. Für die Retraktion ist die Verkürzung der in der Initialphase der Aggregation gebildeten, filiformen Pseudopodien der Plättchen verantwortlich zu machen. Der gleiche Prozeß führt bei Abwesenheit von Fibrinogen zur spontanen Verfestigung der zuerst lokkeren Plättchenaggregate, in vivo z. B. in einem hämostatischen Pfropf. Ferner ist beizufügen, daß die Kondensation eines Gerinnsels auch ohne Anwesenheit von Thrombozyten weiter fortschreitet. Ältere

---

Abb. 99 a–c (Fortsetzung)

Thrombozytopenien liegt im vermehrten Verbrauch von Plättchen durch rasch erfolgende ausgedehnte thrombotische Prozesse in den Gefäßen (sog. *Konsumptionsthrombozytopenie,* z. B. bei thrombotischer thrombozytopenischer Purpura, S. 452) (3). Bei *Thrombozytosen* besteht oft eine erhöhte Thrombosegefahr (z. B. nach Splenektomie bei Werlhof'scher Krankheit, bei chronischen Entzündungen, malignen neoplastischen Prozessen, bei chronischen Blutungen, nach Bluttransfusionen u. a. m., im Sinn eines sekundären Geschehens, ferner im Rahmen myeloproliferativer Störungen, S. 258). **b** u. **c** *Thrombozytopathien,* d. h. Leiden mit gestörter Funktion der Blutplättchen, können hereditär oder erworben sein. Bei Mangel an plasmatischen Gerinnungsfaktoren in der »*Plasmaatmosphäre« der Thrombozyten* wird auch die Funktion der letzteren beeinträchtigt (4), obschon man hier meist nicht von »Thrombozytopathie« redet. *Defekte in der Zellmembran* (5) umfassen u. a. das Fehlen einzelner Glykoproteine, das beim *Syndrom von Bernard und Soulier* zu mangelnder Adhäsions- bei intakter Aggregationsfähigkeit führt, bei der *essentiellen Thrombasthenie (Glanzmann-Nägeli)* dagegen zu Unfähigkeit zur Aggregation, bei normaler Adhäsion. Bei der *von Willebrand-Jürgens'schen Krankheit* (10) handelt es sich wegen des Defekts des F.VIII/VWF, der normalerweise als Kofaktor der Plättchenadhäsion funktioniert, ebenfalls um eine Störung der Adhäsion an kollagenhaltigen Oberflächen. *Störungen des Energiestoffwechsels* (6) vermindern in der Regel den ATP-Gehalt der Plättchen zugunsten von ADP, das u. U. aggregierend wirkt, abgesehen von weiteren Funktionseinbußen. Der *kontraktile Apparat* der Thrombozyten kann aus verschiedenen Gründen gestört sein (S. 447), ebenso das lysosomale System (S. 55) (7). Vermehrter *Adrenalinanfall* (11), z. B. bei Streß oder beim Rauchen, begünstigt – ebenso wie die Komplementaktivierung (12) – die Plättchenaggregation. Medikamente wie *Dipyridamol* dürften die Produktion von Prostazyklin (PGI_2) in der Gefäßwand fördern, was über eine Vermehrung von cAMP in Plättchen die Aktivität der Phospholipase A_2 und damit die Entstehung von freier Arachidonsäure (AS) hemmt. AS wird in Plättchen von Enzymen des Prostaglandin-Synthetase-Komplexes (14) in Endoperoxide und Thromboxan A_2 – die freigesetzt werden und aggregierend wirken – umgewandelt. Nicht-steroidale Entzündungshemmer, wie *Aspirin oder Indomethazin,* hemmen die Enzyme des Prostaglandin-Synthetase-Komplexes und beeinträchtigen somit die Entstehung proaggregatorischer Substanzen. Zahlreiche Faktoren, u. a. solche aus Granulozyten, vermögen eine mit Freisetzungsreaktion verbundene Plättchenaggregation (sog. »*second wave aggregation*«) auszulösen bzw. zu fördern (15), was vor allem bei entzündlichen Prozessen von Bedeutung ist. Die Freisetzungsreaktion wirkt ihrerseits auf das plasmatische Gerinnungssystem aktivierend (16), fördert durch Abgabe von ADP auch die weitere Aggregation von Plättchen und aktiviert über Thrombin u. a. die Phospholipase A_2. Im Sinn eines *negativen Feedback* wirkt vor allem PGI_2. Hinsichtlich der Wechselwirkungen mit der Gefäßwand (17) sei auf Abb. 103 (S. 462) verwiesen.

PS = pluripotente Stammzelle; US = unipotente Stammzelle; MB = Megakaryoblast; PMZ = Promegakaryozyt; MZ = Megakaryozyt; T = Thrombozyten; Thr = Thrombus; PF = Plättchenfaktor; C3 = Komplementkomponente 3; PG = Prostaglandin (z. B. PGI_2 = Prostazyklin (= PGX), PGG_2 und PGH_2 = Beispiele von Prostaglandin-Endoperoxiden); AS = Arachidonsäure; TXA_2 = Thromboxan A_2; CRP = C-reaktives Protein. »Nackte« Megakaryozytenkerne gelangen physiologischerweise z. T. in Zirkulation und führen zu »Zellembolien« in der Lunge (2). → = Übergang in; ---▶ = wirkt fördernd auf; ·····▶ = wirkt hemmend auf

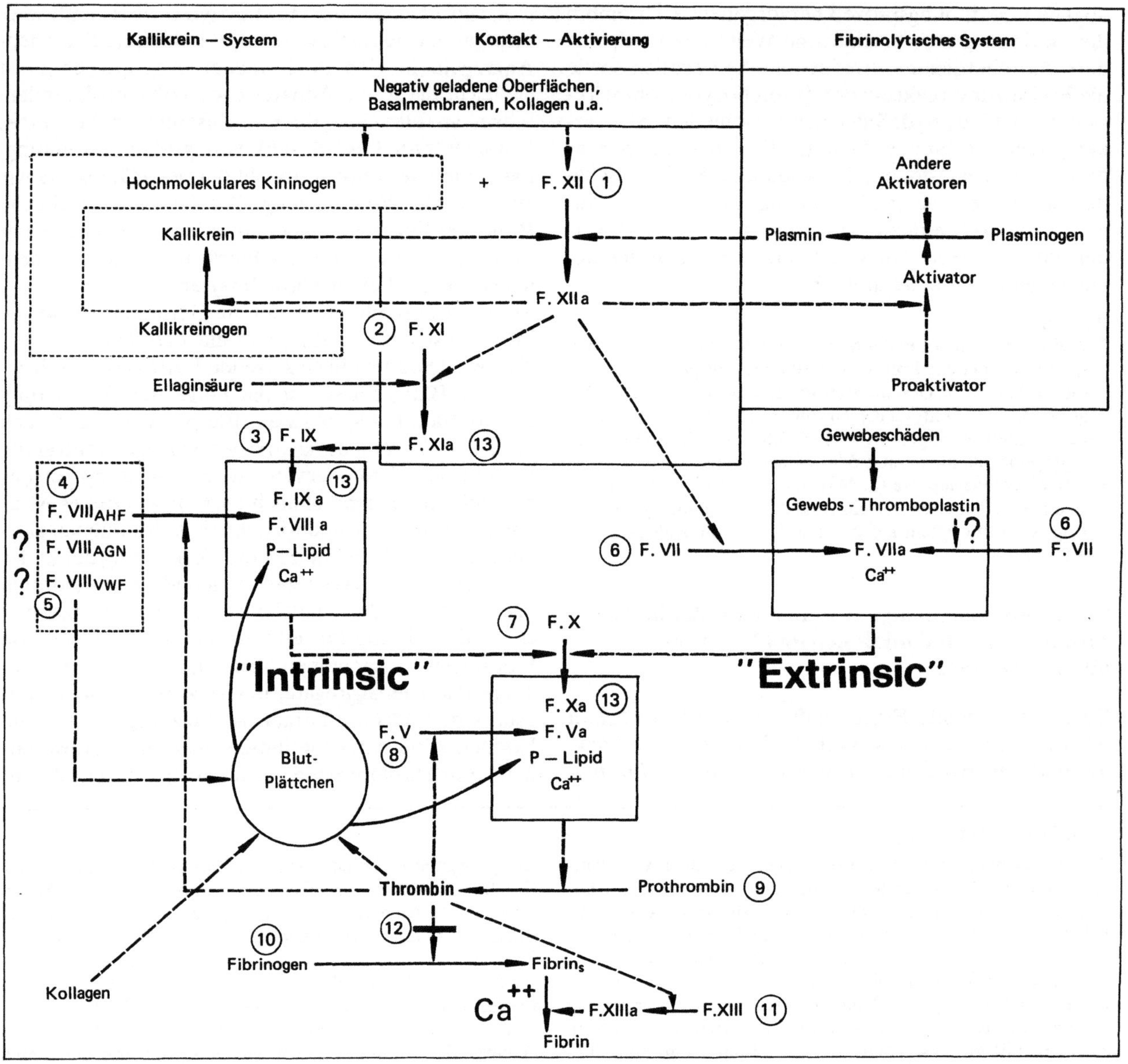

Abb. 100. *Modell des Gerinnungsablaufs und seiner Störungen (teilweise noch hypothetisch).*
Durchgezogene Pfeile = Umwandlung (meistens Aktivierung) einer Substanz. Gestrichelte Pfeile = Einwirkung (oft enzymatisch). Von punktierter Linie umgeben = In der Regel als Komplex zirkulierend.
Hereditäre Koagulopathien: Am weitesten verbreitet ist die geschlechtsgebunden-rezessiv vererbte (heterosomale) *Hämophilie A,* d. h. ein Defekt des F. VIII$_{AHF}$ (4). Durch Messen der F. VIII$_{AHF}$-Aktivität und des F. VIII-Antigens (F. VIII$_{AGN}$) lassen sich heute Konduktorinnen erfassen. Ähnliches gilt für die *Hämophilie B,* d. h. einen hereditären F. IX-Defekt (3, Christmas-Faktor). Bei der klassischen *v. Willebrand-Jürgens'schen Krankheit* besteht ein Defekt von F.VIII$_{VWF}$ (5), weshalb man hier auch eine gestörte Thrombozytenfunktion und damit eine verlängerte Blutungszeit registriert; das Leiden wird – wie die meisten nachfolgend aufgeführten Störungen – autosomal-rezessiv vererbt. Ein F. XII-Defekt (1, Hageman-Faktor) verursacht in der Regel keine nennenswerten klinischen Symptome. Der vor allem beim jüdischen Volk beobachtete Mangel an F. XI-Aktivität (2) bewirkt meist nur eine leichte, u. U. aber auch schwere, hämorrhagische Diathese; man spricht bei diesem Leiden auch von einem PTA (Plasma-Thromboplastin-Antecedent)-Defekt. Von den Defekten der Faktoren VII (6), X (7) und V (8, sog. *Parahämophilie*) kennt man verschiedene Varianten mit ungleichem Schweregrad des klinischen Bildes. Erbliche Prothrombin-Defekte (9) sind äußerst selten. Dasselbe gilt für die A- bzw. Hypofibrinogenämie (10) bzw. die einzelnen – der vielen bekannten – Formen von Dysfibrinogenämie sowie den Faktor XIII-Defekt (11). *Erworbene Koagulopathien* kennzeichnen sich – abgesehen von *Hemmkörper-Hämophilien* infolge Anwesenheit von Autoantikörpern, die gegen einzelne Gerinnungsfaktoren gerichtet sein können – in der Regel dadurch aus, daß *mehrere Faktoren* im Blut in deutlich herabgesetzter Konzentration vorkommen. *Synthesestörungen* zeigen sich vor allem bei *Vitamin K-Mangel* (S. 850) bzw. nach Verabreichung von *Dikumarol* und anderen oral verabreichten Antikoagulantien sowie bei Leberschäden, wobei in erster Linie die Vitamin K-abhängigen Faktoren VII (6), IX (3) und X (7) sowie Prothrombin (9) vermindert gebildet werden, bei schwerer hepatischer Insuffizienz auch Fibrinogen (10) sowie die Faktoren V (8) und XIII (11), während der vermutlich im retikulohistiozytären bzw. endothelialen System gebildete Faktor VIII$_{AHF}$ (4) in solchen Fällen oft in höherer Konzentration vorliegt. Bei Therapie mit *He-*

Thromben beispielsweise zeigen einen zunehmend kompakten Bau, ohne daß hier die Mitbeteiligung vitaler Plättchen erwiesen wäre. Wahrscheinlich spielen u. a. fortschreitende Prozesse, ähnlich wie bei der Fibrinpolymerisation, und eine Dehydratation eine Rolle. Die Retraktion eines hämostatischen Pfropfes kann durch Annäherung der Wundränder die Hämostase fördern; umgekehrt ist es möglich, daß sie eine nachträgliche, teilweise Wiedereröffnung des Gefäßes zur Folge hat.

91.6. Intravasale Gerinnungshemmung

Unter physiologischen Bedingungen bleibt die Blutgerinnung in der Regel ein lokalisiertes Ereignis. Unter anderem ist dafür einerseits die Tatsache verantwortlich zu machen, daß die einzelnen Stufen der Gerinnungsaktivierung ortsständige Reaktionen sind, d. h. lokalisiert an Verletzungsstellen, bzw. an der Oberfläche der Blutplättchen, die entweder aggregieren oder durch das Fibringerinnsel immobilisiert werden, stattfinden. Andererseits ist es die Folge des Vorliegens einer Reihe von Faktoren und Mechanismen, die aktivierte Gerinnungsfaktoren zu inaktivieren vermögen. Die Faktoren VIIa, IXa, Xa, XIa, XIIa und Thrombin sind proteolytische Fermente und werden durch eine Reihe plasmatischer Proteaseinhibitoren gehemmt. Von besonderer Wichtigkeit ist das Antithrombin III (ATIII), das sowohl Thrombin als auch die Faktoren IXa, Xa und XIa durch Bildung eines Komplexes inaktiviert. Die Geschwindigkeit dieser Inaktivierung wird durch Heparin stark erhöht.

Die Faktoren V und VIII werden durch Thrombin aktiviert und sind in dieser Form nur kurzlebig. Da sie ihre Rolle im endogen System in Form von Phospholipidkomplexen spielen, findet man die inaktiven Formen an Lipid gebunden.

Fibrin ist ein wirksames Absorbens für Thrombin, das dabei immobilisiert und inaktiviert wird, und schließlich können gewisse fibrinolytische Spaltprodukte von Fibrinogen ebenfalls in den Prozeß der Fibrinbildung hemmend eingreifen.

91.7. Fibrinolyse und Fibrinogenolyse

Einmal gebildete Gerinnsel bzw. durch Fibrin gefestigte Thrombozytenaggregate können teils durch einwandernde Phagozyten, teils durch extrazelluläre Fibrinolyse wieder abgebaut werden. Das wirksamste proteolytische Ferment des Blutes in dieser Beziehung ist das Plasmin; allerdings wurde seine Bedeutung für die Homöostase der Blutstillung lange überschätzt. Durch die Fibrinolyse, die gleichzeitig mit der Gerinnung einsetzt, wird Fibrin in lösliche Spaltprodukte überführt. Von Bedeutung ist die Tatsache, daß unstabiles, d. h. in Harnstoff lösliches Fibrin von Plasmin wesentlich rascher abgebaut wird als das unter der Wirkung von Faktor XIIIa »stabilisierte« Fibrin. Plasmin wird, ähnlich wie dies bei der Gerinnung der Fall ist, durch Aktivierung von Plasminogen bei Gewebezerfall und/oder »Fremdkontakt« gebildet, wahrscheinlich unter Mitwirkung von Kallikrein (Abb. 101).

Plasminogen und Plasmin

Plasmin (Fibrinolysin) ist eine Endopeptidase, deren biologische Bedeutung in der Proteolyse von Fibrin und Fibrinogen sowie einiger anderer Gerinnungsfaktoren liegt. Es entsteht durch Aktivierung von *Plasminogen*, das im Blut (15–20 mg pro 100 ml Plasma) nachgewiesen werden kann.

Über die Syntheseorte von *Plasminogen* besteht noch keine Klarheit; wahrscheinlich spielen in dieser Hinsicht u. a. die eosinophilen Granulozyten eine Rolle. Sein Molekulargewicht liegt in der Größenordnung von 90000. Chemisch handelt es sich um ein Glykoprotein mit einem relativ geringen Kohlenhydratanteil. *Plasmin* bildet sich durch Aktivierung (s. u.) von Plasminogen, indem von dem letzteren am N-terminalen Ende zwei Peptide abgespalten werden, und überdies eine Arginyl-Valyl-Bindung gelöst wird.

Plasminogen-Aktivatoren

Physiologische Aktivatoren von Plasminogen sind in zahlreichen Geweben bzw. Zellen vorhanden, u. a. in Makrophagen, Blutgefäßen, serösen Häuten, Thrombozyten, Erythrozyten, ferner in Körperflüssigkeiten (z. B. Fruchtwasser), in Sekreten (Speichel, Sperma, Tränenflüssigkeit, Muttermilch u. a.) und im Urin.

Der sog. *Gewebs-Aktivator*, der in Endothelzellen sowie in bestimmten Organen, wie Lunge, Uterus, Ovarien, Prostata und Nebennieren besonders hohe Aktivitäten erkennen läßt, kommt auch in Blutzellen, z. B. Leukozyten und Erythrozyten, vor; in verschiedener Hinsicht ähnelt er der im Urin ausgeschiedenen Urokinase (s. u.) und weist eine erhebliche Stabilität auf, im Gegensatz zum sog. *Blut-Aktivator*, dessen Labilität seit langem bekannt ist. Die in der Niere gebildete und im Urin ausgeschiedene *Urokinase* wird als fibrinolytische Substanz zu therapeutischen Zwecken verwandt. Möglicherweise spielen bei der Freisetzung dieser Aktivatoren Faktoren, wie Sauerstoffmangel, vasoaktive Substanzen, Streß u. a., eine Rolle.

Plasminogen-Aktivatoren werden u. a. auch von *Mikroorganismen* gebildet. Besondere Bedeutung hat die *Streptokinase*, ein Produkt β-hämolysierender Streptokokken, das zu therapeutischen Zwecken benützt wird. Man vermutet, daß dieses Enzym in zwei Phasen wirkt, indem es zunächst mit Plasminogen einen Komplex bildet, der dann seinerseits Plasminogen zu Plasmin aktiviert. Der Organismus ver-

---

Abb. 100 (Fortsetzung)

parin kann aufgrund seiner Thrombin-inaktivierenden Wirkung bzw. einer Potenzierung der Inhibitor-Wirkung von Antithrombin III (12) eine lebensgefährliche hämorrhagische Diathese auftreten. *Verbrauchskoagulopathien* (Abb. 99, S. 440) gehen oft mit einer starken und über Tage dauernden Verminderung der Konzentration von Fibrinogen einher *(»Defibrinierungssyndrom«)*. Häufig besteht in solchen Fällen auch eine Thrombozytopenie. Unterschiede im Verhalten der einzelnen Gerinnungsfaktoren bei Synthesestörungen und Verbrauchskoagulopathien hängen u. a. mit einer ungleichen Konsumption, Differenzen in Syntheserate und Halbwertzeit sowie u. a. Art und Lokalisation der Organ- bzw. Gefäßschäden zusammen. Die Verbindung von *Antithrombin* mit den Faktoren Xa, IXa und XIa (13) erfährt durch Heparin eine erhebliche Beschleunigung; in besonderem Maß trifft dies für F. Xa zu, der durch wesentlich geringere Heparinkonzentrationen inaktiviert wird als Thrombin. Dies mag der Grund dafür sein, daß Heparin in geringer Konzentration trotz fehlender Verlängerung der Gerinnungszeit die Inzidenz postoperativer Thrombosen und Thromboembolien doch herabzusetzen vermag

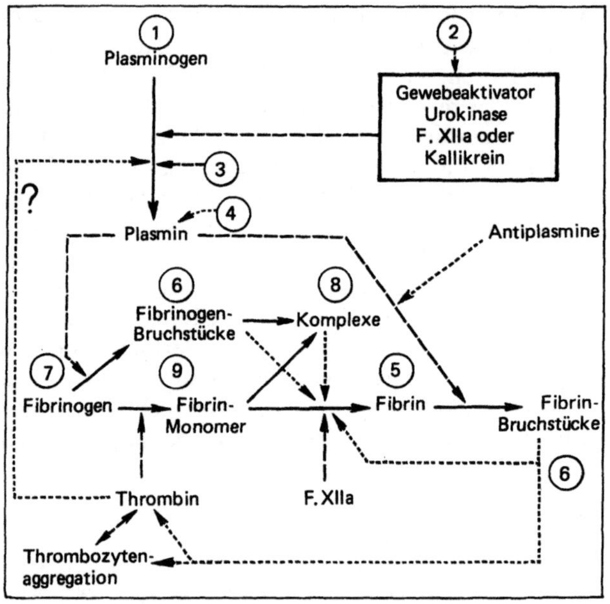

Abb. 101. *Fibrinolyse und ihre Störungen, mit besonderer Berücksichtigung verschiedener Formen von disseminierter intravaskulärer Gerinnung: Einige Merkpunkte.*
Durchgezogene Pfeile = Umwandlung einer Substanz in eine andere. Gestrichelte Pfeile = fördernde Einflüsse. Punktierte Pfeile = hemmende Wirkungen.
Vereinzelt sind Fälle mit *hereditärem Plasminogendefekt* (1) bekannt: Diese Patienten neigen zu Thrombosen. Die Umwandlung von Plasminogen in Plasmin erfolgt unter der aktivierenden Wirkung verschiedener »Gewebeaktivatoren« bzw. Kinasen, wie Urokinase u. a. Diese werden offenbar unter dem Einfluß hypoxisch, infektiös-toxisch, chemisch-toxisch oder anderswie bedingter *Zell- und Gewebeschäden,* ferner von *Streß* und *vasoaktiven Substanzen,* freigesetzt (2). Mikrobielle Produkte, wie *Streptokinase,* vermögen Plasmin direkt zu aktivieren (3). Dieses bakterielle Enzym wird z. T. therapeutisch eingesetzt; bei Überdosierung kann es zu einer erheblichen Hypofibrinogenämie kommen. *Inhibitoren der Plasminaktivierung* finden sich im Blutplasma u. a. in Form von α_2-Makroglobulin, Cl-Inaktivator, α_1-Antitrypsin und Antithrombin. Die ε-Aminokapronsäure hat einen starken hemmenden Effekt auf die Plasminaktivierung; bei therapeutischer Anwendung dieser Substanz besteht die Gefahr von Thrombosen. Man nimmt an, daß *Plasmin bei der Entwicklung eines Thrombus an Fibrin adsorbiert* wird und so – von den Inhibitoren weitgehend verschont – Fibrin abzubauen vermag (5). Plasmin – vor allem im Überschuß – spaltet nicht nur Fibrin, sondern auch Fibrinogen (7); die aus dem *Fibrinogenabbau* hervorgehenden *Bruchstücke* (6) (Fragment X (noch gerinnbar), Y und schließlich D sowie E, S. 445) wirken auf verschiedene Weise gerinnungshemmend, ebenso wie die *Fibrinbruchstücke.* Fibrinogenbruchstücke können mit Fibrinmonomeren Komplexe bilden (8) und durch Interkalation in das polymerisierende Fibrin dazu führen, daß das Gerinnsel brüchiger wird als dies normalerweise der Fall ist. Auch die unter dem Einfluß von Retraktozym erfolgende Verkürzung der Fibrinmoleküle *(Retraktion des Gerinnsels)* erfährt dadurch u. U. eine Beeinträchtigung. Exquisit fibrinogenolytisch wirken bestimmte *Schlangengifte,* wie das der malayischen Grubenviper (therapeutisch als Arwin benützt) und die Reptilase von Bothrops atrox (7). Eine *disseminierte intravaskuläre Gerinnung* (»**d**isseminated **i**ntravascular **c**oagulation« = DIC) kann unter verschiedenen Umständen und auf komplexe Weise zustande kommen. Man nimmt an, daß mit diesem Geschehen eine verstärkte Thrombinwirkung auf Fibrinogen verbunden ist (9); der Beweis für diese Hypothese ist jedoch zumindest nicht in allen Fällen erbracht. Intravaskulär entstehende und zirkulierende Fibrinpartikel sowie aktivierte Gerinnungsfaktoren werden in der Regel rasch vom Phagozytensystem abgefangen. Vieles spricht dafür, daß bei DIC ausgedehnte Endothelschäden an den Gefäßen eine führende Rolle spielen (s. Shwartzman-Sanarelli-Phänomen, S. 452), und daß Granulozyten wesentlich mitbeteiligt sind. Immerhin vermag eine Heparingabe den Prozeß meistens aufzuhalten. Im Rahmen der DIC kommt es in der Regel zu einer *starken Aktivierung der Fibrinolyse,* so daß – zusätzlich zum bereits gebildeten Fibrin – auch reichlich Fibrinogen abgebaut wird (7): Man notiert in solchen Fällen nicht nur eine deutliche Zunahme der Konzentration von Fibrinogen-Fibrin-Bruchstücken im Blut (6), sondern auch eine z. T. schwere Hypofibrinogenämie, die, abgesehen von der oft auch vorhandenen Thrombozytopenie und dem Verbrauch anderer Gerinnungsfaktoren, an der Ausbildung einer schweren hämorrhagischen Diathese wesentlich beteiligt sein kann. *DIC mit Hypofibrinogenämie* kommen aufgrund *lokaler Störungen,* wie Riesenhämangiomen mit Thrombosierung (Kasabach-Merritt-Syndrom), einer vorzeitigen Lösung der Plazenta, Verbrennungen, Fruchtwasserembolien, »missed abortion« sowie u. U. disseziierender Aortenaneurysmen, massiver Venenthrombosen und Lungenembolien, vor. *Generalisierte Störungen mit DIC* und Hypofibrinogenämie umfassen – neben den bereits erwähnten Wirkungen von Schlangengiften – verschiedene Formen von Schock, Sepsis, Endotoxinämie, akute intravasale Hyperhämolyse, anaphylaktische Reaktionen und maligne neoplastische Prozesse (besonders Prostatakarzinome, ferner Bronchial- und Pankreaskarzinome, akute Leukämien, maligne Lymphome u. a. m.). *DIC mit normaler oder erhöhter Fibrinogenkonzentration im Blutplasma* scheinen mildere Formen darzustellen, bei denen das Ausmaß der intravasalen Gerinnung nicht ausreicht, um eine Hypofibrinogenämie zu erzeugen, aber dennoch erhebliche ischämische Gewebeschäden bewirken kann

mag gegen Streptokinase gerichtete Antikörper zu bilden, die die Wirkung der ersteren hemmen. Wirksame synthetische Hemmstoffe der Fibrinolyse, die in der Regel sowohl Plasmin als auch dessen Entstehung aus Plasminogen zu hemmen vermögen, sind u. a. die ε-Aminokapronsäure und die 1-Aminomethyl-Zyklohexan-4-Karboxylsäure; sie finden heute therapeutische Anwendung.

Plasmin-Inhibitoren

Im menschlichen Blutplasma und in verschiedenen Geweben finden sich Plasmin-Inhibitoren *(»Antiplasmine«),* die die Proteinase-Aktivität von Plasmin zu hemmen vermögen.
Der wichtigste Vertreter dieser Gruppe von Substanzen ist das *α_1-Antitrypsin (α_1-Antiplasmin),* ein Glykoprotein mit einem Molekulargewicht von ungefähr 60000, ein irreversibler Hemmer von Plasmin, aber auch von anderen Enzymen, wie Thrombin, Trypsin, Chymotrypsin und Elastase, dessen Wirkung sich mit der Zeit zunehmend beschleunigt; α_1-Antitrypsin macht ungefähr 90% der Anti-Protease-Aktivität im Blutplasma aus. Ein weiteres Antiplasmin, *α_2-Makroglobin,* mit einem Molekulargewicht von ungefähr 800000, bewirkt in kürzester Zeit eine Hemmung von Plasmin, Thrombin, Trypsin, Chymotrypsin, Elastase und Kallikrein (S. 1256). Der *Inter-α-Trypsin-Inhibitor* wirkt auf Plasmin, Trypsin und Chymotrypsin. Noch umstritten ist die Rolle eines *Hemmers der Plasminogen-Aktivierung,* eines α_2-Globulins.

Abbau von Fibrinogen und Fibrin durch Plasmin

Die Endopeptidase-Aktivität von Plasmin gleicht stark derjenigen von Trypsin (Hydrolyse von Lysyl-Lysin- und Lysyl-Arginin-Bindungen). Die Affinität von Fibrin für Plasmin ist offenbar so stark, daß ein Antiplasmin-Plasminkomplex dissoziiert und im Blutstrom abgelagertes Fibrin selbst bei »latenter« Plasminaktivierung proteolytisch abgebaut werden können. Außer Fibrin und Fibrinogen hydrolysiert

Plasmin auch die Gerinnungsfaktoren V und VIII und vermag ferner andere Eiweiße, wie Gelatine und Kasein, zu spalten.
Vereinfacht ausgedrückt, tritt beim Abbau von Fibrinogen und Fibrin durch Plasmin (Abb. 101) – neben einigen niedermolekularen Peptiden (A, B, C) – u. a. das *Fragment X* mit einem Molekulargewicht von etwa 250000 auf. Danach finden sich die *Fragmente Y* (Molekulargewicht 155000) *und D* (Molekulargewicht 83000), die vermutlich aus der Spaltung von Fragment X hervorgehen. Fragment Y kann seinerseits in ein weiteres *Fragment D* und *Fragment E* (Molekulargewicht 50000) hydrolysiert werden, so daß im wesentlichen aus einem Molekül Fibrinogen zwei Moleküle D und ein Molekül E hervorgehen, die sich offenbar durch Plasmin nur sehr langsam weiter abbauen lassen.
Die durch Plasmin an den α-Ketten katalysierten Reaktionen verlaufen so rasch, daß die ersten Intermediärprodukte kaum nachweisbar sind (z. B. an den C-terminalen Enden der α-Ketten abgebaute Fragmente mit Molekulargewichten von etwa 317000 und 270000). Die Spaltung der β-Ketten durch Plasmin geht langsamer vor sich, und abgebaute γ-Ketten finden sich erst in den Fragmenten Y und D. Die Kettenreste sind zum guten Teil durch Disulfidbrücken verbunden. Ein zusammenhängendes Gerinnsel ist offenbar an die Anwesenheit noch intakter β- und γ-Ketten in den Fragmenten gebunden. Intermediärprodukte des Gerinnselabbaus können mit intaktem Fibrinogen Komplexe bilden.
Von besonderem Interesse ist das aus der Aufspaltung von »stabilisiertem« Fibrin hervorgehende, an den γ-Ketten kovalent gebundene Fragment »Doppel-D«, dessen Nachweis für einen erfolgten Abbau von Fibrin beweisend ist.

Abbau von Fibrin auf anderem Weg als durch Plasmin

Fibrin kann auch durch *andere proteolytische Enzyme* abgebaut werden als durch Plasmin. Fibrinolytisch aktive Enzyme werden ferner u. a. von *Granulozyten* gebildet und teilweise freigesetzt. Die Abbauprodukte von Fibrin scheinen sich dabei von den nach Plasminwirkung entstandenen zu unterscheiden; teilweise handelt es sich um besondere Fragmente von höherem Molekulargewicht als beispielsweise des Fragmentes Y, das aus der von Plasmin katalysierten Proteolyse hervorgeht. Auch in funktioneller Hinsicht weisen die durch Granulozyten-Proteasen gebildeten Bruchstücke von Fibrin besondere Eigenheiten auf.

Gerinnungshemmende Wirkung der Fibrinogen- und Fibrinspaltprodukte

In hohen Konzentrationen haben Fibrinogen-Spaltprodukte und Komplexe mit Fibrinmonomeren einen gerinnungshemmenden Effekt. In vivo dürfte dies nur bei exzessiver Plasminaktivierung von Bedeutung sein. Die Fragmente hemmen dabei einerseits die Thrombinwirkung, andererseits haben sie bei der Polymerisation von Fibrin die Entstehung defekter Gerinnsel zur Folge.

91.8. Thrombozytopenien (Thrombopenien)

Die *kritische untere Grenze der Thrombozytenzahl im Blut*, bei der eine einigermaßen ausreichende Hämostase noch möglich ist, liegt bei ungefähr 30000–40000 Plättchen/mm^3. Die Blutungsgefahr steigt bei Absinken der Thrombozytenzahl unter 5000/mm^3 sprunghaft an, und Werte von 1000/mm^3 oder weniger sind auf die Dauer mit dem Leben nicht mehr vereinbar.

Formen, Ätiologie und **Pathogenese** der Thrombozytopenien sind vielgestaltig (Tabelle 31, S. 448). Von grundsätzlicher Bedeutung in jedem Fall von Thrombozytenmangel ist die Frage, ob es sich um eine *Bildungsstörung im Knochenmark*, eine *Verteilungsstörung* und/oder einen *gesteigerten Untergang bzw. Verbrauch der Plättchen im Kreislauf* handelt. Bei allen schweren Thrombozytopenien ist die *primäre Hämostase beeinträchtigt*. Schon bei kleinsten Gefäßläsionen treten die typischen *punktförmigen Blutungen* (Petechien) auf. Falls bei Thrombozytopenie flächenhafte Blutungen vorkommen, stellt sich die Frage, ob ein zusätzliches Trauma vorlag, wobei das endogene Gerinnungssystem infolge Mangels an Plättchenlipid (»Plättchenfaktor 3«) ungenügend aktiviert wurde.

Störungen der Thrombozytenbildung im Knochenmark (aplastische Thrombopenien)

Man kennt eine Reihe seltener sog. *konstitutioneller Thrombozytopenien*, die durch eine angeborene ungenügende Plättchenproduktion im Knochenmark gekennzeichnet sind. Wenigstens teilweise handelt es sich um *hereditäre Leiden*, die dominant oder rezessiv und z. T. geschlechtsgebunden vererbt werden. Eine besondere Form dieser Art von konstitutioneller Thrombozytopenie ist mit einem kongenitalen Fehlen des Radius verbunden, eine andere beruht möglicherweise auf einem Mangel an thrombopoietischem Faktor. Dem Plättchenmangel bei *Wiskott-Aldrich-Syndrom* (S. 1208) und der *paroxysmalen nächtlichen Hämoglobinurie* scheint eine *ineffektive Thrombozytopoiese* (s. u.) zugrunde zu liegen. Die pathogenetischen Mechanismen dieser Leiden sind noch wenig geklärt, und ihre Klassierung ist noch nicht abgeschlossen.

Erworbene Störungen der Thrombozytenbildung im Knochenmark können teilweise auf *viralen oder bakteriellen Infektionen* oder auf *chemisch- bzw. medikamentös-toxischer Grundlage* beruhen. Ferner ist die Thrombozytopenie *im Rahmen einer erworbenen Panhämozytopenie bzw. Panmyelophthise* (S. 419) zu erwähnen. Fälle mit *erworbener isolierter Insuffizienz der Plättchenbildung* gehören zu den seltenen Erscheinungen; es kann sich um einen Mangel an Megakaryozyten oder um eine ineffektive Thrombozytopoiese mit Bildung zahlreicher Megakaryozyten, jedoch gestörter Plättchenproduktion handeln. Der letzterwähnte Mechanismus findet sich u. a. auch in Fällen mit Vitamin B_{12}- und/oder Folsäure-Mangel.

Beispiele:

- *Virusinfekte*, insbesondere Masern, Röteln, infektiöse Mononukleose, Mumps, Zytomegalie, Varizellen und Hepatitis (S. 1788), gehen z. T. mit einer Thrombozytopenie einher, die sowohl mit einer verminderten Plättchenproduktion im Knochenmark als auch mit einem vermehrten Thrombozytenuntergang im peripheren Blut verbunden sein kann. Ähnliches gilt für gewisse *bakterielle Infektionskrankheiten*, wie Typhus abdominalis, andere Septikämien oder schwere Infekte ohne Septikämie.
- *Toxisch* bedingten Störungen der Thrombozytopoiese begegnen wir u. a. im Zusammenhang mit zytostatischer bzw. immunosuppressiver Therapie, nach Behandlung mit Chloramphenikol, bei Vergiftung durch Benzol und seine Derivate sowie nach ionisierender Bestrahlung größerer Anteile des blutbildenden Markes.
- Eine Thrombozytopenie kann zum führenden Zeichen einer erworbenen Panhämozytopenie bzw. Panmyelophthise beispielsweise bei *ausgedehnter Karzinom- oder Sarkommetastasierung*, bei *akuten Leukämien* oder einer eigentlichen *»Knochenmarksaplasie«* (S. 419) werden.

Morphologisch findet sich im Knochenmark entweder ein *Mangel an Megakaryozyten (»amegakaryozytäre« Formen von Thrombozytopenie)* und/oder ein *relatives Fehlen reifer, normal granulierter Megakaryozyten*. Letzteres ist insbesondere bei Bestehen einer ineffektiven Thrombozytopoiese der Fall, die sich durch einen vorzeitigen Untergang der Plättchenvorläufer auszeichnet.

Verteilungsstörungen der Thrombozyten

Bei verschiedenen Formen von *Splenomegalie*, u. a. auch bei solchen infolge Leberzirrhose (S. 726), beobachtet man eine Anhäufung von Blutplättchen in der Milz und eine entsprechende – meist leichte – Thrombozytopenie im zirkulierenden Blut, ohne daß die Lebensdauer der ersteren vermindert zu sein braucht.

Thrombozytopenien infolge verkürzter Lebensdauer der Blutplättchen (zytoklastische Thrombopenien)

Ein Plättchenmangel dieser Art kann auf einer – hereditären oder erworbenen – *Minderwertigkeit der Thrombozyten*, einer immunologisch oder nicht-immunologisch bedingten *Schädigung derselben bzw. Beeinträchtigung ihrer Funktionen* und/oder einem *vermehrten Verbrauch (Konsumptionsthrombozytopenie)* beruhen.

Eine *den Blutplättchen innewohnende erhöhte sog. Fragilität* mit entsprechend verkürzter Lebensdauer in der Blutbahn findet sich bei einzelnen *Thrombopathien* (s. u.) sowie bei anderen Erbleiden.

Die Mehrzahl der erworbenen Thrombozytopenien infolge Verkürzung der Plättchen-Lebensdauer beruht auf immunopathologischen Vorgängen *(immunologische Thrombozytopenien)*. Obwohl es in vielen derartigen Fällen schwierig ist, in vitro einen entsprechenden Nachweis zu erbringen, darf angenommen werden, daß der gesteigerte und vorzeitige Thrombozytenuntergang Folge eines gegen diese Zellen gerichteten »immunologischen Angriffs« ist. Den sog. *immuno-allergischen Thrombozytopenien* liegt in der Regel eine Sensibilisierung gegen ein Medikament oder mikrobielle Antigene (Viren, Bakterien u. a.) zugrunde, wobei u. a. eine Komplementaktivierung zur Thrombozytolyse führen kann. *Isoimmunantikörper* sind für die sog. *postnatale Thrombozytopenie* und die seltene *posttransfusionelle Thrombozytopenie* verantwortlich. *Antithrombozytäre Autoantikörper* treten u. U. im Rahmen eines lymphoproliferativen Prozesses oder einer sog. Autoimmunkrankheit in Erscheinung. Auch bei der *idiopathischen thrombozytopenischen Purpura (Essentielle Thrombopenie, Morbus maculosus Werlhofii)*, der häufigsten mit isolierter Thrombozytopenie und entsprechenden Blutungen verbundenen, erworbenen Krankheit, sprechen verschiedene Gründe für die Annahme eines Vorliegens von Autoantikörpern, auch wenn die letzteren in vitro oft nicht nachgewiesen werden können. Allerdings wird bei den *akuten Formen* dieses Leidens, die vor allem Kinder im Alter unter 10 Jahren betreffen, eine virale Aetiologie mit Bildung plättchenschädigender Immunkomplexe diskutiert. Nicht selten tritt eine akute Exazerbation 3–7 Tage nach einer Grippe oder mit Hautausschlägen verbundenen Virusinfektion (Masern, Varizellen, Röteln) auf. Die *chronischen Varianten* der Werlhof'schen Krankheit trifft man häufiger bei Individuen, die älter als 10 Jahre sind; über die Gründe der Autosensibilisierung besteht hier Unklarheit.

Konsumptions-Thrombozytopenien begegnet man immer dann, wenn innerhalb kurzer Zeit ein großer Teil der zirkulierenden Blutplättchen durch eine lokalisierte oder generalisierte Aktivierung des Gerinnungssystems in der Strombahn verbraucht werden. Als Folge beobachten wir allerdings meist nicht nur einen Plättchenmangel, sondern auch eine starke Verminderung der Konzentration plasmatischer Gerinnungsfaktoren. Der Grund für einen derart gesteigerten Verbrauch von Plättchen und Gerinnungsfaktoren kann in einer *disseminierten intravasalen Gerinnung, ausgedehnter lokaler Thrombenbildung*, rasch eintretenden Gerinnungsvorgängen in *großen Hämangiomen* u. a. liegen.

Beispiele:

- Verminderte Lebensdauer der Thrombozyten bei *Thrombopathien*, wie der vom *Typ Bernard und Soulier*, die durch morphologische Anomalien der Plättchen gekennzeichnet ist.
- Thrombozytopenie infolge abnorm erhöhter Fragilität der Plättchen bei *Wiskott-Aldrich-Syndrom* (S. 1208) und beim *Fanconi-Syndrom* (S. 419); die Thrombozytopenie beim letzteren ist allerdings nur Bestandteil einer allgemeinen Bildungsstörung der Blutzellen.
- *Immuno-allergische Thrombozytopenien* nach Behandlung mit Chinin, Chinidin, diuretisch wirksamen Sulfonamiden, Digitoxin u. a. m.
- *Posttransfusionelle Thrombozytopenie* bei Vorhandensein von Antikörpern im Spenderblut, die gegen seltene Thrombozytenantigene gerichtet sind.
- *Sog. Autoantikörper gegen Thrombozyten* im Rahmen eines Lupus erythematodes disseminatus, manchmal kombiniert mit autoimmun-hämolytischer Anämie *(Syndrom von Evans)*.
- Sog. *Hypersplenie-Syndrom*, bei dem eine aus verschiedenen Gründen entstandene Milzvergrößerung einen vermehrten Thrombozytenabbau in diesem Organ zur Folge hat.
- Ein *erhöhter Umsatz von Blutplättchen* findet sich beispielsweise oft nach Herzklappenersatz durch eine künstliche Klappe; der vermehrte Verbrauch von Thrombozyten wird aber in der Regel durch gesteigerten Nachschub einigermaßen wettgemacht.
- Bei Patienten mit *idiopathischer thrombozytopenischer Purpura*, bei der die Blutplättchen vor allem durch Makrophagen zerstört werden, läßt sich durch Verabreichung Vinblastinbeladener Thrombozyten (und damit eine selektive Schädigung der Phagozyten) z. T. eine Besserung erzielen.

Morphologisch bieten sich unterschiedliche Bilder. Beim *Wiskott-Aldrich-Syndrom* sind im Knochenmark Megakaryozyten vorhanden; sie zeigen aber eine Störung der *zytoplasmatischen Differenzierung und Sequestration*, die ja Voraussetzung der Plättchenbildung sind. Beim *Fanconi-Syndrom* besteht im Rahmen der kongenitalen Panmyelopathie auch ein Megakaryozytenmangel: Hier haben wir es sowohl mit einer Bildungsstörung als auch mit einer verminderten Lebensfähigkeit der Thrombozyten zu tun.

Demgegenüber kennzeichnet sich die *Werlhof'sche Krankheit* – wie im übrigen auch die meisten anderen, auf Verkürzung der Lebensdauer der Plättchen beruhenden Thrombozytopenien – durch eine *reaktive Hyperplasie der Megakaryozyten im Knochenmark* aus, die vermehrt als junge Formen, d. h. ohne Granulierung des Zytoplasma, und in Mitose in Erscheinung treten. Damit kann, je nach Dauer und Ausmaß der

Blutungen, eine kompensatorische *Steigerung der Erythropoiese* einhergehen. Megakaryozyten und erythropoietische Inseln finden sich oft auch in der meist nur leicht bis mäßig vergrößerten Milz. Diese läßt eine stärkere Entwicklung der Follikel erkennen, meist mit deutlicher Keimzentrenbildung als Ausdruck der kräftigen Immunreaktion. Die vermehrte Zerstörung von Thrombozyten (Thrombozytoklasie) in der Milz läßt sich bei geeigneter Fixation (z. B. Carnoy- oder Alkoholfixation) auch lichtmikroskopisch aufgrund der Anhäufung eines, den teilweise zugrundegegangenen Plättchen entsprechenden granulären Materials in den Pulpasträngen erkennen. Eine klassische *Purpura haemorrhagica* in Form fleck- oder flächenhafter Blutungen in der Haut, insbesondere der unteren Extremitäten, aber auch des Gesichts, des Stammes und der oberen Extremitäten, ferner in Schleimhäuten beispielsweise des Verdauungskanals, der Harnwege und des Respirationstraktes und in serösen Häuten, ist nur in akuten Schüben ausgebildet; sonst fehlt sie oft. Es kann wegen der Blutungen auch zur Ausbildung einer Anämie kommen (S. 423). Die hier am Beispiel der klassischen Werlhof'schen Krankheit geschilderten Veränderungen treten in ähnlicher, aber meist milderer Form auch bei *anderen immunologisch bedingten Thrombozytopenien* auf. Die *Leber* läßt färbbares Eisen meistens vermissen; bei starker Vermehrung der thrombozytopoietischen und erythropoietischen Aktivität weist auch sie Megakaryozyten und Inseln von Erythropoiese auf.

Die **Komplikationen** der Werlhof'schen Krankheit und anderer schwerer Formen von Thrombozytopenie bestehen vor allem in besonders ausgedehnten und *massiven Blutungen* sowie in einer *Purpura cerebri*, die tödliche Folgen haben können.

91.9. Thrombozytosen und Thrombozythämien

Pathogenese: Die *reaktiven (sekundären) Thrombozytosen* stellen meistens die Antwort des thrombozytopoietischen Systems auf eine andere, in der Regel nachweisbare Krankheit dar. Als Grundprozesse kommen u. a. größere und/oder andauernde *Blutungen, entzündliche Prozesse* (z. B. rheumatoide Arthritis, akute und chronische bakterielle Infektionen) sowie *maligne Neoplasmen* (vor allem Bronchuskarzinom) in Betracht. Ob – ähnlich wie bei der Erythropoiese – in diesen Fällen ein humoraler Wirkstoff (»Thrombopoietin«) mitspielt, ist noch nicht geklärt. Eine deutliche Thrombozytose stellt sich in der Regel auch *im Anschluß an eine Splenektomie* ein: hier kann die Plättchenzahl im Blut vorübergehend sehr hohe Werte (u. U. über 1 Million/mm^3) erreichen und damit eine akute Thrombosegefahr bedeuten.

Sog. *primäre (essentielle) Thrombozytosen (Thrombozythämien)* sind entweder *Teil eines myeloproliferativen Syndroms* (Polycythaemia vera, chronische myeloische Leukämie, Osteomyelofibrose u. a., S. 258) oder treten in seltenen Fällen *isoliert* auf; auch diese entsprechen wahrscheinlich einem neoplastischen Prozeß. Im Gegensatz zu den sekundären Thrombozytosen finden sich bei Thrombozythämie des öfteren *funktionelle und z. T. auch strukturelle Anomalien der Plättchen* (vgl. dazu Thrombozytopathien, s. u.), so daß nicht nur eine Thrombose-, sondern auch eine Blutungsgefahr bestehen kann.

91.10. Thrombozytopathien (Thrombopathien)

Bei erworbenen oder angeborenen Funktionsstörungen der Blutplättchen (Thrombozytopathien) treten punktförmige Blutungen (Petechien) nur ausnahmsweise auf. In der Regel erfolgt die primäre Hämostase ohne Schwierigkeiten; später kann es aber zu schweren Nachblutungen kommen, z. B. aus infizierten Wunden. Der Nachweis der Art einer thrombozytären Funktionsstörung ist aus therapeutischen Gründen wichtig (Tabelle 31).

Hereditäre (konstitutionelle) Thrombozytopathien

Bei der sog. »*Storage pool disease*« ist wie bei den meisten Fällen von hereditärer Thrombozytopathie, die Freisetzungsreaktion gestört, wobei z. T. verminderte thrombozytäre ADP-Reserven gefunden wurden.

Die *essentielle Thrombasthenie (Glanzmann-Naegeli)* wird autosomal-rezessiv vererbt und manifestiert sich schon in den ersten Monaten nach Geburt durch hämorrhagische Episoden, z. B. schwere Epistaxis (S. 456) und/oder Blutungen im Magen-Darm-Kanal. In vivo fällt die verlängerte Blutungszeit auf; in vitro zeigen solche Plättchen eine praktisch normale Freisetzungsreaktion und Adhäsivität an das subendotheliale Gewebe bei meist völlig fehlender Aggregation und weitgehender Unfähigkeit, die Gerinnselretraktion auszulösen.

Bei der *Thrombopathia thrombasthenica* scheinen noch mehr Plättchenfunktionen gestört zu sein als bei der Glanzmann'schen Form.

Man kennt auch *makrothrombozytäre Thrombopathien*, die durch das Auftreten abnorm großer Plättchen charakterisiert sind. Bei der *May-Hegglin-Anomalie*, die einen kodominanten Erbmodus aufweist, besteht manchmal auch eine Thrombozytopenie. Die Plättchenfunktionen sind nicht immer nachweisbar gestört. Bezeichnend für diesen Zustand ist – abgesehen von den Riesenplättchen – das Vorhandensein »basophiler Schlieren« in den Granulozyten.

Wie schon erwähnt wurde, zeigen die Makrothrombozyten beim *Syndrom von Bernard und Soulier* in vivo eine herabgesetzte Lebensdauer; sie sind zudem durch eine herabgesetzte Adhäsivität gekennzeichnet.

Es ist eine große Zahl *weiterer hereditärer Thrombozytopathien* bekannt; durchwegs handelt es sich aber um seltene Leiden.

Pathogenetisch sind diese Störungen größtenteils noch ungeklärt. Es scheinen Defekte oder abnorme Strukturen membranständiger Makromoleküle, die für die Aggregation Bedeutung haben, eine verminderte oder fehlende Speicherung von Plättchenfaktoren und/oder ein Versagen der Freisetzungs-Reaktion mitzuspielen. Im Gegensatz zu früheren Auffassungen wird das *v. Willebrand-Jürgens-Syndrom* heute nicht mehr zu den Thrombozytopathien i. e. S. gezählt, sondern nimmt eine Zwischenstellung zwischen Thrombozytenfunktionsstörungen und Koagulopathien ein (vgl. dazu S. 448).

Erworbene Thrombozytopathien

Im Gegensatz zu den hereditären Formen sind erworbene Thrombozytopathien eine häufige Erscheinung: *Medikamentös bedingte Thrombozytopathien* sind hier an erster Stelle zu nennen. Gestörte Plättchenfunktio-

Tabelle 31. Thrombozytopenien und Thrombozytopathien

1. *Thrombozytopenien, die durch eine verminderte Bildung von Thrombozyten gekennzeichnet sind (hyporegeneratorische (»aplastische«) Thrombozytopenien)*

1.1. *Hypoproliferative Thrombozytopenien im Rahmen einer allgemeinen Knochenmarksinsuffizienz*
Erworbene Formen:
Einwirkung von *Chemikalien* (z. B. Benzol, Insektizide), *Medikamenten* (Antibiotika, vor allem Chloramphenikol, Sulfonamide, Phenylbutazon, Hydantoine, Chloroquin, Thiazid-Diuretika, zytostatische und zytotoxische Mittel u. a.), oder *ionisierenden Strahlen* (postirradiative Thrombozytopenie). Panmyelopathien bei *Infektionskrankheiten, Unter- und/oder Mangelernährung, Malabsorption, Leber- und Nierenerkrankungen, Endokrinopathien* und Besetzung der Markräume durch *malignes neoplastisches Gewebe*
Konstitutionelle Formen:
Fanconi-Anämie, Panmyelopathie bei Dyskeratosis congenita

1.2. *Hypoproliferative Thrombozytopenien infolge isolierter Störung der Thrombozytopoiese*
Erworbene Formen:
Sog. zyklische Thrombozytopenie, Alkohol- und Östrogeninduzierte Thrombozytopenien
Thrombozytopenie bei paroxysmaler nächtlicher Hämoglobinurie
Konstitutionelle Formen:
Störung der Produktion und Reifung von Megakaryozyten (kongenitale amegakaryozytäre Thrombozytopenie mit/bei Radiusaplasie und anderen Mißbildungen, Thrombozytopenie bei kongenitalem Thrombopoietinmangel)
Störung der Bildung von Thrombozyten (hereditäre Thrombozytopenie mit Ekzem und Immundefizienz (Wiskott-Aldrich-Syndrom), familiäre thrombopathische Thrombozytopenie, makrothrombozytäre Thrombozytopathie, hereditäre normothrombozytäre Thrombozytopenie)

2. *Thrombozytopenien, die durch eine verkürzte Lebensdauer der Thrombozyten im zirkulierenden Blut gekennzeichnet sind (sog. zytoklastische Thrombozytopenien)*

2.1. *Thrombozytopenien infolge immunpathologischer Prozesse (sog. Immunthrombozytopenien)*
Thrombozytopenie nach antithrombozytärer Isoimmunisierung:
Neonatale Isoimmunthrombozytopenie
Autoimmun-zytoklastische Thrombozytopenien (Autoimmun-Thrombozytopenien)
Chronische (idiopathische) Thrombozytopenie (idiopathische thrombozytopenische Purpura, Morbus maculosus Werlhof)
Neugeborenenthrombozytopenie bei chronischer idiopathischer Thrombozytopenie der Mutter
Sog. immunallergische Thrombozytopenien
Akute Immunthrombozytopenie (postinfektiöse Thrombozytopenie)
Medikamentös induzierte Formen (Sulfonamide, Novobiozin, PAS, Chininderivate, Sedative, Antikonvulsiva, Arsenpräparate, Methyldopa, Digitoxin)

2.2. *Thrombozytopenien bei herabgesetzter Lebensdauer der Blutplättchen infolge hereditärer Thrombozytopathien*
Korpuskuläre Defekte ohne Thrombozytenatypien (Thrombasthenie Glanzmann-Naegeli, Thrombozytopathie durch ADP-Freisetzungshemmung). Korpuskuläre Defekte mit Thrombozytenatypien (Riesenplättchen-Thrombozytopathie, familiäre thrombopathische Thrombozytopenie, makrothrombozytäre Thrombozytopathie mit leukozytären Einschlußkörperchen (May-Hegglin-Anomalie), granulopenische Thrombozytopathie (Fonio))

2.3. *Thrombozytopenien infolge vermehrten Verbrauchs von Blutplättchen in den Gefäßen (sog. Konsumptionsthrombozytopenien)*
Disseminierte intravaskuläre Gerinnung (sog. Verbrauchskoagulopathie)
Thrombotische thrombozytopenische Purpura (Moschcowitz)
Hämolytisch-urämisches Syndrom (Gasser)
Kasabach-Merritt-Syndrom (große, thrombosierte kavernöse Hämangiome)
Thrombozytopenien nach Austauschtransfusionen
Thrombozytopenien nach extrakorporalen Perfusionen

nen beobachtet man aber auch im Rahmen zahlreicher Krankheiten, die mit Veränderungen des Blutchemismus einhergehen, insbesondere *Paraproteinämien*, *Urämie*, *Leberkrankheiten* (insbesondere Leberzirrhose), *rheumatoider Arthritis* (S. 1148) u. a. m. *Schwere Anämien* und *Urämie* beeinträchtigen die Thrombozyteneigenschaften ebenfalls. Minderwertige Plättchen entstehen auch bei *myeloproliferativen Syndromen* (s. o.), *akuten myeloischen Leukämien*, *präleukämischen Zuständen* und *refraktären Anämien*, ferner bei *perniziöser Anämie*.

Beispiele:
- *Medikamentös bedingte, gestörte Plättchenfunktionen* nach Behandlung mit Azetylsalizylsäure sowie Phenylbutazon und deren Derivate, ferner Indomethazin, Sulfinpyrazon, Dipyridamol und vielen anderen Wirkstoffen, die die *Freisetzungsreaktion* hemmen, halten in der Regel einige Tage an. Es handelt sich hier um eine häufige Ursache einer leichten transitorischen hämorrhagischen Diathese. Sog. *Thrombozytenaggregationshemmer*, wie sie heute z. B. zur Behandlung der arteriellen Thrombose Anwendung finden, sind bei normalem Funktionieren des Gerinnungssystems in der Regel ungefährlich, können aber bei vorbestehenden Hämostase-Störungen (z. B. Hämophilie) schwere Blutungen bewirken.
- Die »Thrombozytopathie« bei *Makroglobulinämie Waldenström* entspricht sehr wahrscheinlich nicht einer den Plättchen innewohnenden funktionellen Minderwertigkeit, sondern beruht offenbar auf einem störenden Einfluß des in hoher Konzentration vorhandenen monoklonalen IgM u. a. auf die Thrombozytenmembranen (vgl. dazu S. 1223).
- Die *Aggregationsneigung der Blutplättchen* in vitro nimmt mit dem Alter zu; sie ist auch bei Patienten mit Diabetes mellitus, arteriellen Verschlußkrankheiten, koronarer Herzkrankheit (S. 567) und bei Infektionen erhöht.

Auswirkungen gestörter Plättchenfunktionen sind schematisch in Abb. 99 dargestellt.

91.11. Hereditäre Koagulopathien

Die heutigen Vorstellungen über den Mechanismus der Gerinnung und die daran beteiligten Faktoren gehen zu einem guten Teil auf Beobachtungen zurück, die an Individuen mit einem Gerinnungsdefekt gemacht werden. Verschiedene Faktoren sind denn auch nach den entsprechenden Patienten benannt.

Pathogenese: Von diesen genetisch bedingten Gerinnungsstörungen werden die relativ häufigen Hämophilien (A und B, s. u.) geschlechtsgebunden-rezessiv, die seltenen übrigen Koagulopathien – soweit bekannt – autosomal vererbt, meist rezessiv, teilweise aber dominant (z. B. kongenitale Dysfibrinogenämien). Wenn im folgenden von einem hereditären »Gerinnungsdefekt« die Rede ist, wird damit nicht gemeint, der Mangel an einer bestimmten Faktor-Aktivität beruhe stets auf einer fehlenden Produktion des betreffenden Proteins; immunologische und andere Methoden haben nämlich erkennen lassen, daß wenigstens in einem Teil der Fälle diese Eiweißkörper wohl gebildet werden, daß aber ihre molekulare Struktur von der Norm abweicht, und die relative oder völlige Inaktivität hinsichtlich Gerinnung damit zusammenhängt. Bei der Mehrzahl der hereditären Koagulopathien ist die chemische Natur des Defektes (z. B. Ersatz einer Aminosäure in bestimmter Position durch eine andere) nicht geklärt. Da nicht alle erblichen Gerinnungsstörungen mit einer vollständigen Faktor-Inaktivität einhergehen, variiert das pathologische und klinische Bild von Symptomlosigkeit über milde Formen von hämorrhagischer Diathese bis zum schwersten Blutungsübel. Eine Übersicht über die wichtigsten Koagulopathien findet sich in Tabelle 31 und Abb. 100, S. 442.

Hämophilien

Die Häufigkeit der Hämophilie A beträgt etwa 1:10000, die der Hämophilie B 1:100000. Es handelt sich somit um Leiden, denen in der medizinischen Praxis eine erhebliche Bedeutung zukommt.

Definitionen: Als *Hämophilie A* bezeichnen wir eine geschlechtsgebunden-rezessiv vererbte (heterosomale) Koagulopathie, die sich in der Regel nur beim männlichen Geschlecht manifestiert und auf einem mehr oder weniger ausgeprägten Mangel an Faktor VIII-Aktivität beruht. Weibliche Individuen, die das veränderte X-Chromosom übertragen, aber wegen Anwesenheit eines nicht-mutierten zweiten X-Chromosoms nicht erkranken, nennt man *Konduktorinnen*. In entsprechender Weise wird die Hämophilie B vererbt, deren Ursache in einem Mangel an Faktor IX-Aktivität liegt. Bei einem kleineren Teil von Hämophilen läßt sich eine Erblichkeit nicht nachweisen.

Pathogenese: Es hat sich gezeigt, daß wenigstens in einem Teil der Fälle von Hämophilie die mangelnde Aktivität des entsprechenden Faktors nicht auf dessen Fehlen, sondern auf einer abnormen molekularen Struktur desselben beruht. Bei einzelnen Varianten, z. B. denjenigen mit Faktor IX Chapel Hill, beschränkt sich die funktionelle Störung auf einen verlangsamten Gerinnungsablauf. Die Tatsache, daß schwere, mittelschwere und leichtere Formen von Hämophilie bekannt sind, die innerhalb derselben Familie in der Regel ihren Schweregrad beibehalten, deutet darauf hin, daß die molekularen Veränderungen der betreffenden Faktoren wahrscheinlich nicht einheitlich sind. Die sog. Blutungszeit bei Hämophilen ist meist normal; es zeigt sich jedoch eine Neigung zu Nachblutungen, insbesondere nach Verletzung etwas größerer Gefäße.

Folgen, Symptome und **Komplikationen:** Die Blutungsneigung bei Hämophilen äußert sich nur in seltenen und schweren Fällen schon im Säuglingsalter und auch dann meistens nur im Zusammenhang mit den ersten Gehversuchen, beim Zahndurchbruch oder bei Verletzungen. Mittelschwere und leichtere Formen manifestieren sich oft erst im Erwachsenenalter und/oder im Zusammenhang mit chirurgischen Eingriffen bzw. Verletzungen. Zu den häufigeren Blutungsarten gehören u. a. *große Hämatome*, z. B. im Bereich der unteren Gliedmaßen, die Gefäße und Nerven komprimieren oder anderswie schädigen können, ferner Blutungen in Gelenke (*»Blutergelenk«*, *Hämarthros*, S. 457), die wiederholt auftreten und zu schweren Deformitäten Anlaß geben können. Recht oft kommt es auch zur *Hämaturie*, mit der Möglichkeit von Nierenkoliken (S. 799), während Magen-Darmblutungen seltener sind, ebenso Hirn- und Rückenmarkblutungen.

Morphologisch sind die Befunde sehr unterschiedlich. In den schweren Fällen von rezidivierendem *Hämarthros* kann sich eine *fibröse und schließlich ossäre Ankylose* mit entsprechender Verkrüppelung ausbilden. Wiederholte Hämaturie kann mit der Entstehung von *Nierensteinen* und konsekutiver *Pyelonephritis* einhergehen. Im übrigen sind erfahrungsgemäß Nierenblutungen bei Hämophilen hinsichtlich Ausmaß und Dauer besonders gefürchtet, möglicherweise wegen der im Urin reichlich vorhandenen Urokinase.

Die *chronische Blutungsanämie* ist eine nicht seltene Komplikation und kann, wie ein eigentliches *akutes Verbluten*, den Tod herbeiführen.

Bei Fällen von Hämophilie ohne nachweisbare Erblichkeit könnte es sich um eine Spontanmutation handeln, oder die Krankheit hat sich über mehrere Generationen nicht manifestiert. Weibliche Individuen mit Hämophilie sind entweder Töchter aus einer Ehe zwischen einem Hämophilen und einer Konduktorin, und/oder es liegt eine (zusätzliche) andere erbliche Koagulopathie vor. Es ist daneben eine Gruppe X-chromosomal übertragener Blutungsübel bekannt, bei der offenbar ein variabler funktioneller Defekt des Faktor VIII-Komplexes vorliegt (sog. *Heckathorn'sche Krankheit*). Eine seltene Form von funktionellem AHF-Mangel wird von einem molekularen Defekt des Proakzelerins begleitet, wobei das Faktor VIII-assoziierte antigenische Material offenbar in normaler Menge vorhanden ist.

Hereditäre Koagulopathien mit autosomalem Erbgang

Es gibt viele autosomal-hereditäre Koagulopathien, die gesamthaft eine größere Zahl von Individuen betreffen als die Hämophilien, als einzelne Leiden je-

doch selten sind. Man kennt auch Kombinationen von Defekten (z. B. Faktoren V und VIII). Männliche und weibliche Personen sind mit ungefähr gleicher Häufigkeit befallen. Die Untersuchungen darüber, ob bei Mangel an einer bestimmten Faktor-Aktivität das entsprechende Protein nicht bzw. in ungenügenden Mengen synthetisiert wird, oder ob eine biologisch inaktive Variante gebildet wird, sind noch nicht abgeschlossen.
Das *von Willebrand-Jürgens'sche Syndrom* kennzeichnet sich durch eine verlängerte Blutungszeit, eine verminderte Plättchenretention an Glasoberflächen und eine reduzierte Thrombozytenaggregation z. B. nach Einwirken von Ristozetin. Es scheint sich um eine heterogene Gruppe von Störungen zu handeln. Bei schweren Formen läßt sich das Faktor VIII/v. Willebrand-Faktor-Glykoprotein (Molekulargewicht mehr als 2×10^6) auch immunochemisch nicht nachweisen. Bei leichteren Formen scheint der Glykoprotein-Komplex vorhanden, aber abnorm zusammengesetzt und funktionell minderwertig zu sein. Bei der klassischen Form, der *v. Willebrand-Jürgens'schen Krankheit*, findet sich stets eine Gerinnungsstörung mit verminderter Faktor VIII-Aktivität. Sie unterscheidet sich von der Hämophilie A durch den autosomalen Erbgang, eine verlängerte Blutungszeit (infolge gestörter Thrombozytenfunktion) und häufig auch durch einen paradoxen, anhaltenden Anstieg von Faktor VIII nach Transfusion geringer Mengen von Normalspender-Plasma oder Faktor VIII-Konzentrat.

Beim *Mangel an Faktor XIII-Aktivität* macht sich die Blutungsneigung in der Regel von der Geburt weg bemerkbar, oft als Nachblutung aus dem Nabelstrang. Hirnblutungen sind hier auch keine Seltenheit. Als recht bezeichnend gelten Spätblutungen und Störungen der Wundheilung. Es werden zwei verschiedene Erbgänge diskutiert, wovon der eine geschlechtsgebunden sein soll.
Ein *Mangel an Faktor XII-Aktivität macht klinisch in der Regel keine Symptome.*
Der vor allem beim jüdischen Volk bekannte Mangel an Faktor XI-Aktivität bewirkt oft nur eine sehr milde Form von hämorrhagischer Diathese, kann aber u. U. lebensbedrohend sein.
Beim *Mangel an Faktor X-Aktivität*, der in einer Häufigkeit von ungefähr 1:500000 auftritt, hängt der Schweregrad des Blutungsübels vom Ausmaß des Defektes ab. Differentialdiagnostisch ist hier zu erwähnen, daß gewisse Formen von Amyloidose durch Fixation von Faktor X einen solchen Defekt imitieren.
Ein hereditärer *Mangel an Faktor VII-Aktivität* wird in einer Häufigkeit von etwa 1:500000 beobachtet; Zeichen einer hämorrhagischen Diathese finden sich hier nur bei schwerem Defekt. Der erbliche *Mangel an Faktor V-Aktivität (Parahämophilie)*, der in einer Frequenz von ungefähr 1:1000000 auftritt, geht in der Regel mit häufigen und schweren hämorrhagischen Episoden einher.
Sehr selten sind die Fälle mit genetisch bedingtem *Mangel an Faktor II-Aktivität (Prothrombin)*; die Auswirkungen gleichen denen eines Mangels an Faktor VII- oder X-Aktivität. Auch von Prothrombin sind molekulare Varianten bekannt.
Die wahrscheinlich autosomal-dominant vererbbare hämorrhagische Diathese bei sog. *Passovoy-Defekt* (benannt nach dem Familiennamen) beruht vermutlich auf der gestörten Bildung eines bisher unbekannten Gerinnungsfaktors.
Die wahrscheinlich autosomal-rezessiv vererbte sog. *kongenitale Afibrinogenämie* ist ebenfalls ein seltenes, eher gutartiges Leiden (Thrombinbildung ungestört), das jedoch mit hämorrhagischen Episoden einhergehen kann. Diese zeigen sich u. U. schon von Geburt weg, z. B. in Form von Nabelstrangblutungen. Es besteht eine Neigung zu Ekchymosen in der Haut. Einzelne dieser Individuen weisen Knochenzysten auf.
Die *kongenitale Hypofibrinogenämie*, die vermutlich auch ein hereditäres Leiden mit autosomal-rezessivem Erbgang darstellt, manifestiert sich klinisch in der Regel nur dann, wenn die Fibrinogenkonzentration im Blutplasma weniger als 0,8 g/l beträgt.
Zahlreich sind die Formen von *kongenitaler Dysfibrinogenämie*, die auf molekularen Varianten des Fibrinogens beruhen und jeweils nach dem Auffindungsort bezeichnet werden (z. B. Fibrinogen »Paris«, »Baltimore«, »Zürich« u. a.). An diesen Beispielen wurde erstmals gezeigt, daß – in Analogie zu den Hämoglobinopathien (S. 1027) – molekulare Strukturanomalien Gerinnungsstörungen bewirken können. So findet sich z. B. bei Fibrinogen »Detroit« eine Aminosäurensubstitution im N-terminalen Anteil der A-α-Kette. Soweit bekannt, handelt es sich um autosomal-dominante Erbleiden. Sie sind nicht notwendigerweise mit einer klinisch auffälligen hämorrhagischen Diathese verbunden. Für einen Teil dieser Fälle konnte gezeigt werden, daß der funktionelle Defekt auf der Stufe der Aggregation der »Fibrin-Monomere« (S. 437) liegt oder aber die Folge einer verzögerten Abspaltung der Fibrinopeptide durch Thrombin sein kann. Einige abnorme Fibrinogen-Varianten werden im zirkulierenden Blut beschleunigt abgebaut (z. B. Fibrinogen »Philadelphia«).
Die meisten Dysfibrinogenämien führen nicht zu einer abnormen Blutungstendenz. Bei Laboratoriumsuntersuchungen können sie jedoch das Bild einer intravasalen Gerinnung vortäuschen.

91.12. Erworbene Koagulopathien

Im Gegensatz zu den hereditären Koagulopathien sind bei erworbenen Gerinnungsstörungen meistens mehrere Faktoren betroffen. Eine Ausnahme bildet die – selten beobachtete – Anwesenheit von *Autoantikörpern*, die *gegen einzelne Gerinnungsfaktoren gerichtet* sind (z. B. *»Hemmkörper-Hämophilie« nach Gravidität oder bei Autoimmunkrankheiten*, wie auch bei multitransfundierten Hämophilen). Aufgrund der verschiedenartigen Mechanismen lassen sich die erworbenen Koagulopathien in vier Gruppen einordnen: 1) Störung der Bildung von Gerinnungsfaktoren; 2) Anwesenheit von Hemmkörpern, die die Blutgerinnung verzögern; 3) Verbrauchskoagulopathien; 4) primär gesteigerte Fibrinolyse.

Erworbene Störungen der Bildung von Gerinnungsfaktoren

Pathogenese: Da die meisten Gerinnungsfaktoren (mit Ausnahme u. a. von Faktor VIII) in der Leber synthetisiert werden, handelt es sich bei erworbenen Störungen der Produktion der entsprechenden Proteine in der Regel um Prozesse, die a) dieses Organ betreffen und/oder b) mit einer mangelhaften Zufuhr oder Wirkung von Substanzen einhergehen, die für die Bildung der Gerinnungsfaktoren durch die Hepatozyten notwendig sind. Acquirierte Koagulopathien dieser Art sind demnach bei *schweren Leberschäden* und/oder bei *Vitamin K-Mangel* bzw. unter dem Einfluß von *Vitamin K-Antagonisten* zu erwarten. Fehlt es an der Wirkung von Menachinon (Vitamin K_2), ist die Produktion der biologisch aktiven Faktoren II, VII, IX und X beeinträchtigt. Neuere Untersuchungen haben erkennen lassen, daß wenigstens in einem Teil der letztgenannten Fälle nicht eine quantitative Verminderung der Synthese biologisch aktiver Gerinnungsfaktoren, sondern eine qualitative Veränderung derselben im Vordergrund des pathogenetischen Geschehens steht. Ob dies auch für schwere Leberschäden zutrifft, oder ob hier lediglich eine Produktionsverminderung an sich normaler Faktoren besteht, bleibt noch weiter zu klären. *Qualitativ abnorme Gerin-*

nungsfaktoren treten u. a. bei *neoplastischen Veränderungen der Leberzellen* in Erscheinung. *Erworbene Dysfibrinogenämien* sind noch schlecht untersucht; sie beruhen möglicherweise z. T. auf einem veränderten Kohlenhydratanteil des Moleküls. Man beobachtet sie beispielsweise bei *Hepatom* bzw. *Leberzellkarzinom* und *Leberzirrhose*. *Erworbene Formen der v. Willebrand'schen Krankheit* beobachtet man hie und da bei malignen *lymphozytären Lymphomen*, wobei vermutet wird, die neoplastischen Zellen bänden oder zerstörten die weniger anodische Form von Faktor VIII-Antigen.

Beispiele:

- Leberschäden, insbesondere die *Leberdystrophie*, z. T. auch die *Leberzirrhose*, führen interessanterweise in erster Linie auch zu einer Verminderung der Vitamin K-abhängigen Faktoren II, VII, IX und X, und erst in zweiter Linie, d. h. bei ganz schweren Schäden, des Faktors V und von Fibrinogen. Faktor XIII ist recht häufig betroffen, während Faktor VIII oft eine ungewöhnlich starke Aktivität zeigt.
- *Vitamin K-Mangelzustände* sind physiologischerweise beim *Neugeborenen* vorhanden. Bei älteren Individuen beobachtet man sie beispielsweise im Rahmen von *Malabsorptions-Syndromen* (S. 689), bei *Verschlußikterus* oder nach *antibiotischer Therapie*, die zu einer schweren Reduktion der intestinalen Bakterienflora geführt hat.
- *Vitamin K-Antagonisten*, wie Dikumarol-Derivate, können u. a. bewirken, daß die Leberzellen biologisch nicht oder weniger aktive Gerinnungsfaktoren bilden. Die letzteren zeigen aufgrund ihrer Antigeneigenschaften nur teilweise Identität mit biologisch aktiven Faktoren. Neben beispielsweise Faktor X wurde dies auch für Prothrombin gezeigt, dessen biologische Aktivität weitgehend mit seiner Fähigkeit, Kalziumionen zu binden, parallel geht. Verschiedene Beobachtungen sprechen dafür, daß solche abnorme Proteine (PIVKA = **p**rotein **i**nduced by **v**itamin **K** **a**bsence or antagonists) nicht nur durch Vitamin K-Antagonisten, sondern ganz allgemein bei Vitamin K-Mangel gebildet werden. Bei PIVKA fehlen die in Gegenwart von Vitamin K gebildeten, zusätzlichen Karboxylgruppen (γ-Karboxy-Glutaminsäure). Eine *Überdosierung von Vitamin K-Antagonisten* (z. B. Dikumarol-Derivate) kann lebensgefährliche Blutungen nach sich ziehen.

Anwesenheit von Hemmkörpern, die die Blutgerinnung verzögern oder verhindern

Heparin potenziert die Inhibitor-Wirkung von Antithrombin III dosisabhängig. Es tritt natürlicherweise nie in Konzentrationen auf, die eine hämorrhagische Diathese bewirken würden. Man beobachtet jedoch lebensgefährliche Blutungen infolge Heparinwirkung dann, wenn diese Substanz in zu hohen Dosen verabreicht wird. Wiederholte Injektionen von Heparin können eine Osteoporose zur Folge haben. Heparin-Allergien gehören zu den seltenen Erscheinungen.

Die Frage nach der Bedeutung *anderer gerinnungshemmender Faktoren* (S. 442) für die Ausbildung einer hämorrhagischen Diathese bedarf weiterer Klärung. Dies gilt insbesondere für sog. Antithromboplastine, Lipide, wie Sphingosin, die verschiedenen Antithrombine, Inhibitoren einzelner Gerinnungsfaktoren, α_1-Antitrypsin, α_2-Makroglobulin und den Kallikrein-Inhibitor. Gewisse Antithrombine können kurz nach der Geburt auftreten und zu schweren Blutungsübeln führen (z. B. das Antithrombin »Pittsburgh«).
Im Rahmen von *Autoimmunprozessen* treten mitunter Antikörper auf, die gegen einzelne Gerinnungsfaktoren gerichtet sind (S. 1137). *Hochkonzentrierte Immunglobuline* (z. B. *nach Substitution* oder *Paraproteine*, S. 1222), können nicht nur die Plättchen-Aggregation, sondern auch die Fibrinbildung schwer beeinträchtigen. Von erheblicher medizinischer Bedeutung sind ferner *Hemmkörperhämophilien* bei multitransfundierten Hämophilen.
Die gerinnungshemmende Wirkung von *Fibrinogen- und Fibrinspaltprodukten* spielt wahrscheinlich bei disseminierter oder sonst massiver intravasaler Gerinnung und anschließend gesteigerter Fibrinolyse eine Rolle (s. u.). Das Fibrin-Abbauprodukt Y hemmt nicht nur die Fibrin-Polymerisation, sondern auch die Thrombozyten-Aggregation.

Verbrauchskoagulopathien (»Defibrinierungssyndrome«)

Definition: Unter einer *Verbrauchskoagulopathie* verstehen wir eine hämorrhagische Diathese, die durch einen Verbrauch von Gerinnungsfaktoren infolge massiver intravasaler Gerinnung sowie nachfolgender (sehr selten primärer) Aktivierung von Plasmin mit zusätzlicher Proteolyse von Gerinnungsfaktoren bedingt ist. Falls hierbei eine ins Gewicht fallende Hypofibrinogenämie entsteht, spricht man auch von »*Defibrinierungssyndromen*«. In einem erheblichen Teil dieser Fälle handelt es sich um eine *disseminierte intravasale Gerinnung* mit Verbrauch auch von Thrombozyten und Bildung zahlreicher hyaliner Thromben in kleinen Blutgefäßen, ein Zustand, der u. a. als *Mikrothrombangiopathie* im weiteren Sinne bezeichnet wird. Je nach den vorherrschenden Organschäden und entsprechenden klinischen Symptomen und Zeichen werden mehrere *Syndrome* auseinandergehalten, die aber nicht notwendigerweise auf unterschiedlichen pathogenetischen Mechanismen beruhen (s. u.). Bei den meisten dieser Prozesse haben wir es mit einem komplexen Geschehen zu tun, an dem sich thrombozytenaggregierende Agentien, gerinnungsaktive Substanzen und u. U. auch Gefäßschäden beteiligen, so daß u. U. *fließende Übergänge zu gewissen sog. vaskulär bedingten Blutungsübeln* vorkommen (s. u.). Dies gilt im besonderen Maß für die immunopathologisch ausgelösten Formen von disseminierter intravasaler Gerinnung.

Pathogenese: Während bei Gerinnungsvorgängen beschränkten Ausmaßes der *Verbrauch von Gerinnungsfaktoren* in ausreichendem Maß kompensiert wird, kann es bei *kurzfristig eintretender, massiver und/oder disseminierter intravasaler Gerinnung* zu einer Dekompensation des Nachschubs dieser Substanzen kommen. Auslösendes Ereignis ist in der Regel eine rasche und bedeutende *Freisetzung von Gerinnungsfaktoren im Blutplasma* bzw. *Aktivierung der Gerinnung*, beispielsweise durch lokale Einschwemmung von Thromboplastin in die Zirkulation, oft verbunden mit Plättchenaggregation. Ist eine generalisierte intravasale Gerinnung erfolgt, kann diese über hypoxische Zell- und Gewebeschäden einesteils den Gerinnungsvorgang weiter fördern, andernteils über die Freisetzung von Gewebefaktor sekundär die *Fibrinolyse steigern*

(Abb. 101, S. 444). Verschiedene Befunde sprechen dafür, daß die bei Verbrauchskoagulopathie auftretenden Blutungen dann besonders schwerwiegend sind, wenn das Plasminsystem sekundär aktiviert wurde. Plasmin verdaut ja gerade diejenigen Gerinnungsfaktoren, die bei intravasaler Gerinnung ebenfalls in erster Linie verbraucht werden. Durch partielle Proteolyse von Fibrinogen entstehen überdies aktive Spaltprodukte, wie das asymmetrische Fragment Y, die nicht nur die Polymerisierung des Fibrins, sondern auch die Aggregation der Thrombozyten hemmen. Schließlich baut Plasmin bereits vorhandenes, intravasales Fibrin ab, wodurch z. B. im Bereich einer Gefäßverletzung eine erneute Blutung hervorgerufen werden kann.

Eine Verbrauchskoagulopathie pflegt oft, braucht aber nicht immer, mit einer schweren *Thrombozytopenie* einherzugehen.

Als Verbrauchskoagulopathie im weiteren Sinne ist auch eine *Massenblutung* aufzufassen, vor allem dann, wenn der Verlust an Gerinnungsfaktoren und Thrombozyten nicht rechtzeitig durch Zufuhr von Frischblut, Frischplasma und/oder Thrombozyten wettgemacht wird. In diesen Fällen beobachtet man – im Gegensatz zur Verbrauchskoagulopathie infolge intravasaler Gerinnung und/oder Plasminämie – eine gleichmäßige Verminderung aller Gerinnungsfaktoren *(»Verdünnungssyndrom«)*. Ist der Circulus vitiosus einer Verbrauchskoagulopathie einmal unterbrochen, oder ist eine Massenblutung mit Verdünnungssyndrom zum Stillstand gekommen, kann die Normalisierung der Gerinnungsfaktoren innerhalb von Stunden erfolgen. Der Wiederanstieg der Thrombozytenzahl im Blut nimmt demgegenüber mindestens einige Tage in Anspruch.

Beispiele:

- Verbrauchskoagulopathie infolge *Freisetzung von Gerinnungsfaktoren ins Blutplasma* z. B. bei *Tod des Keimlings in utero*, *»Fruchtwasserembolien«*, *Leukämien* (insbesondere promyelozytäre Form), *metastasierenden Karzinomen* (z. B. der Prostata, des Uterus oder des Pankreas), nach *chirurgischen Eingriffen* (vor allem an Prostata, Lunge und Uterus) und nach *Schlangenbissen*.
- Eine *massive örtliche oder allgemeine Aktivierung des Gerinnungssystems und/oder Plättchenaggregation bei Fettembolie*, ausgedehnten *Schäden der Blutgefäßendothelien* (z. B. durch Endotoxin), *extrakorporaler Blutzirkulation* (z. B. künstliche Niere), und *Riesen-Hämangiomen* können ebenfalls zu einer Verbrauchskoagulopathie im weiteren Sinne bzw. einem Verdünnungssyndrom Anlaß geben.
- *Schockzustände* gehen häufig mit disseminierter intravasaler Gerinnung einher. Die Gründe hierfür sind wahrscheinlich komplex. Neben *hypoxisch bedingten Zell- und Gewebeschäden* mit Freisetzung gerinnungsaktiver Substanzen spielen vermutlich nicht nur bei septischen Schockformen bakterielle *Endotoxine* bzw. *Mikroorganismen*, die in vermehrtem Maße in die Blutbahn übertreten, ferner *Immunkomplexe* zwischen Antikörpern und bakteriellen Antigenen und die *Störung der Mikrozirkulation* (vgl. dazu u. a. das Sludge-Phänomen, S. 581) eine Rolle.
- Das vor allem bei Kindern bekannte *hämolytisch-urämische Syndrom*, das durch die Trias hämolytische Anämie, Thrombozytopenie und akute Niereninsuffizienz gekennzeichnet ist, wird wahrscheinlich in einem Teil der Fälle ebenfalls durch eine Endotoxinämie ausgelöst (z. B. bei schwerer Kolitis infolge Shigellosis).
- Eine disseminierte intravasale Gerinnung findet sich auch bei manchen Fällen von *Sepsis*, ferner bei schwerer *intravasaler Hämolyse*, die ebenfalls mit Freisetzung gerinnungsaktiver und/oder Plättchen-aggregierender Faktoren (u. a. ADP) einhergehen. Tierversuche haben allerdings erkennen lassen, daß eine künstlich herbeigeführte massive intravasale Hämolyse nicht immer zur Bildung zahlreicher hyaliner Thromben in kleinen Gefäßen führt. Die Gründe hierfür sind noch nicht befriedigend geklärt. Offenbar spielen auch gefäßaktive Substanzen eine Rolle. So bewirkte beispielsweise eine tierexperimentelle Infusion von Thrombin nur dann eine massive Thrombenbildung in den Glomerulumkapillaren der Niere, wenn gleichzeitig auch vermehrt Angiotensin freigesetzt bzw. infundiert wurde.
- Das wahrscheinlich ebenfalls polyätiologisch bedingte *Moschcowitz'sche Syndrom (thrombotische thrombozytopenische Purpura, thrombotische Mikroangiopathie i. e. S.)* stellt eine Sonderform der disseminierten intravasalen Gerinnung mit schwerem Plättchenverbrauch dar, bei der u. a. auch flüchtige zentralnervöse Ausfallerscheinungen, eine hämolytische Anämie und Fieber zum klinischen Bild gehören. Pathogenetisch scheint es sich um ein komplexes Geschehen zu handeln, bei dem in erster Linie Immunkomplex-bedingte Gefäßschäden (S. 1119) als auslösende Veränderung diskutiert werden. Die Abgrenzung dieses Syndroms gegen das hämolytisch-urämische Syndrom, die Purpura Schoenlein-Henoch (s. u.) und gewisse Autoimmunkrankheiten (z. B. Lupus erythematodes disseminatus, Polyarteriitis nodosa u. a., vgl. dazu S. 1137) bietet oft Schwierigkeiten. Morphologisch finden sich PAS-positives Material an den Innenflächen von Kapillaren und Arteriolen, die u. a. Immunglobuline und Komplementkomponenten enthalten, sowie hyaline Thromben, die sich im wesentlichen aus zerfallenden Plättchen, Fibrin und Erythrozyten zusammensetzen. Der Endothelbelag zeigt da und dort deutliche Lücken; vor allem an diesen Stellen haften Thrombozyten an. Betroffen sind die verschiedensten Organe. Das Syndrom gleicht der tierexperimentell erzeugbaren generalisierten Sanarelli-Shwartzman-Reaktion (s. u.).
- Die sog. *Purpura fulminans*, die vor allem bei Meningokokkensepsis, aber auch bei anderen Septikämien auftritt, ist ein Beispiel für eine perakut eintretende Verbrauchskoagulopathie und -thrombozytopenie (vgl. dazu auch Endotoxinschock, S. 589). Histologisch finden sich in solchen Fällen meistens weit verstreut hyaline Thromben in kleinen Gefäßen.
- *Tierexperimentell* kann eine disseminierte intravasale Gerinnung durch *Endotoxin*-Injektionen erzeugt werden. Das sog. *Sanarelli-Shwartzman-Phänomen* ist hierfür ein gutes Beispiel: Einem Kaninchen werden im Sinne eines vorbereitenden lokalen Stimulus bzw. Schadens wenige Mikrogramm bakteriellen Endotoxins in die Haut injiziert (vorbereitende Injektion). Ein Tag später erhält das Tier die gleiche Menge Endotoxin intravenös (auslösende Injektion). Innerhalb von 2–4 Std entsteht an der Stelle, wo die vorbereitende Injektion stattfand, eine hämorrhagische Nekrose, die histologisch durch Bildung hyaliner Thromben in kleinen Gefäßen und die Anwesenheit zahlreicher neutrophiler Granulozyten gekennzeichnet ist. Erfolgen die vorbereitende wie die auslösende Endotoxininjektion auf intravenösem Weg, oder werden einzeitig größere Mengen Endotoxin intravenös verabreicht, entwickelt sich eine disseminierte intravasale Gerinnung, z. T. mit bilateraler Nierenrindennekrose und hämorrhagischen Nekrosen in verschiedenen anderen Organen *(generalisierte Sanarelli-Shwartzman-Reaktion)*. Bei der Beurteilung der Pathogenese der ge-

neralisierten Sanarelli-Shwartzman-Reaktion müssen u. a. folgende zusätzliche Beobachtungen berücksichtigt werden:
- Bei thrombozyten- und/oder granulozytenarmen Tieren fällt die Reaktion nur schwach aus.
- Eine vorausgehende Heparinisierung hat ebenfalls einen protektiven Effekt.
- Wird ein Körperteil vorbestrahlt, fällt die Reaktion in diesem stärker aus als im nichtbestrahlten Restkörper.
- Antiseren, die gegen Mutanten von endotoxinproduzierenden Bakterien ohne »0«-Antigen gerichtet sind, schützen die Tiere weitgehend gegen systemische Endotoxinschäden.

Man nimmt daher an, daß der generalisierten Sanarelli-Shwartzman-Reaktion eine *komplexe Pathogenese* zugrundeliegt, bei der u. a. gegen *»0«-Antigene gram-negativer Bakterien* gerichtete Antikörper eine Rolle spielen. Wahrscheinlich wird *Komplement* (S. 1257) aktiviert, sei es durch eine *Antigen-Antikörper-Reaktion*, sei es durch direkte *Aktivierung von C3*. Durch Endotoxin läßt sich aber bis zu einem gewissen Grad eine disseminierte intravasale Gerinnung auch bei Tieren erzeugen, die weitgehend Komplement-frei gemacht worden waren. Wichtig scheint die *Freisetzung von Gewebefaktor bzw. »Thromboplastin«-ähnlichen Substanzen u. a. aus Granulozyten* zu sein, die die Gerinnung aktivieren. Ferner ist die Rolle der *Thrombozyten* als Zentren der endogenen Thrombinbildung hervorzuheben. Blutplättchen bestimmter Spezies (z. B. Kaninchen, nicht aber Mensch) können durch Endotoxin u. a. zu einer Freisetzungsreaktion gebracht werden. Es wird auch angenommen, daß *Endothelschäden* die Entwicklung der generalisierten Sanarelli-Shwartzman-Reaktion beschleunigen und/oder begünstigen. Es besteht z. B. die Möglichkeit, daß denudierte Basalmembranen das endogene Gerinnungssystem mit oder ohne Beteiligung der Thrombozyten aktivieren könnten. Durch *Indomethazin*, einen Hemmer der Prostaglandin-Synthese, läßt sich bei Kaninchen die durch zwei aufeinanderfolgende Injektionen (s. o.) von Endotoxin auslösbare generalisierte Shwartzman-Reaktion vermeiden, wahrscheinlich über eine Unterdrückung der »vorbereitenden« Veränderungen, die durch die erste Injektion hervorgerufen werden.

- In der Initialphase einer *therapeutischen Plasminaktivierung durch Streptokinase oder Urokinase* (Thrombolyse-Behandlung) werden neben Fibrinogen u. a. die Faktoren V und VIII verdaut, wogegen die Thrombozytenzahl im Blut normal bleibt. Eine ähnliche Konstellation findet man in seltenen Fällen von *reaktiver Plasminämie*.
- Neuere Befunde lassen erkennen, daß *maligne neoplastische Zellen* oft reichlich *Plasmin-Aktivator* sezernieren: Es liegt nahe zu vermuten, daß diese Eigenschaft mit dem *infiltrativen Wachstum* bösartiger Geschwülste in Beziehung stehen könnte.
- Bei Ratten kann durch intravenöse Injektion von *Liquoid (Polyanetholsulfonat)*, das gerinnungsfördernd und komplementaktivierend wirkt, eine *disseminierte intravasale Gerinnung* hervorgerufen werden.
- Ein klassisches Beispiel für ein Verdünnungssyndrom ist die Verbrauchskoagulopathie, die nach Entstehung eines *großen retroplazentaren Hämatoms* bei vorzeitiger Lösung der Plazenta auftreten kann.

Morphologisch finden sich bei disseminierter intravasaler Gerinnung in *vielen kleinen Gefäßen*, insbesondere Präkapillaren, Kapillaren und postkapillären Venolen, *hyaline Thromben*. Die letzteren enthalten, wie elektronenmikroskopisch und immunofluoreszenzoptisch gezeigt werden kann, u. a. Thrombozyten, Fibrin und Erythrozyten. Je nach der Lokalisation der hyalinen Thromben können verschiedene ischämische und hämorrhagische Organschäden im Vordergrund der Symptomatologie stehen: Nierenschäden, die bis zur bilateralen Nierenrindennekrose reichen, herdförmige Nekrosen z. B. im Magenbereich, die zu hämorrhagischen Erosionen und akuten Geschwüren überleiten, ferner hämorrhagische Hautnekrosen und entsprechende Veränderungen in inneren Organen, wie Leber und Pankreas. Mitunter beobachtet man hyaline Thromben in Lungenkapillaren in so großer Zahl, daß es zu einer Überlastung der rechten Herzhälfte kommen kann. Eine Purpura cerebri kommt nur selten zustande. Beim Sheehan-Syndrom (S. 393) wird als ursächliches Moment u. a. eine Thrombenbildung in den Sinusoiden des Hypophysenvorderlappens angenommen. Nach dem Tod lösen sich hyaline Thromben relativ rasch auf, so daß der Autopsiebefund das Ausmaß der intravasalen Gerinnung nicht richtig wiederzugeben braucht.

»Primär« gesteigerte Fibrinolyse als mögliche Ursache einer erworbenen Koagulopathie.
Abgesehen von einer allfälligen Überdosierung von Urokinase oder Streptokinase, scheint eine Plasminogen-Aktivierung ohne gleichzeitige Gerinnung selten – wenn überhaupt – vorzukommen. Solche Zustände wurden beispielsweise mit Septikämien, Prostatakarzinomen und Leberzirrhose in Beziehung gebracht; diese Beobachtungen bedürfen aber einer weiteren Bestätigung. Es ist im übrigen auch heute noch nicht klar, ob eine vorübergehend gesteigerte Fibrinolyse wesentlich am schubweisen Verlauf hämorrhagischer Diathesen beteiligt ist.

Sog. Hyperkoagulabilität des Blutes
Eine Hyperkoagulabilität, d. h. eine erhöhte Gerinnungsbereitschaft des Blutes ganz allgemein, ist nicht leicht nachzuweisen, da solche Zustände offenbar nur von kurzer Dauer sind. Meistens inaktivieren physiologische Inhibitoren allfällig aktivierte Gerinnungsfaktoren sehr rasch, und das retikulohistiozytäre System nimmt die letzteren oder Inhibitor-Enzymkomplexe auch bald nach ihrer Entstehung auf. Am besten belegt ist der Zusammenhang zwischen venöser Stase, Hyperkoagulabilität des Blutes und Ausbildung tiefer Phlebothrombosen im Bein (S. 469). Eine gewisse Hyperkoagulabilität kann u. a. dann eintreten, wenn die Aktivität von Antithrombin III mehr oder weniger vermindert ist, z. B. nach Operationen und nach Einnahme oraler Kontrazeptiva, abgesehen von den seltenen Störungen des Antithrombin-Systems.

91.13. Relative Bedeutung verschiedener Hämostase-Mechanismen in Abhängigkeit vom Kaliber der betroffenen Blutgefäße

Für die *kontinuierliche Blutstillung* im Sinne der physiologischen Abdichtung der an sich nicht dauernd restlos geschlossenen Blutbahn sind in erster Linie die

Thrombozyten verantwortlich. Auch bei *örtlich umschriebenen Läsionen der kleinen Strohmbahn (Mikrozirkulation)* beruht die Hämostase vor allem auf *thrombozytären Funktionen*.

Die *Blutgerinnung* als zusätzlicher Faktor ist erst für die Hämostase nach *ausgedehnten Verletzungen*, insbesondere mit Eröffnung mittelgroßer Venen, Arteriolen und kleinerer Arterien, unbedingt notwendig.

Nach *Verletzung mittelgroßer und großer Arterien* ist die Strömungsgeschwindigkeit des Blutes an der Stelle der Gefäßeröffnung so groß, daß weder Thrombozytenaggregate noch Blutgerinnung eine Blutstillung herbeiführen können. In diesen Fällen bedarf es eines chirurgischen Gefäßverschlusses, falls nicht z. B. die Selbsttamponade durch ein im Innern von Weichteilen entstandenes Hämatom (S. 456) die spontane Hämostase ermöglicht.

91.14. Vaskulär bedingte oder mitbedingte hämorrhagische Diathesen

---

Definition: Unter dem Begriff »*vaskuläre hämorrhagische Diathese*« wird eine große Gruppe von Krankheitsbildern zusammengefaßt, deren gemeinsames Kennzeichen eine wenigstens teilweise auf Gefäßveränderungen beruhende, allgemeine Blutungsneigung ist.

Aus der hier gegebenen Umschreibung geht hervor, daß nicht alle Formen von sog. vaskulärer hämorrhagischer Diathese ausschließlich durch Gefäßveränderungen verursacht werden. In manchen Fällen, insbesondere bei immunopathologischen Prozessen, bei infektiös-toxischen Zuständen und bei abnormer Zusammensetzung der Bluteiweiße, scheint eine Kombination von Thrombozytenveränderungen, Störungen der plasmatischen Gerinnung und Schädigungen der Blutgefäßwände vorzuliegen: Hier wäre es an sich gerechtfertigt, von *kombinierter hämorrhagischer Diathese* zu sprechen; dieser Begriff wird aber im medizinischen Sprachgebrauch selten verwandt.

Hereditäre Leiden mit vaskulärer hämorrhagischer Diathese

Eine gefäßbedingte Blutungsneigung besteht u. a. bei Leiden vom Typ des *Ehlers-Danlos-Syndroms* (S. 106), einer Gruppe biochemisch in vielen Fällen noch nicht restlos geklärter, vermutlich zum Teil auf einem hereditären Mangel an Lysylhydroxylase-Aktivität beruhender Störungen im Kollagen- und Elastinaufbau. Bezeichnend für diese Leiden ist u. a. die *Fragilität der Blutgefäße*, so daß bei leichtesten Traumen Blutungen auftreten.

Die *Teleangiectasis hereditaria haemorrhagica (Morbus Rendu-Osler-Weber* oder kurz *Morbus Osler)* ist das häufigste der hereditären Leiden mit vaskulär bedingter Blutungsneigung; es wird autosomal-dominant vererbt und manifestiert sich in der Regel erst im jugendlichen Erwachsenenalter. Vor allem sind Haut und Schleimhäute im Kopfbereich betroffen, aber auch innere Organe, insbesondere der Verdauungskanal, der Respirationstrakt sowie die Nieren und Harnwege können befallen und Quellen von Blutungen sein (z. B. sog. *familiäre Hämaturie*). Morphologisch stehen die herdweise stark dilatierten Kapillaren und Venolen im Vordergrund. Den letzteren fehlt oft die Lamina externa, und die glatten Muskelfasern sind nur noch stellenweise vorhanden. Hie und da entstehen arteriovenöse Fisteln (S. 497); liegen diese in der Lunge, entwickelt sich u. U. eine Mischzyanose. Die Gefäßveränderungen erklären das klinische Bild mit wechselnden Haut- und Schleimhautblutungen, Hämoptoe, Hämaturie, okkultem Blutverlust im Gastrointestinaltrakt und – was prognostisch ungünstig zu werten ist – mitunter zentralnervösen Hämorrhagien.

Vitamin C-Mangel als Ursache einer vaskulären hämorrhagischen Diathese

Das Vollbild des *Skorbuts* (S. 864) wird hierzulande kaum mehr angetroffen. Es ist u. a. durch Zahnfleischblutungen sowie Hautblutungen und Hämorrhagien in anderen Geweben gekennzeichnet. Latente Formen im Sinne eines *Präskorbuts* kommen indessen häufiger vor, als allgemein bekannt ist. Auch die beim weiblichen Geschlecht recht öfters anzutreffende sog. *isolierte Kapillarfragilität*, die zu wiederholten Blutungen (z. B. Ekchymosen bei den geringsten Traumen) prädisponiert, läßt sich wenigstens in einem Teil der Fälle durch Vitamin C-Therapie günstig beeinflussen. Zitroflavonoide haben eine ähnliche Wirkung.

Purpura senilis

Dieser begegnet man vor allem bei senilem Marasmus; sie betrifft in erster Linie die Extremitäten, wo längs der Venen des Hand- und Fußrückens sowie an Vorderarmen und Beinen gehäuft Petechien und kleine Blutergüsse beobachtet werden. Als Ursache wird eine altersbedingte Fragilität der Gefäßwände angenommen.

Blutungsneigung bei hormonalen Störungen

Eine erhöhte Bereitschaft zu Blutungen besteht u. U. zur Zeit der *Menstruation*, ferner bei endogenem oder iatrogenem *Hyperadrenokortizismus* und bei *Hyperthyreose*. Meistens handelt es sich aber um milde Formen, die manchmal zufällig – auf Grund eines positiven Ausfalls des Rumpel-Leede-Tests – ausfindig gemacht werden.

Durch Immunglobuline, Immunkomplexe und/oder infektiös-toxische Einflüsse bedingte oder mitbedingte Formen von vaskulärer hämorrhagischer Diathese

Die sog. *Purpura hyperglobulinaemica (Waldenström)*, die mit Vorliebe die unteren Extremitäten befällt, kommt bei Hypergammaglobulinämie verschiedener Genese vor, u. a. bei sog. Autoimmunkrankheiten, wie rheumatoider Arthritis, disseminiertem Lupus erythematodes, Sjögren-Syndrom u. a. Wahrscheinlich handelt es sich um einen komplexen pathogenetischen Mechanismus, der nicht nur mit einer Schädigung der Gefäßwände verbunden ist, sondern auch die Thrombozytenaggregation und die Blutgerinnung stört (s. o.). Im Bereich der Blutungen erkennt man mikroskopisch da und dort eine nekrotisierende Arteriolitis bzw. Arteriitis (S. 493). Die wiederholten Blutungen bringen es mit sich, daß die Haut vor allem der unteren Extremitäten infolge Hämosiderinablagerung eine bräunliche Verfärbung aufweist. Ähnliche Veränderungen finden sich bei der Purpura, die gemischte Formen von *Kryoglobulinämie* (S. 1224) begleiten kann.

Der sog. *Purpura Schönlein-Henoch* begegnet man vor allem bei Kindern, bei Knaben häufiger als bei Mädchen. In der Regel beginnt die Krankheit mit petechialen Blutungen an den unteren Extremitäten; dann gesellen sich oft Zeichen innerer Blutungen hinzu, insbesondere eine Mikrohämaturie (*hämorrhagische Glomerulitis*), manchmal eine Meläna (S. 456), verbunden mit abdominellen Koliken. Infolge Darmwandblutungen kann es u. U. zur Invagination kommen. Urtikarielle Hautexantheme, flüchtige Oedeme und Gelenkschwellungen gehören ebenfalls zu den häufigeren Symptomen. Pathogenetisch scheinen zirkulierende Immunkomplexe das schädigende Agens zu sein: diese lagern sich in den Wänden kleiner Blutgefäße ab, und über eine Komplementaktivierung kommt es zur chemotaktischen Anhäufung neutrophiler Granulozyten (vgl. dazu S. 1263), die oft zerfallen (sog. *leukoklasisches Mikrobid bei Immunvaskulitis, leukozytoklasische Angiitis*). Als Antigene kommen mikrobielle Produkte, insbesondere Streptokokkenantigene, in Frage, womit sich eine Verwandtschaft zum rheumatischen Fieber (S. 1158) ergibt. Es bestehen ferner pathogenetische Beziehungen zur Polyarteriitis nodosa (S. 493). Aber auch andere Bakterienantigene können beteiligt sein, ferner Arzneimittel u. a. m. Eine Sonderform, die *Purpura fulminans (Purpura septica s. necroticans)*, die vor allem nach Streptokokkeninfekten auftritt, nimmt oft einen tödlichen Verlauf.

Neben dem klassischen Bild der Schönlein-Henoch'schen Purpura kommen alle Varianten von sog. *allergischer Vaskulitis* vor; auch sie können mit petechialen Blutungen einhergehen.

Schwere Infektionen durch andere Erreger, z. B. eine Sepsis durch *Staphylokokken, Gram-negative Keime* und insbesondere *Meningokokken*, führen oft auch zu einer teilweise vaskulär bedingten Blutungsneigung. Allerdings sind hier Immunkomplexe nicht immer in erster Linie im Spiel; vielmehr muß in solchen Fällen auch mit einer direkt toxischen Schädigung der Blutzellen (somit auch der Thrombozyten) und Gefäßwände gerechnet werden. Eine besondere Form stellt das »*Waterhouse-Friderichsen-Syndrom*« mit bilateraler Nebennierenblutung, verbunden mit Haut- und Schleimhautblutungen, dar; meistens handelt es sich dabei um eine Meningokokkensepsis. Im Rahmen dieser Prozesse entwickelt sich häufig auch eine Verbrauchskoagulopathie mit mehr oder weniger ausgeprägter disseminierter intravasaler Gerinnung (vgl. dazu S. 451).

Zellgebundene Immunreaktionen scheinen der *Purpura pigmentosa progressiva (Kalkoff)* zugrunde zu liegen, die sich vor allem an den unteren Extremitäten manifestiert. Mikroskopisch finden sich hier neben Gefäßveränderungen u. a. lymphozytäre Infiltrate. Das auslösende Antigen kann in manchen Fällen nicht ausfindig gemacht werden.

Bei manchen *Überempfindlichkeitsreaktionen gegenüber Medikamenten* (Salizylate, Barbiturate, Pyramidon, Chinin, Jod u. a. m.) besteht eine Blutungsneigung, die zum Teil auch vaskulär bedingt ist und auf zellgebundenen wie humoralen Immunreaktionen beruhen kann.

Von den vaskulär bedingten hämorrhagischen Diathesen sind diejenigen Blutungsformen abzugrenzen, die durch lokale Gefäßveränderungen bedingt sind, z. B. bei *Angiomatosis retinae* und *Kleinhirnhämangioblastom* (v. Hippel-Lindau'sche Krankheit, S. 303), ferner bei der sog. *Leptomeningosis haemorrhagica interna (Catel)*, die durch Teleangiektasien, arteriovenöse Aneurysmen und/oder ein Angioma racemosum im Meningealbereich gekennzeichnet ist. Gut bekannt sind schließlich lokale Blutungen aus oberflächlich gelegenen *Varizen*.

Eine Übersicht über sog. Kapillaropathien findet sich in Tabelle 32.

Literatur

Bills, T. K., Smith, J. B., Silver, M. J.: Selective release of arachidonic acid from the phospholipids of human platelets in response to thrombin. J. Clin. Invest. *60*, 1 (1977) — *Burch, J. W., Stanford, N., Majerus, P. W.:* Inhibition of platelet prostaglandin synthetase by oral aspirin. J. Clin. Invest. *61*, 314 (1978) — *Charo, I. F., Feinman, R. D., Detwiler, T. C.:* Interrelations of platelet aggregation and secretion. J. Clin. Invest. *60*, 866 (1977) — *Chiang, T. M., Beachey, E. H., Kang, A. H.:* Binding of collagen α1 chains to human platelets. J. Clin. Invest. *59*, 405 (1977) — *Counts, R. B., Paskell, S. L., Elgee, S. K.:* Disulfide bonds and the quaternary structure of factor VIII/von Willebrand factor. J. Clin. Invest. *62*, 702 (1978) — *Cowan, D. H., Graham, R. C. Jr., Baunach, D.:* The platelet defect in leukemia. Platelet ultrastructure, adenine nucleotide metabolism, and the release reaction. J. Clin. Invest. *56*, 188 (1975) — *Davie, E. W., Fujikawa, K.:* Basic mechanisms in blood coagulation. Ann. Rev. Biochem. *44*, 799 (1975) — *Gaffney, P. J., Balkuv-Ulutin, S. (eds.):* Fibrinolysis. Current fundamental and clinical concepts. New York: Academic Press 1978 — *Goldsmith, G. H. Jr., Saito, H., Ratnoff, O. D.:* The activation of plasminogen by Hagemann factor (factor XII) and Hageman factor fragments. J. Clin. Invest. *62*, 54 (1978) — *Jamieson, G. A., Okumura, T.:* Reduced thrombin binding and aggregation in Bernard-Soulier platelets. J. Clin. Invest. *61*, 861 (1978) — *Kaywin, P., McDonough, M., Insel, P. A., Shattil, S. J.:* Platelet function in essential thrombocythemia. Decreased epinephrine responsiveness associated with a deficiency of plate-

Tabelle 32. Vorwiegend vaskuläre hämorrhagische Diathese und sog. vaskuläre Purpura: Kapillaropathien, Angiolopathien und Vaskulitiden

1. *Hereditäre Leiden*
   - Ehlers-Danlos-Syndrom
   - Teleangiectasia hereditaria haemorrhagica (Morbus Rendu-*Osler*-Weber)
2. *Mangelzustände*
   - Vitamin C-Mangel: Präskorbut-Skorbut
   - Purpura senilis: bei Marasmus
3. *Hormonale Störungen*
   - Diabetes mellitus: Mikroangiopathie
   - Hyperadrenokortizismus
   - Hyperthyreose
   - Vor der Menstruation
4. *Durch Immunglobuline, Immunkomplexe und/oder infektiös-toxische Einflüsse bedingte Purpura-Formen*

   Hypergammaglobulinämie (Purpura hyperglobulinaemica Waldenström) bei:
   - Rheumatoider Arthritis
   - Lupus erythematodes disseminatus
   - Sjögren-Syndrom
   - Vermehrung monoklonaler Immunglobuline (Makroglobulinämie, multiples Myelom)

   Kryoglobulinämie

   Allergische Vaskulitis verschiedener Ursache (Vasculitis superficialis Ruiter)

   Purpura Schönlein-Henoch
   - Purpura fulminans, nach Streptokokkeninfektion

   Purpura bei anderen schweren Infektionen
   - Staphylokokkensepsis
   - Meningokokkensepsis (Waterhouse-Friderichsen-Syndrom)

   Purpura bei humoralen und/oder zellgebundenen Überempfindlichkeitsreaktionen auf Medikamente wie z. B.:
   - Salizylate, Barbiturate, Pyramidon, Jod, Chinin, u. a.

   Purpura pigmentosa progressiva Kalkoff
   - Wahrscheinlich zellgebundene Immunreaktion
5. *Lokale Gefäßveränderungen*
   - Sog. kongophile Angiopathie (vor allem im Gehirn)

   Livedoerkrankungen (Cutis marmorata)
   - Atonisch-hypertonischer Symptomenkomplex kutaner und subkutaner Blutgefäße

   Akrozyanosen

   Teleangiektasien
   - Naevus flammeus
   - Klippel-Trénaunay-Weber-Syndrom
   - Sturge-Weber-Krabbe-Syndrom
   - andere seltene Gefäßhamartien

let α-adrenergic receptors. N. Engl. J. Med. *299*, 505 (1978) — *Marcus, A. J., Silk, S. T., Safier, L. B., Ullman, H. L.*: Superoxide production and reducing activity in human platelets. J. Clin. Invest. *59*, 149 (1977) — *Martinez, J., Palascak, J. E., Kwasniak, D.*: Abnormal sialic acid content of the dysfibrinogenemia associated with liver disease. J. Clin. Invest. *61*, 535 (1978) — *Minkes, M., Stanford, N., Chi, M. M.-Y., Roth, G. J., Raz, A., Needleman, P., Majerus, P. W.*: Cyclic adenosine 3', 5'-monophosphate inhibits the availability of arachidonate to prostaglandin synthetase in human platelet suspensions. J. Clin. Invest. *59*, 449 (1977) — *Ogstone, D., Bennet, B. (eds.)*: Haemostasis: Biochemistry, physiology and pathology. Chichester: Wiley 1977 — *Phillips, D. R., Agin, P. P.*: Platelet membrane defects in Glanzmann's thrombasthenia. J. Clin. Invest. *60*, 535 (1977) — *Smith, J. B., Ingerman, C., Silver, M. J.*: Persistence of thromboxane A_2-like material and platelet release-inducing activity in plasma. J. Clin. Invest. *58*, 1119 (1976)

92. Blutungen (Hämorrhagien)

92.1. Allgemeine Begriffe

Definitionen: Als *Hämorrhagie* oder *Blutung* wird ein Austritt von Blut in seiner vollen Zusammensetzung aus Blutgefäßen oder dem Herzen bezeichnet. Je nach der *Blutungsquelle* sprechen wir von *arteriellen, venösen* oder *kapillaren Blutungen*, ferner von *Herzruptur* bzw. *-perforation*. Man unterscheidet *innere Blutungen* (im Gewebe, in Organen oder in Körperhöhlen) und *Blutungen nach außen*, entweder direkt oder durch vorgebildete Kanäle. Je nach Form, Größe und Lokalisation werden Blutungen in Geweben, Organen und Körperhöhlen bzw. Blutungen nach außen wie folgt bezeichnet:
- *Extravasat:* aus Blutgefäßen ausgetretenes Blut, wobei diese Bezeichnung oft für kleinste Blutmengen benützt wird.
- *Hämatom:* umschriebene, dreidimensional ausgebreitete Blutung *im* Gewebe, die zu einer makroskopisch wahrnehmbaren Auftreibung bzw. Raumforderung mit Verdrängung des umliegenden Gewebes führt.
- *Blutkoagulum:* geronnener Blutklumpen.
- *Blutschorf:* geronnenes Blut über einer Wunde, oft eingetrocknet.
- *Sugillation:* größere flächenhafte, unscharf begrenzte Blutung in der Haut.
- *Suffusion:* wie Sugillation, wird aber in der Regel für Schleimhautblutungen verwandt.
- *Petechien:* punktförmige Blutungen.
- *Purpura:* generalisierte punktförmige, z. T. auch etwas größere Blutungen.
- *Ekchymosen:* kleinfleckige Blutungen, vor allem in Haut und Schleimhäuten.
- *Epistaxis:* Nasenbluten.
- *Hämoptoe:* Blutspucken von gewissem Ausmaß, bis zum massiven »Blutsturz«.
- *Hämoptyse:* Abgang kleinster Blutmengen mit dem Sputum.
- *Hämatemesis:* Bluterbrechen.
- *Meläna:* Schwärzlicher Stuhl infolge reichlich beigemengten hämatinisierten Blutes.
- *Hämobilie:* Blut in der Galle.
- *Hämaturie:* Blut im Urin, wobei man zwischen *Makrohämaturie* (makroskopisch wahrnehmbar) und *Mikrohämaturie* (nur mikroskopisch erkennbar) unterscheidet.
- *Menorrhagie:* verstärkte und/oder verlängerte Regelblutung (Menstruation).

- *Metrorrhagie(n):* unregelmäßige Blutungen aus dem Uterus, auch zwischen den Regelblutungen.
- *Hämatothorax:* Blut im Pleuraraum.
- *Hämatoperikard:* Blut im Herzbeutel.
- *Hämatoperitoneum (Hämaskos):* Blut in der Peritonealhöhle.
- *Hämarthros:* Blut in einer Gelenkhöhle.
- *Hämatometra:* Blut im Cavum uteri.
- *Hämatokolpos:* Blut in der Vagina.
- *Hämatosalpinx:* Blut in der Tube.
- *Hyphaema:* Blut in der vorderen Augenkammer.
- *Haemophthalmus:* Blutgefüllter Augenbulbus.
- *Haematocephalus internus:* Blutgefülltes Ventrikelsystem des Gehirns.
- *Hämatomyelie:* zusammenhängende Blutung im Zentralbereich des Rückenmarkes.
- *Haematocephalus externus:* reichlich Blut im Subarachnoidalraum der Gehirnoberfläche.

92.2. Pathogenetisch differente Formen der Blutung

Grundsätzlich kann eine Blutung durch eine mehr oder weniger grobe *Eröffnung der Gefäßwand bzw. der Herzwand* und/oder eine örtliche oder diffuse *Wandundichte* bedingt sein. Bei der letzteren liegt der Grund teils in der *abnormen Beschaffenheit der Wandstrukturen an sich*, teils in *gestörten Funktionen des Blutes*, insbesondere der *Thrombozyten. Hämorrhagische Infarzierungen* werden später gesondert besprochen (S. 513).

Definitionen: Als *»Haemorrhagia per rhexin«* (Rhexis = Zerreißung) oder *Rhexisblutung* bezeichnen wir die Blutung als Folge einer spontanen Ruptur der Wand eines nicht-kapillären, größeren Blutgefäßes, insbesondere einer Arterie, oder des Herzens. Wird das Blutgefäß durch einen zerstörenden Prozeß von außen her aufgebrochen, spricht man von *»Haemorrhagia per arrosionem (per diabrosin (Annagung) s. per diaresin (Anfressung))«*. Direkt *traumatische Blutungen* sind beispielsweise solche, die durch Schnitt-, Stich- oder Schußwunden hervorgerufen werden. Die *»Haemorrhagia per diapedesin (Durchwanderung)«* kommt bei »Wandundichte« vor, beispielsweise bei Thrombozytopenie; die Bezeichnung ist insofern nicht treffend gewählt, als auch hier Mikroläsionen der Blutgefäßwand – wenn auch lichtmikroskopisch kaum erkennbar – die Regel sind.

Die wichtigsten pathogenetischen Mechanismen beim Zustandekommen einer örtlichen Blutung sind in Abb. 102 skizziert.

Ursachen und **Pathogenese:** Eine *Rhexisblutung* liegt immer dann vor, wenn die Gefäßwand oder die Herzwand dem auf sie ausgeübten *Druck* – seltener *Sog* – nicht mehr standhält und reißt. In manchen Fällen, beispielsweise bei arteriellem Hochdruck, besteht ein *Mißverhältnis zwischen Innendruck und Wandstärke;* dennoch darf angenommen werden, daß eine Gefäßruptur auch unter diesen Bedingungen meistens nur dann zustande kommt, wenn an der betreffenden Stelle eine *abnorme Wandschwäche* besteht, z. B. in Form eines *Aneurysma* (S. 497) verschiedener Genese oder von *Teleangiektasien* (vgl. dazu auch S. 495). Ausnahmen bilden etwa Gefäßrupturen bei gewaltsamen *Traumen.* Auch bei einer Arrosion der Gefäßwand von außen (Haemorrhagia per diabrosin s. diaresin, s. u.), kommt es in der letzten Phase des Geschehens häufig zu einer eigentlichen Ruptur der geschwächten Partie.

Naturgemäß betreffen Rhexisblutungen in erster Linie *Arterien* und das *Herz.* Aus Arterien tritt das Blut unter Druck und, dem Puls entsprechend, in Stößen aus. Nach außen oder in einen Hohlraum hinein kann es sich im Strahl ergießen. Rupturblutungen kommen aber auch an *Venen* vor.

Beispiele:

- Sog. *Massenblutung im Gehirn (Apoplexia cerebri, apoplektische Gehirnblutung,* S. 327), die insbesondere bei *arteriellem Hochdruck* vorkommt und auf einer Arterienruptur zu beruhen pflegt. Meistens scheinen solche Rhexisblutungen während einer Blutdruckanstiegskrise zu erfolgen. Serienschnitt-Untersuchungen in solchen Fällen haben gezeigt, daß die Hämorrhagie in der Regel von einem geborstenen, mikroskopisch kleinen *Aneurysma* ausgeht, wobei dieses sackförmig, lipohyalinotisch und/oder asymmetrisch fusiform sein kann und wenigstens teilweise eine *erworbene Veränderung* darstellen dürfte. Man kennt aber auch arterielle Massenblutungen bei Hochdruck, die ihre Ursache in einer Ruptur nicht-aneurysmatischer Arterienveränderungen haben (z. B. sog. »bleeding globe«). Das Hauptmerkmal der hypertonen Gefäßerkrankung ist die *Arteriolohyalinose* bzw. *Arteriolosklerose (hypertensive Angiopathie)*, wobei sich eine *Wandnekrose* hinzugesellen kann. Direkt oder mit einiger Latenz kann die Blutung noch in das Ventrikelsystem durchbrechen (Haematocephalus internus) und/oder in den Subarachnoidalraum austreten (vgl. dazu S. 327).
- *Ruptur eines Aneurysma im Bereich der basalen Hirnarterien* mit nachfolgender massiver Subarachnoidalblutung und/oder sog. Wühlblutung in das Hirngewebe, möglicherweise auch in das Ventrikelsystem hinein. Diese Aneurysmen sind offenbar *kongenital* als Wandschwäche angelegt und vergrößern sich im Verlauf der Zeit. Solche Zwischenfälle ereignen sich oft auch bei Normotonikern (vgl. dazu S. 497).
- *Rhexisblutung eines arteriosklerotischen Aneurysma* (S. 497), beispielsweise der *Aorta abdominalis*, mit Ausbildung eines ausgedehnten retroperitonealen Hämatoms und/oder Hämaskos. Die Gefäßruptur kann hier traumatisch ausgelöst werden oder spontan erfolgen.
- *Ruptur eines syphilitischen (luischen, luetischen) Aneurysma* der Pars ascendens der Aorta thoracica infolge entzündlich bedingter Wandschwäche (*Mesaortitis luica*, S. 1988).
- Beim *Aneurysma dissecans der Aorta*, das in der Regel auf der Grundlage einer *zystoiden (myxoiden) Medianekrose* entsteht (S. 499), erfolgt die Ruptur der Gefäßwand meistens in zwei Zeiten: zuerst reißt das innere Blatt der Aortenwand, oft

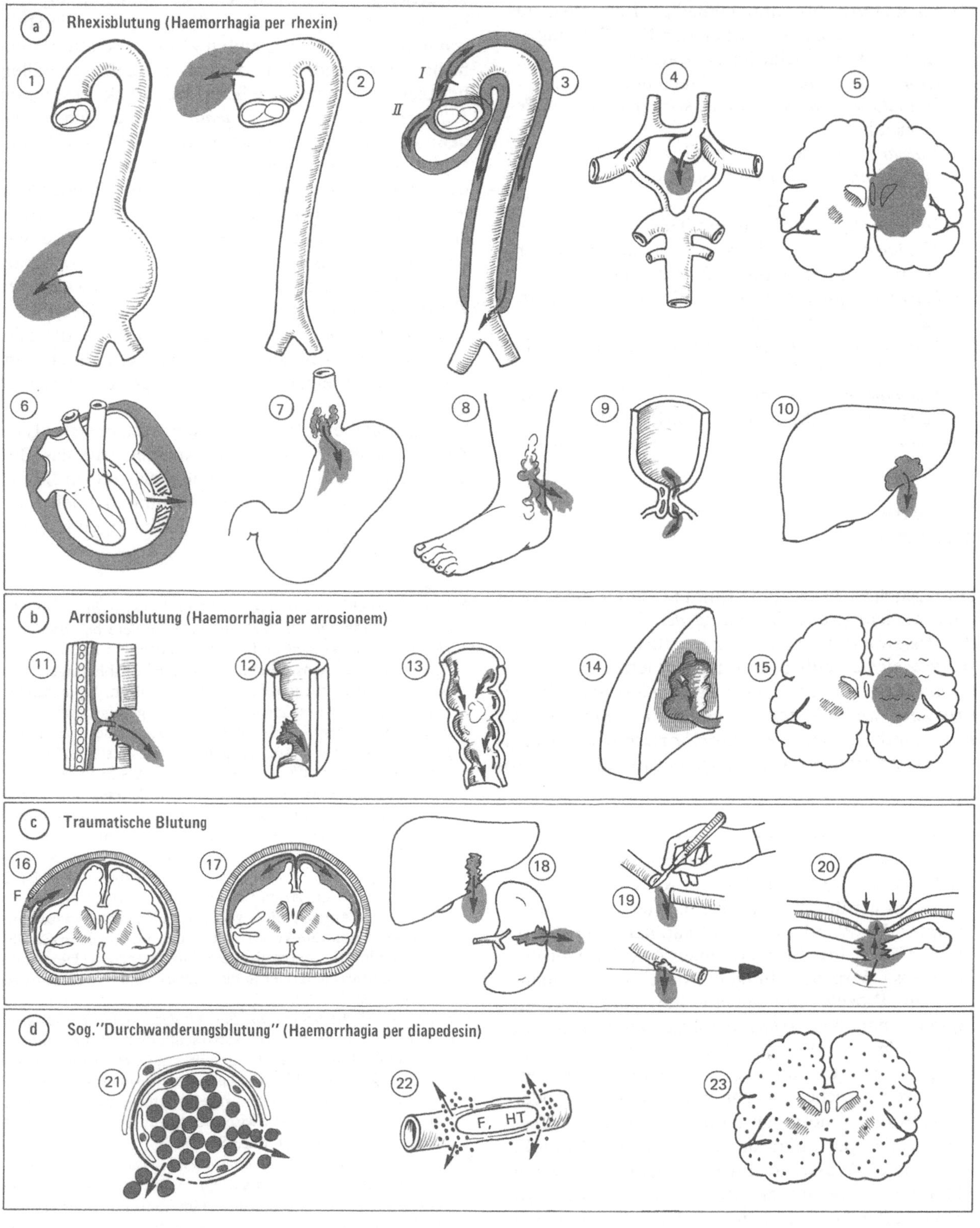

Abb. 102 a–d. *Beispiele verschiedener Blutungsformen.* **a** *Rhexisblutungen:* Ruptur eines *arteriosklerotischen Aneurysma der Aorta abdominalis* (1) und eines *syphilitischen (luischen) Aneurysma* im aufsteigenden Teil der Aorta thoracica (2); die Wandschwächung beruht im letztgenannten Fall auf einer Mesaortitis luica. *Aneuryma dissecans der Aorta* infolge zystoider Medianekrose (3): Die Ruptur findet hier oft zweizeitig statt, wobei ein erster Einriß (I) – oft oberhalb der Aortenklappen – bis in die zystoid degenerierte Media führt, und das einströmende Blut die Media auf langer Strecke »disseziert«. Die zweite Ruptur (II) erfolgt durch die äußeren Media- und die Adventitiaschichten nach außen, nicht selten in den Herzbeutel hinein (Herzbeuteltamponade). Ruptur eines sog. kongenitalen *Aneurysma basaler Hirnarterien,* hier im Verzweigungsbereich der A. communicans anterior und der A. cerebri anterior, mit nachfolgender Subarachnoidalblutung, u. U. auch »Wühlblutung« in

oberhalb der Aortenklappen, und es entwickelt sich die Dissektion im Sinne einer mantelförmigen Blutung im Bereich der Media. Später kommt es dann in der Regel zu einem Einreißen auch der äußeren Wandschicht und massiver Blutung in die Umgebung (z. B. Herzbeuteltamponade).

- *Hämangiome bzw. Hämangioblastome*, insbesondere solche mit kavernösen Bluträumen, können ebenfalls rupturieren. Je nach Größe und Lokalisation der Blutung haben diese Hämorrhagien u. U. lebensbedrohliche Folgen (z. B. Gefahr des Verblutens bei Ruptur eines großen subkapsulären Haemangioma cavernosum der Leber; Hirnschaden und Hirndruck nach Ruptur eines intrazerebralen Hämangioms bzw. Hämangioblastoms, z. B. im Kleinhirnbereich). Ähnliches gilt für die Ruptur *variköser Venen* der Hirnhäute, wie sie z. B. bei der *Sturge-Weber'schen Krankheit* vorkommen.
- Arterielle Rupturblutungen infolge kurzfristig eintretender Schwächung der Gefäßwand ereignen sich z. B. nach Embolie durch bakterienhaltiges Material (sog. *»mykotisches« Aneurysma*, beispielsweise bei *bakterieller Endokarditis*) oder bei *Polyarteriitis (Panarteriitis) nodosa* (S. 493).
- Die *Ruptur von Oesophagusvarizen* (S. 544), wie sie sich bei *Leberzirrhose* (S. 726) ausbilden, ist oft mit lebensbedrohlichen Blutverlusten verbunden. Als auslösende Momente kommen u. a. ein gesteigerter intravenöser Druck, mechanische Läsionen (z. B. harte, spitze Nahrungsbestandteile), peptische Schleimhautschäden und/oder ischämische Veränderungen in Frage.
- Oberflächlich gelegene *Varizen an den unteren* Extremitäten können schon bei leichter traumatischer Schädigung nach außen aufbrechen (vgl. dazu *Ulcus cruris*, S. 470). Ähnliches gilt für *Hämorrhoiden*, d. h. Varizen im Plexus haemorrhoidalis.
- Durch *Druckverminderung (Sog) außerhalb der Gefäße* – mit oder ohne Drucksteigerung im Innern derselben – bedingte Blutungen erfolgen meistens aus kleinen Venen, z. B. bei zu stark *forcierter Katheterisierung der Harnblase*, bei zu raschem *Ablassen eines Pleuraergusses* (Blutungen u. a. auch in die Lungenalveolen), bei *Otitis media* (Sogwirkung auf die Innenseite des Trommelfells infolge Verschluß der Tuba Eustachii) sowie bei Druckabfall in der Atmosphäre (z. B. bei Höhenflügen ohne Druckkabinen, die u. a. Nasenbluten bewirken können).
- *Ruptur der Wand des linken Herzventrikels* im Bereich eines transmuralen Myokardinfarktes (S. 510), seltener eines *Herzwandaneurysma* (S. 500), mit nachfolgender *Herztamponade (Herzbeuteltamponade)*, die – wegen der Unmöglichkeit der diastolischen Ausdehnung des Organs – rasch zum Tode führt.

Haemorrhagia per arrosionem (per diabrosin, per diaresin)

Im weiteren Sinne handelt es sich auch hier in der letzten Phase des Geschehens um eine Rhexisblutung; das besondere der Arrosionsblutung liegt aber darin, daß die Gefäßwand durch einen von außen auf sie übergreifenden Prozeß geschädigt und geschwächt wird, z. B. durch *peptische Andauung, entzündliche Prozesse, ischämische Veränderungen* bzw. *Nekrosen, Infiltration durch neoplastisches Gewebe* u. a. m. Bei einem solchen Vorgang ist die Gefahr der massiven Blutung vor allem dann gegeben, wenn es sich um größere Gefäße handelt, und wenn der zerstörende Prozeß rasch voranschreitet. In manchen Fällen entsteht vor dem Zustandekommen eines arrosiven Wanddurchbruchs ein verschließender Thrombus (S. 471) im Gefäßlumen, so daß eine Blutung auf diese Weise verhindert oder in ihrem Ausmaß reduziert werden kann.

Beispiele:

- Arrosion einer Arterie am Grund eines *Ulcus pepticum des Magens oder des Duodenum*, mit u. U. massiver Blutung.
- Ruptur einer Lungenarterie bzw. Bronchialarterie im Bereich einer *tuberkulösen Kaverne* mit nachfolgender massiver Hämoptoe (»Blutsturz«).
- Massive Blutung aus oder in einem *zerfallenden Neoplasma* (z. B. Bronchialkarzinom, wenig differenziertes Gliom u. a. m.).
- In einem *primär anämischen Erweichungsherd* des Gehirns kann es infolge Einbezugs einer Arterie in den Nekrosebezirk *sekundär zu einer Blutung kommen.*

Abb. 102 a–d (Fortsetzung)

das Gehirn hinein (4). *Gehirnapoplexie* (5), eine häufige Komplikation u. a. der malignen arteriellen Hypertonie; die Ruptur scheint in solchen Fällen vor allem fibrinoid umgewandelte oder partiell nekrotische – z. T. in Form von Mikroaneurysmen ausgeweitete – kleine Arterien im Bereich der Stammganglien, der Brücke, des Kleinhirns u. a. zu betreffen und führt oft zur Entstehung eines Haematocephalus internus. *Perforation des linken Herzventrikels* im Gebiet eines transmuralen *anämischen Myokardinfarktes,* mit nachfolgender Herzbeuteltamponade (6). *Ruptur von Ösophagusvarizen* bei portaler Hypertonie (vor allem bei Leberzirrhose), z. T. mit massivem Blutverlust (7). *Platzen von Beinvarizen* (8); die beiden letztgenannten Blutungstypen werden oft durch geringfügige mechanische Traumen ausgelöst. Blutung aus *rupturierten Hämorrhoiden* (9). *Ruptur eines subkapsulären Haemangioma cavernosum der Leber* (10), z. B. nach mechanischer Einwirkung, mit konsekutivem Hämaskos. **b** *Arrosionsblutungen: Ulcus pepticum* des Magens oder des Duodenum mit Arrosion einer Arterie und massiver Blutung (11). Blutung aus einem zentral *geschwürig zerfallenden Karzinom* (12). Blutungen bei *idiopathischer Proctocolitis ulcerosa haemorrhagica* (13). *Hämoptoe* z. B. infolge Arrosion einer Lungenarterie im Bereich einer *tuberkulösen Kaverne* (14). *Sekundäre Blutung* in einen *anämischen Erweichungsherd des Gehirns* (15). **c** *Traumatische Blutungen: Epiduralhämatom,* infolge Schädeltrauma und Zerreißung der A. meningea media (selten spontan), mit rasch erfolgender Hirnkompression (16). Beidseitige *Subduralhämatome* wegen Einreißens von »Brückenvenen« (17), mit Eindrücken beider Hirnhemisphären. (*Geburtstraumatisch bedingte Blutungen* im Hirnschädelbereich, S. 309). *Leber- und Milzrupturen* (18), wie sie nach stumpfen Traumen, z. B. anläßlich von Verkehrsunfällen, keine Seltenheit sind. Weitere traumatisch bedingte Blutungen treten u. a. im Zusammenhang mit *chirurgischen Eingriffen, akzidentellen Schnitt-, Stich- und Schußwunden* (19) sowie bei *grobmechanisch bedingten Zerreißungen von Gefäßen und Frakturen* auf (20). **d** *»Durchwanderungsblutungen«* können auf einer *vaskulär bedingten hämorrhagischen Diathese* (Tabelle 32, S. 456) beruhen; häufiger treten sie indessen bei schwerer *Thrombozytopenie,* d. h. bei ungenügender Abdichtungsfunktion der Blutplättchen, im Sinn von *Stauungsblutungen* (z. B. schwere Lungenstauung) (21), bei *Verschluß kleiner Gefäße durch Fettemboli (F) oder hyaline Thromben (HT)* (22) u. a. auf. Eine *Purpura cerebri* (23) beobachtet man bei schwerer Thrombozytopenie, ferner bei »Sonnenstich« (S. 1052), Fettembolie des Gehirns u. a. m.

Menorrhagien und *Metrorrhagien* werden an anderer Stelle besprochen (S. 456): Hier handelt es sich zum guten Teil um sog. *Abbruchblutungen*

- Blutungen bei *unspezifischer hämorrhagischer Proctocolitis (»idiopathische Colitis ulcerosa«).*

Traumatische Blutungen

Darunter verstehen wir in erster Linie Hämorrhagie-Formen, die durch direkte traumatische Gefäßverletzung *(Schnitt, Stich, Riß)* bedingt sind. Wie schon erwähnt wurde, können aber traumatische Einflüsse, insbesondere stumpfe Traumen, auch *Rupturblutungen* hervorrufen, also indirekt wirken. Ferner ist es möglich, daß es in traumatisch geschädigtem Gewebe nachträglich zu erneuten und u. U. noch stärkeren Blutungen kommt, z. B. auf der Grundlage hypoxisch bedingter Gefäßwandschäden.

Beispiele:

- Bei *chirurgischen Eingriffen* erkennt man die Quelle der Blutung recht gut an der Art, wie das Blut austritt:
  - in Stößen pulsierend, z. T. im Strahl, nach Eröffnen einer *Arterie*;
  - kontinuierlich nach Verletzung einer *Vene*;
  - flächenhaft hervorsickernd (»schweißend«) nach Eröffnen zahlreicher *kleiner Gefäße* durch einen Gewebeschnitt.

  Auch die Farbe des Blutes ist für die Beurteilung von Bedeutung: im großen Kreislauf weist arterielles Blut eine hellrote, venöses dagegen eine dunkelrote Farbe auf. Im kleinen Kreislauf sind die Verhältnisse umgekehrt.
- Sog. *posttraumatische Apoplexie* wegen einer Gefäßrupturblutung in einem traumatisch vorgeschädigten Hirnbereich.
- *Epiduralhämatom* infolge Schädelfraktur mit Zerreißen beispielsweise der A. meningea media.
- Einreißen u. a. sog. Brückenvenen anläßlich eines Schädeltraumas (auch ohne Fraktur), mit Ausbildung eines *Subduralhämatoms* über der Großhirnhemisphäre.
- Herzperforation mit Herztamponade und/oder schwere arterielle, z. T. auch venöse Blutungen, nach *Schuß-* oder *Stichverletzungen.*
- Aortenriß oder -abriß nach schwerem stumpfem Trauma, z. B. bei *Verkehrsunfall.*

Haemorrhagia per diapedesin (Diapedesisblutung, Durchtrittsblutung)

Unter diese – wie schon erwähnt – etwas ungenaue Bezeichnung fällt ein Teil der erwähnten *hämorrhagischen Diathesen* (S. 435). Es handelt sich meistens um Folgen einer »gesteigerten Durchlässigkeit« der Gefäßwand auch für geformte Blutbestandteile, wie Erythrozyten. Dabei ist erneut darauf aufmerksam zu machen, daß die Strombahn normalerweise nur dank der kontinuierlichen Hämostase, insbesondere durch Thrombozyten, dicht gehalten bleibt. Wenigstens in einem Teil der Fälle dürften aber auch hier Mikroläsionen, z. B. Mikrorupturen, eine Rolle spielen. Diese lassen sich oft nur elektronenmikroskopisch erfassen. Dasselbe gilt für Diapedesisblutungen etwa bei *lokal erhöhtem venösem Druck* bzw. *Sog von außen*, ebenso für *hämorrhagische Infarkte* (S. 513). Man nimmt an, daß ein sog. *peristatischer Zustand*, d. h. ein solcher kurz vor oder nach Lösen einer Blutstase, Diapedesisblutungen besonders begünstigt.

Beispiele:

- *Allgemeine Störungen der Hämostase*, insbesondere bei *verminderten thrombozytären Funktionen, plasmatischen Gerinnungsstörungen, Infekten, Überempfindlichkeitsreaktionen* u. a. m. (S. 1095).
- *Chronische venöse Stauung, z. B. der Lungen*, mit Austritt von Erythrozyten in die Alveolen und Entstehung sog. Herzfehlerzellen (S. 570).
- *Idiopathische Lungenhämosiderose*, bei der eine allergische Vasculitis als Ursache der Gefäßundichte vermutet wird.
- Petechiale Blutungen im Einzugsgebiet *verschlossener bzw. unterbundener Venen.*
- Die *Purpura cerebri*, z. B. bei *Fettembolie des Gehirns* (S. 478), dürfte z. T. auf ischämischen Gefäßwandläsionen bei Verschluß der Gefäße, z. T. aber auch auf Diapedesisblutungen beruhen. Ein ähnlicher Mechanismus liegt punktförmigen Hirnblutungen bei *Steckenbleiben größerer neoplastischer Zellen in Hirnkapillaren* (z. B. große leukämische Blasten u. a.) zugrunde.
- Durchtrittsblutungen bei *hämorrhagischen Entzündungen* (S. 1343).
- Punktförmige Hautblutungen beim *Schröpfen.*
- Sog. *Erstickungsblutungen* aus Kapillaren und Venolen imponieren meistens als punktförmige »*Tardieu'sche Flecken*«; mit Vorliebe liegen sie in serösen Häuten. Pathogenetisch spielen vermutlich ein erhöhter Venendruck, vielleicht auch hypoxische Veränderungen eine Rolle.

92.3. Folgen von Blutungen

Allgemeine Folgen von Blutungen

Ein innerhalb kurzer Zeit eintretender, starker Blutverlust aus der Strombahn bewirkt eine *akute Blutungsanämie* (S. 460) und in schweren Fällen einen *hypovolämischen Schock* (*hämorrhagischer Schock*, S. 588). Fortgesetzte Blutabgänge kleineren Ausmaßes nach außen haben eine *Eisenmangelanämie* zur Folge. Die *Resorption größerer Blutmassen* im Gewebe oder in serösen Höhlen ist mit *allgemein-entzündlichen Zeichen*, wie Neutrozytose und Fieber, verbunden. Überdies kann sich – je nach Art und Ausmaß des Blutabbaus – eine *Hyperbilirubinämie* mit *Ikterus* einstellen, z. T. verbunden mit Ausscheidung einer besonders dunklen, dickflüssigen Galle *(pleiochrome Galle),* die den Gallenabfluß verzögern mag (»Syndrom der eingedickten Galle«).

Beispiele:

- Hypovolämischer Schock nach schweren Blutverlusten nach innen oder nach außen (z. B. *Verkehrs- oder Kriegsverletzungen, akute oder chronische peptische Geschwüre der Magen-Duodenalgegend mit Arrosion einer Arterie am Ulcusgrund, Ruptur von Oesophagusvarizen bei Leberzirrhose, zu hoch dosierte Antikoagulation im Zusammenhang mit chirurgischen Eingriffen, traumatische oder spontane Milzruptur, Ruptur eines Aortenaneurysma*, u. a. m.).
- Chronische Blutverluste nach außen, bei Frauen vor allem aus dem Uterus, bei beiden Geschlechtern aus dem Magendarmkanal u. a., haben eine *Eisenmangelanämie* zur Folge (S. 423).

Lokale Folgen und Komplikationen von Blutungen

Pathogenese und **Morphologie:** *Kleinste Blutextravasate* können ohne nennenswerte Veränderungen resorbiert werden; hie und da bleiben hämosiderinhaltige Makrophagen zurück.

Größere Blutungen im Gewebe haben – je nach Ausmaß und Lokalisation – verschiedene Folgen: Arterielle Blutungen können *Geweberisse* bewirken (z. B. im Zentralnervensystem). Hämatome sind mit einer *Gewebekompression* in der Umgebung verbunden, vor allem dann, wenn keine bedeutenden Ausweichmöglichkeiten bestehen. Auf diese Weise kommt es oft zur »*Selbsttamponade*« von Blutungen. Jeder Blutaustritt zieht ferner eine *steril-entzündliche Reaktion* nach sich (vgl. dazu S. 1271). Im Gewebe, teilweise auch in präformierten Höhlen, kommt es in der Regel zur *Gerinnung des Blutextravasates*. Anschließend setzt, falls die Resorption der Blutmassen nicht sehr rasch geschieht, die *bindegewebige Organisation* (S. 119) von den Randgebieten der Blutung her ein. Handelt es sich um kleine Blutungen, kann das Granulationsgewebe die geronnenen Blutmassen durchorganisieren, bevor es im Zentrum zu einer *Wiederverflüssigung* kommt. An der letzteren sind fibrinolytische Prozesse (vgl. dazu S. 443) und autolytische Vorgänge beteiligt. Im Zentrum zerfallender Blutmassen entsteht oft *Bilirubin*, das in Form von rhombischen Tafeln oder Nadelbüscheln kristallin ausfallen (»*Hämatoidin*«, S. 94) oder in die Umgebung diffundieren und diese entsprechend verfärben kann. In den Randpartien der Blutmassen treten in der Regel zahlreiche Histiozyten in Erscheinung, die durch *Erythrozytophagie* bzw. Phagozytose von Erythrozyten-Abbauprodukten im Verlauf weniger Tage zu *hämosiderinhaltigen Zellen (»Siderozyten, Pigmentkörnchenzellen«)* werden. Nach schweren und/oder wiederholten Blutungen beobachtet man mitunter eine *Inkrustation von Bindegewebsfasern durch Eisen-Kalk-Salze*. Die *regionären Lymphknoten* zeigen regelmäßig eine *Hämosiderose*, z. T. zudem die *Milz*. Auch Membranlipide werden beim Zerfall der Erythrozyten frei, so daß mit Cholesterinestern beladene *Schaumzellen* auftreten. Manchmal bilden sich eigentliche *Cholesteringranulome*, worin sich Cholesterinkristalle mit angelagerten Fremdkörperriesenzellen finden. *Verkalkungen* kommen auch vor. In *Spätstadien* nach umschriebener Blutung im Gewebe, wenn das Granulationsgewebe längst vernarbt oder geschwunden ist, liefern die *hämosiderinhaltigen Zellen* oft den einzigen Hinweis auf eine stattgehabte Blutung. *Zystisch umgewandelte Hämatome* enthalten mit der Zeit eine gelbliche »seröse« Flüssigkeit und sind von narbig umgewandeltem Bindegewebe umgeben: hier spricht man von einem »*Serom*« oder »*Hygrom*«. *Blutungen in seröse Höhlen, Gelenkhöhlen, Sehnenscheiden, Bursen oder in den Subarachnoidalraum hinein* ziehen – falls die Verflüssigung des Blutgerinnsels nicht rechtzeitig erfolgt – u. U. *fibrinöse Verklebungen und bindegewebige Verwachsungen* nach sich.

Die Bedeutung des sog. *Frakturhämatoms* für die Kallusbildung nach Knochenbrüchen wurde bereits hervorgehoben (S. 134).

Hämatome können sich *infizieren*, sei es primär (z. B. durch eine penetrierende Verletzung), sei es sekundär, durch lokalen oder hämatogenen Zutritt von Erregern.

In seltenen Fällen kann es auf der Grundlage des im Anschluß an die Hämatombildung einsetzenden Organisationsprozesses zur Entstehung eines *malignen Neoplasmas* kommen.

Beispiele:
- Zerreißung und *Kompression* von Hirnsubstanz in der Umgebung einer arteriellen Blutung bei *Apoplexia cerebri*: abgesehen von lokalen Gewebeschäden besteht hier die Hauptgefahr in der Ausbildung eines akuten Hirndruckes.
- Rasche Kompression der Gehirnoberfläche durch ein *epidurales Hämatom*, z. B. im Bereich der A. meningea media.
- *Zystischer brauner Erweichungsherd im Gehirn* im Spätstadium nach intrazerebraler Blutung.
- *Chronische Subduralhämatome* über den Großhirnhemisphären, mit Kompression des Gehirns.
- Die Todesursache nach *Ruptur eines Aortenaneurysma* beliebiger Genese kann – abgesehen von der bereits erwähnten Herztamponade bei Blutung in den Herzbeutel – u. a. in einem eigentlichen Verbluten mit hypovolämischem Schock und/oder in der Kompression großer Venen (V. cava) liegen.
- *Umschriebene Hämosiderose* im Gewebe, mit oder ohne Narbenbildung, als Spätzustand nach lokaler Blutung.
- Bildung von *Pleuraschwarten*, u. U. mit Verkalkungen, nach traumatisch bedingtem Hämatothorax (z. B. Kriegsverletzung).
- *Peritonitische Reizung* bei intraabdominaler Blutung.
- *Blutergelenk* (S. 449).
- *Posttraumatisches »Serom«* als Spätzustand nach Blutung mit Hämatombildung.
- *Abszeß* (S. 1337) wegen Infektion eines Hämatoms.
- Sog. *posttraumatisches Sarkom*.

Literatur

Azzarelli, B., Roessmann, U.: A morphologic study of intracerebral hemorrhage in a case of acute leukemia. Arch. Pathol. Lab. Med. *102*, 43 (1978) — *Fisher, C. M.*: Cerebral miliary aneurysms in hypertension. Am. J. Pathol. *66*, 313 (1971) — *Packer, N. P., Cummins, B. H.*: Spontaneous epidural haemorrhage: a surgical emergency. Lancet *I*, 356 (1978)

93. Thrombose, mit besonderer Betonung der Gerinnselbildung in Venen

93.1. Allgemeine Bemerkungen zur Thrombenbildung

Thrombosen in ihren verschiedenen Erscheinungsformen sind ungleich häufiger als Störungen der Blutstillung mit klinisch manifester Blutungsneigung und haben daher in der Medizin eine hervorragende Bedeutung.

Definitionen: Als *Thrombus* bezeichnet man ein intravital in der Blutstrombahn, d. h. im Herzen oder in den Blutgefäßen entstandenes fibrinhaltiges Thrombozytenaggregat und/oder Gerinnsel. Dem Ort ihrer Entstehung entsprechend redet man von *intrakardialen, arteriellen , kapillären oder venösen Thromben*. Je nach Aufbau und/oder Entstehungs-

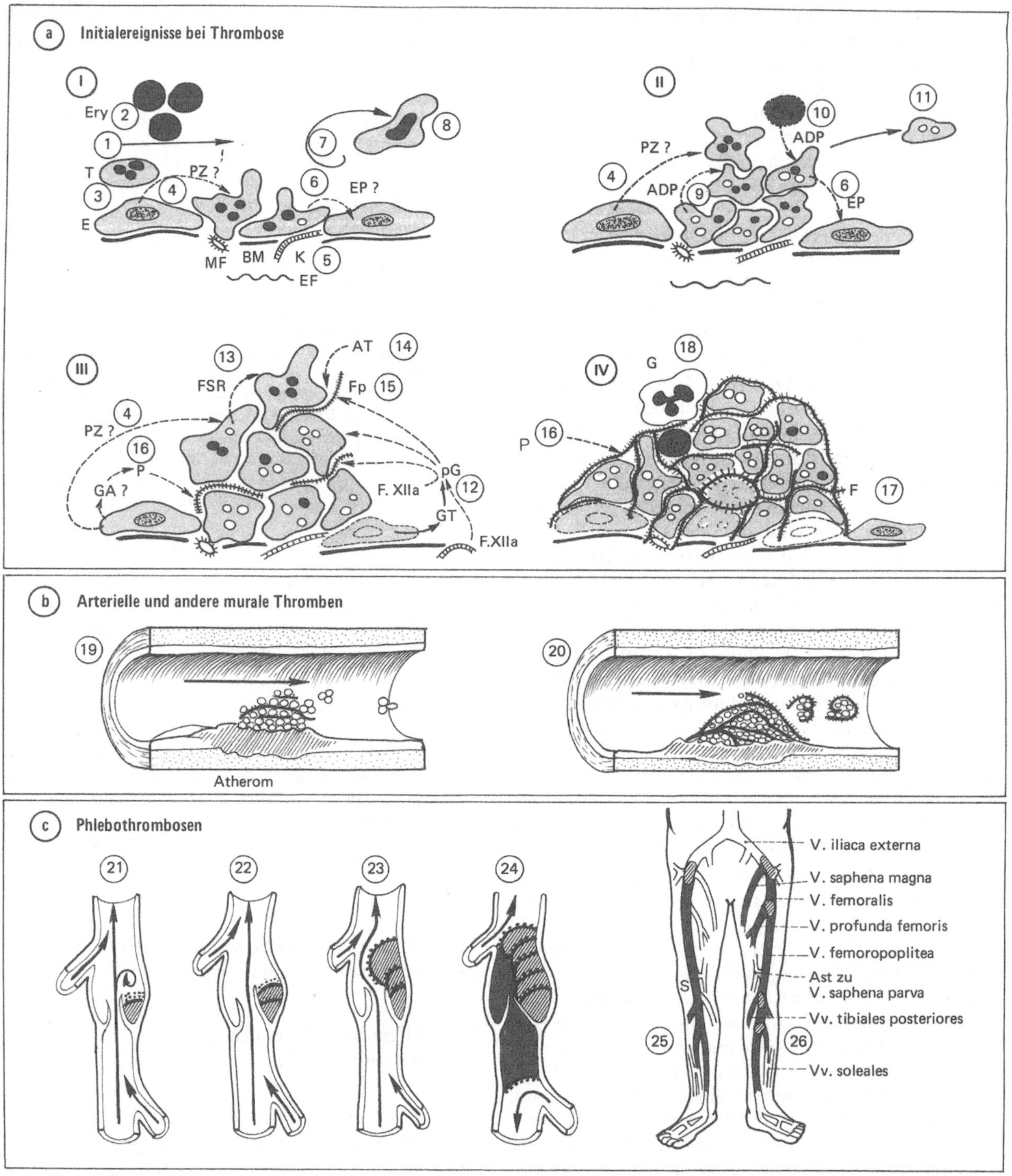

Abb. 103 a–c. *Thrombose: Vorstellungen zu deren Entstehung und Ausbreitung.* **a** *Initialereignisse bei Thrombose.* I) Die *nicht-aggregative Adhäsion* von Thrombozyten (T) an subendothelialen Strukturen ist ein physiologischer Vorgang, der sich ohne Zeitverzug u. a. dort abspielt, wo *Endothelzellen* – z. B. infolge hypoxischer oder andersartiger Schädigung, oft aber auch nur wegen Zellalterung – *desquamieren* (8) oder sich kontrahieren. Die Plättchen haften dann besonders an der entblößten *Basalmembran (BM)* bzw. an deren *Mikrofibrillen (MF),* u. U. auch an *Kollagen (K),* falls dieses freigelegt wird (5), kaum aber an elastischen Fasern (EF). Man vermutet, daß die Thrombozyten für Mikrofibrillen und Kollagen verschiedene Membranrezeptoren besitzen. Wahrscheinlich wirken vom Endothel ausgehende Faktoren, wie Prostazyklin (PZ, 4), einer Plättchenaggregation entgegen. Möglicherweise beteiligen sich die Thrombozyten durch Abgabe von Prostaglandin-Endoperoxiden (EP) an die Endothelzellen an der Produktion von Prostazyklin (PGI_2) oder ähnlich wirkenden Substanzen (6). Die Frage, ob sich an die Adhäsion eine Aggregation der Plättchen anschließt, hängt von verschiedenen weiteren Faktoren ab, z. B. von der relativen Zahl der Thrombozyten (3) und Erythrozyten (2) im Blut, der Strömungsgeschwindigkeit (1), dem Vorhandensein oder Fehlen von Turbulenz (7), der Weite der Lichtung u. a. m. (s. Text). II) Bei der *aggregativen Adhäsion* kommt es zu einer Anlagerung

weise sprechen wir von *Abscheidungsthromben (Plättchenthromben, weiße Thromben), Gerinnungsthromben (Stagnationsthromben, rote Thromben)* oder *gemischten Thromben*. Thromben in kleinen Gefäßen (*Mikrothromben*), insbesondere Kapillaren, die lichtmikroskopisch strukturlos erscheinen, nennt man *hyaline Thromben*. Der Vorgang der Thrombusbildung heißt *Thrombose*, die teilweise oder vollständige Verschließung eines Gefäßlumens *Thrombosierung*. Für Thromben, die am Ort ihrer Entstehung liegen bleiben, wird die Bezeichnung *»autochthone Thromben«* benützt, um sie von verschlepptem Material (Thromboemboli, s. u.) abzugrenzen.

Aus den hier gegebenen Definitionen geht u. a. hervor, daß postmortal entstandene Gerinnsel nicht als Thromben gelten (vgl. dazu *Cruor* und sog. *Speckhaut*, S. 2157). Ferner wird deutlich, daß Blutmassen, die außerhalb des Herzens oder der Blutgefäße gerinnen, ebenfalls nicht Thromben heißen (vgl. dazu *Blutungen*, S. 456). Schließlich ist hervorzuheben, daß »Thrombose« einen Vorgang bezeichnet, und daher Redewendungen, wie »organisierte Thrombose« oder »rote Thrombose«, vermieden werden sollten.

Pathogenetisch stehen bei der Thrombose drei Gruppen von Faktoren im Vordergrund:
1. Gefäßwandschädigung (»Wandfaktor«)
2. Veränderte Hämodynamik (»Kreislauffaktor«)
3. Veränderte Blutzusammensetzung (»Blutfaktor«)

Je nach Lokalisation sind diese thrombosefördernden Faktoren von unterschiedlicher Wichtigkeit: Bei *arteriellen Thromben* geht es in erster Linie um eine Wandschädigung mit nachfolgender Adhärenz und Aggregation von Thrombozyten (überwiegend *Abscheidungsthromben*), bei *venösen Thromben* spielen hämodynamische Faktoren und eine veränderte Blutzusammensetzung in der Regel die größere Rolle (oft

Abb. 103 a–c (Fortsetzung)

weiterer Plättchen an die der Gefäßwand anhaftenden Thrombozyten, wobei oft eine »erste Freisetzungsreaktion« (9) stattfindet. Zu den vielen Faktoren, die diesen Prozeß begünstigen, gehört u. a. die intravasale Hyperhämolyse (10). Aggregierte Plättchen können sich selbst nach erfolgter Freisetzungsreaktion u. U. wieder ablösen, ohne sogleich zugrunde zu gehen (11). Die Freisetzungsreaktion hat – z. B. über die Wirkung von ADP – u. a. zur Folge, daß neu ankommende Thrombozyten Pseudopodien ausstrecken und sich dem Aggregat anschließen. III) Sehr wahrscheinlich wird oft schon in diesen frühen Stadien Faktor XII aktiviert; ferner kann u. a. aus geschädigten Endothelien Gewebsthrombokinase (GT) freigesetzt werden, so daß das *plasmatische Gerinnungssystem (pG)* eine Aktivierung erfährt (12), und in Anwesenheit von Plättchenfaktoren (vor allem Phospholipiden) Thrombin und schließlich Fibrin entstehen. Man nimmt an, daß diese Vorgänge vor allem in der plasmatischen »Atmosphäre« der Thrombozyten stattfinden, die reich an Gerinnungsfaktoren ist (s. Abb. 100, S. 442). Abgesehen von der Freisetzungsreaktion selbst (13), fördert auch Thrombin die weitere Plättchenaggregation, und in Polymerisation begriffenes Fibrin (Fp) neigt zur Adhärenz an Thrombozyten (15). Der Bildung und Ausdehnung eines solchen frühen Plättchenthrombus wirken wahrscheinlich verschiedene Mechanismen bzw. Faktoren entgegen, u. a. Prostazyklin (PZ, 4) und C-reaktives Protein, die zu den Inhibitoren von Aggregation und visköser Metamorphose der Thrombozyten zählen, sowie u. a. die gerinnungshemmenden Antithrombine (AT, 14). Auf die Beeinflussung dieses Geschehens durch Plättchen-stabilisierende Medikamente und/oder Antikoagulantien wurde schon hingewiesen (s. Abb. 99, S. 440, und Abb. 100, S. 442). Über die Freisetzung von Gewebeaktivator (GA), z. B. aus Endothelien, kann schließlich Plasminogen in Plasmin (P) umgewandelt, und die Fibrinolyse in Gang gesetzt werden (16). IV) Ein einigermaßen solider *Plättchenthrombus* liegt erst vor, wenn dieser durch polymerisiertes Fibrin (F) zusammengehalten und am Grunde verankert ist (17). An polymerisiertem Fibrin haften neu ankommende Plättchen kaum mehr an. Granulozyten (G, 18) finden sich oft in solchen Abscheidungsthromben; vermutlich werden sie als Folge einer Wechselwirkung zwischen Plasmin und Fibrin sowie einer Aktivierung des Komplementsystems (vor allem C5) durch die thrombozytäre Freisetzungsreaktion fixiert oder gar chemotaktisch angezogen. Meistens sind in einem solchen Pfropf auch Erythrozyten (Ery) eingeschlossen. Die unter dem Thrombus liegenden Endothelien gehen z. T. zugrunde und vermögen dann wahrscheinlich ihre antiaggregative Wirkung nicht mehr auszuüben. Die *Retraktion* des Abscheidungsthrombus erfolgt nach dem bisher bekannten einesteils durch Kontraktion von thrombozytärem Thrombosthenin, andernteils durch Retraktion von Fibrin, später auch durch Kondensation nekrotischer Massen. **b** *Arterielle und andere murale Thromben:* Während der Bildung eines Abscheidungsthrombus in einer Arterie oder einem Herzventrikel (z. B. wandständige Thromben bei Myokardinfarkt), in denen das Blut eine hohe Strömungsgeschwindigkeit aufweist, werden öfters kleine *Plättchenaggregate fortgeschwemmt* (19). Vermutlich brechen diese dann oft auseinander und/oder lösen sich auf, z. T. dürften sie aber auch Mikroembolien verursachen. Ist ein muraler Thrombus einmal durch Fibrin gefestigt, darf angenommen werden, daß in erster Linie fibrinolytische Prozesse zur *Ablösung von Aggregaten aus Fibrin und darin eingeschlossenen – meist nicht mehr vitalen – Plättchen (20) Anlaß geben* (s. Thromboembolie, Abb. 104, S. 474). **c** *Phlebothrombosen:* Thromben in tiefen Beinvenen entstehen oft in *Taschen von Klappen* (21), von wo sie sich durch sukzessive Ablagerung von Plättchen sowie Fibrin und eingeschlossenen Blutzellen vergrößern, d. h. »wachsen« können (22–23). Kommt es zu einem völligen Verschluß der Lichtung (24), bildet sich im Venenteil zwischen zwei Bifurkationen ein Gerinnungsthrombus. Der *»Kopf«* eines Venenthrombus besteht aus dem – oberflächlich oft geripppten – Abscheidungs- oder gemischten Thrombusanteil, der *»Schwanz«* vorwiegend aus geronnenem Blut. In den großen, tiefen Beinvenen können sich lange Thromben mit einem (25) oder mehreren (26) »Köpfen« bilden. Eine thrombosierte, verschlossene Vene erfährt nachträglich infolge *Retraktion* der gemischt-thrombotischen Massen an die eine Wandseite und/oder *»Rekanalisation«* durch einsprossende endothelartige Zellen und Bildung eines schwammartigen Hohlraumsystems oft eine wenigstens teilweise Wiedereröffnung. *Venenklappen* werden allerdings häufig in den bindegewebigen Organisationsprozeß einbezogen und sind dann *nicht mehr suffizient*. Im ungünstigsten Fall mündet das Geschehen in einer völligen bindegewebigen Obliteration der Vene aus

Gerinnungsthromben). Kardiale Thromben sind überwiegend Abscheidungsthromben. Die Entstehung der *hyalinen Kapillarthromben* wurde z. T. schon diskutiert (S. 472). Eine schematische Übersicht über Entstehung und Schicksal von Thromben findet sich in Abb. 103.

93.2. Gefäßwandschädigung als Thrombose-auslösender Faktor

Wie auf S. 438 dargelegt wurde, kann ein *Endotheldefekt* in der Blutstrombahn vor allem über die damit verbundene *Entblößung subendothelialer Strukturen* (insbesondere Kollagen) und den Wegfall von endothelialen Hemmwirkungen (s. o.) sowohl eine Adhärenz, Aggregation und Freisetzungsreaktion von Thrombozyten als auch eine Aktivierung des Gerinnungssystems zur Folge haben (S. 436). Endothelläsionen werden durch verschiedene schädliche Einflüsse oder krankhafte Zustände hervorgerufen, wobei für venöse, intrakardiale und arterielle Thromben je besondere Gruppen von Noxen als auslösende Momente im Vordergrund stehen (s. dort). Möglicherweise genügt es manchmal, daß Endothelzellen bloß geschädigt, d. h. noch nicht voneinander getrennt und/oder abgelöst sind, um eine Thrombose auszulösen; diese Frage ist jedoch noch nicht geklärt. Ferner ist hervorzuheben, daß Endothelschäden auch dann entstehen, wenn ein Prozeß von außen bzw. von der Unterlage her auf die innerste Schicht der Gefäßintima übergreift, wie dies beispielsweise bei entzündlichen Vorgängen in der Umgebung, beim Einwachsen malignen neoplastischen Gewebes oder bei Ausdehnung primär extravasal oder in der Gefäßwand gelegener Nekroseherde der Fall sein kann.

Beispiele von Endothel- bzw. Gefäßwandschäden als thromboseauslösenden Faktoren:

- Eine *Hypoxie* mit entsprechender Schädigung von Endothelien bzw. anderen Wandanteilen kann u. a. auf einer allgemeinen Hypoxämie (z. B. *Eisenmangelanämie, CO-Vergiftung*), einer starken *Verlangsamung des Blutstroms* (z. B. in *Venen*), Diffusionsstörungen in der Gefäßwand (z. B. *arterielle Atherosklerose,* S. 481) und/oder *ischämisch,* d. h. durch örtliche Drosselung der Durchblutung, bedingt sein. In diesem Zusammenhang sind vor allem die *wandständigen Thromben im Bereich von Myokardinfarkten zu erwähnen.*
- Die Entstehungsweise der »*traumatischen Thrombose*«, z. B. durch *grobmechanische Einwirkungen* mit Zerreißung von Gefäßwandteilen oder bei *Operationen*, ist ohne weiteres verständlich (S. 1385). Schwierigkeiten in der Beurteilung der Wichtigkeit mechanischer Faktoren ergeben sich u. a. dann, wenn ein stumpfes Trauma im Spiel ist, und/oder die Thrombose im Bereich einer vorbestehenden Wandschädigung entsteht. Die Frage beispielsweise, ob stumpfe Traumen eine Koronarthrombose auslösen können (»*traumatische Koronarthrombose*«), läßt sich wohl in manchen Einzelfällen nicht sicher beantworten. Wie wir sehen werden (S. 484), ist das Vorhandensein hämosiderinhaltiger Zellen im Bereich eines Atheroms der Kranzgefäße kein Beweis für eine durch äußere Einwirkung entstandene Blutung.
- *Weitere physikalische Einflüsse*, die über eine Endothel- und/oder Wandschädigung der Gefäße eine Thrombusbildung nach sich ziehen können, umfassen u. a. *Hitze* (z. B. auch Laserstrahlen), *Gefrieren, Ultraschall* und *ionisierende Strahlen* (vgl. dazu S. 1385).
- *Bakterien bzw. bakterielle Toxine* können aus verschiedenen Gründen thrombosefördernd wirken, u. a. auch über eine Endothelschädigung (»*septische Thrombose*«). Gut verständlich ist die Thrombosierung eines Gefäßes im Bereich eines infektiös-entzündlichen oder auch steril-entzündlichen Herdes (S. 464, »*entzündliche Thrombose*«, z. B. bei Periphlebitis). Ein bekanntes Beispiel dieser Art liefert die *Mesenterialvenenthrombose bei phlegmonöser Appendizitis* (S. 701).
- *Angiitische Prozesse* können zur Thrombenbildung führen (vgl. dazu *Thrombangiitis obliterans*, (S. 493), *Panarteriitis nodosa* (S. 1119).
- *Infektiös-allergische Vorgänge* scheinen bei der *Phlebitis migrans* eine Hauptrolle zu spielen. Die letztere tritt gelegentlich als Begleiterscheinung der Thrombangiitis obliterans auf.
- Die *Mondor'sche Krankheit*, eine »sklerosierende Endophlebitis« der seitlichen und oberen Thorax- und oberen Abdominalgegend, wird mit verschiedenen schädigenden Agentien in Beziehung gebracht, u. a. Fokalinfekten (S. 1744), mechanischen Reizungen und allergischen Prozessen.
- Schädigungen von Blutgefäßendothelien können durch die verschiedensten *chemisch-toxischen Substanzen* erzeugt werden. Dies spielt u. a. im Rahmen der *Atherogenese* (S. 482) und bei der *therapeutischen Verödung von Varizen* (S. 495) eine Rolle, ferner bei *Gicht, Homozystinurie* u. a. In diesem Zusammenhang muß auch auf die erhöhte Thrombosegefahr bei schwerem *Zigarettenrauchen* hingewiesen werden.
- *Thrombosen infolge Einbruchs malignen neoplastischen Gewebes in die Gefäßwand* begegnet man naturgemäß eher in Venen als in Arterien. Beispiele hierfür gibt es in großer Zahl; besonders häufig sind solche Komplikationen u. a. beim *Leberzellkarzinom* (u. U. *Pfortaderthrombose*) und beim *hypernephroiden Karzinom* der Niere.
- Die *Gewebefaktor-Aktivität in vitro gezüchteter Zellen* läßt sich *pharmakologisch* auf verschiedene Weise verändern: Fibroblasten und andere Zellarten zeigen nach Behandlung mit 10^{-6}M Kortisol oder 1 mM Butyrat eine erhöhte, nach Zugabe von 10^{-6}M Kolchizin jedoch eine verminderte Aktivität. *Endothelzellen* verhalten sich in dieser Hinsicht anders, indem ihre Gewebefaktor-Aktivität durch die oben genannten Substanzen wenig, durch Chloroquin dagegen, das z. B. Fibroblasten in dieser Hinsicht kaum beeinflußt, stark gefördert wird.

93.3. Veränderte Hämodynamik als Thrombose-fördernder Faktor

Sowohl kontrollierte Versuche in vitro als auch die Erfahrungen aus der Humanmedizin sprechen dafür, daß die Thrombusbildung in hohem Maße von den örtlichen hämodynamischen Verhältnissen abhängt. Unter den Faktoren, die es dabei zu berücksichtigen gilt, steht an erster Stelle die *Strömungsgeschwindigkeit.* Ein Mindestmaß von Blutströmung ist Voraussetzung für die Entstehung eines Abscheidungsthrombus, da sonst nicht genügend Thrombozyten herangetragen würden. Beobachtungen in vitro haben ergeben, daß innerhalb bestimmter Grenzen die Zahl der pro Zeiteinheit an einem endothelfreien Gefäßrohr festhaftenden Blutplättchen mit zunehmender Strömungsgeschwindigkeit ansteigt. Umgekehrt werden bei hoher Strömungsgeschwindigkeit in der Zeiteinheit auch mehr Thrombozyten bzw. Aggregate derselben oder mit Fibrin verbundenes thrombotisches Material wieder weggetragen als bei langsamerer Strömung. Dies ist wahrscheinlich einer der Hauptgründe dafür, daß *autochthone verschließende Thromben vor allem in Venen und relativ kleinen Arterien, jedoch nicht in großen Arterien vorzukommen pflegen*. Ebenfalls in vitro konnte gezeigt werden, daß bei Strömungsgeschwindigkeiten unter 1 cm/sec fast nie Abscheidungsthromben entstehen, obwohl die Plättchenadhäsion mit der Zeit zunimmt. Es bleibt zu prüfen, ob dieses Phänomen auf einer zu langsamen Freisetzung thrombogener Substanzen aus den Thrombozyten und/oder auf einem zu geringen Herantransport weiterer Plättchen während des Ablaufs der Freisetzungsreaktion an bereits adhärierenden Plättchen beruht. Die Strömungsgeschwindigkeit des Blutes beeinflußt auch die Fibrinbildung innerhalb von Thrombozytenaggregaten: bei hoher, d. h. in vivo den Verhältnissen in Arterien entsprechender Strömungsgeschwindigkeit enthalten die Plättchenthromben fast kein Fibrin, während das letztere bei geringerer – vergleichbar der in Venen gemessenen – Strömungsgeschwindigkeit im Bereich der Abscheidungsthromben in größerer Menge gebildet wird. Daß eine Blutgerinnung bei langsamer Strömung eher möglich ist als bei rascher, ist schon wegen des weniger wirkungsvollen Wegtransportes aktivierter Gerinnungsfaktoren und des herabgesetzten Zustroms von Inhibitoren verständlich. Die Lokalisation der Fibrinbildung deutet darauf hin, daß sowohl adhärierende Plättchen als auch freigelegte subendotheliale Strukturen das Gerinnungssystem aktivieren können.

Neben der Strömungsgeschwindigkeit spielt auch die *Lumenweite des Gefäßes* eine Rolle. In vitro entwikkeln sich bei gegebener Strömungsgeschwindigkeit und gleicher Blutzusammensetzung in engen Gefäßen mehr Plättchenthromben an der endothelfreien Innenwand als in weiten.

Ein weiterer Faktor, der nicht vernachlässigt werden sollte, ist die *Zahl der Erythrozyten im strömenden Blut*. Untersuchungen in vitro haben deutlich gemacht, daß bei konstanter Strömungsgeschwindigkeit und Plättchenzahl in der Perfusionsflüssigkeit die Zahl der pro Zeiteinheit an der Innenfläche eines endothelfreien Gefäßes bestimmten Kalibers adhärierenden Thrombozyten mit der Zahl der zugegebenen Erythrozyten ansteigt und ein Maximum bei ungefähr 4×10^9 Erythrozyten/ml erreicht. Wird die Erythrozytenkonzentration weiter gesteigert, geht die Akkumulation von Plättchen an bereits adhärenten Thrombozyten wieder zurück. Die größten Thromben werden bei relativ niedriger Erythrozytenzahl im Perfusat gefunden. Zwischen dem Gehalt der roten Blutkörperchen an Adeninnukleotiden und ihrer Fähigkeit, die Plättchenadhäsion zu fördern, scheint – soweit sich aufgrund von Versuchen in vitro beurteilen läßt – kein Zusammenhang zu bestehen. Dieser Befund spricht dafür, daß die oben erwähnten Beziehungen zwischen relativer Erythrozytenzahl und Thrombenbildung mehr mit rheologischen als mit gerinnungschemischen Gegebenheiten zu tun haben, etwa in dem Sinn, daß mehr oder weniger Thrombozyten durch eine axiale Erythrozytenkonzentration an die Peripherie des Lumenquerschnittes gedrängt werden. Dies gilt im übrigen auch für weiße Blutzellen, insbesondere Granulozyten und Monozyten.

Die *Viskosität des Blutes* (z. B. bei *Paraproteinämie*) kann über eine Verlangsamung des Blutstromes thrombosefördernd wirken (s. o.); allerdings dürfte sich dies mehr im Kapillarbereich (s. hyaline Thromben, S. 472) als in größeren Venen oder gar Arterien auswirken. Besteht eine Vermehrung roter und/oder weißer Blutzellen im Blut, kann eine allenfalls damit einhergehende Thrombosebereitschaft sowohl auf der erhöhten Blutviskosität, als auch auf der Zellvermehrung an sich beruhen.

Schließlich muß die alte und wichtige Erfahrung hervorgehoben werden, daß sich Thromben weniger bei laminarer als bei *turbulenter Strömung* bilden. Die rheologischen und blutchemischen Folgen einer Turbulenz sind allerdings noch unbefriedigend geklärt. Mehrere Autoren vermuten, daß u. a. die Ablösung von Endothelzellen durch die letztere gefördert werden könnte. Turbulenz ist beispielsweise im Bereich von Venenklappen, an Gefäßverzweigungen und Engnissen vorhanden, ebenso an Herzklappen, d. h. Lokalisationen, die in der Tat gehäuft eine Thrombenbildung erkennen lassen.

Beispiele von Thrombenbildung im Zusammenhang mit gestörten hämodynamischen Verhältnissen:

- Die erhöhte *Gefahr einer Phlebothrombose* bei *Bettlägerigkeit* beruht wahrscheinlich zum Teil auf einer *Verlangsamung der Blutströmung* in den Beinvenen, die ja normalerweise durch die Muskeltätigkeit im Zusammenwirken mit den Venenklappen gefördert wird. Ein verlangsamter venöser Blutstrom findet sich auch bei *Insuffizienz von Venenklappen*, bei *Varicosis* (*Schlängelung und Erweiterung der Venen*, s. u.), und bei *venöser Stauung*, sei diese *örtlich* begrenzt oder *kardial* bedingt. Eine besonders große Thromboseneigung besteht bei *globaler Herzinsuffizienz*.
- Eine *turbulente Strömung* als thrombosefördernder Faktor äußert sich u. a. in der Häufigkeit von Thromben in den Sinus von Venenklappen, an Herzklappen, in Herzohren, an Aufzweigungsstellen von Arterien und in Aneurysmen (S. 497). Wahrscheinlich spielt die Turbulenz des Blutstromes auch bei der Thrombenbildung im Bereich arterieller Atherome (S. 482) eine gewisse Rolle.
- Daß *venöse Thromben häufig in kleineren, z. T. gewundenen Venen* (z. B. *Plexus prostaticus* s. *cervicouterinus*) *beginnen*, hat möglicherweise – abgesehen vom langsamen Blutstrom in den z. T. geschlängelten Gefäßen – mit der in vitro gemachten Beobachtung einer Begünstigung der Bildung von Plättchenthromben bei enger im Vergleich zu weiter Gefäßlichtung zu tun.
- *Lokale Behinderungen des venösen Abflusses*, z. B. durch *Tumor-bedingte Kompression*, *Torsion oder Abknickung von Gefäßstielen*, und *Narbenstriktur*, können Thrombose-fördernd wirken.

93.4. Veränderte Blutzusammensetzung als thrombogener Faktor

Das Problem einer erhöhten Gerinnungsbereitschaft (*Hyperkoagulabilität*, S. 453) des Blutes in vivo läßt sich oft nur schwer fassen, vor allem dann, wenn entsprechende Veränderungen nicht im ganzen zirkulierenden Blut während einer gewissen Zeit bestehen und so eine Untersuchung in vitro möglich machen. Eine sehr kurzfristige und örtlich begrenzte Hyperkoagulabilität des Blutes in vivo ist sehr schwierig nachzuweisen, so daß man in dieser Frage weitgehend auf Modellsysteme und theoretische Überlegungen angewiesen ist.

Physiologischerweise werden *aktivierte Gerinnungsfaktoren* durch *Inhibitoren* (S. 441) relativ rasch inaktiviert. Überdies fängt das intravasal bzw. mit dem Blutstrom verbundene *Makrophagensystem*, insbesondere die Kupffer'schen Sternzellen der Leber sowie die Milz- und Knochenmarksmakrophagen, aktivierte Gerinnungsfaktoren und/oder Inhibitor-Enzymkomplexe durch Endozytose wirksam ab. Auf Zustände mit leichter *Verminderung der Antithrombin III-Aktivität* im Blut, z. B. nach Operationen, unter der Einwirkung oraler Kontrazeptiva oder bei hereditären Störungen des Antithrombin-Systems, und entsprechender Hyperkoagulabilität wurde bereits hingewiesen (S. 453). Die Möglichkeit, daß eine *erhöhte Leukozytenzahl* und/oder ein *gesteigerter intravasaler Zelluntergang* u. U. eine Hyperkoagulabilität des Blutes mit sich bringt, wird durch klinische Erfahrungen wahrscheinlich gemacht, bedarf aber noch einer weiteren experimentellen Klärung. Dasselbe gilt für eine *Vermehrung von Lipiden im Blut* und Zustände von *Exsikkose*. Ob eine – z. B. konstitutionell bedingte – Verminderung der Freisetzung von Plasminaktivator aus Gefäßendothelien Ursache einer allgemeinen Thrombosegefährdung sein könnte, bleibt noch zu prüfen.

Klinisch wichtiger als diese Störungen sind jedoch die schwer faßbaren Formen *örtlicher Hyperkoagulabilität* des Blutes, insbesondere bei *venöser Stase*, bei der es aufgrund geringfügiger Endothel- und/oder anderer Zellschäden zu einer Aktivierung des Gerinnungssystems kommen kann, die dann wegen mangelhaften Wegtransportes bzw. Inaktivierung der aktivierten Faktoren zur Entstehung von Gerinnungsthromben führen mag. Auch in diesen Fällen ist eine Mitbeteiligung der *Thrombozyten* sehr wahrscheinlich, selbst wenn sich oft keine sicheren Endotheldefekte in den betreffenden Gefäßen nachweisen lassen.

Beispiele von Zuständen mit sicherer oder wahrscheinlicher, allgemeiner oder örtlicher Hyperkoagulabilität des Blutes:

- Eine *Thrombozytose* (S. 447, z. B. *nach Splenektomie*, bei *chronischer myeloischer Leukämie*, *Polycythaemia vera* und *chronischen Lungenkrankheiten* mit sekundärer Polyglobulie und Thrombozytose) ist in der Regel mit vermehrter Gerinnungsbereitschaft verbunden. Die z. B. bei chronischer myeloischer Leukämie auftretenden Milzinfarkte beruhen aber wahrscheinlich nur zum Teil auf einer Plättchenvermehrung; zusätzliche Faktoren sind hier die allgemeine Zunahme der Zahl myeloischer Zellen im Blut, ein vermehrter intravasaler Zelluntergang und eine Erhöhung der Blutviskosität.
- *Sog. Fernthrombosen*, wie sie u. a. nach *Trauma*, *Geburt* und *Operationen* beobachtet werden, kommen vermutlich aufgrund einer kombinierten Wirkung von lokaler Stase mit massiver Einschwemmung aktivierter Gerinnungsfaktoren, insbesondere Faktor Xa, zustande. Postoperative Thrombosen sind vor allem nach *Frakturen* und *Eingriffen im kleinen Becken* gefürchtet.
- Gewisse *maligne Neoplasmen*, wie *Pankreas-*, *Magen-* und *Lungenkarzinome*, wirken in besonders hohem Maße thrombogen. Der diesem Phänomen zugrunde liegende Mechanismus ist noch weitgehend ungeklärt.
- Thrombosehäufigkeit bei *Exsikkose* (allgemeine Dehydratation), z. B. nach schweren *Brechdurchfällen* (Gefahr u. a. der *Sinusthrombose im Schädelinnern*, vor allem bei Kindern) oder nach Anwendung *diuretischer Mittel*.
- Gewisse *endokrine Störungen* gehen mit Thromboseneigung einher, z. B. exogener oder endogener *Hyperkortizismus* (*Cushing-Syndrom*, S. 395).
- Eine *erhöhte Konzentration freier Fettsäuren im Blut* kann, vor allem, wenn die Kapazität des Trägerproteins (Albumin) überschritten ist, über eine vermehrte Plättchenaggregation thrombogen wirken.
- Eine schwere *alimentäre Lipämie* geht u. U. mit erhöhter Thrombosebereitschaft einher. Diese kann teilweise durch Endothelschäden bedingt sein (S. 483), z. T. aber werden – u. a. beim Abbau von Chylomikronen – vermehrt Phospholipide und andere gerinnungsaktive Lipide frei.

93.5. Formale Genese und Struktur der verschiedenen Typen von Thromben

Abscheidungsthromben (Plättchenthromben, Aggregationsthromben, weiße Thromben)

Morphologisch zeigt sich bei dieser Art von Thromben folgendes Bild: im Vordergrund des Geschehens stehen die *Adhärenz und anschließende, fortschreitende Aggregation von Blutplättchen*. Mit Einsetzen der *Fibrinbildung* werden die Thrombozytenhaufen in sich verfestigt und haften auch stärker an der – in der Regel z. T. endothelfreien – Unterlage. Durch zusätzliche Apposition weiterer, mit dem Blutstrom herangetragener Plättchen kann der Thrombus gegen das Lumen zu wachsen. An der Oberfläche bilden sich quer zur Gefäßachse stehende Leisten, die überwiegend aus teilweise zugrunde gegangenen Thrombozyten aufgebaut und *periodisch angeordnet* sind. An der seitlichen Oberfläche der *Thrombozytenbälkchen* finden sich gehäuft Leukozyten, insbesondere Granulozyten. Es wird an die Möglichkeit gedacht, daß dieses Phänomen auf einer chemotaktischen Wirkung der infolge Plasminwirkung anfallenden Fibrinabbauprodukte beruht. Zwischen den einzelnen Thrombozytenbälkchen liegen in konvexem Bogen gespannte *Fibrinfäden* und *eingeschlossene rote Blutkörperchen*. An der Thrombusoberfläche ragen die Plättchenbalken stärker vor als die fibrin- und erythrozytenhaltigen Anteile. Abgesehen von der Vergrößerung des Thrombus gegen die Lichtung zu kann auch eine Ausdehnung in der Längs-

richtung erfolgen. Auf diese Weise kann der Thrombus eine *Obturation (Verschluß) des Lumens* zur Folge haben *(verschließender Thrombus)* oder sich *wandständig weiter ausbreiten* und so beispielsweise die nächstliegende Gefäßeinmündung oder Abzweigung erfassen *(muraler Thrombus)*. Manchmal bleibt ein Abscheidungsthrombus – im Gegensatz zu den *breitbasig* aufsitzenden Formen – durch einen relativ dünnen Stiel an der Innenwand haften *(gestielter Thrombus)*. Eine schematische Darstellung der Bildung von Abscheidungsthromben findet sich in Abb. 103.
Abscheidungsthromben fallen durch eine mehr oder weniger weißliche Farbe auf, wobei Rottönungen vom Gehalt an eingeschlossenen Erythrozyten abhängen, und sind *bröckelig* und *brüchig*. Ihr zuverlässigstes Merkmal bei Betrachtung mit bloßem Auge ist die *oberflächliche Rippung* (Riffelung, s. o.), die bei postmortal entstandenen Gerinnseln immer fehlt.
Eine eigentliche Fixation des Thrombus an der Gefäßwand erfolgt erst mit dem Einsetzen der *Organisation* durch einwandernde Histiozyten (Makrophagen), Fibroblasten bzw. Myofibroblasten und einsprossende »Blutgefäße« (vgl. dazu S. 119).

Gerinnungsthromben (Stagnationsthromben, rote Thromben)
Der Gerinnungsthrombus entsteht durch Gerinnung einer stagnierenden Blutsäule, z. B. im Anschluß an einen Gefäßverschluß durch einen Abscheidungsthrombus. In verzweigten Venensystemen mit vielfachen Umleitungsmöglichkeiten beschränkt sich der Gerinnungsthrombus zunächst in der Regel auf das verschlossene Segment, kann dann aber distal- oder vor allem proximalwärts »weiterwachsen«, sei es durch Bildung eines neuen Abscheidungsthrombus im Bereich zunächst noch durchgängiger Gefäße, sei es durch Ausdehnung des Gerinnungsvorganges bei Stagnation des Blutstromes (Abb. 103). Auf diese Weise können, zumal in den Beinvenen, längere Venenabschnitte thrombosieren.

Makroskopisch zeigt der Gerinnungsthrombus eine tiefrote Farbe, eine meist glatte, jedenfalls nicht gerippte Oberfläche und eine deutlich geringere Brüchigkeit als der Abscheidungstrombus; rote Thromben lassen sich etwas in die Länge ziehen. Durch Wasserverlust und Retraktion des Fibrins können sie an Umfang verlieren und dann auch etwas bröckeliger werden.

Mikroskopisch erkennt man in frischen roten Thromben mehr oder weniger gleichmäßig verteilt die Bestandteile des Blutes, in erster Linie massenhaft Erythrozyten sowie eingestreute Leukozyten, durchzogen von einem Fibrinnetz. Nach einiger Zeit zerfallen die Leukozyten, später auch die roten Blutkörperchen. Wie im Fall der Abscheidungsthromben erfolgt die Organisation z. T. von der Gefäßwand her (vgl. dazu S. 119ff.).

Gemischte Thromben
Als gemischte Thromben werden solche bezeichnet, die aus einem oder mehreren Abscheidungsthromben und dazwischenliegenden und/oder anhängenden Gerinnungsthromben bestehen. Manchmal finden sich auch Gerinnungsthromben auf Abscheidungsthromben aufgelagert und umgekehrt. Gemischten Thromben begegnet man vor allem in größeren Venen. Da Gerinnungsthromben in dieser Lokalisation oft hinter einem obturierenden Abscheidungsthrombus entstehen, hängen die beiden in der Regel aneinander, wobei der letztere als »*Kopf*«, der erstere als »*Schwanz*« des Thrombus bezeichnet wird (Abb. 103). Zwischen »Kopf« und »Schwanz« liegt manchmal ein aus weißem und rotem thrombotischen Material bestehender »*Hals*«. In langen Venenthromben finden sich häufig hintereinander mehrere »Köpfe« und dazwischenliegende Gerinnungsthromben. In großen Gefäßen und insbesondere in Aneurysmen (S. 467) sieht man nicht selten gemischte Thromben, die abwechselnd aus Schichten von Abscheidungsthromben und Gerinnungsthromben aufgebaut sind.
Im Anschluß an die Retraktion eines zunächst verschließenden Venenthrombus kann wieder ein im Querschnitt halbmondförmiges Lumen entstehen, wobei sich oft über dem verkleinerten Gerinnungsthrombus ein flächenhaft ausgebreiteter, oberflächlich gerippter Abscheidungsthrombus entwickelt.
Schließlich bleibt zu erwähnen, daß bei allen verschließenden Thromben ebenso wie unter dickeren wandständigen Thromben die *Intima* des Gefäßes Ernährungsstörungen erleidet, die in der Regel mit einem *Zellenuntergang* verbunden sind. Da nekrobiotische Vorgänge entzündungsauslösend wirken (S. 1271), sind an diesen Stellen manchmal auch eingewanderte Leukozyten, insbesondere Granulozyten, vorhanden, die dann ihrerseits zerfallen können (»leukoklasische Veränderung« der innersten, unter einem Thrombus liegenden Gefäßwandschicht).

Hyaline Thromben (Mikrothromben)
Diese Gerinnsel, die sich vor allem in kleinen Gefäßen (Kapillaren, z. T. auch Arteriolen und Venolen) bilden, zeigen lichtmikroskopisch oft keine deutliche Struktur (daher »hyalin« (= gläsern, homogen) genannt). Sie bestehen aus teilweise zugrunde gegangenen Blutplättchen, Fibrin und manchmal eingeschlossenen Erythrozyten, selten Leukozyten (vgl. dazu S. 451).

93.6. Weitere Veränderungen und Schicksal von Thromben

Auflösung (Resolution) von Thromben
Die *völlige Auflösung von Thromben* durch Fibrinolyse und Phagozyten ist wahrscheinlich nur im Frühstadium der Thrombogenese, vor allem bei in Bildung begriffenen und noch lockeren, wenig konsolidierten

Plättchenthromben, und/oder kleinen Gerinnseln ein häufiges Ereignis. Größere Thromben werden in der Regel z. T. von der Gefäßwand her organisiert und können dann kaum mehr gänzlich abgebaut werden. Hingegen kann es im Innern des Thrombus zu einer *teilweisen Auflösung* des thrombotischen Materials kommen, so daß eine *Rekanalisation* stattfinden mag (s. u.). Die therapeutische Anwendung fibrinolytisch wirksamer Mittel, wie Streptokinase, scheint die Auflösung thrombotischen Materials zu fördern, vor allem in den mit dem strömenden Blut noch im Kontakt stehenden Anteilen des Gerinnsels.

Weiteres Wachstum von Thromben; ältere und frisch apponierte thrombotische Massen

Die Art des »Weiterwachsens« von Gerinnseln wurde schon geschildert. Die schrittweise Vergrößerung eines Thrombus läßt sich histologisch in manchen Fällen deutlich erkennen. In *älteren thrombotischen Massen* sind die darin eingeschlossenen Zellen weitgehend zugrundegegangen; insbesondere sind auch die Erythrozyten nur mehr schattenhaft oder überhaupt nicht mehr zu erkennen. Beim Zerfall der roten Blutkörperchen kann sich Hämatoidin bilden, und oft schon nach 3–4 Tagen erkennt man in Randbezirken sowie in noch erhaltenen Teilen der Strombahnwand hämosiderinhaltige Zellen. Noch später zeigen die Thromben die typischen Veränderungen der fortschreitenden Organisation (s. u.). Demgegenüber bieten an der Peripherie, d. h. am Ende eines verschließenden oder an der Oberfläche eines muralen Thrombus *frisch angelagerte thrombotische Massen* dasselbe Bild wie eben entstandene Primärthromben (s. o.). Insbesondere sind die im Gerinnsel eingeschlossenen Erythrozyten noch weitgehend erhalten, und von den Granulozyten erkennt man mindestens noch pyknotische Kernreste. Der Zustand der Thrombozytenbälkchen allerdings läßt sich nur elektronenmikroskopisch befriedigend beurteilen.

Organisation, Rekanalisation und weiteres Schicksal von Thromben

Wird ein Thrombus nicht innerhalb von weniger als etwa 3–4 Tagen aufgelöst, setzt die *Organisation* ein. Über die Herkunft der daran beteiligten Zellen und den Ablauf dieses Prozesses wissen wir nur lückenhaft Bescheid. Aus tierexperimentellen Beobachtungen, beispielsweise am Schwein, und aus zahlreichen Feststellungen im Rahmen der Humanpathologie geht hervor, daß die Organisation des thrombotischen Materials mit der Einwanderung von mindestens zwei Arten von Zellen eingeleitet wird, nämlich von Histiozyten (Makrophagen), die sich größtenteils von Blutmonozyten herleiten, und von spindeligen Zellen, die man im weitesten Sinne als »mesenchymal« bezeichnen kann. Die letzteren werden z. T. als eingewanderte Endothelien oder Fibroblasten bzw. Myofibroblasten, z. T. als »entdifferenzierte« glatte Muskelfasern gedeutet, und schließlich besteht die Möglichkeit, daß auch sie sich z. T. aus Histiozyten oder anderen aus dem Blut stammenden Elementen herleiten könnten. Kinetische Beweise für die eine oder andere dieser Hypothesen stehen noch aus. Im Verlauf von 1–2 Wochen bildet sich an der Oberfläche *wandständiger Thromben* ein Endothelbelag, der wenigstens teilweise von den neben dem Gerinnsel liegenden, intakten Endothelzellen zu stammen scheint; auch hier wird aber an eine Mitbeteiligung von Blutzellen gedacht. Kurze Zeit nach der Invasion von Histiozyten und den erwähnten spindeligen Zellen treten auch Blutgefäßsprossen auf, u. a. dort, wo thrombotisches Material an noch offene Gebiete der Gefäßlichtung grenzt: hier scheinen u. a. Endothelzellen in den Thrombus einzudringen und zunächst blind endigende »Bluttaschen« zu bilden, die später anastomosieren können. Überdies kommt es mit der Zeit, zumal bei verschließenden Venenthromben, auch zu einem Einsprossen von Kapillaren aus der Adventitia bzw. Venenwand (Vasa venarum). Ob diese Gefäße mit den oben erwähnten, intrathrombischen, von Endothel ausgekleideten Hohlräumen schließlich kommunizieren, ist – soweit sich aufgrund angiographischer Untersuchungen und von Serienschnitten beurteilen läßt – noch ungewiß, wenn auch in manchen Fällen wahrscheinlich. Einzelne Befunde sprechen dafür, daß auf diese Weise kleine arteriovenöse Anastomosen entstehen können, wie sie auch physiologischerweise vorkommen sollen. Vorausgesetzt, daß keine weiteren thrombotischen Schübe hinzukommen, und sich der Thrombus nicht ablöst (s. u.), hängt das weitere Schicksal des Gerinnsels weitgehend von der Art des betroffenen Gefäßes bzw. Herzteils sowie von den sich entgegenwirkenden Vorgängen der Thrombolyse einerseits und der Organisation andererseits ab. Bleibt thrombotisches Material längere Zeit liegen, kann es zur weitgehenden *bindegewebigen bzw. fibrovaskulären Organisation* kommen. Mitunter entstehen dabei myxoide Gewebestrukturen.

In *Arterien* wandeln sich auf diese Weise *wandständige Thromben* nicht selten in *Polster* um, die Atheromen ähnlich sehen (S. 482). *Verschließende arterielle Thromben*, z. B. in Koronararterien, münden öfters in eine *bindegewebige Obliteration* aus. Im Bindegewebe, das die Lichtung ausfüllt, erkennt man wohl in der Regel neugebildete und z. T. ziemlich weite, dünnwandige Gefäße; eine funktionell erhebliche Rekanalisation bildet aber in diesen Fällen eine Ausnahme. Dicke Massen thrombotischen Materials, wie man sie z. B. an der Innenfläche von Aneurysmen der Bauchaorta antrifft, lassen eine bindegewebige Organisation oft vermissen. Solche *hyaline thrombotische Massen* können sich mit der Zeit etwas verfestigen und vermehrt eine mechanische Funktion (Verstärkung der Wand) erfüllen, vor allem aufgrund eines Wasserverlustes, z. T. vielleicht auch über eine fortschreitende Polymerisation von Fibrin und anderen Makromolekülen. Eine sekundäre Erweichung – ohne oder mit bakterieller Besiedelung (S. 1746) – kann mit dem

Eintritt von massenhaft neutrophilen Granulozyten verbunden sein *(»puriforme Erweichung von Thromben«)*. Bakterienhaltige Herde dieser Art können eine Sepsis (S. 1744) bewirken oder unterhalten.
In *Venen* führt ein *verschließender Thrombus* oft auch zu einem *bindegewebigen Gefäßverschluß;* angiographische und histologische Untersuchungen haben indessen gezeigt, daß in mittelgroßen Venen eine weitgehende *Rekanalisation* öfters zustandekommt, auch wenn es Monate dauern kann, bis beispielsweise ursprünglich thrombotisch verschlossene tiefe Beinvenen wieder durchgängig sind. In solchen Fällen finden sich manchmal strang- oder strickleiterähnliche, endothelbedeckte, weitgehend bindegewebig umgewandelte oder angiomartige Strukturen, die die Lichtung durchziehen können. *Wandständige Thromben,* die teilweise organisiert wurden, bewirken umschriebene Wandverdickungen der betroffenen Vene *(umschriebene Intimasklerose bzw. Phlebosklerose)*. Sinus von Venenklappen, eine häufige Lokalisation primärer Thromben, werden durch bindegewebige Organisation des Gerinnsels oft ausgefüllt, und durch narbige Retraktion der Klappe stellt sich dann eine *Klappeninsuffizienz* ein. Manchmal wird thrombotisches Material in einer Vene nicht durchorganisiert und bleibt als amorphe Masse liegen. In diesen Fällen, oder wenn organisierte Thromben sekundär herdweise nekrotisch werden, bilden sich u. U. Kalkniederschläge. Solche *Phlebolithen* können später verknöchern. Eine *puriforme Erweichung* (s. o.) kommt auch in Venen vor.
Wandständige intrakardiale Thromben werden, wie die Gefäßthromben, mit der Zeit auch organisiert. *Thromben in Herzohren* erhalten auf diese Weise eine *breitbasige Verankerung* oder sie wandeln sich, falls die Ansatzstelle geringen Umfang hat, u. U. zu *Kugelthromben* mit einem eher dünnen, bindegewebigen Stiel um. Solche Gebilde erzeugen – im Falle einer Lokalisation im linken Herzohr und bei genügender Größe – manchmal das klinische Bild einer »intermittierenden schweren Mitralstenose«. *Murale Thromben im Bereich von Herzventrikeln* wandeln sich häufig in mehr oder weniger *flache, mit der Zeit reendothelisierte Endokardnarben* um *(»umschriebene Endokardsklerose«)*. *Thromben auf Herzklappen* sind, wie die intrakardialen Thromben überhaupt, in erster Linie Abscheidungsthromben, die sich vermutlich an Orten mit vorausgehender Endothelschädigung bilden, in der Regel am Schließungsrand. Sie treten als kleinste Auflagerungen fast reiner Thrombozytenaggregate im Rahmen der *Endocarditis verrucosa* (vgl. dazu rheumatisches Fieber, S. 1158), als größere sterile Abscheidungsthromben in Form einer *Endocarditis simplex (»marantische Endokarditis«)* oder als bakterien- oder pilzhaltige Thromben bei *bakterieller bzw. mykotischer Endokarditis* auf.

Ablösung thrombotischen Materials und Forttragen desselben mit dem Blutstrom
In jeder Phase der Thrombusentwicklung und solange, als die bindegewebige Organisation nicht zu einer erheblichen mechanischen Verfestigung des thrombotischen Materials geführt hat, können Teile desselben losgerissen und mit dem Blutstrom fortgetragen werden. Thrombolytische bzw. fibrinolytische Vorgänge ebenso wie mechanische Einflüsse (abrupte Steigerung der Strömungsgeschwindigkeit des Blutes u. a. m.) und andere Faktoren können diesen Vorgang begünstigen. Die Einzelheiten solcher Prozesse werden im Zusammenhang mit der *Thromboembolie* (S. 472) besprochen.

93.7. Besonderheiten der Thrombose in verschiedenen Abschnitten der Blutstrombahn

Venöse Thrombose, mit Berücksichtigung vor allem der Bein- und Beckenvenenthrombose

Definitionen: Streng genommen, heißt jede venöse Thrombose *»Phlebothrombose«*. Im deutschen Sprachgebiet reserviert man diese Bezeichnung jedoch oft für die Thrombose tiefer Bein- und Beckenvenen, während die dicht unter der Haut ablaufende venöse Thrombose wegen der dort erkennbaren entzündlichen Reaktion *»Thrombophlebitis«* genannt wird. Dies gilt insbesondere für oberflächliche Thrombosen der Beinvenen, vor allem auch die *Varikophlebitits,* bei der die Gerinnsel in krankhaft erweiterten und stark geschlängelten Venen entstehen. Im angelsächsischen Schrifttum werden neuerdings alle akuten Stadien einer venösen Thrombose, also auch die tiefer Beinvenen, als »Thrombophlebitis« bezeichnet. *»Blande Thrombosen«* sind im Gegensatz zu *»infektiösen oder septischen Thrombosen«* solche, bei denen keine Infektionserreger im Spiel sind.

Die hier gegebenen Umschreibungen stammen vor allem aus der ärztlichen Praxis und könnten – ist man sich darüber nicht im klaren – zu Mißverständnissen führen. In der Tat geht jede Thrombose einer Vene gewissen Kalibers mit entzündlichen Vorgängen einher, wäre demnach auch eine »Phlebitis«. Die an sich richtige Handhabung des Begriffs »Thrombophlebitis«, d. h. seine Verwendung nur in Fällen mit nachgewiesenermaßen primär entzündlichen Geschehen, hat sich leider nicht eingebürgert.

Pathogenese und **Verlauf:** Klinisch ist es wohl gerechtfertigt, Phlebothrombosen und Thrombophlebitiden nach der oben angeführten Definition getrennt zu behandeln, da sie sich in ihrem Verlauf und in prognostischer Hinsicht deutlich voneinander unterscheiden (s. u.), vermutlich auch in pathogenetischer Beziehung. Es bestehen nämlich Gründe zur Vermutung, daß bei der Entstehung *tiefer Beinvenenthrombosen* (*»Phlebothrombosen«*) neben der *Verlangsamung des Blutstromes* der *Hyperkoagulabilität des Blutes* (S. 453) besondere Bedeutung zukommt, während beim Zustandekommen *oberflächlicher »Thrombophlebitiden«* – wiederum bei *Herabsetzung der Strömungsgeschwindigkeit* – *Schädigungen der Venenwand* relativ wichtiger sind. Mit anderen Worten ausgedrückt: Die oberflächlichen Thrombophlebitiden, insbesondere auch die Varikophlebitis, stellen in der Regel ein örtlich begrenztes Geschehen dar, während Phlebothrombosen häufig bei erhöhter Gerinnungsbereitschaft des Blutes verschiedener Ursache auftreten und demnach als »zweite Krankheit« angesehen werden dürfen. Allerdings kennt man Kombinationen der beiden (Mischformen), indem z. B. eine oberflächliche »Thrombophlebitis« eine tiefe »Phlebothrombose« nach sich ziehen kann. Die Rolle der Strömungsverlangsamung ergibt sich u. a. aus der Tatsache, daß die sog. Frühmobilisation bei Operierten und Wöchnerinnen die Thrombosehäufigkeit stark gesenkt hat. Der Umstand, daß tiefe Phlebothrombosen im linken Bein ungefähr doppelt so häufig auftreten wie rechts, hängt offenbar mit den besonderen Abflußverhältnissen im kleinen Becken zusammen, was einen zusätzlichen Hinweis auf die Wichtigkeit der Verlangsamung des Blutstromes bei dieser Art von Gerinnselbildung liefert. In der gleichen Richtung weist die Erfahrung, daß früher durchgemachte Thrombosen – und die dadurch entstandene Klappeninsuffizienz (s. o.) – die Wahrscheinlichkeit neuer thrombotischer Schübe erhöht. Die Wichtigkeit der Hyperkoagulabilität des Blutes für die Ausbildung einer tiefen Phlebothrombose geht u. a. daraus hervor, daß ein Weiterwachsen von schon gebildeten Thromben in dieser Lokalisation durch Heparinisierung des Blutes weitgehend verhindert werden kann, nicht aber durch Verabreichung von Medikamenten, die die Thrombozytenfunktionen behindern. Diese Erfahrung schließt aber keineswegs aus, daß auch tiefe Phlebothrombosen mit der Entstehung eines Abscheidungsthrombus beginnen. Wie schon erwähnt, nehmen die Gerinnsel oft von venösen Klappentaschen ihren Ausgang, ferner von Sinus der Plantar- und tiefen Wadenvenen. Aus neueren phlebographischen Untersuchungen geht hervor, daß auch der iliofemorale Venenbereich recht häufig primärer Sitz von Gerinnseln ist.

Folgen verschließender venöser Thrombosen: Die Auswirkungen einer rasch eintretenden Verlegung des Venenlumens sind je nach dem befallenen Gefäßsegment verschieden. *Stauungserscheinungen* sind vor allem dann ausgeprägt, wenn große Sammelvenen betroffen sind. Infolge Ausdehnung der Druckerhöhung in den Venen auf die Kapillaren kommt es dort bei Überschreiten eines kritischen Grenzwertes (ungefähr 12 mm Hg) zu einem Flüssigkeitsaustritt in den Extravasalraum und einer entsprechenden *Ödembildung*, bei aufrechter Körperhaltung zuerst meistens im Retromalleolärbereich und prätibial. Manchmal deutet die *Ausweitung von Kollateralen* (»Warnvenen über der Tibiakante« u. a.) auf ein bestehendes venöses Hindernis in der Tiefe hin. Eine anhaltende Venendrucksteigerung führt schließlich zu einem neuen Gleichgewichtszustand, der klinisch als *»Phlegmasia alba dolens«* bekannt ist. Steigt der periphere Venendruck über etwa 45 mm Hg, nimmt der Proteingehalt der Ödemflüssigkeit deutlich zu. In besonders schweren Fällen kann sich die extreme Steigerung des Venendruckes – mit oder ohne zusätzliche Thrombosierung im Bereich der kleinen Gefäße – zudem auf die arterielle Seite des Kapillarbereiches auswirken, wo sich dann auch eine Stase und »sludge«-Erscheinungen bemerkbar machen. Vermutlich über spastische Kontraktionen von Arterien treten bei solchen – an sich eher seltenen – Zuständen u. U. starke Schmerzen auf (*»arterielle Pseudoembolie«* bei *»Phlegmasia coerulea dolens«*). Infolge massiver Anstauung des Blutes in den unteren Extremitäten entwickelt sich unter solchen Bedingungen mitunter sogar ein *Schockzustand*. Schließlich kann es zur *»venösen Gangrän«* kommen. Die *Lymphgefäße*, die bei venöser Stauung mit Ödembildung vermehrt Lymphe wegzuführen haben, *erweitern sich* oft vor allem distal von Bereichen mit ödembedingter Behinderung des Lymphabflusses. *Thromboembolische Komplikationen* werden später behandelt (S. 472).

Postthrombotisches Syndrom und Ulcus cruris venosum

In manchen Fällen ergibt sich aus thrombotischen Verschlüssen insbesondere tiefer Beinvenen ein Dauerschaden, dessen klinische Äußerungen als *postphlebitisches oder postthrombotisches Syndrom* bekannt sind. Wegen der erwähnten, häufigen Vernarbung und Insuffizienz der Venenklappen und der postphlebitisch bedingten Venenwandverdickung kommt es zur relativen Wirkungslosigkeit der Muskelpumpe und zu einer Abflußstörung des venösen Blutes, mit fehlender Drucksenkung beim Gehen. Über die insuffizienten Vv. communicantes *kann sich dann der an sich schon vermehrte »Venenpool« seitlich bzw. an die Beinoberfläche oder distalwärts verlagern*. Die venöse Stase wirkt sich auch auf den Kapillarbereich aus, wo eine *vermehrte Gefäßpermeabilität*, *Blutaustritt* mit Bildung *hämosiderinhaltiger Zellen* und eine allmähliche *Fibrosierung* bzw. vermehrte Ablagerung von Proteoglykanen, die sich u. a. als perivaskuläre Mäntel von PAS- und/oder Alzianblau-positiver Zwischensubstanz äußert, beobachtet werden. Die venöse Stase führt im Hautbereich mit der Zeit zu einer *Atrophie der epidermalen Strukturen und Anhangsgebilde*, verbunden mit bräunlicher Pigmentierung (Melanin und Hämosiderin), Neigung zu Ekzemen (S. 1126) sowie Verdichtung des fibrillären Gerüstes im Corium, oft auch in der Subcutis (*»Liposklerose«* bei *»Stauungsdermatose«*). Das Gewebe erscheint gefäßärmer (*»Atrophie blanche«*). Schließlich kann es zur Ausbildung eines *Ulcus cruris venosum* kommen, das etwa 80% aller Beingeschwüre ausmacht. Die Entstehung dieser Ulcera und ihre Lokalisation hat mit den sog. Cockett'schen Vv. communicantes zu tun, die aus der Tiefe nach kurzer transfaszialer Strecke in die oft dünnwandige »posterior arch vein« münden. Die letztere vermag offenbar den retrograd wirksamen Venendruck bzw. Druckwellen nicht gut aufzunehmen, so daß es wegen schwerer Stase zur Bildung eines kleinen »Blow-out«-Ulkus kommen kann. Dieses vergrößert sich dann oft und dehnt sich schließlich u. U. zirkulär um die Knöchel bzw. Unterschenkel aus. Geschwüre dieser Art erfahren in der Regel eine Superinfektion durch Bakterien. Der entzündliche Prozeß am Grund und in den Randgebieten der Ulcera cruris leitet eine oft *fortschreitende Vernarbung* ein, was die Zirkulation zusätzlich behindert, vor allem distal (sog. »*Kulissenödem*« u. a.). Hin und wieder kann von einem Ulcus cruris ein *Erysipel* (S. 1873) ausgehen. Bei schweren Formen von *Ödemsklerose* infolge postthrombotischer venöser Abflußbehinderung nimmt das Bein u. U. in groteskem Maße an Umfang zu *(»Elephantiasis«)*.

Venöse Thromben im Bereich innerer Organe

Thrombosen von Venen innerer Organe werfen sowohl in pathogenetischer Hinsicht als auch hinsichtlich ihrer Folgen eine Reihe besonderer Fragen auf, die mit der Lokalisation der betreffenden Gefäße und den Funktionen der von ihnen drainierten Körper- bzw. Organteile zusammenhängen.

Beispiele von Thrombosen im Bereich innerer Organe:

- *Thrombotische Verschlüsse von Hirnvenen und/oder Sinus der Dura mater* werden u. a. im Anschluß an Schädeltraumen, fortgeleitete infektiöse Prozesse im Gesichtsbereich (z. B. Nasenfurunkel, S. 1341) oder im Gebiet des Mittelohres (Otitis media, S. 346) beobachtet; sie bewirken in der Regel über eine Behinderung des venösen Blutabflusses erhebliche zerebrale Funktionsausfälle.
- *Thrombosen von Netzhautvenen,* insbesondere der V. centralis retinae und ihrer Äste, treten vor allem im höheren Alter auf, u. a. im Zusammenhang mit Arteriosklerose und/oder arterieller Hypertonie. Abgesehen von der Visusverschlechterung besteht hier die Gefahr eines Sekundärglaukoms (S. 345).
- *Nierenvenenthrombosen* beruhen im Säuglingsalter u. a. auf Exsikkose infolge Brechdurchfällen, bei Erwachsenen z. B. auf dem Einwachsen eines hypernephroiden Karzinoms, Übergreifen infektiös-entzündlicher Prozesse oder Ausdehnung einer V. cava-Thrombose auf die Nierenvenen. Als Folgen beobachtet man u. U., insbesondere bei Kindern, eine massive Hämaturie, ohne daß es zu einer hämorrhagischen Infarzierung (S. 513) zu kommen braucht. In der Regel entwickelt sich ein nephrotisches Syndrom mit ausgeprägter Albuminurie.
- *Pfortader-Mesenterial- und Milzvenenthrombosen* können sich »deszendierend« von der V. portae aus, oder »aszendierend« von den Mesenterial- und/oder Milzvenen her ausbreiten. Zu den wichtigsten Ursachen gehören neoplastische oder entzündliche Prozesse in der Leber und/oder im Einzugsgebiet der Pfortader, Leberzirrhose (S. 726), Traumen u. a. Eine akute verschließende Pfortaderthrombose führt meistens zum Tode. Bei unvollständigem oder nur schrittweise sich entwickelndem Verschluß entsteht das Bild der portalen Hypertension, u. U. mit Ausweitung der Kollateralvenen. Hämodynamisch und klinisch unterscheiden sich der sog. *lienale Typ* (Milzvenenthrombose bzw. -stenose) und der *portale Typ*. Der letztere tritt in verschiedenen Varianten in Erscheinung, u. a. als radikuläre Form bei Mesenterialvenenthrombose, als trunkuläre Form im Pfortaderstammgebiet oder als Thrombosierung intrahepatischer Pfortaderäste *(Curvheilhier-Baumgarten-Syndrom)*.
- Eine *Lebervenen-Verschlußkrankheit* (»veno-occlusive disease of the liver«) als Folge einer Senecio-Intoxikation wird vor allem in Afrika beobachtet.
- *Verschließende Thromben in der V. hepatica* bzw. in ihren Hauptästen, die z. B. durch neoplastische Prozesse bedingt sein können, erzeugen das Bild des *Budd-Chiari Syndroms* mit mächtiger Lebervergrößerung und Ausbildung von Kollateralen am seitlichen Thorax und Abdomen.
- *Thromben der V. cava* sind nur mit dem Leben vereinbar, wenn sie randständig bleiben. Ursächlich stehen bösartige Geschwülste, Infektionen, Venenkatheterismus und operative Eingriffe im Vordergrund.
- *Lungenvenenthrombosen* können ebenfalls bei malignen neoplastischen Prozessen oder auf infektiöser Grundlage zustandekommen; meistens handelt es sich hier aber nur um Äste der Pulmonalvenen. Bei der seltenen, am ehesten bei jüngeren Erwachsenen angetroffenen *Lugenvenen-Verschlußkrankheit* (»pulmonary veno-occlusive disease«) beherrschen thrombotische Verschlüsse der inter- und intralobulären Venen sowie der Venolen das Bild. Die Ursache ist unbekannt. Thromben in Lungenvenen sind offenbar nur ausnahmsweise Quelle einer peripheren arteriellen Embolie (S. 477).

Arterielle Thrombose

Diese wird im Zusammenhang mit der Arteriosklerose (S. 481) und den Aneurysmen (S. 497) weiter erörtert. Zusammenfassend sei hier nochmals hervorgehoben, daß es sich in Arterien in erster Linie um *Abscheidungsthromben* handelt, die überwiegend aus Plättchen und eingelagertem Fibrin bestehen. Endothelschäden spielen bei ihrer Entstehung offenbar eine entscheidende Rolle. Wegen der hohen Strömungsgeschwindigkeit des Blutes in Arterien werden in Bildung begriffene arterielle Thromben – bei wiederholtem Neuaufbau – öfters fragmentiert und können so zu *peripheren Mikroembolien* führen. Substanzen, die die Thrombozytenfunktionen, insbesondere Adhärenz, Aggregation und Freisetzungsreaktion, hemmen (u. a. Azetylsalizylate, Sulfinpyrazon, Pyrimido-Pyrimidine, Hydroxychloroquin, Atromid S (Clofibrate)), scheinen bei arteriellen thromboembolischen Krankheiten die Häufigkeit von Zwischenfällen herabzusetzen.

Kardiale Thrombose

Kardiale Thromben (s. o.) sind vor allem wegen der Möglichkeit der *Thromboembolie* (S. 477) gefürchtet. Besonders gefährlich sind von der linken Herzhälfte ausgehende Thromboembolien der Hirn- und Mesenterialarterien. Wie schon erwähnt wurde, handelt es sich in der Mehrzahl der Fälle um wandständige Thromben bei Myokardinfarkt (S. 510), ferner um Vorhof- bzw. Herzohrthromben und um endokarditische Auflagerungen. Ob sich *Vorhofmyxome* aus wandständigen Thromben entwickeln können, ist nicht geklärt. Dagegen gilt als wahrscheinlich, daß große sog. *Lambl'sche Exkreszenzen* an Aortenklappen aus organisierten thrombotischen Auflagerungen hervorgehen.

Mikrothromben

Abgesehen von den bereits eingehend besprochenen Formen von mehr oder weniger generalisierter Mikrothrombangiopathie bzw. intravasaler Gerinnung (S. 451), ist die Entstehung von Mikrothromben ein häufiges Geschehen im Rahmen lokaler Gewebeschäden verschiedenster Art. Erfolgt in solchen Fällen die Rekanalisation nicht in kurzer Zeit, obliteriert das Gefäß, und seine Reststrukturen verschwinden mit der Zeit.

Literatur

Canadian Cooperative Study Group: A randomized trial of aspirin and sulfinpyrazone in threatened stroke. N. Engl. J. Med. *299* 53 (1978) — *Davies, M. J., Ballatine, S. J., Robertson, W. B., Woolf, N.:* The ultrastructure of organising experimental mural thrombi in the pig aorta. J. Pathol. *117,* 75 (1975) — *Deutsch, E., Brinkhous, K. M., Lechner, K., Hinnom, S.* (eds.): Thrombosis: Pathogenesis and clinical trials. Stuttgart: Schattauer 1974 — *Didisheim, P., Shimamoto, T., Yamazaki, H.* (eds.): Platelets, thrombosis, and inhibitors. Stuttgart: Schattauer 1974 — *Howes, E. L. Jr., Tong Kwok, M., McKay, D. G.:* The effects of indomethacin on the generalized Shwartzman reaction. Am. J. Pathol. *90,* 7 (1978) — *Huang, Th. W., Benditt, E. P.:* Mechanisms of platelet adhesion to the basal lamina. Am. J. Pathol. *92,* 99 (1978) — *Malone, P. C., Morris, C. J.:* The sequestration and margination of platelets and leucocytes in veins during conditions of hypokinetic and anaemic hypoxia: potential significance in clinical postoperative venous thrombosis. J. Pathol. *125,* 120 (1978) — *Mason, R. G., Sharp, D., Chuang, H. Y. K., Mohammad, F.:* The endothelium. Roles in thrombosis and hemostasis. Arch. Pathol. Lab. Med. *101,* 61 (1977) — *Mason, R. G., Wolf, R. H., Zucker, W. H., Shinoda, B. A.:* Dynamics of thrombus formation on an artificial surface in vivo. Am. J. Pathol. *82,* 445 (1976)

94. Embolie

94.1. Allgemeine Begriffe

Definitionen: Als »*Embolie*« (griechisch »emballein« = hineinwerfen) bezeichnet man das intravaskuläre Steckenbleiben (»Hineingeworfenwerden«) von im Blut ungelöstem oder unvollständig gelöstem, partikulärem, flüssigem oder gasförmigem Material (»*Embolus*«), das mit dem Blutstrom in ein sich verjüngendes Gefäß herangetragen worden war. Der Vorgang wird auch »*Embolisation*« genannt, während der Ausdruck »*Embolismus*« mehr für wiederholte solche Ereignisse Verwendung findet. Je nach der Art des verschleppten Materials spricht man von *Thromboembolie* (= *thrombotische Embolie:* abgelöste Thromben oder Thrombusteile), *Fettembolie* (Fetttropfen), *Gasembolie* (Gasblasen), »*Fruchtwasserembolie*« (ungelöste Bestandteile der Amnionflüssigkeit), *Zellembolie* (einzelne große Zellen), *Gewebsembolie* (Gewebeteile) sowie Embolien durch Haufen von *Mikroorganismen, Parasiten* oder intravenös injiziertes *körperfremdes Material.* Im medizinischen Sprachgebrauch meint man mit »Embolie«, falls sie nicht weiter präzisiert wird, die wichtigste Form, nämlich die Thromboembolie. Eine Sonderform der Zell- und Gewebsembolie ist die *Tumorembolie (Geschwulstzellen-* bzw. *Geschwulstgewebeembolie).* Je nach der Art der Gefäße, über die das verschleppte Material transportiert wird, redet man im Fall der Thromboembolie von *venöser Embolie,* wobei die *kavale Thromboembolie* (Hauptursache der *Lungenembolie*) und die *portale Thromboembolie* (veno-venöse *Leberembolie*) unterschieden werden, von *arterieller Embolie* (*periphere Embolie,* d. h. im großen Kreislauf) und von *gekreuzter Embolie* (»*paradoxe*« *Thromboembolie,* in der Regel infolge Durchtritts des embolischen Materials durch ein offenes Foramen ovale von der rechten in die linke Herzhälfte, mit anschließend arterieller Embolie). *Mikroembolien* kommen durch Verschleppung kleiner, in der Regel aber zahlreicher embolischer Partikel, Tropfen oder Gasblasen zustande. Handelt es sich dabei um den Inhalt arterieller Atherome, wird die Bezeichnung »*Atheroembolie*« verwandt.

Diese Definitionen bedürfen noch einiger kurzer Erläuterungen. Zunächst geht aus der Umschreibung der Embolie hervor, daß das Steckenbleiben eines Embolus in einem sich verjüngenden Gefäß nicht zum völligen Verschluß desselben zu führen braucht, obschon dies meistens der Fall ist. Ferner wird deutlich, daß eine Verschleppung von Material außerhalb der Blutstrombahn in der Regel nicht als Embolie bezeichnet wird. Ein lymphogener Abtransport beispielsweise, mit nachfolgendem Steckenbleiben des ungelösten Materials etwa in Lymphknoten, nennt man im medizinischen Sprachgebrauch meistens nicht eine Embolie. Schließlich ist klar, daß der Transport des embolischen Materials passiv, d. h. mit dem Blutstrom und somit fast immer in Richtung der normalen Blutströmung erfolgt. Man kennt aber auch vereinzelte Beobachtungen, die auf das Vorkommen einer sog. *retrograden Embolie* hindeuten. Abb. 104 vermittelt eine Übersicht über die wichtigsten Embolieformen.

94.2. Thromboembolie von Lungenarterien (»Lungenembolie«), insbesondere venöse kavale Thromboembolie

Definitionen: Bei der *venösen kavalen Thromboembolie,* die auf einer Ablösung von Thromben in ihrem Ursprungsgebiet, in der Regel in tiefen Beinvenen und/oder Vv. femorales und iliacae, beruht, kommt es fast immer zur *Thromboembolie von*

Lungenarterien (Lungenarterienembolie, »Lungenembolie«), ausnahmsweise zur *gekreuzten Embolie* (s. o.). Je nach Größe der Thromboemboli bzw. der verschlossenen Lungenarterien, spricht man von einer *großen Lungenembolie (massive Thromboembolie der Lungenarterien)*, oder von *»peripheren Lungenembolien« (Thromboembolien peripherer Lungenarterienäste)*. Die letzteren können in Einzahl, in Mehrzahl und/oder in wiederholten Schüben (rezidivierende Lungenembolien) auftreten. Von *thrombotischer Mikroembolie der Lungen (»Mikrolungenembolie«)* ist dann die Rede, wenn zahlreiche kleine Thromboemboli, z. B. nach Zersprengen eines größeren Thromboembolus in viele Fragmente, in ausgedehntem Maße die nur mikroskopisch erkennbaren Äste der Lungenarterien verstopfen. Weniger häufig gehen Thromboembolien der Lungenarterien von anderen Venen oder von der rechten Herzhälfte (z. B. Herzohr) aus.

Pathogenetisch gelten zunächst die skizzierten Überlegungen zur Entstehung einer *venösen Thrombose* (S. 469), insbesondere in den *tiefen Beinvenen (Phlebothrombose)*. Dazu kommen die *Faktoren, die eine Loslösung von Thromben bzw. Thrombusteilen begünstigen*. Naturgemäß ist die letzterwähnte Gefahr dann am größten, *wenn das Gerinnsel erst vor kürzerer Zeit entstanden* und daher noch *wenig verankert* ist. Dabei braucht es sich nicht um den Primärthrombus zu handeln, sondern kann auch nachträglich apponierte Anteile betreffen. Verständlicherweise spielen *mechanische Faktoren* beim Abreißen eines venösen Thrombus oder von Teilen davon eine erhebliche Rolle; insbesondere eine *plötzliche Steigerung der Strömungsgeschwindigkeit,* etwa bei abruptem Einsetzen der »Muskelpumpe«, oder rasch erfolgende *intra- oder extravenöse Druckänderungen* dürften hier von Bedeutung sein. Ob eine lokal wirksame, spontane oder therapeutisch herbeigeführte Steigerung der *Fibrinolyse* Thromboembolien begünstigen kann, wird unterschiedlich beurteilt. Gewisse *Gerinnungsstörungen,* wie der kongenitale Faktor VII-Mangel, scheinen mit erhöhter Phlebothrombose- und Thromboemboliegefahr verbunden zu sein.

Die *Bedeutung des Alters eines venösen Thrombus* (und damit auch des Grades der Organisation des Gerinnsels) für die Gefahr thromboembolischer Komplikationen geht am besten aus den Erfahrungen bei postoperativer Phlebothrombose, die für annähernd 20% aller tödlichen Fälle von Lungenembolie verantwortlich ist, hervor: Der Häufigkeitsgipfel (etwa 40% dieser Fälle) liegt ungefähr am Ende der ersten postoperativen Woche, dann folgt die zweite Woche (etwa 35%). In der dritten und vierten Woche nach dem operativen Eingriff sind thromboembolische Zwischenfälle wieder weniger häufig (zusammen ungefähr 25% der tödlichen Fälle).

Die *Risikofaktoren* der Lungenembolie decken sich einigermaßen mit denen der tiefen Beinvenenthrombose (S. 469). Abgesehen von *Traumen* und größeren *chirurgischen Eingriffen, Bettlägrigkeit* u. a., spielen auch *Alter* und *Geschlecht* eine Rolle, indem fast ¾ der Fälle mit Lungenembolie Individuen im Alter von über 50 Jahren betreffen (Maximum im 7. Jahrzehnt), und Frauen etwa doppelt so oft derartige Komplikationen erleiden als Männer. Eine deutlich positive Korrelation besteht ferner zwischen Thromboemboliegefahr und *Ernährungszustand*. Dies ist auch der Hauptgrund dafür, daß Lungenembolien in Industrieländern erheblich häufiger registriert werden als in Entwicklungsländern. Verschiedene Beobachtungen sprechen schließlich dafür, daß *Wettereinflüsse* (Föhn u. a.) Thromboembolien begünstigen könnten. Es finden sich ferner *tageszeitliche Schwankungen* in der Häufigkeit tödlicher Lungenembolien, mit zwei Maxima etwa um 7 Uhr früh und 7 Uhr abends. Von besonderer Wichtigkeit ist die Tatsache, daß *früher durchgemachte Phlebothrombosen,* mit oder ohne Lungenembolie, einen recht hohen Risikofaktor darstellen. Die Erfahrung hat gezeigt, daß in mehr als ⅔ der Fälle mit tödlicher Lungenembolie thromboembolische Verschlüsse von Lungenarterien vorausgegangen waren, so daß von *»Rezidiven«* der Lungenembolie gesprochen werden kann. Ist aufgrund früherer thromboembolischer Ereignisse schon ein erheblicher Teil der Querschnitte der arteriellen Lungenstrombahn verschlossen, genügt oft eine relativ geringe zusätzliche Lungenembolie, um die Grenze des für Herz und Atmung erträglichen zu überschreiten und den Tod herbeizuführen.

Makroskopisch sind Thromboemboli in Lungenarterien meist leicht zu erkennen, vor allem dann, wenn sich Anteile mit gerippter Oberfläche finden. Die *Dicke der Emboli* entspricht dem Kaliber der Venen, aus denen sie stammen, was die Suche nach der Emboliequelle erleichtert. Allerdings ist hier daran zu erinnern, daß längere Thromboemboli durch *Knäuelung* ein voluminöses Konvolut bilden und auf diese Weise auch dann z. B. den Hauptstamm der Lungenarterie weitgehend verschließen können, wenn der Thrombus in Venen mit geringerem Durchmesser gelegen hatte. Hie und da sind die Knäuel so dick, daß sie schon in der Ausflußbahn des rechten Ventrikels stecken bleiben. Umgekehrt zerreißt manchmal ein Thromboembolus aus einer größeren Vene in *zahlreiche kleinere Fragmente,* die dann ihrerseits mehr peripher gelegene Äste der Lungenarterien verstopfen. Ganz *frische Thromboemboli* sitzen locker in den Lungenarterien und lassen sich mit der Pinzette ohne weiteres herausziehen. Liegt die Thromboembolie schon einige Zeit zurück, haftet das Gerinnsel schon etwas an der Wand der Pulmonalarterien an; noch später, wenn die *Organisation* erfolgt ist, erscheint es mit der letzteren verwachsen (Zeitverhältnisse und mikroskopische Befunde ähnlich wie bei der Organisation primärer Throm-

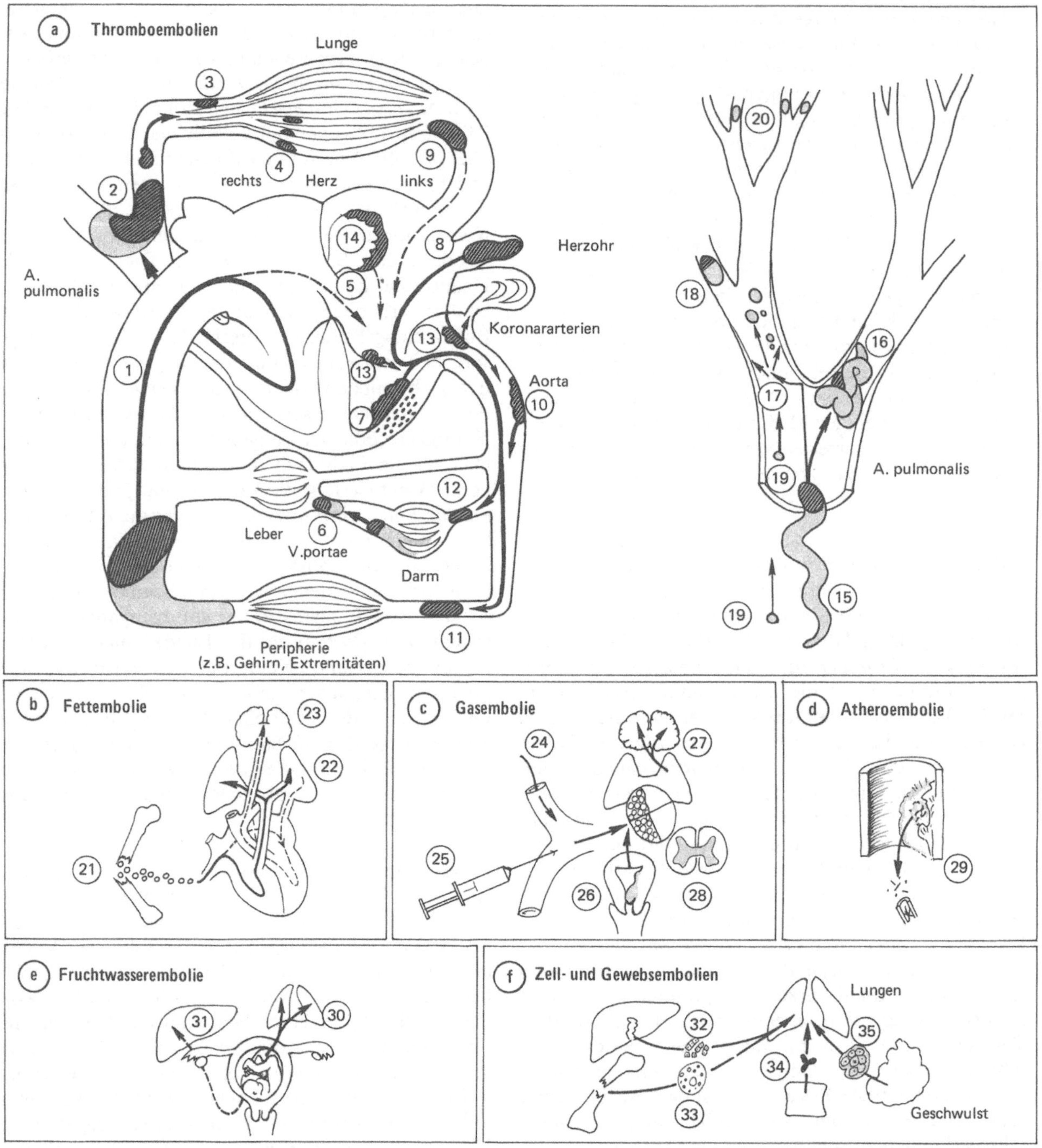

Abb. 104 a–f. *Übersicht über die wichtigsten Embolieformen.* **a** *Thromboembolien.* Die *große (fulminante, perakute) »Lungenembolie«* (Thromboembolie der A. pulmonalis) beruht meistens auf dem Losreißen entsprechend großkalibriger Phlebothromben, z. B. aus den Vv. femoralis und/oder iliaca communis (1, 2). Manchmal – bei nicht völligem Verschluß der A. pulmonalis – tritt der Tod nicht sogleich, sondern mit einer Latenz von einigen Tagen ein *(»subakute große Lungenembolie«).* Sehr häufig begegnen wir sog. *»peripheren Lungenembolien«* (3), bei denen mittelgroße Äste der Lungenarterien verschlossen sind, und die – vor allem bei Bestehen eines pulmonalvenösen Hochdrucks – zur Ausbildung hämorrhagischer Lungeninfarkte führen können. Rezidivierende periphere Lungenembolien – auch *Mikroembolien* (4) – gehören zu den möglichen Ursachen eines chronischen pulmonal-arteriellen Hochdrucks. Sog. *gekreuzte (»paradoxe«) Embolien* (5) kommen bei offenem Foramen ovale bei – u. U. transitorischem – Überdruck im rechten im Vergleich zum linken Herzvorhof vor. *Veno-venöse Thromboembolien* ereignen sich mitunter im Gebiet der Pfortader und ihrer Äste (6). *Periphere (arterielle) Thromboembolien* gehen am häufigsten von *wandständigen Thromben im Bereich anämischer Myokardinfarkte* (7) oder von *Vorhofs(Herzohr-)thromben* (z. B. bei Vorhofflimmern) aus (8), offenbar selten von *Lungenvenen* (9). *Murale Thromben der Aorta* (10) spielen in erster Linie eine Rolle als Quelle kleinerer Thromboemboli. Von den peripheren Thromboembolien am meisten gefürchtet sind diejenigen im *Hirn- oder Extremitätenbereich* (11) und den *Mesenterialarterien* (12). Thrombotische Auflagerungen auf Herzklappen bei *Endokarditis* (13) verursachen oft eine Vielzahl kleiner – u. U. »septischer« – peripherer Thromboembolien. *Vorhofsmyxome* (14) ge-

ben, S. 468). Solche Emboli können einerseits durch eine gewisse *Retraktion* einen Teil des Gefäßlumens wieder freigegeben haben, andererseits findet sich oft über dem Pfropf ein flacher, z. T. gerippter Abscheidungsthrombus. *Zusätzliche Abscheidungsthromben* können sich auch zirkulär und/oder in der Längsrichtung ausdehnen.

Annähernd *90% aller Thromboemboli in Lungenarterien stammen aus Venen der unteren Körperhälfte, vor allem aus tiefen Bein- und Beckenvenen (vgl. dazu S. 469).* Ist der Großteil eines Thrombus losgerissen, gelingt es manchmal nur noch mikroskopisch (z. B. Kerntrümmer in den innersten Wandschichten der Vene), einen Hinweis auf die Emboliequelle zu gewinnen. Nicht selten aber finden sich noch Thromben in kleineren Venen (z. B. tiefe Unterschenkelvenen oder Plexus prostaticus bzw. cervico-uterinus), die mit dem größeren, abgetrennten Gerinnsel im Zusammenhang gestanden haben mögen. Die oberflächlichen Beinvenen und die V. saphena sind trotz relativ häufiger Varizen- und Thrombenbildung nicht oft Ausgangsort einer Lungenembolie. Ähnliches gilt für die Venen der oberen Körperhälfte, den Hauptstamm der V. cava inferior und die rechte Herzhälfte.

Die **Folgen** einer Thromboembolie von Lungenarterien richten sich nach verschiedenen Gegebenheiten, insbesondere dem Anteil am Querschnitt der Lungenstrombahn, der verschlossen wurde, sowie den Leistungsreserven von Herz und Atmung. Tierexperimentelle und humanpathologische Erfahrungen haben gezeigt, daß eine innerhalb kurzer Zeit erfolgende *Verlegung von mehr als 80–85% des Querschnitts der Lungenstrombahn* auch von sonst gesunden und leistungsfähigen Individuen *nur in Ausnahmefällen überlebt wird. Bei vorbestehender kardialer und/oder respiratorischer Insuffizienz genügt indessen oft eine Obturation von weniger als 60–70% des Querschnitts der Lungenstrombahn, um den Tod herbeizuführen;* bei voll erhaltenen kardialen und pulmonalen Funktionen nimmt eine Lungenembolie dieses Ausmaßes häufig keinen letalen Ausgang. In Fällen mit starker Fragmentierung der Thromboembolie ist die Frage, welcher Anteil der Lungenarterien und ihrer Äste verschlossen wurde, ohne ausgedehnte mikroskopische Untersuchungen nicht zuverlässig zu beurteilen. Ob es bei Lungenembolien – auch solchen leichteren Grades – auf reflektorischem Weg zu einer zusätzlichen Belastung des Kreislaufes kommen kann, ist fraglich. Versuche, bei Lungenembolie beispielsweise einen reflektorisch ausgelösten Spasmus an sich nicht verschlossener Lungenarterienäste (Pulmo-pulmonale Reflexe) oder einen peripheren Kreislaufkollaps (Pulmo-systemische Reflexe) nachzuweisen, haben bisher keine sicheren positiven Resultate gebracht.

Der *Tod infolge Lungenembolie* kann sofort bzw. im Verlauf weniger Minuten *(»fulminante, perakute große Lungenembolie«)*, nach Stunden *(»akute große Lungenembolie«)* oder nach einigen Tagen *(»subakute große Lungenembolie«)* eintreten. Als Hauptursache des Todeseintritts gilt die durch die Embolie erzeugte *akute pulmonal-arterielle Hypertonie* mit nachfolgender Insuffizienz des auf solche Druckerhöhungen nicht vorbereiteten rechten Herzventrikels *(akutes Cor pulmonale)*. In solchen Fällen erscheint die rechte Herzhälfte bei der Autopsie deutlich dilatiert, meist mit flüssigem Blut gefüllt und blaß; überdies findet sich in der venösen Strombahn eine starke *Einflußstauung*. Im *großen Kreislauf* machen sich Zeichen von *Mangeldurchblutung* bemerkbar, vor allem im Versorgungsbereich der Koronar- und Hirnarterien, so daß es zur

---

Abb. 104 a–f (Fortsetzung)

ben sich manchmal zuerst aufgrund einer peripheren arteriellen Embolie zu erkennen, weshalb die histologische Untersuchung von Embolektomiematerial nie unterlassen werden sollte. *Thromboemboli mittleren Kalibers* aus Körpervenen (15) vermögen, falls sie sich *knäueln*, u. U. ebenfalls eine große Lungenembolie zu bewirken (16). Abgesehen von einem *wiederholten Anstrom kleiner Emboli* (19), kann ein Verschluß zahlreicher kleiner Lungenarterienäste auch durch ein Zerbersten größerer Thromboemboli – z. B. an der Pulmonalisgabel – zustandekommen (»Dusche« von Mikroemboli, 17, 20); dabei werden oft auch mittlere Äste obturiert (18). **b** *Fettembolie.* Außer *Frakturen langer Röhrenknochen* (21), Marknagelung, Rippen-, Serien- und weiteren Knochenbrüchen, beobachtet man Fettembolien z. B. auch nach stumpfen Traumen von Fettgewebe und/oder einer Fettleber, bei Pankreasnekrose u. a. m. Die Fettembolie der Lungen erreicht in manchen Fällen am 4. Tag nach dem auslösenden Ereignis ein Maximum (22). Gefürchtet ist die *Fettembolie des Gehirns* (23), z. B. bei Passage von reichlich Fetttropfen durch den kleinen Kreislauf oder durch ein offenes Foramen ovale. **c** *Gasembolien. Luftembolien* – z. B. infolge Eröffnens einer größeren Vene in einem über der Herzhöhe liegenden Körperbereich (negativer Druck = Sog, 24), manueller Plazentalösung (26) oder akzidentellen intravenösen Luftzutritts (25) – sind meist nur gefährlich, wenn innerhalb kurzer Zeit mehr als etwa 10 cm^3 in die Venen gelangen: In solchen Fällen kann es in der rechten Herzhälfte zu Schaumbildung mit obturierendem Effekt kommen. Einrisse in Lungenvenen und Lufteintritt in den großen Kreislauf (27) bringen in seltenen Fällen die Gefahr u. a. zerebraler Schäden mit sich. *Gasembolien* in kleinsten Blutgefäßen gehören zu den Hauptursachen der *Dekompressionskrankheit* (S. 1407), bei der u. a. das Rückenmark ischämische Läsionen erleiden kann (28). **d** *Atheroembolien.* Amorphe Lipide und Cholesterinkristalle lösen sich oft von aufgebrochenen Atheromen größerer Arterien (29) und verursachen – u. U. ebenfalls in Form von »showers« – Mikroembolien in der Peripherie. **e** *Fruchtwasserembolie.* Diese bringt vor allem das Risiko einer Aktivierung des Gerinnungssystems mit sich (30). Lebernekrosen bei perinatal verstorbenen Müttern beruhen nicht selten auf Fruchtwasserembolien über kavoportale Anastomosen (31). **f** *Zell- und Gewebsembolien.* Traumatisch bedingte *Lebergewebs-* (32), *Knochenmarks-* (33) und andere *Gewebsembolien* sind ein häufiger Befund, ebenso *Geschwulstzell- bzw. -gewebeembolien* (35). *Megakaryozytenembolien* der Lungen gelten nur als pathologisch, wenn sie ein bestimmtes Maß überschreiten (34). Embolien durch *belebtes und unbelebtes Fremdmaterial* kommen an anderer Stelle zur Sprache (S. 480)

Ausbildung kleiner, oft subendokardialer *Nekroseherde im Myokard* und *fokalen Hirnerweichungen* geringen Ausmaßes kommen kann.
Größere Infarkte in diesen Organen entstehen u. U. bei Vorliegen einer örtlich stark stenosierenden Arteriosklerose (S. 481). Abgesehen von solchen Organveränderungen, die klinisch manchmal in den Vordergrund rücken, bestehen oft Zeichen eines Schocks. Die Häufigkeit tödlicher Lungenembolien Erwachsener beträgt ungefähr 4–8% aller autoptisch untersuchten Fälle.
Periphere Lungenembolien werden bei der Autopsie oft beobachtet (bei 20–30% aller Erwachsenen-Sektionen in Bern), scheinen aber in der Regel mit dem Todeseintritt nicht in unmittelbarem Zusammenhang zu stehen, falls es sich nur um einzelne Verschlüsse handelt. Bei sonst normalen Kreislaufverhältnissen haben solche Ereignisse oft keine Folgen; vor allem bei Stauung im kleinen Kreislauf entwickeln sich aber *hämorrhagische Lungeninfarkte* (S. 513).
Zahlreiche periphere Lungenemboli können, falls sie z. B. aufgrund einer Aufsprengung größerer Thromboemboli gleichzeitig zum Verschluß von Lungenarterienästen führen, in ihrer Wirkung einer großen Lungenembolie entsprechen. Handelt es sich dagegen um *rezidivierende periphere Lungenembolien,* u. U. auch Mikroembolien (s. u.), bildet sich nicht selten ein *chronischer pulmonaler Hochdruck,* der das klinische Bild beherrschen sowie die Entstehung eines chronischen *Cor pulmonale* und schließlich eine *Rechtsinsuffizienz des Herzens* (S. 542) nach sich ziehen kann. Ein chronischer pulmonaler Hochdruck bildet sich erfahrungsgemäß immer dann, wenn mehr als etwa 60% des Querschnitts der arteriellen Lungenstrombahn dauernd obturiert sind. Dabei ist zu berücksichtigen, daß frische Thromboemboli, ähnlich wie Thromben, teilweise aufgelöst, zum Teil aber organisiert werden. Maßgebend für die Entwicklung eines chronischen pulmonalen Hochdurcks infolge Thromboembolien der Lunge ist der Verlust an arteriellem Strombahnquerschnitt, wie er sich nach weitgehendem Abschluß der Organisation der Emboli zeigt (vgl. dazu S. 540).
Das *Schicksal der Thromboemboli* hängt vom relativen Ausmaß und der Geschwindigkeit thrombolytischer Vorgänge sowie der damit zusammenhängenden Rekanalisation (S. 475) einerseits und der Organisation andererseits ab. Die embolisierenden thrombotischen Massen verkleben ziemlich rasch mit der Gefäßwand, vor allem wegen Fibrinbildung. Die ebenfalls schnell einsetzende Thrombolyse (S. 467) scheint, im Verein mit der Retraktion der Thromboemboli, in manchen Fällen in eine wenigstens teilweise Rekanalisation der Lichtung auszumünden. Ein dauernder bindegewebiger Verschluß findet sich vor allem im Anschluß an eine thromboembolische Verstopfung kleinerer Lungenarterien. Die Vorgänge der Embolusauflösung lassen sich, wie sowohl tierexperimentelle Beobachtungen als auch humanmedizinische Erfahrungen gezeigt haben, durch fibrinolytisch wirksame Substanzen (z. B. Urokinase und Streptokinase, S. 1873) begünstigen bzw. beschleunigen, wobei die zusätzliche Verabreichung eines Antikoagulans (z. B. Heparin) die ständige Nachbildung von Fibrin hemmt und damit die Resolution der Thromboemboli unterstützt. Häufig jedoch bleiben von primär verschließenden Emboli in Lungenarterien Residuen zurück, seien dies umschriebene, vorwiegend fibröse Verdickungen der Intima, kollagenhaltige Stränge, die das Lumen des Gefäßes durchziehen oder von mehreren kleinen Gefäßen durchwachsene Bindegewebsmassen. Wandständig organisierte Emboli können schließlich Atheromen ähnlich sehen, wenn auch der relative Gehalt an Lipiden demjenigen der letzteren zunächst nicht entspricht, indem organisierte Thromboemboli mehr Sphingomyelin und Lecithin, dagegen weniger Cholesterinester enthalten als die meisten Atherome. Dies mag aber eine Frage des Alters der Läsion sein. Im übrigen sei daran erinnert, daß Thromboemboli die innern Wandschichten der betroffenen Lungenarterie schädigen und auch auf diese Weise eine Atherombildung begünstigen können.

94.3. Die sog. gekreuzte (paradoxe) Thromboembolie

Bei dieser seltenen Form von Thromboembolie gehen die Treibteilchen, insbesondere verschleppte thrombotische Massen, unter Umgehung des physiologischerweise dazwischen geschalteten Kapillarsystems (insbesondere der Lungen) direkt in die dahinter liegende Strombahn über. Man spricht daher auch von *»heterologer Embolie«,* im Gegensatz zu der häufigen *homologen (orthodoxen) Embolie,* bei der die abgelösten Gerinnsel im Bereich der direkt folgenden, sich verjüngenden Strombahnanteile stecken bleiben.
Gekreuzte Thromboembolien betreffen vor allem den Durchtritt von Thromboemboli durch das *Foramen ovale,* das bei etwa 30% aller Erwachsenen spaltförmig offen bleibt. Ein solcher Vorgang ist allerdings nur dann wahrscheinlich, wenn im rechten Vorhof vorübergehend oder dauernd ein höherer Druck besteht als im linken, was ja physiologischerweise nicht der Fall ist. Es sei aber daran erinnert, daß bei mehr oder weniger massiver Lungenembolie der Druck in den Pulmonalarterien erheblich ansteigt. Dies kann sich rückläufig auch auf den Vorhof auswirken, insbesondere bei – kurzfristiger oder dauernder – Rechtsinsuffizienz. Verständlicherweise finden sich bei gekreuzter Embolie oft auch Thromboemboli in Lungenarterien. Besondere Voraussetzungen für das Zustandekommen einer gekreuzten Embolie finden sich bei Vorhof- und/oder Ventrikelseptumdefekt (S. 299).
Die Folgen einer gekreuzten Embolie sind dieselben wie nach arterieller Thromboembolie (s. u.).

94.4. Portale Thromboembolie (venöse Leberembolie)

Thromben im Einzugsgebiet der Pfortader können sich lösen und zu einem thromboembolischen Verschluß eines oder mehrerer Äste der V. portae führen (vgl. dazu S. 472). Erfahrungsgemäß handelt es sich hierbei um ein seltenes Ereignis, ganz im Gegensatz zu autochthonen Thrombosen im Pfortadergebiet (S. 471).

94.5. Sog. arterielle Thromboembolie (periphere Thromboembolie)

Definition: Obwohl in gewissem Sinn auch die Thromboembolie der Lungen eine arterielle Embolie ist, redet man von der letzteren im klinischen Sprachgebrauch mehr bei *thromboembolischem Verschluß von Arterien des großen Kreislaufs.* Rezidivierende Embolien in periphere Arterien sind unter der Bezeichnung »*Morbus embolicus*« bekannt. Enthält das verschleppte thrombotische Material Bakterien oder Pilze, wie insbesondere bei bakterieller oder mykotischer Endokarditis, spricht man von »*septischen Embolien*«.

Pathogenetisch stehen als *Emboliequellen wandständige Thromben infolge Myokardinfarkt* (S. 510) und *Vorhofsthromben,* vor allem bei Vorhofflimmern (z. B. wegen Mitralstenose (S. 565) oder dekompensierter Kardiosklerose (S. 568)) im Vordergrund, gefolgt von *thrombotischen Auflagerungen an Herzklappen,* insbesondere bei subakuter bakterieller Endokarditis. Andere kardiale Emboliequellen, wie Thromben bei Parietalendokarditis, endokardialer Fibroelastose, Herztumoren u. a., sind nur selten Ursache einer arteriellen Thromboembolie. Periphere Embolien bei Vorhofsmyxom beruhen in der Regel nicht oder nicht nur auf einer Verschleppung thrombotischen Materials, sondern auch von Tumorgewebe (Tumorembolie). *Wandständige Thromben in den großen Körperarterien,* insbesondere in der Aorta, sind seltener Ausgangsort größerer Embolien; hingegen spielen sie für die Entstehung von Mikroembolien (s. u.) eine erhebliche Rolle.

Folgen: Hinsichtlich der *Lokalisation der arteriellen Thromboembolie* muß auf den kurzfristig *lebensgefährlichen Verschluß der A. mesenterica cranialis* bzw. ihrer Hauptäste hingewiesen werden, der über die Entwicklung einer ausgedehnten oder segmentalen *hämorrhagischen Infarzierung vor allem des Dünndarms* und eine nachfolgende Peritonitis zum Tode führen kann (vgl. dazu S. 513). Von ebensolcher Bedeutung ist der *Verschluß der zum Gehirn führenden Arterien,* der oft eine *anämische Erweichung großer Hirnteile* und damit dauernde Invalidität oder den Tod verursacht (vgl. dazu S. 326). *Thromboembolische Verschlüsse einer Nierenarterie oder ihrer Äste* resultieren, falls nicht innerhalb von 1–1½ Stunden eine Embolektomie vorgenommen wird, in der anämischen Infarzierung des Organs bzw. in der Ausbildung *anämischer Niereninfarkte* (S. 510). Thromboembolische Verschlüsse sind häufig auch in *Extremitätenarterien* lokalisiert, und zwar, in der Reihenfolge der Häufigkeit, in der A. femoralis (46%), A. iliaca (15%), A. poplitea (13%), Bifurkation der Aorta abdominalis und A. axillaris (je 8%) sowie in peripheren Extremitätenarterien. Häufig bleiben Thromboemboli an Gefäßaufzweigungen stecken, d. h. dort, wo sich auch Atherome mit Vorliebe entwickeln (S. 490). Verschlüsse von Extremitätenarterien sind mit einem *unvollständigen oder vollständigen Ischämiesyndrom* der betroffenen Partien und heftigem Schmerz verbunden (S. 510). *Thromboembolien der Koronararterien* kommen u. a. bei subakuter bakterieller Endokarditis der Aortenklappen vor.

94.6. Thrombotische Mikroembolie

Definition: *Thrombotische Mikroembolien* kommen durch Ablösung kleiner Fragmente eines Thrombus oder durch Aufsprengung eines größeren Thromboembolus in zahlreiche kleine Teile zustande.

Pathogenetisch hat eine einmalige oder wiederholte Ablösung kleiner Fragmente eines Thrombus bzw. die vollständige Lostrennung kleiner wandständiger Thromben vor allem dort Bedeutung, wo die Strömungsgeschwindigkeit des Blutes hoch ist, d. h. im Herzen und in Arterien. Werden Mikroemboli gleichzeitig in großer Zahl frei, können sie periphere kleine Gefäße in Form von »Duschen« (»showers«) verschließen. Die andere Entstehungsart thrombotischer Mikroemboli, das Zersprengen eines fragilen größeren Thromboembolus in zahlreiche kleine Teile, wurde im Rahmen der Lungenembolie besprochen (s. o.).

Beispiele thrombotischer Mikroembolien:

- Mikroembolien der *kleinen Äste von Koronararterien* z. B. bei *Thromboendocarditis ulcero-pseudopolyposa (ulcerosa polyposa),* mit Ausbildung von Mikroinfarkten im Myokard.
- *Arterio-arterielle thrombotische Mikroembolien* spielen vermutlich eine größere Rolle, als lange Zeit angenommen wurde. Die Wahrscheinlichkeit ihres Nachweises ist gering, falls die Autopsie nicht schon kurze Zeit nach dem Tode durchgeführt wird (»immediate autopsy«), und keine größeren Schnittserien angefertigt werden. Abgesehen von der wiederholten Ablösung thrombotischer Mikroemboli bei *ulzeröser Atherosklerose* (S. 482), *insbesondere der Aorta,* die mit verschiedenen Formen von Durchblutungsstörung u. a. in den Nieren und in den Extremitäten in Beziehung stehen dürfte, könnte ein solcher Mechanismus auch in *kleineren Arterien* von Bedeutung sein, u. a. in den Koronararterien und den Hirnarterien.

- *Thrombotische Mikroembolien* bei wandständigen Thromben infolge Myokardinfarkt im Bereich des linken Herzventrikels scheinen nicht selten vorzukommen.

94.7. Atheroembolie

Bei *Aufbruch arterieller Atherome* (S. 490) können sich eigentliche »showers« von Atherominhalt, insbesondere amorphe Lipide, Cholesterinkristalle und Kalkbröckel, in die Blutbahn ergießen und periphere kleine Gefäße verschließen. Wie im Falle der thrombotischen Mikroembolien, ist ein solcher Mechanismus vor allem von der *ulzerösen Atherosklerose der Aorta* bekannt. Solche Mikroembolien führen u. U. zur Ausbildung so zahlreicher Mikroinfarkte, daß eine Gewebeschrumpfung eintritt (z. B. Nierenschrumpfung mit sekundärem arteriellem Hochdruck). Auf entsprechende Weise können auch eigenartige »marmorierte« Durchblutungsstörungen der Haut zustandekommen. Nach neueren Berichten werden Atheroembolien durch mechanische Einflüsse, wie operative Eingriffe oder Arteriographien, begünstigt.

94.8. Fettembolie

Definitionen: Unter *»pulmonaler Fettembolie«* versteht man den Verschluß kleiner Lungengefäße, insbesondere Kapillaren und Präkapillaren *(»kapilläre Fettembolie«)*, durch mit dem Blut transportierte Fettropfen entsprechender Größe. Gelangen solche Fettropfen über die Lunge hinaus in den großen Kreislauf und verschließen dort kleine Gefäße, z. B. im Gehirn oder in den Nieren, sprechen wir von *»arterieller Fettembolie« (periphere Fettembolie)*.

Ursache und **Pathogenese** der Fettembolie sind nicht in allen Fällen klar. Gut verständlich ist der massive Einstrom von Fettropfen nach Zertrümmerung von Fettmark, d. h. vor allem bei *Frakturen der langen Röhrenknochen* des Erwachsenen: hier kann der Inhalt der zerstörten Fettzellen direkt in offene Venen gelangen. Ein ähnlicher Mechanismus dürfte – vor allem in Fällen von Fettleibigkeit – bei starken *Quetschungen oder Prellungen von subkutanem oder anderem Fettgewebe* im Spiel sein, wenn hier auch ein Teil der Fettropfen auf dem Lymphweg abtransportiert wird; erfahrungsgemäß sind derartige Verletzungen aber wesentlich seltener Ursache einer schweren Fettembolie der Lungen als Frakturen. Fettembolien, vor allem der Lungen, beobachtet man verständlicherweise auch bei *Reanimationsversuchen,* vor allem dann, wenn Rippen frakturiert werden. Wird eine *Fettleber* (S. 81) *traumatisch geschädigt,* kann es auch zur Fettembolie kommen. Weniger klar ist die Entstehung von Fettembolien bei nichttraumatischen Prozessen. Bei der *Fettgewebsnekrose im Pankreasbereich* beruht die Freisetzung des Inhalts von Fettzellen auf einer enzymatischen Zerstörung derselben. Ähnliches gilt vermutlich für *schwere Vergiftungen,* die mit Leberzellverfettung und -untergang einhergehen, z. B. durch Tetrachlorkohlenstoff oder das Gift von Amanita phalloides (S. 1640).
In neuerer Zeit wurde die Hypothese aufgestellt, daß schwere Formen von Fettembolie der Lunge auch ohne Zertrümmerung einer großen Zahl von Fettzellen zustandekommen können, z. B. über eine gesteigerte Fettmobilisation durch Katecholamine im Rahmen eines *hypovolämischen Schocks* (S. 588), der in vielen Fällen traumatisch bedingter Fettembolien auftritt. Neuere Tierversuche mit Hilfe radioaktiv markierten Öls ergaben indessen keine Hinweise auf die Existenz eines solchen Mechanismus.
Im übrigen ist hervorzuheben, daß autoptisch in vielen Fällen von nicht-traumatisch bedingtem hypovolämischem Schock eine nennenswerte oder gar massive Fettembolie der Lungen vermißt wird.
Die Zusammensetzung von Fettemboli, die durch retrograde Auswaschung der Lungen erhalten wurden, entspricht weitgehend dem Inhalt von Fettzellen: überwiegend Triglyzeride, ferner kleine Mengen von Di- und Monoglyzeriden sowie spärlich freie Fettsäuren, Sterole und Phospholipide.
In etwa einem Viertel der Fälle von schwerer Fettembolie der Lungen gelangen Fettropfen auch in den großen Kreislauf *(»arterielle Fettembolie«).* Die Bedingungen, unten denen ein solcher Übertritt erfolgt, sind nicht immer klar ersichtlich. Abgesehen von der Möglichkeit, daß Fettropfen bei vorübergehend erhöhtem Druck im rechten Vorhof durch ein offenes Foramen ovale in die linke Herzhälfte gelangen könnten, ist an intrapulmonale arteriovenöse Kurzschlüsse und ein eigentliches Durchtreten der Fettropfen durch das Kapillarsystem der Lungen zu denken. Letzteres könnte durch einen kräftigen rechten Herzventrikel, eine Dilatation der Lungenkapillaren und/oder das Vorhandensein besonders kleiner Fettropfen begünstigt werden.
In Kapillaren oder Präkapillaren stecken gebliebene Fettropfen werden mit der Zeit durch im Blut vorhandene Lipasen und/oder durch Phagozyten abgebaut.
Die **Folgen** einer Fettembolie richten sich nach dem betroffenen Organ und dem Schweregrad des Prozesses. Bei *massiver Fettembolie der Lungen,* die im Tierversuch isoliert, d. h. ohne Hinzutreten anderer, z. B. schockbedingter Schäden und/oder einer Pneumonie verfolgt werden kann, finden sich im Bereich der durch Fettropfen verstopften Gefäße mehr oder weniger herdförmige Ansammlungen von Histiozyten sowie Veränderungen der Kapillarendothelien und der Pneumozyten. Diese Vorgänge erreichen um den 4. Tag nach i. v. Injektion der Fettropfenemulsion herum ihren Höhepunkt, ohne daß ein diffuses hämorrhagisches Ödem aufträte. Diese Beobachtung wird u. a. dahingehend gedeutet, daß der Lyse von

Fettropfen und einer damit zusammenhängenden örtlichen Freisetzung toxisch wirksamer Fettsäuren bei der Pathogenese des oft mit Fettembolie der Lungen vergesellschafteten hämorrhagischen Ödems keine erhebliche Bedeutung zukommen dürfte. Wichtiger scheinen in pathogenetischer Hinsicht die Widerstandserhöhung im kleinen Kreislauf, die u. U. zum Versagen des rechten Herzventrikels führen kann, und die Erschwerung des Gasaustausches zu sein. In der Humanpathologie komplizieren sich diese Vorgänge, wie schon erwähnt wurde, häufig durch zusätzliche Veränderungen, insbesondere im Sinn der Schocklunge (S. 587). Gefährlich ist die nach massivem Übertritt von Fettropfen in den großen Kreislauf auftretende *Fettembolie des Gehirns,* die mit der Entstehung zahlreicher kleiner hämorrhagischer Nekroseherde und einer Hirnschwellung einhergeht und oft einen tödlichen Ausgang nimmt. Kleine Nekroseherde bilden sich u. U. auch bei Fettembolie des Myokards und der Nieren.

Makroskopisch fällt bei *massiver posttraumatischer Fettembolie der Lungen* oft ein Lungenödem auf, das hämorrhagisch sein kann. Die *klassische Fettembolie des Gehirns* äußert sich durch zahlreiche flohstichartige Blutungen (Purpura cerebri, S. 460) und eine Schwellung des Organs.

Mikroskopisch finden sich in Gefrierschnitten der *Lunge* längliche Fettropfen vor allem in Kapillaren und Präkapillaren. Außer den oben erwähnten Veränderungen (Ansammlung von Histiozyten, Schädigung der Endothelien und Pneumozyten, herdweise Extravasation von Erythrozyten, oft ein Lungenödem), ist das Bild nicht selten durch eine hinzutretende Pneumonie kompliziert. Mikrothromben im Bereich der Fettemboli sind keine Seltenheit. Mit der Zeit treten mehr und mehr Makrophagen mit eingeschlossenen Fettröpfchen in Erscheinung. Die Fettembolie des *Gehirns* charakterisiert sich durch kleine, kugelförmige, um die mit Fettropfen verschlossenen Kapillaren herum lokalisierte Nekroseherde, die meistens von einem hämorrhagischen Saum umgeben sind (»Ringblutungen«) und z. T. in der Rinde, vor allem aber im Mark liegen, insbesondere auch im Hirnstammbereich.
Über das Bestehen einer arteriellen Fettembolie gibt am ehesten die Fettfärbung von Gefrierschnitten der *Nieren* Auskunft, wo sich die Fettropfen meistens in Glomerulumkapillaren nachweisen lassen.

94.9. Gasembolie

Definitionen: Die wichtigste Sonderform der Gasembolie ist die *Luftembolie,* die fast immer auf einem Eindringen von Luft in die venöse Blutstrombahn beruht. Als *Dekompressionskrankheit (Caissonkrankheit* oder *Taucherkrankheit)* bezeichnet man das Auftreten von Gasblasen (vor allem Stickstoff) in der Blutbahn infolge rascher Druckabnahme in der Außenluft, mit nachfolgender Verstopfung kleiner Gefäße und entsprechenden Gewebeschäden, insbesondere im Zentralnervensystem.

Luftembolie

Ursache einer Luftembolie ist in der Regel ein Eintritt von Luft in die venöse Strombahn, wobei dieser traumatisch, instrumentell oder spontan zustandekommen und bei Unterdruck in den Venen und/oder Überdruck der eindringenden Luft erfolgen kann. Ein Einsaugen von Luft in Venen setzt voraus, daß die letzteren nicht oder nicht sogleich kollabieren.

Pathogenetisch ist zwischen raschem oder eher langsamem Eindringen der Luft in die Venen zu unterscheiden: im ersteren Fall kommt es in kürzester Zeit zu einer schaumigen Mischung von Blut und Luft, die sich u. U. autoptisch in der rechten Herzhälfte und in den Lungenarterien erkennen läßt; das Herz wirkt dabei als zusätzliche sog. Schaumpumpe. Handelt es sich um eine massive Luftembolie dieser Art, kann der Tod in wenigen Minuten eintreten; erfahrungsgemäß sind solche Ereignisse aber selten. Bei langsamem Eindringen von Luft in die Venen werden bis über 30 ml ohne ernste Gefahr ertragen. Mitunter gelangen Luftbläschen auch in den großen Kreislauf, was u. a. zu einer Purpura cerebri Anlaß geben kann. Luftemboli führen u. U. zur Entstehung kleiner Thromben.

Beispiele von Luftembolie:
- Luftembolien kommen hie und da bei *Eingriffen in Körperregionen mit zeitweise negativem Venendruck* vor, z. B. nach akzidenteller Eröffnung von Ästen der V. jugularis bei Strumektomie oder bei Instillation von Luft in oberflächliche Lungenvenen anläßlich des Nachfüllens eines therapeutisch angelegten Pneumothorax.
- Eintreten von Luft in Venen wegen *unsachgemäßer intravenöser Injektion oder Infusion* (Luft unter Druck eintretend).
- Luftembolie im Anschluß an *Plazentarlösung bei klaffenden Venen* (z. B. krimineller Abort, Uterusatonie).
- *Luftembolien* infolge Einreißens von Lungenvenen, z. B. bei Keuchhusten (»Keuchhusteneklampsie«), Thoraxkompression oder Explosionsunfällen (»blast injury«), wobei Luftblasen in den großen Kreislauf gelangen und u. a. Hirnschäden hervorrufen können.

Dekompressionskrankheit (Caissonkrankheit, Taucherkrankheit)

Diese, ebenfalls zu Gasembolien führende Störung wird später erläutert (S. 1407).

94.10. Sog. Fruchtwasserembolie

Eingehende Untersuchungen der letzten Jahre haben deutlich gemacht, daß die massive Fruchtwasserembolie eine der wichtigsten Ursachen geburtsbedingter mütterlicher Todesfälle ist. In solchen Fällen sterben die Frauen während der Geburt oder kurz darnach, meistens unter dem klinischen Bild eines unbeeinflußbaren Schocks.

Definition: Unter einer »*Fruchtwasserembolie*« versteht man das Eindringen von Amnionflüssigkeit sowie darin enthaltenen Partikeln (Hornlamellen, Lanugohaare, d. h. Teile der Vernix caseosa) und Schleimmassen in den mütterlichen Kreislauf, mit nachfolgender Verstopfung kleiner Arterien und Kapillaren der Lunge, mitunter auch von Pfortaderästen und/oder Ästen der V. hepatica.

Pathogenetisch ist das Zustandekommen einer massiven Fruchtwasserembolie nicht immer klar verständlich. Man vermutet, daß die Amnionflüssigkeit nach Ruptur der fetalen Membranen unter der Geburt durch die Wehentätigkeit der Uterusmuskulatur zwischen die ersteren und die Unteruswand eingedrückt und im Bereich der Ansatzränder der Plazenta in die venösen Sinus der Gebärmutter gepreßt wird. Der Weg der Embolisation führt verständlicherweise über das Cavasystem in die Lunge, manchmal aber auch über kavoportale Venenanastomosen in Äste der V. portae, u. U. sogar retrograd in die Verzweigungen der V. hepatica.

Folgen: Bei sehr massiver Fruchtwasserembolie genügt wahrscheinlich die *weitgehende Obturation des kleinen Kreislaufs,* um den sofortigen Tod herbeizuführen. Es kommen aber noch weitere Mechanismen in Betracht. Bei Frauen, die erst nach einer Latenzzeit von einigen Stunden starben, wurde beispielsweise eine mehr oder weniger *generalisierte intravasale Gerinnung* festgestellt, die offenbar auf einer massiven Einschwemmung gerinnungsaktiver Substanzen in den mütterlichen Kreislauf beruhten (vgl. dazu S. 451). Wiederum in anderen Fällen steht ein irreversibler *Schock* (S. 583) im Vordergrund des Geschehens.

Makroskopisch zeigt sich bei der Autopsie, abgesehen von einer akuten Stauung und einem Ödem der Lungen sowie einer Dilatation der rechten Herzhälfte, manchmal eine Fleckung der Leber.

Mikroskopisch findet man viele kleine Lungenarterien und -kapillaren, manchmal auch Pfortader- oder V. hepatica-Äste durch Hornlamellen, Lanugohaare und/ oder Schleim verstopft. Dasselbe Material läßt sich auch in Venen der Uteruswand nachweisen. Daneben können in wechselndem Maße Kapillaren zahlreicher Organe durch hyaline Thromben verschlossen sein. Gekreuzte Fruchtwasserembolien sind sehr selten.

94.11. Zell- und Gewebsembolien

Ungewöhnlich große Einzelzellen oder Zellgruppen bzw. Gewebebröckel können unter den verschiedensten Bedingungen in die Blutbahn übertreten und in der nächstfolgenden Kapillarstrombahn stecken bleiben. Die *Geschwulstzellen- bzw. Geschwulstgewebsembolie* als Ausgangsort hämatogener Metastasen wurde bereits behandelt (S. 227). *Megakaryozytenembolien* werden bei der histologischen Untersuchung von autoptisch gewonnenem Material öfters beobachtet. Finden sie sich zahlreich in der Lunge, kann darin ein Hinweis auf eine Lockerung der Knochenmark-Blutgefäßschranke gesehen werden. Megakaryozyten in Lebersinusoiden kommen vor allem bei extramedullärer Blutbildung in der Milz, z. T. auch in der Leber, vor. Vereinzelt treten Megakaryozyten zudem in den großen Kreislauf über und finden sich dann z. B. in Glomerulumkapillaren der Niere. *Leberzell- und Lebergewebeembolien* in der Lunge beobachtet man z. B. nach Lebertraumen und bei Lebernekrosen. *Embolien kleiner Lungengefäße durch Plazentarteile,* d. h. synzytiale Haufen, z. T. auch Chorionzotten, sind ein häufiges Ereignis, haben aber klinisch keine nennenswerte Bedeutung. *Embolien kleiner Lungenarterien durch Gehirnsubstanz* begegnet man bei schweren Schädel-Hirn-Traumen. *Embolien durch Teile von Herzklappen* treten u. U. bei Endocarditis ulcerosa (S. 1745) auf und können die Bildung septischer Infarkte nach sich ziehen. In diesem Zusammenhang sei auch auf *periphere Embolien bei Myxomen im linken Herzvorhof* hingewiesen, deren histologische Diagnose den rettenden chirurgischen Eingriff zur Folge haben kann. *Knochenmarkembolien in der Lunge* stellt man bei Frakturen von Skeletteilen mit blutbildendem Mark fest. Fast immer sind sie von einer Fettembolie begleitet.

94.12. Embolien durch körperfremdes, belebtes und unbelebtes Material

Embolien durch reine Bakterienhaufen, etwa bei bakterieller Endokarditis, kommen wahrscheinlich sehr selten vor. Zur Embolisation besser geeignet sind *Pilzhaufen,* die von einer mykotischen Endokarditis oder pilzhaltigen extrakorporalen Kreislaufmaschinen stammen können. *Parasitenembolien,* insbesondere bei hämatogener Verschleppung von Larven, kennt man z. B. im Rahmen der Ascaridiasis (S. 2077), der Filariasis (S. 2088), der Echinokokkose (S. 2115) und der Trichinose (S. 2085).
Embolien durch unbelebtes Material verschiedenster Art können z. B. bei intravaskulären Injektionen bzw. Infusionen und beim Katheterismus zustandekommen. Bei Drogensüchtigen beispielsweise, die sich häufig intravenöse Injektionen von Suspensionen verabreichen, können auf diese Weise zahlreiche intrapulmonale Talkgranulome entstehen; sie bewirken u. U. ein panazinäres Emphysem (S. 625) und ein Cor pulmonale. Ein anderes Beispiel ist die Silikonembolie der Lungen nach Einrichten eines extrakorporalen Kreislaufs mit dem Beuteloxygenator.

Literatur

Aabo, K., Hansen, K. B.: Megakaryocytes in pulmonary blood vessels. Acta Pathol. Microbiol. Scand. [A] *86,* 285 (1978) — *Fairfax, A. J., Lambert, C. D., Leatham, A.:* Systemic embolism in chronic sinoatrial disorder. N. Engl. J. Med. *295*, 190 (1976) — *Gertner, S. B., Sherr, S.*: Triolein emboli clearance from the mouse lung: Effect of heparin and heparitin sulfate. Exp. Mol. Pathol. *25*, 60 (1976) — *Groth, D. H., Mackay, G. R., Crable, J. V., Cochran, T. H.*: Intravenous injection of talc in a narcotics addict. Arch. Pathol. *94*, 171 (1972) — *Hausberger, F. X.*: Effects of lipemia and trauma on experimental fat embolism. Am. J. Pathol. *84*, 515 (1976) — *Havig, Ö., Grüner, O. P. N.*: Pulmonary bone marrow embolism. Acta Pathol. Microbiol. Scand. [A] *81*, 276 (1973) — *Kiil, J., Kiil, J., Axelsen, F., Andersen, D.*: Prophylaxis against postoperative pulmonary embolism and deep-vein thrombosis by lowdose heparin. Lancet *I*, 1115 (1978) — *Reidbord, H. E.*: Pulmonary fat embolism. Arch. Pathol. *98*, 122 (1974) — *Sevitt, S.*: Organic fragmentation in pulmonary thrombo-emboli. J. Pathol. *122*, 95 (1977) —*Stout, C., Hartsuck, J. M., Howe, J., Richardson, J. L.*: Atheromatous embolism after aortofemoral bypass and aortic ligation. Arch. Pathol. *93*, 271 (1972)

95. Arteriosklerose und andere Arterienveränderungen

Die Arteriosklerose, insbesondere die arterielle Atherosklerose (s. u.), ist zum mindesten in den westlichen Ländern die häufigste Todesursache; ihre Bedeutung als kausaler Faktor bei wichtigen Krankheiten bzw. Ereignissen, wie Myokardinfarkt (S. 510) oder Hirninfarkt (S. 326), ist seit langem bekannt.

95.1. Allgemeine Begriffe zur Arteriosklerose

Definitionen: Der Begriff »*Arteriosklerose*« ist ein Sammelname für verschiedenartige Veränderungen der Arterien, deren gemeinsames Merkmal in der mit Elastizitätsschwund einhergehenden Verdickung und meist auch Verhärtung der Gefäßwand liegt. Die wichtigste Form der Arteriosklerose ist die *Atherosklerose (Atheromatose):* hier handelt es sich um eine variable Kombination von Veränderungen der Arterienintima, die mit herdförmiger Anhäufung von Lipiden bzw. Lipoproteinen, komplexen Kohlenhydraten (insbesondere Glykosaminoglykanen) bzw. Proteoglykanen, Blut und Blutbestandteilen, mit der Bildung eines kollagen- und elastinhaltigen fibrösen Gewebes und oft mit Kalkablagerungen sowie mit Veränderungen der Media verknüpft ist. Die *Arteriosklerose vom Typ Mönckeberg* findet sich vor allem an Extremitätenarterien und ist in erster Linie durch periodisch und zirkulär angeordnete Kalkspangen im Mediabereich gekennzeichnet. Mittlere bis kleinere Arterien zeigen häufig das Bild einer *Intimamyofibrose,* d. h. eine Verdickung der Intima durch glatte Muskelzellen und Bindegewebe. Falls eine deutliche Vermehrung elastischer Lamellen vorliegt, spricht man u. a. von *Elastose* der Arterien, die besonders bei chronischem arteriellem Hochdruck in Erscheinung tritt, aber auch bei der Atherosklerose an sich beobachtet wird. Die diffuse, mehr oder weniger altersabhängige *Intimaverdickung* kleiner Arterien (z. B. der Koronararterienäste) kann im weitesten Sinne auch als Arteriosklerose bezeichnet werden. *Myxoide (»mukoide«) Intimapolster der Arterien* ohne erheblichen Lipidgehalt kommen in mittelgroßen bis kleinen Arterien vor allem bei Jugendlichen und jüngeren Erwachsenen vor (z. B. in den Koronararterienästen).
Die *Arteriolosklerose* wird in der Regel von der Arteriosklerose deutlich abgegrenzt (S. 529).

95.2. Bemerkungen zu Struktur und Funktion der Arterienwand

Die Aorta und andere große Körperarterien gehören dem sog. *elastischen Typ* an, dessen *Intima* beim Neugeborenen sehr dünn ist und neben dem Endothelbelag (s. u.) nur sehr spärlich Stützgewebe aufweist. Mit zunehmendem Alter erfährt diese Schicht indessen eine fortschreitende Verdickung, wobei »glatte Muskelzellen« bzw. »Myofibroblasten« in vermehrter Zahl auftreten, und die vorwiegend aus Proteoglykanen und locker gefügten kollagenen Fasern bestehende Inerzellulärsubstanz sich allmählich anhäuft. Physiologischerweise bildet die Intima an einzelnen Stellen, z. B. an Verzweigungen, sog. Kissen, d. h. flache Erhebungen. Die Media setzt sich aus diagonal angeordneten glatten Muskelfasern zusammen, die mittels Kollagenfasern faszikelweise an die in Doppelschichten zusammengelagerten, vielfach verzweigten elastischen Faserbündeln verankert sind. Glatte Muskelfasern einer Schicht und die zwei dazugehörigen elastischen »Lamellen« bilden sog. *lamelläre Einheiten,* deren Zahl – wie vergleichend-anatomische Untersuchungen an Säugern und Vögeln zeigen – bei ähnlichem arteriellem Blutdruck als Funktion des Gefäßdurchmessers erscheint. Die Media enthält auch eine gewisse Menge von Proteoglykanen. Die mechanische Bedeutung der lichtoptisch eben noch feststellbaren kollagenen Fasern scheint sehr wesentlich zu sein. Außer der bereits erwähnten Verankerung der zellulären Elemente am elastischen Fasermaterial spielen vorwiegend zwischen den lamellären Einheiten und in der Zirkumferenz verlaufende Kollagenfasern eine erhebliche Rolle für die mechanische Belastbarkeit der Gefäße. Mit Hilfe einer selektiven Verdauung von Kollagen oder Elastin ließ sich nämlich die Wichtigkeit der ersteren für die mechanische Dehnungsbegrenzung deutlich demonstrieren.
Als eigentliche *Baueinheit der Media* wird neuerdings das von gemeinsamen Kollagen- und Elastinfasergruppen umwobene *Faszikel (Bündel) einiger weniger glatter Muskelfasern* angesehen. Solche Faszikel sind als Untereinheiten der oben erwähnten lamellären Einheiten aufzufassen. Diese Anordnung hat vermutlich für die Erklärung scheinbar monoklonaler Reparaturleistungen im Rahmen der Atherosklerose Bedeutung (s. u.).
Gut ausgebildete *Vasa vasorum,* die das äußere Drittel der Media durchdringen, werden erfahrungsgemäß nur dort beobachtet, wo die Zahl lamellärer Einheiten 28–30 übersteigt. Dies ist beim Menschen vor allem im oberen Abschnitt der Aorta der Fall, nicht aber in der Aorta abdominalis, die im Hinblick auf ihren Durchmesser eigentlich eine höhere Zahl lamellärer Einheiten erwarten ließe.
Die gefäßführende *Adventitia* setzt sich im wesentlichen aus mäßig zellreichem Bindegewebe mit Fibroblasten, u. U. auch glatten Muskelzellen, sowie Bündeln von Kollagen, umgeben von Proteoglykanen, zusammen. Der Druckabfall in der Arterienwand – von innen nach außen – ist in der Intima gering und folgt in der Media ungefähr einer exponentiellen Funktion des Abstandes von der innersten Mediaschicht.
Arterien vom *muskulären Typ* weisen im großen Kreislauf ein mittleres Kaliber auf (z. B. Mehrzahl der Extremitätenarterien). Die *Media* besteht hier vorwiegend aus diagonal angeordneten glatten Muskelfasern, die durch besondere Verbindungskomplexe miteinander verbunden sind und von Proteoglykanen, einer wechselnden Zahl kollagener Fasern und kleinen elastischen Fasern umgeben sind. Die Abgrenzung gegen die dünne *Intima* ist durch eine sog. Membrana elastica interna, die gegen die *Adventitia* durch eine Membrana elastica externa gegeben. Die erst seit kurzer Zeit eingeführte Untersuchung von Gefäßen nach Fixation unter mittlerem arteriellem Druck

zeigte, daß auch bei diesem Arterientyp ähnliche Bauprinzipien eingehalten werden wie bei den sog. elastischen Arterien.
Arterien können sich im Verlauf der Zeit diffus erweitern. Dies trifft beispielsweise für die altersabhängige Dilatation der Koronarien zu, die beim männlichen Geschlecht deutlicher ausgeprägt ist als beim weiblichen. Daher nimmt im Durchschnitt das Verhältnis des Herzgewichts zum gesamten Lumenquerschnitt der Hauptäste der Kranzgefäße mit dem Alter ab.
Die *Ernährung der Wandbestandteile der Arterien* erfolgt einesteils von innen, durch avaskuläre Durchflutung, anderenteils über eine vaskuläre Durchblutung von außen. Dies bedingt, daß in den meisten Arterien die Zone, die vom ernährenden Flüssigkeitsstrom funktionell am »weitesten entfernt« ist, etwa in den inneren Schichten der Media, bzw. bei Verdickung der Intima in der Tiefe der letzteren liegt. Der der Lymphe entsprechende Säftestrom verläuft von innen nach außen.
Im Gegensatz zu Kapillarendothelien zeichnet sich der *Endothelbelag* an der Innenfläche der Arterien durch stark interdigitierende zwischenzellige Verbindungen aus, die offenbar so dicht gefügt sind, daß selbst relativ kleine Moleküle, wie Meerrettich-Peroxidase (Molekulargewicht ungefähr 40000), physiologischerweise nicht oder nur in sehr geringen Mengen durchtreten. Der transendotheliale Transport gelöster oder feindisperser Blutbestandteile geschieht vermutlich durch Einstülpung von Membranteilen und Bildung von Vesikeln, die auf der Unterseite wieder membranständig werden und sich nach außen öffnen (Zytopempsis, S. 576). Als zusätzliche oder alternative Möglichkeit wird eine Durchschleusung von Blutbestandteilen durch vorübergehend geöffnete »Kanäle« diskutiert. Der transendotheliale Transport hängt im übrigen stark von der Größe der betreffenden Moleküle ab: die beim Vorgang der Zytopempsis gebildeten Vesikeln mit einem Durchmesser von ungefähr 750 Å vermögen offenbar Partikel, wie die sog. high-density-Lipoproteine (HDL), durch die Endothelzellen durchzuschleusen, jedoch nicht oder nicht ohne weiteres die größeren sog. low-density-Lipoproteine (LDL), very low-density-Lipoproteine (VLDL) oder Chylomikronen. Die subendothelial in der Intima wie in der Media elektronenmikroskopisch manchmal nachweisbaren, membrangebundenen granulovesikulären Körperchen werden vermutungsweise mit Ausstülpungen der glatten Muskelzellen und Umformungen des elastischen Fasermusters und nicht mit Transportvorgängen in Beziehung gebracht.
Zusammenhänge zwischen Arterienbau und -funktion einerseits und arteriellem Blutdruck andererseits werden auf S. 529 besprochen. Dasselbe gilt für Veränderungen der Arteriolen.

95.3. Die arterielle Atherosklerose, ihre Entstehungsweise, Folgen und Komplikationen

Sog. Risikofaktoren der arteriellen Atherogenese

Als *Risikofaktoren* bezeichnet man Zustände bzw. innere und äußere Einflüsse, die mit der zu untersuchenden Krankheit statistisch signifikant korreliert sind. Es handelt sich vor allem um einen *klinisch bedeutsamen Begriff,* der sich auf Symptome und Zeichen einer Krankheit bzw. deren Komplikationen und nicht unmittelbar auf den Schweregrad der bestehenden organischen Läsion bezieht. So wurden als Parameter der Risikofaktoren im Rahmen der Atherosklerose vor allem Symptome und Zeichen gestörter Durchblutung bzw. von Gefäßverschlüssen gewählt, die durchwegs als Komplikationen am Ende einer Kette von Ereignissen im Rahmen der Atherosklerose zu verstehen sind. Da es bisher kaum gelingt, sog. Frühläsionen in einer epidemiologisch-statistisch befriedigenden Weise mit Risikofaktoren ursächlich zu korrelieren, gelten die aufgezeigten Zusammenhänge vor allem für die klinisch bedeutsamen Folgekrankheiten der fortgeschrittenen Atherosklerose.
Eine Zusammenstellung der wichtigsten Risikofaktoren der Atherogenese findet sich in Tabelle 33. Im Vordergrund stehen *Hyperlipidämie* (insbesondere

Tabelle 33. Risikofaktoren der arteriellen Atherogenese

1. *Systemische arterielle Hypertonie*
2. *Hyperlipidämie*
   Vor allem Hypercholesterinämie.
   Erhöhte Konzentration von LDL (»low density lipoproteins«) und VLDL (»very low density lipoproteins«).
   Erniedrigte Konzentration von HDL (»high density lipoproteins«), das offenbar für die Mobilisation von Cholesterin aus Atheromen wichtig ist.
   Wahrscheinlich: Hypertriglyzeridämie (vermehrt Triglyzeride in LDL, VLDL und HDL).
   Herabgesetztes Verhältnis der ungesättigten zu den gesättigten Fettsäuren im Fettgewebe.
   Relativ geringer Gehalt des subkutanen Fettgewebes an Linoleinsäure.
3. *Adipositas*
   Erhöhtes Risiko, wenn mit Diabetes mellitus kombiniert.
4. *Diabetes mellitus*
5. *Zigarettenrauchen;* bei Frauen, die gleichzeitig Kontrazeptiva einnehmen, besteht ein erhöhtes Risiko.
6. *Alter*
7. *Geschlecht*
   Relativ höheres Risiko: Männer sowie Frauen nach Beginn des Klimakteriums (Wegfall des »Schutzeffektes« weiblicher Geschlechtshormone).
8. *Ungenügende körperliche Betätigung*
9. *Genetische Faktoren*
   Beispiele: Familiäre Hyperlipoproteinämie (Typen II und IV nach Frederickson).
   Homozystinurie.
   Familiäre Gicht.

Hypercholesterinämie) und andauernde *arterielle Hypertonie,* ferner *Zigarettenrauchen, Diabetes mellitus* und – wahrscheinlich damit zusammenhängend – die *Adipositas,* falls sie mit einer Hyperlipidämie und/oder einer arteriellen Hypertonie vergesellschaftet ist. Möglicherweise sind im Rahmen der Hyperlipidämie auch die Triglyzeride wichtig (Basler Studie). Schwer beurteilbar sind *psychosomatische Faktoren.* Betrachtet man nur einzelne Risikofaktoren für sich, ergeben sich in der Regel keine sehr erheblichen Unterschiede in der Häufigkeit arteriosklerosebedingter Krankheitserscheinungen, z. B. bei Zigarettenrauchern eine 2, 3mal höhere Inzidenz als bei Nichtrauchern. Aufschlußreicher ist die *sog. multivariable Betrachtungsweise,* bei der mehrere Risikofaktoren gleichzeitig berücksichtigt werden. So finden sich bei Zigarettenrauchern mit arterieller Hypertonie und Hyperlipidämie 5mal häufiger arteriosklerotisch bedingte Krankheitserscheinungen als bei Nichtrauchern ohne Erhöhung der Konzentration der Blutlipide und ohne arterielle Hypertonie. Das *Alter* stellt einen wichtigen Risikofaktor dar, wenn sich auch die Folgen der Arteriosklerose im Senium anders zu äußern pflegen als im mittleren Erwachsenenalter. Es kann ganz allgemein die Regel gelten, daß die Rangordnung hinsichtlich Wichtigkeit einzelner Risikofaktoren von einem Typ von Komplikationen zum andern variiert. Dies hat u. a. mit der unterschiedlichen Lokalisation der Arterienveränderungen zu tun. So wurde als führender einzelner Risikofaktor beim Herzinfarkt die Hyperlipidämie, beim Hirnschlag die arterielle Hypertonie und bei Gehbeschwerden im Sinne der Claudicatio intermittens das Zigarettenrauchen gefunden. Schließlich bleibt hervorzuheben, daß offenbar noch nicht alle Risikofaktoren erkannt worden sind (z. B. Korrelation zwischen Leukozytenzahl im Blut und peripheren Arterienverschlüssen), da nämlich in mehreren bisher durchgeführten Studien bei etwa einem Drittel von Fällen mit arteriosklerotischer Verschlußkrankheit keiner der oben erwähnten Risikofaktoren nachgewiesenermaßen eine Rolle spielte.

Die bisher erwähnten Risikofaktoren beziehen sich auf den Großteil der Bevölkerung, der keine nachgewiesenen *angeborenen Stoffwechselstörungen* aufweist. Hier ist beizufügen, daß eine Reihe genetisch bedingter metabolischer Störungen mit einem hohen Atherogenese-Risiko verbunden ist, z. B. die Hyperlipoproteinämien Typen II und IV nach Frederickson (S. 904ff.), die Homozystinurie (S. 889) und schwere Formen von Gicht (S. 1005). Vergleichende Untersuchungen an Familien und eineiigen Zwillingen sprechen in hohem Maße dafür, daß *genetische Faktoren* auch dann zur Atherogenese prädisponieren können, wenn kein bekannter Stoffwechseldefekt vorliegt. Vermutlich handelt es sich auch hier – wenigstens zum Teil – um enzymatisch bedingte Unterschiede.

Endokrine Einflüsse machen sich bei der Atherosklerose ebenfalls bemerkbar. Abgesehen vom Diabetes mellitus (s. o.) und der fraglichen direkt proliferationsfördernden Wirkung von Insulin auf glatte Muskelfasern der Gefäßwand, sind hier vor allem Geschlechtsunterschiede zu nennen: Bis zur Menopause zeigen Frauen eine geringere Inzidenz arteriosklerotisch bedingter Erkrankungen als die Männer, was auf einen noch schlecht geklärten »Schutzeffekt« weiblicher Geschlechtshormone zurückgeführt wird. Nach der Menopause schwinden diese Geschlechtsunterschiede. Eine erhöhte Arteriosklerosebereitschaft zeigt sich ferner bei Unterfunktion der Schilddrüse, insbesondere beim Myxödem, das sich ja in der Regel durch eine Hyperlipidämie auszeichnet.

Klinische Angaben über *immunbiologische Vorgänge* als Risikofaktoren der Atherogenese sind – abgesehen von den Arterienveränderungen in Allotransplantaten – noch kaum vorhanden.

Die Tatsache, daß besonders stark ausgeprägte atherosklerotische Veränderungen mit Stenosierung des Gefäßlumens an bestimmten Stellen aufzutreten pflegen, die im Verlauf der ontogenetischen Rückbildung von Arterien (S. 551) entstandenen *Texturnarben* am Orte der vorgängigen Einmündung dieser Gefäße entsprechen, spricht dafür, daß auch hierin ein von Fall zu Fall unterschiedlicher Risikofaktor vorliegen dürfte.

Strukturelle Veränderungen der Arterienwand bei der Entstehung der Atherosklerose des Menschen (formale Pathogenese)

Beim *Menschen* lassen sich die initialen Veränderungen im Rahmen der Atherogenese nicht gut beurteilen; meistens finden sich schon fortgeschrittenere Stadien der Erkrankung. Überdies eignet sich autoptisch entnommenes Material wenig zum Studium feinster Endothelläsionen (s. u.).

Makroskopisch erkennt man manchmal als eine der ersten Veränderungen an der Innenfläche der Arterien flache Erhebungen von erhöhter Transparenz. Diese »*gelatinous elevations*« finden sich vor allem bei jugendlichen Erwachsenen und entsprechen mikroskopisch dem umschriebenen sog. *Intimaödem* (»Ödemherd« der Intima, s. u.). Bei Kindern werden demgegenüber eher kleine, oft in Gruppen oder Reihen angeordnete, gelbliche Polster (sog. »*Lipoidherde*« der Intima, »*streifige Lipoidose*«, »*fatty streaks*«) beobachtet. Mit zunehmendem Alter der Veränderung nimmt in der Regel die Größe der Polster zu, und die Farbe kann – je nach Lipid- bzw. Bindegewebsgehalt – mehr gelblich oder weißlich sein. Mit der fortschreitenden Fibrosierung (z. T. Vernarbung) nimmt die Brüchigkeit der Polster ab, und die Konsistenz erhöht sich *(»*Arterio*sklerose«).* Voll ausgebildete, gelbliche Polster weisen einen Inhalt auf, der dem der Epidermoid- oder Talgdrüsenzysten gleicht (*»Atherome«;* Athera = Brei aus Weizengraupen). Lipidärmere, faserreiche Veränderungen haben manchmal eine mehr porzellanartige Beschaffenheit, vor allem dann, wenn auch *Verkalkungen* hinzugekommen sind. Die Oberfläche der Polster ist zunächst meistens glatt. Später kann sie aufbrechen *(Ulzeration),* den Atherominhalt teilweise freigeben und/oder von *wandständigen Thromben* (S. 471) bedeckt sein. Alte Polster können eigentliche *Kalkplatten* enthalten oder sogar *verknöchern.* In eingerissene Polster dringt u. U. *Blut* ein, was nicht mit einer eigentlichen *Polsterblutung* bei intakter Innenfläche verwechselt werden sollte. Polster können miteinander konfluieren. *Lokalisatorisch* bilden sich Atherompolster vor allem an *Gefäßabgängen* bzw. *-verzweigungen,* z. T. im Bereich der dort schon vorhandenen Verzweigungspolster, sowie an der *Konvexität* gebogen verlaufender Arterien (z. B. Aortenbogen). Am stärksten betroffen ist in der Regel die Bauchaorta, was möglicherweise mit der extremen mechanischen Belastung pro lamelläre Einheit der Media und dem damit im Zusammenhang stehenden Fehlen von Vasa vasorum (S. 481) erklärt werden könnte. Stark befallen sind in der Regel auch die Aorta thoracica, die Aa. iliacae und femoralis, z. T. auch die A. poplitea sowie die Carotisgabel; allerdings ergeben sich von Fall zu Fall erhebliche Variationen. Von den Organarterien sind in erster Linie die Koronararterien, die Hirnarterien und die Nierenarterien befallen, wobei das Ausmaß der Atheromatose in diesen Gefäßen nicht dem in der Aorta zu entsprechen braucht; manchmal findet sich beispielsweise eine schwere Koronaratheromatose bei nur leichter Atherosklerose der Aorta.

Mikroskopisch erkennt man mehrere Typen von Veränderungen, die allgemein zu den *Frühläsionen* – wenn auch nicht zu den eigentlichen Initialveränderungen – gezählt werden. Umschriebene *Endotheldefekte* mit ganz flachen, *parietalen Mikrothromben* bekommt man nur ausnahmsweise zu Gesicht, am ehesten noch in kindlichen Arterien. Die sog. *physiologische Intimahyperplasie* (s. o.) kann nicht als Frühform eines Atheroms angesprochen werden, da sie diffus auftritt; sie spielt offenbar höchstens im Sinne eines begünstigenden Faktors eine Rolle. Das sog. *»initiale Intimaödem«* ist, wie schon erwähnt wurde, sehr wahrscheinlich bereits eine etwas fortgeschrittene Veränderung (s. u.). Es tritt als sog. *»freies Ödem«,* d. h. unter Schonung des Fasergerüsts, oder häufiger als *»Quellungsödem«* in Erscheinung, bei dem u. a. die elastischen Fasern teilweise aufgelöst werden (»Histolyse bzw. Fibrillolyse«). Die »Ödemmasse« ist offenbar komplex aufgebaut: in den frühesten Stadien enthält sie u. a. Proteine des Blutplasma, aber keine oder wenig Lipide, und ist arm an Proteoglykanen; in späteren Phasen der Entwicklung ergeben die Ödemanteile oft eine positive Reaktion bei Fettfärbung und lassen sich auch mit Farbstoffen wie Alzianblau darstellen, d. h. sie enthalten vermutlich auch Proteoglykane als Produkte des ortständigen Mesenchyms. In diesen Gewebepartien finden sich *vermehrt* spindelige Zellen, die sich von *glatten Muskelzellen* kaum oder nicht unterscheiden lassen (s. u.). In den »Ödemmassen« begegnet man ferner – bei Schnitten parallel zur Innenfläche – sog. *Sternzellen,* die mit reichlich Lipiden, insbesondere Cholesterinestern, beladen sind. Daneben erkennt man auch rundliche, mit doppeltbrechenden Lipiden beladene *Schaumzellen,* die besonders zahlreich in den oben erwähnten »fatty streaks« vorhanden sind (u. a. bei Diabetikern). Über die Herkunft dieser lipidbeladenen Zellen besteht noch keine Übereinstimmung (s. u.). Über die Entstehungsweise *kleiner fibröser Intimapolster,* denen man da und dort begegnet, besteht auch noch keine Klarheit; sie braucht nicht einheitlich zu sein, sondern könnte auf einem »Quellungsödem«, einer Proliferation von Myofibroblasten und/oder allenfalls anderen Intimaschäden beruhen. Bei etwas größeren Polstern werden öfters die der Intima benachbarten Anteile der Media in Mitleidenschaft gezogen: wir beobachten hier einen herdförmigen Untergang elastischer Fasern *(Elastolyse)* und glatter Muskelfasern. Mit Fortschreiten des Prozesses treten immer mehr feintropfige Lipide in der Interzellulärsubstanz der Polster auf, und es bilden sich da und dort die ersten *Cholesterinkristalle.* Unter den Lipiden sind im übrigen auch Neutralfette vorhanden. Zellen, die als *Histiozyten* bzw. *Makrophagen* gedeutet werden und u. a. eine erhebliche Aktivität von saurer Lipase aufweisen, begegnet man vor allem in Atheromen relativ jüngeren Alters und/oder in Randgebieten derselben. Im Innern größerer Atherome, vor allem in den sog. Verquellungszonen, kommt es oft zur *Nekrose,* wobei kernlose Detritusmassen mit hohem Lipidgehalt (u. a. Cholesterinester) und Cholesterinkristalle in größerer Zahl entstehen. Auf der Lumenseite derart veränderter Atherome bleibt in der Regel eine vorwiegend *fibröse Deckplatte* bestehen. Reißt diese ein, kommt es zum Bluteintritt, später finden sich auch *hämosiderinhaltige Zellen* und an der Oberfläche flache *parietale Abscheidungsthromben* (S. 471). *Größere murale Thromben oder Thromboemboli* (S. 476) können z. T. von der Intima her *organisiert* werden, einen Endothelüberzug erhalten und schließlich weitgehend einem Atherom entsprechen oder gleichen. Solche Polster enthalten aber oft weniger Cholesterinester, dafür mehr Phospholipide als die meisten Atherome. Stellt sich eine ausgedehnte Deckplattenruptur oder ein Deckplattenabriß ein, entstehen größere *atheromatöse Geschwüre,* die meist von wandständigen Thromben bedeckt sind. Im Nekrosebereich, insbesondere bei Verquellungsnekrosen, werden oft Kalksalze abgelagert (dystrophische Verkalkung, S. 830). Solche *Kalkherde* können sich ausdehnen und mit der Zeit sogar verknöchern. Als weiteres wichtiges Phänomen, das neuerdings von mehreren Autoren auch zu den Frühveränderungen gezählt wird, ist die *Proliferation »glatter Muskelfasern«* zu erwähnen, die sich zudem in der Intima in großer Zahl ausbreiten. Man vermutet, daß es sich hierbei um Zellen handelt, die aus der Media ausgewandert sind. Diese Frage ist indessen noch nicht endgültig geklärt, und es besteht auch Ungewissheit darüber, ob nicht sog. *Myofibroblasten* (S. 101) daran beteiligt sein könnten. Jedenfalls scheint das in Atheromen anzutreffende Binde- bzw. *Narbengewebe* zum größeren Teil aus Kollagen Typ I und nur zum kleineren Teil aus Kollagen Typ III zu bestehen, während das Verhältnis der Mengen dieser beiden Kollagentypen in dem normalerweise von der Aortenmedia bzw. ihren glatten Muskelfasern gebildeten Fasermaterial gerade umgekehrt ist.

Vor allem in größeren Gefäßen geht die Atherombildung u. U. mit einem *Einsprossen von Blutgefäßen* aus der Adventitia einher.

Die hier geschilderten *Veränderungen* treten meistens in verschiedenen Kombinationen auf, die überdies *je nach Lokalisation* in ihrer Art voneinander abweichen können. In den Koronarien beispielsweise finden sich im Frühstadium der Atheromatose vor allem Quellungsödem und Mikroparietalthromben, in der Aorta mehr »fatty streaks« und freies Ödem. Sog. *parietalthrombotische Schübe* mit schichtenweiser Anordnung von Atheromen bzw. organisierten wandständigen Thromben finden offenbar häufiger in Extremitätenarterien und z. B. im Bereich der Carotisgabel als in anderen Bereichen des arteriellen Systems statt.

Atherome können sich offenbar, wenigstens was den Lipidgehalt anbetrifft, teilweise zurückbilden. Obschon man weiß, daß auch Binde- und insbesondere Narbengewebe einen Abbau und/oder eine Verdichtung erfahren können, spielen solche Vorgänge bei der Atherosklerose wahrscheinlich eine untergeordnete Rolle. Bei ganz alten Individuen stehen im Rahmen der arteriosklerotischen Veränderungen oft eine ausgedehnte Wandvernarbung, ausgedehnte Geschwüre und die Bildung größerer Kalkplatten in den Randgebieten der Ulzera im Vordergrund. In solchen Bezirken finden sich oft auch lympho-plasmazelluläre Infiltrate, vor allem in der Adventitia, weniger in den inneren Wandschichten. Hervorzuheben sind im übrigen die häufig zu beobachtende teilweise Zerstörung bzw. Atrophie der Media und deren Ersatz durch Bindegewebe im Bereich größerer Atherome, ein Befund, der mit der Ausbildung arteriosklerotischer Aneurysmen (S. 497) in Beziehung gebracht wird.

Zellkinetische, ultrastrukturelle und histochemische Untersuchungen zur Atherogenese

Die Erfahrungen auf diesem Gebiet stammen überwiegend aus *Tierversuchen.* Für solche Studien eignen sich insbesondere Species, die auf eine lipidreiche Diät mit der Ausbildung einer arteriellen Atheromatose reagieren; erfahrungsgemäß bieten in dieser Hinsicht Affen, Kaninchen und Hühner, z. T. auch Schweine, gute Modellsysteme, während sich kleine Nager, wie die Ratten, weniger eignen.

Die rascheste Entwicklung einer experimentellen Atheromatose in vivo wird dann erreicht, wenn eine *lipidreiche Diät* mit künstlich erzeugten Wandschäden, insbesondere *Endothelschäden* kombiniert wird. Die letzteren lassen sich auf die verschiedenste Weise erzeugen, z. B. durch mechanische Abscherung der Endothelien (z. B. mit Hilfe eines Ballonkatheters), Quetschung, Hypoxie, ionisierende Bestrahlung, Laserstrahlen, giftige Chemikalien, Immunkomplexe u. a. m. Eine Liste von Agentien, die Endothelschäden herbeizuführen vermögen, findet sich in Tabelle 34. Daraus geht z. B. hervor, daß eine Erhöhung der LDL im Blutplasma selbst u. U. auch endothelschädigend wirken kann. Neuere Befunde sprechen allerdings dafür, daß vor allem *Oxidationsprodukte von Cholesterin,* im besonderen 25-Hydroxycholesterin, Cholestan-3, 5, 6-Triol u. a. zytotoxische Effekte entfalten. Wie hoch die Konzentration solcher Substanzen im Blutplasma ist und ob sich zwischen dieser und dem Ausmaß der Atheromatose eine Korrelation ergibt, ist unseres Wissens noch nicht untersucht worden. Im übrigen ist hervorzuheben, daß schon physiologischerweise der Umsatz der Endothelzellen in Arterien nicht gleichmäßig verteilt stattfindet, sondern – wie Versuche mit ^{3}H-Thymidin-Markierung deutlich machten – an umschriebenen Stellen, die besonders auch eine erhöhte mechanische Beanspruchung erfahren, besonders lebhaft vor sich geht. Hier findet sich auch eine erhöhte Permeabilität für makromolekulare Substanzen, möglicherweise wegen gesteigerter Transportvorgänge in den neugebildeten Endothelzellen. Vieles spricht dafür, daß solche Stellen für die spätere Entwicklung von Atheromen prädisponiert sind. *Die meisten Autoren sind sich heute darin einig, daß umschriebenen Endothelläsionen in der Initialphase der Atherogenese eine – wenn nicht sogar* **die** *– entscheidende Bedeutung zukommt.* Allerdings könnten mitunter weniger auffällige Veränderungen der Media der Ausbildung eines Intimapolsters zeitlich vorausgehen (Mikrorisse?). Wie schon erwähnt wurde, braucht die Art des Endothelschadens nicht einheitlich zu sein. Kombinierte transmissions- und rasterelektronenoptische Untersuchungen haben beispielsweise erkennen lassen, daß bei Kaninchen vor dem Hyperlipidämie-induzierten Endothelverlust eine Verdickung der Glykokalyx dieser Zellen beobachtet wird. Nach Ligatur der Aorta abdomininalis von Ratten entstehen dagegen schon innerhalb der ersten Stunde kraterförmige Endotheldefekte mit Denudation der subendothelialen Strukturen, die dann im Verlauf von zwei weiteren Stunden bereits teilweise von Fortsätzen benachbarter Endothelien und/oder Thrombozyten, z. T. auch Monozyten und Granulozyten, jedoch kaum von nachweisbarem Fibrin überdeckt werden. In den Randbezirken der Defekte setzt eine vermehrte Proliferation der Endothelzellen ein, die sich offenbar über die ent-

Tabelle 34. Faktoren, die zu Endothelschäden führen können

1. *Mechanische Faktoren*
   - Arterielle Hypertonie
   - Scherkräfte
   - Turbulenzen an Gefäßverzweigungen, Polstern, Klappen u. a.
   - Stase (in Kapillaren und Venen)
   - Operative Eingriffe
   - Andere Traumen
2. *Chemische Faktoren*
   - Adrenalin, Noradrenalin und andere gefäßaktive Amine
   - Angiotensin
   - Nikotin
   - Hypoxie: z. B. Ischämie bei bestehendem Polster, Kohlenmonoxidvergiftung
   - Lipide, Lipoproteine
   - Homozystin
   - Andere endogene toxische Substanzen
   - Exogene toxische Substanzen
3. *Mikrobielle Faktoren*
   - Viren und Rickettsien
   - Bakterielle Endotoxine
   - Bakterielle Exotoxine
   - Tierische Parasiten (z. B. Malaria-Erreger)
4. *Immunmechanismen*
   - Antigen-Antikörper-Komplexe (zirkulierend oder fixiert)
   - Zellgebundene Immunreaktionen?
5. *Entzündliche Prozesse*
6. *Gerinnungsfaktoren* (?)
   - Thrombin?
   - Thrombozytenfaktoren?
7. *Andere Blutzellen*
   - Freisetzung von Inhaltsstoffen der
     - Granulozyten
     - Monozyten
     - Erythrozyten
8. *Maligne neoplastische Zellen*

blößte Stelle vorschieben, deutliche Pseudopodien bilden und z. T. über abgelagerte andere Zellen, insbesondere Phagozyten, zu liegen kommen. Kleinere Läsionen dieser Art sind bei Ratten offenbar innerhalb von 10 Tagen reendothelisiert, und der nun geschlossene Endothelbelag zeigt im elektronenmikroskopischen Bild wiederum die typische Mikroundulation. Vor allem bei gleichzeitiger Lipid-Diät können sich in solchen Fällen schon kleine Polster bilden (s. u.). Veränderungen des Endothelbelages durch gefäßaktive Amine, wie Histamin oder Angiotensin, scheinen vor allem durch eine Kontraktion der Endothelzellen bedingt zu sein, wobei offenbar interzelluläre Lücken entstehen. Andere Substanzen, wie Adrenalin und Dopamin, sollen im Endothelbereich ein intra- und extrazelluläres Ödem hervorrufen, während Serotonin und Bradykinin neben dem Ödem auch das Auftreten deutlicher interzellulärer »Gaps« zur Folge haben. Im Laufe solcher Veränderungen bilden die Endothelzellen manchmal eine stark vermehrte Zahl pinozytotischer Bläschen, was u. a. mit einem vermehrten transendothelialen Transport in Beziehung stehen könnte.

Ungeklärt ist die Frage, wie oft beim Menschen *immunologisch bedingte Endothelschäden* (vgl. dazu S. 1119) Wegbereiter für eine Atherosklerose sein können. Tierversuche haben deutlich gemacht, daß durch Erzeugen einer Serumkrankheit vor oder während der Verabreichung einer lipidreichen Kost wesentlich schwerere atheromatöse Veränderungen hervorgerufen werden, als durch die Lipid-Diät allein. Überdies führt die letztere mehr in kleinen Arterien zu lipidreichen Polstern, während der kombinierte immunologisch und diätbedingte Schaden ein der menschlichen Atheromatose ähnlicheres Bild schafft. Es bleibt zu prüfen, ob die z. B. bei Kindern im Bereich der Koronarien anzutreffenden arteriellen Veränderungen wesentlich zum Entstehen einer Koronaratheromatose beitragen können.

Untersuchungen an mechanisch oder z. B. durch Laserstrahlen geschädigten Innenflächen von Arterien haben deutlich gemacht, daß sich unmittelbar nach der Ablösung der Endothelzellen *Thrombozyten an den subendothelialen Strukturen festsetzen* (vgl. dazu Adhärenz, S. 438). Beobachtungen an in vivo durchströmten Gefäßen mit Hilfe der Nomarski-Optik zeigen, daß die Blutplättchen mit ihren Fortsätzen an der denudierten Gefäßintima festhaften, sich dann z. T. blasig umwandeln und in wenigen Minuten fusionieren können. Meistens aber ist die Bildung flacher muraler Plättchenthromben in Arterien nach künstlicher Endothelentfernung nur ein vorübergehender Vorgang. Bei Kaninchen, deren Iliakalarterie durch eine Ballonsonde endothelfrei gemacht wurde, bildeten sich an diesen Stellen in weniger als 3% ein verschließender Thrombus (S. 471). Die Frage, ob sich der letztere entwickeln kann, hängt stark von der Strömungsgeschwindigkeit des Blutes, der Beteiligung anderer Blutzellen als der Plättchen, der Geometrie des Gefäßes, der Zahl und funktionellen Integrität der Thrombozyten, der Koagulabilität des Blutes und der Anwesenheit bivalenter Kationen ab (vgl. dazu S. 439). Einmal gebildete Thromben können auch Endothelzellen überdecken und diese offenbar schädigen. Ob sich aber ohne Endothelzellendefekt ein Thrombus entwickelt, ist nicht gewiss. Auf die Möglichkeit, daß organisierte wandständige Thromben in Arterien sich zu Polstern umwandeln, wurde schon hingewiesen. Die Bedeutung der Blutplättchen bei der Atherogenese geht u. a. daraus hervor, daß bei Anwendung bestimmter atherogener Maßnahmen im Tierversuch die wiederholte Injektion von Anti-Thrombozytenserum die Ausbildung von Atheromen zu hemmen vermag. Über die dabei beteiligten Mechanismen besteht noch keine volle Klarheit. Abgesehen von der Möglichkeit einer Entstehung organisierter wandständiger Thromben und nachfolgender Polsterbildung infolge Fibrosierung der ersteren, scheinen die Plättchen anläßlich der Freisetzungsreaktion einen Faktor abzugeben, der in vitro die Proliferation glatter Muskelzellen und Fibroblasten stark fördert oder sogar erst ermöglicht. Über die Wirkung weiterer Faktoren, wie z. B. von Fibrinabbauprodukten, anderen Zelltypen, nekrotischem Zellmaterial und Faktoren im Blutplasma, auf die proliferative Tätigkeit von Zellen der Arterienwand weiß man noch wenig Bescheid. Glatte Muskelfasern benötigen zum Wachstum in vitro beispielsweise einen oder mehrere weitere Serumfaktoren, die mit dem erwähnten Plättchenfaktor nicht identisch sind.

Vieles spricht dafür, daß das oben erwähnte Intimaödem wenigstens anfänglich und teilweise auf einer *Insudation gelöster Plasmabestandteile* beruht (vgl. dazu lipidarme »hyaline Polster«). So werden z. B. in Frühläsionen neben Apoproteinen u. a. von LDL auch Fibrinogen und Fibrin nachgewiesen. Die erhöhte Permeabilität der Arterienintima nach Endothelschädigung läßt sich besonders gut durch intravasal injizierte Substanzen, wie Evans-Blau, das sich an Albumin bindet, oder Partikel, wie kolloidales Eisen, Ferritin u. a., demonstrieren. An solchen Stellen treten auch Lipoproteine ein, die dann liegen bleiben und zur sog. »*Lipidinfiltration*« Anlaß geben können. Versuche mit in vitro-Kulturen glatter Muskelzellen haben gezeigt, daß diese LDL in kleinen Mengen aufnehmen können, offenbar mit Hilfe entsprechender Rezeptoren.

Ob und inwieweit quantitative Änderungen in der LDL-Aufnahme durch glatte Muskelzellen auf einer kompetitiven Hemmung durch HDL am postulierten LDL-Rezeptor beruhen, ist zur Zeit Gegenstand experimenteller Untersuchungen. In diesem Zusammenhang mag erwähnt werden, daß bei den meisten Formen tierexperimentell erzeugter Hyperlipidämie im Blut bei stark erhöhten LDL-Konzentrationen deutlich erniedrigte Anteile von HDL beobachtet werden. Es wird daran gedacht, daß höhere HDL-Konzentrationen u. U. eine protektive Wirkung haben, und daß ein solcher Mechanismus mit der relativ geringen Neigung des weiblichen Geschlechts, vor der Menopause atherosklerotische Veränderungen zu entwickeln, in Beziehung stehen könnte.

Größere Mengen von Lipiden werden sehr wahrscheinlich zudem von eingewanderten Makrophagen inkorporiert: diese Zellen bilden, soweit sich zur Zeit beurteilen läßt, auch den Hauptteil der in »fatty streaks« zahlreich vorhandenen *Schaumzellen*. Ob mit Lipid beladene glatte Muskelzellen zu eigentlichen Schaumzellen werden, ist noch umstritten. Die in Schaumzellen vorhandenen Lipide (vor allem Cholesterinester, z. B. Cholesterinoleat und -palmitat) werden, soviel man weiß, nicht oder nur sehr langsam abgebaut. Über den Untergang von Schaumzellen und die damit verbundene Freisetzung u. a. von Cholesterinestern und Cholesterin sowie allenfalls von lysosomalen Enzymen, weiß man noch wenig Bescheid. Daß er stattfindet, steht kaum im Zweifel; ebenso darf vermutet werden, daß mit diesem Vorgang ein gewisser entzündungsauslösender Reiz verbunden ist. Gewisse Lipide, wie 26-Hydroxycholesterin bzw. Cholestan-3β, 5α, 6β-Triol, wirken u. U. nekrotisierend, während z. B. Cholesterinester und ungesättigte Fettsäuren nur einen leichten entzündlichen Reiz setzen. Daß Cholesterinkristalle eine histiozytäre Reaktion hervorrufen, ist seit langem bekannt. Ebenso weiß man, daß ein erhöhtes Angebot an solchen Lipiden eine verstärkte Aktivität entsprechender lysosomaler Enzyme in Makrophagen, u. a. der Cholesterinesterase und anderer saurer Hydrolasen (insbesondere auch saurer Lipasen), zur Folge haben kann, eine Reaktion, die glatte Muskelzellen in vitro weitgehend vermissen lassen. Verständlicherweise ist bei Hyperlipidämie – abgesehen von der oben erwähnten, möglichen Endothelschädigung – die Lipidinfiltration besonders stark, womit auch die hier kurz geschilderten Vorgänge größere Ausmaße annehmen.

Ein wesentliches und schon in Frühstadien der Atherogenese auffallendes Merkmal der Polsterbildung ist die – wenigstens zum Teil durch ortständige Proliferation bedingte – *Vermehrung spindeliger Zellen* in der betroffenen Intimazone. Diese Zellen zeigen eine weitgehende Identität mit *glatten Muskelfasern* (»dense bodies«, Myofibrillen), wenn auch die Abgrenzung gegen Myofibroblasten (S. 101) schwierig sein dürfte. Daß sich alle diese Zellen von glatten Muskelzellen der Media ableiten, wird vielfach angenommen, ist aber nicht kinetisch bewiesen worden. Die Frage, ob Blutzellen zu Fibroblasten bzw. Myofibroblasten werden können, kann noch nicht endgültig beantwortet werden. Proliferationsauslösend wirkt vielleicht der oben erwähnte Plättchenfaktor, aber auch andere Mechanismen, ähnlich denjenigen bei entzündlichen Vorgängen ganz allgemein (S. 1271), sind ins Auge zu fassen. Die herdweise vermehrten »glatten Muskelfasern« bilden reichlich Proteoglykane bzw. Mukopolysaccharide (Glykosaminoglykane), insbesondere Hyaluronsäure und Chondroitin-6-Sulfat, z. T. aber auch Heparansulfat und Dermatansulfat, ferner Kollagen und später elastische Fasern. Nach einiger Zeit, in der Regel nach Reendothelisierung der Intima, hört die Vermehrung »glatter Muskelzellen« im Polsterbereich wieder auf. Ob bei diesem anfänglichen Stimulations- und anschließenden Drosselungseffekt neben den oben aufgeführten Mechanismen noch andere Faktoren (z. B. Wegfall und Wiedereinsetzen einer Chalonwirkung) mitspielen, ist nicht bekannt. Die Produktion von Proteoglykanen und Fasern kann noch längere Zeit weiterdauern. Schließlich muß hervorgehoben werden, daß einmal gebildete Polster mehr als polsterfreie Teile der Arterienwand zu erneuten Endotheldefekten und einer damit verbundenen, umschriebenen Permeabilitätserhöhung neigen. Hier kann es zu einem Circulus vitiosus kommen, der zu einer schubweisen Vergrößerung vorhandener Polster Anlaß geben mag und auch die Sklerosierung fördert.

In neuerer Zeit wird dem proliferationsfördernden Effekt von Substanzen, wie LDL, Cholesterin, Staphylolysin u. a. auf *Kulturen glatter Muskelzellen* in vitro Beachtung geschenkt, einem Phänomen, das sich durch Hemmstoffe (Glukokortikoide, D-Penizillamin u. a.) unterdrücken läßt. Ob derartige Beobachtungen für die Atherogenese in vivo Bedeutung haben, läßt sich zur Zeit noch nicht befriedigend beurteilen.

In lipidreichen, »verquellten« und/oder vernarbten Polsterteilen, insbesondere solchen in der Tiefe der Intima, kann es schließlich zur *Nekrose* kommen. Wahrscheinlich spielen bei deren Entstehen der örtlich gestörte Stoffwechsel und vor allem die Hypoxie eine entscheidende Rolle, abgesehen von der oben erwähnten Möglichkeit einer nekrotisierenden Wirkung gewisser Lipide. Als weiterer schädigender Mechanismus wurde auch die Lipidperoxidation in Betracht gezogen. *Atheromatöse Geschwüre* (Ulzera) können u. a. infolge Übergreifens der Nekrose auf die Deckplatte und/oder durch einen Auf- oder Abriß derselben zustande kommen. *Kalkablagerungen* erfolgen offenbar meistens im Sinne der dystrophischen Verkalkung (S. 830). In Polsterbereichen, zumal dort, wo eine atheromatöse Ulzeration stattgefunden hat, können sich sog. *aggravierende, progrediente Spätthromben* bilden, die nicht mit den oben erwähnten initialen und meist passageren parietalen Mikrothromben zu verwechseln sind (vgl. dazu S. 471).

In *zellkinetischer Hinsicht* zeigt sich nach Setzen einer Endothelläsion eine Zunahme der Proliferationstätigkeit – meßbar an der Zahl von Zellen, die ^{3}H-Thymidin einbauen –, zunächst im benachbarten Endothel (elektronenmikroskopisch an Weibel-Palade-Körperchen erkennbar). Es ist aber nicht erwiesen, daß die Reendothelisierung nur von diesen Zellen ausgeht; die Beteiligung von Blutzellen steht immer noch zur Diskussion. Im Anschluß an den Beginn der Teilungstätigkeit im Endothelbelag finden sich vermehrt DNA-synthetisierende spindelige Zellen (»glatte Muskelzellen«), in Frühläsionen mehr in den Randbereichen, später auch zentral. Schließlich nehmen auch glatte Muskelzellen der Media in größerer Zahl am Proliferationsvorgang teil. Da bei weiblichen Individuen mit zwei Isoenzymen von Glukose-6-Phosphat-Dehydrogenase (kodiert von Genen auf den X-Chromosomen) in einzelnen Atheromen überwiegend das eine oder das andere Isoenzym nachgewiesen wurde, dachte

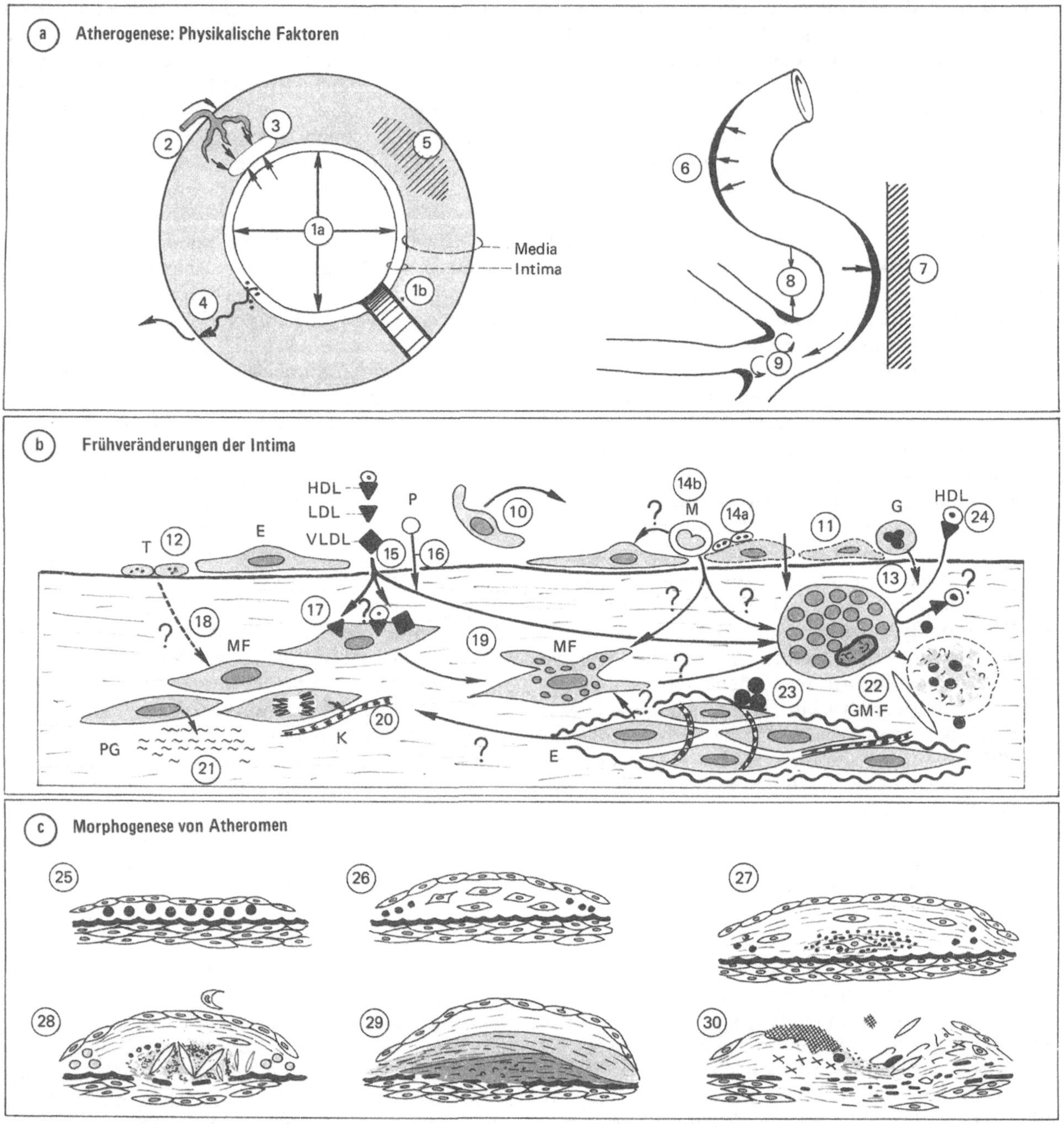

Abb. 105 a–c. *Hinweise auf die Pathogenese der arteriellen Atherosklerose.* **a** *Physikalische (hämodynamische, mechanische und rheologische) Faktoren:* Eine andauernde *arterielle Hypertonie* (1 a) gehört zu den wichtigsten pathogenetischen Momenten der Atherosklerose. Der Blutdruck wird vor allem in den innersten Anteilen der Media aufgefangen (1 b: Druck entsprechend der Dichte der Schraffierung), so daß es normalerweise nicht zu einer Kompression der *Vasa vasorum* (2) kommt; diese sind vor allem im Bereich der Aorta thoracica ausgebildet. Bei Hochdruck erfährt die Mikrozirkulation von Seiten der Vasa vasorum sehr wahrscheinlich eine Beeinträchtigung, so daß die *Zone der innersten Media und der tiefen Schichten der Intima,* die vom Lumen her durch Diffusion weniger gut versorgt werden als der Endothelbelag und die dicht darunter liegenden Strukturen, in Gefahr geraten können (3). Die mit dem *Säftestrom* von innen nach außen (4) mitgeführten Substanzen, im besonderen Makromoleküle und Lipide, bleiben mit Vorliebe in den tieferen Intimabezirken liegen. Die Versorgung der Arterienwand kann zudem durch *andersartig bedingte Wandschäden* (z. B. Vernarbung bei Mesaortitis luica) reduziert werden (5). Atherome bilden sich besonders oft an Stellen, wo die Wand *erhöhtem mechanischem Streß* ausgesetzt ist, z. B. an Konvexitäten (6), im Bereich des Ramus descendens der linken Koronararterie, wo das Herz an das Sternum »schlägt« (7) und/oder, wo das Gefäß eine dauernde rhythmische Verbiegung erleidet (8). Besonders häufig finden sich Atherome an *Abzweigungs- bzw. Bifurkationsstellen,* wo turbulente Strömungen und Scherkräfte das Endothel in vermehrtem Maß beanspruchen (9); ähnliches gilt für eine stark *erhöhte Strömungsgeschwindigkeit,* wie sie an Engnissen zu erwarten ist (z. B. bereits vorhandene Atherome in mittelgroßen Arterien). **b** *Merkpunkte und Hypothesen zu den Frühveränderungen im Rahmen der Atherogenese: Endothelschäden* (E, 10, 11) gelten als wichtigstes Initialereignis; sie können die verschiedensten Ursachen haben (Tabelle 34, S. 485). An der denudier-

man daran, die Proliferation glatter Muskelzellen in Atheromen könnten von einer Zelle ausgehen (»monoklonale Entstehung«). Da aber die Bereiche (Mosaikeinheiten) mit gleichem Isoenzymmuster mehr als eine Zelle zu umfassen pflegen, spricht man jetzt mehr von einer *»monotypischen« Herkunft der »glatten Muskelzellen« eines Atheroms.* Zur Erklärung dieses interessanten Befundes bieten sich aber noch andere Möglichkeiten an, z. B. wiederholte Phasen von Zellproliferation und Zelltod, wobei ein einzelner Enzym-Phänotyp überhand nehmen könnte, oder eine klonale Selektion einer Zellrasse trotz multizellulärer Proliferation zu Beginn des Prozesses. Weitere Untersuchungen sind nötig, um dieses Problem zu klären. Offen ist auch die Frage, aufgrund welcher Mechanismen sich die Proliferation glatter Muskelzellen normalerweise sowohl räumlich als auch zeitlich in einem gewissen Rahmen hält.

Der *Gewebestoffwechsel* innerhalb arterieller Polster ist nur lückenhaft bekannt. Man vermutet, daß der Steigerung des Stoffumsatzes der wichtigsten Gefäßwandbausteine, wie sie während der Ausbildung eines Atheroms zum mindesten phasenweise deutlich zutagetritt, kürzere Perioden mit verstärktem Katabolismus vorausgehen. Der erhöhte Metabolismus in jüngeren Polstern äußert sich u. a. in einer Vermehrung von O_2-Verbrauch und Synthese verschiedenster Enzyme sowie von Proteoglykanen und Kollagen, ganz abgesehen von der bereits erwähnten Zellproliferation. Gesamthaft betrachtet, ergibt sich für die meisten Einzelelemente der Polster ein erhöhter Umsatz, wenigstens in Phasen der Entstehung oder Vergrößerung einer Plaque. Über den Lipidstoffwechsel innerhalb der Atherome weiß man noch wenig Bescheid, u. a. auch darüber, ob und in welchem Ausmaß Lipide ortständig, d. h. nicht aus dem Blut, anfallen können. Zweifellos wird der normalerweise von der Intima nach den Lymphgefäßen der Adventitia gerichtete *Säftestrom* durch die Atherombildung beeinträchtigt. Darin dürfte ein weiterer, wichtiger Grund für einen gestörten Stoffwechsel und eine vermehrte Ablagerung von Lipiden im Polsterbereich liegen, und es zeichnet sich auch in dieser Hinsicht ein Circulus vitiosus ab.

Eine *Rückbildung atheromatöser Veränderungen* ist offenbar bis zu einem gewissen Grad möglich. Vieles spricht dafür, daß eine Regression umso eher erfolgen kann, je weniger chromotrope Zwischensubstanz und Kollagen schon gebildet sind. »Fatty streaks« können im Tierversuch nach Absetzen der atherogenen Diät fast gänzlich verschwinden, falls die Fibrosierung noch kein erhebliches Ausmaß erreicht hat. Aber selbst hier bleiben in der Regel ganz flache Intimanarben zurück. Es bestehen ferner gute Gründe für die Annahme, daß die in Atheromen vorhandenen Lipidmassen wenigstens teilweise wieder mobilisiert werden können. Allerdings besteht über die biochemischen Hintergründe dieses Vorgangs noch wenig Klarheit. Dicke Narben und Kalkherde in Arterienwänden werden, soweit sich dies beurteilen läßt, kaum in nennenswertem Maße abgebaut. Eine Übersicht über die Vorgänge bei der Atherogenese gibt Abb. 105.

Abb. 105 a–c (Fortsetzung)

ten Intima kommt es oft zur *Adhärenz,* u. U. auch Aggregation, von *Thrombozyten* (T, 12); diese haften z. T. auch an geschädigtem Endothel (14a). Kurze Zeit nach experimentellem Setzen einer Endothelläsion erkennt man oft auch *Granulozyten* (G, 13) und *Monozyten* (M, 14b) im Bereich der Intimaoberfläche, so daß theoretisch mit der Abgabe von Entzündungsmediatoren zu rechnen ist. Durch den lädierten Endothelbelag treten in vermehrtem Maße *Lipoproteine* (u. a. LDL und VLDL, 15) und *andere Plasmaproteine* (P, 16) in den subendothelialen Bereich ein. Ob und wieweit eine abnorm hohe Zahl von *Rezeptoren für LDL* in der Plasmamembran von Myofibroblasten (MF, 17), eine mangelhafte kompetitive Hemmung der LDL-Bindung durch HDL, abnorme Varianten von LDL (z. B. LDL_2), die *proliferationsfördernde Wirkung von Plättchenfaktoren* (18) bzw. anderer *entzündlich bedingter Einflüsse auf Myofibroblasten* und/oder *lysosomale Störungen* der letzteren mit Speicherung von Cholesterylestern (19) bei der Atherogenese eine wesentliche Rolle spielen, ist noch ungewiß. Ebenso lückenhaft sind unsere Kenntnisse über den »Lipid-mobilisierenden« Effekt von HDL auf Atherome. Tatsache bleibt, daß vermehrt Myofibroblasten auftreten, und daß diese Zellen zumindest zeitweise *Kollagen* (K, 20) und *Proteoglykane* (PG, 21) bilden, wie dies z. B. für fibröse und myxoide Partien von Polstern typisch ist. Die Herkunft der – wenigstens in Stadien des Aufbaus – für Atherome ziemlich bezeichnenden, vor allem mit Cholesterylestern beladenen *Schaumzellen* (22) ist noch nicht endgültig geklärt (Makrophagen? allenfalls Myofibroblasten bzw. glatte Muskelzellen?). Diese Zellen setzen bei ihrem Untergang u. a. Lipide frei, aus denen sich Cholesterinkristalle bilden können, ein Vorgang, der – zusammen mit der Abgabe weiterer Mediatoren – einer *entzündlichen Reizung* gleichkommt. Aufgrund einer Prüfung von LDH-Isoenzymen in atheromatösen Polstern von Frauen mit LDH-Mosaiken konnte gezeigt werden, daß die Myofibroblasten annähernd (aber nicht gänzlich!) »monoklonaler« Herkunft sind. Die Gründe hierfür sind noch unklar; vielleicht hängt dieses Phänomen mit Mosaikrevieren in Bündeln glatter Muskulatur (GM-F, 23) bzw. Myofibroblasten zusammen. Gesamthaft betrachtet, kann die Atherogenese einem *Reparationsprozeß im Anschluß an Intimaschäden verglichen werden, wobei es zur Anhäufung von Lipiden kommt.* **c** *Morphogenese von Atheromen:* In chronologischer Reihenfolge entwickeln sich Atherome wahrscheinlich wie folgt: *»Fatty streaks«* (25) sind vermutlich kein obligates Frühstadium; überdies scheinen sie weitgehend reversibel zu sein. *Myxoide Polster (»ödematöse Plaques«, »initiales Intimaödem«)* mit lipidbeladenen Sternzellen (26) gehören zu den frühsten Stadien der Atherogenese. Es folgen *fibröse Plaques* (27) mit mehr oder weniger Lipidanhäufung am Grund und schließlich das typische *Atherom* (28) mit einem lipidreichen, z. T. von Cholesterinkristallen durchsetzten Nekroseherd in der Tiefe der Intima und angrenzenden Media sowie einer fibrösen Deckschicht und u. U. Schaumzellen in den Randgebieten. Aufgrund *parietal-thrombotischer Schübe* können *geschichtete, weitgehend fibröse Plaques* entstehen (29). In Endstadien finden sich oft *ulzerierte und z. T. verkalkte (×), z. T. sogar verknöcherte Atherome,* die auch zu einer Zerstörung der inneren Anteile der Media führen (30)

Heutige Vorstellungen zur kausalen Pathogenese der arteriellen Atheromatose

Die oben geschilderten Beobachtungen lassen erkennen, daß an der Ausbildung der Atherosklerose eine *Mehrzahl von Faktoren beteiligt* ist. Die sog. *»Hypothesen zur Atherogenese«* lassen sich daher am ehesten so verstehen, daß dem einen oder anderen Gesichtspunkt mehr oder weniger Bedeutung beigemessen wird.

Im weitesten Sinne kann ein Atherom als die Folge von *Reparaturleistungen* (S. 1243) der Gefäßwand und von Blutbestandteilen auf einen umschriebenen Schaden der Arterie, insbesondere einen Endotheldefekt, betrachtet werden *(»Response-to-injury hypothesis«)*. Da die Anhäufung von Lipiden durch eine lipidreiche Diät stark gefördert werden und bei Hyperlipidämie auch das Endothel Schaden erleiden kann, wird von vielen Autoren der *Hyperlipidämie* (vor allem *Hypercholesterinämie*) größte Beachtung geschenkt *(»Chemische Hypothese«)*. Von anderer Seite wird hervorgehoben, daß einer Störung des Stoffwechsels in einem umschriebenen Bezirk der Arterienwand, insbesondere einer Beeinträchtigung der Gewebeernährung und einer relativen Blockierung des Säftestroms in diesen Gebieten, größere Bedeutung zukomme als der Hyperlipidämie *(»Metabolische bzw. Diffusions-Theorie«)*. In diesem Zusammenhang muß auf die Möglichkeit hingewiesen werden, daß der lysosomale Abbau gespeicherter Substanzen (insbesondere von Lipiden) in den Atheromen von erheblicher Bedeutung sein dürfte und möglicherweise eine Erklärung für die genetisch bedingten Unterschiede in der Atherogenese-Bereitschaft bieten könnte *(»Lysosomale Theorie«)*. Etwas weiter gefaßt, ließen sich die genetischen Faktoren auch hinsichtlich anderer Vorgänge, wie z. B. des Reaktionsvermögens des Bindegewebes bzw. der glatten Muskulatur, hervorheben *(»Genetische Theorie«)*. Die Auffassung, wonach Atherome aus organisierten Thromben entstünden *(»Thromben-Theorie«)* trifft wahrscheinlich nur für einzelne Formen von Polstern zu. Allerdings wird in steigendem Maße anerkannt, daß die Thrombozyten bei der Atherombildung eine wichtige Rolle spielen (s. o.). Im Zusammenhang mit Alterungsvorgängen ganz allgemein (S. 2127) wird vermutet, daß der Zellersatz in geschädigten Arterienbereichen infolge Störung eines, dem Chalon-Mechanismus (S. 405) vergleichbaren Rückkoppelungs-Systems und der beschränkten Zahl von Teilungen, die eine somatische Zellinie durchzuführen imstande wäre, mit der Zeit beeinträchtigt werde (»Erschöpfung des Stammzellenpools«, *»Clonal senescence«-Hypothese*). Die oben erwähnten Befunde betreffend das Vorherrschen eines Isoenzyms in einem einzelnen Atherompolster haben zur Vorstellung geführt, Atherome wären gutartigen Tumoren, wie etwa Leiomyomen, vergleichbar *(»monoklonale bzw. monotypische Hypothese«)*.

Die Erwähnung dieser verschiedenen Theorien soll dartun, wie komplex das der Atherogenese zugrunde liegende Geschehen ist. In Europa hat die Auffassung, Atherome seien das Resultat einer Reparaturleistung nach erfolgtem, umschriebenem Schaden der Arterienwand, immer noch die meisten Anhänger, wobei begünstigenden Faktoren, wie der Hyperlipidämie, enzymatischen Störungen, ihre u. U. sehr große Bedeutung keineswegs abgesprochen wird.

Folgen und Komplikationen der arteriellen Atherosklerose

Atherosklerotisch bedingte Stenosen finden sich naturgemäß am ehesten in Arterien mittleren und kleineren Kalibers, also in Organarterien, Hals- und Kopfarterien sowie Extremitätenarterien. Folge davon ist eine *Minderdurchblutung* der betroffenen Gebiete, verbunden mit den verschiedensten funktionellen Störungen, oft auch strukturellen Veränderungen im Sinne der Atrophie und manchmal einer Nekrose (Infarkt, S. 509).

Eine wichtige Komplikation der Atherosklerose ist die *arterielle Thrombose* (vgl. dazu S. 471), die vor allem in Organarterien zu einem Gefäßverschluß und Infarkt (S. 508) des betroffenen Gebietes führen kann. Verständlicherweise bleiben Thromben in großen Arterien, wie der Aorta, in der Regel wandständig und gehen nicht mit einem Lumenverschluß einher. Sie können aber *Emboliequellen* (S. 477) sein *(arterio-arterielle Thromboembolie)*.

Weniger häufig entstehen aufgrund atherosklerotischer Wandveränderungen *arteriosklerotische Aneurysmen*, deren Hauptgefahr in der *Ruptur* liegt. Dieser Komplikation begegnet man am ehesten im Bereich der Aorta abdominalis, wenn man von Mikroaneurysmen kleiner Hirnarterien (S. 497) absieht.

Weitere Komplikationen der Atherosklerose umfassen den *Atheromaufbruch*, mit Freisetzung von Atherommassen in die Blutbahn und damit verbundener Mikroembolisierung peripherer Gefäße, ferner der *Atheromeinriß mit Bluteintritt in den Polsterbereich* bzw. eine *Atheromblutung* aus allenfalls eingesprossenen Gefäßen sowie das *Aufreißen von Deckplatten der Atherome*, was manchmal auch zu einem Gefäßverschluß führt.

Beispiele von Folgen und Komplikationen der arteriellen Atherosklerose:

- Im Vordergrund des medizinischen Interesses steht die *stenosierende Koronarsklerose (-atheromatose)*, wobei gleichzeitig eine oder mehrere Stenosen an größeren Ästen der Kranzgefäße bestehen können (z. B. rechte Koronararterie, Ramus descendens der linken Koronararterie, insbesondere etwa 2 cm nach Abgang, Ramus circumflexus der linken Koronararterie). Hinsichtlich des koronaren Herztodes sind die hohen lipidreichen Polster (»elevated lesions«) besonders gefährlich. Klinisch äußert sich die *Koronarinsuffizienz* u. a. oft in Form der sog. *Angina pectoris*, wiederholter Schmerzanfälle mit typischer retrosternaler Lokalisation und Ausstrahlen in den linken Arm. Die *Koronarthrombose* ist in der Regel mit der Ausbildung eines *anämischen Myokardinfarktes* verbunden (S. 511).
- Häufig begegnet man *atherosklerotisch bedingten Einengungen* der das Gehirn versorgenden Arterien, insbesondere im

Bereich der *Carotisgabel* und der *basalen Hirnarterien*, was sich – z. B. bei Blutdruckabfall – als »*Streifschlag*« (»intermittent cerebral ischemia«) oder sogar als *apoplektischer Insult* manifestieren kann. Beim letzteren sind allerdings häufig thrombotische oder thromboembolische Komplikationen (S. 477) im Spiel.

- Die »*Arteriosclerosis obliterans*« der Beinarterien tritt in verschiedenen Typen in Erscheinung: beim *Aortentyp (Leriche-Syndrom)* finden sich in der Regel dicke wandständige Thromben, die das Lumen im Bereich der Aortenbifurkation einengen. Zusammen mit dem sog. *Beckentyp* (Befall der A. iliaca externa, weniger der A. iliaca communis) macht diese Form etwa 30% aller Fälle von verengernder Arteriosklerose der Beinarterien aus. Am häufigsten begegnet man dem *Oberschenkeltyp* (A. femoralis superficialis, betroffen etwa 50% der Fälle), während der rein *periphere Typ* seltener vorkommt, am ehesten noch bei Diabetes mellitus (S. 933). Unter den Symptomen und Zeichen steht der *Schmerz* an erster Stelle. Dazu kommen rasche Ermüdbarkeit, Kälte- und Schweregefühl, trophische Störungen und in schweren Fällen *Nekrosen* (Gangrän, S. 175), besonders im Periungualbereich und an den Fersen. Häufig findet sich eine sog. *Claudicatio intermittens*, d. h. eine schmerzbedingte Gehbehinderung, die jeweils nach Zurücklegen einer bestimmten Wegstrecke auftritt.
- *Stenosen der Mesenterialarterien* geben hin und wieder zu ischämisch bedingten Darmstörungen, insbesondere auch Schmerzen und Meteorismus, Anlaß *(Orthner'sche Krankheit, »Angina abdominalis«)*. Darminfarkte aufgrund primär vaskulärer Verschlüsse beruhen indessen häufiger auf einem thromboembolischen Geschehen als auf einer ortständigen, arteriosklerotischen Thrombose.
- Eine *Stenose der A. renalis* kann, falls das Lumen auf weniger als etwa 30% eingeengt ist, einen *renalen Hochdruck* hervorrufen (vgl. dazu *Goldblatt-Mechanismus*, S. 522).
- *Arteriosklerotische Stenosen der A. pancreatica* haben manchmal eine erhebliche funktionelle Einbuße des exo- und endokrinen Apparates der Bauchspeicheldrüse zur Folge (u. a. Diabetes mellitus, S. 933).
- Als *Folge immunologisch bedingter Schäden* (zytotoxische Reaktion, S. 1105) der Arterieninnenwand entwickelt sich in *allotransplantierten Organen*, wie Herz und Niere, bei Tieren wie beim Menschen oft innerhalb kürzerer Zeit eine besondere, ziemlich *diffus ausgebreitete Atherosklerose* mit Ansammlung von massenhaft Schaumzellen, die zerfallen können. Sog. »Spätabstoßung« der transplantierten Organe und/oder Infarkte stellen die Hauptkomplikationen dieser Veränderungen dar.

95.4. Arteriosklerose vom Typ Mönckeberg (Mönckeberg'sche Arteriopathie, Mönckeberg'sche Mediasklerose der Arterien, Mediaverkalkung der Arterien)

Morphologisch zeichnet sich diese häufige Form der Arteriosklerose durch Veränderungen aus, die vorwiegend mittelgroße Extremitätenarterien betreffen, mit dem Alter zunehmen und durch eine myxoide Verquellung, manchmal auch kleine Nekroseherde sowie vor allem eine Verkalkung und zunehmende Fibrosierung bzw. Vernarbung im Mediabereich gekennzeichnet sind. Typischerweise erfolgt die Sklerosierung in periodischen Abständen; die Gründe hierfür sind unklar. In der Regel besteht keine oder keine erhebliche Lumeneinengung, dagegen ist die Verformbarkeit der Arterien stark herabgesetzt (»*Gänsegurgelarterien*« mit Erstarrung der Gefäßwand).

Über **Ursache** und **Pathogenese** dieser Form von Arteriosklerose ist wenig bekannt. Alterungsvorgänge scheinen eine große Rolle zu spielen. Nach neueren elektronenmikroskopischen Befunden soll die Verkalkung vor allem in Matrixbläschen stattfinden, die sich von Residualkörpern der glatten Muskelzellen herleiten. Diese Frage bedarf aber noch weiterer Klärung. Medizinisch ist die Mönckeberg'sche Mediasklerose von geringer Bedeutung, es sei denn, man wolle ihr Ausmaß als einen der Gradmesser der »Alterung« verstehen. Es finden sich in dieser Hinsicht große individuelle Unterschiede. Das Ausmaß der Atherosklerose der Arterien stimmt im Einzelfall oft nicht mit dem der Mönckeberg'schen Mediasklerose überein.

95.5. Weitere Arterienveränderungen und ihre Beziehung zur Arteriosklerose

Aus den gegebenen Umschreibungen (S. 481) geht hervor, daß nicht alle Veränderungen der Arterien, die mit einer Vermehrung und/oder Veränderung der Wandbestandteile einhergehen, der Arteriosklerose i. e. S. zuzuordnen sind. Nachfolgend werden einige Arteriopathien und Arteriitiden aufgeführt, die die kennzeichnenden Unterschiede und allfällige direkte oder indirekte Beziehungen zur Arteriosklerose deutlich machen sollen.

Die Arteriolosklerose wird im Abschnitt über arterielle Hypertonie (S. 529) behandelt.

Hypoplasie von Arterien

Diese kann angeboren sein und einzelne Gefäßabschnitte betreffen (z. B. Aa. communicantes im Circulus arteriosus Willisii, ferner distal von angeborenen Stenosen). Gewisse Bindegewebskrankheiten, wie die Osteogenesis imperfecta (S. 109) oder das Marfan'sche Syndrom (S. 107), gehen mit einer allgemeinen arteriellen Wandschwäche einher. In der Regel neigen hypoplastische Arterien nicht in besonderem Maß zur Ausbildung einer Atherosklerose; vielmehr kann es hier zu myxoiden Medianekrosen kommen (S. 499). Auf arterielle Aneurysmen wird auf S. 497 eingegangen.

Atrophie von Arterien

Mit zunehmendem Alter erfahren vor allem die glatten Muskelfasern regressive Veränderungen (u. a. Zunahme der Zahl von Residualkörpern, u. U. Zellverkleinerung), während der relative Anteil der Zwischensubstanz zunimmt. Es finden sich auch altersbedingte Veränderungen der Proteoglykane und des Fasergerüsts (vgl. S. 2140). Für die Gesamtheit dieser, das ganze arterielle System betreffenden Umgestaltungen könnte die Bezeichnung einer »*senilen Arteriosklerose i. e. S.*« Anwendung finden; dieser Ausdruck ist aber im medizinischen Sprachgebrauch nicht üblich.

Dysgenetische Veränderungen von Arterien und Venen mit diffusen oder knotenförmigen Zellvermehrungen in der Gefäßwand, z. T. verbunden mit dem Auftreten multipler hyaliner, nodulärer Gebilde, die den Verocay-Körperchen in Neurinomen gleichen, finden sich bei einem Teil der Patienten mit *v. Recklinghausen'scher Neurofibromatose.* Mit dieser Umgestaltung geht z. T. eine Schwächung der Gefäßwand einher, so daß es u. a. zu Rupturen kommen kann. Stenosierungen der Lichtung sind ebenfalls keine Seltenheit.

Hypertrophisch-hyperplastische Wandveränderungen der Arterien

Diese beobachtet man u. a. bei erhöhtem arteriellem Druck, vor allem diffus im Bereich der Media (Verdikkung der glatten Muskelfasern mit Vermehrung der Myofibrillen, u. U. Zunahme der Zahl elastischer und kollagener Fasern u. a. m.). Manchmal läßt sich auch eine Vermehrung der Zellzahl nachweisen (Hyperplasie). Das letztere ist beispielsweise in Arterien der Gebärmutter während der Schwangerschaft der Fall. Nach erfolgter Geburt erleiden diese Gefäße eine rasch eintretende Rückbildung, die in eine hyaline Wandsklerose ausmündet.

Myxoide (»mukoide«, »zystoide«) Medianekrose der Arterien

Diese vor allem im Bereich der Aorta *(Medianecrosis aortae idiopathica cystica)* bekannte Veränderung wurde bereits erörtert (S. 499). Beziehungen zur Atherosklerose ergeben sich vor allem bei ältern Individuen, wo beispielsweise ein Atheromeinriß die Ausbildung eines Aneurysma dissecans auslösen kann.

Arterienveränderungen bei sog. Mukopolysaccharidosen

Bei gewissen Krankheiten mit genetisch bedingter Störung des Mukopolysaccharidstoffwechsels, z. B. beim *Pfaundler-Hurler-Syndrom (Gargoylismus,* S. 965) finden sich im ganzen Arterienbereich oft mächtige, fast gänzlich lipidfreie Polster, die vor allem aus gespeichertem Dermatan- und Heparansulfat bestehen. Dieses Material findet sich auch intrazellulär angehäuft, infolge eines Defektes der α-L-Iduronidase. Diese besondere Form von Arteriosklerose verdient deshalb Beachtung, weil die Polsterbildung aufgrund eines gestörten Bindegewebsstoffwechsels und nicht einer Hyperlipidämie zustande kommt.

Gefäßamyloidose

Dieser Typ von Amyloidose (S. 915) führt infolge Einlagerung von Amyloid vor allem im Subendothelialbereich zu einer Verdickung der Wand kleiner Arterien und Arteriolen. Bei Individuen in sehr hohem Alter wird diese Veränderung häufig angetroffen.

Adventitiafibrose der Arterien

Dieser, auch »Perisklerose« genannten Veränderung begegnet man beispielsweise im Bereich der Femoralarterien. Obwohl es sich primär nicht um eine arterielle Störung handeln dürfte, ist anzunehmen, daß das betroffene Gefäß vor allem infolge Behinderung des Lymphabflusses in seinen Funktionen beeinträchtigt wird.

Raynaud'sches Phänomen und Raynaud'sche Krankheit

Die *Raynaud'sche Krankheit* ist die primäre (idiopathische) Form der *paroxysmalen digitalen Zyanose.* Als *Raynaud'sches Phänomen* bezeichnet man die sekundäre Form, die bei andersartigen Grundkrankheiten (z. B. chronische rheumatoide Arthritis, S. 1148) vorkommt. Aus unbekannten Gründen scheinen hier die Digitalarterien überschießend auf vasospastische Reize zu antworten. Diese z. T. familiär gehäuft auftretenden Störungen werden vor allem bei Frauen zwischen dem Pubertätsalter und dem 40. Lebensjahr beobachtet. Histologisch finden sich in fortgeschrittenen Stadien eine Intima-Myofibrose und eine Mediahypertrophie/-hyperplasie der Fingerarterien.

95.6. Arteriitiden

Allen Arteriitiden gemeinsam ist das *Vorherrschen entzündlicher Veränderungen in der Gefäßwand* (vgl. dazu S. 1119). Da auch im Rahmen der Atheromatose (s. o.) sowie bei thrombotischen oder thromboembolischen Arterienverschlüssen (S. 490) entzündliche Reaktionen stattfinden können, ist verständlich, daß sich hier Überschneidungen ergeben, und der Nachweis einer primär arteriitischen Veränderung in gewissen Fällen Schwierigkeiten bereitet.

Arteriitiden im Bereich lokaler entzündlicher Prozesse

Hier handelt es sich in der Regel um das Übergreifen eines entzündlichen Prozesses von außen, d. h. per continuitatem, auf die Arterienwand. Solchen Befunden begegnet man sowohl im Bereich banaler Infektionsherde (Abszesse, Phlegmonen u. a., S. 1336) als auch im Gebiet spezifisch-entzündlicher Vorgänge, wie z. B. bei tuberkulöser Meningitis (S. 1967). Histologisch erkennt man zunächst eine Periarteriitis, dann werden oft die inneren Wandteile auch erfaßt, und es kann zum thrombotischen Verschluß kommen.

Arteriitiden bei Allgemeininfektionen

Solche kommen bei den verschiedensten Infektionskrankheiten vor (vgl. dazu S. 1755), z. B. bei Typhus abdominalis, Flecktyphus, Diphtherie, Grippe, Pneumonie sowie bei septischen Prozessen. Häufig ist die Media betroffen, wo es zur Schädigung der elastischen Fasergerüste kommen kann. Ein Sonderfall ist die *Mesaortitis luica,* die vor allem in der Aorta ascendens und im Aortenbogen auftritt (S. 1990).

Thrombangiitis obliterans (Endarteriitis obliterans, Morbus v. Winiwarter-Bürger)

Ätiologie und **Pathogenese** dieses Leidens, das vor allem Jugendliche befällt, sind unklar. Von den primären Noxen, die vermutlich das Arterienendothel, in einem Teil der Fälle auch die Innenwand der Venen treffen, weiß man noch nichts Schlüssiges. Zigarettenrauchen scheint ein wesentlicher Risikofaktor zu sein. Aber auch Infekte und immunologische Vorgänge werden als auslösende Faktoren diskutiert. Schließlich besteht die Vermutung, die Schwere der Erkrankung stehe mit einer konstitutionellen Prädisposition in Beziehung. Der Prozeß beginnt in der Regel in kleineren bis mittelgroßen Extremitätenarterien, besonders an den Beinen, wo die Arterien, z. T. auch Venen, strekkenförmige Veränderungen aufweisen. Später greift das Geschehen auch auf größere Gefäße über. Organarterien werden z. T. auch betroffen.

Makroskopisch imponieren die veränderten Arterien oft als dünne, derbe Stränge.

Mikroskopisch zeigt sich eine deutliche Intimaverdikkung mit Myofibrose, herdweisen Verquellungen und u. U. Infiltrate von Granulozyten, Lymphozyten und Histiozyten. Die meisten zur Verfügung stehenden histologischen Befunde entsprechen aber einem fortgeschrittenen Stadium, das durch einen weitgehenden bindegewebigen Verschluß des Lumens, manchmal mit kleinen »Rekanalisationsgefäßen«, und eine deutliche Konstriktion der Arterien infolge zentraler narbiger Schrumpfung gekennzeichnet ist. Dies äußert sich u. a. auch in der stark gewellten Membrana elastica interna. Hämosiderinhaltige Zellen im Zentralbereich fehlen oft, was als Argument dafür angeführt wurde, es handle sich nicht primär um eine Thrombose mit nachfolgender bindegewebiger Organisation. Diese Frage wird aber unterschiedlich beurteilt, und mehrere Autoren neigen zur Auffassung, die Bürger' sche Krankheit sei im weitesten Sinne als *Thrombangiose* zu betrachten.
Die *Folgen* der Thrombangiitis obliterans entsprechen weitgehend denen der Arteriosclerosis obliterans (s. dort).

Sog. Riesenzellenarteriitiden

Auch bei diesen Leiden besteht über **Ätiologie** und **Pathogenese** keine Klarheit. Möglicherweise aufgrund immunologischer Prozesse kommt es u. a. zu einem Zerfall der elastischen Faserbündel, die dann als Fremdkörper zu wirken scheinen und die Bildung eines riesenzellhaltigen, vernarbenden Granulationsgewebes zur Folge haben. Die Intima erfährt ebenfalls eine Verdickung, und schließlich kann es, zumal bei kleineren Arterien, zum Gefäßverschluß kommen.
Man kennt verschiedene **Formen** von Riesenzellarteriitis: Die *Arteriitis temporalis (Horton'sche Krankheit)* tritt vor allem bei älteren Leuten auf und kann in Blindheit ausmünden. Ein Befall des *Aortenbogenbereiches* mit Stenosierung der Abgänge u. a. der großen Kopfarterien führt zu Symptomen und Zeichen ähnlich wie bei der *Takayashu'schen Krankheit* (s. u.). Ferner sind Fälle mit vorwiegender Lokalisation im *Carotis-Vertebralis-Bereich* bekannt. *Generalisierte Formen* von Riesenzellenarteriitis finden sich eher bei jüngeren Individuen.

Nekrotisierende Arteriitiden

Ätiologie und **Pathogenese** dieser Arteriitiden werden auf S. 1119 näher erörtert. In der Mehrzahl der Fälle handelt es sich um Immunkomplex-induzierte Gefäßwandschäden (S. 1109). Der wichtigste Vertreter dieser Gruppe ist die *Polyarteriitis nodosa (Panarteriitis, Periarteriitis nodosa, Kussmaul-Maier-Syndrom),* die mehr oder weniger generalisiert aufzutreten pflegt.

Makroskopisch finden sich in typischen Fällen zahlreiche Infarkte (S. 509) geringer Ausdehnung sowie Infarktnarben, z. B. in Nieren, Muskulatur, Leber, Myokard u. a. m., die – vor allem in den Nieren – bis zur Organschrumpfung führen können. An den Arterien fällt schon makroskopisch eine kleinknotige Verdickung besonders an Verzweigungsstellen auf. Dies ist vor allem in serösen Häuten, wie dem Epikard, erkennbar.

Mikroskopisch steht eine fibrinoide Nekrose besonders der Media im Vordergrund, wobei sich in der Adventitia Granulationsgewebe mit dichten zellulären Infiltraten, u. a. auch mit Beteilung eosinophiler Granulozyten, bildet. Öfters leitet die entzündlich veränderte Intima zu einem thrombotischen Gefäßverschluß über; infolge Wandschwäche entstehen häufig kleine Aneurysmen (S. 499). Im Vernarbungsstadium erkennt man u. a. den herdförmigen Unterbruch des elastischen Fasergerüsts.
Bei der *Wegener'schen Granulomatose,* die vor allem die oberen Luftwege, die Lunge und oft auch die Nieren befällt, steht im pathogenetischen Geschehen eine z. T. riesenzellige, nekrotisierende Arteriitis im Vordergrund, verbunden mit Ausbildung größerer granulomatöser, herdweise z. T. nekrotischer Herde vor allem im Respirationstrakt.
Spielarten solcher Leiden sind u. a. die *riesenzellige Granulomatose (Churg-Strauß)* sowie mehr oder weniger *organgebundene nekrotisierende Arteriitiden,* z. B. in der Gallenblasenwand, ferner die sog. *Hypersensitivitätsarteriitis (hyperergische Arteriitis),* die ebenfalls generalisiert auftreten, u. a. Hautnekrosen verursachen und mit entzündlichen Venenveränderungen einhergehen kann, sowie die *»Young female-Arteriitis«* mit Aortenbogenbefall *(Takayashu-Syndrom)* und Schädigung vor allem der Media.
Arteriitiden treten im übrigen bei einer Reihe sog. *Autoimmunkrankheiten* anderer Art (»Kollagenosen«, S. 1137) auf, z. B. beim *disseminierten Lupus erythematodes* (S. 1141), bei der *Sklerodermie* (S. 1156), bei der *Dermatomysositis* (S. 1152) und bei der *chronischen rheumatoiden Arthritis* (S. 1148); bei

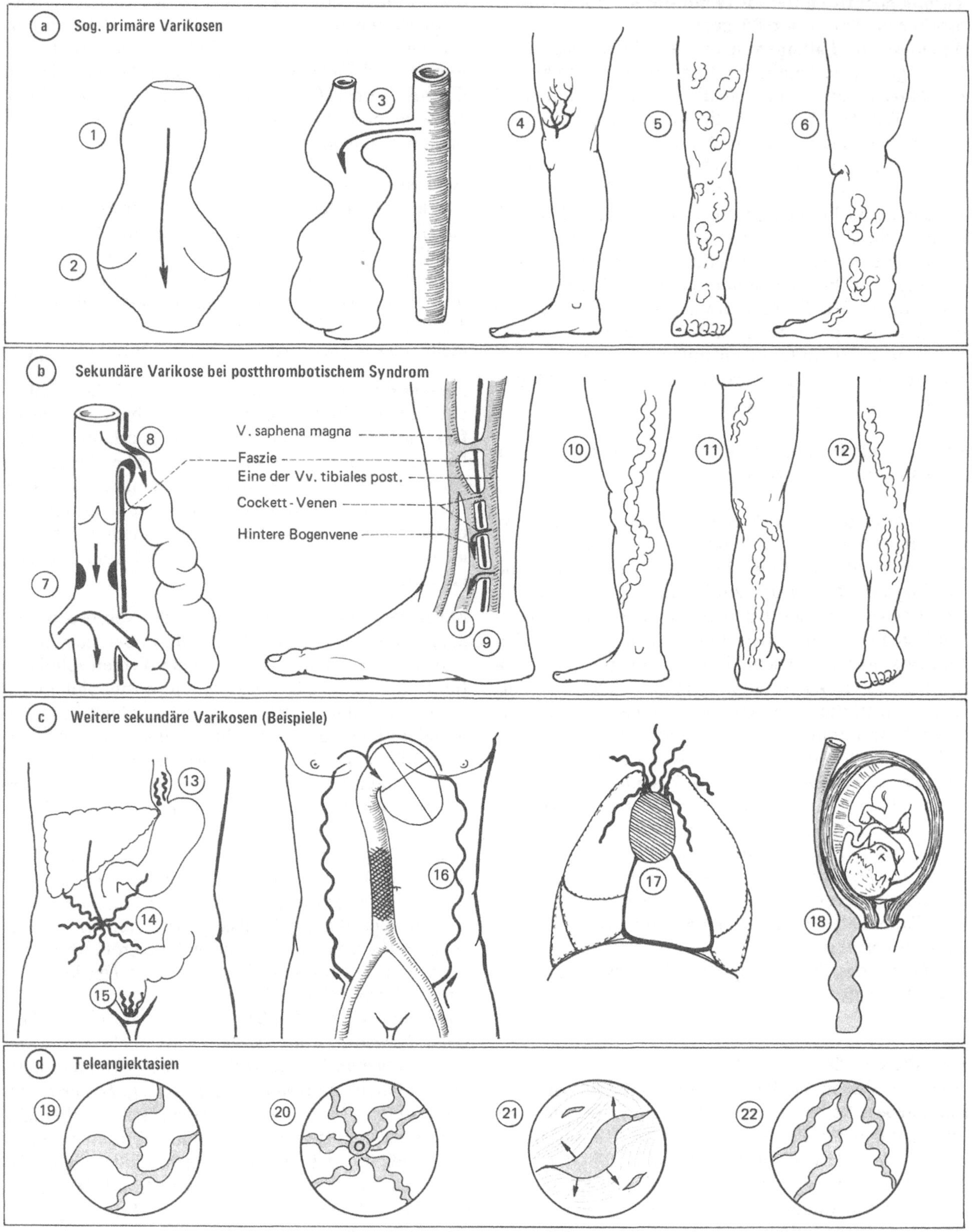

Abb. 106 a–d. *Varizen und andere Venektasien sowie Teleangiektasien.* Varizen bilden sich bei »*Veneninsuffizienz*« mit Vorliebe in lockeren Geweben (z. B. Subkutan-Kutanbereich, Schleimhäute bzw. Submukosa), wo sich die Gefäße leicht dehnen, ausweiten und schlängeln können. **a** *Sog. primäre Varikosen.* Bei Fällen mit familiärer Belastung wird, falls sich kein anderer Grund findet, vermutungsweise eine genetisch bedingte *Wandschwäche* (1) für die Varizenbildung verantwortlich gemacht. Durch Ausweitung der Venen kann es zu einer *relativen Klappeninsuffizienz* kommen (2). Sehr selten begegnet man einer angeborenen *Avalvulie.* Hie und da stellt man als Ursache der Varizenbildung *abnorme arterio-venöse Verbindungen* fest (3). Zu den typischen Formen von primärer Varikose gehören z. B. die sog. *Besenreiser oder Pinselfiguren* (4), die *retikuläre*

der letzteren zeigen allfällige Arterienveränderungen eine weitgehende Identität mit der Polyarteriitis nodosa.

Literatur

Bondjers, G., Björkerud, S.: Arterial repair and atherosclerosis after mechanical injury. VI. Cholesterol elimination in vitro from experimental atherosclerotic lesions. Experiment. Mol. Pathol. *26,* 341 (1977) — *Harker, L. A., Ross, R., Slichter, S. J., Scott, C. R.:* Homocystineinduced arteriosclerosis. The role of endothelial cell injury and platelet response in its genesis. J. Clin. Invest. *58,* 731 (1976) — *Harland, W. A., Smith, A. G., Gilbert, J. D.:* Tissue reaction to atheroma lipids. J. Pathol. *111,* 247 (1973) — *Heistad, D. D., Marcus, M. L., Law, E. G., Armstrong, M. L., Ehrhardt, J. C., Abboud, F. M.:* Regulation of blood flow to the aortic media in dogs. J. Clin. Invest. *62,* 133 (1978) — *Hoff, H. F., Heideman, C. L., Gaubatz, J. W., Scott, D. W., Titus, J. L., Gotto, A. M. Jr.:* Correlation of apolipoprotein B retention with the structure of atherosclerotic plaques from human aortas. Lab. Invest. *38,* 560 (1978) — *Hollander, W.:* Unified concept on the role of acid mucopolysaccharides and connective tissue proteins in the accumulation of lipids, lipoproteins, and calcium in the atherosclerotic plaque. Exp. Mol. Pathol. *25,* 106 (1976) — *Lamberson, H. V. Jr., Fritz, K. E.:* Immunological enhancement of atherogenesis in rabbits. Arch. Pathol. *98,* 9 (1974) — *Manning, G. W., Haust, M. D.* (eds.): Atherosclerosis. Metabolic, morphologic, and clinical aspects. Adv. Exp. Med. Biol., Vol. 82. New York: Plenum Press 1977 — *Meessen, H., Kojimahara, M., Franken, T., Rhedin, P., Huth, F.:* Alteration of the rabbit aorta following feeding of cholesterol diet in combination with sheathing of aortic segments by polyethylen tubes. Beitr. Pathol. *154,* 218 (1975) — *Orcel, L., Chomette, G.:* Anatomie pathologique vasculaire. Paris: Flammarion 1978 — *Rössner, S., Kjellin, K. G., Mettinger, K. L., Sidén, A., Söderström, C. E.:* Normal serum-cholesterol but low H. D. L.-cholesterol concentration in young patients with ischaemic cerebrovascular disease. Lancet *I,* 577 (1978)

96. Varizen und Teleangiektasien

Definitionen: Als »*Varizen*« werden krankhaft erweiterte, oft oberflächlich gelegene Venen bezeichnet, wobei die Dilatation der Gefäße umschrieben oder streckenförmig sein, häufig mit Schlängelung bzw. Knäuelung derselben einhergehen und Venen verschiedenen Kalibers betreffen kann. »*Varicosis*« (»*Varikose*«) nennt man einen mit erheblicher Varizenbildung (vor allem an den unteren Extremitäten) verbundenen Zustand. »*Venektasie*« ist ein übergeordneter Begriff, der alle Formen dauernder Venenerweiterung umfaßt. »*Teleangiektasien*« stellen bleibend dilatierte Gefäße der Mikrozirkulation (Kapillaren, Übergangsgefäße, Venolen u. U. auch kleine Arterien) dar; auch sie können umschrieben oder diffus in Erscheinung treten.

Varicosis

Formen und **Pathogenese:** Nach ihrer Entstehungsweise werden primäre und sekundäre Formen von Varicosis unterschieden (Abb. 106). Bei *primärer Varicosis* findet sich in über 70% der Fälle eine *familiäre Belastung,* besonders mütterlicherseits, was mit einer durch hereditäre, mechanische und/oder hormonale Faktoren bedingten *Schwäche der Venenwand* in Beziehung gebracht wird. In den meisten Fällen konnte bisher die Ursache dieser Störung nicht mit biochemisch faßbaren Veränderungen erklärt werden. Selten begegnet man als Grund der Varizenbildung einem *angeborenen Mangel an Venenklappen, fehlerhaften arteriovenösen Verbindungen* oder einer nachweisbar

Abb. 106 a–d (Fortsetzung)

Varikose (5), ferner die *Stammvarikose,* die *isolierte Insuffizienz von Vv. communicantes,* die sog. *primäre Ektasie der tiefen Venen* u. a. m. Beim *Klippel-Trénaunay-Syndrom* (6) handelt es sich um eine – meist einseitige – Hämangiomatose des Beins und/oder anderer Körperteile, mit Hyperplasie/Hypertrophie von Knochen und Weichteilen sowie Ödemsklerose. **b** *Sekundäre Varikosen.* Die häufigsten Varikoseformen treten im Rahmen des *postthrombotischen Syndroms* auf. Die Ursache liegt in der Regel in einer, durch Organisation von Thromben bedingten bindegewebigen Verwachsung der Klappen oder von Teilen derselben mit der Venenwand, z. B. Klappen im Verlauf der Beinvenen (7) und/oder Mündungsklappen (8, wie bei der V. saphena magna), sodaß das Blut direkt oder über insuffiziente bzw. klappenfreie Vv. communicantes in die oberflächlichen Venen »absacken« kann. Ein *Ulcus cruris* (U) entsteht oft infolge Insuffizienz einer oder mehrerer Cockett-Venen (9). *Beispiele postthrombotischer Varikosen:* Hauptstammgebiet der V. saphena magna (10), der beiden Vv. saphenae (11), semizirkuläre Varikose der V. saphena magna (Ektasie des R. descendens lateralis anterior oder posterior) (12). Isolierte Insuffizienzen von Vv. communicantes erzeugen oft einen umschriebenen »blow-out« (einzelne, vorstehende Varize). **c** *Weitere sekundäre Varikosen und Venektasien.* Zu den bekannten sekundären Venektasien, oft unter dem Bild von Varizen, gehören die Ösophagusvarizen (13), Hämorrhoidalvarizen sowie u. U. ein Caput medusae (14) bei *Leberzirrhose,* ferner Ektasien u. a. der Vv. epigastricae superficiales, thoracica lateralis, epigastricae profundae-mammariae internae und lumbales-azygos beim *V. cava inferior-Syndrom* (16) oder Ausweitungen und Schlängelungen der Kopf-, Hals-, Arm- und oberen Thoraxvenen beim V. cava superior-Syndrom (17). In den beiden letztgenannten Fällen handelt es sich nicht um rasche vollständige Verschlüsse der V. cava, die zum Tode führen würden. Vielmehr finden sich hier nur starke Einengungen oder – allenfalls – ein sehr langsam erfolgender Verschluß (z. B. infolge ganz allmählicher Kompression). Bei der *Schwangerschaftsvarikose* (18) haben wir es wahrscheinlich mit einer kombinierten Wirkung von Kompression durch den Uterus, hormonal (Gestagene!) bedingter Weitstellung der Venen und konstitutionellen Faktoren zu tun. **d** *Teleangiektasien.* Hier sind nur einige Beispiele herausgegriffen: *primäre Teleangiektasien* (19, z. B. bei kongenitaler Cutis marmorata teleangiectatica, Morbus Rendu-Osler, Ataxia teleangiectatica (Louis Bar) u. a.); »*Sternnaevi*« (»*Spider*«-*Naevi*) bei Leberzirrhose (20); *teleangiektatisches Narbengewebe* (21, z. B. nach Bestrahlung) und *senile Teleangiektasien* (22). Unter den erworbenen Teleangiektasien wären u. a. auch das *teleangiektatische Granulom* (S. 496), die *Peliosis hepatis* (S. 1566) u. a. m. anzuführen

abnormen Zusammensetzung des Muskel- und Stützgewebes der Venenwand. Fettleibigkeit und *statische Störung* gelten als prädisponierende Faktoren. In diesem Zusammenhang verdient die *Schwangerschaftsvarikose* Erwähnung, die – abgesehen von konstitutionellen Faktoren und mechanischen Abflußbehinderungen im Abdominal- bzw. Retroperitonealbereich – vermutlich durch einen Tonusverlust der Venenwand infolge Veränderungen des Aktomyosinhaushaltes der glatten Muskelzellen durch Progesteron bedingt oder mitbedingt wird. Idiopathische, primäre Formen von Varicosis sind meistens im Bereiche und Einzugsgebiet der V. saphena magna lokalisiert (sog. *Stammvarikose*), seltener der V. saphena parva. Sonderformen umfassen sog. *Besenreiser- und Pinselfiguren,* d. h. netz- und arkadenförmig um eine »Nährvene« angeordnete Mikrovarizen, ferner die sog. *retikuläre Varikose* und *»blow-outs«* (umschriebene Varizenbildungen infolge Insuffizienz der örtlichen Vv. communicantes). Liegt eine primäre Insuffizienz multipler Vv. communicantes mit entsprechender retikulärer Varikose vor, spricht man von *chronischer venöser Insuffizienz.* Eine *Varikose bei allgemeiner Bindegewebsschwäche* (vgl. dazu S. 106) geht in der Regel mit anderen Äußerungen der letzteren einher, z. B. mit Gonarthrose, Fußdeformitäten u. a. m. Primäre Varikosen der tiefen Beinvenen sind offenbar seltener als die oberflächlicher Venen; vereinzelt konnte ein angeborenes Fehlen der Klappen *(Avalvulie)* nachgewiesen werden.
Sekundäre Varikosen an den unteren Extremitäten stellen in der überwiegenden Mehrzahl der Fälle eine *Begleiterscheinung des postthrombotischen Syndroms* (S. 470) dar. Klinisch wichtig ist die Varizenbildung im Bereich venöser Verbindungen zwischen dem portalen und kavalen System, wie sie bei *portalem Hochdruck* (vor allem bei Leberzirrhose, S. 726), vorkommen, insbesondere *Oesophagusvarizen, Varizen des Plexus haemorrhoidalis (Hämorrhoiden)* und das sog. *Caput medusae,* ausgehend von Venen im Nabelbereich. *Hämorrhoiden* treten sehr häufig isoliert auf, vor allem bei sitzender Arbeitsweise. Durch Kompression, Strikturen und/oder weitgehende Lumenobturation bedingte *venöse Abflußhindernisse* anderer Art und in der verschiedensten Lokalisationen können ebenfalls zu Varizenbildung führen, wie beispielsweise das *femorale Okklusionssyndrom* bei Hernia cruralis (S. 676), die sog. *chronische Beckenvenensperre* bei Stenose der V. iliaca communis oder das sog. *Cruveilhier-Baumgarten-Syndrom* bei Verschluß intra-hepatischer Venen mit/bei persistierender Umbilikalvene und Varizen in der Bauchwand. Eine weitere Ursache der Varizenentstehung liegt in der Existenz einer *arteriovenösen Fistel.*

Auch *angiomatöse Veränderungen* oder andere *Dysplasien* gehen oft mit lokaler Varizenbildung einher (vgl. dazu u. a. das sog. *Klippel-Trénaunay-Syndrom* mit umschriebenem Riesenwuchs, vor allem der unteren Extremitäten, verbunden mit Gefäßhyper- und dysplasien). Bekannt ist ferner die lokale Varikose im Zusammenhang mit *Vernarbungen bzw. Sklerosierungen von Weichteilen,* wie etwa die sog. *Canyon-Varizen* bei *Dermatosklerose* oder variköse Veränderungen bei der *Acrodermatitis atrophicans (Pick-Herxheimer).* Nichtthrombotische Formen von *Phlebosklerose,* wie sie beispielsweise bei chronischer venöser Hypertension beobachtet werden, gehen hie und da mit segmentären Venektasien einher.

Folgen und **Komplikationen** der Varikose der Beinvenen umfassen die *Varikophlebitis, Varizenruptur, Ödeme, trophische Veränderungen der Haut,* die bis zum *Ulcus cruris* führen können, ferner *Knochenatrophie* und/oder *-hypertrophie* sowie *periostale Knochenneubildung, Muskelatrophie, Erysipelschübe* (S. 1873) und *Lymphgefäßverschlüsse* und/oder *-ektasien.* Nach Varikophlebitis können *Phlebolithen, Wandverkalkungen* und u. U. *Phleboneurome* entstehen. Mitunter ist eine *Meralgia paraesthetica (Roth-Bernhardt-Syndrom)* mit Parästhesien im Versorgungsgebiet der N. cutaneus femoralis lateralis Folge einer Varikose. Hauptkomplikation der *Ösophagusvarizen* infolge Leberzirrhose ist die *Ruptur mit massiver Blutung* in den Verdauungstrakt.

Teleangiektasien

Mit Vorliebe sind Teleangiektasien in der Haut und/oder in Schleimhäuten lokalisiert.

Pathogenetisch unterscheidet man auch hier primäre und sekundäre Formen.

Primäre Teleangiektasien begegnen uns nur selten, beispielsweise als *generalisierte Form,* die sich mit dem Alter deutlicher ausprägt, als *kongenitale Cutis marmorata teleangiectatica,* im Rahmen der *hereditären hämorrhagischen Teleangiektasie (Morbus Rendu-Osler, S. 24)* oder der *Ataxie-Teleangiektasie (Louis Bar-Syndrom, S. 1205),* einem autosomal-rezessiven Erbleiden mit u. a. okulo-kutanen Teleangiektasien und zerebellärer Ataxie. Die Mechanismen, die bei diesen Leiden der Gefäßerweiterung zugrundeliegen, sind weitgehend unbekannt.

Sekundäre Teleangiektasien sind sehr häufige Erscheinungen. Örtlich treten sie im Bereiche *trophischer Hautveränderungen,* in *Narben, nach ionisierender Bestrahlung,* bei *Veneninsuffizienz* u. a. in Erscheinung. Sog. *Sternnaevi,* (»spider naevi«), d. h. vorwiegend arterielle, kleine Gefäßknäuel mit zentraler Pulsation, z. B. an Oberarm, Gesicht und Nacken, kommen vor allem bei Leberzirrhose vor; selten sind sie angeboren.
Senile Teleangiektasien sieht man sehr oft, was auf die Bedeutung der Alterung beim Zustandekommen dieser Veränderungen hinweist.
Teleangiektatische Granulome (vgl. dazu granulierende Entzündung, S. 1298), auch *Botryomykome* genannt, zeichnen sich durch eine ausgesprochene Ektasie von Kapillaren und Übergangsgefäßen aus; oberflächlich besteht oft eine Ulzeration.

Literatur

Gottlob, R., Kimmel, A.: Postthrombotische Veränderungen an Venenklappen im Tierexperiment. Virchows Arch. [Pathol. Anat.] *358,* 249 (1973) — *Heberer, G., Rau, G., Schoop, W.* (eds.): Angiologie. Grundlagen, Klinik und Praxis. Stuttgart: Thieme 1974 — *Kappert, A.:* Lehrbuch und Atlas der Angiologie. Bern: Huber 1976 — *Moncada, S., Higgs, E. A., Vane, J. R.*: Human arterial and venous tissues generate prostacyclin (prostaglandin X), a potent inhibitor of platelet aggregation. Lancet *I*, 18 (1977) — *Taxy, J. B.*: Peliosis: a morphologic curiosity becomes an iatrogenic problem. Hum. Pathol. *9*, 331 (1978)

97. Aneurysmen und arteriovenöse Fisteln

Definitionen: Unter »*Aneurysma*« versteht man eine örtlich begrenzte, durch eine kongenitale oder erworbene Wandschwäche bedingte Ausweitung der Lichtung eines Gefäßes (vor allem einer Arterie) oder des Herzens. Bei den arteriellen Aneurysmen werden *echte Aneurysmen (Aneurysma verum),* d. h. solche mit Ausbuchtung der gesamten Wand, von *falschen Aneurysmen (Aneurysma spurium),* bei denen die Ausweitung mit einem Einriß wenigstens der inneren Schichten der Gefäßwand verbunden ist, unterschieden. Eine Sonderform stellt das *Aneurysma dissecans* dar, das durch einen Riß der inneren Wandschichten mit nachfolgender Ausbreitung des Blutes in einem intramuralen Spaltraum gekennzeichnet ist. Je nach der Form werden *spindel-, knopf-, kahn-, kirschen- oder sackförmige Aneurysmen* auseinandergehalten. Aufgrund nachgewiesener oder vermuteter Ursachen bzw. der Pathogenese spricht man ferner z. B. von *kongenitalen, atherosklerotischen (arteriosklerotischen), syphilitischen (luischen, luetischen), »mykotischen« (infektiösen) und traumatischen Aneurysmen,* ferner von solchen *bei nekrotisierender Arteriitis* (S. 493).
Arteriovenöse Fisteln sind angeborene oder erworbene Kurzschlußverbindungen zwischen Arterien und Venen.

Eine schematische Darstellung verschiedener Typen von Aneurysmen findet sich in Abb. 107.

Sog. kongenitale arterielle Aneurysmen
Ursache dieser recht häufigen Form von Aneurysmen ist, wie man annimmt, eine kongenitale Schwäche der Arterienmedia, insbesondere an Verzweigungsstellen. Das eigentliche Aneurysma bildet sich erst im Verlauf des Lebens und nimmt allmählich an Größe zu. Bevorzugte Lokalisation solcher Aneurysmen sind die *basalen Hirnarterien,* insbesondere der Bereich der A. communicans anterior (50% der Fälle), ferner auch die Aa. cerebri mediae (20%), die Aa. communicantes posteriores und die intrakranielle Strecke der A. carotis interna (je ungefähr 10%).

Morphologisch findet man in der Gefäßwand meistens vorwiegend zellarmes Bindegewebe mit vereinzelten Resten der ursprünglichen Wandteile, ferner intramural und in der bindegewebig verdickten Umgebung hämosiderinhaltige Zellen, die auf früher stattgehabte, kleine Blutungen hinweisen. Nicht selten ist das Aneurysma durch verschieden alte, geschichtete thrombotische Massen weitgehend ausgefüllt.

Folgen und **Komplikationen** der Hirnarterienaneurysmen sind vor allem wegen der Gefahr einer *Ruptur* gefürchtet. Beim Platzen eines solchen Gebildes ergießt sich das Blut unter Druck in das Cavum leptomeningicum, u. U. auch ins benachbarte Hirngewebe (»Wühlblutung«), z. T. mit Durchbruch ins Ventrikelsystem (Haematocephalus internus), selten in den Subduralraum. Eine weitere Komplikation stellt der *thrombotische Verschluß* des Gefäßes im Aneurysmabereich dar, mit der Gefahr der anämischen Erweichung im entsprechenden Hirngebiet.

Prä- und poststenotische Aneurysmen von Arterien
Umschriebene Ausweitungen des Arterienlumens treten verständlicherweise vor schweren Engnissen auf, z. B. bei *Koarktation der Aorta.* Distal von Arterienstenosen bzw. Klappenstenosen im Herzbereich kann es aufgrund einer Wirbelbildung ebenfalls zu einer – meist schlank-spindeligen – Aneurysmabildung kommen, insbesondere in Situationen, die schon von der Geburt oder jugendlichem Alter weg bestehen (z. B. poststenotische Dilatation der A. pulmonalis bei *kongenitaler Pulmonalstenose* (insbesondere Klappenstenose) oder poststenotische Aneurysmabildung der A. subclavia distal einer durch den M. scalenus bzw. eine kostoklavikulären Enge bedingten *Kompressionsstenose*).

Arteriosklerotische (atherosklerotische) Aneurysmen

Formen, Pathogenese und **Komplikationen:** Hier steht die arteriosklerotische Wandschwächung im Vordergrund.
Am wichtigsten ist das große, spindel- oder sackförmige Aneurysma der unteren *Bauchaorta,* deren innere und schließlich auch mittlere Wandschichten durch die ulzeröse Atherosklerose zerstört und teilweise von thrombotischen Massen bedeckt werden. Auf diese Weise dehnt sich die Aorta allmählich aus, so daß es schließlich zur *Ruptur* und zur tödlichen Blutung in den Retroperitonealraum und/oder in die Peritonealhöhle kommen kann. Seltener liegt die lebensgefährdende Komplikation im weitgehenden *thrombotischen Verschluß* des Gefäßes.
Atherosklerotische Aneurysmen der *Aorta thoracica* werden vor allem bei Koarktation derselben (S. 299) angetroffen, da der prästenotisch stark erhöhte Druck die Atherombildung begünstigt. Auch diese Aneurysmen können rupturieren.
Arteriosklerotischen Aneurysmen begegnet man noch in manchen anderen Lokalisationen; wichtig sind die der *basalen Hirnarterien,* insbesondere der Aa. vertebrales und der A. basilaris. Ihre klinische Bedeutung liegt weniger in der Rupturgefahr, als in den Folgen lokaler Verdrängungserscheinungen (Nähe der Medulla oblongata!) und der Thrombose. Erworbene *Aneurysmen kleiner Hirnarterien* sind bei der Autopsie nicht leicht nachzuweisen, stellen aber vermutlich eine häufige Blutungsquelle bei arterieller Hypertonie (S. 516) dar (vgl. dazu Apoplexia cerebri, S. 327).

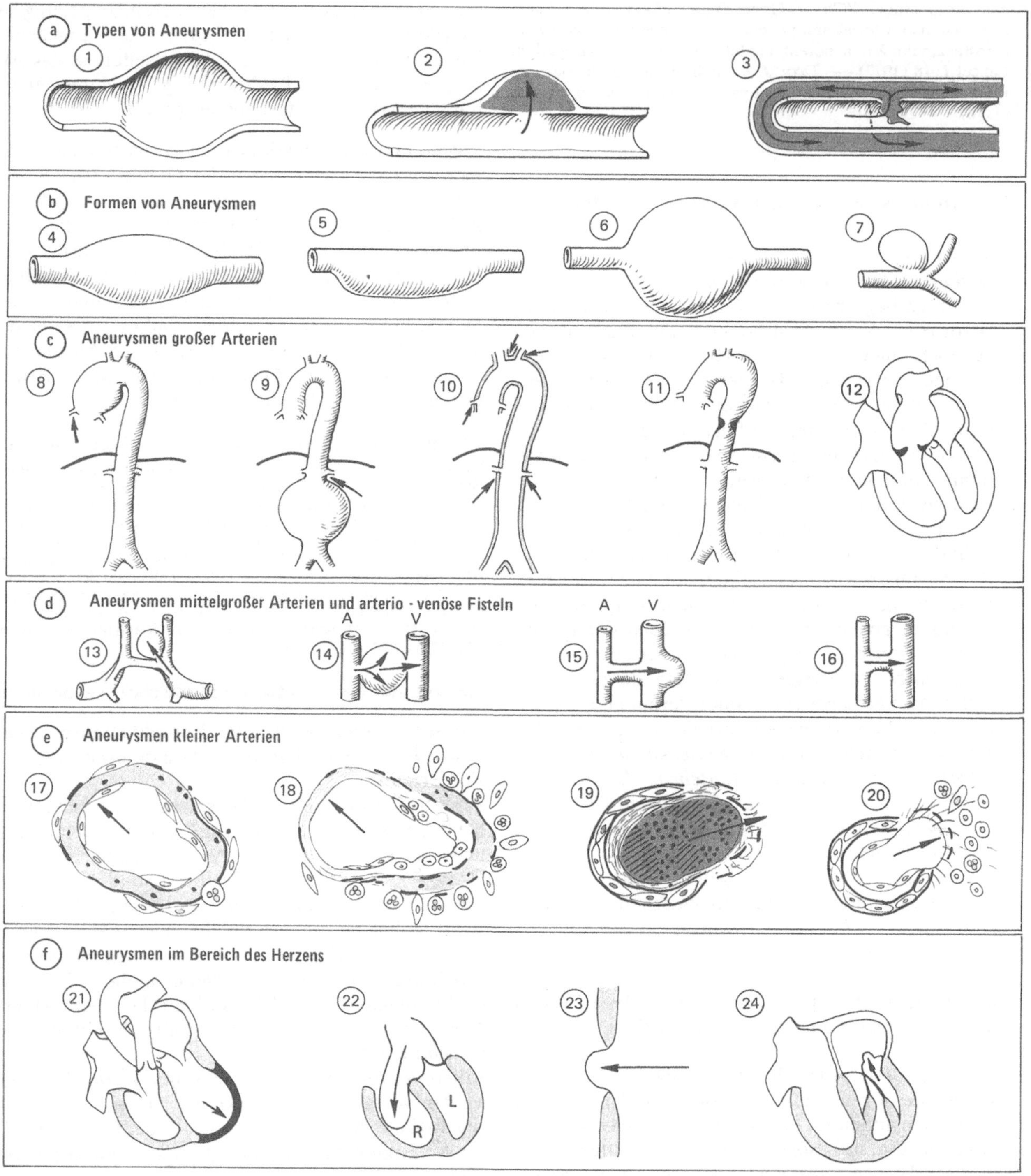

Abb. 107 a–f. *Aneurysmen und arteriovenöse Fisteln.* **a** *Typen von Aneurysmen. Aneurysma verum* (1), *Aneurysma spurium* (2) und *Aneurysma dissecans* (3). **b** *Formen von Aneurysmen nach ihrem Aussehen: spindelförmig* (4), *kahnförmig* (5), *sackförmig* (6), »*kirschförmig*« (7). **c** *Aneurysmen großer Arterien.* Aneurysma des aufsteigenden Teils der Aorta thoracica bei Mesaortitis luica (*syphilitisches (luisches) Aneurysma,* 8). *Arteriosklerotisches (atherosklerotisches) Aneurysma der Bauchaorta* (9). *Aneurysma dissecans der Aorta und großen Arterien bei zystoider Medianekrose* (10). *Prästenotisches Aneurysma* bei Koarktation der Aorta (11). *Poststenotisches Aneurysma* bei kongenitaler Pulmonalklappenstenose (12). Die Pfeile deuten Einengungen (narbig (8), atheromatös und/oder thrombotisch (9), durch Kompression (10) am Abgang von Arterien aus der Aorta) an. **d** *Aneurysmen mittelgroßer Arterien und arterio-venöse Fisteln* Sog. *kongenitales Aneurysma einer basalen Hirnarterie* (13): »kongenital« ist hier offenbar die Wandschwäche, denn die Aneurysmen entwickeln sich meist erst im Verlauf des postnatalen Lebens. *Aneurysma varicosum (arterio-venöses Aneurysma,* 14) und *Varix aneurysmaticus* (15), z. B. nach Stich- oder Schußverletzung der Arterienwand und gleichzeitiger oder nachträglicher Eröffnung der Wand der Begleitvene an gleicher Stelle. *Arterio-venöse Fisteln* (16) können auch auf diese Weise entstehen. Man kennt zudem *kongenitale a.-v.-Fisteln* sowie solche im Rahmen

Luisches (luetisches, syphilitisches) Aneurysma
Dieses fast immer in der Aorta thoracica, vor allem in der Pars ascendens lokalisierte Aneurysma beruht auf Wandschäden infolge *Mesaortitis luica.* Die letztere ist eine der Erscheinungsformen der Lues III, wobei der spezifische granulomatöse Prozeß im Bereich der Adventitia und der Vasa vasorum allmählich um sich greift, weite Teile der Media zerstört und zur Vernarbung bringt, sie somit schwächt und eine schrittweise Ausweitung der Lichtung hervorruft. Durch diesen Vorgang wird auch die Atherosklerose begünstigt, was eine zusätzliche Wandschädigung bedeutet. Syphilitische Aneurysmen der Brustaorta können Kopfgröße erreichen, die benachbarten Strukturen (Wirbelsäule, Sternum) *komprimieren* bzw. *arrodieren* und schließlich *rupturieren.*

Aneurysmen bei Panarteriitis nodosa
Die Panarteriitis nodosa (S. 493) kennzeichnet sich durch herdförmigen Befall mittelgroßer und kleiner Arterien in verschiedenen Organen, wobei sich infolge fibrinoider Nekrose insbesondere der Media und entsprechender Wandschwächung oft Aneurysmen bilden. Häufig entsteht im Bereich solcher Läsionen auch ein Gefäßverschluß.

Traumatische Arterienaneurysmen und arteriovenöse Aneurysmen
Verletzungen der äußeren Schichten einer Arterie, z. B. durch Streifschüsse, bewirken eine lokale Wandschwäche, die Ursache eines sog. traumatischen Aneurysma sein kann. Wird die Wand der benachbarten Vene mitverletzt, und entsteht zwischen der Arterie und der ersteren ein Kurzschluß, spricht man von einem *arteriovenösen Aneurysma,* das meistens mit einer erheblichen Ausweitung des betroffenen Venenteils *(Varix aneurysmaticus)* verbunden ist. Hämodynamisch wirken sich solche Kommunikationen wie arteriovenöse Fisteln anderer Art aus (s. u.).

Sog. mykotische (infektiöse) Aneurysmen
Diese Art von Aneurysmen kommt durch bakterien- oder pilzhaltige Emboli zustande, z. B. aufgrund einer bakteriellen Endocarditis, wo sich infizierte thrombotische Bröckel und/oder Klappenteile loslösen können. Eine andere Möglichkeit der Entstehung eines infektiösen Aneurysma besteht darin, daß infizierte Thromboemboli in Vasa vasorum stecken bleiben, oder daß ein infektiöser Prozeß von außen her auf die Arterienwand übergreift *(Arrosionsaneurysma).*

Aneurysma dissecans
Dissezierende Aneurysmen kommen vor allem im Aortenbereich, z. T. auch in mehr peripher gelegenen Arterien vor. Voraussetzung einer mehr oder weniger ausgedehnten, streckenförmigen Dissektion der Media nach erfolgtem Einriß der inneren Wandschichten ist das Bestehen zahlreicher kleiner *Nekroseherde in der Media,* die ungefähr in der gleichen Schicht liegen. Die betroffenen Bezirke weisen lediglich Reste elastischer Faserbündel auf, werden häufig durch Proteoglykane ausgefüllt und können sich zystisch umwandeln *(myxoide oder zystoide Medianekrose der Aorta, bzw. anderer Arterien = idiopathische Medianecrosis cystica (Erdheim),* vgl. dazu S. 492). Der Einriß der inneren Wandschichten, der in der Mehrzahl der Fälle einige Zentimeter distal der Aortenklappen stattfindet, hat zur Folge, daß sich das Blut unter Druck in die weitgehend nekrotische Mediazone hineinwühlt, die inneren und äußeren Wandschichten auseinanderdrängt und so eine Art Doppelrohr entstehen läßt, das sich bis weit distal erstrecken mag.

Ursache und **Pathogenese** der zystoiden Medianekrose sind noch nicht befriedigend geklärt, wenn man vom bereits besprochenen *Marfan-Syndrom* absieht (S. 107). Einesteils scheinen *hypoxische Schäden der Media* eine Rolle zu spielen, da sich experimentell entsprechende Veränderungen durch eine künstlich erzeugte Hypoxämie oder Schockzustände hervorrufen lassen, und in der Humanpathologie das gehäufte Vorkommen dissezierender Aneurysmen bei *arterieller Hypertonie* – mit erhöhter Gefahr einer Wandischämie – seit langem bekannt ist. Fälle von Phäochromozytom der Nebenniere, die mit Hochdruckkrisen einhergehen, neigen in besonderem Maß zu Arteriendissektion. Andererseits darf vermutet werden, daß eine *besondere Beschaffenheit der Stützsubstanz der Arterien-*

Abb. 107 a–f (Fortsetzung)

z. B. des *Morbus Rendu-Osler* oder der *Osteodystrophia deformans Paget.* **e** *Aneurysmen kleiner Arterien. Mikroaneurysma bei »fibrinoider« Wandschädigung* (u. U. »leukoklasische Arteriitis/Arteriolitis«), vermutlich eine häufige Blutungsquelle bei Apoplexie des Gehirns infolge schwerer arterieller Hypertonie (17). Aneurysma bei *Polyarteriitis nodosa* (18). *»Mykotisches Aneurysma«* (19), z. B. infolge »septischer Mikroembolie«. Aneurysma einer kleinen Arterie infolge *Wandschwächung durch einen extravaskulären – z. B. entzündlichen – Prozeß* (20). Mikroaneurysmen kommen auch im Rahmen des *Diabetes mellitus* vor (Retinagefäße!), doch betreffen diese noch kleinere Gefäße (S. 945). **f** *Aneurysmen im Herzbereich.* Weitaus am häufigsten begegnen wir dem *chronischen Herzwandaneurysma* infolge eines ausgedehnten Myokardinfarktes im Bereich des linken Ventrikels (21). *Aneurysma des Sinus Valsalvae* (22), das die Ausflußbahn des rechten Ventrikels einengen und/oder rupturieren kann. *Aneurysma der Pars membranacea* des Septum interventriculare (23); man kennt auch Aneurysmen der Vorhofscheidewand. *Aneurysma der Mitralklappen* (24), z. B. postendokarditisch oder bei Bindegewebsschwäche (u. a. Morbus Pfaundler-Hurler, S. 965). *Aneurysmen der Koronargefäße* beobachtet man – abgesehen von den seltenen kongenitalen Formen – z. B. nach Bypass-Operation, u. U. auf arterriitischer Grundlage oder wegen Atherosklerose. *Koronare a.-v.-Fisteln* wurden schon erwähnt (S. 500)

wand prädisponierend wirkt, ähnlich wie beim Marfan-Syndrom, bei dem ein Aneurysma dissecans auch ohne Bestehen einer arteriellen Hypertonie auftreten kann. Männer sind wesentlich häufiger betroffen als Frauen. (Veränderungen der vasa vasorum als mögliche Ursache: s. u.).

Die **Folgen** eines Aneurysma dissecans, das bei Befall der Aorta mit einem plötzlichen heftigen Thoraxschmerz beginnt, umfassen zunächst Einengungen abzweigender Arterien im Aneurysmabereich, u. U. gefolgt von zentralnervösen Durchblutungsstörungen, sowie in manchen Fällen einen allmählich sich verstärkenden schockartigen Zustand. Fast immer kommt es dann zu einer *Zweitruptur;* diese kann nach Stunden, Tagen oder Wochen eintreten und führt in der Mehrzahl der Fälle nach außen, im Sinne einer meist tödlichen Blutung. Nicht selten ergießt sich das Blut in den Herzbeutel, was eine tödliche Herzbeuteltamponade bedeutet. Ein Überleben der Patienten ist dann möglich, wenn die Zweitruptur wieder ins ursprüngliche Aorten-(Arterien-)Lumen zurück erfolgt; das Blut fließt in diesen günstigeren, aber eher seltenen Fällen gleichsam durch eine zweikanalige Aorta.

Chronisches Herzwandaneurysma (Infarktaneurysma)
Im Anschluß an einen anämischen Myokardinfarkt (S. 511) setzt in der Regel eine bindegewebige Organisation der nekrotischen Herzmuskelteile ein, was zur Entstehung einer Myokardschwiele führt (s. u.). Insbesondere bei großer Ausdehnung des Infarktes erfährt die Herzwand im Verlauf dieses Geschehens oft eine Ausbuchtung, die sich dann, wenn die schwielige Umwandlung vollzogen ist, nicht mehr spontan zurückbildet. Solche chronische Herzwandaneurysmen werden fast ausnahmslos im linken Ventrikel beobachtet. Sie stellen – u. a. deshalb, weil sie sich in der Systole ausdehnen und daher das endsystolische Volumen stark erhöhen – eine schwere Beeinträchtigung der hämodynamischen Herzleistung dar. Aus diesem Grunde ist man mehr und mehr dazu übergegangen, eine chirurgische Resektion der Aneurysmen anzustreben.

Aneurysma des Sinus Valsalvae
Diese seltene Veränderung verdient deshalb eine Erwähnung, weil sie chirurgisch korrigiert werden kann. Wird die Diagnose nicht gestellt, rupturieren diese, in der Regel am Grund der linken Semilunarklappe der Aorta gelegenen und nach rechts unten gerichteten, sackförmigen Gebilde u. U. in die rechte Herzhälfte. Vorher schon können sie die Ausflußbahn des rechten Ventrikels einengen. Die Entstehungsweise dieser Aneurysmen ist nicht befriedigend geklärt; wahrscheinlich handelt es sich in den meisten Fällen um eine kongenitale Wandschwäche in diesem Bereich.

Aneurysmen des Septum primum im Vorhofsbereich des Herzens
Diese seltene Veränderung, die z. T. mit einer starken Ausbuchtung der Vorhofscheidewand in das rechte Atrium verbunden ist, bewirkt nach dem bisher bekannten keine krankhaften Symptome.

Arteriovenöse Fisteln
Physiologischerweise bestehen in verschiedenen Körpergebieten sog. *arteriovenöse Anastomosen,* d. h. direkte Verbindungen zwischen kleinen Arterien und Venen, so daß das Blut das Kapillargebiet umgehen kann. Die Regulation erfolgt hier mit Hilfe muskulärer Sphinkter im Anastomosenbereich. Gut bekannt sind solche Verbindungen beispielsweise in der Haut der Extremitäten (Akren), wo sie der Thermoregulation dienen, und in den Nieren. Im Gegensatz zu solchen Kurzschlüssen sind *arteriovenöse Fisteln* pathologische Befunde.

Abgesehen von den bereits erwähnten arteriovenösen Aneurysmen und anderen, nach Trauma, chirurgischen Eingriffen, Infektionen, ionisierender Bestrahlung u. a. *erworbenen Kurzschlußverbindungen zwischen Arterien und Venen,* kennt man auch *kongenitale arteriovenöse Fisteln.* Diese treten einzeln (lokalisierte, direkte Querverbindungen), multipel (mehrere Querverbindungen) oder im Rahmen hämangiomartiger Mißbildungen auf, beispielsweise in einem sog. Haemangioma cirsoides. Arteriovenöse Kurzschlüsse, zum mindesten solche funktioneller Art, entwickeln sich u. a. auch bei der *Osteodystrophia deformans (Paget).*

Die **Folgen** arteriovenöser Fisteln bestimmten Ausmaßes richten sich nach der Lokalisation, dem Alter des Individuums und dem Shunt-Volumen. In Extremitäten gelegene, kongenitale arteriovenöse Fisteln bewirken oft ein asymmetrisches Längenwachstum, ferner eine Größenzunahme gewisser Gliedmaßenteile. Fisteln zwischen kleinen Arterien und Venen im Lungenbereich (z. B. beim *Morbus Rendu-Osler)* haben u. U. eine wahrnehmbare Mischzyanose zur Folge, abgesehen von den Rückwirkungen auf das Herz (siehe Rechts-Links-Shunts, S. 299). Arteriovenöse Fisteln im großen Kreislauf bedingen bei größeren Shunt-Volumina einen erheblichen Abstrom arteriellen Blutes in die venöse Strombahn und damit – über eine Erhöhung des Minutenvolumens – eine Mehrbelastung des Herzens, so daß schließlich eine globale Herzinsuffizienz resultieren kann. Überdies treten wegen des Kurzschlusses in den zu versorgenden Gebieten nicht selten ischämische Schäden auf, verbunden mit venöser Hyperämie (S. 502).

Literatur

Gupta, R. K.: Ruptured aneurysms of the abdominal aorta. Arch. Pathol. *98,* 243 (1974) — *Hassler, O.:* Scanning electron microscopy of saccular intracranial aneurysms. Am. J. Pathol. *68,* 511 (1972) — *Hirsch, C. S., Roessmann, U.:* Arterial dysplasia with ruptured basilar artery aneurysm: Report of a case. Hum. Pathol. *6,* 749 (1975) — *Sundt, T. M. Jr., Whisnant, J. P.:* Subarachnoid hermorrhage from intracranial aneurysms. N. Engl. J. Med. *299,* 116 (1978) — *Qizilbash, A. H.:* Mycotic aneurysm of the aortic sinus of valsava with rupture. Arch. Pathol. *98,* 414 (1974)

98. Lokale und regionale Störungen der Blutzirkulation

98.1. Allgemeine Begriffe

Definitionen: Als *Hyperämie* wird eine Vermehrung der Blutmenge innerhalb der kleinen Blutgefäße eines Organs bzw. Körperabschnitts bezeich-

net. Bei der sog. *aktiven (arteriellen) Hyperämie* beruht die vermehrte Blutfülle auf einem gesteigerten Zustrom arteriellen Blutes in die terminale Strombahn, die als ganzes, d. h. im präkapillären, kapillären und postkapillären Bereich, oder über bestimmte Strecken dilatiert ist. Der sog. *passiven (venösen) Hyperämie* liegen eine Dilatation der kleinen Strombahn und eine Verlangsamung des Blutstromes zugrunde, in der Regel wegen Behinderung des venösen Blutrückflusses bei erhöhtem Venendruck. Die passive Hyperämie wird auch *»venöse Stauung«, Stauungshyperämie* oder kurz *»Stauung«* genannt. Je nach der Lokalisation und/oder Ausdehnung unterscheidet man eine *umschriebene Hyperämie* von einer *allgemeinen Hyperämie*. Die letztere kann den großen und/oder kleinen Kreislauf betreffen.
»Ischämie« bedeutet »Stillstand« des in ein Organ oder einen Gewebebezirk führenden Blutstroms (Drosselung der Blutzufuhr). Im medizinischen Sprachgebrauch benützt man diesen Ausdruck vor allem dann, wenn die mangelhafte oder fehlende Durchblutung funktionelle, z. T. auch strukturelle Störungen hervorruft. Dabei kann es sich um eine *»absolute« (»totale«) Ischämie* mit praktisch völligem Unterbruch der Blutzufuhr ins betreffende Gebiet oder um eine *relative Ischämie* handeln, bei der die Durchblutung wohl vermindert, jedoch nicht gänzlich aufgehoben ist.
Unter *»Infarkt«* versteht man einen meist infolge lokaler schwerer Störung der Blutzirkulation nekrotischen Gewebebezirk. Den Vorgang, der zum Gewebetod dieser Art führt, heißen wir *»Infarzierung«*. Dieser Ausdruck kann auch auf ganze Organe bzw. Körperteile angewandt werden.

Erläuternd sei zu diesen Umschreibungen hervorgehoben, daß es sowohl bei der Hyperämie als auch bei der Ischämie letztlich um eine Störung in der Durchblutung der *Endstrombahn,* also der kleinen Gefäße, geht, wo der Stoffaustausch mit den Geweben zur Hauptsache stattfindet. Ferner muß beigefügt werden, daß eine Blutfülle aufgrund großer Gefäßräume – wie etwa bei einem Haemangioma cavernosum –, die nicht der kleinen Strombahn i. e. S. angehören, nicht unter den Begriff Hyperämie fallen. Ebenso werden Erweiterungen größerer Venen (vgl. dazu Varizen, S. 495) oder Arterien (Aneurysmen, S. 497) nicht als »Hyperämie« bezeichnet. Eine *aktive Hyperämie* ist häufig mit einem mehr oder weniger *akuten entzündlichen Geschehen* verbunden (vgl. dazu S. 1271). Sie fällt durch ihren *leuchtenden Rotton* auf. Die umschriebene oder allgemeine venöse Stauung tut sich makroskopisch in der Regel durch einen mehr violetten Farbton kund, weshalb der Mediziner in solchen Fällen auch von *»Zyanose«* spricht. Dabei ist daran zu erinnern, daß insbesondere die allgemeine Zyanose oft andere Gründe hat als eine venöse Stauung (vgl. dazu S. 643). Hinsichtlich der verminderten arteriellen Blutzufuhr kann bemerkt werden, daß eine sehr kurz dauernde und/oder geringe örtliche Mangeldurchblutung, beispielsweise bei nur wenige Sekunden anhaltender Kompression von Gewebe, in der Regel nicht mit dem Begriff »Ischämie« in Beziehung gebracht wird, falls nicht funktionelle und/oder strukturelle Störungen daraus resultieren. Hier kann von *»lokaler Oligämie«* oder von *»lokaler Anämie«* gesprochen werden, wobei allerdings auf die hämatologische Definition der Anämie hingewiesen sei (S. 414), die einen verminderten Gehalt des Blutes an Hämoglobin bedeutet. Diese doppelte Verwendung der Bezeichnung »Anämie« muß auch deshalb erwähnt werden, weil man beispielsweise von »anämischen Infarkten« redet (s. u.). Die *Ischämie* stellt eine Sonderform der Hypoxidose (vgl. dazu S. 72) dar, wobei zur Störung des oxydativen Stoffwechsels im betroffenen Gewebe u. a. eine mangelhafte Zufuhr an Substraten für den Energiestoffwechsel (vor allem Kohlenhydrate und Fettsäuren), eine Verminderung des sog. Spüleffektes und eine Anhäufung von Schlackenstoffen hinzukommen. Schließlich sei erwähnt, daß Gewebenekrosen, die nicht auf Störungen der Blutzirkulation beruhen, in der Regel nicht *Infarkte* genannt werden. Ausnahmen bilden Begriffe wie Bilirubin- und Harnsäureinfarkte sowie Kalkinfarkte der Nieren u. a. m. Obwohl »infarcire« »verstopfen« heißt, liegt der Infarzierung nicht immer ein völliger Gefäßverschluß zugrunde. Man beachte ferner, daß die Art der Störung der Blutzirkulation, die zur Infarktbildung führt, nicht näher bezeichnet wurde, obschon sie in weitaus den meisten Fällen dem Verschluß einer funktionellen Endarterie entspricht. Dies hat seinen Grund darin, daß hämorrhagische Infarkte – u. a. in den Nieren oder im Darmbereich – auch durch einen Venenverschluß hervorgerufen werden können.
Eine schematische Übersicht über verschiedene Formen regionaler Durchblutungsstörungen mit Infarzierung findet sich in Abb. 109, S. 508.

98.2. Aktive (arterielle) Hyperämie

Ursache einer aktiven Hyperämie können die verschiedensten physikalischen, chemischen, mikrobiellen oder andersartigen Reize sein.

Pathogenetisch liegt dem vermehrten arteriellen Blutzustrom in die Endstrombahn eine *Dilatation der Arteriolen* und der sog. *präkapillären Sphinkteren* zugrunde, zu der sich *verschiedene Formen der Ausweitung der eigentlichen Endstrombahn* (sog. *kapilläre Hyperämie*), die von den Präkapillaren bis zu den postkapillären Venolen reicht, gesellen. Die Mechanismen, die diesem Geschehen zugrunde liegen, sind komplex und konnten bisher nicht bis in alle Einzelheiten geklärt werden. Je nach dem auslösenden

Agens, der Intensität des Reizes und der Gewebeart beteiligen sich an diesem Geschehen verschiedene Faktoren:

- Mechanische, thermische und chemische *Reize vermögen direkt eine Dilatation der kleinen Gefäße herbeizuführen.* Ob eine Verminderung des P_{O_2} der Durchströmungsflüssigkeit eine direkt vasodilatatorische Wirkung hat, steht noch nicht fest.
- Örtlich anfallende *Stoffwechselprodukte,* wie CO_2, ATP, ADP, Laktat und andere, sowie eine damit verbundene Senkung des pH können – direkt und/oder möglicherweise über *Axonreflexe* – eine lokale aktive Hyperämie auslösen. Der früher vermutete dominierende Einfluß der Milchsäure wurde wahrscheinlich überwertet.
- Man kennt eine ganze Zahl *gefäßaktiver Mediatoren,* die vor allem im Rahmen der entzündlich bedingten Hyperämie eine Rolle spielen. Histamin nimmt eine besonders wichtige Stellung ein, aber auch andere vasoaktive Amine (z. B. 5-Hydroxytryptamin), die »slow reacting substance« (SRS), das Kallikrein-Kinin-System und einzelne Komponenten des Komplementsystems sind von Bedeutung (vgl. dazu S. 1253).
- Beispiele für eine *hormonal ausgelöste aktive Hyperämie* gibt es in großer Zahl (vgl. dazu S. 376). Hinsichtlich einer lokalen Vasodilatation sind die sog. Gewebehormone (S. 405) von besonderem Interesse.
- Eine aktive Hyperämie kann auch durch *neurale Impulse über das autonome Nervensystem* hervorgerufen werden. Vasodilatatorisch wirksame parasympathische und cholinergische sympathische nervöse Erregungen scheinen allerdings in dieser Beziehung eine untergeordnete Rolle zu spielen (»sog. *neuropathische Hyperämie*«). Von größerer Bedeutung ist eine Lähmung derjenigen Fasern, die normalerweise eine Vasokonstriktion vermitteln, d. h. der adrenergischen sympathischen Fasern (vgl. dazu Wirkung der sog. Sympathektomie).

Beispiele von aktiver Hyperämie:

- Nach kurzdauerndem, kräftigem Bestreichen der Haut mit einem spitzen Gegenstand *(mechanischer Reiz)* stellt sich während einiger Sekunden eine Blutleere des betroffenen Gebietes ein, die auf einer direkten Irritation und damit Kontraktion der präkapillären Sphinkteren beruht *(Dermographismus albus).* Innerhalb von etwa 10 Sekunden tritt dann eine Rötung ein *(Dermographismus ruber),* die zunächst auf das bestrichene Gebiet beschränkt ist und ihre Ursache in einer Wiederöffnung der präkapillaren Sphinkteren und einer – offenbar durch direkte Wirkung des mechanischen Reizes erzeugten – Dilatation der Kapillaren hat. Anschließend bildet sich eine Quaddel, die über das bestrichene Gebiet hinausreicht und aufgrund einer Permeabilitätserhöhung der kleinen Gefäße mit zugehörigem Ödem zustande kommt. Die vermehrte Durchlässigkeit der Kapillaren stellt in erster Linie die Folge einer lokalen Freisetzung sog. H-Substanzen dar (H für *H*istamin, vgl. dazu S. 1253). Als weitere Veränderung beobachtet man einen geröteten Hof um die bestrichene Partie der Haut herum, der als Ausdruck von Axonreflexen gedeutet wird; wird nämlich die Haut vor Setzen des mechanischen Reizes anästhesiert, bleibt diese Art von Rötung aus. Alle drei Phasen des »*triple response*«, d. h. rote Reaktion, Quaddelbildung und Rötung, laufen aber auch nach totaler Sympathektomie in dieser Weise ab und entsprechen u. a. einer typischen lokalen Reaktion auf Verletzung (S. 1271).
- Örtlich wirksame *Hitze* bewirkt direkt eine Dilatation der gesamten Endstrombahn, d. h. der Strecke von den Präkapillaren bis zu den postkapillären Venolen. Aber auch in solchen Situationen kommt es wahrscheinlich zu einem komplexen Zusammenspiel von lokal anfallenden Metaboliten, Axonreflexen und gefäßaktiven Mediatoren.
- Die sog. *Arbeitshyperämie* vermehrt beanspruchter quergestreifter Skelettmuskulatur beruht vor allem auf einer lokal erhöhten Konzentration von Metaboliten (s. o.), die direkt und/oder über Axonreflexe vasodilatatorisch wirken.
- Nach Wiederfreigabe der Zirkulation in einem längere Zeit nicht durchbluteten Gefäßbereich bemerkt man eine intensive Rötung des betreffenden Gebietes (sog. *reaktive Hyperämie*). Der Grund dieses Geschehens wird in einer durch lokale Hypoxie bedingten Freisetzung vasodilatatorischer Substanzen (s. o.) gesehen.
- *Histamin* hat im Rahmen entzündlicher Vorgänge in erster Linie eine Erweiterung der postkapillären Venolen zur Folge, verbunden mit einer Kontraktion der Endothelzellen und entsprechender Erhöhung der Gefäßpermeabilität. Wahrscheinlich sind aber auch hier weitere Mechanismen beteiligt, insbesondere z. B. eine Erweiterung der präkapillären Sphinkteren. Der sog. *Histamin-Kopfschmerz (Horton'sche Cephalaea)* im Ausbreitungsgebiet vor allem der A. temporalis befällt überwiegend Männer im mittleren Alter und äußert sich in kurzdauernden Schmerzkrisen.
- Im Verlauf des sog. »*second response*« nach Erzeugung einer lokalen akuten Entzündung beobachtet man eine Weiterstellung vor allem des Kapillarbettes (vgl. dazu S. 1274).

Makroskopisch gibt sich die aktive Hyperämie meistens durch eine mehr oder weniger diffuse hellrote Farbe zu erkennen, was besonders an Schleimhäuten deutlich wird (sog. »*Injektion*« der Schleimhäute). Eine aktive Hyperämie der Haut nennt man meistens »*Erythem*«.

Mikroskopisch fällt die aktive Hyperämie durch eine Erweiterung und Blutfüllung der kleinen Gefäße, insbesondere der Kapillaren auf. Bei akut-entzündlicher Hyperämie gesellen sich hierzu noch Kennzeichen der Entzündung (S. 1271).

98.3. Umschriebene passive (venöse) Hyperämie

Ursache einer lokalen passiven Hyperämie ist in der Regel die Verlegung oder Erschwerung des Abflusses venösen Blutes aus einem bestimmten Körperteil, Organ oder Gewebebezirk. Die Gründe für ein solches Geschehen sind verschiedenartig. Oftmals handelt es sich um einen Venenverschluß infolge *Obturation des Lumens,* meistens wegen *Thrombose,* u. U. aber auch durch anderes Material (z. B. *Tumormassen*). Weitere Möglichkeiten einer venösen Abflußbehinderung umfassen einen Rückstau des Blutes infolge *Insuffizienz der Venenklappen,* die *Kompression von Venen,* beispielsweise durch Tumoren oder konstriktiv wirkendes Narbengewebe, ferner eine *Torsion,* wie sie bei gestielten Gebilden oder Organen vorkommen kann.

Die *allgemeine venöse Stauung* im kleinen und/oder großen Kreislauf wird auf S. 569 behandelt.

Die **Folgen** einer umschriebenen venösen Hyperämie richten sich nach ihrem Schweregrad, ihrer Dauer sowie der Beschaffenheit und der Ausdehnung des zu drainierenden Gebietes.

Kurzdauernde Unterbrüche des venösen Abflusses, wie sie beispielsweise bei intravenösen Injektionen künstlich herbeigeführt werden, haben in der Regel keine nennenswerten nachteiligen Folgen. Besteht der lokal erhöhte Venendruck jedoch über mehrere Minuten, beginnt sich das Überwiegen des hämodynamischen über den onkotischen Druck im Kapillarbereich im Sinne eines Flüssigkeitsaustritts in den Extravaskulärraum und damit der Bildung eines sog. *Stauungsödems* (S. 599) auszuwirken. Auf diese Weise entstehen auch *Höhlenergüsse*. Teilweise ist an der Transsudation (S. 603) eine hypoxisch bedingte Permeabilitätssteigerung der Gefäßwände mitbeteiligt. Handelt es sich um eine noch länger anhaltende umschriebene venöse Hyperämie, und/oder vermag der Abfluß des Blutes über allfällige Kollateralen den Zustand nicht wenigstens teilweise zu korrigieren, kann in gewissen Geweben bzw. Organen eine *hämorrhagische Infarzierung* resultieren (s. u.), oder es kommt zum mindesten zu kleineren *Blutaustritten aus der Endstrombahn*.

Bei chronischer umschriebener venöser Hyperämie mit Ödem entwickelt sich, wie schon früher hervorgehoben wurde (vgl. dazu S. 116), schrittweise eine *interstitielle Fibrose (Sklerose)*, die man auch als »*Stauungsinduration*« bezeichnet. Das *Parenchym* in einem chronisch gestauten Gebiet kann Schäden wechselnden Ausmaßes erleiden (s. u.). *Kollaterale Venen* erfahren oft eine deutliche Dilatation.

Makroskopisch fallen bei *akuter venöser Stauung* lediglich die Schwellung und der *rot-violette Farbton* des Gewebes auf, falls es nicht auch zu Blutungen oder gar zu einer hämorrhagischen Infarzierung gekommen ist. Man spricht hier von »*livider Verfärbung*« oder von »*umschriebener Zyanose*«. Bei *chronischer venöser Stauung* bleiben die Volumenzunahme und die erwähnte Farbveränderung erhalten, und man stellt eine verminderte Brüchigkeit des Gewebes infolge Fibrose fest.

Mikroskopisch sind bei allen Formen von venöser Stauung nicht nur die kleinen *Gefäße der Endstrombahn,* sondern auch die *Venen* des betroffenen Gebietes *dilatiert und prall mit Blut gefüllt.* Bei *hämorrhagischer Infarzierung* (S. 513) infolge akuter, schwerer venöser Stauung finden sich histologisch die Zeichen eines ausgedehnten Gewebeuntergangs, verbunden mit massiven Blutungen. Bei *länger dauernder passiver Hyperämie* sind die *Kapillaren oft geschlängelt* (girlandenförmiger Verlauf) und zeigen eine etwas verdickte Basalmembran. Da und dort beobachtet man eine *Ansammlung hämosiderinhaltiger Makrophagen. Größere Venen* lassen u. U. eine mäßige *Wandsklerose* erkennen. Je nach Schweregrad und Dauer der Stauung tritt die *interstitielle Fibrose* mehr oder weniger deutlich hervor. Die parenchymatösen Anteile des betroffenen Gewebes zeigen wechselnde Grade von *Atrophie* und können auch schwinden. An epithelbedeckten Oberflächen treten häufig trophische Störungen in Erscheinung, die in *Erosionen* oder *Ulzerationen* ausmünden können.

Beispiele einer umschriebenen venösen Hyperämie:

- *Phlebothrombose* tiefer Beinvenen mit ihren Folgen, insbesondere dem *sog. postthrombotischen Syndrom* (vgl. dazu S. 470).
- Sog. *fulminante Beinvenenthrombose,* bei der es wegen eines rasch eintretenden Verschlusses dieser Gefäße in ihrer ganzen Ausdehnung – und damit eines ungenügenden Blutabflusses über Kollateralen – zur hämorrhagischen Infarzierung von Teilen des Fußes und/oder des Unterschenkels kommen kann.
- Schwere venöse Stauung (u. U. auch hämorrhagische Infarzierung) eines Nierenteils oder der ganzen Niere bei *Nierenvenenthrombose* und/oder *Einbruch von Tumorgewebe in Nierenvenen,* wozu in besonderem Maße hypernephroide Karzinome neigen.
- Verschließende *Thromben im Sinus sagittalis superior* und/oder *anderen großen Venen im Schädelinnern* mit zugehöriger schwerer venöser Stauung, Ödem, Stauungsblutungen und u. U. härmorrhagischer Infarzierung der betroffenen Hirnregionen.
- *Leberzirrhose* mit z. T. prä-, vor allem aber postsinusoidaler Einengung der venösen Strombahn innerhalb des Organs, konsekutivem portalem Hochdruck, chronischer venöser Stauung im Einzugsgebiet der Pfortader (u. a. Milztumor mit diffuser Faservermehrung und Zunahme der Zahl venöser Sinus in der roten Pulpa), Aszites (S. 550) und Ausbildung stark dilatierter Kollateralen (Ösophagusvarizen, Varizen des Plexus haemorrhoidalis, Caput Medusae u. a.).
- Sog. *Zahn'sche Pseudoinfarkte der Leber* sind umschriebene Gebiete mit schwerer passiver Hyperämie, jedoch nur geringem oder mäßigem Gewebeuntergang. Als Ursache finden sich u. a. thrombotische Verschlüsse von Pfortaderästen bei – infolge Arteriosklerose und/oder allgemeinem Blutdruckabfall – vermindertem arteriellem Blutzustrom über die Äste der A. hepatica. Der letztere genügt offenbar noch, um Blut in die Sinusoiden zu bringen (diese sind prall mit Blut gefüllt), das Druckgefälle zwischen Sinusoiden und kleinen Ästen der V. hepatica ist aber offenbar zu gering, um die normale Perfusion aufrecht zu erhalten. Manchmal begegnet man Zahn'schen Pseudoinfarkten auch in der Umgebung von Tumoren (z. B. Metastasen), kaum aber bei Leberzirrhose, bei der Regenerationsknoten überwiegend von arteriellem Blut durchströmt werden.
- Sog. *venookklusive Krankheiten,* u. a. in der Leber *(Endophlebitis hepatica obliterans, radikuläre Form des Budd-Chiari-Syndroms),* u. a. infolge Senecio-Alkaloid-Intoxikation (z. B. in Afrika), mit entsprechender regionaler oder diffuser, akuter bis chronischer Stauung in der Leber (vgl. dazu S. 502).
- *Sog. trunkuläre Form des Budd-Chiari-Syndroms* infolge eines thrombotischen Verschlusses, tumor- oder narbenbedingter Kompression bzw. Obturation oder polsterartiger Stenosierung der V. hepatica (letztere auch *Chiari*-Krankheit genannt) mit zugehöriger Leberstauung.

98.4. Sog. dysregulative lokale Kreislaufstörungen mit Zyanose

Mehrere klinisch gut bekannte Krankheitsbilder gehen mit umschriebenen, oft die Extremitäten betreffenden Kreislaufstörungen einher, die durch eine rötlich-violette bis bläuliche Verfärbung der Haut gekennzeichnet sind, und denen eine autonom-nervöse oder neuroendokrine Dysregulation mit Erweiterung der Venolen und Kapillaren sowie Engstellung der Arteriolen zugrunde zu liegen scheint. Die mit starker Blässe der betroffenen Gewebe verbundenen Regulationsstörungen der peripheren Zirkulation werden im nächsten Abschnitt erwähnt.

Beispiele sog. dysregulativer lokaler Kreislaufstörungen mit mehr oder weniger ausgeprägter Zyanose:

- *Akrozyanose,* eine vor allem beim weiblichen Geschlecht und in der Pubertät erstmals auftretende Störung, die durch eine kühle und zyanotische Haut der distalen Extremitätenpartien charakterisiert ist und möglicherweise mit dienzephal-hormonalen Dysregulationen erklärt werden könnte. Im Gegensatz zur *Acrodermatitis atrophicans (Pick-Herxheimer)* findet sich hier keine progressive Atrophie der Akren.
- Periphere *Gefäßdystonie bei neurologischen Leiden,* wie apoplektischen Insulten, Poliomyelitis, Querschnittsläsion des Rückenmarkes u. a. m.
- *Erythrocyanosis crurum,* eine vor allem bei Mädchen und jungen Frauen *(Erythrocyanosis crurum puellarum)* beobachtete, idiopathische Gefäßdysregulation mit diffuser oder fleckiger Blaufärbung der distalen Teile der Unterschenkel, oft verbunden mit Hypogenitalismus.
- Verschiedene Formen von *Livedo,* d. h. einer fleckigen rötlich-blauen Verfärbung der Extremitätenhaut, die als *Cutis marmorata* (vor allem bei Kälteeinwirkung) oder als *idiopathische Livedo reticularis* auftreten kann. Von der letzteren sind die symptomatischen Livedotypen abzugrenzen, die bei verschiedenen Erkrankungen der arteriellen Strombahn vorkommen (vgl. dazu S. 481).

98.5. Relative Ischämie (Oligämie)

Eine *ausreichende Durchblutung der Gewebe* und damit ihre genügende Versorgung mit Sauerstoff, Substraten für den Energiestoffwechsel und anderen Substanzen sowie der Abtransport toxischer Stoffwechselprodukte hängen von der *Durchblutungsmenge,* dem *arteriellen Blutdruck* und dem *arteriellen* P_{O_2} ab. Die drei letztgenannten Faktoren haben für die verschiedenen Organe nicht dieselbe Bedeutung. Dort, wo Stoffwechsel und Funktion einigermaßen parallel gehen, wie im Gehirn, in der Leber und in der Muskulatur, haben sowohl eine Mangeldurchblutung als auch eine Verminderung des arteriellen P_{O_2} unter einen kritischen Grenzwert schädliche Folgen (vgl. dazu hypoxämische Hypoxidose, S. 72).
In anderen Organen, wie in der Niere, in denen der Sauerstoffverbrauch im Verhältnis zur Durchblutung gering ist, spielt die letztere eine relativ größere Rolle.

Für laminäre Strömungsverhältnisse gilt das Gesetz von *Hagen-Poiseuille:*

$$Q = \frac{dP \cdot r^4 \cdot \pi}{8 \cdot L \cdot \mu}$$

wobei: Q = Stromstärke
P = Druck
r = Radius des Gefäßes
L = Länge der Gefäßstrecke
μ = Viskosität der Flüssigkeit.

Demnach ist bei konstanter Viskosität und Wegstrecke die Durchströmungsgröße direkt von der Druckdifferenz und der 4. Potenz des Gefäßradius abhängig. Obschon die Strömungsverhältnisse in der arteriellen Strombahn nicht immer laminär gestaltet sind und im Bereich von Engnissen sogar ausgesprochen turbulent sein können, vermittelt dieses Gesetz einen Eindruck von der *Wichtigkeit des Querschnitts der arteriellen Strombahn für die Durchblutung.* Hierbei muß hervorgehoben werden, daß auch umschriebene Stenosierungen genügen, um die Durchblutungsmenge erheblich herabzusetzen.

Obwohl von einer *allgemeinen Ischämie* auch gesprochen werden kann (z. B. bei massiver Lungenembolie), geht es doch in der überwiegenden Mehrzahl der Fälle mit ischämischen Gewebeschäden um eine *umschriebene Mangeldurchblutung,* sei es von Gewebebezirken oder ganzer Organe.

Ursächlich stehen unter den im Hagen-Poiseuille'schen Gesetz enthaltenen Faktoren, die zur Mangeldurchblutung von Geweben bzw. Organen führen können, *Verengerungen von Arterien und/oder Arteriolen* weitaus im Vordergrund. Der Einfluß der *Viskosität des Blutes* wurde bereits auf S. 580 erwähnt. *Veränderungen des arteriellen Blutdrucks,* die bei gegebener Viskosität des Blutes, konstantem P_{O_2} und fixierten Verhältnissen der arteriellen Strombahn die Durchblutung entscheidend zu beeinflussen vermögen, werden auf S. 516 behandelt. Ursachen und mögliche Folgen eines *verminderten* P_{O_2} kamen im Zusammenhang mit der Anämie (S. 414) zur Sprache und werden uns überdies auf S. 1027 beschäftigen.

Pathogenetisch von Bedeutung ist die Frage, ob eine relative Mangeldurchblutung vorliegt, die für den Ruhestoffwechsel genügt und erst in einer Phase vermehrter Leistung deutlich wird *(latente Durchblutungsinsuffizienz),* oder ob funktionelle und/oder strukturelle Störungen ischämischer Art fortwährend und schon in der Ruhe in Erscheinung treten *(chronische relative Ischämie).* Naturgemäß machen sich bei der ersteren die Zeichen einer Mangeldurchblutung nur zeitweise, nämlich bei vorübergehendem Mißverhältnis zwischen Blutzustrom und Bedarf der Gewebe (insbesondere bei Mehrarbeit), im Sinne klinischer Symptome und/oder struktureller Veränderungen bemerkbar *(temporär akute relative Ischämie).* Ereignisse von der Art der letzterwähnten, vorübergehenden Störungen können verständlicherweise auch dann eintreten, wenn der arterielle Blutdruck unter das für das betreffende Individuum übliche Maß abfällt und/oder wenn der arterielle P_{O_2} sinkt. Obschon man alle Zwischenstufen zwischen latenter Durchblutungsinsuffizienz und sog. absoluter Ischämie (S. 509) kennt, und sich schwere ischämische Insulte auf eine der anderen Formen von Mangeldurchblutung aufpfropfen können, sollen im folgenden die einzelnen Typen von relativer Ischämie getrennt behandelt werden.

Temporär akute relative Ischämie

Ursache einer temporär akuten relativen Ischämie sind in der weit überwiegenden Mehrzahl der Fälle *organische Stenosen im Bereich der arteriellen Strombahn,* die bei *erhöhter Arbeitsleistung* im zu versorgenden Gebiet eine ausreichende Durchblutung nicht mehr gestatten. Weitere Faktoren, die allein oder im Zusammenhang mit dem eben erwähnten Mechanismus eine kurzdauernde relative Ischämie bewirken bzw. begünstigen können, umfassen *Kontraktionen noch nicht völlig erstarrter Arterien- bzw. Arteriolenstrecken,* ferner einen *Blutdruckabfall* und/oder eine vorübergehende *Hypoxämie.* Die erwähnten organischen Stenosen beruhen in der Regel auf *arteriosklerotischen Veränderungen* (vgl. dazu S. 481), in erster Linie *Atheromen. Wandständige Thromben* oder *nichtverschließende Emboli* können ebenfalls für akute Geschehnisse dieser Art verantwortlich sein, entweder im Verein mit einer vorbestehenden organischen Stenose oder allein.

Beispiele von temporär akuter relativer Ischämie:

- Die *Angina pectoris* (»Herzschmerzen«) beruht fast immer auf ischämischen Myokardveränderungen, wobei man annimmt, die im Herzmuskel sich ansammelnden sauren Metabolite reizten die dort vorhandenen sensiblen Nervenendigungen und bewirkten so die charakteristischen retrosternalen, in die linke Schulter und in den Rücken ausstrahlenden Schmerzen. Damit verbunden ist oft ein beängstigendes »Gefühl der Enge über der Brust (*Stenokardie*)«. Meistens liegen dem Geschehen atheromatös bedingte Stenosen der Kranzarterien zugrunde, wozu sich Faktoren, wie vermehrte Herzarbeit, funktionelle Konstriktion der Koronarien, Blutdruckabfall, u. U. auch Hypoxämie (z. B. erhöhte CO-Konzentration im Blut beim Rauchen) u. a. m. gesellen können. Vermutlich spielen flache, nicht verschließende, wandständige Thromben häufiger mit eine Rolle, als bisher angenommen wurde.
- Die *Claudicatio intermittens (intermittierendes Hinken, Dysbasia intermittens)* kommt so zustande, daß im Ruhezustand eine latente, d. h. ohne Schmerzen einhergehende, relative Durchblutungsinsuffizienz in der Beinmuskulatur besteht, und daß sich diese vorübergehend in eine akute, schmerzhafte Form verwandelt, sobald eine erhöhte Arbeitsleistung gefordert wird.
- Ähnlich wie im Herzbereich kennt man auch eine *Angina abdominalis,* bei der insbesondere üppige Mahlzeiten und die damit verbundene Mehrarbeit des Darms die durch Mesenterialarterienstenosen bedingte latente zu einer temporär akuten, schmerzhaften relativen Durchblutungsinsuffizienz der zu versorgenden Gebiete werden lassen.
- Von erheblicher klinischer Bedeutung ist die *temporär akute relative Ischämie des Gehirns* oder von Teilen desselben: hier fehlt wohl der Schmerz, es stellen sich aber in der Regel mehr oder weniger kurzdauernde funktionelle zentralnervöse Ausfälle ein, die wahrscheinlich oft auch mit geringfügigen strukturellen Schäden verbunden sind. Solche Ereignisse sind als »*Streifschläge*« bekannt. Nicht selten liegt die ursächliche arterielle Stenose im Bereich der Karotisgabel; sie kann aber auch anderswo lokalisiert sein (vgl. dazu S. 326). Auslösend wirken u. a. ein vorübergehender Abfall des arteriellen Blutdrucks, eine Änderung der Kopfhaltung z. B. bei bereits bestehender leichter Kompression der Kopfschlagader durch Halsrippen u. a. m.
- Die sog. *Raynaud'sche Krankheit,* bei der offenbar aufgrund einer dienzephalen Fehlsteuerung, eines erhöhten Sympathicotonus, einer ungewöhnlichen Empfindlichkeit der Gefäßwände (insbesondere auch gegenüber Kälte) und/oder einer abnorm vermehrten Konzentration vasokonstriktiver Substanzen der digitale Perfusionsdruck periodisch unter einen bestimmten kritischen Grenzwert sinkt, ist anfänglich (d. h. im Stadium I) wahrscheinlich gänzlich oder überwiegend funktionell bedingt. Mit der Zeit stellen sich dann auch organische Veränderungen ein, wie eine myofibröse Verdickung der Intima, z. T. auch der Media. Als *Raynaud-Phänomen* bezeichnet man ähnliche Symptome bei primär vorhandenen arteriellen Stenosen verschiedener Art. »*Digitus mortuus*« heißen wir eine meist Kälte-abhängige Störung, die nur einen oder einzelne Finger betrifft, im übrigen aber dem M. Raynaud zu vergleichen ist.
- Den sog. *neurovaskulären Schultergürtelsyndromen* liegt eine oft nur intermittierende Kompression der A. subclavia und des Plexus brachialis zugrunde. Bekannte Ursachen umfassen u. a. Hypertrophie, Ödem und/oder Spasmen der Scalenus-Muskelgruppe *(Scalenus-anticus-Syndrom), Halsrippen,* oft ein Engnis zwischen Clavicula und 1. Rippe *(Kostoklavikularsyndrom),* Hyperabduktion der Arme *(Hyperabduktionssyndrom),* Hypertrophie des M. pectoralis minor *(Pectoralis-minor-Syndrom),* eine *zu enge obere Thoraxapertur,* das *Klippel-Feil-Syndrom* (»Kurzhals« mit Blockbildung mehrerer Halswirbel) und eine abnorme Armlagerung während gewisser Zeit *(Malpositionssyndrom).* Wenigstens teilweise scheint auch die sog. *Migraine cervicale* auf einer Kompression von Arterien zu beruhen.
- Der akuten »*Migräne*« *(Hemikranie)* und der eher chronischen sog. *Cephalaea vasomotorica* scheinen periodische Vasokonstriktionen und -dilatationen zugrunde zu liegen, möglicherweise in Verbindung mit Störungen des zerebralen Monoaminstoffwechsels. Ursachen und Pathogenese sind wenig geklärt. Je nach Lokalisation machen sich zusätzlich zum Schmerz auch funktionelle Ausfälle bemerkbar. Ähnliches gilt für den *Ménière'schen Symptomenkomplex,* mit Symptomen vor allem von Seiten des Innenohrs, sowie die sog. *Rhinitis vasomotorica.*
- Gewisse *Medikamente bzw. Gifte* können – insbesondere an den Akren, z. T. auch im Herzen – akute ischämische Schäden verursachen. Als Beispiele seien hier Vergiftungen durch Alkaloide von *Secale cornutum* (Mutterkorn, Claviceps purpurea) u. a. erwähnt, die sogar zu Gangrän führen können (sog. *Ergotismus, Ignis sacer*). Arterielle Spasmen treten mitunter auch bei *Bleivergiftung* auf. Man kennt ferner eine Reihe *tierexperimenteller Modelle* von toxisch bedingten Ischämieschäden, z. B. Myokardschäden von Ratten nach Behandlung mit *Isoproterenol.*

Die **Folgen** einer temporär akuten relativen Ischämie können sich auf funktionelle Störungen beschränken und sind dann reversibel (vgl. dazu reversible hypoxische Schäden, S. 505). Dies gilt z. B. auch für die, elektronenmikroskopisch in ischämischen Geweben nachweisbaren *mitochondrialen Veränderungen,* die – wie neuere Befunde vermuten lassen – u. a. auch mit einer Aktivierung der im Bereich der mitochondrialen Membranen lokalisierten Ca^{++}-abhängigen Phospholipase einhergehen. Handelt es sich dagegen um eine schwerere Schädigung, kann es zu Zelluntergängen und kleinherdigen Nekrosen mit nachfolgender Reparation kommen.

Morphologisch finden sich dementsprechend mehr oder weniger ausgeprägte hypoxische Schäden (S. 72), wie kleinfleckige Nekrosen im Myokard, später disseminierte bis diffuse Fibrose des Herzmuskels, oder oft multiple kleine Erweichungsherde im Gehirn, insbesondere im Bereich der Stammganglien und der inneren Kapsel (vgl. dazu S. 326).

Sog. chronische relative Ischämie

Die **Ursachen** der chronischen relativen Ischämie sind in der Mehrzahl der Fälle dem Wesen nach dieselben wie bei der latenten Form, nur sind die Veränderungen so ausgeprägt, daß die Durchblutung auch für den Ruhestoffwechsel nicht oder kaum mehr genügt. Grundsätzlich kann es sich hierbei um stärkere Grade von *arterieller Stenosierung* oder allenfalls um einen *arteriellen Verschluß mit/bei ungenügender Kollateralenbildung* handeln. Wie bei der temporär akuten relativen Ischämie steht hinsichtlich Art und Häufigkeit der Verengerung der Arterienlichtung die *Arteriosklerose* (insbesondere *Atherosklerose*) weit im Vordergrund. Aber auch *alte wandständige Thromben, nicht verschließende, organisierte Emboli,* ferner eine dauernde, wenn auch nicht vollständige *Kompression* der zuführenden Blutgefäße durch Prozesse oder Veränderungen verschiedenster Art müssen hier erwähnt werden.

Ein besonderes Problem bietet die chronische relative Ischämie bei *Arteriolosklerose* (vgl. dazu S. 529), da hier oft eine im kleinen und/oder großen Kreislauf oder zumindest in einem Organ mehr oder weniger generalisiert auftretende Veränderungen vorliegt, und die strukturellen Schäden – entsprechend dem kleinen Versorgungsgebiet einer einzelnen Arteriole – in zahlreichen, aber wenig ausgedehnten Einzelherden und/ oder diffus zum Ausdruck kommen.

Die **Folgen** einer chronischen relativen Ischämie bestehen einerseits in einer – mit entsprechendem *Funktionsabfall* verbundenen – *Atrophie* und/oder einem allmählichen *Untergang bzw. Schwund* der besonders empfindlichen *parenchymatösen Gewebeanteile,* andererseits in einer mehr oder weniger ausgeprägten *interstitiellen Fibrose (Sklerose).* Die Bezeichnung »chronische« relative Ischämie sollte nicht darüber hinwegtäuschen, daß sich *diesen Zuständen oft Episoden von akuter relativer Mangeldurchblutung aufpfropfen.*

Beispiele von chronischer relativer Ischämie und ihren Folgen: Alle die unter der temporär akuten relativen Ischämie angeführten Beispiele können, mutatis mutandis, auf die chronische relative Ischämie übertragen werden, falls die Mangeldurchblutung zu *dauernden funktionellen Störungen* und/oder zu einer *fortschreitenden strukturellen Veränderung* führt.

- Die sog. *chronische Koronarinsuffizienz* beruht fast immer auf einer stenosierenden oder sogar okklusiven Atheromatose der den linken Herzventrikel versorgenden Arterien, wobei beim sog. »Rechtstyp« der Blutversorgung (etwa 70% aller Individuen) ein mehr oder weniger ausgedehnter Bezirk der apikalen Hinterwand des linken Ventrikels und das hintere Drittel des Septum interventriculare von der rechten Koronararterie gespiesen wird. Die arteriellen Stenosen machen sich insbesondere dann im Sinne einer *ischämischen Myokardkrankheit* bemerkbar, wenn wenigstens an einer Stelle die Lichtung um mehr als etwa 75% verengert ist. Solche Engnisse finden sich vor allem im proximalen Drittel der großen Gefäße, d. h. im Ramus interventricularis anterior und im Ramus circumflexus der linken sowie im Hauptstamm der rechten Koronararterie. In ungefähr 50% der Fälle mit ischämischer Myokardkrankheit sind alle diese drei Gefäße befallen. In vermehrtem Maße *gefährdet ist das hypertrophische Herz,* wobei hier die rechte Koronararterie in erster Linie limitierend zu wirken scheint. Da im Myokard die Sauerstoffausschöpfung im Gegensatz zur Skelettmuskulatur schon in Ruhe sehr hoch ist, wird der Zustand der Koronarinsuffizienz meist schon bei leichter Arbeit deutlich, insbesondere bei organisch »fixierter« Stenose. Aus diesem Grund darf auch angenommen werden, daß die meisten ischämischen Myokardschäden in Phasen einer vermehrten Beanspruchung des Herzens zustandekommen und daher i. e. S. *oft Folgen einer temporär akuten Ischämie* sein dürften. Ungünstig wirken sich auch diejenigen Zustände aus, bei denen wegen einer zu kurz dauernden Diastole *(Tachykardie)* und/oder einem zu hohen enddiastolischen Druck (u. a. *Linksinsuffizienz des Herzens*) die Durchblutung vor allem der inneren Myokardschichten ungenügend sein kann (vgl. dazu S. 569). Die Folgen einer chronischen relativen Myokardischämie, die sich naturgemäß vor allem bei vermehrter Herzarbeit zeigen, umfassen Veränderungen des Energiestoffwechsels, eine Herabsetzung der Kontraktionskraft, Schmerzanfälle und u. U. Störungen in der Reizbildung, -ausbreitung und/oder -übertragung. *In metabolischer Hinsicht* ist hervorzuheben, daß bei ungenügender Sauerstoffzufuhr die energieliefernden Substrate nicht mehr vollständig zu CO_2 und H_2O oxydiert werden, und der Bedarf vermehrt durch anaerobe Glykolyse gedeckt wird. Auf diese Weise kommt es zu einem Absinken des lokalen pH, die Quotienten NADH/NAD sowie Laktat/Pyruvat werden größer, und es stellt sich ein Mangel an energiereichem ATP ein. Die *Verminderung der Kontraktionskraft* des Herzmuskels stellt eine unmittelbare Folge der herabgesetzten Energiebereitstellung dar, und oft kann nur dank einer vermehrten enddiastolischen Füllung (Dilatation) mit zugehöriger erhöhter Faserspannung – aufgrund des Frank-Starling'schen Mechanismus – ein normales Herzzeitvolumen noch aufrecht erhalten werden (vgl. dazu S. 552). Die *Schmerzen,* die in solchen Situationen u. U. auftreten, wurden bereits erläutert (S. 511). Die Anhäufung saurer Metabolite und andere zellbiochemische Veränderungen gehen in der Regel mit *Störungen der Membranpotentiale* einher, was zu *Arrhythmien* und im schlimmsten Falle zu *Kammerflimmern* bzw. *Kammerstillstand* Anlaß geben kann. Eine Zusammenstellung einiger wesentlicher Veränderungen des Myokards als Funktion des Schweregrades und der Dauer der Ischämie findet sich in Abb. 108. Aus diesen Angaben wird verständlich, daß sich nach kurzen und/oder leichten Anfällen von Angina pectoris die Myokardzellen wieder erholen, nach schwereren und/oder längerdauernden Phasen von Mangeldurchblutung jedoch zugrundegehen können. Auf diese Weise entsteht das Bild der *elektiven disseminierten Parenchymnekrosen,* die sich vor allem in den inneren Wandschichten des linken Ventrikels finden. Die gegenüber der Ischämie resistenteren Bindegewebszellen solcher Bezirke reagieren im Verlauf von 3–8 Tagen mit Proliferation und leiten so mit der Zeit in eine *kleinfleckige bis diffuse Fibrose bzw. Vernarbung* über. Dieses Geschehen ist nicht identisch mit einem anämischen Myokardinfarkt i. e. S. (S. 511), bei dem in größeren Bezirken sowohl die Herzmuskelzellen als auch die Mesenchymzellen zugrunde gehen. Obschon sich *ischämische Myokardschäden vor allem in den subendokardialen Zonen* (»letzte Wiese«) zeigen, bleiben die glykogenreichen Purkinjefasern oft lange Zeit erhalten. Wahrscheinlich würden sonst Störungen der Reizbildung und/oder -leitung noch häufiger vorkommen als dies der Fall ist.

- Die *chronische zerebrovaskuläre Insuffizienz* beruht ebenfalls fast immer auf einer stenosierenden Atherosklerose (*»Zerebralsklerose«*). Auch hier können akute Phasen verstärkter Ischämie hinzukommen und so das Bild des *schrittweisen Abbaus der zerebralen Funktionen* (Gedächtnisverlust, Störungen der Konzentrations- und Merkfähigkeit, Geh- und Sprachstörungen, pseudoneurasthenisches Syndrom u. a. m.) beschleunigen. Zu den klassischen Syndromen gehören der *arteriosklerotische Parkinsonismus,* die *Pseudobulbärparalyse* und die *Hemichorea* (vgl. dazu S. 331).
- Eine *Nierenarterienstenose,* die mit einer Reduktion der Gefäßlichtung um mehr als etwa 50–70% einhergeht, gibt in der Regel Anlaß zur Ausbildung eines *renalen arteriellen Hochdrucks* (vgl. dazu S. 519). Chronisch ischämische Nieren zeigen, abgesehen von Schrumpfungsherden, noch weitere Veränderungen, z. B. eine Vermehrung der mesangialen Stützsubstanz und eine »Aufsplitterung« der Basalmembranen der Glomeruli.
- Die *ischämische Enterocolitis chronica* ist die Folge einer andauernden Mangeldurchblutung des Darms, meist wegen Mesenterialarterienstenosen, wobei allerdings auch hier krisenhafte Episoden mit verstärkter Ischämie für die Ausbildung sog. Schichtnekrosen innerer Wandteile verantwortlich sein dürften. Auf diese Weise entstehen u. U. auch Narbenstenosen des Darms. Zur Ausbildung von Erosionen und flachen Geschwüren im Darm genügen 10–30 min schwerer Ischämie.
- Erreicht die *Arteriosclerosis obliterans der Beingefäße* ein bestimmtes Maß, geht die *Claudicatio intermittens* (Stadium II nach Fontaine) in *Ruheschmerzen* über (Stadium III). Histologisch findet man in diesen Fällen u. a. im Bereich der Beinmuskulatur Zeichen von Faseruntergang und reaktiver Entzündung, verbunden mit Auftreten von Histiozyten, die z. T. in geschädigte Muskelzellen eintreten, und herdförmiger bis diffuser Bindegewebsvermehrung, so daß sich das Bild einer »chronischen Myositis« ergeben kann. Bei weiterer Verschlimmerung stellen sich *trophische Störungen* und schließlich eine *Gangrän* ein (Stadium IV).
- Eine chronische relative Ischämie zieht oftmals eine *Organatrophie* nach sich, wobei sich *Schrumpfungsherde* (*»Subinfarkte«,* s. u.) entwickeln können, z. B. in den Nieren, im Pankreas u. a.

Morphologisch finden sich bei chronischer relativer Mangeldurchblutung – je nach Schweregrad und Gewebeart – eine *feintropfige Verfettung* und/oder *Atrophie der Parenchymzellen,* teilweise verbunden mit *interstitieller Fibrose.* Dazu können sich reversible Schäden im Sinne der akuten Hypoxidose, wie *Zellschwellung* und *perikapilläres Ödem,* oder der perakuten Hypoxidose, wie *vakuoläre Umwandlung von Parenchymzellen,* gesellen. Die beiden letztgenannten Veränderungen dürfen aber, ebenso wie die *Nekrose von Parenchymzellen* oder – bei schwerster Schädigung – die *Nekrose von Parenchym und Gefäß-Bindegewebe,* auf temporär akut-ischämische Episoden schwereren Grades zurückgeführt werden. Ischämisch bedingte Veränderungen in einem bestimmten Gewebebezirk,

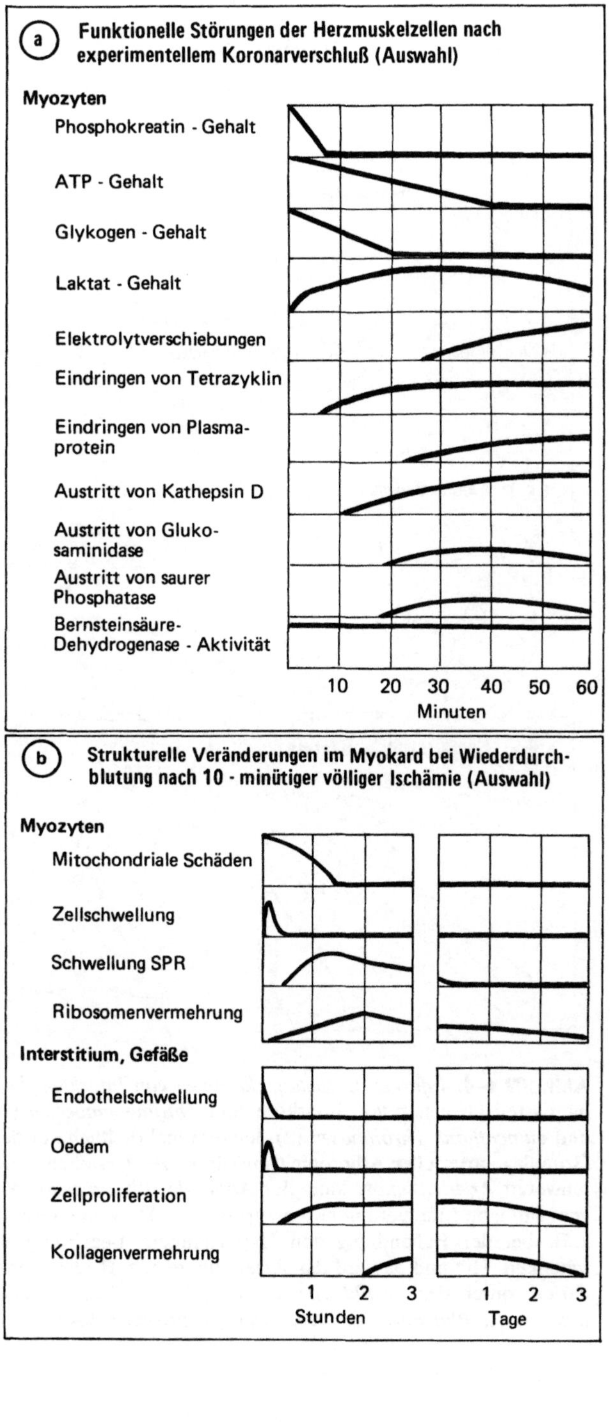

Abb. 108 a u. b. *Synopsis einiger experimenteller Befunde bei Myokardischämie und nachfolgender Wiederdurchblutung.* Naturgemäß lassen sich die frühen Veränderungen nach Unterbruch der Koronardurchblutung nur im *Tierversuch* (Ratten, Kaninchen u. a.) prüfen. Die hier angegebenen Verlaufsformen bestimmter Störungen als Funktion der Zeit sind demnach nicht ohne weiteres auf den Menschen zu übertragen. Immerhin vermitteln sie ein Bild von den Frühveränderungen bei Myokardischämie und nachfolgender Wiederdurchblutung, wie sie z. B. nach Asystolie und anschließender erfolgreicher Reanimation stattfinden könnten. Im Tierversuch sterben die Myokardzellen (Myozyten) nach gänzlicher Unterbindung der Blutzufuhr bei einer Körpertemperatur von 35–37 °C nach ungefähr 45 min bis 1 Std ab (vgl. dazu geschätzte Wiederbelebungszeiten beim Menschen, Tabelle 35, S. 515). Durch rasche Kühlung lassen sich diese Zeiten verlängern, ebenso durch eine geeignete Durchspülung des Organs, was im Hinblick auf Organtransplantationen (S. 1225) Bedeutung erlangt. Tierexperimentell konnte zudem festgestellt werden, daß eine frühzeitige Verabreichung u. a. von Hyaluronidase, Kobragift-Faktor, Kortisol und/oder Glukose (intravenös) die Wiederbelebungserfolge erhöhen.
SPR = sarkoplasmatisches Retikulum

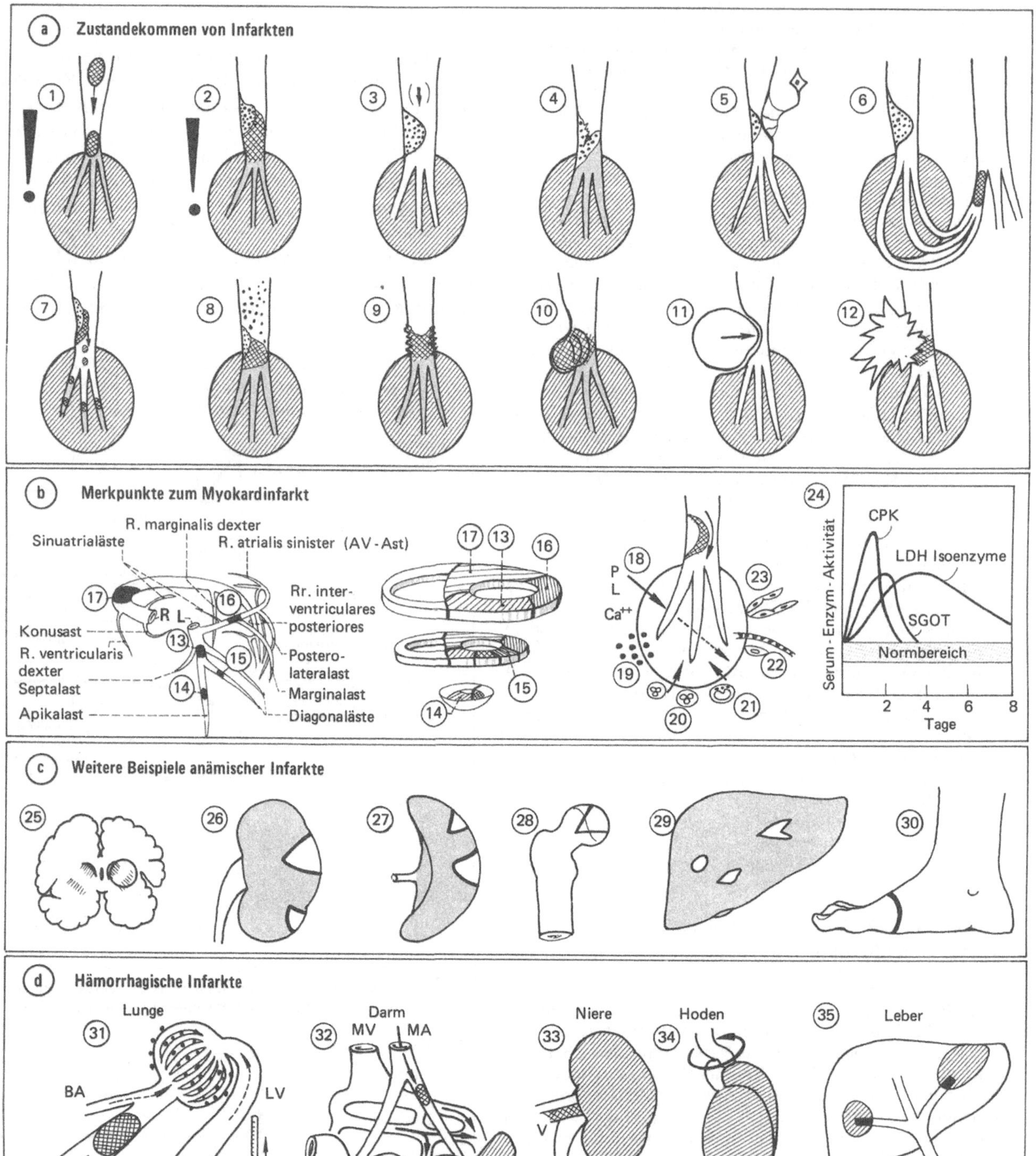

Abb. 109 a–d. *Infarkte.* **a** *Zustandekommen von Infarkten.* Die häufigsten Ursachen von Infarkten sind *Thromboembolien* (1) und *autochthone Thrombosen* (2), letztere mehrheitlich auf der Grundlage arterieller Atherome (punktiert). Bei Bestehen einer schweren *Arterienstenose* kann der *Abfall des Blutdrucks* genügen, um eine Infarzierung hervorzurufen (3). Dieser Gefahr ist z. B. bei der Behandlung von Hypertonikern Beachtung zu schenken. Hie und da wird das Arterienlumen, z. B. der Koronarien, durch das *»Aufklappen« eines atheromatösen Polsters* bzw. durch *Bluteintritt* in dieses weitgehend verschlossen (4). Neuere Befunde sprechen dafür, daß eine *adrenergisch vermittelte Kontraktion* kontrahierbarer Partien z. B. von Koronararterien beim Zustandekommen von Infarkten keine unwesentliche Rolle spielen (5). Bei bestehender Arterienstenose und ausgebildetem Kollateralkreislauf kann ein *Verschluß der Kollateralarterie* genügen, um auch in dem von dem stenosierten Gefäß »versorgten« Bereich eine Infarzierung zu bewirken (6). *Arterio-arterielle Mikroembolien* (7) sind wahrscheinlich wichtiger als bisher angenommen wurde. Autochthone Thrombosen entstehen u. U. unter dem Einfluß einer *erhöhten Blutviskosität* (z. B. bei chroni-

die durch unvollständigen Schwund und/oder Atrophie des Parenchyms sowie interstitielle Fibrose bzw. Vernarbung gekennzeichnet sind, werden als »*Schrumpfungsherde*« oder »*Subinfarkte*« bezeichnet. Solchen Veränderungen begegnen wir besonders häufig in den Nieren. In demselben Organ führt die stenosierende Arteriolosklerose zum Bild der »*roten Granularatrophie*«, bei der zahlreiche etwa 1–3 mm große Schrumpfungsherde mit dazwischen liegenden, noch erhaltenen, gut durchbluteten (»roten«) und als »Granula« vorstehenden, fast ebenso kleinen Rindenarealen abwechseln.

98.6. Sog. absolute Ischämie; Infarkte

Definitionen: Man unterscheidet sog. »*anämische (ischämische, weiße) Infarkte*«, deren Zentrum blutarm ist und die lediglich einen hämorrhagischen Randsaum haben können, von »*hämorrhagischen (roten) Infarkten*«, die von Blut durchtränkt sind. Zwischenformen können als »*gemischt anämisch-hämorrhagische Infarkte*« bezeichnet werden.

Ursache einer sog. absoluten Ischämie, d. h. eines totalen oder nahezu totalen und anhaltenden Stillstandes der Blutzirkulation in einem bestimmten Gewebebezirk (»*Perfusionsstop*«) ist in der Regel ein innerhalb kürzerer Zeit erfolgender Verschluß oder annähernder *Verschluß der Strombahn einer funktionellen Endarterie.* Funktionelle Endarterien zeichnen sich dadurch aus, daß bei ihrem Verschluß die Durchblutung des normalerweise von ihr versorgten Gewebebezirkes nicht durch einen schon bestehenden oder innerhalb kürzester Zeit eröffneten Kollateralkreislauf (s. u.) in ausreichendem Maße gewährleistet werden kann. Es wurde bereits hervorgehoben, daß in selteneren Fällen auch Venenverschlüsse (in der Regel verschließende Thromben) einen Gewebeuntergang zur Folge haben können, allerdings stets in Form einer hämorrhagischen Infarzierung.

In der überwiegenden Mehrzahl der Fälle wird der *Gefäßverschluß durch thrombotisches Material* bewirkt. Bei arteriellen Verschlüssen kann es sich hierbei um *autochthone Thrombosen* oder um *Thromboembolien* handeln. Meistens findet sich als Grundkrankheit eine *Atherosklerose der Arterien,* die ja oft mit Thrombenbildung im Bereiche von Atheromen einhergeht (vgl. dazu S. 490), aber auch an sich das Gefäßlumen stenosieren und schließlich obturieren kann. Überdies versteht sich, daß Thromboemboli in mittleren und kleineren Arterien vor allem in arteriosklerotisch bedingten Engnissen stecken bleiben. Schließlich sei hervorgehoben, daß eine wichtige Thromboemboliequelle, nämlich *wandständige Thromben im Herzen infolge Myokardinfarkt,* auch fast immer auf einer Atherosklerose als Grundkrank-

Abb. 109 a–d (Fortsetzung)

scher myeloischer Leukämie) bzw. bei *Hyperkoagulabilität des Blutes* (8). *Arteriitiden,* wie die Polyarteriitis nodosa, verursachen über eine Thrombosierung oft zahlreiche kleine Infarkte (»Fleckorgane«, 9). Die *Thrombosierung eines Aneurysma* führt manchmal zum weitgehenden Verschluß des vorbeiführenden Gefäßlumens (10). *Kompressionswirkungen auf Arterien* haben nicht häufig eine Infarktbildung zur Folge (11); hie und da treten Gewebsnekrosen durch *unachtsame chirurgische Ligaturen* auf. *Malignes neoplastisches Gewebe* (12) kann eine Arterie durch Ein- oder Umwachsen zum Verschluß bringen. **b** *Merkpunkte zum Myokardinfarkt.* Stenosierungen der Koronararterien – in der Regel durch atheromatöse Polster – sind meistens an den Hauptästen am stärksten ausgeprägt; an diesen Stellen kommt es auch am häufigsten zur Thrombose. *Beispiele:* R. descendens der linken (L) Koronararterie: *Vorderwandspitzeninfarkt* (13); Seitenast des R. descendens der linken Koronararterie: *supraapikaler Vorderwandinfarkt* (14, *anteroseptal)* oder *Lateralinfarkt (anterolateral,* 15); R. circumflexus der linken Koronararterie: *Lateralinfarkt (posterolateral,* 16); Rechte Koronararterie: *Hinterwandinfarkt* (17), mit apikalen, basisnahen, diaphragmatischen Varianten, oft mit Beteiligung des hinteren Septumabschnittes. Bei anämischen Myokardinfarkten kommt es – aus Kollateralen und/oder allenfalls aufgrund einer Reperfusion – meistens zu einer *Insudation des abgestorbenen Gewebes durch Bestandteile des Blutplasmas* (18), z. B. Proteine, (P), Fibrinogen, das zu Fibrin umgewandelt werden kann, ferner kohlenhydratreiche Eiweißkörper, die eine PAS-Positivität der absterbenden Muskelzellen erzeugen, u. a. m.), Lipiden (L), Kalzium (Ca^{++}), Hämoglobin aus zugrundegegangenen Erythrozyten des *hämorrhagischen Randsaums* (19) u. a. m. Jeder Infarkt löst zudem eine *endzündliche Reaktion* aus, mit Auftreten neutrophiler Granulozyten (20), *Makrophagen* (21), die sich mit der Zeit mit Pigmenten beladen (Lipofuszin aus Muskelzellen, Hämosiderin aus Blutextravasaten), aktivierten *Fibroblasten* (22), die Proteoglykane und Kollagen bilden, sowie von *einsprossenden Kapillaren* (23). Diagnostisch verwertbar ist der vermehrte *Übertritt von Muskelzell-Enzymen in Zirkulation* (24, CPK = Kreatinin-Phosphokinase, SGOT = »Serum«-Glutamat-Oxalazetat-Transaminase, LDH-Laktatdehydrogenase, Isoenzyme!). **c** *Weitere Beispiele anämischer Infarkte. Anämischer Erweichungsherd des Gehirns* (25, S. 326), *anämische Niereninfarkte* (26, bei Mehrzahl: oft infolge Endokarditis oder peripherem Thromboembolismus anderer Genese, ferner z. B. bei Polyarteriitis nodosa), *anämische Milzinfarkte* (27, wie 26, zudem z. B. bei myeloproliferativen Syndromen), *Knocheninfarkt* (28), die – eher seltenen – *anämischen Leberinfarkte* (z. B. bei Polyarteriitis nodosa, »Eklampsie«, Leberkarzinom u. a.), »*anämischer Infarkt« im Fußbereich,* der rasch zur *Gangrän* wird (30). **d** *Hämorrhagische Infarkte. Hämorrhagischer Lungeninfarkt* (31), der insbesondere bei Thromboembolie mittelgroßer Lungenarterien (LA), erhaltenem Blutzustrom aus Bronchialarterien (BA) und – vor allem – erhöhtem Lungenvenendruck (LV), z. B. bei Linksinsuffizienz, zustande kommt. *Hämorrhagische Infarzierung eines Dünndarmteils* (32), mehrheitlich infolge thromboembolischen Verschlusses einer Mesenterialarterie (MA), mit Einströmen von Blut aus dem venösen Kollateralsystem. Mesenterialvenen (MV) können in solchen Fällen sekundär thrombosieren. *Hämorrhagische Infarzierung einer Niere* (33), z. B. infolge Einwachsens eines hypernephroiden Karzinoms in die Nierenvene und *rasch* verschließender Thrombose (V). *Hämorrhagische Infarzierung des Hodens* (34), hier wegen Torsion. *Hämorrhagische (Zahn'sche) Infarkte der Leber* (35), in der Regel bei Verschluß von Pfortaderästen und arterieller Mangeldurchblutung

heit beruht. Weitere Erkrankungen der Arterien, wie der *Morbus Bürger, nekrotisierende Arteriitiden, Aneurysmen* u. a. m. (vgl. dazu S. 491), treten hinsichtlich Häufigkeit im Vergleich mit der Atherosklerose und ihren Komplikationen als Ursache eines arteriellen Gefäßverschlusses in den Hintergrund. Ähnliches gilt für die *Kompression einer Arterie und/oder größerer Gewebebezirke von außen* (z. B. durch einen Tumor), für das *Eindringen malignen neoplastischen Gewebes in die Arterienlichtung* und für das *Übergreifen entzündlicher Prozesse auf die Gefäßwand. Ligaturen von Arterien,* wie sie in der Chirurgie öfters zum Zwecke der Hämostase durchgeführt werden, können naturgemäß auch ischämische Gewebeschäden hervorrufen. Die *Konstriktion einer Arterie* ist nur in Ausnahmefällen (s. u.) Hauptursache einer »absoluten« Ischämie.

Eine Übersicht über die verschiedenen Formen von Infarzierung vermittelt Abb. 109.

Verschlüsse sog. Endarterien und die Entwicklung eines Kollateralkreislaufes

Pathogenetisch von großer Bedeutung sind die Fragen, ob es sich bei dem betroffenen Gefäß um eine *funktionelle Endarterie* handelt, und ob der *Verschluß* desselben *rasch oder allmählich* erfolgt. In den meisten Geweben finden sich nämlich vorgebildete *Kollateralen;* diese sind physiologischerweise in der Regel eng und dünnwandig, können aber bei vermehrter Durchströmung eine Ausweitung erfahren und die Wandstruktur durch Neubildung glatter Muskelzellen sowie elastischen und kollagenen Bindegewebes den neuen Verhältnissen anpassen. Ein solcher *Kollateralkreislauf* vermag aber nur dann die Wirkung eines Arterienverschlusses wettzumachen, wenn der letztere ganz langsam erfolgt und/oder wenn die Umgehungsgefäße von Anfang an weitgestellt werden können oder es schon sind (z. B. Aa. communicantes im Circulus Willisii junger Individuen). Stark beeinträchtigt wird die funktionelle Wirksamkeit eines Kollateralkreislaufes dann, wenn die Gefäße des letzteren bereits erheblich arterio- und/oder arteriolosklerotisch verändert sind. Im Tierversuch gelingt es, selbst im Myokard die Entstehung eines Infarktes zu verhindern, wenn die Koronarien ganz langsam bis zum völligen Verschluß zugeschnürt werden. Beim Menschen scheinen derartige Umstellungen in der Blutversorgung des Herzens eine Seltenheit zu sein; in anderer Lokalisation indessen, z. B. im Bereich der großen Extremitätenarterien, der A. carotis interna oder sogar der Aorta, kann sich bei langsam voranschreitendem Verschluß des arteriellen Hauptstammes nicht selten rechtzeitig ein funktionell ausreichender Kollateralkreislauf entwickeln. Die Entstehung und die Wirksamkeit eines Umgehungskreislaufes hat auch auf die Größe des – bei schließlichem Verschluß zustandekommenden – Infarktes einen Einfluß: der letztere ist umso kleiner, je besser eine Versorgung über Kollateralen erfolgen kann.

Ist wegen bestehender Kollateralen oder eines nur subtotalen und/oder vorübergehenden Arterienverschlusses die Perfusion im zu versorgenden Gebiet nicht gänzlich aufgehoben, hängen die Auswirkungen in erster Linie von der *Stärke und Dauer der Ischämie* ab. Weitere modifizierende Faktoren sind u. a. die *Art des betroffenen Gewebes,* das Ausmaß seiner *Abhängigkeit vom oxidativen Stoffwechsel,* seine *funktionelle Belastung* und damit auch seine *metabolische Aktivität* sowie die *Temperatur.* Die Abkühlung des Gewebes, wie sie beispielsweise in der Kryochirurgie üblich ist, hat bei gegebener Stärke und Dauer der Ischämie eine ausgesprochen schonende Wirkung.

Anämische (ischämische, weiße) Infarkte

Pathogenese und **Morphologie:** Kommt – in der Regel infolge *raschen Verschlusses einer funktionellen Endarterie* – in einem bestimmten Gewebebezirk der Blutstrom zum völligen Stillstand *(absolute Ischämie i. e. S.),* ist es eine Frage der *Dauer* eines solchen Zustandes und der *Vulnerabilität des Gewebes* (s. o.), wann die Nekrose eintritt (vgl. dazu S. 170). Die biochemischen, histochemischen, ultrastrukturellen und lichtmikroskopischen Veränderungen, die sich im Verlauf der Infarktentwicklung einstellen, sind am Beispiel des Myokards in Abb. 108 als Funktion der Zeit nach Einsetzen der absoluten Ischämie dargestellt. *Ausdehnung* und *Form* eines anämischen Infarktes hängen in erster Linie vom Versorgungsgebiet der verschlossenen arteriellen Strombahn, d. h. auch vom *Kaliber des obturierten Gefäßes,* ab. Das Verschlußereignis hat in der Regel eine sofortige Stase der Blutsäule distal des Hindernisses zur Folge, so daß hier zusätzlich ein Gerinnungsthrombus entstehen kann. In den Randbezirken des von der obturierten Arterie normalerweise versorgten Gewebegebietes kann allerdings über kleinere Gefäße Blut einströmen und – je nach der Wirksamkeit dieses Kollateralkreislaufes – die peripheren Anteile vor dem Untergang bewahren. Meistens aber reicht der Umgehungskreislauf nicht aus, um eine Infarzierung wenigstens der vom noch durchbluteten Gewebe am weitesten entfernten Gebiete zu verhindern. Im Grenzbereich zwischen dem noch perfundierten (vitalen) und dem abgestorbenen Gewebe bilden sich oft eine *hämorrhagische Randzone* oder mindestens ein hyperämischer Saum. Zu den Faktoren, die am Entstehen des hämorrhagischen Randsaumes beteiligt sind, gehören u. a. das intravasale Druckgefälle zwischen dem gut perfundierten und den Randbezirken des nicht mehr perfundierten Gewebes, Verlangsamung der Blutströmung und schließliche Stase, hypoxische Gefäßschäden mit entsprechender Vasodilatation und Blutaustritt. Die hämorrhagische Randzone ist oft nur schmal, kann aber u. U. eine erhebliche Dicke aufweisen (vgl. dazu gemischt anämisch-hämorrhagische Infarkte). In der weiteren Umgebung *(»perifokale Degenerationszone«)* finden sich ein Ödem, verschiedene Zellschäden, wie Verfettung, und eine sog. Prästase in den kleinen Blutgefäßen.

In peripheren Anteilen eines Infarktes stellt man fest, daß die Zellen des Gefäß-Bindegewebes eher überleben als die Parenchymzellen; in den zentralen Gebieten allerdings erscheint die Nekrose in der Regel vollständig. Je nach Gewebeart handelt es sich um eine (»hyaline«) *Koagulationsnekrose* (die meisten Gewebe) oder um eine *Kolliquationsnekrose* (insbesondere im Zentralnervensystem). Entstehung und Formen der Nekrose sind auf S. 170 erläutert worden und brauchen hier nicht in allen Einzelheiten wiederholt zu werden. Es sei lediglich in Erinnerung gerufen, daß sich bei der Koagulationsnekrose das Gewebe – vermutlich aufgrund einer *Enzyminaktivierung* – nicht verflüssigt, sondern wegen *Denaturierung der Eiweiße, Wasserverlusts, Gerinnungsvorgängen* und *Ablagerung von Lipiden und Kalziumsalzen* (infolge eines allfälligen *Spüleffekts* in den Randgebieten) an Konsistenz gewinnt. Allerdings erscheint in solchen Bezirken auch die Brüchigkeit erhöht, da ja das kollagene und elastische *Fasermaterial* mit in die Nekrose einbezogen ist und teilweise *zerfällt.* In den Randgebieten eines Infarktes entwickelt sich in der Regel ein *interstitielles Ödem,* wahrscheinlich wegen eines Austritts von Blutflüssigkeit aus den benachbarten, noch perfundierten Gefäßen. *Blut- und/oder Myoglobinabbauprodukte,* die entweder ortständig anfallen oder u. U. wegen des Spüleffekts aus den Randgebieten einströmten, können dem nekrotischen Gewebe einen schmutzig-gelblichen (lehmfarbenen) bis grünlichen Farbton verleihen. Jeder Gewebetod wirkt *als entzündlicher Reiz* (vgl. dazu S. 1271), und so finden sich in den Randzonen des abgestorbenen Gewebes innerhalb von weniger als einer Stunde vermehrt randständige *neutrophile Granulozyten* in den Blutgefäßen sowie später eine zunehmende Ansammlung und Auswanderung dieser Zellen in Richtung auf nekrotische Gewebeanteile. Später gesellen sich auch *Histiozyten,* d. h. eingewanderte Blutmonozyten, hinzu. Mikro- und Makrophagen nehmen wesentlichen Anteil an der *Resorption der nekrotischen Massen;* u. a. phagozytieren sie Material aus abgestorbenem Gewebe (u. a. auch Lipofuszin der Muskelzellen) und Erythrozyten, und erhöhen dabei ihren Lipidgehalt. Diese Zellen können selbst zugrunde gehen, was seinerseits den entzündlichen Reiz unterhält oder gar verstärkt. Nach etwa drei Tagen finden sich in den Randzonen *hämosiderinhaltige Makrophagen.* Lymphozyten treten meistens erst anschließend in nennenswerter Zahl in Erscheinung, Plasmazellen begegnet man noch später. Wahrscheinlich üben die nekrotischen Gewebepartien einen gewissen antigenischen Reiz aus (vgl. dazu S. 1179). Die *bindegewebige Reaktion* auf die Nekrose setzt schon innerhalb von 1–3 Tagen nach Beginn der ischämischen Gewebeschädigung ein. Sie geht von den noch erhaltenen Mesenchymanteilen aus, die sich im Randbereich des Infarktes oder – bei fleckförmiger Infarzierung (s. u.) – auch zwischen nekrotischen Herden finden. Über die Proliferation von Fibroblasten und – etwa ab dem 4.–5. Tag – das Einsprossen von Kapillaren, mit zugehöriger Bildung von Proteoglykanen und kollagenen Fasern (vgl. dazu S. 124), entsteht junges Bindegewebe, oft auch eigentliches Granulationsgewebe, das nach 1–2 Wochen schon weit entwickelt ist, van Gieson-rotes Kollagen enthält und sich mit der Zeit in *Narbengewebe* umwandelt *(Infarktnarben).* Die mechanisch ausreichende Festigung des Narbengewebes nimmt je nach Ausdehnung des Infarktes, Gewebeart, Entwicklung eines Kollateralkreislaufes und anderen Faktoren, die den Bindegewebsaufbau beeinflussen, 4–8 Wochen oder noch länger in Anspruch. Da sich das Narbengewebe mit der Zeit kontrahiert, kann es je nach seiner Lokalisation die Form des Infarktes ändern. Erfolgt die Fibrosierung vorwiegend peripher, und bleiben im Zentrum des Infarktes nekrotische Massen noch längere Zeit liegen, nimmt der letztere zunächst eine Kugelform an. Wird das zugrundegegangene Gewebe weitgehend resorbiert, resultiert eine strahlige oder – an Oberflächen – trichterförmig eingezogene Narbe. Steht das sich bildende Granulations- und Narbengewebe unter Zug bzw. unter Druck, kann es sich erheblich ausdehnen (vgl. dazu *Herzwandaneurysma,* S. 500).

Anämische Infarkte im Zentralnervensystem bieten fast immer das Bild einer *Kolliquationsnekrose,* deren Entstehungsweise und morphologische Eigenheiten schon erörtert wurden (vgl. dazu S. 172).

Folgen und **Komplikationen** eines anämischen Infarktes richten sich in erster Linie nach der *Lokalisation,* d. h. der *Frage, ob lebenswichtige Organteile betroffen sind,* ferner nach der *Art des Gewebes,* der *Ausdehnung des Infarktes,* der *Geschwindigkeit und Art der Narbenbildung* und damit seiner mechanischen *Festigkeit,* sowie einer allfälligen *Infektion* des nekrotischen Gewebes. Im Vordergrund des medizinischen Interesses stehen die durch die Infarzierung und allenfalls auch durch perifokale Degenerationszonen hervorgerufenen *funktionellen Störungen* des betroffenen Organs oder Körperteils (s. u.). Ferner sind *Umgebungsreaktionen,* wie etwa die Bildung wandständiger Thromben im linken Ventrikel bei Myokardinfarkt oder die fibrinöse Entzündung an serösen Häuten im Infarktbereich, von Bedeutung. Schließlich verdient die Tatsache Erwähnung, daß aus dem absterbenden Gewebe *Enzyme in die Blutbahn* übertreten, deren Nachweis diagnostischen Wert hat.

Beispiele anämischer Infarkte und ihrer wichtigsten Folgen und Komplikationen:

- Ein *anämischer Myokardinfarkt (Herzinfarkt)* entspricht in der Regel einer ziemlich umfangreichen, kompakten Nekrose im Versorgungsgebiet eines der drei Hauptstämme der Koronararterien. Bei gründlicher autoptischer Untersuchung finden sich in ungefähr 90% aller Fälle mit ausgebildetem Infarkt (bei transmuralen Infarkten in 100%!), d. h. bereits deutlicher Gewebenekrose, in den zuführenden Arterien (*meistens Hauptstämme,* vgl. dazu S. 508) *verschließende oder annähernd verschließende Thromben,* die in der Regel im Bereich eines z. B. durch Intimarisse geschädigten, an sich schon stenosierenden Atheroms liegen. Bei kleineren Infarkten wurden verschließende Thromben nur in etwa der Hälfte der Fälle nachgewiesen. (Ein negativer Befund heißt nicht unbedingt, daß keine Thromben vorhanden waren!). Zeitlich scheint die Thrombusbildung der Infarzierung vorauszugehen oder zumindest nicht nachzuhinken, wie einige Autoren glauben; allerdings kann es oft sein, daß zunächst ein wandständiger Thrombus entsteht, und daß der thrombotische Verschluß erst nachträglich, u. U. bei bereits ausgebildetem Infarkt, zustandekommt. Ob und in welcher Häufigkeit hier intraarterielle *Mikroembolien* eine Rolle spielen, ist noch unklar. Die Tatsache, daß *Thrombozyten-stabilisierende Medikamente,* wie Anturan, die Gefahr von Reinfarkten signifikant herabsetzt, deutet jedenfalls auf die große Bedeutung wandständiger Abscheidungsthromben, d. h. sog. Plättchenthromben, für die Entstehung eines Myokardinfarktes hin. Einzelheiten über Risikofaktoren, Häufigkeit, Lokalisation, Folgen und Komplikationen des Myokardinfarktes werden im Rahmen der speziellen Pathologie zur Sprache kommen; hier genügt es, einige Merkpunkte hervorzuheben: Die *Risikofaktoren* entsprechen im wesentlichen denen der Atherosklerose (S. 482), wobei zu bemerken ist, daß eine *Hyperkalzämie* – wie sich tierexperimentell nachweisen ließ – die Nekrosebereitschaft der Herzmuskelzellen erhöht. Dies dürfte sich vor allem in den Randzonen eines ischämisch geschädigten Bezirks auswirken. Das *altersspezifische Inzidenzmaximum* des Herzinfarktes, der zu den häufigsten Todesursachen überhaupt gehört, liegt beim männlichen Geschlecht im 7. Jahrzehnt, beim weiblichen im 8. Jahrzehnt; Myokardinfarkte können aber schon bei Jugendlichen und jüngeren Erwachsenen auftreten. Es fällt auf, daß die *Größe eines Infarktes* bei gegebener Lokalisation des Koronarverschlusses variieren kann: Dies hat, wie man annehmen darf, mit der unterschiedlichen Kollateralversorgung zu tun. Jedenfalls stimmt die Ausdehnung des nekrotischen Gebiets mit derjenigen des »ischemic bed size« weitgehend überein. Nicht selten finden sich sog. *Bandnekrosen* oder *fleckförmig verteilte Bezirke mit Gewebstod.* Der letzterwähnte Befund steht möglicherweise mit dem oben erwähnten mikrothromboembolischen Geschehen in Beziehung. Hinsichtlich der *Lokalisation* finden sich in der Reihenfolge der Häufigkeit *Vorderwandinfarkte* (Verschluß des Ramus descendens der linken Koronararterie), z. T. mit Beteiligung des hinteren unteren Septumbereiches (Verschluß im Bereich der rechten Koronararterie), *Seitenwandinfarkte* (Verschluß im Ramus circumflexus der linken Koronararterie) sowie *kleinere Infarkte* in verschiedenen Lokalisationen. Infarkte der extraseptalen Anteile der Wand des rechten Ventrikels sind selten, vermutlich wegen guter kollateraler Gefäßversorgung; allerdings wird ihre Häufigkeit wahrscheinlich unterschätzt. Voll ausgebildete Infarkte (*Nekrose* im betroffenen Bezirk) finden sich in der Regel erst 6–12 Std nach Einsetzen der Ischämie *(Manifestationszeit).* Eine in Entwicklung begriffene Infarzierung läßt sich aber schon früher nachweisen, u. a. biochemisch (Abfall des K/Na-Quotienten, der Phosphorylaseaktivität und des pH) oder morphologisch-färberisch (Bindung von Tetrazyklin an ischämisch geschädigtes, unfixiertes Gewebe und fluoreszenzoptischer Nachweis desselben, gestreckte oder gewundene, nicht fragmentierte Myokardzellen, z. T. mit erhöhter Fuchsinophilie, Umschlag der Sekundärfluoreszenz eines mit Akridinorange gefärbten Nativschnittes von Rot in Grün u. a. m.). Bei *sofortigem »Koronartod«* läßt sich der verminderte Blutgehalt des betroffenen Bezirks – abgesehen von dessen makroskopisch erkennbaren Blässe – durch schwachen Ausfall der Peroxidasereaktion (Graham-Knoll) demonstrieren. Die *Folgen und Komplikationen* eines Myokardinfarktes hängen in erster Linie von dessen Lokalisation, Ausdehnung und Alter ab. Im ungünstigen Fall kann sich schon ganz zu Beginn der ischämischen Schädigung ein *Kammerflimmern* bzw. ein *Kammerstillstand* einstellen; diese Gefahr besteht aber auch zu späteren Zeitintervallen fort. Dasselbe gilt für *Arrhythmien.* Infolge ischämischer Herzmuskelschäden kann auch schon relativ früh eine *akute myogene Herzinsuffizienz* (in der Regel Linksinsuffizienz) mit Lungenödem und/oder kardialem Schock eintreten. Nach voller Ausbildung der Nekrose, d. h. oft innerhalb von etwa 4 Tagen und insbesondere bei transmuralem Infarkt, besteht die Gefahr einer *Herzruptur mit Herzbeuteltamponade* (S. 458), oder es bildet sich u. U. ein *akutes Herzwandaneurysma.* Kommt es zur *Perforation des Septum interventriculare,* entsteht ein Links-Rechts-Shunt mit meist tödlichem Ausgang. *Zerreißt ein infarzierter Papillarmuskel,* ergibt sich eine *akute Mitralinsuffizienz.* Die Wahrscheinlichkeit solcher Rupturen nimmt naturgemäß mit der zunehmenden bindegewebigen Organisation im Verlauf von etwa 2–8 Wochen nach Beginn des ischämischen Insultes wieder ab. Reicht der Infarkt bis an die innersten Wandschichten heran (die unmittelbar dem Ventrikellumen anliegenden Zellschichten bleiben infolge Diffusion zunächst vom Untergang verschont), bildet sich in den meisten Fällen ein *muraler Thrombus,* der Quelle *thromboembolischer Ereignisse* sein kann; besonders gefürchtet sind Embolien im Bereich der zum Gehirn und ins Mesenterium führenden Arterien (vgl. dazu S. 477). Zum Epikard hin ausgedehnte Myokardinfarkte bewirken eine *umschriebene Pericarditis fibrinosa,* die – ähnlich wie murale Thromben – in Organisation übergehen und in Form flacher Narben abheilen kann. Die Entwicklung eines *chronischen Herzwandaneurysma,* das meistens zu Herzinsuffizienz Anlaß gibt, wurde schon besprochen (S. 500). Mittelgroße intramurale *Infarktnarben (Infarktschwielen)* bedingen in vielen Fällen keine ernsthafte Beeinträchtigung der Herzfunktionen, wenn sie nicht Hauptverzweigungen des Reizleitungssystems in Mitleidenschaft ziehen. In der Umgebung von Infarktschwielen entwickelt sich in der Regel eine sog. *Postinfarkthypertrophie* der Muskelzellen, u. a. mit Polyploidie der Kerne.

Bei größeren Myokardinfarkten kommt es zur Freisetzung u. a. erheblicher Mengen von *Enzymen,* deren *Konzentrationsanstieg im Blut* diagnostisch verwertet wird (z. B. Kreatinphosphokinase (CPK) innerhalb von 4–6 Std, Glutamat-Oxalazetat-Transaminase (SGOT) innerhalb von etwa 12 Std nach Beginn des ischämischen Insultes). Die *entzündungsauslösende Wirkung* des infarzierten Herzmuskelgewebes äußert sich auch in entsprechenden Allgemeinerscheinungen, wie *Fieber, Leukozytose, erhöhter Blutsenkungsgeschwindigkeit,* transitorischer *Hyperglykämie* und vermehrter Konzentration von *C-reaktivem Protein* im Blut. Diese Veränderungen gehen ungefähr dem Ausmaß der Nekrose parallel, treten meist schon im Verlauf des ersten Tages nach Beginn der Infarzierung auf und dauern in der Regel etwa eine Woche, falls kein *Reinfarkt* hinzukommt.

- *Anämische Niereninfarkte* beruhen in der Mehrzahl der Fälle auf einem *thromboembolischen Geschehen;* hie und da infarziert das ganze Organ. Selten finden sich andere Ursachen von Niereninfarkten, z. B. eine *autochthone Thrombose,* Verlegung der Ostien bei *Aneurysma dissecans der Aorta, traumatische Schäden* oder eine *Panarteriitis nodosa* (vgl. dazu S. 493).
- *Anämische Milzinfarkte* können eine ähnliche Ursache haben wie die Niereninfarkte (s. o.); überdies begegnet man ihnen im Rahmen der *chronischen myeloischen Leukämie* (S. 258), der *Sichelzellenanämie* (u. U. wiederholt, mit Ausbildung einer Infarktschrumpfmilz, S. 759) u. a. m. Wie Lungeninfarkte (s. u.), neigen auch Milzinfarkte mehr als andere zur *Superinfektion,* so daß *Infarktabszesse* oder gar eine *Infarktgangrän* (S. 624) entstehen können.
- *Anämische Infarkte an den Extremitäten,* insbesondere am Bein, führen zum Bild der *trockenen Gangrän* (trockener Brand) mit allmählicher *Mumifikation,* oder aber zur *feuchten Gangrän* (vgl. dazu S. 175).
- *Anämische Knocheninfarkte* kommen wahrscheinlich erheblich häufiger vor als sie nachgewiesen werden. Gewisse Fälle

von akuter »Coxarthrose« u. a. m. scheinen mit einem solchen Geschehen in Beziehung zu stehen.

- Die – an sich seltenen – *anämischen Lungeninfarkte* entwikkeln sich z. B. dann, wenn in pneumonisch veränderten Bezirken mit Exsudat-gefüllten Alveolen bei bestehender Erhöhung des Venendruckes im Lungenbereich ein peripherer Ast einer Lungenarterie thromboembolisch verschlossen wird.
- *Anämischen Leberinfarkten* begegnet man nur selten, am ehesten noch bei Verschluß kleiner Äste der A. hepatica, z. B. bei Panarteriitis nodosa.

Hämorrhagische (rote) Infarkte

Pathogenese: Hämorrhagische Infarkte sind – wie schon erwähnt wurde – dadurch gekennzeichnet, daß die infolge Mangeldurchblutung nekrotischen Gewebebezirke völlig von Blutmassen durchsetzt werden. Zu einer solchen Veränderung kann es auf verschiedene Weise kommen; allen pathogenetischen Mechanismen gemeinsam ist aber *ein geringfügiger und/oder langsamer Blutzustrom in das Gebiet der Infarzierung, der zur Erhaltung der Vitalität des betroffenen Gewebes nicht ausreicht,* jedoch genügt, um den Bezirk zunächst intravasal, dann extravasal mit Blutmassen auszufüllen. Naturgemäß muß ein Mindestmaß an Raum für Blutextravasate vorhanden sein. Bei *Verschluß einer Arterie* kann der zur hämorrhagischen Durchtränkung des absterbenden Gewebebezirkes führende Blutzustrom aus *Kollateralen,* bei erhöhtem Venendruck rückläufig aus *Venen* und/oder bei Vorhandensein einer *doppelten, d. h. »funktionellen« und »nutritiven« Blutversorgung* (vasa publica und vasa privata in Lunge und Leber) aus einem der beiden Gefäßsysteme stammen. Die Mechanismen, die zur hämorrhagischen Infarzierung führen, sind dabei von Organ zu Organ etwas verschieden (s. u.). Der *rasch eintretende Verschluß einer Vene* kann dann eine hämorrhagische Infarzierung des zu drainierenden Organs bzw. Gewebes zur Folge haben, wenn ein ausreichender Abfluß über Kollateralen nicht möglich ist, und sich somit das von der arteriellen Seite zugeführte Blut stark anstaut. Die damit verbundene Stase zieht hypoxische Gefäß- und Gewebeschäden nach sich, die in die vollständige hämorrhagische Infarzierung ausmünden können.

Makroskopisch sind allen hämorrhagischen Infarkten die *dunkelschwarzrote Verfärbung* und die *erhöhte Brüchigkeit des Gewebes* gemeinsam. Die Form und Konsistenz der infarzierten Gebiete variieren von Fall zu Fall und von Gewebe zu Gewebe (s. u.).

Mikroskopisch finden sich zusätzlich zu den Zeichen der *Gewebsnekrose* (vgl. dazu S. 166) stark *erweiterte und prall mit Blut gefüllte kleine Gefäße und Venen* sowie eine ausgedehnte *Blutextravasation,* die – je nach dem vorhandenen Raum – bis zur Ansammlung dicht gepackter Erythrozytenmassen reichen kann. Das ausgetretene *Blut gerinnt* in der Regel, und die Erythrozyten gehen allmählich zugrunde. Im Zentrum großer Infarkte entsteht auf diese Weise da und dort *Hämatoidin,* peripher treten vom 3.–4. Tag weg *hämosiderinhaltige Makrophagen* auf. Die *reaktiven Veränderungen,* insbesondere die begleitende *Entzündung in den Randgebieten* und die *Neubildung von Bindegewebe,* verhalten sich ähnlich wie bei den anämischen Infarkten. Grenzt ein hämorrhagischer Infarkt an eine seröse Haut, bildet sich an deren Oberfläche ein *fibrinöser Belag,* manchmal verbunden mit einem geringfügigen serofibrinösen und hämorrhagischen *Erguß* in den betreffenden Hohlraum. Das weitere Schicksal und allfällige Komplikationen hämorrhagischer Infarkte wird anhand der unten angeführten Beispiele erörtert.

Beispiele hämorrhagischer Infarkte bzw. Infarzierungen sowie ihrer **Folgen** und **Komplikationen:**

- *Hämorrhagische Lungeninfarkte* bilden sich in etwa 50% der Fälle mit thromboembolischem Verschluß mittelgroßer bis peripherer Lungenarterien. Voraussetzung der hämorrhagischen Infarzierung in den betroffenen Gebieten ist eine zunächst noch vorhandene, aber für die Erhaltung des Gewebes ungenügende Durchblutung. Die letztere kann über die Aa. bronchiales und ihre peripher gelegenen Anastomosen mit den Pulmonalarterienästen erfolgen und führt vor allem dann zum hämorrhagischen Infarkt, wenn der Druck in den Pulmonalvenen erhöht ist, z. B. bei chronischer Lungenstauung infolge Linksinsuffizienz des Herzens oder Mitralstenose. Eine herabgesetzte Förderleistung des linken Ventrikels und/oder Stenosen im Bereich der Aa. bronchiales und ihrer Äste begünstigen die Infarktbildung auch über eine Verminderung des arteriellen Blutzustroms. Hämorrhagische Lungeninfarkte treten – je nach der Größe und Zahl der Thromboemboli – in Ein- oder Mehrzahl auf und können kirsch- bis mehr als faustgroß sein. Meistens zeigen sie eine Keilform, mit der Spitze des Keils direkt distal des thromboembolischen Verschlusses, ragen an der Pleuraseite vor, haben, trotz deutlicher Brüchigkeit, eine erhebliche Konsistenz und fallen schon inspektorisch durch ihre dunkelrote bis schwärzliche Farbe auf. Zu den Folgen gehören u. a. eine *fibrinöse Infarktpleuritis,* die über den Infarktbereich hinausreichen kann und für das diagnostisch wichtige pleuritische Reiben verantwortlich ist, ferner ein Übertritt von Teilen des blutigen Alveoleninhalts in die Bronchialwege, was zum Auftreten eines *blutigen Sputums* führen kann. Die Komplikationen hämorrhagischer Lungeninfarkte umfassen die *Infarktpneumonie,* den *Infarktabszeß* oder gar die *Infarktgangrän,* z. T. mit anschließender Entstehung einer *Infarktkaverne.* Bricht bakterienhaltiges Material in den Pleuraraum durch, kann es zur Ausbildung eines eitrigen oder u. U. jauchigen *Pleuraempyems* kommen (vgl. dazu S. 1341).
  In unkomplizierten Fällen werden kleine Infarkte manchmal weitgehend resorbiert. Größere hämorrhagische Infarkte werden mehr und mehr gelblich und wandeln sich allmählich in eine *Infarktnarbe* um, die etwas eingezogen erscheint, meist zahlreiche hämosiderinhaltige Zellen aufweist und z. T. auch mit Eisen-Kalk-Salzen imprägnierte Kollagenfaserbündel enthält.
- *Hämorrhagische Infarzierungen im Darmbereich (»Mesenterialinfarkt«, »Mesaraicainfarkt«, Darminfarkt)* sind in der Mehrzahl der Fälle Folge eines *akuten Verschlusses* einer zuführenden Arterie, häufig *auf thromboembolischer Grundlage* (S. 477), seltener wegen einer *akuten Mesenterialarterienthrombose.* Betroffen sind in erster Linie die A. mesenterica cranialis, ausnahmsweise die A. coeliaca, die A. mesenterica caudalis oder 2–3 dieser Stammarterien. Verschlüsse der A. mesenterica caudalis führen allerdings nicht immer zur Infarzierung der zu versorgenden Darmabschnitte. Prognostisch am ungünstigsten müssen Hauptstammverschlüsse beurteilt werden, während segmentäre Darmarterienverschlüsse bei rechtzeitiger chirurgischer Intervention oft nicht zum Tode führen. Der Grund dafür, daß größere Infarkte im Darmbe-

reich – im Gegensatz zu ganz kleinen, wie bei Panarteriitis nodosa oder infolge Mikroembolien bei Endocarditis – nicht anämisch, sondern hämorrhagisch sind, liegt in erster Linie in einem *Rückstrom venösen Blutes aus dem Pfortadersystem* in den hypoxisch geschädigten Darmbereich. Eine hämorrhagische Infarzierung des Darms oder von Segmenten desselben kann auch bei *akuter verschließender Thrombose von Mesenterialvenen* zustandekommen, beispielsweise bei distalwärts fortschreitender Pfortaderthrombose oder bei infektiös-entzündlichen Veränderungen im Einzugsgebiet. Eine Mesenterialthrombose kommt häufig auch sekundär, d. h. im Verlauf einer durch Arterienverschluß bedingten hämorrhagischen Infarzierung zustande. Schließlich gehört die hämorrhagische Infarzierung des Darms zu den bekannten Folgen u. a. einer *Inkarzeration des Inhalts einer Hernie,* eines *Volvulus,* eines sog. *Brideníleus* oder einer *Invagination,* d. h. von Zuständen mit *mechanischer Gefäßkompression* (vgl. dazu S. 676). Makroskopisch fällt der in Infarzierung begriffene Darm durch seine dunkelrote bis schwärzlich-violette Verfärbung auf. Meistens ist er auch dilatiert und zeigt bald dünne Fibrinbeläge auf der Serosa. Im Lumen kann sich ein blutig tingierter Inhalt befinden. Mikroskopisch erkennt man neben einer z. T. unterschiedlich fortschreitenden Nekrose und der Anwesenheit zahlreicher Blutextravasate vor allem auch wechselnde Grade von Schleimhauterosion und -ulzeration. Venen und kleine Gefäße sind stark erweitert und prall mit Blut gefüllt. Schon kurze Zeit nach dem die Infarzierung auslösenden Ereignis machen sich im betroffenen Darmbereich funktionelle Störungen bemerkbar, die mit der Zeit in eine völlige Dekontraktion und einen Stillstand der Darmbewegung ausmünden. Damit sistiert auch der Weitertransport des Darminhalts (*paralytischer Ileus,* S. 676). Wird keine rechtzeitige Resektion des betroffenen Darmteils vorgenommen, entwickelt sich zunächst oft eine sog. »*Durchwanderungsperitonitis*«. Wenig später erfolgt in der Regel die *Darmruptur (Darmperforation),* mit anschließender *eitriger Peritonitis,* die im Falle der Beimengung von reichlich Darminhalt auch »*Kotperitonitis*« genannt wird. Patienten in einem solchen Zustand können oft nicht mehr gerettet werden und sterben unter dem Bilde eines schweren *Schocks.*

- Hämorrhagische Infarzierung von Organen, Organteilen oder Tumoren infolge *Stieldrehung.*
- Infarzierung größerer Gebiete eines Organs bei *Mikrothrombangiopathie* (S. 472).

98.7. Sog. Überlebenszeit und Wiederbelebungszeit von Geweben und Organen nach ischämischem Schaden

---

Definitionen: Unmittelbar nach Unterbrechung der Blutzufuhr bzw. der Sauerstoffversorgung folgt eine Phase ungestörter Funktion, das sog. *störungsfreie Intervall.* Anschließend macht sich eine *zunehmende Funktionsstörung* bemerkbar, die sich aber durch Wiedereinsetzen der Durchblutung bzw. sofortige Sauerstoffversorgung rasch beheben läßt. Das störungsfreie Intervall und die Phase rasch reversibler funktioneller Störungen werden unter dem Begriff der »*Überlebenszeit*« zusammengefaßt. Dauern Ischämie bzw. Sauerstoffmangel weiter an, stellt sich ein zunächst *reversibler Funktionsausfall* ein: diese Phase und die Überlebenszeit ergeben zusammen die sog. »*Wiederbelebungszeit*«.

Das betroffene Gewebe kann hier durch Wiederdurchblutung bzw. fortgesetzte Zufuhr von Sauerstoff und Substraten nach einer längeren *postanoxischen Erholungszeit* funktionell und strukturell oft weitgehend oder gar völlig wiederhergestellt werden. Wird die Grenze der Wiederbelebungszeit überschritten, ergeben sich irreversible Gewebeschäden, die bis zum völligen Absterben reichen *(theoretische Grenze der Wiederbelebung).*

Diese Begriffe haben im Rahmen der Organtransplantation große Bedeutung erlangt. In Tabelle 35 finden sich Angaben über Überlebens- bzw. Wiederbelebungszeiten verschiedener Gewebe/Organe. In morphologischer Hinsicht ist hervorzuheben, daß ischämisch geschädigte Zellen vor Wiedereinsetzen der Durchblutung oft weniger verändert erscheinen als nachher (sog. *Reperfusionseffekt*).

Beispiel:

- Wird bei einem Hund der R. circumflexus der linken Koronararterie während 40 min abgeklemmt, finden sich unmittelbar anschließend im betreffenden Myokardgebiet nur eine mäßige Zellschwellung, eine leichte Kernwandhyperchromatose, eine Relaxation der Myofibrillen und eine Anhäufung von amorphem, elektronendichtem Material in der Mitochondrienmatrix. Aber bereits 2 min nach Wiedereröffnung der zuführenden Arterie beobachtet man eine rasche und starke Zellschwellung, die Entwicklung zellulärer Kontraktionsbänder, intrazytoplasmatische Vakuolenbildung, eine verstärkte Mitochondrienschwellung und eine sarkolemmale Bläschenbildung. Innerhalb weiterer 20 min nimmt überdies die Menge des elektronendichten, granulären Materials in der Mitochondrienmatrix weiter zu, und es finden sich in dieser Lokalisation auch Kalziumablagerungen. An den Lysosomen lassen sich demgegenüber keine deutlichen Veränderungen erkennen.

Literatur

Bouchardy, B., Majno, G.: Histopathology of early myocardial infarcts. Am. J. Pathol. *74,* 301 (1974) — *Chen, V., Hamilton, J., Qizilbash, A.:* Hepatic infarction. A clinicopathologic study of seven cases. Arch. Pathol. Lab. Med. *100,* 32 (1976) — *Coleman, S. E., Duggan, J., Hackett, R. L.:* Plasma membrane changes in freeze-fractured rat kidney cortex following renal ischemia. Lab. Invest. *35,* 63 (1976) — *Crawford, Th.:* Pathology of ischaemic heart disease. London: Butterworth 1977 — *Dalen, J. E., Haffajee, Ch. I., Alpert, J. S., Howe, J. P. III, Okkene, I. S., Paraskos, J. A.:* Pulmonary embolism, pulmonary hemorrhage and pulmonary infarction. N. Engl. J. Med. *296,* 1431 (1977) — *Decker, R. S., Wildenthal, K.:* Sequential lysosomal alterations during cardiac ischemia. II. Ultrastructural and cytochemical changes. Lab. Invest. *38,* 662 (1978) — *Groß, D., Habermann, E., Kübler, W., Lindner, E., Rau, G., Rotter, W., Schweizer, W., Zottermann, Y. (eds.):* Ischämie. Morphologie, Biochemie, experimentelle Pharmakologie, Klinik und Therapie. 7th Angiological Symposium Kitzbühel. Stuttgart: Schattauer 1975 — *Jennings, R. B., Shen, A. C., Hill, M. L., Ganote, Ch. E., Herdson, P. B.:* Mitochondrial matrix densities in myocardial ischemia and autolysis. Exp. Mol. Pathol. *29,* 55 (1978) — *Lambert, P. R., Hess, D. S., Bache, R. J.:* Effect of exercise on perfusion of collateral-dependent myocardium in dogs with chronic coronary artery occlusion. J. Clin. Invest. *59,* 1 (1977)

Tabelle 35. Sog. Wiederbelebungs- und Ischämiezeiten verschiedener Gewebe bzw. Organe

A) *Überlebens- und Wiederbelebungszeit sowie Vulnerabilität verschiedener Organe, Gewebe und Zellarten nach sogenannter temporärer Ischämie*

Organ, Organteil, Gewebe oder Zellart	Überlebenszeit		Wiederbelebungszeit	Vulnerabilität bei temporärer Ischämie
	Störungfreies Intervall	Zunehmender Funktionsausfall		
1. *Gehirn* allgemein	Wenige sec	20–22 sec	3–6 min	+ + + +
Großhirnrinde, u. a.	d. h. etwa 30 sec		4–6 min	
Ammonshorn	15 sec		4–6 min	
Kleinhirn, Purkinje-Zellen	15 sec		4–6 min	
Basale Ganglien	25–		Mehrere	+
Vegetative Zentren	37 sec		min	
	1 min			
2. *Rückenmark*				
Ganglienzellen, Vorderhorn	1 min		15–20 min	
3. *Herz*				
Tierexperimentelle Befunde	8–10 sec	Mehrere min	30–35 min	
Bei Lungenembolie	?		2–3 min	
Am druckentlasteten Herzen und bei extrakorporalem Kreislauf	7–8 min.		30–90 min	
				+ + + +
			»Herznerven«	Linker Ventrikel
			Myokard	Rechter Ventrikel
			Reizleitungssystem	Linker Vorhof
			Interstitielles Bindegewebe	Rechter Vorhof
				+ Sinus coronarius
4. *Niere* allgemein	?		60–80 min	+ + + +
			Hauptstückepithelien	
			Glomerula	+
5. *Lunge*				
Interalveoläre Septen	?		10–15 min	+ + + +
Bronchusepithel	?		30–90 min	
Glatte Muskulatur	?		300–360 min	+
6. *Knochenmark*				
Kultivierbar post mortem	?		bis 19 Std post mortem	

B) *Sogenannte Ischämiezeit und Transplantationserfolg* (Experimentelle Befunde bei kontinuierlicher pulsierender Perfusion des Spenderorgans mit sauerstoffangereicherten physiologischen Lösungen und in Hypothermie)

Organ	Ischämiezeit	Transplantationserfolg
1. *Nieren*	24 Std	90 bis 100%
	48 Std	um 90%
	120 Std	25%
2. *Herz*	24–48 Std	60% unmittelbar funktionierend, 23% mehr als 30 Std in Funktion
3. *Leber*	24 Std	63% funktionstüchtig während mehr als 3 Tagen nach Transplantation
	48 Std	26% funktionstüchtig während mehr als 3 Tagen nach Transplantation
4. *Dünndarm*	72 Std	Wenige % für nur 24 Std funktionstüchtig

— *Logan, R. L., Riemersma, R. A., Thomson, M., Oliver, M. F., Olsson, A. G., Walldius, G., Rössner, S., Kaijser, L., Callmer, E., Carlson, L. A., Lockerbie, L., Lutz, W.*: Risk factors for ischaemic heart-disease in normal men aged 40. Lancet *I*, 949 (1978) — *Mudge, G. H. Jr., Großman, W., Mills, R. M. Jr., Lesch, M., Braunwald, E.*: Reflex increase in coronary vascular resistance in patients with ischemic heart disease. N. Engl. J. Med. *295*, 1333 (1976) — *Mudge, G. H. Jr., Mills, R. M. Jr., Taegtmeyer, H., Gorlin, R., Lesch, M.*: Alterations of myocardial amino acid metabolism in chronic ischemic heart disease. J. Clin. Invest. *58*, 1185 (1976) — *Vatner, S. F., Baig, H., Manders, W. T., Maroko, P. R.*: Effects of coronary artery reperfusion on myocardial infarct size calculated from creatine kinase. J. Clin. Invest. *61*, 1048 (1978) — *Warning, A., Thoenes, W.*: Morphologische Untersuchungen zur Okklusion und Wiedereröffnung proximaler Nierentubuli bei kurzfristiger Ischämie. Virchows Arch. [Cell. Pathol.] *11*, 310 (1972) — *Wildenthal, K., Decker, R. S., Poole, A. R., Griffin, E. E., Dingle, J. T.*: Sequential lysosomal alterations during cardiac ischemia. I. Biochemical and immunohistochemical changes. Lab. Invest. *38*, 656 (1978)

99. Arterielle Hypertonie und Hypotonie im großen Kreislauf

Die *chronische arterielle Hypertonie im großen Kreislauf* gehört hinsichtlich Häufigkeit und Bedeutung der medizinischen Betreuung zu den wichtigsten Leiden überhaupt. Aufgrund von Untersuchungen in U. S. A. und England wird geschätzt, daß ungefähr 15% der Männer im Alter von 15–65 Jahren definitionsgemäß (s. u.) an Hypertonie leiden, und daß mehr als 10% dieser Gruppe einen diastolischen Blutdruck von mehr als 115 mm Hg aufweisen, d. h. als schwere Hypertoniker zu bezeichnen sind (S. 532).

99.1. Bemerkungen zum physiologischen arteriellen Blutdruck im großen Kreislauf und seiner Regulation

Der an Arterien des großen Kreislaufs gemessene Blutdruck schwankt zwischen einem Spitzenwert *(systolischer Blutdruck)* und einem Minimalwert *(diastolischer Blutdruck)*, aus deren Differenz *(Blutdruckamplitude, Pulsdruck)* Hinweise auf die Windkesselfunktionen der großen Arterien, die Suffizienz bzw. Insuffizienz der Aortenklappen und/oder das Fehlen bzw. Bestehen von Kurzschlüssen zu Systemen mit niedrigerem Druck gewonnen werden können. Der *Mitteldruck*, d. h. der durchschnittliche Druckwert während eines Herzzyklus, errechnet sich am besten durch Integration der Druckkurven-Fläche; er liegt etwas niedriger als das arithmetische Mittel zwischen systolischem und diastolischem Druck. Nach der Peripherie zu sinkt der arterielle Blutdruck im Bereich der elastischen Arterien und der vor allem der Blutverteilung dienenden muskulären Arterien nur unwesentlich; der *steilste Druckabfall* erfolgt im Bereich der *Arteriolen*, die daher auch Widerstandsgefäße genannt werden.

Bei der Messung des Blutdrucks ist der *Einfluß der Schwerkraft* zu berücksichtigen; in der Medizin ist es üblich, den arteriellen Druck auf *Herzhöhe* zu messen.

Abgesehen von bereits erwähnten Faktoren, wie der Elastizität des arteriellen Windkessels und dessen Suffizienz, hängt der arterielle Blutdruck vom *Herzzeitvolumen* und vom *Gefäßwiderstand* ab. Der letztere läßt sich wie folgt berechnen:

$$R_{b\,vask}\ \text{dyn sec cm}^{-5} = \frac{(\bar{P}_{aort} - \bar{P}_{atr\,d}) \cdot 80}{HZV}$$

wobei:

$R_{b\,vask}$ = Gefäßwiderstand (normalerweise unter 2000 dyn sec cm^{-5})

$\bar{P}$ = Mitteldruck in der Aorta (aort) bzw. im rechten Vorhof (atr d), ausgedrückt in mm Hg

HZV = Herzzeitvolumen in l/min

Die *Regulation des arteriellen Blutdrucks im großen Kreislauf* beruht auf einer Vielzahl sich ergänzender und/oder gegenseitig beeinflussender Mechanismen, die das *zentralnervöse und autonome Nervensystem und seine Überträgersubstanz* (S. 336), *endokrine Regelkreise* (S. 376), *lokale Veränderungen des Stoffwechsels* (S. 500), *Verschiebungen im Blutvolumen und dessen Verteilung* (S. 584), *Umstellungen im Wasser- und Elektrolythaushalt* u. a. m. einbeziehen. Die relative Bedeutung einzelner dieser Faktoren beim Zustandekommen der verschiedenen Formen arterieller Hypertonie im großen Kreislauf wird später zur Sprache kommen.

99.2. Allgemeine Begriffe zur arteriellen Hypertonie im großen Kreislauf

Definitionen: »*Hypertonie*« im weiteren Sinne heißt ein Zustand mehr oder weniger dauernder, abnormer Blutdruckerhöhung. Im klinischen Sprachgebrauch bezieht sich diese Bezeichnung – falls nicht anders präzisiert – auf den arteriellen Druck im großen Kreislauf. Synonyma von Hypertonie sind *Hypertension* oder *Hochdruck*. Eine Hypertonie in anderen Gefäßabschnitten als im arteriellen Schenkel des großen Kreislaufes wird stets als solche näher benannt (z. B. pulmonaler Hochdruck, Pfortaderhochdruck, s. u.). Die Grenzen zwischen Hypertonie und Normotonie im arteriellen Bereich des großen Kreislaufes wurden aufgrund statistischer Erhebungen festgelegt, wobei die mit dem Alter zunehmenden arteriosklerotischen Veränderungen und die damit zusammenhängende Erhöhung des systolischen und mittleren Blutdruckes mit Berücksichtigung fanden. Erfahrungsgemäß ist der *Erhöhung des diastolischen Blutdruckes* besonderes Gewicht beizulegen: als oberen *Grenzwert* des »Normalen« werden für Erwachsene im mittleren Alter allgemein 95 mm Hg angegeben. Werte, die wenig darüber liegen (arbiträr festgelegt bis auf 109 mm Hg), fallen unter die Bezeichnung eines »*Grenzhochdruckes*« (»*borderline hypertension*«), einem sehr häufigen Befund. Als obere Grenze der Norm für den diagnostisch weniger wichtigen systolischen Druck nimmt man in der Regel 160 mm Hg an. Überdies werden *verschiedene hämodynamische Typen von Hypertonie* auseinandergehalten: Beim sog. *Widerstandshochdruck* liegt der periphere Gefäßwiderstand mehr oder weniger andauernd über ungefähr 2000 dyn-sec cm^{-5}, was sich in einer Erhöhung des diastolischen Druckes über 95 mm Hg äußert. Demgegenüber kennzeichnet den sog. *Volumenhochdruck* vor allem eine Zunahme des systolischen Drucks über 150 mm Hg, oft beruhend auf einem vermehrten Herzzeitvolumen und Blutvolumen, während der periphere Gefäßwiderstand zunächst normal oder unternormal sein kann. Kombinationen von Widerstands- und Volumenhochdruck sind bekannt, vor allem das Aufpfropfen eines Widerstandshochdrucks auf einen Volumenhochdruck als Funktion der Zeit. Die sog. *Hypertoniekrankheit* beruht vor allem auf einem Widerstandshochdruck, nicht auf einem reinen Volumenhochdruck. Auch der sog. *Elastizitätshochdruck,* der mit Erhöhung des systolischen Druckes infolge Verminderung der Windkesselfunktion der großen Arterien einhergeht, spielt klinisch keine wesentliche Rolle. Hochdruckkrankheiten werden auch aufgrund ihrer Ursache bzw. Pathogenese unterteilt. Bei der häufigsten Form findet sich – per exclusionem – kein anderes Grundleiden, das die Druckerhöhung erklären würde: hier spricht man von *essentieller (primärer, genuiner, idiopathischer) Hypertonie.* Ist die Hypertonieursache mehr oder weniger bekannt oder mindestens mit einem Grundleiden bestimmter Art in Beziehung zu bringen, reden wir von *sekundärer (symptomatischer) Hypertonie,* z. B. von *renaler (nephrogener) Hypertonie, endokriner Hypertonie, kardiovaskulärer Hypertonie* u. a. m. Bei den letztgenannten Formen von Hochdruck richten sich Dauer und Schweregrad der Krankheit nach dem Grundleiden; danach werden beispielsweise *akute* und *chronische (permanente) Formen von Hypertonie* unterschieden. Bei einer essentiellen Hypertonie, die einen über Jahrzehnte progressiven Verlauf nimmt, spricht man von *benigner Hypertonie.* Bei rasch progredientem Verlauf – sei es primär, sei es im Anschluß an eine weniger schwere Hypertonie verschiedener Genese – mit Blutdruckwerten, die diastolisch erheblich über 130 mm Hg (bis über 200 mm Hg!) steigen, schweren vaskulär bedingten Schäden der Retina und rasch fortschreitender Niereninsuffizienz reden wir von *maligner Hypertonie.*

Zur Diagnose eines arteriellen Hochdrucks im großen Kreislauf bedarf es *wiederholter Messungen* (mindestens 3 × im Jahr), da ja die Hypertonie wenigstens über einige Zeit anhalten muß, soll sie als krankhaft bezeichnet werden. Wichtig sind auch vergleichende Prüfungen des Blutdrucks in liegender und stehender Haltung sowie unter Ruhebedingungen und körperlicher Belastung. Aus der oben gegebenen Umschreibung geht überdies hervor, daß *eine essentielle Hypertonie erst dann diagnostiziert werden sollte, wenn alle anderen möglichen Ursachen einer Hochdruckkrankheit ausgeschlossen sind.*

Eine Übersicht über die wichtigsten Beispiele von essentiellem und symptomatischem, bzw. Widerstands- und Volumenhochdruck findet sich in Tabelle 36.

Folgen und **Komplikationen** der arteriellen Hypertonie im großen Kreislauf werden auf S. 527 besprochen.

99.3. Essentielle (primäre, genuine, idiopathische) Hypertonie

Ursache und **Pathogenese:** Wie der Name sagt, ist die Ursache dieser häufigsten Form von Hypertonie (etwa *80% aller Fälle von arteriellem Hochdruck im großen Kreislauf*) bis heute *unbekannt* geblieben. Wir wissen auch nicht, ob es sich hier um eine nosologische Einheit handelt, oder ob sich hinter der essentiellen Hypertonie verschiedenartige krankhafte Zustände verbergen. Mehrere Beobachtungen sprechen dafür, daß einem *Zusammenspiel genetisch bedingter und exogener Faktoren* besondere Bedeutung zukommt. In diesem Sinne können beispielsweise die aus der Humanmedizin bekannte *familiäre Belastung* und das gehäufte Auftreten bei bestimmten *Rassen* (z. B. Schwarze in U. S. A.) verstanden werden. Aus Versuchen an Inzuchtstämmen von Ratten scheint die Wichtigkeit des Genotyps ebenfalls hervorzugehen, zeigt sich hier doch eine von Stamm zu Stamm ganz unterschiedliche Bereitschaft, auf *kochsalzreiche Ernährung* hin eine Hypertonie zu entwickeln. Die Natur und die biochemischen Hintergründe der genetisch festgelegten Bereitschaft zur Entwicklung eines arteriellen Hochdrucks sind ungeklärt. Zur Diskussion stehen u. a. Besonderheiten funktioneller und/oder struktureller Art der Arteriolen, vor allem auch deren Elektrolythaushalt, Erregbarkeit, Zahl und Natur oberflächlicher Rezeptoren glatter Muskelzellen u. a. m. In neuerer Zeit wird einem früher schon in Betracht gezogenen, *erhöhten Sympathikustonus (»sympathetic drive«)* wieder vermehrte Beachtung geschenkt. *Psychosomatische Faktoren* mit Beteiligung *höherer integrativer Zentren,* des *autonomen Nervensystems* und/oder anderer *neuroendokriner Regulationssysteme* (vgl. dazu S. 376) sind offenbar nicht selten im Spiel. In diesem Sinne spricht beispielsweise die Beobachtung, daß bei Individuen in *niedriger sozio-ökonomischer Stellung* im Durchschnitt höhere Blutdruckwerte gemessen werden als bei solchen in gehobenen Verhältnissen. In Versuchen an Affen gelang es durch eine besondere Art emotioneller Belastung, die man am ehesten als »Frustration« umschreiben mag, eine Hypertonie auszulösen. In diesem Zusammenhang verdienen Feststellungen Beachtung, wonach bei menschlichen Hypertonikern die Ganglienzellen bestimmter Hirnzentren (z. B. des Nucleus habenularis des Epithalamus) Zeichen funktioneller Hypertrophie aufweisen sollen. Es wird aber auch daran gedacht, daß dem genuinen Hochdruck eine *neurale Fehlsteuerung* zugrunde liegen könnte, wobei u. a. eine angeborene Hyperreaktivität des hypothalamischen Kreislaufzentrums zur Diskussion steht. Diese Hypothesen haben aber bisher nicht in befriedigender Weise belegt werden können. Eine verminderte Barorezeptorenfunktion scheint bei der essentiellen Hypertonie nicht vorzuliegen. Hinsichtlich möglicher Störungen des autonomen Nervensystems ist es von Interesse, daß über den Sympathikus und vermutlich β-adrenergische Rezeptoren auch

Tabelle 36. Einteilung der arteriellen Hypertonie im großen Kreislauf: Beispiele von Krankheiten, die mit Volumen- und/oder Widerstandshochdruck verbunden sind

Wichtigste Formen/Grundleiden	Vermutlich oder erwiesenermaßen hauptsächlich verantwortliche hämodynamische Typen Volumenhochdruck	Widerstandshochdruck
1. *Primäre Hypertonie*		
Essentielle Hypertonie*	+ (zu Beginn)	++
2. *Sekundäre Hypertonie*		
Renale Hypertonieformen		
Akute Glumerulonephritis	++	(+)
Chronische Glomerulonephritis	(+)	++
Chronische Pyelonephritis bzw. interstitielle Nephritis	(+)	++
Nierenarterienstenose*		++
Niereninfarkte		++
Schrumpfnieren verschiedener Genese	+	++
Harnstauung (Hydronephrose)		++
Hypogenetische Nieren		+
Zystennieren		++
Nierentumoren		+
Sog. endokrine Hypertonieformen		
Phäochromozytom/-blastom		++
Adrenokortikale Überfunktion*		
– Cushing'sche Krankheit oder Cushing-Syndrom	++	+
– Conn-Syndrom	++	+
– Adrenogenitale Syndrome	++	+
Hyperthyreose	++	
Akromegalie		+
Sog. zentralvenöse bzw. neurogene Hypertonieformen		
Psychogene Störung	(+)	+
Sog. dienzephales Syndrom	+	++
Hirntumoren		+
Poliomyelitis (bulbäre)		+
Kardiovaskuläre Hypertonieformen		
Arteriosklerose		(Verminderte Windkesselfunktion)
Panarteriitis nodosa		++
Aortenisthmusstenose	+	(Verkleinerter Windkessel)
Arteriovenöse Fisteln	+	
Offener Ductus Botalli	+	
Aortenklappeninsuffizienz	+	
Herzinsuffizienz	(+)	+
Hypertonieformen bei weiteren metabolischen Störungen und Vergiftungen		
Adipositas	+	+
Schwangerschaftstoxikose	+	++
Porphyrie		+
Exogen-toxisch:		
– Hypertensiva		++
– NaCl (hohe Dosen)	+	
– Thallium- und Bleivergiftungen		+

* Gelegentlich Kombination der Hypertonie mit Hypokaliämie, wobei in einem Teil der Fälle eine vermehrte Bildung von 18-Hydroxydesoxykortikosteron (18-Hydroxy DOC) beobachtet werden kann.

eine vermehrte Reninfreisetzung bewirkt werden kann. Wir haben aber keine Anhaltspunkte für die Annahme, daß der letzteren beim Zustandekommen einer essentiellen Hypertonie eine ursächliche Bedeutung (z. B. aufgrund einer vermehrten Zahl entsprechender Rezeptoren u. a. m.) zukäme. Im übrigen ist festzuhalten, daß nur in etwa 15–20% der Fälle von essentieller Hypertonie des Menschen eine erhöhte Plasmareninaktivität gefunden wird, während die Mehrzahl solcher Patienten in dieser Hinsicht normale Werte aufweisen, und 20–30% sogar unter dem Normbereich liegen.

Beobachtungen an Mäusen zufolge scheinen sowohl »dominierende« (»herrschsüchtige«) als auch »submissive« Tiere beim Zusammenleben einen arteriellen Hochdruck entwickeln zu können. Interessanterweise jedoch deuten endokrinologische Befunde an diesen Tieren darauf hin, daß bei »herrschsüchtigen« Individuen mehr die Achse Sympathikus-Nebennierenmark, und bei den »unterwürfigen« überwiegend die Produktion von Kortikosteroiden, insbesondere auch Mineralkortikoiden, stimuliert worden sein dürfte. Ob die ersteren den Hypertonikern mit erhöhter Plasmareninaktivität, und die letzteren denen mit erniedrigten diesbezüglichen Werten verglichen werden können, bleibt zu prüfen.

Unterschiede in der Plasmareninaktivität bei Hypertonikern könnten auch mit dem Wasser- und Elektrolytstoffwechsel (vgl. dazu renale Hypertonie, s. u.) in Beziehung stehen. Rein hypothetisch wird daran gedacht, die sog. »high-renin«-Hypertoniker entsprechen vielleicht sog. »high salt excretors« und scheiden vermehrt zugeführte NaCl- und Flüssigkeitsmengen wegen des erhöhten Blutdrucks und der noch erhaltenen Nierenfunktionen rascher aus, als Normotone oder Hypertoniker mit eingeschränkter Nierenfunktion; dabei könnte die gesteigerte Natriurese die Reninsekretion stimulieren.

Von verschiedenen Autoren wird hervorgehoben, daß die essentielle Hypertonie in den Anfängen nicht selten einem *Volumenhochdruck* entspricht (vgl. dazu Tabelle 36) und erst *mit der Zeit in einen Widerstandshochdruck umschlägt.* In diesen Fällen erscheint es kaum glaubhaft, daß das Wesen der essentiellen Hypertonie primär in einem erhöhten Arteriolentonus liegt, gleichgültig, ob der letztere durch einen vermehrten Sympathikustonus oder eine erhöhte Empfindlichkeit der glatten Muskelzellen dieser Gefäße auf eine an sich physiologische Stimulation zustandekommt. Ungeklärt ist eine allfällige Beteiligung des *Bradykinin-Kallikrein-Systems* (S. 1256) und der *Prostaglandine* (S. 1255) am Zustandekommen einer essentiellen Hypertonie. Zu den weiteren ursächlichen Faktoren, die im Rahmen der essentiellen Hypertonie diskutiert werden, gehört die *Obesitas;* dafür finden sich auch Tiermodelle, z. B. ein Stamm von Ratten mit spontaner Fettleibigkeit und Hypertonie. Klinisch gut dokumentiert sind Zusammenhänge zwischen arteriellem Hochdruck einerseits und *Diabetes mellitus* und/oder *Hypercholesterinämie* andererseits. *Immunologische Vorgänge* (vgl. dazu S. 1119) scheinen Hochdruck-bedingte Gefäßschäden verstärken zu können, haben aber nach dem bisher bekannten für das Entstehen einer essentiellen Hypertonie keine Bedeutung.

Zusammenfassend gewinnt man den Eindruck, der essentiellen Hypertonie liege ein *multifaktorielles Geschehen* zugrunde. Dabei ist nicht gesagt, daß in allen Fällen dieselbe Störung zur Umstellung des Blutdrukkes auf ein höheres Niveau führt. Herzzeitvolumen, Gefäßwiderstand (insbesondere auch Gefäßdurchmesser und -elastizität), Blutvolumen, Blutviskosität sowie stoffwechselbedingte Steuerung und Gefäßreaktivität stehen in gegenseitiger Abhängigkeit, und an sich genügte die Veränderung einer dieser Größen, um eine Neuadaptation des ganzen Systems herbeizuführen. Von solchen Überlegungen geht die *Mosaiktheorie der Hypertonie* (Page) aus; naturgemäß bietet aber auch sie keine eigentliche Erklärung für die Ursache(n) genuinen Hochdrucks.

Bei chronischer Hypertonie, auch bei der essentiellen Form, finden sich an *endokrinen Organen* recht häufig bestimmte Veränderungen, wie eine *Vermehrung basophiler Zellen im Hypophysenvorderlappen,* eine *diffuse oder knotige Hyperplasie der Nebennierenrinde* sowie eine *Hyperplasie des Nebennierenmarkes.* Es ist nicht eindeutig geklärt, ob es sich hier um den Ausdruck adaptiver Leistungen handelt, oder ob diesen Befunden z. T. auch eine kausale Bedeutung zukommt.

99.4. Renale (nephrogene) Hypertonie

Das Renin-Angiotensin-Aldosteron-System (RAA-System)

Renin, ein proteolytisches Enzym, wird vor allem im *juxtaglomerulären Apparat (JGA)* der Niere produziert. Allerdings hat man Proteine mit Reninaktivität (u. U. sog. Isorenine) auch außerhalb der Niere nachgewiesen, z. B. im Uterus, in der Plazenta, in Arterienwänden, im Herzen, in der Lunge, in der Leber sowie in Lebertumoren und in Speicheldrüsen; die Bedeutung dieser extrarenal gefundenen Stoffe mit reninartiger Wirkung ist noch nicht befriedigend geklärt. Die meisten neueren Befunde sprechen dafür, daß die in den »juxtaglomerulären Zellen« insbesondere in den subendothelialen epitheloiden granulierten Zellen (*»Polkissen«)* im Bereich der Vasa afferentia vorhandenen »spezifischen Granula« Renin enthalten und es auf Stimulation hin freisetzen können. Ob die *Bildung von Renin* ebenfalls in diesen Elementen stattfindet, steht noch nicht ganz fest. Immerhin weist die Tatsache, daß ein als »Hämangioperizytom« imponierender Nierentumor mit hoher Reninaktivität gefunden wurde, darauf hin, daß an der Produktion von Renin gefäßassoziierte Zellen beteiligt sein dürften. Die Möglichkeit aber, daß Renin beispielsweise in der *Macula densa* hergestellt und dann über den sog. *Goormaghtigh'schen Zellhaufen* (»paraportale Zellen«), der keine spezifischen Granula zu erkennen gibt, in die subendothelialen granulierten Zellen der Vasa afferentia durchgeschleust werden könnte, wird von einigen Autoren immer noch in Betracht gezogen (vgl. dazu Abb. 110). Eine *Freisetzung von Renin* scheint – soweit sich dies zur Zeit beurteilen läßt – auf verschiedene Weise ausgelöst werden zu können. So nimmt man beispielsweise an, daß eine Abnahme der Wandspannung im Bereich der Vasa afferentia über dort lokalisierte Rezeptoren eine Ausschleusung von Renin zur Folge haben dürfte. Nach einer anderen Hypothese soll eine Abnahme der Konzentration von Natriumionen in den Mittelstücken im Gebiet der Macula densa dort lokalisierte Chemorezeptoren aktivieren, worauf dann – möglicherweise über den Goormaghtigh'schen Zellhaufen – die Ausschleusung von Renin aus den subendothelialen granulierten Zellen in den Vasa afferentia herbeigeführt werden könnte (vgl. dazu S. 522). Schließlich muß mit einer Mitbeeinflussung der Reninfreisetzung durch den Sympathikus gerechnet werden, dessen Endfasern den JGA versorgen; eine ähnliche Wirkung dürften im Blut zirkulierende Katecholamine haben. Beobachtungen an Hunden u. a. deuten darauf hin, daß der Parasympathikus (vagale Fasern) die Reninfreisetzung bis zu einem gewissen Grad hemmen könnten. Gesamthaft betrachtet, wird aber dem autonomen Nervensystem hinsichtlich der Reninfreisetzung nur eine beschränkte, im wesentlichen bloß modifizierende Rolle zuerkannt.

Unter der Einwirkung von Renin wird vom Reninsubstrat, dem *Angiotensinogen,* ein Dekapeptid, das wenig gefäßaktive *Angiotensin I,* abgespalten. Vom letzteren werden unter der katalytischen Wirkung eines *»angiotensin converting enzyme«* rasch zwei Aminosäuren abgetrennt, was zur Entstehung eines Oktapeptids, des hochaktiven *Angiotensins II,* führt[1]. Angiotensin II übt eine direkte *vasopressorische Wirkung* aus, die viele Male stärker ist als die von Noradrenalin und sich im besonderen auch an Arteriolen im großen Kreislauf zeigt. Im Nierenbereich beispielsweise scheint es bei mäßig erhöhter Angiotensin II-Konzentration u. a. zu einem Spasmus der Vasa afferentia und damit zu einer Abnahme des Glomerulumfiltrates sowie der filtrierten Natriummenge zu kommen. Daß eine *Natriumretention* im Körper zu einem Anstieg des arteriellen Blutdruckes beitragen kann, wird noch weiter zu erläutern sein. In hohen Dosen soll Angiotensin II einen natriuretischen Effekt ausüben. Eine weitere, wesentliche Wirkung von Angiotensin II besteht in der *Stimulation der Aldosteronproduktion in der Zona glomerulosa der Nebennierenrinde* (s. u.). Zu den übrigen, weniger wichtigen Wirkungen von An-

1 Möglicherweise wirkt das Kallikrein-Kinin-System in diesem Reaktionsablauf antagonistisch.

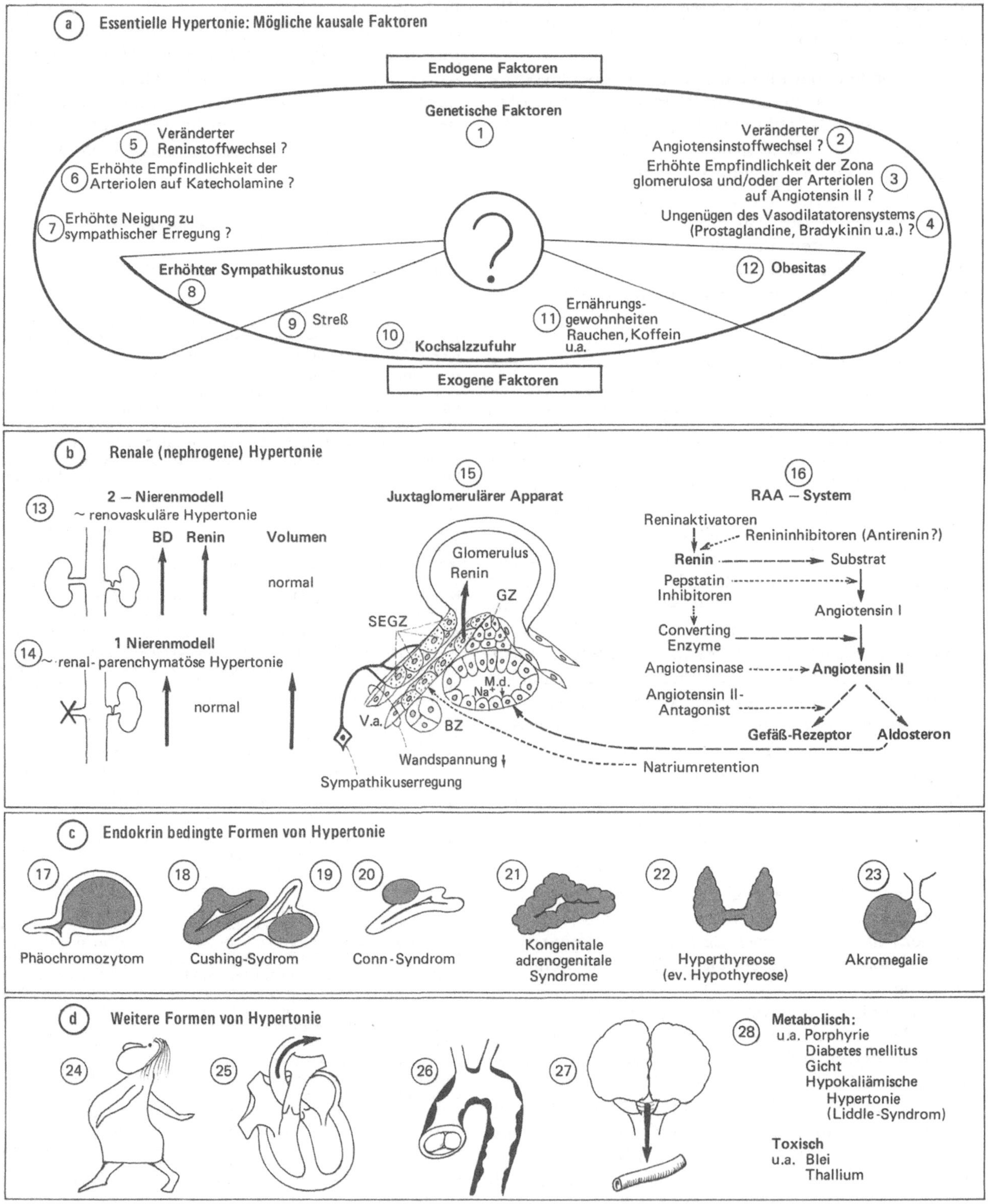

Abb. 110 a–d. *Chronische arterielle Hypertonie: Mögliche Ursachen.* **a** *Essentielle Hypertonie.* Wie der Name sagt, zählt man nur diejenigen Formen von chronischer arterieller Hypertonie zu dieser Gruppe, bei denen *keine bestimmte Ursache nachgewiesen* werden kann. Es scheint sich um ein *Mosaik von Faktoren* zu handeln, bei dem endogene und exogene Einflüsse ins Spiel kommen (1–12). Familiäre Häufungen von essentieller Hypertonie und tierexperimentelle Befunde sprechen dafür, daß *genetische Gegebenheiten* große Bedeutung haben. Welcher Art diese sind (z. B. 5–7, 2–4 oder andere), ist noch nicht befriedigend geklärt. Gut belegt ist die Wichtigkeit von gesteigertem *Sympathikotonus* (8, *psychosomatische Störungen,* wie z. B. Unterdrükkung feindseliger Gefühle), *hoher Kochsalzzufuhr* (10) und *Fettleibigkeit* (12). Über angeborene Störungen des Natriumhaushalts als mögliche Ursache einer Hypertonie (z. B. renal-tubuläre Defekte) ist wenig bekannt. **b** *Renale (nephrogene) Hypertonie.* Die bekannten Versuchsergebnisse von *Goldblatt* (13, 14) finden in der Humanpathologie eine vielfache Bestätigung. Bei

giotensin II gehören eine Potenzierung der Noradrenalin-Freisetzung an sympathischen Nervenendigungen bei deren Erregung, sowie eine Zunahme der Konzentration freier Fettsäuren und von Glukose im Blut. Angiotensin I und II werden von Peptidasen, sog. *Angiotensinasen,* zu inaktiven Stoffen abgebaut.

Aldosteron, dessen Bildung bei kongenitalen Enzymdefekten oder infolge Einwirkung von Substanzen, wie Metopiron, Amphenon oder Heparin und Heparinoide, gehemmt sein kann, wirkt auf die Nierentubuli im Sinne einer *Natriumretention* und vermehrten Kaliurese, ein Effekt, der z. B. durch Spironolakton behindert wird. Über die Natriumretention sowie die damit einhergehende *Vergrößerung des Blutvolumens* und *Erhöhung des arteriellen Blutdrucks* im großen Kreislauf *wirkt Aldosteron negativ rückkoppelnd auf die Reninsekretion.*

Zustände oder Agentien, die zu Abweichungen der Plasmareninaktivität, der Angiotensinogenkonzentration im Blut und der Aldosteronsekretion von der Norm Anlaß geben, sind in Tabelle 37 zusammengestellt.

Die Bedeutung des Nierenmarkes für die Regulation des arteriellen Blutdrucks

Verschiedene Beobachtungen, vor allem auch solche aus Tierversuchen, deuten darauf hin, daß u. a. das Nierenmark bei der Blutdruckregulation eine Rolle spielt. Im wesentlichen scheint es sich um einen *vasodilatatorischen (antihypertensiven) Effekt* zu handeln. In diesem Sinne spricht beispielsweise die experimentell gemachte Feststellung, daß isologe Transplantationen von Nierenmarkgewebe auf hypertensive Empfängertiere den Hochdruck zu vermindern oder gar aufzuheben vermögen. Besonders wirksam in dieser Hinsicht scheinen Transplantate ischämischer Nieren zu sein, was mit der Annahme vereinbar wäre, eine Hypoxie des Nierengewebes stimuliere dieses antihypertensive System. Im übrigen scheinen die *renomedullären Faktoren* vor allem der hypertensiven Wirkung einer übermäßigen Natriumzufuhr entgegenzuwirken. Vieles spricht dafür, daß die sog. *Zwischenzellen* (interstitial cells) des Nierenmarks mit der Bildung antihypertensiv wirkender Stoffe zu tun haben. Die Natur dieser Substanz(en) ist noch nicht geklärt. Man spricht von Prostaglandinen, insbesondere von PGE_2, z. T. auch von PGF_2, die beide im Nierenmark gebildet werden, aber vermutlich nur lokal wirken, sowie von PGA_2, das eine längere Halbwertszeit aufweist und daher als zirkulierendes Hormon in Frage kommt. Beweise dafür, daß die blutdrucksenkende Aktivität durch Substanzen aus dieser Gruppe ausgeübt wird, stehen aber noch aus. Dasselbe gilt für kürzlich erwähnte Substanzen, wie Phosphatidylcholin.

Ursachen und Entstehungsweise einer renalen Hypertonie

Definition: Unter *renaler Hypertonie* verstehen wir diejenigen Formen von arteriellem Hochdruck im großen Kreislauf, die durch eine Funktionsstörung der Nieren infolge verschiedenartiger Erkrankungen derselben und/oder der zuführenden Arterien bzw. der Arteriolen ausgelöst oder zumindest unterhalten werden.

Abb. 110 a–d (Fortsetzung)

der rein *renovaskulären Hypertonie,* die dem 2-Nierenmodell vergleichbar ist, wird von der Niere (vom Nierengewebe) mit stenosierter(n) Arterie(n) reichlich Renin gebildet, das noch intakte Organ (Parenchym) vermag aber eine Natrium-Wasser-Retention mit konsekutiver Volumenzunahme durch vermehrte Ausscheidung zu verhindern. Bei der *renal-parenchymatösen Form von Hypertonie,* die man z. B. bei fortgeschrittener beidseitiger Nierenschrumpfung beobachtet, ist dies nicht oder nicht mehr in ausreichendem Maß der Fall, sodaß das RAA-System (16) stimuliert, und – z. T. offenbar durch negative Rückkoppelung – vermindert Renin freigesetzt wird. *Kombinationen* dieser beiden Formen sind häufig. Bei völliger Schrumpfung (z. B. hämodialysierte Patienten) sinkt die Reninproduktion naturgemäß ab. Die Verhältnisse sind aber wahrscheinlich noch wesentlich komplizierter als hier skizziert, indem z. B. Reninhemmer (u. a. Lysophospholipide, die durch eine Phospholipase aktiviert werden) mitwirken können, und auch die Natriumbilanz eine wesentliche Rolle spielt: Bei starker Kochsalzverarmung werden oft auch vorherige »low renin«-Typen von Hypertonie Renin-abhängig. Zudem scheint sich die Empfindlichkeit verschiedener Erfolgszellen, z. B. solche der Zona glomerulosa der Nebennieren, die beim »low renin«-Typ der Hypertonie gegenüber Angiotensin II z. T. eine erhöhte Sensibilität aufweisen und nicht selten eine knotige Hyperplasie zeigen, gegenüber Stimulatoren und Inhibitoren ändern zu können. Innerhalb des *juxtaglomerulären Apparates* (15) führt der »Signalfluß«, der durch eine Erniedrigung der Na^+-Konzentration im Mittelstück ausgelöst wird, möglicherweise von der Macula densa (M. d.) über den Goormaghtigh'schen Zellhaufen (GZ) zu den subendothelialen granulierten Zellen (SEGZ) des Vas afferens, die Renin freisetzen. Als »Signale« zur Freisetzung von Renin wirken auch ein Abfall der Wanddehnung im Bereich der Vasa afferentia und eine Erregung der zuführenden Fasern des Sympathikus. Die Bedeutung der Becher'schen Zellhaufen (BZ) ist nicht bekannt. Im Bereich der Plasmamembran der renal-arteriolären Endothelien – wie u. a. auch der Tubulusepithelien und Enterozyten – scheint »converting enzyme« konzentriert zu sein, so daß sich das hier entstehende Angiotensin II mit den im Bereich der Arteriolen bzw. vasa afferentia in besonders großer Dichte vermuteten Angiotensin II-Rezeptoren besonders leicht verbinden könnte. Die Beziehungen zwischen diesen Strukturen und vasodilatatorisch wirksamen Substanzen, z. B. aus dem Nierenmark, sind noch wenig erforscht. **c** *Endokrin bedingte Formen von Hypertonie.* Diese umfassen u. a. den arteriellen Hochdruck bei *Phäochromozytom* (17), einer Adrenalin- und/oder Noradrenalin-produzierenden Geschwulst des Nebennierenmarkes, *idiopathischem* (18) oder durch einen *Nebennierenrindentumor* (Adenom oder Karzinom, 19) bedingtem *Cushing-Syndrom, Conn-Syndrom* (20), *kongenitalem adrenogenitalem Syndrom* (21, vor allem Defekt der 11β-Hydroxylase, z. T. auch ein solcher der 17α-Hydroxylase, S. 382), *Hyperthyreose,* z. T. auch *Hypothyreose* (22) und *Akromegalie* (23) wegen eines eosinophilen Hypophysenvorderlappen-Adenoms. Bei den endokrin verursachten Formen von arterieller Hypertonie handelt es sich in wechselndem Ausmaß um einen Volumen- bzw. Schlagvolumen- und/oder Widerstandshochdruck (s. Tabelle 36, S. 518). **d** *Weitere Formen von Hypertonie.* Der Hochdruck bei *Schwangerschaftstoxikose* (24) ist u. a. mit der Freisetzung von Hysterotonin, einem Arteriolen-kontrahierenden Polypeptid, in Beziehung gebracht worden. Jedenfalls haben wir es hier vor allem mit einem Widerstandshochdruck zu tun. Ein sog. »*Herz-Zeit-Volumen-Hochdruck*« (25) tritt u. a. bei Bestehen *arteriovenöser Fisteln* (z. B. M. Paget der Knochen), *offenem Ductus Botalli, Aorteninsuffizienz* und *totalem atrioventrikulärem Block* auf (sog. »Schlagvolumen-Hochdruck«). In diese Gruppe gehören ferner das »*hyperkinetische Herzsyndrom*« (Erhöhung der Herzfrequenz) und der *Hochdruck bei Herzinsuffizienz:* Bei allen diesen Formen – ebenso wie beim sog. »*Elastizitätshochdruck*« infolge Arteriosklerose (26), bei Hypertonie infolge Polyarteriitis nodosa, v. Recklinghausen'scher Krankheit, Gefäßamyloid, Isthmusstenose der Aorta u. a. – spricht man von »*kardiovaskulären Hypertonieformen*«. Über die Häufigkeit eines »*zentralvenösen Hochdrucks*« (27) gehen die Meinungen auseinander. Die unter 28 aufgeführten *metabolischen* und *toxischen Formen von Hypertonie* kommen in den entsprechenden Kapiteln zur Sprache

Tabelle 37. Zustände und Agentien, die zu einer Abweichung der Plasmareninaktivität und der Angiotensinogenkonzentration im Blut sowie der Aldosteronsekretion von der Norm führen können

1. *Erhöhung* der		
Plasmareninaktivität	*Angiotensinogenkonzentration*	*Aldosteronsekretion*
Hypoxie	Schwangerschaft	Natrium- und Wasserentzug
Natriumentzug	Endstadium einer malignen Hypertonie	Gabe von Kalium und/oder ACTH
Wasserentzug	Status nach Nephrektomie	Orthostase
Orthostase	Gabe von:	
Hämorrhagie	ACTH	
Hypotonie	Kortison	
Hormone:	Antikonzeptiva	
Noradrenalin	Experimentelle Hypoxie	
Adrenalin		
ACTH		
Medikamente:		
Diuretika		
Tuberkulostatika		
Orale Antikonzeptiva		
Stimulierung der Nierennerven		
2. *Senkung* der		
Plasmareninaktivität	*Angiotensinogenkonzentration*	*Aldosteronsekretion*
Blutdruckerhöhung	Anfangsphase einer renalen Hypertonie	Hypervolämie
Natriumzufuhr	Leberzirrhose	Hypernatriämie
Vergrößertes Blutplasmavolumen	Hypophysektomie	Kaliumentzug
Kalium	Adrenalektomie	
Magnesium	Hepatektomie	
Hormone:		
Angiotensin		
Aldosteron		
Vasopressin		
Glukokortikosteroide		
Desoxykortikosteron		
Medikamente:		
Propranolol		
Alpha-Methyldopa		
Karbenoxolon		

Die wichtige Gruppe sekundärer Hypertonieformen, die etwa 10–15% aller Fälle von arteriellem Hochdruck im großen Kreislauf umfaßt, verdient u. a. deshalb besonderes medizinisches Interesse, weil bei einseitiger Nierenerkrankung bzw. bei Nierenarterienstenosen nicht selten durch *chirurgische Eingriffe* eine *Besserung* oder gar eine Heilung erzielt werden kann.

Pathogenetisch stehen Störungen des Renin-Angiotensin-Aldosteron-Systems (RAA-System, s. o.) und des Salz- und Wasserhaushaltes im Vordergrund.
Nach den im ersten Teil dieses Abschnittes gemachten Angaben ist es verständlich, daß eine *Minderdurchblutung der Niere oder eines Nierensegments das RAA-System stimulieren* und insbesondere über eine *vermehrte Bildung von Angiotensin II* einen Hochdruck erzeugen kann. Die Existenz eines solchen Mechanismus wird durch Beobachtungen bekräftigt, wonach Stoffe, die die Reninwirkung auf Angiotensinogen hemmen (z. B. Pepstatin, ein N-azetyliertes Oligopeptid), die das »converting enzyme« blockieren (z. B. Substanz SQ 20881) oder die als Angiotensin II-Antagonisten wirken (z. B. 1-Sar-8-ala-Angiotensin II = Saralasin), eine renale Hypertonie dieser Art mildern oder gar beheben können, wenn z. T. auch nur kurzfristig. Die RAA-abhängige renale Hypertonie findet sich in mehr oder weniger reiner Form dann, wenn noch genügend intaktes und gut durchblutetes Nierengewebe vorhanden ist, um eine ungestörte Salz- und Wasserausscheidung zu gewährleisten. Dies ist beispielsweise beim sog. *2-Nieren-Modell des Goldblatt-Versuches* an Tieren der Fall, wo nur auf einer Seite eine Nierenarterienstenose erzeugt wird, die andere Niere aber intakt belassen bleibt. In solchen reinen Fällen von *sog. renovaskulärer Hypertonie* finden sich eine erhöhte Plasmareninaktivität und ein annähernd normales extrazelluläres Flüssigkeitsvolumen.
Fehlt es an intaktem und gut durchblutetem Nierengewebe, ist eine wirkungsvolle renale Exkretion nicht mehr möglich, und es stellt sich u. a. eine *Natrium- und Wasserretention* ein. Diese hat – vermutlich über eine negative Rückkoppelung – eine Drosselung der Reninproduktion und damit auch der Angiotensin II-Bildung zur Folge. In solchen Fällen entspricht der arterielle Hochdruck z. T. einem Volumenhochdruck (s. o.). Überdies vermögen Natriumionen in größerer Konzentration offenbar die Rezeptoren der Arteriolen gegenüber Angiotensin zu sensibilisieren. Ein gutes tierexperimentelles Modell i. e. S. für eine derartige Situation ist das sog. *1-Nieren-Modell des Goldblatt-Versuches,* bei dem eine Niere entfernt, und an der Nierenarterie der Gegenseite eine künstliche Stenose erzeugt wird: hier findet man in der Regel eine *annähernd normale Plasmareninaktivität,* jedoch ein *deutlich vermehrtes extrazelluläres Flüssigkeitsvolumen.* In der Humanpathologie sind dem 1-Nieren-Modell vergleichbare Situationen selten; beispielsweise kann eine transplantierte Niere mit Stenose der zuführenden Arterie diesem Zustand verglichen werden. Viel häufiger sind die Fälle, die mit arterieller Minderdurchblutung und schwerem Nierengewebeschaden einhergehen: der letztere hat oft zur Folge, daß die renale Exkretion insbesondere auch von Salz und Wasser nicht mehr ausreicht, womit sich funktionell ein ähnlicher Zustand wie beim 1-Nieren-Modell ergibt. Die mit schwerem Parenchymschaden verbundene renale Hypertonie dieser Art wird als *»renalparenchymatöse Hypertonie«* der oben erwähnten »renovaskulären Hypertonie« gegenübergestellt und spielt besonders bei der Hypertoniegenese bei terminaler Niereninsuffizienz eine große Rolle. Liegt eine deutliche Verminderung der Kaliumionenkonzentration im Serum vor, spricht man auch von *»hypokaliämischer Hypertonie«.*

Zwischenformen zwischen rein renovaskulärer und rein renal-parenchymatöser Hypertonie sind verständlicherweise in großer Zahl bekannt. Man kennt auch *Kombinationsformen von essentieller und renaler Hypertonie,* indem beispielsweise bei primär essentiellem Hochdruck durch sekundär entstandene Nierenarterienstenosen und/oder Nierenschrumpfung renovaskulär und/oder renal-parenchymatös bedingte, blutdrucksteigernde Faktoren hinzukommen. Von besonderer praktischer Bedeutung ist dabei die *Hypertoniebedingte, fortschreitende Arteriolosklerose* (s. u.). Nicht selten wird eine *Hypertonie auch bei Nierentumoren,* bei *Harnstauung* (insbesondere *Hydronephrose*), bei *Zystennieren, Nierenzysten* und anderen Nierenveränderungen festgestellt. Die Mechanismen, die dem Hochdruck bei diesen Leiden zugrunde liegen, sind z. T. noch nicht befriedigend geklärt.

Wahrscheinlich sind bei der renalen Hypertonie noch *weitere Faktoren* beteiligt, die man zur Zeit noch nicht überblickt. Dies gilt im besonderen für die Frage nach der Existenz einer *renomedullären Insuffizienz,* die möglicherweise mit der *sog. renopriven Hypertonie* zu tun hat, ferner für Beobachtungen, wonach eine primär über das RAA-System (oder andere humorale Mechanismen, s. u.) ausgelöste Hypertonie nachträglich *neural gesteuert* werden könnte, z. B. über eine Neueinstellung der Barorezeptoren. Auch das Vorkommen einer *normovolämischen renal-parenchymatösen Hypertonie,* die sich durch bilaterale Nephrektomie mildern oder beheben läßt, spricht für eine Beteiligung zusätzlicher Faktoren. Unklar ist ferner der Grund für die bei fortgeschrittenem Nierenversagen im Vergleich zur Natriummenge im Körper inadäquat gesteigerte Plasmareninaktivität. Bei chronisch hämodialysierten Patienten scheint das *Produkt austauschbares Natrium × Blutvolumen × Plasmareninaktivität* gut mit dem Blutdruck zu korrelieren. Weiterer Klärung bedarf außerdem der Zusammenhang zwischen *Serotoninkonzentration im Blut* und Blutdruck bei hämodialysierten Nierenkranken. Schließlich ist auf die Möglichkeit einer vorwiegend *tubulär verankerten Störung im Natrium- und Wasserhaushalt* hinzuweisen.

Die wichtigsten der am Zustandekommen des renalen Hochdrucks beteiligten Mechanismen sind in Abb. 110 dargestellt. Die Auswirkungen und morphologischen Befunde bei renalem arteriellem Hochdruck kommen auf S. 527 zur Sprache.

Beispiele von renaler Hypertonie:

- Das beste Beispiel einer mehr oder weniger reinen *renovaskulären Hypertonie* ist die *einseitige Nierenarterienstenose bei unversehrter kontralateraler Niere.* Zur Auslösung eines Goldblatt-Mechanismus bedarf es einer mehr als etwa 70%igen Verminderung des Lumenquerschnitts. Bei Erwachsenen stehen als Ursache der Einengung Atherome im Vordergrund; aber auch eine polsterförmige Intimamyofibrose, organisierte wandständige Thromboemboli, Medianekrose ohne oder mit Dissektion, eine hamartöse fibromuskuläre Hyperplasie der A. renalis (selten), eine Abknickung bei Nephroptose (Senkniere), eine Kompression von außen (z. B. durch Tumoren) u. a. m. können dafür verantwortlich sein.
- *Beidseitige Nierenarterienstenosen* oder *einseitige Nierenarterienstenosen mit schwerer arteriolosklerotischer oder andersartiger Schrumpfung der kontralateralen Niere,* führen – ebenso wie die *beidseitigen Nierenschrumpfungen* – zur *sog. renalparenchymatösen Hypertonie* mit/bei Natriumretention und Zunahme des extrazellulären Flüssigkeitsvolumens. Bilaterale Nierenschrumpfungen beruhen in der Mehrzahl der Fälle auf einer *chronischen Pyelonephritis* bzw. einer *interstitiellen Nephritis* (z. B. bei Phenazetinabusus) und/oder auf einer *Arteriolosklerose.* Aber auch seltenere Nierenleiden können derartige Folgen haben, z. B. Schrumpfnieren bei Gicht, Infarktschrumpfnieren bei Panarteriitis nodosa, Amyloidschrumpfnieren, u. a. m. (Glomerulonephritiden s. u.).
- Alte perirenale Hämatome oder andere zu *Kapselschrumpfung einer Niere* führenden Prozesse können eine renovaskuläre Hypertonie auslösen, ähnlich wie im Fall der sog. *Page-Niere* im Tierversuch, wo durch Zellophanumwicklung einer Niere Hochdruck erzeugt werden kann.
- Weitere Ursachen einer *renalvaskulären Hypertonie* sind u. U.: *Einseitige hypogenetische Niere oder Schrumpfniere, Niereninfarkte oder -subinfarkte, einseitige und/oder segmentale chronische Pyelonephritis, einseitige Nephrolithiasis mit Nierenschrumpfung, einseitige chronische Nierentuberkulose* u. a. m.
- Das Wesen der *Hypertonie bei akuter Glomerulonephritis* ist noch nicht befriedigend geklärt. Das RAA-System scheint oft nicht in nennenswertem Maße beteiligt zu sein. Meistens spielt eine *Natrium- und Wasserretention* eine wichtige Rolle, wobei möglicherweise die Natriurese infolge tubulärer Störungen vermindert ist. Das Resultat ist ein *Volumenhochdruck* bei meist nicht erhöhtem peripherem Gefäßwiderstand.
- Bei *subakuten bzw. chronischen glomerulären Nierenerkrankungen,* insbesondere bei der *subakuten proliferativen Glomerulonephritis,* der *sekundär-chronischen Glomerulonephritis,* der *diabetischen Glomerulosklerose* u. a. m., finden sich – je nach dem Ausmaß der arteriolären Minderdurchblutung und dem Parenchymverlust – *Kombinationen von renovaskulärer und – vor allem – renal-parenchymatöser Hypertonie.*
- Verschiedentlich wurde bei *Kindern* mit *leiomyomatösen Geschwülsten der Nierengegend* bzw. *mesoblastischen Nephromen* ein arterieller Hochdruck vom renalen Typ beobachtet. Man nimmt an, daß hierin ein Hinweis auf die *Herkunft juxtaglomerulärer Zellen von glatter Muskulatur* liegt.

99.5. Sog. endokrine Hypertonieformen

Definitionen: Als »*endokrine Hypertonien i. e. S.*« werden nicht alle Formen von arteriellem Hochdruck im großen Kreislauf bezeichnet, bei denen humorale Wirkstoffe im Spiel sind, sondern nur solche, die von Störungen endokriner Organe ausgehen oder auf einer Verabreichung hoher Dosen entsprechender Hormone beruhen. Im besonderen gehört in diese Gruppe vor allem die Hypertonie bei *Phäochromozytom,* bei *Cushing-Syndrom,* bei *Conn-Syndrom,* bei *adrenogenitalem Syndrom* und bei *Hyperthyreose.*

Gesamthaft betrachtet, machen die endokrinen Hypertonieformen nur etwa 2–3% aller Fälle von arteriellem Hochdruck im großen Kreislauf aus.

Hypertonie bei Phäochromozytom

Trotz der Seltenheit dieser Geschwülste (etwa 1–2 Fälle/1 Million Einwohner/Jahr) ist deren Kenntnis wichtig, da eine chirurgische Entfernung oft zur Heilung führt. Ungefähr 10–20% der Phäochromozytome werden bei Kindern gefunden, wo sie dreimal häufiger als bei Erwachsenen multipel auftreten. In über 90% gehen die Tumoren vom Nebennierenmark aus, seltener entstehen sie in extraadrenaler Lokalisation (chromaffine Paraganglien). Man kennt auch ein familiär gehäuftes Auftreten insbesondere multipler Phäochromozytome, wobei ein *autosomal-dominanter Erbmodus* wenigstens in einem Teil der Fälle erwiesen erscheint. Ein vermehrtes Vorkommen dieser Tumoren beobachtet man auch im Rahmen der *v. Recklinghausen'schen Neurofibromatose,* der *v. Hippel-Lindau'schen Krankheit* und der *endokrinen Polyadenomatose Typ II* (bzw. dem *Sipple-Syndrom*), bei der eine ebenfalls familiär gehäufte, genetisch bedingte Kombination von Phäochromozytom mit medullärem Schilddrüsenkarzinom vorliegt.

Makroskopisch imponieren Phäochromozytome, deren Durchmesser von wenigen mm bis über 10 cm betragen kann, oft durch einen leicht bräunlichen Farbton der Schnittfläche. Nicht selten finden sich im Innern Blutungen und zystische Hohlräume. Meistens sind die Tumoren durch eine Kapsel scharf begrenzt.

Mikroskopisch ähnelt das Bild dem Nebennierenmark. Besonders nach geeigneter Fixation (0,01 N HCl bzw. Orth'sche Lösung) läßt sich die *Chromaffinität* des Katecholamin-haltigen, feingranulären Zytoplasma der Tumorzellen gut darstellen. Dies gilt sowohl für Adrenalin- wie für Noradrenalin-haltige Zellen; die letzteren zeigen überdies eine positive Jodreaktion und – nach Formolfixation – Eigenfluoreszenz. Elektronenmikroskopisch erkennt man im Zytoplasma sehr zahlreiche »dense core vesicles«, d. h. Aminspeichergranula. Manchmal findet sich eine erhebliche Kerngrößenvariation, ohne daß darin ein Zeichen von Malignität gesehen werden muß. Die in der Regel polygonalen, ziemlich zytoplasmareichen Tumorzellen bilden schmale bis breite anastomosierende Stränge, die den oft weiten, zartwandigen Blutsinusoiden eng anliegen.
Die meisten Phäochromozytome zeigen bei *chemischer Analyse* einen höheren *Katecholamingehalt* als das normale Markgewebe. Von Interesse ist ferner die Beobachtung, daß Adrenalin fast nur in intraadrenalen Phäochromozytomen vorkommt, während Noradrenalin sowohl in diesen als auch in extraadrenalen Tumoren vorhanden sein kann.
Malignen Phäochromozytomen (Phäochromoblastome) begegnet man etwa hundertmal seltener als den gutartigen Varianten.
Die **Folgen** der bei Phäochromozytom meist stark vermehrten Bildung und Freisetzung von Katecholaminen richten sich nach dem Ausmaß dieser Sekretionsleistung (z. T. abhängig von der Größe des Tumors) und der Frage, ob Adrenalin und/oder Noradrenalin produziert wird (vgl. dazu S. 351); die Mehrzahl der Tumoren bildet überwiegend Adrenalin und/oder – weniger häufig – Noradrenalin, wobei letzteres z. T. in Form einer schubweisen Ausschüttung abgegeben wird. Dementsprechend beobachtet man in manchen Fällen eine paroxysmale, in andern eine persistierende *Hypertonie* (ausnahmsweise eine Hypotonie), die im wesentlichen einem *Widerstandshochdruck* entspricht.

Dazu gesellen sich *weitere Symptome* der Hyperadrenalinämie bzw. Hypernoradrenalinämie, z. B. Kopfschmerzen, Schwitzen, Palpitationen ohne oder mit Tachykardie, Blässe des Gesichts, Tremor, Sehstörungen, Schwindel, Nausea (u. U. Erbrechen), psychische Störungen (Angst, Nervosität u. a.), ferner Obstipation, Parästhesien und ein erhöhter Grundumsatz. Überdies notiert man in der Regel eine verminderte Glukosetoleranz, eine Nüchternhyperglykämie, eine Glukosurie, u. U. eine Ketonurie, eine erhöhte Konzentration freier Fettsäuren im Blut und manchmal eine Albuminurie. Recht typisch ist die Blutneutrozytose. Diese Symptome und Zeichen wurden hier in den Einzelheiten aufgeführt, weil sich hier ein Bild bietet, das einem gesteigerten Sympathikotonus verglichen werden kann.

Diagnostisch wichtig – abgesehen von der radiologischen Darstellung des Tumors – ist der Nachweis einer *vermehrten Ausscheidung von Katecholaminen und ihren Kataboliten,* insbesondere Noradrenalin und/oder Adrenalin, Normetanephrin und/oder Metanephrin, 3-Methoxy-4-Hydroxyphenylglykol und Vanillinmandelsäure, beim Phäochromoblastom zudem Dopamin und seiner Kataboliten.
Hinsichtlich der morphologisch faßbaren Veränderungen sei auf die Besprechung der Hochdruckfolgen (S. 527) verwiesen.

Hypertonie bei Cushing-Syndrom und bei der Cushing'schen Krankheit
Die Entstehungsweise dieser Endokrinopathien wurde bereits erörtert (vgl. dazu S. 376). Die fortgesetzte Mehrproduktion oder hochdosierte Verabreichung von Glukokortikosteroiden beeinflußt sehr zahlreiche metabolische Prozesse (vgl. dazu S. 400, insbesondere auch S. 1301). Hinsichtlich der Hypertonie ist von Bedeutung, daß bei *Cushing-Syndrom* eine *Hypervolämie* und – zusammen mit einem Kaliumverlust – eine *Natriumretention* beobachtet werden. Dementsprechend handelt es sich z. T. um einen *Volumenhochdruck.* In den meisten Fällen scheint aber auch ein *Widerstandshochdruck* mitzuspielen. Die Mechanismen, die dem letzteren zugrunde liegen, sind noch nicht befriedigend geklärt.

Hypertonie beim Conn-Syndrom
Wie beim sekundären Hyperaldosteronismus (s. o.) steht auch beim *Conn-Syndrom* (*Primärer Hyperaldosteronismus,* meistens wegen eines *Aldosteron-produzierenden Nebennierenrindentumors,* z. T. aber auch bei *bilateraler Hyperplasie der Zona glomerulosa,* vgl. dazu S. 395) ein *Volumenhochdruck* infolge *Natriumretention* und *Vermehrung des extrazellulären Flüssigkeitsvolumens* im Vordergrund der hämodynamischen Auswirkungen. Aber auch hier kann ein *erhöhter peripherer Gefäßwiderstand* mit im Spiele sein. Verständlich ist, daß beim primären – im Gegensatz zum sekundären – Hyperaldosteronismus die *Plasmareninaktivität* in der Regel nicht erhöht ist; die letztere kann, zumal nach Stimulation durch Salzentzug, aufrechte Körperhaltung oder Diuretika, sogar deutlich erniedrigt sein.

Hypertonie bei adrenogenitalen Syndromen
Vor allem bei einem *kongenitalen Defekt der 11-β-Hydroxylase* beobachtet man einen auf *Natriumreten-*

tion und extrazellulärer Flüssigkeitsvermehrung beruhenden *Volumenhochdruck,* der allerdings hin und wieder auch *mit einem Widerstandshochdruck kombiniert* sein kann. Ursache dieser Störung ist die enzymatisch bedingte Anhäufung insbesondere von Desoxykortikosteron und C_{11}-Desoxyhydrokortison (vgl. dazu S. 382).

Hypertonie bei weiteren Leiden, die mit gestörter Kortikosteroidbildung einhergehen

Der *kongenitale Defekt der 17α-Hydroxylase,* der mit einem vermehrten Anfall von Kortikosteron und Desoxykortikosteron verbunden ist und eine mangelhafte Bildung von Kortisol, Androgen und Östrogen zur Folge hat, führt in der Regel zu einer Hypertonie und Hypokaliämie. Vor allem ist das weibliche Geschlecht betroffen.

Eine *»hypokaliämische Hypertonie«* wurde auch bei Patienten mit *vermehrter Bildung von 18-Hydroxydesoxykortikosteron* (18-Hydroxy DOC) beobachtet, wobei sich in einem Teil der Fälle die Gabe von Glukokortikoiden (Dexamethason) günstig auswirkte.

Von der paraneoplastischen Syndromen ist es vor allem das *sog. ektopische ACTH-Syndrom* (vgl. dazu S. 240), das – über eine vermehrte Bildung von Glukokortikoiden – einen arteriellen Hochdruck bewirken kann.

Hypertonie bei Hyperthyreose

Die möglichen Ursachen einer Hyperthyreose wurden bereits diskutiert (vgl. dazu S. 379, vor allem S. 383 und S. 1170). Bei ungefähr einem Drittel dieser Fälle besteht eine deutliche Hypertonie, die – bei z. T. vermindertem peripherem Gefäßwiderstand – auf ein *erhöhtes Herzzeitvolumen* zurückgeht. Am letzteren sind sowohl ein *erhöhtes Schlagvolumen* als auch die *Zunahme der Herzfrequenz* beteiligt. Pathogenetisch wird die Hyperdynamie des Kreislaufs bei Hyperthyreose z. T. als Adrenalinwirkung infolge Thyroxin-bedingter Hemmung des Abbaus dieses Katecholamins gedeutet.

Weitere Beispiele von endokriner Hypertonie

Bei *Akromegalie* (vgl. dazu S. 319) entwickelt sich nicht selten eine leichte bis mittelschwere Hypertonie, die nach operativer Entfernung oder Bestrahlung des eosinophilen Hypophysenvorderlappen-Adenoms zurückgehen kann. Die Entstehungsweise dieser Art von Hochdruck ist noch nicht befriedigend geklärt; wenigstens teilweise scheint es sich um eine *Widerstandserhöhung im Bereich der Arteriolen* zu handeln. Ähnliches gilt für das Auftreten einer Hypertonie im Rahmen eines – meist primären – *Hypothyreoidismus.* Ob *Androgene* beim Menschen hochdruckauslösend wirken, ist umstritten; im Rattenversuch erweist sich z. B. eine wiederholte Gabe von Methylandrostendiol zusammen mit einer 1%igen Kochsalzlösung im Anschluß an unilaterale Nephrektomie als wirksames Mittel zur Erzeugung einer arteriellen Hypertonie im großen Kreislauf. Ungeklärt ist auch die gefäßaktive Wirkung von *Östrogenen.* Eine *»hypokaliämische« d. h. vermutlich über eine vermehrte Aldosteronproduktion vermittelte Hypertonie* findet sich manchmal nach Einnahme oraler Kontrazeptiva *(Ovulationshemmer).*

99.6. Hypertonie bei sog. Schwangerschaftstoxikose (Gestose, Spätgestose, EPH-Syndrom, EPH-Gestose)

Definitionen: Als *»Schwangerschaftstoxikose« (Gestose, Spätgestose, EPH-Syndrom, EPH-Gestose)* bezeichnen wir eine, in der Regel erst spät im Verlauf der Gravidität auftretende Störung, die vor allem durch die Trias: Ödeme (*E*dema), *P*roteinurie und *H*ypertonie gekennzeichnet ist. Von *essentieller Gestose* spricht man dann, wenn sie aus sonst völliger Gesundheit heraus auftritt. *»Pfropfgestosen«* sind solche, die sich zu bereits vor der Schwangerschaft bestehenden Leiden (z. B. Nierenleiden, Gefäßkrankheiten, Diabetes mellitus u. a. m.) hinzugesellen. Je nach Schweregrad unterscheiden wir die *»einfache Schwangerschaftsnephropathie« (»Schwangerschaftsniere«)* mit Proteinurie, aber nur geringer Hypertonie und Ödemen wechselnden Ausmaßes, von der *»Präeklampsie«,* die durch maligne Hypertonie (s. u.), Proteinurie, massive Ödeme, Oligurie und oft eine Kreislaufinsuffizienz gekennzeichnet ist, sowie von der *»Eklampsie«,* der schwersten Form, bei der es zum Auftreten epileptiformer Krämpfe und zum Bewußtseinsverlust kommt.

Ursache und **Pathogenese** der EPH-Gestosen sind weitgehend unbekannt. Herkunft und Bedeutung eines im Fruchtwasser gestosekranker Frauen nachgewiesenen, blutdrucksteigernden Polypeptids *(»Hysterotonin«)* bedürfen einer weiteren Klärung. Hämodynamisch scheint es sich vor allem um einen *Widerstandshochdruck* zu handeln, bei dem *Arteriolenspasmen,* vielleicht auch Endothelschwellungen in der terminalen Strombahn, im Vordergrund des Geschehens stehen. Allerdings wird meistens auch ein erhöhtes Herzzeitvolumen festgestellt; wahrscheinlich spielt eine *Natriumretention* mit. Weitere Faktoren, die zur Diskussion stehen, umfassen eine überreiche Ernährung, Störungen im RAA-System und in der Produktion und/oder Wirkung von antidiuretischem Hormon u. a. m.; die Bedeutung solcher Einflüsse ist aber fraglich.

Tierexperimentell von Interesse ist die Feststellung, daß sich bei Kaninchen durch fortgesetzte Progesteronbehandlung eine mit Schwellung der Glomerulumendothelien verbundene Blutdrucksteigerung erzeugen läßt. Bei hochschwangeren Nagern können Eklampsieähnliche Zustände, mit Bildung sog. Zytoplasmapolypen des Trophoblasten, durch Vergiftung mit Monojodessigsäure und/oder Natriumfluorid ausgelöst und durch gleichzeitige Pyruvatgabe vermieden werden, was auf eine Störung der Glukoseverwertung hinweist und somit mit einem ischämischen Prozeß im Plazentarbereich in Beziehung gebracht werden könnte.

Besondere Beachtung wird in neuerer Zeit den *Kapillarveränderungen* bei Gestosen geschenkt, die vor allem auch an den Glomerula der Nieren zum Ausdruck kommen: Die Endothelzellen erscheinen hier deutlich geschwellt und teilweise sogar vakuolisiert. Immunfluoreszenzoptisch läßt sich subendothelial nicht selten Fibrinogen/Fibrin nachweisen. Diese Befunde und die Proteinurie weisen auf eine mehr oder weniger allgemeine *Permeabilitätsstörung* der terminalen Strombahn hin. Die Schwellung der Endothelien und die – wahrscheinlich z. T. dadurch bedingte – Blutarmut der Glomeruli gehen mit einer mehr oder weniger verminderten glomerulären Filtration einher. Für die bei Gestosen in der Regel nachweisbare *Natrium- und Wasserretention* scheint die letztere allerdings eine geringere Rolle zu spielen als eine vermehrte tubuläre Rückresorption. Das RAA-System wird zur Erklärung dieses Effekts von den meisten Autoren nicht herangezogen, da die Aldosteronproduktion in solchen Fällen weniger vermehrt zu sein scheint als bei der normalen Gravidität, und die Plasmareninaktivität sich offenbar ähnlich wie bei der letzteren verhält. Die Bedeutung der Östrogene für die Salz- und Wasserretention ist ungeklärt. Es besteht die Möglichkeit, daß sich die Gestosen von den metabolischen Veränderungen im Rahmen der normalen Schwangerschaft nur quantitativ unterscheiden, wobei die physiologische Tendenz der Graviden zur Blutdrucksteigerung und zur Salz- und Wasserretention durch endogene (hormonale Störungen u. a. m.) und exogene Faktoren (Fettsucht, Überernährung, übermäßige Kochsalzzufuhr u. a.) verstärkt werden könnte. Auf die Beobachtung, daß tödlich verlaufende, klinisch z. T. als »Eklampsie« imponierende perinatale Komplikationen oft auf Fruchtwasserembolien beruhen, wurde schon hingewiesen (S. 479).

Bei *hypertensiver »Toxämie«* zeigen in der Regel auch die Blutgefäße des Feten gewisse Veränderungen, z. B. eine signifikante Verminderung des Verhältnisses der Lumenweite zur Wanddicke in kleinen Arterien und Arteriolen.

99.7. Sog. kardiovaskuläre Hypertonieformen

Definition: Unter dem Oberbegriff einer *»kardiovaskulären Hypertonie«* fassen wir alle jenen Formen von arteriellem Hochdruck im großen Kreislauf zusammen, die ihre primäre Ursache in faßbaren krankhaften Veränderungen von Herz und/oder Gefäßen haben.

Während leichte Hypertonien dieser Gruppe im Sinne einer Erhöhung des arteriellen Mitteldruckes ohne nennenswerte Zunahme des diastolischen Druckes zu den häufigen Beobachtungen gehören, beruhen schwerere Formen von Hochdruck (d. h. mit erheblicher Steigerung auch des diastolischen Blutdruckes) nur in etwa 1–2% aller solcher Hypertoniefälle auf primär »kardiovaskulärer« Grundlage.

Hochdruck bei Arteriosklerose, insbesondere Atherosklerose

Wie schon angetönt wurde, handelt es sich bei Hochdruck infolge Atherosklerose in unkomplizierten Fällen um einen *Elastizitätshochdruck,* d. h. die Folge einer *verminderten Windkesselfunktion der großen Arterien,* mit u. U. stark erhöhtem systolischem Druck und damit auch gehobenem Mitteldruck, jedoch normalem oder sogar unternormalem diastolischem Druck.

Hochdruck infolge primärer Zunahme des peripheren Gefäßwiderstandes aufgrund morphologisch faßbarer Veränderungen der kleinen Arterien und Arteriolen

Solche Beobachtungen gehören zu den Seltenheiten; u. U. kann die Hypertonie bei schwerer *Panarteriitis nodosa* (S. 1120) oder bei Fällen von *v. Recklinghausen'scher Neurofibromatose,* die oft mit einer merkwürdigen Wandhyperplasie und Lumeneinengung kleiner Arterien einhergehen, z. T. auf einem solchen Mechanismus beruhen. Ausnahmsweise mag auch eine *Gefäßamyloidose* ähnliche Folgen haben. In weitaus den meisten Fällen von lumenverengernder Arteriosklerose haben wir es dagegen mit sekundären Erscheinungen zu tun (vgl. dazu essentielle Hypertonie, renale Hypertonie u. a. m., S. 517).

Hypertonie bei Aortenisthmusstenose

Eine erhebliche Aortenisthmusstenose (S. 299) führt zum *arteriellen Hochdruck im ganzen prästenotischen Bereich,* wobei die Ausbildung eines Kollateralkreislaufs mildernd wirkt. Pathogenetisch spielen die Verkleinerung des Windkessels und ein erhöhtes Herzzeitvolumen mit eine Rolle, während die leichte Minderdurchblutung der Nieren in der Regel nicht ausreicht, um das RAA-System in nennenswertem Maße zu stimulieren.

Kardiovaskulär bedingte Formen von sog. Schlagvolumenhochdruck

Bei großem Shuntvolumen können z. B. *arteriovenöse Fisteln* oder ein *offener Ductus Botalli* eine systolische Druckerhöhung herbeiführen; vor allem handelt es sich um eine Mehrarbeit des linken Ventrikels. Dasselbe gilt für die *Aorteninsuffizienz,* bei der es infolge ungenügendem Klappenschluß zur diastolischen Regurgitation u. U. größerer Blutmengen in den linken Ventrikel kommt; hier sinkt der diastolische Druck in der Regel noch viel stärker ab als bei Bestehen von Kurzschlüssen. Ein Schlagvolumenhochdruck mit starker Erhöhung des systolischen Zeitvolumens findet sich ferner bei *totalem atrioventrikulärem Block.*

Sog. hyperkinetisches Herzsyndrom

Diese meist eher milden Hypertonieformen erklären sich durch eine *frequenzbedingte Steigerung des Herzzeitvolumens,* wie wir sie schon am Beispiel der Hyperthyreose kennen gelernt haben. Pathogenetisch steht offenbar eine vermehrte Stimulation von β-Rezeptoren im Vordergrund.

Hypertonie bei Herzinsuffizienz
Hie und da beobachtet man beim Auftreten einer Herzinsuffizienz (S. 569) ein Ansteigen des arteriellen Blutdruckes im großen Kreislauf, insbesondere auch des diastolischen Druckes. Während früher daran gedacht wurde, es könnte sich hier um die Auswirkung eines Rückstaus venösen Blutes auf die arterielle Seite handeln *(»Stauungshochdruck«)*, hält man heute andere Mechanismen, wie die Ausbildung eines *sekundären Hyperaldosteronismus* bzw. *Natriumretention*, eine durch Atemnot sich steigernde *Erregung* und/oder einen *erhöhten Sympathikotonus* anderer Ursache (z. B. leichte körperliche Ermüdbarkeit), für wichtiger. Hämodynamisch scheint vor allem ein – zumindest relativer – Widerstandshochdruck vorzuliegen.

99.8. Sog. zentralnervöse (zerebrale, zentrogene) bzw. neurogene Hypertonieformen

Im Gegensatz zu *akuten Blutdrucksteigerungen*, denen man z. B. bei *Hirntraumen, Enzephalitis* oder anderen rasch eintretenden Schäden des Zentralnervensystems häufig begegnet, gehören zerebral bedingte *chronische (permanente) Formen von Hypertonie* zu den Seltenheiten. In solchen Fällen wurden im Bereich der Medulla oblongata und/oder des Zwischenhirns z. T. morphologische Veränderungen verschiedener Art gefunden. Ein sog. *»Entzügelungshochdruck«* läßt sich tierexperimentell durch Denervation der Barorezeptoren erzeugen. Hämodynamisch scheinen hier sowohl eine Zunahme des peripheren Gefäßwiderstandes als auch eine Vermehrung des Herzzeitvolumens im Spiel zu sein.

99.9. Hypertonie bei weiteren metabolischen Störungen und bei Vergiftungen

Bei verschiedenen Formen von *Porphyrie* (vgl. dazu S. 1019) gehören Krisen von arterieller Hypertonie im großen Kreislauf zum Symptomenbild; die pathogenetischen Hintergründe der Blutdrucksteigerung sind nicht befriedigend gelöst, insbesondere nicht ihr allfälliger Zusammenhang mit der enzymatisch bedingten Anhäufung von δ-Aminolävulinsäure und verschiedener Porphyrine.
Diabetes mellitus (S. 933) stellt, wie erwähnt, einen Risikofaktor hinsichtlich Hypertonie dar.
Gicht (S. 1005) kann u. a. über eine *Gicht-Schrumpfniere* zu arteriellem Hochdruck Anlaß geben.
Eine *»hypokaliämische Hypertonie«* wird u. a. bei der *sog. renalen tubulären Azidose* (S. 784) und beim *Liddle-Syndrom* (S. 783) beobachtet.

Exogen-toxisch herbeigeführte Formen von Hypertonie umfassen – neben solchen aufgrund *hypertensiv wirkender Medikamente* und *Kochsalz in hohen Dosen – Vergiftungen, z. B. mit Thallium oder mit Blei* (vgl. dazu S. 1610).

99.10. Folgen und Komplikationen einer chronischen (»benignen«) arteriellen Hypertonie im großen Kreislauf

Eine Übersicht über Hypertoniefolgen vermittelt Abb. 111.

Sog. hypertonische Herzhypertrophie
In der Phase der *labilen Blutdruckerhöhung* findet sich am Herzen oft kein nennenswerter pathologischer Befund, höchstens eine geringfügige Massenzunahme der Wand des linken Ventrikels, die bei Volumenhochdruck mit einer leichten Dilatation verbunden sein kann. Bei *chronischer Hypertonie* richten sich die adaptiven Veränderungen des linken Ventrikels vor allem danach, ob es sich um einen Volumenhochdruck, einen Widerstandshochdruck oder eine Kombination der beiden handelt. Bei reinem *Volumenhochdruck* wirkt sich in erster Linie die Vermehrung des Schlagvolumens im Sinne einer *Dilatation des linken Ventrikels* aus, wobei mit der Zeit eine mehr oder weniger ausgeprägte Hypertrophie *(exzentrische Hypertrophie)* hinzukommen kann. Die letztere hält sich aber in solchen Fällen meistens in bescheidenem Rahmen. Besteht ein reiner *Widerstandshochdruck*, adaptiert sich der linke Ventrikel an die Erschwerung der systolischen Austreibung (Erhöhung des Austreibungswiderstandes, sog. »afterload«) zunächst im Sinne einer *konzentrischen Hypertrophie*. Die Mechanismen, die über eine dauernde Erhöhung des systolischen, dann auch des enddiastolischen Druckes im linken Ventrikel zur Hypertrophie der Herzmuskelzellen führen, sind nicht geklärt (vgl. dazu S. 156). Überschreitet die Hypertrophie des linken Ventrikels ein gewisses Maß, kann sich eine *Linksinsuffizienz* des Herzens entwickeln. Die Gründe hierfür liegen einmal darin, daß die pro Kapillare zu versorgende Muskelmasse – und damit auch die für den Stoffaustausch zurückzulegende Diffusionsstrecke – zunimmt. Überdies begünstigt die chronische Hypertonie die Ausbildung einer verengernden Atheromatose der Koronarien sowie einer stenosierenden Arteriolosklerose (s. u.), so daß sich die Durchblutung, d. h. insbesondere auch die Sauerstoffversorgung, zusätzlich verschlechtert.

Beim sog. *Sportherzen* ist dies erfahrungsgemäß trotz manchmal erheblicher Hypertrophie nicht im selben Maße der Fall, vermutlich deshalb nicht, weil die Herzarbeit jeweils nur vorübergehend stark gesteigert wird, und weil die adaptive Dilatation der Koronargefäße mit der Hypertrophie besser Schritt hält; in der Regel handelt es sich hier ja um jüngere Individuen, bei denen eine solche Anpassung des arteriellen Systems noch besser gelingt als bei älteren Personen.

Bei chronischem Widerstandshochdruck gesellt sich mit der Zeit zur Vermehrung der Muskelmasse des linken Ventrikels auch eine Dilatation, so daß sekundär eine *exzentrische Hypertrophie* zustande kommt. Die Auswirkungen einer *chronischen relativen Ischämie* auf das Myokard, insbesondere die inneren Wandschichten des linken Ventrikels, wurden schon besprochen (S. 506). Bei schwerer Hypertrophie des linken Ventrikels wirken sich überdies eine gewisse »Versteifung« *(verminderte »Compliance«)* und ein durch das vermehrte interstitielle Bindegewebe mehr oder weniger »fixiertes« Auseinandergleiten der Muskelfaserbündel (sog. *Gefügedilatation)* für die Kontraktilität nachteilig aus. Daß die hypertonische Herzhypertrophie hinsichtlich der Ausbildung von *Myokardinfark-*

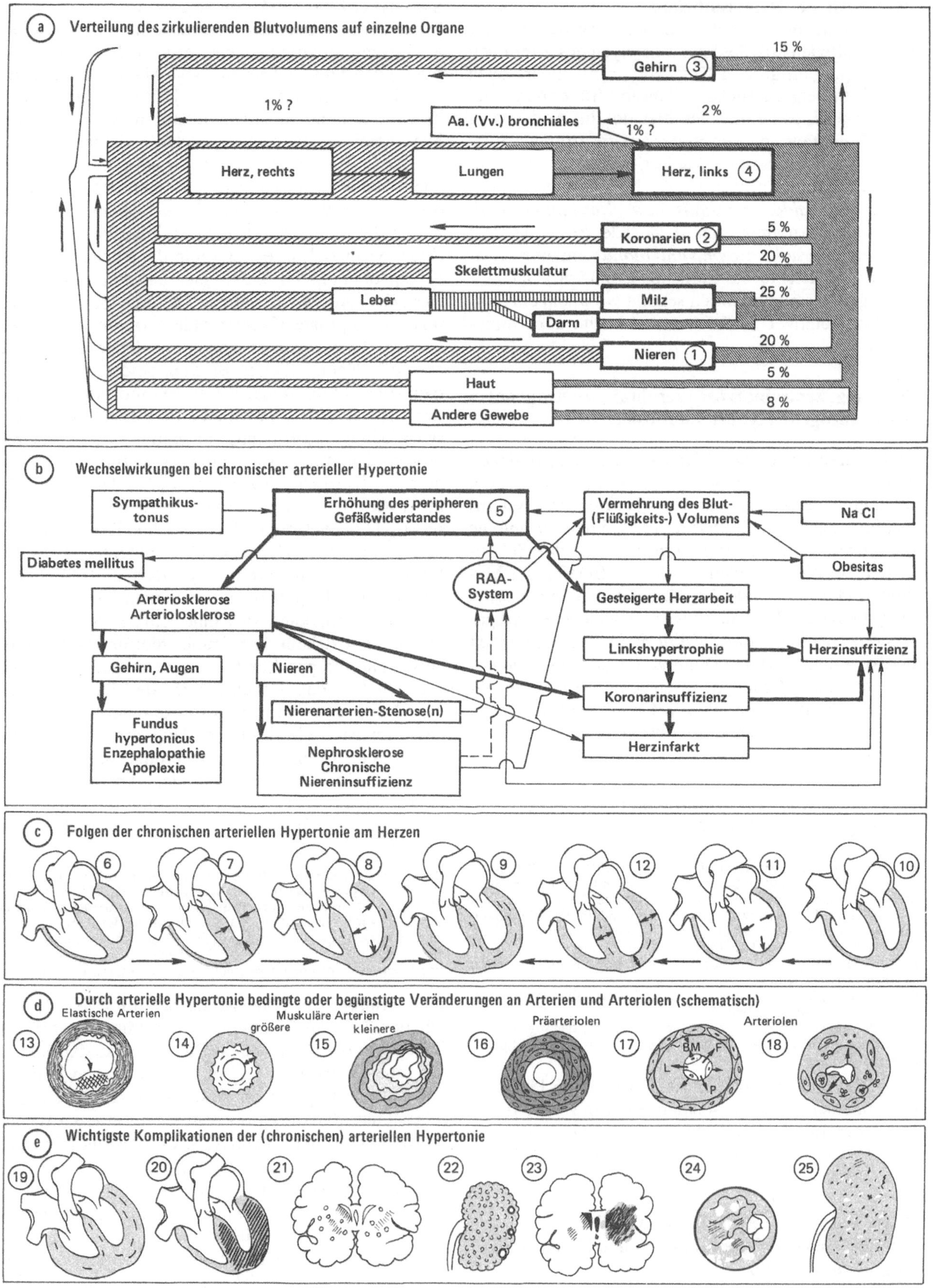
a Verteilung des zirkulierenden Blutvolumens auf einzelne Organe
15 %
Gehirn 3
1% ?
Aa. (Vv.) bronchiales
2%
1% ?
Herz, rechts
Lungen
Herz, links 4
Koronarien 2
5 %
20 %
Skelettmuskulatur
Leber
Milz
25 %
Darm
20 %
Nieren 1
5 %
Haut
8 %
Andere Gewebe
b Wechselwirkungen bei chronischer arterieller Hypertonie
Sympathikus-tonus
Erhöhung des peripheren Gefäßwiderstandes 5
Vermehrung des Blut-(Flüßigkeits-) Volumens
Na Cl
Diabetes mellitus
RAA-System
Obesitas
Arteriosklerose Arteriolosklerose
Gesteigerte Herzarbeit
Linkshypertrophie
Herzinsuffizienz
Gehirn, Augen
Nieren
Koronarinsuffizienz
Nierenarterien-Stenose(n)
Herzinfarkt
Fundus hypertonicus Enzephalopathie Apoplexie
Nephrosklerose Chronische Niereninsuffizienz
c Folgen der chronischen arteriellen Hypertonie am Herzen
6
7
8
9
12
11
10
d Durch arterielle Hypertonie bedingte oder begünstigte Veränderungen an Arterien und Arteriolen (schematisch)
Elastische Arterien
Muskuläre Arterien
größere
kleinere
Präarteriolen
Arteriolen
13
14
15
16
17
18
BM
F
L
P
e Wichtigste Komplikationen der (chronischen) arteriellen Hypertonie
19
20
21
22
23
24
25

ten (S. 511) einen schweren Risikofaktor darstellt, wurde bereits hervorgehoben.
Die *Auswirkungen einer linksventrikulären Insuffizienz* auf den kleinen Kreislauf (chronische Lungenstauung, u. U. Lungenödem), die rechte Herzhälfte und schließlich rückläufig auf die Organe des großen Kreislaufs, kommen auf S. 569 zur Sprache.

Auswirkungen der chronischen Hypertonie auf die großen und mittelgroßen Arterien

Die dauernde Druckerhöhung im arteriellen Gefäßsystem des großen Kreislaufs begünstigt, wie erwähnt wurde, in hohem Maße die Ausbildung bzw. eine Verstärkung der *Arteriosklerose,* im besonderen auch der *Atherosklerose* (S. 482), so daß deren Folgen und Komplikationen bei Hypertonikern wesentlich häufiger und schon in jüngerem Alter beobachtet werden als bei Individuen mit normalem arteriellem Blutdruck. Hervorzuheben ist die Tatsache, daß bei Hochdruckkranken öfters auch *Organarterien* schwer betroffen sind, was in den entsprechenden Geweben zu *Atrophie, Schrumpfung (Subinfarkten)* oder gar *Infarkten* Anlaß geben kann. Dies trifft in besonderem Maße für das *Herz,* das *Gehirn,* die *Augen* und die *Nieren* zu, aber auch andere Organe bzw. Gewebe erleiden ischämische Schäden.

Arteriolosklerose

Verständlicherweise wirkt sich eine chronische Hypertonie vor allem auch an den Widerstandsgefäßen selbst, d. h. an den Arteriolen, z. T. auch an den Präarteriolen und den Präkapillaren, aus.

Definitionen: Unter »*Arteriolosklerose*« i. e. S. verstehen wir eine herd- bis streckenförmige Veränderung der Arteriolen, die durch subendotheliale Anhäufung einer homogenen, eosinophilen Masse *(sog. vaskuläres Hyalin)* aus Proteinen, komplexen Kohlenhydraten und oft auch Lipiden, seltener Kalkmassen, gekennzeichnet ist *(Arteriolohyalinose).* Dieses vaskuläre Hyalin muß u. a. vom Gefäßamyloid unterschieden werden (S. 916). Die Media erscheint bei Arteriolohyalinose atrophisch oder geschwunden. Von der Arteriolosklerose i. e. S. sind *Veränderungen der Präarteriolen,* die eine Lamina elastica interna besitzen und bei chro-

---

Abb. 111 a–e. *Merkpunkte zu den Auswirkungen einer chronischen arteriellen Hypertonie.* **a** *Verteilung des zirkulierenden Blutvolumens auf einzelne Organe bzw. Gewebe.* Bei chronischer arterieller Hypertonie im großen Kreislauf werden in erster Linie *Nieren* (1), *Koronarien* (2), *Gehirn* (3) und *Herz* (4) in Mitleidenschaft gezogen. Die *Milz* zeigt ebenfalls schon früh im Verlauf der Hochdruckkrankheit eine ausgeprägte Arteriolenhyalinose (s. 17); es handelt sich aber nicht um ein für das Leben unbedingt erforderliches Organ. **b** *Wechselwirkungen bei chronischer arterieller Hypertonie.* Das Diagramm ist an sich selbsterklärend. Das wichtigste pathogenetische Moment – auch im Spätstadium von primärem Volumenhochdruck – ist der *erhöhte periphere Gefäßwiderstand* (5). Aufgrund neuerer Erhebungen lassen sich im wesentlichen *drei große Bündelungsmuster der arteriellen Hypertonie* – wenn auch z. T. nur unscharf – auseinanderhalten: α) Viele Fälle von essentieller Hypertonie oder sonstigen Hypertonieformen »benigner« Art gehen *ohne erhebliche Nierenveränderungen* einher, während bei diesen das Hauptrisiko in Diabetes mellitus, Obesitas, Hyperlipidämie und, damit, der koronaren Herzkrankheit liegt. β) Eine zweite Gruppe zeichnet sich durch die Kombination von *Diabetes mellitus, Pyelonephritis chronica und schließlich renal-parenchymatöser Hypertonie* aus. γ) Die dritte Gruppe umfaßt die Schädigungsmuster: *renovaskuläre und/oder renal-parenchymatöse Veränderungen sowie eine Neigung zu Herzinfarkt;* zudem erkennt man hier eine deutliche Altersabhängigkeit. Naturgemäß gibt es Zwischen- und Kombinationsformen dieser drei Typen, und viele Einzelfälle bieten ein besonderes Bild (s. Abb. 110, S. 520). **c** *Auswirkungen der chronischen arteriellen Hypertonie auf das Herz (ausgenommen größere Myokardinfarkte).* Bei *Widerstandshochdruck* entwickelt das anfänglich normalgewichtige Herz (6) – je nach dem Grad der Hypertonie und ihrer Dauer – zunächst eine *konzentrische Hypertrophie des linken Ventrikels* (7), später, vor allem infolge ischämischer Schädigung, eine *exzentrische Hypertrophie der linken Kammer* (8) und schließlich – in schweren Fällen – eine *beidseitige exzentrische Herzhypertrophie* (9), die oft mit einer *globalen Herzinsuffizienz* einhergeht. Bei primärem *Volumenhochdruck* zeigt sich im Vergleich zum normalen Herzen (10) zunächst eine *linksventrikuläre Dilatation* (11), die sich später (vor allem bei Hinzutreten eines erhöhten peripheren Widerstandes) in eine *exzentrische Hypertrophie der linken Kammer* umwandelt (12). Aus dieser Situation heraus kann dann ebenfalls die unter 9 geschilderte Verschlechterung eintreten. **d** *Durch arterielle Hypertonie bedingte oder begünstigte Veränderungen von Arterien und Arteriolen.* Man beachte, daß die Skizzen 13–18 in zunehmender Vergrößerung gezeichnet sind. Bei schweren Graden von sog. »*benigner Hypertonie*« (erfahrungsgemäß Blutdruckwerte über längere Zeit von ungefähr 180/110 mm Hg und mehr) zeigt sich eine Verstärkung der *Atherosklerose* (13), vorwiegend der elastischen Arterien, eine *Intimafibrose* mittelgroßer muskulärer Arterien (14), u. U. eine *exzentrische Fibroelastose* kleinerer Arterien (15, besonders deutlich in den Nieren), eine *Mediahyperplasie/-hypertrophie von Präarteriolen* (16) sowie eine *Arteriolenhyalinose* (17). Die letztere entsteht wahrscheinlich aufgrund eines vermehrten Eindringens von Plasmaproteinen (P), u. U. Lipiden (L, besonders bei Diabetikern), Fibrinogen-Fibrin (F) u. a. in den Subendothelialraum, sei es aufgrund einer Desquamation bzw. Kontraktion der Endothelien, sei es infolge verstärkter Pinozytosetätigkeit der letzteren, die möglicherweise Druck-induziert ist. Zudem scheinen Endothelien und Myofibroblasten bzw. glatte Muskelzellen vermehrt ein Basalmembran-ähnliches Material zu bilden. Bei der *malignen Hypertonie* finden wir oft eine *leukoklasische oder gar nekrotisierende Arteriolitis* (18). **e** *Hauptkomplikationen der (chronischen) arteriellen Hypertonie.* Schwere Formen von »*benigner Hypertonie*« führen in manchen Fällen schließlich zu *globaler Herzinsuffizienz* (19), einer erhöhten Inzidenz von *Myokardinfarkten* (20), einer *progressiven Enzephalopathie,* oft verbunden mit einem »*Status lacunaris*« bzw. »*Status spongiosus*« (21), und/oder einer *roten Granularatrophie der Nieren* (22). Die Hauptgefahren einer *malignen Hypertonie* umfassen u. a. eine *Hirnblutung* (23), schwere *Läsionen der Retina* (24) und *nekrotisierende Nierenschäden (»maligne Nephrosklerose«, Fahr),* »*große bunte Nieren*« (25)

nischer Hypertonie eine *Intimasklerose (Intimamyofibrose, Arplasie),* eine *Mediahyperplasie/hypertrophie* und/oder eine zwiebelschalenförmige Anordnung von Bündeln glatter Muskelfasern, Bindegewebszellen und elastischen Fasern *(»onion skin«-Lamellen)* entwickeln können, abzugrenzen. Vor allem in der angelsächsischen Literatur werden die letztgenannten Veränderungen der Präarteriolen im weiteren Sinn allerdings auch zur »Arteriolosklerose« gezählt.

Pathogenese: Die *Arteriolosklerose i. e. S.,* d. h. die *Arteriolohyalinose,* ist von Organ zu Organ verschieden stark ausgeprägt und liefert nicht in allen Lokalisationen einen gleich gewichtigen Hinweis auf eine Hypertonie-gebundene Genese. In der *Milz* beispielsweise gehört sie zu den häufigen Befunden, zeigt in ihrem Außmaß eine deutliche Abhängigkeit vom *Alter* und korreliert nicht in hohem Maße mit dem Vorliegen einer Hypertonie. Etwas enger, aber auch nicht sehr streng sind die Beziehungen zwischen Dauer und Schweregrad eines chronischen arteriellen Hochdrucks einerseits und dem Ausmaß arteriolosklerotischer Veränderungen in Organen wie *Nebennieren, Pankreas* und *Gehirn.* Demgegenüber deutet eine erhebliche Arteriolosklerose der *Nieren* fast immer auf eine Hypertonie hin; eine Ausnahme bildet hier vielleicht die lipidreiche Arteriolosklerose, wie sie z. B. bei Diabetes mellitus (S. 946) auftritt. Die Ursache dieser lokalisatorischen Unterschiede sind nicht völlig geklärt; vermutlich haben sie mit der Steilheit des Druckabfall-Gradienten in den entsprechenden Gefäßbereichen sowie mit der Häufigkeit und dem Ausmaß zu tun, in denen die betreffenden Arteriolen im Verlauf der Zeit konstringiert wurden. Ob eine von Ort zu Ort unterschiedliche *Fixation vasopressorischer Substanzen,* z. B. Angiotensin II und/oder Katecholamine, mit eine Rolle spielt, bleibt noch zu klären.

Die *Entstehungsweise der subendothelialen Hyalinose* hat sehr wahrscheinlich mit Blutdruck-bedingten *Endothelläsionen* und einer zugehörigen Permeabilitätssteigerung sowie einem *Eindringen von Blutplasmabestandteilen,* insbesondere Proteinen, in die Gefäßwand zu tun. Wohl scheinen sich Endothelzellen in der gesamten arteriellen Strombahn bei chronischer Hypertonie in gewissem Sinn zu adaptieren (z. B. Zunahme der Zahl von Mikrofilamenten und damit von Aktin), doch erleiden sie – soweit sich aufgrund von Tierversuchen beurteilen läßt – auch erheblich mehr Schaden als bei Normotonikern. Schon innerhalb kurzer Zeit nach Einsetzen einer Katecholamin-induzierten Steigerung des arteriellen Blutdruckes bei Tieren finden sich beispielsweise *interzelluläre Lücken* im Endothelbelag, durch die Makromoleküle (u. a. Meerrettich-Peroxidase) vermehrt durchtreten. Angiotensin II beispielsweise zeigt eine solche Wirkung innerhalb von 2 Minuten. Dazu kommt offenbar eine *erhöhte Desquamationsrate* dieser Zellen. Die *Basalmembran* weist in kleinen Bezirken leichte Diskontinuitäten auf, und bei längerer Dauer des Hochdrucks kann sie an Dicke etwas zunehmen. Im *subendothelialen Bereich* häufen sich vor allem *Plasmaeiweiße* an; im vaskulären Hyalin von menschlichen Milzarteriolen ließen sich beispielsweise immunfluoreszenzoptisch die verschiedensten Plasmaproteine nachweisen, auch Immunglobuline in geringer Konzentration. Fibrin und Fibrinogen scheinen indessen in unkomplizierten Fällen weitgehend zu fehlen. Da bei Hypertonie wie bei Atherosklerose verschiedentlich Immunreaktionen gegen Gefäßwandbestandteile festgestellt wurden, bleibt zu prüfen, ob die Anwesenheit von Immunglobulinen im vaskulären Hyalin lediglich einem »trapping«-Mechanismus, wie er für andere Plasmabestandteile anzunehmen ist, entspricht, oder ob hier antiarterioläre Antikörper mitbeteiligt sind. Im übrigen sei vermerkt, daß nicht alle Anteile des vaskulären Hyalins aus dem Blut stammen: man findet hier auch Proteoglykane und sehr spärlich Kollagen, Substanzen, die offenbar lokal gebildet wurden. Im Gegensatz zu den Arteriolen, die bei fortdauerndem Hochdruck eine *Atrophie oder sogar einen Schwund der glatten Muskelzellen* erkennen lassen, reagiert die *Media der Präarteriolen* auf chronische benigne Hypertonie mit einer deutlichen *Hyperplasie der muskuloelastischen Elemente,* und die *Intima* zeigt in der Regel eine durch *Myofibrose* bedingte Dickenzunahme.

Wichtigste Folge der erwähnten Wandveränderungen ist eine *Lumeneinengung,* die sehr eindrücklich sein oder sogar in den gänzlichen Verschluß des Gefäßes ausmünden kann.

Da z. B. in der Niere die präarterioläre Wandhyperplasie und auch die Arteriolohyalinose – soweit sich aufgrund autoptischer Befunde und der Krankengeschichte beurteilen läßt – streng mit dem arteriellen Blutdruck in der spätesten Lebensphase (eingeschlossen die Zeit der Hospitalisation) und weniger mit dem in früheren Lebensabschnitten zu korrelieren scheint, darf angenommen werden, daß die *Arteriolosklerose bis zu einem gewissen Grad reversibel* ist. Dies ist zu bedenken, wenn beispielsweise davon die Rede ist, der *erhöhte periphere Gefäßwiderstand* »hätte sich *fixiert«,* d. h. sei nicht mehr in erster Linie spastisch, sondern arteriolosklerotisch bedingt. Eine sehr erhebliche Rückbildung ist allerdings nicht bekannt.

Vereinzelt finden sich an Arteriolen der Nieren, des Herzens und des Pankreas, seltener auch in anderen Organen, *zellreiche Knötchen* die sich aus glatten Muskelzellen, Myofibroblasten und Fibroblasten zusammensetzen, Zeichen von Kapillarneubildung erkennen lassen und vermehrt Proteoglykan-reiche Zwischensubstanz enthalten. Die elastischen Faserbündel sind in diesen Bereichen z. T. zerstört. Hie und da gleichen diese Gebilde den plexiformen Veränderungen bzw. Charcot-Bouchard-Aneurysmen der Lunge.

Die **Folgen** der verengernden Arteriolosklerose für das zu versorgende Gewebe sind in erster Linie solche *ischämischer Natur* und umfassen wiederum *Atrophie mit zugehöriger Leistungseinbuße,* einen *teilweisen Gewebeschwund* und eine, im wesentlichen als reaktiv zu betrachtende *kleinherdige Fibrose bzw. Sklerose.* Besonders deutlich läßt sich dies am Beispiel der Niere zeigen, wo ein chronischer, mäßiger arterieller Hochdruck zu einer Vermehrung der mesangialen Matrix, ein schwerer Hochdruck dagegen zu einer allmählichen *Vernarbung der Glomerula* mit zugehöriger tubulärer *Atrophie des betreffenden Versorgungsbereichs* und einer entsprechend lokalisierten *interstitiellen Fibrose* führt.

Veränderungen des juxtaglomerulären Apparates (JGA) der Nieren bei Hypertonie

In mancher Hinsicht besteht über die Veränderungen des JGA bei chronischer Hypertonie noch keine Klarheit. Theroretisch wäre zu erwarten, daß eine *Hyperplasie/Hypertrophie dieser Strukturen,* mit deutlicher Granulabildung in den subendothelialen Zellen, das Ausmaß der *Stimulierung des RAA-Systems,* insbesondere der Reninbildung, widerspiegeln sollte.

Tierexperimentelle Befunde, insbesondere die beim sog. l-Nieren-Modell nach Goldblatt gemachten Beobachtungen, stimmen auch weitgehend mit dieser Annahme überein. Man hat aber noch mit weiteren Faktoren zu rechnen. Bei Ratten sind Stämme mit geringem sog. juxtaglomerulätem Granulierungs-Index (JGGI) bekannt, die einen eher höheren mittleren arteriellen Blutdruck aufweisen als andere mit gehobenem JGGI. Anscheinend bilden die ersteren mehr 18-Hydroxydesoxykortikosteron als die letzteren. Ferner weiß man über die Konzentration vasodilatatorischer Substanzen im Blut (z. B. Azetylcholin, Adenosin, AMP, ADP, ATP, PGE_1, PGE_2 und PGA_2), die dem Angiotensineffekt entgegenwirken könnten, in den meisten Fällen keinen Bescheid. Auch für weitere Befunde, wie den, daß bei der ischämischen Nephropathie der Ratte die Zeichen von Aktivität des JGA dem Ausmaß der Urokinase-Ausscheidung parallel gehen, steht eine endgültige Erklärung noch aus.

In der *Humanpathologie* finden sich bei *essentieller Hypertonie* keine sicheren, regelmäßig auftretenden Veränderungen des JGA. Einer Hyperplasie/Hypertrophie des letzteren begegnet man demgegenüber in fast allen Fällen von Nierenarterienstenose, d. h. bei der klassischen *renovaskulären Hypertonie.* Von Interesse ist die Beobachtung, daß Patienten mit Hypoplasie bzw. Atrophie des JGA der kontralateralen Niere z. T. auf eine operative Therapie der Nierenarterienstenose nicht günstig reagierten. Bei *nephrotischem Syndrom* fand sich eine gute Korrelation zwischen Kreatinin-Retention und Hyperplasie/Hypertrophie des JGA, insbesondere der subendothelialen granulierten Zellen und des Polkissens, nicht aber der Macula densa. Bei Hypertonie wegen sog. *perimembranöser Glomerulonephritis* (S. 773) fand sich ein ähnlicher Zusammenhang. Bei den verschiedenen Formen von *renal-parenchymatöser Hypertonie* sind die Verhältnisse weniger übersichtlich. Unter anderem ist zu bedenken, daß Schrumpfungsprozesse bzw. eine Arteriolosklerose auch eine Involution des JGA nach sich ziehen können, weshalb in solchen Fällen vor allem intakte Glomeruli untersucht werden sollten. Die Bedeutung sog. *Becher'scher Zellhaufen,* die sich vermutlich aus Mittelstückepithelien herleiten und bei Schrumpfnieren mit Hypertonie manchmal in größerer Zahl angetroffen werden, ist noch unklar.

Die wichtigsten Komplikationen der benignen Hypertonie

Ein großer Teil der Komplikationen beruht auf den durch einen andauernden arteriellen Hochdruck geförderten *atherosklerotischen Veränderungen,* die – zusammen mit der *Myokardhypertrophie* und der *Arteriolosklerose* – eine *Herzinsuffizienz* herbeiführen können. Manchmal ist die *Koronarinsuffizienz* erstes und führendes Symptom; auf das gehäufte Vorkommen von *Myokardinfarkten* bei Hypertonie wurde schon hingewiesen.

An der *Niere* wirken sich dieselben Gefäßveränderungen, insbesondere aber die Arterio(lo)sklerose, vor allem im Sinne der Ausbildung von *Schrumpfungsherden (Subinfarkten)* aus, die je nach dem Kaliber des verengerten arteriellen Gefäßes vereinzelt und ziemlich groß sein *(arteriosklerotische Schrumpfungsherde)* oder sehr zahlreich und in einer Ausdehnung von nur etwa 1–2 mm auftreten können *(arteriolosklerotische Schrumpfungsherde).* Haben die letzteren eine Reduktion des Nierengewichts auf unter etwa 80 g bewirkt, reden wir von *arteriolosklerotischer (primärer, genuiner) Schrumpfniere* oder – entsprechend ihrem makroskopischen Aussehen – von *roter Granularatrophie der Nieren,* die sich fast nur bei langdauernder, ziemlich schwerer, aber »benigner« essentieller Hypertonie entwickelt. Typischerweise kommt es im vernarbenden Rindenbereich zur Entstehung kleiner Zysten in Mehrzahl. Die *hypertoniebedingte Nephrosklerose* – wie die Gesamtheit dieser Veränderungen auch genannt wird – kann schließlich in eine chronische *Niereninsuffizienz* mit Urämie ausmünden.

Die durch fortgesetzten arteriellen Hochdruck am *Augenhintergrund* verursachten Veränderungen kommen im nächsten Abschnitt zur Sprache.

Im *Gehirn* sind – abgesehen von den basalen Arterien – auch die peripheren Äste arteriosklerotisch verändert, wozu sich eine Arteriolosklerose gesellt. Als Folge dieser Gefäßveränderungen *(»Zerebralsklerose«)* entwickelt sich oft eine progressive sog. *hypertensive Enzephalopathie,* auf die sich kleine bis größere *Infarkte* im Sinne der anämischen Erweichung aufpfropfen können. Die letzteren trifft man in erster Linie am seitlichen Putamen des Linsenkerns, im Thalamusbereich sowie in den grauen Bezirken der Brücke und des Kleinhirns. Finden sich in diesen Lokalisationen mehrere bis zahlreiche kleine Höhlen, spricht man von *Status spongiosus* oder *Status lacunaris.* Klinisch äußern sich kleinere Infarzierungen als sog. *Streifschläge* (»Schlägelchen«). Eine häufige – wenn nicht die häufigste – Todesursache bei schwereren Formen von Hypertonie ist die *Massenblutung* im Gehirn (vgl. dazu S. 327), z. T. mit Ventrikeleinbruch.

An den *übrigen Organen* bewirkt die Hypertonie-bedingte oder -mit-bedingte Arterio- und Arteriolosklerose entsprechende, wenn auch klinisch z. T. weniger bedeutsame Veränderungen. Erwähnenswert sind hier Schäden des exo- und endokrinen Drüsengewebes des *Pankreas,* ischämische Erscheinungen an den *Extremitäten,* Wandläsionen in der *Aorta* bei Arteriolosklerose der Vasa vasorum u. a. m.

99.11. Einteilung der Hypertonie in verschiedene Schweregrade

Unabhängig von der jeweiligen Ursache bzw. Form der Hypertonie werden verschiedene *Schweregrade* auseinandergehalten:

1. *Leichte Hypertonie:* Labile Blutdrucksteigerung auf Werte von ungefähr 160–170/90–100 mm Hg, ohne fassbare Organveränderungen (insbesondere ohne Störungen der Nierenfunktion) und annähernd normalem Befund am Augenhintergrund.
2. *Mäßig schwere Hypertonie:* Blutdruckwerte um 180–190/110–115 mm Hg, Nierenfunktion meistens nachweisbar eingeschränkt. Augenhintergrund: Fundus hypertonicus I–II (d. h. höchstens Wandverdickungen der retinalen Arterien und Arteriolen mit teilweiser Undurchsichtigkeit (Kupferdrahtarterien), Kaliberschwankungen der Arterien, kleine Blutungsstellen meist in Nähe der Arteriolen. Zartes peripapilläres Ödem. Positives Salus-Gunn'sches Kreuzungszeichen. Venolen vermehrt geschlängelt).
3. *Schwere Hypertonie:* Stabile Blutdrucksteigerung auf Werte von etwa 200–230/115–130 mm Hg. Augenhintergrund: Fundus hypertonicus III (d. h. zusätzlich zu den oben geschilderten Veränderungen vereinzelt scharf begrenzte Degenerationsherde in der Retina sowie feinste, gruppenförmig in der Umgebung von Endarterien und Venen angeordnete Blutungen. Papille hyperämisch und unscharf begrenzt, ausgeprägtes Salus-Gunn'sches Phänomen, deutliche Verengerung der Arterien mit schmalem glänzendem Reflexstreifen (Silberdrahtarterien). Häufige Komplikation: Thrombose der V. centralis und/oder ihrer Äste! Beträchtliche Einschränkung der Nierenfunktion).
4. *Sehr schwere (maligne) Hypertonie:* Stabile, exzessive Blutdrucksteigerung, systolisch meist über 230 mm Hg, diastolisch über 130 mm Hg (zeitweise über 150 mm Hg). Augenhintergrund: Fundus hypertonicus IV (d. h. zusätzlich zu gesteigerten Veränderungen im Sinne der schweren Hypertonie, peripapilläres und makuläres Ödem, flächenhafte Trübungen, strich-, punkt- und flächenförmige Blutungen, Schwellungen der Papille ähnlich wie bei einer Stauungspapille, ausgedehnte Degenerationsherde in der Retina, blasses Funduskolorit). Dazu gesellen sich Zeichen einer hypertonischen Enzephalopathie, schwere Einschränkungen der Nierenfunktion mit starker Verminderung des Glomerulusfiltrats und des renalen Plasmadurchflusses, Proteinurie und meist rascher Entwicklung einer Niereninsuffizienz, ferner fortschreitende Linksinsuffizienz des Herzens (s. u.).

99.12. Die sog. maligne (akzelerierte) Hypertonie

Wie oben erwähnt wurde, zeichnen sich *maligne Hypertonien* durch eine andauernd *sehr starke Drucksteigerung im arteriellen System aus; Blutdruckwerte bis zu 300/180 mm Hg sind hier keine Seltenheit.*

Pathogenetisch scheint eine Entgleisung der Blutdruckregulation vorzuliegen, die entweder *primär* zum Ausdruck kommt oder sich *sekundär* d. h. im Anschluß an eine vorbestehende Hypertonie entwickelt. Häufig handelt es sich um eine *besondere Verlaufsform der essentiellen Hypertonie,* aber auch *andere Hochdrucktypen* können diese Gangart einschlagen. Hinsichtlich der möglichen beteiligten *Mechanismen* sei auf die vorangegangenen Abschnitte hingewiesen. Von Bedeutung ist die Tatsache, daß häufiger als im Falle der benignen Hypertonie auch *jüngere Individuen* betroffen werden. Dies wurde u. a. mit dem noch zarten Wandgefüge des arteriellen Systems in diesem Alter in Zusammenhang gebracht, das spastische Kontraktionen der Arteriolen in besonderem Maße zu ermöglichen scheint. Die genaueren Zusammenhänge sind jedoch unbekannt. Das entscheidende Merkmal der malignen Hypertonie liegt in der *Arteriolonekrose,* die wahrscheinlich auf *Druck- bzw. Spasmus-bedingten und/oder hypoxischen Schäden der Gefäßwand* beruht. Sekundär, d. h. als Reaktion auf die Nekrose, treten auch Leukozyten, insbesondere Granulozyten, in die Arteriolenwand ein und können hier zugrunde gehen (sog. *leukoklasische Arteriolitis).* Es finden sich noch weitere Zeichen einer entzündlichen Reaktion, u. a. *Fibrinbildung* in der Gefäßwand, Fixation von *Komplement* u. a. m. (vgl. dazu S. 1243).

Morphologisch läßt sich die Entstehung einer druckbedingten Arteriolonekrose im *Tierversuch* verfolgen, z. B. an Ratten mit kurzdauernder, schwerer, Angiotensin II-induzierter arterieller Hypertonie. Innerhalb von 2–4 Std nach Injektion dieser stark vasopressorisch wirkenden Substanz zeigen sich *elektronenmikroskopisch* folgende Veränderungen: Starke Kontraktion der glatten Muskelzellen der Media, die u. a. zytoplasmatische Fortsätze bilden, teilweise Ablösung von Endothelzellen und/oder Entstehung interzellulärer Lücken im Endothelbelag, Untergang von Teilen u. a. glatter Muskelzellen, die abgeschnürt werden können, Fragmentation und teilweiser Verlust von Myofibrillen, schließlich herdförmige Wandnekrosen mit deutlichem Zelluntergang sowie Anhäufung von Débris, Plasmaproteinen, Fibrin und Blutplättchen. Mit der Zeit bildet sich um die noch verbleibenden Zellen der Arteriolenwand herum vermehrt interstitielle Matrix. Das Lumen der Arteriolen kann durch kleine Thromben verschlossen werden.

Lichtmikroskopisch bietet sich das Bild einer *fibrinoiden Wandnekrose,* z. T. verbunden mit der Entstehung *hyaliner, verschließender Thromben* sowie kleinen *Blutungen.* Als unmittelbare Folge dieser Prozesse finden sich in zahlreichen Organen kleinherdige bis ausgedehnte *Parenchymnekrosen,* so u. a. in der Leber, im Pankreas u. a., vor allem aber deutlich in den *Nieren,* die makroskopisch wegen der kleinen Blutungen und weißlich-gelben Nekroseherde als »*bunte Nieren*« imponieren und auch vergrößert sind. Im Gegensatz zum benignen Hochdruck, bei dem die Glomerula sich mit der Zeit hyalin umwandeln, gehört die herdweise *Glomerulonekrose* zum typischen Bild der malignen Hypertonie. Etwas irreführend (weil nicht notwendigerweise mit »Sklerose« verbunden) spricht man in solchen Fällen von »*maligner Nephrosklerose (Fahr)*«.

Die **Folgen** der malignen Hypertonie betreffen – abgesehen von den auf S. 532 geschilderten Veränderungen am Augenhintergrund – vor allem das *Gehirn* und die *Nieren,* teilweise auch das *Herz.* Der Allgemeinzustand der Patienten ist stark reduziert, oft stellt sich eine Anämie ein, und nicht selten bestehen Dyspnoe, Stenokardie, Nausea und schwere Kopfschmerzen. Häufig endet der Prozess in einem *Nierenversagen* mit Urämie, falls nicht interkurrent andere Komplikationen auftreten. Fast alle Patienten mit maligner Hypertonie sterben innerhalb von 2 Jahren nach Beginn des Leidens, oft sogar im Verlauf weniger Monate.

99.13 Arterielle Hypotonie (exklusive Schock)

Definitionen: Von *arterieller Hypotonie im großen Kreislauf (kurz: Hypotonie)* sprechen wir dann, wenn der Blutdruck weniger als 105/60 mm Hg beträgt. Wie bei der Hypertonie kennt man eine *primäre (essentielle) Hypotonie* und eine *Reihe sekundärer (symptomatischer) Hypotonieformen.* Unter den letzteren lassen sich *endokrine, kardiovaskuläre, neurogene, infektiös-toxische* und *hypovolämische Hypotonietypen* auseinanderhalten.

Abgesehen vom *Schock,* der als lebensgefährlicher Zustand auf S. 583 eingehend erörtert wird, kommt den verschiedenen Hypotonieformen in der Medizin keine sehr erhebliche Bedeutung zu: entweder handelt es sich um nur ganz kurze Zeit dauernde Ereignisse, die sich rasch korrigieren lassen (z. B. der *orthostatische Kollaps,* s. u.), oder dann sind es Leiden, bei denen die Hypotonie nicht zu den führenden Symptomen gehört. Es muß sogar hervorgehoben werden, daß sich eine *dauernde leichte Verminderung des arteriellen Blutdruckes* auf Arterien und Arteriolen ausgesprochen *schonend* auswirkt. Dies zeigt sich insbesondere am *geringen Grad von Arteriosklerose und Arteriolosklerose,* den solche Individuen meist aufweisen.

Die sog. *konstitutionelle Hypotonie* sowie die *Hypotonie bei gut trainierten Sportlern* sind nicht als i. e. S. pathologisch anzusehen.

Eine Übersicht über die wichtigsten Formen von Hypotonie findet sich in Tabelle 38.

Primäre (essentielle) Formen von Hypotonie

Die *essentielle Hypotonie* ist in der Regel an einen leptosomen Habitus gebunden und zeigt oft ein sog. *Orthostasesyndrom,* d. h. eine ausgesprochene Abhängigkeit des arteriellen Blutdruckes von der Körperlage (s. u.); u. U. findet sich ein *sog. hypotoner Symptomenkomplex* mit herabgesetzter körperlicher und geistiger Leistungsfähigkeit. Allen diesen Formen scheinen in erster Linie Regulationsstörungen im Rahmen des autonomen Nervensystems zugrunde zu liegen, insbesondere im Sinn eines verminderten Sympathikotonus. Die sog. *hyperdiastolische Regulationsstörung* kennzeichnet sich vor allem durch ein »Versacken« des Blutes im Venenbereich, u. a. auch bei Varizen.

Endokrine Hypotonien

Die Hypotonie bei Morbus Addison (S. 394) versteht sich vor allem auf der Grundlage eines verminderten Herzzeitvolumens infolge Salzverlusts und Hypovolämie. Dazu kommt der Wegfall der gefäßtonisierenden Wirkung von Kortisol. *Adrenogenitale Syndrome* zeichnen sich dann durch Hypotonie aus, wenn sie mit einem Salzmangelsyndrom einhergehen. Eine Hypotonie ist bei *Hypothyreose* nicht regelmäßig anzutreffen; falls sie besteht, notiert man in der Regel ein vermindertes Herzzeitvolumen. Ähnliches gilt für die *Insuffizienz des Hypophysenvorderlappens.* Patienten mit *Phäochromozytom* können nach Entfernung des Tumors hypotonisch werden. Beim *Bartter-Syndrom,* dem vermutungsweise eine vasale, d. h. vor allem arterioläre Resistenz gegenüber Angiotensin II zugrunde liegen soll, beobachtet man eine deutliche Hyperplasie/Hypertrophie des juxtaglomerulären Apparates.

Kardiovaskuläre Hypotonien

Die Hypotonie, die gelegentlich bei *Aorten- und/oder Mitralstenosen* auftritt, scheint weniger mit dem Grad der Stenose als mit dem Ausmaß myokardialer Schäden zu korrelieren. Bei Einengung der Abgänge der großen Arterien vom Aortenbogen *(Aortenbogensyndrom)* sind Zeitvolumen und Druck distal der Hindernisse vermindert. Der sog. *orthostatische Kollaps* wie der *reflektorische Kollaps* im Anschluß an Traumen, Operationen u. a. werden nach neueren Untersuchungen mehr mit einem Nachlassen des Sympathikotonus als mit einem »Versacken des Blutes« im venösen Bereich in Beziehung gebracht; der Venentonus ist in diesen Fällen oft erhöht. Kardiovaskulär bedingte *Synkopen* und die sog. *Adams-Stokes-Anfälle* kommen auf S. 558 zur Sprache. Bei kurzfristiger Drosselung des venösen Rückflusses anläßlich eines *Valsalva-Preßversuches* können sich synkopenartige Blutdruckabfälle ergeben. Beim sog. *Karotissinussyndrom* handelt es sich offenbar um einen überempfindlichen Rezeptorenapparat, u. U. im Zusammenhang mit einer Sklerosierung dieser und/oder benachbarter Strukturen, so daß z. B. spontan oder bei bestimmten Kopfbewegungen Synkopen auftreten.

Neurogene Hypotonien

Die klinisch gut bekannte *orthostatische Hypotonie,* die jeweils beim Übergang von der liegenden in die stehende Körperhaltung in Erscheinung tritt, kann *medikamentös* bedingt (z. B. bei antihypertensiver Therapie) oder Folge z. B. einer ausgedehnten *Sympathektomie,* einer *Tabes dorsalis* oder einer *Syringomyelie* sein.

Infektiös-toxische und toxische Hypotonien

Die Pathogenese ist in diesen Fällen uneinheitlich. Neben abortiven Schockformen (s. dort) sind infektiös-toxische oder toxische Myokardschädigungen und autonom-nervöse Dysregulationen in Betracht zu ziehen.

Hypovolämische Hypotonien

Chronische Formen dieser Gruppe beruhen in der Mehrzahl der Fälle auf *endokrinen Störungen* (s. o.) und/oder *Kachexie.* Akute hypovolämische Hypotonien stellen Veränderungen in Richtung auf Schock dar (S. 583).

Tabelle 38. Übersicht über die wichtigsten Formen von arterieller Hypotonie im großen Kreislauf (einschließlich Schocksyndrome, (S. 583)) unter Berücksichtigung pathogenetischer Gesichtspunkte

Formen	Grundleiden bzw. Ursachen (Auswahl)	Pathogenetisch wichtigste Mechanismen
1. *Kurzdauernde bzw. akute, z. T. schwere Hypotonieformen*		
1.1. *Kardiogene und kardiovaskuläre Synkopen*	Morgagni-Adams-Stokes-Syndrom Karotissinussyndrom	Flüchtige Herz-Arrhythmien Überempfindlichkeit des Rezeptorenapparates
1.2. *Schocksyndrome*		
Kardiogener Schock	Koronararterienverschlüsse mit oder ohne Myokardinfarkt Arrhythmien Herzbeuteltamponade	Akutes Versagen der Pumpenleistung des Herzens
Schock bei zentraler Strömungsbehinderung	Massive Lungenembolie Aneurysma dissecans der Aorta Kompression oder Obstruktion der Vena cava oder der V. portae Ventilthromben im Bereich der Herzklappen Vorhofmyxom	Drosselung oder Unterbrechung des Kreislaufs in herznahen großen Gefäßen oder im Herzklappenbereich
Septischer Schock	Septikämie mit Gram-negativen Keimen Septikämie mit anderen Erregern	Komplexe Mechanismen: u. a. Aktivierung des Kallikrein- und Komplementsystems
Anaphylaktischer Schock	Medikamente (Penizillin, Novokain u. a.) Serumkrankheit Haptenisch wirkende Diagnostika (u. a. jodhaltige Kontrastmittel)	Durch exogene Substanzen ausgelöste und durch endogene gefäßaktive Stoffe vermittelte Kreislaufstörung mit Sequestrierung von Blut und Extravasation eiweißhaltiger Flüssigkeit
Hypovolämischer Schock		Rasche Verminderung des Blutvolumens
Hämorrhagischer Schock i. e. S.	Gastrointestinale Blutung (Gefäßarrosion bei Ulzera, Tumoren u. a.) Aneurysma-Ruptur Geburt (z. T. mit Sheehan-Syndrom, S. 393) Hämorrhagische Diathese	Äußere und/oder innere Blutverluste
Traumatischer Schock	Traumatisch bedingte Blutungen und/oder schwere Quetschungen	Traumatischer Blutverlust, oft kombiniert mit Extravasation von Blutflüssigkeit in geschädigtes Gewebe
Crush-Syndrom	Ausgedehnte Quetschung und/oder Zertrümmerung von Körperteilen	
Schocksyndrome bei schwerem, anhaltendem Erbrechen und/oder Diarrhoe	Verschiedene Grundleiden: besondere Gefährdung von Säuglingen und Kindern	Massive Flüssigkeits-Elektrolyt- und allenfalls Eiweißverluste, z. T. kombiniert mit Flüssigkeitsverschiebung in den Extravasalraum
Andersartiger Flüssigkeitsverlust nach außen	Großflächige, entzündliche Exsudation Diabetes insipidus	
Verbrennungsschock	Ausgedehnte Verbrennungen	Verlust eiweißhaltiger Flüssigkeit und Anfall toxischer Abbauprodukte, später ev. Übergang in septischen Schock (s. u.)
»Neurogener« Schock	Ausgedehnte Hirnschädigung Läsion der Medulla oblangata	Zusammenbruch des normalen Vasomotorentonus
»Spinaler« Schock	Läsionen oberer Rückenmarksabschnitte	
Schock bei endokrinen Störungen	Funktionsausfälle der Hypophyse, Nebenniere, Schilddrüse u. a.	U. a. Hypovolämie sowie Störungen des Zell- und oxidativen Stoffwechsels
Insulinschock	Hohe Dosen von Insulin	
Schock bei Phäochromozytom	Phäochromozytom	Exzessive Vasokonstriktion
1.3. *Infektiös-toxische und toxische Hypotonie* (exkl. septischer Schock; s. o.)	Infektionskrankheiten (u. a. Diphtherie) Intoxikationen (Barbiturate, Phenothiazine u. a.)	Uneinheitliche Mechanismen; z. T. (infektiös-)toxische Myokardschädigungen und/oder autonom-nervöse Regulationsstörungen
2. *Länger dauernde (chronische) Hypotonieformen*		
2.1. *Primäre (essentielle) Hypotonie*	?	Regulationsstörungen des autonomen Nervensystems (?)
Hyperdiastolische Hypotonie		Versacken des Blutes im Venenbereich

Tabelle 38 (Fortsetzung)

Formen	Grundleiden bzw. Ursachen (Auswahl)	Pathogenetisch wichtigste Mechanismen
2.2. *Sekundäre (symptomatische) Hypotonieformen*	Aorten- und/oder Mitralstenose	Vermindertes Herzzeitvolumen und vor allem Myokardschäden
Kardiovaskuläre Hypotonien	Aortenbogensyndrom	Zeitvolumen- und Druckerniedrigung distal der eingeengten Arterienabgänge
Neurogene Hypotonien		
Orthostatische Hypotonien	Neuro-zirkulatorische Asthenie; Tabes dorsalis; Syringomyelie; Antihypertensive Medikamente; Sympathektomie	Regulationsstörungen des autonomen Nervensystems (Nachlassen des Sympathikotonus)
Endokrine Hypotonien	Morbus Addison Adrenogenitale Syndrome Hypothyreose Hypophysenvorderlappeninsuffizienz	Vermindertes Herzzeitvolumen vor allem infolge von Hypovolämie, z. T. mit/bei Salzverlust – bzw. Salzmangelsyndromen
	Bartter-Syndrom	Arterioläre Resistenz gegenüber Angiotensin II

Literatur

Bhan, R. D., Giacomelli, F., Wiener, J.: Ultrastructure of coronary arteries and myocardium in experimental hypertension. Exp. Mol. Pathol. *29,* 66 (1978) — *Case, D. B., Wallace, J. M., Keim, H. J., Weber, M. A., Sealey, J. E., Laragh, J. H.*: Possible role of renin in hypertension as suggested by renin-sodium profiling and inhibition of converting enzyme. N. Engl. J. Med. *296,* 641 (1977) — *Christensen, J. A., Bader, H., Bohle, A., Meyer, D. S.*: The structure of the juxtaglomerular apparatus in Addison's disease, Bartter's syndrome, and in Conn's syndrome. Virchows Arch. [Pathol. Anat.] *370,* 103 (1976) — *Cottier, P.*: Zur Pathogenese der renalen Hypertonie. Schweiz. Med. Wschr. *105,* 1670 (1975) — *Cryer, P. E., Haymond, M. W., Santiago, J. V., Shah, S. D.*: Norepinephrine and epinephrine release and adrenergic mediation of smoking-associated hemodynamic and metabolic events. N. Engl. J. Med. *295,* 573 (1976) — *Höpker, W.-W., Nüssel, E., Grühn, G.*: Bündelungsmuster der arteriellen Hypertonie. Risiken zur koronaren Herzkrankheit und hypertonischen Gefäßsklerose. Virchows Arch. Pathol. Anat. *374,* 105 (1977) — *Nag, S., Robertson, D. M., Dinsdale, H. B.*: Cerebral cortical changes in acute experimental hypertension. Lab. Invest. *36,* 150 (1977) — *Oliver, J. A., Cannon, P. J.*: The effect of altered sodium balance upon renal vascular reactivity to angiotensin II and norepinephrine in the dog. J. Clin. Invest. *61,* 610 (1977) — *Steinert, W., Pfitzer, P., Friedrich, G., Stoepel, K.*: DNS-Synthese im Herzen von Ratten mit renalem Hochdruck bei Langzeitinfusion von ^{3}H-Thymidin. Beitr. Pathol. *153,* 165 (1974) — *Ziegler, M. G., Lake, C. R., Kopin, I. J.*: The sympathetic-nervous-system defect in primary orthostatic hypotension. N. Engl. J. Med. *296,* 293 (1977)

100. Arterielle Hypertonie im kleinen Kreislauf (pulmonale Hypertonie)

100.1. Strukturelle und funktionelle Besonderheiten des Gefäßsystems im kleinen Kreislauf

Das Gefäßbett der Lunge weicht in seiner Struktur und seinen funktionellen Eigenschaften in verschiedener Hinsicht von dem des großen Kreislaufs ab. Dem *relativ niedrigen Blutdruck in der pulmonalarteriellen Strombahn* (20/13 mm Hg in Ruhe) entsprechend, haben die *Wände der A. pulmonalis* und ihrer großen Äste nur etwa ⅓ der Dicke der Aortenwand und zeigen – im Gegensatz zur letzteren – in der Media verschieden dicke und bei Betrachtung am Schnittpräparat mehrfach unterbrochene Bündel elastischer Fasern (»Lamellen«), so daß die dazwischen liegenden glatten Muskelzellen deutlicher hervortreten. Diese Besonderheiten der großen Pulmonalarterien entwickeln sich im Verlauf der ersten beiden Lebensjahre; bei Geburt gleicht ihre Struktur noch weitgehend derjenigen der Aorta. Die *mittelgroßen und kleineren Lungenarterien* lassen gegen die Peripherie der Lunge hin eine Verminderung des elastischen Anteils der Wand erkennen, so daß in kleinen Arterien fast nur mehr eine Lamina elastica interna und eine Lamina elastica externa die relativ dünne Schicht glatter Muskelfasern der Media begrenzen. Dieser im wesentlichen *muskuläre Arterientyp* geht distalwärts in einen sog. *partiell muskulären Arterientyp über*, um schließlich in *kleinen, sog. nicht-muskulären Arterien*, die z. T. einen Durchmesser von weniger als 100 µm aufweisen, keine deutliche Media mehr erkennen lassen und nur noch eine einfache Lamina elastica enthalten, auszumünden. Diese Gefäße werden z. T. immer noch als *»Arteriolen«* bezeichnet; es wurde jedoch vorgeschlagen, den Ausdruck fallen zu lassen. Die Intima ist bei jungen Individuen im ganzen arteriellen Gefäßsystem der Lunge zart, nimmt aber mit dem Alter an Dicke etwas zu. Der Übergang von den kleinen, nicht-muskulären Arterien zu den *Präkapillaren* und *Kapillaren* ist fließend; dieses *Fehlen eigentlicher arteriolärer oder präkapillärer Sphinkteren* steht in Übereinstimmung mit dem geringen Blutdruckabfall zwischen pulmonalen kleinsten Arterien und Kapillaren. Die letzteren sind sogar zu einem Teil am peripheren pulmonalen Gefäßwiderstand beteiligt. In der Tat beträgt der Blutdruck in den großen Lungenvenen und im linken Vorhof während der Diastole und unter Ruheverhältnissen etwa 7 mm Hg, so daß sich das *Druckgefälle im kleinen Kreislauf* auf nur etwa 8 mm Hg beschränkt. Die *Lungenkapillaren* bilden vor allem in den interalveolären Septen ein ziemlich weitlumiges Netz mit zahlreichen Anastomosen. Die größeren *Lungenvenen* besitzen eine deutlich ausgebildete Lamina elastica interna und eine etwas unregelmäßig angeordnete Schicht vorwiegend zirkulärer glatter Muskelfaserbündel, jedoch keine eigentliche Lamina elastica externa. Neben diesen »Vasa publica«, die vor allem dem Gasaustausch dienen, finden sich in den Lungen auch »Vasa privata«, die *Aa. bronchiales* und ihre Äste, die bis auf die Höhe der terminalen Bronchiolen parallel zu den dort liegenden kleinen Pulmonalarterienästen verlaufen und mit den letzteren anastomosieren. *Bronchialvenen* liegen u. a. in der Pleura und in der Wand der Segmentbronchien, von wo das Blut über die Vv. azygos, hemiazygos oder intercostales in den rechten Vorhof zurückfließt. Kleine Bronchialvenen in den mehr distal gelegenen Bronchiolarabschnitten kommunizieren mit den Pulmonalvenen.

Das *Verhältnis zwischen alveolarer Ventilation* (S. 609) *und Lungendurchblutung* (V_A/Q) beträgt bei jüngeren Erwachsenen in liegender Körperhaltung ungefähr 0,8 (4,2 l/min: 5,5 l/min), kann sich aber *bei schwerer Arbeit* bis auf das 4–6-fache steigern. Obschon sich in solchen Situationen das Herzzeitvolumen im großen wie im kleinen Kreislauf ebenfalls beträchtlich vermehrt, *verändert sich unter physiologischen Bedingungen der Druck in den Pulmonalarterien oft nur wenig.* Allerdings steigt der letztere ungefähr proportional mit dem Herzzeitvolumen an, sobald dieses mehr als das dreifache der Ruhewerte übersteigt. Dies ist zu einem guten Teil aufgrund der oben

geschilderten strukturellen Besonderheiten der Pulmonalarterien verständlich, die ja ein überwiegend elastisches Gefäßsystem mit erheblichen Ausweitungsmöglichkeiten darstellen. Obschon eigentliche arterioläre bzw. präkapilläre Sphinkteren fehlen, scheinen – soweit sich aufgrund von Rattenversuchen beurteilen läßt – auch die kleinen Lungenarterien durch Angiotensin II zu einer leichten Konstriktion gebracht zu werden. Im übrigen sind diese Gefäße, z. T. auch die Venen, durch ziemlich zahlreiche sympathische Fasern versorgt; allerdings bewirkt die Reizung der zervikalen sympathischen Ganglien – wahrscheinlich über α-Rezeptoren – eine Reduktion der Lungendurchblutung um nur etwa 30%. Über Axonreflexe im Lungenbereich ist wenig bekannt.
Einen erheblichen Einfluß auf den Tonus der kleinen Lungenarterien scheint der alveoläre P_{O_2}, z. T. auch der P_{CO_2} zu haben. Bei Verminderung des P_{O_2} bzw. des P_{O_2}/P_{CO_2}-Quotienten im Alveolarbereich kommt es wenigstens teilweise durch direkte Wirkung – möglicherweise u. a. über die Freisetzung von Histamin aus Mastzellen, vermutlich auch wegen einer Senkung der pH – zu einer Konstriktion der zuführenden kleinen Arterien (»Arteriolen«) in dem betreffenden Gebiet. Man denkt neuerdings auch daran, eine lokale Serotoninfreisetzung aus Thrombozyten infolge hypoxischer Endothelschäden könnte mitbeteiligt sein. Dieser »*alveolo-vaskuläre Reflex*« (eine gewagte Bezeichnung, da die Existenz von Axonreflexen nicht erwiesen ist) bedeutet u. a., daß der *Blutzustrom* in schlecht belüftete Lungenbezirke zugunsten anderer Gebiete gedrosselt wird. Aus Hundeversuchen scheint ferner hervorzugehen, daß die Prostaglandine PGB_2 und PGB_1 den Widerstand im kleinen Kreislauf erhöhen können, vermutlich in erster Linie über eine Konstriktion der lobären Venen, weniger aufgrund einer Verengerung der kleinen Arterien.

100.2. Allgemeine Begriffe und Bemerkungen zur pulmonalen Hypertonie

---

Definitionen: Falls keine anderslautende Präzisierung gegeben wird, versteht man unter »*pulmonaler Hypertonie*« im weiteren Sinn eine mehr oder weniger andauernde Erhöhung des Pulmonalarteriendruckes in Ruhe auf über 30/15–20 mm Hg. Hält dieser Zustand nur kurze Zeit, z. B. Minuten bis Tage, an, sprechen wir von »*akuter pulmonaler Hypertonie*«, die u. U. zu einem raschen Versagen des rechten Herzventrikels führen kann (»*akutes Cor pulmonale*«). Handelt es sich dagegen um eine lange fortdauernde und womöglich progrediente Veränderung, mit Hypertrophie des rechten Ventrikels, sind die Bezeichnungen »*chronische pulmonale Hypertonie*« und »*chronisches Cor pulmonale*« üblich. Im medizinischen Sprachgebrauch beschränkt man diese Ausdrücke allerdings auf Formen von Widerstandserhöhung im kleinen Kreislauf bei primär normalem Funktionieren der linken Herzhälfte, bei Fehlen von Kurzschlüssen zwischen dem großen und kleinen Kreislauf und bei unverändertem Druck in den Lungenvenen (»*pulmonale Hypertonie* i. e. S., *Cor pulmonale* i. e. S.«). Von der seltenen *primären pulmonalen Hypertonie,* die die kleinen Lungenarterien betrifft, und deren Ursache unbekannt ist, grenzt man verschiedene Formen von *sekundärer (symptomatischer) pulmonaler Hypertonie* ab, bei denen sich der pulmonal-arterielle Hochdruck als Folge faßbarer Erkrankungen, insbesondere im Lungenbereich, entwickelt.

Aus diesen Umschreibungen geht u. a. hervor, daß die sog. »*chronische passive pulmonale Hypertonie*« bei andauernd erhöhtem Druck in den Lungenvenen (z. B. wegen Mitralstenose oder linksventrikulärer Insuffizienz) ebenso wie die »*hyperkinetische (reaktive) pulmonale Hypertonie*«, die durch erhebliche Shuntvolumina im kleinen Kreislauf bedingt ist, nicht zur pulmonalen Hypertonie i. e. S. gezählt werden. Eine durch die letztgenannten Formen von Hochdruck im kleinen Kreislauf bedingte Hypertrophie des rechten Ventrikels wird daher auch nicht als Cor pulmonale i. e. S. bezeichnet.
Kardiale Ursachen einer Druckerhöhung im kleinen Kreislauf kommen auf S. 564 zur Sprache.

Die *pathologisch-anatomische Beurteilung* von Fällen mit pulmonaler Hypertonie anläßlich der Autopsie ist an gewisse wichtige Voraussetzungen gebunden. Zuverlässige *Größenverhältnisse des Lungenparenchyms* und der Lungengefäße, die mit dem Zustand in vivo einigermaßen vergleichbar sind, erhält man nur, wenn die Lunge in »normal« entfaltetem d. h. nicht kollabiertem Zustand untersucht wird. Dies geschieht am besten durch Einbringen der Fixationslösung (z. B. isotonische 4% wäßrige Formaldehydlösung) in den Bronchialbaum mit einem Druck von ungefähr 20–30 cm H_2O, wobei man das sonst noch nicht sezierte Organ hängend in einem großen Gefäß, das auch von außen her ein Eindringen der Formollösung gestattet, fixiert. Da histologisch die Identifizierung der kleinen Lungenarterien und -venen manchmal Schwierigkeiten bereitet, können die ersteren vor der Fixation durch Einfüllen von Substanzen, wie einem Barium-Gelatine-Gemisch, über die Pulmonalarterien gefüllt und so markiert werden.
Der *Nachweis eines chronischen Cor pulmonale* ist ungenau, wenn er sich nur auf die Wandstärke des rechten Ventrikels und die qualitative Beurteilung der Trabekel und Papillarmuskeln stützt. Zuverlässigere Angaben erhält man durch getrenntes Wägen a) der freien Wand des rechten Ventrikels (normalerweise weniger als 65 g) und b) des linken Ventrikels, zusammen mit dem Septum (normalerweise weniger als 190 g). Vor diesen Messungen sind die Vorhöfe und das epikardiale Fettgewebe zu entfernen. Der Quotient b/a beträgt im Normalfall ungefähr 2,3–3,3.

Ursachen und **Pathogenese** der pulmonalen Hypertonie und des chronischen Cor pulmonale lassen sich im wesentlichen in drei Gruppen unterteilen, wobei verschiedene Mechanismen kombiniert wirksam sein können:
1. *Fortgesetzte Konstriktion der kleinen Lungenarterien bei alveolärer Hypoxie.*
2. *Lungengefäßobstruktion,* die vor allem den *präkapillären,* in gewissen Fällen aber auch den *kapillären Bereich* betrifft.
3. *Einschränkung des Lungenkapillarbettes mit/bei Verlust von Lungenparenchym.*

Liegt einem chronischen Cor pulmonale eine primäre Veränderung der Gefäße, insbesondere der kleinen Arterien, zugrunde, spricht man von »*Cor pulmonale vasculare*«. Beruht der pulmonale Hochdruck dagegen vorwiegend auf Parenchymveränderungen der Lunge, wird die Bezeichnung »*Cor pulmonale parenchymale*« benützt.

Die funktionellen und strukturellen *Veränderungen der Lunge* werden auf S. 542 zu erörtern sein. Hier genügt es, die wichtigsten Grundsätze herauszugreifen, soweit sie für das Verständnis der pulmonalen Hypertonie erforderlich sind.
Akute Verschlüsse im Bereich der terminalen Strombahn des kleinen Kreislaufes wurden bereits im Zusammenhang mit der *Fettembolie,* der *Gasembolie* und der mehr oder weniger generalisierten *intravasalen Gerinnung* besprochen (S. 451). Bei diesen Zuständen handelt es sich um kurzdauernde Ereignisse, die einen

Tabelle 39. Liste der wichtigsten Ursachen und pathogenetischen Mechanismen pulmonaler Hypertonien

Formen	Ursachen bzw. Grundleiden (Auswahl)	Führende pathogenetische Mechanismen
1. *Akute pulmonale Hypertonie*		
	Massive (zentrale) Lungenembolie	Akuter Verschluß größerer Pulmonalarterien
	Fett- oder Gasembolie der Lungen Generalisierte intravasale Gerinnung	Akute Verschlüsse im Bereich der terminalen Strombahn des kleinen Kreislaufs
2. *Chronische pulmonale Hypertonie i. w. S.*		
Sog. passiver Typ	Mitralstenose Chronische linksventrikuläre Herzinsuffizienz (Myokardschwielen, Hochdruck im großen Kreislauf, Aortenstenose u. a.) Linksseitiges Vorhofmyxom Kugelthrombus im Mitralklappenbereich Falsche Mündung von Lungenvenen	Andauernd erhöhter Druck in den Lungenvenen
Sog. hyperkinetischer (reaktiver) bzw. hypervolämischer Typ	Links-rechts-Shunt bei kongenitalen Herzfehlern (Vorhof- und/oder Ventrikelseptumdefekt; Eisenmenger-Komplex; offener Ductus Botalli) Arteriovenöse Aneurysmen	Erhebliche Shuntvolumina im kleinen Kreislauf
3. *Chronische pulmonale Hypertonie i. e. S.*		
Primäre pulmonale Hypertonie	?	Primäre Mechanismen unbekannt Sekundär v. a. arterielle vasooklusive Veränderungen (verengernde Sklerose)
Sekundäre (symptomatische) pulmonale Hypertonie		
Vasokonstriktive Formen[a]	Bronch(iol)o-obstruktive Syndrome (v. a. chronische obstruktive Bronchitis/Bronchiolitis) Hindernisse in den oberen und mittleren Atemwegen Herabgesetzte Thoraxbeweglichkeit Verminderte Compliance des Lungengewebes O_2-Mangel in der eingeatmeten Luft	Fortgesetzte Konstriktion der kleinen Pulmonalarterien bei: – Verminderung des alveolären pO_2/pCO_2-Quotienten – Serotoninfreisetzung aus Thrombozyten bei hypoxischen Endothelläsionen (?)
	Medikamente wie Menozil	?
Vasoobstruktive Formen[a]	Rezidivierende Thromboembolien der Lungenarterien Tumorzell-(-gewebs-)Embolien Fruchtwasserembolismus Angiopathien (Polyarteriitis nodosa der Lungen, Wegener'sche Granulomatose, kongenitale Pulmonalarterienstenose; Koarktation der Pulmonalarterien u. a.) Lungengefäßveränderungen bei Pneumokoniosen, chronische Pneumonien (einschließlich Tuberkulose und Morbus Boeck)[c]	Obstruktion von über 50% des peripheren arteriellen Lungengefäßquerschnittes
Vasorestriktive Formen[b]	Schwere diffuse Lungenfibrosen Wabenlungen[c] Pneumokoniosen[c] Ausgedehnte Parenchymerkrankungen: u. a. chronische Pneumonien (einschließlich Tuberkulose und Morbus Boeck), viszerale Sklerodermie[c] Schweres chronisches substanzielles Lungenemphysem Kongenitale Zystenlunge Einseitige Pneumonektomie und krankhafte Veränderungen der verbleibenden Lunge	Einschränkung des Lungengefäßquerschnittes (Kapillarbett) mit/bei Verlust von Lungenparenchym

[a] Beruht der Hochdruck primär auf Gefäßveränderungen, wird die Bezeichnung »*Cor pulmonale vasculare*« benützt.
[b] Bei ursächlich primären Parenchymveränderungen spricht man von »*Cor pulmonale parenchymale*«.
[c] Die pulmonale Hypertonie infolge ausgedehnter Lungenparenchymerkrankungen beruht in der Regel auf einer Kombination pathogenetischer Mechanismen: Neben dem Einbezug der Lungengefäße in den krankhaften Prozeß (Vasoobstruktion) und Verminderung des Lungengefäßquerschnittes (restriktive Pneumopathie) spielt die alveoläre Hypoxie häufig eine bedeutende Rolle.

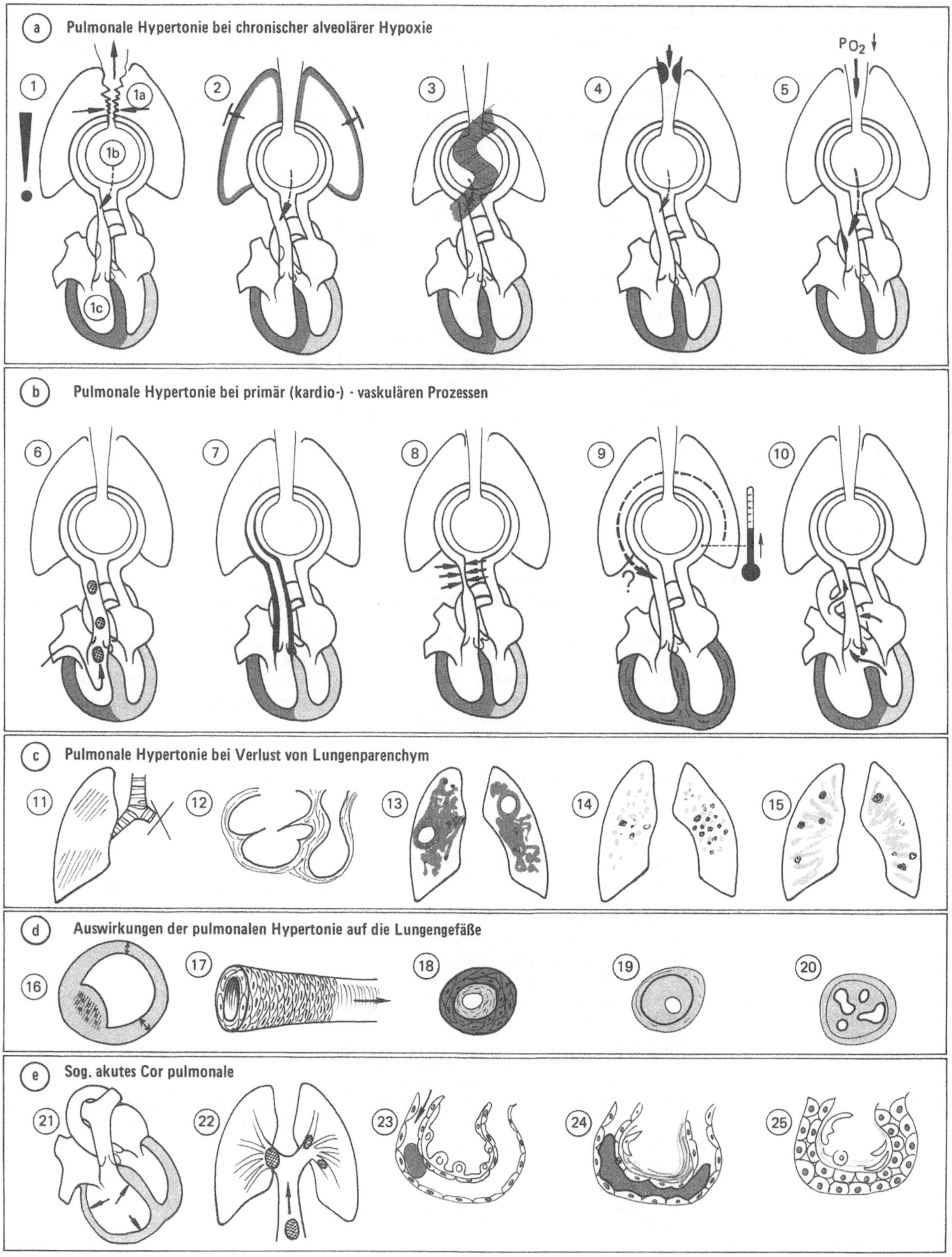

Abb. 112 a–e. *Pulmonale arterielle Hypertonie (pulmonale Hypertonie).* Mit Ausnahme der unter e wiedergegebenen Skizzen geht es hier um eine *chronische pulmonale Hypertonie.* Diese hat verschiedene Auswirkungen: Der rechte Herzventrikel, der physiologischerweise mit der Zeit eine Gefügedilatation erleidet, reagiert auf einen primären Widerstandshochdruck im kleinen Kreislauf mit einer mehr oder weniger ausgeprägten *konzentrischen Hypertrophie* (1–8); in der rechten Kammer kann dabei

akuten pulmonalen Hochdruck erzeugen können. *Tierexperimentelle Befunde* lassen allerdings erkennen, daß eine alveoläre Hypoventilation von wenigen Tagen Dauer genügt, um über Spasmen der kleinen Lungenarterien zu einer Hyperplasie der glatten Muskulatur dieser Gefäße sowie zu einer Verdickung der Endothelzellen in den Lungenkapillaren zu führen. Die letztgenannte Veränderung ist nach dem bisher bekannten reversibel, vermag aber an sich innerhalb kurzer Zeit eine Einengung der pulmonalen Strombahn hervorzurufen.

Eine *chronische pulmonale Hypertonie* ist dann zu erwarten, wenn der *Strombahnquerschnitt im kleinen Kreislauf dauernd stark reduziert* ist, *erfahrungsgemäß um mindestens etwa 50%*. Aus diesen Gegebenheiten versteht sich, daß die *schwersten Formen von pulmonaler Hypertonie* dort auftreten, wo *annähernd alle kleinen Lungenarterien dauernd eingeengt sind,* sei es durch eine anhaltende *Konstriktion* (wie bei allgemeiner alveolärer Hypoxie oder als Folge konstriktiv wirksamer Medikamente), sei es durch eine *strukturell bedingte Stenosierung.* Die letztere gehört im weiteren Sinne zum Bild der *Pulmonalarteriensklerose (»Pulmonalsklerose«),* insbesondere auch der kleinen Gefäße, und kann primär oder aufgrund einer lange Zeit fortbestehenden Konstriktion entstehen.

Mehr *herdförmig lokalisierte pathologische Prozesse im Lungenbereich* müssen sehr ausgedehnt sein, um eine mehr als 50%ige Einengung der Strombahn des kleinen Kreislaufes zu erzeugen.

Die bei zahlreichen chronischen Lungenleiden in Erscheinung tretende *reaktive Polyglobulie* führt nur dann zu einer hämodynamisch ins Gewicht fallenden Erhöhung der Blutviskosität, wenn der Hämatokritwert über 55% steigt. Aber auch so scheint dieser Mechanismus beim Zustandekommen der chronischen pulmonalen Hypertonie keine erhebliche Rolle zu spielen.

Wichtiger, aber noch wenig untersucht, sind vermutlich *ischämisch bedingte Endothelschäden,* u. a. auch im Kapillarbereich, die mit Zellschwellung, vorübergehendem *Festsitzen von Thrombozyten* und Freisetzung z. B. von Serotonin aus den letzteren einhergehen können. Im Gegensatz zum großen Kreislauf scheint ein erhöhter Sympathikotonus für die Genese

---

Abb. 112 a–e (Fortsetzung)

eine Druckerhöhung bis um das 4–5fache zustandekommen, und die Wandmuskulatur nimmt in schweren chronischen Formen bis um das 5–6fache zu. Trotzdem reicht die Adaptationsfähigkeit des rechten Ventrikels in der Regel nicht aus, um die sich steigernde Druckbelastung auf die Dauer zu kompensieren, so daß fast immer früher oder später eine »Rechtsinsuffizienz« eintritt (*chronisches Cor pulmonale* mit schließlicher Dekompensation). Die *Abnahme des Herzzeitvolumens* bei Cor pulmonale bewirkt überdies eine mehr oder weniger ausgeprägte *Gewebehypoxie,* die ihrerseits oft eine *alveoläre Hyperventilation,* besonders bei Arbeit, und/oder das Entstehen erheblicher *alveolärer Toträume* mit sog. *Totraumhyperventilation* zur Folge hat. **a** *Pulmonale Hypertonie bei chronischer alveolärer Hypoxie.* Hinsichtlich Häufigkeit steht als Ursache einer chronischen pulmonalen Hypertonie das broncho(bronchiolo)-obstruktive Syndrom (1a), das schließlich meist mit einem *chronischen panazinären Lungenemphysem* verbunden ist (S. 625), weit an der Spitze (1). Die *alveoläre Hypoxie* bewirkt – offenbar reflektorisch? – eine Kontraktion der kleinen Lungenarterien (1b). Als Folge der dauernden pulmonalen Hypertonie entwickelt sich schließlich ein *chronisches Cor pulmonale* mit konzentrischer Hypertrophie des rechten Ventrikels (1c), an die sich sekundär eine Dilatation anschließen kann. Weitere mögliche Ursachen einer chronischen alveolären Hypoxie sind z. B. eine *starke Behinderung der Thorax- und Lungenexkursionen,* wie bei dicken bilateralen Pleuraschwarten (2), Muskellähmungen bzw. -dystrophie, Obesitas, Spondylarthritis ankylopoietica (Bechterew), schwer verminderter »Compliance« der Lunge selbst, ausgeprägter Kyphoskoliose der Brustwirbelsäule (3), hochgradigem Pectus excavatum u. a. m., ferner *Hindernisse in den oberen und mittleren Luftwegen* (4), wie z. B. eine hochgradige Tonsillenhyperplasie bei Kindern oder stenosierende Tumoren bei Erwachsenen, und ein *dauernd verminderter Sauerstoff-Partialdruck der eingeatmeten Luft* (5), wie bei den in sehr hoch gelegenen Andendörfern lebenden Indianern. **b** *Pulmonale Hypertonie bei primär (kardio)-vaskulären Prozessen.* Relativ häufig liegt der Grund für einen pulmonalen Hochdruck in *fortgesetzten Thromboembolien kleiner und mittelgroßer Lungenarterien* (6), während die sog. *»primäre pulmonale Hypertonie« (»primäre Pulmonalsklerose«),* die am ehesten bei 20–40jährigen Frauen beobachtet wird, seltener vorkommt (7). Dasselbe gilt für die pulmonale Lokalisation einer *Polyarteriitis nodosa.* Gewisse Medikamente, wie *Menozil,* führten zu einem pulmonalen Hochdruck, vermutlich über eine Kontraktion der kleinen Arterien (8), die mit der Zeit »organisch fixiert« wurde. Gut bekannt ist die sog. *»primäre venöse pulmonale Hypertonie«* (9), meistens infolge Linksinsuffizienz des Herzens, selten wegen Thrombosierung von Lungenvenen, Kompression u. a. Bei Bestehen von *Links-Rechts-Shunts* (10), wie einem offenen Ductus Botalli, einem Vorhof- oder Ventrikelseptumdefekt u. a., kommt es zunächst zu einer Dilatation des rechten Ventrikels, später, mit zunehmender Verengerung bzw. Sklerosierung der kleinen Lungengefäße, oft zu einer exzentrischen Rechtshypertrophie. **c** *Pulmonaler Hochdruck infolge Verlusts von Lungenparenchym.* Eine *einseitige Pneumonektomie* (11) bewirkt in der Regel nur bei erheblicher Vorschädigung der anderen Lunge ein Cor pulmonale. *Diffuse Lungenfibrosen* (12) sind nur in schwereren Fällen mit einem klinisch ins Gewicht fallenden pulmonalen Hochdruck verbunden. Dasselbe gilt für eine *bilaterale chronische Lungentuberkulose* (13), eine *Pneumokoniose* (14, vor allem *Silikose*), eine *Karzinose* (15), einen *Morbus Boeck* oder andere chronische interstitielle Prozesse. **d** *Auswirkungen der chronischen pulmonalen Hypertonie auf die Lungengefäße. Atherosklerose* und *diffuse Wandverdikkung* der größeren Pulmonalarterien (16, sog. »Aortalisation«), *Mediahyperplasie/-hypertrophie* der mittelgroßen und kleineren Pulmonalarterien, mit Ausdehnung des Muskelmantels distalwärts (17), z. T. verbunden mit *Intimamyofibrose* (18), seltener mit einer *Intimahyalinose* (19). Besonders bei der »primären Pulmonalsklerose« beobachtet man in den kleineren Gefäßen *plexiforme (angiomatoide, »glomoide«) Veränderungen* (20). **e** *Sog. akutes Cor pulmonale.* Dieses geht mit einer *rechtsventrikulären Dilatation* einher (21) und kann z. B. auf *Thromboembolien der Lungen* (22), *Fett-* oder – selten – *Gasembolie der Lungen* (23), *disseminierter intravasaler Gerinnung* (24), *hypoxisch bedingter Endothelschwellung* (25), z. B. bei schwerem Schock, u. a. m. beruhen

des pulmonalen Hochdrucks keine nennenswerte Bedeutung zu haben.
Schließlich wird auf die Möglichkeit hingewiesen, eine *Erweiterung bzw. Vermehrung arterieller bronchopulmonaler Anastomosen* könnten – wegen des relativ hohen Druckes in den Aa. bronchiales – wesentlich zur pulmonalen Hypertonie beitragen.
Die wichtigsten Ursachen und Mechanismen der Entstehung einer pulmonalen Hypertonie sind in Abb. 112 und Tabelle 39 zusammengestellt.

100.3. Andauernde, mehr oder weniger allgemeine alveoläre Hypoxie als Ursache einer pulmonalen Hypertonie

Es wurde auf S. 536 dargelegt, daß eine *Verminderung des alveolären P_{O_2}*, z. T. vielleicht auch eine Erhöhung des P_{CO_2}, direkt und/oder über Vermittlersubstanzen eine Konstriktion der zuführenden kleinen Arterien zur Folge hat. Eine mehr oder weniger *allgemeine alveoläre Hypoxie* kann grundsätzlich auf verschiedene Weise zustande kommen, so z. B. durch *Mangel an Sauerstoff in der eingeatmeten Luft, Hindernisse in den obern und mittleren Atemwegen* sowie eine stark *eingeschränkte Bewegungsmöglichkeit des Thorax und/oder Dehnbarkeit* (*»Nachgiebigkeit«, »Compliance«*, S. 609) *des Lungengewebes.* Die stärksten Grade von allgemeiner alveolärer Hypoxie sind jedoch bei einer *diffusen alveolären Hypoventilation* infolge vorwiegend *exspiratorisch* gesteigertem Atemwegswiderstand *(»Resistenz«)* zu verzeichnen, wie sie insbesondere bei *chronischer obstruktiver Bronchitis/Bronchiolitis* beobachtet wird (vgl. dazu S. 620). Die letztere führt meist mit der Zeit zu einem, in der Regel *panazinären chronischen Lungenemphysem* (S. 625), das allein an sich auch eine alveoläre Hypoventilation zur Folge haben kann. Verschiedene Beobachtungen sprechen jedoch dafür, daß die chronische obstruktive Bronchitis/ Bronchiolitis in dieser Hinsicht wichtiger ist.

Beispiele von allgemeiner alveolärer Hypoxie als Ursache einer pulmonalen Hypertonie:

- Menschen und Tiere, die in *großer Höhe* (z. B. in den Anden) leben, zeigen häufig eine mehr oder weniger ausgeprägte pulmonale Hypertonie mit Hypertrophie des rechten Herzventrikels. Abgesehen von Veränderungen der kleinen Arterien und einer durch die Polyglobulie bedingten Blutfülle der Kapillaren, weisen die Lungen in diesen Fällen keine erheblichen Veränderungen auf.
- *Stenosen im oberen Respirationstrakt,* wie z. B. sehr große Tonsillen bei Kindern, haben hin und wieder eine nicht unerhebliche pulmonale Hypertonie zur Folge.
- Schwere *Behinderungen der Thoraxbewegungen,* z. B. infolge *Kyphoskoliose* der Wirbelsäule, dicken und ausgedehnten bilateralen *Pleuraschwarten, Muskeldystrophie, Lähmungen der Atmungsmuskulatur* (z. B. bei Poliomyelitis) und *Obesitas* (vgl. dazu Pickwick-Syndrom, S. 614), gehen nicht selten mit einem erheblichen Grad von pulmonaler Hypertonie mit chronischem Cor pulmonale einher. Bei Kyphoskoliose kommen noch Deformitäts-bedingte Veränderungen der Lungenstruktur, wie eine verminderte Zahl von Lungenarterien und Hypoplasie/Atrophie von Alveolen, hinzu. Die *Spondylitis ankylopoietica* und die *Hühnerbrust (Pectus excavatum)* führen demgegenüber kaum zu nennenswerter pulmonaler Hypertonie.
- Bei *diffusen Lungenfibrosen* und progredienten *Pneumokoniosen* mit stark verminderter Compliance und u. a. deutlich erhöhtem sog. Totraumquotienten spielt die alveoläre Hypoxie bei Entstehen einer pulmonalen Hypertonie eine wesentliche Rolle (vgl. dazu noch S. 635).
- Zahlenmäßig steht als Ursache einer schweren pulmonalen Hypertonie mit Cor pulmonale die *chronische obstruktive Bronchitis/Bronchiolitis weit im Vordergrund* (vgl. dazu *broncho-obstruktives Syndrom,* S. 620). In gewissen industrialisierten Ländern, wie England, sollen bis zu 30% aller Fälle von Herzinsuffizienz mit Stauung im großen Kreislauf durch ein auf diese Weise verursachtes Cor pulmonale bedingt sein. Auslösende Agentien sind hier häufig Zigarettenrauch, luftverschmutzende Substanzen und *bakterielle Infekte,* wobei sich oft eine allergische Komponente bemerkbar macht (*»chronische asthmoide Bronchitis«*). Mit der Zeit geht die konstriktive Verengerung der kleinen Arterien in eine *Sklerose der kleinen Pulmonalarterien* über (s. u.). Wie schon erwähnt, führt das chronische broncho-obstruktive Syndrom zu einem progressiven, meist *panazinären chronischen Lungenemphysem.*
- Ein *chronisches zentroazinäres Lungenemphysem* (vgl. dazu S. 625), oft ein Frühstadium des chronischen Lungenemphysem, bewirkt an sich meist keine erhebliche pulmonale Hypertonie. Falls die letztere vorhanden ist, müssen zusätzliche Faktoren in Betracht gezogen werden (s. o.).
- Ein *Asthma bronchiale* hat insbesondere dann ein chronisches Cor pulmonale zur Folge, wenn sich wiederholte Infekte hinzugesellen, oder wenn – wie beim chronischen broncho-obstruktiven Syndrom – Bronchialwandschäden mit exspiratorischer Kollapstendenz hinzukommen.

100.4. Lungengefäßobstruktionen als Ursache einer chronischen pulmonalen Hypertonie

Im Gegensatz zu den bis dahin behandelten Formen von pulmonaler Hypertonie, wo sich nach anfänglicher Konstriktion schließlich eine verengernde Sklerose der kleinen Pulmonalarterien ergeben kann, steht bei der hier angeführten Gruppe die Gefäßobstruktion mehr oder weniger am Anfang der Kette pathogenetischer Mechanismen.

Pulmonale Hypertonie infolge wiederholter Lungenembolien

Wiederholte Lungenembolien – meistens *Thromboembolien* (S. 472) mit Verschluß mehrerer mittelgroßer und/oder zahlreicher kleiner Lungenarterien – sind keine seltene Ursache einer chronischen pulmonalen Hypertonie (ungefähr 1–2% aller Autopsien); meistens liegt die Quelle der Thromboembolien in tiefen Beinvenen. Besonders betroffen sind jüngere Frauen im Anschluß an eine Geburt. Auch die fortgesetzte Anwendung von Ovulationshemmern kann zu solchen Komplikationen führen. Ein chronisches Cor pulmonale entwickelt sich in der Regel aber nur dann, wenn ungefähr 50% des peripheren arteriellen Lungengefäßquerschnitts verschlossen sind. Sekundär im Bereich der Thromboemboli entstandene und »weiterwachsende« Thromben können den Zustand verschlimmern. Die Thromboemboli werden in der Regel organisiert und teilweise rekanalisiert, wobei exzentrisch gelegene Intimakissen sowie bindegewebige Netzwerke oder Stränge, die quer durch das Lumen ziehen, zurückbleiben können.

Tumorzellen- und Tumorgewebsembolien (S. 480) sind seltene Ursachen einer chronischen pulmonalen Hypertonie.
Bei *Drogensüchtigen,* die z. B. talkhaltige Tabletten auflösen und diese Suspensionen intravenös injizieren, notiert man hie und da schwere Fremdkörperreaktionen in den kleinen Lungenarterien und ein chronisches Cor pulmonale.

Veränderungen der Lungengefäße als Ursache einer pulmonalen Hypertonie

Koarktation der Pulmonalarterien

Diese seltene Mißbildung zeichnet sich durch Stenosen im Bereich der Segmentäste der Lungenarterien aus, was zu einem schweren Grad von Cor pulmonale führen kann.

Die sog. primäre pulmonale Hypertonie

Dieses seltene Leiden wird vor allem bei *Frauen im Alter von 20–40 Jahren* beobachtet, seltener bei Männern und Kindern. In manchen Fällen existiert eine deutliche *Familiarität.* Vor allem die kleinen muskulären Pulmonalarterien zeigen, zusätzlich zu den auch bei sekundärer pulmonaler Hypertonie (s. u.) beobachteten Veränderungen, häufig sog. *plexiforme (»glomoide«) Veränderungen* (oft poststenotisch dilatierte Arterien mit einer Zone von Intimaverdickung, an die sich distal zellreiche Strukturen mit plexiformen Aspekt anschließen), die u. a. als Folge einer intimalen Zellproliferation in Gebieten mit Hypertonie-bedingter Turbulenz und Mikrothrombusbildung gedeutet werden. Ferner sieht man *angiomatoide Strukturen,* die kleinen kavernösen Hämangiomen ähnlich sind. Oft, aber keineswegs immer, sind Wandnekrosen in muskulären Arterien, mit entsprechender entzündlicher Reaktion *(»Arteriitis«),* jedoch nicht mit dem klassischen Bild der Panarteriitis nodosa (S. 1120), vorhanden. Arterielle Thromben sind keine Seltenheit.

Veränderungen der Lungenarterien bei Pneumokoniosen, insbesondere bei Silikose

Abgesehen von anderen Faktoren, wie *alveolärer Hypoxie* bei Bronchitis, stark verminderter Total- und Vitalkapazität, deutlich herabgesetztem Atemgrenzwert (S. 609), erheblich reduzierter Compliance sowie erhöhtem Totraumquotient, spielt z. B. bei der *Silikose der Lungen auch ein Einbezug kleinerer Arterien in die, längs den Lymphbahnen liegenden, granulomatösen oder vor allem narbigen Herde* eine gewisse Rolle. Durch narbige Umklammerung und reaktive Intimaverdickung können diese Gefäße eine hochgradige Einengung erfahren und sogar obliterieren. Dieser Mechanismus kann u. U. erheblich zur Entwicklung einer pulmonalen Hypertonie beitragen.

Autochthone Thromben in größeren Lungenarterien (Thrombopathia pulmonalis)

Hier handelt es sich um das Übergreifen eines extraarteriellen Prozesses (insbesondere maligne Neoplasmen, z. B. Bronchialkarzinome, u. U. auch Tuberkulose, Abszesse u. a.) auf die Wand großer Pulmonalarterien, mit sekundärer, z. T. annähernd verschließender Thrombose. In diesen Fällen bildet sich nur ausnahmsweise ein Cor pulmonale.

Weitere Veränderungen der Lungenarterien

Die *Panarteriitis nodosa und die Wegener'sche Granulomatose* (S. 1120) in den Lungen sind seltene Ursachen eines chronischen Cor pulmonale.
Ein Beispiel von *medikamentöser* pulmonaler Hypertonie ist die sog. *Menozil-Lunge* (Menozil bzw. Aminorex (2-Amino-5-Phenyloxazolin-fumarat), appetithemmende Substanzen, die zu Abmagerungskuren verwandt wurden). Die morphologischen Befunde in diesen Fällen gleichen denen bei primärer pulmonaler Hypertonie; allerdings finden sich da und dort in den Arterienwänden auch Lymphozyten, was auf eine allergische Genese hinweisen könnte. Das aus Samen von *Crotalaria spectabilis* gewonnene Pyrrolizidin-Alkaloid »Monocrotalin« bewirkt bei Ratten eine pulmonale Hypertonie, wobei elektronenmikroskopisch merkwürdige *Evaginationen glatter Muskelzellen gegen die Intima zu* beobachtet werden, vermutlich als Folge der anhaltenden Vasokonstriktion. Beim Menschen wurden entsprechende Befunde bisher noch nicht erhoben.

Primär venöse pulmonale Hypertonie

Bei diesem äußerst seltenen Krankheitsbild liegt die Ursache der pulmonale Hypertonie in einer *Thrombosierung zahlreicher Äste der Pulmonalvenen* und deren Folgen. Man vermutet u. a. eine virale Ätiologie.

100.5. Verlust von Lungenparenchym und entsprechende Verminderung des kapillären Strombahnquerschnitts als Ursache einer pulmonalen Hypertonie

Aus der eingangs gemachten Angabe, daß etwa 50% des Strombahnquerschnitts des kleinen Kreislaufs verloren gehen müssen, bevor sich eine pulmonale Hypertonie entwickelt, geht hervor, daß selbst bei ausgedehnten krankhaften Veränderungen der Lungen ein chronisches Cor pulmonale nicht zu den obligaten Folgen gehört. Am ehesten sind die Voraussetzungen für einen pulmonalen Hochdruck *bei sog. restriktiven (d. h. nicht broncho-obstruktiven) Lungenerkrankungen* dann erfüllt, wenn es sich um *ganz diffuse,* das *Parenchym wie das Gefäßbett in Mitleidenschaft ziehende Prozesse* handelt.

Beispiele:

- Eine schwere *diffuse Lungenfibrose,* sei diese idiopathisch (*Hamman-Rich-Syndrom,* S. 641) oder sekundär, kann mitunter ein chronisches Cor pulmonale erheblichen Grades bewirken. Bei der *Strahlenfibrose* der Lunge hängt die hämodynamische Wirkung u. a. von der Größe des Bestrahlungsfeldes ab.
- Viele *interstitielle Pneumopathien* (vgl. S. 634) haben keinen nennenswerten Anstieg des pulmonalarteriellen Druckes zur Folge.
- Bei *chronischer Lungentuberkulose, Morbus Boeck, Karzinose der Lungen, chronischer Pneumonie* (u. a. auch *intersitielle Pneumonie*), *chronischer karnifizierender Pneumonie, viszeraler Sklerodermie mit Lungenbefall* u. a. m. sind erfahrungsgemäß erhebliche Veränderungen nötig, um eine pulmonale Hypertonie zu erzeugen.
- Im Gegensatz zum *chronischen sog. »obstruktiven« Lungenemphysem* (meist panazinär), das oft in ein *destruktives Lungenemphysem* mit starkem Substanzverlust übergeht, findet sich bei *nicht-obstruktiven Emphysemformen* (zentroazinrär und/oder bullös) oft keine nennenswerte pulmonale Hypertonie.

- Ein Cor pulmonale entwickelt sich nicht selten bei *kongenitaler Zystenlunge* und bei *Wabenlunge* (S. 642).
- Eine *einseitige Pneumonektomie* führt dann nicht zu einem pulmonalen Hochdruck, wenn die verbleibende Lunge funktionell und strukturell intakt ist. Allerdings findet sich eine herabgesetzte Fähigkeit der Anpassung an Arbeit.
- Bei *Pneumokoniosen,* insbesondere bei Silikose, ergeben sich z. T. ähnliche Störungen wie bei diffuser Lungenfibrose, d. h. zusätzlich zu dem oft vorhandenen broncho-obstruktiven Syndrom und den erwähnten Arterienveränderungen (s. o.).

100.6. Auswirkungen einer chronischen pulmonalen Hypertonie auf die Lungenarterien und weitere Strukturen oder Organe

Gleichgültig, ob es sich um eine der häufigen sekundären oder um die seltene primäre pulmonale Hypertonie handelt, finden sich an Lungenarterien bei dauernd gesteigertem Innendruck verschiedene, recht typische Veränderungen, die sich je nach Kaliber und Struktur des betroffenen Gefäßes voneinander unterscheiden.

Die *größeren Pulmonalarterienäste* zeigen gehäuft *Atherome,* eine *diffuse Wandverdickung* und z. T. eine *Vermehrung der elastischen Faserbündel* (»Aortalisation« der A. pulmonalis, »*Pulmonalsklerose*« i. e. S.). Eine *zystoide Medianekrose* wurde vor allem bei pulmonaler Hypertonie infolge Mitralstenose oder Ventrikelseptumdefekt des Herzens beobachtet. Eine zunächst zellreichere, später zellärmere, *myofibröse Intimaverdickung* zeigt sich auch an größeren Lungenarterien, fällt aber besonders an mittelgroßen und kleineren Arterien auf: neben einer allmählichen Zunahme des Kollagengehalts zeigen die betroffenen Gefäße auch Bildung elastischer Fasern in der Intima. Die Lumeneinengung ist insbesondere in den kleinen, nichtmuskulären Arterien manchmal so stark, daß sie erheblich an der Steigerung des pulmonalen arteriellen Blutdruckes beteiligt sein dürfte (Circulus vitiosus). Überdies findet sich nicht selten *organisiertes wandständiges thrombotisches Material* (thrombotisch oder thromboembolisch). Zahlreiche Gefäße können völlig verschlossen sein.

Die *Veränderungen der Media* umfassen eine Hyperplasie/Hypertrophie der muskulären Arterie und eine *Ausdehnung der glatten Muskulatur auf distale Gefäßabschnitte,* die normalerweise annähernd muskelfrei sind. Außerdem erscheinen Bänder longitudinal verlaufender glatter Muskelfasern in der *Adventitia,* z. T. auch in der Intima.

Plexiforme und *angiomatoide Veränderungen* (s. o.) können sich mit der Zeit auch bei schweren Formen von sekundärer pulmonaler Hypertonie entwickeln. Überdies beobachtet man von muskulären Arterien ausgehende, stark dilatierte (»venenähnliche«) Präkapillaren. Die *Kapillaren* obliterieren z. T. oder erscheinen eng, selten dilatiert.

Eine nekrotisierende Arteriopathie (»nekrotisierende Arteriitis«) trifft man bei sekundärer pulmonaler Hypertonie nur ausnahmsweise.

Die *Hypertonie des rechten Herzventrikels* erklärt sich analog zu der des linken. Überschreitet die Hypertonie-bedingte Mehrbelastung des rechten Ventrikels ein gewisses Maß, entwickelt sich – schrittweise oder u. U. in kurzer Zeit – eine sog. *Rechtsherzinsuffizienz* mit Zeichen einer *chronischen Stauung im großen Kreislauf* (vgl. dazu S. 571). Faktoren, die zu einer raschen Dekompensation der rechten Herzhälfte beitragen, umfassen u. a. die *arterielle Hypoxämie,* die häufig vorhandene *Hyperkapnie* und die besonders bei Asthmabronchitis, Bronchiektasien u. a. oftmals auftretenden *infektiösen Komplikationen.* Nachteilig können sich auch eine *Hypokaliämie* und eine erhöhte Blutviskosität infolge *reaktiver Polyglobulie* auswirken. Aus diesen und/oder zusätzlichen Gründen (z. B. Koronaratherosklerose) dekompensiert in Spätstadien oft auch der linke Ventrikel.

Auf die *Atmungstätigkeit* wirkt sich ein chronisch erhöhter pulmonaler Gefäßwiderstand mindestens in zweierlei Beziehung aus: einesteils kann es über die Entwicklung eines chronischen Cor pulmonale und die damit verbundene Verringerung des Herzzeitvolumens zu einem gewissen Grad von Gewebehypoxie und so zu einer *alveolären Hyperventilation* kommen, andererseits *vermehren sich die alveolären Toträume,* so daß die Hyperventilation – insbesondere bei Arbeit – auch von dieser Seite her gefördert wird.

Hypoxische Schäden im großen Kreislauf sind bei pulmonaler Hypertonie – falls überhaupt – diskret ausgebildet. Erhebliche Gehirnveränderungen gehören zu den Seltenheiten. In den Nieren erkennt man hie und da eine leichte (reaktive?) Vergrößerung der Glomerula. Manchmal beobachtet man mehr oder weniger deutliche hypoxische Schäden auch in der Wand des linken Ventrikels, z. B. in Form einer kleinfleckigen bis diffusen Myokardfibrose.

Die **Symptome** der pulmonalen Hypertonie verstehen sich weitgehend aus den oben geschilderten funktionellen und strukturellen Veränderungen. Im Vordergrund stehen *Atembeschwerden,* je nach Schweregrad des Leidens eine *Anstrengungsdyspnoe* oder eine *Ruhedyspnoe* (S. 610), letztere vor allem bei chronischem Cor pulmonale parenchymale. *Husten* und *Auswurf* finden sich – abgesehen von der chronischen Lungenstauung – ebenfalls mehr beim Cor pulmonale parenchymale. Allen Formen gemeinsam ist die *leichte Ermüdbarkeit und Leistungsbeschränkung* wegen der Unfähigkeit, das Herzzeitvolumen der Belastung entsprechend zu steigern. Insbesondere bei Pulmonalsklerose besteht – im Gegensatz zum Gesunden mit elastischen und erheblich dehnbaren mittleren und kleinen Lungenarterien – nur noch eine sehr beschränkte Möglichkeit der Vergrößerung des Strombahnquerschnitts im kleinen Kreislauf. Die bei vielen Patienten mit pulmonalem Hochdruck festzustellende *Zyanose* kann sowohl zentral (insbesondere bei herdweiser alveolärer Hypoventilation) als auch peripher (Einschränkung des Herzzeitvolumens, u. U. auch Stase in Hautkapillaren) sein. Hinsichtlich der *Symptome bei Rechtsherzinsuffizienz* s. S. 571.

Literatur

Rahlf, G.: Chronic cor pulmonale. Weight and intraventricular volume of the right ventricle in chronic pulmonary diseases. Virchows Arch. [Pathol. Anat.] *378*, 273 (1978) — *Reeves, J. T., Noonan, J. A.*: Microarteriographic studies of primary pulmonary hypertension. Arch. Pathol. *95*, 50 (1973) — *Warnock, M. L., Kunzmann, A.*: Muscular pulmonary arteries in chronic obstructive lung disease. Arch. Pathol. Lab. Med. *101*, 180 (1977) — *Zapol, W. M., Snider, M. T.*: Pulmonary hypertension in severe acute respiratory failure. N. Engl. J. Med. *296*, 476 (1977)

101. Portale Hypertonie (Pfortaderhochdruck, Pfortaderstauung)

101.1. Die physiologische Durchblutung des Splanchnikus-Gebietes und der Leber

Das der »Splanchnicus«-Durchblutung dienende System zwischen Aorta und Vv. hepaticae stellt eine einzigartige *Kombination von Hoch- und Niederdruckgefäßen* dar. Vom *Gesamtwiderstand* zwischen der arteriellen Strombahn und den Lebervenen entfallen etwa 65% auf die Äste der A. hepatica (insbesondere die Arteriolen), und 32% auf die Strecke zwischen den Mesenterialarterien und der Pfortader, d. h. vor allem auf die Arteriolen im Darmbereich. Die mittleren Blutdruckwerte spiegeln diese Verhältnisse wider: Aorta: 100 mm Hg; V. portae: 5–12 mm Hg; Lebersinusoide: sog. »geblockter Lebervenendruck« (hepatic wedge pressure): 4–10 mm Hg, ohne Blockierung niedriger; Vv. hepaticae: 2 mm Hg. Mit anderen Worten ausgedrückt: Pfortader, Lebersinusoiden und Lebervenen sind im wesentlichen keine Resistenz- sondern sog. *Kapazitätsgefäße*, in denen das *Druckgefälle* im Mittel nur etwa 10 mm Hg beträgt. Die *Leberdurchblutung (zirkulierendes hepatisches Blutvolumen)* beläuft sich beim gesunden Erwachsenen auf ungefähr 1500 ml/min, d. h. ungefähr einen Viertel des Herzminutenvolumens. Etwa ein Drittel der Leberdurchblutung wird durch die A. hepatica und ihre Äste (»Vasa privata«) besorgt, der Rest entfällt auf die Pfortader und ihr Verzweigungssystem (»Vasa publica«), indem das sog. *zirkulierende splanchnische Blutvolumen* im Mittel ungefähr 1000 ml/min beträgt. Weitere Parameter des splanchnischen Systems sind: *splanchnische arterio-hepatisch-venöse O_2-Differenz:* 3,9 vol %; *splanchnische arterio-portale O_2-Differenz:* 1,9 vol %; *splanchnischer O_2-Verbrauch:* 64 ml/min, wobei etwa 50% auf einem Sauerstoffverbrauch aus dem portalen Blut beruhen. Der im letzteren – im Vergleich zu venösem Blut aus anderen Organen – relativ hohe Sauerstoffgehalt erklärt sich zum guten Teil aus dem hohen Zeitvolumen der Zirkulation im Splanchnikusbereich und – damit zusammenhängend – der relativ geringen Sauerstoffausschöpfung im präportalen Stromgebiet. Allerdings sind hier *Adaptationsvorgänge* im Spiel: nach Einnahme von Mahlzeiten beispielsweise nimmt die O_2-Ausschöpfung im Darmbereich zu, und der relativ geringere O_2-Gehalt des portalen Blutes wird in dieser Situation durch einen vermehrten Zustrom arteriellen Blutes aus der A. hepatica einigermaßen wettgemacht: Offenbar werden die »Einstromsphinkteren« im Bereich vor allem der hepatischen Arteriolen weiter gestellt. Im übrigen scheint sich auch die Leber selbst an wechselnde Sauerstoffangebote adaptieren zu können, indem bei verminderter Durchblutung die O_2-Ausschöpfung in diesem Organ zunimmt.
Unter physiologischen Bedingungen wird der Blutstrom durch die Lebersinusoiden – falls überhaupt – nur von einem unbedeutenden Blutvolumen (etwa 1–2% des zirkulierenden hepatischen Blutvolumens) umgangen. Über Kurzschlüsse und Kollateralen wird später zu berichten sein.

101.2. Allgemeine Begriffe, Entstehungsweise und Folgen der portalen Hypertonie

Definition: Unter *»portaler Hypertonie i. e. S.«* *(Pfortaderhochdruck, Pfortaderstauung)* versteht man eine andauernde Erhöhung des Blutdruckes im Stammgebiet der V. portae und/oder in allen zuführenden größeren Venen über einen Wert von mindestens etwa 15 mm Hg, meistens aber auf das Doppelte oder ein Mehrfaches des normalen Pfortaderdruckes, bei nicht oder kaum erhöhtem Blutdruck in der V. cava caudalis und im rechten Herzvorhof.

Aus der hier gegebenen Definition ist u. a. zu entnehmen, daß im medizinischen Sprachgebrauch nicht jede Druckerhöhung in der V. portae als portale Hypertonie i. e. S. bezeichnet wird. Eine *kardial bedingte venöse Stauung* beispielsweise, die sich rückläufig über die Sinusoiden der Leber auch auf die Pfortader auswirkt, zählt man in der Regel nicht zur portalen Hypertonie. Ferner wird deutlich, daß auch in jenen Fällen von »Pfortaderdruck« gesprochen wird, in denen dieser nicht notwendigerweise die V. portae selbst, sondern die sie speisenden großen Venen betroffen sind, wie z. B. bei *verschließender Pfortaderthrombose*. Schließlich kann hervorgehoben werden, daß mit Pfortaderhochdruck im klinischen Sinne ein Zustand von einiger Dauer gemeint ist.

Pathogenetisch liegt der portalen Hypertonie eine mehr oder weniger ausgeprägte *Blockierung des portal-venösen Einfluß- und/oder des hepatisch-venösen Ausflußsystems* zugrunde. Diese Strömungshindernisse *(»Blocks«)* können prä- und/oder postsinusoidal liegen.
Bei *sog. präsinusoidalem Block* unterscheidet man zwischen extra- und intrahepatischen Strömungshindernissen. *Extrahepatische Blockierungen* des freien Zustroms von Pfortaderblut in die Leber beruhen beispielsweise auf einer sich langsam entwickelnden und/oder nicht vollständigen Thrombose oder einer, z. B. durch Tumoren, Zysten oder Narbengewebe bedingten Kompression der V. portae. Ein *intrahepatischer sog. präsinusoidaler Pfortaderhochdruck* kann seine Ursache in einer Kompression und/oder Obliteration von Vv. interlobulares und/oder ihrer kleinen, in die Leberläppchen führenden Abzweigungen haben, wie dies z. B. bei Fibrose bzw. Vernarbung, Ödem, entzündlichen Prozessen oder dichten zelligen Infiltrationen der Fall sein mag. Man kennt auch Fälle von sog. kongenitaler Leberfibrose mit Hypoplasie der Vv. interlobulares und der von ihnen abgehenden Venolen. Eine weitere Möglichkeit besteht in einer Verstopfung dieser Gefäße durch embolische und/oder thrombotische Prozesse, wie dies vor allem bei Schistosomiasis (S. 2097) der Fall ist. Die verschiedenen Formen von präsinusoidaler Blockierung des Pfortaderkreislaufes

führen in der Regel nicht zu erheblichen funktionellen und strukturellen Störungen des Leberparenchyms. Ein rein *postsinusoidaler Block* kann durch Thrombose bzw. endophlebitische Prozesse oder Kompression im Stammgebiet der V. hepatica bedingt sein (vgl. dazu Budd-Chiari-Syndrom, S. 547); solche Beobachtungen gehören indessen zu den Seltenheiten.
Weitaus am häufigsten begegnet man einer intrahepatischen Behinderung des Kreislaufs bei *Leberzirrhose* (S. 546), bei der nach neueren Befunden meist eine *Kombination von prä- und postsinusoidalem Block* vorliegt. Allerdings scheint der letztere in der Regel relativ stärker ausgeprägt zu sein als der erstere. Die Gründe für die Einengung der intrahepatischen Strombahn liegen hier in einem komplexen Zusammenwirken von Gefäßkompression durch die Regeneratsknoten von Leberparenchym (Pseudoacini), bindegewebiger bis narbiger Konstriktion der kleinen Venenäste sowie teilweiser Obliteration derselben. Der für die Leberzirrhose bezeichnende Umbau des Organs geht auch mit einer *Reduktion der sinusoidalen Strombahn* einher; am erhöhten intrahepatischen Strömungswiderstand scheint diese allerdings nicht entscheidend beteiligt zu sein.

Morphologie, Folgen und **Komplikationen** der portalen Hypertonie: *Extrahepatisch* bilden sich – je nach Lokalisation, Schweregrad und Dauer der Blockierung des Pfortaderkreislaufs – sog. *portosystemische Kollateralen,* die immer mehr Blut aus dem Splanchnikusbereich, unter Umgehung der Leber, direkt ins kavale Venensystem zurückführen. Die wichtigsten Umgehungswege führen dabei über folgende Venen in größere Körpervenen und die V. cava zurück:

- die V. coronaria ventriculi sowie vor allem die V. gastrica brevis in die Oesophagusvenen (Vv. thoracicae longitudinales), mit Bildung u. a. von *Oesophagusvarizen* (S. 496),
- die V. rectalis cranialis, die Plexus rectales und Vv. anales in die Vv. iliacae internae, mit häufiger Ausbildung von *Varizen (Hämorrhoiden) im Rektoanalbereich,* sowie
- manchmal Pfortaderäste, die Chorda venae umbilicalis, radiär angeordnete Nabelvenen (Vv. adumbilicales) und die Vv. epigastricae, vor allem die linke V. epigastrica cranialis, z. T. mit Ausbildung eines sog. *Caput medusae.*

In fortgeschrittenen Fällen von chronischer portaler Hypertonie, die in der Regel mit einer *Ektasie und Intimaverdickung der Pfortader* einhergehen, sind die an den portokavalan Shunts beteiligten Venen ebenfalls stark erweitert, oft geschlängelt, ausgebuchtet und teils leicht sklerotisch, teils dünnwandig. Letzteres ist in besonderem Maße bei *Oesophagus- und Magenvarizen* der Fall, die bis direkt unter das bedeckende Epithel reichen und daher – z. B. nach Einnahme mechanisch reizender Nahrung – zu lebensbedrohlichen Blutungen Anlaß geben können (vgl. dazu S. 459).

Eine weitere Folge des Pfortaderhochdrucks liegt in der *Verminderung der Leberdurchblutung,* was oft mit herabgesetzten Funktionen des Organs verbunden ist. Diese äußern sich u. a. in einer reduzierten Produktion von Proteinen, wie Albumin und Gerinnungsfaktoren (vgl. dazu S. 450), sowie in einem Abfall der entgiftenden und exkretorischen Leistungen. Auch die Regenerationskraft der Leber leidet unter diesen Bedingungen. In den meisten Fällen von chronischer portaler Hypertonie basiert die restliche Leberdurchblutung wesentlich mehr als unter physiologischen Bedingungen auf der *arteriellen Blutzufuhr.* Dies erklärt u. a. die besondere Empfindlichkeit solcher Patienten auf Schockzustände (vgl. dazu S. 583).
Die *Umgehung der Leber bzw. des Leberparenchyms durch größere Anteile des aus dem Splanchnikus-Gebiet anströmenden Blutes* (bei schwerer Leberzirrhose z. B. beträgt das Shuntvolumen bis über ⅔ der normalen Leberdurchblutung!) hat u. a. zur Folge, daß aus dem Darm stammende toxische Substanzen, z. B. NH_3, Phenole u. a. m., der entgiftenden Funktion des Leberparenchyms entgehen und direkt in den kleinen und großen Kreislauf gelangen. Gesellt sich eine akute Lebernekrose hinzu, finden sich im Blut auch erhöhte Konzentrationen kurzkettiger Fettsäuren (short chain fatty acids, SCFA) und/oder Methionin, die die toxische Wirkung verstärken können. Im Tierversuch scheint NH_3 u. a. den zerebralen Energiestoffwechsel zu hemmen, während SCFA offenbar einen schädlichen Effekt auf neuronale Membranen ausüben. Die durch NH_3 und andere enterogene Stoffe bedingten zentralnervösen Veränderungen werden unter der Bezeichnung einer »*portosystemischen Enzephalopathie*« zusammengefaßt, während das eigentliche »*Coma (Bewußtseinsverlust) hepaticum*« bei Lebernekrose – allein oder aufgepfropft auf die erstere – mehr durch SCFA und/oder Methioninanhäufung im Blut verursacht zu sein scheint. Zu den für eine portosystemische Enzephalopathie typischen Störungen gehören u. a. Alterationen der Persönlichkeitsstruktur, verminderte intellektuelle Leistungen (z. B. herabgesetzte Merkfähigkeit) und ein als »flapping tremor« bekannter, intermittierender Tonusverlust (Asterixis) sowie Hyperreflexie der Muskulatur. Man nimmt überdies an, daß das zentralnervöse Gewebe bei chronischer portaler Hypertonie ganz allgemein auf toxische Einwirkungen empfindlicher reagiert als unter physiologischen Bedingungen. Die *portosystemische bzw. »hepatische« Enzephalopathie kann durch eine Reihe zusätzlicher Ereignisse oder Einflüsse verschlimmert werden,* so durch *gastrointestinale Blutungen* (u. U. Schockzustand mit Leber- und Hirnschäden, ferner vermehrter NH_3-Anfall aus dem Darm), als *Diuretica* verwandte Thiazide (hypokaliämische Alkalose mit Zunahme der NH_3-Konzentration im Blut), *Gewebezerfall* verschiedener Art (z. B. bei Infektionen, mit Freisetzung N-haltiger Substanzen) sowie *Sedativa* und *Anästhetika* (zusätzlicher depressiver Effekt auf das Gehirn).
Trotz Ausbildung eines portokavalen Kollateralkreis-

laufes macht sich im *Magendarmgebiet eine chronische venöse Stauung* bemerkbar, die sich funktionell in *Motilitäts- und Resorptionsstörungen,* morphologisch in den üblichen *Folgen einer chronischen Stase* (u. a. Dilatation der Venen und terminalen Strombahn, Ödem, allmählich zunehmende Faservermehrung, vgl. dazu S. 604) äußert. Dabei kann es – begünstigt durch die vor allem bei Leberzirrhose oftmals vorhandene Koagulopathie (S. 451) – zu umschriebenen oder diffusen *Schleimhautblutungen* kommen. Im Magen-Duodenalbereich leitet ein solches Ereignis nicht selten die Entstehung eines *Ulkus* (sog. *»zirrhogenes Magen-Duodenalgeschwür«*) ein.

An der *Milz* wirkt sich die chronische portale Hypertonie im Sinne einer Massenzunahme der roten Pulpa mit/bei Vermehrung der retikulären und endothelialen Elemente, Hyperplasie der venösen Sinus, Schwellung der sinusoidalen Endothelien sowie diffuser Faservermehrung aus. Die Kombination der drüsenähnlich aussehenden Sinus mit einer leichten diffusen Fibrose hat zu der Bezeichnung *»Fibroadenie«* Anlaß gegeben, ein Bild, das für die *sog. portale Stauungsmilz* recht bezeichnend ist. Das vor allem in Lymphfollikeln angeordnete lymphatische Parenchym ist in solchen Fällen meistens etwas verkümmert. Die Volumenzunahme der Milz geht nicht selten mit einem längeren intrasplenischen Verweilen und – damit zusammenhängend – einer gesteigerten Zerstörung zirkulierender Blutzellen einher *(Hyperspleniesyndrom,* S. 446).

Verständlicherweise begünstigt die chronische portale Hypertonie auch die Entstehung *venöser Thromben,* vor allem dann, wenn die Konzentration der Gerinnungsfaktoren im Blut nicht zu sehr verringert ist. So kann sich sekundär beispielsweise eine *trunkuläre Pfortaderthrombose* einstellen, eine Komplikation, die öfters mit dem Tod endet.

Eine Transsudation eiweißhaltiger Flüssigkeit in die Peritonealhöhle *(Aszites)* beruht nur zum Teil auf portaler Hypertonie; ihre Entstehung wird weiter unten – im Zusammenhang mit der Leberzirrhose – zu besprechen sein.

101.3. Besonderheiten, Folgen und Komplikationen verschiedener Formen von portaler Hypertonie

Portale Hypertonie bei extrahepatischer, präsinusoidaler Blockierung des Pfortaderkreislaufs

Ursache und **Pathogenese:** Die schwersten Formen von Hochdruck im Venengebiet des Splanchnicus, die dieser Gruppe zuzuordnen sind, beruhen auf einer *Pfortaderthrombose* (vgl. S. 471). Diese ist nur dann mit dem Leben vereinbar, wenn sie das Lumen nicht völlig verschließt und/oder sich langsam entwickelt. Zu den wichtigeren Ursachen gehören im Kindesalter die bakterielle Infektion der Umbilikalvene (*»Umbilikalsepsis«*), im Erwachsenenalter das *Einwachsen malignen neoplastischen Gewebes* in die Venenwand, Komplikationen nach *chiurgischen Eingriffen* u. a. m. Selten beruht eine portale Hypertonie erheblichen Grades auf einer *Kompression des Gefäßes,* sei es durch *Tumoren* oder *Zysten* (ausgehend vom Pankreas oder den großen Gallenwegen), sei es durch *narbige Umklammerung.* Ausnahmsweise finden sich als Grund der Stauung im Splanchnicusgebiet *kongenitale Mißbildungen* im Bereich der V. portae. In ansonsten unkomplizierten Fällen wirkt sich der extrahepatische Pfortaderblock vor allem im Sinn der oben erwähnten Folgen eines portalen Hochdruckes aus, während die Leberfunktionen in der Regel wenig gestört erscheinen. Die Milz kann eine erhebliche Vergrößerung erfahren. Kollateralkreisläufe bilden sich naturgemäß über noch offene Venen (s. o.).

Portale Hypertonie bei intrahepatischem, überwiegend präsinusoidalem Block

Fälle aus dieser Gruppe, die sich – wie bei extrahepatischem, präsinusoidalem Block – durch eine portale Hypertonie bei normalem »geblocktem Lebervenendruck« auszeichnen, gehören ebenfalls nicht zu den häufigen Beobachtungen.

Ursachen und **Pathogenese:** Neben Krankheiten, die mit Ödem, zellulärer Infiltration, granulierender Entzündung und/oder Fibrose der portalen Felder einhergehen und in der Regel nur eine mäßige Pfortaderstauung bewirken, sind es vor allem *Parasitosen* (insbesondere *Schistosomiasis* (*Bilharziose,* S. 2097)), die einen intrahepatischen, überwiegend präsinusoidalen Block bewirken. In fortgeschrittenen Stadien der beiden letztgenannten Gruppen von Krankheiten, die z. T. mit einem erheblichen Umbau der Leber verbunden sind, kann sich in steigendem Maße auch ein postsinusoidaler Block hinzugesellen.

Beispiele von portaler Hypertonie mit vorwiegend präsinusoidalem Block:

- Zelluläre Infiltrate, Ödem und/oder granulierende Entzündung in den portalen Feldern der Leber, wie sie u. a. bei *Virus-Hepatitiden* (S. 712), *granulomatöser Hepatitis* (z. B. *Morbus Boeck,* S. 2029), *Lymphoma malignum Hodgkin* (S. 260) u. a. vorkommen, erzeugen in der Regel – wenn überhaupt – nur eine leichte portale Hypertonie.
- Eine geringfügige bis mäßige Erhöhung des Pfortaderdruckes wird manchmal bei Leberinfiltraten infolge *Leukose* bzw. *myeloproliferativer Störungen* (S. 258) festgestellt.
- Die *kongenitale Leberfibrose,* die *polyzystische Leber* und andere, mit Störungen der Leberstruktur, Hypoplasie und/oder Obliteration u. a. von Pfortaderästen bzw. Vv. interlobulares sowie Fibrose einhergehende Mißbildungen, führen in einem Teil der Fälle zu portaler Hypertonie erheblichen Grades.
- Die *Schistosomiasis* (*Bilharziose,* S. 2097) und weitere durch Prostomatida (S. 2103) bedingte Parasitosen sind u. a. in Afrika und Asien eine sehr häufige Ursache von portalem Hochdruck. Die hauptsächlichen Läsionen werden durch veno-venöse Embolien von Wurmeiern hervorgerufen, die in den portalen Feldern, ausgehend von kleinen Ästen der Vv. interlobulares, zunächst eine granulomatöse Phlebitis und Periphlebitis, später eine zunehmende Fibrosierung erzeugen.

Portale Hypertonie bei Leberzirrhose

Die *Leberzirrhose* in ihren verschiedenen Erscheinungsformen ist bei weitem die häufigste Ursache einer portalen Hypertonie. Im Zusammenhang mit dem Alkoholismus, der für die meisten dieser Fälle verantwortlich ist, hat die Inzidenz dieses Leidens in verschiedenen Ländern im Vergleich zu früher eher noch zugenommen. In den USA beispielsweise steht die Leberzirrhose als Todesursache bei 25–64jährigen zur Zeit an 5. Stelle.

Ursache, Pathogenese und **Folgen** der verschiedenen Formen von Leberzirrhose werden uns später noch eingehend beschäftigen (S. 726). Für das Verständnis der durch diese Leiden bedingten portalen Hypertonie genügt es vorläufig, das wichtigste vorauszunehmen. Dem Wesen nach sind die meisten Arten von Leberzirrhose primär durch einen *Parenchymuntergang* gekennzeichnet, der vor allem in den portalen Feldern eine *entzündliche Reaktion* mit *zunehmender Fibrosierung* hervorruft und durch eine periodisch oder fortwährend stattfindende, oft exzentrisch in den Läppchenbereichen ablaufende *Regeneration des Leberparenchyms* zur Bildung von Regeneratsknoten, sog. *Pseudolobuli,* führt. Im Zuge dieses, über längere Zeiträume sich erstreckenden *Umbaus der Leberstruktur* erfährt auch die *Gefäßarchitektonik* des Organs eine erhebliche Veränderung. Vor allem kommt es zur *Kompression und/oder Obliteration* kleiner Venen, namentlich der Schaltvenen, die von den Vv. interlobulares in die Leberläppchen hineinführen, insbesondere aber auch der Vv. centrales, die infolge exzentrischer Regeneration des Parenchyms häufig in fibrosierte Gebiete hineingeraten. An der Kompression dieser Gefäße sind sowohl der von Regenerationsknoten ausgeübte Druck als auch narbige Konstriktionen beteiligt, Faktoren, die als solche oder unterstützt durch entzündliche Vorgänge schließlich eine Obliteration des Venenlumens herbeiführen können. Als Resultat dieser Vorgänge entwickelt sich schrittweise ein *Umgehungskreislauf,* der am verbleibenden, in Pseudolobuli angeordneten Leberparenchym vorbeiführt und sowohl *extrahepatische* (S. 548) als auch *intrahepatische Bahnen* benützt. Die letzteren entsprechen z. T. präexistenten Sinusoiden, die durch den Umbau in die bindegewebigen Septen zu liegen kamen, sich erweiterten und so zu *veno-venösen Kurzschlußverbindungen* zwischen Interlobularvenen und peripheren Stammvenen der kleinsten V. hepatica-Äste wurden. Zu den letzteren zählen vor allem auch die extraparenchymal verlagerten Zentralvenen. In geringerem Ausmaß bilden sich Anastomosen zwischen den kleinen arteriellen oder arteriolären Ästen der A. hepatica einerseits und ursprünglich sinusoidalen, später transformierten Endstrecken andererseits. Über diese Kurzschlüsse kann arterielles Blut u. U. retrograd in die peripheren, kleinen Äste der Pfortader eindringen und auf diese Weise eine zusätzliche Abflußbehinderung bewirken (*»arterioportale Shunts«*).

Die portale Hypertonie trägt auch zur Entstehung eines *Aszites* (Flüssigkeitsansammlung in der Peritonealhöhle, S. 550) bei, der in fortgeschrittenen Stadien einer Leberzirrhose häufig auftritt. Im wesentlichen handelt es sich um eine *Transsudation* von Flüssigkeit, die im Mittel ungefähr 1–2 g (oder mehr) Protein/ml enthält. Grundlegend für das Verständnis des Zustandekommens dieser Art von Aszites ist eine *Störung im Gleichgewicht hydrostatischer und osmotischer Kräfte,* wobei folgende Faktoren im Vordergrund stehen:

a) Portale Hypertonie
b) Verminderung des onkotischen Druckes des Blutplasma, insbesondere wegen herabgesetzter Albuminbildung durch die Leber
c) Vermehrte Produktion von Leberlymphe

Für die Frage, ob sich ein Aszites bildet, sind wahrscheinlich alle drei Faktoren maßgebend, wobei physiologischerweise

$$\frac{\text{Serumalbuminkonzentration (mg\%)} \times 10}{\text{Milzdruck (cm } H_2O\text{)}} \geqq 1$$

Wird dieser sog. *»Aszites-Threshold«* wesentlich unterschritten, kommt es zur Transsudation in die Peritonealhöhle. Die sich im Bauchraum ansammelnde Flüssigkeit wird bei Zirrhose-bedingtem Aszites rasch umgesetzt (etwa 50% in einer Stunde).

Physiologischerweise wird die *Lymphe aus den Organen des Bauchraumes* zu etwa 80% in den Ductus thoracicus abgeführt; dies gilt insbesondere für die *Darmlymphe,* deren Eiweißgehalt nur etwa ⅓–⅙ des Serumproteingehaltes ausmacht, sowie für die *Leberlymphe,* deren Eiweißkonzentration ungefähr der des Blutserum entspricht. Etwa 20% der Bauchraum-Lymphe, worunter vor allem die eigentliche Peritonealflüssigkeit, wird nicht über den Ductus thoracicus, sondern über den rechten Ductus drainiert.

Bei portaler Hypertonie ist der *Lymphfluß im Ductus thoracicus* meist um ein mehrfaches (3–20 ×) *gesteigert,* und trotz Ausweitung des letzteren vermag die Drainage mit dem Anfall von Lymphe oft nicht mehr Schritt zu halten. Bei *postsinusoidaler Blockierung* des Pfortaderkreislaufs sammelt sich im Peritonealraum auch die *proteinreiche Leberlymphe* an, während bei *präsinusoidalem Block,* der ja an sich wegen meist fehlender Hypalbuminämie weniger zur Aszitesbildung neigt, vorwiegend *eiweißarme Darmlymphe* anfällt. Die Entstehung eines Aszites geht z. T. mit einer *Verminderung des zirkulierenden Blutvolumens* einher, so daß es über eine herabgesetzte Nierendurchblutung und Stimulation des RAA-Systems (S. 520) zu einer vermehrten Aldosteronsekretion mit zugehöriger *Natrium-und Wasserretention* kommen kann.

Wie schon erwähnt wurde, haben die erhebliche Minderdurchblutung des Leberparenchyms sowie dessen vermehrte Abhängigkeit von der arteriellen Blutzufuhr zur Folge, daß diese Patienten in besonderem Maße *schockanfällig* sind und sich auch eine allfällige *Herzinsuffizienz stärker und/oder rascher bemerkbar macht,* u. a. in einer weiteren Verminderung der hepatischen Funktionen.

Da das aus dem Darm stammende venöse Blut schon normalerweise nicht selten bakterienhaltig ist, die

Kupffer'schen Sternzellen diese Mikroorganismen jedoch größtenteils abfangen, versteht sich, daß bei Ausbildung eines Umgehungskreislaufes infolge Leberzirrhose vermehrt solche Keime in den kleinen und großen Kreislauf gelangen. Man nimmt an, daß hierin mit ein Grund für die *erhöhte Infektanfälligkeit* der Zirrhosekranken liegt. Allerdings spielen noch mehrere Faktoren mit (vgl. dazu S. 1765).

Eine weitere Folge portokavaler Shunts ist der insbesondere in fortgeschrittenen Stadien von Leberzirrhose wahrnehmbare *»Foetor hepaticus«*, ein unangenehm süßlicher Geruch, der durch Ausatmen u. a. von normalerweise in der Leber metabolisiertem Dimethylsulfid bedingt sein könnte. Vielfach geht das Ausmaß eines solchen Foetor mit dem Grad einer portosystemischen Enzephalopathie parallel; die letztere ist aber nicht obligatorisch damit vergesellschaftet.

Die *endokrinen Störungen,* die bei Bestehen eines portokavalen Umgehungskreislaufes und der damit verbundenen Reduktion des Hormonabbaus beobachtet werden, kamen z. T. schon zur Sprache (S. 397). Es wird u. a. vermutet, daß auch die bei Leberzirrhose oft vorhandenen *»spider naevi« (»Angiomata stellata«)* und die *palmare Erythrose* auf Hyperöstrogenismus beruhen.

Die bei der Leberzirrhose nicht selten festgestellten, *allgemeinen kardiovaskulären Störungen,* die u. a. mit Tachykardie, arterieller Hypotonie, Überwärmung der Haut und einem systolischen Geräusch links neben der Sternum *(»Hyperkinetisches Syndrom«)* einhergehen, hängen wahrscheinlich ebenfalls mit dem Bestehen eines erheblichen portokavalen Shunts zusammen, möglicherweise wegen Vorhandenseins vasodilatatorisch wirksamer Substanzen im großen Kreislauf, die normalerweise in der Leber abgebaut bzw. inaktiviert werden.

Weitere, bei Leberzirrhose beobachtete Veränderungen umfassen u. a. eine *verminderte Konzentration von Substanzen im Blut, die normalerweise in der Leber synthetisiert werden* (u. a. Albumin (s. o.), Harnstoff, Gerinnungsfaktoren (S. 436), Cholesterinester u. a.) sowie eine *erhöhte Konzentration von Stoffen, die in diesem Organ normalerweise abgebaut werden* (s. o., dazu auch Galaktose, B. S. P. u. a. m.). Zum Teil handelt es sich bei diesen Störungen um Folgen der Ausbildung portosystemischer Kurzschlüsse, z. T. um den Ausdruck einer Minderleistung des Leberparenchyms; die letztere ist allerdings in erheblichem Maße auch ein Resultat der gestörten Blutzirkulation in der Leber. Die bei Zirrhotikern oftmals beobachteten *Störungen der Hämostase* beruhen nur z. T. auf einem Mangel an Gerinnungsfaktoren; meistens spielen noch weitere Mechanismen eine Rolle, so eine gesteigerte Kapillarfragilität, eine erhöhte fibrinolytische Aktivität sowie mitunter eine Thrombozytopenie und – in Fällen mit disseminierter intravasaler Gerinnung – eine Verbrauchskoagulopathie. Komplexe und z. T. noch nicht geklärte Mechanismen liegen vermutlich auch der bei Leberzirrhose nicht selten nachweisbaren *Minderdurchblutung der Nierenrinde,* z. T. mit Reduktion der glomerulären Filtration, sowie Störungen des *Säure-Basen-Gleichgewichts* (S. 807) zugrunde.

Die bei Leberzirrhose häufig auftretende, z. T. allerdings gebietsweise unterschiedliche *Cholestase* beruht größtenteils auf hepatozellulären Schäden und/oder einer Behinderung des Galleabflußes im Bereich der fibrösen portalen Felder.

Weitere Angaben über Arten, Entstehungsweise, Verlaufsformen und Komplikation der Leberzirrhose folgen später (S. 726).

Portale Hypertonie bei rein postsinusoidalem Block des Pfortaderkreislaufes

Definitionsgemäß (S. 544) gehören zu dieser Gruppe i. e. S. Krankheiten, die durch eine Obstruktion des venösen Abflußes aus der Leber gekennzeichnet sind, nicht jedoch solche, bei denen die Erhöhung des Pfortaderdruckes auf kardialen Ursachen beruht (S. 569). Unter dem Begriff eines *Budd-Chiari-Syndroms* faßt man eine Gruppe von Veränderungen zusammen, die durch eine Obstruktion zumindest des Hauptteils der venösen Abflußwege aus der Leber, d. h. der V. hepatica und/oder ihrer Äste, charakterisiert ist. Bei der *sog. trunkulären Form* dieses Syndroms liegt das Hindernis im Stammgebiet der V. hepatica, bei der *radikulären Form* mehr in den Verzweigungen derselben.

Ursachen und **Pathogenese** dieser Leiden umfassen verschiedenerlei Prozesse. Beim *trunkulären Typ des Budd-Chiari-Syndroms* findet sich manchmal eine *Kompression der V. hepatica* durch krankhafte Veränderungen der Umgebung, wie maligne neoplastische Gewebemassen, Narbenbildung u. a. m., oder es besteht eine weitgehende oder vollständige Obturation des Venenlumens durch eine *Thrombose.* Die letztere kann z. B. bei Hyperkoagulabilität des Blutes spontan entstanden oder durch Übergreifen primär extravenös gelegener Prozesse auf die Venenwand ausgelöst worden sein. Die eigentliche *Chiari'sche Krankheit,* eine lumenverengernde Polsterbildung im Mündungsbereich der V. hepatica, ist ihrem Wesen nach noch unklar.

Die *radikulären Formen des Budd-Chiari-Syndroms* gehen in einem erheblichen Teil der Fälle auf chronische *Intoxikationen durch Pyrrolizin-Alkaloide* aus bestimmten Senecio-, Crotalaria- und Heliotropum-Arten, Pflanzen, die z. B. im Süden Afrikas und im fernen Osten vorkommen, zurück. Der primäre Schaden scheint hier die Endothelien der Äste der V. hepatica zu betreffen und eine obliterierende Endophlebitis hervorzurufen *(Endophlebitis hepatica obliterans, »veno-occlusive disease of the liver«).*

Eine Obstruktion zahlreicher kleinerer Verzweigungen der V. hepatica wird hie und da auch bei Vernarbungen infolge eines *Thorotrast-Schadens* u. a. beobachtet.

Die **Folgen** eines Budd-Chiari-Syndroms richten sich u. a. nach der Geschwindigkeit, mit der sich die Ve-

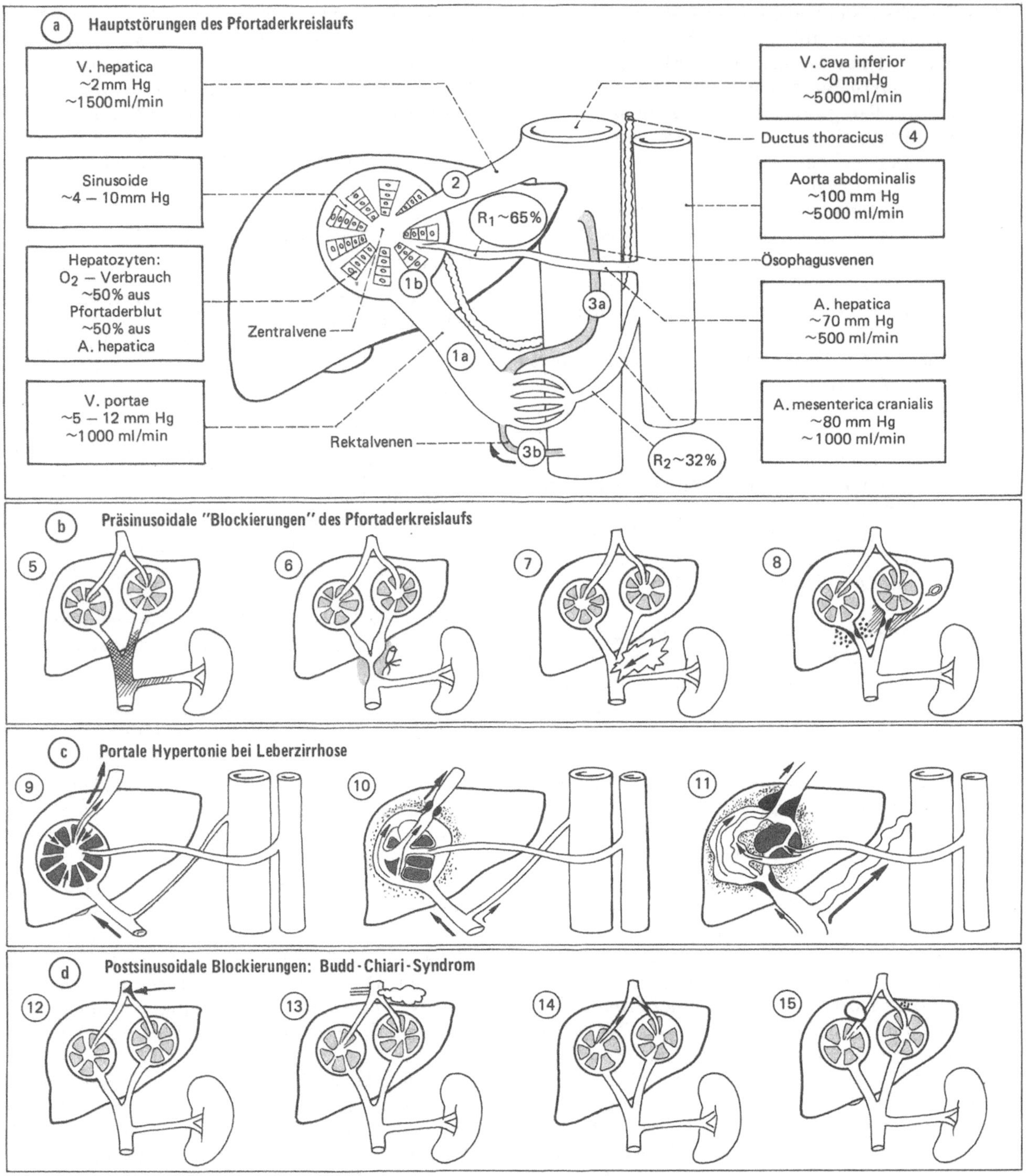

Abb. 113 a–d. *Portale Hypertonie (Pfortaderhochdruck).* **a** *Hauptstörungen des Pfortaderkreislaufs.* Zwischen den Venolen des Splanchnikusgebiets und der V. hepatica (»Pfortaderkreislauf i. e. S.«) liegen im wesentlichen sog. *Kapazitätsgefäße* mit einem Druckgefälle von nur ungefähr 10 mm Hg. Die Durchströmung dieses Systems kann an verschiedenen Stellen behindert sein: Man spricht von *»präsinusoidaler« (1) und »postsinusoidaler« (2) Blockierung (präsinusoidaler oder postsinusoidaler »Block«),* je nachdem, ob das Haupthindernis vor oder hinter den Lebersinusoiden liegt. In manchen Fällen – vor allem bei Leberzirrhose – handelt es sich um *Kombinationen* von prä- und postsinusoidalem Block. Die *präsinusoidalen Blockierungen* unterteilt man weiter in *extrahepatische* (1a) und *intrahepatische* (1b). Bei allen Formen von Pfortaderhochdruck besteht ein *vermehrter Blutabfluß über venöse Kollateralen,* im besonderen über Ösophagus (3a) – und Rektalvenen (3b), oft mit Ausbildung von Varizen in diesen Lokalisationen, manchmal auch mit Auftreten eines »Caput Medusae« (s. Abb. 106, S. 494). *Chronische »portokavale« Shunts* beträchtlichen Ausmaßes sind oft mit einer mangelhaften »Entgiftung« (NH_3 u. a.) sowie u. U. »Entkeimung« des aus den Splanchnikusgebiet stammenden Blutes verbunden (vgl. dazu *»portosystemische Enzephalopathie«,* S. 544). Vor allem bei postsinusoidaler Blockierung notiert man ferner eine *erhebliche Verstärkung des Lymphabflusses aus der*

nenverschlüsse ausbilden. Geschieht dies sehr rasch, stellen sich in kurzer Zeit eine schwere venöse Hyperämie, u. U. auch ein teilweiser Parenchymuntergang der Leber ein, wozu sich ein hämorrhagischer Aszites gesellen kann. Bei langsamer Entwicklung der Venenobstruktion bietet sich ein ähnliches Bild wie bei schwerer kardialer Insuffizienz (vgl. dazu S. 573), mit hochgradiger Atrophie oder Schwund vor allem der zentroazinären Parenchymanteile, venöser Hyperämie und eiweißreichem Aszites; im Gegensatz zur kardial bedingten Stauung vermißt man aber Ödeme in den abhängigen Körperpartien.
Eine Übersicht über Ursachen, Pathogenese, Folgen und Komplikationen der portalen Hypertonie bietet die Abb. 113. Die wichtigsten, am Zustandekommen eines transsudativen Aszites beteiligten Faktoren sind schematisch in Abb. 114 dargestellt.

Literatur

Anderson, R. J., Cronin, R. E., McDonald, K. M., Schrier, R. W.: Mechanisms of portal hypertension-induced alterations in renal hemodynamics, renal water excretion, and renin secretion. J. Clin. Invest. *58*, 964 (1976) — *Norenberg, M. D.:* A light and electron microscopic study of experimental portal-systemic (ammonia) encephalopathy. Lab. Invest. *36*, 618 (1977)

102. Kardial bedingte Kreislaufstörungen

102.1. Allgemeine Bemerkungen zu Entwicklung, Struktur und Funktion des Herzens unter physiologischen Bedingungen

Die ontogenetische Entwicklung des Kreislaufsystems, insbesondere des Herzens

Die ersten Elemente des Kreislaufsystems bilden sich in der zweiten Woche der Embryoentwicklung in Form *endothelhaltiger Kanäle,* die Anschluß aneinander gewinnen und u. a. auch mit entsprechenden Strukturen im Dottersack Verbindung finden. Die *Herzanlage* kann als eine Weiterdifferenzierung dieser frühembryonalen Gefäße und des im Perikardbereich des Zoeloms liegenden, perivaskulären Mesenchyms angesehen werden. Aus ursprünglich zwei Herzschläuchen bildet sich durch Fusion ein einzelner, in der Mittellinie liegender Schlauch, der um den 19.–20. Tag der Kyematogenese herum mit Hilfe primitiver Herzmuskelzellen zu pulsieren beginnt. Die Mechanismen, die zum Einsetzen der rhytmischen Kontraktionen führen, sind wenig geklärt. In diesem Stadium der Entwicklung findet sich neben der Endothelauskleidung *(primitives Endokard)* ein das Lumen umhüllender *epimyokardialer Mantel.* Zu Beginn der 4. Embryonalwoche kommt es durch von kaudal nach kranial laufende *peristaltische Kontraktionen* erstmals zu einer entsprechend gerichteten, kontinuierlichen Blutströmung. An der Innenfläche des Herzschlauches entstehen an bestimmten Stellen mehr oder weniger zirkulär angeordnete, aus wenig differenziertem, myxoidem Bindegewebe (»cardiac jelly«) bestehende Wülste *(Klappenanlagen),* die das Lumen in einen *Sinus venosus,* ein *Atrium,* einen *Ventrikel,* einen *Bulbus cordis* und einen *Truncus arteriosus* unterteilen. An den Enden des primitiven Herzschlauches finden sich je zwei Abzweigungen: jedes »Horn« des Sinus venosus empfängt Blut aus drei *Venen*

Abb. 113 a–d (Fortsetzung)

Leber, so daß z. B. das Durchflußvolumen im Ductus thoracicus (4) pro Zeiteinheit auf ein mehrfaches ansteigen kann. Man beachte schließlich, daß das Leberparenchym normalerweise ungefähr die Hälfte der Sauerstoffzufuhr über die A. hepatica erhält. **b** *Präsinusoidale Blockierungen des Pfortaderkreislaufs. Extrahepatischen präsinusoidalen Blockierungen* begegnen wir nicht sehr häufig; man beobachtet sie z. B. bei einer *Pfortaderthrombose,* die nicht vollständig und/oder nur langsam verschließend wirkt (5); rasch entstehende völlige Verschlüsse der V. portae führen in der Regel zum Tod. Weitere mögliche Ursachen eines extrahepatischen präsinusoidalen Blocks sind z. B. narbige Stenosen, u. a. im Anschluß an chirurgische Eingriffe (6), einwachsendes und/oder komprimierend wirkendes *neoplastisches Gewebe* (7), große *Zysten, Mißbildungen* im Leberhilusbereich u. a. m. *Intrahepatische, rein präsinusoidale Blockierungen* sind hierzulande noch seltener als die extrahepatischen; sie werden am ehesten bei *Schistosomiasis* mit schwerem Leberbefall, ferner bei *kongenitaler Leberfibrose,* in geringerem Maß u. U. bei infiltrativen Prozessen verschiedener Art (entzündlich, neoplastisch u. a.) gesehen (8). **c** *Portale Hypertonie bei Leberzirrhose.* Infolge des Läppchenumbaus (9–11) kommt es bei Leberzirrhose in der Regel *sowohl zu einer prä- als auch zu einer postsinusoidalen Blokkierung,* wobei die letztere allerdings meist überwiegt. Im Verlauf der Zirrhoseentstehung beobachtet man früher oder später eine *exzentrische Dislokation der Zentralvenen* (9, 10) sowie die Ausbildung *intrahepatischer Anastomosen* und *Angiektasien* zwischen kleinen Ästen der Vv. interlobulares und dem V. hepatica-System; es entstehen auch *arterio-venöse Verbindungen* (11). Diese *»intrahepatischen Shunts«* entsprechen ausgeweiteten Teilen des ursprünglichen Gefäßbettes, eingeschlossen die Sinusoiden; in fortgeschrittenen Stadien des Prozesses sind die über diesen Weg laufenden Shunt-Volumina relativ gering, und der Hauptteil des am Leberparenchym vorbeigeleiteten Blutes fließt über die oben erwähnten extrahepatischen venösen Kollateralen, die sich ausweiten und ein Schlängelung erfahren (11). **d** *Postsinusoidale Blockierungen (Budd-Chiari-Syndrom).* Die auf einer leistenartigen Verdickung der inneren Wandschichten beruhende *Chiari'sche Krankheit* (12) stellt eine Seltenheit dar. *Trunkuläre Formen von Budd-Chiari-Syndrom* (13) werden z. B. durch Stenosierung im Bereich des Hauptstammes der V. hepatica aufgrund *neoplastischer, entzündlicher* und/oder *narbiger Prozesse,* z. T. auch durch *Thrombosierungen,* hervorgerufen. *Radikuläre Formen* dieses Syndroms umfassen u. a. die *Endophlebitis hepatica obliterans* (14, z. B. wegen Vergiftung durch Pyrrolizin-Alkaloide, S. 1626, mit sog. »veno-occlusive disease«), *Thorotrast-bedingte Vernarbungen, neoplastische Prozesse* u. a. (15). Nach *chirurgischem Anlegen eines (extrahepatischen) portokavalen Shunts,* was meistens wegen hochgradiger portaler Hypertonie bei Leberzirrhose geschieht, reduziert sich die – an sich schon verringerte – Leberdurchblutung noch weiter, und das Organ hängt in hohem Maß von der Versorgung durch die A. hepatica ab. Bei der *portosystemischen Enzephalopathie,* die vor allem auf der Einwirkung toxischer Substanzen aus dem Darmbereich (NH_3 u. a.) auf das Hirngewebe beruhen dürfte, finden sich u. a. auffällige Gliaveränderungen, z. B. im Sinn eines vermehrten Auftretens von Astrozyten des sog. Alzheimer-Typs II.

R_1 = *Anteil des Verzweigungsgebietes der A. hepatica am Gesamtwiderstand der Blutgefäße im Splanchnikus-Lebergebiet.*

R_2 = *Anteil des Verzweigungsgebietes der A. mesenterica cranialis am Gesamtwiderstand der Blutgefäße im Splanchnikus-Lebergebiet*

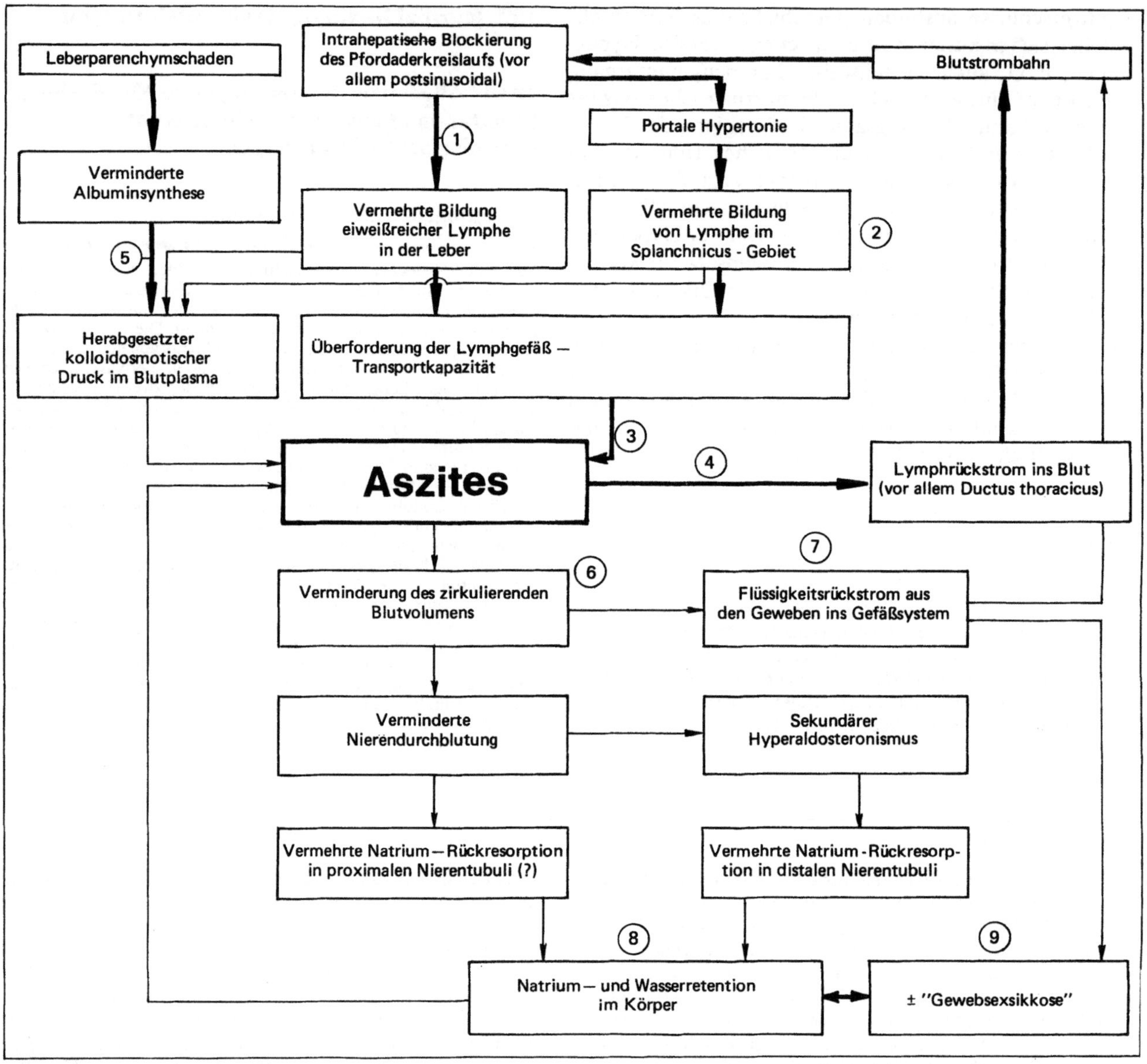

Abb. 114. *Vereinfachtes Schema zur Pathogenese des Aszites bei Leberzirrhose.* Im Gegensatz zu entzündlichen, d. h. »exsudativen« Ergüssen im Bauchraum, haben wir es bei Aszites infolge Leberzirrhose mit einem *»transsudativen«* Geschehen zu tun. Schwere Formen von Aszites sind erwartungsgemäß bei *postsinusoidaler Blockierung* zu finden, da in diesen Fällen eiweißreiche Blutflüssigkeit stark vermehrt aus den Lebersinusoiden durch die mehr oder weniger »offenen« Endothelbeläge in den Dissé'schen Raum und von dort über den Mall'schen Raum in die Lymphbahnen der Leber gelangt (1). Möglicherweise begünstigt durch fibrös bedingte Lymphabflußhindernisse in der Leber selbst, und vor allem infolge *Überforderung der Lymphgefäß-Transportkapazität* (3) kommt es in schweren Fällen sogar zu einem direkten Übertritt von Lymphe durch die Leberkapsel in den Peritonealraum (sog. »Tränen«). Eine vermehrte Produktion von – weniger eiweißreicher – Lymphe findet, aufgrund der portalen Hypertonie, auch im übrigen Splanchnikusgebiet statt (2); diese allein (z. B. bei präsinusoidalem Block) genügt aber kaum, um einen massiven Aszites zu erzeugen. Der letztere kann bei Leberzirrhose sehr massiv sein (bis 30 l und mehr); sein Proteingehalt beträgt meistens etwa 2 g/100 ml, manchmal aber wesentlich mehr. Die Aszitesflüssigkeit wird relativ rasch umgesetzt (Größenordnung: 50% in einer Stunde), und der Lymphfluß im Ductus thoracicus, der bis ungefähr 80% der Lymphe aus dem Bauchraum abtransportiert, kann auf das 3–20fache steigen (4). Zum Aszites trägt auch die *Hypalbuminämie* (5) bei, und aus dem Grad derselben und demjenigen der portalen Hypertonie läßt sich eine sog. *»Aszites-Schwelle« (»Ascites threshold«)* bestimmen. Dabei gilt vereinfacht folgende Formel:

$$\frac{\text{(Serum-Albuminkonzentration (mg\%)} \times 10) + 4}{\text{Milzdruck (cm } H_2O)} = < 1$$

d. h. wenn dieser Wert unter 1 liegt, besteht in der Regel ein Aszites. Umgekehrt kann aus der Tatsache, daß ein Bauchhöhlenerguß besteht, und dem Grad der Hypalbuminämie der Pfortaderdruck geschätzt werden. Die Aszitesbildung bewirkt eine *Verminderung des zirkulierenden Blutvolumens* (6), die ihrerseits über eine *reduzierte Nierendurchblutung* und einen *sekundären Hyperaldosteronismus* zu einer *Natrium- und Wasserretention* im Körper führt bzw. führen kann (8). Umgekehrt hat die Hypovolämie oft einen *vermehrten Rückstrom von Gewebeflüssigkeit in die Blutbahn* (7) zur Folge, sodaß trotz der Flüssigkeitsansammlung (vor allem im Bauchraum) z. T. vielerorts eine *Gewebs- bzw. Zellexsikkose* besteht (9). In terminalen Stadien der Leberzirrhose kann die Aszitesbildung durch Leberlymphe wieder abnehmen; dafür steigert sich die Transsudation aus dem Splanchnikusgebiet

(V. vitellina, V. umbilicalis und V. cardinalis communis (Ductus Cuvieri), und aus der kurzen *Aorta ventralis* gehen beidseits je 6 *Kiembogenarterien* ab, die in die zwei parallel laufenden *Aortae dorsales* münden.

Während der 4.–5. Woche der Embryonalentwicklung – d. h. in der Zeit, da sich teratogene Einflüsse besonders stark auswirken können – erfährt der *Herzschlauch* eine *komplexe Umgestaltung,* die *Krümmungen, Torsionen* und *Detorsionen* umfaßt. Am stärksten transloziert wird die bulboventrikuläre Verbindungsstelle, nämlich zuerst nach rechts (»S«-Form des Herzens), dann nach ventral und schließlich nach kaudal, womit die Herzform schon weitgehend der schließlichen Konfiguration gleicht (physiologischer sog. D-Loop). Die Ausbildung von *Vorhof- und Ventrikelsepten,* die das Herz in eine rechte und eine linke Hälfte trennen, geschieht im Verlauf des zweiten Embryonalmonats und geht mit dem Erscheinen der *Lungenanlagen* mitsamt einer rudimentären pulmonalen Zirkulation einher. Im Atriumbereich wächst zunächst vom Dach her ein ganz dünnes *Septum primum* gegen die Atrioventrikularkissen hinab, wobei vorerst ein *Foramen primum* offen bleibt. Mit dessen Schließung ist die Entstehung eines *Foramen secundum* im Septum primum verbunden. In der zweiten Hälfte des zweiten Embryonalmonats erscheint dann – wiederum im Vorhofsdach – rechts vom Septum primum eine dickere Scheidewand, das *Septum secundum,* das sich zunächst gegen die Mündung der V. cava caudalis zu vorschiebt und so dem oxygenierten venösen Blut aus diesem Gefäß den Zutritt zum linken Vorhof freiläßt. Das desoxygenierte Blut aus der V. cava cranialis dagegen strömt überwiegend in den rechten Ventrikel. Mit zunehmender Reifung des Embryo bildet sich aus dem Septum secundum und dem Foramen secundum ein ventilartiger Kanal, das *Foramen ovale.*

Nachdem der Atrioventrikularkanal durch die Atrioventrikularkissen und die Vorhofsepten weitgehend in eine rechte und eine linke Hälfte getrennt ist, schreitet die *Septierung der Ventrikel und des Truncus arteriosus* voran. Vom Apex her wächst eine überwiegend muskuläre Leiste gegen die Atrioventrikularkissen vor und bildet so die *Pars muscularis* des *Septum interventriculare;* diese läßt zunächst dicht unter den Atrioventrikularkissen ein *Foramen interventriculare* offen, durch das während der Systole vor allem Blut aus dem linken Ventrikel in den Truncus arteriosus ausgestossen wird. Im letzteren ergibt sich ein spiraliges Strömungsmuster, indem das überwiegend aus der linken Kammer stammende oxygenierte Blut vor allem in *der* Hälfte des Truncus fließt, die später zur Aorta wird. Im Grenzbereich zwischen oxygeniertem und nicht oxygeniertem Blutstrom bilden sich dann längs verlaufende Leisten, die gegen das Lumen zu vorwachsen und schließlich das *Septum aortico-pulmonale* bilden. Dieses verlängert sich auch in apikaler Richtung und trägt schließlich, zusammen mit Anteilen der Atrioventrikularkissen, zum Schluß des Foramen interventriculare und damit zur Bildung der *Pars membranacea des Septum interventriculare* bei.

Die foetale Zirkulation ist vor allem durch den *Plazentarkreislauf* gekennzeichnet, der – neben anderen Funktionen – die Rolle spielt, die postnatal der Lunge zukommt. Wesentliche *Merkmale der foetalen Zirkulation* sind somit a) Gefäße, die die Placenta versorgen bzw. drainieren, d. h. zwei *Umbilikalarterien* und eine *Umbilikalvene;* b) ein Kurzschluß vom rechten in den linken Vorhof, das *Foramen ovale,* durch den die Hauptmasse des oxygenierten Plazentarblutes direkt in die linke Herzhälfte gelangen kann; und c) ein Kurzschluß zwischen A. pulmonalis und Aorta, der *Ductus arteriosus Botalli,* durch den das Pulmonalarterienblut – anstatt in die Lungen – ebenfalls in den großen Kreislauf gelangt. Auf diese sinnvolle Weise wird der Lungenkreislauf in der Foetalzeit zu einem guten Teil umgangen.

Nach der Geburt hört die Pulsation in den *Umbilikalarterien* innerhalb von Minuten auf, wahrscheinlich z. T. wegen taktiler Reize und Kälteeinflüssen, und es kommt zu einem endarteriitischen Verschluß dieses Gefäßes. Die *Umbilikalvene* bleibt etwa 20–30 min länger offen als die Arterien, so daß – vor allem in den ersten postnatalen Minuten – erhebliche Blutmengen aus der Plazenta in den Neugeborenenkreislauf zurückgelangen. Eine Nabelklemme wird aus diesem Grund vom Geburtshelfer erst etwa 2–3 min nach Geburt angelegt. Nach der Abnabelung nimmt der Venendruck zu, und die Gesamtblutmenge steigt von weniger als $\frac{1}{10}$ bis auf fast $\frac{1}{3}$ des Körpergewichts an. Als Folge zeigt sich eine radiologisch wahrnehmbare Erweiterung u. a. des linken Herzventrikels, die erst nach etwa 5 Tagen zurückgeht. Der Aortendruck erreicht ungefähr 80/40 mm Hg. Das Abstellen des Plazentarkreislaufes hat eine *verminderte Füllung des rechten Vorhofs* zur Folge. Gleichzeitig, und weil sich die Lungen in der Zwischenzeit ausgedehnt haben, *erhält der linke Vorhof mehr Blut,* was den Druck in diesem Herzabschnitt hebt. Durch diese Umstellung der Druckverhältnisse wird das Septum primum gegen das Septum secundum gepresst, und somit ein zunächst funktioneller Verschluß des Foramen ovale erreicht. Bei etwa 80% aller menschlichen Individuen schließt sich dann das Foramen ovale durch Verwachsung. Mit der Lungenausdehnung nach der Geburt sinkt der pulmonale Gefäßwiderstand, so daß jetzt das Blut der A. pulmonalis überwiegend diesem Druckgefälle folgt und nicht mehr durch den *Ductus Botalli* fließt. Normalerweise obliteriert der letztere innerhalb der ersten postnatalen Wochen, wobei offenbar – neben den veränderten Strömungs- und Druckverhältnissen – die Herabsetzung der P_{CO_2} und die Erhöhung des P_{O_2} die Kontraktion und den Verschluß dieser Verbindungsarterie begünstigen.

Einige Merkpunkte zur normalen Anatomie und Histologie des Herzens

Das sog. *fibröse Perikard* besteht aus straffem, überwiegend kollagenem Bindegewebe, das eine Ausdehnung der Perikardhöhle innerhalb kurzer Zeit über ein bestimmtes Maß hinaus nicht gestattet (s. Herzbeuteltamponade, S. 569).

Die *Herzwand* gliedert sich im Bereich sowohl der Vorhöfe als auch der Kammern in drei Schichten, das Epikard, das Myokard und das Endokard.

Das *Epikard* trägt – wie das Perikard an der Innenseite – einen sog. Serosaüberzug mit oberflächlichen Mesothelzellen, ist normalerweise an den meisten Stellen ganz dünn und liegt dort dem Myokard fest, d. h. praktisch unverschieblich, auf. *Subepikardiales Fettgewebe* findet sich physiologischerweise vor allem um die extramyokardial verlaufenden Teile der Koronargefäße herum, was u. a. eine bessere Verschieblichkeit der an der Herzoberfläche liegenden Gewebe und damit eine geringere Fixation der pulsierenden Koronararterien gewährleistet.

Das *Myokard* wird in seinem feingeweblichen Aufbau anderswo erläutert (s. dazu S. 63, insbesondere S. 572, ferner S. 156). Die Herzmuskulatur bildet einen ringsum geschlossenen Muskelmantel, mit Ausnahme der atrioventrikulären Grenzzone, wo ein weitgehend fibröser Ring die Vorhöfe und Kammern trennt; auch in der Pars membranacea des Septum interventriculare begegnet man überwiegend kollagenem Bindegewebe. Die netzförmig durch sog. *Glanzstreifen* miteinander verbundenen, *quergestreiften Herzmuskelzellen* (Netz 1. Ordnung) wird durch Bindegewebe in ein makroskopisch sichtbares Balkenwerk aufgegliedert (Netz 2. Ordnung), das seinerseits in *Schichten* gesondert erscheint. Zwischen den letzteren liegt z. T. lockeres Bindegewebe *(»Verschiebespalten«),* das von relativ wenigen Muskelfaserbündeln durchzogen wird. Die Herzventrikel zeigen in ihrer Wand einen im wesentlichen *schraubenförmigen Verlauf* der Muskulatur, mit einer inneren und äußeren »Ring-« und einer mittleren »Längsschicht«, was eine konzentrische Kontraktion ermöglicht.

Der *innere Wandteil des rechten Vorhofs,* der in die Wand der großen Venen übergeht und sich vermutlich vom embryonalen Sinus venosus ableitet, enthält *glatte Muskulatur.* Dieser »venöse« Anteil wird vom übrigen Vorhof, dessen Wand quergestreifte Muskulatur aufweist, durch die sog. *Crista terminalis* abgegrenzt. Der letzteren entspricht außen der Sulcus terminalis, der sich von der Mündung der V. cava cranialis bis zu der der V. cava caudalis zieht. Der *Sinusknoten,* der Schrittmacher des Herzens, befindet sich im oberen Ende der Crista terminalis, nahe der Basis der V. cava cranialis.

Das sog. *Reizbildungs- und Reizleitungssystem* des Herzens besteht aus spezialisierten Muskelzellen *(»Schrittmacherzellen«),* in denen die Querstreifung kaum erkennbar ist, und die ein nur wenig entwickeltes sarkoplasmatisches Reticulum aufweisen. Sie enthalten im Zytoplasma ziemlich viel Glykogen und sind z. T. reichlich innerviert (vgl. dazu Abb. 115, S. 554). *Schrittmacherzellen* finden sich im Sinusknoten, in der Umgebung des Atrioventrikularknotens (»av-Junction«), im His'schen Bündel, in den Tawara-Schenkeln und in den Purkinje-Fasern.

Der *Herzklappenapparat* ist in das sog. *»fibröse Skelett«* des Organs eingebaut, das die *Anuli fibrosi* der vier Klappen umfaßt, an der Hinterseite im atrioventrikulären Grenzbereich ein sog. *Trigonum* bildet und an dieser Stelle mit der Pars membranacea des Septum interventriculare verbunden ist. Das Trigonum verdient besondere Beachtung, weil hier das Atrioventrikularbündel des Reizleitungssystems durchtritt. Die *Atrioventrikularklappen (Tricuspidalis* und *Mitralis)* sind sog. Segelklappen, deren Ansatzränder fest in dem zugehörigen Anulus fibrosus verankert sind, und deren freie Enden durch mehrere Serien bzw. Gruppen von *Chordae tendineae* mit dem entsprechenden *Papillarmuskeln* verbunden werden (drei im rechten, zwei im linken Ventrikel). Jeder Papillarmuskel steht über einzelne Sehnenfäden auch mit dem Randbereich benachbarter Klappen in Verbindung, so daß sich bei der Kontraktion der Papillarmuskeln und dem gleichzeitig erfolgenden Klappenschluß eine Drehbewegung ergibt. Die *Semilunarklappen* werden während der Systole nicht völlig an die Wand gepresst, sondern buchten sich – z. T. wegen eines turbulenten Rückstroms – auch in dieser Phase der Herzaktion etwas gegen das Lumen vor; auf diese Weise wird der sofortige Klappenschluß am Ende der Systole erleichtert.

Nähere Angaben über den *Koronarkreislauf* finden sich auf S. 508. Die *terminale Strombahn* im Myokard ist so angelegt, daß im Durchschnitt auf eine Muskelzelle eine Kapillare entfällt.

Bemerkungen zum Stoffwechsel des Myokards

Einige Angaben über metabolische Vorgänge im Herzmuskel finden sich auf S. 934. Zusammenfassend kann hier vermerkt werden, daß der Energiebedarf des Myokards bis zu 80% von *freien Fettsäuren*, der Rest von *Ketokörpern*, *Glukose* und *Laktat* gedeckt wird. Im Ruhezustand beteiligen sich die beiden letztgenannten Substanzen zu ungefähr 10% am Energiestoffwechsel; aus der *Glykolyse* von Glukose und der Umwandlung von Laktat durch die Laktatdehydrogenase entsteht *Pyruvat*, das in den *Krebszyklus* eintritt. Als wichtigster Energieträger ist das *ATP* anzusehen, das bei der Kontraktion in ADP verwandelt und im aeroben Krebszyklus wieder in das energiereiche ATP restituiert wird. Pro Mol Glukose werden im Rahmen der Glykolyse 2 Mol ATP frei, pro Mol Pyruvat bei der oxydativen Phosphorylierung dagegen 15 Mol ADP in ATP überführt. Ein weiterer Energieträger ist das *Kreatinphosphat*. Bei *vermehrter Arbeitsleistung* wird vom Myokard relativ mehr Laktat verwertet, z. T. auch die aus der übrigen Muskulatur stammende und mit dem Blutstrom herangetragene Milchsäure. Im *Hungerzustand* steigt unter den Energielieferanten der Anteil der Ketokörper. Der *Nutzeffekt des Myokards*, das in der Regel mehr als 90% des Energiestoffwechsels auf *aerobem Weg* besorgt, beträgt ungefähr 25–30%, bei Tachykardie und/oder vermehrter Druckbelastung etwas weniger.

Erregbarkeit, Eigenrhythmus, Konduktivität und Kontraktilität des Herzmuskels

Die der *Erregbarkeit* spezialisierter und anderer Muskelzellen sowie der *Erregungsleitung* im Myokard zugrunde liegenden Vorgänge wurden schon geschildert (vgl. dazu S. 369). Dasselbe gilt für die an der *Kontraktion* und *Erschlaffung von Muskelzellen* beteiligten Prozesse (S. 63). Während Herzmuskelzellen (»Arbeitsmyokardzellen«) ein mehr oder weniger konstantes diastolisches Ruhepotential und nach Reizung ein Aktionspotential mit einem etwa 0,2–0,3 sec dauernden (allerdings leicht abfallenden) »Depolarisations-Plateau« zeigen, bevor die Repolarisation wieder deutlich wird, zeigen *Schrittmacherzellen* eine langsame spontane diastolische Depolarisation (*»Schrittmacherpotential«*) und ein undeutliches Depolarisations-Plateau; in besonderem Maße trifft dies für die Schrittmacherzellen im Sinusknoten zu, die nach erfolgter Depolarisation in kürzerer Zeit als andere Schrittmacherzellen den sog. »firing level« wieder erreichen und somit die höchste inhärente Impulsfrequenz aufweisen. Die Erregungsbildung und -fortleitung im Herzen versteht sich zum größten Teil aus Unterschieden in der inhärenten Impulsfrequenz, die vom Sinusknoten nach distal zu abnimmt. Offenbar ist in den Zellen der distalen Anteile des Reizbildungs- und Reizleitungssystems die diastolische Abnahme der Kaliumionenpermeabilität (u. U. auch Zunahme der Natriumionenpermeabilität) weniger deutlich ausgeprägt als im Sinusknoten, so daß die Verschiebung des Membranpotentials in Richtung Schwellenpotential in den letzteren am raschesten erfolgt. Die *mechanische Kontraktion* einer Herzmuskelzelle folgt zeitlich dicht nach der elektrisch meßbaren Erregung; die Dauer der Kontraktion entspricht nahezu der des zugehörigen Aktionspotentials, und beide variieren mit der Herzfrequenz. Die sog. absolute Refraktärperiode, während der auch der stärkste Reiz kein Aktionspotential auszulösen vermag, dauert vom Beginn der Depolarisation bis zum Zeitpunkt, da die Zelle bis zu etwa –50 mV repolarisiert ist, d. h. etwa ⅔ der Dauer des Aktionspotentials. Die für den Herzmuskel typische und im Vergleich zum Skelettmuskel erheblich *längere absolute Refraktärperiode*, die das Maximum der mechanischen Kontraktion überdauert, macht eine Tetanisierung des Herzmuskels unmöglich. Nach der absoluten folgt eine *kurzdauernde relative Refraktärperiode*, woran sich nach einer *kurzen Periode der Übererregbarkeit* der Normalzustand wieder einstellt.

Die Fähigkeit, ohne weitere Stimulation *rhythmische Kontraktionen* zu vollziehen, behält sogar die *in vitro* isolierte Herzmuskelzelle bei. Die höchste Eigenfrequenz unter solchen Bedingungen zeigen die *Zellen des Sinusknotens* (100–125/min), deren Schrittmacherfunktion auch hierin zum Ausdruck kommt. Muskelzellen aus der Ventrikelwand kontrahieren sich in vitro nur mit einer Eigenfrequenz von etwa 30–40/min.

Die *Übertragung der Erregung* von einer Herzmuskelzelle auf die nächste geschieht ohne Schwierigkeit, da die interzellulären Verbindungen (»Glanzstreifen«, »tight junctions«) keinen nennenswerten Widerstand bieten. Innerhalb des Sinusknotens erfolgt die *Impulspropagation* mit einer Geschwindigkeit von nur 0,05 m/sec; entsprechende Werte sind: für das Atrium 1 m/sec, für die dünnen Verbindungsfasern zwischen Atrium und Atrioventrikularknoten wiederum nur etwa 0,05 m/sec, für das Atrioventrikularbündel (His'sches Bündel) und dessen Schenkel 1–4 m/sec und für die Kammermuskulatur, die zuerst im Spitzenbereich erregt wird, etwa 0,4–1 m/sec. Die Erregung läuft hier von innen nach außen und erreicht zuletzt des subepikardiale Myokardgebiet im basalen Hinterwandbereich des linken Ventrikels.

Chronotrope und inotrope Effekte des autonomen Nervensystems bzw. von Katecholaminen auf das Herz

Während *sympathische (noradrenergische) Fasern* den ganzen Herzmuskel versorgen, finden sich *vagale (cholinergische) Fasern* vor allem im Bereich der Vorhofswände und der Knoten, und nur in sehr geringer Zahl in den Kammerwänden (vgl. dazu S. 366). *Neurale Impulse*, die über das autonome Nervensystem dem Herzen zugeleitet werden, können ihren Ursprung in *höheren Hirnzentren* haben (z. B. Tachykardie bei Aufregung). Besonders wichtig sind aber gewisse *Reflexe*, die die Herztätigkeit mitregulieren. Der sog. *arterielle Barorezeptor-Reflex (Marey-Reflex)* wird durch Erregung von Dehnungs-Rezeptoren u. a. im Bereich des Carotissinus und des Aortenbogens ausgelöst und beruht im sensorischen Schenkel auf Bahnen, die einesteils mit dem N. glossopharyngicus, anderenteils mit dem linken N. vagus laufen. Druck auf den Carotissinus kann eine schwere Bradykardie, u. U. sogar eine Synkope auslösen (sog. *Vaso-vagale Attacke*). Die Existenz eines *sog. venösen Reflexes (Bainbridge-Reflex)*, der nach früheren Auffassungen über eine Dehnung der Wand großer Venen zu einer Erhöhung u. a. der Herzfrequenz hätte führen sollen, ist heute in Zweifel gestellt. Bei initialer Herzfrequenz von über 140/min beispielsweise führt eine weitere Venendehnung zu einer Verlangsamung der Herztätigkeit. *Respiratorische Reflexe* spielen dagegen eine erhebliche Rolle; Lungendehnung hat eine Tachykardie zur Folge (vgl. dazu *respiratorische Arrhythmie*) und intratracheale Reize, z. B. bei Intubation, können eine Bradykardie auslösen. Eine Verringerung der Herzfrequenz wird mitunter auch bei Reizung des Gastrointestinaltrakts beobachtet *(viszerale Reflexe)*.

Die Bedeutung der *Chemorezeptoren* für die Herztätigkeit bedarf weiterer Klärung. Bei Tieren mit kontrollierter Atmung scheint die Stimulation des Glomus caroticum eine Bradykardie, die Reizung des Glomus aorticum eine Tachykardie auszulösen.

Eine *sympathische Stimulation* (bzw. eine *erhöhte Konzentration* von Noradrenalin oder Adrenalin im Blut) bewirkt eine raschere De- und Repolarisation der Sinus- wie der übrigen Muskelzellen und damit eine höhere Herzfrequenz *(positiv chronotroper Effekt)*. Ferner steigert sie die *Intensität der Kontraktion (positiv inotroper Effekt), beschleunigt sie* und *verkürzt deren Dauer*.

Eine *vagale Stimulation* hat eine Verlangsamung der De- und Repolarisationsvorgänge sowie eine Verminderung der maximalen negativen Potentials der Sinuszellen zur Folge, Wirkungen, die sich in einer Herabsetzung der Herzfrequenz äußern *(negative chronotrope Wirkung)*. Das Kammermyokard wird vom Vagus wenig beeinflußt; allerdings findet sich bei den meisten Spezies bei Reizung dieser Nerven ein geringfügiger negativer inotroper Effekt.

Einfluß der Muskelfaserdehnung auf die Kontraktilität des Myokards

Nach dem *Frank-Starling'schen Grundsatz* ermöglicht eine größere Muskelfaserlänge in der Ruhe eine kräftigere Kontraktion. Dies läßt sich am denervierten isolierten Herzen auch deutlich zeigen. In vivo allerdings gestalten sich die Verhältnisse wahrscheinlich komplizierter, indem beispielsweise bei gleicher Faserlänge im ruhenden Zustand durch modifizierende Einflüße sowohl die Geschwindigkeit der Kontraktion als auch deren Intensität modifiziert werden können (s. o.). Immerhin ergeben sich positive Beziehungen zwischen dem *enddiastolischen Volumen der Ventrikel* bzw. der *Ausgangsspannung ihrer Wandmuskulatur* einerseits und der pro Systole geleisteten *Herzarbeit* (Schlagvolumen und erreichter systolischer Druck) andererseits. Allerdings nimmt die Schlagarbeit nicht linear mit dem enddiastolischen Ventrikeldruck (»Füllungsdruck«) zu, sondern in abnehmendem Maß, da die Dehnbarkeit der Kammerwand mit steigender Füllung kleiner wird. In Ruhe beträgt die höchstmögliche Druckänderung im linken Ventrikel während der Systole ungefähr 2000 mm Hg/sec.; bei *starker Arbeitsleistung* kann sich dieser Wert verdreifachen. Die *erhöhte Kontraktilität des Herzmuskels* unter solchen Bedingungen hat auch zur Folge, daß bei gleichem enddiastolischem Druck eine größere Schlagarbeit geleistet wird. Bei weitgehendem Fehlen einer sympathischen Stimulation bzw. bei Vorherrschen vagaler Einflüsse – z. B. im Schlaf – liegen die Verhältnisse im wesentlichen umgekehrt.

Der Kontraktions-Relaxations-Zyklus des Herzens

Bei einer Herzfrequenz von 70/min, die für einen Erwachsenen in Ruhe als normal gilt, dauern die Kontraktions- und Relaxationsphasen je etwa 0,4 sec. *Änderungen der Herzfrequenz* beruhen in erster Linie auf einer *Verkürzung oder Verlängerung der Diastole.* Die Herzkontraktionen beginnen mit der *Vorhofsystole,* die annähernd 0,1 sec dauert. Kurz nach ihrem Abklingen erfolgt die *Ventrikelsystole,* die sich über ungefähr 0,3 sec erstreckt. Da nur die Herzkammern Blut in den Kreislauf ausstoßen, wird die Kammersystole nicht selten mit der »*Systole*«, und die *Kammerdiastole,* die bei einer Herzfrequenz von 70/min etwa 0,4 sec anhält, mit der »*Diastole*« gleichgesetzt.

Die Endphase der Diastole, in der die präsystolische Blutfüllung des Herzens erreicht ist, nennt man *Diastase;* der Druck beträgt zu diesem Zeitpunkt in den Vorhöfen wie in den Kammern ungefähr 2–4 mm Hg. Wenn sich die *Vorhöfe kontrahieren,* steigt der Druck in diesen und in den Ventrikeln auf etwa 4–8 mm Hg, wobei ein kleiner atrioventrikulärer Gradient notiert wird. Der Beitrag, den die Vorhofsystole bei normaler Herzfrequenz und unter physiologischen Bedingungen zur Ventrikelfüllung leistet, übersteigt kaum 15% der letzteren (vgl. dazu geringen Effekt des Vorhofflimmern auf die Kammerfüllung, S. 559), wird aber bei Tachykardie (Verminderung vor allem der Diastolendauer) und im Falle einer Stenose der Atrioventrikularklappen (s. Mitralstenose, S. 564) größer oder sogar erheblich. Mit Beginn der *Kammersystole* schließen sich die Atrioventrikularklappen, was zum ersten Herzton führt. Während der *isovolumetrischen Phase* der ventrikulären Systole steigt der Kammerdruck steil an, bis er den Druck in der abgehenden großen Arterie (Aorta: etwa 80 mm Hg, A. pulmonalis: etwa 10 mm Hg) übersteigt und somit zur Öffnung der arteriellen Klappen und zur raschen Blutausstoßung überleitet. In dieser Phase geht die Kammerkontraktion weiter und bewirkt eine maximale Druckerhöhung in den Ventrikeln wie in den großen Arterien (Aorta: etwa 125 mm Hg, A. pulmonalis: 30 mm Hg); danach sinkt der Druck wieder ab, vor allem, weil der Blutabstrom in die Peripherie schließlich über die Blutausstoßung aus den Ventrikeln überwiegt. In der allerletzten Phase der Systole nimmt die Blutausstoßung aus den Ventrikeln ab (Phase der reduzierten Ejektion); dabei kann der Ventrikeldruck unter den Druck in den großen Arterien absinken, ohne daß sich die Blutsäule sogleich in umgekehrter Richtung bewegt (Trägheit). Am Ende der Kammersystole, wenn sich die arteriellen Klappen geschlossen und damit den zweiten Herzton erzeugt haben, bleibt in den Ventrikeln ein Blutvolumen zurück, das dem ausgestossenen fast gleichkommt. Das Zurückbleiben eines ziemlich großen Residualvolumens im Ventrikel ist u. a. insofern günstig, als für das Erzielen eines identischen Schlagvolumens eine beschränkte Muskelverkürzung bis zu einem relativ großen diastolischen Kammervolumen ökonomischer ist als eine starke Verkürzung bis zu einem kleinen Volumen. Es folgt eine Phase der *isovolumetrischen Relaxation der Ventrikel,* in der der Kammerdruck rasch abfällt und schließlich geringer ist als der Vorhofsdruck. Damit öffnen sich die Atrioventrikularklappen wieder, und aus den Vorhöfen bzw. den großen Venen tritt wieder Blut in die Ventrikel über.

Regulation des Schlagvolumens und des Herzzeitvolumens

Beim gesunden Erwachsenen beträgt im *Ruhezustand* das *enddiastolische Volumen jedes Ventrikels* ungefähr 120–150 ml (80–100 ml/m² Körperoberfläche). Davon werden während der Systole etwa 60–70 ml als sog. *Schlagvolumen* ausgestoßen (d. h. ein *Schlagvolumen-Index* von 40–45 ml/m² Körperoberfläche). Bei starker *körperlicher Arbeit* kann das Schlagvolumen u. U. mehr als 200 ml betragen. Es ist ein Maß der Kammerleistung und hängt u. a. von der Dehnbarkeit (*Distensibilität*) und der *Kontraktilität* des Ventrikels ab. Diese Eigenschaften werden von einer Reihe exogener und endogener Faktoren beeinflußt. Von den *exogenen Faktoren* ist die *neurale Regulation* (s. o.) ziemlich gut untersucht, während die Bedeutung *humoraler bzw. chemischer Einflüsse* noch einer weiteren Klärung bedarf. Die *endogenen (autoregulatorischen) Faktoren* wirken vermutlich auch in komplexer Weise zusammen; am wichtigsten erscheint die *diastolische Füllung* und damit die Länge der Muskelzellen vor Beginn der Systole (vgl. dazu *Frank-Starling-Mechanismus,* s. o.). Neuere Untersuchungen haben ergeben, daß der *enddiastolische Druck im linken Ventrikel* ein brauchbares Maß für sein Volumen bzw. seine Füllung darstellt. Steigt dieser Druck beispielsweise von 5 auf 20 mm Hg, geht damit unter physiologischen Bedingungen eine erhebliche Vergrößerung des Schlagvolumens einher. Jede Herzkammer weist eine ihr eigene Korrelationskurve zwischen enddiastolischem Druck und systolischem Schlagvolumen auf, die Form der Kurven ist aber ähnlich. Eine größere enddiastolische Ventrikelfüllung und damit auch ein *größeres Schlagvolumen* wird bei Verlängerung der Diastole, d. h. *bei Bradykardie* beobachtet. Der Frank-Starling-Mechanismus bietet eine Adaptationsmöglichkeit nicht nur für die Bewältigung eines vermehrten venösen Blutrückstroms zum Herzen, sondern auch für die Überwindung eines erhöhten peripheren Gefäßwiderstandes. Wahrscheinlich spielen aber noch andere Anpassungsvorgänge mit eine Rolle. So beobachtet man beispielsweise bei fortgesetzt erhöhtem venösem Blutrückfluß zum Herzen eine allmähliche Verminderung des enddiastolischen Ventrikelvolumens, obschon das Schlagvolumen gleich bleibt. Ferner scheint unter besonderen Bedingungen eine Modifikation der Herzarbeit auch ohne Veränderung der Muskelfaserlänge und ohne neurale Einflüße möglich zu sein.

Das *Herzzeitvolumen (Herz-Minuten-Volumen)* ergibt sich aus der Multiplikation von Herzfrequenz und gewichtetem mittlerem Schlagvolumen; bei einer Frequenz von 70 und einem Schlagvolumen von 80 ml beispielsweise ergibt sich ein Wert von 5,6 l. Der *kardiale Index* errechnet sich aus dem Herzzeitvolumen dividiert durch die Körperoberfläche in m² und bewegt sich bei gesunden Erwachsenen in liegender Körperhaltung und in Ruhe zwischen 2,5 und 4,5 l/m². In stehender Position vermindern sich unter den gleichen Bedingungen Herz- und Herzzeitvolumen. Aus dem Herzzeitvolumen und dem peripheren Gefäßwiderstand läßt sich die *Herzarbeit* errechnen, z. B. für den linken Ventrikel:

$$\text{Herzarbeit (mkg/min)} = \text{HZV} \times 13{,}6\,\text{s}\ (\overline{P}_{aor} - \overline{P}_{atr\ s})$$

wobei HZV = Herzzeitvolumen in l/min
$\overline{P}_{aor}$ = mittlerer Aortendruck
$\overline{P}_{atr\ s}$ = mittlerer Druck im linken Vorhof.

Diese Formel gilt für Fälle ohne Atrioventrikularklappenstenose; liegt eine solche vor, wird an Stelle des Vorhofsdrucks der enddiastolische Ventrikeldruck eingesetzt.

Werden über längere Zeit *große körperliche Leistungen vollbracht,* zeigt sich – z. B. beim *Leistungssportler* – eine Reihe adaptiver Veränderungen, insbesondere eine Zunahme des Blutvolumens, des Schlag- und Herzvolumens, des maximalen Herzzeitvolumens und der vasomotorischen Regulationsbreite sowie verkürzte Erholungszeiten nach mittleren Belastungen. Solche Individuen zeigen in Ruhe meist auch eine mäßige Bradykardie.

102.2. Störungen der Erregungsbildung und/oder Erregungsleitung im Herzen

Definitionen: Unter *Herzrhythmusstörungen* oder »*Arrhythmien*« verstehen wir Abweichungen der Frequenz, der Regelmäßigkeit und/oder des Ursprungsortes der Erregungsbildung im Herzmuskel vom physiologischen Normbereich sowie Störungen der Erregungsleitung, mitsamt der zugehörigen Veränderungen der Schlagfolge von Vorhöfen und/oder Kammern. *Tachykardie* heißt eine Erhöhung (>100/min), *Bradykardie* eine Erniedrigung (<60/min) der Herzfrequenz, wobei diese Bezeichnungen auch für physiologisch-adaptive Veränderungen benützt werden. Je nach der nachgewiesenen oder vermuteten Lokalisation der Erregungsbildung spricht man z. B. von *Sinus-, Vorhof-, Knoten-* oder *Kammertachykardie* bzw. *-bradykardie. Extrasystolen* sind einzelne, vorzeitig einfallende Herzschläge, in der Regel infolge Aktivität eines ektopen Zentrums; auch hier unterscheidet man *Vorhof-, Knoten- und Kammerextrasystolen.* Eine andauernde Reizbildung und/oder eine Erhaltung von Erregungswellen in ektopen Bereichen kann – je nach Art und Lokalisation der Störung – zu einem »*normokarden ektopischen Vorhofrhythmus*«, einem »*Vorhofflattern*« (Frequenz 220–350/min), einem »*Vorhofflimmern*« (Frequenz 350–600/min), einem »*Knotenrhythmus*«, einer »*Kammertachy-*

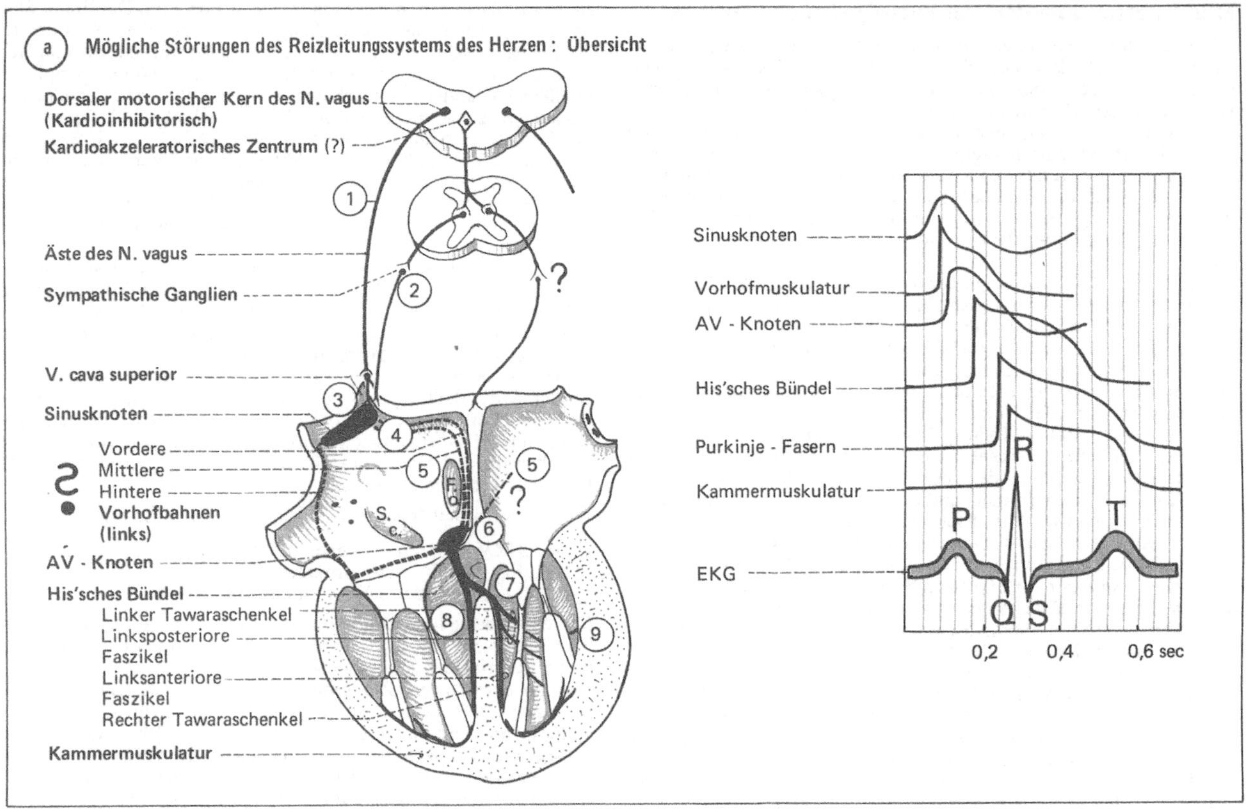
a
Mögliche Störungen des Reizleitungssystems des Herzen: Übersicht
Dorsaler motorischer Kern des N. vagus
(Kardioinhibitorisch)
Kardioakzeleratorisches Zentrum (?)
Äste des N. vagus
Sympathische Ganglien
V. cava superior
Sinusknoten
Vordere
Mittlere
Hintere
Vorhofbahnen
(links)
AV - Knoten
His'sches Bündel
Linker Tawaraschenkel
Linksposteriore
Faszikel
Linksanteriore
Faszikel
Rechter Tawaraschenkel
Kammermuskulatur
1
2
3
4
5
6
7
8
9
?
S. c.
Sinusknoten
Vorhofmuskulatur
AV - Knoten
His'sches Bündel
Purkinje - Fasern
Kammermuskulatur
EKG
P
R
T
Q
S
0,2
0,4
0,6 sec

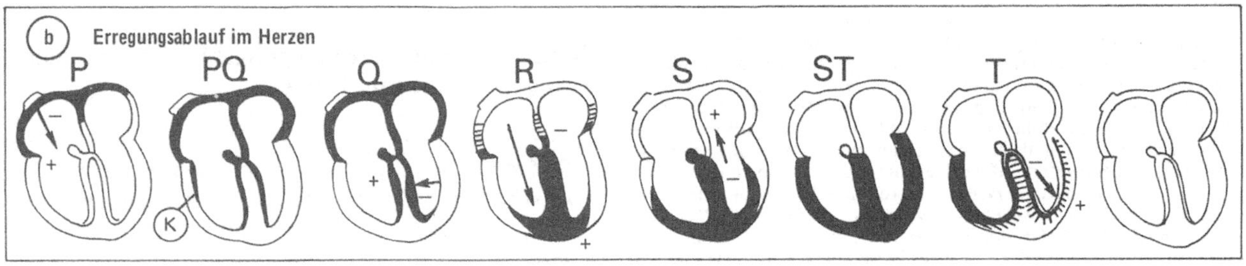
b
Erregungsablauf im Herzen
P
PQ
Q
R
S
ST
T
K

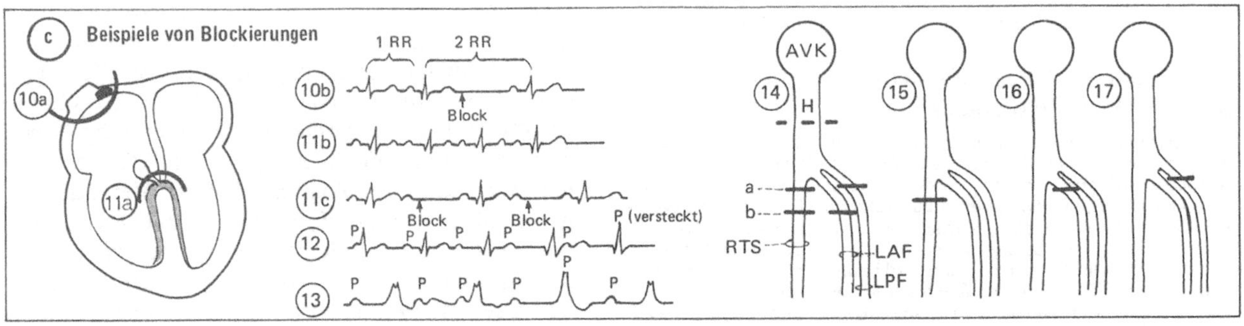
c
Beispiele von Blockierungen
10a
11a
1 RR
2 RR
10b
Block
11b
11c
Block
Block
P (versteckt)
12
13
AVK
H
14
15
16
17
a
b
RTS
LAF
LPF

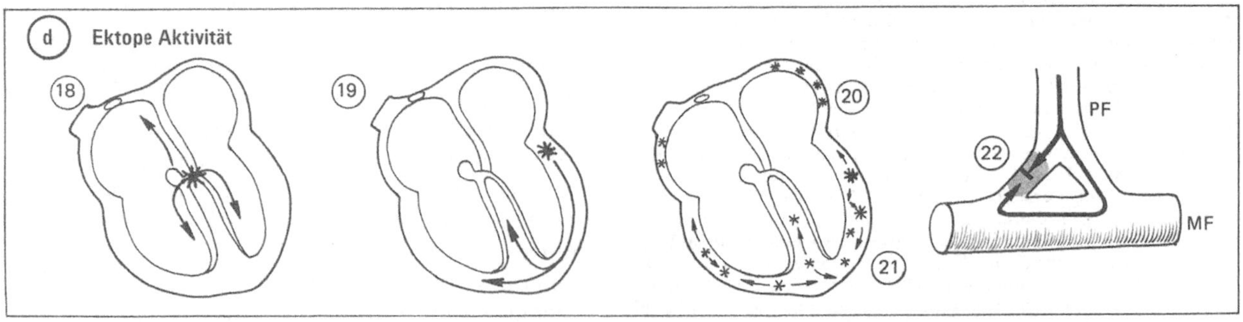
d
Ektope Aktivität
18
19
20
21
22
PF
MF

Abb. 115 a–d. *Beispiele von Störungen der Erregungsleitung und/oder -bildung im Herzen (»Herzrhythmusstörungen«, »Arrhythmien«).* Angaben über häufige Ursache, Pathogenese und Folgen der verschiedenen Formen von Herzrhythmusstörungen finden sich z. T. auch in Tabelle 40. Reizleitungsstörungen sind ursächlich wichtiger als Reizbildungsstörungen. Das diagnostische Mittel zur Erkennung von Arrhythmien ist das *Elektrokardiogramm (EKG).* **a** *Übersicht über das Reizleitungssystem des Herzens und die Lokalisation der wichtigsten Störungen (s. auch* **b–d**). Unter dem Begriff eines *»sick sinus-Syndroms«* faßt man eine Reihe supraventrikulärer Störungen, wie SA-Block (s. u.), Sinusbradykardie, Vorhofflimmern u. a., zusammen. Diese sind häufig mit zusätzlichen, »tiefer gelegenen« Reizleitungs- und -bildungsstörungen kombiniert, z. B. mit einem atrioventrikulären (AV-)Block oder einem Nichteinspringen eines »tieferen« Zentrums (= Kammerasystolie). Im einzelnen: *Sinusbradykardie* (1), *Sinustachykardie* (2), *sinuaurikulärer (sinuatrialer, SA-) Block* (3, 4, 10a), *Vorhofextrasystolen, Vorhoftachykardie, Vorhofflattern* und *Vorhofflimmern* (5, 20). Hier ist festzuhalten, daß man die *Extrasystole,* als vorzeitigen Schlag (»premature beat«), und den *Ersatzschlag,* als verspäteten Schlag (»escape beat«), auseinanderhält. Ferner: *AV-Knoten-Extrasystolen, nicht paroxysmale AV-Knoten-Tachykardie* und *AV-Knoten-Ersatzrhythmus* (6, 18). *AV-Blöcke* (6, 11a–14) können – ebenso wie alle anderen Blockierungen – *partiell* oder *total* sein und auf *kongenitalen* oder *erworbenen* Veränderungen beruhen. Beim *Wolff-Parkinson-White (WPW)-Syndrom* bestehen anatomisch und/oder funktionell abnorme atrioventrikuläre Überleitungen, z. T. unter Umgehung des AV-Knotens (z. B. Kent'sches Bündel lateral (s. unter **b**: K); Mahaim-Fasern, die den AV-Knoten oder das His'sche Bündel direkt mit der Kammermuskulatur verbinden; sog. »overlay fibers«, die vom Vorhof her über das AV-System hinwegführen; intranodale »Kurzschlüsse«). Blockierungen im His'schen Bündel scheinen weniger selten vorzukommen als man bisher dachte, indem z. B. »Blöcke ventrikulärer Faszikel« schon auf Höhe des His'schen Bündels lokalisiert sein können (14–17). Fast immer resultieren daraus jedoch die bekannten – mehrheitlich ischämisch bedingten – *»linksseitigen (7, 16, 17) und/oder rechtsseitigen* (8, 15) *Schenkel- bzw. Faszikelblöcke«. Kammerextrasystolen, Kammer-Ersatzrhythmus, Kammer-Tachykardie, Kammerflattern* und *Kammerflimmern* (9, 21) sind die bedeutungsvollsten Rhythmusstörungen. **b** *Vereinfachte Darstellung des Erregungsablaufs im Herzen, mit zugehöriger EKG-Veränderung bzw. »Zacke«.* Die erregten Herzteile sind hier schwarz dargestellt. Die kleinen Pfeile beziehen sich auf die – hier zweidimensional dargestellte – Richtung und Größe des Integralvektors in der betreffenden Erregungsphase. Abgesehen von den erwähnten *Blöcken* und ihren möglichen Folgen (**a, c,** Tabelle 40, S. 557) ist in diesem Zusammenhang erneut auf das WPW-Syndrom hinzuweisen, bei dem es zu einer vorzeitigen Kammererregung kommt, z. B. über das Kent'sche Bündel (K). **c** *Beispiele von Blockierungen (»Blöcken«).* Bei *SA-Blockierungen* fehlt die regelrechte Übertragung des Sinusknoten-Impulses auf die Vorhöfe. Man unterscheidet die *Grade I, II und III,* je nachdem, ob die sinuaurikuläre Reizleitung nur verzögert, partiell unterbrochen oder gänzlich blockiert ist. Beim partiellen SA-Block notiert man in mehr oder weniger regelmäßigen Zeitabständen eine fehlende Vorhoferregung, kombiniert mit einem verdoppelten RR-Intervall (10b). Der SA-Block Grad III bewirkt so lange eine Asystolie, bis ein untergeordnetes Bildungszentrum mit einem Ersatzrhythmus einspringt. *AV-Blockierungen* kommen ebenfalls in verschiedenen Graden vor, die von einer *verlangsamten AV-Überleitung (Grad I:* 11b) über eine *partielle AV-Blockierung (Grad II:* 11c) bis zum *totalen AV-Block (Grad III:* 12, 13) reichen. Der AV-Block Grad II wird in drei Formen unterteilt, die von unterschiedlicher Bedeutung sind: α) Der *Typ Wenckebach (»Mobitz I«)* zeigt eine Periodik, wobei jeweils die AV-Überleitungszeit stetig zunimmt, bis sie bei *einem* Schlag blockiert wird. Bedeutung: meist harmlos (z. B. bei Sportlern, aber auch bei Digitalis-Überdosierung). β) Der sog. *»hochgradige« AV-Block Grad II* ist durch eine 2:1-, 3:1-, 4:1- (u. s. w.) Blockierung gekennzeichnet (2:1-AV-Block: 11c). Bedeutung: Abhängig von Vorhoffrequenz, d. h. günstig bei Vorhofflattern, ungünstig bei langsamem Vorhofrhythmus. Die beiden Formen α) und β) sind *»suprahisär«* bedingt, d. h. die Blockierung ist im allgemeinen im Bereich des AV-Knotens lokalisiert. γ) Der sog. *»Mobitz II«* ist durch den plötzlichen Ausfall der AV-Überleitung (ohne zunehmende Verlängerung der PQ-Zeit) charakterisiert: Sie ist zugleich die seltenste und gefährlichste Form eines AV-Blocks Grad II, da sie immer mit einer ernsthaften Myokarderkrankung vergesellschaftet ist (z. B. akuter Infarkt) und zu Kammerasystolie neigt. Die Unterbrechung liegt *»infrahisär«,* z. B. in Form eines abrupten Blocks in allen ventrikulären Faszikeln, und tritt im allgemeinen im Gefolge linksfaszikulärer und bilateraler Blockierungen auf (s. u.). Beim *totalen AV-Block (Grad III)* muß zur Verhinderung einer Kammerasystolie ein *AV-Knoten-Ersatzrhythmus* (12) oder ein *Kammer-Ersatzrhythmus* (13) an die Stelle des Vorhofrhythmus (meist Sinusrhythmus) treten. Wenn dies erst mit Verzug oder überhaupt nicht geschieht, erfolgt eine *kardial bedingte Synkope (Morgagni-Adams-Stokes-Anfall);* u. U. tritt der Tod ein. Die *angeborenen Formen des totalen AV-Blocks* können auf verschiedenen Gewebe- bzw. Organmißbildungen beruhen (s. Tabelle 41, S. 566) und lassen sich in drei größere Gruppen von Anomalien klassieren: a) Fehlende Vereinigung des Reizleitungssystems im AV-Bereich; b) Unterbrechung des His-Bündels durch exzessives fibröses Gewebe; c) aberrierendes Reizleitungssystem (z. B. bei »single ventricle«) mit großen Lücken im AV-Gebiet. In einer Serie von 150 Fällen mit *erworbenem totalem AV-Block* fand sich in einem Drittel der Beobachtungen eine *»idiopathische« (ischämisch bedingte?) Fibrose* im Bereich beider Schenkel (14), je 10% wiesen eine *Kardiomyopathie* bzw. *Myokarditis* (eingeschlossen Myocarditis rheumatica) oder ausgedehnte *Klappenverkalkungen* auf. An den restlichen Fällen waren mit je 1–5% Krankheiten bzw. Leiden, wie rheumatoide Arthritis, Amyloidose, Sklerodermie, Transfusionssiderose, kongenitale Herzvitien verschiedener Art, chirurgische Eingriffe an Klappen bzw. Defekten sowie primäre Herzgeschwülste beteiligt. Die *intraventrikulären Blockierungen* (Vorstufen des erworbenen totalen AV-Blocks) lassen sich in *bilaterale bifaszikuläre Blöcke* vom *anterioren* oder vom *posterioren Typ* unterteilen (14), ferner in einseitige Blöcke, wie den *totalen Rechtsschenkelblock* (15, nicht selten ischämisch bedingt, bei Cor pulmonale u. a.), den *links-anterioren Faszikelblock (»Hemiblock«)* (16, z. B. bei anteroseptalem Myokardinfarkt), den *links-posterioren Faszikelblock (»Hemiblock«)* (17, z. B. bei diaphragmalem Infarkt) u. a. m. **d** *Ektope Aktivität. Fokale Aktivitäten* können verschieden lokalisiert sein: Im *AV-Knoten* (u. a. *nodale Extrasystolen, mit retrograder Vorhoferregung* (18), *AV-Knoten-Tachykardie* u. a.), ferner *Kammer-Extrasystolen* oder *-Tachykardie* bei fokaler Aktivität z. B. einer *peripheren Purkinje-Faser* (19) u. a. m. Was den AV-Knoten anbelangt, ist nicht sicher, ob dieser selbst oder nur die umgebenden Reizleitungsfasern als Schrittmacher funktionieren können. *Vorhof(20)- und Kammer(21)-Flattern* beruht am ehesten auf einer Aktivität multipler Fozi. Das *Kammerflimmern* (21) wird häufig durch eine sehr frühzeitige ventrikuläre Extrasystole (d. h. in die potentiell vulnerable Repolarisationsphase des vorangehenden elektrischen Kammerzyklus einfallende Extrasystole) *ausgelöst.* Dieses *»R on T«-Phänomen* (frühzeitige Extrasystole in Form eines QRS-Komplexes, die im EKG auf die *T*-Welle des vorangehenden Kammerzyklus fällt) führt jedoch im allgemeinen nur bei ischämisch geschädigtem Kammermyokard zu Kammerflimmern. *Unterhalten* wird das Kammerflimmern in der Folge durch eine chaotische und unvollständige Erregung des Kammermyokards aufgrund von »microreentries« (s. u.). Kammerflattern und Kammerflimmern sind hämodynamisch gleichbedeutend mit einer Kammerasystolie, d. h. sie bewirken im wesentlichen einen *Kreislaufstillstand.* Die

kardie« (Frequenz etwa 120/210/min), einem *»Kammerflattern«* (Frequenz ungefähr 210–350/min) oder einem *»Kammerflimmern«* (Frequenz ungefähr 400/min) führen. Unter *Blockierung (»Block«)* versteht man eine Verlangsamung oder eine Unterbrechung der Reizleitung innerhalb des Herzens; dementsprechend unterscheiden wir *partielle und totale Blockierungen (Blöcke)* sowie nach ihrer Lokalisation *sinuaurikuläre, atrioventrikuläre (av), Schenkel-* und *Faszikel (»Hemi-«)-Blöcke.* Reizleitungsstörungen werden auch in verschiedene *Grade* unterteilt (vgl. dazu S. 558 und Abb. 115), die von einer leichten Verlangsamung der Erregungsübertragung (Grad I) bis zu deren völligem Unterbruch (Grad III) reichen. Für die sog. *Wenckebach'sche Periodik* ist die allmähliche Verlängerung der PQ-Zeit bis zu einem einzigen Ausfall der Kammererregung typisch (AV-Block II Typ Mobitz I). Wird – z. B. bei Vorhofflattern – die Vorhoferregung nur nach jeder 2., 3. usw. Vorhofsystole auf die Kammer übertragen, sprechen wir von *2:1, 3:2 usw.-Block.* Der AV-Block III. Grades heißt *»totaler Herzblock«.* Bei der *»Arrhythmia absoluta«* – in der Regel bei Vorhofflimmern – werden Erregungen im Vorhofbereich in ganz wechselnden Zeitabständen auf die Kammer übergeleitet.

In der Regel bezeichnet man einen regelmäßigen Sinusrhythmus mit einer Frequenz von mehr als 100/min als *Sinustachykardie,* einen solchen mit weniger als 60 Schlägen pro min als *Sinusbradykardie,* obschon solche Veränderungen bei jedem gesunden Individuum, z. B. im Sinne der *Anstrengungstachykardie* oder der *Schlafbradykardie,* auftreten. Demgegenüber schließt ein regelmäßiger Puls (d. h. regelmäßig erfolgende Herzschläge) das Vorliegen einer Arrhythmie nicht aus (vgl. dazu z. B. 4:1-Block bei Vorhofflattern oder totalen Herzblock mit Einspringen eines normal frequenten Ersatzzentrums).

Ursachen und **Pathogenese** der Arrhythmien sind vielgestaltig. Grundsätzlich lassen sich Störungen der *Reizbildung* und solche der *Reizleitung* auseinanderhalten; oft sind aber beide *kombiniert,* und viele Fälle von scheinbar abnormer Erregungsbildung erweisen sich bei genauer Analyse als Störungen der Erregungsleitung (Abb. 115, Tabelle 40).

Änderungen der Schrittmacherfrequenz können einmal durch eine größere oder geringere *Steilheit des Gradienten des Schrittmacherpotentials* bedingt sein. Eine Steigerung mit entsprechender Tachykardie haben z. B. eine sympathische Stimulation bzw. die Einwirkung von Noradrenalin oder Adrenalin sowie eine Erhöhung der Temperatur zur Folge, während Einflüsse, wie Abkühlung, Stimulation der parasympathischen Nerven bzw. Azetylcholin sowie gewisse Medikamente (u. a. β-Rezeptorenblocker und Chinidin), das Gegenteil bewirken.

Eine *Erniedrigung der Reizschwelle,* d. h. eine Annäherung derselben an das Ruhepotential, liegt beispielsweise der bei vermehrter Kalziumionenkonzentration im Extrazellulärraum beobachteten Tachykardie zugrunde.

Ebenfalls im Sinne der Tachykardie wirkt sich eine *Verminderung der maximalen Repolarisation* in der Diastole, wie sie bei Sauerstoffmangel, Hyperkapnie, intrazellulärem Kaliummangel u. a. m. vorkommt, aus.

Änderungen in der Geschwindigkeit der Erregungsleitung hängen auch vom Aktionspotential der beteiligten Zellen ab. Je geringer (d. h. je weniger negativ) das Membranpotential ist, desto träger erfolgt der Steilanstieg des Aktionspotentials, und desto kleiner bleibt die Amplitude des letzteren, Faktoren, die die Geschwindigkeit der Erregungsleitung herabsetzen.

Die *Zahl benachbarter Zellen* (d. h. der Gewebebereich), die durch eine erregte Zelle ihrerseits *depolarisiert* werden, hängt auch von der Amplitude des Aktionspotentials der ersteren ab. Aus diesen Gegebenheiten und der Tatsache, daß das Aktionspotential der Schrittmacherzellen von einem, im Vergleich zu den Arbeitsmyokardzellen geringeren Membranpotential ausgeht, versteht man die *relativ geringe Geschwindigkeit der Erregungsleitung im spezifischen Reizleitungssystem;* umgekehrt findet sich in diesen Zellen eine *größere Fähigkeit zur Automatizität.* Die letzterwähnte Eigenschaft bedeutet, daß alle diese Elemente zu Zentren von Erregungsbildung werden können, sofern sie nicht von einem übergeordneten oder anderen Schrittmacher mit höherer Eigenfrequenz unterdrückt werden.

Ektopische Erregungen treten entweder in Form einer sog. fokalen oder einer sog. kreisenden Aktivität in Erscheinung. Eine *fokale ektopische Aktivität* kommt offenbar dann zustande, wenn potentielle ektopische Schrittmacher nicht mehr dem dominierenden Einfluß des Sinusknotens unterstehen. Dies ist unter verschiedenen Bedingungen möglich: a) wenn die spontane Depolarisation ektoper Schrittmacherzellen steiler verläuft als die der Sinusknoten-Zellen (z. B. bei schwerer Sinusbradykardie *(sog. passive Rhythmusstörung)*) oder bei Steigerung der spontanen Depolarisation in einem tiefer gelegenen Zentrum *(sog. aktive Rhythmusstörung)* oder b), wenn ein *Reizleitungsblock* besteht, der tiefer gelegene Schrittmacher gegen die Einflüsse des Sinusknotens abschirmt.

Abb. 115 a–d (Fortsetzung)

Entstehung und das Fortdauern des *Vorhofflimmerns,* das fast ausnahmslos beide Vorhöfe betrifft, gehen in der Regel ebenfalls auf eine frühzeitige (Vorhofs-) Extrasystole bzw. auf multiple »micro-reentries« im Vorhofmyokard zurück. Eine sog. *kreisende Erregung (»reentry«)* liegt z. B. den Tachykardien bei WPW-Syndrom zugrunde, indem die aberrierende atrioventrikuläre Reizleitungsbahn (Kent-Bündel u. a.) anterograd, und die normale Bahn (über den AV-Knoten) retrograd benutzt wird. Wegen der mindestens einige mm messenden »Kreisbahn« spricht man in diesem Fall von *»macro-reentry«.* Dasselbe Phänomen kann aber auch in einem mikroskopisch kleinen Raum zustande kommen, wenn nämlich die Erregung einer Purkinje-Faser in einer ihrer Verzweigungen infolge – meist ischämisch bedingtem – unidirektionellem Leitungsblock nicht fortschreitet, und es von der Muskelfaserseite her zu einem »Wiedereintritt« der Erregung kommt (22, »micro-reentry«). Solche »micro-reentries« bilden – zumindest, wenn sie einen Großteil des Kammermyokards betreffen – die Grundlage für das Kammerflimmern und können bei »Befall« einzelner Myokardzellen wie ein ektoper Fokus Extrasystolen auslösen. Für komplizierte und seltene Rhythmusstörungen, wie z. B. *Parasystolie* oder die verschiedenen Formen von *atrioventrikulärer Dissoziation* (ausgeschlossen AV-Block), sind offenbar besondere elektro-physiologische Mechanismen, wie »Schutz-Block«, »concealed conduction« (»versteckte Leitung«) u. a., verantwortlich. Solche Vorgänge spielen z. T. auch bei den oben erwähnten Rhythmusstörungen eine Rolle.

F. o. = Foramen ovale; S. c. = Sinus coronarius; AV = atrioventrikulär; P, Q, R, S, T = Zacken im EKG; RTS = Rechter Tawara-Schenkel; LAF = Linksanteriore(r) Faszikel; LPS = Linksposteriore Faszikel; PF = Purkinje-Faser; MF = Muskelfaser (Muskelzelle des Myokards)

Tabelle 40. Charakteristika und Folgen von Herzrhythmusstörungen

Herzrhythmusstörung	*Pathogenese und häufige Ursachen*	*Hämodynamische Bedeutung*
Sinusbradykardie	Häufig bei Vagotonie, beim trainierten Sportler. Herzerkrankungen: Herzinfarkt, koronare Herzkrankheit, Vitien, Hypothyreose, Medikamente.	Beim Herzgesunden bedeutungslos. Verminderung des Herzzeitvolumens bei erheblicher Bradykardie.
Sinustachykardie	Häufiges Symptom einer kardialen und/oder extrakardialen Krankheit: Herzinsuffizienz, Herzinfarkt, Karditiden, Fieber, Anämie, Hyperthyreose, Sympathikotonie, Medikamente.	Beim Herzgesunden bedeutungslos. Verminderung des Herzzeitvolumens bei erheblicher Tachykardie.
Vorhof-Extrasystolen	Ursprung im Vorhof, außerhalb des Sinusknotens, wobei die intraventrikuläre Leitung von der Norm abweichen kann. Ursache häufig unbekannt.	Hämodynamisch von geringer Bedeutung, doch können Vorhof-Extrasystolen Vorboten eines Vorhofflimmerns sein.
Paroxysmale supraventrikuläre Tachykardie	Ursache meist unbekannt, kann beim Herzgesunden auftreten. »Echo«-Rhythmus auf zwei Ebenen zwischen Vorhof und Kammer. Bei Kombination mit AV-Block II. Grades häufig Folge einer Digitalis-Intoxikation.	Verminderte Koronardurchblutung und/oder vermindertes Herzzeitvolumen möglich bei längerer Dauer.
Vorhofflattern	»Idiopathisch«, häufig bei koronarer Herzkrankheit oder andern organischen Herzkrankheiten, Hyperthyreose, chronischen obstruktiven Lungenkrankheiten. Sog. »circusmovement« der Erregung möglich, häufig mit AV-Block II. Grades kombiniert.	Diastolische Ventrikelfüllung erfolgt passiv in Abhängigkeit von der Diastolendauer. Hypotonie.
Vorhofflimmern	Impulsbildung in mehreren Vorhof-Bezirken. Unregelmäßige Überleitung auf die Kammern. Anfallsweise beim Herzgesunden (selten). Meist bei koronarer Herzkrankheit, Vitien (v. a. Mitralstenose), Thyreotoxikose, Thoraxtraumen, Digitalisintoxikation.	Bedeutung entsprechend Vorhofflattern. Grundsätzlich ist die Hämodynamik umso schwerer beeinträchtigt, je höher die Kammerfrequenz ist.
»Sick sinus syndrome«	Wird meist im Rahmen koronarer Herzkrankheit, arterieller Hypertonie oder rheumatischer Herzleiden beobachtet. Asynchrone Vorhofrepolarisation kann »reentry« begünstigen.	Beinhaltet alle oben erwähnten Herzrhythmusstörungen.
AV-Knoten-Extrasystolen	Können in der AV-junction entstehen (AV-Knoten-Bereich, His-Bündel)	Hämodynamisch meist harmlos.
AV-Knoten-Tachykardie	Zwei Typen: a) Idiojunktionale Tachykardie (100–140/min), bei der die Eigenfrequenz dieses Zentrums jene des Sinusknotens übertrifft. Oft Digitalis-bedingt. b) Paroxysmale AV-junktionale Tachykardie (140–200/min).	Idiojunktionale Tachykardie kann Vorbote einer Kammertachykardie oder eines Kammerflimmerns sein.
Kammer-Extrasystolen	Entstehen in den Tawara-Schenkeln oder in den Purkinje-Fasern (Bild des Schenkelblocks). Vorkommen beim Herzgesunden häufig, jedoch ebenso bei koronarer Herzkrankheit, beim frischen Herzinfarkt, bei Digitalis-Intoxikation u. a. Bigeminie bei 1 : 1-Verhältnis mit Sinusknotenschlag.	Meist von geringer hämodynamischer Bedeutung, kann jedoch beim frischen Herzinfarkt Vorbote einer Kammertachykardie oder eines Kammerflimmerns sein.
Kammer-Tachykardie	Kommt fast immer bei schweren Herzschäden vor, am häufigsten bei koronarer Herzkrankheit, Herzinfarkt. Selten bidirektionale Kammertachykardien.	Herzzeitvolumen vermindert, Gefahr eines Übergangs in Kammerflimmern.
Kammerflattern/-flimmern	Kann kurzfristig, anfallsweise auftreten (Morgagni-Adams-Stokes-Anfall), z. B. im Rahmen eines AV-Blocks höheren Grades. Häufig aber letale Komplikation koronarer Herzkrankheit, bzw. eines Herzinfarkts. Chaotische Myokarderregung durch »micro-reentry«.	Ineffektive Kammerentleerung, hämodynamischer Schock.
AV-Dissoziation	Vorhöfe und Kammern stehen unter der Kontrolle zweier voneinander unabhängiger Schrittmacher, mit oder ohne antegradem AV-Block. Wird	Geringe hämodynamische Bedeutung.

Tabelle 40 (Fortsetzung)

Herzrhythmusstörung	*Pathogenese und häufige Ursachen*	*Hämodynamische Bedeutung*
	beobachtet bei koronarer Herzkrankheit, Infektionskrankheiten, unter Medikamenten-Einfluß (Digitalis), u. a.	
Parasystolie	Neben dem normalen Sinusknoten-Rhythmus hält ein zweites, parasystolisches Reizzentrum eine konstante, langsamere Eigenfrequenz aufrecht, die unter »Schutz-Block« steht. Meist beim digitalisierten Herzpatienten.	Kann Vorbote weiterer, schwerwiegender Rhythmusstörungen sein (Kammerflimmern).
Sinuaurikulärer Block	Störung der Reizleitung zwischen Sinusknoten und Vorhöfen. Grad I, II und III. Bei Grad III, der einem intermittierenden Sinusknoten-Stillstand zu vergleichen ist, kommt es zur Asystolie, bis ein untergeordnetes Automatiezentrum einspringt. Kann u. a. bei koronarer Herzkrankheit beobachtet werden.	Kann zu einer kardiogenen Synkope Anlaß geben.
Atrioventrikulärer Block (AV-Block)	*Grad I:* Störung der Reizleitung in der »AV-junction«. Kann beim Herzgesunden (Vagotonie) und den verschiedensten Herzkrankheiten (koronare Herzkrankheit, Karditiden, Vitien) vorkommen.	Geringe hämodynamische Bedeutung.
	Grad II: Mobitz Typ I, Wenckebach'sche Periodik: Zunehmende Verlängerung der AV-Überleitung bis zum Ausfall der Kammererregung. Häufig bei Digitalis-Intoxikation. Mobitz Typ II: Plötzliche, sporadische Blockierung der Überleitung vom His'schen Bündel auf den Ventrikel. Vorkommen bei koronarer Herzkrankheit, Vitien, Fibrose (M. Lenègre) oder Verkalkungen (M. Lev) des Reizleitungssystems, Amyloidose u. a. m.	Morgagni-Adams-Stokes-Anfall, besonders gefährlich bei Umschlag in totalen (trifaszikulären) AV-Block.
	Grad III: Meistens Blockierung der Reizleitung im rechten Tawara-Schenkel bzw. in den Faszikeln des linken Tawara-Schenkels, selten im His'schen Bündel (totaler Rechtsschenkelblock, links-anteriorer Faszikelblock, links-posteriorer Faszikelblock (sog. Hemiblöcke), bilateraler Schenkelblock). Tritt in der Regel beim erheblich geschädigten Herzen auf. Selten konnatale Formen bei sonst Gesunden.	Morgagni-Adams-Stokes-Anfall bis zum Einspringen eines Ersatz-Rhythmus, bei dessen Ausbleiben Kammerasystolie.
Wolff-Parkinson-White-Syndrom	Anatomisch und/oder funktionell abnorme AV-Überleitung unter Umgehung des AV-Knotens, z. B. Kent'sches Bündel, Mahaim-Fasern u. a. m. mit vorzeitiger Kammererregung infolge einer »macro-reentry«.	Neigung zu anfallsweisem Auftreten verschiedener Formen von Tachyarrhythmien.

Eine *kreisende ektopische Erregung (»Re-entry«)* kommt nur dann zustande, wenn a) zwei Herzabschnitte (z. B. Vorhof und Kammer, zwei Kammerabschnitte u. a. m.) durch zwei getrennte Leitungsbahnen miteinander verbunden sind; b) die Geschwindigkeit der Erregungsleitung in einer der beiden Bahnen bis zur Entstehung eines unidirektionellen Blockes verringert ist; und c) die sog. »Wellenlänge der Erregungsfront« (Geschwindigkeit der Erregungsleitung × Refraktärzeit) kürzer ist als die für die Kreisbewegung zur Verfügung stehende Rundstrecke. Da physiologischerweise die Leitungsgeschwindigkeit etwa 2–3 m/sec und die Refraktärperiode ungefähr 300 msec betragen, ergibt sich eine »normale Wellenlänge« von 60–90 cm; dies bedeutet, daß im gesunden Herzen keine anatomischen Strukturen bestehen, die einer derart langen Kreislaufstrecke entsprechen.

Definitionsgemäß beschränken sich *reine Reizbildungsstörungen* auf *ektope fokale Rhythmusstörungen* bei Fehlen einer Reizleitungsstörung (s. o.); dabei ist festzustellen, daß auch Rhythmusstörungen, die üblicherweise in diese Gruppe eingeteilt werden (z. B. Extrasystolen) auf der Grundlage einer »Re-entry« zustande kommen können. Wie oben erläutert, entstehen fokale ektopische Aktivitäten dann, wenn die spontane diastolische Depolarisation steiler verläuft als die des Sinusknotens (ektopische Reizbildung i. e. S.), oder wenn potentielle ektopische Schrittmacher durch einen Reizleitungsblock gegen die dominierenden Einflüsse des Sinusknotens abgeschirmt sind. Vieles spricht dafür, daß der letztgenannte Mechanismus hinsichtlich Häufigkeit im Vordergrund steht, d. h. daß *Reizleitungsstörungen* auch hier die größere Bedeutung zukommt als Reizbildungsstörungen i. e. S. Die verschiedenen Formen der auch im medizinischen Sprachgebrauch als Reizleitungsstörungen bezeichneten »*Blockierungen*« (»*Blöcke*«) sind in Abb. 115 und Tabelle 40 schematisch zusammengestellt.

Morphologische wie funktionelle Befunde bei Arrhythmien lassen erkennen, daß die Reizleitung, z. T. auch die Reizbildung, durch ganz verschiedenartige Prozesse gestört werden können. Der Nachweis einer dafür verantwortlichen pathologisch-morphologischen Veränderung anläßlich der Autopsie setzt aber in der Regel eine zeitraubende Untersuchung mit Anfertigung von Stufen – oder sogar Serienschnittpräparaten voraus; weil dies meistens nicht geschieht, weiß man in vielen Fällen über die ursächlichen Läsionen nicht Bescheid. Systematische Studien dieser Art haben aber klargemacht, daß unter den kausalen Faktoren die *Koronarinsuffizienz* (S. 506) und der *Myokardinfarkt* (S. 511) zahlenmäßig überwiegen. Trotz der relativen Hypoxie-Resistenz der Zellen des spezifischen Reizleitungssystems werden diese Elemente häufig in Mitleidenschaft gezogen; man erinnert sich daran, daß bei Koronarinsuffizienz vor allem die inneren Wandschichten des Myokards betroffen werden, so daß *kleinherdige bis diffuse Nekrosen* und/oder nachfolgend entstehende *disseminierte Fibroseherde* oder *Infarktnarben* für die Mehrzahl solcher Störungen verantwortlich sein dürften. Dies trifft in besonderem Maß für diejenigen Herzrhythmusstörungen zu, bei denen man die Läsion im Bereich des linken Ventrikels vermuten darf. Andere Ursachen, wie *Überdehnung* (z. B. linksseitige Vorhofdilatation bei Mitralstenose), *Intoxikationen* (z. B. durch Digitalispräparate), *immunologisch und/oder infektiös bedingte entzündliche Veränderungen und ihre Folgen, Blutungen, traumatische Schäden* (z. B. infolge Herzkatheterismus oder Herzoperationen), Ablagerungen von *Amyloid* und *Infiltrate maligner neoplastischer Zellen,* stehen zahlenmäßig im Hintergrund. Dasselbe gilt für die seltenen Fälle von *kongenitaler Unterbrechung des Reizleitungssystems,* mit oder ohne gleichzeitig bestehendem angeborenem Herzfehler, oder *autochthone Tumoren des Herzens.* Neuere Befunde lassen vermuten, daß schwere Grade von *Lipomatosis cordis* mit Einbezug des Reizleitungssystems u. U. zum Auftreten von Arrhythmien, manchmal sogar zu einer Asystolie führen können.

Die **Folgen** der verschiedenen Formen von Herzrhythmusstörung für die hämodynamische Leistung des Herzens sind unterschiedlich (Abb. 115 und Tabelle 40). Für einige der wichtigeren Typen von Arrhythmie gelten u. a. die folgenden Überlegungen:

Vorhofflattern und *Vorhofflimmern* bedingen mangelhafte oder fehlende Vorhofskontraktionen und eine unregelmäßige Diastolendauer, so daß die Ventrikelfüllung in wechselndem Maß erfolgt, der periphere Blutdruck systolisch und diastolisch schwankt, und bei Tachykardie eine Hypotonie zustande kommen kann. Das Fehlen einer wirksamen Vorhofskontraktion wirkt sich bei Stenose des Atrioventrikularostium (Mitralstenose, S. 564) besonders ungünstig aus, da die Ventrikelfüllung in solchen Fällen wesentlich geringer ist als bei normaler Vorhofstätigkeit.

Supraventrikuläre Formen von Tachykardie mit entsprechender Verkürzung der Diastolendauer bewirken eine unzulängliche Kammerfüllung und eine verminderte Durchblutung des Herzmuskels, beides Faktoren, die das »Vorwärtsvolumen« vermindern und – bei längerem Andauern – schließlich in die Linksinsuffizienz ausmünden können. Terminale Schockzustände sind hier keine Seltenheit.

Eine *Kammertachykardie* wirkt sich ähnlich aus, nur ist die Gefahr einer raschen Verschlimmerung wesentlich größer; überdies besteht eine Neigung zu Kammerflimmern (s. u.).

Ein *totaler atrioventrikulärer Block* (totaler AV-Block, totaler Herzblock) geht mit einem Kammereigenrhythmus (30–40/min), d. h. mit Bradykardie einher, was eine gute diastolische Ventrikelfüllung und damit ein großes Schlagvolumen gestattet. Solche Patienten fühlen sich bei Ruhe in der Regel wohl, sind aber nicht zu größeren körperlichen Leistungen befähigt, da die Herzfrequenz den erhöhten Anforderungen nicht angepaßt werden kann.

Bei *Schenkelblöcken,* die sich durch asynchrone Systolen des rechten und des linken Ventrikels auszeichnen, ist eine solche Adaptation in vielen Fällen noch möglich.

Kammerflimmern bedeutet ein Versagen der Pumpenfunktion des Herzens: der Blutdruck sinkt sogleich ab, und falls nicht innerhalb weniger Minuten der Rhythmus zurückkehrt oder durch Herzmassage erzwungen wird, tritt der Tod ein.

Bei vorübergehender Arrhythmie mit Absinken des Blutdrucks kann es zu Bewußtseinsstörungen kommen.

Definitionen: Unter einer *kardiogenen Synkope (Morgagni-Adams-Stokes-Syndrom)* versteht man eine sekundenlang dauernde Bewußtlosigkeit infolge flüchtiger Arrhythmie des Herzens mit plötzlichem Blutdruckabfall.

Pathogenetisch unterscheidet man *Lähmungsformen* (z. B. totaler Sinuatrial-Block, AV-Block II°, Mobitz Typ II, AV-Block III° ohne Ersatzrhythmus (»Block im Block«, Kammerasystolie)), *Reizformen* (Paroxysmales Kammerflimmern oder -flattern) und *Mischformen.*

Beispiele:

- Bei *koronarer Herzkrankheit* bzw. bei *Myokardinfarkten* können die verschiedensten Herzrhythmusstörungen allein oder kombiniert auftreten, z. B. Sinustachykardie, Sinusbradykardie, Sinusarrhythmie, Extrasystolen ausgehend von Aktivitäten verschiedener Lokalisation, Vorhoftachykardie, Vorhofflattern, Vorhofflimmern und Blöcke, schließlich auch Kammertachykardie, Kammerflattern und Kammerflimmern. Vorderwandinfarkte neigen mehr als Hinterwandinfarkte zur Ausbildung eines stabilen totalen Herzblocks. Dieser entsteht entweder direkt oder nach vorausgehendem Partialblock (z. B. AV-Block II° Typ Mobitz II, bilateraler Schenkelblock, totaler Rechtsschenkelblock kombiniert mit linksseitigem anteriorem Hemiblock).

- Bei *Digitalisvergiftung* leichten bis mittleren Grades beobachtet man vor allem ventrikuläre Extrasystolen. Bei schwerer Intoxikation treten gehäuft weitere Herzrhythmusstörungen auf, z. B. Knotentachykardie, AV-Dissoziationen, paroxysmale Vorhoftachykardie mit Block, Vorhofflimmern, ventrikuläre Tachykardie, AV-Block u. a. m. Im Extremfall kann es zum Kammerflimmern kommen.
- Auch Infektionskrankheiten (vgl. dazu S. 1651) bzw. immunologisch bedingte (S. 1158) *Herzwandschäden* gehen nicht selten mit Herzrhythmusstörungen verschiedener Art einher, z. B. die *Myocarditis rheumatica, virusbedingte Myokarditiden,* die *Chagas-Krankheit* (S. 2057), *luische Gummen* im Herzbereich, *Diphtherie, Sepsis* mit Befall des Myokards, *Riesenzellenmyokarditis* u. a. m.
- Arrhythmien stellt man hie und da bei *Herzmetastasen* von Karzinomen, Sarkomen oder Leukämien fest.
- *Angeborene Diskontinuitäten im spezifischen Reizleitungssystem* finden sich z. B. bei *kongenitalen Herzvitien,* bei *angeborener Fibrose* in den entsprechenden Gebieten oder bei *Rhabdomyom* des Myokards.
- Eine idiopathische Fibrose im Bereich des Ursprungs der drei Faszikel *(Morbus Lenègre),* eine verkalkende Sklerose des fibrösen Herzskeletts bei alten Leuten *(Morbus Lev)* sind seltene Ursache einer Reizleitungsstörung, z. B. eines totalen Herzblocks.
- *Rheumatische Endokarditiden* können zu verschiedenen Formen von Arrhythmie führen, z. B. zu Vorhofflimmern (Mitralstenose!), zu einem totalen Herzblock (Übergreifen der Vernarbung auf das Reizleitungssystem) u. a. m.
- *Operative Eingriffe,* wie Patch-Verschlüsse bei Ventrikelseptumdefekt, Klappen-Ersatz durch Prothesen u. a. m., sind manchmal von Herzrhythmusstörungen gefolgt, z. B. von einem totalen Herzblock.
- Beim *Wolff-Parkinson-White-Syndrom* finden sich abnorme Leitungsbahnen zwischen höher und tiefer gelegenen Herzabschnitten (z. B. Bündel von Kent zwischen Vorhof und Kammer, Bündel von James zwischen Vorhof und distalem Anteil des AV-Knotens, Bündel von Mahaim zwischen dem letzteren und dem Septum sowie zwischen Tawara-Schenkel und Septum), was in besonderem Maße kreisende Aktivitäten ermöglicht.

102.3. Abnorm erhöhte, dauernde Druckbelastungen einzelner Herzabschnitte

Definitionen: Unter »*Hypertrophie*« eines Herzventrikels oder -vorhofs versteht man eine über den Normbereich hinausgehende Zunahme der Muskelmasse (Masse der quergestreiften Myokardzellen) der betreffenden Wand. Von »*konzentrischer Hypertrophie*« sprechen wir dann, wenn damit keine Dilatation verbunden ist, von »*exzentrischer Hypertrophie*«, wenn der betreffende Herzabschnitt (Kammer und/oder Vorhof) sowohl hypertrophisch als auch ausgeweitet ist. Eine »*Linkshypertrophie*« liegt vor, wenn sich die Massenzunahme der Muskulatur auf den linken Ventrikel, z. T. auch den linken Vorhof, beschränkt, während sich die »*Rechtshypertrophie*« auf die rechte Herzhälfte, insbesondere den rechten Ventrikel, bezieht. Sind beide Herzhälften, d. h. vor allem beide Ventrikel, hypertrophisch, redet man von »*beidseitiger*« *(bilateraler) oder allgemeiner Herzhypertrophie* (kurz: *Herzhypertrophie).* Als »*kritisches Herzgewicht*« werden für Erwachsene ohne reichlich subepikardiales Fettgewebe ungefähr 500 g angegeben, da bei weiterer Zunahme der Muskelmasse vor allem die Gefahr der Hypertrophie-bedingten Myokardinsuffizienz progressiv zunimmt.

Ursache der primär konzentrischen Hypertrophie einer Herzkammer ist in der Regel, d. h. wenn man von den seltenen Fällen mit »*idiopathischer Hypertrophie*« (s. u.) absieht, eine *chronische Druckbelastung.* Die Gründe hierfür liegen entweder in einem erhöhten peripheren Gefäßwiderstand (s. *arterielle Hypertonie im großen und/oder im kleinen Kreislauf,* S. 516ff.) oder in einer *Stenose im Ausflußgebiet des betreffenden Herzabschnittes. Vorhöfe* können – einzeln oder in Kombination mit einer Ventrikelhypertrophie – auch hypertrophieren; allerdings hält sich hier die Massenzunahme der Wandmuskulatur meist in bescheidenem Rahmen, und fast immer liegt eine exzentrische – nicht konzentrische – Hypertrophie vor. Stenosen im Ausflußgebiet einer Herzkammer oder eines Vorhofs sind z. T. *angeboren* und können dann sowohl im Klappenbereich als auch außerhalb desselben liegen, oder es handelt sich um eine *erworbene* Klappenveränderung, in der Regel als Folge einer rekurrierenden Endokarditis bei rheumatischem Fieber *(Thromboendocarditis verrucosa rheumatica,* s. S. 1160). Die letztere kann sich auch auf angeborene Herzfehler aufpfropfen.

Pathogenese und **Mikroskopische Befunde:** Wie schon erwähnt wurde (S. 156), sind die biochemischen Vorgänge, die von einer immer wieder erhöhten Spannung der Muskelzelle zur Hypertrophie führen, nicht befriedigend geklärt. Die *Polyploidisierung der Kerne,* die zum typischen Bild des stark hypertrophischen Herzmuskels gehört, beruht offensichtlich auf DNS-Synthese ohne nachfolgende Kernteilung und hat zur Folge, daß die Kern/Plasma-Relation einigermaßen gewahrt bleibt; auf welche Weise in diesen Zellen die S-Phase ausgelöst wird, ist indessen ungeklärt. Das Zytoplasma der hypertrophischen Herzmuskelzellen zeigt bei Hypertrophie ebenfalls eine erhebliche Volumenzunahme. Daran ist nicht nur die *Vermehrung der zu dickeren Myofibrillen zusammengelagerten Myofilamente,* sondern auch die zahlenmäßige Zunahme anderer Organellen, wie der Mitochondrien und der Elemente des sarkoplasmatischen Retikulum, schuld. Immerhin scheint das Verhältnis der Myofilamentenmasse zur Mitochondrienmasse bei zunehmendem Myokardgewicht etwas abzusinken, solange keine Herzinsuffizienz i.e.S. auftritt (vgl. dazu S. 569). Bei schwerer Myokardhypertrophie soll es nicht nur bei Tieren, sondern auch beim Menschen zu einer leichten zahlenmäßigen Vermehrung der Herzmuskelzellen kommen; darüber finden sich allerdings widersprüchliche Angaben. Sicher nachgewiesen ist dagegen ein etwas häufigeres Vorkommen zweikerniger Myokardzellen. Das *interstitielle Bindegewebe* reagiert – wie u. a. Rattenversuche mit Dauerinfusion von ^{3}H-Thymidin deutlich gemacht haben – bei Herzhypertrophie ebenfalls mit einer Vermehrung leichten Grades; diese bezieht sich sowohl auf Fibroblasten/Fibrozyten als auch auf die Interzellularsubstanz (im wesentlichen Proteoglykane und kollagene Fasern). Eine nennenswerte Polyploidisierung der Bindegewebskerne wird aber nicht beobachtet. An der mit Herzhypertrophie verbundenen Proliferation nehmen auch die *Kapillaren,* insbesondere die Endothelzellen, teil; hier geht es aber in erster Linie um eine Verlängerung der kapillaren Strombahn, während das numerische Verhältnis von Muskelfaserzellen zu Kapillaren (ungefähr 1) kaum gestört erscheint. Biochemische, histochemische und autoradiographische Untersuchungen haben erkennen lassen, daß im kompensierten (suffizienten) hypertrophischen Herzmuskel nicht nur die Strukturelemente vermehrt, sondern auch die *Aktivität zahlreicher Enzyme pro Einzelzelle* deutlich erhöht sind.

Neuere Befunde scheinen zu bestätigen, daß sich eine Kammerhypertrophie vor allem als *Antwort auf eine vermehrte systolische Wandspannung* entwickelt. Die *Verdickung der Muskelfasern* geht dabei offenbar gerade so weit, daß der »systolische Streß« (Spannung pro Querschnitt einer Myokardeinheit) normalisiert wird. Demgegenüber soll eine *vermehrte diastolische Wandspannung* zu einer *Verlängerung der Muskelzellen* führen, so daß sich die Kontraktion wirksamer gestaltet, die diastolische Wandspannung dagegen nicht normalisiert wird. Abgesehen von der Verlängerung der Einzelzellen, die vor allem bei der *akuten myogenen Dilatation* im Vordergrund steht, kommt es zumindest bei schwerer exzentrischer Hypertrophie anscheinend auch zu einem gewissen Auseinanderweichen der Muskelzellen, das schließlich – wegen der bindegewebigen Verankerung – weitgehend fixiert bleiben kann. Eine solche *Gefügedilatation* ist vor allem für die *chronische myogene Dilatation* bezeichnend und betrifft Verlagerungen der Muskelzellen bzw. Muskelfaserbündel sowohl in der Längs- wie in der Querrichtung. Das longitudinale Auseinanderweichen beruht auf einer Dislokation, d. h. einem Auseinandergleiten der Einzelelemente infolge Lösung bzw. Lockerung interzellulärer und/oder interstitieller Verbindungen (Dehiszenz von Glanzstreifen, kleinherdige Nekrosen und Schwielen u. a.). Die quer zur Längsrichtung der Muskelfasern erfolgende Gefügedilatation steht mit der Vermehrung des interstitiellen Bindegewebes in Beziehung *(interstitielle Sklerose).*

Untersuchungen aus der jüngeren Zeit über *rheologische Eigenschaften des hypertrophischen Herzmuskels* ließen erkennen, daß die sog. *totale Steifigkeit des Myokards,* die eine elastische und eine visköse Komponente umfaßt, in ungefähr linearer Abhängigkeit vom ventrikulären Innendruck steht. Bei Herzmuskelischämie nimmt die Steifigkeit vor allem wegen erhöhter Viskosität zu. Naturgemäß wird die Steifigkeit auch von der *sog. relativen Wanddicke einer Kammer,* d. h. vom Verhältnis zwischen der Wanddicke im Bereich der größeren Zirkumferenz zum mittleren Kammerradius, mitbestimmt.

Folgen: Nimmt die Hypertrophie des Herzens, insbesondere des linken Ventrikels, immer schwerere Formen an, d. h. steigt das Herzgewicht wesentlich über etwa 500 g, kann es infolge *relativer Ischämie* zu *Myokardschäden* kommen (vgl. dazu S. 506 und S. 527). Besonders die inneren Wandschichten sind in dieser Hinsicht gefährdet. Das Endokard selbst, das ja vom Lumen her ernährt wird und – in Abhängigkeit vom Druck – auch für Moleküle, wie die Meerrettichperoxidase, durchgängig ist, bleibt dabei oft unversehrt. Allfällige fibroelastische Verdickungen des Endokards, wie sie an der Innenfläche eines hypertrophischen linken Ventrikels hie und da in umschriebenen Bezirken beobachtet werden, gehen wahrscheinlich in der Mehrzahl der Fälle auf Infarkte bzw. wandständige Thromben mit nachfolgender Organisation zurück. Die schwere Hypertrophie insbesondere des linken Ventrikels endet in den meisten Fällen in einer *Insuffizienz* (vgl. dazu S. 531 und S. 569). Die dafür in erster Linie verantwortliche relative Ischämie wird naturgemäß bei Bestehen einer lumenverengernden Koronarsklerose eher zu erheblichen Myokardschäden führen, als wenn die Koronararterien und ihre Äste, die sich ja bei Hypertrophie etwas ausweiten können, keine erheblichen Veränderungen aufweisen. In fortgeschrittenen Fällen genügt aber auch ein weitgehend intaktes Koronarsystem zur ausreichenden Durchblutung des Herzmuskels nicht mehr.

Makroskopisch findet man bei *konzentrischer Hypertrophie* einer Herzkammer die Wand vor allem im Bereich der Ausflußbahn verdickt, das Lumen eher eng, die Längsachse des Ventrikels verlängert, so daß sich im Spitzenbereich die Form eines »gotischen Bogens« ergibt. Demgegenüber sind bei der *exzentrischen Hypertrophie* Ein- wie Ausflußbahn dilatiert, das Myokard im ganzen Bereich hypertrophiert, die Lichtung weit, die Querachse des Herzens vergrößert und die Innenkontur der Herzspitze rundlich (»romanischer Bogen«).

Bei Hypertrophie des linken Ventrikels bildet dieser noch deutlicher als sonst die Herzspitze. Liegt eine Rechtshypertrophie bei normal entwickeltem linkem Ventrikel vor, kann die Herzspitze von beiden oder sogar vom rechten Ventrikel gebildet werden. Entscheidend für das letztgenannte Kriterium ist die Lage des Septum interventriculare.

Beim normalen Erwachsenen beträgt die *Myokard-*

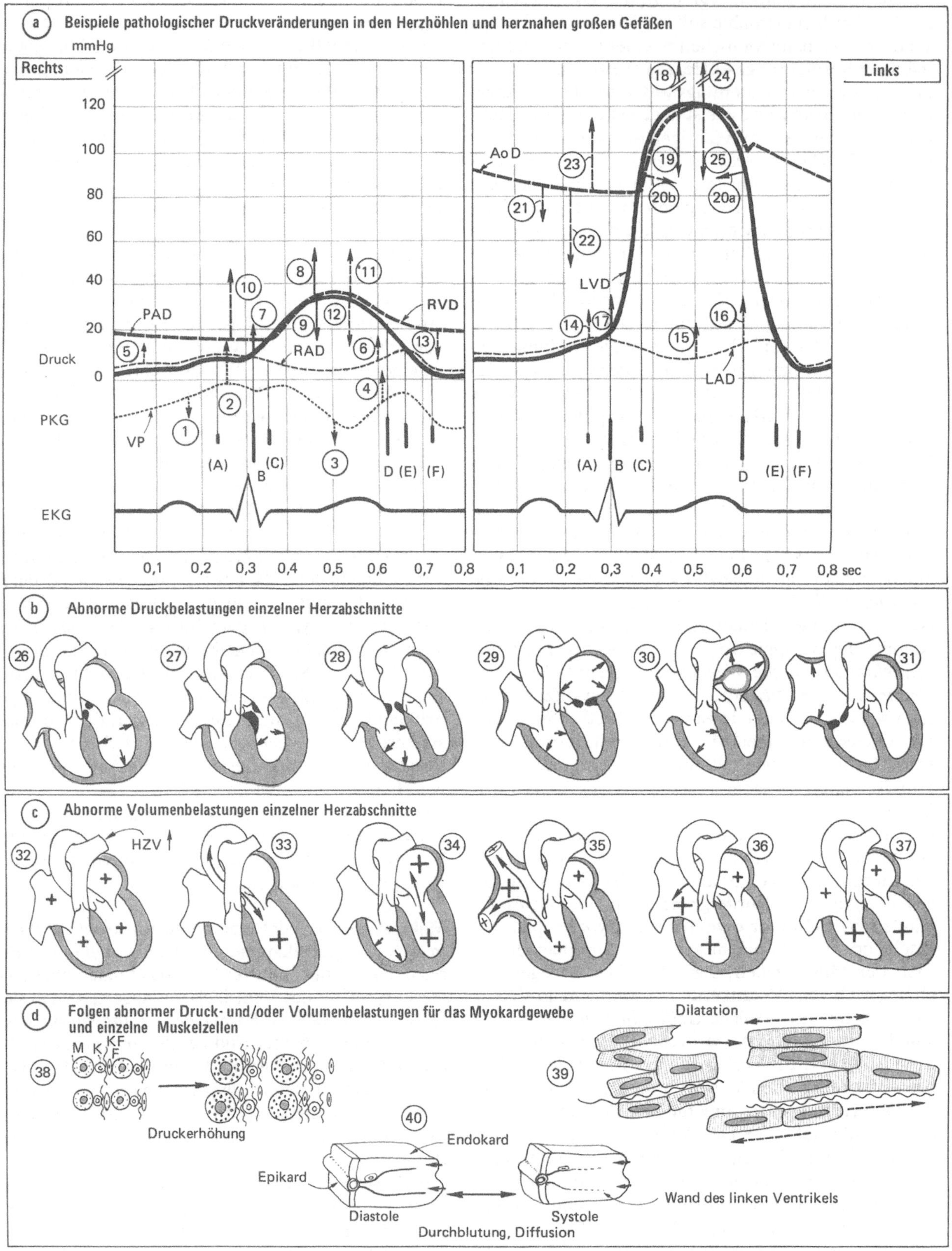

Abb. 116 a–d. *Abnorme Druck- und/oder Volumenbelastungen einzelner Herzabschnitte sowie benachbarter großer Gefäße.* **a** *Veränderungen des Drucks (Blutdrucks) in den verschiedenen Herzhöhlen und großen Gefäßen bzw. des Venenpulses als Funktion der Zeit.* Dieses vereinfachte Schema zeigt Druck(Blut-druck-)-, phonokardiographische (PKG) und elektrokardiographische (EKG) Veränderungen während eines einzelnen Herzzyklus als Funktion der Zeit. Die nummerierten Pfeile weisen auf mögliche krankhafte Abweichungen des Druckes in der betreffenden Herzhöhle bzw. Arterie oder Vene hin. Bei den unter

Abb. 116 a–d (Fortsetzung)

b und **c** gemachten Erläuterungen über Beispiele abnormer Druck- und/oder Volumenbelastungen wird auf diese numerierten Pfeile hingewiesen: Dabei bedeuten im Text nicht eingeklammerte Zahlen primäre, eingeklammerte Zahlen sekundäre Abweichungen von der Norm. **b** *Abnorme Druckbelastungen einzelner Herzabschnitte.* Die möglichen Folgen einer *systemischen* (s. Abb. 111, S. 528) oder *pulmonalen* (s. Abb. 112, S. 538) *chronischen arteriellen Hypertonie* auf das Herz wurden schon erörtert. Das »*kritische Gewicht*« eines hypertrophischen Erwachsenen-Herzens, oberhalb dessen eine relative Ischämie vermehrt beobachtet wird, liegt bei ungefähr *500 g.* Die *Aortenklappenstenose* (26) wird relativ selten als rein kongenitales Vitium beobachtet; meistens liegt ihre Ursache in einem rheumatischen Fieber mit rekurrierenden Schüben von Endocarditis verrucosa, oft bei Vorliegen bikuspider Aortenklappen. Auswirkungen: 18, 20b, 25, (14, 15, 10, 8, 11). Dekompensation oft relativ spät, abhängig vom Schweregrad und Myokardzustand, nicht selten plötzlich. Öfters *Synkopen bei Anstrengung* erstes Symptom, wobei der folgende Mechanismus als wahrscheinlich gilt: Der exzessiv erhöhte systolische Druck im linken Ventrikel führt über Barorezeptoren in dessen Wand zu einer arteriellen Vasodilatation. Da jedoch distal der Stenose der arterielle Druck schon in Ruhe normal oder erniedrigt ist, sinkt er infolge Verminderung des peripheren Widerstandes auf kritische Werte. Mögliche Folgen: Zerebrale Minderdurchblutung, Synkope, koronare Minderdurchblutung, Rhythmusstörungen (mitunter letales Kammerflimmern) u. a. m. Die »*obstruktive Kardiomyopathie*« (»*subvalvuläre muskuläre Aortenstenose*«, 27) entsteht aus unbekannter Ursache, ist nicht selten familiär und wird vorwiegend bei Männern im Alter von 20–40 Jahren angetroffen. Auswirkungen: 18, (25, 14, 15, 10, 8, 11). In einem Teil der Fälle ist die Störung mit einer Mitralinsuffizienz verbunden. Komplikationen umfassen eine Dekompensation, Rhythmusstörungen u. a. m. Die *Pulmonalklappenstenose* (28) – isoliert oder in Kombination mit einem Shunt – entspricht fast immer einem kongenitalen Vitium. Auswirkungen: 8, 12, 2, (13, 5). Die Hauptgefahren bestehen in Rhythmusstörungen (Synkope) und Dekompensation. Die *Mitralklappenstenose* (29) entsteht, abgesehen von äußerst seltenen Ausnahmen, auf rheumatischer Grundlage. Auswirkungen: 14, 15, (10, 8, 11, 6, 5). Komplikationen: Vorhofflimmern (tachy-ventrikulär), arterielle Embolien, Lungenödem, Zunahme des Lungengefäßwiderstandes und relativ früh Rechtsinsuffizienz. *Kugelthromben* und *linksseitige Vorhofmyxome* (30) haben oft ähnliche Folgen, nur ist der Verlauf in der Regel rascher, und die Störungen zeichnen sich durch eine erhebliche Unregelmäßigkeit aus, da die Ventilstenose nicht bei jeder Vorhofkontraktion gleich stark ausfällt. *Trikuspidalklappenstenosen* (31) sind selten; man findet sie am ehesten im Rahmen eines kongenitalen Vitiums, ausnahmsweise im Zusammenhang mit Karzinoid-Syndrom, Tumorbildung im Herzen oder rheumatischem Fieber. Auswirkungen: 6, 5, (2, 3). Komplikationen: Stauung im großen Kreislauf, Arrhythmien, Lungenembolie. **c** *Abnorme Volumenbelastungen einzelner Herzabschnitte.* Wie erwähnt, können abnorme Volumenbelastungen infolge sekundären Hinzutretens einer pulmonalen und/oder peripheren arteriellen Hypertonie mit der Zeit auch zu Druckerhöhungen führen. Hier einige Beispiele: Andauernd *erhöhtes Herzzeitvolumen* (32), wie man es beim sog. Volumenhochdruck (S. 516) findet. Auswirkungen: mit der Zeit (17, 18, 24, u. U. 23). Eine *Aortenklappeninsuffizienz* (33) kann kongenitaler Natur sein (bikuspidale, rudimentäre Klappen, z. B. in Kombination mit Aortenisthmusstenose); beim Erwachsenen ist sie in der Regel erworben (rheumatisch, seltener bakteriell, ferner infolge Aortenektasie bei Mesaortitis luica, Marfan-Syndrom, Hypertonie, Aneurysma dissecans u. a.). Auswirkungen: 22, 18, 24, später 17, u. U. (14, 15, 10, 8, 11, 7, 5, 6). Komplikationen: Angina pectoris, Linksinsuffizienz (abhängig von Schweregrad, Myokardzustand und Entstehungsgeschwindigkeit) meistens eher spät, oft aber plötzlich. Eine *Mitralklappeninsuffizienz* (34) ist in der Mehrzahl der Fälle rheumatisch bedingt; andere mögliche Ursachen: Schwere Dilatation des Klappenrings (z. B. bei exzentrischer Herzhypertrophie), Papillarmuskeldysfunktionen (»subvalvuläre Mitralinsuffizienz«), sehr selten kongenital oder posttraumatisch, infolge Tumorbildung, bakterieller Endokarditis u. a. Ein plötzliches Abreißen von Papillarmuskeln, wie dies bei Myokardinfarkt nicht selten vorkommt, oder von Sehnenfäden (u. a. infolge degenerativer Veränderungen), kann – oft im Sinn einer akuten Mitralinsuffizienz – tödliche Folgen haben. Auswirkungen der chronischen Mitralinsuffizienz: 16, 20b (8, 11), später (10). Komplikationen: Vorhofflimmern (tachyventrikulär), pulmonale Hypertonie und Rechtsinsuffizienz, relativ selten arterielle Embolien und Lungenödem, im allgemeinen späte Dekompensation (abhängig von Schweregrad, Entstehungsgeschwindigkeit und Myokardzustand). Eine *Trikuspidalklappeninsuffizienz* (35) kann in seltenen Fällen kongenital bestehen (z. B. Ebstein'sche Anomalie); meistens ist sie aber erworben, vor allem bei Rechtsinsuffizienz mit Dilatation des Trikuspidalklappenrings, selten wegen Karzinoid-Syndrom, rheumatischem Fieber, Tumoren u. a. Auswirkungen: 6, 4. Komplikationen: Arrhythmien, schwere venöse Stauung, u. a. der Leber, schließlich mit Ausbildung einer »cirrhose cardiaque«. Auswirkungen verschiedener *kongenitaler* »*Shunts*« (36): *Atrium-Septum-Defekt (ASD,* 36): (8, 11, 10, 7, 6, 5). Durch Schädigung der kleinen Lungenarterien infolge Hyperzirkulation entwickelt sich eine pulmonale Hypertonie, die schließlich oft zu einer Rechtsinsuffizienz Anlaß gibt. Wenn der rechtsatriale Druck den linksatrialen übersteigt, erfolgt die »*Shunt-Umkehr*« (Eisenmenger-Reaktion). *Ventrikel-Septum-Defekt (VSD):* (8, 11, 10, u. U. 7, 6, 5) ohne Eisenmenger-Syndrom. Wie beim ASD kann eine pulmonale Hypertonie entstehen, die bei Druckausgleich in den Ventrikeln zur »Shunt-Umkehr« führt. *Offener Ductus Botalli:* (21, 17), später u. U. (8, 11, 10) mit Eisenmenger-Reaktion. Weitere Komplikationen bei VSD und Ductus Botalli apertus: Bakterielle Endokarditis. Bedeutung der Eisenmenger-Reaktion: u. a. Embolien im großen Kreislauf, bei VSD-Endokarditis oft Hirnabszeß; Inoperabilität, da bei Druckausgleich in den beiden Herzkammern der VSD als »Entlastungsventil« für den rechten Ventrikel wirkt, das bei operativem Verschluß des VSD wegfiele. Eine *myogene Dilatation des Herzens,* besonders des linken Ventrikels (37), zieht oft ebenfalls eine Volumenüberlastung nach sich. Es sei hier hervorgehoben, daß *bei Klappenvitien Insuffizienz und Stenose nicht selten kombiniert vorkommen,* wobei das eine oder andere hämodynamisch führend sein kann. **d** *Auswirkungen abnormer Druck- und/oder Volumenbelastungen auf das Myokardgewebe und einzelne Muskelzellen.* Eine fortgesetzte Druckbelastung, vor allem der ventrikulären Muskulatur, führt zur *Hypertrophie* (38), d. h. zu einer Dickenzunahme der Myozyten (M), mit allmählicher Polyploidisierung der Kerne, Vermehrung der Myofibrillen, Zusammenlagerung derselben zu dickeren Bündeln, Verminderung des Verhältnisses von Mitochondrien-Gesamtvolumen zu Myofibrillen-Gesamtvolumen u. a. m. Dazu kommt eine leichte bis mäßige diffuse Vermehrung der Zahl von Fibroblasten (F) und Kollagenfasern (KF), während das zahlenmäßige Verhältnis von Muskelzellen zu Kapillaren (K) – beim Erwachsenen ungefähr 1 : 1 – im wesentlichen unverändert bleibt; trotz proliferativer Aktivität von Kapillaren, die vor allem ihrer Verlängerung dient, und einer gewissen Ausweitung derselben, erfährt das Verhältnis Durchblutungsgröße zur gesamten Myozytenmasse pro Zeiteinheit in der Regel eine Reduktion. Die Hypertrophie ist im allgemeinen subepikardial etwas stärker ausgeprägt als subendokardial; besonders deutlich tritt sie in der Nachbarschaft von Schwielen in Erscheinung. Eine *primäre Dilatation* (39) führt zunächst zu einer Verlängerung der Myozyten. Mit der Zeit, insbesondere bei Entwicklung einer exzentrischen Hypertrophie sowie ischämisch bedingter Myokardschäden oder anderer Myokardiopathien, ge-

dicke – ohne Berücksichtigung vorspringender Trabekel – links etwa 12 mm (linke Herzkante), rechts 3 mm *(Konus)*. Das *Herzgewicht* beläuft sich auf ungefähr ¹⁄₂₀₀ des Körpergewichts, d. h. 300–400 g. Hinweise auf das *getrennte Wägen der beiden Herzkammern* wurden schon gegeben (S. 156).

Beispiele von abnorm erhöhter, dauernder Druckbelastung einzelner Herzabschnitte:

- Die *arterielle Hypertonie im großen Kreislauf*, die häufigste Ursache einer Linkshypertrophie des Herzens, wurde auf S. 516 eingehend erörtert.
- Eine *Rechtshypertrophie des Herzens* beruht in der Mehrzahl der Fälle auf einer *pulmonalen Hypertonie* (S. 542).
- Die *Aortenstenose*, die häufig auch mit einem gewissen Grad von Insuffizienz der Aortenklappe verbunden ist, kann zu einer mächtigen Hypertrophie zunächst des linken, nach dessen Dekompensation schließlich auch des rechten Ventrikels führen. In der Terminalphase sind hier Herzgewichte bis über 800 g keine Seltenheit. In der Mehrzahl der Fälle handelt es sich um eine *valvuläre Aortenstenose* infolge rekurrierender *Thromboendocarditis verrucosa rheumatica* (S. 1160), wobei bikuspide Aortenklappen besonders anfällig zu sein scheinen. In diesen Fällen verschlimmert sich die Klappenveränderung – abgesehen von wiederholten rheumatischen Schüben – auch durch den Circulus vitiosus Vernarbung-Verkalkung-Ulzeration-Thrombose-Vernarbung. Selten finden sich eine sog. *idiopathische hypertrophische Subaortenstenose*, eine *kongenitale supravalvuläre oder eine membranös-subvalvuläre Aortenstenose*. Patienten mit Aortenstenose – häufiger Männer als Frauen – zeigen in der Regel während vielen Jahren keine Beschwerden, da der kräftige linke Ventrikel das Herzzeitvolumen aufrecht zu erhalten vermag. Warnzeichen sind synkopale Anfälle bei Anstrengung und Angina pectoris (insbesondere wegen Ischämie der inneren Wandschichten des linken Ventrikels). In 5–10% der Fälle kommt es zum plötzlichen Herztod infolge Rhythmusstörungen. Weitere Komplikationen umfassen u. a. einen totalen AV-Block, Myokardinfarkte, eine bakterielle Pfropfendokarditis und ein dissezierendes Aortenaneurysma.
- Die *reine Pulmonalstenose*, die weniger als 10% der kongenitalen Herzvitien ausmacht, entspricht mehrheitlich der *Klappenstenose*, die sich durch fehlende Unterteilung der Semilunarklappen und eine kleine zentrale Öffnung auszeichnet; seltener liegt eine *subvalvuläre Konusstenose* infolge fibromuskulärer Verdickung der Wand der Ausflußbahn vor. Die Prognose richtet sich nach dem Schweregrad der Stenosierung. Patienten mit stark ausgeprägter Einengung des pulmonalen Ostium erliegen, falls nicht rechtzeitig eine chirurgische Korrektur erfolgt, meist schon vor Erreichen des mittleren Erwachsenenalters einer Rechtsinsuffizienz der Herzens. Nicht selten kompliziert sich das Leiden durch eine bakterielle Endokarditis. Ist die *Pulmonalstenose mit einem intrakardialen Shunt* kombiniert (z. B. Fallot'sche Trilogie, Tetralogie oder Pentalogie (S. 566)), gestalten sich die hämodynamischen Verhältnisse komplexer, und es gesellt sich eine Mischzyanose hinzu.
- Die *Mitralstenose*, meistens – wie ein Aortenklappenfehler, mit dem sie kombiniert sein kann – die Folge einer vernarbenden rekurrierenden *Thromboendocarditis verrucosa rheumatica*, ist häufig auch mit einem gewissen Maß von Klappeninsuffizienz verbunden. Die Entleerungsbehinderung des linken Vorhofs zieht eine exzentrische Hypertrophie desselben nach sich; über eine pulmonal-venöse Hypertonie kann sich die Stauung im kleinen Kreislauf schließlich im Sinne einer Pulmonal-arteriellen Hypertonie mit Rechtsüberlastung des Herzens auswirken (vgl. dazu S. 542). Oft macht sich eine Mitralstenose während Jahren und Jahrzehnten nur bei erhöhtem Herzzeitvolumen bemerkbar, insbesondere bei körperlicher Arbeit und in der Gravidität. Später besteht aber oft auch in Ruhe ein pulmonaler Stauungshochdruck, der in die Rechtsinsuffizienz überleiten kann. Ein Wegfall der Vorhofsystole, insbesondere bei Vorhofflimmern, bedeutet – wie gesagt – eine erhebliche Verschlimmerung des Zustandes. Komplikationen umfassen eine Thrombenbildung im linken Vorhof mit nachfolgenden thromboembolischen Ereignissen, eine bakterielle Pfropfendokarditis und die Auswirkungen der pulmonalen Hypertonie (S. 535). In seltenen Fällen wird eine funktionelle Mitralstenose durch einen *Kugelthrombus* oder ein *Myxom* im linken Vorhof bewirkt *(»Intermittierende Mitralstenose«)*. Ganz ungewöhnlich ist das sog. *Cor triatriatum sinister*, bei dem die Stenose durch eine kleine Öffnung in einer quer durch den linken Vorhof gespannten Membran gegeben ist. Diese kongenitale Mißbildung, ebenso wie die beiden vorher genannten Befunde, verdienen deshalb Erwähnung, weil sie grundsätzlich einer chirurgischen Korrektur leicht zugänglich wären, falls an diese Möglichkeiten gedacht, und die Diagnose gestellt wird.

Einige Beispiele von dauernd abnorm erhöhter Druckbelastung einzelner Herzabschnitte und ihren Folgen finden sich in Abb. 116.

102.4. Abnorm erhöhte, dauernde Volumenbelastungen des Herzens oder einzelner seiner Abschnitte

Definitionen: Unter *»regulativer (adaptiver) Dilatation«* des Herzens oder einzelner seiner Abschnitte versteht man eine Ausweitung der betreffenden Herzhöhlen infolge erhöhter Volumenbelastung. Dabei wirft die Kammer ein größeres Schlagvolumen aus, als es der Norm entspräche. Häufig kommt es bei regulativer Dilatation auch zu einer mehr oder weniger ausgeprägten Zunahme der

Abb. 116 a–d (Fortsetzung)

sellt sich dazu in der Regel eine mehr oder weniger ausgeprägte sog. *Gefügedilatation* (unten rechts). Große Bedeutung für die Leistung des Herzmuskels hat die *Dauer der diastolischen Wanderschlaffung*, da nur während dieser Zeit das Myokard voll durchblutet wird (40). Tachykardien u. a. wirken sich in dieser Beziehung ungünstig aus. Die subendokardiale Schicht des Myokards ist an sich – wegen größerer Wandspannung, relativ höheren Drucks, allgemein geringerer Durchblutung u. a. – ischämischen Noxen gegenüber empfindlicher als der subepikardiale Bereich.

VP = Venenpuls; RAD = Rechtsatrialer Druck; RVD = Rechtsventrikulärer Druck; PAD = Pulmonal-arterieller Druck; LAD = Linksatrialer Druck; LVD = Linksventrikulärer Druck; AoD = Aortendruck; A = »Vorhofton«; B = Segelklappenschluß (1. Ton); C = Semilunarklappenöffnung (frühsystolischer Klick); D = Semilunarklappenschluß (2. Ton); E = Segelklappenöffnung (z. B. Mitralöffnungston); F = Füllungston.
Die kleinen, kurzen Pfeile innerhalb der Herzhöhlen **b** bedeuten eine erhöhte Druckbelastung, die Kreuze **c** eine Volumenbelastung

Muskelmasse; hier haben wir es somit mit einer *Sonderform der exzentrischen Hypertrophie* zu tun, die sekundär nach Dilatation und nicht nach vorher konzentrischer Hypertrophie entstanden ist.
Im Gegensatz zur regulativen Dilatation ist bei der sog. »*myogenen Dilatation*«, die in erster Linie auf einem Myokardschaden beruht (vgl. dazu S. 567 und S. 572), trotz großem enddiastolischem Volumen das Schlagvolumen vermindert.

Ursachen und **Pathogenese** einer Volumenbelastung des Herzens lassen sich in zwei Gruppen unterteilen:
a) *Vergrößerung des Herzzeitvolumens für den großen wie den kleinen Kreislauf.*
b) *Vergrößerung des Schlagvolumens des betroffenen Ventrikels, jedoch nicht erhöhtes oder sogar erniedrigtes Herzzeitvolumen für den großen Kreislauf.*

Der unter a) erwähnten Situation, d. h. einer *allgemein erhöhten Volumenbelastung des Herzens*, begegnen wir z. B. bei Bestehen größerer *arteriovenöser Fisteln* (S. 500), einer *Abnahme der Blutviskosität* oder bei dauernder *Verminderung des peripheren Gefäßwiderstandes*, alles Veränderungen, die zu einer »*high output failure*« führen können.
Die unter b) angeführte *Vergrößerung des Schlagvolumens eines Ventrikels ohne wirksame Förderung des Herzzeitvolumens für den großen Kreislauf* findet sich entweder bei *Klappeninsuffizienzen*, mit zusätzlicher Volumenbelastung infolge Regurgitation von »*Pendelblut*«, oder bei *Kurzschlüssen* innerhalb des Herzens bzw. im Bereich benachbarter Gefäße, mit entsprechendem Kreislauf eines mehr oder weniger großen »*Shuntvolumens*«.
Wie schon dargelegt wurde (S. 561), hat eine vermehrte Volumenbelastung in erster Linie eine *Dilatation* der betroffenen Herzkammer(n) zur Folge, zu der allerdings mit der Zeit auch eine leichte bis mäßige Zunahme der Muskelmasse hinzukommen kann. Soweit sich zur Zeit beurteilen läßt, beruht diese Art von *exzentrischer Hypertrophie* mehr auf einer Verlängerung als auf einer Verdickung der Muskelzellen.

Beispiele von abnorm erhöhter, dauernder Volumenbelastung des Herzens oder einzelner seiner Abschnitte:

- Eine *allgemein erhöhte Volumenbelastung des Herzens* findet sich beispielsweise bei *arteriovenösen Fisteln (arteriovenösen Aneurysmen)* traumatischer Genese oder auf der Grundlage einer Mißbildung, ferner bei *Morbus Paget der Knochen* (S. 134), bei *chronischen Anämien* (Verminderung der Blutviskosität), bei *Beri-Beri* (S. 850) und bei *Hyperthyreose.*
- Die *Aorteninsuffizienz*, die oft mit einer mehr oder weniger ausgeprägten Stenosierung verbunden ist, beruht in den meisten Fällen auf einer *rekurrierenden Thromboendocarditis rheumatica.* Vernarbungen und Einrollungen der Aortenklappen werden überdies bei *Mesaortitis luica* beobachtet. Selten begegnet man einer *kongenitalen Aorteninsuffizienz* (z. B. bei Ventrikelseptumdefekt oder bei Aneurysma des Sinus valsalvae) oder einer *relativen Aorteninsuffizienz* bei Wandschwäche der Aorta (z. B. Marfan-Syndrom, S. 107). Der diastolische Reflux von Pendelblut bewirkt eine Dilatation des linken Ventrikels, die meistens in eine exzentrische Hypertrophie übergeht. Die letztere ist besonders bei kombinierter Insuffizienz und Stenose der Aortenklappen stark entwickelt. Bei Überwiegen der Insuffizienz notiert man ein deutlich erhöhtes Schlagvolumen mit typischer »Hyperdynamie« im arteriellen System. In der Ausflußbahn des linken Ventrikels bilden sich u. U. sog. *Valvuloide*, d. h. Taschenklappen-ähnliche Gebilde im Endokardbereich. Über viele Jahre wird die leichte bis mäßige Aorteninsuffizienz ohne Beschwerden ertragen. In schweren Fällen entwickelt sich indessen ziemlich rasch eine *Linksinsuffizienz*, woran neben ischämischen Schäden des exzentrisch hypertrophischen Ventrikels auch ein sog. »Fasergleiten« (gegenseitige Verschiebung der Muskelzellen in der Längsrichtung) beteiligt sein dürfte. Die Gefahr der bakteriellen Superinfektion der veränderten Aortenklappen besteht wie bei der Aortenstenose.
- Eine *Mitralinsuffizienz* beruht in der Mehrzahl der Fälle auch auf einer *rheumatischen Endocarditis*, wobei Deformationen der Segel selbst sowie Verkürzungen und/oder Verwachsungen von Sehnenfäden einen völligen Klappenschluß verunmöglichen können. Seltener liegt der Mitralinsuffizienz eine *Schädigung der Papillarmuskeln* zugrunde (vgl. dazu akute Mitralinsuffizienz infolge Papillarmuskelruptur bei Myokardinfarkt, S. 511), oder es besteht eine *relative Mitralininsuffizienz* wegen Erweiterung des Mitralklappenrings, insbesondere wegen hochgradiger Dilatation des linken Ventrikels.
  Fälle von *kongenitaler Mitralinsuffizienz* gehören ebenfalls nicht zu den häufigen Beobachtungen; erwähnenswert sind beispielsweise eine *abnorme Insertion der Sehnenfäden* bei korrigierter Transposition oder eine *Spalte im aortalen Segel* bei Ostium primum – Defekt des Vorhofs. Eine Mitralinsuffizienz entsteht hie und da bei *Krankheiten mit ausgesprochener Bindegewebsschwäche* (z. B. Marfan-Syndrom, Gargoylismus). Beim sog. »*Ballooning posterior leaflet-Syndrom*«, (Barlow'sche Krankheit), einer seltenen familiären Mißbildung, mit myxoider Beschaffenheit, Verdickung und Dehnung vor allem des hinteren Mitralsegels sowie Überdehnbarkeit u. a. der Gelenke, besteht z. T. auch eine Mitralinsuffizienz. Das myxoide Material enthält abnorme Kollagentypen und reichlich Uronsäure.
  Hämodynamisch wirkt sich die Mitralinsuffizienz so aus, daß bei jeder Systole Blut in den linken Vorhof zurückgeworfen wird (Pendelblut). Neben der vermehrten Volumenbelastung des linken Ventrikels, die in der Regel zu einer exzentrischen Hypertrophie führt, kommt es auch zu einer deutlichen Dilatation bzw. exzentrischen Hypertrophie des linken Vorhofs. Wegen der erheblichen Windkesselfunktion des letzteren und der Lungenvenen entwickelt sich aber eine erhebliche Lungenstauung – wenn überhaupt – meist erst nach längerer Zeit, und eine pulmonale Hypertonie wird nicht häufig angetroffen. Eine *Papillarmuskelruptur* oder ein *Sehnenfadenriß* kann indessen zu einem akuten Lungenödem Anlaß geben.
- *Klappeninsuffizienzen im Bereich der rechten Herzhälfte* finden sich fast ausschließlich an der *Tricuspidalis*, vor allem im Sinne einer *relativen Insuffizienz* bei exzentrischer Rechtshypertrophie bei pulmonaler Hypertonie.
  Seltenere andere Ursachen einer Trikuspidalinsuffizienz sind u. a. eine *rheumatische Endokarditis*, die *Ebstein'sche Anomalie* (kongenitale Verwachsung und daher tiefe Insertion der Segelklappen), das *Karzinoid-Syndrom* (S. 390) und *traumatische Abrisse* von Sehnenfäden.
  Hämodynamisch ergibt sich u. a. eine systolische Pulsation der Jugularvenen und der Leber, verbunden mit erheblicher venöser Stauung im großen Kreislauf.
- Vermehrte Volumenbelastungen einzelner Herzabschnitte finden sich bei einer ganzen Zahl *kongenitaler Herzvitien* (Tabelle 41), z. B. beim *Vorhofseptumdefekt*, bei der *Lungenvenentransposition*, beim *Ventrikelseptumdefekt* und beim *Ductus arteriosus apertus.* Dabei zeigen jeweils diejenigen

Tabelle 41. Kongenitale Herzvitien

1. *Herzmißbildungen bei komplexen, schweren Entwicklungsstörungen des Körpers*
   Akardie bei asymmetrischen getrennten Doppelbildungen
   Ectopia cordis (nuda oder tecta) cervicalis, thoracalis oder abdominalis (Ektokardie)
   Duplicitas cordis
2. *Störungen der Wanddifferenzierung des embryonalen Herzschlauchs*
   Wandhypoplasie des rechten Ventrikels (Pergamentventrikel, Uhl'sche Anomalie)
   Persistenz des sog. spongiösen embryonalen Myokards
   Kongenitales Herzwanddivertikel
   Embryonale Vestigien im Bereich des Mesocardium dorsale (z. B. Plattenepithelzysten)
   Kongenitales Aneurysma des Sinus Valsalvae
   Kongenitale asymmetrische Herzhypertrophie
   Appendix epicardica
   Kongenitaler Mangel oder Divertikelbildungen des Perikards
   Endokardfibroelastosen und sog. falsche Sehnenfäden; Chiari-Netze
3. *Lageanomalien des Herzens*
   Dextrokardie (zum Teil kombiniert mit anderen Mißbildungen)
   Spiegelbilddextrokardie (isoliert oder bei Situs inversus)
   Dextroversio cordis (Dextrotorsion, Dextrorotation)
   Mesokardie (isoliert oder bei Situs inversus, zum Teil kombiniert mit zusätzlichen Mißbildungen des Herzens)
   Lävokardie bei totalem oder partiellem Situs inversus viscerum
4. *Entwicklungsstörungen der Sinuatrialregion*
   Mißbildungen im Bereich der Hohlvenen
   Persistenz der linken Vena cava superior (isoliert oder bei vorhandener rechter Hohlvene); Einmündung der Vena cava inferior in die Vena azygos; Einmündung der Vena cava inferior in den linken Vorhof; idiopathische Dilatation der oberen Hohlvene
   Mißbildungen im Bereich der Lungenvenen
   Totale Lungenvenentransposition (suprakardial, kardial, infrakardial oder mehrere Einmündungsstellen); partielle Lungenvenentransposition; Überkreuzung der Lungenvenen; Lungenvenennebenschluß
   Cor triatriatum
   Rechtsseitiger oder linksseitiger Nebenvorhof
   Persistenz von Kardinalvenen
5. *Mißbildungen der Atrioventrikulärregion*
   Canalis atrioventricularis communis
   Sog. klassische Form sowie Persistenz der rechtsgewendeten S-Schleife
   Mißbildungen des Ostium atrioventriculare dextrum
   Kongenitale Trikuspidalstenose oder -atresie; Ebstein'sche Anomalie (Verlagerung der Klappenansätze nach apikal, zum Teil bei Fehlen eines oder zweier Segel); kongenitale Trikuspidalinsuffizienz; sog. Verdoppelung des Trikuspidalostiums
   Mißbildungen des Ostium atrioventriculare sinistrum
   Kongenitale Mitralstenose oder -atresie; kongenitale Mitralinsuffizienz (Spaltung des septalen Segels oder Doppelostium); Aussackungen des aortalen Segels; kleine kongenitale Klappenaneurysmen
6. *Bulbotrunkuläre Mißbildungen*
   Truncus arteriosus communis persistens (sog. T. a. c. p. idealis)
   Sog. Pseudotruncus arteriosus (T. a. c. p. conventionalis)
   Aortaler Pseudotrunkus (per agenesiam oder per atresiam)
   Pulmonaler Pseudotrunkus
   Singulärer Ventrikel (Cor triloculare biatriatum)
   Cor biloculare
   Komplette Formen mit fehlender Septierung, kombiniert mit Truncus arteriosus communis oder aortopulmonaler Fenestrierung, inkomplette Formen mit rudimentärem Septum
7. *Herzmißbildungen infolge Störung der Herzrotation*
   Transposition der großen Gefäße
   Komplette Transposition; korrigierte Transpositionen (Transposition und Inversion; Transposition der großen Venen); sog. »Double outlet right ventricle«
   Trilogie von Fallot
   (Atrialer Septum-Defekt (ASD), Pulmonalstenose, Hypertrophie des rechten Ventrikels)
   Tetralogie von Fallot
   (subaortaler Ventrikelseptum-Defekt (VSD), reitende Aorta, Pulmonalstenose, Hypertrophie des rechten Ventrikels)
   Pentalogie von Fallot
   (Tetralogie, zusätzlich ASD)
   Taussig-Bing-Komplex
   (VSD, Dextroposition der Aorta, reitende Pulmonalis, Hypertrophie des rechten Ventrikels)
8. *Mißbildungen des Pulmonalarteriensystems*
   Kongenitale proximale oder periphere Stenosen
   (zum Teil mit/bei Hypoplasie der Gefäße)
   Kongenitale Pulmonalisatresie
   Sog. idiopathische Pulmonalisektasie
   Kongenitale pulmonale arteriovenöse Fisteln
9. *Mißbildungen der Aorta*
   Kongenitale Aortenstenosen
   Subvalvuläre, valvuläre und supravalvuläre Formen
   Kongenitale Aortenatresie
   (meist mit Hypoplasie der linken Herzhälfte)
   Aortopulmonaler Septumdefekt (Defekt bzw. Fenestration des Septum aortico-pulmonale)
   Aortenisthmusstenose (z. T. sog. Coarctatio aortae)
   Prä- und postduktale Formen
10. *Mißbildungen des Aortenbogens und der großen, aus ihm entspringenden Arterien*
    Linkslage des Ductus arteriosus und der Aorta descendens
    Funktionell wirksamer Arcus aortae duplex; rechts gelegener Aortenbogen mit retroösophagealem Segment und linker Aorta descendens; links gelegener Aortenbogen und links deszendierende Aorta
    Linksseitiger Ductus arteriosus mit rechtsseitiger Aorta descendens
    Rechtslage von Ductus arteriosus und Aorta descendens
    Rechtsseitiger Ductus arteriosus und links deszendierende Aorta
11. *Mißbildungen des Ductus arteriosus*
    Ductus arteriosus apertus persistens
    Doppelseitige Persistenz eines Ductus arteriosus
12. *Mißbildungen der Herzscheidewände*
    Vorhofseptummißbildungen
    Septum primum-Defekt; Septum secundum-Defekt; Foramen ovale-Defekt; Syndrom der großen Vorhoflücke (Cossio); Lutembacher-Syndrom; Aneurysma des Vorhofseptums
    Ventrikelseptummißbildungen
    Ventrikelseptumdefekte der Typen I, II, III_a und III_b
13. *Mißbildungen der Koronararterien*
    Atresie des Koronarostiums; angeborene Ostiumstenosen-(barrieren); abnormer Abgang einer oder beider Koronararterien aus der Arteria pulmonalis (Bland-White-Garland-Syndrom); Abgang der A. coronaria sinistra aus dem rechten Hauptast der A. pulmonalis; abnorm hoher Abgang der Kranzarterien aus der Aorta; Abgang beider Kranzarterien aus dem gleichen Sinus Valsalvae; direkter Abgang aus dem linken oder rechten Ventrikel; singuläre oder multiple Koronararterien; abnormer Verlauf im Myokard; arteriovenöse Verbindungen; kongenitale Aneurysmen
14. *Mißbildungen der Koronarvenen*
    Fehleinmündungen des Sinus coronarius (linker Vorhof; rechter Ventrikel; persistierende linke obere Hohlvene); Atresie des Sinus coronarius; Einmündung von Lungenvenen in den Sinus coronarius

Herzabschnitte eine Dilatation bzw. exzentrische Hypertrophie, die das Shuntvolumen empfangen.

Beispiele von chronisch abnormer Volumenbelastung des Herzens sind in Abb. 116 enthalten.

Vor allem bei kongenitalen Herzvitien (Tabelle 41) finden sich – ebenso wie z. B. bei erworbenen Mitral- und Aortenvitien – *Kombinationen von Druck- und Volumenbelastung einzelner Herzabschnitte.*

102.5. Myokardinsuffizienz

Definitionen: Unter »*Myokardinsuffizienz*« versteht man eine ungenügende kontraktile Funktion des Herzmuskels, die *akut* auftreten oder *chronisch* bestehen kann. Die Störung beruht z. T. auf *herdförmigen bzw. lokalisierten,* z. T. auf einer *diffusen Schädigung des Myokards.* In den meisten Fällen handelt es sich um die Folgen einer relativen oder absoluten *Ischämie des Herzmuskels* (vgl. dazu S. 506 und 511), die in der Regel durch ein koronares Herzleiden und/oder eine Myokardhypertrophie infolge Druck- bzw. Volumenbelastung (s. o.) bedingt ist. In selteneren Fällen liegt der verminderten Kontraktilität des Herzmuskels eine *aktive Myokarditis* (vgl. dazu S. 568) zugrunde.

»*Myokardiopathie*« ist ein Ausdruck, der grundsätzlich für alle Myokarderkrankungen benützt werden könnte; im klinischen Sprachgebrauch meint man damit aber in erster Linie Störungen, die nicht durch eine Hypertonie, ein koronares Herzleiden, ein Herzvitium oder eine aktive Myokarditis bedingt sind. Je nach dem Wesen der Myokardschädigung spricht man beispielsweise von »*idiopathischer*«, »*metabolischer*«, »*nutritiver*«, »*endokriner*«, »*infiltrativer*«, »*toxischer*« oder »*degenerativer*« Myokardiopathie.

Nach einer anderen Terminologie wird der *Myokardinsuffizienz infolge Überlastung* (erhöhte Druck und/oder Volumenarbeit) die sog. *alterative Myokardinsuffizienz* gegenübergestellt, für die primär Myokardschäden verschiedener Art verantwortlich sind.

Ursachen und **Pathogenese** der Myokardinsuffizienz sind vielfältig. Die weitaus *häufigsten Formen,* nämlich die im Gefolge einer *Koronarkrankheit* und/oder einer *Überlastungs-bedingten Herzhypertrophie* auftretenden, wurden schon behandelt (S. 506 und S. 560). Neuerdings wird berichtet, daß bei Kindern mit *abnormem Abgang der linken Koronararterie von der A. pulmonalis* eine Lumeneinengung der kleinen Arterien wesentlich zu den bei dieser Mißbildung häufig entstehenden ischämischen Myokardschäden beiträgt.

Unter den *Myokarditiden* finden sich solche, wie die *Myocarditis rheumatica,* die einem *immunopathologischen Geschehen* entspringen (vgl. dazu S. 1158), andere sind *viraler, bakterieller* oder *tierisch-parasitärer Herkunft* (S. 568). Man kennt auch seltene Leiden, wie die *Riesenzellenmyokarditis,* deren Ursache gänzlich ungeklärt ist. *Infektiös-toxische Schäden* der Herzmuskelzellen durch das bakterielle Toxin sind für die *diphtherische Kardiopathie* verantwortlich; man spricht daher in diesen Fällen nicht von einer Myokarditis i.e.S.

»*Idiopathische Myokardiopathien*« umfassen – wenn man von der erwähnten Riesenzellenmyokarditis absieht – seltene isolierte oder familiäre Formen, die z. T. mit einer »*idiopathischen Herzhypertrophie*« einhergehen. Wie der Name sagt, ist das Wesen dieser Leiden unbekannt.

Zu den »*metabolischen Myokardiopathien*« kann eine Vielzahl von Störungen gezählt werden, z. B. Herzmuskelschädigungen bei *diabetischer Ketoazidose, schwerer Hypoglykämie, Coma hepaticum, Urämie,* andauernder *Hypokaliämie, Hämochromatose* u. a. m. Streng genommen, gehört auch eine Myokardiopathie wegen *Hypoxämie* in diese Gruppe. Ferner ist in diesem Zusammenhang auf die zahlreichen *Stoffwechselkrankheiten* hinzuweisen, die durch eine Myokardbeteiligung gekennzeichnet sind, z. B. verschiedene *Glykogenspeicherungskrankheiten* (S. 960), *gewisse Mukopolysaccharidosen* (S. 964), *genetisch bedingte Myopathien* (S. 37) u. a. m. Stoffwechselstörungen und -krankheiten werden vor allem auf S. 917 ff. behandelt. Über Herzveränderungen bei *Schockzuständen* wird auf S. 588 berichtet.

Als *nutritive Myokardiopathien* können beispielsweise Herzschäden bei *Hunger* (z. B. Kwashiorkor, S. 657), bzw. *Mangelernährung* bezeichnet werden, etwa bei Vitamin B_1- und/oder B_{12}-Mangel.

Zu den *endokrinen Myokardiopathien* gehören Störungen der Herzmuskeltätigkeit bei Hypo- und Hyperthyreose, Akromegalie, Phäochromozytom u. a. m.

Unter die sog. *infiltrativen Myokardiopathien* reiht man beispielsweise diejenigen bei *Boeck'scher Krankheit* (S. 2029), *malignen Neoplasien* und bei *Amyloidose.* Früher wurden dieser Gruppe z. B. auch die Glykogenosen und Mukopolysaccharidosen zugezählt; doch handelt es sich bei den letzteren ja nicht um eigentliche Infiltrationen, sondern um eine örtliche Stoffspeicherung infolge Enzymdefekt.

Toxische Myokardiopathien gibt es – abgesehen von der erwähnten diphtherischen Form – in großer Zahl, da die verschiedensten Gifte in den Stoffwechsel des Herzmuskels eingreifen (vgl. dazu S. 1489). Hierzu gehören u. a. auch die allfälligen schädlichen Folgen einer akuten oder chronischen Überdosierung von Medikamenten oder einer Narkose. Von besonderem Interesse ist die Beobachtung, daß eine chronische Einwirkung von *Zigarettenrauch* bei Hunden eine Kardiomyopathie hervorruft, die sich u. a. durch Myofibrillolyse, sog. Kontraktions-Bandnekrose, basophile Degeneration von Muskelzellen, multifokale perizelluläre Fibrose und eine wechselnde Endokardfibroelastose auszeichnet.

Eine schwere *Lipofuszinose des Myokards* (z. B. bei

brauner Atrophie) kann zu den »nutritiven« oder »*degenerativen« Myokardiopathien* gezählt werden. Membranperoxidationen scheinen in diesen Fällen eine wichtige Rolle zu spielen, z. B. im Sinn der Mitochondrienschädigung. Zudem vermag ein Nebenprodukt der *Lipidperoxidation,* Malonaldehyd, die Transskriptionsvorgänge im Kern zu hemmen. Das Auftreten einer Lipofuszinose bei Hunger wird u. a. mit dem Fehlen von Antioxidantien in der Nahrung in Beziehung gebracht.

Folgen: Die Auswirkungen und Komplikationen der *Koronarkrankheit,* der *Hypertonien* und der *Herzfehler* wurden bereits geschildert (S. 506, 527, 560 und 567).

In hämodynamischer Hinsicht wirken sich alle Myokardiopathien, die ja in der Regel beide Kammern oder zum mindesten den linken Ventrikel betreffen, – wie die schwereren Formen von *aktiver Myocarditis* – im Sinne einer *Kontraktionsschwäche* aus; diese kann eine klinisch wahrnehmbare Herzinsuffizienz bewirken (sog. »*kongestive oder fibrotische Myokardiopathie*«). In seltenen Fällen gesellt sich dazu eine durch linksventrikuläre Hypertrophie bedingte Behinderung der Kammerfüllung (sog. »*hypertrophische nicht obstruktive Myokardiopathie*«); bei den beiden letztgenannten Formen handelt es sich oft um familiäre Leiden. Besteht eine durch andere Veränderungen als die Hypertrophie bedingte Behinderung der Kammerfüllung, wie bei infiltrativen Myokardiopathien oder Speicherungskrankheiten, spricht man von »*restriktiver Myokardiopathie*«.

Myokarditiden und Kardiomyopathien gehen im übrigen nicht selten mit einer *relativen Mitral- und/oder Trikuspidalinsuffizienz* einher, neigen zu *Herzrhythmusstörungen* und haben manchmal die Bildung *muraler Thromben* zur Folge, die mit der bekannten Gefahr von *Thromboembolien* im großen und kleinen Kreislauf verbunden sind. In vielen Fällen enden diese Leiden unter dem Bild einer *Herzinsuffizienz* (S. 571).

Morphologisch bietet sich – je nach Art der Myokarditis oder der Kardiomyopathie – ein ganz verschiedenartiges Bild. Wir verweisen hier auf die Angaben, die in anderen Kapiteln zu den einzelnen Krankheiten gemacht werden; einige besondere strukturelle und funktionelle Veränderungen sollen anhand der Beispiele erläutert werden.

Bei denjenigen Formen von Myokarditis oder Kardiomyopathie, ebenso wie bei anderen Schädigungen des Myokards, die durch den *Untergang zahlreicher Herzmuskelzellen* gekennzeichnet sind, zeigen die verbleibenden Fasern oft eine »*kompensatorische*« *Hypertrophie.*

Beispiele von Myokarditiden und Kardiomyopathien:

- Die *Myocarditis rheumatica,* die in typischen Fällen zusammen mit endokarditischen und perikarditischen Veränderungen im Rahmen einer Pancarditis rheumatica auftritt, gehört in den Formenkreis des rheumatischen Fiebers. Charakteristisch ist das Vorhandensein sog. *Aschoff'scher Knötchen* (S. 1160), die sich später in *perivaskuläre, kollagenreiche Narben* umwandeln. Häufig entsteht eine *chronische Myokardinsuffizienz,* z. T. mit Gefügedilatation, hie und da mit relativer Klappeninsuffizienz und Herzrhythmusstörungen.
- Neben dem rheumatischen Fieber kennt man noch eine Reihe weiterer *Myokarderkrankungen,* die wenigstens teilweise auf *immunologische Vorgänge* zurückgehen (vgl. dazu S. 1057). Beispiele dafür bieten kardiale Störungen bei *atopischen Krankheiten, Serumkrankheit* und *Arzneimittelallergie,* ferner das Auftreten von *Autoantikörpern nach Herzinfarkt oder Herzoperation (Postinfarkt- bzw. Postkardiotomie-Syndrom),* Herzbeteiligung bei *chronischer rheumatoider Arthritis* und bei *Lupus erythematodes disseminatus* sowie einzelne Formen von *endomyokardialer Fibrose* (z. B. bei Vorhandensein von Anti-Herz-Antikörpern oder Anti-Malaria-Antikörpern).
- *Primär interstitielle Myokarditiden* kommen auch im Rahmen zahlreicher *Infektionskrankheiten* vor. Besonders bekannt sind u. a. Herzbeteiligungen bei *Infektionen durch pyogene Keime,* ferner bei *Scharlach, Fleckfieber* und einer Reihe *viraler Infekte* (z. B. Grippe- und Poliomylitis-Viren).
- Andere *Virus-Krankheiten* zeichnen sich vor allem durch eine *Schädigung der Herzmuskelzellen* infolge intrazellulärer Virusvermehrung aus, z. B. Infekte durch *Cocksackie-Virus* oder die *Maul- und Klauenseuche,* die auch den Menschen befallen kann.
- Bei der *amerikanischen Trypanosomiasis (Chagas-Krankheit)* bewirkt der Erreger, Trypanosoma cruzi, der einen deutlichen Tropismus für Muskulatur, auch für Herzmuskelzellen, aufweist, ausgedehnte Muskelfasernekrosen.
- Auch bei der *diphtherischen Myokardiopathie* (»Myokarditis«) stellen die Herzmuskelzellen den primären Angriffsort dar: sie erleiden durch das Diphtherietoxin z. T. eine Koagulationsnekrose mit nachfolgender Myolyse, worauf sich eine reaktive Entzündung mit Infiltration durch neutrophile Granulozyten, Lymphozyten und Plasmazellen einstellt. Oft ergibt sich eine myogene Dilatation der Herzens, die tödlich verlaufen kann. Weniger geschädigte Zellen verfetten häufig. In Spätstadien finden sich bei Überlebenden flächenhafte oder unregelmäßig verteilte *Narben,* insbesondere auch in den inneren Schichten des rechten Ventrikels. Vielfach treten bei diphtherischer Kardiomyopathie auch Herzrhythmusstörungen auf, und/oder es bilden sich wandständige Thromben, mit der Gefahr des Embolismus.
- Die sog. *Riesenzellenmyokarditis (Fiedler'sche Myokarditis),* deren Ursache ungeklärt ist, verursacht eine Dilatation oder exzentrische Hypertrophie der Kammern, vor allem der linken, bei ausgedehnten Veränderungen im Myokard. Die letzteren umfassen eine weitgehende Zerstörung der Herzmuskelzellen, deren Ersatz durch wechselnd zell- und faserreiches Bindegewebe, Infiltrate unterschiedlicher Dichte vorwiegend von Lymphozyten und Histiozyten sowie das Vorhandensein mehrkerniger Riesenzellen. Diese zeigen oft zentralständige Kerne, z. T. gleichen sie aber Fremdkörperriesenzellen. Die Krankheit mündet in der Regel in eine langsam progressive Herzinsuffizienz aus.
- *Idiopathische Kardiomyopathien,* z. T. mit Hypertrophie verbunden, scheinen auf bisher ungeklärten Störungen des Stoffwechsels in den Muskelzellen zu beruhen.

  Ein Beispiel aus der Tierpathologie liefert der B 10 14.6-Stamm syrischer Hamster. Das Leiden beginnt hier mit fokaler Myolyse, gefolgt von Fibrose und Verkalkungen. Biochemisch läßt sich eine verminderte Aktivität u. a. der Phosphofruktokinase und der Pyruvatkinase nachweisen, während die Aktivität anderer Enzyme – vermutlich kompensatorisch – erhöht ist.
- Sog. *metabolische Kardiomyopathien* zeigen in vielen Fällen kein charakteristisches histologisches Bild, wenn man von besonderen Befunden an den Herzmuskelzellen, wie etwa der Hämosiderinablagerung bei *Hämochromatose* (S. 840), der

Glykogenspeicherung bei *Glykogenosen* (insbesondere Typ II, ferner III und IV, vgl. dazu S. 960) u. a., absieht. Dasselbe gilt für *nutritive und toxische Kardiomyopathien,* die mit verschiedenerlei Veränderungen einhergehen können (vgl. dazu S. 63), u. a. mit dem Auftreten von »kardialem Kolloid«.
- Demgegenüber zeigen die meisten sog. *infiltrativen Kardiomyopathien,* wie die *kardiovaskuläre Amyloidose* (S. 916), die *Boeck'sche Krankheit* (S. 2029) oder *Infiltrationen* durch *leukämische, karzinomatöse* oder *sarkomatöse Elemente,* das für die betreffenden Leiden mehr oder weniger typische histologische Bild. Dasselbe gilt für Mukopolysaccharidosen (S. 964)

Über allgemeine Herzmuskelveränderungen bei chronischer Herzinsuffizienz wird auf S. 570 berichtet.

102.6. Behinderung des venösen Rückflusses zum Herzen

Definitionen: Als »*Einflußstauung*« oder »*Einflußbehinderung*« bezeichnet man Zustände, die durch eine Behinderung des Rückflusses venösen Blutes in das Herz gekennzeichnet sind und daher eine venöse Stauung im großen (z. T. auch im kleinen) Kreislauf zur Folge haben.

Ursachen und **Pathogenese:** Die Gründe für eine Einflußstauung können in Veränderungen des Herzens selbst oder seiner unmittelbaren Nachbarschaft liegen. *Kardiale und perikardiale Ursachen* einer Einflußstauung sind einmal solche, die eine *Behinderung der diastolischen Ventrikelfüllung* bewirken. In diese Gruppe gehören – neben dem bereits erwähnten, selteneren »*inneren Panzerherz*« (S. 300) – u. a. die *Herzbeuteltamponade (Herztamponade)* infolge Blutung in die Perikardhöhle (S. 512) oder massivem *Perikarderguß* und eine ringsum bestehende Ummauerung des Herzens insbesondere durch einen nicht dehnbaren Narbenmantel, wie dies für die sog. *Pericarditis constrictiva (»äußeres Panzerherz«* oder kurz *»Panzerherz«)* zutrifft. Daß sich eine *Trikuspidalstenose* im Sinne einer Einflußstauung auswirkt, bedarf keiner Erklärung; sie ist aber selten. Eine weitere Gruppe von Ursachen hat das eine gemeinsam, daß die *großen Venen* kurz vor ihrer Einmündung ins Herz *komprimiert oder sogar verschlossen sind,* wie dies z. B. bei großen *Mediastinaltumoren,* bei schwerem *interstitiellem Mediastinalemphysem* und bei *extremer Trichterbrust* mit Verlagerung des Herzens der Fall sein kann. Wird nur die obere oder die untere V. cava komprimiert, spricht man von »*oberer*« oder »*unterer*« *Einflußstauung.*

Die **Folgen** einer Einflußstauung richten sich nach der *Art,* der *Lokalisation,* dem *Ausmaß* und der *Geschwindigkeit der Entstehung des dafür verantwortlichen Hindernisses.* Bei der Herztamponade infolge Herzruptur beispielsweise tritt in der Regel in kürzester Zeit der Tod ein. Auch bei schwerem Mediastinalemphysem kann sich rasch ein lebensbedrohlicher Zustand entwickeln. Bei langsam entstehender Einflußbehinderung ist dagegen eine gewisse Adaption möglich: hier steht einerseits die *venöse Stauung* im großen (seltener und/oder weniger deutlich im kleinen) Kreislauf im Vordergrund der klinischen Symptome, andererseits macht sich die *Verminderung des Schlagvolumens und des Herzzeitvolumens* bemerkbar. Das Fehlen einer inspiratorischen Zunahme des venösen Blutzuflusses zum Herzen äußert sich u. a. auch in einem *Pulsus paradoxus,* bzw. in einem inspiratorischen Absinken des Blutdruckes.

Beispiele von Einflußstauung:
- *Herz(beutel)tamponade* (S. 458).
- Eine *Pericarditis chronica constrictiva* mit Einflußstauung entwickelt sich am ehesten nach stark fibrinösen Herzbeutelentzündungen, wie bei Pericarditis tuberculosa, ferner nach rekurrierenden serofibrinösen Perikarditiden (S. 1329) sowie nach Traumen oder operativen Eingriffen. Die seltenere *Pericarditis fibrinopurulenta* (z. B. nach perforierender Verletzung oder Übergreifen eines eiternden Prozesses in der Nachbarschaft auf den Herzbeutel) stellt eine weitere Ursache des äußeren Panzerherzens dar.
- Selten ist ein *ausgedehnter neoplastischer Prozeß im Epi-Perikardbereich* für eine Einflußstauung verantwortlich (z. B. sekundäre Karzinose, sehr selten primäres Mesotheliom des Perikards).
- *Große Mediastinaltumoren* können, je nach Lokalisation, z. B. eine obere oder eine allgemeine Einflußstauung bewirken; Beispiele hierfür sind u. a. fortgeschrittene Stadien von Bronchialkarzinom, Morbus Hodgkin, Thymom und Sarkomen, ferner substernale Strumen u. a. m. Entsprechend kann sich auch ein großes Aneurysma der Aorta ascendens auswirken.

102.7. Ungenügender venöser Blutrückfluß zum Herzen

Abgesehen von den im vorausgehenden Abschnitt geschilderten Störungen, kann ein ungenügender venöser Blutrückfluß zum Herzen z. B. auch durch eine *Hypovolämie* (vgl. dazu Schock, S. 588) oder eine *akute Dilatation der Arteriolen* (z. T. auch der Venolen und Venen) bedingt sein. In diesen Situationen wäre an sich das Herz als Pumpe oft intakt; seine Förderleistung fällt aber wegen einer Reduktion des anfallenden Flüssigkeitsvolumens ab.

102.8. Allgemeine Bemerkungen zur Herzinsuffizienz

Definitionen: Als *Herzinsuffizienz im weiteren Sinne* kann ein Zustand von Herzleistungsschwäche bezeichnet werden, bei der die Kammermuskulatur nicht in der Lage ist, in der Ruhe oder bei üblicher körperlicher Arbeit eine angemessene Blutzirkulation aufrechtzuerhalten. Im medizinischen Sprachgebrauch beschränkt man diese Namengebung auf Formen von Myokardschwäche, die *wegen veränderter Kontraktilität der Muskelfasern* ein im Verhältnis zum venösen Angebot oder zu den metabolischen Bedürfnissen der Körperperipherie adäquates Herzminutenvolumen nicht mehr zu fördern vermag *(Herzinsuffizienz im engeren Sinne)*. Eine Herzinsuffizienz i.e.S. kann *akut* eintreten oder als veränderter Gleichgewichtszustand *chronisch* bestehen. Ferner unterscheidet man eine *manifeste Herzinsuffizienz* mit venösen Stauungserscheinungen im kleinen und/oder großen Kreislauf von einer *latenten Herzinsuffizienz,* bei der lediglich eine eingeschränkte Leistungsfähigkeit vorliegt, die sich unter mittelschwerer bis schwerer Belastung im Sinne einer kurzdauernden Erhöhung des Venendrucks im kleinen und/oder großen Kreislauf kundtut. Schließlich spricht man, je nach der Kammer, die sich als insuffizient erweist, von einer *Linksinsuffizienz* oder von einer *Rechtsinsuffizienz;* die Kombination der beiden wird *globale Herzinsuffizienz* genannt. Geht die Insuffizienz mit einem Anstieg des enddiastolischen Druckes, einer Zunahme des enddiastolischen und endsystolischen Druckes, einer Zunahme des enddiastolischen und endsystolischen Volumens und damit auch mit einer Dilatation der betreffenden Herzkammer einher, sprechen wir von *Dekompensation.* Bilden sich – spontan oder infolge therapeutischer Maßnahmen – die Erhöhung des enddiastolischen Druckes und die ventrikuläre Dilatation wieder zurück, redet man von *Kompensation* einer Herzinsuffizienz. Können eine Einflußbehinderung durch Stenosen im Venenmündungs-, Vorhofs- oder Atrioventrikularklappenbereich und eine Behinderung der diastolischen Ventrikelfüllung ausgeschlossen werden, gilt ein um mehr als etwa das dreifache erhöhter Venendruck für einen vermehrten diastolischen Druck im zugehörigen Ventrikel als beweisend.

Die hier gegebene *Definition der Herzinsuffizienz i.e.S.* dient vor allem medizinischen Zwecken, da sie nur die auf eine *Therapie mit Herzglykosiden* (Digitalis, Strophantin u. a.) ansprechenden Formen kardialer Leistungsverminderung umfaßt. Leistungseinbußen des Herzens aus rein mechanischen Gründen (z. B. Herztamponade), infolge Arrhythmien, wegen massiver Reduktion der Extrazellularflüssigkeit bzw. Hypovolämie (z. B. bei größeren Blutverlusten oder nach Brechdurchfällen) oder aufgrund einer innerhalb kurzer Zeit sich einstellenden Hypervolämie (z. B. Übertransfusion) fallen nicht unter diese Umschreibung.

Ursächlich und **Pathogenetisch** stehen somit bei der *Herzinsuffizienz i.e.S. koronare Herzerkrankungen, erhöhte Volumen- und/oder Druckbelastungen mit Myokardschädigung, Myokarditiden* und *Kardiomyopathien* im Vordergrund.
Soweit sich zur Zeit beurteilen läßt, scheint der *Myokardstoffwechsel bei Herzinsuffizienz i.e.S.* gewisse Besonderheiten aufzuweisen. In vielen Fällen weichen offenbar die myokardiale Sauerstoffextraktion, der Substratstoffwechsel, der Gehalt an energiereichen Substraten (insbesondere ATP und Kreatinphosphat) und die Zusammensetzung der kontraktilen Proteine nicht wesentlich von der Norm ab. Dagegen sprechen verschiedene biochemische Beobachtungen dafür, daß die *ATP-ase-Aktivität,* die *Eiweißsynthese* und insbesondere die *Freisetzung von Kalziumionen aus dem sarkoplasmatischen Retikulum* ebenso wie der *Gehalt des Herzmuskels an Noradrenalin vermindert sind.*
Hämodynamisch wirkt sich die für die Herzinsuffizienz i.e.S. *typische Verlangsamung und Verminderung der Muskelfaserverkürzung* sowie die damit zusammenhängende *Reduktion der Druckanstiegsgeschwindigkeit* (dP/dt bzw. dP/dt max) und die *Vermehrung des endsystolischen Ventrikelvolumens* in verschiedener Hinsicht aus: *Vermehrung des diastolischen Ventrikelvolumens und -druckes,* mit/bei zugehörigem »Wandstreß«, exzentrischer Hypertrophie, u. U. Gefügedilatation und venöser Stauung in dem der insuffizienten Kammer vorgelagerten Kreislaufabschnitt, sowie *Herabsetzung der Austreibungs-Fraktion.* Das *Herzzeitvolumen* kann schon in Ruhe *vermindert* sein; die in Bezug auf die Bedürfnisse der Peripherie ungenügende Förderleistung des Herzens macht sich aber besonders bei *körperlicher Belastung* bemerkbar: Unter solchen Bedingungen notiert man eine »kompensatorische« *Tachykardie,* eine *weitere Steigerung des diastolischen Ventrikeldruckes* sowie eine *zusätzliche Verminderung der Austreibungsfraktion und des Schlagvolumens,* so daß das Herzzeitvolumen oft weit hinter den Anforderungen zurückbleibt.

Morphologisch stellt man am insuffizienten Herzmuskel zunächst *die für das Grundleiden typischen Veränderungen* fest (vgl. dazu *koronare Herzkrankheiten,* S. 506 und 511); *Herzveränderungen bei arterieller Hypertonie* (S. 527) und/oder bei *pulmonaler Hypertonie* (S. 542), *abnormen Druckbelastungen anderer Art* (S. 560), *abnormen Volumenbelastungen* (S. 564), *Myokarditiden* und *Kardiomyopathien* (S. 567)).
Die Frage, ob über diese mehr oder weniger deutlich erkennbaren strukturellen Störungen hinaus gewisse, für alle Formen von Herzinsuffizienz i.e.S. charakteristische Befunde erhoben werden können, läßt sich noch nicht abschließend beantworten. Tierexperimentelle und humanpathologische Beobachtungen, u. a. mit Hilfe des Elektronenmikroskopes, haben aber schon einige wichtige Beiträge zu diesem Problem geliefert. So scheint beispielsweise das *Verhältnis Myofibrillen: Mitochondrien* innerhalb der Herzmuskelzellen bei sich entwickelnder Hypertrophie zunächst zumindest gewahrt zu bleiben (vgl. dazu S. 560), bei zunehmender Insuffizienz jedoch *zu ungunsten der Mitochondrien verschoben* zu werden. Ferner konnte gezeigt werden, daß bei Herzinsuffizienz vermehrt Schäden, wie *mitochondriale Cristolyse* und *myeline Umwandlungen dieser Organellen* sowie *degenerative Veränderungen an Myofibrillen,* auftreten, Befunde, die

sich gut in die Vorstellung vor allem *hypoxischer Störungen* einfügen. Von Interesse ist auch die Mitteilung, daß im hypertrophierten Herzmuskel die *Sarkomeren länger seien als normal,* d. h. mehr als 2,2–2,7 µm messen; an diese Feststellung wurde die Hypothese geknüpft, die Insuffizienzdilatation des dekompensierten Herzmuskels hänge zum guten Teil mit einer Überdehnung der Sarkomeren zusammen. Außerdem beobachtet man aber auch – abgesehen von der früher erwähnten Gefügedilatation – *Dehiszenzen der Glanzstreifen,* was sich u. a. auch für die Erregungsübertragung nachteilig auswirken könnte. Fluoreszenzoptische Untersuchungen bestätigen den *verminderten Gehalt des hypertrophischen* und *insuffizienten Myokards an Noradrenalin;* elektronenmikroskopisch notierte man als mögliche Teilursache vor allem im hypertrophischen Herzmuskel eine Ausweitung des adrenergen Grundplexus. In diesem Zusammenhang verdienen frühere Mitteilungen Beachtung, wonach die bei kompensierter Herzhypertrophie nicht selten beobachtete Hyperplasie des Nebennierenmarkes sich bei Dekompensation wieder zurückbilden soll. Diese wichtige Frage bedarf indessen einer erneuten Überprüfung. Schließlich scheinen im insuffizienten Herzmuskel – in Übereinstimmung mit den biochemisch gewonnenen Hinweisen auf eine verminderte Proteinsynthese – die Vergrößerung der *Nukleolen* und die zahlenmäßige Vermehrung von *Polyribosomen,* wie sie im kompensierten hypertrophischen Herzmuskel gefunden werden, wieder zurückzugehen. Dieser Befund würde, falls er sich für alle Formen von Herzinsuffizienz i.e.S. bestätigen sollte, die *Reduktion der RNA- und Proteinsynthese* als eines der wichtigen Kennzeichen der Dekompensation erscheinen lassen.

Die **Folgen** der Herzinsuffizienz hängen zunächst davon ab, ob es sich um eine Linksinsuffizienz, eine Rechtsinsuffizienz oder eine globale Insuffizienz handelt. Bei allen Formen lassen sich indessen *zwei Gruppen hämodynamischer Konsequenzen* auseinanderhalten:

a) die *unzulängliche arterielle Durchblutung* der Peripherie, insbesondere im großen Kreislauf *(»forward failure«),* und
b) die *venöse Stauung (venöse Hyperämie)* in der (den) der oder den insuffizienten Kammer(n) vorgelagerten Strombahn(en) *(»backward failure«).*

Schließlich unterscheiden sich die Auswirkungen einer *akuten* von denen einer *chronischen Herzinsuffizienz* (s. u.).

Bei *Linksinsuffizienz* erhöhen sich Druck und Blutmenge in den Lungenvenen, den Lungenkapillaren und den Bronchialvenen. Steigt der Lungenkapillardruck auch nur während einiger Minuten über 25–30 mm Hg (= onkotischer Druck), sind die Voraussetzungen für die Entwicklung eines *Lungenödems* (vgl. dazu S. 599) gegeben, das immer eine bedrohliche Lage schafft. Aber selbst dann, wenn die Transsudation in die Alveolen hinein kein erhebliches Ausmaß erreicht hat, zeigt die Lunge wegen der Blutfülle, der Vermehrung der interstitiellen Flüssigkeit und – im Falle der chronischen Lungenstauung – der Faservermehrung *(Stauungsinduration der Lunge)* eine *Verminderung der Compliance* (S. 609) und eine *Zunahme des Gewebedeformierungswiderstandes.* Damit ist ein wechselndes Maß von *Dyspnoe* (Atemnot, S. 610) und – vermutlich reflektorisch vermittelt – *Tachyhyperpnoe* (S. 635) verbunden, die sich wegen Schwerkraftbedingten Verschiebungen des Blutvolumens in schweren Fällen besonders im Liegen bemerkbar machen. Solche Patienten fühlen sich in sitzender Stellung besser *(Orthopnoe);* recht bezeichnend ist das Auftreten einer *anfallsweisen nächtlichen Dyspnoe.* Wegen der venösen Stauung und der interstitiellen Flüssigkeitsansammlung erscheint die *Schleimhaut der Bronchien verdickt,* was die Dyspnoe verstärkt, *Husten und vermehrten Auswurf* erzeugen sowie – ohne oder mit zusätzlichen Bronchialspasmen – Krisen von Atemnot *(Asthma cardiale)* hervorrufen kann. Besonders bei chronischer Lungenstauung finden da und dort kleine Blutungen in die Alveolen hinein statt, was zur Ansammlung hämosiderinhaltiger Makrophagen in diesen Räumen führt; diese Zellen können als *»Herzfehlerzellen«* im Sputum nachgewiesen werden. Besteht eine Stauungsinduration der Lunge ohne erhebliche Anhäufung hämosiderinhaltiger Zellen, spricht man von *»roter Induration«;* sind die letzteren sehr zahlreich und verleihen sie der Lunge makroskopisch einen bräunlichen Aspekt, reden wir von *»brauner Induration«.* Die Kapillaren sind in diesen Fällen stark dilatiert, prall mit Blut gefüllt und girlandenförmig geschlängelt; die Basalmembran erscheint meistens etwas verdickt. Die *Kapillarendothelien sind oft geschwollen,* was zur rückläufigen *Druckerhöhung im pulmonal-arteriellen Kreislaufschenkel* beitragen kann (vgl. dazu S. 538). In den Alveolen notiert man ferner eine *zahlenmäßige Zunahme der Pneumozyten II,* vermutlich als Ausdruck eines erhöhten Pneumozyten-Umsatzes. Eine eigentliche *Fibrose* mit vermehrter Kollagenbildung bildet sich bei chronischer Linksinsuffizienz vor allem in den interlobulären und größeren Septen und in der Pleura, nicht aber in den interalveolären Septen, wo sich ja auch kaum ein interstitielles Ödem entwickelt; die aus den gestauten Kapillaren austretende Flüssigkeit tritt meist direkt in die Alveolen über, wo sie – auch ohne Bestehen eines eigentlichen Lungenödems – hie und da in Form sog. *Eiweißtapeten an der Alveolarwand* vorübergehend Spuren hinterlassen mag. Daß die *Blutgasdiffusion* unter den geschilderten Veränderungen leidet, versteht sich; in schweren Fällen beobachtet man daher auch ein wechselndes Maß von *arterieller Hypoxämie.*

Bei *Rechtsinsuffizienz* und bei *Globalinsuffizienz* sind Blutmenge und Druck in den Vv. cavae und distal davon erhöht, was zum Bilde der *venösen Stauung im großen Kreislauf* führt. Da die gesamten Ausdehnungsmöglichkeiten im venösen Bereich des letzteren viel größer sind als im kleinen Kreislauf, bedarf es zur Ausbildung von *Stauungsödemen an den abhängigen*

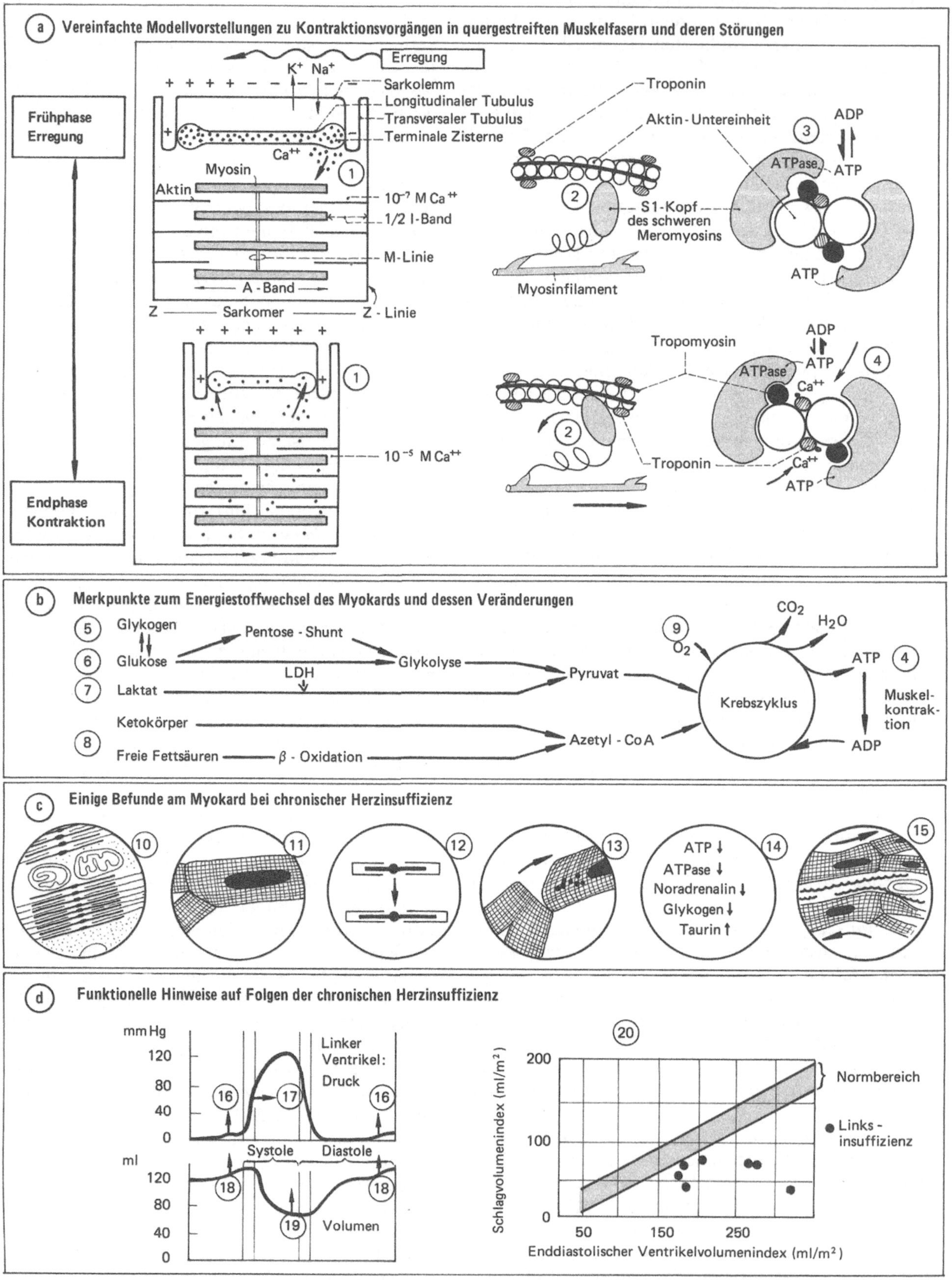

Abb. 117 a–d. *Schematische Hinweise auf das Zustandekommen einer chronischen Herzinsuffizienz (Myokardinsuffizienz).* **a** *Vereinfachte Modellvorstellungen zu den Kontraktionsvorgängen in quergestreifter Muskulatur und deren Störungen.* Bei *Herzinsuffizienz* ist das als Pumpe wirkende Organ trotz ausreichenden venösen Blutangebotes unfähig, den Organismus seinen Bedürfnis-

Partien (vgl. dazu S. 600) einer beträchtlichen *Vermehrung des zirkulierenden Blutvolumens.* Diese kommt z. T. durch eine Aldosteron-vermittelte *Natrium- und Wasserretention* zustande und nimmt Tage bis Wochen in Anspruch (im Gegensatz zum Lungenödem, das ohne Zunahme des Blutvolumens und – wegen des relativ geringen Volumens und Druckes im kleinen Kreislauf – innerhalb von Minuten auftreten kann!). Im Verlaufe von mehreren Wochen vermehrt sich in solchen Fällen auch die *Masse zirkulierender Erythrozyten,* wahrscheinlich über eine Hypoxie-bedingte Stimulation der Erythrogenin/Erythropoietinbildung (S. 413). Bei chronischer venöser Stauung im großen Kreislauf beobachtet man – je nach Schweregrad und Dauer der Entwicklung – eine *Stauungsleber* (S. 725), die das Bild einer *Muskatnußleber* (S. 81) bieten und/oder in die *Stauungsinduration (»Stauungszirrhose«, »Cirrhose cardiaque«* S. 734) mit mehr oder weniger ausgeprägten Funktionsstörungen des Organs überleiten kann. Relativ charakteristisch ist dabei ein *Untergang zentrolobulärer Hepatozyten,* verbunden mit einer entsprechenden Ausweitung der prall mit Blut gefüllten Sinusoiden. Herdweise kann dieses Bild einer Peliosis hepatis gleichen (S. 1566). In der *Milz* erkennt man eine Ausweitung der venösen Sinus und eine Faservermehrung, insbesondere auch im Bereich der Trabekel und der Kapsel, die stark verdickt sein können; eine Organvergrößerung wird indessen – im Gegensatz zum chronischen portalen Hochdruck – z. T. vermißt. Im *Darmbereich* äußert sich die chronische, kardial bedingte Stauung in einem *»gastro(intestino) kardialen Symptomenkomplex«;* der makroskopisch oft blaurötlich verfärbte Darm neigt zu Meteorismus und anderen funktionellen Störungen. Die *Stauungsniere* (S. 743) zeichnet sich durch eine Blutfülle vor allem im Bereich des Markes aus; an den Glomerula führt die venöse Stauung oft zu einer erhöhten Permeabilität der Kapillarwände, die – allen-

---

Abb. 117 a–d (Fortsetzung)

sen entsprechend mit Blut zu versorgen (vereinfachte Definition). Die *chronische Herzinsuffizienz i. e. S.* beruht auf einer ungenügenden kontraktilen Funktion des Herzmuskels. Diese hat ihren Grund z. T. in interstitiellen Veränderungen, wie Infarktschwielen, kleinherdiger oder diffuser Myokardfibrose, Gefügedilatation (15, vor allem bei myogener Dilatation), sog. infiltrativen Prozessen verschiedener Art u. a. m. Außerdem ist aber in den meisten Fällen auch die *Kontraktilität der einzelnen Muskelzellen herabgesetzt.* Im Gegensatz zur Skelettmuskulatur beobachtet man bei Herzmuskelzellen ein erhebliches Überlappen der Refraktärzeit mit der Kontraktion, sodaß eine Tetanisierung nicht möglich ist. Das Aktionspotential löst einerseits durch Freisetzung von Ca^{++} vorwiegend aus dem longitudinalen T-System die *Kontraktion* aus (1), andererseits scheint es einen *»Auffülleffekt«,* d. h. eine mit der Aktionspotential-Dauer eng korrelierte Bereitstellung von Ca^{++} für die nachfolgenden Kontraktionen, zu haben. *Herzglykoside* in therapeutischen Dosen sind sehr wahrscheinlich membranaktiv und erleichtern den Ca^{++}-Transport; in hohen Dosen sind sie toxisch (1). Man nimmt im Sinn einer Modellvorstellung an, daß die zu einem Übereinandergleiten und zu einer Sarkomer-Verkürzung führenden Wechselwirkungen zwischen Aktin und Myosin möglicherweise in Form einer »Ruderschlag-artigen« Dislokation des S1-Kopfes des schweren Meromyosins in Richtung auf die M-Linie erfolgen (2). Dies ist offenbar nur möglich, wenn sich ausreichend Ca^{++} mit Troponin verbunden hat und so – infolge Umlagerung der Moleküle – eine Annäherung des »Myosinkopfes« an Tropomyosin, das mit den Aktin-Untereinheiten in Verbindung steht, erlaubt; dieser Vorgang ist in hohem Maß ATP-abhängig (3, 4). Nach neueren Befunden scheint auch die myokardiale *Relaxation* ein dynamischer, energieverbrauchender Prozeß zu sein, der z. B. bei Hypoxie gestört ist. **b** *Merkpunkte zum Energiestoffwechsel des Myokards und dessen Veränderungen.* Die Produktion einer, für die normale Funktion der Muskelzelle genügenden Menge von ATP hängt in erster Linie von der *Sauerstoffzufuhr* ab (9). Die wichtigsten Energielieferanten des Herzmuskels scheinen die *freien Fettsäuren,* u. U. auch *Ketokörper* (z. B. beim *Fasten* und bei *Diabetes mellitus*), zu sein, die bei Ruhe zusammen ungefähr 80% der Energie liefern (8), während Glukose (6) und Laktat (7) zu je etwa 10% beteiligt sind. Bei gesteigerter Herzarbeit wird vermehrt Glykogen abgebaut (5) und nach kürzerer Zeit nimmt der Laktatanteil an der Versorgung mit Substraten zu. Normalerweise stammt in solchen Fällen die Milchsäure zu einem guten Teil aus der Skelettmuskulatur; bei *ungenügender O_2-Versorgung des Myokards* (z. B. Koronarinsuffizienz oder arterielle Hypoxämie) wird in diesem selbst soviel Laktat gebildet, daß ein erheblicher Teil davon in Zirkulation geht. Bei *Tachykardie* und *vermehrter Druckbelastung,* die bei chronischer Herzinsuffizienz oft bestehen, sinkt der Nutzeffekt des Myokards meist unter den Normbereich von 25–30%. **c** *Myokardiale Veränderungen bei chronischer Herzinsuffizienz (Beispiele).* Vor allem bei deutlich manifester Herzinsuffizienz lassen sich humanpathologisch bzw. tierexperimentell an den Muskelzellen des Myokards verschiedene, z. T. kombiniert auftretende Veränderungen erkennen. Man findet z. B. eine *Reduktion der Mitochondrienzahl im Verhältnis zur Myofibrillenmasse* sowie *Zeichen mitochondrialer Schädigung,* wie Kristolyse u. a. (10), eine Verminderung von Transskriptionsvorgängen im Kern, die sich morphologisch in einer *Verdichtung des Kernchromatins* sowie einer *Verkleinerung der Nukleolen* äußert (11) und mit einer Herabsetzung der Zahl von Ribosomen bzw. Polyribosomen im Zytoplasma sowie einer *eingeschränkten Eiweißsynthese* verbunden ist, ferner eine *Verlängerung der Sarkomere* im kontrahierten wie im relaxierten Zustand (12), gelegentliches *Einreißen von Glanzstreifen* (13), vermehrt *Lipofuszingranula* (13, wahrscheinlich z. T. wegen Autophagozytose) u. a. m. Chemische Analysen des insuffizienten Myokards ergaben z. T. eine *Verminderung des Gehalts des Muskelgewebes an Glykogen und ATP,* eine *reduzierte Aktivität der ATPase, geringere Mengen von Noradrenalin,* eine *Vermehrung des Gehalts der Zellen an Taurin* u. a. m. (14). Es wurde bereits hervorgehoben, daß eine *interstitielle Fibrose,* z. T. verbunden mit *Gefügedilatation* (15), an der Insuffizienz des Herzmuskels als ganzen wesentlich beteiligt sein kann, ganz abgesehen von rheologischen Veränderungen des hypertrophischen oder sonstwie veränderten Myokards (s. Text). **d** *Einige hämodynamische Kennzeichen des insuffizienten Herzens, am Beispiel des linken Ventrikels.* In der Regel findet man bei manifester Herzinsuffizienz eine *Vermehrung des diastolischen Ventrikelvolumens (18) und Ventrikeldrucks* (16), eine *Herabsetzung der Druckanstiegsgeschwindigkeit zu Beginn der Systole* (17) sowie eine *Zunahme des endsystolischen Ventrikelvolumens* (19). Der *Schlagvolumenindex* ist bei Linksinsuffizienz im Vergleich zum *enddiastolischen Ventrikelvolumenindex* meist deutlich *vermindert* (20), im Gegensatz zu Fällen mit kompensierter linksventrikulärer Druckbelastung. (Modifiziert nach E. Lüthy)

falls im Verein mit einer reduzierten Rückresorption von Eiweißen – zur sog. *Stauungsalbuminurie* Anlaß gibt. Abgesehen von den oben erwähnten *Haut- und Unterhautödemen an abhängigen Partien* (Knöchel-, Tibiavorderseite, Scrotum, Sakralgegend u. a.), führt die *Transsudation von Flüssigkeit* oft auch zu *Ergüssen in serösen Höhlen* (Hydrothorax, Aszites, Hydroperikard u. a.). Die Gesamtheit der *kardialen Ödeme und Ergüsse* bezeichnet man u. a. als »*kardiale Anasarka*«. Überdies fällt an der Haut in den meisten Fällen von chronischer Rechts- oder Globalinsuffizienz des Herzens eine bläuliche Verfärbung *(Zyanose)* auf, die größtenteils durch Verlangsamung der Kapillarströmung und die damit verbundene vermehrte O_2-Extraktion, z. T. aber auch durch die Blutfülle an sich und die oben erwähnte, »zentrale« Hypoxämie bedingt ist. Die letztere spielt aber bei der kardial bedingten »*peripheren Zyanose*« eine untergeordnete Rolle.

Daß die chronische venöse Stauung im großen Kreislauf die Entstehung von *Venenthromben* begünstigt und damit die Gefahr von *Lungenembolien* erhöht, wurde schon erwähnt (S. 472).

Klinisch erkennt man eine Rechts- oder Globalinsuffizienz des Herzens – abgesehen von den bereits aufgeführten Veränderungen – u. a. auch an einer *Stauung der Halsvenen* beim Stehen oder in halbsitzender Stellung, ferner am sog. »*hepatojugulären Reflux*«, d. h. einer zunehmenden Füllung der Jugularvenen bei Druck auf das Abdomen in halbsitzender Stellung und in Ruhe.

Die bei allen Formen von Herzinsuffizienz mehr oder

Tabelle 42. Pathophysiologie der Herzinsuffizienz

Herzinsuffizienz (Typ, Ursachen)	*Herzzeit-volumen*	*Enddiastolisches Volumen*	*Enddiastolischer Druck*	*Peripherer Widerstand*	»*Pulmonary wedge pressure*«
1. *Myokardinsuffizienz* Ischämie Entzündliche Erkrankungen Speicherkrankheiten Amyloidose u. a. Vergiftungen, z. B. durch Medikamente Fibrose, Vernarbung	normal oder vermindert	normal oder erhöht	normal, u. U. leicht erhöht	normal oder erhöht	meist erhöht
2. *Erhöhte Druckbelastung* Systemische arterielle Hypertonie (Sub-)Aortenklappenstenose Pulmonal-arterielle Hypertonie Mitralstenose	normal oder vermindert	normal oder erhöht	erhöht	erhöht (unterschiedlich)	erhöht (unterschiedlich)
3. *Volumenüberlastung* Chronische Anämie Arterio-venöser Shunt Hyperthyreose	erhöht	erhöht			meist normal
Aortenklappeninsuffizienz Mitralklappeninsuffizienz Trikuspidalklappeninsuffizienz Vorhofseptumdefekt Lungenvenentransposition Ventrikelseptumdefekt Ductus arteriosus apertus Übermäßige Flüssigkeitszufuhr	vermindert relativ vermindert		normal oder leicht erhöht	normal oder leicht erhöht	unterschiedlich erhöht
4. *Einflußbehinderung* Herzbeuteltamponade Pericarditis constrictiva Trikuspidalklappenstenose Raumfordernde Prozesse im Mediastinum	vermindert	vermindert	meist vermindert	oft erhöht	meist normal
5. *Verminderter venöser Rückfluß* Hypovolämie akute periphere Vasodilatation	vermindert	vermindert	vermindert	erhöht oder vermindert	normal
6. *Herzrhythmusstörungen* Tachy(ar)rhythmien Extrasystolie, Vorhofflimmern Bradykardie, Blöcke	vermindert	erhöht	erhöht	oft erhöht	erhöht

weniger ausgeprägte *Unzulänglichkeit der arteriellen Durchblutung der Körperperipherie* äußert sich u. a. in einer *raschen Ermüdbarkeit* bei körperlicher Arbeit, ferner ist sie offenbar am Zustandekommen einer *Natrium- und Wasserretention* infolge *renaler Minderdurchblutung* beteiligt. Über den *kardiogenen Schock* wurde bereits berichtet (S. 512).
Zusammenstellungen der Ursachen, pathogenetischen Mechanismen und Auswirkungen der verschiedenen Formen von Herzinsuffizienz finden sich in Abb. 117 und Tabelle 42.

102.9. Herzverletzungen

Penetrierende Herzverletzungen können *von außen* (Schußverletzungen, Messerstiche, Verletzungen durch andere spitze Gegenstände), bei *Rippen- (selten Sternum-) Frakturen* (u. a. auch bei kräftiger äußerer Herzmassage) oder *von innen* her (Herzkatheter, Schrittmachersonde, »wandernde Geschosse« u. a.) zustandekommen. Die Folgen sind vielgestaltig und umfassen u. a. eine *Myokardperforation* mit *Herztamponade* und/oder Bildung eines *Herzwandaneurysma, Septumdefekte, Fisteln, Papillarmuskel- und/oder Klappenverletzungen* mit konsekutiver Insuffizienz, Koronargefäßverletzung mit *traumatischer Thrombose* (bei arterieller Thrombose: Myokardinfarkt), *arteriovenöse Fisteln, Thrombo- oder Fremdkörperembolien* sowie Störungen des Herzrhythmus. Sekundär können sich *infektiöse Komplikationen,* wie eine *bakterielle Endokarditis, Wandabszesse* oder eine *eitrige Perikarditis,* einstellen.
Nicht-penetrierende Herz- und Gefäßverletzungen werden nicht selten durch *stumpfe, gewaltsame Traumen* verursacht, z. B. bei Verkehrsunfällen (Lenkradsäule u. a.), Skiunfällen, Stürzen, Verschüttungen, Explosionen u. a. m. Dabei können ebenfalls *Zerreißungen* im Bereich der Herzwand, des Perikards, der Kranzgefäße und/oder des Klappenapparates sowie größerer Gefäße entstehen (s. o.). Besonders heftige stumpfe Traumen (z. B. bei Flugunfällen) führen u. U. zu Dezelerationstraumen der Aorta, z. B. einem Ein- oder sogar Abriß. Als *Contusio cordis* bezeichnet man durch stumpfe Traumen entstandene Blutungen, Kontinuitätstrennungen und allenfalls Nekroseherde im Myokardbereich. Meistens sind Vorderwand- oder Septumbereiche betroffen, seltener die Hinterwand. Je nach Art und Ausmaß der Schäden können Narbenherde entstehen. Herzrhythmusstörungen und Anfälle von Angina pectoris sind bei schwerer Herzkontusion keine Seltenheit. Der Begriff der *Commotio cordis* ist umstritten (S. 1391).

Literatur

Anversa, P., Loud, A. V., Giacomelli, F., Wiener, J.: Absolute morphometric study of myocardial hypertrophy in experimental hypertension. II. Ultrastructure of myocytes and interstitium. Lab. Invest. *38,* 597 (1978) — *Boutet, M., Hüttner, I., Rona, G.:* Permeability alteration of sarcolemmal membrane in catecholamine-induced cardiac muscle cell injury. Lab. Invest. *34,* 482 (1976) — *Carter, J. B., Blieden, L. C., Edwards, J. E.:* Congenital heart block. Arch. Pathol. *97,* 51 (1974) — *Corr, P. B., Witkowski, F. X., Sobel, B. E.:* Mechanisms contributing to malignant dysrhythmias induced by ischemia in the cat. J. Clin. Invest. *61,* 109 (1978) — *Frist, W. H., Palacios, I., Powell, W. J. Jr.:* Effect of hypoxia on myocardial relaxation in isometric cat papillary muscle. J. Clin. Invest. *61,* 1218 (1978) — *Gertsch, M.:* Die linksfaszikulären Blockierungen (»Hemiblocks«). Bull. Schweiz. Akad. Med. Wiss. *31,* 59 (1975) — *Grosso, D. S., Roeske, W. R., Bressler, R.:* Characterization of a carrier-mediated transport system for taurine in the fetal mouse heart in vitro. J. Clin. Invest. *61,* 944 (1978) — *Loud, A. V., Anversa, P., Giacomelli, F., Wiener, J.:* Absolute morphometric study of myocardial hypertrophy in experimental hypertension. I. Determination of myocyte size. Lab. Invest. *38,* 586 (1978) — *McAlpine, W. A.:* Heart and coronary arteries. Berlin, Heidelberg, New York: Springer 1975 — *McKinney, B.:* Pathology of the cardiomyopathies. London: Butterworth 1974 — *Navaratnam, V.:* The human heart and circulation. London: Academic Press 1975 — *Nelson, C. V., Geselowitz, D. B.* (eds.): The theoretical basis of electrocardiology. Oxford: Oxford University Press 1976 — *Pomerance, A., Davies, M. J.* (eds.): The pathology of the heart. Oxford: Blackwell 1975 — *Rembert, J. C., Kleinman, L. H., Fedor, J. M.:* Myocardial blood flow distribution in concentric left ventricular hypertrophy. J. Clin. Invest. *62,* 379 (1978) — *Roberts, N. K., Gilband, H.:* Cardiac arrhythmias in the neonate, infant and child. Hempstead: Appleton 1977 — *Tulusan, A. H., Brandt, G.:* Morphologic differential diagnosis of idiopathic cardiomyopathies. Virchows Arch. [Pathol. Anat.] *374,* 71 (1977) — *Zucker, I. H., Earle, A. M., Gilmore, J. P.:* The mechanism of adaption of left atrial stretch receptors in dogs with chronic congestive heart failure. J. Clin. Invest. *60,* 323 (1977)

103. Einige Merkpunkte zu den Störungen der Mikrozirkulation und deren Bedeutung für den Stoffaustausch

Als *»terminale Gefäße«* oder *»Endstrombahn«* bezeichnet man im allgemeinen die zwischen Arteriolen und kleinen Sammelvenen liegende Blutgefäßstrecke, wobei in diese Begriffe z. T. auch arteriovenöse Anastomosen (S. 578) eingeschlossen werden. Die Endstrombahn ist der *Hauptort des Stoffaustausches* zwischen Blut und Geweben, der vor allem im Bereich der Kapillaren stattfindet.

103.1. Struktur und Funktionen der »terminalen Gefäße« (»Endstrombahn«) unter physiologischen Bedingungen

Bau der terminalen Gefäße

Nach der Peripherie zu schließen sich im großen Kreislauf an die »kleinsten Arterien« *Arteriolen* an, die im Gegensatz zu den ersteren keine durchgehende Lamina elastica interna mehr besitzen, jedoch eine in der Regel lückenlose, einschichtige Media aus glatten Muskelzellen aufweisen. In den sog. *Endarteriolen* wird die Media lückenhaft; die glatten Muskelzellen zeigen hier einen etwas atypischen Bau, und elastische Fasern fehlen weitgehend.
Nach den Endarteriolen folgen die *Kapillaren,* die je nach Organ bzw. Gewebe eine unterschiedliche Struktur erkennen lassen. Die Besonderheiten im Bau dieser Gefäße beziehen sich sowohl auf die Endothelzellen, als auch auf die Basalmembran und die Umhüllung durch perikapilläre Zellen. Kapillaren mit sog. *»geschlossener« Endothelauskleidung* begegnet man in allen Muskelgeweben, mit gewissen Einschränkungen in der Lunge, im Nervensystem sowie im subkutanen Binde- und Fettgewebe und in der Haut; meistens sind die

Endothelien flach, nur in der Haut erscheinen sie ziemlich hoch. Fenestrationen der Endothelien (s. u.) sind in den bisher genannten Kapillaren z. T. vorhanden, ihr Vorkommen beschränkt sich aber auf bestimmte Kapillarstrecken, und ihre Zahl ist nicht sehr groß. Sog. *»fenestrierte« Endothelien* bilden eine extrem flache (200–400 Å dikke) Zelltapete, die von zahlreichen, meist kreisförmigen, etwa 500–650 Å im Durchmesser messenden Fenestrationen unterbrochen wird. Die letzteren können am Grunde von einer durchgehenden Membran (Diaphragma) überspannt sein: das sind die sog. *geschlossen fenestrierten Endothelien*, die man u. a. in Kapillaren von endo- und exokrinen Drüsen, Plexus chorioideus, Synovialmembranen und Schleimhäuten des Magen-Darm-Traktes sowie anderen Geweben mit lebhafter Flüssigkeitsabgabe in den Extrazellulärraum bzw. Flüssigkeitsresorption antrifft. In gewissen Kapillaren, so z. B. in den Glomerulumschlingen der Niere, fehlen die diaphragmatischen Membranen weitgehend, so daß hier von *»offen fenestrierten«* Endothelien gesprochen wird. Kapillaren mit *diskontinuierlichem Endothel*, d. h. mit größeren interzellulären Lücken, nennen wir auch *»Sinusoide«*; sie kommen vor allem in Leber, Milz und Knochenmark vor. Die Kapillarendothelien enthalten, soweit sich elektronenmikroskopisch beurteilen läßt, den üblichen Bestand an Zellorganellen; oft erkennt man zahlreiche mikropinozytotische Bläschen, ferner Mikrotubuli und Filamente. Als bezeichnend für Endothelien gelten die sog. *stabförmigen tubulären Körper (Weibel-Palade-Körperchen)*, die im wesentlichen aus parallel angeordneten Mikrotubuli und einer elektronendichten Matrix bestehen. Ob, wie vermutet wurde, diese Strukturen mit der Blutgerinnung bzw. ihrer Verhinderung zu tun haben, ist nicht entschieden. Als *interzelluläre Verbindungen* finden sich zwischen den Endothelien u. a. mehr oder weniger lokalisierte *Maculae occludentes*, die – soweit bekannt ist – da und dort etwa 40 Å breite »Kanäle« offen lassen. An der Oberfläche ebenso wie zwischen Endothelzellen findet sich eine vorwiegend aus Mukopolysacchariden bestehende Glykokalix, die sich u. a. durch Rutheniumrot darstellen läßt. In Kapillaren mit »kontinuierlichem« oder »fenestriertem« Endothel liegen die Endothelzellen einer in der Regel lückenlosen *Basalmembran* auf, die sich lichtmikroskopisch beispielsweise durch Färbung mit PAS oder Silber-Methenamin darstellen läßt. Elektronenmikroskropisch erkennt man eine den Endothelien unmittelbar anliegende, wenig elektronendichte »Lamina rara« (»cement layer«) und eine nach außen anschließende, elektronendichte »Lamina densa«, die sich aus einem engen Filzwerk feinster Mikrofibrillen und einer mukopolysaccharidhaltigen Matrix aufbaut. Die Mikrofilamente zeigen keine Periodizität, obschon sie chemisch Kollagencharakter zu haben scheinen. In die Lamina densa dringen indessen aus der Umgebung auch echte, quergestreifte Kollagenfasern ein. Außerhalb der subendothelialen Basalmembran liegen oft sog. *Perizyten* (Rouget-Zellen), deren Organellen meist in Kernnähe konzentriert sind, und die zahlreiche, dünne Ausläufer ausstrecken. Die Bedeutung dieser Elemente ist nicht befriedigend geklärt; u. a. kommen sie als Vorläufer glatter Muskelzellen in Frage. Vom perivaskulären Bindegewebe sind die Perizyten in den meisten Lokalisationen auch durch eine mehr oder weniger lückenlose Basalmembran getrennt. Die hier kurz in Erinnerung gerufenen Kapillarstrukturen machen verständlich, daß die Wand dieser Gefäße nicht einfach einer semi-permeablen Membran gleichgestellt werden kann, wenn auch diese Vorstellung funktionell eine gewisse Berechtigung hat. Als *Wege des kapillären Stoffaustausches* kommen zum mindesten die folgenden in Frage:

1. *Transendothelialer, vesikulärer Transport* durch Pinozytose und Exozytose (Zytopempsis), wobei vorübergehend auch *Kanäle* entstehen können, und die *Ausschleusung* sowohl an der Endothelzellenbasis als auch in den interendothelialen Zwischenraum hinein erfolgen kann, z. B. außerhalb einer Macula occludens.
2. *Freie transzelluläre Diffusion* (O_2, CO_2, wasser- und lipidlösliche Kleinmoleküle).
3. *Interendotheliale Passage*, wobei die Interzellulärgebiete zwischen den Maculae occludentes mit *»Poren«* verglichen werden können.
4. *Transport durch die Diaphragmen eines fenestrierten Endothelbereichs*, wobei noch umstritten ist, welche Substanzen bzw. Molekülgrößen auf diese Weise durchtreten können.
5. *Kombinationen* zweier oder mehrerer der unter 1.–4. genannten Möglichkeiten.

Auf der *venösen Seite der Kapillarbahn* folgen den typischen Kapillaren die sog. *venösen Kapillaren*, deren Endothelien nur vereinzelte Fenestrationen aufweisen, und die nur von wenigen Perizyten umgeben sind.

Der nächste Gefäßtyp entspricht den sog. *postkapillären Venolen (Venulen)*, deren Lichtung im Durchmesser bis 30 µm und mehr messen kann, die jedoch eine dickere Wand aufweisen als die venösen Kapillaren, z. T. wegen eines ziemlich hohen Endothelbelages (z. B. in Lymphknoten). Perizyten sind hier wieder zahlreicher vorhanden, und es finden sich Anfänge einer Fibrozytenscheide. Die ersten glatten Muskelzellen auf der venösen Seite trifft man in den sog. *Sammelvenolen*, die ein deutlich weiteres Lumen als die postkapillären Venolen besitzen. Die Fibrozytenhülle bildet hier einen in der Regel lückenlosen Mantel. Es folgen die sog. *muskularisierten Venolen*, deren Lichtung im Durchmesser 100 µm überschreiten kann und die z. T. bereits eine zweischichtige periendotheliale Lage glatter Muskelzellen haben. Zur terminalen Strombahn werden schließlich auch die *kleinen Sammelvenen* gezählt, deren lichte Weite bis über 300 µm reicht, und die eine mehrschichtige Media aus glatten Muskelfasern sowie eine geschlossene Fibrozytenscheide erkennen lassen.

Anordnung der Endstrombahn

Die Endstrombahn ist nicht in allen Geweben nach einem einheitlichen Prinzip angeordnet. Neben einem Muster, das der herkömmlichen Vorstellung einer postarteriolären Aufzweigung der Kapillaren im Sinne der *Parallelschaltung gleichartiger Gefäße* entspricht, gibt es auch solche, die ein oder mehrere weiter gestellte *Zentralgefäße (»Zentralkanäle«)* zu bilden scheinen, ferner andere, die offenbar einen *netzartigen Bau* mit vielfachen Querverbindungen, Zentralkanälen und/oder arteriovenösen Anastomosen zeigen. *»Sphinkteren«*, die den Bluteinstrom in die Kapillarbahn regulieren, finden sich im Bereich der Arteriolen oder Endarteriolen. Gesamthaft betrachtet, scheint jedes Gefäßbett die ihm eigene und lokalen Bedürfnissen entsprechende Struktur zu besitzen (vgl. dazu spezielle Pathologie)!

Eigenschaften der Blutströmung im Kapillarbereich

Beim Übergang vom arteriolären in den kapillären Gefäßabschnitt fließen die im Blut enthaltenen Erythrozyten und Leukozyten meist nicht mehr neben-, sondern oft einzeln hintereinander. Dadurch verringert sich die interzelluläre Friktion der roten Blutkörperchen. Überdies ist der sog. *Kapillarhämatokrit* um fast 10% geringer als der Ganzkörperhämatokrit. Diese und weitere Faktoren haben zur Folge, daß *in den terminalen Gefäßen der Reibungswiderstand physiologischerweise deutlich geringer* ist als in den größeren Gefäßen des arteriellen Schenkels. Dies entspricht auch Erfahrungen aus in vitro-Versuchen mit Glaskapillaren verschiedenen Kalibers (sog. *Fahraeus-Effekt)*, die eine entsprechende *Abhängigkeit der Blutviskosität vom Gefäßdurchmesser* erkennen ließen. Aus ähnlichen Gründen wirkt sich beispielsweise eine *Zunahme des Ganzkörperhämatokrits* vor allem auf den arteriolären Gefäßbereich, weniger aber auf das Kapillarbett aus. Von Bedeutung ist in diesem Zusammenhang auch die *Verformbarkeit (Flexibilität) der Erythrozyten*, die u. a. eine Funktion des Verhältnisses von Oberfläche zu Volumen der roten Blutkörperchen ist. Eine sog. *»Geldrollenbildung« der Erythrozyten* steht in der Regel mit einer sehr langsamen Strömungsgeschwindigkeit in der terminalen Strombahn in Beziehung; Ursache und Wirkung sind hier oft nicht klar auseinanderzuhalten.

Lokale Regulation der Durchblutung der terminalen Gefäße unter physiologischen Bedingungen

Es wurde bereits hervorgehoben, daß die wirksamste Regulation der peripheren Durchblutung durch *lokale chemische Faktoren*, die bei erhöhter Arbeitsleistung in größerer Konzentration anfallen, erfolgt (vgl. dazu S. 502). Dieser Mechanismus vermag auch allfällige, über das *autonome Nervensystem* vermittelte Gefäßkonstriktionen (vgl. dazu S. 365) weitgehend aufzuheben. Bekannt sind die stark vasodilatatorisch wirksamen CO_2, Histamin, ATP und ADP. Möglicherweise hängt der arterioläre Gefäßwiderstand auch direkt vom P_{O_2} ab.

Der physiologische Stoffaustausch zwischen der Endstrombahn und den Geweben

Der An- und Abtransport von Substraten und Produkten des Stoffwechsels im Bereich der Endstrombahn erfolgt – abgesehen von der Möglichkeit einer *aktiven Durchschleusung* durch die Endothelien, wie etwa im Falle der Zytopempsis (s. o.) – zum größten Teil durch Filtration und Diffusion.

Der Begriff der *Filtration* von Flüssigkeit durch die Wand terminaler Gefäße ist an die Vorstellung einer *»funktionellen mittleren Porengröße«* in der letzteren gebunden. Streng genommen, handelt es sich hierbei um die Filtration von Wasser, in dem größere Moleküle oder Partikel gelöst bzw. suspendiert sind, die, entsprechend ihren Dimensionen, nicht oder nur langsam durch die »Poren« durchtreten. Daß diese »Öffnungen« nicht als starr und von einheitlicher Größe zu betrachten sind, sondern einer Mehrzahl z. T. zeitlich beschränkter Passagemöglichkeiten entsprechen, wurde oben erläutert. Der Wasserdurchtritt wird durch die bestehenden Druckverhältnisse inner- und außerhalb der Endstrombahn bestimmt, insbesondere durch den *hydrostatischen Druck* (Blutdruck) einerseits und den ihm entgegenwirkenden *kolloidosmotischen und osmotischen Druck* andererseits

seits. Im arteriellen Schenkel der Kapillaren wird demnach Flüssigkeit in die Gefäßumgebung gepreßt, während im venösen Schenkel, wo der kolloidosmotische Druck (25–30 mm Hg) des Blutplasma den hydrostatischen Innendruck der Kapillaren übersteigt, der Transport in umgekehrter Richtung stattfinden dürfte. Die experimentellen Beweise für die letztgenannte Annahme sind allerdings noch lückenhaft. Einschränkend muß ferner beigefügt werden, daß sowohl der hydrostatische Kapillardruck als auch der kolloidosmotische Druck des extravaskulären Interstitium von Gewebe zu Gewebe erheblich variieren. Allein aus diesen Gründen ist es verständlich, daß der *kapilläre Filtrationskoeffizient,* d. h. der Anteil der Blutflüssigkeit, der während einer Kapillarpassage ins Gewebe austritt, nicht überall derselbe ist. In den meisten Organen bzw. Körperteilen beträgt er nicht mehr als 0,5–1% des Plasmavolumens, in anderen jedoch (z. B. Nierenglomerula) wesentlich mehr. Der kapilläre Filtrationsdruck wird naturgemäß auch durch den von Organ zu Organ differenten Gewebedruck mitbestimmt, ganz abgesehen von der unterschiedlichen Permeabilität der Endstrombahn (s. o.). Im Mittel werden etwa 10% der in den Extravaskulärraum »filtrierten« Flüssigkeit durch die *Lymphe* geleitet (vgl. dazu S. 592). Die Notwendigkeit, die »Filtration« und die »Rückresorption« von Flüssigkeit im Bereich der terminalen Gefäße im Gleichgewicht zu halten, unterstreicht die Bedeutung der lokalen Steuerung der präkapillären Widerstandsgefäße. Ob und in welchem Ausmaß einzelne Kapillaren an solchen Regulationsvorgängen teilnehmen (z. B. durch Volumenveränderungen der Endothelien), bleibt weiter zu klären. Jedenfalls scheinen im Ruhezustand z. B. Kapillaren des Muskelgewebes nur zum Teil und intermittierend durchströmt zu werden, während bei schwerer Arbeit das ganze Kapillarnetz offen zu stehen pflegt. Die Mechanismen, die bei Bedarf einer derartigen Rekrutierung zusätzlicher Kapillaren für eine vermehrte Perfusion zugrunde liegen, sind z. T. noch ungeklärt.
Im Gegensatz zur Filtration erfolgt die *Diffusion* nicht aufgrund eines Druckgefälles, sondern wegen der Wärmebewegung der einzelnen Moleküle; maßgebend sind hier *Konzentrationsgradienten* und *Austauschflächen,* je nachdem auch die oben erwähnte »*funktionelle mittlere Porengröße*«. Bei *hydrophilen Substanzen* (inklusive Ionen) hängt die Geschwindigkeit des Konzentrationsausgleiches in erster Linie vom *Molekulargewicht* ab. Für *lipophile Substanzen* sind Zellmembranen (insbesondere der Endothelien) in der Regel kein Hindernis, so daß der Konzentrationsausgleich sehr rasch erfolgt. Für O_2 und CO_2 liegen die Verhältnisse ähnlich günstig.
Im allgemeinen scheint der *Austritt kleinmolekularer Substanzen* aus der Endstrombahn den Bedarf der Gewebe weit zu übertreffen; dies bedeutet, daß die Kapillarwand für die Versorgung der letzteren in der Regel kein Hindernis darstellt.

103.2. Allgemeine Begriffe und Grundsätze zu den Störungen der Mikrozirkulation

Früher dachte man, die terminalen Gefäße seien im ganzen Körper nach einem einheitlichen strukturellen und funktionellen Prinzip angelegt. Mit zunehmender Verfeinerung der Untersuchungsmethoden zeigte sich aber, daß *zahlreiche verschiedenartige Muster der Endstrombahn* existieren, die von Gewebeart zu Gewebeart bzw. von Organ zu Organ erheblich variieren (s. o.). Störungen der Mikrozirkulation lassen sich demnach nicht losgelöst von der *Organpathologie (spezielle Pathologie)* behandeln. Zum weitern führen Fragen im Zusammenhang mit funktionellen und/oder strukturellen Veränderungen der terminalen Blutgefäße in viele Probleme der allgemeinen Pathologie hinein.

Abgesehen von zellpathologischen Gesichtspunkten (S. 71), ergeben sich aus der Problematik der Mikrozirkulation zahlreiche Querverbindungen zu anderen Gebieten, wie den *Störungen des Mesenchyms,* zu denen die Gefäße ja gehören (S. 110), und des *neuroendokrinen Systems* (S. 376). Besonders wichtig ist die Endstrombahn bei *Schockzuständen* (S. 583) und *lokalen Störungen der Blutzirkulation* (S. 500); bei den letzteren spielen u. a. *krankhafte Veränderungen der Hämostase* (S. 435), *Blutungen* (S. 456), *Thrombosen* (S. 461), z. T. auch *Embolien* (S. 472), ferner die *Arteriosklerose* (S. 481) und *entzündliche Vorgänge* (S. 1243) eine große Rolle. Veränderungen der Mikrozirkulation gehören auch ins Gebiet der *Hypertonie* (S. 516) sowie der *Herzinsuffizienz,* des *gestörten Lymphflusses* (S. 591) und der *Ödembildung* (S. 598).

Im vorliegenden Abschnitt sollen daher nur jene Gesichtspunkte der gestörten Mikrozirkulation zur Sprache kommen, die nicht an anderer Stelle erörtert sind und die vor allem mit dem Flüssigkeits- bzw. Stoffaustausch zwischen der Endstrombahn und den Geweben zu tun haben (vgl. dazu Störungen des Stoffwechsels, S. 607ff.).

Definitionen: *Störungen der Mikrozirkulation* umfassen funktionelle und/oder strukturelle Abweichungen von der Norm, die sich auf die Blutgefäßstrecke zwischen Arteriolen und kleinen Sammelvenen (beide inklusive), insbesondere aber auf die Kapillaren beziehen; man spricht auch von *Störungen der Endstrombahn* bzw. der *terminalen Gefäße.*

Ursachen und **Pathogenese** der Mikrozirkulationsstörungen umfassen zahlreiche verschiedene Faktoren und Mechanismen. Ihrem Wesen nach lassen sich einerseits *allgemeine* und *lokalisierte Störungen im Bereich der Endstrombahn* auseinanderhalten; andererseits können wir Formen unterscheiden, die ihre Ursache bzw. Pathogenese in folgendem haben (Abb. 118):
- *Krankhafte vasomotorische Funktionen;*
- *Erhöhung oder Erniedrigung des hydrostatischen Druckes in der Endstrombahn aus anderen Gründen;*
- *Veränderungen der Blutzusammensetzung;* und/oder
- *Alterationen der Gefäßwand.*

Kombinationen der hier erwähnten Ursachen bzw. Mechanismen sind in großer Zahl bekannt. Zunächst muß hervorgehoben werden, daß Störungen der Mikrozirkulation auch eine *Verminderung des Stoffaustausches der Gefäßwandelemente* selbst, d. h. insbesondere der Endothelzellen, nach sich ziehen und somit in eine *Gefäßwandalteration* ausmünden können. *Hypoxische Schäden* stehen hier im Vordergrund. Es sei ferner an Beispiele erinnert, bei denen eine primär funktionelle Störung schließlich eine bleibende strukturelle Veränderung der Gefäßwand erzeugt (vgl. dazu arteriellen Hochdruck, S. 516), oder die sowohl durch einen abnormen hydrostatischen Druck als auch eine von der Norm abweichende Blutzusammensetzung gekennzeichnet sind (vgl. dazu portalen Hochdruck, S. 543).

103.3. Vasomotorische Störungen der Endstrombahn

Das Gemeinsame dieser Gruppe von Veränderungen der Mikrozirkulation liegt darin, daß sie durch eine mehr oder weniger ausgeprägte Erregung oder Lähmung der glatten Muskelzellen und/oder der sie versorgenden Nerven bedingt sind, sich somit auf Arte-

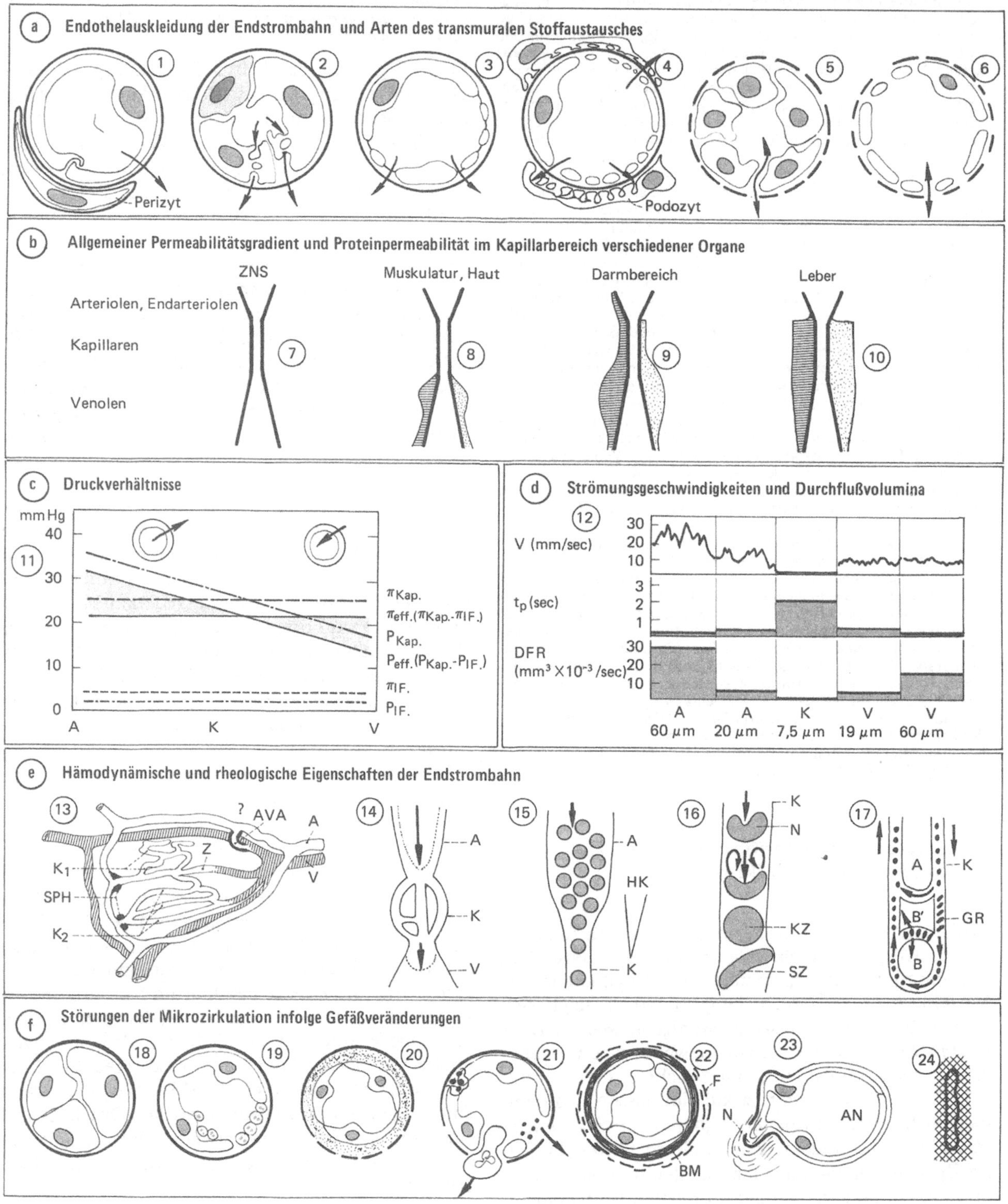

Abb. 118 a–f. *Skizzen zu den Störungen der Mikrozirkulation.* Als »*Endstrombahn*« im weiteren Sinn, in der die *Mikrozirkulation* vor sich geht, bezeichnet man die Strecke zwischen Arteriolen und kleinen Sammelvenen, d. h. die arteriolären »Sphinkteren«, die Endarteriolen, die Kapillaren, die postkapillären Venolen, die Sammelvenolen und die muskulären Venolen, die in die kleinen Sammelvenen münden. **a** *Endothelauskleidung der Endstrombahn und Arten des transmuralen Stoffaustausches.* Diese schematischen Zeichnungen beschränken sich auf Kapillaren bzw. Präkapillaren. Eine »*geschlossene*« *Endothelauskleidung* (1) findet sich u. a. in der Endstrombahn des Zentralnervensystems, der Lunge, der Muskulatur und der Subkutis, ferner in der Haut, wo die Endothelien z. T. ziemlich hoch sind und in helleren (vermutlich kontraktilen) und dunkleren Varianten vorkommen (2). »*Geschlossene fenestrierte* »*Endothelbeläge*« mit einem Membran-Diaphragma im Bereich der »Poren« (3) besitzen u. a. Kapillaren endo- und exokriner Drüsen, ferner z. T. die des Magen-Darmtrakts, des Plexus chorioideus und der Synovialmembranen, d. h. Geweben mit erheblichem Flüssigkeitsaustausch. »*Offene fenestrierte Endothelien*« ohne Diaphragma

riolen einerseits und/oder Sammelvenolen, muskularisierte Venolen und kleine Sammelvenen andererseits, d. h. echt *kontraktile Gefäße* bezieht. Abgesehen von *mässigen Steigerungen oder Verminderungen der normalen Vasomotion,* haben wir es hier in erster Linie mit *arteriolospastischen oder arterioloparetischen Zuständen* zu tun. Es besteht auch die Möglichkeit einer weitgehenden Ausschaltung von Kapillaren durch Engerstellung der Mehrzahl zuführender Arteriolen, während einzelne »*Shunts*« weit offen sind (vgl. dazu hyperdynamen Schockzustand, S. 583). Schließlich muß an dieser Stelle erneut auf regionale Unterschiede in der Reaktionsweise der Endstrombahn hingewiesen werden. Die Bedeutung einer *venospastischen Strömungsverlangsamung* ist noch umstritten, ebenso die einer *venokapillären Hyperämie* infolge isolierter Dilatation der kleinen Venen (vgl. dazu S. 502 und 569).

Beispiele:

- Im Gegensatz zum sog. *hypodynamen Schock,* bei dem sowohl Arteriolen als auch Kapillaren eng sind, findet man beim *hyperdynamen Schock* einzelne Shuntstrecken erweitert; entsprechend notiert man beim letzteren ein gesteigertes Herzzeitvolumen und eine erhöhte venöse Sauerstoffsättigung.

Abb. 118 a–f (Fortsetzung)

kommen typischerweise in den glomerulären Kapillaren der Nieren vor (4). Kapillaren mit erheblichen *interzellulären Lücken* sind z. B. die *Sinusoiden* von Milz (5), Knochenmark und Leber (6). Der *Flüssigkeits- bzw. Stoffaustausch* kann in allen Kapillaren transendothelial verlaufen, sei es durch *Diffusion* (1, z. B. für O_2, CO_2, H_2O, lipidlösliche kleinere Moleküle), sei es durch *Zytopempsis* (2). Besondere Verhältnisse bestehen beim *Durchtritt durch Diaphragmen* (3). Eine *interendotheliale Passage* ist physiologischerweise bei »offenen fenestrierten« Endothelien und Sinusoiden die Regel (5, 6). **b** *Unterschiede in der Permeabilität der Gefäßwände der Endstrombahn verschiedener Gewebe bzw. Organe.* In diesen Skizzen ist das Ausmaß der Permeabilität für gelöste nieder- und hochmolekulare Substanzen im allgemeinen durch die gestrichelten Flächen, die Permeabilität für Eiweiße durch die punktierten Flächen dargestellt. Die Differenzen beruhen zum guten Teil auf den unter **a** aufgeführten Besonderheiten des Endothel- bzw. Kapillarwandbaus und haben u. a. für *Ödembildung* und *Lymphproduktion* große Bedeutung (s. Abb. 120, S. 596, und Abb. 121, S. 602). **c** *Druckverhältnisse in der Endstrombahn.* Ein *Flüssigkeitsaustritt* aus den Gefäßen (11) ist dort zu erwarten, wo der *effektive hydrostatische Druck im Kapillarlumen* ($P_{eff.}$ = Differenz zwischen dem intravaskulären ($P_{Kap.}$) und dem interstitiellen (P_{IF}) hydrostatischen Druck) größer ist als der *effektive kolloid-osmotische (onkostatische) Druck des Kapillarblutes* ($\pi_{eff.}$ = Differenz zwischen dem kolloid-osmotischen Druck des Blutes ($\pi_{Kap.}$) und demjenigen der interstitiellen Flüssigkeit (π_{IF})), und/oder wo bei $P_{Kap.} > P_{IF}$ eine hohe *Durchlässigkeit der Gefäßwand* auch für Eiweißkörper besteht (s. *Ödeme* und *Ergüsse* (s. Abb. 121, S. 602, und **f**, unten). **d** *Strömungsgeschwindigkeiten und Durchflußvolumina im Bereich der Endstrombahn.* Diese Skizze (12) zeigt die *Strömungsgeschwindigkeiten* (V, in Kapillaren z. B. 0–2,5 mm/sec), *Passagezeiten* (t_p) und *Durchflußvolumina* (DFR) von Erythrozyten in den verschiedenen Abschnitten der Endstrombahn (A = Arteriolen; K = Kapillaren; V = Venolen). Es handelt sich um Mittelwerte, wobei zu beachten ist, daß eine erhebliche *Variabilität* besteht, die u. a. auf kontinuierlichen oder intermittierenden *Fluktuationen* (Phasen z. B. von 5–40 sec), einer wechselnden *Pulsatilität* (variierende Druckamplituden, im Kapillarbett z. B. 6–60 (!) mm Hg), Veränderungen der *Blutviskosität* (s. unter **e**) und/oder – vor allem in netzförmig verbundenen Kapillarsystemen – zeitweiliger *Flußumkehr* beruhen kann. Dazu kommt, daß die Durchströmung einzelner Kapillargruppen meist konkordant, z. T. aber auch diskordant, durch Enger- oder Weiterstellung der arteriolären Sphinkteren reguliert werden kann. **e** *Hinweise auf hämodynamische und rheologische Eigenschaften der Endstrombahn.* Gemäß dem *Saunders'schen Modell von Endstrombahnen* (13) bilden Arteriolen (A) und kleine Venen (V) ein sog. »*micro-mesh*« und sollen durch *arteriovenöse Anastomosen* (AVA, z. T. sog. Bügelkapillaren in Bindegewebssepten), kapilläre sog. *Zentralkanäle* (Z) und/oder *netzförmig angeordnete* (K_1) *bzw. parallel geschaltete* (K_2) *Kapillaren* kommunizieren. In der *Haut* findet sich demgegenüber eine *arkadenförmige Anordnung* der Endstrombahn mit deutlichen Zentralkanälen, reichlich präkapillären Sphinkteren und mit myoepitheloiden Wandzellen versehene arteriovenöse Anastomosen. *Scherkräfte* (14, dargestellt durch gestrichelten Konus) sind in Arteriolen (A) wesentlich größer als in Venolen (V), ganz besonders bei Arteriolenverengerung. Beim Übergang von Arteriolen zu Kapillaren kommt es zu einem gewissen Anstau der geformten Elemente (vor allem Erythrozyten), sodaß der »*Kapillarhämatokrit*« (HK) im Mittel etwa 10% unter dem arteriellen oder venösen Hämatokrit liegt (15). Dies trifft vor allem für die Anfangsstrecke der Kapillaren zu, da der Kapillarhämatokrit wegen des Flüssigkeitsaustritts im weiteren Verlauf dieser Gefäße wieder etwas ansteigt. Normale (N), gut *verformbare Erythrozyten* durchlaufen die Kapillaren oft in sog. paraboloider Form. Schlecht verformbare rote Blutkörperchen, wie *Kugelzellen* (KZ) oder *Sichelzellen* (SZ) verhalten sich rheologisch wesentlich ungünstiger (16). In *verzweigten Kapillarschlingen* (17) kann es – vor allem bei Verminderung des Druckgefälles und Bevorzugung z. B. der Strecke A gegenüber B' und B – in weniger bzw. langsam durchströmten terminalen Gefäßen zu *Geldrollenbildung* (GR, »*blood sludge*«), bei gleichzeitigem Plasmaaustritt sogar zur *Stase* kommen (z. B. in B'). Auf diese Weise, d. h. durch »*collateral blood viscidation*« zum Stillstand gekommene Blutsäulen können erst wieder in Gang gesetzt werden, wenn eine verstärkte Irrigation einsetzt. Bei diesen Vorgängen spielt die *Blutplasma-Viskosität* ebenfalls eine Rolle; sie ist u. a. bei Polyzythämien, chronischer myeloischer Leukämie, Kryoglobulinämie sowie Paraproteinämien erhöht und läßt sich beispielsweise durch Arvin oder Dextran herabsetzen. Bei Stase besteht naturgemäß die Gefahr einer intravasalen Gerinnung. **f** *Gefäßveränderungen als Ursache von Störungen der Mikrozirkulation. Endothelschwellungen* (18) mit weitgehender Einengung des Lumens findet man vor allem bei *Ischämie* (z. B. *Schocklunge, Raynaud-Phänomen* bei erhöhter Kälteempfindlichkeit der arteriolären Strecke, »*Präinfarkte*« u. a. m.). *Thrombozytenabsiedelungen* (19) auf denudierten Basalmembranen, geschädigten Endothelzellen u. a. kommen wahrscheinlich häufig vor. Man vermutet, daß z. B. die *Migräne* z. T. durch Serotonin-Freigabe aus Plättchen vermittelt wird. *Fibrinoide Verquellungen von Gefäßwänden* (20) treten bei vielen entzündlichen Veränderungen auf. Beobachtet man in der Gefäßwand vermehrt und z. T. zugrunde gehende Granulozyten, kann von »*leukoklasischer Angiolopathie*« gesprochen werden (21). *Verdickte Basalmembranen und/oder eine Fibrose (F) des umgebenden Gewebes* (22) behindern den Stoffaustausch (z. B. Diabetes mellitus, Claudicatio intermittens u. a.). Dasselbe gilt für sog. *Mikronarben* (N) und *Mikroaneurysmen* (23, AN). *Obliterationen von Gefäßen* der Endstrombahn (24) beruhen oft auf Thrombosierungen, z. B. infolge Entzündung

- Dem sog. *orthostatischen Kollaps,* d. h. einer Synkope nach längerem Verharren in stehender Position oder kurz nach dem Sich-Aufrichten, liegt offenbar eine vasomotorische Regulationsstörung mit Verschiebung größerer Blutmassen in die abhängigen Partien und einer entsprechenden Verminderung der zerebralen Durchblutung zugrunde. Betroffen sind, abgesehen von idiopathischen Fällen mit gestörten Haltereflexen, vor allem Individuen in der Rekonvaleszenz, bzw. nach längerer Bettruhe; gut bekannt ist die Neigung zu orthostatischem Kollaps nach Sympathektomie, bei peripher-venöser Stase und nach Einnahme blutdrucksenkender Medikamente. Schreck- oder Angstzustände können auch eine solche Synkope auslösen.
- *Experimente an Ratten* haben gezeigt, daß beispielsweise eine Injektion von *Noradrenalin,* trotz eines Blutdruckanstiegs in der Peripherie, im *Mesenterium* – im Gegensatz zu anderen Körperregionen – eine *Dilatation von Arteriolen und Venolen* nach sich zieht.
- Bei Frauen, die *ovulationshemmende Mittel* zu sich nehmen, stellt man in der Mitte des Zyklus oft eine *erhöhte vasopressorische Aktivität* fest, vermutlich infolge Aktivierung des Renin-Angiotensin-Systems, vielleicht auch wegen vermehrter Noradrenalinausschüttung in der frühen Lutealphase.
- In *traumatisierten Körperteilen* geht die Ansprechbarkeit der präkapillären Widerstandsgefäße auf vasopressorisch wirksame Mittel vorübergehend fast verloren; man vermutet, daß hierin ein wesentlicher Grund der früh nach Trauma auftretenden *Ödembildung* liegen könnte.

103.4. Nicht vasomotorisch bedingte Störungen des hydrostatischen Drucks in der Endstrombahn

Wie schon erwähnt wurde, ist ein *allgemeiner Abfall des arteriellen Druckes,* wie er bei *Schock* und *Kollapszuständen* (s. o.) eintritt, mit komplexen und uneinheitlichen, z. T. regulativen Störungen der Mikrozirkulation verbunden (s. o.). Eine *rasch eintretende Senkung des Blutdruckes,* z. B. nach massivem Blutverlust, führt zu einem starken *Rückfluß von Gewebewasser in die Blutbahn,* weil der dann noch normale onkotische Druck des Blutes auch im arteriellen Schenkel der Kapillaren den hydrostatischen Druck übertrifft. Dieser Mechanismus erhöht die Toleranz gegenüber schweren Blutungen. Über die Folgen eines *regionalen oder lokalen Abfalls* des Blutdrucks im arteriellen Teil der Gefäßbahn wurde in den Abschnitten über Ischämie berichtet (S. 504 und S. 509).
Eine *Erhöhung des hydrostatischen Druckes in der Endstrombahn,* wie er in typischer Weise bei *Herzinsuffizienz* auftritt, ist maßgeblich an der Entstehung sog. *kardialer Ödeme* beteiligt. Es wurde aber schon erwähnt (S. 598), daß beim Zustandekommen der letzteren noch andere Faktoren mitspielen können. Weitgehend vom erhöhten hydrostatischen Kapillardruck hängt die vermehrte Transsudation bzw. Ödembildung bei der *umschriebenen passiven (venösen) Hyperämie* ab (S. 502). Die Ursachen des Aszites bei *portaler Hypertonie* wurde auf S. 550 besprochen, diejenigen des *Lungenödems* bei Linksinsuffizienz des Herzens auf S. 571.
Auch eine starke *arterielle Blutdrucksteigerung* kann im Kapillarbereich den Filtrationsdruck so steigern, daß es zu einem deutlich vermehrten Flüssigkeitsaustritt und zu einer Bluteindickung kommt. Dies wurde beispielsweise nach Infusion unphysiologisch hoher Noradrenalindosen beobachtet.
Passive, d. h. vor allem durch die *Schwerkraft* bedingte Blutverlagerungen erfolgen vor allem über den venösen Schenkel des Kreislaufs. Sie spielen beispielsweise in der Lunge eine nicht unwesentliche Rolle. In diesem Zusammenhang kann auch auf den sog. *Beschleunigungskollaps* aufmerksam gemacht werden, den z. B. die Raumfahrer beim Start durch Rückenlage zu vermeiden suchen.

Beispiele:
- Alle *Schockzustände,* gleichgültig, ob es sich um die hypovolämische, kardiogene, septische, anaphylaktische, neurogene oder endokrine Form handelt, zeichnen sich durch eine *Minderdurchblutung des Großteils der peripheren Endstrombahn* aus. Solange der onkotische Druck des Blutes den hydrostatischen Druck auch im arteriellen Schenkel der Kapillaren übertrifft, muß auch hier mit einem Flüssigkeitseinstrom aus den Geweben in die Gefäße gerechnet werden (vgl. dazu Exsikkose, S. 806). Dazu gesellen sich hypoxische Schäden an Gefäßwänden und Geweben und weitere Störungen (vgl. dazu S. 583).
- Die Herabsetzung des Filtrationsdruckes in der Endstrombahn ist ein führendes pathogenetisches Moment beim Zustandekommen *ischämischer Schäden* (Abschnitte S. 504 und 509).
- Wegen der erheblichen Volumenreserven bzw. Dehnungsmöglichkeiten der großen Körpervenen wirkt sich ein durch *Rechts-* oder *Globalinsuffizienz des Herzens* bedingter Anstieg des Venendruckes rückläufig erst dann im Sinne eines erhöhten hydrostatischen Druckes in den Kapillaren aus, wenn das zirkulierende Blutvolumen entsprechend vergrößert ist. Demgegenüber entstehen Ödeme nach umschriebenen *Venenthrombosen* oft ziemlich rasch. Innerhalb sehr kurzer Zeit, d. h. im Verlauf von Minuten, kann das *Lungenödem* auftreten.
- Die für schwerere Formen von *arterieller Hypertonie* im großen Kreislauf typischen *Kopfschmerzen* könnten, abgesehen von allfälligen hypoxischen Schäden, z. T. mit einer leichten Ödembildung infolge erhöhten hydrostatischen Drucks in den Kapillaren zusammenhängen. Diese Mechanismen sind jedoch noch nicht befriedigend geklärt.

103.5. Veränderungen der Blutzusammensetzung als Ursachen einer Störung der Mikrozirkulation

Wie schon erwähnt wurde, macht sich eine *Erhöhung der Blutviskosität* weniger an den Kapillaren als an den *etwas größeren Gefäßen* bemerkbar (vgl. dazu S. 576). Allerdings leidet naturgemäß auch die Endstrombahn unter einer solchen Störung. Zudem ist zu berücksichtigen, daß bei schlechter Durchblutung der Reibungswiderstand der Erythrozyten in den Kapillaren ansteigen dürfte, weil die Voraussetzungen für den Fahraeus-Effekt (Plasmarandstrom, verminderte Zellreibung, u. U. Senkung des Kapillarhämatokrits) weniger oder nicht mehr gegeben sind. Ein Anstieg des Reibungswiderstandes erhöht aber seinerseits den intravasalen Druckgradienten und damit die Filtration. Unter physiologischen Bedingungen ist die *Viskosität des Gesamtblutes* etwa 4,7 mal, die *des Blutplasma* allein jedoch nur 1,4–1,8mal größer als die von destilliertem Wasser (= 1). Daraus geht hervor, daß die *geformten Blutelemente* zur Zähflüssigkeit des Blutes mehr beitragen als gelöste Plasmabestandteile. Unter den letzteren sind es vor allem der *Fibrinogengehalt*, weniger auch Menge und Art der *Serumglobuline* (z. B. *Kälteagglutinine, Kryogelproteine* s. u.), die die Blutviskosität mitbestimmen. Mit *steigendem Hämatokrit* nimmt die Viskosität des Blutes exponentiell zu. Die Fließeigenschaften des Blutes in der Endstrombahn werden auch durch die *Verformbarkeit der Erythrozyten* mitbestimmt, die z. B. bei Sichel- und Kugelzellen (S. 426) stark vermindert ist. Bei starker *Zunahme der Leukozytenzahl im Blut* ergeben sich besondere Probleme, da der Reibungswiderstand, den diese Zellen im Kapillarbereich verursachen, größer ist als der der roten Blutkörperchen und – u. a. wegen zeitweiligen Anhaftens – auch anderen Gesetzen folgt. Eine der Hauptgefahren solcher krankhafter Zustände ist die *Thrombenbildung* (vgl. dazu S. 461).

Beispiele:

- Bei *Polycythaemia vera* (S. 528), weniger bei reiner *Polyglobulie* (S. 413), besteht – abgesehen von der erhöhten Blutviskosität – eine stark erhöhte Gefahr von Thrombose. Die Inzidenz thromboembolischer Komplikationen beträgt bei diesen Fällen insgesamt etwa 20–30%.
- Bei *Leukämien* (S. 256) kann es, falls die Leukozytenzahl im Blut einen kritischen Grenzwert von ungefähr 300000–400000/mm^3 überschreitet, da und dort in kleinen Gefäßen zu einer *»leukämischen Stase«* kommen, die in eine echte *Thrombose* ausmünden kann. Bevorzugte Lokalisationen sind die Milz, das Zentralnervensystem (eingeschlossen die Retina), Herzvorhöfe, Lungen, Extremitäten und Corpora cavernosa des Penis (*»leukämischer Priapismus«*). Venen sind vor allem betroffen, aber die Endstrombahn, mitunter auch Arterien, können entsprechende Veränderungen aufweisen. Eine besonders hohe Thrombosegefahr besteht bei *Thrombozytosen* (S. 447).
- Bei bestimmten Anämien, wie der Sichelzellenanämie (S. 429), z. T. auch der *Kugelzellenanämie* (S. 426), gehören Störungen der Mikrozirkulation und Thrombosen zu den klinisch wichtigsten Folgeerscheinungen. Pathogenetisch spielen in diesen Fällen die abnorme Form und geringere Verformbarkeit der Erythrozyten eine wichtige Rolle.
- *Kälteagglutinationssyndrome,* denen man vor allem bei Infekten mit Mykoplasmen bzw. Viren sowie bei Neoplasien des lymphozytären Systems begegnet, gehen typischerweise mit kälteabhängigen Durchblutungsstörungen einher. Oft handelt es sich um monoklonales IgM mit dem Typ $\varkappa$ der leichten Kette.
- *Kryogelproteine (»Kryoglobuline«)* sind meistens Globuline, die in der Kälte ausfallen (Gelifikation). Auch hier haben wir es z. T. mit monoklonalen Immunglobulinen (IgG oder IgM) zu tun; in anderen Fällen liegen Kombinationen eines IgM und IgG oder sog. *Pyroglobuline* vor (vgl. dazu S. 1224). Klinisch fallen oft ein Raynaud-Syndrom und eine Arthritis auf; hie und da findet sich eine Vaskulitis. Ursächlich finden sich neben Neoplasien des lymphoplasmazellulären Systems z. B. rheumatoide Arthritiden, andere Autoimmunkrankheiten (S. 1137), Leberzirrhosen und Endokarditiden *(»symptomatische (sekundäre) Kryogelproteinämien«)*. Außerdem gibt es Fälle ohne bekannte Grundkrankheit *(»essentielle Kryogelproteinämien«)*.
- Bei der *Fettembolie* (S. 478) kommt es zu einem Verschluß vor allem der terminalen Gefäße. Für die Obturation der Arteriolen- und Kapillarlumina scheinen dabei nicht nur Fetttropfen, sondern auch Plättchen-Leukozyten-Aggregate und Thromben verantwortlich zu sein.
- Eine Erhöhung des intravasalen kolloidosmotischen Druckes beispielsweise durch *Infusion hypertonischer Expander-Flüssigkeiten (Dextran- oder Gelatinepräparate)* führt zu einem erheblichen Rückfluß von Wasser aus dem Interstitium in die Kapillaren. Dadurch nimmt der Gewebsdruck auf die Endstrombahn ab, die Durchblutung der letzteren verbessert sich, und die beschleunigte Strömung bringt das sog. »Sludging« der Erythrozyten weitgehend zum Verschwinden. Außerdem wird berichtet, daß Substanzen wie Dextrane die Verformbarkeit der Erythrozyten steigern können.
- Eine *Hypertransfusion mit hypotonischen wäßrigen Lösungen* kann dagegen eine Ödembildung (Lungenödem!) und Verschlechterung der Kapillardurchblutung nach sich ziehen.
- Ein gereinigtes, *gerinnungsaktives Enzym aus dem Gift der malayischen Grubenviper* vermag u. a. Fibrinogenmoleküle zu spalten, was sich – offenbar wegen Viskositätsverminderung, z. T. vielleicht auch infolge Erhöhung des kolloidosmotischen Druckes der Blutflüssigkeit – auf die Durchblutung der kleinen Arterien und der Endstrombahn günstig auswirkt.
- Die für schwere Hungerzustände typische Hypoproteinämie geht mit einer Verminderung des kolloidosmotischen Druckes des Blutplasma und dementsprechend mit sog. *Hungerödemen* einher.
- Bei einer *Verlangsamung der Blutströmung* in den terminalen Gefäßen beobachtet man öfters eine *»Geldrollenbildung« der Erythrozyten,* die in ein dichteres Zusammenlagern derselben (*»Blood sludge«*, ohne Plasmaschwund) und eine *Stase* (mit Plasmaschwund) überleiten kann. Ob das »Sludging« auch Ursache einer Störung der Mikrozirkulation sein kann, ist nicht sicher erwiesen.

103.6. Störungen der Blutzirkulation in der Endstrombahn durch Veränderungen der Gefäßwandstrukturen

Ursachen: Schädigungen der terminalen Gefäße können durch eine Vielzahl physikalischer, chemischer und aktinischer Einflüsse hervorgerufen werden.

Mechanisch bedingte Störungen der Endstrombahn reichen von leichten Reizungen (vgl. dazu *Dermographismus,* S. 502) über Kompressionen, Quetschungen und partiellen Zerreissungen bis zur eigentlichen Kontinuitätstrennung im Gewebe (vgl. dazu Wundheilung, S. 1357)

Kälte- bzw. Auftau- und Hitzeschäden ebenso wie *aktinisch bedingte Veränderungen der Endstrombahn* werden auf S. 1430ff. besprochen, *chemisch-toxische Effekte* auf S. 1489ff. Die Auswirkung von *Infektionskrankheiten* und *Parasitosen* auf die Mikrozirkulation kommen auf S. 1751ff. zur Sprache. *Immunologische Vorgänge,* die sich u. a. auch an den terminalen Gefäßen abspielen, finden sich auf S. 1057 erläutert. Hinsichtlich der zentralen Bedeutung, die der Endstrombahn bei *Entzündungen* zukommt, sei auf S. 1243 verwiesen.

Bereits behandelt wurden Veränderungen der kleinen Gefäße bei *Erkrankungen des Binde- und Stützgewebes* (S. 101), im Rahmen *neoplastischer Prozesse* (S. 177) sowie bei *Störungen des neuroendokrinen und neuromuskulären Regulationssystems* (S. 321). Daß *Blutungen* (S. 435 und 456) und *thrombotische Gefäßverschlüsse* (S. 461) ebenso wie *Mikroembolien* (S. 477), *arteriell bedingte ischämische Veränderungen* und die *passive Hyperämie* (S. 502) die Struktur der terminalen Gefäße verändern können, wurde auch schon erwähnt. Dasselbe gilt für die Folgen der *Hypertonie* (S. 516).

Definitionen: Unter dem Begriff einer *»Angiolopathie«* faßt man alle jene pathologischen Veränderungen im Bereich der Endstrombahn zusammen, die primär oder im Rahmen der Pathogenese zum mindesten hauptsächlich von einem krankhaften Gefäßprozeß ausgehen.

Zu den *Angiolopathien* zählt man in der Regel verschiedene Formen von *Akrozyanose* und *Livedoerkrankungen* (S. 504), obschon es sich hier zum guten Teil um dysregulative Störungen handeln dürfte. Sog. *organische Angiolopathien* umfassen vor allem *Vaskulitiden* (vgl. dazu S. 492 und S. 1119), die meistens auf Immunreaktionen (S. 1109) beruhen. Eine Sonderstellung nimmt die *diabetische Angiolopathie* ein (S. 945). Eine Übersicht über Angiolopathien vermittelt die Tabelle 32.

Pathogenetisch stehen bei den meisten krankhaften Veränderungen der terminalen Gefäße *Schädigungen des Endothelbelages* im Vordergrund.
Akute physikalische, chemische oder mikrobielle Noxen bewirken oft eine *Kontraktion der Endothelzellen* (vgl. dazu entzündliche Gefäßveränderungen, S. 1271), so daß das *Blut in direkten Kontakt mit der Basalmembran* tritt. Abgesehen davon, daß eine solche Störung die Bildung *kleiner Abscheidungsthromben* begünstigt, ist mit diesem Geschehen eine *Erhöhung der Gefäßwandpermeabilität* verbunden. Bei entzündlichen Prozessen beobachtet man ferner einen *Blutzellaustritt* (S. 1278). Die in die Wand der kleinen Gefäße eindringenden Blutbestandteile haben u. a. ein *Auseinanderweichen zelliger und interzellulärer Wandstrukturen* zur Folge; oft lassen sich immunfluoreszenzoptisch in solchen Fällen neben anderen Plasmaproteinen im Wandbereich auch Fibrinogen/Fibrin nachweisen.
Chronische Wandschäden der terminalen Gefäße umfassen u. a. vereinzelte *Diskontinuitäten des Endothelbelages,* unregelmäßige *Verdickungen und/oder Schichtungen der Basalmembran,* eine *Ablagerung hyalinen Materials,* in dem sich z. T. noch Plasmaproteine, im besonderen auch Fibrinogen/Fibrin nachweisen lassen, eine *Vermehrung interstitieller Grundsubstanz,* hie und da *Lipiddepots* in- und außerhalb der Wandzellen und eine *Zunahme und/oder Auflockerung kollagener Fasern* vor allem in jenen kleinen Gefäßen, die eine Fibrozytenscheide aufweisen. Die hier genannten Veränderungen sind einzeln oder in Kombination – je nach der Art der Wandschädigung, deren Dauer und Schweregrad sowie der betroffenen Strekke der Endstrombahn – in unterschiedlicher Weise ausgeprägt.

Morphologisch sind Wandschäden terminaler Gefäße nicht leicht zu erkennen, wenn man nur das *Lichtmikroskop* zur Verfügung hat. Am besten eignen sich dazu sog. Semidünnschnitte nach Einbettung in Kunststoff. Manchmal bietet sich das Bild einer leichten *fibrinoiden Verquellung.* Die *Veränderungen der Basalmembranen und der Grundsubstanz* lassen sich besonders gut durch die Silber-Methenamin-Färbung darstellen. *Zelluläre Schäden,* die – je nach dem Ausmaß der Noxe – von leichten *Schwellungen* und *Vakuolenbildung* bis zur *Ballonierung* und zum *Untergang* insbesondere von *Endothelien* reichen, zeigen sich vor allem bei akuter Störung der Wandstrukturen. Deutlich nachweisbar sind auch im Lichtmikroskop *Austritte von Leukozyten und Erythrozyten* aus der Strombahn. Gehen Leukozyten in der Gefäßwand zugrunde, spricht man von *Leukoklasie* bzw. *leukoklasischer Angiolopathie* oder *Vaskulitis.*
Die *elektronenmikroskopische Untersuchung* gestattet eine weit bessere Erkennung der oben genannten Veränderungen (vgl. dazu S. 1271) als die lichtmikroskopische Betrachtung.
Die in Tabelle 32 aufgeführten Angiolopathien und weiteren Störungen der Gefäßwände im Endstrombahnbereich zeigen von Fall zu Fall unterschiedliche strukturelle Veränderungen, zu deren Studium wir auf die Fachliteratur verweisen. Ein besonderes Bild bietet die *diabetische Angiolopathie* (S. 945).
Die **Folgen** struktureller Veränderungen der terminalen Gefäße richten sich nach den vorherrschenden funktionellen Störungen. Die *Permeabilitätssteigerung* aufgrund von Gefäßwandschäden mit Diskontinuität des Endothelbelages führt in der Regel zur Entstehung eines *eiweißreichen Ödems* im umgebenden Gewebe, dessen Drainage u. a. vom *Lymphabfluß* abhängt. Je höher der Proteingehalt der Gewebeflüssigkeit ist, desto weniger wird im venösen Schenkel der Kapillaren Wasser in die Gefäße zurückströmen. Das Gewebeödem kann u. U. zu einer *Kompression terminaler Gefäße* führen. Der erhöhte Flüssigkeitsaustritt aus der Endstrombahn hat u. a. auch eine gewisse *Eindickung des Blutes (Hämokonzentration)* zur Folge. Diese und weitere Faktoren, wie die Verlangsamung des Blutstromes, leiten oft in eine *Prästase* und *Stase* über, die mit einem *»Blood sludge«* verbunden sein kann und die Entstehung kleiner *Thromben* begünstigt. Thrombosierte terminale *Gefäße können endgültig obliterieren.* Ein längeres Liegenbleiben eiweißreicher Gewebeödeme ist meistens mit einer schleichenden *Fibrosierung* verbunden. Verbleibende terminale Gefäße neigen manchmal zur *Ektasie,* an deren Entstehung u. a. eine dauernde Prästase, die strukturelle Wandschwächung und allenfalls eine vom umgebenden fibrösen Gewebe ausgehende Zugwirkung beteiligt sein dürften. In fibrösem Gewebe kann es auch zur bindegewebigen *Stenosierung* terminaler Gefäße kommen. Hinsichtlich des *Stoffaustausches* wirken sich die meisten der genannten Folgen nachteilig aus, sei es wegen der *gestörten Flüssigkeitsverschiebungen zwischen Gefäßlumen und Gewebe,* sei es wegen *verlängerter Diffusionsstrecken, Veränderungen der Filterfunktion der Gefäßwände* oder auch nur wegen der *verlangsamten Blutströmung.*

Beispiele für Gefäßwandschädigungen im Gebiet der Endstrohmbahn gibt es in großer Zahl; es sei daher auf die betreffenden Abschnitte hingewiesen (s. o.).

Literatur

Damasio, H., Beck, D.: Migraine, thrombocytopenia, and serotonin metabolism. Lancet *I*, 240 (1978) — *Hammersen, F.*: Endothelial contractility – an undecided problem in vascular research. Beitr. Pathol. *157*, 327 (1976) — *Harders, H.* (ed.): Advances in microcirculation. Basel: Karger 1975 — *Mäkitie, J.*: Skeletal muscle capillaries in intermittent claudication. Arch. Pathol. Lab. Med. *101*, 500 (1977) — *McGrath, M. A., Penny, R.*: Paraproteinemia. Blood hyperviscosity and clinical manifestations. J. Clin. Invest. *58*, 1155 (1976) — *Meessen, H.* (ed.): Mikrozirkulation. Handbuch der allgemeinen Pathologie, Vol. III/7. Berlin, Heidelberg, New York: Springer 1977 — *West, Ph. N., Connors, J. P., Clark, R. E., Weldon, C. S., Ramsey, D. L., Roberts, R., Sobel, B. E., Williamson, J. R.*: Compromised microvascular integrity in ischemic myocardium. Lab. Invest. *38*, 677 (1978) — *Yodaiken, R. E., Pardo, V.*: Diabetic capillaropathy. Hum. Pathol. *6*, 455 (1975)

104. Schockzustände

104.1. Allgemeine Bemerkungen zu den Schockzuständen

Definitionen: Der *Schock* ist eine oft lebensbedrohliche, generalisierte Kreislaufstörung, die durch eine kritische Mangeldurchblutung der terminalen Strombahn lebenswichtiger Organe gekennzeichnet ist und in der Regel mit Blässe, feuchter Haut, kalten Akren, Kollaps der oberflächlichen Venen, arterieller Hypotonie, Störungen des Bewußtseins sowie einer Beeinträchtigung der Nierenfunktion einhergeht. Demgegenüber bezeichnet man als *Kollaps* einen sehr kurz dauernden, in der Regel reversiblen Zustand mit arterieller Hypotonie und u. U. Bewußtseinsverlust, aber ohne weitere Symptome und Zeichen von hypoxischen Gewebeschäden.

Ätiologie, Formen und **Pathogenese** der Schockzustände sind nicht einheitlich, wenn auch als gemeinsames pathogenetisches Charakteristikum die Minderdurchblutung bezeichnet werden kann. Die *schockauslösenden Faktoren* lassen sich in drei Hauptgruppen unterteilen:

a) Beim *hypovolämischen Schock* steht pathogenetisch eine innerhalb kürzerer Zeit erfolgende, erhebliche *Verminderung des Blutvolumens* im Vordergrund, gleichgültig, ob diese durch Blutverluste, durch massiven Flüssigkeitsverlust und/oder durch eine Verschiebung größerer Flüssigkeitsmengen aus der Strombahn in den Extravasalraum bewirkt wird.

b) Dem *kardiogenen Schock* liegt ein *akutes Versagen der Pumpenfunktion des Herzens* zugrunde, wobei die Ursache in einer rasch eintretenden Myokardinsuffizienz (z. B. infolge Myokardinfarkt), in einer Behinderung der Herzfüllung (z. B. bei Herztamponade) oder in Störungen der Reizbildung und/oder -leitung im Herzen liegen kann. Ähnlich wirkt sich eine *Strömungsbehinderung in zentralen, großen Blutgefäßen* aus.

c) Unter der Bezeichnung eines *»toxischen Schocks«* werden verschiedene Schockformen zusammengefaßt, die durch toxisch wirksame Substanzen endogener oder exogener Herkunft verursacht werden. In diesen Fällen handelt es sich teils um eine direkte Schädigung der Strombahn und ihrer Wandteile, teils um eine Störung der für den Kreislauf wichtigen Zentren im Nervensystem. Gemeinsames Merkmal ist in der Regel der *Zusammenbruch des peripheren Gefäßwiderstandes.*

Aufgrund einer Bestimmung des Herzzeitvolumens, des arteriellen Sauerstoffpartialdruckes und der sog. Großzehentemperatur, ferner einer blutigen Messung des arteriellen und des zentralvenösen Blutdruckes lassen sich in *hämodynamischer Hinsicht zwei Haupttypen von Schockzuständen* unterscheiden (vgl. dazu Abb. 119):

a) Das sog. *hyperdyname Schocksyndrom* kennzeichnet sich durch ein gesteigertes Herzzeitvolumen, einen z. T. erheblich verringerten peripheren Widerstand, eine relativ hohe Sauerstoffsättigung des venösen Blutes und eine zunehmende Azidose. Für die hämodynamische Situation, die zunächst mit einer *Engstellung der Kapillaren* einhergeht, sind vor allem die *weitgestellten arteriolo-venolären Shunts* verantwortlich. Man kann hier von einem Kurzschluß in der terminalen Strombahn sprechen. Durch hypoxisch bedingte Mastzell-Degranulierung und entsprechende Freisetzung von Histamin sowie wegen lokaler Azidose kann es sekundär – zumal im venösen Schenkel der Kapillaren – zu einer Gefäßdilatation mit/bei stark verlangsamter Blutströmung kommen (*»Prästase«*, »Blood-pooling«), die zur *Stase* überleiten kann. Dabei lagern sich – neben Thrombozytenaggregaten – die Erythrozyten z. T. Geldrollen-artig zusammen (*»Sludge«)*. Arteriolo-venoläre bzw. arterio-venöse Kurzschlüsse beschränken sich dabei nicht auf den großen Kreislauf, sondern betreffen meistens auch die Lunge; darin liegt mit ein Grund für die bei Schockzuständen öfters anzutreffende respiratorische Insuffizienz. Beim hyperdynamen Schocksyndrom vermag das Myokard u. U. den erhöhten Anforderungen schließlich nicht mehr zu genügen, so daß sich ein Herzversagen einstellen kann.

b) Beim sog. *hypodynamen Schocksyndrom* notiert man demgegenüber von Anfang an eine Verminderung des Herzzeitvolumens und des arteriellen Druckes, bei deutlich erhöhtem peripherem Widerstand. Vermutlich werden diese Veränderungen über Barorezeptoren und eine sympatho-adrenergische Reaktion vermittelt, wobei es vor allem in gewissen Organen (sog. *Schockorgane*, insbesondere z. B. Nieren, Leber, Pankreas und Gastrointestinaltrakt) und in der Haut zu einer Konstriktion von

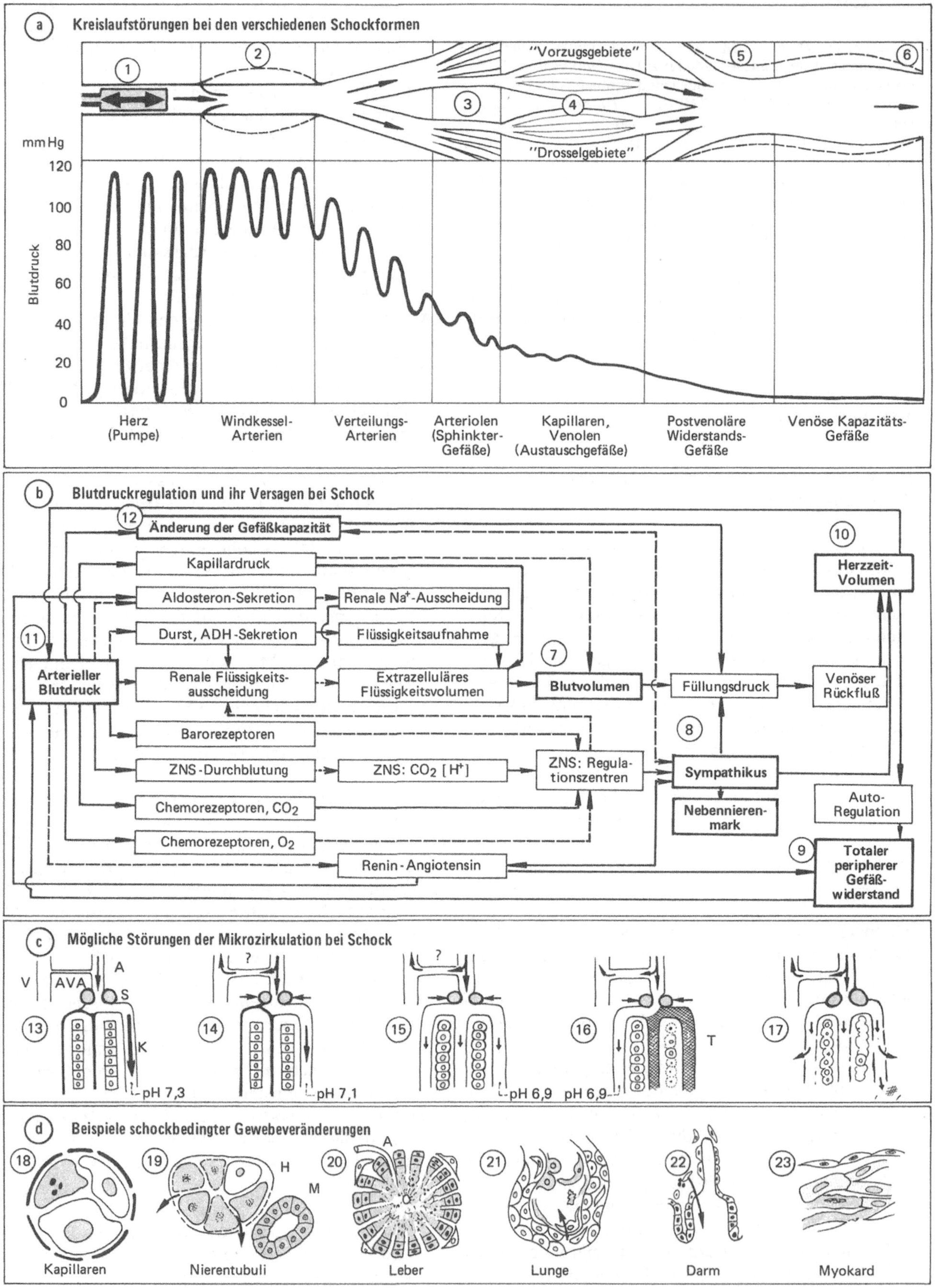
a Kreislaufstörungen bei den verschiedenen Schockformen
"Vorzugsgebiete"
"Drosselgebiete"
mm Hg
Blutdruck
120
100
80
60
40
20
0
Herz (Pumpe)
Windkessel-Arterien
Verteilungs-Arterien
Arteriolen (Sphinkter-Gefäße)
Kapillaren, Venolen (Austauschgefäße)
Postvenoläre Widerstands-Gefäße
Venöse Kapazitäts-Gefäße
b Blutdruckregulation und ihr Versagen bei Schock
Änderung der Gefäßkapazität
Kapillardruck
Aldosteron-Sekretion
Renale Na+-Ausscheidung
Durst, ADH-Sekretion
Flüssigkeitsaufnahme
Arterieller Blutdruck
Renale Flüssigkeits-ausscheidung
Extrazelluläres Flüssigkeitsvolumen
Blutvolumen
Füllungsdruck
Venöser Rückfluß
Herzzeit-Volumen
Barorezeptoren
ZNS-Durchblutung
ZNS: CO2 [H+]
ZNS: Regulationszentren
Sympathikus
Nebennierenmark
Chemorezeptoren, CO2
Chemorezeptoren, O2
Auto-Regulation
Renin-Angiotensin
Totaler peripherer Gefäßwiderstand
c Mögliche Störungen der Mikrozirkulation bei Schock
V
AVA
A
S
K
T
pH 7,3
pH 7,1
pH 6,9
pH 6,9
d Beispiele schockbedingter Gewebeveränderungen
H
M
A
Kapillaren
Nierentubuli
Leber
Lunge
Darm
Myokard

Arteriolen und Präkapillaren, teilweise auch der Venolen kommt. Diese Vorgänge, nimmt man an, bilden die Grundlage für klinische Zeichen und Symptome, wie blasse, kühle Akren (»*kalter Schock*« i. e. S.), kleine Pulsamplituden und Oligurie. In der kleinen Strombahn sind daher sowohl die Kapillaren, als auch die arteriolo-venolären Shunts zunächst eng, können sich aber später – wie oben geschildert – ebenfalls erweitern. In den meisten Fällen stellt man überdies eine relative »Verla-

---

Abb. 119 a–d. *Entstehungsweisen und Folgen des Schocks: vereinfachte Übersicht.* Der *Schock* ist ein klinisches Syndrom, das durch eine rasch auftretende *kritische Minderdurchblutung der Gewebe* gekennzeichnet ist und über *reversible Stadien* einen *irreversibel tödlichen Verlauf* nehmen kann. **a, b** und **d** *Kreislaufstörungen bei den verschiedenen Schockformen und Versagen der Blutdruckregulation, mit nachfolgenden Gewebeschäden.* Beim *kardiogenen Schock* fehlt es – z. B. infolge eines Myokardinfarktes oder von Arrhythmien – an der Pumpenleistung des Herzens (1), d. h. das Herzzeitvolumen (10) sinkt unter einen kritischen Wert ab. Ähnlich wirken sich *zentrale Strömungsbehinderungen,* wie ein akuter Verschluß der V. cava (6), eine *Herzbeuteltamponade* (1) oder ein *Aneurysma dissecans* (2), aus. Beim *hypovolämischen Schock,* der häufigsten Schockform, ist das *zirkulierende Blutvolumen herabgesetzt* (7), z. B. infolge *Blutung,* u. U. aber auch aufgrund eines extrazellulären Volumendefizits anderer Ursache, wie Blutplasmaverlusten bei Ileus, Verbrennungen u. a. m. An diesem Beispiel wollen wir die wichtigsten Schockfolgen kurz erläutern: Mäßige akute Blut- bzw. Blutplasmaverluste können vor allem über eine erhöhte *Sympathikuswirkung* (8) und damit eine *Vermehrung der Herzfrequenz* (10) sowie – noch wichtiger – eine *Steigerung des totalen peripheren Gefäßwiderstandes* (3, 9, z. T. auch 5) bis zu einem gewissen Grade kompensiert werden (sog. *hyperdynames Schocksyndrom*). Mit einiger Latenz wirken eine *vermehrte ADH-Sekretion* und die *Ingangsetzung des RAA-Systems* unterstützend. Fällt das zirkulierende Blutvolumen innerhalb kurzer Zeit um mehr als etwa 15–25% ab, stellt sich in der Regel auch eine generalisierte *Venokonstriktion* ein (5), was einer *Verminderung der Gefäßkapazität* (12) gleichkommt und über eine Erleichterung des venösen Rückflusses kompensatorische Bedeutung hat. *Reichen trotz maximaler Beanspruchung die Gegenregulations-Mechanismen nicht aus, sinken Herzzeitvolumen (10), arterieller Blutdruck (11) und Gewebedurchblutung* auf kritische Werte ab, und je nach Schweregrad und Dauer eines solchen Zustandes stellen sich u. U. lebensbedrohliche Gewebeschäden ein (sog. *hypodynames Schocksyndrom,* s. **c** und **d**). Beispielsweise kann die Minderdurchblutung die medullären Vasomotorenzentren selbst schädigen, so daß die nervös gesteuerten Kompensationsmechanismen beeinträchtigt sind. Weitere, komplizierende Faktoren sind u. a. die *Freisetzung von Faktoren,* die die Myokardtätigkeit herabsetzen (»myocardial depressent factor(s)«), eine *Laktat-Azidose* wechselnden Grades, eine *Hyperkapnie,* hypoxisch bedingte *Endothelschwellungen,* die die Mikrozirkulation zusätzlich belasten (18), die *Freisetzung von* K^+ mit konsekutiver *Hyperkaliämie,* der Austritt weiterer Substanzen, wie *lysosomaler Enzyme,* aus geschädigten Zellen und schließlich eine mehr oder weniger *disseminierte intravasale Gerinnung* (16) mit nachfolgend entsprechend *gesteigerter Fibrinolyse.* Hinzu treten *nekrobiotische Vorgänge z. B. in den Hauptstücken der Nieren* (19), die zum Bild der *Schockniere mit Oligurie/Anurie* führen können, *zentrolobuläre Leberzellnekrosen* (20), mit zugehörigen hepatischen Funktionsstörungen, eine sog. *Schocklunge* (21), mit Endothel- und Pneumozytenschäden, die z. T. zu einer pulmonal-arteriellen Hypertonie und/oder zu einem alveolären Denudations-Syndrom mit unterschiedlichen Lungenödem führen, u. U. ein sog. *Schockdarm* (22), mit vermehrtem Eintritt u. a. von Bakterien *(Gefahr der Sepsis!)* und/oder bakteriellen Endotoxinen *(Endotoxinämie),* sowie – vorwiegend in den inneren Wandschichten lokalisierte – *kleinherdige Myokardnekrosen* (23), die die Pumpenfunktion des Herzens beeinträchtigen und/oder nahe gelegene Teile des Reizleitungssystems in Mitleidenschaft ziehen. Beim sog. *»septischen« (»bakteriellen«, Endotoxin-)Schock,* der, wie gesagt, auch als sekundäre Komplikation anderer Schockformen in Erscheinung treten mag, spielt die *gefäßaktive Rolle bakterieller Endotoxine* eine wichtige Rolle, so daß es u. a. zu einer *Verschiebung des Blutvolumens in »inaktive Pools«* kommt (12). An diesem Prozeß scheinen u. a. wandständige Leukozyten beteiligt zu sein, die Endotoxinkomplexe und/oder Bakterien phagozytieren und eine entzündlich bedingte Gefäßwandschädigung, z. T. auch eine intravasale Gerinnung herbeizuführen vermögen. Einen gefäßdilatierenden Effekt hat zudem der *anaphylaktische Schock,* bei dem es vor allem zu einer Histaminfreisetzung kommt (S. 1098). Sog. *»neurogene« Schockformen* beruhen meist auf einer *Störung der Vasomotorenzentren* und damit u. a. der Gegenregulation über den Sympathikus (8). *»Endokrine«* Schockformen (z. B. Ausfall von Hypophyse, Nebenniere und/oder Schilddrüse) sind in der Regel komplexer Natur (Hypovolämie, Störung des Zellmetabolismus u. a., bei Phäochromozytom eine exzessive Vasokonstriktion). **c** *Vereinfachte Modellvorstellungen zu den möglichen Störungsgraden der Mikrozirkulation bei Schock.* 13: *Normale Verhältnisse,* mit mäßig weiten arteriolären (A) Sphinkteren (S), annähernd geschlossenen arteriovenösen Anastomosen (AVA, V = Vene) sowie – abwechslungsweise – nur partieller Durchströmung des Kapillarbettes (K). 14: Sog. *1. Schockphase* mit – über Sympathikus und Katecholaminausschüttung vermittelter – Konstriktion der Sphinkteren, teilweiser Öffnung der arteriovenösen Anastomosen, mäßigem Absinken des Arteriendruckes und deutlicher Verlangsamung der Kapillardurchblutung. Dieser Zustand entspricht im wesentlichen dem *hyperdynamen Schocksyndrom,* bei dem meist auch die Herzfrequenz erhöht ist. 15: sog. *2. Schockphase:* Vorwiegend aufgrund einer hypoxisch bedingten, lokalen Freisetzung gefäßaktiver Metabolite (u. a. Laktat, CO_2 u. a.) kommt es zu einer *Kapillardilatation,* womit, bei immer noch ziemlich gedrosselten Sphinkteren, die *Strömungsgeschwindigkeit in der Endstrombahn stark absinkt,* und sich das pH noch mehr nach der sauren Seite verändert. 16: sog. *3. Schockphase:* Einsetzen einer mehr oder weniger generalisierten *intravasalen Gerinnung* (T = hyaline Thromben), die, zusätzlich zur hypoxisch bedingten Endothelschwellung, zahlreiche kleine Gefäße verschließt und oft wesentlich an hypoxischen (anoxischen) Gewebeschäden beteiligt ist. Die Sphinkteren sind hier immer noch eher eng. 17: *4. oder sog. irreversible Schockphase:* Durch Fibrinolyse wurden die Thromben z. T. aufgelöst, und die Arteriolen können sich – z. B. infolge Transfusion von Plasma-Expandern – mäßig erweitert haben. Die Kapillaren und die Gewebe sind indessen so geschädigt, daß die Reperfusion nicht mehr viel hilft, ja, die Läsionen u. U. noch zu akzentuieren vermag. Überdies fließt reichlich Gefäßinhalt durch die geschädigten Endothelbeläge und Basalmembranen in das umgebende Interstitium. Ähnliche Prozesse scheinen sich bei Schockniere zwischen Tubuluslumen und Interstitium abzuspielen (sog. *»back diffusion«* als einer der zu Oligurie führenden Faktoren). Die unter 14–17 geschilderten Vorgänge brauchen nicht oder zumindest nicht immer in dieser geordneten Reihenfolge vor sich zu gehen. Es kommen verschiedene *Kombinationsformen von Schock* vor. Im Blockschema **b** bedeuten durchgezogene Pfeile einen fördernden, gestrichelte Pfeile einen hemmenden Einfluß

gerung« der noch vorhandenen Blutmenge in Organe wie Herz und Gehirn fest (sog. *»Kreislaufzentralisation«*). Bei schwerem und langdauerndem Schock dieser Art erleidet allerdings mit der Zeit oft auch der Herzmuskel eine gewisse Schädigung, so daß sich schließlich eine kardiale Schockkomponente hinzugesellen kann. Der Schock erweist sich vor allem dann als *»refraktär«*, wenn das Herzzeitvolumen für eine wirkungsvolle Durchblutung von Myokard und Gehirn nicht mehr ausreicht.

Die Unterteilung in hyper- und hypodyname Schocksyndrome soll nicht etwa bedeuten, daß bei einem Patienten stets nur die eine oder andere Form von Schock vorliegt. Vielmehr beobachtet man nicht selten einen *Übergang beispielsweise eines zunächst hyper- in ein hypodynames Schocksyndrom* und damit auch alle *intermediären Typen zwischen diesen beiden Extremfällen.* Aus dem oben gesagten geht überdies hervor, daß sich im Spätstadium schwerer Schockzustände häufig eine *kardiogene Schockkomponente hinzugesellt.* Von Bedeutung ist ferner die Tatsache, daß sich im Verlauf eines Schocks der *venöse Blutrückfluß ins Herz vermindern* und so zu einer Herabsetzung des Herzzeitvolumens wesentlich beitragen kann. Es ergibt sich somit das Bild eines sehr komplexen und auch wechselhaften hämodynamischen Geschehens. Über manche der beteiligten Mechanismen besteht noch Unklarheit. Bei allen schweren Schockzuständen erleiden vor allem jene Organe *hypoxische Schäden,* auf deren Kosten sich die erwähnte Kreislaufzentralisation vollzieht, z. B. *Nieren, Leber, Magen-Darm-Kanal,* Muskulatur und Haut.

Die *Lunge* ist überdies auch aus anderen Gründen besonders gefährdet: abgesehen von den intrapulmonalen arterio-venösen Kurzschlüssen beim hyperdynamen Schocksyndrom, spielt mit hinein, daß die Lunge als einziges Organ von der gesamten zirkulierenden Blutmenge durchflossen wird, und daß ihr Kapillarsystem gleichsam als Filter dem großen Kreislauf vorgeschaltet ist. Toxische und/oder gefäßaktive Substanzen, die teilweise mit dem venösen Blut aus dem großen Kreislauf mitgeführt werden, wirken sich daher in der pulmonalen Strombahn oft stärker aus als im großen Kreislauf. Im Falle der Einschwemmung bakteriellen Materials aus dem Darmtrakt liegt allerdings noch das Filter der Lebersinusoiden dazwischen; wir werden aber sehen, daß auch dieses Organ – vor allem beim sog. septischen Schock infolge gastrointestinaler Infektionen – erhebliche Schäden erleidet. Wie in der Peripherie des großen Kreislaufs, findet sich bei schweren Schockzuständen auch in den Lungen oft ein erhöhter Widerstand der terminalen Strombahn, wobei v. a. der Kapillardruck zunimmt. Auf diese Weise und wegen der hypoxischen Schädigung der Gefäßendothelien (s. u.) kann in der Lunge – wie in anderen sog. Schockorganen – ein Ödem entstehen, das sowohl die Interalveolärsepten *(»interstitielles Lungenödem«)* als auch die Alveolarlumina *(»alveoläres Lungenödem«)* betrifft. Das Ödem, das z. T. mit kleinen Lungenblutungen verbunden ist, behindert den Gasaustausch *(respiratorische Insuffizienz);* deshalb und auch wegen erhaltener Durchblutung nicht mehr belüfteter Lungenteile kommt es zu einem gewissen Grad von zentraler Zyanose *(arterielle Hypoxämie).* Bei schwerem Schock kann diese sehr deutlich sein und mit Dyspnoe einhergehen.

Schließlich hängt die weitere Entwicklung des Schocks zu einem guten Teil davon ab, ob das Sauerstoffdefizit auch das *Myokard* stark schädigt, oder ob die Leistungsreserve des Herzens ausreicht, diese gefahrvolle Situation zu überbrücken. In diesen Zusammenhang gehört die Beobachtung, daß sich die Schocktoleranz von Versuchstieren durch prophylaktische Digitalisierung erhöhen läßt. Im septischen Schock, der meistens mit einem hyperdynamen Schocksyndrom beginnt, erschöpfen sich die Leistungsreserven des Myokards wegen »nutzloser« Mehrdurchblutung pulmonaler und peripherer Kurzschlüsse sowie wegen des fieberbedingten erhöhten Sauerstoffbedarfs des Organismus oft besonders rasch.

Schwerwiegend sind bei Schockzuständen *hypoxisch bedingte Hirnschäden* (vgl. dazu S. 326).

Bei länger dauerndem schwerem Schock entwickelt sich in der Regel eine hypoxisch bedingte *(metabolische) Azidose,* insbesondere wegen Laktatanhäufung, die sich terminal steigern kann. Kompensatorisch wirkt hier die meist eintretende Hyperventilation, die bis zur respiratorischen Alkalose führen kann.

Viele Schockzustände, insbesondere aber die septischen und hämorrhagisch-traumatischen Schockformen, sind mit einer mehr oder weniger ausgeprägten *Gerinnungsstörung* verbunden (vgl. dazu S. 451). Gerinnungsaktive Substanzen aus traumatisch hypoxisch und/oder toxisch geschädigten Gewebebezirken steigern die Gerinnungsbereitschaft (Koagulabilität) des Blutes, die durch die verlangsamte Strömung in den Kapillaren zusätzlich gefördert wird. So kommt es nicht selten zur Bildung *hyaliner Thromben,* vor allem in den venösen Kapillarschenkeln beispielsweise von Nieren und Leber, u. U. auch der Lunge *(sog. Mikrothrombangiopathie),* ferner hie und da zur Ausbildung einer *»Endocarditis simplex«* an den Herzklappen. Vieles spricht dafür, daß der Schockzustand durch die Mikrothrombangiopathie verschlimmert wird. Die Gerinnungsvorgänge können eine *Verbrauchskoagulopathie* nach sich ziehen, die sich in einem *hämorrhagischen Syndrom* mit u. a. petechialen Blutungen äußern kann. Durch sekundär einsetzende fibrinolytische Prozesse werden die Kapillarthromben teilweise wieder aufgelöst.

Teleologisch betrachtet, kann ein Teil der hier erwähnten Veränderungen als *Kompensationsleistungen* angesehen werden, so u. a. die Vasokonstruktion in den sog. Schockorganen, die Entleerung bzw. Zentralisation der Blutdepots, der Einstrom von Wasser, Elektrolyten und Eiweiß in die Blutbahn, das gesteigerte Herzzeitvolumen beim hyperdynamen Schocksyndrom und die Hyperventilation bei Azidose.

Zu den überaus komplexen Veränderungen des Blutchemismus bei schweren Schockzuständen gehören – abgesehen von der erwähnten Hyperkoagulabilität und der Azidose – eine progressive Anhäufung sonst nierengängiger Substanzen (zunehmende *Urämie* infolge Anurie), eine *Vermehrung toxischer Stoffe* infolge verminderter Entgiftungsfunktionen der Leber, ein Einstrom von *Toxinen* aus dem Darm wegen des hypoxisch bedingten Darmschadens, das Auftreten im Blut von *Enzymen* aus hypoxisch oder anderswie geschädigten Zellen verschiedenster Art sowie möglicherweise eines *»myocardial depressant factor«*, eine *Erhöhung der Konzentration von Prostaglandinen* (insbesondere PGE und PGF), eine gesteigerte Freisetzung von *Entzündungsmediatoren,* wie Histamin und Kininen, ein *Verbrauch von Komplement,* vor allem beim septischen Schock, eine *Lipämie* infolge Katecholamin-bedingter Mobilisation von Fetten aus dem Fettgewebe, z. T. mit Bildung *kleiner Fettropfen* u. a. m.

Morphologisch finden sich mehrere Veränderungen, die bei allen Formen von schwerem Schock vorkommen können. Autoptische Befunde lassen allerdings nur dann eine zuverlässige Beurteilung zu, wenn die postmortale Autolyse nicht weit fortgeschritten ist. Tierversuche ließen erkennen, daß u. a. *Endothelschäden* an Blutgefäßen zu den regelmäßigen Befunden gehören.
Die sog. *Schocknieren* werden auf S. 753 behandelt.
Sog. *Schockkugeln* (*Siegmund-Schindler'sche Kugeln,* etwa 10–100 µm im Durchmesser messend, leicht PAS-positiv) finden sich vor allem in den Markkapillaren; es handelt sich um freie, globiforme, hyaline Thromben, die zirkulieren können. Ortständigen *hyalinen Thromben* begegnet man ebenfalls in vielen Fällen von Schock, insbesondere in den Glomerulumkapillaren *(Mikrothrombangiopathie);* wegen postmortaler Fibrinolyse wird die Häufigkeit dieser Veränderung wahrscheinlich unterschätzt. Besonders ausgeprägt sind derartige Gefäßverschlüsse bei der bilateralen Nierenrindennekrose. Schocknieren enthalten in den Blutgefäßen überdies nicht selten unreife Blutzellenvorläufer, die aus dem Knochenmark ausgeschwemmt worden waren. Schockgeschädigte Nieren neigen zu *pyelonephritischen Komplikationen* (S. 787). Elektronenmikroskopisch lassen sich ischämisch bedingte Veränderungen schon bei leichten Fällen von Schock erkennen (vgl. dazu S. 72). Überlebt der Patient einen Schock mit erheblichen Nierenveränderungen, kann durch Regeneration der Epithelien eine weitgehende Wiederherstellung der strukturellen und funktionellen Integrität des Organs erreicht werden. Nach bilateraler Nierenrindennekrose mit völligem Untergang der Rindenepithelien kommt es indessen zu einer ausgedehnten Vernarbung. Manchmal beobachtet man in Spätstadien nach Schockniere auch glomeruläre Veränderungen, wie Verdickung und Aufsplitterung der Basalmembranen, Interposition von Mesangiumzellen und Matrix zwischen die Basalmembranen und die Endothelien, sowie eine Vermehrung der letzteren. Die Pathogenese dieser Veränderungen ist noch unklar.
Die Auswirkungen eines Schocks auf die *Leber* richten sich nach Schweregrad und Dauer der Minderdurchblutung. Meistens beobachtet man eine *peripherolobuläre Dilatation der Sinusoiden,* die prall mit Blut gefüllt sind. Zentroazinär zeigen die Leberzellen in leichteren Fällen vakuolige Umwandlungen des Zytoplasma infolge Aufnahme eiweißhaltiger Flüssigkeit. Bei schwerem Schock entwickeln sich in der Regel *zentrolobuläre Leberzellnekrosen,* die eine reaktive Ansammlung von neutrophilen Granulozyten und Monozyten/Makrophagen nach sich ziehen. Die zugrundegegangenen Hepatozyten lösen sich mit der Zeit auf und verschwinden. Vor allem beim septischen Schock (s. u.) bilden sich in den Sinusoiden der Leber nicht selten *hyaline Thromben.* In gleicher Lokalisation trifft man oft auch Schockkugeln. Wird der Schock überlebt, kommt es im Verlauf von 1–3 Wochen von der Peripherie her zu einer Regeneration des Leberparenchyms.
Schockbedingten Veränderungen begegnen wir ferner im *Pankreas,* wo es ebenfalls zum Epitheluntergang kommen kann. Elektronenmikroskopisch sind hier die ischämischen Schäden wesentlich deutlicher erkennbar als lichtmikroskopisch; Voraussetzung zum Erheben solcher Befunde ist das Fehlen einer postmortalen Autolyse, weshalb sich unsere Kenntnisse auf diesem Gebiet vor allem auf Tierversuche und kurzfristig nach dem Tod durchgeführte Autopsien stützen.
Im *Magen-Darm-Trakt* entstehen bei schweren Schockzuständen *Epithelnekrosen* und *oberflächliche Schleimhautnekrosen,* die in der Regel als *hämorrhagische Erosionen* imponieren. Besonders deutlich sind solche Veränderungen oft im Magen und im Bulbus duodeni ausgebildet. Auch hier sind hyaline Thromben keine Seltenheit; sie finden sich mit Vorliebe im venolären Schenkel der Kapillaren.
Der sog. *Schocklunge* wird in neuerer Zeit vermehrte Aufmerksamkeit geschenkt, da sie am Todeseintritt wesentlich beteiligt sein kann. Lichtmikroskopisch sind diese Veränderungen z. T. weniger deutlich erkennbar als elektronenmikroskopisch: man findet eine Schwellung, teilweise Dissoziation und partiellen Untergang von *Endothelien,* z. T. auch der *Pneumozyten I,* verbunden mit einem *interstitiellen (septalen)* und *alveolären Lungenödem* sowie oftmals – zumal beim septischen Schock – eine *Anhäufung, teilweise Degranulation und Fragmentation neutrophiler Granulozyten in den Lungenkapillaren.* Nicht selten begegnen wir hyalinen *Kapillarthromben* sowie Fibrinablagerungen auch im Extravaskulärraum. Eine *Fettembolie* (s. o.) scheint nicht zu den obligaten Veränderungen der Schocklunge zu gehören, wird aber dann und wann festgestellt. Herdförmige *Atelektasen* sind bei Schocklunge ein geläufiger Befund, ebenso *Blutungen.* Vor allem durch *Atelektase-Induration* (S. 626), z. T. auch durch *entzündliche Komplikationen* verschiedener Art

sowie – möglicherweise – eine Faservermehrung in den interalveolären Septen kann es zu einer *unregelmäßigen, herdförmigen septalen Fibrosierung (Vernarbung)* von Lungenparenchym kommen, einer Veränderung, die kaum mehr reversibel ist. Pneumozytenschäden, die z. T. durch hyperbarische Beatmung bedingt sind, werden oft mit einer *Hyperregeneration von Pneumozyten II* beantwortet. Diese nimmt manchmal Masse an, daß sie den Gasaustausch wahrscheinlich erheblich zu beeinträchtigen vermag.
Herzveränderungen bei Schock umfassen u. a. eine partielle oder zonale *Nekrose von Muskelfasern,* besonders im subendokardialen Bereich, teilweise verbunden mit kleinen Blutungen und lockeren Infiltraten neutrophiler Granulozyten. Elektronenmikroskopisch lassen sich schon bei leichteren Schockformen ischämisch bedingte Muskelfaserschäden, wie Verkürzung der Sarkomeren, Zerreissungen im Bereich der Z-Bänder, Desorganisation der Myofilamente und Mitochondrienschwellungen, erkennen (S. 58).
Am *Gehirn* stellt man – vor allem bei Fällen von sog. refraktärem Schock – u. a. ischämische Rindenschäden fest (vgl. dazu S. 326 und S. 505).
Da sich – abgesehen von den bei fast allen Schockformen anzutreffenden Veränderungen – die Befunde z. T. auch nach der Art der Schockauslösung richten, werden im folgenden noch einige Besonderheiten der verschiedenen Schocktypen zusammengefaßt.

104.2. Hypovolämischer Schock und seine Varianten

Beim hypovolämischen Schock steht als schockauslösender Faktor, wie erwähnt wurde, *eine innerhalb kürzerer Zeit eintretende Verminderung des Blutvolumens* im Vordergrund. Geschieht dies durch Blutverlust nach außen oder durch innere Blutungen, spricht man vom *hämorrhagischen Schock,* einem überaus häufigen lebensbedrohlichen Zustand. Beim *traumatischen Schock* spielen neben Blutungen oft auch Plasma- bzw. Serumverluste eine Rolle, wie sie beispielsweise in gequetschten und/oder infolge Gefäßverletzungen ischämisch gewordenen Geweben auftreten. Hypovolämische Zustände infolge Austritts eiweißhaltiger Blutflüssigkeit entwickeln sich ferner oft bei allen jenen Zwischenfällen bzw. Erkrankungen, die durch eine massive *flächenhafte entzündliche Exsudation* (S. 1321) gekennzeichnet sind. Mit einem ausgeprägten Flüssigkeits- und Elektrolytverlust sind häufig anhaltendes *Erbrechen* und *Durchfälle* verbunden.
Nach der vorherrschenden Meinung wird eine akut eintretende Hypovolämie von einer durch vermehrte Katecholaminausschüttung vermittelten *Arteriolenkontraktion* gefolgt, insbesondere in sog. Schockorganen, deren Gefäße reichlich α-Rezeptoren aufweisen. Damit ist zunächst auch eine Engerstellung der Kapillaren gegeben. Über die weiteren Geschehnisse und die ihnen zugrundeliegenden Mechanismen gehen die Meinungen noch auseinander. Es wird beispielsweise diskutiert, unter welchen Umständen nach der anfänglichen Ischämie eine *Phase der Wiedereröffnung der Kapillaren* folgen kann, z. B. durch ischämische Schäden und dadurch bedingte Freisetzung gefäßaktiver Stoffe und/oder ein Erlahmen der arteriolären Sphinkteren zeitlich vor einer Dilatation der venösen Sphinkteren der kleinen Strombahn. Die Verlangsamung der Kapillarströmung – insbesondere bei Weitstellung der Gefäße, *Sludge* (s. o.) und/oder Ausbildung von *Mikrothromben* – begünstigt eine *zusätzliche Extravasation von Flüssigkeit und Blutplasmabestandteilen, u. U. auch von Erythrozyten.* Im übrigen stellt der hypovolämische Schock das klassische Beispiel für die Ausbildung der auf S. 578 geschilderten Veränderungen dar; in der Regel handelt es sich um ein *hypodynames Schocksyndrom.* Es bleibt beizufügen, daß die schockbedingten hypoxischen Gewebeschäden, insbesondere im Darm, z. T. auch in der Niere, einem Übertritt von Bakterien – vor allem Gram-negativen Keimen – in die Blutbahn Vorschub leisten und so vom primär hypovolämischen *in einen septischen Schock (s. u.) überleiten können.* Es kommt auch vor, daß sich dem hypovolämischen Schock ein sog. *vaso-vagales Syndrom* aufpfropft, dem ein akuter Abfall des peripheren Widerstandes der Strombahn infolge Vasodilatation insbesondere in der Muskulatur zugrunde liegt. Der Tod nach hypovolämischem Schock beruht oft auf einem Zusammenspiel verschiedener Mechanismen, wobei einem schließlichen kardialen Versagen, einer zunehmenden Azidose, einer respiratorischen Insuffizienz, einer Urämie und/oder einer Sepsis die führende Rolle zukommen kann.

Beispiele:

- Zu den häufigen Ursachen von *hämorrhagischem Schock* gehören – abgesehen von traumatisch bedingten Blutungen, wie Gefäßverletzungen, Milzruptur u. a., – massive gastrointestinale Hämorrhagien infolge Arrosion einer Arterie am Grund eines *Ulcus des Magens oder Duodenum,* die Ruptur eines arteriosklerotischen *Aneurysma der Aorta, Blutverluste unter der Geburt* (z. T. mit nachfolgendem Sheehan-Syndrom, S. 393) sowie schwere Blutungen bei *hämorrhagischer Diathese* (vgl. dazu S. 435).
- Als *»Crush-Syndrom«* bezeichnet man einen Schockzustand nach ausgedehnter Quetschung und/oder Zertrümmerung von Körperteilen (z. B. bei Verschüttung), wobei neben inneren Blutungen auch eine Extravasation von Blutflüssigkeit in den geschädigten Gebieten zur Hypovolämie beiträgt. Relativ typisch ist die Myoglobinurie bei massiven Muskelschäden.
- Gastrointestinale Flüssigkeits-, Elektrolyt- und allenfalls Eiweißverluste sind die Grundlage der Schocksyndrome, die sich bei schwerem, anhaltendem *Erbrechen* und/oder bei *Diarrhoe* ausbilden können. Kinder sind in dieser Hinsicht besonders gefährdet. Gut bekannt ist der Schock bei *Cholera.*
- Beim *Verbrennungsschock* spielen neben dem Verlust eiweißhaltiger Flüssigkeit nach außen (Exsudation) und der z. T. damit zusammenhängenden Hypovolämie auch toxische Abbauprodukte aus den verbrannten Körperteilen eine Rolle. Später kann sich ein septischer Schock aufpfropfen (s. u.).
- *Schockzustände bei Peritonitis* sind wahrscheinlich komplexer Natur: neben einer allenfalls exsudativ bedingten Hypovolämie und Störungen der autonom-nervösen Regulation des Blutgefäßtonus kommt in vielen Fällen eine septische Komponente hinzu.

104.3. Kardiogener Schock

Dieser Schockform liegt eine *akute schwere Herzinsuffizienz* zugrunde, wobei in der Reihenfolge der Häufigkeit *Koronarzwischenfälle* mit oder ohne Ausbildung eines *Myokardinfarktes, Arrhythmien* (S. 553), seltener eine *Herztamponade* (z. B. infolge Herzwandruptur bei Myokardinfarkt, Ruptur eines Aneurysma dissecans in den Herzbeutel, Verletzungen u. a.), *Ventilthromben* im Bereich der Herzklappen, *akute Krisen im Rahmen einer chronischen Herzinsuffizienz* u. a. m. die Ursache eines Versagens der Pumpenleistung des Herzens sein können (vgl. dazu S. 549).

104.4. Schockzustände infolge Strömungsbehinderung in großen Blutgefäßen (zentrale Strömungsbehinderung)

Wird der Kreislauf durch eine akute Einengung oder einen Verschluß herznaher, großer Gefäße kurzfristig gedrosselt oder gar unterbrochen, ergeben sich Schockzustände, die weitgehend dem kardiogenen Schock gleichen und/oder mit einem solchen verbunden sein können. Bekannte Beispiele sind die *massive Lungenembolie,* die oft zu einem akuten Versagen der rechten Herzhälfte führt, ferner ein *Aneurysma dissecans der Aorta,* eine *Kompression oder Obstruktion der V. cava oder der V. portae* (z. B. akute Pfortaderthrombose) u. a. m. Wie beim kardiogenen Schock ist auch in diesen Fällen die *Mortalität* sehr hoch (50–100%).

104.5. Septischer Schock

Auch hier haben wir es mit einer der häufigen Schockformen zu tun. Öfters handelt es sich um Infektionen durch *Gram-negative Keime,* in der Reihenfolge der Häufigkeit E. coli (mehr als 30%), die Gruppe Klebsiella-Aerobacter, Pseudomonas und Proteus (mehr als 20%), seltener andere Erreger. Die Meningokokken-Sepsis endet oft in einem refraktären Schock. Auch Gram-positive Mikroorganismen können zu septischem Schock Anlaß geben, insbesondere Staphylokokken und Clostridien. Die Bezeichnung »septischer« Schock trifft wohl für die Schockformen bei Sepsis (S. 1744) zu, sie wird aber – in etwas ungenauer Weise – zudem für jene Fälle angewandt, bei denen lediglich eine Bakteriämie oder bakteriell bedingte Toxinämie vorliegt. Handelt es sich dabei nachgewiesenermaßen um Endotoxine, redet man von »*Endotoxinschock*«. Der letztere kann im Tierversuch erzeugt werden; seine Bedeutung in der Humanpathologie steht aber noch zur Diskussion. In der Tat gehen die Meinungen über die kausale Rolle von Endotoxinen Gram-negativer Keime beim Zustandekommen des septischen Schockes beim Menschen noch auseinander. Die Gründe für solche Zweifel liegen in verschiedenen Beobachtungen: Einmal ist hervorzuheben, daß Gram-positive Keime, die keine Endotoxine bilden, septische Schockzustände hervorrufen können, die sich von denen bei Infektion durch Gram-negative Erreger kaum unterscheiden lassen. Ferner konnten gesunden freiwilligen Versuchspersonen erhebliche Endotoxinmengen injiziert werden, ohne daß sich ein Schock entwickelte. Schließlich kennt man Fälle von Schock bei Infektion durch Gram-negative Erreger, bei denen im Blut kein freies Endotoxin nachgewiesen werden konnte. Man vermutet daher, daß noch *andere Toxine* als Endotoxine schockauslösend wirken können.

Die Mechanismen der Schockentstehung bei Infektion durch Gram-negative Erreger scheinen sehr komplex zu sein und konnten bisher nur lückenhaft geklärt werden. Mehrere Beobachtungen sprechen dafür, daß *bakterielle Produkte* über den *Hageman-Faktor* (S. 436) u. a. das *Kallikrein-System* (S. 1256) aktivieren und auf diese Weise an der Entstehung der arteriellen Hypotonie beteiligt sind. Ferner scheinen Bakterienprodukte bzw. Komplexe derselben mit zugehörigen Antikörpern das *Komplementsystem in Gang setzen zu können,* sei es über den sog. Properdin-Weg, über den auch Antikörper-freie Polysaccharide bzw. Lipopolysaccharide bakterieller Herkunft C3 und die terminalen Komplementkomponenten (C5–C9) zu aktivieren vermögen (vgl. dazu S. 1257), sei es über den klassischen Weg (C1, C4 und C2), ausgelöst durch Antigen-Antikörper-Komplexe. Da bei Patienten mit Sepsis durch Gram-negative Erreger erst dann eine deutliche Verminderung der Konzentration verschiedener Komplementkomponenten im Blut beobachtet wurde, wenn sich ein Schockzustand einstellte, wird der Komplementaktivierung als einem schockauslösenden Faktor von verschiedenen Autoren eine erhebliche Bedeutung zugemessen. Die verschiedenen Folgen einer Komplementaktivierung werden auf S. 1261 zur Sprache kommen. Hier sei nur vorweggenommen, daß auf diese Weise u. a. das *Gerinnungssystem* in Gang gesetzt, *Granulozyten* sequestriert und teilweise fragmentiert, und die *Freisetzung einer Reihe von Entzündungsmediatoren* (u. a. Histamin, 5-Hydroxytryptamin, lysosomale Enzyme u. a.) hervorgerufen werden können. Im Zusammenhang mit der möglichen pathogenetischen Bedeutung einer Komplementaktivierung bei Schock muß aber einschränkend hervorgerufen werden, daß Patienten mit einem angeborenen C3-Mangel und einer durch Gram-negative Erreger verursachten Sepsis ebenfalls Schockzustände aufweisen können. Die schockfördernde Wirkung einer *Freisetzung lysosomaler und anderer Enzyme,* z. B. aus sequestrierten Leukozyten, sollte auch nicht überwertet werden, da beispielsweise im Tierversuch eine künstlich erzeugte Neutropenie die Entwicklung einer Schocklunge nicht zu verhindern pflegt. Es scheinen demnach noch andere Mechanismen im Spiel zu sein.

In hämodynamischer Hinsicht handelt es sich bei einem Teil der Fälle von septischem Schock wenigstens in den Frühstadien um ein *hyperdynames Schocksyndrom.* Allerdings sind die hämodynamischen Befunde sehr wechselhaft, und es fällt schwer, eine allgemein gültige Regel aufzustellen. Dementsprechend sind auch die Todesmechanismen nicht einheitlich (s. o.).

Morphologisch finden sich beim septischen Schock häufiger als bei anderen Schockformen Veränderungen, wie *Sequestration von Granulozyten,* insbesondere in den Lungenkapillaren, verbunden mit Granulozytopenie im Blut, eine Ansammlung von *Monozyten* in der gleichen Hauptlokalisation, eine erhebliche *Mikrothrombangiopathie* mit Hauptlokalisation u. a. in Lebersinusoiden und Glomerulumkapillaren der Nieren, Endothelschäden mit nachfolgender Infiltration u. a. durch Monozyten/Histiozyten auch in größeren Gefäßen, z. B. in der Aorta, eine *Endocarditis simplex,* eine *intravasale Hyperhämolyse* u. a. m. Diese Angaben stützen sich zum Teil auf Tierexperimente, stimmen aber mit den Erfahrungen in der Humanpathologie recht gut überein. Die *Mortalität* bei septischem Schock ist sehr hoch (60–80%).
Das durch Endotoxininjektion ausgelöste *Shwartzman-Sanarelli-Phänomen* kommt an anderer Stelle zur Sprache (S. 452).

Beispiele von septischem Schock:
- Die häufigste Ursache von septischen Schockzuständen liegt in akuten Infektionen der Nieren und des Harntrakts *(akute Pyelonephritiden und/oder Zystitiden),* sei es nach einer chirurgischen oder andersartigen instrumentellen Intervention in diesem Bereich, sei es aufgrund vorbestehender Veränderungen im Nieren-Harntrakt-Gebiet. An zweiter Stelle folgen *Affektionen im Gastrointestinaltrakt bzw. Peritonealraum,* z. B. schwere *Enterokolitiden, Peritonitiden* und *Cholezystitiden.* Seltener gehen schwere Infekte durch Gram-negative Erreger von der *Haut* (Verbrennungen) oder von der *Lunge* aus. Nicht zu übersehen sind die Fälle von Bakteriämie oder Sepsis durch Gram-negative oder andere Erreger nach *intravenöser oder intraarterieller Katheterisierung,* ferner nach *Inhalation verkeimter Aerosole.* Die Ausbildung einer Sepsis mit Schock wird durch *Resistenzverminderung* (Panzytopenie, Agranulozytose, Diabetes mellitus, Leberzirrhose, Neoplasien, Status nach Behandlung mit Kortikosteroiden oder zytostatischen Mitteln, ferner nach Bestrahlungen) sowie oft durch eine *antibiotische Behandlung* mit nachfolgendem Überwuchern besonderer Keime begünstigt.
- Untersuchungen über *Veränderungen der Mikrozirkulation* im Rahmen des Endotoxinschocks des Kaninchens, die mit Hilfe der Ohrkammer durchgeführt wurden, ließen u. a. schwere *Endothelschäden,* eine *Permeabilitätserhöhung* (vor allem im Bereich der postkapillären Venolen), die Bildung von *Mikrothromben* und eine *perivaskuläre Fibrinablagerung,* verbunden mit *Veränderungen der Perizyten,* erkennen. Hie und da traten zudem kleine Blutungen auf.
- Bei Miniaturschweinchen zeigten sich innerhalb von 4 Stunden nach Auslösen eines Endotoxin-Schocks eine *Abnahme des arteriellen Druckes,* des *arteriellen pH* und der *Blut-Glukosekonzentration,* ferner eine *Zunahme des* P_{CO_2} sowie der *Konzentration von Laktat, freien Fettsäuren, freiem Glyzerin* und der *Aktivität der alkalischen Phosphatase,* der *Glutamat-Dehydrogenase,* der *Glutamyl-Transpeptidase* u. a. im Blutplasma.

104.6. Anaphylaktischer (»allergischer«) Schock

Die Mechanismen, die dem anaphylaktischen Schock zugrunde liegen, werden später (S. 1098) eingehender erläutert. Hier genügt es zu erwähnen, daß u. a. durch Antigene bzw. Haptene, wie Penizillin und seine Derivate, Novokain und andere *Medikamente,* ferner im Rahmen der *Serumkrankheit* (S. 1119), bei *Desensibilisierungsversuchen* (etwa zur Asthmatherapie) und durch haptenisch wirkende *diagnostische Mittel,* wie jodhaltige Kontrastmittel, *Antigen-Antikörperreaktionen* ausgelöst werden können, die manchmal über die Freisetzung gefäßaktiver Amine (insbesondere Histamin) eine mehr oder weniger generalisierte, rasch einsetzende *Verminderung des peripheren Gefäßwiderstandes* herbeiführen können. Damit verbunden treten oft auch andere Veränderungen auf, z. B. eine *Urtikaria* (S. 1101), *asthmatiforme Anfälle,* u. U. ein *Larynxödem, kardiale Störungen,* wie beispielsweise Arrhythmien, sowie *Diarrhoe,* u. U. mit Blutabgang. Auch beim anaphylaktischen Schock findet sich hie und da eine *Mikrothrombangiopathie.* Zusammenfassend kann der anaphylaktische Schock als eine durch exogene Substanzen ausgelöste und durch endogene, vor allem gefäßaktive Stoffe vermittelte Kreislaufstörung betrachtet werden, bei der der primäre Schaden vor allem die kleinen Gefäße betrifft. Auf diese Weise kommt es zu einer Sequestrierung von Blut in inaktive Pools, ferner zu einem Austritt eiweißhaltiger Flüssigkeit aus der Strombahn, so daß oft eine hypovolämische Komponente mitbeteiligt ist.

104.7. Sog. »neurogener« Schock

Bei Läsionen beispielsweise der Medulla oblongata oder der obersten Rückenmarksabschnitte *(»spinaler Schock«),* bei ausgedehnten *Schädigungen des Gehirns* als ganzen, durch *Ganglienblockade* u. a. kann es zu einem *Zusammenbruch des normalen Vasomotorentonus* kommen.

104.8. Schockzustände bei endokrinen Störungen

Bei *Funktionsausfällen* der *Hypophyse,* der *Nebenniere,* der *Schilddrüse* und anderer endokriner Organe oder Strukturen treten hin und wieder Schockformen auf, die auf verschiedenen Mechanismen beruhen. Im Vordergrund eines solchen Geschehens stehen u. a. eine Hypovolämie sowie Störungen des Zellmetabolismus, v. a. des oxidativen Stoffwechsels. Beim *Phäochromozytom* kann sich u. U. auf der Grundlage einer exzessiven Vasokonstriktion ein Schock ausbilden. Gut bekannt ist der sog. *Insulinschock,* der sich durch hohe Dosen dieses Hormons herbeiführen läßt und früher in der Psychiatrie therapeutische Anwendung fand.

Literatur

Balis, J. U., Rappaport, E. S., Gerber, L., Fareed, J., Buddingh, F., Messmore, H. L.: A primate model for prolonged endotoxin shock. Blood-vascular reactions and effects of glucocorticoid treatment. Lab. Invest. *38*, 511 (1978) — *Broda, K. R., Hackel, D. B.*: The effects of 1-norepinephrine on myocardial zonal lesions in dogs in hemorrhagic shock. Lab. Invest. *38*, 640 (1978) — *Coalson, J. J., Hinshaw, L. B., Guenter, C. A., Berrell, E. L., Greenfield, L. J.*: Pathophysiologic responses of the subhuman primate in experimental septic shock. Lab. Invest. *32*, 561 (1975) — *Dunnill, M. S., Jerrome, D. W.*: Renal tubular necrosis due to shock: light- and electron-microscope observations. J. Pathol. *118*, 109 (1976) — *Freudenberg, N.*: Endothelium and shock. Pathol. Res. Pract. *162*, 105 (1978) — *Henrich, W. L., Anderson, R. J., Berns, A. S., McDonald, K. M., Paulsen, P. J., Berl, T., Schrier, R. W.*: The role of renal nerves and prostaglandins in control of renal hemodynamics and plasma renin activity during hypotensive hemorrhage in the dog. J. Clin. Invest. *61*, 744 (1978) — *Kajihara, H., Hirata, S., Miyoshi, N.*: Changes in blood catecholamine levels and ultrastructure of dog adrenal medullary cells during hemorrhagic shock. Virchows Arch. [Cell Pathol.] *23*, 1 (1977) — *Lefer, A. M.* (ed.): Circulatory shock. New York: Liss 1977 — *Motin, J., Petit, P., Bouletreau, P., Latarjet, J.*: Etude hémodynamique du choc septique. Nouv. Presse Méd. *3*, 1481 (1974) — *Riede, U. N., Joachim, H., Hassenstein, J., Costabel, U., Sandritter, W., Augustin, P., Mittermayer, Ch.*: The pulmonary air-blood barrier of human shock lungs (a clinical, ultrastructural and morphometric study). Pathol. Res. Pract. *162*, 41 (1978) — *Urbaschek, B., Urbaschek, R.*: Some aspects of microcirculatory and metabolic changes in endotoxemia and in endotoxin tolerance. In: Microbiology 1977. Schlessinger, D. (ed.), p. 286. Washington: American Society of Microbiology 1977 — *Wehman, H. J., Plantholt, B. A., Lifshitz, F.*: Microvillous anomalies induced by various conditions of stress in the small intestine of the rat. Exp. Mol. Pathol. *17*, 296 (1972)

105. Störungen der Bildung, Zusammensetzung und Fortbewegung der Lymphe sowie krankhafte Veränderungen der Lymphgefäße

105.1. Bemerkungen zur Orthologie des Lymphgefäßsystems und zur Physiologie des Lymphflusses

Entstehung, Anordnung und Struktur der Lymphgefäße

Während der *Embryogenese* bilden sich die ersten Lymphgefäße als von Endothel ausgekleidete Räume in naher Beziehung zu Venen. Ob und in welchem Ausmaß Aussprossungen aus den letzteren an der Entstehung der *primitiven Lymphgefäße* beteiligt sind, ist noch nicht endgültig geklärt. Verschiedene Autoren vertreten die Meinung, Lymphgefäße entstünden im Mesenchym auch unabhängig von den Venenendothelien. Beim Embryo finden sich als erste größere Lymphräume je zwei paarige *Lymphsäcke* im Jugular- und Iliakalbereich sowie zwei unpaarige im Retroperitonealbereich, wovon einer der späteren *Cisterna chyli* entspricht. Vieles spricht dafür, daß die größeren Lymphgefäße, insbesondere der *Ductus thoracicus* und der *rechtsseitige Ductus lymphaticus*, aus den jugularen Lymphsäcken hervorgehen, und daß ihre Kommunikation mit den Vv. subclaviae auf einem Aussprossen der letzteren beruht. Außer diesen typischen *lymphatikovenösen Verbindungen* bestehen offenbar bei Tieren und beim Menschen noch andere, z. B. zwischen Ductus thoracicus und V. cava u. a. m. Die anatomische Anordnung der Lymphgefäßeinmündungen im »Venenwinkel« und anderswo variiert im übrigen von Fall zu Fall ganz erheblich; teilweise finden sich dort sackartige Gefäßstrukturen, teilweise sind es netzförmige Verbindungen.

Im ausgereiften Organismus lassen sich im Bereich der *Körperoberfläche* und der *Extremitäten* zwei große Systeme von Lymphgefäßen auseinanderhalten: das sog. *oberflächliche Lymphgefäßsystem* nimmt seinen Anfang in den Lymphkapillaren der Haut und Unterhaut, insbesondere auch von den Sammelgefäßen der Hände und Füße, von wo aus 2–3 Bündel (radiales, medianes und ulnares Bündel am Arm, ventro-mediales und ventrolaterales epifasziales Bündel am Bein) zu den supratrochleären und axillären bzw. oberflächlichen inguinalen Lymphknoten ziehen. Das *tiefe Lymphgefäßsystem* führt von mehreren subfaszialen Lymphbahnen der Extremitäten (radiales, volares und dorsales interossäres, ulnares und brachiales Bündel am Arm, anterotibiales, peronäales und posterotibiales Bündel am Bein) zu den regionären Lymphknoten (axilläre, intra- und supraklavikuläre Lymphknoten am Arm, popliteale Lymphknoten am Bein). Im Oberschenkelbereich zieht das femorale Bündel zu den tiefen inguinalen, iliakalen und aortalen Lymphknoten, deren efferente Gefäße in die Cisterna chyli bzw. den Ductus thoracicus einmünden. Die Lymphbahnen des rechten Armes bzw. des rechtsseitigen Kopf-Hals-Gebietes entleeren sich in den Ductus lymphaticus dexter. Die Lymphgefäße der *Bauchorgane* führen – meist nach Passage regionärer Lymphknoten – in die Cisterna chyli, die der *Peritonealhöhle* allerdings zu einem guten Teil in die vorderen mediastinalen Lymphknoten, in Thymusnähe. In der *Lunge* wird die Lymphe aus den peripheren Anteilen des Organs über die Pleura, aus den zentralen Partien direkt in die regionären Lymphknoten abgeleitet. Im *Zentralnervensystem* erhält der von den Plexus chorioidei gebildete Liquor cerebrospinalis auch von den übrigen Kapillaren einen gewissen Zuschuß an Flüssigkeit, und sein Abtransport erfolgt nicht ausschließlich in den Pacchioni'schen Granulationen, sondern z. T. auch über Lymphbahnen im Kopfbereich. Die Frage, ob auch das *Knochenmark* Lymphbahnen aufweise, wird im allgemeinen verneint; eine endgültige Aussage kann hierüber aber noch nicht gemacht werden.

Die *Lymphkapillaren* entspringen blindsackartigen oder fingerförmigen Hohlräumen, die in der Regel einen dünnen und – wenigstens zeitweilig – diskontinuierlichen Endothelbelag aufweisen. Interzelluläre Lücken zeigen sich hier vor allem bei Dilatation der Gefäße. Eine Basalmembran scheint nur stellenweise vorhanden zu sein und eine geringe Dicke aufzuweisen.

Die Lymphkapillaren vereinigen sich zu dünnwandigen *postkapillären Lymphgefäßen*, die ihrerseits noch in *Sammel- und Transportgefäße* unterteilt werden können und ebenfalls von Endothelien ausgekleidet sind. Die Gefäßwand besteht vorwiegend aus oft längsverlaufenden kollagenen Faserbündeln mit zugehörigen Fibrozyten sowie vereinzelten glatten Muskelfasern. Elastische Fasernetze umspinnen die Gefäße und sind an deren Verankerung im Bindegewebe der Umgebung beteiligt. In den Transportgefäßen finden sich zentripetal gerichtete Klappen aus einer dünnen kollagenen Membran und einem beidseitigen Endothelbelag.

Die *mittelgroßen und größeren Lymphgefäße (Lymphsammelbahnen)* gleichen in ihrem Bau den Venen. Die Klappen sind ähnlich gebaut wie in den kleinen Lymphgefäßen, nur ist die bindegewebige Membran dicker. Die Media besteht in peripheren, kleineren Gefäßen aus spiralig angeordneten glatten Muskelbündeln, in größeren Gefäßen dagegen aus zwei bis drei Schichten mit sich durchkreuzenden Zügen glatter Muskulatur, die eine beträchtliche Dilatation ermöglichen. Im kontrahierten Zustand zeigt die bindegewebige bzw. myofibröse Intima typischerweise leistenartige Vorsprünge, so daß sich eine sternförmige Lichtung ergibt. Zwischen Intima und Media liegt ein engmaschiges, zartes Rete elasticum internum, dessen faserige Ausläufer z. T. in die Intima ausstrahlen, vor allem aber die Muskelbündel der Media umspinnen. Elastische Fasern finden sich auch in der Adventitia in größerer Zahl. Die Innervation größerer Lymphgefäße verhält sich ähnlich wie bei Venen.

Die Struktur *der Lymphknoten* wird auf S. 1067 behandelt.

Bildung und Zusammensetzung der Lymphe

Die *Lymphe*, d. h. die Flüssigkeit, die durch das Lymphgefäßsystem transportiert wird, wird aus demjenigen Anteil der interstitiellen Gewebeflüssigkeit gebildet, der nicht mehr in die Endstrombahn der Blutgefäße zurücktritt (vgl. dazu S. 576). An der Entstehung der Lymphe ist somit einesteils die sog. *effektive Filtration*, andernteils die *Diffusion* von Substanzen aus dem Blut ins Gewebe beteiligt (sog. *spezifische Diffusion*).

Abgesehen von *Wasser*, *Elektrolyten* und *niedermolekularen organischen Substanzen* wie Glukose, deren Konzentration ungefähr derjenigen im Blutplasma entspricht, enthält die Lymphe an gelösten Bestandteilen vor allem *Proteine:* ihre Konzentration variiert auch unter physiologischen Bedingungen von Organ zu Organ und von einem Körperteil zum andern ganz erheblich (z. B. ungefähr 0,5 g% Protein in der Lymphe aus dem Fußbereich, 6 g% in der Leberlymphe) und beträgt im Ductus thoracicus ungefähr 4 g/ml. Hinsichtlich der Zusammensetzung der Eiweißkörper in der Lymphe kann als Faustregel gelten, daß größere Moleküle (z. B. die Mehrzahl der Globuline) in etwas geringerer Konzentration vertreten sind als im Blutplasma. Der hohe Eiweißgehalt der Leberlymphe beruht in erster Linie auf der Tatsache, daß die Lebersinusoiden keinen kontinuierlichen Endothelbelag aufweisen. Die Zusammensetzung der Proteine in der Lymphe ist weitgehend der im Blutplasma vergleichbar; allerdings treten beispielsweise in der Leber dort neugebildete Eiweißkörper (u. a. Albumin und Fibrinogen sowie weitere Gerinnungsfaktoren) z. T. in die Lymphe über, und Darm-assoziiertes oder in Lymphknoten enthaltenes lymphatisches Gewebe trägt durch die von Plasmazellen gebildeten Antikörper zur Erhöhung der Immunglobulin-Konzentration in der zentralen Lymphe bei. Ferner ist zu berücksichtigen, daß Makromoleküle je nach Eigenschaften der Endstrombahn und Molekülgröße in unterschiedlichen Mengen aus den Blutkapillaren ins Gewebe gelangen. Auch in dieser Hinsicht bestehen erhebliche regionale Unterschiede, indem beispielsweise der aus dem Darm stammende Chylus wesentlich mehr Proteine enthält als etwa die Lymphe aus den Extremitäten. Die Darmlymphe führt im übrigen auch einen Hauptteil der absorbierten *Fettsubstanzen,* insbesondere *Chylomikronen* mit sich, deren Zahl nach Einnahme einer fettreichen Mahlzeit stark ansteigt und dem Chylus makroskopisch einen milchigen Aspekt verleiht. Lymphogen werden auch die aus dem Darm aufgenommenen *fettlöslichen Vitamine* transportiert. Ferner muß erwähnt werden, daß die Lymphe aus dem Blut oder aus Organen (z. B. endokrine Drüsen) bzw. Geweben stammende *Hormone, Enzyme* (z. B. Pankreas) und gelöste wie ungelöste *Bestandteile allenfalls zugrundegegangener lebender Materie* mit sich führt. Gelangen *Partikel* (z. B. Bakterien im Darmbereich, kleine Fremdkörper, wie z. B. Kohlestaubpartikel in der Lunge) ins Gewebeinterstitium, werden sie ebenfalls über den Lymphweg drainiert; allerdings bleibt partikuläres Material oft in den *als Filter wirkenden Lymphknoten* stecken, sei es extrazellulär, sei es – nach erfolgter Phagozytose z. B. durch Makrophagen – intrazellulär.

Der *Zellgehalt der Lymphe* variiert von Gewebe zu Gewebe und ist in der sog. peripheren Lymphe, die noch kein lymphoretikuläres Gewebe (insbesondere Lymphknoten) durchflossen hat, wesentlich geringer und anders als in der sog. zentralen Lymphe, d. h. nach Passage von Lymphknoten oder entsprechenden Strukturen. Die *periphere Lymphe* aus den meisten Körperteilen enthält bei Säugern nur etwa 200–800 Zellen/mm^3, davon ungefähr 80–90% Lymphozyten und 10–20% Makrophagen (Histiozyten). Eine Ausnahme macht die Leberlymphe, die bis zu 6000 (im Mittel etwa 2000–3000) Zellen pro mm^3 enthalten kann, bei ähnlicher Verteilung der Lymphozyten und Makrophagen. Unter physiologischen Bedingungen finden sich in der Lymphe nur sehr wenige Granulozyten und fast keine Plasmazellen. Die *zentrale Lymphe* ist wesentlich zellreicher als die periphere, vor allem infolge des Zutritts rezirkulierender Lymphozyten in den Lymphknoten (vgl. dazu S. 1076); so enthält die Lymphe in efferenten Gefäßen primärer Lymphknotenstationen u. U. bereits einige tausend Zellen/mm^3 (zu ungefähr 99% Lymphozyten) und im Ductus thoracicus noch mehr. Die Zahlen variieren von Spezies zu Spezies erheblich und können bei kleinen Laboratoriumstieren um ein mehrfaches größer sein als beim Menschen. Im übrigen schwankt die Zellzahl im Ductus thoracicus auch kurzfristig stark, z. T. in Abhängigkeit von Körperbewegungen. Beim Menschen wurden beispielsweise zwischen 2000 und 20000 Zellen/mm^3 Thoracicus-Lymphe gezählt.

Fortbewegung der Lymphe

Das Druckgefälle zwischen der interstitiellen Flüssigkeit und dem Lumen der Lymphkapillaren ist offenbar so gering, daß seine Messung Schwierigkeiten bereitet. Verschiedene Beobachtungen sprechen dafür, daß sich die initialen Lymphräume bei Dehnung des Gewebes ausweiten, und daß dabei die Endothelzellen der Lymphkapillaren auseinanderweichen. Auf diese Weise können – abgesehen vom Wasser und kleinmolekularen Substanzen – auch größere Moleküle und sogar Partikel in die Lymphbahn eintreten. Offenbar verhindert in der Regel die faserige Verankerung der Lymphkapillaren im umliegenden Gewebe den Kollaps dieser dünnwandigen Gefäße. Bei Engerstellung der letzteren, z. B. bei Volumenabnahme des betreffenden Gewebes infolge Verlusts an interstitieller Flüssigkeit, scheint die endotheliale Auskleidung der Lymphkapillaren wieder mehr oder weniger kontinuierlich zu sein. Für den Rückstrom von Flüssigkeit aus der Lymphbahn ins Interstitium ergibt sich unter solchen Bedingungen eine Art »funktionelles Filter«, das größere Moleküle (z. B. solche mit einem Molekulargewicht von mehr als 40000) nicht mehr mit Leichtigkeit durchläßt. Allerdings wird auch hier die Existenz eines transendothelialen Transportes angenommen, der in beiden Richtungen vor sich gehen kann. Im weiteren Verlauf der Lymphstrombahn steigt der Druck und ist in den großen zentralen Lymphgefäßen am größten. Dies ist nur möglich dank der vorhandenen *Klappen,* deren Suffizienz auch für die Fortbewegung der Lymphe entscheidend ist. Dank diesem *Ventilmechanismus* wirken sich alle passiven und aktiven Verengerungen der Lymphgefäße im Sinne eines Transports der Lymphe in zentripetaler Richtung aus. Von besonderer Wichtigkeit sind in diesem Zusammenhang *aktive Kontraktionen der Skelettmuskulatur,* die auf die Lymphgefäße eine Massagewirkung ausüben; aber auch *passive Bewegungen,* die intrathorakalen Druckveränderungen bei der *Atmung* und die *pulssynchronen Druckschwankungen* in der Umgebung der Arterien helfen mit, den Lymphfluß in Gang zu halten. Der letzterwähnte Mechanismus spielt naturgemäß vor allem für periarteriell gelegene Lymphgefäße eine Rolle. *Aktive Kontraktionen einzelner Lymphgefäßsegmente* haben auch einen Lymphtransport zur Folge; allerdings ist ihre Bedeutung beim Menschen nicht sehr groß. Je nach Spezies notiert man 5–30 rhythmische Kontraktionen pro Minute.

Der *Übertritt von Lymphe* aus dem Ductus thoracicus bzw. dem rechtsseitigen Ductus lymphaticus in die *Jugularvenen* geschieht physiologischerweise aufgrund eines *Druckgefälles* von etwa 3–4 cm H_2O.

Ausmaß des Lymphflusses

Beim gesunden erwachsenen Menschen schätzt man den Lymphfluß im Ductus thoracicus auf etwa 1–1,4 ml/kg Körpergewicht/h, d. h. im Mittel etwa 1500–2000 ml/Tag. Zählt man die Lymphe aus dem(n) rechtsseitigen Ductus hinzu, ergeben sich noch etwas höhere Werte. Bei den meisten Säugern – und im wesentlichen auch beim Menschen – stammt mehr als die Hälfte der Thoracicus-Lymphe aus dem Darmbereich, während etwa ein Drittel seinen Ursprung in der Leber hat. Die hier angegebenen Zahlen bedeuten, daß mindestens die Hälfte der im Blutplasma vorhandenen Proteine innerhalb eines Tages die Blutgefäßwand im Bereich der Endstrombahn passiert und über den Lymphweg rezirkuliert. Zu jeder Zeit befinden sich etwa 50% der Bluteiweiße im interstitiellen Raum der Gewebe. Bei starker *körperlicher Arbeit* nimmt der Lymphstrom insbesondere in der Skelettmuskulatur, aber auch in Lunge, Herz und anderen Geweben, erheblich zu. Nach Einnahme von *Mahlzeiten,* insbesondere auch flüssiger Nahrung, notiert man innerhalb von 15–90 min eine Zunahme des Lymphstromes aus dem Darmbereich, der mehr als das fünffache der Kontrollwerte im Hungerzustand betragen kann und in einem Zeitraum von einer bis mehreren Stunden wieder abklingt. Die Geschwindigkeit, mit der die Steigerung des Lymphstromes erfolgt, ebenso wie dessen maximale Werte hängen dabei von der Art der peroral bzw. in den Verdauungstrakt verabreichten Flüssigkeit ab: nach Gabe von Wasser und 10%iger Albuminlösung kommt es zu einem raschen Anstieg des Lymphstromes aus dem Darm, nach Verabreichung von 0,9%iger NaCl-Lösung oder 10%iger Glukoselösung nimmt das pro Zeiteinheit aus dem Darmbereich anfallende Lymphvolumen etwas verzögert zu, und den langsamsten Anstieg findet man nach Gabe öliger Flüssigkeiten bzw. Emulsionen.

105.2. Merkpunkte zu den Funktionen des Lymphsystems unter physiologischen und pathologischen Bedingungen

Der Lymphfluß hat für den *Stoffwechsel* in verschiedener Beziehung große Bedeutung. Er ist wesentlich an der *Durchströmung der Gewebe* und daher an der Erneuerung der Flüssigkeit im extravaskulären Extrazellularraum beteiligt, was sich zugunsten der Erhaltung eines geeigneten *»inneren Milieus«* auswirkt. Der Abtransport der Lymphe aus den Geweben und deren Rückführung in den Blutkreislauf haben – ganz abgesehen von ihrer Wichtigkeit für *den Wasser- und Elektrolythaushalt* – u. a. zur Folge, daß die in der Lymphe enthaltenen Substanzen, wie *Proteine, Hormone* u. a., wieder in Zirkulation gelangen, d. h. *verfügbar bleiben.* Das Lymphgefäßsystem des Darms ist in den *Transport aufgenommener Nahrungsbestandteile,* insbesondere auch von Chylomikronen, fettlöslichen Vitaminen und anderen Stoffen, eingeschaltet. Ferner besorgt das Lymphsystem die *Drainage eines allfälligen Überschusses an interstitieller Flüssigkeit* und wirkt so der Ödembildung (s. u.) entgegen. In ähnlicher Weise *schafft es Bestandteile zugrundegegangener lebender Materie weg,* die beispielsweise nach Gewebenekrosen, Blutungen, u. a. m. anfallen. Aber auch gelöstes oder partikuläres *Fremdmaterial* (u. a. *Mikroorganismen,* vgl. dazu S. 1743), das ins Gewebe gelangt ist, kann auf diesem Weg abtransportiert werden. In dieser Hinsicht kommt den in der peripheren Lymphe relativ zahlreich vorhandenen *Makrophagen* und den *Lymphknoten* besondere Bedeutung zu. Die letzteren üben auch eine *Filterfunktion* aus und sind Hauptorte von *Abwehrreaktionen* immunologischer und allgemeinentzündlicher Art (vgl. dazu S. 1067). In diesem Zusammenhang sei auf die *Rezirkulation von Lymphozyten* hingewiesen, die in lymphoretikulären Organen aus dem Blut ins Gewebe, von dort in die Lymphbahn und schließlich wieder in den Kreislauf gelangen. *Neugebildete Lymphozyten* werden dem Blut zum guten Teil auch über die Lymphgefäße zugeführt, desgleichen die in Lymphknoten und anderen lymphoretikulären Strukturen gebildeten *Antikörper.* Im Gegensatz zu den rezirkulierenden Lymphozyten, beschränkt sich die *Wanderung von Histiozyten (Makrophagen) und Granulozyten,* z. T. auch von Mastzellen, in der Regel auf den Einstrom aus der Peripherie in die ersten, weniger auch die weiter zentral gelegenen Lymphknoten *(»lymphatische Stationen«).* Meistens vereinigen sich in einem Lymphknoten afferente Lymphgefäße aus verschiedenen Geweberegionen, so daß – je nach den Geschehnissen in der Peripherie – in den ersteren segmental unterschiedliche Reaktionsmuster auftreten können.

105.3. Allgemeine Begriffe und Grundsätze zu den Störungen des Lymph- bzw. Lymphgefäßsystems

Definitionen: Obwohl bei allen Ödemen (S. 598) ein im Vergleich zum Anstrom interstitieller Flüssigkeit ungenügender Wegtransport von Lymphe pathogenetisch wichtig ist, redet man im medizinischen Sprachgebrauch nur dann von einem *Lymphödem (lymphostatisches Ödem),* wenn die Ursache in einer obstruktiven Behinderung des Lymphabflusses liegt. Nimmt die Volumenzunahme eines Körperteils, insbesondere im Extremitätenbereich, infolge Lymphödem und allenfalls zugehöriger Sklerose enorme Maße an, sprechen wir von *Elephantiasis.* »*Lymphangiopathie*« ist ein Ausdruck, der im weiteren Sinne für alle Veränderungen benützt werden kann, die primär und/oder hauptsächlich die Lymphgefäße betreffen; in der Regel meint man aber damit nur die nicht-entzündlichen Prozesse und grenzt sie von den entzündlichen »*Lymphangiitiden*« ab. »*Lymphangiektasien*« sind umschriebene, meist dauernde Erweiterungen der Lymphgefäße, »*Lymphzysten*« große, von Lymphe gefüllte Hohlräume. Als »*Lymphfistel*« bezeichnet man eine abnorme Verbindung zwischen dem Lymphgefäßsystem und anderen Hohlräumen oder der Oberfläche von Organen bzw. Körperteilen.

Wenn man von der Pathologie der Lymphknoten (vgl. dazu S. 1057) absieht, umfassen die krankhaften Veränderungen des Lymph- bzw. Lymphgefäßsystems:

- *Störungen in der Zusammensetzung der Lymphe* und *lymphogene Ausbreitung von Krankheiten,*
- *Überbelastung* eines an sich gesunden Lymphsystems durch vermehrten Flüssigkeitsanstrom aus den Geweben,
- *Lymphödeme* und ihre Folgen, als Ausdruck einer Lymphabflußbehinderung wegen obstruktiver Störungen im Bereich der Lymphgefäße, und
- *Verlust von Lymphe* sowie
- *Lymphzysten und Lymphfisteln.*

Tumoröse bzw. neoplastische Bildungen von Seiten der Lymphgefäße wurden schon behandelt (S. 255), ebenso die Bedeutung der Lymphbahnen bei der *Metastasierung maligner Neoplasmen* (S. 225). Die *Ausbreitung infektiöser Prozesse auf dem Lymphweg* kommt später zur Sprache (S. 1743 und S. 1748).

105.4. Störungen in der Zusammensetzung der Lymphe und lymphogene Ausbreitung von Krankheiten

In der Regel spiegelt sich jede *Veränderung in der chemischen Zusammensetzung* des Blutes auch in der Lymphe wieder (s. dort). *Erythrozyten* finden sich in der Lymphe, wenn es im Einstromgebiet zu Blutungen gekommen ist (vgl. dazu S. 460). Bei verschiedenen Formen von hämorrhagischer Diathese, insbesondere bei *Thrombozytopenie,* enthält die Lymphe fast aller Körperregionen mehr oder weniger zahlreiche rote Blutkörperchen.

Ins Gewebe eingedrungenes *Fremdmaterial* wird – je nach der Lokalisation – zu einem guten Teil auf dem Lymphweg abtransportiert. Abgesehen davon, daß auf diese Weise u. a. *toxische Agentien* Verbreitung finden können, wird manchmal auch die Lymphbahn selbst in Mitleidenschaft gezogen (z. B. bei Silikose, S. 635). Von besonderer Wichtigkeit ist die *lymphogene Aussaat pathogener Mikroorganismen* und damit die Propagation eines infektiösen Prozesses längs der Lymphbahnen. Dies gilt nicht nur für Viren und Bakterien, sondern auch für tierische Parasiten (vgl. dazu S. 2068). Die *lymphogene Metastasierung bösartiger Neoplasmen* wurde schon erörtert (S. 225).

Aus Gebieten mit *Gewebenekrose* drainieren die Lymphgefäße vielerlei Abbauprodukte lebender Materie.

105.5. Überbelastung eines an sich gesunden Lymphgefäßsystems durch vermehrten Flüssigkeitsanstrom aus den Geweben

Es wurde schon hervorgehoben, daß die Lymphgefäße im Sinne eines Überlaufsystems funktionieren, das vermehrt anströmende interstitielle Flüssigkeit abtransportiert. Zu einer Dekompensation und damit zur *Ödembildung* kommt es dann, wenn die *Transportkapazität des Lymphsystems überschritten* wird (vgl. dazu S. 601). Der letzteren sind normalerweise Grenzen gesetzt, auch wenn sich die Lymphgefäße bei dauernd vermehrtem Lymphstrom etwas erweitern können. Wie schon erwähnt wurde, hängt der Lymphfluß u. a. auch von *Muskelbewegungen* ab, so daß sich auch in dieser Beziehung Störungen ergeben können. Eine *starke Vermehrung des Lymphflusses* findet sich bei jenen krankhaften Zuständen, die durch einen gesteigerten Übertritt von Blutflüssigkeit ins Gewebe gekennzeichnet sind, gleichgültig, ob dieser beispielsweise durch eine Erhöhung des hydrostatischen Druckes

in den terminalen Blutgefäßen oder durch eine Verminderung des kolloid-osmotischen Druckes des Blutplasma bedingt ist (vgl. dazu S. 600).
Die *Zusammensetzung der Lymphe* entspricht in solchen Fällen ungefähr derjenigen der aus den terminalen Blutgefäßen austretenden Flüssigkeit, d. h. der Proteingehalt ist beispielsweise gering bei kardialen Ödemen, relativ hoch bei Aszites infolge Leberzirrhose.
Abgesehen von einer Überbelastung des ganzen Lymphgefäßsystems im großen und/oder kleinen Kreislauf, kommen auch *regionale Dekompensationen der Lymphdrainage* vor, z. B. bei thrombotischer Obstruktion tiefer Beinvenen.
Die **Folgen** einer chronischen Überbelastung des Lymphsystems umfassen einerseits die *Ödembildung* und ihre Auswirkungen bzw. Komplikationen (vgl. dazu S. 604), insbesondere z. B. eine mehr oder weniger ausgeprägte interstitielle *Sklerose.* Andererseits können auch die *Lymphgefäße* selbst eine Veränderung erfahren; vor allem bei erhöhtem Druck innerhalb größerer Lymphgefäße, wie er beispielsweise bei Global- bzw. Rechtsinsuffizienz des Herzens im Ductus thoracicus herrscht, macht sich eine *Intimaverdikkung* und *Mediasklerose* gewissen Grades bemerkbar. Ein stark erhöhter Lymphfluß ohne Druckerhöhung, wie man ihn im Ductus thoracicus z. B. bei Leberzirrhose antrifft, scheint demgegenüber weniger oder überhaupt nicht mit einer Wandsklerose größerer Lymphgefäße einherzugehen. Es finden sich zudem regionale Unterschiede in dieser Hinsicht, indem beispielsweise die Hauptlymphstämme des Halses bei chronischer Rechts- bzw. Globalinsuffizienz des Herzens keine nennenswerte Wandsklerose zu erkennen geben.
Daß eine *verminderte Durchblutung der Endstrombahn* auch eine *Reduktion des Lymphflusses* nach sich zieht, bedarf keiner weiteren Erläuterung.

Beispiele:
- Ödeme infolge Überbelastung eines an sich intakten Lymphsystems finden sich beispielsweise bei *Herzinsuffizienz* (Lungenödem bei Linksinsuffizienz, Ödeme in den abhängigen Partien des großen Kreislaufes bei Global- bzw. Rechtsinsuffizienz).
- Ödeme bei *Hypoproteinämie* (S. 906).
- Ödeme nach *Hypertransfusion von Lösungen ohne kolloidosmotisch wirksame Beimengungen.*
- Aszites bei *portaler Hypertonie* infolge vorwiegend postsinusoidaler Einengung der Leber-Endstrombahn, insbesondere bei Leberzirrhose.
- Ist die Transportkapazität der Lymphgefäße wegen mangelhafter Pumpenfunktion der Muskulatur und/oder passiver Bewegungen vermindert, kann sich auch eine Dekompensation des Lymphgefäßsystems ergeben. Dies trifft beispielsweise für die sog. *Paraplegiker-Ödeme* zu.

105.6. Lymphödeme i. e. S.

Ursachen, Pathogenese und **Folgen:** Lymphödemen i. e. S. liegt eine Verminderung des Lymphtransportes infolge *obstruktiver Störungen im Bereich der Lymphgefäße* zugrunde. Diese können *konnatal* vorhanden sein oder später *erworben* werden. Man unterscheidet auch zwischen *primären und sekundären obstruktiven Lymphangiopathien,* je nachdem, ob es sich um eine Lymphgefäßveränderung sui generis oder um die Auswirkungen verschiedenster Noxen auf das Lymphgefäßsystem handelt. Für Lymphödeme gelten entsprechende Bezeichnungen.
Primäre Lymphödeme finden sich bei einer Reihe seltener Leiden, die durch angeborene *Agenesie, Aplasie, Hypoplasie* oder *Dysplasie* (*Dysgenesie,* wie z. B. *kongenitale Lymphangiektasien der Lungen oder des Darms)* von Lymphgefäßen eines oder mehrerer Körperteile bzw. Organe gekennzeichnet sind. Ferner werden dieser Gruppe auch *erworbene Störungen,* wie ungeklärte (*»primäre«, »idiopathische«) Lymphangiitiden* und *gewisse Lymphgefäßgeschwülste* (S. 255 und 1276), zugeordnet.
Sekundäre Lymphödeme sind meistens erworben. Als Ursachen stehen *traumatisch, thermisch, aktinisch, chemisch, infektiös, parasitär, neoplastisch* oder anderswie *bedingte Schädigungen der Lymphgefäße* bzw. *Störungen des Lymphflusses* im Vordergrund. Dabei kann es sich um eine *Durchtrennung, Verstopfung* (Obturation), *Kompression* und/oder *Obliteration mit anschließendem Verschwinden* der betreffenden Lymphbahn handeln. Der letzterwähnte Prozeß ist beispielsweise dann gegeben, wenn die Innenflächen der Lymphgefäße nach vorausgehendem Endothelschaden fibrinös verkleben und danach bindegewebig verwachsen. Kompressionen von Lymphbahnen ergeben sich u. a. aufgrund von Narbenstrikturen, Tumoren oder Druckwirkungen von Seiten zelliger oder andersartiger Infiltrate im umgebenden Gewebe. Verstopfungen von Lymphgefäßen begegnet man – abgesehen von seltenen Krankheiten, wie der *Whipple'schen Krankheit* (S. 687), vor allem bei malignen neoplastischen Prozessen, wo Tumorzellpfröpfe die Lichtung gänzlich ausfüllen können *(Lymphangiosis carcinomatosa).*

Morphologisch zeigt sich beim *Lymphödem* je nach Ursache, Lokalisation und Alter ein verschiedenartiges Bild. In frühen Stadien sind vor allem die *Lymphkapillaren* und *postkapillären Lymphgefäße* oft stark dilatiert, später können sie – z. B. infolge Druckwirkung von Seiten des interstitiellen Ödems oder Fibrose – z. T. kollabieren und sind dann kaum mehr nachweisbar. Es sei hier daran erinnert, daß bei Stauungsödem aufgrund eines venösen Überdruckes die Lymphkapillaren in der Regel weit offen bleiben. Wegen des meist erheblichen Proteingehaltes der *Lymphödemflüssigkeit* ist diese besser färbbar als bei venösem Stauungsödem. Am Beispiel der Haut kann ferner gezeigt werden, daß Lymphödeme zu einer Verquellung und Verdickung der kollagenen Faserbündel neigen, während Stauungsödeme mehr eine subepidermale Flüssigkeitsansammlung und ein Auseinanderdrängen der bindegewebigen Faserzüge bedingen. Bei längerem Bestehen eines Lymphödems in mesenchymalen Geweben kommt es zu einer progressiven Vermehrung von Proteoglykanen und kollagenen, später auch elastischen Fasern, im Fettgewebe vor allem zwischen den Läppchen (sog. *Sklerose, Lymphsklerem*). Besonders rasch schreiten diese Veränderungen bei einer Kombination von entzündlichen Prozessen (S. 1243) und Lymphödem voran. Die *Lymphgefäßveränderungen* richten sich nach der Art der Lymphwegsobstruktion. Einer *Perilymphangiitis* begegnet man beispielsweise bei Phlebitis in der Nachbarschaft, einer *Lymphangiitis simplex* bei regionären entzündlichen Prozessen verschiedenster Art. Während diese beiden Formen oft nicht obstruktiv wirken, zeichnen sich andere durch eine ausgesprochene Neigung zur *Lymphgefäßobliteration* aus. Bei der sog. *Endolymphangiitis »proliferans«*, die vor allem die Lymphkapillaren und postkapillären Lymphgefäße betrifft, ist das Lumen z. T. durch Zellpröpfe verstopft, an denen sich u. a. Histiozyten und Endothelien beteiligen. Die *Thrombolymphangiitis acuta* zeichnet sich durch einen fibrinösen Lichtungsverschluß aus; kommt es zur Organisation des Pfropfs, spricht man von *Thrombolymphangiitis productiva*, später von *»Lymphangiitis fibrosa«*. Im Gegensatz zu den bisher erwähnten, entzündlichen Veränderungen der Lymphgefäße, scheint es sich bei der *Lymphangiopathia obliterans* mehr um eine allmählich fortschreitende Verdickung und Hyalinisierung der Gefäßwände mit zunehmender Einengung des Lumens zu handeln. Kongenitale oder erworbene *Lymphangiektasien* können sich auch im Sinne einer Lymphabflußbehinderung auswirken, u. a. deshalb, weil es hier zu Reflux und/oder ventilartigen Verschlüssen kommen mag.

Beispiele von Lymphödemen i. e. S.:

Primäre Lymphödeme:

- *Kongenitale Aplasien von Lymphgefäßen* gehören zu den großen Seltenheiten. Man nimmt an, daß wenigstens ein Teil der Fälle von *kongenitalem, hereditärem Lymphödem* an unteren Extremitäten (*»Milroy'sche Krankheit«*, z. T. autosomal-dominant mit unterschiedlicher Expressivität vererbt) auf einer mangelhaften oder sogar fehlenden Ausbildung der regionären Lymphgefäße beruht. Eine Aplasie oder Hypoplasie von Lymphgefäßen wird auch als eine der Ursachen der *primären Hydrozele* (Ansammlung von Flüssigkeit im Spatium vaginale des Hodens) des Kindes angesehen.
- Das ebenfalls familiär auftretende sog. *Lymphoedema praecox (Meige)* tritt meistens in der Pubertät oder etwas später in Erscheinung. Das *»Lymphoedema tardum«* macht sich sogar erst nach dem 30. Altersjahr bemerkbar. Auch diese Leiden betreffen in erster Linie untere Extremitäten. Über die Natur der ihnen zugrundeliegenden, obliterierenden Lymphangiopathie ist wenig bekannt.
- Die sog. *Elephantiasis congenita angiomatosa* beruht auf gemischten *Hämolymphangiomen* und kann in Armen, Beinen oder anderen Körperteilen lokalisiert sein. Meistens ist mit der Gefäßmißbildung auch ein wechselnder Grad von Lymphödem verbunden.
- Auch *kongenitale Lymphangiektasien*, z. B. in den Extremitäten, im Darmbereich oder in den Lungen, bewirken in der Regel ein mehr oder weniger ausgeprägtes Lymphödem. Dasselbe gilt für größere *Lymphangiome*, z. B. das *Hygroma colli cysticum* (S. 255).
- Die ihrem Wesen nach wenig geklärte, primäre *»Lymphangiopathia obliterans«*, die vor allem bei Frauen jüngeren Alters im Unterschenkelbereich auftritt, zeichnet sich durch zahlenmäßig reduzierte, wenig elastische (»starre«) Lymphgefäße mit z. T. weitem, oft aber engem Lumen, einer verdickten Intima und vermehrtem Kollagengehalt auch in den übrigen Wandschichten aus. Die Lymphkapillaren sind in solchen Fällen deutlich dilatiert. Die Haut im Bereich solcher Störungen zeigt in der Regel eine Hyperkeratose.
- Mächtige Lymphödeme, z. T. in Form einer Elephantiasis, beobachtet man u. a. bei Fällen von *angioplastischer Sarkomatose (Stewart-Treves-Syndrom)*.

Sekundäre Lymphödeme:

- *Traumatisch unterbrochene kleine Lymphbahnen* können sich z. T. innerhalb von wenigen Wochen soweit regenerieren, daß ein allenfalls entstandenes Lymphödem wieder abklingt. Nach Verletzung größerer Lymphgefäße entstehen u. U. *Lymphfisteln* bzw. *Lymphzysten* (s. u.), oder der Lymphfluß wird durch Vernarbungen für längere Zeit gehemmt.
- Entsprechende Störungen werden auch nach *operativen Eingriffen* beobachtet. So kann beispielsweise nach ausgedehnter »Neck-dissection« wegen bösartiger Geschwülste im Halsbereich eine sog. *»lymphogene Enzephalopathie«* auftreten (vgl. dazu Lymphdrainage des Schädelinnern, S. 591).
- Bei *Verbrennungen der Haut* (Temperaturen über 60° C) werden nicht nur die Blutgefäße, sondern – zeitlich etwas nachhinkend – auch die Lymphgefäße teilweise verschlossen. Innerhalb von wenigen Wochen finden sich aber in der Regel wieder regenerierte, z. T. weite Lymphbahnen.
- *Therapeutische ionisierende Bestrahlungen* – mit oder ohne vorausgehende chirurgische Resektion – resultieren manchmal in einer weitgehenden Obstruktion der betroffenen Lymphgefäße und einem entsprechenden Lymphödem (z. B. Mastektomie, Ausräumen der axillären Lymphknoten und Nachbestrahlung wegen Mamma-Karzinom).
- Am postphlebitischen oder postthrombotischen Ödem *(Phlebödem)* im Beinbereich sind z. T. auch Lymphwegsobstruktionen infolge Periphlebitis beteiligt, u. U. mit Lymphreflux.
- Insbesondere beim manchettenförmigen *Ulcus cruris* beobachten wir stark erweiterte Lymphgefäße distal und relativ enge, oft ziemlich dickwandige Lymphbahnen proximal der Narbenzone. Das sog. *Kulissenödem* in solchen Fällen entspricht somit zu einem guten Teil einem Lymphödem.
- *Lymphangiitiden* und *Lymphadenitiden* sind sehr häufige Begleiterscheinungen lokaler, infektiös oder nichtinfektiös bedingter, entzündlicher Prozesse (vgl. dazu S. 1276).
- Das *akut-entzündliche Ödem* beruht wohl zum guten Teil auf einer erhöhten Permeabilität der Blutkapillaren, in wechselndem Ausmaß sind aber auch Lymphwegsobstruktionen (Kompression durch Gewebedruck, u. U. Obliteration) an seiner Ausbildung beteiligt. Die Bedeutung von Lymphgefäßspasmen bei solchen Prozessen bleibt noch zu klären. *Chronische Lymphangiitiden* sind manchmal mit einem schweren Grad von Lymphödem und zunehmender interstitieller Sklerose verbunden. Ein gutes Beispiel hierfür bietet die durch Streptokokkeninfektion (insbesondere Erysipel, S. 1873) bedingte *Elephantiasis nostras streptogenes*.
- Die *Elephantiasis vulvae (Esthiomene)* beruht auf einem chronischen Lymphödem infolge obstruktiver Prozesse im Bereich der abführenden Lymphbahnen, insbesondere bei unspezifischen entzündlichen Prozessen, venerischen Affektionen, wie Lymphogranuloma inguinale und Lues, Tuberkulose und neoplastischer Infiltration, ferner nach chirurgischer Ausräumung und/oder Bestrahlung der regionären Lymphknoten. Schwere Formen von *Elephantiasis* der Beine und z. T. der Genitalien treten z. B. bei *Filariasis* auf; verantwortlich für das schwere Lymphödem in solchen Fällen sind die oft in Lymphgefäßen liegenden reifen Würmer (Wuchereria bancrofti u. a.) sowie vor allem die begleitende chronische Lymphangiitis.

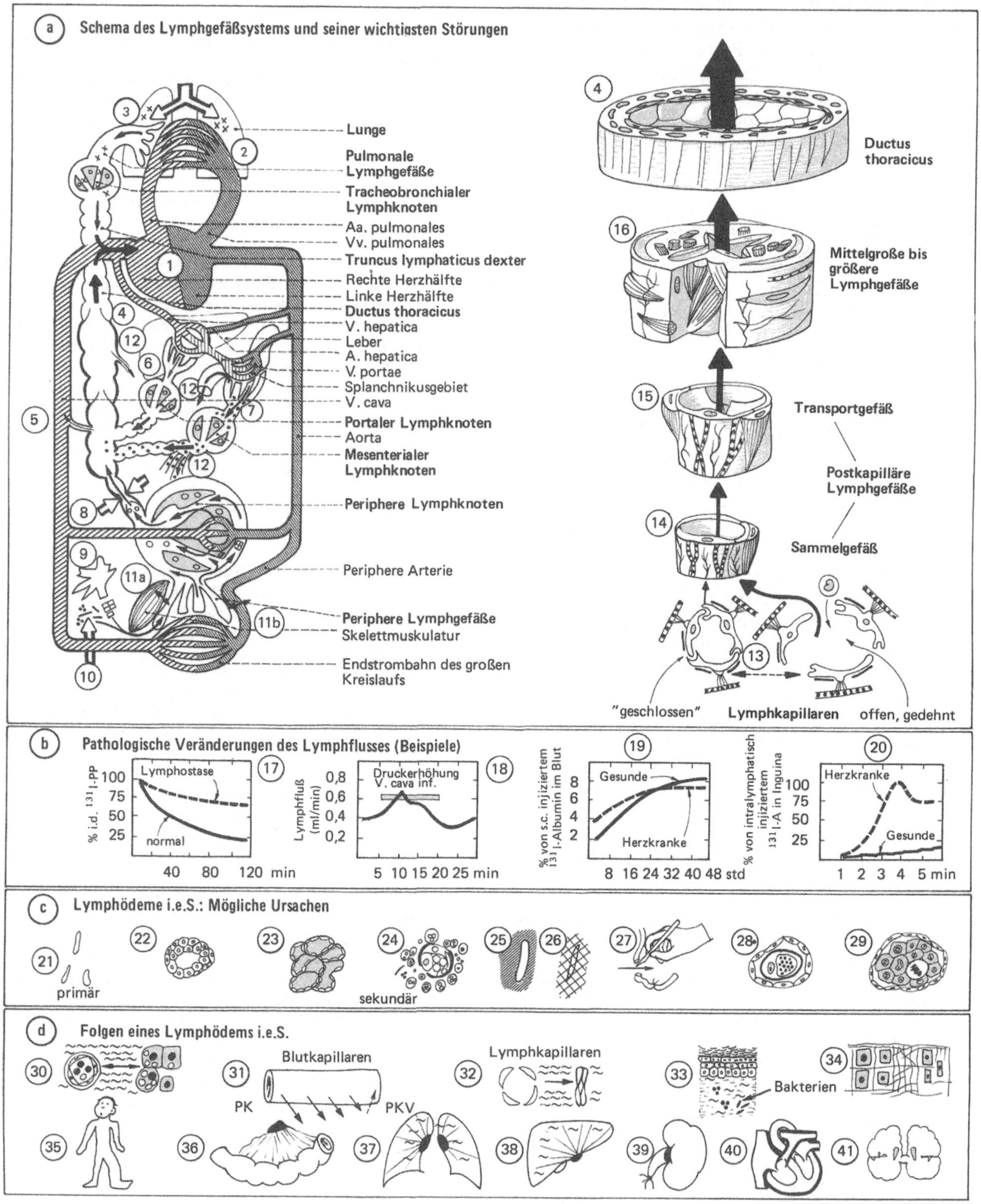

Abb. 120 a–d. *Störungen des Lymphflusses und des Lymphgefäßsystems.* Mit der möglichen Ausnahme des Knochenmarks und – nur beschränkt – des Zentralnervensystems, in denen typische Lymphgefäße offenbar nicht vorkommen, besitzt jeder Körperteil, jedes Organ und jedes Gewebe seine *Lymphabflußbahnen.* Je nach Lokalisation lassen sich ein *oberflächliches,* die Haut bzw. Unterhaut drainierendes, und ein *tiefes* (subfasziales), zur Skelettmuskulatur und anderen Weichteilen der Extremitäten, der Kopf-Hals-Gegend sowie der Rumpfwand gehörendes *Lymphgefäßsystem* auseinanderhalten. Außerdem existieren *organeigene Lymphbahnen,* die sich schließlich mit den andern vereinen. Der *Rückfluß der Lymphe ins Blut* erfolgt an den sog. »Venenwinkeln«, vor allem durch den Ductus thoracicus, ferner durch den Truncus lymphaticus dexter und kleinere Gefäße. Bei einem gesunden Erwachsenen in Ruhe werden im Tag von dem gesamten Blutstromvolumen (im Mittel 8400 l) in der Endstrom-

- Vieles spricht dafür, daß auch beim sog. *Ormond-Syndrom,* einer ausgedehnten retroperitonealen Fibrosierung meist unbekannter Ätiologie, pathogenetisch eine Blockade des Lymphabstroms eine erhebliche Rolle spielen könnte.
- Es gilt als erwiesen, daß auch bei der *Enterocolitis regionalis* (*Crohn'sche Krankheit,* S. 684) pathogenetisch ein chronisches Lymphödem bei obstruktiver Lymphangiitis im Vordergrund steht. Als Folge davon entwickeln sich u. a. eine streckenförmige Wandverdickung des Verdauungstraktes, mit/bei Lymphangiektasien, pflastersteinartigen Erhebungen der ödematösen Schleimhaut, fissuralen Geschwüren, epitheloidzelligen Granulomen längs der Lymphbahnen und einer Sklerose des im Mesobereich gelegenen Fettgewebes. Die epitheloiden Zellen der Granulome zeigen oft große Vakuolen, die vermutlich durch Vereinigung pinozytotischer Vesikeln entstanden sind.
- Lymphödeme bei *Lymphangiosis carcinomatosa* gehören zu den häufigen Beobachtungen.
- Im Tierversuch hat eine *Unterbindung des Ductus thoracicus* vielfältige Auswirkungen, u. a. auch auf innere Organe. In der *Leber* notiert man u. a. eine Ausweitung des Dissé'schen Raumes, ein allmählich zunehmendes Ödem der portalen Felder sowie eine hydropisch-vakuoläre Umwandlung der den erweiterten Lymphräumen benachbarten Hepatozyten. Mit der Zeit zeigen die Glisson'schen Scheiden auch eine Fibrose. In der *Niere* macht sich nach 1–2 Tagen eine Dilatation der periarteriellen Lymphgefäße, verbunden mit zunehmender Vakuolisierung der Tubulusepithelien im Rindenbereich, be-

---

Abb. 120 a–d (Fortsetzung)

bahn etwa 20 l Flüssigkeit in den Extravaskulärraum »filtriert« und 16–18 l im venolären Schenkel rückresorbiert; ungefähr 2–4 l gelangen als Lymphe über die Lymphbahnen zurück in den Blutkreislauf, was bedeutet, daß mehr als die Hälfte der Plasmaproteine einmal im Tag über die Lymphbahnen rezirkuliert. Bei Arbeit und nach Mahlzeiten nimmt der Lymphfluß erheblich zu, manchmal um mehr als das 6-fache. Die *Hauptfunktionen des Lymphsystems* liegen u. a. in α) einer *stetigen Durchströmung der Gewebe* mit Proteinen, Nahrungsstoffen, Elektrolyten, Hormonen u. a.; β) einer *Drainage überflüssiger interstitieller Flüssigkeit;* γ) einem *Wegschaffen von Abbauprodukten* verschiedener Art (auch von toten Zellen); δ) einem *Abtransport von Fremdmaterial (z. B. Mikroorganismen)* in die Lymphknoten (Filter- und Abwehrfunktion); und ε) einer *Rückführung der rezirkulierenden Lymphozyten* in die Blutbahn, was für Immunreaktionen (S. 1080) von entscheidender Bedeutung ist. **a** und **b** *Übersicht über die wichtigsten Störungen des Lymphflusses bzw. Lymphgefäßsystems.* Bei *Herzinsuffizienz* (1) ist trotz allgemeiner Ödembildung in den abhängigen Partien und eines gestörten Abtransports der interstitiellen Flüssigkeit (19) der Lymphumsatz infolge vermehrter Transsudation (erhöhter venöser bzw. venolärer hydrostatischer Druck!) gesteigert (18, 20). In fortgeschrittenen, chronischen Fällen beobachtet man eine Dilatation und Wandsklerose des Ductus thoracicus (4), z. T. auch der mittelgroßen Lymphgefäße (16), u. U. verbunden mit einer mäßigen muskulären Hypertrophie. *Generalisierte Ödeme anderer Genese* (s. Abb. 121, S. 602) gehen meist ebenfalls mit einem vermehrten Lymphfluß einher. Eine *Überforderung der Transportkapazität der Lymphgefäße* spielt im Grunde genommen bei jeder Ödembildung eine wesentliche Rolle, z. B. auch bei der Ausbildung eines *Lungenödems* (2), von *Aszites* (6, 7, s. auch Abb. 113, S. 548, und Abb. 114, S. 550) oder *anderen Höhlenergüssen* (s. Abb. 121, S. 602). *Regionale Lymphödeme i. e. S. (lymphostatische Ödeme)* beruhen in der Mehrzahl der Fälle auf einer *Kompression und/oder Obstruktion der abführenden Lymphgefäße* (8, 17), z. B. infolge neoplastischer Prozesse (s. 29), Narbenbildung (s. 25), Durchtrennung und/oder Ligatur (s. 27) u. a. m. (s. **c** und **d**). Leichtere Lymphödeme entstehen bei *herabgesetzter Muskeltätigkeit* (11 a, z. B. »Paraplegiker-Ödeme«, ferner »Reiseödeme« auch bei Gesunden), *Klappeninsuffizienz* (4, 15) sowie u. U. infolge verminderter Pulswirkung von Seiten der begleitenden Arterien (11 b). Bei Lymphödemen sind die *Lymphkapillaren* wegen »Auseinanderziehens« der fibrillären Verankerungen ihrer Endothelien an benachbarten Faserstrukturen zunächst »offen«; später können sie – z. B. durch Kompression und/oder Sklerosierung des Gewebes – eng bzw. verschlossen sein (13); *Sammelgefäße* (14) bleiben in solchen Fällen länger dilatiert als die Kapillaren. *Lymphogen ausgebreitete Krankheiten* umfassen z. B. *Pneumokoniosen* (3), *maligne neoplastische Prozesse* (9) und *Infektionskrankheiten* (10). *Lymphfisteln* (12) können u. U. angeboren sein; meistens aber sind sie erworben (z. B. Verletzungen bzw. chirurgische Eingriffe, ferner bösartige Geschwülste mit Zerfall oder andere nekrotisierende Prozesse, wie Entzündungen mit Gewebsuntergang). Je nach dem Fistelweg können eine *Lymphzyste* (im Gewebe), ein *Höhlenerguß* (z. B. Ascites chylosus, Chylothorax) oder ein *Lymphverlust nach außen* (z. B. proteinverlierende Enteropathie) zustandekommen. *Lymphatikovenöse Anastomosen* (5) existieren normalerweise. Bei erhöhtem Druck im betreffenden Lymphgefäß können sie entlastend wirken. Ungünstige Folgen dieser Verbindungen umfassen z. B. die Ausbreitung infektiöser Keime oder neoplastischer Zellen. **c** *Beispiele möglicher Ursachen eines Lymphödems i. e. S.: Angeborene Agenesie, Aplasie, Hypoplasie und/oder Dysplasie* (21), wie sie z. B. bei der *Milroy'schen Krankheit* vorkommen (s. Text unter »primäre Lymphödeme«). *Idiopathische obliterierende Prozesse* (22), wie die Lymphangiopathia obliterans bei Frauen jüngeren Alters. *Kongenitale Lymphangiektasien oder Lymphangiome* (23). *Lymphangiitiden* verschiedenster Genese (24), *Vernarbungen* mit Distorsion, Kompression (25) und/oder *Obliteration von Lymphgefäßen* (26). *Verletzungen* und *Ligaturen* von Lymphgefäßen (27), wobei z. B. nach chirurgischer Durchtrennung im Verlauf von Monaten eine teilweise Regeneration möglich ist. *Verschluß von Lymphgefäßen durch tierische Parasiten* (28, z. B. Filariasis) oder *malignes neoplastisches Gewebe* (29, Lymphangiosis carcinomatosa). **d** *Hinweise auf einige Folgen des Lymphödems i. e. S.:* Verlängerung der Diffusionsstrecke zwischen Kapillaren und Gewebszellen, d. h. *Erschwerung des Stoffaustausches* (30). *Vermehrte Pinozytose* durch die von Ödemflüssigkeit umgebenen Zellen (30), Erhöhung des kolloid-osmotischen Druckes der Interstitialflüssigkeit und damit *vermehrte Transsudation aus den Blutgefäßen* bis in den venolären Bereich (31), vorausgesetzt, daß das Ödem nicht *gefäßkomprimierend* wirkt (z. B. auch Kompression von Lymphgefäßen, 32). *Atrophie und Hyperkeratose der Epidermis* (33), verbunden mit erhöhter *Verletzlichkeit* und *Infektanfälligkeit,* sowie – *durch das Ödem und/oder die schleichend sich entwickelnde Ödemsklerose – Atrophie parenchymatöser Zellen* verschiedenster Art (34). *Elephantiasis* (35). *Streckenförmiges Lymphödem des Darms* (z. B. bei symptomatischer oder idiopathischer Enterocolitis regionalis (Crohn), 36). *Interstitielles Lungenödem,* u. U. übergehend in Fibrose, bei Verlegung der Lymphwege im Hilusbereich (37). *Ödem der Leber* (38) oder der *Nieren* (39) bei Behinderung bzw. Insuffizienz des Lymphabstroms, z. T. übergehend in eine diffuse Fibrose (Sklerose). *Herzödem* (40) z. B. bei Pericarditis constrictiva oder malignem Mediastinaltumor. *Encephalopathia lymphostatica* (41), u. a. nach »neck dissection«. Die Bedeutung eines Lymphödems bei der *Atherogenese der Arterien* wurde schon erörtert (s. Abb. 105, S. 488).

i. d. = intradermal; PP = Plasmaproteine; s. c. = subkutan; ^{131}I-A = mit ^{131}I markiertes Albumin; PK = Präkapillare; PKV = postkapilläre Venole

merkbar, während die Henle'schen Schleifen und das Nierenmark kaum verändert erscheinen. In beiden Organen bleibt die hydropisch-vakuoläre Umwandlung der Parenchymzellen nicht in vollem Umfang bestehen, sondern bildet sich mit der Zeit zurück.

Folgen und **Komplikationen** des Lymphödems und der aus diesem hervorgehenden Sklerose umfassen u. a. *Störungen des Stoffwechsels* im betroffenen Gebiet infolge Behinderung des Transportes und des Austausches lebenswichtiger Substrate sowie allenfalls schädlich wirkender Produkte des Metabolismus. Verständlicherweise sind auch die *terminalen Blutgefäße* in Mitleidenschaft gezogen, die u. U. einem erhöhten Gewebsdruck ausgesetzt sind. *Parenchymatöse Gewebeanteile* im Bereich von Lymphödemen zeigen z. T. eine – vermutlich durch verstärkte Pinozytose bedingte – *Vakuolisierung des Zytoplasma,* später allenfalls eine *Atrophie,* die bis zum *Parenchymschwund* reichen kann. Im *Hautbereich* geht die epidermale *Atrophie* z. T. mit *Hyperkeratose* einher; auch *Pigmentstörungen* können auftreten. Lymphödeme zeichnen sich ferner durch eine erhöhte *Infektanfälligkeit* aus, und bei Schäden aller Art macht sich eine größere Neigung zu *nekrobiotischen Komplikationen* bemerkbar.

105.7. Lymphangiektasien und Lymphzysten

Wie schon erwähnt wurde, können *Lymphangiektasien* im Sinne einer Gefäßhamartie angeboren sein. Häufiger aber entwickeln sich solche umschriebene, dauernde Ausweitungen der Lymphgefäße sekundär, sei es als Folge einer Obstruktion der Lymphbahnen, sei es z. B. aufgrund eines Narbenzuges in der Umgebung. Sind größere Lymphgefäße betroffen, spricht man auch von *Lymphvarizen. Lymphzysten* entstehen vor allem *posttraumatisch* bzw. nach *operativer Durchtrennung von Lymphgefäßen:* es bildet sich ein Hohlraum, in den hinein Lymphe tritt und ihn schrittweise vergrößern kann. Lymphzysten sind nicht mit kavernösen Lymphangiomen (S. 255) zu verwechseln.

105.8. Lymphfisteln, chylöse Ergüsse und Verlust von Lymphe

Abgesehen von seltenen Beobachtungen einer angeborenen *Lymphfistel* (z. B. im Darmbereich, mit Lymphaustritt ins Lumen, oder im Gebiet des Ductus thoracicus, mit Bildung u. a. chylöser Ergüsse (s. u.)), entstehen solche abnormen Verbindungen zwischen Lymphgefäßen und anderen Hohlräumen meist sekundär. Ursächlich stehen vor allem *traumatische* bzw. *operativ* bedingte Schäden, *nekrotisierende Prozesse* im Rahmen *entzündlicher Veränderungen* oder *bösartiger Geschwülste* im Vordergrund. Die beiden letztgenannten können auch über eine Lymphgefäßobstruktion und einen entsprechenden Lymphanstau zur Bildung von Lymphfisteln Anlaß geben. Sehr selten handelt es sich um einen von Lymphgefäßen ausgehenden neoplastischen Prozeß, wie z. B. bei der vor allem Frauen im mittleren Alter betreffenden *Lymphangioleiomyomatose,* bei *Lymphangioendotheliomen* oder bei *Lymphangiosarkomen.* Führt eine Fistel von Darmlymphgefäßen oder größeren ableitenden Gefäßen, insbesondere dem Ductus thoracicus, in eine seröse Höhle, entwickelt sich ein *chylöser Erguß* (z. B. *Ascites chylosus, Chylothorax*). Eine ins Darmlumen hineinführende Lymphfistel hat einen dauernden Lymphverlust zur Folge, der allerdings – bei Lokalisation im oberen Teil des Verdauungstraktes – durch Rückresorption der Lymphflüssigkeit bzw. ihrer Abbauprodukte wettgemacht werden kann; in solchen Fällen resultiert oft lediglich eine Lymphozytopenie, bei fehlender oder geringer Hypoproteinämie. Bei verschiedenen Formen von sog. *proteinverlierender Enteropathie,* z. B. bei *Ileitis terminalis* (*Crohn,* S. 684) macht sich aber der Eiweißverlust auch in der Proteinkonzentration des Blutplasma bemerkbar. Ein *Lymphverlust nach außen,* z. B. infolge Lymph-Haut-Fisteln oder ausgedehnten oberflächlichen Gewebedefekten (z. B. Verbrennung), bedeutet demgegenüber einen dauernden Abgang von Wasser, Elektrolyten, Proteinen, Fetten, Vitaminen, Enzymen und Hormonen, ganz abgesehen von den Lymphozyten. Die Folgen sind u. a. Exsikkose, Hypoproteinämie und mehr oder weniger ausgeprägte Einschränkung der Immunkapazität (vgl. dazu S. 1197).
Eine Übersicht über die Störungen des Lymphsystems vermittelt die Abb. 120.

Literatur

Borchard, F., Borchard, H., Huth, F.: Beitrag zur lymphvasculären Sklerose des Ductus thoracicus. Morphometrische Untersuchungen von 88 Fällen. Beitr. Pathol. *146,* 145 (1972) — *Cremer, H., Müller, N.:* Lichtmikroskopische Untersuchungen an Nieren sowie lipidchemische Untersuchungen im Serum nach Unterbindung des Ductus thoracicus bei Ratten. Virchows Arch. [Pathol. Anat.] *357,* 67 (1972) — *Cremer, H., Müller, N., Bechtelsheimer, H.:* Morphologische Untersuchungen an Leber und Dünndarm sowie lipidchemische Untersuchungen im Serum nach Unterbindung des Ductus thoracicus bei Ratten. Virchows Arch. [Pathol. Anat.] *355,* 309 (1972) — *Mayall, R. C., Witte, M. H.* (eds.): Progress in lymphology. New York: Plenum Press 1977 — *Meessen, H.* (ed.): Lymphgefäß-System. Handbuch der allgemeinen Pathologie, Vol. III/6. Berlin, Heidelberg, New York: Springer 1972 — *Pérez-Clavier, R., Harrison, R. G.:* The effect of interruption of lymphatic drainage from the rat testis. J. Pathol. *124,* 219 (1978) — *Poulsen, S. S., Nielsen, O. V., Fabricius-Lauritzen, K. E.:* Semimacroscopic examinations of the surface pattern of small intestinal mucosa in Crohn's disease. Acta Pathol. Microbiol. Scand. [A] *83,* 379 (1975) — *Yoffey, J. M., Courtice, F. C.:* Lymphatics, lymph and the lymphomyeloid complex. New York: Academic Press 1970

106. Kurze Übersicht über Ödeme und Ergüsse

Die meisten der nachgenannten Formen von Ödem oder Erguß sind im Rahmen der Besprechung der ihnen zugrunde liegenden Mechanismen schon eingehend erläutert worden. Hier handelt es sich nur um eine zusammenfassende Übersicht.

106.1. Begriffe und Grundsätze zur Entstehung und Einteilung von Ödemen und Ergüssen

---

Definitionen: Unter einem *Ödem* (vom griechischen oidēma = Schwellung) verstehen wir eine Gewebeschwellung infolge übermäßiger Ansammlung wäßriger Flüssigkeit, die in der Regel aus dem Blut stammt, jedoch nur Teile davon enthält. Die Anhäufung von Wasser kann intrazellulär lokalisiert sein (vgl. dazu *Zellödem* bzw. *Zellschwellung*, S. 78), meistens aber – und vor allem im klinischen Sprachgebrauch – handelt es sich um ein *interstitielles Ödem*. In der überwiegenden Mehrzahl der Fälle liegt eine mehr oder weniger örtlich begrenzte Veränderung vor. Ist der ganze Körper betroffen, spricht man von »*Hydrops*«. Dieser Name wird allerdings z. T. auch für seröse Ergüsse verwandt (s. u.). Ödeme sind häufig in der Haut und den darunterliegenden Weichteilen lokalisiert und heißen dann – bei erheblicher Ausdehnung – »*Anasarka*«. Daß mächtige ödematöse Schwellungen beispielsweise von Extremitäten *Elephantiasis* heißen, wurde schon erwähnt (S. 595). Von den *serösen Ergüssen* (kurz: *Ergüssen*) reden wir dann, wenn gewisse Hohlräume, insbesondere seröse Höhlen und Gelenke, z. T. aber andere kavitäre Strukturen, vermehrt wäßrige Flüssigkeit mit einer mehr oder weniger starken Konzentration von Eiweißen aus dem Blutplasma enthalten. Im Sinne einer Faustregel reden wir dann von einem *Transsudat*, wenn wir es mit einer klaren, leicht gelblichen Flüssigkeit mit einem spezifischen Gewicht von weniger als 1015 (bei Aszites infolge Leberzirrhose oft allerdings über 1015) zu tun haben. Im Gegensatz dazu pflegen entzündlich bedingte *Exsudate*, die oft auch kleine Fibrinflocken enthalten, ein spezifisches Gewicht von mehr als 1015 aufzuweisen. Ergüsse im Pleuraraum und im Herzbeutel heißen *Hydrothorax* bzw. *Hydroperikard*, während man im Falle des Peritonealraumes von *Aszites* spricht. Ein Gelenkerguß führt den Namen eines »*Hydrarthros*«. Die Bezeichnung »*Hydrops*« ist üblich für Flüssigkeitsansammlungen beispielsweise in der *Gallenblase* oder in der *Appendix*. Hat ein chronisches Ödem zu einer erheblichen Bindegewebsvermehrung geführt, haben wir es mit einer sog. *Ödemsklerose* zu tun.

Abgesehen von den *Lokalisationen* von Ödemen und Ergüssen, die – wie erwähnt – z. T. besondere Namen führen, sowie der *Unterscheidung zwischen Transsudat und Exsudat*, werden u. a. auch *akute und chronische* Ödeme und Ergüsse auseinandergehalten.

Pathogenetisch können – wie z. T. schon hervorgehoben wurde – der Entstehung von geweblichen Ödemen und/oder Ergüssen *verschiedene Faktoren* zugrunde liegen (vgl. dazu Abb. 121):

a) *Erhöhter hydrostatischer Druck in den terminalen Blutgefäßen*, mit entsprechend gesteigerter »Transsudation«.
b) *Verminderter kolloid-osmotischer (»onkotischer«) Druck des Blutplasma*, mit dadurch bedingtem, vermehrtem Übertritt von Flüssigkeit ins Gewebe bzw. in Hohlräume hinein.
c) *Erhöhter onkotischer Druck der Gewebsflüssigkeit*, ein häufiger, aber für die Entstehung von Ödemen klinisch unwesentlicher Befund (vgl. dazu Entzündung, S. 1271).
d) *Erhöhung der Gefäßpermeabilität* in der Endstrombahn, mit entsprechend gesteigertem Durchtritt eiweißreicherer Flüssigkeit in den Extravaskulärraum.
e) *Eine allgemeine Überladung des Körpers mit Wasser, z. T. auch mit Elektrolyten, insbesondere Natrium*, sei es durch krankhafte Retention, sei es durch übermäßige Zufuhr.
f) *Behinderung des Lymphabflusses* (vgl. dazu S. 594).
g) *Zellschwellungen* (vgl. dazu S. 76 und 77).
h) *Kombinationen* von zwei oder mehreren der unter a)–g) genannten Faktoren.

Es wurde schon betont (S. 593), daß Ödeme oder Ergüsse nur dann zustandekommen, wenn der Abtransport der Lymphe nicht ausreicht, die ins Gewebe oder in Hohlräume einströmende Flüssigkeit wegzuführen. In diesem Zusammenhang muß erneut auf die *beschränkte Transportkapazität auch des an sich gesunden Lymphgefäßsystems* hingewiesen werden.

106.2. Sog. physiologische Ödeme

Bei senkrechter Körperhaltung ist der venöse Druck im untern Teil der Extremitäten, insbesondere in den distalen Beinabschnitten, im Vergleich zur liegenden Stellung erhöht, was den Austritt von Blutflüssigkeit in den Extravaskulärraum begünstigt. Beim normal aktiven Menschen ergibt sich indessen wegen der Pumpenwirkung insbesondere der Muskelkontraktionen und passiven Bewegungen auf die Lymphgefäße im Laufe eines Tages nur ein geringer Volumenzuwachs in den abhängigen Geweben. Unter besonderen Bedingungen jedoch, wie z. B. bei langdauernder ruhiger Sitzhaltung, können z. B. an den Knöcheln auch beim Gesunden Ödeme auftreten (sog. Reiseödeme u. a.).

106.3. Ödeme und Ergüsse, die überwiegend oder ausschließlich auf einem erhöhten hydrostatischen Druck in den terminalen Blutgefäßen beruhen

Fast alle Ödeme dieser Art lassen sich auf eine Erhöhung des Blutdruckes im venösen Schenkel der Blutbahn zurückführen.

Kardiale Ödeme

In diese Gruppe gehören das *Lungenödem bei Linksinsuffizienz* und die *Ödeme in abhängigen Körperpartien sowie allenfalls Höhlenergüsse bei Global- bzw. Rechtsinsuffizienz des Herzens* (vgl. dazu S. 569).

Aszites und Darmödeme bei Pfortaderhochdruck

Es wurde bereits hervorgehoben, daß Ödeme im ganzen Einzugsgebiet der V. portae, also insbesondere im Darmbereich, bei jeder Form von portalem Hochdruck zu erwarten sind, daß sich aber ein Aszites erheblichen Ausmaßes nur dann entwickelt, wenn eine postsinusoidale Einengung der kleinen Blutgefäße im Leberbereich besteht. Dies ist vor allem bei *Leberzirrhose* der Fall (vgl. dazu S. 726).

Phlebödeme

Diese Ödemform findet sich in Körpergebieten (insbesondere untere Extremitäten), deren abführende *Venen obstruiert und/oder insuffizient* sind (vgl. dazu postphlebitisches bzw. postthrombotisches Syndrom, S. 470 und S. 495). Ähnliche Auswirkungen hat eine länger dauernde *Venenkompression,* z. B. durch Tumor- oder Narbengewebe.

Ödeme bei sog. dysregulativen Gefäßstörungen

Ob und in welchem Maße bei gewissen funktionellen Störungen, wie der *»Cephalaea vasomotorica«* (gewöhnliches »Kopfweh«) und der *Migräne,* ein vermehrter Flüssigkeitsaustritt infolge erhöhtem hydrostatischem Druck in der Endstrombahn eine Rolle spielt, bleibt weiter zu klären.

106.4. Ödem- und Ergußbildung infolge eines verminderten kolloid-osmotischen Druckes der Blutflüssigkeit

Abgesehen von Ausnahmefällen, wie der Verwendung kolloid-osmotisch zu wenig wirksamer Blutersatzmittel, handelt es sich hier meistens um *hypoproteinämische Ödeme.*

Ödeme und Ergüsse wegen ungenügender Produktion von Blutplasma-Proteinen

Eine verminderte Bildung von Plasmaeiweißen kommt einerseits bei *mangelhafter Zufuhr von Proteinen* bzw. Aminosäuren vor, wie sie für schwere Unterernährung *(»Hungerödeme«),* z. T. auch für Marasmus und Kachexie (S. 656) typisch ist. Andererseits führen schwere Leberschäden, insbesondere die fortgeschrittene *Leberzirrhose,* zu einer erheblichen Herabsetzung der Produktion wichtiger Plasmaproteine, insbesondere des Albumins.

Hypoproteinämische Ödeme wegen abnorm erhöhten Eiweißverlusts

In erster Linie ist hier das *nephrotische Syndrom* zu nennen, das dann vorliegt, wenn mit dem Urin täglich mehr als 3,5 g Eiweiße verloren gehen. Der Grund für eine derart hochgradige Proteinurie liegt in der Mehrzahl der Fälle in einer erhöhten Durchlässigkeit der Glomeruluskapillaren für Eiweißkörper. Besonders bei Kindern tritt die sog. *Lipoidnephrose* S. 776) auf, die in einem Teil der Fälle wahrscheinlich einer besonderen Verlaufsform der chronischen Glomerulonephritis entspricht, lichtmikroskopisch jedoch keine wesentlichen Veränderungen zu erkennen gibt (vgl. elektronenmikroskopisches Bild, S. 768). Aber auch mehrere Typen *chronischer Glomerulonephritis i. e. S.* (S. 770), die sog. *Amyloidniere* (S. 915), die sog. *Myelomniere* (S. 780), die *Kimmelstiel-Wilson'sche Glomerulosklerose* bei Diabetes mellitus (S. 946), die Nephritis bei *Lupus erythematodes disseminatus* (S. 1141) u. a. m. sind in der Regel mit einer Proteinurie erheblichen Ausmaßes verbunden. Die *chronische Nierenvenenstenose bzw. Nierenvenenthrombose* führt über eine Erhöhung des hydrostatischen Druckes in den Glomerulusschlingen, u. U. auch über hypoxische Schäden dieser Gefäße, zu einem Eiweißverlust mit dem Urin.

Eiweißverluste durch den Darm (vgl. dazu *proteinverlierende Enteropathie,* S. 710) und die *Haut* (s. *Verbrennungen,* S. 1414) können auch eine Hypoproteinämie mit Ödembildung zur Folge haben.

106.5. Ödeme und Ergüsse wegen erhöhter Permeabilität der terminalen Blutgefäße

Entzündliche Ödeme und Ergüsse

Eine Erhöhung der Gefäßpermeabilität im Bereich der Endstrombahn gehört zu den charakteristischen Veränderungen bei entzündlichen Vorgängen, insbesondere in der akuten Phase (vgl. dazu S. 1271). Die *Exsudatflüssigkeit* zeichnet sich durch einen ziemlich hohen Proteingehalt aus. Häufig kommt es auch zur Fibrinbildung. Entzündliche Ödeme und Ergüsse gehen in der Regel mit einer ausgeprägten Leukozytenemigration einher.

Ödeme und Ergüsse aufgrund gefäßständiger Immunreaktionen

An Gefäßwänden – insbesondere an solchen der Endstrombahn – ablaufende Immunreaktionen führen meistens auch zu einer gesteigerten Permeabilität dieser Strukturen. Ein Teil der dafür verantwortlichen Mechanismen entspricht den Vorgängen bei entzündlichen Ödemen, beispielsweise die Freisetzung gefäßaktiver Amine, insbesondere Histamin, aus gefäßständigen Mastzellen (vgl. dazu S. 1075). Immunologisch bedingte Kapillarschäden spielen u. a. eine entscheidende Rolle beim Zustandekommen des *Hydrops congenitus* bei Rhesusinkompatibilität zwischen Mutter und Kind (S. 1107). *Glomerulonephritischen Ödemen,* d. h. solchen in akuten bzw. aktiven Phasen der Erkrankung, liegen – neben einer allenfalls vorhandenen Wasser- und Natriumretention und Hypoproteinämie – sehr wahrscheinlich eine immunologisch bedingte Steigerung der Gefäßdurchlässigkeit auch im extrarenalen Bereich zugrunde. Einer besonderen Form von familiärem sog. *angioneurotischem Ödem (Quincke)* im Bereich des Gesichts sowie von Schleimhäuten des Respirations- und Verdauungstraktes liegt ein Mangel an C1-Inhibitor zugrunde (vgl. dazu S. 1313). Überwiegend *anaphylaktische bzw. anaphylaktoide Reaktionen* (S. 1098) führen z. B. zu Ödembildung im Rahmen der *»Rhinitis vasomotorica«*, beim *Asthma bronchiale,* bei *Hautekzemen,* bei *Urtikaria* (S. 1098) u. a. m. Gut bekannt sind Ödeme im Rahmen der *Serumkrankheit* (S. 1119).

Sog. toxische Ödeme
Diese entstehen durch direkte Einwirkung schädlich wirkender Agentien, in der Regel chemischer Stoffe, auf die terminalen Blutgefäße. Beispiele dafür gibt es in großer Zahl (vgl. dazu S. 1614): *Lungenödem* nach *Inhalation giftiger Stoffe* (z. B. Nitrosegase bzw. -Dämpfe, Stickstoff-Lost, ein Kampfgas, u. a. m.) oder nach *intravenöser Injektion toxischer Substanzen* (tierexperimentelle Modelle zur Erzeugung eines Lungenödems mit Hilfe z. B. von Alloxan oder Dehydromonokrotalin) u. a. m. In gewissem Sinn gehört zudem der Austritt von Blutflüssigkeit in die Lungenalveolen im Rahmen der sog. *Sauerstoffpneumopathie* ins Gebiet des toxischen Ödems, da eine länger dauernde Beatmung mit hyperbarem O_2 u. a. auch die Endothelien der Lungenkapillaren in Mitleidenschaft zieht (vgl. dazu S. 1572). Schädigungen der Endstrombahn und einer entsprechenden Erhöhung der Durchlässigkeit dieser Gefäße begegnet man im übrigen nach Einwirkung zahlreicher weiterer Noxen, wie *Hitze,* tiefer *Kälte* mit nachfolgendem Auftauen (*Erfrierung,* S. 1417), *ionisierender Strahlen* (S. 1439), *chemischer Gifte, mikrobieller Toxine* u. a. m. (S. 1753).
Teilweise werden auch *Ödeme und Ergüsse in der Umgebung von Nekroseherden* zu den toxischen Ödemen gezählt in der Annahme, die erhöhte Gefäßpermeabilität in diesen Bezirken beruhe z. T. auf der Wirkung toxischer Abbauprodukte aus den zerfallenden Gewebegebieten. Die biochemischen Hintergründe dieses Geschehens sind indessen noch nicht befriedigend geklärt.

Hypoxische (hypoxidotische) Ödeme
Ein Sauerstoffmangel, gleichgültig, welcher Art, kann in der Endstrombahn zu Gefäßwandschäden und damit zu erhöhter Permeabilität dieser Strukturen Anlaß geben. Dieser Mechanismus spielt wahrscheinlich bei *Herzinsuffizienz,* bei *venöser Stauung anderer Genese* und bei *relativer bzw. temporärer Ischämie* keine unerhebliche Rolle und dürfte an der Ausbildung sog. *perikapillärer Ödeme* beteiligt sein. Entsprechende Vorgänge sind auch in der Nachbarschaft abgestorbener Gewebebezirke oder von Tumoren, Abszessen u. a. anzunehmen (sog. *perifokale Ödeme*).
Auf Sauerstoffmangel beruht ferner zum guten Teil das Lungenödem, das bei Aufenthalt in großer Höhe in Erscheinung treten kann (*»Höhenödem«*). Neuere Beobachtungen sprechen dafür, daß auch das bei *Heroin-Überdosierung* auftretende Lungenödem über einen hypoxisch bedingten Endothelschaden der Lungenkapillaren zustandekommt.
Das hypoxisch bedingte *Hirnödem* wurde auf S. 325 behandelt.

106.6. Ödembildung bei Störungen der Wasser- und/oder Salzbilanz des Organismus

Ödeme aufgrund einer übermäßigen Wasser- und/oder Salzzufuhr
Eine Hydrämie und allgemeine Überwässerung des Organismus kann u. U. auch bei sonst Gesunden durch *Infusion übertrieben großer Mengen z. B. von Salz-, Glukose- und/oder Aminosäurelösungen ohne Beimengung onkotisch wirksamer Stoffe* zustandekommen. Besonders groß ist die Gefahr eines auf diese Weise entstehenden *Lungenödems* naturgemäß bei Patienten mit gestörter renaler Ausscheidung. Ausschließlich durch perorale Einnahme übergroßer Mengen von Wasser und/oder Kochsalz entstandene Ödeme gehören zu den Seltenheiten.

Renal bedingte Wasser- und Salzretention
Wenn im Verlauf einer schweren primären Nierenerkrankung (z. B. *chronische Pyelonephritis oder Glomerulonephritis*) das Glomerulumfiltrat infolge ausgedehnter Schrumpfung auf niedrige Werte zurückgeht, oder die Harnausscheidung völlig sistiert, entwickelt sich manchmal eine massive Wasser- und Salzretention mit Hydrämie und Bildung ausgedehnter Ödeme und großer Höhlenergüsse.

Extrarenale Ursachen bzw. Mitursachen einer krankhaften Wasser- und Salzretention
In diese Gruppe gehören der *primäre und sekundäre Aldosteronismus* (vgl. dazu S. 395 und 522). Der letztere stellt eine Reaktion auf einen verminderten effektiven renalen Plasmadurchfluß dar, der über eine Stimulation des Renin-Angiotensin-Systems die Aldosteronsekretion durch die Zona glomerulosa der Nebennierenrinde steigert. Krankheiten, die durch ein vermindertes effektives Plasmavolumen gekennzeichnet sind, gehen daher oft mit einer Natriumretention und entsprechenden Ödemen einher, teilweise im Sinne eines Circulus vitiosus (vgl. dazu Herzinsuffizienz, S. 569, Leberzirrhose, S. 726, Hypoproteinämie (s. o.) u. a.).

Eine *übermäßige Freisetzung von antidiuretischem Hormon,* wie sie u. U. nach chirurgischen Eingriffen, bei gewissen Hirnerkrankungen und bei Vorliegen eines ADH-produzierenden Tumors beobachtet wird, spielt als Ursache einer Ödembildung eine untergeordnete Rolle.

106.7. Lymphödeme

Diese wurden eingehend auf S. 594 behandelt.

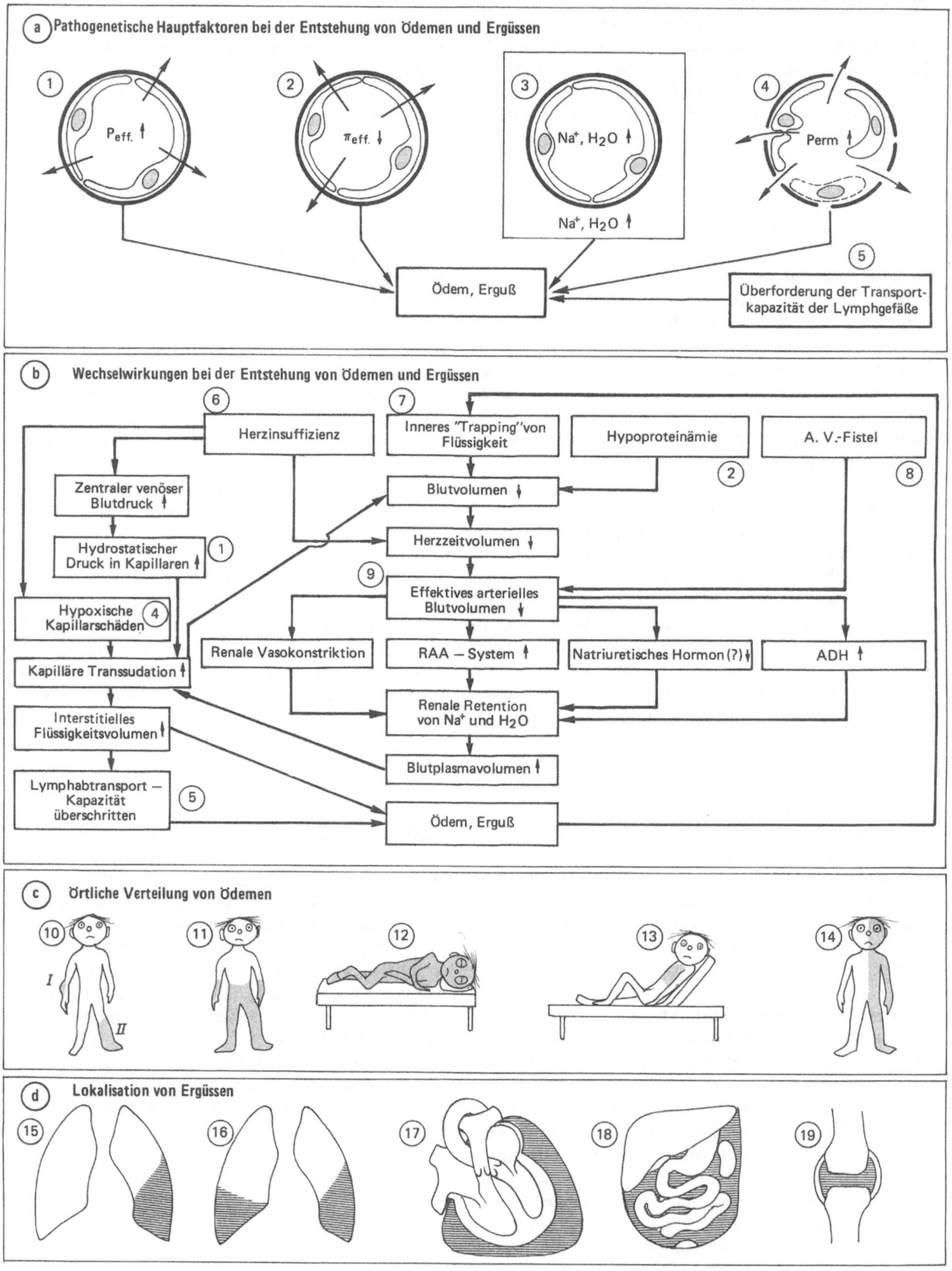

Abb. 121 a–d. *Merkpunkte zur Entstehung von Ödemen und Ergüssen.* Obwohl in der Pathologie Begriffe, wie Kernödem oder Zellödem durchaus geläufig sind, versteht man unter »*Ödem*« im klinischen Sprachgebrauch meistens eine *Vermehrung der extravaskulären – mit Ausnahme des alveolären Lungenödems – interstitiellen Komponente des extrazellulären Flüssigkeitsvolu-*

106.8. Zellödeme

Nähere Angaben über Ursachen und Mechanismen der Entstehung von Zellödemen finden sich auf S. 67.

106.9. Kombination verschiedener Mechanismen bei der Entstehung von Ödemen und Ergüssen

Aus dem bisher Gesagten geht u. a. hervor, daß bei einer Reihe von Ödemformen nicht nur ein einzelner, sondern zwei oder mehrere pathogenetische Faktoren beteiligt sind.

Beispiele für die komplexe Entstehungsweise verschiedener Formen von Ödemen und/oder Ergüssen:

- An der Entstehung *kardialer Ödeme* sind oft neben der Erhöhung des hydrostatischen Druckes in der Endstrombahn auch hypoxische Gefäßwandschäden mit Permeabilitätserhöhung und ein sekundärer Aldosteronismus beteiligt.
- Der *Aszites bei Leberzirrhose* beruht nicht nur auf einer Einengung der kleinen Lebergefäße, insbesondere im postsinusoidalen Bereich, sowie von Lymphgefäßen und der damit zusammenhängenden Mehrproduktion von Leberlymphe (z. B. »Abtropfen« von Leberlymphe in den Peritonealraum), sondern wird oft auch durch eine Hypalbuminämie und einen sekundären Aldosteronismus mitverursacht bzw. begünstigt.
- *Phlebödeme* kommen wohl überwiegend durch eine Erhöhung des Blutdruckes im venösen Schenkel der betroffenen Endstrombahn zustande, werden aber wahrscheinlich in manchen Fällen durch hypoxische Gefäßwandschäden begünstigt.
- Ödeme bei *nephrotischem Syndrom* erklären sich in erster Linie durch die Hypoproteinämie und den deshalb verminderten onkotischen Druck in den kleinen Gefäßen; zusätzlich entwikkelt sich aber wegen verminderter effektiver renaler Plasmadurchströmung nicht selten ein sekundärer Aldosteronismus mit Natrium- und Wasserretention.

Abb. 121 a–d (Fortsetzung)

mens. Ödeme können *generalisiert* oder *lokalisiert* auftreten. Flüssigkeitsansammlungen in serösen Höhlen oder Gelenken bezeichnen wir als *Ergüsse.* **a** *Pathogenetische Hauptfaktoren beim Zustandekommen von Ödemen und Ergüssen.* Wie erwähnt, ist eine *Überforderung der Transportkapazität der Lymphgefäße* Voraussetzung für die Entstehung einer interstitiellen Flüssigkeitsansammlung (5). Hauptfaktoren bei der Entstehung von Ödemen sowie durch Transsudation oder Exsudation bedingten Ergüssen sind eine *abnorme Erhöhung des hydrostatischen Druckes* ($P_{eff.}$) *im kapillären und venolären Bereich der Endstrombahn* (1), eine *Verminderung des kolloid-osmotischen Druckes des Blutplasmas* (2), eine *allgemeine Überladung des Körpers mit Wasser, meist auch mit* Na^+ (3), und/oder eine *Erhöhung der Gefäßwand-Permeabilität im Bereich der terminalen Gefäße* (4), z. B. aufgrund immunpathologisch bzw. sonstwie entzündlich (toxisch) oder hypoxisch bedingter Schäden (sog. *entzündliche, toxische* und *hypoxische (hypoxidotische) Ödeme*). In manchen Fällen spielen bei der Ödembildung *mehrere Faktoren* mit, z. B.: *kardiale Ödeme* (1, dazu aber oft auch 3 und 4); *Phlebödeme* (1 und 4); *Ödeme bei nephrotischem Syndrom* (2, ferner oft auch 3 u. a.); *glomerulonephritische Ödeme* (3, 4, oft auch 2 u. a.); *Ergüsse bei malignen neoplastischen Prozessen* (u. U. 1–4). **b** *Wechselwirkungen beim Zustandekommen von Ödemen und Ergüssen.* Dieses vereinfachte Blockschema ist an sich selbsterklärend. Es sei lediglich darauf hingewiesen, daß bei verschiedenen Ödemarten das sog. *effektive arterielle Blutvolumen,* d. h. die Blutmenge, die sich auf der arteriellen Seite des Kreislaufs befindet, *reduziert ist* (9), was über mehrere Gegenregulationsmechanismen zu einer Na^+- und Wasserretention führt. Ferner muß erwähnt werden, daß z. B. ein Höhlenerguß einer *»inneren Sequestration« (»Trapping«) erheblicher Flüssigkeits-, Eiweiß- und Elektrolytmengen gleichkommt,* was oft seinerseits das effektive arterielle Blutvolumen vermindert (7 und 9). Eine größere *arteriovenöse (A. V.)-Fistel* hat auf direktem Weg denselben Effekt (8). Zu den häufigsten Ursachen einer Ödem- und Ergußbildung gehört die *chronische Herzinsuffizienz* (6), wobei allerdings nicht alle Formen in gleicher Weise zur Flüssigkeitsansammlung im großen und/oder kleinen Kreislauf neigen. Zu den kardialen Veränderungen, die fast regelmäßig eine erhebliche *Stauung im kleinen wie im großen Kreislauf* nach sich ziehen, sind gewisse *Myokardschäden* (z. B. schwere Myokarditiden, Herzmuskelstörungen bei Stoffwechsel-, Elektrolyt- und hormonalen Störungen, Vitamin B_1- und B_{12}-Mangel, Amyloidose, Hämochromatose und Glykogenspeicherkrankheit, erhebliche Myokardfibrose bzw. »-verschwielung« u. a.), *Einflußbehinderung* (z. B. Pericarditis constrictiva) und *chronische Arrhythmien* (z. B. vollständiger atrioventrikulärer Block) zu zählen. Vorwiegend eine *Stauung im kleinen Kreislauf* findet sich z. B. nach einem *Herzinfarkt,* bei *Mitralstenose und -insuffizienz* und bei *dekompensierter Aorteninsuffizienz.* Eine *Stauung nur im großen Kreislauf* tritt u. a. bei *Trikuspidalklappenfehlern* und *Einflußbehinderungen* verschiedener Art, in geringem Maß auch bei einem *dekompensierten Cor pulmonale* auf. **c** *Örtliche Verteilung von Ödemen. Lokalisierte Ödeme* (10) beruhen fast immer entweder auf einer Entzündung (I) oder auf einer *Obstruktion von Venen bzw. Lymphbahnen* (II, s. Phlebödeme, S. 599). *Kardiale Ödeme* bei *Stauung im großen Kreislauf* bilden sich in der Regel in den *abhängigen Körperpartien* (11), zunächst z. B. in Form bilateraler Knöchelödeme, die sich besonders gegen Abend bemerkbar machen. Ödeme infolge Hypoproteinämie, vor allem bei *nephrotischem Syndrom,* sind typischerweise generalisiert und nicht so stark von der Schwerkraft abhängig wie das kardiale Ödem; auffällig ist u. a. die *Schwellung von Gesicht und Augenlidern,* die sich besonders am Morgen beim Aufstehen (d. h. nach Liegen in horizontaler Lage) zeigt (12). Ein *Lungenödem infolge Linksinsuffizienz* ist oft mit Orthopnoe verbunden (13). *Ödeme nur der einen Körperhälfte* sieht man selten; in der Regel beruhen sie auf zentralnervösen Schäden mit unilateraler Störung der Vasomotorenbahnen. Halbseitenlähmungen können, wie erwähnt, auch über eine Beeinträchtigung des Lymphflusses (weitgehender Wegfall der »Muskelpumpe«) zu einseitigen Ödemen führen (14). **d** *Lokalisation von Ergüssen. Einseitige Pleuraergüsse* (15) werden meistens durch lokale Prozesse verursacht (z. B. Pleuritiden, Pleurakarzinose, u. U. Chylothorax (eher links, selten) u. a. m., S. 598). *Beidseitige Pleuraergüsse* (16) können ebenfalls eine Pleuraveränderung als Ursache haben; häufig sind sie aber Ausdruck einer rechtsseitigen (selten linksseitigen) oder globalen Herzinsuffizienz, einer schweren Hypoproteinämie oder eines Hydrops auf anderer Grundlage (S. 599). Ein *Hydroperikard* (17) hat z. T. eine entsprechende Ursache, ferner tritt es im Rahmen einer – z. B. rheumatischen – Herzerkrankung oder Polyserositis bzw. einer andersartigen entzündlichen Erkrankung, bei Befall durch malignes neoplastisches Gewebe u. a. m. in Erscheinung (S. 600). Die Entstehungsweise des *Aszites* (18) bei Leberzirrhose wurde schon erläutert (s. Abb. 114, S. 550); weitere Ursachen umfassen u. a. einen allgemeinen Hydrops, Peritonitiden, Peritonealkarzinose, selten einen Chylaskos u. a. m. *Gelenkergüsse* kommen u. a. bei steril- oder infektiös-entzündlichen Synovitiden vor (19)

- Ödeme in der akuten bzw. aktiven Phase einer *Glomerulonephritis* gehen wahrscheinlich zum guten Teil auf immunologisch bedingte Wandschäden der terminalen Gefäße zurück; zusätzlich können aber andere Faktoren, wie Wasser- und Salzretention infolge Störung der renalen Ausscheidung, u. U. auch eine Hypoproteinämie u. a., mitwirken.
- *Ergüsse* in serösen Höhlen aufgrund einer Infiltration durch *malignes neoplastisches Gewebe* sind häufig leicht hämorrhagisch, offenbar infolge Mikroläsionen in der Endstrombahn, insbesondere auch wegen lokaler venöser Stauungsblutungen. Die Pathogenese der Ergüsse ist meistens komplex, indem tumorbedingte Obstruktionen von Venen und Lymphgefäßen, eine teils entzündlich, teils hypoxisch bedingte Erhöhung der Gefäßpermeabilität und allenfalls – bei Kachexie – noch eine Hypoproteinämie und ein sekundärer Aldosteronismus mit im Spiele sein können.

106.10. Hinweise zur makroskopischen, mikroskopischen und chemischen Prüfung von Ödemen und Ergüssen

Makroskopisch läßt sich ein *an der Körperoberfläche lokalisiertes Ödem* u. a. daran erkennen, daß sich die durch einen Fingerdruck hervorgerufene Delle nach dem Loslassen nur langsam wieder glättet. Manche Ödeme sind nicht mit einer Schmerzempfindung verbunden; dies trifft vor allem für nicht-entzündliche Ödeme zu, die sich allmählich entwickeln (z. B. kardiale Ödeme und chronische Lymphödeme, ferner auch hypoproteinämische Ödeme). Ödeme aufgrund einer tiefen Phlebothrombose an den unteren Extremitäten können dagegen ausgesprochen dolent sein. Man unterscheidet hier:
- die *Phlegmasia alba dolens* (»Milchbein«) bei Oberschenkel- bzw. Beckenvenenthrombose;
- die *Phlegmasia rubra dolens* bei plötzlich auftretenden, extensiven tiefen Venenthrombosen im Beinbereich;
- die *Phlegmasia coerulea dolens* bei ausgedehnter tiefer Phlebothrombose und stasebedingter Störung der Mikrozirkulation, selten bei einem arteriellischämischen Syndrom.

In der Tiefe bzw. in inneren Organen lokalisierte Ödeme erkennt man anläßlich der Autopsie oft schon makroskopisch am Flüssigkeitsreichtum, der sich vor allem beim Einschneiden zu erkennen gibt. Lungenödeme kennzeichnen sich durch das Vorhandensein von reichlich schaumiger Flüssigkeit. Ödematöse Organe sind schwerer als normal, zeigen z. T. eine erkennbare Volumenzunahme und eine erhöhte Transparenz.

Mikroskopisch notiert man ein *Auseinanderdrängen der geweblichen Strukturelemente durch die interstitielle Ödemflüssigkeit;* allerdings ist hier in der Deutung eine gewisse Vorsicht geboten, indem Fixations- bzw. Einbettungs-Artefakte und/oder eine Anhäufung der bei Hämalaun-Eosinfärbung ebenfalls kaum gefärbten Proteoglykane ausgeschlossen werden müssen. Der Eiweißgehalt der interstitiellen Ödemflüssigkeit bestimmt die Färbbarkeit z. B. durch Eosin. *Zellödeme* werden mit Vorteil an Gefrierschnitten mit Fettfärbung beurteilt, da auf diese Weise Lipideinlagerungen ausgeschlossen werden können. Zusätzlich empfiehlt sich eine Glykogenfärbung (z. B. durch PAS), um das bei Hämalaun-Eosin-Färbung ebenfalls kaum tingierte Glykogen auszuschließen.

Ergüsse werden bei der Autopsie makroskopisch diagnostiziert. Neben der Ermittlung des spezifischen Gewichtes, das – abgesehen von der eiweißreichen Aszitesflüssigkeit bei Leberzirrhose – zur groben Unterscheidung von Transsudaten und Exsudaten (Grenze bei einem spezifischen Gewicht von etwa 1015) benützt wird, lohnt sich oft auch eine *mikroskopische Untersuchung des Zentrifugates.* Zahl und Art der in der Ergußflüssigkeit vorhandenen Zellen gestatten in der Regel den Nachweis entzündlich und/oder neoplastisch bedingter, ferner chylöser oder pseudochylöser Ergüsse. Mikrobiologische, insbesondere *bakteriologische Untersuchungen* der Ergußflüssigkeit sind bei Verdacht auf einen infektiösen Prozeß angezeigt. *Chemische Analysen* der Ergußflüssigkeit können u. a. über die Art und relative Konzentration verschiedener Proteine, den Lipidgehalt u. a. m. Auskunft geben. Elektrolytkonzentrationen zu messen lohnt sich nur bei Ergußproben, die in vivo entnommen wurden, da der postmortale Zelluntergang z. B. eine Zunahme der Kaliumkonzentration zur Folge hat.

106.11. Folgen und Komplikationen von Ödemen und Ergüssen

Interstitielle Ödeme erschweren den Stoffaustausch nicht nur wegen größerer Diffusionsstrecken, sondern z. T. auch wegen Kompression kleiner Blutgefäße und der Verlangsamung des Säftestromes. Im Ödembereich liegende Zellen verschiedenster Art zeigen oft größere *pinozytotische Vakuolen.* Besonders gefährlich ist das *Lungenödem,* das einen erheblichen Teil der inneren Oberfläche des Organs für den Gasaustausch unbrauchbar machen und so den Tod herbeiführen kann. Mit Ödemflüssigkeit gefüllte Alveolen, die nachträglich wieder beatmet werden, können wandständige sog. Ödemtapeten aufweisen.

Bleiben interstitielle Ödeme länger liegen, entwickelt sich in manchen Organen eine mehr oder weniger ausgeprägte *Atrophie der Parenchymzellen,* verbunden mit einer allmählichen Fibrosierung *(Ödemsklerose, Sklerödem).* Diese schreitet bei Vorliegen proteinreicher Ödeme rascher voran als im Falle eiweißarmer Ödeme. Am schnellsten entwickelt sie sich bei entzündlichen Ödemen. *Ergüsse* erheblichen Ausmaßes haben u. a. einen *Kompressionseffekt* (vgl. dazu Kompressionsatelektase der Lungen bei Hydrothorax, Spannungsgefühl bei voluminösem Aszites u. a. m.). Fibrinhaltige entzündliche Ergüsse in serösen Höhlen können zu *Verwachsungen* führen.

Schließlich sei erwähnt, daß die *Infektabwehr* in ödematösen Geweben und in Ergüssen *beeinträchtigt* ist. Entstehungsweise und Folgen des *Hirnödems* wurden früher besprochen (S. 325).
Eine schematische Übersicht über Ödeme und Ergüsse findet sich in Abb. 121.

Literatur

Coggins, C. P.: Edema. *In:* Signs and symptoms. Blacklow, R. S. (ed.), Chap. 36. Philadelphia: Lippincott 1977 — *Hurley, J. V.:* Current views on the mechanisms of pulmonary oedema. J. Pathol. *125,* 59 (1978) — *Hurley, J. V., Jago, M. V.:* Pulmonary oedema in rats given dehydromonocrotaline: a topographic and electron microscope study. J. Pathol. *117,* 23 (1975) — *Levine, S. B., Grimes, E. T.:* Pulmonary edema and heroin overdose in Vietnam. Arch. Pathol. *95,* 330 (1973) — *McKeen, Ch. R., Brigham, K. L., Bowers, R. E., Harris, Th. R.:* Pulmonary vascular effects of fat emulsion infusion in unanesthetized sheep. J. Clin. Invest. *61,* 1291 (1978)

GPSR Compliance

The European Union's (EU) General Product Safety Regulation (GPSR) is a set of rules that requires consumer products to be safe and our obligations to ensure this.

If you have any concerns about our products, you can contact us on ProductSafety@springernature.com

In case Publisher is established outside the EU, the EU authorized representative is:

Springer Nature Customer Service Center GmbH
Europaplatz 3
69115 Heidelberg, Germany

Batch number: 10684808

Printed by Printforce, the Netherlands

Band 1

Genetik · Zellpathologie · Binde- und Stützgewebe · Regeneration
Neoplasie · Mißbildungen · Entwicklungsstörungen · Neuroendokrines
System · Blut, Kreislauf · Stoffwechsel

Dieses Werk ist nach Inhalt und Form etwas völlig Neues. Bücher über Pathologie, Pathopsychologie, Pathobiochemie und Pathogenetik vermitteln jeweils nur Kenntnisse über funktionelle Aspekte, Reaktionsabläufe in Zellen oder strukturelle Veränderungen. Immer mehr aber spielen Fragen der Zellbiologie, Immunologie und Genetik eine bedeutende Rolle. In diesem Werk werden die aus den verschiedenen Fachgebieten stammenden Erkenntnisse zusammengefaßt.
In einer didaktisch hervorragend gelungenen Synopsis von zahlreichen instruktiven Skizzen und Tabellen, verbunden durch einen konzisen Text, findet der Arzt erschöpfende Angaben über pathogenetische Vorgänge aller Art.
Je nach Wichtigkeit werden biochemische, funktionelle oder strukturelle Belange in den Vordergrund gerückt, um die Grundlagen und die Zusammenhänge bei Krankheitsabläufen zu erkennen und zu verstehen.
Zahlreiche Beispiele aus der praktischen Medizin und ein umfangreiches Sachregister erleichtern dem Leser den Zugang zu den ihn interessierenden Fragen. Literaturhinweise neueren Datums gestatten es, besonderen Problemen weiter nachzugehen.
Dieses Werk richtet sich an den *Arzt* ganz allgemein, an den Assistenten, den Kliniker, den Praktiker und Spezialisten der verschiedensten Fachrichtungen, nicht zuletzt auch an den Pathologen, aber auch an interessierte Studenten, die es über das eigentliche Studium hinaus während der gesamten medizinischen, insbesondere klinischen Ausbildung und in der Praxis als Informationsquelle in pathogenetischen Fragen begleiten soll.

Hans Cottier

Pathogenese

Ein Handbuch für die ärztliche Fortbildung

Band 1

Unter Mitwirkung von
K. Bürki M. W. Hess H. U. Keller
B. Roos R. Schindler A. Zimmermann
und Spezialisten aus verschiedenen
Fachgebieten

Mit über 6000 Einzeldarstellungen in
234 Tafeln und 124 Tabellen

Springer-Verlag Berlin
Heidelberg GmbH 1980

Professor Dr. Hans Cottier
Pathologisches Institut der Universität
Freiburgstr. 30, CH-3010 Bern

Das Sachverzeichnis ist in beiden Bänden enthalten

CIP-Kurztitelaufnahme der Deutschen Bibliothek
Cottier, Hans:
Pathogenese : e. Handbuch für d. ärztl. Fortbildung / Hans Cottier. Unter Mitw. von K. Bürki ... u. Spezialisten aus verschiedenen Fachgebieten. – Berlin, Heidelberg, New York : Springer.

ISBN 978-3-642-67214-9 ISBN 978-3-642-67213-2 (eBook)
DOI 10.1007/978-3-642-67213-2

Bd. 1. – 1980.

Softcover reprint of the hardcover 1st edition 1980

Zeichnungen: A. Drews, Wiesbaden
2122/3140-543210

Vorwort

Der Arzt sieht sich oft Problemen der Krankheitsentstehung und -entwicklung gegenübergestellt, über deren tiefere Hintergründe er mehr erfahren möchte. Dies gilt vor allem für Fragen, die pathogenetische Mechanismen, d. h. die dem krankhaften Geschehen zugrunde liegenden Störungen von Struktur, Metabolismus und Funktionen von Zellen, Geweben, Organen und des gesamten Organismus betreffen. Dieses Buch soll dem fortgeschrittenen Mediziner in gedrängter Form und rasch faßbar die wichtigsten Informationen liefern, deren er für ein besseres Verständnis krankhafter Vorgänge verschiedenster Art immer wieder bedarf.
Bei der Abfassung des Manuskripts wurde eine synoptische Betrachtungsweise angestrebt. Dementsprechend schrieb der Autor aufgrund zahlreicher Angaben aus der neueren Literatur sowie eigener Erfahrungen den Text, skizzierte die zugehörigen Abbildungen und legte beides verschiedenen Fachleuten zur Überprüfung, zum Anbringen allfälliger Korrekturen und zum Einfügen von Ergänzungen vor. Die multidisziplinäre Bearbeitung der einzelnen Themenkreise wurde durch den Umstand erleichtert, daß am Pathologischen Institut in Bern mehrere Gruppen mit unterschiedlicher Schulung und Arbeitsrichtung tätig sind. Die unter der Leitung von Prof. R. Schindler, einem Biochemiker und Pharmakologen, stehende Abteilung beschäftigt sich vorwiegend mit zellbiologischen Problemen und experimenteller Krebsforschung. Die Genetik, im besonderen auch die Zytogenetik, ist durch Lektor Dr. P. AufderMaur vertreten. Fragen der Kanzerogenese überprüfte Prof. K. Bürki, der wissenschaftlich auf diesem Gebiet arbeitet. Für die Kontrolle von Text und Abbildungen über Immunpathologie war Prof. M. W. Hess zuständig, dem in seiner Gruppe Protein- und Immunchemiker zur Seite stehen. Durch besondere Kenntnisse in experimenteller Entzündungspathologie trug Prof. H. U. Keller zu den betreffenden Kapiteln bei. Hinsichtlich verschiedener Fragen aus der Allgemeinen Pathologie leisteten Prof. B. Roos und Dr. A. Zimmermann Wertvolles. Dasselbe gilt für eine ganze Zahl weiterer Mitarbeiter am Institut, die unten namentlich aufgeführt sind. Besonderes Gewicht wurde auf die Beziehung zwischen krankhaften Symptomen und Zeichen einerseits sowie Gewebs- bzw. Organläsionen und den dadurch bedingten funktionellen Störungen andererseits gelegt. Eine größere Gruppe klinisch tätiger Freunde und Kollegen erklärte sich freundlicherweise bereit, die in ihren Fachbereich fallenden Kapitel des Buches einer gründlichen Prüfung zu unterziehen. Mit Prof. J. Hodler, der über eine breite intern-medizinische Erfahrung verfügt, befanden wir uns fortwährend im Gespräch. Schließlich habe ich mehrere in- und ausländische Forscher und Kollegen zu erwähnen, deren Ratschläge, kritische Bemerkungen und gedankliche Beiträge eine große Hilfe bedeuteten.
Den Anstoß zum Verfassen dieses Buches gab unter anderem die Feststellung, daß die an vielen Medizinischen Fakultäten verwirklichte Kürzung des Studienganges, die Aufsplitterung der Krankheitslehre in verschiedene Teildisziplinen und der zunehmende Verzicht auf gründliches Erarbeiten der theoretischen Grundlagen ein vermehrtes Bedürfnis nach allgemeinmedizinischer Weiterbildung im Anschluß an den eigentlichen Studienabschluß geschaffen haben. In dieser Hinsicht begegnet der Mediziner heute viel größeren Schwierigkeiten als früher. Die Erkenntnisse auf dem Gebiet der medizinischen Grundlagenforschung haben sich in den letzten Jahrzehnten derart ausgeweitet und vertieft, daß der Einzelne kaum mehr Schritt zu halten vermag, es sei denn in einem stark beschränkten Bereich. Will er trotzdem den Grundsätzen der sog. Ganzheitsmedizin treu bleiben, d. h. einen ausreichenden Überblick und die Fähigkeit bewahren, an gemachte Beobachtungen eine pathogenetische Analyse zu knüpfen, kommt er ohne umfassende und doch rasch greifbare Informationsquellen nicht aus. Das vorliegende Handbuch über pathogenetische Mechanismen mag in dieser Hinsicht von Nutzen sein.
Bei der Gliederung des Textes ging ich von der Annahme aus, der Leser sei in der Regel ausgebildeter Mediziner, der sich manche pathogenetische Zusammenhänge lediglich in Erinnerung zu rufen braucht, andere dagegen neu durchdenken möchte. In den wichtigeren Kapiteln werden im Kleindruck zusammenfassende Erläuterungen der Strukturen, biochemischen Vorgänge und Funktionen des zu behandlenden Systems vorangestellt. Klare Begriffe gehören zu den wichtigen Voraussetzungen pathogenetischer Überlegungen: Es wurden daher zahlreiche Definitionen eingestreut und durch Linien hervorgehoben.
Danach folgen in den meisten Abschnitten Angaben über Ätiologie und Pathogenese des betreffenden krankhaften Prozesses, wobei wir uns bemüht haben, Erwiesenes und Hypothetisches auseinanderzuhalten.

Der Schilderung licht- und elektronenmikroskopisch sowie mit Hilfe anderer Methoden faßbarer Zell-, Gewebe- und Organveränderungen wird der gebührende Raum gegeben. Um die Beziehung zwischen Läsionen einerseits sowie Symptomen und Zeichen andererseits deutlich zu machen, kommen in gedrängter Form auch die letzteren zur Sprache. Zudem finden sich Angaben über mögliche Komplikationen der verschiedenen Typen von Störungen. Da der Arzt bei seinen pathogenetischen Überlegungen in der Regel von besonderen Fällen ausgeht, fügte ich in den meisten Kapiteln Beispiele aus der praktischen Medizin ein, die im Sachregister vermerkt sind, und über die der Leser Zugang zum betreffenen Problemkreis erhält. Auf eine ausgedehnte Bibliographie wurde bewußt verzichtet. Die am Ende der einzelnen Kapitel gemachten Literaturangaben beziehen sich einerseits auf neuere Übersichtsarbeiten, Konferenzberichte und Monographien, die meistens ein umfangreiches Schrifttum enthalten, andererseits auf einige ausgewählte Originalarbeiten, die einen Einblick in die Forschungstätigkeit in den verschiedenen Wissensgebieten gestatten. Der Stand der Erkenntnisse entspricht ungefähr dem des Jahres 1979.

Die Illustrationen und zugehörigen Legenden bilden gleichsam ein Kompendium innerhalb des Buches. Die einzelnen Tafeln fassen in Form von Skizzen, Diagrammen und Blockschemen besondere Gruppen pathogenetischer Vorgänge zusammen. Diese Art der Darstellung soll es ermöglichen, die verschiedenen Problemkreise im Überblick zu erfassen und sich anhand des begleitenden Textes zu informieren. Dem mit der Materie vertrauten Leser werden die Strichzeichnungen rasch das Wesentliche in Erinnerung rufen. Die Tabellen dienen in erster Linie der Übersicht über Gruppen von Störungen, Agentien oder Faktoren, die es bei differentialdiagnostischen Problemen zu berücksichtigen gilt.

Ein geschärfter Beobachtungssinn und an erhobene Befunde geknüpfte pathogenetische Folgerungen bilden die Hauptstützen der ärztlichen Tätigkeit. Bei dieser Art von Suchen und Denken müssen sich natürlich die aus verschiedenen Disziplinen der Medizin stammenden Erfahrungen zu einem einheitlichen Ganzen zusammenfügen. Da sich in manchen Fällen ein Problem erst richtig verstehen läßt, wenn es – seiner Komplexität entsprechend – etwas eingehender erörtert wird, hat der Text einen erheblichen Umfang erreicht. Damit ist aber auch die Art der Benützung des Buches vorgezeichnet, nämlich im Sinne der – von Fall zu Fall gegebenen – Lektüre einzelner Abschnitte oder Kapitel.

Bern, September 1980 Hans Cottier

Dank an weitere Mitwirkende

Für die Durchsicht von Teilen des Manuskripts, Änderungsvorschläge und Anregungen bin ich folgenden Freunden und Kollegen zu großem Dank verpflichtet:

Prof. H. W. Altmann, Würzburg
Lektor Dr. P. Aufder Maur, Bern
Prof. H. Bachofen, Bern
Prof. S. Barandun, Bern
PD. Dr. H. R. Baumgartner, Basel
Prof. E. Beck, Bern
Prof. W. Bernhard †, Paris
Prof. M. Bessis, Paris
Prof. U. Bucher, Bern
Prof. P. Cottier, Interlaken
Prof. S. Fankhauser, Olten
Dr. M. Gertsch, Bern
Prof. P. A. Grétillat, Bern
Prof. U. M. Gross, Berlin
Prof. F. Halter, Bern
Prof. J. Hodler, Bern
Dr. H. Läng, Bern
Prof. G. Lebek, Bern
Prof. E. Lüscher, Bern
Dr. R. Markwalder, Bern
Prof. M. Meessen, Düsseldorf
Prof. L. Orcel, Paris
Prof. G. Paumgartner, München
PD Dr. G. Poretti, Bern
Prof. R. Preisig, Bern
Prof. P. Prudhomme de Saint-Maur, Paris
Dr. Ch. Ruchti, Bern
Dr. Th. Schaffner, Bern
Prof. G. Seifert, Hamburg
PD Dr. G. Siegl, Bern
Prof. A. Teuscher, Bern
Prof. P. C. Veraguth, Bern
Dr. E. Wälti, Bern

Mein Dank geht ferner an jene Kollegen, die mir mit Ratschlägen aller Art behilflich waren, im besonderen
Prof. J. Bircher, Bern
Prof. J. Diebold, Paris
Prof. A. Georgii, Hannover
Prof. H. Graf, Bern
Prof. E. Grundmann, Münster
Prof. H. P. Gurtner, Bern
Prof. A. Hässig, Bern
Prof. Ch. Hedinger, Zürich
PD. Dr. H. J. Huser, Bern
Prof. J. Laissue, Luzern
Prof. P. Lundsgaard-Hansen, Bern
Prof. W. Rotter, Frankfurt
Prof. J. Rüttner, Zürich
Prof. A. Schröder, Bern
Prof. W. Stauffacher, Basel
Prof. G. Zbinden, Zürich

Sehr zu schätzen weiß ich auch die Unterstützung durch weitere Mitarbeiterinnen und Mitarbeiter am Pathologischen Institut in Bern, nämlich
Dr. H. Gerber
Dr. R. Kraft
Dr. R. Kraus-Ruppert
Herr J. Müller
Dr. J. C. Schaer
Dr. Ch. Stoller
Dr. Th. Zeltner

Dankbar bin ich den Assistenten unseres Institutes für die Teilnahme an den Korrekturarbeiten.

Besondere Anerkennung verdienen Frl. L. Staub, die Direktionssekretärin des Pathologischen Instituts in Bern, und Frau Dr. M. Hengelhaupt für die Reinschrift des Manuskripts und die Erstellung des Sachregisters.

Mannigfaches Lob geht an Herrn A. Drews, Wiesbaden für seinen unermüdlichen Einsatz bei der Reinzeichnung der Skizzen und Diagramme.

Herzlicher Dank gilt schließlich den Damen und Herren des Springer-Verlages, im besonderen Herrn Dr. H. Götze, ferner Frau M. Kalow sowie den Herren W. Bergstedt, H. Matthies und J. Sydor für ihre Sorgfalt und Umsicht, vor allem aber auch für die Geduld und Großzügigkeit, die sie bei der Planung und Drucklegung dieses Buches bewiesen haben.

Bern, September 1980 HANS COTTIER

Inhaltsverzeichnis

Band 1 Genetik, Zellpathologie, Binde- und Stützgewebe, Regeneration, Neoplasie, Mißbildungen, Entwicklungsstörungen, Neuroendokrines System, Blut, Kreislauf, Stoffwechsel

2. Teil

3. Teil

9. Teil

STÖRUNGEN WEITERER HILFSMECHANISMEN DES STOFFWECHSELS UND STOFFWECHSELKRANKHEITEN 607

Band 2 Immunität, Entzündungen, Reparation, Verletzungen, Strahlenwirkung, Toxikologie, Infektionen, Parasitologie, Gerontologie

10. Teil

13. Teil

Anhang

9. Teil

Störungen weiterer Hilfsmechanismen des Stoffwechsels und Stoffwechselkrankheiten

107. Störungen der Atmung

107.1. Bemerkungen zur Entwicklung und Struktur des Respirationstraktes

Entwicklung der Lunge

Vom epithelialen *Lungenfeld,* das unmittelbar kaudal des Schlunddarms auf der Ventralseite liegt, bildet sich zunächst durch Einsenkung die sog. *Lungen- oder Laryngotrachealrinne.* Diese wächst in ventrokaudaler Richtung ins umgebende Mesenchym vor, teilt sich in zwei seitliche Ausbuchtungen und läßt so die *primären Lungensäckchen oder -bläschen* entstehen. Während der sog. *glandulären Phase der Aussprossung* (4.–16. Woche der Kyematogenese) sind die Schläuche von einschichtigem kubischem bis niedrigzylindrischem Epithel ausgekleidet. Es folgt die sog. *kanalikuläre Phase* (16.–24. Woche), in deren Verlauf das Epithel der zentral gelegenen Tracheobronchialanlagen höher zylindrisch wird, während in der Peripherie die Epithelien eher flacher erscheinen. In dieser Phase erkennt man auch den Anfang der Knorpelbildung. Nach der 24. Woche beginnen sich die peripheren Kanalikuli zu erweitern *(sakkuläre Phase).* Die Alveolenbildung *(alveoläre Phase)* setzt erst kurze Zeit vor dem Termin ein und geht nach der Geburt weiter, um erst etwa im 8. Lebensjahr einen Abschluß zu finden. Im Verlauf der sog. *Alveolation* entstehen *Pneumozyten II (kubisch) und I (flach).* Die ersteren enthalten zur Zeit des Termins schon reichlich *»Surfactant«* (s. u.). Mit fortschreitender Ausbildung der Kanalikuli, Sakkuli und Alveolen wird der relative Anteil von *Mesenchym* am Lungengewebe stark reduziert, so daß die Trennschicht zwischen Blutkapillaren und Sacculi bzw. Alveolen schließlich fast verschwindet (s. u.). Das *kollagene* und vor allem das *elastische Fasergerüst* des Lungenparenchyms entwickelt sich nach der Geburt noch über Jahre in zunehmendem Maß weiter. Die *Vaskularisation* der Lunge setzt vor der 6. Woche der Kyematogenese ein und schreitet durch Gefäßaussprossungen fort, entsprechend der Sakkulus- und Alveolenbildung. Verzweigungen der Lungenarterien verlaufen längs des Bronchialsystems *(bronchoarterielle Einheiten)* im sog. *Achsen- oder Kernbindegewebe,* die *Venen* im sog. *Mantelbindegewebe* (s. u.). Die Lymphgefäße der Lungenperipherie *(oberflächliches Lymphgefäßsystem der Lunge)* folgen vor allem den kleineren Venen in den interlobulären Septen (Mantelbindegewebe) und führen wenigstens einen Teil der Lymphe in den verzweigten Lymphgefäßplexus der Pleura. Von dort verlaufen größere Lymphgefäße längs der Venen zentralwärts. Diese und die ebenfalls hiluswärts führenden Lymphgefäße in der Umgebung der Arterien und Bronchien kommunizieren vor allem in Hilusnähe und bilden zusammen das *tiefe Lymphgefäßsystem der Lunge.* Hier sind auch die ersten bronchialen *Lymphknoten* eingeschaltet.

Die Bildung der *Lungenlappen* steht mit dem Auswachsen des um den Verzweigungsbereich eines Lappenbronchus liegenden Lungengewebes und der darüber liegenden Splanchnopleura in Beziehung; die Lappen unterteilen sich, entsprechend den Segmentbronchien, in *Segmente.* Die Kenntnis dieser Lappen und Segmente ist u. a. deshalb von Bedeutung, weil gewisse Krankheiten einzelne dieser Teilstrukturen bevorzugen und/oder sich auf sie begrenzen (z. B. Bronchiektasen im Bereich der postero-basalen Unterlappensegmente, Lungenabszesse in den abhängigen Segmenten, Tuberkulose in den apikalen und posterioren Oberlappensegmenten, allergische Ödeme innerhalb eines Segments, lobäre Pneumonie, begrenzt auf einzelne Lappen u. a. m. (»immunologische Einheiten?»)).

Der *Pleuraraum* geht aus der ursprünglich einheitlichen Leibeshöhle hervor, indem sich einerseits ein Septum pleuro-pericardiacum zwischen Perikard- und den beiden Pleurahöhlen, andererseits ein Septum (späteres Zwerchfell) zwischen den drei genannten Höhlen und der Peritonealhöhle bildet. Das pleurale Gewebe ist Mesenchym mesodermaler Herkunft, ebenso wie die nicht-epithelialen Wandbestandteile von Trachea und Bronchien und das septale Bindegewebe.

Strukturen des ausgereiften Lungengewebes und deren Erneuerung

Das Verzweigungssystem der Luftwege läßt sich in verschiedene Kompartimente unterteilen. Die sog. *oberen Luftwege* bestehen aus *Nasenhöhlen, Nasennebenhöhlen* und *Larynx;* meistens wird auch die *Trachea* dazu gezählt. Die Luftwege und -räume der *Lunge (untere Luftwege)* umfassen eine Leitungszone, eine Übergangszone und eine Gasaustauschzone. Die *Leitungszone* entspricht dem Bereich der Bronchien, der beim normalen Erwachsenen ungefähr 170 ml Luft faßt und bis und mit zu den Bronchioli terminales reicht. Es folgt die *Übergangszone* mit den Bronchioli respiratorii und den Ductus alveolares, die in einer zu ¾ ihrer Totalkapazität geblähten menschlichen Lunge ein Volumen von etwa 1500 ml besitzen. Die aus Alveolen bestehende *Gasaustauschzone* weist unter den gleichen Bedingungen ein Volumen von schätzungsweise 3100 ml auf. Die Zahl der Verzweigungen (»Generationen«) in der Leitungszone beträgt meist mindestens 16; wegen der unregelmäßigen dichotomen Teilung können sich bis in die Gasaustauschzone bis zu 14 weitere Verzweigungen anschließen. Der Durchmesser der Luftwege nimmt ungefähr als einfache negative exponentielle Funktion der Generationenzahl ab.

Der *histologische Aufbau der Bronchien* kennzeichnet sich durch einen *vierschichtigen Bau der Wand,* mit einer aus Epithel und Lamina propria bestehenden, längs gefalteten Mucosa, einer dünnen Schicht glatter Muskelfasern, einer dichten Bindegewebsschicht, in die – je nach Kaliber – Knorpelspangen oder -platten eingefügt sind, sowie einer lockeren Adventitia. Das einer dicken Basalmembran aufsitzende, mehrreihige, hochzylindrische Epithel besteht an der Basis aus Basalzellen und pyriformen Zellen, oberflächlich aus zylindrischen *Flimmerepithelien* und wird von *schleimbildenden Becherzellen* durchsetzt, deren Zahl gegen die Peripherie zu abnimmt. Die Flimmern schlagen, wellenförmig koordiniert, in Richtung auf den Larynx und bewegen so einen auf einer dünnen Flüssigkeitsschicht aufliegenden *Schleimfilm* mit einer mittleren Geschwindigkeit von ungefähr 1 cm/min nach oben (kleine Bronchien 0,5–1 mm/min, große Bronchien und Trachea 5–20 mm/min). Damit werden an dem viskösen Belag anhaftende Partikel aller Art in der gleichen Richtung fortbewegt und können schließlich ausgehustet bzw. verschluckt werden. *Mukoseröse Drüsen,* die z. T. unter den glatten Muskelfasern liegen, finden sich in den Bronchien und der Trachea, nicht aber in den *Bronchiolen.* Das Verhältnis $\frac{\text{Schleimdrüsenzahl}}{\text{Flächeneinheit der Wand}}$ (Reid'scher Index) nimmt gegen die Peripherie zu ab. Die Bronchiolen besitzen in der Regel keine Becherzellen und werden dementsprechend meist nicht von einer Schleimschicht bedeckt. Dagegen liegt an ihrer Oberfläche ein dünner osmiophiler Film, der möglicherweise oberflächenaktive Phospholipide enthält. In der Wand der Bronchiolen fehlen ferner Knorpelplatten; dagegen ist die Muskelzellschicht besser ausgebildet. Die Bronchiolarepithelien haben eine eher kubischeeFFrr,,ssnn llmmertragend und werden von sog. *Clara-Zellen* durchsetzt. Die letzteren zeigen elektronenoptisch den Bau sezernierender Zellen. Ihre Funktion ist indessen noch nicht geklärt. Dasselbe gilt für die *Kultschitzky-Zellen* des Bronchialepithels (vgl. dazu APUD-Zellen, S. 407).

Die *Bronchioli respiratorii,* die im Mittel drei Generationen aufweisen, haben ein kubisches Epithel mit wenigen Flimmern. Da und dort sind in die Wand *Alveolen* eingebaut. Diese liegen in den *Ductus alveolares,* die sich ebenfalls noch 3–4mal verzweigen können, eng aneinander, so daß hier von einer durchgehenden Wand nicht mehr gesprochen werden kann. Distal enden die Ductus alveolares in 1–2 Alveolen bzw. in einem Saccus alveolaris.

Die *Alveolen* sind von *Alveolarwandzellen* (»Alveolarepithelien«) ausgekleidet, die in der Übergangszone kontinuierlich mit dem Bronchiolarepithel zusammenhängen. Über 90% der Alveoleninnenfläche werden normalerweise von *Pneumozyten I* besetzt, die dünne, flächenhafte Zytoplasmatapeten bilden, zu pinozytieren und phagozytieren vermögen, sich dank eines eigenen kontraktilen Apparates den Inflations-Deflations-Deformierungen der Lunge anpassen können und für ihre besondere Empfindlichkeit gegenüber schädlichen Agentien in der eingeatmeten Luft und/oder im Blut bekannt sind. Dazwischen eingestreut finden sich, vor allem in Vertiefungen zwischen Kapillaren, einzelne oder in kleinen Gruppen zusammenliegende *Pneumozyten II* (»granulierte, große Alveolarwandzellen«), die meistens eine rundliche Form aufweisen und im Zytoplasma osmiophile lamelläre Einschlüsse enthalten. Von den letzteren nimmt man an, daß sie wenigstens Teilen des erwähnten »*Surfactant*« entsprechen. Diese oberflächenaktive Substanz bildet an der Innenfläche der Alveolen einen ganz dünnen, über einer amorphen, flokkulären »Hypophase« liegenden Film, dem eine wichtige Rolle beim Offenhalten der Alveolen zugeschrieben wird. Die chemische Zusammensetzung des Surfactant und seine Synthese sind noch nicht in allen Einzelheiten bekannt. Wenigstens ein erheblicher Teil dieses Materials, das vor allem disaturiertes Lezithin (vor allem Dipalmitoyl-Lezithin) enthält, scheint von den Pneumozyten II hergestellt zu werden. Kürzlich wurde allerdings mitgeteilt, daß auch Alveolarmakrophagen solche Substanzen synthetisieren (Einbau von ^{14}C-Cholin in disaturiertes Lezithin) und enthalten, wenn auch in geringerer Menge. Überdies zeigen die beiden Zellarten Unterschiede metabolischer Art, wie den Einbau von ^{14}C-Cholin in disaturiertes Lezithin, trotz Anwesenheit von reichlich unmarkiertem Palmitat, durch Pneumozyten II oder die Verwendung von Glyzerin für die Lezithinsynthese durch die Makrophagen, was Pneumozyten offenbar nicht tun. Vieles spricht dafür, daß im oberflächenaktiven Material des Alveoleninhalts überdies Proteine vorhanden sind, die z. T. von ortständigen Zellen gebildet werden. Außerdem finden sich im Alveolarlumen kleine Mengen von Bluteiweißen, und verschiedene Befunde deuten darauf hin, daß im Blutplasma enthaltene *Protease-Inhibitoren* (vgl. dazu α_1-Antitrypsin, S. 885) für die Erhaltung der Alveolenstruktur wesentlich sind. Ob u. a. der Proteinanteil des Surfactant durch solche Enzyme reguliert wird, bleibt weiter zu klären. Ein dritter Zelltyp, der unter physiologischen Bedingungen in den Lungenalveolen angetroffen werden kann, ist die sog. *alveoläre Bürstenzelle,* die an der Oberfläche Mikrovilli bildet und in der Regel keine osmiophilen, lamellären Einschlüsse besitzt. Diese Elemente werden häufiger in größeren Luftwegen als in der Lungenperipherie getroffen. Ihre Bedeutung ist noch unklar, ebenso ihre Abgrenzung von den *Alveolarmakrophagen,* d. h. von Blutmonozyten hergeleiteten Histiozyten, die sich an der Innenfläche der Alveolen fortbewegen und diese »reinigen« können. Alveolarmakrophagen zeichnen sich gegenüber Monozyten und Histiozyten in anderen Geweben durch einen vermehrt oxidativen Stoffwechsel und verschiedene Zeichen einer metabolischen Aktivierung aus.
Unter den Pneumozyten liegt die *subepitheliale Basalmembran,* die an vielen Stellen mit der *subendothelialen Basalmembran der Kapillaren* nahezu verschmolzen erscheint. Die Diffusionsstrecke für den Gasaustausch ist daher im überwiegenden Teil der Alveolenwand, der von dünnem Zytoplasma der Pneumozyten ausgekleidet wird, sehr kurz. Zwischen den beiden Basalmembranen finden sich hie und da *kollagene* und vor allem *elastische Fasern* sowie vereinzelt *Fibroblasten* bzw. *Fibrozyten.* In den sog. *Basalringen* am Eingang der Alveolen finden sich, neben z. B. elastischen Faserbündeln, vereinzelt *glatte Muskelzellen.* Die Dicke des Interstitiums nimmt an sog. Knotenpunkten des dreidimensionalen Gerüstwerks der Lunge zu. Im Interstitium kann man ferner spärlich *Proteoglykane* nachweisen und vereinzelte sog. *Zwischenzellen,* vermutlich durchtretende Histiozyten, erkennen. Die *Lungenkapillaren* zeigen einen annähernd, wenn auch nicht gänzlich geschlossenen, kaum fenestrierten Endothelbelag und sind von spärlichen *Perizyten* umgeben. Mit Hilfe morphometrischer Methoden gelang es, den *dreidimensionalen Strukturaufbau des Gasaustauschapparats* näher zu definieren. In der Lunge des erwachsenen Menschen scheinen ungefähr 300 Millionen Alveolen vorhanden zu sein, die in dem zu ¾ der Totalkapazität gedehnten Gewebe eine *innere totale Alveolaroberfläche* von ungefähr *70–100 m²* ergeben. Die Größe der Alveolen ist im übrigen Schwerkraft-abhängig und in unteren Partien kleiner als in oben gelegenen. Die Gesamtzahl der Kapillarsegmente der menschlichen Erwachsenenlunge wird auf etwa 250–300 × 10^9 geschätzt, bei einem kapillären Blutvolumen von ungefähr 100–200 ml. Die totale Oberfläche der Lungenkapillaren ist um etwa 10% kleiner als die gesamte Alveoleninnenfläche. Der sog. *Diffusionswiderstand* kann bei Annahme einer strukturunabhängigen Diffusion durch Errechnung des *harmonischen Mittels der Schrankendicke* zwischen Alveoleninnenfläche und Erythrozytenoberfläche geschätzt werden. Es beträgt bei erwachsenen Menschen etwa 0,55 µm. Zwischen benachbarten Alveolen bestehen normalerweise kleine *Fenestrationen,* die z. T. mit »Surfactant« überspannt sein können (Kohn'sche Poren).
Die *größeren Lungengefäße* wurden auf S. 535 erörtert.
Das *Bindegewebegerüst der Lunge* kann als ein Verspannsystem zwischen zwei Gruppen septaler Verzweigungen angesehen werden: das sog. *Achsenbindegewebe (Kernbindegewebe)* umscheidet Bronchien und Pulmonalarterienäste und liegt demnach im Zentrum der Lobuli. Es führt vom Lungenhilus direkt in diese hinein. Die Umhüllung der Lobuli und größeren bronchoarteriellen Einheiten des Lungengewebes ist mit dem sog. *Mantelbindegewebe* gegeben, das Pulmonalvenen und Lymphgefäße mit sich führt und sich mit der Pleura visceralis vereinigt, von der es sich im Rahmen der Organogenese auch hergeleitet hat. Das *dreidimensional ausgespannte, feine, kollagene und vor allem elastische Faserwerk,* das die Alveolen umgibt, erstreckt sich vom Mantel- zum Kernbindegewebe und steht wegen des negativen Druckes im Pleuraspalt (basal – 2,5 mm Hg, apikal – 10 mm Hg (aufrechte Körperhaltung)) *normalerweise unter Spannung.*
Die Pleuraoberfläche wird von sog. *Pleuramesothelien* bedeckt. Das Lungengewebe erfährt, wie die meisten anderen Gewebe, eine *stetige Zellerneuerung* (physiologische Regeneration, S. 151), deren Ausmaß und Geschwindigkeit von Zellart zu Zellart variiert. *Flimmerepithelien* und *schleimbildende Zellen* werden unter physiologischen Bedingungen nur langsam umgesetzt, können aber nach Schädigung rasch regeneriert werden. Innerhalb eines Tages kann man in solchen Fällen bereits eine Erhöhung der Zellneubildungsrate feststellen. Zugrunde gegangene *Alveolarwandzellen (Pneumozyten)* werden offenbar über die Neubildung von Pneumozyten II ersetzt, die sich vermutlich vom Alveoleneingang her vorschieben und sich schließlich in die flachen Pneumozyten I umwandeln können. Die Herkunft der Pneumozyten II ist noch nicht endgültig geklärt. Möglicherweise sind ihre Vorläufer im bronchiolo-alveolären Übergangsbereich zu suchen. *Alveolarmakrophagen* sind Herkömmlinge von Blutmonozyten. Die Regeneration der übrigen Lungenbestandteile folgt mehr oder weniger den Regeln der Zellerneuerung in Stützgeweben und Gefäßen anderer Lokalisation (s. dort). Regenerationsvorgänge sind offenbar an Phänomenen, wie der *Adaptation der Lunge an neue Bedingungen,* beteiligt. Bei japanischen Tanzmäusen beispielsweise, die sich wegen eines nervösen Schadens ständig im Kreis drehen und daher einen erhöhten Sauerstoffverbrauch aufweisen, sind sowohl die Zahl der Lungenalveolen als auch deren gesamte Innenfläche größer als bei Vergleichsmäusen; überdies ist bei Tanzmäusen die Diffusionsstrecke zwischen Alveolen und Kapillarinnenfläche geringer als normal. Beim Menschen scheinen derartige Adaptationsvorgänge in beschränktem Maß ebenfalls vorzukommen (Untersuchungen an der Bevölkerung in den Anden).
Für *elektronenmikroskopische Zwecke* kann Lungengewebe perkutan durch Injektion einer mit einem Farbstoff versehenen Glutaraldehydlösung fixiert werden.
Standardisierte Fixationen von Lungengewebe an der Leiche erreicht man ferner durch heiße Formaldehyd-Bedampfung mit Hilfe eines Zwei-Kammer-Systems.

107.2. Funktionelle Merkpunkte zur Atmung

Sog. äußere und innere Atmung

Die Atmung umfaßt alle Vorgänge, die der Aufnahme und Verwendung von O_2 durch den Körper sowie der Abgabe von CO_2 an die Umgebung dienen. Die *innere Atmung* und ihre Störungen, d. h. die Atmung in den verschiedenen Körpergeweben und -zellen sowie ihre Abweichungen von der Norm, wurden auf S. 72 besprochen. Im vorliegenden Abschnitt kommt vor allem die *äußere Atmung,* d. h. der Gastransport und -austausch im Respirationstrakt und in den Lungen zur Sprache, neben Bemerkungen zum Gastransport von der Lunge zu den Geweben (vgl. dazu S. 610). Die mit der CO_2-Abgabe durch die Lungen verbundene *Regulation des Säure-Basen-Haushalts* ist vor allem Gegenstand der Besprechung in Kapitel 110 (S. 803).
Voraussetzung zum besseren Verständnis der äußeren Atmung sind Kenntnisse über die *Schutzfunktionen des oberen Respirationstrakts,* die *Atemregulation* (Tätigkeit der Atmungsmuskulatur), die *Lungenventilation* in Abhängigkeit der Strömungsverhältnisse in den Luftwegen und der Dehnbarkeit des Lungengewebes, die Veränderungen der *Gasaustauschfläche* und des *Diffusionswiderstandes* zwischen Alveolargasen und Blut sowie die *Lungendurchblutung,* wobei regionäre Unterschiede in den Lungen vorhanden sein können.

Schutzfunktionen des oberen Respirationstrakts

Die oberen Luftwege, insbesondere die Nasenhöhlen, Nasenmuscheln, Pharynx bzw. Larynx und Trachea, dienen u. a. der *Befeuchtung, Erwärmung* und *Reinigung* der eingeatmeten Luft. Naturgemäß werden diese Funktionen bei *Nasenatmung* besser erfüllt als bei *Mundatmung;* aber selbst bei der letzteren wird die eingeatmete Luft im Mund- und Pharynxbereich soweit vorgewärmt und befeuchtet, daß in der Regel keine Schäden am Tracheobronchialepithel entstehen. Die Reinigungsfunktionen des oberen Respirationstrakts sind u. a. dadurch begünstigt, daß im Nasen-Epipharynxbereich die *Zilien* in Richtung auf den Rachen, d. h. nach unten, im Tracheobronchialbereich jedoch nach oben schlagen. Beim Menschen können sich beispielsweise auf die Nasenschleimhaut aufgetragene Teilchen innerhalb von 5–10 min im Halsbereich befinden. Partikel mit einem mittleren Durchmesser von mehr als 10 µm werden zum größten Teil durch die Vibrissae und die Nasen-Pharynxschleimhaut zurückgehalten bzw. durch Auftreffen *(»Impaction«)* im Schleimfilm fixiert. Teilchen mit einem Durchmesser von etwa 1–10 µm schlagen sich überwiegend durch *Sedimentation* nieder und solche von nur 0,1 µm oder noch geringerer Größe durch *Brown'sche Bewegung. Partikel mit einem mittleren Durchmesser von 0,1–0,5* µm werden durch Brown'sche Bewegung, Sedimentation oder Impaction relativ am wenigsten beeinflußt. Von diesen können bis zu 20% in den Lungen zurückgehalten werden.

Dem Epithel aufgelagert und teilweise im Flüssigkeits- und Schleimfilm mitbewegt finden sich fast immer auch neutrophile *Granulozyten* und *Makrophagen,* die sich allein oder im Zusammenwirken mit *Immunglobulinen,* insbesondere *IgA,* sowie *Komplement* und *Lysozym* am *Abtöten von Bakterien* beteiligen. Der Schleimfilm und seine Beimengungen stellen eine wirkungsvolle Abwehr gegen *Viren* dar (vgl. dazu S. 1722).

Die Regulation der Atmung

Die nervösen Zentren, die für die Auslösung rhythmischer Kontraktionen und Relaxationen der Atmungsmuskulatur verantwortlich sind, finden sich überwiegend im Ponsbereich. Das im unteren Ponsgebiet lokalisierte *»Apneusis«*-Zentrum verlängert, wie man annimmt, die Aktivität der inspiratorischen Stimulation, während das in den oberen Brückenanteilen gelegene und von zahlreichen Afferenzen beeinflußte *»pneumotaktische Zentrum«* exspiratorisch wirksame Erregungen im bulbären Atemzentrum stimuliert bzw. auslöst. Dabei wird gleichzeitig die inspiratorische Stimulation gehemmt. Das Apneusis-Zentrum wird offenbar über den N. vagus bei Lungendehnung gehemmt, so daß exspiratorisch wirksame Erregungen überhand nehmen (vgl. dazu S. 616). Die Steigerung der Ventilation, wie sie bei körperlicher *Arbeit* in Erscheinung tritt, wird offenbar zum guten Teil über normale Reflexe ausgelöst, deren Afferenzen möglicherweise im Bewegungsapparat liegen.

Abgesehen von emotionell ausgelösten und durch eine Änderung der Lungendehnung bedingten Modifikationen in der Steuerung der Atmung, gehen regulierende Einflüsse auch von der *Blutgaskonzentration* aus. Eine *Erniedrigung des* P_{O_2} unter etwa 70 mm Hg hat über eine *Stimulation der Chemorezeptoren,* insbesondere des Glomus caroticum und des Glomus aorticum, eine Ventilationssteigerung zur Folge. Eine *Erhöhung des* P_{CO_2} wirkt sich ähnlich aus, nur ist die Zunahme der Ventilation in diesem Fall auch durch eine zentrale Wirkung mitbedingt. Gleichartige Effekte zieht eine *Verminderung des Blut-pH* nach sich. Veränderungen der genannten Parameter im gegenteiligen Sinn wirken sich umgekehrt aus. Über den Wirkungsmechanismus dieser Blutgas- und H^+-Konzentrationsverschiebungen weiß man nur lückenhaft Bescheid. Wahrscheinlich spielen intrazelluläre pH-Verschiebungen eine wichtige Rolle. Die vor kurzer Zeit beschriebenen *neuroepithelialen Körperchen* im Bronchialepithel, die aus innervierten, argyrophilen, aminspeichernden, Granula-haltigen Zellen bestehen, erfüllen – wahrscheinlich als Rezeptoren – neurosekretorische Funktionen.

Volumenveränderungen der Lunge bei der Atmung, Lungendehnbarkeit

Die sog. *Totalkapazität* der Lunge setzt sich aus der *Vitalkapazität,* d. h. der Volumendifferenz zwischen maximaler In- und Exspiration, und dem *Residualvolumen,* dem nach vollständiger Ausatmung in der Lunge verbleibenden Gasvolumen, zusammen. Bei Frauen ist die Total- und Vitalkapazität im Mittel um ungefähr 15% geringer als bei Männern. Im übrigen hängen diese Werte von Körpergröße und Alter ab. Maximale Kapazitäten werden etwa um das 24. Lebensjahr erreicht. Bis zum Alter von annähernd 50 Jahren finden sich in dieser Hinsicht unter physiologischen Bedingungen keine erheblichen Veränderungen; danach nimmt das Residualvolumen infolge verminderter *Retraktionskraft des Lungengewebes* zu. Die letztere ist stets exspiratorisch gerichtet, während die muskuloskelettäre Umhüllung der Lunge, d. h. die Thoraxwand und das Zwerchfell, bei tiefer Exspiration inspiratorisch und bei tiefer Inspiration exspiratorisch wirkt. Das in der Lunge enthaltene Gasvolumen in *Atemmittellage* nennt man die *funktionelle Residualkapazität.* Sie beträgt nicht ganz die Hälfte der Totalkapazität und hängt im übrigen von der Körperstellung (im Liegen kleiner), dem Abdominalinhalt (bei Gravidität kleiner) u. a. ab.

Als *Compliance* (C) bezeichnet man die Dehnbarkeit der Lunge ($C = \frac{dV}{dP_{el}}$, wobei V dem eingeatmeten Luftvolumen und P_{el} dem mittels einer Sonde im Ösophagus gemessenen Druck entsprechen). Die Compliance wird in ml/cm H_2O ausgedrückt und ist im oberen Bereich der Vitalkapazität geringer als im unteren. Blutreichtum der Lunge verringert die Compliance, weshalb abhängige Partien relativ mehr durchblutet, aber weniger ventiliert werden. Zwischen 20 und 70 Jahren nimmt die Lungen-Compliance ungefähr als lineare Funktion des Alters zu, ohne sich aber zu verdoppeln. Bei Spontanatmung mit Atemvolumina von ungefähr 1000 ml nennt man die gemessene $dVol/dP_{el}$ *»dynamische Compliance«,* während die *»statische Compliance«* während eines länger dauernden Atemstillstandes am Ende der Inspiration registriert wird. Die statische Compliance ist daher von Strömungswiderständen in den Luftwegen weniger abhängig als die dynamische; entsprechend ergeben sich bei der letzteren – je nach der Art des Lungenleidens – vergleichsweise verminderte Werte.

Einflüsse des intrathorakalen und intraabdominalen Druckes auf den Blutkreislauf

Der intrathorakale Druck variiert bei Ruheatmung um etwa 5 mm Hg und wird nur bei muskulär aktiver Exspiration positiv. Dagegen steigt der intraabdominale Druck im positiven Bereich während der Inspiration. Auf diese Weise wird der venöse Blutrückfluß ins Herz während der Inspiration gefördert, was sich insbesondere bei Jugendlichen in Form der sog. *respiratorischen Arrhythmie* äußern kann. Pressen (u. a. auch Husten) hat demgegenüber stets eine Behinderung des venösen Rückflusses zur Folge.

Strömungswiderstände in den Luftwegen

Als *»Viscance« (Strömungswiderstand)* bezeichnen wir den aus der *»Resistance« (aerodynamischer Atemwegwiderstand)* und dem *Gewebedeformationswiderstand* zusammengesetzten Totalwiderstand in den Luftwegen. Die Resistance, die neben der Luftweggeometrie auch von der Gasviskosität und der Gasdichte abhängt, beträgt für den Erwachsenen bei Mundatmung normalerweise ungefähr 1,5–2,5 cm H_2O/Liter/sec, wovon etwa ¼ auf die Stimmritze entfallen. Bei Nasenatmung sind die Werte fast doppelt so groß. Unter physiologischen Bedingungen liegt demnach der Hauptwiderstand extrathorakal. Bei gesteigerter Strömungsgeschwindigkeit vermehrt sich die Turbulenz und – da bei turbulenter Strömung der Strömungswiderstand mit dem Quadrat der Stromstärke zunimmt – auch der Widerstand.

»Atemgrenzwert« nennen wir die maximal mögliche Ventilation pro Minute. Er kann bis mehr als das 30fache der Vitalkapazität betragen. Über längere Zeit werden aber nur etwa ⅔ des Atemgrenzwerts erreicht. Bei forcierter Atmung werden die Druckschwankungen in den Luftwegen verstärkt, und ohne Knorpelringe bzw. -spangen käme es bei Inspiration zum Kollaps der Trachea, bei Exspiration u. U. zum Kollaps der intrathorakal gelegenen Bronchien. Die forcierte In- und Exspiration wird zur Schätzung der Strömungswiderstände im *Tiffeneau-Test* benützt, wobei man sich auf die sog. relative Sekundenkapazität und die Stromstärke als Funktion der Zeit stützt.

Ventilation der Alveolen und anderer Anteile des intrapulmonalen Luftraumes

Unter *»alveolärer Ventilation«* (meist ausgedrückt als alveoläres Ventilationsvolumen × Atemfrequenz) versteht man den Anteil der *Gesamtventilation (Totalventilation,* in der Regel ausgedrückt als *Atemminutenvolumen* = Atemvolumen × Atemfrequenz), der mit dem Blut zum Gasaustausch kommt. Die Differenz zwischen den beiden heißt *»Totraumventilation«.* Der *»funktionelle Totraum«* läßt sich u. a. durch Bestimmung des arteriellen P_{CO_2} errechnen. Er hängt von verschiedenen Faktoren ab: anatomischer Totraum, verschiedene Ventilations-Durchblutungs- und/oder Diffusions-Durchblutungs-Verhältnisse nebeneinander, Konzentrationsgefälle des CO_2 zwischen Austauschfläche und Alveolenzentrum Richtung Bronchiolen sowie anatomisch bedingte venöse Beimischungen. Obschon bei schwerer Arbeit nicht nur die Totraumventilation (funktioneller Totraum × Atemfrequenz), sondern auch der funktionelle Totraum absolut größer werden (Zunahme des CO_2-Konzentrationsgefälles zwischen Alveolenwand und -zentrum), reduziert sich bei gesteigerter Ventilation und vermehrtem Gaswechsel der sog. *Totraumquotient* (Verhältnis zwischen funktionellem Totraum und Atemvolumen) von normalerweise etwa 0,35 u. U. auf weniger als 0,2.

Beziehungen zwischen Ventilation und Durchblutung des Lungenparenchyms

Auf die Abhängigkeit der Lungendurchblutung von der *Körperhaltung* wurde schon hingewiesen (s. o.), ebenso auf den Einfluß des *alveolären* P_{O_2} auf den Tonus der kleinen Lungenarterien (S. 540). Ob und in welchem Ausmaß beim Menschen eine Senkung des *alveolären* P_{CO_2} Bronchialspasmen im entsprechenden Gebiet (»*alveolo-bronchiolärer Reflex*«) bewirkt, läßt sich noch nicht endgültig beurteilen.
In liegender Körperstellung beträgt das Verhältnis zwischen alveolärer Ventilation und Lungendurchblutung ($\frac{V_A}{Q}$) in Ruhe und für die Lungen gesamthaft etwa 0,8, bei größerer Arbeit 3,5–4,5.

Der Gasaustausch im Bereich der Lungenalveolen

Der Austausch von O_2 und CO_2 im Bereich der Lungenalveolen erfolgt durch *Diffusion,* deren Geschwindigkeit bei einer bestimmten Gasdruck-Differenz zwischen Erythrozyt (bzw. Blutflüssigkeit) und Alveole vor allem von der *Permeabilität der zu passierenden Strukturen* abhängt. Da biologische Membranen für CO_2 keine nennenswerte Diffusionsbarriere darstellen, findet die Abgabe von CO_2 aus dem venösen Blut an die Alveolarluft relativ rasch statt und kommt schon im Anfangsteil der interalveolären Kapillaren weitgehend zum Abschluß. Die Diffusionskapazität für O_2 ist dagegen wesentlich geringer, so daß im Anfangsteil der interalveolären Kapillaren für O_2 noch eine erhebliche Druckdifferenz zwischen Alveolarluft und Erythrozyten vorliegt.
Die *Diffusionsstrecke* von der Alveoleninnenfläche bis zum Erythrozytenzytoplasma in den Kapillaren umfaßt den oben erwähnten Film von Surfactant, die flokkuläre Hypophase, die Pneumozytenschicht (vor allem Pneumozyten I), zwei Basalmembranen und allenfalls dazwischen liegendes Interstitium, das Kapillarendothel, das Blutplasma und die Erythrozytenoberfläche bis zum entsprechenden Hämoglobinmolekül. Die rein *strukturelle Dicke* entspricht aber wegen unterschiedlicher Löslichkeiten nicht der *funktionellen Dicke.* Zellmembranen bieten beispielsweise einen höheren *Diffusionswiderstand* als Blutplasma. Als *Diffusionskapazität* definiert man den reziproken Wert des gesamten Diffusionswiderstandes der alveolo-erythrozytären Schranken. Zu den Faktoren, die die Diffusionskapazität mitbeeinflussen, gehören u. a. der Dehnungszustand der Lunge, die Körperhaltung und die Körperaktivität, insbesondere auch wegen veränderter kinetischer und geometrischer Verhältnisse im Bereich der Lungenkapillaren. Beim gesunden Erwachsenen in Ruhe variiert die *Diffusionskapazität für* O_2 ungefähr zwischen 18 und 25, bei Arbeit zwischen 40 und 80 ml/min/mm Hg Gasdruckdifferenz. Mit dem Alter nimmt die O_2-Diffusionskapazität ab und erreicht z. B. bei 65-Jährigen nur mehr etwa 50% der bei 20-Jährigen gemessenen Werte.
Die Gasdruckdifferenz läßt sich einigermaßen aus der Differenz des P_{O_2} der Alveolarluft (normal etwa 100 mm Hg) und des venösen Bluts der Pulmonalarterie (40 mm Hg) abschätzen. Obschon in Anbetracht der kurzen Verweildauer der Erythrozyten in den Lungenkapillaren die Diffusion sehr schnell erfolgen muß, reicht sie aus, um beim Gesunden den P_{O_2} des peripheren arteriellen Bluts auf etwa 97 mm Hg zu bringen. Der P_{CO_2} des venösen Bluts aus dem großen Kreislauf beträgt physiologischerweise ungefähr 46 mm Hg, der der Alveolarluft etwa 40 mm Hg, d. h. gleich viel wie im Blut, das die Lungen verläßt. Da CO_2 alle biologischen Membranen mit Leichtigkeit passiert, ist die *Diffusionskapazität der Lunge für* CO_2 viel größer als für O_2. Dadurch wird die Abgabe von CO_2 durch reduziertes Hämoglobin im Anfangsteil der interalveolären Kapillarstrecke begünstigt, und die Aufnahme von O_2 erleichtert. Obschon – wie erwähnt – die anatomische alveolo-kapilläre Schrankendicke nicht mit der funktionellen Schrankendicke identisch ist, lassen sich aufgrund *morphometrischer elektronenmikroskopischer Untersuchungen* doch befriedigende Modelle zur Schätzung der Diffusionskapazität der Lunge erreichen.

Der O_2- und CO_2-Transport im Blut

Sauerstoff wird im Blut nur zu einem kleinen Teil physikalisch gelöst transportiert. Weit überwiegend geschieht der Transport durch Hämoglobin, von dem 1 g unter Standardbedingungen höchstens 1,34 ml O_2 zu binden vermag. Die *O_2-Dissoziationskurve* als Funktion des O_2-Partialdruckes weist eine S-Form auf. Die Lage der Kurve hängt u. a. vom Hämoglobintyp, dem Gehalt der Erythrozyten an 2,3-Diphosphoglyzerinsäure (2,3-DPG) und ATP, ferner vom pH und der Temperatur ab. Erhöhte Temperaturen, ein herabgesetztes pH und/oder ein vermehrter Gehalt der roten Blutkörperchen an 2,3-DPG bzw. ATP haben eine verminderte Affinität des Hämoglobins zu O_2, d. h. eine Rechtsverschiebung der Kurve, zur Folge und umgekehrt (S. 1018).
Das aus dem Gewebe anfallende CO_2 gelangt durch Diffusion ins Blut, wo es zu etwa 20–30% als Karbaminoverbindung an Hämoglobin gebunden und zu 65–70% unter der katalytischen Wirkung der Karboanhydrase H_2CO_3 bzw. Bikarbonat bildet. Die dabei freigesetzten H^+ können durch Hämoglobin neutralisiert werden. Auf ein abgegebenes Molekül O_2 kann ein Molekül CO_2 an Hämoglobin gebunden werden. Die *CO_2-Dissoziationskurve* verläuft im physiologischen Bereich ungefähr linear. Die Pufferwirkung des reduzierten Hämoglobins verhindert, daß etwa bei Arbeit das pH des venösen Bluts stark absinkt (vgl. dazu Säuren-Basen-Gleichgewicht, S. 807).

107.3. Begriffe und allgemeine Grundsätze zu den Störungen der Atmung

Definitionen: »*Dyspnoe*« ist ein klinischer Begriff, der überwiegend subjektive Symptome, wie Atemnot, kurzen Atem, Engegefühl oder sogar Erstikkungsgefühl, umfaßt. Als »*respiratorische Insuffizienz*« bezeichnet man alle Störungen der äußeren Atmung, die mit einer für den Ruhestoffwechsel wohl ausreichenden O_2-Aufnahme und CO_2-Abgabe einhergehen, jedoch in dieser Hinsicht keine genügende Anpassung an körperliche Arbeit gestatten. Bei der »*latenten respiratorischen Insuffizienz*« finden sich im peripher-arteriellen Blut noch Werte von P_{O_2} und P_{CO_2}, die im Rahmen der Norm liegen; die Ventilationsreserven und/oder die Diffusionskapazität der Lunge sind jedoch reduziert. Bei der »*manifesten respiratorischen Insuffizienz*« besteht schon in Ruhe ein herabgesetzter P_{O_2} im arteriellen Blut, trotz normalem inspiratorischem P_{O_2}; in solchen Fällen müssen vor der Diagnose einer respiratorischen Insuffizienz naturgemäß extrapulmonale venöse Zumischungen ausgeschlossen werden.
Hypoxie heißt Sauerstoffmangel, *Hyperoxie* bedeutet ein Überangebot an Sauerstoff. Beide Begriffe können auch auf einen erniedrigten bzw. erhöhten P_{O_2} in der eingeatmeten Luft Anwendung finden. Von einer *arteriellen Hypoxämie* sprechen wir, wenn die O_2-Sättigung des peripheren arteriellen Bluts unter den Grenzwert von ungefähr 95% (= P_{O_2} <80 mm Hg) sinkt, wobei zwischen leichten (94 bis 90%), mittelschweren (89–80%), schweren (79–70%) und sehr schweren Graden (weniger als 70%) unterschieden wird.
Hyperkapnie nennt man eine Zunahme des P_{CO_2} im arteriellen Blut auf mehr als ungefähr 45 mm Hg. Auch hier teilen wir nach Schweregraden ein: leicht (46–49 mm Hg), mittelschwer (50–59 mm Hg), schwer (60–70 mm Hg) und sehr schwer (mehr als 70 mm Hg).
Pathologische Atmungstypen (s. u.) zeichnen sich durch Abweichungen des Atemvolumens und/oder der Atemfrequenz von der Norm aus.
Unter *Restriktion* verstehen wir einen vorübergehenden oder dauernden Verlust an blähungsfähigem Lungengewebe, mit entsprechender Verminderung der Total- und Vitalkapazität.
»*Obstruktion der Luftwege*« ist ein Sammelname, der sowohl für fixierte, d. h. In- wie Exspiration

behindernde, als auch für unfixierte, von der Atemphase abhängige Einengungen in den Luftwegen Anwendung findet.
Als *Atelektase* bezeichnet man eine fehlende Entfaltung oder einen Kollaps an sich intakten Lungengewebes mit entsprechendem Luftmangel.
Lungenemphysem heißt Lungenblähung. Im medizinischen Sprachgebrauch benützt man diesen Ausdruck allerdings weniger für akute Überblähungen als für chronische Zustände (chronisches Lungenemphysem), die mit Elastizitätsverlust und erhöhtem Residualvolumen infolge verminderter Retraktionskraft der Lungen verbunden sind.
Hyperventilation ist eine im Verhältnis zum Gasaustausch gesteigerte alveoläre und/oder Totraum-Ventilation. Sie tritt als Begleitsymptom vieler pulmonal und kardial bedingter Atemstörungen in Erscheinung. Von der *»primären« Hyperventilation* infolge psychisch bedingter oder direkter Stimulation der Atemzentren wird die *»kompensatorische Hyperventilation«* abgegrenzt, die als Reaktion auf Veränderungen, wie arterielle Hypoxämie bzw. abnorme Erniedrigung des venösen P_{O_2} oder metabolische Azidose (S. 808), auftritt. Es kommen auch Kombinationen der beiden Formen von Hyperventilation vor. Krankhafte Folgen einer Hyperventilation werden unter dem Begriff eines *Hyperventilationssyndroms* (s. u.) zusammengefaßt.
Von einer *Verteilungsstörung* sprechen wir, wenn es aufgrund regional unterschiedlicher Ventilations-Perfusionsverhältnisse in den Lungen zu einer arteriellen Hypoxämie kommt. Bei der *ventilatorischen Verteilungsstörung* kann es sich um ein Nebeneinander verschiedener Lungendehnbarkeiten handeln, die beide eine Hypoventilation nach sich ziehen. Werden nicht-ventilierte Lungenbezirke durchblutet, spricht man von *intrapulmonaler venöser Zumischung.* Für die sog. *Totraumventilation* ist die Belüftung nicht-durchbluteter Lungenteile kennzeichnend.
Wird die Mehrzahl der Lungenalveolen wohl durchblutet, aber hypoventiliert, und entwickeln sich auf dieser Grundlage eine arterielle Hypoxämie und eine Hyperkapnie, besteht eine sog. *Globalinsuffizienz,* d. h. eine mehr oder weniger allgemeine *alveoläre Hypoventilation.* Führt die letztere lediglich zu einer arteriellen Hypoxämie, nicht aber zu einer Hyperkapnie, wird z. T. die Bezeichnung *»Partialinsuffizienz«* verwandt.
Eine sog. *Diffusionsstörung* liegt vor, wenn es zwischen Alveolarluft und dem endkapillären Blut nicht zu einem vollständigen oder zumindest weitgehenden O_2-Druckausgleich kommt, sei es wegen einer funktionellen und/oder strukturellen *Verdikkung der alveolo-kapillären Schranke* (»Membranverdickung«), sei es wegen *Einschränkung der alveolo-kapillären Oberfläche* (s. Restriktion). Die zuletzt genannte Situation kann auch durch eine Verkürzung der Kapillarstrecken, auf denen eine Gasdiffusion möglich ist, zustande kommen *(Diffusions-Perfusions-Ungleichheit).*
Eine *Totraumhyperventilation,* die sich aufgrund eines im Vergleich zu den Ventilationsgrößen erhöhten arteriellen P_{CO_2} errechnen läßt, tritt bei der Mehrzahl pulmonal oder kardial bedingter Störungen der Atmung auf und resultiert oft in einem verstärkten sog. *Totraumeffekt,* d. h. einer vermehrten venösen Zumischung aus Gebieten, in denen es nicht zum Gasaustausch gekommen ist. Abgesehen von *Pendelluft in Bronchien,* z. B. bei ventilatorischer Verteilungsstörung, lassen sich meist auch *alveoläre Toträume* nachweisen, z. B. als Paralleltoträume bei alveolo-kapillärem Block oder als Serietoträume bei zentrilobulärem Emphysem.
Asphyxie (»Pulslosigkeit«) heißt im heutigen medizinischen Sprachgebrauch *Erstickung,* postnatal wegen Störung der äußeren Atmung, pränatal und subpartal wegen ungenügender Sauerstoffzufuhr über den Plazentarkreislauf.
Definitionen im Zusammenhang mit *Störungen der Lungendurchblutung* und der Ödembildung sind auf S. 599 aufgeführt worden.

Die hier wiedergegebenen Definitionen beziehen sich überwiegend auf *funktionelle Störungen, die als Folge eines krankhaften Prozesses im Bereich des Respirationstrakts in Erscheinung treten.* Häufig kommen mehrere der genannten Veränderungen kombiniert vor, so daß sich eine allgemein-pathologisch einigermaßen klare Gliederung auf dieser Grundlage kaum erreichen läßt, ganz abgesehen davon, daß die oben angeführten Umschreibungen der Entstehungsweise der verschiedenen, mit Atmungsstörungen verbundenen Krankheiten kaum Rechnung tragen.

Ursachen, Pathogenese und **Folgen** der zahlreichen, mit einer Beeinträchtigung der äußeren Atmung und/ oder des Gastransports im Blut verbundenen krankhaften Prozesse lassen sich in mehrere Gruppen zusammenfassen, die in den nachstehenden Abschnitten kurz erörtert werden sollen.

107.4. Abnorme atmosphärische Bedingungen als Ursachen einer Atmungsstörung

Auswirkungen ungewöhnlicher äußerer Temperatur- und/oder Feuchtigkeitsverhältnisse auf die Atmung

Durch *sehr kalte und/oder trockene Luft* kann die Zilientätigkeit im oberen Respirationstrakt stark gehemmt oder sogar lahmgelegt werden. Tierversuche haben gezeigt, daß eine lokale Herabsetzung der Luftfeuchtigkeit auf 50% innerhalb von 8–10 min ausreicht, um die Bewegungen der Flimmerhaare zum Sistieren zu bringen. Wahrscheinlich genügt aber die Befeuchtung, die die eingeatmete Luft in Nase oder Mund erfährt, meistens, um auf Höhe des Larynx und darunter Schädigungen dieser Art zu verhindern. Ähnlich verhält es sich mit der Erwärmung eingeatmeter kalter Luft. In Extremfällen allerdings ist sowohl mit Trockenheits- als auch mit Kälte- oder Hitzeschäden im Tracheobronchialbereich zu rechnen. Besondere Gefahr besteht in dieser Hinsicht bei Atrophie und/oder Exsikkose der Schleimhäute. Verschiedene Befunde sprechen dafür, daß sich Abkühlungen der Haut im Sinn einer Temperaturverminderung in den Schleimhäuten des oberen Respirationstrakts auswirken können (vgl. dazu Begünstigung der viralen Infektion bei »Erkältung«, S. 1800). Ob das fortgesetzte Einatmen sehr kalter oder heißer Luft zu Schleimhautödemen im Tracheobronchialbereich und allenfalls sogar zu einem Lungenödem führt oder zum mindesten an der Entstehung solcher Veränderungen beteiligt sein kann, ist noch umstritten.

Sauerstoffmangel (Hypoxie) in der eingeatmeten Luft
Mittelschwere Grade arterieller Hypoxämie finden sich bereits bei einem Absinken des P_{O_2} der eingeatmeten Luft von normalerweise 144 mm Hg auf 94 mm Hg, was ungefähr einer Höhe von 3500 m über Meer entspricht. Schwere Formen des *Hypoxiesyndroms* notiert man bei nicht adaptierten Individuen, die Luft mit einem P_{O_2} um 70 mm Hg einatmen. Noch tiefere Werte führen relativ rasch zu Bewußtseinstrübung oder Bewußtseinsverlust. Eine erhebliche *akute Hypoxie* zieht innerhalb relativ kurzer Zeit eine respiratorische Alkalose (Senkung der Standardbikarbonat-, anorganischen Phosphat- und Kaliumkonzentration im Serum) infolge Hyperventilation, eine Verminderung des Blutplasmavolumens und damit eine Hämokonzentration sowie bei Arbeit eine deutliche Tachykardie und Erhöhung der Serum-Laktat-Konzentration nach sich. Bei *chronischer Hypoxie* mittleren Grades entwickelt sich eine *sekundäre Polyglobulie,* ferner kann es über die Erhöhung des Widerstandes im Bereich der kleinen Lungenarterien mit der Zeit zur Ausbildung eines *Cor pulmonale* kommen (S. 542). Beim *Lungenödem,* das sich u. U. in Höhen über etwa 4000 m entwickeln kann, scheinen – abgesehen von einer allfälligen Linksinsuffizienz des Herzens – direkte Schädigungen der Lungenkapillaren bzw. weiterer Bestandteile der interalveolären Septen im Spiel zu sein (vgl. dazu S. 1408).

Schädigungen durch erhöhten P_{O_2} (Hyperoxie) im eingeatmeten Gas
Sauerstoff in erhöhter Konzentration kann zu schweren Schäden des Respirationstrakts, insbesondere der Pneumozyten und der Kapillarendothelien führen (vgl. dazu S. 311). Das Ausmaß der hervorgerufenen Veränderungen hängt vom P_{O_2} der eingeatmeten Luft, von der Expositionszeit und vom Zustand des Gewebes ab. Besonders empfindlich sind die Luftwege und das Lungenparenchym von Neugeborenen und Kleinkindern. Bei lang anhaltender Exposition genügen mehr als 0,3 ATA (1 ATA = 736 mm Hg), um nachweisbare Störungen der alveolo-kapillären Schranke auszulösen. Ein P_{O_2} von beispielsweise 0,8 ATA führt manchmal schon innerhalb von wenigen Tagen zu erheblichen Schäden an Pneumozyten (vor allem Pneumozyten I) und Kapillarendothelien (vgl. dazu S. 1572). Innerhalb von Std finden sich Zeichen einer Sauerstoffintoxikation, wenn mit 1–2 ATA O_2 beatmet wird. Noch höhere O_2-Drucke können im Verlauf weniger Minuten zentralvenöse Symptome, wie Verwirrungszustände, hervorrufen, insbesondere bei körperlicher Arbeit, bei der das Gehirn auf Hyperoxie besonders empfindlich ist.

Morphologisch finden sich bei der sog. *Sauerstoffpneumopathie* – je nach Schweregrad des Schadens und Dauer des Prozesses – folgende Veränderungen: In den Frühstadien erkennt man eine Schädigung bzw. einen Untergang vor allem von Pneumozyten I und Kapillarendothelien, z. T. verbunden mit interstitiellem Ödem und der Bildung vereinzelter Kapillarthromben (vgl. dazu S. 472). Als Folge davon kommt es einerseits zu einer wenigstens teilweisen Freilegung der subpneumozytären Basalmembran *(»alveolar denudation«),* andererseits zu einer *Erhöhung der Kapillarpermeabilität* und somit zum Austritt eiweißreicher Flüssigkeit ins Alveolarlumen. Dieser Prozeß entspricht weitgehend einer *fibrinösen Entzündung* (S. 1326) und führt oft im Verlauf weniger Tage zur Bildung sog. *hyaliner Membranen,* die der denudierten alveolären Innenfläche anliegen. Zusätzlich treten Phagozyten, insbesondere Makrophagen, in größerer Zahl aus den Blutgefäßen aus. Die *Regeneration* des durchgehenden Belags von Alveolarwandzellen setzt vor Ablauf einer Woche ein und geschieht über eine vermehrte Bildung von Pneumozyten II, die sich dann offenbar in Pneumozyten I verwandeln. Erfolgt die Regeneration nicht rechtzeitig oder wird sie selbst – z. B. durch Fortbestehen der Hyperoxie – gestört, kann es zur *Organisation* des Fibrins, zur interstitiellen Fibrose und/oder zur bindegewebigen Obliteration der Alveolen kommen (vgl. dazu S. 627).
Tracheobronchiale Epithelien können durch Hyperoxie Schaden erleiden, doch ist dieser im Vergleich zu den Läsionen im Alveolarbereich von untergeordneter Bedeutung.

Auswirkungen eines erhöhten Gehalts der eingeatmeten Luft an CO_2
Bei normalem atmosphärischem Druck führen 2–3% CO_2 in der eingeatmeten Luft zu einer Hyperventilation, die sich nach einiger Zeit infolge Adaptation (u. a. Erhöhung der Standardbikarbonatkonzentration im Blut) wieder reduziert. Konzentrationen von 4–6% CO_2 in der eingeatmeten Luft können infolge einer Steigerung der zerebralen Durchblutung und einer Erhöhung des intrakraniellen Druckes nicht dauernd ertragen werden. Noch höhere Konzentrationen bewirken in der Regel ziemlich rasch einen Bewußtseinsverlust.

Beimengungen von toxischen Gasen bzw. Aerosolen, Partikeln und/oder infektiösen Agentien in der eingeatmeten Luft
Sehr zahlreiche Agentien können, wenn sie eingeatmet werden, zu akuten und/oder chronischen Schäden des Respirationstrakts Anlaß geben (vgl. dazu S. 613 und S. 1614). Hier seien nur einige Beispiele herausgegriffen.
Kohlenmonoxyd (CO) reagiert mit Hämoglobin unter

Bildung von Karboxy-Hämoglobin (COHb), das keinen O_2 mehr aufnehmen kann. Die Affinität von Hämoglobin für CO ist etwa 300mal größer als für O_2, weshalb CO aus COHb nur langsam freigesetzt wird. Überdies wird bei Vorhandensein von COHb die Dissoziationskurve des verbleibenden HbO_2 nach links verschoben. *Akute Störungen* durch CO können schon bei COHb-Werten von 15–20% des Gesamt-Hb auftreten, was z. B. beim Zigarettenrauchen oder im intensiven Straßenverkehr hie und da der Fall ist. Der Tod tritt ein, wenn etwa 70–80% des zirkulierenden Hb durch COHb ersetzt ist. *Chronische bzw. wiederholte akute CO-Intoxikationen* wirken sich vor allem im Sinn der Hypoxämie aus und verursachen u. U. progrediente Hirnläsionen (vgl. dazu S. 1597).
Hinsichtlich der schädlichen Wirkungen von Gasen und/oder Aerosolen, die u. a. bei *Luftverschmutzung* oder *beruflichen Expositionen* eine Rolle spielen, ferner der toxischen Effekte z. B. von *Narkosegasen* oder *Kampfgasen* sei auf Tabelle 43 und auf S. 1571 verwiesen. Die *Filtration von Partikeln und Tröpfchen* beginnt in der Nase, wo besonders Teilchen mit einem mittleren Durchmesser von mehr als 10 µm und weniger als 0,5 µm wirkungsvoll zurückgehalten werden. Auch gutlösliche Gase bzw. Stoffe, wie O_3 (Ozon), NH_3 und SO_2, werden zu einem guten Teil schon im Nasenbereich aus der eingeatmeten Luft entfernt.
Die *Tröpfchen- und Staubinfektion* kommen auf S. 1662 zur Sprache.
Die Folgen einer *Inhalation unbelebter Partikel* wird im Zusammenhang mit der Besprechung der Pneumokoniosen (S. 635) diskutiert werden, die Gefahren einer *Inhalation radioaktiver Partikel* auf S. 1474.

Druckveränderungen und Beschleunigung als ursächliche Faktoren von Atmungsstörungen

Ungenügende oder nicht rechtzeitig erfolgende Druckausgleiche bei Änderungen des Umgebungsdruckes können mechanische Schädigungen nicht nur besonders exponierter Strukturen, wie des Trommel-

Tabelle 43. Schädliche Wirkungen inhalierter Giftstoffe (Beispiele)*

Substanz(en)	Expositionsmöglichkeiten	Akute Schädigung	Chronische Schädigung
CO (Kohlenmonoxid)	Autogaragen, Holz- und Kohlen-Heizung	Hypoxie	
HCN (Blausäure)	Industrie, Suizid	Blockierung der Zytochromoxidase; Koma, Krämpfe	
Chlorierte polyzyklische Insektizide	Landwirtschaft	ZNS; Krämpfe, Koma	Zerebelläre Störungen, Leberschäden
Cholinesterase-Hemmstoffe	Landwirtschaft; Kriegsgifte	Krämpfe, Koma; Atemlähmung; Stimulation vagal innervierter Organe; Muskelkrämpfe	
Halogenierte Kohlenwasserstoffe (CCl_4 u. a., inkl. gewisse Narkotika)	Industrie, Gewerbe; Narkose	Koma, Krämpfe, Atemlähmung. Negativ inotrope Wirkung auf das Herz. Leber- und Nierenschäden	Leber- und Nierenschäden
Benzol, Toluol	Industrie, Gewerbe	ZNS-Störungen, Atemlähmung	Knochenmarkschädigung; aplastische Anämie, Panzytopenie. Leukämien?
CS_2		Koma, Krämpfe, Atemlähmung	
F_2, HF		Lungenödem u. a.	s. Toxikologie (S. 1489)
H_2S		Lungenödem u. a.	s. Toxikologie (S. 1489)
NO_2	Futtersilos, Industrie, Explosivstoffe, Brände	Lungenödem u. a.	s. Toxikologie (S. 1489)
SO_2	Industrie	Lungenödem u. a.	s. Toxikologie (S. 1489)
NH_3	Industrie, Jauchegruben	Lungenödem u. a.	s. Toxikologie (S. 1489)
Ozon	Industrie (Schweißen)	Lungenödem u. a.	s. Toxikologie (S. 1489)
Cl_2	Industrie	Lungenödem u. a.	s. Toxikologie (S. 1489)
Phosgen	Industrie, Brände (PVC) Kriegsgift	Lungenödem u. a.	s. Toxikologie (S. 1489)
Kadmium-Oxid	Industrie (Schweißen)	Lungenödem u. a.	s. Toxikologie (S. 1489)
Beryllium-Staub	Industrie	Lungenödem u. a.	s. Toxikologie (S. 1489)
Hg	Industrie (Spiegelfabriken)	Nierenschäden	?
Quarzstaub, Asbest			Pneumokoniose (Silikose) u. U. mit sekundärer pulmonal-arterieller Hypertonie. Lungenfibrose, Pleuramesotheliome, Bronchialkarzinome

* Allergisierende Substanzen sind in dieser Liste nicht aufgeführt (S. 1095).

fells, sondern auch der Lunge nach sich ziehen *(Barotrauma): Lungenrisse* erfolgen dabei vor allem in der Dekompressionsphase und werden z. B. durch Glottiskrampf begünstigt. *Emphysemblasen* (s. u.) platzen manchmal schon bei relativ geringen Druckveränderungen oder sogar spontan. Tritt Luft in den Pleuraraum aus, entsteht ein *Pneumothorax* (S. 643), der bei Zustandekommen eines Ventilmechanismus zum bedrohlichen *Spannungspneumothorax* werden kann. Eindringen von Luft ins Interstitium zieht ein *interstitielles Luftemphysem* nach sich, das u. a. Venen komprimieren kann. Selten beobachtet man in solchen Fällen eine *Luftembolie.* Bei *Überdruckbeatmung* mit Luft oder anderen Gasgemischen sind derartige Zwischenfälle auch schon vorgekommen. Besondere Probleme ergeben sich beim *Tauchen* (vgl. dazu S. 1407). Da hyperbarer N_2 für das Zentralnervensystem toxisch sein kann, wird neuerdings beim Tauchen in größere Tiefen der Stickstoff durch Helium ersetzt, das die Hirnfunktion selbst bei hohem Druck nicht zu beeinträchtigen scheint. Überdies diffundiert He schneller als N_2.

Starke *Beschleunigungen,* denen z. B. Astronauten beim Start ausgesetzt sind, verursachen selbst bei liegender Körperhaltung eine Verschiebung der intravasalen Blutmassen in die abhängigen Partien, so daß vorübergehend Atelektasen (s. u.) und eine arterielle Hypoxämie auftreten können.

107.5. Störungen der Regulation und/oder der Motorik der äußeren Atmung

Besondere Atemtypen bei krankhaften Prozessen

Bei leichter *Sedierung* beobachtet man oft – ähnlich wie im *Schlaf* – eine periodische Steigerung und Verminderung von Atemfrequenz und -volumen *(periodische Atmung).* Besonders bei Patienten mit bereits bestehender Verteilungsstörung (z. B. mit bronchioloobstruktivem Syndrom, s. u.) kann es dabei zu einer erheblichen Verstärkung der arteriellen Hypoxämie kommen. Ähnliche, aber stärker ausgeprägte Perioden von Hyper- und Hypoventilation kennzeichnen die *Cheyne-Stokes'sche Atmung,* der vor allem eine verminderte Hirndurchblutung (Hirnischämie, Herzinsuffizienz u. a.) zugrunde liegt, und die mit längeren Atempausen einhergehen kann. Die sog. *»Seufzeratmung«,* bei der einem tiefen Atemzug zunehmend flachere Atemzüge folgen, tritt u. a. bei Hyperkapnie auf, wie sie bei schwer Adipösen (Pickwick-Syndrom, S. 659) im Liegen in Erscheinung treten kann. Die *Biot'sche Atmung* charakterisieren unterschiedlich lange Atempausen. Sie gilt als ein Zeichen, das z. B. auf meningitische Reize hinweist. Regelmäßige, aber schwere, tiefe Atemzüge sind für die *Kussmaul'sche Atmung* typisch, die bei Azidose, insbesondere Ketoazidose im Rahmen des Diabetes mellitus, beobachtet wird. Vereinzelt, z. T. weit auseinanderliegende, tiefe Atemzüge werden *Schnappatmung* genannt und sind meistens ein agonales Zeichen.

Störungen in der Steuerung und/oder Ansprechbarkeit der Regulationszentren der Atmung

Die Hyperventilation und die entsprechende Verminderung des arteriellen P_{CO_2}, wie sie bei *Fieber* bekannt sind, werden mit einer erniedrigten Reizschwelle der Regulationszentren auf CO_2 in Beziehung gebracht. Bei *Hypothermie* und bei *Hypothyreose (Myxödem)* bedarf es einer erheblichen arteriellen Hypoxämie (P_{O_2} von weniger als 50 mm Hg), um eine deutliche Hyperventilation auszulösen. Hier ist offenbar die Hypoxie-Reizschwelle erhöht.

Ein *dauernder Sauerstoffmangel,* wie er z. B. bei längerem Aufenthalt in größerer Höhe besteht, zieht – wie sich aus Tierversuchen und aus Beobachtungen aus der Humanpathologie schließen läßt – eine vermehrte Vaskularisation und eine *Hypertrophie/Hyperplasie der Hauptzellen z. B. im Glomus caroticum* nach sich.

Es ist anzunehmen, daß die Regulation der Atmung noch durch zahlreiche weitere krankhafte Prozesse gestört werden kann. Abgesehen von *blutchemischen Veränderungen,* wie P_{O_2}- und pH-Verschiebungen, die im wesentlichen über die Chemorezeptoren der Karotis- und Aortenkörperchen wirksam werden (vgl. dazu S. 350), sowie *pathologischen Prozessen im Hirnbereich,* insbesondere im limbischen System, im Hypothalamus und in den bulbären Atemzentren, sind auch die *nicht-chemischen Kontrollmechanismen* zu berücksichtigen. Zu den letzteren gehören möglicherweise das System der im Aortenbogen, im Karotissinus, in den Herzwänden und in den Lungen nachgewiesenen oder postulierten *Barorezeptoren,* die auf Dehnungsveränderungen in den entsprechenden Gebieten reagieren. Ferner sind *vagale Inflations- und Deflationsafferenzen, Afferenzen für Niesen, Husten, Schlucken und Gähnen* sowie *propriozeptive Afferenzen* mit im Spiel, deren Schädigung oder Reizung Störungen der Atemtätigkeit nach sich ziehen können. Unsere Kenntnisse über die Integration dieser Reflexbahnen sind indessen noch lückenhaft, so daß eine klare Zuordnung bestimmter funktioneller Symptome zu organischen Läsionen in solchen Fällen oft nicht möglich ist.

Neuromuskulär bedingte Ateminsuffizienz

Fallen größere Teile der für die äußere Atmung wichtigen Muskulatur aufgrund pathologischer Prozesse im Bereich der zugehörigen motorischen Kerne oder Efferenzen aus, oder kommt es aus anderen Gründen zu einer *Muskellähmung,* kann sich eine lebensbedrohliche Ateminsuffizienz entwickeln. Solche Komplikationen sind bei *Bulbärparalyse* (u. a. bei Poliomyelitis acuta anterior, S. 1806), bei *Polyradikulitis (Guillain-Barré)* sowie nach *traumatischen Schäden,* bei *Meningitiden* und *Hirntumoren* bekannt. Eine Schädigung oder Zerstörung der Wurzel C4 beispielsweise führt zu einer weitgehenden Zwerchfellähmung. Neuromuskulär bedingte Ateminsuffizienzen können auch durch zu hoch dosierte Narkotika und durch Stoffe wie Curare hervorgerufen werden (vgl. dazu S. 336).

107.6. Störungen der äußeren Atmung aufgrund krankhafter Prozesse im oberen Respirationstrakt

Stenosen und Verschlüsse

Einengungen oder Verschlüsse im *Nasenrachenraum* zwingen den Patienten zur *Mundatmung* (s. o.), bewirken aber an sich keine schwerwiegende Störung der äußeren Atmung.

Anders verhält es sich mit Stenosen oder Verschlüssen im Bereich des *Larynx und der Trachea, die lebensbedrohliche Situationen schaffen können, zumal wenn sie innerhalb kurzer Zeit auftreten.*

Stenosierungen im Gebiet der Luftröhre beruhen häufig auf einer *Kompression von außen,* wobei sich eine sog. *Tracheomalazie* mit »Weichwerden« und Kollaps knorpliger Ringe entwickeln kann. Idiopathische Formen von tracheobronchialer Chondromalazie oder -hypoplasie sind selten, ebenso die nicht durch Kompression bedingte »senile Säbelscheidentrachea«. Larynx- und/oder Trachealstenosen aufgrund einer *Wandverdickung* können u. a. entzündlich (Ödem im Glottisbereich, dicke Fibrinbeläge u. a. m.) oder neoplastisch bedingt sein.

Neuromuskuläre Störungen der Stimmbänder umfassen zentral oder peripher bedingte, ein- oder doppelseitige, partielle oder totale *Lähmungen,* die oft einen Stimmverlust *(Aphonie)* und *Störungen des Hustenstoßes,* u. U. aber auch eine erhebliche Behinderung der Inspiration verursachen. Schwere Stenosen bilden dagegen länger dauernde *Glottiskrämpfe.*

Folgen: Stenosen im Larynxgebiet und im extrathorakalen Teil der Trachea kommen vor allem *inspiratorisch* zur Geltung.

Beispiele:

- Mundatmung bei Kindern beruht oft auf *großen Rachenmandeln* (»Tonsillenhyperplasie«, »Adenoide«, S. 1068).
- Weitere Ursachen von Stenosierung im Nasenrachenraum sind *Schleimhautpolypen,* z. B. aus dem Sinus maxillaris, *Deviationen des Nasenseptums,* z. B. bei Kindern auch *Fremdkörper, vordere Enzephalozelen,* ferner Geschwülste verschiedener Art, z. B. *juvenile Nasenrachenfibrome,* sog. *lymphoepitheliale Karzinome (Schmincke-Regaud,* nicht selten im Epipharynx gelegen), exophytische *Plattenepithelkarzinome* u. a. m. Die beidseitige angeborene *Choanalatresie* ist selten.
- Notsituationen hinsichtlich der äußeren Atmung entstehen oft im Zusammenhang mit *Unfällen,* indem die *bei Bewußtlosigkeit auf die Glottis zurückfallende Zunge, Aspiration von Mageninhalt und/oder Blut* sowie andere Hindernisse die oberen Luftwege akut einengen oder verschließen können. In solchen Fällen kann die Freilegung der Atemwege (z. B. durch Intubation und Absaugen) lebensrettend sein.
- Ähnliche Maßnahmen (u. U. auch eine Tracheostomie) drängen sich bei einem entzündlich (infektiös oder allergisch) bedingten *Glottisödem* bzw. *Epiglottitis oedematiens acutissima* auf, die sich z. B. nach Insektenstichen in diesem Bereich oder bei Perichondritis laryngica (eine Komplikation z. B. der Kehlkopfbestrahlung) rasch entwickeln können.
- Vor allem aus früheren Zeiten gut bekannt ist die Atemwegverlegung bei *Diphtherie (Echter Croup,* S. 1957), u. U. auch bei sog. *Pseudocroup (»Laryngitis hypoglottica«,* S. 1916), Krankheiten, die durch Ausbildung einer dicken und das Lumen von Larynx und Trachea oft fast verschließenden Fibrinschicht *(Laryngotracheitis pseudomembranacea)* und/oder Aspiration von Pseudomembranen die Gefahr der Erstickung mit sich bringen.
- Durch *Kompression der Trachea* bedingte Stenosen im oberen Respirationstrakt finden sich bei großen *Strumen,* die die Trachea säbelscheidenartig einengen können, ferner bei *anderen Tumoren der Halsgegend* (u. a. auch *Hygroma colli congenitum* beim Neugeborenen), *Aneurysmen der Aorta thoracica, Mißbildungen des Aortenbogens,* schweren *Vernarbungen* im Peritrachealbereich u. a. m. Ob ein *großer Thymus* bei Säuglingen, die eine relativ zarte Trachea aufweisen, unter besonderen Lagebedingungen die Luftwege komprimieren kann, ist umstritten.
- Eine durch einen *intralaryngeal* – seltener intratracheal – *wachsenden bösartigen Tumor* (in der Regel Plattenepithelkarzinom) oder durch *Eindringen eines malignen Neoplasmas von außen* (z. B. Struma maligna) bedingte Stenose entwickelt sich schrittweise. Selten finden sich obstruierende juvenile Fibrome auch im Trachealbereich.
- Langdauernde *Glottiskrämpfe* stellen sich mitunter beim *Tetanus* ein.

Störungen der Transportvorgänge im Tracheobronchiallumen

Wie auf den S. 63 und S. 609 hervorgehoben wurde, kann der *mukoziliäre Apparat* durch zahlreiche schädliche Agentien in seiner Funktion beeinträchtigt und z. T. auch strukturell geschädigt werden. Von besonderer Wichtigkeit sind in dieser Hinsicht *Virusinfekte* (S. 1788), wobei neben der direkten Epithelschädigung u. U. auch die Regenerationsphase, mit Bildung eines zunächst zilienfreien oder -armen Epithels, mit Störungen des mukoziliären Transports einhergehen kann. Dasselbe gilt für Gebiete der Tracheobronchialschleimhaut mit *Anaplasie, Metaplasie* oder *Prosoplasie* (S. 159). Behindernd wirken oft eine *exzessive Schleimabsonderung* und/oder die Bildung eines ungewöhnlich *zähen Schleims* (s. u.), Störungen, die sich morphologisch in der Regel als Vergrößerung und/oder Hyperplasie der Becherzellen bzw. der Schleimdrüsenepithelien zu erkennen geben.

Der mukoziliäre Transport läßt sich *pharmakologisch* beeinflussen, indem ihn beispielsweise cholinergische Substanzen beschleunigen, Stoffe, wie Atropin, dagegen verlangsamen. Intoxikationen verschiedener Art, z. B. durch *Alkohol,* beeinträchtigen den mukoziliären Transport ebenfalls.

Über *endogene Störungen des ziliären Transports* beim Menschen ist noch wenig bekannt. So bleibt beispielsweise zu prüfen, ob und in welchem Maß ischämische oder hypoxämische Zustände die Zilientätigkeit und Struktur beeinflussen. Beim sog. *Kartagener-Syndrom* (wiederholte Sinusitiden und Bronchitiden mit/bei der Trias Bronchiektasien, Situs inversus und Polyposis nasi) scheint eine allgemeine Störung der Zilienmotilität vorzuliegen. Interessanterweise sind auch die Spermatozytenschwänze bei Patienten mit diesem Leiden immobil.

Luftwegsreflexe

Die verschiedensten *Reize,* nicht nur im Bereich der Trachea und der Bronchien, sondern auch im Nasen- und Larynxgebiet, können über vagale Leitbahnen

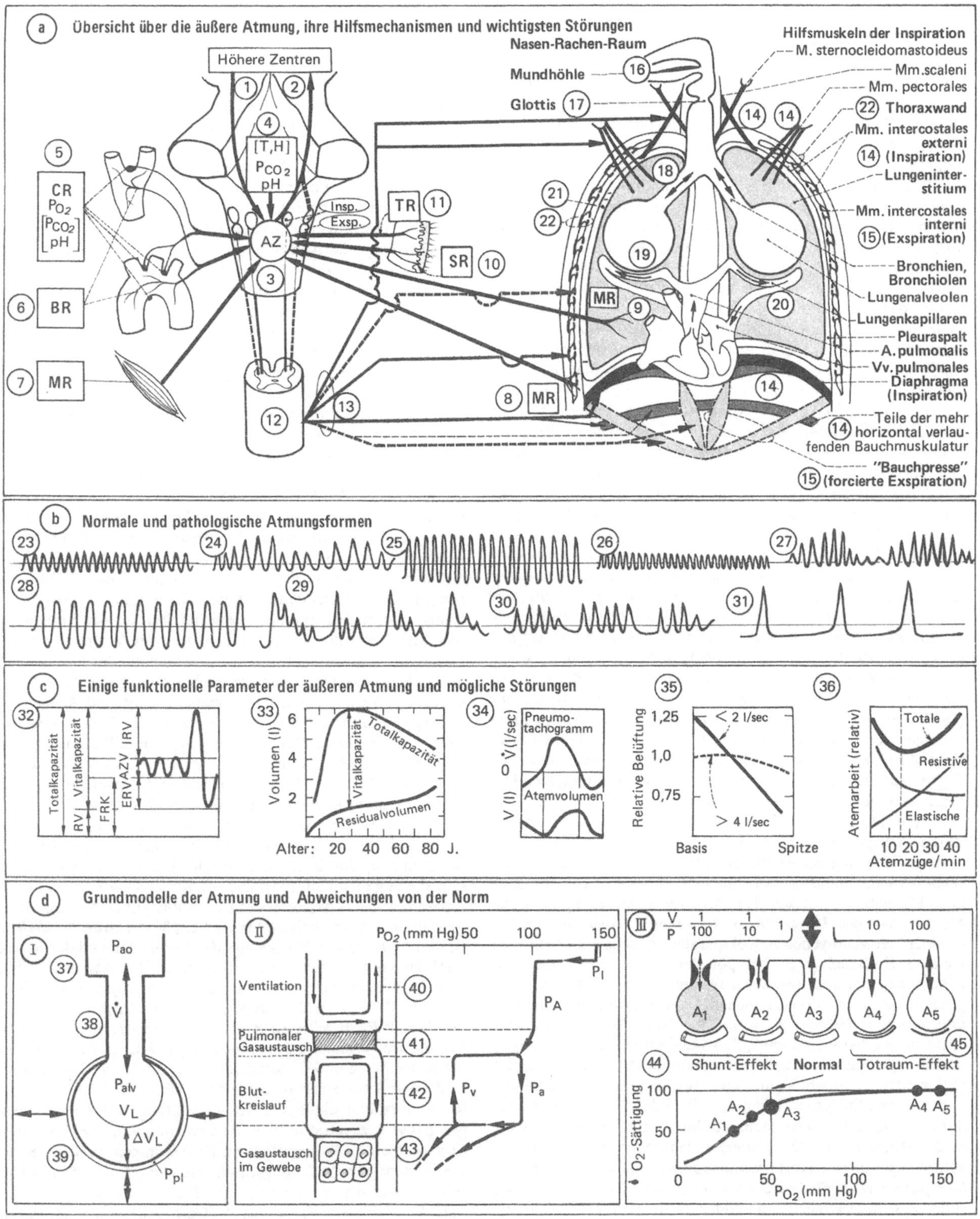

Abb. 122a–d. *Hilfsmechanismen der äußeren Atmung und ihre möglichen Störungen.* **a** *Übersicht über die äußere Atmung, ihre Regulation und wichtigsten Störungen.* Die *Funktionen des Atmungsapparates* bestehen in erster Linie in der *Aufnahme von O_2* und der *Abgabe von CO_2;* außerdem beteiligt er sich an der *Regulation des Basen-Säuren-Gleichgewichts* (S. 803) sowie *anderer metabolischer Vorgänge* und ermöglicht *Phonation, Husten* und *Niesen.* Unter *Ateminsuffizienz (Atmungsinsuffizienz)* verstehen wir eine arterielle Hypoxämie (mit oder ohne Hyperkapnie) aufgrund einer Erkrankung des Atmungsapparates. Der *Regelkreis,* der die äußere Atmung kontrolliert, umfaßt in erster Linie das *Atemzentrum* (AZ, 3), das seinerseits durch zahlreiche Afferenzen beeinflußt wird; diese entstammen verschiedenen *Rezeptoren,* vor allem Chemorezeptoren (CR, 5), ferner Barorezeptoren (BR = Pressorezeptoren, 6), Mechanorezeptoren (MR) u. a. in Skelettmuskulatur (7), Brustwand (8) und Lungen

Abb. 122 a–d (Fortsetzung)

(9), Schmerzrezeptoren (SR, 10) und kutanen Temperaturrezeptoren (TR, 11). Es seien hier auch die Sensoren erwähnt, deren Stimulation zu *Husten* (17, 18), *Niesen* (16), *Gähnen* u. a. Anlaß gibt. Außerdem befinden sich im Bereich des Atemzentrums selbst *chemosensible Strukturen* (4), die vor allem auf eine Erhöhung des P_{CO_2} und/oder eine Erniedrigung des pH im Blut bzw. in der Interzellulärflüssigkeit ansprechen, z. T. auch auf eine Erhöhung der Temperatur (T), auf hormonale Einflüsse (H), wie T_4 und T_3, u. a. m. Die Atmung kann durch *höhere Zentren* auch willentlich gesteuert werden (1), und *sensorische Areale* sind für die *Wahrnehmung der Dyspnoe* verantwortlich (2, S. 610). Die *motorischen Efferenzen* führen über das Rückenmark (12) zu den inspiratorisch (14) und exspiratorisch (15) wirkenden Muskeln, die von getrennten Motoneuronen (insp., exsp.) im Gebiet der Medulla aus erregt werden. Alle bisher genannten Elemente können durch krankhafte Prozesse in Mitleidenschaft gezogen werden und damit eine Störung der Atmungstätigkeit zur Folge haben, z. B. *Hyperventilation bei Fieber* (4) oder *alveoläre Hypoventilation* mit arterieller Hypoxämie und Hyperkapnie, u. a. bei *Schlafmittelvergiftung* (5). Eine Ateminsuffizienz kann zudem aufgrund *neuromuskulärer Erkrankungen* zustande kommen (12–15), z. B. bei Bulbärparalyse, Polyradikulitis, traumatischen Schäden, Meningitiden, Hirntumoren u. a. *Pathologische Veränderungen im oberen Respirationstrakt* (16, 17, z. T. 18) rufen u. U. eine lebensbedrohliche Behinderung der Atmung im Sinn der *Erstickung* hervor, wenn es innerhalb kürzerer Zeit zu schweren *Stenosierungen* oder gar einem *Verschluß der oberen Luftwege* kommt, z. B. durch *Glottisödem, Pseudomembranen* (z. B. Diphtherie, S. 1957), *Neoplasmen, Blutungen, Aspiration* von Nahrung, Blut und/oder Mageninhalt, *obturierende Fremdkörper, Zurückfallen der Zunge auf die Epiglottis bei Bewußtlosen* u. a. m. Zu den wichtigsten Mechanismen, die infolge eines im *Lungen-Thoraxbereich gelegenen krankhaften Prozesses* zu Ateminsuffizienz führen können, gehören die *Hypoventilation* (18, 38, 40, 44), die eine arterielle Hypoxämie *mit* Hyperkapnie nach sich zieht, der *veno-arterielle Shunt* (44), *Ventilations-Perfusions(V/P)-Ungleichheiten* (44, 45) sowie *alveolokapilläre O_2-Diffusionsstörungen* (19, 41). Die wichtigste intrapulmonale Ursache einer *alveolären Hypoventilation* ist das *Obstruktivsyndrom* (18, 38, Abb. 123, S. 622), bei dem es u. a. zu einer sehr starken Vergrößerung des funktionellen Totraums und einer abnormen Erhöhung der Atemarbeit kommen kann. *Pathologische veno-arterielle Shunts* beobachten wir – abgesehen von kongenitalen Herzvitien – u. a. bei alveolären Lungenerkrankungen (19, 44: A_1, A_2), wie *Lungenödem, Pneumonie, Atelektasen* u. a., seltener bei veno-venösen Kollateralen zwischen großem und kleinem Kreislauf (z. B. bei portalem Hochdruck) und ausnahmsweise bei arteriovenösen Fisteln in der Lunge. *V/P-Ungleichheiten* (s. 44, 45) erheblichen Ausmasses sind die *häufigste und wichtigste Ursache der arteriellen Hypoxämie bei Lungenkranken.* Sie beruhen darauf, daß viele Alveolen nicht im optimalen Verhältnis von ungefähr 1 : 1 belüftet (V) und durchblutet (P) werden, weshalb Shunt- und Totraumeffekte resultieren. Unter diesen Störungen leidet vor allem der O_2-Austausch, der durch kompensatorische Mehrventilation nur wenig verbessert wird, während der CO_2-Austausch dadurch in der Regel eine »Normalisierung« erfährt *(normokapnische Hypoxämie). Alveolo-kapilläre O_2-Diffusionsstörungen* (19, 41, Abb. 124, S. 630) gehen auf eine Verdickung und/oder Verminderung der Gesamtfläche der alveolo-kapillären Schranken zurück und bewirken eine erhebliche *alveolo-endkapilläre O_2-Differenz.* Ursachen einer Oberflächenverminderung der alveolo-kapillären Schranken sind u. a. das *chronische Lungenemphysem, Lungenembolien* und *Pneumonektomie,* während »Verdickungen« dieser Schranken u. a. beim *alveolären Denudationssyndrom* (S. 630) mit Bildung *hyaliner Membranen,* bei *chronischer Lungenstauung, »fibrosierender Alveolitis«* u. a. m. vorkommen. Eine Ateminsuffizienz kommt ferner bei *diffusen interstitiellen Pneumopathien* (20) sowie bei *schweren Veränderungen im Bereich der Pleura* (21, z. B. bilaterale Pleuraschwarten oder chronische Ergüsse) vor. *Brustwandschäden* (22) mit Ateminsuffizienz sind z. B. Rippen-Serien-Frakturen, die vor allem die Inspiration stark behindern. *Folgen und Komplikationen der Ateminsuffizienz* umfassen – abgesehen von pulmonalen Prozessen i. e. S. (z. B. Pneumonien, Fibrosierungen u. a.) eine *erhöhte Embolie- und Thrombosegefährdung,* die Ausbildung eines *Cor pulmonale* und – nicht selten – eine *Herzinsuffizienz* infolge hypoxischer Schädigung des Myokards, erhöhter Blutviskosität bei reaktiver Polyglobulie, Wasser- und Salzretention u. a. m., was sich vor allem bei Patienten mit vorgeschädigtem Herz fatal auswirken kann. **b** *Normale und pathologische Atmungstypen.* Normale Ruheatmung in wachem Zustand (23) und *im Schlaf* (24). *Verstärkte Atmung bei Arbeit* (25). *Verminderte Atmungsexkursionen* (26), z. B. bei Hypothermie. Sog. *Cheyne-Stokes'sche Atmung* (27), z. B. bei ischämischen Hirnschäden, Urämie, Vergiftungen, schwerer Herzinsuffizienz u. a. Sog. *»große Kußmaul'sche Atmung«* (28), oft eine kompensatorische Hyperventilation bei metabolischer Azidose (z. B. ketoazidotisches Coma diabeticum). *»Seufzende« Atmung* (29), z. B. bei schwerer Adipositas (Pickwick-Syndrom). *»Biot'sche Atmung«* (30), z. B. bei Meningitis. *»Schnappatmung«* (31), vor allem in der Agonie. **c** *Einige funktionelle Parameter der äußeren Atmung und mögliche Störungen.* Die verschiedenen *»Kapazitäten«* und *»Volumina«* der Lunge ändern sich normalerweise im Verlauf des Lebens (32, 33). Mit dem Alter kommt es u. a. zu einer Verminderung der *Totalkapazität,* verbunden mit einer Zunahme des *Residualvolumens (RV)* und damit einer deutlichen Herabsetzung der *Vitalkapazität* (AZV = Atemzugvolumen in Ruhe und Arbeit; IRV = inspiratorisches, ERV = exspiratorisches Reservevolumen; FRK = funktionelle Reservekapazität). Diese Parameter erfahren bei zahlreichen Lungenkrankheiten eine Veränderung (s. Text sowie Abb. 123–125). Der ansteigende Schenkel der *Pneumotachogramm-Kurve* (34) ist vor allem bei Obstruktivsyndromen weniger steil; dieser Test wird heute allerdings kaum mehr angewandt. Die *relative Belüftung der Lunge* zeigt bei Ruhe eine Bevorzugung der Basis; bei Arbeit gleicht sich dieser Unterschied weitgehend aus (35). Die *relative »Atemarbeit«* nimmt zu, sobald die Ruhe-Atemfrequenz wesentlich über 20/min ansteigt (vor allem sog. »resistive« Atemarbeit, 36). **d** *Grundmodelle der Atmung und Abweichungen von der Norm.* Anhand der Skizzen I–III lassen sich die meisten Störungen der Atmung einigermaßen verständlich machen: *Obstruktiv-Syndrome* (37–39, s. Abb. 123, S. 622), *alveolo-kapilläre Diffusionsstörungen* (41–43), *V/P-Ungleichheiten* (44, 45), *Hypoventilation* (38, 40, 44), *diffuse interstitielle Pneumopathien* (39, u. U. 41, oft 44, 45). Skizzen unter **c** und **d** modifiziert nach *Bachofen.* Die Zyanose wird an anderer Stelle behandelt (S. 630).

RV = Residualvolumen; FRK = funktionelle Residualkapazität; ERV = exspiratorisches Reservevolumen; AZV = Atemzugsvolumen in Atemmittellage; IRV = inspiratorisches Reservevolumen; V = Strömungsgeschwindigkeit der Luft in Luftwegen; V_L = Lungenvolumen (Luft); P_{ao} = Luftdruck in der Umwelt; P_{alv} = alveolärer Luftdruck (Gasdruck); P_{O_2} = O_2-Partialdruck; P_I = in der eingeatmeten Luft, P_A = in den Alveolen, P_a = in Arterien, P_v = in Venen; $\frac{V}{P}$ = Ventilations-Perfusionsverhältnis. Die O_2-Sättigung in Skizze 44 bezieht sich auf das arterielle Blut

eine *Kontraktion der glatten Muskulatur* und u. U. ein *Ödem der Schleimhaut* der Luftwege hervorrufen, ganz abgesehen vom *Hustenreflex.* Der letztere ist an sich ein wichtiger Teil des Mechanismus, mit dessen Hilfe Sekrete und darin enthaltenes Fremdmaterial aus dem Respirationstrakt entfernt werden. *Störungen des Hustenreflexes,* wie sie bei neuralen Schäden vorkommen, und/oder *Stimmbandlähmungen,* die einen Glottisschluß unmöglich machen, wirken sich daher für die Reinigung der Luftwege nachteilig aus.
Eine Übersicht über einige wichtige Störungen der Regulation und der Hilfsmechanismen der äußeren Atmung vermittelt Abb. 122.

107.7. Mißbildungen im Lungenbereich als Ursache von Störungen der äußeren Atmung

Entwicklungsstörungen des Tracheobronchialbaums und der Lungen beschäftigen in erster Linie den Kinderarzt. *Primäre Agenesien* oder *Hypoplasien,* oft verbunden mit einem Differenzierungsrückstand des Gewebes, können *bilateral, unilateral* oder innerhalb einzelner *Lappen* vorkommen. Die Lebensfähigkeit hängt vom Ausmaß und Grad dieser Veränderungen ab. Bezeichnend für die meisten Formen dieser Art ist das weitgehende Fehlen einer Ausbildung von Alveolen, während die Bronchiolargänge oft entwickelt sind und in lockerem Bindegewebe liegen.
Akzessorische Lungen oder Lungenlappen können von den normalen Luftwegen ausgehen, in seltenen Fällen aber im Bereich von Ösophagus und/oder Magen liegen. Dasselbe gilt für akzessorische Bronchien. Innerhalb der Lunge gelegene akzessorische Lungenteile werden auch als »*sequestriert*« bezeichnet. Ihre Bedeutung ist, falls keine chronische Infektion dieser Gebiete hinzukommt, oder sich Zysten bilden, eher gering.
Zystische Bildungen in der Lunge sind in der Mehrzahl der Fälle erworben. Bei *kongenitalen Zysten* unterscheidet man zwischen *zentralen* und *peripheren Zysten,* die sich von Bronchien bzw. kleinen Bronchien oder Bronchiolen ableiten, einerseits und Zysten anderer Art *(lymphangiomatöse Zysten, zystische akzessorische Lungenteile, enterogene Zysten)* andererseits. Die Auswirkungen solcher Mißbildungen richten sich nach Zahl, Größe und Lokalisation der zystischen Veränderungen, deren nachteilige Folgen u. a. in einer *Kompression* benachbarter Strukturen, *Mangel an belüftungsfähigem, alveolärem Lungenparenchym* und erhöhter Infektionsgefahr (z. B. wegen Bronchialstenosen, s. u.) bestehen. Die Frage, ob Bronchiektasen (s. u.) angeboren sein können oder sich stets postnatal entwickeln, ist noch umstritten.
Eine besondere Störung ist die *kongenitale Lymphangiektasie* der *Lungen,* die u. a. mit einer Entfaltungsbehinderung und einem Lymphödem der Lungen einhergeht.

107.8. Obstruktive Störungen der intrathorakalen (tiefen) Luftwege *(obstruktive Ventilationsstörungen):* allgemeine Begriffe und Bemerkungen

Definitionen: *Stenosen und Obstruktionen der unteren Luftwege,* insbesondere der Bronchien und Bronchiolen, können *isoliert* oder *multipel, fixiert* oder *unfixiert* sein. Unfixierte Stenosen bzw. Obstruktionen werden nicht – wie die fixierten – durch geweblich bedingte dauernde oder sogar progressive Hindernisse verursacht, sondern entsprechen mehr oder weniger vorübergehenden Einengungen oder Verlegungen der Luftwegslichtung durch Sekret oder anderes Material, Schleimhautödem, Spasmen der glatten Muskulatur und/oder Kollaps der Wände. *Bronchitis* und *Bronchiolitis* sind Bezeichnungen für entzündliche Veränderungen der Bronchien bzw. Bronchiolen (vgl. dazu S. 607). Unter »*Asthma*« versteht man eine anfallsweise Ruhe- oder Arbeitsdyspnoe, die durch exspiratorische Stenosierung oder Verschluß zahlreicher kleiner, peripherer Luftwege, insbesondere Bronchiolen, gekennzeichnet ist. *Asthma bronchiale* nennt man einen derartigen Zustand, der Individuen der verschiedensten Altersgruppen befallen kann, mit Eosinophilie mindestens des Sputum einhergeht und in der Regel einer anaphylaktischen bzw. anaphylaktoiden Reaktion (S. 1098) auf nicht belebte Inhalationsallergene entspricht. *Chronische Bronchitiden,* die vor allem bei älteren Leuten auftreten und meistens auf nicht allergenen Reizen, wie Rauchen und Luftverschmutzung, beruhen, können fließende Übergänge zum Asthma bronchiale zeigen. Hier spricht man von *Asthmabronchitis.*
Akute Bronchitiden entsprechen meistens einem *bronchialen Infekt,* einer häufigen Komplikation vor allem der Asthmabronchitis. Asthma, chronische obstruktive Bronchitis und Lungenemphysem (S. 624) werden unter dem Begriff eines *bronch(iol)o-obstruktiven Syndroms* zusammengefaßt, das die Lungen in der Regel diffus befällt.
Bronchiektasen sind dauernde, geweblich fixierte, zylindrische oder sackförmige Ausweitungen der Bronchien, meistens in abhängigen Lungenpartien.

Zum *Zweck epidemiologischer Studien* wurden vom *britischen Medical Research Council* die folgenden Definitionen verwandt:

1. *Chronische, nicht spezifische Atemwegerkrankungen:* Bestehen eines chronischen Hustens mit Auswurf und paroxysmaler oder persistierender Dyspnoe beim normalen Gehen, Symptome, die nicht gänzlich auf eine besondere, lokalisierte oder allgemeine Lungen- und/oder Kreislaufkrankheit zurückgeführt werden können.
2. *Chronische Bronchitis:* chronische oder rekurrierende übermäßige Schleimsekretion im Bronchialbaum.
3. *Generalisierte obstruktive Lungenerkrankung:* ausgedehnte exspiratorische Verengung der bronchialen Atemwege, mit entsprechend erhöhtem exspiratorischem Atemwiderstand.
   a) »*Asthma*«*:* reversibel oder intermittierend,
   b) »*irreversible oder persistierende obstruktive Lungenerkrankung*«*:* Dauer über ein Jahr, durch bronchodilatatorische Medikamente nicht beeinflußt.

In den letzten Jahrzehnten haben Morbidität und Mortalität im Zusammenhang mit chronischer Bronchitis bzw. bronchiolo-obstruktivem Syndrom deutlich zugenommen, vor allem bei Männern. In England sollen 1965–67 auf 100000 Einwohner pro Jahr im Durchschnitt 240 Personen an derartigen chronischen Lungenkrankheiten gestorben sein. Epidemiologische Korrelationen ergaben sich vor allem zwischen den letzteren und den *Rauchergewohnheiten,* während in dieser Studie signifikante Zusammenhänge zwischen einem chronischen obstruktiven Lungenleiden und einzelnen Parametern der *Luftverunreinigung* – im Gegensatz zur erhöhten Sterblichkeit Herz- und Lungenkranker während Episoden mit gesteigerter Pollution – nicht deutlich zum Ausdruck kamen. Offensichtlich handelt es sich um ein *multifaktorielles Geschehen.* Ungefähr ein Viertel der Patienten mit chronischer Lungenerkrankung dieser Art sind heterozygote Genträger des *α_1-Antitrypsinmangels.* Offenbar stellt dieser Defekt einen prädisponierenden Faktor dar. Ähnlich verhält es sich mit gewissen *Defektimmunopathien* (S. 1197), die bakterielle Infekte der Luftwege begünstigen. Hinsichtlich der Neigung, ein Asthma bronchiale oder eine Asthmabronchitis zu entwickeln, bestehen zweifellos konstitutionelle, d. h. sehr wahrscheinlich *genetisch bedingte Unterschiede in der Bereitschaft, auf Antigenkontakt hin mit anaphylaktischen bzw. anaphylaktoiden Reaktionen zu antworten.* In dieser Beziehung kommt u. a. der Produktion von *IgE* besondere Bedeutung zu (vgl. dazu *Atopie,* S. 1096).

Pathogenese: Der *Mechanismus,* der der vorwiegend *exspiratorischen Stenosierung bzw. dem exspiratorischen Verschluß* der kleinen Luftwege, insbesondere der Bronchiolen, zugrunde liegt, kann einem *Ventil* (»Check-valve«)-Mechanismus verglichen werden. Abgesehen von der durch intraluminalen Schleim, Schleimhautödem und Bronchialspasmen bereits bestehenden Einengung der Luftwegslichtung sowie einer allfälligen *Atrophie der Bronchialwand,* kommt *im Exspirium eine zusätzliche Kompression* durch den positiven Alveolardruck hinzu. Diese wirkt sich insbesondere auf die Bronchiolen aus, die nicht durch Knorpelplatten gestützt sind, und in deren Lichtung der Druck infolge der Beschleunigung des Luftstroms beim Ausatmen abfällt. So kommt es oft zum *exspiratorischen Bronchiolarkollaps* (vgl. dazu Abb. 123). Im übrigen haben epidemiologische Studien erkennen lassen, daß an der Hypoventilation bei obstruktiven Lungenerkrankungen auch eine *familiäre Komponente* beteiligt sein dürfte, die vermutlich mit einer mangelhaften reflektorischen Kontrolle der Atmung zu tun hat.

Folgen: Die allgemeinen Auswirkungen eines derartigen Ventilmechanismus, der wenigstens vorübergehend die meisten Bronchiolen und z. T. auch die Bronchien betrifft, sind starken regionalen und zeitlichen Schwankungen unterworfen, da vor allem der schleimige Inhalt der Bronchien, die unterschiedliche Schwellung der Schleimhaut sowie allenfalls ungleich starke Konstriktionen der Bronchial- bzw. Bronchiolarmuskulatur stets wechselnde Verhältnisse schaffen können. Gesamthaft wirkt sich der Prozeß im Sinn einer *Lungenüberblähung (Emphysem,* s. u.) aus, da die exspiratorische Behinderung der Atmung dauernd größer ist als die inspiratorische. Gebietsweise kann es allerdings zu länger anhaltenden vollständigen Verschlüssen der kleinen Luftwege kommen, was im entsprechenden Gebiet in herdförmigen *Resorptionsatelektasen* des Lungenparenchyms resultiert, die ihrerseits durch kompensatorische Überblähungen der Nachbarschaft zum Emphysem beitragen. Dieses Nebeneinander verschiedener Strömungswiderstände und entsprechend unterschiedlicher regionaler Durchblutung bringt eine *Verteilungsstörung* mit sich. Ferner notiert man eine *Verminderung der dynamischen Compliance* (s. u.). Weitere Folgen und Komplikationen allgemeiner obstruktiver Ventilationsstörungen werden auf den S. 624 und 643 erörtert.

107.9. Einzelne Formen obstruktiver Ventilationsstörungen

Asthma bronchiale

Ursachen und **Pathogenese:** Auslösende Agentien sind beim klassischen »allergischen« Asthma bronchiale in der Regel *Inhalationsallergene,* wie Pollen, Schimmelpilze, Hausstaub, Milben, Tierhaare u. a. m., daneben aber auch *Nahrungsmittelallergene* und als Haptene wirksame *Medikamente* (S. 1072), die eine Antikörperbildung vornehmlich vom IgE-Typ, z. T. auch vom IgG-Typ, auslösen. Die Antigen-Antikörper-Reaktion spielt sich in erster Linie an der Oberfläche von Mastzellen ab, worauf es zur Freisetzung von Substanzen kommt, die u. a. eine *bronchospastische Wirkung* entfalten, die Absonderung eines *viskösen Schleims* fördern und in der Regel ein *Schleimhautödem* bewirken. Bezeichnend ist bei diesen Reaktionen die auffällige *Eosinophilie* (vgl. dazu S. 1267), so daß diese Zellen – neben Charcot-Leyden'schen Kristallen – auch im Sputum in großer Zahl angetroffen werden, insbesondere bei Asthmaanfällen. Meistens ist der Bronchialinhalt in diesen Fällen jedoch steril, was sich bei sorgfältiger Herausnahme und Waschung der feinen, reinem Bronchialsekret entsprechenden Flocken aus dem Vollsputum mikrobiologisch belegen läßt.

Morphologisch finden sich in den relativ seltenen Fällen von *akutem sog. Asthmatod* die kleinen bis großen *Bronchien mit zähem Schleim vollgestopft,* so daß sich geradezu verzweigte Schleimstränge aus den Lichtungen der Luftwege herausziehen lassen. Makroskopisch erscheinen die *Lungen kissenartig gebläht* und/oder *herdweise atelektatisch* (s. u.). Mikroskopisch erkennt man neben dem oben erwähnten typischen Bronchialinhalt relativ zahlreiche und große Becherzellen sowie in der Regel ein mehr oder weniger ausgeprägtes *Schleimhautödem* mit dichten Infiltraten, u. a. durch *eosinophile Granulozyten.* Bei chronisch-rezidivierendem Asthma bronchiale stellt sich eine zunehmende *Verdickung der Basalmembran* ein, und die *glatten Muskelfasern erscheinen hypertrophisch.* Die Ausbildung eines chronischen Lungenemphysems (S. 625) hängt im wesentlichen von Schweregrad und Häufigkeit asthmatischer Anfälle bzw. der asthmatischen Krankheit ab.

Die **Folgen** des Asthma bronchiale umfassen im akuten Anfall eine u. U. schwere und vor allem exspiratorische Behinderung der Atmung mit *Ruhe- oder Arbeitsdyspnoe,* verbunden mit Husten und Auswurf. Wie erwähnt, kann es in seltenen Fällen zum *akuten*

Asthmatod infolge Asphyxie bei schleimbedingter Obturation der Bronchien kommen. Schwere Formen von *chronischem Lungenemphysem* sind keineswegs eine obligate Folge des Asthma bronchiale, u. a. deshalb nicht, weil es sich um ein typisches Anfallsleiden mit mehr oder weniger symptomarmen Zwischenperioden handelt, und weil der Schweregrad des Asthmas mit dem Alter oft zurückgeht.

Abakterielle chronische Bronchitis
Ursachen und **Pathogenese:** Im Gegensatz zum Asthma bronchiale i. e. S. sind in diesen Fällen die auslösenden Agentien in der Regel nicht Antigene (Allergene), sondern *immunologisch »inerte« Reize,* wie Rauch, Gesteinsstaub, Nebel, Kälte, Feuchtigkeit und luftverschmutzende Agentien (SO_2, Nitrosegase, Öldünste, O_3 u. a.). Diese schädlichen Einflüsse machen sich oft über längere Zeit bemerkbar, so daß wir es hier weniger mit einem Anfallsleiden, als mit einer chronischen Affektion zu tun haben. Betroffen sind vor allem ältere Leute, insbesondere Männer (vgl. dazu Raucherbronchitis).

Folgen und **Komplikationen:** Vor allem wegen der Chronizität des Leidens stellt sich häufig ein mehr oder weniger ausgeprägtes *chronisches Lungenemphysem* ein (s. u.), das schließlich sogar einen pulmonalarteriellen Hochdruck nach sich ziehen kann. In wechselndem Ausmaß wird dieser Prozeß durch Altersveränderungen der Lunge, im besonderen den Verlust an Retraktionskraft, begünstigt. Infektiöse Bronchitiden, u. U. Pneumonien, sind bei diesen Patienten keine seltenen Komplikationen.

Morphologisch bieten die Lungen in solchen Fällen häufig das Bild eines in wechselndem Maß ausgeprägten *chronischen Lungenemphysems* (s. u.). Die Bronchien lassen makroskopisch nur eine leichte Rötung erkennen und enthalten mehr oder weniger zähes Sekret. Mikroskopisch finden sich im Bronchiallumen neben Schleim und desquamierten Epithelien *Makrophagen* und vereinzelt neutrophile Granulozyten, jedoch kaum vermehrt eosinophile Granulozyten. Im Schleimhautepithel besteht oft – wie beim Asthma bronchiale – eine relative Vermehrung der Becherzellen. Die Basalmembran ist aber, im Gegensatz zum Asthma bronchiale, meist nicht oder nur wenig verdickt. In der z. T. etwas ödematösen Schleimhaut finden sich meist Lymphozyten, einige Plasmazellen und Histiozyten (sog. *Bronchitis chronica catarrhalis*). Die glatte Muskulatur ist oft hypertrophisch. In kleinen Bronchien können die Knorpelplatten degenerative Veränderungen zeigen.

Sog. Asthmabronchitis (asthmoide Bronchitis)
Klinisch, funktionell und strukturell handelt es sich hier um Mischformen zwischen Asthma bronchiale und chronischer abakterieller Bronchitis.

Bronchialer Infekt (infektiöse Bronchitis)
Ursachen und **Pathogenese:** Bronchiale Infekte gehören zu den häufigen Begleiterscheinungen von »*Erkältungskrankheiten*« (S. 1800). Häufig folgt einer primären Virusinfektion sekundär eine bakterielle Besiedelung. Patienten mit Asthmabronchitis oder mit Asthma bronchiale und chronischer abakterieller Bronchitis neigen wesentlich mehr als gesunde Kontrollpersonen zu bronchialen Infekten. Bei Komplikationen beispielsweise einer Asthmabronchitis durch einen *bakteriellen Infekt* verwandelt sich das zähschleimige bis gallertige Sputum, das u. a. eosinophile Granulozyten und Makrophagen enthält, in einen grüngelblichen, eitrigen Auswurf, in dem sich reichlich neutrophile Granulozyten nachweisen lassen. Überdies lassen sich in den meisten dieser Fälle im gewaschenen Bronchialsekret, das ja sonst in der Regel abakteriell ist, *pathogene Keime nachweisen,* im besonderen Pneumokokken, Haemophilus influenzae oder »Neisseria catarrhalis«, u. U. Staphylokokken, Klebsiella pneumoniae, Pseudomonas und/oder koliforme Stäbchen. Wichtig ist, daß man das Wachstum eines bestimmten Keims in Kultur nur dann als Beweis für einen entsprechenden Infekt ansehen darf, wenn sich der betreffende Erreger auch mikroskopisch, d. h. im direkten Ausstrich des gereinigten Bronchialsekrets, nachweisen läßt. Bronchialinfekte sind relativ häufig sog. Monoinfekte, d. h. nur durch eine Erregerart bedingt. Infektiöse Bronchitiden können erhebliche *Verschlimmerungen eines allenfalls vorbestehenden broncho-(bronchiolo)-obstruktiven Syndroms* herbeiführen, wenn auch z. T. Erleichterungen verspürt werden. Der Mechanismus der exspiratorischen Obstruktion kleiner Luftwege bleibt derselbe (»Check-Valve«-Mechanismus).

Morphologisch zeigt sich, je nach Dauer und Schweregrad der Infektion, ein verschiedenartiges Bild. In Frühstadien eines Bronchialinfekts notiert man in der Regel eine *akute katarrhalische Entzündung* mit aktiver *Hyperämie* (»Injektion«), jedoch noch keiner Eiterbildung. In der Regel nach kürzerer Zeit wandelt sich der Prozeß in eine *Bronchitis acuta mucopurulenta,* bei der dem Sekret bereits Eiter in Form zahlreicher neutrophiler Granulozyten beigemengt ist. Schließlich kann das Vollbild einer *fast rein eitrigen Bronchitis* entstehen. Über ein subakutes Stadium klingt in vielen Fällen der Infekt wieder ab. Mitunter bleibt aber eine *Bronchitis chronica mucopurulenta oder purulenta* längere Zeit bestehen, insbesondere im Bereich von Bronchiektasen oder hinter isolierten fixierten Stenosen (s. u.). Häufig rezidivierende Bronchialinfekte haben z. T. die Ausbildung einer sog. *hypertrophischen Bronchitis* zur Folge, bei der die Schleimhaut stark und z. T. polypös verdickt erscheint und dichte Infiltrate, insbesondere von Lymphozyten und Plasmazellen, u. U. von eosinophilen Granulozyten, enthält. Hie und da ist diese Veränderung mit einer Plattenepithelmetaplasie des Epithels verbun-

den. Schwere Infektionskrankheiten der Luftwege ziehen u. U. mit der Zeit eine Fibrosierung der Bronchialwand nach sich, die bis zur Vernarbung reichen und schließlich in die sog. *atrophische Bronchitis* ausmünden kann. Bei der letzteren imponiert die eher blasse Schleimhaut, in deren Bereich man mikroskopisch z. T. einen Schwund von Bronchialdrüsen, glatter Muskulatur und sogar Knorpelgewebe feststellt. Auch bei dieser Veränderung begegnet man nicht selten einer Plattenepithelmetaplasie. Die chronische atrophische Bronchitis darf als wesentlichster Wegbereiter für die Entwicklung von *Bronchiektasen* (s. u.) angesehen werden.
Besonders bei Kindern und Jugendlichen und/oder bei gewissen Infekten, wie der Influenza, kann es zur Entstehung einer sog. *Bronchiolitis (Bronchitis) obliterans* kommen, die sich durch Epitheldefekte, Ulzerationen und die Bildung von Granulationsgewebe auszeichnet. Das letztere wächst in der Regel gegen das Lumen vor und führt nicht selten zu seinem Verschluß.

Folgen und **Komplikationen** der infektiösen Bronchitiden umfassen – abgesehen von den für alle obstruktiven Syndrome charakteristischen Auswirkungen (s. u.) – rezidivierende *Herdlungenentzündungen* (s. *lobuläre Pneumonie,* S. 1329), u. U. sogar – je nach Erreger – *Lungenabszesse* u. a. m.

Mukoviszidose (Zystische Fibrose)
Bei diesem rezessiv vererbten Leiden (S. 970) wird ein stark visköser Schleim gebildet, der auch mittelgroße Bronchien verstopfen kann.

Morphologisch beobachtet man an allen Bronchien eine *Hypertrophie der Bronchialdrüsen* mit Vorherrschen muköser Endstücke, eine *Hypertrophie* und *Hyperplasie der Becherzellen* sowie häufig eine *Bronchitis chronica mucopurulenta* mit vielfachem Verschluß der Lumina durch deren zähen Inhalt und *bronchopneumonische Herde.* Mit zunehmendem Alter des Betroffenen finden sich vermehrt *epitheliale Metaplasien, Bronchiektasen* (s. u.) und ein *chronisches Lungenemphysem,* letzteres in der Regel erst im Alter über 2 Jahren. Schließlich kann es zu einer schweren *respiratorischen Isuffizienz* kommen, die bei diesen Fällen eine der hauptsächlichen Todesursachen ist.

Exogen-toxisch oder infektiös bedingte obstruktive Ventilationsstörungen
Wenn auch die auf S. 613 aufgeführten schädlichen Agentien häufig Läsionen hervorrufen, die primär die Alveolen betreffen, sind doch Fälle bekannt, bei denen in der Symptomatologie obstruktive Ventilationsstörungen im Vordergrund standen.

Bronchiektasen
Ursachen und **Pathogenese:** Obwohl nach den Angaben verschiedener Autoren Bronchiektasen *angeboren* sein können, handelt es sich bei der überwiegenden Mehrzahl von Fällen mit derartigen irreversiblen Erweiterungen meist mittlerer und kleinerer Bronchien um *erworbene Veränderungen.* Wie schon erwähnt, beruht die strukturelle Ausweitung der Luftwege in der Regel auf einer – meist infektiösen – *chronischen Bronchitis atrophicans,* wobei *Störungen des mukoziliären Transports* (z. B. Kartagener-Syndrom, S. 615), *Bronchusstenosen* (s. u.), abnorme *Zähigkeit des Schleims* (s. Mukoviszidose, S. 970), seltener *Lungen- und/oder Pleuranarben* mit entsprechender Schrumpfung der Umgebung der Bronchien zu den vorherrschenden pathogenetischen Faktoren gehören (Abb. 123).

Morphologisch lassen sich *zylindrische* und *sackförmige Bronchiektasen* auseinanderhalten. Die ersteren, die oft im posterobasalen Lungenbereich liegen, kann man bei der Autopsie oft bis unter die Pleura eröffnen, wobei die Lichtung in der Regel durch mukopurulenten Inhalt gefüllt erscheint. Sackförmige Bronchiektasen, die u. a. poststenotisch auftreten, erreichen manchmal erhebliche Ausmaße. Die Wand der Bronchien zeigt hie und da Zilienverlust des Epithels, herdweise oder diffus eine Pflasterepithelmetaplasie sowie Zeichen einer schweren *atrophischen, u. U. hypertrophischen Bronchitis* (s. o.). Wandknorpel und glatte Muskulatur sind dabei nicht selten verkümmert und durch *Narbengewebe* ersetzt.

Die **Folgen** ausgedehnter Bronchiektasen äußern sich weniger in einer obstruktiven Ventilationsstörung als in der *Neigung zu wiederholten Schüben akuter Bronchitis und/oder Bronchopneumonie.* Gefürchtet sind die auf metastatischem Weg entstehenden *Hirnabszesse.* Mit der Zeit kann die chronische Eiterung in Bronchiektasen eine *Amyloidose* (S. 908) hervorrufen oder deren Ausbildung mitbegünstigen. In Terminalstadien besteht nicht selten ein Cor pulmonale. Die von bronchiektatischen Luftwegen versorgten Lungenparenchymteile sind häufig atelektatisch oder weitgehend bindegewebig umgewandelt. Neben *obstruktiven Ventilationsstörungen* ergeben sich daher *restriktive Veränderungen,* ferner *Verteilungsstörungen,* eine *intrapulmonale venöse Zumischung* und eine *arterielle Hypoxämie* mit peripherer *Zyanose* und u. U. *Trommelschlegelfingern.*

Isolierte Bronchusstenosen
Ursachen und **Pathogenese:** *Fixierte,* d. h. durch Gewebestrukturen bedingte, dauernde *Bronchialstenosen* beruhen in einer Vielzahl der Fälle auf einem *Bronchialkarzinom,* das überwiegend bei Rauchern vorkommt (vgl. dazu S. 180, insbesondere S. 265 und 1636). Andere, seltenere Ursachen umfassen u. a. *Bronchialadenome, narbige Strikturen* (z. B. in der Nachbarschaft vernarbender Lymphknoten, sog. *Bronchitis stenosans)* und raumfordernde *Prozesse, die Bronchien komprimieren* (z. B. Metastasen bösartiger Geschwülste, große Lymphome u. a. m.).

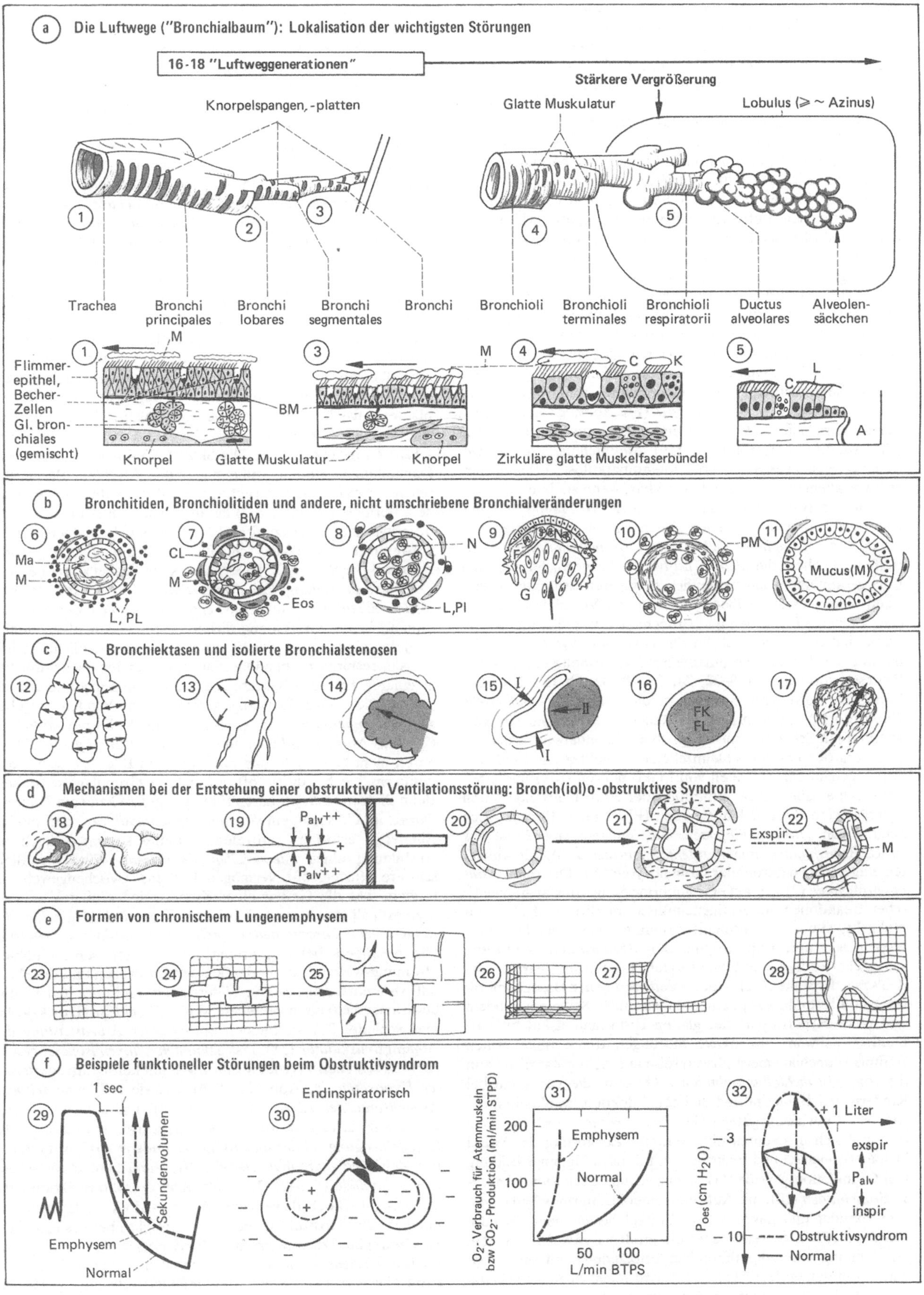
a Die Luftwege ("Bronchialbaum"): Lokalisation der wichtigsten Störungen
16-18 "Luftweggenerationen"
Stärkere Vergrößerung
Knorpelspangen, -platten
Glatte Muskulatur
Lobulus (≥ ~ Azinus)
Trachea
Bronchi principales
Bronchi lobares
Bronchi segmentales
Bronchi
Bronchioli
Bronchioli terminales
Bronchioli respiratorii
Ductus alveolares
Alveolensäckchen
Flimmerepithel, Becher-Zellen
Gl. bronchiales (gemischt)
BM
Knorpel
Glatte Muskulatur
Knorpel
Zirkuläre glatte Muskelfaserbündel
b Bronchitiden, Bronchiolitiden und andere, nicht umschriebene Bronchialveränderungen
Ma
M
L, PL
CL
Eos
N
L,Pl
G
PM
Mucus(M)
c Bronchiektasen und isolierte Bronchialstenosen
FK
FL
d Mechanismen bei der Entstehung einer obstruktiven Ventilationsstörung: Bronch(iol)o-obstruktives Syndrom
Palv++
Exspir.
e Formen von chronischem Lungenemphysem
f Beispiele funktioneller Störungen beim Obstruktivsyndrom
1 sec
Sekundenvolumen
Emphysem
Normal
Endinspiratorisch
O2-Verbrauch für Atemmuskeln bzw CO2-Produktion (ml/min STPD)
200
100
Emphysem
Normal
50
100
L/min BTPS
+ 1 Liter
exspir
Palv
inspir
Poes (cm H2O)
−3
−10
Obstruktivsyndrom
Normal

Abb. 123a–f. *Obstruktive Erkrankungen des Atmungsapparates, mit besonderer Berücksichtigung des bronch(iol)o-obstruktiven Syndroms.* **a** *Übersicht über den Bronchialbaum und die Lokalisation der wichtigsten Störungen (mit Hinweisen auf* **b** u. **c**). *Obstruktionen im oberen Respirationstrakt* (bis 1) sind in Abb. 122, S. 616, erwähnt. Einengungen oder Verschlüsse im *Tracheobronchialbereich* können *isoliert* oder *multipel, unfixiert* oder *fixiert* sein. *Störungen des mukoziliären Transports* (1–5) und/oder der *Schleimsekretion* spielen bei akuten wie bei chronischen Bronchial- bzw. Bronchiolarobstruktionen eine besonders große Rolle (M = Mucus = Schleim). Abgesehen von *viralen und bakteriellen Infekten* wirken sich in dieser Hinsicht u. a. *chemische Noxen* (Rauchen, Luftverunreinigungen) ungünstig aus. Besonders gefährdet sind Individuen mit α_1*-Antitrypsinmangel, Defektimmunopathien* oder anderen, z. T. familiären Störungen, ganz abgesehen von der *Mukoviszidose* (11). In den *Bronchioli respiratorii* (5) wird in der Regel kein Schleim mehr produziert. Der lipidreiche Oberflächenfilm (L) besteht wahrscheinlich z. T. aus Surfactant. *Isolierte Bronchialstenosen,* seien diese *fixiert Karzinome,* seltener *Adenome* (14), *narbige Stenosen* (*Bronchitis stenosans,* 15 I), *Kompression* durch raumfordernde Prozesse in der Nachbarschaft (z. B. große Lymphome, Metastasen (15 II, u. a.)) oder *unfixiert (Fremdkörper* (FK, 16, z. B. Erdnüßchen bei Kindern oder andere Nahrungsteile), *aspirierte Flüssigkeit* (FL), wie Blut, Magensaft u. a. (16), *Einbruch nekrotischen Gewebes* (z. B. bei käsiger Lymphknotentuberkulose, 17)), machen sich vor allem dann klinisch bemerkbar, wenn sie hilusnah bzw. in größeren Bronchien lokalisiert sind (2, 3). Hauptsymptome bzw. -zeichen sind in solchen Fällen chronischer Husten und Atelektase. *Multiple Bronchial- bzw. Bronchiolarstenosen* betreffen vor allem die *kleinen Luftwege,* die normalerweise der Luft gesamthaft einen wesentlich geringeren Strömungswiderstand bieten als die großen. Stenosen und Verschlüsse zahlreicher kleinerer Bronchien und Bronchiolen, vor allem im Exspirium, sind charakteristisch für das *Obstruktiv-Syndrom i. e. S.,* das in erster Linie auf chronische bzw. wiederholte entzündliche Prozesse zurückgeht (18–22, 24, 25, 29–32). **b** Die häufigste Form von Luftwegsentzündung ist die *chronische abakterielle Bronchitis* (6), die man z. B. bei Rauchern kennt. Sie geht vorwiegend mit Schleimvermehrung – bei zahlenmäßiger Zunahme und Vergrößerung der Schleimzellen (= erhöhter sog. Reid-Index) –, gehäuftem Auftreten von Makrophagen (Ma) und einer chronisch-entzündlichen Infiltration der Bronchialwände durch Lymphozyten (L) und Plasmazellen (PL) einher. Pfropfen sich Schübe von *»Bronchialinfekten«* auf, entsteht eine *Bronchitis (u. U. Bronchiolitis) mucopurulenta s. purulenta* (8), mit Auftreten zahlreicher neutrophiler Granulozyten (N). Das reine *Asthma bronchiale* (7), das auf eine abnorme Steigerung anaphylaktischer Reaktionen auf Antigeneinflüsse im Bronchialgebiet zurückgeht, ist u. a. mit vermehrter Bildung eines zähen Schleims, Hyperplasie und Hypertrophie der Becherzellen, Auftreten zahlreicher eosinophiler Granulozyten (Eos) sowie Charcot-Leyden'scher Kristalle (CL), einer »Verdickung der Basalmembranen« im Lichtmikroskop, einem wechselnden Schleimhautödem und einer Hypertrophie der glatten Bronchialmuskulatur verbunden. Schwere obstruktive Störungen treten beim reinen Asthma bronchiale meist phasenweise auf. Sehr gefährlich kann die sog. *»Bronchiolitis obliterans«* (9) sein, die vor allem bei Kindern, bei Influenza und anderen Infektionskrankheiten sowie nach Einwirkung giftiger Gase bzw. Dämpfe in Erscheinung tritt und sich u. a. durch eine teilweise Zerstörung der Wand kleiner Bronchien und Bronchiolen, mit nachfolgender Bildung von Granulationsgewebe (G), kennzeichnet. *Pseudomembranöse Bronchitiden* (10), mit Auftreten einer aus fibrinös-leukozytärem Exsudat und nekrotischem Epithel bestehenden Pseudomembran (PM), betreffen eher die großen Luftwege, z. B. bei Ausdehnung einer diphtherischen Entzündung auf die Bronchien. Bei der *Mukoviszidose* (11) wird reichlich zäher Schleim gebildet, der die Lichtungen der kleineren Bronchien oft – wenigstens zeitweise – verstopft. Daraus resultieren örtliche Überblähungen und Atelektasen, häufig kompliziert durch infektiöse Prozesse. Die sog. *Stauungsbronchitis* bei Linksinsuffizienz des Herzens beruht wenigstens teilweise auf einem Wandödem. **c** *Bronchiektasen und isolierte Bronchialstenosen. Zylindrische Bronchiektasen* (12), die vor allem im posterobasalen Teil der Unterlappen vorkommen und z. T. bis unter die Pleura reichen, entwickeln sich in der Regel auf der Grundlage einer *Bronchitis chronica atrophicans. Sackförmige Bronchiektasen* (13) entstehen z. T. wegen umschriebener Behinderung des Abflusses von Bronchialinhalt (vor allem Karzinome oder Narbenzug, z. T. auch Gewebsmißbildungen). *Isolierte Bronchialstenosen* (14–17) wurden schon unter **a** erläutert. **d** *Mechanismen bei der Entstehung eines chronischen bronch(iol)o-obstruktiven Syndroms.* Die *chronische, oft abakterielle Bronchitis* bzw. *»Asthmabronchtis« und Bronchiolitis* führt mit der Zeit z. T. zu einer partiellen Zerstörung der Wand sowie zu Unregelmäßigkeiten der Innenfläche und Tortuosität zahlreicher kleiner Bronchien und Bronchiolen, (20 = normal, 18, 19, 21, 22 = pathologisch), was, zusammen mit allfälligen Spasmen der Bronchialmuskulatur, Schleimhautschwellungen, partieller Verlegung des Lumens durch Schleim (M, 21) und expiratorisch wirksamem Überdruck von Seiten geblähter Alveolen (19), oft zu einem Kollaps kleiner Luftwege während des Ausatmens Anlaß gibt (22). **e** *Formen von chronischem Lungenemphysem.* Die Skizzen 23–25 sind schematische Darstellungen eines Lobulus mit seinen Alveolen. Bei chronischem bronch(iol)o-obstruktivem Syndrom entwickelt sich aus dem normalen Zustand (23) heraus zunächst meist ein sog. *zentrolobuläres (»zentroazinäres«) Emphysem* (24, relativ häufig bei schweren *Rauchern*), das schließlich in ein *panlobuläres (»panazinäres«) Emphysem* (25) übergehen kann. Dabei kommt es u. a. zu einer *Ausweitung Kohn'scher Poren* (Möglichkeit der sog. *Kollateralbelüftung!*) und zum Schwund eines Teils der Alveolarsepten, ferner zur Bildung dickerer Septen, vor allem infolge Atelektaseinduration. Damit ergibt sich eine erhebliche Reduktion der respiratorischen Oberfläche, verbunden mit zahlreichen alveolären Totraumeffekten, u. a. wegen Bildung größerer Lufträume, die von z. T. wenig perfundierten Wänden umgeben sind. *Kompensatorische (»vikariierende«) Emphysemformen* (26), das *Narbenemphysem* und das *bullöse Emphysem* (27) gehören nicht bzw. nicht nur zum typischen Bild des Obstruktivsyndroms i. e. S., da sie oft auf anderer Grundlage entstehen. Beim Platzen einer größeren Emphysemblase kann ein *Pneumothorax,* u. U. sogar ein *Spannungspneumothorax,* der rasches Eingreifen erfordert, auftreten. Mitunter kommt es auch zur Ausbildung eines *interstitiellen Emphysems* (28); vor allem schwere Hustenstöße vermögen Luft ins Zwischengewebe zu treiben, was die Gefahr einer Kompression großer Venen im Mediastinalbereich mit sich bringt. **f** *Beispiele funktioneller Störungen beim chronischen bronch(iol)o-obstruktiven Syndrom.* Die besonders bei angestrengter Exspiration stark erhöhten Strömungswiderstände in den kleinen Luftwegen und die ebenfalls vermehrten elastischen Widerstände von Lunge und Thorax bewirken eine typisch *veränderte sog. P-V-Schleife* (Druck-Volumen-Schleife, 32), verbunden mit *erhöhter Arbeitsleistung der Atmungsmuskulatur* (31). Das *Sekundenvolumen ist herabgesetzt* (29). Es bestehen *Verteilungsstörungen* mit konsekutiver *arterieller Hypoxämie* (s. Abb. 122, S. 616) sowie z. T. eine *zeitliche Asynchronie der Alveolenbelüftung* (30). Die *alveoläre Hypoventilation,* z. T. auch der *Alveolarseptenverlust* und allenfalls *Gefäßeinengungen oder -obstruktionen anderer Art* bewirken mit der Zeit eine *pulmonal-arterielle Hypertonie* mit chronischem *Cor pulmonale* (S. 542). Die pulmonale Vasokonstriktion wird durch sog. β-Blockade verstärkt, durch α-Blockade dagegen vermindert. Das Obstruktivsyndrom verursacht überdies eine *Verminderung der Wirksamkeit des Hustenstosses,* was – trotz *chronischen Hustens* – die Retention inhalierter Partikel und des Bronchialsekrets sowie die Infektanfälligkeit begünstigt (Circulus vitiosus). Die *Deformierung des Thorax* (Abrundung, »Faß-

Nicht fixierte Bronchusstenosen, d. h. solche, die nur vorübergehend vorhanden sind, kommen beispielsweise durch *Aspiration von Fremdkörpern* entsprechender Größe zustande. Bei Kindern stellt die Aspiration von Erdnüßchen, Erbsen u. a. ein recht häufiges Ereignis dar, das in der Regel eine bronchoskopische Erkennung und Entfernung des aspirierten Materials notwendig macht. Vorübergehende isolierte Bronchialverschlüsse werden hie und da durch den *Einbruch nekrotischen Gewebes* (z. B. bei käsiger Lymphknotentuberkulose) u. a. verursacht (vgl. dazu Abb. 123).

Die **Folgen** einer isolierten Bronchialstenose richten sich danach, ob ein vollständiger oder nur ein teilweiser Verschluß vorliegt, ferner nach Art und Menge des Bronchialinhalts, Veränderungen der Bronchialwand durch Schwellungen, Bronchialinfekten sowie vor allem auch nach der Dauer und allfälligen Progredienz der Stenose. Solange das Ereignis nicht verschließend wirkt, sind die Voraussetzungen für die Ausbildung eines *Ventilmechanismus* gegeben, der zur *Überblähung* des zugehörigen Lungenteils Anlaß gibt. Handelt es sich dagegen um einen länger dauernden *vollständigen Verschluß,* entwickelt sich eine *poststenotische Atelektase,* und/oder es kommt zu infektiösen Komplikationen, wie *poststenotischer Pneumonie, Abszeß* und/oder *Gangrän* (vgl. dazu S. 1345), die schließlich zu *Pleuritis,* u. U. sogar zum Pleuraempyem führen können. Bei langer Dauer des Hindernisses bilden sich oft – wie erwähnt wurde – *poststenotische Bronchiektasen* und/oder eine *chronische Pneumonie* mit Karnifizierung des Parenchyms. Die Gefahren isolierter Bronchusstenosen stellen somit in erster Linie *infektiöse Komplikationen* dar. Bei ausgedehnteren poststenotischen Veränderungen der Lunge, z. B. bei *Hindernissen in den großen Bronchien,* können sich zusätzlich Ventilationsstörungen anderer Art, wie *Verteilungsstörungen, intrapulmonale venöse Zumischung* u. a., mit *peripherer arterieller Hypoxämie* bemerkbar machen.

Aspiration von flüssigem oder halbflüssigem Material in die Luftwege

Die Aspiration von *Mageninhalt,* wie sie insbesondere im Zusammenhang mit Erbrechen bei Bewußtlosen vorkommt, kann u. U. den Erstickungstod herbeiführen, falls nicht rasch abgesogen wird.

Dasselbe gilt für *massive Blutungen in die Luftwege,* die z. B. bei Unfällen, bei chirurgischen Eingriffen oder bei intrapulmonalen Blutungen (Hämoptoe, S. 456) die Gefahr der Asphyxie mit sich bringen. Beim *Ertrinken* werden durch die krampfartigen Inspirationsbewegungen erhebliche Wassermengen in die Lungen eingesogen, die z. T. mit der noch vorhandenen Luft sowie Ödemflüssigkeit zu einer schaumigen Flüssigkeit werden und eine Auftreibung der Lungen bewirken *(Emphysema aquosum).* Man hat heute allerdings Gründe zur Annahme, daß der Ertrinkungstod nur in etwa 10–15% der Fälle einem Ersticken i. e. S. entspricht; offenbar spielen andere Faktoren eine noch wichtigere Rolle (S. 1399).

Das sog. »Verschlucken«, d. h. die *Aspiration von Nahrung* oder anderem Mund-Pharynx-Inhalt, führt beim Gesunden zu krampfartigem Husten, der das Material in der Regel wieder nach oben befördert. Falls dieser Reflexmechanismus – wie etwa bei Bewußtlosigkeit, Lähmung u. a. – nicht wirksam spielt, kann es zur Aspiration in die Lungenperipherie kommen. Je nach der Art des verschluckten Materials entsteht u. U. eine *Aspirationspneumonie.* Schwere Formen von Aspirationspneumonie, teilweise mit Ausgang in Lungengangrän, werden bei Bestehen ulzeröser Prozesse, z. B. im Laryngotrachealbereich, beobachtet.

107.10. Lungenemphysem

Außer den auf S. 611 gegebenen Definitionen zum Lungenemphysem, d. h. zur Lungenblähung, werden in der Pathologie noch weitere Begriffe verwandt, die hier kurz umschrieben werden sollen (vgl. dazu Abb. 123).

Definitionen: Die meisten Überblähungen der Lungen beruhen auf einem sog. *alveolären Emphysem,* d. h. die Luft befindet sich innerhalb der Alveolen bzw. in den Ductus alveolares und den Luftwegen. Dringt infolge Ruptur Luft ins interstitielle Gewebe, spricht man von *interstitiellem Emphysem.* In pathogenetischer Hinsicht unterteilt man die verschiedenen Formen von mehr oder weniger *diffusem chronischem alveolärem Lungenemphysem* in das – wahrscheinlich seltene – *nicht-obstruktive Lungenemphysem (primäres, idiopathisches Lungenemphysem)* und verschiedene Arten von *obstruktivem Lungenemphysem* (wegen der Nei-

---

Abb. 123 a–f (Fortsetzung)

thorax« in mehr oder weniger fixierter Inspirationsstellung) beeinträchtigt die Effizienz der Atmungsmuskulatur, besonders des Zwerchfelles. Die *chronische Überblähung der Lungen* hat u. a. eine erhebliche Vermehrung des Residualvolumens auf Kosten der Vitalkapazität zur Folge (Skizzen 19 sowie 29–31: modifiziert nach *Bachofen*).

C = Clara-Zelle; K = Kultschitzky-Zelle; L = Lipidschicht; A = Alveole; P_{alv} = Druck in den Alveolen; P_{oes} = Druck im Ösophagus; STPD = *S*tandard *t*emperature (273°K), *p*ressure (760 mm Hg), *d*ry; BTPS = *B*ody *t*emperature (meist 37° C), ambient *p*ressure, *s*aturated (im allgemeinen 47 mm Hg)

gung zu Zyanose auch »Blue bloater-Typ« genannt). Dem letzteren liegt eine mehr oder weniger allgemeine exspiratorische Obstruktion kleiner Luftwege, insbesondere der Bronchiolen, allenfalls der kleinen Bronchien, zugrunde. Die früher als *»atrophisches seniles Lungenemphysem«* bezeichnete chronische Überblähung der Lungen bei alten Leuten beruht nach neueren Befunden in vielen Fällen und/oder zu einem guten Teil auch auf obstruktiven Ventilationsstörungen, selbst wenn der altersbedingte Verlust des Lungengewebes an Elastizität eine erhebliche Rolle spielen kann. Das *chronische obstruktive Lungenemphysem (»bronchostenotisch obstruktives Emphysem«)* wird nach morphologischen Gesichtspunkten in weitere Gruppen unterteilt. Von einem *Destruktivemphysem (chronisches substantielles Lungenemphysem)* sprechen wir, wenn es zu einem Verlust von Alveolen und Interalveolarsepten und damit eines Teils des elastischen Fasergerüsts der Lungen gekommen ist. In Frühstadien dieses Prozesses beschränkt sich der Gewebeverlust auf zentrilobuläre Bezirke *(zentrilobuläres chronisches Lungenemphysem).* In terminalen Stadien sind alle Lungenteile betroffen *(panazinäres chronisches Lungenemphysem).*
Neben den bisher erwähnten, mehr oder weniger diffusen Formen von alveolärem Lungenemphysem kennt man *umschriebene Überblähungen des Lungengewebes.* Das sog. *Überdehnungsemphysem* (auch *vikariierendes oder kompensatorisches Lungenemphysem* genannt) entwickelt sich in noch entfaltbaren Lungenbezirken nach Resektion oder einem andersartigen Verlust von Lungenparenchym. Es kann innerhalb kurzer Zeit entstehen und erhalten bleiben, falls die ursächliche Veränderung irreversibel ist. Im wesentlichen handelt es sich um einen panazinären Emphysemtyp. *Narbenemphyseme* treten in der Umgebung einer narbigen Schrumpfung bzw. bei Lungenfibrose in Erscheinung *(irreguläres Lungenemphysem).*
Bilden sich im Rahmen eines chronischen Lungenemphysems große, alveolenfreie, lufthaltige Blasen, spricht man von *bullösem Emphysem.* Extreme Veränderungen dieser Art laufen z. T. unter der Bezeichnung *»vanishing (»destroyed«) lung«.*
Gas (in der Regel Luft) im Pleuraraum heißt *Pneumothorax.*

Zur Frage der sog. Alterslunge und des »diffus-atrophischen (panazinären) senilen Lungenemphysems«

Im Rahmen der *Alterungsvorgänge* (S. 2127) erleidet auch das Lungenparenchym wesentliche Veränderungen, wie Ausweitung und zahlenmäßige Verminderung der Alveolen, teilweisen Verlust der Alveolenstrukturen, insbesondere der elastischen Fasern, mit vermehrten interalveolären Fenestrationen, Dilatation der Ductus alveolares, respiratorischen Bronchiolen und z. T. der terminalen Bronchiolen, Verminderung der Kapillarzahl, degenerativen Veränderungen in den Bronchialwänden mit teilweisem Schwund von Knorpel- und glattem Muskelgewebe, epithelialer Atrophie, Verminderung der Zahl von Alveolarmakrophagen u. a. m. Hinzu kommt eine relative oder absolute perivaskuläre, peribronchiale und septale Fibrose. Funktionelle Kennzeichen der sog. *Alterslunge* sind u. a. eine Volumenzunahme, eine Verminderung der Elastizität, eine vermehrte Totraumventilation bei Reduktion der inneren alveolären Gesamtoberfläche sowie eine auch vaskulär bedingte Herabsetzung der Gasaustauschkapazität. Das ganze Bild dieser Veränderungen berechtigt an sich nach neueren Auffassungen nicht, von einem »diffus-atrophischen (panazinären) senilen Lungenemphysem« i. e. S. zu sprechen. Dagegen stellen die genannten, altersbedingten Wandlungen der Lungen- und Luftwegsstrukturen einen Faktor dar, der *bronchiale Infekte und Pneumonien begünstigt.* Fällt bei Greisen ein klinisch ins Gewicht fallender Grad von chronischem Lungenemphysem auf, findet sich meistens auch eine bronchiolo(broncho)-obstruktive Komponente. Im übrigen wirken sich im Alter *Veränderungen im Thoraxbereich,* wie Kyphose, verminderte Dehnbarkeit und Beweglichkeit sowie Atrophie der Muskulatur, für die Atemtätigkeit nachteilig aus.

Zur Frage des »primären« (idiopathischen) Lungenemphysems

Tierexperimentell ist es möglich, durch intravenöse oder intratracheale Verabreichung von *Elastase* ein chronisches Lungenemphysem zu induzieren. Dabei beobachtet man morphologisch eine Schädigung der Alveolarwände, insbesondere des amorphen Anteils der elastischen Fasern.
Ob beim *Menschen* – abgesehen von der oben erwähnten Alterslunge – ein primär auf Schädigung des elastischen Fasergerüsts beruhendes Lungenemphysem vorkommt, ist noch ungewiß. Patienten mit Ehlers-Danlos-Syndrom (S. 106) oder Marfan-Syndrom (S. 107) scheinen nicht im besonderen Maß zur Entwicklung eines chronischen Lungenemphysems zu neigen.
Wie erwähnt, besteht bei Patienten mit homozygotem oder heterozygotem *Mangel an α_1-Antitrypsin* eine deutliche Tendenz zur Ausbildung eines chronischen panlobulären Lungenemphysems, vor allem in den basalen Lungenabschnitten. Der diesem Phänomen zugrunde liegende Mechanismus ist noch nicht befriedigend geklärt. Insbesondere steht noch in Zweifel, ob und in welchem Ausmaß die Infektanfälligkeit, bronchoobstruktive Vorgänge und/oder Störungen der Bildung bzw. des Abbaus von Surfactant beteiligt sind.

Sog. chronisches obstruktives Lungenemphysem

Ursachen und **Pathogenese:** Ursachen und Entstehungsweise der obstruktiven Ventilationsstörungen sind auf S. 619 eingehend dargestellt worden. Für die Ausbildung eines sog. chronischen obstruktiven Lungenemphysems ist vor allem die *Behinderung der Exspiration auf Höhe der Bronchiolen* entscheidend. Charakteristisch ist im Tiffeneau-Test die erhebliche Einschränkung des Erst-Sekunden-Volumens auf wesentlich weniger als 75% der Vitalkapazität, wobei der Kurvenverlauf das sog. »Check-Valve-Phänomen« zu erkennen gibt. Das letztere geht aus einem starken Kraftaufwand u. a. der Bauchmuskulatur, einem plötzlichen Anstieg des Intrathorakaldrucks und einem entsprechenden Bronchiolarkollaps hervor. *Asthma, Asthmabronchitis* und *chronische Bronchitis,* die hier wegbereitend wirken, sind an sich Krankheiten sui generis, können aber auch als *Begleiterscheinung bzw. Komplikation anderer Grundkrankheiten,* wie Linksinsuffizienz des Herzens, Silikose, Morbus Boeck, Lungenfibrose (s. u.), ferner Bronchialkarzinomen, Lungentuberkulose, Pneumonie, Lungenembolie u. a. m., in Erscheinung treten. Bei Emphysematikern scheint eine sog. *kollaterale Ventilation,* d. h. eine Beatmung von Alveolen über andere Wege als den normalerweise zuführenden Bronchiolus, eine größere Rolle zu spielen als bei Gesunden.

Morphologisch zeigen sich – wie u. a. durch konventionelle und Raster-Elektronenmikroskopie gezeigt wurde – *in chronologischer Reihenfolge* die nachstehenden wichtigsten Veränderungen (vgl. dazu S. 620): Die *terminalen Bronchiolen* weisen, abgesehen von den früher geschilderten Veränderungen, eine unregelmäßige Innenfläche und Tortuosität auf, die die erhöhte Resistenz miterklären könnten. In den *zentrilobulären Parenchymteilen* zeigt sich eine *Ausweitung der Ductus alveolares und Alveolen,* eine Veränderung, die beispielsweise bei Rauchern schon in jüngeren Jahren nachzuweisen ist. Die *interalveolären Fenestrationen* weiten sich aus und vereinigen sich teilweise. Schließlich entsteht ein *panazinäres chronisches Lungenemphysem* mit starker Blähung und zahlenmäßiger Verminderung der Alveolen, Verdünnung und relativer Kapillararmut der interalveolären Septen und einem Defizit an kleinen Luftwegen (Durchmesser 0,4–0,6 mm).

Folgen: Funktionell ergibt sich aus der Gesamtheit dieser Veränderungen eine *Erhöhung vor allem des exspiratorischen Atemwegwiderstandes* (Resistance) und des Totraumquotienten, mit/bei verminderter Vitalkapazität, wechselnd stark erhöhter Totalkapazität, Zunahme der Compliance, Herabsetzung der exspiratorischen relativen Sekundenkapazität und des Atemgrenzwerts sowie eine peripher-arterielle Hypoxämie und Hyperkapnie. Mit der Zeit kann – je nach dem Schweregrad des Emphysems – auch der Lungengefäßwiderstand erheblich ansteigen (vgl. dazu Cor pulmonale, S. 542).

Überdehnungsemphysem der Lunge (vikariierendes, kompensatorisches Lungenemphysem)

Nach Resektion von Lungenlappen, bei Lappenatelektasen, bei Kyphoskoliose der Brustwirbelsäule, Karnifikation von Lungenteilen u. a. dehnt sich das noch belüftbare Lungenparenchym mehr oder weniger gleichmäßig aus *(panazinärer Typ),* ohne das Stadium eines zentrilobulären Emphysems zu durchlaufen. Die funktionellen Folgeerscheinungen richten sich mehr nach dem Ausmaß unbelüfteter oder nicht mehr vorhandener Lungenteile, als nach dem Überdehnungsemphysem.

Morphologisch erkennt man eine ziemlich regelmäßige Ausdehnung des Strukturmusters des Lungenparenchyms distal der Bronchioli respiratorii, z. T. mit einer Verdünnung der interalveolären Septen, jedoch meist keinem erheblichen Strukturverlust und keinen größeren Fenestrationen.

Narbenemphysem

Bei Bestehen von Lungennarben wird infolge der Narbenschrumpfung das benachbarte Parenchym ausgezogen. Hie und da schwinden dabei interalveoläre Septen (Einriß, Verwachsen und/oder Rückbildung). Ähnlich sieht das Lungenemphysem bei verschiedenen Formen von *Lungenfibrose* aus.

Emphysema bullosum

Durch extreme Dilatation der Alveolenstrukturen, Einreißen interalveolärer Septen, Zusammenlegung und Verwachsen derselben sowie eigentlichen Schwund von Parenchym – vermutlich u. a. auf ischämischer Grundlage – kann es zur Bildung mächtiger *Blasen (Bullae)* kommen. Die Hauptgefahr besteht hier im Platzen dieser Gebilde, wobei oft ein *Pneumothorax* (Ruptur in den Pleuraraum), u. U. sogar ein *Spannungspneumothorax* entsteht. Der letztere führt, wie schon gesagt, zu einer Mediastinalverdrängung mit lebensgefährlicher Kompression insbesondere der großen Körpervenen.

Interstitielles Emphysem im Lungenbereich

Bei starker Drucksteigerung (Husten!) kann es zu einem Einriß im Lungenparenchym (vor allem Alveolarbereich) kommen. Stellt sich hier ein Ventilmechanismus ein, tritt immer mehr Luft ins Interstitium über; diese kann das Mediastinum durchsetzen (Gefahren s. o.), ein Hautemphysem im Halsbereich zur Folge haben und/oder durch sekundäres Einreißen der Pleura einen Pneumothorax erzeugen.

107.11. Lungenatelektasen und -dystelektasen

Definitionen: Zustände von Minder- oder Fehlbelüftung von Lungengewebe, jedoch z. T. noch erhaltener Ventilation, werden unter der Bezeichnung *»Dystelektase«* zusammengefaßt. Luftarme oder luftleere Bezirke an sich entfaltbaren Lungengewebes heißen *Atelektasen* und können *»angeboren«* oder *erworben* sein. Mit den angeborenen Atelektasen meint man die fehlende Entfaltung des Lungenparenchyms nach der Geburt *(»primäre Atelektasen«),* ein Befund, der bei Säuglingen mit Atemnotsyndrom häufig erhoben wird. Abgesehen von diesem Sonderfall handelt es sich fast immer um erworbene Störungen. Je nach der Entstehungsweise werden verschiedene Arten von Atelektasen auseinandergehalten. Eine sog. *Resorptionsatelektase* kommt zustande, wenn der zuführende Luftweg – in der Regel ein Bronchus – mindestens für einige Zeit völlig verschlossen bleibt, und die in den nicht mehr ventilierten Lungenabschnitten enthaltene Luft resorbiert wird. *Kompressionsatelektasen* beruhen auf Prozessen, die mit Druckwirkung auf das Lungenparenchym verbunden sind, so daß Luft aus diesen Bezirken hinausgepreßt wird bzw. in die betreffenden Gebiete nicht mehr in nennenswerter Menge eintreten kann. Von einer *Entspannungsatelektase* ist dann die Rede, wenn sich das normalerweise unter Zug stehende Lungengewebe retrahieren kann und so einen großen Teil seines Luftgehalts einbüßt. *»Atelektatische Induration«* nennt man eine weitgehende oder vollständige bindegewebige Verwachsung atelektatischen Lungengewebes, meist im Anschluß an komplizierende entzündliche Prozesse in diesen Gebieten.

Makroskopisch sind atelektatische Lungenbezirke gegenüber den lufthaltigen Anteilen eingesunken und imponieren durch ihre meist dunkelrote Farbe sowie die fleischartige Beschaffenheit.

Mikroskopisch erkennt man das Fehlen ausgespannter Alveolen sowie das enge Aneinanderliegen und die daher parallele Anordnung der Interalveolarsepten, die in der Regel ziemlich blutreiche Kapillaren aufweisen, trotz der Minderdurchblutung (s. u.). Offenbar ist der Blutstrom in diesen Gebieten erheblich verlangsamt. Bei primären Atelektasen weisen die Alveolarwandzellen oft eine kubische Form auf. Bei den viel häufigeren sekundären Atelektasen dagegen zeigen sie die übliche Struktur, z. T. allerdings eine leichte Schwellung der Pneumozyten.

Folgen und **Komplikationen** von Atelektasen: In den von der Ventilation ausgeschlossenen Lungenbereichen wird im Fall der Resorptionsatelektasen (s. u.) CO_2 und O_2 rasch, N_2 dagegen langsamer resorbiert, was verständlich macht, daß sich Atelektasen nach O_2-Beatmung oft besonders schnell bilden. Je nach dem Ausmaß atelektatischer Gebiete ergeben sich mehr oder weniger bedeutsame Verluste an belüftungsfähigem Lungenparenchym, also eine *Restriktion,* z. T. auch *Veränderungen der Compliance.* Das Verschwinden von O_2 aus den Alveolen führt – wie schon dargelegt – zu einer Kontraktion der zuführenden kleinen Lungenarterien, so daß eine *Minderdurchblutung im atelektatischen Bezirk* resultiert. Da aber die Durchblutung nicht völlig sistiert, kommt es zu einer *intrapulmonalen venösen Zumischung* und damit – je nach dem Ausmaß der Atelektase – zu einer *arteriellen Hypoxämie.* Vor allem bei *Dystelektase,* d. h. einem Nebeneinander von minderbelüfteten und u. U. geblähten Lungenbezirken, können überdies erhebliche *Verteilungsstörungen* die Folge sein. *Entzündliche Komplikationen* in atelektatischen Gebieten (z. B. infektiöse Prozesse, u. U. sogar Abszesse, oder Fibrinaustritt, wie bei der Ausbildung hyaliner Membranen) sind mit der Gefahr der Ausbildung einer *atelektatischen Induration* verbunden, die oft den endgültigen Verlust der betroffenen Parenchymanteile bedeutet. Bei langdauernder Atelektase bzw. bei atelektatischer Induration zeigen die zuführenden mittleren und kleinen *Lungenarterien* mit der Zeit eine erhebliche *Intimaverdikkung,* was eine Erhöhung des Gefäßwiderstandes bedeutet. Ist die Veränderung sehr ausgedehnt, kann sich ein Cor pulmonale entwickeln.

Primäre (»angeborene«) Atelektasen

Eine nach der Geburt fehlende oder mangelhafte Entfaltung des Lungengewebes kann auf verschiedenen Ursachen beruhen (vgl. dazu *Atemnotsyndrom des Neugeborenen,* S. 311): Durch Blutungen oder andere Schädigungen des Gehirns unter der Geburt wird u. U. die *Steuerung der Atmung beeinträchtigt.* Eine massive *Fruchtwasseraspiration* führt in der Regel zum Verschluß zahlreicher kleiner Luftwege. Die *Unreife des Lungengewebes* stellt bei Frühgeborenen einen wichtigen Grund für das Vorhandensein primärer Atelektasen dar, wobei neben der ungenügenden strukturellen Ausdifferenzierung des alveolären Anteils des Lungenparenchyms auch einem *Mangel an Surfactant* (*Antiatelektasefaktor,* s. o.) eine wesentliche Bedeutung zugeschrieben wird. Primäre Atelektasen kommen auch im Zusammenhang mit der Ausbildung *hyaliner Membranen* vor, wobei z. B. die Ductus alveolares durch fibrinreiche wandständige Massen ausgekleidet und die endständigen Alveolen auf diese Weise von der Belüftung ausgeschlossen sein können. Ähnliche Folgen haben ein frühzeitig auftretendes *Lungenödem* oder eine *Pneumonie.* Neugeborene mit derartigen Veränderungen laufen Gefahr, einer *respiratorischen Insuffizienz* zu erliegen.

Resorptionsatelektasen (Absorptionsatelektasen)

Ursachen und **Pathogenese:** *Vorübergehende Bronchialverschlüsse* können durch obturierende Schleim- bzw. Eiterpfröpfe, fibrinreiches Exsudat, nekrotische Gewebemassen, aspiriertes Fremdmaterial u. a., u. U. in Kombination mit Schleimhautschwellungen, bedingt sein (s. Abb. 123). Ein sog. organischer, d. h. geweblich verursachter, mehr oder weniger *dauernder Bronchialverschluß* beruht oft – zumal bei Erwachsenen – auf einem Karzinom, seltener auf einem Adenom oder auf einer narbigen Einengung bzw. Knikkung eines Bronchus. Weitere Ursachen umfassen eine Bronchialkompression durch vergrößerte Lymphknoten oder andere Tumoren. Unvollständige organische Bronchialstenosen erfahren nicht selten einen vorübergehenden völligen Verschluß durch Schleim- und/oder Eitermassen. Die Größe des atelektatischen Gebiets richtet sich nach dem Kaliber des verschlossenen Luftweges und reicht von kleinsten Bezirken (Versorgungsbereich kleiner Bronchien oder sogar terminaler Bronchiolen) bis zu Lungenlappen oder gar dem Großteil einer Lunge.

Beispiele:

- Ausgedehnte, aber meist nur vorübergehende Atelektasen kommen nach *chirurgischen Eingriffen,* insbesondere bei Thorax- und Abdominaloperationen, vor, indem wegen vermehrter Schleimabsonderung, Unterdrückung des Hustenreflexes und mangelhafter Ventilation zahlreiche Bronchien durch Sekret verstopft sein können.
- Ähnliche Zustände finden sich u. a. bei *zentral bedingten Störungen* der Atmungstätigkeit.
- Lobäre und Segmentatelektasen sind oft die ersten Hinweise auf das Bestehen einer *Bronchialstenose* bzw. eines *Bronchialverschlusses* (Tumoren, Fremdkörper, Kompression durch Lymphome u. a.).
- Kleinherdige bzw. lobuläre Atelektasen treten u. a. bei *Bronchiolitis* bzw. bei *Verschluß kleiner Luftwege durch Schleim* und/oder *Exsudat* in Erscheinung. Die im Röntgenbild als sog. Plattenatelektasen (z. B. bei Zwerchfellähmung bzw. -hochstand) imponierenden Veränderungen beruhen z. T. auf Verschlüssen kleiner Bronchien und von Bronchiolen, nicht nur auf einer Kompression des Lungenparenchyms. Ob und in welchem Umfang gewisse *Prostaglandine,* wie PGF_2, die eine

Konstriktion u. a. der Bronchiolen bewirken, an der Ausbildung kleinherdiger Atelektasen beteiligt sind, ist noch umstritten.

Kompressionsatelektasen
Ursachen und **Pathogenese:** *Intrapulmonale raumfordernde Prozesse* (Tumoren, Metastasen, sich vergrößernde Zysten, Emphysemblasen, Abszesse u. a.) können das umgebende Lungengewebe so unter Druck setzen, daß eine sog. *Mantelatelektase* entsteht. Kompressionsbedingt sind Atelektasen bei krankhaften Veränderungen im Pleurabereich mit *intrapleuraler Raumforderung,* ferner bei schweren *Deformitäten des Thoraxskeletts.*

Beispiele:
- *Mantelatelektasen* in der Nachbarschaft eines peripheren *Lungenkarzinoms,* eines *Emphysema bullosum,* eines *Echinococcus hydatidosus* (S. 2115), eines an Größe zunehmenden *Lungenabszesses* u. a.
- Kompressionsatelektase einer ganzen Lunge bei *massivem Pleuraerguß,* ausgedehntem *Pleuramesotheliom, Sarkomen der Thoraxwand, Spannungspneumothorax* (S. 626), *Pneumoperitoneum* (z. B. nach Bauchoperationen).
- Bei schwerer *Kyphoskoliose der Wirbelsäule* kann es zu einer erheblichen Kompressionsatelektase von Lungenteilen kommen.

Entspannungsatelektase
Hier handelt es sich lediglich um eine der Retraktionskraft der Lunge folgende Verkleinerung des Lungenvolumens, insbesondere bei akzidentellem oder künstlich angelegtem *Pneumothorax.* Auch mäßige *Pleuraergüsse* können diese Folge haben, insbesondere in den abhängigen Partien. Die Atelektase ist in solchen Fällen meistens nicht vollständig, sondern entspricht mehr einer *Dystelektase.*

Dystelektasen und Atelektasen infolge Veränderungen der Alveoleninnenfläche
Diffuse oder herdförmige Schädigungen der Alveoleninnenfläche (vgl. S. 612 und 630), wie sie beispielsweise nach Einatmen schädlicher Gase (s. dazu O_2-Pneumopathie) oder aus endogenen Ursachen beobachtet werden, gehen oft mit einem Verlust von Pneumozyten – und damit auch der Surfactant-Schicht – sowie der Bildung einer wandständigen Fibrinschicht einher. In solchen Fällen besteht eine ausgesprochene Neigung zu *Dystelektase,* die bis zur *Atelektase* reichen kann, und zu *fibrinöser Verklebung von Interalveolarsepten,* mit nachfolgender *Bildung dickerer Septen* und einem entsprechenden *Alveolenverlust.* Nicht selten entstehen aus solchen Veränderungen kleine bis größere Bezirke mit *atelektatischer Induration.* Ob und in welchem Ausmaß derartige Veränderungen allein durch einen Mangel an Surfactant verursacht werden, ist noch ungewiß.

Beispiele:
- Sog. *Hypoventilationsatelektasen* treten bei oberflächlicher Atmung auf, die nicht von periodischen »Seufzern« unterbrochen wird. Solchen Zuständen begegnet man z. B. bei zu schwerer oder schlecht durchgeführter *Narkose,* bei *künstlicher Beatmung,* bei *Schmerzhemmung* (z. B. nach Bauchoperationen), bei *Schlafmittelvergiftungen* u. a. m. Abgesehen von den bereits erwähnten Mechanismen stellt man sich u. a. vor, daß bei Ausbleiben tiefer Atemzüge (Seufzer) die Oberflächenspannung im Innern der Alveolen ansteigt, und so der Surfactantfilm, der periodisch gedehnt werden sollte, seine stabilisierende Wirkung verliert. Diese Hypothese bedarf indessen einer weiteren Prüfung.
- Sog. »*Surfactant-Mangel-Atelektasen*« sollen nach Ansicht verschiedener Autoren auftreten, wenn der Surfactantfilm an der Innenfläche der Alveolen direkt geschädigt (S. 608) und/oder nicht in ausreichendem Maß nachproduziert wird (z. B. bei Schocklunge, Fettembolie, O_2-Pneumopathie (»Beatmungslunge«) u. a. m.). Da der Surfactant-Mangel in diesen Fällen nicht den einzigen Schaden darstellt, bleibt die Gültigkeit dieser Hypothese noch in der Schwebe.

107.12. Störungen der äußeren Atmung, die überwiegend auf einem Ersatz der Alveolarluft durch Flüssigkeit und/oder anderes Material beruhen

Definitionen: Die Bezeichnung »*alveoläre Lungenerkrankungen*« ist vor allem in der diagnostischen Radiologie gebräuchlich und bezieht sich auf einen Ersatz von Luft in den Alveolen durch Transsudat (Ödemflüssigkeit), Exsudat, Zellmassen oder anderes Material. Alveoläre Veränderungen dieser Art werden radiologisch sichtbar, sobald sie die Ausdehnung von ungefähr einem *Azinus* erreichen (»*azinäre*« = »*kleinfleckige*« *Veränderungen),* d. h. derjenigen Einheit der Luftwege, die von einem Bronchiolus terminalis versorgt wird und Bronchioli respiratorii, Ductus und Sacculi alveolares sowie zugehörige Alveolen umfaßt. Im entfalteten Lungengewebe mißt ein Azinus im Durchmesser ungefähr 5 mm. Entspricht die Ausdehnung eines alveolären Prozesses ungefähr der Größe eines Lobulus, der im Mittel 3–5 Azini enthält und von Mantelbindegewebe umgeben wird, spricht man von »*lobulären*« *Veränderungen* (z. B. lobuläre Pneumonie, s. u.), bei Befall eines ganzen Lappens von »*lobären*« *Veränderungen* (z. B. lobäre Pneumonie). Abgesehen von der Größe der einzelnen krankhaft veränderten Herde, wird auch deren Zahl und Verteilung berücksichtigt: *Disseminierten alveolären Lungenerkrankungen* werden *lokalisierte alveoläre Prozesse* gegenübergestellt. Schließlich unterscheidet man zwischen *akuten* und *chronischen* Formen derartiger Veränderungen.

Die hier genannten Begriffe und Umschreibungen wurden absichtlich in Anlehnung an die *radiologische Ausdrucksweise* gewählt, weil der Arzt vor allem über das Thorax-Röntgenbild Einblick in die Natur des krankhaften Lungenprozesses erhält. Diese Bezeichnungen lassen sich aber zwanglos auch auf pathologisch-anatomische Befunde anwenden. Konfluieren Lungenherde mit alveolärem Prozeß zu größeren Bezirken, und bleiben die darin enthaltenen Bronchien noch lufthaltig, entsteht im Röntgenbild das diagnostisch wichtige »*Pneumobronchogramm*«. In typischen Fällen sind hierbei die Luftwege nicht in nennenswertem Maß aus ihrer normalen anatomischen Lage verschoben, im Gegensatz zu raumfordernden Prozessen.

Ursachen und **Pathogenese** der alveolären Lungenerkrankungen sind sehr vielfältig. *Disseminierte Formen,* d. h. solche mit zahlreichen kleineren bis größeren, in der Regel unscharf begrenzten Herden mit Ersatz von Luft in den Alveolen durch Flüssigkeit oder ein anderes Material, können *akut* bzw. vorübergehend in Erscheinung treten oder einen *chronischen Verlauf* nehmen. Dasselbe gilt für *lokalisierte alveoläre Erkrankungen.* Bei *akuten alveolären Lungenerkrankungen* handelt es sich meistens um ein Ausfüllen der Alveolen durch *Transsudat, Exsudat* und/oder *Blut.* Demgegenüber findet man bei *chronischen alveolären Lungenerkrankungen* die terminalen Lufträume des Parenchyms ausgefüllt bzw. ersetzt durch *Granulationsgewebe, nekrotische Massen, neoplastisches Gewebe, Schleim, mikrobielle Keime* oder anderes Material. Ursächlich handelt es sich dementsprechend um eine Vielzahl verschiedenartiger Krankheiten, u. a. *kardiovaskulärer, toxisch-entzündlicher* bzw. *infektiöser* oder *neoplastischer* Art (s. u.). Eine Übersicht über Mechanismen bei alveolären Lungenerkrankungen findet sich in Abb. 124.

Folgen: Je nach Ausdehnung bzw. Verteilungsmuster, Schweregrad und Dauer einer alveolären Lungenerkrankung ergeben sich *funktionelle Störungen,* die von geringfügigen Symptomen bis zur schwersten respiratorischen Insuffizienz reichen können. Der Verlust an ventilierbarem Lungenparenchym – bei noch erhaltener Durchblutung – bedingt eine *Restriktion,* die bei Befall größerer Anteile des Organs mit *Tachypnoe* und *Dyspnoe* verbunden sein kann. Je nach dem Ausmaß der *venösen Zumischung* ergeben sich wechselnde Grade von *arterieller Hypoxämie* und *Zyanose.* Überdies notiert man in manchen Fällen eine *Totraumhyperventilation* bei *Verminderung* der *Total- und Vitalkapazität. Verteilungsstörungen* sind ebenfalls keine Seltenheit. Eine *Herabsetzung der Lungendehnbarkeit (Compliance)* findet sich eher bei *chronischen Formen* und/oder dann, wenn mit dem alveolären ein interstitieller Prozeß (s. u.) vergesellschaftet ist.

Lungenödeme

Ursachen und **Pathogenese:** Lungenödeme stellen die häufigste Form akuter, disseminierter, alveolärer Lungenveränderungen dar und können u. a. innerhalb kurzer Zeit (Minuten) auftreten (vgl. dazu S. 571). In vielen Fällen handelt es sich um den Ausdruck eines *erhöhten hydrostatischen Druckes in den Lungenkapillaren,* z. B. bei Linksinsuffizienz des Herzens (S. 569). Lungenödeme kommen aber auch aufgrund verschiedener anderer Ursachen zustande, so durch toxische bzw. infektiös-toxische und/oder hypoxisch bedingte *Schäden der Lungenkapillaren,* Erhöhung der Gefäßpermeabilität durch *gefäßaktive Substanzen* (u. a. im Rahmen entzündlicher Vorgänge) und *Hypoproteinämie* bzw. *Überwässerung.* Begünstigend für die Ausbildung eines Lungenödems wirken eine *Lymphstauung im Lungenbereich,* eine *allzu rasche Ausdehnung der Lungen* (z. B. beim Absaugen eines Pleuraergusses oder eines Pneumothorax), möglicherweise eine *Schädigung der Alveoleninnenfläche,* d. h. der Pneumozyten und des sie bedeckenden Surfactant-Films.

Makroskopisch fallen bei Lungenödem die Schwere des Organs, das Vorhandensein schaumiger Flüssigkeit in den Luftwegen und das Abfließen derselben von Schnittflächen, die durch das Gewebe gelegt werden, auf.

Mikroskopisch findet man vor allem in den abhängigen Partien eine homogene, mehr oder weniger färbbare, d. h. unterschiedlich proteinhaltige Flüssigkeit in den Alveolen, z. T. auch in den übrigen Luftwegen. Die schaumige Beschaffenheit der Ödemflüssigkeit, die durch die Atembewegung bedingt ist, zeigt sich histologisch in Form kleiner bis größerer Luftblasen, die einzelne Alveolen ausspannen und andere etwas komprimieren können. Bei länger dauerndem Lungenödem bzw. beim Abklingen desselben wird die Alveoleninnenfläche da und dort von Ödemtapeten bedeckt, die z. T. eine stärkere Färbbarkeit erkennen lassen. Elektronenoptisch läßt sich Surfactant z. T. nicht mehr darstellen. Die Pneumozyten, ebenso wie andere Zellen der Interalveolärsepten, erscheinen oft etwas geschwollen und weisen vermehrt Vesikeln auf, die auf eine erhöhte Pinozytosetätigkeit hinweisen. Man stellt in wechselndem Ausmaß eine Desquamation einzelner Alveolarwandzellen fest, ferner mit der Zeit eine leichte zahlenmäßige Zunahme der Alveolarmakrophagen.

Die **Folgen** des Lungenödems umfassen oft schwere *Reduktionen der Total- und Vitalkapazität* mit/bei *alveolärer Hypoventilation* und *Verteilungsstörungen,* einer *Verminderung der Compliance,* die z. B. auf ¹⁄₁₀ der Norm absinken kann, einer *Erhöhung des Strömungswiderstandes* in den kleinen Bronchien und Bronchiolen wegen Schleimhautödem und allenfalls einer Exazerbation eines andersartigen bronch(iol)o-obstruktiven Syndroms sowie einer oft schweren *Behinderung des Gasaustausches.* Bei massivem Lungenödem führt dies zu einer erheblichen *venösen Zumischung* (»Rechts-Links-Shunt«) mit *arterieller Hypoxämie* und *Zyanose.* Während Patienten mit leichtem oder mittlerem Lungenödem oft hyperventilieren und daher einen erniedrigten P_{CO_2} aufweisen, notiert man in schweren Fällen nicht selten eine Hyperkapnie. Klinisch steht bei hochgradigem Lungenödem die *Atemnot* im Vordergrund der Symptome, wobei oft ein *schaumiges Sputum* in großen Mengen ausgeworfen

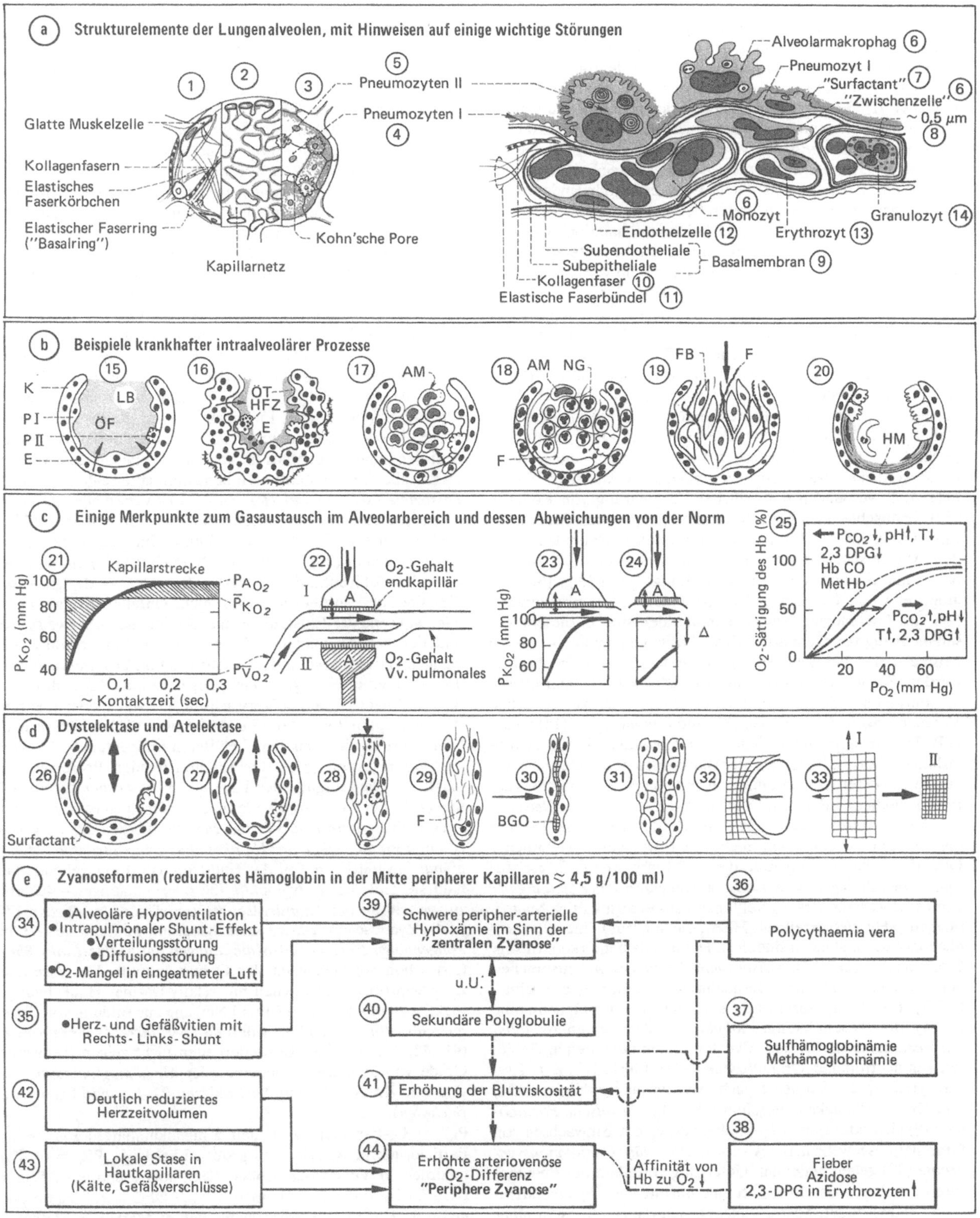

Abb. 124a–e. *Pathologische Veränderungen im Bereich der Lungenalveolen und ihre möglichen Folgen.* **a** *Bau der Lungenalveolen und Kennzeichen der wichtigsten Störungen.* Eine mengenmäßige Vermehrung *alveolärer Bindegewebsanteile* (1, 10, 11), im besonderen auch von Kollagenfasern (10), findet sich bei sog. *»fibrosierenden Alveolitiden«* im Rahmen z. B. vaskulitischer Prozesse, wiederholter Schäden durch Inhalationsnoxen, protrahierter Schockzustände u. a. m., wobei allerdings die sog. *Atelektase-Induration* (atelektatische Induration, 30) nicht als fibröse Verdickung der Alveolarsepten i. e. S. bezeichnet werden sollte. Faservermehrungen sieht man ferner bei der *chronischen Lungenstauung*, nach *ionisierender Bestrahlung* u. a., letzteres jedoch wiederum oft kombiniert mit Atelektase-Induration. Das *alveoläre Kapillarnetz* (2) ist zumindest in den Frühstadien einer Pneumonie im Sinn der *aktiven Hyperämie* ausgeweitet. Bei *akuter passiver Hyperämie (akute Lungenstauung)* erscheinen die

Abb. 124 a–e (Fortsetzung)

Kapillaren ebenfalls prall mit Blut gefüllt, und bei *chronischer passiver Hyperämie (chronische Lungenstauung)* nehmen sie mehr und mehr einen geschlängelten, »girlandenförmigen« Verlauf. Die *Auskleidung der Alveolen* durch Pneumozyten I (P I) und II (P II) (3–5) – vereinzelt finden sich auch sog. Bürstenzellen – erleidet vor allem bei den verschiedenen Formen von *»alveolärem Denudationssyndrom«* (20, S. 612) eine z. T. schwere Schädigung. *Alveolarmakrophagen* (AM), die sich von den Blutmonozyten herleiten und auf dem Weg der Durchwanderung als *Zwischenzellen* erscheinen, treten bei den verschiedensten Reizen in größerer Zahl auf (6), z. B. bei Staubinhalation, Rauchen, kleinen Blutaustritten (Lungenstauung, 16), in späteren Stadien von Pneumonien u. a. m. Einem intakten Film von *»Surfactant«* wird vor allem für das Offenhalten der Alveolen, d. h. das Vermeiden von Dys- oder Atelektase, eine große Bedeutung beigemessen (7). Die *Diffusionsstrecke* zwischen Alveolarlumen und Erythrozyten (8) ist bei typischen *Diffusionsstörungen* (24) *in vielen Alveolen verlängert* (16–20, 24). *Basalmembranen* (9) werden bei einer Reihe krankhafter Prozesse in Mitleidenschaft gezogen, z. B. beim Goodpasture-Syndrom (S. 771), bei den meisten anderen pneumonischen Prozessen, bei Pneumokalzinose (S. 825) u. a. m. Bei chronischer Lungenstauung sind sie z. T. etwas verdickt. *Degenerative Veränderungen elastischer Fasern* (11), z. T. verbunden mit örtlicher Vermehrung von Kollagen (10), beobachtet man bei zahlreichen interstitiellen Pneumopathien (Abb. 125, S. 636); ferner gehören solche Befunde z. T. zu den Alterserscheinungen. Die *Kapillarendothelien* (12) werden bei vielen akuten Prozessen in der Lunge geschädigt (Schwellung, teilweiser Untergang, Desquamation u. a.); ganz abgesehen von Pneumonien bzw. Pneumonitiden sind in diesem Zusammenhang vor allem ischämische Läsionen zu nennen, wie sie beispielsweise bei Schocklunge, Fettembolie u. a. beobachtet werden. Schließlich bewirken auch schädliche Gase oder Dämpfe, ionisierende Strahlen und andere exogene Noxen derartige Veränderungen. *Erythrozyten* (13) und *Granulozyten* (14) treten z. B. im Anschoppungsstadium einer *Pneumonie* in das Alveolarlumen über. Extravasate roter Blutkörperchen finden sich ferner bei schwerer Lungenstauung, hämorrhagischer Diathese, hämorrhagischen Infarkten, Verletzungen u. a. m. **b** *Beispiele krankhafter intraalveolärer Prozesse.* Bei *Lungenödem* (15) sind die meisten Alveolen mit mehr oder weniger eiweißreicher Ödemflüssigkeit (ÖF) gefüllt, die z. T. Luftblasen (LB, »schaumige Ödemflüssigkeit«) einschließt. Bei *chronischer Stauung der Lunge* schwereren Grades stellt man hämosiderinhaltige Makrophagen (»Herzfehlerzellen«, HFZ), die aufgrund einer Erythrophagozytose entstanden sind, fest. Hie und da bemerken wir sog. Ödemtapeten (ÖT, 16). *»Histiozytäre Pneumonien«* entsprechen dem, was man früher als »Desquamativ-Pneumonie« bezeichnete (17). Eine Sonderform ist die sog. endogene Lipidpneumonie (S. 84). Bei der sehr häufigen *lobulären* und der selteneren *lobären Pneumonie* werden die Alveolen in den betroffenen Gebieten von neutrophilen Granulozyten (NG), Fibrin (F), z. T. Erythrozyten, später vermehrt auch Alveolarmakrophagen (AM) und Exsudatflüssigkeit ausgefüllt (18). Die *chronische Pneumonie* (19) charakterisiert sich vor allem durch das Einwachsen von Granulationsgewebe in die Alveolen. *Alveoläre Denudationssyndrome* (20) gehen mit einem Untergang vor allem der Pneumozyten I einher, wonach sich oft eine fibrinreiche *»hyaline Membran«* (HM) bildet. Später schieben sich dann – im Sinn einer Regeneration – die proliferationsfähigen Pneumozyten II vom Alveoleneingang her über den Defekt vor und stellen, sehr wahrscheinlich durch Umwandlung in Pneumozyten I, die Auskleidung der noch offenen Alveolen wieder her. **c** *Merkpunkte zu Störungen des Gasaustausches im Alveolarbereich.* Normalerweise werden die Erythrozyten im Verlauf ihrer Passage durch die Lungenkapillaren mit O_2 weitgehend »aufgeladen« (21, s. auch 22 I: endkapillärer O_2-Gehalt). Dieser Vorgang kann z. B. durch eine *fehlende Belüftung der betreffenden Alveolen* (A, 22 II), eine *herabgesetzte Kontaktzeit* (z. B. infolge kurzer Kapillarstrecke (21, 24) bzw. erhöhter Strömungsgeschwindigkeit) und/oder – vor allem – eine *Verdickung der »alveolo-kapillären Schranke«* (24, *alveolo-kapilläre Diffusionsstörung i. e. S.*) umgangen bzw. derart gestört werden, daß eine erhebliche *alveolo endkapilläre O_2-Differenz (24: △)* resultiert. Der CO_2-Austausch wird dagegen bei solchen Zuständen kaum reduziert (vgl. dazu normale Verhältnisse, 23). Diffusionsstörungen dieser Art machen sich zunächst in einer *normo- (oder hypo-)kapnischen Arbeitshypoxämie* bemerkbar (bei Arbeit: verkürzte Kontaktzeit). Ähnliche Folgen haben *Verluste an gasaustauschender Oberfläche* (chronisches Lungenemphysem, Status nach Lungenembolie oder Pneumonektomie u. a.), die die Diffusionskapazität der Lungen ebenfalls herabsetzen. Verständlicherweise ertragen alle diese Patienten Höhenaufenthalte schlecht. Die *O_2-Dissoziations-Kurve des Hämoglobins* ist verschiedenen physiologischen und pathologischen Einflüssen unterworfen (25, s. auch 38). **d** *Dystelektase und Atelektase.* Im Gegensatz zur *normalen Situation* (26) besteht bei *Dystelektase* (27) eine Minder- und/oder Fehlventilation der Alveolen, und bei der *Atelektase* (28) sind diese luftleer und nicht mehr entfaltet. Kommt es vor oder während der Entstehung einer Atelektase zu teilweiser Denudation der Alveoleninnenfläche und zur Bildung von Fibrinbelägen (F, 29), besteht die Gefahr einer *atelektatischen Induration,* d. h. einer bindegewebigen Organisation (BGO) des Exsudats und nachfolgenden Verwachsungen zweier oder mehrerer Alveolarsepten (30). *Primäre Atelektasen* (31) finden sich bei Neugeborenen in noch nicht belüfteten Lungenteilen. 32: *Kompressionsatelektase* (z. B. bei raumfordernden Prozessen, wie massivem Pleuraerguß oder Tumor); 33 II: *Entspannungsatelektase* (z. B. bei Pleuraerguß oder nach Anlegen eines Pneumothorax). **e** *Zyanoseformen.* Für das Manifestwerden einer Zyanose ist der *absolute Gehalt der Hautkapillaren an reduziertem Hämoglobin* (im mittleren Teil der Endstrombahn) maßgebend, weshalb sie z. B. bei *Polyglobulie* (36 oder – häufiger – 40) eher zutage tritt als bei *Anämie.* Bei *respiratorischer Insuffizienz* (34) ist die Zyanose ein relativ spätes Symptom, während sie z. B. bei *kongenitalen Herz-Gefäß-Mißbildungen mit Rechts-Links-Shunt* (35) schon sogleich nach der Geburt auffällt. Die *»zentralen Zyanoseformen«* (39) gehen mit relativ warmer Haut, häufiger reaktiver Polyglobulie (40) und Neigung zur Bildung von *Trommelschlegelfingern* einher, während *»periphere Zyanoseformen«* (41, 42, 43, 44) diese Besonderheiten nicht zeigen. Schwerere Grade von *Sulfhämoglobinämie* oder *Methämoglobinämie* (37) sind mit Zyanose verbunden (Skizzen 21–25: modifiziert nach *Bachofen*).

$P_{K_{O_2}}$ = O_2-Partialdruck in den Lungenkapillaren; $P_{A_{O_2}}$ = O_2-Partialdruck in Arterien des großen Kreislaufs; $P_{\bar{v}_{O_2}}$ = O_2-Partialdruck in Venen des großen Kreislaufs (gemittelt); P_{CO_2} = CO_2-Partialdruck; T = Temperatur; 2,3-DPG = 2,3-Diphosphoglyzerat; HbCO = Karboxyhämoglobin; MetHb = Methämoglobin

wird. Radiologisch notiert man häufig konfluierende, wolkige, überwiegend perihilär gelegene Verschattungen. Diese Lokalisation hat vermutlich u. a. damit zu tun, daß in den zentralen Lungenanteilen die Ventilation geringer ist als in der Peripherie und daher der Lymphabfluß langsamer erfolgt.

Beispiele von Störungen der äußeren Atmung infolge Lungenödems:

- *Erhöhung des hydrostatischen Druckes in den Lungenkapillaren* wegen Versagen der Pumpenfunktion der linken Herzhälfte, d. h. *Linksinsuffizienz* bzw. *Mitralfehler,* zu rascher und/oder *übermäßiger intravenöser Infusion,* Lungenvenenverschlüssen (selten) u. a. m.
- Bei *Hypoproteinämie* ist die Gefahr eines Lungenödems größer als bei normalem Eiweißgehalt des Blutplasmas. Dasselbe gilt für Fälle mit *gestörtem Lymphabfluß* im Lungenbereich (z. B. bei Globalinsuffizienz des Herzens, bei der sich der erhöhte Druck in den großen Körpervenen auch auf die Lymphgefäße auswirkt, ferner bei Karzinose, Fibrosierung der Lungen u. a. m.). Bei *chronischer Lungenstauung,* bei der eine vergrößerte kapilläre Filtrationsfläche besteht, liegt zudem eine erhöhte Ödemgefahr vor.
- *Schädigung der Interalveolarsepten,* insbesondere der *Lungenkapillaren,* und dadurch bedingte *Erhöhung der Gefäßpermeabilität* bei/nach *Pneumonien,* Einwirkung *toxischer Gase oder Aerosole,* Aspiration von *Magensaft (Mendelson-Syndrom), anaphylaktischen bzw. anaphylaktoiden Reaktionen* im Lungenbereich (S. 1098) u. a. Teilweise spielen hier auch *Läsionen der Alveoleninnenfläche* mit eine Rolle, z. B. bei der *Sauerstoffpneumopathie* (»pump oxygenator lung«), bei *Giftgaseinwirkung,* bei *Fettembolie der Lungen* u. a. m.
- Eine komplexe Genese vermutet man beim Lungenödem, das hie und da nach *Lungenembolien* auftritt, indem hier der Freisetzung vasoaktiver Substanzen mit entsprechender Permeabilitätssteigerung im Bereich der Lungenkapillaren und der *Insuffizienz der rechten Herzhälfte* eine besondere Bedeutung beigemessen wird.
- Sog. *»neurogene Lungenödeme«* beobachtet man u. a. im Anschluß an Schädeltraumen. Man vermutet, daß dem Geschehen eine reflektorische Verschiebung größerer Blutvolumina aus dem großen in den kleinen Kreislauf zugrunde liegt.
- Bei *Heroinsüchtigen* ist das Lungenödem keine seltene Todesursache. Neben einer Hypoxie infolge Dämpfung des Atemzentrums, Mikroembolien, z. B. von Talkpartikeln (S. 1578), sowie Verminderung der Herztätigkeit kommt als kausaler Faktor die Aspiration von Magensaft in Betracht.
- Lungenödeme, die nach raschem Aufstieg auf Höhen über etwa 3000 m auftreten können *(»Höhen-Lungenödem«),* machen sich in der Regel erst im Verlauf eines halben Tages in vollem Ausmaß bemerkbar. Pathogenetisch scheinen hypoxisch bedingte Veränderungen im Bereich der Interalveolarsepten (insbesondere der Kapillaren) eine Rolle zu spielen. Der Lungenarteriendruck ist in solchen Fällen meistens erhöht.

Ausgedehnte Lungenblutungen (Lungenhämorrhagien)

Lungenblutungen können ebenfalls zu einem raschen Verlust an ventilierbarem Lungenparenchym führen, was bei massiver Hämorrhagie u. U. bis zum Erstikkungstod führt (vgl. dazu S. 1398).

Beispiel:

- Lungenblutungen nach *Thoraxtrauma,* bei *Antikoagulantientherapie,* bei ausgedehntem *Embolismus* mit Bildung *hämorrhagischer Lungeninfarkte,* bei der *idiopathischen Lungenhämosiderose* (S. 641) u. a. sowie vor allem bei *Arrosion einer Arterie,* z. B. im Rahmen einer *chronischen kavernösen Lungentuberkulose* oder bei *Bronchialkarzinom* (z. B. nach Bestrahlung). Primäre Lungenblutungen, wie sie hier aufgezählt wurden, sind nicht mit einer *Aspiration von Blut* zu verwechseln, die u. U. ebenfalls zum Erstickungstod führen kann.

Alveoläre Pneumonien

Definitionen: Eine Entzündung (S. 1329) des Lungengewebes heißt *Pneumonie.* Je nach der vorherrschenden Lokalisation der entzündlichen Veränderungen (Exsudat, Infiltrat und/oder granulierende Entzündung) spricht man von *alveolären Pneumonien* und von *interstitiellen Pneumonien* (S. 639), wobei die letzteren in überwiegend *perialveoläre, peribronchioläre* und *septale Formen* unterteilt werden.
Die alveolären Pneumonien werden nach ihrer Lokalisation bzw. Ausdehnung wie folgt weiter unterteilt: Bei der *lobären Pneumonie* sind – mit ziemlich scharfer Abgrenzung – ganze Lungenlappen in gleicher Art befallen, bei der *lobulären Pneumonie* (z. T. auch *Bronchopneumonie* genannt) bzw. der *herdförmigen (fokalen) Pneumonie* nur einzelne Bezirke innerhalb der Lappen. *Herdförmig-konfluierende Pneumonien* können schließlich ganze Lappen ergreifen *(pseudolobäre Pneumonie).*
In ätiologischer Hinsicht werden *bakterielle, virale, Pilz-, parasitäre, toxische* und *allergische Pneumonien* auseinandergehalten.
Je nach dem Ausbreitungsweg der schädlichen Agentien, insbesondere pathogener Keime, spricht man von *Inhalationspneumonie, bronchogener Pneumonie (kanalikulär deszendierende Pneumonie, Bronchopneumonie)* und *hämatogener bzw. septisch-metastatischer Pneumonie (»Herdpneumonie«).*

Ursachen, Pathogenese und **Morphologie:** In der weit überwiegenden Mehrzahl der Fälle beruht eine Pneumonie auf der Besiedelung der Alveolen durch pathogene Keime bzw. Viren, wobei nicht selten die letzteren als Wegbereiter der bakteriellen Infektion wirken. *Lobäre (»fibrinöse«, »kruppöse«) Pneumonien* werden in der Regel durch Pneumokokken (insbesondere Typen I und II) verursacht und nehmen einen zeitlich ziemlich geregelten Verlauf. Im Stadium der *»Anschoppung«* (1.–2. Tag) treten Blutplasmaflüssigkeit, Erythrozyten und einige neutrophile Granulozyten in das Lumen der Alveolen über, wobei sich ein lockeres Fibrinnetz bildet. Die nachfolgende sog. *»rote Hepatisation«* (2.–5. Tag) ist durch eine Vermehrung von Fibrin und der Zahl der roten Blutkörperchen in den Alveolen gekennzeichnet und führt – wegen zunehmender Beteiligung neutrophiler Granulozyten am Exsudat – in einen Zustand über, den man wegen seines makroskopischen Aussehens und der Gewebebeschaffenheit als *»graue Hepatisation«* (vom 5. Tage an) bezeichnet. Es schließt sich oft die sog. *»gelbe Hepatisation«* (6.–8. Tag) an, die mit einer Verfettung der Granulozyten und einem vermehrten Auftreten von Makrophagen einhergeht. Die sog. *Lyse,* die am 5., 7. oder 9. Tag der Erkrankung erfolgen kann, ist durch Auflösung und Resorption des Alveoleninhalts charakterisiert, ein Vorgang, an dem Makrophagen maßgeblich beteiligt sind. Die Phase unmittelbar vor der Lyse ist besonders kritisch, weshalb Todesfälle vor allem in diesen Zeitintervallen eintreten.

Lobuläre Pneumonien (Bronchopneumonien) entstehen – wie der in Klammern gesetzte Name sagt – ebenfalls bronchogen. Auch hier sind häufig Pneumokokken ursächlich beteiligt, wenn auch in der letzten Zeit eine Zunahme von Infektionen durch Klebsiella pneumoniae, Staphylokokken, Enterokokken, Haemophilus influenzae, ferner Coli-, Proteus- und Pseudomonas-Keime sowie andere Erreger notiert wird (vgl. dazu S. 2067). Oft entwickelt sich eine lobuläre Pneumonie aus einem akuten Schub einer chronischen Bronchitis, im Sinn der *endobronchial deszendierenden Bronchopneumonie,* z. T. aber auch durch Übergreifen der Entzündung der Bronchialschleimhaut auf das benachbarte Lungenparenchym *(peribronchiale Pneumonie).* Makroskopisch erscheinen die Lungen von zahlreichen, verschieden großen, unscharf begrenzten Herden durchsetzt, die auf der Schnittfläche feingranuliert aussehen, eine graurote bis graugelbe Farbe aufweisen sowie eine erhöhte Konsistenz und Brüchigkeit erkennen lassen. Histologisch zeigen sich in den bronchopneumonischen Herden ähnliche Veränderungen wie bei der lobären Pneumonie, nur befindet sich der entzündliche Prozeß in den verschiedenen Lokalisationen nicht im gleichen Stadium. Überdies nimmt die Zahl der intraalveolären neutrophilen Granulozyten vom Zentrum der Herde nach der Peripherie zu ab.

Hypostatische Pneumonien sind in der Regel vom lobulären Typ und entwickeln sich in Gebieten mit hypostatisch bedingter Blutfülle und Transsudation. Meistens finden sich in den Alveolen nur wenige Granulozyten, dafür reichlich Makrophagen (früher: »*Desquamationspneumonie*«).

Aspirationspneumonien entstehen u. a. bei Aspiration von Magen- und/oder Dünndarminhalt, Verschlukken, nekrotisierenden Prozessen im oberen Respirations- und Verdauungstrakt u. a. m. Nicht selten kommt es zur Abszeßbildung, bei Vorhandensein von Fäulniserregern (Anaerobiern) im aspirierten Material sogar zur Lungengangrän (S. 1349).

Septisch-metastatische Herdpneumonien bieten z. T. das Bild einer »*embolisch-abszedierenden lobulären Pneumonie*« (vgl. dazu S. 632 und 1871). Entsprechend der hämatogenen Entstehung solcher Herde sind sie oft beliebig in den Lungen verstreut.

Folgen und **Komplikationen** alveolärer Pneumonien umfassen, abgesehen von allgemeinen *Äußerungen des infektiösen Geschehens,* eine Reihe *funktioneller Störungen der äußeren Atmung,* wie Restriktion mit Tachypnoe, u. U. Dyspnoe, ferner bei ausgedehntem Befall eine venöse Zumischung mit arterieller Hypoxämie und Zyanose, Verteilungsstörungen, Totraumhyperventilation, Verminderung der Total- und Vitalkapazität und Änderungen der Compliance. Wegen der Begleitbronchitis besteht oft ein hartnäckiger *Husten,* bei dem z. T. dem Alveoleninhalt entsprechendes Material nach oben befördert wird (z. B. rostbraunes Sputum bei lobärer Pneumonie). Eine fast regelmäßige Komplikation subpleural gelegener alveolärpneumonischer Herde ist die *Pleuritis fibrinosa* oder *serofibrinosa* (S. 1328). Wird eine Lyse des fibrinreichen intraalveolären Exsudats nicht rechtzeitig erreicht, kann es zur bindegewebigen Organisation *(Karnifikation)* und damit zum endgültigen Verlust der betreffenden Parenchymanteile für die äußere Atmung kommen. Eitrige Einschmelzungen *(Lungenabszesse* und *Lungengangrän)* stellen gefürchtete weitere Komplikationen dar. Brechen solche Kavernen in den Pleuraraum durch, entsteht ein *Pleuraempyem,* das bei Lungengangrän »jauchig« sein kann. Nicht selten beobachtet man eine *hämatogene Aussaat der Erreger* (vgl. dazu S. 1744). Bei schweren Pneumonien stellt sich u. U. ein infektiöstoxischer *Schock* (S. 589) ein.

Beispiele:

- Bei primären bakteriellen Pneumonien werden in bis zu 80% der Fälle Pneumokokken nachgewiesen (Erwachsene Typ I–VIII, Kinder oft Typ XIV). *Pneumokokkenpneumonien,* insbesondere die lobäre Pneumonie, erleiden vor allem Individuen mit herabgesetzter Resistenz (Virusinfekte, Unterernährung, Unterkühlung, Alkoholismus, hohes Alter, Einwirkung giftiger Gase u. a. m.).
- Die durch *Klebsiella pneumoniae* verursachte sog. *Friedländer-Pneumonie* ist selten. Am ehesten tritt sie als Sekundärinfekt bei schwerkranken Patienten auf und endet recht oft nach fulminantem Verlauf mit dem Tod. Bei der Autopsie fallen u. a. der fadenziehende Abstrichsaft und die livide Verfärbung des pneumonisch veränderten Gewebes auf (S. 1895).
- Ebenfalls selten begegnen wir einer *Pneumonie durch Haemophilus influenzae.* Herzkranke, Patienten mit chronischer Lungenkrankheit und/oder Defektimmunopathie sind vermehrt anfällig. Exsudat und Sputum sind bei dieser Form oft blutig (zu Blutungen neigen u. a. die *Pest-, Pocken-, Milzbrand-* sowie vor allem die *Grippe-* und *Streptokokken-Pneumonien*).
- Pneumonien durch *Pseudomonas aeruginosa* und *Proteus* stellt man gehäuft bei Resistenzverminderung fest (s. o.). Außerdem tritt sie als Sekundärinfektion nach Inhalationstherapie, Trachealabsaugung, Tracheotomie oder antibiotischer Therapie sowie vor allem als Folge der Verwendung kontaminierter medizinischer Geräte in Erscheinung (S. 1765).
- *Streptokokken-Pneumonien* (hämolytische Streptokokken) folgen u. U. Viruserkrankungen, wie Masern und Influenza. Sie verlaufen mit schweren Symptomen (toxische Zeichen, Zyanose u. a.) und werden nicht selten durch ein Pleuraempyem kompliziert (S. 1876).
- *Staphylokokken-Pneumonien* (Staphylococcus aureus haemolyticus) erleiden ebenfalls vor allem Patienten mit Resistenzverminderung (Virusinfekte); ferner können ein Hospitalismus (S. 1765) und/oder eine antibiotische Therapie ursächlich beteiligt sein. Der meist schwere Verlauf wird u. U. durch einen Pneumothorax und/oder ein Pleuraempyem kompliziert (S. 1871).
- *Anaerobier-Pneumonien* sind meistens Komplikationen (s. o.: Aspirationspneumonie) bei chronisch Lungenkranken oder bei abdominellen Prozessen.

- *Mischformen bakterieller Pneumonien,* d. h. der Nachweis einer Mischflora bei Pneumonie, gehören heutzutage zu den häufigen Beobachtungen. Betroffen sind oft chronisch Kranke, z. B. solche mit Herzinsuffizienz, Niereninsuffizienz, malignen neoplastischen Prozessen, Bronchiektasen und Lungenemphysem. Alte Leute sind besonders anfällig. Hie und da werden akute Infekte (Masern, Influenza) auf diese Weise kompliziert.
- Die sog. *Pneumocystis carinii-Pneumonie,* nach dem noch nicht genau definierten »protozoenähnlichen« Erreger so bezeichnet, wurde früher vor allem bei Frühgeborenen beobachtet. Heute begegnet man dieser z. T. mit ausgedehntem Verlust an belüftbarem Parenchym einhergehenden Erkrankung allgemein am ehesten bei Patienten mit geschwächter Abwehr (z. B. Defektimmunopathien, Status nach zytostatischer Behandlung u. a. m.). Die Erregerkolonien füllen die Alveolen aus, und in den verdickten interalveolären Septen liegen wechselnd dichte Infiltrate von Lymphozyten, Histiozyten und oft zahlreichen Plasmazellen *(»interstitielle plasmazelluläre Pneumonie«).*
- Sog. *eosinophile Lungeninfiltrate (eosinophile Pneumonien),* die u. U. einen ziemlich langwierigen Verlauf nehmen können, sind u. a. durch die Anwesenheit zahlreicher eosinophiler Granulozyten im intraalveolären Exsudat charakterisiert. Wahrscheinlich handelt es sich um eine allergische Reaktion im Rahmen verschiedener Krankheiten, z. B. Askaridiasis (transpulmonale Wanderung der Larven!), Amöbiasis, Trichinose, aber auch bakterieller Infekte, wie Tuberkulose und Bruzellose, sowie Autoimmunkrankheiten.

Chronische »alveoläre« Erkrankung der Lungen

Disseminierte Formen dieser Gruppe gibt es in großer Zahl. Viele verschiedenartige Krankheiten gehen mit einem multilokulären Ersatz belüftbaren Lungenparenchyms durch anderes Gewebe einher. In manchen dieser Fälle werden außer den Alveolarlumina die im betroffenen Bezirk liegenden interalveolären Septen, z. T. sogar das Mantel- und Kernbindegewebe, einbezogen, so daß es sich oft um *Mischformen alveolärer und interstitieller Lungenerkrankungen* handelt (z. B. sog. »spezifische Entzündungen« und Karzinose, s. u.). Dasselbe gilt für *lokalisierte chronische alveoläre Lungenerkrankungen,* insbesondere für *chronische Pneumonien* (s. o.).

Das Ausmaß der *Behinderung der äußeren Atmung* sowie die Art der funktionellen Störungen hängen von Ausdehnung, Schweregrad und geweblicher Lokalisation der Prozesse ab. In wechselndem Grad können hier eine Verminderung der Total- und/oder Vitalkapazität im Sinn einer mehr oder weniger dauernden Restriktion auftreten, verbunden mit Verteilungsstörungen, u. U. deutlicher Reduktion der Compliance, ferner Totraumhyperventilation und – in schweren Fällen – einer pulmonal-arteriellen Hypertonie. Wenn auch die in die krankhaft veränderten Herde einbezogenen Blutgefäße teilweise obliterieren, zahlenmäßig reduziert werden und/oder eingeengt sind, kann es in gewissen Fällen doch zu einer venösen Zumischung mit peripherer Zyanose kommen.

Beispiele:

- Aus den meisten oben erwähnten alveolären Pneumonien können *chronische Pneumonien mit Karnifikation des Lungengewebes* hervorgehen.
- Sog. *»spezifische Entzündungen«,* insbesondere die *Lungentuberkulose* (S. 1967) und der *Morbus Boeck* (S. 2029), gehen oft mit der Bildung granulomatöser, im Fall der Tuberkulose z. T. auch zentral nekrotischer Herde einher, die im Lungengewebe in großer Zahl vorhanden sein können. Ähnliches gilt für *Pilzinfektionen (Aspergillose, Mucor-Mykose, Blastomykose, Histoplasmose) Aktinomykose, Nokardiose u. a.*
- Maligne neoplastische Gewebe, vor allem Metastasen von *Karzinomen* oder *Sarkomen* sowie *intrapulmonale Geschwülste,* wie z. B. das *bronchiolo-alveoläre Adenokarzinom,* können das Lungengewebe disseminiert durchsetzen, ebenso das *Lymphoma malignum Hodgkin.*
- Bei der sog. *alveolären Proteinose* sind die Lungenalveolen durch z. T. granuliertes, proteinreiches Material ausgefüllt. Man vermutet eine infektiöse Ätiologie, doch ist nicht erwiesen, daß es sich um eine nosologische Entität handelt. Wegen des z. T. ziemlich hohen Siliziumgehalts der intraalveolären Eiweißmassen denkt man neuerdings auch an die Möglichkeit einer erhöhten Staubexposition als eines begünstigenden Faktors.
- *Fremdmaterial,* z. B. eingeatmete Öltröpfchen (»Ölpneumonie«) oder Haarspray, können zu einer ziemlich ausgedehnten Obliteration von Lungenalveolen führen.
- Bei der sog. *alveolären Mikrolithiasis* der Lungen sind oft zahlreiche Alveolen durch verkalkte Konkremente, sog. Kalzisphäriten, die z. T. aus Corpora amylacea hervorzugehen scheinen, ausgefüllt. Familiäre Fälle sind bekannt, aber das Wesen dieser Krankheit liegt noch im Dunkeln.

107.13. Behinderung der Atmung durch sog. interstitielle Lungenerkrankungen

Definitionen: Sind krankhafte Veränderungen überwiegend im Bereich des bindegewebigen Gerüsts, das die Lufträume der Lungen umgibt, lokalisiert, spricht man von *»interstitieller Lungenerkrankung« (»interstitieller Pneumopathie«).* Wie im Fall *interstitieller Pneumonien* (s. u.) unterscheidet man *perialveoläre, peribronchioläre bzw. peribronchiale* und *septale (interlobuläre) Prozesse,* ferner *Mischformen* zwischen diesen drei und/oder zwischen interstitiellen und alveolären Lungenerkrankungen. In vielen Fällen handelt es sich um *diffuse interstitielle Pneumopathien,* in anderen um *disseminierte* oder *lokale* Formen. Als *»Lungenfibrose«* bezeichnen wir eine mehr oder weniger diffuse Vermehrung des Bindegewebes in perialveolären, septalen und/oder peribronchialen Strukturen. *»Pneumonitis«* ist ein Ausdruck, der z. T. für interstitielle entzüdliche Prozesse in den Lungen gebraucht wird, vor allem im Zusammenhang mit immunologischen Vorgängen und entsprechenden lymphozytären Infiltraten *(»lymphozytäre Pneumonie«).* Neuerdings wird vermehrt auch von *»Alveolitis«* gesprochen, die in *exsudativer, allergischer* oder *fibrosierender Form* auftreten kann und für primär die Strukturen der interalveolären Septen betreffende entzündliche Vorgänge Verwendung findet. *»Pneumokoniosen«* nennt man die meist mit Fibrosierung einhergehenden Lungenveränderungen, die durch Einatmen von Staub (insbesondere anorganischem Staub) verursacht werden.

Ursachen, Formen, Pathogenese und **Folgen:** Abgesehen von bekannten exogenen und endogenen Ursachen einer diffusen oder disseminierten interstitiellen Pneumopathie, kennt man Formen unbekannter Ursache mit mehr oder weniger typischem oder uncharakteristischem histologischem Bild.

Unter den *exogenen Ursachen* stehen Viren, anorganischer und organischer Staub, schädliche Gase und Dämpfe, Medikamente und ionisierende Strahlen im Vordergrund.

Endogene Ursachen umfassen die relativ seltenen Fälle von familiärer interstitieller Pneumopathie, verschiedene Phakomatosen (S. 303), Speicherkrankheiten (s. u.), sog. Autoimmunkrankheiten (S. 1137) sowie vaskuläre Prozesse, im besonderen auch die chronische Lungenstauung (S. 502 und S. 571).

Von den diffusen interstitiellen Pneumopathien *unbekannter Genese* weisen einzelne Formen, wie der M. Boeck (S. 2029), die Wegener'sche Granulomatose (S. 1120) und das Goodpasture-Syndrom (S. 771), mehr oder weniger typische histologische Veränderungen auf, während andere, z. B. die idiopathische Lungenfibrose (Hamman-Rich-Syndrom), sich aufgrund des Gewebebildes nicht zuverlässig definieren lassen.

Pathogenetisch und hinsichtlich der funktionellen Auswirkungen sind zwei Hauptmechanismen auseinanderzuhalten:

a) Prozesse, die sich in erster Linie im Bereich der Alveolarwände bzw. der interalveolären Septen abspielen *(perialveoläre bzw. perikapilläre interstitielle Pneumopathien),* bewirken meistens eine Störung des Gasaustausches *(Diffusionsstörung* bei sog. *»alveolo-kapillärem Block«)* mit Erniedrigung des arteriellen P_{O_2} und einer z. T. deutlichen *Zyanose,* während die Vitalkapazität weitgehend unverändert bleiben kann.
b) Demgegenüber zeichnen sich krankhafte Veränderungen, die überwiegend die interlobulären Septen, z. T. auch das peribronchiale Kernbindegewebe betreffen (sog. *interlobuläre bzw. septale interstitielle Pneumopathien),* durch eine *Verminderung der Lungendehnbarkeit (Compliance)* und damit der Vitalkapazität aus. Der Gasaustausch ist in diesen Fällen oft während längerer Zeit nicht betroffen, oder eine allenfalls bestehende Diffusionsstörung macht sich nur bei Anstrengung bemerkbar.

Kombinationen der unter a) und b) erwähnten Möglichkeiten sind häufig, so daß in vielen Fällen sowohl eine Diffusionsstörung als auch eine herabgesetzte Compliance mit entsprechend verminderter Vitalkapazität vorliegen. Zu den Merkmalen der Restriktion, d. h. Einschränkung der ventilierten und durchbluteten »innern« Lungenoberfläche sowie Herabsetzung der Atemreserven und der Diffusionskapazität, kann sich überdies eine Erhöhung des Lungengefäßwiderstandes gesellen, die schließlich ein Cor pulmonale zur Folge hat. Die meisten interstitiellen Lungenerkrankungen zeichnen sich ferner durch eine Erhöhung des Totraumquotienten aus, während eine starke Verminderung der Total- und Vitalkapazität sowie des Atemgrenzwerts vor allem bei erheblicher Fibrosierung bzw. Schrumpfung des Lungengewebes beobachtet wird. Eine Erhöhung des Atemwegwiderstandes ist indessen nicht die Regel, es sei denn, es käme im Rahmen z. B. granulomatöser oder neoplastischer Prozesse zu einer Einengung der kleinen Luftwege.

Die **Symptome** einer diffusen interstitiellen Lungenerkrankung verstehen sich aufgrund der oben geschilderten funktionellen Störungen. Im Gegensatz zu den obstruktiven Störungen (S. 618) ist die Atmung bei diesen restriktiven Veränderungen eher flach und frequent *(Tachypnoe),* verbunden mit *Atemnot* bzw. *Anstrengungsdyspnoe.* Häufig besteht ein *trockener Reizhusten.* Eine *Zyanose* wird am ehesten bei vermehrter körperlicher Arbeit erkennbar, bei der auch die *leichte Ermüdbarkeit* zutage tritt. Trommelschlegelfinger und Cor pulmonale werden nur gelegentlich beobachtet. Neuere Erhebungen haben gezeigt, daß interstitielle Pneumonien mit reichlicher Ansammlung von Alveolarmakrophagen *(»desquamative interstitielle Pneumonie«)* mit einer schlechteren Prognose verbunden sind als *»gewöhnliche interstitielle Pneumonien«.* Die wichtigsten, bei interstitiellen Pneumopathien auftretenden Störungen der äußeren Atmung sind in Abb. 125 schematisch dargestellt.

Pneumokoniosen

Definitionen: Obwohl der Begriff *»Pneumokoniose«* grundsätzlich auch für Lungenveränderungen benützt werden kann, die durch organischen Staub hervorgerufen werden, versteht man darunter im klinischen Sprachgebrauch in erster Linie durch anorganischen Staub verursachte interstitielle Pneumopathien *(Pneumokoniosen i. e. S.).* Die *Silikose* der Lungen, die wichtigste Pneumokoniose überhaupt, entsteht in der Regel durch andauerndes und/oder wiederholtes Einatmen von Quarzstaub. Von *Mischstaubsilikose* sprechen wir, wenn zusätzlich zum Quarz andersartiger Staub, z. B. Kohlenstaub *(Anthrakosilikose)* und/oder Roststaub *(Siderosilikose* bzw. *Anthrakosiderosilikose),* beteiligt ist. Ist mit einer Lungensilikose eine chronische Lungentuberkulose verbunden, sprechen wir von *Silikotuberkulose.* Als *Silikatose* bezeichnet man in der Regel diffuse Fibrosierungen der Lungen, die durch Einatmen von Silikaten (Asbest, Talk, Kaolin u. a.) verursacht werden.

Besondere Krankheitsbilder benennen wir nach dem auslösenden Material, z. B. *Asbestose, Talkose,* ferner *Berylliose, Aluminose* u. a. m. Durch organische Substanzen mit Antigeneigenschaften ausgelöste interstitielle Pneumopathien werden meistens nicht mehr zu den Pneumokoniosen gezählt (s. u.).

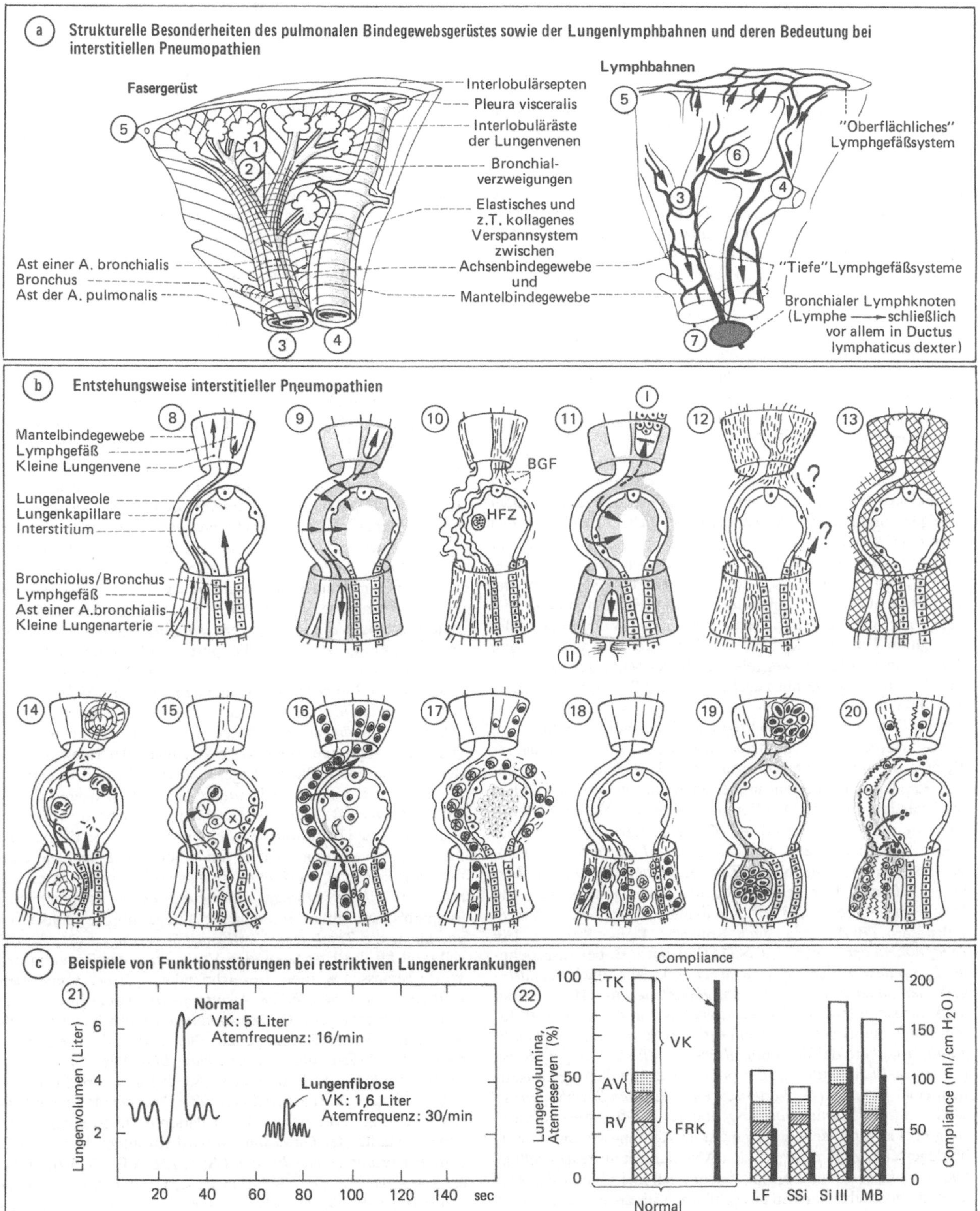

Abb. 125a–c. *Diffuse interstitielle Pneumopathien und andere »restriktive« Lungenerkrankungen.* Unter *»Restriktion«* versteht man in der Pneumologie eine reversible oder irreversible Verminderung des dehnbaren Lungengewebes, wobei die Totalkapazität um mehr als 20% reduziert ist. **a** *Das pulmonale Bindegewebsgerüst sowie die Lungenlymphbahnen und deren Bedeutung für die Entstehung interstitieller Pneumopathien.* Die Dehnbarkeit der Lungen hängt zum guten Teil von der Unversehrtheit des vorwiegend von elastischen Fasern gebildeten *Verspannsystems* zwischen Achsen- und Mantelbindegewebe (1, 2) ab. Darüber hinaus spielen weitere Faktoren eine wichtige Rolle, vor allem der *alveoläre Oberflächenfilm*, der *Flüssigkeitsgehalt des Interstitiums*, zelluläre und andere *Infiltrationen* des pulmonalen Mesenchyms, die *Blutfüllung der Gefässe* u. a. m. (s. unter **b**).

Abb. 125 a–c (Fortsetzung)

Vielen irreversiblen restriktiven Lungenerkrankungen liegt eine mehr oder weniger ausgedehnte *Fibrosierung,* die auf verschiedene Weise entstehen kann, zugrunde. Je nach der Hauptlokalisation interstitieller Lungenprozesse, seien diese entzündlicher, fibrosierender, neoplastischer und/oder anderer Art, spricht man von *perialveolären* (1), *peribronchiolären* (2), *peribronchialen* (3) oder *septalen (interlobulären,* 4) *Formen von interstitieller Pneumopathie.* Schwer »restriktiv« können sich zudem hochgradige *Schwartenbildungen im Pleurabereich* auswirken (5). Bei vorwiegendem Befall der Alveolenwände reden wir von »*Alveolitis*« (s. **b**), von der man u. a. exsudative, allergische und fibrosierende Typen auseinanderhält. Das *Lymphgefäßsystem* der Lungen spielt für interstitielle Pneumopathien eine wichtige Rolle, da es den Hauptweg der örtlichen Ausbreitung z. B. von eingeatmeten Partikeln (s. **b**, 14), entzündlichen Prozessen verschiedenster Art und neoplastischer Zellen darstellt und überdies am interstitiellen Flüssigkeitsaustausch wesentlichen Anteil hat. Es sei hier vermerkt, daß das sog. *oberflächliche Lymphgefäßsystem,* das vor allem die peripheren Lungenanteile drainiert und in der Pleura ein dichtes Netz bildet (5), schon in mittleren Lungenpartien mit dem *tiefen Lymphgefäßsystem* z. T. kommuniziert (6) und sich spätestens in bronchialen bzw. tracheobronchialen Lymphknoten (7) mit dem letzteren vereinigt. *Lymphabflußbehinderungen* (s. **b**, 11) bringen die Gefahr eines mehr oder weniger ausgeprägten *Lymphödems* mit sich, das mit der Zeit eine *Ödemsklerose* nach sich ziehen kann. **b** *Merkpunkte zur Entstehungsweise interstitieller Pneumopathien.* Diese Skizzen (8: normal) stellen schematisch unten das Achsenbindegewebe mit dem Bronchialsystem, den zuführenden Arterien und den (»tiefen«) Lymphgefässen dar. Der peribronchiale Venenplexus, der zum guten Teile von den Aa. bronchiales versorgt wird, ist hier der Einfachheit halber weggelassen. In der Mitte der Skizze findet sich eine Alveole mit zugehörigen Kapillaren, und oben ist das Mantelbindegewebe mit den Ästen der Vv. pulmonales und den (z. T. »oberflächlichen«) Lymphgefäßen aufgezeichnet. Die Alveolarsepten selbst besitzen meist keine Lymphkapillaren. Beim *Lungenödem* infolge vermehrtem Flüssigkeitsaustritt aus den Kapillaren (9) besteht immer auch ein interstitielles Ödem wechselnden Grades: Die Compliance ist in solchen Fällen – wenigstens vorübergehend – oft sehr stark eingeschränkt (Ödemflüssigkeit: grau). Bei *chronischer Lungenstauung* (10), die in schweren Fällen mit der Zeit zur *Stauungsinduration* überleitet, erfährt – falls kein erhebliches Ödem mitbesteht – die Compliance in der Regel nur eine mäßige Reduktion (Bindegewebsfasern (BGF), u. a. auch Kollagen: kleine Striche). Ein *Lymphödem der Lungen i. e. S.* (11) besteht z. B. bei ausgedehnter *Lymphangiosis carcinomatosa* (I), u. U. aber auch bei *narbiger oder andersartiger Lymphabflußbehinderung* (II, z. B. bei stark fortschreitender Silikose, s. auch SSi in **c**) 22) oder diffusem Befall der Lungen durch ein vernarbendes *Lymphoma malignum Hodgkin.* Bei der *idiopathischen diffusen Lungenfibrose (Hamman-Rich-Syndrom),* der pulmonalen Beteiligung im Rahmen einer *viszeralen Sklerodermie,* einer *diffusen Strahlenfibrose* sowie *anderen Formen* von ausgedehnter Bindegewebsvermehrung (12) ist ein Faserzuwachs meist im Achsen- wie im Mantelbindegewebe, z. T. zudem in den Alveolarsepten, festzustellen. Die Atelektase-Induration spielt aber auch hier eine große Rolle, und ein erheblicher Teil des gebildeten Bindegewebes scheint von peribronchialen bzw. peribronchiolären Anteilen auszugehen. Nicht selten resultiert eine sog. *erworbene Wabenlunge* (s. Text). Anderes Material als Bindegewebsfasern (z. B. *Amyloid, Kalkdepots (Calcinosis pulmonum)* abnorme Speichersubstanzen, wie bei der *Pfaundler-Hurler'schen Krankheit* (S. 965) u. a.) kann ebenfalls zu einer schweren Verminderung der Compliance Anlaß geben (13). Bei der *Silikose* (14, Quarzkristalle als kleine Striche, Silikoseknötchen als konzentrische Ringe dargestellt) kommt es zur Bildung vernarbender Granulome längs der Lymphbahnen. Die chronische, z. T. obstruktiv wirkende Bronchitis, die in solchen Fällen für die Ausbildung eines Cor pulmonale wichtiger zu sein scheint als die Einengung der Arterien durch die Knötchen, hängt vermutlich z. T. mit einem Lymphödem in der Bronchialschleimhaut zusammen. Durch *inhalierte giftige Gase oder Dämpfe* (15, x, s. auch Tabelle 43, S. 613) oder *hämatogen wirksame toxische Substanzen* (z. B. Endotoxine, Bleomyzin, Hexamethonium, Paraquat (S. 1583) u. a., 15, y) kann die Alveolarwand solchen Schaden nehmen, daß sie fibrosiert bzw. einer atelektatischen Induration anheim fällt (s. »*Denudations-Syndrome*«, S. 612). Eine Beladung der Kapillaren, später eine Infiltration des Interstitiums – vor allem auf der venolären Seite der Endstrombahn –, durch Lymphozyten und Histiozyten, u. U. auch durch Plasmazellen, finden sich bei vielen Formen *pulmonaler Immunreaktionen* (16), z. B. im Rahmen von *Virusinfekten,* nach wiederholter Einwirkung inhalierter anderer Antigene (s. »*Farmer-Lunge*«, S. 639) u. a. m. Dichte zellige Infiltrate und eine Ansammlung neoplastischer Elemente in den Kapillaren beobachtet man ferner bei manchen *Leukämien,* der *malignen Histiozytose* sowie anderen malignen Prozessen. Die sog. *plasmazelluläre Pneumonie (»Alveolitis«)* kommt u. a. bei Befall durch Pneumocystis carinii vor (17). Manche interstitielle Pneumopathien zeichnen sich durch ein Vorherrschen *peribronchitischer bzw. peribronchiolitischer Veränderungen* aus, die oft mit einem erheblichen Maß von Fibrosierung enden (18). Beim *Morbus Boeck* (19) kann, abgesehen von der Vernarbung der Granulome, auch eine mehr oder weniger deutliche diffuse Fibrose hinzutreten, vielleicht z. T. auf der Grundlage eines Lymphödems. *Vaskulitische Prozesse* (20) liegen einer Fibrosierung von Lungenstrukturen bei pulmonal lokalisierter *Polyarteriitis nodosa, Goodpasture-Syndrom, Wegener'scher Granulomatose, Farmer-Lunge,* u. U. auch *rheumatischem Fieber, chronischer rheumatoider Arthritis,* ferner vielleicht bei der *idiopathischen Lungenhämosiderose (Ceelen'sche Krankheit)* u. a., wenigstens z. T. zugrunde. Restriktive Störungen der Lungenfunktionen kommen schließlich – abgesehen von *Verschwartungen der Pleura* (5) – bei *massiven Pleuraergüssen* und *schweren Thoraxdeformitäten* (z. B. *Kyphoskoliose*) vor, obgleich wir es hier nicht – im Sinn der Definition – mit einem Verlust der Dehnbarkeit des Lungengewebes an sich zu tun haben. **c** *Beispiele von Funktionsstörungen bei restriktiven Lungenerkrankungen.* Bei einer *reinen restriktiven Lungenerkrankung* (z. B. fortgeschrittene idiopathische, diffuse interstitielle Lungenfibrose) findet man vor allem die *Total- und Vitalkapazität verringert* (21, 22: LF), während für das Erst-Sekunden-Volumen in der Regel normale Werte gemessen werden. Bezeichnend sind ferner *kleine Atemvolumina* und eine *erhöhte Atemfrequenz,* wobei in der Regel sowohl eine *gesteigerte Totraumventilation* als auch eine *vermehrte alveoläre Ventilation* bestehen; dies erklärt die meistens *erniedrigte CO_2-Spannung im arteriellen Blut.* Die *stark herabgesetzte Compliance* (Dehnbarkeit, C (S. 609), ausgedrückt in ml/cm H_2O) bedingt u. a. eine erhebliche *Zunahme der Atemarbeit,* was einen Hauptgrund der bei diesen Patienten feststellbaren *Dyspnoe* darstellt. Der *Gasaustausch* wird vor allem durch *Ventilations-Perfusions-Ungleichheiten* (Abb. 122, d III, S. 616) und eine *Herabsetzung der Diffusionskapazität* der Lungen eingeschränkt (Abb. 124, S. 630). Als typisch gilt die *Arbeitshypoxämie.* Oft registriert man zudem eine *Erhöhung des pulmonalarteriellen Druckes,* auch wenn das Cor pulmonale in diesen Fällen meistens weniger ausgeprägt ist als beispielsweise beim chronischen Obstruktivemphysem. In Skizze 22 sind einige Beispiele restriktiver Lungenveränderungen aufgeführt: Man beachte u. a. die schwere Restriktion bei sog. *subakuter Silikose* (SSi) im Vergleich zu einer *chronischen Silikose III* (Si III) oder einem *Morbus Boeck* (MB) mit Lungenbefall

Ursachen, Formen und **Pathogenese** von Pneumokoniosen i. e. S.: Wie erwähnt, ist der *Quarzstaub* von allen fibrogenen Staubarten die wichtigste. Andere kristalline Modifikationen von SiO_2, wie Tridymit und Christobalit, wirken offenbar auch fibrosierend, spielen aber in der Medizin keine wesentliche Rolle (Asbestose s. u.). Die *Lungensilikose* und ihre Varianten stellen meistens eine *Berufskrankheit* dar, die u. a. bei Trockenbohrung im Stollenbau in quarzhaltigem Gestein (Granit!) auftritt, aber auch bei anderen Berufsgruppen bekannt ist, z. B. in der Putzmittelindustrie (Quarzmehl!), bei Bimsstein- und Sandsteinschleifern, bei Steinhauern u. a. m. Fällen mit Anthrakosilikose begegnet man u. a. bei Kohlenbergwerk-Arbeitern, solchen mit Anthrakosiderosilikose z. B. in Gießereien. Mischstaubsilikosen werden bei Angestellten der keramischen Industrie beobachtet. Die *Asbestose* kann u. a. bei Arbeitern der Eternitfabrikation, der Asbesttextilindustrie und der Bremsbandschleifereien auftreten, die *Berylliose* und *Aluminose* in der Flugzeugindustrie, und *Hartmetall-Staublungen* (Wolfram, Kobalt, u. a.) werden gelegentlich in der Metallindustrie beobachtet. Man kennt noch manche weitere Formen von Staublunge, z. B. infolge Einwirkung von *Graphitstaub, Karborundumstaub* u. a. m.

Vieles spricht dafür, daß vor allem Partikel von 1–5 µm Länge (bzw. 0,1–0,5 µm mittlerem Durchmesser) in die Alveolen gelangen. Dort werden sie überwiegend von Makrophagen phagozytiert, teilweise wieder ausgehustet, z. T. aber auf dem Lymphweg abtransportiert. Vor allem die Quarzkristalle schädigen die Phagozyten, die ihrerseits entzündungsfördernde Enzyme freisetzen (vgl. dazu S. 1281). In der Folge entwickeln sich längs der Lymphbahnen z. T. *histiozytäre Granulome,* die mit der Zeit *vernarben* und wegen der periarteriellen Lage vieler Lymphgefäße u. a. auch die kleinen Arterien in Mitleidenschaft ziehen. Dieser Prozeß wiederholt sich bei fortgesetzter Exposition, so daß sich schließlich *große narbige Ballungen* im Lungengewebe bilden können. In ähnlicher Weise werden die *Lymphknoten* und die *Pleura* verändert. Neben der Einengung der arteriellen Strombahn und der teilweisen Obliteration der Lymphgefäße kommt es in wechselndem Ausmaß zu einer Einengung kleiner Venen, so daß angenommen wird, an der Fibrosierung der Lungen sei auch ein gewisses Maß von chronischem interstitiellem Ödem beteiligt.

Der *Schweregrad der Lungensilikose* wurde bisher aufgrund des Durchmessers der Herde in drei Stadien unterteilt: leicht (I, 2 mm), mittelschwer (II, 2–4 mm) und schwer (III, mehr als 4 mm). Nach neueren internationalen Richtlinien wird weiter unterteilt: p (bis 1,5 mm), m (bis 3 mm), n (bis 1 cm), A (5 cm), B (Hühnereigröße) und C (noch größer). Durch Hinzusetzen einer Zahl wird die Menge solcher Herde angegeben: 1 (vereinzelt), 2 (zahlreich) und 3 (dichtstehend).

Makroskopisch finden sich bei *Lungensilikose* die am besten beatmeten Mittelfelder von derben grauen – oder bei hohem Gehalt an anthrakotischem Pigment – schwärzlichen Herden durchsetzt, die oft eine rundliche Form besitzen und – je nach dem Schweregrad der Krankheit – einen Durchmesser von etwa 1 mm bis über 5 cm haben können. Eine erhebliche Vernarbung findet sich oft auch im Pleurabereich.

Mikroskopisch bauen sich die silikotischen Granulome, die z. T. periarteriell und peribronchial liegen, in den Frühstadien ihrer Bildung aus dichtgelagerten Makrophagen auf, zwischen denen mit der Zeit mehr und mehr kollagenes faseriges Zwischenmaterial abgelagert wird. Die innerhalb der Phagozyten, z. T. aber auch extrazellulär gelegenen Quarzkristalle erkennt man am besten polarisationsoptisch. Mit der fortschreitenden Vernarbung der zentralen Granulomanteile und dem Weitergehen der histiozytären Reaktion in der Peripherie erhalten die Herde z. T. eine konzentrisch geschichtete Struktur. Oft finden sich kleine Lungenarterien in silikotische Herde eingeschlossen. Ihr Lumen ist in der Regel eingeengt oder obliteriert. Durch Vereinigung mehrerer Knötchen bilden sich da und dort größere Ballungen, die wiederum der Vernarbung anheimfallen und – bei fortbestehender Staubeinwirkung – periphere histiozytäre Säume aufweisen können. Die *Lymphknoten* erscheinen erheblich vergrößert und zeigen ebenfalls ausgedehnte histiozytäre Reaktionen und Vernarbung.

Besonders große silikotische Knoten, z. T. mit nekrotisierendem Zentrum und peripherer granulierender Entzündung sowie lymphoplasmazellulären Infiltraten, beobachtet man beim sog. *Caplan-Syndrom,* d. h. einer Kombination von Lungensilikose und chronischer rheumatoider Arthritis (S. 1148), die offenbar die silikotische Granulombildung fördert.

Bei der *Asbestose* werden die oft nadelförmigen Partikel von einer Proteinhülle umgeben, die ihrerseits Eisen-Kalk-Einlagerungen erfährt und so zur Bildung der hantel-, keulen- oder wirbelsäulenartigen *Asbestosekörperchen* führt. Im Gegensatz zur Silikose entwickelt sich bei Asbestose eine mehr diffuse, d. h. interalveoläre und septale Fibrose, die besonders in den Unterlappen stärkere Maße annimmt. Die Fibrosierung scheint hier – im Gegensatz etwa zur Silikose – nach der Exposition mehr oder weniger zu einem Stillstand zu kommen. Die Häufung von Bronchialkarzinomen und Pleuramesotheliomen bei Asbestose wurde schon erwähnt (S. 180 und 1637).

Bei der *Talkose* wirken wahrscheinlich Verunreinigungen, insbesondere Tremolit, eine Mineralvariante von Asbest, fibrosierend.

Folgen von Pneumokoniosen, insbesondere der Lungensilikose: In den meisten Fällen entwickelt sich der Prozeß überaus langsam progredient, ohne daß zunächst eine Einbuße der Atemfunktion registriert wird, die mit den silikotischen Herden in Beziehung gebracht werden bzw. in ihrem Schweregrad dem radiologischen Befund parallel gesetzt werden könnte. Bei ungefähr der Hälfte der Silikotiker besteht aber ein *bronch(iol)o-obstruktives Syndrom,* dessen Ausmaß mit den Atembeschwerden besser korreliert als der radiologisch festgestellte Schweregrad der Silikose. Wahrscheinlich ist hier eine – z. T. wenigstens abakterielle – *chronische Bronchitis* im Spiel, die noch keine völlig befriedigende Erklärung gefunden hat (Irritation durch Quarzstaub? peribronchiale Fibrosierung? u. a.). Eine *auf die eigentlichen silikotischen Herde zurückführbare Einschränkung der Lungenfunktionen,* die sich u. a. in einer schweren Restriktion der Lungenvolumina und einer Arbeitshypoxämie äußern würde, findet sich nur in ganz schweren Fällen.

Dementsprechend dürfte auch die bei Silikose im fortgeschrittenen Stadium nicht selten auftretende *pulmonale Hypertonie* wenigstens zu einem guten Teil auf dem bronch(iol)o-obstruktiven Syndrom und nicht nur auf einer narbigen Einklammerung der kleinen Lungenarterien durch die silikotischen Herde beruhen.

Beispiele:
- Die durchschnittlichen *Expositionszeiten* zum Erwerb einer Lungensilikose erheblichen Grades sind von Berufsart zu Berufsart ganz verschieden: Gießereiarbeiter z. B. 20–30 Jahre, Arbeiter im Stollenbau 10 Jahre, Sandstrahler 2–4 Jahre und Angestellte der Putzmittelindustrie mehrere Monate.
- Fälle mit *Anthrakosilikose* lassen erkennen, daß der Schweregrad der Erkrankung mit der Quarzexposition, aber kaum mit der Kohlenstaubexposition korreliert. Kohlenstaub stellt offenbar einen mehr oder weniger »inerten« Staub dar.
- Durch *Präventivmaßnahmen* ließ sich die Inzidenz schwerer Pneumokoniosen erheblich einschränken, z. B. durch Ersatz gefährlichen Materials (z. B. Sandstein als Baumaterial, quarzhaltige Schleifgeräte) durch anderes, Naßbohren, Berieselung von Bohr- oder Schleifstellen, Frischluftgeräte, Schutzmasken, Vermeiden zusätzlicher und u. U. potenzierender Noxen (z. B. Rauchen), Fernhalten von Mundatmern, Herzkranken, Bronchitikern von gefährdeten Berufsarten u. a. m. Beachtung verdienen zudem die Maßnahmen zur Vermeidung einer Pfropftuberkulose.

Sog. Farmerlunge und ähnliche interstitielle Pneumopathien

Definition: Unter dem Begriff einer »*Farmerlunge*« (»farmer's lung«) versteht man überwiegend interstitielle Lungenveränderungen, die durch immunologische Reaktionen (u. a. vom Arthus-Typ, S. 1113) auf eingeatmete, antigenisch wirksame Bestandteile z. B. »modernder« pflanzlicher Agrarprodukte ausgelöst werden und zu einer Fibrosierung der Lungen führen können.

Ursachen und **Pathogenese:** Durch kontinuierliches oder wiederholtes Einatmen organischen Staubes (z. B. thermophile Aktinomyzeten und Pilze in faulem Heu) mit Antigeneigenschaften kann es im Lungenbereich infolge von *Immunreaktionen* (vor allem Arthus-Typ, vielleicht auch andere Typen, S. 1095) zu erheblichen und oft diffusen Veränderungen kommen, die u. U. schließlich in eine Lungenfibrose ausmünden.
Die herdweise dichten lymphozytären Infiltrate sprechen dafür, daß neben Antigen-Antikörper-Reaktionen auch zellgebundene Immunreaktionen stattfinden.

Morphologisch kennt man Frühstadien beim Menschen noch nicht genauer (s. dazu S. 1117). In späteren Phasen finden sich neben vaskulitischen Veränderungen und ihren Folgeerscheinungen sowie septalen lymphoplasmazellulären Infiltraten Herde epitheloid umgewandelter Histiozyten, z. T. mit Riesenzellen vom Langhans'schen Typ, die sowohl alveolär als auch interstitiell liegen. In schweren, fortgeschrittenen Fällen erkennt man eine mehr oder weniger *diffuse Fibrose* von vorwiegend septalem Charakter mit/bei Verlust an belüftbaren Alveolen. Manchmal entsteht das Bild der erworbenen Wabenlunge. Neben den erwähnten Immunreaktionen finden sich überdies Fremdkörperreaktionen (S. 1380) um eingeatmetes Material herum.
Die **Folgen** einer derartigen Veränderung umfassen in den Frühstadien u. a. eine mehr oder weniger ausgeprägte Diffusionsstörung, z. T. verbunden mit verminderter Compliance. Später können sich ein bronch(iol)o-obstruktives Syndrom, eine pulmonale Hypertonie (u. U. mit Cor pulmonale), Verteilungsstörungen u. a. m. hinzugesellen.

Beispiele von Farmerlunge und ähnliche Erkrankungen:
- Moderndes Heu enthält oft reichlich Micropolyspora faeni und Micromonospora vulgaris (thermophile Aktinomyzeten), ferner eine Reihe von Pilzen (Aspergillus, Cladosporium, Mucor, Penicillium, Humicola u. a.), nach deren Inhalation u. a. präzipitierende Antikörper vom IgG-Typ gebildet werden und über die oben erwähnten Veränderungen zum Bild der *Farmerlunge* führen. Außer in faulem Heu können diese Agentien in moderndem Getreide, Tabak u. a. vorkommen.
- Entsprechende oder ähnliche, überwiegend interstitielle Pneumopathien finden sich in erheblicher Zahl, z. B. in den USA die »*Maple bark disease*« (Cryptostroma corticale), »*Mushroom-worker's lung*« (thermophile Aktinomyzeten, s. o.), *Bagassosis* (desgleichen), in verschiedenen Ländern die *Vogelzüchterkrankheit* (Tauben-, Wellensittich- und Hühnerkot u. a.), die *Käsearbeiter-Krankheit* (u. a. Penicillium casei), die »*Luftbefeuchter-Krankheit*« (u. a. Pilze) u. a. m. Auch die »*Pituitary snuff disease*«, die sich bei Patienten mit Diabetes insipidus infolge Einschnüffelns von Hypophysenpulver entwickeln kann, gehört zu dieser Gruppe.

Die sog. *Byssinosis* ist unter Arbeitern bekannt, die mit Baumwolle, Flachs oder ähnlichem Material zu tun haben. Sie zeichnet sich in erster Linie durch eine chronische Bronchitis aus, die jeweils bei Exposition stärker wird. Die Staubpartikel lassen sich im Lungengewebe nachweisen. Der Mechanismus, der der Byssinose zugrunde liegt, bedarf noch einer befriedigenden Erklärung. Man vermutet u. a., daß vom eingeatmeten Material Substanzen abgegeben werden, die zu einer Histaminfreisetzung führen. Ob Immunreaktionen mitspielen, ist ungewiß.

Viruspneumonien und andere nicht-bakterielle Pneumonien

Diese Formen von Lungenentzündung sind wahrscheinlich häufig, werden aber wegen des meist gutartigen Verlaufs bei Autopsien seltener angetroffen als die bakteriellen Pneumonien. Hinzu kommt, daß selbst bei anfänglich reiner Virus-, Mykoplasmen- oder Rickettsieninfektion der Lungen später oft eine bakterielle Sekundärinfektion stattfindet, so daß sich das klinische wie das morphologische Bild kompliziert.

Ursachen und **Pathogenese:** *Viren* besiedeln im Respirationstrakt vor allem die *Epithelien der Luftwege,* die dadurch Schaden erleiden und teilweise zugrunde gehen. In der Mehrzahl der Fälle bleibt es – soweit sich das klinisch beurteilen läßt – bei einer Tracheobronchitis. Selbst wenn der Prozeß auf das Lungenparenchym übergreift, sind die Folgen in der Regel nicht schwerwiegend, falls sich keine bakterielle Infektion hinzugesellt (insbesondere Pneumokokken, Staphylokokken und Haemophilus influenzae). Ätiologisch stehen – entsprechend den Befunden bei gewöhnlichem Schnupfen (»common cold«) – *Rhinoviren, Adenoviren, »respiratory syncytial viruses«, Coronaviren, Parainfluenzaviren, Influenzaviren (A, B und C* sowie Subtypen), *Coxsackie-Viren,* ferner u. U. *Herpes simplex-Viren* im Vordergrund. Überwiegend interstitielle Pneumonien kommen bei Infektion durch das *Masernvirus,* das *Varizellenvirus* und das *Zytomegalovirus* vor.

Eine besondere Krankheit stellt die *Ornithose (Psittakose, Papageienkrankheit)* dar, die durch *Chlamydia psittaci,* einen meist von Vögeln stammenden Erreger, verursacht wird. Von den *Rickettsien* ist die *Coxiella burneti* zu erwähnen, der Erreger des *Q-Fiebers,* das relativ oft mit einer interstitiellen Pneumonie einhergeht.

Mycoplasma pneumoniae (Eaton-agent, pleuropneumonia-like organism = PPLO) und vermutlich weitere, noch nicht identifizierte Erreger liegen der *»primär atypischen Pneumonie«* zugrunde (vgl. dazu S. 1867).

Ein erheblicher Teil der Veränderungen, die das histologische Bild der interstitiellen Pneumonien prägen, entspricht nicht dem primären Schaden, sondern stellt eine Äußerung *entzündlicher Vorgänge* (S. 1243), *regeneratorischer* bzw. *reparativer Prozesse* sowie von *Immunreaktionen* (S. 1080) dar. Für die letzteren sind vor allem die interstitiellen lymphoplasmazellulären Infiltrate charakteristisch.

Morphologisch finden sich schon in Frühstadien von Virusinfekten in Tracheobronchialepithelien, u. U. in Bronchiolar- und Alveolarepithelien nicht selten *Einschlußkörperchen,* die gewisse diagnostische Hinweise gestatten, so die Kerneinschlüsse (»Smudge-Zellen«) bei Infektion durch Adenoviren (vor allem Adenovirus 3 und 7), die zytoplasmatischen Einschlüsse u. a. in Riesenzellen bei Infektion durch »Respiratory-syncytial-Virus« sowie Kern- und Zytoplasmaeinschlüsse bei Riesenzellenpneumonie im Rahmen der Masern. Bei Zytomegalie sucht man nach den typischen Zellveränderungen (S. 1796). Bei Ornithose enthalten u. a. Makrophagen in ihrem Zytoplasma kugelige Einschlüsse.

Während das *Tracheobronchialepithel* bei vielen Virusinfekten innerhalb kurzer Zeit *Zelluntergänge* und *regeneratorische Vorgänge* mit entsprechenden akutentzündlichen Veränderungen zu erkennen gibt, bleibt das Lungenparenchym zunächst meist verschont. Mit der Zeit häufen sich in den Wänden von Trachea, Bronchien und Bronchiolen vorwiegend *lymphozytäre Infiltrate* an, die in zunehmendem Maß auch *Plasmazellen* enthalten. Von den kleinen Luftwegen können diese Infiltrate auf benachbarte Teile des Lungenparenchyms übergreifen. Sie halten sich aber meist an die interstitiellen Strukturen. Allerdings finden sich in den Lungenkapillaren oft vermehrt Lymphozyten und Monozyten. Die letzteren können in die Alveolen austreten und dort zu *Makrophagen* werden. In manchen Fällen liegen *Mischformen von interstitieller und alveolärer Pneumonie* vor, indem es teilweise zur Bildung eines fibrinhaltigen Exsudats kommt (z. B. bei Mykoplasmenpneumonie, bei Ornithose u. a.) oder – wie bei der Grippe – mit dem Prozeß z. T. eine hämorrhagische alveoläre Pneumonie verbunden ist.

Bei *Rickettsien-Pneumonien* bilden sich hie und da kleine Granulome.

Die **Folgen** interstitieller Pneumonien, wie sie hier kurz geschildert wurden, sind in der überwiegenden Mehrzahl der Fälle geringfügig. Meistens kommt es zur Heilung mit einer Restitutio ad integrum. Ausnahmen bilden schwere Grippe-Epidemien und Sekundärinfektionen durch hochpathogene Bakterien. Die *Störungen der äußeren Atmung* bei interstitieller Pneumonie betreffen in erster Linie den tracheobronchitischen Prozeß (s. dort). Die Veränderungen im Bereich der Alveolarwände können sich u. U. im Sinn einer – meist leichten – Diffusionsstörung bemerkbar machen. Die Folgen einer bakteriellen Sekundärinfektion wurden schon geschildert (S. 632).

Interstitielle Pneumopathien infolge Einatmens schädlicher Gase oder Aerosole

Interstitielle Pneumopathien können durch zahlreiche schädliche Gase oder Aerosole hervorgerufen werden. Ein Beispiel dafür bietet die fortgesetzte *Beatmung mit hyperbarem O_2,* deren Folgen schon erörtert wurden (S. 612). Vielfach handelt es sich um *berufliche Expositionen* (vgl. dazu Tabelle 43). Je nach Art und Schweregrad der Noxe werden im Bereich der Alveolen Pneumozyten, Kapillarendothelien und/oder Makrophagen geschädigt, was mitunter zur Denudation der Alveoleninnenfläche und Bildung fibrinreicher hyaliner Membranen, manchmal auch zu Kapillarverschlüssen führt. Schwere Läsionen ziehen u. U. eine granulierende Entzündung nach sich, beispielsweise im Sinn der Bronchiolitis obliterans infolge Einatmens von Kampfgasen oder NO_2 in höherer Konzentration. Bei sehr schweren und/oder immer wiederholten Schädigungen dieser Art kann sich eine *Lungenfibrose* entwickeln.

Medikamentös bedingte interstitielle Pneumopathien

Verschiedene Medikamente, insbesondere Zytostatika, ferner Hydralazin, Methonium, Methysergid, Nitrofurantoin u. a., wirken bei höherer Dosierung und/oder länger dauernder Verabreichung u. U. pneumotoxisch, so daß sich eine interstitielle Pneumopathie entwickeln kann.

Durch ionisierende Strahlen verursachte interstitielle Lungenveränderungen

Vor allem bei therapeutischer Bestrahlung der Thoraxgegend (z. B. wegen Bronchial-, Ösophagus- oder Mammakarzinom) erfahren die exponierten Lungenteile komplexe Schäden, die schließlich in eine sog.

Strahlenfibrose ausmünden können. Eine mehr oder weniger diffuse Lungenfibrose entsteht auch – wie Tierversuche zeigten – nach Inhalation größerer Mengen von Radionukliden (z. B. mehr als 0,01 µCi $^{239}PuO_2$ pro Gramm Lunge, vgl. dazu S. 1474).

Morphologisch finden sich bei Strahlenschäden der Lunge in den Frühstadien vor allem Läsionen des kapillaren Endothelbelags, so daß proteinreiche Flüssigkeit austreten und sich an den Alveolarwänden in Form hyaliner Membranen niederschlagen kann. Mit der Zeit macht sich eine schleichende Bindegewebsvermehrung bemerkbar. Durch komplizierende Vorgange, wie atelektatische Induration, pneumonische Episoden, Bronchitiden u. a. m., entstehen u. U. größere Narbenbezirke. Hinsichtlich der äußeren Atmung wirken sich diese Veränderungen mehr im Sinn einer Restriktion als einer Diffusionsstörung aus. Bei großer Ausdehnung der Strahlenfibrose entwickelt sich nicht selten eine pulmonal-arterielle Hypertonie mit Cor pulmonale.

Beteiligung des Lungeninterstitiums bei verschiedenen Erbkrankheiten bzw. Phakomatosen und Stoffwechselstörungen

Bei einer Reihe von *Speicherkrankheiten,* insbesondere bei Mukopolysaccharidosen, wie der Pfaundler-Hurler'schen Krankheit (S. 965), ist das Lungeninterstitium mitbetroffen, vor allem in den peribronchialen und septalen (interlobulären) Anteilen (vgl. dazu S. 608 und 636). Mehr oder weniger diffuse interstitielle Pneumopathien werden ferner bei *Phakomatosen,* wie der tuberösen Hirnsklerose (S. 303), der Sturge-Weber'schen Krankheit (S. 296) und der Neurofibromatose (von Recklinghausen, S. 303) beobachtet. Schließlich sind Fälle von *familiärer chronischer diffuser Pneumopathie* bekannt, deren Erbgang noch nicht endgültig geklärt ist. *Metastatische Verkalkungen* des Lungeninterstitiums (sog. Bimssteinlunge), *Lungenamyloidose* und urämisch bedingte Lungenschäden (*»urämische Pneumonie« (Pneumonitis))* u. a. können ebenfalls mit Störungen der äußeren Atmung einhergehen.

Interstitielle Lungenveränderungen bei Sklerodermie und sog. Autoimmunkrankheiten

Bei der *viszeralen Sklerodermie* (S. 1156), deren Wesen noch nicht geklärt ist, beteiligt sich die Lunge u. U. in erheblichem Maß. Von den sog. *Autoimmunkrankheiten* können – in der Reihenfolge abnehmender Häufigkeit – die *chronische rheumatoide Arthritis* (S. 1148), das *rheumatische Fieber* (S. 1158), die *Periarteriitis nodosa* (*Panarteriitis nodosa,* S. 1120), der *Lupus erythematodes disseminatus* (S. 1141), die *Polymyositis* u. a. mit einer interstitiellen Pneumopathie einhergehen.

Embolisch und kardiovaskulär bedingte interstitielle Lungenveränderungen

Abgesehen von der *Stauungsinduration der Lungen,* z. B. bei Linksinsuffizienz des Herzens, Mitralfehler oder – was selten der Fall ist – pulmonal-venösem Hochdruck anderer Genese, können auch multiple und/oder wiederholte *Thromboembolien* sowie andere Formen von Embolismus zu interstitiellen Pneumopathien Anlaß geben (vgl. dazu S. 472). Bei dieser und anderen Formen von *schwerer Lungengefäßobstruktion* finden sich neben gewissen Einschränkungen der Total- und Vitalkapazität sowie des Atemgrenzwerts u. a. eine deutliche Erhöhung des Totraumquotienten und eine Verminderung des arteriellen P_{CO_2} bei meist nur leichter Hypoxämie.

Durchsetzung des Lungeninterstitiums durch neoplastische Zellen und Gewebe bzw. durch Hodgkin-Gewebe

Diffuse Metastasierungen neoplastischer Prozesse in die Lungen können sowohl alveoläre wie interstitielle Veränderungen hervorrufen, die die äußere Atmung u. U. schwer beeinträchtigen. Am häufigsten begegnet man der metastatischen diffusen *Lungenkarzinose;* aber auch *Sarkomatosen, Leukämien,* das *Lymphoma malignum Hodgkin, maligne Histiozytosen* (Abt-Letterer-Siwe'sche Krankheit, S. 261) u. a. sind hier zu nennen (vgl. dazu S. 177 und 226).

Granulomatosen und spezifische Entzündungen als Ursache interstitieller Pneumopathien

Auch bei dieser Gruppe haben wir es oft mit der Kombination alveolärer und interstitieller Prozesse zu tun, insbesondere bei *Morbus Boeck (»Lungensarkoidose«), Miliartuberkulose, chronischer Lungentuberkulose* (S. 1967), *Wegener'scher Granulomatose* (S. 1120), *eosinophiler Granulomatose* (S. 990), *Hand-Schüller-Christian'scher Krankheit* (S. 991) u. a. m. Diese Prozesse münden oft in eine mehr oder weniger ausgeprägte Vernarbung bzw. Fibrosierung aus, die erhebliche Restriktionen und andere Störungen der äußeren Atmung bewirken können.

Goodpasture-Syndrom

Hier handelt es sich um eine Kombination von Glomerulonephritis mit/bei linear an den Basalmembranen abgelagerten Immunglobulinen (S. 771) und – vermutlich entsprechend verursachten – Schäden der terminalen Lungenstrombahn, so daß es u. a. zu einem Blutaustritt in die Alveolen und zu einer Anhäufung hämosiderinhaltiger Zellen in den Alveolen kommt *(vaskulitische Lungenhämosiderose).* Mit diesem alveolären Prozeß sind auch interstitielle Veränderungen verbunden, u. a. eine wechselnde, z. T. septale Fibrosierung, die mit einer »nekrotisierenden Kapillaritis« in Beziehung stehen dürfte.

Hamman-Rich-Syndrom (progressive interstitielle Lungenfibrose, idiopathische Lungenfibrose)

Ätiologie und **Pathogenese** dieses Leidens, das einen akuten Verlauf nehmen kann *(Hamann-Rich-Syndrom i. e. S.),* sind noch unklar. Vieles spricht dafür, daß hier ebenfalls ein (viral und/oder immunopathologisch bedingter?) Endothelschaden der Lungenkapillaren im Spiel ist, und daß sich die Fibrose aufgrund der fortgesetzten Transsudation und/oder Exsudation entwickelt.

Morphologisch besteht im akuten Stadium ein fibrinreiches Ödem, das sowohl interstitiell wie z. T. intraalveolär lokalisiert ist und teilweise zur Bildung hyaliner Membranen Anlaß gibt. Die sich anschließende Fibrose zeigt eine ziemlich diffuse Ausbreitung, allerdings besonders betont in den Oberlappen, und ist durch ein zunehmend zellärmeres und kollagenreicheres Bindegewebe gekennzeichnet. Subpleural bilden sich kompensatorisch oft kleine Emphysemblasen.
Die **Folgen** der progressiven interstitiellen Lungenfibrose verstehen sich aus den hier geschilderten strukturellen Veränderungen: Neben Diffusionsstörungen macht sich zunehmend eine schwere Restriktion bemerkbar, mit allen zugehörigen Störungen der äußeren Atmung (s. o.), schließlich auch mit einer pulmonal-arteriellen Hypertonie. In fortgeschrittenen Stadien notiert man eine zunehmende Zyanose und die Bildung von Trommelschlegelfingern sowie von Uhrglasnägeln.

Erworbene sog. Wabenlunge und Lungenzysten

Definitionen: Unter »*Wabenlunge*« (»Honeycomb lung«) versteht man eine mehr oder weniger diffuse Veränderung der Lungen, die durch das Vorhandensein größerer, durch ziemlich dicke, bindegewebige Septen getrennter, meistens lufthaltiger Räume gekennzeichnet ist und auf verschiedenen Ursachen beruht. *Lungenzysten* können angeboren oder erworben sein und Luft oder flüssiges Material enthalten.

Ursachen und **Pathogenese:** Die *Wabenlunge* ist in den weitaus meisten Fällen *erworben* und im Zusammenhang mit den verschiedensten *fibrosierenden Lungenerkrankungen* beobachtet worden, so u. a. bei Farmerlungen und ähnlichen Prozessen, Hamman-Rich-Syndrom, Sklerodermie, Asbestose und Berylliose, M. Boeck, chronischer rheumatoider Arthritis, Strahlenfibrose u. a. m.

Kongenitale oder aufgrund kongenitaler Veränderungen entstandene *Wabenlungen* finden sich u. a. bei multiplen kongenitalen Zysten, fibroleiomyomatöser Hamartie, Neurofibromatose (v. Recklinghausen) und kongenitaler pulmonaler Lymphangiektasie.

Pathogenetisch steht bei den erworbenen Formen von Wabenlunge eine in der Regel durch fibrinöse und/oder granulierende Entzündungen bedingte *Obliteration zahlreicher terminaler Luftwege* im Vordergrund, in gewissem Sinn vergleichbar einer *disseminierten atelektatischen Induration.* Die noch belüfteten benachbarten bronchiolo-alveolären Einheiten erfahren auf diese Weise eine kompensatorische Ausweitung *(disseminiertes kompensatorisches Emphysem).*

Morphologisch findet man die kleinzystischen Hohlräume z. T. von flachen Zellen, z. T. von zilienfreiem, zilientragendem und/oder schleimbildendem Epithel ausgekleidet, das offensichtlich von den kleinen Bronchien stammt. Die z. T. ziemlich dicken Septen zwischen diesen Hohlräumen enthalten oft lockere oder herdweise dichtere Infiltrate von Lymphozyten, Plasmazellen und Histiozyten, hie und da Riesenzellen, und werden z. T. von Bündeln glatter Muskelfasern durchzogen (»muskuläre Hyperplasie«), die z. B. von der Bronchial- oder Gefäßmuskulatur ausgewachsen oder aus Myofibroblasten des Bindegewebes direkt entstanden sein könnten.
Funktionell ergeben sich bei Wabenlunge oft schwere Störungen der äußeren Atmung mit hochgradiger Restriktion und Verminderung der inneren Oberfläche der Lunge. Schwere Atemnot, Zyanose, Trommelschlegelfinger und Uhrglasnägel u. a. werden oft beobachtet.
Sog. *kongenitale Lungenzysten* werden bei Neugeborenen selten gesehen, so daß man Grund zur Annahme hat, diese entstünden in der Mehrzahl der Fälle erst postnatal, allerdings aufgrund angelegter Strukturfehler. Teilweise spielt wahrscheinlich ein Ventilmechanismus mit. Dies gilt sowohl für die hamartösen wie für die bronchogenen Zysten (vgl. dazu S. 300).
Erworbene Lungenzysten können in Form sog. *Spannungszysten* bei Bronchialstenose schon in der Kindheit auftreten. *Emphysemblasen* und *gereinigte (»abgeheilte«) Abszeßhöhlen* können als »*Pseudozysten*« bezeichnet werden. *Parasitäre Zysten* (Echinococcus hydatidosus, Paragonimiasis, S. 2103) bieten höchstens klinisch, nicht aber pathologisch-anatomisch differentialdiagnostische Schwierigkeiten.
Zystische Bronchiektasen (S. 621) unterscheiden sich von Lungenzysten i. e. S. durch ihre breite Kommunikation mit einem Bronchus.

107.14. Atemstörungen nach Resektion von Lungenteilen

Chirurgisch vorgenommene *Segmentektomien* und *Lobektomien* haben wohl eine Verminderung der inneren Lungenoberfläche zur Folge, werden aber bei sonst intakten Respirationsorganen ohne erhebliche Störung der äußeren Atmung ertragen. Nach *Pneumonektomie,* d. h. nach Entfernen einer der beiden Lungen, sind Total- und Vitalkapazität, Atemgrenzwert und Compliance regelmäßig vermindert, was sich besonders bei Patienten mit vorbestehenden diffusen Lungenveränderungen (z. B. bronch(iol)o-obstruktives Syndrom mit chronischem Emphysem, Stauungslunge u. a.) nachteilig auswirken oder sogar lebensbedrohlich werden kann.

107.15. Störungen der äußeren Atmung durch pathologische Veränderungen im Pleuraraum, im Mediastinum und/oder im Bereich des knöchernen Thoraxskeletts

Verständlicherweise wirken sich *raumfordernde Prozesse in der Umgebung der Lungen* ebenso wie *Pleuraergüsse,* ein *Pneumothorax* und schwere *Deformitäten des knöchernen Thoraxskeletts* im Sinn einer Behinderung der inspiratorischen Lungenausdehnung aus. In solchen Fällen kann u. a. eine Herabsetzung der Total- und Vitalkapazität sowie des Atemgrenzwerts beobachtet werden, und es kann u. U. zu einer Verminderung der Compliance, einer Erhöhung des Totraumquotienten, seltener zu einer mäßigen Vermehrung der Resistance und des Gefäßwiderstandes kommen. Hie und da notiert man ferner eine leichte arterielle Hypoxämie und Hyperkapnie. Diese Störungen erklären sich weitgehend durch *atelektatische Veränderungen,* die bis zur atelektatischen Induration gehen können, sowie durch die *mangelhafte inspiratorische Ausdehnung* – und damit Belüftung – des Lungengewebes. Dazu gesellen sich u. U. bronchitische und pneumonische Komplikationen, die einen chronischen Verlauf nehmen können.

Beispiele:

- Ein *Pneumothorax* kann vom Arzt unabsichtlich verursacht oder zu therapeutischen Zwecken angelegt werden *(iatrogener Pneumothorax,* z. B. bei chronischer Lungentuberkulose) oder spontan entstehen *(sog. Spontanpneumothorax). Lebensbedrohlich ist der Spannungspneumothorax* (S. 626). Ursächlich kommen beim Spontanpneumothorax u. a. Traumen (Rippenfrakturen!), Lungenkrankheiten mit Gewebezerfall (z. B. chronische kavernöse Lungentuberkulose (S. 1973), zerfallende Lungengeschwülste) und ein bullöses Lungenemphysem in Frage, d. h. Prozesse, die ein Aufreißen der Pleura visceralis und einen Luftaustritt in den Pleuraraum bewirken oder begünstigen. Man kennt auch einen sog. »*idiopathischen Pneumothorax*«, der selbst bei jüngeren Individuen entstehen kann, z. B. anläßlich einer Anstrengung.
- Massive *Pleuraergüsse (Hydrothorax, Pyothorax* (Eiter im Pleuraraum), *Hämatothorax* und *Chylothorax* (vgl. dazu S. 457 und S. 598) haben eine erhebliche Verminderung der Lungenvolumina zur Folge, vor allem, wenn sie beidseitig auftreten.
- Dicke *Pleuraschwarten* (S. 123) können eine narbige Kontraktion der betreffenden Thoraxhälfte nach sich ziehen.
- *Pleuramesotheliome* oder andere Thoraxwandtumoren behindern die Ausdehnung der Lunge entsprechend ihren Ausmaßen und hemmen auch die Atemexkursionen.
- *Raumfordernde Prozesse im Mediastinum* (Mediastinalblutungen, Mediastinalemphysem, Mediastinitis, Lymphoma malignum Hodgkin oder andere Lymphome, Thymome, neurogene Tumoren (Ganglioneurome, Neurinome u. a.), perikardiale, bronchogene, enterogene oder seröse Zysten, Teratodermoide u. a. m.) gefährden den Patienten zwar häufiger durch Druckwirkung auf die großen Venen, verursachen aber manchmal auch Störungen der äußeren Atmung.
- Bei schwerer *Kyphoskoliose der Wirbelsäule,* u. U. bei extremer Flach- oder Trichterbrust, sind die Lungenvolumina u. U. stark eingeschränkt. Daß hierbei ein pulmonal-arterieller Hochdruck entstehen kann, wurde bereits erwähnt.

107.16. Zyanose und andere Störungen des Gastransports

Zyanose

Definition: Als »*Zyanose*« (»Blausucht«) bezeichnet man eine bläuliche Verfärbung von Schleimhäuten und der Haut, die auf einem abnorm erhöhten Gehalt des Kapillarbluts an reduziertem Hämoglobin beruht und insbesondere an Lippen, im Gesicht und an den Akren erkennbar ist.

Naturgemäß hängt die sichtbare Zyanose auch vom Blutgehalt der Terminalstrombahn ab. Im allgemeinen wird sie dann deutlich, wenn pro 100 ml Blut etwa 4–5 g Hämoglobin in reduzierter Form vorliegen.

Ursachen, Formen und **Pathogenese:** Am Zustandekommen einer Zyanose können verschiedene Mechanismen beteiligt sein.

Als »*zentrale Zyanose*« bezeichnet man diejenigen Formen, die – bei normaler Menge und Art des in Erythrozyten zirkulierenden Hämoglobins – auf einer schweren *arteriellen Hypoxämie* beruhen. Für die letztere sind z. T. krankhafte *Lungenveränderungen* (intrapulmonale venöse Zumischung, s. o.), eine *alveoläre Hypoxie* (selten in großer Höhe), oder durch *Herz-Gefäß-Mißbildungen bedingte Rechts-Links-Shunts* (S. 299 und 566) verantwortlich.

Die sog. »*periphere Zyanose*« tritt bei zu starker O_2-Extraktion in der Endstrombahn auf, was sich in der deutlich erhöhten arteriovenösen O_2-Differenz äußert. Ursächlich steht eine Verlangsamung der Blutströmung in den terminalen Gefäßen im Vordergrund, wobei es sich hier um die Folge einer ins Gewicht fallenden Verminderung des Herzzeitvolumens und/oder den Ausdruck einer lokalen Stase (z. B. bei Hypokapnie oder bei Kälte) handeln kann.

Veränderungen der strukturellen und/oder funktionellen Eigenschaften des Hämoglobins bewirken u. U. eine Zyanose, z. B. bei herabgesetzter Affinität des Hämoglobins zu O_2 (z. B. bei erhöhtem 2,3-DPG-Gehalt der Erythrozyten, bei Azidose und/oder bei hohem Fieber) oder bei Met- oder Sulfhämoglobinämie.

Folgen: Abgesehen von weiteren, durch die Grundkrankheit bedingten Beschwerden und hypoxisch bedingten Störungen verschiedener Art, entwickeln sich insbesondere bei erheblicher *zentraler Zyanose,* d. h. bei venöser Zumischung im Bereich des Herzens, der großen Gefäße oder der Lunge, *Uhrglasnägel, Trommelschlegelfinger und -zehen* sowie eine *reaktive Polyglobulie,* die den Eindruck der Zyanose noch verstärkt. Bei allen Formen von *langdauernder Hypoxämie* beobachtet man ferner eine *Hyperplasie/Hypertrophie der Paraganglien* im Bereich des Vagus und der Karotisgabel.

Beispiele:

- Im *Kindesalter* sind es vor allem *kongenitale Mißbildungen des Herzens und/oder der großen Gefäße* mit erheblichem *Rechts-Links-Shunt* (z. B. Fallot'sche Tetralogie), die eine schwere Zyanose verursachen.
- Bei *Erwachsenen* beruht eine ausgesprochene Zyanose in der Mehrzahl der Fälle auf einem *bronch(iol)o-obstruktiven Syndrom* mit schwerem chronischem Lungenemphysem (»Blue-Bloater-Typ«).

Weitere Störungen des Gastransports

Über die verschiedenen Formen von *Anämie* und *Polyglobulie* wurde schon berichtet (S. 412). Während die letztere – wie erwähnt – den Eindruck der Zyanose verstärkt, bedarf es bei anämischen Patienten eines noch höheren relativen Anteils von reduziertem Hämoglobin, um Haut und Schleimhäuten einen bläulichen Farbton zu verleihen. Eine *Alkalose* – wie auch eine *Hypothermie* – erschweren die O_2-Abgabe an die Gewebe (vgl. dazu S. 610), ebenso das Vorhandensein von reichlich *fetalem Hämoglobin,* das zu O_2 eine stärkere Affinität besitzt als das normale Hämoglobin. Der Sauerstoffmangel der Gewebe bei *CO-Vergiftung* beruht z. T. auf dem Mangel an O_2-transportierendem Hämoglobin, z. T. aber auch auf einer Linksverschiebung der O_2-Bindungskurve, so daß die Sauerstoffabgabe an die Gewebe erschwert ist. Das letztere trifft u. a. auch für *gealterte Erythrozytenkonserven* zu.

Beispiel:

- Bei *CO-Vergiftung* wie beim *Erfrierungstod* fällt anläßlich der Autopsie der hellrote Farbton des Bluts auf.

Literatur

Bedrossian, C. W. M., Greenberg, S. D., Yawn, D. H., O'Neal, R. M.: Experimentally induced bleomycin sulfate pulmonary toxicity. Arch. Pathol. Lab. Med. *101,* 248 (1977) — *Cain, H., Egner, E., Ruska, J.:* Ablagerungen seltener Erden in der menschlichen Lunge und im Tierexperiment. Virchows Arch. (Pathol. Anat.) *374,* 249 (1977) — *Carrington, C. B., Gaensler, E.A., Coutu, R. E., FitzGerald, M. X., Gupta. R. G.:* Natural history and treated course of usual and desquamative interstitial pneumonia. N. Engl. J. Med. *298,* 801 (1978) — *Cosio, M., Ghezzo, H., Hogg, J. C., Corbin, R., Loveland, M., Dosman, J., Macklem, P. T.:* The relations between structural changes in small airways and pulmonary-function tests. N. Engl. J. Med. *298,* 1277 (1977) — *Glinz, W.:* Thoraxverletzungen. Berlin: Springer 1978 — *Hall, W. J., Hyde, R. W., Schwartz, R. H., Mudholkar, G. S., Webb, D. R., Chaubey, Y. P., Townes, P. L.:* Pulmonary abnormalities in intermediate alpha-l-antitrypsin deficiency. J. Clin. Invest. *58,* 1069 (1976) — *Kravis, Th. C., Ahmed, A., Brown, T. E., Fulmer, J. D., Crystal, R.G.:* Pathogenic mechanisms in pulmonary fibrosis. Collagen-induced migration inhibition factor production and cytotoxicity mediated by lymphocytes. J. Clin. Invest. *58,* 1223 (1976) — *Kuhn III, Ch., Tavassoli, F.:* The scanning electron microscopy of elastase-induced emphysema. A comparison with emphysema in man. Lab. Invest. *34,* 2 (1976) — *Luscieti, P., Pedrinis, E.:* Neuere Erkenntnisse auf dem Gebiet der Lungenpathologie. Ther. Umsch. *32,* 258 (1975) — *Mellick, P. W., Dungworth, D. L., Schwartz, L. W., Tyler, W. S.:* Short term morphologic effects of high ambient levels of ozone on lungs of rhesus monkeys. Lab. Invest. *36,* 82 (1977) — *Mittermayer, Ch., Wybitul, K., Rau, W. S., Ostendorf, P., Riede, U. N.:* Standardized fixation of human lung for radiology and morphometry; description of a »two-chamber«-system with formaldehyde vapor inflation. Pathol. Res. Pract. *162,* 115 (1978) — *Morse, J. O., Lebowitz, M. D., Knudson, R. J., Burrows, B.:* Relation of protease inhibition phenotypes to obstructive lung diseases in a community. N. Engl. J. Med. *296,* 1190 (1977) — *Mountain, R., Zwillich, C., Weil, J.:* Hypoventilation in obstructive lung disease. N. Engl. J. Med. *298,* 521 (1978) — *Niewoehner, D. E., Knoke, J. D., Kleinerman, J.:* Peripheral airways as a determinant of ventilatory function in the human lung. J. Clin. Invest. *60,* 139 (1977) — *Smith, F. B., Kikkawa, Y.:* The type II epithelial cells of the lung. III. Lecithin synthesis: A comparison with pulmonary macrophages. Lab. Invest. *38,* 45 (1978) — *Spencer, H.:* Pathology of the lung, 3rd.ed. Oxford: Pergamon Press 1978 — *Sykes, B. I., Purchase, I. F. H., Smith, L. L.:* Pulmonary ultrastructure after oral and intravenous dosage of paraquat to rats. J. Pathol. *121,* 233 (1977) — *Schaefer, P., Meyer-Erkelenz, J. D., Effert, S.:* Lungenfunktion und Operabilität. Dtsch. Med. Wochenschr. *103,* 123 (1978) — *Stankus, R. P., Cashner, F. M., Salvaggio, J. E.:* Bronchopulmonary macrophage activation in the pathogenesis of hypersensitivity pneumonitis. J. Immunol. *120,* 685 (1978) — *Terry, P. B., Traystman, R. J., Newball, H. H., Batra, G., Menkes, H. A.:* Collateral ventilation in man. N. Engl. J. Med. *298,* 10 (1978) — *Wagner, P. D., Dantzker, D. R., Dueck, R., Clausen, J. L., West, J. B.:* Ventilation-perfusion inequality in chronic obstructive pulmonary disease. J. Clin. Invest. *59,* 203 (1977)

108. Störungen der Nahrungsaufnahme, der Verdauung und der hepatobiliären Funktionen

108.1. Merkpunkte zur Entwicklung und zu den Strukturen des Verdauungstrakts, der anhängenden Drüsen und der Leber

Frühembryonale Entwicklung des Verdauungstrakts und der aus ihm hervorgehenden Organe

Im Verlauf des ersten Monats der Kyematogenese wird der vom Entoderm begrenzte Raum durch kraniokaudale Krümmung des Embryonalkörpers in einen intraembryonalen Teil, den *primitiven Darmkanal,* und zwei extraembryonale Anteile, den *Dottersack* und die *Allantois,* unterteilt. Der zunächst blind endende *Vorderarm* gliedert sich in den *Schlunddarm,* die Anlage des Pharynx, und einen *kaudalen Abschnitt,* der distal des *Tracheobronchialdivertikels* beginnt und die *Leberknospe* einschließt. Der *Mitteldarm* bleibt vorübergehend durch den *Ductus omphaloentericus* mit dem Dottersack verbunden und grenzt ungefähr dort, wo später das letzte Drittel des Colon transversum beginnt, an den *Enddarm.* Dieser wird durch die Kloakenmembran abgeschlossen.

Entwicklung und Strukturen von Mund, Mundhöhle und Pharynx

Mit dem Einreißen der *Bukkopharyngealmembran* am Ende der 3. Woche entsteht eine offene Verbindung zwischen der Mundbucht *(Stomadaeum)* und dem Vorderdarm. Die *Oberlippe* bildet sich aus dem medialen Nasenwulst und dem Oberkieferwulst, die *Unterlippe* aus dem Unterkieferwulst. Die 4. und 5. Entwicklungswoche sind durch die Bildung lateraler Schlundtaschen gekennzeichnet, auf deren Höhe sich an der Außenseite *Kiemenfurchen* einsenken, und zwischen denen sich *Kiemenbögen* entwickeln. Aus den letzteren, die anfänglich knorplig angelegt sind, gehen schließlich u. a. knöcherne Strukturen hervor, z. B. Mandibula, Hammer und Amboß (I), kleines Horn des Zungenbeins, Processus styloides und Steigbügel (II), Hauptmasse des Zungenbeins (III) sowie Schildknorpel und ein Teil des Ringknorpels (IV und V). Die *Schlundtaschen* sind an der Ausbildung der Tuba Eustachii und der Paukenhöhle (I), der Gaumenmandeln (II), der Nebenschilddrüsen (III und IV), des Thymus (vor allem III) und der ultimobranchialen Körper (V) beteiligt. Von den *Kiemenfurchen* bleibt physiologischerweise lediglich der äußere Ge-

hörgang (I) bestehen, während die übrigen zunächst durch das vor allem vom zweiten Kiemenbogen ausgehende Gewebe überdeckt werden *(Sinus cervicalis)* und schließlich obliterieren. Die *Zunge* formiert sich in den vorderen Anteilen aus den zwei, dem Mandibularbogen entspringenden *seitlichen Zungenwülsten* sowie dem medianen *Tuberculum impar.* Dahinter, d. h. aboral des *Sulcus terminalis* bzw. des *Foramen caecum,* bildet sich aus medialen Anteilen der Kiemenbögen II–IV der sog. *Hypobranchialkörper,* der der Anlage der Zungenwurzel entspricht. Ein dritter medialer Wulst entwickelt sich später zur *Epiglottis.* Distal davon beginnt die von den beiden *Arythänoidwülsten* begrenzte Tracheobronchialrinne (vgl. dazu S. 607). Der *Gaumen* entsteht durch medianes Zusammenwachsen des von vorn, d. h. vom Zwischenkiefersegment nach hinten ragenden *primären Gaumens* und den aus den unteren Abschnitten der Oberkieferwülste von der Seite her leistenartig vorspringenden *Gaumenplatten.*
Die *Speicheldrüsen* werden durch Einsenkungen des entodermalen Epithels angelegt, woraus durch Knospung und Teilungen schließlich sog. Epithelbäumchen entstehen. Die Lichtung bildet sich sekundär.
Die *Zahnanlagen* gehen aus der *Zahnleiste* hervor, einer epithelialen Verdickung an Ober- und Unterkiefer, die um die 6. Woche herum zustande kommt und *Knospen* in das Mesenchym eindringen läßt. Die letzteren verzweigen sich, so daß sowohl die Milchzähne als auch die bleibenden Zähne bereits in der 10. Embryonalwoche angelegt sind. Die Knospen, deren Inneres *Schmelzpulpa* heißt, stülpen sich an ihren Enden ein (sog. *Kappenstadium der Zahnentwicklung),* und im 3. Monat sind sie vom bedeckenden Epithel abgeschnürt, in der Form einer *Glocke* gestaltet und an der Innenfläche von *Adamantoblasten (Ameloblasten)* ausgekleidet. Ihnen gegenüber liegt die von der mesenchymalen *Zahnpapille* gebildete Schicht der *Odontoblasten,* die das *Prädentin* erzeugen. Man vermutet, daß sich Adamantoblasten und Odontoblasten in ihrer Differenzierung gegenseitig beeinflussen. Durch Verkalkung des Prädentins entsteht das definitive *Dentin,* dessen Schichtdicke stetig zunimmt, und dessen Kanälchen daher immer längere Zytoplasmafortsätze der Odontoblasten (sog. *Tomes-Fasern)* enthalten. Mit der Zeit gewinnt die Zahnpapille an Tiefe und wird schließlich zur gefäß- und nervenführenden *Zahnpulpa,* die den Zahnkanal ausfüllt. Im Zug dieser Entwicklung bilden die Adamantoblasten *Zahnschmelz* in Form sog. Schmelzprismen, die in der Art einer zunehmend sich verdickenden Kappe dem Dentin im Kronenanteil der Zähne aufgelagert wird. Im Wurzelbereich legt sich dagegen dem Dentin von außen her eine Schicht von *Zementoblasten* an, die den *Zahnzement* produzieren. Mit der fortschreitenden Zahnentwicklung ziehen sich die Adamantoblasten in die *Schmelzpulpa* zurück, die sich schließlich zu einem dünnen *Schmelzoberhäutchen* reduziert. Das letztere löst sich nach dem Zahndurchbruch ab. Das *Periodontium,* der bindegewebige Halteapparat der Zähne, geht aus dem die Zahnwurzeln umhüllenden Mesenchym hervor und ist in Form starker kollagener Fasern einerseits im Zement, andererseits im Periost der *knöchernen Zahnalveole* verankert.
Im *ausdifferenzierten Organismus* ist – mit Ausnahme der Zungenoberfläche – die Lamina propria der *Schleimhaut* von leicht parakeratotisch verhorntem, mehrschichtigem Plattenepithel bedeckt, das ständig eine ziemlich lebhafte Erneuerung erfährt. Im ektodermalen Bereich des *Zungenrückens,* der bis an die Linea terminalis reicht, herrschen die Papillae filiformes vor, die von stark verhorntem, mehrschichtigem Plattenepithel gebildet werden und vor allem mechanischen Zwecken dienen. Im Gegensatz dazu finden sich im Bereich der eingestreuten Papillae fungiformes, vallatae und foliatae Geschmacksorgane (vgl. dazu S. 347), im Gebiet der letzteren auch die serösen v. Ebner'schen Spüldrüsen. Der vom Entoderm hergeleitete *Zungengrund* trägt leicht parakeratotisch verhorntes, mehrschichtiges Plattenepithel und beherbergt die *Tonsilla lingualis,* die zusammen mit den *Folliculi linguales,* den *Tonsillae palatinae* und der *Tonsilla pharyngica* den sog. *Waldeyer'schen Rachenring* bilden und als lymphoepitheliale Strukturen immunologischen Kontaktorganen verglichen werden können (vgl. dazu S. 1068).
Die *Speicheldrüsen* des Mundhöhlenbereichs umfassen einerseits zahlreiche kleine, schleimhautnahe Drüsen *(Glandulae labiales, buccales, linguales* und *palatinae)* sowie drei Paare großer, schleimhautferner Speicheldrüsen, die *Glandulae parotides, sublinguales* und *submandibulares.* Mit Ausnahme der rein *serösen* Glandula parotis handelt es sich in der Regel um gemischt *muko-seröse* Drüsen, die in Läppchen *(Lobuli),* z. T. auch in Lappen *(Lobi)* angeordnet sind. In der Peripherie finden sich bei den großen Speicheldrüsen *seröse Endstücke,* an die sich bei gemischten Drüsen *muköse Endschläuche* anschließen. Die letzteren kommunizieren über die von einem einfachen kubischen Epithel ausgekleideten *Schaltstücke* mit den *Speichelrohren,* deren kubisch-zylindrisches Epithel vor allem basal eine typische zytoplasmatische Streifung aufweist *(Streifenstücke, Sekretrohre),* und die – wie die Schaltstücke – mehr oder weniger verzweigt sind. Die Speichelrohre münden in den *Ausführungsgängen,* die außerhalb der Läppchen verlaufen und von einem zweireihigen, kubisch-zylindrischen Epithel ausgekleidet werden. In der Läppchenperipherie, zwischen den sezernierenden Zellen, finden sich innerhalb der Basalmembranen noch kontraktile *Korbzellen (Myoepithelien).* Die Absonderung des serösen wie des mukösen Anteils des Speichels vollzieht sich nach dem Prinzip der *Merokrinie,* d. h. Exozytose (S. 69) ohne Plasmaverlust. Daneben besteht auch die Möglichkeit einer *»diakrinen« Sekretion* von Ionen und anderen kleinen Molekülen. Die von der Ganglichtung etwas entfernten serösen Zellen der Endkappen sind durch interzelluläre Sekretkapillaren mit dem Lumen verbunden.
Die ausgebildeten *Zähne* sind im Kronenbereich von *Schmelz (Substantia eburnea)* bedeckt, der nach Involution der Adamantoblastenschicht nicht mehr regeneriert werden kann. Die Größenzunahme der Zähne nach der Geburt beruht daher im wesentlichen auf Dentinbildung durch die Odontoblasten, die physiologischerweise zeitlebens als Auskleidung der Pulpahöhle bestehen bleiben. Im Halsbereich der Zähne grenzt die Gingiva als sog. *Epithelansatz (»inneres Saumepithel«)* an den Zahnschmelz, mit dem sie u. a. das sog. *Schmelzoberhäutchen (Cuticula)* verbindet. Der Schmelz, die härteste Substanz des Säugerorganismus (etwa zu 95% aus Mineralsalzen bestehend) ist 1–2 mm dick und läuft gegen die Wurzel zu aus. Manchmal wird er dort von *Zement,* einer knochenähnlichen Substanz, die von den *Zementoblasten* des Zahnsäckchens stammt, überlappt. Das *Dentin,* das z. T. aus überwiegend in der Längsrichtung der Zähne ausgerichteten kollagenen Fasern, verkalkter Interzellulärsubstanz und Dentinkanälchen besteht, kann in beschränktem Maß reaktiv nachgebildet werden, z. B. bei Zerstörung des Schmelzes in Form der sog. *Dentinsklerose* (Ausfüllung der Dentinkanälchen unter dem Defekt, vor allem durch Kalziumsalze) und/oder durch Bildung von *»Sekundärdentin«* (vermehrte Dentinbildung an der Innenfläche der Pulpahöhle unter dem Defekt). Die Zähne sind in den Alveolen durch einen *Zahnhalteapparat* aufgehängt, der Druck und Zugbeanspruchungen durch horizontale, schräge und apikale kollagene Fasern *(Sharpey-Fasern)* in Verbindung mit der Wurzelhaut einerseits und dem Periost der knöchernen Alveole andererseits auf eine größere Fläche verteilt. Dieser Halteapparat gewinnt durch mechanische Beanspruchung an Festigkeit. Das *Milchgebiß* besteht beidseits, oben wie unten, aus je 2 Inzisivi, 1 Caninus und 2 Molaren (total 20 Zähne). Der Zahnwechsel, der um das 6. Altersjahr einsetzt, wird durch einen osteoklastischen Abbau der knöchernen Trennwand zwischen der Milchzahnalveole und derjenigen der bleibenden Zähne eingeleitet. Danach erfolgt auf entsprechende Weise die Resorption der Milchzahnwurzeln. Das *bleibende Gebiß* weist in der Regel auf jeder Seite sowie oben und unten je 2 Inzisivi, 1 Caninus, 2 Prämolaren und 3 Molaren auf (total 32 Zähne).

Entwicklung und Struktur des Ösophagus

Die ursprünglich ziemlich kurze *Ösophagusanlage* erstreckt sich vom Abgang des einheitlichen Lungendivertikels bis zur Magenanlage (s. u.). Mit der Zeit verlängert sich die Speiseröhre.
Im ausgewachsenen Organismus entspricht der *Wandbau des Ösophagus* im wesentlichen dem des Darmrohrs, zeigt aber einzelne Besonderheiten: Die Tunica mucosa ist von leicht parakeratotisch verhorntem, mehrschichtigem Plattenepithel bedeckt. Im Kardiabereich reichen Teile des Venenplexus bis dicht unter das bedeckende Epithel, liegen also z. T. in der Schleimhaut. Vereinzelte Lymphfollikel sind – wie in anderen Abschnitten des Verdauungstrakts – keine Seltenheit. Auf der ganzen Länge des Ösophagus finden sich in der Submukosa die mukösen Glandulae oesophageae. Die Tunica muscularis besteht im oberen Drittel aus geschichteter quergestreifter Muskulatur, im unteren Drittel aus glatter Muskulatur. Im mittleren Bereich sind beide Muskelarten vertreten.

Entwicklung und Struktur des Magens

Die *Magenanlage* wird in der 5. Entwicklungswoche als spindelige Ausweitung im kaudalen Anteil des Vorderdarms erkennbar. Infolge unterschiedlichen Wachstums kommt es anschließend zu einer Krümmung, mit Ausbildung der großen und kleinen Kurvatur, sowie zu einer Drehung um die longitudinale und die dorsoventrale Achse.
Die *Struktur des Magens* im ausdifferenzierten Organismus läßt sich wie folgt zusammenfassen: Sowohl in der Regio cardiaca als auch in der Regio pylorica, deren Tunica muscularis die Funktion eines Schließmuskels ausübt, finden sich muköse Drüsen, die Glandulae cardiacae s. pyloricae. Das *Innenrelief des Magens* ist durch die Plicae, Areae (Durchmesser etwa 1 mm) und Foveolae gastricae gekennzeichnet. Die letzteren, in die die Magendrüsen einmünden, entsprechen im Fundus- und Korpusbereich nur etwa einem Fünftel der Schleimhautdicke, in der Regio pylorica dagegen annähernd der

Hälfte derselben. Das Oberflächenepithel, das vom Kryptenbereich nachgeliefert wird, ist einschichtig, hochzylindrisch, produziert einen besonderen Schleim und erweist sich physiologischerweise als sehr resistent gegenüber Säuren und Pepsin. Im Gegensatz zu den Becherzellen geben die Oberflächenzellen das Muzin nicht in Schüben, sondern kontinuierlich ab. Die sog. *Glandulae gastricae* finden sich in Korpus und Fundus. Die *Hauptzellen* produzieren Pepsinogen, die *Beleg- oder Parietalzellen* HCl und die *Nebenzellen* einen besonderen Schleim, der – u. a. zusammen mit der in diesen Elementen enthaltenen Urease – der Selbstverdauung entgegenwirken soll. Von einzelnen Autoren wird der »intrinsic factor« (S. 857) als ein Produkt der Nebenzellen oder gar der Hauptzellen angesehen, während dieses Mukoprotein nach der klassischen Vorstellung mit den Belegzellen in Beziehung gebracht wird. Die *Glandulae pyloricae* sind – wie die Kardiadrüsen und die Brunner'schen Drüsen des Duodenums – Schleimproduzenten. Ob sie außerdem Kathepsin und/oder »intrinsic factor« bilden, ist noch umstritten. Die Regeneration der Magendrüsenzellen scheint wenigstens z. T. von sog. Schaltzellen auszugehen. In allen Magendrüsen finden sich eingestreut auch *endokrine Zellen*, u. a. solche, die 5-Hydroxytryptamin bilden. Im Pylorusbereich kommen gastrinproduzierende sog. *G-Zellen* vor (vgl. dazu S. 391). Außerhalb der ziemlich dicken und gefäßreichen *Tela submucosa* liegt die kräftige *Tunica muscularis*, deren innere Ring- und äußere Längsmuskulatur besonders im Fundusbereich durch die Fibrae obliquae verstärkt wird, während sich am Pylorus die innere Ringmuskulatur zum M. sphincter pylori verdickt.

Entwicklung und Struktur des Dünndarms und Dickdarms

Das *Duodenum* geht aus dem Endabschnitt des Vorderdarms, der bis und mit zum Abgangsort der Leberknospe reicht, und dem oberen Teil des Mitteldarms hervor. Der Mitteldarm, d. h. derjenige Anteil des primitiven Darmrohrs, der beim 5 mm-Embryo zwischen der vorderen und der hinteren Darmpforte liegt, bildet zunächst durch Längenwachstum die sog. *Nabelschleife*, an deren Spitze der *Dottergang* (Ductus omphaloentericus) einmündet. Der kraniale Schenkel der Schleife wird später zur distalen Partie des Duodenums, zum Jejunum und zu einem Teil des Ileum, der kaudale Schenkel zum Rest des Ileum und zum Dickdarm bis zur Grenze zwischen mittlerem und distalem Drittel des Colon transversum. Das rasche Längenwachstum vor allem des kranialen Schenkels der Nabelschleife führt zur Bildung des Großteils des Dünndarmschlingenkonvoluts, das vorübergehend als sog. physiologische Nabelhernie ins extraembryonale Zölom zu liegen kommt. Die Appendix vermiformis entsteht als enges Divertikel am Ende des Caecum. Der *Enddarm des Embryo* reicht von der hinteren Darmpforte bis zur *Kloakenmembran.* Im Verlauf der Entwicklung wird die *Kloake* durch das transversal verlaufende *Septum urorectale* in den vorn liegenden primitiven *Sinus urogenitalis* und den hinten verlaufenden *Anorektalkanal* unterteilt. An der Kontaktstelle zwischen dem Septum und der Kloakenmembran entsteht um die 7. Entwicklungswoche das *primitive Perineum,* das die Kloakenmembran in eine Urogenital- und eine *Analmembran* trennt. Die letztere befindet sich am Grund einer Einsenkung des Ektoderms, dem *Proctodaeum,* und wird von *Analfalten* umgeben. Kurze Zeit nach der 9. Woche reißt die Analmembran ein.
Die verschiedenen Abschnitte des *ausdifferenzierten Darms* zeigen folgende wichtigste *strukturelle Besonderheiten:* Im *Dünndarm* bilden zirkuläre Erhabenheiten der Submukosa die *Kerckring'schen Falten (Plicae circulares),* die distalwärts an Höhe abnehmen, sich nicht verstreichen lassen und eine etwa dreifache Vergrößerung der inneren Oberfläche bewirken. Das Schleimhautrelief ist gekennzeichnet durch feine, etwa 1 mm lange *Zotten (Villi intestinales)* und Krypten, wodurch die Resorptionsfläche zusätzlich eine etwa 10-fache Vergrößerung erfährt. Besonders die Zotten enthalten ein dichtes Kapillarnetz sowie ein zentrales Chylusgefäß und werden durch glatte Muskelzellen rhythmisch kontrahiert (»Zottenpumpe«). Zwischen den Zotten liegen die *Krypten,* von deren Grund her der Epithelbelag stetig – im Verlauf von etwa 2–5 Tagen – durch Stammzellen erneuert wird. Die ausdifferenzierten Epithelien *(Enterozyten)* tragen an der Oberfläche dichtstehende *Mikrovilli,* die lichtmikroskopisch als Bürstenbesatz (Kutikularsaum) imponieren, und in deren Bereich membranständige *Enzyme,* wie z. B. Laktase, Maltase, Fruktase, Lipase, Leuzin-Aminopeptidase, ATPase, alkalische Phosphatase und Gamma-Glutamyl-Transferase, lokalisiert sind. Im Innern der Zellen finden sich lysosomale Enzyme (z. B. saure Phosphatase und β-Glukuronidase), ferner Enzyme im Bereich der Mitochondrien (z. B. Sukzinodehydrogenase und Monoaminooxidase), im Gebiet des endoplasmatischen Reticulum (z. B. Glukose-6-Phosphatase) und im Zytosol (z. B. Milchsäuredehydrogenase). Die ultrastrukturelle Lokalisation der Enterokinase in Darmepithelien ist noch umstritten. Am oberflächlichen Schließungsrand sind die meisten Darmepithelien durch *Zonulae occludentes* miteinander verbunden; darunter befinden sich *»gap junctions«* und *Desmosomen,* während im Basalbereich seitlich teilweise ein freier Interzellulärraum beobachtet wird. Diese im allgemeinen dichte »Versiegelung« des Darmepithels weist indessen an bestimmten Stellen *Lücken* auf, so an den Villusspitzen und an der Kuppe der epithelialen Bedeckung der Peyer'schen Plaques, wo in geringen Mengen partikuläres Material eintreten kann. Zwischen den Saumzellen der Zotten eingestreut und noch reichlicher in der Kryptenwand finden sich *Becherzellen,* die Schleim produzieren, und deren Zahl gegen das Ileum zu zunimmt. Eine dritte Zellart stellen die *Paneth'schen Körnerzellen* dar, die am Kryptengrund zu finden sind, und die vermutungsweise mit der Produktion von Lysozym in Beziehung stehen. Es wird ihnen ferner die Bildung einer Dipeptidase zugeschrieben, die die durch Pepsin und Trypsin eingeleitete Eiweißverdauung im Darmlumen vollenden soll. Im Gegensatz zum Magen sind die *endokrinen Zellen* des Dünndarms nicht nur zwischen Basalmembran und Drüsenepithel eingeschoben, sondern z. T. in das Epithel integriert *(enterochromaffine Zellen* und andere endokrin aktive »helle Zellen«, S. 407). Submukös liegende muköse Drüsen finden sich nur im Duodenum *(Brunner'sche Drüsen).* Sie sollen zudem an der Produktion von Sekretin und Cholezystokinin-Pankreozym beteiligt sein. *Peyer'sche Plaques* trifft man vor allem im distalen Ileum, ebenso solitäre Lymphfollikel. Die letzteren sind aber auch im oberen Dünndarm nachzuweisen. Die *Submucosa* enthält, neben einem dichten Blut- und Lymphgefäßsystem, den vegetativen Plexus submucosus *(Meißnerscher Plexus),* dessen Nervenausläufer bis zum Epithel reichen. Die *Tunica muscularis* unterteilt sich in eine innere Ring- und eine äußere Längsmuskelschicht. Dazwischen liegt der Plexus myentericus *(Auerbach'scher Plexus).* An der Darmaußenseite findet sich der Bauchfellüberzug, die *Tunica serosa,* die aus einem Mesothelbelag sowie einer Lamina fibrosa besteht und durch die lockere Tela subserosa mit der Muscularis verbunden ist.
Im *Dickdarm* fehlen sowohl Kerckring'sche Falten als auch Zotten. In den dichtstehenden *Krypten* finden sich besonders zahlreiche *Becherzellen* eingestreut. Die Dickdarmenterozyten zeichnen sich durch einen besonders hohen Bürstensaum aus. Paneth'schen Körnerzellen begegnet man im Kolon fast nie, und *enterochromaffine Zellen* kommen weniger häufig vor als im Dünndarm, am zahlreichsten noch im Bereich der Appendix und des Rectum. Die *Appendix,* die zu den »Darmtonsillen« gezählt wird, beherbergt in der Mukosa und Submukosa zahlreiche Lymphfollikel. Hinsichtlich des äußeren Wandbaus unterscheidet sich der Dick- vom Dünndarm durch eine dünne muskuläre Längsschicht, die nur im Bereich der drei sog. *Taenien* zu dicken Bündeln zusammengefaßt ist. Diese und die quergestellten *Plicae semilunares* führen zur typischen *Haustrierung* des Colon. An der freien Außenseite des Dickdarms trifft man da und dort gestielte Fettgewebsläppchen, die sog. *Appendices epiploicae.*
Im Rektumbereich sind die Krypten weiter voneinander entfernt, aber auch tiefer als im übrigen Dickdarm. Tänien und Plicae fehlen im wesentlichen.
Die *Analschleimhaut* wird von leicht parakeratotisch verhorntem mehrschichtigem Plattenepithel bedeckt. In der Zona columnaris bildet die Schleimhaut Längsfalten, zwischen denen Vorbuchtungen mit Teilen des vorwiegend venösen Plexus haemorrhoidalis liegen. Diese sind, zusammen mit dem starken zirkulären M.sphincter ani am Verschluß der Analöffnung beteiligt.

Entwicklung und Struktur des exokrinen Pankreas

Die Bauchspeicheldrüse geht aus zwei entodermalen Knospen, der *dorsalen und der ventralen Pankreasknospe,* hervor. Die erstere liegt in der 6. Entwicklungswoche etwas oberhalb des Leberdivertikels diesem gegenüber, die letztere bildet sich im Winkel unterhalb der Leberanlage in enger Beziehung zum Gallengang. Die ventrale Pankreasanlage verlegt sich dann – wie die Einmündungsstelle des Ductus choledochus – nach dorsal hinter und unter die dorsale Pankreasanlage, mit der sie sich weitgehend vereinigt. Der *Ductus pancreaticus major (Wirsung)* geht aus einer Verbindung des distalen Teils des dorsalen Pankreasgangs und dem ganzen ventralen Pankreasgang hervor, während der proximale (dem Duodenum nahe gelegene) Teil des dorsalen Pankreasgangs entweder obliteriert oder als kleiner *Ductus pancreaticus accessorius (Santorini)* bestehen bleibt. Das Pankreasdrüsengewebe entsteht durch Epithelproliferation mit Gangsprossung und Differenzierung.
Im *ausdifferenzierten exokrinen Pankreas* sind die serösen Drüsenzellen zu Endstücken und diese zu Läppchen mit Ausführungsgängen angeordnet. Die *Endstückzellen* fallen lichtmikroskopisch durch die

dem rauhen endoplasmatischen Retikulum entsprechenden, basophilen Streifungen und apikal lokalisierten, fixationsbedingt azidophilen Zymogengranula auf, die – wie immunohistochemisch gezeigt werden kann – die Proenzyme des Pankreassaftes enthalten (s. u.). Die von flach-kubischen Zellen ausgekleideten *Schaltstücke* sind in die Endstücke eingeschoben (*»zentroazinäre Zellen«)* und leiten in die mit einem ein- oder mehrreihigen, hochzylindrischen Epithel versehenen *Ausführungsgänge* über. Sekretrohre sind nicht vorhanden. Die großen Ausführungsgänge besitzen kleine *muköse Anhangsdrüsen.*

Entwicklung und Strukturen von Leber, Gallenwegen und Gallenblase

Die Leberanlage tritt als sog. *Leberdivertikel* am distalen Ende des Vorderdarms gegen Mitte der 3. Entwicklungswoche in Erscheinung. Durch lebhafte epitheliale Proliferation und Eindringen in das Septum transversum kommt es zur Ausbildung der zunächst *tubulär und trabekulär gebauten primitiven Leber.* Der *primitive Gallengang* entsteht durch nachträgliche Einengung des Leberdivertikels und läßt später – durch eine kleine ventrale Ausbuchtung – den *Ductus cysticus* und die *Gallenblase* entstehen. Die Anordnung der Leberläppchen, ihres bindegewebigen Gerüsts und ihrer Gefäßversorgung beruht auf einer Durchdringung der auswachsenden Leberzellbälkchen mit den Sinusoiden aus Dotter- und Nabelvenen einerseits und dem Mesenchym des Septum transversum andererseits. Das Gallengangsystem, das von den Canaliculi zwischen den Hepatozyten bis in den Ductus choledochus reicht, erreicht z. T. erst nachträglich seine volle Durchgängigkeit. Schon am Ende des zweiten Entwicklungsmonats sind die Sinusoide der Leber Sitz einer lebhaften Hämopoiese, insbesondere Erythropoiese, die erst gegen den 7. Monat allmählich wieder zurückgeht.
Die Blut- und Lymphgefäßversorgung der *ausdifferenzierten Leber* wurde z. T. bereits erörtert (S. 543). Die klassische Baueinheit dieses Organs ist das *Leberläppchen* (»klassisches Läppchen«, »Zentralvenenläppchen«), das im Zentrum (Achse) eine *V.centralis* aufweist und von mehreren *periportalen Feldern* (Glisson'sche Scheiden, portale Felder) umgeben wird. In den letzteren verlaufen die zuführenden Blutgefäße, d. h. die *Vv. und Aa.interlobulares,* sowie Gallengänge *(Ductus interlobulares).* Zwischen Venen und Arterien der Glisson'schen Scheiden bestehen normalerweise da und dort kleine Anastomosen. Die Glisson'schen Felder werden von einer *Grenzplatte* von Leberzellen umscheidet, die nur an einzelnen Stellen von weiten, zu den Sinusoiden führenden Venolen und kleinen Arterien bzw. Arteriolen unterbrochen wird. Die Gallengänge der periportalen Felder werden aus den interzellulär in den *Leberzellplatten* verlaufenden *Gallenkanälchen* (Gallenkapillaren, Canaliculi biliferi) über die *Schaltstücke* (sog. *Herring'sche Kanäle)* gespiesen. Die Leberzellplatten sind in der Läppchenperipherie mehr dreidimensional maschenförmig, im Zentrum radiär angeordnet und werden durch den normalerweise ganz dünnen und nur von wenig argyrophilen Fasern durchzogenen *Dissé'schen Raum* von den sie umspülenden *Sinusoiden* getrennt. Im Dissé'schen Raum entsteht im übrigen die *Leberlymphe,* die über den *Mall'schen Raum* an der Außenseite der Grenzplatten in die Lymphgefäße innerhalb der Glisson'schen Scheiden gelangt. Das Retikulinfasernetz steht einerseits mit dem periportalen Bindegewebe, andererseits mit der Adventitia der V.centralis in Verbindung, so daß – zusammen mit den größeren gefäß- und gallengangführenden Scheiden – in der ganzen Leber ein Faserkontinuum besteht, das Stützfunktionen erfüllt und u. a. das Kollabieren von Lebervenen bei Inspiration bzw. während der Herzdiastole zu verhindern hilft.
Nach diesem klassischen Bauschema erhält jedes Läppchen Blut aus mehreren periportalen Feldern, und die Blutgefäße jeder Glisson-schen Scheide versorgen mehrere (in der Regel 3) Leberläppchen. Die Umgebung eines periportalen Feldes wird daher auch *»Pfortaderläppchen«* genannt. Von der Gefäßversorgung her bedeutsamer ist aber die kleinste, von je einem terminalen Ast der V. portae und der A.hepatica versorgte Parenchymeinheit, der *Leberazinus.* Meist erstreckt sich dieser nur zwischen zwei »klassischen« Leberläppchen, wobei die Azinusperipherie an die Zentralvenen grenzt und dem mit Sauerstoff, Nährstoffen u. a. am schlechtesten versorgten Anteil entspricht. Diese topographischen Unterschiede äußern sich u. a. in der Feinstruktur, im histochemischen Verhalten und in der Reaktionsweise der Hepatozyten (s. u.). Diese etwa 25 µm im Durchmesser messenden Zellen haben im Verband der *Leberzellbälkchen* eine polygonale Form. Auf ihrer sinusoidalen Seite erfährt die Zelloberfläche durch Bildung zahlreicher Microvilli eine erhebliche Vergrößerung. Dies sowie die geringe Strömungsgeschwindigkeit in den Sinusoiden, die Lücken im Sinusendothel und das Fehlen einer Basalmembran im Bereich des Dissé'schen Raums sind dem Stoffaustausch förderlich. Die *Gallenkanälchen* zwischen den Leberzellen werden ebenfalls von Microvilli umsäumt. Mit dem Dissé'schen Raum stehen sie normalerweise nicht in Verbindung, vielmehr werden sie von durchgehenden Schlußleistenkomplexen umgeben, deren Zonulae occludentes das Lumen gegen den übrigen *Interzellularraum* dicht abschließen. Zwischen den Leberzellen bestehen im übrigen noch zahlreiche Nexusverbindungen. Im Dissé'schen Raum finden sich interstitielle Zellen (»fettspeichernde Zellen«). Die *Hepatozyten* weisen viele Mitochondrien mit lamellären und tubulären Cristae auf. Besonders groß sind diese Organellen in der Läppchenperipherie. Das mit der Proteinsynthese in Beziehung stehende rauhe endoplasmatische Retikulum kann diffus verteilt oder in Paketen konzentriert (»schollige Basophilie«) vorhanden sein. Glattes endoplasmatisches Retikulum, das vor allem mit Konjugations- und anderen Entgiftungsfunktionen der Leber zu tun hat, zeigt besonders im Läppchenzentrum (d. h. Azinusperipherie) eine kräftige Ausbildung. Lysosomen liegen mit Vorliebe in der Nachbarschaft des Golgi-Komplexes. Beide finden sich oft in der Nähe von Gallenkapillaren. Weitere Organellen der menschlichen Leberzelle sind u. a. zahlreiche Mikrobodies (Peroxisomen, ohne Kristalloide), freie Ribosomen, Polysomen, Filamente und Mikrotubuli. Der Glykogengehalt wechselt je nach Tageszeit und Ernährungslage. Diese Schwankungen sind insbesondere in der Läppchenperipherie, d. h. der zentralen (1.) Zone der Azini, deutlich zu erkennen. Lipofuszin tritt vor allem in den Läppchenzentren in Erscheinung. Das Volumen der Zellkerne verhält sich ungefähr wie 1:2:4, entsprechend ihrer Ploidie (S. 39) und wird auch vom funktionellen Zustand des Hepatozyten beeinflußt (vgl. dazu funktionelles Kernödem, S. 40). Die Zahl zweikerniger Leberzellen nimmt mit dem Alter zu und kann 30% übersteigen. Unter physiologischen Bedingungen sind Hepatozyten langlebige Elemente (6 Monate und wesentlich mehr) und werden nur langsam von der Läppchenperipherie bzw. dem Azinuszentrum her regeneriert. Das Regenerationsvermögen des Leberparenchyms nach erlittenem Schaden ist aber außerordentlich groß (S. 147).
Wie erwähnt, nehmen die *Gallenwege* ihren Ursprung in den *Gallenkanälchen,* von wo die Galle über kurze *Schaltstücke (Herring'sche Kanäle, Passagen)* mit einem ziemlich flachen, Mikrovilli tragenden Epithel und einer Basalmembran in die *Ductuli interlobulares* gelangt. Diese sind von einem mittelhoch zylindrischen (isoprismatischen) Epithel ausgekleidet und vereinigen sich zu *Ductuli biliferi,* die ein hochzylindrisches Epithel aufweisen. Im Leberpfortenbereich gehen die beiden Hauptgänge, der *Ductus hepaticus dexter* und *sinister,* in den *Ductus hepaticus communis* über, der distal der Einmündung des *Ductus cysticus Ductus choledochus* heißt und mehrheitlich gemeinsam mit dem Ductus pancreaticus major in der mit einem kräftigen zirkulären, glatten Muskelring *(Sphincter Oddi)* versehenen *Papilla duodenalis major* (Vateri) mündet. Das hochzylindrische Epithel der größeren Gallengänge und der *Gallenblase* ist durch einen aus Mikrovilli bestehenden Bürstenbesatz, apikale Schleimgranula und einen ziemlich voluminösen Golgiapparat gekennzeichnet. Die Lamina propria erscheint locker gefügt und enthält ziemlich reichlich elastische Fasern. Vor allem in der Gallenblase bilden sich leistenförmige Erhebungen, im Abgangsbereich des Ductus cysticus aus der Gallenblase spiralige Falten *(Plica spiralis, Heister'sche Klappe),* im übrigen meist Längsfalten. Die Tunica muscularis ist lediglich im Bereich der Gallenblase und des Sphincter Oddi kräftig entwikkelt, sonst erscheint sie eher spärlich ausgebildet. Im Halsbereich der Gallenblase und in den großen Gallenwegen finden sich muköse Drüsen, die *Glandulae biliosae,* die vor allem in der Adventitia liegen und durch Ausführungsgänge mit dem Lumen in Beziehung stehen. Im Gebiet der Verwachsungen zwischen Gallenblase und Leberunterseite beobachtet man dann und wann in die Adventitia der ersteren eindringende Gallengänge *(Luschka'sche Gänge),* die von den besonders bei chronischer Cholezystitis (s. u.) von der Gallenblasenseite her in die Adventitia hineinreichenden Epitheleinsenkungen *(Rokitansky'sche Krypten)* zu unterscheiden sind.

108.2. Zusammenfassende Bemerkungen zur Funktion des Verdauungskanals und der Leber

Vorgänge in Mundhöhle, Rachen und Ösophagus

Lippen und Mundhöhle sowie die zugehörigen Strukturen, insbesondere der Kauapparat und die Speicheldrüsen, dienen der *Aufnahme,* dem *Homogenisieren,* dem *»Einspeicheln«* und dem *Weitertransport der Nahrung.*
Die *Zähne* sind Hauptträger des Kauvorgangs, durch den größere und/oder feste Nahrungsstücke soweit zerkleinert werden, daß sie ohne Auslösung schmerzhafter Kontraktionen die Speiseröhre passieren können.

Der *Speichel* (beim Erwachsenen etwa 1,5 l pro Tag) erfüllt verschiedene Aufgaben, so – mit Hilfe seines schleimigen Anteils – die Sicherstellung der *Gleitfähigkeit* der Nahrung, die *Lösung* von Molekülen, die die Geschmacksknospen stimulieren, und die Beimengung von *Speichel-Amylase (»Ptyalin«)*, deren Wirkung (Hydrolyse von α-1,4-Bindungen, Entstehung von α-Grenzdextrinen, Maltotriose und Maltose) allerdings nur beschränkt zur Geltung kommt. Mit Hilfe der in ihm enthaltenen Puffersubstanzen erhält der Speichel in der Mundhöhle ein *pH von ungefähr 7*, bei dem er mit Kalzium vollständig gesättigt ist und somit eine *Abgabe von Kalzium durch die Zähne* an die Mundflüssigkeit *verhindert*. Zu den weiteren Funktionen der Saliva gehören das *Befeuchten* von Lippen, Mundhöhle und Rachen, das den Sprechvorgang erleichtert, und eine gewisse *antibakterielle Wirkung* (S. 1723). Die *Speichelsekretion* stellt einen aktiven Vorgang dar, der sich u. a. durch Stoffwechselgifte hemmen läßt. Die sekretorischen Impulse, die von nahrungsbedingten Reflexen und/oder von Erregungen der Geruchs-, Geschmacks- und visuellen Zentren (bedingte Reflexe) ausgehen, erreichen die Speicheldrüsen vor allem über die Nn. glossopharyngei (Gl. parotides, serös) und die Nn. faciales (Gl. submaxillares, gemischt mukoserös und die Gl. sublinguales, vorwiegend mukös). Überträgersubstanz ist hier Azetylcholin. Über den Mechanismus der Speichelsekretion bestehen nur lückenhafte Kenntnisse. Offenbar wird die seröse Sekretion, wenigstens zum Teil, über eine Aktivierung des Kallikrein-Bradykininsystems (S. 1256) und eine entsprechende Vasodilatation eingeleitet. Sympathikusreizungen haben auf die Gl. parotis keinen nennenswerten Einfluß, während sie z. B. in der Gl. submaxillaris die Sekretion eines an organischen Substanzen reicheren Speichels zur Folge haben und allgemein die Schleimabsonderung zu fördern scheinen.

Der *Schluckakt* wird, wenigstens teilweise, willkürlich eingeleitet, läuft dann aber reflektorisch ab. Dies gilt sowohl für feste wie für flüssige Nahrung. Die Zungenbewegungen befördern diese in den Pharynx, und dessen Muskulatur drückt den Speisebrei bzw. die Flüssigkeit in den Ösophagusmund hinein. Dabei kommt es zu einem kurzdauernden Atemstillstand und einem Glottisverschluß. Die *Motilität des Ösophagus* ist durch 3 Arten von Kontraktionen gekennzeichnet: der Schluckakt löst die sog. *primäre Peristaltik* aus, die in Kontraktionswellen von 4–8 cm Länge und mit einer Geschwindigkeit von 2–6 cm/sec magenwärts verläuft (Dauer somit 7–9 sec) und die Erschlaffung der Cardia auslöst. Die sog. *sekundäre Peristaltik* kann ihren Ausgang irgendwo im Ösophagus nehmen, wirkt ebenfalls propulsiv und dient u. a. dem Forttransport von Fremdmaterial (z. B. zurückgeflossener Mageninhalt). Sog. *tertiäre Kontraktionen* der Speiseröhre sind nicht propulsiv, sondern unkoordiniert und gehen z. T. mit Schmerzempfindungen einher (s. u.).

Funktionen des Magens

Die Hauptaufgabe des Magens besteht in der *Speicherung* der aufgenommenen Nahrung, ihrer *Durchmischung mit Magensaft* (Säure, Pepsin, z. T. Schleim), ihrem *teilweisen Abbau* (Pepsin, Amylase), und ihrer portionenweisen *Abgabe an das Duodenum*, wo sie der weiteren Verdauung zugeführt wird. Außerdem wird im Magen der *»intrinsic factor«* sezerniert (S. 857). Die vorhandene Salzsäure übt eine *bakterizide Wirkung* aus.

Die *Motilität des Magens* und seine Entleerung werden vor allem durch das autonome Nervensystem, z. T. auch durch Hormone reguliert. Ein erhöhter Vagotonus steigert die Magenperistaltik, begünstigt die Magenentleerung und fördert die Kontraktion des gastroösophagealen Sphinkters, womit ein Reflux in die Speiseröhre verhindert wird. Gastrin scheint, obwohl es in pharmakologischen Dosen die Peristaltik des Magens fördert, die Entleerung des Organs zu hemmen. Immer, wenn saurer Magenbrei ins Duodenum gelangt, kommt es – offenbar über pH –, chemo- und osmosensible Rezeptoren in diesem Bereich – zu einer Hemmung der peristaltischen Tätigkeit und der Entleerung des Magens. Neben neuralen Reflexen spielt dabei die Freisetzung vor allem von Sekretin, z. T. zudem von Cholezystokinin, eine erhebliche Rolle. Im übrigen sind Antrum und Pylorus als eine funktionelle Einheit zu verstehen (»Pyloroantrum«), indem der letztere normalerweise ziemlich relaxiert ist, beim Eintreffen einer peristaltischen Welle jedoch eine Kontraktion erfährt, so daß nur relativ wenig Mageninhalt ins Duodenum gelangt. Die Bezeichnung »Sphinkter« für den Pylorus ist daher irreführend.

Die *sekretorische Tätigkeit des Magens*, durch die beim Erwachsenen täglich etwa 3 l Magensaft produziert werden, umfaßt die Freisetzung von Pepsinogen I–III, H^+ und in ungefähr gleichen Mengen Cl^-, ferner spärlich andere Kationen (Na^+, K^+, Mg^{++}) und Anionen (HPO_4^-, SO_4^-), geringe Mengen von Magenlipase, Wasser sowie Schleim, der physiologischerweise über den Epithelzellen der Magenschleimhaut eine Schutzhülle bildet. *Pepsinogen* wird in ähnlicher Weise ausgeschleust wie der seröse Speichel (s. o.). Nach neueren Beobachtungen soll es in den Zymogengranula der Hauptzellen von spärlich mukoider Substanz umgeben sein. Die Aktivierung dieses Proenzyms (Molekulargewicht etwa 42000) zu Pepsin (Molekulargewicht 34500), das Peptidbindungen an aromatischen Aminosäuren spaltet, erfolgt im sauren Magensaft. Der Magensaft enthält auch spärlich Gelatinase und Lipase. Die *HCl-Sekretion* ist in ihren Einzelheiten noch nicht geklärt. Man nimmt an, daß sowohl die Cl^-- als auch die H^+-Sekretion auf einem aktiven Transportmechanismus beruhen. Als Quelle der H^+-Ionen werden Wasser und allenfalls andere Substanzen (z. B. Glukose) in Erwägung gezogen. Da für jedes abgegebene H^+- ein OH^--Ion in der Belegzelle zurückbleibt, muß hier eine Neutralisation durch neu gewonnene H^+-Ionen postuliert werden. Vieles spricht dafür, daß die letzteren durch Dissoziation von Kohlensäure erhalten werden, wobei HCO_3^--Ionen in Zirkulation gelangen. Die Hydratation von CO_2 wird durch Karboanhydrase katalysiert, ein Enzym, das in der Magenschleimhaut reichlich vorhanden ist. Die Energie für den aktiven Transport von H^+ und Cl^- stammt offenbar zum größten Teil – wenn nicht ausschließlich – aus der aeroben Glykolyse, wobei z. B. für jedes Mol O_2 2 Mol H^+-Ionen abgegeben werden. Im übrigen wird noch *KCl* sezerniert. Schließlich wird diskutiert, ob interstitielle Flüssigkeit ins Magenlumen übertritt und/oder ob sezerniertes H^+ nachträglich wieder gegen Na^+ aus der Magenwand ausgetauscht werden kann.

Die *Regulation der Magensaftsekretion* erfolgt unter physiologischen Bedingungen in der Regel in drei einander überlappenden Phasen. Die sog. *zephale Phase*, die durch Sinneseindrücke, wie Anblick, Riechen oder Schmecken von Nahrung ausgelöst wird, beruht auf bedingten Reflexen, deren efferenter Schenkel über die Nn. vagi läuft. Auf gleichem Weg können emotionelle Einflüsse, z. B. Ärger oder Zorn, die Sekretion steigern, während Furcht oder traurige Verstimmung das Gegenteil zu bewirken scheinen. Das von cholinergischen Fasern freigesetzte Azetylcholin steigert einerseits durch direkte Zellwirkung vor allem die Pepsinogensekretion, andererseits hat es eine Freisetzung von Gastrin u. a. aus den Antrumzellen zur Folge. Die *gastrische Phase* der Sekretionsregulation wird einerseits durch Gastrin, andererseits durch cholinerge Reflexe vermittelt. *Gastrin* ist ein Polypeptid mit 17 Aminosäuren und verdankt seine Aktivität einem terminal gelegenen Tetrapeptid-Anteil, der auch im Cholezystokinin-Pankreozymin enthalten ist. Man kennt auch größere (z. B. mit 34 Aminosäuren) und kleinere Gastrinmoleküle. Die physiologische Hauptwirkung von Gastrin besteht in der Stimulation der HCl- und Pepsinogensekretion sowie in trophischen Effekten auf die Fundusschleimhaut, wenigstens z. T. über eine Steigerung der Durchblutung. Die Gastrinfreisetzung wird durch Dehnung und Kontakt des Antrums vor allem mit Produkten des Eiweißabbaus und/oder alkalischem Inhalt ausgelöst. Glukose vermag die Gastrinfreisetzung nur wenig zu erhöhen, Fettstoffe scheinen sie zu hemmen. Dasselbe gilt für sauren Magensaft, so daß hier eine negative Rückkoppelung besteht. Die *intestinale Phase* der Regulation der Magensaftsekretion setzt ein, wenn Teile des Nahrungsbreis aus dem Magen ins Duodenum gelangen. Vieles spricht dafür, daß vor allem Eiweißabbauprodukte eine vermehrte Freisetzung intestinalen Gastrins bewirken. Dieser stimulatorische Effekt ist aber eher geringfügig. Wichtiger erscheint die Rolle des oberen Dünndarms hinsichtlich der Hemmung der Magensekretion. Man vermutet, daß für diesen Effekt vor allem Sekretin, z. T. vielleicht auch Cholezystokinin-Pankreozymin, verantwortlich sind, deren Freisetzung in erster Linie durch die Magensäure in Kontakt mit der Duodenalschleimhaut gefördert wird. Wahrscheinlich sind noch weitere Mediatoren im Spiel, z. B. Enterogastron, das möglicherweise vor allem durch Kontakt mit Fettemulsionen freigesetzt wird, dessen chemische Struktur man aber noch nicht kennt. Die Freisetzung enteraler Hormone hat überdies einen verstärkten Zustrom von Galle und insbesondere von Bikarbonat aus dem Pankreas zur Folge, so daß die aus dem Magen im Duodenum eintreffende Säure rasch neutralisiert wird (schon im Duodenum herrscht meistens ein neutrales pH). Auf diese Weise kommt es zu einer optimalen Wirkung von Pepsin einerseits und der Pankreasenzyme andererseits. *Weitere Einflüsse auf die Magensekretion* umfassen u. a. eine hemmende Wirkung von Katecholaminen und einen fördernden Effekt von Hypoglykämie (z. B. infolge Insulinkonzentrationsanstieg im Blut) sowie von Stoffen, wie Alkohol und Koffein. Gut bekannt ist auch die Steigerung der Säuresekretion im Magen durch Histamin, das vermutlich über eine Aktivierung der Adenylatzyklase wirkt.

Bemerkungen zu den Funktionen des Dünndarms und des exokrinen Pankreas

Der aus dem Magen austretende Nahrungsbrei wird im Dünndarm mit Galle, Pankreassaft und Substanzen, die aus dem Schleimhautepithel stammen, durchmischt, womit die in Mundhöhle und Magen begonnene *Verdauung (Digestion)* ihren Fortgang bzw. ihre Vervollständigung findet. Durch *Resorption* (englisch: *Absorption*) werden die Verdauungsprodukte sowie Vitamine, Spurenelemente und andere Substanzen in die Darmwand aufgenommen und dem internen Stoffwechsel zugeführt. Die Dünndarmmotilität dient einerseits der *Durchmischung,* andererseits dem *Weitertransport des Darminhalts.* Am intraluminalen Stoffabbau beteiligt sich gegen das distale Ileum zu in steigendem Maß die physiologische bakterielle *Darmflora.*

Die *Dünndarmmotilität* umfaßt eine Mehrzahl von Kontraktions- und Erschlaffungstypen der kontraktilen Darmwandelemente. *Zottenbewegungen,* die vor allem der Resorption dienen, finden dauernd statt und hängen offenbar von einem humoralen Faktor (»Villikinin«) ab, der im oberen Dünndarm nach Kontakt der Darmwand mit dem Chymus freigesetzt wird. Eine Reizung der Nn. vagi steigert die Zottenbewegungen, Sympathikusstimulation hemmt sie. Die Bedeutung dieser experimentellen Beobachtungen für die Verhältnisse in vivo ist aber umstritten. *Tonusänderungen* im Darmbereich ebenso wie *Pendelbewegungen,* d. h. im Mittel alle 5–6 sec erfolgende Verkürzungen und Verlängerungen der Darmsegmente, scheinen inhärente Eigenschaften der glatten Muskulatur zu sein. Für die *Segmentationsbewegungen* (ringförmige Einschnürungen) ebenso wie für die eigentliche *Peristaltik,* d. h. rektalwärts laufende Kontraktions- und Erschlaffungswellen, ist aber ein intakter Plexus myentericus Voraussetzung. Bei Wanddehnung des Verdauungsrohrs bildet sich oralseits eine ringförmige Kontraktion, die mit einer Geschwindigkeit von etwa 2–25 cm/sec rektalwärts abläuft (myenterischer Reflex) und von einer Erschlaffungswelle gefolgt wird. Als Schrittmacher dieser Bewegungen wirkt häufig das Duodenum. Peristaltische Wellen können durchtrennte und wieder vernähte Darmsegmente überbrücken; lediglich in umgekehrter Richtung (z. B. bei Einnähen einer um 180° gedrehten Darmschlinge) vermögen sie nicht abzulaufen. Vieles spricht dafür, daß die Auslösung peristaltischer Wellen von Rezeptoren ausgeht, die durch Nervenfasern des Plexus submucosus mit dem Plexus myentericus in Beziehung stehen. Als Überträgersubstanzen werden Serotonin und Substanz P (S. 336), die im Darm in hoher Konzentration vorhanden sind, diskutiert. Die Darmmotilität wird auch durch humorale Faktoren beeinflußt, so z. B. im Duodenum im hemmenden Sinn durch Sekretin. Unter physiologischen Bedingungen wird der Chymus im Dünndarm mit einer mittleren Geschwindigkeit von etwa 1–2 cm/sec weitertransportiert. Die erste Nahrungsportion erreicht nach ungefähr 4 Std das Colon. Bis mehr als 72 Std nach Einnahme einer Testmahlzeit werden immer noch Reste im Rektum nachgewiesen. Die antagonistische Steuerung der Darmmotilität durch Parasympathikus und Sympathikus ist in ihrer Bedeutung umstritten. Eine beidseitige Vagotomie hat in der Regel nur eine vorübergehende Störung zur Folge. Der Einfluß des Sympathikus auf die glatte Darmmuskulatur scheint noch geringer zu sein.

Die *im Darmlumen fortschreitende Verdauung (Digestion)* ist an die Anwesenheit einer ausreichenden Menge von *Enzymen,* einen genügenden *Gallenfluß,* ein *optimales pH* und eine gute *Durchmischung* des Chymus gebunden. Auch der *Weitertransport* des Darminhalts hat seine große Bedeutung, da sonst u. a. das Gleichgewicht zwischen Bakterienwachstum und -wegtransport gestört wird. Von besonderer Bedeutung sind die vom *exokrinen Pankreas* gelieferten Enzyme, die zum guten Teil in der Bauchspeicheldrüse als Proenzyme gebildet und dann im Darmlumen zu Enzymen aktiviert werden. So wird beispielsweise Trypsinogen durch die aus Darmepithelien stammende, von Gallensalzen aktivierte Enterokinase, Trypsin selbst (Autokatalyse) und Kalziumionen zu *Trypsin* umgewandelt. Erst dieses vermag Peptidbindungen an aromatischen Aminosäuren zu spalten. Trypsin aktiviert seinerseits Chymotrypsinogen zu *Chymotrypsin* (Wirkung ähnlich der des Trypsins), ferner die Proenzyme der *Karboxypeptidase A und B* (Abspaltung C-terminaler Aminosäuren), der *Elastase* (Spaltung von Peptidbindungen an neutralen Aminosäuren, Faserauflösung) sowie – zusammen mit Gallensalzen – der *Phospholipase A* (Bildung von Lysolezithin aus Lezithin). Die *Pankreaslipase,* die aus Triglyzeriden Di- und Monoglyzeride sowie Fettsäuren entstehen läßt, wird durch emulgierende Substanzen aus der Galle (Gallensalze!) aktiviert. Auch *Ribonukleasen* und *Desoxyribonukleasen,* eine hochwirksame *α-Amylase* und weitere Enzyme werden vom Pankreas geliefert. Unter physiologischen Bedingungen bildet das Pankreas des Erwachsenen im Tag ungefähr 1500 ml Sekret, das – je nach Bikarbonatgehalt – ein pH zwischen 7,6 und 8,3 aufweist und somit die Salzsäure aus dem Magen zu neutralisieren vermag. Die *Stimulation der Pankreassekretion* erfolgt einerseits vagal sowie über Cholezystokinin-Pankreozymin und Gastrin, die die Enzymabgabe fördern, andererseits über Sekretin, das die Wasser- und Bikarbonatausschüttung steigert. Hemmende Wirkungen auf die Pankreassekretion sind u. a. von Fasten, Reizungen des Sympathikus, Katecholaminen, Glukagon, Somatostatin (GIF = growth hormone inhibiting factor) und Kalzitonin bekannt. Letzteres hat allerdings nur eine Verminderung der Enzymausschüttung zur Folge.

Die *Darmflora* nimmt vom Ileum an in zunehmendem Maß an den intraintestinalen Abbauvorgängen teil. Falls im Magen genügend HCl sezerniert wird und die Nahrung in diesem Organ nicht ungewöhnlich kurz verweilt, werden die mit der letzteren geschluckten Bakterien durch die Salzsäure größtenteils abgetötet, so daß Duodenum und Jejunum normalerweise keimfrei oder annähernd keimfrei sind. Am ehesten findet sich hier noch eine azidotolerante, grampositive Flora, d. h. Enterokokken und Milchsäurebakterien. Auch im Ileum ist die Flora im wesentlichen auf den distalen Teil beschränkt, zeigt hier aber eine ähnliche Zusammensetzung wie im bakterienreichen Kolon, d. h. vor allem anaerobe Laktobazillen, ferner putrefizierende Organismen, Coliforme (insbesondere E. coli, z. T. auch Kl. aerogenes), Enterokokken, aerobe Laktobazillen, Staphylokokken, fusiforme Stäbchen sowie spärlich bzw. unregelmäßig Proteus, Pseudomonas aeruginosa, Klebsiellen und anaerobe (z. B. Clostridium perfringens) sowie aerobe Sporenbildner, wie B. subtilis und B. mesentericus. Auch hämolytische Streptokokken kommen dann und wann vor. Hier muß allerdings hervorgehoben werden, daß diese Angaben zumeist auf Bakterienkulturen beruhen, die nicht notwendigerweise für die Darmflora repräsentativ sind. Insbesondere ist beim Menschen über die Existenz einer (bei Mäusen gut untersuchten) streng anaeroben Flora im Zusammenhang mit dem Darmepithel noch wenig bekannt. Ganz allgemein bedürfen Unterschiede in der Darmflora als Funktion der Lokalisation im Darmtrakt einer weiteren Klärung. Das Vorherrschen der einen oder anderen Bakterien hängt im übrigen stark von der Kost ab. So finden sich bei vorwiegender Fleischkost überwiegend E. coli, bei Kohlenhydratkost Enterokokken. Regulierend auf die Darmflora wirken ferner das pH, der Weitertransport des Darminhalts (s. o.) und Interaktionen bzw. Kompetition zwischen den Keimen. Von Bedeutung ist die durch Bakterien vollzogene Produktion von Vitaminen, wie Vitamin K, Biotin, Folsäure und Nikotinsäure. In medizinischer Hinsicht muß auch die Entstehung von Ammoniak aus dem bakteriellen Proteinabbau hervorgehoben werden (vgl. dazu S. 544). Die intestinalen Schrankenfunktionen, die normalerweise einen massiven Übertritt von Keimen in die Darmwand verhindern, kommen im Kapitel 11 zur Sprache.

Resorptionsvorgänge im Bereich des Dünndarmepithels

Die *Resorptionsfläche* des Dünndarms eines Erwachsenen beträgt, wenn man die Mikrovilli mitberechnet, ungefähr 4500 m^2, so daß die *Kontaktzeit* zwischen Chymus und dem Epithel normalerweise bei weitem ausreicht, um eine Aufnahme der verdaubaren eingenommenen Nahrungsstoffe zu gestatten. Die der Resorption der Nahrungsstoffe zugrunde liegenden Mechanismen sind noch nicht in allen Einzelheiten bekannt, doch scheinen *Diffusion, Trägertransport, aktiver Transport, Pinozytose* bzw. *Zytopempsis* und z. T. auch *Persorption* (s.u.) von Bedeutung zu sein. Die relativ hohen intestinalen Blutflußmengen pro Zeiteinheit gewährleisten unter physiologischen Verhältnissen einen wirksamen *Resorptionsgradienten.*

Beobachtungen in vitro an isolierten perfundierten Darmsegmenten oder isolierten Darmepithelzellen haben deutlich gemacht, daß die Resorption der Nahrungsbestandteile, mit gewissen Ausnahmen (z. B. Ca^{++}– und Fe^{++}-Ionen, Zyanokobalamin u. a.), ohne erhebliche stoffliche Diskriminierung vor sich geht. Für die Schrankenpassage *fettunlöslicher Moleküle* ist offenbar die Teilchengröße wesentlich, indem die Permeabilität für H_2O (Moleküldurchmesser etwa 3,5 Å) sehr hoch, die für viele Aminosäuren und Monoglyzeride (Moleküldurchmesser bis etwa 7,5 Å) ziemlich hoch, für Saccharose (Moleküldurchmesser 8,8 Å) dagegen gering ist, so daß man von einer *funktionellen Porengröße* im Darmepithel von ungefähr 8 Å spricht. Diese hat für *fettlösliche Stoffe* keine nennenswerte Bedeutung; vielmehr besteht hier eine Korrelation zwischen der Lipidlöslichkeit (z. B. Chloroform/Wasser) einerseits und der Permeabilität und damit Resorption andererseits.

Für *Flüssigkeitsverschiebungen* durch das Darmepithel sind – im Gegensatz zu den Verhältnissen z. B. zwischen Blutgefäßen und Extravaskulärraum – hydrostatische Druckdifferenzen nicht wichtig, vielmehr stehen hier *osmotische Vorgänge* im Vordergrund. Diese können einesteils so erfolgen, daß die Epithelzelle ein Konzentrationsgefälle gelöster Teilchen aufzubauen vermag, dem die Wasserverschiebung nachfolgt *(»Endosmose«, »solute drag«),* oder daß zwischen Darminhalt und Blutgefäßen wegen Hyper- oder Hypotonie des Chymus H_2O-Verschiebungen stattfinden *(»Exosmose«).*

Teilchenverschiebungen im Bereich des Darmepithels beruhen teilweise auf *Diffusion,* wobei der Nettoflux u. a. auch von der Ladung der Teilchen abhängt. Zwischen Teilchen- und Flüssigkeitsverschiebungen bestehen – wie erwähnt – wechselseitige Beziehungen, indem durch grobporige Grenzschichten verschobene Flüssigkeitsmengen Teilchen mitführen *(»solvent drag«),* und aktiv durch die Grenz-

schicht transportierte Teilchen ein Nachfließen von Lösungsmittel zur Folge haben können *(»solute drag«)*.
Offensichtlich genügen aber Diffusionsvorgänge durch eine Lipidgrenzschicht mit einer bestimmten funktionellen Porengröße nicht zur Erklärung der *selektiven Aufnahme bestimmter Stoffe* (s. u.). Hier, nimmt man an, sind u. a. membranständige *Trägermoleküle* mit Rezeptor- und Transportfunktionen (vgl. dazu S. 695) im Spiel. Wie andere Körperzellen, scheinen auch die Darmepithelien *aktive Transporte* von Elektrolyten und Nichtelektrolyten (z. B. *aktiver gekoppelter Glukose-Na^+-Transport)* mit Hilfe einer »Pumpe« vollziehen zu können. Aktive Transportvorgänge und der passive H_2O-Flux führen dazu, daß der Darminhalt isotonisch gemacht wird. Das Trinken von Salzlösungen, die schlecht resorbiert werden (z. B. $MgSO_4$), hat daher einen Austritt von Wasser in den Dünndarm und damit eine laxierende Wirkung zur Folge. Bei den Elektrolyttransporten im Bereich der Enterozyten scheint der Adenylzyklase und den zyklischen Mononukleotiden eine große Bedeutung zuzukommen. In den Villuszellen hemmt zyklisches AMP auf der Lumenseite wahrscheinlich den Transportmechanismus, der den Eintritt von Na^+ und Cl^- besorgt, während es im Kryptengebiet anscheinend die aktive Sekretion von Anionen (oder Na^+ und Anionen) fördert.
Kalzium wird durch die Darmepithelzellen mit Hilfe eines spezifischen, aktiven Transports aufgenommen, der von 1,25-Dihydroxykalziferol abhängig ist und der Steuerung durch Parathyreoideahormon untersteht. Für anorganisches *Eisen*, das unter dem Einfluß des HCl des Magens mit Substanzen, wie Askorbinsäure, Zucker, Aminosäure und Gallensäure cheliert wird und als Fe^{++} vor allem im Duodenum zur Resorption gelangt, besteht ebenfalls ein spezifischer Transportmechanismus. Außerdem können auch intakte Metalloporphyrine (insbesondere Häm) aufgenommen werden (vgl. dazu S. 832).
Die in der Nahrung enthaltenen verwertbaren *Kohlenhydrate* sind überwiegend in Form von Stärke und ihren Derivaten vorhanden (über 80% als verzweigt aufgebautes Amylopektin, ferner unverzweigte Amylose), außerdem als Saccharose und Fruktose, seltener als andere Zucker. Stärke wird bereits durch die α-Amylase des Mundspeichels (Ptyalin) angegriffen. Da das pH-Optimum dieses Enzyms jedoch bei 6,7 liegt, hört seine Wirkung im sauren Magensaft auf. Die Speichel- und vor allem die hochwirksame Pankreas-α-Amylase hydrolysieren α1,4-Bindungen, so daß neben α-Grenzdextrinen Maltotriose und Maltose entstehen. Enzyme zur Umwandlung zweiwertiger und einwertiger Zucker sind vor allem im Bereich des epithelialen Bürstensaums – insbesondere im Ileum – enthalten, was sich osmotisch günstig auswirkt. Die hauptsächlichsten Typen von Disaccharidasen in dieser Lokalisation sind β-Galaktosidasen (Laktase) und α-Glukosidasen (Saccharase (Sukrase) und Maltase). Die Hydrolyse der Disaccharide erfolgt in der Regel sehr rasch, so daß die Kapazität des für die Zuckeraufnahme verantwortlichen Transportmechanismus überschritten wird, und ein Teil der Monosaccharide ins Darmlumen zurückgelangt, um weiter distal aufgenommen zu werden. Einzig bei der Laktose, deren Spaltung langsamer erfolgt, ist die Hydrolyse der für die Resorption limitierende Vorgang. Glukose und Galaktose werden rasch durch aktiven Transport resorbiert (s. u.), ein Vorgang, der ohne Phosphorylierung abläuft und von Insulin unabhängig ist. Vieles spricht dafür, daß Na^+ gekoppelt mit Glukose eintritt. Fruktose wird vermutlich nicht aktiv, sondern durch eine trägerabhängige sog. »erleichterte Diffusion« aufgenommen. Aus den Epithelzellen gelangen die Zuckermoleküle ins Einstromgebiet der V. portae.
Proteine, die überwiegend von Nahrungseiweißen und zu einem kleinen Teil von abgeschilferten Epithelien und Verdauungssäften stammen, werden hauptsächlich im Dünndarmlumen zu Poly-, Tri- und Dipeptiden, z. T. auch zu Aminosäuren gespalten. Die Dünndarmepithelien verfügen im Bereich der Mikrovilli sowie im Zytoplasma über Dipeptidasen. Damit wahrscheinlich hängt es zusammen, daß Dipeptide rascher resorbiert werden als Aminosäuren. Die letzteren, die natürlicherweise meistens in der L-Form vorkommen, werden offenbar durch verschiedene Transportmechanismen aufgenommen. Neutrale Aminosäuren scheinen mit Hilfe einer aktiven Pumpe einzutreten, wobei z. B. Alanin und Tryptophan eine gegegenseitige kompetitive Resorptionshemmung zeigen. Man nimmt noch weitere, separate Transportmechanismen, z. B. für dibasische Aminosäuren (Arginin, Ornithin und Lysin) sowie Zystin, für Glykokoll, Prolin und Hydroxyprolin sowie für Dikarboxylsäuren, wie Glutaminsäure und Asparaginsäure, an. Auch Tetrapeptide scheinen resorbiert zu werden, wobei die initialen Phasen des Transports unter dem Einfluß einer oberflächlichen Amino-Oligopeptidase stehen. Der eigentliche Resorptionsvorgang ist nicht geklärt. Wie im Falle der Zuckerresorption, scheinen Na^+ für den Eintritt in die Epithelien, und energieverbrauchende Prozesse für die Konzentration von Aminosäuren im Zellinnern erforderlich zu sein. Die bei *Säuglingen* beobachtete *pinozytotische Aufnahme unverdauter Proteine* entspricht offenbar einer Eigenschaft von Darmepithel mit relativ langsamem Umsatz und damit verbundener, höherer Differenzierung der Villusepithelien. Bald nach der Geburt erhöht sich die Erneuerungsrate des Darmepithels, die Zellen erreichen vor der Abschilferung nicht mehr denselben Differenzierungsgrad, und die Pinozytosevorgänge reduzieren sich, finden aber auch beim Erwachsenen in ganz geringem Maße noch statt. Im übrigen ist daran zu erinnern, daß Partikel und hochmolekulare Stoffe in kleinen Mengen auch auf dem Weg der *Persorption*, d. h. durch interzelluläre Lücken vor allem am Ort der Epitheldesquamation, eintreten können. Diese Vorgänge haben u. a. eine immunologische Bedeutung.
Nukleinsäuren werden im Darm durch Pankreas-Nukleasen in Nukleotide aufgetrennt. Ihr weiterer Abbau zu Nukleosiden und Phosphorsäure sowie schließlich in Zucker, Purin- und Pyrimidinbasen erfolgt dann offenbar durch epithelständige Enzyme. Die Basen werden durch aktive Transportmechanismen aufgenommen.
Lipide sind als solche im Darmsaft nicht löslich. Zu ihrer Emulgierung, die einem wirkungsvollen Abbau durch die Pankreaslipase vorausgehen muß, bedarf es konjugierter gallensaurer Salze, die in Konzentrationen von 5–15 µmol/ml *Mizellen* bilden und überdies das pH-Optimum der Pankreaslipase von 8,5 auf 6,5 reduzieren, d. h. dem pH im oberen Dünndarm anpassen. Durch die Hydrolyse der Triglyzeride entstehen vor allem Monoglyzeride (etwa 70%), ferner Fettsäuren und Glyzerin. Nur etwa 25–30% der Trigylzeride werden gänzlich hydrolysiert. Weniger als 5% verbleiben als Tri- oder Diglyzeride.
Monoglyzeride und Fettsäuren treten in die von den Gallensalzen gebildeten Mizellen ein, so daß aus diesen sog. gemischte Mizellen entstehen. Diese treten offenbar nicht in die Epithelzellen ein, sondern setzen an deren Oberfläche Monoglyzeride und Fettsäuren frei, die dann ihrerseits durch Diffusion durch die Zellmembran gelangen. Im endoplasmatischen Retikulum werden Monoglyzeride und Fettsäuren mit einer Kettenlänge von 16–18 C rasch wieder zu Triglyzeriden reesterifiziert. Die letzteren verbinden sich mit spezifischen Apoproteinen und Cholesterin sowie Phospholipiden zu Chylomikronen und »very low density«-Lipoproteinen, die dann in die Lymphe übertreten. Demgegenüber werden Fettsäuren mit einer Kettenlänge von 10 C und weniger nicht reesterifiziert, sondern gelangen als solche in die Blutbahn.
Cholesterin, das in den Darmmizellen nur spärlich vorhanden ist und das besonders in freier Form leicht resorbiert wird, bildet – zusammen mit den wiedergebildeten Triglyzeriden – den Kern der *Chylomikronen,* deren Proteinhülle (β-Lipoprotein) offenbar im rauhen endoplasmatischen Retikulum der Enterozyten gebildet und dann um die Lipidkerne gelagert wird. Voraussetzung für die Bildung von Chylomikronen ist auch eine intakte Phospholipidsynthese (insbesondere von Lysolezithin und Lezithin). Der Austritt der Chylomikronen aus den Epithelzellen kann offenbar basal oder seitlich erfolgen. Der Abtransport geschieht auf dem Lymphweg. Die Resorption von Lipiden findet in erster Linie im oberen Dünndarm statt. Die dabei aus den Mizellen wieder freiwerdenden gallensauren Salze werden im Ileum zum guten Teil rückresorbiert (s. enterohepatischer Kreislauf, S. 651). Schwer resorbierbare pflanzliche Steroide (z. B. Sojabohnen) können kompetitiv die Cholesterinresorption hemmen. Die *fettlöslichen Vitamine* (A, D, E und K) werden im Sinn der Fettresorption aufgenommen.
Wasserlösliche Vitamine gelangen – mit Ausnahme von Vitamin B_{12} – vor allem im oberen Dünndarm rasch durch die Darmepithelschranke. Zyanokobalamin, das nur als Komplex mit »intrinsic factor« in nennenswertem Maß resorptionsfähig ist, wird demgegenüber vorwiegend im Ileum aufgenommen, möglicherweise u. a. durch Mikropinozytose und/oder Persorption.

Funktionen des Dickdarms

Täglich gelangen etwa 300–500 ml isotonen *Darminhalts* ins Colon, wo er *weiterbefördert,* durch Resorption von Wasser, Na^+ und anderen Mineralstoffen *eingedickt,* mit reichlich *Darmbakterien* vermengt und schließlich als *Faeces* (etwa 150 g pro Tag) ausgeschieden wird. Der Dickdarm besitzt auch *resorptive Eigenschaften,* so für die von den Darmbakterien synthetisierten Vitamine, Wasser und Medikamente (Suppositorien).
Die *Dickdarmmotilität* weist einige Besonderheiten auf, die sie von der des Dünndarms unterscheidet. Die Ileozökalklappe öffnet sich bei jeder aus dem Ileum eintreffenden peristaltischen Welle; überdies wird die Chymuspassage an dieser Stelle durch die Erschlaffung des Pylorus des Magens erleichtert (sog. gastroilischer Reflex, vermutlich vagal vermittelt). Im Colon finden sich im wesentlichen vier Typen von Kontraktionen: Kleine, *einfache Einschnürungen, (Typ I,* 10–15mal/min) finden vor allem im distalen Abschnitt statt. Für die Haustrierung verantwortliche, stärkere *zirkuläre Kontraktionen* dienen ebenfalls der Durchmischung und Wasserresorption *(Typ II,* 2–4mal/min). *Typ III* entspricht einer *Kombination von I und II* und

kann in Dauerkontraktionen von wenigen Minuten Dauer ausmünden. *Propagierende Kontraktionswellen (große Holzknecht'sche Bewegungen, Typ IV,* 1–4mal/Tag) dienen dem Weitertransport des Koloninhalts. Manchmal nehmen sie die Form »peristaltischer Stürme« (Massenbewegungen) an. Sie werden durch Kolondehnung ausgelöst und sind an einen unversehrten Plexus myentericus gebunden, stehen aber in keinem direkten Zusammenhang mit dem *Defäkationsvorgang.* Der letztere wird durch Dehnung des Rektums ausgelöst, wobei eine Erregung parasympathischer Fasern den normalerweise unter Sympathikuseinfluß kontrahierten, glatten M. sphincter ani internus etwas erschlaffen läßt. Der quergestreifte M. sphincter ani externus, der sich normalerweise in tonischer Kontraktion befindet, wird bei der Defäkation, unterstützt durch die willentlich betätigte Bauchpresse, über einen spinalen Reflex zur Dilatation gebracht. Der Stuhldrang, der in erster Linie durch Dehnung des Rectums zustande kommt, kann überdies durch Magenfüllung ausgelöst oder begünstigt werden, vermutlich durch Vermittlung von Gastrin.
Die *Resorptionsleistungen* des Dickdarms umfassen vor allem einen *aktiven Natriumtransport,* wonach *Wasser,* entsprechend dem osmotischen Gradienten, verschoben wird. Eine wichtige Rolle spielt in diesem Zusammenhang die Na-K-ATPase, die u. a. durch Adrenokortikosteroide stimuliert werden kann. Es werden ferner Cl^- und K^+ rückresorbiert (nicht nur ausgeschieden!) sowie andere Substanzen, die beispielsweise durch Einläufe oder Suppositorien eingebracht werden. Ca^{++} wird mehrheitlich mit dem Stuhl ausgeschieden.
Das Colon beherbergt die Hauptmasse der Darmbakterien (s. o.), wobei hier oft Anaerobier, E. coli und nicht-pathogene Kokken verschiedener Art relativ reichlicher vertreten sind. Aus dem bateriellen Stoffwechsel gehen u. a. organische Säuren, biogene Amine (z. B. Histamin und Tyramin, katalysiert durch bakterielle Aminosäure-Dekarboxylasen) und Gase (H_2, H_2S, CO_2 und Methan) hervor. Dickdarmgase bestehen aber zum guten Teil aus geschluckter Luft (Aerophagie). Der Geruch der Faeces stammt u. a. von den Aminen Indol und Skatol, die Farbe von den Gallenpigmenten. Auf die Bedeutung der NH_3-Produktion durch Darmbakterien wurde schon hingewiesen (S. 544), ebenso auf die Vitaminsynthese durch diese Keime (S. 850). Den Hauptteil der Nahrungsrückstände bilden beim Menschen unverdauliche Pflanzenteile, insbesondere Zellulose, Hemizellulose und Lignin. Große Mengen solchen Materials fördern die Dickdarmmotilität.

Merkpunkte zu den Funktionen der Leber, des Gallengangsystems und der Gallenblase

Als größte und wichtigste Drüse des Körpers erfüllt die *Leber* eine große Zahl komplexer Aufgaben. Im *Intermediärstoffwechsel* nimmt sie eine zentrale Stellung ein und spielt beispielsweise eine wesentliche Rolle bei der Kohlenhydratspeicherung, der Bildung von Ketonkörpern, der Harnstoffbildung sowie bei vielen Schritten des Lipidstoffwechsels. Ferner sind die Hepatozyten *Syntheseort von Plasmaproteinen,* insbesondere Albumin, Fibrinogen und verschiedenen Gerinnungsfaktoren. Entscheidende Bedeutung kommt dem Organ bei der *Entgiftung* bzw. *Inaktivierung* körpereigener und körperfremder Gifte, Metaboliten, Hormone u. a. zu. Überdies wirkt die Leber als exokrine Drüse bei der *Bildung und Ausscheidung der Galle.* Schließlich ist sie – vor allem dank der in den Blutsinusoiden liegenden Kupffer'schen Sternzellen – ein wichtiger Bestandteil im Rahmen der Systeme, die *Abwehrfunktionen* dienen (S. 1289).
Viele der von der Leber erbrachten Leistungen werden in späteren Kapiteln – im Zusammenhang mit der Besprechung besonderer Stoffwechselstörungen – zur Erörterung kommen. Nachfolgend soll das Hauptgewicht auf das sog. *hepatobiliäre System* und die damit zusammenhängenden Aufnahme-, Konjugations-, Exkretions- und Sekretionsvorgänge im Bereich der Leber, der Gallenwege und der Gallenblase gelegt werden.
Die *Aufnahme verschiedenster Substanzen aus dem Blut* geschieht auf der sinusoidalen Seite der Leberzellen, die einen besonderen Bau aufweist. Vieles spricht dafür, daß in der dem Dissé'schen Raum zugewandten Hepatozytenmembran verschiedenerlei *Rezeptoren* für besondere Stoffe (z. B. Bilirubin, Gallensäure, Bromsulphalein, Mannitol u. a.) vorhanden sind, die mit *selektiven Träger-Transportmechanismen* von großer Leistungsfähigkeit in Verbindung stehen. Die chemische Struktur dieser Träger ist im einzelnen wenig geklärt. Wahrscheinlich handelt es sich in erster Linie um Proteine. In den Leberzellen finden sich beispielsweise zwei Eiweißkörper, Protein Y (Ligandin) und Protein Z, die Bilirubin (insbesondere Bilirubin IX a) binden. Es ist aber nicht bekannt, wo genau diese Bindung stattfindet, ob das lipophile Bilirubin die Zellmembran als solches passiert (einfache oder »erleichterte« Diffusion) und/oder ob für diese Substanz oberflächliche Rezeptoren vorhanden sind. Von Ligandin wird zur Zeit u. a. angenommen, daß es den Eintritt organischer Anionen durch Behinderung von deren Rückfluß begünstigt. Es wird auch vermutet, daß Ligandin Schutzwirkungen gegenüber verschiedenen toxischen Substanzen entfaltet.
Die *Konjugation* aufgenommenen *Bilirubins* mit Glukuronsäure (S. 1018) erfolgt im glatten endoplasmatischen Retikulum unter der enzymatischen Wirkung von Uridylglukuronyl-Transferase. Dabei werden vor allem Bilirubin-Diglukuronide sowie spärlich Bilirubin-Monoglukuronide gebildet, die wasserlöslich sind, sich überwiegend alkalilabil verhalten und wahrscheinlich mit Hilfe eines aktiven Transportmechanismus in die Gallenkanälchen ausgeschieden werden. Die Bildung von Bilirubinsulfat wird ebenfalls diskutiert, gilt aber nicht als erwiesen. In ähnlicher Weise geschieht die Konjugation bzw. *Entgiftung* verschiedener anderer, z. T. körperfremder (xenobiotischer) Substanzen, wobei neben Glukuroniden auch Sulfate, Aminosäurenkonjugate u. a. gebildet werden, z. B. Phenylglukuronid, Stilboestrolglukuronid, Morphin-3-Glukuronid, Benzolglykokoll u. a. m. Manche dieser Konjugate werden mit der Galle ausgeschieden, im Darm u. U. chemisch weiter modifiziert, dann durch die Darmwand ins Blut aufgenommen, von wo sie entweder in den Urin übertreten oder wieder Eintritt in die Leber finden (enterohepatischer Kreislauf, s. u.). Die Konjugate zeigen in der Regel neben ihrer Wasserlöslichkeit eine geringe Lipidlöslichkeit (Amphophilizität).
Die Leberzelle ist ferner der Ort der Synthese von *Gallensäuren,* die sich durch ein Zyklopentanoperhydrophenanthren-Gerüst auszeichnen und aufgrund zahlreicher metabolischer Schritte aus Cholesterin, als der obligaten Vorläufersubstanz, hervorgehen. Primär werden in menschlichen Hepatozyten Cholsäure (OH-Gruppen in Positionen 3, 7 und 12) und Chenodesoxy-Cholsäure (OH-Gruppen in Positionen 3 und 7, H-Gruppe in Position 12) gebildet (sog. *primäre Gallensäuren).* Desoxycholsäure (Ersatz der OH-Gruppe in Position 7 von Cholsäure durch H) und Lithocholsäure (Ersatz von OH-Gruppe in Position 7 von Chenodesoxy-Cholsäure durch H) sind sog. *sekundäre Gallensäuren,* die erst im Darm unter der Einwirkung von Bakterien entstehen, jedoch über den *enterohepatischen Kreislauf,* d. h. Wiederaufnahme in distalen Darmabschnitten, Transport im Blutkreislauf (Bindung an Plasmaproteine) und raschen Wiedereintritt in die Leberzellen, in die Galle übertreten können. Dieser Vorgang hat auch regulierende Bedeutung für das Ausmaß der Gallensäuresynthese in der Leber, indem diese bei Unterbruch des enterohepatischen Kreislaufs erheblich ansteigt. Die *Cholesterinsynthese* in den Hepatozyten ist derjenigen der Gallensäuren ungefähr proportional. Sie geht von Azetyl-Koenzym A aus, das in zwei Schritten zu 3-Hydroxy-3-Methylglutaryl-Koenzym A (HMG-CoA) umgewandelt wird. Für die Bildungsrate von Cholesterin limitierend wirken vor allem die Enzyme HMG-CoA-Reduktase und Cholesterin-7 α-Hydroxylase (S. 924).
Über die Mechanismen, die der *Ausscheidung der primären Galle* zugrunde liegen, weiß man noch wenig, da die in den Gallenkanälchen enthaltene Flüssigkeit bisher noch nicht isoliert untersucht werden konnte (vgl. dagegen Mikropunktion zum Gewinnen von Primärharn, S. 746). Vieles spricht dafür, daß die Konzentration von ATP und die Aktivität der Na^+-, K^+-abhängigen ATPase im Bereich der kanalikulären Hepatozytenmembran den Gallenfluß mitbestimmen. Über den Einfluß von Veränderungen der »Membranfluidität« im Gallenkanälchenbereich – z. B. infolge Einwirkung von Gallensalzen – auf die Gallensekretion besteht noch Unklarheit. Zweifellos aber ist die Ausscheidungsrate für Gallensalze ein wesentlicher Regulator des Gallenflusses. Gallensäuren werden vor der Exkretion mit Taurin oder Glykokoll zu Taurochol- und Glykocholsäuren konjugiert und bilden – z. T. erst im Gallengangsystem – Natrium- und Kaliumsalze, die wichtige Funktionen erfüllen (s. u.). Der mit Hilfe der z. Z. verfügbaren Methoden meßbare *Gallenfluß* wird durch verschiedene Faktoren reguliert. Der sog. *Gallensalz-unabhängige Gallenfluß* beruht, wenigstens zum Teil, auf *sekretorischen Leistungen der Wandelemente des Gallengangsystems.* In den Epithelien der kleinen wie der größeren Gallengänge findet ein aktiver Transport u. a. von Na^+ und Bikarbonat nach der Lumenseite zu statt, gefolgt von entsprechenden Wasserverschiebungen. Diese Vorgänge werden durch Sekretin erheblich gesteigert. Überdies scheint zwischen den Sinusoiden der Leber und den Gallenkanälchen eine rasche, selektive Passage von Ionen, insbesondere von Na^+ und Cl^-, stattzufinden, über deren Weg noch Unklarheit besteht. Der sog. *Gallensalz-abhängige Gallenfluß* richtet sich im wesentlichen nach dem Ausmaß der Gallensäurensekretion, wobei eine ungefähr lineare Beziehung zwischen der Ausscheidung einer bestimmten Gallensäure einerseits und derjenigen von Cholesterin und Phospholipiden andererseits nachgewiesen wurde. Die letzteren stammen, soweit sich z. Z. beurteilen läßt, wenigstens z. T. aus Membranbestandteilen der Leberzellen und stellen überwiegend Phosphatidylcholine dar, vermengt mit spärlich Lysophosphatidylcholinen und Phosphatidyläthanolaminen. Die Mechanismen, die der Ausscheidung des sog. *biliären Lipidkomplexes,* der in Wasser löslich ist, zugrunde liegen, konnten noch nicht

befriedigend geklärt werden. Ob die Bildung von *Mizellen* (s. o.) *mit Gallensalzen, Cholesterin* und *Lezithin* sowie *spärlich Protein* erst im Lumen der Gallenkanälchen stattfindet, steht noch nicht fest. Je nach dem Gehalt an oberflächenaktivem Material in der Galle können die Lipidkomplexe »monomer« (Molekulargewicht etwa 100000) oder in aggregierter Form (Durchmesser der Mizellen bis 400 Å) auftreten. Wenig Bescheid wissen wir über die Vorgänge, die die *selektive Ausscheidung* gewisser Substanzen aus den Leberzellen in die Gallenkanälchen ermöglichen. So vermag beispielsweise die Rattenleber eine große Zahl verschiedener Stoffe mit mäßiger Wirksamkeit, die menschliche Leber dagegen eine beschränkte Zahl von Substanzen mit großer Effizienz auszuscheiden.
Der *enterohepatische Kreislauf* (s. o.) gilt nicht nur für *Gallensäuren,* die zu über 95% wieder in die Leber gelangen, sondern auch für viele andere Substanzen, z. B. *Medikamente, Hormone* und ihre Metaboliten, ferner für einen *kleinen Teil der Gallenpigmente.* Die Glukuronsäurekoppelung des Bilirubins bleibt in der Regel bis ins Colon bestehen, so daß eine Rückresorption dieser wasserlöslichen Verbindung durch die Membran der Dünndarmepithelien kaum erfolgt. Im Dickdarm dagegen wird *Bilirubin* bakteriell dekonjugiert und oxidiert, so daß unstabile Metaboliten (Mesobilirubinogen, Sterkobilinogen u. a.) entstehen, die man unter der Bezeichnung »*Urobilinogen*« zusammenfaßt. Ein Teil des Urobilinogens und geringste Mengen nicht-konjugierten Bilirubins werden rückresorbiert und gelangen über die Pfortader in die Leber, wo sie wieder aufgenommen werden. Normalerweise tritt sehr wenig dieses Materials in den Urin über. Die Hauptmasse der Gallenpigmente wird als »*Sterkobilin*« im Stuhl ausgeschieden.
Normalerweise fließt die Galle bei verschlossenem Sphincter Oddi in die *Gallenblase,* wo sie *gespeichert,* durch Wasserresorption *eingedickt* und z. T. etwas *angesäuert* wird. Die *Entleerung der Gallenblase* untersteht verschiedenen regulatorischen Faktoren. Schon die Nahrungsaufnahme durch den Mund führt zu einer leichten Erschlaffung des Sphincter Oddi. Zu einer erheblichen Kontraktion der Gallenblase kommt es aber erst, wenn Speisebrei (insbesondere Fette, z. T. aber auch Proteinbruchstücke, Säuren und gewisse Salze (z. B. $MgSO_4$)) ins Duodenum übertritt und zur vermehrten Freisetzung von Cholezystokinin-Pankreozymin sowie anderer Mediatoren führt. Hierbei scheinen auch Reflexmechanismen in der Schleimhaut mitzuspielen, indem beispielsweise eine Prokainbepinselung der Duodenalmukosa die Freisetzung solcher Hormone (wie auch des Gastrins) durch Speisebrei unterbindet.
Die *Wirkungen der biliären Lipidkomplexe,* insbesondere der *Gallensalze,* umfassen – wie z. T. schon erwähnt wurde – die *Solubilisierung von Lipiden* durch Mizellenbildung, die *Aktivierung der Pankreaslipase,* eine *Hemmung der Magensekretion* und eine *Herabsetzung der enteralen Cholesterinsynthese.* Außerdem vermindern sie das Hungergefühl und haben im Colon einen laxierenden Effekt. Bei jeder lipidreichen Mahlzeit wird der Gallensäurenpool des Körpers (etwa 5 g Gallensalze, bei Nüchternheit vor allem in der Gallenblase) 2–3mal umgesetzt.

108.3. Allgemeine Begriffe und Bemerkungen zu den Ernährungs-, Verdauungs- und Resorptionsstörungen

Definitionen: Die Nahrungs- und Flüssigkeitsaufnahme, die physiologischerweise durch *Hunger* und *Durst* bzw. *Sättigungsgefühle* (S. 657) geregelt wird, kann sowohl in quantitativer wie in qualitativer Beziehung von der Norm abweichen. *Inappetenz* heißt Mangel an Hungergefühl; steigert sich dieser zu einer länger dauernden Verweigerung der Nahrung, wobei oft sogar eine Abscheu vor derselben geäußert wird, sprechen wir von *Anorexie.* Ein verstärktes und/oder zu häufig wiederkehrendes Hungergefühl ist offenbar die Hauptursache der *Hyperphagie* bzw. *Polyphagie* (»Vielfresserei«), die ihrerseits – wegen der mit ihr verbundenen *Überernährung (Hyperalimentation)* – den wichtigsten Grund der *allgemeinen Adipositas (Obesitas, Fettsucht, Fettleibigkeit)* darstellt. Besteht über längere Zeit ein abnorm vermehrtes Durstgefühl, resultiert in der Regel eine *Polydipsie* (»Vieltrinkerei«), die öfters auf einen krankhaften Zustand hinweist. Reichliches Luftschlucken heisst *Aerophagie*; es ist oft mit »Aufstossen« verbunden. Mit »*Unterernährung*« meint man eine ungenügende Ernährung, insbesondere hinsichtlich der Kalorienzahl, nicht aber notwendigerweise in bezug auf wichtige Baustoffe, wie Vitamine, essentielle Aminosäuren und Spurenelemente. Fehlt es an den letzteren, sprechen wir von »*Mangelernährung*« *(Malnutrition),* gleichgültig, ob die Kalorienzahl der Nahrung ausreicht oder nicht. Häufig sind Unter- und Mangelernährung kombiniert. Diese Begriffe finden im übrigen nicht nur auf ein Fehlen von Nahrungsmitteln, wie dies z. B. bei allgemeiner Hungersnot der Fall ist, sondern auch auf krankhafte Zustände mit ungenügender Nahrungsaufnahme Anwendung. Die Abmagerung bzw. weitere Folgen der Unterernährung faßt man unter dem Begriff der »*Inanition*« zusammen. Bei besonders schweren Formen von Inanition sprechen wir von *Marasmus* (Adjektiv: *marantisch*). Marasmus bei Patienten mit bösartigen neoplastischen Prozessen wird *Kachexie* genannt. *Nausea* heißt *Übelkeit.* Sie kann zum *Erbrechen (Vomitus)* führen. Übler Mundgeruch *(Foetor ex ore)* ist oft nur Ausdruck einer schlechten Zahnpflege. Er ist aber auch Begleitzeichen zahlreicher Krankheiten. Bei mangelhafter Speichelsekretion spricht man von *Xerostomie. Sodbrennen (Pyrosis)* tritt in der Regel bei Reizung der Ösophagusschleimhaut durch *Regurgitation (Reflux)* von Magensaft auf. Der *Schluckauf (Singultus)* ist in der Regel eine gutartige, vorübergehende Erscheinung. Er gehört aber auch zum Symptomenbild einer Reihe von Krankheiten. Als *Dysphagie* bezeichnen wir ein beschwerliches und/oder gestörtes Schlucken, wobei zwischen *oropharyngealer und ösophagealer Dysphagie* unterschieden wird. *Achalasie* nennt man die Folge einer fehlenden oder ungenügenden Erschlaffung, z. B. der ösophagogastrischen Übergangszone.
Hernien im Bereich des Verdauungstrakts sind Austritte (Aussackungen) von Teilen desselben durch die Wand des Hohlraums, der sie normalerweise umschließt. Eine *Hernie im Abdominalbereich* kann als Ausstülpung von Eingeweiden in eine – normale oder pathologische, u. U. neu entstandene – Höhle bezeichnet werden, die sonst keine oder andere Eingeweide enthält. An der ausgebildeten Hernie unterscheidet man *Bruchpforte* mit *Bruchring, Bruchsack* und *Bruchsackinhalt,* der meist mehr oder weniger »*Bruchwasser*« enthält. Erfolgt die Herniation aus dem Bauchraum durch die Bauchwand nach außen, sprechen wir von »*äußeren Hernien*«, die den »*inneren Hernien*«, d. h. solchen innerhalb der großen Körperhöhlen, gegenübergestellt werden. *Echte (wahre) Hernien*

werden von Peritoneum parietale ausgekleidet, bei *falschen Hernien* (»Eingeweideprolaps«) ist dies nicht der Fall. *Hernia permagna* heißt eine sehr große Hernie, deren Bruchsackinhalt mit der Zeit das »Heimatrecht in dem kleiner werdenden Peritonealraum verlieren« kann. Bei *Gleithernien* wird ein Teil des Bruchsacks von Wandteilen des Verdauungsschlauchs gebildet.

Peptische Geschwüre (Ulcera peptica) im Magen – und/oder angrenzenden Dünndarm (Duodenum, u. U. Jejunum) – bzw. Ösophagusbereich sind mehr oder weniger tiefgreifende Defekte der inneren Wandschichten, die wenigstens zum Teil auf der andauenden Wirkung des Magensafts beruhen. Unter *Maldigestion* versteht man eine ungenügende Verdauung des Nahrungsbreis im Innern des Verdauungskanals, insbesondere im Magen-Dünndarmgebiet. *Malabsorption* heißt mangelhafte Resorption (Absorption) der aufgenommenen Nahrung im Darm, d. h. vor allem im Dünndarm. Maldigestion ist meistens mit Malabsorption verbunden.

»*Dyspepsie* ist ein weitgefaßter Sammelname für Verdauungsstörungen, die mit Nausea, Erbrechen, Schmerzen, Völlegefühl, Meteorismus (s. u.) und/oder Defäkationsstörungen einhergehen können, meist vorübergehender Natur sind und im wesentlichen in *Gärungsdyspepsien* und *Fäulnisdyspepsien* unterteilt werden, je nach den vorherrschenden bakteriellen Produkten im Dickdarm.

Unter »*Motilitätsstörungen*« im Gastrointestinaltrakt verstehen wir Abweichungen der Kontraktions- und Erschlaffungsvorgänge, im besonderen auch der Peristaltik, von der Norm, wobei Verstärkungen und Abschwächungen, Beschleunigungen und Verlangsamungen dieser Vorgänge auseinanderzuhalten sind. Aufgrund vielerlei krankhafter Veränderungen kann es im Verdauungstrakt zu teilweisen oder vollständigen Passagebehinderungen kommen. Hier spricht man allgemein von *Verschluß-Syndromen (Obstruktionssyndromen)*, im Darmbereich von *Ileus* (»Darmverschluß«). Beruht die Passagestörung auf einem organischen Hindernis, handelt es sich um einen *mechanischen Ileus;* ist sie durch verminderte oder aufgehobene Darmmotilität (insbesondere Lähmung der glatten Muskulatur) bedingt, sprechen wir von *paralytischem* (»adynamischem«) Ileus. *Obstipation (»Verstopfung«)* heißt ein Zustand, der durch verzögerte Darmpassage und/oder seltene Defäkation gekennzeichnet ist. Bei der sog. *Dyschezie* liegt eine Störung des Defäkationsvorgangs selbst vor, während es bei der »*Kolonobstipation*« als Folge einer auf Kosten der propulsiven Dickdarmperistaltik relativ vermehrten nicht-propulsiven Motilität zu einer starken Stuhleindickung und entsprechenden Defäkationsschwierigkeiten (Stuhlverhaltung) kommt. Mischformen der beiden sind bekannt. Eine *Diarrhoe* (»Durchfall«) besteht dann, wenn ungewöhnlich dünnflüssiger Stuhl entleert wird. Meistens ist damit eine Steigerung der Defäkationsfrequenz verbunden. Dabei zeichnet sich die sog. *Dünndarmdiarrhoe* durch besonders reichliche Stuhlmengen, die *Dickdarmdiarrhoe* durch besonders häufige Stuhlentleerungen aus. *Steatorrhoe* heißt Entleerung eines abnorm fettreichen Stuhls. Der *acholische Stuhl* ist wegen weitgehenden Fehlens der Gallenpigmente annähernd farblos, weißlich. *Meteorismus* bedeutet Blähung des Magendarmtrakts, in der Regel des Colon, durch reichlich Gase (geschluchte Luft *(Aerophagie)* und/oder bakterielle Darmgase), verbunden mit Völlegefühl und z. T. Krämpfen sowie Flatulenz (gehäuftes und/oder vermehrtes Entweichen von Gasen per anum). *Abdominalschmerzen* lassen sich in zwei große Haupttypen unterteilen: Beim *viszeralen Schmerz,* der durch Dehnung, spastische Kontraktion oder andersartige Reizung eines viszeralen Hohlorgans zustande kommt, stehen sog. *Koliken* im Vordergrund, d. h. kurzdauernde, bohrende Schmerzen, die in Intervallen von einigen Minuten wiederkehren, wenig lageabhängig sind und oft diffus in die Mittellinie projiziert werden. Der *somatische Schmerz,* der in der Regel auf entzündlicher bzw. infektiös-toxischer Gewebeschädigung im Bauchwandbereich beruht, zeichnet sich durch fortdauernde Intensität, dumpfen bis scharfen Charakter, Lageabhängigkeit und meist recht gute Lokalisierbarkeit in seitlichen Partien aus. *Blutungen* im Verdauungstrakt s. S. 710. *Divertikel* sind umschriebene Aussackungen bzw. Ausziehungen der Wand des Verdauungsschlauches.

Ikterus (Gelbsucht) beruht auf Hyperbilirubinämie, die klinisch manifest wird (Gelbfärbung der Skleren), wenn das Gesamtbilirubin im Serum etwa 2 mg% übersteigt (vgl. dazu auch hämolytischer Ikterus, S. 1035). *Cholestase* heißt Gallenstauung. Unter *Leberzirrhose* (»zirrhos«(gr.) heißt »gelb«) versteht man eine mit chronischer Entzündung einhergehende Veränderung des Organs, die durch bindegewebige Faservermehrung sowie meistens einen Verlust der normalen Läppchenstruktur und die Entwicklung ungeordneter Parenchyminseln *(Pseudolobuli)* gekennzeichnet ist. *Leberinsuffizienz* bedeutet einen weitgehenden Zusammenbruch der Leberfunktionen infolge schweren Parenchymschadens. Dabei kann der Tod im sog. *Coma hepaticum (Leberkoma)* eintreten.

Das Vorkommen von Konkrementen (»Steinen«) in den Gallenwegen nennt man *Cholelithiasis,* im besonderen *Cholezystolithiasis, Choledocholithiasis* u. a. *Entzündliche Veränderungen* im Verdauungstrakt werden – wie anderswo – durch das Anhängsel *-itis* an die Organbezeichnung benannt (z. B. Gastritis, Enterozolitis, Hepatitis, Cholezystitis u. a. m.).

Die große Bedeutung der Störungen des Verdauungstrakts und der zugehörigen Organe in der Medizin geht u. a. aus *Morbiditäts- und Mortalitätsstatistiken* hervor: Ungefähr ein Drittel der Spitaltage an chirurgischen Kliniken entfällt auf gastroenterologische Fälle, und im Rahmen der Gesamtmortalität stehen sie hinter den kardiovaskulären Fällen an zweiter Stelle. *Epidemiologische Erhebungen* haben verschiedene wichtige Zusammenhänge aufgedeckt. Hinsichtlich *genetischer Faktoren* sind z. B. die relative Häufung des Magenkarzinoms bei Individuen der Blutgruppe A, diejenige des Duodenalgeschwürs bei solchen der Blutgruppe O und die gewisser ulzeröser Darmveränderungen, die der idiopathischen Proctocolitis haemorrhagica (»Colitis ulcerosa«) und der Crohn'schen Krankheit (s. u.) bei der jüdischen Bevölkerung in den USA, erwähnenswert. Rassenmerkmale finden sich auch in bezug auf Enzymmangelkrankheiten, wie den Laktasemangel. *Geschlechtsunterschiede* zeigen sich u. a. hinsichtlich der Inzidenz der Cholelithiasis, die bei Frauen im geschlechtsreifen Alter wesentlich höher ist als bei Männern. *Alterseinflüsse* machen sich in mancher Beziehung bemerkbar, z. B. in der Häufung von Appendicitis bei Kindern und Jugendlichen, der Altersabhängigkeit des Auftretens von Magendarmkarzinomen u. a. m. Von den *Umgebungsfaktoren* seien u. a. die höhere Inzidenz des Karzinoms und des Ulcus pepticum des Magens (nicht aber des Ulcus pepticum des Duodenums!) bei niedrigeren sozialen Bevölkerungsschichten bzw. bei besonderen Ernährungsgewohnheiten (Japan!) sowie die Häufung von Leberzirrhose und/oder Pankreatitis bei Alkoholikern hervorgehoben. Vieles ist auch über die Einflüsse von Über- Unter- bzw. Mangelernährung sowie die orale Einnahme von Giften, Medikamenten und mikrobiellen Erregern auf den Magendarmtrakt, die Leber und andere Organe bekannt (s. u.).

Die Wichtigkeit der *Darmflora* äußert sich u. a. darin, daß bakterienfrei (»keimfrei«, gnotobiotisch) aufgezogene Säuger einen durchaus kranken Eindruck machen (u. a. Vitaminmangel), ein nur kümmerlich entwickeltes lymphatisches, d. h. immunbiologisch aktives Gewebe aufweisen und u. a. vermehrt Cholesterin resorbieren (Beobachtungen bei Affen). Von allen bakterienhaltigen Ober- bzw. Grenzflächen des Körpers ist der Darm bei weitem die bedeutendste, was sich u. a. darin äußert, daß die Hauptmasse der im Blut zirkulierenden Antikörper gegen Antigene der Intestinalflora gerichtet ist. Die mikrobiologische Ökologie des Darmtrakts befindet sich physiologischerweise mit dem Wirtsorganismus in einem symbiontischen Gleichgewicht, kann aber leicht gestört werden, sei es durch unzweckmäßige Ernährung, antibiotische Behandlung und/oder perorale Aufnahme z. B. pathogener Keime, sei es durch primäre Erkrankung des Verdauungstrakts bzw. der zugehörigen Organe. Die Darmflora ist auch eine häufige Quelle von Infektionskrankheiten, die sich an anderer Stelle (z. B. in den Nieren) manifestieren.

108.4. Ungenügende bzw. mangelhafte und übermäßige Ernährung

Einige Merkpunkte zur physiologischen Ernährung

Der *Nahrungsbedarf* des Menschen umfaßt eine *Minimalmenge von* Kalorien, die überwiegend durch *Kohlenhydrate* gedeckt werden kann, sowie ausreichend *Proteine,* insbesondere sog. *essentielle Aminosäuren* (Leuzin, Isoleuzin, Lysin, Methionin, Phenylalanin, Threonin, Tryptophan und Valin), *Fette,* vor allem *essentielle ungesättigte Fettsäuren* (Linol-, Linolen- und Arachidonsäure), *Vitamine* (S. 847), *Mineralien* (Natrium, Kalium, Kalzium, Phosphor, Chlor, Magnesium, Schwefel, Eisen, Kupfer und Jod sowie Spurenelemente, wie Kobalt, Zink, Mangan, Molybdän, Selen, Fluor u. a.) und *Wasser* (Tabelle 44).

Die *Hauptenergieträger der Nahrung* (Kohlenhydrate (4 kcal/g)*, Eiweiße (4 kcal/g) und Fette (9 kcal/g)) gelangen zu etwa 85% als *»umsetzbare Energie«* in den Stoffwechsel, der Rest geht mit dem Stuhl und dem Urin verloren. Die »umsetzbare Energie« hat einerseits eine *»spezifisch-dynamische Wirkung«* (Zunahme der Wärmebildung in Prozent der zugeführten Nahrungskalorien, am größten für Proteine (30%)) zur Folge, andererseits liefert sie die sog. *Nettoenergie,* die bei ausgewogener Bilanz diejenige Menge von Körpersubstanz-Energie spart oder ersetzt, die ohne Nahrungsaufnahme verloren ginge.

Der *Wirkungsgrad,* d. h. der Anteil der ausnutzbaren Energie, ist bei der Umwandlung verschiedener Energieformen nicht gleich groß.

Der sog. *respiratorische Quotient,* d. h. das Verhältnis des bei der Verbrennung abgegebenen CO_2 zum aufgenommenen O_2, beträgt für Kohlenhydrate (Stärke) 1,0, für Fette etwa 0,7 und für Proteine 0,81. Der *Grundumsatz* beläuft sich beim erwachsenen Mann auf etwa 25–50 kcal/m²/h, bei der Frau auf 30–50 kcal/m²/h, d. h. pro Tag im Mittel auf etwa 1400–1800 kcal. Der *tägliche Kalorienbedarf* entspricht nach neueren Empfehlungen beispielsweise für einen 25 Jahre alten, 70 kg schweren Mann unter mäßiger körperlicher Arbeit und bei 20° C Durchschnittstemperatur 2800 kcal, für eine gleichaltrige, 58 kg schwere Frau 2000 kcal. Der Energiebedarf hängt allerdings von Faktoren, wie Wachstum, körperlicher Arbeit, Außentemperatur, Schwangerschaft, Laktation u. a. ab und steigert sich beispielsweise bei Krankheiten mit erhöhtem Zellwechsel und/oder Fieber.

Die täglich aufgenommene Kalorienzahl verteilt sich in Westeuropa ungefähr wie folgt: Kohlenhydrate 47–73%, Fette 27–36% und Eiweiße 13–17%.

Der größte Teil der *Kohlenhydrate* ist in der üblichen Nahrung in Form von Stärke enthalten, die vor allem mit Getreide, Kartoffeln, Reis und Mais aufgenommen wird. In dieser Kost sind in der Regel auch erhebliche Mengen von Vitaminen (B_1, B_2, Niazin und Askorbinsäure) enthalten.

Fette sind, abgesehen von ihrem hohen Brennwert, schon wegen der geschmackverbessernden Wirkung, ihres Gehalts an essentiellen Fettsäuren und ihrer Bedeutung bei der Resorption der fettlöslichen Vitamine (A, D, E, K) ein wichtiger Bestandteil der Nahrung.

Proteine, deren Hauptquellen Milch, Fleisch und Eier, ferner in bezug auf den Gehalt an essentiellen Aminosäuren weniger wertvolle pflanzliche Produkte, wie Kartoffeln, Hülsenfrüchte, Reis und Weizen, sind, liefern die für den Zellumsatz, die Bildung von Struktur- und Sekretproteinen sowie von Hormonen notwendigen Aminosäuren. Es wird empfohlen, die Eiweißzufuhr auf etwa 0,9–1 g/kg Körpergewicht/Tag zu halten. Durch günstige Mischung pflanzlicher und tierischer Proteine läßt sich eine besonders hohe biologische Wertigkeit dieser Nahrungsbestandteile erreichen.

Der tägliche Bedarf an *Mineralien* beläuft sich auf folgende Werte (Erwachsene): Kochsalz (7,5–18 g), Kalium (0,8–1,3 g), Kalzium (0,5–1,2 g), Phosphor (ähnlich wie für Kalzium), Magnesium (150–400 mg), Jod (100–200 µg), Eisen (10 mg), Kupfer (2 mg), Kobalt (Spuren), Chrom (30–80 µg), Zink (10–15 mg), Mangan (3–9 mg), Molybdän (Spuren), Selen (Spuren).

Täglich benötigt der gesunde Erwachsene in Nahrungsmitteln und Getränken total etwa 2000–2500 ml *Wasser.*

Hungerzustände und allgemeine Unterernährung

Zur Zeit leiden annähernd zwei Drittel der Menschheit an wenigstens zeitweisem *Nahrungsmangel.* Meistens handelt es sich dabei nicht bloß um eine *quantitative,* sondern um eine *kombiniert quantitativ-qualitative Unterernährung,* insbesondere auch um eine ungenügende Zufuhr von vollwertigem (tierischem) Ei-

---

* 1 $kcal_{15}$ = 4,185 KJ

Tabelle 44. Nahrungsbedarf*

Nahrungsbestandteil	*Empfohlene Zufuhr pro Tag*						
	Männer 18–35 Jahre (55–75 Jahre)	Frauen 18–35 Jahre (55–75 Jahre)	Frauen 2.+3. Trimenon und Stillzeit	Schwerarbeiter	Säuglinge	Kinder 1–3 Jahre (6–9 Jahre)	Knaben (Mädchen) 12–15 Jahre
Wasser (ml/Cal)	1	1	1	1	1,5	1	1
Mineralien (mg)							
Eisen	0,5–1,0	0,7–2,0 (0,5–1,0)	2,0–4,8		1,0/kg K.G.**	0,4–1,0	1,0–2,0
NaCl	ca. 6 g (abhängig vom Wasserbedarf: z. B. 10 g in tropischem Klima)						
Kalium	0,8–1,3 g (wahrscheinlich)						
Phosphor	600–750	600–750	1000–1200		500–600	400–500	600–700
Kalzium	400–500	400–500	1000–1200		500–600	400–500	600–700
Magnesium	300–400	300	350–400			150	200–300
Kupfer	1,5–2	1,5–2	1,5–2		0,04–0,14/kg K.G.		
Jod		ca. 0,1–0,35					
Schwefel		Bedarf größtenteils durch Zufuhr von Zystein und Methionin gedeckt					
Spurenelemente (mg)							
Kobalt		Bedarf durch Zufuhr von Vitamin B_{12} gedeckt					
Zink		Empfohlene Zufuhr:	10 –15				
Mangan			2 –8				
Fluor			1,4–1,8				
Vanadium			ca. 2				
Zinn			3,6–17				
Molybdän			0,1				
Chrom			0,03–0,08				
Selen			0,1–3ppm (beim Tier)				
Nickel			?				
Silizium (SiO_2)			?				
Kalorien (*Cal = kg cal$_{15}$*) (1 Cal = 4,185 kJ)	2800 (2200)	2000 (1600)	+ 200 (+1000)	+150+225/h	115/kg K.G.	1300 (2100)	3000 (2500)
Proteine (g)	70 (70)	58 (58)	+20 (+40)		5,5/kg K.G.	32 (52)	75 (62)
Aminosäuren:							
L-Tryptophan	0,25	0,16					
L-Phenylalanin	0,30	0,22					
L-Lysin	0,80	0,50					
L-Threonin	0,50	0,31	Mindestbedarf				
L-Methionin	0,20	0,35					
L-Leuzin	1,10	0,62					
L-Isoleuzin	0,70	0,45					
L-Valin	0,80	0,65					
Essentielle Fettsäuren (% der Cal)			2 (Mindestbedarf)				
Kohlenhydrate (g/100 Cal)			5 (Mindestbedarf)				

* Vitamine: s. Tabelle 57 (S. 861)
** K.G. = Körpergewicht

weiß und von Vitaminen (vgl. dazu Tabelle 44). Abgesehen vom Mangel an Nahrung und/oder Wasser, können Zustände von Unterernährung, zumal in zivilisierten Ländern, durch Krankheiten (z. B. Ösophaguskarzinome, Magenkarzinome, Malabsorptionssyndrome, konsumierende Krankheiten u. a. m.) bedingt sein (s. u.). Die *Anorexia nervosa (mentalis)* wurde schon erörtert S. 381).

Pathogenese und **Folgen** (vgl. dazu S. 917): Aus einem normalen Ernährungszustand heraus reichen die *Energiereserven* eines erwachsenen Menschen für mindestens 40–50 Tage, bei Fettleibigen noch länger. Ein Überleben ohne Energiezufuhr ist aber während dieser Zeitspanne nur bei ausreichender *Wasserzufuhr* möglich; fehlt diese, tritt in den meisten Fällen der Tod innerhalb von etwa zwei Wochen ein *(Verdurstungstod)*. Neuere Beobachtungen deuten darauf hin, daß bei genügender Versorgung ausschließlich mit

Wasser, Elektrolyten und Vitaminen die *Überlebensdauer* Monate betragen kann. Dies hat wahrscheinlich u. a. damit zu tun, daß der Ruheverbrauch von Energie, der sich beim Erwachsenen auf etwa 1600 kcal beläuft, bei kalorienfreier Ernährung zunehmend abnimmt, z. T. wahrscheinlich wegen Wegfalls der spezifisch-dynamischen Wirkung der Nahrungsmittel, vor allem aber auch wegen fortschreitender Verminderung der Maße lebenden Gewebes, das ja im Hungerzustand reduziert wird *(kompensatorische Abmagerung)*. Das vor allem in der Leber gespeicherte *Glykogen* wird beim Hungern zuerst abgebaut, meistens schon innerhalb eines Tages. Danach setzt die *Mobilisierung des in den Fettgeweben enthaltenen Fetts* ein, und schließlich – mit der letzteren zeitlich überlappend – kommt es zum *Verbrauch der Eiweißreserven* des Körpers. Dies geschieht einesteils durch intrazelluläre Autophagie (S. 55), andernteils durch Zelluntergang, vermutlich auch durch Abbau interzellulär gelagerter Proteine. Beim Gewebeabbau werden naturgemäß andere Stoffe, wie Lipide, Polysaccharide und Mineralien, frei. Der Eiweißmangel hat u. a. zur Folge, daß die Neusynthese von Proteinen stark abnimmt, was sich beispielsweise in einer *Herabsetzung regenerativer Vorgänge,* einer erheblich *verminderten Enzymbildung* und einer *Reduktion der Hormonproduktion* äußert. Der Mangel an Verdauungsenzymen bringt es dann mit sich, daß allenfalls aufgenommene Nahrung z. T. ungenützt durch die Faeces abgeht. Oft verbindet sich damit eine *Diarrhoe,* was zu einem deletären Wasser- und Salzverlust führen kann. Die infolge Nachschubinsuffizienz erniedrigte Konzentration von Plasmaeiweißen im Blut *(Hypoproteinämie,* insbesondere *Hypalbuminämie)* zieht wegen der eingeschränkten kolloid-osmotischen Wirkung des letzteren die Ausbildung sog. *Hungerödeme* nach sich. An ihrer Entstehung sind allerdings zudem oft renale, kardiale, endokrine und andere Faktoren, wie Störungen des Salzhaushalts, beteiligt. Weitere Folgen umfassen eine *Anämie* und eine *Involution des lymphatischen Parenchyms,* d. h. des Hauptträgers der immunbiologischen Funktionen mit zugehöriger *Beeinträchtigung der zellgebundenen Immunreaktionen* und einer *Herabsetzung der Antikörperbildung.* Diese Veränderungen, zusammen mit der quantitativen und – infolge Verminderung intrazellulärer Enzyme – qualitativen *Einschränkung der zellulären Abwehrsysteme* (u. a. Leukozyten) sowie der *Störung epithelialer Schranken* (z. B. im Darm), erklären die hohe *Infektanfälligkeit* bei Hungermarasmus. Infektionen durch Staphylokokken, Streptokokken, gramnegative Keime u. a. sind hier keine Seltenheit. Bekannt ist ferner die sog. Hungertuberkulose. Bei allgemeiner Hungersnot wird u. a. auf diese Weise die Verbreitung von Seuchen, wie Typhus abdominalis, Ruhr, Fleckfieber u. a. m., gefördert. Früher waren Hungerkatastrophen öfters mit Pestepidemien verbunden. Erliegt der Patient mit schwerem Hungerschaden nicht einer Infektionskrankheit, tritt der Tod oft unter dem Bild eines *hypoglykämischen Komas* ein, verbunden mit Ketoazidose.

Mäßige Grade von Unterernährung haben nicht nur nachteilige Folgen, sondern bewirken einen *Rückgang bestimmter Krankheitsgruppen,* wie Diabetes mellitus, arterielle Atheromatose (und damit z. B. des Myokardinfarkts), arterielle Hypertonie, endokrine Überfunktionssyndrome u. a. m.

Morphologisch erscheinen Individuen im fortgeschrittenen Hungerzustand meist *stark abgemagert,* wobei *Hungerödeme* an abhängigen Partien, u. U. im Gesicht und in anderen Lokalisationen, das Bild des Marasmus unterstreichen können. Die *Skelettmuskulatur* ebenso wie gewisse innere Organe, vor allem *Leber* und *Herz,* zeigen eine deutliche *Atrophie,* z. T. verbunden mit verstärkter Lipofuszineinlagerung *(braune Atrophie).* Eine *Lipofuszinose,* die überwiegend durch Autophagie von Zellbestandteilen zustande kommen dürfte (S. 98), erkennt man auch in zahlreichen anderen Körperzellen mit geringer Erneuerungsrate. Der Abbau von Myoglobin und Hämoglobin, bei fast fehlendem Wiederaufbau dieser Substanzen, resultiert in einer *Hämosiderose* des retikulohistiozytären Systems und der Hepatozyten. Die Niere sowie gewisse endokrine Organe (u. a. Nebennieren und Hypophyse) bleiben selbst bei schwerem Hungerzustand oft noch längere Zeit von der Atrophie verschont. Die Nebennierenrinde kann in der Phase der Adaptation (S. 376) sogar ausgesprochen hypertrophisch sein, während beispielsweise die Schilddrüse wesentlich früher Zeichen der Involution zu erkennen gibt. Im Endstadium des Verhungerns nehmen schließlich auch Nebennierenrinde und Hypophyse am allgemeinen Gewebeschwund teil, und Speichererscheinungen, wie inkretorische Granula oder Lipidtropfen, verlieren sich. In den Prozeß der allgemeinen *Atrophie* sind *Haut* und *epidermale Anhangsgebilde (Schweiß- und Talgdrüsen, Haare) einbezogen, wobei Melaninbildungsstörungen und Pigmentverschiebungen auftreten können. Im Verdauungstrakt* macht sich der mangelhafte Speichelfluß u. U. in einer *Xerostomie* (»trockener Mund«) bemerkbar, und im Magen-Dünndarmbereich zeigen sich Schleimhautveränderungen, die von einem teilweisen Verstreichen der Zotten im oberen Dünndarm, Epithelschäden und verstärkten entzündlichen Zeichen bis zu sog. Hungergeschwüren reichen können. Die letzteren beruhen wahrscheinlich zum guten Teil auf ungenügenden Schrankenfunktionen der mukoepithelialen Oberflächenschicht, die der Salzsäure aus dem Magen ausgesetzt ist.

Proteinmangel

In manchen Teilen der Erde bietet die Ernährung der Bevölkerung mit vollwertigen Eiweißen, d. h. insbesondere essentiellen Aminosäuren, große Schwierigkeiten. Abgesehen von diesem *nahrungsbedingten Proteinmangel,* kann ein solcher durch *Krankheiten* verursacht sein, sei es infolge *Störung der Nahrungsaufnahme* (u. a. Obstruktionssyndrome, Malabsorption), sei es infolge *verminderter Eiweißsynthese* (Leberkrankheiten u. a.), *erhöhtem Proteinbedarf* (konsumierende Krankheiten u. a.) und/oder abnormem *Eiweißverlust* (z. B. nephrotische Syndrome, S. 776).

Pathogenese: Ein Mangel an essentiellen Aminosäuren – bei an sich ausreichender Zufuhr von Fetten und Kohlenhydraten (die im übrigen zum guten Teil vom Körper selbst gebildet werden können) – äußert sich in einer *herabgesetzten Synthese der vielen Arten von Struktur-, Enzym-, Plasma- und anderen Körperproteinen.* Daraus ergibt sich eine überaus *komplexe Symptomatik,* die sich auch in den *klinisch-chemischen Befunden* äußert.

Unter anderem notiert man eine Vermehrung des Körperwassers bei Verminderung des Blutvolumens und Zunahme des Hämatokrits, Elektrolytverschiebungen (u. a. Hypokaliämie), eine Hypoprotein-, Hypalbumin- und Hypotransferrinanämie, einen relativen Mangel an Gerinnungssubstanzen, eine Reduktion der Harnstoffkonzentration im Serum, eine geringe Hydroxyprolinausscheidung im Urin, eine Herabsetzung der Cholesterinkonzentration sowie eine Vermehrung der Fettsäurenkonzentration im Serum. Die Enzymaktivitäten zahlreicher Gewebe sind reduziert.

Morphologie, Folgen und **Komplikationen:** In Fällen von schwerer Proteinmangelernährung entwickelt sich ein Zustand, der – wie bei allgemeinen Hungerzuständen – durch *Atrophie* zahlreicher Zellarten und -systeme gekennzeichnet ist, indessen einige Besonderheiten aufweist. Da es in solchen Fällen an Kohlenhydraten und Fetten oft nicht mangelt, steht eine Abmagerung nicht immer im Vordergrund. Vor allem bei Kindern und Jugendlichen fällt oft die *Lebervergrößerung* auf, die auf einer großtropfigen *Verfettung* des Organs beruht. Die letztere steht mit einer Verminderung der Lipoproteinsynthese in Beziehung, indem die Fettstoffe, in erster Linie Triglyzeride, keine genügende Bindung an Trägereiweiß finden und so in den Hepatozyten liegen bleiben. Dazu gesellen sich eine Neigung zu Maldigestion (u. a. wegen Mangels an Pankreasenzymen) und Malabsorption (als Folge von Epithelschäden und Störungen der Infektabwehr), so daß häufig eine *Diarrhoe* vom Dünndarmtyp beobachtet wird. Auf diesem Weg können sich zusätzliche Mangelerscheinungen entwickeln, z. B. eine *Hypovitaminose.* Meistens besteht zudem eine *Anämie.* Die *Haut* weist öfters Störungen, wie Trockenheit, pathologische Abschilferung, Hyper- und Depigmentation u. a. m. auf. Veränderungen finden sich ferner an *Schleimhäuten,* z. B. Cheilosis (S. 835), Stomatitis, Konjunktivitis u. a. Die *Haare* sind oft dünn und mangelhaft pigmentiert. *Infektiöse Komplikationen* treten öfters auf.

Beispiele:

- Beim *Kwashiorkor* (ghanesisch: Kwashi = 1., orkor = 2., d. h. die Krankheit des ersten Kindes, die dann auftritt, wenn es wegen der Geburt des zweiten Kindes nicht mehr an der Mutterbrust ernährt wird), einem Leiden, das vor allem in tropischen Ländern Afrikas, Asiens und Amerikas weit verbreitet ist, steht der Proteinmangel als ursächlicher Faktor im Vordergrund: hier fehlt der Nahrung eine ausreichende Menge vollwertiger Eiweiße. Zusätzlich können noch andere Störungen, insbesondere Hypovitaminosen und eine kalorische Unterernährung, beteiligt sein. Der Name der Krankheit, die typischerweise nach Absetzen der Brusternährung beginnt, bezieht sich auf den rötlichen Farbton von Haut und Haaren der normalerweise schwarzen Kinder. Bezeichnend sind ferner u. a. der Wachstums- und Entwicklungsrückstand, Ödeme, Anämie und Apathie. Die Steatose der Leber gilt als besonders typisch; interessanterweise bildet sie sich – falls das Kind überlebt – in der Pubertät zurück und scheint üblicherweise nicht in eine Leberzirrhose überzuleiten. Das Ausmaß der Verfettung der Hepatozyten hängt offenbar in erster Linie vom Grad des Proteinmangels und von der Menge eingenommener Kohlenhydrate und Fette ab. Schwierig zu beurteilen ist die Frage, ob und in welchem Ausmaß toxische Faktoren mitspielen. Die Therapie, die in der Verabreichung einer kalorisch ausreichenden Nahrung mit genügenden Mengen vollwertiger Proteine bzw. Aminosäuren besteht, ist in der Regel erfolgreich. Kwashiorkor-ähnliche Zustände werden u. U. auch bei Erwachsenen beobachtet.
- Neuere Untersuchungen in den USA haben ergeben, daß ein *mäßiger, aber klinisch meßbarer Proteinmangel,* z. T. verbunden mit kalorischer Unterernährung, bei ungefähr einem Drittel der *städtischen Bevölkerung* vorliegt. Man vermutet, daß auch die bei vielen dieser Individuen bestehende Lymphopenie, mit entsprechend herabgesetzter Immunreaktivität, mit einem Eiweißmangel in Beziehung steht.
- Ultrastrukturelle Untersuchungen an bioptisch entnommenen Schleimhautstücken des *Jejunums bei Kindern mit gemischter Protein- und kalorischer Unterernährung* ergaben, daß in den Epithelzellen und Blutgefäßendothelien Veränderungen, wie eine Verminderung des endoplasmatischen Retikulums und verstärkte Zeichen von Autophagie, vorlagen. Mit diesem Befund war eine schwere Schleimhautatrophie verbunden, die sich durch geeignete Ernährung beheben ließ.

Weitere, durch Mangelernährung verursachte krankhafte Zustände

Abgesehen von der kalorischen und/oder Protein-Mangelernährung kennt man noch eine ganze Reihe weiterer Leiden, die durch ungenügende Zufuhr von Nahrungsbestandteilen verursacht werden. Im besonderen handelt es sich hier um die verschiedenen Formen von *Hypovitaminose* (S. 847) sowie *Mangel an Mineralien,* insbesondere an *Spurenelementen* (S. 843).

Ein besonderes Problem bieten *Ernährungsstörungen beim Kind.* Abgesehen vom Marasmus infolge vorwiegend *kalorischer Unterernährung,* dem *Kwashiorkor* (s. o.) und gemischt kalorischer und Protein-Unterernährung *(»marantischer Kwashiorkor«),* spielen einseitige bzw. fehlerhafte Zusammensetzungen der Nahrung hier eine besondere Rolle. Den früher ziemlich weitverbreiteten *Milchnährschäden* und *Mehlnährschäden* begegnen wir hierzulande nicht mehr oft, doch sind Fälle von *alimentärer Hypovitaminose, alimentärer Anämie* u. a. m. selbst heute noch anzutreffen, z. B. bei vernachlässigten Kindern.

Einige wichtige Merkpunkte hinsichtlich der Unter- und Mangelernährung sind in Abb. 126 zusammengefaßt.

Überernährung und allgemeine Adipositas (Obesitas, Fettsucht)

Definitionen: Die allgemeine *Adipositas (Obesitas, Fettsucht, Fettleibigkeit)* ist durch eine Vermehrung der Fettgewebsmasse in den normalerweise vorhandenen Fettdepots gekennzeichnet. Sie darf diagnostiziert werden, wenn das Körpergewicht aus diesem Grund den Normwert um mehr als 10% übersteigt. In schweren Fällen kann der Gewichtszuwachs infolge Fettleibigkeit mehr als 100% betragen. Beim sog. *Gynotyp der Fettsucht* besteht eine Verstärkung der für die erwachsene Frau typischen Fettansätze. Die *Stammfettsucht* beschränkt sich weitgehend auf Rumpf und rumpfnahe Körperteile. Die beiden letztgenannten Typen von Fettsucht sind meist endokrinen Ursprungs und müssen, wie gewisse Formen von *lokaler Lipomatose* von Organen (z. B. im Knochenmark, ferner »*Vakatwucherungen*« von Fettgewebe in Lymphknoten, im peripelvinen Nierengebiet) von der allgemeinen Adipositas abgegrenzt werden.

Ätiologie: In den meisten Fällen scheint die Fettsucht beim Menschen ein *multifaktorielles Syndrom* darzustellen, dessen einzelne ursächliche Komponenten mehr oder weniger ins Gewicht fallen können. Die Möglichkeit einer *genetisch bedingten Neigung zu Fettleibigkeit* wird heute von der Mehrzahl der Autoren anerkannt. *Umgebungsfaktoren* spielen offensichtlich eine wesentliche Rolle, wobei eine Überlagerung durch *soziopsychologische Momente* die Regel ist. Beruflich oder psychisch bedingter Mangel an körperlicher Aktivität, aus finanziellen Gründen erfolgendes Überwiegen der Kohlenhydrat- und Fett- über die Proteinernährung, das Essen als Hauptquelle der Lebensfreude oder des Trostes (vgl. dazu »Kummerspeck«), durch die Umgebung mitbedingte Gewohnheiten und der Verzicht auf ästhetische Anforderungen sind nur einige Beispiele dieser Art. Nachweisbar *endokrine oder zentralnervöse Ursachen,* wie Insulinproduzierende Tumoren, organische Läsionen im Bereich des Hypothalamus (*»zerebrale Fettsucht«),* Hypothyreose, eosinophile Hypophysenvorderlappentumoren, primärer Hyperadrenokortizismus, sog. Laurence-Moon-Biedl-Syndrom, sind nach übereinstimmenden Angaben verschiedener Untersucher nur in etwa 5% der Fälle von Adipositas festzustellen. Allgemeine Stoffwechselstörungen bzw. -variationen, die – wie des öfteren vermutet wird – eine »verbesserte Nahrungsverwertung« zur Folge hätten, konnten unseres Wissens beim Menschen bisher nicht aufgedeckt werden. Diese Frage steht noch offen. Die bei Fettsucht nachgewiesenen Abweichungen klinisch-chemischer Daten von der Norm (s. u.) scheinen fast immer – wenn nicht ausschließlich – Folge und nicht Ursache der Adipositas zu sein.

Pathogenetisch steht bei allen Formen von Adipositas der *gesteigerte Nahrungsdrang* bzw. ein *verminderter Widerstand gegen diesen* im Vordergrund. In manchen Fällen ist offenbar die Appetitregulierung teilweise oder weitgehend aufgehoben (*»regulatorische Fettsucht«),* wobei auch hier psychische Faktoren in der Regel im Spiel sind. Gleichgültig, welcher Art, tritt eine Adipositas nur auf, wenn die *Nahrungsaufnahme den Bedarf des Körpers für Wachstum und/oder Stoffwechsel übersteigt* (vgl. dazu Tabelle 44). Die Entwicklung einer Fettsucht beginnt in der Regel mit der sog. *dynamischen Phase,* in der der Fettansatz zunimmt. Es schließt sich eine stabile Phase an, die offenbar einem gewissen Gleichgewichtszustand entspricht. Von Interesse ist die Beobachtung, daß eine bestimmte Kalorienmenge, auf mehrere kleine Portionen über den Tag verteilt, weniger zu Fettleibigkeit Anlaß zu geben scheint als die Einnahme *großer Einzelmahlzeiten.* Vermutlich werden bei den letzteren die schnell resorbierbaren Kohlenhydrate rascher und stärker in Depotfett umgewandelt.

Makroskopisch erscheinen vor allem der *Panniculus adiposus,* das *Netz,* das *Mesenterium* und die *retroperitonealen Weichteile* (z. B. *Fettkapsel der Nieren*) durch großlappiges, hellgelbes Fettgewebe verdickt. Aber auch das Fettgewebe z. B. an der Herzoberfläche nimmt an Masse zu, dehnt sich auf sonst zarte Epikardbereiche aus und kann das Myokard durchsetzen *(Lipomatosis cordis).* In der Skelettmuskulatur erscheinen ebenfalls Fettgewebsläppchen in größerer Zahl (»*Pseudohypertrophia lipomatosa*« der Muskulatur). Die örtliche Verteilung des vermehrten Fettgewebes kann von Fall zu Fall variieren. Man kennt z. B. Formen mit besonderer Bevorzugung der Skelettmuskulatur oder der Gesäß- und Oberschenkelgebiete (»*Reiterhosentyp*« der Fettleibigkeit).

Mikroskopisch zeichnet sich das Fettgewebe des Adipösen nicht nur durch eine *Vergrößerung der einzelnen Fettzellen* infolge vermehrter Triglyzerideinlagerung sondern – vor allem bei Individuen, die schon in Kindes- oder Jugendjahren eine Obesitas entwickeln – auch durch eine zahlenmäßige *Vermehrung* derselben aus. In der dynamischen Phase der Entstehung von Fettleibigkeit kommt es offenbar zur Proliferation von Fettzellvorläufern (Steatoblasten), die sich über sog. plurivakuoläre Fettzellen in die bekannten univakuolären Elemente umwandeln. Dies geschieht im Rahmen des bereits vorhandenen Fettgewebes ebenso wie im Sinn einer Neuentstehung von Fettgewebsläppchen. Nicht selten findet sich bei Adipositas eine *Leberverfettung,* die kleintropfig beginnt und zunächst vor allem die Läppchenperipherie bzw. Azinuszentren betrifft.

Die **Folgen** und **Komplikationen** der allgemeinen Adipositas äußern sich einerseits in gewissen metabolischen Veränderungen (S. 917), andererseits können sie auf mechanische Auswirkungen zurückgeführt werden. Bei reichlicher Nahrungsaufnahme kommt es zu einer Stimulation der B-Zellen der Pankreasinseln, die vermehrt *Insulin* freisetzen. Dieses lipogenetisch wirksame Hormon, unter dessen Einfluß aus Glukose Fettsäuren synthetisiert werden (vgl. S. 923), führt

u. a. zu einem *Anstieg der Konzentration freier Fettsäuren* im zirkulierenden Blut und zu einer Umstellung der Muskulatur auf *vermehrte Fettverbrennung.* Ferner hat Insulin eine *gesteigerte Glukokortikoidsekretion* durch die Nebennierenrinde zur Folge, die ihrerseits der Insulinproduktion förderlich sein kann. Neben diesem Circulus vitiosus besteht mindestens noch ein weiterer insofern, als die durch Insulin bedingte Senkung des Blutzuckerspiegels zu Hungergefühl und damit zu erneuter Nahrungsaufnahme führt. Im übrigen ist die Störung des Gleichgewichts zwischen Lipogenese und Lipolyse bei Fettleibigen noch in mancher Hinsicht nicht geklärt, insbesondere liegen über die lipogenetischen Effekte von Prostaglandinen sowie über die lipolytische Wirkung von Hormonen, wie Adrenalin, Noradrenalin, ACTH, STH, Glukagon und FMS (»fat mobilizing hormone« des Hypophysenvorderlappens), bei Fettsucht erst lückenhafte Berichte vor. Das Verhältnis Insulin/Glukose bleibt bei Fettleibigen in der Regel über längere Zeit ungefähr im Rahmen der Norm, kann sich aber mit der Zeit senken und so in einen latenten *Diabetes mellitus* überleiten (vgl. dazu S. 933). Im Gegensatz zur Hypertriglyzeridämie und entsprechenden Hyperpräbetalipoproteinämie, die sich bei einem erheblichen Teil der fettleibigen Individuen nachweisen läßt, besteht in unkomplizierten Fällen zwischen dem Grad der Adipositas einerseits und der Konzentration von Betalipoproteinen bzw. Cholesterin im Blut keine deutliche Korrelation.

Die Neigung Adipöser zu *arterieller Hypertonie* wurde bereits erwähnt (S. 519). Wahrscheinlich vor allem über diese Komplikation und/oder die Entwicklung eines Diabetes mellitus erklärt sich die Verstärkung der *arteriellen Atheromatose,* die bei einem Teil der Fälle von Fettsucht beobachtet wird. Es besteht ferner eine gewisse Korrelation zwischen Adipositas und *Gicht,* vermutlich u. a. infolge vermehrter Einnahme von Fleischkost. Die bei Fettleibigen gehäuft und/oder vorzeitig in Erscheinung tretende *Arthrose* dürfte in erster Linie mit der erhöhten Gewichtsbelastung der Gelenke in Beziehung stehen. Mechanische Faktoren stehen ebenfalls im Vordergrund der Ursachen, die der relativen Häufigkeit von *Hernien* bei Adipösen zugrunde liegen. Auf die Behinderung der äußeren Atmung durch Fettleibigkeit wurde schon hingewiesen (vgl. dazu *Pickwick-Syndrom,* S. 614).

Beispiele:

- Adipöse Kinder haben in 55–60% der Fälle eine fettleibige Mutter (Väter: in 30–35% adipös), was man mit *genetischen Faktoren* in Beziehung bringt. Untersuchungen an eineiigen Zwillingen lassen aber erkennen, daß die Wichtigkeit der Vererbung bei solchen Zuständen nicht überschätzt werden sollte.
- Die Bedeutung der Appetitregulierung für die Entwicklung der Fettsucht wird u. a. durch Beobachtungen aus der Humanpathologie und durch tierexperimentelle Befunde deutlich gemacht: Organische Läsionen z. B. in der Seitenwand des dritten Ventrikels, verbunden mit abnormer Fettsucht (*»zerebrale Fettsucht«*) und Obesitas von Mäusen nach Zerstörung u. a. ventromedialer Kerne des Hypothalamus durch Goldthioglukose.
- Die Regel, daß Fettsucht eine *in bezug auf den Bedarf übermäßige Nahrungsaufnahme* voraussetzt, findet u. a. im starken Absinken der Inzidenz von Adipositas in Zeiten relativen Hungers ihre Bestätigung, so etwa im Deutschland der späten Kriegs- und ersten Nachkriegsjahre.
- Ob eine genetisch bedingte Steigerung der Lipogenese bzw. eine Herabsetzung der Lipolyse (*»metabolische Fettsucht«*), wie sie bei der gelben fettsüchtigen Maus und bei der nordafrikanischen Sandratte postuliert wird, beim Menschen als primäre Ursache von Fettsucht in Frage kommt, läßt sich noch nicht entscheiden.

Einige mögliche Ursachen, pathogenetische Zusammenhänge und Folgen von Fettsucht sind in Abb. 126 schematisch dargestellt.

Parenterale Ernährung und ihre möglichen schädlichen Folgen

Bei verschiedenen krankhaften Zuständen (u. a. länger dauernde Bewußtlosigkeit, schwerste Behinderung des Schluckakts, hochgradige Kachexie u. a. m.) wird heute in zunehmendem Maß zur sog. *totalen parenteralen Ernährung* gegriffen. In der Regel erfolgt diese durch *intravenöse Infusion* einer Lösung, die u. a. Proteinhydrolysate oder Aminosäuren, hypertonische D-Glukose (Dextrose), Elektrolyte, Vitamine und Spurenelemente enthält. Durch sog. *zyklische intravenöse Hyperalimentation* erreicht man eine der postprandialen Hyperlipidämie vergleichbare Fettmobilisation.

Komplikationen dieser Art von Ernährung umfassen u. a. *metabolische Störungen bei Diabetikern, thrombotische Verschlüsse* der für die Infusion benützten *Venen, Veränderungen der Leber* (u. a. Hypertrophie der Hepatozyten, z. T. verbunden mit leichter Verfettung und Glykogenanreicherung), *Nephrokalzinose* (z. B. infolge Hypervitaminose D, S. 822), *Verminderung der ATP-Konzentration* in verschiedenen Zellen (z. B. Gehirn, Erythrozyten u. a.) infolge fortgesetzter Phosphorylierung der infundierten Glukose, z. T. verbunden mit *mikroangiopathischer hämolytischer Anämie,* ferner *septische Komplikationen* (z. B. Candidiasis, S. 2005), *hyperosmolares Koma* und *Lungenödem* (S. 629).

108.5. Perorale Aufnahme schädlicher Agentien

Der Verdauungstrakt ist die *Haupteintrittspforte* für viele *Gifte, Viren, pathogene Keime* und *Parasiten.* Ein Teil dieser schädlichen Agentien wirkt sich lokal, d. h. im Mund-Rachenbereich, in der Speiseröhre und/oder im Magendarmkanal aus (s. u.), andere gelangen in Zirkulation und verursachen Gewebeveränderungen in den verschiedensten Organen. Die Besprechung derartiger Störungen erfolgt zum größten Teil im Rahmen der Erörterung äußerer Krankheitsursachen (allgemeine Ätiologie, S. 1489ff.). Eine Zusammenstellung von *in Nahrungsmitteln natürlicherweise vorkommenden Giftstoffen* und ihrer Wirkungen findet sich in Tabelle 45.

108.6. Mißbildungen als Ursachen von Störungen der Nahrungsaufnahme, des Nahrungstransports und/oder der Verdauung (ausgeschlossen Divertikel)

Naturgemäß handelt es sich in diesen Fällen vor allem um *pädiatrische Probleme.* Die rechtzeitige Erkennung einer Mißbildung im Verdauungstrakt bzw. in den ihm anhängenden Organen kann, sofern eine *chir-*

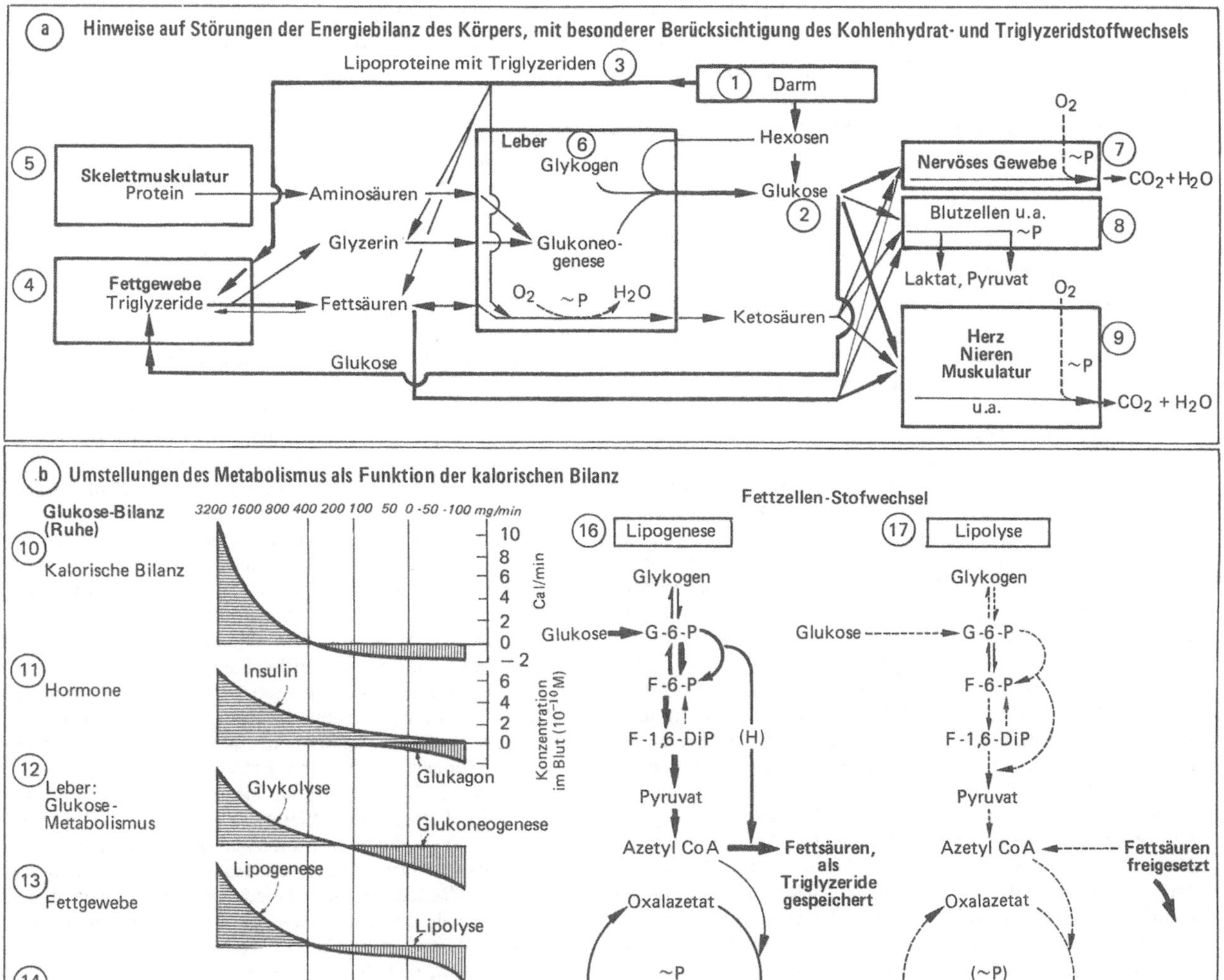

Abb. 126a–d. *Kalorische Über- und Unterernährung sowie sog. Protein-Kalorien-Mangelernährung.* Voraussetzung einer *Überernährung* ist, daß der Kaloriengehalt der aufgenommenen Nahrung – insbesondere der an verdaubaren Kohlenhydraten – größer ist als er dem Bedarf des Körpers entspräche (s. **b**, 10). Man kann damit rechnen, daß ein Nahrungsüberschuß von 42 Joule (10 cal), der beim Metabolismus z. B. von Glukose oder Fettsäuren anfällt, die Ablagerung von 1 g Depotfett im Fettgewebe

urgische Korrektur im Bereich des Möglichen liegt, lebensrettend sein oder zumindest Unheil verhüten helfen. Meistens geht es darum, ein *Passagehindernis* zu beseitigen, *abnorme Kommunikationen* bzw. *Wanddefekte von Hohlräumen* zu verschließen, allenfalls *Strangbildungen* zu entfernen oder zumindest Vorsichtsmaßnahmen zu treffen, um die durch eine Mißbildung verursachte Gefahr zu mindern.

Beispiele:

- Im *Mund-Rachenbereich* können *Gaumenspalten* (einfache oder kombinierte Palatoschisis) den Saugakt ebenso stören wie später die Aufnahme geformter Nahrung.

Abb. 126 a–d (Fortsetzung)

nach sich zieht. Von *Adipositas* reden wir, wenn das Körper-Sollgewicht infolge Vermehrung des Fettgewebes um mehr als 10% überschritten wird. Für die *kalorische Unterernährung* gelten entsprechende Überlegungen, aber im Bezug auf eine negative kalorische Bilanz. **a** u. **b** *Störungen der Energiebilanz des Körpers und seine möglichen Auswirkungen auf den Kohlenhydrat- und Fettstoffwechsel.* Skizze **a** gibt in stark vereinfachter Form die wichtigsten metabolischen Vorgänge im Energiehaushalt des Körpers wieder. Während *Unter- und Magelernährung* – abgesehen von *ungenügender Nahrungszufuhr* – öfters auf *Darmstörungen* (1) zurückgehen, konnten bisher intestinale Ursachen einer *Adipositas* (z. B. im Sinn einer »besseren Verwertung« der Nahrung) nicht nachgewiesen werden. Der Hauptgrund der Fettleibigkeit liegt in einer zu großen Kalorienzufuhr, vor allem in Form von Kohlenhydraten (2), z. T. auch von Fetten (3). Bei Überschuß an diesen Substraten im Blut resultiert eine *gesteigerte Lipogenese im Fettgewebe* (4, 13, 16), die unter anderem durch Insulin (11) gefördert wird. Unter solchen Bedingungen herrscht in der Leber die Glykolyse vor (6, 12), und den »Brennstoff« für viele Organe, im besonderen auch das Zentralnervensystem, liefert in erster Linie die Glukose (7–9, 15). Bei *Unterernährung* kommt es u. a. zu einer *Lipolyse im Fettgewebe* (4, 13, 17), während sich die *Muskel-Proteolyse* (5, 14) – ebenso wie der Abbau anderer Proteine – zunächst in bescheidenem Rahmen hält, und das *Gehirn kaum an Substanz verliert.* Relativ geschont werden auch *Herz, Nieren* und *Nebennieren,* d. h. weitere lebenswichtige Organe. Im Zustand des partiellen Hungerns (»semistarvation«) dienen z. B. der Skelettmuskulatur vor allem Fettsäuren als Energiequelle (15), z. T. auch Ketosäuren. Das Gehirn vermag ebenfalls in erheblichem Maß auf Ketonkörper als »Hungerbrennstoffe« umzustellen (7). Bei noch längerer bzw. schwererer kalorischer Mangelernährung geht die Verwertung von Azetessigsäure und β-Hydroxybuttersäure durch periphere Gewebe, wie Skelettmuskulatur und Herz (9), *zugunsten einer noch weiter vermehrten Ketonkörper-Oxidation durch das Gehirn* (7) wieder zurück. **c** *Protein-Kalorien-Malnutrition, Marasmus und völliges Hungern.* Im Gegensatz zum *totalen Hungern* bestehen bei *»semistarvation«* nur selten eine erhebliche Hyperketonämie und Hyperurikämie. »Halb« hungernde Individuen, denen der Arzt in Hungergebieten und im Zusammenhang mit Inanition bzw. Anorexie wegen schwerer Krankheit häufig begegnet, zeigen eine Vielzahl von Symptomen, wie Schwächegefühl, Antriebsschwund, Verlust der Libido, Reizbarkeit, Kälteempfindlichkeit, dystrophische Veränderungen an Haut, Haaren und Nägeln, erschwerte Wundheilung, arterielle Hypotonie und manchmal Ödeme, die ein höheres Körpergewicht, als es der Trockensubstanz entspräche, bewirken können. Die Herzgröße nimmt in der Regel ab, und oft besteht eine Bradykardie. Meistens findet sich auch eine mäßige Anämie, verbunden mit wechselnder Leukopenie. Hungernde Individuen sind vermehrt infektanfällig. In *schweren Fällen* gesellt sich – abgesehen von allfälligen Hypovitaminosen (S. 847) und anderen Mangelerscheinungen – ein *»Hungerödem«* hinzu, das zum guten Teil auf einem verminderten onkotischen Druck des Blutplasmas bei Hypoproteinämie beruht, z. T. aber auch auf Gewebeveränderungen, wie Verlust der Elastizität. Präterminal stellt sich häufig eine Diarrhoe ein, und der Todeseintritt erfolgt unter dem Bild eines Komas bei progressiver Zelldehydratation. Bei *Protein-Kalorien-Mangelernährung* (18) finden sich alle Zwischenformen zwischen dem klassischen *Kwashiorkor* (K, 19), der u. a. mit exzessiven Ödemen, Malabsorption, Haut- und Haarveränderungen, Leberverfettung sowie anderen Zeichen von Proteinmangel einhergeht, jedoch keinen Verlust an Fett in Fettgeweben zu zeigen braucht, und dem eigentlichen *Marasmus* (M, 20), bei dem der Kalorienmangel (mit oder ohne Proteinmangel, Hypovitaminose u. a.) im Vordergrund steht (N = Norm). In Hungergebieten herrscht der letztere bei weitem vor. *Völliges Hungern* ist u. a. mit einer Reduktion der renalen Harnstoffausscheidung verbunden, während die Exkretion von Ammoniak durch die Nieren zunimmt (21). **d** *Überernährung: Adipositas (Obesitas).* Grundsätzlich ist die Adipositas durch Einschränkung der Kalorienzufuhr verhütbar. Fettleibigen Patienten sollte der Arzt im Hinblick auf die bekannte Assoziation von Obesitas mit arteriellem Hochdruck, Diabetes mellitus, kardiovaskulären Störungen, respiratorischer Insuffizienz, beschleunigter Arthrose in großen Gelenken der unteren Extremitäten, Gicht u. a. dringend raten, die Nahrungszufuhr einzuschränken. Die Gründe, weshalb der Erfolg oft ausbleibt, sind zum guten Teil unklar. Man vermutet, daß im ventromedialen Kern des Hypothalamus ein *»Sättigungszentrum«* und in lateralen hypothalamischen Gebieten ein *»Hungerzentrum«* (»feeding center«) bestehen, die durch neuronale Bahnen unter sich sowie mit über- und untergeordneten Integrationsarealen in Verbindung stehen. Überdies nimmt man an, daß die Konzentration von Glukose (»Glukostat«), Lipiden (»Lipostat«) und Aminosäuren (»Aminostat«) im Blutplasma diese Zentren im hemmenden oder stimulierenden Sinn beeinflussen. Ob die Reizschwelle dieser postulierten Sensoren variieren können, ist noch nicht geklärt (22). Nervöse Afferenzen von Seiten der *Geruchs-, Geschmacks- und visuellen Rezeptoren* ebenso wie vom *Magen*(-Darmtrakt?) sind seit langem bekannt; sie vermögen den Appetit zu steigern oder zu hemmen. *Hormonale Einflüsse* scheinen nur in einem kleinen Teil der Fälle eine wesentliche Rolle zu spielen (z. T. Adipositas bei milder Form von Sheehan-Syndrom, Fettleibigkeit bei Altersdiabetes, lokalisatorisch besonderer Typ von Fettsucht beim Cushing-Syndrom, Gonadeninsuffizienz u. a.). Zu den wichtigsten Ursachen der Adipositas zählt man familiär bzw. kulturell bedingte *Eßgewohnheiten* und *psychische Momente,* wie Ersatz für andere Quellen der Befriedigung, ungewöhnliche Eßfreude, Kummer u. a. m.. Entwickelt sich eine Fettleibigkeit schon beim Kind, nimmt in der Regel die *Zahl der Fettzellen* (23, I) zu, u. U. auch die der *Fettgewebsläppchen* (23, II); solche Individuen entwickeln später signifikant häufiger als andere eine Adipositas. Man kennt auch eine *familiäre Neigung zu Adipositas.* Allen Fettleibigen ist eine *abnorme Größe der Fettzellen* gemeinsam (23, III), und bei Personen, die erst im Erwachsenenalter übermäßig Fett ansetzen, beschränken sich die Veränderungen im Fettgewebe auf die Zunahme des Triglyzeridgehalts pro Adipozyt. Eine Fettgewebshyperplasie bildet hier die Ausnahme. Aus dem Diagramm 24 wird ersichtlich, daß das Übergewicht bei Obesitas tatsächlich auf einer vermehrten Fettspeicherung beruht.

Hinsichtlich der Abkürzungen in den Schemen 16 und 17 vgl. S. 918

Tabelle 45. In Nahrungsmitteln natürlicherweise vorkommende Giftstoffe*

Vorkommen	Toxische Substanzen	Verursachte Krankheitssymptome oder Organschädigung	Bemerkungen
1. *Fakultativ toxische Substanzen*			
Käse Weiß- und Rotweine Hefeextrakte	Tyramin, Histamin	Nur bei Patienten unter Behandlung mit Monoaminooxidasehemmern: akute Hypertonie, Herzklopfen, Erröten	Todesfälle kommen vor
Pilze, z. B. Tintlinge (u. a. Coprinus atramentarius)	?	Nach Alkoholeinnahme: purpurrote Körperverfärbung	Azetaldehydbildung (Antabuswirkung)
Weizen, Roggen, Hafer, Gerste	Gluten	Durch Allergie kommt es u. U. zu einer Gluten-induzierten Enteropathie (Zöliakie, einheimische Sprue)	
2. *Eisbärleber*	Toxizität durch hohen Gehalt an Vitamin A	Abdominelle Beschwerden, Knochen-, Gelenk- und Kopfschmerzen, Hepatomegalie	
3. *Gemüse und Früchte*			
Kohlarten	Thiourazile, Goitrin	Kropf	
Erbsen: Lathyrus sativus, L. cicera, L. clymenum, L. odoratus	Nicht isoliert	Lathyrismus: spastische Paralyse der Beine (Frühsymptom) Störung der Kollagenformation	Häufig in Indien
Favabohnen	Fava-Pyrimidine	Hämolytische Anämie bei Menschen mit genetisch bedingtem Glukose-6-Phosphat-Dehydrogenase-Mangel	Glutathiongehalt der Erythrozyten fällt ab: Hämolyse
Grüne Bohne (Phaseolus vulgaris)	Toxalbumin (Phasin) im grünen Teil und Kern	Brechdurchfall nach Genuß keimender Bohnen Hämorrhagische Enteritis, Hypokaliämie	Kochen zerstört das Toxalbumin
Nitrathaltige Gemüse, insbesondere aufgewärmter Spinat	Nitrit	Methämoglobinbildung bei jungen Säuglingen	Bei Säuglingen Vergiftungen nach Genuß von nitrathaltigem Trinkwasser
Kohlarten, Kresse, Raps, Meerrettich, Gewürze u. a.	Glukosinolat-Spaltprodukte: Nitrite, Epithionitrite u. a.	Möglicherweise karzinogen bzw. mutagen	Noch weitgehend ungeklärt
Mais u. a.	Benzaxazione	Möglicherweise mutagen	
Aufbewahren von Fruchtsäften, Essiggurken und anderen sauren Nahrungsmitteln z. B. in billigen Emailgeschirren	Kadmium-, Kupfer-, Zink-, Antimon- und andere Salze	Akute und/oder chronische Intoxikationen durch die betreffenden Metallsalze (S. 1603)	
Verschiedene Gemüse und Früchte	Herbizide und Düngmittel als Verunreinigung	Akute und/oder chronische Intoxikationen (S. 1580)	
4. *Mandeln und Nüsse*			
Bittere Mandeln	Amygdalin = Mandelsäurenitril + Gentobiosid Bittermandelöl	Durch freiwerdende Blausäure Blockierung der Atmung	60 bittere Mandeln können tödlich wirken
Muskatnuß	Nyristizin	Zentrale Erscheinungen: Halluzination, Denk- und Konzentrationsschwäche, Tachykardie, Blutdruckschwankungen	Bei Kindern sind 2 Nüsse tödlich, 15 g bei Erwachsenen
Erdnüsse, Tierfutter u. a. mit Aspergillus flavus	Aflatoxine (z. B. Aflatoxin B_1)	Leberkrebs, u. U. Zirrhose? Lebernekrosen?	Schimmelpilze, die bei feuchter Wärme auf ölhaltigen Samen wachsen
5. *Pilze* Inocybe Patouillardi (ziegelroter Risspilz), Inocybe napipes (rübenstichiger Risspilz), Inocybe fastigiata (keglig-geschweifter Rißpilz)	Muskarin	Muskarinsyndrom: starkes Schwitzen, Speichelfluß, Benommenheit, Koma, Miosis, 1–3 St. nach Pilzgenuß	Muskarin wirkt parasymphathikomimetisch. Antidot: Atropin (1–2 mg s.c.). Thermostabil

Tabelle 45 (Fortsetzung)

Vorkommen	Toxische Substanzen	Verursachte Krankheitssymptome oder Organschädigung	Bemerkungen
Amanita muscaria (Fliegenpilz) Amanita pantherina (Pantherpilz)	Muskarin, Atropinähnliches Alkaloid, Bufotenin (Psychomimetikum) u. a.	Pantherinasyndrom: leichte Gastroenteritis, Erregungszustände, Halluzinationen, Mydriasis 1–3 Std nach Pilzgenuß	Muskarin und »Pilzatropin« wirken vorwiegend vaguslähmend und halluzinogen. Thermostabil
Amanita phalloides (grüner Knollenblätterpilz) Amanita virosa Amanita verna	Amanitine und Phalloidine	Phalloidessyndrom: profuser Brechdurchfall, schwere Schädigung aller parenchymatösen Organe, besonders der Leber. Hämorrhagische Diathese, Kreislaufkollaps. Bewußtsein zunächst klar, toxische Symptome 8–24 Std nach Pilzgenuß	Ohne Kenntnis der Pilzaufnahme ist Verwechslung mit anderen Lebergiften (Tetrachlorkohlestoff, Phosphor, Arsen u. a.) möglich. Thermostabil
Gyromitra esculenta (Frühlorchel)	Gyromitrin	Ähnlich wie Phalloidessyndrom	Gyrometrin geht ins Kochwasser; ist durch Trocknen zerstörbar
Gattung Russula und Lactarius (scharfe Täublinge und Milchlinge)	Scharfe Harze	Gastrointestinale Syndrome Erbrechen, Durchfälle, abdominelle Krämpfe	Harze entfalten vorwiegend lokale Wirkung
Schimmelpilze: Claviceps purpurea auf Getreideähren	Sekale-Alkaloide	Ergotismus	
Nüsse: von Palmfarnen Cycas circinalis L.	Zykasin (Methylazoxymethanol) Aglykon des Zykasins ist ähnlich strukturiert wie Dimethylnitrosamin	Leberkrebs; u. U. Zirrhose. Nervenlähmungen wie bei amyotropher Lateralsklerose. Tierexperimentell können durch wenige Milligramm Zykasin Nieren- und Lebertumoren erzeugt werden	Guam und andere Pazifikinseln. Die Spaltung des Glykosids erfolgt durch β-Glukosidase von Darmbakterien. Zykasin hat wahrscheinlich alkylierende Wirkung. Chromosomenschädigung.
6. *Buschtee*	Pyrrolizidin (Senecio)-Alkaloide: Isatidin, Heliotrin, Monokrotalin, Retronezin, Retrosin, Lasiokarpin	Lebervenenverschlußkrankheit bei Mensch und Schaf	Budd-Chiari-Syndrom
7. *Gelber Reis* mit Penicillium islandicum		Beim Menschen fraglich toxisch	Japan
8. *Muscheln* Als Nahrung dienende giftige Dinoflagellaten, z. B. Gonyaulax tamarensis	Saxitoxin, Gonyautoxine (GTX) 1–6 u. a.	Vor allem toxische Wirkungen auf das nervöse System	Epidemien von Muschelvergiftungen z. B. 1968 an der Nordostküste Englands und 1976 in verschiedenen westeuropäischen Ländern
9. *Fische*			
Tetradontidae	?	»Cingatera« mit gastrointestinalen und zentralnervösen Symptomen	Periodisch auftretend in warmen Meergebieten.
Thonfische u. a.	Giftige Organismen, die sich an der Oberfläche der Fischhaut finden	»Skorboid«-Fischvergiftung mit Vorherrschen peripherer Nervenlähmungen	Bei unsorgfältiger Zubereitung von Thonfischfleisch kann letzteres kontaminiert werden
Plectonathi (»Puffer« u. a.) u. a. (S. 1648)	?	Vorherrschen peripherer Nervenlähmungen	Bekannt z. B. in Hawaii; Mortalität weniger als 1%
10. *Fleisch* Nitrate, Nitrite zur Konservierung bzw. Färbung von Fleischwaren u. a.	Nitrite, u. U. Nitrosamin	Akute Vergiftungen mit allgemein- und zentralnervösen Symptomen, u. U. mit Erbrechen, Kreislaufkollaps. Mögliche kanzerogene Wirkung von Nitrosamin.	Nitrosamin wurde in vielen Nahrungsmitteln und Getränken nachgewiesen. Toxische Konzentration bzw. Dosis umstritten

* Bakteriell bedingte Nahrungsmittelvergiftungen wurden in dieser Liste nicht aufgeführt (S. 1898).
Sog. *antinutritive Substanzen* sind nicht als eigentliche Gifte zu bezeichnen; sie bewirken lediglich eine Wertverminderung der Lebensmittel, z. B.:

- *Erschweren der Verwertung von Proteinen* durch *Trypsin-Inhibitoren* in Eiern, Milch, Leguminosensamen, Weizenmehl und Mais, ferner *Hämagglutinine* in Leguminosensamen, *Saponine* in Soja, *Gossypol* in Baumwollsamen
- *Behinderung der Verwertung von Mineralsalzen: Phytinsäure* in Getreide, Gemüsen und Gewürzen, *Oxalsäure* in Rhabarber, Spinat, Tee u. a.
- *Inaktivierung von Vitaminen in der Nahrung: Askorbinsäure-Oxidase* z. B. in Gurken, Kohl, Tomaten u. a., *Thiaminase* in Fischmehl, Molusken, *Avidin* (Antibiotin) in Eiern, *Niazinogen* u. a. in Mais

- Bei der *kongenitalen Ösophagusatresie* endet der proximale Anteil der Speiseröhre in der Mehrzahl der Fälle in einem blinden Sack, während distal meist eine *Ösophagotrachealfistel* besteht. In seltenen Fällen kommunizieren sowohl der proximale wie der distale Ösophagusabschnitt mit der Trachea. Wird nicht rechtzeitig operiert, sterben die Kinder in der Regel an einer Aspirationspneumonie.
- Störungen der Ösophaguspassage liegen u. U. *abnorm verlaufende Gefäße (»vaskuläre Ringe«)* zugrunde, z. B. ein doppelter Aortenbogen u. a. m.
- Angeborene Formen von *Hiatushernie des Ösophagus* sind meistens sog. gleitende Hernien, die vermutlich infolge mangelhafter Fixation des abdominalen Anteils der Speiseröhre zustande kommen. Folgen sind u. a. Störungen des Kardiaschlusses und Refluxerscheinungen. Ein kongenitaler Brachyösophagus (»short osophagus«) gehört zu den Seltenheiten.
- Eine sog. *hypertrophische Pylorusstenose* des Magens findet sich bei etwa 1–3 Kindern auf 1000 Neugeborene, besonders bei Knaben. Ob es sich primär um eine Anomalie der nervösen Plexus oder der glatten Muskulatur des Pylorus handelt, ist nicht entschieden. Vor allem fallen die Hypertrophie und Hyperplasie der zirkulären glatten Muskelfasern auf. Die Symptome, insbesondere das »bogenförmige Erbrechen«, setzen meistens in der 2.–4. Woche nach Geburt ein.
- Das ringförmig das Duodenum umschließende *Pancreas anulare* bewirkt nur in der Minderzahl der Fälle eine Stenose oder einen Verschluß des Darmlumens.
- Gewisse Überreste des Dottergangs, wie *Meckel'sches Divertikel* und *Enterokystom,* führen an sich nicht häufig zu einem Obstruktionssyndrom, während *Dottergangfisteln* und *strangartige Residuen des Ductus omphaloentericus,* die die Bauchhöhle durchziehen, die Gefahr von Abknickungen bzw. Verschlingungen des Dünndarms mit sich bringen (s. u. a. *Strangulationsileus,* S. 676).
- *Atresien* im Gastrointestinaltrakt, die teilweise auf ischämische Schäden in utero zurückgeführt werden, sind mehrheitlich im Dünndarm lokalisiert. *Stenosen* begegnet man relativ gehäuft im *Duodenum.*
- Beim *Megacolon congenitum* (Hirschsprung'sche Krankheit) notiert man längs einer bestimmten Strecke (Sigma-Rektumbereich oder über analem Sphinkter, selten weite Gebiete des Dickdarms) ein weitgehendes oder vollständiges Fehlen von Ganglienzellen, insbesondere im Plexus myentericus. Diese *Aganglionose,* die sich wie der Wegfall einer Hemmung auswirkt, hat eine Hyperplasie des lokalen Nervenfasersystems zur Folge. Die letztere läßt sich beispielsweise durch Schleimhautbiopsien anhand der stark vermehrten Azetylcholinesterase-Aktivität erkennen. Folgen dieser Störung sind ein funktionelles Hindernis und eine mächtige Dilatation des proximal gelegenen Dickdarmteils *(Megakolon).*
- *Andere Formen von Megacolon bei Neugeborenen* beruhen auf konnataler *Anus-, Rektum- oder Kolonstenose,* bzw. *Atresia ani* (Nichteinreißen der Analmembran) oder *Atresia ani et recti* (fehlende Entwicklung des Proctodaeum oder Atresie der Pars ampullaris recti). Gewisse *Hernien* im Abdominalbereich sind angeboren, z. B. die *Omphalozele, die angeborene Nabelhernie, angeborene Zwerchfellhernien, Skrotalhernie* u. a. m. Durch die Bruchpforte können Teile der Baucheingeweide, insbesondere Darmschlingen, in den Bruchsack austreten, abgeschnürt werden und so ein u. a. mechanisches Hindernis für die Darmpassage bilden.
- Beim *Caecum mobile* und noch mehr beim *Colon mobile* sind erhebliche Teile des Colon ascendens nicht mit der hinteren Leibeswand verwachsen, was die Gefahr einer Darmverdrehung um die Mesenterialachse *(Volvulus)* erhöht.
- Obstruktionssyndrome treten u. U. auch bei *Malrotation des Darms auf.*

108.7. Erworbene Störungen von Aufnahme, Zerkleinerung, Einspeichelung und Weitertransport der Nahrung im Mundhöhlen-Rachenbereich

Beeinträchtigung des Mundöffnens und/oder -schließens

Die Unfähigkeit, den Mund so weit zu öffnen bzw. zu schließen, daß eine unbehinderte Nahrungsaufnahme möglich ist, beruht in der Regel auf Störungen des *muskuloskelettalen Anteils des Kauapparats.* In der Mehrzahl der Fälle liegt der Grund in einer *Veränderung des* Kiefergelenks, d. h. einer *Arthrose,* ferner einer *Arthritis, Ankylose* oder *Luxation. Weichteilbedingte Behinderungen* des Mundöffnens und/oder -schließens entstehen beispielsweise durch schwere *Vernarbungen,* Muskelkrampf, z. B. bei *Tetanus* (*Trismus,* S. 1938), große Mundhöhlentumoren u. a. m. *Lähmungen* können auch störend wirken.

Beispiele:

- Eine *Ankylose des Kiefergelenks* kommt am ehesten bei Kindern vor, z. B. nach Fraktur und Fehlheilung. *Arthritiden* (Infektarthritis, z. B. durch fortgeleitete Streptokokkeninfektion, rheumatisches Fieber, rheumatoide Arthritis (S. 1148) und Morbus Bechterew (S. 1153)), bewirken oft nur eine zeitweilige bzw. beschränkte Störung der Kieferbewegungen. *Luxationen* und *Luxationsfrakturen* haben eine Anteposition und Sperre des Kiefers zur Folge.
- *Narbenkontrakturen* im Mundbereich werden u. a. nach schweren Verbrennungen des Gesichts beobachtet.

Erworbene Weichteilveränderungen im Mund-Rachenbereich

Mehr oder weniger ausgedehnte *entzündliche Veränderungen* der Mundhöhle *(Stomatitis),* des Zahnfleisches *(Gingivitis),* des Rachens *(Pharyngitis)* und/oder der Tonsillen *(Tonsillitis)* können bei der Nahrungsaufnahme bzw. bei der Kautätigkeit störend wirken, sei es mechanisch, sei es schmerzbedingt. Dasselbe gilt für sog. *hyperplastische Prozesse im Gingivabereich* sowie für *Tumoren* verschiedenster Art.

Beispiele:

- Die häufigste Mundschleimhauterkrankung ist die *banale Gingivitis,* die bei über 60% aller Erwachsenen als sog. *marginale Gingivitis* die *Parodontose* (*Parodontopathie,* s. u.) begleitet, vor allem durch Keime in den Zahnfleischtaschen unterhalten wird, auf den Zahnhalteapparat übergreift, diesen oft zusätzlich lockert und sich u. U. auf weitere Gebiete der Mundhöhle im Sinn der Stomatitis ausdehnt.
- Auf *nicht-infektiöser Grundlage* können im Mund-Rachengebiet bläschenförmige Enantheme entstehen, z. B. bei *Arzneimittelenanthemen, Erythema multiforme* (S. 1163) oder *Pemphigus vulgaris* (S. 1162).
- *Virusinfekte,* wie *Masern, Varizellen, Variola, Herpes simplex, Herpes zoster* u. a., gehen des öfteren mit Schleimhautveränderungen im Mundbereich einher (S. 1796).
- *Bakterielle Infektionen* sind häufig Ursache oder Komplikation *ulzeröser Läsionen.* Bei der *rezidivierenden Stomatitis aphthosa,* die – wie man vermutet – z. T. durch die L-Form des α-hämolytischen Streptococcus sanguis hervorgerufen wird, spielen u. a. Traumen, psychische Faktoren und Hormone (Menstruation!) eine begünstigende Rolle. Geschwürbildungen kommen im übrigen bei *Lues* (S. 1988), *Tuberkulose* (S. 1967), der *Plaut-Vincent'schen Krankheit* (S. 1947), der *Wegener'schen Granulomatose* (S. 1120), *Agranulozytose* und *Leukämie* (insbesondere akute myeloische Leukämien) vor. Gewisse bakterielle Infektionskrankheiten, wie *Diphtherie* (S. 1957), z. T. auch *Scharlach* (S. 1857), bilden sog. *pseudomembranöse Schleimhautveränderungen* (S. 1327).
- *Pharyngitis* und *Tonsillitis* treten oft kombiniert auf, insbeson-

dere in akuten Phasen. Verbindet sich damit ein Fieberzustand, spricht man von *Angina.* Außer der *Pharyngitis* und *Tonsillitis catarrhalis,* die viele Infektionskrankheiten begleiten, kennt man u. a. die *Angina lacunaris* (mit Tonsillarpfröpfen), die *Angina follicularis* (mit kleinen Abszessen in der Nähe der Tonsillarkrypten), die *Angina necroticans* (oft mit Plaut-Vincent-Flora) sowie die als Komplikation bekannte *Angina phlegmonosa* (vgl. S. 1947) und den *Retropharyngealabszeß.* Vor allem der letztere, aber auch gewöhnliche akute Tonsillitiden und Pharyngitiden, verursachen *Schluckschmerzen.*

- Bei *Candidiasis (Moniliasis, Soor)* bilden die Sproßpilze oft einen Rasen, der der Schleimhaut aufliegt und besonders bei gestörter Abwehr – ins Gewebe eindringen kann.
- Zu den *hyperplastischen Veränderungen der Gingiva* zählt man u. a. das *teleangiektatische Granulom* (S. 496), die *Epulis gigantocellularis* (Riesenzell-Epulis), die *Epulis fibromatosa,* die *Lappenfibrose* (Prothesenrandtumor), die sog. *Schwangerschaftshyperplasie,* die *Hydantoin-Hyperplasie* (S. 125) und die *idiopathische Fibromatosis gingivae* (Elephantiasis gingivae). Die *Papillomatose* ist vor allem im Bereich der Gaumenschleimhaut lokalisiert.
- *Hyperkeratotische Veränderungen* des Schleimhautepithels, z. B. der *Lichen ruber planus* (S. 1128), sowie *einfache* und *dysplastische* (z. T. wahrscheinlich *neoplastische*) *Leukoplakien,* stören die Nahrungsaufnahme und den Kauvorgang in der Regel wenig.
- Anders steht es mit *großen Tumoren,* wie ausgedehnten *verhornenden Plattenepithelkarzinomen,* insbesondere im Lippen- und Zungenbereich, *Sarkomen* bzw. *malignen Lymphomen* (z. B. *Burkitt-Tumor,* S. 187) und *Knochentumoren,* die mitunter mit der Nahrungsaufnahme interferieren. *Odontogene Tumoren* erreichen in der Mehrzahl der Fälle keine stark störenden Ausmaße. Bei Kindern können u. U. eine ausgeprägte *Makroglossie* (z. B. wegen Lymphangiom, Hämangiom oder Mesenchymom), eine *Epulis connata* (Tumoren mit granulierten, myoblastenähnlichen Zellen), eine große *Dermoidzyste,* ein *Epignathus parasiticus* u. a. die Nahrungsaufnahme behindern.

Störungen des Kauvorgangs durch Veränderungen der Zähne

Definitionen: Als *Zahnkaries* bezeichnet man eine Zahnerkrankung, die durch – in der Regel umschriebene – Demineralisation der anorganischen und Zerstörung der organischen Substanz der Zähne charakterisiert ist. Nach der Lokalisation der Defekte unterscheiden wir zwischen *Spalt- oder Fissurenkaries* (vor allem an Kauflächen der Molaren und Prämolaren) und *Glattflächenkaries* (an Kontaktflächen *(Approximalkaries)* oder an gingivalen Säumen *(Zahnhalskaries)*). Aufgrund des zeitlichen Verlaufs der Kariesausbreitung wird von einer *akuten Karies (Caries florida),* die man besonders bei Kindern und Jugendlichen antrifft, und die oft rasch in den Pulparaum vordringt, sowie von einer *chronischen Karies,* die vor allem bei Erwachsenen auftritt, gesprochen. Unter *Kariesrezidiv* verstehen wir das Fortschreiten eines unter einer Füllung belassenen Kariesrests, unter *Sekundärkaries* die Neuentstehung einer Karies dort, wo sich eine Füllung oder Krone nicht dicht an die Hartsubstanz des Zahns anlegt. Selten kommt der Vorgang der Kariesentwicklung zu einem spontanen Stillstand *(stationäre Karies, Caries insistens).* Je nach der Art der betroffenen Hartsubstanz sprechen wir von einer *Schmelzkaries,* einer – tiefer greifenden – *Dentinkaries* und einer *Zementkaries.* Die letztere wird fast nur bei älteren Leuten mit Periodontitis gesehen.

Zahnstein (Calculus, Tartar) ist ein Hartmaterial, dessen Mineralgehalt dem der Zähne gleicht, und das zudem organisches Material aus Bakterien, abgeschilferten Zellen und Schleim enthält. Je nach der Lokalisation unterscheidet man den meist härteren *subgingivalen Zahnstein* vom *supragingivalen Zahnstein. Plaques* sind wechselnd kalkhaltige, bakterienreiche Zahnauflagerungen, die im Kern u. a. Schleim und Lipide aufweisen und als wichtige Wegbereiter sowohl für die Zahnstein- wie für die Kariesentwicklung gelten. *Pulpasteine (Dentikel)* entsprechen meist in der Kronenpulpa gelegenen, rundlichen Herden von Sekundärdentin und müssen von sog. *»falschen Pulpasteinen«,* die keine Dentinstruktur erkennen lassen, sowie von der oft im Wurzelkanal lokalisierten *diffusen Verkalkung der Pulpa* unterschieden werden. Als *Hyperzementosis* bezeichnen wir eine meist im Wurzelspitzenbereich lokalisierte, vermehrte Zementablagerung. Unter *Zementikel* versteht man rundliche Ballen von Zement im Bereich des Zahnhalteapparats. Die *Zahnankylose* ist eine knöcherne Verbindung zwischen Zahn und Alveolarknochen. *Zahnfrakturen* ereignen sich vor allem nach Vorschädigung der Hartsubstanz durch Karies.

Weitere Zahnveränderungen umfassen eine *abnorme Abnützung,* die durch Störungen, wie *Amelogenesis imperfecta* und *Dentinogenesis imperfecta* gefördert wird, eine *Abrasion,* z. B. durch übertriebene mechanische Reinigung mit harten Bürsten, eine *Erosion* durch nicht-bakterielle chemische Einwirkung, insbesondere von Säuren, und eine *Zahnresorption,* d. h. einen Zahnabbau aus äußeren oder inneren Ursachen, der nichts mit dem Zahnwechsel zu tun hat.

Pulpitis heißt Entzündung der Zahnpulpa und kann *fokal reversibel, akut, chronisch, chronisch-hyperplastisch* oder *gangränös* sein. *Parodontopathien* sind Zahnbetterkrankungen, die in der Regel zur Zahnlockerung Anlaß geben. Bei der echten *Parodontose (Parodontopathia marginalis et profunda)* stehen resorptive (atrophisierende) Vorgänge im Bereich des Periodontiums (Parodontium) im Vordergrund. Oft sind mit der progressiv nach der apikalen Seite fortschreitenden Lockerung des Zahnhalteapparats aber entzündliche Veränderungen verbunden, d. h. es besteht eine *Periodontitis,* die die Form einer *Alveolarpyorrhoe,* d. h. einer »Eiterentleerung« aus den Zahntaschen, annehmen kann. Die Periodontitis beginnt meistens mit einer *marginalen Gingivitis.*

Entzündungen im periapikalen Gewebe, die überwiegend aufgrund eines Fortschreitens einer Pulpitis durch den Wurzelkanal zustande kommen, können als *akute periapikale Entzündung* ihren Anfang nehmen. Manchmal entwickelt sich aber – ohne vorausgehende akute Symptome – ein *periapikales Granulom (»Zahngranulom«, »Wurzelgranulom«)*, das sich ausweiten und zur fortschreitenden Resorption der Wurzelspitze und/oder des Alveolarknochens führen kann. Kommt der Prozeß zum Stillstand, und bildet sich ein z. T. von Plattenepithel ausgekleideter Hohlraum, sprechen wir von *radikulärer Zyste,* die nichts mit den dysontogenetisch entstandenen, zahnlosen *Follikelzysten* oder den stark hornbildenden *Keratozysten (Epidermoidzysten)* zu tun hat. Entwickelt sich die periapikale Entzündung zu einem *periapikalen Abszeß* (»Alveolarabszeß«, »Zahnabszeß«), besteht die Gefahr einer verschieden gerichteten weiteren Ausbreitung, z. B. im Sinn zusätzlicher Abszesse, einer *Phlegmone* (S. 1336) der Weichteile von Mundhöhle, Hals und/oder Kopf, einer *Osteomyelitis* (»Knochenmarkentzündung«) im benachbarten Kiefergebiet, einer *Fistelbildung* (u. a. in die Mundhöhle, in Nasen- bzw. Nasennebenhöhlen oder durch die Haut nach außen) und/oder einer *hämatogenen Streuung* (vgl. dazu S. 1744). Je nach der Lokalisation der aus einer odontogenen Infektion hervorgehenden Abszesse spricht man von *Periodontalabszeß, Perikoronarabszeß, Subperiostalabszeß, Parulis* (»submuköser« Abszeß, meist in der vestibulären Gingiva des Ober- oder Unterkiefers), *Palatinalabszeß, Nasenboden- bzw. -septumabszeß, Sublingualabszeß,* u. a.

Entwicklungsstörungen der Zähne sind u. a. wegen sog. *Fehlstellungen (Dysgnathien)* und der *Kariesanfälligkeit* von Interesse. Während ein gänzliches primäres Fehlen von Zähnen *(Anodontie)* zu den großen Seltenheiten gehört, begegnet man einer *Hypodontie* (insbesondere Fehlen des 2. Prämolaren) recht häufig. Abweichungen der Zahngröße von der Norm, d. h. eine *Mikrodontie* oder eine *Makrodontie,* betreffen oft nur einzelne Zähne, können aber proportional oder disproportional (im Vergleich zur Körpergröße) das ganze Gebiß umfassen. Störungen der Zahnform kommen auch vor, z. B. der *Dens invaginatus (Dens in dente). Abnorme Dentitionen* sind einesteils durch einen *verfrühten* oder *verspäteten Zahndurchbruch,* anderenteils durch eine Erschwerung desselben gekennzeichnet (*Dentitio difficilis,* z. B. des 3. Molaren wegen Platzmangels).

Schmelzdefekte und *Dentindefekte* können auf hereditärer Grundlage beruhen (z. B. *hereditäre Schmelzhypoplasie, Dentinogenesis imperfecta, Dentindysplasie* (Wurzellosigkeit, mit Vitamin-D-resistenter Rachitis verbunden)) oder erworben sein (vgl. dazu S. 822).

Ursachen und **Pathogenese** der *Zahnkaries:* Das Primum movens der Zahnkaries ist die *bakterielle Fermentation von Kohlenhydraten der Nahrung,* insbesondere von Mono- und Disacchariden, d. h. *Zuckern.* Vieles spricht dafür, daß sog. *kariogene Streptokokken,* vielleicht auch *Aktinomyzetalen* u. a., in dieser Beziehung eine Hauptrolle spielen, während den früher angeschuldigten Laktobazillen vermutlich keine erhebliche Bedeutung zukommt. Um kariogen zu wirken, müssen die aus dem Kohlenhydratabbau hervorgehenden Säuren über längere Zeit mit der Hartsubstanz der Zähne in Kontakt stehen. Dieser *Zeitfaktor* ist am ehesten in den oben erwähnten *Plaques* erfüllt. Naturgemäß hängt die Kariesanfälligkeit auch von der *Beschaffenheit der Zähne* ab, indem verschiedene Krankheiten zur Entstehung einer wenig widerstandsfähigen Hartsubstanz führen (s. o. und S. 131). *Schützend* wirken – abgesehen von einer zuckerarmen Ernährung und der Zahnhygiene – in gewissem Maß der Speichel, indem er – ebenso wie in den Plaques enthaltene Proteine und Bikarbonat – eine Pufferwirkung ausübt. Durch den Säureeffekt *(»Azidolyse«)* ergibt sich eine fortschreitende *Demineralisation* der Hartsubstanz bei zunächst noch erhaltenem organischen Zahngerüst (*Initialstadium* der Karies). Die *Proteolyse,* die die organischen Zahnbestandteile zum Abbau bringt (*Progressionsstadium* der Karies), beruht in erster Linie auf bakterieller *Proteasewirkung,* wobei pigmentbildende Staphylokokken in besonderem Maß beteiligt sein sollen.

Bei der *Schmelzkaries* ist u. a. zwischen der *Fissurkaries,* die im Kronenbereich vorherrscht und oft unterminierend fortschreitet, und der *Zahnhalskaries* zu unterscheiden, die gegen den Grund zu sich verjüngende Defekte aufzuweisen pflegt. In beiden Fällen besteht aber die Neigung, daß sich die Karies an der Schmelz-Dentingrenze seitlich, d. h. parallel zur Zahnoberfläche, ausdehnt. Nähert sich die Zone des Hartsubstanzzerfalls der Pulpahöhle, wird dort *Sekundärdentin* abgelagert, teils schichtenweise, teils ungeordnet. Die *Dentinkaries* setzt sich in erster Linie entlang der Dentintubuli fort, vom Zahnhalsbereich aus oft auf dem Weg des sog. *»dead tract«,* der u. U. rasch in den Pulparaum führt. Innerhalb solcher Bahnen schreitet auch die bakterielle Besiedelung voran, und über Spalten, Risse sowie Verflüssigungsherde entstehen eigentliche *Kavitäten.* Der Durchbruch in den Pulparaum mit Auslösung einer *Pulpitis* hängt oft davon ab, ob die Karies rascher um sich greift, als an der Innenfläche der Pulpahöhle Sekundärdentin abgelagert wird. Durch geeignete Behandlung läßt sich dieser Prozeß vorzeitig unterbrechen.

Zementkaries tritt in der Mehrzahl der Fälle im Rahmen einer Periodontitis, d. h. meist bei älteren Leuten auf. Auch hier sind Plaque-Bildungen die Regel. Die Demineralisation und die Proteolyse des Zements geschehen in ähnlicher Weise wie die der übrigen Hartsubstanzen. Die bevorzugte Stelle der Zementkaries entspricht der Schmelz-Zementgrenze des normalen

Zahns, wo u. U. Dentin freiliegen kann. Da Zement in der Regel schichtweise abgelagert wird, dehnt sich die bakterielle Besiedelung vorzugsweise längs dieser Lagen aus.

Morphologisch zeigen sich gewisse Unterschiede hinsichtlich der Häufigkeit, mit der einzelne Zähne der Karies anheim fallen. Im allgemeinen sind die Schneidezähne bis und mit Prämolaren des Oberkiefers wesentlich stärker betroffen als die des Unterkiefers, und die Molaren beider Kiefer mehr als die vorderen Zähne. Meistens ist der Befall bilateral. Am einzelnen Zahn weisen die Kauflächen am häufigsten Karies auf, gefolgt von mesialen, distalen, bukkalen und lingualen Flächen (in dieser Rangordnung der Inzidenz). Die mikroskopische Untersuchung von Zähnen in verschiedenen Stadien der Karies, bei der man sich u. a. der Polarisationsoptik und der Mikroradiographie an Dünnschliffen bedient, läßt erkennen, daß das Zahnoberhäutchen im Bereich einer Plaque im Initialstadium der *Schmelzkaries* meist nicht zerstört wird. Bei der Demineralisation bleibt die dünne, apatitreiche Außenschicht (etwa 20–40 μm) zunächst weitgehend erhalten, während das darunter liegende Gebiet den fortschreitenden Kalkverlust deutlich zu erkennen gibt. Am stärksten ist der letztere im sog. Dunkelband, der eigentlichen Kariesfront, ausgeprägt. Auf der Zahnseite des Dunkelbandes findet sich oft eine Zone von Hypermineralisation. In den weitgehend entkalkten Schmelzbereich dringen in einer nachfolgenden Phase Bakterien ein und lösen ihn auf. Bei der *Dentinkaries* bemerkt man in den Anfängen eine feintropfige Verfettung der Zytoplasmafortsätze, dann oft eine Sklerosierung der Tubuli durch Kalkablagerung. Bald folgt die bakterielle Besiedelung der Dentinkanälchen, wobei in dem einen Tubulus Kokken, im anderen Stäbchen vorherrschen können. Die Tubuli erfahren durch die Bakterientätigkeit eine unregelmäßige Auftreibung, wobei perlschnurartige Bilder und Verflüssigungsherde, schließlich auch quer verlaufende Spaltlinien in Erscheinung treten. Schließlich kommt es zur gänzlichen Auflösung der Dentinsubstanz *(Kavität).*

Folgen und **Komplikationen** der Zahnkaries: Der für eine fortschreitende Karies typische *Zahnschmerz* tritt erst nach Durchbruch des schmerzunempfindlichen Schmelzes, d. h. nach Beginn der Dentinkaries ein. Wahrscheinlich beruht die ausgesprochene Schmerzempfindlichkeit des pulpanahen Dentins in erster Linie auf einer Übertragung entsprechender mechanischer, thermischer und/oder chemischer Störungen auf das nervenreiche Gewebe der vitalen Pulpa. Ist die letztere – z. B. infolge vorausgegangener »Wurzelbehandlung« – abgestorben, haben kariöse Prozesse am entsprechenden Zahn keine Schmerzauslösung mehr zur Folge. Die wichtigsten Komplikationen der Zahnkaries umfassen die *Pulpitis,* deren Ausdehnung zur akuten bzw. chronischen *periapikalen Entzündung* mit Bildung eines *Periapikalabszesses* bzw. *-granuloms* sowie die weiteren, oben erwähnten, durch *lokale Ausbreitung der Infektion* entstehenden, abszedierenden, phlegmonösen und/oder chronisch-entzündlichen Prozesse. Bakterienhaltige *»Wurzelgranulome« bzw. -abszesse«* sind u. U. Ausgangspunkt eines sog. Herdinfekts, der Auswirkungen auf die verschiedensten Organe und Körperteile haben kann (S. 1745). Manchmal entwickelt sich aus einer dentogenen Infektion eine Sepsis (S. 1742).

Ausgedehnte Zahnkaries ebenso wie stark fortgeschrittene Formen von Parodontopathien führen schließlich zum *Zahnverlust,* der die Nahrungsaufnahme erheblich behindern kann. Oft wird es nötig, den Zahnapparat durch *Prothesen* zu ersetzen.

Eine Zusammenstellung von Ursachen, Entstehungsweise und Folgen der Zahnkaries und Parodontopathien findet sich in Abb. 127.

Störungen der Speichelbereitung im Mundhöhlenbereich

Ursachen und **Pathogenese:** Eine *Verminderung des Speichelflusses* kann auf *Stenosen* oder *Verschlüssen* im Gangsystem und/oder einer *Zerstörung* bzw. *Atrophie* der Endstücke und Endschläuche der Speicheldrüsen beruhen. Naturgemäß macht sich dies nur dann im Sinn einer *Xerostomie* bemerkbar, wenn derartige Veränderungen die Hauptmasse des sekretorischen Gewebes betreffen. Man beobachtet solche Zustände – wenn wir von *Marasmus* und *Hungerzuständen* bzw. schwersten Formen *allgemeiner Exsikkose* (S. 806) absehen – vor allem im Zusammenhang mit *Autoimmunkrankheiten* (vgl. dazu S. 1137), bei denen Immunreaktionen gegen Bestandteile des Drüsengewebes gerichtet sind und daher zu einer mehr oder weniger allgemeinen Schädigung dieser Strukturen führen. *Banal- oder spezifisch-entzündliche Prozesse* müssen schon die Mehrheit der großen Mundspeicheldrüsen befallen, um ins Gewicht fallende Störungen der Nahrungseinspeichelung hervorzurufen. Dasselbe gilt für die seltenen Fälle mit zahlreich auftretenden *Speichelsteinen (Sialolithiasis),* ferner für *Zysten,* u. a. auch *Mukozelen* sowie für die an sich ziemlich häufigen *Speicheldrüsengeschwülste.* Pharmakologisch läßt sich der Speichelfluß vorübergehend durch *anticholinergisch* wirksame Substanzen, wie Atropin, blockieren, wobei vor allem die Menge des dünnflüssigen Speichels abnimmt.

Steigerungen des Speichelflusses über das bei Nahrungsaufnahme normale Maß hinaus lassen sich u. a. durch *parasympathische Stimulation* bzw. *cholinergische Medikamente* erzeugen. Sympathikusreizung oder entsprechend wirksame Substanzen haben demgegenüber beim Menschen einen geringen Effekt. Meistens wird nur eine leichte Verstärkung der Schleimsekretion notiert.

Folgen und **Komplikationen** der gestörten Mundspeichelsekretion: Wegen weitgehenden *Wegfalls der antibakteriellen Wirkung* des Speichels beobachtet man

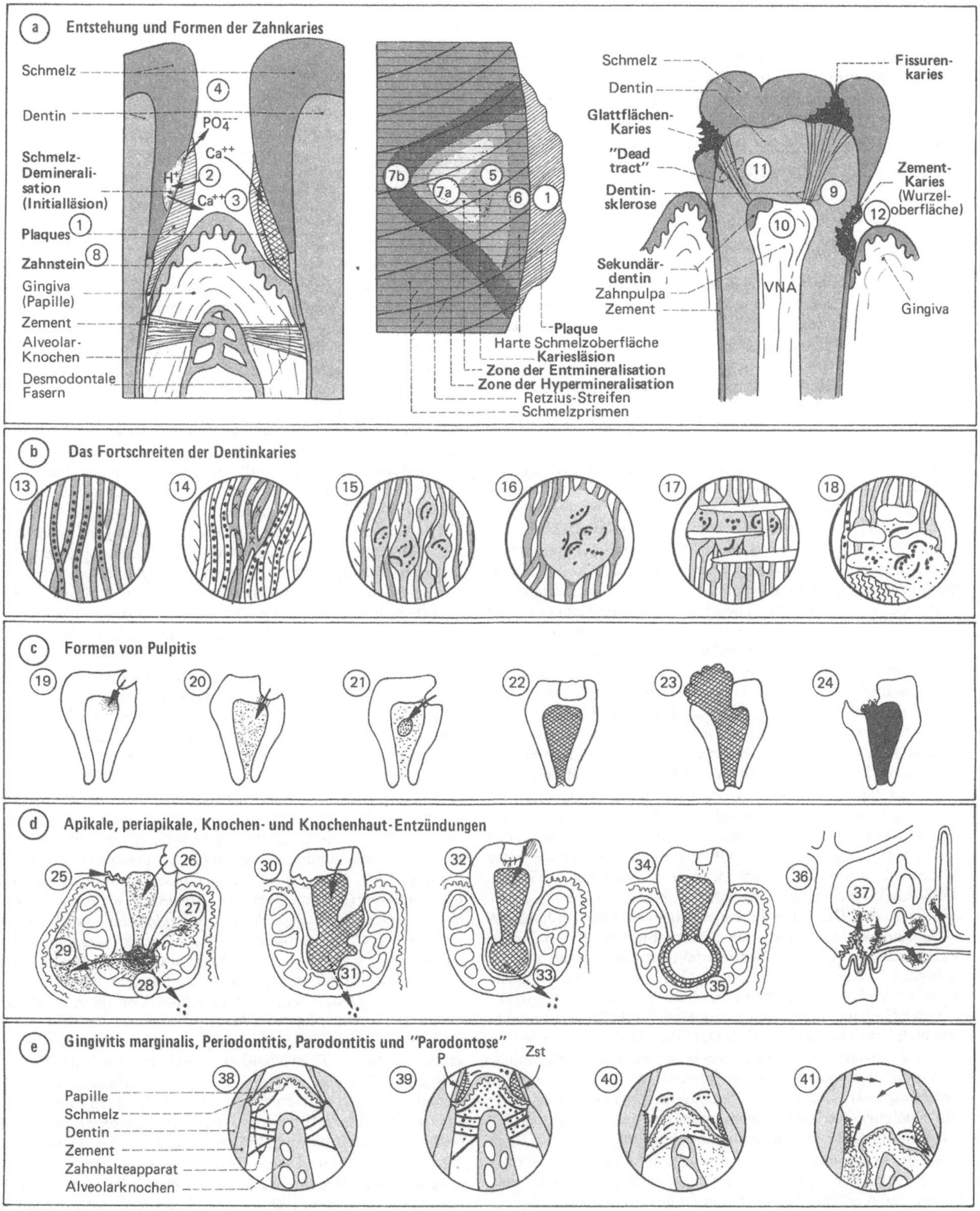

Abb. 127a–e. *Zahnkaries und ihre Folgen sowie Parodontitis marginalis und »Parodontose«.* **a** *Entstehung und Formen der Zahnkaries.* Die *Zahnkaries* ist der Hauptgrund für Zahnverluste bis ins Alter von 30–40 Jahren. Verantwortlich für die Karies sind vor allem die zäh auf den Zahnoberflächen haftenden Beläge, die bakterienreichen sog. *Plaques* (1), sowie die durch die Nahrung zugeführten vergärbaren Kohlenhydrate. Karies läßt sich durch geeignete Kost, vor allem Restriktion von Süßigkeiten, sowie durch stetige und richtige Mundhygiene weitgehend vermeiden. Zusätzlich wird der Schmelz durch Fluoridierung (Trinkwasserfluoridierung, Fluortabletten, Salzfluoridierung etc.) gegenüber dem Kariesangriff resistenter. Die *Plaquebakterien,* u. a. kariogene Streptokokken, Aktinomyzeten, Laktobazillen u. a., bauen für ihren eigenen Energiebedarf den Zucker zu Milchsäure ab (Glykolyse). Bei Kontakt der Schmelzoberfläche mit der Säure (2) werden Kalzium und Phosphate herausge-

bei Patienten mit Xerostomie ein gehäuftes Auftreten *infektiöser Komplikationen* im Mundbereich, z. T. auch im Bereich der Speicheldrüsen selbst. Ein länger dauernder, mangelhafter Speichelfluß geht zudem mit einer erhöhten Inzidenz von *Zahnkaries* einher, einesteils offenbar im Zusammenhang mit einem weniger gestörten Bakterienwachstum, anderenteils wegen Fehlens einer genügenden Menge von Kalzium in der Speichelflüssigkeit und ungenügender Neutralisation der durch bakterielle Fermentation entstehenden Säuren.

Beispiele:

- Die *Mikulicz'sche Krankheit* (gutartige lymphoepitheliale Läsion der Glandula parotis, manchmal auch der übrigen Speicheldrüsen) geht häufig mit Xerostomie einher, besonders die diffuse, bilaterale Form. Pathogenetisch scheint es sich um

---

Abb. 127 a–e (Fortsetzung)

löst (3, 4); bei längerer Einwirkung kann sich eine *Initialläsion* (5) entwickeln. Die äußerste Schmelzschicht scheint gegenüber der Entmineralisation widerstandsfähiger zu sein als die tieferen Schichten. Die Initialläsion ist deshalb gekennzeichnet durch eine noch relativ harte und in ihrer Kontinuität erhaltene Oberfläche (6). Der tiefere entmineralisierte Schmelz schimmert weiß nach außen durch. Histologisch können in der Initialläsion mehrere Zonen unterschieden werden, wie diejenige der Entmineralisation (7a) und andererseits eine Zone der Hypermineralisation (7b). Im Stadium der Initialläsion ist eine Remineralisation möglich. Der *Speichel* hat mit seinem pH von 6,5–7 eine neutralisierende Wirkung, zusätzlich ist sein hoher Gehalt an Kalzium und Phosphaten bei der Remineralisation von Bedeutung. Bei einer Reduktion des Speichelflusses (*Xerostomie*, S. 667) beobachtet man daher eine stark erhöhte Kariesanfälligkeit. Mineralisationsvorgänge werden auch in der Plaque beobachtet, bei der Bildung des *Zahnsteins* (8). Dieser mineralisierte Belag ist nicht kariogen, auf seiner Oberfläche finden sich jedoch immer lebende Mikroorganismen. Durch bakterielle Enzyme, chemotaktische Stoffe und Toxine kommt es oft zu einer entzündlichen Veränderung der Gingiva (s. *Gingivitis marginalis*, S. 665). Dauert bei der initialen Schmelzläsion der Säureangriff an, schreitet die Entmineralisierung durch die gesamte Schmelzdicke fort; es kommt zum *Verlust der Oberflächenkontinuität* und damit zur *bakteriellen Invasion*. Die *Glattflächenkaries* entspricht meist einem eher flachen Defekt, der sich nach der Tiefe zu verjüngt. Demgegenüber hat die *Schmelzkaries im Bereich von Fissuren oder Grübchen* häufig die Form eines Kegels mit der Basis an der Schmelz-Dentingrenze. Dort besteht zusätzlich die Tendenz zur unterminierenden Ausbreitung der Karies. Nachdem die Karies die Schmelz-Dentingrenze erreicht hat, bildet sich die sog. *Dentinsklerose* (9). Die Pulpa ihrerseits reagiert mit der Bildung von *Sekundärdentin* (10) durch die Odontoblasten. Degenerative Veränderungen in den Odontoblastenfortsätzen zeigen sich histologisch in den sog. *»dead tracts«* (11). *Zement- oder Wurzeloberflächenkaries* (12) entsteht meistens erst nach einer Retraktion der Gingiva und des Alveolarknochens als Folge von parodontalen Erkrankungen (s. **e**). **b** *Das Fortschreiten der Dentinkaries.* Die ersten degenerativen Veränderungen der Odontoblastenfortsätze in den Dentintubuli umfassen u. a. eine *feintropfige Verfettung* (13), an die sich *Kalkablagerungen* anschließen (14). Mit zunehmendem Bakterienwachstum und fortschreitender Demineralisation bilden sich *rosenkranzartige Hohlräume* (15), als Folge der Auflösung der Tubuluswände; auf diese Weise entstehen zwischen den Dentinkanälchen vielfach Kommunikationen. Später treten größere *Verflüssigungsherde* (16) und – meist querlaufende – Fissuren (17) auf. Schließlich kommt es, immer unter dem Einfluß bakterieller Produkte, zur völligen *Auflösung des Dentins* (18). **c** *Formen von Pulpitis.* Je nach Größe und Geschwindigkeit des Voranschreitens der Karies sowie Art und Zahl der beteiligten Keime können sich nach erfolgter Dentinkaries verschiedene Formen von Pulpitis entwickeln: *fokale Pulpitis* (*Pulpitis partialis*, 19), die oft reversibel ist; *Pulpitis acuta diffusa* (20); *Pulpitis abscedens* (*Pulpitis purulenta*, 21); *Pulpitis chronica* (u. U. fibrosierend, 22); granulierender *»Pulpapolyp«* (23) und *Pulpagangrän* (*Pulpitis gangraenosa*, 24). **d** *Apikale, periapikale, Knochen- und Knochenhautentzündungen im Bereich der Zähne.* Ausgehend von einer Zahnkaries oder einer Zahnfraktur mit nachfolgender akuter, rezidivierender oder chronischer Pulpitis (25, 26, 30, 32, 34), u. U. aber auch von einer benachbarten Osteomyelitis (27), kann der entzündliche (meist infektiöse) Prozeß auf das periapikale Zahnbett übergreifen. Zunächst entsteht eine *akute oder chronische apikale Parodontitis*, die die Form eines *periapikalen Abszesses* oder eines *periapikalen Granuloms* (28) annehmen kann. Besonders Abszesse neigen zum Durchbruch in den benachbarten Knochen *(Osteomyelitis)*, woran sich ein *subperiostaler Abszess (»Parulis«)* anschließen kann (29). Akute Entzündungen in der weiteren Umgebung können auch von Granulomen ausgehen, nicht nur von Abszessen. Zentrale Verflüssigungen, insbesondere von Granulomen, mit nachfolgender Auskleidung durch Epithel (meist mehrschichtiges Plattenepithel aus Malassez'schen Epithelresten oder aus eingewachsenem Mundhöhlen-, Nasen- oder Nebenhöhlenepithel) resultieren in der Entstehung einer *»radikulären« Zyste* (31, 33, 35). Abgesehen von den schon erwähnten Osteomyelitiden und Subperiostalabszessen, beobachtet man *Phlegmonen* (z. B. *Mundbodenphlegmone*), *submuköse Abszesse* (vestibuläre Schleimhaut der Nase, Nasenboden, Palatinalgegend, Nasenseptum u. a.) und *eitrige oder gar jauchige maxilläre Sinusitiden* (36, 37). Letztere sind zudem eine bekannte Komplikation von Zahnextraktionen mit Frakturierung des Bodens der Nasennebenhöhle. Von den *odontogenen Logenabszessen* ist der perimandibuläre der häufigste (etwa 50% der Fälle), gefolgt vom submandibulären (20%), masseteriko-mandibulären (7,5%), Wangen- (6,5%), submentalen (5%), pterygomandibulären (5%) und weiteren Abszessen. **e** *Gingivitis marginalis, Parodontitis marginalis und »Parodontose«.* Nach dem Alter von 30–40 Jahren bildet die *Parodontitis marginalis (»Parodontose«)* die Hauptursache von Zahnverlusten. Bei gesunden Zähnen und Zahnbetten (38) liegt die Gingiva dem Zahn dicht an, und der Zahnhalteapparat ist intakt. Vor allem im Zusammenhang mit ungenügender *Mundhygiene* und der Bildung von Plaques (P) sowie Zahnstein (Zst), mit der entsprechenden mikrobiellen und z. T. mechanischen Reizung des Zahnfleisches, entwickelt sich zunächst eine *Gingivitis marginalis* (39). Die Gründe, weshalb es dann bei einzelnen Individuen früher als bei anderen zu einer *Parodontitis marginalis chronica progressiva (»Parodontose«)* mit apikalwärts fortschreitender Ablösung der Gingiva vom Zahn, Taschenbildung (Erschwerung der Reinigung mit Alveolarpyorrhoe!) und zunehmender Lockerung des Halteapparats kommt (40, 41), sind noch nicht befriedigend geklärt. Wahrscheinlich handelt es sich um einen multifaktoriellen Prozeß, bei dem Zahnstellung, Kaugewohnheiten, Gewebsdurchblutung, Alter u. a. m. ebenfalls mitspielen. Man ist auch bemüht, immunologische Hintergründe der atrophisierenden Entzündung zu finden (Mangel an T-Zellen-Funktionen? Zu stark ausgeprägte humorale Immunreaktion mit Komplementaktivierung?), ganz abgesehen von infektiös-toxischen Wirkungen bestimmter Erreger

einen Autoimmunprozeß zu handeln. Histologisch imponieren die Atrophie der Drüsenazini, die myoepithelialen Proliferationsherde und vor allem die dichte, vorwiegend lymphozytäre Infiltration mit Bildung von Lymphfollikeln. Dieses Leiden ist nicht mit dem *Mikulicz'schen Syndrom* zu identifizieren, das durch eine ein- oder beidseitige Schwellung der Parotis und der Tränendrüsen charakterisiert ist und auf verschiedenartigen Krankheitsprozessen beruhen kann (außer der eigentlichen Mikulicz'schen Krankheit Lymphosarkome, Lymphoma malignum Hodgkin, Morbus Boeck (S. 2029) u. a. m.).

- Das *Sjögren-Syndrom* ist, was die Speicheldrüsen anbelangt, der Mikulicz'schen Krankheit eng verwandt, zeichnet sich aber darüber hinaus z. T. durch entsprechende atrophisierende Vorgänge auch in anderen Drüsen aus, z. B. im Respirationstrakt, im Magen und in den Schweißdrüsen.
- Das *Herfordt'sche Syndrom,* eine bilaterale Uveoparotitis mit dem histologischen Bild entsprechend dem Morbus Boeck, kommt vor allem bei Jugendlichen vor und hat in der Regel keine Xerostomie zur Folge.
- *Aufsteigende Infektionen der Speicheldrüsen,* z. B. die *marantische* und die *postoperative Parotitis,* können in seltenen Fällen den Speichelfluß erheblich eindämmen.
- Die virusbedingte *Parotitis epidemica* (*Mumps,* S. 1831), die z. T. mit Pankreatitis und Orchitis einhergeht, ist vor allem wegen der Gefahr der Hodenschädigung gefürchtet, stört aber die Speichelbildung nur wenig bzw. nur vorübergehend.
- Eine *Sialolithiasis,* d. h. eine Steinbildung mit obturierender Wirkung, kommt am ehesten in den Submandibulardrüsen, jedoch nur selten in der Parotis vor. Bei dadurch bedingter Sialostase fallen die zugehörigen Drüsenläppchen mit der Zeit einer – allerdings oft unregelmäßigen – Atrophie anheim. Meistens gesellt sich eine chronische Sialoadenitis dazu.
- Die *Sialoadenosis,* die durch symmetrische, rekurrierende Schwellungen, vor allem der Parotis, gekennzeichnet ist, geht mit Hypertrophie der Azinarzellen (helle, dunkle (granulierte) und gemischte Zelltypen) einher. Man vermutet als Ursache eine Störung des autonomen Nervensystems.
- *Speicheldrüsentumoren,* die etwas über 40% aller Krankheiten dieser Organe ausmachen (das häufige pleomorphe Adenom (»Mischtumor«), ferner oxyphile Granularzellenadenome, papilläre Zystadenolymphome (Warthin-Tumor), papilläre Zystadenome, Mukoepidermoid-Tumoren, adenozystische Karzinome und andere Karzinomtypen) beeinflussen die Speichelabsonderung als ganzes in der Regel nur unwesentlich.

Behinderungen des willentlich beherrschten Teils des Schluckvorgangs

Schluckschmerzen können oral, tonsillär, pharyngeal, laryngeal oder ösophageal bedingt sein. *Orale Schluckschmerzen* kommen bei den verschiedensten Formen von *Stomatitis* banaler oder spezifischer Genese (s. o.), bei Schleimhautveränderungen, wie Pemphigus vulgaris, Lichen ruber und Erythema exsudativum multiforme, bei *Glossitiden* (z. B. *Möller-Hunter'sche Glossitis,* beruhend auf Schleimhautatrophie, insbesondere wegen Vitamin B_{12}- und/oder Folsäuremangels), Mundbodenphlegmone *(Angina Ludovici),* Tumoren, Verletzungen u. a. m. vor. *Tonsillogene Schluckschmerzen* treten vor allem bei akuter Tonsillitis, peritonsillärem Abszeß und Pfeiffer'schem Drüsenfieber (S. 187) auf. Schluckschmerzen werden auch durch die verschiedensten krankhaften Veränderungen im übrigen *Pharynxbereich,* im *Hypopharynx-Ösophagusmundgebiet* (z. B. Karzinome) und im *Larynx* verursacht.

Schlucklähmungen, vor allem die Gaumensegellähmung, beobachtet man sowohl nach örtlichen Schäden (z. B. Diphtherie) wie bei zentralnervösen Läsionen (arteriosklerotisch bedingte Pseudobulbärparalyse, Läsionen im dorso-lateralen Gebiet der Medulla oblongata *(Wallenberg-Syndrom),* echte Bulbärparalyse u. a.) oder Vergiftungen (z. B. Botulismus, S. 1940). *Spastisch* bzw. durch *Muskelkontraktionen* bedingte Schluckbeschwerden kennt man beispielsweise bei Tetanus (S. 1938) oder Rabies (S. 1809). Daß *mechanische Hindernisse,* wie *Tumoren* oder *Fremdkörper* aller Art, den Schluckakt stören können, bedarf keines Kommentars. Bei der sog. sideropenischen Dysphagie *(Plummer-Vinson-Syndrom),* die vor allem bei Frauen im Alter von mehr als 40 Jahren beobachtet wird, finden sich z. T. membranartige Einengungen im pharyngoösophagealen Übergangsgebiet (s. u.).

108.8. Erworbene Behinderungen des Nahrungstransports im Ösophagus und Gastrointestinaltrakt

Allgemeine Bemerkungen zu den Obstruktionssyndromen im Verdauungskanal

Ursachen und **Pathogenese:** Passagebehinderungen im Verdauungskanal können einerseits durch organische und/oder funktionelle *Stenosen* oder *Verschlüsse* (u. a. durch abnormen Inhalt), andererseits durch mangelhafte oder *fehlende Propulsion des Inhalts* bedingt sein. In beiden Fällen sammelt sich Material im Darmlumen an *(Stase, Retention),* während sich distal der Störung der Intestinaltrakt entleeren kann. Bei *mechanischen Hindernissen* und sonst erhaltener Motilität wirkt die Lumenausdehnung des Verdauungsschlauchs vor der Stenose bzw. dem Ort des Verschlusses als kräftiger Kontraktionsreiz, der vor allem im Darmbereich zu *Koliken* und entsprechenden *Schmerzen* führt. Die gesteigerte Darmmotilität äußert sich bei der Auskultation als *vermehrte »hochgestellte« Darmgeräusche.* Organisch bedingte Engpässe betreffen in der Regel nur einen umschriebenen Bereich, während Propulsionsstörungen (z. B. paralytischer Ileus des Dünndarms, s. u.) oft auf längeren Strecken zum Ausdruck kommen. Die wichtigsten Obstruktionssyndrome sind in Abb. 128 dargestellt.

Das Ausmaß der *Dilatation* des vor dem Hindernis liegenden Abschnitts des Verdauungstrakts hängt weitgehend vom *Grad der Stenosierung* und von der *Dauer der Passagebehinderung* ab. So erklärt es sich, daß *bösartige Geschwülste,* die sich im Verlauf von Wochen bis Monaten vergrößern und innerhalb dieser Zeitspanne zu einer zunehmenden Einengung der Lichtung führen, oft nur eine mäßige Ausweitung der vor dem Hindernis liegenden Teile des Verdauungstrakts bewirken, während sog. *gutartige Ursachen,* die über Jahre bestehen, nicht selten eine enorme Dilatation im proximalen Abschnitt zur Folge haben (z. B.

Morbus Hirschsprung, s. o.). Überdies ist verständlich, daß sich Tumoren oder Schrumpfungsprozesse an *natürlichen Engpässen* (z. B. Pylorusgegend des Magens) früher im Sinn einer Passagebehinderung äußern als solche in normalerweise weiten Abschnitten des Gastrointestinaltrakts (z. B. Fundus-Korpusbereich des Magens).

Folgen und **Symptome** einer Passagebehinderung im Ösophagus-Magen-Darmkanal hängen von verschiedenen Gegebenheiten ab, in erster Linie aber von ihrer *Lokalisation*. Erworbene *Einengungen im Ösophagus* bewirken in erster Linie eine *Dysphagie* mit oder ohne begleitende Schmerzen. *Stenosen am Magenausgang* haben u. U. eine mächtige Dilatation dieses ausdehnungsfähigen Organs zur Folge, was in der Regel mit *Nausea* und massivem *Erbrechen* verbunden ist. Dasselbe gilt für den *mechanischen Ileus im oberen Dünndarmgebiet,* bei dem sich in besonderem Maß der Flüssigkeitsaustritt ins Lumen, mit entsprechender *Exsikkose* und *Elektrolytstörungen,* bemerkbar macht. Demgegenüber kommt es bei *Verschlüssen im unteren Darmbereich* zu einer allmählichen Füllung der proximal liegenden Schlingen und einem *weniger rasch eintretenden Flüssigkeitsverlust* ins Darmlumen, nicht zuletzt deshalb, weil auf langer Strecke und während einiger Zeit die resorptive Tätigkeit im Jejunum weitergeht. Mit der von distal her aufsteigenden Füllung können sich aber mit der Zeit doch große Flüssigkeitsmengen ansammeln, wobei die hier vorhandene Darmflora – wegen des fehlenden Wegtransports – z. T. exponentiell wächst und zu starker Fermentation des Inhalts Anlaß gibt. Dies und die allenfalls geschluckte Luft ziehen eine zunehmende Blähung der Schlingen nach sich (vgl. dazu die *Spiegelbildung* im Röntgenbild, die auf der reichlichen Flüssigkeits- und Gasansammlung in den Dünndarmkonvoluten beruht). Bezeichnend für den bakteriellen Abbau des stagnierenden Darminhalts ist auch das – meist relativ spät einsetzende – Erbrechen einer braunen, oft übelriechenden Flüssigkeit *(Miserere)*.

Mechanische Hindernisse im Dickdarm sind in erster Linie durch *Obstipation,* die mit Schüben von Diarrhoe abwechseln kann, gekennzeichnet, zumal wenn es sich nicht um einen gänzlichen Verschluß handelt. Bei vollständigem mechanischem Kolonileus treten in geringerem Ausmaß und zeitlich u. U. stark verzögert ähnliche Folgeerscheinungen auf *wie beim »tiefen« Dünndarmileus* (s. o.). Typisch für den vollständigen Ileus ist die »Verhaltung von Stuhl und Wind«. Der letzte Gasabgang per anum gibt einen Hinweis auf den Zeitpunkt, in dem die Obstruktion eintrat.

Bei starker Darmdehnung stellen sich u. U. *ischämische Wandschäden* ein. Diese und/oder die *Störung des bakteriellen Gleichgewichts im Darmlumen* schaffen eine bedrohliche Situation, nicht nur wegen einer *Perforationsgefahr* sondern auch wegen des Eintritts schädlicher Agentien in die Zirkulation. Solche Faktoren, zusammen mit der Exsikkose und Elektrolytstörungen (S. 803), gehören zu den wichtigsten pathogenetischen Mechanismen, die bei Ileus zum *Kreislaufschock* überleiten können.

Passagebehinderungen im Ösophagusbereich

Eine *ösophageale Dysphagie* kann das Resultat organischer oder funktioneller Störungen des Nahrungstransports in der Speiseröhre sein. Sie äußert sich naturgemäß im Anschluß an den oropharyngealen Teil des Schluckakts und bei Einnahme fester Nahrung mehr bzw. früher als beim Trinken von Flüssigkeiten. Bei einem Teil der Kranken geht die ösophageale Dysphagie mit einer meist hinter dem Sternum lokalisierten Schmerzempfindung einher. *Motilitätsstörungen der Speiseröhre* können, wie im Fall des sog. *»Globus hystericus«* (psychisch bedingtes Fremdkörpergefühl im Hals) vorgetäuscht werden, andere lassen sich aber klinisch nachweisen.

Bei der *Achalasie* fehlt es an einer normalen Ösophagusperistaltik und an der Bereitschaft des gastroösophagealen Sphinkters, beim Schluckakt in üblicher Weise zu erschlaffen. Die Ätiologie dieses Leidens, das in jedem Alter und bei beiden Geschlechtern in Erscheinung treten kann, ist unbekannt. Im besonderen weiß man noch nicht, ob die bei Achalasie z. T. nachgewiesenen und mit der Zeit sich verstärkenden Schädigungen des muralen Nervenplexus Ursache oder Folge der Erkrankung sind. Am meisten ausgeprägt sind sie im Alter von 40–60 Jahren. Ob – ähnlich wie bei der Achalasie bei Chagas-Krankheit (S. 2060) – infektiöse Prozesse, allenfalls viraler Natur, und/oder Autoimmunvorgänge im Spiel sind, bleibt zu klären.

Unbekannt ist auch die Ursache des *diffusen Ösophagusspasmus,* der am ehesten bei älteren Leuten beobachtet wird und mit einer Hypertrophie/Hyperplasie vor allem der zirkulären glatten Muskulatur einhergeht. Ob die sog. *Post-Vagotomie-Dysphagie* eine nervöse Grundlage hat oder mehr auf den operativen Eingriff im Bereich der ösophagogastrischen Übergangszone selbst zurückzuführen ist, bleibt noch zu prüfen. Unter dem Begriff eines *»Presbyösophagus«* werden im höheren Alter in Erscheinung tretende Störungen des ösophagealen Schluckakts zusammengefaßt; u. a. scheinen hier degenerative Veränderungen und Wandfibrose mitzuspielen. Die letztere ist oft mit einem Schwund glatter Muskelfasern verbunden und vermutlich wesentlich bei der Dysphagie im Rahmen z. B. einer *viszeralen Sklerodermie* (S. 1156), eines *disseminierten Lupus erythematodes* oder verwandter Leiden beteiligt. Gut verständlich sind die Motilitätsstörungen der Speiseröhre bei *Muskelerkrankungen,* insbesondere bei der Dystrophia myotonica (Steinert), der okulopharyngealen Myopathie, der Myasthenia gravis (S. 1174) und anderen Myopathien sowie bei Nerven- oder Hirnstammläsionen. Die Störungen beschränken sich hier z. T. auf die quergestreifte Muskulatur der oberen Hälfte des Ösophagus.

Entzündliche Veränderungen bzw. Vernarbungen des Ösophagus können physikalisch, chemisch, peptisch oder infektiös bedingt sein.

Mechanische Verletzungen der Speiseröhre, die z. B. durch *Fremdkörper* (Knochensplitter, Fischgräte u. a.) oder *iatrogen* (z. B. Perforation bei Endoskopie), selten aber durch äußere Einwirkungen zustande kommen, leiten, oft über die Ausbildung intramuraler Abszesse, zu einer *Periösophagitis* oder direkt zur gefürchteten *Mediastinitis* über.

Selten kommt es – z. B. bei starker Bauchpresse beim Erbrechen – zu einer *spontanen Ruptur. Intramurale Rupturen* und *Lazerationsblutungen,* z. B. bei plötzlichem Anstieg des intragastrischen Drucks *(Mallory-Weiss-Syndrom)* gehören ebenfalls zu den ungewöhnlichen Beobachtungen. Auf die Möglichkeit einer mechanischen Verletzung von *Ösophagusvarizen* wurde schon aufmerksam gemacht (S. 496). *Strahlenschäden des Ösophagus* kommen später zur Sprache (S. 1466).

Von *chemischer Ösophagitis* oder *kaustischen Läsionen* der Speiseröhre wird gesprochen, wenn akziden-

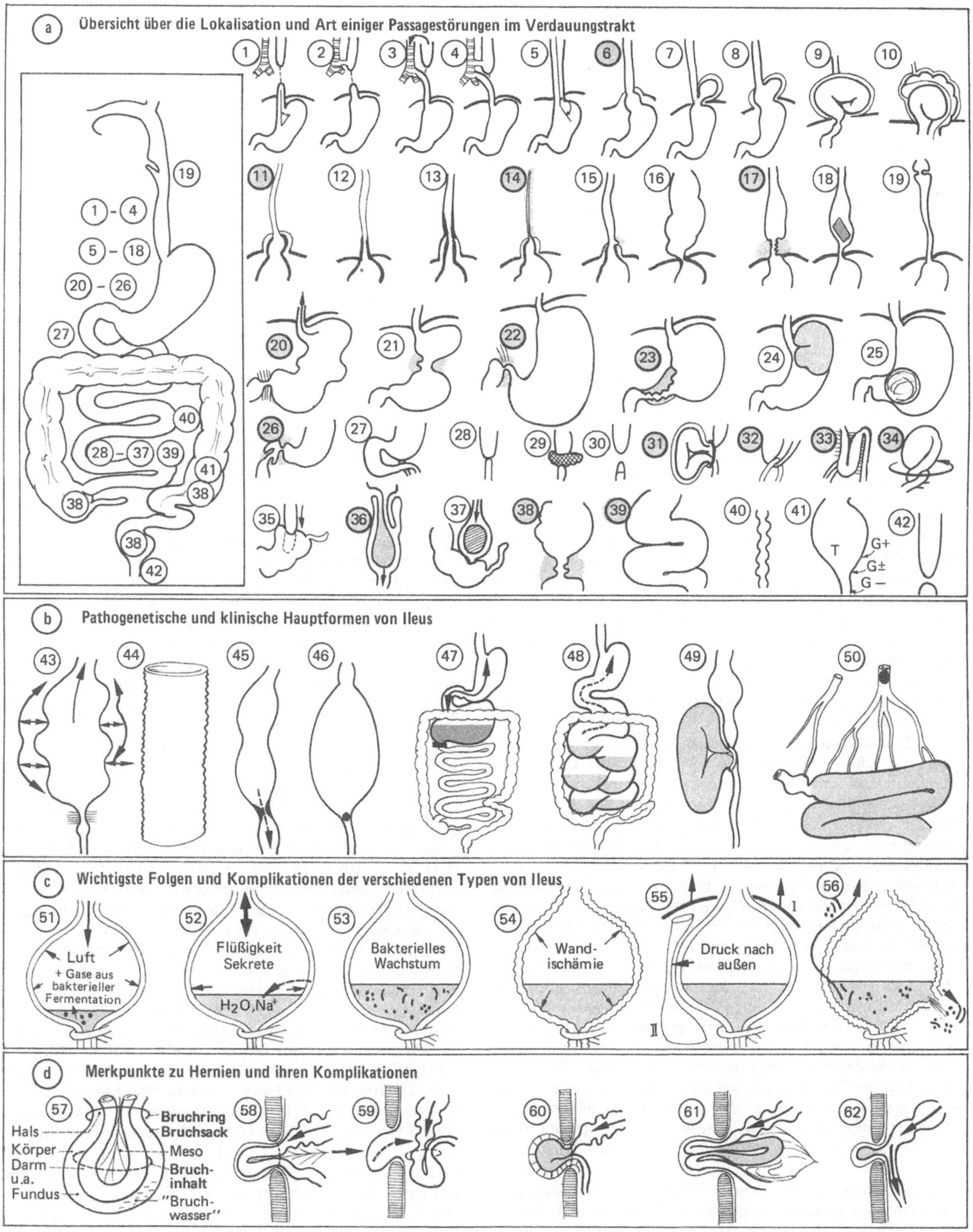

Abb. 128a–d. *Passagestörungen im Verdauungstrakt (vor allem sog. Obstruktionssyndrome) mit besonderer Berücksichtigung des Ileus.* **a** *Lokalisation und Arten von Passagestörungen im Verdauungstrakt.* Es sei vorausgeschickt, daß nicht alle hier aufgeführten Veränderungen Behinderungen des Transports von Nahrung bzw. Darminhalt im Sinn der Obstruktion bewirken; einzelne, wie z. B. Hiatushernien des Ösophagus, gehen mit Reflux und anderen Symptomen einher. Obstruktionen können *konnatal* auftreten und haben in dieser Form vor allem für die Pädiatrie Bedeutung: Manche dieser Mißbildungen lassen sich durch einen rechtzeitig vorgenommenen – oft lebensrettenden – chirurgischen Eingriff gänzlich oder teilweise beheben. Die meisten Passagebehinderungen sind indessen *erworben* und machen sich in der Regel im Erwachsenenalter bemerkbar. In der *Skizze links*

Abb. 128 a–d (Fortsetzung)
sind die Lokalisationen der auf der *rechten Blattseite* aufgeführten Störungen angegeben. Nummern mit kräftig gezeichneten Kreisen bedeuten relativ häufige Befunde. Im einzelnen: *Konnatale Ösophagusatresie* ohne Fistel (1), mit oberer Ösophagotrachealfistel (2), mit unterer Fistel (3, häufigster Typ) sowie mit oberer und unterer Fistel (4). *Kardiofundale Fehlanlage* mit zu weitem Kardia-Magenwinkel (5). *Banale, reversible Hiatusgleithernie* mit *Kardiainkontinenz* (6). *Paraösophageale Hernie* (7), die bei Einklemmung zu ernsthaften Komplikationen Anlaß geben kann. *Mischform einer Hiatushernie des Ösophagus* (8). *»Upside-down-stomach«* (9). *Konnataler linksseitiger Zwerchfelldefekt* oder *Zwerchfellruptur* (10) mit Hochsteigen von Magen, Dickdarmteilen und/oder anderem Abdominalinhalt in den linken Thoraxraum. *Erworbener Brachyösophagus* mit/bei Hiatushernie (11). *Endobrachyösophagus* (12), z. T. in Form eines sog. Barrett'schen Ösophagus. Umschriebene *ösophagitische Stenose* (13), z. B. wegen gastroösophagealem Reflux (sog. *Refluxösophagitis*). *Streckenförmige Narbenstriktur des Ösophagus* (14), meist nach Verätzung. *Chronisches Kardiaulkus* (15). *Achalasie des Ösophagus* (Fehlen des Öffnungsreflexes im Kardiabereich) oder andere Formen von *Megaösophagus* (16), z. B. bei Kardiospasmus oder Chagas-Krankheit. *Ösophaguskarzinom* (17). *Fremdkörper im Ösophagus* (18); spitze Fremdkörper können die Wand der Speiseröhre verletzen und eine Mediastinitis hervorrufen. Membranartige Stenose nahe dem Ösophaguseingang bei *Plummer-Vinson-Syndrom* (19, S. 670). Passagestörungen im Bereich der Speiseröhre treten u. a. auch bei *»viszeraler Sklerodermie«* auf. Sog. *»hypertrophische Pylorusstenose« des Magens* bei Säuglingen (20), die ein wiederholtes »Erbrechen im Strahl« bewirkt und die Gefahr der Inanition, Exsikkose und Alkalose mit sich bringt. *»Sanduhrmagen«* (21) infolge zirkulärer narbiger Schrumpfung bei Ulcus pepticum chronicum. Ulkusbedingte oder durch chirurgische Eingriffe erzeugte *Narbenstriktur* bzw. *narbige Verziehung des Pylorus* (22), mit Ausbildung eines »Retentionsmagens«. *Magenkarzinom* (23). *Magensarkom* (24). *Bezoar* (Trichobezoar oder Phytobezoar) im Magen (25), eine Seltenheit. *»Schrumpfbulbus«* (26) bei chronischem Ulcus pepticum des Duodenums. Sog. *arterio-mesenteriale Duodenalstenose* (27), die vor allem bei starker Abmagerung in Erscheinung tritt. *Dünndarmatresie durch Membran* (28); *Verschlußatresie des Duodenums, Pancreas anulare* (29); *Verschlußatresie,* u. U. kombiniert mit *Membranatresie* (30). *Inkarzerierte Hernie* (31). *Bridenileus* (32). *Adhäsionsileus* (33). *Volvulus* (34). *Invagination* (35), bei Kindern am häufigsten ileozökal, bei Erwachsenen im Zusammenhang mit einem Darm (Dünndarm-)-Tumor, der gestielt ins Lumen vorragen kann (36). *Obturationsileus* (37), z. B. durch »auf falschem Weg« abgegangenen großen Gallenstein, Askaridenknäuel u. a. *Stenosierendes Darmneoplasma,* vor allem *Dickdarmkarzinom* (38). *Paralytischer (adynamischer) Ileus* (39), z. B. bei Peritonitis, postoperativ, bei Darmischämie u. a. Sog. *»spastischer« (dynamischer) Ileus* (40), dem man selten, am ehesten bei Schwermetallvergiftung (Blei), Porphyrie, ausgedehnten Darmulzerationen und Urämie, begegnet. *Megacolon congenitum* (41, Hirschsprung'sche Krankheit) mit aganglionärer enger Strecke (G−), ganglienzellarmem trichterförmigem Teil (T, G±) und ganglienzellhaltigem dilatiertem »Megakolon« (G+). Andere Formen von Megakolon sehen makroskopisch ähnlich aus (z. B. *»toxisches Megakolon«* bei Colitis ulcerosa, Dickdarmdilatation wegen Sigmoidstenose u. a.). Konnatale *Atresie im Rektoanalbereich* (42), z. B. in Form einer Atresia ani, A. ani et recti, A. recti. **b** *Pathogenetische und klinische Hauptformen von Ileus. Mechanischer Ileus* (43), der 1) durch Veränderungen außerhalb des Darms *(»extrinsic«), wie Adhäsionen, Briden, Hernien u. a., 2) durch pathologische Prozesse in der Darmwand (»intrinsic«)*, wie Karzinome oder andere Neoplasmen, Divertikulitistumor, Enteritis regionalis, Pneumatosis cystoides u. a., oder 3) durch *Obturation des Lumens (35, 37) verursacht sein kann. Peritonitische Adhäsionen* und *äußere Hernien* machen zusammen ungefähr 70–75% aller Ursachen von *mechanischem Dünndarmileus* aus, während der *mechanische Dickdarmileus* zu 90% – in der Reihenfolge der Häufigkeit – auf *Karzinome, Divertikulitis* und/oder *Volvulus des Colon sigmoides* zurückgeht. Die Schmerzen bei mechanischem Ileus werden oft periumbilikal angegeben, treten in Paroxysmen auf und sind häufig mit »hochgestellten« Darmgeräuschen (Borborygmi) verbunden. Der *paralytische (adynamische) Ileus* (44) ist wahrscheinlich die häufigste Ursache eines intestinalen Obstruktionssyndroms überhaupt. Der »Darmverschluß« beruht hier auf fehlender Motilität, Auftreibung und oft Abknickung von Darmschlingen. Mehrheitlich handelt es sich um Folgen eines *peritonitischen Prozesses,* wobei in den Bauchraum freigesetzte Magensäure (Magenperforation), Dickdarminhalt (Dickdarmperforation) und Pankreassaft (Pankreasnekrose oder -verletzung) besonders irritierend wirken. Ein adynamischer Ileus wechselnden Grades wird aber auch nach peritonealen und/oder retroperitonealen Blutungen (z. B. nach Operationen, Wirbelfrakturen u. a.), bei Nierenkoliken, schwerer Pyelonephritis, Unterlappenpneumonie, ausgedehnten Rippenfrakturen, Myokardinfarkt, Hypokaliämie u. a. beobachtet. Besonders wichtig ist in der Klinik der paralytische Ileus infolge *Darmischämie* (50). Das Abdomen ist in wechselndem Maße aufgetrieben; Darmgeräusche fehlen oft (»stilles Abdomen«). Vor allem bei mechanischem Darmverschluß unterscheidet man ferner den *unvollständigen Ileus* (*Subileus,* 45) vom *vollständigen Ileus* (46). Große klinische Bedeutung hat das Auseinanderhalten der verschiedenen Ileusformen nach dem *Sitz der Obstruktionen:* Beim sog. *hohen Ileus* (47) treten die Symptome, wie starker Schmerz im mittleren Abdominalbereich, oft profuses Erbrechen von gallehaltiger, meist aber nicht fäkulenter Flüssigkeit, Singultus u. a., schon früh in Erscheinung, im Gegensatz zum *tiefen Dünndarmileus* bzw. *Dickdarmileus bei suffizienter Bauhin'scher Klappe* (48): Bei diesen steht eine progressive Distension des Abdomens, ein – oft etwas verzögertes – Auftreten von Erbrechen z. T. übelriechender Flüssigkeit, ein relativ frühzeitiges Aufhören des Gasabgangs per anum u. a. im Vordergrund der Symptomatik. Die Bauchschmerzen sind in der Regel um so weniger intensiv, je tiefer der Verschluß liegt. Bei *Strangulationsileus* (49) entsteht ein mehr lokalisierter, stetiger Schmerz; überdies gelingt es nicht selten, die strangulierten Darmschlingen, die stark aufgetrieben sind, als »bewegliche Masse« zu palpieren, und öfters notiert man schon früh eine Blutleukozytose. *Mesenterialgefäßverschlüsse bzw. -stenosen* mit nachfolgender *hämorrhagischer Darminfarzierung* (50) beruhen in etwa ¾ der Fälle auf einer Obturation der A. mesenterica cranialis (Thromboembolie, u. U. ortständige Thrombose), in ungefähr 15% auf einer Ischämie anderer Genese (z. B. bei Digitalis-behandelten Patienten mit chronischer Herzinsuffizienz). In der Regel treten im Verlauf von 2–3 Tagen kolikartige Schmerzen, z. T. mit leichter Diarrhoe und mikroskopisch nachweisbarem Blutabgang, auf, bevor sich ein schwerer Schock mit peritonitischen Symptomen, Leukozytose und Fieber einstellt. Die Mortalität ist sehr hoch (mehr als 80%), im Gegensatz etwa zum nicht strangulierenden mechanischen Ileus (5–8%). Primäre Venenthrombosen sind eher selten Ursache einer hämorrhagischen Darminfarzierung. **c** *Wichtigste Folgen und Komplikationen der verschiedenen Ileustypen.* An erster Stelle ist die *Auftreibung (Distension)* der Darmschlingen durch *verschluckte Luft* (etwa 70–80% der Darmgase in solchen Fällen, bei hohem Ileus noch mehr), *durch bakteriell bedingte Fermentation entstandene Gase* und durch *Flüssigkeit* (allfällige flüssige Nahrung, Sekrete, später auch Übertritt von H_2O, Na^+ u. a. aus der Darmwand in das Lumen) zu nennen (51, 52). Bei starker Peristaltik und bei Bildung einer sog. *geschlossenen Schlinge* (49) kann der *intraluminale Druck* von normalerweise 2–4 cm H_2O auf 30–60 cm H_2O steigen. Ähnlich verhält es sich mit dem Zökum bei vollständigem Dickdarmileus und Bestehen einer suffizienten Bauhin'schen Klappe

tell oder in suizidaler Absicht stark nekrotisierende Chemikalien geschluckt werden. Konzentrierte, starke Säuren führen in der Regel zu einer Koagulationsnekrose, Laugen zu einer Kolliquationsnekrose der inneren Wandschichten. Nach Abstoßen der nekrotischen Schichten folgt das Stadium der ausgedehnten *Ulzeration* und *granulierenden Entzündung,* die in Vernarbung und oft schwere, streckenförmige Strikturen ausmündet.

Recht häufig wird die sog. *Refluxösophagitis* beobachtet, die im Zusammenhang mit *Hiatushernien* (S. 664) oder anderen strukturellen und funktionellen Störungen in der ösophagogastrischen Übergangszone auftritt. Maßgebend ist offenbar eine Regurgitation von Magensaft, der die plattenepitheltragenden Schleimhautpartien angreifen kann. Mikroskopisch reichen die Veränderungen von geringfügigen entzündlichen Infiltraten und Zeichen vermehrter Epithelregeneration über eine oberflächliche oder diffuse chronische Entzündung bis zur Erosion, Ulzeration und schließlichen Narbenbildung. Die letztere kann der Grund von Dilatationsstörungen oder – wie behauptet wurde – u. U. sogar einer Ösophagusverkürzung sein.

Im unteren Ösophagus finden sich hie und da *Inseln von Schleimhaut mit Zylinderepithel,* entsprechend der *Magenschleimhaut.* An diesen Stellen entwickeln sich nicht selten Geschwüre mit nachfolgender Narbenstenose. Der sog. *Barrett'sche Ösophagus* ist eine Sonderform dieser Art mit zylinderepitheltragender Schleimhaut oberhalb des Sphinkters.

Membranen, die das Ösophaguslumen quer einengen, kommen als dünne Geflechte (»Webs«) oder dickere »Ringe« vor. Im Bereich des Ösophagusmundes finden sie sich vor allem bei älteren Leuten. Ihre Entstehungsweise und vor allem ihre Beziehung zur sideropenischen Anämie *(Plummer-Vinson-Syndrom)* stehen noch im Dunkel. Man diskutiert u. a. eine primäre Membranbildung mit konsekutiver Eisenmangelanämie und eine durch die Blutarmut bedingte Schleimhautstörung mit Narbenbildung. Manchmal werden solche Gebilde auch im mittleren Ösophagusdrittel oder im distalen Bereich, an der Grenze zwischen mehrschichtigem Plattenepithel und Zylinderepithel, als Ursache einer Dysphagie angetroffen.

Infektiös bedingte Ösophagitiden treten u. a. im Rahmen *verschiedener Infektionskrankheiten,* wie Masern, Scharlach, Influenza, Diphtherie, Varizellen, Variola und Typhus abdominalis, auf. Eitrige Formen beruhen oft auf *Verletzung* (s. o.). Abgesehen von *Tuberkulose* und *Lues,* die u. a. von außen auf die Speiseröhre übergreifen können, verdient die *Soor-Ösophagitis* (Candidiasis, Moniliasis) Erwähnung, die sich besonders bei herabgesetzter Abwehr (vgl. dazu S. 1197 und 2005) ausbreitet.

Ulzeröse Ösophagitiden werden im übrigen hie und da bei Hautaffektionen, wie den verschiedenen Formen von *Epidermolysis bullosa,* beobachtet.

Die medizinisch wichtigste Ursache einer Ösophaguspassagestörung ist das *Karzinom.* In der überwiegenden Mehrzahl der Fälle handelt es sich um *Plattenepithelkarzinome mit wechselndem Grad von Verhornung.* Annähernd die Hälfte der Speiseröhrenkrebse ist im unteren Drittel lokalisiert, ein Drittel im mittleren und der Rest im oberen. Bevorzugt werden die drei »Isthmen«, d. h. Kardia, Höhe der Trachealbifurkation und Ösophagusmundbereich. *Adenokarzinomen* begegnet man am ehesten im ösophagogastrischen Übergangsgebiet. Selten sind *Sarkome* (Leiomyo- und Rhabdomyosarkome u. a.) oder das bösartige *Basalzellenkarzinom* des Ösophagus Grund für die Passagebehinderung.

Abb. 128a–d (Fortsetzung)

(85% aller Individuen). Stark aufgetriebene Darmschlingen üben u. U. einen *Druck nach außen* aus, z. B. auf das Zwerchfell (55/I, Behinderung der Atmung) und/oder die V. cava (55/II, u. U. Reduktion des Herzzeitvolumens). In Fällen mit länger dauernder starker Dehnung der Darmwand stellen sich murale *Ischämieschäden* (54) ein, zu denen sich – vor allem in den unteren Darmabschnitten – durch *bakterielles Wachstum* (53) bedingte Läsionen gesellen. Schließlich kann es zu einer *Ruptur mit Peritonitis* und/oder *Bakteriämie/Sepsis* kommen (56). **d** *Einige Hinweise auf Hernien und ihre Komplikationen.* Die Hauptgefahr von Hernien liegt in der *Einklemmung von Abdominalinhalt, insbesondere von Darmschlingen,* im Bruchsack (57, 58), was oft zu einem *mechanischen Ileus* sowie u. U. – infolge Wandischämie und bakterieller Besiedelung sowie nachfolgender Ruptur – zu einer *Peritonitis* führen kann. Diese Gefahr ist ebenfalls nach sog. *»en bloc«-Reposition (Scheinreposition)* gegeben (59). Manchmal entstehen im Zug entzündlicher Komplikationen (Peritonitis circumscripta) *Verwachsungen* zwischen Bruchinhalt und Bruchsackwand (60). *Inkarzerierte Hernien* (eingeklemmte Hernien, s. auch retrograde Einklemmung, 61) erleiden häufig eine partielle oder vollständige *hämorrhagische Infarzierung* (60). Der Häufigkeit nach stehen beim *männlichen Geschlecht* die *indirekten inguinalen Hernien* an der Spitze (etwa 70–80% aller Hernien), die sog. *kompletten indirekten Inguinalhernien* eher bei Jugendlichen und *inkompletten* (etwa 60% aller Hernien) eher bei älteren Patienten. *Direkte Inguinalhernien* (etwa 10–15% aller Hernien) treten vor allem im Erwachsenenalter auf. Bei *Frauen,* die Hernienleiden viel weniger ausgesetzt sind als Männer, sieht man vor allem *Femoralhernien,* bei *Säuglingen Nabelhernien. Narbenhernien* treten u. U. nach Abdominaloperationen in Erscheinung, so nach medianer unterer Laparotomie. *Epigastrische Hernien* beobachten wir häufiger bei Kindern als bei Erwachsenen; in vielen Fällen enthalten sie nur Netzteile. *Littré'sche Hernien* (Darmwandhernien, 62) sind gefährlich, weil ein Ileus z. T. ausbleibt und damit die drohende Gefahr einer Peritonitis u. U. nicht erkannt wird. Sog. *innere Hernien* (Treitz'-sche Hernie, ferner hiatale Hernien, Bochdalek'sche Hernien, lumbokostale Hernien, Morgagni'sche Hernien, parasternale Hernien, Zwerchfellhernien u. a.) sieht man weniger oft als die vorher genannten Typen

Erworbene Behinderungen der Magenentleerung

Funktionelle Hemmungen der Magenentleerung sind bekannt, spielen aber in der Medizin eine eher untergeordnete Rolle. Verzögerungen der Magenentleerung sind beispielsweise bei *Ulkuspatienten* beobachtet worden, ohne daß dafür stets das Geschwür oder seine Folgen (Narbenbildung u. a.) verantwortlich zu sein schienen. Hemmend wirken z. T. eine an *Gallensalzen* besonders reiche Galle im Duodenum, *Cholezystokinin-Pankreozymin, Glukagon, adrenerge Überträgerstoffe, Vagotomie, nervöse Störungen*, wie *diabetische Neuropathie, Tabes dorsalis, Erkrankungen der Nachbarorgane* u. a. m. Die nach *größeren Eingriffen im Magenbereich* manchmal auftretende akute Dilatation des Organs dauert in der Regel nur kürzere Zeit. Eine Verlangsamung der Magenentleerung wird nach Verabreichung verschiedener *Pharmaka* festgestellt (z. B. Apomorphin).

Einer schwerwiegenden *Retention von Mageninhalt*, die oft mit einer mächtigen Dilatation des Organs verbunden ist *(»Retentionsmagen«)*, liegt bei Erwachsenen in der weit überwiegenden Mehrzahl der Fälle ein *organisches Hindernis* zugrunde, insbesondere peptische *Geschwüre* und ihre *Folgen* (vor allem die *Narbenstriktur*) sowie *Magenkarzinome*, seltener *andere Geschwülste*. Manchmal liegt der Grund für die Entwicklung eines Retentionsmagens in narbigen Verziehungen in der Umgebung des Magens, etwa nach *chirurgischen Eingriffen*. Verständlicherweise wirken vor allem organische Veränderungen im Pylorusbereich stenosierend.

Die **Folgen** einer länger dauernden Retention von Mageninhalt umfassen das sog. *Retentionserbrechen*, dem eine Nausea vorausgehen kann, ferner *Abmagerung* infolge Unter- und/z. T. Mangelernährung sowie einen gewissen Grad von *Exsikkose*.

Beispiele:

- *Ulcera peptica* (s. u.) sind vor allem dann mit der Gefahr einer Retention von Mageninhalt verbunden, wenn sie im *Pylorusbereich* bzw. im *Bulbus duodeni* liegen. Die Passagebehinderung bei akuten Geschwüren hängt oft mit Spasmen der Ringmuskulatur zusammen und dauert dann in der Regel nicht im gleichen Maß an. Ulkusbedingte Dauerstenosen entsprechen meistens einer *Narbenstriktur*. Zu solchen Einengungen geben nicht ausschließlich pylorusnahe Geschwüre Anlaß, sondern u. U. in mittleren Magenabschnitten gelegene Ulzera, die durch fortschreitende zirkuläre Vernarbung einen sog. Sanduhrmagen bilden können.
- Eine häufige Ursache von Passagebehinderung ist das *Magenkarzinom*, das tumorös-polypös, ulzerös und infiltrativ wachsend sein kann. Bevorzugte Lokalisationen sind der Antrum-, weniger der Korpusbereich, vor allem auf der Kleinkurvaturseite. Histologisch unterscheidet man u. a. das differenzierte, oft papillär strukturierte *Adenocarcinoma tubulare* mit oder ohne Schleimbildung, das weniger differenzierte, *z. T. solide (u. U. medulläre) Adenokarzinom*, das weitgehend dissoziierte *szirrhöse Adenokarzinom*, das kleinzellige *Carcinoma dissolutum*, das *Carcinoma sigillocellulare (Siegelzellkarzinom)*, das *Carcinoma mucinosum (Gallertkarzinom)* sowie das mehr tubulär ausdifferenzierte *verschleimende Adenokarzinom* und andere Formen.
- Wesentlich seltener als Karzinome sind *andere Tumoren* Ursache eines Retentionsmagens. *Adenomatöse* und *villöse Schleimhautpolypen* erreichen selten eine Größe, die stark stenosierend wirkt. Dagegen können *Leiomyome* und *Neurinome* sowie ihre malignen Varianten, ferner *Lymphosarkome*, sog. *Retikulosarkome* u. a. voluminöse Formen annehmen. Der Magen wird u. U. auch *sekundär infiltriert* (z. B. bei Lymphoma malignum Hodgkin oder anderen bösartigen Lymphomen) oder von außen liegenden Tumormassen komprimiert. Das letztere ist allerdings häufiger am Magenausgang und im Duodenalbereich zu sehen.
- Operative Eingriffe am Magen selbst bzw. im Gallengang-, Duodenal- und/oder Pankreasgebiet haben manchmal *narbige Verziehungen* zur Folge, die die Magenentleerung behindern.

Dünndarmileus und -subileus

Während in der angelsächsischen Nomenklatur mit der Bezeichnung »Ileus« z. T. nur die nicht-mechanische Obstruktion des Darms gemeint ist, benützt man hierzulande diesen Ausdruck auch für die Folgen organisch bedingter Passagehindernisse.

Definitionen: *»Obstruktion«* des Darms heißt im medizinischen Sprachgebrauch ein Ausbleiben des Weitertransports von Intestinalinhalt, gleichgültig, ob dieses durch eine *Verstopfung (Obturation), Stenose, Atresie* (s. o.), *Kompression* von außen, *Verdrehung (Volvulus), Abknickung, teleskopartige Einstülpung (Invagination, Intususzeption)* oder ein *Fehlen der propulsiven Motilität* bedingt ist. *Subileus* bedeutet eine unvollständige Darmobstruktion. Je nach der Ursache tragen verschiedene Formen von mechanischem Ileus besondere Namen, z. B. *Obturationsileus (Darmverstopfung), Bridenileus* (Abknickung des Darms durch ein strangförmiges Gebilde) und *Adhäsionsileus* (mehrfache Abknickungen, Kompressionen und/oder Strikturen des Darms infolge peritonitischer Verwachsungen der Schlingen), während andere direkt nach der auslösenden Störung benannt werden, z. B. Volvulus, Darminvagination u. a. m. Die *nichtmechanische Darmobstruktion* entspricht in der überwiegenden Mehrzahl der Fälle einem *paralytischen (»adynamischen«) Ileus*, während ein *spastischer (»dynamischer«) Ileus i. e. S.* mit länger dauernder Passagebehinderung zu den selteneren Beobachtungen gehört.

Ursachen und **Pathogenese:** Unter den erworbenen Formen von *mechanischem Ileus* im gesamten Darmtrakt stehen hinsichtlich der Häufigkeit *Einklemmungen des Darms im Bereich von Hernien* an erster Stelle (ungefähr 40% der Fälle). Eine weitere wichtige Ursache liegt in peritonitischen Verwachsungen, die als *Adhäsionsileus* oder *Bridenileus* zusammen etwa ein Drittel der Beobachtungen ausmachen. Es folgen mit etwa 10% *neoplastisch oder entzündlich bedingte Obstruktionen*, mit 5% *Intususzeptionen*, mit 4% Fälle von *Volvulus* und mit weniger als 1% *Obturationen*, ferner andere Störungen.

Hernien können, sofern sie nicht schon bei Geburt vorhanden sind, durch eine kongenitale oder etwa im Anschluß an Traumen oder Operationen erworbene, *umschriebene Schwäche der Bauchwand, innere Taschenbildungen* (z. B. bei Mesoansätzen), *abnorme Pforten in der Bauchhöhle* (z. B. Mesoschlitze) und/oder einen *erhöhten intraabdominalen Druck* zustande kommen. Die wichtigsten Ereignisse und Komplikationen, die sich in einem Hernienbereich abspielen und zu Ileuserscheinungen überleiten können, sind

u. a. eine plötzliche Vergrößerung derselben durch Eintritt von Darmschlingen und deren allfällige Einklemmung schon zu diesem Zeitpunkt, ferner entzündliche Prozesse mit allmählicher Schrumpfung der Hernie, Bildung von Adhäsionen im Bruchsack, Einengung der Bruchpforte, Zunahme des intrahernialen mesenterialen Bindegewebes und Vermehrung des Bruchwassers infolge Lymph- und/oder Blutstauung. Kommt es zur *Inkarzeration,* drohen – abgesehen vom Ileus – eine Ulzeration und Perforation der betroffenen Darmschlingen. Die meisten Hernien sind zunächst reponibel und werden erst bei sog. elastischer oder adhäsiver Fixation bzw. bei Koteinklemmung vorübergehend oder dauernd irreponibel. Besonders gefürchtet sind die *Strangulation* und der *Volvulus* von Darmschlingen innerhalb des Bruchsacks. Wird in solchen Fällen nicht rechtzeitig operiert, ergibt sich wegen der Ruptur- und Peritonitisgefahr eine hohe Mortalität. Dies gilt u. U. ebenfalls für sog. *Littré'sche Hernien* (Darmwandbrüche), bei denen nur ein Teil der Darmwand im Bruchsack liegt.

Verwachsungen und Strangbildungen im Peritonealraum, die zu *Adhäsions-* oder *Bridenileus* führen können, beruhen in der Mehrzahl der Fälle auf entzündlich bedingter Verklebung (vgl. dazu S. 1328) zwischen Darmschlingen und/oder zwischen diesen und der Bauchwand oder anderen intraabdominalen Organen bzw. dem Netz, mit nachfolgender bindegewebiger Organisation. Derartige Veränderungen finden sich des öfteren *postoperativ* und waren früher, als noch wenig auf die Bildung von Fremdkörpergranulomen durch den Puder von Gummihandschuhen und anderes partikuläres Material geachtet wurde, noch häufiger zu sehen als heute. Aber auch *peritonitische Prozesse anderer Art,* z. B. nach Magendarmperforationen (Ulcus pepticum, Gallenblasen- oder Appendixperforation u. a.), Peritonitis tuberculosa (S. 1969), traumatisch bedingte Bauchfellentzündung u. a. m., haben oft solche Folgen. Adhäsionen haben häufig *chronische Formen von Subileus* zur Folge, während Briden eher zu akuter, vollständiger Darmobstruktion führen.

Da bösartige Dünndarmgeschwülste an sich selten sind, beobachtet man einen *neoplastisch bedingten Dünndarmileus* am ehesten bei Ausbreitung solcher Prozesse im Bauchraum, allenfalls bei hämatogener Metastasierung in den Darm. Eine Peritonealkarzinose oder -sarkomatose bewirkt u. U. einen Adhäsionsileus.

Bei *Darminvagination,* bei der sich das sog. Intususceptum in das Intususcipiens einstülpt, kommt es – abgesehen von Ileuserscheinungen – oft zu einer Drosselung der Blutzirkulation im umklammerten Darmteil, mit der Gefahr der hämorrhagischen Infarzierung und Peritonitis. Bei *Kindern* finden Invaginationen mit Vorliebe im Ileozökalbereich statt, wobei Kleinkinder besonders häufig betroffen sind, möglicherweise wegen einer z. T. noch ungeordneten Motilität und/oder des in dieser Altersklasse reichlich vorhandenen lymphatischen Gewebes in den Peyer'schen Plaques. *Erwachsene* erleiden eine Darmintususzeption vor allem, wenn gestielte polypöse Bildungen (z. B. Lipome, Leiomyome, ein eingestülptes Meckel'sches Divertikel u. a.) unter dem Einfluß der Peristaltik in distaler Richtung verlagert werden und dabei den Darmteil im Ansatzbereich mitziehen. Ausnahmsweise kann auch ein lokaler Spasmus eine solche Folge haben.

Ein *Volvulus des Darms,* d. h. eine Drehung um die Mesenterialachse, u. U. um sich selber, ereignet sich überwiegend an Schlingen mit langem Meso. Begünstigend wirken zudem Briden oder Adhäsionen. Wahrscheinlich sind solche Verdrehungen des öfteren reversibel und bleiben sogar unbeachtet. Falls sie zu Ileus führen, finden sich meistens Zirkulationsstörungen, z. T. mit hämorrhagischer Infarzierung.

Obturationen des Dünndarmlumens sind – wie erwähnt – seltene Ursachen einer Passagebehinderung. Bei Neugeborenen mit Mukoviszidose (S. 970) kennen wir den *Mekoniumileus.* Besonders bei Kindern kann ein Wurmbefall, z. B. in Form von *Askaridenknäueln* (S. 2078), zum Darmverschluß führen. *Größere Gallensteine,* die etwa durch Fistelbildung aus der Gallenblase ins Duodenum übergetreten sind, vermögen einen Obturationsileus herbeizuführen. Anderer geformter, voluminöser Darminhalt (z. B. Bezoare, d. h. durch Haare oder anderes Material entstandene Klumpen, ferner Fremdkörper u. a.) wird nur ausnahmsweise als Ursache eines Darmverschlusses gefunden. Feste Kotballen oder gar Koprolithen finden sich im Dünndarm kaum. In gewissem Sinn obturierend wirken können *polypöse Darmtumoren* (s. o.).

Ein *paralytischer (adynamischer) Ileus* schweren Grades ist eine häufige Folge *akuter Peritonitiden,* gleichgültig, ob diese bakteriell oder durch chemische Agentien (Salzsäure und Pepsin aus einem perforierten Magen, Blut oder Pankreasenzyme bei Pankreasnekrose) bedingt sind. Ein *reflektorischer Stillstand* der propulsiven Darmmotilität zeigt sich dann und wann im Anschluß an chirurgische Eingriffe, Wirbelfrakturen oder andere Traumen, bei Gallen- und Nierenkoliken (S. 739), ferner nach retrograder Pyelographie u. a. m. *Metabolische Störungen* gehen u. U. mit einem paralytischen Ileus einher, insbesondere eine schwere Hypokaliämie und das Coma diabeticum (S. 949). Ähnliches ist von gewissen *Medikamenten* bekannt (Atropin, Pantothensäure, Ganglienblocker u. a.). Schließlich sei daran erinnert, daß *ischämische Schäden des Darms* einen Motilitätsverlust nach sich ziehen können.

Fälle von *spastischem Ileus* gehören zu den ungewöhnlichen Beobachtungen. Man findet derartige Störungen u. U. als Folge toxischer Einflüsse, z. B. bei schwerer Urämie, bei Schwermetallvergiftungen, bei Porphyrie und extraperitoneal gelegenen Infektionen.

Morphologisch bietet sich beim *vollständigen mechanischen Ileus* das Bild einer z. T. starken Dilatation der Darmschlingen, u. U. des Magens, vor dem Hindernis, während die distalen Anteile des Verdauungsschlauchs in der Regel leer und eng sind. Die ausgeweiteten intestinalen Anteile, die besonders beim »tiefen Dünndarmileus« mächtige Ausmaße annehmen können, enthalten reichlich z. T. übelriechende Gase und bräunliche Flüssigkeit. Die Darmwand ist in solchen Fällen oft ganz dünn und zeigt z. T. eine leicht livide Verfärbung. Postmortal kann dieser Farbton rasch ins Schmutzige umschlagen. Allmählich entstandene, *langdauernde unvollständige Darmverschlüsse* gehen oft mit einer erkennbaren Hypertrophie der Muskularis einher, die bei Dilatation wenigstens histologisch zum Ausdruck kommt. Die inneren Wandschichten dilatierter Darmabschnitte lassen z. T. Epithelschäden erkennen, die bis zur Ulzeration reichen können und mit wechselnden, oft akuten entzündlichen Veränderungen verbunden sind. Beim *paralytischen Ileus* ist die Mehrheit der Darmschlingen ausgeweitet. Besteht eine Peritonitis, imponieren bei äußerlicher Betrachtung u. a. die Hyperämie der Subserosa sowie das kollateral-entzündliche Darmwandödem.

Folgen und **Komplikationen** des Dünndarmileus wurden zum guten Teil eingangs des Abschnitts aufgeführt. Abgesehen von den teils schwerwiegenden *Flüssigkeits- und Salzverlusten* durch Erbrechen und ins Darmlumen, spielt wahrscheinlich in vielen Fällen der Übertritt *toxisch wirksamer Substanzen,* insbesondere von Produkten des bakteriellen Stoffwechsels (NH_3 und viele weitere Substanzen) und bakteriellen Toxinen, in den Kreislauf eine erhebliche Rolle. Häufig wird eine Bakteriämie (S. 1744) nachgewiesen, die in eine *Sepsis* und einen *septischen Schock* ausmünden kann. Daß oft vorher schon ein *hypovolämischer Schock* zur Ausbildung kommt, wurde bereits erwähnt. Die bei schwerem Ileus nicht selten auftretenden *respiratorischen Störungen* entsprechen teilweise einer sog. Schocklunge, zum anderen muß an komplizierende Pneumonie (u. U. hämatogen), schmerzbedingte Atmungshemmung mit Neigung zu Atelektasebildung, Lungenödem u. a. gedacht werden.

Beispiele:
- Bei der *Hernia inguinalis indirecta,* die innerhalb der Kremasterfasern, seitlich der epigastrischen Gefäße und oberhalb des Lig. inguinale durchführt, kann es sich um einen angeborenen (offener Processus vaginalis) oder erworbenen Zustand handeln. Sie tritt, im Gegensatz zur *Hernia inguinalis directa,* die meist bei älteren Leuten beobachtet wird, in jedem Alter auf. Die direkte Inguinalhernie verläuft medial der epigastrischen Gefäße und außerhalb, d. h. meist medial vom Samenstrang. Inkarzerationen von Darmschlingen kommen vor allem bei der indirekten Inguinalhernie vor.
- Bei der *Hernia femoralis,* die oft zu Darminkarzeration führt, befindet sich der Bruchsack unterhalb des Ligamentum inguinale, in der Lacuna vasorum.
- Die *Nabelhernie des Erwachsenen* ist häufig eine Hernia accreta, worin Teile von Netz, Dünndarm, Colon transversum und/oder Magen liegen können. Inkarzerationen sind nicht selten und gehen, weil sie oft spät bemerkt werden, mit einer ziemlich hohen Mortalität einher.
- Die *Hernia cicatrica* ist ein Narbenbruch, z. B. nach Operation, der – wie die *Hernia epigastrica* (Brüche im Bereich der Linea alba) – je nach Lokalisation und Größe zu Inkarzeration führen kann.
- Schwierige diagnostische Probleme bieten die *inneren Hernien* und gewisse seltene äußere Hernien (*H. ischiadica, obturatoria, perinealis* u. a.).
- *Ausgedehnte peritonitische Verwachsungen,* die oft zu einem *Adhäsionsileus* Anlaß geben, kommen u. a. nach *intraabdominalen Eingriffen, nach eitriger Bauchfellentzündung,* z. B. infolge Perforation oder Nahtinsuffizienz eines bakterienhaltigen Hohlorgans (Appendix, Gallenblase bei bakterieller Cholezystitis, unterer Dünndarm, Dickdarm), infektiöser Salpingitis, posttraumatisch (Blutung und/oder eitrige Peritonitis) und wegen sog. Durchwanderungsperitonitis vor. In ähnlicher Weise wirkt sich u. U. eine schwere *Peritonitis tuberculosa,* eine *Peritonealkarzinose* oder das *Pseudomyxoma peritonei* (S. 228) aus. Bauchbestrahlungen führen in unkomplizierten Fällen meist nicht zu schweren Verwachsungen. Dasselbe gilt für leichtere Formen von Peritonitis, z. B. bei Urämie. Sog. *plastische Peritonitiden,* z. B. im Sinn der rezidivierenden Polyserositis rheumatica, neigen eher zu fibröser Serosaverdikkung als zu ausgedehnten Adhäsionen.
- Ein *Bridenileus* entsteht mit Vorliebe bei *umschriebenen Verwachsungen,* z. B. zwischen Netzteilen und der Bauchwand oder Eingeweiden, d. h. nach lokalisierten Eingriffen, Eiterungen (Appendix perforata!) u. a. m. Die omphaloenterischen Stränge wurden bereits erwähnt.
- Ein *paralytischer Ileus* kommt in erster Linie bei *akuter diffuser Peritonitis* zur Entwicklung, am häufigsten nach Appendicitis mit Perforation, Perforation eines peptischen Geschwürs, Ruptur der Gallenblase bei Cholezystitis, Peritonitis im Anschluß an eine hämorrhagische Darminfarzierung (z. B. bei Mesenterialgefäßverschluß) u. a. m.
- *Narbige Dünndarmstenosen* beobachtet man dann und wann, z. B. im Anschluß an Bestrahlung und Darmtuberkulose (S. 1974), selten nach Darmnaht.
- Die *Pneumatosis cystoides intestini* ist ein interstitielles Emphysem des Darms, das im Dünndarmbereich seinen Ursprung u. a. in pylorischen Geschwüren hat und durch peristaltisch bedingte Ansammlung großer Gasblasen in der Subserosa, insbesondere der untersten Ileumgegend, einen mechanischen Ileus oder Subileus hervorzurufen vermag.
- *Tumorartige Bildungen und Neoplasmen im Dünndarm* als Ursache eines mechanischen Ileus oder Subileus werden nicht oft beobachtet. Neben sog. Granulationstumoren (u. a. eosinophiler Granulationstumor bei Sprue, S. 691), Zysten (z. B. Enterokystome), gutartigen Tumoren (s. o.) und Karzinoiden (S. 390) sind es Sarkome und maligne Lymphome (S. 1212), die hier ins Gewicht fallen (z. B. sog. Retikulosarkome, Leiomyosarkome u. a.). Lymphosarkome bewirken oft keinen mechanischen Ileus, da sie die Dünndarmwand mehr flächenhaft durchwachsen.

Obstipation und Dickdarmileus

Ursachen und **Pathogenese:** Die meisten Formen von *chronischer Obstipation* beruhen auf *funktionellen Störungen.* Am häufigsten begegnet man der *chronischen habituellen Obstipation,* bei der *psychische Faktoren,* etwa endogene und reaktive Depression, sowie *nutritive Momente,* wie zu wenig pflanzliche Nahrung, im Vordergrund der ursächlichen Faktoren stehen. In manchen Fällen haben wir es mit einer sog. *Kolonobstipation* zu tun, die sich durch verminderte propulsive und oft eine vermehrte nicht-propulsive Kontraktionstätigkeit des Dickdarms auszeichnet. Offenbar reagiert hier das Kolon sehr empfindlich auf neurovegetative Einflüsse (*»Colon irritabile«).* Während Angstgefühle die propulsive Peristaltik eher zu fördern scheinen, trifft für andere gestörte Stimmungslagen, wie Verbissenheit und Verkrampfung, das Gegenteil zu, wobei die nicht-propulsive Motilität oft gesteigert erscheint. Eine *atonische Form* von Kolonobstipation wird ebenfalls beschrieben.

Die *Dyschezie* (proktogene Verstopfung), d. h. eine Hemmung des z. T. bedingten Defäkationsreflexes, kann isoliert auftreten und durch Faktoren, wie gewohnheitsmäßiges Unterdrücken der Stuhlentleerung und mühsamen bzw. schmerzhaften Stuhlgang, bedingt sein. Öfters handelt es sich um *Mischformen* von Kolonobstipation und Dyschezie. Eine Neigung zu fortdauernder Verstopfung besteht ferner bei einer Reihe von Krankheiten, wie *Herzinsuffizienz, kachektisierenden Leiden* und gewissen *endokrinen Störungen* (z. B. Hypothyreose, Hyperparathyroeidismus, Phäochromozytom, Diabetes insipidus, M. Addison, hypothalamische Kachexie u. a.), *metabolischen Krankheiten* (z. B. Porphyrie) und *nervösen Leiden* (Multiple Sklerose, Tabes dorsalis u. a.).

Eine *vorübergehende Obstipation* gehört zu den alltäglichen Erscheinungen. Abgesehen von Bettlägrigkeit, Übergang auf eine andere Nahrung und psychischen Einflüssen, wie Wechsel der Umgebung, sind ursächlich zahlreiche Krankheiten, die nicht den Dickdarm direkt betreffen, an ihrer Entstehung beteiligt. Eine mehr oder weniger transitorische Verstopfung gehört zum Symptomenbild zahlreicher *intraabdominaler Prozesse* (Magen- und Duodenalgeschwüre, Appendicitis, Pankreaserkrankungen, entzündliche Veränderungen des weiblichen Genitaltrakts u. a.), *Intoxikationen* (Thallium- und Bleivergiftung u. a.) und *Infektionskrankheiten.*

Organische Stenosen im Dickdarmbereich werden – vor allem bei älteren Menschen – in erster Linie durch *Karzinome* verursacht (S. 266). Sog. *Divertikulitistumoren,* d. h. umschriebene, tumoröse Veränderungen infolge granulierender und vernarbender Entzündung um divertikulitische Abszesse, können radiologisch den Karzinomen ähneln. Ist die Dickdarmpassage durch ein derartiges Hindernis weitgehend unterbunden, spricht man von *Dickdarmileus.* Dieser kann auch innerhalb kurzer Zeit entstehen und – abgesehen von stenosierenden Tumoren – auf ähnlichen Ursachen beruhen wie der Dünndarmileus (s. o.). Dickdarmverschlüsse im Bereich von Hernien sind allerdings ziemlich selten, ebenso adhäsionsbedingte Formen von Kolonileus, während ein Volvulus des Sigmas oder eines Colon mobile hie und da beobachtet wird. Narbenstrikturen im Dickdarm kommen u. U. postoperativ, nach Tuberkulose und Lymphogranuloma venereum (S. 1863), nach therapeutischer Bestrahlung u. a. zustande. *Schwere Kolitiden* (s. u.) bewirken mitunter ein *»toxisches Megakolon«.*

Erworbenen Analstenosen liegen in seltenen Fällen Narbenstrikturen zugrunde, ferner Analkarzinome (u. a. Plattenepithelkarzinome) und andere Tumoren. Das sog. *idiopathische Megakolon,* das sich in der Regel erst im 2. Lebensjahr im Sinn einer Obstipation manifestiert, beruht vermutlich auf einer psychisch bedingten Erschlaffungsstörung der analen Ringmuskulatur.

Folgen und **Komplikationen:** Bei den meisten Formen von chronischer Obstipation stellt man eine mehr oder weniger ausgeprägte *Hypertrophie der Dickdarmmuskularis* fest. Liegt eine erhebliche Passagebehinderung vor, ist die Lichtung vor dem Hindernis meist *dilatiert.* Diese Ausweitung kann derartige Grade erreichen, daß man von einem *»erworbenen bzw. symptomatischen Megakolon«* spricht. Die Kotstagnation begünstigt die Entwicklung von *Schleimhautläsionen,* die zur *Colitis pseudomembranacea* und/oder zu *sterkoralen Ulzera* sowie zur *Perforation* überleiten können und oft vorher schon zu *Blutungen* Anlaß geben.

Die *Melanose des Dickdarms* scheint durch Obstipation begünstigt zu werden.

Die *Auswirkungen des Kolonileus* gleichen denen des tiefen Dünndarmileus, nur ist die Entwicklung der Symptomatik wesentlich langsamer und die Neigung zu Meteorismus stärker.

Beispiele von Passagebehinderungen im Dickdarmbereich:

- Die Bedeutung der *Dickdarmkarzinome,* deren Entstehungsweise, Hauptlokalisation, Wachstumsweise und histologische Typen schon kurz geschildert wurden (S. 266), geht u. a. daraus hervor, daß sie ungefähr 15% aller zum Tode führenden Karzinome ausmachen. Zu den ersten Symptomen und Zeichen gehören Dyspepsie und Obstipation, abwechselnd mit Diarrhoe, und eine sideropenische Anämie infolge Sickerblutungen aus dem Tumor. Rektal- und Abdominalpalpation sowie radiologische Untersuchungen gestatten in der Regel die Diagnosestellung. Besonders gefährdet sind Patienten mit *familiärer »intestinaler Polypose«,* d. h. *kleinen papillären Tumoren,* die z. T. schon frühzeitig die zytologischen Zeichen der malignen Entartung zeigen. Auch in Fällen ohne Familiarität gehen Dickdarmkarzinome öfters von solchen, oft gestielten, papillären Bildungen aus, die z. T. als »Karzinome in situ« angesehen werden.
- Das sog. *idiopathische Megakolon* unterscheidet sich vom Megacolon congenitum (S. 301) u. a. durch seinen Beginn einige Zeit nach der Geburt (meist im 2. Lebensjahr), ein volles Rektum bei deutlichen Zeichen von Dyschezie, Vorhandensein von Ganglienzellen im Plexus myentericus der Rektosigmoidgegend, normale Azetylcholinesteraseaktivität in der Schleimhaut und Ausweitung des Dickdarms bis zum Analkanal, der in der Regel deutlich verengt erscheint.

108.9. Entzündliche Magendarmveränderungen

Die Wand des Gastrointestinaltrakts ist normalerweise Sitz eines gewissen Grades von entzündlicher Infiltration (sog. *physiologische Entzündung,* vgl. dazu S. 1244). Diese versteht sich vor allem daraus, daß der bedeckende Epithelbelag keine absolute Schranke darstellt und der Inhalt des Verdauungskanals physiologischerweise verschiedenartige schädigende Agentien aufweist, so HCl und Pepsin im Magen, zahlreiche weitere Enzyme im oberen Dünndarm und Bakterien im unteren Dünndarm sowie insbesondere im Dickdarm.

Definitionen: Von *Gastritis* (Entzündung des Magens), *Enteritis* (Entzündung des Dünndarms) und *Kolitis* (Entzündung des Dickdarms) bzw. *Gastroenteritis, Enterokolitis* u. a. sprechen wir nur, wenn die entzündlichen Veränderungen in den betreffenden Abschnitten des Gastrointestinaltrakts die normalerweise vorhandenen übersteigen.

Gastritis

Definitionen: Während die verschiedenen Arten von *akuter Gastritis* in der Mehrzahl der Fälle zeitlich kurz befristeten Episoden von »Magenverstimmung« entsprechen, ist die *chronische Gastritis* in der Regel eine sich über Jahre und Jahrzehnte erstreckende Störung, die in milder, mäßiger oder schwerer Form auftritt und von der *chronischen Oberflächengastritis* bis zur *chronischen atrophischen Gastritis* führen kann. Bestimmte Typen oder Phasen der Erkrankung zeichnen sich, wenigstens vorübergehend, durch eine *foveoläre,* u. U. eine *glanduläre Hyperplasie* aus. Als *»intestinale Metaplasie«* bezeichnet man einen Gestaltswandel der Magenschleimhaut, der bei chronischer Gastritis auftreten kann und u. a. eine Vertiefung der Foveolen zu kryptenartigen Einsenkungen, Bildung von schleimproduzierenden Becherzellen, Paneth'schen Körnerzellen und/oder zottenähnlicher Leistenspitzen umfaßt. Von den bisher erwähnten Formen der chronischen Gastritis sind die *granulomatösen Gastritiden* abzugrenzen.

Seit der Einführung von Magenbiopsien ist deutlich geworden, daß die chronische Entzündung dieses Organs viel häufiger vorkommt, als man früher dachte. So wurden kürzlich unter 241 Patienten, die über unbestimmte Magenbeschwerden klagten, 181 Fälle von milder bis schwerer chronischer Gastritis histologisch nachgewiesen, wovon nur 3 mit typischer Oberflächengastritis.

Ursachen und **Pathogenese:** *Akute Gastritiden* können durch eine Vielzahl *örtlich schädigender Chemikalien* ausgelöst werden, so durch Alkohol, Medikamente, wie Salizylate, Butazolidin und Antibiotika, ferner chemische Gifte. Die Entstehungsweise der akuten Magenentzündung erklärt sich weitgehend durch direkte Epithelläsionen, die – aufgrund der erheblichen regeneratorischen Kapazität vor allem der Foveolarzellen – bald wieder behoben werden. Eine besonders schwere Schädigung stellt die akut nekrotisierende Wirkung *konzentrierter Säuren oder Laugen* dar (vgl. dazu Ösophagus, S. 1598). Gefürchtete Komplikationen sind hier die Perforation und Vernarbung. *Bakteriell* bedingte akute Entzündungen der Magenwand, die bis zur Magenwandphlegmone (S. 1336) führen können, entwickeln sich u. U. hämatogen bei Sepsis, fortgeleitet von außen (z. B. bei Peritonitis) oder – selten – vom Lumen her, das letztere am ehesten bei Achylie (vgl. dazu Salmonellosen, s. u.). Erosive und hämorrhagische Gastritiden treten u. a. bei *Urämie* auf. Der Übergang einer der hier genannten akuten Gastritiden in eine chronische Gastritis gilt als Ausnahme.

Man darf annehmen, daß eine endogene, etwa durch zirkulatorische Störungen bedingte *Beeinträchtigung der mukoepithelialen Schutzschranke* die Ausbildung einer akuten Gastritis begünstigt.

Im Gegensatz zu den akuten Magenentzündungen sind Ätiologie und Pathogenese der *chronischen Gastritiden* noch weitgehend ungeklärt. Vor allem erhebt sich die Frage, was den entzündlichen Prozeß dauernd unterhält. Der Nachweis von Antikörpern, insbesondere gegen Oberflächenepithelien und Belegzellen, die nicht selten gemeinsam mit solchen anderer Organspezifität auftreten, legt die Vermutung nahe, es könnte sich hier um den Ausdruck von *Autoimmun-(Autoaggressions-)-Prozessen* handeln. Allerdings besteht keine Klarheit darüber, ob solche Antikörper Ursache oder Folge der chronischen Gastritiden sind, und über zellgebundene Immunreaktionen, die gegen Magenwandbestandteile gerichtet wären, wissen wir wenig. Als alternative oder zusätzliche kausale Faktoren kommen u. a. ein *funktionelles Ungenügen der bedeckenden Schleim- und/oder Epithelschicht,* wie sie im höheren Alter vermutet werden kann, und eine *duodenogastrische Regurgitation* in Betracht. Über die Rolle des *vegetativen Nervensystems* beim Zustandekommen einer chronischen Magenentzündung weiß man noch wenig. Gastritiden sind bekannt nach totaler, nicht aber nach proximaler Vagotomie. Die erstere stört u. a. die gegenseitige Abstimmung der Duodenal- und Magenmotilität.

Morphologisch bietet die *chronische Oberflächengastritis* bei endoskopischer Betrachtung – abgesehen vielleicht von einer leichten Rötung der Schleimhaut – meist keine Besonderheiten. Mikroskopisch erkennt man aber eine ödematöse Durchtränkung sowie wechselnde Infiltrate von Lymphozyten, Histiozyten, Plasmazellen und z. T. eosinophilen, jedoch relativ wenigen neutrophilen Granulozyten in der oberflächlichen Schleimhautschicht, d. h. unter *weitgehender Aussparung der Drüsenzone.* In den Foveolae macht sich ein verstärkter Zelluntergang bemerkbar, verbunden mit Zeichen vermehrter Regeneration (erhöhte Mitosetätigkeit, basophile Vorläuferzellen). Die Drüsen lassen u. U. eine Hypertrophie/Hyperplasie der Haupt- und Belegzellen erkennen, ohne daß dies einen obligaten Befund darstellen würde. Die hier genannten Veränderungen sind in der Regel im Antrum deutlicher als anderswo im Magen ausgeprägt.

Beginnt sich im Rahmen einer *chronischen Gastritis* eine *wechselnde Atrophie* abzuzeichnen, haben sich die entzündlichen Infiltrate in der Regel auf die *ganze Schleimhaut,* d. h. bis zur Tunica muscularis mucosae ausgedehnt. Lymphfollikelbildungen sind nun keine Seltenheit. Sie finden sich im Antrum häufiger als im Korpus- und Fundusbereich. Die Antrumdrüsen lassen eine zahlenmäßige Verminderung, zudem z. T. eine Verkleinerung der Nebenzellen, die Fundusdrüsen eine Reduktion auch der Haupt- und Belegzellen erkennen. Als Ausdruck des gesteigerten Epithelumsatzes an der Oberfläche entwickelt sich eine foveoläre Hyperplasie (s. o.), so daß die foveolenhaltige Zone nun wesentlich mehr als einen Viertel der Schleimhaut ausmacht.

Eine auch endoskopisch deutliche Verdünnung der Schleimhaut kennzeichnet die *chronische atrophische Gastritis.* Mikroskopisch stellen wir einen zunehmen-

den Schwund des drüsigen Apparats fest, von dem z. T. in besonderem Maß die Haupt- und Belegzellen der Fundusdrüsen, oft aber auch die gastrinproduzierenden G-Zellen und die mukösen Zellen im Antrum betroffen sind. Schließlich können die Drüsen durch die dem Ersatz des Oberflächenepithels dienenden Foveolen völlig ersetzt werden *(foveoläre Hyperplasie),* und es zeigt sich u. U. eine *intestinale Metaplasie* der Schleimhaut.
Die *Veränderungen der endokrinen Zellen* im Bereich des Epithels sind bei den verschiedenen Formen von Gastritis nicht einheitlich. Bioptische Untersuchungen haben u. a. folgendes gezeigt: Eine erhöhte Zahl von *G(Gastrin-)-Zellen* findet sich in der Regel bei hypergastrinämischen Patienten, wobei es sich meistens um sog. helle G-Zellen handelt. »Dunkle« G-Zellen sprechen für eine Unterfunktion dieser Elemente. Herdförmige, mikronoduläre Vermehrungen von *EC(enterochromaffinen)-Zellen* im Antrumgebiet werden oft angetroffen. *ECL(»enterochromaffin-like«)-Zellen* in größerer Zahl notiert man im Fundus von Patienten mit Hypergastrinämie. Veränderungen der *D- und* D_1-Zellen gehören zu den Seltenheiten. Bei *intestinaler Metaplasie* treten mindestens drei Zellarten auf, nämlich *EC-, L- und S-Zellen* (S. 391).

Sondertypen der chronischen Gastritis sind u. a. die *Ménétrier'sche Krankheit* (Gastropathia hypertrophica gigantea), bei der eine foveoläre Hyperplasie und ein Drüsenschwund vor allem im Antrum vorliegen, verbunden mit Faltenverdickung, ferner das sog. *Pseudolymphom des Magens,* bei dem mächtige Lymphfollikel und lymphoplasmazelluläre Infiltrate die Schleimhaut sehr voluminös werden lassen, und die eigentliche *Atrophie der Magenschleimhaut* ohne wesentliche entzündliche Infiltrate. Die letztgenannte Form kann sowohl dem Endstadium einer chronischen atrophischen Gastritis als auch einer eigentlichen Altersinvolution entsprechen.

Eine *glanduläre Hyperplasie* (früher: hypertrophische glanduläre Gastritis genannt) mit Vermehrung der Beleg-, z. T. der Hauptzellen, findet sich in der Regel bei Patienten mit Hyperazidität.

Folgen der Gastritis: Schwerere Formen von *akuter Gastritis* können mit Aufstoßen, Nausea und Erbrechen, oft mit krampfartigen Schmerzen im Oberbauch, einhergehen. In der Mehrzahl der Fälle klingen die Symptome jedoch im Verlauf einiger Tage wieder ab. Ein ähnliches klinisches Bild zeigt sich bei *akuten Exazerbationen einer chronischen Gastritis.* Dazu gesellen sich u. U. Allgemeinsymptome, wie Fieber und Kopfschmerzen. Hauptsächliche Zeichen einer *chronischen atrophischen Gastritis* sind *Hypochylie* und insbesondere *Hypazidität,* deren Grad vom Ausmaß des Schwundes der entsprechenden Drüsenzellen abhängt, und die sich bis zur *Achylie* und *Anazidität* steigern können. Im letzteren Fall sind zudem die Voraussetzungen für eine *perniziöse Anämie* gegeben, indem dann praktisch kein »intrinsic factor« mehr gebildet wird. In den seltenen Fällen, in denen die Perniciosa schon bei Jugendlichen auftritt, beruht die Störung meist nicht auf einer atrophischen Gastritis, sondern auf einem hereditären Mangel an normalem »intrinsic factor«.

Infektiöse, parasitäre und toxische Erkrankungen des Magen/Darmkanals

Diese Gruppe von Störungen verdient aus verschiedenen Gründen das besondere Interesse des Mediziners. Zunächst ist die außerordentliche *Häufigkeit* mehr oder weniger leichter »Magendarmverstimmungen« (»Indigestionen«) zu erwähnen, denen der Arzt begegnet, und die – wie man heute weiß – oft auf infektiöser Grundlage beruhen. Zudem beschäftigen uns die *Gefahren,* die dem Patienten aus Nichterkennen, zu später Diagnosestellung und/oder unsachgemäßer Behandlung einer ernsthaften Infektionskrankheit des Verdauungstrakts erwachsen können. Schließlich müssen wir uns der *epidemiologischen Bedeutung* bestimmter, auf pathogene Mikroorganismen zurückgehender Seuchen bewußt bleiben, die heute noch in manchen Ländern dann und wann katastrophale Ausmaße annehmen. Es sei hier nur auf die Cholera, die Amöbiasis und den Typhus abdominalis hingewiesen (s. u.).
Wenn auch der saure Magensaft die Hauptmasse der per os aufgenommenen Mirkoorganismen – wahrscheinlich ebenfalls Viren – abzutöten bzw. zu inaktivieren vermag, ist der sterilisierende Effekt doch nicht vollständig, ganz abgesehen von säurefesten Bakterien und Parasiteneiern oder enzystierten Formen von Protozoen. Wenn dem nicht so wäre, hätte man keine Erklärung für die Vielzahl infektiöser Erkrankungen des Gastrointestinaltrakts, deren Häufigkeit sich, gesamthaft betrachtet, kaum abschätzen läßt.

Definitionen im Zusammenhang mit besonderen Formen der Entzündung werden im 15. Teil (S. 1243 ff.) gegeben.

Ursachen und **Pathogenese:** Beim *Neugeborenen* hat die *Brusternährung* für die Resistenz gegenüber infektiösen Gastroenteritiden eine erhebliche Bedeutung. Das in der menschlichen Milch enthaltene Laktoferrin hemmt – vermutlich über Entzug von Eisen – das Wachstum vieler Stämme von E. coli, und die reichlich vorhandenen Antikörper (insbesondere IgA, weniger IgG und nur Spuren von IgM, vgl. dazu S. 1209) üben ihrerseits eine Schutzfunktion aus, so die Behinderung des Anhaftens am Darmepithel und der Motilität von Bakterien, ferner Opsonisierung (S. 1250) durch oberflächlich fixierte Antikörper. Die Schutzfunktion fällt um so mehr ins Gewicht, als beim Neonaten die pinozytotische Aufnahme und der zytopemptische Durchtritt von Keimen durchaus möglich wäre. Bei *künstlich ernährten Säuglingen* stellt man eine zahlenmäßige Zunahme der Coli-Flora auf Kosten etwa von Lactobacillus bifidus fest, was u. a. mit einer Abnahme des pH im Darminhalt verbunden ist. Prädisponierend für eine bakterielle Diarrhoe wirken im übrigen eine *Unter- bzw. Mangelernährung* (vgl. dazu S. 654), ferner die verschiedensten Formen von *gestörter Infektabwehr.*
Nach Übergang auf Normalkost hängt die Zusammensetzung der Darmflora – wie erwähnt – in erheblichem Maß von der *Art der Ernährung* ab. Kohlenhydratreiche Kost fördert das Wachstum der Bifidobakterien, fettreiche u. a. die der Bakteroides. Bei der in westlichen Ländern üblichen gemischten Ernährung finden sich im unteren Darmtrakt relativ mehr Bakteroides und weniger Aerobier als bei überwiegend vegetativer Kost, wie sie z. B. in weiten Teilen Afrikas üblich ist. Bei der letzteren beobachtet man überdies im Magen nicht selten die Sarcina ventriculi.
Im Kindesalter werden die meisten Fälle von Diarrhoe

durch spezifische infektiöse Agentien hervorgerufen. Neuere Befunde ergaben, daß hier überwiegend *Viren* im Spiel sind. Ganz allgemein wird heute den Gastroenteritiden dieser Ätiologie mehr Beachtung geschenkt. Bei Kindern scheinen bis mehr als 50% der akuten Fälle von Diarrhoe auf *Reovirus-artigen Agentien* (z.B. *Norwalk-Agens, »human reovirus-like agent (HRVL)«*) zu beruhen, und auch Erwachsene erkranken offenbar nicht selten an dieser Infektion. Zum Nachweis eignet sich u. a. die elektronenoptische Untersuchung des Stuhls, der bei Diarrhoe abgeht. Neben den oben erwähnten Viren, die auch *Rotaviren* oder *Duoviren* genannt werden, kommen als Erreger einer Gastroenteritis bzw. Enteritis noch weitere in Frage, wie *Enteroviren* (Polio, Coxsackie- und Echoviren), *Adenoviren, Coronaviren* u. a. m. Die Viren mit enteropathogener Wirkung scheinen in die Darmepithelien einzudringen und diese z. T. zu zerstören. Da die virushaltigen Epithelzellen meist innerhalb von Tagen abgestoßen und durch intakte Elemente ersetzt werden, dauert die Krankheit, die mit partieller Denudation der Schleimhaut und entsprechenden entzündlichen Veränderungen einhergeht, oft nur einige Tage, falls sie nicht rezidiviert. In manchen Fällen treten mit der Zeit komplementfixierende Antikörper im Serum auf. Es läßt sich vermuten, daß in den nächsten Jahren beim Menschen wie bei Tieren noch weitere virale Enteritiden identifiziert werden können (vgl. dazu z. B. das »transmissible gastroenteritis virus« (TGE-virus) bei Schweinen, das »Nebraska calf diarrhea virus« u. a. m.).

Bakterielle Enteritiden oder Enterokolitiden i. e. S. müssen von jenen entzündlichen Magendarmerkrankungen unterschieden werden, die lediglich auf der Wirkung bakterieller Toxine, d. h. ohne Anwesenheit der entsprechenden pathogenen Keime im Verdauungstrakt, beruhen. Solche *»toxische Enteritiden«* machen einen Teil der sog. *Nahrungsmittelvergiftungen* aus. Die Toxinbildung erfolgt in diesen Fällen meist durch Kontamination und ungeeignete Lagerung der Nahrungsmittel, so daß es zum Bakterienwachstum kommen kann. In diese Gruppe gehören Intoxikationen durch Staphylokokken-Enterotoxin, Botulin und Clostridien-Toxine.

Bei den eigentlichen *infektiösen Gastroenteritiden* bzw. *Enteritiden* und *Enterokolitiden* kommt es im Darmkanal zum Wachstum der pathogenen Keime. Voraussetzung für das Zustandekommen einer derartigen Infektionskrankheit ist die *Überwindung verschiedener Abwehrmechanismen durch die Erregerflora.* Zu den letzteren zählen u. a. kompetitive und andersartige Hemmungen durch die an der Darminnenfläche vorhandenen Kommensalen (z. B. filiforme Organismen), bakterizide oder bakteriostatische Substanzen in der Darmflüssigkeit, insbesondere unter dem Schleim sowie der mechanische Abtransport mit dem Darminhalt, der durch die Peristaltik fortbewegt wird. Der eigentliche *bakterielle Angriff auf das Schleimhautepithel* scheint auf verschiedene Weise vor sich zu gehen. In den meisten Fällen – vielleicht mit Ausnahme der Cholera asiatica (s. u.) – kommt es zum *Anhaften* der Keime an der Epitheloberfläche. Sog. *nicht-invasive Erreger,* wie *Choleravibrionen* und *gewisse pathogene Stämme von E. coli,* dringen nicht weiter ein, sondern vermehren sich an der Darminnenfläche und wirken durch die Abgabe von *Exotoxinen* gewebeschädigend. Im Rahmen dieses Geschehens erfährt u. a. die Adenylzyklase der Epithelien, möglicherweise auch anderer lumennaher Zellen, eine mächtige Aktivierung mit dem Effekt, daß reichlich Wasser und Elektrolyte, insbesondere Chlorionen, in die Lichtung austreten. Unter den sog. *invasiven Erregern* ist zu unterscheiden zwischen solchen, die nach dem Anhaften an die Epithelzellen von diesen aufgenommen werden und sie direkt schädigen (z. B. *Shigellen* und *gewisse Stämme von E. coli*), sowie anderen, die darüber hinaus ins Gewebe eindringen und schließlich sogar in die Lymph- und Blutbahn gelangen (z. B. *Salmonellen*). Für die Vermehrung der Keime im Gewebe sind u. a. die örtlichen Ernährungsbedingungen maßgebend, die ihr Wachstum gestatten, ferner von den Bakterien produzierte und gegen Abwehrmechanismen gerichtete Stoffe, sog. *Aggressine.* Diese vermögen offenbar vom Wirt gebildeten Bakterizidinen (z. B. basische Polypeptide, Lysozym, Komplement u. a., vgl. S. 1267) entgegenzuwirken. Die chemischen Hintergründe dieses Geschehens sind allerdings noch weitgehend ungeklärt. Pathogene Keime sind überdies – wie Viren – imstande, Immunreaktionen zu hemmen.

In pathogenetischer Hinsicht ergeben sich somit bei infektiösen Erkrankungen des Gastrointestinaltrakts i. e. S. drei Haupttypen der Gewebeschädigung: 1. Ein sog. *Choleratyp,* der mit minimalen Darmwandschädigungen struktureller Art, jedoch massivem Flüssigkeits- und Elektrolytaustritt ins Lumen, vor allem des Dünndarms, einhergeht; 2. ein *Dysenterietyp,* der sich durch lokale Invasion, zumindest des Darmepithels, und entsprechende Darmwandschäden, insbesondere auch im Dickdarm, auszeichnet und 3. ein *Salmonellosetyp,* bei dem die bakterielle Invasion überwiegend im unteren Dünndarm erfolgt und über Schäden der Darmwand hinaus oft septische Krankheitsbilder erzeugen kann.

Abgesehen von diesen klassischen infektiösen Darmerkrankungen kennt man *Sonderformen,* bei denen die primäre Ursache nicht oder nicht in erster Linie auf peroraler Aufnahme infektiöser Keime, sondern auf – u. U. iatrogen bedingten – Veränderungen der normalen Darmflora und/oder Darmepithelläsionen beruht. In diesen Fällen ist die bakterielle Besiedelung der inneren Wandschichten des Intestinaltrakts als Folge der oben erwähnten Störungen aufzufassen. Ein Beispiel hierfür ist die weitgehende »Sterilisierung« der Darmflora durch *antibiotische Therapie* (Breitspektrum-Antibiotika), z. B. mit Überwuchern der im Darmtrakt meist – wenn überhaupt – nur in geringer Zahl vorhandenen *Staphylokokken.*

Die *banalen chronischen Entzündungen* des Magendarmkanals werden in den nachfolgenden Abschnitten erläutert.

Von den *spezifischen Infektionskrankheiten* bzw. *Granulomatosen* im Darmbereich ist zunächst die *Tuberkulose* (S. 1967) zu nennen. Diese kann im Sinn eines intestinalen Primärkomplexes oder – in der Regel nach Verschlucken von Tuberkulosebakterien bei offener Lungentuberkulose – als sekundäre, meist chronisch-ulzeröse Form auftreten. Bevorzugte Lokalisationen sind das Ileum, in geringerer Häufigkeit das Zökum und das Rektum. Eine vor allem das letztere betreffende ulzeröse und z. T. fistelnde Kolitis kennt man beim *Lymphogranuloma venereum* (S. 1863).

Von den *intestinalen Protozoonosen* hat die *Amöbiasis (Amöbenruhr),* die durch die Entamoeba histolytica verursacht wird und primär meist einer zunächst kleinherdig, später u. U. stark *nekrotisierenden und ulzerösen Kolitis* entspricht, bei weitem die größte Bedeutung (S. 2033). Die durch die Giardia lamblia hervorgerufene *Giardiasis (Lambliasis)* betrifft in erster Linie den oberen Dünndarm und kann – zumal bei Kindern oder in leichterer Form (Reisediarrhoe) auch bei Erwachsenen – eine milde bis erhebliche, z. T. chronische Diarrhoe bewirken (S. 2042). Das Balantidium coli (Krankheit: *Balantidiasis*) hält sich mit Vorliebe im Kolon auf, wo es u. U. ulzeröse Veränderungen hervorrufen kann. Meistens handelt es sich aber um eine milde Erkrankung mit wechselnden Zeichen von Dickdarmdiarrhoe (S. 2042).

Die durch *Würmer* bedingten Darmentzündungen werden auf S. 2068ff. besprochen.

Chemisch-toxische Gastroenterokolitiden kommen auf verschiedene Weise zustande. *Zytostatische Mittel* erzeugen mitunter erhebliche Epithelschäden, die sich zu erosiv-ulzerösen Läsionen ausdehnen und durch bakterielle Invasion kompliziert werden können. Akute Vergiftungen mit gewissen *Schwermetallsalzen,* die z. T. im Kolon ausgeschieden werden, gehen oft mit einer ulzerösen Entzündung vor allem dieses Darmabschnitts einher (z. B. $HgCl_2$, Arsensalze u. a.). Bei *Urämie* beobachtet man nicht selten hämorrhagisch-erosive Magen/Darm-Schäden in verschiedener Lokalisation, besonders im Dickdarm. Es gibt noch manche weitere Beispiele chemisch-toxisch bedingter Gastroenteritiden, u. a. solche, die nach peroraler Einnahme von *Medikamenten* verschiedener Art auftreten (z. B. Eisen per os, S. 1605).

Toxische Wirkungen von Nahrungsbestandteilen spielen u. a. bei der Zöliakie und der einheimischen Sprue eine Rolle (S. 691).

Morphologisch bieten die einzelnen Typen von Enteritis oder Enterocolitis ein unterschiedliches Bild.

Viral bedingte Infektionen des Gastrointestinaltrakts äußern sich überwiegend im Dünndarm, wo sich u. U. im akuten Stadium Epithelnekrosen nachweisen lassen. In späteren Stadien notiert man in der Regel eine etwas verstärkte entzündliche Infiltration, an der vor allem Lymphozyten, ferner Histiozyten und Plasmazellen beteiligt sind.

Bakterielle Entzündungen des Verdauungskanals treten in drei Hauptformen strukturell-pathologischer Veränderungen auf:

1. Bei der *Cholera asiatica* und ihr pathogenetisch verwandten Arten von Darmerkrankung (vor allem Dünndarm) finden sich makroskopisch außer dem auffallend wäßrigen Darminhalt (»Reiswasserstuhl«), einer gewissen ödematösen Schwellung der Schleimhaut und einer leichten Hyperämie, allenfalls zudem sehr spärlicher Fibrinbildung an der Serosaoberfläche, oft keine schweren Veränderungen. Das gleiche trifft für die lichtmikroskopischen Befunde zu. Elektronenoptisch zeigen sich aber in den Frühphasen der Infektion erhebliche Veränderungen im Bereich der Mikrovilli der Epithelien, die z. T. auseinandergedrängt erscheinen und vakuoläres Zytoplasma hervortreten lassen. In späteren Phasen bemerkt man überdies eine verstärkte Epitheldesquamation, so daß umschriebene Epithellücken entstehen. Die entzündlichen Infiltrate halten sich meist in bescheidenem Rahmen.
2. Beim *Dysenterietyp* von Darminfektionen *(Bazillenruhr)* wird vor allem der Dickdarm, weniger der Dünndarm betroffen. Der Schweregrad der Schädigungen richtet sich u. a. nach dem Erreger, indem leichtere Formen, wie bei Infektionen durch Shigellen der Spezies S. sonnei, schwere bei Befall durch Shigella dysenteriae (Shiga-Kruse) beobachtet werden. Makroskopisch fallen u. a. an der Darminnenfläche schmutzige bis gelbliche Beläge auf (Colitis fibrinosa necroticans s. pseudomembranacea), die unter Zurücklassung erosiver bis ulzeröser Defekte abgestoßen werden können. Überdies besteht eine deutliche Hyperämie. Histologisch bemerkt man in Frühstadien eine Epithelnekrose, nach der Denudation der Schleimhaut fibrinös-leukozytäres Exsudat, das oft flächenhaft ausgebreitet der vor allem von neutrophilen Granulozyten infiltrierten inneren Wandschicht aufliegt. Bei schweren Formen, die mit tieferer Geschwürsbildung einhergehen, bildet sich mit der Zeit Granulationsgewebe, das in Vernarbungen übergehen kann. Die Reepithelisierung erfolgt bei bloß erosiven Defekten u. U. schon innerhalb einer Woche; bei tiefergreifenden Läsionen dauert der Heilungsprozeß wesentlich länger. *Pseudomembranöse Enterokolitiden,* d. h. fibrinös-nekrotisierende Entzündungen, die in besonderem Maß auch den Dünndarm betreffen, beobachtet man u. a. bei Infektion durch Staphylokokken, insbesondere nach Therapie mit breitspektrigen Antibiotika.
3. *Salmonellosen,* vor allem der durch Salmonella typhi verursachte *Typhus abdominalis,* sind teilweise durch rasches Eindringen der pathogenen Keime in die Darmwand und von dort in die Blutbahn gekennzeichnet, so daß schon in der ersten Woche – z. T. vorübergehend – positive Blutkulturen erhal-

ten werden. Dies trifft im besonderen für die sog. *»enterischen Fieber«* (S. typhi, S. paratyphi, S. schottmülleri u. a.) und *»septikämische Formen«* (S. cholerae suis u. a.), kaum aber für die sog. *»gastroenteritischen Formen«* (S. typhi murium, S. enteritidis u. a.) zu, bei denen nach Ingestion einer großen Zahl von Erregern schon im Darmlumen Toxine freigesetzt werden, und die daher mehr das Bild einer Nahrungsmittelvergiftung hervorgerufen[1].
Beim Typhus abdominalis zeigt der Darm während des Inkubationsstadiums von 1–3 Wochen keine erheblichen strukturellen Veränderungen. In der zweiten Krankheitswoche kommt es am bevorzugten Ort des Bakterieneintritts, den Peyer'schen Plaques, vermutlich z. T. unter dem Einfluß in Gang gebrachter Immunreaktionen, zu einer *»markigen Schwellung«,* deren histologisches Korrelat in erster Linie in einem Ödem und dem beginnenden Untergang von Zellen, insbesondere Lymphozyten, besteht. Dabei treten zahlreiche große, oft mit Zelltrümmern, Erregern oder Erregerresten, manchmal Erythrozyten, beladene Makrophagen, sog. *Typhuszellen (»Rindfleisch'sche« Zellen),* in Erscheinung, während das lymphatische Parenchym in steigendem Maß zugrunde geht. Die regionären Lymphknoten weisen ähnliche Veränderungen auf. In der dritten Krankheitswoche, manchmal schon früher, erreicht der nekrobiotische Prozeß in den Peyer'schen Plaques und anderen Darmfollikeln seinen Höhepunkt. Wir sprechen hier von *Verschorfung.* Das nekrotische Gewebe wird – z. T. unter dem Einfluß neutrophiler Granlozyten – abgestoßen, womit das dritte Stadium, das der *Ulzeration* im Bereich des dünndarmassoziierten lymphatischen Gewebes erreicht ist. Treten in dieser Phase der Erkrankung, d. h. meistens in der vierten Krankheitswoche, nicht tödlich endende Komplikationen (s. u.) hinzu, setzt in der Regel in der fünften Woche die *Heilung* und *Reepithelisierung* der ulzerierten Partien ein. Im Zug dieser Entwicklung wird auch das lymphatische Parenchym zum guten Teil wieder regeneriert.
Bei *Darmtuberkulose* (S. 1974) und Befall des Kolons durch ein *Lymphogranuloma venereum* (S. 1863) finden sich die für diese Krankheiten mehr oder weniger bezeichnenden strukturellen Veränderungen.
Die *Amöbenruhr,* bei der vor allem das Zökum, das Colon ascendens und der Rektosigmoidbereich betroffen sind, geht in der Regel mit der Ausbildung zahlreicher kleiner, aber ziemlich tiefgreifender Ulzera bzw. Nekroseherde einher, in deren weiteren Umgebung man typischerweise eine Rötung der Schleimhaut oft vermißt. Die Geschwüre können mit der Zeit an Zahl zunehmen und konfluieren. Mikroskopisch erkennt man – am besten mit Hilfe der PAS-Färbung – die Amöben innerhalb der Läsionen und z. T. in Lymphspalten und -gefäßen. Einzelheiten über *weitere parasitäre Darmerkrankungen,* so die chronische Kolitis bei *Schistosomiasis,* finden sich auf S. 2097.

Folgen und **Komplikationen** infektiöser, parasitärer und toxischer Gastroenteritiden und Kolitiden: Bei *Säuglingen und Kleinkindern* bergen enterale Infektionen, die mit Erbrechen und Diarrhoe einhergehen, in besonderem Maß die Gefahr einer sog. *»Toxikose«,* d. h. einer lebensbedrohlichen Situation, die in erster Linie auf Wasser- und Elektrolytverlusten beruht (S. 805). Zur Exsikkose gesellschaftet sich oft eine metabolische Azidose (S. 808), u. U. Auswirkungen der Resorption toxischer Substanzen aus dem Darm (u. a. Bakterienprodukte) u. a. m. Klinisch fallen diese Kinder in der Regel durch alle Zeichen des schweren Wasserverlustes, vertiefte und beschleunigte Atmung, Trübung des Sensorium, Fieber, Leukozytose und eine Lebervergrößerung (Steatose!) auf. Immer wiederkehrende Diarrhoen (insbesondere Coli-Diarrhoen) im Kleinkindes- und Kindesalter haben häufig eine *Herabsetzung des Ernährungszustandes* und u. a. eine *Verminderung der immunbiologischen Kapazität* zur Folge, so daß sich ein Circulus vitiosus ergeben kann. *Virale Gastroenteritiden* bewirken oft ein nur 1–3 Tage dauerndes akutes Kranksein, können aber anschließend noch wochenlang mit gewissen Zeichen von Malabsorption einhergehen.
Die durch *nicht-invasive pathogene Bakterien bzw. Vibrionen* verursachten Enteritiden *(Choleratyp)* zeichnen sich des öfteren durch plötzlich, d. h. ohne vorausgehende Nausea auftretende, schwere Durchfälle aus, die mit reichlichem Abgang von reiswasserähnlicher Flüssigkeit verbunden sind. Besonders bei der Cholera können die schwere Austrocknung und Störungen des Elektrolythaushalts unter dem Bild eines Schocks bzw. Koma, z. T. auch der Urämie, zum Tod führen. Bei Colidiarrhoen dieser Art gestaltet sich der Verlauf wesentlich günstiger, mit Ausnahme gewisser pädiatrischer Fälle. Es handelt sich um eine typische *Dünndarmdiarrhoe,* bei der das Colon »mit Flüssigkeit überschwemmt« wird und die Rückresorption nicht zu besorgen vermag.
Durch *invasive Keime* vom *Dysenterietyp* hervorgerufene Kolitiden zeichnen sich durch eine *Dickdarmdiarrhoe* mit häufigen sog. Tenesmen (akuter Stuhldrang), z. T. krampfartigen Schmerzen und zahlreichen, aber wenig voluminösen Stuhlentleerungen aus. Bei den Shigellosen handelt es sich meistens um eine kurzdauernde Affektion, die nicht viel länger als 3–4 Tage Fieber erzeugt und unter antibiotischer Behandlung innerhalb von etwa einer Woche ausheilt. Rezidive sind allerdings bekannt. Überdies hängt der Verlauf von der Art des Erregers ab (z. B. schwerere Formen von bazillärer Dysenterie, verursacht durch Shigella dysenteriae Typ 1). Hämatogene Streuungen stellen eine Ausnahme dar und sind zudem teilweise durch eine Mischflora bedingt.
Die Dickdarmsymptomatik bei *toxischen Kolitiden* (z. B. im Rahmen einer akuten Vergiftung durch

1 Campylobacter jejuni-Enteritiden, S. 2126.

$HgCl_2$) deckt sich teilweise mit der des Dysenterietyps, nur ist das Krankheitsbild durch weitere Organschäden, insbesondere der Niere, kompliziert, so daß diese Patienten oft in eine Urämie geraten. Die letztere kann ihrerseits zu Darmläsionen führen.
Die *Amöbenruhr* neigt zu Chronizität, leitet z. T. zu Narbenbildungen, u. U. zu tumorösen Dickdarmstenosen *(»Amöbome«)*, über und ist in manchen Fällen durch eine hämatogene Verschleppung der Erreger mit Bildung sog. *»tropischer Leberabszesse«* charakterisiert. Auch andere Organe können befallen werden.
Beim *Typhus abdominalis* besteht die Gefahr in erster Linie in Komplikationen von seiten der Geschwüre, nämlich in einer *Perforation* und anschließenden Peritonitis einerseits sowie einer *massiven Blutung* in den Darmtrakt andererseits. Die *septikämischen Erscheinungen* des Typhus abdominalis, die sich im Verlauf der Erkrankung vor allem durch die Bildung sog. *typhöser Granulome (»Typhome«)*, d. h. vorwiegend histiozytärer Knötchen mit einem z. T. nekrotischen Zentrum, in Leber, Milz, Haut und anderen Organen kundtun, können schließlich in länger dauernde lokalisierte Infektionen ausmünden. Beispiele hierfür sind Fälle von posttyphöser Meningitis, Osteomyelitis, Arthritis und Pyelonephritis. Überdies treten durch Toxinwirkung manchmal Muskelschäden mit wachsartiger Degeneration und herdweiser Nekrose hinzu. Selten ist das Herz betroffen. Während in der Mehrzahl der unkomplizierten Fälle – vor allem unter dem Einfluß einer zunehmenden zellgebundenen spezifischen Immunität (S. 1083) – der Typhus abdominalis mit einer Elimination der Erreger endet, kommt es ohne Chemotherapie in 5–10% zu Rezidiven und in 3% zu einem Überleben der Typhusbazillen im Bereich des Verdauungsschlauches. Hauptsitz der Keime bei solchen *»Dauerausscheidern«* ist die Gallenblase, seltener die Nieren bzw. die Harnwege. In keinem Zeitpunkt der Erkrankung korrelieren die Titer der humoralen, gegen Flagellen-, somatische und Vi-Antigene gerichteten Antikörper mit dem klinischen Verlauf bzw. mit einer günstigen oder weniger günstigen Prognose. Es bleibt allerdings zu prüfen, ob nicht ein rascher Anstieg der Anti-H-Antikörper zu Beginn der Infektion die markige Schwellung und die Verschorfung der Darmfollikel fördern könnte.

Beispiele infektiös, parasitär und toxisch bedingter Entzündungen des Magendarmtrakts:

- *Virale Gastroenteritiden* können – abgesehen von den relativ häufigen »Winter-Brechdurchfällen« aufgrund einer Infektion durch *Reovirus-artige Agentien* (z. B. Norwalk-Agens) – als Begleiterscheinung meist milder Art, etwa im Rahmen von Infektionen durch Enteroviren, auftreten (z. B. Coxsackievirus Typen B 3 und B 4, ferner Echoviren Typen 1, 3, 6–9, 11–14, 18, 19 und 22–24, Polioviren 1–3 und orale Poliovirus-Vakzine).
- Sog. *enterotoxische Infektionen* umfassen die klassische *Cholera asiatica*, verursacht durch Vibrio cholerae, ferner die *Infektion durch Vibrio haemolyticus*, die – wegen des Vorkommens der Erreger in Küstengewässern – in Japan, Amerika und anderen Ländern sowie auf Schiffen zu epidemischen Durchfallerkrankungen geführt hat, und sog. *enterotoxigene E. coli-Infektionen (»Colidiarrhoe i. e. S.«)*. Die Fähigkeit zur Enterotoxinbildung ist nicht an einen bestimmten Serotyp von E. coli gebunden, sondern wird von *Plasmiden* auf die Bakterien übertragen. »Toxische Stämme« lassen sich demnach schwer identifizieren. Wahrscheinlich sind enterotoxigene E. coli für eine Vielzahl sporadischer und verbreiteter Formen von Durchfallerkrankungen verantwortlich (z. B. »Reisedurchfall«, Durchfallerkrankungen in dicht besiedelten Gebieten mit schlechten hygienischen Bedingungen). Nach durchgemachter enterotoxischer Infektion beobachtet man z. T. eine gewisse spezifische Resistenzerhöhung, die z. T. auf der Produktion von sekretorischem IgA (S. 1070) beruht.
- Bei *Shigellosen* in westlichen Ländern handelt es sich z. Z. in ungefähr ¾ der Fälle um eine Infektion durch Shigella sonnei, und in annähernd ¼ solcher Beobachtungen konnten verschiedene Serotypen von Shigella flexneri nachgewiesen werden. Die bei uns seltenen Infektionen durch Shigella dysenteriae Typ 1 nehmen aber hie und da anderswo, etwa in Zentralamerika, epidemische Formen an.
- Die drei »Arten« von *Salmonellen,* S. typhi, S. cholerae suis und S. enteritidis, lassen sich aufgrund spezifischer O (somatischer)- und H(Flagellen-)-Antigene in über 2000 verschiedene Serotypen unterteilen, wovon die meisten der Spezies S. enteritidis angehören. Schätzungen aus westlichen Ländern zufolge soll z. Z. die Häufigkeit des Nachweises verschiedener Erreger folgende Rangordnung ergeben: *S. typhi murium, S. enteritidis,* ferner S. newport, S. heidelberg, S. infantis, S. saintpaul, S. thompson, *S. typhi* u. a. Gewisse Typen, wie *S. wein,* sind z. B. in Frankreich und im übrigen Westeuropa in den letzten Jahren allerdings wesentlich häufiger – z. T. sogar am häufigsten – isoliert worden. In den USA wurde in der jüngeren Vergangenheit vor allem eine zahlenmäßige Zunahme von Infektionen durch *S. agona* festgestellt.
- Die *Amöbiasis,* die in ihrer sog. invasiven Form (d. h. mit Bildung von Leberabszessen) vor allem in Mexiko und Südamerika, West- und Südwestafrika sowie in Südasien zu Hause ist, wird hierzulande vorwiegend nach Reisen in diese Gebiete festgestellt. Hauptquelle der Kontamination von Wasser und Nahrungsmitteln sind asymptomatische Zystenausscheider. Aus bisher noch wenig geklärten Gründen erkranken Kinder selten an Amöbiasis, während männliche Erwachsene bevorzugt befallen werden.
- Die in letzter Zeit vermehrt beobachteten Fälle von sog. *»primärer unspezifischer Ulzeration des Dünndarms«* scheinen z. T. auf vaskuläre Störungen zurückzugehen, z. T. aber Ausdruck einer toxischen Schädigung zu sein, etwa durch KCl.

Crohn'sche Krankheit

Definitionen: Die *Crohn'sche Krankheit* ist eine meist chronische, streckenförmige, entzündliche Veränderung im Verdauungstrakt, die u. a. durch Befall der gesamten Wand sowie allenfalls anhaftender Mesenterialanteile, ein chronisches Lymphödem und Bildung kleiner Granulome auffällt. Die erstmalige Beschreibung bezog sich auf die häufigste Lokalisation, d. h. den untersten Ileumabschnitt *(Ileitis terminalis)*. Die Affektion kann aber in allen Teilen des Gastrointestinalkanals, ja sogar im Ösophagus auftreten. Besonders die *Colitis regionalis* hat in der letzten Zeit vermehrt Beachtung gefunden *(granulomatöse Kolitis)*.

Zur Zeit zählt man in westlichen Ländern ungefähr 3 Fälle von Crohn'scher Krankheit pro Jahr und 100000 Einwohner, wobei die Häufigkeit dieses Leidens – vermutlich z. T. wegen verbesserter diagnostischer Leistungen – im Ansteigen begriffen zu sein scheint. Der Inzidenzgipfel liegt im jugendlichen Erwachsenenalter; die Krankheit kann aber in allen Lebensdekaden auftreten. Von einer Geschlechtsprädisposition ist nichts Zuverlässiges bekannt, dagegen treten Rassenunterschiede hervor, indem z. B. Juden etwa 2–3mal häufiger betroffen sind als Kaukasier, und die letzteren mehr als etwa afrikanische oder asiatische Völker. Über familiäre Häufungen des Leidens und Erkrankung monozygotischer Zwillinge ist berichtet worden, ohne daß bisher ein oder mehrere Erbfaktoren hätten identifiziert werden können.

Ätiologie und **Pathogenese:** Die Ursache der Crohn'schen Krankheit ist unbekannt, wenn man von den Fällen mit sog. *symptomatischer Enterocolitis regionalis* (z. B. nach Mesenteriallymphknotentuberkulose, Bauchoperationen, neoplastischer Infiltration von Lymphwegen u. a. m.) absieht. Es ist auch nicht erwiesen, daß es sich bei den idiopathischen Formen um eine nosologische Einheit handelt. Eine genetisch bedingte Prädisposition (s. o.) wird zum mindesten in einem Teil der Fälle in Erwägung gezogen. Eine *infektiöse Ursache* ließ sich bei chronischen Formen nicht ermitteln, während die z. T. transitorische, sog. *akute Enteritis regionalis* in einzelnen Fällen mit einer Infektion durch *Yersinia enterocolitidis* einhergehen. *Autoimmunprozesse,* insbesondere das Auftreten von Anti-Kolon-Antikörpern und von T-Lymphozyten, die für Dickdarmepithelien zytotoxisch sind, stehen als ursächliche Faktoren ebenfalls zur Diskussion (vgl. dazu S. 1180). In diesem Sinn wurden u. a. die extrakolischen Manifestationen bei Crohn'scher Krankheit, so Arthritiden und Pericholangiitiden, gedeutet. Ferner sind Fälle bekannt, bei denen eine regionale Enterocolitis mit einer Spondylitis ankylopoietica und dem Histokompatibilitätsantigen HLA-B27 vergesellschaftet war, so daß man hier an eine genetisch bedingte Störung des Immunapparats denkt. Ob aber die bei Crohn'scher Krankheit oft nachweisbaren Zeichen von Autoimmunisierung eine kausale Rolle spielen oder Folgeerscheinungen sind, steht nicht fest.
Was immer die Ursache der chronischen regionalen Magendarmentzündungen sein mag, in pathogenetischer Hinsicht haben sie eines gemeinsam, nämlich die *chronische Lymphwegobstruktion entzündlicher Natur,* die mit Bildung kleiner, oft im Bereich von Lymphbahnen lokalisierter *Granulome* und einem *Lymphödem* einhergeht. Das letztere leitet mit der Zeit in eine *Fibrosierung* über, die in allen Wandschichten, vor allem aber in der Submucosa zum Ausdruck kommt. Die typischen *streckenförmigen Veränderungen* passen gut zum Bild einer regionalen Behinderung des Lymphabflusses, ebenso die Beobachtung, daß sich die Veränderungen in der Längsrichtung des Darms u. U. ausdehnen können.

Makroskopisch fällt die streckenförmige Veränderung des betroffenen Darmabschnitts (u. U. auch des Ösophagus oder Magens) mit *Verdickung sämtlicher Wandschichten,* insbesondere der Submucosa, und meist deutlicher *Lumeneinengung* auf. Hängt im betroffenen Gebiet der Darm am *Mesenterium,* erscheint auch dieses *verdickt* und vermehrt konsistent. Oft greift das mesenteriale Fettgewebe fingerartig auf die Serosa des Darms über. Die Innenfläche des veränderten Darmteils läßt ein *pflastersteinartiges Schleimhautrelief* erkennen, wobei in der Regel tiefe fissurale Geschwüre die beetartigen Erhebungen umranden. Nicht selten sind die befallenen Darmschlingen zu einem Konvolut *verwachsen. Fistelbildungen, abgekapselte Empyeme* oder *Abszesse* entstehen dort, wo tiefe Geschwüre die Wand durchbrechen.

Mikroskopisch stellt man in frühen Stadien der Erkrankung bzw. in Randgebieten der streckenförmigen Darmveränderungen in erster Linie ein *Wandödem* fest, das alle Wandschichten und das angrenzende Fettgewebe mit einschließt. Besonders eindrücklich wirkt die ödematöse Verdickung der Submucosa, die den erwähnten beetartigen Erhebungen des Innenreliefs zugrunde liegt. *Lymphangiektasien* begegnet man ebenfalls, vor allem im Initialstadium der Störung. Später sind die kleinen Lymphgefäße z. T. eng und kaum mehr erkennbar. *Epitheldefekte* kommen vor allem in den Einsenkungen der Schleimhaut zwischen den polsterförmigen Auftreibungen der inneren Wandschichten zustande. Sie leiten öfters in *granulierende fissurale Ulzera* über. In solchen Bezirken sammeln sich oft viele neutrophile Granulozyten an. Die Mucosa wird schon früh dicht von *Lymphozyten, Histiozyten* und *Plasmazellen* infiltriert, wobei sich auch größere *Lymphfollikel* mit Keimzentren bilden. In fortgeschrittenen Phasen der Erkrankung bemerkt man z. T. *epitheloidzellige Granulome,* die mehrkernige Riesenzellen enthalten können und meist von entzündlichen Infiltraten (s. o.) umgeben sind. Eosinophile Granulozyten treten vermehrt in Erscheinung. Die ödematösen Wandteile erfahren mit der Zeit eine *Fibrosierung,* die wiederum in der Submukosa am ausgeprägtesten ist. Vaskulitische Veränderungen, mitunter thrombotische Verschlüsse kleiner Blutgefäße, begleiten das Bild. Im *Fettgewebe* geht das Ödem allmählich in *Fibrose* über *(Fettgewebssklerose).* Die *regionalen Lymphknoten* zeigen, entsprechend den Veränderungen im Darm, Zeichen chronischer und z. T. akuter Entzündung, kräftige Keimzentrenbildung, plasmazelluläre Infiltrate, Sinushistiozytose und oft kleine Granulome.

Die **Folgen** und **Komplikationen** der Crohn'schen Krankheit umfassen neben Allgemeinsymptomen, wie leichtem Fieber, Abgeschlagenheit, Gewichtsverlust u. a., verschiedene lokale Störungen. Abgesehen von einem *Proteinverlust* durch die ulzerierten Darmpartien (S. 710), besteht – je nach der Lokalisation – oft eine *Diarrhoe* vom Dünndarm- und/oder Dickdarmtyp. Es kann sich auch ein *Obstruktionssyndrom* entwickeln, z. T. in Form eines Adhäsionsileus. *Fistelbildungen* führen zu Kommunikationen zwischen Darmschlingen oder zu solchen zwischen Darmlumen und anderen benachbarten Weichteilen bzw. Hohlorganen sowie mit der Hautoberfläche, z. B. perianal. *Perforiert ein Geschwür* an einer Stelle, wo noch keine peritonitischen Verwachsungen vorhanden sind, kommt es zur *Peritonitis*. Bei ausgedehntem Dünndarmbefall stellen sich u. U. *Malabsorptionssyndrome* mit/bei sekundärem Disaccharidasemangel (S. 692) sowie gestörter Fett- und Aminosäurenresorption ein, z. T. verbunden mit Zeichen von Hypovitaminose. Ferner macht sich oft ein relatives *Überwuchern von Darmbakterien* auch in mittleren oder sogar oberen Dünndarmteilen bemerkbar. Die behinderte Resorption hat mitunter einen erheblichen Mangel an – normalerweise rezirkulierenden – Gallensalzen zur Folge, was die relativ erhöhte Inzidenz von *Cholelithiasis* bei diesen Patienten verständlich macht. Die gesteigerte Resorption von oxalathaltigem Material durch die geschwürigen Darmpartien zieht manchmal die Bildung von *Oxalatsteinen in den Nieren* nach sich. Die Zusammenhänge zwischen der Crohn'schen Darmerkrankung und *extrakolischen Veränderungen,* wie Erythema nodosum (S. 996), Iritis (S. 1178), Arthritis, ankylosierender Spondylitis und Pericholangiolitis (S. 724), sind unklar. Die Entstehung von *Karzinomen* auf der Grundlage einer (Entero-)Colitis regionalis gilt als selten, wird aber neuerdings etwas häufiger als früher gemeldet. Hie und da entwickelt sich eine *Amyloidose* (S. 908).

Eine Übersicht über verschiedene Ursachen einer *proteinverlierenden* Enteropathie findet sich in Tabelle 46.

Tabelle 46. »Proteinverlierende Enteropathien«: Mögliche Ursachen

1. *Magen*
   Magenkarzinom
   Gastritis chronica hypertrophicans (Ménétrier)
   Gastritis chronica atrophicans
   Postgastrektomie-Syndrom
2. *Dünndarm*
   Einheimische Sprue
   Tropische Sprue
   Enteritis regionalis (Crohn)
   Whipple'sche Krankheit
   Maligne Lymphome
   Intestinale Lymphangiektasien
   Intestinale Tuberkulose
   Akute infektiöse Enteritis
   Sklerodermie
   Divertikulose des Jejunums
   Allergische Gastroenteropathien
   Selten: Lymphfisteln
3. *Kolon*
   Neoplasmen des Kolons
   Colitis ulcerosa
   Colitis granulomatosa (z. B. bei Crohn'scher Krankheit)
   Megakolon
4. *Kardial bedingt*
   Herzinsuffizienz mit Stauung
   Konstriktive Perikarditis
   Vorhof-Septumdefekt
   Primäre Kardiomyopathie
5. *Verschiedenes*
   Oesophaguskarzinom
   Gastro-kolische Fistel
   Agammaglobulinaemie
   Nephrose

Unspezifische hämorrhagische Proktokolitis (chronische unspezifische Colitis ulcerosa, Colitis ulcerosa gravis)

Definition: Die *unspezifische hämorrhagische Proktokolitis* ist eine öfters rezidivierende, meist viele Jahre dauernde ulzeröse Erkrankung des Dickdarms unbekannter Ätiologie, die an Intensität von proximal nach distal meist zunimmt, in der Mehrzahl der Fälle auch das Rektum ergreift und mit blutig-schleimigen Durchfällen vom Dickdarmtyp einhergeht.

Epidemiologisch unterscheidet sich die unspezifische hämorrhagische Proktokolitis nicht wesentlich von der Crohn'schen Krankheit, obschon die Häufigkeit der ersteren mit etwa 8–10 Fällen/Jahr/100000 Einwohnern in westlichen Ländern größer ist. Auch der Inzidenzgipfel im 3.–4. Lebensjahrzehnt stimmt mit dem der Crohn'schen Kranheit weitgehend überein, so daß in zunehmendem Maß Zweifel an der Ansicht geäußert werden, die beiden Leiden seien etwas grundsätzlich Verschiedenes. Allerdings ist hier hervorzuheben, daß die strukturellen Veränderungen und die Lokalisation – die Colitis ulcerosa gravis befällt im Gegensatz zur Crohn'schen Krankheit fast ausschließlich den Dickdarm – merkliche Differenzen erkennen lassen.

Ätiologisch ist die chronische unspezifische Colitis ulcerosa immer noch *ungeklärt.* Man weiß auch nicht, ob ihr eine einheitliche Ursache oder allenfalls mehrere kausale Faktoren zugrunde liegen.

Als mögliche primäre Störungen wurden u. a. besondere bakterielle Infektionen, Überempfindlichkeitsreaktionen gegen Nahrungsbestandteile (Milch u. a.), eine abnorm vermehrte Produktion mukolytischer Enzyme und Autoimmunmechanismen (vgl. dazu S. 1180) diskutiert. Tierexperimentell lassen sich Colitis-ulcerosa-artige Veränderungen z. B. durch »Carageenin«, ein aus Seetang stammendes und oft zur Emulgierung von Nahrungsmitteln verwandtes Polysaccharid, erzeugen. Für alle diese möglichen kausalen Faktoren wurden klinische und experimentelle Argumente vorgebracht, ohne daß sich bisher ein einheitliches Bild abzeichnete. Für das Vorhandensein von Autoimmunmechanismen spricht der Nachweis von Antikörpern und spezifisch sensibilisierten, zytotoxischen T-Lymphozyten, die gegen Kolonepithelien gerichtet sind. Wie im Fall der Crohn'schen Krankheit gelang es bisher nicht zu entscheiden, ob diese Zeichen spezifischer Autoaggression Ursache oder Folge des Leidens sind. Denkbar wäre, daß Autoimmunmechanismen die Chronizität der Krankheit begünstigen, auch wenn sie nicht für deren Auslösung verantwortlich sein sollten. Schwierigkeiten in der Beurteilung von Ursache und Wirkung ergeben sich ferner hinsichtlich der anerkannten Zusammenhänge zwischen gewissen psychischen Verstimmungen (insbesondere Gefühle der Angst und Hilflosigkeit) einerseits und der Colitis ulcerosa gravis andererseits.

Morphologisch und **pathogenetisch** läßt sich der Verlauf der Krankheit wie folgt zusammenfassen: In *Frühstadien,* in denen oft das Rektum im Vordergrund der Veränderungen steht, scheinen *Epithelschäden* sowohl an der Schleimhautoberfläche als auch in den Krypten zu den regelmäßigen Befunden zu gehören. Damit im Zusammenhang stehen schon in der Initialphase auftretende entzündliche Infiltrate, die zunächst vor allem neutrophile, z. T. eosinophile Granulozyten umfassen. Bald kommt es zu einem weitgehenden Ersatz der Becherzellen in den Krypten durch *schleimfreie Epithelien.* Man bemerkt ferner Eiterpfröpfe in den Krypten *(»Kryptenempyeme«)* und kleine *Kryptenabszesse.* Mit der Zeit macht sich vermehrt ein lymphoplasmazelluläres Infiltrat bemerkbar. Die Epithelschäden, die immer wieder zu sehen sind, leiten in flache *Erosionen und Ulzerationen* über, die sich vertiefen und ausbreiten können. Im Zug dieses Prozesses, der meist von distal nach proximal voranschreitet, entsteht *Granulationsgewebe,* das sich später in *Narbengewebe* umwandeln kann. Das letztere ist wesentlich an der Fibrosierung der Submucosa beteiligt. *Lymphfollikel* mit großen Keimzentren fehlen fast nie. Die von der Ulzeration noch nicht ergriffenen – oder wieder reparierten – Schleimhautpartien erfahren durch die entzündliche Infiltration und das Ödem, z. T. auch durch Kryptenhyperplasie, eine Auftreibung und imponieren inmitten ulzierierter Gebiete als *»Pseudopolypen«,* die in den Randbezirken oft geschwürig unterminiert sind. Greift der entzündliche Prozeß mit der Zeit auf mittlere Wandschichten über, oder kommt es sogar zur *»Skelettierung« der Muskularis,* macht sich die *zunehmende Vernarbung* in einer besonders distal deutlichen *Einengung* und oft *Verkürzung des Dickdarms* bemerkbar. Dieser Verlaufsform begegnet man häufiger als der von Anfang an tiefgreifenden, flächenhaften Ulzeration mit Ausbildung eines sog. *»toxischen Megakolons«.* Je mehr der Prozeß auch äußere Wandteile ergreift, kann – abgesehen von der glatten Muskulatur – auch der Plexus myentericus erheblichen Schaden nehmen.

Die *örtliche Ausdehnung* der Colitis ulcerosa gravis unterscheidet sich von der Crohn'schen Krankheit meist insofern, als kein deutlich streckenförmiger Befall, sondern eine mehr oder weniger diffuse, von proximal nach distal an Schwere zunehmende Schädigung die Regel ist. Das Rektum selbst ist in den meisten Fällen betroffen, jedoch nicht bis direkt an die Analschleimhaut heran. Am proximalen Ende des veränderten Darmteils findet sich oft ein ziemlich abrupter Übergang zu normalen Verhältnissen. Der Dünndarm bleibt fast immer unberührt, mit Ausnahme vielleicht der hie und da beobachteten »Refluxileitis« und funktioneller Störungen, wie vermehrten Flüssigkeits- und Elektrolytaustritts ins Lumen.

Folgen und **Komplikationen** der chronischen unspezifischen Colitis ulcerosa sind zunächst durch das Symptomenbild einer mehr oder weniger andauernden *blutigen Diarrhoe,* vorwiegend vom Dickdarmtyp, verbunden mit *Abdominalschmerzen, Fieber* und *Gewichtsverlust,* charakterisiert. Manchmal finden sich zudem Zeichen einer begleitenden Diarrhoe vom Dünndarmtyp. Der Schweregrad der Störung kann erheblich variieren, ebenso das Verlaufsbild, indem neben einem wechselhaft progressiven, chronischen Geschehen viele Patienten länger dauernde Perioden weitgehenden Wohlbefindens kennen. Zeichen von Anämie und allgemein entzündliche Veränderungen (Leukozytose, hohe Blutsenkungsgeschwindigkeit) richten sich nach dem Schweregrad der Krankheit.

Die *örtlichen Komplikationen* umfassen – abgesehen von dem bedrohlichen »toxischen Megakolon« – *Dickdarmstrikturen,* hie und da *Fissuren, Fisteln* und *Abszesse,* insbesondere in der Rektalgegend, schwerere *Blutungen* und schließlich die Entstehung von *Dickdarmkarzinomen,* die als hyperplasiogene Geschwülste gedeutet werden können.

Allgemeine Komplikationen des Leidens sind u. a. *Störungen der Ernährung und des Metabolismus* (u. a. Marasmus, Elektrolytverluste, Hypoalbuminämie, Eisenmangelanämie, Hypovitaminosen, Wachstumsrückstand bei Kindern u. a. m.), *Arthritiden* (Spondylarthritiden u. a.), *Uveitiden, Stomatitiden, Nephrolithiasis* und eine Neigung zu *Thrombose* und *Thromboembolien.* Die *Leber* zeigt häufig erhebliche Veränderungen, insbesondere *Verfettung,* chronische und z. T. sklerosierende *Cholangiitis* und *Pericholangiitis,* die u. U. zu einer biliären Zirrhose (S. 732) führen können. In verschiedenen Fällen geht die Colitis ulcerosa gravis mit einer chronischen aktiven Hepatitis (S. 718) einher.

Whipple'sche Krankheit (»Lipodystrophia intestinalis«)

Ätiologie und **Pathogenese:** Die Ursache dieses seltenen, vor allem Männer im mittleren Erwachsenalter befallenden Leidens ist immer noch unklar. Nach neueren Befunden wird eine Infektion durch stäbchenförmige Mikroorganismen (Actinomycetales?) in Erwägung gezogen, wobei über allfällige Störungen der Infektabwehr von seiten des Wirtsorganismus noch keine zuverlässigen Daten vorliegen.

Morphologisch fallen insbesondere in der Dünndarmschleimhaut massenhaft Makrophagen mit länglichen, PAS-positiven Einschlüssen auf, die sich bei elektronenoptischer Betrachtung als Mikroorganismen oder Reste derselben erweisen. Die Keime liegen z. T. auch interzellulär. Das zelluläre Infiltrat bewirkt eine kolbenförmige Auftreibung der Dünndarmzotten, die sich u. a. bei Lupenbetrachtung von der Lumenseite her deutlich erkennen läßt. Überdies bestehen Zeichen von Lymphabflußstörung, u. a. in Form erweiterter Lymphgefäße, die lipidreiches Material enthalten. In den regionären Lymphknoten, die erhebliche Ausmaße erreichen können, finden sich auch die Sinus mit den erwähnten PAS-positiven Makrophagen angefüllt.

Folgen: Im Vordergrund der Symptome und Zeichen stehen die Auswirkungen der *Malabsorption* (s. u.), insbesondere Diarrhoe und Gewichtsverlust, ferner Abdominalschmerzen, Arthralgien u. a. Die Krankheit, die früher regelmäßig tödlich endete, läßt sich heute durch antibiotische Mittel, z. T. auch durch Kortikosteroide, günstig beeinflussen.

Weitere ätiologisch z. T. ungeklärte Entzündungsformen im Darmkanal

Abgesehen von *entzündlichen Begleiterscheinungen* im Rahmen zahlreicher *Malabsorptionssydrome* (Tabelle 47), kennt man eine Reihe von Enteritiden, Enterokolitiden und Kolitiden, deren Ätiologie ungeklärt geblieben ist *(»unclassified enteritis, enterocolitis or colitis«). Toxische Einflüsse* und/oder eine besondere *Empfindlichkeit gegenüber gewissen Nahrungsbestandteilen* von der Art, wie sie bei der Zöliakie und der einheimischen Sprue (S. 691) zutage treten, werden bei mehreren weiteren Leiden in Betracht gezogen, insbesondere bei *Enteritiden im Zusammenhang mit Hautaffektionen,* wie *Dermatitis herpetiformis Duhring, Psoriasis* und *ekzematoider Dermatitis. Immunologische Störungen,* insbesondere mangelhafte oder fehlende zellgebundene bzw. humorale Immunreaktivität und verschiedene Autoimmunkrankheiten, sind nicht selten mit Darmentzündung vergesellschaftet (z. B. *Behçet'sche Krankheit,* S. 1155). Ungeklärte allergische Reaktionen werden ferner als pathogenetisch führendes Moment bei der sog. *eosinophilen Enteritis* bzw. *Gastroenteritis* vermutet, die von Enterocolitiden bei *Helminthiasis* (S. 2068) abzugrenzen ist.

Enterokolitiden im Zusammenhang mit *ischämischen Schäden* (S. 504) und Enteritiden bzw. Diarrhoen bei *gestörter Produktion sog. intestinaler Hormone* (S. 407) wurden schon erwähnt. Dem sehr häufigen Syndrom des *Colon irritabile,* das sich in milder bis schwerer Form manifestieren mag, liegt vermutlich eine übermäßige Ansprechbarkeit des Dickdarms auf psychische Belastungen, vor allem Angstgefühle, zugrunde. Obschon hier wegen des oft vermehrten Schleimabgangs z. T. von »*Colitis mucosa*« gespro-

Tabelle 47. Malabsorptionssyndrome

1. *Ungenügende resorptive Oberfläche des Dünndarms*
   Status nach Dünndarmresektion oder Anlegen eines »bypass« Gastroileostomie

2. *Veränderungen der Dünndarmschleimhaut mit Störung der Resorption*

2.1. *Entzündliche bzw. sog. infiltrative Prozesse*
   Infektiöse Enteritis (z. B. Salmonellose)
   »Eosinophile« Enteritis
   Tropische Sprue
   Enteritis regionalis (Morbus Crohn)*
   Unspezifische Jejunitis ulcerosa
   Sog. Strahlen-Enteritis
   Enteritis bei Hautleiden (z. B. Dermatitis herpetiformis Duhring)
   Sog. kollagenöse Sprue
   Sog. viszerale Sklerodermie*
   Amyloidose
   Maligne Lymphome*
   Mastozytose

2.2. *Genetisch bedingte oder andere biochemische Störungen*
   Zöliakie bzw. einheimische Sprue (Gluten-induzierte Enteropathie)
   Disaccharidase-Mangel
   Monosaccharid-Malabsorption
   Hartnup'sche Krankheit
   Zystinurie
   Abetalipoproteinämie
   A- bzw. Hypogammaglobulinämie

3. *Behinderung des Lymphabflusses*
   Enteritis regionalis*, maligne Lymphome*, Whipple'sche Krankheit*, intestinale Lymphangiektasie u. a.

4. *Kardiovaskuläre Störungen*
   Insuffizienz der Mesenterialgefäße
   Vaskulitiden
   Globale oder rechtsseitige Herzinsuffizienz
   Sog. Pericarditis constrictiva

5. *Ungenügende intraluminale Verdauung (Maldigestion)*

5.1. *Postgastrektomie-Steatorrhoe**

5.2. *Ungenügende Produktion oder Aktivierung von Pankreasenzymen, insbesondere von Pankreaslipase*
   Exokrine Pankreasinsuffizienz, z. B. bei chronischer Pankreatitis, Pankreas-Karzinom, zystischer Fibrose (Mukoviszidose) u. a.. Status nach Pankreasresektion
   Zollinger-Ellison-Syndrom*

6. *Herabgesetzte intraluminale Gallensalzkonzentration mit verminderter Mizellenbildung*

6.1. *Leberkrankheiten und Störungen des Gallenabflusses*
   Erkrankungen des Leberparenchyms
   Cholestase (intra und/oder extrahepatisch)

6.2. *Vermehrtes Bakterienwachstum im Darmlumen*
   Blindschlingen- und Blindsack-Phänomene, z. B. bei Stase in der »afferenten Schlinge«, ferner bei Strikturen, Fisteln, multiplen Divertikeln des Dünndarms, Hypomotilität (z. B. bei sog. viszeraler Sklerodermie, Strahlenfibrose, malignen Lymphomen, Diabetes mellitus) u. a. m.

6.3. *Unterbrechung des enterohepatischen Kreislaufs der Gallensalze*
   Status nach Ileumresektion
   Schwere Veränderungen des Ileum (z. B. Ileitis regionalis)

6.4. *Medikamentös bedingte »Sequestration« oder Präzipitation von Gallensalzen*
   Neomyzin
   Kalziumkarbonat
   Cholestyramin

7. *Endokrine und metabolische Störungen*
   Diabetes mellitus
   Zollinger-Ellison-Syndrom*
   Karzinoid-Syndrom
   Hyperthyreoidismus
   Hypoparathyreoidismus
   Nebennierenrinden-Insuffizienz

* Malabsorption durch mehrere Faktoren (Defekte) bedingt.

chen wird, gehören erhebliche zellige Infiltrate in der Schleimhaut nicht zum typischen Bild. Entzündliche *Veränderungen im Anorektalbereich* finden sich oft im Rahmen eines *einfachen Hämorrhoidalleidens,* z. B. im Sinn einer *erosiven Perianitis,* eines *Perianalekzems,* einer *Kryptitis* und/oder einer *Papillitis,* nicht selten verbunden mit *Analfissur.* Intra-, trans- und extrasphinktere komplette und inkomplette *Fisteln,* die submukös lokalisierte *Pneumatosis cystoides des Kolons* und der wiederholte bzw. chronische *Rektumprolaps* sind weitere Beispiele von mit Entzündung verbundenen Veränderungen.

108.10. Maldigestions- und Malabsorptionssyndrome

Wie bereits hervorgehoben wurde, bewirkt eine Maldigestion, d. h. eine ungenügende intraluminale Verdauung der Nahrung bzw. deren Vorbereitung für die Resorption, meistens auch eine Malabsorption. Da es sich bei der ersteren jedoch um besondere Mechanismen handelt, sollen diese hier getrennt besprochen werden. Grundsätzlich können wir zwei Gruppen von Maldigestionssyndromen auseinanderhalten: a) mangelhafter enzymatischer Abbau des Chymus im Darmlumen und b) unzureichende Bildung lipidhaltiger Mizellen in der Darmlichtung wegen zu geringer Gallensalzkonzentration.

Maldigestionssyndrome bei mangelhaftem intraluminalem Abbau des Chymus

Ätiologie und **Pathogenese:** Bei der sog. *Postgastrektomie-Malabsorption,* die vor allem im Anschluß an eine Teilresektion des Magens nach Billroth II (Antrumresektion und Gastrojejunostomie) beobachtet wird, sind verschiedene Mechanismen im Spiel. Durch die Umgehung des Duodenum gelangt weniger Mageninhalt in Kontakt mit der Schleimhaut des obersten Dünndarmabschnitts, was eine verminderte Freisetzung von Sekretin und Cholezystokinin-Pankreozymin zur Folge hat. Diese Situation kann einer relativen exokrinen Pankreasinsuffizienz (s. u.) gleichgesetzt werden und ist mit einer gewissen Verminderung des Gallenflusses im Vergleich zum Bedarf verbunden. Hinzu kommt, daß sich Pankreasenzyme und Galle nicht optimal mit dem austretenden Mageninhalt vermengen, und daß sich im duodenalen Blindsack ein bakterielles Wachstum einstellen kann, das seinerseits störend in den Gallensalzstoffwechsel eingreift (vgl. dazu S. 697). Ferner kann durch die Magenteilresektion die gastrointestinale Transitzeit verkürzt werden. Schließlich ist zu bedenken, daß die Malabsorption mit einem Proteinverlust einhergehen mag, worunter wiederum die Produktion von Pankreasenzymen leidet.

Eine *Insuffizienz des exokrinen Pankreas,* d. h. eine ungenügende Ausschüttung normal zusammengesetzten Pankreassafts in den oberen Dünndarm, zieht naturgemäß eine Einschränkung der intraluminalen Verdauung nach sich. Als Ursache der Sekretionsstörung kommen eine *chronische atrophisierende Entzündung der Bauchspeicheldrüse,* die *Mukoviszidose* (S. 970) und ein *Tumor* in Frage, der die Ausführungsgänge komprimiert oder verstopft. Eine schwere *Pankreasnekrose* (S. 708) kann ähnliche Folgen haben. Die neuerdings erfolgreich durchgeführte *Pankreatektomie* (etwa wegen Pankreastumor) bedingt einen peroralen Ersatz der Pankreasenzyme. Ganz vereinzelt sind Fälle von *isoliertem Trypsin- und Trypsinogenmangel* beschrieben worden, die klinisch u. a. durch Wachstumsrückstand, eine schwere Hypoproteinämie und eine Anämie gekennzeichnet waren.

Eine fehlende oder *mangelhafte Aktivierung der aus dem Pankreas austretenden Proenzyme* kann ebenfalls zu Malabsorption führen. Eine ungenügende Zufuhr von Gallensalzen (s. u.) bedingt eine unzureichende oder zum mindesten verzögerte Aktivierung der Pankreaslipasen. Ist die exokrine Pankreasfunktion an sich schon gestört, wird erwartungsgemäß die aktivierende Wirkung von Trypsin auf verschiedene Proenzyme schwächer ausfallen. Beim seltenen *primären* – vermutlich hereditären – *Enterokinasemangel* kommt es nicht einmal zur Aktivierung von Trypsinogen zu Trypsin, so daß bei diesen Kindern, z. T. aber auch noch im Erwachsenenalter, eine Proteinmangelsituation entsteht. Ein *sekundärer Enterokinasemangel* wird bei Zöliakie und einheimischer Sprue in der Regel nicht beobachtet, vermutlich, weil das Enzym auch in jungen Enterozyten in ausreichender Menge vorhanden ist. Vielleicht kommt es aber bei schweren Epithelschäden (z. B. Bestrahlungsenteritis) zu Mangelerscheinungen von seiten dieses Enzyms.

Eine *Inaktivierung von Enzymen im oberen Dünndarm* ist möglich, wenn zu reichlich hochazider Mageninhalt ins Duodenum gelangt. Diese Voraussetzung findet sich am ehesten beim Zollinger-Ellison-Syndrom (S. 708) erfüllt, das oft mit einer Verminderung des pH im Lumen des Duodenums und oberen Jejunums sowie mit Zeichen von Malabsorption verbunden ist.

Beispiele:

- Die im Anschluß an eine *Magenteilresektion nach Billroth II* dann und wann beobachtete Steatorrhoe ist meistens geringfügig, da die Fettausscheidung im Stuhl 10 g/Tag kaum zu übersteigen pflegt.
- Eine *lipomatöse Atrophie des Pankreas* beobachtet man häufig bei alten Leuten. Tritt sie schon bei Jugendlichen auf, kommt ursächlich u. a. eine Coxsackie-B-Virusinfektion in Betracht. Diese Veränderungen sind nur selten Grund eines erheblichen Malabsorptionssyndroms.
- Einer sog. *Proteo-Dyschylie des Pankreas,* d. h. einer Störung der Bildung von enzymreichem Bauchspeichel, liegt meistens eine Atrophie der serösen Endstücke zugrunde, deren Ausmaß den Schweregrad der Maldigestion im wesentlichen bestimmt. Unter dem Begriff einer »*chronischen Pankreatitis*« faßt man eine Mehrzahl ätiologisch uneinheitlicher Veränderungen des Pankreas zusammen, die durch Atrophie des Parenchyms sowie interstitielle Fibrose und wechselnde chronisch-entzündliche Infiltration charakterisiert sind. *Primär-entzündliche Formen* finden sich als sog. »Begleitpankreatitis« bei einer Vielzahl von Infektionskrankheiten (Virusinfekte,

z. B. Mumps (S. 1831), Lungentuberkulose u. a.) oder als *Sialoadenitis* bzw. *Sialoadenopankreatitis*. Die sog. *chronische tryptische Pankreatitis* stellt oft das Resultat von Schüben einer örtlich beschränkten tryptischen Pankreasnekrose (S. 708) dar. Zu den *»chronischen metabolischen Pankreatitiden«* zählen u. a. der fortgesetzte Alkoholschaden der Bauchspeicheldrüse *(»Alkohol-Pankreatitis«)*, ferner schleichend-atrophisierende Prozesse bei *Hyperparathyreoidismus* (S. 824), *Hyperlipidämie, Ernährungsstörungen* (u. a. Kwashiorkor, S. 657) u. a. m. Chronische Pankreatitiden treten mitunter im Zusammenhang mit einem *Gallensteinleiden* (S. 735), *posttraumatisch*, bei Übergreifen eines *peptischen Geschwürs des Magens oder Duodenums* auf die Bauchspeicheldrüse, im Anschluß an *Bestrahlung*, auf *ischämischer Grundlage* u. a. m. auf. Man kennt ferner eine *hereditäre Pancreatitis chronica atrophicans*. Über pathologische Folgen einer ungenügenden Stimulation der Enzymabsonderung durch das exokrine Pankreas infolge Mangels an Azetylcholin und/oder gastrointestinalen Polypeptiden (S. 391) weiß man noch wenig. Bei Ratten beispielsweise wird die Amylasesekretion durch Bombesin, ein Tetradekapeptid, und Litorin, ein Nonapeptid, stimuliert.

- Die *Hämochromatose* (S. 840) führt in fortgeschrittenen Stadien zu einer erheblichen Atrophie des exo- und endokrinen Pankreasparenchyms sowie zu einer Fibrose. Funktionell steht in solchen Fällen die Schädigung der Langerhans'schen Inseln mit dem konsekutiven »Bronzediabetes« mehr im Vordergrund als Zeichen einer Maldigestion.
- Eine sog. *Hydro-Dyschylie des Pankreas,* d. h. eine Einschränkung insbesondere der Wasser- und Elektrolytausscheidung durch das Pankreas, kann u. U. ebenfalls zu einer Störung der intraluminalen Verdauung im Darm Anlaß geben. Hier handelt es sich in erster Linie um Folgen einer funktionellen Minderleistung der kanalikulären Epithelien und/oder einer Exsikkose. Die Eindickung des Sekrets kann zur Bildung von Schollen und Kugeln führen, die nachträglich u. U. durch Kalziumkarbonat- und -phosphateinbau zu *»sekunkären Pankreassteinen«* werden. Im Gegensatz zu solchen sekundären Formen beruht die *primäre Pankreolithiasis,* d. h. die Kernbildung von Steinen durch Fällung von Kalziumsalzen, mehrheitlich auf einer Hyperkalzämie, z. B. bei Hyperparathyreoidismus. Pankreassteine, die das Lumen der Ausführungsgänge verlegen, bewirken eine Sekretstase und begünstigen akute bis chronische entzündliche Komplikationen. Distal vom Hindernis kommt es oft zu Gangausweitungen, die im Extremfall die Form von Gangzysten annehmen. Bei chronischer Stase fallen die betroffenen Parenchymanteile einer Atrophie anheim und schwinden mit der Zeit.
- Eine sog. *Parachylie im Pankreasgewebe,* d. h. ein Ausströmen von enzymarmer Flüssigkeit aus dem Parenchym und Gangsystem ins Interstitium, tritt ein, wenn gegen ein Hindernis weiter sezerniert wird. Früher dachte man, die Parachylie erfolge durch weitgehend intaktes Pankreasparenchym hindurch. Versuche am *Schwein* haben indessen gezeigt, daß die Unterbindung des Ductus pancreaticus innerhalb von Stunden den Untergang einzelner Azinarzellen zur Folge hat. Wenige Tage später finden sich zudem in vielen Drüsenzellen und Gangepithelien Veränderungen, u. a. Vakuolenbildungen, verstärkte Autophagie und vereinzelt kleinherdige Nekrosen. Beim *Menschen* kommen als Ursachen rasch eintretender Abflußbehinderungen z. B. *Gangabknickungen,* obturierende *Sekretschollen* u. a., d. h. nur vorübergehende Stenosen oder Verschlüsse in Frage. Manchmal führen *Pankreassteine, Tumoren* (insbesondere *Pankreaskopfkarzinome*) oder *entzündlich bedingte Stenosen* relativ kurzfristig zu einer Behinderung des Sekrettransports und damit zu einer Parachylie. In solchen Fällen kann u. a. ein Anstieg der Konzentration der Serumdiastase und -lipase notiert werden. Die chronische Parachylie *(»chronisches Speichelödem«)* leitet allmählich in eine *interstitielle Fibrose* über, die – je nach dem Ort des Flüssigkeitsaustritts – interazinär oder interlobulär mehr ausgeprägt sein kann. Damit ist in manchen Fällen ein Parenchymschwund verbunden, der – im Gegensatz zur »chronischen Pankreatitis« (s. o.) – fast nur das exokrine Drüsengewebe betrifft.
- Die *Mukoviszidose* (S. 970), eine hereditäre Exokrinopathie mit Bildung eines zähen Schleims, resultiert in schweren Fällen im Bild der *zystischen Pankreasfibrose,* bei der der Sekretfluß weitgehend zum Stillstand gekommen ist. Dieser Zustand geht meist mit einem ausgeprägten Maldigestions- und z. T. Malabsorptionssyndrom einher.
- *Pankreastumoren* sind mehrheitlich *Adenokarzinome* mit Bildung tubulärer, seltener papillärer und alveolärer, z. T. solider und skirrhöser Strukturen. Der Hauptsitz dieses häufigen Krebses (etwa 11 Fälle pro 100000 Einwohner pro Jahr) ist der Kopfanteil der Bauchspeicheldrüse. Eine exokrine Pankreasinsuffizienz wird daher recht oft beobachtet. Seltene Tumoren, wie *Zystadenome, lipasebildende Adenome, Karzinoide, Angiome* u. a., treten als Ursache eines Maldigestionssyndroms in den Hintergrund.

Steatorrhoe bzw. Malabsorption bei herabgesetzter intraluminaler Konzentration von Gallensalzen und entsprechend verminderter Lipidmizellenbildung

Definition: Eine *Steatorrhoe,* d. h. eine abnorm vermehrte Fettausscheidung im Stuhl, darf diagnostiziert werden, wenn mehr als 5% des aufgenommenen Fetts mit den Fäzes ausgeschieden werden. Bei einer viertägigen Standardkost mit 80 g Fett im Tag werden bei Vorhandensein einer Steatorrhoe pro die mehr als 6 g Fett mit dem Stuhl abgehen.

Eine Malabsorption allgemeiner Art, d. h. eine verminderte Resorption verschiedenster Nahrungsbestandteile, ist meistens mit einer Steatorrhoe verbunden. Umgekehrt geht nicht jede Steatorrhoe mit einer allgemeinen Malabsorption einher.

Ätiologie und **Pathogenese** der Steatorrhoe: Zustände mit einer *Reduktion der Gallensalzkonzentration im Darmlumen* können auf verschiedenen Ursachen beruhen. Schwere *Erkrankungen des Leberparenchyms* ziehen verständlicherweise eine Störung der Gallensalzausscheidung aus den Hepatozyten nach sich. Alle Formen von extrahepatischer oder diffuser intrahepatischer *Cholestase* (Gallenstauung, s. u.) sind durch einen behinderten Zutritt der Gallensalze ins Duodenum gekennzeichnet. Darmveränderungen, die mit einem *vermehrten Bakterienwachstum im Dünndarm* einhergehen (s. u.) haben u. a. eine vorzeitige, d. h. schon im mittleren oder sogar oberen Dünndarm stattfindende, vor allem durch anaerobe grampositive Keime bedingte Dekonjugation von Gallensäuren bzw. -salzen zur Folge. Dekonjugierte Gallensäuren sind schlechtere Mizellenbildner als konjugierte und können überdies durch nicht ionische Diffusion schon im oberen Dünndarm resorbiert werden, so daß es an den für die Lipidmizellenbildung wichtigen konjugierten Gallensäuren bzw. -salzen mangelt. Hinzu kommen u. U. bakteriell bedingte Schleimhautschäden und Epithelläsionen, die z. B. durch Lithocholsäure, einen unter mikrobiellem Einfluß gebildeten Metaboliten der Chenodesoxycholsäure, entstehen lassen. Überdies kann ein abnorm vermehrtes Bakterienwachstum im Dünndarm infolge Aufnahme von Vitamin B_{12} durch die Mikroorganismen einen Mangel an diesem Wirkstoff herbeiführen. Eine andere Ursache von Gallensalzmangel im Dünndarm stellt der teilweise oder völlige *Unterbruch des enterohepatischen Kreislaufs* dieser Substanzen dar, wie er nach Resektion größerer Teile des Ileums oder bei ausgedehnter Ileitis regionalis (terminalis) beobachtet wird. Als weiterer Mechanismus ist die *Sequestration bzw. Präzipitation von Gallensalzen durch Medikamente,* wie Kalziumkarbonat, Cholestyramin und Neomyzin, zu nennen.

Folgen: Eine *Steatorrhoe* bedeutet nicht eine gleichmäßige Resorptionsverminderung aller Lipide, sondern betrifft vor allem die *Neutralfette.* Cholesterinester aus der Nahrung und der Galle werden zum guten Teil durch eine pankreatische Esterase sowie eine in den Darmepithelien lokalisierte Cholesterylesterase hydrolysiert, so daß freies *Cholesterin* in die Darmepithelien eintreten kann. Außerdem können aber Cholesterin und/oder seine Ester in Lipidmizellen vorhanden sein. Die der Resorption *fettlöslicher Vitamine* (A, D, E, K) zugrunde liegenden Mechanismen sind weniger gut bekannt. Bei schwerer Steatorrhoe sind Zeichen eines Mangels an diesen Wirkstoffen nachweisbar.

Zöliakie und einheimische (nichttropische) Sprue

Definitionen: Die bei Kindern anzutreffende, z. T. familiär gehäuft auftretende *Zöliakie* und die sog. *einheimische* (nichttropische) *Sprue* sind dem Wesen nach identische Krankheiten; man faßt sie, da sie durch das u. a. im Weizen vorhandene Protein Gluten ausgelöst werden, unter der Bezeichnung *»gluteninduzierte Enteropathie«* zusammen.

Ätiologie und **Pathogenese:** Gluten und das in ihm enthaltene Gliadin sind Proteine, die im Getreide, vor allem im Weizen, vorkommen und sich durch ihren hohen Glutamingehalt (etwa 40%) auszeichnen. Diese Eiweiße, ebenso wie aus ihnen durch Hydrolyse hervorgehende Polypeptide, wirken auf Zöliakie- und einheimische Spruepatienten enterotoxisch. Ihre Wirkungsweise ist im einzelnen noch nicht geklärt. Die Feststellung, daß 1 mg peptisch-tryptisch verdauten Gliadins (Molekulargewicht der Spaltprodukte etwa 10000) pro ml in vitro Darmepithelien an Zöliakie leidender Kinder, nicht aber solche gesunder Kontrollen schädigt, hat zur Formulierung einer *»toxischen« Theorie* geführt. Dabei wird die Möglichkeit erwogen, die Zöliakiekranken könnten insbesondere im Ileum einen epithelialen Aminopeptidasedefekt aufweisen, der zu einer schädlich wirkenden Anhäufung glutaminreicher Peptide führen würde. Beweise für diese Hypothese stehen noch aus, aber neuere Befunde, wie die mangelhafte Hydrolyse der »Fraktion 9« von Gliadin-Spaltprodukten durch Zöliakie-, nicht aber durch normale Dünndarmschleimhaut, scheinen in diese Richtung zu weisen. Nach der *»immunologischen Theorie«* – die im übrigen die Toxizitäts-Hypothese nicht auszuschließen braucht – soll es über den Weg von Immunreaktionen auf Gliadin bzw. dessen Spaltprodukte zu einer Epithelschädigung kommen. So oder so zieht die Epithelläsion eine erhebliche *Steigerung der epithelialen Umsatzrate* nach sich, die ihrerseits eine z. T. unvollständige Differenzierung der oberflächlichen Epithelien zur Folge hat. Diese äußert sich morphologisch (s. u.) wie funktionell, indem beispielsweise die *Aktivität von Enzymen* (u. a. Disaccharidasen, insbesondere Laktase, und alkalische Phosphatase) deutlich *unter der Norm* liegen. Die Epithelläsionen bewirken zudem eine *Beeinträchtigung der Schrankenfunktion,* so daß vermehrt bakterielle Produkte, Bakterien und anderer Darminhalt in die Schleimhaut eindringen können. Ein erheblicher Teil der *entzündlichen Reaktion* in den inneren Wandschichten dürfte auf dem letztgenannten Mechanismus beruhen. Dasselbe gilt für *Immunreaktionen gegen Darminhalt.*

Morphologisch erkennt man bei Auflicht-Lupenmikroskopie eine erhebliche *Abflachung der Zotten,* die in den klassischen Fällen bis zum völligen Verstreichen derselben reicht und die *relativ weiten Kryptenöffnungen* besonders deutlich sichtbar macht. Die Durchlicht-Mikroskopie zeigt eine *Vertiefung der Krypten,* die Zeichen einer vermehrten proliferativen Tätigkeit (erhöhte Mitosezahl, größere Zahl von Zellen mit basophilem Zytoplasma) und eine zahlenmäßige Zunahme von *Becherzellen* aufweisen (»Kolonisierung« des Dünndarms). Zwischen den Krypten bildet die Schleimhaut plumpe Leisten, die durch ein *Ödem* wechselnden Grades sowie ziemlich dichte *Infiltrate* von Lymphozyten, Plasmazellen, Histiozyten und z. T. eosinophilen und neutrophilen Granulozyten aufgetrieben erscheinen. Das bedeckende *Epithel,* das z. T. feintropfig verfettet sein kann, wird von ziemlich zahlreichen Rundzellen, insbesondere *Lymphozyten,* durchsetzt und zeigt u. a. Störungen in der Struktur des Bürstensaums, die sich ultrastrukturell in Form einer verminderten Zahl und einer unregelmäßigen Verdickung der Mikrovilli äußern. Die erwähnte *Verminderung von Enzymaktivitäten* im bedeckenden Epithel kann mit Hilfe histochemischer Reaktionen nachgewiesen werden. Subepithelial bemerkt man da und dort eine z. T. rosenkranzartige Verdickung der Basalmembran, darunter u. U. eine Bindegewebsvermehrung. Der Strukturwandel der Dünndarmschleimhaut bei Zöliakie und einheimischer Sprue geht in schweren Fällen mit einer Verminderung der Darmoberfläche pro mm^2 um mehr als das Fünffache einher.

Folgen: Es zeigen sich meist die typischen Äußerungen eines *Malabsorptionssyndroms* (s. u.), wobei allerdings in einzelnen Fällen besondere Krankheitserscheinungen, wie eine Anämie oder Knochenveränderungen, im Vordergrund stehen können und nicht mit Diarrhoe verbunden zu sein brauchen. Bezeichnend für Zöliakie und einheimische Sprue ist die *Besserung* sowohl des klinischen Zustands wie des morphologischen Bildes des Dünndarms durch Verabreichung einer möglichst *glutenfreien Nahrung.* In solchen Fällen gehen die Epithelschäden, das Ödem und die entzündlichen Infiltrate der Schleimhaut allmählich wieder zurück, und es bilden sich wieder typische Zotten. Zu den Veränderungen, die sich unter Schondiät am längsten halten, gehören u. a. die lymphozytäre Infiltration des Epithels und die unregelmäßige Verdickung der Basalmembran. Ein Gradmesser der Erholung epithelialer Funktionen ist u. a. der Quotient, der sich aus den Aktivitäten der Laktase im Vergleich zur Saccharase ergibt. Klinisch hat sich der Xylosetest bewährt (Messung der Resorption per os verabreichter D-Xylose). In den relativ seltenen Fällen von sog. *kollagenöser Sprue* bleibt die Schleimhautfibrose meist noch lange Zeit oder dauernd erkennbar.

Tropische Sprue

Dieses Leiden, dessen Ätiologie und Pathogenese weitgehend unklar geblieben sind, kann durch Verabreichung einer glutenfreien Diät nicht beeinflußt werden, beruht demnach nicht auf demselben Mechanismus wie die einheimische Sprue. Das klinische Bild, das vor allem durch eine Diarrhoe mit Abgang z. T. wäßrigen Stuhls, Bauchschmerzen und eine megaloblastäre Anämie, u. U. eine funikuläre Myelose, geprägt wird, läßt sich dagegen durch Gabe von Folsäure, Vitamin B_{12} und antibiotischen Mitteln verbessern. Man denkt daher an die Möglichkeit eines infektiösen Leidens, das aus dem einen oder anderen Grund mit einer *Folsäure- und Vitamin B_{12}-Resorptionsstörung* verbunden ist. Neuere Befunde sprechen dafür, daß die Behinderung der Folataufnahme auf einer Beeinträchtigung des epithelialen Transportmechanismus und nicht auf einer gestörten Hydrolyse von Konjugaten dieses Stoffes beruht. Die Aktivität der γ-Karboxypeptidase (»Folat-Konjugase«) im Darmepithel ist in unbehandelten Fällen erhöht, während andere Enzymaktivitäten (z. B. die der im Bereich des Bürstensaums lokalisierten Laktase, Saccharase und Maltase) deutlich erniedrigt sind.

Morphologisch zeigt die tropische Sprue ein ähnliches Bild wie die einheimische Form, nur erstrecken sich die Veränderungen mehr auf das Ileum und weisen oft einen geringeren Schweregrad auf als bei der letzteren.

Mangel an Disaccharidase-Aktivität im Dünndarmepithel (»Disaccharidase-Defekte«)

Vorkommen und **Ätiologie:** Die wichtigste *Enzymopathie* dieser Gruppe ist der *Laktasemangel,* der in mehr oder weniger ausgeprägter Form sehr verbreitet ist. Man schätzt, daß etwa 5% der kaukasischen Rasse eine – vermutlich erhebliche – Laktose-Unverträglichkeit aufweisen. Bei Afrikanern und Asiaten liegt der Prozentsatz noch viel höher (bis über 50%). *Primäre Defekte anderer Disaccharidasen,* wie Invertase bzw. Saccharase-Isomaltase, sind ebenfalls beschrieben worden. Meistens handelt es sich hier aber um geringfügige Störungen. Eine primäre Maltoseintolaranz ist unseres Wissens nicht bekannt, was vermutlich mit der Tatsache zu tun hat, daß im Darmepithel mindestens vier Enzyme vorhanden sind, die Maltose zu hydrolysieren vermögen. Ein *sekundärer Disaccharidasemangel* stellt sich – wie erwähnt – bei einer Vielzahl gastrointestinaler Störungen mit Schleimhautschäden ein. Der Schweregrad richtet sich nach dem Ausmaß der Epithelläsionen und des Epithelumsatzes. Viele dieser Affektionen sind reversibel.

Morphologisch finden sich, abgesehen von dem enzymhistochemisch nachweisbaren Mangel an Disaccharidase-Aktivität im Bürstensaum des Darmepithels, keine erheblichen Veränderungen.

Folgen: Am Beispiel des Laktasemangels lassen sich die Auswirkungen der mangelhaften Disaccharidspaltung wie folgt zusammenfassen: Die nicht hydrolysierte Laktose wird praktisch nicht resorbiert, so daß sich eine – osmotisch bedingte – Flüssigkeitsverschiebung ins Darmlumen ergibt. Durch bakterielle Fermentation bilden sich u. a. Milchsäure und kurzkettige Fettsäuren, die das pH des Darminhalts herabsetzen, eine zusätzliche osmotische Wirkung ausüben und die Wachstumsbedingungen der Darmflora ändern. Die klinischen Hauptsymptome umfassen Diarrhoe, Bauchkrämpfe, Blähungen u. a., d. h. ein Krankheitsbild, das einer *Gärungsdyspepsie* vergleichbar ist.

Sekundäre (symptomatische) enterogene Malabsorptionssyndrome (»sekundäre Sprue«)

Zahlreiche Darmerkrankungen oder andere Leiden, die den Darm strukturell und/oder funktionell in Mitleidenschaft ziehen, gehen mit einem mehr oder weniger ausgeprägten Malabsorptionssyndrom i. e. S. einher (vgl. dazu Tabelle 47).

Ätiologie und **Pathogenese** dieser Störungen lassen sich in mehrere Gruppen von Mechanismen unterteilen: ungenügende resorptive Oberfläche, ausgedehnte krankhafte Veränderungen der Dünndarmwand, insbesondere der Schleimhaut, Zirkulationsstörungen, die die Darmwand mitbetreffen, biochemische Defekte, die zum guten Teil angeboren sind, und Endokrinopathien.

Malabsorption als Folge einer *ungenügenden resorptiven Oberfläche* beobachtet man etwa nach ausgedehnter *Dünndarmresektion* bzw. *Gastroileostomie.*

Pathologische Veränderungen der Dünndarmwand, insbesondere der Schleimhaut, als primäre Ursache eines Malabsorptionssyndroms kennt man in großer Zahl. Abgesehen von den bereits erwähnten Zöliakie- und Sprueformen, dermatologischen Affektionen in Kombination mit sprueähnlichen intestinalen Störungen, ausgedehnter Enteritis regionalis oder eosinophiler Enteritis, sind hier vor allem *infektiöse Enteritiden* (z. B. Salmonellosen), u. U. auch *Parasitosen* (Lambliasis, Strongyloides stercoralis, S. 2083), die generalisierte *Amyloidose,* Bestrahlungsschäden des Dünndarms (*aktinische Enteritis,* S. 1466), die *viszerale Sklerodermie* (S. 1156) und ausgedehnte Infiltrationen des oberen Intestinaltrakts durch *maligne Lymphome* zu nennen. In seltenen Fällen fand sich ein Darmbefall bei *Mastozytose.* Die *unspezifische Jejunitis ulcerosa* kann bei erheblicher Ausdehnung ebenfalls Resorptionsstörungen bewirken.

Zirkulationsstörungen im Bereich der Dünndarmwand betreffen einesteils die *venöse Stauung* (z. B. bei Global- oder Rechtsinsuffizienz des Herzens bzw. Einflußstauung (S. 569)) und die *Lymphwegobstruktion* (z. B. bei M. Whipple, Crohn'scher Krankheit, kongenitaler Lymphangiektasie des Darms und malignen Lymphomen), die beide mit einem erheblichen *Darmwandödem* einhergehen können, anderenteils *ischämische Darmschäden* (vgl. dazu S. 504).

Zusätzlich zu den bereits angeführten *Enzymdefekten* gibt es noch weitere, zum guten Teil ebenfalls hereditäre *Stoffwechselstörungen,* die mit einem Malabsorptionssyndrom einhergehen können. Dazu gehören beispielsweise die Abetalipoproteinämie (S. 903), die Zystinurie (S. 894), die Hartnup-Krankheit (S. 895) und die Monosaccharid-Malabsorption. *Defektimmunopathien* (S. 1197) führen über den Weg einer Abwehrschwäche und eines vermehrten Eintritts schädlicher Agentien aus dem Darmlumen (insbesondere Bakterien und deren Produkte) in die Schleimhaut zu einem Krankheitsbild, das dem der Sprue in manchem gleicht.

Daß *endokrine Störungen* mit pathologischen Darmfunktionen verbunden sein können, wurde z. T. schon erwähnt (S. 407). In diesem Zusammenhang sei auf wechselnde Grade von Malabsorption bei Leiden, wie Diabetes mellitus (S. 933), Hypoparathyreoidismus (S. 820), Hyperthyreoidismus (S. 383), M. Addison (S. 394), Zollinger-Ellison-Syndrom (S. 408) und Karzinoid-Syndrom (S. 390), hingewiesen.

Beispiele und **Morphologie** symptomatischer Malabsorptionssyndrome:

- Zahlreiche *infektiöse Enteritiden* (vgl. dazu S. 678), insbesondere jene Formen, die mit einer Epithelschädigung verbunden sind, geben zu vorübergehender Malabsorption wechselnden Grades Anlaß. Ein wichtiger Grund für die Resorptionsstörungen, die manchmal die Phase der akuten Infektion erheblich überdauern, liegt in dem gesteigerten Epithelwechsel. Dieser hat zur Folge, daß die oberflächlichen Epithelzellen z. T. nicht den Differenzierungsgrad erreichen, der zur vollen enzymatischen Leistungsfähigkeit notwendig wäre.
- *Amyloidablagerungen im Dünndarm,* die vor allem im Bereich der Basalmembran, z. T. auch im darunterliegenden Bindegewebe, bei Gefäßamyloidose in den Wänden kleiner Arterien (weniger auch Venen) lokalisiert sind, können die Resorption auf verschiedene Weise beeinträchtigen. In erster Linie wirken sie als Diffusionsschranke, die sich für die Epithelien selbst nachteilig auswirkt und überdies den Eintritt resorbierter Stoffe in die Blut- oder Lymphbahn behindert. Die Gefäßamyloidose hat u. a. eine verminderte Blutzufuhr zur Folge.
- *Kardiovaskuläre Störungen* geben selten zu schweren Graden von Malabsorption Anlaß. Leichtere Formen wurden u. a. bei globaler Herzinsuffizienz, Pericarditis constrictiva und Stenosierung der A. mesenterica cranialis beobachtet.
- Bei der *Abetalipoproteinämie* enthalten die Darmepithelien reichlich Lipide.

Allgemeine Auswirkungen der intestinalen Malabsorption

Die verminderte Aufnahme von Kohlenhydraten, Fetten und Lipiden aus dem Darmlumen resultiert bei längerer Dauer des Leidens in einem *Kalorienmangel* und damit in einem *Gewichtsverlust,* verbunden mit allgemeinen Symptomen und Zeichen der *Unterernährung* (vgl. dazu S. 654). In schweren Fällen können sich – dem Hungerzustand vergleichbar – *hypoproteinämische Ödeme,* ein sekundärer *Hypopituitarismus* und eine *erhebliche Osteoporose* entwickeln, in erster Linie als Folge der eingeschränkten Aminosäurenaufnahme. Da auch die Resorption von Kalzium und Magnesium leidet, stellen sich überdies in manchen Fällen ein wechselnder Grad von *Osteomalazie* mit entsprechenden Knochenschmerzen und eine *Neigung zu Tetanie* bzw. *Parästhesien* ein. Der Mangel an Eisen, Vitamin B_{12} und Folsäure äußert sich oft in einer *Anämie,* die sideropenisch und/oder makrozytär sein kann. Auf derselben Grundlage sowie infolge Vitaminmangels anderer Art entwickeln sich häufig eine *Glossitis* und *Cheilosis* (S. 835). Ferner beobachtet man u. U. eine durch Vitamin B_{12}-Mangel bedingte *Neuritis.* Das z. T. durch die Anämie bedingte Gefühl der *Schwäche* wird durch Elektrolytstörungen, wie Hypokaliämie, verstärkt. Die mangelhafte Resorption von Vitamin K hat in vielen Fällen eine mehr oder weniger ausgeprägte *hämorrhagische Diathese* zur Folge. Die Häufung *ekzematoider Hautausschläge* bei Patienten mit Malabsorption hat bisher noch keine gänzlich befriedigende Erklärung gefunden.

Sehr oft geht ein Malabsorptionssyndrom mit einer *Diarrhoe* vom Dünndarmtyp einher. Der Hauptgrund hierfür ist in einer übergroßen Belastung des Dickdarms durch vermehrte Zufuhr insbesondere von Wasser und Elektrolyten aus dem Dünndarm zu suchen, so daß die Resorption der letzteren im Colon nicht mehr Schritt zu halten vermag. An dem vermehrten Flüssigkeits- und Elektrolytanstrom aus dem Jejunum und Ileum sind oft verschiedene Faktoren beteiligt, insbesondere osmotisch bedingte Flüssigkeits- und Elektrolytverschiebungen ins Darmlumen infolge intraluminaler Anhäufung niedermolekularer Stoffe, u. U. eine Verstärkung dieses Effekts durch bakteriellen Abbau des Chymus (s. o.), Aktivierung der epithelialen Adenylatzyklase durch Bakterien und deren Produkte, verminderte Resorption von Wasser und Elektrolyten im Dünndarm, erhöhte Konzentration nicht resorbierter Gallensäuren (z. B. nach ausgedehnter Ileumresektion) und/oder größere Mengen nicht aufgenommener Fettsäuren. In einem Teil der Fälle spielt eine beschleunigte Dünndarmpassage mit eine Rolle. Da die Wasserrückresorption bei Malabsorptionssyndromen nicht nur ungenügend zu sein pflegt, sondern z. T. verzögert erfolgt, findet sich bei diesen Patienten nicht selten eine *Nykturie* (Wasserlösen in der Nacht). Die Hauptgefahr einer schweren Diarrhoe, vor allem bei Kindern, ist die *hypernatriämische Dehydratation,* wobei das Gesamtnatrium im

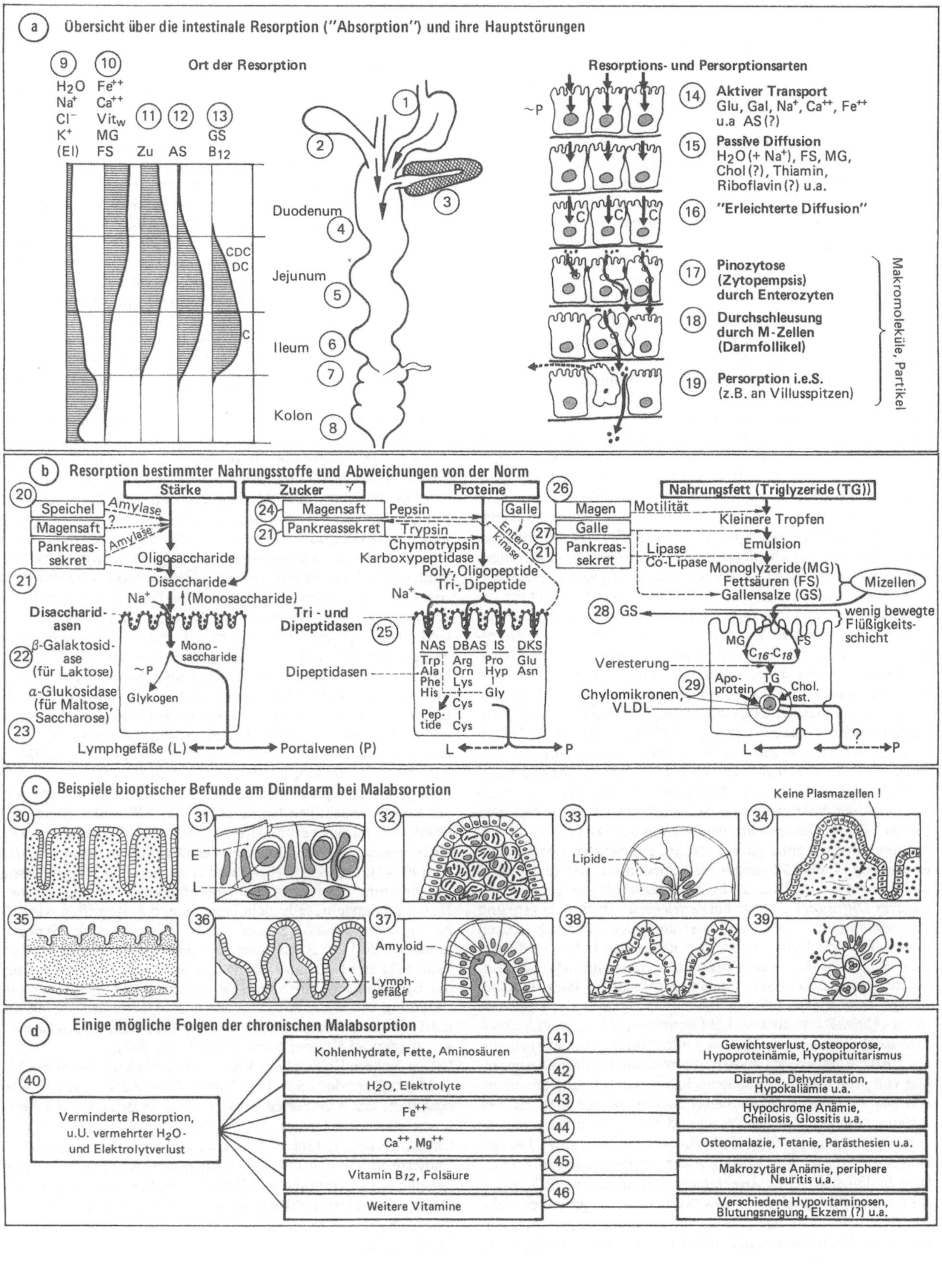
a Übersicht über die intestinale Resorption ("Absorption") und ihre Hauptstörungen
9 10 H2O Na+ Cl− K+ (El) Fe++ Ca++ Vitw MG FS
11 Zu 12 AS 13 GS B12
Ort der Resorption
CDC DC C
Duodenum 4
Jejunum 5
Ileum 6
7
Kolon 8
1 2 3
Resorptions- und Persorptionsarten
~P
14 Aktiver Transport Glu, Gal, Na+, Ca++, Fe++ u.a AS (?)
15 Passive Diffusion H2O (+ Na+), FS, MG, Chol (?), Thiamin, Riboflavin (?) u.a.
16 "Erleichterte Diffusion"
17 Pinozytose (Zytopempsis) durch Enterozyten
18 Durchschleusung durch M-Zellen (Darmfollikel)
19 Persorption i.e.S. (z.B. an Villusspitzen)
Makromoleküle, Partikel
b Resorption bestimmter Nahrungsstoffe und Abweichungen von der Norm
Stärke
Zucker
Proteine
Nahrungsfett (Triglyzeride (TG))
20 Speichel Amylase
Magensaft ?
Pankreassekret Amylase
Oligosaccharide
21 Disaccharide
Na+ (Monosaccharide)
Disaccharidasen
22 β-Galaktosidase (für Laktose)
α-Glukosidase (für Maltose, Saccharose)
23
Mono-saccharide
~P
Glykogen
Lymphgefäße (L)
Portalvenen (P)
24 Magensaft Pepsin
21 Pankreassekret Trypsin
Chymotrypsin
Karboxypeptidase
Galle
Enterokinase
Poly-, Oligopeptide
Tri-, Dipeptide
Na+
Tri- und Dipeptidasen 25
Dipeptidasen
NAS DBAS IS DKS
Trp Ala Phe His
Arg Orn Lys
Pro Hyp
Glu Asn
Gly
Cys
Peptide Cys
L P
26 Magen Motilität
27 Galle
21 Pankreassekret
Kleinere Tropfen
Emulsion
Lipase
Co-Lipase
Monoglyzeride (MG)
Fettsäuren (FS)
Gallensalze (GS)
Mizellen
28 GS
wenig bewegte Flüßigkeitsschicht
MG FS
C16-C18
Veresterung
TG
29 Apoprotein
Chol. est.
Chylomikronen, VLDL
L ? P
c Beispiele bioptischer Befunde am Dünndarm bei Malabsorption
30 31 32 33 34
E L
Lipide
Keine Plasmazellen !
35 36 37 38 39
Amyloid
Lymphgefäße
d Einige mögliche Folgen der chronischen Malabsorption
40 Verminderte Resorption, u.U. vermehrter H2O- und Elektrolytverlust
41 Kohlenhydrate, Fette, Aminosäuren — Gewichtsverlust, Osteoporose, Hypoproteinämie, Hypopituitarismus
42 H2O, Elektrolyte — Diarrhoe, Dehydratation, Hypokaliämie u.a.
43 Fe++ — Hypochrome Anämie, Cheilosis, Glossitis u.a.
44 Ca++, Mg++ — Osteomalazie, Tetanie, Parästhesien u.a.
45 Vitamin B12, Folsäure — Makrozytäre Anämie, periphere Neuritis u.a.
46 Weitere Vitamine — Verschiedene Hypovitaminosen, Blutungsneigung, Ekzem (?) u.a.

Abb. 129a–d. *Maldigestions- und Malabsorptionssyndrome.* Eine ungenügende intraluminale Verdauung der Nahrung *(Maldigestion)* kann auf einem mangelhaften enzymatischen Abbau des Chymus und/oder auf einer unzureichenden Bildung lipidhaltiger Mizellen in der Darmlichtung wegen zu geringer Gallensalzkonzentration beruhen. Eine Maldigestion ist in der Regel mit einer *Malabsorption* i. e. S., d. h. einer Störung der Aufnahme von Nahrungsstoffen durch die Darmwand, verbunden. **a** *Übersicht über Hauptstörungen der intestinalen Verdauung und Resorption (»Absorption«).* Eine *Maldigestion* kann beim *Postgastrektomie-Syndrom* (1, vor allem Billroth II) und bei *Mangel an aktivierten pankreatischen Enzymen (exokrine Pankreasinsuffizienz,* 3), ferner bei *Inaktivierung von Pankreasenzymen,* einem pathogenetischen Teilfaktor z. B. bei *Zollinger-Ellison-Syndrom,* beobachtet werden. Eine *herabgesetzte Konzentration von Gallensalzen im Darmlumen* kommt u. a. bei *Leber- und Gallenblasen- bzw. Gallenwegserkrankungen* (2, z. B. Cholestase), verstärktem *bakteriellem Wachstum im Dünndarm* (4–6), mit entsprechender Dekonjugierung und Umwandlung von Gallensalzen in *Lithocholsäure* (epithelschädigend!) und Desoxycholsäure, *Unterbrechung des enterohepatischen Kreislaufs der Gallensalze* (6, 13, z. B. bei Ileumresektion oder schwerer chronischer Ileitis regionalis) oder *Bindung bzw. Fällung von Gallensalzen* durch Medikamente, wie Cholestyramin, Neomyzin, Kalziumkarbonat u. a., vor. Eine Beeinträchtigung sowohl der Verdauung als auch der Resorption findet sich verständlicherweise nach ausgedehnter *Resektion bzw. Umgehung von Dünndarmteilen* (z. B. *Gastroileostomie,* 1–6). Eigentliche *Resorptionsstörungen* treten bei den verschiedensten *pathologischen Veränderungen der Dünndarmwand* auf (s. **b** u. **c**), z. B. bei *Lymphwegsobstruktion* (s. 32, 35, 36), *Insuffizienz des Blutkreislaufs,* genetisch bedingten *Enzymdefekten* (s. 22, 23, 25) bzw. *Proteindefekten* (s. 29, 33, 34) sowie einer Vielzahl *erworbener, diffuser Dünndarmschäden* (s. **c**). Eine weitere Gruppe von Ursachen eines Malabsorptionssyndroms bilden *endokrine und metabolische Störungen,* wie Diabetes mellitus, Hypoparathyreoidismus, Nebennierenrindeninsuffizienz, Hyperthyreose, Karzinoidsyndrom u. a. Pathologische Veränderungen des Kolons (7, 8) sind u. U. mit einer reduzierten Wasser- und Elektrolyt-Rückresorption verbunden (9), bewirken aber an sich kein Malabsorptionssyndrom. Je nach der *Lokalisation der Resorptionsstörung werden die einen oder anderen Nahrungsbestandteile mehr oder weniger betroffen* (9–13). *Aktive Transportmechanismen* in der Darmwand, im besonderen in der Epithelschicht (14, 17, 18), werden verständlicherweise bei Zellschädigungen verschiedenster Art (z. B. Ischämie, Toxinwirkungen u. a.) in Mitleidenschaft gezogen, was bei *passiver Diffusion* (15) bzw. bei *»erleicherter Diffusion«* (16) und *Persorption* (19), d. h. einem passiven Durchtritt durch Lücken in der Epithelschicht, nicht oder kaum der Fall sein dürfte. **b** *Störungen der Resorption bestimmter Nahrungsstoffe.* Die Resorption von *Zuckern* bzw. Abbauprodukten von *Stärke* wird bei *Mangel an Amylase-* (20, vor allem aber 21) und/oder *Disaccharidase-Aktivität* (am ehesten Laktasemangel, 22, seltener Saccharase-Isomaltasemangel, 23, u. a.) angetroffen. Die letztgenannten Enzyme finden sich an der Enterozytenoberfläche. Abgesehen von *primären Enzymdefekten* haben wir es häufig mit einem *sekundären Disaccharidasemangel* zu tun, wie er z. B. bei beschleunigtem Enterozytenumsatz und entsprechend ungenügender Differenzierung dieser Zellen beobachtet wird (z. B. bei einheimischer Sprue, 30). *Störungen des intraluminalen Proteinabbaus* finden sich bei *exokriner Pankreasinsuffizienz* (21), kaum aber bei ungenügender Pepsinwirkung (24). Es gibt auch Fälle von *Enterokinase-Mangel:* Dieses von Enterozyten gebildete Enzym wird durch Gallensalze aktiviert (vgl. dazu intraluminale Proteinabbaustörung bei Cholestase u. a.) und katalysiert seinerseits die Umwandlung von Trypsinogen in Trypsin. Letzteres wirkt dann auf eine Reihe weiterer Enzyme aktivierend (Prophospholipase, Proelastase, Chymotrypsinogen, Prokarboxypeptidasen A und B). Die Resorption der Aminosäuren erfolgt nach Einwirkung von Tri- und Dipeptidasen, die sich an der Enterozytenoberfläche nachweisen lassen. Neutrale Aminosäuren (NAS), dibasische Aminosäuren (DBAS), Iminosäuren (IS) und Dikarboxylsäuren (DKS) werden offenbar je als Gruppe mit Hilfe eines besonderen Mechanismus resorbiert. So besteht bei der *Hartnup-Krankheit* (S. 895) ein Resorptionsdefekt für NAS, bei der *Zystinurie* ein solcher für DBAS. Für die Verdauung von *Fetten,* im besonderen Triglyzeriden, haben Magensekrete keine erhebliche Bedeutung. Höchstens die Motilität dieses Organs (26), die zur Bildung kleiner Fettropfen beiträgt, spielt eine gewisse Rolle. Wichtig für die Fettresorption sind – abgesehen von der *pankreatischen Lipase* (21) – die *Gallensalze* (27), bei deren Fehlen die Mizellbildung weitgehend ausbleibt. Wie erwähnt, lösen sich die Gallensalze vor der Resorption der Monoglyzeride und Fettsäuren aus den Mizellen und werden zumeist erst im Ileum resorbiert (13, 28). Störungen der Bildung von Chylomikronen und VLDL sind u. a. bei Proteinsynthesereduktion (S. 900) zu erwarten. **c** *Beispiele bioptischer Befunde am Dünndarm bei Malabsorption.* Besonders wertvoll ist die Dünndarmbiopsie bei *Zöliakie* und *einheimischer Sprue* (30, 31), ferner bei *Morbus Whipple* (32), *Abetalipoproteinämie* (33, Enterozyten mit Lipiden besetzt), *Agammaglobulinämie* (34), *malignen Lymphomen* bzw. *diffuser Mastozytose* (35), konnataler oder erworbener *intestinaler Lymphangiektasie* (36) und *Amyloidose* (37). Andere Veränderungen, wie *»Strahlenenteritis«, viszerale Sklerodermie* (38), *Epithelschäden* verschiedener Art (39, z. B. bei Überwuchern von Bakterien im Darmlumen), *Atrophie* u. a., sind schwieriger zu erkennen bzw. zu deuten. **d** *Einige mögliche Folgen der chronischen Malabsorption.* Aus dem bisher Gesagten geht hervor, daß zwischen *allgemeinen Resorptionsstörungen* (40–46, s. auch **c**) und solchen unterschieden werden muß, die sich vor allem auf den *einen oder anderen Nahrungsstoff* beziehen (z. B. *Steatorrhoe* bei Mangel an Gallensalzen (2, 6, 13, 27, 28), *Eisenmangel* u. a. nach Ausschaltung des obersten Dünndarms (4, 5, 10, 43), z. T. auch des Magens (1), *Vitamin B_{12}-Mangel* bei Atrophie der Magenschleimhaut (1) oder Fehlen eines funktionstüchtigen Ileums (6, 13, 45). Oft stellt sich bei Malabsorption infolge verminderter H_2O- und Na^+-Aufnahme, z. T. auch wegen Austritts derselben ins Darmlumen, eine *Diarrhoe* ein (40, 42): Das Kolon (7, 8) wird in solchen Fällen vom Flüssigkeitsanstrom gewissenmaßen »überfahren«. Bei chronischem Durchfall entsteht, falls nicht korrigierend eingegriffen wird, eine *hypernatriämische Dehydratation.* Eine schwere Hypoproteinämie führt zur Ausbildung von Ödemen (41). Bei *Hypokaliämie* (42) steht oft eine allgemeine Schwäche im Vordergrund der Symptomatik. *Osteomalazie* und *tetanische Symptome* (44) treten vor allem bei Ausschaltung großer Teile des oberen und mittleren Dünndarms in Erscheinung (10). Die *Hypovitaminosen* werden an anderer Stelle erläutert (S. 847).

(El) = weitere Elektrolyte; Vit_w = wasserlösliche Vitamine; MG = Monoglyzeride; FS = Fettsäuren; Zu = Zucker; AS = Aminosäuren; GS = Gallensalze; B_{12} = Vitamin B_{12}; CDC = Chenodesoxycholsäure (salze); DC = Desoxycholsäure(salze); C = Cholsäure(salze); Glu = Glukose; Gal = Galaktose; Chol = Cholesterin; Chol. est. = Cholesterinester; M-Zellen = »*m*ultilamelläre« (»*m*embranöse«) Zellen im Epithel über Peyer'schen Platten und Darmfollikeln; Abkürzungen für Aminosäuren in Skizze 25: gemäß Standardnomenklatur; E = Enterozyten; L = Lymphozyten

Tabelle 48. Ursachen und Formen von Diarrhoe

1. *Gestörte Darmmotilität*
   Laxantienabusus
   Colon irritabile*
   Divertikulose des Dickdarms*
   Diabetes mellitus (Einzelne Fälle)
2. *Veränderungen der Darmschleimhaut*
2.1. *Permeabilitätsstörung des Schleimhautepithels*
   Geschädigte Schleimhaut (z. B. Zöliakie, einheimische Sprue)
2.2. *Schleimhautschädigung*
   Bakterielle Einwirkung (z. B. Salmonellen, Shigellen*)
   Exsudative Dickdarmentzündungen*
3. *Veränderungen im Flüssigkeits- und Elektrolyttransport durch die Darmwand*
3.1. *Störung des Wasser- und Elektrolyttransports*
   Durch Gallensalze (z. B. nach ausgedehnter Dünndarmresektion)
   Durch Fettsäuren (z. B. nach Dünndarmresektion, bei schwerer Steatorrhoe)
   Bakterielle Exotoxinwirkung (z. B. Cholera, E. coli)
3.2. *Beeinträchtigung des Chlorid- und Bikarbonattransportes (z. B. »Chloriddiarrhoe«)*
3.3. *Neoplastische Prozesse mit Produktion von Hormonen*
   Gastrin (»Gastrinom«)
   Serotonin, Prostaglandine (Karzinoid-Syndrom)
   Prostaglandine (medulläre Schilddrüsenkarzinome)
   Intestinale vasoaktive Peptide (»VIP« bei sog. »Vipom« bzw. »pankreatischem Cholera-Syndrom«)
3.4. *Neoplastische Prozesse ohne Hormonproduktion*
   Papilläre Tumoren des Dickdarms*
4. *Osmotische Faktoren*
4.1. *Disaccharidasemangel* (Laktose-Intoleranz, Saccharose-Isomaltose-Intoleranz)
4.2. *Glukose-Galaktose-Malabsorption*
4.3. *Laxantienabusus*
   Nicht absorbierbare osmotisch aktive Substanzen (Laktulose, Sorbitol, Mannitol)
   Anorganische Laxantien (Magnesiumphosphat, Magnesiumhydroxid-enthaltende Antazida)

* Sog. *»Dickdarm-Diarrhoe«* mit u. a. häufigen Stuhlentleerungen und Tenesmen (übrige: vorwiegend oder ausschließlich sog. *»Dünndarm-Diarrhoe«* mit u. a. Entleerung reichlicher Stuhlmengen).

Körper vermindert sein kann. Steigt die Natriumionenkonzentration im Serum über 150 meq/l an, nimmt die Mortalität bei Säuglingen und Kleinkindern rasch zu.

Eine Übersicht über die verschiedenen Ursachen und Formen von Diarrhoe findet sich in Tabelle 48. Die wichtigsten für Maldigestion und Malabsorption im Darm verantwortlichen Mechanismen sind schematisch in Abb. 129 dargestellt.

108.11. Blindsackphänomene im Verdauungstrakt, mit besonderer Berücksichtigung der Divertikulitiden und der Appendizitis

Physiologisch ist die *Appendix*, d. h. der Processus vermiformis des Colon caecum, der einzige blind endende Darmteil, der mit dem Lumen des Verdauungsschlauches in freier Kommunikation steht. Hauptfunktion dieses Anhängsels, in das bakterienhaltiger Darminhalt ein- und austritt, ist die eines *immunologischen Kontaktorgans* (vgl. dazu S. 1068).

Definitionen: *Divertikel* im Verdauungstrakt sind meist sackartige, z. T. aber trichterförmige Ausstülpungen der Wand. *Echte Divertikel* sind dadurch gekennzeichnet, daß sich an der umschriebenen Ausweitung der Lichtung alle Wandschichten beteiligen. Bei *falschen Divertikeln* handelt es sich um Aussackungen der Mucosa und Submucosa durch Lücken in der Muscularis, in der Regel im Bereich von Gefäßdurchtrittsstellen. Nach der Entstehungsweise unterscheidet man *kongenitale* und *erworbene Divertikel.* Die Bildung der letzteren kann durch Innendruck *(Pulsions- bzw. Pressionsdivertikel)* oder durch Zug von außen *(Traktionsdivertikel)* bedingt oder begünstigt sein. Da es sich bei den Divertikeln um Blindsäcke handelt, deren Inhalt u. U. längere Zeit liegen bleibt, leisten sie dem Wachstum von Mikroorganismen, insbesondere von Bakterien, Vorschub *(Blindsackphänomen). Divertikulitis* heißt Entzündung im Bereich eines oder mehrerer Divertikel. *Divertikulose* nennt man das Vorhandensein mehrerer Divertikel, z. B. im Dickdarm. Das sog. *Syndrom der blinden Schlinge (»blind loop«)* bezieht sich auf ähnliche Störungen, vor allem im Dünndarmbereich, womit nicht nur Divertikel, sondern auch andere Veränderungen mit relativer Stase des Darminhalts und entsprechender Begünstigung des bakteriellen Wachstums gemeint sind. Die *Appendicitis acuta,* eine akute Entzündung des Processus vermiformis des Colon caecum, ist die häufigste Dickdarmentzündung überhaupt. Sie setzt in der Regel plötzlich ein und kann über eine Ulzeration (S. 1344), Bildung von Wandabszessen und/oder Nekrose innerhalb weniger Tage zur *Perforation des Wurmfortsatzes* und zu eitriger Peritonitis sowie anderen gefürchteten Komplikationen führen. Als *chronisch-rezidivierende Appendicitis* bezeichnet man wiederholte Schübe akuter Appendicitis.

Einige Blindsackphänomene im Verdauungstrakt sind in Abb. 130 skizziert.

Divertikel des Ösophagus

Lokalisationen und **Pathogenese:** Das sog. *Zenker'sche Pulsionsdivertikel (pharyngo-ösophageales Divertikel)* beruht – wie man annimmt – auf einer angeborenen Muskelschwäche im Übergangsgebiet zwischen dem M. laryngopharyngicus und der eigentlichen Ösophagus-Muskularis, die im Verlauf der Zeit unter dem Einfluß des Schluckakts zur Bildung eines nach unten und meist etwas seitlich gerichteten Sackes führt.
Traktionsdivertikel der Speiseröhre liegen fast immer auf Höhe der Lymphknoten unterhalb der Tracheal-

bifurkation und kommen meist durch Narbenzug von Seiten der letzteren zustande. Ursächlich steht hier eine vernarbende Lymphknotentuberkulose weit im Vordergrund. Man spricht auch von *epibronchialen Divertikeln.*
Epiphrenische Divertikel sind seltener. Sie finden sich – wie der Name sagt – direkt über dem Zwerchfell und sind in einem erheblichen Teil der Fälle mit Störungen der Ausweitung bzw. Erschlaffung der ösophagogastrischen Übergangszone vergesellschaftet. Dem Wesen nach kann man sie ebenfalls als Pulsionsdivertikel bezeichnen.

Morphologisch erkennt man beim *Zenker'schen Pulsionsdivertikel* öfters eine fibröse Wandveränderung, die vor allem die Submukosa betrifft, und einen Mangel erhaltener (meist quergestreifter) Muskulatur in den äußeren Wandschichten. Chronisch-entzündliche Infiltrate fehlen fast nie. *Traktionsdivertikel* zeigen vor allem im äußeren Wandbereich Narbengewebe, das in der Regel eine Verbindung zu den Bifurkationslymphknoten bildet. *Epiphrenische Divertikel* bieten das Bild echter Divertikel und weisen meistens Zeichen von chronischer Entzündung auf.

Folgen und **Komplikationen** der Ösophagusdivertikel: Die erwähnte *chronische Wandentzündung,* insbesondere bei *Pulsionsdivertikeln,* erklärt sich weitgehend durch chemische und/oder mechanische Reize seitens teilweise abgebauter Speisereste bzw. bakterieller Produkte und/oder durch Bakterieneintritt in die Schleimhaut. Kommt es zu *Erosionen* und *Ulzerationen,* erhöht sich die Gefahr der *Perforation,* die wegen der lebensbedrohlichen *Mediastinitis* gefürchtet ist. Narbige Veränderungen geben manchmal zu *Strikturierungen* Anlaß. Beim Zenker'schen Pulsionsdivertikel, das häufig mit einem gewissen Maß von Dysphagie und Regurgitation von Speiseresten einhergeht, entwickelt sich u. U. eine *Aspirationspneumonie,* die im schlimmsten Fall in eine Lungengangrän ausmünden kann. In einem Teil der Fälle beobachtet man im Innern der Divertikel einfache oder – seltener – dysplastische *Leukoplakien.* Die letzteren können zur Entstehung eines invasiv wachsenden *Karzinoms* überleiten.
Epiphrenische Divertikel mit/bei Störungen der ösophagogastrischen Übergangszone neigen vermehrt zu refluxbedingten Schäden (S. 708).

Magendivertikel

Diese seltenen Gebilde sind echte Divertikel, die meistens dorsal in Kardianähe liegen. Die Hauptgefahr besteht hier ebenfalls in der Perforation. Ulkusbedingte Einsenkungen der Magenwand (vgl. dazu S. 707) werden nicht als Divertikel bezeichnet.

Duodenaldivertikel

Diese in der Regel als *falsche Divertikel* zu bezeichnenden Gebilde werden bei 3–5% aller Individuen beobachtet. Meistens sind sie an der medialen Seite der Pars descendens und im Bereich der Flexura duodeno-jejunalis lokalisiert und stellen, da sie nur sehr selten klinische Symptome verursachen, in der weit überwiegenden Mehrzahl der Fälle Zufallsbefunde dar, die beispielsweise radiologisch erhoben werden. Die Harmlosigkeit dieser Divertikel hat offenbar mit der weitgehenden Sterilität des Duodenalinhalts zu tun. Komplikationen entzündlicher Art treten am ehesten bei Achylie (mangelhafter bakterizider Effekt) oder starker Hyperazidität des Magens (u. U. peptische Schäden in den Divertikeln) auf.

Divertikel des Jejunums und Ileums

Gelegentlich finden sich in diesen Dünndarmabschnitten ähnliche Divertikel wie im Duodenum. Fast immer sind sie im Mesenterialansatz gelegen. *Multiplen Jejunaldivertikeln* begegnen wir häufiger als solchen im Ileum. Sie können Sitz bakteriellen Wachstums sein und damit zu einem Blindsackphänomen mit Schleimhautschäden, Dekonjugation von Gallensalzen und Malabsorptionszeichen, u. a. mehr oder weniger ausgeprägter Steatorrhoe und mangelhafter Vitamin B_{12}-Resorption, Anlaß geben. Mitunter entwickelt sich eine Divertikulitis, mit der Gefahr der Perforation.

Ein *Meckel'sches Divertikel,* d. h. ein sackförmiger Rest des Ductus omphaloentericus, der sich – je nach Alter – 40–120 cm oberhalb der Ileozökalklappe befindet, stellt die *häufigste Mißbildung des Gastrointestinaltrakts* überhaupt dar, wird dieses *echte Divertikel* doch in ungefähr 2% aller Autopsien von Erwachsenen festgestellt. In ungefähr der Hälfte der Fälle wird der meist offene und bis zu 10 cm lange Blindsack von Ilealschleimhaut ausgekleidet und bietet dann nicht viel mehr Anlaß zu Komplikationen als andere Dünndarmdivertikel, wenn auch eine bakterielle Besiedelung in Meckel'schen Divertikeln häufiger vorkommt als in Duodenal- und Jejunaldivertikeln (s. o.). Häufig finden sich aber im Meckel'schen Divertikel auch andere Schleimhauttypen bzw. Strukturen, z. B. ektopisches Pankreasgewebe, Duodenal-, Colon- und/oder Magenschleimhaut sowie Brunner'sche Drüsen.

Komplikationen bei Meckel'schem Divertikel: Ist im Blindsack *Magenschleimhaut vom Fundustyp* vorhanden, besteht die Gefahr einer sog. *peptischen Andauung* (S. 703) benachbarter Schleimhautarten, so daß es zu *Geschwürbildungen, Blutungen* und/oder *Perforation* mit nachfolgender Peritonitis kommen kann. Besonders bei Kindern stehen solche Geschehnisse im Vordergrund der Differentialdiagnose einer massiven Magendarmblutung. Gefürchtet sind auch *akute entzündliche Veränderungen (»akute Meckel'sche Divertikulitis«)* bakterieller Genese, die ebenfalls zur Perforation führen können.

Divertikulose und Divertikulitis des Dickdarms

Diese falschen Divertikel entsprechen einer Herniation der Mucosa und eines Teils der Submucosa durch die Muscularis, fast immer im Bereich der Gefäßbahnen. Ihre Häufigkeit nimmt mit dem Alter zu und erreicht in westlichen Ländern bei Individuen über 50 Jahren 30–50%, wobei Männer mehr betroffen sind als Frauen.

Pathogenese: Man darf annehmen, daß die Dickdarmdivertikel aus einer Kombinationswirkung von Innendruck *(»Pressionsdivertikel«)* und *Wandschwäche* im Bereich der Gefäßdurchtrittsstellen hervorgehen und sich schrittweise ausbilden. In wenig entwickelten

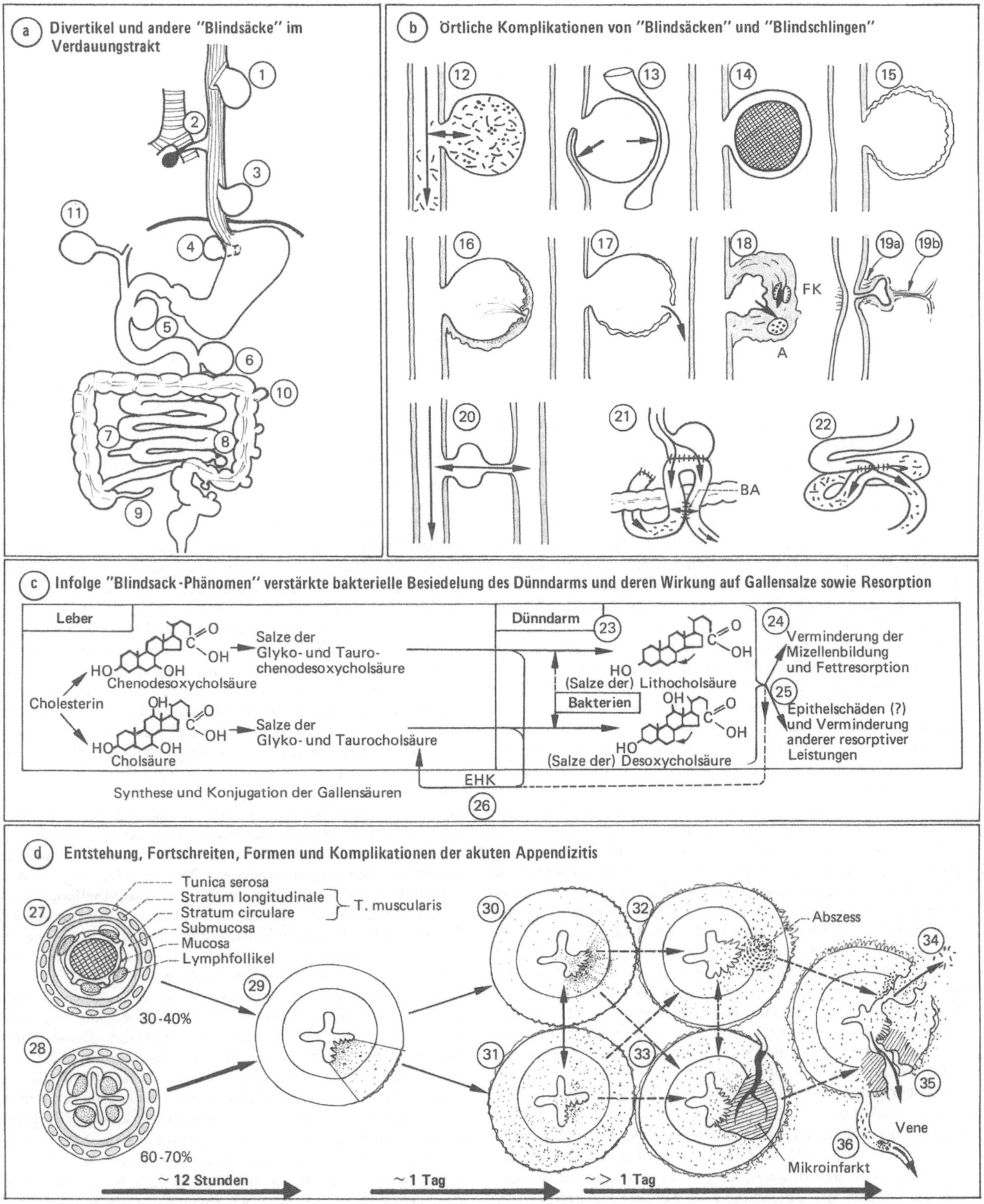

Abb. 130 a–d. *Sog. »Blindsack«- und »Blindschlingen«-Phänomene im Bereich des Verdauungstrakts.* **a** u. **b** *Divertikel und andere »Blindsäcke« im Bereich des Verdauungstrakts.* Die *Divertikel des Ösophagus* bilden eine besondere Gruppe, die nicht zu den Ursachen eines »Blindsack-Syndroms« i. e. S. (d. h. mit verstärkter bakterieller Besiedelung des Dünndarms, s. u.) zu zählen sind. Das *pharyngo-ösophageale Divertikel* (1, sog. *Zenker'sches Pulsionsdivertikel*) führt u. a. zu entzündlich bedingten (15) Spasmen, mechanischer Kompression (13), Regurgitation und Dysphagie; im Fall der – an sich seltenen – Perforation (17) entwickelt sich u. U. eine Mediastinitis mit lebensbedrohlichen Komplikationen. Hie und da entsteht auf der Grundlage eines Zenker'schen Divertikels ein Karzinom. *Traktionsdivertikel* (2) kommen meistens infolge Narbenschrumpfung (»Ausziehung«) bei tuberkulöser Veränderung tracheobronchialer Lymphknoten zustande. Sie verursachen selten Symptome (z. B. Spasmen,

Ländern, in denen reichlicher sog. Ballastkost eingenommen wird, ist die Inzidenz der Dickdarmdivertikulose viel geringer als hierzulande. Dies hat zu der Vorstellung geführt, die Herniation der inneren Wandschichten durch die Muscularis würden durch einen *Mangel an unverdautem pflanzlichem Fasermaterial im Darminhalt* begünstigt. Dabei spielen vielleicht ein erhöhter intraluminaler Druck und die Verengung der Colon-Lichtung, die unter solchen Bedingungen zur Fortbewegung der relativ geringen Fäkalmaße nötig

---

Abb. 130 a–d (Fortsetzung)

Schmerzen u. a.). Ausnahmsweise kann es zur Perforation kommen (17). *Epiphrenischen Divertikeln* (3) begegnen wir selten; sie sind differentialdiagnostisch u. a. gegen Hiatushernien abzugrenzen. *Divertikel des Magens* (4) beobachtet man nur ausnahmsweise; mehrheitlich sind sie im Fundusbereich an der Magenhinterseite lokalisiert. *Duodenaldivertikel* (5) diagnostiziert der Radiologe recht oft im Sinn eines symptomlosen Zufallsbefundes; ganz vereinzelt können sie zu Blutungen (16) oder Perforation (17) führen. Ähnliches gilt für die – oft in Mehrzahl vorhandenen – *Divertikel des Jejunums* (6). Allerdings gehen sie eher als die Duodenaldivertikel mit einem »*Blindsack-Syndrom*« (s. **c**) einher, das durch Bakterienwachstum im »nebengeschlossenen« Sack (12) und meist auch entzündliche Wandveränderungen (15) sowie Abgabe von Keimen ins Dünndarmlumen (12) gekennzeichnet ist. Das *Meckel'sche Divertikel* (7), ein Überbleibsel des Ductus omphalo-entericus, findet sich bei ungefähr 2% aller Individuen und liegt bei Erwachsenen in der Regel weniger als 1 m oberhalb der Bauhin'schen Klappe. Da sich in Meckel'schen Divertikeln nicht selten Magen-Fundus-Schleimhaut befindet, kann es zum Auftreten – u. U. blutender – Ulzera kommen, sei es im Divertikel selbst (16), sei es im distal davon liegenden Ileumteil. Entzündliche Veränderungen (15, »Meckelitis«) sind keine Seltenheit. Bei Perforation (17) stellt sich eine Peritonitis ein. Entzündlich bedingte Strikturen (19a) notiert man nur hie und da, ebenso Adhäsionen mit der Umgebung, die von einem strangartigen Rest des Ductus omphalo-entericus abzugrenzen sind (19b). *Ileumdivertikel* (8) sehen wir nur ausnahmsweise. Der wichtigste Blindsack im Darmtrakt ist die *Appendix* (9, s. auch **d**), die – vor allem bei Kindern und Jugendlichen – gefährliche entzündliche Veränderungen erfahren kann, jedoch meist nicht zur Entstehung eines »Blindsack-Syndroms« i. e. S. (s. **c**) Anlaß gibt. Relativ häufig, vor allem im höheren Alter, kommt es zur Ausbildung einer *Divertikulose des Dickdarms* (10). Ihre Entwicklung wurde u. a. mit einem Mangel an »Ballastkost« in Beziehung gebracht. Oft ist mit dieser Veränderung eine Obstipation verbunden, wobei hier über die Beziehung zwischen Ursache und Wirkung noch keine Klarheit besteht. Ob die vor allem im Bereich von Lymphfollikeln nachweisbaren Herniationen der Schleimhaut in die Submukosa Vorläufer dieser Divertikel sein können, ist noch nicht geklärt. Zu den Hauptkomplikationen der Dickdarmdivertikel gehören die Entzündung (z. T. gefördert durch Kotsteine (14) in ihrem Lumen), Ulzeration und Perforation (16, 17), mit der Gefahr einer Peritonitis. Bei Penetration eines Ulkus ins Fettgewebe kann ein aus vernarbendem Granulationsgewebe bestehender »*Divertikulitistumor*« (18) entstehen, der oft mehrere Abszesse (A) und aus dem Lumen stammendes Fremdmaterial (FK) enthält, mitunter stenosierend wirkt (19a) und radiologisch dem Dickdarmkarzinom täuschend ähnlich sieht. Hie und da entstehen Adhäsionen mit der Umgebung (19b), selten auch Fisteln (20). *Chirurgische Operationen* am Magen-Darmtrakt führen dann und wann zu »Blindschlingen«-Syndromen, z. B. die antekolische (21), selten auch die retrokolische *Gastrojejunostomie nach Billroth II.* Die Gefahr eines »*Syndroms der zuführenden Schlinge*« ist bei Anlegen einer Braun'schen »Fußpunkt«-Anastomose (BA) wesentlich geringer. Weitere Ursachen eines »*Syndroms der blinden Schlinge*« umfassen Zustände nach *Ileotransversostomie, Kurzschlüsse zwischen Dünndarmschlingen* (z. B. Fisteln bei Crohn'scher Krankheit, Adhäsionsileus u. a.), *Seit-zu-Seit-Anastomosen von Dünndarmschlingen* (22) u. a. m. »Blindsackphänomene« spielen bei *Cholezystitis* (11) eine große Rolle (s. Abb. 134, S. 740). **c** *Pathogenese von »Blindsackphänomenen« bzw. von »Syndromen der blinden Schlinge«*. Normalerweise wird ein Überwuchern von Bakterien im Dünndarm durch den fortwährenden Weitertransport des Inhalts vermieden. In Blindsäcken und blinden Schlingen können sich aber die *Keime lokal stark vermehren* (12). Folge davon ist u. a., daß die – normalerweise erst im Dickdarm erfolgende – *Bildung sekundärer Gallensäuren* schon im Dünndarm in erheblichem Maß stattfindet (23). Diese Gallensäuren, im besonderen die Lithocholsäure, sind zur Bildung von Lipidmizellen wenig geeignet (24), weshalb oft eine *Steatorrhoe* resultiert. Überdies scheint die Lithocholsäure einen epithelschädigenden Effekt ausüben zu können (25), was – über eine beschleunigte Regeneration und daher verminderte Differenzierung der Enterozyten – die Störung der Resorption weiterer Stoffe, wie Zucker, Vitamin B_{12} u. a., verständlich machen würde. Schließlich gilt es als wahrscheinlich, daß ein enterohepatischer Kreislauf (EHK, 26) von Lithocholsäure in höherer Konzentration z. T. auch Schäden an Leber, Gallenwegen und – allenfalls – Pankreas zur Folge haben dürfte. Hie und da stellen sich bei Blindsack- bzw. Blindschlingen-Phänomenen Zeichen eines Vitamin B_{12}-Mangels ein. **d** *Entstehung, Fortschreiten, Formen und Komplikationen der akuten Appendizitis.* Eine *Obturation* der Appendix z. B. durch Kotsteine oder anderes Material, wie Kirschen- oder große Traubenkerne (27), ist nur in etwa 30–40% der Fälle von akuter Appendizitis nachgewiesenermaßen mit im Spiel. Eine *Lumeneinengung* infolge Wandverdikkung, im besonderen wegen Volumenzunahme des lymphatischen Gewebes (z. B. infolge antigenischer Stimulation), läßt sich allerdings als kausaler Faktor nur schwer ausschließen. In diesem Sinn spricht u. a. die Häufung der akuten Appendizitis bei Kindern und Jugendlichen, die ein kräftig entwickeltes lymphatisches Parenchym aufweisen (28). So oder so scheint die Entzündung meist mit einer umschriebenen Epithelläsion zu beginnen. In der Regel entsteht dann innerhalb von ungefähr 12 Stunden der sog. »*appendizitische Primäraffekt*«, d. h. eine keilförmig ausgebreitete *Appendicitis acuta erosivo-phlegmonosa* (29), die sich schon nach einem weiteren (halben) Tag in eine *Appendicitis acuta ulcero-phlegmonosa (30) bzw. (erosivo-) phlegmonosa (31)* weiterentwickeln kann. Zwischen den beiden letztgenannten Formen gibt es alle Übergänge. Diese Stadien heilen wahrscheinlich häufig ab. Schreitet der Prozeß weiter, besteht die Gefahr einer *Abszessbildung in der Wand* (32, *Appendicitis acuta (ulcero-phlegmonosa et) abscedens*) und/oder – bei entzündlich bedingter Thrombosierung kleiner Blutgefäße (im besonderen kleiner Arterien/Arteriolen) – einer *Infarzierung von Wandteilen* (33, *Appendicitis acuta gangraenosa*): In beiden Fällen ist es oft nur mehr eine Frage der Zeit, bis der Wurmfortsatz *perforiert* (34, 35), und sich eine umschriebene oder diffuse *Peritonitis fibrinopurulenta* ausbildet. Eine leicht fibrinöse Begleitentzündung der Appendixoberfläche kann allerdings schon in früheren Stadien auftreten (29–33). Über eine *infektiöse Phlebitis* (36) kommt es hie und da zur Ausbreitung der Keime auf dem Blutweg und u. a. zur Entstehung von Leberabszessen. Übrige Komplikationen siehe Text!

Gezackte Linien in Blindsäcken bedeuten Entzündung. Die kleinen Punkte in den Skizzen 29–36 stellen im wesentlichen neutrophile Granulozyten dar

sind, die Hauptrolle. Wir haben ferner zu bedenken, daß eine einmal erfolgte Aussackung die fortgesetzte Dilatation derselben fördert.

Morphologie: Dickdarmdivertikel treten meist in Mehrzahl auf, vor allem im Sigmabereich, mit abnehmender Häufigkeit auch proximal davon. Sehr oft enthalten sie eingedickten Kot, der mehr oder weniger »eingepackt« erscheint und durch Einlagerung von Kalziumsalzen zu *Koprolithen (Sterkolithen)* werden kann. Die Schleimhaut im Bereich der Aussackungen zeigt in der Regel wechselnde Grade von Atrophie und vermehrte chronisch-entzündliche Infiltration *(Diverticulitis chronica)*. Die Wand der Divertikel enthält oft fast keine glatte Muskulatur, sondern besteht aus kollagenreichem Bindegewebe.
Die **Komplikationen** der Dickdarmdivertikulose, die in der überwiegenden Mehrzahl der Fälle asymptomatisch bleibt, umfassen in erster Linie – nach vorausgehender *Ulzeration* der Wand- die *Perforation:* Auslösend wirken hier meistens konsistente Kotkugeln, die bei Colon-Kontraktion nicht ins Darmlumen ausgestoßen werden, sondern zu einer Anspannung – und damit u. U. ischämischen Schädigung – der Divertikelwand führen. Mechanische und/oder bakteriell bedingte Läsionen spielen wahrscheinlich bei der Entstehung einer solchen *Diverticulitis acuta* mit eine Rolle. In der Regel handelt es sich um kleine Rupturen, die oft nicht in die freie Bauchhöhle reichen und eine *Peritonitis* hervorrufen, sondern vielmehr zur umschriebenen *parakolischen Abszessbildung* oder gar nur zur Entstehung wenig eiternder *Fremdkörpergranulome* (S. 1375) um feste Kotteile Anlaß geben. Dauernde oder wiederholte Abszedierung bringt manchmal die Entwicklung einer *narbigen Striktur* mit sich, die makroskopisch tumoröse Formen annehmen kann und dann als *»Divertikulitis-Tumor«* bezeichnet wird. Radiologisch werden solche Gebilde manchmal als Karzinome fehlgedeutet. Selten kommt es zur *Fistulierung* in benachbarte Organe, insbesondere Harnblase und Vagina. Die relativ häufigen Schleimhautläsionen im Bereich von Dickdarmdivertikeln erklären die Tatsache, daß man bei etwa einem Viertel der Patienten *Blutspuren im Stuhl* nachweisen kann. Massive Divertikelblutungen im Dickdarm gehören indessen nicht zum typischen klinischen Bild.

Syndrome der »blinden Schlinge« im Anschluß an chirurgische Eingriffe im Magendarmbereich

»Blind-loop«-Phänomene, d. h. Folgen eines mehr oder weniger ins Gewicht fallenden *Ausschaltens einzelner Teile des Gastrointestinaltrakts aus dem peristaltischen Transportsystem,* werden im Anschluß an verschiedene Operationen beobachtet. Abgesehen von der Stase und Anhäufung von Darminhalt in solchen »blinden Schlingen«, die an sich Symptome, wie Völlegefühl und Übelkeit, hervorrufen können, stellt sich die wichtige Frage, ob in den ausgeschalteten Abschnitten des Verdauungsschlauchs ein *Überwuchern der Darmbakterien* zustande kommt oder nicht. Im obersten Dünndarmbereich, der normalerweise weitgehend steril ist, wird ein solches Geschehen beispielsweise durch mangelhaften Schluß des Magenausgangs und damit verminderte Bakterizidie infolge rascher Magenpassage begünstigt. Eine Achylie bzw. Anazidität des Magens wirkt sich ähnlich aus. Eine weitere Möglichkeit besteht in bakteriellen Enteritiden und/oder Cholezystitiden, die mit einem Auftreten von Keimen schon im obersten Dünndarm verbunden sein können. In blinden Schlingen hält sich dann die mikrobielle Flora eher als im übrigen Verdauungsschlauch, dessen Inhalt dauernd distalwärts befördert wird. Blinde Schlingen bilden manchmal der Großteil des Duodenums nach *antekolischer, z. T. auch nach retrokolischer Gastrojejunostomie,* ferner ausgeschaltete Darmstücke nach Umgehungsoperationen, wie *Ileotransversostomie* und Herstellung von *Kurzschlüssen zwischen Dünndarmschlingen,* z. B. wegen Adhäsionssubileus. Blindschlingen-Phänomene treten zudem vereinzelt nach Anlegen von *Seit-zuSeit-Anastomosen* in Erscheinung. Ähnliches gilt für den Anus praeter naturalis durch *doppelläufige Ileostomie,* nur handelt es sich hier meistens um einen vorübergehenden Zustand.

Beispiel:

- Ein Blindschlingen-Phänomen nach *antekolischer Gastrojejunostomie* stellt sich am ehesten ein, wenn die abführende Schlinge zu eng ist, oder wenn die letztere aus anderen Gründen (z. B. zu tiefe Lage) relativ weniger Mageninhalt empfängt als die zuführende Schlinge *(»Syndrom der zuführenden Schlinge«)*. Zur Korrektur oder Prophylaxe solcher Störungen wird oft die sog. *Braun'sche Fußpunktanastomose* angelegt. Bei der *retrokolischen Gastrojejunostomie* beobachtet man Blindschlingen-Phänomene etwas seltener als bei der antekolischen Variante.

Allgemeine Bemerkungen zu den Folgen »blinder Schlingen« im Dünndarmbereich

Es wurde schon hervorgehoben (S. 696), daß ein *Überwuchern von Bakterien* im Dünndarm, wie dies während längerer Zeit insbesondere in »blinden Schlingen« möglich ist, vor allem zu einer *vorzeitigen Dekonjugation der in den Darm übergetretenen Gallensäuren (-salze)* und damit zu einer verminderten intraluminalen Lipidmizellenbildung und entsprechenden *Steatorrhoe* (S. 690) wechselnden Grades führen kann. Daß es mitunter aufgrund einer kompetitiven Aufnahme von Zyanokobalamin durch zahlenmäßig stark vermehrte Dünndarmbakterien zu einer B_{12}*-Hypovitaminose* kommt, wurde schon erwähnt. In ausgeprägten Fällen notiert man ferner herdförmige bis diffuse *Schleimhautschäden des Dünndarms* auch außerhalb der blinden Schlinge, die u. U. bis zu einem den Befunden bei einheimischer Sprue (S. 691) vergleichbaren Bild reichen. Die Entstehung dieser Läsionen bedarf einer weiteren Klärung. Neuere Befunde deuten u. a. darauf hin, daß – neben bakteriellen Toxinen und einer bakteriellen Invasion der Schleimhaut – die durch mikrobielle Einwirkung gebildete Lithocholsäure (S. 709) epithelschädigend wirkt. Da die letztere wenigstens zum Teil den enterohepatischen Kreislauf der Gallensäuren (S. 1000) mitmacht, könnten auch die in solchen Fällen beobachteten *Leberveränderungen,* u. a. die chronische Cholangiitis und Pericholangiitis, mit einem toxischen Effekt dieser Substanz in Beziehung gebracht werden. Ferner dienen »blinde« Schlingen u. U. als *Hort pathogener Keime,* aus dem eine Infektion unterhalten werden kann. Über die erwähnten Schleimhautschäden wird zudem der *Übertritt von Darmbakterien in die Lymph- und Blutzirkulation* gefördert, was sich bei Verminderung der übrigen Abwehrfunktionen des Körpers ungünstig auswirken mag.

Lokale Komplikationen in blinden Schlingen, wie Erosion, Ulzeration und Perforation (vgl. dazu Divertikel) hängen u. a. von Zahl und Art der vorhandenen Bakterien, Form und Ausmaß der Blindschläuche oder -säcke, dem Schweregrad der Stase des Inhalts und den zirkulatorischen Verhältnissen in den betroffenen Wandteilen ab.

Appendicitis acuta

Wegen der Perforationsgefahr und der Wichtigkeit einer rechtzeitigen Diagnosestellung ist die *akute Appendicitis* immer noch eines der schwierigsten Probleme für den Arzt, auch wenn sich die absolute Inzidenz dieser Erkrankung im Verlauf der letzten 30 Jahre in westlichen Ländern auf fast die Hälfte, und die Mortalität um das 6- bis 8fache verringert hat. Tödliche Komplikationen einer Appendicitis acuta finden sich hierzulande jährlich auf 100000 Einwohner nur noch ein- bis zweimal. Die Gründe für diesen Rückgang sind nicht befriedigend geklärt, ebensowenig die Ursachen der wesentlich geringeren Inzidenz der akuten Appendizitis in unterentwickelten Ländern, wie Afrika, im Vergleich zu Europa und Nordamerika.

Die Krankheit tritt am häufigsten in der 2. und 3. Lebensdekade auf, kann aber in jeder Altersgruppe beobachtet werden. Geschlechtsunterschiede in der Inzidenz sind kaum vorhanden. Perforationen des Wurmfortsatzes ereignen sich mit Vorliebe bei Kindern und alten Leuten.

Ätiologie und **Pathogenese** der Appendicitus acuta: Lange Zeit dachte man, das auslösende Moment der akuten Appendicitis liege einzig in einer *Obstruktion des Lumens* mit konsekutiver *Kotstauung* und *Bakterienvermehrung,* entsprechend einem *Blindsackphänomen.* Neuere Untersuchungen haben indessen wahrscheinlich gemacht, daß ein völliger Verschluß des Lumens nur in etwa 30–40% der Fälle von akuter Appendicitis vorliegt, während sich bei gründlicher, stufenweiser Durchuntersuchung des Wurmfortsatzes als feststellbare *initiale Läsion* mehrheitlich ein *Epitheldefekt (Erosion* oder *flaches Ulkus)* nachweisen läßt. Die Ursache des Epitheldefekts konnte in den meisten Fällen nicht ermittelt werden. Neben Faktoren, wie akute Resistenzverminderung, Diätfehler, toxische Einflüsse, Durchblutungsstörungen u. a., richtet sich das Interesse neuerdings vermehrt auf *virale Epithelschäden.* Eine Antwort auf diese Frage steht indessen noch aus. Wo sich ein Lumenverschluß fand, handelte es sich vor allem um eine *Obturation durch eingedickten Kot,* mitunter sogar Kotsteine, ferner *Schleimhautschwellungen* und/oder *Volumenzunahme des lymphatischen Gewebes,* seltener *unverdaubare Nahrungsbestandteile* (z. B. Kirschensteine, große Traubenkerne u. a.), *Würmer* (insbesondere Askariden, S. 2077) oder *Tumoren* (Karzinoid oder Karzinom). Die *Schleimabsonderung* durch die Becherzellen spielt vielleicht ebenfalls eine Rolle, vermag sie doch den Druck im verschlossenen Lumen bis auf 60 cm H_2O anzuheben.

Die bisher genannten Faktoren beziehen sich auf die Wegbereitung für eine *bakterielle Invasion* von seiten der Wurmfortsatzlichtung. Schon in den Dreißigerjahren wurde darauf aufmerksam gemacht, daß die bakterielle Flora des distalen Appendixanteils von derjenigen im proximalen Abschnitt und im Colon caecum abweicht, indem sie überwiegend *Enterokokken,* d. h. Streptokokken der Gruppe D, zu einem kleinen Teil Pneumokokken und – spärlicher – kleine, gramnegative Stäbchen enthalte. Da sich für eine Virulenzsteigerung dieser Keime im Verlauf einer Appendicitis acuta bzw. ihres Vorstadiums keine Anhaltspunkte finden, und Hinweise auf eine nennenswerte Beteiligung per os aufgenommener pathogener Keime beim Entstehen dieser Krankheit fehlen, nimmt man an, die im Wurmfortsatz physiologischerweise vorhandene Mikroflora sei für die Infektion der Wand verantwortlich. Allerdings weiß man über die zahlenmäßigen Verschiebungen in der Häufigkeit der Keime wenig.

Morphologisch läßt sich die Entwicklung einer Appendicitis acuta und ihrer Komplikationen aufgrund zahlreicher Schnittdokumente etwa wie folgt zusammenfassen: Bereits wenige Stunden nach Beginn der akuten Erkrankung findet sich in vielen Fällen ein *Epitheldefekt,* der zunächst als Erosion bezeichnet werden kann, meist im distalen Teil des Wurmfortsatzes liegt und mit der Bildung von fibrinös-leukozytärem Exsudat an der defekten Stelle der Schleimhautinnenfläche sowie darunter liegenden, dichten Infiltraten, insbesondere von neutrophilen Granulozyten, einhergeht *(Appendicitis acuta erosiva).* Die Infiltrate sind lumennah besonders dicht und öfters in der Form eines Keils angeordnet, dessen Spitze im Bereich der Erosion liegt, und dessen Basis bis an die Serosa reichen kann. Dieser Befund, der u. a. als *appendizitischer Primäraffekt* bezeichnet wird, läßt sich makroskopisch meistens nur anhand einer hyperämisch bedingten Rötung der Serosa im distalen Teil erahnen. Die früher übliche Bezeichnung *»Appendicitus acuta catarrhalis«* wird in der Regel nur noch für Fälle benützt, in denen der Nachweis eines deutlichen Epitheldefekts nicht gelingt, wo jedoch eine neutrophile Infiltration vorliegt. Schon im Verlauf eines halben Tages nach Einsetzen der akuten Symptome kann durch Konfluenz verschiedener Infiltratkeile das Bild der *Appendicitis acuta* *(erosivo-)phlegmonosa* erreicht sein. Hat sich der Defekt zu einem richtigen Geschwür vertieft, ohne daß eine eigentliche Wandphlegmone zustande kam, spricht man von *Appendicitis acuta ulcerosa.* Nach etwa 24 Std sind aber in manchen Fällen sowohl Geschwüre wie Wandphlegmone zu sehen *(Appendicitis acuta ulcero-phlegmonosa).* Sobald die entzündliche Infiltration (insbesondere neutrophile Granulozyten und entzündliche Ödemflüssigkeit) der Appendixwand ein gewisses Maß erreicht hat, fällt der Wurmfortsatz dem Chirurgen nicht nur durch seine oberflächliche, meist im distalen Bereich gelegene Rötung auf, sondern auch durch seine Volumenzunahme und seine Konsistenzvermehrung (»Turgor«). Im Verlauf des zweiten Tages kommt es oft da und dort durch Gewebeeinschmelzung zur Bildung intramuraler *Mikroabszesse,* die konfluieren *(Appendicitus acuta ulcerophlegmonosa et abscedens).* An diesem Geschehen sind – neben den gewebeschädigenden Wirkungen der Erreger und der neutrophilen Granulozyten (S. 1267) – u. U. entzündlich bedingte, thrombotische Verschlüsse kleiner Blutgefäße beteiligt. *Größere Abszeßbildungen* finden sich gehäuft am dritten Tag. An ihrer Entstehung wirken u. a. *Mikroinfarzierungen* mit. Erreichen die letzteren größere Ausmaße, z. B. im Anschluß an entzündlich-thrombotische Verschlüsse von Gefäßen des Mesenteriolum, spricht man von *Appendicitis acuta necroticans,* bei Vorhandensein einer hämorrhagischen Infarzierung von *Appendicitis acuta haemorrhagica necroticans.* In solchen Fällen kann es sogar zur Abstoßung des Wurmfortsatzes kommen. Breiten sich im nekrotischen Gewebe Fäulniserreger aus, haben wir es mit einer *Appendicitis acuta gangraenosa* zu tun.

Die *klinischen Symptome und Zeichen der Appendicitis acuta,* die nach wie vor erhebliche diagnostische Schwierigkeiten bereiten, lassen sich aufgrund des hier geschilderten Geschehens einigermaßen verständlich machen. Der akute Anfall beginnt in der Regel mit einem *viszeralen Schmerz* (S. 340), der vom Patienten oft in der *Periumbilikalgegend* verspürt wird, sich vom Arzt jedoch kaum genau lokalisieren läßt. In diesem Stadium werden offenbar durch Entzündung – vielleicht zudem durch Spasmen sowie Dehnungen – im Appendixbereich die mit den Nn. splanchnici laufenden Schmerzfasern erregt. Anschließend stellt sich in vielen Fällen ein Gefühl der *Übelkeit* ein, oft verbunden mit *Erbrechen.* Sobald der z. T. kollateral entzündliche (S. 1271) Prozeß auf die Bauchwand übergreift, wandelt sich der viszerale in einen überwiegend *somatischen Schmerz,* den der Arzt aufgrund seiner Druck-, Erschütterungs- und Lageabhängigkeit entsprechend dem Sitz der Appendix lokalisieren kann, meist im rechten Unterbauch. Allgemeine Symptome und Zeichen, wie wechselndes Fieber und Leukozytose, fehlen selten.

Folgen und **Komplikationen** der Appendicitis acuta: Eine *Spontanheilung* ist vor allem in den Frühstadien der Appendicitis acuta durchaus möglich. Wahrscheinlich findet sie öfters statt, sonst wäre nicht verständlich, daß bei etwa 75% aller Obduktionen von Erwachsenen am Wurmfortsatz Zeichen einer abgelaufenen Entzündung, wie *bindegewebige Obliteration des Lumens, Wandvernarbungen, Verdickungen* und *Verwachsungen,* gefunden werden. Bezeichnend sind vor allem ring- bzw. mantelförmige narbige Verdikkungen der Submucosa und der Serosa im distalen Teil der Appendix. Weitaus am meisten gefürchtet ist die *Perforation der Appendix. Mikroperforationen,* z. T. in Mehrzahl, entstehen manchmal schon frühzeitig, im Stadium der Ausbildung von Mikroabszessen. Als besonders gefährlich erweisen sich *große Perforationen,* die sich vornehmlich auf der Grundlage einer weiter ausgedehnten Wandnekrose bzw. eines umfangreicheren Abszesses oder einer Gangrän ereignen. Die Auswirkungen der Perforation hängen u. a. davon ab, ob es vor dem Durchbruch bereits zu einer *fibrinösen Verklebung benachbarter Weichteile* (Teile des großen Netzes, ferner andere Darmschlingen und Peritonaeum parietale) mit der betroffenen Oberfläche des Wurmfortsatzes gekommen ist. In solchen Fällen kann es zu einer abgekapselten Eiteransammlung kommen. Da die letztere in der Mehrzahl der Fälle im Spatium peritonaeale stattfindet, sprechen wir von einem *»periappendizitischen (perityphlitischen,* besser: *perityphlischen) Empyem«,* das – ungenau – oft als *»periappendizitischer Abszess«* bezeichnet wird (vgl. dazu S. 1341). Tritt eine Abkapselung nicht ein, sei es wegen fehlender oder mangelhafter fibrinöser Verklebung der Umgebung, sei es wegen nachträglichen Durchbruchs der Eitermassen, entsteht eine *diffuse eitrige Peritonitis,* die immer noch einen hohen Mortalitätsgrad aufweist. Wird die akute Phase überlebt, bilden sich in solchen Fällen meist ausgedehnte *peritonitische Verwachsungen* mit der bekannten Gefahr eines *Subileus* oder *Ileus* (S. 676). Ein Darmverschluß kann sich aber auch nach relativ geringen Verwachsungen ereignen, wie sie etwa in Spätstadien nach abgekapseltem periappendizitischem Empyem beobachtet werden (vgl. dazu Briden- und Strangulationsileus sowie Volvulus). An weiteren Komplikationen sind zu nennen: Übergreifen des infektiösen Prozesses auf das Mesenteriolum, mit Bildung kleiner Abszesse, und von hier auf kleine bis mittelgroße Venen, mit konsekutiver *Thrombophlebitis purulenta.* Schreitet diese pfortaderwärts fort, kann sich eine infektiöse *Pfortaderthrombose* ausbilden. Werden Teile des infektiösen Materials auf dem Weg des portalen Kreislaufs verschleppt, bilden sich in der Regel multiple *Leberabszesse,* wenn nicht eine allgemeine *Sepsis* (S. 1742). Brechen Leberabszesse in Richtung Diaphragma durch, kommt es zur Entstehung eines *subphrenischen Empyems* (»Abszesses«), das manchmal erhebliche diagnostische Schwierigkeiten bereitet.

Von geringerer Tragweite sind *postappendizitische Veränderungen am Wurmfortsatz selbst.* Abgesehen von den bereits erwähnten Vernarbungen und Verwachsungen, sind *Narbenneurome* und *Karzinoide* zu nennen, die sich vor allem bei bindegewebiger Obliteration im Bereich der Appendixspitze entwickeln. Ob Narbenneurome in dieser Lokalisation Schmerzen auslösen können (»Pseudoappendizitis« von Masson), ist umstritten.

108.12. Erscheinungen von krankhafter »Selbstandauung« im Digestionstrakt, mit besonderer Betonung der Ulcera peptica im Magen-Duodenalbereich und der akuten Pankreasnekrose

Physiologische Resistenz der Magendarmschleimhaut und des Pankreas gegenüber einer Selbstandauung

Die *Schleimhaut des Magendarmkanals* wird normalerweise von einer dünnen Schleimschicht und dem darunterliegenden intakten Epithelbelag ausgekleidet. Diese *mukoepitheliale Schranke* stellt den hauptsächlichen Schutz gegen enzymatische oder andere schädliche Einflüße von seiten des Magendarminhalts dar. Der *Schleim* wirkt vor allem aufgrund seiner physikalischen Eigenschaften schützend, z. B. gegen thermische und mechanische Schäden, während er von gewissen sauren und anderen chemischen Substanzen rasch durchdrungen wird. Eine weitere Eigenschaft des Schleims liegt in seiner Fähigkeit, Enzyme, wie Pepsin, zu adsorbieren. Irritierende Agentien haben in der Regel eine vermehrte Schleimproduktion zur Folge. Die einzelnen Epitheltypen sondern verschiedene Schleimsubstanzen ab, so z. B. die Hauptzellen des Magens sulfatierte Mukosubstanzen mit besonderen chemischen und physikochemischen Eigenschaften, die Oberflächenepithelien neutralen Schleim und die schleimbildenden Hals- und Kryptenzellen Mukosubstanzen, die Sulfat- und/oder Karboxylgruppen enthalten. Die Brunner'schen Drüsen des Duodenums sezernieren einen hochviskösen, alkalischen Schleim (pH etwa 8) mit hoher Pufferkapazität, der – zumindest für den oberen Dünndarm – eine wichtige protektive Rolle spielt. Von noch größerer Bedeutung für die Resistenz der Schleimhaut gegen Selbstandauung ist die *Integrität des* – an sich noch schleimbildenden – *Epithelbelags* (vgl. dazu S. 706).

Im Fall des *Pankreas* spielen hinsichtlich des Schutzes vor Selbstverdauung neben der *Unversehrtheit des Drüsengewebes und der Ausführungsgänge* in erster Linie die Mechanismen eine Rolle, die eine *Aktivierung der Enzyme innerhalb des Drüsengewebes und seines Gangsystems verhindern.* Dabei geht es in erster Linie darum, eine Konversion von Trypsinogen in das stark katalytisch wirkende Trypsin, ein Vorgang, der in vitro bei genügend hoher Enzymkonzentration spontan erfolgen kann, in Schranken zu halten und/oder die Trypsinwirkung zu hemmen. Verschiedene Beobachtungen sprechen dafür, daß – neben dem anhaltenden *Speichelfluß*, der allenfalls aktiviertes Trypsin ins Duodenallumen befördert – intrapankreatische *Trypsininhibitoren* eine entscheidende Funktion ausüben könnten. Zur Verhinderung einer Enzymaktivierung im Pankreas muß wahrscheinlich zudem postuliert werden, daß keine erheblichen Mengen von Galle und/oder Duodenalsaft in das Gangsystem der Drüse eindringen, d. h. daß der Sphincter Oddi einigermaßen funktionstüchtig bleibt, und daß *kein nennenswerter Reflux* erfolgt.

Sog. Ulcera peptica (Ulcera acido-peptica) im Magen-Duodenalbereich

Definitionen: Unter einem *Ulcus pepticum (Ulcus acido-pepticum, peptisches Geschwür)* verstehen wir einen Defekt der inneren Wandschichten im Magen-Duodenalbereich, der unter der Einwirkung des Magensafts (HCl, z. T. auch Pepsin) zustande gekommen ist und mindestens zur Durchbrechung der Muscularis mucosae geführt hat, oft aber bis in die Submucosa oder Muscularis, u. U. noch tiefer reicht. *Akute peptische Geschwüre,* die nicht selten in Mehrzahl auftreten, sind vom *chronischen Ulcus pepticum* des Magens und/oder Duodenums, das öfters in Einzahl besteht und zu Rezidiven neigt *(»Ulkuskrankheit«),* zu unterscheiden. Defekte, die allein die Schleimhaut betreffen, werden *Schleimhauterosionen* genannt. Kommt es beim Ulcus zur Arrosion eines Blutgefäßes, entsteht eine *Ulkusblutung,* die besonders massiv sein kann, wenn Arterien (z. B. A. pancreatico-duodenalis bzw. einer ihrer Äste) eröffnet werden. Dringt das Geschwür durch alle Wandschicten in benachbarte Weichteile bzw. Organe (z. B. Pankreas) ein, sprechen wir von *Ulcus penetrans.* Bricht ein Ulcus an der freien Oberfläche von Magen oder Duodenum durch, liegt eine *Ulkusperforation (Ulcus perforans)* vor. Ein Geschwür, in dessen Bereich sich reichlich Narbengewebe gebildet hat, bezeichnet man als *Ulcus callosum.* Länger bestehende Geschwüre hinterlassen nach ihrer Abheilung eine oft strahlenförmige *Ulkusnarbe.* Wirkt diese stenosierend, was naturgemäß am ehesten in Pylorusnähe der Fall ist, sprechen wir von *Narbenstriktur.*

Peptische Geschwüre des Magen-Duodenalbereichs zählen zu den häufigsten Krankheiten überhaupt. Ihre wahre Inzidenz ist, da sie nicht selten unerkannt bleiben, schwer einzuschätzen. Vermutlich erkranken ungefähr 10% der Bevölkerung wenigstens einmal im Leben an einem Ulcus pepticum. *Peptische Duodenalgeschwüre* treten während der Geschlechtsreife 3–10mal häufiger beim männlichen als beim weiblichen Geschlecht auf. In fast einem Drittel der Fälle sind sie mit peptischen Magengeschwüren vergesellschaftet. Ihr Inzidenzgipfel liegt zwischen dem 35. und 45. Altersjahr, d. h. etwa 10 Jahre früher als derjenige der peptischen *Magengeschwüre.* Diese und Duodenalgeschwüre bzw. narbige Restzustände derselben finden sich bei autoptischen Untersuchungen in ungefähr gleicher Häufigkeit, während die Magenulzera nach klinischen Angaben fast viermal weniger oft diagnostiziert werden. Offenbar bleiben zahlreiche peptische Ulcera ventriculi klinisch unerkannt.

Ätiologie und **Pathogenese:** Die Entstehungsweise eines peptischen Geschwürs kann im Sinn einer *Störung des Gleichgewichts zwischen »aggressiven« und »defensiven« Faktoren zu Ungunsten der letzteren* angesehen werden (vgl. dazu Abb. 131).

Zu den *aggressiven Faktoren* gehören in erster Linie die peptische Aktivität des Magensafts, insbesondere die *HCl-Konzentration,* ferner dessen *Menge* und *Verweildauer* im Gastroduodenalbereich. Dementsprechend können grundsätzlich alle Veränderungen, die mit einer *Hyperazidität, Hypersekretion* und/oder *Stase bzw. Abflußbehinderung* von Magensaft einhergehen, eine ulzerogene Wirkung haben. Eine Steigerung der HCl-Sekretion beobachtet man, abgesehen von Histamin- und Serotoninwirkungen sowie Effekten von Stoffen, wie Koffein, bei *Vagusreizung* und *ver-*

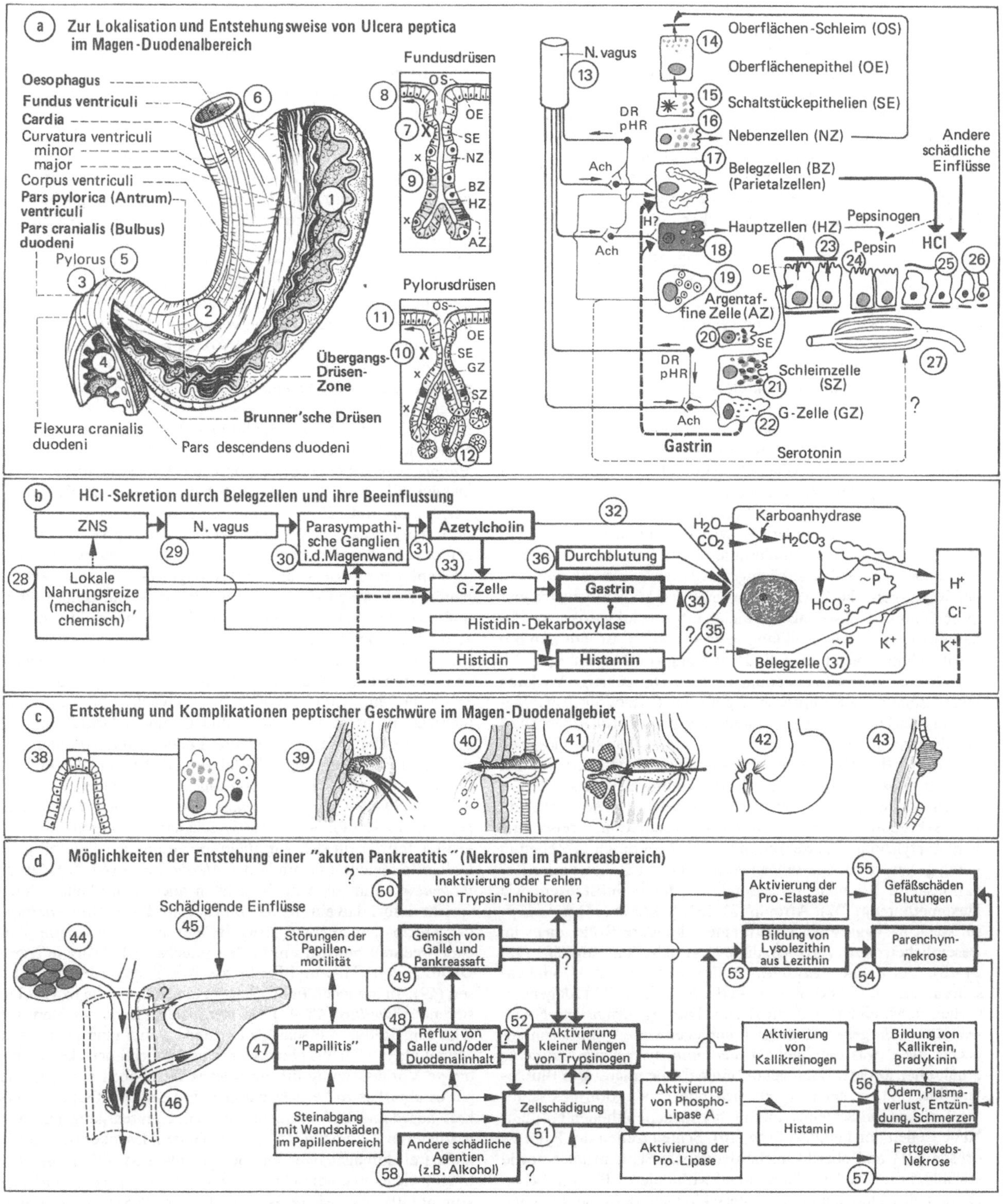

Abb. 131a–d. *Folgen von Selbstandauung: peptische Geschwüre der Magen-Duodenalgegend und akute Pankreatitis (Pankreasnekrose).* **a** u. **b** *Lokalisation und Entstehungsweise peptischer Geschwüre im Magen-Duodenalbereich.* Grundsätzlich ist zu unterscheiden zwischen akuten Ulcera peptica, die in der Regel einem einmaligen Ereignis entsprechen, und der chronischen Ulkuskrankheit. *Akute Magen-Duodenalgeschwüre,* wie sie nach Schädeltraumen und Hautverbrennungen, bei vorübergehender schwerer Hyperkalzämie oder unter dem Einfluß von Medikamenten, wie Phenylbutazon, Salizylaten, möglicherweise auch von Glukokortikosteroiden u. a., auftreten, sind nicht nur im Antrum (2) und Duodenum (3, 4) lokalisiert, sondern finden sich oft auch im Fundus (1). Demgegenüber bestehen bei der *chronischen Ulkuskrankheit* meist nur ein oder wenige Geschwüre, die mit Vorliebe an der Kleinkurvatur des Magens, im Fundus-Antrum-Übergangsbereich bzw. Antrum-Pylorusgebiet und/oder im »Bulbus duodeni« liegen (2, 3, 5). In diesen Fällen besteht meistens eine sog. *Hyperchlorhydrie.* Die sog. *Refluxösophagitis* kann man ebenfalls zu den Selbstandauungsprozessen zählen. Sie tritt vor allem bei vermindertem mittlerem Druck

Abb. 131 a–d (Fortsetzung)

des unteren »Ösophagussphinkters« auf (6). Die *Pathogenese der chronischen Ulkuskrankheit* läßt noch verschiedene Fragen offen. Zu den sog. *aggressiven Faktoren* gehören in erster Linie eine zu große Menge bzw. Konzentration und/oder Verweildauer von *HCl* im Magen und/oder eine *chronische Gastritis* im Fall des chronischen Ulcus pepticum des Magens, und eine zu hohe bzw. zu lange dauernde Azidität des Duodenalinhalts im Fall des chronischen Duodenalgeschwürs. Als Ursachen einer *chronischen Hyperchlorhydrie* kommen in Betracht: autonom-nervöse Fehlsteuerung mit fortgesetzt zu starker vagaler Stimulation (13, 28–37), wobei offenbar psychosomatische Faktoren eine Rolle spielen; gesteigerte Gastrinsekretion (22, 33, 34) als Folge vagaler Reizung oder Hypergastrinämie aus anderen Gründen (z. B. Zollinger-Ellison-Syndrom, S. 395, bei dem zudem die Magenentleerung beschleunigt erfolgt, eine verminderte Elimination von Gastrin durch die Leber u. a.); fraglich: erhöhte Ansprechbarkeit von G-Zellen (22, 33) auf an sich normale vagale Stimulation und/oder gesteigerte sekretorische Reizantwort der Belegzellen (17, 37) auf Gastrin bzw. andere Signale. Im Sinn einer Hypersekretion bzw. Hyperazidität wirken auch Serotonin (19), ferner exogene Substanzen, wie Koffein. Die Rolle von Prostaglandinen bei der chronischen Ulkuskrankheit konnte noch nicht befriedigend geklärt werden. Kortikosteroide in höheren Dosen scheinen die Permeabilität des Epithels für H^+ zu erhöhen. Nicht steroidhaltige Antirheumatika, wie Indomethazin, Voltaren, Mefenaminsäure, Flufenaminsäure u. a., bewirken u. a. eine Verminderung der PG-abhängigen Adenylatzyklaseaktivität. In der Regel geht die Sekretionsleistung des Magenfundus seiner Durchblutung einigermaßen parallel. Ob eine lokale akutive Hyperämie (36) zur Ulkusbildung beitragen kann, ist indessen ungewiß. Unklar bleibt auch die Bedeutung von Histamin (H, 17, 35) für die Geschwürentstehung in vivo. Die günstige Wirkung von Histamin-H_2-Rezeptor-Antagonisten (Cimetidin bzw. Metiamid, Buriamid u. a.) zum mindesten beim chronischen Duodenalulkus spricht für eine Mitbeteiligung dieses biogenen Amins bei der Ulkusgenese. Wahrscheinlich verstärkt es die Wirkung von Gastrin. Über die Bedeutung der Mastzellen in diesem Zusammenhang weiß man noch wenig. Die vermehrte HCl-Sekretion, die über eine vagale Stimulation, Freisetzung von Azetylcholin und Sekretion von Gastrin durch G-Zellen in Gang gesetzt wird, läßt sich an verschiedenen Stellen dieser Reaktionskette hemmen, im besonderen durch Substanzen, wie Hexamethonium (31), Atropin (31–33), Sekretin (34) u. a. *Pepsin* spielt als aggressiver Faktor eine sekundäre Rolle, da es im wesentlichen nur vorgeschädigte Epithelzellen angreift (18, 24–26). Bei *duodenogastralem Reflux* vermögen u. U. Gallensäuren, wie die Lithocholsäure, und Lysolezithin (53) Magenepithelien in Mitleidenschaft zu ziehen. Die sog. *defensiven Faktoren,* die ulzerogenen Einflüssen entgegenwirken, umfassen zunächst alles, was die *Integrität der mukoepithelialen Schranke* erhält oder fördert. Dazu gehört einmal eine ungestörte Blutzirkulation (27), ferner eine ausreichende Produktion des schützend wirkenden Schleims durch Oberflächenepithelien (14, 23), Nebenzellen der Fundusdrüsen (16), Schleimzellen der Pylorusdrüsen (21) und oberflächliche duodenale Schleimzellen sowie vor allem die – zudem alkalisierend wirkenden – Brunner'schen Drüsen des Duodenums (4). Verschiedene Befunde sprechen dafür, daß Substanzen, wie Glukokortikosteroide und Azetylsalizylsäure u. a., die Schleimqualität ändern und z. T. die Sekretion von Mukosubstanzen herabsetzen. Von Bedeutung ist die Regenerationsfähigkeit der oberflächlichen Epithelien, die im Magen von den Schaltstücken (15, 20) her erneuert werden (7, 8, 10, 11), während die Zellen der Fundus(9)- und Pylorus(12)-Drüsen einen langsamen, ortständigen Umsatz erfahren. Fehlt es an einer schützenden Schleimschicht (24), oder sind bei an sich ausreichender muköser Sekretion die Oberflächenepithelien vermindert resistent (25), kann es zum Epitheluntergang kommen (26). Bei hoher HCl-Konzentration im Lumen sind die oberflächlichen Epithelien in besonderem Maß gefährdet. Hier genügen u. U. geringfügige chemische oder mechanische Läsionen, um eine Erosion hervorzurufen. Auch entzündliche Veränderungen, d. h. Gastritiden, leisten einer Epithelschädigung durch die Salzsäure Vorschub. Besonders bei *Erosionen* bzw. *akuten Geschwüren* scheinen Epithelschäden – z. B. aufgrund einer Schleimhautblutung oder Ischämie – oft das Primäre zu sein. In diesen Fällen, die häufig nicht mit Hyperazidität einhergehen, erwägt man u. a. eine gesteigerte α-adrenergische Stimulation mit vasokonstriktiver Wirkung als mögliches pathogenetisches Moment. Die Lokalisation akuter Ulzera u. a. auch im Magenfundus wird z. T. mit einer geringeren lysosomalen »Stabilität« der Fundus – im Vergleich zu den Antrumepithelien – in Beziehung gebracht. Daß zytostatische Mittel Erosionen und akute Geschwüre zu erzeugen vermögen, bedarf keiner weiteren Erklärung. **c** *Entstehung und Komplikationen peptischer Geschwüre im Magen-Duodenalbereich.* Magen-Duodenalerosionen und -geschwüre scheinen in der Regel in Form sog. *Leistenspitzenerosionen* (38) zu beginnen, wobei Veränderungen der Mikrovilli und der interzellulären Verbindungen zu den ersten elektronenmikroskopisch erkennbaren Schäden gehören. Die *Hauptkomplikationen* der chronischen Ulkuskrankheit sind die massive *Blutung* (39, u. a. auch bei akuten Ulzera), die *freie Perforation* in die Peritonealhöhle mit nachfolgender Peritonitis (40), die *gedeckte Perforation* die Vorbestehen von Verklebungen oder bindegewebigen Adhäsionen, die *Penetration* (41, z. B. ins Pankreas) sowie – im Fall des Magens – u. U. eine *karzinomatöse Entartung* (43). Chronische Pylorus- und Bulbus duodeni-Geschwüre können mit der Zeit eine Narbenstriktur mit sog. Retentionsmagen (42) zur Folge haben. Ein sog. *Sanduhrmagen* (S. 707) wirkt selten stark stenosierend. Peptische Duodenalulzera zeigen einen Inzidenzgipfel bei Individuen im Alter von 35–45 Jahren; beim männlichen Geschlecht sind sie 3–10mal häufiger als beim weiblichen, und in einem Drittel der Fälle bestehen zudem Magengeschwüre. Letztere treten besonders bei Patienten im Alter von 45–55 Jahren auf. Viele Fälle heilen unter Therapie oder spontan mit Bildung strahliger Narben ab. **d** *Möglichkeiten der Entstehung einer »akuten Pankreatitis« (Pankreasnekrose). Akute Pankreatitiden* mit ausgedehnten Nekrosen entwickeln sich vor allem im Zusammenhang mit einem Gallensteinleiden (44) und/oder *Alkoholismus* (45, 58). Die *Pathogenese* kennt man noch nicht in allen Einzelheiten: Vieles spricht dafür, daß ein *Reflux von Galle und/oder Duodenalsaft* in den Ductus pancreaticus große Bedeutung haben könnte. Auch experimentell bewirkt ein in den Bauchspeichelgang injiziertes Gemisch von Galle und Pankreassaft z. T. ausgedehnte Nekrosen (49). In manchen Fällen scheint eine chronische bzw. sklerosierende *Papillitis* (46, 47) mit Insuffizienz- und/oder Stenoseeffekt dem Reflux Vorschub zu leisten, wobei eine gemeinsame Mündung von Ductus choledochus und pancreaticus keine unbedingte Voraussetzung für ein solches Geschehen darstellt. Hier gilt es überdies zu berücksichtigen, daß ein Rückfließen von Sekret aus dem D. choledochus in den Pankreasgang nur unter besonderen Bedingungen – z. B. Gallenblasenkontraktion bei nicht frei durchgängiger Papille – möglich ist. Offen bleibt die Frage, wie es zu einem *Unwirksamwerden der Trypsininhibitoren* kommt (50), bzw. wie (z. B. Zellschädigung? 51) die *Trypsinogenaktivierung* vor sich geht (52, u. a. Eintritt von Enterokinase aus dem Duodenum?). In der pathogenetischen Kette spielt offenbar die Bildung des stark zytotoxischen *Lysolezithins* (53), das als Hauptursache der *Parenchymnekrose* (54) angesehen wird, eine große Rolle. Beim Aufbrechen von Gefässen *(»Pankreasapoplexie«)* scheinen u. a. die Elastase (55), bei der Entstehung von *Ödem, Entzündung* und *Schmerzen* (56) Histamin, Kallikrein sowie Bradykinin, und bei der Ausbildung von *Fettgewebsnekrosen* (57) die Lipase führend im Spiel zu sein.

DR = Dehnungsrezeptoren; pHR = pH-Rezeptoren; Ach = Azetylcholin; H = Histamin

mehrter Freisetzung von – und/oder erhöhter Empfindlichkeit der Magendrüsen auf – Gastrin. Neuere Befunde sprechen dafür, daß die meisten Patienten mit einem chronischen Duodenalgeschwür *im Magenantrum eine G(Gastrin-)-Zellenhyperplasie* aufweisen. Ob die durch Dehnung der Magenwand hervorgerufene Steigerung der HCl-Produktion durch Gastrin und/oder cholinergische Reflexe vermittelt wird, steht noch nicht fest. Eine andauernd oder wiederholt vermehrte Gastrinwirkung, die zum guten Teil aufgrund einer Zunahme der Durchblutung der Magenschleimhaut die HCl-Sekretion fördert, hat mit der Zeit eine Hyperplasie der Belegzellen zur Folge (trophische Gastrinwirkung). Ob eine zahlenmäßige Vermehrung dieser Zellen und damit eine HCl-Hypersekretion auch auf andere Weise zustande kommen kann, ist noch ungewiß. Pathophysiologische Beweise für die Richtigkeit der hier kurz zusammengefaßten theoretischen Überlegungen stehen zum Teil noch aus. Dies gilt insbesondere für die Annahme einer exzessiven vagalen Stimulation bei wenigstens einem guten Teil der Ulkuskranken. Die Gastrinkonzentration im Serum von Patienten mit peptischem Duodenalgeschwür liegt meistens im Bereich der Norm, steigt aber nach dem Essen z. T. in ungewöhnlichem Maß an. *Psychosomatische Faktoren* scheinen bei Ulkuspatienten eine erhebliche Rolle zu spielen, lassen sich doch in vielen Fällen zeitliche Zusammenhänge zwischen emotionellen Störungen und dem Auftreten bzw. einer Exazerbation eines Ulcus pepticum nachweisen. Oft handelt es sich um ehrgeizige, hart arbeitende Personen; aber eine allgemein gültige Regel läßt sich in dieser Beziehung nicht aufstellen. Aus Gründen einer *verlängerten Verweildauer von Magensaft im Magen* treten peptische Magengeschwüre bei *Behinderungen der Magenentleerung,* z. B. infolge narbiger Stenose in Pylorushöhe, gehäuft in Erscheinung. Ob Motilitätsstörungen funktioneller Art eine entsprechende Wirkung haben können, wird nicht einheitlich beurteilt.

Resistenzverminderungen der mukoepithelialen Schranke gegenüber norm- oder hyperazidem Magensaft, d. h. eine Einschränkung der defensiven Funktionen, können auf verschiedene Weise zustande kommen. Von *Kortikosteroiden, Azetylsalizylsäure* und anderen Substanzen ist bekannt, daß sie *qualitative Veränderungen des Magenschleims* herbeiführen, die möglicherweise dessen peptischen Abbau erleichtern und die *Schleimproduktion hemmen.* Pathologische Veränderungen im Bereich der Brunner'schen Drüsen dürften die Entwicklung peptischer Duodenalgeschwüre begünstigen. Eine *Beeinträchtigung der epithelialen Integrität* ergibt sich u. U. durch schädliche Einflüsse von seiten des Mageninhalts, z. B. *Alkohol, Aspirin* und – bei Reflux durch den Pylorus – *Gallensäuren* (insbesondere Litocholsäure), die die bedeckende Zellschicht zu schädigen vermögen. *Mechanisch bedingte Läsionen* der Schleimhaut, etwa durch harte Nahrungsbestandteile, sind hier ebenfalls anzuführen. Ist die Schrankenwirkung des Epithels einmal durchbrochen, besteht die Möglichkeit einer *Rückdiffusion von HCl,* die das subepitheliale Gewebe zusätzlich schädigen und über eine Zerstörung von Hauptzellen, *Freisetzung von Pepsinogen und dessen Aktivierung* ausgedehntere Läsionen setzen mag. Auf diese Weise werden z. T. auch Blutgefäße aufgebrochen, und die Ausdehnung von *Schleimhautblutungen* stellt die ausreichende Versorgung der Epithelien zusätzlich in Frage, was in die Ausbildung *hämorrhagischer Erosionen* ausmünden kann. Schädigungen des Oberflächenepithels beruhen u. U. auf primären *Durchblutungsstörungen,* auf *entzündlichen Veränderungen* (vgl. dazu Gastritis, S. 678) oder der Einwirkung zellschädigender Agentien anderer Art, wie z. B. *zytostatischer Mittel.*

Erfahrungsgemäß sind die oft in Mehrzahl auftretenden *akuten Ulcera peptica,* wie sie nach *Schädeltraumen,* bei ausgedehnten *Hautverbrennungen,* bei *Hyperkalzämie* und unter Einwirkung von *Medikamenten,* wie Kortikosteroiden, Phenylbutazon, Salizylaten und Reserpin auftreten, von der aus endogenen Ursachen hervorgehenden *chronischen Ulkuskrankheit* zu unterscheiden. Bei der letzteren, insbesondere beim chronischen Ulcus pepticum des Duodenums, besteht oft eine *Hyperchlorhydrie.*

Lokalisationen der peptischen Geschwüre im Magenduodenalbereich: Als Grundregel kann gelten, daß sich chronische peptische Geschwüre im Magenduodenalbereich im wesentlichen dort entwickeln, *wo keine säurebildenden Drüsen vorhanden sind,* mit Vorliebe in den *Grenzzonen* zwischen verschiedenen Schleimhautarten. Im Magen finden sich fast alle Ulzera im Antrumgebiet, vornehmlich an der kleinen Kurvatur (»Magenstraße«). Im Duodenum sind die Geschwüre mehrheitlich innerhalb einer Strecke von 3 cm distal des Pylorus lokalisiert, zu etwa gleichen Teilen an der Vorder- und Hinterwand des Bulbus duodeni. Aus exogenen Gründen entstandene *akute Schleimhauterosionen oder Ulcera peptica* liegen – wie erwähnt – oft in Mehrzahl und nicht selten auch im Fundus ventriculi vor, während bei der *chronischen Ulkuskrankheit* oft nur ein oder wenige Geschwüre nachgewiesen werden.

Bei funktionellen Störungen in der ösophagogastrischen Übergangszone und sog. *Refluxösophagitis* kann es auch im unteren Teil der Speiseröhre zur Geschwürsbildung kommen.

Makroskopisch imponieren *Schleimhauterosionen* als flache Defekte, deren Grund in der Regel durch hämatinisiertes Blut schwärzlich verfärbt erscheint *(hämorrhagische Erosionen).* Beim *akuten Ulcus pepticum* bietet sich meistens das Bild eines rundlichen, wechselnd tief reichenden Defekts *(Ulcus rotundum),* in dessen Umgebung die Schleimhaut gerötet und geschwellt erscheint. Ist es am Grund des Geschwürs zur *Arrosion eines größeren Blutgefäßes* (meistens Arterie) gekommen, läßt sich dies fast immer schon makroskopisch erkennen. Das *chronische Ulcus pepticum* ist durch die Entwicklung eines derben Narbengewebes an Basis und Rändern gekennzeichnet, sowie durch einen deutlichen, ziemlich regelmäßigen Randwall, auf den – infolge Schrumpfung – Schleimhautfalten oft strahlig zulaufen. Die meisten Geschwüre haben einen Durchmesser von einigen mm bis einen oder wenige cm. Selten begegnet man Ulcera von mehr als Handtellergröße.

Mikroskopisch erkennt man die frühesten Stadien einer Defektbildung anhand einer sog. *Leistenspitzenerosion.* Elektronenmikroskopische Befunde an tierexperimentell erzeugten Erosionen und Geschwüren deuten darauf hin, daß gewisse epitheliale Veränderungen, wie eine Auftreibung und/oder ein Verlust von Mikrovilli, zu den ersten Veränderungen gehören: In diesen Fällen darf man vermuten, die Schädigung käme – ausschließlich oder auch – vom Lumen her. Bei der *kompletten Erosion* sind größere Teile der betroffenen Schleimhautpartie entweder abgestoßen oder im Sinn der fibrinoiden Nekrose zugrunde gegangen. Am Erosionsgrund findet sich fibrinös-leukozytäres Exsudat, oft vermengt mit bräunlichen Blutmassen. In der Umgebung erscheint die Schleimhaut z. T. ebenfalls von Blutungen durchsetzt, zeigt eine ödematöse Schwellung und wird u. a. von neutrophilen Granulozyten in wechselnder Zahl infiltriert. Beim *akuten Ulcus pepticum* erkennt man am Grund von innen nach außen *Detritus, fibrinös-leukozytäres Exsudat* mit z. T. zugrunde gegangenen Granulozyten, ferner u. a. Histiozyten, Erythrozyten und Kerntrümmer, die sich nicht weiter identifizieren lassen. Unter dem Exsudat liegt eine Zone mit *fibrinoider Schorfnekrose,* die in der Regel ebenfalls von neutrophilen, z. T. überdies eosinophilen Granulozyten und Histiozyten durchsetzt wird. Weiter schließt sich – je nach dem Alter des Prozesses – eine unterschiedlich dicke Schicht *gefäßreichen Granulationsgewebes* mit entsprechenden zelligen Infiltraten an. Bei längerer Dauer der Ulzeration nimmt die Zahl der Histiozyten und Lymphozyten, z. T. auch der Plasmazellen, zu. Die mittelgroßen *Blutgefäße* in Ulkusnähe sind öfters thrombosiert oder – bei längerem Bestehen des Defekts – bereits bindegewebig eingeengt oder *obliteriert.* Das Granulationsgewebe, das wechselnde Grade von Ödem aufweisen kann, zeigt von innen nach außen einen zunehmenden Fasergehalt. Beim *chronischen Ulcus pepticum* leitet es auf diese Weise ins *Narbengewebe* über. Ein aktives Tiefergreifen des Geschwürs erkennt man u. a. daran, daß in der Zone der Schorfnekrose bei Faserfärbung noch die Strukturen von Granulations- oder Narbengewebe erkannt werden können. In der *Nachbarschaft des Ulkus* zeigt die Schleimhaut eine ödematöse Aufquellung mit zelligen Infiltraten, ähnlich wie am Grund, ferner Zeichen einer *gesteigerten Regenerationstätigkeit* der Epithelien, namentlich im Bereich der Foveolen (vgl. dazu *foveoläre Hyperplasie,* S. 680).

Folgen und **Komplikationen** von Magen- und Duodenalgeschwüren: Akute Ulcera peptica können – je nach deren Ausmaß und Tiefe – innerhalb von 3–6 Wochen zur *Heilung* gelangen, oft ohne nennenswerte Narbenbildung. *Chronische Geschwüre* heilen ebenfalls häufig, allerdings unter Bildung einer mehr oder weniger strahligen *Narbe.* In allen diesen Fällen besteht aber eine erhöhte *Rezidivgefahr,* nicht zuletzt deshalb, weil die Ulkusnarbe oft nur von einem dünnen, verletzlichen Epithelbelag überzogen wird, der zudem vermutlich unter einer herabgesetzten Blutversorgung zu leiden hat.

Die häufigste Komplikation der Magen- und Duodenalgeschwüre ist die *Ulkusblutung,* die bei etwa einem Viertel der männlichen Ulkuspatienten auftritt (vgl. dazu S. 710). Akute Ulcera peptica scheinen, offenbar wegen ungenügenden Verschlusses der Arterien in Geschwürnähe, eher zu massiven Magenblutungen mit Schockgefahr zu neigen als chronische oder gar kallöse Geschwüre.

Freie *Perforationen* peptischer Ulzera werden bei ungefähr 3–5% der bekannten Ulkusträger beobachtet. Duodenalgeschwüre führen etwa zehnmal häufiger zu dieser Komplikation als solche des Magens. In der Folge entwickelt sich in diesen Fällen eine *diffuse Peritonitis,* die zunächst vor allem durch die peptische Wirkung des Magensafts verursacht wird, später jedoch durch bakterielles Wachstum kompliziert werden kann. In manchen Fällen, bei denen keine erfolgreiche Behandlung vorgenommen wird, kommt es auf diese Weise innerhalb von 2–3 Tagen zum Tod.

Gedeckte Perforationen sind möglich, wenn schon vor dem Durchbruch des Geschwürs fibrinöse Verklebungen der Serosa oder Verwachsungen mit benachbarten Weichteilen (Netz, Leber, Dickdarm u. a.) vorhanden waren. Dies ist vor allem bei chronischen Geschwüren der Fall.

Auf der Grundlage einer gedeckten Perforation oder infolge *Penetration* des Geschwürs an Stellen ohne freien Serosaüberzug kann der ulzeröse Prozeß auf benachbarte Organe übergreifen, z. B. auf den Pankreaskopf (bei Duodenalulkus) oder auf den linken Leberlappen (bei Magengeschwür). Auf diese Art kann es auch zur *Fistelbildung* kommen (z. B. duodenokolische Fistel).

Eine weitere Komplikation, insbesondere von pylorusnahen Geschwüren, liegt in der Ausbildung einer *Narbenstenose* mit entsprechender Passagebehinderung und *Magenektasie.* Ähnliche Folgen können *Verwachsungen* im Pylorusbereich haben. Seltener entwickelt sich bei kallösem Ulkus der Magen-Kleinkurvatur ein sog. *Sanduhrmagen.* Ob und wie oft chronische, nicht operierte Magengeschwüre im Sinn eines »*Carcinoma ex ulcere*« maligne entarten, wird unterschiedlich beurteilt. Früher galt die Möglichkeit einer Krebsentstehung auf der Grundlage eines chronischen Ulcus pepticum des Magens als wenig umstritten, heute wird dies z. T. in Frage gestellt, mit Ausnahme der Fälle mit Magenresektion, insbesondere nach Billroth II. Duodenalgeschwüre neigen nicht zur krebsigen Entartung.

Beispiele von peptischen Ulzera im Magen- und Duodenalbereich:

- Beim *Zollinger-Ellison-Syndrom* führt die hohe Gastrinproduktion durch einen »Nicht-Betazellen-Tumor« der Langerhansschen Inseln des Pankreas (seltener ein »Gastrinom« (G-Zellentumor) im Duodenalbereich) zu einer Hyperchlorhydrie des Magens und damit zu einer hohen Inzidenz peptischer Geschwüre, insbesondere im Duodenum. In ungefähr 10–20% der Fälle besteht eine familiäre polyendokrine Adenomatose (S. 824). Die Mehrzahl solcher »Gastrinome« ist bösartig und zeigt Metastasierung.
- Duodenal- und Magengeschwüre sind bei Patienten mit *Blutgruppe O* und bei sog. *»Nichtsekretoren«,* d. h. solchen, die keine Glykoproteine mit Blutgruppenantigenizität in den Gastrointestinaltrakt ausscheiden, häufiger als bei der übrigen Population. Über die Mechanismen der möglichen Schutzwirkung dieser Mukopolysaccharide weiß man wenig.
- *Emotionelle Faktoren* können die Magenfunktionen erheblich beeinflussen. Beobachtungen an Patienten mit Magenfistel ließen aber erkennen, daß die Reaktionsweise auf eine bestimmte Art von psychischer Erregung von Fall zu Fall verschieden ist.
- Patienten, die über längere Zeit höhere Dosen von *Kortikosteroiden* erhalten, zeigen nicht selten ulkusartige Symptome. Die Korrelation zwischen einer solchen Therapie und der Entwicklung echter peptischer Geschwüre gilt jedoch nicht als gesichert. Bei *Sepsis* oder nach schweren *Verbrennungen,* die an sich einen ulzerogenen Effekt haben können, wird vor der Verwendung von Kortikosteroiden gewarnt. Die letzteren scheinen nicht nur die Magensekretion zu beeinflussen, sondern haben vermutlich auch einen schädigenden Effekt auf die mukoepithelialen Schrankenfunktionen der Schleimhaut.
- Beim *Hyperparathyreoidismus* und anderen Formen von chronischer *Hyperkalzämie* werden eine gesteigerte Magensekretion und eine Häufung peptischer Geschwüre beobachtet.
- Bei *Leberzirrhose* sind peptische Geschwüre relativ oft anzutreffen. Abgesehen von zirkulatorischen Störungen in Magen und Duodenum infolge portalen Hochdrucks (S. 543), spielt hier eine Hypersekretion mit, vermutlich wegen ungenügender Inaktivierung einer sekretionsfördernden Substanz (Histamin?) in der Leber.
- Bei *exokriner Pankreasinsuffizienz* besteht – wahrscheinlich wegen ungenügender Neutralisation der Magensäure und teilweisen Wegfalls der hemmenden Wirkung verdauter Fettsubstanzen auf die Magensekretion – eine erhöhte Neigung zur Ausbildung peptischer Geschwüre, insbesondere im Duodenum.
- Zahlreiche Krankheiten, die mit *chronischer Hypoxämie, Streß* und/oder *Hyperkapnie* einhergehen, zeigen eine gegenüber der Kontrollpopulation erhöhte Inzidenz peptischer Magen-Duodenalgeschwüre.
- Bei der sog. *Refluxösophagitis* korreliert das Ausmaß der Ruhehypotonie der ösophagogastrischen Übergangszone und der gestörten Ansprechbarkeit auf Pentagastrin mit dem histologischen Schweregrad der – weitgehend peptisch bedingten – Entzündung.
- Nach allogener *Nierentransplantation* treten gehäuft Magen-Duodenalgeschwüre auf. Ob immunosuppressive Maßnahmen allein dafür verantwortlich sind, steht noch nicht fest.

Akute Pankreasnekrose

Definitonen: Unter der *akuten Pankreasnekrose (akute tryptische Pankreasnekrose)* versteht man eine hochakute Erkrankung, die durch einen innerhalb kurzer Zeit erfolgenden und auf der Wirkung aktivierter Pankreasenzyme beruhenden Untergang großer Teile der Bauchspeicheldrüse, z. T. auch benachbarter Weichteile, gekennzeichnet ist. Da der Prozeß zu einer akuten entzündlichen Reaktion führt, spricht man – etwas irreführend – von *»akuter Pankreatitis«.* Geht die Pankreasnekrose mit ausgedehnten Blutungen einher, sprechen wir von *hämorrhagischer Pankreasnekrose* oder *»Pankreasapoplexie«.* Im klinischen Sprachgebrauch wird die *akute rekurrierende Pankreatitis* im Sinn einer oder mehrerer Episoden von partieller Pankreasnekrose ohne erhebliche funktionelle Störungen in den Zwischenperioden definiert und von der *chronischen bzw. rekurrierenden chronischen Pankreatitis,* die mit einer andauernden exokrinen Insuffizienz des Organs verbunden ist, abgegrenzt (S. 689).

Die Häufigkeit der akuten Pankreasnekrose ist eher gering (1–2 Fälle pro Jahr unter 100000 Einwohner). Die Letalität richtet sich nach dem Schweregrad des Leidens. In Fällen, die überwiegend ein »Speichelödem«, jedoch relativ wenig Gewebsuntergang zeigen, liegt sie bei 5–10%, bei weitgehender Pankreasnekrose und insbesondere bei Pankreasapoplexie bei 50–80%.

Ätiologie und **Pathogenese:** Erfahrungsgemäß handelt es sich bei dieser oft dramatisch verlaufenden Erkrankung um einen Prozeß mit *polyätiologischem Hintergrund* und wahrscheinlich *multifaktorieller Pathogenese,* der in eine gemeinsame Endkomplikation, nämlich die tryptische Nekrose großer Teile der Bauchspeicheldrüse, ausmündet (Abb. 131). Pathogenetisch stehen eine *Sekretstagnation* mit/bei *Beeinträchtigung der epithelialen Schrankenfunktionen* in Azini bzw. Ausführungsgängen und *Parachylie* (S. 690) sowie eine *Aktivierung der Proenzyme in größeren Gebieten der Bauchspeicheldrüse* im Vordergrund. Die Einzelheiten des Geschehens, das in eine ausgedehnte Autodigestion des Pankreasgewebes ausmündet, sind z. T. noch ungeklärt. Erhebliche Bedeutung wird einem *biliopankreatischen Reflux,* d. h. einem Einströmen von Galle in das Gangsystem der Bauchspeicheldrüse, zugeschrieben. Da normalerweise der Druck im Pankreasgang den im Gallenwegsystem übertrifft, müssen gewisse Voraussetzungen erfüllt sein, damit Galle weit in das Gangsystem der Drüse zurückfließen kann. Daß eine meist auf etwa 5 mm bemessene, *gemeinsame Endstrecke des Ductus choledochus und des Pankreasganges,* wie sie bei etwa 80% aller Individuen besteht, bei umgekehrten Druckverhältnissen einen Reflux begünstigt, liegt auf der Hand. Eine *Druckerhöhung in beiden Gangsystemen* ergibt sich beispielsweise aufgrund einer stenosierenden Papillitis oder eines Spasmus des Sphincter Oddi. Denkbar wäre nun, daß bei *rascher Druckentlastung* der Innendruck im Gallengangsystem – vor allem bei kontraktionsfähiger Gallenblase – rasch wiederhergestellt wird, im Pankreasgang dagegen wegen des langsamer ansteigenden Sekretionsdruckes wesentlich verspätet wieder zur Norm zurückkehrt. In solchen Fällen wären die theoretischen Voraussetzungen für einen erheblichen Reflux gegeben. Im übrigen haben tierexperimentelle Beobachtungen gezeigt, daß es des *Refluxes eines Gemisches von Galle und Pankreassaft* bedarf, um eine ausgedehnte Pankreasnekrose auszulösen. Wesentlich scheint dabei u. a. die Konversion des in der Galle enthaltenen Lezithins zu *Lysoletzithin* sowie von Kephalin zu *Lysokephalin* zu sein, die unter dem Einfluß der pankreatischen Phospholipase A stattfindet. Lysolezithin schädigt die Zellmembranen und kann, wenn es im Tierversuch in den Pankreasgang injiziert wird, an sich eine akute Pankreasnekrose erzeugen. Die entscheidende und noch nicht befriedigend erklärte Frage ist indessen, wie es innerhalb des Gangsystems des Pankreas – abgesehen von einer spontanen Aktivierung (s. o.) – zu einer Umwandlung von Trypsinogen zu Trypsin kommt, und wie das letztere trotz Anwesenheit von Trypsininhibitoren in den Azinuszellen und im Bauchspeichel Phospholipase und andere Zymogene zu aktivieren vermag.

Der hier geschilderte Mechanismus stellt sehr wahrscheinlich nur eine von mehreren Möglichkeiten der Entstehung einer akuten Pankreasnekrose dar. Verschiedene Befunde sprechen dafür, daß *bakteriell kontaminierte Galle* bzw. eine solche mit relativ *hohem Lithocholsäuregehalt* bei Reflux besonders schädigend wirkt. Aber selbst *ohne Gallenreflux* kann es – wie u. a. Tierversuche zeigen – zu einer akuten Pankreasnekrose kommen, etwa durch Eindringen von *Bakterien* in die Ausführungsgänge (z. B. bei Achylie des Magens und/oder infektiöser Cholangiitis), hämatogen-mikrobielle Schädigung der Bauchspeicheldrüse, *toxische Einwirkungen* auf das Epithel und *Kreislaufstörungen,* wobei Ischämie, Ödem und/oder Blutungen im Spiel sein dürften. Im Tierversuch lassen sich Pankreasschäden auch durch Einbringen von *komplementhaltigem Serum* in das Gangsystem hervorrufen.

Die klinische Erfahrung lehrt uns, daß *je etwa 40% der Fälle von akuter Pankreasnekrose* im Zusammenhang mit *Erkrankungen der Gallenwege* (*Cholelithiasis, Cholezystitis, Cholangiitis,* S. 735) oder *chronischem Alkoholismus* auftreten. Gelegentlich finden sich *andere Grundleiden,* wie peptische Geschwüre im Magenduodenalbereich, Virusinfekte, Hyperlipidämie mit Chylomikronämie Typen I und V (S. 903), Hyperparathyreoidismus oder andere Formen von Hyperkalzämie, zirkulatorische Störungen im Rahmen von Schock, portaler Hypertonie, Polyarteriitis nodosa u. a. m. sowie Urämie. Ferner wurden *medikamentös bedingte Fälle* beschrieben, z. B. nach Behandlung mit Glukokortikosteroiden, Chlorothiazid, Azathioprin und Sulfonamiden, eingeschlossen Salizylazosulfapyridin. *Traumatisch* oder *postoperativ* ausgelöste Pankreasnekrosen sind ebenfalls keine Seltenheit. *Hereditäre Formen* mit Beginn in der Kindheit gehören zu den großen Seltenheiten.

Makroskopisch bietet sich, je nach Ausmaß und Dauer der Pankreasnekrose, ein unterschiedliches Bild, das von einer ödematösen Schwellung über die Ausbildung mehr oder weniger ausgedehnter, schmutziggelblicher Nekrosegebiete, kalkspritzerartige Fettgewebsnekrosen und ausgedehnte Blutungen *(Pankreasapoplexie,* vor allem bei elastasebedingten Gefäßwandrupturen) bis zu ausgedehnten Zerfallshöhlen reichen kann. Offensichtlich infolge Austritts aktivierter Pankreasenzyme (u. a. Lipase) in den Bauchraum kommt es oft zur Ausbildung weit verstreuter Herde von Fettgewebsnekrose.

Mikroskopisch notiert man weite Areale von Gewebeuntergang, die oft benachbarte Weichteile, insbesondere Fettgewebe, einbeziehen. In den Randpartien der Nekrosegebiete finden sich Infiltrate vor allem von neutrophilen Granulozyten. Mit der Zeit – falls der Tod nicht früher eintritt – werden die abgestorbenen Gewebemassen durch Granulationsgewebe demarkiert und können sequesterartig liegen bleiben, verkalken oder sich verflüssigen (Bildung von *Pseudozysten*).

Folgen und **Komplikationen:** Im Vordergrund des klinischen Bildes stehen zu Beginn der Erkrankung *Schmerzen* im Epigastrium, oft mit Ausstrahlung in den Rücken. In der Mehrzahl der Fälle folgen darauf *Übelkeit* und *Erbrechen.* Neben *Fieber, Leukozytose* und einer *Druckempfindlichkeit im Oberbauch* stellt man als diagnostisch wichtiges Zeichen eine *Erhöhung u. a. der Amylase- und Lipasekonzentration im Serum und Urin* fest. Bei einem Teil der Patienten tritt der Tod schon frühzeitig unter dem Bild eines Schocks mit Anurie ein. Die Pathogenese des Kreislaufzusammenbruchs bei Pankreasnekrose wird z. T. mit der Freisetzung von Pankreaskininen (S. 649) und/oder einem Übertritt von Pankreasenzymen als potentiell schädigender Agentien in die Blutbahn, massiven Blutungen, funktionellen Schädigungen des benachbarten autonomen Nervenplexus u. a. m. in Beziehung gebracht. Prognostisch ist vor allem das Ausmaß der Gewebezerstörung maßgebend. Gesamthaft beträgt die Letalität etwa 20%, bei sehr ausgedehnten Nekrosen jedoch bis 80% und mehr. Endet das Geschehen nicht schon im Verlauf weniger Tage tödlich, stellen sich u. U. weitere Komplikationen ein, z. B. eine *Pancreatitis abscedens,* eine *Peritonitis fibrinopurulenta* und/ oder eine *Sepsis* (S. 1742), so daß Schockzustände auch mit erheblicher Latenz noch auftreten können. Der Prozeß kann überdies eine erneute Exazerbation erfahren *(rekurrierende akute Pankreatitis).* In einem Teil entwickeln sich an Größe zunehmende *Pseudozysten* im Pankreasbereich. Eine *chronische Pankreatitis* mit Zeichen von Maldigestion entwickelt sich nur bei etwa 10% der Überlebenden, ein Diabetes mellitus noch wesentlich seltener.

Beispiele:
- Bei gegebener Prädisposition (s. o.) wird die akute Pankreatitis beispielsweise durch *Alkoholgenuß* und/oder die Einnahme einer *fettreichen Mahlzeit* ausgelöst. Vom Alkohol nimmt man an, daß er u. a. die exokrine Tätigkeit des Pankreas beeinflußt, einen Spasmus des Sphincter Oddi bewirken und die Duodenalschleimhaut schädigen kann. Fettsubstanzen verursachen u. a. eine Kontraktion der Gallenblase.
- Während ein sog. *Speichelödem des Pankreas* mit beschränkten Gewebeschäden in 2–3 Tagen verschwinden, und sich der Patient innerhalb von weniger als einer Woche wieder wohl fühlen kann, stellt die *akute Pankreasnekrose* stets eine lebensbedrohliche Situation dar, die – abgesehen von den oben erwähnten Symptomen – mit *Hyper- oder Hypoglykämie, Hypokalzämie, Ileus* und *infektiösen Komplikationen* (u. a. Staphylokokken, coliforme Keime, u. U. gasbildende Anaerobier) einhergehen kann.
- *Präkallikrein* ist ein pankreatisches Zymogen, das nicht mit dem Bauchspeichel ausgeschieden wird. Bei Pankreasnekrose kann es durch Einwirkung von Hageman-Faktor (XII_a) zu *Kallikrein* aktiviert werden, das seinerseits – ebenso wie Trypsin – die Freisetzung von *Bradykinin,* einer stark vasodilatatorischen Substanz, aus einem α_2-Globulin (Kallidinogen) des Blutplasmas katalysiert (S. 1256). Man nimmt an, daß der bis zum Schock führenden arteriellen Hypotonie bei akuter Pankreasnekrose u. a. die Freisetzung solcher gefäßaktiver Substanzen zugrunde liegt.
- Fälle von akuter Pankreasnekrose sind gelegentlich bei *Virusinfekten,* wie Mumps oder viraler Hepatitis, beobachtet worden.
- Im *Tierversuch* haben sich verschiedene Substanzen als *pankreotoxisch* erwiesen. Bei Mäusen führt DL-Äthionin, über mehrere Tage verabreicht, in den meisten Fällen zu einer tödlichen hämorrhagischen Pankreatitis. Die Wirkung dieses Gifts läßt sich durch gleichzeitige Gabe von Cholin und Methionin weitgehend verhindern. Pankreasschädigend wirkt auch Aflatoxin B_1, eine Substanz aus Aspergillus flavus.

108.13. Verlust von Blut oder Blutplasmaproteinen durch den Verdauungstrakt

Hämatemesis, Meläna und »okkultes« Blut im Stuhl

Bluterbrechen (*Hämatemesis,* S. 456) erkennt man an einem Brechakt, der mehr oder weniger Blut oder »kaffeesatzartige« Massen nach außen befördert, während bei der reinen Hämoptoe (S. 456), ohne eigentlichen Vomitus, stets rotes Blut hervortritt. Erbrochenes rotes Blut deutet darauf hin, daß es nicht oder nur kurze Zeit im Magen war, wo es sonst unter dem Einfluß des Magensafts rasch verändert und insbesondere zu schwarzbraunem, salzsaurem Hämatin umgewandelt würde.

Eine *Meläna* (»Pechstuhl«, S. 456) kann isoliert oder in Kombination mit einer Hämatemesis auftreten, letzteres vor allem, wenn die Blutungsquelle im oberen Magendarmtrakt (z. B. peptisches Geschwür, erosive Gastritis) bzw. im Ösophagus (Varizen, S. 496) liegt. Damit es zu einer makroskopisch deutlichen Meläna kommt, müssen mindestens 50–100 ml Blut innerhalb kurzer Zeit in die Lichtung des oberen Gastrointestinaltrakts ausgetreten sein. Nach einer massiven Hämorrhagie von etwa 1 Liter werden bis während 3 Tagen Pechstühle abgegeben. »Okkultes Blut«, d. h. chemisch nachweisbare, erhöhte Mengen von Eisen im Stuhl, findet man aber noch über eine Dauer von mehreren Tagen.

Der *Abgang von rotem Blut mit dem Stuhl* deutet auf eine Blutung im untersten Intestinaltrakt hin, z. B. bei Hämorrhoiden, Analfissuren, idiopathischer Colitis ulcerosa, Divertikulose, u. U. auch bei Rektalgeschwülsten u. a. m.

»Okkulte Blutverluste« durch den Gastrointestinaltrakt, die man makroskopisch nicht bemerkt, kennt man bei zahlreichen, mit Ulzeration bzw. Erosion der Darminnenfläche einhergehenden Affektionen, so beim chronischen Magenduodenalgeschwür oder bei Karzinomen des Magendarmtrakts.

Ursächlich kommen aber bei gastrointestinalen Blutungen noch viele weitere Störungen in Betracht (vgl. dazu S. 435).

Folgen und **Komplikationen** einer gastrointestinalen Blutung: Die klinischen Äußerungen eines solchen Ereignisses oder Zustandes richten sich nach dem Ausmaß der Blutungen, der Blutungsrate, der Blutungsquelle und der Grundkrankheit. Falls keine Anämie vorbestand, können innerhalb kurzer Zeit bis etwa 500 ml Blut verloren gehen, ohne daß deutliche klinische Symptome hervorträten. Bei massiverem Blutverlust in den Gastrointestinaltrakt entwickelt sich dagegen oft ein *hypovolämischer Schock* (vgl. dazu S. 588). Bei dauerndem, leichtem Blutabgang entsteht eine *sideropenische Anämie* (vgl. dazu S. 423). Das in die Magendarmlichtung ausgetretene Blut wird enzymatisch abgebaut, und die Kataboliten werden im Dünndarm teilweise resorbiert. Größere Blutungen führen zu einem vorübergehenden Anstieg der Harnstoffkonzentration im Blut, falls die Leberzellen normal funktionieren, und kein erheblicher portosystemischer Shunt (S. 543) besteht. Trifft dies nicht zu, kann z. B. das durch bakterielle Desaminierung von Aminosäuren im Darm gebildete NH_3 vermehrt in Zirkulation gelangen (vgl. dazu S. 544).

Sog. proteinverlierende Enteropathien (Gastroenteropathien)

Untersuchungen mit Hilfe einer Injektion von ^{125}J- oder ^{51}Cr-markiertem Albumin haben erkennen lassen, daß normalerweise bis zu 10 oder gar 20% des Albuminumsatzes durch Verlust dieses Eiweißes ins Magendarmlumen hinein bedingt sein können.

Definition: Unter einer *proteinverlierenden Enteropathie* verstehen wir einen in der Regel länger anhaltenden, exzessiven Verlust von Blutplasma ins Lumen des Darms hinein.

Ursachen und **Pathogenese:** Ein vermehrter Austritt von Plasmaproteinen in die Darmlichtung kann auf verschiedene Weise zustande kommen. Neben *entzündlichen Veränderungen, Erosionen* und *Ulzeratio-*

nen der intestinalen Innenfläche, kommen als ursächliche Faktoren u. a. *Epithelveränderungen,* eine *Lymphstauung* und/oder *Rupturen von Lymphgefäßen* ohne oder mit Bildung einer *Lymphfistel* in Frage.

Folgen und **Komplikationen:** Es wurde beobachtet, daß in Fällen mit proteinverlierender Enteropathie bis zu 40% der injizierten, radioaktiv markierten Eiweiß- oder Eiweißersatzlösung durch den Digestionstrakt verloren gingen. Im wesentlichen scheint es sich nicht um einen selektiven Verlust des einen oder anderen Plasmaproteins zu handeln, wenn auch z. B. bei entzündlichen, erosiven und/oder ulzerösen Veränderungen relativ mehr Fibrinogen und Globuline abgehen können. Ist die Quelle des Proteinverlustes hoch im Magendarmtrakt gelegen, werden erhebliche Teile der – durch enzymatische Wirkung entstandenen – Eiweißabbauprodukte, insbesondere Aminosäuren, rückresorbiert. Bei Lokalisation der entsprechenden Veränderungen im unteren oder ganzen Bereich des Dünndarms oder Kolons ist dies naturgemäß viel weniger der Fall. Abgesehen von den Folgen der Grundkrankheit, äußert sich die eiweißverlierende Enteropathie in einer mehr oder weniger ausgeprägten *Hypoproteinämie,* die bis zur *Ödembildung* reichen kann. Eine *Lymphozytopenie* und ein *Fettverlust (Chylusverlust)* stellen sich vor allem bei Kommunikation zwischen Lymphgefäßen und dem Gastrointestinallumen ein, z. B. bei Bestehen von Lymphfisteln. Von Interesse ist die Erfahrung, daß der vermehrte Proteinverlust nicht von einer entsprechend verstärkten Proteinsynthese aller Plasmaproteine gefolgt wird. Das Ausbleiben einer wirkungsvollen kompensatorischen Mehrproduktion konnte beispielsweise für die Immunglobuline beobachtet werden. Trotzdem ist in solchen Fällen von einer ungenügenden Immunreaktion kaum die Rede.

Beispiele:

- Eiweißverlustsyndrome bei *Magenerkrankungen* (Karzinom, Gastritis u. a.) bzw. beim *Postgastrektomiesyndrom* erreichen selten einen schweren Grad.
- *Dünndarmaffektionen* stehen bei proteinverlierenden Enteropathien im Vordergrund: Neben diffus ausgebreiteten *malignen Lymphomen* und der *regionalen Enteritis* finden sich derartige Störungen bei *Sprue* und ähnlichen, mit Epithelveränderungen einhergehenden Krankheiten, ferner bei der *Whipple'schen Krankheit,* bei *Darm- und Mesenteriallymphknotentuberkulose,* bei *Sklerodermie,* bei *Jejunaldivertikulose* sowie u. U. bei *infektiösen* oder *allergischen Gastroenteritiden.*
- Die seltene – offenbar meist kongenitale – *intestinale Lymphangiektasie* führt über Ruptur und Fistelbildung der Lymphgefäße u. U. zu einer kombinierten Hypoproteinämie und Lymphozytopenie. Dasselbe gilt für *Lymphfisteln* anderer Genese (S. 598).
- Ausgedehnte Dickdarmveränderungen, wie *unspezifische Colitis ulcerosa, Colitis regionalis,* flächenhaft *ulzerierte Karzinome, Megakolon* u. a. m., ziehen nicht selten einen erheblichen Proteinverlust nach sich. Bei villösen Tumoren größeren Ausmaßes tritt u. U. besonders reichlich IgA ins Darmlumen über, was nicht mit einer proteinverlierenden Enteropathie i. e. S. verwechselt werden sollte.

108.14. Bemerkungen zu den Erkrankungen der Leber

Die Hauptfunktionen der Leber, *nämlich die Bildung von Albumin und weiteren Plasmaproteinen,* die *synthetische und degradative Tätigkeit im Intermediärstoffwechsel,* die *Entgiftung* und *Ausscheidung körpereigener oder körperfremder Metaboliten* und die *Bereitung der Galle,* werden von den *Hepatozyten* getragen. Damit das Leberparenchym diese Aufgaben erfüllen kann, muß es – abgesehen von einem intakten portalen und systemischen Kreislauf – in ausreichender Menge zur Verfügung stehen, mit Blut und Lymphe einen ungehinderten Stoffaustausch vollziehen, funktionell und strukturell im wesentlichen intakt sein und die Galle ungestört durch das Gallengangsystem abgeben können.
Eine weitere Leistung der Leber, die sich vor allem auf *Filter- und Abwehrfunktionen* bezieht, kommt auf S. 1250 und S. 1745 zur Sprache.

Da Ätiologie und Pathogenese der verschiedenartigen Störungen der Leberfunktionen in mancher Beziehung unklar geblieben sind, gründet sich die *Einteilung der Erkrankungen dieses Organs* immer noch in erster Linie auf *morphologische Gegebenheiten.*
In diesem Sinn werden pathologische Veränderungen im Lebergewebe *(»parenchymatöse Lebererkrankungen«)* von solchen abgegrenzt, die das Gallengangsystem betreffen *(»hepatobiliäre Störungen«)* oder die eine zirkulatorische oder vaskuläre Grundlage haben (*»vaskuläre Lebererkrankungen«,* vgl. dazu S. 500). Unter den sog. parenchymatösen Erkrankungen der Leber wird eine Vielzahl krankhafter Prozesse eingereiht, u. a. virale, toxische und medikamentöse *»Hepatitiden«, »infiltrative Lebererkrankungen«,* die durch Anhäufung gewisser Substanzen oder Zellen im Organ gekennzeichnet sind, ferner *Leberzirrhosen,* die man am Umbau der Läppchenstruktur erkennt, *raumfordernde Prozesse* und eine *Gruppe besonderer, mit Ikterus einhergehender funktioneller Störungen* der Leberzellen.
Die große Reservekapazität der Leber bringt es mit sich, daß funktionelle Störungen oft nicht streng mit dem Ausmaß der Leberveränderungen korrelieren. Überdies werden *einzelne metabolische Leistungen des Organs* bei verschiedenen Krankheiten *in ungleichem Maß betroffen,* so daß man keinen Universaltest zur Prüfung der Lebertätigkeit kennt.
Bei vielen *Stoffwechselkrankheiten* ist die *Leber* direkt oder indirekt *beteiligt* bzw. *mit betroffen.* Diese werden zum guten Teil später zur Sprache kommen (S. 933ff.), insbesondere Störungen der Proteinsynthese und des Aminosäurenstoffwechsels, ferner solche des Lipid- und Kohlenhydrat- sowie des Bilirubinmetabolismus.
Von den vielen *Enzymen,* die in der Leberzelle enthalten sind, kommt nur ein Teil ausschließlich in Hepatozyten vor. Manche finden sich – u. a. als Isoenzyme – auch in anderen Körperzellen. Bei der sog. *Enzymdiagnostik von Lebererkrankungen* muß diesem Umstand Rechnung getragen werden. Ferner haben wir zu berücksichtigen, daß ein *Austritt von Enzymen aus den Hepatozyten* nicht nur beim Untergang, sondern auch bei einer bloßen Veränderung der Zellmembranpermeabilität der letzteren zustande kommen kann. Schließlich muß betont werden, daß maximale Werte

für Serumenzymaktivitäten dieser Art nur während und über kürzere Zeit nach erfolgter Schädigung der Zellen zu erwarten sind. Hat die Leberzellmasse infolge Gewebeuntergangs erheblich abgenommen, können die Serum-Enzymkonzentrationen wieder im Bereich der Norm oder sogar darunter liegen. Für praktische Zwecke bestimmt man in der Regel die Aktivität der SGOT (serum glutamic-oxalacetic transaminase (aminotransferase)) und der SGPT (serum glutamic-pyruvic transaminase), wobei der letzteren wegen ihrer im Vergleich zur Skelettmuskulatur und zum Herzen relativ höheren Konzentration im Leberparenchym theoretisch größere Bedeutung beigemessen wird. Ist die Aktivität der alkalischen Phosphatase im Serum deutlich erhöht, spricht dies, falls zudem auch die 5'-Nukleotidase-Aktivität gesteigert erscheint, für Cholestase bzw. – bei extremen Werten – für Leberzelltumor. Hier scheint es sich, wenigstens teilweise, um eine Mehrproduktion, nicht oder nicht nur um eine Freisetzung von Enzym zu handeln. Knochenerkrankungen mit hoher alkalischer Phosphataseaktivität im Serum (z. B. ausgedehnter M. Paget, S. 134) zeigen keinen parallelen Anstieg der 5'-Nukleotidase-Aktivität.

108.15. Virushepatitiden sowie andere akute und chronische diffuse Hepatitiden

---

Definitionen: *Akute Virushepatitiden* i. e. S. sind systemische virale Infektionskrankheiten, die vor allem mit einem Leberschaden einhergehen. Entsprechend den wahrscheinlichen ätiologischen Agentien unterteilt man in *Virushepatitis A* (frühere Synonyma: Hepatitis epidemica, infektiöse Hepatitis, MS-1-Hepatitis, Hepatitis mit kurzer Inkubationszeit), bei der sich das *Hepatitis-A-Antigen* (HA Ag) bzw. das *Hepatitis-A-Virus* (vermutlich ein RNA-Virus aus der Familie der Enteroviren) nachweisen lassen, und *Virushepatitis B* (frühere Synonyma: Serumhepatitis, MS-2-Hepatitis, Hepatitis mit langer Inkubationszeit, Australia-Antigen-positive Hepatitis), deren Entstehung mit dem *Hepatitis-B-Virus* in Beziehung gebracht wird. Das letztere produziert u. a. ein sog. *»Hepatitis B surface Antigen«* (HB_sAg, früher: Australia-Antigen) und ist offenbar ein DNA-Virus. Es kommen noch weitere Virushepatitiden vor (sog. *»Non-A-non-B-Hepatitis«* z. B. Hepatitis C).

Unter einer *chronischen aktiven (»aggressiven«) Hepatitis* verstehen wir einen Prozeß, der mit einem, vorwiegend in der Läppchenperipherie stattfindenden, fortgesetzten Leberzelluntergang, aktiven entzündlichen Prozessen in diesen Zonen sowie zunehmender Fibrosierung verbunden ist und in eine Leberzirrhose (S. 726) ausmünden kann. Verschiedene Varianten dieses Leidens laufen unter Bezeichnungen, wie *»Autoimmun-Hepatitis«, »lupoide Hepatitis«, »akute juvenile Zirrhose«, »Plasmazellhepatitis«, »subakute Hepatitis«* u. a. m.

Bei der *chronischen persistierenden Hepatitis* sind wohl chronische entzündliche Veränderungen vorhanden, vor allem in den portalen Feldern, Zeichen eines erheblich gesteigerten peripheren Hepatozytenuntergangs fehlen jedoch, und die Prognose stellt sich hier – im Gegensatz zur unbehandelten chronischen aktiven Hepatitis – in der Regel günstig.

An sich sagen die erwähnten Formen von chronischer Hepatitis über die Ätiologie nichts aus. In vielen Fällen haben wir es allerdings mit Spielarten der chronischen Virushepatitis B zu tun. *Hepatitiden* treten mitunter auch *bei anderen Virusinfekten* in Erscheinung. In diesen Fällen spricht man aber in der Regel nicht von Virushepatitis i. e. S., sondern z. B. von »Hepatitis bei Herpes, Zytomegalie« u. a. m.

Virushepatitis A

Diese häufige Krankheit – bis zu 45% der Bevölkerung haben anti-HA-Antikörper – wird vor allem durch HA Ag-positive Fäzes verbreitet und durch orale Aufnahme des kontaminierten Materials – u. U. aber auch auf parenteralem Weg – erworben. Sie tritt bei schlechten hygienischen Verhältnissen u. U. epidemisch auf. Gesamthaft betrachtet, ist die Zahl der klinisch gesunden HA Ag-Träger jedoch gering.

Ätiologie und **Pathogenese** (vgl. dazu S. 1794): Obwohl wir über die Eigenschaften des *Hepatitis-A-Virus* erst lückenhafte Kenntnisse besitzen, wird kaum daran gezweifelt, daß es sich um das auslösende Agens handelt. Mit Hilfe der Immun-Elektronenmikroskopie von Stuhlfiltraten lassen sich im Prodromalstadium der Krankheit virusartige Partikel mit einem Durchmesser von 27 nm erkennen. Das HA Ag läßt sich zudem durch verschiedene andere immunologische Methoden nachweisen. Man vermutet, daß das Agens den RNA-Viren zugehören könnte, möglicherweise den Enteroviren.

Nach einer Inkubationszeit von etwa 15–45 Tagen setzt die Erkrankung in der Regel akut ein. Herbst und Winter sind bevorzugte Jahreszeiten, und Kinder sowie jüngere Erwachsene werden häufiger betroffen als ältere Personen. Obwohl über immunpathogenetische Mechanismen beim Zustandekommen der Hepatitis A wenig bekannt ist, darf angenommen werden, daß sie – ähnlich wie bei der Hepatitis B – eine erhebliche Rolle spielen. Hohe Titer von anti-HA-Antikörper (insbesondere IgG, vgl. dazu S. 1070) werden vor allem im akuten Stadium der Erkrankung und während der Rekonvaleszenz festgestellt; aber noch über Monate und Jahre können Antikörper vorhanden bleiben. Man vermutet, daß Immunkomplexe und spezifisch sensibilisierte Lymphozyten am Zustandekommen der Leberschädigung wesentlich beteiligt sind. Genaueres ist indessen noch nicht zu erfahren.

Morphologisch unterscheidet sich die akute Virushepatitis A nicht wesentlich von der B-Form (s. u.), so daß sich beide rein lichtmikroskopisch oft nicht auseinanderhalten lassen.

Verlauf, Folgen und **Komplikationen:** Im Gegensatz zur Virushepatitis B zeigt die Virushepatitis A – trotz oft aktivem Beginn – in der Regel einen eher milden Verlauf, typischerweise als sog. *benigne ikterische Hepatitis,* z. T. als *anikterische Hepatitis,* oder sie wird überhaupt nicht klinisch manifest. Die Prognose gilt im allgemeinen als gut. Ein Übergang in Chronizität bildet die Ausnahme, ebenso eine Verschlimmerung im Sinn der hepatitischen Leberdystrophie (s. u.).

Virushepatitis B

In westlichen Ländern sind zwischen 0,1 und 1% der Gesamtbevölkerung HB_sAg-positiv (in einzelnen tropischen Gebieten bis zu 30%!), und anti-HB_s-Antikörper werden gesamthaft bei 5–20% der Population nachgewiesen, bei Jugendlichen relativ selten, bei alten Menschen häufig (bis über 40%). Trotz diesem Hinweis auf eine außerordentlich weite Verbreitung der Infektion durch Hepatitis-B-Virus wird nur in einem kleineren Teil der Fälle mit anti-HB_s-Antikörper anamnestisch eine klinisch manifeste Hepatitis angegeben. Im Gegensatz zur Virushepatitis A findet sich für die B-Form keine deutliche Inzidenzzunahme im Herbst und Winter.

Ätiologie und **Pathogenese** (S. 1794): Das intakte *Hepatitis-B-Virus* entspricht wahrscheinlich den sog. Dane-Partikeln, die einen Durchmesser von 42 nm aufweisen, DNA und DNA-Polymerase enthalten und im Serum HB_sAg-positiver Individuen neben zahlreichen sphärischen und filamentösen Partikeln von 22 nm Durchmesser vorkommen. Die letzteren, ebenso wie die Hülle der Dane-Partikel, sind HB_sAg-positiv, während Core-Partikel und -Antigen (HB_cAg) im Serum nicht frei vorhanden zu sein scheinen. In HB_sAg-positiven Seren finden sich, neben einem gemeinsamen Antigen, verschiedene typenspezifische Antigene (z. B. d oder y, w oder r), die u. a. für den Nachweis des Übertragungsmodus Bedeutung haben. So bestehen heute Gründe zur Annahme, daß neben dem bekannten parenteralen Weg (»Serumhepatitis«, nach Injektion gepoolter Fibrinogen- und anderer gerinnungsaktiver Präparate, ferner nach Transfusion insbesondere gepoolten Spenderbluts, jedoch nicht nach intravasaler Verabreichung von Albumin oder Hyperimmunglobulin) noch andere Infektionsrouten in Betracht zu ziehen sind, z. B. oral, transkutan, genital u. a. m. Eine vertikale Transmission des Virus von Mutter auf Kind gilt als Ausnahme. Neuere Befunde sprechen dafür, daß die DNA-Polymerase und gewisse typenspezifische Antigene des Hepatitis-B-Virus (z. B. Antigene) wichtige Parameter der Infektivität des Agens darstellen.

Verschiedene Beobachtungen haben deutlich gemacht, daß die Besiedlung der Hepatozyten durch Hepatitis-B-Virus an sich nicht zu einem Leberschaden zu führen braucht. So kennt man Fälle, in denen fast alle Leberzellen HB_c-Antigen in den Kernen aufweisen, ohne daß histologisch erhebliche Veränderungen des Organs vorliegen würden (sog. *HB_c-Prädominanztyp,* z. B. nach *Immunosuppression*). Die schädlichen Auswirkungen der Infektion scheinen vielmehr durch *Immunreaktionen* von seiten des Organismus (vgl. dazu S. 1095) bedingt zu sein, die sich zunächst überwiegend gegen Antigene des Hepatitis-B-Virus richten. Am Leberschaden sind wahrscheinlich in erster Linie *zellgebundene Immunreaktionen* beteiligt. Überdies bilden sich schädlich wirkende *Immunkomplexe,* die sich im zirkulierenden Blut nachweisen lassen, u. a. HB_sAg, anti-HB_s, IgG, IgM, IgA und die Komplementkomponenten C3, C4 und C5 enthalten und – neben ihrer möglichen hepatotoxischen Wirkung – auch extrahepatische Läsionen im Sinn der Glomerulonephritis (S. 772), Polyarteriitis nodosa (S. 1120), Arthritis u. a. hervorrufen können. Immunfluoreszenzoptische Untersuchungen an bioptisch gewonnenem Material haben gezeigt, daß die schwersten und zu Chronizität neigenden Veränderungen dann zum Ausdruck kommen, wenn im Lebergewebe sowohl intranukleär gelegenes HB_cAg als auch das im Zytoplasma angehäufte HB_sAg in einer gewissen Menge vorhanden sind. Derartige Beobachtungen und die Erfahrung, daß eine Verminderung der T-Lymphozyten-Funktionen (S. 1068) den Übergang einer akuten in eine chronische Hepatitis begünstigen, haben zur Vorstellung geführt, daß bei Bestehen eines gewissen Gleichgewichts zwischen Virusinfektion und Immunreaktion die Prognose am ungünstigsten ist (sog. *HB_{c+s}-Äquivalenztyp oder »aggressiver« Typ der Hepatitis B*). In der Mehrzahl der Fälle scheinen die Immunreaktionen allerdings so zu überwiegen, daß es innerhalb kürzerer Zeit zur Heilung und zum Verschwinden HB_sAg-, meist auch HB_cAg-positiver Hepatozyten kommt (sog. *Eliminationstyp der Hepatitis B*). Der sog. *HB_s-Prädominanztyp der Hepatitis B* nimmt offenbar eine Mittelstellung zwischen dem Eliminations- und Äquivalenztyp ein, zeigt bei Vorherrschen HB_sAg-positiver Leberzellen nur wenig HB_cAg und geht in der Regel höchstens mit einer leichten chronischen Entzündung des Gewebes (»chronische persistierende« oder nur »nicht-spezifische reaktive« Hepatitis, s. u.) einher.

Verlaufsformen, Folgen und **Komplikationen** der Virushepatitis B: Abgesehen von der unterschiedlichen Inkubationszeit (Virushepatitis B etwa 45–160 Tage), dem oft weniger akuten Beginn und der größeren Neigung zu schweren Verlaufsformen und Chronizität, zeigt die *akute Virushepatitis B* eine gewisse Ähnlichkeit mit der Hepatitis A. Eine für die letztere ziemlich *typische akute ikterische Hepatitis* kann auch durch Hepatitis-B-Virus ausgelöst werden; ebenso kennt man die häufigen *inapperzept verlaufenden Varianten* und *anikterischen Hepatitiden,* ferner solche mit besonders schwerer Cholestase *(Hepatitis mit cholestatischem Einschlag)*. Besonders bei der Virushepatitis B beobachtet man öfters einen *protrahierten Verlauf*, der nicht selten in eine *chronische Hepatitis* (s. u.) überleitet. Es werden Fälle von sog. *persistierender akuter Hepatitis* und von *rezidivierender Hepatitis* beobachtet. Die bösartigste Verlaufsform, bekannt unter dem Namen einer *»fulminanten (malignen) Hepatitis«* mit ausgedehnter Leberparenchymnekrose (*akute »gelbe«* oder *subakute »rote« Leberdystrophie*, S. 720), gehört an sich zu den selteneren Komplikationen. Wenn sie aber auftritt, spricht dies mehr für B- als für A-Hepatitis. Beim *klassischen Verlauf* einer akuten Virushepatitis notiert man im *Prodromalstadium*, in dessen Verlauf u. a. Anorexie, Nausea und Erbrechen, Müdigkeit, Arthralgien, Kopfschmerzen und andere, wenig charakteristische Symptome auftreten, Zeichen einer Allgemeinerkrankung, an der nach bisher Bekanntem *Immunreaktionen* bereits beteiligt sind. Im Fall der Hepatitis B werden anti-HB_cAg-Antikörper schon Wochen vor Beginn der eigentlichen Lebererkrankung im Serum nachgewiesen, während anti-HB_sAg-Antikörper meistens erst nach der akuten Erkrankung, d. h. im Stadium der Erholung, in Erscheinung treten. Mit Hilfe der Serum-Enzymanalyse (SGOT und SGPT, s. o.) lassen sich in der Regel Leberzellschädigungen im Verlauf von ungefähr 2 Wochen nach dem ersten Nachweis von anti-HB_c-Antikörpern im Serum, d. h. ebenfalls 2–4 Wochen vor Beginn der *ikterischen Phase* der Erkrankung feststellen bzw. wahrscheinlich machen. Die höchsten SGOT- und SGPT-Aktivitäten im Serum fallen aber zeitlich mit dem Ausbruch der Gelbsucht zusammen. Die letztere dauert in typischen Fällen ungefähr 4–5 Wochen, dann setzt die *Phase der Erholung* ein. Bei *fulminanter Hepatitis* entwickelt sich rasch eine Enzephalopathie (S. 544), die vielfach mit dem hepatischen Koma und dem Tod endet. Eine *chronische aktive Hepatitis* schließt sich in etwa 5–10% der Fälle von akuter Hepatitis B an (s. u.). *Seltene Komplikationen* sind beispielsweise eine Pankreatitis, Myokarditis, atypische Pneumonie, aplastische Anämie sowie Schädigungen des Zentralnervensystems (Myelitis) und der peripheren Nerven.

Morphologisch zeigen die Hepatitis A und B in mancher Hinsicht gleichartige Veränderungen: Während die Leber im Inkubations- und frühen Prodromalstadium fast unversehrt erscheint, treten gegen den Höhepunkt der Krankheit zu ziemlich typische Befunde hervor. Die Hepatozyten sind oft geschwellt (»balloniert«). *Einzelzellnekrosen*, z. T. in Form sog. Councilman-Körperchen (S. 90), *geschrumpfte Hepatozyten* (»dunkle Leberzellen«, sog. »Stiftzellen«) und zugehörige *kleinherdige Infiltrate von Histiozyten und Lymphozyten*, bei eben erfolgtem Hepatozytenuntergang (»cell drop-out«), z. T. auch Granulozyten, *in allen Anteilen der Leberläppchen* verleihen dem histologischen Bild einen bunten Aspekt. Leberzellen, die fluoreszenzmikroskopisch nachweisbares HB_cAg im Kern enthalten, haben z. T. eine zentral verwischte Chromatinstruktur (»sanded nuclei«). Leberzellen mit HB_sAg zeigen dieses entweder membranständig (prognostisch wichtig, s. u.) oder intrazytoplasmatisch (prognostisch weniger wichtig). Im letzteren Fall erscheint das Zytoplasma »trüb«. Solche *»Milchglas«-Hepatozyten* (s. u.) gehören mehr zur chronischen als zur akuten Hepatitis B, werden aber bei der letzteren u. U. auch angetroffen. Ganz allgemein erscheinen die Leberzellen etwas geschwollen, weniger basophil als üblich, und lassen eine leichte Vergrößerung von Kernen und Nukleolen erkennen. Schon bald nach Einsetzen der herdförmigen nekrotisierenden Prozesse, die zu einem geringen, kleinherdigen und meist vorübergehenden *Kollaps des Gitterfasergerüsts* führen, machen sich z. T. Zeichen von *Parenchymregeneration* bemerkbar. Diese wird offenbar ihrerseits in wechselndem Maß gestört, was sich z. B. in der unterschiedlichen Mitosetätigkeit und im Erscheinen mehr- und großkerniger Hepatozyten äußert. Man sieht zudem rosettenförmige bzw. pseudoglanduläre Parenchymstrukturen. Überdies notieren wir ein unterschiedliches Maß von *Cholestase*, wobei Gallenpigment z. T. in tropfiger Form innerhalb der Leberzellen, z. T. als kleine Pfröpfe in Gallenkanälchen (-kapillaren) sichtbar wird. In den Sinusoiden bemerkt man eine zahlenmäßige *Vermehrung und teilweise Schwellung der Kupfferschen Sternzellen*. Mit zunehmendem Leberzelluntergang mehrt sich die Zahl von *Makrophagen*, die mit überwiegend aus Hepatozyten stammenden *Pigmenten* beladen sind, insbesondere Lipofuszin, z. T. zeroidartigem Pigment und Hämosiderin. Gruppen solcher Zellen ebenso wie *»Knötchen« von Kupfferschen Sternzellen* bleiben bis weit über die Erholungsphase hinaus in der Leber liegen. Die *periportalen Felder* zeigen regelmäßig eine *entzündliche Infiltration*, an der sich Lymphozyten, Histiozyten, mit der Zeit Plasmazellen und z. T. auch einige – u. a. eosinophile – Granulozyten beteiligen. Ein allgemeines Übergreifen dieser Infiltrate auf die Läppchenperipherie sehen wir aber erst bei einem protrahierten bzw. chronischen Verlauf.

Die *Erholungsphase* nach akuter Virushepatitis findet ihr morphologisches Korrelat in der Normalisierung des Leberparenchyms und seiner Struktur sowie im Rückgang der entzündlichen Infiltrate. Eine Fibrose oder ein Umbau des Läppchenbaus gehören nicht zum Spätbild der unkompliziert abgelaufenen akuten Virushepatitis, dagegen bemerkt man noch während Monaten die erwähnten Sternzellknötchen *(»Spät- oder Restknötchen«)*.

Makroskopisch zeigt sich im akuten Stadium der Hepatitis meist eine Vergrößerung der Leber, verbunden mit einer leichten Rötung. Auf der Schnittfläche läßt sich der Läppchenbau z. T. nicht mehr deutlich erkennen. Als Ausdruck der verminderten Gallenproduktion findet man oft eine kleine, schlaffe, wenig gefüllte Gallenblase.

Die *besonderen Verlaufsformen der Virushepatitis* lassen z. T. ein vom geschilderten abweichendes Bild erkennen. Bei der *Hepatitis mit cholestatischem Einschlag* fällt in erster Linie die schwere, insbesondere zentrolobulär ausgeprägte Gallenstauung auf, ferner bestehen dichtere entzündliche Infiltrate, die periportalen Felder erscheinen verbreitert, und die kleinen Gallengänge haben infolge Proliferation an Zahl zugenommen. Bei cholestatischem Ikterus beteiligen sich möglicherweise die Kupffer'schen Sternzellen an der Elimination von Gallenpigmenten aus dem Blutstrom.
Bei der *fulminanten Hepatitis* steht der Parenchymuntergang im Vordergrund (vgl. dazu *akute gelbe* und *subakute rote Leberdystrophie,* S. 720). Bei perakutem Verlauf kann die ausgedehnte Leberzellnekrose innerhalb kurzer Zeit, d. h. ohne die typischen Veränderungen durchzumachen, zustande kommen, während die akute Form vor Eintreten des Parenchymuntergangs das Bild der typischen akuten Virushepatitis bietet. Für beide Formen ist eine massive Vermehrung der Sternzellen bzw. anderer Makrophagen bezeichnend. Während bei der perakuten malignen Hepatitis der Tod meist etwa 10 Tage nach Krankheitsbeginn eintritt, dauert es bei der akuten Form bis zum kritischen Stadium in der Regel ungefähr 20 Tage. In diesem Zeitpunkt erkennt man in weiten Gebieten des Organs nur noch ein leeres Sinusoidal- und Fasergerüst, neben Kollapsfeldern und spärlich erhaltenen Parenchyminseln, meist in den Azinuszentren, d. h. Läppchenperipherie. Von hier aus gehen kanälchenartige Epithelproliferationen aus, die sich in die periportalen Felder erstrecken. Überlebt der Patient, kann es bei erhaltenem sinusoidalem Grundgerüst zu einer weitgehenden Restitutio ad integrum kommen. Fehlt allerdings in größeren Gebieten das Parenchym und/oder sind die Sinusoide obliteriert, kann hier nur noch eine Abheilung unter Narbenbildung stattfinden. Bestehen zahlreiche und/oder größere Narbengebiete neben knotig vergrößerten Parenchymanteilen, spricht man von *Narbenleber.*
Zwischen den erwähnten Formen von maligner Hepatitis und der typischen akuten Form gibt es Zwischenvarianten, wie die *subakute Leberdystrophie,* die in mehr herdweiser, multilobulärer oder ziemlich diffuser Verbreitung in Erscheinung treten kann. Typisch sind auch hier *Kollapszonen* infolge Parenchymuntergangs, mit Ausbildung einer sog. überbrückenden Nekrosezone *(»bridging necrosis«)* zwischen benachbarten Läppchen. Die »Brücken« bestehen aus zusammengelagerten Retikulinfasern und allenfalls zugrunde gehenden Zellen und verbinden beispielsweise benachbarte Periportalfelder, die letzteren und Zentralvenen oder zwei Zentralvenengebiete. Stellt man histologisch ein »Bridging« fest, muß eine ernste Prognose gestellt werden, da erfahrungsgemäß in solchen Fällen oft innerhalb von Wochen bis Monaten der Tod eintritt, das Leiden in eine chronische aktive Hepatitis (s. u.) übergeht oder sich eine postnekrotische Zirrhose ausbildet.

Beteiligung der Leber bei weiteren Viruserkrankungen

Nicht nur die Hepatitisviren A und B, sondern eine ganze Reihe weiterer Viren können zu Leberveränderungen führen. Über Ätiologie und Pathogenese der sog. *Hepatitis C* besteht noch weitgehende Unklarheit. Gut bekannt ist die Mitbeteiligung des Organs bei der *infektiösen Mononukleose,* die durch das *Epstein-Barr-Virus* (S. 1829) verursacht wird. Ein Befall der Hepatozyten durch dieses Agens ist unseres Wissens bisher nicht bewiesen worden, so daß sich über die Pathogenese der bei dieser Krankheit meist vorhandenen – wenn auch leichten – Parenchymschädigungen der Leber noch nichts Schlüssiges aussagen läßt. Im Vordergrund des histologischen Bildes stehen Infiltrate der periportalen Felder durch mittelgroße lymphoide Zellen (»aktivierte« T-Lymphozyten, S. 1083), mit denen eine zahlenmäßige Vermehrung und Schwellung Kupfferscher Sternzellen einhergehen kann. In 10–15% der Fälle findet sich eine Cholestase.
Bei verschiedenen der hierzulande häufigen Virusinfektionen, insbesondere bei *Röteln* (*Rubeolen,* S. 1817), gehören leichtere hepatitische Veränderungen zu den üblichen Befunden, wenn auch klinisch Störungen der Leberfunktionen selten in den Vordergrund treten.

Das vor allem in Tropengebieten Afrikas und Südamerikas beheimatete und durch ein von Stechmücken übertragenes *Arbovirus der B-Gruppe* ausgelöste *Gelbfieber* (S. 1841) zeichnet sich durch ziemlich ausgedehnte Leberparenchymnekrosen in der Intermediärzone, das Auftreten intranukleärer *»Torres-Körperchen«* und eine geringfügige zellige Infiltration aus. Ein Hepatozytenuntergang ohne bedeutende entzündliche Reaktion findet sich z. B. auch beim *Rift-Tal-Fieber* in Kenya und bei der als Laboratoriumsinfektion aufgetretenen *Marburg-Virus-Hepatitis,* die durch ein von Meerkatzen übertragenes RNA-Virus verursacht wurde.

Bei *Feten, Neugeborenen und Säuglingen* reagiert die Leber auf Virusinfekte und andersartige Noxen in weit stärkerem Maß als beim Erwachsenen mit der Bildung von Riesenzellen, in Form einer sog. *Riesenzellhepatitis,* bei der einesteils tubuläre, »geordnete«, anderenteils »ungeordnete« Riesenzellen in großer Zahl auftreten, wahrscheinlich überwiegend, wenn nicht ausschließlich, infolge Verschmelzens der Zellmembranen.
Die *Zytomegalie* (S. 1827) geht u. U. mit erheblichen multifokalen Verfettungen und Nekrosen der Leber einher. Auch sie findet sich in erster Linie bei Neugeborenen und Säuglingen und kann hier – wie bei anderen Formen von fetaler Schädigung des Organs – über eine Hypoplasie der kleinen Gallengänge und ausgedehnte Fibrosierung zu schweren Veränderungen des Leberbildes und Cholestase führen. Die Affektion nimmt in diesem Alter oft einen tödlichen Verlauf. Bei Erwachsenen ist sie selten anzutreffen, am ehesten im Anschluß an immunosuppressive Behandlung. Das letztere gilt auch für einen Befall der Leber durch *Herpes simplex-Virus.*
Einige Grundmechanismen beim Zustandekommen von Virushepatitiden bzw. chronischen Hepatitiden finden sich in Abb. 132 dargestellt.

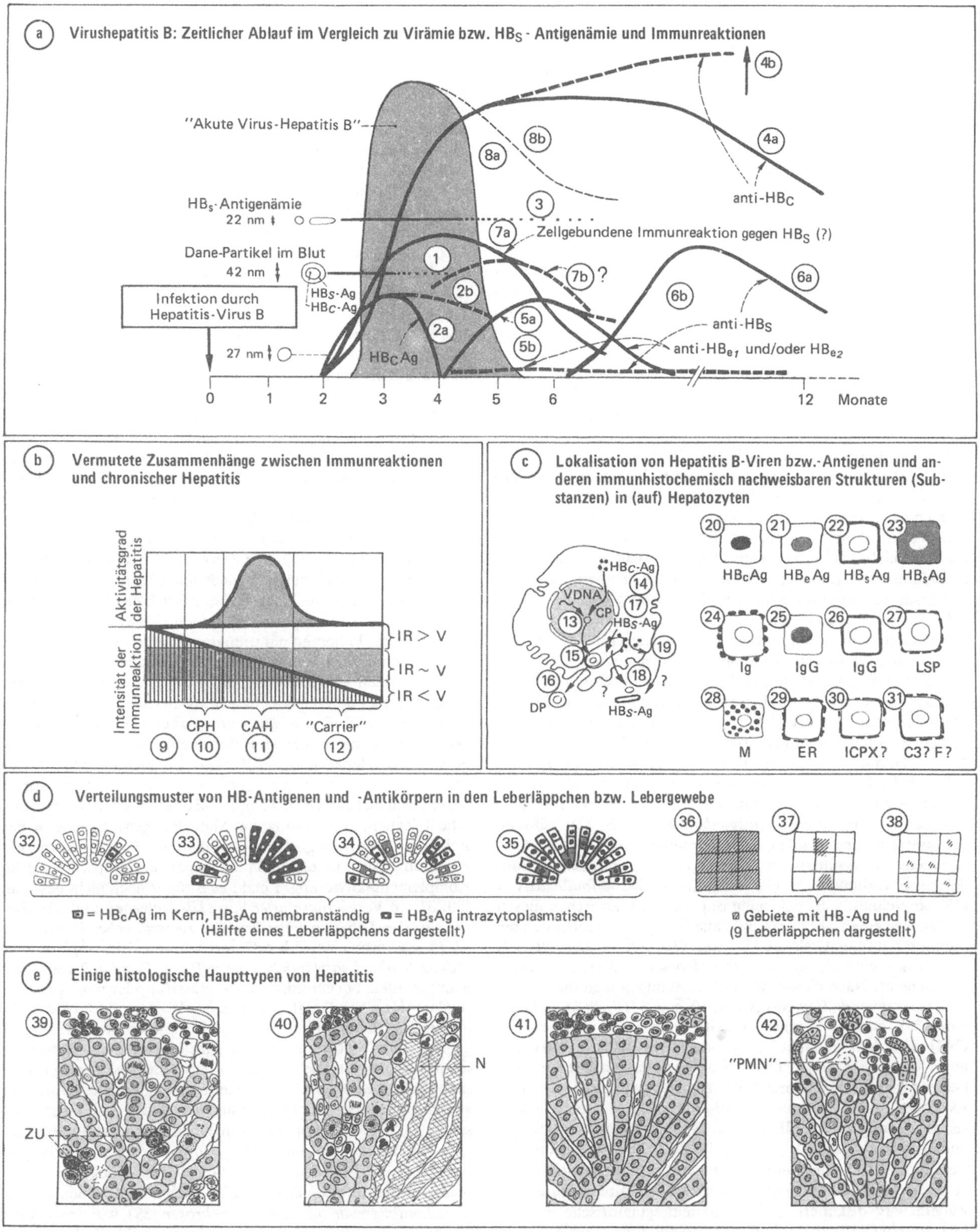

Abb. 132a–e. *Hepatitiden, mit besonderer Betonung der Virushepatitis B.* **a** *Virushepatitis B: zeitlicher Verlauf im Vergleich zu Virämie bzw. HB_s-Antigenämie und Immunreaktionen.* Dieses Diagramm stellt grau getönt den Schweregrad der Hepatitis und mit durchgezogenen Linien das Ausmaß von Virämie und HB-Antigenämie sowie die Titer von Serumantikörpern und die Intensität zellgebundener Immunreaktionen in vitro dar, die gegen verschiedene Antigene des Hepatitis B-Virus gerichtet sind. Die Ordinate gibt ein halbquantitatives Maß für diese Parameter. Getüpfelte Linien bedeuten ein Fortbestehen oder Verschwinden, gestrichelte Linien zeigen Veränderungen im Sinn der chronischen Hepatitis an. In *unkomplizierten Fällen von akuter Virushepatitis B* verschwinden die Dane-Partikel noch während der Krankheitsphase aus dem Blut (1), offenbar im Zusammenhang

Abb. 132 a–e (Fortsetzung)
mit dem Auftreten antiviraler Antikörper, im besonderen anti-HB_c (4a), möglicherweise auch aufgrund weiterer Mechanismen. Dementsprechend läßt sich bald kein HB_c-Antigen mehr nachweisen (2a). Die Bedeutung der zellgebundenen Immunreaktion in dieser Phase der Krankheit ist schwer abzuschätzen (7a). Die HB_s-Antigenämie verliert sich in der Regel kurze Zeit nach Abklingen der hepatitischen Symptome (3, 8a), es sei denn, es bestünde eine relative Schwäche der Immunabwehr (8b, s. **b** u. **d**). Der anti-HB_e-Titer erreicht meistens erst etwa einen Monat nach klinischer Heilung ein Maximum (5a). HB_e-Antigen (Ag) läßt sich aber in der Mehrzahl der Fälle schon einige Wochen vorher nicht mehr nachweisen. Dies ist insofern von Bedeutung, als erfahrungsgemäß nach Verschwinden dieses Antigens (DNA-Polymerase?) auch keine Infektiosität mehr besteht. Anti-HB_s erscheint in den meisten Fällen erst nach Ablauf der Erkrankung (6a) und dürfte daher im Rahmen der akuten Hepatitis keine nennenswerte protektive oder pathogene Rolle spielen. Zu den typischen Befunden bei *HB_s-Ag-positiven chronischen persistierenden oder aktiven Hepatitiden* gehören u. a. sehr hohe Titer von anti-HB_c (4b) sowie das Fehlen humoraler Immunreaktionen gegenüber HB_eAg (5b) und HB_sAg (6b). In solchen Fällen deutet ein Anstieg des Titers von anti-HB_s-Ag in der Regel auf eine Doppelinfektion durch einen anderen Subtyp hin. *Lebergesunde HB_sAg-Träger* zeigen fast immer einen – wenn auch unterschiedlichen – Titer von anti-HB_c(4a)- und anti-HB_e(5a)-Antikörpern, während man HB_eAg und Dane-Partikel meistens nicht nachweisen kann. Klinisch wichtig ist die Unterscheidung von »gesunden« HB_s-positiven Individuen ohne und mit Dane-Partikeln im Blut, weil die letzteren eine besondere Infektionsgefahr darstellen. Dane-Partikel findet man nicht nur bei Patienten unter immunsuppressiver Therapie; sie können auch spontan auftreten. **b** *Vermutete Zusammenhänge zwischen Immunreaktionen und chronischer Hepatitis.* Vieles spricht dafür, daß Immunreaktionen beim Zustandekommen einer chronischen Hepatitis B einen wichtigen pathogenetischen Faktor darstellen. Das unter **b** aufgeführte Diagramm gibt – stark vereinfacht – heutige Vorstellungen zu dieser Frage wieder: Danach soll es bei sehr kräftigen Immunreaktionen im Anschluß an die Infektion zu einer Elimination der Viren und ihrer Antigene kommen (9, sog. *Eliminationstyp der Hepatitis B,* 32), während bei weitgehendem Fehlen einer Immunantwort oft ein »Carrier«-Zustand resultiert, der nicht mit erheblichen Leberveränderungen verbunden ist (12, auch als *»HB_c-Prädominanztyp«* (35) bezeichnet; z. B. bei Immunsuppression). Zwischen diesen beiden Extremen gibt es offenbar alle Übergänge, wobei sich bei »mittlerer Immunitätslage« (11, sog. *HB_{c+s}-Äquivalenztyp,* 34) am ehesten eine *chronische aktive Hepatitis* (CAH) zu entwickeln scheint. Nach diesen Modellvorstellungen läge die *chronische persistierende Hepatitis* (CPH, 10, sog. *»HB_s-Prädominanztyp«,* 33), was die Immunreaktivität anbelangt, zwischen der CAH und dem Eliminationstyp oder allenfalls der CAH und dem »Carrier«-Zustand. Die in Klammern aufgeführten Namen beziehen sich auf das immunfluoreszenzmikroskopische Bild (d). Es scheint, daß die Neigung zu HB_s-Antigenämie in einer gewissen Beziehung zu den HLA-Locus B-Spezifitäten steht (Bw 41 und B 15: »gesunde« HB_s-Träger; B 18: CAH): Möglicherweise weisen diese Individuen aufgrund genetischer Gegebenheiten eine gestörte Immunreaktivität gegenüber Hepatitis B-Virus auf. Zudem wird diskutiert, daß das immunregulatorische Plasma-Lipoprotein (RIF), das z. B. die Rosettenbildung durch T-Zellen zu hemmen vermag, bei Patienten mit Leberschäden besonderer Art vermehrt anfallen könnte. **c** *Lokalisation von Hepatitis B-Viren bzw. -Antigenen und anderen immunhistochemisch nachweisbaren Strukturen (Substanzen) in (auf) Hepatozyten.* Es wird vermutet, daß HB_cAg an zytoplasmatischen Ribosomen gebildet wird (14), von dort durch Kernporen in den Kern übertritt und sich mit der viralen DNA (VDNA) zum »core«-Partikel (CP) vereinigt (13). Dieser gelangt u. U. ins Zytoplasma und kann im endoplasmatischen Retikulum eine Umhüllung durch HB_sAg erfahren (15), das ebenfalls an Ribosomen entsteht (17) und offenbar z. T. in die Zellmembran eingebaut (19) und/oder nach außen abgegeben wird (18). HB-Antigene werden auch bei Leberzelluntergang freigesetzt. In den Skizzen 20–31 ist die Lokalisation von Antigenen, Immunglobulinen und anderen Substanzen in oder auf Hepatozyten dargestellt, wie man sie z. B. immunfluoreszenzmikroskopisch erkennen kann. *HB_cAg* (20) und *HB_eAg* (21) finden sich vorwiegend im Kern, ersteres manchmal auch frei im Gewebe. *Membranständiges HB_sAg* (22) korreliert in der Regel mit der Expression von HB_cAg und hat – im Gegensatz zum *intrazytoplasmatischen HB_sAg* (23) – erhebliche prognostische Bedeutung (s. u.). *Granuläre Immunglobulin(Ig)-Ablagerungen an der Hepatozytenoberfläche* (24) finden sich bei HB_sAg-positiver chronischer persistierender oder aktiver Hepatitis häufig. Ihre Bedeutung ist noch nicht befriedigend geklärt (Komplexe?, Antigen?). *Kernständiges IgG* (25) beobachtet man ebenfalls bei chronischer Hepatitis B. Es ist nicht mit dem Vorhandensein antinukleärer Antikörper zu verwechseln, die sich bei nicht durch Viren induzierten chronischen aktiven Hepatitiden öfters finden. *Membranständiges, lineär abgelagertes IgG* (26) deutet in der Regel auf eine *Autoimmun-Hepatitis* hin, die sich erfahrungsgemäß durch Immunsuppression besser beeinflussen läßt als die chronische aktive Hepatitis B. Die Spezifität richtet sich vor allem gegen das speziesunabhängige, organspezifische sog. *Lebermembranantigen* (LMA) und hat mit HB-Antigenen offenbar nichts zu tun. *Leberspezifisches Protein* (LSP, 27) spielt wahrscheinlich bei verschiedenen Lebererkrankungen als Zielantigen eine wesentliche Rolle. *Mitochondrien* als Zielantigene von Autoantikörpern (28) finden sich typischerweise bei über 90% der Patienten mit primärer biliärer Zirrhose, ferner in 20–30% der Fälle von chronischer Autoimmunhepatitis. Leberzellen besitzen überdies *Rezeptoren für bakterielles Endotoxin* (ER, 29), über deren mögliche pathogenetische Bedeutung man noch wenig weiß. Die *schädigende Wirkung von Immunreaktionen auf das Lebergewebe* im Rahmen chronischer aktiver Virushepatitiden (Hepatitis B, möglicherweise auch Hepatitis A, ferner – recht oft – mehrere Typen von »non-A-non-Hepatitis«) beruht wahrscheinlich z. T. auf T-Zellenfunktionen (zytotoxische T-Zellen, Aktivierung von Makrophagen) und sog. Killer-Zellen (S. 1074), möglicherweise auch auf einer antikörpervermittelten Zytotoxizität und/oder einer antikörperinduzierten Komplementaktivierung. Letzteres ist aber noch nicht bewiesen (30, 31). **d** *Verteilungsmuster von HB-Antigenen und -Antikörpern in den Leberläppchen bzw. im Lebergewebe.* Die Skizzen 32–35 sind schon unter **b** erläutert worden. Eine *diffuse, d. h. praktisch alle Leberläppchen betreffende Positivität* (36) stellt man vor allem bei chronischer – aggressiver oder u. U. persistierender – Hepatitis B fest, während *herdförmige Positivitäten* (37) oft bei Individuen ohne nennenswerte krankhafte Veränderungen zu sehen sind. Sog. *solitäre Positivitäten* (38) gehören am ehesten in den Rahmen akuter Leberzellnekrosen. **e** *Einige histologische Haupttypen von Hepatitis.* Die zahlreichen Varianten akuter und chronischer Hepatitiden lassen sich nach einem Vorschlag der WHO, der in erster Linie die Interpretation gewöhnlicher Schnittpräparate bioptisch gewonnener Lebergewebszylinder zum Ziel hat, in folgende große Gruppen einordnen: 1) *Lobuläre Hepatitis* (»lobulär« = Befall auch des Läppcheninneren) *ohne konfluierende oder Brückennekrosen* (39), wie sie vor allem bei der *akuten Virushepatitis,* die dann meist abheilt, beobachtet wird. 2) *Lobuläre Hepatitis mit konfluierenden oder Brückennekrosen* (40), die man in erster Linie im Rahmen einer *fulminanten Virushepatitis,* die in einer *akuten gelben Leberdystrophie* oder einer *subakuten roten Leberdystrophie* enden kann, sowie z. B. bei *schweren Formen von chronischer aktiver Hepatitis* mit Neigung zum Übergang in Leberzirrhose zu Gesicht bekommt. »Bridging«-Nekrosen, die einen bandförmigen »Faserkollaps« zurücklassen, sind dann oft mit einer ernsten Prognose verbun-

Chronische aktive (»aggressive«) Hepatitis

Die *chronische aktive (progrediente, »aggressive«) Hepatitis,* deren Existenz und Bedeutung lange umstritten waren, wird vor allem aufgrund einmaliger oder – besser – wiederholter histologischer Befunde an bioptisch gewonnenem Lebergewebe diagnostiziert. Das Leiden findet sich in allen Altersklassen, tritt jedoch etwas gehäuft bei jüngeren Frauen und bei beiden Geschlechtern im höheren Alter auf. In ungefähr ⅔ der Fälle ist der Beginn schleichend, über Wochen und Monate sich hinziehend, oder die Krankheit wird überhaupt erst zufällig entdeckt. Nur bei etwa einem Drittel der Patienten läßt sich eine der akuten Virushepatitis entsprechende Initialphase nachweisen.

Ätiologie und **Pathogenese** der chronischen aktiven Hepatitis (vgl. dazu Abb. 132): Als *auslösendes Agens* steht nach dem bisher Bekannten das *Hepatitis B-Virus* (s. o.) im Vordergrund. Aber auch Leberschädigungen anderer Art scheinen in eine chronische aktive Hepatitis ausmünden zu können, z. B. weitere virale Infektionen und medikamentös bedingte Läsionen. An der über lange Zeit fortbestehenden und mit einer mehr oder weniger andauernden Parenchymschädigung verbundenen Entzündung scheinen *Immunreaktionen* führend beteiligt zu sein, z. T. wahrscheinlich im Sinn einer *»Autoimmunisierung«* (vgl. dazu S. 1137). Dafür sprechen u. a. die im Bereich des fortschreitenden Parenchymuntergangs vorhandenen lympho-histiozytären und plasmazellulären Infiltrate, die Anwesenheit zirkulierender Antikörper, die z. B. gegen glatte Muskulatur und/oder Mitochondrien gerichtet sind, und die nicht seltene Kombination von chronischer aktiver Hepatitis mit anderen »Autoimmunkrankheiten«, wie lymphozytärer Thyreoiditis, Coombs-positiver hämolytischer Anämie, subakuter oder chronischer Glomerulonephritis und Sjögren-Syndrom. Eine Stütze findet die Annahme immunopathologischer Prozesse als wesentlicher Faktoren beim Unterhalt einer chronischen aktiven Hepatitis zudem in der Erfahrung, daß immunosuppressive Maßnahmen, wie die Verabreichung von Kortikosteroiden, öfters einen günstigen Effekt haben. Schließlich scheinen Träger der Histokompatibilitätsantigene HL-A1 und HL-A8 (S. 1229), die nicht selten Störungen der Immunregulation aufweisen (S. 871), signifikant häufiger als die Kontrollpopulation an chronischer aktiver Hepatitis zu erkranken. Die Natur der immunologischen Störung ist im einzelnen noch nicht geklärt, indessen scheinen sowohl das T- wie das B-Lymphozytensystem eingeschaltet zu sein. T-Lymphozyten solcher Patienten zeigen in vitro z. T. eine hepatozytotoxische Wirkung. Diese Frage bedarf einer weiteren Prüfung. Überdies wurde festgestellt, daß die blastische Transformation von T-Lymphozyten als Antwort auf eine Stimulation durch HB_sAg in vitro bei Patienten mit chronischer aktiver Hepatitis im Vergleich zu solchen, die sich von einer Hepatitis B erholt haben, oft vermindert erscheint. Ob »Autoimmun-Antikörper«, z. B. über den Weg einer Komplementaktivierung, an der Schädigung des Leberparenchyms beteiligt sind, gilt noch als ungewiß. Es wurde schon erwähnt, daß der sog. *HB_{c+s}-Äquivalenztyp* (d. h. Hepatozyten mit HB_c im Kern und solche mit membranständigem HB_s in vergleichbarer Zahl vorhanden) der Hepatitis B zu Chronizität neigt, so daß sich vermuten ließe, gewebefixierte Immunkomplexe im Leberbereich seien wesentlich mitbeteiligt. Zirkulierende Immunkomplexe scheinen für allfällige extrahepatische Manifestationen der chronischen Hepatitis B, wie Arthritiden, Hautausschläge, Keratokonjunktivitis, Xerostomie, Pleuritis, glomeruläre Läsionen (S. 772) u. a., verantwortlich oder mitverantwortlich zu sein.

Folgen und **Komplikationen** der chronischen aktiven Hepatitis: Der Verlauf dieses Leidens ist unterschiedlich. Vielfach, insbesondere bei andauernder Produktion von HB_s (d. h. positivem HB_sAg-Nachweis im Serum) können Jahre vergehen, bevor sich die Krankheit klinisch bemerkbar macht. In anderen Fällen beobachtet man eine zunehmende Verschlechterung mit Übergang in *Leberzirrhose,* z. T. vom sog. postnekro-

Abb. 132 a–e (Fortsetzung)

den, wenn sie vom Portalfeld zur Zentralvene ziehen. 3) *Portale Hepatitis* (41), die sich – im Gegensatz zur lobulären – weitgehend auf die portalen Felder beschränkt und das Läppcheninnere verschont. Solche Befunde sind bei *chronischer persistierender Hepatitis* immer zu erheben. Man begegnet diesem Bild aber öfters auch bei *nicht ganz abgeklungenen (»unresolved«) Virushepatitiden, Hepatitiden im Zusammenhang mit chronischen Kolitiden, medikamentös induzierten Hepatitiden* (oft mit vermehrt Eosinophilen!) und *extrahepatischen Erkrankungen* verschiedener Art. 4) *Periportale Hepatitis* (42), die vor allem die peripheren Anteile der Leberläppchen unter Aufbruch der Grenzplatten in Mitleidenschaft zieht und als regelmäßiger Befund bei *milden bis mittelschweren Formen von viral bedingter chronischer aktiver Hepatitis* gilt. Man spricht hier oft von »piece-meal necrosis«, obschon nekrotische Zellen, die nur kurze Zeit erkennbar bleiben, oft nicht nachzuweisen sind. Man kennt diese Veränderung jedoch auch bei anderen Leiden (z. B. chronische Kolitis, chronische Autoimmunhepatitis u. a. m.). Die Frage nach dem allfälligen *Übergang einer akuten in eine aktive chronische Hepatitis* stellt sich in der Praxis erst nach Ablauf von ungefähr *6 Monaten.* (Weitere Angaben zu den Hepatitiden finden sich im Text und in Tabelle 49, S. 721 und 50, S. 724).

ZU = herdförmiger Zelluntergang im Lebergewebe mit Ansammlung vor allem von Makrophagen, die oft Hämosiderin und von Hepatozyten stammendes Lipofuszin enthalten. N = Nekrose (u. U. konfluierend oder Brückennekrose). PMN = sog. »Piece meal«-Nekrose an der Läppchenperipherie

tischen Typ (S. 727). Unbehandelte Patienten mit Zeichen einer deutlichen Progredienz des Leidens sterben oft innerhalb weniger Jahre nach Beginn der Symptome, wobei die Mortalität 50–75% erreichen kann. Besonders betroffen sind jüngere Frauen. Eine etwas abweichende Verlaufsform findet sich bei der sog. *»chronisch-aktiven (progredienten) Hepatitis mit nekrotischen Schüben«*, bei der die Chronizität des Prozesses von mehr oder weniger akuten Schüben unterbrochen wird. Abgesehen von diesen ungünstigen Entwicklungstypen kann die chronische aktive Hepatitis aber auch spontan oder unter Behandlung zu einem Stillstand kommen, d. h. klinisch *ausheilen*, bzw. in eine *chronische persistierende Hepatitis* übergehen.

Morphologisch mehr oder weniger kennzeichnend ist das *fingerförmige Übergreifen der dichten lympho-histiozytären und plasmazellulären Infiltrate im Periportalbereich auf die peripheren Zonen des Leberparenchyms,* das Zeichen von Zelluntergang *(»piecemeal necrosis«)* aufweist, einen Unterbruch der epithelialen Grenzlamelle zu erkennen gibt und von zungenförmigen *Bindegewebszügen* unterbrochen erscheint, die von den Glisson'schen Scheiden in die Läppchenperipherie hineinführen. Auf diese Weise kommt es zur *Abschnürung von Parenchyminseln* mit umgebenden kleinen Gallengängen. Als Ausdruck der *Regeneration von Hepatozyten* bilden sich – vor allem in Gebieten mit geringerer entzündlicher Veränderung – rosettenartige und dick-trabekuläre Herde von Leberzellen sowie u. U. sog. Pseudolobuli. Dazu können sich hepatozelluläre Veränderungen, ähnlich denen bei akuter oder subakuter Hepatitis, gesellen, insbesondere vereinzelte Councilman-Körper, Zellballonierung und sog. Brückenläsionen (s. o.). In Fällen, bei denen sich Hepatitis B-Virus bzw. dessen Antigene nachweisen lassen, begegnet man verstreuten sog. *Milchglas-Hepatozyten,* die man z. B. durch Chromotrop-Anilinblau oder mit Hilfe der Orceinfärbung nach Shikata darstellen kann, und die immunofluoreszenzoptisch im Zytoplasma HB_sAg erkennen lassen sowie elektronenoptisch intrazisternal u. a. filamentöses Material aufweisen. Wie schon erwähnt wurde, sind jedoch für die Beurteilung der relativen Zahl von HB_s-positiven – im Vergleich zu HB_c-positiven – Hepatozyten vor allem diejenigen mit membranständigem HB_s maßgebend, d. h. prognostisch wichtig. Kerne mit HB_cAg erkennt man lichtmikroskopisch nicht selten aufgrund ihrer verwaschenen Struktur und dem randständigen Chromatin- und Nukleolenmaterial *(»sanded nuclei«).*

Beispiele:

- Fälle von chronischer aktiver Hepatitis liefen früher z. T. unter besonderen Bezeichnungen, wie *»lupoide« (plasmazelluläre) Hepatitis* bei besonders dichter plasmazellulärer Infiltration in unmittelbarer Nachbarschaft der peripheren Parenchymanteile und Vorhandensein antinukleärer Antikörper, ferner *»Hepatitis junger Frauen«,* wegen der erhöhten Inzidenz des Leidens beim weiblichen Geschlecht im mittleren Erwachsenenalter, oder *»juvenile Zirrhose«,* wenn sich schon bei Jüngeren ein Umbau der Leberstruktur ergeben hatte.
- Wenn auch als *auslösendes Agens* bei der chronischen aktiven Hepatitis das *Hepatitis B-Virus* im Vordergrund steht, sind *andere Virusinfektionen* keineswegs ausgeschlossen. Beispielsweise wurde bei immunosuppressiv behandelten Patienten mit transplantierten Nieren wiederholt eine Zytomegalie im Zusammenhang mit einer chronischen aktiven Hepatitis festgestellt.
- Verschiedene *Medikamente,* wie Oxyphenisatin-haltige Laxantien, Isoniazid, α-Methyl-Dopa u. a., wurden bei verschiedenen Fällen von chronischer aktiver Hepatitis als auslösende Agentien in Betracht gezogen.

Chronische persistierende Hepatitis

Diese Form der chronischen Hepatitis, die sich klinisch u. U. ähnlich äußern kann wie die aktive, progrediente Variante, unterscheidet sich von der letzteren dadurch, daß sie häufiger (in etwa 70% der Fälle) mit einer klinisch manifesten akuten Hepatitis beginnt, selten mit rekurrierenden akuten Episoden einhergeht, üblicherweise nicht mit extrahepatischen Veränderungen (s. o.) verbunden ist und nur ausnahmsweise – wenn überhaupt – in eine Leberzirrhose überleitet. Die Prognose ist demnach im allgemeinen günstig zu stellen.

Ätiologie und **Pathogenese:** Als auslösende Agentien kommen im wesentlichen dieselben in Frage, die eine chronische aktive Hepatitis herbeiführen können, insbesondere das Hepatitis B-Virus. Im Gegensatz zur progredienten Spielart findet sich aber oft ein sog. HB_s-Prädominanztyp, seltener ein HB_c-Prädominanztyp (s. o.), und Zeichen einer immunologisch bedingten, fortschreitenden Parenchymzerstörung fehlen weitgehend (vgl. dazu Abb. 132).

Morphologisch erscheinen die Glisson'schen Dreiecke wohl aufgetrieben und durch lympho-histiozytäre, z. T. auch plasmazelluläre Infiltrate durchsetzt, hie und da verbunden mit der Entstehung von Lymphfollikeln; die Infiltrate dringen aber kaum ins Leberparenchym ein, so daß die *epitheliale Grenzlamelle,* im Gegensatz zur chronischen aktiven Hepatitis, *größtenteils intakt* bleibt. Dementsprechend beschränkt sich die mit der Zeit leicht zunehmende Fibrose auf die periportalen Felder, die in Spätstadien oft etwas faserig verdickt und verlängert sind. Innerhalb der Leberläppchen begegnet man da und dort einem Untergang von Hepatozyten mit zugehöriger Ansammlung von Histiozyten bzw. herdförmiger Vermehrung von Kupfferschen Sternzellen, doch halten sich derartige Vorgänge in bescheidenem Rahmen. Dasselbe gilt für Zeichen von Parenchymregeneration, etwa in Form von pflastersteinartigen Hepatozytengruppen. Gewißheit über die »Persistenz«, d. h. fehlende Progression dieser Veränderungen gewinnt man allerdings erst bei wiederholtem bioptischem Nachweis eines nicht oder wenig veränderten histologischen Bildes.
Immunsuppressiv behandelte Fälle von chronischer aktiver Hepatitis zeigen in der Regel Leberveränderungen, die denen bei chronischer persistierender Hepati-

tis zum Verwechseln ähnlich sein können. Allerdings besteht bei den ersteren oft ein HB_c-Prädominanztyp mit zahlreichen »sanded nuclei«. Entsprechendes gilt für die sog. *»unresolved hepatitis« bei Säuglingen,* die offenbar durch vertikale Transmission des Virus ausgelöst wird.

Sog. unspezifisch-reaktive chronische Hepatitis
Hinter dieser leichten Form von Leberentzündung, die geringfügige und oft nur herdweise zellige Infiltrate zu erkennen gibt, steht in einem Teil der Fälle – neben vielen anderen möglichen Ursachen (s. u.) – ebenfalls eine chronische Hepatitis B. Man findet in dieser Gruppe sowohl HB_c-Prädominanzformen mit zahlreichen »sanded nuclei« als auch HB_s-Prädominanzformen mit vielen »Milchglas-Hepatozyten«, letztere z. B. bei klinisch gesunden Trägern von Hepatitis B-Virus. Hier können entzündliche Infiltrate fast gänzlich fehlen, und lediglich der immunofluoreszenzoptische Nachweis von HB_s und/oder die Anfärbung des Zytoplasmas zahlreicher Hepatozyten mit Orcein nach Shikata bzw. der Milchglasaspekt des Zytoplasmas bei Chromotrop-Anilinblau-Färbung liefern den Hinweis auf die Natur der Veränderung.

108.16. Chemisch-toxisch und medikamentös bedingte exogene Hepatosen
(ausgenommen alkoholische Leberschäden)

Definitionen: Als *exogene Hepatose* bezeichnen wir einen von unbelebten exogenen Agentien – in der Regel chemischen Substanzen – herbeigeführten Leberparenchymschaden, gleichgültig, ob andere Faktoren, wie etwa immunologische Reaktionen, im Spiel sind oder nicht. Bei *exogen-toxischen Hepatosen,* die in diese Gruppe von Krankheiten gehören, haben wir es mit primär nicht entzündlichen toxischen Effekten auf die Hepatozyten zu tun. Virusbedingte Veränderungen des Leberparenchyms werden, obschon auch sie »exogen« entstehen, im allgemeinen nicht zu den Hepatosen gezählt, sondern als Virushepatitiden bezeichnet (s. o.). Bei Substanzen, die die Leberzellen schädigen können, unterscheidet man zwischen *obligat (»direkt«) hepatotoxischen Stoffen* einerseits und solchen, die nur *fakultativ (»indirekt«) hepatotoxisch* wirken, andererseits. Die Gründe für die fakultative Hepatotoxizität liegen offenbar in einer individuellen bzw. familiären Empfindlichkeit (»Idiosynkrasie«), die u. a. auf sonst kaum manifesten, meist genetisch bedingten Stoffwechselanomalien oder einer Neigung zu atypischen Immunreaktionen beruht.
Da eine Vielzahl solcher Leberveränderungen mit mehr oder weniger ausgeprägten entzündlichen Prozessen einhergeht, spricht man im angelsächsischen Sprachbereich in diesen Fällen auch von *»toxischer oder medikamentös bedingter (»drug-induced«) Hepatitis«.* Im deutschen Schrifttum wird allgemein die Bezeichnung *»(nekrotisierende) Drogen-Hepatose«* vorgezogen. Akute Massennekrosen des Leberparenchyms, gleichgültig, welcher Genese, tragen den Namen einer *»Leberdystrophie«.* Wegen der schmutzig-gelben Farbe des nekrotischen und oft verfetteten Gewebes bei der *(per)akuten Leberdystrophie,* wird diese auch als *»gelbe« Leberdystrophie* bezeichnet. Erstreckt sich der Parenchymuntergang über einige Zeit, so daß die zugrunde gegangenen Hepatozyten aufgelöst und resorbiert werden können, nimmt das Volumen des Organs sehr stark ab, und neben den weiten, blutgefüllten Sinusoiden finden sich nur noch da und dort spärliche Reste von Lebergewebe, meistens im peripheren Bereich der Läppchen. Hier sprechen wir von der *»subakuten roten Leberdystrophie«.* Von der gelben zur roten Leberdystrophie gibt es alle Übergänge.

Pathogenetisch hängt der Schweregrad einer exogenen Hepatose u. a. von der *Toxizität* des betreffenden Agens, seiner *Dosis,* der *Dauer seiner Einwirkung,* der *Lokalisation* und *Wirksamkeit* der für den Metabolismus der betreffenden Substanz wichtigen *Enzyme* innerhalb der Leberläppchen und der *Empfindlichkeit des Individuums* ab. In *metabolischer Hinsicht* sind Zell- und Gewebeschädigungen zu erwarten, sobald die in der Leber stattfindende Entgiftung mit der pro Zeiteinheit anfallenden Menge der betreffenden Substanz nicht Schritt zu halten vermag. Eine solche Situation kann – abgesehen von hohen Dosen des toxischen Agens – beispielsweise entstehen, wenn es infolge eines teilweisen oder weitgehenden *Enzymdefekts* zu einer *Anhäufung dieses Materials* in den Zellen kommt, oder wenn an sich harmlose Stoffe *durch metabolische Veränderungen zu toxischen Substanzen umgewandelt* werden. *Obligat hepatotoxische Stoffe* (z. B. Tetrachlorkohlenstoff) zeichnen sich dementsprechend durch eine für die Gesamtpopulation gültige, mehr oder weniger voraussagbare und dosisabhängige Wirkung, eine relativ kurze Latenzperiode und das Fehlen immunologisch bedingter Begleiterscheinungen aus. *Fakultativ hepatotoxische Agentien* haben demgegenüber nur bei darauf empfindlichen Individuen einen schädlichen Effekt. Hat die Idiosynkrasie ihren Grund in einem metabolischen Defekt, ist die Latenzzeit meistens ebenfalls kurz. Beruht sie dagegen auf immunologischen Reaktionen, bedarf es nach der ersten Exposition einer gewissen Zeit, bis der Schaden zum Ausdruck kommt (vgl. dazu S. 1080), und das histologische Bild zeigt entzündliche Infiltrate, ähnlich wie bei Virushepatitiden.
Hepatotoxische Substanzen, die peroral, durch Inhalation oder durch parenterale Verabreichung in den Körper gelangen, sind in der Regel *systemische Gifte,* die durch *Umwandlung in der Leber zu toxischen Me-*

taboliten dieses Organ in besonderem Maß in Mitleidenschaft ziehen können. Dasselbe gilt, mutatis mutandis, für die Anhäufung toxischen Materials in den Hepatozyten infolge Enzymdefekts. Bei immunologisch vermittelten Leberschädigungen durch Medikamente liegt der Grund für die besondere Lokalisation der Gewebeschäden vermutlich auch in einer relativ hohen Konzentration des z. B. als Hapten wirkenden Materials in diesem Organ. Allerdings ist es in solchen Fällen bisher kaum gelungen, klassische immunologische Überempfindlichkeitsreaktionen im Sinn des Nachweises zirkulierender oder in der Leber fixierter spezifischer Antikörper oder einer haptenspezifischen zellgebundenen Immunreaktion aufzudecken (vgl. dazu S. 1095).

Daß gewisse hepatotoxische Substanzen, wie Oxyphenisatin, α-Methyldopa und Isoniazid, mit der Entwicklung einer *chronischen aktiven Hepatitis* oder – wie im Fall von Halothan – einer *Leberzirrhose* (s. u.) in Beziehung gebracht wurden, ist schon erwähnt worden (S. 718).

Morphologisch lassen sich gewisse Typen von Leberschädigung mit mehr oder weniger Wahrscheinlichkeit dem einen oder anderen Hepatotoxin zuordnen (vgl. dazu S. 74 und Tabelle 49). Eine *zentrilobuläre zonale Nekrose* wird beispielsweise bei akuter Vergiftung durch Tetrachlorkohlenstoff oder Trichloräthylen beobachtet, während gelber Phosphor vor allem *Läsionen im Periportalbereich* verursacht. Toxine der Pilze Amanita phalloides und Galerina erzeugen oft eine *massive hepatische Nekrose.* Eine *Fettleber* kann sich nach intravenöser Verabreichung von Tetrazyklin in Dosen von mehr als 1,5 g pro Tag entwickeln. Zeichen von *Cholestase und entzündlicher Reaktion* in den Glissonschen Scheiden gelten als ziemlich typisch für eine Reihe medikamentöser Schäden, etwa durch Chlorpromazin. *Cholestase ohne entzündliche Begleitinfiltrate* finden sich u. a. bei Frauen, die orale Kontrazeptiva eingenommen hatten. *Veränderungen, ähnlich denen bei Virushepatitis,* jedoch ohne Vorhandensein von Virusantigenen, wurden bei Patienten gefunden, die Isoniazid erhalten hatten oder wiederholt einer Halothan-Narkose unterzogen worden waren. Ein *der primären biliären Zirrhose* (S. 732) *gleichendes Syndrom* kann nach Behandlung mit Medikamenten, wie Chlorpromazin, Methyltestosteron oder Tolbutamid, zustande kommen.

Viele Medikamente, die dauernd oder mindestens über längere Zeit eingenommen werden, wie Barbiturate und verschiedene Analgetika, induzieren eine *Vermehrung des glatten endoplasmatischen Retikulums in den Hepatozyten,* die sich lichtmikroskopisch aufgrund einer Volumenzunahme feingranulärer Zytoplasmaanteile von mäßiger Eosinophilie vermuten läßt. Werden die Medikamente abgesetzt, bildet sich die Veränderung weitgehend zurück, z. T. unter Bildung tropfenartiger Strukturen. Entsprechende Umwandlungen finden sich nach Einwirkung vieler weiterer Chemikalien, z. B. von DDT und karzinogenen Kohlenwasserstoffen. Eine verstärkte *Lipofuszinose* der Leberzellen ist u. a. bei Analgetikaabusus bekannt.

Die exogenen Hepatosen i. e. S. sind von Leberschäden abzugrenzen, die primär nicht die Hepatozyten betreffen (z. B. Thorotrastleber (S. 1474) oder Schäden infolge industrieller Exposition gegenüber Vinylchlorid).

Tabelle 49. Beispiele hepatotoxischer Substanzen und der Art der durch sie hervorgerufenen Schädigung

Art der Leberschädigung (vermutet oder erwiesen)	*Hervorgerufen durch* (Klammer: Häufigkeit des Auftretens von Leberschäden, soweit bekannt)
Bilirubintransportstörung mit »unkonjugierter« Hyperbilirubinämie	Novobiozin (1%)
Bilirubinausscheidungsstörung ohne Cholestase, mit »konjugierter« Hyperbilirubinämie	Rifampizin (1–5%)
Bilirubinausscheidungsstörung mit Cholestase und »konjugierter« Hyperbilirubinämie	Methyltestosteron und andere anabole Steroide, Ethionamid (5–10%), Methimazol, orale Kontrazeptiva, Erythromyzin-Estolat (10–40%) u. a.
Hepatozytenschädigung, mehr oder weniger global, mit Verfettung bis Nekrose der Leberzellen	Tetrachlorkohlenstoff, weißen bzw. gelben Phosphor, Amanita-Toxin, Tetrazykline, Trichloräthan, Parazetamol, Rizin, Tannin (Einläufe!) u. a. (je nach Dosis bis 100%; Tetrazykline im Mittel <0,1%)
Hepatozytenschädigung vermutlich infolge einer »allergischen« Reaktion	Chlorpromazin, Furadantin, Erythromyzin u. a.
Bild ähnlich dem bei Virushepatitis	Halothan, Diphenylhydantoin, Methyldopa, Isoniazid (weniger als 1%), Chlorothiazid, Oxyphenisatin, Vinylchlorid, Galaktosamin, Phenylbutazon u. a.
Bild ähnlich dem bei Lymphoma malignum Hodgkin	Dilaudid, verschiedene Antiepileptika (Dilantin, Mesantoin u. a.)
Verschiedenartige Leberschäden, z. T. mit Ikterus	Sulfonamide (weniger als 1%), Sulfone (2–5%), Salvarsan (1–4%), Thiosemikarbazon (5–30%), Paraaminosalilzylsäure (0,3–5%), Pyrazinamid (5–15%), Penizillin (weniger als 0,1%), Triazetyl-Oleandomyzin (15–60%), Nitrofuran, Griseofulvin (2%)

Folgen und **Komplikationen:** Die Auswirkungen toxischer Hepatosen richten sich nach dem Ausmaß der Veränderungen. Bei erheblichem Leberzelluntergang und/oder Entwicklung einer chronischen aktiven Hepatitis kann die Mortalität 10%, in schweren Fällen über 50% erreichen. In den meisten solcher Fälle von

Hepatose kommt es allerdings nach Absetzen des toxischen Agens bzw. Medikaments zu einer Normalisierung.

Beispiele:
- *Orale Kontrazeptiva* führen in vielen Fällen zu leichten Leberschäden, wie sich an der Bromsulphalein-Retention erkennen läßt. Ein cholestatischer Ikterus wird indessen nur bei einer relativ kleinen Zahl von Frauen gesehen. Wahrscheinlich wirken gestagene oder östrogene Steroide synergistisch auf die Leber, wobei die letzteren einen stärkeren Effekt zu haben scheinen.
- Ungefähr 1% der Patienten, die mit *Chlorpromazin* behandelt werden, entwickeln im Verlauf von 1–4 Wochen einen immunologisch vermittelten Leberschaden mit Ikterus, verbunden mit Allgemeinsymptomen, wie Fieber, Gelenkschmerzen, Lymphknotenschwellungen und Übelkeit. Nach Absetzen des Medikaments gehen die Erscheinungen in der Regel innerhalb von 1–2 Monaten zurück.
- Das tuberkulostatische Mittel *Isoniazid* hat bei etwa 10% der damit behandelten Kranken ein Krankheitsbild zur Folge, das in manchem einer Virushepatitis ähnelt. Besonders bei älteren Patienten kann die Mortalität 10% übersteigen. Es wird vermutet, daß zwischen der Geschwindigkeit der Isoniazid-Azetylierung im Körper und dem Leberschaden eine Korrelation besteht.
- Wiederholte Narkosen mit *Halothan* rufen bei einer kleinen Zahl von Patienten schwere Leberschäden hervor, die z. T. in eine massive Leberdystrophie übergehen. Nicht selten begleiten Fieber und Eosinophilie die Anfangsstadien dieses Geschehens. Wahrscheinlich handelt es sich um eine immunologische Überempfindlichkeitsreaktion. Bei schweren Formen beträgt die Mortalität zwischen 20 und 40%.
- Die sog. »*Yellow big head-Krankheit*« von Schafen in Südafrika wird vermutlich auf *in der Nahrung enthaltene, cholestatisch wirksame Gifte,* wie Ikterogenin und Hydroxyoleanolsäure, zurückgeführt.

Die alkoholischen Leberschäden werden im Zusammenhang mit der Entstehung einer Leberzirrhose zur Sprache kommen (S. 726).

108.17. Sog. infiltrative und metabolisch bedingte Leberveränderungen

Definitionen: Unter der Bezeichnung einer »*infiltrativen Leberveränderung*« werden im klinischen Sprachgebrauch zahlreiche, durch verschiedenartige Krankheiten bedingte, diffuse oder disseminierte Strukturstörungen des Organs zusammengefaßt, die als gemeinsames Merkmal eine Infiltration durch »abnorme« Zellen oder eine Anhäufung von Substanzen bzw. Metaboliten aufweisen. Dabei kann der »infiltrative« Prozeß eine oder mehrere strukturelle Komponenten der Leber betreffen, d. h. Hepatozyten, Kupffersche Sternzellen, interstitielles Gewebe und/oder Blutgefäße.

Die Berechtigung zur Vereinigung verschiedenartigster pathologischer Vorgänge oder Zustände unter dem Begriff einer »infiltrativen Leberveränderung« wird vor allem in der klinischen Erfahrung gesehen, daß sich diese Gruppe von Krankheiten öfters durch eine Hepatomegalie und eine allmählich progrediente, wenn auch meist nur leichte Beeinträchtigung der Leberfunktionen auszeichnet. Diagnostisch spielt die Leberbiopsie eine wichtige Rolle.

Leberverfettung

Definitionen: Als *Verfettung der Leber* bezeichnen wir eine abnorme Anhäufung von Fett, im wesentlichen Triglyzeriden, in Hepatozyten. Sie kann *diffus, zonal (peripherolobulär = peripher, intermediär* oder *zentrolobulär = zentral), herdförmig* und/oder *fein- bis großtropfig* sein (vgl. dazu S. 81). Von *Fettleber (Steatose der Leber)* spricht man in der Regel, wenn die Fetttropfen groß sind und mehr als 50% des Parenchymvolumens ausmachen.

Ätiologie und **Pathogenese:** Ursachen und Entstehungsweise der verschiedenen Formen von Leberverfettung, die gesamthaft den häufigsten morphologischen Ausdruck einer metabolischen Störung der Hepatozyten darstellen, sind z. T. schon auf S. 71 behandelt worden (vgl. dazu Abb. 26). In jedem Fall handelt es sich für die einzelne Leberzelle um eine Bilanzstörung, indem mehr Fettsäuren bzw. Triglyzeride anfallen als abtransportiert werden. Die Gründe hierfür können, wie z. T. schon erwähnt wurde, ganz verschieden sein:

- Ein *vermehrter Zustrom von Fettsäuren* beruht meistens auf einer Mobilisation der letzteren aus den Fettspeichern, wie z. B. bei diabetischer Ketoazidose (S. 949), unter dem Einfluß von Glukokortikosteroiden oder bei Abusus von Äthylalkohol, u. U. auch auf einer vermehrten Triglyzeridzufuhr mit der Nahrung.
- Insbesondere bei Alkoholabusus beobachtet man eine *gesteigerte Synthese von Fettsäuren* und deren *Veresterung mit vermehrt vorliegendem α-Glyzerophosphat* sowie eine gleichzeitige *Hemmung der Oxidation der ersteren.*
- Vor allem bei *Leberzirrhose* besteht ein *Mangel an Karnitin* (z. T. wegen eines verminderten Angebots an Lysin und/oder Methionin), was den Transport der Fettsäuren in die Mitochondrien hindert. Die Verschiebung der freien Fettsäuren in die letzteren vollzieht sich meist erst nach Veresterung mit Karnitin.
- Bei Vergiftungen verschiedener Art (z. B. durch Tetrachlorkohlenstoff, Phosphor, DDT, Tetrazykline, Pilzgifte (S. 1640), Äthionin oder Äthylalkohol) und bei erheblicher Proteinmangelernährung steht u. a. eine *Verminderung der Apoproteinsynthese* im Vordergrund, so daß die angestauten Triglyzeride in ungenügendem Maß als Lipoproteine in die Zirkulation abgegeben werden.
- Es wird auch diskutiert, daß der letzte Schritt der Lipoproteinsynthese, d. h. die *Kuppelung der Lipi-*

de mit dem Apoprotein und/oder die *Ausschleusung der Lipoproteine aus den Hepatozyten gestört sein könnte.*

Die hier geschilderten Mechanismen führen einzeln oder kombiniert zur Leberverfettung. Hinsichtlich der *Lokalisation der verfetteten Hepatozyten* kann als Faustregel folgendes gelten: Bei erhöhtem Antransport von Fettsäuren oder bei Zustrom toxisch wirkender Stoffe mit dem Blut werden zuerst die läppchenperipheren bzw. zentroazinären Anteile betroffen, während sich eine durch Mangel an Sauerstoff oder allenfalls anderen nutritiv wichtigen Substanzen verursachte Störung primär im Sinn einer zentrolobulären, d. h. peripheroazinären Verfettung bemerkbar macht, vermutlich wegen der ungünstigen Lage am Ende der sinusoidalen Strombahn. Überdies spielt die enzymatische Aktivität der Hepatozyten in verschiedenen Zonen der Leberläppchen eine Rolle.

Die *wichtigsten Ursachen einer Fettleber* variieren je nach Ernährungszustand der Bevölkerung und damit der geographischen Lage sowie dem Alter. Hierzulande steht der *chronische Alkoholismus* zahlenmäßig im Vordergrund, während in weiten Teilen Afrikas, Südamerikas und Asiens, zumal bei Kindern, die *Proteinmangelernährung* die häufigste Ursache einer Lebersteatose darstellt. Eine Fettleber wird ferner nicht selten bei übergewichtigen und schlecht kontrollierten *Diabetikern* (insbesondere »adult-onset-Typ« des Diabetes mellitus, S. 943) beobachtet. *Adipositas* kann mit Leberverfettung einhergehen, meistens liegt hier aber nur eine fein- bis mittelgroßtropfige Triglyzeridanhäufung in den läppchenperipheren Anteilen vor. Weitere Ursachen umfassen u. a. *chronische Krankheiten,* wie langdauernde Infektionskrankheiten (z. B. Tuberkulose), Colitis ulcerosa und Leiden mit *Malabsorption,* ferner *Cushing-Syndrom* (S. 395), *intravenöse Hyperalimentation, Hepatotoxine* (s. o.) und *schwere Formen von Schwangerschaftserbrechen.* Die Pathogenese der *»akuten Schwangerschafts-Fettleber«* ist noch umstritten. Gut bekannt ist schließlich die Fettleber bei »*Toxikose« von Säuglingen und Kleinkindern* (S. 683) sowie bei *Galaktosämie* (S. 953).

Das *Reye-Syndrom* (Fettleber und Verfettung der Nierenhauptstükke, verbunden mit Erbrechen, Hypoglykämie und progressiver Enzephalopathie) wird bei Kindern bis zum Alter von etwa 15 Jahren beobachtet. Infektionen des oberen Respirationstrakts gehen in manchen Fällen den klinischen Manifestationen zeitlich voraus. Ob Viren, z. B. Coxsackie-, Influenza- und Adenoviren, oder toxische chemische Substanzen eine ursächliche Rolle spielen, ist nicht entschieden. Ebenso bleibt zu klären, ob die bei dieser Krankheit nachweisbaren Störungen mitochondrialer Funktionen primärer oder sekundärer Natur sind. Vereinzelt findet sich eine familiäre Häufung.

Die **Morphologie** der Leberverfettung ist auf S. 80 geschildert worden.

Folgen: Die meisten Patienten mit Leberverfettung mäßigen Grades, u. U. sogar solche mit schwerer Steatose, weisen keine auf diese Veränderung zurückführbaren Symptome auf. Bei rascher Entstehung einer Fettleber werden manchmal Schmerzen im rechten Oberbauch angegeben, und nicht selten klagt der Patient über Appetitlosigkeit. Besonders bei alkoholischer Lebersteatose können sich, zumal im Zusammenhang mit Exzessen, vorübergehend verstärkte Zeichen einer gestörten Leberfunktion (Bromsulphaleinretention, Hyperbilirubinämie und erhöhte Aktivität alkalischer Phosphatase im Serum) bemerkbar machen (s. u.). Indessen bestehen keine überzeugenden Hinweise auf die Möglichkeit, daß eine Lebersteatose an sich in eine Zirrhose überleiten könnte.

Anhäufung besonderer Lipide in der Leber

Bei verschiedenen Speicherkrankheiten finden sich Anhäufungen von Lipiden auch in der Leber, z. B. bei *Niemann-Pick'scher Krankheit, Gaucher'scher Krankheit, Wolman'scher Krankheit, Cholesterinester-Speicherkrankheit, Abetalipoproteinämie, Tangier-Krankheit, Fabry'scher Krankheit* und *Hyperlipoproteinämie Typen I und V* (vgl. dazu S. 903 und 977).

Glykogenspeicherung in der Leber

Der sog. *diabetischen Glykogenose,* mit Einlagerung von reichlich Glykogen in den Hepatozyten, begegnet man am ehesten bei schlecht eingestellten Patienten mit juvenilem Diabetes mellitus, wobei Ketoazidose und intensive Insulintherapie die Glykogenspeicherung verstärken können. Die Veränderung ist bei guter Kontrolle der Zuckerkrankheit weitgehend reversibel (vgl. dazu S. 933).

Bei den *Glykogenspeicherkrankheiten* Typen I, II und VI enthalten die Hepatozyten neben wechselnden Mengen von Triglyzeriden reichlich Glykogen. Die Glykogenosen Typen III und IV, die mit einer veränderten Struktur des Glykogens einhergehen, führen zu einer Leberschädigung, die manchmal in eine Zirrhose ausmündet (vgl. dazu S. 960).

Ablagerung weiterer polysaccharidhaltiger Substanzen in der Leber

Bei verschiedenen *Mukopolysaccharidosen* (z. B. *Pfaundler-Hurler'sche* Krankheit und ihre nach *Sanfilippo* und *Hunter* bezeichneten Varianten, vgl. dazu S. 964) gehört die Leber zu den Speicherorganen. Dasselbe gilt für Thesaurismosen, wie die *Mannosidose* und die *Fukosidose* (S. 955).

Ein Auftreten PAS-positiver »Kugeln« im Zytoplasma der Hepatozyten beobachtet man beispielsweise bei einem Teil der Patienten mit *α_1-Antitrypsinmangel* (S. 899), offenbar als Ausdruck einer pathologischen Speicherung dieses Glykoproteins. Ungefähr 10% der Homozygoten mit diesem Defekt zeigen erhebliche Leberschädigungen, die von der neonatalen »Hepatitis« bis zur Zirrhose reichen können.

Größere, kugelige, PAS-positive Einschlüsse im Zytoplasma der Leberzellen finden sich überdies bei anderen seltenen Krankheiten, wie etwa bei der *Myoklonuskörperchen-Krankheit* (S. 970).

Befall der Leber bei Amyloidose

Je nach der Art der Amyloidose finden sich in der Leber Ablagerungen dieses hyalinen Materials im Dissé'schen Raum, in der Wand kleiner Blutgefäße, insbesondere Arteriolen, und/oder im Interstitium (vgl. dazu S. 908).

Disseminierte granulomatöse Veränderungen in der Leber

Mehrere generalisierte granulomatöse Prozesse gehen öfters mit einem disseminierten Befall der Leber einher, z. B. die *Boeck'sche Krankheit* (S. 2029), die *miliare Tuberkulose* (S. 1967), die *Bruzellose* (S. 1927), die *Histoplasmose* (S. 2018), die *Schistosomiasis* (S. 2097), die *Berylliose* (S. 1603), *medikamentös bedingte Granulomatosen* u. a. m. In vielen Fällen gelingt es nicht, allein aufgrund der histologischen Schnittpräparate die ätiologische bzw. nosologische Diagnose zu stellen, so daß sich weitere Untersuchungen aufdrängen. Eine derartige disseminierte *»Hepatitis granulomatosa«* hat meistens keine erheblichen Leberfunktionsstörungen zur Folge, und ausgedehnte Vernarbungen bilden – abgesehen z. B. von der Schistosomiasis – die Ausnahme.

Infiltration der Leber bei malignen Lymphomen, Leukämien und anderen lympho- bzw. myeloproliferativen Störungen

Die meisten *Leukämien* (S. 256) bzw. *myeloproliferativen Syndrome* (S. 258) führen zu einer Infiltration u. a. von Milz und Leber durch die atypischen Zellen, so daß der bioptische Befund erhebliche diagnostische Bedeutung hat. Dasselbe gilt für das Generalisationsstadium des *Lymphoma malignum Hodgkin* und *andere disseminierte maligne Lymphome* (S. 1212). Die Störungen der Leberfunktionen halten sich aber in der Regel in beschränktem Rahmen.

Weitere diffuse Veränderungen der Leber

Auf Leberveränderungen bei *Durchblutungsstörungen* (S. 500), *Ablagerung von Pigmenten* (S. 91) und *anderen, insbesondere hepatozellulären Alterationen* (S. 37) wurde schon hingewiesen. Der *Ikterus* kommt später

Tabelle 50. Zusammenstellung der wichtigsten histologischen Befunde bei Erkrankungen der Leber (Leberbiopsie)

Lebererkrankung	*Diagnostisch wichtigste histologische Befunde*
1. *Hepatitiden*	
Akute Virushepatitis	Histologisch meistens das Bild einer *lobulären Hepatitis*: Nekroseherde von Hepatozyten, u. U. konfluierend und zu Brückennekrosen mit Kollaps des Gitterfasergerüsts führend. Intralobuläre und portale Infiltrate zunächst von Granulozyten, später von Histiozyten und Lymphozyten. Herdweise, vor allem auch intralobulär, Makrophagen mit Lipofuszin (aus Hepatozyten), oft auch Hämosiderin. Anwesenheit von Councilman-Körpern. *Hepatitis B*: HB_c im Kern, HB_s-Antigen an der Oberfläche von Hepatozyten, u. U. HB_e-Nachweis. Wahrscheinlich spielt das leberspezifische Membran-Antigen LSP bei akuten und chronischen entzündlichen Leberkrankheiten eine wichtige Rolle.
Chronische »aggressive« Hepatitis	Histologisch das Bild einer *periportalen Hepatitis:* hepatozelluläre Grenzlamelle durchbrochen, »piece meal«-Nekrosen, Rundzellen-Infiltrate periportal betont. *Hepatitis B:* »Milchglaszellen« und/oder Hepatozyten mit »sanded nuclei« oft vorhanden; häufig sog. HB_s-HB_c-Aequivalenztyp.
Chronische persistierende Hepatitis	Histologisch *portale Hepatitis*: hepatozelluläre Grenzlamelle intakt, Rundzellen-Infiltrate im Portalfeld. *Hepatitis B*: häufig HB_s-Prädominanztyp.
Neonatale Hepatitis	Reichlich sog. Einzelzellnekrosen. Teilweise zu tubulären Strukturen angeordnete mehrkernige Hepatozyten, reichlich Blutbildungsherde, hydropisch-vakuoläre Degeneration von Hepatozyten.
Gelbfieber	Groß- und kleinherdige Hepatozytennekrosen, da und dort Brückennekrosen, Councilman-Körperchen, fleckförmige, oft panlobuläre Verfettung. Intranukleäre Torres-Körperchen in Hepatozyten.
Sepsis	Mäßig erhöhte Blutfülle der Sinus. Entzündliche Infiltrate vorwiegend herdförmig intralobulär, häufig dichter angeordnet um kleinherdige Hepatozytennekrosen. Mäßige fleckförmige Verfettung. Wichtig: Erreger-Nachweis.
Cholangiohepatitis	Ziemlich dichte entzündliche Infiltrate (u. a. neutrophile Granulozyten) in der Wand und in der Umgebung von Gallengängen, z. T. auch intralobulär, bei akuten Schüben auch neutrophile Granulozyten im Lumen von Gallengängen. Nicht selten »feathery necrosis« von Hepatozyten. Galle in Hepatozyten, wechselnde Zeichen von Cholestase.
2. *Leberdystrophien*	
Sog. akute gelbe Leberdystrophie	Ausgedehnte, oft konfluierende Hepatozyten-Nekroseherde, Brückennekrosen, z. T. intralobulärer Faserkollaps, oft grobtropfige Verfettung des erhaltenen Leberparenchyms. Fließende Übergänge zur sog. subakuten roten Leberdystrophie.
Sog. subakute rote Leberdystrophie	Weitgehender Leberparenchymschwund, vor allem zentroazinäre Blutfülle der Sinus. Verfettung steht nicht im Vordergrund. Mit der Zeit Vermehrung sog. Pseudoschaltstücke.
3. *Formen von Leberzirrhose*	
Postdystrophische Leberzirrhose	Große Regeneratknoten mit im Innern z. T. noch erhaltener Läppchenstruktur und kaum verbreiterten portalen Feldern. Daneben große Narbenherde.

Tabelle 50 (Fortsetzung)

Lebererkrankung	*Diagnostisch wichtigste histologische Befunde*
Gewöhnliche Leberzirrhose (meist Laennec'sche Leberzirrhose)	Kleine bis mittelgroße Regeneratsknoten, z. T. mit intranodulärem Faserkollaps. Mäßige Wucherung von Gallengängen. Unterschiedliche Zeichen von Umbau-Aktivität.
Pigmentzirrhose der Leber, bei/mit Hämochromatose-Syndrom	Typischerweise Hämosiderin in Hepatozyten, Gallengangsepithelien und Gefäßwandendothelien. Oft »Zeroid« in Kupffer'schen Sternzellen. Sonst ähnlich der gewöhnlichen Leberzirrhose.
Leberzirrhose bei Galaktosämie	Kleine Regeneratknoten. Hepatozelluläre Grenzlamelle durchbrochen. Hydropisch-vakuoläre Degeneration von Hepatozyten. Mäßige Cholestase.
Leberzirrhose bei Morbus Wilson	Kleine Regeneratknoten. Mallory-Körper, Knötchen von Kupffer'schen Sternzellen, glykogenhaltige »Lochkerne«. Erhöhter Kupfergehalt, vor allem in peripherolobulären Hepatozyten.
Primäre biliäre Leberzirrhose	Läppchenstruktur ziemlich lange erhalten, später allmählicher Umbau zu Pseudolobuli. Hepatozelluläre Grenzlamelle durchbrochen, mäßige periduktuläre Fibrose, mäßige Wucherung von Schaltstücken. Sog. Pseudotubuli, »piece-meal«- und »feathery necrosis« keine Seltenheit. Galle in Hepatozyten, kaum in größeren Gallengängen. »Antimikrosomale« Antikörper.
Sekundäre biliäre Leberzirrhose (z. B. bei Gallengangsverschluß)	Deutliche periduktuläre Fibrose. Deutliche Wucherung von Schaltstücken. Dichte Rundzellen-Infiltrate periportal, z. T. um Gallengänge und innerhalb von Gallengangsepithelien. »Gallenthromben« in Gallenkanälchen und Gallengängen, Gallenextravasate.
4. *Leberveränderungen bei Kreislaufstörungen*	
Stauungsinduration	Atrophie bis Schwund zentrolobulärer Hepatozyten, Verfettung von Hepatozyten zu Beginn zentrolobulär, später intermediär und peripherolobulär. Zentrolobuläre, perivaskulär betonte Fibrose, schließlich »Läppchenumkehr«.
Budd-Chiari-Syndrom	Schwere Atrophie bis Schwund zentrolobulärer Hepatozyten, weite, stark blutgefüllte Venen und Sinus. U. U. Verschlüsse von Lebervenen durch Thromben.
Hämodynamische Schockzustände	Klein- bis großflächige Hepatozyten-Nekrosen, oft zentrolobulär betont. Bei längerer Dauer zentrolobuläre Verfettung von Hepatozyten. Regenerationszeichen: u. a. mehrkernige Hepatozyten, sog. Pseudotubuli.
5. *Exogene Hepatosen*	
Alkoholischer Leberschaden	Oft Schwellung von Hepatozyten. Mallory-Körperchen, Riesenmitochondrien, Einzelzellnekrosen, Knötchen von Kupffer'schen Sternzellen, oft panlobuläre Verfettung.
Mangel-/Unterernährung	Erhebliche, panlobuläre, u. U. fleckförmige Verfettung, mäßige Atrophie zentrolobulärer Hepatozyten.
6. *Metabolisch bedingte Leberveränderungen (Auswahl)*	
Diabetes mellitus	Zahlreiche »Lochkerne« (»Kernglykogen«) in Hepatozyten, vor allem peripherolobulär. Oft panlobuläre oder fleckförmige Verfettung von Hepatozyten.
α-1-Antitrypsinmangel	PAS-positive, intrazytoplasmatische Einschlüsse in Hepatozyten. Einzelzellnekrosen, Knötchen von Kupffer'schen Sternzellen. Intralobulärer Gitterfaserkollaps.
Dubin-Johnson-Syndrom	Reichlich grobkörniges, dunkelbraunes, meist eisenfreies, melaninähnliches Pigment in Hepatozyten. Selten Einzelzellnekrosen.
7. *Granulomatöse Leberveränderungen (Auswahl)*	
Tuberkulose/Morbus Boeck	Tuberkuloide Granulome, mit oder ohne Verkäsung. Erreger-Nachweis bei Tuberkulose.
Schistosomiasis	Epitheloidzellige Granulome, meist portal. Manchmal mäßige Eosinophilie. Entzündliche, histiozytenreiche Infiltrate vor allem periportal. Nachweis der Parasiten-Eier.
8. *Neoplastisch bedingte Leberveränderungen*	
»Hepatoblastom«	Normale Läppchenstruktur nicht erkennbar. Mehr oder weniger ausgeprägt knotiger Bau, häufig auffälliger Mangel an Portalfeldern bzw. Gallengängen. In der Regel zahlreiche Blutbildungsherde, nicht selten Zeichen von Gallenbildung.
Leberzellkarzinom	Sehr häufig Leberzirrhose vorhanden. Unterschiedlich ausgeprägte trabekuläre und tubuläre bzw. azinäre Wuchsform, nicht selten atypische Gallenkanälchen. Zelluläre Elemente erinnern mehr oder weniger an Hepatozyten. Oft Gallenbildung, Gefäßeinbrüche.
Gallengangskarzinome	Häufig schleimbildende Adenokarzinome, nicht selten Papillenbildung. Tendenz zur primären Ausbreitung entlang von Portalfeldern, später Einbruch in Leberläppchen und Portalvenen.

Tabelle 50 (Fortsetzung)

Lebererkrankung	*Diagnostisch wichtigste histologische Befunde*
Metastasen von Karzinomen, Sarkomen und malignen Melanomen	Kleinste bis sehr große Herde des entsprechenden malignen neoplastischen Gewebes, bei ausgedehnten Herden häufig zentrale Nekroseherde, ebenso bei rasch wachsenden Neoplasmen.
Chronische lymphatische Leukämie	Monotone lymphozytäre Infiltrate mit Bevorzugung der Portalfelder. Oft mäßige Lipofuszinose.
Akute Leukämien	Infiltration durch meist unreife Elemente mit wechselnder Bevorzugung der Lobuli und der Portalfelder, nicht selten auch diffuse Infiltration.
Chronische myeloische Leukämie	Häufig fleckweiser Befall der Leber durch Herde atypischer, unterschiedlich reifer myeloischer Elemente, vor allem in den Sinusoiden, z. T. auch in portalen Feldern.
Osteomyelofibrose/-sklerose	Blutbildungsherde in der Leber, meist mit Überwiegen teilweise atypischer myeloischer und nicht selten thrombopoietischer Elemente, vorwiegend intrasinusoidal.

zur Sprache (vgl. dazu S. 1031). Eine Übersicht über die wichtigsten morphologischen Grundveränderungen der Leber bei verschiedenen Krankheiten vermittelt Tabelle 50.

108.18. Leberzirrhosen

Definitionen: Unter einer *Leberzirrhose* (vom griechischen kirrhos = orangefarben, heute umgedeutet in »narbig«) verstehen wir eine Veränderung des Organs, die durch einen pseudolobulären (pseudoazinären) bis großknotigen, durch Bildung von Regeneratknoten bedingten Umbau der Parenchymstruktur und eine damit verbundene starke Bindegewebsvermehrung gekennzeichnet ist. Entsprechend der unterschiedlichen formalen Pathogenese unterscheidet man heute drei größere Gruppen von Leberzirrhosen:
1) Die sog. *postdystrophische (»postnekrotische«) Leberzirrhose* geht aus einer – meist einmaligen oder in wenigen Schüben erfolgenden – akuten Massennekrose des Leberparenchyms mit nachfolgender, herdweise z. T. ausgedehnter Vernarbung und Bildung kleiner bis großer, z. T. in sich noch lobulär strukturierter Regeneratknoten, hervor und kann danach über längere Zeit oder gar dauernd stationär bleiben, d. h. keinen fortgesetzt erhöhten Hepatozytenuntergang zu erkennen geben. Es bestehen hier fließende Übergänge zur sog. *Narbenleber,* die sich stets stationär verhält und deren Narbenfelder sich oft auf einzelne Gebiete des Organs beschränken.
2) Unter dem Oberbegriff einer *»gewöhnlichen Leberzirrhose«* faßt man alle jene Zirrhoseformen zusammen, die sich nicht eindeutig als postdystrophisch bezeichnen lassen und die sich nicht, wie die unten erwähnten Sondertypen, durch klare morphologische und/oder ätiologische Eigenheiten auszeichnen. Die Mehrzahl dieser größten Gruppe von Leberzirrhosen bietet das Bild eines verkleinerten Organs (atrophische, sog. *»Laennec'sche Leberzirrhose«,* früher auch »portale« Leberzirrhose genannt) mit Bildung ziemlich regelmäßiger, kleiner bis mittelgroßer Regeneratknoten (Pseudolobuli, Pseudoazini), die von einer wechselnd dicken Bindegewebsschicht rings umgeben sind. Obwohl die Bezeichnung einer Laennec'schen Leberzirrhose an sich keine ätiologische Schlußfolgerung gestattet, muß doch hervorgehoben werden, daß sich mehrheitlich ein Zusammenhang mit chronischem Alkoholabusus nachweisen läßt *(»alkoholische Leberzirrhose«).* Die selteneren Fälle, in denen die Leber – vor allem wegen einer Zunahme der Parenchymmasse – übergewichtig ist, stellen – wie man annimmt – in der Regel keine besondere Form von Leberzirrhose, sondern ein hyperplastisch-hypertrophisches Stadium infolge regeneratorischer Überschußbildung dar, das später in eine atrophische Leberzirrhose übergehen kann. Es hat sich mancherorts eingebürgert, die gewöhnlichen Zirrhosen durch *deskriptive Beiworte,* wie »atrophisch«, »klein- und/oder mittelgroßknotig(-herdig)«, »bindegewebsreich«, »regenerationsarm«, »progredient« u. a. m., näher zu charakterisieren.
3) *Besondere Zirrhoseformen,* die von den unter 1) und 2) aufgeführten abzugrenzen sind, sind gekennzeichnet durch eine bestimmte Ätiologie und/oder ein abweichendes Strukturbild, während die Pathogenese (s. u.) mit der der gewöhnlichen Zirrhose vieles gemein hat. Unter dem Begriff einer *»biliären Zirrhose«* fassen wir Formen zusammen, die aus einer Behinderung des Gallenabflusses hervorgehen, daher meist auch durch ihre grünliche Farbe auffallen (S. 732). Die *Pigmentzirrhose* heißt so wegen der rostig-braunen, auf Einlagerung großer Mengen von Hämosiderin beruhenden Farbe des Organs. Hier handelt es sich um eine Teilerscheinung der allgemeinen Hämochromatose (Eisenspeicherungskrankheit, Siderophilie, S. 840). Die *Wilson'sche Leberzirrhose,* wesentlicher Bestandteil der Wilson'schen Krankheit (»Hepato-

zerebrale(-lentikuläre) Degeneration«), ist u. a. durch Einlagerung von reichlich Kupfer charakterisiert. Weitere Sonderformen umfassen die *Leberzirrhose bei Glykogenose* (insbesondere Typ III und IV, S. 962), *Galaktosämie* (S. 953), *α_1-Antitrypsinmangel* (S. 899), *Mukoviszidose* (S. 970) u. a. m.

Die Häufigkeit und damit die medizinische Bedeutung der Leberzirrhose geht u. a. daraus hervor, daß alle Formen zusammen hierzulande mehr als 5% des Sektionsguts ausmachen. Die Inzidenz dieser Leiden in westlichen Ländern steht in engem Zusammenhang mit dem Ausmaß des *chronischen Alkoholismus* in einer bestimmten Population, womit seine ätiologische Rolle hervorgehoben ist. In Frankreich bildet die Leberzirrhose die fünfthäufigste Todesursache, und jährlich sterben dort ungefähr 17000 Menschen an ihren Folgen. *Leberzirrhosen ohne nachgewiesenen oder wahrscheinlichen Zusammenhang mit chronischem Alkoholismus* sind *bei uns* 3–10mal weniger häufig als die alkoholischen Formen. Berücksichtigt man indessen die Inzidenz der verschiedenen Arten von Leberzirrhose *in allen Kontinenten,* steht nach neueren Angaben die *postdystrophische Form* an erster Stelle. Eine schematische Übersicht über die Entstehungsweise der verschiedenen Formen von Leberzirrhose findet sich in Abb. 133.

Postdystrophische Leberzirrhosen

Ätiologie und **Pathogenese:** Als Ursache dieser auch als *»toxisch«, »grobknotig«, »kryptogen«* oder *»multilobulär« bezeichneten Leberzirrhose* kommen verschiedene Agentien bzw. Störungen in Frage. Epidemiologische und serologische Befunde sprechen dafür, daß sie sich in der Mehrzahl der Fälle aus einer *Virushepatitis, insbesondere vom B-Typ,* entwickelt. Man darf annehmen, daß die für diese Veränderung recht bezeichnenden größeren Narbenfelder auf besonders stark nekrotisierende hepatitische Attacken zurückgehen. Überdies ist der Übergang einer *chronischen aktiven Hepatitis* (S. 718) in eine Leberzirrhose gut belegt. In etwa 5–20% der Fälle mit ausgebildeter postdystrophischer Leberzirrhose läßt sich im Serum HBAg nachweisen.

Bei einem kleinen Teil der Fälle von postdystrophischer Leberzirrhose handelt es sich nachweislich um Spätzustände nach *Leberschäden anderer Genese,* z. B. wegen *Vergiftung* durch Chloroform, Phosphor, Toxine von Amanita phalloides, *medikamentös bedingte Läsionen* (z. B. Iproniazid) u. a. m. Gewisse *Infektionskrankheiten,* wie die Bruzellose, und *Parasitosen* (z. B. Clonorchiasis, S. 2107) können bei schwerer hepatischer Beteiligung ebenfalls die Ausbildung einer postdystrophischen Leberzirrhose zur Folge haben. Im übrigen sei festgehalten, daß das Bild der letzteren manchmal auch im Zusammenhang mit chronischem Alkoholismus und z. B. bei Wilson'scher Krankheit angetroffen wird, vermutlich wegen stattgehabter stark dystrophischer Schübe. Die Entstehungsweise der postdystrophischen Leberzirrhose erklärt sich vor allem durch *eine oder vielleicht auch mehrere Episoden massiven Parenchymuntergangs,* mit völligem Verlust der Hepatozyten in größeren, zahlreiche Läppchen umfassenden Arealen sowie nachfolgender Vernarbung dieser Gebiete, und eine »kompensatorische«, offenbar wenig gestörte und daher *zur Bildung großer Knoten führende Regeneration.* Dort, wo sich Zeichen fortgesetzten Umbaus von Lebergewebe finden, werden immunologisch bedingte Prozesse bzw. Autoimmunvorgänge (S. 1181) vermutet.

Morphologisch fallen in der Regel eine *Verkleinerung* und eine durch Bildung z. T. *großer parenchymreicher Knoten* und *ausgedehnte,* oberflächlich eingesunkene, oft kommunizierende *Narbenfelder* bedingte Verformung des Organs auf. Innerhalb der großen Knoten begegnet man z. T. einer noch erhaltenen Läppchenstruktur, wobei die Lobuli – offenbar infolge kompensatorischer Hyperplasie/Hypertrophie – oft deutlich vergrößert erscheinen. Die Randbezirke der Parenchymknoten zeigen teils eine glatte (»inaktive«), teils eine unregelmäßige (»aktive«) Begrenzung, je nachdem, ob ein peripherer Hepatozytenuntergang noch stattfindet. Besonders in Gebieten mit Zeichen aktiven Umbaus trifft man wechselnd dichte Infiltrate insbesondere von Lymphozyten, z. T. auch Histiozyten und Plasmazellen, manchmal unter Bildung follikelartiger Strukturen. In den Narbenfeldern, die in fibröse, die Knoten umfangende Septen überleiten, erkennen wir dicht gelagerte und z. T. verformte, von mehreren portalen Feldern stammende Blut- und Lymphgefäße sowie Gallengänge. Von den peripheren Bereichen der Parenchymknoten aussprossende kleine Gallengänge finden sich in allfällig vorhandenen Zonen aktiven Umbaus.

Folgen und **Komplikationen:** Die Symptome und Zeichen der postdystrophischen Leberzirrhose sind denen bei Laennec'scher Zirrhose (s. u.) ähnlich und hängen vom Verlust an Leberparenchym, seiner funktionellen Beeinträchtigung, der Entwicklung einer portalen Hypertonie sowie dem Ausmaß der Störung des Elektrolyt- und Wasserhaushalts ab. Im allgemeinen finden sich aber geringere Zeichen von Progression und eine weniger ausgeprägte Reduktion des Ernährungszustandes, jedoch ein früher einsetzender und mehr andauernder Ikterus als bei gewöhnlichen Zirrhosen. In etwa ¾ der Fälle kommt es dennoch im Verlauf von 1–5 Jahren nach Diagnosestellung zum Tod infolge massiver Blutung aus Ösophagusvarizen, hepatischem Koma oder Entstehung eines Leberkarzinoms.

Gewöhnliche Leberzirrhosen, mit besonderer Berücksichtigung der Laennec'schen Form

Ätiologie und **Pathogenese:** Die Korrelation zwischen *chronischem Alkoholismus* und der Entwicklung einer gewöhnlichen, Laennec'schen Leberzirrhose ist durch

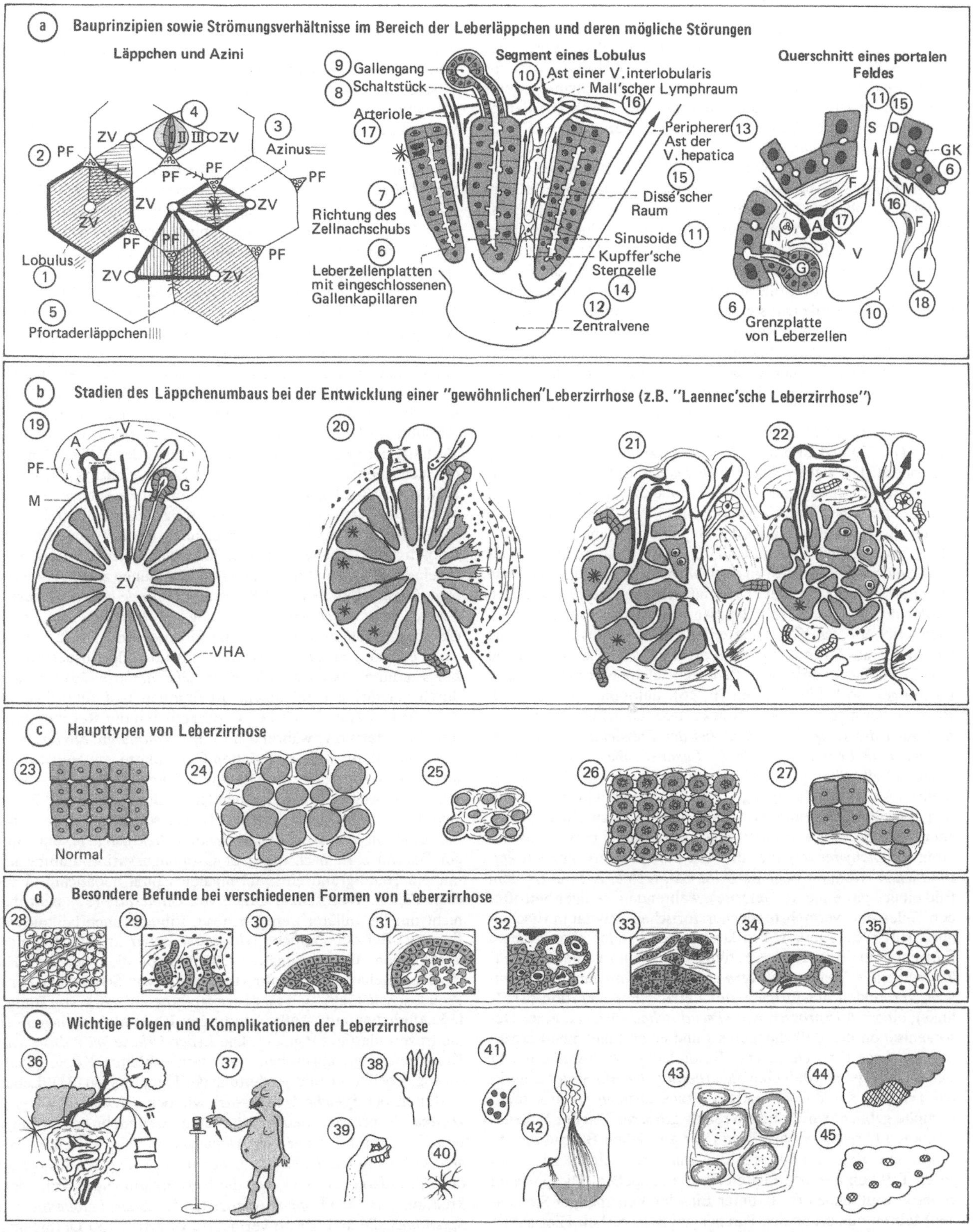

Abb. 133a–e. *Einige Merkpunkte zur Entstehung der verschiedenen Formen von Leberzirrhose sowie ihren wichtigsten Folgen und Komplikationen.* **a** *Bauprinzipien sowie Strömungsverhältnisse im Bereich der Leberläppchen und deren mögliche Störungen.* Die Entwicklung einer Leberzirrhose ist ohne Kenntnis der wichtigsten strukturellen Besonderheiten dieses Organs, der Zellkinetik, der Durchblutungsverhältnisse, des Lymphflusses und der Gallensekretion nicht verständlich. Die unter 1–18 aufgeführten Einzelheiten bilden daher eine Einleitung zu den nachfolgenden Skizzen. Mit dem *Läppchenbau* der Leber meint man meistens die Anordnung in *Lobuli* (1), die um Zentralvenen (ZV) herum arrangiert sind. Der *Azinus* (3) ist ein funktioneller Begriff, der vor allem den von einer Arteriole versorgten Anteil von Leberparenchym einschließt. Im Zentrum dieser rhomboi-

Abb. 133 a–e (Fortsetzung)

den Gebiete (4, I) sind die Leberzellen am besten mit Sauerstoff versorgt, während an der Peripherie, d. h. nahe der Zentralvene, diesbezüglich ungünstigere Verhältnisse herrschen (4, III). In der Mitte der Azini findet sich im Fall von Parenchymregeneration auch die lebhafteste Zellteilungstätigkeit (3, *). Die Parenchymanteile in der Umgebung eines portalen Feldes (PF, 2) nennt man *»Pfortaderläppchen«* (5). Diese treten u. a. bei schwerer chronischer Leberstauung als »Läppchenumkehr« in Erscheinung. Die *Blutversorgung der Leberläppchen* erfolgt in erster Linie über die Pfortaderäste, die über die Vv. interlobulares (10, V) mit den Sinusoiden (S, 11) in Verbindung stehen. Letztere weisen Kupffer'sche Sternzellen auf (14), die für das Abfangen der verschiedensten Materialien, u. a. Bakterien, aus dem Blut eine große Rolle spielen. Durch die »offenen« Endothelien der Sinusoide tritt stets ziemlich viel eiweißreiche Flüssigkeit in den Dissé'schen Raum (15) über, aus dem sie als *Leberlymphe* über den Mall'schen Raum (M, 16) in die Lymphgefäße abfließt (L, 18). Normalerweise stammt etwa ein Drittel des über die Zentralvenen (12) und die peripheren Äste der V. hepatica (Vv. sublobulares, 13) abfließenden Bluts aus Arteriolen (17), die von der A. hepatica gespiesen werden. Zwischen kleinen Arterien (A, 17) und Interlobulärvenen bestehen da und dort Anastomosen. Die *Leberzellbälkchen(-platten,* 6) bilden ein dreidimensionales, strahlig angeordnetes Trabekelwerk, wobei je zwei Leberzellen eine *Gallenkapillare* (GK) umschließen. Im Randgebiet der Läppchen bilden die Hepatozyten eine sog. Grenzplatte, die ebenfalls Gallenkapillaren führt. Letztere finden über *Schaltstücke* (8) Anschluß an die *Gallengänge* (G, zunächst Ductuli interlobulares, 9). Der Nachschub neugebildeter Leberzellen erfolgt normalerweise sehr langsam, vor allem von der Läppchenperipherie her (7); nach erheblichem Leberzelluntergang kann aber die Mitosetätigkeit in noch intakten Läppchenteilen um ein Vielfaches ansteigen. In den portalen Feldern finden sich im übrigen noch Fibroblasten (F, 16), autonome Nerven (N), Basalmembranen um Schaltstücke und Gallengänge u. a. m. **b** *Stadien des Läppchenumbaus bei der Entwicklung einer »gewöhnlichen« Leberzirrhose (z. B. Laennec'sche Leberzirrhose).* Skizze 19 gibt die normalen Verhältnisse wieder. In Phasen vermehrter Leberzellschädigung – z. B. bei Alkoholikern in Perioden besonders schweren Trinkens – kommt es zu einem schleichenden, oft etwas asymmetrischen, vorwiegend peripherolobulären *Parenchymuntergang,* der von einer entsprechenden *entzündlichen Reaktion* begleitet wird (20, rechts, z. T. unter dem Bild einer »piece-meal«-Nekrose), während in weniger betroffenen Teilen eine vermehrte regeneratorische Aktivität in Erscheinung tritt (20: *, links). Ein kontinuierlich oder phasenweises Fortschreiten dieses Prozesses führt schließlich zu einer entzündlich bedingten *Bindegewebsvermehrung rings um die Parenchymteile,* verbunden mit fortgesetzter Leberzellregeneration (21: *, links), einem *Aussprossen von »Pseudoschaltstücken«,* einer Desorganisation des Bälkchengerüsts und einer zunehmend *exzentrischen Lage der Zentralvene.* Besonders *postsinusoidal* macht sich in steigendem Maß eine *Stenosierung der Blutwege* bemerkbar (Pfeile), so daß der portale Druck ansteigt, relativ mehr Lymphe gebildet wird, und ein relativ größerer Teil der Regeneratknoten (*Pseudolobuli,* 22) von der arteriellen Blutzufuhr abhängt. Die Regeneration der Blutsinusoiden scheint zu einem guten Teil von der arteriolären Seite auszugehen. Die portalen venösen Blutbahnen (z. T. unter Einschluß ehemaliger Sinusoiden) führen nun oft an den Parenchyminseln vorbei: Hier haben wir es mit sog. *»intrahepatischen Shunts«* zu tun, die zudem durch arteriovenöse Anastomosen verstärkt sein können (22). Mit der Zeit – manchmal schon recht früh im Verlauf der Zirrhogenese – nimmt die relative Menge von Parenchym stetig ab, während die Fibrose mehr und mehr in den Vordergrund rückt. Im Narbengewebe zeigen sich dabei öfters ektatische Blut- und Lymphgefäße. **c** *Haupttypen von Leberzirrhose.* Ausgehend von der normalen Läppchenstruktur (23) kann sich vorübergehend u. U. eine *mittelgroßknotige Leberzirrhose* (24) entwickeln, bei der die Regeneration gleichsam »über das Ziel hinausschoß« und zu einer – vor allem durch die Parenchymmasse bedingten – Übergewichtigkeit des Organs Anlaß gab (sog. *hypertrophische Variante der gewöhnlichen Leberzirrhose,* kein obligates Entwicklungsstadium). Früher oder später entsteht jedoch in den meisten Fällen von fortgesetztem, schwerem Alkoholismus mit Leberschädigung eine typische, *eher kleinknotige sog. Laennec'sche Leberzirrhose* (*»atrophische Leberzirrhose«*, 25). Bei der biliären Leberzirrhose (26) bleibt die Läppchenstruktur zunächst über längere Zeit mehr oder weniger erhalten. Auffällig sind perilobuläre entzündliche Veränderungen, ein deutliches Aussprossen zahlreicher »Pseudoschaltstücke« (hier in Form kleiner »Stacheln« angedeutet) und ausgesprochen schwere Grade von Cholestase, die bei den übrigen Formen von Leberzirrhose meist geringere – von einem Pseudolobulus zum anderen etwas unterschiedliche – Ausmaße erreicht. Bei langdauerndem Bestehen eines Gallenabflußhindernisses kommt es mit der Zeit ebenfalls zu einem Läppchenumbau. Allerdings erreichen biliäre Zirrhosen, die z. B. durch eine neoplastisch bedingte Stenosierung der Abflußwege bedingt sind, wegen des z. T. rasch progredienten Verlaufs der Grundkrankheit das Stadium des völligen Umbaus oft nicht mehr. Die *postnekrotische Leberzirrhose* (27), wie sie z. B. nach Virushepatitis mit ausgedehnten Parenchymnekrosen auftritt, ist durch eine kompensatorische Regeneration der noch verbliebenen Läppchen gekennzeichnet, die z. T. innerhalb der Knoten noch erhalten bleiben, jedoch deutlich vergrößert erscheinen. Hier kennt man fließende Übergänge zur sog. *Narbenleber* (»Kartoffelleber«). **d** *Besondere Befunde bei verschiedenen Formen von Leberzirrhose.* Die sog. *»Fettzirrhose der Leber«* (28, besser: Steatose und septale Fibrose) findet sich u. a. bei nicht extrem schwerem Alkoholismus und/oder in dessen Anfangsstadium. *Aktive Schübe einer Leberzirrhose* (29) sind u. a. durch verstärkte entzündliche Reaktionen und Interdigitation der portalen Anteile mit den Grenzgebieten der Regeneratknoten charakterisiert, während bei sog. *stationären Zirrhosen* die Pseudolobuli oft von einer glatten Grenzplatte von Hepatozyten umgeben werden (30). In Fällen von *Schock* findet sich – wahrscheinlich wegen der weitgehenden Abhängigkeit der Parenchymknoten von der arteriellen Blutversorgung – in manchen Pseudolobuli eine ausgedehnte *zentrale Nekrose* (31), ein häufiger Befund z. B. nach massiver Ösophagusvarizenblutung und mit ein Hauptgrund eines terminalen Coma hepaticum in solchen Fällen. Wechselnde Grade von *Cholestase* (32) sieht man nicht nur bei biliärer Leberzirrhose, sondern auch bei anderen Formen. Bei der *Pigmentzirrhose* der Leber im Rahmen einer allgemeinen Hämochromatose (33) fällt vor allem der hohe Hämosideringehalt der Hepatozyten, ferner von Schaltstück (bzw. Pseudoschaltstück)- und Gallengangepithelien sowie von Blutgefäßendothelien auf. Außerdem findet sich in Makrophagen vermehrt zeroidartiges Pigment. Die *Leberzirrhose bei Wilson'scher* Krankheit zeigt, abgesehen vom stark erhöhten Kupfergehalt, oft sog. Lochkerne und Verfettung der Hepatozyten (34). Leberzirrhosen bei *Speicherkrankheiten,* wie den *Glykogenose-Typen III und IV,* erkennt man am ehesten an den mehr oder weniger typischen Veränderungen der Hepatozyten (35). **e** *Wichtige Folgen und Komplikationen der Leberzirrhose.* Die Auswirkungen des *Pfortaderhochdrucks,* wie die Entwicklung eines Kollateralkreislaufs, (u. a. *Ösophagusvarizen*), die *Enzephalopathie,* die *Splenomegalie* und der oft vermehrte Übertritt von Darmbakterien in die allgemeine Blutzirkulation (s. Abb. 113, S. 548), wurden, ebenso wie die Entstehung des Aszites (s. Abb. 114, S. 550), schon erörtert und seien hier nur in Erinnerung gerufen (36). Zu den klassischen *Symptomen der fortgeschrittenen Leberzirrhose* gehören u. a. ein, vor allem wegen Aszites aufgetriebenes Abdomen, manchmal verbunden mit Knöchelödemen, Abmagerung mit Muskelatrophie, Gynäkomastie, Hodenatrophie, vermehrte Hautpigmentation, Tremor (37), Palmarerythem,

zahlreiche epidemiologische Untersuchungen belegt. Nahezu ein Fünftel der chronischen Alkoholiker entwickelt im Verlauf von etwa 5–15 Jahren eine Leberzirrhose. Die Frage, weshalb ein chronischer Alkoholabusus nicht immer zu diesem Leiden führt, fand bisher noch keine befriedigende Erklärung (s. u.). Metabolische Defekte, die einzelne Individuen oder Familien den Alkoholeinflüssen gegenüber empfindlich machen würden, konnten bisher unseres Wissens nicht aufgedeckt werden. Verschiedene Befunde sprechen dafür, daß die *Kombination von chronischem Alkoholismus mit Mangelernährung* die Entwicklung einer Laennec'schen Zirrhose stärker fördert als ein entsprechender Alkoholkonsum allein. Der Malnutrition wird dabei, da sie allein nicht zirrhogene Wirkung zu haben scheint, nur eine begünstigende Rolle zuerkannt. Das Problem eines allfällig zirrhogenen Effekts verunreinigender Substanzen in alkoholischen Getränken (z. B. Fuselöle) ist noch nicht geklärt.

Äthylalkohol (Äthanol) wird in den oberen Abschnitten des Gastrointestinaltrakts durch reine Diffusion rasch resorbiert, wobei die Resorptionsgeschwindigkeit u. a. von Begleitstoffen in Getränken und/oder Nahrung sowie vom funktionellen Zustand der Schleimhäute abhängt. Etwa eine Stunde nach einmaliger Alkoholeinnahme erreicht die Blutalkoholkonzentration Maximalwerte und sinkt dann wieder ab. Die *Resorptionsphase* findet in der Regel nach ungefähr 2 Stunden ihren Abschluß. In der sog. *Diffusionsphase* verteilt sich der Alkohol in den Geweben, einigermaßen entsprechend dem Wassergehalt der verschiedenen Körperkomponenten. In der *Eliminationsphase,* die sich mit den vorausgehenden Phasen überschneidet, werden in der Regel über 90% des eingenommenen Äthanols durch Oxidation zu Kohlensäure und Wasser eliminiert. Die Abgabe von Äthanol mit der ausgeatmeten Luft spielt mengenmäßig keine große Rolle, spiegelt aber recht zuverlässig die Blutalkoholkonzentration wider. Die Eliminationsrate ist von der Blutalkoholkonzentration mehr oder weniger unabhängig und beträgt beim gesunden Erwachsenen durchschnittlich 100 mg Äthanol pro Stunde und pro kg Körpergewicht, d. h. etwa 6–9 g pro Std. Der *oxidative Abbau von Äthanol* geschieht in drei Schritten: 1) Vorwiegend in der Leber erfolgt zunächst die Oxidation zu *Azetaldehyd,* an deren Katalyse vor allem die Alkoholdehydrogenase, zu einem kleineren Teil auch die Katalase und ein mikrosomales äthanoloxidierendes System (MEOS) beteiligt zu sein scheinen. Diese erste enzymatische Reaktion wirkt offenbar für die Gesamtoxidation zu CO_2 und H_2O limitierend. 2) Im nächsten Schritt wird – wahrscheinlich unter dem Einfluß der Aldehyddehydrogenase und der flavinhaltigen Aldehydoxidase – Azetaldehyd zu *Azetat bzw. Azetyl-Koenzym A* weiteroxidiert. Das letztere kann u. a. in den Trikarbonsäurezyklus eintreten oder – zu einem geringen Teil – für die Synthese von Triglyzeriden, Cholesterin u. a. m. Verwendung finden. 3) Die sog. Endoxidation besteht in der Oxidation von Azetyl-Koenzym A im Trikarbonsäurezyklus zu CO_2 und H_2O. Diese Reaktion läuft zum guten Teil extrahepatisch ab, z. B. in der Skelettmuskulatur. Der aus den Oxidationsvorgängen stammende Wasserstoff wird durch die Enzyme Alkoholdehydrogenase und Aldehyddehydrogenase auf das Koenzym NAD übertragen. Nach seiner Reoxidation gelangt der Wasserstoff in die Atmungskette der Mitochondrien, wo er zu H_2O aufoxidiert wird. Dabei wird in der damit gekoppelten oxidativen Phosphorylierung ATP gewonnen (1 g Äthanol liefert ungefähr 7 Cal).

Die *Alkoholdehydrogenase* (ADH) kommt in verschiedenen *Isoenzymformen* vor, so daß jedes Individuum ein »persönliches« Muster dieser Katalysatoren besitzt. Die Frage, ob hierin eine individuelle Empfindlichkeit bzw. Resistenz gegenüber Äthanol verankert sein könnte, ist nicht geklärt. Eine durch Äthanol bewirkte Induktion der ADH als mögliche Erklärung für die bei Alkoholikern hie und da beobachtete erhöhte »metabolische Resistenz« bzw. gesteigerte Alkoholeliminationsrate ließ sich bis jetzt nicht nachweisen. Dagegen scheint eine Aktivitätssteigerung des *peroxidativen Enzymsystems* bei chronischem Alkoholismus vorzukommen (Katalase, MEOS, s. o.). Die durch MEOS-Induktion herbeigeführte Vermehrung des glatten endoplasmatischen Retikulums äußert sich z. T. auch in einem beschleunigten Abbau von Medikamenten, was die vermehrte Toleranz von Alkoholikern gegenüber Sedativa, Hypnotika, Anästhetika u. a. wenigstens teilweise erklären könnte. Umgekehrt kennt man synergistische Wirkungen der letzteren mit Äthanol.
Äthanol wirkt sich überdies im Sinn gewisser allgemeiner *Stoffwechselveränderungen* aus: z. B. ein nach kurzdauernder Hyperglykämie auftretendes *hypoglykämisches Syndrom,* ferner Störungen, die eine *Leberverfettung begünstigen* (s. o.), eine *gesteigerte Diurese,* vermutlich über eine Hemmung der Sekretion von antidiuretischem Hormon im Hypophysenhinterlappen, eine *vermehrte Sekretion von Nebennierenmark- und -rindenhormonen,* die u. U. in eine Unterfunktion dieses Organs überleiten kann, *Veränderungen der Schilddrüsentätigkeit, Störungen im Stoffwechsel der Spurenelemente* u. a.

Beobachtungen am Menschen haben deutlich gemacht, daß Äthanol in mäßigen bis hohen Dosen selbst bei gleichzeitiger Gabe einer wohl ausgewogenen Nahrung *Funktionsstörungen und eine Verfettung der Leber* herbeiführen kann, was auf eine direkte toxische Wirkung hinweist. Daß eine *Mangelernährung,* insbesondere eine ungenügende Zufuhr von Vitaminen (B-Komplex u. a.), diese Vorgänge zu begünstigen scheint, wurde schon erwähnt. Eine unzureichende Versorgung mit gewissen essentiellen Aminosäuren, insbesondere Methionin und Cholin, mag ebenfalls eine Rolle spielen, wurde aber früher wahrscheinlich zu sehr betont. Bei einem Teil der chronischen Alkoholiker entwickelt sich das Bild der *chronischen aktiven Hepatitis (»alkoholische Hepatitis«)* mit peripherem Leberzelluntergang und entzündlichen Infiltraten zusätzlich zur Verfettung. Ob und in welchem Ausmaß in solchen Fällen eine chronische Virushepatitis B im Spiel ist, bleibt noch zu klären.
Daß die *chronische aktive Hepatitis* in eine gewöhnliche Leberzirrhose überleiten kann, wurde schon hervorgehoben. Die Frage, wie oft die letztere auf Alkoholismus, auf einer chronischen Virushepatitis (insbesondere vom B-Typ) oder auf einer Kombination der beiden beruht, wird indessen noch unterschiedlich beurteilt. In den Anfangsstadien lassen sich morphologisch Alkoholschäden und chronische aktive Hepatitis recht gut auseinanderhalten (s. u.), später aber verwischt sich das Bild.

Abb. 133 a–e (Fortsetzung)

»clubbing« der Finger (38), Neigung zu Dupuytren'scher Kontraktur (39), »Spider«-Naevi (40), hie und da Haut- und Schleimhautblutungen, Tendenz zu Cholelithiasis (41, vor allem Pigmentsteine im Zusammenhang mit Hyperhämolyse) u. a. Terminal kommt es in vielen Fällen zu einer massiven *Blutung aus Ösophagusvarizen,* manchmal aus Magen-Duodenalgeschwüren (42), verbunden mit Schock und ausgedehntem *Leberparenchymuntergang* im Zentrum der Pseudolobuli (43). Manchmal entwickelt sich auf der Grundlage der Leberzirrhose ein *Karzinom,* z. T. in Form eines sog. »Cancer massif« (44), z. T. als »Cancer nodulaire« (45)

Morphologisch beobachtet man bei chronischem Alkoholismus an den Hepatozyten – in zeitlicher Reihenfolge – eine *Zellschwellung,* eine mehr oder weniger diffuse *Verfettung,* die bis zur großtropfigen Steatose reichen kann, sowie das Auftreten der – abgesehen von der Wilson'schen Zirrhose (S. 734) – ziemlich charakteristischen *Mallory-Körperchen* (*»alkoholisches Hyalin«,* S. 89), beides Veränderungen, die sich bei Abstinenz oft weitgehend zurückbilden. Es hat sich z. B. erwiesen, daß Patienten mit reichlich (> 10% der Hepatozyten) Mallory-Körperchen die Anlegung eines portokavalen Shunts weniger lang überleben als solche ohne diesen Befund. Megamitochondrien (S. 58) treten ebenfalls gehäuft in Erscheinung. Mit der Zeit und im Zusammenhang mit schleichendem Leberzelluntergang bilden sich vor allem *in den periportalen Zonen bindegewebige Fasernetze,* die sich schließlich zu kommunizierenden *kollagenen Septen* zwischen einzelnen Glisson'schen Scheiden und/oder den letzteren und dem Gebiet der Zentralvenen verbinden können. Auf diese Weise unterteilte Läppchenreste erfahren durch *regeneratorische Tätigkeit* eine knotige Umwandlung im Sinn der Bildung von *Pseudolobuli,* die häufiger, als dies aus dem histologischen Bild den Anschein macht, über stark vaskularisierte »Brücken« miteinander in Verbindung stehen. Über Jahre kann dieser Zustand, der – falls eine Steatose vorliegt – als *»Fettzirrhose der Leber«* bezeichnet wurde, weitgehend stationär bleiben. Zeichen einer *Progression* des Leidens umfassen vor allem einen fortwährend *gesteigerten Hepatozytenuntergang,* vornehmlich in der Läppchenperipherie. Diese ist verbunden mit unterschiedlichen, meist geringen Zeichen von *Parenchymregeneration,* wie vereinzelten Mitosefiguren, in Doppelreihen oder pflasterartig angeordnet, z. T. basophilen Hepatozyten sowie – vermutlich wegen gestörter Zellteilung – Auftreten groß- und mehrkerniger Formen, deren Kerne nicht selten zytoplasmatische Invaginationen erkennen lassen. Derartige Veränderungen sind in ihrem Ausmaß ziemlich variabel. Sie hängen u. a. von der zu einem bestimmten Zeitpunkt herrschenden Zelluntergangsrate ab und betreffen, im Gegensatz zur vorwiegend peripherolobulären Lokalisation der Parenchymschädigung, weite Teile des Lebergewebes. In den bindegewebigen bzw. narbigen Bereichen finden sich meistens ziemlich zahlreiche *tubuläre Strukturen.* Hier handelt es sich teilweise um sog. *»Pseudotubuli«* (Pseudogallengangswucherungen), die von peripheren Leberzellplatten ausgesproßt sind und oft Gallenkanälchen sowie ein basophiles Zytoplasma erkennen lassen. Zum andern haben wir es mit einigen *gewucherten echten Gallengängen* zu tun, die sich durch eine abweichende Kernstruktur und z. T. durch apikal lokalisierte, PAS- und Alzianblau-positive Granula von den Hepatozyten abgrenzen lassen. Nicht selten enthalten Hepatozyten und Kupffersche Sternzellen *Hämosiderin.*

Im Bereich des aktiven Umbaus in peripheren Parenchymzonen sowie in den fibrösen Bezirken begegnen wir wechselnd dichten *entzündlichen Infiltraten,* an denen sich Lymphozyten, ferner Histiozyten und z. T. ziemlich zahlreiche Plasmazellen beteiligen. Dieser schleichende Abbau von Leberparenchym, an dem vermutlich *immunologische Reaktionen* und möglicherweise Autoimmunvorgänge beteiligt sind, geschieht meistens nicht in der ganzen Läppchenperipherie in gleicher Weise, so daß es über eine asymmetrische regeneratorische Tätigkeit des Parenchyms innerhalb der Läppchen zu einer *exzentrischen Verlagerung der Zentralvene* und schließlich deren Einbezug in die verdickten Bindegewebssepten kommt. Mit diesem Geschehen ist eine erhebliche *Störung der hepatischen Blut- und Lymphzirkulation* verbunden, indem sich zwischen den Pfortaderästen und den Verzweigungen der V. hepatica, z. T. auch zwischen den Aa. interlobulares und den letzteren, Kurzschlüsse bilden, und ein Pfortaderhochdruck entsteht (vgl. dazu S. 543). Mit der Zeit tritt die Verfettung der Hepatozyten immer mehr zurück (»entfettete Fettzirrhose«), und die aus überwiegend *kleinen oder höchstens mittelgroßen Pseudolobuli* bestehende Masse von Lebergewebe nimmt erheblich ab. Das ist das Bild der klassischen *atrophischen Laennec'schen Leberzirrhose.* In einzelnen Pseudolobuli können sich Zeichen von Gallenstauung bemerkbar machen, ein schwerer Grad von *Cholestase* ebenso wie *dystrophische* Schübe, die ganze Parenchymknoten erfassen können, finden sich in der Regel nur in Phasen der Exazerbation bzw. terminal. Da die Pseudoazini in weit stärkerem Maß, als dies beim intakten Lebergewebe der Fall ist, von der arteriellen Blutversorgung über die Äste der Aa. hepatica abhängen, versteht sich die besondere Anfälligkeit des Zirrhotikers gegenüber Schock, wie er durch massive Blutungen aus Ösophagusvarizen ausgelöst werden kann (vgl. dazu S. 496).

Das *makroskopische Bild* der gewöhnlichen Leberzirrhose erklärt sich aus den hier geschilderten Veränderungen. Abgesehen von den selteneren hypertrophischen Formen erscheint das Organ verkleinert. Seine Oberfläche zeigt eine ziemlich gleichmäßig kleinknotige Beschaffenheit und eine wechselnde, wenn auch meist nur leichte Verdickung der bindegewebigen Kapsel. Auf der Schnittfläche erkennt man den Ersatz der normalen Läppchenstruktur durch vorwiegend kleine Parenchymknötchen (Pseudoazini, Pseudolobuli), die von grauroten bis grauweißen, kommunizierenden Bindegewebs(Narben-)feldern umgeben sind. Die Konsistenz des Organs ist in der Regel deutlich erhöht, die Brüchigkeit stark vermindert. Die einzelnen Pseudolobuli zeigen – je nach allfälliger Verfettung, Cholestase, Hämosiderose und/oder Nekrose im Terminalstadium – eine teils gelbliche, schmutzig-olivfarbene oder bräunliche Tönung.

Folgen und **Komplikationen:** Die gewöhnliche Leberzirrhose nimmt in der Regel einen progressiven Verlauf, insbesondere wenn sie aus einer chronischen aktiven Hepatitis hervorgeht. Bei alkoholisch bedingten oder mitbedingten Formen kann sie jedoch durch geeignete Therapie und striktes Vermeiden von Alkohol über lange Zeit zu einem annähernd stationären Verhalten oder sogar zu einer gewissen Besserung gebracht werden. In etwa einem Zehntel der Fälle wird sie dann erst bei der Autopsie – gleichsam als Zufallsbefund – entdeckt. Meistens aber machen sich auch bei der alkoholischen Form vorher schon, d. h. ungefähr 5–15 Jahre vor dem Terminalstadium, Zeichen zunehmender *hepatischer Funktionsstörungen* sowie vor allem Folgeerscheinungen des *portalen Hochdrucks* (S. 543) bemerkbar. Gegen die Endphase des Leidens zu stellen sich in typischen Fällen im Verlauf von Wochen bis Monaten eine zunehmende *Schwäche,* Ermüdbarkeit, *Appetitlosigkeit* und ein leichter Gewichtsverlust, ferner *Aszites* und *Knöchelödeme,* u. U. Pleuraergüsse sowie in wechselndem Maß ein *Ikterus* ein. Diagnostisch von Bedeutung sind überdies die arteriellen *»Spider«-Nävi,* das *palmare Erythem,* die *Atrophie der Skelettmuskulatur,* z. T. die *Gynäkomastie* und *Hodenatrophie* (S. 402), bei Frauen im geschlechtsreifen Alter *Störungen des Menstrualzyklus* oder eine Amenorrhoe, die mäßige *Splenomegalie,* der weitgehende *Verlust u. a. der Achsel- und Schamhaare, Verdickungen (»Clubbing«) an den Fingerendgliedern, Dupuytren'sche Kontrakturen* und eine *mäßige Hyperpigmentation.* Die *Verdauungsstörungen* umfassen u. a. zeitweiliges Erbrechen, Meteorismus mit Neigung zu Flatulenz, Obstipation, manchmal unterbrochen durch Diarrhoe. Ferner besteht eine Neigung zu *Cholelithiasis* (S. 735). *Hautblutungen* werden öfters angetroffen. Eine *Anämie* fehlt in der Minderzahl der Fälle. Sie ist in der Regel komplexer Natur (Blutverlust, Folsäuremangel, Hypersplenismus und/oder eine direkte toxische Wirkung des Äthanols auf das erythropoietische System). Einer *Leukopenie* und *Thrombozytopenie* begegnet man häufig, und neben einer *Hypalbuminämie* und einer *Hyperglobulinämie* notiert man in fortgeschrittenen Fällen oft einen *Mangel an Fibrinogen und anderen Gerinnungsfaktoren* hepatischen Ursprungs. Wegen *Hyperpnoe* besteht nicht selten eine *respiratorische Alkalose.* Neben den Zeichen eines *sekundären Hyperaldosteronismus* (S. 522) stellt man häufig eine *Hypomagnesiämie* fest, vermutlich meistens infolge Mangelernährung und/oder vermehrter renaler Ausscheidung.

Die sog. *portosystemische Enzephalopathie* sowie das *hepatische Präkoma* mit Tremor, Sprachstörungen, träge reagierenden Pupillen, Delirium und/oder Somnolenz sowie Foetor hepaticus und das *hepatische Koma* mit völligem Bewußtseinsverlust wurden schon erörtert, ebenso die terminal häufigen Blutungen aus *Ösophagusvarizen* bzw. bei *hämorrhagischer Gastritis* und/oder *Magenduodenalulzera* (S. 703). Weitere Komplikationen stellen die Entstehung eines *Leberkarzinoms* (s. u.) und die Ausbildung einer *Pfortaderthrombose* dar. Patienten mit fortgeschrittener Leberzirrhose zeigen wegen ihrer allgemeinen Resistenzverminderung eine deutlich *erhöhte Infektanfälligkeit,* so daß sie beispielsweise einer interkurrenten Pneumonie erliegen können.

Biliäre Leberzirrhosen

Definitionen: Die Bezeichnung *»biliäre Leberzirrhose«* wird im pathologischen und klinischen Sprachgebrauch für chronische, mit schwerer, durch Abflußbehinderung bedingter *Cholestase* und deutlicher *perilobulärer Fibrose* (= *biliäre perilobuläre Leberfibrose*) verbundene Veränderungen des Organs angewandt, in vielen Fällen auch, wenn die Definition der Zirrhose i. e. S. nicht erfüllt, d. h. der pseudoazinäre Umbau nicht oder noch nicht erfolgt ist. Unter dem Begriff einer *»primären biliären Leberzirrhose«* verstehen wir ein besonderes, ätiologisch und pathogenetisch z. T. noch ungeklärtes Krankheitsbild, das über eine chronisch-destruktive, nicht eitrige Cholangiitis zur fortschreitenden Zerstörung der kleinen Gallengänge und damit zur dauernden Cholestase führt. Der Oberbegriff *»sekundäre biliäre Leberzirrhose«* umfaßt alle Formen, die durch andersartig bedingte Abflußhindernisse im Gallengangsystem verursacht werden. Dabei unterscheiden wir u. a. zwischen *extrahepatisch-cholestatischen* und *cholangiitischen biliären Leberzirrhosen.*

Gesamthaft machen hierzulande die biliären Formen etwa 10% aller Fälle von Leberzirrhose im Obduktionsgut aus. Bei der Mehrzahl handelt es sich um die sekundäre Variante.

Ätiologie und **Pathogenese:** Die Ursache der *primären biliären Leberzirrhose,* die in ungefähr 90% der Fälle bei *Frauen im mittleren Erwachsenenalter* beobachtet wird, ist nicht bekannt (S. 1181). Die Bevorzugung des weiblichen Geschlechts läßt an eine erhebliche Bedeutung *endokriner Faktoren* denken, eine Klärung dieser Frage steht aber noch aus. Da das Leiden z. T. mit einem der cholestatischen Hepatitis ähnlichen Krankheitsbild beginnt, diskutiert man eine Virusätiologie, besitzt jedoch in dieser Hinsicht noch keine verwertbaren Hinweise. Medikamentöse Einflüsse (z. B. Phenothiazin, das ähnliche Störungen hervorruft) ließen sich in den meisten Fällen nicht nachweisen. Vereinzelt besteht eine Kombination mit Kalzinosis, Raynaud-Phänomen, Sklerodaktylie und Teleangiektasie (sog. CRST-Syndrom, S. 1156), was auf generelle Störungen im Bindegewebsapparat hindeutet. Besonderes pathogenetisches Interesse verdienen die bei primärer biliärer Leberzirrhose öfters erhobenen *immunologischen Befunde:* hohe Konzentration von IgM im Serum, Vorhandensein zirkulierender Immunkomplexe sowie von Antikörpern, die mit dem Zytoplasma der Epithelien kleiner Gallengänge reagieren (solche werden aber ebenfalls bei Virushepatitis häufig festgestellt), histologisch erkennbare IgM-haltige und andere *lymphoide Zellen in und im Bereich von Epithelien der kleinen Gallengänge* und verminderte Stimulierbarkeit der Blutlymphozyten in vitro durch Lektine, wie PHA (S. 1069). Diagnostisch von erheblicher Bedeutung ist der Nachweis von *zirkulierendem IgG-Antikörper mit antimitochondrialer Spezifität,* der bei etwa 95% der Patienten mit primärer biliärer Zirrhose, jedoch nur ausnahmsweise bei anderen Lebererkrankungen auftritt. Diese und andere Feststellungen haben zur Annahme geführt, daß *gestörte Immunvorgänge* – vermutlich vom Typ der *Autoimmunisierung* (S. 1137) – bei der Auslösung und/oder Propagation des cholangiitischen Prozesses wesentlich mitspielen.

Sekundäre biliäre Leberzirrhosen entwickeln sich bei langdauerndem, völligem oder weitgehendem Verschluß der großen und/oder der meisten mittleren und kleinen Gallengänge, wobei verschiedene Ursachen in Betracht kommen:

Bei *Säuglingen und Kleinkindern* steht als Ursache einer sich entwickelnden biliären Leberzirrhose die *kongenitale Atresie der extrahepatischen, großen Gallengänge* im Vordergrund (ungefähr 1 Fall auf 20000 Geburten), die mit einer teilweisen *Atresie der intrahepatischen Gallenwege* kombiniert sein kann. Isoliert tritt die letztere nur selten in Erscheinung. Kongenitale *Choledochuszysten* stellen oft nur ein relatives Gallenabflußhindernis dar. Eine konnatale intrahepatische Gallengangatresie beruht manchmal auf einer Sonderform der *kongenitalen Hepatitis,* bei der – offenbar infolge intrauteriner Virusinfektion – die Gallengänge entweder zerstört werden oder gar nicht zur Ausbildung gelangen. Nicht selten bietet die Leber in solchen Fällen das Bild einer Riesenzell-Hepatitis.

Kindliche biliäre Zirrhosen findet man hin und wieder bei schweren Formen von *Mukoviszidose* (S. 970).

Bei *Erwachsenen* bilden *postoperative Narbenstrikturen* oder eine *Choledocholithiasis* (s. u.) mit ihren möglichen Komplikationen, wie Steinverschluß, steinbedingten Dekubitalgeschwüren mit nachfolgender Narbenstriktur u. a. m., die häufigsten Ursachen einer sekundären biliären Leberzirrhose. Öfters gesellt sich eine *infektiöse Cholangiitis* hinzu (S. 738). *Maligne Geschwülste* des Pankreas, der Gallenwege oder der Gallenblase, ebenso wie große Metastasen bzw. maligne Lymphome in periportalen Lymphknoten haben nicht selten einen weitgehenden Unterbruch des Gallenabflusses zur Folge; in der Mehrzahl dieser Fälle tritt indessen der Tod ein, bevor sich eine mit starker perilobulärer Fibrose einhergehende biliäre Zirrhose ausbilden kann.

Makroskopisch fällt die biliäre Zirrhose zunächst durch die *grüne Farbe* des Organs auf. Die Oberfläche zeigt nur in stark fortgeschrittenen Fällen mit erfolgtem Läppchenumbau eine feine Granulierung, sonst erscheint sie oft ziemlich glatt. Je nach dem Ausmaß der perilobulären *Fibrosierung* ist die Brüchigkeit der Leber mäßig oder deutlich vermindert. Hie und da notiert man kleinste gelbliche Stippchen.

Mikroskopisch erscheint der Läppchenbau über lange Zeit weitgehend erhalten, bevor der Umbau erfolgt. Bei der *primären biliären Leberzirrhose* stellt man in Frühstadien eine *»chronische, nicht eitrige, destruktive Cholangiitis«* fest, die in den meisten portalen Triaden erkennbar ist und mit einer lymphohistiozytären Durchsetzung und schrittweisen Zerstörung der Gangepithelien, periduktulären Infiltraten ähnlicher Zusammensetzung sowie entsprechend lokalisierter, *zunehmender Fibrosierung* einhergeht. Hie und da entwickeln sich in diesen Bezirken kleine *Granulome* und/oder *Lymphfollikel.* Eine erhebliche *Cholestase* setzt ein, wenn der größte Teil der kleinen Gallengänge zerstört und durch Narbengewebe ersetzt ist. In diesem Stadium stützt sich die histologische Diagnose vor allem auf das *Fehlen* nicht nur *gewucherter kleiner Gallengänge,* die bei sekundären biliären Zirrhosen in großer Zahl vorhanden zu sein pflegen, sondern auch *kleiner Ductus.* Nicht selten vermißt man ferner Interlobularvenen, die im Verlauf des entzündlichen Geschehens veröden können. Die *Gallenstauung* äußert sich vorwiegend zentrolobulär, z. T. in Form des sog. intrazellulären Ikterus, mit grünen oder bräunlichen Tropfen im Zytoplasma der Hepatozyten, z. T. als sog. *Gallenthromben,* d. h. grünlich-braune Zylinder in erweiterten Gallenkanälchen. Ein Umbau der Leberläppchen zu *Pseudolobuli* findet meistens erst in den Spätstadien dieses in der Regel 3–5 Jahre dauernden Prozesses statt. Im terminalen Zustand kann das makro- und mikroskopische Bild dem einer gewöhnlichen oder z. T. postdystrophischen Leberzirrhose ähnlich sehen.

Die verschiedenen Typen von *sekundärer biliärer Leberzirrhose,* insbesondere die häufigen Formen bei extrahepatisch bedingtem Gallenabflußhindernis, unterscheiden sich – zumindest in früheren und mittleren Stadien der Veränderung – merklich von der primären Variante. Die *zentrolobuläre Cholestase,* mit intrazellulärem Ikterus und Gallenthromben, macht sich schon zu Beginn deutlich bemerkbar. Als besonders typisch für einen extrahepatisch bedingten Stauungsikterus gelten sog. *Gallenzylinder* in periportalen Gallengängen, *Gallenextravasate* in entsprechender Lokalisation und *Galleninfarkte* im Leberparenchym, d. h. von Gallenpigment durchsetzte, meist peripherolobulär gelegene Gruppennekrosen von Hepatozyten. Recht bezeichnend ist ferner das Vorhandensein *gewucherter kleiner Gallengänge* und *Pseudotubuli* (»Pseudogallengangswucherungen«, s. o.), die ja bei der primären Form weitgehend fehlen. Häufig begegnet man überdies einer *Cholangiitis* mit Anhäufung *neutrophiler Granulozyten* im Ganglumen, oft verbunden mit periduktaler, z. T. chronischer, entzündlicher Infiltration, die in eine sog. *Perisklerose der Gallengänge* überleiten kann. Das Bindegewebe zeigt wechselnde Grade von Ödem und erfährt eine zunehmende Ausdehnung, so daß schließlich das Bild der *periportalen Fibrose* entsteht. Erst in fortgeschrittenen Stadien, z. B. ein Jahr oder noch später nach Beginn der Gallenstauung, kommt es zum Umbau mit Bildung kleiner *Pseudolobuli.* Sowohl bei der primären wie bei den sekundären Formen von biliärer Zirrhose ist die Leber anfänglich vergrößert. Besonders bei der ersteren besteht fast regelmäßig eine *Hypercholesterinämie,* die zur Bildung sog. *Pseudoxanthome* in der Haut, z. T. in der Leber und in anderen Organen führt (sog. »*xanthomatöse Zirrhose*«). Die primäre Variante mit Lebervergrößerung wurde früher als »hypertrophe Hanot'sche Leberzirrhose« bezeichnet.

Folgen und **Komplikationen:** Zu den ersten Symptomen der *primären biliären Leberzirrhose* gehören u. a. Juckreiz, helle Stühle, dunkler Urin und eine leichte Hyperpigmentation der Haut an exponierten Stellen, d. h. Veränderungen, die zu einer *gestörten Gallenausscheidung* gehören (S. 1000). In manchen Fällen macht sich mit der Zeit eine *Malabsorption* mit Steatorrhoe wechselnden Grades bemerkbar, die u. a. eine Blutungsneigung und Osteomalazie nach sich ziehen kann und oft mit Diarrhoe einhergeht. Bezeichnend sind ferner *Pseudoxanthome* (»Xanthome«, »Xanthogranulome«) im Hautbereich, insbesondere an Hautfalten, über Gelenken oder als Xanthelasmen am inneren Augenwinkel, als Folgeerscheinungen der *Hypercholesterinämie.* Im Verlauf von einem oder mehr Jahren gehen diese Veränderungen häufig zurück und weichen den *Symptomen und Zeichen der Leberzirrhose* (s. dort), deren Folgen und Komplikationen die Patienten erliegen.

Bei *sekundärer biliärer Leberzirrhose* wird – wie erwähnt – ein ähnlich langer Verlauf nur bei den Formen beobachtet, die nicht auf einen malignen neoplastischen Prozeß zurückgehen.

Bei jeder Art von biliärer Zirrhose beruht der *Ikterus* auf einer Erhöhung zunächst überwiegend konjugierten Bilirubins auf Werte von 3–20 mg/100 ml Serum oder noch mehr, insbesondere terminal. Die *Regurgitation von konjugiertem Bilirubin* im Blut scheint vor allem transzellulär, d. h. durch die Hepatozyten hindurch, und nur wenig – wenn überhaupt – interzellulär zu erfolgen. Während die Konzentration der alkalischen Phosphatase im Serum stark ansteigt, bleiben die Transaminaseaktivitäten oft auf wenig erhöhter Stufe, solange die Hepatozytenschädigung nicht stärkere Maße annimmt. Die *Hyperlipidämie* beruht überwiegend auf einer erhöhten Konzentration *unveresterten Cholesterins,* und das für Cholestase relativ typische *Lipoprotein X* läßt sich nachweisen. Der Juckreiz korreliert besser mit der *Gallensäurenkonzentration in der Haut* als mit der im Blut. Die erhöhte *Kupferkonzentration* im Blut steht mit der vermehrten Kupfereinlagerung im Leberparenchym in Beziehung.

Wie schon hervorgehoben wurde, gehört der Nachweis *antimitochondrialer Antikörper* bei primärer biliärer Leberzirrhose zu den wertvollsten Befunden, die eine Abgrenzung gegen sekundäre Formen gestatten.

Pigmentzirrhose der Leber

Diese Art von Leberzirrhose, die sich durch Einlagerung von reichlich *Hämosiderin* zunächst in Hepatozyten, später auch in Kupfferschen Sternzellen (zusammen mit Zeroid; S. 89), Gallengangsepithelien und Gefäßendothelien auszeichnet, gleicht in ihrer Morphogenese und hinsichtlich ihrer Folgen und Komplikationen weitgehend den gewöhnlichen Zirrhoseformen. Sie ist Bestandteil des *Hämochromatose-Syndroms* (S. 840), das u. a. durch eine *abnorme Eisenspeicherung* in verschiedenen Organen charakterisiert ist.

Wilson'sche Leberzirrhose

Hier haben wir es ebenfalls mit der pathologisch vermehrten Speicherung eines Metalls, des *Kupfers,* in Leber und anderen Körperteilen zu tun (vgl. dazu *hepatozerebrale (-lentikuläre) Degeneration und Kayser-Fleischer'schen Kornealring,* S. 845). Meistens macht sich der Leberschaden schon in jüngeren Jahren bemerkbar.

Morphologisch handelt es sich meistens um eine ziemlich *großknotige Zirrhose,* die als Besonderheiten oft eine erhebliche *Verfettung,* peripherolobuläre *Mallory-Körperchen* (ohne Alkoholismus!), ein *weitgehendes Fehlen von Pigment* und ziemlich reichlich *Kernglykogen* (S. 47) zeigt. Histochemisch läßt sich Kupfer in den Hepatozyten nachweisen, allerdings nicht in allen Regeneratknoten in gleichem Ausmaß.

Weitere Sonderformen von Leberzirrhosen bzw. Leberfibrose

Abgesehen von den bisher erwähnten Typen kann eine Leberzirrhose auch in Verbindung mit einer ganzen Zahl weiterer Krankheiten beobachtet werden: *metabolische Störungen,* wie die Galaktosämie (S. 953), Diabetes mellitus (S. 933), Glykogenosen Typ III und IV (S. 960), Fruktoseintoleranz (S. 954), α_1-Antitrypsinmangel (S. 899), Fanconi-Syndrom (S. 781) und hereditäre Tyrosinämie (S. 896); *chemische Intoxikationen,* wie die durch Pyrrolizidin-Alkaloide und Arsen; *gastrointestinale Affektionen,* wie chronische ulzeröse Kolitiden (S. 686); *granulomatöse Prozesse,* wie die Boeck'sche Krankheit (S. 2029); *Infektionskrankheiten,* wie neonatale Zytomegalie (S. 1827), Toxoplasmose (S. 2063) und Bruzellose (S. 1927); *Parasitosen,* wie Schistosomiasis (S. 2097) und Clonorchiasis (S. 2107).

Sog. nicht zirrhotische Fibroseformen der Leber

Unter dieser Bezeichnung werden mehrere Leberveränderungen zusammengefaßt, die wohl eine herdförmige bis diffuse Fibrose erkennen lassen, jedoch nicht – oder nur ausnahmsweise – in eine eigentliche Leberzirrhose mit nodulärem Umbau und Zeichen von Leberzellschädigung überleiten. Abgesehen von der sog. »*kardialen Zirrhose*« (S. 573) und den verschiedenen Typen von »*idiopathischer portaler Hypertonie*« (intrahepatische Phlebosklerose und Fibrose, ohne oder mit streckenweiser Pfortader- und Milzvenensklerose bzw. Thrombose, vgl. dazu S. 543) sind in diesem Zusammenhang die verschiedenen Formen von *kongenitaler Leberfibrose* (S. 301) und die *chronische sog. septale Hepatitis* zu nennen.

108.19. Raumfordernde Prozesse in der Leber

Ursachen und **Pathogenese:** In der überwiegenden Mehrzahl der Fälle beruhen raumfordernde Prozesse in der Leber auf einer *Metastasierung* primär extrahepatisch gelegener bösartiger Geschwülste (»*Metasta-*

senleber«), seltener auf primären *Lebertumoren* (s. Beispiele). Weiter zu erwähnen sind *Leberzysten*, die einzeln oder im Rahmen einer Zystenleber vorkommen (S. 301), *Leberabszesse, Echinokokkus* (S. 2115) und seltenere herdförmige Veränderungen, wie z. B. *Gummen*. Die Auswirkungen raumfordernder Veränderungen auf das Lebergewebe hängen von ihrer räumlichen Ausdehnung, d. h. Zahl, Größe, Ausbreitungsart und Volumenveränderung der Herde, ab. Haben wir es mit weitgehend stationären Bildungen, wie etwa Leberzysten, zu tun, zeigen sich in den meisten Fällen keine nennenswerten funktionellen Störungen, es sei denn, die Lage derselben bedinge von Anfang an eine Kompression wichtiger Strukturen (z. B. große Gallenwege und/oder Gefäße). Störungen der Leberfunktion sind auch dann nicht oder nur in geringem Maß zu erwarten, wenn nur einzelne Herde vorliegen. Demgegenüber zieht ein *multifokaler* oder annähernd *diffuser Befall* des Organs, insbesondere bei Metastasenleber, oft erhebliche Veränderungen von Parenchym, Gallenabflußwegen, Blutzirkulation u. a. m. nach sich. Bei *multifokaler Metastasierung* erleidet das Lebergewebe in der Umgebung und zwischen den Knoten vor allem Kompressionsschäden, wie Druckatrophie, Nekrosen, die von Vernarbung gefolgt sein können, Zahn'sche Infarkte und – besonders häufig – regional unterschiedliche Grade von Cholestase. Beim *diffusen Typ der Lebermetastasierung*, wie er etwa beim kleinzelligen Bronchialkarzinom des öftern beobachtet wird und zu extremer Hepatomegalie führen kann, durchsetzt das neoplastische Gewebe in kleinknotiger Form und z. T. intrasinusoidal das ganze Organ ziemlich gleichmäßig. In diesen Fällen erleidet der Hauptteil des Parenchyms erheblichen Schaden, so daß nicht selten der Tod im hepatischen Koma eintritt.

Beispiele:

- Von den primären Lebertumoren ist an erster Stelle das *Leberkarzinom* zu nennen, das mehrheitlich als *hepatozelluläres*, seltener als *cholangiozelluläres (cholangioläres)* oder *gemischtes Karzinom* in Erscheinung tritt. Vom Leberzellkarzinom kennt man verschiedene Varianten, wie etwa differenzierte Typen mit drüsenähnlichen gallenhaltigen Strukturen, weniger differenzierte trabekuläre Formen und hellzellige, glykogenreiche Spielarten. Hierzulande macht das primäre Leberkarzinom etwa 2% aller Karzinome aus, in anderen Ländern jedoch z. T. wesentlich mehr (z. B. China 33%, Java 42% und bei den Bantus Südafrikas gar 50%). In mehr als 60% der Fälle entwickelt sich das primäre Leberkarzinom auf dem Boden einer Leberzirrhose, wobei großknotige Formen mit Zeichen einer kräftigen Regeneration eher zur malignen Entartung zu neigen scheinen als kleinknotige, regenerationsarme Varianten. Leberkarzinome breiten sich z. T. als solide Masse (»Cancer massif«), z. T. in Form kleiner Knoten (»Cancer nodulaire«) aus. Multizentrische Entstehung ist nicht selten. Vereinzelt begegnet man bei Kindern, insbesondere bei Knaben, einer Sonderform des Leberkarzinoms, dem sog. *malignen Hepatoblastom*, das nicht aus einer Zirrhose hervorgeht und histologisch durch dicht gefügte Zellplatten, meist ohne Canaliculi, auffällt.
- *Ratten*, die fortgesetzt mit zirrhogenen Dosen von Tetrachlorkohlenstoff behandelt wurden, schieden vermehrt *α-Fetoprotein* aus, bevor aus der *Leberzirrhose* ein nachweisbares *hepatozelluläres Karzinom* hervorgegangen war. Dies läßt an die Möglichkeit denken, daß regenerierende Hepatozyten diese Eigenschaft aufweisen können, und/oder daß einzelne bzw. mehrere Regeneratsknoten aus mutierten Zellen hervorgegangen waren, die man noch nicht als neoplastisch erkennen konnte.
- *Andere primäre Lebertumoren* umfassen etwa das maligne Hämangioendotheliom, das z. B. als Spätkomplikation nach Thorotrastschaden (S. 1474) oder bei chronischer Arsenvergiftung bei Winzern auftritt, bösartige Mischgeschwülste sowie gutartige Bildungen (Haemangioma cavernosum, Hämangioendotheliom, z. T. in Form einer Hämangiomatose (vor allem bei Kindern), hepatozelluläre Adenome, Cholangiome bzw. Cholangiofibrome oder »v. Meyenburg-Komplexe« u. a. m.).
- *Lebermetastasen* primär extrahepatischer Tumoren machen die Mehrheit raumfordernder Prozesse in der Leber aus, da über 40% aller bösartigen Geschwülste in dieses Organ metastasieren (vgl. dazu S. 227), mit Vorliebe verständlicherweise solche mit Primärlokalisation im Einzugsbereich der Pfortader. Die Angaben über die relative Häufigkeit der Primärlokalisation von Karzinomen bei Metastasenleber variieren je nach Statistik, im wesentlichen kann aber für Westeuropa die nachstehende Reihenfolge gelten: Magen (etwa 20%), Lunge bzw. Bronchien (15–20%), Dickdarm (13%), Gallenwege und Pankreas (12%), Mamma (7%), Uterus (4%), Ovarien (2%), Prostata und Hoden (2%) usw. Sarkommetastasen machen gesamthaft ungefähr 5% aller knotigen Lebermetastasen aus.
- Vereinzelte *Leberzysten* werden meistens bei der Autopsie als Zufallsbefund festgestellt. Die *polyzystische Leber*, die mit polyzystischen Nieren und anderen Anomalien kombiniert sein kann, wird als dominantes Merkmal mit unterschiedlicher Expressivität vererbt. Die Zysten nehmen im Verlauf des Lebens an Größe zu, verursachen aber in der Mehrzahl der Fälle keine erheblichen Leberfunktionsstörungen.
- Einen *Echinococcus hydatidosus* in der Leber beobachten wir hierzulande seltener als den infiltrativ sich ausbreitenden *Echinococcus alveolaris*.
- *Leberabszesse* treten in ⅔ der Fälle multipel auf und werden heutzutage in erster Linie im Zusammenhang mit einer bakteriellen Cholangiitis beobachtet, insbesondere bei Steinverschlüssen oder Strikturen im Bereich des Ductus choledochus, ferner bei eitrigen Prozessen im Abdomen mit hämatogener Verschleppung der Erreger über die Pfortader, per continuitatem bei Eiterungen im Bereich rupturierter Duodenalgeschwüre oder der Gallenblase u. a. m. Beteiligte Erreger sind u. a. E. coli, Streptococcus faecalis, Klebsiellen, Enterobacter, Enterokokken, Anaerobier (insbesondere Bacteroides), Staphylokokken und Salmonellen.
- Die *Gasbrandsepsis* (vor allem durch Clostridium welchii) kann intra vitam das Bild der Schaumleber entstehen lassen.
- *»Amöbenabszesse«* (besser: zystische, erregerhaltige Nekroseherde) entstehen durch hämatogene Verschleppung von Entamoeba histolytica aus dem Dickdarmbereich. In der Regel treten sie noch nicht zur Zeit der floriden Kolitis in Erscheinung, sondern später. Meistens beobachtet man sie in Einzahl im rechten Leberlappen. In tropischen Ländern stellt diese Komplikation eine häufige Todesursache dar.

108.20. Cholelithiasis, Cholezystitis und ihre Komplikationen

Definitionen: Unter *Cholelithiasis (Gallensteinleiden)* versteht man einen Zustand mit Auftreten von Konkrementen in der Gallenblase (*Cholezystoli-*

thiasis oder kurz »*Cholelithiasis*«) und/oder in den großen Gallengängen (z. B. *Choledocholithiasis).* Nach ihrer Zusammensetzung unterscheidet man *reine Cholesterinsteine* (»*Stoffwechselsteine*«), *Cholesterin-Kalksteine, Bilirubin-Kalksteine (Pigmentsteine), Cholesterin-Pigment-Kalksteine* (»*gemischte Steine*«), »*erdige*« *Pigmentsteine* (z. T. sog. »Stauungssteine, oft schon in großen intrahepatischen Gängen vorhanden) und *Kombinationssteine* mit Cholesterin im Zentrum und einer Pigment-Kalk-Schale.

Als *Cholesteatose (Cholesterinose)* der Gallenblase bezeichnen wir eine Veränderung, die durch Anhäufung mit Cholesterinestern beladener Makrophagen im subepithelialen Bereich der Schleimhautleisten charakterisiert ist und wegen des makroskopischen Aussehens auch »*Stippchengallenblase*« genannt wird.

Cholezystitis heißt Entzündung der Gallenblase (vgl. dazu S. 1243). Diese kann *akut, chronisch* oder *chronisch mit akuten Schüben* verlaufen und sich über eine *katarrhalische, serofibrinöse, eitrige, ulzeröse* oder *ulzero-phlegmonöse* zu einer *gangränösen* bzw. *nekrotisierenden Entzündung* steigern. Beim *Gallenblasenempyem* handelt es sich um eine Eiteransammlung im Innern des Hohlorgans, beim *Hydrops* um eine meist mit erheblicher Dilatation verbundene Ausfüllung desselben durch schleimig-seröse Flüssigkeit. Ein Hydrops kann *primär* oder, nach vorausgegangenem Empyem, *sekundär* entstehen. Bei chronischer Cholezystitis mit sehr starker Wandvernarbung und Verkleinerung des Organs sprechen wir von *Schrumpfgallenblase. Cholangiitis (Cholangitis)* nennt man eine Entzündung der Gallenwege. Neben der – seltenen – *sklerosierenden* Form kommen vor allem banale Cholangiitiden vor, die *akut, chronisch* oder *chronisch mit akuten Schüben* verlaufen und *katarrhalisch, ulzerös, ulzerophlegmonös* und/oder *vernarbend* sein können. Wird dabei das Lebergewebe von der Entzündung mitbetroffen, spricht man von *Cholangiohepatitis.* Nicht selten handelt es sich um eine *Cholangiohepatitis abscedens.*

Cholelithiasis

Das Gallensteinleiden ist bei Erwachsenen eine *sehr häufige Erscheinung:* In etwa 10–15% aller Sektionen findet sich eine Cholelithiasis, allerdings nicht selten als Zufallsbefund, d. h. ohne daß sie zu klinisch deutlichen Symptomen geführt hätte. Jährlich werden in den USA etwa 250000 Patienten einer Cholezystektomie unterzogen – meistens wegen eines Steinleidens – mit einer Mortalität von etwas über 2%. Im *geschlechtsreifen Alter* sind *Frauen* etwa 2–4mal häufiger betroffen als Männer, im Alter über 50 Jahre geht dieser Unterschied zurück. Weibliche Sexualhormone scheinen einen gewissen cholestatischen Effekt zu haben, ihre Wirkungsweise ist in dieser Hinsicht jedoch kaum geklärt. Statistische Untersuchungen ergaben, daß Schwangerschaften die Inzidenz der Cholelithiasis nicht signifikant erhöhen, daß sie aber bei Gallensteinträgerinnen das Auftreten klinischer Symptome begünstigen. Ferner zeigte sich – entgegen früheren Annahmen –, daß zwischen Körpergewicht und Inzidenz von Cholelithiasis keine deutliche Korrelation besteht. *Diabetiker* weisen etwa zweimal häufiger Gallensteine auf als die Kontrollpopulation. Bei bestimmten *Menschenrassen,* wie etwa den nordamerikanischen Indianern, haben bis über 70% der Frauen im Alter von 30 Jahren Cholesterin-Gallensteine!

Ätiologie und **Pathogenese:** Im Vordergrund des Interesses steht die Bildung von *Cholesterinsteinen (Cholesterinmonohydratsteine),* die den Großteil der Konkremente ausmachen oder zumindest bei einem Steinleiden mehrheitlich als erste auftreten (s. dazu Cholesterin- und Lezithinstoffwechsel, S. 993). Man unterscheidet 3 Phasen ihrer Entwicklung:

1) In der sog. *chemischen Phase* ist die *Galle mit Cholesterin übersättigt* (»*lithogene Galle*«), was in der Regel dann zutrifft, wenn die für die Mizellenbildung wichtigen Gallensäuren mit einer Sekretionsrate von weniger als 8–12 μmol/kg Körpergewicht/Stunde von der Leber ausgeschieden werden. Daß ein solcher Zustand an sich zur Steinbildung oft nicht ausreicht, geht aus der Tatsache hervor, daß auch bei Individuen ohne Gallensteine während des Fastens (z. B. in der Nacht) eine Übersättigung der Galle in der Gallenblase mit Cholesterin beobachtet wird. Warum die Gallensäuren-Syntheserate in diesen Perioden, wenn der enterohepatische Kreislauf durch Ansammlung von Galle in der Gallenblase teilweise unterbrochen ist, nicht entsprechend zunimmt, wissen wir noch nicht. Da bei einem Teil der Gallensteinträger eine *vermehrte Aktivität* der für die Cholesterinsynthese limitierend wirkenden *HMG CoA-Reduktase* (S. 924) und eine *verminderte Aktivität* der für die Gallensäurensynthese wichtigen *7-α-Hydroxylase* beobachtet wurde, denkt man an die Möglichkeit einer genetisch bedingten Störung in der Kontrolle der Enzymtätigkeit. Diese Fragen bedürfen indessen einer weiteren Klärung. Ein *Verlust von Gallensäuren durch die Fäzes* (z. B. bei Ileitis regionalis nach Ileumresektion oder nach Verabreichung des gallensäurenbindenden Cholestyramins) oder ein andersartiger *Unterbruch des enterohepatischen Kreislaufs der Gallensäuren* (Leberschäden, s. u., Gallenabflußbehinderung u. a.) kann in der Regel nur teilweise oder überhaupt nicht durch eine gesteigerte Gallensäurensynthese in der Leber kompensiert werden, da die letztere maximal etwa 5 g pro Tag erreicht. Eine mit Cholesterin übersättigte Galle bildet sich z. T. auch nach *cholesterinreicher* und/oder *hyperkalorischer Diät,* aber die Steinbildung korreliert nicht befriedigend mit diesen Parametern. Wahrscheinlich beruht die oben erwähnte *Cholesterinose*

der Gallenblase, die sich bei etwa 20% aller operativ entfernten Gallenblasen vorfindet, auf einer mit Cholesterin übersättigten Galle.

2) Im *Kristallisationsstadium* fallen in der mit Cholesterin übersättigten Galle Cholesterinmonohydrat-Mikrokristalle aus. Damit sich in dieser Phase Cholesterinsteine bilden können, bedarf es offenbar »*kernbildender« Agentien* oder eines Verlustes von Faktoren, die normalerweise die Entstehung eines Steinkerns verhindern. Sonst wäre es nicht verständlich, daß die meisten Individuen, obschon sie nachts eine an Cholesterin übersättigte Galle aufweisen, keine Konkremente bilden. Als Kernbildner kommen u. a. unkonjugiertes Bilirubin, Mukoproteine und Kalziumsalze in Betracht. Eine erhebliche Bedeutung scheint auch *Infektionen* zuzukommen, da entzündliches Exsudat bzw. Debris Kristallisationskerne darstellen können, und Schädigungen der Schleimhaut die Resorption insbesondere von Gallensalzen und Lezithin in der Gallenblase fördern, was seinerseits die Präzipitation von Cholesterin begünstigen dürfte. Überdies vermögen bakterielle Enzyme, wie die β-Glukuronidase von E. coli, Bilirubindiglukuronid zu dekonjugieren, so daß freies Bilirubin als unlösliches Kalziumsalz ausfallen und kernbildend wirken kann. Schließlich bewirken gewisse Keime, wie Streptococcus faecalis, eine Dekonjugation von Gallensalzen mit dem Effekt, daß die frei werdenden Gallensäuren präzipitieren oder resorbiert werden können, ein Vorgang, der wiederum die Mizellenbildung beeinträchtigen muß. Von Bedeutung ist ferner die *Stagnation der Galle in der Gallenblase,* die aus verschiedenen Gründen die Steinbildung zu fördern scheint: Abgesehen von der Begünstigung einer Kristallisation infolge Eindickung und möglicherweise Veränderung der relativen Konzentrationen von Cholesterin, Gallensäuren und Phospholipiden sowie des Stillstandes der Gallenströmung, bedeutet eine mangelhafte oder zu selten erfolgende Entleerung der Gallenblase zudem eine – zumindest partielle – »funktionelle Unterbrechung« des enterohepatischen Gallensäurenkreislaufs. Auf diese Weise wäre es verständlich, daß dem Organ aus der Leber eine vermehrt lithogene (weil an Gallensalzen verarmte) Galle zufließt, die dann, z. B. in lokalisierten Regionen der Gallenblasenlichtung, eine erhöhte Gefahr der Steinbildung bedeuten würde. In diesem Zusammenhang sei auf die normalisierende Wirkung der Cholezystektomie in vielen Fällen von Cholelithiasis hingewiesen, wobei der Wegfall der Sequestration eines Teils des Gallensäurenpools in die Gallenblase eine erhebliche Rolle spielen dürfte. Ob funktionelle Störungen des Sphincter Oddi am Unterbruch des enterohepatischen Gallensäurenkreislaufs beteiligt sein können, bleibt weiter zu klären.

3) Das *Wachstumsstadium der Konkremente* ist durch ein fortgesetztes Präzipitieren von Cholesterinkristallen an der Oberfläche der Steine gekennzeichnet. Naturgemäß können dabei auch andere Substanzen, wie Kalziumbilirubinat, Kalziumkarbonat, Kalziumphosphat u. a. m., aufgelagert werden (s. o.). Sog. *Cholesterinkalksteine* sind oft besonders groß.

Bilirubin-Kalksteine (Pigmentsteine) enthalten im wesentlichen Kalziumbilirubinat, ferner unkonjugiertes Bilirubin sowie geringe Mengen von Kalziumkarbonat und -phosphat, meist auch von Cholesterin. Macht das letztere einen erheblichen Teil der Konkremente aus, spricht man von *Cholesterin-Pigment-Kalk-Steinen* (s. u.). Die Löslichkeit unkonjugierten Bilirubins in der Galle hängt u. a. von der Gallensalzkonzentration (s. oben) und dem pH ab. Sinkt das letztere, wie dies bei *Stagnation der Galle* oft geschieht, von 7,8 auf weniger als 6,6, präzipitiert Bilirubin und kann so als Steinnidus wirken oder sich auf vorhandene Konkremente auflagern (vgl. dazu Kombinationssteine, s. o.). Es wurde schon erwähnt, daß freies Bilirubin u. a. bei *bakterieller Infektion der Gallenblase* z. T. vermehrt anfällt. Das Vorhandensein von Pigmentsteinen bzw. Kombinationssteinen deutet daher in der Regel auf Episoden von Gallestagnation und/oder bakterieller Cholezystitis hin. Pigmentsteine bilden sich allerdings zudem bei Krankheiten, die mit vermehrter Bilirubinsekretion durch die Leber einhergehen, d. h. insbesondere bei *hämolytischen Anämien.*

Morphologisch sind *reine Cholesterinsteine* an ihrer gelblichen Farbe und der radiären Anordnung von Cholesterintafeln auf der Schnittfläche leicht zu erkennen. Häufig treten sie solitär auf, zeigen eine rundliche oder ovale Form und können bis 4 cm oder mehr im Durchmesser betragen. Nicht selten erkennt man im Zentrum einen aus Bilirubinkalk und/oder Proteinen (u. a. Fibrin) bestehenden kleinen Kern. Reine Cholesterinsteine entstehen fast ausschließlich in der Gallenblase und oft ohne faßbaren Zusammenhang mit einer Cholezystitis.

Cholesterin-Pigment-Kalksteine, die häufigste Konkrementart überhaupt, werden meistens in Mehrzahl gefunden. Die öfters in verschiedenen Größengruppen vorhandenen Konkremente zeigen – u. a. wegen Anpassung der Berührungsflächen – Fazetten-, Tonnen- oder Maulbeerform. Auf der Schnittfläche erkennt man jahresringartige Schichtungen, deren Farbe von schwarz-grün bis gelblich variieren kann, je nach dem Gehalt an Bilirubin, Kalk und/oder Cholesterin. Ähnlich wie bei den reinen Cholesterinsteinen findet sich ein zentraler Kern.

Die höckerigen *Bilirubin-Kalksteine* gehen vermutlich z. T. aus den *brüchigen (»erdigen«) Pigmentsteinen* hervor und beruhen überwiegend auf einer Ausfällung von Kalziumbilirubinat (s. o.).

Kombinationssteine lassen in der Regel einen verschieden großen Cholesterinkern und eine grünlich-schwarze Pigmentschale erkennen. Gesamthaft betrachtet, machen cholesterinreiche Konkremente etwa ¾ aller Steine aus. Allerdings handelt es sich hier nur in etwa 10% aller Fälle um reine Cholesterinsteine, während in 80% gemischte und in 10% kombinierte Steine vorliegen.

Geschichteten Cholesterin-Kalksteinen begegnet man, wie im Fall der reinen Cholesterinsteine, ebenfalls oft in Einzahl. Vermutlich sind hier – neben metabolischen Störungen – entzündliche Vorgänge bei Mangel an Bilirubin beteiligt (z. B. bei Schrumpfgallenblase ohne erheblichen Gallenzustrom).

Folgen und **Komplikationen** der Cholelithiasis: Eine Selbstauflösung der Gallensteine im Sinn eines spontanen Vorgangs ist kaum bekannt, ließ sich aber in einzelnen Fällen durch langdauernde Verabreichung von Chenodesoxycholsäure erreichen. In ungefähr 50% der Fälle verursachen Gallensteine keine klinisch auffallenden Symptome. Eine Korrelation mit gehäuften Dyspepsien, Blähungen und Unverträglichkeit fettreicher Mahlzeiten, wie sie früher als typisch angegeben wurden, scheint nach neueren Untersuchungen nicht sicher zuzutreffen. Die Hauptkomplikationen der Cholelithiasis umfassen die *akute* und *chronische Cholezystitis* (s. u.), die oft in eine *Schrumpfgallenblase* überleitet und häufig mit *Ulzerationen,* z. T. mit kleinen Blutungen, einhergeht. Geschwüre und insbesondere *Wandabszesse* können eine *Perforation* der Gallenblase mit nachfolgender *galliger Peritonitis* zur Folge haben. In solchen Fällen treten manchmal Gallensteine in die Bauchhöhle über. Erfolgt die Ruptur des Organs an einer schon vorher breit mit benachbarten Hohlorganen verwachsenen Stelle, entsteht eine mehrheitlich *cholezystoduodenale,* seltener *cholezystokolische innere Fistel,* durch die selbst große Gallensteine in den Darm gelangen können. Ein *Gallensteinileus* stellt allerdings eine seltene Komplikation der Cholelithiasis dar (2% aller Formen von Dünndarmileus). Er ist meistens im terminalen Ileum lokalisiert und findet sich überwiegend bei alten Leuten. Ein *Gallenblasenhydrops* (s. o.) bildet sich vor allem, wenn ein Stein im Halsbereich der Gallenblase obturierend wirkt, und in die Gallenblase nennenswerte Mengen von Schleim (s. u.) und/oder seröser Flüssigkeit abgesondert werden. Dabei kann der Schleim aus Schleimdrüsen in der Halsgegend und/oder von den bei chronischen Cholezystitis gebildeten mukoiden Epithelzellen (s. u.) stammen. Seröse Flüssigkeit entstammt u. a. der Lymphe. Das *Gallenblasenempyem* ist nichts anderes als eine stark eitrige Cholezystitis (s. u.) und kann, nach einer Reinigung, in einen sekundären Hydrops übergehen. *Penetrierende Geschwüre,* die in die Leberunterseite hineinführen, können hier zur Abszeßbildung Anlaß geben. Zu den wichtigsten Komplikationen der Cholelithiasis gehören der *Abgang mittelgroßer Steine durch den Ductus cysticus* und ihr anschließendes Steckenbleiben im Ductus choledochus *(Choledocholithiasis,* s. u.). Die aufsteigende *Cholangiitis* und *Cholangiohepatitis* kommt später zur Sprache (S. 742). Als eine mögliche Spätkomplikation der chronischen, insbesondere ulzerösen Cholezystitis wird von verschiedenen Autoren das *Gallenblasenkarzinom* betrachtet, da es in 60–90% der Fälle mit Cholelithiasis vergesellschaftet ist. Umgekehrt muß aber hervorgehoben werden, daß aufgrund von Autopsiebefunden die Cholelithiasis nur in etwa 0,5% der Fälle von einer krebsigen Entartung des Organs gefolgt ist.

Akute und chronische Cholezystitis

Ätiologie und **Pathogenese:** Eine *akute Cholezystitis* ist in über 90% der Fälle mit Cholelithiasis verbunden, wobei sich in der Regel ein *im Ductus cysticus festsitzender Stein* vorfindet. Auf diese Weise kommt es innerhalb kürzerer Zeit zu einer Dehnung der Gallenblase, verbunden mit wechselnder Wandischämie und Störung der Lymphzirkulation sowie einer Stase des Inhalts, die eine Proliferation der bei Cholelithiasis öfters vorhandenen Bakterien begünstigt (Blindsackphänomen, S. 696). Nur in etwa 5% aller Fälle von akuter Cholezystitis fehlen Konkremente (akalkulöse Cholezystitis): Traumen und vorausgegangene Operationen scheinen hier ursächlich im Vordergrund zu stehen (Abb. 134).

Folgen und **Komplikationen:** Die Hauptsymptome der akuten Gallenblasenentzündung umfassen einen starken Schmerz und/oder Druckschmerzhaftigkeit im rechten oberen Quadranten des Abdomens, Übelkeit, häufig Erbrechen, Fieber und oft einen geringfügigen Ikterus. Von den klinischen Zeichen sind eine wechselnde Leukozytose, eine leichte Hyperbilirubinämie, eine erhöhte Aktivität der alkalischen Phosphatase im Serum und eine unterschiedliche Retention von Bromsulphalein zu erwähnen. In etwa ¾ der Fälle klingt die akute Cholezystitis innerhalb von 2–4 Tagen unter konservativer Behandlung ab. Bei alten Leuten besteht indessen eine größere Gefahr von *Komplikationen.* Die letzteren sind überwiegend *infektiöser Art* und beziehen sich auf Prozesse, wie *Empyem, gangränöse Cholezystitis* mit der Gefahr einer *Perforation* und anschließenden *galligen Peritonitis, Fistelbildung* oder *Penetration* in die Leber (s. o.), ferner *Pankreatitis* bzw. *Pankreasnekrose* (S. 708) und aufsteigende *Cholangiitis,* u. U. mit Ausbildung einer *Cholangiohepatitis purulenta et abscedens.* Diese infektiösen Komplikationen können überdies mit *Sepsis* verbunden sein. Es wurde schon erwähnt, daß unter dem Einfluß bakterieller Enzyme aus Chenodesoxycholsäure *Lithocholsäure* entstehen kann. Gelangt diese, wie es bei infektiösen Prozessen im Bereich der Gallenblase oft zu erwarten ist, in enterohepatische Zirkulation, scheint es auch zu *Leberschädigungen* zu kommen (sog. *Byler'sche Krankheit*), insbesondere Einzelzellnekrosen mit nachfolgender Regeneration der Hepatozyten, intrahepatische Cholestase, z. T. wegen Wandveränderungen in den terminalen Gallenkanälchen u. a. m.

Eine *chronische Cholezystitis* entwickelt sich auf der Grundlage wiederholter, leichter bis schwerer Attakken von akuter Cholezystitis. Die allmählich zunehmende Fibrosierung der Wand, z. T. verbunden mit Schleimhautatrophie, bringt eine verminderte Dilatations-, Kontraktions- und biochemische Konzentrationsfähigkeit der Gallenblase mit sich, was sich u. a. oft an der fehlenden Darstellbarkeit des Organs nach peroraler oder intravenöser Cholangiographie äußert.

Morphologisch kennt man das Bild der *erstmaligen akuten Cholezystitis* weniger gut als das der *chronischen Form, mit oder ohne akuten Schub,* da zum Zeitpunkt der Cholezystektomie in etwa 95% der Fälle eine Wandsklerosierung schon erfolgt ist. Aber auch hier, wie bei der reinen akuten Cholezystitis, beobachtet man im Verlauf akuter Schübe eine *serofibrinöse* oder *eitrige Entzündung,* manchmal ohne im Schnitt nachgewiesene Epitheldefekte, häufig aber eine *ulzeröse Cholezystitis* mit verschieden tief reichenden Defekten der inneren Wandschichten, bei längerer Dauer Bildung von reichlich Granulationsgewebe und progressiver Fibrosierung in den benachbarten Wandteilen, hie und da zudem eine akute, u. U. rezidivierende *phlegmonöse Entzündung* mit Ödem und ausgedehnter granulozytärer Wandinfiltration. Perforationen der Gallenblase sind vor allem bei einer *ulzerophlegmonösen, abszedierenden und/oder nekrotisierenden (»gangränösen«) Cholezystitis bekannt* (vgl. dazu Appendizitis, S. 701).
Abgesehen von solchen, einen akuten Schub kennzeichnenden Veränderungen beobachtet man bei *chronischer Cholezystitis »à froid«,* d. h. ohne Zeichen einer Exazerbation des entzündlichen Geschehens, eine Reihe weiterer Veränderungen: Die Schleimhaut zeigt ein unregelmäßiges Relief, das insbesondere an Berührungsflächen mit Steinen teilweise verlorengegangen ist, und wird von zylindrischem, z. T. aber bloß kubischem Epithel bedeckt, hie und da durchsetzt von schleimbildenden Zellen. Bezeichnend sind *mukoide Drüsen,* die sich – entsprechend den Rokitansky'schen Krypten – in die Tiefe senken, und deren Schleim offenbar eine gewisse Schutzfunktion erfüllt. Manchmal entwickeln sich umschriebene *adenomatöse Wucherungen.* Unter dem Epithel finden sich da und dort – wie bei der Cholesterinose – Haufen mit Cholesterinestern beladener *Schaumzellen (Histiozyten),* daneben manchmal *Granulome* mit Riesenzellen. Die letzteren sind an Cholesterinkristalle angelagert und/oder umschließen eingedrungene Gallenreste. Die *entzündlichen Infiltrate,* deren Gehalt an neutrophilen Granulozyten – abgesehen von akuten Schüben – nicht hoch ist, bestehen vornehmlich aus Lymphozyten, ferner Plasmazellen, Histiozyten und oft einigen eosinophilen Granulozyten. Subepithelial zeigen die Infiltrate eine ziemlich diffuse Verbreitung, in den äußeren Wandschichten treten sie mehr herdförmig auf, z. T. unter Bildung kleiner Lymphfollikel, meist ohne Keimzentren. Die *Fibrosierung* erfaßt alle Wandschichten, ist jedoch oft besonders in der Subserosa eindrücklich. Innerhalb narbiger Areale erkennt man da und dort *Wucherungen markarmer Nervenfasern,* ähnlich einem Narbenneurom. Hie und da kommt es zu einer starken intramuralen *Verkalkung (»Porzellangallenblase«).* Das *makroskopische Bild* der chronischen Cholezystitis ist aus dem oben Gesagten gut verständlich. Die Wand des Organs erscheint in der Regel deutlich verdickt und kann strang- oder flächenartig mit der Umgebung verwachsen sein. Das Schleimhautrelief erscheint teilweise verwischt, teilweise vergröbert und läßt – bei ulzerösen Formen – die Defekte erkennen. Obgleich man in vielen Fällen von chronischer Cholezystitis keine Verkleinerung der Gallenblase notiert, ist das Organ mehrheitlich doch etwas geschrumpft. In Extremfällen spricht man von *Schrumpfgallenblase.*

Choledocholithiasis
Ätiologie und **Pathogenese:** In der Regel stammen Gallensteine im Ductus choledochus *aus der Gallenblase,* die – selbst, wenn sie bereits verändert ist – über eine erhebliche Ausstoßungskraft verfügt. In der Tat ist die Gallenblase in 80% der Fälle von Choledocholithiasis bereits erheblich fibrös umgewandelt und kaum dilatationsfähig. Radiologische Belege für den Übertritt von Steinen aus der Gallenblase in den Ductus choledochus gibt es in großer Zahl, vor allem, was Konkremente mit einem Durchmesser von weniger als etwa 6–8 mm betrifft. Es können aber auch etwas größere Steine durchtreten. Die Häufigkeit eines solchen Geschehens geht u. a. aus der Tatsache hervor, daß bei Cholezystektomien in 6–25% der Fälle unerwartet Choledochussteine gefunden werden. Die Häufigkeit solcher Befunde nimmt mit dem Alter des Patienten zu. Choledochussteine *bilden oder vergrößern sich aber u. U. auch an Ort und Stelle* bzw. in den oberen großen Gallenwegen, insbesondere bei *Abflußhindernissen* und/oder lokaler *Infektion.* So erklärt sich beispielsweise eine Choledocholithiasis Jahre nach Cholezystektomie. Meistens handelt es sich dabei um gemischte oder sogar ziemlich reine Pigmentsteine.

Folgen und **Komplikationen:** Eine Choledocholithiasis kann über lange Zeit symptomlos bleiben, vor allem, wenn es sich um kleine Konkremente handelt. Öfters kommt es aber zu vorübergehender – selten dauernder – *Obstruktion* des Gangs, die sich klinisch u. a. durch einen ziemlich anhaltenden, im Epigastrium lokalisierten und z. T. in den Rücken und das rechte Hypochondrium ausstrahlenden, starken *Schmerz,* einen meist *leichten Ikterus* und *Fieber* kundtut. Hohe Fieberzakken sind in solchen Fällen in der Regel Ausdruck einer schwereren *infektiösen Cholangiitis.* Als Erreger finden sich besonders häufig E. coli und Streptococcus faecalis. Fieberschübe können auch ohne Schmerz und Ikterus auftreten (»hepatisches Fieber« nach Charcot). Während einer Attacke von Choledocholithiasis mit Obstruktionszeichen registriert man u. U. eine Leukozytose, eine leicht erhöhte Konzentration von unkonjugiertem Bilirubin im Serum, einen Anstieg der alkalischen Phosphataseaktivität im Serum und nicht selten Zeichen einer Leberzellschädigung, wie Bromsulphaleinretention u. a. Die Amylasekonzentration im Blut kann ebenfalls erhöht sein, besonders,

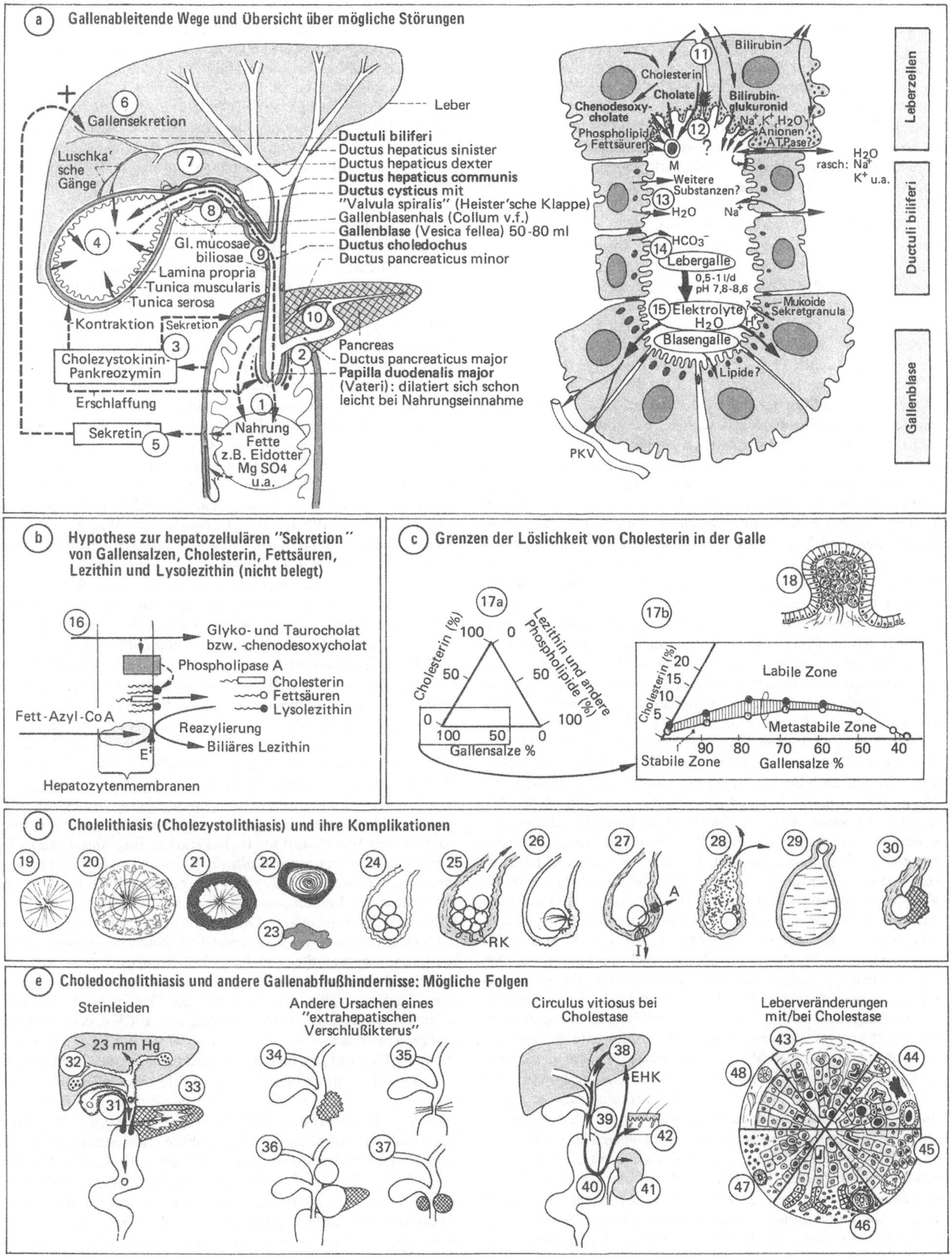
a Gallenableitende Wege und Übersicht über mögliche Störungen
6 Gallensekretion
Leber
Luschka'sche Gänge
7
Ductuli biliferi
Ductus hepaticus sinister
Ductus hepaticus dexter
Ductus hepaticus communis
Ductus cysticus mit "Valvula spiralis" (Heister'sche Klappe)
8
Gallenblasenhals (Collum v.f.)
Gallenblase (Vesica fellea) 50-80 ml
4
Gl. mucosae biliosae
9
Ductus choledochus
Ductus pancreaticus minor
Lamina propria
Tunica muscularis
Tunica serosa
10
Kontraktion
Sekretion
3
Cholezystokinin-Pankreozymin
Erschlaffung
Pancreas
2
Ductus pancreaticus major
Papilla duodenalis major (Vateri): dilatiert sich schon leicht bei Nahrungseinnahme
1
Sekretin
5
Nahrung
Fette
z.B. Eidotter
Mg SO4
u.a.
Bilirubin
11
Cholesterin
Cholate
Chenodesoxycholate
Bilirubin-glukuronid
Na+, K+, H2O
Anionen
ATPase?
12
Phospholipide
Fettsäuren
M
?
H2O
rasch: Na+ K+ u.a.
Weitere Substanzen?
13
H2O
Na+
14
HCO3−
Lebergalle
0,5-1 l/d
pH 7,8-8,6
Mukoide Sekretgranula
15
Elektrolyte
H2O
H+
Blasengalle
Lipide?
PKV
Leberzellen
Ductuli biliferi
Gallenblase
b Hypothese zur hepatozellulären "Sekretion" von Gallensalzen, Cholesterin, Fettsäuren, Lezithin und Lysolezithin (nicht belegt)
16
Glyko- und Taurocholat bzw. -chenodesoxycholat
Phospholipase A
Cholesterin
Fettsäuren
Lysolezithin
Fett-Azyl-CoA
Reazylierung
E
Biliäres Lezithin
Hepatozytenmembranen
c Grenzen der Löslichkeit von Cholesterin in der Galle
17a
Cholesterin (%)
Lezithin und andere Phospholipide (%)
100
0
50
50
0
100
100
50
0
Gallensalze %
17b
18
Cholesterin (%)
20
15
10
5
Labile Zone
Metastabile Zone
90
80
70
60
50
40
Stabile Zone
Gallensalze %
d Cholelithiasis (Cholezystolithiasis) und ihre Komplikationen
19
20
21
22
23
24
25
RK
26
27
A
I
28
29
30
e Choledocholithiasis und andere Gallenabflußhindernisse: Mögliche Folgen
Steinleiden
> 23 mm Hg
32
33
31
Andere Ursachen eines "extrahepatischen Verschlußikterus"
34
35
36
37
Circulus vitiosus bei Cholestase
38
EHK
39
42
40
41
Leberveränderungen mit/bei Cholestase
43
44
48
45
47
46

Abb. 134a–e. *Störungen der Gallensekretion und/oder des Gallenabflusses, mit besonderer Betonung von Cholelithiasis, Cholezystitis und verschiedenen Formen von Cholestase.* **a** *Gallenableitende Wege und Übersicht über mögliche Störungen.* Die Entleerung von Galle aus der Gallenblase, die normalerweise vor allem durch den Übertritt von Nahrung (insbesondere von Lipiden, Peptiden und Aminosäuren) ins Duodenum ausgelöst wird (1), erfolgt – möglicherweise vermittelt durch örtliche autonom-nervöse Reflexe – in erster Linie durch Freisetzung von Cholezystokinin-Pankreozymin (3). Dieses, von spezialisierten »APUD«-Zellen im Duodenalbereich produzierte Hormon bringt einerseits die normale Gallenblase zur Kontraktion (4) und die glatte Zirkulärmuskulatur im Bereich der Papille (»Sphincter Oddi«) zur Erschlaffung (2), andererseits bewirkt es eine verstärkte Sekretion durch das exokrine Pankreas (10). Störungen dieses Vorgangs umfassen u. a. eine *verminderte Kontraktionsfähigkeit der Gallenblase* (s. **d**), *Behinderung des Gallenabflusses durch die Ductus cysticus bzw. choledochus* (8, 9, s. auch **e**), allenfalls – insbesondere bei vollständigem Verschluß auf Höhe der Papille – einen *Reflux* und/oder eine *Ausbreitung infektiöser Keime* in die intrahepatischen Gallengänge (7, s. dazu 45 und 46), ferner u. U. einen *Reflux ins Pankreas* (s. Abb. 131, S. 704: Pankreatitis) u. a. m. Das Maß der Abflußstörung äußert sich nach kürzerer Zeit im Grad des *Ikterus*. Dieser beruht in solchen Fällen oft nicht nur auf einer »Regurgitation« konjugierten Bilirubins (11, s. auch 32), sondern – infolge cholestasebedingter hepatozellulärer Schädigung (38) – auch auf einer verminderten Aufnahme und/oder Konjugation freien Bilirubins durch die Leberzellen. Es zeigen sich noch weitere Folgen eines *Unterbruchs des enterohepatischen Kreislaufs* (38–42), und die Leber läßt die für einen *»extrahepatisch bedingten« Verschlußikterus* mehr oder weniger bezeichnenden Veränderungen erkennen (44), manchmal verbunden mit *Cholangiitis* (45, ev. 46). Normalerweise hat der Übertritt von Nahrungsbestandteilen aus dem Magen ins Duodenum auch die Freisetzung von Sekretin zur Folge (5), das u. a. die Gallensekretion zu stimulieren scheint (6). Die letztere gehört im übrigen zu denjenigen Funktionen, die bei Schädigung der Leberzellen am ehesten in Mitleidenschaft gezogen werden. Über die der Gallensekretion durch die Hepatozyten (12) zugrunde liegenden *Mechanismen* weiß man noch wenig Sicheres. Der sog. *Gallensäuren(salz)-abhängige Gallenfluß* richtet sich im wesentlichen nach dem Ausmaß der *Cholat- und Chenodesoxycholat-Sekretion,* die – wie die Ausscheidung von *Bilirubinglukuronid* – auf einem aktiven Transport zu beruhen scheint. Sie stimuliert u. a. die Abgabe von *Cholesterin* und *Phospholipiden.* Letztere bilden, zusammen mit den Gallensalzen und Fettsäuren, spätestens in den Gallenkanalikuli Mizellen (M). Für die aktiven Transporte spielt die Na^+-K^+-abhängige ATPase eine wichtige Rolle. Zwischen Lebersinusoiden und Gallenkanalikuli scheint eine rasche selektive Passage von Na^+ und K^+ stattzufinden, über deren Weg(e) man sich noch nicht im Klaren ist. Der sog. *Gallensalz-unabhängige Gallenfluß* beruht auf sekretorischen Leistungen sowohl der Hepatozyten als auch des Epithels des Gallengangsystems (13, 14). Er umfaßt u. a. einen aktiven Transport von Na^+ und HCO_3^- nach der Lumenseite zu, verbunden mit entsprechenden Wasserverschiebungen. Die *Lebergalle* (14) gelangt bei geschlossener Papille in die Gallenblase (4), wo sie durch Elektrolyt- und Wasserrückresorption eingedickt und zudem leicht angesäuert wird (*»Blasengalle«*, 15). **b** *Vorstellungen zur hepatozellulären »Sekretion« von Gallensalzen, Cholesterin, Fettsäuren, Lezithin und Lysolezithin.* Die Skizze 16 ist rein hypothetischer Natur. Sie soll lediglich eine der diskutierten Möglichkeiten aufzeigen: Es wird u. a. vermutet, daß durch den aktiven Gallensalztransport eine membranständige Phospholipase A aktiviert wird, die die Freisetzung von Lysolezithin und Fettsäuren aus Membranlipiden katalysieren könnte, ein Prozeß, der auch mit der Abgabe von Cholesterin einherginge. Lysolezithin würde nach dieser Annahme mit Hilfe eines membranständigen Enzyms (E) und aus den Leberzellen stammenden Fettsäuren mehrheitlich zu »biliärem Lezithin« reazyliert. Beweise für diese Annahmen stehen noch aus. Abgesehen von erworbenen Störungen des Gallensäuren- und Cholesterinstoffwechsels (S. 993), bestehen verschiedene Hinweise auf die Existenz genetisch bedingter Unterschiede in der Zusammensetzung der Galle. Die biochemischen Hintergründe solcher Differenzen in der Anfälligkeit gegenüber Cholelithiasis sind indessen noch nicht geklärt. **c** *Bedeutung der Cholesterinübersättigung der Galle für das Entstehen von Gallensteinen.* Aus den Diagrammen 17a und 17b geht hervor, daß die Stabilität der mizellären Lipidlösung um so größer ist, je mehr Gallensalze und Phospholipide (besonders Lezithin) in der Galle enthalten sind. Sog. *metastabile Lösungen,* d. h. solche, die an Cholesterin bereits übersättigt sind, aber ohne ausreichende Wirkung *»kernbildender Agentien«* (z. B. unkonjugiertes Bilirubin, Débris, Bestandteile entzündlichen Exsudats, Kalziumsalze, u. U. Mukoproteine u. a.) meist nicht zu einer *Präzipitation in Form von Cholesterinmonohydrat-Mikrokristallen* Anlaß geben, entstehen sehr oft physiologischerweise, z. B. während der Nacht. Bei Trägern von Cholesterin-Gallensteinen findet sich fast immer eine metastabile Übersättigung der Galle mit Cholesterin, dazu wahrscheinlich zeitweise eine labile Supersaturation, die zur Kristallbildung führt. Entscheidend ist nach neueren Ergebnissen offenbar der *Grad der Cholesterinübersättigung.* Eine *Cholesterinose der Gallenblase* (18, *»Stippchengallenblase«*) mit subepithelialer Anhäufung von Histiozyten, die mit Cholesterinestern beladen sind, geht manchmal der Cholesterinsteinbildung voraus. Über den Mechanismus des Lipideintritts in die Schleimhaut in solchen Fällen ist wenig bekannt. **d** *Cholelithiasis (Cholezystolithiasis) und ihre Komplikationen.* Die Skizzen 19–23 zeigen Schnitt(Bruch)flächen verschiedener Typen von Gallensteinen: *»Reiner Cholesterinstein«* (19, = Cholesterinmonohydratstein, etwa 10% aller Konkremente); *geschichteter Cholesterin-Kalkstein* (20, oft groß und nicht selten solitär); *Cholesterin-Pigment-Kalksteine* (gesamthaft etwa 80% aller Gallensteine): sog. *Kombinationsstein* (21), *geschichteter (gemischter) Stein* (22); höckeriger *Bilirubinkalkstein* (*»Pigmentstein«*, 23), z. B. bei hämolytischer Anämie). Zu den wichtigsten *Komplikationen* der Cholelithiasis gehören die *akute* (24) *und chronische* (25) *Cholezystitis,* die oft in Schüben (Epidsoden) verläuft, *ulzerös* (26) und/oder *phlegmonös* werden kann sowie hie und da zu Blutungen Anlaß gibt (26). Die Gefahr der *Perforation der Gallenblase* (27), mit anschließender *galliger Peritonitis,* besteht vor allem bei rasch voranschreitender Geschwürsbildung sowie Entstehung von Wandabszessen (A) und/oder kleiner Wandinfarkte (I). Bei starker Eiteransammlung im Lumen spricht man von *Gallenblasenempyem* (28). Ein *»Hydrops« der Gallenblase* (29), der sich hauptsächlich durch reichlich Schleim im Lumen auszeichnet, entsteht in der Mehrzahl der Fälle bei Obturation des Ductus cysticus und Vorliegen von Schleimzellen im abgeschlossenen Teil. Nach jahrelangen Schüben von Cholezystitis infolge Cholelithiasis entwickelt sich manchmal eine *Schrumpfgallenblase,* hie und da auch ein *Gallenblasenkarzinom* (30). Ist die Wand des Organs stark verkalkt, sprechen wir von *»Porzellangallenblase«.* **e** *Choledocholithiasis und andere Ursachen von Cholestase: Mögliche Folgen.* Bei Gallensteinleiden mit Bildung kleiner und mittelgroßer Konkremente können diese unter dem klinischen Bild von *Gallenkoliken* per vias naturales abgehen. Die *Choledocholithiasis* (31) führt – einem Ventilmechanismus vergleichbar – öfters zu zeitweiligen Verschlüssen, vor allem im Papillenbereich. Seltener bleibt ein Konkrement dort »eingemauert«, was ein vollständiges Hindernis bedeutet. Eine große Rolle spielt die bei Choledocholithiasis oft beobachtete *Papillitis sclerosans s. stenosans* (31), die – abgesehen von der Gefahr einer *akuten Pankreatitis* (33, s. auch Abb. 131, S. 704) – einer aufsteigenden Infektion Vorschub leistet, sei es in Form einer chronischen *Cholangiitis* (46), sei es als eine eitrige akute Entzündung (45), die in eine *Cholangiohepatitis abscedens* (32) ausmünden kann. Die Gallensekretion durch die Hepatozyten versiegt, wenn der Druck in den kleinen Gal-

wenn ein Stein im Bereich der Papilla Vateri festsitzt und ein Speichelödem oder gar herdförmige Nekrosen des Pankreas verursacht.
Häufig schließt sich an eine Episode mit Obstruktionssyndromen ein *spontaner Abgang der Steine* durch die Papilla Vateri an, wobei eine größtmögliche Erschlaffung des Sphincter Oddi, wie z. B. bei Einleitung einer Narkose, begünstigend wirkt. Bleiben ein oder mehrere Steine längere Zeit im Papillenbereich liegen, entwickelt sich im Steinlager häufig ein *Dekubitalulkus,* verbunden mit entzündlichen Wandveränderungen. Auf diese Grundlage, möglicherweise auch infolge intramuraler Risse bei einem Steindurchtritt, entsteht nicht selten eine in erster Linie durch Wandfibrosierung bedingte *Papillitis stenosans.* Die möglichen Auswirkungen einer derartigen Veränderung auf das *Pankreas* wurden bereits erörtert (S. 708), ebenso die *aufsteigende Cholangiitis* und *abszedierende Cholangiohepatitis.* Die letztgenannten Komplikationen sind naturgemäß in besonderem Maß bei *langdauernd »eingemauerten« Steinen im Papillenbereich* zu erwarten. Das Ausmaß des *Ikterus* hängt vom Grad und der Dauer der Choledochusobstruktion ab. Bei *vollständigem Verschluß* hört nach – soweit möglich (s. o.) – erfolgter Ausdehnung der Gallenblase die Gallensekretion durch die Leber zu einem guten Teil auf, und überwiegend durch transhepatozelluläre Regurgitation von konjugiertem Bilirubin entsteht ein Ikterus. Überdies machen sich in wechselndem Maß weitere Leberfunktionsstörungen bemerkbar. Wie schon erwähnt wurde, entwickelt sich eine *sekundäre biliäre Zirrhose* mit Läppchenumbau vor allem auf der Basis einer narbig bedingten Stenose (Striktur) im Bereich der großen Gallenwege (S. 732). Die *Pankreasnekrose* wurde bereits erörtert (S. 708).

Morphologisch fällt bei längerem Verweilen eines obturierenden Konkrements oder bei narbiger Striktur im Ductus choledochus (vor allem Papillenbereich), eine *Dilatation* des proximal gelegenen Gangsystems auf. Diese kann sich bis in die Leber fortsetzen. Anläßlich der Autopsie gibt die gallige Imbibition der Schleimhaut einen Hinweis darauf, bis wo die aus der Leber stammende Galle fließen konnte. Beispielsweise findet sich bei völligem Verschluß der Vater'schen Papille keine braungrüne Verfärbung der Duodenalschleimhaut, wie das üblicherweise der Fall ist. Acholischer Darminhalt ist ein zuverlässiges Zeichen, während eine fehlende Entleerung von Galle durch die Vater'sche Papille bei Handdruck auf die Gallenblase täuschen kann.
Die *histologischen Veränderungen der Leber bei extrahepatisch* bedingter Cholestase umfassen – wie erwähnt – die diagnostisch wichtige Gallenextravasation in den periportalen Feldern und größere Galleninfarkte, ferner Gallenzylinder und epitheliale Abflachung im Bereich dilatierter interlobulärer Gänge, Cholangiitis mit intraluminalem Vorhandensein neutrophiler Granulozyten, periduktale laminäre Fibrose, schließlich und diagnostisch weniger wesentlich ein Ödem, neutrophil-granulozytäre Infiltrate, Wucherungen von Pseudotubuli und kleinen Gallengängen sowie Anwesenheit von Pseudoxanthomzellen im Bereich der Glisson'schen Scheiden und »feathery degeneration« peripherer Hepatozyten.

Elektronenmikroskopische Untersuchungen haben erkennen lassen, daß schon kurze Zeit nach dem Wirksamwerden eines Abflußhindernisses die Mikrovilli im Bereich der Gallenkanälchen deutliche Veränderungen aufweisen, verbunden mit Lumendilatation, Ausdehnung der perikanalikulären ektoplasmatischen Zone, Hervortreten des Golgi-Apparats, Bildung autophagischer Vakuolen, Retention von Gallepigment in Gallenkanälchen, Hepatozyten und Kupffer-schen Sternzellen u. a. m.

Pathogenese, Folgen und Komplikationen der Cholelithiasis finden sich vereinfacht in Abb. 134 dargestellt.

Sog. Postcholezystektomie-Syndrom
Störungen im Anschluß an eine Cholezystektomie beruhen nur in einem Teil der Fälle auf dem operativen Eingriff, d. h. diese Maßnahme wird oft fälschlicherweise für gastrointestinale bzw. hepatische Störungen verantwortlich gemacht. Besteht aber tatsächlich ein Zusammenhang mit der Cholezystektomie, handelt es sich in der Regel um die Folgen einer *unvollständigen chirurgischen Behandlung* (z. B. Belassen von Steinen im Ductus choledochus und/oder Resten des Ductus cysticus oder der Gallenblase), das *Übersehen eines*

Abb. 134 a–e (Fortsetzung)

lengängen ungefähr 23 mm Hg übersteigt (32). Weitere Ursachen einer Gallenabflußbehinderung sind *neoplastische Prozesse* (z. B. Pankreaskopfkarzinom, 34), *postoperative oder z. B. im Zusammenhang mit peptischen Duodenalgeschwüren stehende narbige Stenosen* (35), komprimierende *Zysten* oder *Pankreaspseudozysten* (36), *große Lymphome im Leberhilus* (37) u. a. Eine *Unterbrechung des enterohepatischen Kreislaufs von Gallensalzen und -»pigment«* gehört zu den wichtigsten Folgen der Cholestase (38–42). Abgesehen von *Resorptionsstörungen im Darm* (S. 689) und einem wechselnden Maß von *Acholie des Stuhls,* eröffnet sie in manchen Fällen einen *Circulus vitiosus,* indem die Retention von Gallensalzen und Bilirubin häufig mit einer mehr oder weniger ausgeprägten Leberzellschädigung und damit einer zusätzlichen Einschränkung der Gallensekretion und anderer hepatozellulärer Funktionen verbunden ist (38). Unterbrechungen des enterohepatischen Kreislaufs können die Cholelithiasis fördern. Die Steinbildung wird z. T. auch durch Medikamente, wie Clofibrat, gesteigert. Begleiterscheinungen des schweren *»Verschlußikterus«* sind u. a. eine *cholämische Nephrose* (41) und *Juckreiz* (vor allem Gallensalzwirkung, 42). Die Skizzen 43–48 zeigen stark vereinfacht einige Wesenszüge des histologischen Bildes der Leberläppchen (hier als Segmente derselben dargestellt) bei verschiedenen Formen von Cholestase: *kongenitale Gallengangsatresie* (43), *»extrahepatischer Verschlußikterus«* (44), *Cholangiitis acuta* (45), *Cholangiitis chronica* (46), *Hepatitis mit cholestatischem Einschlag* (47) und *medikamentös bedingter Ikterus* (48).
RK = Rokitansky'sche Kanäle

malignen Prozesses oder um *Komplikationen* (Entstehen einer *Gallenfistel* oder – was ein besonderes Problem darstellt – Ausbildung einer *postoperativen Striktur* im Nahtbereich).

108.21. Tumoren des extrahepatischen Gallengangsystems

Die *gutartigen Bildungen*, insbesondere in der Gallenblase, umfassen neben der erwähnten adenomatösen Schleimhauthyperplasie im Zusammenhang mit Cholecystitis chronica echte *papilläre Adenome, Fibroadenome, Adenomyome* sowie sehr seltene mesenchymale Tumoren.

Gallenblasenkarzinome machen etwa 3–7% aller Karzinome im Obduktionsgut aus. Sie finden sich mit Vorliebe bei Frauen und sind mehrheitlich mit Cholelithiasis vergesellschaftet. Histologisch handelt es sich um *skirrhöse* Formen, z. T. Bildung von *Siegelringzellen, Adenokarzinome* mit skirrhösen Anteilen (selten in der rein drüsigen Wuchsart) oder *plattenepithelartige Krebse. Gallengangskarzinome* werden umgekehrt eher beim männlichen als beim weiblichen Geschlecht angetroffen, wobei die Vater'sche Papille, der intrapankreatische Teil des Ductus choledochus und die Verzweigungsstelle des Ductus hepaticus bevorzugte Lokalisationen darstellen. Im Papillenbereich herrschen papilläre und tubuläre Adenokarzinome vor, an den anderen Stellen skirrhöse oder solide Formen. Die *Prognose* der Gallenblasen- und Gallengangkarzinome ist sehr schlecht, indem die 5-Jahresüberlebensrate nur etwa 3% beträgt.

Literatur

Allgöwer, M.: Allgemeine und spezielle Chirurgie, 3. Aufl. Berlin: Springer 1976 — *Behar, J.*: Reflux esophagitis. Pathogenesis, diagnosis and management. Arch. Int. Med. *136*, 560 (1976) — *Bockus, H. L.*, (ed.): Gastroenterology, vol. I, 3rd. ed. Philadelphia: Saunders 1974 — *Bode, J. Ch., Menge, H.*: Verdauungstrakt und Alkohol. Internist *19*, 116 (1978) — *Ciba Foundation Symposium 42* (new series): Acute diarrhoea in childhood. Amsterdam: Elsevier 1976 — *Compston, J. E., Horton, L. W. L., Laker, M. F., Ayers, A. B., Woodhead, J. S., Bull, H. J., Gazet, J. C., Pilkington, T. R. E.*: Bone disease after jejuno-ileal bypass for obesity. Lancet *1978 II*, 1 — *Cooper, B. T., Holmes G. K. T., Cooke, W. T.*: Coeliac disease and immunological disorders. Br. Med. J. *1978 I*, 537 — *Cummings, J. H., Southgate, D. A. T., Branch, W., Houston, H., Jenkins, D. J. A., James, W. P. T.*: Colonic response to dietary fibre from carrot, cabbage, apple, bran, and guar gum. Lancet *1978 I*, 5 — *Demling, L., Classen, M., Frühmorgen, P.*: Atlas of enteroscopy. Berlin: Springer 1975 — *Halter, F.*: Pathogenese des Ulcus ventriculi und der chronischen Gastritis. In: Ulcus-Therapie (Siewert, R., Blum, A., Hrsg.). S. 12–27. Berlin: Springer 1978 — *Holm, E.* (Hrsg.): Ammoniak und hepatische Enzephalopathie. Stuttgart: Fischer 1975 — *Hornbostel, H., Kaufmann, W., Siegenthaler, W.*: Innere Medizin in Praxis und Klinik, 2. Aufl. Bd IV: Verdauungstrakt, Ernährungsstörungen, Stoffwechsel, Vergiftungen. Stuttgart: Thieme 1978 — *Isaacson, P., Wright, D. H.*: Intestinal lymphoma associated with malabsorption. Lancet *1978 I*, 67 — *Keppler, D.* (ed.): Pathogenesis and mechanisms of liver cell necrosis. Baltimore: University Park Press 1975 — *Kirsner, J. B., Shorter, R. G.* (eds.): Inflammatory bowel disease. Philadelphia: Lea & Febiger 1975 — *Klöppel, G., Seifert, G., Lindner, H., Dammermann, R., Sack, H. J., Berg, P. A.*: Histopathological features in mixed types of chronic aggressive hepatitis and primary biliary cirrhosis. Virchows Arch. A (Pathol. Anat.) *373*, 143 (1977) — *Kobler, E., Bühler, H., Nüesch, H. J., Deyhle, P.*: Medikamentös induzierte Oesophagusulzera. Dtsch. Med. Wochenschr. *103*, 1035 (1978) — *Lake, B. D., Puri, P., Nixon, H. H., Claireaux, A. E.*: Hirschsprung's disease. Arch. Pathol. Lab. Med. *102*, 244 (1978) — *Lieber, C. S.*: Pathogenesis and early diagnosis of alcoholic liver injury. N. Engl. J. Med. *298*, 888 (1978) — *Lipkin, M., Good, R. A.* (eds.): Gastrointestinal tract cancer. Sloan-Kettering Institute Cancer Series, vol. 1. New York: Plenum Publishing Corp. 1978 — *Mann, N. S., Sachdev, A. J.*: Aspirin- and bile-induced acute erosive gastritis. Arch. Pathol. Lab. Med. *101*, 206 (1977) — *Meyer zum Büschenfelde, K. H.*: Immunphänomene bei Lebererkrankungen. Z. Gastroenterol. (im Druck) — *Mosley, J. W., Redeker, A. G., Feinstone, S. M., Purcell, R. H.*: Multiple hepatitis viruses in multiple attacks of acute viral hepatitis. N. Engl. J. Med. *296*, 75 (1977) — *Paull, A., Trier, J. S., Dalton, M. D., Camp, R. C., Loeb, P., Goyal, R. K.*: The histologic spectrum of barrett's esophagus. N. Engl. J. Med. *295*, 476 (1976) — *Paumgartner, G.*: Pathophysiologische Grundlagen der Gallensteinbildung. Leber, Magen, Darm *4*, 17 (1974) — *Perera, D. R., Weinstein, W. M., Rubin, C. E.*: Small intestinal biopsy. Human Pathol. *6*, 157 (1975) — *Rao, S. S., Krasner, N., Thomson, T. J.*: Chronic gastritis – a simple classification. J. Pathol. *117*, 93 (1975) — *Seifert, G., Donath, K.*: Classification of the pathohistology of diseases of the salivary glands. – Review of 2600 cases in the salivary gland register. Beitr. Pathol. *159*, 1 (1976) — *Taylor, T. V., Lambert, M. E., Torrance, H. B.*: Value of bile-acid binding agents in post-vagotomy diarrhoea. Lancet *1978 I*, 635 — *Taylor, W.* (ed.): The hepatobiliary system. Fundamental and pathological mechanisms. New York: Plenum Press 1975 — *Webber, B. L., Freiman, I.*: The liver in Kwashiorkor. Arch. Pathol. *98*, 400 (1974) — *Whorwell, P. J., Eade, O. E., Hossenbocus, A., Bamforth, J.*: Crohn's disease in a husband and wife. Lancet *1978 II*, 186 — *Yamada, G., Feinberg, L. E., Nakane, P. K.*: Hepatitis B. Cytologic localization of virus antigens and the role of the immune response. Human Pathol. *9*, 93 (1978)

109. Störungen der Ausscheidung über Nieren und Harnwege

109.1. Kurzer Überblick über Phylogenese, Ontogenese und endgültige Strukturen der Nieren und Harnwege

Phylogenetische Aspekte der Nieren- und Harnwegsentwicklung

Provertebraten, deren Extrazellulärflüssigkeit hinsichtlich Salzgehalt dem Meerwasser gleicht, scheiden Endprodukte des Metabolismus zum guten Teil über die Körperoberfläche und die Kiemen aus. Die Niere dieser primitiven Tiere hat nur beschränkte Ausscheidungsfunktionen. Bei einzelnen *marinen Teleostieren* fehlt der glomeruläre Apparat, und die Tubuli dienen nur der Sekretion. *Süßwasserfische*, die mit dem Wasser wenig Elektrolyte aufnehmen, haben voll ausgebildete Glomeruli und Tubuli, was eine Wasser- und Schlackenausscheidung ohne gleichzeitigen Salzverlust ermöglicht. *Reptilien* und *Vögel* zeigen bei relativ geringer glomerulärer Filtration eine aktive tubuläre Sekretion N-haltiger Kataboliten, während bei den *Säugern* reichlich Primärharn gebildet und die Schlackenstoffe unter bestmöglicher Wasser- und Salzkonservierung ausgeschieden werden. Dabei erfüllen die tubulären Epithelien sowohl resorptive als auch sekretorische Aufgaben.

Die ontogenetische Entwicklung der Harnorgane beim Menschen

Die *Nierenanlagen* entwickeln sich hauptsächlich aus dem beidseits zwischen paraxialem und Seitenplatten-Mesoderm gelegenen *intermediären Mesoderm (Somitenstiel)*, das in der 3. Woche der Kyematogenese sichtbar wird. Während kurzer Zeit, d. h. bis Ende der 4. Woche, kommt es im Zervikalbereich zur Ausbildung rudimentärer und vorübergehender Anlagen einer *Vorniere (Pronephros)* mit 7–10 wenig differenzierten *Nephrotomen*, die rasch wieder verschwinden. In dieser Zeit entsteht kaudal davon im Thorakal- und Lumbalbereich, die *Urniere (Mesonephros)*. Im Gegensatz zur Vorniere, in der sich sog. äußere, d. h. mit dem intraembryonalen Zölom in Beziehung stehende Glomeruli bilden, fehlt hier eine offene Verbindung mit der serösen Höhle. Vielmehr entwickeln sich aus primitiven Kanälchen im medialen Bereich des Mesonephros Bowman'sche Kapseln um sog. *innere Glomeruli*, während das tubuläre System im lateralen Gebiet Anschluß an einen longitudinal verlaufenden Sammelgang, den *Urnierengang (Wolff'scher Gang)*, findet. Ungefähr in der 6. Woche entsprechen die Urnieren beidseits in die Zölomhöhle vorragenden länglichen Organen, die zusammen mit den medial gelegenen Keimdrüsenanlagen die *Urogenitalleisten* bilden und durch ein breitbasiges *Mesenterium urogenitale* mit der Rumpfwand verbunden sind. Mit Ausnahme einiger Kanälchen im kaudalen Abteil der Urniere, die später mit den Keimdrüsen engere Verbindungen eingehen, verschwinden gegen Ende des 2. Monats die Urnierenglomeruli und -tubuli. Aus dem Urnierengang geht später u. a. der Ductus deferens hervor. Mit der Involution des Mesonephros geht die Organogenese der *Nachniere (Metanephros)*, der Anlage der *definitiven Niere*, Hand in Hand. Ihr Muttergewebe liegt im kaudalen Gebiet des intermediären Mesoderms (*metanephrogenes Blastem)*, in dem sich Glomeruli und Tubuli in ähnlicher Weise wie in der Urniere formieren. Die *Ureterknospe*, die in der 4. Woche dorsomedial aus dem kaudalen Teil des Urnierengangs, kurz vor dessen Einmündung in die Kloake, hervorgeht, dringt ins metanephrogene Blastem ein, läßt die Anlage des Nierenbeckens entstehen und unterteilt sich in einen oberen und einen unteren Anteil, die späteren *Calices renales maiores*. Anschließend kommt es durch weitere Aussprossungen zur Bildung der *Calices renales minores* (Nierenkelche 2. Ordnung) und der *Sammelrohre*, deren verzweigte Enden Anschluß an die Verbindungsstücke der tubulären Mittelstücke des Metanephros finden. Durch Längenwachstum der Tubuli und Aussprossung des Gefäßapparats erreicht die Niere schließlich ihre endgültige Struktur.

Die *Harnblase* entstammt dem primitiven *Sinus urogenitalis*, der seinerseits aus einer Trennung der Kloake in den ersteren und den Anorektalkanal hervorgegangen ist. Die Trennwand, das *Septum urorectale*, bildet an der Verschmelzungsstelle im Bereich der Kloakenmembran den Hauptteil des primitiven Perineums. Aus dem Bekkenanteil des Sinus urogenitalis und dem sog. definitiven Sinus urogenitalis bilden sich u. a. die *distalen Harnwege* und *anhängenden Drüsen*.

Struktur der Nieren und Harnwege

Struktureinheiten der Niere sind die *Nephronen*, von denen es pro Niere etwa $1{,}3 \times 10^6$ gibt. Jedes Nephron umfaßt ein *Nierenkörperchen (Corpusculum renis)* mit den dazugehörigen, in Serie geschalteten *Nierenkanälchen (Tubuli renis)* und dem daran angeschlossenen System der *Sammelrohre*. Die letzteren werden – obschon sie sich von den Ureterknospen herleiten – der funktionellen Einheit eines Nephrons zugezählt, da sie sich an der Bereitung des Endharns beteiligen.

Ein Nierenkörperchen umfaßt den *Glomerulus (Glomerulum)*, einen Knäuel im wesentlichen parallel geschalteter Kapillaren (besser: Präkapillaren) mit Querverbindungen, der von der *Arteriola afferens (Vas afferens)* gespiesen wird und in die dem Vas afferens nahe gelegene *Arteriola efferens* mündet, durch ein *Mesangium* verbunden ist und von *Epizyten (Podozyten)* bedeckt wird. Der im Bereich des glomerulären Gefäßstiels liegende *juxtaglomeruläre Apparat*, bestehend aus subendothelialen granulierten Zellen, im besonderen Zellen des *Polkissens*, der dem Mittelstück zugehörigen *Macula densa* und dem *Goormaghtigh'schen Zellhaufen* (»extraglomeruläres Mesangium«), wurde schon erwähnt (S. 520). Die lymphatische Drainage dieser Strukturen scheint deren regulatorische Funktionen mit zu beeinflussen. Das gefensterte *Endothel* der glomerulären Kapillaren zeigt große Poren (etwa 50–100 nm im Durchmesser), die unregelmäßig von einem 6 nm dicken Diaphragma verschlossen sind. An der 80–300 nm dicken *Basalmembran* erkennt man endothelwärts eine Lamina rara interna, in der Mitte die aus vereinigten subendothelialen und subepithelialen Anteilen der Basalmembran bestehende Lamina densa und epizytenwärts die Lamina rara externa. Mit dem Alter nimmt die Dicke der Basalmembran allmählich zu, vor allem subepithelial und im Bereich der Lamina densa. Die Basalmembran ist an den Stellen unterbrochen, wo das Kapillarendothel direkt dem Mesangium anliegt. Die stark verzweigten *Epizyten (Podozyten)* umgreifen mit ihren schmalen Ausläufern *(Pedizellen)* die Kapillaren. Zwischen den Pedizellen liegen die *interpodozytären Spalträume*, die auf der Seite der Basalmembran durch eine *Schlitzmembran* verschlossen sind, z. T. durch Glykokalix (anionische Matrix) ausgefüllt erscheinen und den Hauptweg der glomerulären Ultrafiltration darstellen. Das von den Podozyten gebildete »viszerale Blatt« der *Bowman'schen Kapsel*, in deren Innenraum der Primärharn austritt, geht im Bereich des Gefäßstiels in das parietale Blatt über, die eigentliche Capsula glomeruli. Die letztere besteht aus einer Lage flacher, polygonaler Zellen, die einer von argyrophilen Fasern durchsetzten Basalmembran aufliegen und im Bereich des Harnpols direkt an die Hauptstückepithelien grenzen. *Mesangiumzellen* sind z. T. mobile Elemente und haben phagozytierende bzw. pinozytierende Eigenschaften, z. T. gleichen sie Myofibroblasten, die Myofibrillen enthalten und ein besonderes Kollagen zu bilden vermögen. Im Gegensatz zu den Endothelzellen enthalten die Mesangiumzellen u. a. keinen antihämophilen Faktor und keine Blutgruppenantigene.

Der *Tubulusapparat eines Nephrons*, dessen Länge variiert (vgl. dazu periphere und juxtamedulläre Nephronen) und bis 4 cm beträgt, gliedert sich in einen *proximalen Tubulus (Hauptstück)*, ein *Überleitungsstück (dünner Teil der Henle'schen Schleife)* und einen *distalen Tubulus (Mittelstück)*. Der proximale Tubulus, der ungefähr die Hälfte der Länge des ganzen Tubulusapparats ausmacht, umfaßt die ziemlich lange *Pars contorta (Tubulus contortus I)* und eine kurze Pars recta. Im *Tubulus contortus I* zeigen die Epithelzellen eine hochprismatische Form, sind durch Maculae adherentes und wenig entwickelte Zonulae occludentes dicht zusammengefügt, tragen lumenseits einen Bürstenbesatz mit zahlreichen Microvilli, weisen eine durch längliche Mitochondrien verursachte »basale Streifung« auf und lassen dicht über der Basalmembran ein tief eindringendes »basales Labyrinth« erkennen. Im Bereich des Bürstensaums kann u. a. eine deutliche alkalische Phosphataseaktivität festgestellt werden, neben mäßiger PAS-Positivität und zahlreichen weiteren Enzymaktivitäten. Im Zellinneren liegen ziemlich viele Lysosomen und Vesikeln. Das Lumen der Hauptstücke mißt bei sofortiger Fixation (Sekunden!) im Durchmesser etwa 20 μm; bei konventioneller Fixation erscheint es dagegen – wegen sehr rascher Resorption des Inhalts – durch die Epithelien weitgehend verschlossen. Im *geraden Teil der Hauptstücke* bieten die Epithelzellen ein ähnliches Bild, die erwähnten ultrastrukturellen Eigenschaften sind indessen weniger ausgeprägt. Das *Überleitungsstück*, d. h. der dünne Anteil der Henleschen Schleife, fällt durch die flachen, fast endothelähnlichen Epithelzellen auf, deren Kerne oft etwas vorragen und deren Zytoplasma hell erscheint. Oberflächlich finden sich nur wenige Microvilli, dagegen eine Geißel. An der Basis erkennt man die geringfügigen Zytoplasmaeinfaltungen. Durch elektronenoptische Untersuchungen mit Hilfe der Gefrierätztechnik konnte gezeigt werden, daß die Plasmamembran im absteigenden Teil wesentlich mehr Partikel aufweist als im aufsteigenden, ein Befund, der wahrscheinlich mit der unterschiedlichen Wasserpermeabilität in Beziehung steht (s. u.). Das *Mittelstück* (distaler Tubulus) schließt mit seiner *Pars recta* direkt an den aufsteigenden Ast des Überleitungsstücks an und bildet hier den »dicken« (»trüben«) Teil der Henleschen Schleife. Die Epithelien sind iso- bis hochprismatisch, tragen auf der Lumenseite nur wenige Microvilli, zeigen bei guter Fixation ebenfalls eine basale Streifung und weisen auch ein tief eingefaltetes basales Labyrinth auf. Etwa 14% der Nephronen haben lange Henle'sche Schleifen. In der Pars contorta der Mittelstücke (*Tubulus contortus II, Schaltstück)*, die ein ziemlich weites Lumen besitzt, sind die Epithelien ähnlich gebaut und lassen sich aufgrund des fehlenden Bürstenbesatzes gut von den gewundenen Hauptstücken unterscheiden (Macula densa: s. o.). Der terminale Teil des Mittelstücks, das sog. *Verbindungsstück* (»präinitiales Sammelrohr«), läßt ein zunehmend helleres Zytoplasma, deutlichere Zellgrenzen und besser ausgeprägte Zonulae occludentes erkennen.

Das *Sammelrohrsystem* eines Nephron besteht proximal aus sog. *initialen Sammelrohren*, in die ein oder mehrere distale Tubuli münden, und die sich ihrerseits mit anderen Sammelrohren zu den *Ductus papillares* (pro Papille etwa 200–700) vereinigen. Die Epithelien der Sammelrohre zeigen neben den *»hellen«*, mit einem oder zwei Zilien bewehrten Zellen vereinzelt *»dunkle«, Zellen*, die möglicherweise Vorstufen der ersteren darstellen.

Die *Gefäßarchitektonik* der Nieren läßt sich wie folgt zusammenfassen: Die A. renalis teilt sich im Hilusbereich in mehrere Aa. interlobulares (renculares), die in den Columnae renales nach außen führen und als Aa. arcuatae großenteils in die Schicht zwischen Rinde und Mark abbiegen. Von den letzteren ziehen die Aa. corticales radiatae in die Rinde und die kleineren Aa. medullares verae ins Mark. Die radiären kortikalen Äste verzweigen sich in die Aa. afferentes, die das Blut in die Arteriolae afferentes überführen. Die Arteriolae efferentes speisen das Kapillarnetz, das den tubulären Apparat im Rindenbereich umspinnt. Nahe der Rinden-Markgrenze gelegene Glomeruli geben ihr Blut an Arteriolen ab, die als Arteriolae medullares spuriae in die Medulla ziehen und – zusammen mit den echten Medullärarterien – das dort gelegene Kapillarnetz versorgen. Im absteigenden Schenkel der kleinen Medullargefäße findet sich ein ziemlich dickes, kaum fenestriertes Endothel, im aufsteigenden Teil ein fenestrierter, flacher Endothelbelag mit nur wenigen Plasmamembranpartikeln. Der venöse Rückfluß erfolgt über Venolen und Venen, die die Namen der ihnen parallel laufenden Arteriolen und Arterien tragen. Die *Lymphgefäße* der Nieren folgen im wesentlichen den Blutgefäßen.

Aus den bisher gemachten Angaben versteht sich der z. T. *makroskopisch sichtbare Organaufbau der Nieren:* umhüllt von einer *Capsula adiposa* und überzogen von einer straffen (von spärlich glatter Muskulatur durchsetzten) *Capsula fibrosa,* die sich normalerweise leicht abziehen läßt, zeigen sie bei Fehlen pathologischer Veränderungen eine glatte Oberfläche, die höchstens zwischen den *Lobi renales* (»Renculi«) sog. Renkulusfurchen aufweist. Auf der Schnittfläche erkennt man *Rinde (Cortex)* und *Mark (Medulla)* aufgrund ihrer unterschiedlichen Farbe und Struktur. Jeder Lobus weist eine *Markpyramide* auf, die ringsum von Rindengewebe umschlossen wird und gegen das Nierenbecken in Form einer Papille vorragt. Nach der Nierenoberfläche zu führt in jedem Lappen eine ganze Zahl sog. *Markstrahlen* in den Rindenbereich, die die gerade verlaufenden Teile der Haupt- und Mittelstücke sowie Sammelrohre und begleitende Gefäße enthalten. Die Medulla wird – abgesehen von den Markstrahlen – weiter unterteilt in eine *Innen-* und eine *Außenzone,* die letztere wiederum in einen *Innen-* und einen *Außenstreifen.* Die Innenzone enthält an tubulären Strukturen nur die Sammelrohre und dünne Teile Henle'scher Schleifen, die von marknah entspringenden Nephronen stammen. Der Innenstreifen der Außenzone weist darüber hinaus Mittelstücke der letzteren auf und der Außenstreifen gerade Teile der Hauptstücke, zudem Henle'sche Schleifen der in den äußeren Rindenarealen beginnenden Nephronen. Tubuli contorti und Nierenkörperchen finden sich nur in der Rinde.

Die *ableitenden Harnwege* umfassen *Nierenbecken (Pelvis renalis)* mit den *Nierenkelchen (Calices), Harnleiter (Ureter), Harnblase (Vesica urinalis)* und *Harnröhre (Urethra).* Der Harntrakt zeigt – beim Mann allerdings nur bis zur Pars prostatica der Urethra – eine Auskleidung durch *mehrschichtiges Übergangsepithel,* das sich u. a. durch eine rege metabolische Aktivität, einen erheblichen Gehalt an Glykogen, Hyaluronsäure und Phosphatase sowie – wie ein Teil der Nierentubuli – die Bildung von *Uromukoid (Harnmukoid)* auszeichnet. Das *Urothel* liegt einer lockeren, gefäßreichen Tunica propria auf, die in eine faserreiche Submukosa übergeht. Innerhalb der Niere wird das Nierenbecken, dessen Wand glatte Muskelzüge enthält, vom peripelvinen Fettgewebe umgeben. Die glatte Muskulatur der *Uretermuskularis* zeigt eine mittlere Rings- und eine innere Längsschicht, im unteren Teil auch eine äußere Längsschicht. In der *Harnblase* zeigt die kräftig entwickelte Muskularis deutliche Schichtung. Im Bereich des Abgangs der Urethra bildet sie den zirkulären M. sphincter vesicae internus, dessen Schließwirkung durch Venengeflechte im *Trigonum vesicae* vervollständigt wird. In diesem Bereich finden sich auch *Schleimdrüsen.*

109.2. Bemerkungen zu den physiologischen Funktionen von Nieren und Harnwegen

Als *exokrine Organe* erfüllen die Nieren folgende Aufgaben:

1. *Ausscheidung von Schlackenstoffen,* vor allem solchen, die aus dem Proteinstoffwechsel hervorgehen,
2. *Steuerung des Elektrolyt- und Wasserhaushalts,* der für die Erhaltung der Homöostase größte Bedeutung hat, und
3. *Regulation des Säure-Basen-Gleichgewichts.*

Als endokrine Organe üben die Nieren verschiedene Funktionen aus, im besonderen:

4. *Beeinflussung der Erythropoiese,* wahrscheinlich durch die Bildung eines Enzyms (Erythrogenin = renaler erythropoietischer Faktor (REF)), das aus dem in der Leber gebildeten »Erythropoietinogen« das Hormon Erythropoietin entstehen läßt (vgl. dazu S. 391).
5. *Bildung von Renin* S. 519), das über die Aktivierung des Renin-Angiotensin-Systems an der Regulation der Nierendurchblutung und des arteriellen Blutdrucks beteiligt ist.
6. *Produktion weiterer sog. Gewebehormone* (S. 390 und 405), deren Bedeutung (u. a. blutdrucksenkende Wirkung?) allerdings weiterer Klärung bedarf.

Die exokrinen Funktionen der Nieren, d. h. die *Urinbildung,* werden im wesentlichen durch *glomeruläre Filtration, partielle tubuläre Rückresorption des Glomerulumfiltrats* und – für gewisse Substanzen bzw. Ionen – *tubuläre Sekretion* gewährleistet.

Als *Clearance* bezeichnet man diejenige – virtuelle – Plasmamenge, die in den Nieren innerhalb einer bestimmten Zeitspanne von einer bestimmten Substanz befreit (»geklärt«) wird.

Zur Berechnung der Clearance bildet folgende Gleichung die Grundlage:

$$C = \frac{U \cdot V}{P}$$

wobei
C = Clearance (ml/min)
P = Konzentration der in Betracht kommenden Substanz im Plasma (mg/ml)
U = Konzentration der in Betracht kommenden Substanz im Urin (mg/ml)
V = Urinzeitvolumen (ml/min)

Renale Durchblutung

Beim erwachsenen Menschen erhalten beide Nieren zusammen ungefähr ¼–⅕ des Herzzeitvolumens, d. h. 700 ml/min/m² Körperoberfläche. Das *Ausmaß der Blutdurchströmung* ist im *Markbereich* relativ gering und weitgehend *druckabhängig,* im *Rindenbereich* jedoch groß und bei einem arteriellen Blutdruck von mehr als etwa 100 mm Hg ziemlich *konstant.* Da dies auch für denervierte Organe (transplantierte Nieren) zutrifft, darf man die Existenz eines vom autonomen Nervensystem unabhängigen *Autoregulationsmechanismus* annehmen, der größere Schwankungen der glomerulären Filtrationsrate verhindert. Diese Vorgänge sind im einzelnen noch nicht geklärt. Gemäß einer – von mehreren, noch unbewiesenen Hypothesen – wird vermutet, daß im Bereich der Macula densa Rezeptoren vorhanden sind, die auf die Natriumkonzentration des – an dieser Stelle normalerweise hypotonen – Tubulusinhalts ansprechen und örtlich, über Renin- und Angiotensinbildung im Bereich der Vasa afferentia, die Blutversorgung des betreffenden Nephrons drosseln. Die geringe Durchblutung der inneren Markzone (etwa 1% des gesamten renalen Strömungsvolumens) erklärt sich zum guten Teil durch die besondere Gefäßarchitektonik (s. o.). In der Klinik wird der sog. *effektive renale Plasmafluß (ERPF),* d. h. die Durchströmung der Nieren durch Blutplasma, abzüglich der zelligen Blutanteile, u. a. mit Hilfe der sog. *Paraaminohippurat (PAH)-Clearance* (C_{PAH}) geschätzt. Dieser Methode liegt die Annahme zugrunde, daß PAH in geringer Konzentration von den kortikalen Tubuli contorti rasch und vollständig aus dem Blutstrom extrahiert wird, während sich die medullären Strukturen in dieser Hinsicht weitgehend inaktiv verhalten. Der Anteil der Markdurchblutung an der gesamten renalen Durchblutung wird auf ungefähr ¹⁄₁₀ veranschlagt. Naturgemäß gelten diese Überlegungen nur für einen überwiegend intakten tubulären Apparat.

Glomeruläre Filtration

Pro Minute werden in den Nieren gesunder Erwachsener durch sog. *Ultrafiltration* im Bereich der Glomeruli total etwa 100–140 ml *Primärharn* in die Bowman'schen Kapselräume »gepreßt«. Da physiologischerweise die *glomeruläre Filteroberfläche* und *-permeabilität* ziemlich konstant bleiben, hängt die *glomeruläre Filtration* (GFR) in erster Linie vom *effektiven Filtrationsdruck* in den Glomeruluskapillaren ab. Dieser errechnet sich aus dem hydrostatischen Druck (ungefähr 75 mm Hg), abzüglich des onkotischen Druckes (25–30 mm Hg) sowie des Gewebedruckes (»Kapseldruck«, etwa 10–20 mm Hg), und beträgt normalerweise ungefähr 30 mm Hg. Die *Filterfunktion der glomerulären Kapillarwand* für makromolekulare Substanzen beruht vor allem auf den Eigenschaften der Basalmembran, für niedermolekulare Stoffe vermutlich z. T. auf der oben erwähnten Schlitzmembran und den Ausmaßen der interpodozytären Spalträume. Erwartungsgemäß werden Substanzen mit hohem Molekulargewicht (und entsprechender Molekülgröße) wesentlich weniger durch die Kapillarwand durchtreten als niedermolekulare. So beträgt beispielsweise der Quotient Filtrat-/Plasma-Konzentration für Glukose (Molekulargewicht (MG): 180) 1, für Inulin (MG 5500) 0,98 und für Myoglobin (MG 17000) 0,75, für freies Hämoglobin (MG 68000) und für Albumin (MG 69000) dagegen nur 0,03 bzw. 0,01. Wenn auch zwischen Molekülgröße und Permeabilität eine gewisse inverse Beziehung besteht, sprechen doch viele Befunde für eine Selektivität dieses Vorgangs (*»Permselektivität«),* die weitgehend durch die Eigenschaften der betroffenen Moleküle bestimmt wird. Tatsächlich handelt es sich aber um ein komplexes Geschehen, an dem auch die

Form der Moleküle sowie *molekulare Wechselwirkungen* zwischen durchtretenden Substanzen und Strukturen der Basalmembran mitspielen. Man nimmt beispielsweise an, daß die *polyanionische Glykokalix* im Bereich der interpodozytären Spalträume *negativ geladene Proteine,* wie Albumin, »abstößt«. Neuere Untersuchungen mit Hilfe elektronenoptischer Darstellung markierbarer Makromoleküle haben überdies deutlich gemacht, daß die *Strömungsverhältnisse* von großer Bedeutung sind. Wird nämlich die normale Durchblutung der Glomerulusschlingen auch nur kurzfristig unterbrochen, treten Moleküle, wie Katalase (MG 240000, Moleküldurchmesser etwa 52 Å), innerhalb kurzer Zeit in den Bowman'schen Kapselraum über, ein Phänomen, das nach Wiedereröffnen der Strombahn sofort verschwindet. Es scheint demnach, daß bei Bestehen normaler Blutströmungsverhältnisse die Penetration makromolekularer Substanzen durch die Kapillarwand auf komplexe Weise behindert wird. Im übrigen bleibt hervorzuheben, daß *niedermolekulare Stoffe* bzw. Ionen nur dann mit Leichtigkeit in den Glomeruli ultrafiltriert werden, wenn sie nicht *an Plasmaproteine gebunden* sind, wie das für einen Teil des Blutkalziums zutrifft. Dasselbe gilt für andere schlecht ultrafiltrierbare Komplexe.
Da im Bereich der *Kontaktstellen zwischen Glomeruluskapillaren und Mesangium* die Basalmembran z. T. unterbrochen ist, darf angenommen werden, daß hier andere Permeabilitätsverhältnisse vorliegen als zwischen Kapillaren und Bowman'schem Kapselraum. In der Tat spricht vieles dafür, daß Makromoleküle (z. B. Immunglobuline) und sogar feinpartikuläres Material mit Vorliebe aus den glomerulären Gefäßen ins Mesangium übertreten und von dort z. T. über den Lymphstrom abtransportiert werden können.
In der *Klinik* wird die *glomeruläre Filtration* (GFR) durch die Clearance (C) von Substanzen geprüft, die – im Idealfall – ungehindert ultrafiltriert, jedoch weder metabolisiert noch in den Tubuli der Nieren sezerniert und/oder rückresorbiert werden. Die *Inulin-Clearance* (C_{In}) kommt diesem Postulat am nächsten. Aus technischen Gründen ist man neuerdings zu anderen Verfahren übergegangen, z. B. der Bestimmung der ^{51}Cr-EDTA- oder der Vitamin B_{12}-Clearance. Das einfachste Verfahren ist die Messung der *endogenen Kreatinin-Clearance* (C_{Kreat}):

$$C_{Kreat} = \frac{UV \cdot 100}{P \cdot 1440} \text{ ml/min}$$

wobei: UV = mg Kreatinin, ausgeschieden im 24 Std-Urin
P = Plasmakonzentration von Kreatinin in mg%.

Die Zahl 1440 entspricht der Anzahl Minuten pro 24 Std. Die Kreatininclearance hat den Nachteil, daß bei verminderter Nierenfunktion diese Substanz z. T. tubulär sezerniert wird, weshalb dann zu hohe Clearancewerte erhalten werden.
Der *»filtrierte Plasmaanteil«* (»filtration fraction«, FF) bezeichnet den filtrierten Anteil des durch die Kapillarschlingen der Glomeruli zirkulierenden Plasmas:

$$FF = \frac{C_{In}}{C_{PAH}}$$

Funktionen des tubulären Apparats der Nieren

Die Nierentubuli und Sammelrohre verändern den durch die Glomeruli ultrafiltrierten Primärharn in bezug auf Volumen und Zusammensetzung in der Weise, daß Schlackenstoffe bzw. körperfremde Substanzen, wie Medikamente und deren Metaboliten, mit dem *Endurin* ausgeschieden, die isotone Hydration und weitere Parameter der Homöostase, wie die H^+-Konzentration in Körperflüssigkeiten, jedoch im Rahmen bestimmter physiologischer Grenzen gehalten werden. In diesem Sinn erfüllt der tubuläre Apparat verschiedene Aufgaben, insbesondere eine »Leitröhrenfunktion«, die Rückresorption von Wasser und anderer für den Körper wichtiger Stoffe, die Sekretion von Substanzen, bzw. Elektrolyten, deren Anhäufung die Homöostase stören könnte, sowie metabolische und möglicherweise endokrine Funktionen verschiedener Art.
Der *Flüssigkeitstransport* in den Tubuluslumina beruht auf der vis a tergo, d. h. dem hydrostatischen Druck im Anfangsteil des Nephrons, einer z. T. variablen Lumenweite und der weitgehenden Integrität der Tubuluswände. Ob überdies die oben erwähnten Geißeln von Tubulusepithelien bei der Fortbewegung der Flüssigkeitssäule mitwirken, ist nicht geklärt.
Die *metabolischen Leistungen der Tubulusepithelien* dienen z. T. dem Eigenbedarf dieser Strukturen, großenteils aber sind sie in den Dienst aktiver resorptiver und sekretorischer Vorgänge gestellt, indem etwa ⅔ des renalen O_2-Verbrauchs der aktiven Natriumrückresorption zugute kommen. Weitere Stoffwechselfunktionen umfassen z. B. – besonders unter pathologischen Bedingungen (s. u.) – die Synthese von Glykogen bei exzessiver Glykosurie, den Abbau resorbierter Proteine oder Polypeptide zu Aminosäuren, die dem Körper wieder zur Verfügung gestellt werden können, u. a. m. Man denkt auch an die Möglichkeit, daß die Niere in den Fettstoffwechsel eingeschaltet ist.
Im Vordergrund des Interesses stehen jedoch die Vorgänge, die der tubulären Rückresorption und Sekretion zugrunde liegen. Die Bedeutung dieser Prozesse geht u. a. daraus hervor, daß in den Nieren eines gesunden Erwachsenen täglich etwa 180 l glomeruläres Ultrafiltrat gebildet wird, wobei nur etwa 2 l als Endurin abgehen. Somit gelangen im Tag mehr als 175 l Wasser, ferner ungefähr 1 kg NaCl, 500 g $NaHCO_3$, 250 g Glukose und 100 g Proteine, Polypeptide oder Aminosäuren zur Rückresorption.
Die *Rückresorption von Wasser,* d. h. die *Harnkonzentrierung,* steht in enger Beziehung mit derjenigen von Na^+ und Cl^- und beruht auf einem sog. *Haarnadel-Gegenstromprinzip.* Die *Natriumrückresorption* erfolgt zu fast ⅔ im proximalen Tubulus isoosmotisch, d. h. zusammen mit einer entsprechenden Menge Wasser, wahrscheinlich zudem Cl^- und Bikarbonat. Dabei spielen, ähnlich wie im Darm (Abschnitt 10.2.2.), aktive Transportvorgänge die Hauptrolle, in den proximalen Tubuli möglicherweise primär auch für Chlorionen. Außerdem ist hier ebenfalls mit Phänomenen, wie dem »Solvent-drag« und dem »Solute-drag« (S. 649), sowie einer teilweisen Rückdiffusion ins tubuläre Lumen zu rechnen. Die diese Vorgänge regulierenden Mechanismen sind komplex und noch nicht endgültig geklärt. An der aktiven Rückresorption von Na^+ beteiligen sich ferner – wahrscheinlich unter Kontrolle der Mineralkortikoide – vor allem der dicke, z. T. vielleicht zudem der dünne Teil des aufsteigenden Schenkels der Henle'schen Schleife. Die abschließende, regulatorisch sehr wichtige Phase der Na^+-Rückresorption erfolgt im Schaltstück (Tubulus contortus II), im Verbindungsstück und im Sammelrohr. Obschon der in diesen Abschnitten resorbierte Anteil von Na^+ mengenmäßig nur etwa 1/10 der Gesamtresorption im Nephron ausmacht, sind die hier stattfindenden Vorgänge für den Wasser- und Elektrolythaushalt des Körpers von großer Bedeutung, geht es doch um die Zusammensetzung des Endharns. Vieles spricht dafür, daß die Na^+-Rückresorption in diesem Bereich des tubulären Apparats vor allem durch *Aldosteron* gesteuert (gefördert) wird, während Angiotensin in höheren Konzentrationen möglicherweise eine gegenteilige Wirkung ausübt. Die hier kurz geschilderten Verhältnisse hinsichtlich der Na^+-Rückresorption bilden die Voraussetzung für das Verständnis der Wasserrückresorption. Nach der isoosmotischen Rückresorption von Na^+, Cl^- und H_2O im proximalen Tubulus wird der Harn im wasserdurchlässigen absteigenden Schenkel der Henle'schen Schleife zunehmend konzentriert. Dies geschieht – wie man annimmt – überwiegend aufgrund einer H_2O-Verschiebung aus dem Tubuluslumen in das gegen die Papille zu immer mehr hypertonische und harnstoffreiche Interstitium. Da im weitgehend wasserundurchlässigen aufsteigenden Schenkel der Schleife wohl Harnstoff aus dem Interstitium ins Lumen diffundiert, dem Tubulusinhalt jedoch – teils aktiv, teils durch Diffusion – Na^+ entzogen wird, ist der Harn im Anfangsteil der Tubuli contorti II hypotonisch.
Der restliche Teil der Wasserrückresorption findet im distalen Tubulus und vor allem im Sammelrohr statt, dessen Epithelien – wie die der proximalen Abschnitte – bei Anwesenheit von antidiuretischem Hormon (ADH) im Blut für H_2O durchlässig sind. Auf diese Weise wird Wasser aus der Lichtung der Sammelrohre in das im Papillenbereich hypertonische (bis 1200 mosmol/l) Interstitium in der Regel bis zur Isotonie verschoben, so daß ein konzentrierter Endurin resultiert. Fehlt ADH, sind die Epithelien der distalen Tubuli und Sammelrohre für Wasser kaum permeabel, so daß – nach zusätzlicher Rückresorption von Na^+ – reichlicher und hypotoner Urin ausgeschieden wird. Die – z. T. hypothetischen – Vorstellungen über die Wirkungsweise von ADH lassen sich wie folgt zusammenfassen: ADH wird zunächst an Rezeptoren auf der kontraluminalen Seite der Epithelzellen gebunden. Die Hormon-Rezeptor-Komplexe sollen danach die Adenylzyklase aktivieren und die Produktion von zyklischem AMP fördern. Das letztere gelangt dann offenbar an die Lumenseite der Epithelzellen, wo es eine Aktivierung der membrangebundenen Proteinkinase herbeiführen und damit die Phosphorylierung eines oder mehrerer Membranpoteine fördern soll. Es wird angenommen, daß auf diese Weise eine Steigerung der Membranpermeabilität für Wasser zustande kommt. Hohe Konzentrationen von ADH sollen überdies eine vasokonstriktive Aktion entfalten und so hämodynamisch wirksam werden.
Bei diesen Vorgängen spielen naturgemäß die Durchblutung des Nierenmarks und der Gewebestrom in diesem Bereich eine Rolle, indem eine aktive Hyperämie und/oder ein rascher Lymphabfluß dem Aufbau einer hohen Osmolarität im Papillengebiet entgegenwirken. Ähnliche Folgen haben ein gesteigerter Urinfluß durch den tubulären Apparat, wie er etwa bei osmotischer Diurese (Hyperglykämie, Azotämie u. a.) zustande kommt, ferner ein Mangel an Harnstoff im Papilleninterstitium, wie er bei proteinarmer Ernährung besteht.

Kalium wird nach der glomerulären Filtration zu ungefähr 90% im Bereich des proximalen Tubulus und der Schleife aktiv rückresorbiert, während im Mittelstück die K^+-Sekretion über die Resorption überwiegt. Die K^+-Sekretion scheint einesteils mit Na^+-K^+-Austauschvorgängen zusammenzuhängen, andererseits mit der H^+-Sekretion (s. u.) in Beziehung zu stehen und wird durch Aldosteron gefördert. Im Sammelrohr kann – bei geringer K^+-Sekretion – die Rückresorption dieses Ions erhebliche Ausmaße annehmen, insbesondere bei Kaliummangel.

Die *Bikarbonatrückresorption* ist eng mit der H^+-Sekretion gekoppelt (s. u.).

Ionisiertes *Kalzium* wird nach der glomerulären Filtration teilweise rückresorbiert, vielleicht in Beziehung mit der Na^+-Rückresorption. Die der Ca^{++}-Rückresorption in den Nieren zugrunde liegenden Mechanismen sind komplex und werden u. a. von den Säure-Basen-Verhältnissen, dem Phosphatstoffwechsel, der Umwandlung von Vitamin D in den Nieren und der Einwirkung von Parathyreoidea-Hormon, das die distale Ca^{++}-Rückresorption zu fördern scheint, bestimmt. Die Regulation gestaltet sich in der Regel derart, daß eine Hyperkalzämie mit einer Hyperkalziurie verbunden ist.

Abgesehen von schwer filtrierbaren Kalziumphosphatkomplexen bei hochgradiger Hyperphosphatämie, tritt *Phosphat* leicht durch die Wand der Glomeruluskapillaren durch und wird überwiegend in den Hauptstücken rückresorbiert. Auch hier ist mit verschiedenen regulatorischen Einflüssen zu rechnen, u. a. mit Einflüssen des Parathyreoideahormons, das die Phosphatrückresorption zu hemmen scheint.

Die Rückresorption von *Glukose* ist bei Normoglykämie praktisch vollständig, der Transportvorgang jedoch quantitativ beschränkt (Tm_G (= Transportmaximum für Glukose) für beide Nieren etwa 300 mg/min), und wegen unterschiedlicher glomerulotubulärer Aktivitäten liegt die sog. »reelle Schwelle« für das »Überfließen von Blutzucker in den Endurin« tiefer als der errechnete Wert von 240 mg%, nämlich bei ungefähr 160–180 mg%. Die Rückresorption von Glukose findet überwiegend im gewundenen Teil der Hauptstücke statt, wobei hinsichtlich des aktiven Transports (z. B. fraglicher aktiver gekoppelter Glukose-Na^+-Transport) und passiven Flux vermutlich ähnliche Prozesse mitspielen wie im Fall der Darmepithelien (S. 649).

Im Blut zirkulierende freie *Aminosäuren* gelangen nach der glomerulären Ultrafiltration vor allem im Bereich der gewundenen Hauptstücke zur Rückresorption, allerdings auf verschiedene Weise. Man vermutet mindestens 4 voneinander abweichende Transportmechanismen, nämlich solche für 1) Glykokoll, Prolin und Hydroxyprolin, 2) Lysin, Arginin, Ornithin, Zystin und Homozystin, 3) Glutaminsäure und Asparaginsäure sowie 4) Tryptophan. Im einzelnen sind die resorptiven Vorgänge nur lückenhaft bekannt.

Filtrierte *Harnsäure* wird zum guten Teil rückresorbiert. Überdies nimmt man eine tubuläre Sekretion dieses Metaboliten an. Im allgemeinen entspricht die mit dem Endharn ausgeschiedene Menge von Harnsäure ungefähr 10% der glomerulär filtrierten.

Harnstoff, für den die meisten Tubulusepithelien permeabel sind, wird – offenbar durch Diffusion und allenfalls »Solvent-drag« – zu 40–70% der filtrierten Menge rückresorbiert.

Die spärlichen Mengen von *Proteinen* und Polypeptiden, die physiologischerweise durch die glomerulären Kapillarwände durchtreten, werden fast vollständig – vor allem durch Pinozytose und lysosomalen Abbau in den Hauptstückepithelien – rückresorbiert und in Form von Aminosäuren wieder in Zirkulation gebracht. Ähnliches gilt für allenfalls glomerulär filtierte *Lipide.*

Eine wichtige Teilfunktion des tubulären Apparats der Nieren besteht in seinen sekretorischen Leistungen, durch die er u. a. den Säure-Basen-Haushalt des Organismus (S. 803) wesentlich mitreguliert und zahlreiche körperfremde Substanzen ausscheidet. Von großer Bedeutung ist die *Ausscheidung von H^+,* die zur Ansäuerung des Urins führt, eng mit der *Rückresorption von Natriumbikarbonat* gekoppelt ist und zum guten Teil durch Bindung an das ebenfalls tubulär sezernierte NH_3 als $NH_4{}^+$ bzw. NH_4Cl mit dem Endharn ausgeschieden wird. Die Sekretion von H^+ findet in erster Linie im proximalen Tubulusabschnitt, in geringerem Maß aber auch im distalen Tubulus und in den Sammelrohren statt. Soweit bekannt, entsteht dabei unter der Einwirkung der in Tubulusepithelien reichlich vorhandenen Karboanhydrase aus CO_2 und H_2O H_2CO_3, das sogleich dissoziiert. H^+ tritt in die tubuläre Lichtung über, unter gleichzeitiger Rückresorption einer stöchiometrischen Menge von Na^+, das als $NaHCO_3$ wieder in die Blutzirkulation gelangt. Im Tubuluslumen verbinden sich die sezernierten Wasserstoffionen, abgesehen von bereits erwähnten NH_3, auch mit HCO_3^- zu H_2CO_3 bzw. H_2O und CO_2, ferner mit $HPO_4^{=}$ zu $H_2PO_4^-$ (sog. »titrierbare Säuren«). Das Ausmaß der H^+-Sekretion wird vermutlich durch die in den Tubulusepithelien vorhandene Konzentration von H^+ bestimmt, d. h. es nimmt bei metabolischer Azidose zu, bei metabolischer Alkalose ab.

Die *K^+-Sekretion* durch Tubulusepithelien wurde schon erörtert (s. o.).

Wie erwähnt, dient der Pufferung des Urins in erster Linie das im ganzen tubulären Nephronanteil und in den Sammelrohren *sezernierte NH_3* (Ammoniak). Dieses stammt überwiegend vom Amidstickstoff des zirkulierenden Glutamins, ferner vom Aminostickstoff von Glutamin, Glutaminsäure, Alanin und Glykokoll. Beobachtungen aus der Humanmedizin haben – ebenso wie tierexperimentelle Befunde – deutlich gemacht, daß die NH_3-Sekretion bei Azidose, d. h. bei saurem Tubulusharn, stark zunimmt. Limitierend wirkt in solchen Fällen vor allem die in den tubulären Epithelien stattfindende Desaminierung bzw. Desamidierung der oben erwähnten Vorläufersubstanzen von NH_3, die vor allem durch die phosphatabhängige Glutaminase I und die Glutaminsäuredehydrogenase katalysiert werden. Dabei entsteht u. a. aus Glutamat α-Ketoglutarat, das in den Krebszyklus geführt wird. Dem mitochondrialen Stoffwechsel und der Glukoneogenese kommt im Rahmen der erhöhten Ammoniogenese bei Azidose besondere Bedeutung zu. Ob beim Menschen die Glutaminase I-Aktivität durch ernährungsbedingte bzw. metabolische Veränderungen verstärkt (»induziert«) werden kann, steht unseres Wissens nicht sicher fest. Von Interesse ist jedenfalls, daß die Aktivität dieses Enzyms in Nierentubuli bei Karnivoren hoch, bei Herbivoren dagegen eher gering ist.

Ob im tubulären Apparat auch *Harnstoff* aktiv sezerniert wird, wird nicht einheitlich beurteilt. Neuere Befunde deuten auf die Möglichkeit hin, daß dies im geraden Teil der Hauptstücke der Fall sein könnte. Darin läge allenfalls ein weiterer Grund für die hohe Harnstoffkonzentration in der Papille.

Abgesehen von den bisher erwähnten Substanzen, werden von den Tubuluszellen die verschiedensten *körperfremden Substanzen* ins Lumen der Kanälchen sezerniert. Dies gilt für die Paraaminohippursäure (PAH), die aufgrund eines komplexen Transportvorgangs vor allem in den proximalen Tubuli sezerniert und daher zur groben Schätzung der Leistungsfähigkeit dieses Nephronabschnitts benützt wird. Unter üblichen Bedingungen scheint die *maximale Ausscheidungsfähigkeit des tubulären Apparats* (z. B. sog. Tm_{PAH}) ziemlich konstant zu sein. Tubulär sezerniert werden überdies weitere Stoffe, wie Phenolrot bzw. Phenolsulfonphthalein, Diodrast (nierengängiges Kontrastmittel), Penizillin u. a. m., z. T. im Sinn einer kompetitiven Ausscheidung.

Klinisch lassen sich die tubulären Funktionen der Nieren durch verschiedene Methoden beurteilen, z. B. durch den Verdünnungs- und Konzentrationsversuch nach Volhard, den Phenolsulfonphtaleinbzw. Phenolrot-Test (PSP-Test), die Untersuchung der renalen Säureausscheidung, die Bestimmung des Transportmaximums für PAH (Tm_{PAH}) und/oder Glukose (Tm_G), besondere Tests zur Prüfung der Wirkung von antidiuretischem Hormon (z. B. Hickey-Hare-Test) u. a. m.

Gesunde Erwachsene vermögen im Zustand der Dehydratation (z. B. nach 18–24-stündiger Flüssigkeitskarenz) den Endurin auf 750–1400 Milliosmol/l (= spez. Gewicht 1, 020–1,032) zu konzentrieren. Eine ähnliche Wirkung erzielt man durch Injektion von Vasopressin. Umgekehrt können normale Personen eine getrunkene Wassermenge, die etwa 2% des Körpergewichts ausmacht, innerhalb von 5 Std ausscheiden, wobei die Konzentration der im Endharn gelösten Bestandteile auf ungefähr 50 Milliosmol/l sinkt.

Funktionen der ableitenden Harnwege

Nierenbecken und Ureteren passen sich in beschränktem Rahmen durch Eng- oder Weiterstellung dem aus den Markpapillen anfallenden Harnstrom an. Im Mittel wird der im Nierenbecken enthaltene Urin durch 2–5, vorwiegend ureterale und nach distal sich verstärkende *peristaltische Wellen* pro Minute in die Harnblase überführt. Bei einem Nierenbeckeninhalt von 3–6 ml entsteht auf diese Weise ein ziemlich steter, wenn auch periodisch zu- und abnehmender *Harnfluß* von durchschnittlich etwa 25–30 ml pro Std und Niere. Im Verlauf der Blasenfüllung ergibt sich ein Basisdruckgefälle von etwa 10 mm Hg (20 mm Hg in der Blase zu 10 mm Hg im distalen Ureter), das sich bei der *Miktion* bis zu 60 mm Hg steigern kann. Während die Harnblase am Tage durchschnittlich alle 3–4 Std entleert wird, ist dies normalerweise in der Nacht (7–9 Std) nicht der Fall. Diese Verhältnisse sind deshalb von großer Bedeutung, weil der physiologische Harnfluß durch einen *Verdünnungseffekt* einem allfälligen bakteriellen Wachstum (Verdoppelungszeit von E. coli, Enterokokken, Proteus u. a. ungefähr 20–30 min!) entgegenwirkt. Daß diesbezüglich die Harnblasenkontraktion und der damit verbundene Verschluß der ureterovesikalen Übergangszone, d. h. das Ausbleiben eines vesikoureteralen Reflux, ebenso wie das Fehlen von »Blindsäcken« (z. B. Divertikel oder Pseudodivertikel) sehr wichtig sind, liegt auf der Hand. Die willentlich eingeleitete und reflektorisch, d. h. über ein spinales Blasenzentrum (S. 366) unterhaltene Harnblasenkontraktion endet normalerweise mit der weitgehenden Entleerung des Organs. Der *Sphincter vesicae internus* sowie das in seinem Bereich gelegene Venengeflecht gewährleisten in der Zwischenzeit zwischen Harnblasenentleerungen einen dichten (»suffizienten«) Verschluß. *Uromukoid* und *Harnwegsepithel* stellen offenbar eine wirkunsvolle Schranke gegen osmotische und/oder chemische Einflüße von seiten des Urins dar. An der antibakteriellen Abwehr beteiligt sich u. a. das Immunsystem (S. 1057).

109.3. Allgemeine Hinweise und Begriffe zu den Störungen der renalen Ausscheidung und Harnwegsfunktionen

Patienten mit Erkrankungen der Nieren und/oder Harnwege suchen den Arzt oft nicht wegen Störungen im Zusammenhang mit der Miktion, sondern aufgrund schwer deutbarer allgemeiner Symptome, wie Schwächegefühl, Appetitlosigkeit, Kopfschmerzen, Rückenschmerzen, Fieber, Ödemen u. a., auf. Vor allem im Hinblick auf therapeutische bzw. prophylaktische Möglichkeiten hat der Mediziner in solchen Fällen rechtzeitig die geeigneten diagnostischen Maßnahmen zu ergreifen. Diese können von üblichen klinischen Untersuchungen, insbesondere des Urinsediments, bis zu anspruchsvollen nephrologischen, urologischen und/oder radiologischen Methoden führen, die in die Hand des Spezialisten gehören. Besonders bei Verdacht auf diffuse Nierenerkrankungen wird nicht selten zur Nierenbiopsie gegriffen (s. u.). Um den Verlauf solcher Leiden beurteilen zu können, bedarf es in der Regel wiederholter Kontrollen.

Definitionen: Renale Funktionsstörungen lassen sich nach verschiedenen Gesichtspunkten unterteilen. In räumlicher Hinsicht stellt man örtlich *umschriebene (fokale, segmentale u. a.) Veränderungen* mehr oder weniger *diffusen Nierenerkrankungen bzw. -schäden* gegenüber. Besonders die letzteren können zu einem *akuten Nierenversagen (akute Niereninsuffizienz)* Anlaß geben oder über längere Zeit als sog. *chronische Niereninsuffizienz* mit wechselnd stark eingeschränkten, aber z. T. noch erhaltenen renalen Funktionen einhergehen. *Globale Funktionsstörungen der Nieren* betreffen alle Leistungen des Nierengewebes. Liegt der Grund hierfür in primären Schädigungen des Nierengewebes, sprechen wir von *»renalem Nierenversagen«*. Beruht das Aufhören der glomerulären Filtration dagegen auf schweren hydrostatischen Störungen, redet man von *»prä- oder postrenalem Nierenversagen«*, je nachdem, ob es sich um ein prärenal bedingtes, weitgehendes Sistieren der glomerulären Durchblutung (z. B. prärenale Störungen, wie Schock oder Nierenarterienverschluß) oder um einen postrenalen Unterbruch des Urin- oder Blutabstroms (z. B. bilaterale Ureterobstruktion, Nierenvenenthrombose) handelt. *Partielle (spezifische) renale Funktionsstörungen* sind diejenigen, die sich nur auf einzelne Leistungen der Nieren beziehen (z. B. krankhaft gesteigerte Permeabilität des glomerulären Filters, tubuläre Transportstörungen oder Abweichung der endokrinen Tätigkeit von der Norm).

Die in der Medizin gebräuchlichste Klassierung von Nierenkrankheiten bzw. Beteiligung dieser Organe bei allgemeinen Leiden richtet sich nach strukturellen Gesichtspunkten. So ist es üblich, *glomeruläre Erkrankungen* einerseits und *tubuläre sowie interstitielle Nierenkrankheiten* andererseits auseinanderzuhalten. Besondere Gruppen bilden ferner die *vaskulären Nephropathien* und *hämodynamisch bedingte Störungen* sowie *Mißbildungen der Harnorgane* und weitere *sog. urologische Leiden,* wie *Nierentumoren* und *Nephrolithiasis* (Urolithiasis, Nierensteinleiden).

Azotämie nennt man eine krankhafte Retention stickstoffhaltiger Schlackenstoffe mit entsprechendem Anstieg des Reststickstoffs im Blut. *Urämie* ist ein klinischer Begriff und umfaßt viele oder alle Symptome und Zeichen, die nach länger dauerndem Abfall der glomerulären Filtration unter einen kritischen Grenzwert auftreten und ein Versagen der Ausscheidungsfunktion, Störungen des Wasser-Elektrolythaushalts und/oder renal bedingte Endokrinopathien umfassen. Beträgt die glomeruläre Filtration über eine gewisse minimale Zeitspanne (in der Regel einige Tage) weniger als 10 ml/min, beobachtet man regelmäßig – und unabhängig von der Natur des Nierenschadens- die Entwicklung eines Urämiesyndroms. Von *Anurie* sprechen wir im allgemeinen, wenn die Tagesurinmenge 100 ml nicht erreicht, von *Oligurie,* wenn dieser Wert zwischen 100 und 400 ml liegt.

Einen weitgehenden Verlust der Konzentrations- und Verdünnungsfähigkeit der Nieren bei der Bereitung des Endharns nennen wir *Isosthenurie. Hyposthenurie* heißt das länger dauernde Ausscheiden eines zu wenig konzentrierten Urins.

Unter *Polyurie* versteht man die Abgabe einer pathologisch vermehrten Urinmenge. *Nykturie (Nokturie) ist ein krankhaft – volumen- und frequenzmäßig – vermehrtes Urinieren in der Nacht.*

Ein zu häufiges Wasserlassen bezeichnen wir als Pollakisurie. Sie ist in der Regel mit zu häufigem und/oder gesteigertem Harndrang verbunden. Bei »Dysurie« ist die Miktion mit schmerzhaften (»Algurie«), brennenden oder sonstwie unangenehmen Sensationen verbunden.

Die *Enuresis* (Bettnässen) entspricht einem unbeabsichtigten Wasserlassen – in der Regel in der Nacht –, ohne daß eine nennenswerte urologische Affektion besteht.

Unter *Makrohämaturie* versteht man die Abgabe eines von bloßem Auge sichtbar blutig verfärbten Urins. Bei Bestehen einer *Mikrohämaturie* erkennt man mikroskopisch im Urinsediment eine Vermehrung der Erythrozytenzahl um mindestens das 2–3fache der Norm. Bei Vorhandensein von Granulozyten im Urinsediment redet man von *Leukozyturie;* sind diese in sehr großer Zahl zu sehen, kann von *Pyurie* gesprochen werden. Sinngemäß analoge Ausdrücke sind »*Zylindrurie*« (Vorhandensein von Zylindern aus dem tubulären Apparat der Niere), »*Kristallurie*« (Anwesenheit von Mikrokristallen) u. a. m.

Werden im Tag mehr als 150 mg gelöste Proteine mit dem Urin ausgeschieden, liegt eine *Proteinurie* vor. Eine *schwere Proteinurie* (mehr als 3,5 g/ 1,73 m^2 Körperoberfläche/Tag gelöste Proteine im Urin) findet sich besonders im Rahmen eines *nephrotischen Syndroms,* eines *klinischen Begriffs,* der neben der starken Proteinurie das Bestehen einer Hypoproteinämie und einer Hypercholesterinämie sowie von Ödemen umfaßt. Das klinisch umschriebene nephrotische Syndrom darf nicht mit der *pathomorphologisch definierten Bezeichnung* »*Nephrose*« verwechselt werden, die als Sammelname für nicht entzündliche glomeruläre und tubuläre Veränderungen benützt wird. So spricht man von »*einfachen Nephrosen*«, d. h. glomerulo-tubulären Nephrosen im Sinn der *ischämischen* oder *septischen Nephrose,* ferner von »*Speicherungsnephrosen*«, bei denen Proteine, Lipide, Glykogen, Hämosiderin, Melanin und/oder exogenes Material in Tubulusepithelien angehäuft gefunden wird. Die »*ikterische Nephrose*« begleitet schwere Formen von allgemeinem Ikterus des cholestatischen Typs (vorwiegend konjugiertes Bilirubin), wobei u. a. eine Proteinurie und eine Bilirubinurie mit Rückresorption des Gallenfarbstoffes, insbesondere durch die Hauptstückepithelien zum Ausdruck kommen. »*Nekrotisierende Nephrosen*« sind durch Zelluntergang gekennzeichnet, vor allem im Bereich der Hauptstückepithelien. Zu den besonderen Formen gehören die *Lipoidnephrose* (S. 776), die *Amyloidnephrose* (S. 908), die *Nephrose bei multiplem plasmozytärem Myelom (Myelomnieren, Plasmozytomnieren),* die *Gestationsnephrose (Graviditätsnephropathie),* die *diabetische Glomerulosklerose (Kimmelstiel-Wilson)* u. a. Diese Namen sind vor allem in der deutschprachigen Pathologieliteratur zu finden, im angelsächsischen Schrifttum begegnet man ihnen nur mehr vereinzelt.

Entzündliche Affektionen der Glomeruli heißen *Glomerulonephritis.* Sie können akut, subakut oder chronisch verlaufen und diffus oder herdförmig ausgebreitet sein. Glomerulonephritiden sowie andere, z. T. nicht entzündliche Veränderungen der Glomeruli faßt man unter dem Oberbegriff von *Glomerulopathien* zusammen.

Die *Pyelonephritis* entspricht einer unspezifisch bakteriellen Entzündung, die im Nierengewebe vor allem das Interstitium und die Tubuli befällt. »*Interstitielle Nephritis*« ist ein unklar definierter Oberbegriff, der neben Pyelonephritiden auch nicht bakterielle, morphologisch jedoch weitgehend identische Veränderungen mit einschließt. Beide Formen können akut oder chronisch in Erscheinung treten. Ein *Harnwegsinfekt* (»Harninfekt«) besteht, wenn es aufgrund einer krankhaft vermehrten oder veränderten bakteriellen Besiedlung der (oder eines der) Harnorgane zu geweblichen Veränderungen, im besonderen zu einer entzündlichen Reaktion gekommen ist (z. B. *Urethritis, Zystitis (Urozystitis), Ureteritis, Pyelitis).* In vielen Fällen von bakterieller Zystitis ist auch eine Pyelonephritis vorhanden. Eine Pyelitis ohne Pyelonephritis gibt es kaum.

Die »*Schockniere*« (vgl. dazu S. 753) entspricht einer akuten Niereninsuffizienz mit tubulo-interstitiellen Läsionen im Anschluß an einen Schockzustand. Hämodynamisch bedingte Funktionsstörungen der Nieren, ohne nenneswerte organische Veränderungen, bezeichnet man als »*funktionelle Nephropathie*«.

»*Toxische Nephropathien*« sind funktionelle und/ oder strukturelle Veränderungen der Nieren im Zusammenhang mit toxischen Wirkungen – in der Regel exogener – chemischer Substanzen. In erster Linie handelt es sich dabei um tubuläre Störungen, sog. *Tubulopathien.* Der letztgenannte Begriff umschließt zudem eine Vielzahl endogener Defekte bzw. Erkrankungen, die vererbt oder erworben sein, primär oder sekundär auftreten und einzelne oder multiple tubuläre Funktionen betreffen können.

»*Harnablußstörungen*« entstehen durch Obstruktion und/oder Motilitätseinbuße der ableitenden Harnwege, d. h. distal der Markpapillenspitzen, und bedingen mit der Zeit eine Ausweitung der vor dem Hindernis liegenden Hohlräume, z. B. *Kalixhydronephrose,* ein- oder beidseitige *Hydronephrose* und *Hydroureter.* Befindet sich im dilatierten Nierenbecken Eiter, spricht man von *Pyonephrose.* Die Bezeichnung »*Harnstauungsniere*« kann auf jede zur Funktionseinbuße des Organs führende Urinabflußbehinderung und ihre Folgen angewandt werden, gleichgültig, ob diese kurzfristig erfolgt ist oder bereits zur Ausbildung einer Hydronephrose geführt hat. Erhebliche Störungen der Harnentleerung aus der Blase bewirken mit der Zeit eine Dilatation und/oder muskuläre Hypertrophie/Hyperplasie des Organs, in der Regel in Form der sog. *Balkenblase.*

Als *Schrumpfniere* bezeichnet man ein durch Parenchymschwund und Vernarbung verkleinertes Organ, dessen Gewicht beim Erwachsenen weniger als etwa 80 g beträgt. Der Name »*primäre Schrumpfniere*« *(rote Granularatrophie,* S. 531) bezieht sich auf die bei längerdauerndem »benignem« arteriellem Hochdruck entstehende, arteriolosklerotisch bedingte Form. Alle übrigen Formen von Schrumpfniere nennt man ihrer Entstehung nach, z. B. »*arterielle*«, *arteriosklerotische, Infarkt-, glo-*

merulonephritische (*»sekundäre Schrumpfniere* i. e. S.), *pyelonephritische, hydronephrotische Schrumpfniere* u. a. m. Die *»Zwergniere«* ist eine ganz kleine, beim Erwachsenen 10–50 g schwere Niere.

109.4. Mißbildungen der Nieren und/oder Harnwege als Ursache renaler Ausscheidungsstörungen

Im Hinblick auf die heutigen Möglichkeiten der radiologischen Diagnostik und der Kinderchirurgie muß der Arzt den Mißbildungen der Harnorgane vermehrte Beachtung schenken, denn in manchen Fällen lassen sich die Verhältnisse durch einen operativen Eingriff korrigieren, bzw. spätere Komplikationen vermeiden. Dies trifft insbesondere für Mißbildungen der Harnwege zu. Aber auch bei einseitigen oder segmentalen Nierenmißbildungen, die zu renalem Hochdruck Anlaß geben können, sind chirurgische Interventionen u. U. in Betracht zu ziehen, ganz abgesehen von der Nierentransplantation (S. 1230).

Agenesie der Nieren

Eine *bilaterale renale Agenesie* findet sich einmal auf etwa 3000–4000 Geborene, wobei Knaben vermehrt betroffen sind, und ungefähr ein Drittel dieser Kinder tot zur Welt kommen. Öfters sind mit dieser Anomalie besondere Veränderungen des Gesichts verbunden (Hypertelorismus, schräg nach unten außen ziehende Falte unter dem unteren Augenlid, flache Nase, tiefsitzende, große, knorpelreiche Ohren, zurückstehender Unterkiefer u. a. m.).
Eine *einseitige renale Agenesie* ist keine Seltenheit, wird sie doch unter 600–1000 Autopsien im Mittel einmal gefunden. Diese Veränderung ist mit einer normalen Lebensdauer vereinbar. Immerhin stirbt ein Viertel dieser Individuen an einem Nierenversagen. Ursächlich scheinen sowohl genetische als auch nicht genetische Faktoren eine Rolle spielen zu können.

Aplasie und Dysplasie der Nieren

Im Fall der *Aplasie* (oder *Hypoplasie*) werden die Nieren angelegt, die Differenzierung bleibt aber zum guten Teil aus. Man kennt kompakte und zystische Varianten, und die Anomalie kann ein- oder beidseitig auftreten. Der Begriff *»Dysplasie«* wird teilweise für herdförmige Gewebemißbildungen der Nieren reserviert, worin man etwa primitive Glomeruli und Tubuli, z. T. umgeben von glatter Muskulatur, ferner Zysten und manchmal Knorpelinseln erkennen kann. Bilateral aplastische Nieren haben in schweren Fällen den frühzeitigen Tod zur Folge, während bei der einseitigen Form und bei herdförmiger Dysplasie u. a. die Gefahr der pyelonephritischen Komplikation und des renalen Hochdrucks besteht. Makroskopisch imponieren aplastische Nieren in der Regel als Zwergnieren.

Rotationsstörungen und Lageanomalien (Ektopie, Dystopie, Heterotopie) der Nieren

Rotationsstörungen erkennt man an der ventralen oder dorsalen Lage des Nierenbeckens. *Lageveränderungen* der Nieren finden sich in 1–2% aller Autopsien. Meistens liegt das Organ zu sehr kaudal, z. T. im kleinen Becken, wobei ein entsprechend tiefer Abgang der zuführenden Arterie(n) besteht. *»Kuchennieren«* sind heterotope, deformierte Nieren mit nach ventrokaudal gerichtetem Nierenbecken. Renale Lageanomalien treten in der Mehrzahl der Fälle einseitig auf.

Verschmelzungsnieren

Ebenfalls in ungefähr 1–2% aller Autopsien begegnet man sog. *»Hufeisennieren«*, die in der Regel etwas nach unten verlagert und durch eine Verschmelzung der beiden kaudalen Nierenpole gekennzeichnet sind. Bei der seltenen *»Diskusniere«* besteht auch an den oberen Polen eine breite Fusion. Verwachsungen zwischen je einem unteren und einem oberen Pol führen zu einer *»Sigmoidniere«*. In einem Teil der Fälle wurden chromosomale Aberrationen gefunden (z. . 45/XO; Turner-Syndrom). Bei Ratten lassen sich Hufeisennieren u. a. durch einen pränatalen Vitamin A-Mangel erzeugen. Hufeisennieren zeigen eine Neigung zu pyelonephritischen Komplikationen, Steinbildung und Kalixhydronephrose. Verschiedentlich wurde eine Kombination dieser Anomalie mit einem Wilms-Tumor beobachtet (S. 252).

Zystennieren

Abgesehen von der erwähnten zystischen Form der aplastischen bzw. dysplastischen Niere, kennt man eine ganze Zahl verschiedener Typen von Zystennieren, die sich morphologisch und ihrer Entwicklung nach, z. T. auch genetisch, voneinander abgrenzen lassen.

Beim sog. *Typ 1* nach *Osathanondh* und *Potter* handelt es sich schon beim Neugeborenen um bilaterale Riesennieren, die neben z. T. durch Mikrodissektion nachgewiesenen divertikelartigen Zysten der Hauptstücke, sackartigen Ausbuchtungen der Mittelstücke und zylindrischer Dilatation der Überleitungsstücke vor allem mächtig erweiterte Mittelteile der Sammelrohre erkennen lassen. Organische Obstruktionen des tubulären Apparats konnten nach neueren Angaben nicht sicher nachgewiesen werden, so daß die Pathogenese dieser mehr hyperplastisch wirkenden Anomalie einer weiteren Klärung bedarf. Die wegen ihres makroskopischen Aussehens als *»Schwammniere«* (*»polyzystische Niere des Neugeborenen«*) bezeichnete Mißbildung wird vermutlich autosomal-rezessiv vererbt und ist mit cholangiomatösen Wucherungen (v. Meyenburg-Komplexen) in der Leber sowie manchmal mit Zysten in Lungen, Pankreas, Milz und/oder Ovarien vergesellschaftet. Die betroffenen Kinder erleiden in der Regel einen frühen Tod.
Der *Typ 2* der kongenitalen Zystennieren ist gekennzeichnet u. a. durch erhebliche *Unterschiede in Größe und Form der einzelnen Zysten,* die bilateral, unilateral oder nur in einem Nierensegment vorhanden sein können, ferner durch wechselnde Anteile hypoplastischen bzw. dysplastischen Nierengewebes in diesen Bezirken, die u. U. knorpelige oder sogar knöcherne Herde aufweisen. *Im zystisch veränderten Gewebe* findet sich – im Gegensatz zu Typ 3 (s. u.) – in der Regel *kein normales Nierengewebe.* Mikrodissektionsstudien haben gezeigt, daß die Sammelrohre nicht normal verzweigt sind, was vermutlich die Induktion der Nephronenentwicklung stört. Eine Kombination mit anderen Mißbildungen scheint nicht obligat zu sein. Bei einseitiger und/oder segmentaler Lokalisation der Mißbildung, frühzeitiger Diagnosestellung und chirurgischer Entfernung der betroffenen Nierenanteile ist die Prognose kurzfristig nicht ungünstig. Häufig stellen sich aber später Komplikationen (Pyelonephritis u. a.) ein. Über allfällige genetische Hintergründe dieser Mißbildung besteht noch keine Klarheit.

Beim meist *bilateral* auftretenden *Typ 3,* der sich durch ein Nebeneinander dickwandiger, von Sammelrohren hergeleiteter und dünnwandiger, aus distalen Tubulusabschnitten hervorgegangener Zysten sowie *dazwischenliegendes, annähernd normales Nierengewebe* charakterisiert, handelt es sich offenbar um eine uneinheitliche Gruppe von Störungen. Gemeinsam oder ähnlich ist lediglich der histologische Aspekt der ausgebildeten Zystennieren, die vermutlich aus einer Störung der Verzweigung und Induktionswirkung der Ureterknospen auf die Entwicklung der Nephronen hervorgeht und ganz unterschiedliche Ausmaße annehmen kann. Die Zahl der Nephronen ist meistens reduziert, und die proximalen Tubuli erscheinen bei Mikrodissektion oft auf Kosten der distalen verlängert und münden in beliebige Generationen der Sammelrohre ein. Ein eigentlicher Kommunikationsunterbruch konnte in der Regel nicht nachgewiesen werden, dagegen finden sich hyperplastische Veränderungen. Aufgrund der Familienanamnese, der Entwicklungsdauer der Zystennieren und der Kombination mit anderen Mißbildungen lassen sich *mindestens 6 verschiedene Unterformen* auseinanderhalten:

a) *Kongenitale Zystennieren vom adulten Typ,* die häufig vorkommen (bis 1–2% aller Autopsien, bei einer vermuteten Inzidenz von 10–20 Fällen auf 100000 Einwohner), offenbar z. T. autosomal-dominant vererbt werden und sich – allerdings bei gestörter Anlage – erst im Verlauf des Kindes- und jüngeren Erwachsenenalters zu voller Größe (pro Niere bis über 6 kg!) entwickeln. Bei Ratten können Zystennieren z. B. durch Vitamin A-Mangel hervorgerufen werden, so daß auch beim Menschen Embryo- bzw. Fetopathien als weitere Ursache nicht ausgeschlossen sind. In der Mehrzahl der Fälle tritt der Tod im mittleren Erwachsenenalter ((30.–)40.–60. Lebensjahr) infolge Komplikationen der renalen Hypertonie (vgl. dazu S. 519) oder Nierenversagens mit Urämie ein.

b) *Zystennieren in Kombination mit tuberöser Hirnsklerose oder anderen Hamartosen* mit autosomal-dominantem Vererbungsmodus.

c) Eine *letale, rezessiv vererbte Form kongenitaler Zystennieren,* die bei mehreren Kindern einer und derselben Familie auftreten und oft mit *anderen Mißbildungen des Urogenitaltrakts, Enzephalozele, Gesichtsspalten, Herzmißbildungen, Klumpfuß* und/oder *Polydaktylie* kombiniert sind.

d) *Zystennieren im Rahmen* verschiedener *rezessiv vererbbarer Leiden* mit verminderter Lebenserwartung.

e) *Zystennieren* im Zusammenhang mit einer *Trisomie 13–15,* bei der weitere Mißbildungen hinzukommen.

f) *Zystennieren* im Rahmen einer *Trisomie 18.*

Der *Typ 4* kongenitaler Zystennieren ist mit einer *angeborenen Obstruktion der unteren Harnwege,* meistens einer Faltenbildung im Abgangsbereich der Urethra, kombiniert.

Sog. Markschwammnieren (medulläre Schwammnieren)

Die sog. »*Markschwammnieren*« fallen durch zahlreiche, von Sammelrohren abgeleitete Zysten im Markbereich oder in der Rinden-Mark-Grenzzone auf. In einzelnen Fällen wurde eine dominante Vererbung nachgewiesen, über die relative Bedeutung genetischer und nicht genetischer Einflüsse weiß man aber noch wenig. Klinisch entwickeln sich in der Regel eine schleichend einsetzende Anämie, eine Azotämie und ein zunehmender Salzverlust durch den Urin. Mehrheitlich besteht ein Hyperparathyreoidismus (S. 824). Der Tod tritt nicht selten frühzeitig unter dem Bild der Urämie ein.

Einfache (»solitäre«) Nierenzysten

Diese werden in etwa 2–8% der Erwachsenenautopsien angetroffen, selten bei Kindern. Sie treten einzeln oder in geringer Zahl auf, können aber eine erhebliche Größe erreichen und u. U. eine Kompressionswirkung auf die Umgebung ausüben. Diese Zysten sind von erworbenen sog. Retentionszysten abzugrenzen, die sich in Narben- und Schrumpfnieren entwickeln.

Mißbildungen des Nierenbeckens und Ureters

Unilaterale – seltener bilaterale – *Verdoppelungen von Nierenbecken und Ureter* finden sich in etwa 1–3% aller Autopsien, mehrheitlich beim weiblichen Geschlecht. Sie beruhen wahrscheinlich auf einer doppelten Anlage der Ureterknospe oder einer vorzeitigen Verzweigung der letzteren beim Einwachsen ins Nierenblastem. Beim *Ureter duplex* sind Nierenbecken und Ureter doppelt angelegt, wobei die beiden Harnleiter getrennt in Harnblase, Urethra oder benachbarte Teile des Genitaltrakts münden. Der *Ureter fissus s. bifidus* zeigt eine Verzweigung im oberen Abschnitt; im kaudalen Bereich liegt nur ein Harnleiter vor. *Ureterdivertikel (Ureterozelen)* entsprechen blind endenden Ausstülpungen des Harnleiters, die beim sog. *Ureter bifurcatus* eine erhebliche Länge haben können. Sog. *pyelogene Zysten* sind Nierenkelchdivertikel. »*Überzählige Nieren*« sind ein seltener Befund. Sie beruhen auf einer Verdoppelung bzw. Verzweigung nicht nur der Ureterknospe, sondern auch des Nierenblastems.

Einer *Ureterendilatation* begegnet man in etwa 3–4% aller Kindersektionen. In annähernd der Hälfte solcher Fälle findet sich als Ursache eine valvuläre Obstruktion im Abgangsbereich der Urethra (s. u.), in anderen Anomalien des Rückenmarks oder entzündlich bzw. tumorös bedingte Abflußbehinderungen im Harnblasen-Urethrabereich. Hier haben wir es mit *Hydroureteren* zu tun, d. h. mit einer sekundären Dilatation des Harnleiters, meistens verbunden mit *Hydronephrose.* In 1/10 der Fälle läßt sich keine Ursache für die Ausweitung der Ureteren nachweisen. Hier spricht man von »*Megaureter*«, wobei solche mit und ohne vesiko-ureteralen Reflux unterschieden werden. Die Anomalie kann ein- oder zweiseitig in Erscheinung treten. Man vermutet, neuromuskuläre Störungen könnten die Ursache sein; ein einheitliches morphologisches Substrat zur Erhärtung dieser Annahme wurde indessen noch nicht gefunden (vgl. dazu Megacolon congenitum, S. 301). Bei einer Sonderform, dem sog. *Megaureter-Megacystis – Syndrom* beobachtet man weit klaffende Ureterenostien im Bereich der stark erweiterten und z. T. hypertrophischen Harnblase. *Blutgefäßanomalien,* z. B. der sog. *retrokavale rechtsseitige Ureter,* infolge Persistenz des ventralen anstatt dorsalen Schenkels der periureteralen Kardinalvenen, oder *abnorm verlaufende Arterien,* können ebenfalls zu Hydroureter proximal des Hindernisses Anlaß geben.

Mißbildungen der Harnblase

Agenesie, Hypoplasie und *Duplikationen der Harnblase gehören zu den großen Seltenheiten. Eine vollständige oder – seltener – unvollständige Exstrophia vesicae,* d. h. eine Vorwölbung der hinteren Harnblasenwand durch die subumbilikal nicht geschlossene Bauchwand, findet sich ungefähr einmal unter 1000 Kinderautopsien, bei einer vermuteten Gesamtinzidenz von nur 2 Fällen unter 100000 Individuen. Offenbar besteht eine hohe Mortalität. Ausnahmsweise ist mit dieser Mißbildung eine *Exstrophia splanchnica* verbunden, bei der die Harnblase durch ein median nach außen mündendes Ileum in zwei Hälften geteilt wird. Bei der oft im Trigonum lokalisierten sog. *Cystitis glandularis,* bei der schleimbildende Drüsenschläuche vom Typ des Dickdarmepithels auftreten, z. T. zusammen mit einem bedeckenden verhornenden Plattenepithel, wird diskutiert, es könnte sich um eine abortive Exstrophie handeln. Eine fehlende oder gestörte Rückbildung des Urachus führt zu Mißbildungen, wie *Urachus apertus, Umbilikalzyste, Umbilikalsinus* oder *vesiko-urachales Divertikel.* Eine sog. *Sanduhrharnblase* kann durch ein größeres vesikourachales Divertikel, eine horizontale Einengung zwischen Trigonum und Rest der Harnblase oder eine subtrigonale Konstriktion verursacht sein. Kongenitale *Harnblasendivertikel* werden nur ganz selten angetroffen.

Mit dem *Syndrom der »fehlenden Bauchmuskulatur«* können die verschiedensten Mißbidlungen der unteren Harnwege verbunden sein.

Mißbildungen der Urethra

Zu den wichtigen – weil operativ korrigierbaren – Mißbildungen der Harnröhre gehören u. a. die fast nur bei Knaben beobachteten Faltenbildungen im Abgangsbereich, die als sog. *hintere (selten vordere) Urethralklappen* ein taschenförmiges Harnabflußhindernis bilden können.

Seltene Anomalien umfassen eine *kongenitale Obliteration, angeborene Divertikel* und *Doppelbildung der Urethra,* ferner eine *ungenügende Trennung des Urogenitalsinus,* etwa bei Analatresie, und *Megaurethra* infolge fetaler Obstruktion des Meatus urethralis.

Eine *Epispadie,* d. h. ein ungenügender Verschluß der dorsalen Seite der Urethra kann mit *Exstrophia vesi-*

cae kombiniert sein oder – vor allem im terminalen Teil – isoliert vorkommen. Ihre Inzidenz wird auf 1/30000 geschätzt, wobei es sich meistens um männliche Patienten handelt. Häufiger sehen wir die *Hypospadie,* bei der die Urethra ventral und proximal der normalen Orifiziumlokalisation mündet. Auch sie betrifft häufiger das männliche als das weibliche Geschlecht und wird bei 1–2 von 1000 Neugeborenen festgestellt.

Hinsichtlich Ursache und Folge werden die sog. *Hypertrophie des Verumontanum* und die *Stenose des Meatus urethralis* (z. B. im Zusammenhang mit einem Geschwür und/oder Ammoniakdermatitis) unterschiedlich beurteilt. Es könnte sich hier um sekundäre Veränderungen handeln.

109.5. Hereditäre bzw. familiäre Störungen der Nierenfunktionen

Seit langem ist bekannt, daß in gewissen Familien renale Funktionsstörungen, teilweise unter dem klinischen Bild einer Glomerulonephritis oder Pyelonephritis, wesentlich häufiger vorkommen als in der Kontrollpopulation. In einem Teil dieser Fälle konnten als Ursache *allgemeine Stoffwechselstörungen auf genetischer Basis* aufgedeckt werden, die mit der Zeit den tubulären und/oder glomerulären Apparat schädigen. Von besonderem Interesse sind die *primär tubulären Funktionsstörungen* (S. 781), die einzelne oder mehrere hereditäre biochemische Defekte zeigen und u. U. sekundär auch glomeruläre Veränderungen nach sich ziehen können. Daneben kennt man Syndrome, die mit *komplexen Nierenveränderungen* einhergehen, und die man bisher ihrem Wesen nach *nicht hat klären können.*

Beispiele familiär auftretender Funktionsstörungen der Nieren:

- Die *Fabry'sche Krankheit (Angiokeratoma corporis diffusum)* wird – soweit bekannt – geschlechtsgebunden-rezessiv vererbt und beruht auf einer Anhäufung von Galaktosylgalaktosylglukosyl-Zeramid (Ceramid-Trihexosid, CTH) in verschiedenen Körperzellen, bei Bestehen eines α-Galaktosidase A-Defekts (CTHase-Defekt). Neben glatten Muskelzellen von Gefäßen (vgl. dazu »*Angiokeratome*« der Haut!), Myokard, Ganglienzellen u. a. sind die Podozyten und z. T. Endothelzellen der Glomeruli sowie distale Tubulusepithelien betroffen. Diese Zellen zeigen z. T. reichlich schaumiges Zytoplasma, dessen Inhalt sich mit Sudan-Schwarz nicht anfärben läßt. Elektronenoptisch erkennt man u. a. eine Anhäufung von Myelinfiguren in Lysosomen. Die Patienten erliegen dem Leiden in der Regel in der 4.–5. Lebensdekade, meistens infolge Urämie und/oder renaler Hypertonie.
- Das sog. *Nagel-Patella-Syndrom (Osteoonychodysplasie),* das sich u. a. durch spaltförmig deformierte Nägel, eine rudimentäre Patella und eine Dysplasie der Ellbogengelenke auszeichnet, wird autosomal-dominant vererbt und geht mit einer milden chronischen Glomerulonephritis einher, deren Natur bisher nicht geklärt werden konnte.
- *Hereditäre tubuläre Syndrome,* von denen man eine erhebliche Zahl kennt, sind auf S. 782 (Tabelle 52) aufgeführt.
- Das *Alport-Syndrom,* das im wesentlichen durch eine familär auftretende Kombination von Nephritis, neural bedingter Taubheit und manchmal Augenveränderungen (Katarakt, Lenticonus anterior, Retinaläsionen) charakterisiert ist, wird offenbar autosomal-dominant vererbt, manifestiert sich aber beim männlichen Geschlecht stärker als beim weiblichen. Man kennt verschiedene Varianten, die vielleicht keine nosologische Einheit darstellen. Histologisch zeigt sich in den Nieren ein Bild, das z. T. einer chronischen Glomerulonephritis gleicht (u. a. »Spaltung« der Basalmembran), z. T. aber überwiegend die Züge einer fortgeschrittenen chronischen interstitiellen Nephritis trägt. Nicht selten finden sich im Interstitium mit doppeltbrechenden Lipiden beladene Schaumzellen. In vielen Fällen erliegen die Patienten einem Nierenversagen, bevor sie das Alter von 40 Jahren erreicht haben.
- Das sog. *familiäre nephrotische Syndrom (familiäre Nephrose)* wird möglicherweise autosomal-rezessiv vererbt. Morphologisch steht in manchen Fällen eine proliferative Glomerulonephritis im Vordergrund, die mit mikrozystischen bzw. schwanenhalsähnlichen Veränderungen der Hauptstücke sowie tubulärer Atrophie einhergehen kann. Mit der *steroidresistenten, fokal sklerosierenden idiopathischen Nephrose der Kinder* scheint das Leiden nicht identisch zu sein.
- Die *familiäre juvenile Nephronophthise,* die mit Hypokaliämie, Polyurie, Polydipsie, Nykturie und schließlich Isosthenurie verbunden ist, tritt in der Regel bei mehreren Kindern innerhalb einer Familie in Erscheinung und führt manchmal im Verlauf weniger Tage zum Tod. Histologisch finden sich Schrumpfungsprozesse, die sowohl die Tubuli als auch die Glomeruli einbeziehen. Man vermutete einen autosomal-rezessiven Erbgang. Über die Natur der Störung ist wenig bekannt.
- Die sog. *Balkan-Nephropathie,* die in Donauländern z. T. familiär gehäuft auftritt, beruht möglicherweise auf toxischen, d. h. nicht erblichen Einflüssen. Morphologisch erkennt man an den Glomeruli eine Hyperplasie/Hypertrophie der Mesangiumzellen und Podozyten, ferner tubuläre Schäden, insbesondere Atrophie und teilweisen Schwund dieser Strukturen, verbunden mit interstitieller Fibrose. Als Ursache wurden u. a. im Trinkwasser enthaltene Quarzmikrokristalle bzw. Silikate und nephrotoxische Substanzen aus Pilzen (Penicillium verrucosum, var. cyclopium) diskutiert. Eine Klärung dieser Frage ist unseres Wissens jedoch nicht endgültig erfolgt. Man weiß auch nicht sicher, ob der Prozeß primär die Tubuli oder andere Strukturen ergreift.

109.6. Akute Niereninsuffizienz

Definitionen: Der Ausdruck *»akutes Nierenversagen« (»akute Niereninsuffizienz«,* S. 754) wird in der Regel für eine innerhalb kurzer Zeit auftretende, weitgehende Einschränkung der Nierenfunktion benützt, wobei das Maß der Oligurie/Anurie und die Progression der Azotämie einigermaßen den Schweregrad der Funktionseinbuße widerspiegeln. Zwischen reversiblen, mit keinen nennenswerten organischen Nierenveränderungen verbundenen Störungen, wie der *»funktionellen Nephropathie«* (S. 748) oder der *akuten Harnwegsobstruktion* (S. 758) und der *»bilateralen Nierenrindennekrose«* bzw. dem Untergang größter Teile vor allem des tubulären Apparats kennt man alle Zwischenstufen von partieller bis annähernd vollständiger *»akuter tubulärer Nekrose«.* Vor allem für die ischämisch bedingten Schäden, z. B. im Rahmen eine einer Schockniere (S. 583), wird der morphologische Begriff einer *»Nephroblaptose«* angewandt.

Wie schon erwähnt wurde, kann sich das Syndrom der akuten Niereninsuffizienz aufgrund verschiedenster prärenaler, renaler und postrenaler Störungen entwikkeln. Den meisten Formen gemeinsam ist die *Schädigung wenigstens großer Teile des tubulären Apparats der Nieren,* gleichgültig, ob diese *ischämisch,* z. B. infolge Vasokonstriktion im Bereich der Vasa afferentia, *primär toxisch* oder *kombiniert toxisch-ischämisch* bedingt sind. Neuere Befunde deuten darauf hin, daß dabei funktionelle Störungen, insbesondere der Hauptstücke, viel weiter gehen als man aufgrund des lichtmikroskopisch erkennbaren Anteils an nekrotischen Epithelien annehmen könnte. Ausnahmen von dieser Regel bilden schwere Formen von *akuter Glomerulonephritis* (S. 766), die mit Oligurie/Anurie einhergehen können, ohne daß eine akute Tubulusnekrose zustande käme, ferner Fälle von *akuter Harnwegsobstruktion,* z. B. bei Vorhandensein nur mehr einer funktionstüchtigen Niere, wo nach Wegfall des Hindernises der Harnfluß oft rasch in Gang kommt, und Parenchymschäden sich in der Regel auf ein Mindestmaß beschränken. *Akute Pyelonephritiden* führen nur ausnahmsweise zu einer Oligurie/Anurie. Die Folgen der *Nierenvenenthrombose* wurden schon erörtert (S. 471). Eine schematische Darstellung der Ursachen und Pathogenese verschiedener Formen von akuter Niereninsuffizienz findet sich in Abb. 135.

Akutes Nierenversagen infolge sog. prärenaler Störungen

Ursachen und **Pathogenese:** Sinkt der systolische Blutdruck auf weniger als etwa 80 mm Hg ab, kommt die renale, d. h. vor allem glomeruläre Durchblutung fast zum Versiegen. Aber selbst bei noch normalen systolischen Blutdruckwerten kann die renale – und insbesondere auch glomeruläre – Durchblutung infolge Konstriktion vor allem der Arteriolae afferentes auf ein minimales Maß reduziert sein. Dauert ein solcher Zustand nur kurze Zeit, wie etwa bei einem orthostatischen Kollaps oder bei raschem Ersatz fehlenden Blutvolumens, ergeben sich daraus keine nachteiligen Folgen. Eine nur mäßige Verminderung der renalen bzw. glomerulären Durchblutung kann über längere Zeit ertragen werden, auch wenn sich Zeichen einer »*funktionellen Nephropathie*« (s. o.) einstellen.

Schwerwiegende ischämische Nierenschäden ergeben sich dagegen bei länger dauerndem *Schock* (S. 583). Zu den häufigen Ursachen einer erheblichen *bilateralen ischämischen Nierenschädigung* gehören der posttraumatische und postoperative Schock, ferner Schockzustände im Anschluß an profuse Blutungen anderer Genese (z. B. Magendarmblutung oder große Blutverluste im Zusammenhang mit Geburtskomplikationen), schwere Brechdurchfälle, Ileus und Verbrennungen sowie im Zusammenhang mit Sepsis, Peritonitis, akuter Pankreasnekrose, akuter Hämolyse (z. B. bei inkompatiblen Bluttransfusionen) und/oder Myolyse (sog. Crush-Niere), retrograder Pyelographie u. a. m. Häufig, nimmt man an, gesellen sich zu den ischämischen auch toxische Nierenschäden, z. B. bei Hämoglobinurie und/oder Myoglobinurie, die nach Angabe verschiedener Autoren die Tubulusepithelien direkt in Mitleidenschaft ziehen sollen. In diesen Fällen sind die Wirkungsmechanismen allerdings nicht befriedigend geklärt. Man denkt etwa bei akuter Hämo- und Myolyse auch an eine Freisetzung vasokonstriktiv wirkender Stoffe, die die Ischämie verstärken könnten. Über die Bedeutung einer »Obturation« vieler Tubuli durch Hämoglobin- und/oder Myoglobinzylinder beim Zustandekommen einer Oligurie/Anurie gehen die Meinungen auseinander. Meistens scheint es sich bei der Bildung hyaliner Zylinder im Tubuluslumen um eine Folge, nicht die Ursache, des verminderten Harnflusses zu handeln, vielleicht mit Ausnahme der Myelomniere (S. 778). *Kombiniert toxisch-ischämische Parenchymschäden* scheinen überdies durch die verschiedensten Nephrotoxine hervorgerufen werden zu können (s. u.). Bei der Beurteilung möglicher pathogenetischer Zusammenhänge zwischen Tubulusschaden und verminderter glomerulärer Filtration ist an die postulierte Autoregulation über die Macula densa zu erinnern (S. 520), durch die eine zusätzliche Konstriktion der afferenten Arteriolen bewirkt werden könnte. Ein weiterer Problemkreis betrifft die *Zunahme des Nierengewebedruckes,* die – abgesehen von der ischämischen Zellschwellung (S. 76) – von verschiedenen Autoren mit einem interstitiellen Ödem in Beziehung gebracht wird. Nach diesen Vorstellungen bedürfe es nur eines minimalen, kaum meßbaren Ödemdruckes, um die Tubuli zum Kollaps zu bringen. Jedenfalls sprechen verschiedene Beobachtungen dafür, daß ein erheblicher Teil der noch glomerulär filtrierten Flüssigkeit durch Lücken in der Tubuluswand in den interstitiellen Raum übertritt. Diese Fragen bedürfen einer weiteren Klärung.

Die hier geschilderten und allenfalls weitere, noch unbekannte oder unvermutete Vorgänge bieten möglicherweise eine Erklärung für die Tatsache, daß nach akuter renaler Ischämie mit Auftreten einer tubulären Nekrose die – im übrigen bei akuter Niereninsuffizienz nicht obligatorische – Oligurie/Anurie im Verlauf der darauffolgenden Tage graduell schwerere Grade erreicht. In der Regel ist der äußere Cortex morphologisch und hämodynamisch stärker betroffen als der innere und das Mark.

Besonders schwere und prognostisch ungünstige Formen von ischämischen Nierenschädigungen entstehen bei rasch erfolgenden *Nierengefäßverschlüssen,* die einen Großteil des Nierengewebes von seiner Blutzufuhr abschneiden. Dabei kann es sich um eine bilaterale Kompression der Nierenarterien bei Aneurysma dissecans (S. 499), zufällig doppelseitige Embolien bzw. einseitige embolische Obturation der A. renalis bei Fehlen des kontralateralen Organs, ferner um ausgedehnte Verstopfung der kleinen – sogar glomerulären – Gefäße im Rahmen einer Mikrothrombangiopathie handeln. Solchen Komplikationen begegnen wir indessen wesentlich seltener als z. B. der Schockniere.

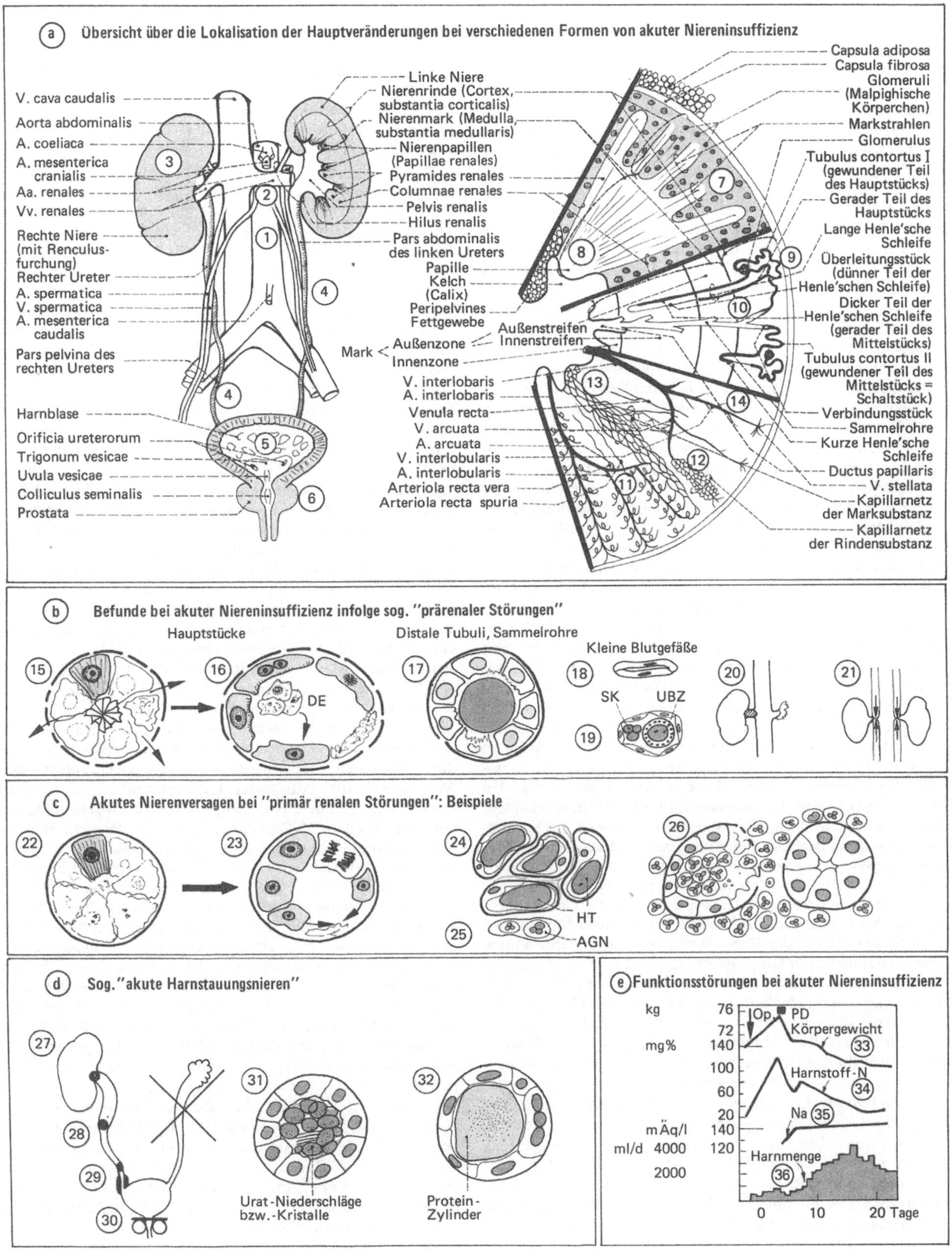
a Übersicht über die Lokalisation der Hauptveränderungen bei verschiedenen Formen von akuter Niereninsuffizienz
V. cava caudalis
Aorta abdominalis
A. coeliaca
A. mesenterica cranialis
Aa. renales
Vv. renales
Rechte Niere (mit Renculus-furchung)
Rechter Ureter
A. spermatica
V. spermatica
A. mesenterica caudalis
Pars pelvina des rechten Ureters
Harnblase
Orificia ureterorum
Trigonum vesicae
Uvula vesicae
Colliculus seminalis
Prostata
Linke Niere
Nierenrinde (Cortex, substantia corticalis)
Nierenmark (Medulla, substantia medullaris)
Nierenpapillen (Papillae renales)
Pyramides renales
Columnae renales
Pelvis renalis
Hilus renalis
Pars abdominalis des linken Ureters
Papille
Kelch (Calix)
Peripelvines Fettgewebe
Mark
Außenzone
Innenzone
Außenstreifen
Innenstreifen
V. interlobaris
A. interlobaris
Venula recta
V. arcuata
A. arcuata
V. interlobularis
A. interlobularis
Arteriola recta vera
Arteriola recta spuria
Capsula adiposa
Capsula fibrosa
Glomeruli (Malpighische Körperchen)
Markstrahlen
Glomerulus
Tubulus contortus I (gewundener Teil des Hauptstücks)
Gerader Teil des Hauptstücks
Lange Henle'sche Schleife
Überleitungsstück (dünner Teil der Henle'schen Schleife)
Dicker Teil der Henle'schen Schleife (gerader Teil des Mittelstücks)
Tubulus contortus II (gewundener Teil des Mittelstücks = Schaltstück)
Verbindungsstück
Sammelrohre
Kurze Henle'sche Schleife
Ductus papillaris
V. stellata
Kapillarnetz der Marksubstanz
Kapillarnetz der Rindensubstanz
b Befunde bei akuter Niereninsuffizienz infolge sog. "prärenaler Störungen"
Hauptstücke
Distale Tubuli, Sammelrohre
Kleine Blutgefäße
DE
SK
UBZ
c Akutes Nierenversagen bei "primär renalen Störungen": Beispiele
HT
AGN
d Sog. "akute Harnstauungsnieren"
Urat-Niederschläge bzw.-Kristalle
Protein-Zylinder
e Funktionsstörungen bei akuter Niereninsuffizienz
kg
mg%
mÄq/l
ml/d
76
72
140
100
60
20
140
120
4000
2000
Op.
PD
Körpergewicht
Harnstoff-N
Na
Harnmenge
0
10
20 Tage

Abb. 135a–e. *Akutes Nierenversagen (akute Niereninsuffizienz).* Ein »akutes Nierenversagen«, das auf sog. *»prärenalen«, »primär renalen« und »postrenalen« Ursachen* beruhen kann, führt innerhalb kurzer Zeit zu einer *Oligurie* oder *Anurie* und – falls keine Entschlackung (künstliche Niere, Peritonealdialyse u. a.) vorgenommen wird – zu einer progressiven *Azotämie.* Nimmt die letztere stetig zu, entwickelt sich schließlich das durch zahlreiche Veränderungen und eine mehr oder weniger typische klinische Symptomatik gekennzeichnete *urämische Syndrom* (vgl. dazu Abb. 136, S. 760). Eine nur sehr kurze Zeit dauernde und/oder geringfügige akute Störung der Nierenfunktionen äußert sich in einer sog. *»funktionellen Nephropathie«,* die reversibel ist und klinisch meist kaum ins Gewicht fällt. **a** *Übersicht über die Lokalisation der Hauptveränderungen bei verschiedenen Formen von akuter Niereninsuffizienz.* Wichtigste und häufigste Ursache einer *akuten Niereninsuffizienz aufgrund einer »prärenalen« Störung* ist der *Schock* (s. Abb. 119, S. 584), wie er z. B. infolge schweren Blutverlusts (postoperativ oder traumatisch) und nach massiven Brechdurchfällen auftreten kann. Hier spielt ein über Stunden dauernder Abfall des arteriellen Blutdrucks (1) mit Mangeldurchblutung der Endstrombahn (12, 13) in pathogenetischer Hinsicht die Hauptrolle. In den Nieren wirkt sich ein solches Geschehen in erster Linie in *ischämischen oder kombiniert ischämisch-toxischen Tubulusschäden,* vor allem der *Hauptstükke* (9), aus (s. **b**). Weitere – wesentlich seltenere – »prärenale« Ursachen umfassen *Nierenarterienverschlüsse* (2), die sich naturgemäß nur dann in einem akuten Nierenversagen äußern, wenn sie beide Nierenarterien betreffen (21), oder wenn nur mehr *eine* Niere funktioniert. In letzterem Fall genügt die Verstopfung der zuführenden A. renalis, um eine akute Niereninsuffizienz herbeizuführen (20). Liegt nur mehr *eine* funktionsfähige Niere vor, kann in seltenen Fällen auch eine *akute Nierenvenenthrombose* mit hämorrhagischer Infarzierung des Organs (Blutungen vor allem aus Venolen und kleinen Venen, 14) zu einem Verlust der renalen Ausscheidung Anlaß geben. Gut bekannt ist das Versagen der Nierenfunktionen bei *Mikrothrombangiopathie* mit schwerem Befall der kleinen renalen Gefäße (11–13, 24). Dieser Prozeß kann als »prärenal« oder – falls vor allem die Nieren betroffen sind – als »vorwiegend renal« betrachtet werden. Eine ausgedehnte Mikrothrombangiopathie in diesen Organen gehört zu den bekanntesten Ursachen einer *bilateralen Nierenrindennekrose* (7, 9). *Primär »renale« Ursachen eines akuten Nierenversagens* (3) umfassen in erster Linie schwere tubuläre Schäden durch *Nephrotoxine,* wie Schwermetallsalze, Tetrachlorkohlenstoff u. a. (9, s. auch 22, 23). Abgesehen von der bereits erwähnten Mikrothrombangiopathie, führen weitere Erkrankungen des Nierengewebes, wie akute Glomerulonephritis (25) oder Pyelonephritis (26), nur in seltenen, sehr schweren Fällen zu einer akuten Niereninsuffizienz. Dasselbe gilt für die Chromoproteinurie. Von *»postrenalen Ursachen« eines akuten Nierenversagens* spricht man in der Regel, wenn der tubuläre Innendruck den glomerulären effektiven Filtrationsdruck übersteigt, und aus diesem Grund kein Primärharn mehr gebildet wird. In gewissen Fällen mag dies durch *Verstopfung der Tubuli* (8, 10, s. auch 31, 32) bedingt sein. Bei *absoluter Anurie* besteht indessen fast immer ein *Verschluß der abführenden Harnwege* (4–6). **b** *Befunde bei akuter Niereninsuffizienz infolge sog. »prärenaler Störungen«.* Die durch Schock hervorgerufenen Nierenschäden bestehen hauptsächlich in einem *teilweisen Untergang der – auf Sauerstoffmangel empfindlichen – Hauptstückepithelien* (15). Ischämische Schäden haben z. T. – im Gegensatz zu rein toxischen Einflüssen auf die proximalen Tubuli – auch eine *partielle Aufsplitterung der tubulären Basalmembranen* zur Folge. Dazu gesellt sich ein wechselndes *interstitielles Ödem,* z. T. wahrscheinlich im Zusammenhang mit dem Austritt von Tubulusinhalt in die Umgebung. Nicht selten bilden sich im eingedickten Tubulusharn *Kristalle* (insbesondere Kalziumoxalat). Die Gesamtheit dieser und weiterer Veränderungen bei »Schocknieren« faßt man z. T. unter der Bezeichnung einer *»Nephroblaptose«* zusammen (15). Nach kurzer Zeit weiten sich die geschädigten Hauptstücke aus (*»Nephrohydrose«,* 16), und die noch erhaltenen Epithelzellen zeigen eine deutliche *regeneratorische Tätigkeit,* die sich u. a. im vermehrten Auftreten von Mitosefiguren, zweikernigen Zellen und einer verstärkten Basophilie des Zytoplasmas sowie in einer schrittweisen Wiederauskleidung der Hauptstücke durch einen Epithelbelag äußert (16). Oft kommt es bei der Nephroblaptose zur Desquamation geschädigter bzw. schon abgestorbener Epithelien (DE, 16). In Fällen von Schock, die mit einer schweren *Hämoglobinurie* bzw. *Myoglobinurie (Chromoproteinurie)* und/oder *Bilirubinurie* verbunden sind, entsteht u. U. ein zusätzlicher Epithelschaden, z. T. auch in den distalen Tubuli (17). Bei Schocknieren beobachtet man im übrigen eine Blutarmut der Rindenkapillaren (18) sowie nicht selten eine Prästase oder Stase in Kapillaren des Marks. Recht oft begegnet man sog. *»Schockkugeln«* (SK) und *unreifen Blutzellen* (UBZ), die aus dem Knochenmark ausgeschwemmt wurden (19). Eine akute Niereninsuffizienz infolge *thromboembolischen oder thrombotischen Verschlusses der A. renalis* bei nur noch *einer* erhaltenen Niere ist ein relativ seltenes Vorkommnis (20). Ein beidseitiger, weitgehender oder vollständiger Verschluß der Aa. renales kommt am ehesten bei *Aneurysma dissecans* zustande (Kompression der Arterienabgänge, 21). **c** *Akutes Nierenversagen bei »primär renalen Störungen«. Nephrotoxine,* wie $HgCl_2$, andere Schwermetallverbindungen, CCl_4 u. a. (S. 74), bewirken in erster Linie ebenfalls eine Hauptstückschädigung mit weitgehender Epithelnekrose. Die Basalmembran bleibt aber in diesen Fällen meistens intakt (22), und die Regeneration setzt rasch ein (23), so daß die Prognose – zumindest bei Anwendung zusätzlicher Maßnahmen, wie der Hämodialyse – heute als sehr gut bezeichnet werden kann. Allerdings scheint es aufgrund renaler Autoregulationsmechanismen zu einer Aktivierung des Renin-Angiotensin-Aldosteron-Systems (S. 519) kommen zu können. Eine schwere renale *Mikrothrombangiopathie* (24, HT = hyaline Thromben) kann, wie erwähnt, mit einer bilateralen Nierenrindennekrose einhergehen. Akute *Glomerulonephritiden* (AGN, 25) und *Pyelonephritiden* (26) führen nur in sehr schweren, d. h. relativ seltenen Fällen zum akuten Nierenversagen. **d** *Sog. »akute Harnstauungsnieren«.* Sog. *»postrenale Ursachen« eines akuten Nierenversagens* beruhen in der Mehrzahl der Fälle auf einem *Verschluß der extrarenalen Harnwege,* z. B. auf einer *steinbedingten* bzw. durch *Blutkoagula* hervorgerufenen oder durch eine *abgestoßene Nierenpapille* (8) verursachten Ureterobturation bei nur noch *einer* erhaltenen Niere (beidseitige derartige Zwischenfälle stellen äußerst seltene Zufälle dar, 27–29). Neoplastische Prozesse haben demgegenüber in der Regel einen *allmählichen* Verschluß zur Folge. Bei Bestehen eines vesiko-ureteralen Refluxes kann ein *»Ventilverschluß« im Harnblasen-Prostatabereich* (30) eine akute Harnstauung auf beiden Seiten nach sich ziehen. *Obstruktionen der Nierentubuli* als Ursache eines akuten Nierenversagens begegnen wir eher selten, am ehesten noch im Zusammenhang mit zytostatischer Therapie und Anhäufung von *Uratkonkrementen in den Nierenkanälchen* (31) und bei *Myelomnieren* (32). **e** *Funktionsstörungen bei akuter Niereninsuffizienz.* Das hier abgebildete Diagramm (nach *Reubi,* 1970) zeigt die günstige Wirkung einer Peritonealdialyse (PD) auf Körpergewicht (33), Serum-Harnstoff-N (34) und -Natriumkonzentration (35) bei postoperativer (Op = Operation) Schockniere mit Hyperhydratation und Hyponatriämie. In unbehandelten Fällen kann die Azotämie täglich bis um 50 mg Harnstoff-N/100 ml Serum zunehmen, und die Oligurie/Anurie dauert länger als nach geeigneter Hämodialyse. Zudem entwickelt sich im Verlauf der 2. Woche nicht selten eine Anämie. Es gesellen sich Gerinnungsstörungen (u. a. auch Thrombozytopenie) hinzu, und oft kommt es zur bakteriellen Infektion (vor allem »aufsteigender« Harnweginfekt bzw. hämatogene Besiedelung mit Pyelonephritis), ganz abgesehen von weiteren Symptomen und Zeichen des *urämischen Syndroms*

Makroskopisch erscheinen die Nieren in solchen Fällen vergrößert, geschwollen und blaß, insbesondere im Rindenbereich, der auf der Schnittfläche etwas vorzuquellen pflegt.

Mikroskopisch bietet sich ein wechselndes Bild, das unter dem Begriff einer *Nephroblaptose* wie folgt zusammengefaßt werden kann:
Mehrheitlich findet sich eine sog. *Nephrohydrose,* d. h. ein Klaffen auch der proximalen Tubuluslichtungen, das auf einem Ausbleiben der Rückresorption von Flüssigkeit durch die ischämisch geschädigten Tubuli beruht (vgl. dazu den üblichen supravitalen »Tubuluskollaps«, S. 744). Das Fehlen eines sonst üblichen supravitalen Artefakts liefert hier einen wichtigen diagnostischen Hinweis auf das Bestehen beispielsweise einer Schockniere. Allerdings muß einschränkend erwähnt werden, daß *Epithelschwellungen,* die der Epithelnekrose vorauszugehen pflegen, dem Zustandekommen einer Nephrohydrose entgegenwirken. *Tubuläre Nekrosen* erkennt man in erster Linie im geraden Teil der Hauptstücke. Mikrodissektionsstudien neueren Datums haben allerdings deutlich gemacht, daß die einzelnen Nephronen durch die Ischämie in unterschiedlichem Maß getroffen werden, und daß epitheliale Schäden – abgesehen von den Hauptstücken – in irgendeinem Abschnitt des tubulären Apparats als *streckenförmige Zellschwellungen oder -untergänge* zu sehen sind, während andere Abschnitte desselben Nephrons weitgehend intakt erscheinen. Entgegen früheren Angaben begegnet man in solchen Fällen, wie elektronenmikroskopische Untersuchungen gezeigt haben, nicht selten einer *Unterbrechung der tubulären Basalmembranen.* Vor allem in Lumen der distalen Tubuli liegen öfters *hyaline Zylinder,* die wahrscheinlich aufgrund eines vermehrten Proteindurchtritts durch die ischämisch geschädigte Wand der Glomeruluskapillaren und der Rückresorption von Wasser zustande kommen. Sog. *Chromoproteinzylinder* finden sich, wenn mit dem Schock bzw. der Nierenschädigung eine akute Hämo- und/oder Myolyse verbunden war. Zylinder aus zusammengesinterten, z. T. nekrotischen, desquamierten Epithelien *(»Epithelzylinder«)* kommen in Schocknieren gehäuft vor. Wegen der Konzentration des Tubulusinhalts entstehen nicht selten *Kristalle* verschiedener Art. Im Bereich von Zylindern, insbesondere Hämooder Myoglobinzylindern, ist die Tubuluswand mitsamt der Basalmembran nicht selten aufgebrochen (»Tubulorrhexis«), und benachbarte Venen können durch »tubulovenöse Thromben« verschlossen sein. Ein vorwiegend perikapillär gelegenes *interstitielles Ödem* wird in manchen Fällen von Nephroblaptose gefunden, allerdings bestehen zur Frage, ob wir es hier mit einem intra- oder supravitalen Befund zu tun haben, keine einheitlichen Auffassungen. Über die Ausschwemmung *unreifer Blutzellen* aus dem Knochenmark u. a. in die Nieren, sowie das Auftreten sog. *Schockkugeln* wurde schon berichtet (S. 587).

Der *bilateralen Nierenrindennekrose,* die eigentlich als einzige den Namen einer »akuten tubulären Nekrose« voll verdient, begegnen wir am ehesten im Zusammenhang mit *Mikrothrombangiopathie,* z. B. bei septischem Schock oder anderen sog. Shwartzman-Äquivalenten (vgl. dazu S.) bzw. beim hämolytisch-urämischen Syndrom (S. 452).
Wurden bei Bestehen eines Schockzustandes vor dem Tod reichlich sog. *Plasmaexander* infundiert, erkennt man anläßlich der histologischen Untersuchung der autoptisch gewonnenen Nieren oft eine sog. *osmotische Nephrose* (vgl. dazu S. 77).
Fast immer bleiben bei ischämisch bedingten Nierenparenchymschäden Teile des tubulären Apparats erhalten, von denen dann innerhalb weniger Tage eine lebhafte *Regenerationstätigkeit* ausgehen kann. Diese erkennt man an verschiedenen Zeichen vermehrter proliferativer Aktivität, wie Basophilie des Zytoplasmas bei Bestehen großer Nukleolen, funktioneller Kernschwellung, Mitosefiguren u. a. m. Häufig begegnet man doppelkernigen Epithelzellen oder polyploiden Kernen, z. T. vielleicht wegen Störung der Regeneration durch fortbestehende Ischämie.

Folgen und **Komplikationen:** Je nach dem Schweregrad und der Ursache der ischämischen Nierenschädigung ergibt sich ein unterschiedliches klinisches Bild. Eine *Minderdurchblutung der Nieren geringen Grades,* wie man sie bei Herzinsuffizienz, mäßiger oder nur kurzdauernder arterieller Hypotonie (z. B. Kollaps), erhöhter Blutviskosität (Exsikkose, z. B. nach Brechdurchfällen, bei Coma diabeticum und M. Addison) und anderen Zirkulationsstörungen beobachtet, und die die renale Durchblutung nicht weitgehend und/oder nur kurzfristig zum Versiegen bringt, hat in der Regel nur eine *funktionelle Nephropathie* zur Folge, mit rascher Reversibilität.
Bei *schwereren Formen renaler Ischämie* kann die *Oligurie/Anurie* Tage bis Wochen dauern. Unter zweckmäßiger Behandlung ist sie aber oft in 10–14 Tagen behoben. Ein gänzliches Sistieren des Harnflusses wird fast nie beobachtet. Selbst bei ausgedehntem Parenchymuntergang werden täglich noch etwa 30–40 ml Flüssigkeit ausgeschieden. Die Zunahme der *Azotämie* richtet sich nach dem Maß der Oligurie/Anurie einerseits und dem Anfall von Proteinkataboliten andererseits. Bei Zell- bzw. Gewebeuntergang (akute Hämolyse, schwere Infektionen, Crush-Unfälle u. a.) kann die Konzentration des Harnstoff-N täglich um mehr als 50 mg/100 ml Serum ansteigen. Meistens in der zweiten Woche nach Beginn der Oligurie/Anurie machen sich Symptome des beginnenden *Urämiesyndroms* (S. 762) bemerkbar, mit Übelkeit, Durstgefühl, Schwäche und Somnolenz. Der Zustand verschlimmert sich mit zunehmender *Azidose* und *Hyperkaliämie,* wobei letztere bei massivem Zelluntergang (s. o.) oft schon nach wenigen Tagen bedrohliche Ausmaße annimmt. Bei K^+-Konzentrationen im Blutplasma von mehr als 7 mval/l kann es bekanntlich

zum plötzlichen Herzstillstand kommen (vgl. dazu S. 813). Bei ungenügend kontrollierter Zufuhr von Flüssigkeit besteht die Gefahr der *Überhydrierung* (vgl. dazu sog. Wasserintoxikation, S. 805), die über die Ausbildung eines Hirnödems tödlich wirken oder zu einem Herzversagen und Lungenödem führen kann. Häufig in der zweiten Woche macht sich zudem eine *Anämie* bemerkbar, die z. T. durch Hämolyse bzw. Hypersequestration von Erythrozyten bedingt ist, aber auch oft mit einer verminderten Erythropoiese einhergeht. *Störungen der Blutgerinnung* (Thrombozytopenie u. a.) sind ebenfalls bekannt.
Zu den bekannten Komplikationen, insbesondere bei Schocknieren, gehören *bakterielle Infektionen.* Neben akuten Pyelonephritiden, die u. a. durch Katheterismus der Harnblase begünstigt werden, entwickeln sich öfters eine Pneumonie oder gar eine Sepsis. Ist die kritische Phase überstanden, macht sich die *Erholung* zunächst in einer leichten Zunahme der täglichen Urinmengen, verbunden mit Schwund der anfänglich braunen Verfärbung des Urins, bemerkbar, während die Azotämie noch weiter zunimmt. Ein günstiges Zeichen ist, wenn pro Tag wieder mehr als etwa 500 ml Urin ausgeschieden werden. Oft schließt sich daran eine Phase von Polyurie an, in der täglich mehr als 3 l Harn abgehen und somit die während des Bestehens einer Oligurie/Anurie angesammelte Flüssigkeitsmenge wieder zur Elimination gelangt. Da die Konzentrationsfähigkeit der Nieren zu diesem Zeitpunkt meist noch erheblich eingeschränkt bleibt, besteht – trotz Hypernatriämie und Hyperchlorämie – in der Phase der Polyurie die Gefahr einer Verarmung des Körpers an Kochsalz, mit entsprechender Dehydrierung. Manchmal kommt es auch zur Hypokaliämie. Der Grund für das in der Erholungsphase verzögerte Wiedererlangen der vollen tubulären Funktionstüchtigkeit liegt wahrscheinlich in der zunächst noch unvollständigen Differenzierung neugebildeter Tubulusepithelien. Durch geeignete extrarenale Entschlackungsmethoden (perorale Gabe von Kunstharzen, Peritonealdialyse und vor allem künstliche Niere) und Maßnahmen zur Verminderung der endogenen Bildung toxischer Substanzen, zur Erhaltung des Salz-, Wasser-, Säure- und Basengleichgewichts sowie zur Besserung der Nierenfunktion läßt sich der hier geschilderte Verlauf wesentlich günstiger gestalten.

Akute Niereninsuffizienz aufgrund primär renaler Störungen

Ursachen und **Pathogenese:** Nur selten liegt die Ursache eines rasch auftretenden Nierenversagens in einer *akuten Glomerulonephritis* (S. 770). Abgesehen von der *Mikrothrombangiopathie* (s. o.) erreichen rasch eintretende glomeruläre Veränderungen nur ausnahmsweise ein Maß, das zu ausgedehnten tubulären Schäden führt. Ähnliches gilt für die *Pyelonephritis acuta* (S. 787). Am ehesten tritt in solchen Fällen eine Oligurie/Anurie dann ein, wenn die Papillen Sitz besonders schwerer entzündlicher Veränderungen sind, oder wenn abgestoßene nekrotische Papillen z. B. die Ureteren verschließen. Naturgemäß fallen derartige Komplikationen vor allem bei Vorhandensein nur mehr *einer* funktionstüchtigen Niere ins Gewicht. Die Möglichkeit einer toxischen Schädigung der Tubulusepithelien bei *Chromoproteinurie,* d. h. Hämoglobin- und/oder Myoglobinzylinder, wurde schon erwähnt. Sog. *Nephrotoxine,* wie Quecksilber- und andere Schwermetallverbindungen, Tetrachlorkohlenstoff sowie zahlreiche weitere Chemikalien (vgl. dazu Tabelle 53 und S. 1489) haben aufgrund z. T. komplexer Mechanismen (S. 71) in erster Linie eine *Schädigung der Nierentubuli* zur Folge, die bis zur akuten Nekrose des Großteils der Epithelien reichen kann. Es wurde hervorgehoben, daß in solchen Fällen von sog. *»toxischer Nephrose«* sehr wahrscheinlich ischämische Schäden mitspielen.

Morphologisch ähneln die Nierenveränderungen infolge Einwirkung von Nephrotoxinen in mancher Hinsicht der Schockniere. Genauere Mikrodissektionsstudien haben indessen einige wesentliche Besonderheiten aufgedeckt. Die meisten Nephrotoxine, die daraufhin geprüft wurden, haben bei hoher Dosierung eine ziemlich diffuse Nekrose der Hauptstücke, nicht aber der Henle'schen Schleife und des distalen Tubulus zur Folge. Ferner finden sich – im Gegensatz zu überwiegend ischämisch bedingten Läsionen – kaum Unterbrechungen der tubulären Basalmembranen. Bei leichter Schädigung erkennt man im Bereich der Hauptstücke wechselnde Veränderungen, die von der Zellschwellung und/oder -verfettung bis zur partiellen Epithelnekrose reichen können. Die Zeichen von Regeneration sind dieselben wie nach ischämischem Parenchymuntergang.

Folgen und **Komplikationen** des akuten Nierenversagens infolge primär renal-parenchymatöser Schäden richten sich z. T. nach den Ursachen. So kann bei exogener Nierenvergiftung nach Wegfall der Nephrotoxinwirkung ziemlich rasch eine Regeneration mit zugehöriger funktioneller Erholung zustande kommen, im Gegensatz zum akuten Nierenversagen etwa bei Glomerulonephritis oder schwerer Pyelonephritis. Hinsichtlich der Komplikationen gilt im wesentlichen das für prärenal bedingte Formen von akuter Niereninsuffizienz Gesagte.

Akutes Nierenversagen aufgrund sog. postrenaler Ursachen

Ursachen und **Pathogenese:** Übersteigt der tubuläre Innendruck den glomerulären Filtrationsdruck, versiegt im entsprechenden Nephron die Produktion von Primärharn. Damit sich ein solcher Prozeß im Sinn einer akuten Oligurie/Anurie äußert, muß der weit überwiegende Teil des bis anhin funktionierenden Nierenparenchyms betroffen sein. Eine absolute Anurie, d. h. das völlige Sistieren der Harnproduktion,

wird fast nur bei Verschluß der abführenden Harnwege beobachtet.
Innerhalb kurzer Zeit auftretende *Obturationen des tubulären Apparats* der Nieren beobachtet man u. a. bei Bildung von massenhaft *Uratkristallen,* vor allem in der Lichtung der distalen Tubuli, wie sie bei zytostatischer Therapie maligner Neoplasien (z. B. Leukämien) oder bei Butazolidinbehandlung der Gicht (S. 1005) bekannt ist. Daß Hämoglobin- und Myoglobinbzw. Chromoproteinzylinder in der Regel nicht oder nicht in erster Linie über eine tubuläre Obturation zum Nierenversagen beitragen, wurde schon erwähnt. In Einzelfällen kann es – etwa bei *plasmozytären Myelom* – zu einer Oligurie/Anurie infolge Verschlusses der Harnkanälchen durch Proteinzylinder kommen.
Zum akuten Nierenversagen führende *Obstruktionen der großen Harnwege* sind vor allem zu erwarten, wenn nur (noch) *eine* funktionierende Niere vorhanden ist. Diese kann wegen Obturation des Ureters (Verschluß durch Nierenstein, abgestoßene Markpapille, Blutkoagulum u. a.) innerhalb kurzer Zeit die Harnproduktion einstellen *(akute Harnstauungsniere).* Gleichzeitige bilaterale Ereignisse dieser Art bei Vorhandensein von zwei funktionierenden Nieren treten verständlicherweise selten ein (vgl. S. 799).

Morphologisch findet man bei akuter Harnwegsobstruktion außer einer Dilatation des Nierenbeckens und des Ureters proximal des Hindernisses oft wenig Auffälliges. Die *obstruierende tubuläre Uratkristallurie* kann mikroskopisch ohne Schwierigkeit erkannt werden.

Folgen und **Komplikationen:** In der Regel erholt sich die Nierenfunktion nach Behebung der Obstruktion schnell, selbst wenn die letztere Wochen gedauert hat. Einschränkend muß allerdings festgehalten werden, daß interkurrente Nieren- und Harnwegsinfektionen den Verlauf ungünstig beeinflussen. Ferner können in Einzelfällen durch Störung der Harnkonzentrierungsfähigkeit nach Behebung der Obstruktion beträchtliche Salz- und Wasserverluste auftreten.

109.7. Chronische Niereninsuffizienz

Definitionen: Eine *chronische Niereninsuffizienz* liegt vor, wenn die Zahl der noch unversehrten, d. h. nicht oder noch nicht weitgehend dem *Schrumpfungsprozeß* anheimgefallenen Nephronen nicht mehr genügt, um gesamthaft ausreichende renale Funktionen auszuüben. Da die letzteren u. a. von der metabolischen Belastung der Nieren, insbesondere von der Menge mit der Nahrung aufgenommener Proteine sowie Wasser und Salzen abhängt, läßt sich die Grenze zwischen Suffizienz und Insuffizienz nicht durch eine bestimmte Größe der *noch* erhaltenen glomerulären Filtration bzw. eine genaue absolute Zahl noch intakter Nephronen angeben.
Zeigt sich ein Ungenügen der renalen Funktionen lediglich unter Belastung, z. B. durch proteinreiche Diät und/oder vermehrte Zufuhr von Wasser bzw. Salzen, nicht aber unter normalen Bedingungen oder bei Schondiät, kann von einer *latenten bzw. partiell kompensierten chronischen Niereninsuffizienz* gesprochen werden. Bei der *manifesten chronischen Niereninsuffizienz* vermag die renale Ausscheidungskapazität auch bei normaler oder gar Schondiät das Zustandekommen einer Azotämie und anderer Störungen nicht mehr zu verhindern.

Ursachen und **Pathogenese:** Zu den häufigsten Ursachen einer chronischen Niereninsuffizienz gehören die *chronische Pyelonephritis* bzw. *chronische interstitielle Nephritis* (S. 787), die *chronische Glomerulonephritis* und *Fehlbildungen* (s. o.). Man kennt außerdem eine große Zahl *weiterer Formen von Schrumpfnieren,* die – bei erheblichem Verlust von Parenchym – ebenfalls in eine chronische Niereninsuffizienz mit Urämie ausmünden können (Abb. 136).
Allen Formen von chronischer Niereninsuffizienz gemeinsam ist die *fortschreitende Zerstörung von Nierengewebe* und sein *Ersatz durch Narbengewebe,* so daß sowohl die totale glomeruläre Filtrationsfläche als auch die Masse noch erhaltener Tubuli stark reduziert wird. Nach der *»whole nephron«-Theorie* von *Bricker* nimmt man an, daß die Nephronen entweder veröden oder weitgehend intakt überleben und – im letzteren Fall – wegen der *kompensatorischen Hyperplasie/Hypertrophie* sogar vermehrt leistungsfähig sind (z. B. Zunahme der glomerulären Filtration pro Nephron um 50% und mehr). Gestützt auf diese Hypothese, die in tierexperimentellen Beobachtungen und humanpathologischen Befunden eine gewisse Bestärkung fand, darf man schätzen, daß Schrumpfnieren mit manifester chronischer Niereninsuffizienz vorliegen, wenn anstelle der normalen 2 Millionen total nur mehr etwa 200000 oder noch weniger Nephronen funktionieren. Diese Zahl ist natürlich nur als Richtwert zu verstehen, da die renale Insuffizienz im Sinn einer hyperbolen Funktion des Parenchymschwundes zunimmt und – wie histologische Bilder von *Schrumpfnieren* sowie Mikropunktionsversuche belegen – einzelne Nephronen auch beschränkt funktionsfähig sein können.

Makroskopisch finden sich bei chronischer Niereninsuffizienz ausgedehnte Schrumpfungen des renalen Gewebes, meistens in Form sog. *Schrumpfnieren* oder sogar *Zwergnieren* (s. o.). Bei fast gänzlichem Verlust des Parenchyms, der dank den heute zur Verfügung stehenden künstlichen Entschlackungsmethoden mit einem Überleben des Patienten vereinbar ist, entsteht das Vollbild der *»ausgebrannten Schrumpfnieren«,* deren Ausmaß z. T. die Bezeichnung »Zwergniere« rechtfertigt. Vor der Ära der künstlichen Niere waren derartige Befunde kaum zu sehen. Die damals wie heute öfters anzutreffenden noch nicht »ausgebrannten« Schrumpfnieren mit einem Einzelorgangewicht von etwa 50–80 g lassen sich aufgrund ihrer makroskopischen und mikroskopischen Besonderheiten mit mehr oder weniger Wahrscheinlichkeit der einen oder anderen Grundkrankheit zuordnen. Die meist stark deformierten *dysgenetischen (hypogenetischen) Nieren* erkennt man u. a. am Vorhandensein ungewöhnlicher tubulärer Strukturen, die z. T. von glatten Muskelfaserzügen umgeben sind. Sog. *Strumafelder,* d. h. größere Areale mit ziemlich nahe beieinander liegenden dilatierten, aber atrophischen, von stark eingedickten Proteinzylindern ausgefüllten Tubuli, werden u. a. nach pyelonephritischen Prozessen im früheren Kindesalter beobachtet (z. B. die meist ebenfalls deutlich verformten *pyelonephritischen Zwergnieren*). Die bei ausgedehnter käsiger Tuberkulose bekannten *Kittnieren* und die *hydronephrotischen Schrumpfnieren* sind oberflächlich oft grobbucklig und bieten keine diagnostischen Schwierigkeiten. Histologisch leicht zu erkennen sind Schrumpfungen aufgrund einer *Panarteriitis nodosa* (S. 1120), die in schweren Fällen das Bild einer *Infarktschrumpfniere* mit zahlreichen mittelgroßen, am Grunde etwas flachen, oberflächlichen Einziehungen zeigt. Eine Infarktschrumpfniere kann u. U. aus *multiplen Embolien* hervorgehen (z. B. Thrombo- bzw. Atheroembolien bei bakterieller Endokarditis (Sepsis lenta, S. 1877), Myokardinfarkt oder ulzeröser Atheromatose der Aorta). Eher trichterförmig, weil langsamer entstehend, sind die sog. Subinfarkten entsprechenden oberflächlichen Einziehungen bei *arteriosklerotischer (arterieller) Schrumpfniere,* die sich makroskopisch und histologisch oft nicht ohne weiteres von mäßig fortgeschrittenen *pyelonephritischen Schrumpfnieren* unterscheiden lassen. Letztere, ebenso wie die aus einer *progressiv stenosierenden Nierenarteriensklerose* hervorgehenden Schrumpfnieren, zeichnen sich meistens durch eine grobhöckerige Oberfläche aus, und es finden sich hier alle Übergänge zwischen Narben- und Schrumpfnieren. *Glomerulonephritische (sekundäre) Schrumpfnieren* weisen mehrheitlich eine unregelmäßig grobe Granulierung der Oberfläche auf. Aus diesem Grund und wegen der oft etwas hellen Farbe des Gewebes benützt man die Bezeichnung *»blasse (»weiße«) Granularatrophie«* der Nieren, von der sich die *diabetische glomerulosklerotische Schrumpfniere* (insbesondere bei nodulärer Glomerulosklerose (Kimmelstiel-Wilson) makroskopisch in der Regel durch eine feinere und regelmäßigere Granulierung unterscheidet. Oberflächlich feingranuliert und von roter Farbe sind die *arteriolosklerotischen Schrumpfnieren (primäre Schrumpfnieren, rote Granularatrophie* S. 531), die überdies häufig von kleinen kortikalen Zysten durchsetzt sind. Eine mehr oder weniger glatte Oberfläche zeigen die blassen *Amyloidschrumpfnieren,* die etwas schmutzig verfärbten *Schrumpfnieren infolge chronischer interstitieller Nephritis* und die *»ausgebrannten« pyelonephritischen Schrumpfnieren.* Der hier aufgeführte makroskopische Katalog von Schrumpfnieren besitzt keinen hohen diagnostischen Wert. Er erleichtert jedoch die mikroskopische Suche nach den Ursachen der Schrumpfung.

Mikroskopisch lassen sich Schrumpfnieren, solange erhaltenes Parenchym vorhanden ist, mehrheitlich mit großer Wahrscheinlichkeit oder sogar sicher der einen oder/und anderen Ursache zuordnen (s. dazu die entsprechenden Abschnitte). Die Deutung der Befunde wird allerdings dadurch erschwert, daß *Kombinationseffekte* vorliegen können. So ist bekannt, daß sich bei im Gang befindlicher pyelonephritischer oder glomerulonephritischer Schrumpfung wechselnde Grade von arteriosklerotisch bedingtem Parenchymschwund hinzugesellen können. Umgekehrt scheint nicht selten eine primär vaskulär bedingte Schrumpfung sekundär durch pyelonephritische Schübe u. a. kompliziert zu werden. Allen Schrumpfnieren gemeinsam ist eine *Hyalinisierung* eines Großteils der *Glomeruli,* eine *Atrophie bzw. ein Schwund der meisten Tubuli* sowie eine örtlich und mengenmäßig wechselnde, relative und absolute *Vermehrung des interstitiellen Bindegewebes,* das oft Narbencharakter trägt. Entsprechend der glomerulären Verödung ist auch der *Gefäßapparat* im Bereich der Mikrozirkulation reduziert, während die Arterien öfters verschiedene Formen von Sklerose zeigen (vgl. dazu S. 481). Nicht selten begegnet man dilatierten atrophischen distalen Tubuli, die im Lumen reichlich eingedicktes, eosinophiles, homogenes Material enthalten. Diese *hyalinen Zylinder* bestehen zum guten Teil aus sog. Tamm-Horsfall-Protein, einem hochmolekularen Mukoprotein, das von Tubulusepithelien distal der Henle'schen Schleifen gebildet wird. Häufig finden sich *herd- und streifenförmige Infiltrate,* vorwiegend von *Lymphozyten.* Wie bereits hervorgehoben wurde, sind noch *erhaltene Glomeruli und Tubuli* z. T. deutlich *hyperplastisch/hypertrophisch.*

Schrumpfnieren von Patienten, die durch *fortgesetzte Hämodialyse* am Leben erhalten werden, zeigen ein Fortschreiten des Involutions- und Vernarbungsprozesses, so daß eigentliche *Zwergnieren* mit Gewichten unter 25 g/Organ entstehen können. Histologisch finden sich in dem extrem geschrumpften Gewebe u. a. epithelausgekleidete Zysten, lymphozytäre Infiltrate, eine zahlenmäßige Vermehrung von Mastzellen und Verkalkungen im Interstitium, insbesondere peritubulär. Vereinzelt begegnet man Lymphozytenhäufchen, die unter einem, ins Lumen dilatierten Tubuli vorragenden Epithelbereich liegen.

Folgen und **Komplikationen** der chronischen Niereninsuffizienz: Nimmt im Verlauf eines fortschreitenden Schrumpfungsprozesses in den Nieren die glomeruläre Filtration ab, lassen sich zunächst und ohne zusätzliche Belastung blutchemisch keine nennenswerten Veränderungen feststellen. Beträgt die GFR nur mehr ungefähr 60% der Norm, notiert man in der Regel eine Zunahme der – normalerweise individuell unterschiedlichen – *Konzentration von Kreatinin* im Serum, der bei Absinken der GFR auf etwa 35% der *Anstieg*

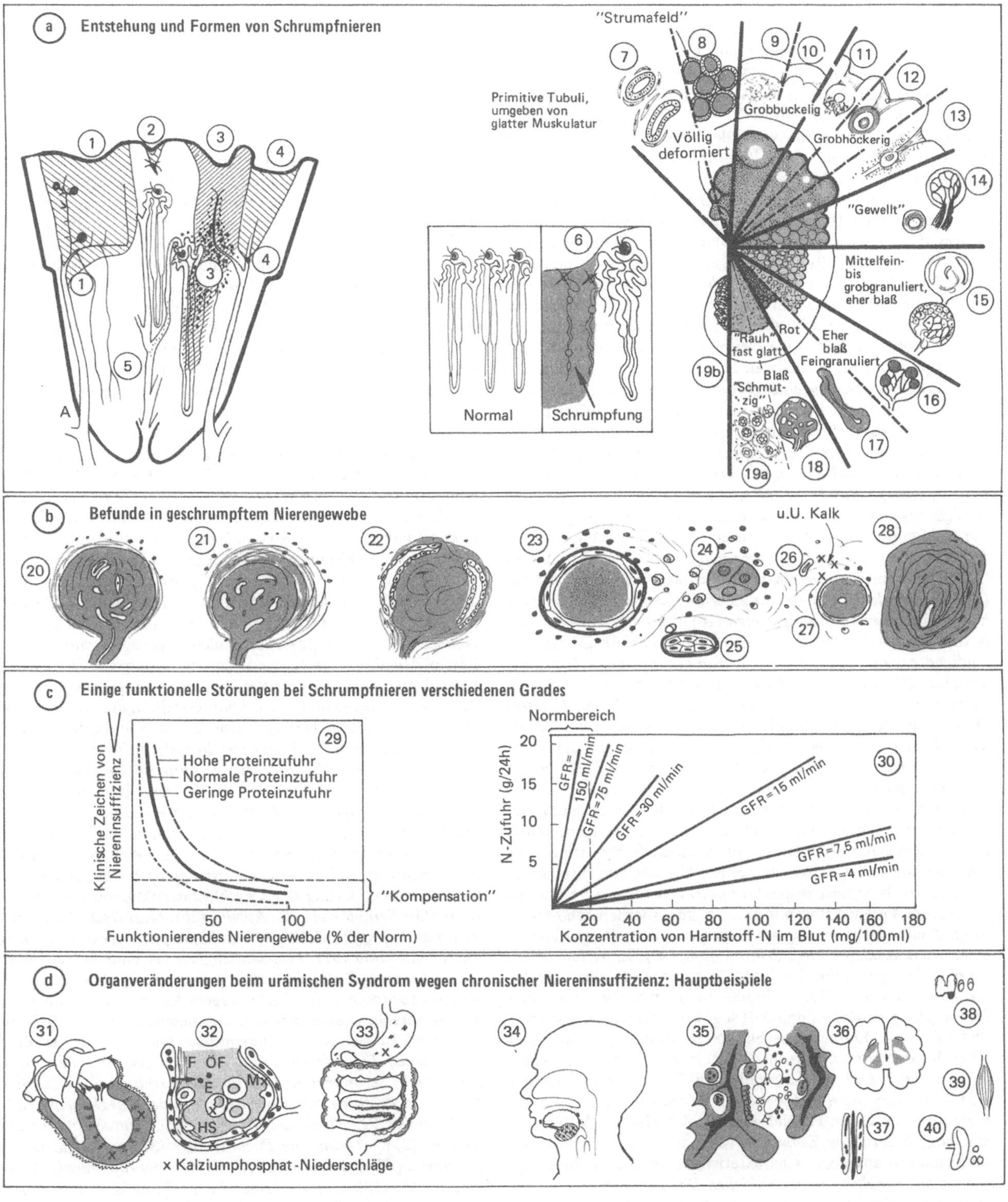

Abb. 136a–d. *Chronische Niereninsuffizienz und urämisches Syndrom.* Die chronische Niereninsuffizienz beruht darauf, daß die Zahl der noch funktionstüchtigen Nephronen zur Erfüllung der renalen Funktionen nicht mehr ausreicht. Da letztere u. a. auch von der metabolischen Belastung abhängen (s. **c**), kann der Grenzwert zwischen Suffizienz und Insuffizienz nicht in genauen Zahlen angegeben werden. Allgemein unterscheidet man eine *latente bzw. partiell kompensierte chronische Niereninsuffizienz* von der *manifesten chronischen Niereninsuffizienz,* bei der auch bei minimaler Belastung eine Azotämie besteht. **a** *Entstehung und Formen von Schrumpfnieren. Schrumpfungsprozesse* im Nierengewebe gehören zu den häufigsten pathologisch-anatomischen Befunden überhaupt. Von *Schrumpfniere* sprechen wir aber erst, wenn das Gewicht einer Erwachsenenniere auf weniger als etwa 80 g abgefallen ist. *Größe, Form und Zahl der Schrumpfungsherde* geben schon makroskopisch einen gewissen Hinweis auf die vermutliche Entstehungsweise (1–19, modifiziert nach *Zollinger,* 1970), indem z. B. *arteriosklerotisch bedingte Subinfarkte* (1) in der Regel Trichterform aufweisen und in ihrer Ausdehnung dem Versorgungsbereich der stenosierten oder verschlossenen Arterie entsprechen. Schrumpfungsherde aufgrund einer *arteriolären oder glomerulären Gefäßverödung* (2) sind in

Abb. 136 a–d (Fortsetzung)

der Regel klein und in Vielzahl vorhanden, so daß eine feingranulierte Nierenoberfläche zustande kommt (15–18). *Pyelonephritische Schrumpfungsherde* (3, 13), die fast immer auch durch vaskuläre Veränderungen mitbedingt zu sein scheinen, zeigen z. T. ebenfalls Trichterform, z. T. – bei diffusem Befall bzw. in fortgeschrittenen Stadien – wird allerdings oft das ganze Nierengewebe betroffen (vgl. dazu 19). *Infarktnarben der Nieren* (4) weisen häufig einen flachen Grund auf. Im *Markbereich* (5) äußern sich Schrumpfungen u. a. in einer relativen Vermehrung des interstitiellen Bindegewebes, einer Atrophie oder einem Schwund der zu einem verödeten Glomerulus gehörenden Tubuli (23–25) und allenfalls lockeren lymphozytaren Infiltraten. Bei erheblicher Schrumpfung *erfahren die noch intakten Nephronen – Glomeruli wie Tubuli – eine kompensatorische Hypertrophie/Hyperplasie* (6); sie reicht aber in der Regel nicht aus, um den Verlust wettzumachen. Eine Neubildung von Nephronen nach Schrumpfung ist im postnatalen Leben nicht mehr möglich. Zu den *häufigsten Ursachen einer chronischen Niereninsuffizienz* gehören die *chronische Pyelonephritis* (13, u. U. wie 19b = pyelonephritische Totalschrumpfung) bzw. die *chronische interstitielle Nephritis* (19a), teilweise aufgepfropft auf *dysgenetische (oft auch hypoplastische) Nieren* (7). Sog. Strumafelder finden sich u. a. in *Zwergnieren* (Gewicht einer Niere beim Erwachsenen weniger als 50 g), die durch Schrumpfungsprozesse aufgrund einer frühkindlichen Pyelonephritis entstanden sind. Wichtig sind ferner die sog. *»sekundären Schrumpfnieren«*, die sich auf der Grundlage einer *chronischen Glomerulonephritis* entwickeln (15), die *Myelom-* und *Amyloidschrumpfnieren* (18), *bilaterale hydronephrotische Schrumpfnieren* (10) und *fortgeschrittene Fälle von Glomerulosklerose Kimmelstiel-Wilson* (16). Die an sich häufigen *arteriolosklerotischen Schrumpfnieren (rote Granularatrophie,* 17) führen in der Regel nur in Extremfällen zu chronischer Niereninsuffizienz, im Gegensatz zur *malignen Nephrosklerose* (Fahr, 14), die relativ oft in ein chronisches Nierenversagen überleitet. Dasselbe gilt für *Zystennieren,* die hier nicht abgebildet sind. *Arteriosklerotische Schrumpfnieren* (12) bewirken eher einen renalen Hochdruck als eine progressive Azotämie, während letztere bei schwerem Befall der Nieren durch eine *Polyarteriitis nodosa* (Infarktschrumpfnieren, 11) nicht selten auftritt. *Kittnieren* (9) tuberkulöser Ätiologie finden sich oft nur einseitig und stellen daher eine seltene Ursache von chronischer Urämie dar. **b** *Befunde in geschrumpftem Nierengewebe.* Zu den klassischen Veränderungen in Schrumpfungsherden gehören eine graduelle *Hyalinisierung der Glomeruli,* wie z. B. im Rahmen einer *arteriolosklerotischen Schrumpfung* (20). In *pyelonephritischen Schrumpfungsherden* findet sich recht oft eine *periglomeruläre Fibrose* (21), während in *glomerulonephritischen Schrumpfungsherden* da und dort sog. *Pseudotubuli* zu erkennen sind, die von »Epithel« ausgekleideten Resten des Bowman'schen Kapselraums entsprechen (22). In geschrumpften Gebieten sind die *Tubuli* meist *atrophisch,* z. T. kaum mehr sichtbar (25), z. T. *ausgeweitet* und *von eingedickten Eiweißzylindern gefüllt* (vor allem Tamm-Horsfall-Protein, 23). Hie und da bemerkt man sog. *Becher'sche Zellhaufen* (24), die möglicherweise von Mittelstücken ausgehen. Charakteristisch für alle Schrumpfungen ist die *Zunahme des interstitiellen Bindegewebes,* meist verbunden mit einer teilweisen – u. U. weitgehenden – *Verödung der Endstrombahn* (26). Das Ausmaß beider letztgenannten Veränderungen scheint, wie morphometrische Untersuchungen ergeben haben, gut mit der Serum-Kreatinin-Konzentration zu korrelieren. Zu weiteren Gefäßveränderungen in Schrumpfungsherden gehören u. a. die *Arteriolenhyalinose* (27), die *Elastose* (28) oder *Intimamyofibrose der kleineren bzw. mittelgroßen Arterien,* Teleangiektasien, Verschlüsse kleiner Venen u. a. Schrumpfungsherde weisen in der Regel wechselnd dichte *lymphozytäre Infiltrate* auf (Punkte in Skizzen 20–27). **c** u. **d** *Einige funktionelle und strukturelle Störungen bei Schrumpfnieren verschiedenen Grades und bei chronischer Urämie.* Die beiden Diagramme (29, 30) zeigen, daß die Manifestation einer chronischen Niereninsuffizienz u. a. von der *Protein(N)-Zufuhr* abhängt. Einen Anstieg der *Kreatinin-Konzentration im Serum* beobachten wir u. U. schon dann, wenn die glomeruläre Filtration (GFR) auf 60% abgesunken ist. Die Serum-Harnstoff-N-Konzentration liegt in der Regel deutlich über der Norm, wenn die GFR nur mehr 35% oder weniger der normalen glomerulären Filtration beträgt. Als *»kritischer Bereich«* der GFR gelten etwa 20% der Norm. Hier finden sich meistens auch erhöhte Serumkonzentrationen von Harnsäure, anorganischem Phosphat, Cl^- u. a., während diejenigen von Na^+ und Ca^{++}, ebenso wie die Alkalireserve, in diesem Stadium eher unter dem Normbereich zu liegen pflegen. Zu den *funktionellen Charakteristika der dekompensierten chronischen Niereninsuffizienz mit Urämie* zählt man u. a. eine *metabolische Azidose* (ungenügende renale Ammoniogenese), eine *herabgesetzte Konzentrierungsfähigkeit* (Isosthenurie!), verbunden mit *Polyurie* und *Polydipsie,* je nach Zufuhr eine *Überladung mit – oder einen Verlust an –* Na^+, wobei auf die Existenz sog. *»salzverlierender chronischer Pyelonephritiden«* aufmerksam zu machen ist. In fortgeschrittenen Stadien notiert man ferner eine *Hyperphosphatämie* (Neigung zu Präzipitation von Kalziumphosphat in den Geweben; x, 26, 31–33) und *Hypokalzämie,* die zu einem *sekundären oder schließlich sogar tertiären Hyperparathyreoidismus* führen kann (38, 35), eine *verminderte renale Produktion von 1,25-Dihydroxycholekalziferol* und damit Rachitisähnliche Veränderungen (38, 35), eine *renale Glukosurie* geringen Grades, z. T. verbunden mit einer *leichten diabetischen Stoffwechsellage* u. a. Außerdem beobachtet man bei Absinken der GFR unter etwa 40 ml/min das Auftreten einer *»urämischen Anämie«* (in unkomplizierten Fällen hyporegeneratorisch (35, Erythropoietinmangel?), normochrom, normozytär, z. T. hämolytisch), wozu sich *funktionelle Störungen der Blutplättchen,* eine *Thrombozytopenie* und eine *erhöhte Gefäßfragilität* gesellen können. Weitere relativ häufige Veränderungen umfassen einen *arteriellen Hochdruck,* z. T. mit *Herzinsuffizienz* (31) und *Neigung zu Lungenödem* (32), eine meist *fibrinöse Perikarditis* (31), Übelkeit, Erbrechen, Obstipation, Diarrhoe und andere *gastrointestinale Störungen* (33), *Geschwüre im Mundbereich* (z. T. mit/bei *Parotitis,* 34), *verminderte hepatozelluläre Funktionen* (herabgesetzte Proteinsynthese, reduzierte Aktivität von Enzymen, wie Lipase), einen *endokrinen Leistungsabfall,* wie Hypothyreose und Verminderung der Geschlechtsfunktionen (38), *neuromuskuläre Symptome,* z. B. *Apathie* (36), *Muskelschwäche, -zukken und -krämpfe* (nachts, 39) sowie *periphere Neuropathien* bei Demyelinisation (37), *Infektanfälligkeit* bei Panmyelozytopenie (35) und eine *Reduktion der Immunkapazität* sowie typische *Hautveränderungen* (blaßgelb wegen Anämie und Anhäufung von Karotenen, selten mit sog. »urämischem Frost«). Sehr bezeichnend ist der *»Foetor uraemicus«.* Die unter **d** skizzierten *autoptischen Befunde* wurden z. T. schon erwähnt: *Pericarditis fibrinosa s. serofibrinosa (partim haemorrhagica), wechselnder Grad von exzentrischer Linkshypertrophie des Herzens,* u. U. *fleckförmige Verfettung des Myokards,* manchmal *Endocarditis simplex* (31). *»Urämische Pneumonitis«* (32), z. T. mit *Ödemflüssigkeit* (ÖF), *Anhäufung von Alveolarmakrophagen* (M), *vereinzelt Denudation und Fibrinbildung* (F), da und dort *Austritt von Erythrozyten* (E) in die Alveolen, mit Erscheinen hämosiderinhaltiger (HS, x) Makrophagen, u. a. *»Gastroenterocolitis uraemica«* (33), z. T. katarrhalisch, in schweren Fällen hämorrhagisch oder gar fibrinös-nekrotisierend, vor allem im Kolonbereich. Häufige *Veränderungen im Mundgebiet* (34, s. o.). *Renale Osteodystrophie* (35, s. o.), mäßige *Panmyelozytopenie,* vor allem der roten Reihe (35). *Hirnödem* (36, positiver Xanthydrol-Test). *Teilweise Entmarkung peripherer Nerven* (37). *Atrophie von Thyreoidea, Gonaden* (38), Hypophysenvorderlappen und anderen endokrinen Organen. *Degenerative Veränderungen an der Skelettmuskulatur* (39). Allgemeine *Lymphozytopenie* (40)

der Serum-Harnstoffkonzentration und damit des *Harnstoff-N* und des sog. *Rest-N* folgt. Die letztgenannten Veränderungen hängen allerdings in erheblichem Maß vom Proteinumsatz im Körper ab. Eine *erhöhte Konzentration von Harnsäure, anorganischen Phosphaten und Sulfaten im Serum* kann als Hinweis darauf gelten, daß die GFR unter den kritischen Bereich von etwa 20% der Norm abgesunken ist. Im übrigen stellt man in diesem Stadium des Prozesses meist eine leichte Hyperchlorämie, eine mäßige Hyperkaliämie und eine geringfügige Hyperglykämie fest, während die Serumwerte für das Gesamteiweiß, Na^+, Ca^{++}, Alkalireserve und pH unter der Norm zu liegen pflegen.

Die hier angeführten wichtigsten blutchemischen Veränderungen bei *Azotämie* gehen in der Regel mit einer *Konzentrierungsschwäche* der Nieren einher, die sich – abgesehen von der Reduktion der funktionsfähigen tubulären Gewebemasse – z. T. durch die hohe Harnstoffkonzentration im Tubulusinhalt und eine dadurch bedingte Verminderung der Rückresorption des osmotisch gebundenen Wassers erklären läßt (sog. *osmotische Diurese*). Der kräftige (schnelle) Harnfluß in den noch intakten Tubuli hat im übrigen zur Folge, daß der Haarnadel-Gegenstrommechanismus in gewissem Sinn »überfahren« wird. Derartige Vorgänge haben teilweise einen günstigen Effekt, indem bei zunehmend verminderter GFR pro Nephron immer mehr Urate, Na^+, Phosphate u. a. ausgeschieden werden, so daß beispielsweise eine erhebliche Na^+-Retention im Körper in der Regel bis kurz vor dem Terminalstadium ausbleibt. Dasselbe gilt für gefährliche Ausmaße der Hyperkaliämie. Die hier genannten und eine Vielzahl weiterer Störungen bei Patienten mit Schrumpfnieren leiten zum urämischen Syndrom über (s. u.).

109.8. Urämisches Syndrom

Definitionen: Unter dem – klinisch definierten – Begriff eines *urämischen Syndroms* wird eine Vielzahl metabolischer, neuraler (insbesondere auch zentral-nervöser), gastrointestinaler, hämatologischer, kardiovaskulärer und ossärer bzw. artikulärer Störungen zusammengefaßt (s. u.). Obschon sich ein Teil dieser Veränderungen, vor allem die sog. *urämische Intoxikation,* sowohl bei akutem wie bei chronischem *Nierenversagen* manifestieren kann, tritt das Vollbild des Symptomenkomplexes, der u. a. *renale Osteopathien, renale Anämien, sekundäre endokrine Störungen, urämische Polyneuropathien* und eine *sekundäre Gicht* einschließt, nur beim *chronischen Nierenversagen* in Erscheinung. Sind die Kriterien zur Diagnose eines urämischen Syndroms nur zu einem kleinen Teil erfüllt und/oder ist die Symptomatik nur angedeutet, kann von einer *Suburämie* gesprochen werden.

Ursachen, Pathogenese und **Folgen** des urämischen Syndroms: Die wichtigsten *Ursachen* des akuten und chronischen Nierenversagens wurden in den beiden vorausgehenden Abschnitten erwähnt. In *pathogenetischer Hinsicht* entspricht die Entwicklung eines urämischen Syndroms einem *sehr komplexen Geschehen.*

Die *Retention toxisch wirkender Schlackenstoffe* spielt offensichtlich eine entscheidende Rolle, doch gelang es bisher nicht, die eine oder andere Substanz als ausschlaggebendes »Urämiegift« zu identifizieren. Vieles spricht dafür, daß es sich um ein *Zusammenwirken verschiedener toxischer Stoffe* handelt, wobei Guanidinen, Phenolderivaten, Kresolen und nicht genau definierten Polypeptiden besondere Beachtung geschenkt wird. Harnstoff ist dagegen kaum toxisch. Dazu kommen Störungen des Elektrolyt- und Wasserhaushalts, Verschiebungen des Säuren-Basen-Gleichgewichts, Veränderungen in der Freisetzung von Wirkstoffen u. a. m. Sicher aber ist, daß die im Blut eines Urämikers zirkulierenden toxischen Stoffe größtenteils *dialysabel,* d. h. von eher geringem Molekulargewicht sind. Man darf annehmen, daß wenigstens ein Teil der bei Urämie auftretenden *entzündlichen Veränderungen,* wie die urämische Perikarditis (s. u.), auf der Wirkung solcher toxischer Substanzen beruht. Neuere Befunde sprechen dafür, daß das bei chronischer Niereninsuffizienz in hoher Konzentration im Blutplasma vorhandene *Parathyreoideahormon* zu den toxischen Wirkungen beitragen könnte, zum mindesten, was die urämische Neuropathie anbelangt.

Mit großer Regelmäßigkeit findet sich bei forgeschrittenem urämischem Syndrom eine *metabolische Azidose,* die in erster Linie durch eine *insuffiziente renale Ammoniogenese* verursacht und teilweise durch Hyperventilation mit entsprechender Senkung des arteriellen P_{CO_2} kompensiert wird. In Frühstadien kann Bikarbonat im Blutplasma durch Cl^- ersetzt sein *(hyperchlorämische Azidose),* bei fortgeschrittenem urämischem Syndrom finden sich dagegen vermehrt Sulfate und Phosphate anstelle des Bikarbonats *(hypochlorämische Azidose).* Eine starke Verminderung der Alkalireserve tritt vor allem ein, wenn die GFR auf weniger als ⅕ der Norm absinkt. Trotz dieser Störungen steigt das Urin-pH in der Regel erst in Terminalstadien auf über 5.

Die *eingeschränkte Konzentrationsfähigkeit* der Nieren bei chronischer renaler Insuffizienz folgt in ihrem Ausmaß einigermaßen dem Verlust funktionsfähiger Nephronen und läßt sich am Grad der *Isosthenurie* abschätzen. Um den üblichen Anfall von im Urin gelösten Stoffen ausscheiden zu können, muß daher der Flüssigkeitsumsatz gesteigert werden: *Polyurie,* oft verbunden mit Nykturie, und *Polydipsie,* gehören zu den ersten Zeichen einer beginnenden Nierenschrumpfung. Sogar in fortgeschrittenen Stadien der chronischen Niereninsuffizienz bleibt die tägliche Urinmenge noch lange im Normbereich oder darüber. Da der Patient mit Schrumpfnieren auf eine erhöhte Flüssigkeitszufuhr angewiesen ist, besteht selbst bei

kurzfristiger Wasserkarenz die *Gefahr der Dehydratation.* Eine Oligurie/Anurie stellt sich in der Regel nur bei interkurrenter akuter Niereninsuffizienz bzw. im Terminalstadium der chronischen Insuffizienz ein.
Mit der Konzentrationsschwäche Hand in Hand geht eine *Verminderung der tubulären Na^+-Resorptionsfähigkeit.* Störungen des Kochsalzhaushalts treten daher vor allem bei unkontrollierter Bilanz in Erscheinung: Bei zu hohem Angebot können eine Kochsalzretention mit Ödemen, bei zu geringer Zufuhr u. U. eine gewisse Kochsalzverarmung des Körpers eintreten. Die letztere nimmt aber nur in seltenen Fällen (z. B. »salzverlierende Formen« von chronischer Pyelonephritis) Ausmaße an, die eine bedrohliche Reduktion des extrazellulären Flüssigkeitsvolumens zur Folge haben. Regulierende Wirkungen von Aldosteron u. a. sind lediglich in beschränktem Maß möglich, da sie nur an distalen Tubuli intakter Nephronen zum Ausdruck kommen können. Die Hyponatriämie des Urämikers nimmt mitunter bei Diarrhoe und vor allem Erbrechen, einem relativ häufigen Symptom, bedrohliche Maße an. Da die Hyponatriämie an sich die Nausea fördert, ergibt sich hier ein gefährlicher Circulus vitiosus.
Die *K^+-Sekretion* durch den tubulären Apparat vermag – dank der großen Kapazität der Epithelzellen in dieser Hinsicht – auch bei fortgeschrittener chronischer Niereninsuffizienz oft zu genügen. Begünstigend wirken eine allenfalls verstärkte Aldosteronsekretion, die Hyperperfusion der Nephronen, der hohe Gehalt des tubulären Harns an Phosphaten und Sulfaten und eine relativ hohe Kochsalzzufuhr. Umgekehrt hemmt die metabolische Azidose die K^+-Sekretion. Azidotische Patienten sind daher bei Restriktion der Na^+-Zufuhr der Gefahr einer bedrohlichen *Hyperkaliämie* ausgesetzt. Diese entwickelt sich sonst nur in den Terminalstadien der Niereninsuffizienz – im Zusammenhang mit Oligurie/Anurie – oder u. U. interkurrent bei massivem Zelluntergang (z. B. Hämolyse).
Die bei chronischer Niereninsuffizienz auftretenden *Störungen des Kalziumstoffwechsels* sind komplexer Natur, indem verschiedene Mechanismen mitspielen. Die Phosphatretention bei verminderter GFR und die entsprechende *Hyperphosphatämie* bedingen u. U. eine *Neigung zur Präzipitation von Kalziumphosphat* u. a. in Weichteilen, verbunden mit *Hypokalzämie.* Da auch die Konzentration des ionisierten Kalziums im Blutplasma reduziert ist, entwickelt sich meistens mit der Zeit ein *»sekundärer« Hyperparathyreoidismus* (vgl. dazu S. 826). Dieser hat eine Hemmung der tubulären Phosphatrückresorption zur Folge, so daß vermehrt Phosphate im Urin ausgeschieden und ein gewisses Gleichgewicht erreicht werden kann. Fällt die GFR jedoch unter etwa 20 ml/min, nehmen Hyperphosphatämie und damit Hypokalzämie zu, und es kommt zu einer progredienten Entgleisung des Kalzium-Phosphat-Stoffwechsels. Zu dem hier geschilderten Mechanismus gesellen sich *weitere Einflüsse:* 1) Die oft vorhandene *Hypalbuminämie* ist am Entstehen der Hypokalzämie mitbeteiligt, da Ca^{++} im zirkulierenden Blut zum guten Teil an Albumin gebunden ist. 2) Das in freier Ionenform vorhandene Blutkalzium wird von gewissen Anionen, wie *Zitrat* u. a., z. T. zu schwer dissozierbaren, wenn auch *löslichen Komplexen* gebunden. 3) Schon im Zustand der Azotämie, d. h. bevor sich typisch urämische Symptome entwickeln, besteht bei chronischer Niereninsuffizienz eine *verminderte Kalziumresorption im Darm,* die wahrscheinlich in erster Linie auf einer eingeschränkten renalen Bildung von 1,25 Dihydroxycholckalziferol (1,25-DHCC, S. 816 und 849), dem aktivsten Metaboliten von Vitamin D_3, beruht.
Die bei chronischer Niereninsuffizienz sich entwikkelnde *renale Osteodystrophie (urämische Osteopathie)* zeichnet sich in ihrer voll ausgebildeten Form durch eine Kombination von Osteomalazie und verstärkter Osteoklasie (S. 760) aus, was aufgrund des hier Gesagten verständlich ist. Zusätzlich findet man auch Zonen von Osteosklerose, z. B. im kranialen und kaudalen Bereich der Wirbelkörper, deren Entstehungsweise nicht geklärt ist. Gaben von Vitamin D können die Sklerose verstärken. In Frühstadien, d. h. wenn sich ein sekundärer Hyperparathyreodismus noch nicht in genügendem Maß eingestellt hat, ist oft nur die osteomalazische Komponente erkennbar, die ja allein als solche bei gewissen tubulären Syndromen (Vitamin D-resistente Rachitis, Fanconi-Syndrom, tubuläre Azidose, vgl. dazu S. 781) in Erscheinung tritt. An der Entstehung der urämischen Osteopathie beteiligen sich – abgesehen von der Störung des Vitamin D-Metabolismus und dem sekundären oder u. U. tertiären Hyperparathyreoidismus (S. 827) – auch Kalziumverluste durch die Fäzes und die erwähnte metabolische Azidose, die der Verkalkung des Osteoids entgegenwirkt. Ferner wird die Möglichkeit eines »Antivitamins-D« in Blut und Darmwand diskutiert.

Weitere metabolische Störungen bei chronischer Niereninsuffizienz umfassen u. a. eine *renale Glukosurie* (Hyperperfusion noch erhaltener Nephronen und osmotische Diurese!), bei einem Teil der Patienten überdies eine *leicht diabetische Stoffwechsellage,* vermutlich wegen Insulinresistenz der Erfolgsorgane (S. 933), u. a. m. Eine Uratgicht wird, selbst in fortgeschrittenen Fällen, nur selten beobachtet, vermutlich wegen vermehrter Urikolyse im Darm. Eine Hypermagnesiämie mit neuralen Störungen tritt hie und da nach therapeutischer Zufuhr von Magnesiumsalzen als Laxantien oder Antazida auf.

Sinkt die GFR auf weniger als etwa 40 ml/min ab, entwickelt sich in der Regel eine normochrome und normozytäre, seltener hypochrome oder makrozytäre Anämie *(»urämische Anämie«).* Dem Wesen nach scheint es sich meistens um eine *Kombination von erythropoietischer Hyporegeneration und gesteigerter Hämolyse* zu handeln. Ursächlich bzw. pathogenetisch beteiligen sich offenbar verschiedene Faktoren am Zustandekommen dieser Störung, im besonderen urämisch-toxische Wirkungen auf erythropoietische Zellen und Erythrozyten, Mangel an Erythropoietin, ungenügende Folat- und Askorbatkonzentrationen im Blut, Blutungen (s. u.), ferner komplizierende Einflüsse, wie Infektionen (vgl. dazu Infektanämie, S. 424), medikamentös bedingte Veränderungen (In-

nenkörperanämie, Methämoglobinbildung, S. 1029) u. a. m.
Viele urämische Patienten weisen eine deutliche *Blutungstendenz* auf, obschon die Blutungs- und Gerinnungszeiten häufig normal sind. Als Ursache der hämorrhagischen Diathese stehen urämisch-toxisch bedingte, qualitative Veränderungen der Thrombozyten, eine Thrombozytopenie und/oder eine erhöhte Gefäßfragilität im Vordergrund. Die Blutplättchen zeigen eine verminderte Adhärenzbereitschaft und lassen sich durch ADP weniger aggregieren. Diese Störungen stehen wahrscheinlich mit der Wirkung urämischer »Gifte« in Beziehung, da sie nach künstlicher Hämodialyse weitgehend verschwinden.
Eine *arterielle Hypertonie* wird – zumindest zeitweilig in der Entwicklung der chronischen Niereninsuffizienz – selten vermißt (vgl. dazu renalen Hochdruck, S. 519), und eine auf dieser Grundlage entstehende *Herzinsuffizienz* gehört zu den häufigen Komplikationen von Schrumpfnieren verschiedenster Genese. Erschwerend wirken die Anämie und die Azidose sowie in fortgeschrittenen Stadien mit Oligurie die Salz- und Wasserretention. Eine *urämische Perikarditis* kommt in der Regel zustande, wenn die Retention von Schlakkenstoffen ein gewisses Maß überschritten hat. Als »Grenzwert« gilt eine Harnstoff-N-Konzentration im Serum von mehr als 80 mg/100 ml, wobei es zu berücksichtigen gilt, daß der Harnstoff nicht zu den wichtigen urämischen »Giften« zählt und daher bei proteinarmer Diät eine Perikarditis schon bei niedrigeren Harnstoff-N-Werten beobachtet werden kann. Gelegentlich erreicht der perikarditische Erguß ein Volumen, das die diastolische Herzdilatation beeinträchtigt. Selten, z. B. nach Heparinisierung zum Zweck der Hämodialyse, ereignet sich eine massive Herzbeutelblutung mit -tamponade. Ein *Lungenödem* bei chronischer Niereninsuffizienz bildet sich in der Regel auf der Grundlage einer Linksinsuffizienz des Herzens und/oder Hypalbuminämie, u. U. auch im Zusammenhang mit Hyperhydratation oder einem urämischen Gefäßschaden, der – ähnlich wie im Fall des Perikards – zu leichten, diffusen, entzündlichen Veränderungen Anlaß geben kann *(»urämische Pneumonitis«)*.
Funktionelle *gastrointestinale Symptome* bei Urämie umfassen Anorexie, Nausea und *Erbrechen*, manchmal Diarrhoe oder Obstipation. Da Urämiker z. T. wenig freie Magensäure produzieren, resultiert aus dem letzteren nicht immer eine Alkalose. Gut bekannt sind *Geschwüre im Mundbereich* und *Parotitiden*, die z. T. auf einer bakteriellen Ammoniogenese aus dem im Speichel in hoher Konzentration vorhandenen Harnstoff, z. T. auf Dehydratation bzw. Mundatmen bei azidotischer Hyperventilation beruhen und den »Foetor uraemicus« verstärken. Kleine *Erosions- oder Ulkusblutungen* können im ganzen Magendarmtrakt stattfinden, manchmal unter dem Bild einer *urämischen Gastroenterokolitis*. Ursächlich sind an entzündlichen Magendarmveränderungen neben einer verstärkten Ammoniakbildung durch die Bakterien vermutlich urämische »Toxine«, möglicherweise auch neurogene Störungen beteiligt. Im Tierexperiment hemmt urämisches Blutplasma beispielsweise die DNA-Synthese von Darmepithelzellen.
Urämiker können – abgesehen vom erwähnten Hyperparathyreoidismus und einem allfälligen sekundären Hyperaldosteronismus infolge Salzverlust-Syndrom – noch weitere *endokrine Veränderungen* zeigen. Gut bekannt ist ein gewisses Maß von Hypothyreose, vermutlich z. T. wegen Jodretention und Hemmung der Hypophysen-Schilddrüsen-Achse, z. T. vielleicht aber zudem infolge direkter urämisch-toxischer Wirkung auf endokrine Zellen. Das letztere gilt im übrigen auch für andere Drüsen mit innerer Sekretion (vgl. dazu Rückgang der Geschlechtsfunktionen bei Urämie) sowie viele weitere Körperzellen. In diesem Sinn kann man die bei chronischer Niereninsuffizienz öfters festzustellende *Einschränkung der Immunkapazität des Organismus (»urämische Immunosuppression«)* verstehen.
Die *Haut* von Patienten mit chronischer Niereninsuffizienz fällt durch einen blaßgelben Farbton auf, der z. T. anämisch bedingt ist, z. T. auf einer Anhäufung karotenartiger Pigmente beruht. Der hohe Harnstoffgehalt des Schweißes hat gelegentlich eine bezeichnende Kristallbildung zur Folge *(»urämischer Frost«)*. Juckreiz bei Urämie deutet am ehesten auf Kalkablagerungen in der Haut hin (s. o.).
Neuromuskuläre Störungen sind in fortgeschrittenen Stadien von Urämie die Regel. Sie äußern sich z. T. als *zentralnervöse Symptome*, wie Lethargie, Benommenheit, Konzentrationsschwäche und psychische Alterationen, die sich bei zunehmender Hyponatriämie, Azidose und Dehydratation u. U. zum Koma steigern können. Die Ursachen solcher Veränderungen sind im Einzelfall schwer zu beurteilen: Neben den erwähnten urämischen »Toxinen« kommen Entgleisungen des Wasser- und Elektrolythaushalts (z. B. erhöhter Kalziumgehalt des Gehirns, Hyperkaliämie, Hypermagnesiämie, Kochsalz- bzw. Wasserretention u. a.), Folgen des arteriellen Hochdrucks bzw. hypoxische Einflüsse oder eine Kombination dieser Faktoren in Frage. Wegen der eingeschränkten renalen Ausscheidung wirken verabreichte Medikamente oft länger und/oder stärker als üblich. Eine *Tetanie* gehört, trotz der bei Urämie meist bestehenden Hypokalzämie, nicht zu den typischen Komplikationen des Syndroms. Am ehesten tritt sie bei alkalisierender Therapie auf. Demgegenüber werden *Muskelzuckungen* öfters beobachtet. Nächtliche *Muskelkrämpfe* beruhen offenbar – wenigstens in einem Teil der Fälle – auf Dehydratation oder Salzverlust. Bei länger dauernden, schwereren Formen von Urämie entwickelt sich nicht selten eine *demyelinisierende periphere Neuropathie*, die vor allem die unteren Extremitäten betrifft.
Zu den häufigen Komplikationen der Urämie zählen *bakterielle Infektionen*. Neben komplexen Veränderungen des »inneren Milieus«, wie Hypoxie, Ödemen, pH-Verschiebungen und urämisch-toxischen Gewebe-

schäden, dem oft herabgesetzten Ernährungszustand und der genannten Verminderung der Immunreaktivität sind hierfür u. a. *granulozytäre Funktionsstörungen* verantwortlich. Es hat sich nämlich gezeigt, daß in vielen Fällen von Urämie die Fähigkeit dieser Zellen, Bakterien zu phagozytieren und intrazellulär abzutöten, erheblich eingeschränkt ist. Die Ausbreitung der mikrobiellen Erreger geht häufig von Nieren und Harnwegen aus, wobei Zystitiden und Pyelonephritiden infolge Katheterismus besondere Erwähnung verdienen. Oft erliegen urämische Patienten einer *Urosepsis,* aber *pneumonische Komplikationen,* z. T. auf dem Boden eines Lungenödems bzw. einer urämischen Pneumonitis, sind ebenfalls keine Seltenheit.

Die heute zur Verfügung stehenden *künstlichen Entschlackungsmethoden,* insbesondere die *Hämodialyse,* vermögen viele Symptome des urämischen Syndroms zum Verschwinden zu bringen, während andere, wie eine länger bestehende periphere Neuropathie und die Anämie, nur teilweise behoben werden. Zu den Gefahren der chronischen Hämodialyse gehören u. a. Virushepatitiden (vor allem Typ B) und Sensibilisierungen gegen mögliche Nierenspenderantigene infolge Bluttransfusionen. Letzteres ist sogar möglich, wenn nicht Frischblut verwendet wird, da kleinste Spuren von Thrombozyten oder Leukozyten genügen, den Empfänger gegen die verschiedensten Transplantationsantigene zu immunisieren und damit die Aussicht auf den Erfolg einer späteren Nierentransplantation (S. 1230) u. U. zu schmälern. Eine weitere Gruppe von Komplikationen bezieht sich auf die Heparinisierung anläßlich der Hämodialyse, die z. B. Subduralhämatome entstehen lassen kann. Die bis vor wenigen Jahren bei chronisch hämodialysierten Patienten in der Regel beobachtete, fortschreitende Osteoporose sowie die metastasierenden Verkalkungen lassen sich heute durch eine verbesserte Kontrolle des Kalzium- und Phosphatstoffwechsels mildern, aber Zwischenfälle, wie aseptische Nekrosen im Hüftbereich, werden immer noch recht häufig gemeldet. In einem Teil der Fälle beruht das Fortschreiten der Knochenveränderungen auf einem tertiären Hyperparathyreoidismus, der nur durch chirurgische Entfernung des (der) endokrin aktiven Adenoms(e) behoben werden kann. Die chronische Hämodialyse birgt ferner das Risiko infektiöser Komplikationen, sei es im Bereich der Shuntanlage, sei es im Sinn hämatogener Streuungen (z. B. Osteomyelitis u. a.). Schließlich kommt es vor, daß infolge Thrombosierung der für eine Kanülierung benützbaren Gefäße eine weitere Shuntanlage – und damit die Fortsetzung der chronischen Hämodialyse – in Frage gestellt wird. Trotz der Vielzahl der hier genannten möglichen Komplikationen werden in den meisten Hämodialysezentren jährlich nicht mehr als 10–15% der in Behandlung stehenden Patienten verloren. Zu den häufigsten Todesursachen gehören bakterielle Infektionen und vaskuläre Zwischenfälle.

Bei der **Autopsie** läßt sich die Urämie weniger leicht mit dem Auge als mit der Nase erkennen, denn der in vivo als »Foetor uraemicus« bekannte, überwiegend auf Ammoniak beruhende Geruch nach gestandenem Urin ist unverkennbar.

Morphologisch ergeben die *Organbefunde* in klassischen Fällen, neben den oben geschilderten *Schrumpfnieren* oder *Nierenveränderungen bei akutem renalem Versagen* (S. 758 und 752), ein Gesamtbild, das sich wie folgt zusammenfassen läßt: Am *Herzen* findet sich oft eine *Pericarditis fibrinosa,* u. a. in Form eines Cor villosum, bei dem im Herzbeutel nur wenig seröse Ergußflüssigkeit vorliegt. Eine *Pericarditis serofibrinosa s. serofibrinosa haemorrhagica* wird seltener angetroffen. Seit der Einführung der Hämodialyse begegnen wir häufiger als früher *chronischen Perikarditiden,* bei denen es über eine granulierende Entzündung und Verwachsung des Epikards mit dem Perikard zu einer Obliteration des Herzbeutels kommen kann. Bei schweren Formen von urämischer Anämie kann sich eine *fleckförmige Verfettung* des Myokards, verbunden mit interstitiellem Ödem, entwickeln. Hie und da entsteht im Terminalstadium eine *Endocarditis simplex.*

Die Lungen sind in der Regel groß und flüssigkeitsreich (»fluid lung«). Das *Lungenödem* ist – entsprechend dem radiologischen Befund einer »schmetterlingförmigen Verschattung« – besonders in zentralen Partien ausgeprägt und zeigt histologisch eine Ansammlung von Ödemflüssigkeit nicht nur in den Alveolarlumina, z. T. mit Bildung von Ödemtapeten, sondern auch interstitiell, insbesondere perikapillär. In den Lungenalveolen bemerkt man ferner eine erhöhte Zahl von *Makrophagen,* die z. T. lipidbeladen sind und/oder Hämosiderin enthalten, sowie *Fibrin,* das als Netz die Lichtung durchspannen oder in Form hyaliner Membranen an der Wand liegen kann *(»urämische Pneumonitis«).* Hie und da entwickelt sich eine Pleuritis fibrinosa. Öfters sind diese Veränderungen durch eine terminale Pneumonie überlagert.

Im *Verdauungstrakt* fällt oft eine katarrhalische, weniger häufig eine nekrotisierende (fibrinös-nekrotisierende) und/oder hämorrhagische *Gastroenterokolitis* auf, die in der Regel im Kolon und unteren Dünndarm stärker ausgeprägt ist, während im Magen und oberen Dünndarm eher *hämorrhagische Erosionen* gefunden werden. Hie und da besteht ein paralytischer Ileus.

Die *Sialoadenitiden* (insbesondere *Parotitis*) und die *Geschwüre im Mundbereich* wurden schon erwähnt.

Im *Pankreas* erkennt man nicht selten in den Ausführungsgängen eingedickte Sekretpfröpfe, manchmal in Kombination mit Speichelödem oder sogar umschriebenen (selten ausgedehnten) Nekroseherden.

Das *Knochenmark* zeigt meistens eine Lockerung des blutbildenden Gewebes, im besonderen der erythropoietischen Linie, ferner oft etwas vermehrt Hämosiderin in Makrophagen (wie im übrigen in Kupffer'schen Sternzellen der Leber und Milzmakrophagen).

Die *lymphoretikulären Organge,* eingeschlossen der Thymus, lassen in der Regel eine gewisse Verarmung an Lymphozyten erkennen. Zentralnervöse Veränderungen äußern sich morphologisch meistens als terminales *Hirnödem,* wobei ein sog. vasogener oder ein zytotoxischer Typ vorherrschen kann (vgl. dazu S. 325). Besonders an den unteren Extremitäten zeigen die *Nerven* z. T. einen *Myelinschwund,* und die zugehörigen Muskeln erscheinen mehr oder weniger atrophisch.

Die gelbe Farbe der *Haut* und der »urämische Frost« wurden schon erwähnt.

Differentialdiagnostisch ist bei fortdauernder Erhöhung der Harnstoffkonzentration im Blut u. a. an eine *familiär Azotämie* zu denken, die meist keine krankhaften Symptome bewirkt und durch eine verminderte Harnstoffausscheidung – bei sonst normalen Nierenfunktionen – gekennzeichnet ist.

109.9. Störungen der glomerulären Funktionen

Allgemeine Hinweise zu den Glomerulopathien bzw. Glomerulonephritiden

Nirgends sonst im Körper sind dünnwandige Blutgefäße einem so hohen hydrostatischen Druck ausgesetzt wie in den Nierenglomeruli. Dieser Umstand ist ein Hauptgrund dafür, daß im Blut zirkulierende Immunkomplexe (S. 1109), gegen Basalmembranen gerichtete Antikörper, gerinnungsaktive Faktoren und andere Agentien besonders an diesen Strukturen ihre schädliche Wirkung zur Geltung bringen können. Umgekehrt darf nicht übersehen werden, daß bei manchen Glomerulopathien die Kapillaren in anderen Körperteilen geringfügige Veränderungen entsprechender Art erfahren.

Es gibt kaum ein Gebiet der Medizin, in dem zur Zeit hinsichtlich Begriffsbildung und Nomenklatur größere Vielfalt – wenn nicht Verwirrung – herrscht als das der Glomerulopathien im allgemeinen und der Glomerulonephritiden im besonderen. Ein Hauptgrund hierfür liegt darin, daß diese Gruppen von Erkrankungen unterschiedlich benannt werden, je nachdem, ob man sich bei der *Klassifikation* von klinischen, morphologischen oder ätiologisch-pathogenetischen Gesichtspunkten leiten läßt.

Für *praktisch-klinische Zwecke* genügt es oft, zwischen a) einem akuten glomerulonephritischen Syndrom, b) persistierenden pathologischen Urinbefunden, ohne erhebliche weitere Symptomatik, c) einem nephrotischen Syndrom und d) dem chronischen Nierenversagen infolge glomerulärer Sklerosierung zu unterscheiden. Aufgrund der *Morphologie* der glomerulären Alterationen, die vielerorts als Leitfaden einer Einteilung der Glomerulopathien und -nephritiden dient, kann verschieden klassiert werden (Tabelle 51, Abb. 137). Hinsichtlich der *Ausbreitung* der glomerulären Veränderungen wird zwischen diffusem und fokalem sowie segmentalem Befall unterschieden. Dem *Wesen* nach können vorwiegend entzündliche (Glomerulonephritiden i. e. S.), entzündlich-»degenerative« und vorwiegend »degenerativ-metabolische« Vorgänge bzw. Veränderungen auseinandergehalten werden. Je nach dem *Krankheitsstadium*, das sich mikroskopisch einigermaßen beurteilen läßt, sprechen wir von akuten, subakuten und chronischen Prozessen. Schließlich wurde von amerikanischer Seite vorgeschlagen, die strukturelle Nomenklatur der Glomeru-

Tabelle 51. Einteilung der Glomerulopathien nach morphologischen und klinischen Gesichtspunkten, mit besonderer Berücksichtigung der Glomerulonephritiden (GN)[1]

1. *Diffuse Glomerulonephritiden/Glomerulopathien*[2]

Pathomorphologische Diagnose	Gebräuchlichste Synonyma	Pathomorphische Besonderheiten	Mögliche klinisch-ätiologische Beziehungen (Auswahl)
1.1. *Gruppe I* (GN dieser Gruppe können ineinander übergehen, zeigen selten ein nephrotisches Syndrom, häufig aber eine Hypertonie)			
Endokapilläre (akute) GN, Typ »Post-Streptokokken«-GN	Exsudative-(bzw. exsudativ-proliferative-)GN; diffuse proliferative endokapilläre GN	Exsudation von neutrophilen Granulozyten, Monozytenvermehrung. Intrakapilläre Endothelzellvermehrung. Aufsplitterung der Basalmembran und subendotheliale Verdichtungen (»humps«)	Akute postinfektiöse GN, z. B. nach Streptokokkeninfekt
Mesangioproliferative GN	Mesangial (bzw. endokapillär)-proliferative GN; axial-proliferative GN; axial sklerosierende GN	Mesangiale Zellvermehrung	Polyätiologisch; z. T. fortgeschrittenes Stadium einer postinfektiösen GN; IgA-IgG-Nephritis
Mesangioproliferative GN mit fokaler »Halbmond«-Bildung		Erhebliche mesangiale Zellvermehrung, z. T. Bildung von »Halbmonden«	Polyätiologisch
Mesangioproliferative GN mit fokaler und segmentaler Narbenbildung	Axial (mesangial)-proliferative (interkapilläre) sklerosierende GN	Mesangiale Zellvermehrung mit oder ohne »Halbmonde« und Übergang in Glomerulosklerose/-hyalinose	Polyätiologisch: »chronische Nephritis«
Minimal proliferierende interkapilläre GN ohne nephrotisches Syndrom	»Minimal changes«-Läsionen ohne nephrotisches Syndrom	Nur morphometrisch erfaßbare mesangiale Zellvermehrung	Z. T. in Resolution begriffene endokapilläre oder mesangioproliferative GN; IgA-IgG-GN
1.2. *Gruppe II* (ein nephrotisches Syndrom gehört zu den führenden klinischen Symptomen)			
Minimal proliferierende interkapilläre GN mit nephrotischem Syndrom	»Minimal changes«-Läsionen mit nephrotischem Syndrom; »Minimalglomerulitis«; »Foot process disease«	Verstreichen der Fußfortsätze mit/bei Schwellung der Podozyten; minimale mesangiale Zellvermehrung	Lipoidnephrose; nephrotisches Syndrom vor allem Jugendlicher. Meist gutes Ansprechen auf Steroidtherapie

Tabelle 51 (Fortsetzung)

Pathomorphologische Diagnose	Gebräuchlichste Synonyme	Pathomorphische Besonderheiten	Mögliche klinisch-ätiologische Beziehungen (Auswahl)
Fokal sklerosierende GN	Segmentale und fokale Hyalinose; fokale segmental-sklerosierende GN; fokale glomeruläre Sklerose	Fokale und segmentale Verdikkung der Basalmembran, oft verbunden mit Schlingen-Schlingen und Schlingen-Kapselsynechien, gelegentlich mit hyalinem Material in Kapillarschlingen. Leichte Verbreiterung des Mesangium und geringe Epithelzellvermehrung. Bevorzugter Befall juxtamedullärer Glomeruli. Daneben lichtmikroskopisch intakte Glomeruli; z. T. Veränderungen wie bei minimal proliferierender GN	»Genuine« Lipoidnephrose. Häufig Steroid-resistent
Perimembranöse GN	Extramembranöse GN; epimembranöse Glomerulopathie; (diffuse) membranöse (nichtproliferative) GN/Nephropathie	Uniforme diffuse Verdickung der Kapillarwände. Aufsplitterung der Basalmembran (»Spikes«)	Polyätiologisch bei zirkulierenden Immunkomplexen; z. B. bei Lues II; medikamentös (Penizillamin); Lupus erythematodes disseminatus). Nephrotisches Syndrom, meist steroidresistent
Membranoproliferative GN: einfache Form	Membranöse proliferierende GN; (diffuse) mesangiokapilläre GN; gemischt proliferativ-membranöse GN; sog. hypokomplementäre chronische membranoproliferative GN (einfache und lobuläre Form)	Mesangiale Zellvermehrung und/oder Hyalinose; Verdickung und Doppelkonturierung der Basalmembran; Schlingen-Schlingen-Synechien.	Verminderung des Komplements im Serum (?)
lobuläre Form		Wie bei einfacher Form; dazu Lobulierung der Kapillarschlingen mit ausgeprägter mesangialer und z. T. auch endothelialer Zellvermehrung	Lupus erythematodes disseminatus u. a.
Lobuläre GN		Endotheliale und mesangiale Zellvermehrung mit Lobulierung der Kapillarschlingen aber *ohne* Doppelkonturierung der Basalmembran	?
1.3. *Gruppe III* (Meistens rasch progressiver Verlauf)			
Mesangioproliferative GN mit diffuser »Halbmond«-Bildung	Intra- und extrakapilläre (proliferative) GN; extrakapilläre GN; subakute, rasch progrediente GN mit ausgedehnter »Halbmond«-Bildung	Intra- und extrakapilläre Zellvermehrung; u. U. Nekrosen; Zeichen akuter Entzündung (Exsudation) und progressiver Vernarbung; ausgeprägte »Halbmond«-Bildung	Idiopathisch; Purpura Schönlein-Henoch; Polyarteriitis nodosa; Goodpasture-Syndrom; Wegener'sche Granulomatose
Nekrotisierende GN	Perakute »maligne« GN	Nekrosen; Kapillarthromben; akut-entzündliche Exsudation; z. T. »Halbmond«-Bildung. Neigung zu rasch progressiver Vernarbung	Idiopathisch; Goodpasture-Syndrom, Wegener'sche Granulomatose
2. *Herdförmige (fokale) und/oder segmentale Glomerulonephritiden*			
2.1. *Gruppe IV*			
Fokale GN	Herdförmige GN; Herdnephritis	Umschriebene und/oder segmentale Nekrosen bzw. Zellvermehrung und/oder Vernarbung; z. T. mit Schlingen-Schlingen- und Schlingen-Kapsel-Synechien	Bakterielle Endokarditis; Lupus erythematodes disseminatus; Polyarteriitis nodosa; Wegener'sche Granulomatose; Purpura Schönlein-Henoch; Goodpasture-Syndrom

1 Klassierung in Anlehnung an Bohle et al. (1976).

2 Von den Glomerulonephritiden i. e. S. abzugrenzen sind – in dieser Tabelle nicht aufgeführt – Glomerulopathien wie die diabetische Glomerulosklerose (diffuse und noduläre Form), ferner solche bei Amyloidose, Kryoglobulinämie, erhöhter Gerinnungsbereitschaft des Bluts, auf vaskulärer oder pyelonephritischer Grundlage entstandenen glomerulären Veränderungen u. a.

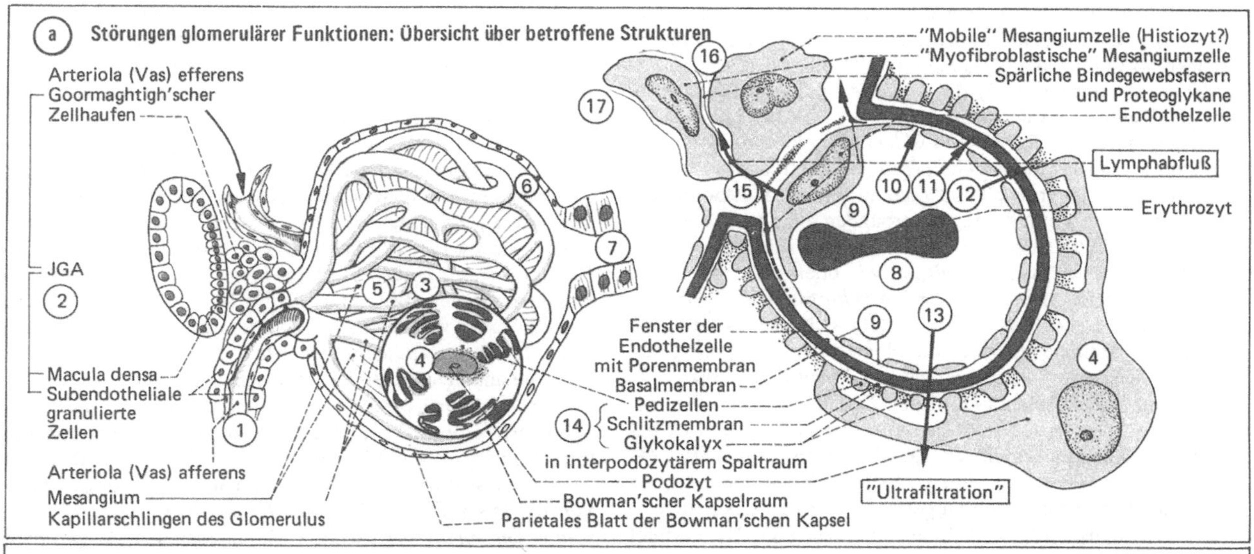
a Störungen glomerulärer Funktionen: Übersicht über betroffene Strukturen
Arteriola (Vas) efferens
Goormaghtigh'scher Zellhaufen
JGA
2
Macula densa
Subendotheliale granulierte Zellen
1
Arteriola (Vas) afferens
Mesangium
Kapillarschlingen des Glomerulus
3
4
5
6
7
"Mobile" Mesangiumzelle (Histiozyt?)
"Myofibroblastische" Mesangiumzelle
Spärliche Bindegewebsfasern und Proteoglykane
Endothelzelle
Lymphabfluß
Erythrozyt
16
17
15
10
11
12
9
8
13
4
Fenster der Endothelzelle mit Porenmembran
Basalmembran
Pedizellen
14
Schlitzmembran
Glykokalyx
in interpodozytärem Spaltraum
Podozyt
Bowman'scher Kapselraum
Parietales Blatt der Bowman'schen Kapsel
"Ultrafiltration"

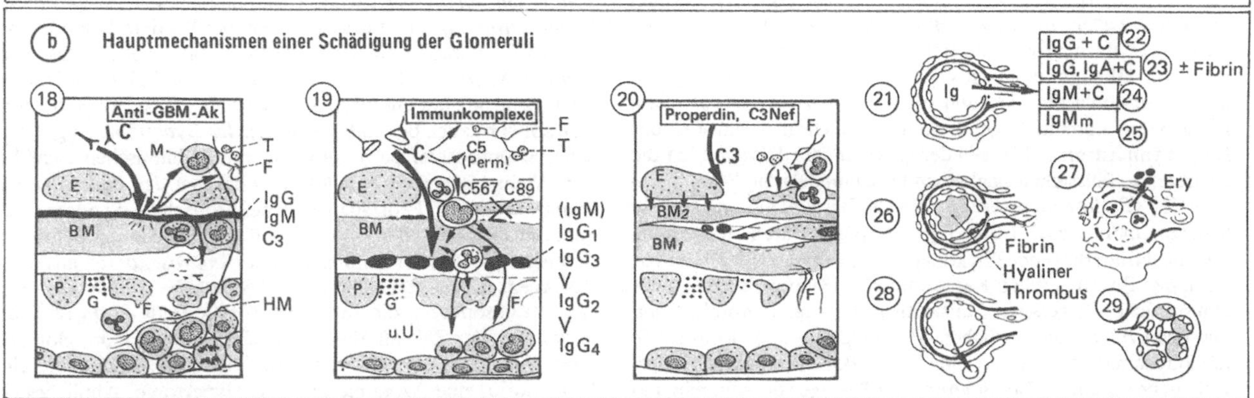
b Hauptmechanismen einer Schädigung der Glomeruli
18
Anti-GBM-Ak
C
M
T
F
E
BM
IgG
IgM
C3
P
G
HM
19
Immunkomplexe
C5
(Perm)
C567
C89
(IgM)
IgG1
IgG3
V
IgG2
V
IgG4
u.U.
20
Properdin, C3Nef
C3
BM2
BM1
21
Ig
IgG + C
22
IgG, IgA+C
23
± Fibrin
IgM+C
24
IgMm
25
26
Fibrin
Hyaliner Thrombus
27
Ery
28
29

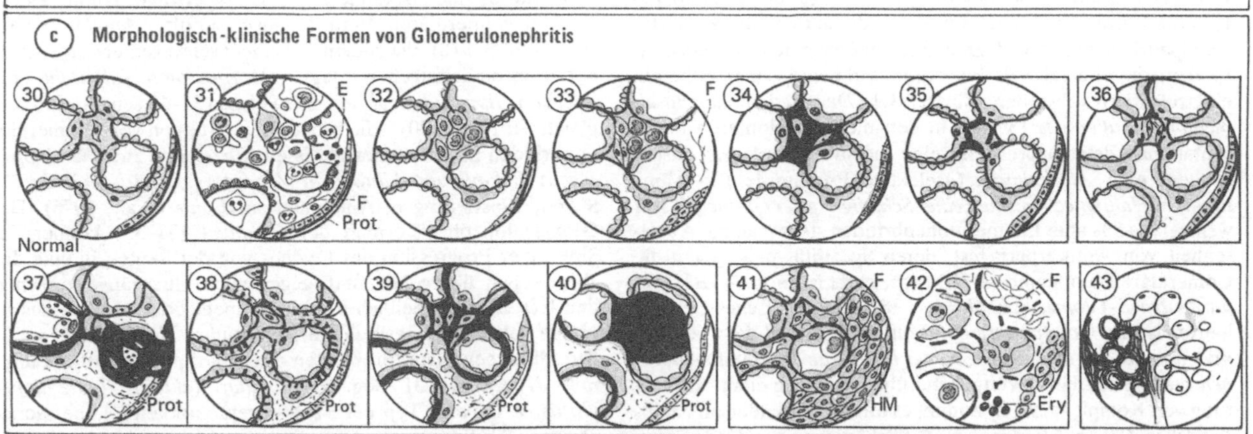
c Morphologisch-klinische Formen von Glomerulonephritis
30
Normal
31
E
F
Prot
32
33
F
34
35
36
37
Prot
38
Prot
39
Prot
40
Prot
41
F
HM
42
F
Ery
43

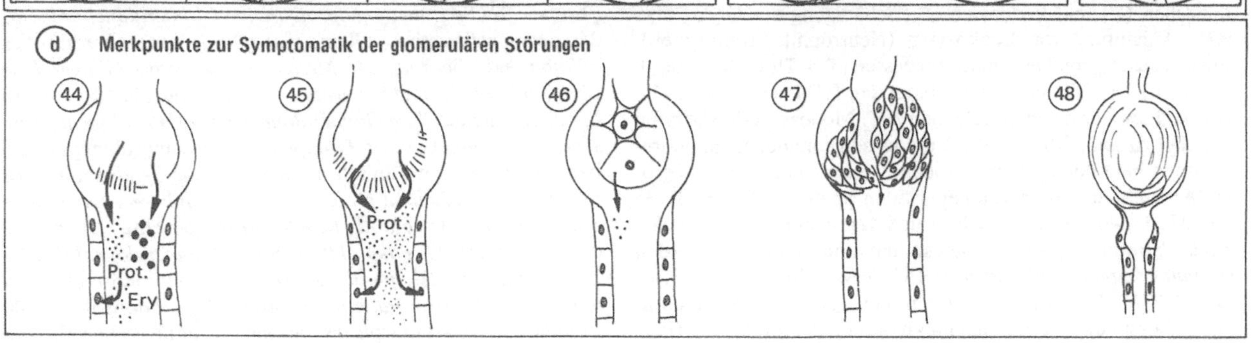
d Merkpunkte zur Symptomatik der glomerulären Störungen
44
Prot.
Ery
45
Prot.
46
47
48

Abb. 137a–d. *Störungen der glomerulären Funktionen, mit besonderer Berücksichtigung der Glomerulonephritiden.* **a** *Übersicht über die bei glomerulären Störungen betroffenen Strukturen.* Es wurde schon früher erwähnt, daß Durchströmungsveränderungen im Bereich der Vasa afferentia (1) über den *juxtaglomerulären Apparat* (JGA, 2) das Renin-Angiotensin-Aldosteron-System stimulieren oder hemmen können (s. Abb. 110, S. 520). Bei *stark verengernder Arteriolosklerose* (1) kommt es mit der Zeit zur *Hyalinisierung der Glomeruli* (s. Abb. 136, S. 766). Dieser Prozeß erfolgt graduell und kann im Intermediärstadium der Vernarbung mit Veränderungen verbunden sein, die es von Glomerulonephritiden abzugrenzen gilt. Bei *Arteriolonekrose,* z. B. im Rahmen einer *malignen Hypertonie* oder einer bis in den Arteriolärbereich sich erstreckenden *nekrotisierenden Arteriitis* (vor allem *Polyarteriitis nodosa*), stellt sich nicht selten eine ischämisch bedingte Nekrose von Glomeruli oder Teilen derselben ein, die einer nekrotisierenden Glomerulonephritis z. T. täuschend ähnlich sehen (vgl. dazu 42). Die von *Podozyten* (4) und ihren fingerförmigen Ausläufern, den *Pedizellen* (14), bedeckten Glomeruluskapillaren (3, 8) sind im *Mesangium* (5) »aufgehängt«. Dieses ist vom Kapillarlumen nicht durch eine kontinuierliche Basalmembran getrennt, was den Übertritt verschiedener Substanzen (z. B. Immunglobuline (Ig), 21), Partikel und/oder Zellen in diesen Bindegewebsbereich begünstigen dürfte (vgl. dazu mesangiale Beteiligung bei verschiedenen Formen von Glomerulonephritis, 31–35, 37–42). Im Mesangium, das Myofibroblasten (17) und oft »mobile Zellen« (vor allem Histiozyten) enthält, beginnt wahrscheinlich auch ein Teil des Nierenlymphstroms (15). Bei der *glomerulären Filtration* hat die austretende Flüssigkeit nacheinander zumindest die Porenmembran der »Endothelfenster« (9, 10), die Basalmembran (11), die Schlitzmembran am Grund der interpodozytären Spalträume und die darüberliegende Glykokalyx (12, 14) zu passieren, bevor sie in den Bowman'schen Kapselraum (6, 13) und ins Lumen der Hauptstücke (7) gelangt. Hinsichtlich der sog. *Permselektivität des glomerulären Filters* haben Molekülgröße und -form sowie hämodynamische Faktoren eine große Bedeutung. Die Hauptrolle in bezug auf die Behinderung der Passage von Albumin und anderen Polyanionen scheint indessen die in den interpodozytären Spalträumen der Schlitzmembran aufliegende *Glykokalyx* zu spielen, die ebenfalls als Polyanion wirkt und daher Albumin elektrostatisch »abstoßen« dürfte. Bei »*Denudation*« *der Basalmembran-Außenseite* (36–40) in den meisten Glomeruli beobachtet man dementsprechend eine massive *Proteinurie,* insbesondere eine *Albuminurie* (»selektive Proteinurie für Albumin«). **b** *Hauptmechanismen einer Schädigung der Glomeruli.* Bei weniger als 5% aller Glomerulonephritiden stellt man die Anwesenheit von Antikörpern fest, deren Spezifität u. a. gegen die glomeruläre Basalmembran (BM) gerichtet ist (»*Anti-GBM-Nephritis bzw. -Glomerulonephritis*«, 18). Ein klassisches Beispiel hierfür ist das *Goodpasture-Syndrom* (S. 771), bei dem sich *Immunglobulin vor allem linear an der Innenseite der Basalmembranen* nachweisen läßt. Weitgehend über den Weg einer Aktivierung von Komplement (C) kommt es öfters zu Schäden an Endothelzellen (E) und Podozyten (P), Schädigung der Glykokalyx (G), Anhäufung von Leukozyten (Neutrophile, Monozyten), Ingangsetzung von Gerinnungsprozessen (T = Thrombozyten; F = Fibrin) und Bildung von Halbmonden (HM, 18, s. auch 41). Am Aufbau der letzteren scheinen z. T. Monozyten-Histiozyten beteiligt zu sein. Über die Bedeutung zellgebundener Immunreaktionen bei Glomerulonephritiden ist wenig bekannt. Die große Mehrzahl der Glomerulonephritiden (meiste Fälle von 31–35 und 37, 38, 40, 43, z. T. auch 41 und 42) scheint durch *zirkulierende Immunkomplexe* ausgelöst und unterhalten zu werden (*Immunkomplex-Nephritiden (IKN) bzw. -Glomerulonephritiden (IKGN) (-pathien),* 19). Auch hier werden die Schäden in erster Linie durch Komplementaktivierung hervorgerufen (Permeabilitätserhöhung (Perm) über C3 und C5, Zytolyse über $\overline{C567}$ und $\overline{C89}$, S. 1257). Meistens finden sich *granuläre Ig-Depots im subepithelialen Bereich.* Manchmal kommt es zu Gerinnungsvorgängen sowie – vereinzelt – zur Entwicklung kleiner Halbmonde. Das auslösende Antigen ist bei sog. primären IKN häufig unbekannt; öfters sind es mikrobielle Produkte, teilweise scheint es sich um toxische Substanzen aus der Umwelt zu handeln, die über längere Zeit z. B. eingeatmet oder eingenommen werden und als Haptene wirken können (weitere Erläuterungen finden sich im Text). Bei der sog. *hypokomplementären chronischen membranoproliferativen Glomerulonephritis* (20) scheint Komplement vor allem über den sog. zweiten (alternativen) Weg aktiviert zu werden, z. B. über Properdin bzw. »C3-nephritischen Faktor« (C3Nef) (s. auch 39). Typischerweise kommt es da und dort zu einer »Verdoppelung« (»Aufsplitterung«) der Basalmembranen (BM_2 zusätzlich zu BM_1 gebildet?). Verschiedene Formen von Glomerulonephritis zeichnen sich in erster Linie durch eine *Anhäufung von Ig im Mesangium* aus (21–25), z. B. die anaphylaktoide Purpura (Henoch-Schönlein), die idiopathische rekurrierende Hämaturie (Berger'sche Krankheit, »IgA-IgG-Nephritis«), fokale sklerosierende Glomerulonephritiden (Ablagerung von IgM und C) und Glomerulopathien z. B. bei Waldenström'scher Makroglobulinämie (25, IgM_m = monoklonales IgM). *Glomerulopathien bei erhöhter lokaler oder allgemeiner Gerinnungsbereitschaft* (26) umfassen u. a. das postpartale Nierenversagen und das besonders bei Kindern bekannte hämolytisch-urämische Syndrom. Partielle oder vollständige *Glomerulus-Nekrosen* (27) mit Gefäßrupturen und Hämaturie kommen nicht nur bei Glomerulonephritiden i. e. S. (42, z. T. auch 31), sondern auch bei *maligner arterieller Hypertonie* (sog. Fahr'sche »Nephrosklerose«) und anderen ischämischen Schäden vor. Mehr oder weniger selektive *Läsionen der Podozyten* mit Verstreichen der Pedizellen und nephrotischem Syndrom (28) gehören zum typischen – wenn auch nicht unbedingt pathognomonischen – Bild der *genuinen Lipoidnephrose,* deren auslösendes Agens wir meist nicht kennen. *Diabetische Glomerulosklerosen,* im besonderen die *Kimmelstiel-Wilsonsche Form* (29), bewirken mit der Zeit oft eine erhebliche Reduktion der glomerulären Filtration, eine Verminderung der PAH-Clearance, eine Proteinurie, eine Azotämie und eine Hypertonie. Ähnliches gilt für die glomerulären Veränderungen infolge *Amyloidose* (s. Abb. 146, S. 912), die zudem mit einem schweren nephrotischen Syndrom einherzugehen pflegt. **c** *Morphologisch-klinische Formen von Glomerulonephritis.* Die Skizzen 31–42 zeigen – im Vergleich zur Norm (30) – die wichtigsten Gruppen von Glomerulonephritiden im Sinn einer gewissen *Korrelation zwischen bioptischem Befund und klinischem Verlauf* (vgl. dazu Tabelle 51, S. 766; Klassierung in Anlehnung an *Bohle* et al., 1976). Die Glomerulonephritisformen der *Gruppe I* (31–35) können im Sinn einer Progression des Leidens von der akuten in eine der chronischen übergehen und zeigen auch Übergänge zwischen den letzteren. Schließlich resultieren mehr oder weniger ausgeprägte fokale und segmentale glomeruläre Vernarbungen. Zu den klinischen Hauptproblemen dieser Gruppe gehört die *arterielle Hypertonie.* 31: Sog. *endokapilläre (akute) Glomerulonephritis,* z. B. vom Typ der »Post-Streptokokken-Glomerulonephritis«. 32: Sog. *mesangioproliferative Glomerulonephritis.* 33: *Mesangioproliferative Glomerulonephritis mit herdförmiger »Halbmond«-Bildung.* 34: *Mesangioproliferative Glomerulonephritis mit fokaler und segmentaler Vernarbung.* 35: *Minimal proliferative interkapilläre Glomerulonephritis (MPI) ohne nephrotisches Syndrom.* Bei der *Gruppe II* von Glomerulonephritiden bzw. -pathien steht klinisch das *nephrotische Syndrom* im Vordergrund. 36: *Minimal proliferative interkapilläre Glomerulonephritis (MPI) mit nephrotischem Syndrom* (beachte Verstreichen der Pedizellen). 37: *Fokal sklerosierende Glomerulonephritis.* 38: *Perimembranöse Glomerulonephritis (epimembranöse Glomerulopathie).* 39: *Membranoproliferative Glomerulonephritis.* 40: *Lobuläre Glomerulonephritis.* Soweit bekannt, gehen die verschiedenen Formen der Gruppe II kaum ineinander über. Die *Gruppe III* charakterisiert sich in erster Linie durch einen *rasch*

lopathien/Glomerulonephritiden auf die *vorherrschende Veränderung* abzustellen, z. B. solche der Podozyten, im Bereich der Basalmembranen, mit Zellvermehrung (»proliferative Vorgänge«) oder mit Sklerosierung.

Verschiedentlich wurde versucht, die morphologische Klassifikation nach dem klinischen Bild, dem Ansprechen auf therapeutische Maßnahmen und der Prognose zu richten: Diese *kombiniert morphologisch-klinischen Einteilungen* werden von Ort zu Ort sehr uneinheitlich gehandhabt, und ohne Kenntnis der Synonyma besteht hier reichlich Grund zu Mißverständnissen, besonders, was die Glomerulonephritiden anbelangt (s. u.).

In *ätiologischer bzw. pathogenetischer Hinsicht* ist es vernünftig, zwischen primär glomerulären Erkrankungen, einem Befall der Glomeruli bei erworbenen systemischen Leiden und hereditären Glomerulopathien (S. 752) zu unterscheiden. Weiterreichende ätiologische und pathogenetische Erkenntnisse aus jüngerer Zeit haben dazu geführt, die verschiedenen Glomerulopathien bzw. Glomerulonephritiden nach ihrer *Entstehungsweise* einzuordnen, wobei verschiedenen Immunreaktionen, der Aktivierung von Komplement und/oder des Gerinnungssystems, Dysfunktionen phagozytierender und/oder fibroplastischer Mesangiumzellen und metabolischen Störungen allgemeiner Art vermehrte Beachtung geschenkt wird.

Im Rahmen der allgemeinen Pathologie werden wir uns weitgehend an diese Kriterien halten, und die klinisch-pathologisch geläufigen Krankheiten in Form von Beispielen anführen. Zum besseren Verständnis werden einige häufig verwandte morphologische Begriffe vorausgeschickt.

Bezüglich Einzelheiten der immunologischen und entzündlichen Vorgänge sei auf S. 1057 und 1243 hingewiesen.

Eine Übersicht über glomeruläre Störungen findet sich in Abb. 137.

Definitionen: Von *diffuser Glomerulonephritis* wird gesprochen, wenn alle Glomeruli in vergleichbarer Weise betroffen sind. *Fokale Glomerulonephritiden* zeichnen sich dadurch aus, daß neben geschädigten auch unveränderte Glomeruli vorhanden sind. Bei einer *segmentalen Glomerulonephritis* zeigt der einzelne Glomerulus nur herdweise einen pathologischen Befund. Fokale und segmentale Formen treten nicht selten kombiniert auf. Bei *globalen Glomerulonephritiden* ist immer der ganze Glomerulus befallen, gleichgültig, ob es sich um eine diffuse oder um eine fokale Variante der Erkrankung handelt. *Nekrotisierende Glomerulonephritiden* erkennt man am Untergang glomerulärer Strukturen. *Exsudative Glomerulonephritiden* charakterisiert das Auftreten von reichlich neutrophilen Granulozyten und Fibrin. Sog. *proliferative Glomerulonephritiden*, die als *exsudativ-proliferative Glomerulonephritiden* mit akut-entzündlichen Veränderungen kombiniert sein können (s. o.), haben eine gegenüber der Norm erhöhte Zellularität (Zellzahl) gemeinsam, wobei Erythrozyten, Granulozyten und Lymphozyten nicht mitzählen. Je nach Art und Lokalisation der Zellvermehrung spricht man von *intrakapillären, intra-* und *extrakapillären, mesangialen, membrano-proliferativen, lobulären* und *proliferativ-sklerosierenden Glomerulonephritiden*, wobei diese Formen in der Regel diffus auftreten. *Membranöse Glomerulonephritiden (perimembranöse Glomerulonephritiden, membranöse Glomerulopathien)* sind gekennzeichnet durch mehr oder weniger allgemeine Verdickungen im Bereich der Basalmembranen der Kapillarwände. Fokale Glomerulonephritiden kommen als *fokal- (bzw. fokal-segmental-)proliferative* und/oder *-sklerosierende* Varianten vor. Lichtmikroskopisch kaum erkennbare Veränderungen der Glomeruli, die mit nephrotischem Syndrom einhergehen, werden als *»Minimalveränderungen«* (*»minimal change«*) bzw. *»Minimalglomerulitis«* bezeichnet. Vernarbte (verödete) Glomeruli nennen wir *hyalin (hyalinisiert, »obsoleszent«)*. Hyalinose wie Sklerose, die mit einer Zunahme vor allem der mesangialen Matrix einhergeht, können auch segmental ausgebildet sein.

Abb. 137 a–d (Fortsetzung)

progredienten Verlauf, der mehrheitlich in ein Nierenversagen ausmündet. 41: *Mesangioproliferative Glomerulonephritis mit diffuser »Halbmond«-Bildung.* 42: *Nekrotisierende Glomerulonephritis.* Die Formen 41 und 42 kommen oft kombiniert vor. Als besondere *Gruppe IV* wird die *fokale Glomerulonephritis* (43), die u. a. bei Henoch-Schönlein'scher Purpura, disseminiertem Lupus erythematodes u. a. vorkommt und überwiegend segmentale Läsionen zeigt, abgegrenzt. **d** *Merkpunkte zur Beziehung von Symptomen zu Läsionen im Rahmen glomerulärer Erkrankungen.* Eine mäßige Proteinurie (Prot) und deutliche Hämaturie finden sich bei *hämaturischen Glomerulonephritiden* (44). Der Austritt von Erythrozyten (Ery) beruht dabei z. T. auf einer Ruptur von Kapillarschlingen. Schwere *nephrotische Syndrome* (45) erklären sich in der Regel durch eine stark erhöhte Permeabilität der glomerulären Kapillarwände für Eiweißkörper, im besonderen Albumin (36–40). *Ischämische Schäden* können z. B. durch eine *arterioläre oder kapilläre Obstruktion* (46, s. endokapilläre Formen von Glomerulonephritis, z. B. 31, Bildung hyaliner Thromben, 26 u. a.) und/oder durch *Gefäßkompression* (s. Halbmond-Glomerulonephritis, 41) bedingt sein (47). Eine *chronische Niereninsuffizienz* stellt sich ein, wenn die Zahl der verödeten Glomeruli (48) einen gewissen Prozentanteil überschreitet (kritischer Bereich um 80% der gesamthaft etwa $2{,}6 \times 10^6$ Nephronen beider Nieren)

Glomerulonephritiden bei Vorhandensein von Antikörpern, die spezifisch gegen Basalmembranen, insbesondere der Glomerula (GBM) gerichtet sind (»Anti-GBM-Nephritis bzw. -Glomerulonephritis«)

Definition: Eine »*Anti-GBM-Nephritis(-Glomerulonephritis)*« liegt vor, wenn glomerulonephritische Veränderungen auf der Grundlage der Einwirkung von Antikörpern entstehen, die gegen die glomerulären Basalmembranen gerichtet sind.
Weniger als 5% der Fälle von Glomerulonephritits erfüllen die oben gegebene Definition.

Ursachen und **Pathogenese:** Vieles spricht dafür, daß dem Auftreten von Anti-GBM-Antikörpern ein Prozeß vorausgeht, der die Basalmembranen derart verändert, daß sie ihren Antigencharakter ändern und so für den eigenen Körper immunogen werden. Da epidemiologische Studien ein gehäuftes Auftreten solcher Formen von Glomerulonephritis, z. B. im Anschluß an Influenza oder nach pulmonaler Exposition gegenüber toxischen Kohlenwasserstoffen erkennen ließen, und die Basalmembranen der Lungen- und glomerulären Kapillaren Antigengemeinschaft aufweisen, nimmt man an, daß u. a. *virale* oder *chemisch-toxisch* bedingte *Lungenschäden* auslösend wirken können. Soweit bekannt, scheinen hier Streptokokkeninfekte keine primäre Rolle zu spielen. Die *Fixation von Anti-GBM-Antikörpern an der glomerulären Basalmembran* geht offenbar mit einer *Komplementaktivierung* einher, die in einer Schädigung der Kapillarwände resultiert, vermutlich auch chemotaktisch auf Phagozyten wirkt und auf bisher kaum geklärte Weise eine Vermehrung mesangialer und vor allem extrakapillär lokalisierter Zellen nach sich zieht. Möglicherweise ist an dieser *Zellvermehrung,* die – wie Mitosefiguren zeigen – wenigstens z. T. proliferativer Natur ist, eine *lokale Aktivierung des Gerinnungssystems* mitbeteiligt (vgl. dazu *Organisation von fibrinösem Exsudat,* S. 119).

Mikroskopisch bzw. immunohistochemisch zeichnet sich die Anti-GBM-Krankheit durch eine mehr oder weniger *lineäre Ablagerung von Immunglobulinen* (IgG und/oder IgM) und *Komplement* (vor allem C_3), besonders an der Innenseite der glomerulären Basalmembranen aus. Allerdings kommen dann und wann zusätzliche, herdförmige (»lumpy«, »bumpy«) Ablagerungen von Immunkomplexen vor, überwiegend an der Außenseite der Basalmembranen. Abgesehen von der lineären Ablagerung der Immunglobuline sollte zur sicheren Diagnose deren Anti-GBM-Aktivität nachgewiesen werden können, z. B. mit Hilfe eines Radioimmunoassay, da rein immunofluoreszenzoptisch auch unspezifische lineäre Ablagerungen vorkommen (postmortal, ferner in seltenen Fällen von diabetischer Glomerulosklerose oder Lupus erythematodes disseminatus, S. 1141). Neben Immunglobulinen und C3 lassen sich – oft im extrakapillären Raum – *Fibrinfäden,* seltener Fibrinklumpen erkennen. Die morphologischen Veränderungen hängen vom Schweregrad der Erkrankung sowie dem Erkrankungsstadium ab und entsprechen üblicherweise einer *diffusen, proliferativen, intra- und extrakapillären Glomerulonephritis mit Bildung typischer »Halbmonde« (subakute Glomerulonephritis, »rapidly progressive glomerulonephritis«, »crescentic glomerulonephritis«),* wobei häufig Veränderungen im Sinn der *nekrotisierenden Glomerulonephritis* mit erkennbar sind. Die erwähnten Halbmonde werden von einer wechselnd dicken Lage von Zellen gebildet, die den Glomerulus kappenförmig umschließt und komprimiert, und zwischen denen mit der Zeit kollagene Fasern und Grundsubstanz abgelagert werden. Allgemein nahm man an, die Halbmonde würden von proliferierenden Podozyten (Epithelien) gebildet. Man weiß indessen noch nicht, ob und in welchem Ausmaß sich Monozyten/Histiozyten daran beteiligen. Eine Zellvermehrung findet sich z. T. intrakapillär und im Mesangium. Die Tubuli zeigen in der Regel eine erweiterte Lichtung, mit abgeflachten Epithelien, die z. T. leichte hyalin-tropfige Umwandlungen des Zytoplasmas erkennen lassen. Bei sehr schwerem Verlauf kommen vereinzelt Epithelnekrosen vor. In fortgeschrittenen Stadien findet man die Mehrzahl der Glomeruli weitgehend verödet, wobei restliche Bowman'sche Kapselräume mit den sie auskleidenden, meist kubischen Zellen das Bild von »Pseudotubuli« erzeugen.

Makroskopisch imponieren *große, blasse oder bunte Nieren,* je nach der Zahl flohstichartiger Blutpunkte. Die Organoberfläche ist – wegen des meist raschen Verlaufs und der daher fehlenden Schrumpfung – oft glatt. Mit der Zeit kann sie feingranuliert werden.

Verlauf und **Prognose:** Obschon mit sehr hohen Dosen von Kortikosteroiden und weiteren Immunsuppressiva (Azathioprin, Zyklophosphamid, Busulfan u. a.) mitunter gute Erfolge erzielt wurden, ist die Prognose im allgemeinen ungünstig. Nicht selten tritt der Tod schon im Verlauf von Wochen oder Monaten ein, und eine Überlebenszeit von 2 Jahren bildet die Ausnahme.

Beispiele:

- Die bestbekannte Anti-GBM-Nephritis beim Menschen findet sich im Rahmen des *Goodpasture-Syndroms,* das überwiegend beim männlichen Geschlecht auftritt, mit lebensbedrohlicher, auf pulmonalen Kapillarschäden beruhenden Lungenblutungen und der oben erwähnten Glomerulonephritis einhergeht. In der Mehrzahl der Fälle endet das Leiden innerhalb von weniger als 1–2 Jahren mit dem Tod. Die C3-Konzentration im Blut ist in diesen Fällen meistens normal.
- Man kennt Fälle von *Anti-GBM-Nephritis ohne Lungenbeteiligung.*
- Aus *Tierversuchen* sind verschiedene Modelle von Anti-GBM-Nephritis bekannt. Die sog. *Masugi-Nephritis* beruht auf einer Immunisierung von Ratten oder Kaninchen durch heterologes, gegen Nieren der betreffenden Spezies gerichtetes Antiserum. Zur Erzeugung der *Steblay-Nephritis* werden die Tiere wiederholt mit heterologen oder homologen Basalmembran-

präparaten aus Nierenglomeruli, Lungen oder Plazenta immunisiert. Wegen Antigengemeinschaft können zu diesem Zweck auch Glykoproteine aus dem Plexus chorioideus benützt werden.

Durch zirkulierende Immunkomplexe hervorgerufene Glomerulopathien bzw. Glomerulonephritiden (»Immunkomplex-Nephritiden, -Glomerulonephritiden, -Glomerulopathien«)

Definitionen: Unter dem Begriff »*Immunkomplex-Nephritiden (-Glomerulonephritiden, -Glomerulopathien)*« faßt man glomeruläre Veränderungen und ihre Folgen zusammen, die durch zirkulierende Antigen-Antikörperkomplexe ausgelöst bzw. unterhalten werden. Sog. »*primäre Immunkomplex-Glomerulonephritiden*« bewirken eine Symptomatik, die weitgehend durch die renalen Störungen bedingt ist. Daneben kennt man eine Reihe systemischer Krankheiten, die mit einer Immunkomplex-Nephritis einhergehen, bei denen aber der pathologische Prozeß an den Glomeruli nur einem – oft nicht ausschlaggebenden – Teil des ganzen Krankheitsbildes entspricht (sog. »*sekundäre Immunkomplex-Glomerulonephritiden*«). Allen diesen Leiden gemeinsam ist, daß Anti-GBM-Antikörper nicht nachgewiesen werden können.

Die Immunkomplex-Glomerulonephritiden machen bei weitem den größten Teil der immunologisch bedingten glomerulären Veränderungen aus. Die meisten der morphologisch definierten Formen von Glomerulonephritis fallen in diese Kategorie.

Ursachen und **Pathogenese:** Wie auf S. 1109 eingehend erläutert wird, vermögen *Antigen-Antikörper-Komplexe* über eine *Aktivierung von Komplement* akute entzündliche Reaktionen auszulösen. Dabei werden u. a. Anaphylatoxine als Spaltprodukte von C3 und C5 freigesetzt, die über eine Histaminfreisetzung die vaskuläre Permeabilität ändern. Überdies kommt es zur chemotaktischen Anhäufung von Phagozyten, die ihrerseits Gewebeläsionen hervorrufen können. Einen direkt zytolytischen Effekt entfaltet der aktivierte $C\overline{567}$-Komplex, der sich an Zelloberflächen festhaftet und $C\overline{89}$ bindet. Kürzlich wurde berichtet, daß Antigen-Antikörper-Komplexe im Antigenüberschuß z. T. *direkt zell- und gewebeschädigende Wirkung* entfalten. Schließlich ist es möglich, daß Antigen-Antikörperkomplexe das *Gerinnungssystem aktivieren* (S. 442) und einerseits die Bildung von Mikrothromben, andererseits die extravaskuläre Fibrinbildung fördern, womit eine der wesentlichen Voraussetzungen zur Entstehung einer proliferativen und schließlich vernarbenden Entzündung erfüllt ist. Das Ausmaß solcher Reaktionen im Bereich der Glomeruli hängt von verschiedenen Faktoren ab. Im erheblichen *Antikörperüberschuß* oder im *Aquivalenzbereich* gebildete Immunkomplexe präzipitieren in der Regel rasch, d. h. in erster Linie am Ort ihrer Entstehung, wo Antigene in den Körper eintreten oder innerhalb des Körpers freigesetzt werden. *Immunkomplexe im Antigenüberschuß* sind demgegenüber meistens löslich. Sie können daher in Zirkulation gelangen und systemische Reaktionen, z. B. an Gefäßen bzw. in Nieren, Gelenken und Haut, auslösen. Verständlicherweise fallen letztere um so stärker aus, je höher die Konzentration von Immunkomplexen im Blut ist. Maßgebend für die Lokalisation der hauptsächlichen Gefäß- und Organschäden scheint u. a. die Größe der Immunkomplexe zu sein, indem solche von hohem Molekulargewicht mehr arterielle bis arterioläre Läsionen (vgl. dazu Panarteriitis nodosa, S. 1120), mittelgroße dagegen bevorzugt glomeruläre, z. T. auch andere kapilläre Veränderungen zu erzeugen scheinen. In dieser Hinsicht kennt man verschiedene Verteilungsmuster.

Streng genommen, dürfte eine Immunkomplex-Glomerulonephritis (-Glomerulopathie) nur dann mit Sicherheit diagnostiziert werden, wenn das im Komplex vorhandene *Antigen* bekannt ist. In einigen Fällen, wie bei der sog. Poststreptokokken-Glomerulonephritis sowie bei Glomerulonephritiden im Zusammenhang mit Serumkrankheit (z. B. passive Immunisierung mit heterologem Tetanus-Antitoxin oder Anti-Rabies-Vakzine bekannter Herkunft), Virushepatitis B (S. 713) oder Malaria (S. 2045), trifft dies zu. Mehrheitlich bleibt man aber über die Natur des Antigens im Ungewissen. In Frage kommen die verschiedensten *mikrobiellen (auch viralen) Antigene, autologe Antigene, die im Anschluß an Gewebeschäden mikrobieller bzw. chemisch-toxischer Art entstehen und/oder freigesetzt werden, tumor-* bzw. *leukämie-assoziierte Antigene* u. a. m. Neuere Befunde deuten darauf hin, daß in einer ganzen Zahl von Immunkomplex-Nephritiden das Antigen renalen Ursprungs ist (z. B. Bürstensaum-Antigene der Hauptstückepithelien). Dies scheint aber, wie etwa die Fälle von Glomerulonephritis bei Autoimmun-Thyreoiditis (S. 1165) dokumentieren, keineswegs immer der Fall zu sein.

Solange im Einzelfall das für die Komplexbildung verantwortliche Antigen nicht identifiziert ist, lassen sich hinsichtlich der Diagnosestellung *nur indirekte Hinweise auf das Vorliegen einer Immunkomplex-Glomerulonephritis* gewinnen, wie immunohistochemische und elektronenoptische Befunde an Nierenbiopsiezylindern (s. unten) und der Nachweis zirkulierender Immunkomplexe, z. B. mit Hilfe der Kryopräzipitationstechnik oder der C1q-Bindungsteste.

Art, Schweregrad und Verlaufsform einer Immunkomplex-Glomerulonephritis (-Glomerulopathie) richten sich offenbar nach verschiedenen Gegebenheiten. Das Ausmaß der entzündlichen Veränderungen hängt wahrscheinlich in hohem Maß vom Grad der Komplementaktivierung ab, wobei möglicherweise Gerinnungsvorgängen mit entsprechender und z. T. extrakapillärer Fibrinbildung hinsichtlich der Vermehrung Proteoglykan- und Kollagen-bildender Zellen sowie der damit zusammenhängenden Vernarbung besondere Bedeutung zukommt. Über quantitative Verhältnisse hinsichtlich der Beteiligung verschiedener Ig-Klassen und -Subklassen in den Immunkomplexen ist unseres Wissens wenig bekannt. Vielleicht ergäbe sich aus derartigen Studien eine bessere Einsicht in die Komplementaktivierung, da nur die Fc-Strukturen von IgG und IgM C1 zu binden vermögen, unter den IgG-Subklassen am besten IgG_1 und IgG_3, mäßig IgG_2 und nur schwach IgG_4. Eine Chronizität bzw. Progression des Prozesses setzt voraus, daß die zur Immunkomplexbildung führenden Antigene fortgesetzt anfallen. Veränderungen in Art und Ausmaß der humoralen Immunantwort dürften ebenfalls eine wichtige Rolle spielen, indem etwa ein Überwiegen der Antikörper über das Antigen in den Immunkomplexen theoretisch eine Verminderung der Löslichkeit der letzteren und somit eine Herabsetzung der Konzentration zirkulierender Komplexe, also auch eine geringere Schädigung der Glomerula nach sich ziehen sollte. Schließlich muß berücksichtigt werden, daß entzündliche Veränderungen durch eine verminderte Bildung von Leukozyten eine Reduktion erfahren können.

Morphologisch und hinsichtlich des **Verlaufs** zeigen die Immunkomplex-Glomerulonephritiden (-Glomerulopathien) – entsprechend den oben gemachten Überlegungen – ein sehr vielfältiges Bild, das von akut-entzündlichen Veränderungen über proliferative bzw. membranoproliferative einerseits bis zur rasch progressiven (»subakuten«) Glomerulonephritis, andererseits bis zu »membranösen Glomerulopathien« reichen kann (Einzelheiten s. unter Beispielen).

Beispiele:

- Die *akute, diffuse Glomerulonephritis nach Streptokokkeninfekten (»akute Poststreptokokken-Glomerulonephritis«)* wird hierzulande überwiegend im Anschluß an eine durch sog. *»nephritogene« Typen hämolytischer Streptokokken der Gruppe A* (vor allem Typ 12 des M-Antigens, aber auch Typen 1 und 4 sowie andere Serotypen) verursachte Tonsillitis/Pharyngitis beobachtet, wobei die Latenzzeit 1–3 Wochen (im Mittel 10–14 Tage) beträgt. In südlichen, wärmeren Gebieten gehen solche Glomerulonephritiden relativ häufig von Pyodermien (z. B. Impetigo bei Infekten durch hämolytische Streptokokken von den Typen M-49-T-14 oder M-2-T-25/Imp. 19) aus. Die Latenzzeit ist hier etwas länger. Bei Ausbruch der Glomerulonephritis findet sich in der Regel ein hoher Antistreptolysintiter (über 1:160). Neuerdings werden mit anscheinend noch zuverlässigeren Resultaten die Titer der Antikörper gegen Streptokokken-NADase und -DNase B sowie – bei Hautinfekten – Streptokokken-Hyaluronidase gemessen. In der akuten Phase ist im Serum die Konzentration der meisten Komplementkomponenten herabgesetzt, und es besteht eine erhöhte Blutsenkungsgeschwindigkeit. Makroskopisch erscheinen die Nieren groß und geschwollen. Im Initialstadium findet man mikroskopisch die glomerulären Kapillarschlingen und z. T. den Kapselraum mit reichlich neutrophilen Granulozyten angefüllt *(»akute diffuse exsudative Glomerulonephritis«)*. Da Nierenbiopsien meistens nicht so früh durchgeführt werden, kennt man das weiter fortgeschrittene Stadium einer *»diffusen proliferativ-exsudativen Glomerulonephritis«* besser: Zusätzlich zu den erwähnten neutrophilen Granulozyten erkennt man eine Schwellung und meist zahlenmäßige Vermehrung von Zellen intra- und extrakapillär, letztere – zumal bei rasch progredientem Verlauf – u. U. in Form von *»Halbmonden«* (s. o.). Immunofluoreszenzoptisch findet sich eine granuläre oder klumpige Ablagerung von IgG- und komplementhaltigem Material, oft Properdin, vorwiegend an der Außenseite der Basalmembranen. Fibrin läßt sich ebenfalls erkennen. Vereinzelt wurde ferner über einen immunofluoreszenzoptischen Nachweis streptokokkalen M-Proteins in den erwähnten Ablagerungen berichtet. Makroskopisch imponiert der Befund als »große, blasse Nieren«, z. T. mit Punktblutungen. Die Prognose ist bei Kindern besser als bei Erwachsenen. Bei diesen soll es nach Angaben verschiedener Autoren in 30–40% der Fälle zu einer raschen Verschlechterung oder – häufiger – zu einem Übergang in chronische Glomerulonephritis kommen (s. u.). Im Stadium der Rückbildung kann sich die Zellvermehrung auf das Mesangium beschränken *(»mesangial-proliferative Glomerulonephritis«)* und somit die histologische Abgrenzung z. B. gegen idiopathische Formen mit nephrotischem Syndrom bei Kindern, die IgG-IgA-Nephritis (s. u.) und andere Varianten schwierig gestalten.
- *Para- und/oder postinfektiöse Glomerulonephritiden* werden nicht nur im Zusammenhang mit bestimmten Streptokokken, sondern auch im Rahmen anderer Infektionen dann und wann beobachtet, vor allem, wenn es sich um einen generalisierten bzw. länger dauernden Prozeß handelt. Verschiedene *Virusinfekte,* wie Röteln, Varizellen, Mumps, Zytomegalie, Guillain-Barré-Syndrom und infektiöse Mononukleose, können mit einer milden Form von Glomerulonephritis verbunden sein. Schwerere Formen von membranöser oder membranoproliferativer Glomerulonephritis bei Virushepatitis B scheinen häufiger vorzukommen als bisher angenommen wurde. *Bakterielle Infektionskrankheiten* (Pneumokokkeninfekte, Lepra, Lues u. a.) führen in eher seltenen Fällen ebenfalls zu glomerulonephritischen Komplikationen. Gut bekannt sind Immunkomplex-Nephritiden bei *parasitären Erkrankungen,* wie Malaria quartana oder Schistosomiasis (S. 2097).
- In vielen Fällen von akuter oder chronischer *proliferativer oder membranoproliferativer Glomerulonephritis* ist das auslösende und den Prozeß unterhaltende Antigen *unbekannt.* Im Gegensatz zur sog. hypokomplementämischen membranoproliferativen Glomerulonephritis (s. u.) sind hier Komplementkomponenten im Serum in ungefähr normaler Konzentration vorhanden. Die oben erwähnten morphologischen Bezeichnungen richten sich nach dem Ausmaß membranöser Veränderungen bei bestehender proliferativer Glomerulonephritis. Die Zellvermehrung kann sich in besonderen Fällen auf den intrakapillären und/oder mesangialen Bereich beschränken *(»Mesangioproliferative* oder *mesangio-kapilläre Glomerulonephritiden«).* Eine andere Variante ist die *membranoproliferative Glomerulonephritis vom lobulären Typ,* bei der vor allem im Zentrum der Glomerulusläppchen mit der Zeit eine zunehmende Sklerose auftritt. Diese Form neigt in besonderem Maß zur Entwicklung einer renalen Hypertonie. Immunofluoreszenzoptisch stellt man bei den meisten membranoproliferativen Glomerulonephritiden eine noduläre Ablagerung von Immunglobulinen an der Außenseite der Basalmembranen fest. Finden sich zusätzlich klumpige Depots, soll die Prognose nach Angabe verschiedener Autoren besonders schlecht sein. Hämaturie und/oder Proteinurie, z. T. alternierend, fehlen selten. In der Regel nimmt die Krankheit einen langsam progredienten, wenig beeinflußbaren Verlauf. Manchmal gerät der Patient ziemlich rasch in eine Niereninsuffizienz, einen renalen Hochdruck und/oder ein nephrotisches Syndrom erheblichen Grades.
- Die Ursache der sog. *idiopathischen membranösen (»epimembranösen«) Glomerulopathie (Glomerulonephritis)* kennt man – wie der Name sagt – ebenfalls nicht. Histologisch fällt vor allem eine Verdickung der glomerulären Basalmembranen auf, die bei Silber-Methenamin-Färbung bürsten- oder zak-

kenförmige, feine Vorwölbungen nach außen erkennen lassen. Elektronenoptisch findet man elektronendichte Depots vor allem epi-, z. T. aber auch intramembranös. Proliferative und andere entzündliche Veränderungen fehlen weitgehend. Immunofluoreszenzoptisch zeigt sich, daß die Ablagerungen u. a. IgM, IgG, selten C3 enthalten und in diffus-granulärer Form in Erscheinung treten (d. h. zwischen den oben erwähnten »Spikes«). Die Serumkomplementkonzentration liegt in der Regel im Bereich der Norm. Der Verlauf ist nicht einheitlich: In etwa ¼ der Fälle beobachtet man spontane Remissionen, und die 5-Jahresüberlebensrate (nach Diagnosestellung) variiert zwischen 70 und 90%. Etabliert sich aus der obligaten Proteinurie nicht nur ein transitorisches, sondern ein dauerndes nephrotisches Syndrom, gilt die Prognose als infaust und kann therapeutisch kaum beeinflußt werden. Nicht selten findet sich eine Nierenvenenthrombose, wahrscheinlich überwiegend als Folge und nicht als Ursache der membranösen Glomerulopathie.

- *Symptomatische Formen von membranöser Glomerulopathie* werden u. a. bei Diabetes mellitus, Lupus erythematodes disseminatus, Virushepatitiden, Lues und bösartigen Neoplasien, ferner nach Therapie mit Gold- oder Quecksilberpräparaten beobachtet. Vergleichbare Veränderungen finden sich überdies in manchen Fällen von chronischer Abstoßungsreaktion nach Nierentransplantation.
- Die sog. *progressive (progrediente) Glomerulonephritis* unbekannter Ätiologie hat morphologisch große Ähnlichkeit mit bösartig verlaufenden Post-Streptokokken-Nephritiden, indem sie zur Bildung der – prognostisch immer ungünstig zu wertenden – *»Halbmonde«* führt (Synonyme: *»intra- und extrakapilläre«* s. *»subakute« Glomerulonephritis, »crescentic glomerulonephritis«*) oder gar mit einer teilweisen Nekrose der Glomerulusschlingen sowie deutlich exsudativen Reaktion einhergeht (sog. *nekrotisierende Glomerulonephritis*. Synonyme: *perakute* s. *maligne Glomerulonephritis*). Hie und da findet man auch hyaline Thromben in glomerulären Kapillaren. Immunofluoreszenzoptische Befunde einer granulären Ablagerung von Immunglobulinen und Komplement sprechen für Immunkomplexnephritis, indessen sind in dieser Hinsicht verschiedentlich Überschneidungen mit einer linearen Ablagerung, entsprechend der Anti-GBM-Nephritis, beobachtet worden. Hie und da ist mit den glomerulären Veränderungen eine Panarteriitis nodosa verbunden.
- *Immunkomplex-Glomerulonephritiden bei Lupus erythematodes disseminatus* treten nicht nur als diffuse membranöse Glomerulopathie (s. o.), sondern – und sogar überwiegend – in anderer Form auf: Von leichten Veränderungen mit mesangialer Ablagerung von Ig und Komplement bis zur diffusen proliferativen Glomerulonephritis, der häufigsten Variante bei Lupus-Nephritis, kommen alle Übergänge vor. Zuweilen entwickelt sich sogar eine rasch progressive Glomerulonephritis. Immunofluoreszenzoptisch hat man es oft mit einer deutlich nodulären (»humpy-bumpy«) Ablagerung von Immunglobulinen an der Außenseite der Basalmembran zu tun, die elektronenoptisch als dichte Depots imponieren. Recht bezeichnend ist das Auftreten sog. *Hämatoxylinkörper* (S. 1145) im Bereich der Glomeruluskapillaren. Die Bedeutung der bei Lupus-Nephritis elektronenoptisch öfters nachweisbaren virusähnlichen Partikel und Mikrotubuli ist noch umstritten.
- *Glomerulonephritiden bei bakterieller Endokarditis* sind mehrheitlich ebenfalls durch Immunkomplexe induziert, wobei es vereinzelt gelang, z. B. antigenische Komponenten von Staphylokokken, Enterokokken u. a. in den glomerulär abgelagerten Komplexen nachzuweisen. Kommt es unter Therapie zur Heilung der bakteriellen Endokarditis, klingt in der Regel die Glomerulonephritis ab. Morphologisch bietet sich oft das Bild einer *fokalen*, z. T. auch *segmentalen Glomerulonephritis*, was früher im Sinn einer »embolischen Herdnephritis« gedeutet wurde.
- Die *Kombination einer Immunkomplex-Glomerulonephritis* mit einer *Panarteriitis nodosa* oder einer *Wegener'schen Granulomatose* (S. 1120) ist keine Seltenheit. Vermutlich treten in solchen Fällen Immunkomplexe verschiedener Größe auf (S. 1113).
- *Maligne Lymphome,* im besonderen die Hodgkin'sche Krankheit und die verschiedenen Formen maligner lymphozytärer Lymphome, gehen nicht selten mit einem nephrotischen Syndrom einher, meistens im Zusammenhang mit minimalen oder membranösen glomerulären Veränderungen. Dann und wann trifft dies für *Karzinome* und *Sarkome* zu. So konnte in Fällen von Dickdarmkarzinom in den glomerulär abgelagerten Immunkomplexen karzinoembryonales Antigen (CEA) nachgewiesen werden.
- Bei sog. *gemischter Kryoglobulinämie,* bei der IgM mit Anti-IgG-Aktivität und entsprechende Komplexe im Serum gefunden werden, kann man verschiedentlich glomeruläre Veränderungen antreffen, die bis zur rasch progressiven Glomerulonephritis führen.

Sog. hypokomplementäre chronische membrano-proliferative Glomerulonephritis

Pathogenese: Vor allem bei Kindern und jugendlichen Erwachsenen ist eine Form von Glomerulonephritis bekannt geworden, die sich nicht selten im Anschluß an einen Infekt des oberen Respirationstrakts entwickelt und verschiedentlich, aber nicht obligat durch einen mehr oder weniger *selektiven Abfall der Konzentration der Komplementkomponente C3 (β_{1C}-Globulin) im Serum* auffällt, bei weitgehend normalen Konzentrationen von C1, C2 und C4. Immunofluoreszenzoptisch lassen sich im Bereich der Glomeruli Properdin, C3-Proaktivator und C3 nachweisen, während komplementfixierende Immunglobuline z. T. fehlen. Diese Befunde deuten darauf hin, daß in diesen Fällen eine *Komplementaktivierung auf dem sog. zweiten (direkten, alternativen) Weg,* z. B. über Properdin bzw. einen sog. *C3-nephritischen Faktor (C3Nef),* der im Serum dieser Patienten gefunden wurde, zustande kam. Ursache und weitere Einzelheiten der Störung sind noch nicht befriedigend geklärt. Man schließt nicht aus, daß Immunkomplexe, wenigstens in einem Teil dieser Fälle, pathogenetisch mit eine Rolle spielen. Im übrigen kann Properdin bei anderen Erkrankungen, wie Lupus-Nephritis und Post-Streptokokken-Nephritis, in den Basalmembran-ständigen glomerulären Ablagerungen u. U. ebenfalls nachgewiesen werden.

Morphologisch handelt es sich in diesen Fällen um eine besondere Form von *membranoproliferativer Glomerulonephritis* mit oft lobulärer Anordnung der Kapillarschlingen, *mesangialer Zellvermehrung* sowie *»Verdoppelung« der Basalmembranen* infolge Interposition mesangialer Fibrillen und/oder zytoplasmatischer Fortsätze. Fluoreszenzoptisch läßt sich eine granuläre bis noduläre Ablagerung von Material, das in der Regel C3 und u. U. IgG, nicht aber C1, C2 und C4 enthält, feststellen. Bei einer besonderen Variante der Krankheit finden sich auffallend elektronendichte intermembranöse Depots (*»dense-deposit disease«*).

Verlauf und **Folgen** dieser Form von Glomerulonephritis sind unterschiedlich. Manchmal kommt es zu spontanen Remissionen, im allgemeinen leitet aber der langsam progrediente Prozeß im Verlauf von 5–10 Jahren in ein terminales Nierenversagen über. Zytostatische Mittel und Kortikosteroide haben sich bisher in der Therapie dieses Leidens als wenig wirksam erwiesen.

Es sei an dieser Stelle darauf hingewiesen, daß bei verschiedenen *kongenitalen Defekten von Komplementkomponenten* (z. B. C1r, C2) Glomerulonephritiden gehäuft aufzutreten scheinen. Die pathogenetischen Mechanismen sind in diesen Fällen noch nicht befriedigend geklärt (vgl. dazu S. 1313).

Glomerulopathien und Glomerulonephritiden mit überwiegend mesangialer Ablagerung von Immunglobulinen

Ursachen und **Pathogenese:** Man kennt verschiedene Glomerulopathien und Glomerulonephritiden, deren Hauptmerkmal die Ablagerung von Immunglobulinen, z. T. von Komplementkomponenten, im mesangialen Bereich ist, ohne daß es anschließend – wie etwa bei der Lupusnephritis – zu einer erheblichen Immunkomplexanhäufung längs der Basalmembranen käme. Man vermutet daher, daß in diesen Fällen u. U. eine *Störung der Aufnahme, Degradation und/oder Wegschaffung von Immunkomplexen durch mesangiale Phagozyten* vorliegt. Die Mechanismen sind im einzelnen nicht geklärt.

Beispiele:

- Die sog. *anaphylaktiode Purpura (Henoch-Schönlein),* die vor allem bei Kindern auftritt (S. 455), geht in fast der Hälfte der Fälle mit einer *fokalen oder diffusen Glomerulonephritis* einher. Immunhistochemisch finden sich, vor allem im Mesangium, Ablagerungen von Immunglobulinen und Fibrin, z. T. auch von C3 und Properdin. Elektronenoptisch erkennt man zuweilen kleinere elektronendichte Depots an der Innenseite der Basalmembranen, jedoch kaum subepithelial. Neben milden Verlaufsformen, die die Regel sind, kennt man Übergänge in eine rasch progrediente Glomerulonephritis mit Bildung von Halbmonden und terminalem Nierenversagen, besonders bei Erwachsenen. Hinsichtlich der Ätiologie besteht noch Unklarheit. Abgesehen von Streptokokkeninfekten werden als auslösende Agentien u. a. Medikamente und Nahrungsmittel in Erwägung gezogen.
- Bei der sog. *idiopathischen rekurrierenden Hämaturie (Bergersche Krankheit, »IgA-IgG-Nephritis«)* gelten mesangiale Ablagerungen von IgA, IgG und C3 als typisch. Morphologisch entspricht der Befund mehrheitlich einer leichten fokalen mesangioproliferativen oder etwas sklerosierenden Glomerulonephritis, was der überwiegend milden Verlaufsform entspricht. Ein langsamer Übergang in Schumpfnieren bildet die Ausnahme. Betroffen sind in erster Linie Kinder und Jugendliche, wobei das männliche Geschlecht vorherrscht. Ätiologisch kommen u. a. Virusinfekte in Betracht.
- Eine sog. *fokale sklerosierende Glomerulonephritis* mit nephrotischem Syndrom wird im allgemeinen angenommen, wenn keine systemische Erkrankung (z. B. Endocarditis lenta, Purpura Henoch-Schönlein, Lupus erythematodes disseminatus, Goodpasture-Syndrom, Panarteriitis nodosa u. a.), die mit fokalen glomerulären Veränderungen einhergehen kann, die Nierenveränderungen zu erklären vermag. Immunhistochemisch finden sich mesangiale Depots von IgM und Komplement. Der Verlauf gestaltet sich in der Regel sehr langsam, und spontane Remissionen des nephrotischen Syndroms beobachtet man in etwa einem Viertel der Fälle. Heroinsüchtige scheinen etwas gehäuft betroffen zu sein; im übrigen ist die Ätiologie weitgehend unbekannt.
- Bei der *Waldenström'schen Makroglobulinämie,* die u. U. mit Amyloidose verbunden sein kann (S. 915), stellt man oft mesangiale Ablagerungen von monoklonalem IgM fest, mitunter auch hyaline Kapillarthromben.

Glomerulopathien bei erhöhter Gerinnungsbereitschaft des Bluts

Ursachen und **Pathogenese:** Eine Ablagerung von Fibrin und/oder die Bildung kleiner Thromben im glomerulären Bereich braucht nicht auf einer örtlichen Aktivierung des Gerinnungssystems (s. o.) zu beruhen, sondern kommt auch im Rahmen einer *allgemein erhöhten Gerinnungsbereitschaft* des Bluts vor (vgl. dazu S. 453).

Beispiele:

- Das vor allem bei Multiparen innerhalb von Tagen bis Wochen nach Geburt auftretende *»postpartale Nierenversagen«* ist nicht mit der »Schwangerschaftsnephropathie« (S. 525) zu verwechseln. Ob beim ersteren für die Aktivierung des Gerinnungssystems (mit anschließender, auch glomerulärer Mikrothrombangiopathie) im Uterus retinierte Plazentarteile mit Freisetzung von Thromboplastin, eine akute hämolytische Anämie, Virusinfekte oder andere Faktoren verantwortlich sind, ist nicht klar. Morphologisch finden sich hyaline Thromben in den Glomerulusschlingen, oft verbunden mit kortikaler Parenchymnekrose, die häufig in eine Nierenschrumpfung ausmünden.
  Die Prognose ist meistens schlecht.
- Das *hämolytisch-urämische Syndrom i. e. S.,* das vor allem bei Kindern beobachtet wird, äußert sich in der Regel als thrombotische thrombozytopenische Purpura. Morphologisch zeigen die Nieren ein ähnliches Bild wie beim postpartalen Nierenversagen, wobei Mikroblutungen und Zeichen von Hämolyse noch deutlicher zum Ausdruck kommen. Auslösend wirken u. a. Virusinfekte im Respirationstrakt oder gastrointestinale Infektionen. Klinisch ist das Syndrom durch die Kombination von Anämie, Nierenversagen, Thrombozyopenie und Purpura gekennzeichnet.

Glomerulopathien bei weiteren systemischen Erkrankungen

Bei einer Reihe von Allgemeinerkrankungen sind die Glomeruli häufig mitbetroffen. Bei der *malignen arteriellen Hypertonie* (S. 532) und bei der *Sklerodermie* kommt es u. a. zu ischämischen Schäden der glomerulären Kapillarschlingen, die von einer Schwellung der Endothelien und Podozyten bis zur Nekrose dieser Strukturen reichen können. Kleine Blutungen und Fibrinablagerungen gehören in solchen Fällen zu den üblichen Befunden und sind z. T. nicht leicht von den Folgen einer nekrotisierenden Glomerulonephritis i. e. S. (s. o.) zu unterscheiden.

Die *diabetische Glomerulopathie* (S. 945), die sich als *diffuse* oder *noduläre – nach Kimmelstiel-Wilson benannte – Glomerulosklerose* äußert, ist ihrem Wesen nach noch nicht befriedigend geklärt. In einzelnen Fällen scheint eine Komplexbildung zwischen Antikörpern und exogenem Insulin im Spiel zu sein, mehrheitlich aber läßt sich ein solcher Mechanismus als Ursache der glomerulären Veränderungen nicht nachweisen. Die z. T. erkennbare lineare Ablagerung von IgG und IgM im Bereich der Basalmembranen steht, soweit sich dies zur Zeit beurteilen läßt, nicht mit einer Anti-GBM-Aktivität in Beziehung und geht auch nicht mit einer Komplementaktivierung einher. Die meisten Autoren vermuten, daß hinter diesen Veränderungen strukturelle und funktionelle Störungen der Basalmembranen und der mesangialen Zellen stehen. Bei der klassischen (»sekundären«) *Amyloidose* sind die Glomeruli meistens mitbetroffen, während dies bei der sog. primären Form nur in etwa 25% der Fälle zutrifft (vgl. dazu S. 908). Auf *hereditäre Glomerulopathien* wurde schon hingewiesen (S. 752).

Glomeruläre Veränderungen mit Vorherrschen einer »Fusion« bzw. »Obliteration« der podozytären Fußfortsätze: Genuine Lipoidnephrose und ähnliche Krankheiten

Definitionen: Unter einer *Lipoidnephrose (genuine Lipoidnephrose, idiopathisches nephrotisches Syndrom ohne membranöse Transformation)* verstehen wir eine chronische Sonderform des nephrotischen Syndroms, die in der Regel mit einer selektiven Proteinurie (vorwiegend Albuminurie), Hypoalbuminämie, Hyperlipidämie und Lipidurie, jedoch nicht mit einer Erythrozyturie, Hypertonie oder Niereninsuffizienz einhergeht, vorwiegend – aber nicht ausschließlich – Kleinkinder betrifft, lichtoptisch keine oder nur minimale Veränderungen der Glomeruli zu erkennen gibt und elektronenmikroskopisch eine ausgedehnte »Fusion« bzw. »Obliteration« der podozytären Fußfortsätze zeigt. Obschon von *»Fußfortsatzkrankheit (»Epithelfüßchenkrankheit«, »foot process disease«)* gesprochen wird, ist eine Fusion von Pedizellen an sich kein pathognomonischer Befund, da diese Veränderung im Rahmen verschiedener glomerulärer Prozesse beobachtet werden kann. Die klassische Lipoidnephrose spricht auf Steroidtherapie an und unterscheidet sich u. a. dadurch von nephrotischen Syndromen anderer Art, die eine schlechtere Prognose haben und z. T. mit fokal-segmentalen, mit der Zeit sklerosierenden Glomerulusveränderungen verbunden sind. *Minimal-proliferierende, interkapilläre Glomerulonephritiden* ohne nephrotisches Syndrom nehmen in der Regel einen gutartigen Verlauf.

Ursache(n), Pathogenese und **Morphologie:** Die Ursache der genuinen Lipoidnephrose ist *unbekannt.* Da bisher in klassischen Fällen im Bereich der Basalmembranen keine nennenswerte Ablagerung von Immunglobulinen oder Komplementkomponenten nachzuweisen war, wird zur Zeit eine immunpathologische Genese – im Gegensatz etwa zur membranösen Glomerulopathie, die ebenfalls mit einer Fusion der Fußfortsätze einhergehen kann – von den meisten Autoren für wenig wahrscheinlich gehalten. Diese Auffassung läßt einige Zweifel offen, da sich dieses Leiden durch *Glukokortikosteroidtherapie* günstig beeinflussen läßt, was an sich mit einer immunpathologischen Entstehungsweise gut vereinbar wäre. Kürzlich wurde mitgeteilt, daß sich wenigstens in einem Teil der Fälle *zirkulierende Immunkomplexe* nachweisen ließen. Diese Frage bedarf einer weiteren Klärung. Andere Befunde deuten darauf hin, daß es sich, wenigstens in einem Teil der Fälle, u. a. um *metabolisch bedingte Störungen von Struktur und Funktion von Interzellulärsubstanzen, im besonderen auch der Basalmembranen,* handeln könnte. In diesem Sinn wurden Befunde gedeutet, wonach im Urin von Patienten mit genuiner Lipoidnephrose abnorme Kollagenbruchstücke vorhanden sein sollen. Im Hinblick auf das tierexperimentelle Modell der Aminonukleosid-Nephrose (s. u.) wird ferner an die Möglichkeit – exogener oder endogener – *toxischer Einflüsse* gedacht. Dabei könnte eine *funktionelle Störung der Podozyten* a) eine *Fusion der Pedizellen* und die damit verbundene, weitgehende *Obliteration der interpodozytären Spalträume,* die *Dislokation bzw. Abhebung der Schlitzmembranen,* den *teilweisen Verlust der Glykokalix,* sowie die *teilweise Denudation der Basalmembran-Außenseite,* ferner b) *Defekte der normalerweise von diesen Zellen gebildeten und unterhaltenen Basalmembran* nach sich ziehen. Ob zudem geringfügige mesangiale Veränderungen, wie leichte Zellvermehrung und/oder spärliche Ablagerung von Interzellularsubstanz, mit im Spiel sind, wird unterschiedlich beurteilt. Lichtmikroskopisch sind selbst mit Hilfe der Silber-Methenamin-Färbung Veränderungen der Basalmembranen kaum erkennbar. Deutlich zu sehen sind indessen die Zeichen der schweren *Proteinurie,* wie proteinreicher Tubulusinhalt und pinozytotisch bedingte *hyalin-tropfige Reabsorption* desselben, vor allem durch die Hauptstückepithelien. Bei *Fettfärbung* an Gefrierschnitten ergeben die Eiweißzylinder eine wechselnd stark positive Reaktion. *Anisotrope Lipide* (vor allem Cholesterinester) finden sich sowohl in Hauptstückepithelien als auch in einzeln oder gruppenweise im Interstitium verstreuten *Schaumzellen* (Makrophagen).

Bei der sog. *ikterischen Nephrose* infolge Stauungsikterus besteht eine Proteinurie, die – wenigstens z. T. – auf lichtoptisch geringfügigen, aber elektronenmikroskopisch ähnlichen glomerulären Veränderungen wie bei der Lipoidnephrose beruht. Ursächlich nimmt man schädigende Einflüsse von in der Leber nicht mehr entgifteten Substanzen an. In den Tubuli finden sich Proteine und Bilirubin, die besonders im Bereich der Hauptstücke in tropfiger Form von den Epithelzellen aufgenommen werden. Bei schwerer Leberschädigung gesellen sich zu diesen Befunden oft noch Störungen im Sinn der Schocknieren.

Beispiele:

- Die *Aminonukleosid-Nephrose* wird vielfach als tierexperimentelles Gegenstück zur genuinen Lipoidnephrose des Menschen bezeichnet. So läßt sich bei Ratten durch tägliche Injektionen von Puromyzin-Aminonukleosid ein nephrotisches Syndrom erzeugen, das ebenfalls durch geringe, lichtmikroskopisch erkennbare Veränderungen der Glomeruli gekennzeichnet ist. Elektronenoptisch finden sich aber vom 6. Tag an im Bereich der Podozyten und Basalmembranen Strukturstörungen, die durchaus denen bei Lipoidnephrose zur Seite gestellt werden können: Der Prozeß beginnt mit der Reduktion der Zahl der Pedizellen, der Bildung verschließender Verbindungen in restlichen interpodozytären Spalträumen, Abhebung der Schlitzmembranen und Zeichen vermehrter Pinozytose in den Podozyten. Zwischen dem 10. und 15. Tag notiert man überdies eine herdweise Denudation der Basalmembran-Außenseite infolge Ablösung von Podozyten, vermehrt Phagosomen in den letzteren und ein Auftreten von basalmembranähnlichem Material zwischen den abgehobenen Epithelzellen und der veränderten Basalmembran, vielleicht als Ausdruck einer partiellen Zerstörung der letzteren. Injiziert man in dieser Phase intravenös Tuschepartikel, treten diese vermehrt durch die Kapillarwand durch, u. a. in den Mesangialraum. Funktionell wurden überdies verschiedene Störungen der Kapillarwandzellen, insbesondere der Podozyten, festgestellt (z. B. erhöhter Glukoseumsatz, verminderte CO_2-Produktion aus Glukose u. a. m.).
- *Frühphasen der membranösen Glomerulopathie* (s. o.) lassen sich von der genuinen Lipoidnephrose oft nur durch immunofluoreszenzoptische und elektronenmikroskopische Untersuchungen abgrenzen, indem bei der ersteren kleine, vorwiegend subepitheliale Depots mit IgG, IgM und β_{1C}-Globulin vorhanden sind. Eine Fusion von Pedizellen kommt bei beiden Krankheiten vor.
- Gewisse Formen von *fokaler Glomerulosklerose* mit Befall vor allem der juxtamedullären Nierenkörperchen sind ebenfalls mit einer Fusion der Fußfortsätze und einem nephrotischen Syndrom vergesellschaftet. Die mesangiale Sklerosierung gilt als ein ungünstiges Zeichen, indem diese Fälle durch Steroidtherapie mehrheitlich nicht beeinflußt werden und oft im Verlauf der Jahre in ein Nierenversagen überleiten. Die Pathogenese der fokalen Glomerulosklerose mit – unselektiver – Proteinurie ist nicht geklärt. Hie und da findet man im Mesangium Immunglobuline, z. B. IgM.
- Das sog. *hepatorenale Syndrom* bei schwerem Leberschaden und cholestatischem Ikterus ist, was die morphologischen Befunde an den Nieren betrifft, mit einer Kombination von ikterischer Nephrose und Nephroblaptose vergesellschaftet.

Bemerkungen zum nephrotischen Syndrom

Zur **Pathogenese** (vgl. dazu Abb. 137): Das Gemeinsame der ätiologisch und pathogenetisch verschiedenen Formen von nephrotischem Syndrom (Tabelle 51) liegt in dem *Unvermögen der glomerulären Kapillarwand, als für Plasmaproteine – insbesondere das mengenmäßig im Vordergrund stehende Albumin – weitgehend undurchlässige Schranke zu wirken (Albuminurie i. e. S., »selektive« Proteinurie für Albumin).* Fehlt es aufgrund einer Störung des tubulären Apparats an der Rückresorption der normalerweise in kleinen Mengen durch das glomeruläre Filter durchtretenden Proteine von geringerem Molekulargewicht (z. B. Fanconi-Syndrom, Zystinose, tubuläre Azidose, Cadmium-Schäden, Balkan-Nephropathie, medulläre Schwammniere und vor allem Pyelonephritis), zeigt sich in der Urinelektrophorese ein Überwiegen von niedermolekularen Proteinen bzw. Peptiden. Eine solche *»tubuläre« Proteinurie* ist diagnostisch wichtig, erreicht aber fast nie ein Ausmaß, das der Definition des nephrotischen Syndroms (tägliche Proteinausscheidung im Urin mehr als 3,5 g/1,73 m^2 Körperoberfläche/Tag) entspräche.

Zur *Diagnose* der Natur eines nephrotischen Syndroms ist meistens eine *Nierenbiopsie* erforderlich.

Folgen: Der dauernde Verlust größerer Mengen von Albumin mit dem Urin bedingt eine *Hypalbuminämie,* die offenbar in wechselndem Ausmaß eine *vermehrte Albuminproduktion durch die Leber* nach sich zieht. Im Zug dieser kompensatorischen Leistung der Hepatozyten kommt es zu einer *gesteigerten Bildung von Lipoproteinen,* die die erhöhte Konzentration u. a. von Triglyzeriden, Cholesterin und Phospholipiden im Blutserum verständlich macht. Die *Verminderung des onkotischen Druckes des Blutplasmas* bewirkt eine Verschiebung von Flüssigkeit aus dem Intra- in den Extravaskulärraum, was sich in *Ödemen* und *serösen Ergüssen* äußern mag. Die Verminderung des intravaskulären Flüssigkeitsvolumens ihrerseits bringt in der Regel eine Stimulation des Renin-Angiotensin-Aldosteronsystems mit sich, die – zusammen mit anderen Faktoren, wie veränderter renaler Hämodynamik – die tubuläre Reabsorption von Natrium steigert und so eine allgemeine *Retention von Na^+ und H_2O* zur Folge hat. Dieser Mechanismus, zusammen mit den oben erwähnten direkten Folgen der Hypoproteinämie und weiteren Faktoren (S. 599), führt dazu, daß Patienten mit nephrotischem Syndrom manchmal mehr als 10–20 l Ödemflüssigkeit ansammeln. Die schwere *Proteinurie* erklärt das häufig erkennbare Bild der *hyalin-tropfigen Umwandlung der Hauptstückepithelien* sowie die Bildung eines *eiweißreichen Tubulusinhalts.* Der letztere tritt typischerweise im *Urinsediment* als *hyaline, wachsartige und/oder granulierte Zylinder,* zusammen mit *»ovalen Körperchen« (Epithelzellen) mit doppeltbrechenden Lipiden,* auf.

Komplikationen: Die Verminderung des zirkulierenden Blutvolumens hat in manchen Fällen eine *arterielle Hypotonie* zur Folge, weshalb eine *erhöhte Schockgefahr* besteht, z. B. im Zusammenhang mit der Verabreichung hypotensiver und/oder diuretisch wirksamer Medikamente sowie operativen Eingriffen. Nicht selten zeigt sich eine *erhöhte Koagulabilität des Bluts,* was mit *Thrombose-* und *Thromboemboliegefahr* verbunden ist. Wird der tägliche Proteinverlust nicht durch entsprechende Eiweißzufuhr kompensiert, kann sich ein *Protein-Mangelzustand* entwickeln, z. B. erkennbar an weißlichen Linien an Fingernägeln (Muehrcke-Linien). Auf diese Komplikation ist besonders bei Patienten zu achten, die gehäuft erbrechen und/oder an Diarrhoe leiden. Allgemein besteht eine *erhöhte Infektionsgefahr* (z. B. Pneumokokken-Peritonitis oder Erysipel, Bakteriämie, u. U. Sepsis, ferner Pilzinfektionen und parasitäre Erkrankungen), insbe-

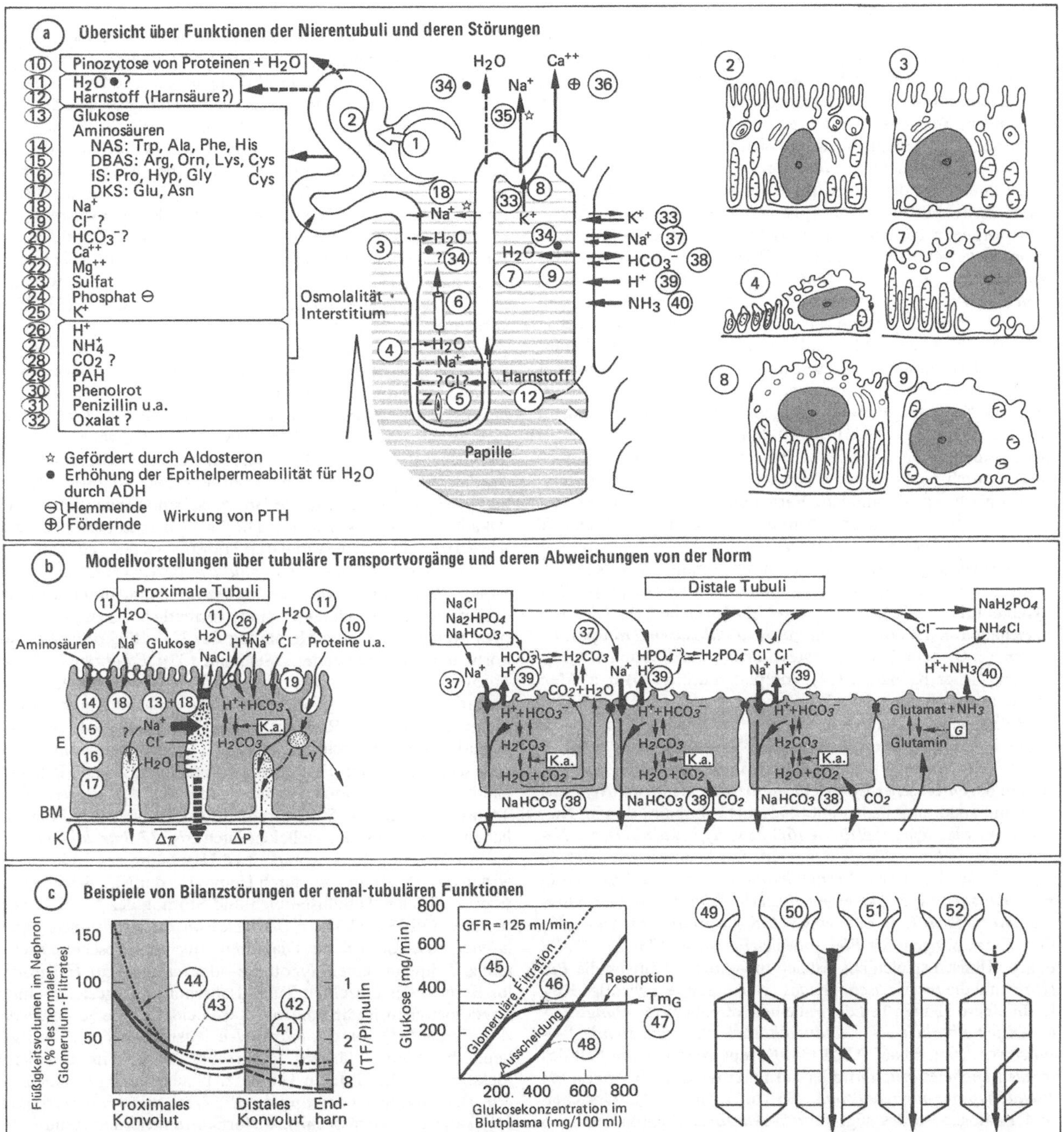

Abb. 138a–d. *Renal-tubuläre Störungen, mit Hinweisen auf die chronische Pyelonephritis und andere vorwiegend interstitielle Nierenerkrankungen.* **a** u. **b** *Übersicht über Funktionen der Nierentubuli und deren Störungen.* Krankhafte Veränderungen der tubulären Funktionen treten oft *sekundär* auf, z. B. nach Entstehung renal-vaskulärer Schäden und/oder glomerulärer Läsionen (1, 6, s. auch Abb. 137, S. 768) sowie vor allem bei den verschiedenen Formen von *akuter* (s. Abb. 135, S. 754) oder *chronischer* (s. Abb. 136, S. 760) *Niereninsuffizienz.* Von den sog. »*primären tubulären Störungen*« stehen *gemischt tubuläre und interstitielle Veränderungen,* wie *chronische Pyelonephritiden* bzw. *chronische interstitielle Nephritiden,* die *Schockniere* und ihre Folgen, *toxische Nephropathien* u. a., weit im Vordergrund. »*Tubuläre Syndrome i. e. S.*«, d. h. in der Regel genetisch bedingte, isolier-

Abb. 138 a–d (Fortsetzung)

te oder kombinierte Defekte der tubulären Transportsysteme, werden demgegenüber eher selten beobachtet. In funktioneller Hinsicht hat es sich bewährt, zwischen proximalen (2, 3, 10–32) und distalen (6–9, 33–40) Störungen zu unterscheiden. Bei den *proximalen Störungen* handelt es sich in erster Linie um Dysfunktionen der Hauptstücke, die sich vor allem in einer *Einschränkung der Rückresorption* normalerweise in diesem Tubulusabschnitt aus dem Primärharn erfernter Substanzen (s. **b**: »isotonische Flüssigkeitsresorption«), seltener auch in Sekretionsstörungen äußern; daraus ergibt sich eine erhöhte Clearance der verschiedensten gelösten Bestandteile des Blutes. Gut bekannt ist das sog. *de Toni-Debré-Fanconi-Syndrom* (kurz: *Fanconi-Syndrom*), eine deskriptive Bezeichnung für die Kombination von *Glukosurie* (13), *generalisierter Aminazidurie* (14–17), *Phosphaturie* (24), u. U. *metabolischer Azidose* (herabgesetzte Bikarbonat-Rückresorption (20): »Proximale tubuläre Azidose«) u. a. m. Man kennt zahlreiche *symptomatische Formen von Fanconi-Syndrom,* z. B. genetisch bedingte Störungen, wie die Zystinose (S. 893), Mißbildungen, erworbene Schäden der proximalen Tubuli (z. B. bei Schocknieren in der Erholungsphase, durch nephrotoxische Effekte u. a. (55)), ferner seltene idiopathische, z. T. familiäre Varianten und sog. »formes frustes«. Hie und da begegnet man auch Fällen mit *Urikazidurie* (12), z. T. »*tubulärer Proteinurie*« (10) u. a. Eine stark vermehrte Ausscheidung einzelner Aminosäuren kommt bei Hyperaminazidämie im Sinn sog. »*Überlaufaminazidurien*« vor (z. B. Phenylketonurie (S. 889), Ahornsirup-Urin-Krankheit (S. 890), Leberschäden u. a.) oder beruht auf *renal-tubulären Transportdefekten* (z. B. genetisch bedingte Störung bei Zystinurie (15), Hartnup'scher Krankheit (14), Joseph-Syndrom (16) u. a. Man kennt ferner verschiedene Typen von *renaler Glukosurie* (13, »*renaler Diabetes mellitus*«), eine *familiäre Glukoglyzinurie* (13, 16) und eine *renale Phosphaturie* (24, »Vitamin D-resistente Rachitis«). Vorwiegend *distale tubuläre Störungen* treten am häufigsten bei *chronischer Pyelonephritis bzw. interstitieller Nephritis* (56) und anderen Schäden mit bevorzugter Lokalisation im Nierenmark, wie *Nephrokalzinose (61) bzw. hyperkalzämischer Nephropathie, Hypokaliämie* u. a., auf. Sie kennzeichnen sich in erster Linie durch eine *Verminderung der renalen Konzentrierungsfähigkeit* (4, 5, 34), eine *reduzierte Azidifizierung der intratubulären Harns* (39), eine *eingeschränkte Ammoniogenese* (40) und *Entgleisungen des Elektrolytgleichgewichts* (33, 35, 37, 38 u. a.). Klinisch spielen bei distalen tubulären Störungen die *Polyurie* und die *metabolische Azidose* eine besonders wichtige Rolle. In einem kleinen Teil der Fälle liegt offenbar eine *mangelhafte Ansprechbarkeit der Tubulusepithelien auf regulierende Einflüsse* vor, so z. B. auf ADH (34, Rezeptordefekt?) im Fall des *renalen Diabetes insipidus* oder auf Parathyreoidea-Hormon bei *Pseudohypoparathyreoidismus* (36, u. U. auch 24). Ursachen und Pathogenese des sog. *Bartter-Syndroms* (hypokaliämische Alkalose, Hyperreninämie, Hyperaldosteronismus, Hyperplasie des juxtaglomerulären Apparates (s. Abb. 137, S. 768) und der Zwischenzellen (Z)) sind noch unklar; man stellt in solchen Fällen eine Vermehrung von Prostaglandin E im Nierenmark fest und vermutet Zusammenhänge mit einem gestörten Kininstoffwechsel (S. 1256). Damit nicht zu verwechseln ist das *Schwartz-Bartter-Syndrom,* ein paraneoplastisches Syndrom (vor allem bei kleinzelligem Bronchialkarzinom) mit meist kombinierten ACTH- und ADH-Effekten. *Störungen des Gegenstromsystems im Nierenmark,* das die Henle'schen Schleifen (4, 5) und die Sammelrohre (9) umfaßt, lassen sich wie folgt skizzieren: Normalerweise bewirkt der aktive Kochsalztransport im nahezu wasserundurchlässigen aufsteigenden Schenkel (5) in das Interstitium eine zunehmende Hypotonie des aufsteigenden Schleifenharns und eine Hypertonie der interstitiellen Flüssigkeit. Eine vermehrte Durchblutung und ein gesteigerter Lymphabstrom (6) wirken der Hypertonizität des Markinterstitiums entgegen, während z. B. eine Spaltung von Proteoglykanen, wie sie unter dem Einfluß von ADH zu erfolgen scheint, und ein vermehrter Zustrom von Harnstoff (12), der durch die Epithelien frei diffundieren kann, eine verstärkende Wirkung haben. Die Rolle der Zwischenzellen in diesem Wechselspiel ist noch nicht geklärt. Störungen dieses Systems sind z. B. bei *interstitieller Hyalinose bzw. Fibrose* im Markbereich zu erwarten, die den Stoffaustausch in diesem Bereich hemmen dürfte. Wahrscheinlich liegt hierin einer der Gründe, weshalb sich bei medullären Nierenschrumpfungen häufig eine Hyposthenurie einstellt. Bei primärem und sekundärem *Hyperaldosteronismus,* u. a. auch bei kardialen und renalen Ödemen, beobachtet man eine vermehrte Rückresorption von Na^+ (35) und Cl^-, meist auch von H_2O (34), während die K^+-Sekretion nicht in allen Fällen erhöht erscheint (33). Eine vermehrte K^+-Sekretion wird u. a. auch beim *Lightwood-Butler-Albright-Syndrom* festgestellt, das sich überdies durch eine verminderte H^+-Sekretion (39), Ammoniogenese (40) sowie Bikarbonat(38)- und Ca^{++}(36)-Rückreseorption kennzeichnet. *Kombinierte Störungen mehrerer tubulärer Transportsysteme* kommen nicht selten vor, z. B. im Sinn des vorstehend erwähnten Fanconi-Syndroms mit hyperchlorämischer Azidose oder des *Lowe-Syndroms* (hypochlorämische Azidose, erhöhte Phosphat-Clearance, Aminazidurie, erhöhte Brenztraubensäurenausscheidung, Alkalität des Harns u. a. m.). Die im Gebrauch stehenden *Diuretika* beeinflussen die tubulären Transportsysteme auf verschiedenste Weise: *Mannitol* und *Glukose* durch osmotische Wirkung; *Thiazid-Diuretika,* die – wie Azetazolamid und Furosemid – Karboanhydrase-Hemmer sind, vermutlich durch eine mehr oder weniger selektive Hemmung der Na^+-Rückresorption im kortikalen »verdünnenden« Segment (35); *Ethakrynsäure* und *Furosemid* durch eine reversible Inhibition der Rückresorption im ganzen Nephron, besonders aber – wie man annimmt – durch Hemmung der Cl^--Rückresorption im dicken aufsteigenden Schenkel der Henle'schen Schleife (7); *Quecksilberverbindungen* wahrscheinlich durch Freisetzung von anorganischem Hg in den Epithelzellen, was eine Hemmung der für den aktiven Na^+-Transport wichtigen Sulfhydryl-haltigen Enzyme zur Folge zu haben scheint (18, 35, vielleicht auch 37); *17-Spirolaktone* (17-Spironolaktone) durch kompetitive Hemmung der Aldosteronwirkung (35); *Triamteren* durch Hemmung der Na^+-Rückresorption im distalen Tubulusbereich und Störung des Na^+-K^+-Austausches (35/33), 33/37). **c** *Beispiele von Bilanzstörungen renaltubulärer Funktionen.* Im Diagramm links ist grobschematisch – und z. T. im Sinn einer Hypothese – der *intratubuläre Harnstrom* im Bereich der einzelnen Tubulusabschnitte dargestellt: Unter physiologischen Bedingungen unterscheidet sich eine *maximale Antidiurese* (41) von der *maximalen Wasserdiurese* (42) weitgehend durch eine stärkere Rückresorption von intratubulärer Flüssigkeit in den distalen Tubuli, z. T. auch in den Sammelrohren. Bei *allgemeiner Störung der Rückresorption von Flüssigkeit* (43) kann eine noch geringere Harnkonzentrierung resultieren, als wenn – wie dies am häufigsten der Fall ist – vor allem die distalen Tubulusabschnitte in ihren Funktionen gestört sind (wie 42). Bei *Störungen des sog. glomerulo-tubulären Gleichgewichts* (z. B. *Hyperperfusion* eines Nephrons (44), wie sie z. B. bei Schrumpfungen in noch erhaltenen, kompensatorisch hyperplastisch/hypertrophischen Parenchymanteilen vorkommt und u. a. zum Bild der »salt-loosing nephritis« führen kann) wird die tubuläre Endaufbereitung des Harns vom verstärkten Flüssigkeitsstrom gleichsam »überrannt«. Im mittleren Diagramm wird am Beispiel der *Glukose* gezeigt, daß die Rückresorptionskapazität der Tubuli (46) ihre Grenzen hat. Die renale Ausscheidung von Glukose beginnt bei einem *Schwellenwert* von Glukosekonzentration im Blutplasma, der vom *tubulären Transportmaximum für Glukose* (Tm_G) abhängt. Die Mengen an filtrierter Glukose pro Zeiteinheit (45), die den Tm_G-Wert überschreiten (47), werden vollständig im Harn ausgeschieden (48). Die Skizzen 49–52 veranschaulichen die – je nach Substanz – *verschiedenen Typen von Filtration, Rückresorption und/oder aktiver Sekretion:* Filtra-

sondere bei Kindern (sog. »*nephrotische Krisen*«). Die *Prognose* ist bei selektiver Proteinurie (s. o.) meist ziemlich gut, während eine nicht selektive Proteinurie (Proteinurie mit Ausscheidung auch größerer Plasmaproteine als des Albumins) in der Regel auf einen schweren Nierenschaden hinweist. Beruht das nephrotische Syndrom auf einem glomerulonephritischen Prozeß (s. o.), kann sich mit der Zeit ein chronisches Nierenversagen einstellen.

Endstadium sklerosierender glomerulärer Prozesse
Alle Formen von *Schrumpfnieren* (S. 758), gleichgültig, ob es sich um einen primär glomerulären oder andersartigen Prozeß handelt, zeichnen sich durch eine *Hyalinisierung eines Großteils der Glomeruli* und eine *Atrophie bzw. einen Schwund des zugehörigen tubulären Apparats* aus. Das gilt auch für die auf vaskulärer Grundlage entstandenen Typen von Nierenschrumpfung (S. 481 und 1119). Überdies finden sich in wechselndem Maß eine relative und meist absolute *Zunahme der Menge interstitiellen Bindegewebes* und *sekundär-sklerotische Veränderungen an Arterien und Arteriolen,* während im Narbengewebe liegende kleine Blutgefäße öfters teleangiektatisch erweitert sind.
Bei voll ausgebildeten Schrumpfnieren ist es daher nicht immer leicht, ihre Entstehungsweise aufgrund des histologischen Bildes auszumachen (vgl. dazu S. 760).

109.10. Bemerkungen zu den tubulären und interstitiellen Nierenerkrankungen

Allgemeine Hinweise und Begriffe zu den Störungen des tubulären Apparats und den krankhaften interstitiellen Prozessen der Nieren

Definitionen: *Tubuläre und interstitielle Veränderungen der Nieren,* die sich im Gefolge pathologischer Prozesse an den Glomeruli und/oder auf der Grundlage einer vaskulären Nephropathie (S. 759) einstellen, sind *sekundärer Natur* und tragen als solche meist keine besonderen Namen. Die *primären tubulären und interstitiellen Nierenaffektionen* lassen sich in mehr oder weniger rein *tubuläre Syndrome* einerseits und eine Gruppe verschiedener Krankheiten andererseits trennen, bei denen eine *gemischt tubuläre und interstitielle Veränderung* das pathologische Geschehen charakterisiert. Solche kombinierte Störungen kennzeichnen die meisten nicht hereditären Formen, da tubuläre Schäden in der Regel interstitielle Reaktionen hervorrufen und primär interstitiell lokalisierte Prozesse – etwa entzündliche Vorgänge – häufig tubuläre Funktionsänderungen nach sich ziehen. In pathomorphologischer Hinsicht ist es überdies üblich, *proximale* und *distale tubuläre Störungen* zu unterscheiden, wenn auch eine klare Trennung oft nicht möglich ist.

Als *tubuläre Syndrome* bezeichnet man isolierte oder kombinierte Defekte tubulärer Transportsysteme einer Vielzahl von Erkrankungen, die in Einzelfällen auf extrarenalen Ursachen beruhen, meistens aber auf renale Störungen zurückgehen. Die letzteren sind häufig, jedoch nicht immer, mit pathomorphologischen Veränderungen des Nierengewebes verbunden.
Gemischt tubuläre und interstitielle Nierenaffektionen kennt man ebenfalls in großer Zahl. Sie umfassen, neben besonderen Erkrankungen, wie der Schockniere (S. 753), den akuten toxischen Nephropathien (S. 786), der Gichtniere (S. 1009), der Myelomniere (S. 1222), der chronischen Nierentuberkulose (S. 1969) u. a. m., insbesondere die – hinsichtlich Inzidenz – große Gruppe der Pyelonephritiden sowie der interstitiellen Nephritiden und der interstitiellen Sklerosen (s. Abb. 138).
Die »*proximalen tubulären Störungen*« sind durch eine Dysfunktion vor allem der Hauptstücke charakterisiert, bei wenig oder nicht veränderten glomerulären und distalen tubulären Funktionen. In diese Gruppe

Abb. 138 a–d (Fortsetzung)
tion und vollständige Rückresorption (49, normalerweise z. B. Glukose sowie die Spuren von Proteinen, die filtriert werden, vgl. dazu Abb. 137, S. 768); Filtration und partielle Rückresorption (50, z. B. Na^+, K^+, Ca^{++}, Cl^-, HPO_4^{--} und viele andere); reine Filtration (51, angenähert zutreffend für Inulin, beschränkt für Kreatinin); aktive Sekretion (52, z. B. Diodrast u. a.). **d** *Einige morphologische Befunde bei renal-tubulären Störungen.* Bei mangelnder Ansprechbarkeit der Tubuli auf stimulierende Hormone (53, *Rezeptordefekt?*) bzw. *Enzymdefekten* (54) auf genetischer Grundlage finden sich rein morphologisch oft keine deutlichen Veränderungen. *Proximale tubuläre Störungen* treten – oft vorübergehend – vor allem in der Regenerationsphase nach *Hauptstückschäden* (z. B. bei Schocknieren oder nach Einwirkung von Nephrotoxinen) auf, d. h. wenn die Epithelien noch nicht völlig ersetzt und/oder noch nicht genügend ausdifferenziert sind (55). *Distale tubuläre Störungen* beobachtet man am häufigsten bei *chronischer Pyelonephritis* bzw. *chronischer interstitieller Nephritis* mit Läsionen der Tubuluswände (Pfeil, 56), ferner bei *Schrumpfungen anderer Art* (57) (z. B. chronische *Gichtniere,* 58), *Myelomniere* (59) ohne oder mit *Amyloidose* (60), *diffuser Nephrokalzinose* (61), *diffuser Infiltration der Nieren durch neoplastische Zellen* (62, z. B. akute Leukämien), *Schäden eines Großteils der Nierenpapillen* (63) u. a. m.
Abkürzungen der Aminosäuren (14–17: wie in Abb. 129, S. 695); E = Epithelzellen; BM = Basalmembran; K = Kapillaren; $\Delta\pi$ = Differenz des kolloid-osmotischen Druckes; ΔP = Differenz des hydrostatischen Druckes zwischen Kapillarlumen und peritubulärem Raum; K. a. = Karboanhydrase; G = Glutaminase; GFR = Glomerulumfiltrat; $(TF/P)_{Inulin}$ = Konzentrierungsfaktor für Inulin; U = Uratkristalle; PZ = Proteinzylinder; RZ = mehrkernige Riesenzelle; A = Amyloid; KZ = Kalkzylinder

gehören einesteils eine erhebliche Zahl hereditärer Defekte umschriebener tubulärer Transportmechanismen, anderenteils Formen, die wegen einer mehr oder weniger allgemeinen Schädigung der proximalen Tubuli mit den verschiedensten Funktionsstörungen dieser Strukturen verbunden sind. Da das proximale Segment des tubulären Apparats vor allem die Rückresorption von im glomerulären Ultrafiltrat vorhandenen Substanzen besorgt, beobachtet man in solchen Fällen eine *erhöhte renale Clearance der verschiedensten gelösten Bestandteile des Blutplasmas,* verbunden z. B. mit generalisierter Aminazidurie, Glukosurie, Urikazidurie und/oder Phosphaturie. Gehen mit dem Urin größere Mengen von Bikarbonat verloren, kann sich zudem eine metabolische Azidose entwickeln. Viele proximale tubuläre Syndrome sind zudem durch eine Ausscheidung niedermolekularer Eiweiße und Polypeptide charakterisiert (»tubuläre« Proteinurie). Stehen *distale tubuläre Störungen im Vordergrund,* fehlt es u. a. an der renalen Konzentrationsfähigkeit, an der Ansäuerung des Urins und an der Fähigkeit des Organs, das Elektrolytgleichgewicht des Körpers zu regulieren. Folgen davon sind u. a. *Störungen des Wasser-, Salz- sowie Säuren- und Basenhaushalts,* insbesondere Polyurie und metabolische Azidose. Solche Befunde erhebt man in erster Linie bei schweren *Schäden den Nierenmarks,* man begegnet ihnen u. U. bei weitgehend intakter Morphologie des Gewebes, z. B. bei Hyperkalzämie, Hypokaliämie und unter der Einwirkung gewisser Substanzen, wie Amphoterizin B. Eine schematische Übersicht über die wichtigsten Formen tubulärer Funktionsstörungen findet sich in Abb. 138.

Sog. tubuläre Syndrome

Ursachen und **Pathogenese:** Pathophysiologisch lassen sich die tubulären Syndrome zunächst in folgende zwei Hauptgruppen unterteilen: a) solche mit vermindertem oder aufgehobenem Harnstrom und b) Formen mit erhaltenem tubulärem Harntransport.

Ein weitgehendes oder vollständiges *Sistieren des tubulären Harntransports* und dessen mögliche Ursachen haben wir anläßlich der Besprechung des *akuten Nierenversagens* kennen gelernt (S. 752).

Ist der *Harnstrom in den Tubuli noch erhalten,* ergibt sich eine weitere Unterteilung der tubulären Syndrome in a) diejenigen, bei denen die Mehrzahl der tubulären Funktionen gestört ist, und b) solche, die sich durch den Ausfall nur einzelner oder mehrerer tubulärer Leistungen auszeichnen.

Eine *schwere Störung mehrerer tubulärer Funktionen,* die sich u. a. in einer Polyurie und Hyposthenurie äußert, wird bei partiellen Tubulusnekrosen oder im Erholungsstadium nach akuter Niereninsuffizienz angetroffen.

Sind nur *einzelne oder eine beschränkte Zahl spezifischer Tubulusfunktionen* gestört, kommen ursächlich und pathogenetisch verschiedene Möglichkeiten in Betracht: Zunächst kann es sich um einen *hereditär bedingten Enzym-, Stoffwechsel- oder Permeabilitätsdefekt* handeln, der eines der oben erwähnten tubulären Transportsysteme unwirksam macht oder zum mindesten beeinträchtigt. Über die biochemischen Hintergründe dieser Defekte weiß man noch wenig. Ferner ist denkbar, daß die *Ansprechbarkeit der tubulären Epithelien auf regulierende Einflüsse nicht oder nur teilweise der Norm entspricht,* so wegen Fehlens membranständiger Rezeptoren für Hormone (vgl. dazu den renalen Diabetes insipidus, s. u.). Ein weiterer Mechanismus besteht darin, daß *einzelne tubuläre Abschnitte geschädigt sind,* und damit die dort lokalisierten Funktionen nicht mehr in ausreichendem Maß ausgeübt werden. Dies kann der Fall sein, wenn infektiöse bzw. andere krankhafte interstitielle Prozesse oder toxische Einflüsse bevorzugt gewisse Segmente des tubulären Apparats in Mitleidenschaft ziehen. Naturgemäß handelt es sich hierbei überwiegend um erworbene Störungen (s. o.: »proximale« und »distale« tubuläre Störungen). Schließlich besteht die Möglichkeit, daß zum mindesten in einem Teil der Nephronen das sog. *glomerulotubuläre Gleichgewicht gestört* ist, indem der tubuläre Apparat eines Nephrons infolge Atrophie oder andersartiger Schädigung die Endaufbereitung eines noch reichlich anfallenden Glomerulusfiltrats nicht mehr in ausreichendem Maß zu vollziehen vermag.

Folgen tubulärer Syndrome: Da die biochemischen Ursachen und die Lokalisation der verschiedenen Störungen bei tubulären Syndromen noch weitgehend unbekannt sind, ist eine wesensmäßige Einteilung (z. B. Enzymdefekte, Permeabilitätsstörungen, Rezeptordefekte, Schädigungen bestimmter Tubulusabschnitte u. a.) derselben noch nicht in befriedigender Weise möglich. Für die *Klassifikation* richtet man sich daher vor allem nach den Substanzen bzw. Ionen, deren tubuläre Rückresorption abnorm, d. h. aufgehoben, beeinträchtigt oder gesteigert sind. Abgesehen von der bereits erwähnten *Störung der meisten tubulären Funktionen* (s. o.), gilt dieses Einteilungsprinzip vor allem für Fälle, die sich durch den *Ausfall einzelner bzw. weniger spezifischer Tubulusfunktionen* auszeichnen. Im besonderen wird üblicherweise wie folgt gegliedert:

a) *Verminderung der Rückresorption von Zucker, Aminosäuren und/oder Phosphat,* wie bei sog. renalem Diabetes, Glykophosphatdiabetes, Vitamin D-resistenter Rachitis, de Toni-Debré-Fanconi-Syndrom, familiärer Glukosurie mit Aminazidurie, Amindiabetes mit Rachitis und familiärer Zystinurie.

b) *Störungen der Rückresorption von Natrium, Chlor und Wasser* bei erhaltener oder gestörter Kaliumausscheidung, wobei man Formen mit gesteigerter und solche mit verminderter Natrium-, Chlor- und Wasserrückresorption auseinanderhält:
Gesteigerte Rückresorption von Natrium, Chlor und/oder Wasser, wie bei kardialen und renalen

Ödemen, primärem Hyperaldosteronismus und Bartter-Syndrom (S. 813).
Verminderte Rückresorption von Natrium, Chlor und Wasser, wie bei einzelnen Formen von chronischer Nephritis mit gleichmäßiger Insuffizienz der Rückresorption von Elektrolyten und Wasser, ferner bei »salzverlierender Nephritis«, mit überwiegender Elektrolyt-Rückresorptionsstörung, und beim renalen Diabetes insipidus, wo es nur an der Wasserrückresorption fehlt.

c) *Störungen der Rückresorption von Bikarbonat bzw. der Sekretion von Wasserstoffionen, Kalium und/oder Ammoniak,* u. U. verbunden mit Störungen der Wasser-, Natrium- und Chlorrückresorption, wie bei der »potassium-loosing nephritis« (gesteigerte Kaliumsekretion), beim Hyperaldosteronismus (vermehrte Sekretion von Kalium und Rückresorption von Bikarbonat, u. U. auch von Natrium) beim Lightwood-Butler-Albright-Syndrom (herabgesetzte H^+-Sekretion und Ammoniogenese bei erhöhter Kaliumsekretion sowie verminderter Bikarbonat-, u. U. Kalziumrückresorption).

d) *Kombinierte Störung mehrerer tubulärer Transportsysteme,* wie beim Fanconi-Syndrom mit hyperchlorämischer Azidose (s. u.), beim Lowe-Syndrom (hypochlorämischer Azidose und Hypophosphatämie bei erhöhter Phosphat-Clearance, Aminazidurie, alkalischem Urin, erhöhter Brenztraubensäure-Ausscheidung u. a. m.) und bei der »Osteopathia acidotica pseudorachitica« (Fanconi).

Eine Übersicht über tubuläre Syndrome findet sich in Tabelle 52.

Morphologisch lassen sich sog. *symptomatische tubuläre Syndrome,* die sich im Gefolge einer bekannten Nierenschädigung entwickeln, oft aufgrund der für die letztere mehr oder weniger charakteristischen Strukturstörungen verständlich machen. Dies gilt etwa für die verschiedenen Formen von akutem Nierenversagen (S. 752), ferner für die einzelnen Krankheiten, die

Tabelle 52. Übersicht über die wichtigsten renal-tubulären Syndrome (Auswahl)

Hereditäre bzw. familiäre Störungen	Erworbene Störungen
1. *Schwere Beeinträchtigung der Mehrzahl der spezifischen tubulären Funktionen mit erhaltenem tubulärem Harntransport*[1]	
	Tubuläre Nekrose verschiedener Aetiologie, frühdiuretische Phase
2. *Proximale reno-tubuläre Störungen*	
2.1. *Störung einzelner oder mehrerer spezifischer »proximaler« tubulärer Funktionen*	
Renale Glukosurie (renaler Diabetes mellitus: Typ A; Typ B; Mischformen der Typen A und B)	Symptomatische renale Glukosurie bei: gewissen Glomerulonephritiden, chronischer Pyelonephritis; Schockniere; toxischen Nephropathien (Vergiftung mit Blei-, Quecksilber-, Uraniumsalzen, Kaliumzyanid, Kaliumferrizyanid)
Renale Phosphaturie (Vitamin D-refraktäre Rachitis)	
Pseudohypoparathyreoidismus I	
Familiäre Zystinurie	
Familiäre Glyzinurie z. T. mit Iminoglyzinurie; Joseph-Syndrom	
Hartnup-Krankheit	
Familiäre Glukoglyzinurie, familiäre Glukoaminoazidurie	
	Glukophosphatdiabetes
Amindiabetes mit Rachitis	
Fanconi-Syndrom (de Toni-Debré-Fanconi-Syndrom):	
Idiopathische (gewisse sporadische (?) und familiäre) Formen	
Symptomatische Varianten: im Rahmen genetisch bedingter Störungen (Zystinose; Tyrosinose, hereditäre Fruktoseintoleranz; Wilson'sche Krankheit u. a.); bei Nierenmißbildungen (medulläre Zystennieren u. a.)	Fanconi-Syndrom, symptomatische Varianten mit/bei: gewissen Glomerulonephritiden; nephrotischem Syndrom; multiplem Myelom; Amyloidose u. a.; nach: (degradiertem) Tetrazyklin; 6-Merkaptopurin; Vitamin D-, Blei-, Quecksilber-, Uranium-, Kadmium-Vergiftungen
»Formes frustes«: Diabetes glucoaminicus; Diabetes glucophosphaticus; Diabetes phosphoaminicus	
2.2. *Gleichzeitige Störung mehrerer Funktionsgruppen*	
Fanconi-Syndrom mit proximaler tubulärer (hyperchlorämischer) Azidose	
Lowe-Syndrom	
»Osteopathia acidotica pseudorachitica« (Fanconi)	

Tabelle 52 (Fortsetzung)

Hereditäre bzw. familiäre Störungen	Erworbene Störungen
3. *Distale (distal akzentuierte) reno-tubuläre Störungen*	
	Kardiale und renale Oedeme
	Hyperkaliurie als Folge von Saluretikabehandlung
Familiäre kaliumverlierende Nephritis (Liddle-Syndrom)	»Kaliumverlierende Nephritis« bei chronischer Pyelonephritis
Hypokaliämische Alkalose (Bartter-Syndrom)	u. a.
»Pseudo-Hypoadrenokortizismus«	»Salzverlierende Nephritis« bei verschiedenen Formen sog. interstitiell sklerosierender Nephropathien, insbesondere chronischer Pyelonephritis
Distale tubuläre Azidose, familiäre Formen	Distale tubuläre Azidose bei: Dys- oder Paraproteinämie; Hyperparathyreoidismus; Vitamin D-Intoxikation; Schädigung durch Amphoterizin B u. a.
Lightwood-Butler-Albright-Syndrom	Lightwood-Butler-Albright-Syndrom bei: chronischer Pyelonephritis; Sulfonamidintoxikation u. a.
	Sog. inkomplete tubuläre Azidose
	Gemischte hyperchlorämische Azidose bei chronischer Niereninsuffizienz verschiedener Genese
Diabetes insipidus renalis	Diabetes insipidus renalis bei organischen chronischen Nierenerkrankungen (Pyelonephritis, Periarteriitis nodosa, Nephrokalzinose, Hydronephrose, Kaliumverlust, multiples Myelom, Amyloidose, nephrotoxische Syndrome, z. T. mit Tubulusepithel-Nekrosen u. a.)

1 Tubuläre Syndrome mit weitgehendem oder vollständigem Sistieren des tubulären Harnstroms (z. B. akute interstitielle Nephritis, Schockniere, Sublimatniere) sind bei der Besprechung des *akuten Nierenversagens* abgehandelt worden (S. 752).
Für tubuläre Syndrome suprarenaler (z. B. Hyperaldosteronismus, zentraler Diabetes insipidus, Schwartz-Bartter-Syndrom) oder extra-renaler Aetiologie (z. B. Hyperaminoazidurien im Sinn sog. Überlauf-Hyperaminoazidurien (Phenylketonurie, Ahornsirup-Urin-Krankheit, Leberschäden u. a.) sei auf die entsprechenden Abschnitte verwiesen.

zu einer chronischen Niereninsuffizienz mit tubulärem Syndrom führen können (vgl. dazu S. 758). Bei vielen – *meist hereditären – idiopathischen tubulären Syndromen* besteht über allfällige morphologische Veränderungen des Nierengewebes und deren Bedeutung noch keine Einigkeit. So wurden bei der renalen Glukosurie (renaler Diabetes mellitus) eine Dilatation und epitheliale Abflachung der Nierenhauptstücke beschrieben, die sich nachträglich nicht als typische Veränderung bestätigen ließen und vermutlich auf andere Ursachen zurückgingen. Oder es wurde beim de Toni-Debré-Fanconi-Syndrom (s. u.) eine schwanenhalsartige Veränderung im Abgangsbereich der Hauptstücke aus dem Bowman'schen Kapselraum sowie eine Verkürzung der proximalen Tubuli, teilweise verbunden mit Vakuolenbildung und Verminderung der alkalischen Phosphataseaktivität im Bereich der Hauptstückepithelien sowie interstitieller Fibrose, hervorgehoben, ein Befund, der sich offenbar ebenfalls nicht durchwegs bestätigen ließ. Es ließen sich noch weitere Beispiele umstrittener morphologischer Veränderungen bei tubulären Syndromen anführen. Diese Fragen bedürfen offensichtlich einer weiteren Klärung.

Beispiele tubulärer Syndrome:

- Eine *Hyperaminazidurie* ist keineswegs immer Ausdruck einer renalen Störung. Bei sog. *»Überlaufhyperaminazidurien«* (vgl. dazu Phenylketonurie, Ahornsirup-Urin-Krankheit und Leberkrankheiten) beruht sie auf einer Hyperaminazidämie, so daß die normale Rückresorptionskapazität des tubulären Apparats für Aminosäuren überschritten wird. Das letztere kann für bestimmte Aminosäuren auch zutreffen, ohne daß eine Hyperaminazidämie vorliegt (sog. Hyperaminazidurie »ohne Nierenschwelle«, wie bei der Sukzinylargininurie). Demgegenüber liegt den *renalen Hyperaminazidurien* ein tubulärer Transportdefekt zugrunde. Bei der *Zystinurie* ist die Rückresorption der Aminosäuren Zystin, Lysin, Arginin und Ornithin gestört, bei der *Hartnup-Krankheit* diejenige der neutralen Aminosäuren (S. 778) und beim *Joseph-Syndrom* die von Prolin, Hydroxyprolin und Glyzin *(familiäre Glyzinurie).*
- Unter dem *Fanconi-Syndrom (de Toni-Debré-Fanconi-Syndrom),* einem klinischen, deskriptiven Begriff, versteht man eine Kombination von Glukosurie, generalisierter Aminazidurie, Phosphaturie und oft einer sog. proximalen tubulären Azidose. Neben *idiopathischen* (sporadischen oder familiären) Formen kennt man eine große Zahl *symptomatischer* Varianten, denen genetisch bedingte metabolische Störungen mit Beeinträchtigung der tubulären Funktionen, u. U. Mißbildungen, ferner erworbene Krankheiten, medikamentös verursachte Schäden oder nephrotoxische Effekte zugrunde liegen können. Die Zystinose (S. 893) ist nur eine von vielen Krankheiten, die mit einem Fanconi-Syndrom einhergehen kann. Die unspezifische Funktionsstörung des tubulären Apparats (vor allem der Hauptstücke) ist – entsprechend der Vielfalt der epithelschädigenden Mechanismen – mit verschiedenartigen morphologischen Veränderungen verbunden (vgl. dazu Tabelle 52).
- Wahrscheinlich sog. »Formes frustes« des Fanconi-Syndroms entsprechen tubuläre Syndrome, bei denen der eine oder andere Transportdefekt klinisch nicht manifest wird, z. B. der *Diabetes glucoaminicus,* der *Diabetes glucophosphaticus* und der *Diabetes phosphoaminicus.*

- Die vermutlich autosomal-dominant vererbte *renale Glukosurie Typ A* ist durch eine selektive Glukoserückresorptionsstörung in den proximalen Tubuli gekennzeichnet. Das Wesen des Defekts konnte bisher nicht aufgedeckt werden. Man denkt u. a. an einen oder mehrere Enzym- bzw. Trägerdefekte. Morphologisch fanden sich bisher keine regelmäßig anzutreffenden Veränderungen. Beim sog. *Typ B der renalen Glukosurie* ist der tubuläre Transport von Glukose als Funktion der Blutzuckerkonzentration lediglich im Sinn eines flacheren Anstiegs der Kurve gegenüber der Norm verändert. Pathogenetisch steht hier ein sog. glomerulotubuläres Ungleichgewicht zur Diskussion, wobei ein Teil der Nephronen mehr, ein anderer weniger Glukose rückresorbieren würde, als dies normalerweise der Fall ist. Man kennt auch Mischformen der Typen A und B, ferner eine hereditäre Kombination der letzteren mit Glyzinurie *(familiäre Glukoglyzinurie)*.
- Eine *Phosphaturie* bei normalen tubulären Funktionen entsteht, wenn die Rückresorptionskapazität überschritten wird, z. B. im Sinn der *einfachen Phosphaturie* bei prärenalen Besonderheiten des Stoffwechsels oder im Rahmen einer metabolischen Azidose, die mit einer vermehrten Ausschwemmung von Phosphaten aus dem Knochen verbunden ist. Demgegenüber liegt bei der *»renalen« Phosphaturie (Vitamin D-refraktäre Rachitis)* eine Verminderung der tubulären Phosphatrückresorption vor. Die Pathogenese dieses – möglicherweise nicht einheitlichen – Krankheitsbildes, das überwiegend X-chromosomal dominant vererbt zu werden scheint, ist noch nicht geklärt. Am besten belegt ist wohl die Hypothese einer hereditär gesteigerten Hemmbarkeit der proximalen Phosphatrückresoption durch normale Parathyreoideahormonkonzentrationen. Als Alternative kommen ein sekundärer Hyperparathyreoidismus und – wenig wahrscheinlich – Störungen des Vitamin D-Stoffwechsels in Betracht (S. 822). Der Hinweis auf eine mehr allgemeine Störung ergibt sich z. T. aus den übrigen, bei der »renalen« Phosphaturie erhobenen Befunden, wie herabgesetzte Kalziumresorption im Darm, leichte Hypokalzämie, Hypophosphatämie und Rachitis bzw. Osteomalazie.
- Beim sog. *Pseudohypoparathyreoidismus I*, der dominant vererbt wird, sprechen die Tubulusepithelien der Nieren und wahrscheinlich auch der Knochen auf Parathyreoideahormon nicht oder wenig an. Folgen davon sind eine vermehrte Phosphatrückresorption mit Hyperphosphatämie und Hypokalzämie, wobei oft Muskelkrämpfe und Tetanie sowie Verkalkungen von Weichteilen (Basalganglien, Haut und Unterhaut u. a.) zustande kommen. Zu den weiteren Stigmata des Leidens gehören eine Brachydaktylie, insbesondere der 4. und 5. Finger, ein Mondgesicht und eine verminderte Intelligenz.
- Komplex und z. T. noch nicht endgültig geklärt ist die Pathogenese der *idiopathischen Hyperkalzurie* und der *Hyperoxalurie* (vgl. dazu *Oxalose* und *Oxalurie*, S. 892).
- Im Gegensatz zu verschiedenen Formen von erworbener Hypokaliämie liegt bei der *familiären kaliumverlierenden Nephritis (Syndrom von Liddle)* eine nicht durch Aldosteron bedingte Neigung zu Kaliumverlust und Natriumretention vor, die sekundär einen arteriellen Hochdruck nach sich zieht.
- Einer Störung der renalen Kochsalzrückresorption begegnet man in erster Linie im Rahmen einer sog. *»salzverlierenden Nephritis«*, insbesondere bei chronischer Pyelonephritis, wobei pathogenetisch eine Hyperperfusion der noch durchströmten Nephrone bzw. eine osmotische Diurese und/oder ein mangelhaftes Ansprechen der Tubulusepithelien auf Mineralkortikoide im Vordergrund stehen dürften.
- Die sog. *tubulären Azidosen* umfassen eine Gruppe verschiedenartiger Störungen, die durch die Unfähigkeit der Nieren zur ausreichenden Azidifikation des Urins gekennzeichnet sind. Daraus ergibt sich eine mehr oder weniger ausgeprägte metabolische Azidose mit u. a. einer Hyperchlorämie. Bei der *»proximalen tubulären Azidose«* besteht offenbar, vor allem im Bereich der Hauptstücke, eine verminderte Bikarbonatrückresorptionskapazität, verbunden mit einer entsprechend herabgesetzten Fähigkeit zur Ansäuerung des Tubulusinhalts durch Sekretion von Wasserstoffionen. Nach Abfall der Konzentration von Bikarbonat im Blut kann jedoch das Urin-pH auf unter 5 absinken. Diese Form von tubulärer Azidose findet sich z. B. im Rahmen eines Fanconi-Syndroms. Bei der sog. *»distalen tubulären Azidose«* vermögen die distalen Tubulusabschnitte im Endeffekt – aus z. T. noch umstrittenen, zumindest aber komplexen Gründen – keinen genügend hohen H^+-Gradienten zwischen der extrazellulären Flüssigkeit und dem Tubulusinhalt zu entwickeln (»gradient defect«), so daß der Urin weniger titrierbare Säure und Ammoniak, der ja als Antwort auf sauren Tubulusinhalt sezerniert wird, enthält. Überdies kommt es oft zu einer verstärkten Sekretion von K^+, anstelle von H^+, im Austausch gegen Na^+. Wenigstens in einem Teil der Fälle mit klassischer renaler tubulärer Azidose (Typ I) scheint auch eine Störung der Rückresorption von Na^+ und Cl^- zu bestehen. Weil das minimale Urin-pH bei tubulärer Azidose um 6 liegt und meist eine Hyperkalziurie besteht, entwickelt sich häufig eine Nephrokalzinose (S. 793). Von einer *inkompletten tubulären Azidose* sprechen wir, wenn der tubuläre Azidifikationsdefekt durch Ammoniogenese soweit kompensiert wird, daß keine Blutazidose zustande kommt. Tubuläre Azidosen treten einesteils als isolierte, sporadische oder familiäre Defekte, anderenteils im Rahmen einer bestimmten Krankheit auf: Die proximalen Formen bei jenen Leiden, die gehäuft mit einem Fanconi-Syndrom verbunden sind, die distalen z. B. bei Dys- oder Paraproteinämien (S. 1222), Hyperparathyreoidismus, Vitamin D-Intoxikation oder Schädigung durch Amphoterizin B. Gewisse Fälle von chronischer Niereninsuffizienz, bei denen sich die urämische Azidose im Verhältnis zur glomerulären Filtrationsreduktion früh entwickelt, gehören z. T. ebenfalls zu den symptomatischen tubulären Azidosen *(gemischte hyperchlorämische Azidose bei chronischer Niereninsuffizienz)*. Solche Patienten vermögen, trotz Azidose und Säurebelastung mit NH_4Cl, das Urin-pH nicht in nennenswertem Maß zu senken, im Gegensatz zur rein urämischen Azidose.
- Der *Diabetes insipidus renalis* tritt in hereditärer und erworbener Form in Erscheinung. Beim *Erbleiden* handelt es sich um einen geschlechtsgebunden-rezessiv übertragenen Defekt, der beim Mann zu einem völligen, bei der – meist – heterozygoten Frau zu einem teilweisen Nichtansprechen der Tubulusepithelien auf antidiuretisches Hormon (ADH) führt. Ob es sich hier um einen Defekt der ADH-Rezeptoren an der Zelloberfläche handelt, ist nicht erwiesen. Folgen dieser Störung sind eine dauernde Polyurie und entspreche Polydipsie, ferner – wegen des enormen Harnflusses und der z. T. willentlichen Verhaltung der Harnblasenentleerung – oft eine Harnblasendilatation bzw. -atonie und bilaterale Hydronephrose. *Erworbene (symptomatische) Formen* von renalem Diabetes insipidus erreichen in der Regel bei weitem nicht das Ausmaß der hereditären Variante beim Mann. Ursächlich kommen verschiedene chronische Nierenkrankheiten in Frage (s. Tabelle 52), insbesondere solche, die mit Markschäden verbunden sind.

Bemerkungen zu den gemischt tubulären und interstitiellen Störungen

Es wurde bereits hervorgehoben, daß primär tubuläre Nierenschäden oft zu reaktiven Veränderungen im bindegewebigen Interstitium führen (vgl. dazu Myelomniere, S. 1379). Wesentlich wichtiger aber sind gegenteilige Vorgänge, nämlich eine Beeinträchtigung der Integrität des tubulären Apparats durch krankhafte Prozesse, die sich primär am Gefäß-Bindegewebssystem der Nieren abspielen. Dies geht schon aus der

Liste der Krankheiten hervor, die mit symptomatischen tubulären Syndromen verbunden sein können (vgl. dazu Tabelle 52).

Pathogenese tubulärer Schäden bei primär interstitiellen Nephropathien: Obwohl nach der bereits aufgeführten »whole nephron«-Theorie (S. 745) Nephronen in der Regel entweder gänzlich ausfallen oder weitgehend funktionieren bzw. eine erhöhte Leistungsfähigkeit besitzen sollen, hat diese Faustregel keine absolute Gültigkeit. Abgesehen von glomerulären Veränderungen, wie segmentalen Sklerosierungen der Nierenkörperchen, die den Harnstrom im einzelnen Nephron sehr wahrscheinlich einschränken, aber nicht gänzlich sistieren lassen, kann auch der Tubulusanteil eines Nephrons eine *partielle Funktionseinbuße* erleiden. Dies ist etwa der Fall, wenn der glomeruläre Anteil eines Nephrons noch weitgehend intakt ist, einzelne oder weite Teile des zugehörigen tubulären Systems aber durch pathologische Vorgänge im angiomesenchymalen Bereich der Umgebung Schaden erleiden. Die Natur solcher interstitieller Prozesse kann ganz verschieden sein. Am häufigsten haben wir es mit *infektiös-entzündlichen Veränderungen* im Sinn einer Pyelonephritis bzw. interstitiellen Nephritis zu tun, die einerseits auf die Tubulusepithelien übergreifen und diese direkt schädigen können, andererseits über eine entzündliche Infiltration, Ödem und/oder Fibrosierung der Blutversorgung des tubulären Apparats beeinträchtigen. Ähnliche Auswirkungen haben *entzündliche bzw. fibrosierende Vorgänge nicht infektiöser Genese,* wie z. B. nach Einwirkung ionisierender Strahlen, Ablagerung von Uratkristallen, wie bei der Gichtniere, bzw. von Kalziumsalzen, wie bei Nephrokalzinose, oder im Rahmen interstitiell ablaufender Immunreaktionen auf andere als mikrobielle Antigene. Der Austritt von *Tamm-Horsfall-Protein* ins Interstitium scheint ebenfalls eine entzündliche Reaktion hervorrufen zu können. In gewissen Fällen, so bei akuten Leukämien, kommt es zu einer diffusen *Infiltration des Niereninterstitiums durch neoplastische Zellen,* was u. a. die Diffusionsstrecke zwischen Blutgefäßen und Parenchymzellen verlängern kann, jedoch nur selten zu klinischen Symptomen Anlaß gibt. Im Sinn einer Schranke, die den Stoffaustausch behindert, wirkt sich eine mehr oder weniger diffuse *Ablagerung verschiedenartigen Materials* im Bereich des interstitiellen Bindegewebes und/oder der tubulären Basalmembranen aus, wie dies bei der klassischen Amyloidose (S. 914), bei Mukopolysaccharidosen (S. 964), bei Gicht (S. 1005) u. a. m. beobachtet wird.

Schließlich ist daran zu erinnern, daß *vaskuläre Nephropathien* (vgl. dazu S. 748) ebenfalls mit Störungen des tubulären Apparats einhergehen können. Daß *Mißbildungen,* wie die verschiedenen Formen von Zystennieren, oft mit einer normalen nephronalen Funktion interferieren, bedarf keiner weiteren Erklärung (S. 750).

Unabhängig von Ursache und Wesen einer vorwiegend interstitiellen Nephropathie, hängen *Art und Ausmaß der tubulären Störungen* in solchen Fällen vor allem von der *Lokalisation bzw. Ausdehnung des krankhaften Prozesses* sowie von seinem *Schweregrad* ab. Klinisch ins Gewicht fallende Mängel tubulärer Funktionen sind nur zu erwarten, wenn die Mehrzahl der Nephronen betroffen ist, d. h. wenn die Veränderung wenigstens einen Teilabschnitt der Tubuli mehr oder weniger *diffus* ergreift. *Herdförmige Nierenveränderungen,* die nur einen kleinen Teil des Organs betreffen, führen fast nie zu klinisch wahrnehmbaren tubulären Störungen.

Morphologisch findet sich bei interstitiellen Nephropathien das für die jeweilige Krankheit mehr oder weniger typische Bild.

Beispiele:

- Leichte Formen von *akuter (»nicht destruktiver«) interstitieller Nephritis,* wie sie z. B. bei *Infektionskrankheiten* (Scharlach, Diphtherie, Bruzellosen, Typhus abdominalis, Puerperalfieber, Weil'scher Krankheit u. a.) oder bei *Überempfindlichkeitsreaktionen* gegen Medikamente vorübergehend auftreten können, verursachen oft nur eine geringfügige Proteinurie und Hämaturie. In schweren Fällen können sich eine Oligurie/Anurie und eine Azotämie einstellen (vgl. dazu akute Niereninsuffizienz, S. 752).
- *Pyelonephritiden* (S. 787) im chronischen Stadium neigen nicht selten zu Polyurie und hyperchlorämischer Azidose, hie und da zu renalem Salzverlust (»salt-losing« nephritis) mit Hyper- oder isolierter Hypokaliämie. Wahrscheinlich hängen diese krankhaften Zeichen mit einer Schädigung vor allem der distalen Tubulusabschnitte zusammen.
- Während die *Strahlenfibrose der Nieren* schon in ihrer leichteren Form eine renale Hypertonie erzeugen kann, sind erhebliche tubuläre Schädigungen in der Regel nur in schweren Fällen zu beobachten.
- *Transplantierte Nieren* mit Zeichen einer chronischen Abstoßungsreaktion, d. h. einem fibrosierenden interstitiellen Ödem und lymphoplasmazellulären Infiltraten, weisen mitunter eine herabgesetzte Ansprechbarkeit der Tubuli auf ADH auf. Ähnliche Beobachtungen hat man in Fällen von *multiplem Myelom, Nierenbefall bei Amyloidose, hyperkalzämischer Nephrokalzinose, Sichelzellenanämie* u. a. gemacht.
- Ungefähr 30–50% der Patienten mit *primärer Gicht* (S. 1005), einem Erbleiden mit Hyperurikämie, lassen Zeichen einer Nierenschädigung erkennen (»Gichtniere«). Die hohe Harnsäurekonzentration im Harn hat oft die Bildung von Uratkristallen in den Tubuli, insbesondere in den Sammelrohren, und von Uratkonkrementen in den Harnwegen zur Folge: 10–25% der Kranken leiden an Nephro-(Uro-)lithiasis. Überdies entstehen mit der Zeit im Interstitium der Mark-Rindengrenze und der Papillen sog. Tophi, d. h. Ansammlungen fächerförmiger Uratkristalle mit histiozytärer Reaktion und schleichend fortschreitender Vernarbung. Klinisch stellt man häufig eine leichte Proteinurie, eine verminderte Kreatinin-Clearance, eine herabgesetzte Konzentrationsfähigkeit der Nieren und einen arteriellen Hochdruck wechselnden Grades fest. Entsprechende, wenn auch weniger ausgeprägte und kaum auf das Interstitium übergreifende Veränderungen finden sich bei *sekundärer Gicht,* d. h. bei Zuständen, die durch einen gesteigerten Zelluntergang – und damit Kernzerfall – charakterisiert sind, wie Leukämien, Polycythaemia vera, malignen Lymphomen und anderen neoplastischen Prozessen. Besonders bei therapeutisch bedingter Zellzerstörung kann es in solchen Fällen zu einer *akuten Urat-Nephropathie* kommen, die vor allem durch Obstruktion des Harnflusses die renalen Funktionen

beeinträchtigen kann. Eine Urat-Nephropathie wird dann und wann bei Psoriasis, nach Ileostomie u. a. beobachtet. Die bei Neugeborenen im Zusammenhang mit dem gesteigerten Erythrozytenuntergang zustande kommenden *»Harnsäureinfarkte« der Nieren* entsprechen einer vorübergehenden, besonders am 3. Tag nach Geburt deutlichen, intratubulären Bildung von Uratkristallen (d. h. keine echten Infarkte!) und haben keine nennenswerte pathologische Bedeutung.

Toxische Nephropathien

Ursachen: Man kennt eine große Zahl chemischer oder biologischer Produkte, die nach Inhalation, peroraler Aufnahme oder Injektion funktionelle und/oder strukturelle Veränderungen der Nieren hervorrufen. Meistens sind damit auch andere Organmanifestationen, wie Leberschäden, Störungen des Magendarmtrakts und Neuropathien, verbunden. Eine Übersicht über nephrotoxisch wirksame Substanzen findet sich in Tabelle 53. Besonders wichtig sind $HgCl_2$ und andere Quecksilberverbindungen, organische Lösungsmittel, Glykole, Röntgenkontrastmittel und überdosierte Chemotherapeutika.

Tabelle 53. Liste potentiell nephrotoxischer Substanzen (Auswahl)

1. *Gewerbliche Substanzen*
   - Chromverbindungen
   - DDT und andere chlorierte Kohlenwasserstoffe
   - Diesel-Öl
   - Glykolverbindungen (Aethylen-, Diäthylen-, Propylen (?)-Glykole)
   - Kadmiumverbindungen
   - Kaliumbromat, Kaliumbichromat, Kaliumchlorat, Kalium-(ferri)zyanid
   - Kupfersulfat
   - Lysol
   - Methylchlorid
   - Methan
   - Natriumchlorat, Natriumtetrathionat
   - Oxalsäure (Kleesalz)
   - Paraldehyd
   - Parathion
   - Pestizide mit Blei-, Arsen- oder Phosphorverbindungen
   - Phenol
   - Uraniumsalze
   - Quecksilbersalze (auch anorganisches Quecksilber)
   - Tetrachloräthylen
   - Tetrachlorkohlenstoff (Fettlösungsmittel)
   - Trichloräthylen (Leimschnüffler)
   - Trichlormethan
   - Toluol
2. *Pflanzliche und von Pilzen stammende Substanzen*
   - Djenkol-Bohnen
   - Filix maris
   - Kantharidin
   - Pilzgifte (Amanita phalloides, Paxillus involutus)
   - Rhabarberblätter
   - Rainfarn-Öl
3. *Substanzen »tierischer« Herkunft*
   - Schlangengifte (Crotalus-Gifte u. a.)
4. *Medikamente und Diagnostika*
   - Amphetamine
   - Antibiotika (Amphoterizin B, Bazitrazin, Gentamizin, Kanamyzin, Methizillin, Neomyzin, Viomyzin, Tetrazykline (degradierte), Zephaloridin)
   - Atebrin
   - Azetazolamid (Diamox)
   - Chloroform
   - Goldsalze
   - Methoxyfluoran
   - Pheninindione
   - Röntgenkontrastmittel (Hypaque, Orabilex)
   - Salizylate
   - Sulfonamide
   - Versenat (EDTA)

Pathogenese: In vielen Fällen von toxischer Nephropathie konnte der Wirkungsmechanismus noch nicht befriedigend geklärt werden (vgl. dazu S. 71). In der Regel handelt es sich um komplexe Schädigungen tubulärer Epithelien, insbesondere im proximalen Abschnitt, wobei einzelne Nephrotoxine bevorzugt Unterabschnitte der Hauptstücke schädigen: Bei Kaliumbichromatvergiftung finden sich die Hauptläsionen überwiegend im gewundenen Teil, bei Intoxikation durch Tetrachlorkohlenstoff vor allem im gestreckten Teil, und bei der »Quecksilberniere« ist u. U. auch der absteigende Teil der Henle'schen Schleife stark betroffen. Die Gründe für diese lokalisatorischen Unterschiede sind noch unklar.

Morphologisch finden sich – je nach dem Schweregrad der Schädigung – verschiedene Veränderungen, die von der Zellschwellung bis zur Nekrose reichen. In der Regel erkennt man schon kurze Zeit nach akuter Vergiftung Zeichen einsetzender Regeneration. Die tubulären Läsionen gehen in der Mehrzahl der Fälle mit einem interstitiellen Ödem sowie einer spärlichen zellulären Infiltration einher, zunächst durch neutrophile Granulozyten, später mehr durch Histiozyten, Lymphozyten und vereinzelte Plasmazellen. In vielen Fällen kommt es zu einer weitgehenden Wiederherstellung der Nierenstruktur.

Folgen: In typischen Fällen entwickeln sich nach einer präanurischen Phase von etwa 1–7 Tagen Dauer eine Oligurie/Anurie sowie andere Zeichen einer *akuten Niereninsuffizienz* (S. 752), wobei u. a. ein erhöhter Gewebsdruck infolge Zellschwellung und/oder retrograder Diffusion des glomerulären Filtrats durch die geschädigten Tubulusepithelien sowie wahrscheinlich eine Tubulusobstruktion durch Epithelquellung und -desquamation mitspielen. In einem Teil dieser Fälle beobachtet man glomeruläre oder tubuläre Proteinurien. Erschwerend wirken die bei akuten Intoxikationen häufigen Brechdurchfälle, die an sich eine Dehydratation und Hypochlorämie erzeugen. Schockzustände sind ebenfalls keine Seltenheit, so daß öfters zu den toxischen ischämisch bedingte Nierenschäden hinzutreten. In leichteren – u. a. auch chronischen – Fällen und in der Regenerationsphase notiert man nicht selten Veränderungen im Sinn eines *symptomatischen Fanconi-Syndroms.* Hinsichtlich der Erholung von einer toxischen Nephropathie gilt im wesentlichen dasselbe wie im Fall einer akuten Niereninsuffizienz anderer Genese (S. 153), wobei allerdings andere Organmanifestationen der Vergiftung (Leber, Magendarmtrakt und Nervensystem!) die Prognose erheblich beeinflussen.

109.11. Nieren- und Harnwegsinfektionen, mit besonderer Berücksichtigung der Pyelonephritis

Allgemeine Hinweise und Begriffe

Bakterielle Zystitiden und Pyelonephritiden gehören zu den häufigen Infektionskrankheiten, vor allem bei Frauen und älteren Männern, z. T. auch bei Kleinstkindern. Allerdings wurde nach neueren Angaben die Inzidenz dieser Leiden bisher möglicherweise überschätzt.

Nach früheren Berichten sollen in 4–10% aller Autopsien Zeichen einer durchgemachten oder noch aktiven Pyelonephritis gefunden worden sein, wobei beide Geschlechter in ungefähr gleichem Maß betroffen gewesen wären. Allerdings wußte man immer, daß bei Männern die Pyelonephritis mehrheitlich im Zusammenhang mit einem Harnabflußhindernis – insbesondere bei Prostatahyperplasie oder -karzinom – d. h. in der zweiten Hälfte des Erwachsenenalters, auftritt, während die Morbidität beim weiblichen Geschlecht schon in jüngeren Jahren relativ groß ist, u. a. im Zusammenhang mit Graviditäten. Nach neueren Schätzungen sollen in den USA 6–8% der Frauen im Alter von 40 und mehr Jahren eine persistierende asymptomatische Bakteriurie aufweisen, während die entsprechenden Werte bei Männern kaum 1% erreichen. Im gleichen Land wird die Zahl der pro Jahr tödlich endenden chronischen Pyelonephritiden jedoch nur mit etwa 8000 angegeben, was hieße, daß jährlich lediglich etwa 0,5% der Patienten mit intermittierender oder persistierender Bakterurie eine pyelonephritisch bedingte Niereninsuffizienz entwickeln würden. Bisherige entsprechende Werte für Europa liegen erheblich höher. Es bleibt zu prüfen, ob wir es mit einem tatsächlichen Häufigkeitsunterschied zu tun haben, oder ob die Angaben z. T. nicht zutreffen.

Definitionen: Als *»einfachen Harninfekt«* bezeichnet man infektiös bedingte, mit Bakteriurie einhergehende Entzündungen der unteren Harnwege, vor allem der Harnblase (Zystitis), bei Fehlen verwertbarer Zeichen einer Mitbeteiligung der Nieren. *Pyelonephritiden* treten in *akuter, akut-redzidivierender* und *chronischer Form* auf, wobei sich der letzteren häufig akute Schübe aufpfropfen. Dem Ausbreitungsweg der Infektion entsprechend, unterscheidet man einen *»aszendierenden« Typ,* der in Fällen mit Harnabflußstörung auch *»obstruktiv«* genannt wird, von einem *hämatogenen Typ.* Von einzelnen Autoren werden von den bakteriellen Pyelonephritiden, die in der Regel mit einer Tubulusschädigung einhergehen *(Pyelonephritis* danach = *»destruktive« bakterielle interstitielle Nephritis),* »abakterielle«, »nicht destruktive« Formen im Sinn einer *»interstitiellen Nephritis i. e. S.«* abgegrenzt. Da es aber in solchen Fällen außerordentlich schwierig ist, einen Beweis für die Sterilität des Nierengewebes zu erbringen, wird diese Untertrennung mehrheitlich nicht strikt gehandhabt. Dasselbe gilt für Unterscheidungen, wie die einer *»sklerosierenden interstitiellen Nephritis«* von der klassischen, mit allmählicher Schrumpfung einhergehenden chronischen Pyelonephritis.

Von *»interstitiellen Sklerosen«* der Nieren sprechen wir, wenn ohne bekannte Ursache eine Vermehrung und teilweise Hyalinisierung des interstitiellen Bindegewebes der Nieren vorliegt, meist verbunden mit einer mehr oder weniger ausgeprägten Schädigung vor allem des tubulären Apparats. Die sog. *xanthomatöse chronische Pyelonephritis* stellt eine Sonderform mit Auftreten zahlreicher Pseudoxanthomzellen im Interstitium dar. Die Bezeichnung *»akute interstitielle Nephritis«* wird sowohl für infektiöse wie für nicht infektiöse akute entzündliche Vorgänge benützt, die sich in erster Linie im Niereninterstitium abspielen. *Septisch-metastatische Nephritiden,* z. B. mit Bildung kleiner Abszesse, ferner besondere Infektionskrankheiten mit Nierenbefall, wie die *Tuberkulose,* und die wahrscheinlich ebenfalls infektiös ausgelöste *Malakoplakie der Nieren,* die sich durch Auftreten zahlreicher Histiozyten und sog. Michaelis-Gutmann-Körperchen auszeichnet, werden in der Regel nicht unter die Begriffe einer Pyelonephritis oder interstitiellen Nephritis eingeordnet, sondern als solche bezeichnet.

Ein *Harnwegsinfekt* darf immer dann diagnostiziert werden, wenn sich im Urin eine erhöhte Zahl von Bakterien nachweisen läßt *(Bakteriurie* mit mindestens 10^6 Keimen/ml Urin). In vielen Fällen sind sich – wegen der häufigen *Symptomenarmut* – die Patienten dieses Zustandes nicht bewußt. Oft aber äußert sich die Nieren- und Harnwegsinfektion im Sinn einer *akuten infektiösen Erkrankung,* deren Wesen aufgrund von Fieber und Schmerzen, vor allem in der Lendengegend vermutet, aber erst durch Urinanalysen und weitere Untersuchungen der renalen Funktionen diagnostiziert werden kann. In solchen Fällen liegt meistens nicht nur eine Infektion der unteren Harnwege sondern auch eine *Pyelonephritis* vor. Die letztere geht aber nicht immer mit einer Zystitis und diese nicht immer mit einer Pyelonephritis einher. Die früher übliche Auffassung, daß eine persistierende Bakteriurie einer Pyelonephritis gleichzusetzen sei, wird neuerdings von vielen Autoren nicht mehr geteilt. Zahlreich sind ferner die Beobachtungen, wonach eine chronische Pyelonephritis *schleichend* und weitgehend inapperzept voranschreitet, so daß sie erstmals bei bereits vorhandener schwerer Nierenschädigung, u. U. im Stadium der chronischen Niereninsuffizienz, erkannt wird.

Akute und chronische Pyelonephritis

Ursachen und **Pathogenese:** Stützt man sich bei der Beurteilung der Ätiologie auf positive Urinkulturen, die bei Patienten mit Pyelonephritis und Bakteriurie erhalten wurden, stehen Keime im Vordergrund, die auch in der fäkalen Flora enthalten sind, insbesondere *E. coli.* Mit abnehmender Häufigkeit folgen *Streptococcus faecalis, Pseudomonas aeruginosa, Proteus vulgaris* und *mirabilis, Staphylococcus aureus* sowie *Klebsiellen* und *Aerobacter aerogenes.* Gewinnt man bei Bestehen eines Harninfekts mit Hilfe eines Katheters Urin aus verschiedenen Abschnitten der Harnwege, zeigt sich, daß bei etwa *50%* der Patienten die Bakteriurie ihren Ursprung in den *oberen Harnwegen* hat. Die Häufigkeit derartiger Befunde steht in einem auffälligen Gegensatz zur oben erwähnten relativen Seltenheit einer pyelonephritisch bedingten, ausgeprägten chronischen Niereninsuffizienz. Allerdings haben vergleichende prospektive Studien gezeigt, daß Kranke mit protrahierter Bakteriurie mit der Zeit signifikant häufiger als Kontrollpersonen eine arterielle Hypertonie und eine höhere Konzentration von Harnstoff-N im Serum aufweisen. Bei dieser Korrelation muß aber auch an die Möglichkeit gedacht werden, daß Patienten mit hohem Blutdruck und/oder anderen als pyelonephritischen Nierenveränderungen z. T. vermehrt dazu neigen könnten, eine Zusatz-Pyelonephritis zu entwickeln. Engere Zusammenhänge zeigen sich, wenn die *maximale Konzentrationsfähigkeit der Nieren* als Parameter gewählt wird, die *bei Patienten mit renaler Bakteriurie fast immer herabgesetzt* ist und sich in der Regel nach Elimination der Infektion wieder normalisiert.

Eine besondere Bedeutung kommt den Mechanismen zu, die zur Entstehung und/oder zum Unterhalt einer *bakteriellen Zystitis* beitragen. Vor allem bei Frauen bzw. bei Fehlen einer Obstruktion im Abgangsbereich der Urethra scheinen E. coli und andere fäkale Keime eine überragende Rolle zu spielen. Neuere Untersuchungen haben wahrscheinlich gemacht, daß der bakteriellen Zystitis beim weiblichen Geschlecht oft eine Besiedelung des Vestibulum vaginae durch eine große Zahl solcher Mikroorganismen vorausgeht. Mechanische Faktoren, wie Sexualverkehr oder Katheterismus, stellen zusätzliche begünstigende Momente dar. Weitere Gegebenheiten bzw. Einflüsse, die eine bakterielle Zystitis begünstigen, sind etwa Störungen der Harnblasenentleerung, eine verminderte bakterizide Aktivität des Urins und eine Herabsetzung der antimikrobiellen Aktivität der Harnblasenschleimhaut. Der zuletzt erwähnte Faktor scheint u. a. bei bereits bestehender Zystitis eine nicht unerhebliche Rolle zu spielen. Ähnliches gilt wahrscheinlich für die Schleimhaut des Vestibulum vaginae (s. o.).

Eine weitere Gruppe von Problemen bezieht sich auf die *Propagation des infektiösen Geschehens von der Harnblase in die Nieren.* Früher neigte man zur Ansicht, ein vorbestehender vesiko-ureteraler Reflux sei in erster Linie für eine *aszendierende Infektion* mit Übergreifen auf die Nieren verantwortlich. Neueren Berichten zufolge scheint aber ein derartiger Reflux, wenigstens in einem erheblichen Teil der Fälle, mehr Folge als Ursache einer aufsteigenden Harnwegsinfektion zu sein, da er oft nach Beheben der Harnblaseninfektion verschwindet. Möglicherweise steht diese Erfahrung mit den Beobachtungen in Beziehung, wonach bakterielles Endotoxin oder abgetötete gramnegative Erreger die Peristaltik des Ureters zu beeinträchtigen vermögen. Im übrigen wurde gezeigt, daß sowohl bewegliche Keime als auch inerte Partikel und unbewegliche Mikroorganismen gleichsam »gegen den Strom« in den Ureteren hochsteigen können. Eine weitere Möglichkeit der Infektionsausbreitung liegt im Übertritt von Keimen aus dem Bereich des unteren Urogenitaltrakts oder des Darms in die Blutbahn und einer *hämatogenen Besiedelung der Nieren.* Zur Zeit wird geschätzt, daß höchstens etwa $^{1}/_{10}$ der Fälle von Pyelonephritis des Menschen auf diesem Wege zustande kommt. Verständlicherweise läßt sich dies jedoch nicht leicht belegen, so daß ein abschließendes Urteil noch nicht möglich ist.

Hinsichtlich der *bakteriellen Besiedelung der Nieren* sind verschiedene *mikrobielle und Wirtsfaktoren* in Betracht zu ziehen.

So ist bekannt, daß E. coli mit reichlich K-Antigen häufiger als andere Stämme zu Pyelonephritis führen. Vom K-Antigen ist u. a. bekannt, daß es die Tätigkeit der Phagozyten hemmt. Eine weitere Eigenschaft von Keimen, die zu Nephropathogenizität neigen, wird in der Produktion von Urease gesehen. Erhebliche Beachtung wird im Zusammenhang mit der Pathogenese der Pyelonephritis dem *Milieu des Nierenmarks* geschenkt, dem Hauptsitz der Keime bei dieser Krankheit. Experimentelle Befunde deuten darauf hin, daß der im Mark gebildete Ammoniak C4 zu inaktivieren und auf diesem Weg die Wirkung der humoralen Abwehr gramnegativer Erreger zu mindern vermag. Es wurde ferner gezeigt, daß die Anhäufung von Granulozyten als Antwort auf verschiedenartige schädigende Agentien im Nierenmark im Vergleich zur Rinde erheblich verzögert erfolgt, und daß die Bakterienphagozytose durch diese Zellen und Makrophagen in einer dem Interstitium der Markpapillen entsprechenden Salzlösung deutlich eingeschränkt ist. Aus solchen und anderen Beobachtungen gewinnt man den Eindruck, das Nierenmark stelle ein für das Wachstum insbesondere gramnegativer Bakterien günstiges Milieu dar. Man fragt sich bloß, weshalb die Pyelonephritis nicht noch häufiger auftritt, als dies der Fall ist. Offenbar spielen *zusätzliche Faktoren* eine wichtige Rolle. Bei Tieren gelingt es kaum, eine persistierende Pyelonephritis zu erzeugen, es sei denn, man schädige die Nieren mechanisch oder auf andere Weise, verursachte gleichzeitig ein Harnabflußhindernis und/oder verwende zur Infektion Enterokokken. Selbst in solchen Fällen kommt es nach Auftreten von Antikörpern, deren Spezifität gegen den zur Infektion benützten Keim gerichtet ist, meist zu einer Heilung. Beim Menschen werden aber oft eine persistierende Bakteriurie und eine chronische Pyelonephritis trotz Vorhandensein hoher Titer typenspezifischer Antikörper im Serum beobachtet. Zu den in der Humanmedizin anerkannten Faktoren, die zur Niereninfektion prädisponieren, gehören – abgesehen von der oben erwähnten bakteriellen Zystitis und den dieser zugrunde liegenden Mechanismen – *obstruktive Affektionen der ableitenden Harnwege, Nierenmißbildungen, Nierentraumen, Atonie des Nierenbeckens und der Ureteren* (wie z. B. bei Gravidität), durch *arterielle Hypertonie bedingte Nierenveränderungen, Diabetes mellitus* (S. 933), der im Vergleich mit der Kontrollpopulation ungefähr 5–10mal häufiger mit chronischer Pyelonephritis einhergeht, langdauernde *Hypokaliämie, Verminderung der Komplementkonzentration* im Blutplasma sowie gewisse *hereditäre Faktoren* (z. B. gehäuftes Auftreten von Pyelonephritis bei Patienten mit Retinitis pigmentosa). Von den *toxischen Einflüssen,* die die Entwicklung einer chronischen Pyelonephritis begünstigen, stehen hierzulande *Analgetika,* insbesondere *Phenazetin,* im Vordergrund. Morphinisten und andere Drogensüchtige scheinen ebenfalls häufiger als andere an chronischer Pyelonephritis zu leiden; allerdings sind hier die Zusammenhänge nicht befriedigend geklärt. Da verschiedentlich, trotz Fehlens einer persistierenden Bakteriurie und eines positiven Nachweises von Bakterien oder bakterieller Antigene in den Nieren, ein Fortschreiten des Prozesses bis zur chronischen Niereninsuffizienz beobachtet wurde, denkt man überdies an die Möglichkeit von *Autoimmunmechanismen,* die das entzündliche Geschehen – etwa nach anfänglicher bakterieller Schädigung – unterhalten könnten. Dieses Problem bedarf einer weiteren Klärung. Ebenso wenig weiß man über die Frage, ob allenfalls bei gewissen chronischen Pyelonephritiden *Viren* im Spiel sind.

Morphologisch erscheinen die Nieren bei *akuter Pyelonephritis* in der Regel vergrößert, oberflächlich und auf der Schnittfläche rötlich gefleckt und im Fall einer abszedierenden Form von mehr oder weniger zahlreichen, oft im Markbereich lokalisierten, gelblichen Herden und Streifen mit hämorrhagischer Randzone durchsetzt. Die Schleimhaut des Nierenbeckens ist häufig gerötet; selten ist sie teilweise zerstört, blutend und/oder von einer fibrinreichen Pseudomembran belegt. Mikroskopisch finden sich herdförmige bis streifige Infiltrate, vorwiegend durch neutrophile Granulozyten, erst später zunehmend auch Histiozyten, Lymphozyten und Plasmazellen. Da und dort erscheinen die Nierentubuli durch den infektiös-entzündlichen Prozeß zerstört *(akute eitrige Pyelonephritis* als häufigste Sonderform einer *akuten interstitiellen destruktiven Nephritis):* Wahrscheinlich gewinnt das eitrige Exsudat auf diese Weise Zugang zu Tubuluslichtungen, so daß – insbesondere im Bereich der Sammelrohre – *Leukozytenzylinder* sichtbar werden. Diese sind, ganz abgesehen von einer allgemeinen Pyurie, diagnostisch wichtig, wenn sie im Urinsediment auftreten und so den eitrigen Prozeß in Tubuluslichtungen der Nieren belegen. Allein oder im Zusammenhang mit Leukozytenzylindern findet man bei akuter Pyelonephritis öfters abgestorbene, aber morphologisch noch einigermaßen erhaltene, jedoch nur schwach färbbare Granulozyten, in deren Zytoplasma man die Brown'sche »Molekularbewegung« erkennt (sog. *Sternheimer-Malbin-Zellen*). Nicht selten entstehen bei akuter Pyelonephritis – z. T. mit dichten Bakterienrasen belegte – *Papillennekrosen,* die durch eine granulozytenreiche Demarkationszone vom übrigen Nierengewebe abgegrenzt werden (s. u.). Oft, aber nicht immer, zeigt die Nierenbeckenschleimhaut Zeichen einer akuten Entzündung. Eine *Pyonephrose* entsteht vorzugsweise bei obstruktiven Formen von eitriger Pyelonephritis.

Der gewöhnlichen, zum guten Teil offenbar durch aufsteigende Infektion entstandenen, eitrigen Pyelonephritis acuta ist die *akute interstitielle hämatogen-eitrige Herdnephritis (»embolisch-eitrige Nephritis«)* gegenüberzustellen, die im Rahmen einer Sepsis zur Beobachtung gelangt und ebenfalls mit der Bildung zahlreicher kleiner Abszesse einhergeht. Hier haben wir es mit einem septisch-metastatischen Geschehen (S. 1744) zu tun, wobei die Erreger am Endothel glomerulärer und/oder intertubulärer Kapillaren stecken bleiben und sich von dort aus vermehren und ausbreiten können. Bei hoher Virulenz der Keime (z. B. hämolysin- und koagulasepositiver Staphylococcus aureus) sind Rinde und Mark in der Regel in ungefähr gleichem Maß betroffen, bei geringerer Virulenz liegen die Abszesse mit Vorliebe im Markbereich.

Bei der *chronischen Pyelonephritis* fallen makroskopisch Schrumpfungsherde *(pyelonephritische Narben)* auf, die an der Nierenoberfläche unregelmäßig flache, hie und da trichterförmige Einziehungen zur Folge haben, zwischen denen mehr oder weniger erhaltenes und z. T. hyperplastisch-hypertrophisches Nierengewebe bucklige Vorwölbungen erzeugt. Als recht bezeichnend für chronische Pyelonephritis gelten schmale Narbenzüge, die von der Nierenkapsel bis zu einem ausgezogenen Kelch reichen: Dies ist das morphologische Substrat der radiologisch – bei Pyelographie – erkennbaren *Deformierung der Nierenkelche.* Zudem können Papillennekrosen, z. T. mit braun-schwärzlicher Verfärbung, vorhanden sein, vor allem bei gleichzeitig bestehendem Diabetes mellitus und im Anschluß an Analgetikaabusus *(»chronische interstitielle Nephritis i. e. S.«).* Wo Papillen abgestoßen worden waren, zeigt das Markgewebe oft eine konkave Begrenzung gegen das Nierenbecken. Mikroskopisch erkennt man in den Schrumpfungszonen hie und da gefäßführendes Granulationsgewebe, z. T. mit massenhaft Pseudoxanthomzellen *(»xanthomatöse Pyelonephritis«)*, in dessen Bereich die Tubuli teilweise zugrunde gehen. Häufiger begegnet man Spätzuständen nach einem derartigen Geschehen: Keil- und flächenförmige, z. T. schmale Narbenzonen mit atrophischen, z. T. dilatierten und mit Harnmukoid gefüllten Tubuli *(»Pseudostrumabild«)* und wechselnden Infiltraten von Lymphozyten, Histiozyten, ferner Plasmazellen sowie – bei akuten Schüben – neutrophilen, vereinzelt zudem eosinophilen Granulozyten. Die Glomeruli erfahren bei chronischer Pyelonephritis erst in zweiter Linie erhebliche Veränderungen. Diese beginnen in der Regel mit einem Übergreifen des entzündlichen Prozesses auf die Wand der Bowman'schen Kapsel oder mit einer *periglomerulären Fibrose*, die schließlich – ebenso wie *sekundäre arterio- und arteriolosklerotische Veränderungen* – in eine *Hyalinisierung der Nierenkörperchen* überleiten können. Auf die *Gefäßveränderungen* bei chronischer Pyelonephritis mit Organschrumpfung (Begleitarteriitis in entzündlich veränderten Bezirken, Intimamyofibrose größerer Arterien, Arteriolosklerose und -nekrose bei arterieller Hypertonie u. a.) wurde schon hingewiesen (vgl. dazu S. 482 und 759).

Folgen und **Komplikationen:** Die wichtigsten Symptome und Zeichen der *akuten Pyelonephritis* bzw. eines *akuten Schubes bei chronischer Pyelonephritis* umfassen Fieber, z. T. mit Auftreten von Schüttelfrösten, Druckempfindlichkeit und Schmerzen im Bereich der Nierenlager, oft Kopfschmerzen, Abgeschlagenheit, Übelkeit und Erbrechen, ferner z. T. Pollakisurie (häufiges Wasserlassen) und Schmerzen bei der Miktion als Zeichen einer allenfalls mitbestehenden Zystitis-Urethritis. Nierenkoliken treten am ehesten nach Abstoßung nekrotischer Papillen oder bei Blutung ins Nierenbecken auf. Im Urinsediment finden sich als wichtigster Hinweis Granulozyten in Zylindern oder größeren Haufen, daneben eine wechselnde Zahl von Erythrozyten (Mikrohämaturie), oft eine Pyurie und massenhaft Bakterien. Die Proteinurie hält sich meistens in beschränktem Rahmen. Im Blutstatus fallen u. a. eine erhöhte Blutsenkungsgeschwindigkeit und eine Leukozytose mit Linksverschiebung auf. In schweren Fällen kann eine mäßige Azotämie vorliegen. Ödeme werden fast nie beobachtet, und Fälle mit akuter arterieller Hypertonie oder Oligurie/Anurie bilden die Ausnahme. Von den *Kompliationen* einer eitrigen akuten Pyelonephritis bzw. eines akuten Schubes der chronischen Pyelonephritis ist vor allem die *Peri-* bzw. *Paranephritis* zu erwähnen, die durch Übergreifen des infektiös-entzündlichen Prozesses auf die umgebenden Gewebe, insbesondere die Fettgewebskapsel, zustande kommt und zur Bildung *paranephritischer Abszesse* führen kann. Manchmal erstreckt sich die Infektion auf das peripelvine Fett- und Bindegewebe. Über eine *Bakteriämie,* die bei akuter eitriger Pyelonephritis nicht selten beobachtet wird, kann sich eine sog. *Urosepsis* entwickeln. Da es sich in der Mehrzahl solcher Fälle um gramnegative Keime handelt, besteht die Gefahr eines sog. *Endotoxinschocks* (S. 589).

Die *Symptome und Zeichen der chronischen Pyelonephritis* sind sehr vielgestaltig, je nach dem Stadium der Krankheit (vgl. dazu S. 758). Neben klinisch mehr oder weniger *stummen Formen,* die man erst aufgrund einer beginnenden Urämie überhaupt entdeckt, und *Fällen mit zahlreichen rezidivierenden akuten Schüben,* kennt man alle Zwischenvarianten. Die fortschreitende Schädigung des tubulären Apparats, insbesondere in dessen distalen Teilen, macht es verständlich, daß chronische Pyelonephritiden zu *hyperchlorämischer Azidose* und *Polyurie* neigen. Die Beobachtung, daß die PAH-Clearance in solchen Fällen ungefähr in gleichem Maß abnimmt wie die glomeruläre Filtration, ist verständlich, wenn man bedenkt, daß es sich hier um einen Test zur Prüfung der proximalen Tubulusfunktionen handelt, und daß bei pyelonephritischer Schrumpfung schließlich ganze Nephronen veröden. Bei obstruktiven Prozessen fällt allerdings die glomeruläre Filtration wesentlich stärker ab als die Durchblutung. Der Urinbefund entspricht während akuter Schübe weitgehend dem bei akuter Pyelonephritis. In den Zwischenphasen der Erkrankung können die pathologischen Veränderungen des Harnsediments sehr diskret sein, in der Mehrzahl der Fälle besteht aber auch dann eine Bakteriurie. Je nach dem vorherrschenden klinischen Bild unterscheidet man verschiedene *Spielarten der chronischen Pyelonephritis,* z. B. *oligosymptomatische Formen* mit oder ohne Anämie, *zystopyelitische (»exsudative«) Varianten, hämaturische Typen,* ferner solche, die im wesentlichen nur eine Niere oder gar nur Teile derselben betreffen und vor allem durch *arteriellen Hochdruck* auffallen, und schließlich andere, bei denen ein *tubuläres Syndrom* im Vordergrund steht. Die sog. *Analgetika-Nephritis (»Phenazetin-Nieren«)* macht in der Vielzahl ihrer krankhaften Äußerungen keine Ausnahme; mehrheitlich nimmt sie einen oligosymptomatischen Verlauf. Daß sich schließlich aufgrund einer zunehmenden Schrumpfung der Organe eine *chronische Niereninsuffizienz* und eine *Urämie* entwickeln können, wurde schon hervorgehoben (S. 762).

Beispiele:

- Je nach sozioökonomischen Verhältnissen kann die Häufigkeit von *Harnwegsinfekten bei graviden Frauen* mehr als 10% betragen. Viele solcher Fälle gelangen zur Beobachtung, bevor sich gegen Ende der Schwangerschaft die Ureteren dilatieren. Ein Inzidenzgipfel liegt zudem um die Geburtszeit, z. T. im Zusammenhang mit Katheterismus.
- Nach neueren Berichten sollen einfache Harnwegsinfekte bei Patienten mit *Diabetes mellitus* nicht signifikant häufiger vorkommen als bei einer altersentsprechenden Kontrollpopulation. Ob sich bei Zuckerkranken aus einer bakteriellen Zystourethritis eher als bei metabolisch Gesunden eine Pyelonephritis entwickelt, oder ob die Nierenveränderungen in solchen Fällen z. T. nicht bakteriell bedingt sind, wird unterschiedlich beurteilt. Sicher treten Papillennekrosen bei Diabetikern gehäuft auf (S. 947).
- Jede *Harnwegsobstruktion,* sei sie durch *Prostatahyperplasie*

oder -karzinom, andere *Neoplasmen* (z. B. infiltrativ einwachsendes Zervixkarzinom bei der Frau), Strikturen oder Steine bedingt, führt, wenn sie längere Zeit anhält, zu Hydronephrose (S. 801) und einer stark erhöhten Inzidenz von Harnwegsinfektion mit Pyelonephritis.

- *Katheterismus der Harnblase* birgt immer die Gefahr einer Infektion zunächst der unteren Harnwege, u. U. der Nieren, in sich. Die Verwendung steriler Handschuhe und Instrumente, das Reinigen und die antiseptische Behandlung des Gebiets um die Urethralöffnung sowie sorgfältiges Abdecken gehören zu den wichtigen Vorsichtsmaßnahmen.
- Verschiedene *Nierenkrankheiten* (vaskuläre Nephropathien, Schockniere, Glomerulonephritiden, Myelomniere, Nierenamyloidose, Nephrokalzinose u. a. m.) *begünstigen* in wechselndem Ausmaß das Zustandekommen einer *zusätzlichen Pyelonephritis.*

Papillennekrosen der Nieren

Ätiologie und **Pathogenese:** Wie schon erwähnt wurde, stellt die Nekrose einer oder mehrerer Markpapillen der Nieren mehrheitlich eine *Komplikation der Pyelonephritis bzw. interstitieller Sklerosen der Nieren anderer Genese* dar, wobei die relative Häufigkeit derartiger Ereignisse bei *Diabetikern,* bei Patienten mit *chronischem Analgetikaabusus* und bei solchen mit *Harnablußhindernis* höher liegt als in Fällen mit gewöhnlicher, nicht obstruktiver Pyelonephritis. Begünstigend soll auch der *chronische Alkoholismus* wirken. Gesamthaft betrachtet, ist das weibliche Geschlecht etwa doppelt so häufig betroffen wie das männliche. Pathogenetisch handelt es sich im wesentlichen um eine *ischämische Schädigung,* wobei oft *infektiös-toxische und entzündliche Faktoren* sowie u. U. *allergische Reaktionen* (z. B. gegen Sulfonamide, Kontrastmittel zur retrograden Pyelographie u. a.) mitspielen mögen.

Morphologisch begegnet man am häufigsten dem sog. *akut-entzündlichen Typ der Papillennekrose (»Papillitis necroticans«),* der insbesondere bei exsudativ-destruktiven Pyelonephritiden in verschiedenen Stadien angetroffen wird. Das abgestorbene Gewebe der Papillenspitze, in dem sich bei schwerer Infektion Bakterienkolonien entwickeln können, wird vom übrigen Markgewebe durch eine Zone mit dichten Infiltraten u. a. von neutrophilen Granulozyten demarkiert. Später bildet sich vom erhaltenen Markgebiet her Granulationsgewebe, das schließlich vernarbt und gegen den Kelch zu wieder epithelisiert werden kann. Die Ischämie beruht in solchen Fällen wahrscheinlich auf einer entzündlich bedingten, vielleicht auch durch vorbestehende Fibrose oder lipidreiche Hyalinose (Diabetes mellitus!) mitverursachten Kompression und/oder Obliteration der kleinen Markgefäße. Beim sog. *chronisch-kompressiven Typ der Papillennekrose,* der u. a. bei interstitiellen Sklerosen in Erscheinung tritt, scheint vor allem eine interstitielle Bindegewebsvermehrung im Mark-Rindengrenzbereich für die mangelhafte Durchblutung der Papillen verantwortlich zu sein. Hier können die entzündlichen Infiltrate im Demarkationsgebiet sehr locker sein. Offenbar haben wir es in diesen Fällen mit einem mehr schleichenden Prozeß zu tun. Dem sog. *vaskulären Typ der Papillennekrose* liegen offenbar primär Störungen der Sauerstoff- bzw. Blutversorgung zugrunde, z. B. bei stenosierender Arteriosklerose ohne oder mit thrombotischen Verschlüssen, Nierenvenenthrombose, Schock, akuter Hämolyse, Mikrothrombangiopathie, Sichelzellenanämie u. a. m. Makroskopisch imponieren nekrotische Papillen in der Regel als schmutzig-braun verfärbte Kegel, die – falls sie nicht abgestoßen werden – verkalken können.

Folgen und **Komplikationen:** Die *akut-entzündlichen,* oft nachweisbar infektiösen *Formen von Papillennekrose* sind – zumal, wenn die letztere beidseits an mehreren Stellen auftritt – oft ein Zeichen fortgeschrittener Nierenschädigung und daher mit einer ungünstigen Prognose verbunden. Demgegenüber werden *schleichend sich entwickelnde Papillennekrosen* nicht selten überlebt und oft nur zufällig radiologisch entdeckt. Manche Fälle von Analgetikanephritis zeigen eine solche Verlaufsform. Werden *nekrotische Papillen abgestoßen,* kann es zu einer Blutung mit Makrohämaturie kommen. Bleiben die ersteren im Nierenbecken, bilden sie u. U. den *Kern eines Konkrements.* Gelangen sie in den Ureter, lösen sie in der Regel eine Nierenkolik aus. Diagnostisch wichtig ist die *histologische Untersuchung* von mit dem Urin abgegangenen Bröckeln, da es sich u. a. um abgestoßene Papillen handeln kann.

Besondere infektiöse Erkrankungen sowie ätiologisch nicht geklärte Entzündungen von Nieren und Harnwegen

Man kennt eine Reihe von Infektionskrankheiten, die u. a. die Nieren und/oder Harnwege befallen, jedoch nur selten zu renalen Ausscheidungsstörungen führen. Von den *viralen Infekten* ist die Zytomegalie (S. 1827) zu nennen, die hie und da – insbesondere bei Defektimmunopathien oder nach Immunosuppression (S. 1197) – zu erheblichen Nierenveränderungen führt, in der Regel aber nicht über den Weg einer renalen Insuffizienz lebensgefährdend wirkt. Über weitere viral bedingte Entzündungen der Harnorgane ist wenig bekannt. Vermutungen, ein Teil der Fälle von nicht durch Gonokokken verursachter Urethritis, z. T. im Rahmen eines sog. Reiter-Syndroms (Arthritis, Urethritis, Konjunktivitis und mukokutane Läsionen), beruhe auf einer Infektion durch Chlamydien, T-Stämmen von Mykoplasma oder Trachom-Agens, haben sich bisher nicht bestätigen lassen.

Bakterielle Nieren- und Harnwegsinfektionen, die nicht in die große Gruppe der oben erwähnten, vor allem durch gramnegative Keime verursachten Zystitiden und Pyelonephritiden gehören, sind nicht häufig Ursache einer erheblichen Störung der Nierenfunktionen. Septisch-metastatische Prozesse mit Nierenbefall (z. B. Staphylokokkensepsis) führen in der Regel nicht aufgrund der infektiösen Streuherde in diesen Organen zu einer Niereninsuffizienz. Falls die letztere in solchen Fällen auftritt, beruht sie mehrheitlich auf schockbedingten Veränderungen. Die chronische Nierentuberkulose ist häufig einseitig lokalisiert und führt daher in der Regel nicht zu einem Nierenversagen. Hie und da bewirkt eine Cystitis tuberculosa, die vor allem im Trigonumbereich lokalisiert ist, Stenosierungen oder Verschlüsse beider Ureteren, so daß über den Weg einer beidseitigen Harnstauung Ausscheidungsstörungen auftreten können. Ähnliches gilt für die Malakoplakie (s. u.), die vermutlich etwas mit einer bakteriellen Infektion zu tun hat. Die Gonorrhoe geht meistens mit einer eitrigen Entzündung einher. *Mykotische Infektionen,* wie Moniliasis (Candidiasis, S. 2005), Kryptokokkose u. a., befallen die Nieren in der Regel auf hämatogenem Weg, d. h. im Rahmen eines septischen Geschehens, während eine Monilien-Zystitis meist »aufsteigend« zustande kommt. Von den *Parasitosen,* die Harnwegsschäden verursachen, ist vor allem die Schistosomiasis (S. 2097) zu nennen, die häufig eine Urozystitis mit progredienter Fibrosierung der Harnblasenwand hervorruft und u. U. zu Abflußbehinderungen mit entsprechenden Komplikationen Anlaß gibt.

Beispiele:

- Nierenveränderungen bei *Infektion durch Zytomegalie-Virus,* denen man vor allem bei Säuglingen, bei schweren kombinierten Defektimmunopathien und im Verlauf einer zytostatischen bzw. immunosuppressiven Therapie begegnet, erkennt man morphologisch ohne weiteres anhand der typischen großen Kern- und Zytoplasmaeinschlüsse in Tubulusepithelien. Oft finden sich zusätzlich erhebliche interstitielle entzündliche Infiltrate. Renal-tubuläre Störungen sind aber nur bei ziemlich diffusem Befall bekannt geworden.
- Das *Reiter-Syndrom* (s. o.), das meist im Zusammenhang mit Geschlechtsverkehr auftritt, scheint vor allem bei Patienten mit HLA-B27-Antigen (S. 871) vorzukommen. Eine einheitliche mikrobielle Ätiologie ist nicht bekannt, wenn auch Infektionen durch Yersinien und/oder Salmonellen, z. T. auch durch Dysenteriebazillen wiederholt im Zusammenhang mit einer entsprechenden Symptomatik aufgedeckt wurden. Das histologische Bild der entzündlichen Veränderungen (Urethritis, ferner Arthritis, Konjunktivitis und Haut- sowie Schleimhautläsionen) gestattet an sich keine Diagnose. Es ist hervorzuheben, daß die meisten Patienten mit einer nicht durch Gonokokken verursachten Urethritis kein Reiter-Syndrom entwickeln.
- Die *Gonorrhoe* (S. 1888), die am weitesten verbreitete Geschlechtskrankheit, ruft beim Mann im Verlauf von 4–10 Tagen nach der Ansteckung eine purulente Entzündung der Harnröhre, später oft zudem der Prostata, u. U. auch der Nebenhoden hervor. Bei der Frau sind neben der Urethra vor allem die Bartholin'schen und Skene'schen Drüsen, Vagina und Zervix, oft Uterus und Tuben befallen. Generalisierte Symptome im Sinn von Arthritis, Pleuritis, Myositis, Meningitis und Endokarditis kommen hie und da vor. Die Nierenfunktionen sind in der Mehrzahl der Fälle von Gonorrhoe nicht beeinträchtigt, es sei denn, beim Mann führe die Urethritis purulenta zu einer Harnröhrenstriktur mit Harnabflußbehinderung. Hier können sich eine Hydronephrose und Pyelonephritis – meist banaler Ätiologie – entwickeln.
- *Septisch-metastatische Herde in den Nieren,* etwa bei Staphylokokken- oder Moniliensepsis, erkennt man makroskopisch in der Regel anhand der zahlreichen, in Rinde und Mark lokalisierten, kleinen, weißgelblichen Herde, die oft von einem dünnen, hämorrhagischen Randsaum umgeben sind. Histologisch handelt es sich um kleine Abszesse und/oder Nekroseherde, in denen sich die Erreger meist leicht nachweisen lassen. Der ausgesprochen disseminierte Befall der Nieren macht es verständlich, daß die renalen Funktionen durch die Streuherde an sich kaum gestört werden. Dasselbe gilt für die Miliartuberkulose.
- Die *Nierentuberkulose i. e. S.,* die fast immer auf hämatogenem Weg entsteht, stellt eine der wichtigsten Formen von sog. Organtuberkulose dar. Mehrheitlich wird nur eine der beiden Nieren befallen. Die ersten Streuherde liegen oft parapapillär, neigen zu Verkäsung und brechen oft in das Nierenbecken durch. Selbst nach weitgehender Vernarbung solcher Läsionen kann – u. U. nach jahrelanger Latenzzeit – der Prozeß wieder aufflammen. Aus den ersten Streuherden bilden sich bei Propagation des Prozesses »abszedierend« immer größere Läsionen im Nierengewebe, die teilweise wiederum verkäsen und auf der Pyelonseite ulzerieren können *(chronische kavernöse Nierentuberkulose),* während »deszendierend« u. a. eine *Ureteritis* und *Urozystitis,* beim Mann zudem oft eine *Prostatitis* und *Epididymitis* bzw. *Orchiepididymitis tuberculosa* entstehen können. Durch ureterische Stenosen und/oder Verschluß der Harnleiter durch Käsemassen ergibt sich nicht selten eine Obstruktion mit Aufstau von Käsemassen im Nierenbecken bzw. Niereninneren. So entsteht mit der Zeit die tuberkulöse *Kitt-* oder *Mörtelniere,* später u. U. *Kalkniere.* Da bei Nierentuberkulose *ein* Organ meistens weitgehend intakt bleibt, sind in vielen Fällen die renalen Funktionen gesamthaft nicht in nennenswertem Maß gestört. Abflußhindernisse und entsprechende Komplikationen für beide Nieren ergeben sich u. U. durch eine die Ureterenostien stenosierende oder verlegende Cystitis tuberculosa, die in der Regel im Trigonumbereich lokalisiert ist. Eine spontan oder unter tuberkulostatischer Therapie zum Stillstand gelangte Nierentuberkulose läßt – neben allfälligen Kalkherden – Ausweitungen, Schrumpfungen und andere Deformationen im Bereich der betroffenen Nierenkelche erkennen.
- Ob bei *Lues* (S. 1988), außer der seltenen Bildung von Gummen im Bereich der Harnorgane, spezifische interstitielle Nephritiden vorkommen, ist fraglich.
- Die *Malakoplakie,* die man am ehesten in Form einer atypischen granulierenden Entzündung in der Harnblase älterer Frauen, z. T. aber auch in den Nieren und anderen Lokalisationen antrifft, zeichnet sich durch das Auftreten zahlreicher Histiozyten bzw. Makrophagen aus, die z. T. konzentrisch geschichtete, PAS-positive und meist eisen- sowie kalkhaltige sog. Michaelis-Gutmann-Körperchen enthalten. Meistens geht der Malakoplakie eine länger dauernde Zystitis voraus. Die Natur der Veränderung ist noch nicht erforscht. Man denkt an eine atypische Reaktion der Histiozyten auf infektiöse Keime, insbesondere gramnegative Bakterien. Seltener werden das männliche Geschlecht und jüngere Menschen betroffen.
- Abgesehen von den banalen *katarrhalischen, eitrigen, ulzerösen* und *hämorrhagischen Zystitiden* kommen weitere, seltenere Formen vor: Bei der *pseudomembranösen Zystitis* bilden sich anstelle des zerstörten Epithels »Pseudomembranen« von fibrinös-leukozytärem Exsudat. »Verschorfende« Zystitiden, bei denen auch tiefere Schichten nekrotisch sind, können mit Kalkeinlagerungen einhergehen. Solche *»verkrustete« Zystitiden* entwickeln sich in erster Linie unter dem Einfluß urease-produzierender Keime, wie E. coli, Proteus mirabilis, Pseudomonas aeruginosa und Enterokokken. Die seltene *Cystitis emphysematosa* beruht auf Gasblasenbildung durch Bakterien in den inneren Wandschichten. Die *Cystitis follicularis* ist durch die Anwesenheit von Lymphfollikeln charakterisiert, wahrscheinlich als Ausdruck eines immunologischen Geschehens. Bei der *Cystitis bzw. Ureteritis cystica* kommt es – vermutlich durch reaktive proliferative Veränderungen – zur Entstehung intraepithelialer Zysten, die klare Flüssigkeit enthalten. Offenbar besteht hier eine Verwandtschaft mit den v. Brunn'-

schen Epithelnestern. Im Gegensatz zur Cystitis cystica steht die *Cystitis glandularis,* bei der schleimbildende Schläuche auftreten, am ehesten mit dysgenetischen Bildungen (vgl. dazu abortive Exstrophia intestinalis, S. 302) im Zusammenhang. Eine chronische *interstitielle Zystitis* (Hunner's Geschwür) beobachtet man mehrheitlich bei Frauen im mittleren Alter. Sie geht mit einem sklerosierenden Lymphödem und chronischer Entzündung meist in allen Wandschichten einher und kann zu Blasenschrumpfung führen.

- *Mykotische Zystitiden* umfassen u. a. die Moniliasis, die von der Vagina auf die Harnblase übergreifen kann, die Aktinomykose (S. 1984) u. a. m.
- Vor allem in Afrika und im mittleren Osten ist die durch *Schistosoma haematobium* (S. 2097) verursachte Zystitis weit verbreitet. Entsprechend dem Sitz der Eier dieses Parasiten entwickeln sich mit der Zeit eine perivaskuläre Fibrose, eine unregelmäßige Vernarbung mit Endarteriitis und schließlich in manchen Fällen ziemlich tief reichende geschwürige Läsionen.

109.12. Hyperkalzämische Nephropathien, Nephrokalzinosen und Urolithiasis bzw. Nephrolithiasis

Hyperkalzämische Nephropathien und Nephrokalzinosen

Definitionen: Unter dem Oberbegriff einer *hyperkalzämischen Nephropathie* werden Störungen der renalen Funktionen zusammengefaßt, die auf Hyperkalzämie mit Hyperkalziurie beruhen, gleichgültig, ob es hierbei zu einer nennenswerten Ablagerung von Kalksalzen im Nierengewebe kommt oder nicht. *Nephrokalzinosen* sind Zustände, die sich durch eine mehr oder weniger diffuse oder herdförmige Nierenverkalkung kennzeichnen. Ihrer Entstehung nach unterscheiden wir zwei Hauptformen: a) Bei den sog. *primären Nephrokalzinosen* beruht die Ablagerung von Kalksalzen im Nierengewebe auf einer allgemeinen Störung des Stoffwechsels, meist mit Hyperkalzämie *(hyperkalzämische Nephrokalzinosen, »metastatische Nephrokalzinosen«),* z. T. aber auch mit nicht erhöhter Kalziumkonzentration im Blutplasma. b) *Sekundäre Nephrokalzinosen* kommen durch nachträgliche Verkalkungen nekrotischer Gewebeteile der Nieren *(Dystrophische Nephrokalzinosen)* oder intrarenal abgelagerten, abnormen Materials zustande.

Ursachen und **Pathogenese:** Die möglichen Ursachen einer *Hyperkalzämie* (vgl. dazu S. 828) umfassen u. a. die verschiedenen Formen von Hyperparathyreoidismus (S. 824), weitere Prozesse, die mit gesteigertem Knochenabbau einhergehen (z. B. multiples plasmozytoides Myelom, ausgedehnte Karzinommetastasen im knöchernen Skelett, posttraumatische, infektiöse oder andersartig bedingte Osteolyse, ferner länger dauernde Immobilisation), das sog. Milch-Alkali-Syndrom von Burnett, die Vitamin D-Intoxikation und die sog. idiopathische Hyperkalzämie von Säuglingen, die bei Ernährung durch mit Vitamin D angereicherte Kuhmilch auftreten kann, sowie den Morbus Besnier-Boeck (S. 2029). Bei kürzer dauernder, erheblicher Erhöhung der Kalziumkonzentration im Blutplasma kann sich eine *akute hyperkalzämische Nephropathie* mit Polyurie, später Oligurie und Azotämie einstellen, ohne daß sich eine Nierenverkalkung i. e. S. bereits ausgebildet hätte. Bei länger anhaltender Hyperkalzämie, wie dies bei den meisten oben erwähnten Krankheiten der Fall ist, gehört indessen eine mehr oder weniger ausgeprägte *primäre Nephrokalzinose* zu den regelmäßigen Befunden. In solchen Fällen beobachtet man oft Kalkablagerungen in anderen Organen, insbesondere in den Lungen und in der Magenschleimhaut.

Bei der *Oxalose* (S. 892) liegt der Grund zur Nephrokalzinose nicht in einer Hyperkalzämie, sondern in einem – durch Defektenzymopathie bedingten – vermehrten Anfall von Oxalsäure, so daß in den Nieren Kalziumoxalat ausfällt. Dies führt in der Regel sowohl zu einer Nephrokalzinose mit zunehmender Nierenschrumpfung als auch zu Nephrolithiasis. *Ausfällungen von Kalziumoxalat,* vor allem in Tubuluslichtungen, kommen überdies bei *schwerer renaler Azidose* (S. 783) sowie – in seltenen Fällen – bei *Oxalat- oder Glykolvergiftung* vor.

Die bei primären Nephrokalzinosen entstehenden Schäden am Nierengewebe werden nicht selten von komplizierenden Veränderungen, wie Pyelonephritis und vaskulärer Sklerosierung, überlagert. *Sekundären Nephrokalzinosen* begegnen wir *im Gefolge nekrotisierender Prozesse* verschiedener Art, so nach mehr oder weniger diffuser Tubulusnekrose (z. B. Quecksilber-Nephropathie, bilaterale Nierenrindennekrose), Papillennekrosen, Tuberkulose u. a. m. Zu einer nachträglichen Verkalkung kann es überdies bei *Amyloidose* und bei plasmozytoidem *Myelom* kommen, indem sich hier u. a. in den abgelagerten Proteinmassen Kalksalze niederschlagen.

Morphologisch erkennt man bei *primärer Nephrokalzinose* als erstes Kalkzylinder in den Tubuli, manchmal verbunden mit einer feinkörnigen Kalkablagerung im Bereich der Tubulusepithelien und ihrer Basalmembranen. In der Regel handelt es sich hierbei um Kalziumphosphat und -oxalat. Mit der Zeit finden sich überdies Kalkdepots im Interstitium, insbesondere im äußeren Markbereich, nahe von Sammelrohren und oft im Zusammenhang mit Basalmembranen, u. U. im Kortex. Wenigstens teilweise dürfte es sich hier um einen Zustand nach Epitheluntergang in der unmittelbaren Nachbarschaft eines Kalkzylinders handeln, wobei die Präzipitate eine bindegewebige Reaktion hervorrufen (sog. »*Kalkinfarkte*«). In schweren Fällen sieht man zudem Gefäßwandverkalkungen und u. U. Kalkniederschläge in den Glomeruli.

Ausfällungen von *Kalziumoxalat* (s. o.) erkennt man an den radiär angeordneten Kristallen (Rosettenform), die zunächst intratubulär lokalisiert sind, nach Epitheluntergang jedoch ebenfalls mit dem Interstitium in Berührung gelangen, histiozytäre Reaktionen – u. U. mit Bildung von Fremdkörperriesenzellen – nach sich ziehen und in eine Nierenschrumpfung überleiten können.

In vielen Fällen von primärer Nephrokalzinose treten, abgesehen von der erwähnten reaktiven interstitiellen Nephritis, pyelonephritische Komplikationen hinzu, ferner Gefäßveränderungen, wie sie für Nierenschrumpfung typisch sind (S. 759), und schließlich eine Hyalinisierung auch der Glomeruli.

Bei *sekundären Nephrokalzinosen* bietet sich ein histologisches Bild, das der betreffenden Grundkrankheit entspricht und in der Regel keine besonderen diagnostischen Schwierigkeiten bereitet (s. dort). Verkalkungen vorwiegend im Bereich der Hauptstücke deuten auf eine sekundäre Nephrokalzinose hin.

Eine kürzlich in Australien durchgeführte Studie an fast 2000 bioptisch und 400 autoptisch untersuchten Fällen hat folgende *lokalisatorische Typen von Verkalkungen* erkennen lassen:

1. Im äußeren Medullagebiet, z. T. auch im Cortex: vor allem bei Hyperkalzämie.
2. In der Grenzzone zwischen innerem und äußerem Mark: mehrheitlich im höheren Alter, z. T. in Verbindung mit Arteriosklerose und anderen degenerativen Veränderungen.
3. Um die Henle'schen Schleifen, z. T. mit Schädigung der letzteren: nicht nur bei Erwachsenen sondern auch bei Kindern (Ursache wenig geklärt).
4. Ganz kleinherdig im ganzen Markbereich: bei den meisten Erwachsenen-Autopsien.
5. Großherdig im Papillengebiet und/oder plaqueförmig: bei Menschen, die in heißem Klima leben bzw. arbeiten, bei Männern häufiger als bei Frauen.

Folgen und **Komplikationen** der verschiedenen Formen von Nephrokalzinose richten sich nach Lokalisation und Schweregrad der Veränderungen. Bei *primären Nephrokalzinosen,* die zuerst die distalen Tubulusabschnitte in Mitleidenschaft ziehen, gehört die verminderte Konzentrierungsfähigkeit der Nieren zu den frühesten Zeichen. Häufig besteht ein gewisses Maß von Polyurie und Polydipsie, während eine Herabsetzung der glomerulären Filtration und eine Azotämie erwartungsgemäß erst in fortgeschrittenen Stadien hinzukommt. Salzverlust und allgemeine Dehydratation spielen beim Zustandekommen einer Niereninsuffizienz eine wesentliche Rolle: Hier kann die Therapie bzw. die Normalisierung des Blutchemismus noch stark korrigierend eingreifen, was bei einmal ausgebildeten Schrumpfnieren weit weniger der Fall ist. Auch die bei primärer Nephrokalzinose häufig in Erscheinung tretende arterielle Hypertonie läßt sich nur beschränkt beeinflussen. Offensichtlich hängt das Maß der Reversibilität der klinischen Symptome und Zeichen weitgehend vom Grad der Vernarbung des Nierengewebes (insbesondere im Markbereich), der vaskulären Veränderungen und der zusätzlichen Schädigung durch komplizierende Prozesse, wie Pyelonephritis, ab.

Sekundäre Nephrokalzinosen mit herdförmigen Verkalkungen bewirken in der Regel keine nennenswerten renalen Ausscheidungsstörungen. Hie und da können solche Veränderungen einen renalen Hochdruck auslösen. Liegt dagegen eine mehr oder weniger diffuse sekundäre Nephrokalzinose vor, etwa nach ausgedehnter Nekrose im Bereich der Hauptstücke, werden Funktionsausfälle u. a. des tubulären Apparats nicht selten beobachtet (vgl. dazu u. a. proximale Tubulopathien, S. 780). Hinsichtlich der Kombination von Nephrokalzinose mit *Nephro- bzw. Urolithiasis* sei auf den nachfolgenden Unterabschnitt verwiesen.

Beispiele von Nephrokalzinose:

- Der *primäre Hyperparathyreoidismus* (S. 824) geht vor allem dann mit einer renalen Funktionseinbuße einher, wenn eine Nephrolithiasis mit komplizierender Pyelonephritis vorliegt. In solchen Fällen beobachtet man u. a. eine Polyurie und Hyposthenurie, ferner oft eine Azotämie. Glomerulusfiltrat und renale Plasmadurchströmung sind in fortgeschrittenen Fällen in der Regel reduziert.
- Das sog. *Milch-Alkali-Syndrom von Burnett* gehört heute zu den Seltenheiten. Früher, als Patienten mit Magen- und/oder Duodenalgeschwüren z. T. jahrelang mit erheblichen Mengen von Milch und Natriumbikarbonat behandelt wurden, stellten sich hin und wieder eine Hyperkalzämie und Alkalose ein, die mit Nephrokalzinose verbunden waren.
- *Chronische Vitamin D-Intoxikationen,* die zu dauernd vermehrter Kalziumresorption im Darm und mit der Zeit zu Nephrokalzinose führen, werden dann und wann als Folge einer zu hohen Dosierung über längere Zeit beobachtet.
- Die Ursache der *idiopathischen Hyperkalzämie* bei Säuglingen, die mit Vitamin D-angereicherter Milch ernährt werden, ist noch nicht befriedigend geklärt. Möglicherweise haben wir es hier mit einer erhöhten Ansprechbarkeit auf Vitamin D zu tun.
- Ebenso wenig wissen wir über die Gründe, die bei *Boeck'scher Krankheit* zu einer Hyperkalzämie und u. U. einer Nephrokalzinose Anlaß geben. Man denkt u. a. an eine Störung des Vitamin D-Stoffwechsels.
- Beim *Syndrom von Lightwood-Butler-Albright (hyperchlorämische Azidose)* besteht eine Hyperkalziurie ohne Hyperkalzämie, ferner gehört zu diesem Krankheitsbild eine Osteomalazie bzw. Rachitis. Hier handelt es sich, falls es zur Nierenverkalkung kommt, um eine normo- oder gar hypokalzämische, hyperkalziurische Nephrokalzinose.
- Das *multiple plasmozytoide Myelom* kann mit einer Nephrokalzinose verbunden sein, die eine Mittelstellung zwischen den primären und sekundären Formen einnimmt; neben der Mobilisation von Kalzium durch osteolytische Herde spielt die Verkalkung der intratubulär gelegenen Proteinmassen und ihrer Umgebung mit eine Rolle.
- Die Prognose bei Patienten mit sekundärer Nephrokalzinose bestimmter Art, wie *Verkalkung nekrotischer Markpapillen, Kalkeinlagerungen in tuberkulösen Herden* und *Amyloidmassen* u. a. m., hängt in erster Linie vom Grundleiden ab.

Nephrolithiasis, Urolithiasis

Definitionen: Eine Ausfällung im Harn gelöster Stoffe in Form kleinster, makroskopisch nicht oder kaum sichtbarer Einzelkristalle heißt *Kristallurie.*

Sind im Nierenbecken und/oder in den distalen Harnwegen makroskopisch erkennbare Konkremente vorhanden, sprechen wir von *Urolithiasis*. Liegen sie nur im Nierenbecken, haben wir es mit einer *Nephrolithiasis i. e. S. (»Nierensteinleiden«)* zu tun. Die letztgenannte Bezeichnung wird allerdings – etwas ungenau – z. T. auch für das Vorliegen von Steinen in anderen Teilen der Harnwege angewandt. Will man die Lokalisation der Steine näher bezeichnen, können Ausdrücke wie *»Ureterolithiasis«*, *»Urozystolithiasis (Zystolithiasis)«* u. a. m., benützt werden. Wichtig, obschon in der Diagnose oft nicht enthalten, sind Angaben über die *chemische Beschaffenheit der Steine* (z. B. reine oder gemischte Kalziumoxalat-, Kalziumphosphat-, Tripelphosphat-, Urat-, Xanthin- oder Zystinsteine). Beruht ein Nierensteinleiden auf einer abnormen Harnzusammensetzung, spricht man von *primärer Nephro(Uro)lithiasis,* wobei sog. *metabolische Formen* mit bekanntem Grundleiden (z. B. primärer Hyperparathyreoidismus, Gicht u. a.) und *idiopathische Lithiasen,* bei denen die Ursache der abnormen Zusammensetzung des Urins nicht bekannt ist, auseinandergehalten werden. Sog. *sekundäre Nephro(Uro)lithiasen* sind solche, die überwiegend durch lokale Faktoren, wie Harnwegsobstruktion und Infektion, bedingt sind.

Die Nephrolithiasis bzw. Urolithiasis gehört zu den wichtigen Affektionen der Harnorgane. Man begegnet ihr in mehr als 1% aller Autopsien, bei Männern etwas häufiger als bei Frauen. Das Leiden beginnt mehrheitlich erst im Erwachsenenalter (20–50 Jahre). In ungefähr 90% der Fälle handelt es sich um Kalziumsteine aus Kalziumoxalat, -phosphat und/oder -karbonat, wobei Oxalatsteine überwiegen (Abb. 139).

Ursachen und **Pathogenese:** Die Entstehung von Nierensteinen bzw. Konkrementen in den abführenden Harnwegen hängt u. a. von der Konzentration der im Urin gelösten Salze oder anderen Substanzen, dem pH des Harns, der Menge vorhandener Hemmkörper der Kristallbildung sowie der Anwesenheit organischen Materials ab, das als Matrix von Steinen in Frage kommt.

a) Die *Konzentration von Salzen und anderen Stoffen im Urin* ist eine Funktion der pro Zeiteinheit ausgeschiedenen Menge der betreffenden Stoffe sowie von Flüssigkeit. Eine *chronische Dehydratation* stellt einen wichtigen Faktor bei der Entstehung von Nierensteinen dar. Seit langem gehört daher die Einnahme größerer Wassermengen zu den Präventivmaßnahmen, die bei bekannter »Steindiathese« der Bildung von Konkrementen entgegenwirken sollen. *Kalziumreiche Steine* (Kalziumoxalat und -phosphat, z. T. auch Kalziumkarbonat, d. h. gemischte Kalziumsteine) entstehen mehrheitlich bei *Hyperkalziurie,* d. h. wenn die Ausscheidung von Ca^{++} im Tag etwa 300 mg überschreitet, wie dies bei vermehrter Kalziumresorption im Darm (z. B. bei Vitamin D-Überschuß), bei gesteigertem Knochenabbau (z. B. Hyperparathyreoidismus, Immobilisation u. a.) und bei renaler tubulärer Azidose (Lightwood-Butler-Albright-Syndrom) der Fall ist. Eine Hyperkalziurie stellt aber keine Voraussetzung für die Bildung kalziumreicher Konkremente dar, da letztere auch bei normaler täglicher Kalziumausscheidung vorkommen können. Erfahrungsgemäß hat eine diätetische Einschränkung der Kalziumaufnahme, etwa durch reduzierten Genuß von Milchprodukten, auf die Entstehung von Nierensteinen keinen erheblichen Einfluß. In gewissem Maß lithogen wirken dagegen eine Blutalkalose (vgl. dazu das oft normokalziurische Burnett-Syndrom, S. 828) und eine vermehrte Ausscheidung von Anionen, die mit Ca^{++} schlecht lösliche Salze bilden (z. B. Hyperoxalaturie bei Oxalose). *Kalziumoxalatsteine* (kurz: *Oxalatsteine*) werden aber öfters beobachtet, ohne daß die tägliche Oxalatausscheidung den Normbereich von 10–50 mg überschreitet. Diese Frage ist allerdings noch nicht befriedigend geklärt, da die obere Grenze des »Normbereichs« z. Z. vielleicht zu hoch angesetzt ist. Oxalat geht überwiegend aus dem endogenen Stoffwechsel hervor, der möglicherweise individuellen Unterschieden unterworfen ist. Eine lithogene Wirkung oxalatreicher Nahrungsmittel (Spinat, Rhabarber, Spargeln u. a.) gilt als möglich, wird aber von den meisten Autoren nicht als eine der Hauptursachen der Oxalatlithiasis angesehen. Bei Vorliegen von *Kalziumphosphatsteinen* stellt man meistens keine Hyperphosphaturie fest (Normbereich 0,5–3 g/Tag), so daß der letzteren im Rahmen der Lithogenese keine entscheidende Bedeutung zugemessen wird. *Uratsteine* sind bei *Urikämie* (Hyperurikämie) und entsprechend erhöhter Harnsäureausscheidung (Normbereich um 700 mg/Tag), wie sie bei der primären und sekundären Gicht (S. 1013) die Regel darstellt, wohl bekannt, kommen aber auch bei normaler täglicher Uratexkretion vor, etwa im Rahmen der sog. renalen Gicht, die durch eine erhöhte Harnsäurekonzentration im Bereich der Henle'schen Schleifen gekennzeichnet ist. Vielleicht findet in diesen Fällen die Kristallbildung hier statt. Die diätetische Beeinflußbarkeit der Uratausscheidung ist beschränkt, da es sich bei der Harnsäure überwiegend um ein Produkt des endogenen Stoffwechsels handelt. *Zystinsteine* kommen, soweit bekannt ist, nur bei der *familiären Zystinurie, Glyzinsteine* bei der *Glyzinurie* (S. 896), *Xanthinsteine* bei der *Xanthinurie* (S. 1014) und schwarze *Pigmentsteine* bei der *Alkaptonurie* (S. 892), alles seltene hereditäre Leiden, vor.

b) Bei der Steinbildung spielt vermutlich ein *relativer Mangel an sog. Komplexbildnern* eine gewisse Rolle. Die Ausfällung hängt im wesentlichen von der

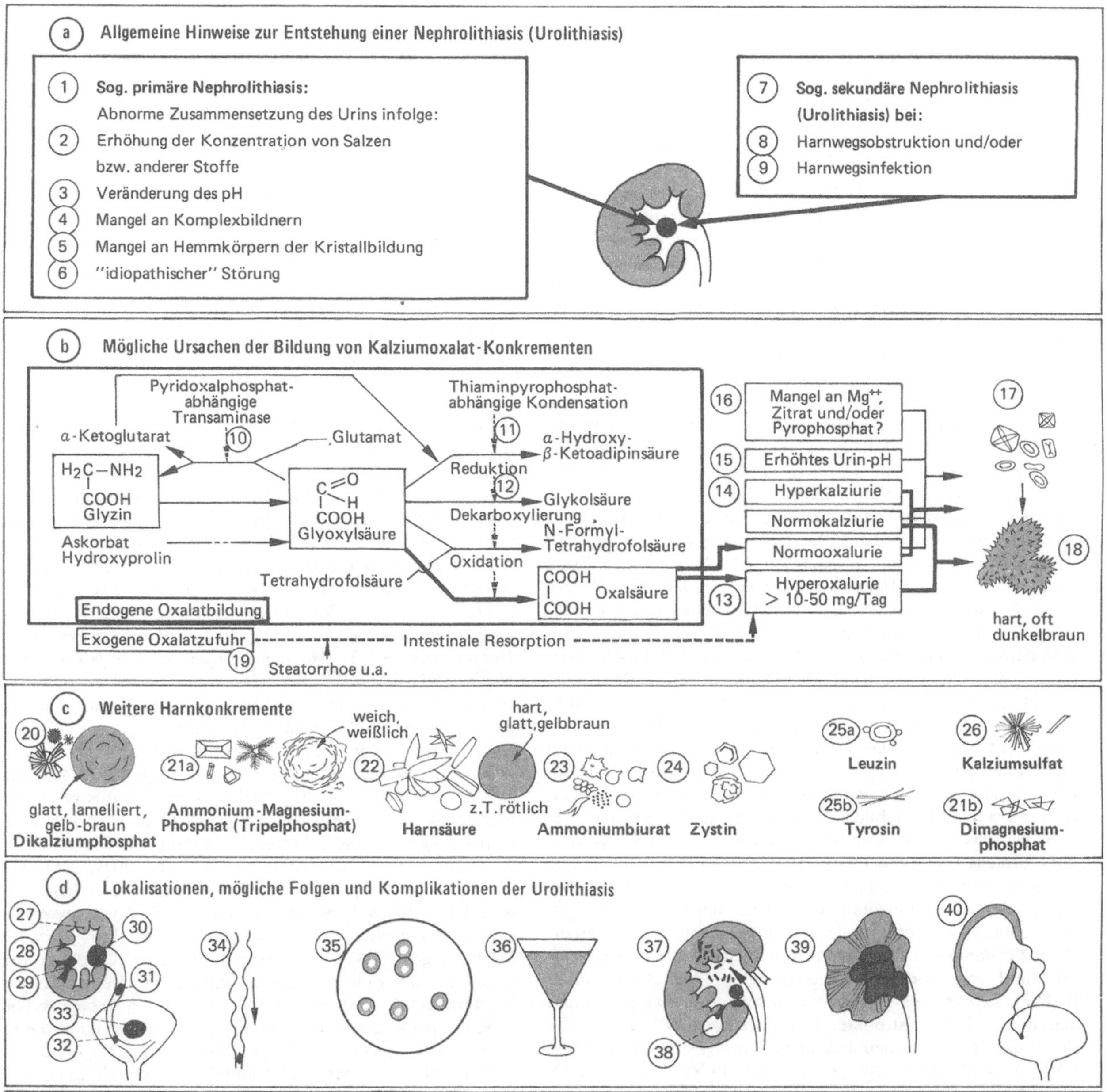

Abb. 139a–e. *Urolithiasis bzw. Nephrolithiasis und weitere mögliche Ursachen von Harnabflußstörungen (obstruktive Uropathien).* **a** *Allgemeines zur Entstehung von Harnkonkrementen (Harnsteinen).* Bei den verschiedenen Formen von *primärer Nephrolithiasis* (1) liegt der Grund der Steinbildung in erster Linie oder ausschließlich in einer *abnormen Harnzusammensetzung,* vor allem in einer *zu hohen Konzentration von Salzen und anderen Stoffen,* die nur eine beschränkte Löslichkeit in Wasser aufweisen (2). Beispiele dafür sind eine mehr oder weniger fortgesetzte Dehydratation (andauerndes Schwitzen, unkontrollierter Diabetes insipidus u. a.) und Stoffwechselstörungen, die mit einer erhöhten Konzentration einer für Steinbildung in Frage

Abb. 139 a–e (Fortsetzung)

kommenden Substanz im Blutplasma einhergehen. Etwa 90% aller Nierensteine sind kalziumreich. Die Mehrzahl der Fälle mit *Hyperkalziurie* beruht auf einer *Hyperkalzämie,* wobei die Konzentration der freien Ionen maßgebend ist. Bei hyperkalziurischer Nephrolithiasis entstehen meistens *Kalziumoxalatsteine,* z. T. auch solche mit *Kalziumphosphat und -karbonat (gemischte Kalziumsteine).* Zu den Ursachen der Hyperkalziurie zählen vor allem eine länger dauernde *Immobilisation* (z. B. schwere Lähmungen), der – primäre, sekundäre oder u. U. tertiäre – *Hyperparathyreoidismus,* ferner ausgedehnte *Skelettmetastasen* bösartiger neoplastischer Prozesse, u. U. die *Boeck'sche Krankheit,* das *Syndrom von Burnett,* eine *Vitamin D-Intoxikation* u. a. m. Wahrscheinlich wesentlich weniger häufig ist eine vermehrte Ausscheidung *schlecht löslicher Anionen* für die Entstehung von Kalziumsteinen verantwortlich (z. B. *endogene Hyperoxalurie* (?), Oxalose, s. **b**). Allerdings steht die Frage nach den möglichen Ursachen *idiopathischer (6) Kalziumoxalat-Steinleiden* noch offen. *Veränderungen des Urin-pH* (3) spielen eine erhebliche Rolle: Vor allem bei vermehrter *Alkalisierung (Alkalinisierung) des Harns* aufgrund von *Harnwegsinfekten* (9), aber auch bei *Blutalkalose* (z. B. »normo-kalziurisches Burnett-Syndrom«) und bei *ungenügender Azidifizierung des tubulären Harns* (s. Abb. 138, S. 778), werden u. U. Bedingungen geschaffen, die zur Bildung kalziumhaltiger Konkremente Anlaß geben. Es ist nicht klar, wie oft ein *Mangel an zirkulierenden Komplexbildnern* (4), z. B. Zitrat, Pyrosphosphat oder Mg^{++}, Ursache der Entstehung von Kalzium(oxalat)steinen ist; diese Substanzen haben jedenfalls z. T. eine therapeutische bzw. prophylaktische Wirkung. Desgleichen ist schwer abzuschätzen, welche Bedeutung im Rahmen der Bildung von Kalziumsteinen einem *lokalen Mangel an Hemmkörpern der Kristallbildung* (5, Pyrophosphat, Peptide? u. a.) zukommt. *Harnsäure- und Uratsteine* treten vor allem im Rahmen einer *Hyperurikämie* auf (primäre und sekundäre Gicht, s. Abb. 153, S. 1006). In diesen Fällen wirkt sich ein saurer Urin verstärkt steinbildend aus (Harnsäuresteine), so daß es z. B. bei schwerer Azidose bzw. »Säurestarre« des Urins auch ohne Bestehen einer erheblichen Hyperurikämie zur Entstehung solcher Konkremente kommen kann. Zu den Seltenheiten gehören *Zystinsteine,* die in einem kleinen Teil der Fälle von *Zystinurie* beobachtet werden, sowie *Xanthinsteine,* die bei der hereditären *Xanthinurie* in Erscheinung treten, *Glyzinsteine* bei *Glyzinurie* und sog. *»schwarze Pigmentsteine«* bei *Alkaptonurie* (S. 892). *Leuzin- und Tyrosinkristalle* bzw. *-konkremente* findet man nur bei Leberdystrophie. Bei sog. *sekundärer Nephrolithiasis (Urolithiasis,* 7) stehen ursächlich *Störungen des Harnabflusses* (8) und/oder *Harnwegsinfektionen* (9) im Vordergrund. Keime, die NH_4^+ produzieren (z. B. Proteus vulgaris), geben in besonderem Maß zur Bildung von Ammonium-Magnesium-Phosphatsteinen (Tripelphosphatsteinen) Anlaß. **b** *Mögliche Ursachen der Bildung von Kalziumoxalat-Konkrementen.* In diesem stark vereinfachten Schema ist die *endogene Entstehung* von Oxalsäure skizziert. Abgesehen von den seltenen hereditären *Oxalose 1* (Block bei 11) und *Oxalose 2* (Block bei 12), findet sich eine vermehrte Oxalatproduktion u. a. bei *Pyridoxinmangel* (10). Ob weitere Enzymdefekte am Auftreten einer *»endogenen Hyperoxalurie«* beteiligt sind, bleibt eine offene Frage. Eine *exogene Oxalatzufuhr* (Rhabarber, Spinat u. a.) gibt, falls keine *Steatorrhoe* oder andere Störungen mit vermehrter Oxalatresorption vorliegen (19), kaum zur Steinbildung Anlaß, da die Oxalsäure im Darmlumen durch das vorhandene Ca^{++} zum größten Teil präzipitiert wird. Bei normalem Urin-pH können sich Kalziumoxalatsteine theoretisch bei Hyperkalziurie (14) und/oder Hyperoxalurie (13) bilden, bei erhöhtem pH (15) und/oder Mangel an Komplexbildnern (16), u. U. aber auch bei der Normokalziurie und -oxalurie. Die Kristalle zeigen typischerweise »Briefkuvert«-, »Hantel«- und ovale Formen (17), die Steine imponieren als »maulbeerförmig« oder weisen eine »Morgensternform« auf (18). **c** *Weitere Harnkonkremente.* Abgesehen von der chemischen Untersuchung sowie – neuerdings – physikalischen Prüfung (z. B. Röntgen-Diffraktion) von Steinschliffen, läßt sich die Natur der Präzipitate bzw. Konkremente z. T. aufgrund der *Kristallform im mikroskopischen Bild* erkennen. Allerdings gilt dies nur für den Nachweis der Art einer Kristallurie sowie die Probe von Steinen, die man zur Untersuchung wählt. Vom Typ der Kristallurie darf nicht auf die Art eines noch nicht entfernten Konkrements geschlossen werden. Im besonderen findet man: *Dikalziumphosphat:* keilförmige Nadeln, Rosetten (20); *Ammonium-Magnesium-Phosphat:* Sargdeckel- oder Farnkraut-ähnlich (21a); *Harnsäure:* Wetzstein-, Tonnen-, Spieß- und Rosettenformen (22); *Ammoniumbiurat:* Stechapfel-, Wurzelformen (23); *Dimagnesiumphosphat:* wie »zerbrochene Fensterscheiben« (21b); *Kalziumsulfat:* Prismen mit schiefen Enden, z. T. in Form von Rosetten (26); *Zystin:* hexagonale Kristalle (24); *Leuzin:* Kugeln, z. T. mit »Auswüchsen« (25a); *Tyrosin:* feinste Nadeln in Büscheln (25b). *Kristallisierte Medikamente* bzw. deren Metaboliten bieten oft besondere Formen, die von Fall zu Fall zu prüfen sind (früher vor allem Sulfonamide). Der Nachweis der Art eines Konkrements ist sowohl in diagnostischer, als auch in therapeutischer und prognostischer Hinsicht von großer Wichtigkeit. **d** *Lokalisation, mögliche Folgen und Komplikationen der Urolithiasis. Sitz und Formen von Konkrementen bzw. Steinen: »Kalkzylinder«* in Tubuli bzw. Sammelrohren (27); *Kelchstein* (28); *partieller Ausgußstein* (29); *Nierenbekkenstein* (30); *Ureterstein* (31); *juxtavesikaler Ureterstein* (32); *Harnblasenstein* (33). *Mögliche Folgen und Komplikationen der Nephrolithiasis (Urolithiasis): Dumpfer Schmerz* (z. B. bei Kalziumsteinen) oder *»Nierenkoliken«,* z. B. bei Abgang oder Blokkierung eines Konkrements (34), *Mikrohämaturie* (35), u. U. auch Episoden von Makrohämaturie, *leichte Proteinurie* (36), *Harnwegsinfektion,* im besonderen *Pyelonephritis* (37), *Dekubitalgeschwüre* an den Auflageflächen der Konkremente, mit Gefahr der Ausbildung einer *Narbenstriktur* (48, 49, 50), u. U. *Kalixhydronephrose* (38), *Nierenschrumpfung* mit *Funktionseinbuße,* z. T. mit *arterieller Hypertonie* (39), *Hydronephrose* (mit der Zeit u. U. *hydronephrotische Schrumpfniere* oder *»Sackniere«*), je nach Sitz des Hindernisses u. U. auch *Hydroureter* (40). **e** *Weitere Beispiele von obstruktiver Nephro- bzw. Uropathie. Mißbildungen.* Gewisse Zystennieren oder gefäßbedingte Kompressionen des Kelchsystems mit intrarenaler Behinderung des Harnflusses (41); *Faltenbildung am Abgang des Ureters* und/oder *zu hoher Abgang des letzteren* (42); *Dysfunktion des ersten Uretersegmentes; retrokavaler Ureter, idiopathischer Megaureter* u. a. (43); *Kompression des Ureters durch aberrierende Gefäße bzw. Stränge;* den Harnabfluß störende *Mißbildungen der Harnblase* (44); *Urethralklappen* (vor allem dorsal, 45) oder *andere Urethralmißbildungen* (46). *Bindegewebige bzw. narbige Stenosen: Narbenstrikturen* (mehrheitlich infolge Dekubitalgeschwüren bei Urolithiasis) z. B. an *Kalizes* (47), *Uretherabgang* (48, vor allem bei Tuberkulose), *Ureter* (49), *Uretermündung* (50, hier z. T. auch wegen *chronischer Zystitis* (z. B. *Cystitis tuberculosa* in der produktiven Phase), *Malakoplakie* u. a. (51)); *Narben am Urethraabgang* (52), *Urethralstriktur* (z. B. nach Verletzung bei Katheterismus, 53). Außerdem können die Ureteren durch Fibrosierung nach *chirurgischen Eingriffen,* aufgrund einer *narbigen Umklammerung* von Seiten entzündlicher Prozesse in der Nachbarschaft (Retroperitonäalraum u. a.) u. a. stenosiert werden. Eine *Kompression der Ureteren von außen* (56) kann *neoplastisch* bedingt sein (z. B. *Rektum-Sigma-Karzinome* (59), bei der Frau *Ovarialgeschwülste* oder *Uterus-Neoplasmen* (*Metastasen* anderer Tumoren u. a.) oder auf einem *anderen raumfordernden Prozeß* beruhen (60, z. B. *Aneurysmen der Bauchaorta, Ormond'sche Krankheit* (S. 125), *retroperitoneale Hämatome, Zysten,* u. U. auch ein *gravider Uterus* u. a. m.). *Obstruierend wirkende neoplastische Prozesse* umfassen u. a. bösartige Nierengeschwül-

Konzentration der freien Ionen ab und wird daher durch Komplexbildung vermieden oder behindert. Im Harn ist beispielsweise Kalzium zum guten Teil durch Phosphat und Zitrat, Oxalat durch Magnesium »gebunden«. Obwohl die Bedeutung dieser Mechanismen noch einer weiteren Klärung bedarf, gelangen bei Vorliegen von Kalziumsteinen Phosphat und bei Oxalatlithiasis Magnesium schon seit einiger Zeit nicht ohne Erfolg zur therapeutischen Anwendung.

c) Das *pH des Urins* hat auf die Löslichkeit der verschiedenen Salze und anderen Stoffe, die für Steinbildung in Frage kommen, einen entscheidenden Einfluß. Nimmt das pH ab, erhöht sich die Löslichkeit von Kalziumphosphat und Magnesiumammoniumphosphat, während die von Harnsäure abnimmt. Die Löslichkeit von Kalziumoxalat ist demgegenüber weniger von der H^+-Konzentration des Harns abhängig. Aufgrund dieser Gegebenheiten versteht man, daß ein alkalischer Urin mit einem pH von mehr als 7, wie er bei Vorhandensein harnstoffspaltender Bakterien beobachtet wird, die Bildung von Magnesiumammonium (bzw. Tripel-)-phosphat- und Kalziumphosphatsteinen fördert. Umgekehrt begünstigt ein stark saurer Harn (pH unter 5,5) die Entstehung von Uratsteinen. Therapeutisch wird man in solchen Fällen durch Bikarbonat- und/oder Zitratgabe den Urin alkalisieren, während bei Kalzium- bzw. Tripelphosphat-Lithiasis u. a. eine antibiotische Behandlung am Platz ist.

d) Als *Hemmkörper einer Kristallbildung* im Urin sind u. a. Pyrophosphat und gewisse, nicht weiter identifizierte Peptide bekannt. Die Verabreichung von Phosphat bei Kalziumlithiasis wirkt möglicherweise über den Weg einer gesteigerten Pyrophosphatausscheidung.

e) Über die *organische Matrix*, die bei der Steinbildung mit eine Rolle spielt, besitzen wir erst lückenhafte Kenntnisse. Als Steinkerne kommen z. B. abgestoßene Zell- oder Gewebeteile, Exsudat, kleine Blutkoagula, Bakterien u. a. in Frage. Über eine allfällige Bedeutung von Uromukoid und seinen Varianten bei der Lithogenese bzw. bei der Verhinderung einer Steinbildung wissen wir z. Z. noch wenig Schlüssiges. Gewisse Befunde lassen an die Möglichkeit denken, die in der Steinmatrix vorhandenen Mukoproteine und Mukopolysaccharide könnten, wenigstens in einem Teil der Fälle, in zu großer Menge produziert bzw. ausgeschieden werden.

f) Daß *Harnwegsinfektionen* das Zustandekommen von Tripel- und Kalziumphosphatsteinen begünstigen, ist seit langem bekannt und aus dem oben Erwähnten verständlich.

g) Prädisponierend für eine Nephro- bzw. Urolithiasis wirkt erfahrungsgemäß jede *Obstruktion der Harnwege*, wenigstens z. T. über eine bakterielle Infektion.

h) Die *familiäre Häufung* von Nierensteinen verschiedener Art deutet darauf hin, daß bestimmte erbliche *Besonderheiten des Stoffwechsels* nicht nur bei Krankheiten, wie der primären Gicht, der Zystinurie und der Glyzinurie, sondern auch bei Oxalatlithiasis eine Rolle spielen dürften.

Makroskopisch ist die *Größe* von Konkrementen im Bereich des Nierenbeckens bzw. der unteren Harnwege sehr unterschiedlich und kann vom sog. Nierensand bis zu eigentlichen Ausgußsteinen reichen. Liegt eine größere Zahl von Steinen vor, können sich an den Berührungsflächen gelenkartige Anpassungen der Form finden. Bevorzugte *Lokalisationen* sind die Nierenbecken (Nephrolithiasis i. e.S.), insbesondere die Nierenkelche, ferner die Ureteren, wohin die Steine aus dem Nierenbereich gelangen können, sowie die Harnblase. Die *Beschaffenheit* der Nierensteine hinsichtlich Form, Farbe, Konsistenz und Brüchigkeit hängt von ihrer chemischen Zusammensetzung ab und läßt daher schon makroskopisch gewisse Schlüsse zu: *Kalziumoxalatsteine* sind ausgesprochen hart, zeigen oberflächlich maulbeerartige Strukturen und haben meistens eine braune bis schwärzliche Farbe. Reine *Kalziumphosphatsteine* fallen – wie die seltenen reinen *Kalziumkarbonatsteine* – durch eine weißliche bis graue Farbe auf, während *Magnesiumammoniumphosphatsteine* (»Struwitsteine«), sog. *Tripelphosphatsteine* (Kalziummagnesiumammoniumphosphatsteine) und *gemischte Phosphatsteine* (u. a. Tripelphosphat

---

Abb. 139 a–e (Fortsetzung)

ste (z. B. *hypernephroides Karzinom* (54), bei Kindern vor allem der *Wilms-Tumor*), *Nierenbecken- und Ureterkarzinome* (55), *Harnblasenkarzinome* (57), *Prostatakarzinome* (58) u. a. m.)). Ein *vesikoureteraler Reflux* bei Harnblasenentleerung (61), der u. a. aufsteigende Infektionen begünstigt, kommt bevorzugt bei Kindern vor, ferner bei verschiedenen krankhaften Veränderungen im Bereich der Ureterostien. *Schwere neurogene Funktionsstörungen der Harnblase* sind meistens traumatisch bedingt; sie umfassen u. a. die sog. *»Reflex-Blase«* (»automatische Blase«, »reflektorisch-neurogene Blase«) bei Läsionen oberhalb des Blasenfunktions-Zentrums (62) und die *»autonome Blase«* bei Vorliegen infranukleärer Schäden der Nervenbahnen (63). Die *glanduläre und muskuläre Prostatahyperplasie (»Fibro-Adenomyomatose der Prostata«)*, die unter Androgeneinfluß vor allem bei Männern im Alter von mehr als 50 Jahren in Erscheinung tritt, ist die häufigste Ursache einer Harnabflußstörung überhaupt. Sie betrifft die sog. *»Innendrüse«* (64), die sich knotig vergrößert und das eigentliche Prostatagewebe mit der Zeit zu einer »chirurgischen Kapsel« komprimiert (66). Manchmal bildet sich ein sog. *»Mittellappen«* (65). In fortgeschrittenen Stadien entsteht eine *»Balken-Harnblase«* (67), z. T. verbunden mit der Entstehung von Pseudodivertikeln, die sich bei der Blasenkontraktion nicht entleeren und daher die Bakterienvermehrung zusätzlich zum Effekt eines nach Miktion verbleibenden Restharns im Lumen des Organs begünstigen

und Kalziumphosphat, neben Kalziumkarbonat und u. U. Ammoniumurat) weiß-gelblich getönt sind. Die drei letztgenannten, meist im Zusammenhang mit bakterieller Infektion auftretenden Konkrementtypen (»entzündliche Harnsteine«) kommen oft in erheblicher Zahl vor und sind ausgesprochen brüchig. *Uratsteine,* die meist rundliche Form aufweisen, eine ziemlich glatte Oberfläche haben und gelbbraun erscheinen, können weich oder ziemlich hart sein. Die seltenen *Zystinsteine* zeigen z. T. einen leicht grünlichen Farbton.
Radiologisch erweisen sich etwa 90% aller Nierensteine als röntgendicht. Oxalatsteine zeigen oft eine rundliche Form mit zackigen Konturen (»Seeigel«), Phosphatsteine sind mehr unregelmäßig gestaltet, erscheinen kompakt und haben eine ziemlich glatte Oberfläche. Reine Uratsteine sind wenig röntgendicht, können aber durch Apposition eine kalkreiche Schale erhalten. Zystin- und Xanthinsteine in reiner Form lassen sich ebenfalls nur im Pyelogramm erkennen.

Mikroskopisch läßt sich die chemische Zusammensetzung der Konkremente z. T. anhand der – etwa durch Abschaben gewonnenen – *Kristallformen* erkennen: Briefkuvert-, Hantel- und Ovalformen bei *Kalziumoxalat,* keilförmige Nadeln, oft in Rosetten angeordnet, bei *Dikalziumphosphat,* »Sargdeckel« bei *Tripelphosphat,* »zerbrochene Fensterscheiben« bei *Harnsäure,* Stechapfel- und Wurzelformen bei *Ammoniumbiurat* u. a. m. Daneben finden sich auch *amorphe Urate, Erdphosphate* und *Kalziumkarbonat. Zystin* bildet hexagonale Kristalle. Insbesondere bei Nierensteinen, die nicht anläßlich einer Autopsie, sondern von Lebenden gewonnen wurden, empfiehlt sich eine *chemische* oder – noch besser – eine *röntgen-diffraktionsanalytische Untersuchung der Konkremente,* da die genaue Analyse derselben für allfällige prophylaktische und therapeutische Maßnahmen wesentlich ist. Von der Art einer *Kristallurie* darf jedoch nicht auf die Natur noch nicht entfernter Nierenkonkremente geschlossen werden!

Folgen und **Komplikationen** der Nephrolithiasis bzw. Urolithiasis stimmen für die einzelnen Steinarten nicht ganz überein: *Kalziumsteine* bewirken mitunter schon bei geringer Größe einen *dumpfen Schmerz* in der Nierengegend und eine *Mikrohämaturie.* Eine leichte *Proteinurie* wird selten vermißt. *Nierensteinkoliken* (s. u.) treten auf, wenn ein Konkrement im Ureter fortbewegt wird. Größere Steine haben oft eine *intermittierende Okklusion* etwa einer Kelchgruppe oder im Ureter- bzw. Ureterabgangsbereich zur Folge, mit entsprechender, wechselnder *Ausweitung der proximal gelegenen Hohlräume.* Bei völliger Obstruktion werden oft Dauerschmerzen angegeben. Fast jede dauernde Nephrolithiasis geht mit einer *chronischen Pyelonephritis* einher, bei Vorliegen von Ausgußsteinen in der Regel sogar mit Pyurie (vgl. dazu S. 1332). In solchen Fällen können sich Konkrementen beliebiger Zusammensetzung u. a. Tripelphosphatschalen auflagern.
Uratkonkremente neigen, im Vergleich zu den Kalziumsteinen, wesentlich mehr zu *frühzeitigem und wiederholtem spontanem Abgang,* so daß man in diesen Fällen nicht selten sog. Nierensand (Nierengries) im Urin findet, und wiederholte Nierenkoliken mit den typischen, in die Leisten und die Skrotalgegend ausstrahlenden Schmerzen zu den häufigen Beobachtungen gehören.
Steine, die längere Zeit der Harnwegsschleimhaut aufliegen, können sog. *Dekubitalgeschwüre* hervorrufen. Liegen diese z. B. im Ureter, entstehen darauf u. U. *narbige Strikturen.* Schleimhautläsionen sind dann und wann Ursache einer *Makrohämaturie* mit z. T. erheblichem *Blutverlust.*
Schließlich sei erwähnt, daß das Vorhandensein größerer Nierensteine wegen Symptomarmut oft lange Zeit unbemerkt bleibt, wenn nicht danach gesucht wird. Hie und da ist ein (renaler) *arterieller Hochdruck,* u. a. als Folge pyelonephritischer Komplikationen, das erste Zeichen, das den Arzt auf die Möglichkeit einer renalen Affektion hinweist.

Beispiele zur Nephro- bzw. Urolithiasis:
- Bei Vorhandensein von *Kalziumsteinen* sprechen eine Normokalzämie, eine normale renale Kalziumausscheidung nach längerem Fasten und eine hohe Kalziumexkretion mit dem Urin nach oraler Kalziumbelastung für einen sog. *absorptiven Typ von Hyperkalziurie,* d. h. eine gesteigerte Kalziumaufnahme im Darmbereich. Auch beim Vorliegen einer *renalen Hyperkalziurie* vermindert eine orale Kalziumbelastung die Ausscheidung von zyklischem AMP im Harn. Dagegen bleibt die Ausscheidung dieses Metaboliten unter den gleichen Bedingungen bei Patienten mit primärem Hyperparathyreoidismus konstant.
- Eine *Hyperoxalurie* mit Bildung von *Oxalatsteinen* beobachtet man – abgesehen von der seltenen Oxalose – u. a. bei Pyridoxinmangel und bei Steatorrhoe infolge Dünndarmerkrankung (S. 689). Im letztgenannten Fall scheint es, entsprechend dem Grad der Steatorrhoe, zu einer gesteigerten intestinalen Resorption von Oxalat aus dem Darminhalt zu kommen.
- *Uratsteine* entstehen, abgesehen von der primären und sekundären *Gicht* (s. o.) und *chronischer Diarrhoe* bzw. *Ileostomie,* auch bei sog. »Säurestarre« des Urins, mit einem pH zwischen 4,8 und 5,4. Diese Fälle von *idiopathischer Harnsäuresteindiathese* machen vermutlich mehr als 50% der Fälle mit Uratsteinen aus. Die Ursache ist unbekannt; möglicherweise liegt sie in einer gestörten Ammoniogenese.

109.13. Harnabflußstörungen (obstruktive Uropathien)

Definitionen: Unter dem Begriff von *»Harnabflußstörungen« (obstruktive Uropathien)* versteht man im klinischen Sprachgebrauch organisch und/oder funktionell bedingte Behinderungen des Urintransports in den Harnwegen. Streng genommen, könnten auch Abflußhindernisse im Bereich der Nierentubuli (Zylinder, Kristalle u. a., s. o.) zu den obstruktiven Uropathien gezählt werden. Dies ist aber nicht üblich, da sich der Begriff in erster Linie auf die großen Harnwege, d. h. Nierenbecken, Ureteren, Harnblase und Urethra, bezieht. Von *Harnstauungsniere* sprechen wir, wenn ein Abflußhindernis zu einem weitgehenden Versiegen des Harnflusses aus dem betreffenden Organ geführt hat, gleichgültig, ob es sich um eine akute Veränderung oder um einen chronischen Zustand handelt. Weitet sich infolge Obstruktion am pyeloureteralen Übergang oder distal davon das Nierenbecken aus, liegt eine *Hydronephrose* vor. Im neueren deutschen urologischen Schrifttum wird der letztgenannte Begriff einschränkend oft nur mehr für die große »*Sackniere*« benützt (s. u.); alle weniger ausgeprägten Formen heißen dort »*Harnstauungsniere*«. Eine durch Abflußbehinderung bedingte Dilatation des Ureters *(Hydroureter)* ist in der Regel mit Hydronephrose kombiniert. Weiten sich – z. B. infolge Steinverschluß – innerhalb des Nierenbekkens nur einzelne Kelchgruppen aus, sprechen wir von *Kalixhydronephrose.* Besteht eine Harnstauung über lange Zeit, so daß das Nierenparenchym allmählich der Involution anheim fällt, kommt es mit der Zeit zur Ausbildung einer *hydronephrotischen Schrumpfniere,* im Extremfall einer *hydronephrotischen Sackniere.* Hindernisse im Abflußgebiet der Harnblase ziehen die Entwicklung einer sog. *Balkenblase* mit hypertrophischer glatter Muskulatur und Neigung zur Bildung von Divertikeln oder Pseudodivertikeln (S. 796) nach sich.

Die klinische Bedeutung der obstruktiven Uropathien geht u. a. daraus hervor, daß ein erheblicher Teil der Todesfälle infolge Nierenversagens ganz oder teilweise auf eine Harnabflußstörung zurückgeführt werden kann.

Ursachen und **Pathogenese:** Harnabflußstörungen aufgrund *konnataler Mißbildungen* wurden bereits erörtert (S. 751). Besonders bei Kindern ist die *Behinderung der Harnblasenentleerung* häufig mit einem *vesikoureteralen Reflux* verbunden, bei Erwachsenen nur in etwa 10% der Fälle. Von den erworbenen Störungen der Harnblasenentleerung steht hinsichtlich Häufigkeit die bei älteren *Männern* sehr verbreitete *glanduläre und muskuläre Prostatahyperplasie* weitaus im Vordergrund. In manchen Fällen kommt es zur Ausbildung eines sog. Home'schen Lappens, der bei Harnblasenkontraktion im Sinn eines Kugelventils das innere Orificium der Urethra verschließt. Weitere Ursachen einer erworbenen Abflußbehinderung im Harnblasen-Urethralbereich des Mannes sind u. a. das *Prostatakarzinom* (S. 267), das *Harnblasenkarzinom,* das seltene *Urethralkarzinom* bzw. *-papillom,* komprimierend wirkende oder infiltrativ einwachsende maligne *Neoplasmen anderer Primärlokalisation* (z. B. Rektalkarzinom), *Narbenstrikturen der Urethra* (z. B. nach Gonorrhoe oder Verletzungen, insbesondere durch Katheter oder bei Beckenfrakturen), *Sphinktersklerose* (infolge sog. Ödemsklerose), *Urozystolithiasis* und *nerval bedingte Dysfunktionen des Sphincter vesicae,* z. B. bei Querschnittslähmung oder Tabes dorsalis (S. 1988). Schwere Formen von *Phimose* können ebenfalls ein Abflußhindernis bilden. Bei *Frauen* finden sich Entleerungsstörungen der Harnblase wesentlich seltener als bei Männern.

Abflußbehinderungen im Bereich der Ureteren beruhen auf *Urolithiasis, Strikturen* (z. B. nach Dekubitalgeschwüren infolge Urolithiasis, Verletzungen, operativen Eingriffen u. a.), *Kompression* und/oder *Infiltration* durch *benachbarte Geschwülste* (bei der Frau vor allem das Karzinom der Cervix uteri), wobei *Bestrahlungen* eine zusätzliche *Fibrosierung* bewirken können, ferner konstriktiv wirkende Prozesse anderer Art, wie die retroperitoneale Fibrose bzw. Fibromatose (S. 125) u. a. m. Hie und da werden die Ureteren durch Gefäße komprimiert. Von besonderem Interesse ist der *pyeloureterale Übergangsbereich,* wo es – abgesehen von kongenitalen Mißbildungen (S. 751) – bei *Steinleiden, entzündlichen Veränderungen* und *neoplastischen Prozessen* (z. B. das zunächst papillär wachsende Übergangsepithelkarzinom des Nierenbeckens) zur Entstehung eines organischen und/oder funktionellen Hindernisses kommen kann. Bei ungefähr einem Drittel der Schwangeren treten im Verlauf der *Gravidität* Erweiterungen der oberen Harnwege auf, meist rechts etwas deutlicher als links. Ursächlich kommen hormonale Umstellungen, eine Kompression der Ureteren durch den graviden Uterus (vermutlich wegen Interposition des Sigmas links weniger ausgeprägt als rechts) und/oder Störungen der Motilität aufgrund eines Harnwegsinfekts (Infektatonie, vgl. S. 787) in Frage. Eine schwerwiegende Abflußbehinderung wird aber nur ausnahmsweise beobachtet.

Folgen und **Komplikationen:** Die *Auswirkungen einer Harnabflußstörung* hängen vom Ort und Grad der Behinderung sowie ihrer Dauer ab.

Untersuchungen an *Kaninchen* haben gezeigt, daß nach *einseitiger vollständiger Ureterenligatur* innerhalb eines Tages die glomeruläre Filtration auf weniger als die Hälfte absinkt und nach 4 Tagen fast ganz sistiert. Beim gleichen Versuchsmodell geht die Konzentrierungsfähigkeit der Niere im Verlauf des ersten Tages fast gänzlich verloren, während die $Tm_{Glukose}$ nach 4 Tagen immer noch etwa einem Viertel der Norm entspricht.

Beim Menschen wird nach *akutem völligem Unterbruch des Harnabflusses* (z. B. durch Ureterligatur) die Harnproduktion auf der entsprechenden Seite innerhalb kurzer Zeit weitgehend eingestellt, ohne daß es sogleich zu Schmerzen oder einer erheblichen Dilatation der proximal gelegenen Hohlräume käme. Die glomeruläre Filtration hört wahrscheinlich dann weitgehend auf, wenn die in den Tubuli sich anreichernden, nicht resorbierten Substanzen einer weiteren Flüssigkeitsrückresorption entgegenwirken, und sich damit der intratubuläre Druck dem glomerulären Filtrationsdruck angleicht. Bei *partiellem Verschluß eines Ureters* nehmen zunächst Basaldruck und Frequenz der Peristaltik im proximalen Ureterbereich zu, bei gleichzeitiger Reduktion der Druckamplitude, um allmählich abzunehmen. Bei Fortbestehen einer inkompletten Obstruktion nimmt die Dilatation des Nierenbeckens und des proximalen Harnleiters weiter zu. Die allein *durch den Harnstau bedingte Nierenschädigung* äußert sich klinisch naturgemäß nur, wenn beide Organe betroffen sind (z. B. bei Obstruktion im Bereich der Uretermündung in der Harnblasenwand oder bei schweren chronischen Entleerungsstörungen der Harnblase). Man beobachtet in solchen Fällen oft eine herabgesetzte Konzentrierungsfähigkeit, einen Azidifikationsdefekt und eine Neigung zu Polyurie, die, wenigstens teilweise, durch eine ADH-Resistenz bedingt zu sein scheint. Ferner läßt sich in den meisten Fällen eine Einschränkung der glomerulären Filtration und eine Verminderung der renalen Plasmadurchströmung nachweisen. Eine Azotämie entwickelt sich in der Regel lediglich bei schwerer bilateraler Obstruktion. Wird ein Abflußhindernis innerhalb von etwa 20 Tagen behoben, erfahren die Nieren in der Regel keine Dauerschäden. Nach Lösung einer Obstruktion beobachtet man nicht selten eine Polyurie und einen erheblichen renalen Salzverlust, als deren Ursache u. a. tubuläre Veränderungen mit osmotischer Diurese, ADH-Resistenz und/oder Rückresorptionsstörungen in Erwägung gezogen werden.

Bei jahrelangem Bestehen eines Hindernisses entwickelt sich in der Regel eine *hydronephrotische Schrumpfniere* mit irreversiblem Funktionsverlust. Ist nur eine Niere betroffen, kommt es beim kontralateralen Organ zu einer kompensatorischen Hyperplasie/Hypertrophie, sofern es nicht schon selbst einer erheblichen Schrumpfung anheim gefallen ist.

Entleerungsstörungen der Harnblase führen, wenn sie längere Zeit anhalten, zur Entstehung einer *Balkenblase,* die zunächst noch suffizient funktioniert und eine völlige Entleerung zu erreichen vermag. Mit der Zeit geht die konzentrische in eine exzentrische Hypertrophie über, d. h. das Organ weitet sich immer mehr aus, und es werden bei der Miktion größere Harnmengen verhalten. Obschon sich ein vesikoureteraler Reflux nicht oft nachweisen läßt, entstehen mit der Zeit doch in den meisten Fällen beidseits ein Hydroureter und eine Hydronephrose. Eine wichtige Rolle spielt dabei die *bakterielle Infektion,* die – wie erwähnt (S. 787) – wenigstens vorübergehend einen vesikoureteralen Reflux und eine Störung der Uretermotilität erzeugen kann. Ganz allgemein wird die Harnstauung sehr häufig durch eine infektiöse *Zystitis* und *Pyelonephritis* kompliziert, so daß Schrumpfungsprozesse beschleunigt werden können.

Morphologisch zeigt die *Harnstauungsniere,* je nach Schweregrad und Dauer der Abflußbehinderung, ein unterschiedliches Bild.

Frühveränderungen kennt man vor allem aus Tierexperimenten: Die distalen Tubulusabschnitte, insbesondere die Sammelrohre, zeigen eine deutliche Dilatation. Überwiegend im äußeren Markbereich und im Kortex setzt im Interstitium, wie Versuche mit Hilfe von Thymidin-^{3}H zeigten, eine bindegewebige Zellproliferation ein, die mit einer schleichenden Vermehrung der interstitiellen Gewebemassen einhergeht. An den Hauptstücken erkennt man elektronenmikroskopisch einen teilweisen Verlust der Bürstensaumstrukturen und der basalen Interdigitationen sowie eine zahlenmäßige Vermehrung von Zytosegresomen. Histochemische Befunde weisen auf eine verminderte Aktivität u. a. der alkalischen Phosphatase, der ATPase, der Glukose-6-Phosphatase, der Leuzin-Aminopeptidase und anderer Enzyme, jedoch eine verstärkte Aktivität z. B. der sauren Phosphatase hin.

In *fortgeschrittenen Stadien* einer *Hydronephrose* fällt zunächst die Ausweitung des Nierenbeckens auf, die mit einer zunehmenden Abflachung der Markpapillen einhergeht. Die Tubuli sind z. T. deutlich erweitert, mit der Zeit auch im proximalen Anteil, ebenso wie die Bowman'schen Kapselräume. Die Epithelien erscheinen zunehmend flach-atrophisch. Ferner notiert man eine interstitielle Fibrose und schließlich eine Hyalinisierung der Glomeruli. Häufig gesellen sich zu diesen Veränderungen entzündliche Prozesse im Sinn der chronischen, u. U. akut exazerbierenden und z. T. abszedierenden *Pyelonephritis.* In solchen Fällen enthält das Nierenbecken häufig Eiter *(Pyonephrose).* Ist das Nierengewebe auf eine dünne Schicht zusammengeschrumpft, liegt eine *hydronephrotische Schrumpfniere* vor, mitunter in Form einer sog. *hydronephrotischen Sackniere.* Derartig extreme Formen von Nierengewebsschwund finden sich bei Autopsien naturgemäß nur einseitig, wenn nicht künstliche Entschlakkungsmethoden angewandt wurden.

Beispiele:

- Fälle von *konnataler Hydronephrose* beruhen z. T. auf Anomalien im pyeloureteralen Übergangsbereich, wie einer faltenförmigen *Ventilbildung,* z. T. wegen hohen Abgangs des Ureters, ferner auf der Existenz aberrierender Gefäße oder von Strängen, die die Ureteren komprimieren und/oder zur Abknickung bringen, auf einem sog. retrokavalen Ureter, auf einem Megaureter, auf Urethralklappen u. a. (vgl. dazu S. 751).
- Bei *Urolithiasis* beobachtet man oft eine *intermittierende Harnwegsobstruktion,* die aber in der Mehrzahl der Fälle nur die eine Seite betrifft und daher klinisch inapperzept verlaufen kann.
- Eine gutartige, meist noduläre, *glanduläre und z. T. muskuläre Prostatahyperplasie* (etwas irreführend »*Prostataadenome*«, »*Prostatahypertrophie*« oder »*Adenomyomatose der Prostata*« genannt) wird bei Männern etwa vom 50. Lebensjahr an mit zunehmender Häufigkeit festgestellt und ist bei ungefähr ⅘ der 80-Jährigen ausgebildet. Die Ursachen dieser Veränderung sind noch nicht befriedigend geklärt. Die Prostata vergrößert sich im wesentlichen unter Androgeneinfluß und ist bei primärem oder sekundärem Hypogonadismus sowie bei über lange Zeit verstärktem Östrogeneinfluß (z. B. bei Leberzirrhose) kleiner als normal. Der Nachweis eines erhöhten Gehalts der hyperplastischen Prostata an dem biologisch-aktiven Testosteron-Metaboliten 5-Dihydrotestosteron läßt an eine *gesteigerte Androgenwirkung* im Zusammenhang mit einem örtlich veränderten Testosteronmetabolismus und/oder -effekt denken. Über allfällige Veränderungen der Hormonrezeptoren an den Epithelien der Prostata ist noch wenig bekannt. Vergrößert erscheint in erster Linie die sog. *Innendrüse* (»Periurethraldrüsen«), die eine zunächst diffuse, dann noduläre

Hyperplasie erfährt, an der sich vor allem glanduläre Anteile, oft aber auch kleine Knoten aus glatter Muskulatur beteiligen. Die Außendrüse, die an sich mit dem Alter zur Involution neigt, wird auf diese Weise verdrängt und bildet eine schalenförmige Umhüllung (sog. »chirurgische Kapsel«). Das oft Mandarinen- oder sogar Apfelgröße erreichende, hyperplastische Organ umgibt eine entsprechend verlängerte Pars prostatica der Urethra. Der sog. Home'sche »Lappen« stellt ein vorwiegend glanduläres knotiges Gebilde der Innendrüse dar, das gegen die Harnblase vorragt. Die durch Prostatahyperplasie bedingte Abflußstörung äußert sich anfänglich in einem schwächeren Harnstrahl. Später gelingt die völlige Entleerung der Harnblase nicht mehr, und es bleibt bei der Miktion sog. Restharn zurück, was dem Bakterienwachstum förderlich ist. Bei Überdehnung des Organs und Insuffizienz des Blasenverschlusses kann es zu einem ständigen Harnträufeln kommen (sog. *Überlaufblase).* Akute Harnverhaltungen, ein häufiges Ereignis, haben u. U. die Ausbildung einer *»Riesenharnblase«* zur Folge. Die Harnstauung überträgt sich mit der Zeit auf die oberen Harnwege, und beidseitige *Hydroureteren* sowie *Hydronephrosen,* oft kombiniert mit *Pyelonephritiden* sind wohlbekannte Spätkomplikationen, die sich durch einen rechtzeitigen operativen Eingriff weitgehend vermeiden ließen. Allerdings erreicht die Prostatahyperplasie nur bei etwa 4–8% der alternden Männer ein Ausmaß, das zur chirurgischen Intervention zwingt.

- *Prostatakarzinome* (S. 267) entstehen – im Gegensatz zur gutartigen Prostatahyperplasie – fast immer in der Außendrüse, insbesondere dorsal, können aber von dort infiltrativ in die Innendrüse einwachsen und ebenfalls zu Harnabflußbehinderungen führen.
- Eine relativ häufige Ursache der bilateralen Harnstauung bei Frauen liegt in Folgen und Komplikationen eines *Karzinoms der Cervix uteri* (vor allem *»Portiokarzinom«,* S. 267), das auf verschiedene Weise zur Entstehung von Ureterstenosen im Bereich bzw. in der Nähe der Harnblase Anlaß geben kann. Abgesehen von einer direkten Tumorinfiltration mit Kompression und/oder Durchwachsen der Harnleiter, können Engen auch durch begleitende entzündliche Prozesse und/oder durch Strahlenschäden mit Narbenbildung zustande kommen.
- Ähnliche Auswirkungen auf den Harnfluß haben u. a. neoplastische Prozesse (insbesondere *Harnblasenkarzinom),* entzündliche Vorgänge (z. B. *Tuberkulose*) oder Kompressionswirkungen (z. B. *Uterusprolaps*) im *Trigonumgebiet des Blasenbodens,* die Ostiumstenosen der Ureteren bewirken.
- Ureterstenosen aufgrund *pathologischer Veränderungen im Retroperitonealbereich* begegnen wir dann und wann bei *Vernarbungen* im Anschluß an *chirurgische Eingriffe, Retroperitonealblutungen* u. a. m. Die »idiopathische« *retroperitoneale Fibrose* (S. 125), die in einzelnen Fällen mit einer Methysergid-Therapie in Zusammenhang gebracht wurde, kann ebenfalls eine Einengung der Harnleiter zur Folge haben. Nicht selten finden sich als Ursache einer Ureterstenose retroperitoneal ausgebreitete *maligne neoplastische Gewebemassen,* so bei *bösartigen Lymphomen, Karzinommetastasen, Sarkomen* u. a. m.
- *Nierengeschwülste* bewirken nur ausnahmsweise Harnabflußstörungen, die klinisch ins Gewicht fallen. Meistens finden sie sich nur einseitig. Gutartige mesenchymale Tumoren und Adenome verursachen mehrheitlich keine krankhaften Symptome. Die maligne Variante des Hypernephroms, das *hypernephroide Karzinom,* kann wohl u. a. in das Nierenbecken einbrechen und eine massive Hämaturie (oft erstes Symptom!) zur Folge haben, ist aber sehr selten der Grund für die Ausbildung einer Harnstauungsniere. Ähnliches gilt für das vor allem bei Kleinkindern auftretende *Nephroblastom* (Wilms- oder Birch-Hirschfeld-Tumor). *Papillome und papilläre Karzinome* in Nierenbecken und Ureteren, z. T. in Form einer sog. *Papillomatose* behindern wohl dann und wann den Harnfluß, verursachen aber – im Gegensatz zur Lokalisation solcher Tumoren im Trigonumbereich der Harnblase – fast nie eine bilaterale Obstruktion der Harnwege.

Eine schematische Übersicht über Harnabflußstörungen findet sich in Abb. 139.

Literatur

Avram, M. M., Feinfeld, D. A., Huatuco, A. H.: Search for the uremic toxin. Decreased motor-nerve conduction velocity and elevated parathyroid hormone in uremia. N. Engl. J. Med. *298,* 1000 (1978) — *Bohrer, M. P., Baylis, Ch., Humes, H. D., Glassock, R. J., Robertson, C. R., Brenner, B. M.:* Permselectivity of the glomerular capillary wall. J. Clin. Invest. *61,* 72 (1978) — *Cohen, A. H., Mampaso, F., Zamboni, L.:* Glomerular podocyte degeneration in human renal disease. Lab. Invest. *37,* 30 (1977 — *Cuppage, F. E., Setter, K., Sullivan, L. P., Reitzes, E. J., Melnykovych, A. O.:* Gentamicin nephrotoxicity. Virchows Arch. (Cell Pathol.) *24,* 121 (1977) — *Danovitch, G. M., Bourgoignie, J., Bricker, N. S.:* Reversibility of the »salt-losing« tendency of chronic renal failure. N. Engl. J. Med. *296,* 14 (1977) — *Dennis, V. W., Brazy, P. C.:* Sodium, phosphate, glucose, bicarbonate, and alanine interactions in the isolated proximal convoluted tubule of the rabbit kidney. J. Clin. Invest. *62,* 387 (1978) — *Fillit, H. M., Read, St. E., Sherman, R. L., Zabriskie, J. B., van de Rijn, I.:* Cellular reactivity to altered glomerular basement membrane in glomerulonephritis. N. Engl. J. Med. *298,* 861 (1978) — *Fine, L. G., Schlondorff, D., Trizna, W., Gilbert, R. M., Bricker, N. S.:* Function profile of the isolated uremic nephron. Impaired water permeability and adenylate cyclase responsiveness of the cortical collecting tubule to vasopressin. J. Clin. Invest. *61,* 1519 (1978) — *Fox, M., Saunders, N. R.:* Significance of loin pain in women. Lancet *1978I,* 115 — *Jenis, E. H., Lowenthal, D. T.:* Kidney biopsy interpretation. Philadelphia: Davis 1977 — *Levinsky, R. J., Malleson, P. N., Barratt, T. M., Soothill, J. F.:* Circulating immune complexes in steroid-responsive nephrotic syndrome. N. Engl. J. Med. *298,* 126 (1978) — *Oetliker, O., Schaad, U.* (Hrsg.): Nephrologie im Kindesalter III. Pädiatrische Fortbildungskurse für die Praxis, Bd. 45. Basel: Karger 1978 — *Reubi, F.:* Nierenkrankheiten, 2. Aufl. Bern: Huber 1970 — *Rubenfeld, S., Garber, A. J.:* Abnormal carbohydrate metabolism in chronic renal failure. The potential role of accelerated glucose production, increased gluconeogenesis, and impaired glucose disposal. J. Clin. Invest. *62,* 20 (1978) — *Scheinman, J. I., Fish, A. J., Matas, A. J., Michael, A. F.:* The immunohistopathology of glomerular antigens. II. The glomerular basement membrane, actomyosin, and fibroblast surface antigens in normal, diseased, and transplanted human kidneys. Am. J. Pathol. *90,* 71 (1978) — *Schreiner, G. F., Cotran, R. S., Pardo, V., Unanue, E. R.:* A mononuclear cell component in experimental immunological glomerulonephritis. J. Exp. Med. *147,* 369 (1978) — *Tannenbaum, M.* (ed.): Urologie pathology: The prostate. Philadelphia: Lea & Febiger 1977 — *Valtin, H.:* Funktion der Niere. Stuttgart: Schattauer 1978 — *Wehner, H., Gärtner, H. V.:* Immunhistologische Befunde bei nichtglomerulonephritischen Nierenerkrankungen. Virchows Arch. (Pathol. Anat.) *375,* 211 (1977) — *Weinman, E. J., Frankfurt, S. J., Ince, A., Sansom, S.:* Renal tubular transport of organic acids. J. Clin. Invest. *61,* 801 (1978) — *Zager, R. A., Cotran, R. S., Hoyer, J. R.:* Pathologic localization of tamm-horsfall protein in interstitial deposits in renal disease. Lab. Invest. *38,* 52 (1978) — *Zollinger, H. U.:* Niere und ableitende Harnwege. Spezielle pathologische Anatomie (Doerr, W., Uehlinger, E., Hrsg.), Bd. 3. Berlin: Springer 1966

110. Zusätzliche Bemerkungen zu den Störungen des Wasser- und Elektrolythaushalts sowie des Säuren-Basen-Gleichgewichts

110.1. Physiologische Gegebenheiten und Regulationsmechanismen

Beim Gesunden sind die Regulationsmechanismen, die den Wasserhaushalt sowie die H^+- und Elektrolytkonzentration in den verschiedenen Kompartimenten des Organismus im Gleichgewicht halten, so wirkungsvoll, daß selbst große Schwankungen in der körperlichen Aktivität und in der Aufnahme bzw. Abgabe von Flüssigkeit, Salzen, Säuren und Basen das innere Milieu kaum zu verändern vermögen. *Zwischen dem Wasser- und Elektrolytstoffwechsel sowie der Konstanthaltung des pH* in Zellen und Extrazellulärräumen bestehen *enge Wechselbeziehungen,* was bei der nachfolgenden – aus Gründen der anschaulicheren Darstellung vorgenommenen – Unterteilung zu berücksichtigen ist.

Wasserhaushalt

Der *Wassergehalt* beträgt beim Säugling etwa 75%, beim Erwachsenen in der Regel 50–60% des Körpergewichts. Ungefähr ⅗ des Körperwassers befinden sich intrazellulär, der Rest (etwa 200 ml/kg Körpergewicht) in den *Extrazellulärräumen.* Von den letzteren enthalten die *extravasalen Interstitien* im Mittel ⅘, die *intravasale Extrazellulärflüssigkeit* etwa ⅕ des außerhalb von Zellen gelegenen Körperwassers.

Unter normalen Umständen beträgt die *tägliche Wasseraufnahme und -abgabe* des gesunden Erwachsenen etwa 2000–2500 ml, wobei durch äußere Umstände bedingte größere Abweichungen (schwere körperliche Arbeit mit erhöhter *Perspiratio insensibilis, Schwitzen* und vermehrtem *Wasserverlust durch die Atmung*) mit Hilfe des *Durstgefühls* und der damit zusammenhängenden Vermehrung der *Trinkmenge* und/oder – bei Fehlen von Getränken – durch *Urinkonzentrierung in den Nieren* weitgehend oder völlig kompensiert werden. Mengenmäßig steht die Wasserabgabe durch Haut, Lungen und Stuhl (in Ruhe beim Erwachsenen ungefähr 900 ml pro Tag) bei geringer körperlicher Betätigung und normalen Außentemperaturen hinter der renalen Ausscheidung zurück, kann aber bei Fieber, Steigerung der Ventilation und Schwitzen um ein Mehrfaches zunehmen. Da der *Schweiß* mit einem Kochsalzgehalt von nur etwa 10–150 mVal/l im Vergleich zum Blutplasma hypoton ist, bedeutet Schwitzen in erster Linie einen Wasserverlust.

Das sog. *Oxidationswasser,* das aus dem Energiestoffwechsel hervorgeht, beträgt im Durchschnitt um ungefähr 15 ml/100 Cal und unterliegt nur beschränkten, nahrungs- und stoffwechselabhängigen Variationen. Mit dem *Stuhl* scheidet der gesunde Erwachsene im Tag bloß ca. 100 ml Wasser aus. Da aber in demselben Zeitraum 4–10 l Flüssigkeit in Form von *Verdauungssäften* in die Lichtung des Digestionstrakts abgegeben werden, können sich bei Erbrechen und/oder Diarrhoe erhebliche Wasserverluste ergeben, ganz abgesehen von den damit verbundenen Störungen des Elektrolythaushalts und des Säuren-Basen-Gleichgewichts (s. u.).

Die *Regulation des Wasserhaushalts* ist ein komplexer Vorgang. Er steht u. a. in engem Zusammenhang mit der Elektrolytkonzentration im Blutplasma. Steigt die Osmolalität des Blutplasmas über den Normbereich (280–300 mOsm/kg Wasser), wird über *hypothalamische Osmorezeptoren* einesteils ein Durstgefühl mit entsprechendem Drang nach Flüssigkeitsaufnahme ausgelöst, andernteils kommt es zu einer *vermehrten Ausschüttung von antidiuretischem Hormon (ADH)* aus dem Hypophysenhinterlappen, mit der bekannten Wirkung auf die Nierentubuli (S. 746). Bei stärkster ADH-Sekretion kann das tägliche Urinvolumen bis auf 400 ml eingeschränkt werden, bei einer maximalen Harnosmolalität von bis 1400 mOsm/kg Wasser. Abgesehen von diesem Mechanismus, der vorwiegend der Erhaltung der Isotonie des Blutplasmas dient, spielt die durch eine wechselnde Ausschüttung von ADH gesteuerte Regulation des Wasserhaushalts bei der Konstanthaltung des zirkulierenden Blutvolumens eine Rolle, indem bei Hypovolämie (S. 588) offenbar über *Volumenrezeptoren im Bereich der Vv. cavae, der Herzvorhöfe und der Lungenvenen* die Abgabe von ADH durch die Neurohypophyse gefördert wird. Für die *Volumenregulation* noch wichtiger sind indessen *Volumen-, Druck- und Chemorezeptoren im juxtaglomerulären Apparat der Nieren,* die die Aktivität des *Renin-Angiotensin-Aldosteronsystems* (RAAS, S. 519) kontrollieren. Außer Aldosteron spielen bei der renalen Salz- und Wasserregulation jedoch noch *weitere Faktoren* mit. Belastungen mit Kochsalz scheinen die glomeruläre Filtration zu steigern und die tubuläre Natriumrückresorption herabzusetzen, während ein Natriummangel das Gegenteil bewirkt. Veränderungen der Resorption in den Hauptstücken als Reaktion auf eine gestörte Natriumbilanz sind vermutlich teilweise durch hämodynamische Umstellungen in der peritubulären Mikrozirkulation bedingt. Schließlich weisen verschiedene Befunde auf die Möglichkeit hin, daß ein »natriuretisches Hormon« existieren könnte. Diese Frage ist noch umstritten. Möglicherweise bestehen andere, zusätzliche Regulationsmechanismen. Wasserverschiebungen zwischen einzelnen Körperkompartimenten im Zusammenhang mit *Zirkulationsstörungen* wurden auf S. 588 behandelt.

Elektrolythaushalt

Aus dem bisher Gesagten geht hervor, daß Veränderungen des Elektrolythaushalts, insbesondere von Na^+, K^+, Cl^- und HCO_3^-, der verschiedenen Körperkompartimente eng mit solchen von Wasser verknüpft sind, und umgekehrt. So wird die Na^+-Konzentration im Blutplasma weit mehr durch den Wasserhaushalt als durch die Gesamtmenge von Natrium im Körper bestimmt. Umgekehrt ist die letztere in erster Linie für die Größe des Extrazellulärvolumens bestimmend. Diese Gegebenheiten und die Tatsache, daß die Veränderung der Konzentration *eines* Elektrolyten in einem Körperkompartiment zwangsläufig Verschiebungen in der Konzentration anderer Elektrolyte in diesem und weiteren Kompartimenten nach sich zieht, läßt die Wichtigkeit einer kombinierten Betrachtungsweise deutlich hervortreten.

Die wichtigsten Elektrolyte des Körpers sind in- und außerhalb von Zellen in ganz unterschiedlichen Konzentrationen vorhanden: Im *Extrazellulärraum,* d. h. vor allem im Interstitium und im Blutplasma, finden sich hauptsächlich Na^+, Cl^- und HCO_3^-, während *in den Zellen* K^+, ferner Mg^{++}, Ca^{++}, HPO_4^{--} und organische Anionen, eingeschlossen Proteine, vorherrschen. Die totale Konzentration an Kationen und Anionen ist intrazellulär mit ungefähr 200 mVal/kg H_2O wesentlich höher als in der Extrazellulärflüssigkeit. Dies wirkt sich aber osmotisch nicht in nennenwertem Maß aus, weil ein Teil der intrazellulären Elektrolyte an Makromoleküle, wie Proteine und Glykogen, gebunden und nicht als freie Ionen verfügbar ist. In den Extrazellulärräumen besteht im wesentlichen ein freier Elektrolytaustausch, insbesondere zwischen den intra- und extravasalen Kompartimenten. Die in der interstitiellen Flüssigkeit im Vergleich zum Blutplasma geringere Proteinkonzentration wird durch eine leicht höhere Cl^--Konzentration kompensiert. Der im Austausch gegen Na^+ und H^+ bei Nerven- und Muskelerregung stattfindende Austritt von K^+ aus Zellen wurde schon erörtert (z. B. $3K^+$ gegen $2Na^+$ und $1H^+$, S. 332).

Der *Gesamtgehalt des Körpers* an Na^+ beträgt etwa 58 mVal/kg Körpergewicht und ist zu 97% durch den des Extrazellulärraums gegeben, wobei allerdings die im knöchernen Skelett gebundenen, ca. 40% am Austausch nicht wesentlich teil haben. Die entsprechenden Zahlen für Cl^- sind: 33 mVal/kg, 88% davon extrazellulär. Demgegenüber finden sich von den total 54 mVal/kg Körpergewicht K^+ normalerweise 98% intrazellulär.

Unter normalen Bedingungen werden täglich mindestens etwa 120–180 mVal Na^+, 100–150 mVal Cl^- und 70–100 mVal K^+ *aufgenommen und ausgeschieden.* Dies entspricht der Einnahme von ungefähr 8 g Kochsalz und 3–4 g K^+ pro Tag. Die meisten Leute konsumieren größere Mengen an Salzen, als diesen Zahlen entsprechen würde. Überschüssige Elektrolyte werden aber von den gesunden Nieren ohne Gefahr einer Anhäufung ausgeschieden, K^+ zu 10–20% auch mit dem Stuhl. Bei geringer Kochsalzaufnahme werden bis zu 99,5% des im Primärharn enthaltenen Na^+ und Cl^- tubulär rückresorbiert, allerdings nicht in äquivalenten Mengen (vgl. dazu Säuren-Basen-Gleichgewicht sowie Kalium- und Kalziumstoffwechsel, S. 803 sowie S. 814).

Säuren-Basen-Gleichgewicht

Im physiologischen wie im pathologischen Stoffwechsel werden fortwährend Säuren, d. h. Protonendonatoren, produziert, beim Erwachsenen täglich etwa 20000 mMol Kohlensäure und 80 mMol nicht flüchtige Säuren. Trotzdem wird das *pH,* das auf viele biologische Funktionen entscheidenden Einfluß hat, innerhalb enger Grenzen gehalten. Diese, ebenso wie die Mittelwerte, hängen allerdings von örtlichen Gegebenheiten ab und sind von Kompartiment zu Kompartiment etwas verschieden; so beträgt das pH ($-\log cH^+$) *intrazellulär* 7,00–7,10, *im venösen Blut und in der interstitiellen Flüssigkeit* 7,30–7,40 und im *arteriellen Blut* 7,35–7,45.

Das wichtigste saure Produkt des Stoffwechsels, CO_2, das mit Wasser unter Mitwirkung von Karboanhydrase Kohlensäure (H_2CO_3) bilden kann, geht vor allem aus der Verbrennung von Zuckern und Triglyzeriden hervor. Physiologischerweise wird das in den Zellen entstehende und ins Blut gelangende CO_2 in den *Lungen* gemäß der Bil-

dungsrate ausgeschieden, so daß seine Konzentration im Blut – und angenähert auch in der interstitiellen Flüssigkeit – mehr oder weniger konstant gehalten wird, entsprechend einem P_{CO_2} von 40 mm Hg. Wir haben es hier mit einem Bilanzgleichgewicht zu tun, was nicht etwa bedeutet, daß alles in den Geweben entstehende CO_2 unverändert, d. h. ohne Bildung von H_2CO_3 und HCO_3^--Ionen oder Neutralisierung von Puffersubstanzen, von dort in die Lungen gelangt und hier abgedampft wird. *Nicht flüchtige Säuren* sind Endprodukte der verschiedensten Stoffwechselvorgänge: *Schwefelsäure bzw. Sulfate* entstehen u. a. beim Abbau von mit der Nahrung aufgenommenem Methionin und Zystin, *Phosphorsäure bzw. Phosphate* beim Katabolismus organischer, phosphorhaltiger Stoffe, verschiedene *organische Säuren* beim unvollständigen Abbau von Kohlenhydraten und Fetten und *Harnsäure* bei der Degradation von Nukleoproteinen. Die von nicht flüchtigen Säuren abgegebenen Wasserstoffionen werden augenblicklich von *Puffersubstanzen* gebunden, intrazellulär in erster Linie von Proteinen und Phosphaten, in der interstitiellen Flüssigkeit vor allem von Bikarbonat und im Blut von Bikarbonat, Hämoglobin (insbesondere reduziertes Hämoglobin) und anderen Eiweißkörpern. Alle Protonendonatoren, d. h. auch die nicht flüchtigen, können bewirken, daß sich aus Bikarbonat Wasser und CO_2 bilden, welch letzteres in den Lungen ausgeatmet wird. Bei diesen Vorgängen wird *Bikarbonat verbraucht,* das verloren ginge, hätten die *Nieren* nicht die Fähigkeit, H^+ zu sezernieren, zu ungefähr ⅔ mit NH_3 zu NH_4^+ sowie zu etwa ⅓ mit HPO_4^{--} zu $H_2PO_4^-$ zu verbinden und so auszuscheiden. Bei diesen Vorgängen wird Bikarbonat wieder gewonnen, das, zusammen mit dem in proximalen und distalen Tubulusabschnitten rückresorbierten, den durch nicht flüchtige Säuren verursachten Bikarbonatverlust zu kompensieren vermag.
Im Gegensatz zur *Ausscheidung von CO_2 durch die Lungen,* die im Sinn einer Ventilationssteigerung durch den P_{CO_2} bzw. das Blut-pH selbst geregelt und daher *fast augenblicklich* erfolgen kann, *nimmt die renale Ausscheidung von Wasserstoffionen längere Zeit in Anspruch* (s. u.). Jede Verschiebung des Säuren-Basen-Gleichgewichts in Richtung der *Azidose* stimuliert die renale H^+-Sekretion und Ammoniogenese, und jede *Hyperkapnie* (S. 747) steigert die Rückresorption von Bikarbonat in den Nierentubuli, vermutlich, weil die erhöhte Kohlensäurenkonzentration in den Epithelzellen die Protonenabgabe in die Tubuluslichtung fördert.
Alkalose bzw. *Hypokapnie* haben gegenteilige Wirkungen.
Gesamthaft betrachtet, vermögen die Nieren, dank ihrer Azidifizierungskapazität, den durch die Bildung nicht flüchtiger Säuren anfallenden Überschuß von Wasserstoffionen – selbst wenn dieser erhebliche Maße erreicht – zu eliminieren.
Aufgrund der *Gleichung von Henderson-Hasselbalch* lassen sich hinsichtlich des Kohlensäuren-Bikarbonatsystems das Säuren-Basen-Gleichgewicht und seine Störungen ziemlich gut definieren:

$$pH = pk' + \log \left[\frac{CO_2 \text{ mMol/l}}{\alpha \cdot P_{CO_2} \text{ mmHg}} - 1 \right]$$

wobei: pk' = 1. Dissoziationskonstante von H_2CO_3 bei 37° C = 6,10
α = Löslichkeit von CO_2 im Plasma bei 37° C = 0,0308 mMol/l/mmHg
CO_2 = Gesamt-CO_2 (inkl. H_2CO_3 und HCO_3^-) im Plasma

In dieser, den meßbaren Werten Rechnung tragenden Ausdrucksweise der Formel:

$$pH = pk' + \log \frac{(HCO_3^-)}{(H_2CO_3) + (CO_2)}$$

wird Folgendes deutlich: Der P_{CO_2}, der weitgehend von der Ventilation abhängt und daher das pH des Blutplasmas innerhalb von Minuten zu ändern vermag, erscheint als »Säure« im Nenner, während das Bikarbonat, dessen Konzentration im Blut weitgehend mit der Nierenfunktion in Beziehung steht und daher langsamer erfolgenden Schwankungen unterworfen ist, einen wesentlichen Teil des »CO_2 mMol/l« im Zähler ausmacht. Mit anderen Worten: Das Blut-pH kann bei Änderungen des P_{CO_2} rasch und z. T. unabhängig von der Bikarbonatkonzentration zu- und abnehmen. Erfolgt ein Bikarbonatverbrauch aufgrund einer gestörten renalen Ausscheidung, dauert es längere Zeit, d. h. Stunden bis Tage, bis sich dies auf das Blut-pH deutlich auswirkt. Demgegenüber beobachtet man ein rasches Absinken der Bikarbonatkonzentration im Blutplasma bei innerhalb kurzer Zeit eintretender, starker Steigerung der Produktion nicht flüchtiger Säuren, z. B. Milchsäure bei schwerer körperlicher Tätigkeit oder Ketosäuren bei diabetischem Koma (S. 949). Die absolute Gültigkeit der Hasselbalch-Henderson'schen Gleichung wird in letzter Zeit von einigen Autoren in Zweifel gezogen, insbesondere das darin enthaltene Dogma, pk' sei eine unveränderbare Konstante. Sicherheitshalber werden daher das arterielle P_{CO_2} und das CO_2 gemessen sowie das pk' berechnet.

Unter *»Standardbikarbonat«* (*»Alkalireserve«*) versteht man die Bikarbonatkonzentration im Plasma des Vollbluts bei 37° C, einem P_{CO_2} von 40 mm Hg und einem hohen P_{O_2} (zur vollen O_2-Sättigung des Hämoglobins). Die Normalwerte liegen im Bereich von 21–25 mVal/l, was ungefähr 40–45 mVal/l Pufferbasen entspricht.

110.2. Störungen des Wasser- und Natriumhaushalts

Definitionen: Unter *Hyperhydratation* (*»Überhydrierung«*) versteht man eine Zunahme, unter *Dehydratation* (*»Dehydrierung«*) eine Verminderung des Wassergehalts des Interstitiums im Vergleich zur Norm. Je nach der Serum-Na^+-Konzentration bzw. Serumosmolalität unterscheidet man klinisch eine *normo(iso)-, hyper- und hypotone Hyperhydratation* sowie eine *normo(iso)-, hyper- und hypotone Dehydratation.* In pathogenetischer Hinsicht halten wir Störungen mit *normalem, vermindertem* oder *vermehrtem Natriumbestand des Körpers* auseinander, wobei innerhalb der einzelnen Gruppen in Fälle mit *normalem Wasserbestand, Wasserdefizit* oder *Wasserüberschuß* getrennt wird. Je nach der Art der Veränderung kann man auch primär nach den Abweichungen des Wasserbestandes des Körpers von der Norm klassifizieren.

Die hier ausgeführten Definitionen entsprechen einem Versuch, durch Namengebung der Tatsache gerecht zu werden, daß *Störungen des Wasserhaushalts* in Richtung einer positiven oder negativen Bilanz *allein oder in Kombination mit verschiedenartigen Veränderungen des Natriumstoffwechsels* auftreten können. Die klinische Einteilung richtet sich in erster Linie nach den leicht meßbaren Werten, etwa der Natriumkonzentration im Serum. Im angelsächsischen Sprachbereich benützt man daher eine Einteilung, die sich im wesentlichen auf 3 Gruppen von Störungen beschränkt:

1. *Kombinierter Natrium- und Wasserverlust mit Normonatriämie:* Diese auch als *»volume depletion«* bezeichnete Veränderung ist nicht mit der »Hypovolämie« zu verwechseln, einer Bezeichnung, die sich nur auf die Flüssigkeitsmenge in der Blutbahn bezieht.
2. *Hyponatriämie* (<135 mVal/l) und
3. *Hypernatriämie* (>145 mVal/l).

Hypo- und Hypernatriämie können bei normalem, vermindertem oder vermehrtem Natriumbestand des Körpers vorkommen (Abb. 140). Nachfolgend halten wir uns in erster Linie an eine pathogenetisch gerichtete Klassierung, werden aber die klinisch gebräuchlichen Begriffe in Klammern beifügen. Morphologie und funktionelle Folgen der verschiedenen Abweichungen des Wasserhaushalts von der Norm sollen am Schluß dieses Abschnitts zur Sprache kommen.

Wasserdefizit (Hydropenie, hypertonische Dehydratation bei normalem Natriumbestand im Körper)
Ursachen und **Pathogenese:** Solche Störungen können auf einer *ungenügenden oder fehlenden Wasseraufnahme,* wie es bei Durst oder bei krankhaftem Fehlen des Durstgefühls der Fall ist, und/oder auf einer *gesteigerten Wasserausscheidung* beruhen. Klassische Beispiele für eine stark *vermehrte renale Wasserausscheidung* bieten die Fälle von zentralem oder renalem *Diabetes insipidus* (S. 784), bei denen sich eine hypertonische Dehydratation einstellt, wenn der Wasserverlust nicht durch Trinken entsprechender Mengen von Flüssigkeit kompensiert wird. Erhebliche Wasserdefizite ergeben sich manchmal bei sog. osmotischer Diurese, z. B. bei Glukosurie oder Harnstoffdiurese. Bei *exzessivem Schwitzen* ohne entsprechende Vermehrung der Wasseraufnahme entwickelt sich mit der Zeit ebenfalls eine hypertonische Dehydratation. Dauert der Zustand längere Zeit an, kommt es allmählich auch zu einer Verminderung der Natriummenge im Körper, da der Schweiß im Vergleich mit dem Blutplasma wohl hypoton, jedoch nicht salzfrei ist. Reinere Wasserdefizite, d. h. mit geringem oder keinem Salzverlust, beobachtet man bei *vermehrter Perspiratio insensibilis und Wasserabgabe durch die Lungen.*

Beispiele:

- Die häufigste, wenn auch klinisch nicht wichtigste bzw. gefährlichste Form von Wasserverlust mit Hypernatriämie ist die bei *gesteigerter Perspiratio insensibilis, Schwitzen* und *Wasserverlust aus Lungen und oberem Respirationstrakt bzw. Mundhöhle,* wenn nicht für ausreichenden Flüssigkeitsersatz gesorgt wird. Solchen Zuständen begegnet man in heißen, trockenen Gebieten (z. B. in der Wüste), ferner bei schweren Fieberzuständen.
- Die meisten Patienten mit chronischem *zentralem oder renalem Diabetes insipidus* haben gelernt, den renalen Wasserverlust durch adäquate Trinkmengen zu kompensieren und laufen daher kaum Gefahr, in eine schwere hypertonische Dehydratation zu geraten. Demgegenüber ist das rechtzeitige Erkennen eines unerwarteten akuten Diabetes insipidus, wie er nach Schädeltraumen oder nach neurochirurgischen Eingriffen vorkommt, sehr wichtig.
- Renale Wasserverluste durch sog. *osmotische Diurese* werden im Sinn der Harnstoffdiurese nach proteinreicher Sonden- bzw. parenteraler Ernährung oder bei Diabetikern mit *schwerer Glukosurie* (sog. *Syndrom des hyperosmolaren, nicht ketotischen diabetischen Komas*) beobachtet.
- Bei Fehlen oder *Unvermögen des Ausdrucks von Durstgefühl,* etwa bei Säuglingen und Kleinkindern, geistig Behinderten oder intubierten Patienten, können sich, ohne stetige Kontrolle des Wasserhaushalts, bedrohliche Grade von hypertonischer Dehydratation ergeben.

Wasserüberschuß (Hydrosis, hypotonische Hyperhydratation bei normalem Natriumbestand des Körpers)
Ursachen und **Pathogenese:** Eine mehr oder weniger reine Überhydrierung (»Wasserintoxikation«) kommt vor allem bei *zu großer Flüssigkeitsaufnahme durch Patienten mit Oligurie/Anurie* und bei *gesteigerter Produktion von ADH bzw. einer entsprechend wirksamen Substanz* über längere Zeit vor *(»Syndrome of chronic inappropriate secretion of antidiuretic hormone (SIADH)«, Schwartz-Bartter-Syndrom).*

Beispiele:

- Besteht keine Störung der ADH-Produktion, führt eine *relativ* zu große Flüssigkeitszufuhr (Trinkwasser, Tee, Mannitol- oder Glukoseinfusionen u. a.) vor allem bei *renal bedingten Ausscheidungsstörungen* zu einem klinisch ins Gewicht fallenden Wasserüberschuß, z. B. bei akuter Niereninsuffizienz.
- Das *Syndrom der chronisch vermehrten ADH-Sekretion* (SIADH) ist klinisch durch eine ungenügende Urinverdünnung und eine zunehmende Hyponatriämie während vermehrter Flüssigkeitszufuhr, bei normaler glomerulärer Filtration, gekennzeichnet. Als Ursache kommen u. a. *Oatzellkarzinome der Bronchien* und *andere Geschwülste,* die ADH oder eine Substanz mit ähnlicher biologischer Wirkung produzieren, Erkrankungen im Bereich des Zentralnervensystems (*Meningitis, Enzephalitis* u. a., mit vermutlich direkter Stimulation der hypothalamischen Osmorezeptoren), *Stoffwechselstörungen,* wie akute Porphyrie (S. 1019) sowie Hypothyreoidismus, und verschiedene *Pharmaka* in Frage. Von den letzteren sind u. a. orale, hypoglykämisch wirkende Medikamente (z. B. Chlorpropamid, Tolbutamid), Zytostatika (z. B. Zyklophosphamid und Vinkristin) und psychoaktive Stoffe (z. B. Karbamazepin und Amitriptylin) zu erwähnen. Selbstverständlich bewirkt eine länger dauernde *Überdosierung von Pitressin* in Fällen von zentralem Diabetes insipidus entsprechende Veränderungen. Nicht selten beobachtet man im Rahmen eines SIADH einen gewissen renalen Natriumverlust, so daß der Kochsalzbestand des Körpers mit der Zeit abnehmen kann.

Kombiniertes, ausgewogenes Wasser- und Natriumdefizit (isotonische Dehydrierung)
Ursachen und **Pathogenese:** Definitionsgemäß handelt es sich hier um den *Verlust von isotoner Flüssigkeit nach außen oder nach innen,* d. h. in Körperhöhlen hinein. Bei großen *Blut- oder Plasmaverlusten* stehen allerdings zunächst die Gefahren der Hypovolämie im Vordergrund (S. 588). Bei schwerem *Erbrechen* entwickeln sich, falls nicht rechtzeitig Korrekturen vorgenommen werden, zusätzlich zur iso- oder hypertonischen Dehydrierung, eine metabolische Alkalose (S. 809) und eine Hypokaliämie. Entsprechend der andersartigen Zusammensetzung des Darminhalts beobachtet man demgegenüber bei schwerer *Diarrhoe* eine metabolische Azidose. Bei *Ileus,* der mit Ansammlung von Flüssigkeit im Darmlumen einhergeht und oft mit Erbrechen verbunden ist, sind die Befunde uneinheitlich.

Kombinierter, ausgewogener Wasser- und Natriumüberschuß (isotonische Hyperhydratation)
Ursachen und **Pathogenese:** Die dieser Art von Störung zugrunde liegenden krankhaften Zustände sind größtenteils schon besprochen worden. Als Ursachen kommen in erster Linie eine *Erhöhung des Venendrucks,* eine *Verminderung des onkotischen Drucks des Blutplasmas* und/oder eine mehr oder weniger allgemeine *Zunahme der Kapillarpermeabilität* in Frage, d. h. Veränderungen, die oft die Bildung von *Ödemen* und/oder *Höhlenergüssen* zur Folge haben. In diesem Sinn wirken ausgedehnte Lymphabflußbehinderungen (vgl. dazu S. 594). Wie erwähnt, besteht in solchen Situationen öfters ein gewisses Maß von sekundärem Hyperaldosteronismus. Schließlich kann beigefügt

werden, daß die *Zufuhr isotonischer Kochsalzlösung bei Niereninsuffizienz* u. U. ebenfalls eine isotonische Hyperhydratation nach sich ziehen kann.

Beispiel:
- Eine isotonische Überhydrierung findet sich in manchen Fällen von *Rechtsinsuffizienz des Herzens, Hunger, Malabsorptionssyndrom, nephrotischem Syndrom, Leberzirrhose, akuter Glomerulonephritis* u. a. m.

Kombiniertes Wasser- und Natriumdefizit mit Vorherrschen des Wasserverlustes (hypertonische Dehydration mit/bei vermindertem Natriumbestand des Körpers)

Ursachen und **Pathogenese:** Es wurde schon erwähnt, daß sich bei *lange andauerndem Schwitzen* neben dem Wasser- ein gewisser Salzverlust einstellt. Dasselbe gilt für *längeren Durst* bzw. Zustände bei denen Durstgefühle nicht empfunden oder nicht gemeldet bzw. befriedigt werden können, ferner für eine *protrahierte osmotische Diurese* und *chronisches, unkorrigiertes Erbrechen bzw. Diarrhoe* (s. o.).

Kombinierter Wasser- und Natriumüberschuß mit Überwiegen des Wassers (hypotonische Hyperhydratation mit/bei Vermehrung des Körperbestandes an Natrium)

In diese Gruppe von Störungen sind vor allem die Fälle von *Herzinsuffizienz mit Verdünnungshyponatriämie* einzureihen.

Kombiniertes Natrium- und Wasserdefizit mit Vorherrschen des Natriumverlustes (hypotonische Dehydratation mit/bei Verminderung des Körperbestandes an Natrium)

Ursachen und **Pathogenese:** Wird die Dehydratation infolge *chronischen Erbrechens oder chronischer Diarrhoe ungenügend und nur mit Wasserzufuhr behandelt,* resultiert wegen des fehlenden Natriumersatzes eine hypotone Dehydrierung. Ähnliche Veränderungen beobachtet man bei *Nierenerkrankungen mit Polyurie und gestörter Natriumrückresorption,* bei länger dauernder, ungenügend kontrollierter Anwendung von *Saliuretika* und bei *Aldosteronmangel* (S. 382). Man spricht bei solchen Zuständen von »*Kochsalzexsikkose*«.

Kombinierter Natrium- und Wasserüberschuß mit Überwiegen des Natriums (hypertonische Hyperhydratation mit/bei Zunahme des Körpernatriums)

Ursachen und **Pathogenese:** Die Ödeme, die bei *Schiffbrüchigen* nach Trinken des salzreichen Meerwassers auftreten können, beruhen auf einer natriumbedingten Wasserretention. Gleichgerichteten Verschiebungen des Gleichgewichts im Natrium- und Wasserhaushalt begegnen wir nach intravenöser *Infusion hypertonischer Kochsalzlösungen* bei Nierengesunden oder von *isotonischen Kochsalzlösungen bei Patienten mit Verminderung der renalen Konzentrationsfähigkeit,* sofern das durch Haut und Lungen verlorene Wasser nicht ersetzt wird. Leichte Grade von hypertonischer Überhydrierung kommen nicht selten beim *Conn-* und *Cushingsyndrom* vor (S. 395). Über Zusammenhänge zwischen Natrium- und Wasserüberschuß einerseits und einer *arteriellen Hypertonie* andererseits wurde schon berichtet (S. 516).

Morphologische Befunde bei Störungen des Wasser- und Natriumhaushalts

Makroskopisch lassen sich *erhebliche Ansammlungen von Flüssigkeit* in Form von *Ödemen* oder *Ergüssen* sowohl klinisch als auch anläßlich der Autopsie ohne weiteres feststellen. Schwierig zu erkennen sind *leichte bis mäßige Grade von Überhydrierung.* Klinisch stützt man sich in solchen Fällen vor allem auf *Änderungen des Körpergewichts* und die chemische Analyse von Blut und Urin. Autoptisch bieten ein *Hirnödem* bzw. ein *Lungenödem* (S. 398) meistens keine besonderen diagnostischen Probleme, während eine zuverlässige Beurteilung des Wassergehalts anderer Gewebe allein aufgrund der makroskopisch faßbaren Beschaffenheit kaum möglich ist. Chemische Analysen von Leichenmaterial haben wegen der Verlagerung des Bluts und Austritts von Blutflüssigkeit in den Extravasalraum post mortem nur beschränkten Wert, ganz abgesehen von nicht beurteilbaren Einflüssen der Autolyse. Ähnliche Überlegungen gelten für *Zustände von Dehydratation,* die sich in vivo u. a. aufgrund eines *herabgesetzten Hautturgors* (längeres Bestehenbleiben einer durch Kneifen hochgehobenen Hautfalte, z. B. über dem Sternum), relativ *trockener Schleimhäute* und *eingefallener Augäpfel* grob erfassen lassen. Aber auch hier bedarf es zur zuverlässigen Beurteilung wiederholter Messungen des *Körpergewichts* und *chemischer Untersuchungen an Blut und Urin.*

Mikroskopisch ist die Erkennung von Störungen des Wasserhaushalts noch fragwürdiger. Theoretisch ist bei *Hypertonizität von Blutplasma und interstitieller Flüssigkeit* eine *Verkleinerung verschiedenster Körperzellen* infolge Wasserabgabe zu erwarten (»*Zellexsikkose*«), bei *Hypotonizität* das Umgekehrte (*Zellschwellung,* S. 77). Solche Volumenschwankungen lassen sich aber höchstens bei sofortiger Fixation bzw. Gefrieren lebenden Gewebes sowie mit Hilfe morphometrischer Methoden erfassen. Autopsiematerial eignet sich wenig zu derartigen Untersuchungen. Auch chemische Bestimmungen des Wasser- und Natriumgehalts der Gewebe sind verschiedenen Fehlermöglichkeiten unterworfen (s. o.). Große statistische Studien dieser Art fehlen allerdings, so daß es an Vergleichswerten mangelt. Spezialisierte Techniken, wie die Anwendung von *Mikrosonden* oder der *Mikroveraschung,* werden nur zu wissenschaftlichen Zwecken angewandt.

Angesichts der zentralen Bedeutung, die im Rahmen des Natrium- und Wasserhaushalts dem *Nierenmark* zukommt, wäre es von großem Interesse, Näheres über Veränderungen in diesem Bereich als Funktion einer Hyper- oder Dehydratation bzw. einer Hypo- oder Hypernatriämie zu erfahren. Unsere Kenntnisse auf diesem Gebiet sind noch lückenhaft. Untersuchungen an Nierenmarkgewebe von

Kaninchen mit Hilfe von $^{35}SO_4$ und Elektronenmikroskopie haben erkennen lassen, daß der Einbau dieser radioaktiven Vorläufersubstanz in interstitielle Mukopolysaccharide der Markpapille bei Hypernatriämie im Vergleich zu normonatriämischen Kontrollen vermindert ist. Inkubationsexperimente bestätigten diese Beobachtung in vitro und machten überdies deutlich, daß bei erhöhter Osmolalität im Medium (NaCl oder NaCl und Harnstoff, total etwa 700 mOsm/kg H_2O) vermehrt dünne Fibrillen im Zusammenhang mit den Kollagenfasern und kleine, elektronendichte Granula auftreten. Eine Häufung von Lipidtröpfchen in den Zwischenzellen wurde nur bei Inkubation in einer stark hypertonischen NaCl- und Harnstofflösung, nicht aber NaCl-Lösung allein, beobachtet. Im Hinblick auf die autoptisch recht häufig anzutreffende mengenmäßige Zunahme des interstitiellen Bindegewebes im Papillenbereich, z. T. verbunden mit Lipidablagerungen, wird man Studien dieser Art in Zukunft wahrscheinlich vermehrt Beachtung schenken.

110.3. Störungen des Säuren-Basen-Gleichgewichts, mit besonderer Betonung damit zusammenhängender Veränderungen des Bikarbonat- und Chloridhaushalts

---

Definitionen: Unter *Azidose* versteht man eine Störung, die durch Anhäufung von Säuren oder Verlust von Basen in den Körperflüssigkeiten gekennzeichnet ist und zu einem Absinken des pH führen würde, käme es nicht zu Korrekturmaßnahmen, die dies verhinderten. Als *Azidämie* bezeichnen wir eine dekompensierte Azidose, bei der ein Absinken des pH tatsächlich gemessen werden kann. Das Gleiche gilt – mutatis mutandis – für die Begriffe *Alkalose* und *Alkalämie.* Beruhen Anhäufung oder Verlust von H^+-Ionen auf einer Herabsetzung oder Vermehrung der CO_2-Abatmung, spricht man von *respiratorischer Azidose* oder *respiratorischer Alkalose.* Demgegenüber geht eine *metabolische Azidose* auf eine gesteigerte Bildung sog. nicht flüchtiger Säuren, eine Verminderung der renalen H^+-Ausscheidung und/oder einen Verlust von Bikarbonat nach außen zurück. Der *metabolischen Alkalose* liegen entweder ein Verlust nicht flüchtiger Säuren (z. B. durch Erbrechen), ein Kaliumverlust mit entsprechender Verschiebung von H^+ aus dem extra- in den intrazellulären Raum und/oder eine erhöhte Zufuhr von Basen (z. B. Bikarbonat) zugrunde.

Gestützt auf diese Umschreibungen versteht sich, daß ein Verlust von HCl beim Erbrechen, unabhängig vom Natriumbestand des Körpers und der Natriumkonzentration im Blutplasma, eine Hypochlorämie (< 90 mVal/l) und eine Alkalose, d. h. eine *hypochlorämische Alkalose* zur Folge hat, wobei Cl^- z. T. durch HCO_3^- ersetzt wird. Demgegenüber wirkt sich ein Bikarbonatverlust, etwa infolge chronischer Diarrhoe oder medikamentöser Blockierung der renalen Karboanhydrase, in einer Azidose und einem Ersatz des HCO_3^- durch Cl^-, d. h. in einer *hyperchlorämischen Azidose* aus. Die Beziehungen zwischen Kaliumhaushalt und Säuren-Basen-Gleichgewicht kommen im nachfolgenden Abschnitt zur Sprache (Abb. 140, S. 810).

Respiratorische Azidose

Ursachen und **Pathogenese:** Eine *Herabsetzung der pulmonalen Abatmung von CO_2* und eine entsprechende respiratorische Azidose beobachten wir bei *Ventilationsstörungen* verschiedenster Art und bei regionaler oder allgemeiner *Verminderung der Lungendurchblutung* (S. 609). Wegen der leichten Diffusion von CO_2 gehören dagegen Veränderungen im alveolo-kapillären Grenzbereich der Lungen zu den seltenen Ursachen einer respiratorischen Azidose.

Folgen: Entsprechend dem Anstieg des P_{CO_2} in den Körperflüssigkeiten *(Hyperkapnie)* sinkt, trotz normaler oder erhöhter Bikarbonatkonzentration, der Quotient, der durch das Verhältnis der Bikarbonat- zur Kohlensäurekonzentration gegeben ist. In akuten Fällen werden noch weitere *Puffersubstanzen* (s. o.) *zum Abfangen der Wasserstoffionen in Anspruch genommen.* Die Anhäufung von H^+ im Extrazellulärraum bedingt ferner einen vermehrten Austausch desselben gegen intrazelluläres K^+, so daß oft eine mehr oder weniger ausgeprägte *Hyperkaliämie* beobachtet wird. Die *respiratorischen Kompensationserscheinungen* bestehen hauptsächlich in einer Stimulation der Ventilation, die zunächst sowohl durch den erhöhten P_{CO_2} als durch die Hypoxämie vermittelt wird, später aber – offenbar infolge Anpassung des Atemzentrums an die Hyperkapnie – überwiegend durch den herabgesetzten Sauerstoffpartialdruck im Blut unterhalten bleibt. Dauert die respiratorische Azidose einige Zeit an, schalten sich *renale Kompensationsmechanismen* ein: Die Erhöhung des P_{CO_2} zieht eine Steigerung der tubulären H^+-Sekretion und Bikarbonatrückresorption, bei Absinken des pH auch eine Zunahme der Ammoniogenese nach sich.

Klinisch ist es oft schwierig, die Äußerungen der respiratorischen Azidose von denen der meist damit verbundenen Hypoxie zu unterscheiden. Eine mäßige Hyperkapnie verursacht in der Regel keine typischen Symptome. Steigt der P_{CO_2} dagegen über etwa 70 mm Hg an, stellen sich oft *zentralnervöse Veränderungen,* wie Verwirrungszustände, Schwindel und Bewußtseinstrübung, ein, ferner eine sog. *Asterixis,* d. h. Muskelkontraktionen, verbunden mit Tremor und Muskelzuckungen. In schweren Fällen kann es zum Koma kommen. Diese Veränderungen beruhen zum guten Teil auf dem vasodilatatorischen Effekt des hohen P_{CO_2}, der u. U. ein Hirnödem nach sich zieht. In solchen Fällen läßt sich in der Regel ein *Papillenödem* nachweisen.

Beispiele:

- Eine *akute respiratorische Azidose* entsteht bei jeder plötzlich eintretenden Ventilationsstörung, z. B. bei Hirnschäden oder medikamentös bedingter *Hemmung des Atemzentrums, neuromuskulären Störungen, akuter Obstruktion der Luftwege* und *kardiopulmonalen Zwischenfällen,* wie akuter pulmonaler Stauung, Lungenembolie u. a.
- *Chronischen Formen von respiratorischer Azidose* begegnen wir bei einer Reihe von Lungenerkrankungen, so vor al-

lem beim *chronischen bronch(iol)o-obstruktiven Syndrom, Lungenemphysem* und *Pickwick-Syndrom* (S. 624).
- Prozesse in den Lungen, die mit einer mehr oder weniger ausgeprägten *Diffusionsstörung* verbunden sind (z. B. *Lungenödem, Syndrom der hyalinen Membranen,* z. T. auch *Lungenfibrose,* S. 634), ziehen demgegenüber eher eine *Hypokapnie* als eine Hyperkapnie nach sich, da durch die Hypoxämie die Ventilation gesteigert wird, und CO_2 an sich wesentlich leichter diffundiert als O_2. Nimmt die Hyperventilation mit der Zeit ab und/oder liegen sehr schwere Diffusionsstörungen vor, kann sich in seltenen Fällen doch eine Hyperkapnie einstellen.

Respiratorische Alkalose

Ursachen und **Pathogenese:** Auslösend wirkt eine *Hyperventilation mit Hypokapnie.* Diese kann *verschiedene Ursachen* haben (s. Beispiele) und *akut* oder *chronisch* auftreten.

Folgen: Es spielen sich im wesentlichen die für das Zustandekommen der respiratorischen Azidose geschilderten Vorgänge in umgekehrter Richtung ab: Der Entstehung einer Alkalämie, d. h. einem *Anstieg des pH,* wirkt sogleich die *Abgabe von H^+ durch Puffersubstanzen* entgegen, wodurch die *Bikarbonatkonzentration* gesenkt wird. Ferner fördert die Alkalose u. a. die anaerobe Glykolyse und führt so zu einer *vermehrten Produktion u. a. von Milchsäure und Brenztraubensäure.* Überdies beobachtet man nach kürzerer Zeit eine *Hypokaliämie.* Steigt im Blutplasma das pH an, nimmt die Konzentration der ionisierten Fraktion von Kalzium ab, was zu Parästhesien, erhöhter neuromuskulärer Erregbarkeit und – in schweren Fällen – zur sog. *hyperventilatorischen Tetanie* führen kann (vgl. S. 369). Die *renalen Kompensationsmechanismen,* die nur bei Stunden bis Tage dauernder respiratorischer Alkalose wirksam werden, umfassen eine Reduktion der H^+-Sekretion und der Bikarbonatrückresorption sowie eine Herabsetzung der Ammoniogenese im tubulären Apparat. Im Urin mißt man eine verminderte Menge titrierbarer Säure.

Beispiele:
- *Akute Formen von respiratorischer Alkalose* beobachtet man u. a. bei *psychogener Hyperventilation, Fieber, schwerer körperlicher Anstrengung* und *akuter Hypoxämie* (z. B. infolge *Pneumonie, Lungenödem* oder *Asthmaanfall),* ferner u. U. bei *Salizylatintoxikation* und bei *Bakteriämie* (gramnegative Erreger!).
- Eine *chronische respiratorische Alkalose* besteht in vielen Fällen von *andauernder Hypoxämie,* u. a. bei *Lungenkrankheiten mit alveolokapillärem Block* (S. 630), *Herzkrankheiten mit Zyanose* (S. 643) und beim *Leben in großer Höhe.*

Metabolische Azidose

Ursachen und **Pathogenese:** Wichtigste Ursachen einer *akuten metabolischen Azidose* sind eine *gesteigerte Produktion nicht flüchtiger Säuren* und ein *Verlust von Bikarbonat,* insbesondere durch den Darm, seltener durch die Nieren, während der *chronischen metabolischen Azidose* mehrheitlich eine *Verminderung der renalen Säureausscheidung* zugrunde liegt. Die letztere kann bei akutem Nierenversagen auch eine rasch auftretende Azidose zur Folge haben.

Diejenigen Formen von metabolischer Azidose, die auf einer *vermehrten Bildung nicht flüchtiger Säuren* beruhen und u. U. in chronischer Form in Erscheinung treten, lassen sich in drei Hauptgruppen unterteilen: sog. Ketoazidosen, Milchsäureazidosen und chemisch- bzw. medikamentös-toxisch bedingte Azidosen mit erhöhter Produktion endogener organischer Säuren (s. Beispiele).

Ketoazidosen entstehen vor allem, wenn in den Körperzellen zu wenig Glukose für den Energiestoffwechsel vorhanden ist, und es zu einem gesteigerten Fettumsatz mit vermehrtem Anfall von β-Hydroxybuttersäure und Azetessigsäure kommt (S. 949). *Milchsäureazidosen* beobachtet man hauptsächlich bei allgemeiner Hypoxie (S. 586) und entsprechend vermehrter anaerober Glykolyse. *Chemisch- bzw. medikamentös-toxisch bedingte Formen von metabolischer Azidose* lassen sich meistens auf einen durch die betreffende Substanz hervorgerufenen metabolischen Block zurückführen, was zur Anhäufung verschiedener organischer Säuren Anlaß geben kann.

Folgen: *Sinkt* infolge der Anhäufung von H^+ *die Konzentration von Bikarbonat* in den Körperflüssigkeiten unter einen bestimmten Wert, und ist auch die H^+-Aufnahmekapazität der übrigen Puffersubstanzen durch den vermehrten Säureanfall weitgehend erschöpft, *nimmt das pH ab.* Wie bei der respiratorischen Azidose entsteht durch Austausch von extrazellulärem H^+ mit intrazellulärem K^+ eine *Hyperkaliämie,* und die *respiratorische Kompensation,* die durch eine Erniedrigung des pH und eine dadurch vermittelte Stimulation der Ventilation eingeleitet wird, zieht eine *Hypokapnie* nach sich. Liegt keine Nierenerkrankung mit Steigerung der Säureausscheidung vor, setzt Stunden bis Tage nach Beginn der metabolischen Azidose auch die *renale Kompensation* ein, die eine vermehrte Bikarbonatrückresorption, eine erhöhte H^+-Sekretion (oft in Form von $H_2PO_4^-$ ausgeschieden) und eine vermehrte Ammoniogenese umfaßt. In diesen Fällen weist der Urin ein tiefes pH auf.

Die *klinischen Symptome* richten sich nach dem Schweregrad und der Dauer der metabolischen Azidose. In *akuten Fällen* ist die *Hyperventilation* oft auffällig und kann sich bis zur sog. Kußmaulschen Atmung (S. 617) steigern, ferner bestehen z. T. *Müdigkeit* und mehr oder weniger ausgeprägte *zentralnervöse Symptome,* wie Verwirrungszustände, die u. U. in ein Koma überleiten. Die *chronische metabolische Azidose* verläuft nicht selten symptomlos oder ist von Müdigkeit und Appetitlosigkeit begleitet.

Beispiele:
- Eine *Ketoazidose* entwickelt sich häufig, wenn auch nur bei schlechter »Einstellung« und oft vorübergehend, im Rahmen des *Diabetes mellitus,* ferner bei Hungerzuständen *(Hunger-Ketoazidose)* und bei Alkoholismus *(alkoholische Ketoazidose).*
- Neuerdings unterteilt man die *Milchsäureazidose* in zwei Hauptgruppen: Beim *Typ A* finden sich Zeichen einer allgemeinen Gewebehypoxie, wie bei kardiogenem Schock, Endo-

toxinschock, schwerer Anämie oder Linksherzversagen, ferner nach Anwendung von Biguaniden bei Diabetikern. Beim *Typ B* fehlen Hinweise auf eine Gewebehypoxie. Der sog. *Typ B_1* umfaßt eine Reihe von Krankheiten, wie Diabetes mellitus, Nierenversagen, Leberinsuffizienz, Infektionskrankheiten und Leukämien. *Typ B_2* wird vor allem nach Einwirkung von Medikamenten (Biguanide, parenterale Nährstoffe (Fruktose, Sorbitol, Xylitol u. a.), Salizylate, Methylalkohol u. a. m.) und toxischen Substanzen beobachtet. *Typ B_3* entspricht genetisch bedingten Stoffwechselstörungen, wie Glykogenose Typ I (S. 960), Fruktose-1,6-Diphosphatasemangel, Leigh-Syndrom (S. 358) und Methylmalon-Azidämie. Die Milchsäureazidose ist offenbar eine wesentlich häufigere Todesursache, als früher angenommen wurde.

- Vielen Fällen von akuter metabolischer Azidose liegen *Vergiftungen* zugrunde, so durch *Methylalkohol* oder *Äthylenglykol*. Ähnlich wirken sich Überdosierungen von *Salizylaten* aus, die überdies direkt das Atemzentrum stimulieren und zunächst oft eine respiratorische Alkalose hervorrufen, die in eine Azidose umschlägt.
- Verschiedene *Medikamente,* wie *Ammoniumchlorid* oder als Diuretika benützte *Karboanhydrasehemmer* (z. B. Azetazolamid), können eine *hyperchlorämische Azidose* zur Folge haben.
- Eine *chronische Niereninsuffizienz* mit ungenügender Ammoniogenese und/oder eine *renale tubuläre Azidose* gehen oft mit metabolischer Azidose einher. Die letztere findet sich in der Regel auch bei *akutem Nierenversagen.*
- *Verluste von Basen* als Ursache einer metabolischen Azidose spielen u. a. bei schwerer *Diarrhoe* bzw. *Malabsorption,* ferner bei *Ureterosigmoidostomie* (Austausch von Chlorid gegen Bikarbonat durch die Darmepithelien, häufige Entstehung einer Pyelonephritis) sowie *Gallen- und Pankreasfisteln* eine Rolle. Mehrheitlich handelt es sich aber in solchen Fällen nur um eine ziemlich milde Form von metabolischer Azidose.

Metabolische Alkalose

Ursachen und **Pathogenese:** Eine metabolische Alkalose wird in der Mehrzahl der Fälle durch einen *Säureverlust,* d. h. *Erbrechen* bzw. *Absaugen von Magenflüssigkeit* oder *renalen H^+-Verlust,* eingeleitet. Meistens erfolgt aber die Bikarbonatausscheidung durch die Nieren so rasch, daß die Alkalose nicht lange anhält, es sei denn, die Bikarbonatrückresorption bleibe gesteigert, wie bei einem *Kochsalz- bzw. Chloridmangel,* oder der *Basenanfall* dauere an, z. B. infolge fortgesetzten Erbrechens oder exzessiver, wiederholter Einnahme alkalisierender Substanzen ($NaHCO_3$ u. a.).

Die Gründe der metabolischen Alkalose bei *gesteigerter Wirkung von Mineralkortikoiden* und bei *schwerer Hypokaliämie* sind teilweise unklar. In beiden Fällen wird offenbar die H^+-Sekretion durch die Nierentubuli gefördert, bei Kaliumverlust nach außen wird überdies extrazelluläres H^+ gegen intrazelluläres K^+ ausgetauscht. Da unter diesen Bedingungen eine Reduktion des extrazellulären Flüssigkeitsvolumens und des Chloridbestandes des Körpers in der Regel vermißt wird, bleibt die therapeutisch in erster Linie zu erwägende Gabe von Kochsalz – im Gegensatz etwa zu Zuständen bei chronischem Erbrechen – ohne therapeutische Wirkung.

Folgen: Mit zunehmender metabolischer Alkalose *steigen pH und Bikarbonatkonzentration im Blutplasma an.* Bei anfänglich normalem Kaliumbestand des Körpers besteht infolge Austausches von intrazellulärem H^+ und extrazellulärem K^+ eine Tendenz zu *Hypokaliämie.* Die *respiratorische Kompensation,* die durch das erhöhte pH des Blutplasmas vermittelt wird, äußert sich in einer *Herabsetzung der Ventilation* und einem *Anstieg des P_{CO_2}*. Diesem Korrektionsmechanismus sind verständlicherweise Grenzen gesetzt, da er mit Hypoxie verbunden ist. *Renale Kompensationsmechanismen* umfassen eine Verminderung der tubulären H^+-Sekretion und Ammoniogenese sowie eine vermehrte Bikarbonatausscheidung in Form des Natriumsalzes, was die Gefahr eines Natriumverlustes (s. o.) in sich birgt. Bei primärem Kaliumverlust als Ursache der metabolischen Alkalose ist die renale Kompensation nicht oder wenig wirksam. *Klinisch* äußert sich eine erhebliche metabolische Alkalose durch unbestimmte *zentralnervöse Symptome,* wie Apathie und Verwirrtheit. Bei rascher Ausbildung der Alkalämie beobachtet man hie und da eine *Tetanie.*

Beispiele:

- Eine durch *Säureverlust* bedingte, mit *Verarmung an Chlorid* und einer *Reduktion des extrazellulären Flüssigkeitsvolumens* verbundene metabolische Alkalose beobachtet man u. a. bei *wiederholtem Erbrechen* bzw. *gastrischer Drainage.* Allerdings erreicht die Alkalose in solchen Fällen meist keinen schweren Grad, es sei denn, es ginge besonders viel Salzsäure verloren (vgl. dazu Zollinger-Ellison-Syndrom, S. 395).
- *Diuretika* können ebenfalls eine Alkalose hervorrufen. Ausnahmen bilden Medikamente, die die Bikarbonatrückresorption (z. B. Azetazolamid) oder die Kationensekretion in den distalen Tubulusabschnitten (z. B. Spironolakton oder Triamteren) hemmen.
- Patienten mit länger dauernder respiratorischer Azidose, bei denen spontan oder aufgrund therapeutischer Maßnahmen eine Besserung der Atmung eintritt, und der P_{CO_2} entsprechend absinkt, zeigen oft noch über mehrere Tage eine relativ hohe Bikarbonatkonzentration im Blutplasma. Eine solche *posthyperkapnische Alkalose* kann bei Bestehen eines Chloriddefizits längere Zeit andauern, falls nicht Natrium- und/oder Kaliumchlorid verabreicht werden.
- Bei *primärem Hyperaldosteronismus, Bartter-Syndrom* (S. 782) oder *Cushing-Syndrom* findet sich oft eine leichte bis mäßige metabolische Alkalose. Schwere Formen aufgrund einer verstärkten Kortikoidwirkung sehen wir z. T. bei *ACTH-sezernierenden Tumoren* (z. B. bronchogene Karzinome, S. 240).
- Eine *Hypokaliämie* beobachtet man häufig als Folge einer Alkalose. Meistens handelt es sich jedoch nur um leichte bis mäßige Grade von Kaliummangel (s. o.). Eine primäre Hypokaliämie (z. B. infolge massivem enteralem Kaliumverlust) kann aber, wenn sie extreme Maße annimmt (z. B. ≤ 2 mVal/l), ihrerseits eine metabolische Azidose hervorrufen.
- Vor allem bei Bestehen von Nierenschäden wirkt sich die *exogene Zufuhr alkalischer Stoffe,* u. U. im Sinn einer erheblichen metabolischen Azidose aus.

Bemerkungen zur Diagnose einer Azidose oder Alkalose

Da während der Agonie und nach Todeseintritt fast immer eine erhebliche, metabolisch bedingte Azidose eintritt, eignen sich Untersuchungen an autoptisch gewonnenem Material nicht zur Beurteilung dieser Fragen. *In vivo* stützt sich die Diagnose in erster Linie auf

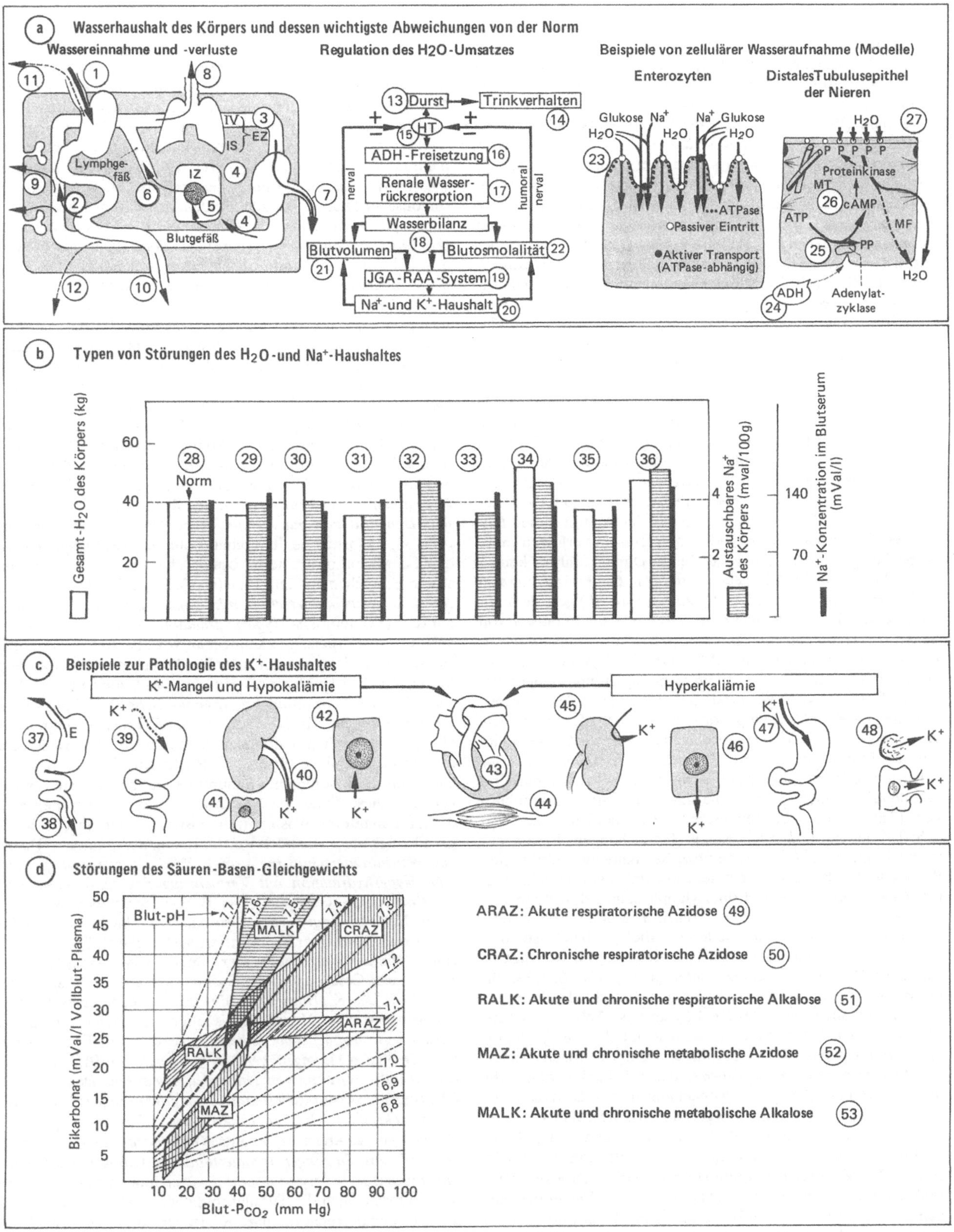

Abb. 140a–d. *Störungen des Wasser- und Elektrolythaushalts sowie des Säuren-Basen-Gleichgewichts.* **a** *Hinweise auf den Wasserhaushalt des Körpers und dessen wichtigste Abweichungen von der Norm.* Ein *gesunder Erwachsener* braucht bei ruhiger Arbeit im Tag ungefähr 2–2,5 l Wasser (1, 2). Der tägliche *Wasserverlust* allein durch die sog. Perspiratio insensibilis und normales Schwitzen (9) sowie die Abgabe von H_2O bei der Atmung (8) beträgt annähernd 1000 ml. Bei *vermehrter Arbeitsleistung, Hitze* und *Fieber* steigt dieser Wert stark an; wird unter solchen Bedingungen nicht für ausreichenden Wasserersatz gesorgt, stellt sich

Abb. 140 a–d (Fortsetzung)

eine mehr oder weniger ausgeprägte Dehydratation ein, und – da der Schweiß auch etwas Kochsalz enthält – eine allmähliche, mäßige Verarmung an NaCl. Ungefähr ⅗ des Körperwassers befinden sich *intrazellulär* (IZ, 5). Vom Wasser des *Extrazellulärraums* (EZ) entfallen etwa ⁴/₅ auf den *interstitiellen Extravaskulärraum* (IS, 4), wozu auch die Lymphgefäße gehören (6), und nur ⅕ auf den *Intravaskulärraum* (IV, 3). Zwischen diesen Kompartimenten besteht physiologischerweise ein Fließgleichgewicht, für dessen Aufrechterhaltung die *Elektrolyte* eine große Rolle spielen. Schwerere *pathologische Flüssigkeitsverluste* beruhen – abgesehen von *starkem Schwitzen* (9) – auf krankhafter *Polyurie* (7), *Erbrechen* (11), *Durchfall* (10), *Blutungen nach außen* (12) oder *Verlust von Gewebeflüssigkeit an der Hautoberfläche* (z. B. nach Verbrennungen). Eine *abnorme Flüssigkeitsansammlung im Körper* kann z. B. bei *Oligurie/Anurie* (7), *Ödemen und Ergüßen* verschiedener Genese (s. Abb. 121, S. 602) und *übertriebener Zufuhr von Flüssigkeit* (z. B. intravenöse Infusionen (3) zustande kommen (s. unter **b**). Die *Regulation des Wasserhaushalts* erfolgt physiologischerweise durch Vermittlung über – hypothetische – *hypothalamische Zentren* (HT, 15) die wahrscheinlich selbst als *Osmorezeptoren* wirken und überdies nervöse Impulse von Seiten *peripherer Osmorezeptoren* (22) und *Volumenrezeptoren* (21) erhalten. Über das *Durstgefühl* (13) wird normalerweise das *Trinkverhalten* (14) bestimmt. Bei *zentralnervösen Störungen* verschiedenster Art können diese Regulationsmechanismen versagen, so daß der Arzt in diesen Fällen den Wasserhaushalt besonders aufmerksam verfolgen muß. Ähnliches gilt für *Säuglinge,* die ihrem Durstgefühl oft keinen erkennbaren Ausdruck zu geben vermögen. Die Freisetzung von *antidiuretischem Hormon* (*ADH, Vasopressin,* 16) geschieht unter physiologischen Bedingungen aufgrund von Impulsen von Seiten des Hypothalamus. Ein sog. *»zentraler« Diabetes insipidus* kann demnach sowohl auf Schäden im Hypothalamus als auch – und vor allem – solchen im Hypophysenhinterlappen beruhen. Eine krankhaft verstärkte Sekretion von ADH oder entsprechend wirkender Oligopeptide *(»Syndrome of inappropriate ADH secretion« = SIADH)* beobachtet man bei den verschiedensten Störungen, z. B. im Rahmen neoplastischer Prozesse (kleinzellige Bronchialkarzinome, Karzinome von Pankreas und Duodenum, maligne Lymphome u. a.), bei Lungenerkrankungen (Tuberkulose, Lungenabszesse, Pneumonien u. a.) und Schäden des Zentralnervensystems (Erweichungen, Blutungen, Schädelfrakturen, entzündliche Prozesse, akute intermittierende Porphyrie, Streß u. a.) sowie unter Einwirkung von Medikamenten (Chlorpropamid, Vinkristin, Zyklophosphamid, Karbamazepin, Anästhetika, Barbiturate, Thiazid-Diuretika, trizyklische Antidepressiva u. a. m.) und weiteren pathologischen Zuständen (z. B. Hypothyreoidismus). *Störungen der renalen Wasserrückresorption* (17) wurden schon behandelt (s. Abb. 138, S. 778); für die *Wasserbilanz* (18) spielt die Niere eine entscheidende Rolle, nicht zuletzt auch wegen des *RAA-Systems* (s. Abb. 110, S. 520, 111, S. 528 und 114, S. 550), das weitgehend über den juxtaglomerulären Apparat (JGA) beeinflußt wird. Die Mechanismen der *Wasserresorption durch Zellen* sind in verschiedener Hinsicht immer noch ungeklärt. Modellvorstellungen über die *Wasseraufnahme durch Enterozyten* (23) gehen davon aus, daß H_2O vor allem oder ausschließlich im Bereich membranständiger globulärer integrierter Proteine (o) eintritt, wobei Diffusion, sog. »bulk flow« (Wasserverschiebung infolge osmotischer Druckgradienten) und »solvent drag« (z. B. »Mitnahme« von Wasser bei aktivem Transport von Na^+ und Glukose, deren Resorption gekoppelt zu sein scheint und von der membranständigen ATPase abhängt) mitspielen. Die *Wasserresorption durch ADH-responsive distale Tubulus- bzw. Sammelrohrepithelien* wird offenbar durch das als Signalsubstanz wirkende ADH (24) gefördert. Man stellt sich vor, daß dabei über eine Aktivierung der Adenylatzyklase (25) vermehrt zyklisches AMP (26) gebildet wird, das – möglicherweise mit Hilfe einer Aktivierung von Proteinkinasen und unter Beteiligung von Mikrotubuli (MT) sowie Mikrofilamenten (MF) – eine Erhöhung der Permeabilität für H_2O bewirkt (27). **b** *Typen von Störungen des H_2O- und Na^+-Haushalts.* In diesem Histogramm werden verschiedene Störungen des H_2O- und Na^+-Haushalts mit den normalen Verhältnissen (28) bei einem erwachsenen, etwa 70 kg schweren Individuum verglichen. Ein mehr oder weniger reines *Wasserdefizit (Hydropenie, hypertonische Dehydratation,* 29) findet sich z. B. bei Diabetes insipidus, osmotischer Diurese, kurzdauerndem exzessivem Schwitzen, ungenügender Wasseraufnahme u. a. m. Einen *Wasserüberschuß (Hydrosis, hypotonische Hyperhydratation,* 30) beobachten wir u. a. bei – im Verhältnis zur renalen Ausscheidung (z. B. Oligurie) – übertriebener H_2O-Zufuhr und beim SIADH (s. o.). Ein *kombiniertes ausgewogenes Wasser- und Natriumdefizit* (*isotonische Dehydrierung,* 31) findet sich bei Verlust isotonischer Flüssigkeit nach außen (Blut- und Plasmaverluste, *Erbrechen* (häufig verbunden mit metabolischer Alkalose und Hypokaliämie), *Diarrhoe* (mit metabolischer Azidose)) oder innen (*Höhlenergüsse,* u. U. Ileus)). Einen *kombinierten ausgewogenen Wasser- und Natriumüberschuß* (*isotonische Hyperhydrierung,* 32) stellen wir z. B. bei Herzinsuffizienz, Hypoproteinämie, allgemein erhöhter Kapillarpermeabilität und nach zu starker Zufuhr von isotonischer Kochsalzlösung fest. Ein *kombiniertes Wasser- und Natriumdefizit mit Vorherrschen des Wassermangels* (*hypertonische Dehydratation mit vermindertem Natriumbestand des Körpers,* 33) gehört zu den typischen Befunden nach lange dauerndem Schwitzen, protrahierter osmotischer Diurese sowie chronischem Erbrechen und Diarrhoe (s. o.). Einen *kombinierten Wasser- und Natriumüberschuß mit Überwiegen des Wasserüberschusses* (*hypotonische Hyperhydratation mit erhöhtem Natriumbestand des Körpers,* 34) kennt man vor allem bei Herzinsuffizienz, wobei wir es hier mit einer Verdünnungshyponatriämie zu tun haben. Ein *kombiniertes H_2O- und Natriumdefizit mit Vorherrschen des Natriummangels (hypotonische Dehydratation mit Verminderung des Natriumbestandes des Körpers,* 35) kommt vor allem bei Erbrechen und Diarrhoe (s. o.), Nierenerkrankungen mit Polyurie und gestörter Na^+-Rückresorption, nach länger dauernder Behandlung mit Saliuretika und bei Aldosteronmangel vor. Diese Fälle von »Kochsalz-Exsikkose« beruhen z. T. darauf, daß nur mit Wasserzufuhr anstatt mit der Gabe salzhaltiger Flüssigkeiten behandelt wurde. Einem *kombinierten Wasser- und Natriumüberschuß mit Vorwiegen des letzteren* (*hypertonische Hyperhydratation mit Vermehrung des Natriumbestandes des Körpers,* 36) begegnen wir z. B. nach Infusionen hypertonischer NaCl-Lösungen (bzw. isotonischer NaCl-Lösungen bei herabgesetzter renaler Konzentrierungsfähigkeit), bei Schiffbrüchigen, die reichlich Meerwasser tranken, sowie – in geringerem Maß – beim Conn- und beim Cushing-Syndrom. **c** *Beispiele zur Pathologie des K^+-Haushaltes.* Für das Bestehen eines *Kaliummangels* bzw. einer *Hypokaliämie* gibt es verschiedene mögliche Gründe: *Gastrointestinale Störungen (Erbrechen* (E, 37), *Diarrhoe* (D, 38 u. a.)); *ungenügende K^+-Aufnahme* (39); *renale Störungen* (40): Wirkung von *Diuretika, osmotische Diurese* (z. B. Glykosurie), verstärkte *Mineralkortikoidwirkungen* (*Conn-Syndrom, sekundärer Hyperaldosteronismus,* Einnahme größerer Mengen von *Lakrizen,* z. T. auch *Glukokortikosteroid-Exzess*), *renal-tubuläre Störungen (renale tubuläre Azidose), Leukämien mit Lysozymurie* (myelomonozytäre und monozytäre Formen), was wahrscheinlich die Tubulusepithelien schädigt, *Liddle-Syndrom* (familiäre renal-tubuläre K^+-Rückresorptionsstörung); eine Hypokaliämie infolge *Verschiebung von K^+ in den Intrazellulärraum* (42, d. h. kein Verlust von Kalium!) beobachtet man u. a. als *Insulin-Effekt* und bei der *hypokaliämischen periodischen Paralyse.* Morphologisch äußert sich eine schwere Hypokaliämie u. a. durch *grobvakuoläre Veränderungen an der Basis der Hauptstückepithelien* (41), was mit einer Störung des Pump-

blut- und urinchemische Daten. Die pH-Messung im Gewebe mit Hilfe von Mikrosonden gelangt zu wissenschaftlichen Zwecken zur Anwendung, ist aber in der Klinik nicht üblich.

110.4. Störungen des Kaliumhaushalts

Zusätzliche Hinweise zur Physiologie des Kaliumhaushalts

Das weit überwiegend *intrazellulär* (Konzentration etwa 160 mVal/l) lokalisierte K^+ ist für verschiedene *Zellfunktionen* von großer Bedeutung. Es wirkt mitbestimmend für die *Osmolalität* der intrazellulären Flüssigkeit, stellt einen *wichtigen Kofaktor bei einer Reihe metabolischer Vorgänge* dar und beeinflußt in hohem Maß *neuromuskuläre Funktionen* (vgl. dazu S. 369 und 117).
Die Beziehungen zwischen den Kaliumkonzentrationen im Intra- und Extrazellulärraum sind komplex und unterstehen einer Mehrzahl *regulierender Faktoren.* Oral aufgenommenes *exogenes Kalium* gelangt rasch in den *Intrazellulärraum* oder wird *renal ausgeschieden,* selbst wenn es sich um das Mehrfache der durchschnittlichen täglichen Aufnahme (etwa 50–150 mVal) handelt. Kommt es zu einer vorübergehenden Hyperkaliämie, wird die K^+-Ausscheidung durch die Nieren direkt und über eine erhöhte Aldosteronausschüttung stimuliert, wobei eine verstärkte Natriumrückresorption in den distalen Tubulusabschnitten die Kaliumsekretion zu begünstigen scheint. Bei solchen Vorgängen wird in den Epithelien, vor allem der inneren Medulla, eine erhöhte Na-K-ATPase-Aktivität festgestellt. Eine *Azidose* fördert den Austritt von K^+ aus den Zellen und hemmt die renale K^+-Sekretion, so daß öfters eine mehr oder weniger ausgeprägte *Hyperkaliämie* besteht. Umgekehrt beobachtet man bei *Alkalose* häufig eine *Hypokaliämie* wechselnden Grades. Bei intakter Nierenfunktion wird ein *Kaliumüberschuß* im Blut durch vermehrte *Kaliumausscheidung* durch die Nieren rasch kompensiert, während bei *Kaliummangel* der renale Kompensationsmechanismus, d. h. eine Verminderung der Kaliumausscheidung weniger rasch bzw. wirksam ins Spiel kommt.

Kaliummangel bzw. -verlust und Hypokaliämie

Ursachen und **Pathogenese:** Die zahlreichen möglichen Ursachen einer Hypokaliämie lassen sich in drei Hauptgruppen zusammenfassen: a) verminderte Aufnahme oder exzessiver Verlust von K^+ im Bereich des Gastrointestinaltrakts, b) erhöhter renaler Kaliumverlust, c) vermehrter Kaliumübertritt aus dem Extra- in den Intrazellulärraum. Die Gruppen a) und b) sind mit einer Verarmung des Körpers an Kalium verbunden, c) nicht (Abb. 140).
Der häufigste Grund eines Kaliummangels liegt im Verlust dieses Elektrolyten aus dem *Gastrointestinaltrakt.* Da der Magensaft ungefähr 5–10 mVal und diarrhoischer Stuhl etwa 40–60 mVal K^+/l enthalten, können bei *Erbrechen* und/oder *Durchfällen* erhebliche Defizite entstehen. Da die renale Kompensation einer Hypokaliämie relativ langsam und z. T. ungenügend erfolgt, kann – im Gegensatz zu einer kochsalzarmen Diät – eine *kaliumarme Ernährung* an sich zu einem Mangel an diesem Elektrolyten führen, insbesondere bei Affektionen, die mit Kaliumverlust verbunden sind.
Unter den *renal bedingten Kaliummangelzuständen* sind heutzutage diejenigen am häufigsten zu sehen,

---

Abb. 140 a–d (Fortsetzung)

mechanismus im Bereich der basalen Invagination in Beziehung gebracht wurde. Zu den *Folgen einer schweren Hypokaliämie* (< 2,5 mVal/l) gehören u. a. neuromuskuläre Störungen, die bis zur Paralyse (u. a. auch Darmatonie), Herzarrhythmien und u. U. Herzstillstand reichen können (43, 44). Eine *Hyperkaliämie* kann durch folgende krankhafte Veränderungen bedingt sein: *Ungenügende K^+-Ausscheidung* (45, im besonderen bei *akuter Niereninsuffizienz, schwerer chronischer Niereninsuffizienz mit Azidose und Oligurie, Nebenniereninsuffizienz (Hypoaldosteronismus* und *Morbus Addison),* Behandlung durch *Diuretika,* wie Spironolakton, Triamteren und Amilorid, die die K^+-Sekretion hemmen); *Austritt von K^+ aus Zellen* (46, *Hyperhämolyse, Gewebeuntergang, innere Blutungen, Azidose, Medikamente,* wie *Sukzinylcholin* und *Digitalis in hoher Dosierung,* und *hyperkaliämische periodische Paralyse*); *exzessive Einnahme von K^+* (47). Eine *Pseudohyperkaliämie,* die auf Zelluntergang während und/oder nach der Probeentnahme beruht (48), tritt besonders bei Hämolyse in vitro, schlechter Entnahmetechnik, Thrombozytose und Leukozytose auf. **d** *Störungen des Säuren-Basen-Gleichgewichts.* Das Nomogramm (modifiziert nach *Arbus,* 1973) weist schraffierte »Bänder« (Mittel ± 2 SD) für unkomplizierte respiratorische oder metabolische Störungen des Säuren-Basengleichgewichts auf, wobei kompensatorischen Reaktionen auf die primäre Störung Rechnung getragen ist. Eine *akute respiratorische Azidose* (49) beobachtet man z. B. bei *kardiopulmonalen Zwischenfällen, Obstruktion der Luftwege, Hemmung des Atemzentrums* und *neuromuskulären Störungen.* Die *chronische respiratorische Azidose* (50), bei der es in der Regel zu einem kompensatorischen Anstieg der Bikarbonatkonzentration im Blut kommt, gehört zu den häufigen Befunden bei *chronischem bronch(iol)obstruktivem Syndrom, schwerem chronischem Lungenemphysem* und *Pickwick-Syndrom* (S. 614). Eine *respiratorische Alkalose* (51) tritt *akut* bei *Hyperventilation* auf (angestrengte *körperliche Leistung, Fieber, akute Hypoxie,* z. B. wegen *Lungenödem, Asthmaanfall* oder *Pneumonie*), ferner bei *exzessiver mechanischer Ventilation, Salizylat-Intoxikation* und *septischen Zuständen* (v. a. Gram-negative Keime) auf. *Chronische Formen* von respiratorischer Alkalose finden sich z. B. bei *Gehirnschäden, chronischer Leberinsuffizienz* und *chronischer Hypoxie* (Lungen- und Herzkrankheiten mit Zyanose, längerer Aufenthalt in großer Höhe). Die *Gravidität* führt nicht selten zu einem leichten Grad von chronischer respiratorischer Alkalose. Die Ursachen einer – akuten oder chronischen – *metabolischen Azidose* (52) sind vielgestaltig: Eine *ungenügende renale Ausscheidung sog. nicht flüchtiger Säuren* findet sich bei der *akuten* wie bei *der fortgeschrittenen chronischen Niereninsuffizienz,* ferner bei der *renalen tubulären Azidose.* Eine *krankhaft gesteigerte Säureproduktion* liegt bei den verschiedenen Formen von *Ketoazidose* (diabetische Azidose, Ketoazidose bei Alkoholismus, Hunger-Ketose), bei der *Milchsäure-Azidose* (bei Kreislaufversagen (Schock u. a.), nach Verabreichung von Medikamenten, wie Phenformin und Isoniazid in zu hohen Dosen, sowie bei völligem Fasten stark fettleibiger Individuen) und bei bestimmten *Vergiftungen* (z. B. durch Salizylate, Methylalkohol, Äthylenglykol, ferner Ammoniumchlorid, Lysin, Arginin, Azetazolamid u. a.) vor. Ein *Verlust an Basen* als Ursache einer metabolischen Azidose steht bei *Diarrhoe, Ureteroenterostomie* u. a. im Vordergrund. Störungen, die oft zu einer *metabolischen Alkalose* (53) führen, umfassen vor allem einen *kombinierten Flüssigkeits- und Chloridverlust (Erbrechen,* Anwendung von *Diuretika, posthyperkapnische Alkalose),* verschiedene Formen von *Hyperadrenokortizismus (Cushing-Syndrom, Conn-Syndrom, Bartter-Syndrom),* schwere *K^+-Verluste* und eine *exzessive Einnahme von Alkalien* (akute Vergiftungen, Milch-Alkali-Syndrom)

die durch Gabe von *Diuretika* mit kaliumverlierender Wirkung und mangelhaften Ersatz des Elektrolyten bedingt sind. Dies wird besonders bei ödematösen Patienten mit sekundärem Hyperaldosteronismus beobachtet. Weitere Ursachen eines renalen Kaliumverlustes sind u. a. *osmotische Diurese* (z. B. bei diabetischer Glukosurie), primärer und sekundärer *Hyperaldosteronismus* (S. 520), starke *Glukokortikosteroidwirkung, renale tubuläre Azidose, Lysozymurie* und *Liddle'sches Syndrom* (S. 784).

Eine *Hypokaliämie ohne Kaliummangel im Körper,* d. h. lediglich aufgrund eines vermehrten Übertritts von K^+ aus dem Extra- in den Intrazellulärraum, kennt man, abgesehen von der oben erwähnten metabolischen Alkalose, bei Patienten, die unter Insulinwirkung stehen, ferner bei der sog. hypokaliämischen periodischen Paralyse.

Morphologisch kann man an der *quergestreiften Skelettmuskulatur* in schweren Fällen von Kaliummangel Zeichen von Rhabdomyolyse erkennen. Im *Myokard* stellen wir wechselnde Ausmaße von Muskelfaseruntergang, z. T. mit reaktiver leukozytärer Infiltration, ferner nicht selten ein interstitielles Ödem fest. Recht bezeichnend sind die *Nierenveränderungen:* Oft erkennt man an der Basis, vor allem der Hauptstückepithelien, eine grobvakuoläre Umwandlung, die sich ultrastrukturell als Ausweitungen im Bereich des sog. basalen Labyrinths erweisen. Es finden sich auch etwas vermehrt hyaline und granuläre Zylinder.

Besonders Tierversuche haben gezeigt, daß bei länger dauerndem Kaliummangel in Tubuluszellen wie in Zwischenzellen dichte Granula in Erscheinung treten, die besonderen Lysosomentypen, z. T. sog. multivesikulären Körpern, entsprechen. Überdies macht sich eine tubuläre Epithelproliferation, insbesondere im inneren Medullabereich, bemerkbar, die bis zur Bildung adenomähnlicher Strukturen führen und eine teilweise Obstruktion der Sammelrohre bewirken kann. Versuche mit Hilfe von Cholin-^{14}C zeigten, daß im ganzen Nierenbereich die Synthese von zellulären Membranen eine Steigerung erfährt.

Folgen: Die wichtigsten krankhaften Äußerungen der Hypokaliämie bzw. des Kaliummangels betreffen die *neuromuskulären Funktionen* (vgl. dazu S. 374 und 567). Bei leichteren Formen, die besonders bei langsamer Entstehung des Kaliummangels oft symptomarm verlaufen, wird z. T. eine gewisse Muskelschwäche registriert.

Bei schwereren Graden von Kaliummangel (etwa 2,5 mVal/l Blutplasma und weniger) ist diese meist deutlich ausgeprägt und kann bis zur *Paralyse* reichen, wobei die Lähmung der Atmungsmuskulatur eine besondere Gefahr darstellt. Die *kardialen Störungen* umfassen elektrokardiographisch nachweisbare Veränderungen, wie Abflachung und Inversion der T-Wellen, Prominenz der U-Welle und Senkung der S-T-Strecke, in schwereren Fällen Tachykardie, Extrasystolen und im Extremfall einen Herzstillstand. Besonders zu beachten ist die Digitalisüberempfindlichkeit der Patienten mit Kaliummangel. Im *Gastrointestinalbereich* kann u. U. eine erhebliche Darmatonie mit paralytischem Ileus auftreten. Die *Nieren* zeigen nicht selten eine verminderte Konzentrationsfähigkeit. Befunde an Ratten mit Kaliummangel lassen vermuten, daß die sog. hypokaliämische Polyurie z. T. auf einer erhöhten Gefäßpermeabilität im Papillenbereich beruhen könnte. Weitere Beobachtungen an diesem Modell führten zur Annahme, daß eine Vermehrung des extrazellulären Flüssigkeitsvolumens bei hypokaliämischen Tieren mit einer Verminderung des pH in den Tubulusepithelien und u. a. aus diesem Grund mit einer gesteigerten Zitratrückresorption und Ammoniogenese verbunden ist.

Beispiele:

- Bei *chronischem Erbrechen* kann sich ein erheblicher Kaliummangel einstellen, der – wegen der gleichzeitig bestehenden Alkalose – oft mit einer ausgeprägten Hypokaliämie einhergeht. Umgekehrt spiegelt bei *chronischem Durchfall* der Grad der Hypokaliämie wegen der bestehenden metabolischen Azidose das Ausmaß des Kaliummangels nicht genügend wider.
- Außer Substanzen, wie Spironolakton, Triamteren und Amilorid, haben die meisten *Diuretika* einen vermehrten renalen Kaliumverlust zur Folge, der durch erhöhte Zufuhr dieses Elektrolyten kompensiert werden muß, soll sich nicht ein Kaliummangel einstellen.
- Bei primärem oder sekundärem *Hyperaldosteronismus* ist der renale Kaliumverlust meistens geringer, wenn die Patienten kochsalzarm ernährt werden. Einzig beim *Bartter-Syndrom,* das durch eine Hypersekretion von Renin und einen sekundären Hyperaldosteronismus charakterisiert ist (S. 782), besteht, neben der Hypokaliämie bzw. dem Kaliummangel, eine Hyponatriämie und ein wechselndes Maß von renalem Natriumverlust. *Chronischer* Genuß von *Süßholz* bzw. *Lakrizen,* die Substanzen mit Mineralkortikoidwirkung enthalten, vermag ebenfalls einen Kaliumverlust zu erzeugen. Dasselbe gilt für eine *starke Glukokortikoidwirkung,* etwa im Rahmen der Steroidtherapie oder bei spontanem Cushing-Syndrom.
- Die bei gewissen *monozytären oder myelomonozytären Leukämien* beobachtete Hypokaliämie scheint mit der Lysozymurie in diesen Fällen zu korrelieren, die offenbar die tubulären Funktionen beeinträchtigt.
- Bei der seltenen *kongenitalen Chloriddiarrhoe,* einem autosomalrezessiv vererbbaren Leiden, das durch einen Defekt des Cl^--HCO_3^--Austauschmechanismus, vor allem im Kolon, gekennzeichnet ist, entwickeln sich nach der Geburt rasch eine Hyponatriämie und Hypochlor(id)ämie, gefolgt von einer lebensgefährdenden Hypokaliämie und Dehydratation, falls kein angemessener Elektrolytersatz gewährleistet wird.

Kaliumüberschuß und Hyperkaliämie

Ursachen und **Pathogenese:** Die Gründe für einen *Kaliumüberschuß* im Körper *(Kaliumretention)* mit Hyperkaliämie liegen mehrheitlich in einer *ungenügenden renalen Ausscheidung,* insbesondere bei Oligurie/Anurie wegen *akuten Nierenversagens* (S. 752) oder im *Terminalstadium der chronischen Niereninsuffizienz* (S. 759). Eine Verminderung der renalen Kaliumausscheidung wird ferner bei *Nebennierenrindeninsuffizienz* bzw. *Hypoaldosteronismus* und bei Anwendung von *Diuretika,* die die Kaliumsekretion in den Nierentubuli hemmen, beobachtet. Weitere Ursachen einer Hyperkaliämie, oft jedoch ohne Kaliumretention, stellen *ausgedehnte Zell- bzw. Gewebeschäden,* eine *Azidose, medikamentöse Wirkungen* und andere Störungen dar, die sich durch einen *vermehrten Übertritt* *intrazellulären Kaliums in den Extrazellulärraum* charakterisieren. Eine übermäßige Kaliumzufuhr kommt höchstens als Teilfaktor in Frage, so bei verminderter renaler Ausscheidung.

Die sog. *Pseudohyperkaliämie* entspricht einem Artefakt, indem beim Gerinnen des Bluts zur Gewinnung von Serum oft Zellen geschädigt werden und Kalium austreten lassen.

Morphologisch finden sich in der Regel keine charakteristischen Veränderungen. Möglicherweise beruht ein Teil der bei Urämie erhobenen Befunde (S. 762) auf Hyperkaliämie.

Folgen: Die Hauptgefahr der Hyperkaliämie liegt in ihren möglichen Auswirkungen auf das *Herz:* Im Elektrokardiogramm erkennt man schon bei mäßiger Erhöhung der Kaliumkonzentration im Blutplasma hohe T-Wellen, bei zunehmendem Schweregrad der Störung eine Verlängerung des P-Q-Intervalls, schließlich oft einen Herzblock und/oder Vorhofasystolie. Der QRS-Komplex erfährt eine Verlängerung und geht u. U. in die T-Welle über. Terminal kommt es oft zum Kammerflimmern mit Herzstillstand.
Die *quergestreifte Skelettmuskulatur* zeigt manchmal Störungen im Sinn der aufsteigenden Muskelhypotonie, die bis zur schlaffen Quadriplegie und Lähmung der Atmungsmuskulatur reichen kann.

Beispiele:

- Bei hochgradiger *Oligurie* oder *Anurie,* wie bei akutem oder terminalem chronischem Nierenversagen, steigt die K^+-Konzentration im Blutplasma bei normaler Zufuhr des Elektrolyten täglich um etwa 0,5 mVal/l.
- Bei *chronischer Niereninsuffizienz* genügen oft eine mäßig vermehrte Kaliumzufuhr oder die Anwendung eines Diuretikums, wie Spironolakton, das die tubuläre K^+-Sekretion reduziert, um eine Hyperkaliämie hervorzurufen.
- Bei der *Addison'schen Krankheit* (S. 394) und noch ausgeprägter bei *selektivem Hypoaldosteronismus* gehört die Hyperkaliämie zu den typischen Zeichen. Bei der letzterwähnten Störung stehen kardiale Komplikationen, wie Herzblock, im Vordergrund des klinischen Bildes.
- Eine Hyperkaliämie infolge *massiven Zelluntergangs* beobachtet man bei *schwerer Hämolyse,* nach ausgedehnten *inneren Blutungen* oder bei Verschüttungsunfällen bzw. anderen *Verletzungen mit schweren Muskelschäden.* Oft gesellen sich in solchen Fällen eine Azidose und eine Schockniere hinzu, was die Hyperkaliämie zusätzlich fördert.
- Erhebliche Grade von Hyperkaliämie wurden nach Anwendung von *Sukzinylcholin,* einem Muskelrelaxans mit depolarisierender Wirkung, festgestellt.
- Bei der *periodischen hyperkaliämischen Paralyse,* deren Ursache ungeklärt ist, kommt es zu wiederholten Attacken von muskulärer Parese oder Paralyse.

Einige wichtige Störungen des Wasser- und Elektrolythaushalts sowie des Säuren-Basen-Gleichgewichts sind in Abb. 140 schematisch zusammengestellt.

Literatur

Alberti, K. G. M., Nattrass, M.: Lactic acidosis. Lancet *1977 II,* 25 — *Arbus, G. S.:* An in vivo acid-base nomogram for clinical use. Can. Med. Assoc. J. *109,* 291 (1973) — *Berl, T., Linas, St. L., Aisenbrey, G. A., Anderson, R. J.:* On the mechanism of polyuria in potassium depletion. The role of polydipsia. J. Clin. Invest. *60,* 620 (1977) — *Charney, A. N., Kinsey, M. D., Myers, L., Giannella, R. A., Gots, R. E.:* Na^+-K^+-activated adenosine triphosphatase and intestinal electrolyte transport. J. Clin. Invest. *56,* 653 (1975) — *DeFronzo, R. A., Sherwin, R. S., Dillingham, M., Hendler, R., Tamborlane, W. V., Felig, Ph.:* Influence of basal insulin and glucagon secretion on potassium and sodium metabolism. Studies with somatostatin in normal dogs and in normal and diabetic human beings. J. Clin. Invest. *61,* 472 (1978) — *Emmett, M., Goldfarb, St., Agus, Z. S., Narins, R. G.:* The pathophysiology of acid-base changes in chronically phosphate-depleted rats. J. Clin. Invest. *59,* 291 (1977) — *Espinel, C. H.:* The influence of salt intake of the metabolic acidosis of chronic renal failure. J. Clin. Invest. *56,* 286 (1975) — *Hornbostel, H., Kaufmann, W., Siegenthaler, W.:* Innere Medizin in Praxis und Klinik, 2. Aufl. Bd. II: Nieren, Wasser-, Elektrolyt- und Säure-Basen-Haushalt, Nervensystem, Muskeln, Knochen, Gelenke. Stuttgart: Thieme 1978 — *Koepsell, H., Nicholson, W. A. P., Kriz, W., Höhling, H. J.:* Measurements of exponential gradients of sodium and chlorine in the rat kidney medulla using the electron microprobe. Pflügers Arch. *350,* 167 (1974) — *Michelis, M. F., Murdaugh, H. V.:* Selective hypoaldosteronism. Am. J. Med. *59,* 1 (1975) — *Sebastian, A., McSherry, E., Morris, R. C. jr.:* Impaired renal conservation of sodium and chloride during sustained correction of systemic acidosis in patients with type 1, classic renal tubular acidosis. J. Clin. Invest. *58,* 454 (1976) — *Toback, F. G., Ordonez, N. G., Bortz, S. L., Spargo, B. H.:* Zonal changes in renal structure and phospholipid metabolism in potassium-deficient rats. Lab. Invest. *34,* 115 (1976) — *Weiner, M., Epstein, F. H.:* Signs and symptoms of electrolyte disorders. Yale J. Biol. Med. *43,* 76 (1970)

111. Störungen des Kalzium-, Magnesium- und Phosphatstoffwechsels

111.1. Faktoren, die unter physiologischen Bedingungen den Kalzium- und Phosphatstoffwechsel beeinflussen

Knochenumbau und Kalziumstoffwechsel

Kalziumionen spielen in der lebenden Materie eine sehr wichtige Rolle, im Zellbereich ebenso sehr wie in den Körperflüssigkeiten und im Skelett. Im besonderen haben sie eine Bedeutung für die Zellpermeabilität, Polarisation und Depolarisation neuromuskulärer Elemente, Endo- und Exozytose, Aktivierung von Enzymen, Zelladhäsivität und interzelluläre Verbindungen, Blutgerinnung, Befruchtung u. a. m. Hauptspeicher des intrazellulären Kalziums sind die Mitochondrien.
Das knöcherne Skelett, das sich in stetigem Umbau befindet (vgl. dazu S. 105 und 131) und ungefähr einen Zehntel des Herzzeitvolumens an Blut empfängt, erfüllt, neben mechanischen Funktionen, wichtige Aufgaben im Rahmen des Kalzium- und Phosphatstoffwechsels sowie weiterer homeostatischer Mechanismen. Die sog. *Mineralphase des Knochens und der Zähne,* die 98% des Körperkalziums (total etwa 1–2 kg) beherbergt, besteht zum größten Teil aus *Hydroxylapatit* (S. 105) von geringer Kristallgröße und Kristallinität und enthält überdies sog. *amorphes Kalziumphosphat* mit einem niedrigeren Kalziumgehalt. Das letztere, ebenso wie andere Salze bzw. Kationen (Na^+, Cl^-, Mg^{++}, Fe^{+++} u. a.), findet sich hauptsächlich in den oberflächlichen Knochenschichten, ist aber auch in altem Knochen noch vertreten. Vieles spricht dafür, daß die Mineralphase Lücken (»Löcher«) im Bereich der Kollagenfibrillen ausfüllt. Die sog. *primäre Mineralisation der Knochenmatrix* beginnt kurze Zeit nach deren Neubildung, gelangt aber im Sinn einer sog. *sekundären Mineralisation* erst im Verlauf mehrerer Wochen zum Abschluß. Normalerweise beträgt die Dicke der osteoiden Säume nicht mehr als ungefähr 12 µm. Das *Knochenkollagen* gleicht in seiner Primärstruktur dem der Haut (zwei α_1(I)- und eine α_2-Kette), weicht aber vom

letzteren hinsichtlich Hydroxylierungen, Glykosylierungen sowie Art, Ausmaß und Verteilung der molekularen Vernetzungen ab. Auch scheinen die erwähnten »Lücken« in den Fibrillen des Knochen- und Dentinkollagens größer zu sein als in anderen Kollagenarten.

Da in vitro die Mineralisation lebenden Knochens bei Kalzium- und Phosphatkonzentrationen ähnlich denen in einem Ultrafiltrat von Blutplasma ohne weiteres voranschreiten kann, vermutet man, daß Osteoblasten und Osteozyten die Verhältnisse am Ort der Präzipitation entsprechend zu modifizieren vermögen, z. B. durch Veränderungen (insbesondere Erhöhung) der Konzentration von Kalzium- und/oder Phosphat-, vielleicht auch anderer Ionen (S. 105). Ob diesen Vorgängen eine adaptive Hydrolyse des mineralisationshemmenden anorganischen Pyrophosphats durch die in Osteoblasten vorhandene alkalische Phosphatase bzw. Pyrophosphatase, eine Inaktivierung anderer Inhibitoren der Mineralisation (z. B. Proteoglykane) oder weitere Mechanismen mitspielen, ist noch nicht befriedigend geklärt. Sehr wahrscheinlich wird zunächst amorphes Kalziumphosphat niedergeschlagen, das mit der Zeit zu Hydroxylapatit kristallisiert.

Die biochemischen Vorgänge, die dem *Knochenabbau* zugrunde liegen, kennen wir ebenfalls nur lückenhaft. Insbesondere bleibt zu klären, ob und in welchem Ausmaß an diesem Prozeß eine örtliche Senkung des pH, die Anwesenheit chelierender Substanzen und/oder zelluläre Pumpmechanismen beteiligt sind. Die Bedeutung der sauren Phosphatase, die in ein- und mehrkernigen Osteoklasten reichlich vorhanden ist, bleibt ungewiß. Im Gegensatz zur alkalischen Phosphatase, die bei vermehrter Osteoblastentätigkeit im Blut in höherer Konzentration auftritt, ist ein derartiges Phänomen von der sauren Phosphatase der Osteoklasten nicht bekannt. Der Abbau der Knochenmatrix erfolgt offenbar durch proteolytische Enzyme, insbesondere Kollagenase, die von den resorbierenden Zellen freigesetzt wird. Soweit bekannt, scheint dieses Enzym das Knochenkollagen erst dann anzugreifen, wenn die Mineralphase, wenigstens zum Teil, schon entfernt ist. Die Knochenabbaurate untersteht einer Reihe regulierender Einflüsse, vor allem dem Parathyreoideahormon und Kalzitonin, aber auch anderen Hormonen (S. 376). Überdies wird sie durch Substanzen, wie Heparin, Prostaglandine der E-Serie und osteoklastenaktivierenden Faktor aus Lymphozyten, gesteigert und hängt von verschiedenen örtlichen Gegebenheiten, wie der mechanischen Belastung und Durchblutung, ab. Man kennt noch verschiedene weitere Faktoren, die an der Steuerung des Knochenumbaus teilnehmen (S. 816).

Der *physiologische Kalziumstoffwechsel* steht mit dem Knochenan- und -abbau in engster Beziehung. Untersuchungen mit $^{47}Ca^{++}$ haben gezeigt, daß beim gesunden Erwachsenen mittleren Alters nur etwa 0,5% des totalen Körperkalziums kurzfristig austauschbar ist. Im Verlauf eines Jahrs allerdings werden etwa 18% des letzteren durch Knochenneubildung und -resorption umgesetzt. Obwohl das im extraossären Bereich vorhandene Kalzium mengenmäßig nur einen verschwindenden Teil der gesamten Kalziummenge im Körper ausmacht, spielt es für die Kalziumhomeostase eine entscheidende Rolle, und seine Konzentration in den verschiedenen Körperkompartimenten wird normalerweise innerhalb recht enger Grenzen gehalten. Im *Blutplasma* beträgt sie 8,8–10,4 mg/100 ml (d. h. 2,2–2,6 mMol), wobei zwischen freien Ca^{++}-Ionen, proteingebundenem Kalzium und diffundierbaren Kalziumkomplexen (Kalziumzitrat, -bikarbonat, -phosphat u. a.) zu unterscheiden ist. Physiologischerweise macht die ultrafiltrierbare Fraktion etwa die Hälfte des im Blutplasma vorhandenen Kalziums aus. Für die neuromuskulären Funktionen, die Beeinflussung der Parathyreoideahormon- und Kalzitoninproduktion und verschiedene weitere Funktionen ist nur das *ionisierte Kalzium* im Blutplasma und in anderen Kompartimenten maßgebend. Bei gegebener Kalziumkonzentration des Blutplasmas läßt sich der Anteil der an Eiweiß (vor allem Albumin) gebundenen Fraktion nach folgender Formel abschätzen:

% proteingebundenes Kalzium = 8 Albumin + 2 Globulin + 3, wobei Albumin und Globulin in g/100 ml angegeben werden. Trotz einer relativ konstanten Konzentration von Kalziumionen in der Extrazellulärflüssigkeit (s. o.) findet ein stetiger *Umsatz* statt: Während Kalzium durch gastrointestinale und renale, zu einem kleinen Teil auch Schweißausscheidung verloren geht sowie durch Ablagerung in der Mineralphase des Knochens gebunden wird, erfolgt durch Resorption im Darmkanal und Freisetzung beim Knochenabbau ein ständiger Ersatz. Im *Knochen* stehen Kalziumeinbau und -freisetzung meistens im Gleichgewicht (täglicher Umsatz etwa 500 mg Kalzium). Die *intestinale Kalziumresorption* hängt zunächst vom Kalkgehalt der Nahrung ab, der vor allem in Milchprodukten hoch ist. Von den täglich ungefähr 500–1000 mg Kalzium, die mit der Nahrung aufgenommen werden, gelangen meistens weniger als 50% zur Resorption. Bei Kindern sowie bei Frauen in der Gravidität und der Laktationsperiode liegt der Anteil des resorbierten Kalziums höher als der Erwachsenendurchschnitt, bei alten Leuten tiefer. Der Kalziumeintritt findet hauptsächlich im oberen Dünndarm statt, wobei $CaCl_2$ offenbar leichter aufgenommen wird als andere Kalksalze. Die *intestinalen Kalziumverluste* umfassen – abgesehen von nicht resorbiertem Nahrungskalzium – täglich etwa 60–130 mg sog. endogenen fäkalen Kalziums, das vor allem aus den Sekreten stammt. Die *renale Kalziumausscheidung* beläuft sich im Tag auf etwa 100–300 mg und wird bei Verminderung der Zufuhr nur beschränkt im Sinn einer Kompensation reduziert, obschon die tubuläre Rückresorption bei einer täglichen glomerulären Filtration von insgesamt etwa 12 g Kalzium erheblich ist. Hier spielen noch weitere, z. T. unbekannte Faktoren mit. So steht nicht fest, ob proteinfreie, kaum ionisierte Komplexe, wie Kalziumzitrat, bevorzugt renal ausgeschieden werden. Ferner scheint das Ausmaß der Natriurese das der Kalziurese mitzubestimmen, und verschiedene Anionen (z. B. Sulfat) haben offenbar eine fördernde Wirkung auf die Kalziumausscheidung durch die Nieren.

Phosphatstoffwechsel

Obschon Phosphor in Form von *Phosphat* – bei einem Gesamtgehalt des Körpers gesunder Erwachsener von etwa 1 kg – zu 85% im *Knochen* lokalisiert ist, liegt seine Hauptbedeutung darin, daß er einen *Bestandteil zahlreicher biologisch sehr wichtiger Substanzen* darstellt und an fast allen metabolischen Vorgängen teilnimmt. Gemäß internationaler Vereinbarung werden Phosphatmengen in Mengen von elementarem Phosphor ausgedrückt.

Im *Blutplasma* findet sich Phosphor überwiegend in Form von anorganischem Orthophosphat, in einer Konzentration von 2,8–4,0 mg (P)/100 ml, wovon nur etwa 12% an Eiweiße gebunden sind. Ungefähr ¾ des Phosphors im Blutplasma liegen als HPO_4^{--} vor, 10% als $H_2PO_4^-$. Bei Aufnahme von Kohlenhydraten mit der Nahrung senkt sich die Phosphorkonzentration im Blut, vermutlich infolge Eintritts in Zellen und Bildung von Phosphorestern, so daß die chemische Bestimmung zu klinischen Zwecken vor der Einnahme von Mahlzeiten erfolgen sollte, dies auch deshalb, weil die perorale Zufuhr von Phosphor mit der Nahrung in der Regel zu einer Erhöhung der Konzentration im Serum führt.

Die *intestinale Resorption von Phosphor* ist relativ wirkungsvoller als die von Kalzium, indem von den täglich etwa 10 mg/kg Körpergewicht Phosphor, die im Mittel mit der Nahrung eingenommen werden, über 70% zur Resorption gelangen. Neuere Befunde deuten darauf hin, daß bei Phosphatmangel die intestinale Phosphatresorption etwas ansteigt, offenbar in Abhängigkeit von 1,25-DHCC (s. u.).

Der Phosphathaushalt wird aber in erster Linie durch die Nieren reguliert, wo Phosphate – parallel mit Natrium – im Durchschnitt zu etwa 90% in den proximalen Tubuli rückresorbiert werden, bei hohem Anfall mehr, bei geringem weniger. Diese Vorgänge sind so anpassungsfähig, daß das Ausmaß der *renalen Phosphatausscheidung* unter physiologischen Bedingungen dem der intestinalen Resorption entspricht. Beweise für eine tubuläre Phosphatsekretion sind nicht vorhanden, ebensowenig solche für eine wirksame und steuerbare Phosphatrückresorption in den distalen Tubulusabschnitten.

Die Bedeutung des Parathyreoideahormons für den Kalzium- und Phosphatstoffwechsel

In letzter Zeit gelang es, das Parathyreoideahormon (PTH), das aus Epithelkörperchen von Schweinen und Rindern durch Extraktion gewonnen wurde, *chemisch* zu analysieren. Es handelt sich um eine einfache Polypeptidkette mit 84 Aminosäuren, deren Sequenz bekannt ist, und unter denen Zystein und Zystin nicht vertreten sind. Menschliches PTH scheint ähnlich, aber nicht identisch strukturiert zu sein. Der biologisch aktive Anteil des Moleküls liegt offenbar zwischen den Aminosäuren 2 (Valin) und 27 (Lysin). Die *Biosynthese* erfolgt nach dem bisher Bekannten über ein Prä-Pro-PTH mit 115 Aminosäuren, aus dem durch Abspaltung eines Kettenteils das Pro-PTH mit 90 Aminosäuren und schließlich das eigentliche PTH hervorgehen. Wahrscheinlich bestehen noch weitere Formen bzw. Fragmente der ursprünglichen Polypeptidkette, die z. T. in Zirkulation gelangen. Die *Regulation der Produktion und Sekretion* von PTH geschieht in erster Linie über kalziumbindende Proteine in den Epithelkörperchen durch die Konzentration ionisierten Kalziums im Blutplasma, unter besonderen Bedingungen vielleicht auch durch Magnesium. Bei *Hypermagnesiämie* wird eine reduzierte Phosphaturie nach Injektion von Parathyreoideahormon beobachtet. Vieles spricht dafür, daß unter diesen Bedingungen die Produktion von zyklischem AMP als Antwort auf die Einwirkung von Parathyreoideahormon zu gering ist. Sinkt die Ca^{++}-Konzentration im Blutplasma, steigt die Produktion und Abgabe von PTH durch die Epithelkörperchen an und umgekehrt. Ob die Konzentration von PTH im Blutplasma die Epithelkörperchentätigkeit mit reguliert, ist nicht gewiß. Neuere Befunde an in vitro kultivierten Rattenepithelkörperchen deuten darauf hin, daß 1,25-Dihydroxycholekalziferol (1,25-DHCC, s. u.), der biologisch wirksamste Metabolit von Vitamin D, möglicherweise die PTH-Sekretion hemmt. Über die nervöse Regulation der Gl. parathyreoidea ist wenig bekannt. Dasselbe gilt für Einflüsse der Hypophyse und anderer Drüsen mit innerer Sekretion.

Die *Wirkungen* von PTH beziehen sich in erster Linie auf den *Knochen,* wo es zweierlei Effekte erzielt: a) innerhalb von Minuten nach intravenöser Injektion kommt es – offenbar nach einer sehr kurzdauernden Vermehrung des Ca^{++}-Einstroms in den Intrazellulärraum (u. a. auch von Knochenzellen) – zu einer erhöhten Freisetzung von Kalzium aus dem Knochen in das Blutplasma (sog. *Kalziumersatzwirkung*); b) bei längerer Wirkungsdauer (Stunden bis Tage) zeigt sich eine Zunahme von Zahl und Aktivität der Osteoklasten, die mit einem gesteigerten Knochenumbau einhergeht (sog. *»Knochenumbaueffekt«*). In den *Nieren* fördert PTH die tubuläre Rückresorption, im Darm – vielleicht indirekt – die Resorption von Kalzium. Der Wirkungsmechanismus bedarf noch einer weiteren Klärung, scheint aber u. a. eine Aktivierung der Adenylzyklase in den Erfolgszellen zu umfassen. Möglicherweise spielen noch andere PTH-Effekte eine Rolle, so die Freisetzung von anorganischem Phosphat aus Muskelzellen u. a. m. Die komplexen Wechselwirkungen mit Vitamin D und Kalzitonin kommen später zur Sprache. Gesamthaft betrachtet, dient PTH vor allem der *Aufrechterhaltung der Kalziumkonzentration im Extrazellulärraum* (vgl. dazu auch S. 818 und 820ff.).

Zur Frage der Kalzitoninwirkung beim Menschen

Die *chemische Struktur* des von sog. C-Zellen der Schilddrüse gebildeten Kalzitonins ist nicht nur für verschiedene Tierspezies, sondern auch für den Menschen geklärt worden. Es handelt sich um eine Polypeptidkette mit 32 Aminosäuren, wobei für die biologische Aktivität offenbar das ganze Molekül benötigt wird.

Über die *Biosynthese* von Kalzitonin ist erst wenig bekannt. Die *Regulation* der Produktion und Freisetzung dieses Hormons geschieht, soweit sich aufgrund tierexperimenteller Befunde beurteilen läßt, ebenfalls durch die Konzentration ionisierten Kalziums im Blutplasma, nur im umgekehrten Sinn als im Fall des PTH. Innerhalb von Minuten nach induzierter Hyperkalzämie steigt die Kalzitoninkonzentration im Blut an. Die Halbwertszeit ist kurz und scheint zwischen 2 und 15 min zu variieren. Die *Wirkungen* von Kalzitonin sind im wesentlichen antagonistisch zu denen von PTH, indem sowohl die *Knochenresorption gehemmt* als auch die *renale Ausscheidung von Kalzium und Phosphat gefördert* werden. Die Wirkungsmechanismen sind noch nicht befriedigend geklärt. Man erwägt u. a. einen begünstigenden Effekt auf den Phosphateintritt in den Intrazellulärraum der Osteoblasten und Osteozyten, der dann den Kalziumtransport beeinflussen könnte. Wie dem auch sei, als Endresultat ergeben sich eine *Hypokalzämie* und eine *Hypophosphatämie,* ein Phänomen, das – etwa mit Hilfe des hochwirksamen Lachskalzitonins – beim Menschen therapeutisch genutzt wird. Im Akutversuch am Menschen hemmt intravenös verabreichtes Kalzitonin u. a. die Sekretion in Magen und Pankreas, fördert aber die Amylasesekretion im Speichel.

Die Rolle von Vitamin D im Kalziumstoffwechsel

In der Haut sind normalerweise große Mengen von *7-Dehydrocholesterin (7-Dehydrocholesterol)* gespeichert, die mit ausreichender Besonnung in *Vitamin D_3 (Cholekalziferol)* überführt werden können. Ist daher ein Mindestmaß von *Ultraviolettbestrahlung* gewährleistet, kommt eine Hypovitaminose D kaum zustande. Die meisten Nahrungsmittel enthalten nur inaktives Vitamin D, 7-Dehydrocholesterin, und/oder *Ergosterol,* so daß bei ungenügender Einwirkung von Sonnenlicht (etwa im Winter) ein gewisser Bedarf an exogenem aktivem Vitamin D entstehen kann. Zu diesem Zweck wird heutzutage in erster Linie *Vitamin D_2* (Ergokalziferol), das durch UV-Bestrahlung von Ergosterol gewonnen werden kann, u. a. der Milch zugefügt.

In der *Leber* erfolgt eine Überführung des metabolisch inaktiven Vitamin D_3 in *25-Hydroxycholekalziferol (25-HCC),* das durch weitere Hydroxylierung in der *Niere* zu *1,25-Dihydroxycholekalziferol (1,25-DHCC)* oder *24,25-Dihydroxycholekalziferol (24,25-DHCC)* umgewandelt wird. Man kennt weitere Abkömmlinge von Vitamin D_3, wie 25,26-$(OH)_2D_3$ und 1,24,25-$(OH)_3D_3$. Wichtigster aktiver Metabolit ist aber das 1,25-DHCC, dessen Bildung durch eine renale Hydroxylase (25-OH-D_3-1-Hydroxylase) katalysiert wird und unter strenger homeostatischer Kontrolle zu stehen scheint. Die Mechanismen, die der letzteren zugrunde liegen, sind nur teilweise bekannt: In vivo scheinen PTH, Vitamin D_3 und seine Metaboliten und/oder eine Hypokalzämie, vielleicht auch eine Hypophosphatämie, die Bildung von 1,25-DHCC zu fördern, während einer Hyperkalzämie bzw. Hyperphosphatämie ein gegenteiliger Effekt zugeschrieben wird. Verschiedene Beobachtungen sprechen dafür, daß der Kalziumeffekt auf die 1,25-DHCC-Produktion in den Nieren an ungestört funktionierende Epithelkörperchen gebunden ist, was für die Phosphatwirkung nicht zuzutreffen scheint.

Diese komplexen Zusammenhänge und die Tatsache, daß bei genügender Besonnung kein Vitamin D-Mangel besteht, haben dazu geführt, daß die metabolisch aktiven 1,25-DHCC und 24,25-DHCC heute eher als *Hormone* mit entsprechender *Wirkungsweise,* denn als eigentliche Vitamine angesehen werden. In dieses Konzept paßt auch die seit langem bekannte *Anpassung der Kalziumresorption im Darm* an den Kalziumgehalt des Darminhalts. Ist der letztere gering, nimmt die Kalziumaufnahme unter dem Einfluß insbesondere von 1,25-DHCC zu. Zentrale Steuerorgane für diese Anpassungsreaktionen sind, wie aus dem Gesagten hervorgeht, die Nieren und die Epithelkörperchen. Zusätzlich zu der Wirkung auf das Darmepithel scheint 1,25-DHCC auch die *Mobilisation von Knochenkalzium zu fördern,* vor allem in hömeren Konzentrationen. Ob überdies eine direkte Wirkung auf den Knochen im Sinn einer Mineralisation besteht, ist ungewiß. Ebenso wenig weiß man über allfällige Einflüsse von 1,25-DHCC auf den Kalzium- und/oder Phosphattransport in den Nierentubuli. Im Blutplasma sind 1,25-DHCC, ebenso wie seine Vorläufersubstanzen, nicht in freier Form vorhanden, sondern an hochspezifische *Trägerproteine* gebunden. Das Vitamin D-bindende Trägerprotein (Molekulargewicht ungefähr 52000) weist eine besonders hohe Affinität für 25-OH-D_3 auf (Bindungsdichte: 1 Molekül 25-OH-D_3 pro 1 Proteinmolekül). Für Cholekalziferol und 25-HCC scheint ein gemeinsames Transportsystem zu bestehen.

Die biochemischen *Wirkungsmechanismen* von 1,25-DHCC sind im einzelnen noch nicht geklärt. Da sich der Effekt dieser Substanz auf das Darmepithel durch Substanzen, die die Proteinsynthese hemmen, unterdrücken läßt, vermutet man, der Kalziumtransport im Intestinalbereich hänge von einer adäquaten, von Vitamin D abhängigen Bildung eines Ca^{++}-bindenden Eiweißkörpers ab, vielleicht im Sinn eines zellulären und z. T. membrangebundenen Träger- bzw. Transportproteins. Es stehen aber noch andere Proteine, eine kalziumabhängige ATPase, direkte Wirkungen von 1,25-DHCC auf die Zellmembranen sowie die alkalische Phosphatase und weitere Möglichkeiten zur Diskussion. Die Aufnahme von Ca^{++} durch Mitochondrien scheint auch Vitamin D-abhängig zu sein.

Wechselbeziehungen zwischen Hormonen, Vitamin D und Ionen im Kalzium- und Phosphathaushalt

Seit langem weiß man, daß Patienten mit Hypoparathyreoidismus wesentlich höhere Dosen von Vitamin D benötigen, als es dem normalen Bedürfnis entspräche. Ferner ist bekannt, daß bei schwerer experimenteller Hypovitaminose D eine Hyperplasie der Epithelkörperchen zustande kommt, wobei die Parathyreoidektomie die bereits bestehende Hypokalzämie kaum zusätzlich verstärkt. Diese und andere Beobachtungen haben zur Vorstellung geführt, daß *bei Vitamin D-Mangel eine verminderte Sekretion biologisch aktiven PTH's* und/oder eine *Resistenz gegenüber PTH* zustande kommen und umgekehrt, daß bei *Hypoparathyreoidismus* die *biologische Wirkung von Vitamin D nur ungenügend zum Ausdruck kommt.* Verschiedene neuere Befunde sprechen dafür, daß PTH bei der renalen Hydroxylierung von Vitamin D_3 am Kohlenstoffatom 1 eine wichtige Rolle spielt. Die Hintergründe weiterer Wechselwirkungen kennen wir nur lückenhaft. Im besonderen bleibt ungewiß, ob für die PTH-Resistenz die Hypokalzämie oder der Mangel an 1,25-DHCC wichtiger ist, und ob das letztere für die PTH-Wirkung auf den Knochen als Kofaktor funktioniert. Demgegenüber gilt als wahrscheinlich, daß der phosphaturische Effekt des PTH durch einen Vitamin D-Mangel keine Beeinträchtigung erfährt. Die nur beschränkte Abhängigkeit des Phosphat- vom Kalziumstoffwechsel äußert sich auch in dem *renalen Regulationsmechanismen:* Während eine Phosphatbelastung direkt zu einer vermehrten Phosphatausscheidung führt, hängt die Wirkung einer Hyperkalzämie auf die letztere vom Grad der Erhöhung der Ca^{++}-Konzentration im Blutplasma ab. Leichte Formen von Hyperkalzämie haben in der Regel eine Steigerung, schwere Formen eine Verminderung der Phosphaturie zur Folge.

Hinweise zum Nachweis von Kalzium und Phosphat in den Geweben

Abgesehen von der chemischen Analyse von Geweben zum Zweck der Bestimmung des Kalziumgehalts, stehen heute verschiedene *Methoden zum Nachweis kalzium- bzw. phosphathaltiger Präzipitate und Kristalle in histologischen Schnittpräparaten* zur Verfügung. Selbstverständlich werden die Schnittpräparate vor der Untersuchung *nicht entkalkt,* so daß sich oft eine Einbettung in härteren Medien, wie *Methakrylat,* empfiehlt. Für wissenschaftliche Studien gelangen u. a. die *Mikroradiographie,* die *Röntgenstrahlendiffraktion,* die *Infrarotspektrophotometrie* und die *Emissionsspektroskopie,* bei Vorliegen von Kristallen die *Polarisationsmikroskopie* zur Anwendung. Färberisch lassen sich Kalziumphosphatniederschläge mit Hilfe der *Methode nach von Kossa* nachweisen, bei der offenbar Silberkationen an Karbonat- und Phosphatanionen gebunden werden, und überdies durch organische Gewebekomponenten eine Reduktion zu metallischem Silber mit entsprechender Schwarzfärbung zustande kommt. Gebräuchlich ist ferner die Färbung mit *Alizarinrot S,* die ähnlich zuverlässige Resultate ergibt wie die von Kossa-Färbung, obschon beide Methoden nicht für Kalzium spezifisch sind. Kalziumpyrophosphatkristalle können u. a. durch Fluoreszenzmikroskopie nach Färbung mit Morin festgestellt werden. Für die *Elektronenmikroskopie* benützt man in der Regel keine zusätzlichen Färbemethoden, da kalkhaltige Niederschläge aufgrund ihrer geringen Durchlässigkeit für Elektronen ohne weiteres erkannt werden können. Neuerdings wird die Kalium-Pyroantimonat-Technik zum Kationennachweis angewandt.

111.2. Begriffe und allgemeine Bemerkungen zu den Störungen des Kalzium- und Phosphatstoffwechsels

Hinsichtlich der Umschreibung von Begriffen, wie *Osteoporose, Osteosklerose* und *Osteolyse* sowie der zugehörigen strukturellen Veränderungen des Knochens, sei auf S. 131 verwiesen.

Definitionen: Von *Hypokalzämie* sprechen wir, wenn die Kalziumkonzentration im Blutplasma unter 8,8 mg/100 ml liegt, von *Hyperkalzämie,* sofern die entsprechenden Werte 10,4 mg/100 ml übersteigen. Diese Begriffe haben insofern nur einen beschränkten Wert, als klinisch vor allem die Konzentration des ionisierten Kalziums im Blutplasma interessiert, die normalerweise um 4,5 mg/100 ml beträgt. Für Abweichungen dieses Werts von der Norm bestehen noch keine besonderen geläufigen Bezeichnungen. Werden bei Erwachsenen mittleren Alters im Urin pro Tag mehr als etwa 300 mg Kalzium ausgeschieden, redet man von *Hyperkalziurie,* sind es weniger als ungefähr 100 mg, haben wir es mit einer *Hypokalziurie* zu tun. Die Phosphatkonzentration im Blutplasma drückt man, da es sich um verschiedene molekulare Erscheinungsformen handelt, üblicherweise als Konzentration elementaren Phosphors aus. Betragen die entsprechenden Werte weniger als etwa 2,8 mg/100 ml, besteht eine *Hypophosphatämie,* liegen sie höher als 4,0, eine *Hyperphosphatämie.* Ähnlich wie im Fall der Kalziumausscheidung durch die Nieren spricht man auch von *Hypo- und Hyperphosphaturie,* wobei allerdings genauere Zahlenangaben nur gemacht werden können, wenn die Menge eingenommenen Phosphats einigermaßen bekannt ist.
Die Bezeichnungen »*Rachitis*« und »*Osteomalazie*« werden für eine ganze Gruppe von Störungen benützt, die durch eine ungenügende oder fehlende Mineralisation der neugebildeten organischen Knochenmatrix gekennzeichnet sind. Bei der *Rachitis* betrifft der Verkalkungsmangel das wachsende Skelett, d. h. außer dem Knochen auch die präparatorische Verkalkungszone im Epiphysenknorpel, so daß neben Knorpel-Knochen-Deformitäten auch ein Wachstumsrückstand die Regel ist. Eine *Osteomalazie* liegt vor, wenn ein entsprechender Verkalkungsmangel beim Erwachsenen auftritt, bei dem die Epiphysenfugen bereits geschlossen sind.
Ein krankhafter Zustand, der durch eine verminderte Produktion biologisch aktiven Parathyreoideahormons gekennzeichnet ist, heißt *Hypoparathyreoidismus.* Der sog. *Pseudohypoparathyreoidismus* ist ein seltenes hereditäres Leiden, das durch eine Kombination der Symptome und Zeichen des Hypoparathyreoidismus mit Entwicklungsstörungen und Skelettmißbildungen gekennzeichnet ist und vermutlich auf einem Nichtansprechen der Erfolgsorgane, insbesondere der Nieren, auf Parathyreoideahormon (PTH) beruht. Blutsverwandte solcher Patienten, die entsprechende Skelettanomalien, jedoch keine Zeichen von Hypoparathyreoidismus aufweisen, leiden an sog. »*Pseudopseudohypoparathyreoidismus*«. Beim familiären sog. *idiopathischen Hypoparathyreoidismus* ist eine Erblichkeit nicht sicher erwiesen. Hier stehen in einem Teil der Fälle vermutlich Autoimmunvorgänge, die sich u. a. auch gegen Belegzellen des Magens sowie die Nebennierenrinde und Ovarien richten, mit im Spiel. Andere Fälle entsprechen dem Di George-Syndrom (s. u.). Ein *Hyperparathyreoidismus,* d. h. ein Zustand, der sich durch vermehrte Sekretion von Parathyreoideahormon charakterisiert, kann *primär,* aufgrund unbekannter Ursachen bzw. initialer Veränderungen an den Epithelkörperchen (insbesondere Adenombildung) oder *sekundär,* bei bekanntem Grundleiden anderer Art, zustande kommen. Die Bezeichnung »*tertiärer Hyperparathyreoidismus*« ist für Fälle reserviert, bei denen es aus einem sekundären Hyperparathyreoidismus zur Bildung weitgehend autonomer Epithelkörperchenadenome gekommen ist. »*Pseudohyperparathyreoidismus*« oder »*ektopischer Hyperparathyreoidismus*« heißt ein Syndrom, das bei verschiedenen Geschwülsten außerhalb der Epithelkörperchen beobachtet werden kann und durch eine vermehrte Produktion PTH-artiger Substanzen oder von Stoffen mit ähnlicher Wirkung bedingt ist (vgl. dazu paraneoplastische Syndrome, S. 240).

Da Störungen des Kalzium- und Phosphatstoffwechsels auf verschiedenste Weise entstehen und gleichzeitig mehrere Gewebe bzw. Organe daran beteiligt sein können, soll im Nachfolgenden den wichtigsten *pathogenetischen Gesichtspunkten* Rechnung getragen, und in erster Linie danach unterteilt werden (vgl. dazu Abb. 141).

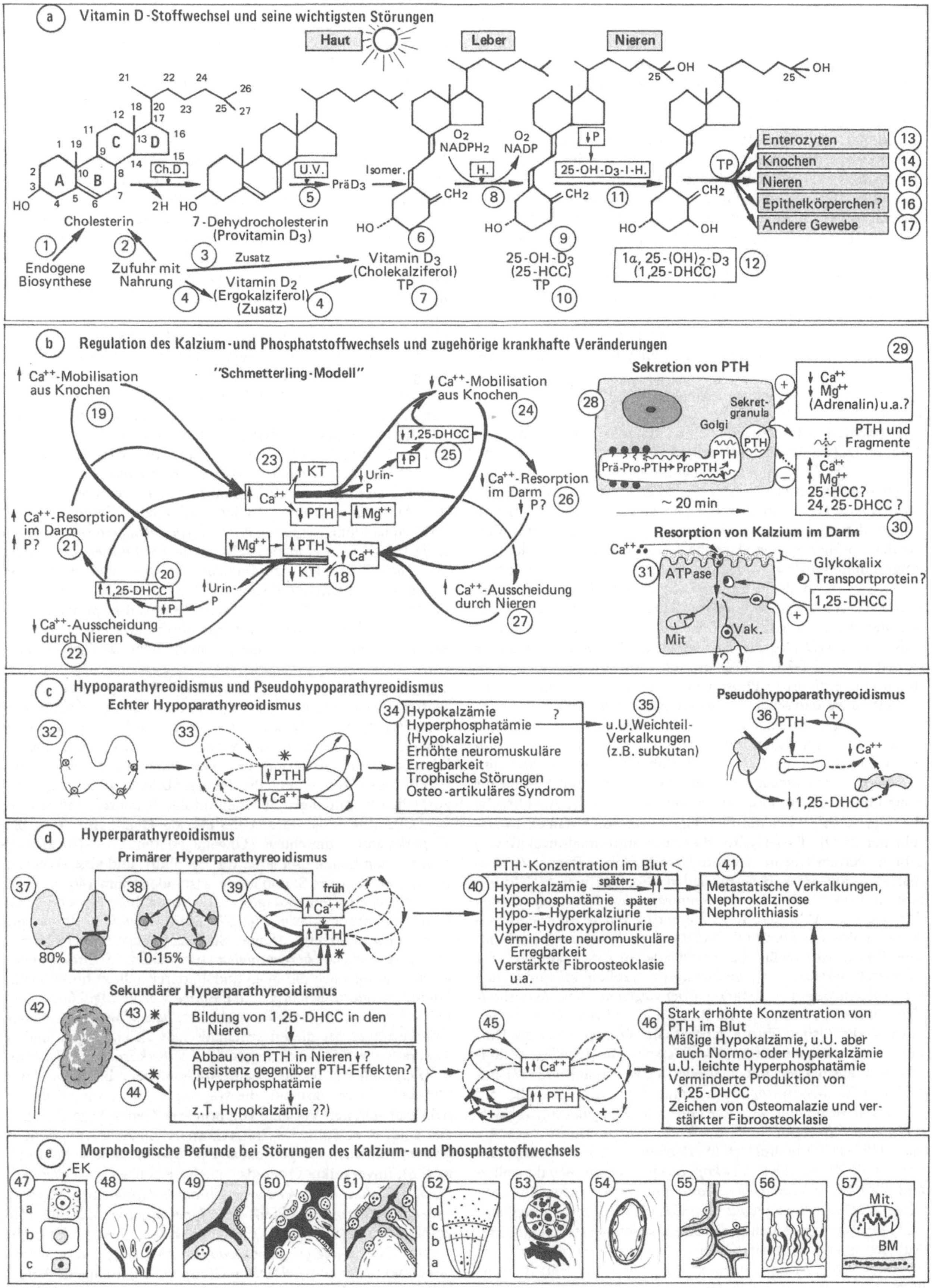
a Vitamin D-Stoffwechsel und seine wichtigsten Störungen
Haut
Leber
Nieren
Cholesterin
7-Dehydrocholesterin (Provitamin D3)
Ch.D.
2H
U.V.
PräD3
Isomer.
O2 NADPH2
O2 NADP
H.
25-OH-D3-I-H.
OH
CH2
HO
Vitamin D3 (Cholekalziferol)
TP
25-OH-D3 (25-HCC)
TP
1α, 25-(OH)2-D3 (1,25-DHCC)
TP
Enterozyten
Knochen
Nieren
Epithelkörperchen?
Andere Gewebe
Endogene Biosynthese
Zufuhr mit Nahrung
Zusatz
Vitamin D2 (Ergokalziferol) (Zusatz)
b Regulation des Kalzium- und Phosphatstoffwechsels und zugehörige krankhafte Veränderungen
"Schmetterling-Modell"
Ca++-Mobilisation aus Knochen
KT
Ca++
PTH
Mg++
1,25-DHCC
P
Urin-P
Ca++-Resorption im Darm
P?
Ca++-Ausscheidung durch Nieren
Sekretion von PTH
Sekret-granula
Golgi
PTH
Prä-Pro-PTH→ProPTH
~ 20 min
Ca++
Mg++
(Adrenalin) u.a.?
PTH und Fragmente
25-HCC?
24, 25-DHCC ?
Resorption von Kalzium im Darm
ATPase
Glykokalix
Transportprotein?
1,25-DHCC
Mit
Vak.
c Hypoparathyreoidismus und Pseudohypoparathyreoidismus
Echter Hypoparathyreoidismus
PTH
Ca++
Hypokalzämie
Hyperphosphatämie
(Hypokalziurie)
Erhöhte neuromuskuläre Erregbarkeit
Trophische Störungen
Osteo-artikuläres Syndrom
u.U. Weichteil-Verkalkungen (z.B. subkutan)
Pseudohypoparathyreoidismus
PTH
Ca++
1,25-DHCC
d Hyperparathyreoidismus
Primärer Hyperparathyreoidismus
80%
10-15%
früh
Ca++
PTH
PTH-Konzentration im Blut <
Hyperkalzämie später:
Hypophosphatämie später
Hypo-→Hyperkalziurie
Hyper-Hydroxyprolinurie
Verminderte neuromuskuläre Erregbarkeit
Verstärkte Fibroosteoklasie
u.a.
Metastatische Verkalkungen,
Nephrokalzinose
Nephrolithiasis
Sekundärer Hyperparathyreoidismus
Bildung von 1,25-DHCC in den Nieren
Abbau von PTH in Nieren ↓?
Resistenz gegenüber PTH-Effekten?
(Hyperphosphatämie
z.T. Hypokalzämie ??)
Ca++
PTH
Stark erhöhte Konzentration von PTH im Blut
Mäßige Hypokalzämie, u.U. aber auch Normo- oder Hyperkalzämie
u.U. leichte Hyperphosphatämie
Verminderte Produktion von 1,25-DHCC
Zeichen von Osteomalazie und verstärkter Fibroosteoklasie
e Morphologische Befunde bei Störungen des Kalzium- und Phosphatstoffwechsels
EK
Mit.
BM

Abb. 141 a–e. *Merkpunkte zu den Störungen des Kalzium- und Phosphatstoffwechsels.* **a** *Vitamin D-Stoffwechsel und seine Abweichungen von der Norm.* In diesem stark vereinfachten Schema sind die wesentlichsten metabolischen Schritte dargestellt, die der Bildung des biologisch aktiven Metaboliten von Vitamin D, *1 α, 25-Dihydroxycholekalziferol* (= 1 α, 25-$(OH)_2D_3$ = 1,25-DHCC, 12) vorausgehen (1–12). Ein klinisch ins Gewicht fallender Mangel an diesem Wirkstoff äußert sich bei Kindern typischerweise in den – mehr oder weniger ausgeprägten – Zeichen der *Rachitis* (48), bei Erwachsenen in reiner Form als *Osteomalazie* (49). Die möglichen Gründe einer in Bezug auf den Bedarf ungenügenden Bildung bzw. Wirkung von 1,25-DHCC sind vielgestaltig: Ein eigentlicher *Vitamin D-Mangel* aufgrund von *Mangelernährung* (2) spielt vor allem dann eine Rolle, wenn auch die *endogene Cholesterin- und Provitamin D_3-Synthese gestört ist* (1) und der Nahrung nicht, wie dies in zivilisierten Ländern heute üblich ist, Vitamin D_2 oder D_3 zugesetzt sind (3, 4). Unter solchen Bedingungen beobachtet man Vitamin D-Mangel-Zustände vor allem bei Individuen, die zu wenig dem Sonnenlicht ausgesetzt sind (5, z. B. Säuglinge oder alte Leute); normalerweise enthält die Haut erhebliche Mengen von Provitamin D_3, das durch u. v.-Strahlen – im Sinn einer photochemischen Reaktion – in Prävitamin D_3 und über eine Isomerisierung (Isomer.) in Vitamin D_3 (Cholekalziferol) umgewandelt wird (6). An Trägerproteine (TP, 7) gebunden, gelangt das letztere in die Leber, wo es physiologischerweise unter der katalytischen Wirkung eine Hydroxylase (H., 8) in *25-OH-D_3* überführt wird (9). Über Störungen dieses metabolischen Schrittes ist wenig bekannt. Vermutlich beruhen osteomalazische Veränderungen, wie sie z. B. unter *antikonvulsiver Therapie* manchmal auftreten, auf hepatischen Störungen des Vitamin D-Stoffwechsels (Enzyminduktion?). Hochspezifische Trägerproteine (10) transportieren diesen Metaboliten u. a. in die *Nieren*, wo aus ihm unter dem Einfluß der *25-OH-D_3-1-Hydroxylase* (11) der biologisch aktive Wirkstoff, 1,25-DHCC (12) entsteht, ein Vorgang, der u. a. durch eine erniedrigte Phosphatkonzentration im Blut (↓P) stimuliert zu werden scheint. Schwere *Nierenschäden* verschiedenster Art gehen mit einer verminderten Bildung dieses wichtigen Metaboliten und daher mit mehr oder weniger ausgeprägten osteomalazischen Veränderungen einher (*chronische Niereninsuffizienz, renale tubuläre Störungen* u. a. m.); ähnliches gilt für hohe Grade von chronischer *systemischer Azidose.* Als Ursache des sog. »*Pseudo-Vitamin D-Mangels*« vermutet man einen Defekt der 25-OH-D_3-1-Hydroxylase, der autosomal-rezessiv vererbt zu werden scheint. Weitere Ursachen einer Rachitis/Osteomalazie umfassen z. B. verschiedene Formen von *Malabsorptionssyndrom* bzw. *Unterbrechungen des enterohepatischen Kreislaufs* (s. Abb. 134, S. 740), *exzessive renale Phosphatverluste* (»primär« bei *Phosphat-Diabetes,* vor allem beim »adult onset«-Typus, »sekundär« bei verschiedenen Erkrankungen, wie *Riesenzellentumoren, Granulomatosen,* großen *Hämangiomen mit Osteomalazie* u. a.), starkes *Überwiegen der Knochenneubildung über die -resorption* (z. B. nach *Parathyreoidektomie* bei bestehender Ostitis fibrosa generalisata, *Osteopetrosis* bei Kindern u. a.) sowie die seltene *Hypophosphatasie.* Über ein allfälliges Nichtansprechen der Zielzellen bzw. -organe (13–17) auf 1,25-DHCC wissen wir noch wenig (vgl. dazu Tabelle 55, S. 822). **b** *Regulation des Kalzium- und Phosphatstoffwechsels und deren Störungen.* In dem »*Schmetterling*«*-Modell* nach *Arnaud* (1978) sind je drei sich überlappende »Kontrollschlingen« dargestellt, die *negative Rückkoppelungsmechanismen* darstellen und über *Veränderungen der Konzentration von freien Kalziumionen (Ca^{++}), Parathyreoideahormon (PTH) sowie Kalzitonin (KT) im Blut* in gegenseitiger Wechselbeziehung stehen (18, 23). Auf der linken Seite sind Ereignisse aufgeführt, die zu einer *Erhöhung der Kalziumionen-Konzentration* im Blut führen, nämlich *Knochenresorption* (19), *Kalziumresorption im Darm* (21) sowie die weitgehend dafür verantwortliche *Bildung von 1,25-DHCC* (20) und *verminderte renale Ca^{++}-Ausscheidung* (22). Auf der rechten Seite des »Schmetterlings« sind die umgekehrten Prozesse dargestellt (24–27). Verständlicherweise kann die Kalzium-Phosphat-Homöostase durch Störungen in jeder der hier gezeigten Rückkoppelungs-Schlingen verändert werden (s. **a** u. **c–e**). Von den unter 28–30 genannten Faktoren, die die *Sekretion von PTH* fördern (29, +) oder hemmen (30, −), ist nach klinischen Erfahrungen die Ca^{++}-Konzentration im Blut der wichtigste. Über Störungen des Mg^{++}-Stoffwechsels beim Menschen ist noch relativ wenig bekannt. Die *Kalziumresorption durch Enterozyten* (31) wird vor allem durch 1,25-DHCC stimuliert. Zu Fragen, wie der Rolle der Glykokalix, dem Mechanismus des aktiven Transports, dem vermuteten Transportprotein, der »Speicher«-Funktion (?) der Mitochondrien, den – z. T. zytopemptischen – Ausschleusungsvorgängen u. a., bestehen nur lückenhafte Kenntnisse. **c** *Hypoparathyreoidismus und Pseudohypoparathyreoidismus.* Zu den häufigeren Ursachen eines Hypoparathyreoidismus gehören u. a. *postoperative Epithelkörperchenschäden,* vor allem nach Strumektomie, u. U. Läsionen durch *radioaktives Jod* (nach »Radiothyreoidektomie«), bei Säuglingen *Hyperkalzämie der Mutter,* das *di George-Syndrom* (S. 1204) sowie – isolierte oder familiäre – *idiopathische Formen* von Epithelkörpchen-Hypoplasie bzw. -Involution (32). Die wichtigsten Folgen des Hypoparathyreoidismus sind in den Skizzen 33–35 aufgeführt (* = primäre funktionelle Abweichung von der Norm). Beim *Pseudohypoparathyreoidismus* (36) scheint es sich in erster Linie um ein Nichtansprechen oder ein ungenügendes Ansprechen von Zielzellen (vor allem Nierentubuli) auf PTH zu handeln. *Symptomatische Hypokalzämien* sind in Tabelle 54 (S. 821) zusammengestellt. Beim *Pseudopseudohypoparathyreoidismus* finden sich ähnliche Skelettanomalien wie beim Pseudohypoparathyreoidismus (s. Text), jedoch keine funktionellen Zeichen von Hypoparathyreodismus. **d** *Hyperparathyreoidismus.* Beim *primären Hyperparathyreoidismus,* der in der Mehrzahl der Fälle auf einem – mehr oder weniger autonom wirkenden – *Hauptzellenadenom eines Epithelkörperchens* (37), seltener auf einem Karzinom oder auf einer »*primären Hyperplasie*« *aller Epithelkörperchen* (38) beruht, finden sich zunächst vor allem die unter 39 skizzierten Störungen (* = primäre funktionelle Abweichung von der Norm). Mit der Zeit, d. h. mit dem Wachstum des Adenoms und der entsprechend vermehrten PTH-Produktion, nimmt die Hyperkalzämie derart zu, daß – zusätzlich zu allfälligen Schäden infolge *hyperkalzämischer Nephrokalzinose* – die vorerst bestehende Hypokalziurie in eine Hyperkalziurie umschlägt (Ungenügen der Ca^{++}-Rückresorption für den hohen tubulären Ca^{++}-Anfall), und eine Hyperkalziurie mit häufiger Steinbildung zustandekommt (40, 41). Die *metastatischen Verkalkungen* bei chronischer Hyperkalzämie sind z. T. unter **e** skizziert (52–57). Beim *sekundären Hyperparathyreoidismus* liegt die primäre Störung (*) fast immer in *schweren chronischen Nierenschäden* (vor allem *Schrumpfnieren,* 42–44), so daß sich die in 45 und 46 dargestellten funktionellen Hauptveränderungen ergeben. **e** *Einige morphologische Befunde bei Störungen des Kalzium- und Phosphatstoffwechsels.* Nähere Erläuterungen zu diesen schematischen Zeichnungen sind im Text enthalten. Veränderungen der *Epithelkörpchen* (47): a: *helle Hauptzellen* (z. B. in einem Adenom oder bei sekundärem Hyperparathyreoidismus), die von sog. *wasserklaren Zellen* (b) bei einer seltenen Variante von primärer Hyperplasie abzugrenzen sind; c: atrophische Epithelkörperchen-Zelle. *Veränderungen am Knochen:* Aufgetriebene Epi- und Metaphyse bei *Rachitis* (48); unverkalkte Osteoidsäume im Knochen bei *Osteomalazie* und *Rachitis* (49); *verstärkte Fibroosteoklasie* und sog. »*dissezierende Resorption*« (Pfeil) bei *Hyperparathyreoidismus* (50); kombinierte Osteomalazie und vermehrte Fibroosteoklasie bei *renaler Osteopathie* (*renale Osteodystrophie,* 51); Hauptlokalisationen von *Nierenverkalkungen* (Beispiele): bei langem Aufenthalt in *heißem Klima* (a), bei *alten Leuten* (b), bei *hyperkalzämischer Nephrokalzinose* (c), bei der auch der Kortex (d) betroffen sein kann; hyperkalzämische Nephrokalzinose mit *Kalkzylin-*

111.3. Hypoparathyreoidismus und Pseudohypoparathyreoidismus

Ursachen und **Pathogenese:** Der häufigste Grund für einen Hypoparathyreoidismus liegt in der Entfernung oder Schädigung der Epithelkörperchen anläßlich chirurgischer Eingriffe, wie Strumektomie, Parathyreoidektomie wegen Hyperparathyreoidismus und radikaler Resektion (»radical neck dissection«) wegen bösartiger Geschwülste in der Halsgegend. Ein solcher *postoperativer Hypoparathyreoidismus* kann sich sogleich nach dem operativen Eingriff bemerkbar machen und wieder abklingen, offenbar wegen Erholung von zirkulatorischen Störungen und/oder nachträglicher reaktiver Hyperplasie, oder er kann erst Tage, Wochen oder sogar Monate bis Jahre später entdeckt werden. Falls es sich in solchen Fällen nicht um einen übersehenen latenten Hypoparathyreoidismus handelt, muß eine allmähliche sekundäre Atrophie der Epithelkörperchen in Erwägung gezogen werden. Sehr selten entwickelt sich nach äußerer ionisierender *Bestrahlung* oder therapeutischer Anwendung *radioaktiven Jods* eine Unterfunktion der Nebenschilddrüsen. Der Hypoparathyreoidismus neugeborener Kinder einer *Mutter mit Hyperkalzämie* ist rein reaktiv und verschwindet nach der Geburt ziemlich rasch. Unter dem Begriff eines *idiopathischen Hypoparathyreoidismus* werden mindestens drei verschiedene Leiden zusammengefaßt: a) beim sog. *Di George-Syndrom* haben wir es mit einer Entwicklungsstörung der 3. und 4. Schlundtasche zu tun, die zu Hypoparathyreoidismus und Thymushypo- sowie -dysplasie mit einem vorwiegend zellulären Immundefekt (S. 1204) führt; b) der sog. *isolierte idiopathische Hypoparathyreoidismus* ist durch eine Unter- und Fehlentwicklung ausschließlich der Epithelkörperchen charakterisiert; c) beim *familiären Syndrom von Hypoparathyreoidismus* werden z. T. auch Unterfunktionen der Schilddrüse, Nebennierenrinde, Ovarien u. a. festgestellt, und nicht selten besteht eine perniziöse Anämie. Wie erwähnt, werden ursächlich vor allem Autoimmunvorgänge in Betracht gezogen.

Der *Pseudohypoparathyreoidismus* scheint auf einem erblich bedingten, mindestens teilweisen Nichtansprechen der Erfolgsorgane auf PTH zu beruhen. Jedenfalls finden sich im Blutplasma dieser Patienten erhöhte Konzentrationen biologisch aktiven PTH's, und gegen das letztere gerichtete Antikörper lassen sich nicht nachweisen. Da in diesen Fällen z. T. Zeichen einer verstärkten Osteoklasie (vgl. dazu Ostitis fibrosa generalisata, S. 825) beobachtet werden, bestehen Gründe für die Annahme, der Defekt betreffe bei einem Teil der Patienten mehr die Nieren als das knöcherne Skelett. Möglicherweise handelt es sich um eine heterogene Gruppe von Krankheiten, wobei Defekte der zellulären Rezeptoren für PTH und/oder des Kalzium- und Phosphattransportsystems, das normalerweise auf eine erhöhte Konzentration von zyklischem AMP reagiert, vorliegen könnten. Bei Patienten mit Pseudohypoparathyreoidismus wird mitunter auch ein Mangel an TSH und/oder Prolaktin festgestellt. Interessanterweise gelingt es bei einem Teil dieser Kranken, durch Gabe von Vitamin D die Verhältnisse einigermaßen zu normalisieren. Eine befriedigende Erklärung für diese Störungen steht demnach noch aus. Der erhebliche Übertragungsmodus konnte ebenfalls noch nicht ermittelt werden. Vielleicht handelt es sich z. T. um eine x-chromosomale Störung. Gewisse Skelettveränderungen, wie geringe Körpergröße, Rundgesicht, kurze Metatarsalien und Metakarpalien (insbesondere des 4. und 5. Strahls) und weitere diskrete Anomalien, finden sich sowohl beim Pseudohypoparathyreoidismus und *Pseudopseudohypoparathyreoidismus* als auch beim Turner-Syndrom (S. 303), Gardner-Syndrom, Basalzellennävus-Syndrom und anderen genetisch bedingten Störungen (S. 24).

Morphologisch lassen sich der echte Hypoparathyreoidismus und der Pseudohypoparathyreoidismus in der Regel schon aufgrund der oben erwähnten Unterschiede auseinanderhalten. Die Befunde an den *Epithelkörperchen* geben zusätzlichen Aufschluß über die Natur des Leidens: Bei *postoperativem Hypoparathyreoidismus* fehlen sie oder sind geschädigt, teilweise durch Infarzierung, oder zeigen eine auf Vernarbung beruhende Atrophie. Ähnliche Beobachtungen macht man in den seltenen Fällen von *postirradiativem Hypoparathyreoidismus.* Beim *Di George-Syndrom* findet man die Nebenschilddrüsen oft überhaupt nicht, oder sie sind stark hypo- und dysplastisch, teilweise nicht deszendiert. Vergleichbare Beobachtungen, aber ohne Kombination mit einer Thymusagenesie oder -aplasie, wurden in Fällen mit *isoliertem idiopathischem Hypoparathyreoidismus* gemacht. Das *familiäre Syndrom von Hypoparathyreoidismus* resultiert in einem Teil der Fälle in einer lipomatösen Atrophie der Epithelkörperchen, u. U. verbunden mit Vernarbungen. Vorausgehend kommt es möglicherweise zu einer lymphozytären Parathyreoiditis; allerdings finden sich hierüber nur spärliche Berichte.

Ganz im Gegensatz zu diesen echten Formen von Hypoparathyreoidismus stellt man beim *Pseudohypoparathyreoidismus* – erwartungsgemäß – normale oder meist deutlich hypertrophische/hyperplastische Epithelkörperchen fest, mit Vorherrschen großer Hauptzellen und relativ geringer Zahl von Fettzellen.

Am *Knochen* läßt sich mit Hilfe verschiedener Methoden (Einbau von Tetrazyklin oder radioaktivem Kalzium, morphometrische Messungen u. a.), meistens aber auch durch qualitative Beurteilung nachweisen, daß beim *echten Hypoparathyreoidismus* die Umbaurate deutlich vermindert ist, während für den *Pseudohypoparathyreoidismus* oft das Gegenteil zutrifft.

Folgen des Hypoparathyreoidismus: Bezeichnend ist die Trias *Hypokalzämie, Hyperphosphatämie* und *Hypokalziurie.* Die letztere beruht in erster Linie auf der

Abb. 141 a–e (Fortsetzung)

dern, z. T. *Epithelverkalkungen* (u. a. *Mitochondrien* (Mit.), 57), *Verkalkungen im Bereich der Basalmembranen* (BM) und sog. *»Kalkinfarkten«* im Interstitium (53); *metastatische Verkalkung* von *Blutgefäßwänden* (z. B. kleinere Venen, 54), Alveolarsepten der Lungen (*Pneumokalzinose,* 55), Lamina propria des Magens (*Gastrokalzinose,* 56), im Myokard und in anderen Geweben.

Ch. D. = Cholesterin-Dehydrogenase; Urin-P = Ausscheidung von Phosphat durch die Nieren (pro Zeiteinheit); P = Phosphatkonzentration im Blutplasma; Vak. = Vakuolen

Hypokalzämie; die Rückresorption von Ca^{++} in den Tubuli ist wegen der verminderten PTH-Wirkung eher herabgesetzt. Als Folge der erniedrigten Konzentration ionisierten Kalziums im Blutplasma ergibt sich eine veränderte, im wesentlichen *erhöhte neuromuskuläre Erregbarkeit,* die latent bleiben, mit manifester *Tetanie* verbunden sein oder – in schweren Fällen – zu tödlichen *Krämpfen* Anlaß geben kann (vgl. dazu S. 369 und 373). Häufig beobachtet man *Weichteilverkalkungen* (insbesondere subkutan), die möglicherweise mit der Hyperphosphatämie in Beziehung stehen und bei Pseudohypoparathyreoidismus – nicht aber bei den idiopathischen Formen – nicht selten in ektopische Knochenbildung ausmünden. In fast der Hälfte der Fälle finden sich vorwiegend vaskuläre Verkalkungen im Bereich der Stammganglien des Gehirns. Die *Skelettdeformitäten* bei Pseudohypoparathyreoidismus beruhen vielleicht z. T. auf einem durch die Stoffwechselstörung bedingten, vorzeitigen Verschluß von Epiphysenfugen. Mit Hypoparathyreoidismus sind oft auch *gestörte Zahnbildungen* mit Schmelzdefekten und *ektodermale Störungen,* wie rissige Nägel, Haarausfall und trockene Haut, verbunden, ferner Hyperostosen und Gelenkveränderungen. Naturgemäß hängen derartige Veränderungen von der Dauer und dem Schweregrad des Mangels an PTH bzw. PTH-Wirkung ab. Besonders ausgeprägt sind sie bei Beginn des Leidens im Kindesalter. Eine gehäufte Inzidenz von *Moniliasis* kennt man vom echten Hypoparathyreoidismus, nicht aber vom Pseudohypoparathyreoidismus. Der letztere ist dafür, im Gegensatz zum ersteren, eher mit einer geistigen Unterentwicklung und gewissen weiteren endokrinen Störungen, wie diabetischer Stoffwechsellage und Neigung zu Hypothyreoidismus, vergesellschaftet.

Die *klinische Unterscheidung des echten Hypoparathyreoidismus und Pseudohypoparathyreoidismus* stützt sich – abgesehen von den bereits erwähnten Differenzen – vor allem auf die Bestimmung der PTH-Konzentration im Blut mit Hilfe eines Radioimmuno-Assays sowie die Messung der renalen Ausscheidung von zyklischem AMP nach Verabreichung von PTH: Bei der echten Form ist die PTH-Konzentration im Blut herabgesetzt, die Reaktion der Nieren auf einen PTH-Stoß (mehrfach gesteigerte Ausscheidung von zyklischem AMP) jedoch normal. Beim Pseudohypoparathyreoidismus erweist sich die Ansprechbarkeit der Nieren auf PTH als gestört, und die PTH-Konzentration im Blut ist in der Regel erhöht.

Beispiele:

- Die Häufigkeit des *postoperativen Hypoparathyreoidismus* im Zusammenhang mit *Strumektomie* hat im Vergleich zu früher erheblich abgenommen, einmal wegen verbesserter chirurgischer Techniken, zum andern, weil Fälle mit Hyperthyreose heute mehr medikamentös als operativ behandelt werden. Im übrigen läßt sich in solchen Fällen der Kalzium- und Phosphatstoffwechsel durch Verabreichung von Kalzium und Vitamin D-Präparaten weitgehend unter Kontrolle halten.
- Beim *Di George-Syndrom* (Aplasie oder schwere Hypo- und Dysplasie von Thymus und Epithelkörperchen), das z. T. mit weiteren Mißbildungen, wie Hypo- und Aplasie der Mandibula und des Aortenbogens einhergeht, ist die Tetanie das wichtigste Frühsymptom. Die auf Immundefekt (S. 1204) beruhende Infektanfälligkeit äußert sich erst im Verlauf von Monaten nach der Geburt, was heute – dank der erfolgreichen Therapie des Hypoparathyreoidismus – bei dieser Affektion zum klinischen Hauptproblem geworden ist.
- Im Hinblick darauf, daß sowohl bei Hypoparathyreoidismus als auch bei Pseudohypoparathyreoidismus die endogene Umwandlung von Vitamin D in 1,25-DHCC, insbesondere die renale Hydroxylierung am C-Atom 1, gestört ist, werden neuerdings *1-hydroxylierte Metaboliten von Vitamin D* zur Therapie herangezogen. Ein abschließendes Urteil über den Erfolg dieser Behandlung steht noch aus. Als Alternative wird neuerdings zur Therapie des Hypoparathyreoidismus eine kombinierte Behandlung mit *Chlorthalidon,* einem Thiazid-artigen Sulfonamid-Diuretikum, und einer salzarmen Ernährung empfohlen.
- Tierexperimentell läßt sich bei Kaninchen durch Verabreichung von *L-Asparaginase* eine Epithelkörperchennekrose mit hypokalzämischer Tetanie erzeugen.
- Bei jungen Ratten erwies sich, daß die *Anpassung* (d. h. Erhöhung) *der intestinalen Kalziumresorption an eine verminderte Kalziumeinnahme* nicht nur von Vitamin D sondern auch von PTH abhängt. Vermutlich ist die Wirkung des letzteren in diesem Fall indirekt, am ehesten über eine 1-Hydroxylierung von 25-HCC zu 1,25-DHCC.

111.4. Sog. symptomatische Hypokalzämien

Ursachen und **Pathogenese:** Man kennt eine ganze Reihe von Störungen, die mit Hypokalzämie einhergehen, ohne daß ein Hypoparathyreoidismus oder ein Pseudohypoparathyreoidismus bestehen (vgl. dazu Tabelle 54). Wechselnde Grade von Hypokalzämie beobachtet man – abgesehen von der bereits besprochenen *Alkalämie* (S. 807) – z. T. bei *Mangel an biologisch aktiven Metaboliten von Vitamin D* (S. 818). In vielen dieser Fälle ist aber die Serum-Kalziumkonzentration nur wenig vermindert, da die kompensatorisch verstärkte PTH-Sekretion der Hypokalzämie entgegenwirkt. Aus demselben Grund, d. h. infolge vermehrtem PTH-Effekt auf die Nieren und entsprechender Hyperphosphaturie, besteht aber typischerweise eine Hypophosphatämie (s. u.). Ein diätetischer Kal-

Tabelle 54. Ursachen einer Hypokalzämie

1. *Vermindertes proteingebundenes Kalzium bei normaler Menge an ionisiertem Kalzium*
   Hypoproteinämie (z. B. bei Leberzirrhose, nephrotischem Syndrom oder enteralem Proteinverlust)
2. *Verminderung des ionisierten Kalziums*
   Mangel an Parathyreoidea-Hormon (Hypoparathyreoidismus)
   Mangelhaftes Ansprechen auf Parathyreoidea-Hormon
   Vitamin D-Mangelzustände (vgl. Tabelle 55)
   Hyperphosphatämie (z. B. bei akuter oder chronischer Niereninsuffizienz, oder nach Phosphat-Infusionen)
   Renale tubuläre Azidose
   Hyperadrenokortizismus
   Akute Pankreatitis mit Bindung von Kalzium in den Nekroseherden (Bildung sog. »Kalkspritzer«)
   Alkalämie
   Neonatale Tetanie (z. T. ausgelöst durch hohen Phosphat-Gehalt von Kuhmilch)
   Magnesium-Mangelzustände (Hypomagnesiämie)
   Verabreichung Kalzium-bindender Substanzen (Zitrat, EDTA u. a.)

ziummangel als Ursache einer Hypokalzämie bei sonst gesunden Personen wird fast nie beobachtet, hingegen kennt man die mit eingeschränkter Kalziumresorption verbundene, reichliche Kalkseifenausscheidung im Stuhl bei *Steatorrhoe.* Zustände mit *Hyperphosphatämie,* wie bei Niereninsuffizienz, sind oft durch eine reduzierte Knochenresorptionsrate und ektopische Kalkablagerungen charakterisiert, was sowohl einer verminderten Kalziummobilisation aus dem Skelett als auch einer vermehrten Kalziumkonsumption in Weichteilorganen gleichkommt. Der letzterwähnte Mechanismus spielt vielleicht bei der Hypokalzämie im Rahmen einer ausgedehnten *Pankreasnekrose* eine Rolle. Beim *Cushing-Syndrom* (S. 395) geht der verminderte Knochenumbau oft mit einer Hypokalzämie wechselnden Ausmaßes einher. Häufiger als früher angenommen, finden sich Fälle von *Hypomagnesämie,* z. B. chronische Alkoholiker und/oder Patienten mit Ernährungsstörungen verschiedener Art, bei denen die Nieren nicht mehr normal auf PTH ansprechen, und bei denen eine parenterale Magnesiumzufuhr weitgehend korrigierend wirkt. Die *renale tubuläre Azidose* (S. 784) führt, wie *Krankheiten mit sog. osmotischer Diurese* (S. 746), über den Weg einer Hyperkalziurie zu einer Hypokalzämie. Gelegentlich entsteht eine Hypokalzämie nach *EDTA- oder Zitratinfusionen.* Hypokalzämien aufgrund einer *positiven Bilanz des Knochenumbaus* (z. B. reichlich osteoplastische Krebsmetastasen im knöchernen Skelett (Prostatakarzinome!) oder Osteopetrosis) oder einer *gesteigerten Kalzitoninproduktion* bei Carcinoma medullare der Schilddrüse gehören zu den selteneren Beobachtungen.

Die Hypokalzämie im Rahmen einer *Hypoproteinämie* ist in der Regel nicht mit Störungen des Kalziumstoffwechsels i. e. S. verbunden, da hier die Konzentration des ionisierten Kalziums im Blutplasma meist im Normbereich liegt.

Morphologisch lassen sich Art und Ausmaß der Störungen in erster Linie aufgrund der Veränderungen am *Knochen* (S. 131) beurteilen, wobei die *osteoklastische Tätigkeit* in der Regel die PTH-Wirkung widerspiegelt, und die *Dicke der osteoiden Säume* einigermaßen dem *Mangel an biologisch aktiven Metaboliten von Vitamin D* bzw. *Schweregrad und Dauer der Hypophosphatämie und/oder Hypokalzämie* entspricht. An den *Epithelkörperchen* läßt sich morphologisch abschätzen, ob eine Über- oder Unterfunktion bestand (vgl. dazu S. 39 und 827).

Folgen: Dauert eine Verminderung der Kalziumionenkonzentration im Blutplasma längere Zeit an, stellen sich oft mehr oder weniger ausgeprägte Zeichen *von sekundärem Hyperparathyreoidismus* ein (S. 763). Das Ausmaß *osteomalazischer Veränderungen* hängt in erster Linie vom Schweregrad des Mangels an biologisch aktiven Metaboliten von Vitamin D (s. o.) ab. Besonders bei chronischer Niereninsuffizienz tritt oft eine Kombination von verstärkter Osteoklasie und Osteomalazie (*renale Osteopathie i. e. S.,* S. 763) auf, die überdies – besonders bei Bestehen einer Hyperphosphatämie – mit ektopischen Verkalkungen in Weichteilen verbunden sein kann. Die Neigung zu Tetanie ist bei der Mehrzahl der Formen von symptomatischer Hypokalzämie weniger deutlich als bei Hypoparathyreoidismus.

111.5. Bemerkungen zu den Kalzium- und Phosphatstoffwechselstörungen bei Rachitis und Osteomalazie sowie anderen Mineralisationsstörungen des Knochens

Ursachen und **Pathogenese** (vgl. dazu S. 849): Eine Zusammenstellung möglicher Ursachen von Rachitis und Osteomalazie findet sich in Tabelle 55. *Vitamin D-Mangelzuständen* begegnen wir heute am ehesten noch in Ländern, in denen ein Vitamin D-Zusatz zur Nahrung nicht üblich ist, und wo insbesondere Kleinkinder und alte Leute – etwa in Großstädten – keine ausreichende Sonnenbelichtung erfahren. Dunkelhäutige Rassen sind in dieser Beziehung vermehrt gefährdet, da Melanin die UV-Strahlen zum guten Teil absorbiert. *Maldigestions- und Malabsorptionssyndrome* (S. 689) gehen öfters mit einem gewissen Grad von Osteomalazie einher, z. T. wegen verminderter Vitamin D-Resorption, z. T. wegen mangelhaften Ansprechens der Epithelzellen auf biologisch aktive Vitamin D-Metaboliten. Letzteres wird u. a. bei gesteigertem Epithelumsatz und entsprechend geringerer Differenzierung der Enterozyten beobachtet.

Tabelle 55. Rachitis und Osteomalazie

1. *Vitamin D-Mangel*
   - Ungenügende Zufuhr in der Nahrung und/oder verminderte endogene Bildung
   - Ungenügende Aufnahme bei Malabsorptionssyndromen (besonders bei Steatorrhoe)
   - Verminderte Bildung von 25-OH-Cholekalziferol bei hepatobiliären Obstruktionssyndromen
   - Verminderte Bildung von 1,25-Dihydroxy-Cholekalziferol (z. B. bei chronischen Nierenkrankheiten)
   - Mangel an Vitamin D nach Gabe bestimmter Medikamente (z. B. Antikonvulsiva)
2. *Vitamin D – resistente Rachitis*
3. *Renaler Phosphat – Verlust*
   - Primäre und sekundäre tubuläre Funktionsstörungen der Niere (sog. »Phosphat-Diabetes«)
   - Idiopathische Formen
4. *Hypophosphatasie*
5. *Zustände mit besonders rasch erfolgender Ossifikation bzw. Mineralisation (z. T. zeitlich beschränkt)*
   - Zustand nach Parathyreoidektomie (z. B. wegen Epithelkörperchen-Adenom)
   - Ostitis deformans Paget
   - Osteopetrose

Zu einem kleinen Teil trägt u. U. ein intestinaler Kalziumverlust bei Steatorrhoe (Bildung von Kalkseifen) mit zur Osteomalazie bei. Patienten mit *hepatobiliärer Obstruktion* zeigen überdies nicht selten hepatische Störungen des Vitamin D-Stoffwechsels, die offenbar am Absinken der 25-HCC-Konzentration im Blut beteiligt sind. Die familiäre sog. *Vitamin D-resistente Rachitis bzw. Osteomalazie* stellt wahrscheinlich eine heterogene Gruppe dar: In einem Teil der Fälle fehlt es vermutlich an der Bildung von 1,25-DHCC in den Nieren (z. B. »Pseudovitamin D-Mangel«), in anderen Fällen ist der (Enzym-?)Defekt unbekannt. Erworbene Störungen des Vitamin D-Metabolismus werden als Ursache der bei chronischer Behandlung mit *Antikonvulsiva* und anderen Medikamenten anzutreffenden Osteomalazie angesehen. Über die Wirkung von *Vitamin D_3-Analogen* (z. B. 25-Azavitamin D_3) mit »Antivitamin«-Effekt auf Menschen ist noch wenig bekannt. *Schäden des tubulären Apparats der Nieren* (S. 780 und 786) sind nicht selten mit Rachitis bzw. Osteomalazie verbunden. Defekte der proximalen Tubulusabschnitte können, neben anderen isolierten Funktionen, vor allem die Phosphatrückresorption betreffen, oder es kommt, wie beim DeToni-Debré-Fanconi-Syndrom (S. 783), neben der Hyperphosphaturie zu einer vermehrten Ausscheidung von Glukose, Aminosäuren, Kalium, Harnsäure u. a. Gemeinsame Folge aller dieser tubulären Störungen ist eine Hypophosphatämie, wobei eine *metabolische Azidose* mitbeteiligt sein kann. Bei *chronischer Niereninsuffizienz* besteht häufig eine Osteomalazie, insbesondere bei jüngeren Patienten und bei gleichzeitigem Bestehen einer Hypokalzämie und Hypophosphatämie. Ursächlich denkt man in erster Linie an eine verminderte Bildung von 1,25-DHCC aus 25-DHCC infolge Reduktion der funktionierenden Nierenmasse. Das Ausmaß zusätzlicher Zeichen von Hyperparathyreoidismus, wie sie bei der klassischen renalen Osteopathie vorhanden sind, richtet sich nicht oder nicht nur nach dem Grad des Konzentrationsabfalls ionisierten Kalziums im Blutplasma (s. u.). Bei erheblicher Hyperphosphatämie infolge verminderter renaler Phosphatausscheidung ist der sekundäre Hyperparathyreoidismus verständlicherweise besonders deutlich, da das Produkt der Kalziumionen- und Phosphatkonzentration im Blut ein bestimmtes Maß nicht überschreiten kann, ohne zur Bildung von Kalziumphosphatniederschlägen zu führen. Vielleicht hängt die in gewissen Fällen von renaler Osteopathie erkennbare Osteosklerose, die vor allem die oberen und unteren Randgebiete der Wirbelkörper betrifft (»rugger jersey sign«), mit dem Vorhandensein eines hohen Kalziumionen-Phosphat-Produkts zusammen. Ob bei chronischem Nierenversagen vermehrt Mineralisationsinhibitoren auftreten, konnte bisher nicht geklärt werden. Bei der sog. *Hypophosphatasie* (s. u.) zeigen die betroffenen Kinder häufig eine mehr oder weniger ausgeprägte Rachitis, obschon eine Hypophosphatämie und eine Hypokalzämie nicht zu den typischen Zeichen gehören. Da in diesen Fällen auch ein Defekt der Pyrophosphatase besteht, wird an die Möglichkeit einer Mineralisationshemmung durch anorganisches Pyrophosphat gedacht, das am Ort der Knochenneubildung in erhöhter Konzentration anfallen könnte. Eine vorübergehende Osteomalazie wird manchmal *nach Exstirpation eines hormonal aktiven Epithelkörperchenadenoms* beobachtet. Zeitlich beschränkte Mineralisationsdefizite kennt man zudem bei Knochenkrankheiten mit hoher Neubildungsrate, so bei der *Ostitis deformans Paget* oder bei Kindern in Phasen der stärksten Entwicklung einer *Osteopetrosis*.

Morphologisch zeigen sich bei *Rachitis* die typischen *Veränderungen u. a. im Bereich der enchondralen Wachstumszonen,* wo die präparatorische Verkalkung des Knorpels weitgehend fehlt, und die Säulenknorpelschicht wegen mangelhaften chondroklastischen Abbaus bei fortgesetzter Chondroblastentätigkeit stark, unregelmäßig und z. T. knotig verdickt erscheint. Die primäre Spongiosa setzt sich wegen der lebhaften Osteoblastentätigkeit aus netzartig verbundenen, dicken Balken unverkalkten Osteoids zusammen, das oft um nicht abgebaute Knorpelinseln bzw. von der Epiphyse her vorragende Knorpelspangen abgelagert ist. Dicke unverkalkte osteoide Säume sind auch in der sekundären Spongiosa vorhanden, ebenso subperiostal. Diese histologischen Besonderheiten erklären das *typische radiologische Bild* mit den unregelmäßig verdickten und verbreiterten, wenig röntgendichten und unscharf begrenzten Epiphysenfugen, die ohne klare Trennung in die Metaphyse überzugehen scheinen. Das trabekuläre Netzwerk der letzteren erscheint gestört, und die Kompakta der Diaphysen dünner als normal. Wie gesagt, finden sich in fortgeschrittenen Stadien meist Verkrümmungen.

Bei der *Osteomalazie* des Erwachsenen bemerkt man histologisch vor allem die ausgedehnteren und schließlich z. T. stark *verdickten unverkalkten Osteoidsäume,* abgesehen von den oben erwähnten, makroskopisch erkennbaren Verkrümmungen und anderen Deformitäten. Im *verkalkten Knochen* besteht im Vergleich zur Norm ebenfalls eine *Hypomineralisation. Radiologisch* fällt allgemein die geringere Röntgendichte des Skeletts auf, die z. T. fälschlicherweise als »Atrophie« bezeichnet wird. Oft erkennt man sog. *Looser'sche Umbauzonen,* bei deren Häufung man von einem *Milkman-Syndrom* spricht.

Je nach Ausmaß der Reduktion der *Kalziumionenkonzentration im Blutplasma* können bei Rachitis und Osteomalazie zusätzlich Veränderungen im Sinn des *Hyperparathyreoidismus* beobachtet werden (s. u.). Vitamin D-Mangel hat zudem eine verminderte Ansprechbarkeit der Nieren auf PTH zur Folge.

Folgen: Die *Rachitis* bei Kindern äußert sich vor allem in *Wachstumsstörungen* und *Skelettdeformitäten,* verbunden mit einer erhöhten *Frakturbereitschaft,* jedoch nur selten in Zeichen von Tetanie. Vielmehr gehören eine *muskuläre Hypotonie* und *Schwäche* zu den typi-

schen Symptomen. Von den äußerlich erkennbaren rachitischen Knochenveränderungen sind u. a. die Frontalhöcker, die relativ weichen Kalvarien (Kraniotabes), der rachitische »Rosenkranz« und die Einziehung der Rippen im Ansatzbereich des Zwerchfells (»Harrison'sche Furche«) erwähnenswert. In schweren, unbehandelten Fällen gesellen sich mit der Zeit Deformitäten des Beckens und der langen Röhrenknochen hinzu. Meistens ist die Zahnentwicklung gestört, und es finden sich öfters Schmelzdefekte.
Die *Osteomalazie des Erwachsenen* ist äußerlich oft nicht zu erkennen, zumindest nicht in den Anfangsstadien. Häufig werden aber diffuse Skelettschmerzen, insbesondere im Bereich der Wirbelsäule, angegeben. Dazu kommt ein wechselndes Maß von Muskelschwäche und -hypotonie. In fortgeschrittenen Fällen fehlen Skelettdeformitäten, u. a. im Thorax- und Beckenbereich, jedoch selten. Es besteht überdies eine erhebliche Frakturbereitschaft, indem Wirbelkörper spontan zusammenbrechen und so zu einem Gibbus bzw. einer starken Kyphose Anlaß geben können.

Beispiele:

- Ältere Personen, die wenig aus dem Haus gehen oder gar bettlägerig sind, benötigen, soll sich keine Osteomalazie entwickeln, einen *Zuschuß von Vitamin D* bzw. eines *Vitamin D-Analogs zur Nahrung* (mindestens etwa 200 IE pro Tag). Dieser wird z. Z. meist in Form von Kalziferol verabreicht.
- Unter den *Malabsorptionssyndromen* neigen vor allem jene zur Ausbildung einer Osteomalazie – bzw. Rachitis bei Kindern –, die mit erheblicher *Steatorrhoe* (S. 690) einhergehen (sog. *intestinale Osteodystrophie*).
- Antikonvulsiva, wie *Diphenylhydantoin* und *Phenobarbital*, können bei langdauerndem Gebrauch die Entwicklung einer Rachitis bzw. Osteomalazie hervorrufen. Als Mechanismus vermutet man eine Induktion hepatozellulärer Enzyme, die Metaboliten von Vitamin D mit geringerer Aktivität entstehen lassen.
- Der sog. *Pseudo-Vitamin D-Mangel*, eine autosomal-rezessiv vererbbare Störung, geht mit Rachitis bzw. Osteomalazie, einer mäßigen Hypokalzämie, jedoch oft normaler Phosphatkonzentration im Blutplasma einher. Da diese Patienten mit kleinen Dosen von 1α-Hydroxycholekalziferol weitgehend normalisiert werden können, vermutet man einen genetisch bedingten Defekt der Umwandlung von 25-HCC in 1,25-DHCC in den Nieren.
- Bei der sog. *Vitamin D-abhängigen Rachitis Typ II* scheint die Störung in einem Nichtansprechen der Erfolgsstrukturen auf 1,25-DHCC zu liegen.
- Rachitis und Osteomalazie aufgrund einer *Störung der tubulären Phosphatrückresorption in den Nieren* beobachtet man bei verschiedenartigen Leiden: Neben *isolierten Defekten*, wie *Phosphatdiabetes* und *Hyperglyzinurie* (S. 782), die wenigstens z. T. geschlechtsgebunden dominant vererbt werden und vermutlich eine uneinheitliche Gruppe darstellen, kommen als Ursache verschiedene, mehr *allgemeine tubuläre Defekte bzw. Schäden* in Frage, wie das *De Toni-Debré-Fanconi-Syndrom* (S. 783), wobei die metabolische Azidose mit von Bedeutung sein dürfte. Entsprechende Störungen werden bei der *Zystinose* und der *Wilson'schen Krankheit* beobachtet.
- Eine auf vermehrter renaler Phosphatausscheidung beruhende hypophosphatämische Osteomalazie wurde hin und wieder bei Vorhandensein bestimmter Tumoren, wie *Riesenzellentumoren* oder *Hämangiomen*, festgestellt und war mit erhöhter Phosphatausscheidung durch die Nieren verbunden, normalisierte sich aber nach Geschwulstentfernung. Die pathogenetischen Mechanismen in diesen Fällen konnten noch nicht geklärt werden.

111.6. Hyperparathyreoidismus

Primärer Hyperparathyreoidismus

Der primäre Hyperparathyreoidismus ist vor allem eine Erkrankung des Erwachsenenalters, mit einem Häufigkeitsgipfel zwischen der 3. und 5. Lebensdekade, tritt aber in seltenen Fällen auch bei Kindern auf. Die Bedeutung dieses Leidens in der Medizin geht u. a. daraus hervor, daß man jährlich unter 1000 Individuen einen Fall entdecken kann.

Ursachen und **Pathogenese:** Mehr als 80% der Fälle von primärem Hyperparathyreoidismus sind durch ein gutartiges, endokrin aktives *Epithelkörperchenadenom,* meistens vom Hauptzellentyp, verursacht. *Karzinome* finden sich nur bei ungefähr 4% der Patienten. Mehrheitlich handelt es sich um eine einzige Geschwulst. Bei der restlichen Gruppe haben wir es vorwiegend mit einer *Hauptzellenhyperplasie* aller Epithelkörperchen zu tun, und nur ausnahmsweise begegnet man einer sog. *Klarzellenhyperplasie* (»Hyperplasie wasserklarer Zellen«, »wasserklare Hyperplasie«). Die Gründe für das Zustandekommen einer primären Hyperplasie der Glandulae parathyreoideae sind unbekannt.

Im Rahmen sog. multiglandulärer Endokrinopathien sind zwei wahrscheinlich autosomal dominant vererbte Leiden zu erwähnen, die mit Hyperparathyreoidismus vergesellschaftet sind: Beim sog. *Wermer-Syndrom (multiple endokrine Neoplasie [MEN] vom Typ I, multiple endokrine Adenomatose [MEA] I)* finden sich endokrin aktive Adenome der Epithelkörperchen, des Hypophysenvorderlappens und der Pankreasinseln, letztere oft verbunden mit Zollinger-Ellison-Syndrom (S. 395). Bei der *MEN-II (MEA-II)* bestehen neben einem Epithelkörperchenadenom in der Regel ein Medullärkarzinom der Schilddrüse und ein Phäochromozytom. Die verschiedenen Tumoren treten oft zu ganz ungleichen Zeiträumen auf, so daß nach Nachweis und Exzision eines dieser Neoplasmen spätere Kontrolluntersuchungen zwecks rechtzeitigen Erfassens weiterer Geschwülste geboten sind.

Dem *Pseudohyperparathyreoidismus* liegen verschiedenartige Tumoren zugrunde, die Substanzen mit PTH- oder ähnlicher Wirkung erzeugen.

Morphologisch findet man bei sog. *primärer Hyperplasie* (»primär«, weil sich keine ersichtliche Ursache der Veränderung nachweisen läßt) *alle Epithelkörperchen* deutlich vergrößert, in der Regel wesentlich mehr als bei sekundärem Hyperparathyreoidismus (s. u.). Makroskopisch fallen der – im Vergleich zum benachbarten Schilddrüsengewebe – stärkere Braunton und die weichere Konsistenz dieser Gebilde auf. Histologisch handelt es sich meistens um eine *Hauptzellenhyperplasie,* bei der große Zellen mit hellem Zytoplasma (helle Hauptzellen) überwiegen, da und dort jedoch auch »wasserhelle« und oxyphile Elemente vertreten sind. Die oberen Epithelkörperchen zeigen in der Regel einen größeren Volumenzuwachs als die unteren. Nicht selten kommt es mit der Zeit zu einer knotigen Umwandlung des Gewebes, so daß sich sog. Pseudokapseln bilden und Verwechslungen mit echten Adenomen ergeben können. Bei der primären sog. *»wasserklaren Hyperplasie«* i. e. S., die durch das Vorherrschen zytoplasma- und glykogenreicher, großer Zellen gekennzeichnet ist, findet sich oft eine noch stärkere Volumenzunahme der Epithelkörperchen als bei der Hauptzellenhyperplasie. In allen Fällen von Hyperplasie treten die Fettzellen gegenüber dem Parenchym stark in den Hintergrund, lassen sich aber in der Regel noch nachweisen, im Gegensatz zu der Mehrzahl der echten Adenome. Neben trabekulären erkennt man *häufig follikuläre Gewebestrukturen,* bei primärer Hyperplasie ebenso wie bei Adenomen.

Epithelkörperchenadenome treten – wie erwähnt – mehrheitlich in Einzahl auf. Früher beschriebene Fälle mit multiplen Adenomen werden heute von den meisten Autoren als Hyperplasie gedeutet. Die Größe der Adenome variiert erheblich. Das Gewicht beträgt im Mittel etwa 9 g, kann aber 100 g überschreiten. Meistens haben wir es mit *Hauptzelladenomen* zu tun, die u. U. strumaähnliche Follikelstrukturen erkennen lassen und daher nicht immer leicht von Schilddrüsengewebe zu unterscheiden sind. Neben Hauptzellen begegnet man, oft im gleichen Adenom, oxyphilen und wasserhellen Elementen. Fettzellen gehören nicht zum üblichen Bild. Man kennt aber einzelne Fälle von sog. Lipoadenomen.

Epithelkörperchenkarzinome sind rein histologisch schwer als solche zu erkennen, wenn sich kein invasives Wachstum nachweisen läßt. Kernpolymorphismus ist kein zuverlässiges Kriterium, da er oft nur einer sog. degenerativen Polymorphie entspricht. Bei *chirurgischer Entfernung von Epithelkörperchen* bei primärem Hyperparathyreoidismus wird in der Regel durch Schnelluntersuchung geprüft, ob es sich um eine Hyperplasie (bei der alle oder zumindest 3 Epithelkörperchen entfernt werden) oder um ein Adenom bzw. Karzinom handelt. Abgesehen von den oben erwähnten histologischen Kriterien, ist es wichtig, schon makroskopisch festzustellen, ob nur ein oder alle Epithelkörperchen vergrößert sind. Dabei muß berücksichtigt werden, daß die letzteren nicht immer nur zu viert, sondern auch zu fünft oder in *noch größerer Zahl vorhanden* sind und u. U. *ektopisch,* z. B. im Schilddrüsen-, Thymus- oder Perikardbereich, liegen können.

Elektronenmikroskopische Untersuchungen haben gezeigt, daß Kalziumpräzipitate in oxyphilen und wenig aktiven Hauptzellen ziemlich groß und sowohl in Mitochondrien als auch im Kern lokalisiert sind, während in endokrin stark aktiven Hauptzellen die spärlichen Niederschläge oft in Mitochondrien, in zytoplasmatischen Vakuolen und im Zytosol zu finden sind.

Am *knöchernen Skelett* zeigt sich in den Frühphasen von Hyperparathyreoidismus ein *verstärkter osteoklastischer Knochenabbau* bei gleichbleibendem oder sogar leicht vermindertem Anbau. In geringem Maß kann eine osteozytäre Osteolyse erkannt werden. Anschließend erscheinen sowohl Knochenabbau wie -anbau gesteigert, allerdings mit dem Resultat einer negativen Bilanz: Die Zahl der Trabekel reduziert sich mit der Zeit (Knochenatrophie), die dünne Kortikalis platter Knochen wird schrittweise resorbiert (radiologisch erkennbar z. B. an den Phalangen und Zahnalveolen), und es finden sich schließlich da und dort kleine Infraktionen. Recht bezeichnend ist neben dem Bild der gewöhnlichen *lakunaren* das der *»dissezierenden Resorption«* mit Aushöhlung der Knochenbälkchen durch angiofibröse und osteoklastische Sprossen *(»dissezierende Markfibrose«).* Als Ausdruck des ebenfalls vermehrten Knochenanbaus erscheinen kräftig entwickelte Osteoblasten und andere Zeichen einer vermehrten Apposition. Eine *peritrabekuläre Fibrose* begleitet dieses Geschehen: Wahrscheinlich handelt es sich um eine Zellschicht, aus der sich Osteoklasten und Osteoblasten rekrutieren. Als Folge des lebhaften Umsatzes ist die Anordnung der Osteonen gestört, der Faserknochenanteil erheblich vermehrt und der *Mineralgehalt des Knochens herabgesetzt.* Der letztere zeigt eine *verminderte Bieg-Brechfestigkeit,* so daß es bei geringen Anlässen oder sogar spontan zu *Frakturen* und *Blutungen* kommen kann, auf deren Grundlage sich – insbesondere bei langdauerndem, unbehandeltem primärem Hyperparathyreoidismus – sog. *braune Tumoren* (S. 254) und *Knochenzysten* bilden können. Dieses Vollbild der *Ostitis fibrosa cystica generalisata (v. Recklinghausen)* wird heute allerdings in westlichen Ländern nicht mehr oft gesehen, in erster Linie deshalb, weil das Leiden vorher erkannt und die Behandlung vor diesem Endstadium durchgeführt wird. Im Gegensatz zu den meisten Formen von Osteoporose ist beim Hyperparathyreoidismus auch der Schädel betroffen.

Die *Nieren* zeigen in fortgeschrittenen Stadien von Hyperparathyreoidismus, insbesondere bei der primären Form, oft Steinbildung und/oder ausgedehnte Verkalkungen (*Nephrolithiasis* und *Nephrokalzinose,* S. 793). *Tierexperimentelle Befunde* haben deutlich gemacht, daß sich die verstärkte PTH-Wirkung zuerst im Auftreten von Kalkniederschlägen in den Epithelien und Lumina, insbesondere der Hauptstücke, äußert. Vermutlich nimmt diese Veränderung mit einer verstärkten Präzipitation kalziumhaltiger Salze im Bereich der Mitochondrien und zytoplasmatischer Vakuolen ihren Anfang, worauf größere Depots entstehen, die Zellschäden verursachen und in die Lichtung ausgestoßen werden können. Beim *Menschen* beobachtet man in Fällen von schwerem primärem Hyperparathyreoidismus (z. T. in Form einer sog. akuten parathyreotoxischen Krise) Kalkniederschläge sowohl in Tubulusepithelien als auch im Bereich der tubulären Basalmembranen und interstitiell, proximal wie distal, jedoch mit besonderem Befall der äußeren Markzone. Überdies treten Kalkzylinder und Kalkinfarkte auf. In leichteren Fällen sind vor allem der aufsteigende Ast der Henle'schen Schleife, die distalen gewundenen Tubuli und die Sammelrohre betroffen.

Weitere mit Nephrokalzinose verbundene Nierenschäden und Komplikationen sind auf S. 793 beschrieben. Abgesehen von den Nieren begegnet man bei primärem Hyperparathyreoidismus einer sog. *metastatischen Verkalkung* in anderen Geweben bzw. Organen, insbesondere in der *Wand von Blutgefäßen,* wo zunächst elastische Faserbündel betroffen sind, ferner – besonders bei akutem Hyperparathyreoidismus bzw. bei Hyperparathyreoidismus kombiniert mit Nierenschaden und Phosphatretention – in *Lungen, Magen, Herz, Augen* (Kornea u. a.) und anderen Geweben (vgl. dazu S. 116 und 818).

Folgen: Entsprechend den auf S. 815 geschilderten Effekten von PTH, d. h. der Kalziumersatzwirkung und dem Knochenumbaueffekt auf das knöcherne Skelett, zudem wahrscheinlich der Begünstigung der renal-tubulären und intestinalen Kalziumresorption sowie der 1-Hydroxylierung von 25-HCC in den Nieren, kommt es in der Regel zu einer *Hyperkalzämie,* dem zuverlässigsten blutchemischen Zeichen, und einer *Hypophosphatämie.* Letztere kann fehlen, vor allem, wenn eine Nierenschädigung schon erfolgt ist. Trotz der oben erwähnten Förderung der renalen Kalziumrückresorption durch PTH, beobachtet man nicht selten eine *Hyperkalziurie.* Durch Radioimmuno-Assay lassen sich *im Blut erhöhte Konzentrationen von PTH* nachweisen. Das Ausmaß des Knochenabbaus kann – bei erhaltenen Nierenfunktionen – einigermaßen aufgrund der *renalen Hydroxyprolinausscheidung* beurteilt werden.
Die Nieren und Knochen sind die Gewebe, die in erster Linie in Mitleidenschaft gezogen werden. In 60–70% der Fälle bestehen eine *Nephrolithiasis* und/oder eine *Nephrokalzinose,* wobei die beiden letztgenannten pathologischen Befunde ein gewisses gegenseitiges Ausschließungsverhältnis erkennen lassen, zumindest, was den Schweregrad der Veränderung anbelangt. Die Nierensteine bestehen mehrheitlich aus Kalziumoxalat und/oder Kalziumphosphat. Die möglichen Komplikationen dieser Leiden wurden schon erwähnt (S. 793). Am Skelett macht sich die *gesteigerte osteoklastische Resorption des Knochens* morphologisch wie funktionell bemerkbar, wenn es auch heute nur in seltenen Fällen zum Vollbild der *Ostitis fibrosa cystica (Ostitis cystica fibrosa, Osteodystrophia fibrosa generalisata v. Recklinghausen)* kommt. Meistens wird die Diagnose früher gestellt, und der korrigierende Eingriff vorher unternommen. Möglicherweise sind noch weitere Gründe dafür verantwortlich.
Relativ früh im Verlauf des Leidens und einigermaßen in Abhängigkeit vom Schweregrad der Hyperkalzämie treten *zentralnervöse Symptome,* wie Änderungen der Persönlichkeitsstruktur, Psychoneurosen und Bewußtseinstrübungen auf, die sich u. U. bis zum Koma steigern können. Die *neuromuskulären Störungen* umfassen vor allem eine Schwäche der proximalen Muskeln, die mit leichter Ermüdbarkeit und Atrophie einhergehen kann. *Abdominale Beschwerden* sind ebenfalls keine Seltenheit. *Duodenalgeschwüre* wurden in gut kontrollierten Serien von Hyperparathyreoidismus in ungefähr 25% der Fälle festgestellt, beim Wermer-Syndrom (s. o.) in einem noch höheren Prozentsatz. Kalkniederschläge in der Kornea (*»Band-Keratopathie«)* kommen vor allem zustande, wenn die Phosphatkonzentration im Blutplasma wegen zunehmender Niereninsuffizienz ansteigt. Ähnliches gilt für übrige Weichteilverkalkungen. Hie und da begegnet man im Rahmen des primären Hyperparathyreoidismus einer *Chondrokalzinose* (S. 830).

Beispiele:
- Obwohl *Nierenschäden* – insbesondere infolge *Nephrolithiasis,* in etwas geringerem Ausmaß wegen *Nephrokalzinose* – und ihre Komplikationen im Vordergrund der schweren Komplikationen des primären Hyperparathyreoidismus stehen, bestimmen doch hie und da andere, zusätzliche Störungen das klinische Bild. Neben den erwähnten *zentralnervösen Veränderungen,* die schwere psychische Störungen bewirken können, sind es u. a. *Geschwüre im Magenduodenalbereich* oder eine schwere Dehydration mit Koma im Rahmen einer sog. *hyperkalzämischen parathyreotoxischen Krise,* die dramatische Wendungen der Symptomatik herbeiführen können.
- Die meisten *Epithelkörperchenadenome* finden sich in einer der beiden unteren Drüsen, während bei *primärer Epithelkörperchenhyperplasie* das obere Paar in der Regel eine stärkere Vergrößerung aufweist als das untere. In etwa 5–10% der Fälle mit Epithelkörperchenadenom ist dieses in ektopischer Lokalisation anzutreffen.
- *Pseudohyperparathyreoidismus (»ektopischer« Hyperparathyreoidismus)* scheint häufiger, als früher angenommen wurde, durch Substanzen vermittelt zu werden, die immunologisch und chemisch mit PTH keine Verwandtschaft zeigen, z. B. durch Prostaglandine. Zu den Tumoren, die am ehesten mit Pseudohyperparathyroidismus einhergehen, gehören u. a. Plattenepithelkarzinome der Bronchien und Nierenkarzinome.

Sekundärer Hyperparathyroidismus

Ursachen und **Pathogenese:** Die *exzessive Menge von PTH* im Blut, die bei verschiedenen Krankheitszuständen mit sekundärem Hyperparathyreoidismus mit Hilfe des Radioimmuno-Assays nachgewiesen werden kann, geht oft mit einer *leichten bis mäßigen Verminderung der Kalziumionenkonzentration* und z. T. mit einer leichten *Hyperphosphatämie* einher. Man hat verschiedene Gründe zur Vermutung, daß in diesen Fällen eine *»Resistenz gegenüber der metabolischen Wirkung von PTH«* besteht. Ein abschließendes Urteil über diese Frage ist indessen noch nicht möglich, da man über den Stimulus, der zur Epithelkörperchenhyperplasie führt, sowie die PTH-Sekretionsrate, die biologische Aktivität des immunochemisch nachweisbaren PTH und die Halbwertszeit des letzteren in solchen Fällen erst lückenhaft Bescheid weiß. Neuere Befunde an Hunden deuten darauf hin, daß die hohe Konzentration immunochemisch nachweisbaren PTH's im Blut bei Urämie zum guten Teil auf einem verminderten Abbau des Hormons in den Nieren beruht, und daß bei renaler Insuffizienz der Metabolismus von PTH auch in anderen Geweben eine Veränderung erfährt.

Der seinerzeit von *Albright* und *Reifenstein* vorgeschlagene Mechanismus, wonach eine Niereninsuffizienz über den Weg einer Phosphatretention mit Hyperphosphatämie, konsekutiver Senkung der Kalziumkonzentration im Blutplasma und entsprechender Stimulation der Epithelkörperchen zu einem sekundären Hyperparathyreoidismus überleiten soll, stimmt mit verschiedenen neueren Befunden nicht ohne weiteres überein. Im besonderen konnte keine Korrelation zwischen der Kalziumionenkonzentration und der Menge immunochemisch im Blutplasma nachweisbaren PTH's festgestellt werden.

Die Tatsache, daß neuerdings in der humanmedizinischen Literatur vermehrt Berichte über einen sekundären *hyper*kalzämischen Hyperparathyreoidismus erscheinen, wirft – neben anderen Argumenten – Zweifel auf die bisher gültige Annahme, die Hypokalzämie sei alleinige Ursache der Epithelkörperchenhyperplasie. Diese Probleme bedürfen offensichtlich einer weiteren Klärung.
Ein sekundärer Hyperparathyreoidismus tritt vor allem bei *chronischen Nierenkrankheiten* mit renaler Insuffizienz in Erscheinung. Daß die letztere Ursache einer solchen Störung sein kann, geht u. a. aus der Korrektur des sekundären Hyperparathyreoidismus durch Nierentransplantation hervor. *Dialyse-Patienten* zeigen meist komplexe Störungen des Kalzium-Phosphatstoffwechsels, an denen ein sekundärer Hyperparathyreoidismus mitbeteiligt ist. Aus Gründen, die bereits auseinandergesetzt wurden (S. 823), begegnet man einem sekundären Hyperparathyreoidismus überdies bei gewissen Formen von *Osteomalazie* bzw. *Rachitis,* ferner bei *Pseudohypoparathyreoidismus.*

Morphologisch findet man bei sekundärem Hyperparathyreoidismus in der Regel *alle Epithelkörperchen vergrößert,* wenn auch meist weniger stark als bei primärer Hyperplasie. In der Regel herrschen helle Hauptzellen vor, teilweise sind sog. »kleine wasserhelle Zellen« in erheblicher Zahl vertreten, abgesehen von oxyphilen Elementen. Am *Knochen* fällt fast immer eine *Kombination von Fibroosteoklasie und osteomalazischen Veränderungen wechselnden Grades* auf, die – neben z. T. osteosklerotischen Veränderungen – zum typischen Bild der *renalen Osteopathie (renale Osteodystrophie)* gehört (S. 763). *Nephrokalzinose* und andere *Weichteilverkalkungen* halten sich, falls sie überhaupt nachzuweisen sind, meist in beschränktem Rahmen. Am ehesten finden sie sich bei bekannter, erheblicher Hyperphosphatämie oder bei hyperkalzämischem sekundärem Hyperparathyreoidismus von längerer Dauer.

Folgen: Die Auswirkungen des sekundären Hyperparathyreoidismus decken sich in mancher Hinsicht mit denen der primären Form (s. o.), allerdings ist das Ausmaß der *osteoklastischen Resorption des Knochens* und der *Weichteilverkalkungen,* insbesondere der Nephrokalzinose, in der Regel geringer als bei primären Formen. Zudem bestehen in den meisten Fällen von *renaler Osteopathie* mehr oder weniger ausgeprägte *osteomalazische Veränderungen,* weshalb in diesen Fällen oft »*Knochenschmerzen*« angegeben werden. Allfällige *zentralnervöse* und *neuromuskuläre Störungen* stehen häufiger mit der chronischen Niereninsuffizienz und damit verbundenen komplexen Veränderungen des Blutchemismus als nur mit Abweichungen der Kalziumkonzentration im Blut von der Norm in Beziehung.
Hie und da entwickelt sich auf der Grundlage eines sekundären ein *tertiärer Hyperparathyreoidismus,* d. h. ein wenigstens teilweise autonomes Adenom, das sich wie bei der primären Form auswirkt. Solche Beobachtungen hat man u. a. nach Nierentransplantationen gemacht.

Beispiele:

- Während beim *primären Hyperparathyreoidismus* die *renale Phosphatausscheidung* infolge verstärkter PTH-Wirkung auf die Nierentubuli erhöht ist und demnach eine *Hypophosphatämie* resultiert, kann bei schweren diffusen Nierenschäden der PTH-Effekt die mit renaler Phosphatretention verbundene Hyperphosphatämie oft nicht oder nur ungenügend korrigieren. Dies ist wahrscheinlich der Hauptgrund dafür, daß bei *renal bedingtem sekundärem Hyperparathyreoidismus* oft eine *Hyper- oder zumindest eine Normophosphatämie* besteht.
- Die *renalen Osteopathien* lassen sich in zwei Hauptgruppen unterteilen: a) solche, die mit tubulären Syndromen (S. 781) vergesellschaftet sind, mit Hyperphosphaturie und Hypophosphatämie einhergehen, z. T. auch mit metabolischer Azidose, und am Knochen vor allem Zeichen einer *Osteomalazie* bzw. *Rachitis* erkennen lassen; b) die zahlenmäßig weit überwiegenden Formen, die mit *chronischer Niereninsuffizienz* verschiedener Genese zusammenhängen und histologisch Mischformen von verstärkter Fibroosteoklasie, Osteomalazie und z. T. Osteosklerose entsprechen, d. h. der klassischen renalen Osteopathie i. e. S. Ein sekundärer Hyperparathyreoidismus kann in beiden Gruppen auftreten, ist aber bei chronischer Niereninsuffizienz regelmäßiger und in stärkerem Maß vorhanden.

111.7. Sog. symptomatische Formen von Hyperkalzämie

Ursachen und **Pathogenese:** Abgesehen vom primären und einem kleinen Teil der Fälle von sekundärem Hyperparathyreoidismus, gehen zahlreiche weitere Krankheiten mit einer Hyperkalzämie einher (vgl. dazu Tabelle 56). Oft vermißt man in den letztgenannten Fällen die für den chronischen Hyperparathyreoidismus typische langjährige Anamnese. Häufig findet sich eine Hyperkalzämie bei *malignen neoplastischen Prozessen,* mehrheitlich aufgrund der Ausbildung *osteolytischer Metastasen,* u. U. wegen eines *Pseudohyperparathyreoidismus* (S. 826). Beim *Morbus Boeck* scheint eine vermehrte Kalziumresorption im Darm stattzufinden, möglicherweise infolge einer – nicht näher geklärten – besonderen Empfindlichkeit auf biologisch aktive Metaboliten von Vitamin D. Ein entsprechender Mechanismus wird bei der *idiopathischen Hyperkalzämie des Kindes* vermutet. *Vitamin D-Intoxikationen* mit entsprechender Hyperkalzämie treten in der Regel klinisch nicht in Erscheinung, wenn nicht über mehrere Monate täglich mehr als 100000 IE Vitamin D_2 oder D_3 eingenommen werden. Wegen der

Tabelle 56. Ursachen einer Hyperkalzämie

1. *Verstärkte Mobilisierung von Kalzium aus dem Knochengewebe*
   Hyperparathyreoidismus
   Osteolytische Skelettmetastasen maligner Neoplasmen
   Generalisierte Ostitiden, Osteomyelitiden und Periostitiden
   Immobilisation
2. *Verstärkte Vitamin D-Wirkung*
   Hypervitaminose D (sog. Vitamin D-Intoxikation)
   Sarkoidose (Morbus Boeck)
   Sog. idiopathische infantile Hyperkalzämie (verstärkte Vitamin D-Wirkung als wahrscheinlichste Ursache)
3. *Endokrine Störungen*
   Hyperthyreose
   Hypothyreose (selten)
   Nebennierenrindeninsuffizienz
4. *Vermehrte exogene Zufuhr von Kalzium*
   Milch-Alkali-Syndrom
   Verwendung Kalzium-haltiger Austauschharze bei Einsatz der Hämodialyse
5. *Hypophosphatasie*
6. *Erholungsphase nach akuter Niereninsuffizinez*

langdauernden Speicherung des Vitamins kann die Hyperkalzämie nach Absetzen noch während Wochen bis Monaten fortbestehen, falls nicht Glukokortikosteroide gegeben werden. Beim *Milch-Alkali-Syndrom von Burnett* (S. 794) scheint, wenigstens zum Teil, ebenfalls eine erhöhte intestinale Kalziumresorption vorzuliegen. Die bei diesem Syndrom in der Regel vorhandene Alkalose begünstigt die metastatische Verkalkung von Weichteilen. Bei *Thyreotoxikose* stellt eine ins Gewicht fallende Hyperkalzämie eine seltene Komplikation dar. Vermutlich hat sie mit der vermehrten Knochenresorption in diesen Fällen zu tun. Die Mechanismen, die der Hyperkalzämie bei *Nebennierenrindeninsuffizienz* zugrunde liegen, konnten bisher nicht befriedigend geklärt werden. Langdauernde *Immobilisation,* wie bei Bettlägerigen (insbesondere Jugendliche mit hoher Knochenumsatzrate und Patienten mit Osteodystrophia [»Ostitis«] deformans Paget), ist meistens von einer mehr oder weniger ausgeprägten Hyperkalzämie begleitet, da in diesen Fällen der Knochenabbau erheblich über den Anbau überwiegt. Entsprechende Probleme ergeben sich bei *Schwerelosigkeit,* etwa bei Raumflügen. Erhebliche Grade von Hyperkalzämie werden dann und wann in der *Erholungsphase nach Niereninsuffizienz* beobachtet. *Exogene Kalziumzufuhr* ist nur in Ausnahmefällen Ursache einer Hyperkalzämie, so beim Gebrauch von Ionenaustauschharzen bei der Hämodialyse.
Im Gegensatz zum Hyperparathyreoidismus findet sich im Blutplasma von Patienten mit symptomatischer Hyperkalzämie meistens eine *verminderte PTH-Konzentration.*

Folgen: Die *zentralnervösen, neuromuskulären, renalen* und *gastrointestinalen* Störungen bei Hyperkalzämie wurden auf S. 826 erörtert, ebenso die *Weichteilverkalkungen,* die besonders bei Vitamin D-Intoxikation und beim Burnett-Syndrom stark ausfallen (vgl. dazu auch die Bandkeratopathie, S. 342). Akute *hyperkalzämische Krisen* treten u. U. in Erscheinung, wenn die Kalziumkonzentration im Blutplasma 18 mg/100 ml übersteigt, etwa bei zusätzlicher schwerer Alkalämie infolge Erbrechens.

111.8. Zusätzliche Bemerkungen zu den Störungen des Phosphatstoffwechsels

Wie erwähnt, wird der Phosphatumsatz im Körper vor allem durch die *Nieren* reguliert (S. 815), wo die Phosphatrückresorption in den proximalen Tubuli parallel zu und in Abhängigkeit von der von Na^+ erfolgt, in den distalen Tubuli jedoch nicht in nennenswertem Maß stattfindet. *Proximale tubuläre Syndrome* (S. 782), vorwiegend *proximal wirkende Diuretika* (z. B. Azetazolamid) und eine anderswie bedingte *Natrium-Wasser-Diurese* sind daher in der Regel mit einer *Hyperphosphaturie* verbunden. Umgekehrt entsteht bei *Niereninsuffizienz* meistens eine *Hyperphosphatämie,* die ihrerseits zur Hypokalzämie beitragen kann, ebenso wie eine schwere Hyperkalzämie an sich eine gewisse *Hypophosphatämie* nach sich zieht. Eine *Alkalose* oder gar *Alkalämie* hat einen ähnlichen Effekt (weitere Bemerkungen zum gestörten Phosphatstoffwechsel finden sich auf den S. 116 und 132).

Die *Hypophosphatasie,* eine vermutlich autosomal-rezessiv vererbte Enzymopathie, ist durch eine ungenügende Mineralisation und Reifung des knöchernen Skeletts, geringe Aktivität der alkalischen Blut- und Gewebephosphatase und stark erhöhte Mengen von Phosphoryläthanolamin im Blutplasma und im Urin gekennzeichnet. Histochemische Untersuchungen ließen erkennen, daß es sich nicht um einen Defekt aller membrangebundenen Phosphatasen handelt, da eine Phosphatabspaltung von Substraten, wie Phosphoryläthanolamin, ATP, β-Glyzerophosphat und Naphthylphosphat, in Leber, Gehirn, Knorpel-Knochengrenzgebieten und gewundenen Hauptstücken der Nieren nur bei alkalischem pH vermindert oder aufgehoben erscheint. Dasselbe gilt für die Pyrophosphatase. Bei neutralem pH zeigt die membrangebundene ATPase keine Störung, und die lysosomale saure Phosphatase weist eine uneingeschränkte Aktivität auf.

Folgen des gestörten Phosphatstoffwechsels: Über funktionelle und strukturelle Störungen im Gefolge einer *Hyperphosphatämie* an sich ist wenig bekannt. Für die früher vermutete stimulierende Wirkung auf die Epithelkörperchen finden sich keine verwertbaren Anhaltspunkte. Besteht eine erhöhte Konzentration von Phosphat im Blutplasma über längere Zeit, und ist die Kalziumionenkonzentration nicht erheblich gesenkt, zeigt sich sowohl im Knochen als auch in Weichteilen eine gesteigerte Tendenz zur Ablagerung von Kalziumphosphat. Es sei allerdings erneut hervorgehoben, daß sich die Phosphat- und Kalziumkonzentrationen im Blutplasma mehr oder weniger invers verhalten, so daß eine Hyperphosphatämie oft ein gewisses Maß von Hypokalzämie nach sich zieht und umgekehrt. Über klinisch wahrnehmbare Störungen bei akuter *Hypophosphatämie* ist ebenfalls kaum etwas zu erfahren, während das Persistieren eines derartigen Zustandes u. U. mit einem Syndrom einhergeht, das durch Anorexie, Schwindelgefühle, Knochenschmerzen aufgrund *osteomalazischer Veränderungen* und proximale Muskelschwäche charakterisiert ist. Bei *Kindern* hat ein fortgesetzter Phosphatverlust mit entsprechendem allgemeinem Phosphatmangel, wie bei unbehandeltem Fanconi-Syndrom, in der Regel einen *Wachstumsrückstand* zur Folge. Es wurde ferner gezeigt, daß in solchen Fällen die Erythrozyten verminderte Konzentrationen von 2,3-DPG (S. 610) und ATP aufweisen, was in einer verminderten O_2-Abgabe an die Gewebe resultiert und eine gewisse Hyperhämolyse zur Folge haben kann.

111.9. Ergänzende Angaben über Gewebeverkalkungen

Definitionen: Abgesehen von den bereits erläuterten Begriffen einer *dystrophischen* und *metastatischen Verkalkung* (S. 116) kennt man eine Reihe weiterer Bezeichnungen für Gewebeverkalkungen. Unter der »*senilen*« (meist dystrophischen) *Verkalkung* versteht man die im Greisenalter mit großer Häufigkeit auftretenden Kalkablagerungen in verschiedenen Strukturen, so im Rippenknorpel. Bei metastatischer Verkalkung spricht man beispielsweise von *Nephrokalzinose,* von *Gastrokalzinose, Pneumokalzinose* u. a. m. Viele Formen von dystrophischer Verkalkung tragen einen eigenen Namen, wie *Lithopädion* (Steinkind, S. 290), *Thibierge-Weißenbach-Syndrom* (Verkalkung bei Sklerodermie, S. 1156), *Struma nodosa calcarea, Pseudokalk* im Gehirn (s. u.), *Kalkspritzer* bei Pankreasnekrose, »*Kalkherde*« bei Tuberkulose, »*Arterienverkalkung*« u. a. m. Für verkalkte unbelebte, d. h. nicht abgestorbenem Gewebe entsprechende Massen werden Ausdrücke gebraucht, wie »*Steine*« (z. B. Nieren- und Gallensteine, die z. T. Kalk enthalten), *Phlebolithen* (verkalkte Thromben), *Corpora amylacea* (z. B. in Prostata und Lungen, wo sie oft Kalksalze enthalten), *Psammomkörner* in Meningeomen u. a. m.
Die *Chondrocalcinosis (Kalkgicht, Pseudogicht)* ist eine z. T. familiär gehäuft auftretende Krankheit, die mit der Ablagerung von Kalziumpyrophosphat-Dihydrat in Gelenkbereichen *(Chondrocalcinosis articularis diffusa)* einhergeht. Die *Calcinosis universalis* ist durch Präzipitation vorwiegend apatitähnlicher Kalksalze im Bindegewebe der Haut, Faszien und Sehnen gekennzeichnet, ferner im Fettgewebe, wobei es zu knotigen Veränderungen kommt. Man kennt auch eine *Calcinosis circumscripta.* Tribasisches Kalziumphosphat in großen Mengen wird bei der z. T. ebenfalls familiär auftretenden *tumoralen Calcinosis* abgelagert, insbesondere in der Haut, etwa über den Trochanteren.
Generalisierte Verkalkungen kommen auch bei Krankheiten vor, deren Name nicht selbsterklärend ist, so im Rahmen der *Oxalose* (S. 892), bei der Kalziumoxalat niedergeschlagen wird.
Unter *Kalziphylaxie* versteht man ein tierexperimentelles Phänomen, das durch eine rasch einsetzende örtliche Verkalkung nach vorausgehender Kalziummobilisation durch PTH oder reichlicher Vitamin D-Gabe sowie – im Anschluß an ein kritisches Zeitintervall – nachfolgender Injektion »auslösender« Substanzen, wie Eisensalzgemische, Eigelbsuspensionen, Scrotonin und Chondroitinsulfat, charakterisiert ist.

Metastatische Verkalkungen

Ursachen und **Pathogenese:** Definitionsgemäß tritt diese Art von Verkalkung in Erscheinung, wenn eine Hyperkalzämie (vielleicht auch Hyperphosphatämie) während einer gewissen Zeit anhält und einen Grad erreicht, der zur Ausfällung von Kalksalzen, in der Regel Kalziumphosphat in verschiedenen amorphen und kristallinen Formen, führt. Die biochemischen Vorgänge, die dieser Präzipitation zugrunde liegen, sind im einzelnen erst lückenhaft bekannt. Als Faustregel wird angenommen, daß das »*Kalzium-Phosphat-Produkt*« (Produkt der Konzentrationen von elementarem Phosphor und Kalzium im Blutplasma, ausgedrückt in mg/100 ml) den Wert von 40 übersteigt. Ferner bestehen Gründe zur Annahme, daß eine *lokale Erhöhung des pH,* bzw. Strukturen, die wegen Abgabe saurer Valenzen mehr zur Alkalität neigen (z. B. Magenschleimhaut, Lunge, bestimmte Tubulusabschnitte der Nieren u. a.), die Ausfällung von Kalksalzen besonders begünstigen. Es sind aber noch verschiedene weitere Faktoren zu berücksichtigen, über deren Bedeutung man noch wenig weiß, etwa *Mangel an Inhibitoren der Verkalkung* (z. B. anorganisches Pyrophosphat), Aktivität von *Phosphatasen,* Anwesenheit *kalzium- und/oder phosphatbindender Strukturen* u. a. m.
Die verschiedenen Ursachen einer *Hyperkalzämie* oder *Hyperphosphatämie* wurden in den vorausgegangenen Abschnitten erörtert.

Morphologische Hinweise zur Nephrokalzinose wurden schon gegeben (S. 793). Bei der *Pneumokalzinose* (S. 641), die makroskopisch in schweren Fällen das Bild einer »*Tuffsteinlunge*« erzeugen kann, setzt die Präzipitation von Kalksalzen u. a. im Bereich der Basalmembranen ein. Die Entstehungsweise des in solchen Fällen um die Kalkmassen nachweisbaren amyloidartigen Materials in den interalveolären Septen ist noch nicht geklärt. Im *Magen* finden sich lichtoptisch nachweisbare Verkalkungen vor allem in der Lamina propria, z. T. auch in Gefäßwänden. Elektronenmikroskopisch erkennt man Kalkniederschläge auch in Mitochondrien und zytoplasmatischen Vesikeln. Dasselbe gilt für das *Myokard,* wo zudem Präzipitate im Bereich der Myofibrillen beobachtet werden können.

Folgen: Die möglichen Auswirkungen und Komplikationen einer Hyperkalzämie mit *Nephrokalzinose* wurden auf S. 794 erörtert, diejenigen der *Pneumokalzinose* auf S. 641. Von der *Bandkeratopathie,* der *Ulkusbereitschaft* bei Hyperkalzämie, der *Myokard- und Gefäßschädigung* und anderen Auswirkungen wurde ebenfalls schon gesprochen (S. 826).

Dystrophische Verkalkungen

Ursachen und **Pathogenese:** Bei *Zell-* und *Gewebsnekrose,* z. T. bei weniger schweren *lokalen Stoffwechselstörungen* (z. B. in sog. *bradytrophem Gewebe*) werden offenbar häufig biochemische Bedingungen geschaffen, die die Ausfällung von Kalziumsalzen begünstigen, ohne daß eine Hyperkalzämie bestünde. Abgesehen von einem *lokalen Ansteigen des pH,* der *Anhäufung von Lipiden* und anderen beim Untergang lebenden Gewebes entstehenden, kalziumbindenden Materials (S. 814), der *Freisetzung von Enzymen* (z. B. Phosphatasen und Lysozym) und weiteren, z. T. unbekannten Faktoren, muß an die Möglichkeit einer *Inaktivierung mineralisationshemmender Substanzen* gedacht werden. Bei den Kalkniederschlägen handelt es sich offenbar mehrheitlich um amorphes Kalziumphosphat und apatitähnliches Material, teilweise – in geringeren Mengen – um Apatitkarbonat, ferner Beta-Kalziumorthophosphat (Whitlockit), Eisen-Kalzium-Phosphat-Komplexe u. a. m.

Folgen: *Lokalisierte Verkalkungen* verursachen an sich in der Regel keine Symptome und Zeichen, die nicht auch bei bloßer Vernarbung des betreffenden Gebiets zustande kommen könnten. An besonderen Stellen allerdings, so an den *Herzklappen,* wirkt sich die *Starrheit* des verkalkten Gewebes besonders ungünstig aus. Verschiedene Beobachtungen sprechen dafür, daß Kalzium aus Kalkherden, wenn auch nur zu einem kleinen Teil, wieder mobilisiert werden kann. Lange bestehende Verkalkungen bilden einen Stimulus zur *ektopen Knochenneubildung.*

Beispiele:
- *Tuberkulös bedingte Kalkherde* finden sich sehr häufig, etwa als sog. verkalkte Primärkomplexe in den Lungen, verkalkte Mesenteriallymphknoten nach intestinalem Primärkomplex, Simon'sche Spitzenherde und andere abgeheilte Läsionen.
- *Dystrophische Verkalkungen im Bereich der Nierentubuli* kommen u. a. nach Sublimatvergiftung vor.
- *Psammomkörner* in psammomatösen Meningeomen.
- Sog. *Kalkspritzer* im Pankreasbereich (S. 709).
- *Verkalkte zugrundegegangene Parasiten* (z. B. Trichinen, Echinokokkus, Pentastomum denticulatum, vgl. S. 2121).
- *Verkalkte Tumoren,* z. B. das gutartige subkutane Pflasterzellepitheliom bei Mädchen *(Malherbe'scher Tumor).*
- *Herzklappenverkalkungen* nach rekurrierender Endocarditis verrucosa, u. U. bei gewöhnlicher Klappen- und Anulus fibrosus-Sklerose (z. B. beim *Rytand-Lipsitch-Syndrom,* bei dem massive Kalkablagerungen im Anulus fibrosus zu Überleitungsstörungen im Atrioventrikularbereich führen können).
- *»Senile« Verkalkung von Rippen- und anderen Knorpeln.*
- Verkalkungen im Rahmen der *Arteriosklerose* (S. 481).
- Sog. *Pseudokalk* ist ein sich stark mit Hämatoxylin anfärbendes Material, das vor allem in Gefäßwänden und perivaskulär abgelagert wird und u. a. Hydroxylapatit, Schwermetalle (Eisen, Kupfer) und Proteine enthält. Hauptlokalisationen sind das Pallidum, der Nucleus dentatus und die Lamina medullaris circumvoluta des Ammonshorns. Teilweise scheint es sich um eine dystrophische Verkalkung zu handeln, in anderen Fällen bestehen Hinweise auf einen Hypoparathyreoidismus oder Pseudohypoparathyreoidismus. Familiär gehäuft tritt Pseudokalk bei der progredient verlaufenden Fahr'schen Krankheit auf.

Verkalkungen von Sekreten, Exsudaten und Gerinnseln

Meistens werden diese Formen auch der dystrophischen Verkalkung zugezählt, obschon es sich – wenigstens zum Teil – um andersartige Vorgänge handeln dürfte, nämlich um die Kalkeinlagerung in eingedickte Massen, die sich in Gewebehohlräumen befinden.

Beispiele:
- *Prostata- und/oder Hodensteinchen (Corpora amylacea, Prostata-* bzw. *testikuläre Mikrolithiasis).*
- *Microlithiasis pulmonum,* ein seltenes, z. T. familiäres Leiden, das mit dem Auftreten zahlreicher verkalkter Corpora amylacea in den Lungenalveolen und interstitieller Fibrose des Organs verbunden ist. Demgegenüber sind pulmonale Corpora amylacea in geringer Zahl (z. B. bei Lungenstauung) ein häufiger Befund.
- *Verkalkte Fibrinmassen,* z. B. im Pleuraraum, die nicht selten sekundär verknöchern.
- *Kalkschalen-Panzerherz* (S. 569).
- *Phlebolithen,* die sich vor allem in Venen des kleinen Beckens finden lassen.
- *Kalkhaltige Nieren- und Gallensteine* (S. 735 und 793).

Chondrocalcinosis articularis diffusa (Pseudogicht, Kalkgicht)

Ursachen und **Pathogenese:** Die Chondrokalzinose ist ein Syndrom und tritt im Zusammenhang mit verschiedenen metabolischen und anderen Störungen in Erscheinung, insbesondere bei *Diabetes mellitus* (S. 933), *Gicht* (S. 1005), *Hyperparathyreoidismus, perniziöser Anämie, Hämochromatose* (S. 840), *Morbus Wilson* (S. 844) und *Ochronose* (S. 892). Pathogenetisch steht das Auftreten zahlreicher Kristalle von *Kalziumpyrophosphat-Dihydrat* im Bereich insbesondere großer Gelenke im Vordergrund, die in akuten Schüben zu entzündlichen Veränderungen neigen.

Die Ursache dieser Kristallfreisetzung bzw. -bildung ist nicht geklärt. Die Konzentration von anorganischem Pyrophosphat in der Synovia solcher Patienten ist oft erhöht, aber das Löslichkeitsprodukt desselben und der Kalziumionen wird darin nicht überschritten. Man vermutet daher, daß diese Kristalle aus dem umgebenden Gewebe stammen und nicht in der Synovia entstehen. In diesem Zusammenhang wird insbesondere auf Knorpelschäden hingewiesen, die mit dem Auftreten von Kalziumpyrophosphat-Dihydrat-Kristallen in den chondrozytären Lakunen oder in Randbereichen degenerierter Knorpelzonen verbunden sind. Vielleicht besteht an diesen Stellen ein Pyrophosphatasemangel. Zu diesem Konzept paßt überdies die Erfahrung, daß das Leiden meistens im Alter von mehr als 50 Jahren beobachtet wird und seine Häufigkeit bei der Vergreisung zunimmt.

Morphologisch findet man *im Verlauf akuter Schübe* in der Synovia reichlich neutrophile Granulozyten und Kalziumpyrophosphat-Dihydrat-Kristalle, die z. T. intrazellulär liegen und bei Anwendung der Fluoreszenz-Morin-Technik positiv reagieren. Histologisch stellt man eine granulozytäre Infiltration in der Gelenkkapsel fest, verbunden mit Hyperämie und Ödem. In *chronischen Stadien* herrschen Infiltrate von Lymphozyten und Histiozyten, weniger von Plasmazellen, und eine zunehmende Fibrose vor. Kristallablagerungen erkennt man u. a. in den Kniegelenkmenisken, in anderen Faserknorpelgebieten, im Bereich mittlerer Zonen des hyalinen Gelenkknorpels, in Bändern und in der Synovialmembran. Radiologisch erscheinen die Knorpelverkalkungen als feine, dichte Linien im Gelenkknorpelbereich.

Folgen: Wiederholt kommt es zu *akuten, schmerzhaften arthritischen Attacken,* die nach ½–1½ Tagen ihren Höhepunkt erreichen, mit Schwellung und Rötung des Gelenks einhergehen und wieder abklingen oder in ein *chronisches Stadium* übergehen. Es gibt auch Fälle mit Chronizität von Anfang an, ferner solche, die fast symptomlos verlaufen. Befallen sind vor allem die *Kniegelenke,* aber *Knöchel-, Hand-, Ellbogen-, Hüft-* und *Wirbelgelenke* werden ebenfalls öfters in Mitleidenschaft gezogen.

Calcinosis universalis und Calcinosis circumscripta

Ursachen und **Pathogenese:** Die Ursachen und Entstehungsweise dieses Leidens, das sich vor allem durch Ablagerung einer apatitähnlichen Substanz (u. a. Dahlit, $2\ Ca_3[PO_4]\cdot CaCO_3$, oft zusammen mit Eisen, Magnesium und Cholesterin) in Haut, Faszien (z. B. im Muskelbereich), Sehnen und Fettgewebe auszeichnet und nicht mit Hyperkalzämie und/oder Hyperphosphatämie verbunden ist, konnten bisher nicht geklärt werden. Man dachte an einen Mangel an Inhibitorsubstanzen, die möglicherweise unter physiologischen Bedingungen die Mineralisation an sog. induzierenden Stellen (ε-Aminogruppen?) des Kollagens verhindern.

Folgen und **Morphologie:** Die Kalkablagerungen führen zu einer entzündlichen und bindegewebigen Reaktion, die in die Bildung faserreicher, knotiger Verdikkungen ausmündet. Vereinzelt beobachtet man umschriebene Veränderungen entsprechender Morphologie *(Calcinosis circumscripta),* von denen man indessen nicht weiß, ob es sich um denselben Prozeß handelt wie bei der generalisierten Form.

Calcinosis tumoralis

Bei dieser z. T. familiär gehäuft auftretenden Störung kommt es zur Ablagerung von reichlich tribasischem Kalziumphosphat im Haut-, Faszien- und anderen Bindegewebe mit Bildung besonders großer Knoten. Die Pathogenese ist unbekannt.

111.10. Hinweise auf Störungen des Magnesiumstoffwechsels

Neben anderen, z. T. noch wenig erforschten biologischen Wirkungen (z. B. im Rahmen von *Enzymwirkungen)* scheint *Magnesium* in normalen Konzentrationen (Blutplasma 1,6–2,1 mVal/l) *für die Sekretion und den vollen Ausdruck der PTH-Effekte* notwendig zu sein. Überdies spielt Mg^{++} im Rahmen *neuromuskulärer Funktionen* eine bedeutende Rolle.

Hypomagnesämie

Ursachen und **Pathogenese:** Eine *ungenügende Zufuhr von Magnesium* ist bei Hunger, Mangelernährung und ungenügend kontrollierter, länger dauernder parenteraler Ernährung möglich. *Malabsorptionssyndrome* (S. 689) und schwere *Flüssigkeitsverluste* in Körperhöhlen oder nach außen können ebenfalls eine Hypomagnesämie zur Folge haben, ebenso wie *Quecksilber- und Thiazid-Diuretika, Ammoniumchlorid, primärer Hyperaldosteronismus, diabetische Ketoazidose* und *chronischer Alkoholismus.* Es besteht auch die Möglichkeit, daß bei *Hyperkalzämie mit Hyperkalziurie* durch die Nieren vermehrt Magnesium ausgeschieden wird.

Folgen: Im Vordergrund der Symptomatik stehen *zentralnervöse* und *neuromuskuläre Störungen,* wie Persönlichkeitsveränderungen, u. U. choreoathetotische Bewegungen und Konvulsionen, ferner Muskelschwäche, verbunden mit Faszikulationen und grobem Tremor. Zudem finden sich *angedeutet Störungen wie beim Pseudohypoparathyreoidismus,* vermutlich weil Mg^{++} in physiologischer Konzentration für das normale Ansprechen u. a. der Nieren auf PTH wichtig ist. Bei *Ratten* beobachtet man als Folge eines *chronischen Magnesiummangels* eine Reihe von Veränderungen, deren Pathogenese noch nicht geklärt ist, z. B. die Bildung kleiner, intratubulärer, kalziumphosphathaltiger Konkremente (intranephronische Kalkulose) sowie von Kalkniederschlägen in den Lysosomen der Tubulusepithelien, ferner Kernuntergänge in Hepatozyten und eine zahlenmäßige Zunahme von Mastzellen in Darm und Nieren.

Hypermagnesämie

Diese spielt in der Medizin kaum eine Rolle, da die hemmende Wirkung von Magnesium auf zentralnervöse und periphere neurale Funktionen erst bei einer Konzentration von mehr als etwa 4 mVal/l Blutplasma in Erscheinung tritt. Solche Beobachtungen werden hin und wieder bei Überdosierung gemacht.

Literatur

Arnaud, C. D.: Calcium homeostasis: regulatory elements and their integration. Fed. Proc. *37,* 2557 (1978) — *Bilezikian, J. P., Canfield, R. E., Jacobs, Th. P., Polay, J. S., D'Adamo, A. P., Eisman, J. A., DeLuca, H. F.:* Response of 1 α,25-Dihydroxyvitamin D_3 to hypocalcemia in human subjects. N. Engl. J. Med. *299,* 437 (1978) — *Brooks, M. H., Bell, N. H., Love, L., Stern, P. H., Orfei, E., Queener, S. F., Hamstra, A. J., DeLuca, H. F.:* Vitamin-D-dependent rickets type II. Resistance of target organs to 1,25-Dihydroxyvitamin D. N. Engl. J. Med. *298,* 996 (1978) — *Canterbury, J. M., Lerman, S., Claflin, A. J., Henry, H., Norman, A., Reiss, E.:* Inhibition of parathyroid hormone secretion by 25-hydroxycholecalciferol and 24,25-dihydroxycholecalciferol in the dog. J. Clin. Invest. *61,* 1375 (1978) — *David, D. S.:* Calcium metabolism in renal failure and nephrolithiasis. Chichester: Wiley 1977 — *Goldfischer, S., Johnson, A. B., Morecki, R.:* Hypophosphatasia. A cytochemical study of phosphatase activities. Lab. Invest. *35,* 55 (1976) — *Habener, J. F., Kronenberg, H. M.:* Parathyroid hormone biosynthesis: structure and function of biosynthetic precursors. Fed. Proc. *37,* 2561

(1978) — *Höhling, H. J., Ashton, B. A., Köster, H. D.*: Quantitative electron microscopic investigations of mineral nucleation in collagen. Cell Tiss. Res. *148*, 11 (1974) — *Holick, M. F., Clark, M. B.*: The photobiogenesis and metabolism of vitamin D. Fed. Proc. *37*, 2567 (1978) — *Klein, R. G., Arnaud, S. B., Gallagher, J. C., DeLuca, H. F., Riggs, L. B.*: Intestinal calcium absorption in exogenous hypercortisonism. Role of 25-hydroxyvitamin D and corticosteroid dose. J. Clin. Invest. *60*, 253 (1977) — *Raute-Kreinsen, U., Berlet, H., Bühler, F., Rixner, P.*: Elektronenmikroskopische Befunde am Herzmuskel der Ratte bei experimentell induzierten Elektrolytveränderungen. Virchows Arch. (Pathol. Anat.) *375*, 331 (1977) — *Rizzoli, R., Fleisch, H., Bonjour, J.-P.*: Role of 1,25-dihydroxyvitamin D_3 on intestinal phosphate absorption in rats with a normal vitamin D supply. J. Clin. Invest. *60*, 639 (1977) — *Tolnai, G., Shah, B. G., Sarkar, K., Levine, D. Z.*: Tissue calcium content: comparison of calcium stains with atomic absorption spectroscopy. Lab. Invest. *30*, 390 (1974)

112. Störungen des Eisenstoffwechsels

112.1. Kurze Übersicht über die physiologischen Grundlagen des Eisenstoffwechsels

Menge und Verteilung des Eisens im Körper

Der Organismus gesunder erwachsener *Männer* enthält, wenn man die Knochen- und Knorpelsubstanz vernachlässigt, ungefähr 60 mg Eisen pro kg Körpergewicht, was bei 70 kg schweren Männern einer Gesamtmenge von ungefähr 4,2 g gleichkommt. Die entsprechenden Zahlen für geschlechtsreife *Frauen* sind 59 mg/kg Körpergewicht und 3,5 g für eine 60 kg schwere Person. Dies gilt allerdings nur für völlig gesunde, normal menstruierende Frauen. Im Mittel liegen die Werte für das weibliche Geschlecht um 20–30% tiefer.

Die *Verteilung* dieser Eisenmenge auf einzelne Substanzen ist bei *Männern* im Durchschnitt wie folgt: Hämoglobin 66%, Speichereisen in Form von Ferritin oder Hämosiderin 19%, Enzyme (außer Häm) 10,8%, Myoglobin 4,5% und Transferrin 0,2%. Bei der *Frau* liegen die Zahlen für Hämoglobin tiefer (62%), dafür diejenigen für Speichereisen etwas höher (23%). Einschränkend ist beizufügen, daß fast die Hälfte der menstruierenden Frauen wegen zu großer Blutverluste geringere Eisenmengen aufweist (s. Eisenmangel, unten). Über die in der *Knochen-* und *Knorpelsubstanz* in Form amorpher oder kristalliner Niederschläge vorhandenen Eisenmengen sind noch keine zuverlässigen Angaben gemacht worden.

Eisenzufuhr mit der Nahrung

Nahrungsmittel, die bei normaler Kost für die tägliche Eisenzufuhr in Betracht kommen, lassen sich in fünf große Gruppen unterteilen: *Laktoferrin* der Milch ist vor allem für Säuglinge wichtig. *Häm-Eisen* wird in erster Linie mit Muskelfleisch (Myoglobin) und anderen Fleischarten, die Blut enthalten, aufgenommen. *Leber* weist besonders reichlich *Ferritin* auf, u. U. zudem *Hämosiderin. Vegetabile Eisenverbindungen,* die in Salaten, Gemüsen und Früchten enthalten sind, entsprechen u. a. Enzymeisen, z. T. handelt es sich um Eisenphytate. Verschiedene Beobachtungen sprechen dafür, daß mit Eisen nicht voll gesättigte Phytate (z. B. Monoferriphytat) leichter resorbiert werden als gesättigte, und daß Fleischgenuß die intestinale Resorption vegetabilen Eisens fördert. Prüft man durch radioaktives Eisen biosynthetisch markierte Nahrungsmittel darauf, welcher Anteil ihres Eisengehalts resorbiert wird, ergeben sich ganz unterschiedliche Resultate. Die höchsten Werte (ungefähr 20%) ergeben sich für Hämoglobin-, Leber- und Muskeleisen, mittlere für Fischfleisch (etwa 10%), ferner für Zerealien, wie Weizen, und Salate (etwas über 5%), während von dem im gewöhnlichen Reis oder im Spinat enthaltenen Eisen nur ungefähr 0,5–1,5% aufgenommen werden. In Eiern vorhandenes Eisen wird nur zu wenigen Prozenten resorbiert. Im Gegensatz zur Resorption von Häm-Eisen, wird offenbar die Aufnahme von Ferritineisen durch pflanzliche Stoffe bzw. chelierende Substanzen, die mit in der Nahrung enthalten sind, z. T. vermindert. Verschiedene Getränke, wie Cola- oder andere Limonaden, haben auf die Eisenaufnahme aus mit Eisensalzen »verstärktem« Zucker einen fördernden Effekt. Oxalsäure, die im Spinat in erheblicher Konzentration vorliegt, scheint die Eisenresorption im Darm nicht oder kaum zu hemmen, im Gegensatz etwa zu Kalziumphosphat, mit dem Eisen Komplexe bilden kann. Ergebnisse von Tierversuchen zeigten, daß ein gewisser Fettzusatz zur Nahrung die Eisenresorption begünstigt. Beim Menschen haben bestimmte Proteine, wie Eieralbumin, einen hemmenden Effekt. Zu den für die Aufnahme durch das Dünndarmepithel am besten geeigneten Eisensalzen gehört $FeSO_4$.

Im Durchschnitt nimmt hierzulande ein gesunder Erwachsener im mittleren Alter täglich mit der natürlichen Nahrung etwa 1 mg vegetabiles Eisen, 3 mg Ferritineisen und 2 mg Hämeisen auf. Dazu kommen Eisenzusätze zu verschiedenen Nahrungsmitteln bzw. Medikamenten, so daß im Durchschnitt *täglich 10–20 mg Eisen zugeführt* werden. Davon werden aber unter physiologischen Bedingungen, d. h. wenn kein Eisenmangel im Körper besteht, nur ewa 5–10% intestinal resorbiert. Bei erhöhtem Eisenbedarf kann dieser Wert allerdings bis über 20% ansteigen. Der *tägliche Bedarf an resorbiertem Eisen* beträgt für erwachsene Männer etwa 0,5–1 mg, für Kinder 1 mg, für Mädchen zur Zeit der Pubertät 1–2,5 mg, für normal menstruierende Frauen 1–2 mg und für schwangere Frauen, insbesondere in der zweiten Hälfte der Gravidität, 2–5 mg.

Die Eisenresorption im Darm

Die Eisenresorption findet vor allem im *Duodenum* und im *oberen Jejunum* statt. Versuche an Ratten und Mäusen haben gezeigt, daß in Salzform verabreichtes zweiwertiges Eisen (z. B. *$FeSO_4$*) zu einer biphasischen Zunahme der Zahl elektronenmikroskopisch erkennbarer Ferritinpartikel bzw. Siderosomen in den Enterozyten führt. In einer *ersten Phase,* etwa 10–20 min nach intragastrischer Verabreichung des Eisensulfats, erkennt man a) bereits eine zahlenmäßige Vermehrung von Ferritinpartikeln in der zytoplasmatischen Matrix der Enterozyten und extrazellulär im Basisbereich und b) eine Endozytose (apikale Vesikulation) von Eisenaggregaten aus dem Lumen. Ungefähr 30 min nach Eisengabe hat die Zahl der Ferritinpartikel wieder abgenommen, und das pino- bzw. phagozytotisch aufgenommene Eisen befindet sich größtenteils in Lysosomen. In einer *zweiten Phase,* d. h. ungefähr 3–15 Std nach Fütterung, nimmt die Zahl der Ferritinpartikel in der Zellmatrix wieder zu, wobei die Befunde für einen Austritt des Eisens in Richtung Blutkapillaren und z. T. in Richtung Darmlumen sprechen. Wahrscheinlich stammt dieses Eisen aus den Lysosomen. Diese Befunde werden so gedeutet, daß in der ersten Phase ein ziemlich rascher *transmembranöser Transport* von Eisen stattfindet, während in der zweiten Phase *endozytotisch aufgenommenes Eisen aus Lysosomen an die Zellmatrix und nach außen abgegeben* wird. Naturgemäß läßt sich elektronenoptisch ohne Verwendung radioaktiv markierten Eisens ein allfälliger zusätzlicher ionaler oder in Form komplexer Eisensalze erfolgender Transport nicht erfassen (s. u.). Die meisten Eisensalze müssen, um im Duodenum optimal resorbiert werden zu können, in zweiwertiger Form vorliegen. Die Umwandlung von Fe^{+++} in Fe^{++} geschieht offenbar vor allem im Magen und obersten Duodenum, stellt aber nach neueren Befunden keine absolute Voraussetzung für die Eisenresorption dar.

Häm aus Myoglobin oder Hämoglobin der Nahrung wird, soweit beurteilbar, direkt bzw. als *Porphyrin-Eisenkomplex* von den Enterozyten aufgenommen, wahrscheinlich wenigstens teilweise über Endozytose. Man denkt zudem an die Möglichkeit, daß im Bereich des Bürstensaums der Enterozyten membranständige *spezifische Bindungsstellen (»Rezeptoren«) für Eisen* vorhanden sein könnten, die sowohl für den z. T. energieverbrauchenden transmembranösen Transport von Fe^{++} als auch für die Einverleibung des eisenhaltigen Materials über eine apikale Vesikulation Bedeutung hätten. Die Zahl solcher »Rezeptoren« soll an der Oberfläche von Enterozyten kaudaler Dünndarmabschnitte geringer sein als proximal. Diese Vorgänge bedürfen einer weiteren Klärung.

Ebenso lückenhaft sind unsere Kenntnisse über die *Regulationsmechanismen,* die die Eisenaufnahme durch die Enterozyten steuern. Es ist allerdings eine alte Erfahrung, daß bei allgemeinem Eisenmangel im Körper vermehrt Eisen resorbiert wird, und daß der Eisengehalt der Enterozyten selbst die Resorption mitregelt. Bei Eisenmangel scheinen verschiedene Proteine und andere Substanzen die Eisenresorption zu fördern; so hat ein *»eluierbarer Faktor«* offenbar einen resorptionsfördernden Effekt, vielleicht durch eine Bindung (»trapping«) intraluminalen Eisens und/oder eine andersartige Erleichterung der Kontaktnahme desselben mit den postulierten enterozytären Rezeptoren. Ein intraepitheliales Protein, enterozytäres *Isoferritin* (Protein 1), spielt vermutlich unter physiologischen Bedingungen die führende Rolle (s. o.) und bildet einen eher langsam austauschbaren Eisenpool dieser Zellen, während das sog. *Protein 2,* das chemisch dem Transferrin zumindest nahe steht, vor allem für die rasche Eisenresorption bei Eisenmangelzuständen von Bedeutung

sein soll. In allen Phasen der Resorption von radioaktivem Eisen findet sich letzteres – soweit aufgrund elektronenmikroskopischer Autoradiographie beurteilt werden kann – in engem örtlichem Zusammenhang mit freien *Ribosomen* und *rauhem endoplasmatischem Retikulum.*
Transenterozytäre Transportmechanismen, die nicht mit einer Bindung von Eisen an Proteine einhergehen, sind verständlicherweise weniger gut experimentell zu prüfen. Man denkt u. a. an die Möglichkeit, daß stabile *Eisenchelate* im Darmlumen z. T. wohl Eisen an den eluierbaren Faktor (s. o.) abgeben, z. T. aber direkt in die Zelle gelangen können, wo sie u. U. verschiedene Heterokomplexe bilden, dissoziieren und/oder abgebaut werden können. Mit diesem Geschehen sind vielleicht *oxidoreduktive Vorgänge* verbunden, wie dies beim Austausch von Eisen zwischen Protein 2 und Protein 1 diskutiert wird. Nicht proteingebundenes Eisen soll überdies nach Ansicht verschiedener Autoren von den Darmepithelien z. T. direkt ins Blut übertreten können.
Die Frage, über welchen Mechanismus ein *Eisenmangel im Organismus die Eisenresorption im Darm fördert,* kann z. Z. noch nicht abschließend beantwortet werden. Vergleichende Untersuchungen an gesunden Mäusen und solchen des sog. sla-Stammes, der einen x-gebundenen, hereditären Eisenmangel aufweist, haben folgendes erkennen lassen: Intravenös verabreichtes ^{59}Fe lokalisiert sich innerhalb von 4 Std u. a. in den Kryptenzellen des oberen Dünndarms und befindet sich z. T. schon nach 24 Std in den differenzierten, resorptiv tätigen Enterozyten der Oberfläche. Der Eintritt von Eisen aus dem Blut in die unreifen Kryptenzellen ist bei Eisenmangel im Körper geringer als unter physiologischen Bedingungen oder gar bei Eisenüberladung. Es wird nun postuliert, daß diese Eisenaufnahme aus dem Blut mit zunehmender Differenzierung der Darmepithelien aufhört, so daß reife Enterozyten, mit einem bestimmten Gehalt an Speichereisen versehen, ihre resorptive Tätigkeit aufnehmen. Dabei scheint ein Eisenmangel der Darmepithelien die Resorption von Eisen zu fördern und umgekehrt. Bei sla-Mäusen tritt, trotz bestehenden allgemeinen Eisenmangels, ebenso viel Eisen vom Blut in die Kryptenepithelien über wie bei normalen Tieren. Hier beruht die Anhäufung von Eisen in den Enterozyten vielleicht auf einem Defekt des Träger- bzw. Transportmechanismus, der physiologischerweise die Ausschleusung von Eisen aus den Darmepithelien ins Blut besorgt, und/oder die Kryptenzellen zeigen eine erhöhte Avidität für zirkulierendes Plasmaeisen. So oder so erhalten die Darmzellen dieses Mäusestammes ein »falsches Signal«, das – wegen der im Verhältnis zum bestehenden Eisenmangel zu hohen Eisenkonzentration in diesen Elementen – zu einer ungenügenden Eisenresorption aus dem Darm führt.

Eisentransport im Blutplasma

Der weitaus überwiegende Teil des im Blutplasma, in der Interstitialflüssigkeit und in der Lymphe vorhandenen Eisens ist an *Transferrin* (*Siderophilin,* S. 885) gebunden, ein in der Leber und in Abhängigkeit vom Eisenstoffwechsel gebildetes Protein mit einem Molekulargewicht von ungefähr 76500. Im Blutplasma beträgt die Konzentration dieses Eiweißkörpers 200–320 mg/100 ml. In der Elektrophorese wandert Transferrin mit den β_1-Globulinen. Das Molekül weist zwei Domänen auf, die Eisen, in der Regel in der dreiwertigen Form, binden. Unter leicht sauren Bedingungen (unter pH 7,2) beginnt menschliches diferrisches Transferrin (TF_2), Eisen von der einen Bindungsstelle abzugeben, während die völlige Dissoziation des Eisenproteinkomplexes, d. h. die Lostrennung allen Eisens auch von der anderen Bindungsstelle, erst bei einem pH von 4,5 erreicht ist. Unter physiologischen Bedingungen sind nur etwa 20–45% aller Eisenbindungsstellen des Transferrins von Eisen besetzt (Sättigungsgrad), entsprechend einer Plasmaeisenkonzentration von 60–190 µg/100 ml. Die sog. *Eisenbindungskapazität des Serums* beträgt dementsprechend normalerweise ungefähr 250–410 µg/100 ml.
In kleinen Mengen findet sich im Blutplasma auch *Ferritin* (etwa 1–30 µg/100 ml), dessen Konzentration normalerweise, d. h. in Zuständen ohne gesteigerten Zelluntergang, einigermaßen der Größe des Eisenspeichers im Körper entspricht. Wahrscheinlich kommen im zirkulierenden Blut überdies kleinste Mengen von *Eisenchelaten* und *anderen Komplexen,* ferner von freiem *ionisiertem Eisen* vor, indessen sind zuverlässige Daten über deren Konzentration kaum zu finden.

Eisenaustausch zwischen Blut und Geweben

Die Vorgänge, die beim *Übertritt von Eisen aus Darmepithelien ins Blutplasma* von Bedeutung sind, kennen wir nur lückenhaft. Die meisten Befunde sprechen dafür, daß – neben allenfalls direkt durchtretenden Eisenchelaten und anderen Eisenkomplexen – vor allem an Trägereiweiß (Protein 2?) gebundenes Eisen aus dem rasch verfügbaren Pool der Enterozyten im Membranbereich an extrazelluläres Transferrin abgegeben wird. Dabei spielen wahrscheinlich oxidierende Enzymsysteme, u. a. Zöruloplasmin (Ferroxidase), mit eine Rolle, die zwei- in dreiwertiges Eisen überführen. Ob, in welchem Ausmaß und auf welche Weise auch geringe Mengen von Ferritin aus den Darmepithelien ausgeschleust werden, steht noch nicht fest. Beim Übergang von Enterozyteneisen ins Interstitium und dann ins Blutplasma sind nach dem bisher Bekannten noch weitere Faktoren von Bedeutung, insbesondere die noch vorhandene Eisenbindungskapazität sowie die Avidität des zirkulierenden Transferrins für Eisen, die ATP-Produktion, der Pool und damit die Syntheserate intrazellulärer Trägerproteine u. a. m.
Die *Abgabe von Eisen aus dem Blut an die Gewebe,* insbesondere an die erythropoietischen Zellen, hängt u. a. vom Sättigungsgrad des Transferrins ab. Bei der Aufnahme von Eisen aus dem Blut durch Erythroblasten oder andere Zellen scheinen – soweit sich aus Tierversuchen beurteilen läßt – verschiedene Faktoren mitzuwirken. Die selektive Entfernung von Fe^{+++} von einer der beiden Eisenbindungsstellen des Transferrins beruht vermutlich auf einer höheren Avidität und/oder Zahl von Eisenrezeptoren im Membranbereich der Empfängerzelle. Es liegt nahe anzunehmen, daß sich hier in umgekehrter Richtung Vorgänge abspielen, die denen beim Übertritt von Eisen aus den Darmepithelien auf Transferrin der Interstitialflüssigkeit und des Blutplasmas ähneln. Für die Abgabe von Eisen dürfte verständlicherweise in erster Linie diferrisches Transferrin (TF_2) in Frage kommen, aber monoferrisches Transferrin (TF_1) ist bestimmt mitbeteiligt, da der Sättigungsgrad normalerweise unter 50% liegt. Daß dabei das örtliche pH von Bedeutung ist, geht aus der Begünstigung der Eisen-Transferrindissoziation durch ein saures Milieu hervor. Beim Eintritt von Eisen in Erythroblasten oder andere Elemente scheinen membranständige reduzierende Enzyme wirksam zu werden, die Fe^{+++} in Fe^{++} überführen können. Innerhalb der Zelle ergeben sich verschiedene Möglichkeiten der weiteren Verwendung des Eisens (s. u.).
Der Eintritt von Eisen in Hepatozyten geschieht hauptsächlich auf die hier beschriebene Weise; überdies besteht die Möglichkeit, daß Hämoglobin-Haptoglobinkomplexe, Häm-Hämopexin und Ferritin aufgenommen werden. Ob und in welchem Ausmaß dies für andere Zellen möglich ist, wird unterschiedlich beurteilt.

Ferritin und seine Funktion als intrazelluläre Speicherform für Eisen

Der Eiweißanteil von Ferritin, *Apoferritin,* besteht nach neueren Angaben aus 24 Polypeptidketten mit einem Molekulargewicht von je 18400. Das am besten untersuchte Apoferritin, das aus Pferdemilz gewonnene, weist ein Molekulargewicht von 440000–450000 auf. Das Protein bildet offenbar eine hohlkugelförmige Hülle mit einem Durchmesser von 120–125 Å, die eine zentrale »Höhle« umschließt. Die Anhäufung bzw. Bindung von Fe^{+++}, die bis 4300 Atome pro Molekül Apoferritin betragen kann, erfolgt im Bereich dieser Kavität. Die Proteinschale soll 6 »Kanäle« mit annähernd quadratischem Querschnitt aufweisen, die sich von außen nach innen von 9 auf 12 Å erweitern. Der Transport von Eisen von der Außenfläche der Hülle in den Ferri-Hydroxid-Phosphat-Kern im Bereich der inneren Oberfläche erfolgt sehr wahrscheinlich durch diese »Kanäle«. Die innere Austauschoberfläche weist z. T. mikrokristalline Eigenschaften auf. Beim *Eintritt von Eisen in ein Apoferritin-Molekül* wird – soweit beurteilbar – Fe^{++} durch molekularen Sauerstoff zu Fe^{+++} oxidiert, wobei Apoferritin katalysierend wirkt. Die *Mobilisation von Eisen aus Ferritin* geschieht unter gleichzeitiger Reduktion von Fe^{+++} zu Fe^{++}. Letztere erfolgt vermutlich durch Flavinmononukleotid-Dihydrid ($FMNH_2$), das zusammen mit NAD^+/NADH, möglicherweise auch anderen Stoffen, und einem Enzym den Fe^{+++}-reduzierenden Mechanismus kennzeichnet.
Vieles spricht dafür, daß die *Synthese der Untereinheiten von Apoferritin durch Eisen stimuliert* wird, und daß *zell- bzw. organspezifische Apoferritine* vorkommen.

Hämosiderin, seine Entstehungsweise und Bedeutung

Hämosiderin ist ein physiologischerweise auftretendes Pigment (vgl. dazu S. 92), dessen Entstehungsweise immer noch einer weiteren Klärung bedarf. In vielen Fällen kommt es durch *Endozytose* und *lysosomalen Abbau* zugrunde gegangener Erythrozyten bzw. deren Trümmer oder anderen z. T. makromolekulären eisenhaltigen Materials zustande. Manchmal entstehen aus Phagosomen durch Einstülpung zytoplasmatischer Sprossen multivesikuläre Körper, die u. a. Ferritin enthalten. Man hält es für möglich, daß Phagosomen bzw. Pinosomen, die u. a. Transferrin oder andere eisenbindende Makromoleküle enthalten, durch sog. Reemigration Trägersubstanzen wieder nach außen abgeben. In der Regel kommt es indessen zur Fusion

der Phagosomen oder Pinosomen mit primären oder sekundären Lysosomen, in denen das Material zum guten Teil abgebaut wird (vgl. dazu S. 93). Dabei kann Eisen freigesetzt, in die Zellmatrix abgegeben und in Apoferritin bzw. Ferritin eingebaut werden. In der Regel wird auch die Synthese von Apoferritin stimuliert. Ein erheblicher Teil des eisenhaltigen Materials bleibt aber in den Lysosomen und wandelt sich im Verlauf von wenigen Tagen in Hämosiderin um. Dies ist ein komplexes, in seinen verschiedenen Strukturformen noch nicht völlig geklärtes Material. Je nach dem Eisengehalt kann die Eigenfarbe (Pigment) braungelblich, hellbraun oder dunkelbraun sein. Meistens finden sich auch Polysaccharide, Lipide sowie Proteinanteile, die dem Apoferritin nahe stehen. Die Eisenverbindungen innerhalb des Hämosiderins kennt man nicht in allen Varianten, u. a. wurde das Vorkommen von $(FeOOH)_8 \cdot (FeO \cdot PO_4H_2)$ gemeldet. Der Eisengehalt des Hämosiderins kann bis 35% betragen. Abgesehen von der eben geschilderten Entstehungsweise von Hämosiderin, kennt man eine *Autophagozytose ferritinreicher Zytoplasmaanteile* und anderer eisenhaltiger Zellstrukturen, die ebenfalls zur intralysosomalen Hämosiderinbildung führen kann. Ob hier ein Eisenangebot, das die Kapazität des Ferritins überschreitet, die Autophagie auslösen mag, ist nicht geklärt. Über einen Eisentransport aus der Zellmatrix durch die lysosomale Membran ist wenig bekannt, desgleichen über eine Exozytose intralysosomalen Hämosiderins.
Aus diesen zusammenfassenden Bemerkungen läßt sich ableiten, daß Hämosiderin eine *Speicherform von Eisen* darstellt, die weniger rasch mobilisierbar ist als die in Ferritin, jedoch meist größere Mengen umfaßt. Es wird auch verständlich, daß intrazelluläres Eisen von der Hämosiderin- in die Ferritinform übergeführt werden kann und umgekehrt.

Physiologischer Eisenumsatz

Das Transferrineisen stammt einesteils von dem täglich in kleinen Mengen durch die Darmepithelien aufgenommenen Eisen, weitaus zum größten Teil jedoch aus zugrunde gegangenen Erythrozyten, die von Makrophagen vor allem in der Milz, z. T. im Knochenmark und anderswo abgebaut werden. Dieser *Eisenumsatz* gestaltet sich ungefähr so, daß pro Tag bei erwachsenen Männern nur etwa 1 mg Eisen durch *Verlust nach außen* verloren geht, vor allem durch Zelldesquamation im Darmtrakt und an der Hautoberfläche, und eine entsprechende Menge Eisen zur intestinalen Resorption gelangt. Täglich werden den erythropoietischen Zellen ungefähr 20 mg Eisen zum Einbau in Hämoglobin zugeführt, d. h. weit überwiegend auf dem Weg der *Reutilisation.* Frauen verlieren bei jeder normalen Menstruation ungefähr 17 mg Eisen, bei Menorrhagien und Metrorrhagien jedoch wesentlich mehr. Dies ist der Hauptgrund dafür, daß beim weiblichen Geschlecht im reproduktiven Alter oft ein Eisenmangel beobachtet wird. Im Verlauf einer Gravidität verliert die Frau total ungefähr 700 mg Eisen, was einem durchschnittlichen täglichen Verlust von etwa 2,5 mg entspricht. Zu Beginn der Schwangerschaft ist dieser Wert geringer, gegen Ende erheblich größer (vgl. dazu täglicher Eisenbedarf, s. o.). Die *Eisenspeicher* im Körper lassen sich in mehr oder weniger *labile,* d. h. rasch verfügbare und eher *stabile,* langsamer mobilisierbare Eisenpools unterteilen. Zu den ersteren gehören vor allem das an Transferrin und Ferritin gebundene, ferner ein gewisser Teil des im Osteoid des Knochens enthaltenen Eisens, zu den letzteren u. a. das in Erythrozyten, Gewebeenzymen und durchmineralisierten Knochen vorhandene Eisen. Das Hämosiderin-Eisen nimmt eine Mittelstellung zwischen dem labilen und stabilen Eisenpool ein. Physiologischerweise befinden sich etwa 75% des im Blutplasma vorhandenen, d. h. vor allem an Transferrin gebundenen Eisens im Austausch mit den erythropoietischen Zellen, der Rest mit anderen Zellen und Geweben.

112.2. Begriffe und allgemeine Hinweise zu den Eisenstoffwechselstörungen

Definitionen: *Sideropenie* heißt *Eisenmangelzustand* und bezieht sich auf einen ungenügenden Totalbestand des Körpers an Eisen. Sind damit pathologische Symptome verbunden, sprechen wir von *Eisenmangelkrankheit.* Das Adjektiv *»sideropenisch«* kann auch für einzelne Zellsysteme oder Gewebe angewandt werden (z. B. *sideropenische Anämie*).

Unter einer *Hämosiderose* verstehen wir eine über das übliche Maß hinausgehende Ablagerung von *Hämosiderin (Siderin)*, das fast immer intrazellulär liegt. Eine *lokale (umschriebene) Hämosiderose* kann irgendwo im Körper auftreten. Meistens ist sie Folge einer örtlichen Blutung (S. 456). Man kennt auch Formen von Hämosiderose, die sich auf einzelne Organe beziehen: *Organhämosiderose* (z. B. der Leber, der Milz und/oder der Lymphknoten). Als *allgemeine Hämosiderose* im weiteren Sinn bezeichnet man eine krankhaft vermehrte Hämosiderinablagerung in verschiedenen Organen bzw. Geweben, die in *mehreren Lokalisationstypen* auftreten kann (S. 94 und 95).
Manchmal wird beim Vorliegen einer Hämosiderose vereinfachend von *Siderose* gesprochen. Dieser Begriff umfaßt aber – streng genommen – jede Art von vermehrter Eiseneinlagerung im Körper, also auch die auf dauerndem Einatmen von Roststaub entstehende Lungensiderose, bei der das Eisen nur zum kleineren Teil in Form von Hämosiderin deponiert wird.
Bei der *allgemeinen Hämochromatose* handelt es sich um ein Syndrom, das auf verschiedenen Ursachen beruhen kann und sich durch eine exzessive Eisenspeicherung in Parenchym- bzw. Epithelzellen zahlreicher Organe sowie in anderen Strukturen (S. 94), Auftreten von zeroidartigem Pigment und meistens auch das Bestehen einer – wenigstens in Entwicklung begriffenen – Pigmentzirrhose der Leber auszeichnet. Einzelne Formen des Hämochromatosesyndroms tragen besondere Namen (s. u.).
Ablagerungen von Eisen bzw. eisen-, kalk- und phosphathaltigen Salzen finden sich dann und wann färberisch darstellbar in der faserigen Interzellulärsubstanz des Bindegewebes, wofür Bezeichnungen wie *»Gestrüpp-Pigment«* (S. 461), *»Fasersiderose«* und sog. *»Gandy-Gamna-Körperchen«* (Milz) benützt werden. Viele Formen von Verkalkung gehen ebenfalls mit einer Präzipitation eisenhaltiger Substanzen einher, eingeschlossen die Verkalkung von Knorpel und Knochen.

Aus diesen Umschreibungen ergibt sich u. a., daß Störungen des Eisenstoffwechsels in *verschiedene Themenkreise* gehören, z. B. ins Gebiet der Anämien (S. 412), der Pigmente (S. 91), pathologischer Zellveränderungen ganz allgemein (S. 37), der Stützgewebspathologie (S. 101), der Verkalkungen (S. 829) u. a. m. In der nachfolgenden Besprechung soll das Gewicht auf Eisenmangel- und exzessive Eisenspeicherungszustände gelegt werden.

Der *Nachweis von Eisen* im Gewebe kann zunächst – ähnlich wie der von Kalzium (S. 816) – durch physikalische Methoden und chemische Analysen geführt werden. Geht es darum, Form, Menge und Lokalisation des Eisens innerhalb erhaltener Gewebestrukturen zu erfassen, bedient man sich meistens der *färberischen Methode.* Mit Hilfe der *Berlinerblaureaktion* (Zusatz von Ferro-Zyankalium) läßt sich

dreiwertiges Ferri-Eisen in Form leuchtend blau getönter Ferri-Ferro-Komplexe darstellen. Bei der gebräuchlicheren *Turnbullreaktion* wird das Eisen zuerst reduziert und durch Einwirkung von Ferri-Eisen in Komplexe mit blauer Eigenfarbe überführt. Diese Färbung wird vorgezogen, weil damit sowohl zwei- wie dreiwertiges Eisen zur Darstellung gelangt. Mit der Turnbulltechnik lassen sich intrazellulär sog. *amorphes Siderin,* das eine mehr diffuse zytoplasmatische Blaufärbung ergibt, und *granuläres (»körniges«) Hämosiderin,* das u. U. in größeren »Klumpen« auftritt, auseinanderhalten. Das letztere zeigt häufig eine positive PAS-Reaktion und kann mit Lipidfarbstoffen, wie Fettrot, leicht angefärbt werden. Manchmal findet sich eine *diffuse, leichte Blaufärbung* der Interstitialflüssigkeit und des Blutplasmas bzw. geronnener Blutflüssigkeit in Schnittpräparaten, vor allem bei Eisensättigung von Transferrin. *Kalkniederschläge* nehmen bei Turnbull- oder Berlinerblaufärbung oft einen Blauton an.
Elektronenmikroskopisch tritt Eisen intrazellulär häufig in Form sog. *Siderosomen* in Erscheinung, d. h. meist als in Quadruplets angeordneten Mizellen mit einem Durchmesser von etwa 27 Å, die offenbar von Apoferritinmolekülen umgeben sind. Die letzteren kann man immunochemisch nachweisen. Im Hämosiderin sind z. T. dicht gelagerte Siderosomen zu erkennen.

112.3. Eisenmangelzustände

Ursachen und **Pathogenese:** Eisenmangelzustände beruhen auf nicht korrigierten Blutverlusten, einer ungenügenden intestinalen Resorption von Eisen und/oder einer im Verhältnis zur Aufnahme zu großen Überführung in weniger mobilisierbare Pools (vgl. dazu Abb. 142).
Bei Erwachsenen sind *chronische bzw. wiederholte Blutverluste* bei weitem die wichtigste Ursache eines Eisenmangels. Beim *weiblichen Geschlecht,* bei dem sideropenische Zustände viel häufiger vorkommen als beim männlichen, sind es vor allem Blutverluste aus dem Uterus während der *geschlechtsreifen Phase,* die dafür verantwortlich sind (vgl. dazu Meno- und Metrorrhagien, S. 456). Beim *männlichen Geschlecht* und bei *Frauen in der Menopause* stehen demgegenüber dauernde oder rezidivierende, z. T. okkulte *Blutungen aus dem Magendarmkanal* im Vordergrund. Andere Blutverluste sind im Vergleich zu diesen wesentlich seltenere Ursachen einer Sideropenie. Das gilt im besonderen für Blutungen aus den Harnwegen und andere Möglichkeiten, wie etwa ein zu häufiges Blutspenden.
Eine *ungenügende Eisenaufnahme* im Verhältnis zu den Bedürfnissen des Körpers spielt besonders bei Säuglingen, Kindern und Jugendlichen, die sich in einer starken Wachstumsphase befinden, eine Rolle. Meistens handelt es sich in diesen Fällen um ein *nicht ausreichendes Eisenangebot,* wie es bei einseitiger Milchernährung oder anderen Formen von Fehlkost der Fall ist, ganz abgesehen von *Hungerzuständen.* Bei diesen spielen im übrigen verschiedene weitere Faktoren mit, u. a. ein Proteinmangel, der sich im Sinn einer unzulänglichen Bildung von Transferrin und Apoferritin auswirkt (S. 833). Besonders schwerwiegende Sideropenien treten auf, wenn sich eine ungenügende Eisenzufuhr mit dauernden Blutverlusten kombiniert. Dies gilt auch für Eisenmangelzustände bei *Maldigestions- und Malabsorptionssyndromen* (S. 689).
Ein *gesteigerter Eisenbedarf* besteht, wie erwähnt, in der Kindheit und bei Frauen während der Gravidität. Überdies kennt man eine Reihe von *Infektionskrankheiten* und anderen Leiden, wie das *Lymphoma malignum Hodgkin,* bei denen im Gewebe vermehrt Eisen fixiert wird. Man vermutet, daß bei der Hodgkin'schen Krankheit die Makrophagen das Eisen nicht in normaler Weise zu handhaben vermögen. Die Gründe hierfür sind unbekannt.

Morphologisch bietet sich bei *schweren Eisenmangelkrankheiten* ein Bild, das schon makroskopisch auf die Verdachtsdiagnose einer Sideropenie hinweist. Abgesehen von der *anämiebedingten Blässe* beobachtet man als sog. Stigmata u. a. eine *Koilonychie* (Flach- oder Hohlnägel) oder häufiger Brüchigkeit und Längsrillung der Nägel, dünnes, z. T. leicht ausfallendes Haar und Anomalien der Epithelien, insbesondere der verhornenden mehrschichtigen Plattenepithelien, die sich u. a. in einer *Atrophie der Zungen- und Rachenschleimhaut,* verbunden mit Brennen und Schluckbeschwerden (vgl. dazu *Hunter'sche Glossitis*), einer *angulären Stomatitis bzw. Cheilosis* und einer *trockenen, gerunzelten Haut* äußern können. Das sog. Plummer-Vinson-Syndrom wurde schon diskutiert (S. 674). Bei Frauen im geschlechtsreifen Alter gesellen sich oft *Menstruationsstörungen,* wie Menorrhagien oder Amenorrhoe, hinzu.
Bei *leichteren Fällen* von Eisenmangel sind die oben erwähnten Veränderungen oft nur diskret ausgebildet oder überhaupt nicht nachweisbar.
Mikroskopisch erkennt man in *Blutausstrichen* – mehr oder weniger ausgeprägt – das typische Bild der *Eisenmangelanämie* (S. 423). Im *Knochenmark* fällt neben einer oft etwas *gesteigerten Erythropoiese* und der *Zytoplasma- bzw. Hämoglobinarmut der Erythroblasten* ein *Mangel an färbbarem Makrophagensiderin oder -hämosiderin* auf. Das noch vorhandene Speichereisen ist mehr in Form von Ferritin als Hämosiderin nachweisbar.
An der *Zunge* sowie der *Haut* und ihren Anhangsgebilden, d. h. Haaren und Nägeln, erkennt man eine *Atrophie* wechselnden Grades, z. T. verbunden mit Keratinisationsstörungen. *Parakeratotisch verhornte mehrschichtige Plattenepithelien,* wie die der Mundhöhle, zeigen oft – abgesehen von der Atrophie – ebenfalls Verhornungsanomalien; ferner findet sich eine wechselnde Atrophie der Speicheldrüsen. Dauern derartige Störungen lange Zeit an, und/oder erreichen sie einen hohen Grad, kann es zur sog. *postkrikoiden Dysphagie* bzw. Obstruktion kommen *(Paterson-Kelly-Syndrom).* Vor allem ältere Patienten mit länger dauernder Sideropenie neigen zur Entwicklung von *Leukoplakien* im Mundbereich, die gelegentlich maligne entarten.
Elektronenmikroskopische Untersuchungen haben in solchen Fällen erkennen lassen, daß neben einem *Ferritin- und Hämosiderinmangel* in verschiedenen Zellarten vor allem *mitochondriale Veränderungen,* wie Schwellung, Vakuolisierung, Kristaverlust und Ruptur der äußeren Membran, im Vordergrund der pathologischen Befunde an Organellen stehen.

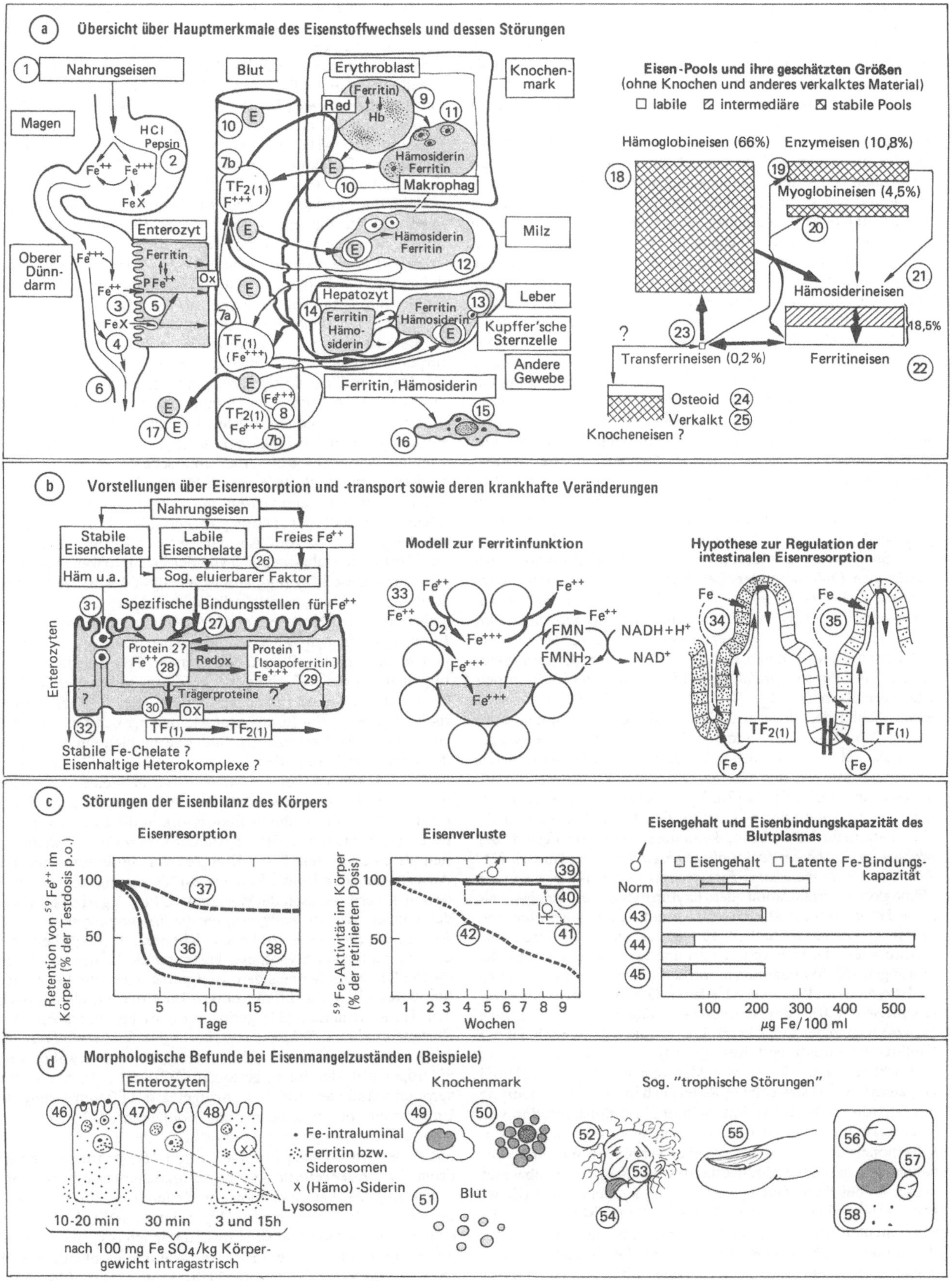
a Übersicht über Hauptmerkmale des Eisenstoffwechsels und dessen Störungen
Nahrungseisen
Magen
HCl
Pepsin
FeX
Enterozyt
Ferritin
PFe++
Ox
Oberer Dünndarm
Blut
Erythroblast
Ferritin
Hb
Red
Hämosiderin
Ferritin
Makrophag
Knochenmark
Milz
Hämosiderin
Ferritin
Hepatozyt
Ferritin
Hämosiderin
Leber
Kupffer'sche Sternzelle
Andere Gewebe
Ferritin, Hämosiderin
Eisen-Pools und ihre geschätzten Größen
(ohne Knochen und anderes verkalktes Material)
labile
intermediäre
stabile Pools
Hämoglobineisen (66%)
Enzymeisen (10,8%)
Myoglobineisen (4,5%)
Hämosiderineisen
18,5%
Transferrineisen (0,2%)
Ferritineisen
Osteoid
Verkalkt
Knocheneisen ?
b Vorstellungen über Eisenresorption und -transport sowie deren krankhafte Veränderungen
Nahrungseisen
Stabile Eisenchelate
Labile Eisenchelate
Freies Fe++
Häm u.a.
Sog. eluierbarer Faktor
Spezifische Bindungsstellen für Fe++
Enterozyten
Protein 2 ?
Redox
Protein 1 [Isoapoferritin]
Trägerproteine ?
OX
Stabile Fe-Chelate ?
Eisenhaltige Heterokomplexe ?
Modell zur Ferritinfunktion
FMN
FMNH2
NADH+H+
NAD+
Hypothese zur Regulation der intestinalen Eisenresorption
c Störungen der Eisenbilanz des Körpers
Eisenresorption
Retention von 59Fe++ im Körper (% der Testdosis p.o.)
Tage
Eisenverluste
59Fe-Aktivität im Körper (% der retinierten Dosis)
Wochen
Eisengehalt und Eisenbindungskapazität des Blutplasmas
Eisengehalt
Latente Fe-Bindungskapazität
Norm
µg Fe/100 ml
d Morphologische Befunde bei Eisenmangelzuständen (Beispiele)
Enterozyten
10-20 min
30 min
3 und 15h
nach 100 mg Fe SO4/kg Körpergewicht intragastrisch
Fe-intraluminal
Ferritin bzw. Siderosomen
(Hämo)-Siderin
Lysosomen
Knochenmark
Blut
Sog. "trophische Störungen"

Abb. 142a–d. *Hinweise auf den Eisenstoffwechsel und dessen Abweichungen von der Norm.* **a** *Übersicht über die Hauptmerkmale des Eisenstoffwechsels und dessen Störungen (vgl. dazu auch* **b–d**). Ein *Eisenmangelzustand* (Sideropenie), der sich als *Eisenmangelkrankheit* (z. B. sideropenische Anämie, 37, 44, 49–58) äußern kann, beruht in der großen Mehrzahl der Fälle auf *nicht korrigierten Blutverlusten* (17). Vor allem bei Frauen im geschlechtsreifen Alter machen sich *Menorrhagien* und *Metrorrhagien* oft in diesem Sinn bemerkbar. Hinsichtlich Häufigkeit an zweiter Stelle stehen *okkulte Blutverluste durch den Magendarmtrakt,* wie sie bei chronischen peptischen Geschwüren von Magen und/oder Duodenum, Magen- und Darmkarzinomen u. a. öfters beobachtet werden. Weitere Ursachen umfassen z. B. wiederholte Blutverluste durch den Harntrakt, zu häufige Blutspenden u. a. m. Eine *ungenügende Zufuhr von Nahrungseisen* (1) im Verhältnis zu den Bedürfnissen kann – abgesehen von einem erhöhten Bedarf bei bereits bestehender Sideropenie (s. o.) – vor allem bei Säuglingen und Kleinkindern, u. U. aber auch bei älteren Kindern und Jugendlichen eine Rolle spielen, im besondern bei einseitiger oder mangelhafter Ernährung (sideropenische Anämie bei Säuglingen mit dem früher nicht seltenen Milch- oder Mehlnährschaden, bei Hungersnot u. a.). Ein *gesteigerter Eisenbedarf* besteht nicht nur beim wachsenden Organismus bzw. in der Gravidität, sondern auch bei bestimmten Krankheiten, wie chronischen Infektionen, neoplastischen Prozessen bzw. Lymphoma malignum Hodgkin (Fixation von Eisen in den Geweben wegen Störung des Umsatzes von Makrophageneisen?, 11–13) u. a. An sich scheint eine Achylie (2) nicht zu einer Sideropenie zu führen, im Gegensatz zu *Malabsorptions-Syndromen* (3–6, besonders bei Befall auch des oberen Dünndarms z. B. bei Zöliakie bzw. einheimischer Sprue): Hier haben wir es allerdings meist mit komplexen Mangelsituationen zu tun, bei denen u. a. auch die ungenügende Versorgung des Körpers mit Folsäure und Vitamin B_{12} (s. Abb. 143, S. 858) von Bedeutung ist. Bei der sog. *prälatenten Sideropenie* sind die Eisenspeicher (vor allem 21, 22, z. B. 5, 11–15, s. auch 33) bis auf etwa einen Achtel der Norm reduziert, und die Eisenaufnahme im Darm (3–5, 26–32, 35) nimmt zu. Der sog. *latente Eisenmangel* kennzeichnet sich zusätzlich u. a. durch eine Verminderung der Eisenkonzentration und eine Zunahme der Konzentration von Transferrin im Blutplasma (7a, 7b, 23, 44) sowie eine Herabsetzung der Konzentration von Serum-Ferritin (22). Einen nützlichen Parameter für die Früherkennung solcher Störungen ist der *Mangel an färbbarem Makrophageneisen* im Knochenmark (11, 49). Von einem *manifesten Eisenmangel* sprechen wir, wenn die Hämoglobinkonzentration der Erythrozyten auf weniger als 27 pg Hb/Erythrozyt absinkt, d. h. wenn eine *hypochrome, mikrozytäre Anämie* besteht (9, 10, 18), die sich u. a. durch eine erythropoietische Hyperplasie (50) und verschiedene trophische Störungen (52–58) kundtut; in solchen Fällen fehlt es z. T. auch an Enzymeisen (19) in verschiedenen Geweben sowie an Myoglobineisen (20). Bei *chronischen hämolytischen Anämien* (S. 424) liegt in der Regel keine Sideropenie vor; vielmehr ist der Erythrozytenumsatz gesteigert (9, 10), was sich u. a. in einer verstärkten Hämosiderose von Makrophagen (11–13, 21) und Hepatozyten (14) sowie in der Regel auch in einer Vergrößerung des Ferritin-Pools (22) äußert, während die Konzentration von Transferrin im Blutplasma meistens abnimmt (43). Ähnliche Lokalisationen der Hämosiderose, aber verbunden mit einer Zunahme des gesamten Eisenbestandes des Körpers, beobachtet man z. T. bei *Eisenüberangebot,* z. B. im Sinn einer übertriebenen Eisenmedikation oder wiederholter Bluttransfusionen. Tierexperimentell registrierte man nach Eisenüberladung u. a. eine Reduktion des Askorbinsäuregehalts der Leber und eine verminderte Knochenbildung, verbunden mit leicht verstärkter Osteoklasie. Das *Hämochromatose-Syndrom* (S. 840, s. auch Abb. 31, S. 95), das *idiopathisch* (z. T. *hereditär*), bei *Hämoglobinsynthesestörungen,* im Rahmen eines *chronischen Alkoholismus,* im Sinn einer sog. *Transfusions-Siderose* und – in besonderer Form – bei der sog. *Bantu-Siderose* auftreten kann, kennzeichnet sich durch eine stark positive Eisenbilanz mit Hämosiderose der verschiedensten Körperzellen sowie u. a. färbbares Eisen im Osteoidbereich des Knochens (24), z. T. auch in den Schalt- und Generallamellen (25). Abgesehen von den Fällen mit *Atransferrinämie* (7a, 7b, 23) ist die Pathogenese des Hämochromatose-Syndroms noch wenig geklärt. Man vermutet die Existenz eines »Hämochromatose-Gens«, möglicherweise verbunden mit Defekten eines oder mehrerer Träger- bzw. Transportproteine für Eisen (5?, 7a, 7b?, 33? u. a.). Ferner wird als gemeinsames pathogenetisches Moment der Hämochromatose-Syndrome die toxische Wirkung freier Eisenionen (vor allem Fe^{+++}, 8) diskutiert. **b** *Vorstellungen über Eisenresorption und -transport sowie deren krankhafte Veränderungen.* Vieles spricht dafür, daß die Bildung löslicher Eisenkomplexe (z. B. mit Askorbinsäure, Zuckern, Aminosäuren oder Galle), die im leicht alkalischen Duodenal- und Jejunalmilieu nicht präzipitieren, für die Bereitstellung resorbierbaren Eisens Bedeutung hat. Die Resorption scheint, unter Mitwirkung eines sog. eluierbaren Faktors (26), vor allem aktiv zu erfolgen (27), offenbar in Abhängigkeit von der »Avidität« des Gesamtpools intrazellulärer Trägerproteine für Fe: Die intestinale Eisenaufnahme ist bei geringer Beladung dieser Eiweißkörper durch Fe nach dem bisher bekannten besonders groß. Man unterscheidet einen rasch auswechselbaren, möglicherweise an Protein 2 gebundenen und einen langsamer austauschbaren, mit Enterozyten-Ferritin identischen Eisenpool der Darmepithelien (28, 29). Wahrscheinlich hängt es u. a. vom Ausmaß der Oxidation von Fe^{++} zu Fe^{+++}(ox), die wahrscheinlich von der im Blutplasma vorhandenen Ferroxidase I (Zöruloplasmin) katalysiert wird, und von der relativen Avidität der intrazellulären Trägerproteine im Vergleich zu derjenigen von Transferrin ab, wieviel Eisen aus den Enterozyten in den Blutkreislauf gelangt (30). Vorwiegend a- und monoferrisches Plasma-Transferrin ($TF_{(1)}$) eignet sich naturgemäß für die Aufnahme von Fe^{+++} im besonderen Maß, im Gegensatz zu Transferrin, das zu einem guten Teil schon diferrisch ist ($TF_{2(1)}$). Ein Eisenaustausch im umgekehrten Sinn, d. h. vom Blut in die Enterozyten, findet vermutlich nur im Bereich der Kryptenzellen in erheblichem Ausmaß statt (34, 35). Möglicherweise können kleinere Mengen von stabilen Eisenchelaten im Sinn der Zytopempsis durch die Enterozyten durchgeschleust werden (31, 32) bzw. durch Endozytose in die Enterozyten eintreten (z. B. Häm aus Nahrungsfleisch). *Ferritin* (33) stellt man sich als einen Protein-Eisen-Komplex vor, in dessen »Ein- und Austrittskanälen« Redox-Systeme zur Verfügung stehen, und in dessen Innern wechselnde Mengen von Fe^{+++} gespeichert werden können. Die *Mechanismen, die die Eisenaufnahme durch die Enterozyten regulieren,* sind noch nicht geklärt. Möglicherweise, d. h. im Sinn einer Hypothese, bestimmt die Menge von Eisen, die die Kryptenzellen aus dem Blut aufnehmen, die Fe-Resorptionsbereitschaft der differenzierten Enterozyten, die bei reichlich Transferrineisen (34) geringer ist als bei sideropenischen Zuständen (35). **c** *Beispiele von Störungen der Eisenbilanz.* Die *Eisenresorption* im Darm (36 = Norm) ist – wie erwähnt – bei Sideropenie in der Regel gesteigert (37) und z. B. bei Malabsorption vermindert (38, u. a. mangelhafte Differenzierung der Enterozyten bei beschleunigtem Epithelumsatz?). Eine vermehrte Eisenresorption trotz überfüllter Eisenspeicher im Körper findet sich in manchen Fällen von Hämochromatose-Syndrom (37). *Eisenverluste* sind physiologischerweise beim Mann sehr gering (39, Desquamation von Zellen, s. **a**, 16), im Gegensatz zur menstruierenden Frau (40), bei der erhöhte Blutverluste eine erhebliche Sideropenie bewirken können (41). Ähnlich und oft noch schwerer sind die Eisenverluste infolge okkulten Blutabgangs durch den Gastrointestinaltrakt u. a. (42). *Eisengehalt und latente Eisenbindungskapazität des Blutplasmas,* die zusammen die *totale Eisenbindungskapazität* ergeben, weichen bei verschiedenen Krankheiten von der Norm ab; 43: *chronische hämolytische Anämien, hyporegeneratorische Anämien, Hämochro-*

Folgen: Eine allgemeine Sideropenie mit teilweiser oder weitgehender *Erschöpfung der Eisenspeicher* hat unter sonst normalen Bedingungen zur Folge, daß *im Darm vermehrt Eisen resorbiert wird.* Die Mechanismen, über die die Enterozyten dieses Signal erfahren, sind noch nicht geklärt, indessen scheint es sich u. a. um die Folge einer mangelhaften endogenen Eisenversorgung dieser Elemente zu handeln, was eine verstärkte Resorption aus dem Darminnern zur Folge hat (s. vorausgehenden Abschnitt). Die letztere kann dabei bis auf das Dreifache zunehmen. Ein einmaliger, massiver Blutverlust wirkt sich im Verlauf weniger Tage in dieser Weise aus. Bei chronischen Blutverlusten und funktionell intaktem Gastrointestinaltrakt wird im Darm fortgesetzt mehr Eisen aufgenommen als es der Norm entspräche.

Eine weitere Folge der Sideropenie ist das *Absinken der Serumeisenkonzentration,* oft unter den »Grenzwert« von 60 µg/100 ml. Dabei findet sich – im Gegensatz zu verschiedenen chronischen Leiden mit Hyposiderämie (z. B. Anämie bei chronischen Infektionskrankheiten, Nieren- und Leberleiden sowie Endokrinopathien) – häufig eine *erhöhte* »ungesättigte« und totale *Eisenbindungskapazität,* entsprechend einer *Zunahme der Plasmatransferrinkonzentration* und einem *verminderten Sättigungsgrad* dieses Proteins durch Eisen. Im Gegensatz zum Transferrin ist die *Konzentration von Ferritin im Serum erniedrigt.* Sie spiegelt einigermaßen die Größe zumindest des labilen Eisenpools im Körper wider. Werte unter 10 µg/100 ml sind keine Seltenheit.

Klinisch am besten bekannt ist die wichtigste Folge der Sideropenie, die *Eisenmangelanämie* (vgl. dazu S. 423), die in ihrer klassischen Form hypochromen, mikrozytären Charakter hat. Die in solchen Fällen typische Verminderung der Hämoglobinsynthese in der einzelnen erythropoietischen Zelle geht mit einer vermehrten Produktion von Stammzellen dieser Reihe einher, was mit einem stimulierenden Effekt nicht nur des Erythropoietins sondern auch des eisenarmen Mikromilieus auf die Vorläuferzellen zu erklären versucht wird.

Der allgemeine Eisenmangel zieht indessen noch viele weitere funktionelle und strukturelle *Störungen in den verschiedensten Geweben* nach sich. Tierexperimentell konnte gezeigt werden, daß die Bildung von Myoglobin, die Zellproliferation, insbesondere die DNA-Synthese, die Aktivität mitochondrialer Enzyme (Zytochrome a, b, c_1, NADH-Zytochrom c-Reduktase, Sukzinat-Dehydrogenase, Zytochromoxidase u. a.) und solcher des Pentosephosphat-Shunts sowie lymphozytäre Reaktionen auf Antigene und viele weitere Funktionen beeinträchtigt sind. Unter anderem äußern sich derartige »trophische« Störungen in epithelialen Veränderungen (s. u.). Gesamthaft fallen *Müdigkeit* bzw. *Ermüdbarkeit* und Lebensunlust auf.

Beispiele:

- Frauen verlieren manchmal bei der Menstruation 200 ml Blut und mehr, ohne sich bewußt zu sein, daß sich auf diese Weise ein Eisenmangel einstellt, falls nicht für Ersatz gesorgt wird (vgl. dazu die früher bei jungen Frauen ziemlich verbreitete »*Chlorose*«).
- Zu den Hauptursachen des wiederholten bzw. chronischen *Blutverlusts aus dem Verdauungstrakt,* der bei Männern und bei Frauen in der Menopause den häufigsten Grund einer Sideropenie darstellt, gehören peptische Geschwüre im Magen-Duodenalbereich, Oesophagusvarizen, Hämorrhoiden, Salizylatabusus mit hämorrhagischer Gastritis, in gewissen Ländern auch die Infestation durch Parasiten, wie Hakenwürmer u. a. m.
- Da Milch eine relativ schlechte Eisenquelle ist, wird bei *einseitiger Milchernährung* und Fehlen einer Verstärkung der Nahrungsmittel durch Eisen noch heute da und dort eine Häufung von Eisenmangelzuständen beobachtet (vgl. dazu die früher hierzulande verbreitete Kuh- und vor allem Ziegenmilchanämie bei Säuglingen und Kleinkindern).
- Ähnliches gilt für *einseitige Zerealienkost* (Weizen u. a.) ohne Beigabe tierischer Eiweiße. Die in Zerealien enthaltenen Phytate können – wie u. a. Phosphate – Komplexe mit Eisen bilden und dessen Resorption im Darm hemmen. An *Vitamin C* reiche Früchte fördern demgegenüber die intestinale Eisenaufnahme.
- *Maldigestions- und Malabsorptionssyndrome* führen nur in einem Teil der Fälle zu Eisenmangelzuständen. Besonders gefährdet in dieser Hinsicht sind Patienten, bei denen die hauptsächlich eisenresorbierenden Darmabschnitte (Duodenum, oberes Jejunum) vom Chymus entweder größtenteils umgangen (z. B. partielle Gastrektomie) oder sehr rasch passiert

---

Abb. 142 a–d (Fortsetzung)

matose und schwere Formen von *allgemeiner Hämosiderose* anderer Art; 44: *Eisenmangelzustände* (z. B. auch in der *Gravidität*); 45: *chronische Infektionen, maligne Neoplasien* (u. a. *Lymphoma malignum Hodgkin*), *Urämie,* andere chronische Krankheiten. **d** *Einige morphologische Befunde bei Eisenmangelzuständen.* Elektronenmikroskopische Untersuchungen haben deutlich gemacht, daß die bei Sideropenie *gesteigerte Eisen-Resorption im Darm* – ähnlich wie unter physiologischen Bedingungen – zumindest in zwei Phasen abläuft: Rasches Auftreten (46) und Wiederverschwinden (47) von Siderosomen in den Enterozyten, gefolgt von einer späteren Welle mit reichlich intraenterozytären Siderosomen (48). Wahrscheinlich beruht dieses Phänomen auf Unterschieden im Resorptionstyp (46, 47: aktiver Transport? 48: endozytotisch aufgenommene Eisenaggregate bzw. Komplexe?). Weitere *Kennzeichen schwerer chronischer sideropenischer Zustände* sind u. a. das *Fehlen von Makrophageneisen im Knochenmark* (49), eine *erythropoietische Hyperplasie* (50), eine *hypochrome, mikrozytäre Anämie* (51), *trophische Störungen,* wie *dünnes, leicht ausfallendes Haar* (52), *Atrophie der Mund-Rachen-Schleimhaut* (u. a. *Hunter'sche Glossitis*) und *Cheilosis* (53), *Dysphagie* (54), *Koilonychie* (55) u. a. Elektronenmikroskopisch finden sich in vielen Zellen Veränderungen wie Schwellung (56) und teilweiser Krista-Verlust (57) der Mitochondrien sowie Mangel an Siderosomen (58) u. a. m.

FeX = Eisenkomplexe; PFe^{++} = Trägerprotein (Protein 2?) für Eisen innerhalb der Enterozyten; E = Erythrozyten; Red = Reduktionsvorgänge, die Fe^{+++} in Fe^{++} überführen; Redox = Reduktions- und Oxidationsprozesse

werden. Leiden mit chronischer, auf diffusen Darmveränderungen beruhender Malabsorption sind vor allem dann mit einer Eisenmangelsituation verbunden, wenn chronische Blutverluste hinzutreten und der funktionell minderwertige Darmepithelbelag das »sideropenische Signal« nicht mehr oder vermindert mit einer gesteigerten Eisenresorption zu beantworten vermag.

112.4. Lokale und allgemeine Hämosiderose (ohne Hämochromatose)

Lokale Hämosiderose

Ursachen und **Pathogenese:** Wie auf S. 92 ausgeführt wurde, beruht eine lokale Hämosiderose meistens auf einer *Blutung* bzw. einem *Extravasat,* in deren Gefolge die aus den Blutgefäßen ausgetretenen und zugrunde gehenden bzw. gegangenen Erythrozyten sowie deren Zerfallsprodukte, insbesondere freigesetztes Hämoglobin, vor allem von Makrophagen, u. U. aber auch anderen Zellarten, aufgenommen und abgebaut werden. Hämosiderinhaltige Zellen treten in solchen Fällen vor allem in den Randgebieten des Extravasats auf und werden meistens in regionären Lymphknoten angetroffen. Obschon der Name »*Hämo*siderose« auf die Herkunft des Pigments aus zerstörten Erythrozyten – was weitaus am häufigsten der Fall ist – hinweist, kann eine *örtliche Eisenanhäufung anderer Ursache* zum Bild der lokalen Hämosiderose führen, so in der Umgebung von Rostpartikeln, die ins Gewebe gelangt sind oder nach Injektion eisenhaltigen Materials.

Morphologisch erkennt man das meist in Makrophagen gelegene *Hämosiderin* an seiner bräunlichen Eigenfarbe und an der Blaufärbung nach Durchführung der Turnbull- oder Berlinerblau-Reaktion. Selten liegt das Pigment extrazellulär. Je nach Gewebeart, kann Hämosiderin innerhalb von 2–4 Tagen nach stattgehabter Blutung färberisch nachweisbar sein. Ultrastrukturelle Befunde zeigen, daß es fast immer in Lysosomen lokalisiert ist, die oft auch anderes Material enthalten (vgl. dazu die sog. »residual bodies«). Bei PAS-Färbung ergibt Hämosiderin aufgrund seines Kohlenhydratgehalts nicht selten eine positive Reaktion; desgleichen lassen sich färberisch manchmal Lipidanteile nachweisen. Bei Turnbullfärbung eher als bei Berlinerblaufärbung beobachtet man, außer dem typischerweise granulären (»körnigen«) Hämosiderin, eine mehr oder weniger diffuse Blaufärbung des Zytoplasmas. Hier handelt es sich um *amorphes Siderin,* dessen chemische Beschaffenheit einer weiteren Klärung bedarf. Vermutlich haben wir es z. T. mit besonders dicht gelagerten Siderosomen zu tun, die – wenigstens teilweise – eisenreichem Ferritin entsprechen dürften. Obschon das letztere, im Gegensatz zum Hämosiderin, wasserlöslich ist, wird es bei geeigneter Fixation des Proteinanteils bei konventioneller Einbettungs- und Schnittechnik zum guten Teil in seiner Lokalisation in vivo erhalten. »Siderin« ist im übrigen eine Bezeichnung, die auch für andere Formen von diffuser Blaufärbung nach Anwendung der Turnbullreaktion benützt wird, z. B. für eisenhaltige Osteoidsäume des Knochens.

Folgen: Eine lokale Hämosiderose verursacht an sich in der Regel keine Symptome oder Zeichen, die über das hinausgehen, was das ursächliche Ereignis bzw. die ihr zugrunde liegende Krankheit an Störungen bewirkt. Eine örtliche Hämosiderose hat vor allem *diagnostischen Wert,* indem sie meist mit großer Wahrscheinlichkeit auf eine stattgehabte Blutung hinweist. Bei der nachträglichen Beurteilung allfälliger traumatischer Einflüsse wird davon reichlich Gebrauch gemacht. Allerdings sollte bei unfallmedizinischen Gutachten nicht vergessen werden, daß Blutungen auch nicht traumatisch zustande kommen können.

Beispiele:

- *Hirnblutungen* führen im Verlauf von 3–4 Tagen zum Auftreten von Pigmentkörnchenzellen, d. h. hämosiderinhaltigen Makrophagen, die sich – wenigstens zum guten Teil – von Blutmonozyten herleiten. Alte blutige Erweichungsherde erkennt man schon makroskopisch an ihrer bräunlichen Farbe *(»braune Erweichungsherde«). Rindenprellungsherde (Kontusionsherde)* sind oft noch lange Zeit nach dem Trauma als *»plaques jaunes«* erkennbar.
- Nach *Haut- und Weichteilverletzungen* aller Art finden sich im Narbengewebe oft noch nach Monaten oder sogar Jahren hämosiderinhaltige Zellen. Hie und da kommt es überdies zur Imprägnation von Fasern mit Kalk- und Eisenkomplexen.
- Nach *Organisation gemischt-thrombotischen Materials* in Blutgefäßen oder im Herzen treten fast immer hämosiderinhaltige Zellen auf.
- *Hämorrhagische Infarkte,* etwa in den Lungen, und *hämorrhagische Randsäume anämischer Infarkte* in verschiedenen Organen sind meistens von einer umschriebenen Hämosiderose in dem sich bildenden Narbengewebe *(Infarktnarbe)* gefolgt.
- Durch Blutung zystisch umgewandelte *Strumaknoten (Struma nodosa cystica)* sind wegen lokaler Hämosiderose in den Wandteilen oft deutlich braun verfärbt.
- Alte Hämatome können z. T. unter Bildung eines von klarer gelblicher Flüssigkeit gefüllten Hohlraums *(»Serom«)* ausheilen. Indessen finden sich oft noch nach Monaten oder gar Jahren in der narbigen Wand hämosiderinhaltige Zellen.
- Braune Tumoren, d. h. Riesenzellentumoren des Knochens, wie sie u. a. bei sog. »lokalisierter« oder »generalisierter Osteodystrophia fibrosa« auftreten, heißen so, weil in dem gefäßreichen Gewebe zahlreiche hämosiderinhaltige Zellen liegen und man den typischen Farbton schon makroskopisch erkennen kann. Wir kennen noch weitere *eisenspeichernde Neoplasmen,* so das maligne Hämangioendotheliom (S. 255) und siderophile Nierentumoren (z. B. zystopapilläres Nierenrindenadenom). Die sog. »Réticuloendothéliomatose érythrophagocytaire« entspricht wahrscheinlich einer Histiozytenneoplasie und weist ebenfalls eine deutliche Hämosiderose auf.

Allgemeine Hämosiderose, insbesondere des histiozytären Systems und der Leber

Ursachen, Formen, Pathogenese und **Morphologie:** Wie auf S. 94 dargelegt wurde, kommt es bei *Hyperhämolyse* zu einer verschiedenartigen Verteilung des Hämosiderins, je nachdem, ob es sich vorwiegend um eine *intraphagozytäre* oder *intravasale Auflösung der Erythrozyten* handelt. Bei der ersteren findet man eine *Hämosiderose des histiozytären Systems,* insbesondere von *Milz, Knochenmark* und *Kupffer'schen Sternzellen der Leber,* d. h. den Orten des Erythrozytenabbaus. Besonders ausgeprägt ist die Hämosiderose der Knochenmarkmakrophagen bei *ineffektiver Erythropoiese,* bei der schon hämoglobinhaltige Vorläuferzellen der Erythrozyten in großer Zahl zugrunde gehen (z. B. perniziöse Anämie, S. 420). In solchen Fällen läßt sich bereits 1–2 Std nach Verabreichung einer Tracerdosis von radioaktivem Eisen ein Anstieg der Aktivität in Transferrineisen feststellen (sog. »early release fraction«). Bei den meisten Formen von Hyperhämolyse zeigen die *Leberparenchymzellen* ebenfalls eine Hämosiderose, insbesondere perinukleär und zunächst in der Läppchenperipherie. Abgesehen von einer vermehrten Eisenzufuhr durch Transferrin sowie z. T. in Form von Hämoglobin-Haptoglobin-Komplexen und/oder Häm-Hämopexin, können die Hepatozyten offenbar auch Ferritin von den benachbarten Kupfferschen Sternzellen aufnehmen. Einer *Hämosiderose der Hauptstücke* der Nieren begegnen wir vor allem bei intravasaler Hyperhämolyse (S. 425). Grundsätzlich tritt sie immer auf, wenn alles zirkulierende Haptoglobin mit Hämoglobin zu Komplexen gebunden und noch freies Hämoglobin, das relativ leicht durch die Wand der Glomeruluskapillaren durchtritt, in der Blutbahn vorhanden ist. Dieses wird dann von Epithelien der proximalen Tubuli pinozytotisch aufgenommen und zu Hämosiderin bzw. Siderin umgewandelt. Daneben erkennt man in solchen Fällen das Vorliegen einer Hämoglobinurie und – zeitlich nachhinkend – einer Chromoproteinurie.

Eine *exogene Eisenüberladung,* etwa durch multiple Transfusionen wegen ungenügender Erythropoiese, hat in der Regel eine *allgemeine Hämosiderose wie bei Hyperhämolyse* zur Folge, und nur in einem Teil der Fälle entwickelt sich ein Hämochromatosesyndrom (s. u.). Die Eisenspeicherung spiegelt sich meistens in der Konzentration des Serum-Ferritins wider, die in schweren Fällen bis 10000 µg/l betragen kann.

Eine *allgemeine histiozytäre Hämosiderose, verbunden mit Hypoferrämie* besteht in manchen Fällen von *chronischer Infektionskrankheit,* ferner oft beim *Lymphoma malignum Hodgkin* und z. T. bei anderen *bösartigen neoplastischen Prozessen.* Öfters läßt sich in diesen Fällen eine hämolytische Anämie nachweisen. Dazu ist aber offenbar die Wiederfreisetzung von Eisen durch die Makrophagen gestört, vielleicht u. a. wegen vermehrter Produktion von Apoferritin durch diese Elemente, was die Verminderung der Eisenkonzentration im Blutplasma verständlich machen könnte. Bei sonst intaktem Dünndarm wäre unter solchen Bedingungen zudem eine vermehrte Eisenresorption aus dem Darm zu erwarten (s. o.). Ähnliches ist vom Vitamin A-Mangel bei Tieren berichtet worden.

Alimentäre Eisenüberladungen sind bekannt (u. a. Bantu-Siderose, s. u.). Sie führen zunächst zu einer Hämosiderose der Leber, der Milz, des Knochenmarks und anderer Teile des retikulohistiozytären Systems. Dasselbe gilt für eine übermäßige *parenterale Eisenzufuhr.* Ein Hämochromatosesyndrom (s. u.) entwickelt sich nur bei einem Teil dieser Patienten und meistens nur nach länger dauernder vermehrter Eisenzufuhr. Beobachtungen an Ratten deuten darauf hin, daß bei einem Eisengehalt der Nahrung von mehr als etwa 1% die intestinale Eisenresorption stark zunimmt und u. a. zu einer massiven Hämosiderose der Leber führt, zunächst allerdings ohne Ausbildung einer Leberzirrhose.

Beispiele:

- Allgemeine Hämosiderose bei *chronischen hämolytischen Anämien* (Membrandefekte und Enzymopathien der Erythrozyten, Thalassämien, Hämoglobinopathien, erythropoietische Porphyrien, Anämien infolge Iso- oder Heteroimmunisierung gegen Erythrozytenantigene, autoimmun-hämolytische Anämien, immunoallergische hämolytische Anämien, bakteriell oder parasitär bedingte hämolytische Anämien, toxisch-chemisch bedingte hämolytische Anämien, Hypersplenismus u. a. m., vgl. dazu S. 434).
- Allgemeine Hämosiderose der Leber und des retikulohistiozytären Systems bei *chronisch-entzündlichen Affektionen,* wie Tuberkulose, chronischen Abszessen oder Empyemen, lange dauernder bakterieller Endokarditis, Pilzaffektionen, Pyelonephritis, rheumatoider Arthritis, rheumatischem Fieber u. a., ferner bei *malignen Prozessen,* wie Hodgkin'scher Krankheit, Leukämien, Karzinomen und Sarkomen.
- Häufig findet sich auch bei Anämien im Zusammenhang mit *chronischen Nieren- oder Leberleiden* eine allgemeine Hämosiderose von Leber, Milz und Knochenmark.

112.5. Hämochromatosesyndrom (»Eisenspeicherungskrankheit«, »Siderophilie«)

Formen, Ursachen und **Pathogenese:** Die u. a. durch eine typisch lokalisierte (s. u.) Hämosiderose in zahlreichen Parenchym- und anderen Zellen des Körpers, das Auftreten von zeroidartigem Pigment u. a. in der Leber, meistens auch eine ausgebildete Pigmentzirrhose dieses Organs und vermehrte Melaninbildung in der Haut charakterisierte Hämochromatose kann auf *verschiedenen Ursachen* beruhen und sollte daher als ein *Syndrom* und nicht als eine Krankheit sui generis betrachtet werden. Patienten mit diesem Leiden lassen sich in vier große Gruppen unterteilen, nämlich solche mit a) einer *idiopathischen (primären), z. T. hereditären oder zumindest nachweisbar familiären Hämochromatose,* b) einer Hämoglobinsynthesestörung, verbunden mit einem hohen Maß an ineffektiver Erythropoiese *(erythropoietische Hämochromatose),* c) gleichzeitigem, durch chronischen Alkoholabusus bedingtem Leberschaden *(alkoholische Hämochromatose)* und d) nachweislich langjähriger exzessiver Eisenzufuhr, z. B. alimentär (z. B. *Bantu-Siderose,* s. u.) oder durch zahlreiche Bluttransfusionen *(Transfusionssiderose oder -hämochromatose, medizinische Hämochromatose).*

Die Polyätiologie des Hämochromatosesyndroms wirft die Frage auf, ob und in welchem Sinn allenfalls *gemeinsame pathogenetische Mechanismen* schließlich zu der Eisenüberladung und den typischen Organveränderungen führen, wie sie nachfolgend beschrieben werden (vgl. dazu Abb. 142). Über *Störungen der verschiedenen intra- und extrazellulären Trägerproteine,* die dem Eisentransport dienen, ist noch wenig bekannt, insbesondere, was die Austauschkinetik sowie die Avidität und/oder Zahl der Eisenbindungsstellen pro Molekül anbelangt. Dasselbe gilt für die chemisch noch schlecht definierten *Rezeptoren* im Bereich der Membran der einzelnen Zellarten. Diese Fragen werden vermutlich die klinische und experimentelle Forschung auf diesem Gebiet in besonderem Maß beschäftigen, vor allem Defekte von enterozytären Rezeptoren und *Transferrin* sowie der verschiedenen organ- bzw. zellspezifischen *Ferritine.* Man diskutiert u. a. die Möglichkeit, daß bei einem Defekt eines oder mehrerer Trägerproteine *vermehrt freies, ionisiertes Eisen* anfallen könnte, das auf verschiedene Zellen einen *toxischen Effekt* ausüben würde. In diesem Sinn ließe sich die schwere Hämosiderose und schließlich Hämochromatose verstehen, die sich im Rahmen der seltenen *kongenitalen Atransferrinämie* entwickelt und die Kinder meist schon in frühen Jahren ad exitum kommen läßt. In gleicher Richtung deuten Beobachtungen an Mäusen, die mit eisenreicher Nahrung und Zykloheximid, einem Proteinsynthesehemmer, behandelt worden waren und auf Eisenintoxikation verdächtige Veränderungen aufwiesen. Daß Eisenionen in der Ferro- wie in der Ferriform schädigend wirken können, wurde in vitro an HeLa-Zellen gezeigt, deren Proliferation gehemmt wurde, und die u. a. Zeichen einer verstärkten Autophagie erkennen ließen. Möglicherweise spielt hier die Lipidperoxidation subzellulärer Membranen eine wichtige Rolle. In diesen Versuchen ließ sich zudem nachweisen, daß Ferritin eine Schutzwirkung ausübt. Verschiedene Organschäden, wie – wenigstens bei einem Teil der Fälle – die Pigmentzirrhose der Leber, die Atrophie und Fibrose des Pankreas und weitere Organveränderungen, wären nach dieser Hypothese in erster Linie Folgen der *chronischen »Eisenintoxikation«.* Es sind jedoch weitere Untersuchungen notwendig, um die Richtigkeit dieser Vorstellungen zu prüfen.

Bei der *idiopathischen Hämochromatose* kommt es – soweit sich aufgrund von Fällen mit familiärer präzirrhotischer Hämochromatose beurteilen läßt, schon frühzeitig, vermutlich bereits in der Kindheit – zu einer stetigen Zunahme des Eisenbestandes im Körper. Die Gründe für dieses Verhalten sind nicht bekannt. Eine *genetisch bedingte Störung* mit vermutlich autosomal-rezessivem Erbgang und verminderter Penetranz beim weiblichen Geschlecht liegt wahrscheinlich zumindest bei einem Teil der Patienten vor. *Verschiedene Befunde sprechen dafür, daß Homozygote das Vollbild der Hämochromatose entwickeln, während Heterozygote normale oder nur wenig vermehrte Eisenspeicher besitzen und sich bei diesen eine Hämochromatose nur dann ausbilden dürfte, wenn zusätzliche Faktoren, wie Alkoholabusus, Hämoglobinsynthesestörungen oder vermehrte Eisenaufnahme hinzutreten.*

Neuere Beobachtungen, wonach bei Hämochromatotikern in Form von Hämoglobin oder Myoglobin verabreichtes Eisen deutlich vermehrt resorbiert und retiniert werde als anorganisches Eisen, blieben nicht unwidersprochen. Unklarheit besteht ferner darüber, ob die Störung, die zu einer gesteigerten intestinalen Eisenaufnahme führt, im Bereich der Enterozytenoberfläche (oder gar im Darmlumen) oder im Zellinnern lokalisiert ist (vgl. dazu Abschnitt 112.1.), d. h. ob Defekte der eluierbaren Faktoren, der Oberflächenrezeptoren und/oder des enterozytären Isoferritins vorliegen. Das letztere scheint bei unbehandelter idiopathischer Hämochromatose von der Norm abzuweichen und mehr dem hepatozytären Isoferritin zu gleichen. Man weiß jedoch nicht, ob es sich hier um eine primäre oder sekundäre Veränderung handelt, da sich das enterozytäre Ferritinmuster nach Behandlung der Hämochromatose (z. B. durch Blutentnahmen und/oder Desferrioxamin, einem chelierenden Agens) wieder der Norm nähert. Man denkt daher an die Möglichkeit, daß die toxische Wirkung ionisierten Eisens u. a. die Ferritinsynthese beeinträchtigen könnte. Verfolgt man die Wiederauffüllung der Eisenspeicher des Körpers eines Hämochromatotikers nach Abschluß einer Behandlungsphase, notiert man als erstes ein Ansteigen des sog. chelierbaren Eisenpools und der Konzentration von Transportprotein in Blut und Geweben, bevor sich das eigentliche Speichereisen wieder vermehrt anhäuft. Bei der idiopathischen Hämochromatose scheint die Ferritinkonzentration im Serum, obwohl z. T. deutlich über der Norm liegend, das Ausmaß der Eisenspeicherung im Körper nicht in vollem Ausmaß widerzuspiegeln, wie dies etwa bei Eisenüberladung ohne Hämochromatose der Fall ist. Bezeichnend ist dagegen schon früh im Verlauf des Leidens die Zunahme der Eisenkonzentration im Blutplasma, die mit einer verminderten Eisenbindungskapazität und einer erhöhten oder völligen Sättigung des Transferrins mit Eisen verbunden ist. Derartige Veränderungen sind im übrigen nicht pathognomonisch für eine idiopathische Hämochromatose, da sie auch bei Patienten mit akutem Leberschaden oder schwerer aplastischer Anämie auftreten. In jedem Fall deuten sie auf eine Eisenspeicherung in Parenchymzellen hin.

Eine sog. *erythropoietische Hämochromatose* wird insbesondere bei *chronischen Hämoglobinsynthesestörungen* und *fortgesetzt ineffektiver Erythropoiese* beobachtet (S. 419). Diese Patienten zeigen ebenfalls eine vermehrte Eisenresorption aus dem Darmlumen. Überdies erhalten sie wegen des Grundleidens häufig Eisenzuschüsse in Form von Bluttransfusionen oder Eisenpräparaten. Da nicht alle Patienten mit *sideroblastischer (sideroachrestischer) Anämie* oder *Thalassämie* mit der Zeit eine Hämochromatose entwickeln, wird u. a. vermutet, daß genetische Faktoren mitspielen, etwa im Sinn einer Heterozygotie für denselben Defekt (»Hämochromatose-Gen«), der bei Homozygotie an sich zum Vollbild des Leidens führt.

Ähnliches gilt für die sog. *Transfusionshämochromatose,* die bei verschiedenen chronischen Anämieformen im Anschluß an multiple Bluttransfusionen zustande kommen kann.

Hierzulande begegnet man recht häufig der sog. *alkoholischen Hämochromatose,* bei der ebenfalls ein Zusammenwirken genetischer Faktoren mit epigenetischen Einflüssen diskutiert wird. Über die ursächlichen bzw. auslösenden Faktoren besteht weitgehende Unklarheit. Es werden der erhöhte Eisengehalt gewisser alkoholischer Getränke, wie Wein, eine ineffektive Erythropoiese im Zusammenhang mit einer alkoholbedingten Störung des Pyridoxalphosphatmetabolismus und/oder einem Folatmangel u. a. m. in Erwägung gezogen.

Von besonderem Interesse ist die sog. *Bantusiderose,* die auch als »alimentäre Hämochromatose« bezeichnet wird, obschon sie in verschiedener Hinsicht von den übrigen Hämochromatoseformen abweicht. Ursächlich scheint die Gewohnheit der Bantus, eine Art Bier aus Mais und Sorghum (Kaffirbier) in eisenhaltigen Gefäßen zu brauen und in erheblichen Mengen zu trinken, die Hauptrolle zu spielen. Neuere Befunde deuten darauf hin, daß bei der Fermentation Liganden entstehen, die mit Eisen lösliche, leicht resorbierbare Komplexe bilden. Die Eisenverteilung im Körper bietet in diesen Fällen ein anderes Bild als bei dem üblichen Hämochromatosesyndrom, in dem neben der Leber auch Milz und Knochenmark eine ziemlich schwere Hämosiderose aufweisen. Ob für die sich oft ausbildende Pigmentzirrhose der Leber in erster Linie die Eisenüberladung, der chronische Alkoholkonsum oder eine Kombination der beiden verantwortlich sind, bedarf einer weiteren Klärung. Entsprechende Überlegungen gelten u. a. für die in gewissen Gegenden Italiens gehäuft aufgetretene Hämochromatose, die mit ausgiebigem Genuß von *eisenreichem Wein* in Beziehung gebracht wird.

Morphologisch ist die Kombination einer *Pigmentzirrhose der Leber* mit einer *Hämosiderose zahlreicher Epithel- bzw. Parenchymzellen, z. T. von Endothelien,* die sonst kein Turnbull- bzw. Berlinerblau-positives Pigment enthalten, für Hämochromatose bezeichnend. Die *Leberzirrhose* bei Hämochromatose ist meistens ziemlich kleinknotig, weshalb die Organoberfläche feingranulär erscheint. Die schon makroskopisch auffällige, intensive Braunfärbung beruht in erster Linie auf einer massiven Hämosiderose der Hepatozyten. Aber auch Gallengangepithelien, Pseudotubuli, Blutgefäßendothelien, Bindegewebszellen und Makrophagen können reichlich Siderin enthalten. Eine erhebliche Ablagerung von Pigment (Siderin und zeroidartiges Lipofuszin) in den Kupfferschen Sternzellen beobachtet man meistens erst sekundär, d. h. im Gefolge des schleichenden Parenchymuntergangs. Im *Pankreas* finden sich exokrine und endokrine Zellen mit Hämosiderin überladen. Wahrscheinlich kommt es dabei, wie in der Leber, zu einem erhöhten Zellverlust, einer Atrophie und – vermutlich im Zusammenhang mit der Parenchymschädigung – zu einer zunehmenden intra- und interlobulären Fibrose. Die endokrine Pankreasinsuffizienz korreliert besser mit dem Fibrosierungsgrad und der Atrophie der Inselzellen als mit deren Sideringehalt. In der *Niere* zeigen vor allem die Mittelstückepithelien und in der *Nebennierenrinde* die Zellen der Zona glomerulosa eine deutliche Hämosiderose. Außerdem findet man eine entsprechende Pigmentablagerung in zahlreichen weiteren Zell- und Gewebearten, so in apokrinen und Schweißdrüsenepithelien und -myoepithelien der *Haut,* Muskelzellen des *Myokards,* ferner in Parenchymzellen der *Schilddrüse,* der *Epithelkörperchen* und des *Hypophysenvorderlappens* sowie in Epithelien des *Plexus chorioideus.* Im Verdauungstrakt fällt eine Hämosiderose u. a. der *Magendrüsenzellen* auf, weniger der bedeckenden Epithelien. Unentkalkte Knochenschnitte lassen – wie erwähnt – einen *turnbullpositiven Osteoidsaum,* manchmal bläuliche Linien im lamellären Knochen erkennen. Ob dieser Befund mit den Knochenveränderungen in Gelenknähe zusammenhängt, wissen wir noch nicht.

Folgen und **Komplikationen** des Hämochromatosesyndroms: Die *Eisenanhäufung* in den Organen kann ein Mehrfaches des normalen Bestandes ausmachen: in der Leber das 50–100fache, im Herzen das 10–15fache und in Nieren, Milz und Haut ungefähr das 5fache. Wahrscheinlich spielen *toxische Eiseneffekte* auf die betroffenen Zellen beim Zustandekommen der typischen Organveränderungen (s. u.) eine wichtige Rolle. Eine Beeinträchtigung der lysosomalen Funktionen wird ebenfalls in Erwägung gezogen. Über die Eisenüberladung des Knochens in solchen Fällen liegen noch keine quantitativen Daten vor. Im Vordergrund der klinischen Symptome und Zeichen stehen die Auswirkungen der *Pigmentzirrhose der Leber* (vgl. dazu S. 543 und 734), obschon Zeichen von Leberinsuffizienz oder portalem Hochdruck weniger häufig zum Ausdruck kommen als bei der klassischen Laennec'schen Form. Demgegenüber neigt die Pigmentzirrhose in besonderem Maß (in 35% der Fälle!) zur Entstehung einer Lebergeschwulst, in der Regel eines *Leberzellkarzinoms.* In ungefähr ⅔ der Fälle führt die progressive Hämosiderose, Atrophie und Fibrose des Pankreas zu einem *Diabetes mellitus,* besonders bei familiärer Belastung hinsichtlich dieser Stoffwechselstörung. Eine erhebliche exkretorische Pankreasinsuffizienz wird dagegen selten beobachtet. Diagnostisch besonders wichtig ist die typische *Hautpigmentation,* die durch eine vermehrte Melaninablagerung ungeklärter Genese, z. T. auch durch die Hämosiderose der Schweiß- und apokrinen Drüsen bedingt ist und durch einen bronzenen Farbton auffällt. Die Bezeichnung *»Bronzediabetes«* stammt von der Kombination dieser Hautveränderung, die vor allem die exponierten Körperpartien betrifft und bei etwa 90% der Patienten erkennbar ist, mit einem Diabetes. In etwa der

Hälfte der Fälle besteht ferner eine *Arthropathie*, insbesondere bei älteren Patienten, wobei die Störung oft im 2. und 3. Metakarpophalangealgelenk ihren Anfang nimmt und später oft das ganze Handgelenk, die Kniegelenke u. a. ergreift. Hie und da ist damit eine Chondrokalzinose verbunden, ebenso lassen sich subchondral kleine Zysten und Sklerosierungen des Knochens nachweisen. Die Ursachen dieser Veränderungen sind nicht bekannt. Zeichen einer myokardial bedingten *Herzinsuffizienz* beobachtet man in weniger als einem Fünftel der Fälle, eher bei jüngeren als bei älteren Leuten. *Libidoverlust* und *Hodenatrophie* sind in der Regel stärker und früher ausgeprägt als bei anderen Formen von Leberzirrhose, wahrscheinlich z. T. wegen eines Hypopituitarismus infolge Hämosiderose, Atrophie und Fibrose des Hypophysenvorderlappens.

Beispiele:

- In den USA gilt die Hämochromatose als seltene Krankheit, indem dort angeblich unter ungefähr 20000 Spitaleintritten nur ein Fall diagnostiziert werde. Aus deutschen pathologischen Instituten wird berichtet, daß nur etwa 2% aller Fälle von Leberzirrhose einer Pigmentzirrhose mit allgemeiner Hämochromatose entsprechen, während der Wert in Bern wesentlich höher liegt. Die Gründe für diese *geographischen Häufigkeitsunterschiede* sind noch nicht geklärt, stehen aber vielleicht u. a. mit dem Genuß eisenreichen Weins in Beziehung (s. Beobachtungen in Italien). Jedenfalls wird hierzulande bei der Mehrzahl der Fälle von Hämochromatose anamnestisch ein chronischer *Alkoholabusus* angegeben.
- Patienten mit *familiärer Hämochromatose* ohne zusätzliche Störungen, wie Anämie oder Alkoholschäden, zeigen oft schon in jüngeren Jahren das Vollbild des Leidens.
- Vereinzelt werden *hämochromatoseartige Zustände bei Säuglingen* beobachtet, z. T. im Zusammenhang mit riesenzelliger »Hepatitis«. Eine Erklärung für diese Störung konnte noch nicht gefunden werden.
- Bei der *Porphyria cutanea tarda*, die auf einem Defekt der Porphyrinsynthese beruht, wird oft eine hämochromatoseähnliche Lokalisation von Hämosiderin, jedoch selten eine Pigmentzirrhose beobachtet.
- Bei *sideroblastischen Anämien* scheinen zwei verschiedene Mechanismen der Eisenanhäufung in erythropoietischen Zellen im Vordergrund zu stehen. Bei sog. Ringsideroblasten kommt es zu einer progressiven Überladung der Mitochondrien mit Eisen, möglicherweise wegen einer Hemmung bzw. eines Defekts der Aminolävulinsäuresynthetase und/oder der Ferrochelatase, und zu einer Schädigung dieser Organellen sowie einer vermehrten Autophagozytose derselben. Andererseits beobachtet man sowohl in Ring- wie in anderen Sideroblasten eine Ferritinanhäufung und eine gesteigerte Autophagozytose auch anderer Zytoplasmaanteile. Beide Vorgänge resultieren in einer intralysosomalen Eisenanreicherung in Form von Siderin, das dann, etwa beim Untergang der Zellen, frei wird.
- Die *Therapie der Hämochromatose* umfaßt wiederholte Aderlässe und/oder den Gebrauch chelierender Agentien, wie des Desferrioxamins. Der günstige Effekt der ersteren (Venensektionen) ist erwiesen, der des letzteren steht – obschon zweifellos reichlich Eisen ausgeschwemmt und die Leberfibrose in ihrer Progression gehemmt wird – noch zur Diskussion, insbesondere, was Morbidität und Mortalität anbelangt. Beide Methoden vermögen bei einmal ausgebildeter Leberzirrhose die Inzidenz von Hepatomen nicht sicher zu reduzieren. Auch der Diabetes mellitus wird nur in einem kleineren Teil der Fälle gemildert.

112.6. Weitere Formen von Eisenanhäufung

Die *Lungensiderose* kam auf S. 641 zur Sprache. Eine *generalisierte Lymphknotenhämosiderose* beobachtet man u. a. bei verschiedenen Formen von hämorrhagischer Diathese, da hier vielerorts im Körper Blutextravasate zustande kommen, und die roten Blutkörperchen bzw. deren Trümmer auf dem Lymphweg abtransportiert und zum guten Teil in Lymphknoten abgebaut werden. Das sog. »*Gestrüpp-Pigment*« (S. 834) und eisenhaltige Kalkniederschläge, wie Pseudokalk (S. 830), wurden bereits erörtert.

Literatur

Beamish, M. R., Walker, R., Miller, F., Worwood, M., Jacobs, A., Williams, R., Corrigall, A.: Transferrin iron, chelatable iron and ferritin in idiopathic haemochromatosis. Brit. J. Haematol. *27*, 219 (1974) — *Bédard, Y. C., Clarke, S., Pinkerton, P. H., Simon, G. T.:* Effect of cycloheximide on iron absorption. Lab. Invest. *30*, 155 (1974) — *Bédard, Y. C., Pinkerton, P. H., Simon, G. T.:* Uptake of circulating iron by the duodenum of normal mice and mice with altered iron stores, including sex-linked anemia. Lab. Invest. *34*, 611 (1976) — *Bergsma, D., Cerami, A., Peterson, Ch. M., Graziano, J. H.* (eds.): Iron metabolism and thalassemia, vol. XII/8, Birth Defects: Original Article Series. New York: Liss 1976 — *Cox, T. M., Peters, T. J.:* Uptake of iron by duodenal biopsy specimens from patients with iron-deficiency anaemia and primary haemochromatosis. Lancet *1978 I*, 123 — *Grace, N. D., Powell, L. W.:* Iron storage disorders of the liver. Gastroenterology *67*, 1257 (1974) — *Jacobs, A.:* Serum ferritin and iron stores. Fed. Proc. *36*, 2024 (1977) — *Kief, H.* (ed.): Iron metabolism and its disorders. Workshop Conferences Hoechst, vol. 3. Amsterdam: Excerpta Medica 1975 — *Lalonde, J.-M. A., Ghadially, F. N., Massey, K. L.:* Ultrastructure of intramuscular haematomas and electron-probe X-ray analysis of extracellular and intracellular iron deposits. J. Pathol. *125*, 17 (1978) — *Linder, M. C., Munro, H. N.:* The mechanism of iron absorption and its regulation. Fed. Proc. *36*, 2017 (1977) — *Richter, G. W.:* Immunologic properties of ferritin. Am. J. Pathol. *72*, 263 (1973) — *Saddi, R., Feingold, J.:* Idiopathic haemochromatosis: An autosomal recessive disease. Clin. Genet. *5*, 234 (1974)

113. Störungen im Stoffwechsel sog. Spurenelemente

113.1. Hinweise auf die physiologische Bedeutung der Spurenelemente

Bei fast allen biochemischen Vorgängen spielen *Spurenelemente*, d. h. *anorganische Ionen, die in kleinsten Mengen in der lebenden Materie vorhanden sind* (Größenordnung µg bis pg pro g Feuchtgewicht), eine wichtige Rolle. Im besonderen beteiligen sich an zahlreichen enzymatischen Reaktionen verschiedene *Metallionen*, etwa im Sinn der Substratbildung, der Verleihung der katalytischen Aktivität des betreffenden Enzyms, möglicherweise unter Bildung eines eigentlichen Metalloenzyms, d. h. eines eng verbundenen Komplexes, der als enzymatische Einheit wirkt.
Soweit z. Z. bekannt ist, sind mehrere derartige anorganische Ionen für das Leben notwendig. Hier haben wir es mit sog. *essentiellen Spurenelementen* zu tun, die beim Menschen und anderen Säugern *Eisen, Jod, Kupfer, Mangan, Molybdän, Selen, Chrom, Fluor, Silizium, Nickel, Zink, Zinn* und *Vanadium* umfassen.

Biologische Wirkungen von Spurenelementen sind oft durch das Phänomen des *Metallionen-Antagonismus* gekennzeichnet, d. h. die Erzielung eines biologischen Effekts durch ein Spurenelement, indem das letztere den Bedarf an einem weiteren Spurenelement verändert. Vermutlich spielen solche *Metallionen-Ungleichgewichte* beim Zustandekommen von Mangelzuständen oder Intoxikationen durch derartige Ionen eine wichtige Rolle, erschweren aber auch ihre Erforschung. In der Tat sind unsere Kenntnisse auf diesem Gebiet, wenn man von den seit langem bekannten Eisen- und Jodmangelkrankheiten absieht, erst in jüngerer Zeit erheblich ausgedehnt und vertieft worden. So sind die Hinweise darauf, daß Zinn, Vanadium, Fluor, Silizium und Nickel lebensnotwendig sein dürften, kaum fünf Jahre alt.
Anorganische Ionen, die ebenfalls lebenswichtig sind, jedoch in höheren Konzentrationen in den Körperflüssigkeiten und Geweben vorkommen und für die ein täglicher Bedarf von mehr als etwa 0,1 g besteht, werden nicht zu den Spurenelementen gezählt (z. B. Na^+, K^+, Ca^{++}, Mg^{++} u. a.). Hinsichtlich der Störungen des Jodstoffwechsels sei auf S. 384 hingewiesen. Der Eisenstoffwechsel und seine Abweichungen von der Norm kamen oben (S. 832) zur Sprache.

113.2. Störungen des Kupferstoffwechsels

Allgemeine Bemerkungen zum normalen Metabolismus

In fettfreiem *Gewebe* eines gesunden Erwachsenen beträgt die *Kupferkonzentration* im Mittel 1,5–2,5 µg/g Trockensubstanz, in einzelnen Organen bzw. Strukturen jedoch erheblich mehr, so in Nieren, Herz, Gehirn, Haaren und besonders in der Leber, wo die Werte zwischen 18 und 45 µg/g Trockengewicht variieren. Im *Blutserum* finden sich im Mittel 114 (81–147) µg Kupfer/100 ml, wovon etwa 95% fest an *Zöruloplasmin (Zäruloplasmin)* gebunden sind. Dieses Enzym ist im Serum in einer Konzentration von durchschnittlich 33 (25–43) mg/100 ml vorhanden.
Der tägliche *Kupferbedarf* beläuft sich bei gesunden Erwachsenen auf 2–5 mg und wird in der Regel durch Fleischgenuß (insbesondere Leber und Niere), ferner durch Einnahme von Trauben, Wein, Vollkorn-Zerealien, Gemüse, Nüssen, Muscheln u. a. m. ohne Schwierigkeiten gedeckt. Die *Ausscheidung* erfolgt vor allem durch die Galle und den Stuhl, während mit dem Urin täglich nur etwa 5–25 µg Kupfer verloren gehen. Die *biologischen Funktionen* dieses Spurenelements umfassen u. a. seine Mitwirkung bei der Häm-Synthese, im Bindegewebsstoffwechsel, bei der Knochenbildung und im Rahmen neuronaler Aktivitäten. Kupferhaltiges Zöruloplasmin katalysiert die Oxidation von Ferro- zu Ferrieisen, weshalb postuliert wird, es reguliere die Eisenaufnahme durch Transferrin. Kupfer ist ferner Bestandteil zahlreicher Enzyme (Metalloenzyme), wie Zytochromoxidase, Lysinoxidase, Polyphenyloxidasen, Aminooxidasen und Kupreine (kupfer- und zinkhaltige Proteine, z. B. in Hepatozyten, Erythrozyten und Hirnzellen, die u. a. als Superoxid-Dismutasen wirken und hochreaktiven atomaren Sauerstoff abzufangen vermögen). Es hat zudem Bedeutung für verschiedene mitochondriale Funktionen und stellt oft eine Komponente von RNA-haltigen Komplexen dar.

Wilson'sche Krankheit

Definitionen: Unter der *Wilson'schen Krankheit (hepatolentikuläre Degeneration, progressive lentikuläre Degeneration, Pseudosklerose Westphal-Strümpell, tetanoide Chorea Gowers)* verstehen wir eine autosomal-rezessiv vererbte Störung, die sich durch eine exzessive Kupferspeicherung in der Leber und anderen Organen, insbesondere Nieren, Gehirn und Kornea, charakterisiert und schließlich in unbehandelten Fällen zu einer Leberzirrhose, Resorptionsstörungen in den proximalen Nierentubuli, Schäden verschiedener Hirnstrukturen, vor allem der Stammganglien, und der Ausbildung eines kupferreichen, bräunlichen Kornealrings (Kayser-Fleischer'scher Ring) führt.

Es handelt sich um eine seltene Krankheit (ein Fall auf ungefähr 200000 Menschen), die jedoch wegen der guten therapeutischen und prophylaktischen Möglichkeiten bei frühzeitiger Erkennung jedem Arzt bekannt sein sollte. Die Häufigkeit von Heterozygotie hinsichtlich des »Wilson-Gens« wird auf etwa 1:200 geschätzt. Die Krankheit wird daher vor allem bei Konsanguinität beobachtet.

Pathogenese: Zu den hervorstechenden Kennzeichen der Wilson'schen Krankheit gehört ein Mangel an Zöruloplasmin, dessen Konzentration im Serum zwischen 1 und 20 mg/100 ml variiert, und der mit einer *Hypokuprämie* (Serum-Kupferkonzentration weniger als etwa 80 µg/100 ml) sowie einer *Hyperkupriurie* (tägliche renale Kupferausscheidung mehr als 100 µg) einhergeht. Das im Blutplasma vorhandene Kupfer ist im Vergleich zu gesunden Personen vermehrt an Albumin gebunden, von dem es sich leicht dissoziieren und in den Primärharn übertreten oder an verschiedene Gewebe abgegeben werden kann. Vieles spricht dafür, daß es sich bei der Wilson'schen Krankheit um die Folgen einer *progressiven Kupferintoxikation* handelt. Die Ursache der Kupferanhäufung wird unterschiedlich beurteilt. An sich liegt es nahe, anzunehmen, daß der Zöruloplasminmangel (wie der Transferrinmangel beim Hämochromatosesyndrom, S. 840) die primäre Störung darstellt. Es wird zudem an die Möglichkeit eines *Defekts der Ausscheidung von Kupfer durch die Hepatozyten in die Galle* gedacht. Diese Fragen sind noch nicht geklärt. Während der ersten Lebensjahre häuft sich Kupfer vor allem in den *Leberzellen* an, so daß seine Konzentration in diesem Organ mit der Zeit 500–2000 µg/g Trockensubstanz erreichen kann und das Gewebe zunehmenden Schaden erleidet, obschon das Metall überwiegend intralysosomal gespeichert wird und daher zum guten Teil von anderen Zellorganellen abgesondert bleibt. Vermutlich kommt es aber doch zu toxisch wirkenden Kupferkonzentrationen im extralysosomalen Zellbereich. Mit der Zeit wird – z. T. infolge Zelluntergangs – immer mehr Kupfer von der Leber wieder ins Blut abgegeben. Dabei zeigt sich ein toxischer Effekt auf die *Erythrozyten.* Später werden die *Nieren,* insbesondere die proximalen Tubuli, die den Hauptteil des glomerulär filtrierten Kupfers empfangen, und verschiedene Teile des *Gehirns* (s. u.) in Mitleidenschaft gezogen. Parallel zu diesen Organveränderungen entwickelt sich der *Kayser-Fleischer'sche Kornealring.*

Morphologisch zeigen sich die ersten Veränderungen an der *Leber,* die vermehrt Kupfer enthält, ohne jedoch weitere lichtmikroskopisch faßbare Veränderungen aufzuweisen.

Der histochemische Kupfernachweis, der allerdings selbst bei deutlich positivem Ausfall für M. Wilson nicht pathognomonisch ist (s. u.), wird meistens mit Diäthylaminobenzyliden-Rhodamin geführt, das sogar an formolfixiertem Gewebe noch brauchbare Resultate liefern kann. Für genauere Messungen der Kupferkonzentration im Gewebe greift man indessen zu chemischen oder physikalischen

Analysen (z. B. atomische Absorptionsspektroskopie oder Neutronenaktivierungsanalyse), oder man bedient sich zumindest der Gefriertrocknungstechnik für den histochemischen Nachweis.

Ultrastrukturell findet man schon im präsymptomatischen Stadium hepatozelluläre Veränderungen, wie Formstörungen der Mitochondrien und des endoplasmatischen Retikulums, verstärkte phagolysosomale Aktivität mit Speicherung von Residualkörpern, die ziemlich reichlich Kupfer enthalten, ferner sog. Lipolysosomen. Mit der Zeit macht sich eine auch lichtmikroskopisch erkennbare *Verfettung der Leberzellen* bemerkbar, die von einem zunehmenden, vorwiegend peripherolobulären Hepatozytenuntergang mit Bildung u. a. von Councilman-Körperchen sowie entzündlicher Reaktion vor allem im Bereich der periportalen Felder gefolgt wird. Häufig sind *Kernglykogen* und *Mallory-Körperchen* zu erkennen. Das histologische Bild gleicht zunehmend dem der *chronischen aktiven Hepatitis,* wobei die Marginalplatten der Leberläppchen durchbrochen und die letzteren schrittweise umgebaut werden. Schließlich resultiert eine *oft fettreiche, klein- bis ziemlich großknotige Leberzirrhose* mit Zeichen einer portalen Hypertonie und Splenomegalie (S. 543).
Im *Gehirn* kommt es – entsprechend den neurologischen Symptomen – zu einem weitverbreiteten *Ganglienzellverlust,* insbesondere in den Nuclei lenticulares und dentati, teilweise im Cortex, verbunden mit *Astrozytenvermehrung,* ähnlich wie man sie vom hepatischen Koma her kennt. Eine zahlenmäßige Vermehrung *protoplasmatischer Astrozyten* stellt man u. a. in Kleinhirnrinde, Linsenkern, Nucleus caudatus, Luys'schen subthalamischen Kernen, Substantia nigra sowie Nuclei dentati und rubri fest. In schweren Fällen entstehen u. U. *Erweichungen* mit Höhlenbildung, etwa in den beidseitigen Putamina.
Die Auswirkungen der hämolytischen Anämie sind schon früher erörtert worden (S. 424). Im *Kayser-Fleischer'schen Kornealring* ist das Kupfer überwiegend im Bereich der Descemet'schen Membran abgelagert.

Folgen: Die ersten klinischen Manifestationen der Wilson'schen Krankheit treten in der Regel im Alter von 6–20 Jahren auf, manchmal erheblich später. In der Mehrzahl der Fälle entsprechen die Symptome und Zeichen zunächst denen einer *chronischen aktiven Hepatitis* (S. 718), die mit der Zeit von Äußerungen einer *Leberzirrhose* (S. 726) abgelöst werden. Komplikationen, wie Blutungen aus Ösophagusvarizen oder dem Magen-Duodenalbereich und/oder ein akutes Leberversagen führen bei einigen Patienten schon in diesem Stadium zum Tod. In anderen Fällen steht zunächst eine *Coombs-negative hämolytische Anämie* (S. 424) im Vordergrund, die offenbar auf einer toxischen Wirkung des Kupfers auf die roten Blutkörperchen beruht und z. T. nur vorübergehend beobachtet wird. Nicht selten schließt an die hepatitische bzw. anämische Phase ein symptomenarmes Intervall an, worauf die *zentralnervösen Störungen* zunehmend in den Vordergrund treten. Es handelt sich um ein komplexes neurologisches Bild, das u. a. durch progrediente Schreibstörungen, Sprachschwierigkeiten, Tremor an oberen Extremitäten, u. U. des Kopfes und der Rumpfgegend, eine auffällige Rigidität und choreoathetotische Bewegungen sowie eine zerebelläre Ataxie charakterisiert ist. Die *renalen Funktionsstörungen* entsprechen weitgehend einem *proximal-tubulären Syndrom* (S. 782). Wegen der Phosphaturie entwickelt sich dann und wann eine erhebliche Osteomalazie, z. T. verbunden mit *Dysarthrie* oder *Anarthrie.* Pathognomonisch, aber oft erst im fortgeschrittenen Stadium der Erkrankung deutlich ausgebildet, ist der *Kayser-Fleischer'sche Kornealring,* den man in seiner Frühform fast nur mit der Spaltlampe erkennen kann. Gesamthaft betrachtet, stirbt etwa die Hälfte der unbehandelten Kranken an den Komplikationen der Leberschädigung, während 40% das Stadium der neurologischen Symptome erreichen. Terminal kommt es in der Regel zu schweren psychischen Störungen, die bis zum Persönlichkeitszerfall reichen.

Beispiele:
- Die *Frühdiagnose* einer Wilson'schen Krankheit stützt sich vor allem auf *chemische Befunde,* im besonderen eine Serum-Kupferkonzentration von weniger als 80 μg/100 ml, eine Serum-Zöruloplasminkonzentration von weniger als 20 mg/100 ml, eine tägliche Kupferausscheidung im Urin von mehr als 100 μg und eine Kupferkonzentration im Lebergewebe von mehr als 250 μg/g Trockensubstanz.
- Eine *Hypokuprämie* und *Hypozöruloplasminämie* mäßigen Grades sind nicht für M. Wilson pathognomonisch, da sie u. a. beim nephrotischen Syndrom, bei Zöliakie und Sprue, bei Kwashiorkor und bei normalen Kleinkindern bis ins Alter von 4 Jahren gefunden werden.
- *Alkoholiker* und Patienten mit *biliärer Leberzirrhose* zeigen nicht selten einen Kupfergehalt der Leber, der demjenigen bei Wilson'scher Krankheit gleichkommt. In diesen Fällen sind aber meistens die Serum-Kupfer- und Zöruloplasminkonzentrationen normal oder sogar erhöht.
- Die Therapie des M. Wilson zielt darauf ab, eine weitere Anhäufung von Kupfer zu verhindern und das bereits gespeicherte nach Möglichkeit wieder »auszuschwemmen«. Eine oral verabreichte Mischung von Kaliumsulfid und Kaliumthiosulfat (20 mg dreimal täglich mit den Mahlzeiten) führt durch Bildung unlöslichen Kupfersulfids im Darm zu einer starken Verminderung der Kupferresorption. D-Penizillamin wirkt als chelierendes Agens, das die Kupferspeicher zu einem guten Teil zu entleeren vermag. Allerdings treten nicht selten Immunkomplex-induzierte Störungen auf (S. 1109).

Menke'sches Syndrom (Kinky hair disease)

Diese x-chromosomal-rezessiv vererbbare Krankheit zeichnet sich u. a. durch geistigen Entwicklungsrückstand, ausgeprägte Windungen der Hirnarterien, skorbutähnliche Veränderungen an Knochen und Bindegewebe, Haaranomalien (kinky hair: Kräuselhaar), Hypothermie und eine geringe Zöruloplasminkonzentration im Blutserum aus. Neuere Befunde sprechen dafür, daß dem Menke'schen Syndrom eine genetisch bedingte Störung des Kupferstoffwechsels zugrunde liegen dürfte. Die Einzelheiten der biochemischen Vorgänge, die dem Leiden zugrunde liegen, sind noch nicht geklärt. Bei der Prüfung der Aufnahme von ^{64}Cu in Fibroblasten in vitro wurde gezeigt, daß Zellen von Individuen mit Menke'scher Krankheit dieses Metall in verstärktem Maß inkorporieren. Dieses Phänomen kann man sich zur *pränatalen Diagnose* des Leidens an Fruchtwasserzellen zunutze machen. Die meisten Symptome und Zeichen werden einem *Kupfermangel* zugeschrieben, da dieses Spurenelement u. a. am Aufbau von Myelin, Keratin, Melanin, Elastin und Kollagen beteiligt und in den Askorbinsäuremetabolismus eingeschaltet ist. Es wurde ferner berichtet, daß bei den Kranken eine Störung der intestinalen Kupferresorption vorliege.

Morphologisch finden sich, abgesehen von den oben erwähnten Veränderungen, ***auffällige Defekte im Wandbereich von Arterien.*** An der Aorta erkennt man einen Zerfall der innern elastischen Faserbündel zu Elastinklumpen, verbunden mit einer starken Kollagenvermehrung, Anhäufung von metachromatischem Material im Interstitium und Auftreibung der Bindegewebszellen durch Einlagerung eines flockigen Materials, das möglicherweise Proteoglykanen entspricht. Ähnliche Befunde erhebt man im Bindegewebe verschiedener Organe und der Haut. Wahrscheinlich hängt die erwähnte Tortuosität der Hirn- und anderer Arterien mit entsprechenden Anomalien der Gefäßwandstruktur zusammen.

Chronischer Kupfermangel infolge ungenügender Zufuhr dieses Spurenelements

Beim Menschen sind derartige Mangelzustände eine Seltenheit. Hie und da beobachtet man sie bei unter- und fehlernährten Kindern und Erwachsenen, die über längere Zeit intravenös »hyperalimentiert« wurden. Klinisch bemerken wir in solchen Fällen eine *Blutpanzytopenie,* verbunden mit verschiedenen Zeichen einer gestörten Hämopoiese, wie Bildung von Megaloblasten, Linksverschiebung im Knochenmark und zytoplasmatischer Vakuolenbildung in Vorläuferzellen, alles Veränderungen, die sich durch Kupferzufuhr wieder korrigieren lassen. Im *Tierversuch* führt der chronische Kupfermangel zu sehr komplexen Veränderungen, die sich auch beim Nachwuchs zeigen und u. a. Myokardschäden umfassen. Untersuchungen an *Schweinen* mit Kupfermangel haben gezeigt, daß dieses Spurenelement u. a. für den mitochondrialen Eisenstoffwechsel wichtig ist. Retikulozyten dieser Tiere inkorporierten nur die Hälfte des normalerweise aufgenommenen Transferrineisens, und die Hepatozyten zeigten u. a. eine verminderte mitochondriale Zytochromoxidaseaktivität. Allgemein wurde eine herabgesetzte Protoporphyrinsynthese und Hämbildung aus dreiwertigem Eisen festgestellt. Man vermutet, daß Kupfer u. a. für die Integrität der Elektronentransportsysteme von Bedeutung ist. Ein Kupfermangel spielt offenbar bei der Entstehung gewisser *neurologischer Krankheitsbilder* bei *Paarhufern* (sog. enzootische Ataxie der Lämmer) eine wesentliche Rolle. *Mäusemutanten* mit dem homozygoten Merkmal »quaking« (qk/qk) weisen einen Mangel an Kupfer im Hirngewebe auf und sind durch schwere zentralnervöse Funktionsstörungen (vor allem Tremor) gekennzeichnet.

Kupfervergiftungen

Die schwere *akute Kupfervergiftung,* etwa infolge akzidenteller oder suizidaler Einnahme von Kupfersalzen, äußert sich rasch durch Übelkeit, Erbrechen (u. U. Hämatemesis) und blutigen Durchfall. Oft entwickelt sich eine zentrolobuläre Lebernekrose. Weniger schwere Intoxikationen, wie man sie beim Gebrauch von Kupfersulfat zur Behandlung von Verbrennungen oder bei der Benützung kupferhaltiger Dialyseapparaturen beobachtet, können mit einer akuten hämolytischen Anämie verbunden sein. *Kupferhaltige Dämpfe und Staub,* wie sie vor allem in industriellen Betrieben auftreten, können fieberhafte Zustände zur Folge haben (»copper fever«, »brass founder's ague«). *Splitter metallischen Kupfers* rufen im Gewebe mitunter eine Metallose hervor. Im Fall von Augenverletzungen durch Kupfersplitter wird von *Chalcosis* gesprochen.
Über *chronische Kupfervergiftungen* beim Menschen ist wenig bekannt.
Bei *Ratten* führt eine fortgesetzte Verabreichung einer kupferreichen Nahrung u. a. zu einer Anhäufung des Metalls in Lysosomen der Hepatozyten, die überdies eine verstärkte Aktivität saurer Hydrolasen zu erkennen geben.

113.3. Störungen des Zinkstoffwechsels

Der erwachsene menschliche Körper enthält ungefähr 1,3–2,3 g Zink, wovon ein Großteil in Leber, Skelettmuskulatur, Knochen, Prostata und Augen lokalisiert ist. Der tägliche Bedarf wird auf etwa 15 mg geschätzt und durch konventionelle Kost mit Fleisch, Gemüsen, Zerealien und Reis meistens gedeckt. Allerdings führen Nahrungsmittel mit einem hohen Gehalt an Phytinsäure durch Komplexbildung zu einer verminderten Resorption des Spurenelements. Zink stellt einen *Bestandteil zahlreicher Enzyme* in Leber, Pankreas und anderen Organen dar, insbesondere der DNA- und RNA-Polymerasen, weshalb es für das Wachstum und die Entwicklung große Bedeutung hat.

Zinkmangelzustände

Tierversuche, u. a. an Primaten, haben gezeigt, daß ein chronisches Zinkdefizit zu einem Wachstumsrückstand, Haarverlust, Parakeratose der Zunge, Gonadenatrophie, Dermatitis, Diarrhoe u. a. m. führt.

Beim *Menschen* sind bei ganz einseitiger Ernährung (z. B. Brot- und Bohnenkost in Ländern wie Iran und Ägypten) entsprechende Beobachtungen gemacht worden: Kleinwuchs, Hodenatrophie, Geophagie und andere Störungen ließen sich in diesen Fällen durch Verabreichung einer genügenden Menge Zink teilweise korrigieren, ebenso die Neigung zu gestörter Wundheilung bei diesen Patienten. Eine *Hypozinkämie* wird bei sog. *Acrodermatitis enteropathica* beobachtet. Wie bei experimentell erzeugtem Zinkmangel von Nagetieren, stellt man in solchen Fällen u. a. ultrastrukturelle Veränderungen der Panethschen Körnerzellen des Dünndarms fest. Ob ein Mangel an Zink, das u. a. Bestandteil der hepatischen Alkoholdehydrogenase ist, zu alkoholischen Organschäden prädisponiert, steht noch nicht fest.

Familiäre Hyperzinkämie

Die Bedeutung dieser kürzlich entdeckten und wahrscheinlich hereditären Störung, die mit exzessiven Zinkkonzentrationen im Blutplasma einhergeht und offenbar keine besonderen klinischen Symptome verursacht, bedarf einer weiteren Klärung.

Zinkvergiftungen

Diese können u. U. durch vermehrte Aufnahme des Metalls mit der Nahrung bzw. mit Getränken zustande kommen und äußern sich in der Regel durch gastrointestinale Störungen. Das Einatmen von Zinkoxydrauch, wie es in industriellen Betrieben vorkommen mag, kann zu den sog. »metal-fume fever« bzw. »brass chills« führen, die jedoch meist nur von kurzer Dauer sind.

113.4. Weitere Störungen des Stoffwechsels von Spurenelementen

Kobalt spielt für den Menschen vor allem als Bestandteil von Vitamin B_{12} eine Rolle (vgl. dazu S. 420 und 856). Eine chronische Überladung mit Kobalt (z. B. durch Bier, dem Kobalt als schaumhemmendes Mittel zugegeben wurde) kann eine Polyzythämie und – über eine Blockade der Jodaufnahme durch Schilddrüsenepithelien – die Entwicklung einer Struma nach sich ziehen. Selten beobachtet man eine kobaltbedingte Myokardschädigung. Akute Kobaltvergiftungen äußern sich – abgesehen von gastrointestinalen Symptomen – u. U. in Tinnitus und teilweisem Verlust des Gehörs.
Selen-Mangelkrankheiten sind u. W. beim Menschen noch nicht bekannt geworden. Bei Tieren kennt man die sog. »white-muscle disease«, die eine gewisse Ähnlichkeit mit Vitamin E-Mangelzuständen aufweist. Als Bestandteil u. a. der erythrozytären Glutathionperoxidase beteiligt sich Selen vielleicht – wie Vitamin E und vermutlich L-Askorbinsäure – am Schutz gegen intrazellulär auftretende Peroxide.
Mangan spielt bei zahlreichen enzymatischen Vorgängen eine Rolle. Im Blutplasma scheint es an ein Trägerprotein, »Transmanganin«, gebunden zu sein. Beispiel eines Mangan-Metalloenzyms ist die mitochondriale Pyruvatkarboxylase. Bei der oxidativen Phosphorylierung, beim Fettsäurestoffwechsel und bei der Synthese von Proteinen, Proteoglykanen, Cholesterin u. a. m. hat Mangan ebenfalls eine erhebliche Bedeutung. Während Mangan-Mangelkrankheiten beim Tier bekannt sind, wurden u. W. entsprechende Beobachtungen am Menschen noch nicht mitgeteilt. Beim Reye-Syndrom (S. 723) wurden u. a. in der Leber ungewöhnlich niedrige Mangankonzentrationen festgestellt.
Nickel scheint in verschiedenen Zellarten fest an RNA gebunden vorzukommen und ist vermutlich für Membran- und andere Zellfunktionen mitbestimmend. Die Funktion von Nickeloplasmin, einem α_2-Makroglobulin, ist noch unbekannt. Akute Nickelkarbonylvergiftungen verursachen u. U. schwere Lungenschäden und Leber-

nekrose, während chronische Intoxikationen durch nickelhaltige Stoffe mit der Entstehung von Lungen-, Nasen- und anderen Krebsarten in Beziehung gebracht wurden.
Silizium findet sich in vielen Mukopolysacchariden und trägt offenbar zur Stützgewebsentwicklung und deren Umsatz bei.
Experimente an Ratten haben gezeigt, daß Silizium bei kalziumarmer Diät die Mineralisation von Knochen verstärken kann. Siliziummangel führt bei Tieren zu einer Fehlentwicklung des Binde- und Knorpelgewebes. Silizium scheint einen essentiellen Bestandteil von Mukopolysaccharid-Proteinkomplexen des Binde- und Stützgewebes darzustellen, wahrscheinlich z. T. als sog. »cross-linking agent«.
Die Lungensilikose als Berufskrankheit wurde schon erwähnt (S. 635).
Fluor hat in pharmakologischen Dosen einen Antikarieseffekt (S. 665), wirkt stabilisierend auf neugebildeten Knochen und hemmt die Knochenresorption. Bei chronischer Überlastung mit Fluor zeigen sich u. U. Schmelzveränderungen an den Zähnen (S. 1614) und eine Osteosklerose (S. 132, sog. *Fluorose*). Akute oder chronische Vergiftungen durch fluorhaltige Insektizide u. a. verursachen in der Regel Magendarmstörungen, manchmal auch ein kardiales Versagen.
Chrom ist u. a. Bestandteil des Glukosetoleranzfaktors, eines in Fleisch und Hefe enthaltenen Komplexes, der möglicherweise beim Menschen (nicht nur – wie nachgewiesen – bei Tieren) für den Glukosestoffwechsel von Bedeutung sein könnte.
Über *Molybdän-, Zinn-* und *Vanadium-Mangelzustände* beim Menschen ist u. W. noch nichts bekannt.
Chronische Kadmiumintoxikationen wurden u. a. mit der Entwicklung der Arteriosklerose in Beziehung gebracht.
Lithium wird neuerdings zur Stimulation der Produktion neutrophiler Granulozyten therapeutisch angewandt. Ob es eine entsprechende Funktion unter physiologischen Bedingungen ausübt, ist noch ungewiß.

Literatur

Bell, L. T., Hurley, L. S.: Ultrastructural effects of manganese deficiency in liver, heart, kidney and pancreas of mice. Lab. Invest. *29,* 723 (1973) — *Brewer, G. J., Prasad, A. S.* (eds.): Zinc metabolism: Current aspects in health and disease. New York: Liss 1977 — *Goka, Th. J., Stevenson, R. E., Hefferan, P. M., Howell, R. R.:* Menkes disease: a biochemical abnormality in cultured human fibroblasts. Proc. Natl. Acad. Sci. USA *73,* 604 (1976) — *Iron, R. D., Schenk, E. A., Lee, J. C. K.:* Cytochemical methods for copper. Semiquantitative screening procedure for identification of abnormal copper levels in liver. Arch. Pathol. Lab. Med. *101,* 298 (1977) — *Jamieson, G. A., Greenwalt, T. J.* (eds.): Trace components of plasma. Vol. 5, Progress in Clinical and Biological Research. New York: Liss 1976 — *Reed, G. B., Butt, E. M., Landing, B. H.:* Copper in childhood liver disease. Arch. Pathol. *93,* 249 (1972) — *Rosenquist, J.:* Effects of supply and withdrawal of fluoride. Experimental studies on growing and adult rabbits. 1. Concentration of fluoride in cortical bone. Acta Pathol. Microbiol. Scand. [A] *81,* 630 (1973) — *Rothstein, G., Clarkson, D. R., Larsen, W., Grosser, B. I., Athens, J. W.:* Effect of lithium on neutrophil mass and production. N. Engl. J. Med. *298,* 178 (1978) — *Shrader, R. E., Hurley, L. S.:* Enzyme histochemistry of peripheral blood and bone marrow in zinc-deficient rats. Lab. Invest. *26,* 566 (1972) — *Smith, J. C. jr., Zeller, J. A., Brown, E. D., Ong, S. C.:* Elevated plasma zinc: A heritable anomaly. Science *193,* 496 (1976) — *Schicha, H., Kasperek, K., Feinendegen, L. E., Siller, V., Klein, H. J.:* Aktivierungsanalytische Messungen einer inhomogenen teilweise parallel verlaufenden Verteilung von Kobalt, Eisen, Selen, Zink und Antimon in verschiedenen Bezirkeh von Leber, Lunge, Niere, Herz und Aorta. Beitr. Pathol. *146,* 55 (1972) — *Williams, D. M., Loukopoulos, D., Lee, G. R., Cartwright, G. E.:* Role of copper in mitochondrial iron metabolism. Blood *48,* 77 (1976)

114. Hypovitaminosen, Avitaminosen und Hypervitaminosen

114.1. Allgemeine Hinweise und Begriffe zu den Störungen des Vitaminstoffwechsels

Kurze Übersicht über die Bedeutung der Vitamine

Vitamine sind *exogene Wirkstoffe,* d. h. sie und/oder ihre Metaboliten entfalten in geringer Konzentration eine hohe und meist ausgesprochen spezifische biologische Aktivität, können aber im Körper nicht oder nur in ungenügendem Ausmaß synthetisiert werden. Sie müssen daher fortgesetzt in einer bestimmten Mindestmenge von außen zugeführt werden. Im Metabolismus spielen Vitamine oder ihre Abkömmlinge teils die Rolle von *Koenzymen* oder *Hormonen* (z. B. im Fall von Vitamin D), teils sind sie direkt *in die Stoffwechselvorgänge eingeschaltet.*
Es ist üblich, die Vitamine in *wasser-* und *fettlösliche* zu unterteilen. Diese Klassierung hat nicht nur chemisch-physikalische Bedeutung, sondern bezieht sich auch auf Unterschiede in ihrem biologischen Verhalten, indem die intestinale Resorption nicht in der gleichen Weise erfolgt und Überschüsse von wasserlöslichen – im Gegensatz zu fettlöslichen – rasch mit dem Urin ausgeschieden werden können. Mit anderen Worten: Bei erhaltenen Nierenfunktionen kommen schädliche Hypervitaminosen (s. u.) fast nur in der Gruppe der fettlöslichen Vitamine vor. Unter den wasserlöslichen Vitaminen werden der Vitamin B-Komplex und die L-Askorbinsäure (Vitamin C) auseinandergehalten.
Seit langem ist es ferner üblich, Vitamine durch einen *großen römischen Buchstaben* (z. B. A, B, C usw.) zu bezeichnen, wobei einzelne dieser Gruppen mehrere chemisch definierte Substanzen umfassen, die durch eine *Zusatzzahl* (z. B. B_6, B_{12}, D_3 usw.) charakterisiert werden. Immer mehr hat es sich durchgesetzt, die *chemischen Namen* zu verwenden (z. B. Retinol, Thiamin, L-Askorbinsäure usw.). Eine Übersicht über die Vitamine vermittelt Tabelle 57.

Begriffe und weitere Bemerkungen zum Mangel und zum Überschuß an Vitaminen

Definitionen: Fehlt es an einer genügenden Zufuhr, intestinalen Resorption und/oder Bildung biologisch aktiver Metaboliten von Vitaminen, sprechen wir von *Hypovitaminose.* Diese kann sich auf ein einzelnes Vitamin oder mehrere Vitamine beziehen und wird jeweils nach diesen benannt (z. B. Hypovitaminose D, Polyhypovitaminose B u. a.). Solange sich als Folge einer solchen Mangelsituation keine nennenswerten klinischen Symptome oder Zeichen einstellen, spricht man von *latenter Hypovitaminose,* andernfalls von *manifester Hypovitaminose.* In Extremfällen, die das Vollbild einer *Vitaminmangelkrankheit* zeigen, kommt der Ausdruck »*Avitaminose*« zur Anwendung. Entwikkeln sich aufgrund einer übermäßigen Zufuhr von Vitaminen krankhafte Veränderungen, haben wir es mit einer *Hypervitaminose* zu tun.

Beim Zustandekommen einer *Hypovitaminose* spielen verschiedene Faktoren eine Rolle. Zunächst ist der *Bedarf an Vitaminen* nicht für jedes Lebewesen derselbe. So drängt sich eine *erhöhte Zufuhr* auf, wenn angebotene *Vitamine schlecht ausgenützt* werden, wie im höheren Alter, ferner bei intestinalen Resorptionsstörungen und bei Anwesenheit von Störfaktoren (z. B. Antivitamine), oder wenn ein *vermehrter Vitaminver-*

brauch vorliegt, in Phasen starken Wachstums, in der Gravidität und während der Laktationsperiode. Umgekehrt kennt man *vitaminsparende Faktoren,* wie eine metabolisch bedingte optimale Ausnützung, die Vitaminproduktion durch intestinale Mikroorganismen, das Vorhandensein von Vitaminspeichern, wie das für fettlösliche Vitamine zutreffen kann, sowie – im Fall des Vitamin D – die Einwirkung von Ultraviolettlicht auf die Haut. Die meisten Fälle von Hypovitaminose lassen sich auf eine *Fehl- oder Mangelernährung* zurückführen, die z. T. durch äußere Umstände bedingt ist (z. B. Hungergebiete, fehlende »Verstärkung« der wichtigsten Nahrungsmittel, wie Brot und Milch, durch Vitaminzugaben, armutsbedingte Fehl- und Mangelernährung u. a.), nicht selten aber auf Unwissenheit oder Gleichgültigkeit beruht. Im Vergleich zu diesen Ursachen von Hypovitaminose stehen Krankheiten, insbesondere Malabsorptionssyndrome, die eine verminderte Vitaminaufnahme zur Folge haben, und Fehler bei künstlicher Ernährung in Spitälern zahlenmäßig im Hintergrund, haben aber in hochentwickelten Ländern eine relativ größere Bedeutung.
Hypervitaminosen beobachtet man selten und – wie erwähnt – fast nur bei übermäßigem Angebot an fettlöslichen Vitaminen, sei es durch unachtsame, dauernde Überdosierung durch den Arzt, sei es durch wohlgemeinte, aber auf Unwissenheit des Betroffenen gegründete »Vorsorge«. Bei Kindern ist an die Möglichkeit zu denken, daß sie wohlschmeckende Vitaminpräparate naschen könnten. Glücklicherweise trifft dies für die fettlöslichen Vitamine in der Regel nicht zu.
Vitamine lassen sich relativ leicht und mit wenig Aufwand *chemisch* und *physikalisch nachweisen.* Hinsichtlich der Spezifität der Wirkung sind indessen *biologische Methoden* überlegen.

114.2. Mangel und Überschuß an Vitamin A

Bemerkungen zu Stoffwechsel und Wirkungsweise von Vitamin A

Vitamin A tritt vor allem in zwei Alkoholformen auf, *Retinol* (Vitamin A_1, Axerophthol) und *3-Dehydroretinol* (Vitamin A_2). Außerdem kennt man Retinylester, Retinal (Aldehydform) und Retinoinsäure. Als Provitamine dienen Karotene, in erster Linie β-Karoten. Anstelle der bisher üblichen Internationalen Einheiten (IE) werden neuerdings Gewichtseinheiten von Retinol zur Mengenangabe benützt (1 IE = 0,3 μg Retinol, entsprechend 0,6 μg β-Karoten).
In der *Nahrung* ist Vitamin A häufig als Retinylester vorhanden (tierische Leber, vor allem aber karotenreiche Gemüse (Karotten, Spinat u. a.) und Früchte (Aprikosen, Pfirsiche u. a.)), die im Magendarmtrakt hydrolysiert und als Retinol *resorbiert* werden. Innerhalb des Darmepithels erfolgt die Veresterung, meist mit Palmitinsäure, woran sich der Transport in *Chylomikronen* anschließt. In der Leber werden die Retinylester zum guten Teil *gespeichert,* bei Bedarf zu Retinol hydrolysiert, und in dieser Form findet der Transport durch das retinolbindende Protein (RBP), ein α_1-Globulin, das seinerseits an Präalbumin gebunden ist, in die Peripherie statt. Erhebliche Konzentrationen von Vitamin A finden sich – abgesehen von der Leber – in Nieren, Nebennieren, Lungen und Retina, relativ wenig im Fettgewebe.
Die *biologisch aktiven Formen von Vitamin A* sind nicht einheitlich. In der Retina wird das aus zirkulierendem Vitamin A_1 hervorgegangene All-trans-Retinol unter der Einwirkung einer Alkoholdehydrogenase zu All-trans-Retinal oxidiert, das in Dunkelheit zu All-cis-Retinal isomerisiert. Das letztere geht – ebenfalls im Dunkeln – mit Opsin, einem Eiweißkörper, eine hydrophobe Bindung ein. Dieser Komplex, *Rhodopsin,* wandelt sich unter Lichteinfluß als Energiespender zur All-trans-Form um, wobei Opsin wieder frei wird, und ein nervöser Impuls zustande kommt. Im Dunkeln kann dann, sowohl auf der Stufe des All-trans-Retinols wie des All-trans-Retinals, unter dem Einfluß der Retinalisomerase wieder die All-cis-Form entstehen.
Für die Vitamin A-Funktionen bei *Wachstums- und Differenzierungsvorgängen* sowie bei der Glykopeptidbildung ist demgegenüber vor allem die Retinoinsäure verantwortlich, in tierischen *Genitalorganen* dagegen Retinal und Retinol.

Hypovitaminose A: Nyktalopie, Hemeralopie, Xerophthalmie und andere Folgen

Definitionen: In leichten Fällen von Hypovitaminose A besteht eine verminderte Fähigkeit, im Dämmerlicht scharf zu sehen *(Nyktalopie)* oder beim raschen Übertritt von grellem in weniger helles Licht einen normalen Visus aufrecht zu erhalten *(Hemeralopie).* Beide Begriffe werden – etwas ungenau – als »*Nachtblindheit*« zusammengefaßt. Unter einer *Xerophthalmie* verstehen wir verschiedene strukturelle Veränderungen am Auge, die sich im Gefolge einer erheblichen Hypovitaminose A einstellen können, im besonderen eine *Xerosis epithelialis conjunctivae,* die mit Trockenheit und Trübung der bulbären Konjunktiva sowie oft einer Anhäufung von eingedicktem Sekret am seitlichen Rand der Kornea *(Bitôt'sche Flecken)* einhergeht, in schwereren Fällen einer *Xerosis corneae,* mit Trübung der Hornhaut und schließlich einer *Keratomalazie,* einer auf dieser Grundlage erfolgenden Ulzeration und Perforation der Kornea.

Ursachen und **Pathogenese:** Am häufigsten beruht der Vitamin A-Mangel heute noch auf mangelhafter Zufuhr. Dies ist auch eine *wichtige Ursache für Blindheit* überhaupt, wenn man die gesamte Erdbevölkerung berücksichtigt. Besonders verbreitet sind solche Mangelzustände u. a. in ostasiatischen Ländern, in gewissen Teilen Indiens, im mittleren Osten und in Zentralamerika, eine erstaunliche Tatsache, wenn man bedenkt, daß das Provitamin A, vor allem β-Karoten, in den meisten dieser Gebiete reichlich vorhanden wäre. Kinder sind in besonderem Maß gefährdet, und eine entsprechende Aufklärung bzw. Erziehung der Mütter zur Umstellung der Säuglings- und Kinderernährung auf vermehrte Zugabe von Karotenoiden täte dringend Not. Bei *Kwashiorkor* (S. 657) kommt erschwerend hinzu, daß vermindert retinolbindendes Protein (RBP) synthetisiert wird, was an sich schon eine Hypovitaminose A bewirken kann. Hierzulande begegnen wir Hypovitaminosen A am ehesten im Zusammenhang mit chronischen *Malabsorptionssyndromen* und *Obstruktion der großen Gallenwege.* Bei *Leberkrankheiten* wird wahrscheinlich oft zu wenig RBP gebildet; zudem sind in diesen Fällen verminderte Vitamin A-Speicher vorhanden, so daß sich Mangelzustände entwickeln können. Bei fortgeschrittener *Krebs-*

krankheit, bei *chronischen Nieren-* und anderen *Infektionen* werden Vitamin A-Reserven u. U. stark aufgebraucht. Hypovitaminosen A sind ferner bei unzweckmäßiger *parenteraler Ernährung* beobachtet worden. Diagnostisch legt man – abgesehen von den geschilderten *Augenveränderungen* und anderen Zeichen – großes Gewicht auf die *Ernährungsanamnese.* Wesentlich ist die Bestimmung der *Konzentration von Vitamin A im Serum,* die normalerweise etwa 20 µg/100 ml beträgt, bei Mangelzuständen jedoch unter diesen Wert fällt.

Morphologisch äußert sich ein Vitamin A-Mangel in erster Linie in *epithelialen Veränderungen.* Oft bemerkt man in sonst nicht verhornten Epithelien eine *Metaplasie vom keratinisierenden Typ.* Zudem *geht die Schleimbildung zurück,* und die Zahl der Becherzellen im Respirationstrakt reduziert sich zunehmend. Die erwähnten Veränderungen haben u. a. zur Folge, daß die sekretorische Tätigkeit von Drüsen, insbesondere der Tränendrüsen, u. U. eine schwere Einbuße erleidet, was an der Entwicklung der *Xerophthalmie* und ihren gefährlichen Folgen entscheidend beteiligt ist.

Folgen: Für die *Nachtblindheit,* die sich u. a. durch elektroretinographische Untersuchungen objektivieren läßt, ist in erster Linie der Rhodopsinmangel verantwortlich. Die verschiedenen Stadien von *Xerophthalmie* (s. o.) beruhen wahrscheinlich auf Störungen der Epitheldifferenzierung und -erneuerung, z. T. verbunden mit einer Verminderung von Sekretionsleistungen (vgl. dazu Sjögren-Syndrom, S. 1147). Die *extraokulären Manifestationen* der Vitamin A-Mangelkrankheit des Menschen bleiben wegen des Überwiegens von Symptomen von seiten der Grundkrankheit bzw. anderer Mangelerscheinungen oft unbeachtet. Sie umfassen u. a. eine *follikuläre Hyperkeratose* der Haut, die besonders an den Hüften und Streckseiten der Extremitäten deutlich sichtbar ist und häufig mit einer *Verödung der Talgdrüsen* einhergeht. Daraus vor allem erklärt sich die *trockene Haut.* Komplizierend tritt eine Neigung zu *Akne* hinzu. Am *mukoziliären Epithel des Respirationstrakts* äußert sich der Vitamin A-Mangel oft in einer Anfälligkeit gegenüber *Tracheobronchitiden* und *Pneumonien.*

Soweit aus *Tierversuchen* bekannt ist, muß noch mit weiteren, z. T. schwer faßbaren Störungen gerechnet werden, so einer *Beeinträchtigung des Meta- und Katabolismus verschiedener Chemikalien* (u. a. Karzinogenen und Medikamenten), einer *Behinderung der Eisenmobilisation* aus Ferritin und Hämosiderin, einer *Hemmung der Wundheilung,* einer *Veränderung der Stützgewebserneuerung,* einer *Verminderung der Cholesterinsynthese* in der Leber u. a. m.

Beispiele:

- Insbesondere bei Kindern mit *Xerophthalmie* kann es in kürzester Zeit zur Kornealruptur und zum weitgehenden Verlust des Visus kommen, wenn nicht notfallmäßig eine Vitamin A-Therapie eingeleitet wird. Besteht nur eine Kornealtrübung, ist die Prognose günstig.
- Zahlreiche Beobachtungen in vivo und in vitro haben deutlich gemacht, daß Vitamin A für die normale Erneuerung und Differenzierung des *mukoziliären Tracheobronchialepithels* notwendig ist. So notiert man bei Vitamin A-Mangel eine verminderte Aktivität der Glykoproteingalaktosyl-Transferase, die sich durch Zusatz verschiedener Formen von Retinol normalisieren läßt.
- *Hautfibroblasten* neugeborener Mäuse inkorporieren in Anwesenheit von Retinylazetat vermehrt $^{35}SO_4$ in Heparinsulfat, jedoch weniger als normal in Chondroitin-4-Sulfat, während die Synthese anderer Glukosaminoglykane, wie Chondroitin-6-Sulfat, die Zellzahl und die DNA-Synthesetätigkeit unbeeinflußt bleiben.
- Bei Hypovitaminose A beobachtet man oft eine *Lymphozytopenie,* die mit einer verminderten Immunreaktivität verbunden ist.

Hypervitaminose A (Vitamin A-Intoxikation)

Bei *Kindern* führt eine – akzidentelle – *akute Vergiftung mit Vitamin A* in Dosen von 50000–500000 IE und mehr zu unbestimmten Symptomen, wie Erbrechen und Hirndruckfolgen. Eine *chronische Hypervitaminose A* äußert sich u. a. in einem Entwicklungsrückstand, Haarausfall, Lebervergrößerung und Knochenschmerzen, die mit einer periostalen Knochenneubildung in Beziehung stehen.
Bei *Erwachsenen* werden akute Intoxikationen nicht häufig beobachtet. Die *chronische* Form der Hypervitaminose A zeigt Knochenveränderungen, ähnlich wie beim Kind, ferner Verkalkungen in Sehnen und anderen Weichteilen, trockene Haut mit verstärkter Desquamation, Hyperpigmentation, Haarausfall, Cheilosis, Neuritiden u. a. m. Seltener wurde über zirrhoseähnliche Leberveränderungen und psychische Effekte berichtet. Genauere Angaben über die möglicherweise teratogene Wirkung von hochdosiertem Vitamin A stehen noch aus.

Karotenämie und Lykopenämie

Hier handelt es sich um eine an sich harmlose Gelbfärbung der Haut (u. a. Handflächen und Nasolabialfalten), die auf einem fortgesetzten, übermäßigen Genuß karotenreicher Nahrung (z. B. Rüben) beruht und zunächst mit einem Ikterus verwechselt werden könnte.

114.3. Hypo- und Hypervitaminose D

Vitamin D, seine Metaboliten und die damit verbundenen Störungen, insbesondere *Rachitis* und *Osteomalazie* sowie *Vitamin D-Intoxikation,* sind schon im Zusammenhang mit der Besprechung von *Binde- und Stützgewebsveränderungen* (S. 101 und 132) sowie vor allem der *Pathologie des Kalzium- und Phosphatstoffwechsels* (S. 822) erörtert worden.

114.4. Vitamin E-Mangelzustände

Physiologische Bedeutung von Vitamin E

»*Vitamin E*« ist ein Sammelname für eine Reihe natürlich vorkommender fettlöslicher Substanzen ähnlicher chemischer Beschaffenheit, der Tokopherole, von denen das DL-α-Tokopherol die größte biologische Wirksamkeit aufweist. Soweit bekannt, werden β-, γ- und δ-Tokopherole nur in kleinsten Mengen intestinal resorbiert. Eine Internationale Einheit (IE) von Vitamin E entspricht 1 mg DL-α-Tokopherolazetat. Die Hauptbedeutung von Vitamin E liegt in seiner Wirkung als Antioxidans, die es in Nahrungsmitteln und im Körper ausübt und die die Peroxidation ungesättigter Fettsäuren und anderer labiler Stoffe, wie Vitamin A, verhindert oder hemmt. Über weitere Funktionen von Vitamin E ist wenig bekannt. Von Interesse ist die Tatsache, daß sich in Tierversuchen verschiedene biologische Effekte von Vitamin E durch Selen nachahmen oder verstärken lassen.

Vitamin E-Mangelzustände

Hypovitaminosen E sind vor allem an *Tieren* gründlich untersucht worden, wobei sich ein Mangel an diesem Wirkstoff bei verschiedenen Spezies nicht in der gleichen Weise äußert. Bei *Kaninchen* und anderen Herbivoren entwickelt sich eine *Muskeldystrophie,* verbunden mit Zeroidablagerung in glatten Muskelfasern. *Nager* zeigen *Fertilitätsstörungen,* und *Affen* weisen u. a. eine *megaloblastäre Anämie* auf.

Pathogenese: Neuere Befunde sprechen dafür, daß Vitamin E-Mangelzustände u. a. eine *verminderte Stabilität zellulärer Membranen* und eine *Beeinträchtigung von Transportfunktionen* in deren Bereich nach sich ziehen. Dies gilt u. a. auch für *Mitochondrien,* in denen offenbar der Elektronentransport gestört wird. An *Erythrozyten* und ihren Vorläufern kann sich der Vitamin E-Mangel im Sinn einer *vorzeitigen Alterung* und einer *verminderten Resistenz gegenüber peroxidierenden Agentien* äußern, so daß es zu ineffektiver Erythropoiese und Kugelzellbildung kommen mag. Wahrscheinlich aus ähnlichen Gründen beobachtet man bei tierexperimenteller Hypovitaminose E ebenfalls eine *erhöhte Empfindlichkeit des Lungengewebes auf toxische Einflüsse* verschiedener Art, insbesondere solche mit peroxidierender Wirkung. *Thrombozytenfunktionen* werden offenbar ebenfalls gestört, desgleichen die *Stimulierbarkeit von Lymphozyten* durch Mitogene und Antigene. In zahlreichen Zellarten beobachtet man überdies eine *gesteigerte Autophagozytose* mit vermehrter Bildung von Residualkörpern.

Unsere Kenntnisse über *Vitamin E-Mangelzustände beim Menschen* sind noch sehr lückenhaft. Insbesondere bei *frühgeborenen Kindern* wurde ein Syndrom mit Ödemen, Anämie, Thrombozytose und Hautveränderungen mit einem Tokopheroldefizit in Beziehung gebracht. Es wird die Möglichkeit erwogen, daß eine an ungesättigten Fettsäuren reiche, aber nicht durch genügende Vitamin E-Mengen verstärkte Nahrung bei älteren Leuten zu mehr oder weniger ausgeprägten Veränderungen dieser Art führen könnte. Kinder mit *Mukoviszidose* oder *Zöliakie* sind in dieser Beziehung vermutlich besonders gefährdet, und einzelne Autoren bringen die bei diesen Leiden hin und wieder auftretenden Formen von *Muskelatrophie oder -»dystrophie«* mit einem Tokopherolmangel in Beziehung. Bei *Erwachsenen* sind bisher sichere Hypovitaminosen E kaum bekannt geworden. Bei Frauen, die Kontrazeptiva einnehmen, wurde eine Tokopherolkonzentration im Serum gemessen, die deutlich unter dem Normwert von 0,6–1,4 mg/100 ml liegt. Vielleicht sind hier Zuschüsse angezeigt, die über den bisher geschätzten täglichen Bedarf von 12–15 mg Tokopherolazetat hinausgehen. Über Hypervitaminosen E ist u. W. nichts Zuverlässiges bekannt.

114.5. Mangel und Überschuß an Vitamin K und verwandten Stoffen

Im Zusammenhang mit der Besprechung erworbener Koagulopathien (S. 450) wurde auf die *Blutungsgefahr* bei Mangel an diesem Wirkstoff bzw. nach Überdosierung von Vitamin K-Antagonisten aufmerksam gemacht.

Die physiologische Rolle von Vitamin K

Vitamin K tritt natürlicherweise in mindestens zwei Formen auf: Das *Phyllochinon (Vitamin K_1)* ist vor allem in Grüngemüse enthalten, während *Menachinon-6* und *Menachinon-7 (Vitamin K_2),* wenigstens z. T., durch Darmbakterien gebildet werden, u. a. durch Einwirkung auf Vitamin K_1. Alle Substanzen mit Vitamin K-Wirkung sind strukturell dem einfacheren *Menadion (Methylnaphthochinon, Vitamin K_3)* verwandt, das möglicherweise auch im Darm von Mikroorganismen gebildet werden und vielleicht zudem im Körper als Intermediärprodukt des Vitamin K-Stoffwechsels auftreten kann. Nach intestinaler Resorption wird aber auch Menadion in das *biologisch aktive Menachinon* umgewandelt. Die Bedeutung dieses Wirkstoffs für die Bildung der Gerinnungsfaktoren VII, IX und X sowie des Prothrombins, vielleicht des Faktors V, wurde bereits geschildert (S. 450). Unter normalen Bedingungen wird der *tägliche Bedarf* an Vitamin K (für Phyllochinon auf etwa 0,03 g/kg Körpergewicht geschätzt) durch die übliche Kost und die Tätigkeit der Darmflora ohne weiteres gedeckt.

Hypovitaminose K

Vitamin K-Mangelzustände treten vor allem bei *Störungen der intestinalen Fettresorption,* nach längerer *Therapie durch Antibiotika,* die die Darmflora stark reduzieren, bei *Überdosierung von Vitamin K-Antagonisten* (Dikumarolderivate) und bei *Neugeborenen* auf. Die letzteren besitzen in der Regel geringe Vitamin K-Reserven und haben überdies noch keine wirksame Darmflora, so daß sie heute routinemäßig eine intramuskuläre Injektion von 0,5–1 mg Phyllochinon erhalten (vgl. dazu S. 451).

Toxische Wirkungen hoher Dosen von Vitamin K

Erhielten früher Neugeborene, insbesondere Frühgeborene, eine Injektion von mehr als ungefähr 5 mg *Menadion* bzw. seiner wasserlöslichen Derivate, entwickelte sich u. U. ein *Kernikterus,* vermutlich über den Weg einer Hämolyse und einer Hemmung der Glukuronbildung in der Leber. Vitamin K_1 (Phyllochinon) führt nicht zu solchen Nebenwirkungen, weshalb es das Substituens der Wahl ist.

114.6. Beriberi und andere Hypovitaminosen, die in erster Linie auf einem Thiaminmangel beruhen (Hypovitaminosen B_1)

Die Bedeutung von Thiamin für normale Stoffwechselvorgänge

Thiamin (Vitamin B_1, Aneurin, antineuritisches Vitamin, Anti-Beriberisubstanz) wird von *Pflanzen,* vielen *Bakterien* sowie von *Algen* und *Pilzen* synthetisiert, die aus dem »Pyrimidinrest« und dem »Thiazolrest« unter Beteiligung von ATP Thiaminphosphat und daraus Thiamin zu bilden vermögen. Bei normaler gemischter Kost wird der *tägliche Bedarf* von etwa 1,2 mg mehr als gedeckt.
Thiaminpyrophosphat, das im Darmepithel unter Einwirkung von ATP aus Thiamin entsteht, stellt die biologisch aktive Form dar. Diese ist als *Koenzym von Dekarboxylasen, Transketolasen* und *zahlreichen weiteren Enzymen* an verschiedenen Stoffwechselvorgängen beteiligt. Besonders zu erwähnen sind seine Funktionen beim Abbau von Kohlenhydraten (oxidative Dekarboxylierung von Pyruvat), im Zitronensäurezyklus (oxidative Dekarboxylierung von α-Ketoglutarat), im Pentosephosphatzyklus (Transketolasereaktion) und bei der Glyoxylatkarboligasereaktion. Gewebe, die weitgehend auf Kohlenhydrat als Energielieferanten angewiesen sind, hängen in besonderem Maß von einer ausreichenden Thiaminzufuhr ab. Die Ausscheidung erfolgt im Urin.

Beriberi und weitere Formen von Thiaminmangel

Definitionen: *Beriberi* i. e. S. ist eine auf Thiaminmangel in der Nahrung beruhende Erkrankung, die insbesondere gegen Ende des 19. und zu Beginn des 20. Jahrhunderts vor allem in Indien und im Fernen Osten, d. h. in Ländern mit damals z. T. einseitiger Ernährung durch polierten Reis, verbreitet war *(»orientalische Beriberi«).* Sie zeichnet sich in erster Linie durch Störungen zentralnervöser und kardialer Funktionen aus (s. u.). Entsprechende Mangelzustände, die sich bei Alkoholikern in westlichen Ländern finden lassen, sind unter dem Namen *»okzidentale (»westliche«) Beriberi«* bekannt.

Ursachen und **Pathogenese:** Seitdem man weiß, daß die mit der Einführung mechanischer Mühlen im 19. Jahrhundert gehäuft beobachtete *orientalische Beriberi* auf einseitigem Genuß von poliertem Reis beruhte, und entsprechende Änderungen in der Ernährungsweise eingeführt wurden, hat die Häufigkeit dieser Mangelkrankheit stark abgenommen. Im Fernen Osten und in Indien begegnet man ihr nur noch unter außergewöhnlichen Umständen. Besonders gefährdet sind Kinder und laktierende Frauen. Die *okzidentale Beriberi* wird vor allem bei *chronischen Alkoholikern* angetroffen, die sich nicht genügend um eine richtige Ernährung kümmern, doch hat hier die Beimengung von Vitamin B_1 zum Brot eine deutliche Besserung gebracht.
Die Pathogenese der durch Thiaminmangel am *Nervensystem* und am *Herzmuskel* hervorgerufenen Veränderungen sind noch nicht gänzlich geklärt. Wie erwähnt, sind diese Gewebe vermutlich deshalb auf Thiaminmangel besonders empfindlich, weil sie in hohem Maß von Kohlenhydraten als Energiespendern abhängen (s. o.). Überdies ist der Pentosephosphatzyklus, an dem sich Thiaminpyrophosphat als Koenzym beteiligt, eine wichtige Quelle von NADPH, das für die Lipidsynthese benötigt wird.

Morphologisch wurden in den früheren Berichten über *orientalische Beriberi* vor allem der *Myelinzerfall und Achsenzylinderuntergang in peripheren Nerven* hervorgehoben. Über *Hirnveränderungen* ist aus jener Zeit wenig bekannt. Die letzteren stehen indessen in den Beschreibungen der *okzidentalen Beriberi* im Vordergrund. Vor allem die strukturellen Veränderungen bei *Wernicke'scher Krankheit* verdienen hervorgehoben zu werden: Sie umfassen im wesentlichen eine Wucherung kleiner Blutgefäße mit Bildung von *Teleangiektasien* und gehäuften Blutungen im Bereich beider Corpora mamillaria, verbunden mit Gliareaktion. Teilweise ähnliche Befunde wurden in anderer Lokalisation erhoben, so in den hypothalamischen Kernen und im Bereich der Mittellinie, ferner in den Sehnerven und im Rückenmark. Die *Pachymeningosis haemorrhagica,* die bilateralen, mit einigen Abstand von der Mittellinie ausgebreiteten, dünnen Lagen eines teleangiektatischen Binde- und Granulationsgewebes im Subduralbereich entspricht und die Entstehung von Subduralhämatomen begünstigt (S. 527), wird von verschiedenen Autoren mit einem Thiaminmangel in Beziehung gebracht.
Bei Autopsien in Fällen *akuter* oder *»nasser« Beriberi* zeigt sich oft ein *stark dilatiertes Herz,* wobei eine Hypertrophie z. T. vermißt wird. Histologisch fallen u. a. hydropisch-vakuoläre Veränderungen der Muskelzellen auf, während Nekroseherde und entzündliche Infiltrate nicht zum typischen Bild gehören.

Folgen: Die *orientalische Beriberi* tritt in drei Hauptformen auf, die sich durch ein unterschiedliches klinisches Bild auszeichnen: 1) Bei der *akuten Beriberi* wird die Symptomatik durch eine innerhalb kurzer Zeit auftretende *Herzinsuffizienz* bestimmt. 2) Die subakut-chronische Herzinsuffizienz infolge Thiaminmangels hat die Ausbildung von Ödemen an Beinen bzw. abhängigen Partien zur Folge und wird daher *»nasse« Beriberi* genannt. 3) Für die chronische *»trokkene« Beriberi* sind progredient verlaufende *neurologische Störungen* typisch. Diese können mit Müdigkeit ihren Anfang nehmen und über ein Steifegefühl in eigentliche Paresen überleiten, die sich zunächst oft an den Füßen und Beinen, später an Händen, Armen und Rumpf bemerkbar machen. Dazu gesellen sich nicht selten Parästhesien und Anästhesien, bezeichnenderweise im Perioralbereich. Bei einem Teil der Patienten tritt zudem eine Aphonie auf. Durch Anorexie und entsprechend verminderte Nahrungsaufnahme kann sich das Bild verschlechtern.
Die hier geschilderten neuralen Veränderungen sind dann und wann mit Zeichen einer kardialen Insuffizienz, die sich in erster Linie durch Herzdilatation auszeichnet, verbunden. *Säuglinge* und *Kleinkinder* mit Thiaminmangel neigen zu kardialen Störungen, wobei gastrointestinale Symptome, meningitische Zeichen u. a. das klinische Bild komplizieren können.
Die *okzidentale Beriberi,* die – wie gesagt – vor allem bei Alkoholikern vorkommt, bietet mehrheitlich *neurologische Probleme,* wie progressive Polyneuritis mit sensiblen und motorischen Ausfällen und *Delirium tremens.* Dazu kommen manchmal weitere Syndrome, wie die alkoholische Amblyopie, die zentrale pontine Myelinolyse, die kortikozerebelläre Degeneration u. a. Es steht noch nicht fest, in welchem Ausmaß an diesen Störungen – neben dem Thiaminmangel – andere Faktoren, wie komplexe Hypovitaminosen und direkt alkoholisch bedingte Schäden, mitbeteiligt sind, denn bei der orientalischen Beriberi gehören sie nicht zu der typischen Symptomatik. Die dramatische Besserung, die die Ophthalmoplegie bei *Wernicke'scher Krankheit,* einer Sonderform von »westlicher« Beriberi (s. u.) durch Thiaminzufuhr erfährt, unterstreicht indessen die Bedeutung dieses Vitamins in diesen Fällen.
Neben den neurologischen Veränderungen findet man bei gründlicher Untersuchung auch bei der okzidentalen Beriberi, häufiger als angenommen, eine gewisse *Herzdilatation,* die von einer latenten oder manifesten Herzinsuffizienz begleitet sein kann.

Beispiele:

- *Säuglinge* von Müttern mit einem gewissen Thiaminmangel gedeihen in der Regel zunächst gut, können aber im Alter von 3–6 Monaten u. U. ziemlich rasch Zeichen einer kardialen Insuffizienz aufweisen. In solchen Fällen ist eine notfallmäßige Gabe von Thiamin angezeigt.

- Polyneuritisch bedingte *Paresen* erfahren unter Thiamintherapie meist keine sofortige Besserung, offenbar deshalb nicht, weil eine Axonenregeneration stattfinden muß, bevor die nervösen Funktionen wiederhergestellt sind.
- Beim *Wernicke-Syndrom* beobachtet man dagegen, wenn die Hirnläsionen noch nicht zu weit fortgeschritten sind, dramatische Besserungen des Zustands innerhalb von Stunden nach Thiamingabe.
- Die *Diagnose* einer Thiaminmangelkrankheit stützt sich – abgesehen von der Ernährungsanamnese – u. a. auf die Messung der *erythrozytären Transketolase-Aktivität* in vitro vor und nach Thiamingabe in vivo. Andere Tests, wie die Kontrolle der täglichen Ausscheidung von Thiamin im Urin oder der Thiaminkonzentration im Blut, sind von geringem Wert.
- Selbst in akuten Fällen von Beriberi ist die *Prognose* dank der u. U. dringlich einzuleitenden Thiamintherapie oft sehr gut. Die Reaktion eines Säuglings oder Kleinkindes mit Beriberi auf Thiamin gehört zu den dramatischsten Heilerfolgen der Medizin. Bei der Wernicke'schen Krankheit lassen sich die Störungen der visuellen Funktionen meist ebenfalls rasch beheben, während anderen Symptomen, z. B. der Neigung zu Konfabulation (»Korsakoff-Syndrom« i. e. S.), nur in den Anfangsstadien der Erkrankung erfolgreich begegnet werden kann.

114.7. Riboflavin-Mangelkrankheit (»Ariboflavinose«, Hypovitaminose B_2)

Bemerkungen zur physiologischen Bedeutung von Riboflavin

Riboflavin (Laktoflavin, Vitamin B_2), ein Isoalloxazinderivat mit einem Riboserest, wird von verschiedenen Bakterien, Pilzen und Pflanzen synthetisiert und ist in *Milch, Eiern, Fisch, Fleisch* (vor allem Leber) und mehreren *Gemüsesorten* in erheblicher Konzentration enthalten, so daß bei normaler Mischkost und genügender Proteinzufuhr der *tägliche Bedarf* für Erwachsene von 1,8 mg fast immer gedeckt ist. Die *intestinale Resorption* erfolgt vor allem im oberen Dünndarm, wo Riboflavin – vermutlich in den Enterozyten – teilweise zu *Flavinmononukleotid* phosphoryliert wird und – zusammen mit diesem – an Plasmaproteine gebunden in Zirkulation gelangt. Die *Ausscheidung* erfolgt hauptsächlich im Urin.

Im Stoffwechsel spielt Riboflavin als Vorläufer der beiden *Flavoprotein-Koenzyme, Flavinmononukleotid (FMN)* und *Flavinadenindinukleotid (FAD),* eine wichtige Rolle. Unter der Einwirkung von *Schilddrüsenhormonen* findet sich eine Tendenz, die Aktivität der Flavokinase, die die Umwandlung von Riboflavin in FMN katalysiert, zu fördern und zudem – in geringerem Maß – die Aktivität der FAD-Pyrophosphorylase, die die Konversion von FMN zu FAD besorgt, sowie der FMN-Phosphatase, die FMN zu Riboflavin rückverwandelt, zu steigern. Die *Flavoproteine* üben bei der biologischen Oxidation eine wesentliche Funktion aus, wobei das Isoalloxazinsystem offenbar als reversibles Redoxsystem wirkt. Man kennt eine große Zahl von Flavoprotein-Enzymen, die als Koenzyme entweder FMN oder FAD besitzen, z. B. *Oxidasen* (Aldehydoxidase (FAD), Xanthinoxidase (FAD), L-Aminosäureoxidase (FMN), D-Aminosäureoxidase (FAD)), *Dehydrogenasen* (z. B. Azyl-CoA-Dehydrogenase (FAD), *Sukzinatdehydrogenase* (FAD)), *Glutathionreduktase* (FAD) u. a. m. Riboflavin wird überdies für die *Umwandlung von Pyridoxinphosphat in Pyridoxalphosphat* benötigt, das im Tryptophanstoffwechsel eine wichtige Rolle spielt (s. u.).

Sog. Ariboflavinose

Definition: Unter *Ariboflavinose* versteht man eine vor allem auf einem Mangel an Riboflavin, z. T. weiteren B-Vitaminen, beruhende Hypovitaminose, die sich bei voller Ausbildung u. a. durch gewisse Schleimhaut- und Hautveränderungen (s. u.), Cheilosis, Augenveränderungen (u. a. Augenbrennen, Photophobie, z. T. Vaskularisation der Kornea) sowie eine hypoplastische Anämie kundtut.

Ursachen und **Pathogenese:** In vielen Entwicklungsländern gehört die Ariboflavinose immer noch zu den häufigen Erscheinungen, offenbar wegen *ungenügender bzw. fehlerhafter Ernährung.* Das Vorkommen zeigt eine gewisse Parallelität zu dem des Kwashiorkor. In Industrieländern findet sich eine deutliche Korrelation zwischen Ariboflavinose einerseits und *Armut* und/oder *chronischem Alkoholismus* andererseits. Meistens haben wir es nicht mit einer reinen Hypovitaminose B_2, sondern mit einer *komplexen Mangelkrankheit* zu tun, die verschiedene Vitamine der B-Gruppe betrifft. Nach Gabe von *Galaktoflavin,* einem Antagonisten von Riboflavin, wurde bei Tier und Mensch innerhalb kürzerer Zeit die Entwicklung einer Ariboflavinose beobachtet.

Soweit sich aufgrund *tierexperimenteller Beobachtungen* beurteilen läßt, kann der Riboflavinmangel die verschiedensten funktionellen und strukturellen Störungen nach sich ziehen. Gravide Muttertiere mit Hypo- oder Avitaminose B_2 bringen oft *mißgebildete Junge* zur Welt, bei Jungtieren bewirkt der Riboflavinmangel u. a. einen *Wachstumsrückstand* oder *-stillstand,* während bei ausgewachsenen Tieren – je nach Art – eine *Verfettung oder Glykogenspeicherung in der Leber,* ferner *Schleimhaut-* und *Hautveränderungen* beobachtet werden. Die Pathogenese dieser Störungen ist noch nicht in den Einzelheiten bekannt. Funktionell scheinen u. a. Veränderungen des Tryptophanstoffwechsels mit massiver Ausscheidung von Anthranil- und Xanthurensäure mitzuspielen.

Morphologisch sind vor allem die oben erwähnten, makroskopisch erkennbaren Veränderungen hervorzuheben. Über spezifische histologische oder gar elektronenoptische Befunde ist wenig bekannt.

Folgen einer Ariboflavinose beim *Menschen:* Zu den *Frühsymptomen* gehören u. a. eine *Cheilosis* bzw. *anguläre Stomatitis* und *Schluckbeschwerden.* Später treten, insbesondere am Gesicht und in der Genitalregion, Hautveränderungen auf, die als *seborrhoische Dermatitis* bezeichnet werden, ferner eine *Glossitis.* Seltener finden sich generalisierte Dermatitiden. Auffällig und diagnostisch wesentlich sind *Konjunktivitiden,* die mit einer brennenden Sensation verbunden sind und nicht selten von einer *Vaskularisation des Kornealrandes* begleitet werden. Es können sich auch Kornealgeschwüre bilden. In fortgeschrittenen Stadien beobachtet man eine normochrome, normozytäre *Anämie,* die auf einer Hypoplasie der roten Zellreihe beruht. Man vermutet, daß u. a. die physiologische Funktion der Folsäure (S. 855) von der Integrität gewisser Flavoproteine abhängt. *Neuropathien* zählen zu den Spätveränderungen.

Beispiele:

- Die *Diagnose* einer Ariboflavinose stellt man vermutungsweise aufgrund der Ernährungsanamnese und der oben geschilderten Befunde. Neuerdings steht ein in vitro-Test zur Diskussion, der als Grundprinzip die Messung der *erythrozytären Glutathionreduktase* vor und nach Behandlung des Patienten mit Riboflavin hat. Bestimmungen der Riboflavinkonzentration in Vollblut oder Urin geben offenbar weniger zuverlässige Resultate.
- Bei geeigneter Therapie (z. B. 10 mg Riboflavin täglich) ist die *Prognose* meist günstig.

114.8. Vitamin B_6-Mangel

Hinweise auf die physiologische Funktion von Vitamin B_6

»*Vitamin B_6*« ist ein Sammelname für mindestens drei natürlich vorkommende Pyridinderivate: *Pyridoxin* (Pyridoxol, Adermin), *Pyridoxal* und *Pyridoxamin.* Die beiden letzteren finden sich vor allem in *tierischen Nahrungsmitteln,* während Pyridoxin, die Hauptquelle von Vitamin B_6, in *Pflanzen* vorkommt. Der *tägliche Bedarf* an Vitamin B_6 beträgt etwa 1,6 mg.
Die *biologisch aktiven Formen* von Vitamin B_6 sind *Pyridoxalphosphat* und *Pyridoxaminphosphat.* Pyridoxalphosphat ist als *Koenzym* an zahlreichen enzymatischen Reaktionen beteiligt, u. a. an *Transaminierungsreaktionen,* bei denen es reversibel in Pyridoxaminphosphat umgewandelt wird. Transaminierungsreaktionen sind nicht nur für den Stoffwechsel von Aminosäuren sondern u. a. auch für den Abbau von γ-Aminobuttersäure im Gehirn von Bedeutung. Pyridoxalphosphat beteiligt sich ferner beim Abbau des *Tryptophans.* Überdies greift es bei der *Synthese der δ-Aminolävulinsäure,* einer Porphyrin- und damit Hämvorstufe, ein. Schließlich stellt es einen Bestandteil der *α-Glukanphosphorylase* dar. Die Bedeutung von Pyridoxalphosphat für den Fettstoffwechsel ist noch nicht befriedigend geklärt. Die Ausscheidung geschieht in erster Linie durch die Nieren, vor allem in Form der *4-Pyridoxinsäure.*

Hypovitaminose B_6

Ursachen und **Pathogenese:** Vermutlich spielt ein Vitamin B_6-Mangel bei verschiedenen *Hypovitaminosen des B-Komplexes* mit eine Rolle (s. o.). Über isolierte Vitamin B_6-Defizite beim Menschen war bis vor wenigen Jahren nicht viel bekannt. Dank eines neu eingeführten Tests (s. u.) konnten jedoch derartige Zustände besser erfaßt werden. So hat sich gezeigt, daß *adoleszente Mädchen, Gravide im ersten Trimenon* und Frauen, die regelmäßig *Kontrazeptiva* einnehmen, nicht selten einen Mangel an diesen Wirkstoffen haben. Verschiedene *Medikamente* beeinträchtigen die Wirkung von Vitamin B_6 und bedingen daher einen erhöhten täglichen Bedarf: Isoniazid und Hydralazin bilden inaktive Derivate des Wirkstoffes, und Penizillamin wirkt als Antimetabolit. Einzelne Formen von *sideroblastischer Anämie* (S. 422) reagieren günstig auf hohe Dosen von Pyridoxin. Man vermutet, daß in diesen Fällen ein genetisch bedingter Defekt mit besonders hohem Pyridoxinbedarf vorliegt.

Über die **Morphologie** der Hypovitaminose B_6 beim Menschen ist – abgesehen von den erwähnten, nicht spezifischen Veränderungen – nichts Zuverlässiges bekannt.

Folgen: Die Auswirkungen eines Vitamin B_6-Mangels sind vor allem aus *Tierversuchen* bekannt: Bei *Ratten* stehen Anämie und Kachexie im Vordergrund. Bei *jungen Schweinen* beobachtet man u. a. Hautdesquamationen, eine schwere mikrozytäre und hypochrome Anämie sowie epileptiforme Anfälle. Über die Auswirkungen eines Vitamin B_6-Mangels beim *Menschen* besteht wenig Klarheit. Vielleicht haben gewisse Haut- und Schleimhautveränderungen, wie nasolabiale Seborrhoe, Cheilosis und anguläre Stomatitiden, damit zu tun; pathognomonisch sind diese Befunde jedoch nicht. *Zentralnervöse Störungen,* wie Krämpfe, scheinen bei Kleinkindern als mögliche Folge dieses Wirkstoffmangels vorzukommen. Man diskutiert ferner die Möglichkeit, daß die *Hyperemesis gravidarum* durch einen Vitamin B_6-Mangel gefördert wird. Ob, wie dies bei Ratten beobachtet wurde, beim Menschen über eine vermehrte Oxalatbildung infolge Pyridoxinmangels eine Nephrokalzinose und/oder Urolithiasis zustande kommen kann, steht nicht fest. Wie oben erwähnt, treten sideroblastische Anämien nicht als Folge eines Pyridoxinmangels i. e. S., sondern vermutlich aufgrund eines genetisch determinierten Enzymdefekts auf, der nur durch hohe Dosen von Pyridoxin »durchbrochen« werden kann. Ähnliche Überlegungen wurden für Kinder angestellt, die bei normaler Pyridoxinzufuhr zerebral bedingte Krämpfe zeigen. Offensichtlich sind weitere Untersuchungen nötig, um der Klärung dieser Fragen näher zu kommen.

Beispiele:

- Da *Vitamin B_6* an den Reaktionen beteiligt ist, die *Tryptophan* in *Nikotinsäure* überführen, fallen bei einem Pyridoxinmangel vermehrt entsprechende Zwischenprodukte an, in erster Linie *Xanthurensäure.* Die ausgeschiedene Menge dieses Metaboliten nach *Belastung mit Tryptophan* scheint ein ziemlich zuverlässiger Gradmesser für das Ausmaß einer bestehenden Hypovitaminose B_6 zu sein.
- Ein anderer Test stützt sich auf die Messung der *erythrozytären GOT* (S. 862) in vitro vor und nach Behandlung des Probanden mit Pyridoxin.

114.9. Pellagra: Mangel an Nikotinsäure und ihren Derivaten und/oder an Tryptophan sowie allenfalls weiteren Vitaminen des B-Komplexes

Die biologische Bedeutung von Nikotinsäure und ihren Derivaten (Antipellagravitamin, PPF)

Nikotinsäure und ihre Abkömmlinge, insbesondere *Nikotinamid,* finden sich in recht hoher Konzentration in rotem Muskelfleisch, Leber, Fischfleisch, Hefe, Kaffee und Getreidekeimlingen, während andere *Nahrungsmittel,* wie gewöhnliche Gemüse und Getreide, wesentlich weniger von diesen Wirkstoffen enthalten. Milchprodukte und Eier sind ausgesprochen arm an Nikotinsäure. Bei Fehlernährung im Sinn einer pellagrogenen Kost besteht zudem oft ein Mangel an weiteren Vitaminen des B-Komplexes, insbesondere an Folsäure, Riboflavin, Thiamin und allenfalls Vitamin B_{12}.
Nikotinsäure wird vor allem für die Bildung zweier wichtiger Stoffe, *Nikotinamid-Adenin-Dinukleotid* (*NAD;* reduzierte Form: $NADH_2$) und *Nikotinamid-Adenin-Dinukleotidphosphat* (*NADP;* reduzierte Form: $NADPH_2$) benötigt, die als *Koenzyme zahlreicher Dehydrogenasen* im Intermediärstoffwechsel eine bedeutende Rolle spielen.
Der *tägliche Bedarf* wird auf 12–18 mg geschätzt. Im *Urin* werden entsprechende Mengen von Nikotinsäuremetaboliten, im besonderen 1-Methylnikotinamid und sein 6-Pyridonderivat, ausgeschieden.

Pellagra und verwandte Hypovitaminosen

Definitionen: *Pellagra* (von »pelle agro« = rauhe Haut) ist ein Syndrom, das sich durch bestimmte Haut- und Schleimhautveränderungen (s. u.) sowie in schweren Fällen durch zentralnervöse Ausfallserscheinungen auszeichnet, und durch einen Mangel an Nikotinsäure und/oder Tryptophan, meistens aber noch weiteren Vitaminen des B-Komplexes, verursacht wird. Handelt es sich um Folgen eines ungenügenden Gehalts der täglichen Nahrung an diesen Wirkstoffen, sprechen wir von »*primärer Pellagra*«. Eine »*sekundäre (konditionierte) Pellagra*« liegt vor, wenn die ungenügende Versorgung der Gewebe insbesondere mit Nikotinsäure und ihren Derivaten durch eine andersartige Grundkrankheit bedingt ist.

Ursachen und **Pathogenese:** Früher war die Pellagra in verschiedenen Ländern, u. a. in Italien und Spanien, weit verbreitet, offenbar im Zusammenhang mit einer *einseitigen Maiskost.* Je nach dem Mahlverfahren enthält das Maismehl u. U. sehr wenig Tryptophan und Lysin, und Nikotinsäure, obschon in diesem Nahrungsmittel in erheblicher Konzentration vorhanden, scheint in »gebundener« Form vorzuliegen und nur nach Hydrolyse verfügbar zu werden. Einer solchen *primären Pellagra* begegnet man in zivilisierten Staaten nur ganz selten, da die Ernährung heute abwechslungsreicher ist, und verschiedene Nahrungsmittel durch Vitaminzusätze verstärkt werden. Ein gehäuftes Auftreten wird indessen immer noch aus weniger entwickelten Gebieten des südlichen Afrikas und Asiens, sogar des Balkans, gemeldet. Wo in Europa Pellagrafälle noch auftreten, haben wir es meistens mit der *sekundären Form* zu tun. *Chronischer Alkoholismus* stellt eine der Hauptursachen dar, obschon hier andere Mangelzustände, vor allem Folsäure- und Thiamindefizienz, eher im Vordergrund stehen. Weitere Leiden, die mit pellagraartigen Veränderungen einhergehen können, umfassen *chronische Durchfälle* und *maligne neoplastische Prozesse.*

Morphologisch lassen sich die *Hautveränderungen* bei Pellagra wie folgt zusammenfassen. Im Stadium des Erythems erkennt man die weitgestellten Blutgefäße, deren Endothelien z. T. zahlenmäßig vermehrt erscheinen. Das Bindegewebe des Koriums zeigt eine deutliche Auflockerung, während die Epidermis schon früh eine gewisse Hyperkeratose zu erkennen gibt. Der Vesikelbildung geht eine Vakuolisierung der z. T. vermehrt, z. T. vermindert pigmentierten Basalzellschicht und der Stachelzellenschicht voraus. Keratohyalinkörner sind reichlich vorhanden. Mit der Zeit treten vermehrt Melanophoren im Subepidermalbereich auf; es kommen lymphohistiozytäre Infiltrate hinzu, und schließlich gleicht das histologische Bild in manchen Teilen einer „Strahlenhaut" mit sog. Elastose und Teleangiektasien, verbunden mit Hyper- und – seltener – Hypopigmentation. Die Pigmentierung ist dabei in den mittleren und oberflächlichen Epidermisschichten oft stärker ausgeprägt als basal. An anderen Stellen notiert man lediglich eine Hyperkeratose, im Nasenbereich oft eine Talgretention. Die *Zunge* zeigt eine Schleimhautatrophie mit weitgehendem Verlust der Papillen, verbunden mit Hyperämie und chronischer Entzündung. Im übrigen *Verdauungstrakt* finden sich in wechselndem Maß ebenfalls atrophisierende Veränderungen. Am besten bekannt sind die *Oesophagitis chronica erosiva* und eine besondere Form von *Kolitis* mit Bildung kleiner Abszesse in den inneren Wandschichten sowie zystischer Ausweitung der Krypten. Die *Leber* läßt nicht selten eine peripherolobuläre Verfettung erkennen. Bei Frauen führt die Epithelveränderung im Vaginalbereich oft zu wiederholten entzündlichen Schüben, z. T. mit flacher Ulzeration. Im *Zentralnervensystem* erkennt man in fortgeschrittenen Stadien einen Neuronenverlust unterschiedlichen Grades, der verschiedene Hirngebiete, teilweise auch das Rückenmark betrifft. Zudem finden wir in Nervenwurzeln und peripheren Nerven nicht selten Markscheiden- und Achsenzylinderuntergang. Im *Knochenmark* besteht in manchen Fällen eine mäßige Hyperplasie der erythropoietischen Zellinie, seltener eine megaloblastäre Umwandlung.

Folgen: In leichteren Fällen bzw. in Frühstadien machen sich in der Regel unbestimmte *Prodromalsymptome* bemerkbar, die u. a. Appetitverlust, Magendarmbeschwerden, Diarrhoe oder Obstipation, Schwächegefühl, Zungenbrennen, Kopfschmerzen und Schlaflosigkeit umfassen. Das *Vollbild der Krankheit* wird durch Veränderungen der Haut, des Verdauungstrakts und des Nervensystems charakterisiert. An der *Haut* entsteht zunächst ein Erythem (»mal de la rosa«), das in Vesikelbildung und Schuppung übergeht, verbunden mit Hyperpigmentation und Aufrauhung des Hautreliefs. Die Hautläsionen betreffen in erster Linie exponierte Körperteile, außerdem die Genitalgegend und Stellen, die mechanisch vermehrt beansprucht werden. Manchmal sind die Hände erythematös, während die Beinhaut durch Hyperkeratose auffällt. Seborrhoische Veränderungen, u. a. Komedobildung im Nasenbereich, werden häufig gesehen. Im *Mundgebiet* fällt die gerötete Zunge auf, die manchmal kleine Erosionen oder flache Geschwüre zeigt. Superinfektionen, insbesondere durch die »Plaut-Vincent-Flora« (S. 1947) sind keine Seltenheit. Meistens entwickeln sich eine progressive Zungenatrophie und Cheilosis, die an der Schmerzhaftigkeit des Eß- und Schluckvorgangs beteiligt sind. In etwa der Hälfte der Fälle besteht eine *Achlorhydrie des Magens,* z. T. verbunden mit makrozytärer Anämie. Anorexie wird öfters beobachtet, während Durchfälle nicht zu den regelmäßigen Störungen gehören. *Zentralnervöse Symptome,* wie Schwindelgefühle, Parästhesien, Anästhesien, diffuse Schmerzen, Verminderung der Sehnenreflexe, Zungentremor und Muskelkrämpfe, treten in der Regel erst in fortgeschrittenen Stadien hinzu. Dasselbe gilt für psychische Veränderungen, wie Gereiztheit, Depressionen u. a. Delirien sind nur von schweren Fällen bekannt.

Beispiele:

- Pellagrafälle bieten in Frühstadien, wenn Haut- und Schleimhautveränderungen z. T. fehlen (»Pellagra sine pellagra«), erhebliche *diagnostische Probleme.* Wichtig ist die Ernährungsanamnese. Bei Patienten mit chronischen Magendarmerkrankungen und bei Alkoholikern sollte immer an die Möglichkeit einer sekundären Pellagra gedacht werden. Nützlich sind u. U. der Nachweis einer verminderten Ausscheidung der Nikotinsäuremetaboliten im Urin (s. o.) und die »Diagnosis ex juvantibus«, d. h. die Besserung nach Verabreichung von Niazinamid.

- Pellagraähnliche Hautveränderungen kommen auch bei anderen Krankheiten vor, z. T. bei der *Hartnup-Krankheit* (S. 895), nach längerer Verabreichung von *Isoniazid,* einem Tuberkulostatikum mit u. a. antagonistischer Wirkung zu Vitamin B_6 (s. u.), und bei *metastasierendem Dünndarmkarzinoid* (S. 390).
- Die *Prognose* der Pellagra ist dank der heutigen Therapie durch Niazinamid (2–3mal täglich 200 mg) ausgezeichnet.

114.10. Pantothensäuremangel

Obschon *Pantothensäure* nur von Mikroorganismen und Pflanzen, nicht aber von tierischen Geweben gebildet wird, sind natürlicherweise vorkommende *Mangelzustände,* die überwiegend oder ausschließlich auf ein Defizit an diesem Wirkstoff zurückgehen, *beim Menschen kaum bekannt.* Dafür ist wahrscheinlich die Tatsache verantwortlich, daß diese Substanz in Gemüsen, Getreiden und tierischen Nahrungsmitteln reichlich enthalten ist und überdies von Darmbakterien produziert wird. Allerdings ist nicht sicher erwiesen, daß die letzteren den Pantothensäurebedarf, der auf 10 mg pro Tag geschätzt wird, decken können. Die *biologische Hauptfunktion* der Pantothensäure liegt darin, daß sie Bestandteil des mit der Azylübertragung betrauten *Koenzyms A* ist, das sich an zahlreichen Reaktionen beteiligt (S. 918). Aus *Tierversuchen* weiß man, daß ein Pantothensäuremangel u. a. neuromuskuläre Störungen, Haut- und Schleimhautveränderungen, eine Nebennierenrindeninsuffizienz u. a. hervorzurufen vermag und in Extremfällen zum Tod führt. Vereinzelte Beobachtungen an *Menschen,* bei denen durch den Pantothensäure-Antagonisten Ω-Methylpantothensäure ein Pantothenmangel erzeugt wurde, ließen eine komplexe Symptomatik mit Ermüdbarkeit, Kopfschmerzen, Asomnie, gastrointestinalen Beschwerden, neuromuskulären Störungen u. a. erkennen.

114.11. Biotinmangel

Biotin, das u. a. zwei heterozyklische Ringe enthält, wird in Pflanzen (insbesondere Keimlingen) und von verschiedenen Mikroorganismen synthetisiert. Es ist in pflanzlichen und tierischen Nahrungsmitteln enthalten und wird zudem von der Darmflora gebildet. Die letztgenannte Quelle scheint für den Organismus nicht unwesentlich zu sein. Der *tägliche Bedarf* an Biotin ist für den Menschen noch nicht genau ermittelt (0,1 mg?).

Die biologische Bedeutung von Biotin ist vor allem die eines *Koenzyms* bei *CO_2-Fixierungs- und Transkarboxylierungsreaktionen.* Ferner ist es – z. T. allerdings nur indirekt – an vielen weiteren biochemischen Vorgängen beteiligt, wie Desaminierungs-, Karboxylierungs- und Karbamylierungsreaktionen.

Reine *Biotinmangelzustände* sind beim *Menschen* bisher nicht beschrieben worden, wenn man von Beobachtungen absieht, nach denen durch Einnahme großer Mengen von rohem Eiereiweiß und des darin enthaltenen biotinbindenden Avidins ein Biotindefizit herbeigeführt wurde. Bei Leberzirrhose sollen Mangelzustände u. U. auch das Biotin betreffen.

Tierexperimentell äußert sich der Biotinmangel – je nach Spezies – in nervösen Störungen, Hyperkeratose, Alopezie, Pigmentierungsmängeln u. a. m.

114.12. Folsäuremangel

Zusammenfassende Angaben über die physiologische Bedeutung der Folsäure

Folsäure (Pteroylmonoglutaminsäure, Vitamin B_c) wird durch viele Pflanzen und Mikroorganismen synthetisiert, und Früchte sowie Gemüse stellen die *Hauptquelle* dieses Wirkstoffs dar. Durch Kochen der Speisen wird ein erheblicher Teil der Folsäure zerstört. Der *tägliche Bedarf* wird auf etwa 50 µg geschätzt, kann sich aber bei gesteigertem Metabolismus vermehrfachen, so in der Gravidität oder bei raschem Wachstum. In manchen Nahrungsmitteln sind Folate weitgehend mit Polyglutaminsäure konjugiert und werden in dieser Form kaum aufgenommen. Im Darmlumen kommt es jedoch unter der Einwirkung von Enzymen, wie γ-Glutamylkarbopeptidasen, zu einer Auftrennung der Polyglutamate in Di- und Monoglutamate, die – vor allem im proximalen Jejunumteil – mit Leichtigkeit zur *Resorption* gelangen. Der Transport der Folate, vor allem von 5-Methyltetrahydrofolat, einem Monoglutamat, im *Blutplasma* erfolgt nicht – wie im Fall anderer Wirkstoffe, z. B. des Vitamins B_{12} – durch spezifische Trägerproteine, sondern in loser Bindung insbesondere an Albumin. Nach dem *Eintritt in die Zellen* wird ein erheblicher Teil der Folate wieder in Folylpolyglutamate konvertiert. Vermutlich handelt es sich hierbei z. T. um *Speicherungsformen* der Folsäure (z. B. Pteroylheptaglutaminsäure), von denen der erwachsene Körper insgesamt ungefähr 5–10 mg aufweist. Die *Tetrahydrofolsäure (FSH_4),* die aus Folsäure unter der katalytischen Wirkung von Folsäurereduktasen in zwei Schritten, d. h. zuerst einer Reduktion zu 7,8-Dihydrofolsäure (FSH_2), dann einer weiteren zu 5,6,7,8-Tetrahydrofolsäure, gebildet wird, entspricht der aktiven Form des Vitamins. Ihre wichtigste *biologische Funktion* ist die *Übertragung von Einkohlenstoffeinheiten,* die vor allem von Histidin und Serin stammen und zur Synthese von Purinen, Umwandlung von Homozystein in Methionin und Konversion von Uridylat in Thymidylat benötigt werden. Bei der Einkohlenstoffeinheit kann es sich um eine Formyl-, eine Formiat- oder eine Hydroxymethylgruppe handeln. Diese drei können unter der Einwirkung einer NADP-abhängigen Hydroxymethyl-Dehydrogenase ineinander überführt werden. Wie die aktiven Metaboliten von Vitamin B_{12} (s. u.), ist somit die FSH_4 an der *Synthese von DNA-Vorläufern* maßgeblich beteiligt (vgl. dazu S. 140).

Im *Serum* beträgt die normale Folsäurekonzentration 6–20 ng/ml. Sie wird heute in erster Linie durch eine Radioisotopen-Verdünnungsmethode oder biologische Tests bestimmt. Die *Ausscheidung* verschiedener Folsäuremetaboliten erfolgt überwiegend im Urin.

Folsäuremangelkrankheiten

Definitionen: Ein *Folsäuremangel* liegt vor, wenn die Konzentration des Wirkstoffs im Serum 4 ng/ml oder weniger beträgt. Von einer *Folsäuremangelkrankheit* dürfen wir sprechen, falls wegen eines Folsäuremangels krankhafte Symptome auftreten, insbesondere eine – wenn auch nur teilweise oder angedeutete – sog. *Megaloblastose des Knochenmarks* und *makrozytäre Anämie* (vgl. dazu S. 420).

Ursachen und **Pathogenese:** Ein Folsäuremangel kann sich aufgrund einer ungenügenden Einnahme von Folsäure mit der Nahrung, eines Malabsorptionssyndroms, eines erhöhten Bedarfs an diesem Wirkstoff und/oder eines gestörten Metabolismus desselben einstellen. Eine *unzureichende Zufuhr von Folsäure* im Sinn einer unausgeglichenen Ernährung wird hierzulande vor allem bei Alkoholikern, Drogensüchtigen und z. T. bei unkontrollierten Jugendlichen mit ungesunden Eßgewohnheiten beobachtet. Säuglinge, die nur gekochte Milch ohne Vitaminzusatz erhalten, entwickeln hie und da eine makrozytäre Anämie. In solchen Fällen finden sich manchmal Zeichen von Skorbut (s. u.). Verschiedene *Malabsorptionssyndrome* gehen mit einem mehr oder weniger ausgeprägten Folsäuremangel einher, insbesondere die tropische Sprue, z. T. die einheimische Sprue und andere Formen (S. 691). Gewisse Antikonvulsiva, wie Diphenylhydantoin (Dilantin) und Primidon, ferner Phenobarbital haben manchmal eine verminderte Resorption von Folsäure im Dünndarm zur Folge. Mangelzustände wegen eines *erhöhten Bedarfs an Folsäure* kennen wir in der Gravidität, vor allem im dritten Trimenon, ferner bei gewissen Krankheiten, die durch erhöhte Zellbildungsraten gekennzeichnet sind, z. B. hämolytischen Anämien, Hämoglobinopathien, Osteomyelofibrose, sideroblastischen Anämien und ausgedehnten malignen neoplastischen Prozessen, wie dem plasmozytoiden (multiplen) Myelom. *Störungen des Folsäurestoffwechsels* gehören zu den bekannten Folgen einer antineoplastischen Therapie mit gewissen *chemotherapeutischen Mitteln,* wie Methotrexat, einem hochwirksamen Hemmstoff für die Dihydrofolatreduktase. Störungen des Folsäuremetabolismus wurden überdies bei *Alkoholismus* festgestellt.

Seltene *hereditäre Störungen,* wie die sog. *kongenitale Folatmalabsorption,* sowie *Defekte der 5-Methyltetrahydrofolat-Transferase,* der *Formiminotransferase* oder der *Dihydrofolatreduktase,* gehen verständlicherweise ebenfalls mit einem Mangel an biologisch aktiven Derivaten der Folsäure einher.

Morphologisch entsprechen die *hämatologischen Veränderungen* denjenigen bei perniziöser Anämie (S. 420). An den *Epithelien des Verdauungstrakts* beobachtet man da und dort vermehrten Zelluntergang in den basalen Schichten bzw. Magen- und Darmkrypten, ferner große, zytoplasmareiche Elemente, dazu u. U. Erosionen und Ulzerationen. Diskrete Befunde ähnlicher Art stellt man zudem an anderen Epithelien fest, z. T. sogar im Parenchym verschiedener Organe.

Folgen: Sowohl der Folsäuremangel wie eine ungenügende Versorgung der Gewebe mit aktiven Metaboliten von Vitamin B_{12} (S. 858) *beeinträchtigen die DNA-Synthese,* während die zytoplasmatische Entwicklung und Differenzierung der Zellen weitgehend ungestört voranschreiten und sogar über das übliche Maß reichen kann. Dies ist die Grundlage der *Entstehung großer Zellen mit erhöhter Zytoplasma/Kernrelation* bzw. einem z. T. weit *über der Norm liegenden RNA/DNA-Verhältnis* pro Einzelzelle *(»Asynchronie« der Kern- und Zytoplasmaentwicklung).* Außerdem gehen vermehrt Vorläuferzellen zugrunde. Betroffen sind in erster Linie *Wechselgewebe* mit rascher Zellerneuerung, d. h. besonders das *hämopoietische Gewebe* (vor allem die *rote Reihe*) und die *Epithelien des Verdauungstrakts.* Vermutlich spielen die normalerweise von Gewebeart zu Gewebeart unterschiedlichen Reserven an Folsäure (s. o.) hinsichtlich der Anfälligkeit der einzelnen Zellarten ebenfalls eine Rolle. Bei schwerem Mangel lassen sich in fast allen Organen gewisse Veränderungen im Sinn erhöhter Zytoplasma/Kernrelationen nachweisen. *Klinisch* finden sich in typischen Fällen von erheblichem Folsäuremangel eine *Megaloblastose des Knochenmarks* mit zugehöriger *makrozytärer Anämie,* ferner Veränderungen der myeloischen Reihe wie bei perniziöser Anämie. Im Gegensatz zur letzteren fehlen jedoch neurologische Veränderungen. Demgegenüber sind bei Folsäuremangel die *gastrointestinalen* Manifestationen in der Regel häufiger und stärker ausgeprägt als bei der Biermer'schen Krankheit, ganz abgesehen von den Formen, die auf Malabsorption beruhen. Eine *Cheilosis* und *Glossitis* liegen öfters vor, und *erosive oder gar ulzeröse Pharyngoösophagitiden* und *Stomatitiden* sowie entsprechende Veränderungen im *Rektoanalbereich* werden ebenfalls beobachtet.

Beispiele:

- *Alkoholiker* neigen aus verschiedenen Gründen zum Folsäuremangel. Zunächst decken sie ihren Kalorienbedarf oft weitgehend mit Alkohol, wobei zu bemerken ist, daß Schnäpse fast keine, Weine und Bier wenig Folsäure enthalten. Ferner bestehen gewisse Resorptions- und metabolische Störungen, insbesondere bei Leberzirrhose, die den Folatmangel verstärken.
- *Drogensüchtige* weisen nicht selten wegen Unter- und/oder Fehlernährung einen Folsäuremangel auf.
- *Ältere Leute,* die der Ernährungsweise wenig Beachtung schenken, von *Milchkaffee und Brot* leben, zeigen häufig einen mehr oder weniger ausgeprägten Folsäuremangel. Die Differentialdiagnose gegen Vitamin B_{12}-Mangel (vor allem perniziöse Anämie) stützt sich u. a. auf das Fehlen neurologischer Zeichen bei reinem Folat-Defizit.
- »Megaloblastäre Anämien« (S. 420) beruhen mehrheitlich, aber nicht ausschließlich, auf *Folsäure- und/oder Vitamin B_{12}-Mangel.* Abgesehen von den Auswirkungen *zytostatischer Mittel,* beobachtet man derartige Störungen im Rahmen seltener hereditärer Leiden, wie der autosomal-rezessiv vererbten *orotischen Azidurie* und dem *Lesch-Nyhan-Syndrom* (S. 1011), das auf einem Defekt der Hypoxanthin-Guaninphosphoribosyl-Transferase beruht. Megaloblastäre Anämien unbekannter Ätiologie kennt man ferner beim *di Guglielmo-Syndrom* (S. 257), als *»Pyridoxin-responsive megaloblastische Anämie«* und als *»refraktäre megaloblastische Anämie«.*
- Neben der Bestimmung der Folatkonzentration im Serum ist die Messung der *Formiminoglutaminsäure-Ausscheidung im Urin,* die nach Histidinbelastung bei Folsäuremangel erheblich zunimmt, ein empfindlicher, wenn auch nicht ganz spezifischer Test. Schwere Fälle von perniziöser Anämie ergeben u. U. ähnliche Resultate.

114.13. Zusätzliche Hinweise zum Vitamin B_{12}-Mangel

Die *perniziöse Anämie* und andere auf Vitamin B_{12}-Mangel beruhenden Anämien sind bereits auf den S. 420 und 680 behandelt worden. Nachfolgend werden einige ergänzende Angaben über die Physiologie und Pathologie dieses Wirkstoffs gemacht.

Herkunft, Resorption, Funktion und Ausscheidung der zu der Vitamin B_{12}-Gruppe gehörenden Substanzen

Die *Gruppe der Vitamine B_{12} (Kobalamine)* umfaßt eine Reihe organometallischer Verbindungen, die eine gewisse Ähnlichkeit mit Häm aufweisen, indem sie u. a. ein Tetrapyrrolgerüst (Korrinring) mit einem zentralen Metallatom enthalten. Beim letzteren handelt es sich um Kobalt. Die sog. kompletten B_{12}-Arten, die – im Gegensatz zu den inkompletten Formen – Koenzymfunktionen erfüllen können, enthalten als Bestandteil ihrer Molekülstruktur u. a. ein durch α-glykosidische Bindung gekennzeichnetes Nukleotid, dessen Imidazolstickstoff mit dem Kobaltatom koordiniert ist. Wie im Fall der Hämsynthese, erfolgt die Biosynthese von Vitamin B_{12} unter Verwendung von δ-Aminolävulinsäure und Porphobilinogen als Vorläufersubstanzen. Im Gegensatz zu Häm vermag aber der menschliche Organismus keine Kobalamine zu bilden, sondern muß sie mit der Nahrung zugeführt erhalten. Hauptproduzent dieser Wirkstoffe sind Mikroorganismen, z. T. solche, die in der Darmflora vorkommen. Es besteht allerdings keine Klarheit darüber, in welchem Ausmaß die letzteren an der Versorgung des Körpers mit Vitamin B_{12} teilhaben. *Hauptquellen* von Vitamin B_{12} sind Nahrungsmittel, wie Fleisch und Milchprodukte, jedoch nicht Gemüse und Früchte, da höher organi-

sierte Pflanzen zur Biosynthese der Kobalamine ebenfalls nicht befähigt sind. Der *tägliche Mindestbedarf* wird mit 2,5 µg angegeben. *Zyanokobalamin* (Vitamin B_{12} i. e. S.) ist das therapeutisch verwendete Präparat. Es besitzt als solches keine biologische Aktivität von Bedeutung, sondern muß im Körper in andere Formen umgewandelt werden, um wirksam zu sein (s. u.). Im Magen und obersten Dünndarm wird Vitamin B_{12} aus der Nahrung freigesetzt und bildet zunächst mit dem im Speichel enthaltenen sog. *R-Protein,* später, d. h. im Dünndarm, mit dem *»intrinsic factor«* (S. 648), der aus Magenepithelien stammt, einen stabilen Komplex, der proteolytischen Enzymen gegenüber weitgehend resistent ist. Das R-Protein wird demgegenüber durch pankreatische Proteasen wenigstens teilweise abgebaut. Pflanzliche Fasern, insbesondere Zellulose, und Pektine scheinen die Verfügbarkeit des Vitamins B_{12} für die Resorption zu vermindern. Die *Resorption* von Vitamin B_{12} geschieht in erster Linie im distalen Ileum, wo die Epithelzellen offenbar spezifische Rezeptoren für den erwähnten Komplex besitzen. Der Kobalaminanteil wird durch die Enterozyten an eines der in der zirkulierenden Blutflüssigkeit vorhandenen spezifischen Trägereiweiße, *Transkobalamin II,* abgegeben. Mit diesem bildet er erneut einen Komplex, der Eingang in die Verbraucher- bzw. Speicherzellen, d. h. rasch proliferierende Zellinien, wie das hämopoietische Gewebe und die Darmepithelien, ferner Leberzellen, findet. Der *Gesamtgehalt* des gesunden erwachsenen Organismus an Vitamin B_{12} beträgt etwa 4 mg, wovon etwa die Hälfte als Speicher in der Leber lokalisiert ist. Diese Reserve reicht an sich für 3–6 Jahre aus! Ob gespeichertes Vitamin B_{12} dann auch durch Bindung an das andere Trägerprotein im Blutplasma, Transkobalamin I, in Zirkulation und an den Verbraucherort gelangen kann, ist noch nicht erwiesen. Transkobalamin I hat im zirkulierenden Blut eine wesentlich längere Halbwertszeit als Transkobalamin II.
Die *biologisch wirksamen Metaboliten von Vitamin B_{12},* d. h. von Zyanokobalamin, sind Methylkobalamin und 5'-Deoxyadenosylkobalamin (kurz: Adenosylkobalamin). *Methylkobalamin* spielt eine wichtige Rolle als Kofaktor bei der Umwandlung von Homozystein in Methionin. Die Methylgruppe, die es dabei abgibt, wird bei der Konversion von 5-Methyltetrahydrofolsäure in Tetrahydrofolsäure wieder ersetzt. Möglicherweise wirkt sich ein Mangel an Vitamin B_{12} in dem Sinn aus, daß die oben erwähnte Konversion von 5-Methyltetrahydrofolsäure in Tetrahydrofolsäure beeinträchtigt ist, und daß dadurch 5,10-Methylentetrahydrofolsäure, die sich an der Umwandlung von Deoxyuridylat in Deoxythymidylat beteiligt, in ungenügendem Maß gebildet wird. *Adenosylkobalamin* wird für die Konversion von Methylmalonyl-Co A in Sukzinyl-Co A benötigt.

Vitamin B_{12}-Mangelzustände

Definitionen: Als *perniziöse Anämie (Perniziosa, Biermer'sche Krankheit, Addison-Anämie)* bezeichnen wir eine durch Megaloblastose des Knochenmarks, makrozytäre Anämie, Achylia gastrica und neurologische Ausfälle gekennzeichnete Krankheit, die auf einem Vitamin B_{12}-Mangel infolge ungenügender oder fehlender Produktion von »intrinsic factor« durch die atrophischen Drüsenzellen des Magens beruht. Man kennt aber noch eine Reihe *weiterer Formen von makrozytärer Anämie wegen Vitamin B_{12}-Mangel,* die nicht durch einen Schwund der Magendrüsenzellen bedingt sind und daher nicht als Perniziosa i. e. S. bezeichnet werden sollten (s. u.).

Ursachen und **Pathogenese:** Grundsätzlich kann sich ein Vitamin B_{12}-Mangel aufgrund ungenügender Zufuhr oder mangelhafter Resorption des Wirkstoffs im Darm entwickeln. In sehr seltenen Fällen liegt die Ursache in einem Transkobalamin II-Defekt. *Fehl- und Mangelernährungen* sind nur ausnahmsweise der Grund für eine Hypovitaminose-B_{12}. Hin und wieder beobachtet man sie bei extremen Vegetariern, die keine tierischen Produkte zu sich nehmen. Weitaus wichtiger bzw. häufiger sind die Fälle, bei denen der Vitamin B_{12}-Mangel auf eine *ungenügende intestinale Resorption* zurückgeht. Im Vordergrund des medizinischen Interesses steht die *perniziöse Anämie* (S. 1180), bei der es wegen Atrophie vor allem der Fundusdrüsen des Magens zu einer ungenügenden Produktion von »intrinsic factor« (IF) kommt. Wie erwähnt (S. 420), steht noch nicht fest, ob die bei diesem Leiden üblicherweise nachweisbaren Autoimmunphänomene Ursache oder Folge des Drüsenzellschwundes sind. Einen IF-Mangel beobachtet man zudem nach *Resektion des Magenfundus* und – in seltenen Fällen – im Rahmen eines *kongenitalen Defekts dieses Glykoproteins. Krankhafte Veränderungen im distalen Ileum,* wo Vitamin B_{12} vor allem resorbiert wird, gehen – je nach Ausdehnung und Ausmaß der Läsionen – manchmal ebenfalls mit einer Hypovitaminose-B_{12} einher, z. B. die *Ileitis terminalis,* die tropische (selten die einheimische) *Sprue, Tuberkulose, Whipple'sche Krankheit* und ausgedehnte *neoplastische Infiltrationen,* wie bei Lymphosarkomatose. Verständlicherweise führen *Resektionen größerer Teile des terminalen Ileums* zu entsprechenden Störungen. Selektive Vitamin B_{12}-Resorptionsdefekte *(Immerslund'sche Krankheit)* gehören zu den Seltenheiten. Ein Vitamin B_{12}-Mangel kann ferner wegen einer intraintestinalen Kompetition um den Wirkstoff eintreten, so bei Blindsackphänomenen (S. 696) oder bei Infestation durch *Diphyllobothrium latum,* den Fischbandwurm. Bei einem Teil der genannten Krankheiten besteht ein kombinierter Vitamin B_{12}- und Folsäuremangel (Abb. 143).
Die ungenügende Versorgung der Wechselgewebe mit aktiven Metaboliten von Vitamin B_{12} hat, wie im Fall des Folsäuremangels, eine *Störung der DNA-Synthese* zur Folge. Es wird vermutet, daß der *Mangel an Methylkobalamin* zu einer Anhäufung der biologisch wenig aktiven 5-Methyltetrahydrofolsäure führt (s. o.), während die Zellen an anderen Folaten verarmen, insbesondere an 5,10-Methylentetrahydrofolsäure, die normalerweise als Kofaktor an der Umwandlung von Deoxyuridylat in Deoxythymidylat beteiligt ist. Auf diese Weise wäre verständlich, daß es zu einer Einschränkung der Thymidylat-Biosynthese kommt, und daß hohe Dosen von Folsäure die hämatologischen Störungen infolge Vitamin B_{12}-Mangels wenigstens zu mildern vermögen. Der *Mangel an Adenosylkobalamin* zieht eine Anhäufung von Methylmalonat nach sich, die sich in einer vermehrten renalen Ausscheidung dieser Substanz äußert. Man denkt an die Möglichkeit, daß die neurologischen Störungen bei Hypovitaminose-B_{12} durch eine ungenügende Konzentration von Adenosylkobalamin, und die hämatologischen und anderen Wechselgewebsveränderungen durch einen Methylkobalaminmangel bedingt sein könnten.

Morphologisch findet sich im *Knochenmark* eine mehr oder weniger ausgeprägte *Megaloblastose,* im *peripheren Blut* eine *makrozytäre Anämie* mit großen, oft ova-

a) Folsäuremangel und seine möglichen Ursachen

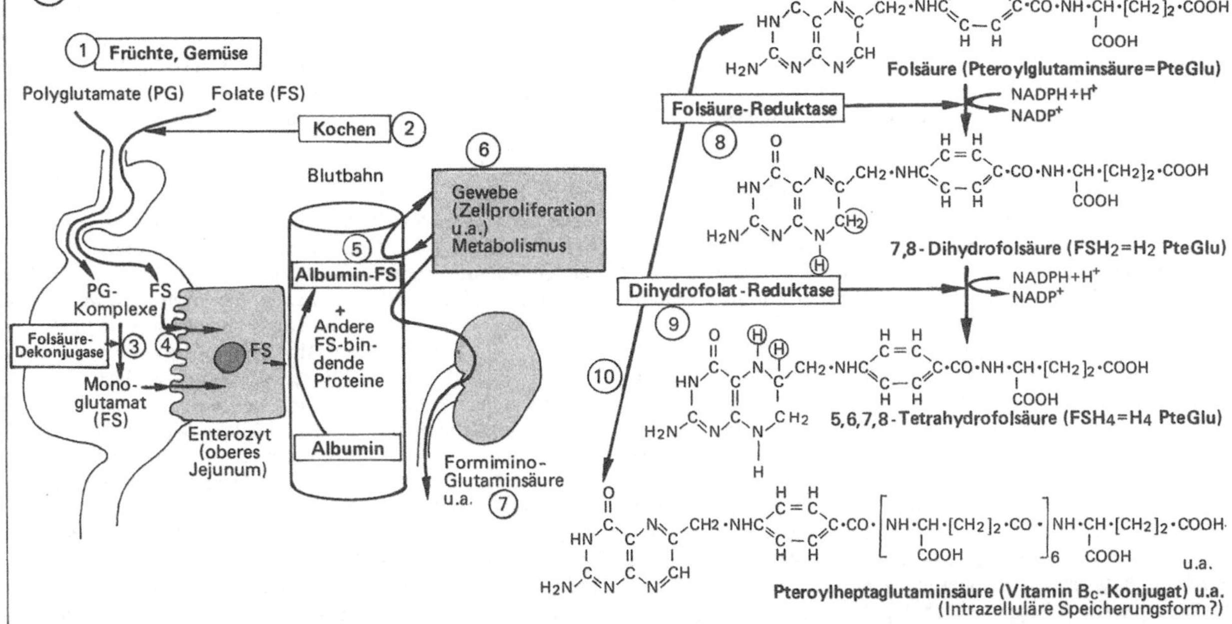

b) Zur Pathogenese des Vitamin B12-Mangels

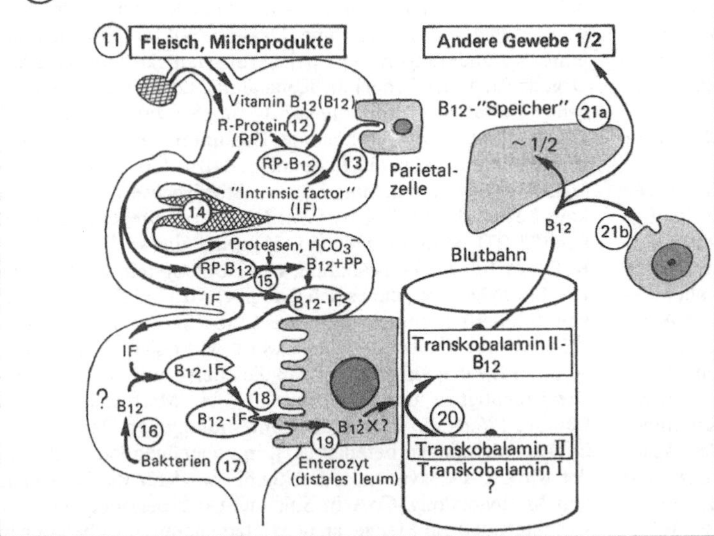

c) Beziehungen zwischen Folat- und Vitamin B12-Stoffwechsel (vereinfacht)

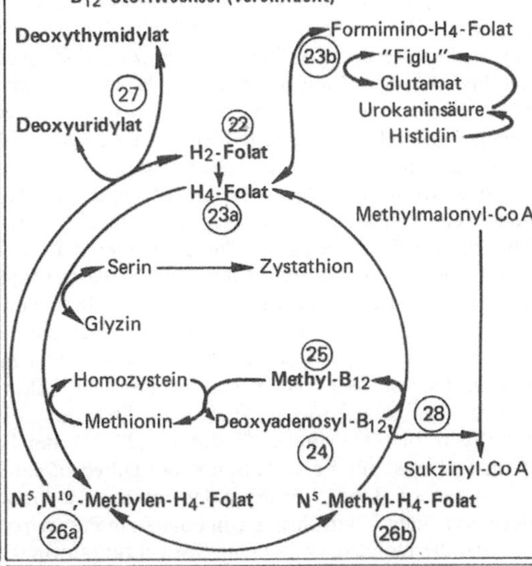

d) Zur Struktur der Vitamin B12-Gruppe (Kobalamine)

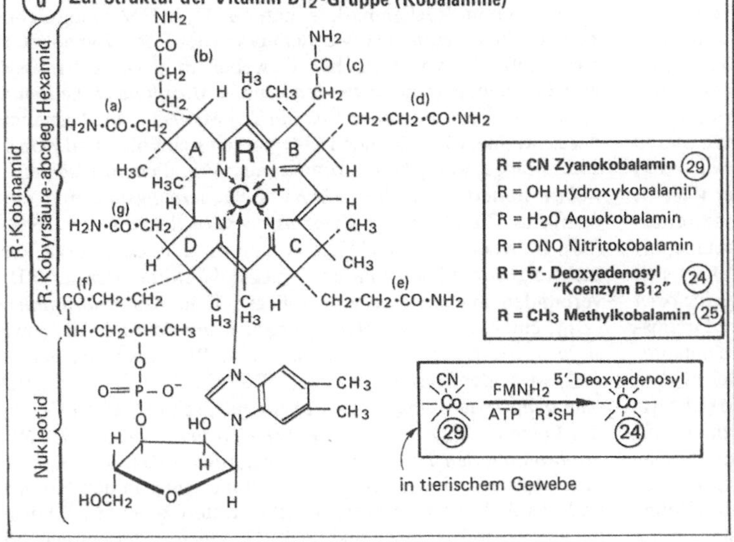

e) Morphologische Befunde bei Folsäure- und/oder Vitamin B12-Mangel

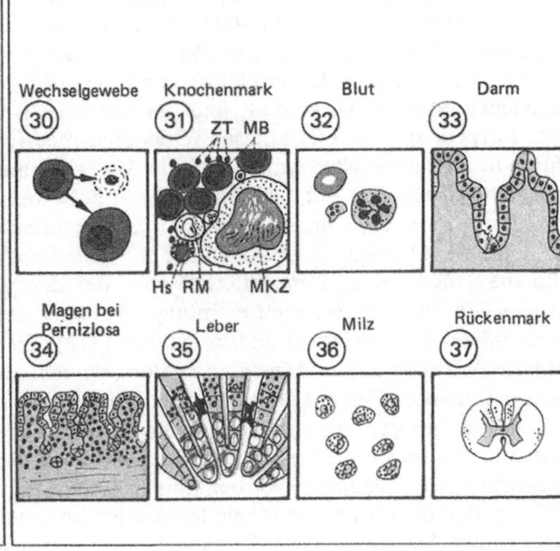

Abb. 143 a–e. *Folsäure- und Vitamin B_{12}-Mangel.* **a** *Folsäuremangel und seine möglichen Ursachen.* Eine *ungenügende Zufuhr von Folaten* (1) spielt hierzulande u. U. bei Säuglingen (Gabe gekochter Milch (2) ohne Vitaminzusatz), älteren Leuten, die sich z. B. von Milchkaffee und Brot ernähren, sowie bei Alkoholikern und Drogensüchtigen als Ursache eines Folsäuremangels eine Rolle. In Hungergebieten treten Symptome der *Folsäure-Mangelkrankheit* manchmal schon nach kürzerer Zeit in Erscheinung. Die Körperreserven an Folaten betragen normalerweise etwa 5–10 mg. Als tägliche Mindestdosis werden für Erwachsene 50 µg angegeben; bei erhöhtem Bedarf des Körpers, d. h. während des Wachstums, bei Gravidität und bei konsumierenden Krankheiten, kann dieser Wert um ein mehrfaches größer sein. Die in verschiedenen Nahrungsmitteln vorhandenen Polyglutamat-Komplexe müssen zuerst – mit Hilfe der Folsäure-Dekonjugase (γ-Glutamyl-Karbopeptidase) – in Monoglutamat aufgespalten werden, bevor eine Resorption in nützlichem Umfang möglich ist. Dieser Prozeß wird u. a. durch *Medikamente,* wie orale Kontrazeptiva, Sulfasalazin, Trimethoprim und Pyrimethamin (u. U. auch Diphenylhydantoin, Primidon, Phenobarbital u. a.), gehemmt, so daß auf dieser Grundlage ein Folsäuremangel zustande kommen kann (3). Die Resorption von Folaten durch die Enterozyten des oberen Jejunum ist bei verschiedenen *Malabsorptionssyndromen* (S. 689) gestört, bei der tropischen Sprue allerdings wesentlich mehr als bei der Zöliakie bzw. der einheimischen Sprue (4). Im *Blut* sind Folate locker an Albumin gebunden, bei Gesunden in einer Konzentration von 6–20 ng/ml; liegt dieser Wert unter 4 ng/ml, darf von einem Folsäuremangel gesprochen werden (5). Die *ungenügende Deckung eines erhöhten Bedarfs an Folaten* (6), wie er z. B. in der Gravidität (vor allem letztes Trimenon), bei chronischen hämolytischen Anämien (z. B. Hämoglobinopathien), bei sideroblastischen Anämien, bei malignen neoplastischen Prozessen (z. B. myeloproliferative Syndrome, plasmozytoide Myelome u. a.), in Phasen stärkeren Wachstums u. a., besteht, stellt eine relativ häufige Ursache von Folsäuremangel dar. *Störungen des Folatstoffwechsels* treten z. B. unter Behandlung mit *Methotrexat* auf, das die Dihydrofolat-Reduktase hemmt (9); einen ähnlichen, aber wesentlich geringeren Effekt sollen u. a. Pyrimethamin und Alkohol haben. Von den – vermutlich oder sicher – *hereditären Anomalien des Folatstoffwechsels* sind die seltenen Fälle von kongenitaler Folatmalabsorption (4) sowie die Defekte der N^5-Methyltetrahydrofolat-Transferase (s. unter **c**, 23–26), der Formimino-Transferase (s. unter **c**, 23 a, b) und der Dihydrofolat-Reduktase (9) zu nennen. Über Störungen der Folsäure-Reduktase (8) und der reversiblen Überführung von Folaten in Pteroylpolyglutamate (10), die möglicherweise eine Speicherungsform dieser Wirkstoffgruppe darstellen, ist weniger bekannt. Die Größe der Folatspeicher läßt sich – abgesehen von der Bestimmung der Folatkonzentration im Blut (s. o.) – einigermaßen anhand der renalen Ausscheidung von Formimino-Glutaminsäure und anderen Metaboliten abschätzen (7). **b** *Zur Pathogenese des Vitamin B_{12}-Mangels.* Da Vitamin B_{12} in Fleisch und Milchprodukten in erheblichen Mengen vorkommt, und der normale Totalbestand des Körpers an Vertretern dieser Wirkstoffgruppe (etwa 4 mg) für 3–6 Jahre ausreichen würde, liegt die Ursache einer *Vitamin B_{12}-Mangelkrankheit* nur ausnahmsweise – z. B. bei extremen Vegetariern – in einer *ungenügenden Zufuhr* dieser Substanz(en) (11). In der überwiegenden Mehrzahl der Fälle handelt es sich um die Folgen einer *Resorptionsstörung:* Bei der *perniziösen Anämie* (s. auch **e**, 34) fehlt es infolge Atrophie der Fundusschleimhaut des Magens an »intrinsic factor« (13). Eine entsprechende Wirkung haben *Magenfundus-Resektionen.* Bei *exokriner Pankreasinsuffizienz* (14) werden die Komplexe, die sich zwischen dem aus den Speicheldrüsen stammenden R-Protein und Vitamin B_{12} bilden (12), infolge weitgehend fehlender Proteasenwirkung und allenfalls Bikarbonatmangels ungenügend gelöst (15), so daß die für die intestinale Resorption im unteren Ileum notwendige Verbindung von Vitamin B_{12} mit »intrinsic factor« zum guten Teil ausbleibt (18). Die Bedeutung des aus Bakterien des Darms stammenden Vitamin B_{12} beim Menschen ist umstritten (17). Ob die Vitamin B_{12}-Mangelzustände bei Infestation des Dünndarms durch *Diphyllobothrium latum* auf einer Kompetition um den Wirkstoff zwischen Wurm und Wirt und/oder auf einer Resorptionshemmung durch den ersteren beruht, ist ebenfalls nicht klar (16). Gut bekannt sind Perniziosa-ähnliche Symptome und Zeichen bei *schweren Erkrankungen des unteren Ileum,* wie Ileitis terminalis, tropischer (seltener einheimischer) Sprue, Whipple'scher Krankheit, Tuberkulose, Befall durch ein malignes Lymphom u. a., sowie nach *Resektion eines Großteils des unteren Ileum* (19). Von *hereditären Störungen mit Vitamin B_{12}-Mangelzuständen* sind der sog. kongenitale Defekt des »intrinsic factors« und die Immerslund'sche Krankheit (wahrscheinlich ein Defekt der Rezeptoren für »intrinsic factor« an der Enterozytenoberfläche), zwei seltene Leiden, zu erwähnen (13, 19). Ferner kennt man vereinzelte Fälle von genetisch bedingten Störungen des Kobalaminstoffwechsels. Im Blut ist Vitamin B_{12} (Kobalamine, s. unter **d**) hochspezifisch an *Transkobalamin II* gebunden (20), das sich mit korrespondierenden Rezeptoren an Zelloberflächen verbinden kann und so die Aufnahme des Wirkstoffs durch die Gewebe ermöglicht bzw. erleichtert. Neuere Befunde sprechen dafür, daß Kobalamine wenigstens teilweise als Kobalamin-Transkobalamin-Komplexe durch Endozytose ins Innere der Zellen gelangen (21 b), wonach der Wirkstoff in Lysosomen freigesetzt werden soll. Über die Funktion von Transkobalamin I weiß man wenig, ebenso über Störungen des Stoffwechsels der Transkobalamine. Dasselbe gilt für allfällige krankhafte Veränderungen der Speicherungsfähigkeit verschiedener Organe (u. a. der Leber) für Kobalamine (21 a). **c** u. **d** *Beziehungen zwischen Folat- und Vitamin B_{12}-Stoffwechsel, mit Hinweisen auf die Struktur der Kobalamine.* Das unter **c** aufgeführte, stark vereinfachte Schema macht deutlich, daß Folate ebenso wie biologisch aktive Kobalamine eng mit Stoffwechselvorgängen verknüpft sind, die der *Synthese von DNA-Vorläufersubstanzen* dienen (22–27). Methylkobalamin (25) spielt eine wichtige Rolle als Kofaktor bei der Umwandlung von Homozystein in Methionin. Die Methylgruppe, die es dabei abgibt, wird bei der Konversion von N^5-Methyltetrahydrofolsäure (26 b) in Tetrahydrofolsäure (23 a) wieder ersetzt. Möglicherweise wirkt sich ein Mangel an Vitamin B_{12} in dem Sinn aus, daß die oben erwähnte Konversion beeinträchtigt ist, und daß dadurch N^5, N^{10}-Methylentetrahydrofolsäure (26 a), die sich an der Umwandlung von Deoxyuridylat in Deoxythymidylat beteiligt (27), in ungenügendem Maß gebildet wird. 5'-Deoxyadenosylkobalamin wird für die Konversion von Methylmalonyl-CoA in Sukzinyl-CoA benötigt (28). Man vermutet, daß ein Mangel an dem letztgenannten Kobalamin mit den bei Perniziosa auftretenden zentralnervösen Schäden, im besonderen im Rückenmark (s. unter **e**, 37) in Beziehung stehen könnte. Therapeutisch verwendet man in der Regel Zyanokobalamin (29), das von tierischen Geweben in 5'-Deoxyadenosylkobalamin umgewandelt werden kann. **e** *Morphologische Befunde bei Folsäure- und/oder Vitamin B_{12}-Mangel.* Mit Ausnahme der zentralnervösen Schäden (37) wirken sich Folat- und Kobalamin-Mängel weitgehend identisch aus: Vor allem in *Wechselgeweben* notiert man eine *erhöhte Zelluntergangsrate* und eine deutliche *Zunahme der Zytoplasma/Kern-Relation der Zellen* (30). Im Knochenmark (31) bemerken wir u. a. eine starke Vermehrung von Megaloblasten (*»megaloblastäres Mark«,* MB), verbunden mit einer relativ größeren Zahl von *Zelltrümmern* (ZT), einer *verstärkten Makrophagen-Hämosiderose* (Hs) sowie *Atypien der granulozytären Reihe* (u. a. *Riesenmetamyelozyten,* RM) sowie der *Megakaryozyten* (MKZ). Im *Blut* (32) finden sich eine *makrozytäre (megalozytäre) Anämie,* schon früh im Verlauf des Leidens einige *hypersegmentierte Granulozyten, ferner Riesenthrombozyten* u. a. m. Im *Gastrointestinaltrakt* (33) stellen wir u. a. ebenfalls einen vermehrten Zelluntergang in den Krypten und das Auftreten zytoplasmareicher Enterozyten fest. Manchmal entstehen Erosionen und flache Geschwüre. Trophische Stö-

len, hämoglobinreichen Erythrozyten, einer *Hypersegmentation* und Größenzunahme wenigstens eines Teils der *Granulozyten,* Erscheinen ungewöhnlich *voluminöser Megakaryozyten* und Thrombozyten u. a. m. Die *gastrointestinalen Veränderungen* entsprechen der Grundkrankheit. Bei perniziöser Anämie notiert man eine Atrophie vor allem der Fundusschleimhaut des Magens, bei Malabsorptionssyndrom die zugehörigen Dünndarmläsionen. Die *Leber* zeigt in der Regel eine Hämosiderose der Hepatozyten, insbesondere in der Läppchenperipherie, und der Kupfferschen Sternzellen, ferner oft eine zentrolobuläre Verfettung. Auch die *Milz* weist eine Hämosiderose auf. Dasselbe trifft in manchen schwereren Formen für die *Hauptstücke der Nieren* zu. Im *Rückenmark* stellt man verschiedene Grade von Myelin-, dann Achsenzylinderschwund vor allem in den dorsalen und lateralen Säulen fest. Teilweise sind *periphere Nerven* in ähnlicher Weise betroffen. Ganglienzelluntergang ist in fortgeschrittenen Stadien die Regel.

Folgen: Wahrscheinlich wegen der erheblichen Reserven an Vitamin B_{12}, über die der Körper normalerweise verfügt, beginnen die Krankheitssymptome und -zeichen in der Regel schleichend. Neben dem bei *Anämie* oft vorhandenen *Schwächegefühl* und der recht typischen *blaßgelben Hautfarbe* (*leichter Ikterus* infolge ineffektiver Erythropoiese bzw. gesteigertem Untergang von Zellen der roten Reihe) beobachtet man – wie beim Folsäuremangel – die schrittweise Entwicklung einer *Hunter'schen Glossitis,* die oft ein Brennen bewirkt, außerdem wechselnde Grade von Dysphagie. Die *gastrointestinalen Symptome* richten sich nach dem Grundleiden. Bei perniziöser Anämie, die mit einer mehr oder weniger ausgeprägten Magenachylie einhergeht, bestehen häufig eine Anorexie und Dyspepsie. Liegt die Ursache der gestörten Vitamin B_{12}-Aufnahme in ausgedehnten Dünndarmveränderungen, stehen oft die Manifestationen des Malabsorptionssyndroms (S. 689) im Vordergrund. Die *hämatologischen Befunde* wurden bereits diskutiert (S. 420). Sie entsprechen weitgehend denjenigen bei Folsäuremangel (S. 3). Im Gegensatz zu den Folgen des letzteren kommen aber bei erheblichem Vitamin B_{12}-Mangel *neurologische Störungen* hinzu, die sich mehrheitlich an den Extremitäten äußern, im Sinn von – oft symmetrischen – Parästhesien und Koordinationsstörungen an den Beinen, z. T. an den Händen, dazu u. U. Zeichen einer teilweisen Unterbrechung der Pyramidenbahnen (Babinsky- und Rombergzeichen positiv), Steigerungen oder Abschwächungen von Reflexen, Sphinkterschwäche u. a. m. In fortgeschrittenen Fällen machen sich nicht selten leichte psychische Alterationen bemerkbar, wie Gereiztheit, Depressionen und Störungen der örtlichen und zeitlichen Orientierung.

Beispiele:

- Die relative *Häufigkeit verschiedener Formen von Vitamin B_{12}-Mangel* läßt deutliche *geographische Unterschiede* erkennen. In gemäßigten Zonen, Europa und USA, herrscht die perniziöse Anämie vor, in Äquatornähe die tropische Sprue und in gewissen Ländern, wie Finnland, ist der Fischbandwurm verbreitet.
- Die *Inzidenz der perniziösen Anämie* variiert überdies von *Rasse* zu Rasse. Bei Skandinaviern und Engländern ist sie ziemlich hoch (9 neue Fälle werden auf 100000 Einwohner jährlich registriert), bei Südländern gering (vgl. dazu S. 420).
- Zu den wichtigsten *hämatologischen Befunden* bei Vitamin B_{12}-Mangelkrankheit gehören die erythropoietische Hyperplasie (M/E-Quotient kleiner als 2,5), die megaloblastäre Umwandlung vieler roter Vorstufen, Zeichen eines gesteigerten Zelluntergangs, abnorme Mitosefiguren, Riesenmetamyelozyten und abnorme Megakaryozyten im Knochenmark sowie Makrozyten und hypersegmentierte Granulozyten im peripheren Blut. Eines der frühesten Zeichen einer Hypovitaminose-B_{12} oder eines Folsäuremangels ist das Auftreten – auch nur einzelner – Neutrophiler mit 5 oder gar 6 Segmenten!
- Bei Bestehen einer »megaloblastären Anämie« spricht das Vorhandensein zusätzlicher neurologischer Veränderungen (s. o.) für das Vorliegen einer *Vitamin B_{12}-Mangelkrankheit,* d. h. gegen einen Folsäuremangel als Hauptursache. *Differentialdiagnostisch* spricht zugunsten der ersteren zudem eine vermehrte Ausscheidung von Methylmalonat im Urin, was auf einen Mangel an Adenosylkobalamin hinweist. Der Nachweis von Anti-Parietalzellen- und Anti-intrinsic-factor-Antikörper stellt einen recht zuverlässigen Hinweis auf die Existenz einer *perniziösen Anämie* dar.

Zusammenhänge zwischen Hypovitaminose-B_{12} und Folsäuremangel sind in Abb. 143 skizziert (Vergleiche dazu auch Tabelle 57).

Abb. 143 a–e (Fortsetzung)

rungen entwickeln sich oft auch im Mundbereich und im Rachen-Ösophagus-Gebiet (Cheilosis, Glossitis, Stomatitiden, u. U. erosive bis ulzeröse Pharyngoösophagitiden) sowie in der Analgegend. Bei der klassischen *Perniziosa* zeigt die Magenfundusschleimhaut das Bild einer *lymphoplasmazellulären Gastritis atrophicans* mit Schwund der Drüsen, vor allem der Haupt- und Belegzellen (34). Über Autoimmunvorgänge bei diesem Leiden wird später berichtet (S. 1180). Die *Leber* (35) fällt in manchen Fällen durch eine *zentrolobuläre Verfettung* und eine *Hämosiderose* sowohl der *Hepatozyten* als auch der *Kupffer'schen Sternzellen* auf, beides in erster Linie Folgen der chronischen hämolytischen Anämie. Dasselbe gilt für die erhebliche *Hämosiderose von Makrophagen* in der *Milz* (36). Im *Rückenmark* (37) – zunächst vor allem im mittleren Thorakalbereich, später auch anderswo – erkennen wir einen Untergang von Myelinscheiden, dann von Achsenzylindern, Schäden, die in erster Linie die Hinterstränge, in fortgeschrittenen Fällen aber zudem die Pyramidenbahnen und andere Rückenmarkstränge (*»funikuläre Myelose«*) sowie manchmal in kleinen Herden das Gehirn betreffen.

PP = Abbauprodukte von R-Protein; B_{12}·X = Komplex von Vitamin B_{12} und einem hypothetischen intraenterozytären Trägerprotein; »Figlu« = N-Formiminoglutaminsäure

Tabelle 57. Hypovitaminosen, Avitaminosen und Hypervitaminosen (Auswahl)[1]

Vitamin	Koenzymform und Hauptfunktion(en)	Bedarf mg/Tag[2]	Nachweis[3]	Veränderungen bei: Hypovitaminose, Avitaminose	Hypervitaminose
1. *Wasserlösliche Vitamine*					
Thiamin (Vitamin B_1, Aneurin, Beri-Beri-Schutzstoff)	Thiaminpyrophosphat (Aldehydtransfer, vor allem in Nerven- und Muskelzellen)	1–2	Erythrozyten-Transketolase-Aktivität und -Thiamingehalt; Ausscheidung von Thiamin im Urin sowie Konzentration von α-Ketoglutarat und Pyruvat im Blut	Hypovitaminose: Polyneuropathien Avitaminose: Nervöse Störungen (Neuritiden, Paresen), kardiale Manifestationen (Tachykardie, Herzinsuffizienz), Oedem. Orientalische Form bei Mangelernährung *(Beri-Beri)* Okzidentale Form bei Alkoholismus	Kaum bekannt
Riboflavin (Vitamin B_2, Laktoflavin)	FAD, FMN[4] (Oxidoreduktionsvorgänge (Wasserstofftransfer) in den meisten Geweben)	1–2	Glutathion-Reduktase-Aktivität in Erythrozyten, Ausscheidung von Riboflavin im Urin, allenfalls Konzentration von Riboflavin in Erythrozyten	Avitaminose und Hypovitaminose: Mehr oder weniger ausgeprägte *Störungen vor allem in Geweben ektodermalen Ursprungs* (*Augen*: Konjunktivitis, z. T. Vaskularisation der Kornea und Linsentrübung; *Schleimhäute*: Cheilosis, anguläre Stomatitis, Glossitis chronica atrophicans; *Haut*: Schuppung, Rhagadenbildung, Dermatitis »seborrhoica«)	Kaum bekannt
Nikotinamid (Vitamin PP, »Niazinamid«, Pellagra-Schutzfaktor)	NAD, NADP[5] (Koenzym zahlreicher Oxidoreduktasen (Dehydrogenasen))	15–25	Ausscheidung von N^1-Methylnikotinamid im Urin	Avitaminose und Hypovitaminose: Mehr oder weniger ausgeprägte Zeichen von *Pellagra*: Dunkelrotes Erythem, dann Hyperpigmentierung symmetrisch an Gesicht, Hals und Extremitäten; chronische Glossitis atrophicans, Gastritis und Enteritis (Diarrhoe), u. U. mit Fettleber; zentralnervöse Störungen (bis Delirien), Degeneration von Hinter- und Seitensträngen; makrozytäre Anämie	Nikotinsäure in hohen Dosen: Vasodilatation der oberen Körperhälfte; Senkung der Lipoproteinkonzentration im Blut
Pantothensäure (Anti-Graue-Haare-Faktor der Ratte; Anti-Dermatitis-Faktor der Küken)	Koenzym A (CoA) (Übertragung von Azetyl- und Azylgruppen)	10?	Pantothensäurekonzentration im Blut	Deutliche Mangelerscheinungen beim Menschen kaum bekannt	Kaum bekannt
Biotin (Vitamin H)	Polypeptidgebundenes Biotin (Kohlendioxidtransfer)	–(?)	?	Da Avidin des Hühnereiweiß das von der Intestinalflora reichlich gebildete Biotin sehr fest bindet, kann es bei *extremer Hühnereiweißdiät* zu Mangelsymptomen kommen (Schleimhautschwellungen, Dermatitis, Übelkeit, Somnolenz, Muskelschmerzen, u. U. Anämie, Hypercholesterinämie)	?

Tabelle 57 (Fortsetzung)

Vitamin	Koenzymform und Hauptfunktionen	Bedarf mg/Tag	Nachweis	Veränderungen bei: Hypovitaminose, Avitaminose	Hypervitaminose
Folsäure (Pteroyl-Glutaminsäure)	Tetrahydrofolsäure (Ein-Kohlenstoff-transfer, s. Abb. 143, S. 858)	0,1–0,2	Folatkonzentration in Erythrozyten und Serum; Ausscheidung von Formiminoglutaminsäure (FIGLU) im Urin nach Histidin-Belastung; Morphologie von Knochenmark, Neutrophilen und Erythrozyten	*Megaloblastose* des Knochenmarks, *makrozytäre Anämie*, Cheilosis, Glossitis, Stomatitis aphthosa, Oesophagitis, gastrointestinale Symptome u. a.	?
Kobalamin[6] (Vitamin B_{12}, Anti-Perniziosa-Faktor, »extrinsic factor«)	5'-Deoxyadenosyl-Kobalamin (Gruppentransfer, Isomerisierung, s. Abb. 143, S. 858)	(0,0025)[7]	Konzentration von Vitamin B_{12} im Serum, Ausscheidung von Methylmalonat im Urin. Bei Verdacht auf Perniziosa: Schilling-Test ohne und mit Gabe von »intrinsic factor«	*Megaloblastose* des Knochenmarks und *makrozytäre Anämie* sowie weitere Störungen, vor allem in Wechselgeweben (Mögliche Ursachen: s. Abb. 143, S. 858).	?
Pyridoxin[8] (Vitamin B_6, Adermin, Ratten-Pellagra-Schutzstoff)	Pyridoxalphosphat (Transaminierung, Dekarboxylierung, H_2O- und H_2S-Abspaltung u. a.)	2	Aktivität der erythrozytären Glutamat-Oxalazetat-Transaminase und Wirkung von Pyridoxalphosphat auf diese; Ausscheidung von Xanthurensäure im Urin nach Belastung mit Tryptophan	Mangelerscheinungen vor allem bei Kindern und in der Gravidität möglich: Übelkeit, Erbrechen, u. U. Neuritiden, Dermatosen, Muskelschwäche, Anämie u. a. (s. Abb. 154, S. 1024)	?
α-Liponsäure (Thioktsäure)	Polypeptid-gebundene α-Liponsäure ist Bestandteil von Dekarboxylase-Enzym-Komplexen	?	α-Liponsäure-Konzentration im Blut	Wenig bekannt	?
Askorbinsäure (Vitamin C, antiskorbutisches Vitamin)	Bildet zusammen mit Dehydroaskorbinsäure und Monodehydroaskorbinsäure ein Redoxsystem, wobei die letztere unter dem Einfluß der Monodehydroaskorbat-Reduktase in die reduzierte Form (Askorbinsäure) übergehen kann. Teilweise von Fe^{++} und Cu^{++} abhängig (s. Abb. 33, S. 108)	70[9]	Askorbinsäurekonzentration im Blutplasma, im Vollblut und in Leukozyten; Ausscheidung von Askorbinsäure im Urin; Vitamin C-Belastungs-Test	Bei Kindern: *Möller-Barlow'sche Krankheit*, bei Erwachsenen *Skorbut*: Kapillarfragilität mit Blutungsneigung u. a. am Zahnfleisch, in der Muskulatur, im Fettgewebe, in inneren Organen sowie bei Kindern subperiostal. Störung des Kollagenstoffwechsels mit Knochenveränderungen, Lockerwerden der Zähne, rauher, rissiger Haut u. a.	Bei langdauernder Therapie u. U. Oxalat-Urolithiasis
2. *Fettlösliche Vitamine*					
Retinol[10] (Vitamin A, Axerophthol)	11-cis-Retinal in Rhodopsin; (Retinol als »Schutzstoff« für das Ektoderm (Mechanismus?))	1,5[11]	Konzentration von Vitamin A und Karotinen im Blutplasma; Dunkelheits-Adaptations-Tests; Elektroretinogramm, Elektronystagmogramm	*Nyktalopie, Hemeralopie*, Bitôt'sche Flecken der Kornea, Xerosis von Konjunktiva und Kornea, u. U. Keratomalazie, Xerosis der Haut, follikuläre Hyperkeratose	Bei Kindern und Jugendlichen: Haut- und Schleimhautaffektionen, Wachstumsstörung u. a. Zudem akute Intoxikationen (Tabelle 45, S. 662)

Tabelle 57 (Fortsetzung)

Vitamin	Koenzymform und Hauptfunktionen	Bedarf mg/Tag	Nachweis	Veränderungen bei: Hypovitaminose, Avitaminose	Hypervitaminose
Kalziferol[12] (Vitamin D, D-Hormon, antirachitisches Vitamin)	Vor allem 1,25-Dihydroxycholekalziferol (Wirkung ähnlich der eines Steroidhormons, u. a. Induktion der Proteinsynthese in verschiedenen Zellarten (s. Abb. 141, S. 818).	(0,01)[13]	Blutplasma-Assay für 25-Hydroxycholekalziferol. Aktivität der alkalischen Phosphatase im Serum (indirekter Hinweis)	*Rachitis* im Kindesalter, *Osteomalazie* bei Erwachsenen (s. Abb. 141, S. 818)	Chronische Intoxikation bei monatelanger Gabe von mehr als 0,025–0,075 mg (1000–3000 I. E.) pro Tag (Nephrokalzinose u. a.)
Tokopherol (Vitamin E, Anti-Sterilitätsvitamin der Ratte)	Redox-System? Schutz von Lipiden, Thiolgruppen u. a. vor Oxidation?	6–14?	Tokopherolkonzentration im Blutplasma	Beim Menschen wenig ausgeprägt bzw. kaum bekannt. Zeroideinlagerung in glatte Muskulatur bei Frühgeborenen? Andere Störungen?	Unbekannt
Phyllochinon[14] (Vitamin K, antihämorrhagisches Vitamin)	Phyllochinon (Karboxyltransfer, wichtig für die Bildung der Blutgerinnungsfaktoren II (Prothrombin), VII, IX und X)	(3)[15]	Indirekt: Prothrombin-Aktivität im Blutplasma	*Hämorrhagische Diathese* mit (schwerer) Blutungsgefahr, vor allem bei Neugeborenen, nach »Sterilisation« des Darms durch Antibiotika, bei Störungen der Gallensekretion und infolge Überdosierung von Vitamin K-Antagonisten (z. B. Dikumarol)	Wenig bekannt

1 Zwischen *Hypovitaminosen* (leichtere Mangelerscheinungen mit unspezifischen Symptomen) und *Avitaminosen* (schwere, typische Formen von Vitamin-Mangel-Krankheit) gibt es fließende Übergänge.

2 Der *tägliche Bedarf* ist hier für Erwachsene im mittleren Lebensalter (Gewicht ungefähr 70 kg) angegeben. Der Bedarf für Kinder ist geringer, der für Schwangere oft größer (siehe Spezialliteratur).

3 Die hier angegebenen *Nachweismethoden* stellen nur eine Auswahl dar und sind z. T. indirekt. Urin = 24 h-Urin.

4 *FAD* = Flavin-Adenin-Dinukleotid; *FMN* = Riboflavin-5′-Phosphat.

5 *NAD* = Nikotinamid-Adenin-Dinukleotid; *NADP* = NAD-Phosphat. »*Niazin*« = Sammelname für Nikotinsäure und Nikotinsäureamid.

6 Kobalamine entsprechen Korrinderivaten. *Aquokobalamin* = wichtigste natürliche Speicherungsform von Vitamin B_{12} (z. B. in der Leber). *Zyanokobalamin* ist ein Kunstprodukt, hat aber trotzdem volle therapeutische Wirksamkeit (Herstellung zu Therapiezwecken durch Zusatz von Zyanid zu Streptomyzeskulturen, Leber u. a.).

7 Vitamin B_{12}-Mangelerscheinungen beruhen meist nicht auf ungenügender Zufuhr, sondern auf Fehlen bzw. Unwirksamkeit des »*intrinsic factor*« (z. B. Perniziosa), schweren *intestinalen Resorptionsstörungen* (s. Tabelle 47, S. 688), Befall durch *Diphyllobothrium latum* u. a.

8 In der Natur kommt Vitamin B_6 als *Pyridoxin (Pyridoxol), Pyridoxal* und *Pyridoxamin* vor. Diese drei Substanzen, die in vivo metabolisch ineinander überführt werden können, sind alle wirksam.

9 Bei Schwangerschaft, Laktation, körperlicher und/oder psychischer Belastung, Fieber u. a. kann der *Askorbinsäure-Bedarf* erheblich größer sein. Da die Synthese der Tetrahydrofolsäure von der Anwesenheit von Askorbinsäure abhängt, führt ein Vitamin C-Mangel nicht selten auch zu *Symptomen von Folsäure-Mangel.*

10 Vitamin A wird aus *Karotinen* und *Karotinoiden* gebildet, die einen β-Iononring aufweisen *(Provitamine A); α-* und γ-Karotin liefern je ein, β-Karotin zwei Moleküle Vitamin A. Weitere biologische Vorstufen sind Myxoxanthin, Kryptoxanthin u. a.. Das in Fischen vorhandene *Vitamin A_2* besitzt nur etwa 40% der Wirksamkeit von *Vitamin A_1* (Säuger).

11 Bei Schwangerschaft und Laktation *größerer Bedarf;* in noch höherem Maße trifft dies für Patienten mit Beeinträchtigung der Lipidresorption (s. Steatorrhoe u. a., Abb. 129, S. 695) und/oder Leberschaden zu.

12 Da der Mensch Cholesterin selbst synthetisiert und unter dem Einfluß von Sonnenlicht daraus Cholekalziferol zu bilden vermag (*photochemische Reaktion,* s. Abb. 141, S. 818), besteht ein Vitamin D-Mangel nur bei einer Störung der Umwandlung von Provitamin in Vitamin D.

13 Dieser Wert gilt für eine *prophylaktische Vitamingabe,* z. B. bei ungenügender Sonnenwirkung.

14 Die zwei bekannten natürlichen Vitamine K, Phyllochinon (K_1), und Farnochinon (K_2), sowie verschiedene synthetische Verbindungen besitzen als gemeinsames Grundgerüst *2-Methyl-1,4-Naphthochinon.*

15 Dieser Wert gilt nur bei weitgehendem Fehlen der *Vitamin K-Produktion durch die Darmbakterien.*

114.14. Mangel an sog. Vitaminoiden (vitaminähnliche Wirkstoffe)

Über die humanmedizinische Bedeutung eines allfälligen Mangels an Vitaminoiden ist wenig bekannt. Zu dieser Gruppe gehören u. a. die *Bioflavonoide* (Vitamin P-Gruppe, Zitrin), *Mesoinosit* (Myoinosit) *Karnitin* (β-Hydroxy-γ-Butyrobetain, Vitamin B_T), *Cholin* und *α-Liponsäure*. Einzig von den *essentiellen Fettsäuren* (Linolsäure, Arachidonsäure), weiß man, daß ein täglicher Bedarf von etwa 1–2% der Kalorienzufuhr gedeckt sein muß, sollen sich nicht gewisse Mangelsymptome, wie Ekzeme bei Säugling, einstellen.

114.15. Ergänzende Angaben über die L-Askorbinsäure und die damit zusammenhängenden Störungen, mit besonderer Betonung der Möller-Barlow'schen Krankheit und des Skorbuts

Die Rolle der L-Askorbinsäure beim Aufbau und der stetigen Erneuerung des Bindegewebes wurde z. T. in einem vorausgehenden Abschnitt (S. 108) geschildert, ebenso kamen die wesentlichsten Veränderungen bei der Vitamin C-Mangelkrankheit, dem Skorbut, zur Sprache (S. 113). Nachfolgend werden zur Funktion dieses Wirkstoffs und zur Pathologie der Hypovitaminose-C einige zusätzliche Hinweise gegeben.

Bemerkungen zum biologischen Umsatz der L-Askorbinsäure

Die *L-Askorbinsäure*, ein Hexosederivat mit Endiolstruktur und einem Laktonring, kann von zahlreichen Tierarten, auch Säugern, aus D-Glukose oder D-Galaktose synthetisiert werden, so daß sie nur für den Menschen und einige Tierspezies (andere Primaten, Meerschweinchen, einige Vogel- und Fischarten) ein Vitamin *(Vitamin C)* darstellt. Die *Biosynthese* des Vitamins, die bei zahlreichen Tieren untersucht wurde, läuft im wesentlichen in drei Schritten ab: Zunächst wird D-Glukoronat unter Beiziehung von NADPH und H^+ in L-Gulonat umgewandelt, wobei $NADP^+$ frei wird. L-Gulonat erfährt dann eine Konversion in L-Gulonolakton, wobei NAD^+ beteiligt ist und H^+ entsteht. Im dritten Schritt wird, unter Freisetzung von Wasser, aus L-Gulonolakton L-Askorbinsäure gebildet. Die beiden erstgenannten biochemischen Reaktionen vermögen Leber- und Nierengewebe aller bisher untersuchten Säuger zu vollziehen, während die letztgenannte von Geweben der skorbutanfälligen Spezies nicht durchgeführt werden kann. Es handelt sich somit um eine Art *phylogenetischer Enzymopathie,* die auch den Menschen betrifft. Natürlicherweise kommt Vitamin C in vielen Pflanzen vor, wobei die *Hauptquelle* in Zitrus- und anderen Früchten, Tomaten, Knollengemüsen, Salaten u. a. zu suchen ist. Muttermilch enthält normalerweise etwa 5–7 mg L-Askorbinsäure pro 100 ml, Kuhmilch nur 1–2,6 mg. Der *tägliche Bedarf* wird mit 75 mg angegeben, was nach Ansicht mehrerer Autoren einen Minimalwert darstellt. Die *intestinale Resorption* erfolgt ähnlich wie die anderer Hexosederivate. Der *Gesamtgehalt* eines gesunden erwachsenen Organismus an L-Askorbinsäure beträgt ungefähr 1500 mg. Bei Vorhandensein optimaler L-Askorbinsäurereserven im Körper werden 50% des eingenommenen Vitamins oder mehr innerhalb von 24 Std *mit dem Urin ausgeschieden.* L-Askorbinsäure findet sich in den meisten Geweben, u. a. in Blutzellen, so daß die »buffy coat« zur Schätzung des Körperspeichers benützt werden kann.

Hypovitaminosen-C, mit besonderer Berücksichtigung der Möller-Barlow'schen Krankheit und des Skorbuts

Definitionen: Eine *Hypovitaminose-C* braucht sich klinisch nicht zu manifestieren, oder es werden nur gewisse Besonderheiten, wie erhöhte Blutungsneigung bei geringen mechanischen Traumen, vielleicht auch Infektanfälligkeit u. a., festgestellt. Unter *Skorbut* im weiteren Sinn versteht man die klinisch deutlich erkennbare Vitamin C-Mangelkrankheit, die sich in mehreren, bei Kindern *(Möller-Barlow'sche Krankheit)* und Erwachsenen *(Skorbut i. e. S.)* unterschiedlichen Symptomen und Zeichen äußert (s. u.).

Ursachen und **Pathogenese:** Hypovitaminosen-C beruhen fast ausschließlich auf einer *ungenügenden Zufuhr von L-Askorbinsäure.* Latente Formen sind, wie verschiedentlich hervorgehoben wurde, vermutlich häufiger als allgemein angenommen. Dem manifesten Skorbut dagegen begegnen wir nurmehr in Ausnahmefällen, so bei Alkoholikern bzw. bei alleinlebenden Leuten (»Jungesellenskorbut«), die ihre Ernährung vernachlässigen, oder bei Säuglingen und Kindern, deren Mütter aus Irrtum oder Nachlässigkeit nicht für eine ausreichende Menge von Vitamin C in der Nahrung sorgen. Überall dort aber, wo Milch und andere häufige Nahrungsmittel durch Vitamin C verstärkt werden, ist der Skorbut fast verschwunden. Es sei hier beigefügt, daß L-Askorbinsäure sehr leicht oxidiert werden kann, etwa in Gegenwart von Schwermetallen, wie Fe^{+++} oder Cu^{++}.
Die Hauptwirkung eines Vitamin C-Mangels bestimmten Grades liegt in der *Unfähigkeit von Bindegewebs-, Stützgewebs- und Gefäßwandzellen, eine den Ansprüchen genügende kollagene Interzellulärsubstanz zu bilden bzw. zu erneuern.* Die Proliferationsfähigkeit dieser Zellen ist erhalten, aber Hydroxyprolin, ein wichtiger Bestandteil des Kollagens, wird bei Fehlen von L-Askorbinsäure nicht mehr oder nicht mehr in genügendem Maß synthetisiert. Wie auf S. 108 dargelegt wurde, findet die Hydroxylierung von Prolin vornehmlich am Protokollagen statt, wobei die Kollagen-Prolin-Hydroxylase als Katalysator wirkt. Die Bedeutung der L-Askorbinsäure für die Erhaltung der Integrität von Gefäßwänden ist weniger gut bekannt. Wahrscheinlich ist der Mangel an diesem Wirkstoff mit einer fehlerhaften Erneuerung der kollagenartigen Strukturen verbunden (vgl. dazu S. 113). Daß bei erheblicher Hypovitaminose-C die Matrix von Knochen und Dentin nicht richtig nachgebildet wird, versteht sich aus dem oben Gesagten.

Morphologisch finden sich bei *Kleinkindern* die typischsten Veränderungen am *Skelett.* Das *Periost* ist da und dort von Blutmassen abgehoben, die teilweise organisiert und von spärlich Kallus durchsetzt sind, und läßt sich auch sonst leicht abstreifen. Oft bestehen

Diskontinuitäten an den Knorpel-Knochengrenzen, häufig verbunden mit Blutungen und geringer Kallusbildung. Histologisch bemerkt man an diesen Stellen ein dichtes Gefüge zarter, teilweise frakturierter, verkalkter Knorpelreste und geringe Knochenneubildungen. Kalluszonen sind teilweise auf die Knochenränder beschränkt, und die Zeichen von Osteoklasie und Chondroklasie erscheinen weniger stark als bei Normalen. In Weichteilen führen *Blutungen* und nachfolgende Organisation zu umschriebenen Knoten. Hämorrhagien finden auch an serösen Häuten und in Gelenken statt. Hie und da ist die Möller-Barlow'sche Krankheit mit Rachitis kombiniert.

Beim *Erwachsenen* stehen die *multilokulären Blutungen* im Vordergrund des Krankheitsbildes, wobei neben umschriebenen Hämatomen, Ekchymosen, perifollikulären und petechialen Hautblutungen sowie Blutungen an serösen Häuten auch solche im Magendarmtrakt, im Bereich der Harnwege, in Gelenken und subperiostal beobachtet werden. *Gingivaschwellungen und -blutungen,* mit Rötung und Verdickung insbesondere der interdentalen Papillen, sind oft durch Superinfektion kompliziert. Sie finden sich besonders ausgeprägt bei vorbestehender Gingivitis. Die *Bindegewebszellen* sind z. T. auffallend wenig basophil und etwas kleiner als normal. Bei Faserfärbungen ist es möglich, die gestörte Kollagenbildung zu erkennen. In *Spätstadien nach Therapie* lassen sich oft noch umschriebene hämosiderotische Narben, Kallusbildung an den oben erwähnten Stellen und allfällige Deformitäten feststellen.

Folgen: Bei *Kleinkindern* tritt die Möller-Barlow'sche Krankheit vor allem im Verlauf des ersten Jahres nach Geburt auf, mit einem Häufigkeitsgipfel um den 8. Monat. Schwellungen und »Weichheit« der unteren Extremitäten, die – offenbar wegen Schmerzhaftigkeit beim Berühren – oft in Flexionsstellung, gleichsam geschützt, gehalten werden, und verdickte, z. T. krepitierende Knorpel-Knochengrenzbereiche an Rippen und Extremitäten gehören zu den typischen Zeichen. Beim Zahnen entstehen öfters eine Rötung und Schwellung der Gingiva, verbunden mit Blutungen. Die Haut weist nicht selten Ekchymosen auf, und Hämorrhagien finden sich auch an anderen Stellen, so subdural, suborbital (mit Proptosis), aus den Harnwegen u. a. m. Bei *Erwachsenen* bietet der Skorbut ein anderes Bild. Besonders die geschwollene, leicht blutende Gingiva fällt auf, daneben bestehen im Hautbereich perifollikuläre Blutungen mit/bei follikulärer Hyperkeratose, petechiale Blutungen, Muskelschmerzen, Schwächegefühl und Arthralgien. An der Conjunctiva bulbi erkennt man u. U. kleine Angiektasien und Blutungen. Hie und da wird eine Xerostomie beobachtet. Recht früh können sich psychische Veränderungen einstellen, insbesondere Reizbarkeit.

Man kennt noch weitere Folgen eines Vitamin-C-Mangels. Es zeigen sich *Störungen des Phenylalanin- und Tyrosinstoffwechsels,* indem nach Belastung mit diesen Aminosäuren größere Mengen von Homogentisinsäure und anderen Metaboliten im Urin ausgeschieden werden. Offenbar fehlt es an der ausreichenden Metabolisierung von Tyrosin. Eine *mangelhafte Synthese von Noradrenalin und Serotonin* stellt vielleicht einen wesentlichen Bestandteil des Skorbut-Syndroms dar, da diese Patienten nicht selten Zeichen einer vasomotorischen Instabilität zu erkennen geben. L-Askorbinsäure beteiligt sich ferner an der *Produktion des Augenkammerwassers.* Schließlich ist ihre Rolle im *Folatstoffwechsel* zu erwähnen, insbesondere bei der Umwandlung von Folsäure in Folinsäure (»Zitrovorum-Faktor«). Kombinationen von Skorbut und makrozytärer Anämie sind bekannt. Daß Vitamin C die intestinale Resorption von Eisen fördert, wurde schon erwähnt. Vielfach wird die Rolle der L-Askorbinsäure als die eines *intrazellulären Redox-Systems* hervorgehoben.

Beispiele:

- Für die Diagnose einer *Möller-Barlow'schen Krankheit beim Kind* bzw. eines *Skorbuts beim Erwachsenen* ist die *Ernährungsanamnese* von größter Wichtigkeit.
- Eine Hypovitaminose-C darf vermutet werden, wenn der *Askorbinsäuregehalt des Vollbluts* weniger als 0,3 mg/100 ml beträgt.
- Verschiedentlich wurde behauptet, ein relativer Vitamin C-Mangel begünstige *Infektionskrankheiten* und sogar *neoplastische Prozesse.* Es ist zu früh, um sich über diese Fragen ein abschließendes Urteil zu bilden.
- Bei *Rhesusaffen* hat ein Vitamin C-Mangel eine Verminderung der lymphozytären Reaktionen auf Mitogene und Antigene zur Folge.
- Die *Peroxidation hepatozellulärer Mitochondrien* durch verschiedene Agentien ließ sich – wie durch Vitamin E – durch Vitamin C hemmen. Die beiden Vitamine zeigten dabei einen additiven Effekt.
- Bei *Meerschweinchen,* die dauernd Vitamin C-arm ernährt wurden, entwickelte sich mit der Zeit eine nicht entzündliche *Myopathie* mit segmentalem Schwund oder Atrophie der Muskelzellen, vermutlich wegen *vaskulären Störungen.* Jedenfalls erschien die Lichtung kleiner Blutgefäße durch geschwellte Endothelien eingeengt.
- Skorbutische *Meerschweinchen* zeigen u. a. eine *gesteigerte Kortisolproduktion* und eine *verminderte Glykogenspeicherung in der Leber.* Die biochemischen Hintergründe dieser Störungen sind noch nicht befriedigend geklärt.

Hypervitaminosen-C

Diese haben in der Medizin keine nennenswerte Bedeutung, wenn man von der Möglichkeit einer Förderung der *Urolithiasis* infolge Ansäuerns absieht. Ob die bei Vitamin C-reich ernährten Hähnen festgestellte Begünstigung der arteriellen *Atherogenese* für die Humanmedizin von Bedeutung ist, weiß man noch nicht.

Literatur

Allen, R. H., Seetharam, B., Allen, N. C., Podell, E. R., Alpers, D. H.: Correction of cobalamin malabsorption in pancreatic insufficiency with a cobalamin analogue that binds with high affinity to R protein but not to intrinsic factor. J. Clin. Invest. *61,* 1628 (1978) — *Allen, R. H., Seetharam, B., Podell, E., Alpers, D. H.:* Effect of proteolytic enzymes on the binding of cobalamin to R protein and intrinsic factor. J. clin. Invest. *61,* 47 (1978) — *Babior, B. M.* (ed.): Cobalamin. Biochemistry and Pathophysiology. New York: Wiley 1975 — *Bang, B. G., Bang, F. B., Foard, M. A.*: Lymphocyte depression induced in chickens on diets deficient in vitamin A and other components. Am. J. Pathol. *68*, 147 (1972) — *Erbe, R.*: Inborn errors of folate metabolism. N. Engl. J. Med. *293*, 753 (1975) — *Hall, Ch. A.*: Transcobalamins I and II as natural transport proteins of vitamin B_{12}. J. Clin. Invest. *56*, 1125 (1975) — *Higginbottom, M. C., Sweetman, L., Nyhan, W. L.*: A syndrome of methylmalonic aciduria, homocystinuria, megaloblastic anemia and neurologic abnormalities in a vitamin B_{12}-deficient breast-fed infant of a strict vegetarian. N. Engl. J. Med. *299*, 317 (1978) — *Hulstaert, C. E., Gijzel, W. P., Hardonk, M. J., Kroon, A. M., Molenaar, I.*: Cellular membranes and membran-bound enzymes in vitamin E deficiency. Lab. Invest. *33*, 176 (1975) — *Kass, L.*: Major problems in internal medicine. Vol. 7: Pernicious Anemia. Philadelphia: Saunders 1976 — *Leelaprute, V., Boonpucknavig, V., Bhamarapravati, N., Weerapradist, W.*: Hypervitaminosis A in rats. Arch. Pathol. *96*, 5 (1973) — *McCombs, H. L., Gershoff, St. N.*: Effect of vitamin B_6 deficiency on the rat kidney. Lab. Invest. *26*, 515 (1972) — *Prchal, J. T., Conrad, M. E., Skalka, H. W.*: Association of presenile cataracts with heterozygosity for galactosaemic states and with riboflavin deficiency. Lancet *1978 I*, 12 — *Ruddell, W. S. J., Bone, E. S., Hill, M. J., Walters, C. L.*: Pathogenesis of gastric cancer in pernicious anaemia. Lancet *1978 I*, 521 — *Sturman, J. A., Rivlin, R. S.*: Pathogenesis of brain dysfunction in deficiency of thiamine, riboflavin, pantothenic acid, or vitamin B_6. In: Biology of brain dysfunction (Gaul, G. E., ed.), p. 425. New York: Plenum Press 1975 — *Tuchweber, B., Grag, B. D., Salas, M.*: Microsomal enzyme inducers and hypervitaminosis A in rats. Arch. Pathol. Lab. Med. *100*, 100 (1976) — *Yang, W. C., Hollenberg, M. J., Wyse, J. P. H.*: Morphology of the retinal pigment epithelium in the vitamin A deficient rat. Virchows Arch. (Cell Pathol.) *27*, 7 (1978) — *Youngdahl-Turner, P., Rosenberg, L. E., Allen, R. H.*: Binding and uptake of transcobalamin II by human fibroblasts. J. Clin. Invest. *61*, 133 (1978)

115. Stoffwechselstörungen als Folge von Wechselwirkungen zwischen genetischen Faktoren und Umwelteinflüssen

115.1. Ergänzende allgemeine Bemerkungen zu hereditären Eigenheiten oder Anomalien des Metabolismus, mit besonderer Berücksichtigung der sog. genetischen Störungen (»inborn errors of metabolism«)

Wie auf S. 9 hervorgehoben wurde, ist die *Basensequenz der DNA* die einzige Information, die mit Sicherheit von Generation zu Generation übertragen wird. Aus dieser leitet sich die *Primärstruktur der RNA* ab, die ihrerseits die *Primärstruktur der Protein- und Peptidmoleküle* bestimmt. Alle anderen biochemischen Vorgänge im Körper, z. B. komplexe Reaktionen im Rahmen des Kohlenhydrat- und Lipidstoffwechsels, die Bildung von Zellorganellen und -membranen und die Anhäufung bzw. der Austausch anorganischer Ionen, entsprechen *Sekundärereignissen, die der Wirkung spezifischer Proteine und Peptide* entspringen. Die letzteren üben dabei die Funktionen von *Enzymen, regulatorischen Proteinen und Peptiden* (z. B. Hormonen) oder *strukturellen Eiweißen*, zu denen u. a. Rezeptoren an Zelloberflächen gezählt werden können, aus.

Nach heutigen Schätzungen unterscheiden sich mindestens 30% der im Organismus eines einzelnen Individuums vorhandenen Proteine in ihrer Primärstruktur von denen der Mehrheit der übrigen Population. Die *genetische Variabilität*, die diesem *Polymorphismus* zugrunde liegt, ist wahrscheinlich noch erheblich größer als bisher ermittelt werden konnte. Theoretisch sollten sich allein für die Strukturgene mehr als 10^{10} verschiedene Möglichkeiten ergeben.

Wahrscheinlich geht ein erheblicher Teil der Unterschiede, die sich im Muster der Reaktionen auf Umwelteinflüsse zeigen, auf diese Art von Differenzen zurück. Im Grunde genommen *kann jede Krankheit als Resultat einer Wechselwirkung zwischen dem genetisch festgelegten biochemischen Struktur- und Reaktionsmuster einerseits und schädigenden exogenen Faktoren andererseits betrachtet werden.* Häufig stehen die direkten oder indirekten Effekte der letzteren im Vordergrund. Bei gewissen Krankheiten ist jedoch eine genetisch bedingte Störung das kausale oder pathogenetisch führende Moment.

Definitionen: Ist bei einer Krankheit die genetisch bedingte Komponente so entscheidend, daß sie sich – auch ohne Hinzukommen außergewöhnlicher exogener Einflüsse – in voraussagbaren pathologischen Veränderungen bzw. Reaktionen manifestiert, sprechen wir von einer *genetischen Störung.* Ist vor allem der allgemeine Stoffwechsel betroffen, wird oft der Ausdruck eines *»inborn error of metabolism« (angeborener Stoffwechseldefekt)* angewandt. Wie auf S. 15 erörtert, kann man die genetischen Störungen in drei Hauptkategorien einordnen: a) *»Chromosomale Störungen«* zeichnen sich durch das Fehlen, das zusätzliche Vorhandensein oder eine gestörte Anordnung eines oder mehrerer Chromosomen bzw. Chromosomenteile aus. b) Die *»Mendel'schen« (»einfach vererbten«) Störungen* sind durch die Mutation eines einzelnen Gens bedingt und werden dementsprechend in autosomal dominante, autosomal rezessive und x-chromosomale (geschlechtsgebundene) Typen unterschieden. Unter *»Heterogenie«* verstehen wir das Phänomen, daß Mutationen zweier oder mehrerer verschiedener Gene ein gleichartiges oder zumindest ähnliches Krankheitsbild hervorrufen können. c) *»Multifaktorielle Störungen«* beruhen auf Wechselwirkungen zwischen mehreren Genen und – möglicherweise mehreren verschiedenen – Umweltfaktoren.

Man kennt nur wenige Krankheiten, die ausschließlich genetisch oder nur durch Umweltfaktoren bedingt sind. In den meisten Fällen hängt das Schadenmaß, das durch exogene physikalische, chemische, mikrobielle oder psychische Einflüsse verursacht wird, zu einem erheblichen Teil von der genetischen Beschaffenheit des Wirtsorganismus ab. Dabei spielen in der Medizin die klassischen »inborn errors of metabolism« vom Mendel'schen Typ (s. o.) zahlenmäßig wahrscheinlich eine geringere Rolle als die multifaktoriellen Störungen. Die letzteren lassen sich allerdings bisher nur mit Hilfe statistischer Untersuchungen erfassen.

In den vergangenen Jahren hat die genetisch gerichtete medizinische Forschung einen starken Aufschwung erfahren, nicht zuletzt deswegen, weil mit zunehmender Kontrolle exogener Einflüsse die relative Bedeutung endogener Leiden steigt, und sich dies auch in der Morbiditäts- und Mortalitätsstatistik äußert. Zudem hat man auf den Gebieten der Biochemie, Molekularbiologie und Genetik derartige Fortschritte erzielt, daß die Erfassung und präventive bzw. palliative Behandlung solcher Fälle ebenso wie die sog. retrospektive und prospektive genetische Beratung heute viel besser fundiert ist als noch vor zehn Jahren.

115.2. Chromosomale Störungen

Die chromosomalen Störungen, die im wesentlichen *Aneuploidien, Deletionen, Translokationen, Isochromosomenbildung* und *Mosaike* (bei denen ein und dasselbe Individuum zwei oder mehrere chromosomal verschiedene Zellklone aufweist) umfassen, wurden auf S. 27 besprochen. In der Mehrzahl dieser Fälle handelt es sich um Aberrationen, die sich im Verlauf der Keimzellenbildung oder während der ersten Teilungen nach Entstehen einer Zygote ereignen. *Körper- und Gewebemißbildungen* sind die auffälligste Folge. Sehr wahrscheinlich finden sich in diesen Fällen zudem komplexe metabolische Störungen, die jedoch noch wenig erforscht sind.

115.3. Einige Wesenszüge der sog. Mendel'schen (einfach vererbbaren) Störungen

Das Bezeichnende dieser Gruppe genetischer Störungen liegt darin, daß der Vererbungsmodus einem der drei einfachen (Mendel'schen) Muster, dem autosomal-dominanten, autosomal-rezessiven oder x-chromosomalen (geschlechtsgebundenen) Typ, folgt, was auf die *Mutation eines einzelnen Gens* schließen läßt. Es muß hier in Erinnerung gerufen werden, daß die Begriffe *»dominant«* und *»rezessiv«* nicht einen wesensmäßigen Unterschied im Mechanismus der genetischen Grundstörung bedeuten, sondern nur klinisch – im Sinn einer semantischen Übereinkunft – zu verstehen sind: »Dominant« heißt in diesem Zusammenhang, daß ein bestimmtes mutiertes Gen schon dann krankhafte Manifestationen hervorruft, wenn es einzeln, als mutiertes Allel, vorkommt, d. h. wenn das betreffende Individuum »dafür heterozygot ist«, während bei »Rezessivität« Homozygotie erforderlich ist, um die Störung *klinisch* wahrnehmbar zum Ausdruck zu bringen. Tatsächlich findet man aber auch bei Heterozygotie für ein bestimmtes »rezessives« mutiertes Gen biochemische Äußerungen (z. B. nur die Hälfte der bei normalen Individuen gefundenen Aktivität eines bestimmten Enzyms), nur kann in solchen Fällen der Organismus kompensatorisch, u. a. durch vermehrte Zufuhr des zugehörigen Substrats, eingreifen oder die verminderte biologische Aktivität des Genprodukts hat keine erhebliche, d. h. krankmachende Störung zur Folge. Im gleichen Sinn versteht sich die bekannte Erfahrung, daß für ein »dominantes« Gen

Tabelle 58. Liste von Erbleiden (Auswahl)

Die Tabelle bringt Beispiele wichtiger bzw. häufigerer Erbleiden mit autosomal-dominantem, autosomal-rezessivem, X-chromosomal-gebunden rezessivem und X-chromosomal-gebunden dominantem Erbgang (alphabetisch geordnet)

Autosomal-dominanter Erbgang	*Autosomal-rezessiver Erbgang*
Dystrophia myotonica	Albinismus
Hämochromatose	Alpha 1-Antitrypsin-Mangel
Hereditäre Sphärozytose	Beta-Thalassämie
Huntington'sche Chorea	Friedreich'sche Ataxie
Hypercholesterinämie, familiäre	Homozystinurie
Marfan-Syndrom	Mittelmeerfieber, familiäres
Neurofibromatose	Phenylketonurie
Noonan-Syndrom	Sichelzellenanämie
Osteogenesis imperfecta tarda	Wilson'sche Krankheit
Porphyria intermittens acuta	Zystische Pankreasfibrose
Tuberöse Sklerose	
Von Willebrand'sche Krankheit	
X-chromosomal-gebunden rezessiver Erbgang	*X-chromosomal-gebunden dominanter Erbgang*
Chronische granulomatöse Krankheit	Hypophosphatämische Rachitis
Diabetes insipidus renalis	Pseudohypoparathyreoidismus
Fabry'sche Krankheit	
Farbenblindheit	Als Letalfaktoren bei hemizygoten männlichen Merkmalsträgern wirken:
Glukose-6-Phosphat-Dehydrogenase-Mangel	
Hämophilie A	
Lesch-Nyhan-Syndrom	Fokale dermale Hypoplasie
Muskeldystrophie (Typ Duchenne)	Hyperammoniämie durch Mangel an Ornithin-Transkarbamylase
Testikuläre Feminisierung	Incontinentia pigmenti
	Orofaziodigitales Syndrom

Homozygote oft wesentlich schwerer betroffen sind als Heterozygote.

Die *relative Häufigkeit* genetischer Störungen vom Mendel'schen Typ ist, wenn man die einzelnen Krankheiten betrachtet, gering. Da man aber mindestens 1200 solcher Leiden kennt, macht die ganze Gruppe doch einen nennenswerten Teil des medizinischen Beobachtungsguts aus, bei Spitaleintritt in den USA 5%. Hinsichtlich der Inzidenz der einzelnen Typen genetischer Störungen zeigen sich im übrigen erhebliche *rassenmäßige Unterschiede* (vgl. dazu Tabelle 58).

Pathogenese: Gleichgültig, ob es sich um einfache oder komplexe Krankheitszeichen und -symptome handelt, liegt allen Mendelschen genetischen Störungen eine *Anomalie einer(s) einzelnen Proteinspezies* bzw. *Polypeptids* zugrunde, handele es sich um ein Enzym, ein Strukturprotein oder ein »regulatorisches« Eiweißmolekül. In vielen Fällen, besonders bei dominantem Vererbungsmodus, konnte das veränderte Protein bisher nicht identifiziert werden, in anderen – vor allem rezessiv vererbbaren Enzymopathien – weiß man über den betroffenen Eiweißkörper gut Bescheid.

Beispiel:
- Während bekannt ist, daß bei der *Sichelzellanämie* (S. 429) der Austausch von Adenin gegen Thymin an einer Stelle der Basensequenz des entsprechenden Genlokus die ganze Symptomatik hervorruft, konnte die Natur der strukturellen Alteration der DNA bzw. des zugehörigen Proteins bei dominant vererbbaren Krankheiten, wie der *Zystenniere vom Erwachsenentyp* (S. 750) oder der *tuberösen Hirnsklerose* (S. 303) bisher nicht ermittelt werden.

115.4. Autosomal-dominant vererbbare Störungen

Merkmale des Vererbungsmodus

Bei diesen Leiden bewirkt die Anwesenheit eines einzelnen abnormen Gens (mutiertes Allel) *auch bei Heterozygoten krankhafte Veränderungen.*

Entsprechend den *Mendel'schen Gesetzen* gilt für die betroffenen Individuen Folgendes: 1) Das männliche und weibliche Geschlecht sind in der Regel gleich häufig, wenn auch nicht unbedingt in gleicher Weise betroffen, und das Leiden wird von Frauen wie von Männern auf ungefähr die Hälfte der Kinder übertragen. 2) Normale Kinder eines Patienten mit autosomal-dominant vererbtem Leiden besitzen das krankmachende Gen nicht. 3) Die vertikale Transmission der Störung hängt davon ab, ob die Betroffenen die Geschlechtsreife erreichen und fertil werden können. In solchen Fällen weist jedes erkrankte Individuum einen Elternteil mit derselben Störung auf. Ist dies nicht der Fall, muß an eine neue Mutation gedacht werden. Da aber die Ausprägung der Manifestation bei dominanten Erbleiden stark schwankt, kann ein »Überspringen« einer Generation vorgetäuscht werden, wenn ein Elternteil keine wahrnehmbaren Krankheitszeichen zeigt.

Erwartungsgemäß ist der relative Anteil von *Neumutationen* im Vergleich zu vertikal übertragenen mutierten Allelen um so größer, je schwerwiegender die Störung sich auswirkt und je geringere Aussicht daher besteht, daß der Patient selbst Nachwuchs haben könnte.

Wesenszüge der autosomal-dominant vererbaren Störungen

Mehrheitlich machen sich in diesen Fällen die krankhaften Veränderungen nicht schon kurz nach der Geburt, sondern *erst in einem späteren Lebensabschnitt* im Sinn klinisch auffälliger Symptome und Zeichen bemerkbar. Außerdem charakterisieren sie sich in einer *erheblichen Variabilität des klinischen Bildes,* das von geringfügigen Befunden bis zu schweren Anomalien gehen kann.

Bei »dominanten« Mutationen reichen offensichtlich das Fehlen des einen das normale Genprodukt kodierenden Allels und damit die Verminderung des zugehörigen normalen Genprodukts um 50% und/oder die Bildung eines neuen, pathogen wirksamen, abnormen Genprodukts zur Erzeugung krankhafter Veränderungen aus. Man denkt in erster Linie an Eiweißkörper, die komplexe metabolische Vorgänge regulieren (*»regulatorische Proteine«*) und an *wesentliche Strukturproteine,* wie Hämoglobin und Kollagen. Die Natur der betreffenden Genprodukte konnte bisher nur in einem geringen Teil der ungefähr 600 bekannten autosomal-dominanten Leiden ermittelt werden (s. Beispiele).

Beispiele:
- Der Anteil, den *Neumutationen* (im Gegensatz zu vertikal übertragenen, mutierten Allelen) an der Gesamtzahl von Fällen mit autosomal-dominant vererbbaren Leiden ausmachen, wird wie folgt eingeschätzt: *familiäre Hypercholesterinämie* unter 1%, *polyzystische Nieren vom Erwachsenentyp* 1%, *Huntington-Chorea* 4%, *Dystrophia myotonica* 25%, *Marfan-Syndrom* 30%, *Neurofibromatose von Recklinghausen* 40%, *Achondroplasie* und *tuberöse Hirnsklerose* je 80%. Diese Reihenfolge entspricht einigermaßen der Wahrscheinlichkeitsordnung, nach der die Patienten mit entsprechenden Leiden eigenen Nachwuchs zur Welt bringen können (sog. *biologische »Fitness«*).
- Bei der *pluriglandulären Adenomatose* findet man innerhalb derselben betroffenen Familie von Hyperplasien bzw. Tumoren eines endokrinen Organs bis zur Adenom- (u. U. auch Karzinom-)bildung in verschiedenen endokrinen Organen (Pankreas, Epithelkörperchen, Hypophysenvorderlappen u. a.) sowie Lipomenstehung alle Übergänge.
- Die *biochemischen Defekte* bei autosomal-dominant vererbbaren Leiden sind nur in einem kleinen Teil der Fälle geklärt worden, so bei der sog. *Überproduktionsgicht* (S. 1010), bei der ein abnormes Enzym vorhanden ist, das die normalerweise limitierende biochemische Reaktion im Rahmen der Purinsynthese katalysiert, bei der *akuten intermittierenden Porphyrie* (Enzymdefekte in der Reihe der Biokatalysatoren der Hämsynthese), beim *hereditären angioneurotischen Ödem* (S. 1313), bei der hereditären Methämoglobinämie und anderen *Hämoglobinopathien,* bei der *familiären Hypercholesterinämie* (S. 904, abnorme zelluläre Oberflächenrezeptoren für »low-density« Lipoproteine) u. a. m.

Einige der wichtigen bzw. häufigen autosomal-dominant vererbbaren Störungen sind in Tabelle 58 aufgeführt.

115.5. Autosomal-rezessiv vererbbare Störungen

Charakteristisches am Vererbungsmodus

Diese Leiden treten im wesentlichen nur bei *Homozygoten* klinisch wahrnehmbar in Erscheinung, d. h. das normalerweise aktive Genprodukt muß praktisch ganz ausfallen, damit es zu krankhaften Erscheinungen kommt.

Aus den *Mendel'schen Gesetzen* geht hervor, daß in solchen Fällen 1) weibliche und männliche Individuen ebenfalls in ungefähr gleicher Häufigkeit betroffen sind, 2) eine Häufung von Erkrankungen derselben Art nur unter Geschwistern beobachtet wird und 3) die Eltern der Betroffenen klinisch gesund erscheinen. Es ist ferner verständlich, daß die *Blutsverwandtschaft* eine um so größere Rolle spielt, je seltener das betreffende abnorme Gen (Allel) vorkommt. Sind beide Teile eines Ehepaares für ein bestimmtes mutiertes Allel heterozygot, darf erwartet werden, daß im Mittel ¼ der Kinder als Homozygote erkrankt, ½ klinisch gesunde Heterozygoten wird und ¼ gesund ist,

d. h. das veränderte Gen nicht mehr besitzt. Naturgemäß läßt sich der Erbgang bei großer Kinderzahl besser beurteilen als bei den heute häufigen Kleinfamilien.

Einige Kennzeichen der autosomal-rezessiven Störungen

Da viele dieser Leiden genetisch bedingten *Enzymopathien* (S. 872) entsprechen, konnte bei einem erheblichen Teil der autosomal-rezessiven Störungen der *biochemische Defekt ermittelt* werden. Vielfach handelt es sich dabei um Enzyme, die in *katabolische Vorgänge* eingeschaltet sind, wie im Verdauungstrakt oder in Lysosomen. Aus demselben Grund ist es öfters möglich, aufgrund einer etwa *auf die Hälfte reduzierten Enzymaktivität* bestimmter Spezifität *Heterozygote* herauszufinden und somit genetische Beratung bzw. Prophylaxe zu betreiben. Neben Enzymen sind auch *Struktur- und Regulationsproteine* – vermutlich aber solche von geringerer Bedeutung als im Fall der dominanten Leiden – betroffen.

Das *klinische Bild* der autosomal-rezessiven Störungen ist überwiegend wesentlich *einheitlicher* als im Fall der komplexeren dominanten Leiden. Insbesondere bei Enzymdefekten setzen überdies krankhafte Symptome schon *kurze Zeit nach Geburt* ein. Die *schädlichen Wirkungen* eines Enzymdefekts beruhen oft sowohl auf der Anhäufung des – in höheren Konzentrationen u. U. toxischen – nicht weiter metabolisierten Stoffs, als auch auf dem Mangel an Substanzen, die bei normaler Enzymaktivität aus dem Stoffwechsel hervorgehen würden.

Populationsgenetisch von Interesse ist der Umstand, daß Homozygote in bezug auf ein mutiertes Gen oft eine derart verminderte biologische »Fitness« besitzen, daß sie keine Nachkommen haben. Da jedoch bei einer geringen Genhäufigkeit in der Population auf einen Homozygoten viele Heterozygote entfallen – so entsprechen bei einer Genhäufigkeit von 0,1% einem Kranken 1998 klinisch gesunde Genträger –, verschwinden solche Leiden nur sehr langsam, und eliminierte Gene können durch *Neumutationen* ersetzt werden. Zu dieser Regel kennt man einige *Ausnahmen*, wie die relativ häufige Mukoviszidose (S. 970) und die Sichelzellanämie. Hier vermutet oder – im Fall der Sichelzellanämie – weiß man, daß Heterozygote im Vergleich zu Nichtträgern des entsprechenden mutierten Gens einen *»Fitness«-Vorteil* haben können. Bei der Sichelzellanämie gilt dies für Malariagebiete. Bei solchen Leiden ist denn auch die Häufigkeit von Blutsverwandtschaft in der Antezedenz der Patienten wesentlich geringer. Die Inzidenz von Konsanguinität variiert im übrigen von Ort zu Ort und ist etwa in den USA viel geringer als in gewissen geographisch isolierten Gegenden Europas. Auf *Rassenunterschiede* wurde schon hingewiesen.

Selten finden sich Kombinationen zweier verschiedener Mutationen an demselben Gen *(heteroalleler Zustand)*, wie bei Sichelzellen-C-Hämoglobinopathie.

Beispiele:

- Man schätzt, daß bei der kaukasischen Rasse 1 auf 22 Individuen heterozygoter Träger des *»Mukoviszidosegens«* ist, und daß die Inzidenz von Homozygoten mit manifester Erkrankung ungefähr 1:2000 beträgt. Theoretisch läßt sich eine derart hohe Genfrequenz fast nur durch einen reproduktiven Vorteil der Heterozygoten gegenüber Nichtträgern erklären. Die Natur dieses »fitness-advantage« ist aber nicht bekannt.
- Bei autosomal-rezessiven Leiden, die wegen der *Häufigkeit* des Vorkommens entsprechend veränderter Gene ziemlich verbreitet sind, spielt das zufällige Zusammentreffen zweier heterozygoter Ehepartner im Vergleich zur Konsanguinität eine wesentlich größere Rolle. Dies trifft zu für die *Sichelzellenanämie* bei der afrikanischen Rasse, die *Tay-Sachs'sche Krankheit* (S. 979) bei den aschkenasischen Juden und die *Mukoviszidose* (S. 970) bei nördlichen Europäern.
- Demgegenüber ist die Genfrequenz für seltene Leiden, wie das *Laurence-Moon-Biedl-Syndrom* (Oligophrenie, Obesitas, Dysgenitalismus, Retinopathie u. a.) oder die *Abetalipoproteinämie* (S. 903), so gering, daß Homozygote überwiegend bei Blutsverwandtschaft der Eltern beobachtet werden.

115.6. X-chromosomal (geschlechtsgebunden) vererbbare Störungen

Bei dieser Gruppe ist das für die Krankheit verantwortliche mutierte Gen auf einem X-Chromosom lokalisiert. Dies hat zur Folge, daß derartige Störungen beim *weiblichen Geschlecht* (das normalerweise zwei X-Chromosomen aufweist), d. h. bei der Vererbung von Mutter auf Tochter, nach denselben Grundsätzen weitergegeben werden bzw. auftreten, die für den autosomal-dominanten und autosomal-rezessiven Erbgang gelten. Demnach kann nur bei Mädchen und Frauen von »geschlechtsgebunden-dominant« oder »geschlechtsgebunden-rezessiv« gesprochen werden, wenn man von Sonderfällen, wie dem Turner-Syndrom (S. 303) und dem Klinefelter-Syndrom (S. 403) absieht. Bei *männlichen Personen* mit einer normalen Chromosomenzahl genügt naturgemäß das Vorhandensein *eines* mutierten Gens auf dem X-Chromosom, um die Störung zu erzeugen.

Da die Y-Chromosomen männlicher Individuen immer vom Vater und die X-Chromosomen von der Mutter stammen, kommt die vertikale Transmission einer X-chromosomalen Störung auf Söhne nur von seiten der Mütter, jedoch nicht von seiten des Vaters vor. Aus diesen Gegebenheiten versteht man das Vererbungsmuster, das sich bei – für das weibliche Geschlecht *X-chromosomal-rezessiven Leiden* – u. a. durch folgende Besonderheiten auszeichnet: 1) Betroffene männliche Individuen haben oft entsprechend erkrankte Brüder, Onkel und Neffen, nicht aber Eltern und Schwestern mit dem gleichen Leiden. 2) Söhne einer heterozygoten Trägerin erkranken im Mittel in der Hälfte der Fälle. 3) Väter mit manifestiertem Leiden übertragen das mutierte Gen auf alle Töchter; es kommt jedoch nicht zu einer vertikalen Transmission der Krankheit von Vater auf Sohn. 4) Klinisch gesunde Männer sind nicht Träger des mutierten Gens: Sie kommen daher für seine Transmission auf den Nachwuchs nicht in Frage. 5) Homozygote weibliche Nachkommen mit Manifestation der Störung werden nur beobachtet, wenn ein erkrankter Mann eine Trägerin des mutierten Gens heiratet.

Bei *X-chromosomal-dominanten Leiden* ergeben sich demgegenüber folgende Besonderheiten: 1) Das weibliche Geschlecht ist im Durchschnitt etwa doppelt so häufig betroffen wie das männliche. 2) Eine erkrankte (heterozygote) Mutter überträgt das Leiden auf etwa die Hälfte ihrer Söhne und Töchter. 3) Alle Töchter, aber kein Sohn eines Mannes mit manifestiertem Leiden, zeigen die Störung. 4) Das klinische Bild der Krankheit ist bei heterozygoten weiblichen Individuen variabler und meistens weniger schwerwiegend als bei hemizygoten erkrankten Knaben und Männern. Man kennt vereinzelte geschlechtsgebunden-dominant vererbbare Störungen, die für hemizygote männliche Individuen letale Folgen haben und oft schon zu einem Absterben des Keimlings in utero führen. In solchen Fällen tritt die Krankheit nur bei heterozygoten weiblichen Patientinnen auf, die – falls es zu Nachwuchs kommt – das mutierte Gen auf die Hälfte der Töchter übertragen.

Die *Lyon-Hypothese* (S. 14), die heute in beschränktem Sinn (S. 31) als erwiesen gilt, macht es verständlich, daß – je nach dem Anteil inaktivierter X-Chromosomen mit oder ohne mutiertes(m) Gen – die genetisch-heterozygoten Mädchen und Frauen ein sehr unterschiedliches klinisches Bild bieten können, das von sehr geringen Manifestationen bis zum schwersten Leiden reichen kann.

Da bei X-chromosomaler Vererbung einer Störung ein einzelnes mutiertes Gen auf einem X-Chromosom genügt, um zumindest bei Männern die Krankheit manifest werden zu lassen, spielt die *Blutsverwandtschaft* der Eltern für die Inzidenz des Leidens bei Männern – im Gegensatz zu Frauen – keine Rolle. *Neumutationen* haben wahrscheinlich für jene Leiden eine erhebliche Bedeutung, die die »biologische Fitness« stark herabsetzen.

Zur Erkennung weiblicher heterozygoter Träger bestehen für verschiedene geschlechtsgebunden-vererbbare Leiden *biochemische Tests* (s. u.).

Beispiele:

- Mütter von Knaben mit geschlechtsgebunden-rezessiv vererbbarer *Duchenne'scher Muskeldystrophie* zeigen hie und da leichte Störungen entsprechender Art, wie Schwachheit der Hüftmuskulatur und Pseudohypertrophie der Waden. Man erklärt sich derartige Befunde durch eine unterschiedliche Inaktivierung von X-Chromosomen ohne und mit dem mutierten »Duchenne-Gen« *(Lyon'sche Hypothese)*.
- *Biochemische Tests,* die es gestatten, heterozygote Trägerinnen eines X-gebundenen, mutierten Gens zu erkennen, existieren u. a. für die *Hämophilie,* die *Duchenne'sche Muskeldystrophie,* das *Hunter-Syndrom* (S. 969), die *Fabry'sche Krankheit,* das *Lesch-Nyhan-Syndrom* und die *zystische Fibrose.*
- Geschlechtsgebunden-vererbbare Störungen sollten nicht mit *autosomal-dominanten Heredopathien* verwechselt werden, die *unter Geschlechtseinflüssen* stehen. Beispielsweise sind die bei Frauen häufigen uterinen Blutverluste teilweise dafür verantwortlich, daß sich die *Hämochromatose* beim weiblichen Geschlecht weniger häufig manifestiert als beim männlichen. Ein anderes Beispiel liefert das offenbar dominant vererbbare »*Kahlkopfgen*«, das beim weiblichen Geschlecht nur dann zum Haarausfall führt, wenn vermehrt Androgene produziert werden (z. B. bei maskulinisierendem Ovarialtumor).

115.7. Multifaktorielle genetische Störungen

Seit langem wissen die Ärzte, daß verschiedene verbreitete und medizinisch wichtige *Krankheiten,* wie arterielle Hypertonie, Diabetes mellitus, koronare Herzkrankheit, Magen- und Duodenalgeschwüre sowie Schizophrenie, *in Familien gehäuft auftreten.* Dasselbe gilt für eine Reihe kongenitaler Mißbildungen, wie die Hasenscharte, Spina bifida u. a. Solche Störungen, deren biochemische Hintergründe vermutlich sehr komplex sind und bisher nicht befriedigend geklärt werden konnten, folgen in der Regel nicht einem »Alles-oder-Nichts-Gesetz«, sondern treten in den verschiedensten Schweregraden und Varianten auf. Es wird daher angenommen, daß es sich bei diesen Leiden um das *Resultat von Wechselwirkungen zwischen mehreren Genen* (sog. *polygenische Komponente) und verschiedenen Umwelteinflüssen (Umweltkomponente)* handelt, wobei offenbar eine gewisse Risikoschwelle überschritten werden muß, damit es zur klinisch manifesten Erkrankung kommt.

Der *Vererbungsmodus* solcher polygenischer Leiden ist naturgemäß nicht leicht zu erfassen. Theoretisch ist zu erwarten, daß die Verwandten ersten Grades (Eltern, Geschwister und Kinder) durchschnittlich die Hälfte der Gene mit dem Kranken gemeinsam haben und daher ebenfalls einer erhöhten Gefahr ausgesetzt sind, dieselben Störungen aufzuweisen. Für Verwandte zweiten Grades (Onkel, Tanten, Großeltern etc.) beträgt die durchschnittliche Zahl der gemeinsamen Gene theoretisch nur noch ein Viertel, für Verwandte dritten Grades (Neffen u. a.) lediglich ein Achtel. Verständlicherweise spielt auch die Zahl der beteiligten Gene eine Rolle, indem die Wahrscheinlichkeit, eine krankmachende Kombination mutierter Gene zu erben, abnimmt, je mehr Gene dazugehören. Quantitative Angaben über diese Verhältnisse liegen in den meisten Fällen nicht vor, so daß wir vorläufig auf *statistische Befunde hinsichtlich der Häufigkeit eines bestimmten Leidens in der Verwandtschaft* angewiesen sind.

Im Gegensatz zu den Mendel'schen (einfach vererbbaren) Störungen sind bei multifaktoriellen genetischen Leiden in der Regel nicht mehr als *5–10% der Verwandten ersten Grades* in ähnlicher Weise betroffen, wobei von Familie zu Familie erhebliche Unterschiede zutage treten. Als *Faustregel* kann gelten, daß die Gefahr etwa für Kinder, einer in der Familie verbreiteten polygenischen Krankheit zum Opfer zu fallen, um so größer ist, je mehr Verwandte ersten Grades betroffen sind und je schwerer sich die Störung äußert.

Der in den vergangenen Jahren erbrachte Nachweis für die Existenz polymorpher Allele in mindestens ei-

Tabelle 59. Assoziation von HLA-Antigenen und Krankheiten (Quelle: »HLA and Disease Registry«, Copenhagen, A. Svejgaard and L. P. Ryder, 1979)

Krankheit bzw. Krankheitsgruppe	HLA-Antigen	Antigen-Frequenzen (%) bei: P*	C**	RR***
»Rheumatische Krankheiten«, Arthropathien				
Ankylosierende Spondylitis				
Kaukasier	B27	79–100	4–13	87.4
Japaner	B27	67–92	0	324.5
Haida-Indianer	B27	100	51	34.4
Neger (USA)	B27	48	2	36.5
Reiter-Syndrom	B27	65–100	4–14	37.0
Uveitis acuta anterior	B27	55	8	30.0
Rheumatoide Arthritis				
juvenile Form	B27	15–57	6–14	4.5
adulte Form	DRw4	70	28	5.8
Post-infektiöse Arthritis				
Yersinia-Arthritis	B27	58–76	9–14	17.6
Salmonella-Arthritis	B27	60–92	8–14	29.7
Psoriatische Arthritis	B27	17–61	6–14	10.7
Nervöse und muskuläre Störungen				
Multiple Sklerose	Dw2	47–68	18–32	4.0
Myasthenia gravis (♀< 35-j.)	Dw3	76	19	12.7
Schizophrenie (paranoide Form)	A28	0–19	6–10	2.3
	Cw4	40	15	3.7
Manisch-depressive Störungen	Bw16	0–14	4–12	2.3
Hautaffektionen				
Psoriasis vulgaris	Cw6	50	7	13.2
Dermatitis herpetiformis	Dw3	74–92	22–26	15.4
Behçet-Krankheit	B5	12–86	9–27	6.3
Endokrinopathien				
Diabetes mellitus				
Insulin-abhängige Form	Dw3	30–46	19–26	2.2
	Dw4	48–52	18–19	4.0
Morbus Basedow				
Kaukasier	Dw3	50–54	4–26	3.7
Japaner	Bw35	0–57	5–20	3.9
Hashimoto-Thyreoiditis	DRw3	55	26	3.4
Subakute Thyreoiditis (de Quervain)	Bw35	63–73	9–21	13.7
Morbus Addison (idiopathisch)	Dw3	70	26	6.3
Gastrointestinale Krankheiten				
Gluten-empfindliche Enteropathien I	B8	57	20	8.0
Gluten-empfindliche Enteropathien II	Dw3	63–93	22–27	10.8
Chronisch aktive Hepatitis (autoimmune Form)	DRw3	68	24	5.6

Tabelle 59 (Fortsetzung)

Krankheit bzw. Krankheitsgruppe	HLA-Antigen	Antigen-Frequenzen (%) bei: P*	C**	RR***
Verschiedene Krankheiten, z. T. mit Autoimmungenese				
Lupus erythematodes disseminatus	DRw2	57	26	4.0
	DRw3	46	22	3.0
Sjögren-Syndrom	Dw3	68–69	10–24	9.7
Akute lymphoid-zellige Leukämie	A2	46–68	37–60	1.4
	B12	17–75	16–36	1.2
Lymphoma malignum Hodgkin	A1	29–62	20–49	1.4
	B8	11–35	12–33	1.2
Tuberkulose	B8	57	20	5.0
Tuberkuloide Lepra (Asiaten)	B8	0–13	0–1	6.8
Goodpasture-Syndrom	DRw2	88	32	13.1
Takayasu-Krankheit	B52	44	13	5.4
Hämochromatose	A3	60–100	18–31	8.2
	B7	34–83	19–34	3.0
	B14	17–29	3–12	4.7

* P = Patienten.
** C = gesunde Kontrollen.
*** RR = »relative risk« (geschätztes relatives Erkrankungsrisiko (%)).

$$RR = \frac{\text{Patienten mit Antigen}}{\text{Patienten ohne Antigen}} \times \frac{\text{Gesunde Kontrollen ohne Antigen}}{\text{Gesunde Kontrollen mit Antigen}}$$

nem Drittel der Genloci hat unser Verständnis für die Vielfalt klinischer Manifestationen bei vermutlich polygenischen Leiden vertieft. Er hat überdies wichtige Erkenntnisse auf dem Gebiet der *Assoziation bestimmter Krankheiten mit gewissen Genloci* gebracht. Im Vordergrund des Interesses steht z. Z. das *HL-A-System,* das sog. Histokompatibilitätsgene umfaßt (S. 1229). Es hat sich gezeigt, daß gewisse Allele der HLA-Loci für den Träger einen prädisponierenden Faktor hinsichtlich der Entwicklung eines bestimmten Leidens darstellen (Tabelle 59).

Bei Leiden mit familiärer Häufung, die mehrheitlich einer multifaktoriellen genetischen Störung entsprechen, darf die Möglichkeit nicht außer Acht gelassen werden, daß es sich in einem kleinen Teil derartiger Beobachtungen um Mendel'sche, d. h. einfach vererbbare Heredopathien handeln könnte.

Beispiele:

- Individuen mit einem B27-Allel am HLA-B-Locus entwickeln im Mittel 120mal häufiger als Personen ohne dieses Allel eine *Spondylitis ancylopoietica* (S. 1153). Da jedoch die Inzidenz dieses Leidens bei Trägern des B 27-Allels nur etwa 10–15% beträgt, sind offenbar noch andere Faktoren (andere Gene, weitere Allele, Umweltfaktoren?) beteiligt.
- Die familiäre Häufung *koronarieller Herzkrankheiten* (S. 509) beruht nach dem bisher Bekannten mehrheitlich auf einer multifaktoriellen genetischen Störung. In ungefähr 5% der Fälle von Myokardinfarkt bei jüngeren Erwachsenen handelt es sich jedoch um eine familiäre Hypercholesterinämie, die

autosomal-dominant vererbt wird und dem Mendel'schen Vererbungsmodus folgt.

- Ähnlich verhält es sich mit der familiären Häufung von Fällen mit chronischen *Magen-Duodenalgeschwüren:* Überwiegend scheint eine multifaktorielle genetische Störung vorzuliegen, vereinzelt handelt es sich jedoch um den Ausdruck eines Syndroms mit Bildung multipler Tumoren in endokrinen Organen *(familiäre polyendokrine Adenomatose* oder das *thyreoidale Medullärkarzinom-Phäochromozytom-Syndrom).*

115.8. Allgemeine Bemerkungen zu den genetisch bedingten Enzymopathien

Kurze Übersicht über Enzyme und ihre Funktionen

Fast alle biochemischen Vorgänge, die sich im Organismus abspielen, werden durch *Enzyme,* d. h. *Biokatalysatoren* mit Protein- bzw. Proteidcharakter, ermöglicht oder erleichtert. Die verschiedenen Zellarten zeichnen sich durch unterschiedliche Enzymmuster aus, die sich z. T. histochemisch erfassen lassen und die die Vielfalt der lebenden Materie ebenso zum Ausdruck bringen wie die elektronenoptisch faßbare Feinstruktur der einzelnen Elemente. Enzyme sind u. a. häufig durch eine hohe *Spezifität* der Wirkung und eine typische *Lokalisation* in einzelnen Kompartimenten der Zellorganellen, Zellen und Gewebe charakterisiert, wie sich dies durch die Kombination von Histochemie und Elektronenmikroskopie oder durch Zellfraktionierungen nachweisen läßt.

Chemisch entsprechen Enzyme im wesentlichen Eiweißkörpern mit einem Molekulargewicht, das von ungefähr 10^3 bis über 10^6 Dalton reichen kann. Die katalytische Wirkung kommt im Bereich des sog. *aktiven Bezirks* des Moleküls zustande, der u. U. ein *Koenzym* (vgl. dazu S. 843 und 847) enthält. Das letztere stellt die Nichtproteinkomponente des Proteids dar und bildet im Sinn einer Arbeitsgemeinschaft, zusammen mit dem Eiweißanteil, dem *Apoprotein,* das *Holoenzym.* Das Trägerprotein (Apoprotein) bestimmt in erster Linie die *Substratspezifität,* während das *Koenzym* bzw. der aktive Bezirk des Eiweißkörpers für die Art der durchzuführenden biochemischen Reaktion maßgebend ist. Im Verlauf enzymatischer Vorgänge bilden sich kurzlebige *Enzym-Substrat-Zwischenverbindungen* (ES-Komplexe), in denen das *Substrat in aktiviertem Zustand* vorliegt, und von denen sich das *Reaktionsprodukt* nach erfolgter Umwandlung rasch ablöst. Auf diese Weise wird das Enzym wieder frei und kann seine Funktion von neuem ausüben.

Die sog. *Aktivität des katalytischen Zentrums* entspricht der Zahl von Substratmolekülen, die pro Zeiteinheit (meistens wird 1 min gewählt) durch dieses umgesetzt werden. Ihre Größe schwankt zwischen 10^2 und 10^7/min und hängt von einer Reihe von Gegebenheiten ab, insbesondere von der Art des Enzyms, dem Substratangebot, der Temperatur, dem pH und der Konzentration sog. *Effektoren,* d. h. Substanzen, die als *»Aktivatoren«* fördernd, als *»Inhibitoren«* hemmend auf die enzymatische Reaktion wirken. Diese Vorgänge gehorchen zu einem guten Teil dem Massenwirkungsgesetz und lassen sich angenähert durch die von *Michaelis und Menten* vorgeschlagene Formel schätzen:

$$v = \frac{V \cdot [S]}{K_m + [S]} = \frac{V}{1 + \frac{K_m}{[S]}}$$

wobei:

v = bei bestimmter Substratkonzentration (S) gemessene Reaktionsgeschwindigkeit

V = maximale Reaktionsgeschwindigkeit (bei Substratsättigung, d. h. ein theoretischer Grenzwert)

K_m = Michaelis-Konstante = S bei v = V (s. u.)

Diese Formel läßt sich zum Zweck der graphischen Bestimmung von K_m in eine Geradengleichung überführen:

$$\frac{1}{v} = \frac{K_m}{V} \cdot \frac{1}{[S]} + \frac{1}{V}$$

Die Spezifität der Enzyme beruht weitgehend darauf, daß *sowohl eine Bindung als auch eine Aktivierung des Reaktionspartners erfolgt.* Substanzen, die – etwa an der Peripherie des Spezifitätsbereichs – nur gebunden, aber nicht in nennenswertem Maß aktiviert werden, kommen als kompetitive Inhibitoren in Frage. Außerhalb des Spezifitätsbereichs fixierte Substanzen sind für das aktive Zentrum inert. Bei geringem *Substratangebot* ist dieses der die enzymatische Reaktion limitierende Faktor, bei Substratüberschuß dagegen die Enzymmenge. Liegt nur spärlich Substrat vor, notiert man eine weitgehende Proportionalität zwischen Substratmenge und Reaktionsgeschwindigkeit. Bei zunehmender Substratkonzentration ergibt sich ein stärker werdender Sättigungseffekt.

Die *Michaeliskonstante* K_m (für praktische Zwecke der Substratkonstanten K_S gleichzusetzen) entspricht derjenigen Substratkonzentration, bei der das Enzym zu 50% mit Substrat gesättigt ist. Dieser Wert (K_m) liefert demnach ein *Maß für die Affinität zwischen Substrat und Enzym.* In vivo, insbesondere intrazellulär, ist unter physiologischen Bedingungen fast immer die geringe Substratkonzentration und nicht die Enzymmenge der limitierende Faktor.

Der *Temperatureffekt* auf enzymatische Reaktionen stellt in der Regel die Resultante aus Aktivierung der chemischen Vorgänge und Hitzeinaktivierung insbesondere der Proteinanteile dar, so daß sich ein *Temperaturoptimum* ergibt. Dieses hängt stark von der Dauer der Einwirkung ab, da sich die Zeitumsatzkurve bei steigender Temperatur immer mehr durchbiegt, d. h. bei hoher Temperatur (z. B. 60° C) rasch, aber nur während ganz kurzer Zeit Substrat umgesetzt wird.

Die *Wasserstoffionenkonzentration* beeinflußt jedes Enzym auf besondere Weise, wobei auch Menge und Art des Substrats und weitere Faktoren zu berücksichtigen sind. Im wesentlichen gleicht die pH-Aktivitätskurve eines Enzyms einer Resultante von zwei Dissoziationskurven, ähnlich derjenigen eines Ampholyten, mit einem *pH-Optimum.* Die meisten enzymatischen Reaktionen werden überdies durch *Effektoren* beeinflußt, die in vivo eine Mehrzahl von Aktivatoren und Inhibitoren umfassen und sehr unterschiedliche Auswirkungen haben können. Die *Hemmung von Enzymen* kann spezifisch oder unspezifisch, reversibel oder irreversibel sein und verschiedene Grade erreichen. Bei der *gewöhnlichen, nicht kompetitiven Hemmung* tritt der Inhibitor außerhalb des aktiven Bezirks mit dem Trägerprotein in Beziehung. Der relative Hemmeffekt zeigt hier keine Abhängigkeit von der Substratkonzentration. Bei der *kompetitiven Hemmung (Verdrängungshemmung)* konkurrieren Substrat und Inhibitor um den aktiven Bezirk des Enzyms, und die relativen Konzentrationen der letzteren bestimmen das Resultat. Die *Hemmung durch Substratüberschuß* wurde schon erwähnt; dabei können sich neben ES-Komplexen inaktive Komplexe bilden.

Die *Einteilung der Enzyme* geschieht nach verschiedenen Gesichtspunkten. Der sog. *systematische Name* umfaßt den Namen des Substrats (bei bimolekularen Reaktionen: beider Substrate) und die Art der Umsetzung (s. u.), wobei die Endung -ase angehängt wird (z. B. Glutathionreduktase). Bei *Trivialnamen* haben wir es mit bisher gebräuchlichen Bezeichnungen zu tun (z. B. Proteinasen, Peptidasen). Die *Kodenummer* eines Enzyms besteht aus 4 Zahlen mit dazwischengesetzten Punkten. Die erste Zahl bezieht sich auf die Enzymklasse (s. u.), die zwei nächsten auf Untergruppen derselben, und die letzte entspricht einer fortlaufenden Nummerierung.

Man kennt *6 Hauptklassen von Enzymen:*

1. *Oxidoreduktasen*

   Diese umfassen u. a. den Großteil der Enzyme, die in den Mitochondrien lokalisiert sind und die Oxidation der zugeführten Substrate sowie die Freisetzung der darin enthaltenen Energie in Form von ATP und Wärme katalysieren. Die früher übliche strenge Unterscheidung zwischen Dehydrogenasen und Oxidasen ist fragwürdig, da sich die Wirkung beider Enzymgruppen sowohl durch einen Wasserstoff- als auch einen Elektronentransport deuten läßt. Das Zusammenspiel der Oxidoreduktasen im Bereich der Mitochondrien gestaltet sich durch eine Art Serienschaltung verschiedener Enzyme, die Wasserstoff (bzw. Elektronen) weitertransportieren, nämlich – meistens substratspezifische – *»Dehydrogenasen«* mit Kofaktoren NAD und NADP, z. T. metallhaltige *Flavinenzyme* mit den Koenzymen FAD, seltener FMN, *Zytochrome* und *Zytochromoxidasen,* die imstande sind, Elektronen auf molekularen Sauerstoff zu übertragen. Die beiden letztgenannten Enzymgruppen sind Hämoproteine, d. h. sie besitzen Metallionen, vor allem Fe^{++}/Fe^{+++}, die bei der Elektronenaufnahme bzw. -abgabe ihre Valenz ändern. Neben dieser, als *Atmungskette* bekannten Enzymreihe finden sich in den Mitochondrien Enzyme, die mit der *β-Oxidation,* dem *Zitronensäurezyklus* und der *Aminosäureoxidation* zu tun haben, d. h. die wichtigsten Reduktionsäquivalente liefern. Die *Produktion von ATP aus ADP,* die sog. *oxydative Phosphorylierung,* ist mit der Elektronenübertragung in der Atmungskette gekoppelt und scheint an sog. »coupling sites« zu erfolgen, wie, wissen wir noch nicht genau. *Peroxidasen* sind Häminenzyme, die die Übertragung von Wasserstoff auf H_2O_2 und organische Hydroperoxide katalysieren.

   Katalasen funktionieren bei niedriger H_2O_2-Konzentration wie andere Peroxidasen, vermögen aber bei hoher Konzentration dieses Substrats sehr schnell, 2 H_2O_2 in O_2 und 2 H_2O zu spalten. Die Lokalisation dieser Enzyme wurde schon früher erörtert (S. 56). Hämine und Schwermetalle können als solche im Sinn einer Schwermetallkatalyse eine - thermostabile – *pseudoperoxidatische Wirkung* haben.

2. *Transferasen*
Hier handelt es sich um Enzyme, die die Übertragung einer Gruppe (nicht Wasserstoff!) von einem Donor- auf ein Akzeptormolekül katalysieren. Dabei kann es sich um Einkohlenstoffeinheiten, Aldehyd- oder Ketonreste, Azyl-, Alkyl-, Glykosyl-, Amino-, phosphor- oder schwefelhaltige Gruppen handeln. Die Namengebung richtet sich nach der Art der transferierten Gruppe (z. B. *Methyltransferasen, Transaminasen* oder *Azyltransferasen*) und beinhaltet im einzelnen auch die Donor- und Akzeptormoleküle (z. B. Cholin-O-Azetyltransferase (Cholinazyltransferase), α-1,4-Glukan: Orthophosphatglykosyltransferase (Phosphorylase), ATP: D-Hexose-6-Phosphotransferase (Hexokinase) u. a. m.).
3. *Hydrolasen*
Das bezeichnende dieser Enzymgruppe liegt darin, daß sie gewisse Bindungen des Substrats unter Wasseraufnahme spalten *(Hydrolyse),* z. B. Ester-, Aether-, Peptid-, Glykosyl-, Azidanhydrid-, C-C-, C-Halid- oder P-N-Bindungen. Dementsprechend kennt man eine Reihe von *Subklassen,* die nach der Art der Bindung benannt sind. *Esterasen* umfassen Phosphatasen, Sulfatasen, Lipasen und Cholinesterasen. Amylasen, Disaccharidasen und Hyaluronidasen gehören zu den *Glykosidasen* (»Karbohydrasen«, die Poly-, Oligo- oder Disaccharide an R-O-R-Bindungen spalten). Beispiele einer *Ätherase* ist die Thioätherhydrolase, die durch Sulfidbrücken verbundene Alkylreste trennt. *Peptidasen* hydrolysieren Peptidbindungen. Dabei wird zwischen *Endopeptidasen* (»Proteinasen«), deren Aktivität in der Nähe von Substratendgruppen – vermutlich wegen der Ladung – gehemmt wird, und *Exopeptidasen,* die endständige Aminosäuren abzuspalten vermögen, unterschieden. *Amidasen* trennen von Amiden durch Hydrolyse Ammoniak ab. *Säureanhydrid-spaltende Enzyme* sind u. a. die Pyrophosphatasen und die ATPasen. Die Oxalazetase stellt ein *ketonspaltendes Enzym* dar. Zu den *Halogen-abspaltenden Enzymen* zählen u. a. die Dejodase, die Alkylhalidase und die DFP (Diisopropylfluorophosphat)-ase. *Phosphoamidasen* katalysieren die hydrolytische Spaltung von P-N-Verbindungen.
Hydrolasen spielen medizinisch eine besonders große Rolle, weil die *Verdauungsenzyme* und die *lysosomalen Enzyme* (saure Hydrolasen) dazu gehören (s. u.).
4. *Lyasen*
Diese Enzyme vermögen eine nicht hydrolytische Abtrennung von Gruppen zu katalysieren, wobei C = C-Bindungen entstehen. Angriffspunkte sind C-C-, C-O-, C-N-, C-S- und C-Halid-Bindungen. In dieser Klasse finden sich u. a. *Dekarboxylasen, Aldehydlyasen (Aldolasen), Hydrolyasen* u. a. m. In der Bezeichnung wird das Substrat angegeben, z. B. Ketose-l-phosphat-Aldehydlyase (Aldolase) oder L-Malathydrolyase (Fumarase).
5. *Isomerasen*
In dieser Klasse sind jene Enzyme zusammengefaßt, die optische, geometrische oder positionelle Interkonversionen (Strukturänderungen) von Isomeren katalysieren. Dazu gehören u. a. *Razemasen* (z. B. die Alaninrazemase, die L- in D-Alanin überführt und umgekehrt), *Cis-trans-Isomerasen,* wie die All-trans-Retinen-ll-cis-trans-Isomerase (Retinenisomerase) und Enzyme, die die Interkonversion von Aldosen und Ketosen besorgen, wie die D-Glyzeraldehyd-3-phosphat-Ketolisomerase (Triosephosphat-Isomerase). Man spricht auch von intramolekularen Transferasen (Mutasen).
6. *Ligasen*
In diese Gruppe von Enzymen reiht man jene, die unter Spaltung einer Pyrophosphatbindung von ATP oder ähnlichen Stoffen zwei Substanzen mit Bildung einer C-O-, C-S-, C-N- oder C-C-Bindung zu verbinden (vereinigen) vermögen. Es werden daher die Bezeichnungen »*Synthetase*« oder »*Synthase*« benützt. Die Namengebung berücksichtigt in erster Linie die zu vereinigenden Substanzen, und man fügt in Klammern die phosphathaltige Verbindung bei, die anläßlich der Reaktion entsteht. Eine C-S-Bindung katalysiert beispielsweise die Sukzinat: CoA-Ligase (GDP), eine C-N-Bindung die L-Glutamat: Ammoniak-Ligase (ADP) und eine C-C-Bindung die Azetyl-CoA: CO_2-Ligase (ADP).
Vielfach sind Enzyme mit derselben Spezifität und Wirkungsweise nicht einheitlich, sondern kommen als sog. *Isoenzyme* in mehreren molekularen Formen vor. Diese weisen in der Regel einen Proteinanteil auf, der sich aus mehreren, mindestens durch zwei nicht allele Strukturgene kodifizierte *Monomeren (Untereinheiten)* aufbaut. Die Laktatdehydrogenase stellt einen tetrameren Typ dar, in dem zwei alternative Monomertypen, H (»Herz«) und M (»Muskel«) vorkommen. Daraus ergibt sich die Möglichkeit von 5 Isoenzymen: LDH 1 (HHHH), LDH 2 (HHHM), LDH 3 (HHMM), LDH 4 (HMMM) und LDH 5 (MMMM), die in verschiedenen Zellarten bzw. Geweben in unterschiedlichen Mengen vorkommen. Das zell- bzw. gewebespezifische »*Isoenzymmuster*« spielt heute in der medizinischen Diagnostik eine erhebliche Rolle, indem es auf gewisse *Organläsionen* hinweist.
Zu diesen mehr oder weniger *organspezifischen Unterschieden* der Enzymstruktur kommen *individualspezifische Differenzen* hinzu.

Genetisch bedingte enzymatische Störungen (Enzymopathien)

Definitionen: Unter dem Begriff einer *Enzymopathie* verstehen wir eine mit krankhaften Symptomen und/oder Zeichen verbundene Funktionsstörung oder das weitgehende Fehlen der Aktivität eines Enzyms. Bei sog. *Enzymvarianten,* die als Sonderformen der biochemischen Individualität angesehen werden können, ist die Aktivität vorhanden, die Substratspezifität weicht aber u. U. erheblich von der Norm ab. Enzymdefekte beruhen entweder auf einem gänzlichen oder teilweisen Ausfall oder der Produktion einer instabilen bzw. inaktiven Form des betreffenden Enzyms. Kommt es infolge eines Enzymdefekts zu einer intra- und/oder extrazellulären Anhäufung intermediärer Stoffwechselprodukte, sprechen wir von *Speicherkrankheiten (Speicherungskrankheiten, Speicherungsdystrophien, Thesaurismosen).*

Ursachen und **Pathogenese:** Wie früher (S. 19) dargelegt wurde, beruhen *Genmutationen* wahrscheinlich überwiegend, wenn nicht ausschließlich, auf *Punktmutationen von Strukturgenen* (vgl. dazu Abb. 144), wobei *neben Enzymen andere Proteine,* wie Hämoglobin, Kollagen und im Blutplasma enthaltene Eiweißkörper, betroffen sein können. Der Beweis für eine *Strukturgenmutation,* im Gegensatz zu einer Regulatorgenmutation, ist aber in vielen Fällen noch nicht erbracht, da dazu eigentlich der Nachweis einer Störung der Aminosäurensequenz gehört. Öfters gelingt es, bei Fehlen einer Enzymaktivität mit Hilfe immunologischer Methoden die Anwesenheit des betreffenden Proteinanteils doch zu erkennen. In diesen Fällen liegt es nahe anzunehmen, daß das zugehörige Strukturgen wohl transskribiert wird, jedoch eine veränderte Basensequenz aufweist. Ist selbst mit Hilfe immunologischer Methoden keine oder fast keine Spur des Proteinanteils – oder bei polymeren Enzymen eines Teils desselben – nachzuweisen, erhebt sich die Frage, ob eine *Regulatorgenmutation* vorliegen könnte, in der Art, wie sie schon geschildert wurde (S. 21). Diese Fragen stehen bei vielen Enzymopathien noch offen und bedürfen einer weiteren Klärung.
Wie in den vorausgegangenen Abschnitten erwähnt, folgt die Mehrheit der bekannten Enzymopathien einem *rezessiven Erbgang* und bezieht sich auf Enzyme, die in den Katabolismus eingeschaltet sind, sei es im *Verdauungstrakt,* sei es in *Lysosomen (»lysosomale Speicherkrankheiten«).* Dies bedeutet nicht unbedingt, daß andere Enzyme seltener betroffen sein müssen. Vielmehr hat man an die Alternativmöglichkeiten zu denken, daß hier verschiedene *Kompensationsme-*

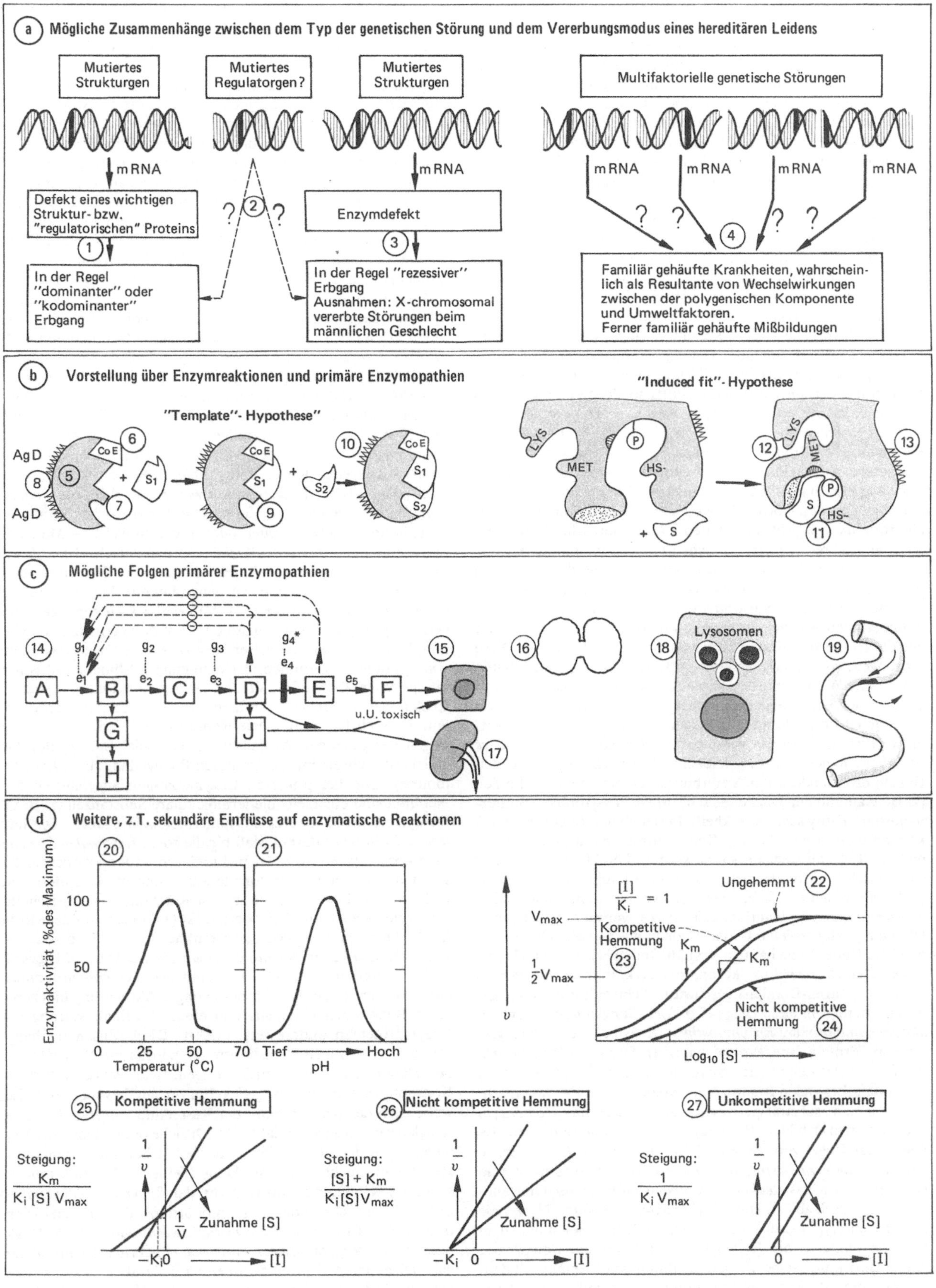
a Mögliche Zusammenhänge zwischen dem Typ der genetischen Störung und dem Vererbungsmodus eines hereditären Leidens
Mutiertes Strukturgen
Mutiertes Regulatorgen?
Mutiertes Strukturgen
Multifaktorielle genetische Störungen
mRNA
Defekt eines wichtigen Struktur- bzw. "regulatorischen" Proteins
1
2
? ?
Enzymdefekt
3
4
In der Regel "dominanter" oder "kodominanter" Erbgang
In der Regel "rezessiver" Erbgang Ausnahmen: X-chromosomal vererbte Störungen beim männlichen Geschlecht
Familiär gehäufte Krankheiten, wahrscheinlich als Resultante von Wechselwirkungen zwischen der polygenischen Komponente und Umweltfaktoren. Ferner familiär gehäufte Mißbildungen
b Vorstellung über Enzymreaktionen und primäre Enzymopathien
"Template"- Hypothese"
"Induced fit"- Hypothese
Ag D
Co E
S1
S2
5 6 7 8 9 10 11 12 13
LYS
MET
P
HS-
S
c Mögliche Folgen primärer Enzymopathien
14 15 16 17 18 19
g1 g2 g3 g4*
e1 e2 e3 e4 e5
A B C D E F G H J
u.U. toxisch
Lysosomen
d Weitere, z.T. sekundäre Einflüsse auf enzymatische Reaktionen
20 21
Enzymaktivität (%des Maximum)
100
50
0 25 50 70
Temperatur (°C)
Tief Hoch
pH
[I]/Ki = 1
Ungehemmt 22
Vmax
Kompetitive Hemmung 23
Km
Km'
1/2 Vmax
v
Nicht kompetitive Hemmung 24
Log10 [S]
25 Kompetitive Hemmung
Steigung: Km / Ki [S] Vmax
1/v
1/V
Zunahme [S]
−Ki 0 [I]
26 Nicht kompetitive Hemmung
Steigung: [S] + Km / Ki [S] Vmax
1/v
Zunahme [S]
−Ki 0 [I]
27 Unkompetitive Hemmung
Steigung: 1 / Ki Vmax
1/v
Zunahme [S]
0 [I]

Abb. 144a–d. *Einige Angaben über genetisch bedingte Stoffwechselkrankheiten, insbesondere primäre Enzymopathien, und Störungen enzymatischer Reaktionen im allgemeinen.* **a** *Mögliche Zusammenhänge zwischen dem Typ der genetischen Störung und dem Vererbungsmodus eines hereditären Leidens.* In dieser Skizze sind grobschematisch *Genmutationen* (senkrechter schwarzer Strich in der DNA-Doppelhelix) und ihre möglichen – z. T. recht gut belegten (3, z. T. 1), z. T. hypothetischen (4, viele Fälle von 1; alle von 2) – Folgen im Sinn hereditärer Leiden dargestellt. Eine Auswahl von Erbleiden ist in den Tabellen 1 (monogen bedingte Störungen, S. 24), 3 (Veränderungen des Stützgewebeapparates, S. 109), 60 (Aminosäurenstoffwechsel, S. 876), 61 (abnorme Reaktionen auf Medikamente, S. 878), 62 (Plasmaproteine, S. 884), 66 (Glykogenosen, S. 960), 67 (Mukopolysaccharidosen, S. 964), 68 (Lipidosen, S. 977), 69 (Gicht, S. 1014), 70 (Porphyrien, S. 1027) und 71 (Hämoglobinopathien, S. 1027) enthalten. *Autosomal-»dominant« vererbbare Störungen* (1) betreffen wahrscheinlich in vielen Fällen wesentliche Strukturproteine bzw. sog. »regulatorische« Proteine (z. B. Hämoglobin); der verantwortliche Defekt konnte in vielen Fällen noch nicht geklärt werden (Ausnahme: Hämoglobinopathien). Diese Leiden zeigen oft ein variables Bild und manifestieren sich mehrheitlich nicht schon kurz nach Geburt, sondern erst später. Als Beispiele lassen sich aufführen: Familiäre Hypercholesterinämie, Erwachsenen-Typ der polyzystischen Nieren, Chorea Huntington, Dystrophia myotonica, Marfan-Syndrom, Neurofibromatose v. Recklinghausen, Achondroplasie, tuberöse Hirnsklerose, pluriglanduläre Adenomatose u. a. m. In einigen Fällen gelang es, den biochemischen Defekt zu ermitteln, so bei der Überproduktionsgicht, der akuten intermittierenden Porphyrie, dem hereditären angioneurotischen Ödem, der familiären Hypercholesterinämie sowie verschiedensten Hämoglobinopathien (s. dort). *Autosomal-»rezessiv« vererbbare Leiden* (vor allem 3) betreffen in erster Linie primäre Enzymopathien, die sich bei Homozygoten voll, bei Heterozygoten in der Regel im Sinn einer auf die Hälfte reduzierten Enzymaktivität manifestieren. Diese Störungen, von denen man eine große Zahl kennt, treten häufig schon kurz nach Geburt in Erscheinung und ergeben meistens ein ziemlich einheitliches klinisches Bild (s. Text). Ob und wie oft Regulatorgen-Mutationen (2) für derartige Krankheiten verantwortlich sind, wissen wir nicht. *X-chromosomal vererbbare Störungen* folgen, was das weibliche Geschlecht anbelangt, den Regeln des Mendel'schen Vererbungstyps: Bei manchen Leiden (z. B. Hämophilie, Duchenne'sche Muskeldystrophie, Hunter-Syndrom, Fabry'sche Krankheit, Lesch-Nyhan-Syndrom u. a.) können daher weibliche sog. Konduktorinnen aufgrund biochemischer Tests als solche erkannt werden. Für Männer (46, XY) wirken sich X-chromosomale Störungen »dominant« aus. *Multifaktorielle genetische Störungen* (4), zwischen denen und individualspezifischen »Reaktionsweisen« es vermutlich fließende Übergänge gibt, spielen in der Medizin wahrscheinlich eine erhebliche Rolle. Viele häufige Krankheiten, wie arterielle Hypertonie, Diabetes mellitus, koronare Herzkrankheit, chronische peptische Magen-Duodenalgeschwüre, Schizophrenie u. a., gehören offenbar in diese Gruppe. **b** *Vorstellungen über Enzymreaktionen und primäre Enzymopathien.* Enzyme sind *Biokatalysatoren* mit Protein- bzw. Proteidcharakter. Der sog. *aktive Bezirk,* der für die Art der zu katalysierenden Reaktion verantwortlich ist, umfaßt bei vielen Enzymen ein *Koenzym* (CoE), das zusammen mit dem substratspezifischen *Apoprotein* das *Holoenzym* (»Ganzenzym«) bildet. Bei enzymatischen Reaktionen entstehen in der Regel vorübergehend *Enzym-Substrat-Komplexe,* in denen das *Substrat in einen aktivierten Zustand* überführt ist, und von denen sich das *Reaktionsprodukt* nach erfolgter Umwandlung meist rasch ablöst. Die ursprüngliche *»template«-Hypothese* (»Matrizen-Hypothese«) muß wahrscheinlich in vielen Fällen im Sinn der *»induced fit«-Hypothese* ergänzt werden, wonach der aktive Bezirk und seine Umgebung durch den Kontakt mit dem Substrat eine sterische Modifikation erfahren soll. *Genmutationen können sich auf enzymatische Reaktionen in verschiedener Weise auswirken:* I) *Veränderungen im aktiven Bezirk* des Enzyms (7, 9, 11) mit verminderter oder aufgehobener Enzymaktivität, wobei der Großteil des Moleküls – u. a. auch seine antigenischen Determinanten (AgD, 8, 10, 13) – oft intakt bleiben (z. B. immunochemischer Nachweis eines Enzymproteins bei fehlender Enzymaktivität). II) *Störungen* des Enzymmoleküls *außerhalb des aktiven Bezirks,* die z. B. die Substratspezifität beeinträchtigen, die Stabilität des Moleküls und damit seine Halbwertszeit reduzieren und/oder seine antigenischen Eigenschaften verwandeln können (5, 8, 10, 12, 13). III) Es ist zudem denkbar, daß – abgesehen von einer Einbuße an Affinität für das Substrat – die Möglichkeiten einer Bindung des *Koenzyms* herabgesetzt sind, oder daß z. B. durch eine Genmutation der Metabolismus von Vorläufern des Koenzyms (oft Vitamine) in Mitleidenschaft gezogen wird (6). **c** *Mögliche Folgen primärer Enzymopathien.* In der Skizze 14 ist ein beliebiger *metabolischer Prozeß* mit mehreren, durch Enzyme (e) katalysierten Reaktionsschritten dargestellt, und es sei angenommen, bei e_4, d. h. zwischen D und E, bestünde ein *Block* infolge Genmutation (g_4▮). *Direkte Auswirkungen* wären in diesem Fall: I) *Verarmung* an den Produkten E und F (Beispiel: Albinismus bei Tyrosinasedefekt); II) *Anhäufung (»Anstau«) des nicht oder vermindert umgesetzten Metaboliten D* (z. B. Morbus Gaucher); III) allenfalls *vermehrte Produktion ungewöhnlicher Metaboliten J über den »biochemischen Kollateralweg«* (z. B. Phenylketonurie bei Phenylalanin-Hydroxylase-Defekt und Anhäufung von Phenylpyruvat u. a.); IV) *erhöhte Konzentration weiterer Vorläufersubstanzen,* d. h. C, u. U. auch B, A. Je nach Art und Konzentration der angehäuften – gewöhnlichen oder ungewöhnlichen – Metaboliten können sich *toxische Wirkungen* auf verschiedene Zellen bzw. Gewebe ergeben (z. B. Hirnschäden bei Phenylketonurie u. a., 16). Häufig werden die »angestauten« Metaboliten *vermehrt renal ausgeschieden* (17); V) *Feedback-Hemmungen* können bei primären Enzymopathien entweder vermehrt zur Geltung kommen oder vermindert sein (z. B. verstärkte Hemmung von e_1 durch D, verminderte Hemmung (= Stimulation) von e_1 infolge Wegfalls von E); VI) *Genrepressionen und -induktionen* spielen wahrscheinlich auch hinein (z. B. verstärkte Repression von g_1 durch D, verminderte Repression (= Induktion) von g_1 wegen weitgehenden Ausfalls von E (Beispiel: Störung des Tyrosinstoffwechsels im Gehirn durch Phenylalanin bei Phenylketonurie). Die bei primären Enzymopathien angehäuften Metaboliten sind einerseits niedermolekulare Substanzen (z. B. bei Phenylketonurie) andererseits höhermolekulare Stoffe. Das letztere trifft in besonderem Maß für die sog. *lysosomalen Speicherungskrankheiten* (18) zu (z. B. Lipidosen, Mukopolysaccharidosen u. a.), bei denen lysosomale Abbauenzyme betroffen sind. Defekte von Enzymen, die in den Katabolismus eingeschaltet sind, spielen auch im Magendarmtrakt (19) eine besondere Rolle (z. B. Disaccharidase-Mangel-Krankheiten u. a.). **d** *Weitere, z. T. sekundäre Einflüsse auf enzymatische Reaktionen.* Enzymatische Reaktionen zeigen ein deutliches *Temperaturoptimum* (20), das sich durch die Wärme-bedingte Aktivierung biochemischer Reaktionen einerseits und einer Hitzeinaktivierung von Enzymproteinen andererseits erklärt. Diese Zusammenhänge sind z. B. bei hohem Fieber bzw. Hyperthermie (S. 1051) und bei Hypothermie zu berücksichtigen. Die Wasserstoffionen-Konzentration beeinflußt jedes Enzym auf besondere Weise, wobei sich das *pH-Optimum* der Resultante von zwei Dissoziationskurven vergleichen läßt (21). Örtliche oder allgemeine Veränderungen des pH im Körper dürften daher auf enzymatische Reaktionen nicht ohne Wirkung bleiben. Die *Reaktionsgeschwindigkeit* hängt im übrigen von der *Enzymkonzentration* ab und verändert sich in der Regel proportional der Enzymkonzentration. Bei Erhöhung der *Substratkonzentration* ist die Reaktionsgeschwindigkeit dieser zunächst einigermaßen proportional; bei höheren Konzentrationen wird sie aber davon weitgehend unabhängig (»Sättigungseffekt«, 22). Hie und da beobach-

Tabelle 60. Genetisch bedingte enzymatische Störungen

1. *Störungen des Protein- und Aminosäurenstoffwechsels*

1.1. *Störungen des Aminosäurenstoffwechsels*

Störung:	*Enzymdefekt:*	*Erbmodus:**
Albinismus	Tyrosinase	ar
Alkaptonurie	Homogentisinsäureoxidase	ar
Argininämie	Arginase	ar
Argininosukzinazidurie	Argininosukzinase	ar
Histidinämie	Histidase	ar
Homozystinurie I	Zystathionin-Synthetase	ar
Homozystinurie II	N (5,10)-Methylen-Tetrahydrofolat-Reduktase	ar
Hydroxyprolinämie	Hydroxyprolin-Oxidase	ar
Hyperammonämie I	Ornithin-Transkarbamylase	ar
Hyperammonämie II	Karbamylphosphat-Synthetase	ar
Hyperbetaalaninämie	Unbekannt	ar
Hyperglyzinämie, ketotische Form	Propionyl-CoA-Karboxylase	ar
Hyperlysinämie	Lysin-Ketoglutarat-Reduktase	ar
Hyperprolinämie I	Prolinoxidase	ar
Hyperprolinämie II	Delta-1-Pyrrolin-5-Karboxylat-Dehydrogenase	ar
Karnosinämie	Karnosinase	ar
Lysinintoleranz	L-Lysin: NAD-Oxidoreduktase	ar
Ornithinämie	Ornithin-Ketosäure-Aminotransferase	ar
Phenylketonurie	Phenylalanin-Hydroxylase	ar
Phenylketonurie-Variante	Dihydrobiopterin-Synthetase	ar
Richner-Hanhart-Syndrom	Tyrosin-Aminotransferase	ar
Sarkosinämie	Sarkosin-Dehydrogenase	ar
Tyrosinämie I	Parahydroxyphenylpyruvat-Oxidase	ar
Tyrosinämie II	Tyrosin-Transaminase	ar
Valinämie	Valin-Transaminase	ar
1.2. *Störungen des Aminosäurenstoffwechsels mit/bei renalen und/oder intestinalen Transportdefekten*		
Dibasische Aminazidurie I	Unbekannt	ad
Dibasische Aminazidurie II	Unbekannt	ar
Glukoglyzinurie	Unbekannt	ad
Glyzinurie	Unbekannt	ad
Zystinurie (Typen I, II und III)	Unbekannt	ar
1.3. *Störungen des Aminosäurenstoffwechsels bei komplexen lysosomalen Funktionsdefekten*		
Aspartylglukosaminurie	AADG-ase	ar
Zystinose (verschiedene Typen)	Unbekannt	ar

1.4. *Kongenitale Störungen des Plasmaprotein-Stoffwechsels: Tabelle 62* (S. 884)

1.5. *Kongenitale Störungen des Hämoglobin-Stoffwechsels: Tabelle 71* (S. 1027)

Abb. 144 a–d (Fortsetzung)

tet man eine Hemmung der Enzymreaktion durch Substratüberschuß, möglicherweise aufgrund einer Bildung inaktiver Enzym-Substrat-Komplexe. *Enzymkinetische Verhältnisse* (S. 872) lassen sich graphisch u. a. in Form semilogarithmischer Beziehungen (22–24, z. B. Reaktionsgeschwindigkeit gegen $\log_{10}$ der Substratkonzentration) oder – so umgerechnet, daß man mehr oder weniger gerade Linien erhält – im Sinn einer »doppelt reziproken« Auftragung (»Lineweaver-Burk plot«, z. B. [I] gegen $\frac{1}{v}$ darstellen. Bei der Beurteilung von Hemmwirkungen läßt sich z. B. $\frac{1}{v}$ mit der Konzentration des Inhibitors (I) in Beziehung bringen (25–27). Eine *kompetitive Hemmung* (23, 25), wie sie durch Substrat-Analoge erzielt werden kann, zeichnet sich vor allem dadurch aus, daß sie sich bei steigender Substratkonzentration verringert, vorausgesetzt, daß Enzym und Inhibitor – wie Enzym und Substrat, das am gleichen Ort gebunden wird – eine reversible Reaktion eingehen. Ein kompetitiver Inhibitor vergrößert die Michaelis-Konstante (K_m), ohne die maximale Reaktionsgeschwindigkeit zu ändern. Bei der *nicht kompetitiven Hemmung* (26) ist der Hemmungsgrad von der Substratkonzentration weitgehend unabhängig und ändert sich nur mit der Inhibitorkonzentration: Offenbar greift ein nicht kompetitiver Inhibitor nicht das aktive Zentrum eines Enzyms an. Seltener beobachtet man eine *unkompetitive Hemmung* (27), bei der sowohl die maximale Reaktionsgeschwindigkeit als auch die Michaelis-Konstante herabgesetzt werden.

S_1, S_2 = zwei Substrate, wobei hier angenommen wird, daß das Koenzym (CoE) eine für die Bindung von S_1 wichtige Gruppe trägt, und S_1 im aktiven Bezirk die Bindung von S_2 an das Enzym erleichtert; Lys, Met = Akürzungen für Aminosäuren; P = Phosphatrest; v = Geschwindigkeit der enzymatischen Reaktion; V_{max} = maximale Reaktionsgeschwindigkeit; [I] = Inhibitorkonzentration; K_i = Dissoziationskonstante der Enzym-Inhibitor-Verbindung; K_m = Michaelis-Konstante bei ungehemmter Enzymreaktion; $K_{m'}$ = Michaelis-Konstante bei kompetitiv gehemmter Enzymreaktion; [S] = Substratkonzentration

Tabelle 60 (Fortsetzung)

1.6. *Kongenitale Störungen des Kollagen-Stoffwechsels*		
Ehlers-Danlos-Syndrom IV	Mangel an Kollagen III	ad
Ehlers-Danlos-Syndrom V	Lysyl-Oxidase	Xr
Ehlers-Danlos-Syndrom VI	Kollagen-Lysyl-Hydroxylase	ar
Ehlers-Danlos-Syndrom VII	Prokollagen-Peptidase	ar
2. *Störungen des Kohlenhydrat-Stoffwechsels*		
2.1. *Störungen des Stoffwechsels von Monosacchariden*		
Fruktoseintoleranz	Fruktose-1-Phosphat-Aldolase	ar
Fruktosurie	Hepatische Fruktokinase	ar
Galaktokinase-Mangel	Galaktokinase	ar
Galaktosämie	Galaktose-1-Phosphat-Uridyl-Transferase	ar
Galaktose-Epimerase-Mangel	Galaktose-Epimerase	ar
Hypoglykämie mit Azidose	Fruktose-1,6-Diphosphatase	ar
Hypoglykämie Typ Broberger	Glykogen-Synthetase	ar
Pentosurie	Xylitol-Dehydrogenase	ar
Xylosidase-Mangel	Xylosidase	ar
2.2. *Störungen des Stoffwechsels von Disacchariden*		
Disaccharid-Intoleranz I	Invertase	ar
Disaccharid-Intoleranz II	Invertase/Maltase	ar
Disaccharid-Intoleranz III	Laktase	ar
2.3. *Störungen des Stoffwechsels von Polysacchariden*		
Glykogenosen: Tabelle 66 (S. 960)		
Mukopolysaccharidosen: Tabelle 67 (S. 964)		
3. *Störungen des Lipidstoffwechsels: Tabelle 68* (S. 977)		
4. *Störungen des Purin- und Pyrimidin-Stoffwechsels: Tabelle 69* (S. 1014)		
5. *Störungen des Porphyrin-Stoffwechsels: Tabelle 70* (S. 1027)		
6. *Störungen des Intermediärstoffwechsels gewisser organischer Säuren*		
Isovalerikazidämie	Isovaleriansäure-CoA-Dehydrogenase	ar
Hartnup-Krankheit	Unbekannt	ar
Hyperpipekolatämie	Unbekannt	ar
Ketoazidose (infantile)	Sukzinyl-CoA: 3-Ketosäure-CoA-Transferase	ar
»Maple sugar urine disease«	Ketosäure-Dekarboxylase	ar
Methylmalonikazidurie I	Methylmalonsäure-CoA-Mutase	ar
Methylmalonikazidurie II	Deoxyadenosyl-Transferase	ar
Methylmalonikazidurie III	Methylmalonyl-CoA-Razemase	ar
Oxalose I	2-Oxo-Glutarat-Glyoxylat-Karboligase	ar
Oxalose II	D-Glyzerat-Dehydrogenase	ar
Pyridoxin-abhängige Krämpfe	Glutaminsäure-Dekarboxylase	ar
Sulfitoxidase-Mangel	Sulfitoxidase	ar
Xanthurenikazidurie	Kynureninase	ar

* ad: autosomal-dominanter Erbgang.
ar: autosomal-rezessiver Erbgang.
Xr: geschlechtsgebunden-rezessiver Erbgang.

chanismen zum Zuge kommen könnten und/oder daß sich der Enzymausfall nicht im Sinn einer klinisch manifesten Krankheit äußert. Darüber, in welchem Ausmaß Enzymopathien am Zustandekommen eines intrauterinen Fruchttodes beteiligt sind, wissen wir wenig.

Morphologisch bietet sich – abgesehen von den zahlreichen *Speicherkrankheiten* – ein sehr vielgestaltiges Bild (S. 37). Eine Übersicht über Enzymopathien bieten Tabellen 58 (S. 867) und 60 (s. o.). Besondere Probleme ergeben sich aus Enzymvarianten oder – vor allem – Enzymdefekten, die mit einem *gestörten Metabolismus von Medikamenten* verbunden sind und daher zu abnormen Reaktionen auf diese führen (Tabelle 61). Wahrscheinlich beruhen viele sog. »*Idiosynkrasien*« auf Enzymopathien, die bisher noch nicht geklärt werden konnten.

Folgen: Ein »*Enzymblock*« hat zunächst zur Folge, daß sich *Substrat* »*vor dem Hindernis anstaut*« und – falls eine andersartige Umsetzung nicht möglich ist – in Zellen bzw. Geweben sowie im Blut in höheren Konzentrationen erscheint und allenfalls als solches mit dem Urin ausgeschieden wird. Falls *andere Enzyme* das vermehrt anfallende Substrat umzuwandeln bzw. abzubauen vermögen, treten in der Regel *unge-*

Tabelle 61. Genetisch bedingte abnorme Reaktionen auf Medikamente

Art der Störung	Medikamente	Mechanismus	Klinische Störung	Erbgang	Häufigkeit
Sukzinylcholinüberempfindlichkeit	Sukzinylcholin; Lokalanaesthetika?	Verminderte Aktivität der Plasma-Pseudo-Cholinesterase	Langdauernde Apnoe nach Injektion von Sukzinylcholin. Erhöhte Empfindlichkeit auf Nebenwirkungen von Lokalanaesthetika?	autosomal-rezessiv	1:2500
Vermindertes Ansprechen auf Sukzinylcholin	Sukzinylcholin	Erhöhte Aktivität der Plasma-Cholinesterase	Wirkungslosigkeit normaler Dosen von Sukzinylcholin	autosomal-dominant	
Langsame Inaktivierung von Isoniazid	Isoniazid; Sulfamethazin; Hydralazin	Verminderte Aktivität der Azetyltransferase in der Leber	Isoniazid – Polyneuritis	autosomal-rezessiv	ca. 50% (USA)
Langsame Inaktivierung von Diphenylhydantoin	Diphenylhydantoin	Verminderte Hydroxylierung	Erhöhte Toxizität	autosomal-dominant	
Langsame Inaktivierung von Phenazetin	Phenazetin	Verminderte O-Dealkylierung	Methämoglobinanämie	autosomal-rezessiv	
Überempfindlichkeit auf Nitrite	Nitrite und andere Medikamente, die die Bildung von Methämoglobin bewirken	Abnorme Hämoglobine (Hb Zürich, Hb M, Hb H)	Methämoglobinämie; hämolytische Anämie	autosomal-dominant (Hb H: rezessiv)	selten
Überempfindlichkeit auf Primaquin	Primaquin und Verwandte; Pyrazolone; Phenazetin; Parazetamol; Sulfonamide; Nitrofurantoin u. a.	Verminderte Aktivität der Glukose-6-Phosphat-Dehydrogenase	Favismus; hämolytische Anämie	geschlechtsgebunden	Bei Negern häufig, ebenso bei gewissen anderen Rassen
Barbiturat-Überempfindlichkeit	Barbiturate u. a.	Abnorme Induzierbarkeit der δ-Aminolävulinsäure-Synthetase	Hepatische Porphyrie	autosomal-dominant	
Maligne Hyperthermie	Narkotika (Halothan, Methoxyfluran, Aether, Zyklopropan); Sukzinylcholin	?	Akute Hyperpyrexie, Muskelstarre, Hyperkaliämie, Herzstillstand	autosomal-dominant	1:20000
Glaukom	Kortikosteroide	?	Erhöhter intraveno-lärer Druck	?	häufig
Vermindertes Ansprechen auf orale Antikoagulantien	Dikumarol und Derivate	?		autosomal-dominant	
Vermindertes Ansprechen auf Vitamin D	Vitamin D	?	Vitamin-D resistente Rachitis	geschlechtsgebunden	
Mangelhafte Resorption von Vitamin B_{12}	Vitamin B_{12}	Fehlen bzw. Defekt des »intrinsic factor«	Juvenile perniziöse Anämie	?	
Mangelhaftes Ansprechen auf Purin-Analoge	6-Merkaptopurin und Verwandte	Defekt der Hypoxanthin-Guanin-Phosphoribosyl-Transferase	Gicht (Lesch-Nyhan-Syndrom)	geschlechtsgebunden	

wöhnliche Metaboliten auf. »Jenseits des enzymatischen Hindernisses« kommt es erwartungsgemäß zu einer *Verarmung an oder zu einem völligen Fehlen der normalen Metaboliten,* mit verschiedenerlei Störungen. Mögliche *positive oder negative »Feedback«-Wirkungen* der Konzentrationsänderungen verschiedener Metaboliten auf die *Synthese weiterer Enzyme* wurden bereits erörtert (S. 872). Je nach der Art des weiter metabolisierten Substrats kann es zu *Speicherungserscheinungen (Speicherkrankheiten,* s. nachfolgende Abschnitte), *toxischen Effekten* der in hoher Konzentration vorhandenen Stoffe und/oder *Mangelerscheinungen* infolge Fehlens wichtiger Zwischen- oder Endprodukte des Stoffwechsels kommen. Die Einzelheiten dieser vielfältigen Möglichkeiten kommen später, im Zusammenhang mit der Erörterung von Störungen des Metabolismus einzelner Substanzgruppen, zur Sprache. Einige schematische Hinweise auf verschiedene Enzymveränderungen liefert Abb. 145.

Beispiele:

- Beispiel einer *Enzymvariante* ist die atypische *Serumcholinesterase:* Diese spaltet – im Gegensatz zum »normalen« Enzym – Sukzinylcholin fast nicht.
- Die *Akatalasie,* d. h. das genetisch bedingte Fehlen der Katalaseaktivität, ist nicht mit Krankheitserscheinungen verbunden. Offenbar springen hier andere Enzyme vikariierend, im Sinn einer »biochemischen Kollaterale«, ein.
- *Genetisch bedingte Defekte normalerweise katabolisch wirksamer Enzyme* haben z. T. zur Folge, daß *mit der Nahrung aufgenommene organische Moleküle* nicht metabolisiert bzw. abgebaut werden. Beispiele hierfür sind: *Galaktosämie, Phenylketonurie, Refsum-Syndrom* u. a. (s. d.).
- Zu den sog. *lysosomalen Speicherkrankheiten,* bei denen es infolge eines Enzymdefekts am intralysosomalen Abbau des Substrats (in der Regel komplexe Lipide oder Polysaccharide) fehlt, gehört eine große Zahl von Krankheiten (S. 55), u. a. verschiedene *Mukopolysaccharidosen* und *Lipidspeicherkrankheiten.*
- Eine *schädlich wirkende Anhäufung nicht metabolisierten Substrats* beobachtet man bei vielen Enzymopathien. Abgesehen von der bereits erwähnten *Phenylketonurie* und der *Galaktosämie,* bei denen Phenylalanin bzw. Galaktose-l-phosphat akkumuliert werden, sind zu nennen (gespeicherte Substanz in Klammern): die *primäre Hyperoxalurie* (Oxalat), die *Alkaptonurie* (Homogentisinsäure und ihre Derivate), die *Zystinose* (Zystin) u. a. m.
- Enzymopathien, die vor allem wegen des *Fehlens oder der verminderten Verfügbarkeit des enzymatischen Reaktionsprodukts* zu krankhaften Erscheinungen führen, sind u. a. *Hormonsynthesestörungen* (S. 381), *genetisch bedingte Koagulopathien* (S. 448), *hereditäre, nicht sphärozytische, chronische hämolytische Anämien* (S. 426), *Albinismus* (S. 97), *v. Gierke'sche Krankheit* (S. 960), *hereditäre orotische Azidurie* (S. 1015) u. a. m.

115.9. Kurze Hinweise auf weitere genetisch bedingte Proteinvarianten und -defekte

Abgesehen von Enzymen, können noch andere genetisch bedingte Protein- bzw. Peptidvarianten und -defekte krankhafte Folgen haben. *Defekt-Pathoproteinämien* und *primäre Dysproteinämien* kommen auf S. 898 zur Sprache. *Hämoglobinopathien* wurden bereits erörtert (S. 429). Vieles spricht dafür, daß es auch *Kollagen-* und *Proteoglykandefekte* gibt, doch ist darüber noch wenig bekannt (S. 106). *Defekte des zellulären Membrantransports,* wie die Zystinurie (S. 894), die Hartnup-Krankheit (S. 895), die renale Glukosurie (S. 784) und die renale tubuläre Azidose (S. 784), beruhen wahrscheinlich ebenfalls auf einer genetisch bedingten Proteinsynthesestörung. Auf die *Defektimmunopathien* wird im 10. Teil eingegangen.

115.10. Besondere Beispiele von Wechselwirkungen zwischen genetischen und Umweltfaktoren

Zusätzlich zu *Medikamenten,* die bei entsprechender Enzymopathie bzw. Idiosynkrasie zu bedrohlichen Reaktionen führen können (s. o.), sind weitere exogene Einflüsse zu erwähnen, die bei einer vorhandenen, genetisch bedingten metabolischen Störung besondere Gefahren mit sich bringen. Das *Zigarettenrauchen* beispielsweise kann bei Homozygoten – vielleicht auch bei Heterozygoten – mit *α_1-Antitrypsinmangel,* die zur Entwicklung eines chronischen Lungenemphysems prädisponiert sind, schwerwiegende Folgen haben. Bei Kindern mit *Galaktosämie* lassen sich die sonst auftretenden Störungen durch das *Vermeiden von Milch und Milchprodukten* zum guten Teil umgehen. Besteht eine *Phenylketonurie,* vermag eine *Diät mit einem minimalen Gehalt an L-Phenylalanin* die andernfalls sich entwickelnden schweren Schäden, insbesondere des Zentralnervensystems, weitgehend zu verhindern. *Schutz vor Sonnenbelichtung* ist bei *Xeroderma pigmentosum* wichtig, derjenige vor Einwirkung höherer Temperatur bei der sog. *anhydrotischen ektodermalen Dysplasie.*

Wechselwirkungen zwischen genetischen und Umweltfaktoren haben in der *Gravidität* eine besondere Bedeutung: Bei *Blutgruppeninkompatibilität zwischen Mutter und Kind,* insbesondere einer solchen des Rhesussystems, kann sich eine *Erythroblastosis fetalis* (S. 1107) mit ihren schweren Folgen entwickeln. Mütter mit einem *Diabetes mellitus* (S. 933), der schlecht eingestellt ist, laufen Gefahr, Kinder mit einer *diabetischen Embryopathie* (S. 283) zur Welt zu bringen. Konnatale Defekte sind ferner bei Kindern von Müttern mit *Phenylketonurie* möglich. Man kennt noch weitere derartige Beispiele. In gewissem Sinn sind auch immunopathologische Vorgänge (S. 1057) in diesem Zusammenhang zu nennen.

Literatur

Becker, P. E. (Hrsg.): Humangenetik. Ein kurzes Handbuch in fünf Bänden. Bd. III/3: Hämatologie. Stuttgart: Thieme 1976 — *Brock, D. J. H., Mayo, O.* (eds.): The biochemical genetics of man, 2nd ed. London: Academic Press 1978 — *Buddecke, E.:* Pathobiochemie. Berlin: de Gruyter 1978 — *Chambon, P.:* Eukaryotic nuclear RNA polymerases. Ann. Rev. Biochem. *44,*

613 (1975) — *Cleaver, J., Bootsma, D., Friedberg, E.*: Human diseases with genetically altered DNA repair processes. Genetics *79*, 215 (1975) — *Drake, J. W., Baltz, R. H.*: The biochemistry of mutagenesis. Ann. Rev. Biochem. *45*, 11 (1976) — *Engelman, D. M., Moore, P. B.*: Neutron-scattering studies of the ribosome. Sci. Am. *235*, 44 (1976) — *Epstein, C. J.*: Prenatal diagnosis of genetic disorders. Adv. Intern. Med. *20*, 325 (1975) — *Freinkel, N.* (ed.): The year in metabolism 1977. New York: Plenum Press 1978 — *Harper, H. A., Rodwell, V. W., Mayes, P. A.*: Review of physiological chemistry, 16th ed. Los Altos: Lange 1977 — *Harris, H., Hirschhorn, K.* (eds.): Advances in human genetics, vol. 8. New York: Plenum Press 1977 — *Martin, G. M., Hoehn, H.*: Genetics and human disease. Human Pathol. *5*, 387 (1974) — *McKusick, V. A.*: Mendelian inheritance in man: Catalogs of autosomal dominant, autosomal recessive and X-linkes phenotypes, 4th ed. Baltimore: John Hopkins 1975 — *Metzler, D. E.*: Biochemistry. The chemical reactions of living cells. New York: Academic Press 1977 — *Milunsky, A.*: The prevention of genetic disease and mental retardation. Philadelphia: Saunders 1975 — *Molecular cytogenetics*. Cold Spring Harbor Symp. Quant. Biol. *38*, (1974) — *Oudet, P., Gross-Bellard, M., Chambon, P.*: Electron microscopic and biochemical evidence that chromatin structure is a repeating unit. Cell *4*, 281 (1975) — *Rich, A., Raj-Bhandary, U. L.*: Transfer RNA: Molecular structure, sequence and properties. Ann. Rev. Biochem. *45*, 805 (1976) — *Sedgwick, R. P., Clay, S. A., Fuenzalida, S.*: Cerebral degenerations in childhood. Bern: Huber 1975 — *Snell, E. E.* (ed.): Annual review of biochemistry, vols. *45–47* (1976–1978) — *Stanbury, J. B., Wyngaarden, J. B., Fredrickson, D. S.* (eds.): The metabolic basis of inherited disease, 4th ed. New York: McGraw-Hill 1978 — *Weissbach, G., Ochoa, S.*: Soluble factors required for eukaryotic protein synthesis. Ann. Rev. Biochem. *45*, 191 (1976) — *WHO* Scientific Group: Pharmacogenetics. World Health Organization technical report series no. 524. Geneva: World Health Organization 1973

116. Störungen des Aminosäuren-, Peptid- und Proteinstoffwechsels

116.1. Kurze Hinweise auf Struktur, Herkunft, Bildung, Funktionen und Umsatz der Aminosäuren unter physiologischen Bedingungen

Struktur, Eigenschaften, Einteilung und Nachweis von Aminosäuren

Aminosäuren sind die *Bausteine der Proteine*. Sie sind durch zwei endständige funktionelle Gruppen gekennzeichnet, die Aminogruppe NH_2 und die Karbonsäuregruppe COOH. Von den in der Natur vorkommenden, mehr als 50 Aminosäuren finden sich ungefähr 20 ziemlich regelmäßig in den Peptiden und Proteinen des menschlichen Körpers. Die *Einteilung* dieser Substanzen richtet sich nach ihrer chemischen Struktur, nach der Lage ihres isoionischen Punkts und nach ihrem biologischen Verhalten. In struktureller Hinsicht unterscheidet man *azyklische Aminosäuren* (Glykokoll, Alanin, Valin, Leuzin, Isoleuzin, Serin, Threonin, Zystein, Zystin, Methionin, Asparaginsäure, Glutaminsäure, Asparagin, Glutamin, Lysin, Arginin) und *solche mit einem zyklischen Rest* (Histidin, Tryptophan, Phenylalanin, Tyrosin, Prolin bzw. Hydroxyprolin). Die Zahl der Amino- und Karbonsäuregruppen pro Molekül bestimmt die *Lage des isoionischen Punkts:* Neben den sog. *»neutralen« Monoaminomonokarbonsäuren bzw. Diaminodikarbonsäuren* (z. B. Zystin) kommen *»saure« Monoaminodikarbonsäuren* (z. B. Asparaginsäure und Glutaminsäure) und *»basische« Diaminomonokarbonsäuren* (z. B. Lysin und Arginin) vor. Der Dissoziationsgrad der Karboxylgruppe übertrifft den der Aminogruppe, so daß auch bei »neutralen« Aminosäuren der isoionische Punkt im sauren Bereich liegt. Die Anwesenheit schwach dissoziierter Säure- und Aminogruppen verleiht den Aminosäuren ein gewisses *Puffervermögen*. Wird eine Aminosäure durch *Desaminierung* in eine *α-Ketonsäure* überführt oder durch *Behandlung mit Formaldehyd* (vgl. dazu Fixation von Gewebe!) in ein *Methylolderivat* umgewandelt, kommt es zur Bildung einer sauren Substanz. Umgekehrt haben eine *Dekarboxylierung* – z. B. durch bakterielle Dekarboxylasen – mit Bildung eines *Amins* oder eine Verbindung mit *Alkoholen* zu *Estern* die Entstehung ausgesprochen basischer Substanzen zur Folge. Hinsichtlich des *biologischen Verhaltens* hält man in erster Linie *nicht essentielle und essentielle Aminosäuren* (S. 655) auseinander. Die letzteren müssen, da sie der Organismus nicht selbst zu synthetisieren vermag, mit der Nahrung zugeführt werden.

Zum *Nachweis von Aminosäuren* bedient man sich, abgesehen von *mikrobiologischen Tests* und *Isotopenverdünnungsverfahren,* in erster Linie *physikochemischer Trennmethoden,* wie Chromatographie, Hochspannungselektrophorese, Gegenstromverteilung u. a., wobei auch *einfache Farbreaktionen* zur Anwendung kommen (z. B. Ninhydrinprobe, Biuretprobe, Naphthochinonprobe nach Folin und Fluordinitrobenzolprobe nach Sanger). Die für orientierende Untersuchungen öfters benützte zweidimensionale *Papierchromatographie* eines aminosäurenhaltigen Hydrolysats beruht auf einer unterschiedlichen Wanderungsgeschwindigkeit (R_f-Wert) einzelner Aminosäuren in bestimmten Fließmittelsystemen (z. B. Phenol-Wasser und Kollidin-Lutidin-Wasser). Mit Hilfe *chemischer Methoden* lassen sich besonders jene Aminosäuren erfassen, deren Rest eine charakteristische, reaktionsfähige Gruppe aufweisen. Beispiele hierfür sind die Millon'sche Probe für Tyrosin, der Tryptophannachweis nach Hopkins und Cole, die Schwefelbleiprobe für Zystin, der Nachweis von Zystein mit Hilfe von Schwermetallen (Fe^{+++} oder Cu^{++}) und Nitroprussiat u. a. m.

Herkunft der im Körper vorhandenen Aminosäuren

Mit der Nahrung aufgenommene Proteine werden im *Verdauungskanal* hydrolytisch abgebaut, und die dabei freigesetzten – insbesondere auch essentiellen – Aminosäuren resorbiert (S. 650). Die einerseits im Blut und in der interstitiellen Flüssigkeit, andererseits intrazellulär lokalisierten *Aminosäurenpools* befinden sich stets in regem gegenseitigem *Austausch*. Allerdings scheinen Aminosäuren weniger rasch ins Gehirn als in andere Gewebe überzutreten (relative Blut-Hirnschranke). Die zur *Peptid- und Proteinsynthese* benötigten Aminosäuren entstammen diesem Pool, der seinerseits von intestinal resorbierten Aminosäuren und solchen gespiesen wird, die bei *Zelluntergang, Knochenabbau, Umsatz von Strukturproteinen* und anderen *proteolytischen Vorgängen* innerhalb des Organismus anfallen. Dazu kommt die *Biosynthese nicht essentieller Aminosäuren*. So entsteht durch eine reduktive Aminierung von α-Ketoglutarat, die von der L-Glutamatdehydrogenase katalysiert wird, L-Glutamat, aus dem unter Einwirkung der Glutaminsynthetase Glutamin hervorgehen kann. Auch die Biosynthese von Prolin führt über Glutamat. Alanin bildet sich durch Transaminierung von Pyruvat und Aspartat durch eine solche von Oxalazetat. Unter dem Einfluß der Asparaginsynthetase können Asparat und Ammoniak in Asparagin überführt werden. Serin kann über zwei verschiedene metabolische Wege aus D-3-Phosphoglyzerat, einem Zwischenprodukt der Glykolyse, hervorgehen. Zur Zysteinsynthese bedarf es des essentiellen Methionins und des Serins. Glykokoll bildet sich entweder aus Glykoxylsäure oder aus Serin. Die Konversion von Lysin zu Hydroxylysin und von Prolin zu Hydroxyprolin erfolgt, wie erwähnt (S. 102), am bereits synthetisierten Protokollagen.

Allgemeine Bemerkungen zum Metabolismus der Aminosäuren

Der Stoffwechsel der Aminosäuren berührt verschiedene Teilaspekte des zellulären und allgemeinen Metabolismus, insbesondere *Synthese und Katabolismus von Proteinen und Peptiden* (S. 882), die Umwandlung bestimmter Aminosäuren in Bestandteile von *Nukleotiden* (S. 1003) oder *Porphyrinen* (S. 1017), enge Beziehungen zum *Kohlenhydrat- und Fettstoffwechsel* (s. u. und S. 923), die *Bildung zahlreicher biologisch aktiver Substanzen* sowie die *Synthese und Ausscheidung von Harnstoff* (s. u.).

Das eingehende Studium der zahlreichen, mit diesen Vorgängen verbundenen metabolischen Einzelreaktionen ist Sache der Biochemie. Im Rahmen unserer Fragestellung sollen nur einige wichtige Grundprozesse in Erinnerung gerufen werden. Da die Mehrzahl der oben erwähnten metabolischen Möglichkeiten an anderer Stelle zur Sprache kommt, beschränken wir uns im Nachfolgenden auf einige Merkpunkte zur Umwandlung von Aminosäuren in biologisch aktive Metaboliten bzw. Substanzen, u. a. sog. amphibole Zwischenprodukte, sowie deren Abbau und die Entstehung von Harnstoff.

Beispiele von Umwandlungen von Aminosäuren in biologisch aktive Substanzen

Glykokoll ist u. a. im sog. Sukzinat-Glykokoll-Zyklus an der Synthese von Häm beteiligt, nimmt am Aufbau der Purine, des Glutathions und des Kreatins teil und hat für die Konjugation von Chol- und anderen Säuren in der Leber (S. 651) große Bedeutung. *Serin* spielt u. a. bei der Synthese von Purinen und Pyrimidinen sowie von Sphingomyelin eine fakultative Rolle. *Methionin* kennt man als einen der wichtigsten Donatoren von Methylgruppen. *Zystein* mit seinen S-S-Bindungen stellt einen wichtigen Bestandteil von Skleroproteinen, wie Haaren, Nägeln sowie Keratin der Epidermis, dar und ist wegen der Disulfidbrücken auch häufig an der Erhaltung der sog. Sekundärstruktur zahlreicher weiterer Proteine beteiligt. Schon bei milder Oxidation können SH-Gruppen zweier Zysteinreste eine -S-S-Bindung (= Zystin) eingehen, was etwa zur Inaktivierung eines Enzyms führen mag. Taurin in der Taurocholsäure (S. 698) leitet sich ebenfalls von Zystin ab. *Arginin* dient u. a. als Formamidindonor bei der Synthese von Kreatin. Im Darm wandelt es sich unter Einwirkung bakterieller Enzyme in Stoffe, wie Putreszin, Agmatin, Spermin und Spermidin. *Histidin* kennt man vor allem als Vorläufer von Histamin, das durch Dekarboxylierung aus dem ersteren hervorgeht. *Tryptophan* ist u. a. Vorläufer von 5-Hydroxytryptamin (Serotonin, S. 390) und Melatonin. *Tyrosin* stellt die Ausgangssubstanz für die Bildung von DOPA und das daraus hervorgehende Melanin sowie für Dopamin, Noradrenalin und Adrenalin dar. *Glykokoll, Arginin* und *Methionin* beteiligen sich direkt an der Kreatinsynthese.

Umwandlung des kohlenstoffhaltigen Gerüsts der gewöhnlichen L-α-Aminosäuren in Substanzen des Intermediärstoffwechsels

Seit langem ist bekannt, daß einzelne Aminosäuren metabolisch in Kohlenhydrate, Ketonkörper und damit in Fette oder in beides übergeführt werden können. Zu den sog. *glukogenischen Aminosäuren,* die sich in Kohlenhydrate umwandeln lassen, aus denen jedoch keine Ketonkörper entstehen, zählt man L-Alanin, L-Arginin, L-Asparaginsäure, L-Zystin, L-Glutaminsäure, L-Glykokoll, L-Histidin, L-Hydroxyprolin, L-Methionin, L-Prolin, L-Serin, L-Threonin und L-Valin. Ausschließlich *ketogenisch* ist L-Leuzin, indem daraus zwar Ketonkörper, jedoch – zumindest im menschlichen und tierischen Organismus – keine Glukose gebildet wird. Als *sowohl glukogenisch wie ketogenisch* gelten L-Isoleuzin, L-Lysin, L-Phenylalanin, L-Tyrosin und L-Tryptophan. Auf dem Weg der sog. *Glukoneogenese,* d. h. der Bildung von Kohlenhydraten aus dem Gerüst von Aminosäuren, spielt *Oxalazetat* eine besondere Rolle, da es über eine Umwandlung in Phosphoenolpyruvat an der Synthese von Glukose-6-Phosphat und damit von Glykogen teilhaben kann. Oxalazetat kann aus Aspartat und Asparagin hervorgehen, während Glutamat sowie – über eine Konversion in das letztere – Glutamin, Arginin, Histidin und Prolin das Grundgerüst für die Bildung von *α-Ketoglutarat* liefern können, das ebenfalls dem Zitronensäurezyklus angehört. Zu den Aminosäuren, die als Vorläufer von *Pyruvat* in Frage kommen, zählen Alanin, Serin, Zystein, Zystin, Threonin, Glykokoll und Hydroxyprolin. Diese beteiligen sich somit u. U. auch an der Bildung von *Azetyl-CoA.* Das letztere kann auf direktem Weg, d. h. ohne vorherige Umwandlung in Pyruvat, aus Isoleuzin, Leuzin und Tryptophan oder – über die Zwischenstufe des Azetoazetyl-CoA – aus Leuzin, Lysin, Phenylalanin, Tryptophan und Tyrosin hervorgehen, um dann allenfalls in Zitrat umgewandelt zu werden. An der Entstehung von *Sukzinyl-CoA* beteiligen sich Methionin, Isoleuzin und Valin, an derjenigen von *Fumarat* Tyrosin und Phenylalanin.

Metabolisches Schicksal der α-Aminogruppen der Aminosäuren und die Bildung sowie Ausscheidung von Harnstoff

Bei sog. *ureotelischen Organismen,* zu denen – wie die anderen Säuger – auch der Mensch gehört, wird der *Aminosäurenstickstoff* schließlich weit überwiegend *in der Form von Harnstoff ausgeschieden.* Es sei hier daran erinnert, daß das hauptsächliche Exkretionsprodukt des Aminosäuren-N-Stickstoffwechsels bei sog. urikotelischen Organismen (Vögel, Reptilien) Harnsäure und bei ammonotelischen Organismen Ammoniak ist.

Die *Biosynthese von Harnstoff* läßt sich in drei Unterabschnitte unterteilen: Die Transaminierung, die oxidative Desaminierung und die Reaktionen des sog. Harnstoffzyklus.

1) An der *Transaminierung,* die einen reversiblen Prozeß darstellt, sind in der Regel zwei Aminosäuren und zwei Ketosäuren beteiligt, und die Reaktionen werden durch substratspezifische *Transaminasen* oder *Aminotransferasen* katalysiert. Als Koenzym dient Pyridoxalphosphat. Hervorzuheben sind die Alanin-Pyruvat-Transaminase (Alanintransaminase) und die Glutamat-α-Ketoglutarat-Transaminase (Glutamattransaminase), die schließlich die Aminogruppen der meisten Aminosäuren zur Bildung von Alanin oder Glutamat übernehmen. *L-Glutamat,* das auch über eine Transaminierung von Alanin und α-Ketoglutarat entstehen kann, stellt den wichtigsten Metaboliten am Ende der Transaminierungsvorgänge dar.

2) Im Rahmen der *oxidativen Desaminierung* spielt die *L-Glutamatdehydrogenase,* die in Säugergeweben weit verbreitet ist und NAD^+ oder $NADP^+$ als Kosubstrat verwendet, eine besonders wichtige Rolle. Bei der durch dieses Enzym katalysierten – an sich reversiblen – Reaktion können $NAD(P)^+$ und L-Glutamat unter Freisetzung von NH_3 in NAD(P)H + H^+ sowie α-Ketoglutarat überführt werden. Eine oxidative Desaminierung von Aminosäuren ist überdies unter dem katalytischen Einfluß von Aminosäurenoxidasen möglich. Hier handelt es sich um – vor allem in Leber und Niere vorhandene – Flavoproteine, deren reduziertes FMN oder FAD durch molekularen Sauerstoff direkt reoxidiert werden können. Dabei entsteht H_2O_2, das normalerweise durch die Einwirkung von Katalase eine Spaltung in H_2O und O_2 erfährt. Bei dieser oxidativen Desaminierung wird die α-Aminosäure durch Entzug von 2 H zunächst in eine Iminosäure umgewandelt, die unter Wasseraufnahme spontan in die entsprechende α-Ketosäure und NH_3 zerfällt. Dieser Reaktionstyp spielt wahrscheinlich beim Menschen eine untergeordnete Rolle. Auf die *Ammoniogenese in den Nieren,* bei der unter der Einwirkung von *Glutaminase* sowie Aufnahme von H_2O L-Glutamin in L-Glutamat und NH_3 überführt wird, wurde schon hingewiesen (S. 747). Schließlich ist darauf hinzuweisen, daß *NH_3 auch im Darm* unter Einwirkung bakterieller Enzyme entsteht, zur Resorption gelangt, physiologischerweise größtenteils in der Leber abgefangen (vgl. dazu S. 544) und dort zur Synthese von Glutamat, Glutamin oder Harnstoff benützt wird.

3) Obwohl – wie erwähnt – NH_3 in Form von *Ammoniumsalzen mit dem Urin ausgeschieden* werden kann (S. 778), wird der größte Teil des im Körper entstehenden Ammoniaks schließlich in *Harnstoff* eingebaut. Die *Biosynthese von Harnstoff* läuft im wesentlichen in 5 Schritten ab: a) In einer ersten Reaktion entsteht unter der katalytischen Wirkung der *Karbamylphosphat-Synthetase* und in Anwesenheit von Mg^{++} sowie einer Dikarboxylsäure (vor allem N-Azetylglutamat) aus NH_3, CO_2 und dem aus ATP gewonnenen Phosphat *Karbamylphosphat.* b) Anschließend erfolgt durch Übertragung des Karbamylrests von Karbamylphosphat auf Ornithin die *Synthese von Zitrullin,* die von der *L-Ornithin-Transkarbamylase* katalysiert wird und mit der Wiederfreisetzung von Orthophosphat einhergeht. c) Als nächstes vereinigen sich unter der Wirkung der Mg^{++}-abhängigen *Argininosukzinat-Synthetase* Zitrullin und Aspartat über die Aminogruppe des letzteren zu *Argininosukzinat,* wozu ATP benötigt wird. d) Dann spaltet sich Argininosukzinat mit Hilfe der *Argininosukzinase* in *Arginin* und *Fumarat.* e) Unter dem Einfluß der *Arginase* entstehen schließlich aus Arginin und H_2O *Ornithin* und *Harnstoff.* Der letztere tritt in die Blutbahn über und gelangt in den Nieren zur Ausscheidung, während Ornithin im sog. *Harnstoffzyklus,* der sich zum guten Teil in hepatozellulären Mitochondrien abspielt, verbleibt. Man nimmt an, daß die ebenfalls mitochondriale Glutamat-Dehydrogenase (s. o.), die die Freisetzung von NH_3 aus L-Glutamat katalysiert, mit der Karbamylphosphat-Synthetase koordiniert funktioniert.

Außer der Rolle im Rahmen der Harnstoffbiosynthese dient Karbamylphosphat als Vorläufersubstanz bei der Pyrimidinsynthese (S. 1004).

116.2. Bemerkungen zu Struktur, Nachweis, Einteilung, Synthese, Funktionen und Umsatz von Peptiden und Proteinen, mit besonderer Berücksichtigung der Plasmaeiweiße

Struktur und Einteilung der Peptide und Proteine

Peptide und Proteine entsprechen in ihrer sog. *»Primärstruktur«* Ketten von Aminosäuren, die durch *Peptidbindungen* zwischen der Karboxylgruppe der einen und der Aminogruppe der nächsten Aminosäure verbunden sind. Solche *Peptidketten* entstehen in der Endbilanz unter Freisetzung von Wasser. Der Synthesevorgang gestaltet sich jedoch sehr komplex (s. u.). An den Enden einer Peptidkette findet sich je eine »N-terminale« und eine »C-terminale« Aminosäure, d. h. eine solche mit einer freien NH_2- und eine mit einer freien COOH-Gruppe. Kurze Peptidketten mit weniger als 10 Aminosäuren nennt man *Oligopeptide,* diejenigen von mittlerer Länge (10–100 Aminosäuren) *Polypeptide* und lange Ketten mit mehr als 100 Aminosäuren *Proteine (Makropeptide).* Die Übergänge sind allerdings fließend. Die sog. *Sekundärstruktur* der Proteine hängt eng mit der genetisch festgelegten Aminosäurensequenz des Peptidfadens zusammen und tritt in zwei hauptsächlichen Formen, der *spiraligen α-Helix* und der *β- oder Faltblattstruktur,* auf. Diese Gebilde sind ziemlich stabil, da sie sich u. a. zur Bildung einer Keto-Enol-Tautomerie und somit zum Auftreten von *Wasserstoffbrücken* in erheblicher Zahl besonders eignen. Außerdem kommen, allerdings in geringerer Zahl, *Kohäsionsbindungen* (z. B. $R-NH_3^+ \ldots COO^-$-R. R-$CH_3 \ldots CH_3$-R u. a.), die vor allem für die Hydratation und die Viskosität Bedeutung haben, und *Valenzbindungen* (z. B. R-C-O-R und besonders R-S-S-R) vor. Besonders die letzteren sind es, die den Proteinmolekülen eine gewisse Stabilität verleihen. Dasselbe gilt für die *Tertiärstruktur* der Proteine, die auf Wechselwirkungen zwischen verschiedenen Anteilen der Polypeptidketten beruhen und die räumliche Anordnung der α-Helizes oder β-Faltblattstrukturen weitgehend bestimmen. Hier spielen neben Wasserstoffbrücken, Disulfidbindungen und hydrophoben Interaktionen auch Seitenketten (insbesondere Kohlenhydrat- und Lipidreste) eine stabilisierende Rolle. Die Tertiärstruktur kann allerdings durch Bindung niedermolekularer Substanzen eine Änderung erfahren (sog. *allosterischer Effekt,* bzw. *Faltungsisomerie*). Unter der *Quaternärstruktur* eines Proteins versteht man die Zusammensetzung des Eiweißkörpers aus mehreren Polypeptidketten.

Bei der *Einteilung der Proteine* unterscheidet man zunächst zwei große Hauptgruppen, die einfachen und die konjugierten Formen. Zu den *einfachen Eiweißen* gehören die, aufgrund ihrer Löslichkeit in Wasser und/oder Salz-, Säure- oder Basenlösungen sowie der Hitzestabilität trennbaren *Albumine, Globuline, Gluteline, Prolamine, Albuminoide (Skleroproteine), Histone* und *Protamine. Konjugierte Proteine,* die durch das Vorhandensein einer durch andere als Salzbindungen verbundenen prosthetischen Gruppe gekennzeichnet sind, umfassen *Nukleoproteine, Glykoproteine* (S. 970), *Phosphoproteine* (z. B. *Kasein*), *Chromoproteine* (z. B. Hämoglobin, Zytochrome und Flavoproteine), *Lipoproteine* (s. u.) und *Metalloproteine* (z. B. Zöruloplasmin und Transferrin).

Je nach der *Form der Makromoleküle* unterscheidet man zwei Hauptklassen: Die sog. *globulären Proteine* zeigen ein Längen-Dicken-Verhältnis von weniger als 10, die *faserigen (fibrösen) Proteine* ein solches von 10 und mehr. Die meisten fibrösen Proteine, wie Kollagen, Myosin, Fibrin, Keratin u. a., sind nicht oder wenig wasserlöslich, während die löslichen Plasmaproteine fast ausschließlich globuläre Form zeigen. Die *Molekulargewichte* der Proteine variieren zwischen etwa 6000 (monomere Form des Insulins) und mehr als 600000 (z. B. 630000 für Thyreoglobulin).

Methoden zur Untersuchung von Peptiden und Proteinen

Die *unterschiedliche Löslichkeit* der Proteine in verschiedenen Lösungsmitteln bzw. Salzlösungen verschiedener Konzentration wird heute vor allem zur präparativen Plasmafraktionierung benützt.

Wichtig für analytische Zwecke sind die verschiedenen Modifikationen der *Elektrophorese* (EP), die sich auf die unterschiedliche Molekülladung stützt. Als Träger eignen sich für genauere Untersuchungen u. a. Agarose-Gel, Azetatfolien und Polyakrylamid-Gel. Kombinationsmethoden umfassen die *Elektrochromatographie,* die *Immunoelektrophorese,* die *zweidimensionale EP* und die *Elektroimmunodiffusion.* Als besonders wertvoll hat sich in neuerer Zeit die sog. *isoelektrische Fokussierung* erwiesen. Viele dieser Methoden eignen sich allerdings mehr zu wissenschaftlichen als zu praktisch-klinischen Zwecken.

Zur Bestimmung der Molekülgröße bzw. des Molekülgewichts bedient man sich u. a. der *Gel-Filtration* und der *Ultrazentrifugierung,* während die *Viskosimetrie* in erster Linie über die Form der Moleküle Auskunft gibt. *Chromatographische Methoden* lassen sich in vielfältigen Varianten anwenden und leisten insbesondere in Kombination mit der Benützung spezifischer Antikörper gute Dienste. *Optisch-analytische Techniken,* wie die Messung der Lichtabsorption bei 282 nm (Soretbande: Peptidbindungen) oder durch spezifisch gefärbte Proteine, ferner die Refraktometrie, die polarisationsoptische Untersuchung, die Elektronenmikroskopie und die Röntgen-, neuerdings Neutronendiffraktion, haben teils im klinischen Laboratorium, teils nur in der Wissenschaft ihren Platz. Letzteres gilt in besonderem Maße für Messungen der Elektronen-Spin-Resonanz, mit der sich freie Radikale nachweisen lassen, und der kernmagnetischen Resonanz. *Chemische Analysen* von Proteinen umfassen Untersuchungen auf den Gehalt an Aminosäuren, Kohlenhydraten, Lipiden und Spurenelementen in qualitativer, quantitativer und sequenzanalytischer Beziehung. Die Bestimmung von Aminosäurensequenzen größerer Moleküle setzt allerdings eine spezialisierte Arbeitsgruppe voraus. Zur Erkennung feiner Unterschiede zwischen an sich nah verwandten Proteinen eignen sich vor allem *immunochemische Methoden,* wie die Immunopräzipitation, die Immunodiffusion, die Immunofluoreszenz, ferner der Radioimmunoassay, der Komplementverbrauchs- und Hämagglutinationstest und die Nephelometrie. Auf die Messung von *Enzymaktivitäten* wurde schon eingegangen (S. 872). *Antikörper* kommen auf S. 1089 zur Sprache.

Peptid- bzw. Proteinsynthese und ihre Regulation

Die Synthese von Peptiden und Proteinen findet unter Zusammenwirken der drei Typen von RNA im Bereich der *Ribosomen* statt (S. 48), die die strukturelle Grundlage für den Ablauf der Reaktionen bieten und die geeignete räumliche Anordnung der verschiedenen Reaktionspartner gewährleisten. Soweit sich aufgrund von Befunden an Viren und Mikroorganismen beurteilen läßt, laufen diese Prozesse – kurz zusammengefaßt – wie folgt ab: Die *m-RNA* (messenger RNA, Boten-RNA), die durch *Transskription* an der DNA entsteht und dann aus dem Kern ins Zytoplasma ausgeschleust wird, überträgt aufgrund der Sequenz ihrer Basen-Triplets (*»Kodons«*) die genetische Information für die Reihenfolge, in der die mit tRNA (transfer RNA, Überträger-RNA)-Molekülen verbundenen Aminosäuren zu einem Peptidfaden aneinandergehängt werden. Für jede Aminosäure gibt es eine spezifische tRNA, die über das Trinukleotid A-C-C (Adenyl-Cytidyl-Cytidylsäurenukleotid) mit der ersteren verbunden ist. Das für die Aminosäurenspezifität der tRNA verantwortliche Basentriplet ist wahrscheinlich ungefähr in der Mitte des Moleküls lokalisiert. Dieses *Antikodon* ist zu dem entsprechenden Triplet auf der mRNA komplementär. Die Mechanismen, die der Übertragung der in der mRNA enthaltenen Information auf die Aminosäurensequenz in den Peptidfäden *(Translation)* zugrunde liegen, sind im einzelnen noch nicht völlig geklärt. Soweit bekannt, lassen sich folgende Reaktionsschritte auseinanderhalten: Als erstes werden die für die Proteinsynthese benützten *Aminosäuren »aktiviert«,* d. h. unter der Einwirkung eines aminosäurenspezifischen Enzyms in einen *Aminoazyl-AMP-Enzymkomplex* eingebaut, wobei ATP zur Verfügung stehen muß. Anschließend wird jede Aminosäure durch eine spezifische *Aminoazyl-tRNA-Synthetase* an ein zugehöriges tRNA-Molekül gehängt *(Aminoazyl-tRNA-Komplex),* wobei das Aminosäure-aktivierende Enzym und AMP wieder freigesetzt werden. In einem dritten Schritt wird der Aminoazyl-tRNA-Komplex im Bereich der Ribosomen – vermutlich zwischen der 30S- und 50S-Untereinheit – entsprechend dem Triplet-Kode der mRNA eingereiht. Man nimmt an, daß die *Bildung eines Peptidfadens,* an der sich sog. *Elongationsfaktoren* beteiligen, durch ein besonderes *»chain initiator«-Kodon* am einen Ende des mRNA-Moleküls eingeleitet wird, wobei eine besondere Methionylinitiator-RNA gebunden werden soll. Durch Bewegung der Ribosomen über den mRNA-Faden – stellt man sich vor – werden anschließend, entsprechend der Tripletfolge, ein Aminoazyl-tRNA-Komplex nach dem anderen im Bereich der komplementären Triplets auf der tRNA gebunden, die peptidische Bindung zwischen den Aminosäuren vollzogen und die tRNA wieder entlassen. Bei diesen Vorgängen wird u. a. GTP benötigt. Soweit aus Untersuchungen an E. coli bekannt ist, bindet die 30S-Untereinheit des Ribosoms tRNA auf einer Strecke von ungefähr 30 Nukleotiden, während das Wachstum der Peptidkette in der 50S-Untereinheit des Ribosoms vor sich geht. Das N-terminale Ende des Peptidfadens bildet dessen Spitze.

Die vorhandene mRNA kann offenbar nicht beliebig lange wiederbenützt werden. Bei Bakterien scheint diese Matrize nur etwa 10–20mal zur Translation zu kommen. Auf längere Sicht muß daher ein *Nachschub an mRNA* aus dem Zellkern erfolgen. Die Probleme der *Transkription* im Zusammenhang mit dem *Operon-Konzept* wurden auf S. 22 kurz gestreift. Danach wird angenommen, daß *Strukturgene* und deren Transkription von benachbarten *Operatorgenen* kontrolliert werden, und daß diese dem Einfluß der *Regulatorgene* unterstehen. Die letzteren üben ihre Funktion – immer nach dieser Hypothese – vor allem dadurch aus, daß sie die Synthese sog. *Repressoren* (vermutlich z. T. RNA-Proteinkomplexe) zu induzieren vermögen. Geht ein Operatorgen eine Bindung mit einem entsprechenden Repressor ein, ist offenbar die Transkription des zugehörigen Strukturgens nicht möglich: Man spricht hier von einer *Repression des Operons.* Demgegenüber gilt ein Operon bei Abwesenheit von Repressoren bzw. Inaktivierung derselben als *»dereprimiert«* und daher als funktionsfähig. Dieses System – und damit die Synthese besonderer Proteine – kann offenbar auf verschiedene Weise reguliert werden. Mehrere Beobachtungen sprechen dafür, daß die *Anhäufung eines Substrats* zu einer *Inaktivierung des entsprechenden Repressors* und damit zur Aktivierung der Synthese desjenigen Enzyms führen kann, das den weiteren Metabolismus des Substrats katalysiert. In gewissen Fällen scheint das *Substrat selbst als Repressor* zu wirken. Man hat ferner Gründe zur Annahme, daß Endprodukte metabolischer Vorgänge die Aktivität und/oder Bildung der entsprechenden Enzymgruppe hemmen können. Dies geschieht über eine allosterische

Hemmung der Enzyme selbst *(Endproduktinhibition)* und/oder möglicherweise über eine *Endproduktrepression* (s. o.). Hierbei wird spekuliert, Endprodukte vermöchten als Korepressoren zu wirken, die sich mit einem Aporepressor verbinden.

Proteine des Blutplasmas

Diese werden im Rahmen der allgemeinen Pathologie besonders hervorgehoben, weil sie *klinisch-diagnostisch wichtig* sind und zu den am besten untersuchten Eiweißkörpern gehören. Eine Übersicht über die wichtigeren Plasmaproteine findet sich in Tabelle 62. In funktioneller Hinsicht lassen sie sich in sog. entwicklungsabhängige (phasenspezifische) Proteine, Transportproteine, Immunglobuline, das Komplementsystem, Gerinnungsfaktoren sowie weitere Enzyme, Enzyminhibitoren und Eiweißkörper ohne bekannte Funktionen unterteilen.

Entwicklungsabhängige (phasenspezifische) Proteine sind solche, die physiologischerweise nur in einem bestimmten Abschnitt des intra- oder extrauterinen Lebens in nennenswerten Mengen auftreten, insbesondere bei Embryonen oder Feten und bei schwangeren Frauen. Die Gruppe der *embryonalen, fetalen und sog. onkofetalen Proteine* umfaßt das *α_1-Fetoprotein* (α_{1F}-Protein, humanes α_1-Fetuin), das in der Leber synthetisiert wird und möglicherweise dem Transport von Wirkstoffen und/oder der Regulation von Immunreaktionen dient. Das sog. *karzino-embryonale Antigen* (CEA) kommt vor allem im fetalen Darm vor und tritt später u. U. im Zusammenhang mit Dickdarmkarzinomen oder anderen Neoplasmen in höheren Konzentrationen wieder in Erscheinung. Die physiologische Funktion dieses Glykoproteins ist noch wenig erforscht. Ähnlich verhält es sich mit dem *β-onko-fetalen Antigen* (BOFA), das bei Feten in Dickdarm, Lunge, Leber, Pankreas und Nieren vorhanden ist und später z. T. in aus diesen Organen hervorgegangenen Karzinomen nachgewiesen wurde. Das *γ-Fetoprotein,* das u. a. im Darm, in der Milz und im Thymus von Feten vorkommt, ließ sich ebenfalls aus Tumoren Erwachsener isolieren.

»Schwangerschaftsassoziierte Proteine« sind, mit Ausnahme des sog. *SP_1* (Schwangerschaftsprotein 1) nicht spezifisch für eine Gravidität. *SP_2* und *SP_3,* die u. a. auch bei männlichen Tumorträgern und bei Frauen, die Kontrazeptiva einnehmen, beobachtet werden, gehören wahrscheinlich zu den Proteinen der »akuten Phase« (s. u.). Dem sog. *»pregnancy associated macroglobulin«* (PAM) wird, wie dem SP_3, ein immunosuppressiver Effekt zugeschrieben, der der Abstoßung des Keimlings entgegenwirken soll.

Sog. Transportproteine dienen u. a. als Träger verschiedenster Stoffe, erfüllen aber daneben noch weitere Aufgaben. Quantitativ weit im Vordergrund steht das *Albumin,* das normalerweise fast ⅔ der Plasmaproteine ausmacht. Chemisch scheint es sich um eine einzige Peptidkette zu handeln, die u. a. durch 16–17 intramolekulare Disulfidbrücken in einer bestimmten globulären Form stabilisiert wird und zu Dimer-Bildung neigt. Nach neueren Berichten soll das Molekül einen fester gefügten Kern und eine lockere Hülle aufweisen, die sich bei pH-Senkung ausdehnen und viele Stoffe reversibel kovalent binden kann. Albumin besitzt zudem eine erhebliche Pufferkapazität. Beim gesunden Erwachsenen werden von den Hepatozyten im Tag 12–20 g Albumin produziert. Von den total etwa 300 g befindet sich nicht ganz die Hälfte im Intravaskulärraum, der Rest in interstitiellen und anderen Kompartementen. *»Präalbumin« (PA)* entspricht dem *»Thyroxin-bindenden Präalbumin« (TBPA)* und enthält relativ viel Tryptophan. *Transkortin (cortisol binding globulin, CBG)* ist, wie das erstere, nur in geringer Konzentration vorhanden; seine Menge bestimmt die Bindungskapazität des Serums für Kortisol. *Metallbindendes Protein (α_1-9,5 S-Glykoprotein)* vermag in besonderem Maß Metallionen, vor allem Ca^{++}, zu binden (S. 885). *Haptoglobin (Hp)* baut sich, ähnlich wie die Immunglobuline, aus zwei Paaren leichter (α) und schwerer (β) Ketten auf. Von den α-Ketten kennt man z. Z. 3 Phänotypen (Hp_α^{1F}, Hp_α^{1S} und Hp_α^2), während die kohlenhydrathaltigen β-Ketten noch weniger erforscht sind. Der Haptoglobin-Polymorphismus erklärt sich z. T. aus verschiedenen Kettenkombinationen (z. B. Hp 1-1 ($\alpha_2^1\beta_2$), Hp 2-2 ($\alpha_2^2\beta_2$) und Hp 1-2 ($\alpha^2\alpha^2\beta_2$)) und ihren Varianten. Haptoglobin bindet äquimolar den Globinanteil des Hämoglobins: Dieser Komplex mit einem Molekulargewicht von ungefähr 155000 oder einem Mehrfachen davon hat im zirkulierenden Blut eine Halbwertszeit von weniger als 10 min, da er vor allem in der Leber rasch aus dem Blut entfernt wird. *Hämopexin,* ein ebenfalls von der Leber produziertes Protein, gehört zu den β-Globulinen und bindet Häm sowie andere Metalloporphyrine in äquimolarer Menge. *Retinolbindendes Protein (RBP),* ein α_2-Globulin, dient als Transportprotein des Vitamins A. *Transkobalamine* (TC) kommen in verschiedener Form (I, II, III) vor. Sie binden spezifisch Vitamin B_{12}. Man kennt auch spezifische *Folsäuretransportproteine.* Das *Heparinbindende Protein* ist ein α_2-3,8 S-Glykoprotein. Das *α_2-Makroglobulin,* das etwa 80% aller α_2-Globuline ausmacht, besteht aus mehreren Untereinheiten und enthält etwa 8–9% Kohlenhydrate. Seine Synthese erfolgt in der Leber, vielleicht z. T. in anderen Zellen, wie den Lymphozyten. Die hauptsächlichen Trägerfunktionen dieses Proteins bestehen im Transport kleiner Moleküle, im besonderen von Hormonen (Insulin, Wachstumshormon u. a.), sowie in der Hemmung von Proteasen, wie Plasmin und Trypsin. Eine immunosuppressive Wirkung ist noch nicht sicher erwiesen. *Transferrin (Siderophilin)* ist das bereits erwähnte Eisen-transportierende Protein (vgl. dazu S. 885). Die sog. *»Proteine der akuten Phase« (AP-Proteine)* treten nach akuten Schädigungen verschiedenster Genese in erhöhter Konzentration auf (α_1-Antitrypsin, α_1-Orosomukoid, α_2-Zöruloplasmin, C-1-Esteraseinhibitor (s. u.), α_2-Makroglobulin, α_2-Haptoglobin und Fibrinogen) oder lassen sich überhaupt nur unter solchen Umständen nachweisen (C-reaktives Protein, SP 2, SP 3, PAM sowie α_2-Glykoprotein). Das *C-reaktive Protein* (CRP, vgl. dazu Amyloidose, S. 908) kommt, soweit sich immunoelektrophoretisch beurteilen läßt, in mindestens drei Typen vor (α_{2H}, β und γ), vielleicht wegen einer Verbindung mit anderen Proteinen. Chemisch lassen sich 6 Untereinheiten mit je einer Polypeptidkette und einer Disulfidbindung nachweisen. Interessanterweise besteht eine teilweise Homologie mit Immunglobulinen. *Orosomukoid* entspricht einem kleinmolekularen Glykoprotein, dessen Aminosäurensequenz teilweise der von L-Ketten der Immunglobuline entspricht. Abgesehen von der Inaktivierung des Progesterons ist über die Funktionen dieses Eiweißkörpers wenig bekannt.

Lipoproteine, die auch als Transportproteine dienen, vermögen dank ihrer Hydrophilie erhebliche Mengen der hydrophoben Lipide in wäßriger Lösung zu halten. Der relative Anteil von Eiweiß und Fett in den einzelnen Komplexen variiert erheblich. Die *Chylomikronen* enthalten nur etwa 1% Protein, die dichtesten α-Lipoproteine mehr als 50%. Dank der sog. Flotations-Ultrazentrifugierung, immunologischer Methoden und einer Modifikation elektrophoretischer Techniken konnten verschiedene Eigenschaften der Lipoproteine genauer erforscht werden. Die mit Hilfe der Ultrazentrifuge aufgetrennten *HDL (»high density lipoproteins«), LDL (»low density lipoproteins«), VLDL (»very low density lipoproteins«)* und *Chylomikronen* entsprechen einigermaßen den elektrophoretisch abgegrenzten Fraktionen *(α_1-Lipoprotein, HDL_2; α_1-Lipoprotein, HDL_3; α_2 (Prä-β)-Lipoprotein, VLDL; β-Lipoprotein, LDL;* und *ω, Chylomikronen).* Immunologisch konnte gezeigt werden, daß Lipoproteine aus antigenisch verschiedenen Untereinheiten (u. a. *Apoprotein A, B* und *C*) aufgebaut sind, die in verschiedenen Kombinationen vorkommen können und einen beträchtlichen *Polymorphismus* erkennen lassen. Ein Zusammenhang zwischen den Apoproteinen A, B und C einerseits und den elektrophoretisch oder mit Hilfe der durch Flotations-Ultrazentrifugierung aufgetrennten Fraktionen von Lipoproteinen ließ sich bisher noch nicht sicherstellen. Die Lipoproteine werden in der Leber, z. T. aber auch in den Enterozyten gebildet.

Die *Immunglobuline* kommen auf S. 1070 zur Sprache.

Das *Komplementsystem* wird uns auf S. 1257 beschäftigen. Abgesehen von diesem und den bereits diskutierten *Gerinnungsfaktoren* sowie von *Plasminogen* (S. 443) kommen im Blutplasma noch weitere Enzyme vor. Die sog. *Pseudocholinesterase* ist u. a. von Interesse, weil ihre Synthese in der Leber derjenigen von Albumin einigermaßen parallel läuft und ihre Aktivität im Serum daher Aufschluß über Syntheseleistungen der Hepatozyten geben kann. *Zöruloplasmin,* das als Oxidase oder Polyphenoloxidase wirkt und u. a. die Oxidation von Adrenalin, Dopamin, Serotonin und Histamin zu biologisch wenig aktiven Substanzen katalysiert, wurde bereits erwähnt (S. 844). Das in Leukozyten gebildete *Lysozym* (S. 1267) kommt normalerweise in geringer Konzentration auch im Blutplasma vor. *Lipoproteinlipasen,* die möglicherweise aus dem Fettgewebe und/oder aus Gefäßendothelien stammen, sind Enzyme, die spezifisch u. a. Mono-, Di- und Triglyzeride sowie Phospholipide (Phospholipasen) spalten und so als *»Klärfaktoren«* lipämisch-trübes Plasma wieder transparent machen können. Die in geringer Konzentration nachweisbare *Adenosin-Desaminase* scheint für immunologische Funktionen von Bedeutung zu sein (S. 1204). Die Rolle des *β_2-Glykoproteins,* vermutlich auch ein Enzym, konnte noch nicht ermittelt werden. Die bei *Gewebeschädigung* verschiedenster Art (S. 511) sowie bei besonderen *Gewebeaktivitäten* (verstärkte Osteoklasie, S. 133 u. a.) vermehrt ins Blut übertretenden Enzyme lassen sich normalerweise im Serum nur in geringen Mengen nachweisen.

Im Blutplasma finden sich zudem *Enzyminhibitoren.* Abgesehen von Proteinen, die das Komplementsystem oder die Gerinnung hemmen (s. dort) sind verschiedene weitere *Anti-Proteasen* isoliert worden, so *α_1-Antitrypsin* (α_{1AT}, S. 885), *Inter- α*-Trypsininhibitor und *Antichymotrypsin,* das mit dem α_{1X}-Glykoprotein identisch ist. Man kennt noch eine Reihe weiterer *Plasmaproteine, deren Funktion noch nicht geklärt ist.* Überwiegend handelt es sich um *Glykoproteine,* d. h. Eiweißkörper mit einem ziemlich hohen Kohlenhydratgehalt. Im besonderen sind zu erwähnen: α_1-saures Glykoprotein (GP), α_{1B}-GP,

Tabelle 62. Plasmaproteine – biologische Funktionen, Polymorphismen, Konzentrationsveränderungen (Auswahl)[1]

Bezeichnung (in Klammer: Syntheseort)	MG ($\times 10^{-3}$) (in Klammer: Position im Elektropherogramm)	Normale Konzentration im Blutplasma (in mg/l, falls nicht besonders erwähnt)	Biologische Funktion(en)	Störungen und Mangelzustände
1. *Entwicklungsabhängige Proteine*				
α-Fötoprotein = α_{1F}-Protein (Leber)	64 (α_1)	Neugeborene: 1000–40000 Erwachsene: < 0.1	Transport von Wirkstoffen (?) und/oder von Enzymen (u. a. Karboanhydrase); Regulation von Immunreaktionen?	Vermehrung in der Schwangerschaft und bei Vorliegen eines Leberzellkarzinoms
Karzinoembryonales Antigen = CEA (Verdauungstrakt des normalen Fötus)	200	< 2.5	?	Vermehrung im Blutplasma bei Karzinomen u. a. des Gastrointestinaltrakts oder bei ulzeröser Kolitis
β-Onkofötales Antigen = BOFA (Fötus: Niere, Kolon, Lunge, Leber, Pankreas)	70–90 (β)	– (?)	?	Vermehrung im Blutplasma bei verschiedenen malignen Tumoren
γ-Fötoprotein (Fötus: Kolon, Jejunum, Milz, Thymus)	? (γ)	?	?	Nachweis bei Erwachsenen bei gewissen benignen und malignen Neoplasmen
2. *Schwangerschafts-assoziierte Proteine*				
Schwangerschaftsprotein SP_1	? (β_1)	–	? Schwangerschaftsspezifisch	?
SP_2 = AP-Glykoprotein = T-Globulin	(β_1)	–	Protein der akuten Phase? Nicht schwangerschaftsspezifisch	? ↑: – Frauen und Männer mit malignen Tumoren – gesunde ♀, die Kontrazeptiva nehmen
SP_3 = α_2AP-Glykoprotein = α_2PAG = xh	326 (α_2)	–	Protein der akuten Phase? Nicht schwangerschaftsspezifisch	? ↑: – Frauen und Männer mit malignen Tumoren – gesunde ♀, die Kontrazeptiva nehmen
»Pregnancy-associated macroglobulin« = PAM = PAG = »p. a. globulin«	506 (α) –	?	? Immunosuppressive Wirkung?	
3. *Transportproteine*				
Albumin (Leber)	66.3	35000–45000	Transportprotein für viele Substanzen; »Reserve«-Protein; Bedeutung für die Erhaltung des onkotischen Drucks	Vermindert bei nephrotischem Syndrom, proteinverlierender Enteropathie, Leberzirrhose; Analbuminämie; Bisalbuminämie; zahlreiche Albumin-Varianten
Präalbumin = Präalbumin I (»Tryptophan-reich«) = Thyroxin-bindendes Präalbumin (TBPA) (Leber?)	55	100–400	Bindung von T_3 und T_4; Bildung von Komplexen mit Retinol-bindendem Protein	Verminderung bei schweren Leberkrankheiten; familiäre, hochgradige oder partielle Mangelzustände; familiäre Vermehrung der Konzentration im Blutplasma (Xr vererbt; »Euthyreose mit hohem T_4«)
Transkortin = »cortisol binding protein« = CBP = steroidbindendes α_1-Globulin	55.7 (α_1)	~ 70	Bindung und Transport von Kortisol	Verminderung beim Syndrom mit niedriger Kortisolbindungskapazität

Tabelle 62 (Fortsetzung)

Bezeichnung (in Klammer: Syntheseort)	MG ($\times 10^{-3}$) (in Klammer Position im Elektropherogramm)	Normale Konzentration im Blutplasma (in mg/l, falls nicht besonders erwähnt)	Biologische Funktion(en)	Störungen und Mangelzustände
Retinolbindendes Protein = α_2RBP	21 (α_2)	30–60	Bindung und Transport von Retinol (Vitamin A)	?
Metallbindendes Protein = α_1-9,5 S-Glykoprotein	308 (α_1)	30–80	Ladungsneutralisation von Metallionen (Ca^{++} u. a.)	?
Transkobalamine (TC I, II, III) (Leber)	38 (TC II) (β) 120–150 (TC I + III) (α_1 α_2)	0,025	TC II: Bindung und Transport von Kobalamin (Vitamin B_{12}) TC I + III: R-Binder (»rapid binders«)	TC II-Mangel (ar) mit B_{12}-Mangel-Anämie
Zöruloplasmin (α_2-Coeruloplasmin)	132 (α_2)	150–600	Kupferbindung; Oxidase	↑ : neoplastische Prozesse, Schwangerschaft ↓ : Wilson'sche Krankheit
Urat-bindendes α_2-Globulin	67 (α_2)	Uratbindung		
Heparin-bindendes Protein (α_2-3,8 S-Glykoprotein)	56–58 (α_2)	50–150	Heparinbindung (durch Protamin verdrängbar)	?
Haptoglobin (Hp) Typ 1–1 Typ 2–2	100 400 (α_2)	300–1900 (je nach Typ)	Hämoglobinbindung; Peroxidase; Protein der akuten Phase (genetischer Polymorphinismus)	↑ : entzündliche Prozesse ↓ : Leberkrankheiten, hämolytische Anämien Hypohaptoglobinämie
Steroid-bindendes β-Globulin	65	1–15	Bindung von 17, β-Hydroxysteroiden	↑↑ : während Schwangerschaft
Hämopexin (H_x = »heme-binding β globulin« = Seromukoid β_{1B}-Globulin = Zytochromophilin) (Leber)	57 (β_1)	50–1150	Äquimolare Bindung von freiem Häm und anderen Metalloporphyrinen	↓ : hämolytische Anämien (Nachweis in der Amnionflüssigkeit bei fötaler Hämolyse)
Transferrin (Siderophilin) (Leber)	76,5 (β_1)	2000–3200	Bindung und Transport von Eisen (meist Fe^{+++}) (Polymorphismen)	↓ : nephrotisches Syndrom, entzündliche und neoplastische Prozesse ↓↓ : kongenitaler Transferrinmangel mit schwerer Eisenmangelanämie
α_2-Makroglobulin (Hormon-transportierendes Protein)	820 (α_2)	1500–4200	Hormonbindung (z. B. Insulin); Proteinasehemmer (Plasmin)	↑↑ : nephrotisches Syndrom ↑ : Leberkrankheiten, Diabetes mellitus
4. *Sog. Proteine der akuten Phase (»acute phase (AP) proteins«)*				
Saures α_1-Glykoprotein (Orosomukoid, α_1-Seromukoid)	40 (α_1)	550–1400	Progesteroninaktivierung? (Polymorphismen)	↑ : entzündliche und neoplastische Prozesse
α_1-Antitrypsin = α_{1AT} (α_1-3,5S-Glykoprotein)	54 (α_1)	2000–4000	Proteinasehemmer (z. B. Trypsinhemmer) (Polymorphismen; Pi-System)	↑ : entzündliche und neoplastische Prozesse ↓ : Hypo-α_1-AT-ämie, Emphysem ↓↓ : kongenitaler α_1-AT-Mangel (verschiedene Typen)
Cls-Inaktivator (Cl-Esterasehemmer)	104 (α_2)	150–350	Hemmer von Clr, Cls, Plasminogen, Kallikrein, Hagemann-Faktor (F XII)	↓ : Hereditäres antioneurotisches Syndrom
Zöruloplasmin	(siehe: Transportproteine (3))			

Tabelle 62 (Fortsetzung)

Bezeichnung (in Klammer: Syntheseort)	MG ($\times 10^{-3}$) (in Klammer Position im Elektropherogramm)	Normale Konzentration im Blutplasma (in mg/l, falls nicht besonders erwähnt)	Biologische Funktion(en)	Störungen und Mangelzustände
α_2-Makroglobulin Haptoglobulin (Hp 1–1)	(siehe Transportproteine (3))			
C-reaktives Protein (CRP)	135–140	<1	?	↑: Entzündliche Prozesse
Schwangerschaftsproteine 2, 3 α_2AP-Glykoprotein	(siehe: Schwangerschafts-assoziierte Proteine (2))			
5. *Lipoproteine*				
α_1-Lipoprotein, LP-A (HDL 2, HDL 3) (Leber)	180–350 (α_1)	290–770	Lipid- und Hormontransport	↓: Leberkrankheiten ↓↓: oder Fehlen: Tangier – Krankheit
α_2-Lipoprotein (Prä-β-LP, VLDL) (Leber)	5000–20000 (α_2)	150–2300	Lipidtransport (vor allem Triglyzeride)	↑: Alkoholismus, Diabetes mellitus, Glykogenosen (I, VI), Schwangerschaft
β-Lipoprotein, LP-B (LDL)(Leber)	2400 (β)	250–8000 (altersabhängig)	Lipidtransport (Cholesterin, Hormone, u. a.) Polymorphismus: Lp, Ld, Ag)	↑: Hyper-β-Lipoproteinämien; Diabetes mellitus, nephrotisches Syndrom, Glykogenose (III) ↓: Anämien, Leberschaden, Hyperthyreoidismus Fehlen: A-β-Lipoproteinämie
Chylomikronen (Enterozyten)				Hyperchylomikronämie
6. *Immunglobuline* (S. 1070)				
IgG, IgA, IgM, IgD, IgE sowie Immunkomplexe und Ig-Fragmente (-bausteine)				
7. *Komponenten des Komplementsystems* (S. 1257)				
Cls (Cl-Esterase)				
Clr				
C2				
C3 (β1C-Globulin)*				* im Serum Umwandlung zu C3a (Anaphylatoxin), C3c (β1A-Globulin) und C3d (α_{2D}-Globulin) (Polymorphismen)
C4 (β1E-Globulin)				
C5 (β1F-Globulin)**				** im Serum Umwandlung u. a. zu C5a (Anaphylatoxin)
C6				
C7				
C8				
C9				
C3-Proaktivator***				
Properdin P				*** Properdin-Faktor B; Proenzym des C3-Aktivators (β_2-Glykoprotein II)
8. *Proteine der Blutgerinnung und der Fibrinolyse*				
Fibrinogen (Leber)	341	2000–4500	Blutgerinnung	↓: Leberkrankheiten, Fibrinolyse Fehlen: Kongenitale Afibrinogenämie
Faktor VIII-assoziiertes Antigen (»AHG-associated protein«)	1000–2000	(<1)	Transport von Gerinnungsfaktor VIII; von Willebrand-Faktor?	Fehlen: von Willebrand-Jürgens-Syndrom

Tabelle 62 (Fortsetzung)

Bezeichnung (in Klammer: Syntheseort)	MG ($\times 10^{-3}$) (in Klammer Position im Elektropherogramm)	Normale Konzentration im Blutplasma (in mg/l, falls nicht besonders erwähnt)	Biologische Funktion(en)	Störungen und Mangelzustände
Prothrombin Plasminogen Fibrin-stabilisierender Faktor (XIII)	(S. 436)			
Antithrombin III	65 (α_2)	170–300	Hemmer von Thrombin	↓ : Leberkrankheiten, orale Kontrazeptiva
9. *Enzyme*				
Serum-Cholinesterase (Pseudo-Cholinesterase)	348 (α_2)	5–15	(mindestens 5 Phänotypen) Spaltung von Cholin-Estern	Verminderte Aktivität des Enzyms infolge Mangels oder Isoenzymen mit verminderter Aktivität
Lysozym (Muramidase)	15 (α_1)	5–15	Lyse der Wand von Bakterien	↑↑ : Monozytoide und myelomonozytäre Leukämien
Zöruloplasmin Komplementkomponenten Gerinnungsfaktoren, fibrinolytische Proteine	(siehe: Transportproteine (3)) (S. 436) (S. 443)	Oxidase		
10. *Enzyminhibitoren*				
α_1-Antitrypsin	(siehe: Proteine der akuten Phase (4))			
α_1-Antichymotrypsin (α_{1X}-Glykoprotein)	68 (α_1)	300–600	Hemmer von Chymotrypsin	
Inter-α-Trypsininhibitor	~ 160 (α_1/α_2)	200–700	Proteinasehemmer (Trypsin)	
Antithrombin III	(siehe: Proteine der Blutgerinnung und der Fibrinolyse, S. 443)			
Cls-Inaktivator	(siehe: Proteine der akuten Phase (4))			
α_2-Makroglobulin	(siehe: Transportproteine (3))			
11. *Verschiedene Proteine mit unbekannter Funktion*				
α_{1B}-Glykoprotein	50 (α_1)	150–300		
α_{1T}-Glykoprotein	60	50–120		
9,5 S α_1-Glykoprotein (α_{1M}-Glykoprotein)	308			
Go-Globulin	50,8 (α_2)	200–550	(Polymorphismen)	
Zn-α_2-Glykoprotein	41 (α_2)	20–150		
α_{2HS}-Glykoprotein α_{2Ba}-Glykoprotein)	49 (α_2)	400–850		
α_2-hitzelabiles Glykoprotein				
8 S α_3-Glykoprotein	220 (α_3/β)	30–50		
4 S α_2-β_1-Glykoprotein	60			
β_2-Glykoprotein I	40	150–300		familiärer β_2-Glykoprotein I-Mangel
β_2-Glykoprotein III	35 (β_2)	50–150		

1 Modifiziert nach *Hitzig, W.:* Plasmaproteine. Pathophysiologie und Klinik. Berlin, Heidelberg, New York, Springer 1977.

α_{1T}-GP, α_2-GP (= α_{2Zn}-GP), α_{2HS}-GP, α_{2Ba}-GP, α_2-hitzelabiles GP, 8S-α_3, 4,6-S-Postalbumin, Gc-Globulin und β_2-Glykoprotein III.

Umsatz der Plasmaproteine

Normalerweise befinden sich *Synthese* und *Katabolismus bzw. Verlust von Plasmaproteinen* im Gleichgewicht (»steady state«). Kinetische Studien haben ergeben, daß bei gesunden Erwachsenen täglich etwa 8–25 g, d. h. 70% des Gesamtkatabolismus der Plasmaproteine, im Magendarmkanal abgebaut werden. Ein Teil dabei freiwerdender Aminosäuren gelangt zur Rückresorption und damit Reutilisation. Mit dem Primärharn gelangt ungefähr $^1/_{1000}$ des Plasmaalbumins in den tubulären Apparat, was pro Tag etwa 2–8 g oder 15% des Gesamtkatabolismus ausmacht. Weitaus der größte Teil wird in den Hauptstücken rückresorbiert, abgebaut und der Wiederverwendung zugeführt. Die restlichen 15% des Plasmaproteinabbaus entfallen auf Leber, Haut und andere Organe.
Neben dieser Art von Katabolismus und Reutilisation nehmen mehrere Plasmaproteine ständig an einem Stoffumsatz innerhalb der Blutbahn oder der Gewebe teil. Diese *kontinuierliche Utilisation* trifft für mehrere Komplementfaktoren und einen Teil der Gerinnungsfaktoren sowie für Fibrinogen zu.
Einen *außerordentlichen Verbrauch bzw. Verlust von Plasmaproteinen* beobachtet man im Rahmen vieler krankhafter Prozesse (s. u.).
Die Berechnung der *Umsatzgrößen,* wie Syntheserate, Halbwertszeit im zirkulierenden Blut, Abbaurate bzw. Verlustrate und Umsatz (turnover), für die einzelnen Plasmaproteine gestaltet sich wegen der von Eiweißkörper zu Eiweißkörper unterschiedlichen Verhältnisse und der Mehrzahl von Kompartimenten, die es zu berücksichtigen gilt, schwierig. Mit Hilfe der Bestimmung der *Plasmakonzentration* und der *Halbwertszeit* lassen sich aber annähernd zutreffende Schätzungen machen.
Hinsichtlich der *Zusammenhänge zwischen Synthese und Verlust bzw. Abbau von Plasmaproteinen* lassen sich im wesentlichen drei Haupttypen von Koppelung erkennen: 1) Bei der sog. *starren Koppelung* entspricht der Verlust weitgehend der Plasma-Proteinkonzentration. Die letztere wird somit vor allem durch die Syntheserate bestimmt (z. B. Fibrinogen). 2) Bei absolut gleichbleibender Verlust- bzw. Abbaurate, die keine Abhängigkeit von der Plasma-Proteinkonzentration erkennen läßt, besteht offenbar *keine nennenswerte Koppelung* mit der Synthese (Beispiel: Haptoglobin). 3) Bei *negativer Rückkoppelung* hemmt eine hohe Plasma-Proteinkonzentration die Synthese des betreffenden Eiweißkörpers, so daß dann der Abbau bzw. Verlust relativ überwiegt (Beispiel: Immunglobuline).
Ein Teil der im Körper freiwerdenden Aminosäuren folgt naturgemäß anderen metabolischen Wegen als denen der Peptid- und Proteinsynthese (vgl. dazu S. 936). Das Endprodukt des Katabolismus der stickstoffhaltigen Proteinanteile ist – wie im Fall der Aminosäuren – in erster Linie der *Harnstoff,* der renal ausgeschieden wird.

116.3. Allgemeine Bemerkungen zu genetisch bedingten Störungen des Aminosäurenstoffwechsels

Im weitesten Sinn dürfen alle genetisch bedingten Leiden als krankhafte Äußerungen eines gestörten Aminosäurenmetabolismus bezeichnet werden, da sich Mutationen über die Transskription und Translation als Veränderungen oder ein Fehlen von Peptiden oder Proteinen, die ihrerseits aus Aminosäuren aufgebaut sind, kundtun. Im vorliegenden Abschnitt werden jedoch nur diejenigen Heredopathien berücksichtigt, die auf *Defekte der Synthese, des Abbaus oder des Membrantransports einzelner Aminosäuren und/oder ihrer Metaboliten* zurückgehen.
Aus der großen Zahl solcher Krankheiten (s. Tabelle 60, S. 876), seien im Folgenden nur einige herausgegriffen, die wegen ihrer Häufigkeit und/oder wegen der Möglichkeit einer *frühzeitigen Erkennung und Behandlung* besonderes medizinisches Interesse verdienen. Eine in Einzelheiten gehende Darstellung der überaus komplexen biochemischen Hintergründe dieser Leiden würde den Rahmen dieses Textes sprengen. Die wichtigsten Defekte und ihre Folgen sollen daher nur in groben Zügen geschildert werden. Im übrigen sei auf die Fachliteratur hingewiesen.
Bei vielen genetisch bedingten Störungen des Aminosäurenstoffwechsels treten *zentralnervöse Schäden* auf, die bei rechtzeitiger Diagnosestellung in einem Teil der Fälle durch geeignete Diät gemildert oder gar vermieden werden können.
An dieser Stelle sei erneut darauf hingewiesen, daß sich eine immer größer werdende Zahl derartiger Störungen durch *Amniozentese* und *in vitro-Untersuchung des biochemischen Verhaltens lebender Zellen* schon so frühzeitig diagnostizieren läßt, daß man im Fall hoffnungsloser Krankheiten die Gravidität unterbrechen oder sogleich nach der Geburt mit der Behandlung beginnen kann.
Ein weiterer Gesichtspunkt betrifft die *genetische Beratung,* die sich in zunehmendem Maß auf *quantitative enzym-biochemische Untersuchungen* und andere Teste bei Heterozygoten stützt.
Für den Arzt, der sich in den genetisch bedingten metabolischen Störungen nicht gut auskennt, ist es nützlich, einzelne häufig vorkommende *Symptome und Zeichen* im Zusammenhang mit solchen Leiden in Erinnerung zu halten, aufgrund derer die Zuweisung an Spezialisten rechtzeitig erfolgen kann. Oft zeigen die betroffenen Kinder Neigung zu Erbrechen. Dazu gesellt sich in vielen Fällen ein ungewöhnliches Verhalten, das u. a. durch Lethargie und Stupor gekennzeichnet sein kann. Vielfach fallen frühzeitig mangelhaftes Gedeihen, Wachstumsrückstand und zentralnervöse Störungen, wie Ataxie, auf. Bei äußerer Betrachtung des Kindes achtet man u. a. auf Körperbau, Kopf- und Gesichtskonfiguration, Haut- und Haaranomalien sowie Besonderheiten an den Augen. Einzelne Krankheiten signalisieren sich durch einen ungewöhnlichen Körper- und Uringeruch. Bei der physikalischen Untersuchung notiert man bei einer erheblichen Zahl dieser Krankheiten eine Hepatomegalie, manchmal eine Splenomegalie, bei einzelnen Leiden verbunden mit Ikterus. Elektroenzephalographische und elektromyographische Untersuchungen zeigen u. U. ebenfalls Störungen. Radiologische Befunde werden in manchen Fällen am Skelett erhoben. Zu den einfachen diagnostischen Maßnahmen gehören überdies hämatologische Untersuchungen und chemische Analysen von Serum und Urin. Störungen des Aminosäurenstoffwechsels lassen sich oft aufgrund des Vorkommens ungewöhnlicher Mengen gewisser Metaboliten im Harn erkennen, wobei Reaktionen mit Ferrichlorid und 2,4-Dinitrophenylhydrazin bereits eine ganze Zahl derartiger Krankheiten erfassen lassen.

116.4. Einige allgemein bekannte Störungen des Aminosäurenmetabolismus und ihre Varianten

Phenylketonurie

Definitionen: Die *Phenylketonurie (Phenylalaninämie Typ I)* ist ein autosomal-rezessiv vererbbares Leiden, das auf einer Inaktivität der Phenylalanin-Hydroxylase beruht, mit erhöhten Konzentrationen von Phenylalanin, Phenylpyruvat, Phenyllaktat und Phenylazetat im Blutplasma sowie stark vermehrter Ausscheidung u. a. von O-Hydroxyphenylazetat im Urin einhergeht. Klinisch manifestiert sich die Phenylketonurie vor allem durch zentralnervöse Störungen, wie zunehmende mentale Defizienz, Tremor, Krämpfe, muskuläre Hypertonie und Hyperkinese. Auffällig ist ferner die herabgesetzte Pigmentierung, insbesondere der Haare. Bei der *Phenylalaninämie Typ II (persistierende milde Phenylalaninämie)* ist die Aktivität der Phenylalanin-Hydroxylase lediglich reduziert, beim *Typ III (transitorische milde Phenylalaninämie)* haben wir es möglicherweise nur mit einer verspäteten Enzymbildung zu tun.

Das Vollbild der Krankheit tritt nur bei *Homozygoten* auf, in einer Häufigkeit von ungefähr 1:15000 Geburten. *Heterozygote* sind klinisch gesund, zeigen aber meist eine etwas erhöhte Konzentration von Phenylalanin im Blutplasma (nüchtern) und eine verlängerte Halbwertszeit dieser Substanz nach oraler Belastung.

Pathogenese: Bei *Inaktivität des Leberenzyms Phenylalanin-Hydroxylase* unterbleibt die Hydroxylierung des Phenylalanins in der para-Stellung und damit die Tyrosinbildung auf diesem Weg. Die oben erwähnten Varianten der Phenylalaninämie beruhen möglicherweise z. T. auf der Existenz von Isoenzymen mit unterschiedlicher Aktivität. Das »vor dem Block angestaute« Phenylalanin wird z. T. durch Transaminierung in die erwähnten Metaboliten umgewandelt (s. o.). Der Mechanismus der *Hirnschädigung* konnte noch nicht sicher ermittelt werden: Man hält es für wahrscheinlich, daß die Hyperphenylalaninämie den Transport von Aminosäuren in Hirnzellen hemmt, so daß es den letzteren u. a. an essentiellen Aminosäuren fehlt. Zusätzliche oder alternative Erklärungen wären u. a. eine gestörte Synthese biogener Amine (Serotonin, Noradrenalin, Phenyläthylamin u. a.) oder eine Hemmwirkung von Phenylpyruvat auf die Pyruvatdekarboxylierung in Hirnzellen, was den Energiestoffwechsel beeinträchtigen könnte. Die verminderte Pigmentierung beruht wahrscheinlich auf der kompetitiven Hemmung der Tyrosinase durch Phenylalanin, was die *Melaninsynthese* beeinträchtigt.

Morphologisch erkennt man u. a. eine *verminderte Myelinisation* im Zentralnervensystem, z. T. auch an peripheren Nerven, manchmal verbunden mit Achsenzylinderuntergang und – wahrscheinlich – Verlust eines Teils von Ganglienzellen. Die Astrozytenglia zeigt eine diskrete diffuse Vermehrung. Die Befunde sind wenig auffällig und oft erst mit Hilfe morphometrischer Methoden faßbar.

Folgen: Da die Phenylketonurie bei älteren Kindern keine deutliche Progredienz zeigt, darf angenommen werden, daß das ZNS nur in der empfindlichen postnatalen Entwicklungsphase geschädigt wird. Stellt man die Diagnose früh, lassen sich die Hirnschäden durch eine besondere phenylalaninarme Diät weitgehend vermeiden. Es sind Patienten bekannt, die sich unter solchen Umständen später normal entwickelten. *Kinder von Müttern mit Phenylketonurie* können mit schweren Hirnschäden zur Welt kommen.

Differentialdiagnostisch sind andere Formen von Phenylalaninämie abzugrenzen. Abgesehen von den erwähnten *milden Varianten* sind in diesem Zusammenhang ein Defekt der *Phenylalanintransaminase,* die vermutlich auf einer Hemmung der p-Hydroxyphenylbrenztraubensäureoxidase beruhende *transitorische Tyrosinämie* und die möglicherweise durch einen Defekt desselben Enzyms oder der Tyrosintransaminase verursachte *Tyrosinose* zu nennen.

Homozystinurie

Definition: Die *klassische Homozystinurie* ist ein autosomal-rezessiv vererbbares Leiden, das durch eine stark verminderte Aktivität der Zystathionin-Synthetase verursacht wird und zunehmend mit Veränderungen, ähnlich denen des Marfan-Syndroms (S. 107) einhergeht, nämlich Linsenektopie, Osteoporose, Skelettdeformitäten und anderen Äußerungen eines minderwertigen Binde- und Stützgewebes. Zudem kommt es oft schon früh zu thrombotischen oder thromboembolischen Komplikationen sowie Krampfanfällen. Eine mäßige mentale Defizienz ist in etwa der Hälfte der Fälle vorhanden. Die Konzentrationen von Methionin und Homozystin im Urin sind deutlich erhöht. Neben der klassischen Form kennt man noch *weitere, seltene Krankheiten mit Homozystinurie* (s. u.).

Neben der Phenylketonurie ist die Homozystinurie eine der häufigsten hereditären Störungen des Aminosäurenstoffwechsels. Man begegnet ihr im Mittel einmal auf etwa 30000 Geburten. Klinisch erkranken nur *Homozygote,* während *Heterozygote,* abgesehen von einer etwas verzögerten Metabolisierung von Methionin nach oraler Belastung, keine pathologischen Veränderungen aufweisen. Sie lassen sich aber durch den Nachweis einer intermediären Zystathionin-Synthetase-Aktivität in in vitro gezüchteten Hautfibroblasten, Leberzellen oder stimulierten Blutlymphozyten mit Wahrscheinlichkeit als solche erkennen.

Pathogenese: Bei weitgehendem Fehlen der normalerweise in vielen Zellarten vorhandenen Zystathionin-Synthetase-Aktivität häufen sich Homozystin und Methionin an, und Zystein bzw. Zystin müssen exogen zugeführt werden, d. h. »werden zu essentiellen Aminosäuren«. Die *schädlichen Wirkungen von Homozystin* sind im einzelnen noch nicht geklärt. Man nimmt an, daß es die *Vernetzung von Kollagen stört, Gefäßendothelien vermehrt zum Untergang bringt* und so zur Entstehung entblößter Stellen an den Innenflächen von Arterien und Venen führt. Ferner neigt es zur *Bildung gemischter Disulfide,* die wichtige Sulfhydrylgruppen insbesondere von Enzymen wenigstens teilweise zu inaktivieren vermögen. Außer Homozystin beteiligen sich möglicherweise noch weitere Metaboliten an dem krankhaften Geschehen, u. a. 5-Amino-4-Imidazolkarboxamid-5′-S-Ribonukleosid, S-Adenosylhomozystein und Homolanthionin. Ein Teil der Patienten reagiert günstig auf eine Behandlung mit Pyridoxin, weshalb vermutet wird, dieser Wirkstoff stimuliere die Holoenzymbildung der Zystationin-Synthetase.

Morphologisch fallen vor allem die *makroskopisch erkennbaren Veränderungen,* wie sie oben geschildert wurden, auf. Recht typisch ist die *Subluxation der Augenlinse.* Mikroskopisch finden sich die wichtigsten Veränderungen an den *Blutgefäßen,* insbesondere an den *Arterien,* deren Wände u. a. eine deutliche Aufsplitterung der elastischen Faserbündel erkennen lassen, elektronenmikroskopisch im Sinn einer Fragmentation. Ein Teil der Muskelzellen der Media ist deformiert und atrophisch. Dazu kommen Endothelschäden, die man besonders gut mit Hilfe des Rasterelektronenmikroskops darstellen kann, sowie Thromben. Die kleinen Gefäße weisen in der Regel entsprechende Läsionen auf. Im Anschluß an thrombotische oder thromboembolische *Verschlüsse von Hirnarterien* treten *Erweichungsherde* auf.

Folgen: Abgesehen von den oben erwähnten klinischen Äußerungen des Leidens, findet man oft besondere Auswirkungen der *juvenilen Osteoporose,* wie Kyphose und/oder Skoliose der Wirbelsäule, Genu valgum, Pectus excavatum s. carniatum, Anomalien des Gaumens und Arachnodaktylie. Die *mentalen Störungen* gehen nicht selten in Richtung eines schizoiden Verhaltens. Arterielle und venöse *Thrombosen* sowie *Thromboembolien* zählen zu den bekannten Komplikationen. Weitere Stigmata umfassen helles Haar, aufgerauhte Haut und Livedo reticularis. Durch Behandlung mit Pyridoxin und/oder eine methioninarme Diät lassen sich die Veränderungen des Chemismus verbessern, teilweise auch das klinische Bild.

Ahornsirup-Urin-Krankheit (»Maple syrup urine disease«) und andere Störungen des Metabolismus von Aminosäuren mit verzweigten Ketten (»branched chain ketoacidurias«)

Hier haben wir es mit einer Gruppe autosomal-rezessiv vererbbarer Störungen zu tun, deren gemeinsames Merkmal es ist, daß *Aminosäuren* mit *verzweigten Kohlenstoffgerüsten* betroffen sind, und daß diese Säuren und die korrespondierenden *Ketosäuren* im Urin in stark erhöhten Konzentrationen ausgeschieden werden, was besonders im Fall der Ahornsirup-Urin-Krankheit den typischen Geruch ausmacht. Es handelt sich um sehr seltene Leiden, rechnet man doch mit nicht mehr als einem Fall auf 100000–250000 Geburten.

Formen, Ursachen und **Pathogenese:** Normalerweise werden Leuzin, Isoleuzin und Valin unter der katalytischen Wirkung von Transaminasen in die entsprechenden Ketosäuren umgewandelt, die dann ihrerseits eine oxidative Dekarboxylierung erfahren. Bei der *Ahornsirup-Urin-Krankheit* besteht ein *Defekt der für die Dekarboxylierung verantwortlichen Enzyme,* d. h. der in vielen Geweben normalerweise vorhandenen *Oxidasen der α-Ketoisokapronsäure, der α-Ketoisovaleriansäure und der α-Keto-β-Methylvaleriansäure.* Folge davon ist eine Erhöhung der Konzentration von Leuzin, Isoleuzin und Valin sowie der entsprechenden Ketosäuren im Blut und im Urin. Da es sich um einen autosomal-rezessiven Erbgang mit wahrscheinlicher Mutation eines einzelnen Gens handelt, wird daran gedacht, es könnte eine gemeinsame Untereinheit der genannten Enzyme betroffen sein. Heterozygote zeigen z. T. eine auf ungefähr die Hälfte der Norm reduzierte Aktivität der erwähnten Oxidasen. Der Mechanismus der Hirnschädigung ist nicht geklärt. Man vermutet u. a., daß die angestauten Ketoderivate von Leuzin und Valin die Aktivität der L-Glutamatdehydrogenase im Gehirn hemmen und/oder, daß der Eintritt anderer essentieller Aminosäuren ins zentralnervöse Gewebe gestört sein könnte. In vitro bewirken die Metaboliten der Ahornsirup-Urin-Krankheit u. a. eine Verlängerung der G_1- und S-Phase gezüchteter Gliomzellen. Die Ahornsirup-Urin-Krankheit tritt in mehreren *Varianten* auf, die sich durch eine unterschiedliche Reduktion der Enzymaktivität auszeichnen (Grad 1: 0–2% der Norm, Grad 3: 8–16% der Norm). Vereinzelt werden durch hohe Dosen von Thiamin Besserungen erzielt.

Morphologisch zeigt das zentralnervöse Gewebe kurze Zeit nach der Geburt keine lichtmikroskopisch erkennbaren Veränderungen. Dann stellen sich in zunehmendem Maß ein *Myelinisierungsmangel,* eine kleinherdige *Spongiose* und eine diffuse, leichte *Astrozytose* ein. Quantitative Ganglienzellzählungen lassen eine zahlenmäßige Reduktion dieser Elemente erkennen.

Folgen: Unmittelbar nach der Geburt erscheinen die Kinder unauffällig. Innerhalb weniger Tage jedoch verschlechtert sich der Zustand, und es treten zunehmend *zentralnervöse Symptome und Zeichen,* wie Lethargie, Trinkfaulheit, dann muskuläre Hypertonizität, abwechselnd mit Schlaffheit, und schließlich Krämpfe, in Erscheinung. Wenn es nicht – was mehrheitlich der Fall ist – im Verlauf weniger Wochen zum Tod kommt, resultiert eine schwere mentale Defizienz. Die Diagnosestellung wird durch den karamelähnlichen Geruch des Urins erleichtert, und einfache Proben, wie die Ferrichloridprobe oder die Dinitrophenylhydrazin-Reaktion für Ketosäuren, fallen positiv aus. Zur sicheren Diagnose müssen allerdings chromatographische Methoden herangezogen werden.

Differentialdiagnostisch ist in erster Linie an *andere Störungen des Metabolismus verzweigter Aminosäuren* zu denken, insbesondere die *Hypervalinämie* (vermutlich wegen eines Defekts der Valin- α-Ketoglutarat-Transaminase), bei der etwas häufiger Erbrechen und Nystagmus zum Symptomenkreis treten. Ferner ist die *Isovalerische Azidämie* zu erwähnen, die vermutlich auf einen Defekt der Isovaleryl-CoA-Dehydrogenase zurückgeht, einen käseartigen Körper- und Uringeruch (»cheese or sweaty feet smell«) infolge hoher Isovaleriansäurekonzentration zur Folge hat und sich klinisch durch wiederholtes Erbrechen, metabolische Azidose, mäßige geistige Retardation und u. U. komatöse Zustände charakterisiert. Die *propionische Azidämie* wird durch einen Defekt der Propionyl-CoA-Karboxylase verursacht und geht ebenfalls mit einer Ketoazidose einher. Bei der *methylmalonischen Azidurie* ist z. T. die Synthese von 5'-Desoxyadenosylkobalamin gestört. Diese Variante spricht auf Vitamin B_{12}-Therapie an. Bei der Vitamin B_{12}-resistenten Form liegt wahrscheinlich ein Defekt der Methylmalonyl-CoA-Razemase oder der Methylmalonyl-CoA-Karbonylmutase vor. Der Erbgang ist vermutlich autosomal-rezessiv. Man kennt auch eine *methylmalonische Azidurie mit Homozystinurie.* Weitere Enzymopathien dieser Gruppe sind die *β-hydroxyisovalerische Azidurie- β-Methylkrotonylglyzinurie* und die *α-methyl- β-hydroxybutyrische Azidurie.*

Albinismus

Definitionen: Beim sog. *Augenalbinismus (okulärer Albinismus),* einer X-chromosomal (rezessiv) vererbbaren Störung, deren biochemische Ursache noch nicht geklärt werden konnte, fehlt es an der Pigmentation im Augenbereich, was mit Sehstörungen verbunden ist. Der sog. *okulokutane Albinismus* wird dagegen autosomal-rezessiv vererbt, kommt in verschiedenen Formen vor (sog. *Tyrosinase-negativer okulokutaner Albinismus* (kompletter perfekter Albinismus), sog. *Tyrosinase-positiver Albinismus* (kompletter imperfekter Albinismus, Albinoidismus, Albinismus Typ II), *Chédiak-Higashi-Syndrom* (Béguez-César-Chédiak'sche Krankheit), *Hermansky-Pudlak-Syndrom, gelber Albinotyp* (ym = yellow mutant), *Cross-Syndrom* (Hypopigmentation und Mikrophthalmie) u. a.).

Formen und **Pathogenese:** Wie erwähnt, ist die Ursache des *Augenalbinismus* nicht geklärt. Beim *Tyrosinase* (Phenoloxidase)-*negativen Albinismus* (Ty-neg) fehlt es – wie der Name sagt – an der Aktivität dieses Enzyms, die man z. B. durch Inkubation lebenden Gewebes oder von Zellen in L-Tyrosin oder L-DOPA nachweisen kann. Die biochemischen Störungen beim *Tyrosinase-positiven Albinismus* (Ty-pos) bedürfen einer weiteren Klärung. Das *Chédiak-Higashi-Syndrom* ist gekennzeichnet durch einen inkompletten okulokutanen Albinismus, häufige pyogene Infektionen, Neutropenie und – im elektronenmikroskopischen Bild verschiedener Zellarten – »riesige« Granula, die von einer Einheitsmembran umgeben sind und somit größtenteils, wenn nicht ausschließlich, Lysosomen entsprechen dürften (vgl. dazu S. 55). Analoge Störungen werden bei Tieren beobachtet, z. B. bei Mäusen mit dem Mutationsmerkmal »beige«. Der Erbgang ist ebenfalls autosomal-rezessiv. Dasselbe gilt für das *Hermansky-Pudlak-Syndrom,* das sich neben einem Tyrosinase-positiven okulokutanen Albinismus u. a. durch eine hämorrhagische Diathese infolge defekter Thrombozyten, und eine Anhäufung zeroidartigen Pigments in Makrophagen und anderen Zellen auszeichnet. Man denkt an eine einfache Genmutation mit pleiotropem Effekt. Das Pigment kommt vermutlich durch Oxidation ungesättigter Fettsäuren und Polymerisation zustande, möglicherweise infolge eines Enzymdefekts. Die Plättchenstörungen wurden u. a. mit einer Prostaglandin-Synthesestörung in Beziehung gebracht. Die dem *gelben Albinismus* zugrunde liegende Störung konnte noch nicht ermittelt werden. Vielleicht ist die Eumelaninbildung blokkiert, so daß vermehrt Phäomelanin anfällt. Die Pathogenese des *Cross-Syndroms,* das vor allem bei Blutsverwandten beobachtet wurde, ist ebenfalls unbekannt.

Die Schwierigkeiten, den biochemischen Hintergründen der einzelnen Formen von Albinismus näher zu kommen, versteht man besser, wenn die *vielen Gene* in Erinnerung gerufen werden, die z. B. bei der Maus für die Pigmentierung verantwortlich sind. Diese Gene wirken teilweise auf die Melanoblasten und -zyten (u. a. auch die Tyrosinaseaktivität), teilweise jedoch über die Zellumgebung (z. B. in der Epidermis, vgl. dazu S. 96).

Morphologisch steht das völlige oder weitgehende *Fehlen von Melanin* in den betroffenen Zellen im Vordergrund. Beim *Ty-neg-Albinismus* lassen sich ultrastrukturell höchstens Frühformen von Prämelanosomen (Stadium II) erkennen. Beim *Ty-pos-Albinismus,* bei dem sich die Tyrosinaseaktivität u. a. histochemisch zeigen läßt, sind in den Melanozyten – neben vermehrten Polyphagosomen – teilweise pigmentierte Prämelanosomen im Stadium III vorhanden. Die ultrastrukturellen Besonderheiten des Chediak-Higashi-Syndroms wurden bereits hervorgehoben. Auch hier findet man in den Riesenprämelanosomen und Melanosomen vereinzelt Pigment. Das *Hermansky-Pudlak-Syndrom* erkennt man am ehesten an der Kombination von inkomplettem Albinismus und dem Auftreten des zeroidartigen Pigments.

Alkaptonurie und Ochronose

Definitionen: Die *Alkaptonurie* ist eine wahrscheinlich autosomal-rezessiv vererbbare Störung, die durch einen Defekt der Homogentisinsäure-Oxidase, eines normalerweise in den Abbau von Phenylalanin und Tyrosin eingeschalteten Enzyms verursacht wird. Als Folge dieses metabolischen Blocks kommt es zu einer Anhäufung und exzessiven renalen Ausscheidung von Homogentisinsäure, die vor allem im alkalischen Milieu (z. B. mit alkalischen Mitteln gewaschene Windeln oder alkalischer Urin) rasch polymerisiert und so eine Dunkelfärbung erzeugt (Alkaptonurie i. e. S.). Im Verlauf der Jahre, meistens aber erst in der 3.–4. Lebensdekade deutlich erkennbar, tritt eine Schwarzfärbung knorpliger und bindegewebiger Strukturen hinzu. Diese *Ochronose* geht in zunehmendem Maß mit degenerativen Gelenkveränderungen im Sinn der Arthrose (S. 127) sowie Verkalkungen u. a. der Zwischenwirbelscheiben mit *Spondylose* einher.

Die Angaben über die Häufigkeit dieses Leidens variieren zwischen 1:50000 und 1:200000, z. T. vermutlich deshalb, weil es sich um eine ziemlich gutartige Affektion handelt, die sich erst im mittleren Erwachsenenalter klinisch bemerkbar macht. Die »biologische Fitness« von Homozygoten ist daher kaum eingeschränkt, so daß das »Alkaptonurie-Gen« nicht selten von ihnen weitergegeben wird, und bei Blutsverwandten eine erhöhte Inzidenz des Phänotyps festzustellen ist. Die Krankheit tritt nur bei Homozygoten auf. Man kennt noch keine Möglichkeit, mit Hilfe enzymochemischer Untersuchungen Heterozygote in zuverlässiger Weise herauszufinden.

Pathogenese: Physiologischerweise wird die *Homogentisinsäure,* ein normaler Metabolit beim Abbau von Phenylalanin und Tyrosin, unter der katalytischen Wirkung der *Homogentisinsäure-Oxidase* oxidiert, wobei der Phenylring aufgespalten wird und Maleylazetoessigsäure entsteht. Bei Patienten mit Alkaptonurie wurde in Leber und Niere ein Fehlen der Homogentisinsäure-Oxidaseaktivität festgestellt. Infolge des Anstaus von Homogentisinsäure ist deren Konzentration im Blut stark erhöht, und die tägliche *Ausscheidung im Urin* erreicht die Menge von 3–8 g. In neutralem oder alkalischem Milieu erfährt die Homogentisinsäure rasch eine Oxidation und Polymerisation zu einem *dunkelbraunen bis schwärzlichen Farbstoff,* der chemisch eine gewisse Ähnlichkeit mit Melanin hat. Dieses *Polymer scheint sich u. a. irreversibel an gewisse Kollagenarten zu binden,* so im Bereich des Knorpels, an Herzklappen, in Atherompolstern u. a. Neuere ultrastrukturelle Befunde deuten allerdings darauf hin, daß die *Pigmentanhäufung intrazellulär in Chondrozyten* beginnen und die pigmentierten »*Alkaptonkörper*« z. T. von Makrophagen und anderen Zellen aufgenommen werden könnten. Nach Sättigung der letzteren käme es – nach dieser Deutung – zu einer Ablagerung der fragmentartigen dunkelbraunen Partikel auch im Bindegewebe der Gelenkkapsel. So oder so scheint eine Knorpeldegeneration die Folge des Geschehens zu sein.

Morphologisch findet sich in Frühstadien wenig Auffälliges. Ultrastrukturelle Untersuchungen haben gezeigt, daß *degenerative Veränderungen der Chondrozyten* zu den ersten Läsionen gehören. Anschließend entwickeln sich – abgesehen von der auffälligen *Schwarzfärbung des Knorpels und anderer Strukturen* (z. B. Herzklappen, arterielle Atherompolster, Larynx, Trommelfell, Haut- und Schweißdrüsenbereich) – zunehmend *arthrotische (arthronotische) Veränderungen* (S. 128). Dabei zeigt sich eine z. T. *granulierende Synovitis* mit/bei Einlagerung von Alkaptonkörpern und Anhäufung zahlreicher Histiozyten, z. T. in Form mehrkerniger Riesenzellen. Die Alkaptonkörper entsprechen wahrscheinlich zum guten Teil abgesprengten, spröden Knorpelstücken von schwarzbrauner Farbe, was der Anlaß zu der entzündlichen Reaktion sein dürfte. Die schweren *Bandscheibenschäden* im Bereich der Wirbelsäule haben u. a. *spondylotische Läsionen* mit Einengung der Zwischenwirbelkanäle zur Folge.

Folgen: Im Vordergrund des klinischen Bildes stehen – abgesehen von der mit der Zeit sichtbaren Dunkelfärbung etwa der Ohrknorpel – Zeichen der *Arthrose* (S. 127), die sich zuerst an großen Gelenken u. a. in Form von Schmerzen bei Bewegung, Steifigkeit und Bewegungsbehinderung kundtut. Radiologisch recht typisch ist die Verschmälerung und teilweise Verkalkung der *Zwischenwirbelscheiben,* z. T. verbunden mit radikulären Schmerzen und Ausfällen. Die Diagnose stützt sich auf die Trias Arthrose, ochronotische Pigmentation und Dunkelwerden des Urins nach Alkalisierung. Die Pathogenese der bei älteren ochronotischen Patienten gehäuft auftretenden *kardiovaskulären Störungen* steht noch nicht fest. Möglicherweise hat sie mit der Ochronose auch der atheromatösen Plaques in Arterien zu tun, die u. a. eine erhöhte Fragilität der Polster nach sich ziehen könnte. Obschon von *Askorbinsäure* bekannt ist, daß sie in vitro die Oxidation und Polymerisation von Homogentisinsäure zu hemmen vermag, sind klare therapeutische Erfolge einer Behandlung mit Vitamin C bisher nicht mitgeteilt worden.

Primäre Hyperoxalurie und Oxalose

Definitionen: Unter dem Begriff einer *primären Hyperoxalurie* faßt man zwei verschiedene, genetisch bedingte Störungen zusammen, die beide durch eine stark erhöhte Oxalatausscheidung im Urin charakterisiert sind und sich in ihren klinischen Äußerungen wenig unterscheiden. Beim sehr wahrscheinlich autosomal-rezessiv vererbbaren *Typ I* (auch *glykolische Azidurie* genannt) besteht ein Defekt der α-Ketoglutarat: Glyoxylat-Karboligase, was u. a. zu einer vermehrten renalen Ausscheidung auch von Glykolat und Glyoxylat führt. Der autosomal-rezessiv vererbbare *Typ II (L-glyzerische Azidurie)* ist durch einen Mangel an D-glyzerischer Dehydrogenaseaktivität gekennzeichnet und führt – neben der Hyperoxalurie – zu einer vermehrten Ausscheidung von L-Glyzerinsäure im Harn. Beide Formen von primärer Oxalurie zeigen eine starke Neigung zur Bildung von *Kalziumoxalatsteinen* (Uro- bzw. Nephrolithiasis, S. 794), ferner zu einer *Ablagerung von Kalziumoxalatkristallen* in vielen Geweben (= *Oxalose*).

Pathogenese: Beim *Typ I von primärer Hyperoxalurie (glykolische Azidurie)* kommt es infolge Mangels an Aktivität der α-Ketoglutarat:Karboligase, die normalerweise die Synthese der α-Hydroxy-β-Ketoadipinsäure katalysiert und u. a. in Leber, Milz und Nieren nachzuweisen ist, zu einer Anhäufung von Glyoxylat, das dann in stark vermehrtem Maß zu Oxalsäure oxidiert oder zu Glykolsäure reduziert wird. Anders verhält es sich beim *Typ II (L-glyzerische Azidurie):* Der Defekt der D-glyzerischen Hydrogenase, die sich u. a. in Leukozyten nachweisen läßt und unter physiologischen Bedingungen die Reduktion der Hydroxybrenztraubensäure im Rahmen des Serin-Katabolismus katalysiert, hat einen Anstau und eine vermehrte Reduktion dieser Säure durch Milchsäuredehydrogenase zu dem unnatürlichen Metaboliten L-Glyzerinsäure zur Folge. Da die Reduktion von Hydroxypyruvat enzymatisch mit der durch die Milchsäuredehydrogenase katalysierten Oxidation von Glyoxylat zu Oxalat gekoppelt ist, bietet sich eine Erklärung für die gleichzeitig auftretende Hyperoxalurie. Im Gegensatz zum Typ I können im Fall der primären Hyperoxalurie Typ II Heterozygote aufgrund einer Reduktion der D-glyzerischen Dehydrogenaseaktivität recht zuverlässig ermittelt werden. Bei beiden Formen zieht die andauernde Hyperoxalurie mit der Zeit eine *Oxalose* (s. o.), eine *Uro(Nephro)lithiasis* mit Bildung von Kalziumoxalatsteinen (S. 796) sowie eine *Nephrokalzinose* nach sich. Es sei hier angefügt, daß bei gewissen *Darmerkrankungen* (z. B. Crohn'sche Krankheit) aus dem Darminhalt vermehrt Oxalate resorbiert werden, wobei in der Folge eine Kalziumoxalat-Urolithiasis resultieren kann.

Morphologisch stehen die *Nierenveränderungen* im Vordergrund: Die Rinde ist oft stärker betroffen als das Mark. Kalziumoxalatkristalle finden sich vor allem in den Tubuluslumina, insbesondere der Hauptstücke, ferner im Bowman'schen Kapselraum, im Interstitium und in den Gefäßwänden. Sie sind aufgrund ihrer Drusen- und Rosettenform deutlich zu erkennen. Im Bereich der intratubulären Kristalle finden sich da und dort Epitheluntergang und tubuläre Ektasien. Die interstitiellen Kristalle ziehen eine chronische entzündliche Reaktion nach sich, an der sich u. a. Histiozyten beteiligen, da und dort mit Fremdkörperriesenzellenbildung. Auffällig sind u. a. die verdickten Basalmembranen und eine periglomeruläre Fibrose. Mit der Zeit entwickeln sich wegen dieser Veränderungen sowie der durch die Nephrolithiasis begünstigten chronischen Pyelonephritis sog. *Kalziumoxalatschrumpfnieren.* Außer in den Nieren finden sich Kalziumoxalatkristalle in vielen anderen Geweben, wo sie mehr oder weniger schwere entzündliche Reaktionen hervorrufen. Im *Knochenmark* kann die Veränderung soweit führen, daß eine Panhämozytopenie resultiert. Man kennt ferner Fälle von *Oxalosemyokarditis* u. a. m.

Folgen: Die ersten Zeichen der Krankheit manifestieren sich in der Regel vor dem 5., selten schon während des ersten Lebensjahrs. Die Symptome sind die einer zunehmenden *Nierenschädigung,* die schließlich in Niereninsuffizienz und Urämie überleitet. Man kennt *mildere Varianten* des Leidens, die u. a. mit Nierensteinleiden im Erwachsenenalter verbunden sind. Andererseits wurden vereinzelt *bösartige Verlaufsformen* beschrieben, bei denen der Tod infolge Nierenversagens schon im Verlauf des ersten Lebensjahrs eintrat. Die therapeutische Beeinflußbarkeit (hohe Dosen von Pyridoxin, reichliche Flüssigkeitseinnahme, Ansäuerung u. a.) erwies sich bisher als gering. Nach Nierentransplantation stellten sich oft ziemlich rasch entsprechende Schäden im übertragenen Organ ein.

Zystinose (Zystinspeicherkrankheit)

Definition: Die *Zystinose (Zystinspeicherkrankheit, Abderhalden-Lignac-Fanconi-Syndrom)* ist eine seltene, autosomal-rezessiv vererbbare Störung, charakterisiert durch eine hohe intrazelluläre Zystinkonzentration sowie die – überwiegend intralysosomale – Ablagerung von L-Zystinkristallen. Aufgrund des klinischen Verlaufs unterscheidet man *verschiedene Formen:* einen *infantilen, nephropathischen Typ,* der in der Regel mit einem Fanconi-Syndrom einhergeht *(Lignac-de Toni-Fanconi-Syndrom),* sowie den selteneren *juvenilen Typ* und die wenig bekannte *Erwachsenenform,* die meist milde verläuft und oft nur anhand der Kornealkristalle erkannt wird.

Pathogenese: Der Zystinose zugrunde liegende Defekte konnten bisher nicht identifiziert werden. Frühere Berichte über eine verminderte Zystinreduktaseaktivität ließen sich nicht bestätigen. Viele Körperzellen, u. a. Leukozyten, und in vitro gezüchtete Fibroblasten von Patienten mit Zystinose enthalten stark erhöhte Konzentrationen von Zystin, insbesondere in *Lysosomen,* weshalb dieses Leiden zu den lysosomalen Speicherkrankheiten gezählt werden darf. Bei *Heterozygoten* liegt die zelluläre Zystinkonzentration zwischen der von Homozygoten und Normalen. Im Blutplasma finden sich in der Regel nur wenig erhöhte oder normale Zystinkonzentrationen. Die Mechanismen, die von der *Erhöhung der Zystinkonzentration in den Zellen zu ihrer Schädigung führen,* sind noch ungeklärt. Man denkt u. a. an die Möglichkeit, Zystin könnte durch Wechselwirkungen mit sulfhydrylhaltigen Enzymen, z. B. Bildung von Halbzystinresten, deren Aktivität beeinträchtigen. Es wird zudem die Möglichkeit einer Störung des intrazellulären Energiestoffwechsels erwogen. In besonderem Maß scheinen von diesen Schäden die *Hauptstückepithelien der Nieren* betroffen zu sein, aber auch viele andere Zellarten zeigen Veränderungen, u. a. die glomerulären Podozyten, Histiozyten in verschiedenen Organen u. a. m.

Morphologisch fallen an den *Augen* die kristallbedingten Trübungen an der Hornhaut und Bindehaut auf, in fortgeschrittenen Stadien manchmal verbunden mit einer *Keratitis ulcerosa.* Hexagonale *Zystinkristalle,* oft innerhalb von Makrophagen, finden sich *in vielen Organen,* so in Milz, Lymphknoten, Knochenmark u. a. Elektronenmikroskopische Befunde deuten darauf hin, daß Kristalle u. a. im Bereich der Mitochondrien entstehen mögen, schließlich aber vor allem in Lysosomen zu finden sind, von wo sie u. U. durch Exozytose ausgeschleust oder bei Zelluntergang freigesetzt werden können. In den *Nieren* liegen Kristalle u. a. in Tubulusepithelien (insbesondere Hauptstücke), ferner in glomerulären Podozyten, Mesangiumzellen, interstitiellen Histiozyten und Endothelien kleiner Gefäße. Mit der Zeit entwickelt sich eine progressive interstitielle Nephritis, oft verbunden mit einer zunehmenden Verödung der Glomeruli, die im Bereich des viszeralen Blattes der Bowman'schen Kapsel nicht selten mehrkernige Riesenzellen (Polykaryozyten) erkennen lassen. Solche Elemente trifft man auch im Bereich der Tubuli. In Frühfällen, bei denen die Lichtmikroskopie noch keine nennenswerten Kristallablagerungen zu sehen gestattet, kann man elektronenmikroskopisch intrazellulär kleine Kristalle nachweisen, was diagnostisch von Bedeutung ist. Die sog. Schwanenhalskonfiguration des proximalen Tubulusanteils ist nicht pathognomonisch (vgl. dazu *de Toni-Debré-Fanconi-Syndrom,* S. 783). In der *Leber* finden sich Zystinkristalle vor allem in den Kupffer'schen Sternzellen. Letztere entsprechen oft sog. »*dunklen Zellen*«, wie sie bei Zystinose auch in den Nieren vorkommen, und die diesen Farbton offenbar wegen des hohen Gehalts an L-Zystin annehmen. »Dunkles« Material wird auch extrazellulär angetroffen.

Folgen: In der Regel machen sich – nach vorerst unauffälliger körperlicher Entwicklung in den ersten Lebensmonaten – die ersten Symptome und Zeichen der Krankheit im 2. Lebenshalbjahr bemerkbar. Neben einem deutlichen Entwicklungsrückstand, häufig kombiniert mit Rachitis (»*rachitischer Zwergwuchs*«, vgl. dazu S. 132 und 822), sowie *Anorexie* und wiederholtem *Erbrechen* fallen vor allem Symptome und Zeichen einer *progressiven Nierenschädigung* mit u. a. Polyurie und Polydipsie, später Azidose, sekundärem Hyperparathyreoidismus, oft Hypokaliämie, generalisierter Azidaminurie und schließlich Urämie auf. Diagnostisch wichtig sind *Kornealtrübungen* infolge Ablagerung von Zystinkristallen. Mehrheitlich entwickelt sich bis zum 7.–10. Lebensjahr eine schwere Niereninsuffizienz, selten schon innerhalb eines Jahres. Bei der Erwachsenenform sind die Veränderungen lange Zeit diskret und beschränken sich manchmal, was die klinisch wahrnehmbaren Störungen anbelangt, auf die Augen *(Cogan-Syndrom).* In der Regel bilden sich keine Zystinnierensteine. Therapeutisch ließ sich das Leiden bisher kaum beeinflussen, so daß man auf symptomatische Maßnahmen angewiesen ist und/oder schließlich zur Nierentransplantation schreitet. Neuerdings wurde von einer erfolgreichen Zystinausschwemmung nach Verabreichung von Aminothiolen berichtet.

Zystinurie

Definition: Die *Zystinurie* ist eine genetisch bedingte Störung, die auf einem Transportdefekt für dibasische Aminosäuren in Tubulusepithelien der Nieren und Darmepithelien beruht und mit einer andauernden Ausscheidung exzessiver Mengen von Zystin, Lysin, Arginin und Ornithin im Urin einhergeht. Klinisch äußert sich das Leiden – abgesehen von einem pathogenetisch nicht geklärten Kleinwuchs – in einer rekurrierenden Nephro(Uro)-lithiasis infolge Bildung von Zystinsteinen.

Die Inzidenz der Zystinurie bei Homozygoten wird auf ungefähr 1:40000 geschätzt. Wahrscheinlich handelt es sich nicht um eine einheitliche Krankheit, sondern um mehrere Varianten. Bei einzelnen Familien zeigen Heterozygote eine vermehrte renale Ausscheidung von Zystin und Lysin, bei anderen trifft dies nicht zu. Überdies beobachtet man von Familie zu Familie Unterschiede in der intestinalen Resorptionsstörung, so daß vorgeschlagen wurde, wir hätten es hier mit multiplen allelischen Mutationen zu tun. Alle bisherigen Befunde sprechen für einen autosomal-rezessiven Erbgang.

Pathogenese: Der *Transportdefekt in renalen Tubulusepithelien* führt zu einer sehr stark herabgesetzten Rückresorption der oben erwähnten dibasischen Aminosäuren, ferner z. T. von Zystein-Homozystein, so daß täglich 0,4 bis mehr als 2,5 g Zystin mit dem Urin ausgeschieden werden. Da die Löslichkeit von Zystin im Urin 400 mg/l kaum übersteigt, bilden sich oft Kristalle, vor allem während der nächtlichen Urinkonzentration, und durch appositionelles Wachstum derselben *Zystinsteine*. Versuche, der Steinbildung durch reichliches Trinken, Verabreichung einer an Methionin, dem wichtigsten Zystinvorläufer, armen Diät, Alkalisierung des Urins und Gabe von D-Penizillamin, die zur Ausscheidung von löslichem Zystein-Penizillamin-Disulfid führt, vorzubeugen, haben nur beschränkten Erfolg. Überdies ist D-Penizillamin ziemlich toxisch. Am *Darmepithel* ließen sich in Fällen von Zystinurie mindestens drei Typen von Resorptionsstörungen nachweisen. Wegen des Transportdefekts verbleiben die erwähnten Aminosäuren länger im Darm. Lysin und Ornithin werden durch bakterielle Enzyme zu Kadaverin und Putreszin dekarboxyliert, die dann ihrerseits eine teilweise Umwandlung in Pyrrolidin und Piperidin erfahren. Alle diese Substanzen lassen sich in erhöhter Konzentration auch im Harn nachweisen.

Morphologisch fällt die meist beidseitige *Nephrolithiasis* auf. Die Steine enthalten vorwiegend Zystin, daneben noch anorganische Salze. Pyelonephritiden, Hydronephrose und entsprechende *Schrumpfnieren* bilden im Endstadium einen fast regelmäßigen Befund.

Folgen: Weitaus im Vordergrund der klinischen Symptome steht die *Nephro(Uro)lithiasis* mit ihren Komplikationen (S. 798), die – vor allem auch über wiederholte pyelonephritische Schübe – zur Entwicklung von *Schrumpfnieren* führt. Ob ein Lysinmangel an der Entstehung des *Kleinwuchses* beteiligt ist, steht nicht fest.

Hartnup-Krankheit

Definition: Die *Hartnup-Krankheit (H-Krankheit)* ist eine sehr wahrscheinlich autosomal-rezessiv vererbbare Störung, die durch einen renal-tubulären und intestinalen Transportdefekt für eine Gruppe von Monoaminomonokarboxylsäuren (Alanin, Serin, Threonin, Asparagin, Glutamin, Valin, Leuzin, Isoleuzin, Phenylalanin, Tyrosin, Tryptophan, Histidin und Zitrullin) verursacht wird. Klinisch fallen vor allem die Folgen der Resorptionsstörung im Darm, mit Ausbildung komplexer Mangelerscheinungen, ins Gewicht.

Soweit bekannt, erkranken nur Homozygote. Die Häufigkeit des Leidens wird zwischen 1:12000 und 1:20000 angegeben. Unseres Wissens bestehen z. Z. keine zuverlässigen Methoden zur Ermittlung von Heterozygoten.

Pathogenese und **Folgen:** Die krankhaften Symptome und Zeichen beruhen mehr auf der *intestinalen Resorptionsstörung* als auf der renalen. Sie umfassen u. a. *pellagraartige Hautveränderungen* nach Besonnung, *zerebelläre Ataxie* und *psychische Alterationen*, die von emotioneller Instabilität bis zur Demenz reichen können. Bei guter Ernährung sind diese Symptome oft nicht deutlich ausgeprägt. Das Verweilen der nicht resorbierten Aminosäuren im Darmlumen hat u. a. den bakteriellen Abbau eines Großteils von Tryptophan, einem Vorläufer von Nikotinamid, zur Folge, was die pellagraähnlichen Läsionen erklären könnte. Ferner scheint es zu vermehrter Bildung toxischer Produkte zu kommen, die – nach ihrer intestinalen Resorption – zu den zentralnervösen Veränderungen beitragen dürften. Durch Verabreichung von Nikotinamid und einer proteinreichen Diät erzielt man in der Regel eine erhebliche Besserung.

Morphologisch finden sich z. T. ähnliche Veränderungen wie bei Pellagra (S. 854).

Idiopathisches de Toni-Debré-Fanconi-Syndrom

Diese überwiegend autosomal-rezessiv vererbbaren Störungen mit generalisierter Aminazidurie, Hyperphosphaturie, Hypophosphatämie, renaler Glukosurie und erhöhter Uratausscheidung im Urin beruhen offenbar auf komplexen Rückresorptionsdefekten, vor allem im proximalen Tubulusabschnitt der Nephronen (S. 781).

116.5. Weniger bekannte und/oder sehr seltene genetisch bedingte Störungen des Aminosäurenstoffwechsels

Zystathioninurie

Bei dieser vermutlich autosomal-rezessiv vererbbaren Störung kommt es wegen eines Zystathionasemangels zu einer exzessiven Ausscheidung von Zystathionin im Urin. Das Leiden kann mit mentaler Defizienz einhergehen und läßt sich durch Gabe von Pyridoxin in der Regel bessern bzw. mildern.

Methionin-Malabsorption

Diese Störung ist bis 1974 nur einmal beobachtet worden und verdient nur deshalb erwähnt zu werden, weil es sich vermutlich um ein Beispiel eines genetisch bedingten *Methionintransportdefekts im Dünndarm* handelt. Das Kind war geistig retardiert und fiel durch einen süßlichen Geruch, auch des Urins, und Pigmentmangel auf. Mit dem Harn wurden große Mengen von α-Hydroxybuttersäure und einer Reihe von α-Ketosäuren ausgeschieden.

Hypermethioninämie

Es steht noch nicht fest, ob es sich hier um ein einheitliches, genetisch determiniertes Krankheitsbild handelt. Dasselbe gilt für verschiedene mitgeteilte Fälle, in denen eine Hypermethioninämie mit einer Hypertyrosinämie und -urie (*»Oast house urine disease«*) kombiniert war. Man kennt zudem durchaus gutartige Formen von Hypermethioninämie.

Sulfiturie

Der Erbgang dieses schweren Leidens ist noch nicht geklärt. Infolge eines *Sulfitoxidasemangels* kommt es zu einer Anhäufung und exzessiven Ausscheidung von Sulfit, Thiosulfat und S-sulfo-L-Zystein. Meistens zeigt sich schon bei Geburt ein schwerer zentralnervöser Schaden, der bis zur »Dekortikation« führen kann und mehrheitlich rasch mit dem Tod endet.

β-Merkaptolaktat-Zystein-Disulfidurie

Das Wesen dieser Störung, bei der die im Namen erwähnten Metaboliten in großen Mengen renal ausgeschieden werden, und die manchmal mit Schwachsinn verbunden ist, kennen wir noch nicht.

Tyrosinämie

Dieses in zwei Varianten (I, II) bekannte, autosomal-rezessiv vererbbare Leiden hängt vielleicht mit einem Defekt der *p-Hydroxyphenylbrenztraubensäure-Oxidase* zusammen und geht mit Brechdurchfällen, Entwicklungsrückstand, Rachitis, Hepatomegalie und z. T. geistiger Retardation einher. Die Nierenfunktionen sind im Sinn eines Fanconi-Syndroms gestört, und im Urin werden besonders große Mengen von p-Hydroxyphenylmilchsäure ausgeschieden. Im Blutserum mißt man, wie der Name sagt, eine erhöhte Konzentration von Tyrosin, z. T. auch von Methionin.
Die Tyrosinämie ist nicht mit der *Tyrosinose* zu verwechseln, von der unseres Wissens nur ein Fall (40-jähriger Patient) bekannt ist: Hier bestand eine Myasthenia gravis, und im Urin wurden große Mengen von p-Hydroxyphenylbrenztraubensäure ausgeschieden. Der Enzymdefekt steht auch in diesem Fall im Zweifel (Tyrosintransportaminase? p-Hydroxyphenylbrenztraubensäure-Oxidase?).

Tryptophanurie mit Zwergwuchs

Es wird angenommen, dieser wahrscheinlich autosomal-rezessiv vererbbaren Störung liege ein Defekt der Tryptophanpyrrolase zugrunde, was die Erhöhung der Konzentration dieser Aminosäure im Blut und Urin erklären könnte. Die betroffenen Menschen zeigen einen starken Rückstand des Körperwachstums, sind in der Regel schwachsinnig und weisen eine trockene, hyperpigmentierte Haut an belichteten Stellen auf, offenbar infolge Photosensibilisierung.

Hydroxykynureninurie

Dieses autosomal-rezessiv vererbbare Leiden, das auf einem Mangel an Kynureninase-Aktivität beruht, ist klinisch-chemisch durch eine stark vermehrte renale Ausscheidung von Xanthurensäure und Kynurenin charakterisiert. Das Symptomenbild wird vor allem durch die Kombination von Skelettanomalien, Schwachsinn und Anämie geprägt. Differentialdiagnostisch ist u. a. die Hydroxykynureninurie bei Trisomie 21 abzugrenzen.

Formiminotransferase-Mangel

Bei dieser vermutlich ebenfalls autosomal-rezessiv vererbbaren Störung fehlt es an der Umwandlung von Formiminoglutaminsäure und Tetrahydrofolat in Formiminotetrahydrofolat und Glutaminsäure, was einen Mangel an sog. Einzelkohlenstoffeinheiten und damit u. a. eine Beeinträchtigung der Nukleotidsynthese nach sich zieht. Klinisch stehen Schwachsinn und Minderwuchs im Vordergrund.

Hydroxyprolinämie

Der Defekt betrifft bei dieser wahrscheinlich autosomal-rezessiv vererbbaren Krankheit die Hydroxyprolin-Oxidase, die normalerweise Hydroxyprolin in Δ^1-Pyrrolin-3-Oxy-5-Karboxylsäure umsetzt. Hydroxyprolin erscheint daher in erhöhten Konzentrationen in Blut und Urin. Meistens besteht eine Oligophrenie. Differentialdiagnostisch ist die bei Bindegewebsschäden verschiedenster Ursache und damit verbundenem Kollagenabbau bekannte Vermehrung der Hydroxyprolinausscheidung im Harn abzugrenzen.

Sog. »kongenitale« Hyperammonämien

Das gemeinsame Merkmal dieser Gruppe von Störungen ist die *Anhäufung von NH_3 im Blut* mit entsprechenden Folgen (S. 544). Überwiegend handelt es sich um Enzymdefekte, die den *Harnstoffzyklus* betreffen. Bei der *kongenitalen Hyperammonämie Typ I* ist die Aktivität der Karbamylphosphat-Synthetase stark reduziert, beim *Typ II* die der Ornithin-Transkarbamylase. Das letztgenannte Leiden wird vermutlich X-chromosomal (dominant) vererbt.
Weitere Krankheiten aus diesem Kreis sind die *argininosukzinische Azidurie* (Argininosukzinase-Defekt), die *Zitrullinämie* (Mangel an Argininobernsteinsäure-Synthetase), die autosomal-rezessiv vererbt wird, die *Hyperammonämie bei Ornithin-Transkarbamylase-Defekt*, die *kongenitale Lysin-Intoleranz* (partieller Defekt der Lysin-Dehydrogenase?), die *familiäre Proteinintoleranz* (fragliche Störung der Freisetzung von Ammoniak aus Glutamin) und die *Ornithinämie* (verminderte Ornithin-Ketosäure-Aminotransferase-Aktivität).

Weitere seltene Störungen des Aminosäurestoffwechsels, die sich schon bei Säuglingen und Kleinkindern manifestieren können

Die meisten Leiden dieser Art äußern sich klinisch, wie die bisher genannten, in erster Linie durch *zentralnervöse Symptome* (s. o.). Die *Hyperprolinämie* kommt in zwei Formen vor, die vermutlich beide autosomal-rezessiv vererbbar sind: Beim *Typ I* besteht ein Defekt der Prolinoxidase, der zu einer Hyperprolinämie und einer stark vermehrten renalen Ausscheidung von Prolin, Hydroxyprolin und Glykokoll führt, jedoch in der Regel nur geringe klinische Symptome hervorruft. Dagegen beobachtet man beim *Typ II*, der auf einem Mangel an Aktivität der Δ^1-Pyrrolin-5-Karboxylat-Dehydrogenase beruht, mehrheitlich eine mentale Retardation, z. T. verbunden mit Krampfbereitschaft.
Ähnliches gilt für die *persistierende Hyperlysinämie*, die auf einen Defekt der Lysin: α-Ketoglutarat-Reduktase zurückgeführt wird, während man bei der *periodischen Form* eine L-Lysin-NAD-Oxidoreduktase-Aktivität weitgehend vermißt. Die *Hyper-β-Alaninämie* steht vermutlich mit einer Inaktivität der β-Alanyl-α-Ketoglutarat-Transaminase im Zusammenhang, die *Karnosinämie* mit einer solchen der Karnosinase. Der *Sarkosinämie* liegt wahrscheinlich ein Defekt der Sarkosin-Dehydrogenase zugrunde, der offenbar keine sehr schwerwiegenden Folgen hat, während die *Histidinämie* (Defekt der Histidase [L-Histidin-Ammoniak-Lysase] in Leber und Haut) wechselnde zerebrale Symptome, u. a. Sprachschwierigkeiten, hervorruft. Die Ursache der *Saccharopinurie* ist noch nicht geklärt (Defekt der Saccharopinase?). Bei der *Glutathionämie* wurde eine herabgesetzte Aktivität der γ-Glutamyl-Transpeptidase gemessen. Die *nicht ketotische Hyperglyzinämie* beruht auf einem Defekt der Glyzin(Glykokoll)-Dekarboxylase, und die *Aspartyl-Glykosaminurie* auf einem solchen der N-Aspartyl-β-glukosylamin-Aminidase. Die *Hyperpipekolatämie* ist mit einer Hepatomegalie verbunden und steht möglicherweise mit einem Mangel an Pipekolat-Oxidase-Aktivität in Beziehung.
Beim sog. *Lowe-Syndrom (okulo-zerebro-renales Syndrom)*, das X-chromosomal (rezessiv) vererbt wird, besteht offenbar ein allgemeiner Aminosäurentransportdefekt im Darm wie in den Nierentubuli, so daß es zu einer generalisierten Aminazidurie mit tubulärer Azidose und renaler Rachitis kommt (S. 784), verbunden mit Entwicklungsrückstand, mentaler Retardation sowie muskulärer Hypotonie und Hyporeflexie. Morphologisch erkennt man tubuläre Nierenschäden und wechselnd ausgeprägte Veränderungen im Zentralnervensystem. Makroskopisch fallen in klassischen Fällen ein Buphthalmus mit Glaukom und Katarakt auf.
Die *Methionin-Malabsorption (»Oast house«-Syndrom)* zeichnet sich u. a. durch eine vermehrte Ausscheidung von Methionin und α-Hydroxybuttersäure im Urin aus, was zu dem auffälligen Modergeruch führt. Neben der mentalen Retardation, einer muskulären Hypotonie und Krampfanfällen ist die Kombination von weißlichem Haar und Hyperpnoe recht bezeichnend.
Bei der *Tryptophan-Malabsorption (»Blue-Diaper«-Syndrom)* fehlt es offenbar an der intestinalen Resorption von Tryptophan. Man stellt eine Indolurie und Indikanurie fest, bei Fehlen von Tryptophan im Harn. Klinisch äußert sich das Leiden, abgesehen von einem Entwicklungsrückstand, psychischen Störungen, wie Irritabilität, und Obstipation, durch wiederholte Fieberschübe. Manchmal besteht eine Hyperkalzämie. Der Name »Blue Diaper« stammt von der blauen Fleckung der Windeln durch den Urin, die mit der Zeit noch nachdunkelt.

116.6. Erworbene Störungen des Aminosäurenstoffwechsels

Allgemeine Bemerkungen

Die Mehrzahl der erworbenen Krankheiten geht mit mehr oder weniger ausgeprägten Störungen des Aminosäurenstoffwechsels einher. Die Gründe hierfür sind sehr vielfältig und reichen von *Mangel- und Fehlernährung, intestinalen Resorptionsstörungen* und *Schäden von Organen,* die u. a. mit dem Aminosäurenmetabolismus zu tun haben, über *Abbauvorgänge* mit Freisetzung von Aminosäuren, Einwirkungen von *Medikamenten* und *Giften* bis zu *krankhaften Veränderungen der Aminosäurenausscheidung.* In vielen Fällen wird allerdings die mit einem bestimmten Leiden verbundene Abweichung des Aminosäurenstoffwechsels von der Norm gar nicht registriert, weil wichtigere Symptome und Zeichen im Vordergrund stehen und regelmäßige Bestimmungen der Konzentrationen von Aminosäuren und ihren Metaboliten in

Blut und Urin zu aufwendig wären. Es kann sich auch im Nachfolgenden nicht darum handeln, eine vollständige Übersicht über derartige Befunde zu geben. Vielmehr beschränken wir uns darauf, einige wichtigere Gruppen pathogenetischer Mechanismen kurz zu streifen.

Auswirkungen ungenügender bzw. mangelhafter und übermäßiger Ernährung auf den Aminosäurenstoffwechsel

Bei völligem *Hungern,* d. h. Sistieren der Nahrungsaufnahme von außen, ist der Organismus zur Deckung des Minimalbedarfs an Aminosäuren auf eigene Reserven angewiesen. Abgesehen von Vorgängen, wie der gesteigerten Autophagozytose in vielen Zellarten, spielt in dieser Hinsicht die quergestreifte Skelettmuskulatur als Aminosäurenspeicher eine besondere Rolle. Normalerweise werden Aminosäuren unter dem Einfluß von Insulin in die Muskelzellen inkorporiert, ein Prozeß, dem u. a. adrenokortikale Hormone entgegenwirken. Im Hungerzustand werden *Aminosäuren aus dem Muskel mobilisiert,* vermutlich über den Weg einer intrazellulären Proteolyse (vgl. dazu S. 923), während im Anschluß an Nahrungszufuhr, wenn die Insulinkonzentration im Blut ansteigt, eine vermehrte Synthese von Muskelprotein stattfindet. Fehlt es sowohl an Insulin wie an Nebennierenrindenhormonen, insbesondere Kortisol, stellt sich ein neues Gleichgewicht ein, das sich durch geringe Flexibilität auszeichnet. Es sei hier daran erinnert, daß bei schwerem, andauerndem Hungern auch die Hormon- und Enzymsynthese erheblich zurückgehen kann. Die im Hungerzustand aus der Skelettmuskulatur und anderen Körperteilen freigesetzten Aminosäuren werden in wechselndem Maß zur Peptid- und Proteinsynthese, zur Glukoneogenese sowie zur Bildung anderer biologisch aktiver Substanzen (vgl. dazu S. 880) reutilisiert. Der Aminosäurennachschub ist aber in solchen Situationen beschränkt, so daß der Bedarf für die Neusynthese der oben erwähnten Substanzen mit zunehmender Dauer des Hungers immer weniger gedeckt wird.

Die Auswirkungen der *Proteinmangelernährung* wurden schon früher erörtert (S. 656). Bei sonst ausreichender Kalorienzufuhr kann in solchen Situationen ein erheblicher Teil der – vermindert – zugeführten Aminosäuren für anabolische Zwecke benützt werden. Besteht indessen ein Kalorienmangel, dient der Aminosäurenpool im Körper vermehrt dem Energiestoffwechsel (Glukoneogenese). Zwischen reiner Proteinmalnutrition mit genügender Kalorienzufuhr (s. *Kwashiorkor,* S. 657) und der kalorischen Defizienz, die durch ausreichende Proteinzufuhr nicht wettgemacht werden kann (s. *Marasmus,* S. 660), gibt es alle Zwischenformen. Von besonderer Wichtigkeit ist die genügende *Zufuhr essentieller Aminosäuren,* zu denen beim Kind auch Histidin gehört. Da die Aminosäurensequenz der Peptide und Proteine im Körper genetisch determiniert ist, kann die Synthese dieser Substanzen bei Fehlen auch nur *einer* essentiellen Aminosäure nicht mehr in normaler Weise voranschreiten. Dies wirkt sich somit – insbesondere bei Kindern, die einen relativ großen Bedarf an essentiellen Aminosäuren haben – auf die gesamte Proteinsynthese aus, u. a. auf die Bildung von Enzymen. Bei Kwashiorkor wurde beispielsweise eine deutlich verminderte Phenoloxidase (Tyrosinase)-Aktivität in Pigmentzellen der Haut nachgewiesen, was den Melaninmangel schon an sich weitgehend verständlich machen könnte. Abgesehen von den essentiellen Aminosäuren braucht der Körper eine tägliche Mindestmenge von Stickstoff zur Synthese der nicht essentiellen Aminosäuren. Ein Überwiegen des Proteinkata- über den -anabolismus erkennt man am sichersten am Vorhandensein einer *negativen Stickstoffbilanz.*

Das *Fehlen einzelner essentieller Aminosäuren* in der Nahrung sollte theoretisch hinsichtlich der Peptid- und Proteinsynthese fast ebenso schädlich sein wie ein Mangel an allen essentiellen Aminosäuren (s. o.). Diese Frage ist beim Menschen noch wenig erforscht. *Tryptophanmangel* scheint beispielsweise zu pellagraartigen Veränderungen zu führen. Durch Einnahme einer gemischten Proteinkost wird dieser Gefahr am besten begegnet. Neuere Befunde sprechen dafür, daß *Leuzin, Isoleuzin* und *Valin,* die einzigen essentiellen Aminosäuren sind, die vor allem extrahepatisch, nämlich in der quergestreiften Skelettmuskulatur oxidiert werden, und daß ihr Katabolismus in dieser Lokalisation bei Hungern, Streß, schwerem unkontrolliertem Diabetes mellitus sowie anderen Zuständen mit gesteigertem Muskelschwund unter hormonaler Kontrolle (s. u.) zunimmt. Regulierend wirkt vermutlich die Konzentration von Leuzin innerhalb der Muskelzellen mit.

Da zahlreiche biologisch aktive Metaboliten von Vitaminen als Koenzyme wirken, ist es nicht erstaunlich, daß verschiedene *Hypovitaminosen* (S. 847) mit Störungen des Aminosäurenstoffwechsels einhergehen. Gut bekannt ist die Hyperoxalurie bei Pyridoxinmangel, der eine Einschränkung der Transaminierung von Glyoxylat zu Glykokoll nach sich zieht. Bei Vitamin B_{12}-Mangel besteht oft eine methylmalonische Azidurie. In die gleiche Gruppe von Beobachtungen gehört die Tyrosylurie bei Askorbinsäuremangel: Vitamin C wird als reduzierendes Agens für die Aktivität der p-Hydroxyphenylpyruvat-Hydroxylase benötigt. Man kennt noch weitere derartige Beispiele.

Bei *übertriebener Proteinzufuhr* nimmt die Harnstoffausscheidung durch den Urin zu. Auf die Gefahren einer derartigen Ernährung, etwa bei Leberzirrhose (S. 544 und 726) oder bei Niereninsuffizienz (S. 752 und 758), wurde schon hingewiesen.

Der *Gehalt der Nahrung an Kohlenhydraten* hat auf den Aminosäurenstoffwechsel ebenfalls einen erheblichen Einfluß. Wird – bei sonst normaler Kost – die Zufuhr dieser Substanzen vermehrt, kommt es u. a. über eine Stimulation der Insulinsekretion zu einer Verminderung der Proteolyse, insbesondere in der Muskulatur, was eine herabgesetzte Freisetzung von Aminosäuren durch dieses Gewebe und eine Einschränkung der Glukoneogenese durch die Leber nach sich zieht. Umgekehrt verhält es sich bei geringer Einnahme von Kohlenhydraten (S. 660).

Einflüsse intestinaler Resorptionsstörungen auf den Aminosäurenmetabolismus

Abgesehen von genetisch bedingten Transportstörungen von Aminosäuren im Bereich der Enterozyten (s. o.), sind auch bei erworbenen *Maldigestions- und Malabsorptionssyndromen* (S. 689) Veränderungen des Aminosäurenmetabolismus zu erwarten. Da neutrale, dibasische und dikarboxylische Aminosäuren durch verschiedene Mechanismen in die Darmepithelien eingeschleust werden, beobachtet man bei Malabsorption nicht nur eine allgemeine Einschränkung der Aminosäurenaufnahme aus dem Darm, sondern auch Unterschiede im Ausmaß derselben als Funktion ihrer chemischen Struktur. Dazu kommen komplexe Störungen des Intermediärstoffwechsels als Folge der Malabsorption. So wurde über *Zystinurie bei Zöliakie, Hyperoxalurie bei Erkrankungen insbesondere des Ileums* und eine *stark vermehrte renale Ausscheidung gewisser aromatischer Säuren* (z. B. Benzoesäure, Phenylessigsäure, p-Hydroxyphenylessigsäure u. a.) bei Krankheiten, wie der Mukoviszidose und anderen Formen von Malabsorption, berichtet.

Störungen des Aminosäurenstoffwechsels bei Organ- bzw. Gewebeschäden

Verständlicherweise haben die verschiedensten Gewebeschädigungen auf den Metabolismus der Aminosäuren erheblichen Einfluß. *Zell- und Gewebeuntergang* ist von einer z. T. massiven Freisetzung dieser Substanzen gefolgt. Beispiele hierfür sind die Hydroxyprolinurie bei verstärktem Knochen- und/oder Bindegewebsabbau, die Aminazidurie bei schweren Muskelschäden und die Tyrosylurie bei rheumatoider Arthritis, Hypoxämie und respiratorischer Insuffizienz. *Komplexe Gewebeveränderungen* liegen der Hyperhistidinämie bei juveniler rheumatoider Arthritis oder der Oxalose bei verschiedenen Krankheiten, insbesondere bei Leberzirrhose und Pankreasinsuffizienz, zugrunde. Die Leber als Hauptsitz verschiedenster biochemischer Vorgänge im Rahmen des Aminosäurenmetabolismus nimmt in dieser Hinsicht naturgemäß eine zentrale Stellung ein. Bei *schwerem Leberschaden* beobachten wir eine z. T. deutlich verminderte Utilisation von Aminosäuren (z. B. für die Glukoneogenese), was eine Hyperaminazidämie und möglicherweise eine »Überflußaminazidurie« zur Folge hat. Überdies leidet in solchen Situationen die hepatische Harnstoffproduktion, und die Konzentration von NH_3 im Blut nimmt zu, was bei Leberzirrhose die nachteiligen Folgen der Ausbildung intrahepatischer portokavaler Shunts (S. 546) noch verstärkt. *Nierenschäden* können mit Hyperaminazidämie und/oder Hyperaminazidurie einhergehen (S. 782).

Hormonwirkungen auf den Aminosäurenumsatz

Hormone gehören zu den wichtigsten Regulatoren des Aminosäurenmetabolismus (vgl. dazu S. 386). Von den vielseitigen Wirkungen dieser Substanzen seien hier nur einige Beispiele herausgegriffen. Der sparende Effekt von *Insulin* auf Muskelproteine und dessen hemmender Einfluß auf die hepatische Glukoneogenese wurden schon gestreift. Weitere Funktionen dieses wichtigen Hormons kommen später zur Sprache (S. 917). *Thyroxin* hat u. a. eine allgemeine Steigerung der metabolischen Aktivität zur Folge. Eine mehr oder weniger antagonistische Wirkung zu Insulin entfalten u. a. das *Wachstumshormon, Adrenalin, Glukagon* und *Kortisol.* Das letztere bewirkt in höherer Konzentration eine Hyperaminazidämie und übt eine Reihe direkter Effekte aus, so Stimulation der Synthese der hepatischen Tyrosinaminotransferase und Tryptophanpyrrolase, Hemmung der extrahepatischen Proteinsynthese, wahrscheinlich Stabilisierung lysosomaler Membranen und damit verminderte Freisetzung proteolytischer saurer Hydrolasen u. a. m. *Androgene* fördern im allgemeinen den Anabolismus, was sich u. a. in der Vermehrung der Muskelmasse kundtut.

Störungen des Aminosäurenmetabolismus durch Medikamente und Gifte

Die Tatsache, daß in der Medizin von Zusammenhängen zwischen dem Stoffwechsel der Aminosäuren und pharmakologischen oder toxischen Wirkungen chemischer Substanzen nicht oft die Rede ist, sollte nicht darüber hinwegtäuschen, daß der erstere in der einen oder anderen Weise und in mehr oder weniger ausgeprägtem Maß fast immer beteiligt ist. Von der Vielzahl möglicher Beispiele erwähnen wir nur einige wenige, die entweder klinische Bedeutung haben oder tierexperimentell von Interesse sind. *Salizylate* führen zu einer *vermehrten renalen Ausscheidung von Histidin und Imidazolazetat,* einem Histaminmetaboliten, wahrscheinlich infolge Hemmung der Imidazolazetatphosphoribosyl-Transferase. Fälle von *Homozystinurie* sind u. a. nach Verabreichung des Pyrimidinanalogs *6-Azauridintriazetat* beobachtet worden. Bei neugeborenen Ratten hat die wiederholte Verabreichung von *α-Methylphenylalanin* eine *chronische Hyperphenylalaninämie* zur Folge. Maleinsäure ist u. a. dafür bekannt, daß sie bei Ratten ein *experimentelles Fanconi-Syndrom* hervorruft, vermutlich über eine Hemmung des ATP-Na-K-ATPase-Transportsystems in den proximalen Tubulusepithelien. Eine reversible, erworbene Form von *Ochronose* wurde nach längerer Behandlung von Hautgeschwüren mit Karbolsäure-getränkten Bandagen beobachtet.

Die bei gewissen *Pilzinfektionen* (insbesondere Aspergillus niger) beobachtete *lokale Oxalose* beruht demgegenüber nicht auf einer Störung des Aminosäurenstoffwechsels, sondern auf einer Produktion von Oxalsäure durch den Erreger.

116.7. Generelle Hinweise auf die Störungen des Peptid- und Proteinstoffwechsels

Im weitesten Sinn berühren fast alle bisher behandelten krankhaften Veränderungen von Struktur und Funktion der verschiedenen Organe, Gewebe und Zellen den Peptid- und Proteinstoffwechsel. Dies gilt im besonderen für die *Zellpathologie* (S. 37), die *Störungen des Binde- und Stützgewebes* (S. 101), die *Abweichungen von Wachstum und Differenzierung von der Norm* (S. 144 und 315), die *Erkrankungen der neuromuskulären und neuroendokrinen Systeme* (S. 376) sowie *Veränderungen von Blut, Kreislauf, Atmung, Nahrungsaufnahme und Ausscheidung* (S. 607). Desgleichen stehen die *Störungen des Stoffwechsels* in enger Beziehung zu Peptiden und Eiweißkörpern, die als Trägerproteine, Enzyme, Hormone, Rezeptoren, Strukturproteine u. a. wirken. Auch die *Immunpathologie* (S. 1057), die *Entzündungslehre* (S. 1243) sowie die *Erforschung der Alterungsvorgänge* (S. 2127) greifen in diese Probleme hinein.

Im Nachfolgenden beschränken wir uns auf die Besprechung von Teilaspekten, nämlich der *Veränderungen der Proteine in Blutplasma und anderen Körperflüssigkeiten* (Abb. 145, Tabelle 62) sowie der verschiedenen Formen von *Amyloidose.*

Definitionen: In pathogenetischer Hinsicht lassen sich *Störungen in der Zusammensetzung der Plasmaproteine des Bluts* in *primäre Formen,* bei denen die Ursache in primären Anomalien des Eiweißstoffwechsels liegt, und *sekundäre Veränderungen,* die als Folge reaktiver Prozesse aufgrund andersartiger Grundkrankheiten auftreten, unterteilen. Unter *Defektpathoproteinämien* verstehen wir primäre Störungen, die durch eine Unfähigkeit des Organismus zur regelrechten Synthese eines einzelnen Plasmaproteins gekennzeichnet ist. In vielen Fällen ist das entsprechende Protein gar nicht nachweisbar, oder es liegt eine Synthese anomaler Eiweißkörper vor. *Primäre Dysproteinämien* resultieren aus einer unbalancierten Eiweißsynthese mit quantitativen Verschiebungen in der Zusammensetzung einer bestimmten Proteingruppe. Sekundäre Störungen werden auch als *reaktive Anomalien der Plasmaproteine* bezeichnet. Sie umfassen u. a. *Hypoproteinämien,* d. h. Fälle mit einem – wenigstens über einige Zeit anhaltenden – Eiweißgehalt des Blutplasmas von weniger als etwa 4,5 g/100 ml, ferner *sekundäre Dysproteinämien,* wie die sog. *»Reaktion der akuten Phase«* (S. 1310), *Dysproteinämien bei Leberleiden, immunpathologisch bedingte Dysproteinämien* (S. 1057) und *erworbene Veränderungen der Lipoproteine. Hyperproteinämien* sind mehrheitlich Ausdruck einer *Exsikkose,* ebenso wie *kurzdauernde Hypoproteinämien* auf eine *Überhydrierung* hinweisen.

Die verschiedenen Formen von *Proteinurie* wurden schon erörtert (S. 749), ebenso *Ödeme* und *Ergüsse* (S. 598). *Plasmaproteine* können zudem *in veränderten Konzentrationen in Sekreten,* im *Liquor cerebrospinalis,* im *Augenkammerwasser* und in der *Lymphe* (S. 591) auftreten.

Unter dem Begriff einer *»Amyloidose«* faßt man eine Gruppe von Krankheitsbildern zusammen, die sich durch die Ablagerung von *Amyloid,* einem u. a. mit Kongorot färbbaren hyalinen Material mit besonderen Eigenschaften (S. 908), auszeichnen.

116.8. Defektpathoproteinämien

Definitionen: Da bei *Defektpathoproteinämien* die Synthese eines einzelnen Plasmaproteins völlig bzw. weitgehend unterdrückt ist oder in einer Weise abläuft, daß das Produkt der üblichen Klassierung nicht mehr entspricht, werden u. a. Bezeichnungen wie *Analbuminämie, Ahaptoglobinämie, Agammaglobulinämie* u. a. verwendet (A = ohne), oder man spricht von *»Mangel an Komplementfaktoren, Gerinnungsfaktoren«* u. a. bzw. von *»Transkobalamin II-Mangel, kongenitalem Transferrinmangel, α_1-Antitrypsinmangel«,* z. T. von *»Defekt«* (z. B. *Lipoproteindefekte).*

Pathogenese: Theoretisch könnte eine Defektpathoproteinämie auf verschiedene Weise zustande kommen, etwa durch einen *Mangel an Zellen,* die den betreffenden Eiweißkörper normalerweise synthetisieren (z. B. Agammaglobulinämie), durch *Mutation von Regulatorgenen,* durch *Deletionen oder Inaktivität von Operator- oder Strukturgenen* oder durch *zelluläre Ausschleusungsdefekte.* Es ist bis heute noch nicht gelungen, die molekularbiologischen Hintergründe der einzelnen Defektpathoproteinämien zu klären. Fortschritte auf diesem Gebiet sind aber zu erwarten.

Morphologisch läßt sich eine Defektpathoproteinämie ohne Zuhilfenahme besonderer Methoden, wie der *Immunofluoreszenzmikroskopie,* oft nicht erkennen oder höchstens aufgrund ihrer Auswirkungen vermuten. In gewissen Fällen allerdings kommt der histologischen Beurteilung große Bedeutung zu, wenn es nämlich darum geht, die *Abwesenheit einer bestimmten Zellart* (z. B. Plasmazellen bei Agammaglobulinämie) festzustellen. Ultrastrukturelle Befunde an Hepatozyten von Kranken mit Analbuminämie sprechen für tiefgreifende *Veränderungen des rauhen endoplasmatischen Retikulums* in solchen Fällen.

Folgen: Allgemein richten sich die klinisch wahrnehmbaren Störungen bei Ausfall eines bestimmten Plasmaproteins nach seiner *physiologischen Bedeutung* (S. 884) und den *Möglichkeiten eines vikariierenden Einspringens anderer Eiweißkörper* (vgl. Analbuminämie).

Analbuminämie

Von dieser seltenen Krankheit sind bisher wenig mehr als 12 Fälle bekannt, wobei dreimal Konsanguinität nachzuweisen war. Die Annahme liegt an sich nahe, es handle sich um eine autosomal-rezessiv vererbbare Störung. Z. Z. lassen sich Heterozygote noch nicht erfassen.

Der Albuminmangel (weniger als 1‰ der Norm) geht mit einer erheblichen relativen und absoluten *Vermehrung der Globuline* einher, die offenbar die kolloid-osmotischen und Träger-Funktionen des Albumins weitgehend übernehmen. Jedenfalls ist die Analbuminämie mit einem *fast normalen Leben* vereinbar. Allerdings besteht hie und da eine Neigung zur Bildung prätibialer Ödeme, die glomeruläre Filtration liegt im unteren Normbereich, der extravaskuläre Raum zeigt eine merkliche Ausdehnung, und der Fettransport erfährt eine Änderung (u. a. Bindung von Fettsäuren an α_1- und α_2-Globuline, anstatt an Albumin). Der Cholesteringehalt des Serums ist erhöht, offenbar infolge Zunahme der Konzentration der entsprechenden Lipoproteine.

Die Möglichkeit, daß *Albumin durch andere Proteine komplexiert* und auf diese Weise inaktiv bzw. entfernt werden könnte (»Albuminmaskierung«), steht noch offen. Unseres Wissens sind Resultate von Untersuchungen in vitro über die Albuminsynthese durch Hepatozyten von Analbuminämikern bisher nicht mitgeteilt worden.

Doppelalbuminämie (Bisalbuminämie)

Doppelalbuminämien kommen u. a. als dominant vererbbare Störungen vor. Man kennt zahlreiche Varianten, wobei die Doppellinie im Elektropherogramm in der Regel auf Heterozygotie beruhen dürfte. Differentialdiagnostisch sind Hepatomträger und Patienten mit Virushepatitis auszuscheiden. Man kennt auch genetisch bedingte *Albumin-Dimere.* Frühere Bezeichnungen, wie *Alloalbuminämie* und *Paralbuminämie,* beziehen sich möglicherweise auf homozygote Träger eines anomalen Albumingens.

Kongenitale Defekte des Präalbumins (PA)

Mehrfach ist ein familiärer Mangel des thyroxinbindenden Globulins PA festgestellt worden. Der Erbgang scheint X-chromosomal (rezessiv) zu sein. Neben einer Variante mit hochgradiger ist eine solche mit partieller Reduktion der PA-Konzentration im Serum beschrieben worden. Da nur freies, d. h. nicht an PA gebundenes Thyroxin biologische Aktivität entfalten kann, besteht in solchen Fällen, trotz Hypothyroxinämie, meist kein Hypothyreoidismus. Dasselbe trifft übrigens für die familiäre Hyperpräalbuminämie zu.

Ahaptoglobinämie

Nach neueren Berichten soll diese Störung nicht sehr selten vorkommen, wenn sie oft auch schwer vom Haptoglobinverbrauch bei Hämolyse abzugrenzen ist. Über klinische Folgen weiß man noch wenig.

Transkobalamin II-Mangel

Dieses autosomal-rezessiv vererbbare Leiden hat bei Homozygoten schon innerhalb der ersten Lebenswochen eine makrozytäre Anämie, Neutropenie und Thrombozytopenie zur Folge, begleitet von Durchfall infolge Schäden der Darmschleimhaut. Der lebensbedrohliche Zustand kann durch parenterale Vitamin B_{12}-Injektionen behoben werden.

Kongenitaler Transferrinmangel (Atransferrinämie)

Die Ausbildung einer schweren Hämosiderose und schließlich z. T. Hämochromatose in solchen Fällen wurde schon erwähnt (S. 841). Es besteht noch keine Übereinstimmung darüber, ob es sich um eine Synthesestörung und/oder einen anderen Prozeß (Autoimmunisierung?) handelt.

Immunglobulinmangel

Diese Störungen werden – zusammen mit anderen Defektimmunopathien – im Kapitel 128 auf S. 1205 ff. besprochen.

Mangel an Komplementfaktoren oder deren Inhibitoren

Die Erörterung dieser Gruppe von Defektpathoproteinämien erfolgt im Kapitel 140 auf S. 1313.

α_1-Antitrypsinmangel (α_1-AT-Mangel)

Das in der Leber synthetisierte α_1-Antitrypsin (α_1-AT) läßt sich aufgrund der sauren Stärkegel- und Immuno-Elektrophorese in *verschiedene, genetisch bedingte Typen* unterteilen. Am häufigsten begegnet man dem Typ Pi (»*p*rotease *i*nhibitor«) *MM,* bei dem im Blutserum in der Regel mehr als 250 mg α_1-AT/100 ml vorhanden sind.

Abweichungen von diesen normalen Werten finden wir bei verschiedenen *Isoproteinvarianten* von α_1-AT, am deutlichsten jedoch bei Pi^{ZZ}- oder Pi^{SS}-Trägern. Hier beträgt die α_1-AT-Konzentration im Serum weniger als 50 mg/100 ml. Da Pi^{MZ}- oder Pi^{MS}-Heterozygote intermediäre α_1-AT-Werte im Serum zeigen, nimmt man einen autosomal-kodominanten Erbgang an. Die Häufigkeit dieses Leidens geht u. a. daraus hervor, daß die Frequenz von ZZ-Homozygoten etwa 1:1800 beträgt und ungefähr 5–14% der Bevölkerung Heterozygote sind!

Pathogenese: Bei homozygoten Trägern einiger Isoproteintypen (insbesondere ZZ) zeigen sich schon in utero *Leberveränderungen (hepatisches Syndrom),* die nach der Geburt u. a. mit einem Icterus prolongatus, z. T. auch einem Verschlußikterus, einhergehen. Immunhistologische und ultrastrukturelle Untersuchungen haben gezeigt, daß in den Hepatozyten dieser Individuen ein Material gespeichert wird, das zum mindesten hinsichtlich Antigeneigenschaften dem α_1-AT nahe kommt oder ihm sogar entspricht. Neuere Berichte sprechen dafür, daß diese Speicherung nicht – wie bisher angenommen – im Bereich des rauhen, sondern im glatten endoplasmatischen Retikulum beginnt, was mit einer Ausschleusungsstörung vereinbar wäre. Man denkt in diesem Zusammenhang an einen *Sialyltransferase-Mangel,* der mindestens in einem daraufhin untersuchten Fall nachgewiesen werden konnte und der die Exozytosestörung bei α_1-AT-Mangel ver-

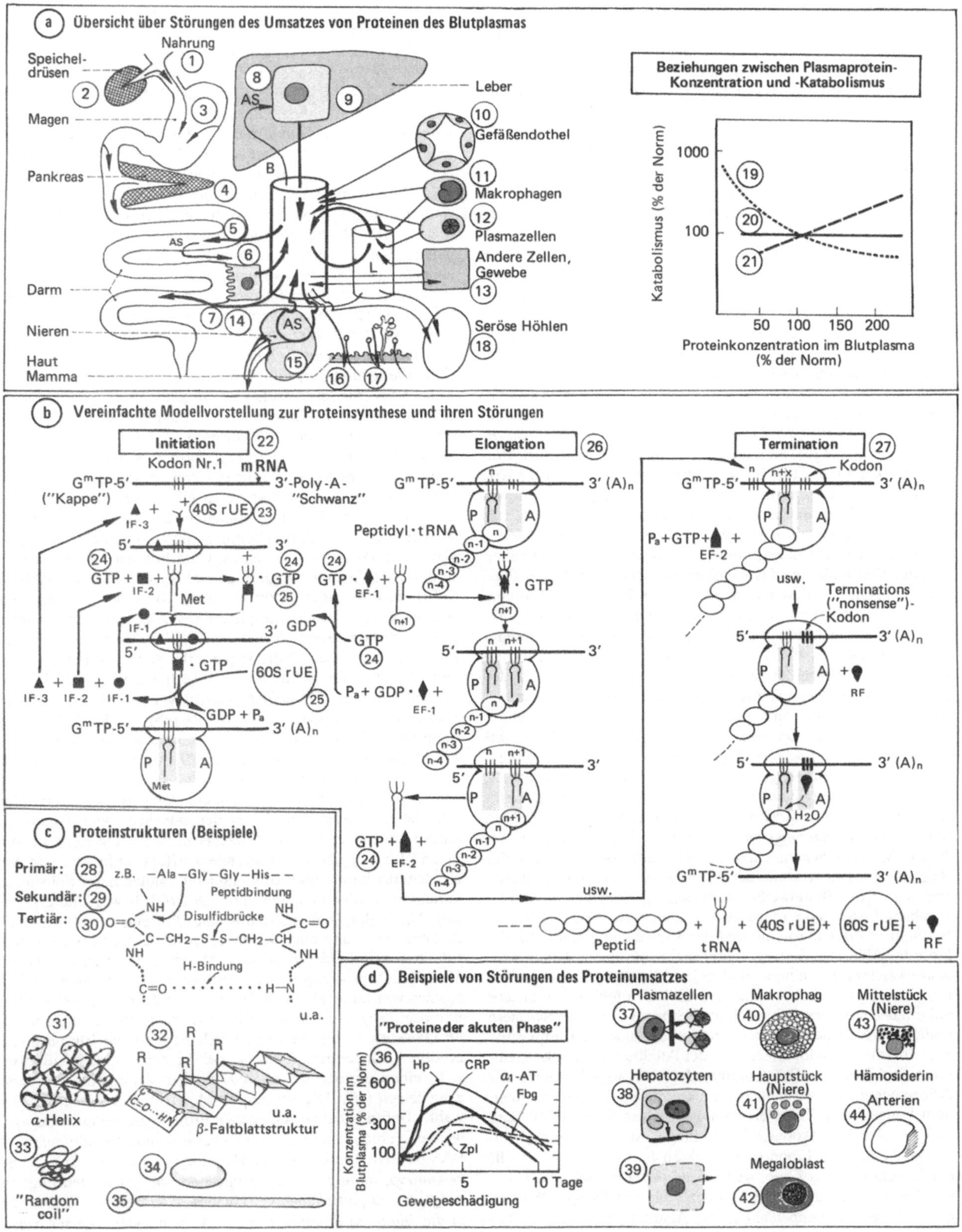

Abb. 145a–d. *Einige Merkpunkte zur Pathologie des Eiweißstoffwechsels, mit besonderer Berücksichtigung der Blutplasma-Proteine.* **a** *Übersicht über Störungen des Umsatzes von Proteinen des Blutplasmas.* Krankhafte Veränderungen des Proteinstoffwechsels, die durch *Unter- und/oder Mangelernährung* (s. Abb. 126, S. 660) bzw. durch *Malabsorption* (s. Abb. 129, S. 694) bedingt sind, wurden schon erörtert (1, 4–6). Unter physiologischen Bedingungen werden bei einem Erwachsenen täglich etwa 8–25 g Plasmaproteine im Magendarmkanal abgebaut (5, 7), was etwa 70% des Gesamtkatabolismus dieser Eiweißkörper ausmacht. Bei *enteralen Proteinverlust-Syndromen* (7, z. B. Enteritis regionalis) können diese Werte um ein Vielfaches ansteigen; je höher

Abb. 145 a–d (Fortsetzung)

oben im Dünndarm der Eiweißaustritt ins Lumen erfolgt, desto mehr können diese Proteine abgebaut und in Form von Aminosäuren wenigstens teilweise reutilisiert werden (6, 8, 9). Ungefähr 2–8 g Plasmaproteine gelangen täglich in den Primärharn (14); dies macht ungefähr 15% des Katabolismus aus, wobei weitaus der größte Teil dieser Eiweißkörper in den Hauptstükken der Nieren abgebaut und reutilisiert wird. Einzig bei *nephrotischen Syndromen* (15) gehen mit dem Urin große Mengen von Proteinen verloren. *Kutane Proteinverlust-Syndrome* (16) werden bei ausgedehnten exsudativen Prozessen (Verbrennungen u. a.) beobachtet. Sog. *exsudative Proteinverlust-Syndrome* infolge Übertritts von Plasmaeiweißen ins Gewebe oder in seröse Höhlen (13, 18) haben vorübergehend einen ähnlichen Effekt, obschon hier die Proteine dem Körper nicht verloren gehen, sondern lediglich in ein anderes, für den Stoffwechsel wenig geeignetes Kompartement übertreten. Die täglichen *Plasmaeiweiß-Verluste durch Sekrete* (Speichel (2), Pankreasenzyme, soweit sie nicht abgebaut und rückresorbiert werden (4), Schweiß, Milch (17) u. a.) sind meistens relativ gering. Die *Hypoproteinämie,* die aus schweren Proteinverlusten resultiert, wird in der Regel vor allem *von Seiten der Leber durch eine vermehrte Proteinsynthese beantwortet* (9), ähnlich wie im Anschluß an *größere Blutungen* nach außen (16). Bei *Leberschäden* verschiedenster Art, vor allem auch bei *Leberzirrhose,* ist die Gesamtproduktion von Blutplasma-Eiweißen mehr oder weniger eingeschränkt (9), was sich – in wechselndem Ausmaß – auf Transportproteine, Gerinnungsfaktoren, Plasmaenzyme u. a. auswirkt, ganz abgesehen von der Verminderung des kolloidosmotischen Drucks der Plasmaflüssigkeit. Mindestens die Hälfte der Blutplasma-Proteine rezirkuliert einmal pro Tag über die *Lymphbahn.* Eine krankhaft veränderte Zusammensetzung der Blutplasma-Proteine (*Dysproteinämie* i. w. S.), wie man sie bei sehr zahlreichen Krankheiten beobachtet, entsteht in der großen Mehrzahl der Fälle aufgrund eines *reaktiven Geschehens (sekundäre Dysproteinämien)* und/oder von *Leberschäden* (z. B. sog. *»Reaktion der akuten Phase«,* 36), *Dysproteinämie bei Leberleiden* (8, 9), *immunopathologisch bedingte Dysproteinämien* (12, u. U. auch 11), *erworbene Veränderungen der Lipoproteine* (s. Abb. 152, S. 998), Hyperproteinämien bei *Exsikkose* bzw. Hypoproteinämien bei *Hyperhydratation* (s. Abb. 140, S. 810) u. a. m.). Man kennt auch *Veränderungen der Proteinzusammensetzung von Sekreten* (Speichel, Schleime u. a.), des *Liquor cerebrospinalis,* des *Augenkammerwassers* und der *Lymphe,* die z. T. mit Störungen von Seiten der Bluteiweiße in Beziehung stehen. Ein Zusammenhang findet sich ferner zwischen dem vermehrten Auftreten bestimmter Plasmaproteine und der Entwicklung einer *Amyloidose* (s. Abb. 146, S. 912). Unter einer *»primären Dysproteinämie«* versteht man eine »unbalancierte Eiweißsynthese« unklaren Ursprungs. Bei *Defektpathoproteinämien* fehlt es – meistens aufgrund einer genetisch bedingten Störung – an der Synthese und/oder Ausschleusung des einen oder anderen Blutplasma-Proteins. Bei Heredopathien, wie der Analbuminämie, kongenitalen Defekten des Präalbumins, der Ahaptoglobinämie, der Afibrinogenämie, verschiedenen hereditären Koagulopathien, dem kongenitalen Transferrinmangel (Atransferrinämie), dem kongenitalen Transkobalamin II-Mangel, dem α_1-Antitrypsinmangel, einzelnen Lipoproteindefekten (s. dort) u. a., betrifft der Defekt in erster Linie, wenn nicht ausschließlich, die *Leber* (9). Dasselbe gilt für einen Teil der Fälle mit Doppelalbuminämie. *Defektimmunopathien* (z. B. Agammaglobulinämie) liegen Störungen des *lympho-plasmo-histiozytären Systems* (11, 12) zugrunde (S. 1199), von dem auch *»monoklonale Gammopathien«* (S. 1224) ausgehen. Über die Lokalisation der Defekte bei *erblichen Mängeln an Blutplasma-Enzymen* (Cholinesterasemangel, Zöruloplasminmangel (Wilson'sche Krankheit, S. 844), β_2-Glykoprotein I-Mangel u. a.) besteht weniger Klarheit. Wahrscheinlich sind sie zum guten Teil ebenfalls hepatischen Ursprungs. Bei Lipoprotein-Lipase-Mangel mit familiärer Hyperlipidämie wird u. a. ein Defekt in Gefäßendothelien vermutet (10), beim Adenosindesaminase-Mangel, der mit Defektimmunopathie einhergeht, ein solcher des lymphohistiozytären Systems. Hinsichtlich der *Beziehungen zwischen Synthese bzw. Konzentration im Blutplasma und Katabolismus von Proteinen* kennt man mindestens drei verschiedene Muster: I) *Konstanter Abbau ohne erkennbare Koppelung* mit der Syntheserate (19, z. B. Haptoglobin); II) *starre Koppelung,* bei der sich die Synthese in der Regel proportional zum Abbau verhält (20, z. B. Fibrinogen); III) *Rückkoppelung,* wobei hohe Plasmakonzentrationen die Synthese hemmen (21, z. B. Immunglobuline). **b** *Modellvorstellungen zur Proteinsynthese und ihren Störungen.* Diese stark vereinfachenden Skizzen, die sich vor allem auf Beobachtungen an Mikroorganismen stützen, sollen dem Leser einigermaßen verständlich machen, wie man sich die *Translation,* d. h. die *ribosomale Peptidsynthese,* in ihren Teilphasen (*Inititiation* (22), *Elongation* (26) und *Termination* (27)) zur Zeit etwa vorstellt. Es wurde schon früher hervorgehoben, daß diese Vorgänge auf schädliche Einflüsse, wie *Sauerstoffmangel, Mangelernährung* und *toxische Substanzen* (z. B. Puromyzin, Zykloheximid), empfindlich reagieren (vgl. dazu S. 36 und 49). Hinsichtlich der genetischen Kontrolle der Proteinsynthese sei der Leser auf die Kapitel 1–8 verwiesen. Es gilt als sehr wahrscheinlich, daß die ribosomalen Untereinheiten (23, 25) nur während des Vorgangs der Translation vereinigt sind, so daß eine Desaggregation von Polyribosomen einem Unterbruch der Proteinsynthese in diesen Strukturen gleichgesetzt werden kann (s. Abb. 17, S. 50). Eine derartige Störung kann z. B. aufgrund eines Mangels an energiereichen Phosphaten (24 u. a.) zustande kommen. **c** *Beispiele von Proteinstrukturen.* Die *Primärstruktur* eines Peptids (Proteins) ist durch die Sequenz der Aminosäuren (28) gegeben, die auch die Sekundär- und Tertiärstruktur entscheidend mitbestimmt. In *Sekundärstrukturen,* wie *α-Helix* (31), *β-Faltblattstruktur* (32) oder *»random coil«* (33), spielen Wasserstoffbindungen, Kohäsionsbrücken und Valenzbindungen (vor allem Disulfidbrücken) eine große Rolle (29, 30). Dasselbe gilt für die Entstehung von *Tertiärstrukturen,* die auf Wechselwirkungen zwischen verschiedenen Anteilen der Polypeptidketten beruhen und die räumliche Anordnung der α-Helices oder β-Faltblattstrukturen sowie allenfalls *Seitenketten* (vor allem Kohlenhydrate und Lipide) mit stabilisierendem Effekt umfassen. Die Tertiärstruktur kann durch Bindung niedermolekularer Substanzen verändert werden (sog. *allosterischer Effekt* bzw. *Faltungsisomerie*). Unter der *Quartärstruktur* eines Proteins versteht man die Zusammensetzung eines Eiweißkörpers aus mehreren Polypeptidketten. *Globuläre Proteine* (34) zeigen ein Längen-Dicken-Verhältnis von weniger als 10, *faserige (fibröse) Proteine* (35) ein solches von mehr als 10. **d** *Beispiele von Störungen des Proteinumsatzes.* Sog. *AP (»akute Phase«)-Proteine* treten im Anschluß an Gewebeschädigungen verschiedenster Art im Blutplasma in erhöhter Konzentration auf, wobei die einzelnen Eiweißkörper z. T. einen unterschiedlichen zeitlichen Verlauf der Veränderung zeigen (36). Die Skizzen 37–44 geben – im Sinn einer Auswahl – Befunde bei verschiedenen Proteinstoffwechselstörungen wieder: Fehlen von Plasmazellen bei *Agammaglobulinämie* (37); PAS-positive Einschlüsse in Hepatozyten finden sich u. a. bei *α-Antitrypsinmangel* (38, wahrscheinlich Ausschleusungsstörung); bei *Organschäden* verschiedener Art können *Zellenzyme in die Blutbahn übertreten* (39, z. B. mehr oder weniger organspezifische Isoenzyme, wie Laktat-Dehydrogenase (LDH), Glutamat-Oxalazetat-Transaminase (GOT), Glutamat-Pyruvat-Transaminase (GPT) und viele andere), was in der klinischen Diagnostik eine große Rolle spielt; Auftreten von Cholesterylester-haltigen Schaumzellen (Makrophagen) bei verschiedenen *Lipoprotein-Stoffwechselstörungen* (40); hyalintropfige Umwandlung von Hauptstückepithelien der Nieren bei *nephroti-*

ständlich machen könnte. Das in Hepatozyten gespeicherte »α_1-AT-artige Material« erweist sich als Diastase-resistent und PAS-positiv. Sialsäure ließ sich darin nicht feststellen. Bei ungefähr einem Fünftel der homozygoten Pi^{ZZ}-Träger entwickelt sich eine *biliäre Zirrhose,* die schon in den ersten Lebensmonaten oder -jahren zum Tod führen kann. Der Mechanismus, der der Gallenstauung zugrunde liegt, bedarf einer weiteren Klärung. Bei den anderen bildet sich der Ikterus mit der Zeit zurück, und nur bei einer Minderheit entsteht eine eigentliche Leberzirrhose.

Neben diesem hepatischen Syndrom beobachtet man ein *pulmonales Syndrom,* das bei Homozygoten (Pi^{ZZ} oder Pi^{SS}) in der Regel schon in der 3. oder 4. Lebensdekade zur Entstehung eines schweren, vorwiegend basal ausgeprägten *panazinären chronischen Lungenemphysems* Anlaß gibt, dem die Patienten oft erliegen. Die Frage, ob Pi^{MZ}- oder Pi^{MS}-Heterozygote ebenfalls zur Entwicklung eines chronischen Lungenemphysems neigen, vor allem, wenn dazu noch Zigarettenrauchen kommt, wird z. Z. noch unterschiedlich beurteilt. Es besteht durchaus die Möglichkeit, daß die seit langem bekannten Formen von *familiärer chronischer Bronchitis* z. T. auf dieser Grundlage beruhen. Die Pathogenese des chronischen Lungenemphysems bei α_1-AT-Mangel steht noch im Zweifel. Neben der Hemmwirkung auf Trypsin ist α_1-AT ein wirksamer Inhibitor weiterer proteolytischer Enzyme, z. B. der Elastase und der Kollagenase, so daß vermutet werden darf, es schütze die Lungenstrukturen vor proteolytischen Wirkungen, insbesondere der Granulozyten und Makrophagen. Man ist versucht anzunehmen, daß wiederholte entzündliche Reaktionen im Bronchialbereich, etwa bei Rauchern und Menschen, die dauernd einem exogenen Reiz ausgesetzt sind und auch zu infektiösen Komplikationen neigen, durch Freisetzung ungehemmter Proteasen das Lungengewebe schädigen könnten.

Homozygote (Pi^{ZZ}) Patienten mit α_1-AT-Mangel scheinen schließlich mehr als Heterozygote oder diesbezüglich Gesunde zur Ausbildung einer *chronischen Glomerulonephritis* zu neigen.

Morphologisch findet sich in der *Leber* von *Homozygoten* (Pi^{ZZ} oder Pi^{SS}) ein relativ chrakteristisches Bild. Lichtmikroskopisch fallen PAS-positive, diastaseresistente, granuläre Einschlüsse in Hepatozyten auf, die immunohistochemisch weitgehend α_1-AT entsprechen. In wechselndem Maß erkennt man einen Untergang einzelner Leberzellen, insbesondere in den peripheren Läppchenzonen, verbunden mit bindegewebiger Reaktion von seiten der periportalen Felder, z. T. mit Cholestase, jedoch (typischerweise?) ohne nennenswerte Proliferation von Schaltstücken. Aus diesen Veränderungen entwickeln sich in einem Teil der Fälle eine biliäre Zirrhose, in anderen lediglich eine unterschiedlich ausgeprägte septale Fibrose und leichte knotige Hyperplasie des Lebergewebes. Typische, nicht cholestatische Leberzirrhosen mit völligem Läppchenumbau trifft man weniger häufig. Auch in diesen Fällen wurde verschiedentlich ein Fehlen gewucherter kleiner Gallengänge festgestellt. Die *Lungenveränderungen* umfassen u. a. chronische Bronchitiden, z. T. mit Bildung von Bronchiektasen, bronchiolytische Läsionen und – im jugendlichen bis mittleren Erwachsenenalter – ein chronisches panazinäres Lungenemphysem, vorwiegend basal. Säuglinge und Kleinkinder neigen zur Bildung hyaliner Membranen in Lungenalveolen. Bei Heterozygoten sind die Befunde sehr diskret und bedürfen einer weiteren Prüfung.

Folgen: Die klinischen Symptome und Zeichen des *hepatischen Syndroms* hängen von der Art und dem Ausmaß der Leberschäden ab (vgl. dazu S. 89). Das *pulmonale Syndrom* entspricht in seinen Äußerungen weitgehend den Folgen obstruktiver Ventilationsstörungen im Bereich der kleinen Atmungswege (S. 618). Vor allem bei Kindern werden zudem Veränderungen im Sinn der »hyalinen Membrankrankheit« beobachtet (S. 627 und 630).

Differentialdiagnostisch ist vor allem bei Neugeborenen an ein gewöhnliches *Atemnotsyndrom* zu denken, das einen vorübergehenden α_1-AT-Mangel im Blut zur Folge haben kann. In solchen Fällen findet sich aber in den hyalinen Membranen der Lungenalveolen – immunohistochemisch nachweisbar – reichlich α_1-AT.

Genetisch bedingte Mängel an Enzymaktivitäten im Blutplasma

Auf den *Cholinesterasemangel bzw. -Polymorphismus* (S. 878), der mit einer verminderten Aktivität dieses Enzyms im Blutplasma verbunden ist und wiederholt bei präoperativer Gabe von Sukzinylcholin zu tödli-

---

Abb. 145 a–d (Fortsetzung)

schem Syndrom (41); »*megaloblastäres Knochenmark*« bei kongenitalem Transkobalamin II-Mangel (42); Hämochromatose bei *kongenitaler Atransferrinämie* (43); vorzeitige Atherosklerose der Arterien bei verschiedenen *Lipoprotein-Stoffwechselstörungen* (44).

B = Blutbahn; L = Lymphbahn; AS = Aminsosäuren; G^mTP-5' = 5'-terminales 7-Methylguanosin-Trinukleotid; $3'(A)_n$ = 3'-Poly-A-»Schwanz« = 3'-Polyadenylsäuren-haltiges Ende der mRNA; rUE = ribosomale Untereinheiten (z. B. 40S und 60S); Met = Aminoazyl-tRNA (z. B. mit Methionin); IF = Initiationsfaktoren (1–3); GTP = Guanosin-5'-Triphosphat; GDP = Guanosin-5'-Diphosphat; P_a = anorganisches Phosphat; tRNA = Transfer-RNA; EF = Elongationsfaktoren (1, 2); RF = »Releasing factor«; P, A = sog. »P«- und »A«-Stellen im Bereich der größeren ribosomalen Untereinheit; Hp = Haptoglobin; CRP = C-reaktives Protein; α_1-AT = α_1-Antitrypsin; Fbg = Fibrinogen; Zpl = Zöruloplasmin

chen Zwischenfällen geführt hat, wurde schon hingewiesen (S. 26). Die *Wilson'sche Krankheit* infolge *Zöruloplasminmangel* (S. 844) kam ebenfalls schon zur Sprache. Weitere Beispiele aus dieser Gruppe sind u. a. der *Lipoprotein-Lipase-Mangel,* der der *familiären Hyperlipidämie* zugrunde liegt, der *Adenosindesaminase-Mangel,* der offenbar eine *kombinierte Defektimmunopathie* (S. 1204) nach sich zieht, und der *β_2-Glykoprotein I-Mangel,* der nach dem bisher Bekannten nicht mit nennenswerten klinischen Symptomen verbunden ist.

Erbliche Mängel an Gerinnungsfaktoren

Diese wurden eingehend auf S. 448 dargelegt und diskutiert.

An-α_1-Lipoproteinämie (Tangier'sche Krankheit, familiärer HDL-Mangel)

Diese seltene, wahrscheinlich autosomal-rezessiv vererbbare Krankheit wurde erstmals auf der Insel Tangier in den USA beobachtet. Vereinzelt kommt sie in Europa vor. Mit Hilfe immunologischer Methoden und der Ultrazentrifugierung stellt man bei Homozygoten eine Verminderung der Lipoproteine hoher Dichte (HDL) auf 1–2% der Norm fest; zudem findet sich ein pathologisches, kreuzreagierendes HDL_T. Im Blut sind außerdem die Triglyzeride vermehrt, während die Konzentration des Plasmacholesterins in der Regel unter 100 mg/100 ml liegt. Elektrophoretisch läßt sich das Fehlen der α_1-Lipoproteinfraktion nachweisen. Als Grunddefekt vermutet man eine Störung in der Synthese eines größeren Apoproteins (Apo-A-1) des HDL. Andere Lipoproteine sind ebenfalls betroffen. Die Konzentration des LDL ist erheblich verringert, die des VLDL jedoch erhöht. Heterozygote erkennt man an intermediären Konzentrationen von α_1-Lipoprotein.

Pathogenese und **Folgen:** Auf bisher nicht befriedigend geklärte Weise (mangelhafte Mobilisierung von Cholesterin bzw. Cholesterinestern aus Makrophagen?) zieht das Fehlen von normalem α_1-Lipoprotein eine *Speicherung von Cholesterinestern* vor allem in *Makrophagen* des lymphoretikulären Gewebes, der Leber, des Knochenmarks und der Darmschleimhaut sowie in oder im Bereich Schwann'scher Zellen peripherer Nerven nach sich. Mehrheitlich zeigen sich *neurologische Ausfälle,* später zunehmend Komplikationen einer verstärkten *arteriellen Atheromatose,* wie Myokard- und Hirninfarkte.

Morphologisch fallen schon makroskopisch die *orangegelb verfärbten Tonsillen, Rektalschleimhaut und Kornea* auf. Histologisch finden sich in Milz, Lymphknoten, Darmfollikeln, Darmschleimhaut, Leber (Kupffer'sche Sternzellen), Knochenmark u. a. *große Schaumzellen,* die reichlich doppeltbrechende Lipide enthalten. Derartigen Elementen begegnet man auch im Bereich der peripheren Nerven.

A-β-Lipoproteinämie (β-Lipoproteinmangel familiärer LDL-Mangel)

Die Genfrequenz wird bei diesem – möglicherweise nicht einheitlichen – autosomal-rezessiv vererbbaren Leiden auf etwa 1 : 20000 geschätzt. Dem Leiden liegt eine Störung der Synthese von β_1-Lipoprotein mit einem völligen Fehlen der β-Lipoproteine im Blutplasma zugrunde, was den Abtransport der enteral resorbierten Triglyzeride und des Cholesterins sehr stark reduziert. Die Steatose der Enterozyten geht schon im Kleinkindesalter mit einer Steatorrhoe und einem Malabsorptionssyndrom sowie häufigen Durchfällen einher. Die Kinder zeigen u. a. eine Lordose bei aufgetriebenem Abdomen. Der Mangel an Cholesterin, Triglyzeriden und anderen Lipiden im Blutplasma wirkt sich u. a. auf Zellmembranen aus. Am besten erkennt man dies an den Erythrozyten, die eine charakteristische Stechapfelform zeigen *(Akanthozytose)* und in vitro eine stark erhöhte Autohämolyse und H_2O_2-induzierte Hämolyse erkennen lassen. Der allgemeine Lipidmangel scheint auch die Veränderungen des *Nervensystems* weitgehend zu erklären, das *Myelinisierungsstörungen* aufweist. Die daraus resultierende Neuropathie äußert sich nicht selten zuerst als Retinitis pigmentosa, wozu sich später schwerere Ausfälle mit Lähmungen und Ataxie gesellen, z. T. mit konsekutiver Skoliose oder Kyphoskoliose der Wirbelsäule. Der Tod tritt mehrheitlich unter dem Bild kardialer Rhythmusstörungen ein. Die Lebenserwartung ist verringert.

Morphologisch sind vor allem die *Steatose der Dünndarmepithelien* und die *Akanthozytose* der Erythrozyten pathognomonisch. Dazu gesellen sich *Myelinisierungsdefekte,* erkennbar u. a. in den posterolateralen Säulen und in den Tractus spinocerebellares des Rückenmarks, in wechselndem Maß auch anderswo im Nervensystem. Auffällig ist zudem die Ablagerung eines *zeroidartigen Lipofuszins,* insbesondere in den *Muskelzellen des Myokards.* Schließlich finden sich in unterschiedlichem Maß Zeichen von Hypovitaminose A, D und K, vielleicht auch E.

Familiäre Hypo-β-Lipoproteinämie

Bei dieser weniger schweren, autosomal-dominant vererbbaren Krankheit sind die βLipoproteine im Blutplasma mengenmäßig nur auf etwa ¹⁄₁₀ der Norm verringert, was das im Vergleich zum vorher geschilderten Leiden wesentlich günstigere Bild verständlich macht.

116.9. Sog. unbalancierte Synthese von Immunglobulinen

Diese Gruppe von Störungen, insbesondere die »*Agammaglobulinämien*«, die wesentlich häufigeren »*variablen Immunmangel-Syndrome*« und die Krankheiten mit *Bildung monoklonaler Immunglobuline,* werden auf S. 1222 behandelt. Die *Amyloidose,* von der einzelne Unterformen ebenfalls in diesen Kreis gehören, kommt getrennt zur Sprache (S. 908).

116.10. Familiäre und symptomatische (sekundäre) Hyperlipoproteinämien (HLP)

Die bestehende Klassifikation der primären Hyperlipoproteinämien oder Hyperlipidämien richtet sich vor allem nach dem *Typ des abnormen Lipoproteinmusters im Serum,* worauf sich u. a. auch die in der Klinik übliche *Einteilung nach Frederickson* (s. u.) stützt. Die Erfahrung hat aber gezeigt, daß ein auf diese Weise eingeordneter Typ von Hyperlipoproteinämie *keine nosologische Einheit* darstellt. Die Typisierung nach Frederickson sagt zudem nichts darüber aus, ob eine solche Störung familiär auftritt, d. h. wahrscheinlich genetisch bedingt ist, oder nicht. Verschiedentlich macht man nämlich die Feststellung, daß innerhalb einer Familie mehrere Typen von Hyperlipoproteinämien (nach Frederickson) gehäuft vorkommen. Offensichtlich reichen unsere Kenntnisse über diese Störungen noch nicht aus, um eine wesensmäßige Systematik aufzustellen. Im übrigen ist festzuhalten, daß die *primäre Störung bei den familiären Hyperlipoproteinämien teilweise nicht in der Synthese der Lipoproteine liegt,* sondern im Lipidstoffwechsel (vgl. dazu S. 917). Die nachfolgend aufgeführte Klassierung nach Frederickson sollte unter Berücksichtigung dieser Sachlage verstanden werden (Tabelle 68, S. 977).

Hyperchylomikronämie (HLP Typ I, essentielle Hypertriglyzeridämie, »Morbus Bürger-Grütz«)

Wie der Name sagt, ist diese Gruppe von Störungen durch eine starke Vermehrung der Chylomikronen und damit eine entsprechende Erhöhung der Triglyzeridkonzentration im Blutplasma (1500–15000 mg/

100 ml) gekennzeichnet. Die Konzentration der übrigen Lipoproteine im Blutplasma liegt in der Regel unter dem Normbereich. Bei den *familiären Formen,* die bisher etwa 100 Fälle umfassen, vermutet man einen Defekt der Lipoproteinlipase, die normalerweise unter dem Einfluß von Heparin vermehrt freigesetzt wird und vor allem im Kapillarbereich die Hydrolyse der Triglyzeride katalysiert. Typischerweise erscheint das Blutserum auch in der Zeit zwischen den Mahlzeiten milchig-trüb. Die Störung manifestiert sich meistens schon in der ersten Lebensdekade, wobei eruptive Xanthome im Hautbereich, eine mäßige Hepatomegalie (u. a. Leberverfettung) und Bauchschmerzen, insbesondere nach fettreichen Mahlzeiten, zu den führenden Symptomen gehören. Manchmal bestehen peritonitische Zeichen, z. T. im Zusammenhang mit pankreatitischen Schüben. Über einen begünstigenden Effekt der Hyperchylomikronämie auf die Atheromatose der Arterien ist bisher nichts Schlüssiges bekannt geworden. Durch fettarme Diät und Verabreichung von Triglyzeriden mittlerer Kettenlänge läßt sich das an sich schon nicht schwere klinische Bild noch verbessern. *Differentialdiagnostisch* sind die wesentlich häufigeren gemischten Hyperglyzeridämien (Hyperlipoproteinämie Typ V, s. u.) abzugrenzen, ferner sekundäre Formen, wie beim Lupus erythematodes disseminatus oder anderen Krankheiten mit zirkulierenden abnormen Proteinen, die vermutlich Heparin binden und so die Freisetzung der Lipoproteinlipase hemmen.

Morphologisch fallen zunächst sog. *eruptive Xanthome der Haut* auf, d. h. gelbliche Knötchen oder Gruppen von Knötchen mit einem rötlichen Hof, die manchmal Vesikeln bilden, aus denen sich spärlich milchige Flüssigkeit entleert. Bevorzugte Lokalisationen sind die Extensorseiten der Extremitäten, Gesäß und Rücken. Mikroskopisch erkennt man in den Xanthomen lipidreiche Speicherzellen vom Makrophagentyp, die in einer mehr oder weniger kollagenreichen Matrix liegen. Entsprechende vakuolisierte, lipidhaltige Elemente finden sich überdies in Milz und Knochenmark. Die Leber kann eine erhebliche Steatose aufweisen, was die mäßige Hepatomegalie erklärt.

Hyper-β-Lipoproteinämien (HLP Typ II, »familiäre Hypercholesterinämie«)

Von dieser Störung kennt man – was das Lipoproteinmuster im Blutplasma betrifft – zwei Untergruppen: Die reinen Formen *(Hyperlipoproteinämie Typ IIa)* und die mit Hyperglyzeridämie verbundenen Typen *(Hyperlipoproteinämie Typ IIb),* bei denen neben den β-Lipoproteinen (LDL) die Prä-β-Lipoproteine (VLDL) in erhöhter Konzentration im Blutplasma auftreten. Die Pathogenese ist nicht befriedigend geklärt, doch vermutet man bei den *familiären Formen* genetisch bedingte Störungen in der Regulation des Cholesterinstoffwechsels (vgl. auch S. 998). Wenigstens bei zwei hereditären Hyper-β-Lipoproteinämien, nämlich der familiären Hypercholesterinämie i. e. S. und der familiären kombinierten Hyperlipidämie (s. u.), haben wir es mit autosomalen *Einzelgenmutationen* zu tun, wobei ein einzelnes abnormes Allel zur Expression der Störung genügt, d. h. sich »*kodominant*« verhält.

Im Fall der sog. »*familiären Hypercholesterinämie i. e. S.*« *(hypercholesterinämische Xanthomatose)* zeigen die Homozygoten wesentlich schwerere Veränderungen als die viel zahlreicheren Heterozygoten. Die Genfrequenz wird in der kaukasischen Rasse auf ungefähr 1:1000 geschätzt. Die Cholesterinkonzentration im Blutplasma beträgt bei Heterozygoten in der Regel 250–500 mg/100 ml, bei Homozygoten 500–1000 mg/100 ml. Hinsichtlich der Pathogenese steht z. Z. folgende Hypothese im Vordergrund: Die normalerweise stattfindende Bindung von LDL an Zellmembranen, die den LDL-Katabolismus fördert und die intrazelluläre Cholesterinsynthese offenbar über eine (durch mitgeführte oxidierte Metaboliten von Cholesterin vermittelte?) Hemmung der Aktivität der Hydroxymethyl-Glutaryl (HMG)-CoA-Reduktase reduziert, ist bei Heterozygoten teilweise und bei Homozygoten fast gänzlich aufgehoben, so daß die Cholesterinsynthese aus diesem Grund überschießen könnte. Dies läßt sich auch an in vitro gezüchteten Fibroblasten zeigen. Je nach dem Grad der Hypercholesterinämie bzw. Hyper-β-Lipoproteinämie kommt es schon frühzeitig zur Bildung von Xanthomen und einer arteriellen Atheromatose. Homozygote sterben nicht selten bereits im Kindesalter an koronarer Herzkrankheit. Diätetische Maßnahmen und die Verabreichung von Cholestyramin und/oder Nikotinsäure vermögen den Lauf des Leidens nur in beschränktem Maß zu mildern.

Wesentlich häufiger begegnet man der sog. *familiären kombinierten Hyperlipidämie,* die sich innerhalb einer Familie als Hyperlipoproteinämie Typ IIa, IV (s. u.) oder IIb manifestieren kann. Dies zeigt, daß die Frederickson'sche Einteilung nicht genetisch bedingten nosologischen Einheiten entspricht, sondern daß bei einer familiären Störung verschiedene abnorme Lipoproteinmuster auftreten und sogar ineinander übergehen können. Die blutchemischen Befunde sind in diesen Fällen recht unterschiedlich. Die Cholesterinkonzentration im Blutplasma liegt in der Regel zwischen 250 und 350 mg/100 ml. Xanthome werden selten beobachtet, dagegen wurde über ein etwas vorzeitiges bzw. gehäuftes Auftreten der koronaren Herzkrankheit berichtet. Durch lipidarme Diät, Vermeiden von Alkohol und Gabe von Klofibrat, Nikotinsäure und/oder Thyroxin läßt sich die Störung z. T. günstig beeinflussen.

Weitere familiäre und sporadische Formen von HLP II haben vermutlich eine polygenische Störung als Ursache. Oft haben wir es mit milden Verlaufsformen zu tun, so daß nur gründliche Untersuchungen eines größeren Teils der Verwandten eine Aussage darüber gestatten, ob eine hereditär bedingte Abweichung von der Norm vorliegt.

Differentialdiagnostisch sind verschiedene Formen von erworbener Hypercholesterinämie (S. 906) auszuschließen, bei denen allerdings meist auch die Konzentration der Triglyzeride im Blutplasma erhöht ist. Eine isolierte Hypercholesterinämie mit Vermehrung der VLDL kennt man u. a. bei Frauen, die Östrogene erhalten.

Morphologisch sind die Veränderungen bei *Homozygoten mit familiärer Hypercholesterinämie i. e. S. (hypercholesterinämischer Xanthomatose)* weitaus am eindrücklichsten. Die *Haut* zeigt schon im jugendlichen Alter zahlreiche sog. *Xanthomata plana,* besonders im Bereich der Extremitäten, der Schultern und des Rükkens, die bei histologischer Betrachtung sehr viele, mit doppeltbrechenden Lipiden beladene *Schaumzellen* aufweisen, z. T. sog. Touton'sche Riesenzellen (S. 84). Bekannt sind ferner *Xanthelasmen* der Haut im Augenbereich und Lipideinlagerungen in der Hornhaut *(Arcus corneae).* Als recht bezeichnend gelten *Xanthome im Bereich von Sehnen* (Achillessehne, Extensorsehnen im Handgebiet und an den Ellbogen) sowie der *Tuberositas tibiae.* Manchmal schon im Kindesalter macht sich eine sog. *kardiovaskuläre Xanthomatose* mit dicken Atheromen in Arterien und an den Herzklappen bemerkbar, die u. a. für frühzeitige Koronarstenosen bzw. -verschlüsse und/oder die Ausbildung von Klappenfehlern verantwortlich sind. Bei *Heterozygoten* finden sich entsprechende, aber weniger ausgeprägte Veränderungen. Noch geringer sind die Manifestationen der *familiären kombinierten Hyperlipidämie,* bei der Hautxanthome in der Regel fehlen, und die arterielle Atheromatose erst im mittleren Erwachsenenalter schwerere Grade zu erreichen pflegt. Ähnliches gilt für weitere Varianten (s. o.).

Hyperlipoproteinämien Typ III (HLP Typ III, »broad beta disease«, »endogene Hypertriglyzeridämie mit Hypercholesterinämie«)

Bei dieser Gruppe von Störungen finden sich vermehrt cholesterinreiche Lipoproteine, die eine Dichte von weniger als 1,006 aufweisen (VLDL), in der Elektrophorese jedoch ungefähr mit den β-Fraktionen wandern. In der Hälfte der Fälle notiert man ein breites β-Band (Hyperlipoproteinämie »mit breitem β«). Ferner besteht in der Regel eine Hyperchylomikronämie. Die Konzentrationen von Cholesterin und Triglyzeriden im Blutplasma sind in ähnlichem Maß erhöht und variieren zwischen 200 und 1000 mg/100 ml. Über die primäre Störung besteht keine Klarheit; abgesehen von Fällen mit *unkontrolliertem Diabetes mellitus* (S. 933) oder *schwerer Hypothyreose* vermutet man u. a. eine Überproduktion von VLDL, wobei auch sog. intermediäre Lipoproteine in größerer Menge auftreten. Die seltene *familiäre Form von HLP Typ III* macht sich in der Regel erst im jugendlichen Erwachsenenalter bemerkbar, u. a. in Form flacher Xanthome in Hautfalten, später z. T. unter dem Bild arterieller Kreislaufstörungen. Typischerweise findet sich nach kohlenhydratreichen Mahlzeiten ein ungewöhnlicher Anstieg der Konzentration von Glyzeriden im Blutplasma. Ferner bestehen oft eine Glukoseintoleranz mit/bei Überproduktion von Insulin sowie eine Hyperurikämie. Etwa die Hälfte der näheren Verwandten von Patienten mit HLP Typ III zeigt eine entsprechende Störung oder eine HLP vom Typ IV (s. u.).

Morphologisch finden sich zusätzlich zu der *Atherosklerose der Arterien,* die u. a. durch einen Lipidreichtum und die Anwesenheit zahlreicher Schaumzellen auffällt, bei etwa ⅔ der Patienten *Xanthome.* Diese imponieren makroskopisch als leicht erhabene, gelbrötliche Plaques, insbesondere in den Palmarfalten und an den Fingern, ferner an Ellbögen oder anderen Hautstellen, seltener jedoch im Bereich von Sehnen.

Folgen: Klinisch fallen vor allem *Zirkulationsstörungen* ins Gewicht, die sich als vorzeitige koronare Herzkrankheit oder Claudicatio intermittens infolge arterieller Atheromatose kund tun. Da durch diätetische Maßnahmen und eine Behandlung etwa mit Klofibrat und/oder Nikotinsäure gute Ergebnisse erzielt werden können, kommt einer rechtzeitigen Diagnosestellung besondere Bedeutung zu.

Hyperprä-β-Lipoproteinämien (HLP Typ IV, »endogene Hyperglyzeridämien«, »kohlenhydratabhängige Hyperlipoproteinämien«)

In diesen Fällen besteht eine Hypertriglyzeridämie ohne Vermehrung der Chylomikronen und ohne Anwesenheit abnormer Lipoproteine vom Typ der HLP III; dagegen findet man in der Elektrophorese und bei Ultrazentrifugierung eine isolierte Vermehrung der Prä-β-Lipoproteine sehr niedriger Dichte (VLDL). Man kennt zahlreiche *symptomatische Formen* mit mäßigen Veränderungen dieser Art, etwa bei Fettleibigkeit, ohne oder mit Diabetes mellitus, Hypothyreoidismus, Dysproteinämien, nephrotischen Syndromen, idiopathischer Hyperkalzämie, Wermer's Syndrom (S. 824), Tangier-Krankheit (S. 903), verschiedenen Lipidosen (S. 979), chronischem Alkoholabusus oder Behandlung mit östrogenhaltigen Kontrazeptiva. Die *familiären Formen der HLP IV* umfassen verschiedene Störungen, die sich z. T. mit der HLP III überschneiden. Die sog. *familiäre kombinierte Hyperlipidämie* gehört in diese Gruppe. Am häufigsten begegnet man der sog. *monogenischen endogenen Hyperglyzeridämie,* deren Genfrequenz in den USA auf 1:500 geschätzt wird, und bei der jeweils ungefähr die Hälfte der näheren Verwandtschaft eines Patienten entsprechende Veränderungen aufweist. Die Hyperglyzeridämie ist in solchen Fällen – besonders bei Erwachsenen – deutlicher ausgeprägt als bei symptomatischen Formen und erfährt durch Fettleibigkeit eine zusätzliche Steigerung.

Morphologisch bietet sich – abgesehen vom Fehlen von Xanthomen – in voll ausgebildeten Fällen ein ähnliches Bild wie bei der HLP III.

Folgen: Im Vordergrund stehen *zirkulatorische Störungen,* ähnlich wie bei der HLP Typ III, nur treten diese in der Regel etwas später im Leben zutage, selten schon bei Kindern und Jugendlichen. Xanthome gehören nicht zum typischen Bild, dagegen notiert man in vielen Fällen eine Glukoseintoleranz und Hyperurikämie.

Differentialdiagnostisch muß man – neben den oben erwähnten, häufigen symptomatischen Formen – u. a. an den seltenen familiären *Lezithin:Cholesterin-Azyltransferasemangel (LCAT-Mangel)* denken, der vor allem bei Skandinaviern beobachtet wird: Neben einer starken Vermehrung von unverestertem Cholesterin und Lezithin im Blutplasma, die u. a. zu Proteinurie, z. T. mit schweren Nierenschäden, Anämie mit Bildung von Zielscheibenzellen und Kornealinfiltration führt, besteht nicht selten eine erhebliche Hypertriglyzeridämie.

Gemischte Formen von Hyperchylomikronämie und Hyperprä-β-Lipoproteinämie (HLP Typ V, gemischte Hyperglyzeridämie)

Bezeichnend für diese Gruppe von Störungen ist die Kombination einer *Hyperchylomikronämie* und einer *endogenen Hyperglyzeridämie,* wobei die Konzentration der Triglyzeride im Blutplasma oft mehr als 1000 mg/100 ml beträgt und die Cholesterinkonzentration in der Regel ebenfalls erhöht ist. Neben *sekundären (symptomatischen) Formen,* die u. U. durch dieselben Krankheiten oder Agentien verursacht werden können wie im Fall der HLP Typ IV (s. o.), kennt man *primäre bzw. familiäre Varianten.* Die Pathogenese ist hier noch unklar. Da sich ein Mangel an Lipoproteinlipase-Aktivität bei primärer HLP V nicht nachweisen läßt, vermutet man u. a. eine ungeklärte endogene Überproduktion von Triglyzeriden und/oder eine Störung des Abbaus derselben. Genetisch scheint es sich nicht um ein einheitliches Leiden zu handeln, da innerhalb einer und derselben Familie u. a. Fälle von HLP IV vorkommen und sich die Befunde von Familie zu Familie z. T. unterscheiden.

Morphologisch äußert sich die HLP V – außer in einer meist etwas verstärkten und lipidreichen arteriellen Atherosklerose – u. a. in einer Hepatosplenomegalie mit/bei Leberverfettung und Auftreten lipidreicher, vakuolisierter Makrophagen in Milz, Leber und Knochenmark. Sog. eruptive Xanthome können auftreten, stellen aber keinen regelmäßigen Befund dar.

Folgen: Mehrheitlich macht sich eine HLP V erst im Erwachsenenalter bemerkbar. In vielen Fällen stellt man eine Glukoseintoleranz, oft eine Hyperinsulinämie, eine Adipositas und eine Hyperurikämie fest. Manchmal treten Parästhesien wie bei diabetischer Neuropathie auf. Soweit bekannt, besteht die Gefahr vorzeitiger Manifestationen einer arteriellen Atherosklerose (s. o.). Es findet sich zudem eine Korrelation zwischen HLP V und Schüben von Pankreatitis, wobei letztere z. T. eine Folgeerscheinung darstellt, vielleicht aber auch eine ursächliche Rolle spielen kann.

Weitere symptomatische (sekundäre) Hyperlipoproteinämien

Von besonderer Bedeutung ist die *Hypercholesterinämie und Hyperphospholipidämie bei hepatobiliärer Obstruktion* (S. 735), die oft mit einer erheblichen Erhöhung der Konzentration unveresterten Cholesterins im Blutplasma und dem Erscheinen eines abnormen Lipoproteins *(Lipoprotein X)* einhergeht. Bei einem Teil weiterer bisher noch nicht genannter Lipidosen (Tabelle 68) besteht ebenfalls eine Hyperlipoproteinämie. Gammaglobuline können mit Lipoproteinen Wechselwirkungen eingehen, die in einer sog. *Autoimmun-Hyperlipoproteinämie* resultieren. Solche Befunde erhebt man hie und da bei Vermehrung monoklonaler Immunglobuline.

116.11. Bemerkungen zu weiteren reaktiven Anomalien in der Zusammensetzung der Plasmaproteine

Hypoproteinämie

Eine Hypoproteinämie ist fast immer nur Folge einer andersartigen Krankheit und hat daher in erster Linie *symptomatische Bedeutung.* Die meisten dazu führenden Störungen wurden bereits behandelt, insbesondere die *alimentäre Hypoproteinämie* (S. 656), zu der die mangelhafte oder fehlende Eiweißzufuhr bei Hunger bzw. Marasmus, der Kwashiorkor und der Mehlnährschaden gehören, ferner die verschiedenen Formen von *Malabsorptionssyndrom* (S. 689), das *nephrotische Syndrom* (S. 776), das *enterale Proteinverlustsyndrom* (S. 710) und das sog. *exsudative Proteinverlustsyndrom* bei Austritt eiweißreicher Flüssigkeit aus der Blutbahn in Körperhöhlen oder Organe (S. 1321). Man kennt zudem ein *kutanes Proteinverlustsyndrom,* u. a. bei ausgedehnten Verbrennungen der Haut oder stark nässenden Dermatosen.

Sog. Reaktionen der akuten Phase

Definitionen: Unter *»akuter Phase«* verstehen wir einen frühen Zeitabschnitt nach einem mit Gewebeschädigung verbundenen Ereignis (z. B. Trauma), während dem sich Äußerungen der primären Läsionen mit solchen rasch einsetzender, unspezifischer Reaktionen von seiten des Organismus überlagern (vgl. dazu S. 376). Als *»akute-Phasen-Proteine« (»AP-Proteine«, »Proteine der akuten Phase«, »Reagenten der akuten Phase«)* bezeichnet man diejenigen Eiweißkörper, mit Ausnahme der Immunglobuline, die in der akuten Phase mehr oder weniger regelmäßig im Blutplasma in erhöhter Konzentration auftreten. Dazu gehören im besonderen das C-reaktive Protein (CRP), Fibrinogen, α_1-Antitrypsin, α_1-Orosomukoid, Haptoglobin, Zöruloplasmin u. a. m.

Die meisten – wenn nicht alle – »akute-Phasen(AP)-Proteine« werden von der *Leber* gebildet. Nach teilweisem anfänglichem Absinken steigt die Konzentration dieser Eiweißkörper im Blutplasma meistens etwa 18–24 Std nach dem schädigenden Ereignis an, offenbar als Folge einer *vermehrten Syntheseleistung der Hepatozyten* bzw. anderer Zellen. Ein ganz früher Anstieg, wie etwa der der CRP-Konzentration, beruht vermutlich auf einer Permeabilitätserhöhung der Leberzellen. *CRP* und *Haptoglobin* erreichen am 2.–3. Tag im Blutplasma die höchste Konzentration, andere »akute-Phasen-Proteine«, wie Fibrinogen, α_1-Antitrypsin und Zöruloplasmin, einen bis mehrere Tage später. Zusätzlich zu den genannten Eiweißkörpern beobachtet man in der Mehrzahl solcher Fälle Veränderungen anderer Plasmaproteine, wie eine Verminderung der Konzentration von Albumin, Präalbumin, Transferrin und α_1-Lipoprotein in den ersten Tagen sowie einen langsamen Anstieg der relativen Menge von Hämopexin, Prothrombin, Plasminogen und Gc-Protein, später auch Immunglobulinen, vor allem der IgG-Klasse, im Verlauf von 1–3 Wochen nach dem auslösenden Ereignis. Die meisten Formen von »akuter Phase« gehen mit *entzündlichen Reaktionen* (S. 1243) und weiteren Veränderungen der Konzentration von *Immunglobulinen* (S. 1089) einher, auf die wir zurückkommen werden.

Veränderungen der Blutplasmaproteine bei Vorhandensein bösartiger neoplastischer Prozesse

Je nach Ausdehnung und Progredienz sowie dem Ausmaß nekrobiotischer Prozesse finden sich bei malignen Geschwülsten bzw. Lymphomen und Leukämien Überschneidungen einer *akuten Phase,* akuten oder rezidivierenden bis chronischen *entzündlichen Veränderungen* und *immunologischen Reaktionen* (s. dort). Dazu treten in einem Teil der Krebsfälle vermehrt sog. *onkofetale Antigene* im Blutplasma in Erscheinung, die man insbesondere mit Hilfe radioimmunologischer Methoden erfassen kann, die aber in kleinsten Mengen auch bei Gesunden vorkommen. Bei Gravidität nimmt ihre Konzentration im Blut in der Regel zu, weshalb in der Deutung der Befunde besondere Zurückhaltung geboten erscheint. *Karzinoembryonales Antigen (CEA)* und/oder *β-onkofetales Antigen (BOFA)* werden bei mehr als 80% der Patienten mit Karzinomen des Magen-Darmtrakts in deutlich erhöhter Konzentration gefunden, CEA ferner in ⅔ der Fälle von Lungenkarzinom. Einer erhöhten relativen Menge von *α_1-Fetoprotein* im Blutplasma begegnet man bei Trägern eines primären Leberzellkarzinoms bzw. Hepatoms. Diese Teste tragen zur Diagnose solcher Geschwülste bei, vermögen aber die zytologische und histologische Beurteilung nicht zu ersetzen. Das *γ-Fetoprotein* hat seinen festen Platz in der klinischen Krebserkennung noch nicht gefunden.

Veränderungen des Blutplasmas bei Schwangerschaft

Verschiedentlich wurde über sog. »schwangerschaftsspezifische« Proteine berichtet. Eine Überprüfung zeigte aber fast immer eine Identität mit dem einen oder anderen *AP-Protein.* Die AP-Proteine sind – mit Ausnahme des Orosomukoids – in der Gravidität meist deutlich vermehrt, ebenso Transferrin, während die Konzentration von Albumin und Präalbumin erniedrigt ist (s. Tabelle 62, S. 884).

Dysproteinämie bei Erkrankungen der Leber

Die meisten Fälle von *akuter Hepatitis* gehen mit einer Vermehrung der AP-Proteine im Blutplasma einher. Dazu gesellen sich – je nach der Art des Leberschadens – entzündliche Zeichen und solche von Immunreaktionen, die naturgemäß stark vom Stadium des Prozesses abhängen. Bei der *akuten Virushepatitis B* findet sich eine auffällige Dissoziation im Verhalten der AP-Proteine, indem die Konzentration von α_1-Antitrypsin in der Regel stark erhöht, diejenige von Haptoglobin jedoch vermindert ist, während die relative Menge von Albumin und Präalbumin fast regelmäßig zurückgeht. Bei *Hepatitis A* notiert man üblicherweise eine Konzentrationszunahme von IgM. Bei *Cholestase* ist u. a. die Konzentration von α-Lipoprotein und Lipoprotein X erhöht. Über die Bedeutung von HB_s und HB_c sowie der Antikörper gegen diese Antigene und allenfalls gegen körpereigene Substrate wurde schon berichtet, insbesondere was den Übergang in Heilung, *chronische persistierende oder chronische aktive Hepatitis* anbelangt (S. 718). Bei *Leberzirrhose* kann die Albuminkonzentration im Serum auf weniger als 1 g/100 ml absinken, wobei Ödeme und Aszites auftreten. Die Aktivität des Prozesses bzw. das Ausmaß der zu einem bestimmten Zeitpunkt vorliegenden Leberzellschädigung spiegelt sich u. a. in der Verminderung der Konzentration von Präalbumin und Prothrombin im Blutplasma wider. Bei Leberzirrhose findet sich fast regelmäßig eine starke Vermehrung der Immunglobuline, insbesondere des IgG, weniger des IgA und noch geringer des IgM. Bei der *biliären Zirrhose* allerdings erscheinen die IgM besonders stark vermehrt.

Veränderungen der Plasmaproteine bei Immunreaktionen, u. a. sog. Autoimmunkrankheiten

Diese werden eingehend im 10. Teil besprochen.

Erworbene Veränderungen der Konzentration von Lipoproteinen im Blutplasma

Die *sekundären Hyperlipoproteinämien* wurden auf S. 905 ff. aufgeführt.

Sekundäre Hypolipoproteinämien kennt man u. a. bei Hunger und Fettmalabsorption. Bei diesen Zuständen werden vermindert Transportproteine (Proteinanteil der Chylomikronen und β-Lipoproteine [Apolipoprotein B]) von den Enterozyten gebildet. Verständlicherweise wirken sich ferner Leberschädigungen im Sinn einer herabgesetzten Produktion sowohl von α- wie von β-Lipoproteinen aus. Die Konzentration der letzteren im Blutplasma ist oft bei chronischen Anämien, bei Hyperthyreose und bei Hirsutismus reduziert. Neuerdings ist über Hypolipoproteinämien bzw. Hypolipidämien im Zusammenhang mit einem Auftreten von gegen HDL und LDL gerichteten (Auto-)Antikörpern bei sog. Paraproteinämien, Karzinom und rheumatoider Arthritis berichtet worden. Die proteinverlierende Gastroenteropathie ist bereits diskutiert worden (S. 710). Schließlich mag erwähnt werden, daß es rassenbedingte Hypolipidämien (bzw. Hypolipoproteinämien) gibt, etwa bei den Massais in Afrika und bei den Eskimos.

Austritt von Plasmaproteinen in andere Körperkompartemente

Über die verschiedenen Formen von *Proteinurie* wurde schon berichtet (S. 749), ebenso über sog. *Transsudate* (S. 599). *Exsudate,* die bei entzündlichen Vorgängen entstehen, werden auf S. 1321 erörtert, der Übertritt von Immunglobulinen in *Sekrete* auf S. 1070. Im *Liquor cerebrospinalis* ist der Proteingehalt wegen der dichten Blut-Liquorschranke normalerweise sehr gering (etwa 25 mg/100 ml), wobei β-Lipoproteine und Präalbumin in relativ höherer und Immunglobuline in geringerer Konzentration als im Blutplasma vorhanden sind. Verschiebungen in der Zusammensetzung der Plasmaproteine spiegeln sich einigermaßen im Liquor wider. Im Gehirn-Meningenbereich produzierte Eiweißkörper, insbesondere Immunglobuline, bedingen eine relative Vermehrung derselben im Liquor, insbesondere eine solche von IgG, in besonderen Fällen (z. B. afrikanische Schlafkrankheit, andere Parasitosen) von IgM und/oder IgE. Ähnlich verhält es sich mit dem *Augenkammerwasser.* Veränderungen in der Zusammensetzung der *Eiweiße in der Lymphe* entsprechen meistens denen im Blutplasma (vgl. dazu S. 591).

116.12. Allgemeine Angaben über die verschiedenen Formen von Amyloidose

Bemerkungen zu den Begriffen und zur Chemie der einzelnen Typen von Amyloid

Definitionen: *»Amyloid«* ist ein eosinophiles, hyalines Material mit Glykoproteincharakter, das aufgrund struktureller Eigenschaften eine deutliche Affinität zu gewissen Farbstoffen, wie Kongorot, aufweist und in der Regel extrazellulär abgelagert wird. Der Name stammt von der alten Beobachtung, daß sich Amyloid – ähnlich wie pflanzliche Stärke – durch Lugol'sche Lösung und Schwefelsäure dunkelblau färben läßt. Unter dem Begriff *»Amyloidose«* faßt man eine Gruppe von Krankheitsbildern zusammen, die sich durch eine mehr oder weniger ausgedehnte Ablagerung von Amyloid in verschiedenen Organen bzw. Geweben charakterisiert. Außerdem kennt man eine Reihe von Störungen mit *lokaler Amyloidanhäufung.* Die *Klassifikation* der verschiedenen Formen von Amyloidablagerung läßt sich vorläufig, da die ätiologischen und pathogenetischen Faktoren ungenügend geklärt sind, noch nicht wesensmäßig gestalten, sondern richtet sich bis auf weiteres nach empirischen, vorwiegend *morphologischen Gesichtspunkten* (vgl. dazu Tabelle 63). Danach unterscheidet man folgende Hauptgruppen:
1) Die sog. *klassische (typische) generalisierte Amyloidose,* die wegen eines gehäuften Vorkommens im Zusammenhang mit anderen, chronischen Leiden auch *»sekundäre Amyloidose«* genannt

Tabelle 63. Mögliche Einteilungen der Amyloidosen

1. *Neuere Einteilung der Amyloidosen*

1.1. *Amyloidosen Typ A*

1.1.1. *Klassische (typische, »sekundäre«) generalisierte Amyloidose*
Im Verlauf einer chronischen entzündlichen Krankheit (Begleitkrankheit), z. B.:
- Chronische rheumatoide Arthritis (Amyloidose in 5 bis 26% der Fälle)
- Spondylarthritis ankylopoetica (Morbus Bechterew)
- Chronische Pyelonephritis
- Enterocolitis regionalis (Morbus Crohn)
- Idiopathische hämorrhagische Colitis ulcerosa
- Chronische Osteomyelitis
- Chronisches Pleuraempyem
- Chronische kavernöse Lungentuberkulose
- Lues III
- Chronische Ulcera cruris
- Lymphoma malignum Hodgkin
- Bösartige Neoplasmen mesenchymaler oder epithelialer Herkunft

1.1.2. *Generalisierte Amyloidose bei familiärem Mittelmeerfieber* (siehe 2.)

1.1.3. *Immunamyloidosen*
selten neben Typ B-Amyloid auch Typ A-Amyloid abgelagert

1.2. *Amyloidosen Typ B*
Immunamyloidosen (Paramyloidosen, »primäre«, »idiopathische«, sog. atypische Amyloidosen)
- Multiples Myelom (Plasmozytom; Amyloidose in 14–20% der Fälle)
- Morbus Waldenström (Makroglobulinämie)
- Amyloidosen bei Produktion monoklonaler Immunglobuline im Sinn einer »steady state«-Neoplasie

1.3. *Amyloidosen Typ C*

1.3.1. *APUD-Amyloid*
- Endokrine Drüsen mit Produktion von Peptidhormonen
- In Tumoren endokriner Drüsen bzw. Zellen mit Peptidhormonproduktion (z. B. medulläres Karzinom der Schilddrüse, »Gastrinom«, »Insulinom«, Parathyreoideaadenom, Adenome des Hypophysenvorderlappens, Phäochromozytom)

1.3.2. *Senile Amyloidose*
- Kardiale Form
- Zerebrale Form

} Geringe Amyloidablagerungen in der Wand kleiner Arterien und von Arteriolen, z. T. im Interstitium des Myokards

1.3.3. *Lokale Amyloidanhäufungen*
- Tumorförmiges Amyloid in: Tracheobronchialsystem; Lungen (z. B. sog. noduläre Lungenamyloidose); Zunge u. a.
- Isolierte Hautamyloidose

Tabelle 63 (Fortsetzung)

2. *Genetisch bedingte Amyloidoseformen*

2.1. *Bekannter Erbgang*
- Amyloidose bei familiärem Mittelmeerfieber, autosomal-rezessiv (Typ A-Amyloid, periretikuläre Ablagerung)
- Polyneuropathische Amyloidose in Portugal (Typus *Wohlwill-Andrade*), autosomal-dominant
- Polyneuropathische Amyloidose in USA (Typus *Indiana*), autosomal-dominant
- Amyloidose mit Urtikaria und Schwerhörigkeit, autosomal-dominant

2.2. *Unbekannter Erbgang*
- Kardiovaskuläre Amyloidose (Emmental/Schweiz, Dänemark)
- »Gittrige Dystrophie« der Kornea
- Amyloid-Nephropathie nach *Ostertag*

3. *Lokalisatorische Typen von Amyloidose in Bezug auf Ablagerung an Fasern*

3.1. *»Periretikulärer« Typ*

3.1.1. *Schinkenmilztyp* } bei: 3.1.2. *Sagomilztyp*	– Generalisierter sekundärer Amyloidose – Familiärem Mittelmeerfieber – Immunamyloidosen (eher selten)
3.2. *»Perikollagener« Typ*	– Oft bei Immunamyloidosen (Paramyloidosen): Multiples Plasmozytom, Morbus Waldenström; ferner bei: senilen Amyloidosen und familiären kardiovaskulären Amyloidosen

wird, tritt in zwei hauptsächlichen Spielarten in Erscheinung. Beim sog. *Sagomilztyp,* dem man eher bei Jugendlichen oder jüngeren Erwachsenen begegnet, liegen die Amyloidmassen u. a. im Bereich der Milzfollikel, im Dissé'schen Raum der Leber und in enger Beziehung zu Basalmembranen und/oder Retikulinfasern *(»Retikulinfasertyp«)* vieler anderer Gewebe bzw. Organe, während die Nierenglomeruli weniger stark betroffen sind. Demgegenüber stellt man beim sog. *Schinkenmilztyp* u. a. einen diffusen Befall des Milzgewebes und eine starke Amyloidablagerung in den Nierenglomeruli fest, während im übrigen vor allem kleine bis mittelgroße Arterien betroffen erscheinen. Zur klassischen generalisierten Amyloidose zählt man z. T. (so in den USA) auch diejenige, die bei familiärem Mittelmeerfieber auftritt.

2) Die sog. *atypische (»primäre«, »idiopathische«) Amyloidose,* bei der ein auslösendes bzw. begünstigendes chronisches Grundleiden anderer Art nicht nachzuweisen ist, umfaßt verschiedene Formen, die auch lokalisatorisch von den unter 1) genannten abweichen, so die sog. *kardiovaskuläre Amyloidose* oder die *Gefäßwandamyloidose,* denen man vor allem bei Greisen begegnet (sog. *senile Amyloidose*), ferner Formen mit besonderem *Befall der Zunge.*

3) Als sog. *Paramyloidose* bezeichnet man Formen von mehr oder weniger generalisierter Amyloidablagerung im Rahmen neoplastischer Prozesse der lympho-plasmazellulären Reihe, d. h. des multiplen plasmozytoiden Myeloms oder des Morbus Waldenström, sowie andere Formen von monoklonaler Immunglobulinproduktion.

4) *Lokale Amyloidablagerungen* umfassen u. a. das sog. *tumorförmige Amyloid (»Amyloidtumor«), isolierte Amyloidablagerungen in der Haut* (s. u.), die *noduläre Lungenamyloidose,* die *Amyloidablagerungen in Lungensepten bei Calcinosis pulmonum* und die sog. *Alzheimer Drusen* (Drusenamyloid), d. h. kleine, im zentralnervösen Gewebe verstreut auftretende, strauchartige Herde mit färberischen Eigenschaften von Amyloid. Zu den lokalen Amyloidablagerungen sind schließlich diejenigen zu zählen, die im Bereich polypeptidproduzierender, endokriner Gewebe (z. B. Langerhans'sche Inseln oder Medullärkarzinom der Schilddrüse) beobachtet werden können. Wegen besonderer chemischer Eigenschaften spricht man hier auch von *APUD-Amyloid* (»*A*mine *P*recursor *U*ptake and *D*ecarboxylation«).

Die hier aufgeführte Klassierung der Amyloidosen entspricht, wie erwähnt, der bisher im deutschen Sprachgebiet üblichen, vorwiegend morphologisch begründeten Einteilung. Im *angelsächsischen Schrifttum* wird neuerdings gegliedert in: a) *»Sekundäre« Amyloidosen (Amyloid Typ A, unbekannte Herkunft),* die die oben erwähnte Gruppe 1) und die Amyloidose bei familiärem Mittelmeerfieber umfaßt. b) *»Primäre« Amyloidosen (Amyloid Typ B, von Immunglobulinen* abgeleitet), die der Paramyloidose (s. 3) oben) entspricht und einen Teil der unter 2) aufgeführten atypischen Formen einschließt. c) *Andere Formen von Amyloidablagerung* (Typ C-Amyloid), zu denen u. a. das Altersamyloid, das APUD-Amyloid, lokalisierte Amyloidablagerungen und besondere, genetisch bedingte Typen gezählt werden. In *genetischer Hinsicht* werden sog. *sporadische,* d. h. ohne nachgewiesene familiäre Häufung auftretende, von *familiären Amyloidosen* unterschieden. Zu den letzteren gehören u. a. gewisse Formen von kardiovaskulärer Amyloidose, die offenbar autosomal-dominant vererbbare Amyloidose in Portugal (Typ Wohlwill-Andrade), die Amyloidose vom Indiana-Typ, die einen entsprechenden Erbgang zu zeigen scheint, die Amyloidose bei familiärem Mittelmeerfieber, die Amyloidose mit/bei Urtikaria und Taubheit und die sog. gittrige Dystrophie der Kornea.

Chemisch lassen sich mindestens drei Typen von Amyloid auseinanderhalten: das *klassische Amyloid vom Typ A,* das sog. *Immunamyloid (Typ B)* und das *APUD-Amyloid* (s. u.).

Bemerkungen zum chemischen Aufbau der verschiedenen Amyloidarten

Amyloid besteht aus sog. *Mikrofibrillen (Amyloidfibrillen),* die im Mittel ungefähr 75 Å dick sind, eine unterschiedliche Länge haben können und in einem Abstand von etwa 100 Å mehr oder weniger parallel nebeneinander liegen. Mit Hilfe der Röntgenstrahlendiffraktion konnte gezeigt werden, daß es sich um ein *faseriges Protein mit sog. antiparalleler, gestreckter β-Faltblattstruktur* handelt. Diese fibrilläre Struktur ist nicht für ein bestimmtes Protein spezifisch, sondern wird bei mehreren Amyloidproteinen mit unterschiedlicher Aminosäurensequenz beobachtet.

Im »*Immunamyloid*« *(Amyloid B),* das typischerweise bei Paramyloidose im Zusammenhang mit einem multiplen plasmozytoiden Myelom oder einem M. Waldenström und bei den meisten »primären« Formen von Amyloidose vorliegt, scheinen *inkomplette L-Ketten* von Immunglobulinen, insbesondere deren sog. *variable Region (Domäne),* den Hauptbestandteil des Amyloids zu bilden. Wahrscheinlich handelt es sich hierbei um Produkte der monoklonalen Population von Plasmazellen, die sich in solchen Fällen nachweisen läßt. Fragmente von $\varkappa$-Ketten werden im Immunamyloid häufiger gefunden als solche von λ-Ketten. Diese inkompletten L-Ketten vermögen offenbar u. a. über Wasserstoffbrücken *Polymere* zu bilden, die den oben genannten Fibrillen entsprechen und in diesem Zustand, wegen »Verbergens« von Antigendeterminanten, mit Hilfe immunologischer Methoden oft nicht mehr als L-Ketten erkannt werden können.

Im *klassischen Amyloid vom Typ A* findet sich als Hauptbestandteil ein anderes Protein, das nicht einem Immunglobulinfragment zu entsprechen scheint (»Nicht-Ig-Protein«) und als *AA-Protein (A*myloid-protein *A*) bezeichnet wurde. Es besteht aus Polypeptid-Untereinheiten mit einem Molekulargewicht von ungefähr 8500. Im Serum dieser Patienten läßt sich ein mit dem AA-Protein immunologisch verwandter Eiweißkörper, *SAA-Protein,* in erhöhter Konzentration nachweisen. Dieses α-Globulin, das zu den Proteinen der »akuten Phase« gehört, findet sich bei Gesunden als eine normale Serumkomponente nur in ganz geringen Mengen (weniger als 1 mg%), tritt aber mit zunehmendem Alter und während der Schwangerschaft vermehrt auf. Im nativen Zustand weist das SAA-Protein ein Molekulargewicht von 85000 oder unter gewissen Bedingungen von 160000 auf. Allerdings konnte SAA bis heute nur als Untereinheit, SAAL, mit einem Molekulargewicht von 12000 isoliert werden. Neuere Befunde lassen an die Möglichkeit denken, SAA werde unter dem Einfluß von Plasmin, das unter der Wirkung von Plasminogen-Aktivator aus Plasminogen hervorgeht (Abb. 101, S. 444), in kleinere Moleküle gespalten, ähnlich wie Fibrinogen. SAAL zeigt eine starke Tendenz zu aggregieren. Interessanterweise kreuzreagieren die so gebildeten Komplexe nicht mehr mit Anti-AA-Antikörpern. Als noch nicht ganz gesichert gilt, daß sich SAA durch eine nicht kovalente Bindung an Albumin, aber nicht an Ig oder Bence Jones-Proteine anlagern. Einen tieferen Einblick in die physikalisch-chemischen Hintergründe, die zur Amyloidablagerung beitragen, dürften neuere Beobachtungen über die spezifische Oberflächentopographie des Amyloid A und des SAA eröffnen: Es wurde gezeigt, daß die beiden Proteine sogenannte *amphiphatische Helizes* besitzen, die je eine polare und eine unpolare Seite mit gleichmäßiger Ladungsverteilung aufweisen. Eine entsprechende Struktur wurde auch für die mit Lipiden assoziierten Bereiche der Apolipoproteine der VLDL und HDL (S. 886) vorgeschlagen. In diesem Zusammenhang ist es nicht erstaunlich, daß Amyloid A mit seiner unpolaren Seite sich an Lipide anlagert, und daß SAA im Serum mit den Apolipoproteinen des HDL_3 assoziiert. Neuere Befunde sprechen zudem für eine partielle (?) Homologie zwischen SAAL und $HDL_{(3?)}$. Es besteht ferner ein Unterschied in der Konformation der β-Faltblattstruktur zwischen SAA aus Amyloid- und SAA aus Nicht-Amyloidplasma. SAA von Patienten mit Amyloidose dissoziiert weniger leicht zu SAAL als SAA von Patienten ohne Amyloidose. Überdies neigt das aus Amyloidplasma isolierte SAAL auffallend stark dazu, wieder zu aggregieren. Folglich könnte einer der vielen Gründe, die zur Ablagerung von Amyloidfasern führen, in einem molekularen Defekt des Metabolismus von Amyloidvorläufern zu suchen sein.

Die genaue physiologische Funktion von SAA im Plasma ist noch weitgehend unklar. Jedoch scheint eine immunsuppressive Wirkung nicht ausgeschlossen zu sein, denn es konnte gezeigt werden, daß SAA bei der Maus die Immunglobulinsynthese von B-Lymphozyten zu hemmen vermag.

Sowohl im Immunamyloid (B) wie im klassischen Amyloid (A) wurde kürzlich ein weiterer Bestandteil nachgewiesen, den man *P-Komponente* nennt. Diese ist ein aus 5 Untereinheiten bestehendes, globuläres Serum-α_1-Glykoprotein mit einem Molekulargewicht von 180000 und wird in geringer Konzentration auch bei Normalpersonen gefunden (AP-Protein). Das Protein besitzt eine Kalzium-abhängige Bindungsaffinität zu Polyanionen, was vielleicht die Anwesenheit der P-Komponente in allen Amyloidablagerungen erklären könnte. Eine etwas entferntere Homologie hinsichtlich der Aminosäurensequenz besteht zwischen der P-Komponente und dem C-reaktiven Protein (CRP). Da beide Moleküle – P-Komponente und CRP – einen ähnlichen Aufbau, nämlich eine zyklisch pentamere oder eine doppelte dekamere Struktur, aufweisen, wurde für diese Gruppe von Substanzen der Name »*Pentraxine*« vorgeschlagen. Immunochemisch ist die P-Komponente aus Amyloid, und das AP-Protein aus dem Serum identisch, dagegen reagieren Anti-P-Antikörper nicht mit CRP-Präparaten. Umgekehrt zeigt CRP eine geringe Verwandtschaft in der Aminosäurensequenz mit dem C_{H3}-Bereich der Immunglobuline und den Histokompatibilitätsantigenen. Solche

Homologien weisen auf eine phylogenetische Verwandtschaft dieser Proteine hin.
APUD-Amyloid enthält, soweit bekannt, keine Immunglobulinfragmente. Es scheint vor allem aus in antiparalleler β-Faltblattstruktur zusammengelagerten Peptiden zu bestehen. Typischerweise notiert man einen Mangel an Tryptophan und Tyrosin, während Asparagin und Glutaminsäure in höherer Konzentration vertreten sind. Da sich u. a. Glukagon oder Insulin unter bestimmten experimentellen Bedingungen auf diese Weise polymerisieren lassen, liegt die Annahme nahe, es handle sich um ein Material, das aus den von endokrinen Zellen gebildeten Peptiden stammt.

Färberische und histochemische Eigenschaften von Amyloid

Neuere Untersuchungen über die färberischen Eigenschaften von Amyloid ließen erkennen, daß elektroneutrale Farbstoffe durch Diffusion in dieses Material eindringen. Im physiologischen pH-Bereich scheint Amyloid dank seiner elektronegativen Oberfläche elektropositive Stoffe zu binden. Solche Färbungen ergeben aber ein diskontinuierliches Bild, was auf eine uneinheitliche Ladung an den Fibrillenoberflächen hinweist. Die *alkalische Kongorotreaktion* gibt bei allen Typen von Amyloid eine positive Reaktion, die man bei Lichtmikroskopie am roten, bei polarisationsoptischer Untersuchung am grünen Farbton erkennt. Oft wird *Thioflavin T* benützt, das im UV-Licht selbst kleine Mengen von Amyloid deutlich gelbgrün aufleuchten läßt. Beide Farbstoffe sind für Amyloid nicht streng spezifisch, da u. a. Kongorot elastische Fasern, Proteinzylinder in den Nierentubuli, Corpora amylacea der Prostata sowie Follikelinhalt in der Schilddrüse und in Epithelkörperchen, und Thioflavin z. B. Granula der eosinophilen Granulozyten anfärben. Neuerdings wird anstelle von Thioflavin *für die UV-Mikroskopie Phorwhite BBU* verwendet. Ergänzend sei beigefügt, daß Immunamyloid im UV-Licht u. U. wegen Oxidation eines Teils seiner Tryptophanreste zu N′-Formylkynurenin eine Autofluoreszenz aufweisen kann. Mit *Toluidinblau* oder *Methylviolett* erhält man, wenigstens in der Mehrzahl der Fälle, eine metachromatische Färbung des Amyloids, wahrscheinlich wegen der im Amyloid enthaltenen sauren Mukopolysaccharide. Die *Jodreaktion,* die bei den meisten Amyloidformen positiv ausfällt, scheint bei Vorliegen von APUD-Amyloid negative Resultate zu ergeben und läßt sich – im Gegensatz etwa zur Kongorotfärbung im Fall des klassischen Amyloids oder Immunamyloids – durch vorherige Behandlung mit Pepsin oder Papain verhindern. Von Interesse ist die Beobachtung, daß nach milder Präoxidation der Gewebeschnitte mit Kaliumpermanganat klassisches Amyloid (Typ A) durch *Trypsin* aufgelöst werden kann, was im Fall von Immunamyloid (Typ B) offenbar nicht oder weniger gut gelingt.

Bei *PAS-Färbung* nimmt Amyloid in der Regel einen leicht violetten Farbton an, offenbar wegen der in diesem Material vorhandenen Proteoglykane.
Elektronenmikroskopisch erkennt man Amyloid am typischen fibrillären Aufbau.

Heutige Vorstellungen über die Pathogenese der Amyloidablagerung

Wo immer Amyloid in faßbaren Mengen zur Ablagerung gelangt, darf angenommen werden, daß die *Apposition dieses Materials mit der Zeit über seinen Abbau überwiegt.* Die Gründe hierfür können in einer vermehrten Produktion von Vorläuferproteinen, einer Veränderung der physikochemischen Struktur derselben bzw. der von ihnen abgeleiteten Peptide, mit erhöhter Neigung zu Amyloidbildung, und/oder einem verminderten Abbau solchen Materials liegen (Abb. 146). Im ganzen gesehen, herrscht über diese Zusammenhänge noch soweit Unklarheit, daß ein abschließendes Urteil nicht möglich ist. Eine *gesteigerte Produktion von Amyloidvorläufern* darf im Fall der *Paramyloidosen (»Immunamyloidosen«)* bei multiplem Myelom oder ähnlichen Leiden angenommen werden, wobei allerdings nicht bekannt ist, ob die zur Amyloidbildung geeigneten inkompletten L-Ketten (s. o.) von den plasmozytoiden Zellen als solche sezerniert werden oder als Folge eines proteolytischen Abbaus vollständiger Ketten oder gar der Immunglobulinmoleküle auftreten. Wir wissen auch nicht, ob es hierzu eines Antigens (im Überschuß?) bedarf, und welcher Art dieses sein könnte. Über Anti-Kollagenspezifität der an der Immunamyloidbildung beteiligten inkompletten L-Ketten ist wenig bekannt, ebenso über die Beteiligung von Komplement in diesen Fällen. Bei der *klassischen (»sekundären«) Amyloidose* scheinen verschiedene »Proteine der akuten Phase«, zu denen u. a. CRP und SAA-Protein gezählt werden, im Blutplasma in erhöhter Konzentration aufzutreten. Das SAA-Protein stammt wenigstens teilweise aus Hepatozyten. Die Meldung, es würde zudem von Fibroblasten und/oder B-Lymphozyten produziert, bedarf der Bestätigung. Die Rolle von Komplementkomponenten bei diesen Vorgängen muß ebenfalls weiter geprüft werden. Die Beobachtung, daß bei Mäusen in *entzündlich verändertem Gewebe* Amyloid besonders rasch niedergeschlagen wird, hat zu der Hypothese geführt, eine aus polymorphonukleären Leukozyten stammende Protease sei an diesem Prozeß maßgeblich beteiligt. Die Strukturverwandtschaft zwischen CRP und Immunglobulinen läßt an gewisse Gemeinsamkeiten beider Proteinarten denken: Wie Antigen-Antikörperkomplexe, vermögen auch CRP-Pneumokokken-C-Polysaccharid-Komplexe (oder Komplexe von CRP und anderen Polyanionen oder Polykationen) Komplement zu aktivieren, die Phagozytose durch Mikro- und Makrophagen zu stimulieren und als Agglutinin oder Opsonin zu wirken. Bei den Amyloidose-anfälligen C3H-Mäusen läßt sich nach Verabreichung des induzierenden Agens (komplettes

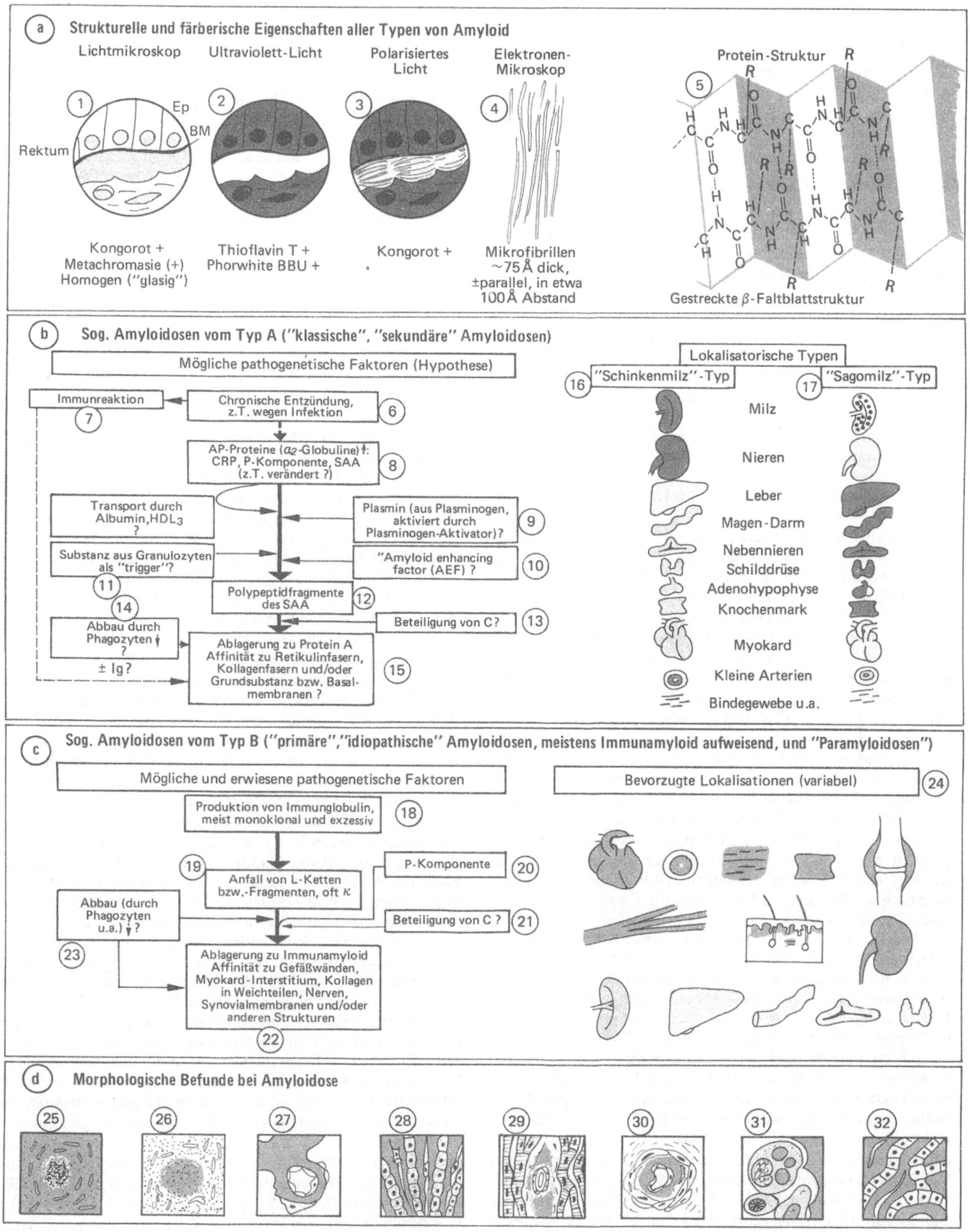

Abb. 146a–d. *Die verschiedenen Formen von Amyloidose bzw. Amyloidablagerung.* **a** *Strukturelle und färberische Eigenschaften von Amyloid.* Solange die chemische Beschaffenheit der einzelnen Arten von Amyloid nicht geklärt ist, gelten für dessen Erkennung in erster Linie strukturelle und färberische Besonderheiten: *Lichtmikroskopisch* (1) fällt Amyloid durch seinen »hyalinen« (homogenen, z. T. etwas scholligen) Aspekt und eine wechselnd stark ausgeprägte Eosinophilie auf, wobei sich färberisch mit der alkalischen Kongorotlösung positive Resultate ergeben, und oft auch eine Metachromasie (nach Färbung mit Toluidinblau oder Methylviolett) zu verzeichnen ist. Bei den meisten Amyloidarten, in der Regel aber mit Ausnahme des APUD-

Freund'sches Adjuvans mit Mycobacterium butyricum) ein phasenweises Entstehen der Amyloidose beobachten. In der *präamyloidotischen Phase* zeigen sich Veränderungen im Sinn der »akuten Phase«, wobei im Serum das fibrilläre Amyloid A-Protein (AA) in bis um das 100fache erhöhter Konzentration auftritt. Verschiedene Befunde deuten darauf hin, daß AA aus der Leber stammen könnte. In der *amyloidotischen Phase* steigt die Konzentration des AA in der Milz auf ungefähr das 1000fache, wobei an der Entstehung von Amyloidfibrillen in diesem Organ örtliche Sekretionsprozesse mitbeteiligt sein könnten.

Abb. 146 a–d (Fortsetzung)

Amyloids (32), gelingt zudem eine Anfärbung durch Jodlösungen. Der *klinische Nachweis* einer generalisierten Amyloidose stützt sich z. B. auf Biopsien von *Rektalschleimhaut* (1–3), an der sich u. a. im Bereich der Basalmembran (BM), dicht unter dem Epithel (Ep), und/oder im Bindegewebe bzw. in Gefäßwänden mit Hilfe der *Thioflavin T-* oder *Phorwhite BBU-Technik* im *u. v.-Licht* auch kleinste Ablagerungen dieses Materials erkennen lassen. Noch zuverlässiger ist die *polarisationsoptische Untersuchung* nach Kongorotfärbung (3). *Elektronenmikroskopische Untersuchungen* (4) lassen erkennen, daß Amyloid aus *Mikrofibrillen* aufgebaut ist, deren Entstehung offenbar mit der gestreckten β-Faltblatt-Struktur (5) der wesentlichen beteiligten Proteine zu tun hat. **b** *Sog. Amyloidosen vom Typ A.* Die *Klassifikation der Amyloidosen* befindet sich zur Zeit im Fluß. Die im Text aufgeführte Einteilung (S. 908) wird vielerorts ersetzt durch die hier wiedergegebene (Typen A, B und C). Von der *klassischen (typischen, »sekundären«) Amyloidose,* die nicht nachgewiesenermaßen mit der Ablagerung von Immunglobulinfragmenten zu tun hat (= Amyloidose vom Typ A), kennt man im wesentlichen zwei lokalisatorische Typen, nämlich den *»Schinkenmilztyp«* (16, 25) und den *»Sagomilztyp«* (17, 26). Es wurde zudem vorgeschlagen, einen *»periretikulären«* (im wesentlichen Typ A) und einen *»perikollagenen« Typ* (vor allem Typen B und C) auseinanderzuhalten; diese Klassierung zeigt indessen Überschneidungen. In den Skizzen 16 und 17 sind die Hauptlokalisationen der Amyloidablagerung bei den zwei Unterformen von Typ A durch dunkle Tönung hervorgehoben. Die *Pathogenese der Amyloidose A* ist noch nicht geklärt. Nicht in allen Fällen findet sich eine chronische Entzündung (6), die für die vermehrte Produktion von *»akute Phasen«(AP)-Proteinen,* im besonderen *CRP(C-reaktives Protein), P-Komponente* (»P« für »plasma«) und *SAA* (»serum amyloid protein A«), verantwortlich gemacht werden könnte (8)[a]. Im übrigen muß hervorgehoben werden, daß keines der erwähnten AP-Proteine in dem Sinn spezifisch ist, daß sein Vorhandensein die Diagnose einer Amyloidose gestatten würde; man findet sie auch bei vielen anderen Zuständen. Ob nur bestimmte Typen von SAA zur Amyloidablagerung geeignet sind, weiß man noch nicht. Ebenfalls ungeklärt ist die Bedeutung von Immunglobulin-Fragmenten bei der Amyloidose Typ A (7); diese Proteine lassen sich in solchen Fällen im abgelagerten Material in der Regel nicht nachweisen, im Gegensatz zur Amyloidose vom Typ B. Die unter 10 und 11 aufgeführten möglichen Faktoren kennen wir z. T. nur aus Tierversuchen; ihre Bedeutung im Rahmen der Pathogenese der menschlichen Amyloidose läßt sich noch nicht beurteilen. Ungewißheit besteht ferner hinsichtlich der Bedeutung von Komplement (13) sowie des teilweisen Abbaus von SAA, bevor es in Amyloid eingebaut wird (12). In neuerer Zeit schenkt man der Möglichkeit vermehrte Beachtung, daß SAA – ähnlich wie Fibrinogen – durch die katalytische Wirkung von Plasmin gespalten und so zur Ablagerung gebracht werden könnte (9, vielleicht auch 11 u. a.). Weitere zu prüfende Fragen betreffen die Rolle von Phagozyten (vor allem Makrophagen) beim Abbau von Amyloid (14, positive Bilanz infolge Makrophageninsuffizienz?) und die Affinität des Materials zu verschiedenen Fasertypen, Basalmembranen und/oder Grundsubstanz (15). **c** *Sog. Amyloidosen vom Typ B (»Immunamyloidosen«).* Die meisten Befunde sprechen dafür, daß bei Störungen dieser Gruppe eine *abnorme – meist exzessive – Produktion von Immunglobulinen bzw. Fragmenten derselben* (18, oft monoklonal) das pathogenetisch führende Merkmal darstellt. In den Amyloidmassen lassen sich häufig Teile von L-Ketten (19, oft vom Kappa-Typ, möglicherweise vor allem V-Domäne des Ig-Moleküls) nachweisen, nebst geringen Mengen von P-Komponente (20). Auch in diesen Fällen sind Probleme, wie die Beteiligung vom Komplement (C, 21), Affinität zu verschiedenen Fasern bzw. anderen Strukturen (22) und die relative Bedeutung von Phagozyten beim Abbau von Amyloid (23) nicht gelöst. Mehr oder weniger häufige Lokalisationen der Amyloidose im Rahmen z. B. eines multiplen Myeloms oder eines Morbus Waldenström (= *Paramyloidose*) sind unter 24 aufgeführt; es besteht in dieser Hinsicht jedoch eine erhebliche Variabilität. Besonders oft haben wir es mit *kardiovaskulären Störungen* zu tun. Man kennt ferner *idiopathische Formen* und solche mit besonderem Verteilungsmuster des Amyloids (Endo- und Perineurium, Knochenmark, Haut, Membrana synovialis von Gelenken, Sehnenscheiden und Bursen, Nieren u. a. m., während Leber, Darm, endokrine Organe und Milz zu den selteneren Lokalisationen gehören, 24). Unter dem Begriff einer *Amyloidose Typ C* werden neuerdings alle nicht zu A oder B gehörenden Formen zusammengefaßt, d. h. z. B. verschiedene *familiäre Formen von Amyloidose,* die allerdings z. T. dem Typ A entsprechen (z. B. familiäres Mittelmeerfieber) oder dem Typ B zugerechnet werden können, ferner lokalisierte Formen von Amyloidablagerung (z. B. *tumorförmiges Amyloid im Respirationstrakt* oder im *Zungenbereich,* verschiedene Formen von *Hautamyloidose*), u. a. m. Besonders häufig begegnen wir dem sog. *senilen Amyloid* (30), das im Greisenalter auftritt, vor allem die Wand kleiner Arterien und von Arteriolen befällt und wahrscheinlich etwas besonderes darstellt. Jedenfalls wurden in diesem Amyloidmaterial Proteine nachgewiesen, die in anderen Amyloidarten nicht festzustellen sind (z. B. A_{SCA} u. a.). *APUD-Amyloid* (32) entsteht im Bereich endokriner Zeller oder Organe, die normalerweise Peptidhormone produzieren: Man vermutet, daß es hier aus unbekannten Gründen zu einer Zusammenlagerung der Peptidketten in βFaltblattstruktur kommt (Beispiele: Amyloid im Bereich von Medullärkarzinomen der Schilddrüse (Kalzitonin), in Langerhans'schen Inseln des Pankreas (Insulin, Glukagon oder andere Peptide), in Epithelkörperchen (Parathyreoidea-Hormon) u. a.). **d** *Morphologische Befunde bei Amyloidose.* Hier sind nur einige Beispiele von Amyloidlokalisationen dargestellt, wie man sie im *lichtmikroskopischen Bild* findet: »Schinkenmilz« (25); »Sagomilz« (26); Amyloidablagerung im Bereich der Nierenglomeruli (27); Amyloid im Dissé'schen Raum der Leber (28); para- und perivaskuläre, z. T. auch vaskuläre Amyloiddepots im Myokard (29); kleine Arterie mit »senilem Amyloid« (30); Abbau von Amyloidmassen durch Makrophagen (z. B. in einem Amyloidtumor, 31); APUD-Amyloid im Bereich der Langerhans'schen Inseln des Pankreas (32).

R = Aminosäurenrest; HDL = »high density lipoprotein«; C = Komplement; Protein A = AA = Amyloidprotein A; L-Ketten = leichte Ketten von Immunglobulinen; $\varkappa$ = Kappa-Typ von leichten Ketten

[a] Nach neueren Befunden ist SAA wahrscheinlich eines der Apoproteine des HDL-Komplexes.

In phylogenetischer Hinsicht ist anzunehmen, daß lange Zeit vor der Divergenz von CRP und Clt ein Vorläuferprotein vorhanden war, das vermutlich bereits die Fähigkeit zur Bindung von Kalzium besaß. Einiges spricht dafür, daß die *Affinität des Amyloids etwa zu Basalmembranen, Retikulinfasern oder Kollagenfasern* mit den oben erwähnten Pentraxinen in Beziehung steht. Die diesem Phänomen zugrunde liegenden Mechanismen sind allerdings noch unbekannt. Im besonderen ist die allfällige Antikörperrolle der in den Amyloidmassen auch des klassischen Typs manchmal nachweisbaren Immunglobuline nicht geklärt.
Verschiedene Beobachtungen sprechen dafür, daß der *Abbau von Glykoproteinen bzw. Immunglobulinen und ihren Derivaten* normalerweise zu einem guten Teil durch Phagozyten, in erster Linie das Makrophagensystem, erfolgt. Man denkt daher an die Möglichkeit, bei verminderter Kapazität oder Funktionstüchtigkeit dieser Elemente könnte ein unvollständiger Abbau der oben erwähnten Eiweißkörper resultieren, so daß sich ihre Fragmente zu dem – kaum löslichen – Amyloid zusammenlagern würden.
Die sowohl aus dem Tierreich wie aus der Humanmedizin bekannten *genetischen Unterschiede* in der Bereitschaft zur Ausbildung einer Amyloidose könnten einerseits auf *Unterschieden in der Wirksamkeit des lysosomalen Enzymsystems,* andererseits auf *Differenzen der Struktur und damit der Neigung der erwähnten Untereinheiten, sich zu Amyloidfibrillen zu verbinden,* beruhen. Hier handelt es sich vorläufig noch um rein hypothetische Überlegungen, die es in Zukunft zu prüfen gilt, ebenso wie die Frage, ob und in welchem Maß einmal gebildetes Amyloid durch Proteasen in der Blut- und Gewebeflüssigkeit und/oder Phagozyten wieder abgebaut werden kann. Auch in dieser Hinsicht könnte man sich einen herabgesetzten Katabolismus vorstellen.
Die *Lokalisation von Amyloid* hängt wahrscheinlich – abgesehen von der erwähnten, z. T. unterschiedlichen *Affinität* zu Basalmembranen, Retikulin- und Kollagenfasern – von verschiedenen weiteren Faktoren ab. Versuche an Mäusen, bei denen durch subkutane Kaseininjektionen und anschließende Injektionen von Chondroitinsulfat eine Amyloidose erzeugt wurde, deuten darauf hin, daß die *lokale Konzentration amyloidogen wirkender Substanzen* von Bedeutung sein dürfte. Beobachtungen über Amyloidbildung im Bereich von Wunden sprechen dafür, daß perikollagenes Amyloid (s. u.) vor allem an *Orten mit verstärkter Kollagenbildung* abgelagert wird. Bei kardiovaskulärer Amyloidose, der man in erster Linie bei Menschen höheren Alters begegnet, spielen – neben einer erhöhten Konzentration möglicher Vorläufersubstanzen von Amyloid im Blutplasma (s. o.) – vielleicht altersbedingte *Veränderungen der kleinen Gefäße,* insbesondere der kleinen Arterien und Arteriolen, mit eine Rolle. Über Zusammenhänge zwischen benigner monoklonaler Gammapathie und seniler Amyloidose ist noch wenig bekannt (S. 1224).

116.13. Klassische (typische, »sekundäre«) generalisierte Amyloidose

Pathogenese: Diese Form von Amyloidose wird in einem Teil der Fälle, aber nicht immer, in Gesellschaft mit bestimmten *chronischen Krankheiten* beobachtet, die offenbar u. a. mit einer vermehrten Produktion von CRP, SAA-Protein und anderen Eiweißkörpern einhergehen. Zu diesen Leiden, die mehrheitlich chronische entzündliche Prozesse darstellen, gehören die chronische rheumatoide Arthritis, die chronische Organtuberkulose, schwere chronische Bronchitiden bei Bronchiektasen, die chronische hämorrhagische Proktokolitis u. a. m., ferner das familiäre Mittelmeerfieber. Es muß allerdings hervorgehoben werden, daß nur ein kleiner Teil der Patienten mit derartigen Leiden eine Amyloidose aufweist. Überdies begegnet man recht häufig einer klassischen Amyloidose, ohne daß sich eine mit chronischer Entzündung einhergehende Grundkrankheit finden ließe. In diesen Fällen ist die Bezeichnung »sekundär« im Grunde genommen unberechtigt. Die Mechanismen, die der Entwicklung der klassischen Amyloidose zugrunde liegen, sind im einzelnen noch weitgehend ungeklärt (s. o.). Das männliche Geschlecht ist – aus unbekannten Gründen – häufiger betroffen als das weibliche.

Makroskopisch fallen in erster Linie die Veränderungen von Milz, Nieren und Leber auf. Beim sog. »*Sagomilztyp*« der Amyloidose erkennt man von bloßem Auge anstelle der Milzfollikel transparente, sagokornähnliche Herde, während die Leber oft durch eine deutlich erhöhte Konsistenz gekennzeichnet ist. Die Nierenveränderungen bleiben bei dieser Form oft diskret. Dagegen kann in schweren Fällen der Darm eine gewisse Steifigkeit erkennen lassen. Der sog. »*Schinkenmilztyp*« der generalisierten, klassischen Amyloidose hat seinen Namen von dem diffusen Befall der Milz, der dem Organ eine rohschinkenartige Konsistenz und Transparenz verleiht. Die makroskopischen Befunde an der Leber sind in diesen Fällen meistens gering, dagegen finden sich oft sog. »große, blasse Nieren«, die allerdings infolge pyelonephritischer Komplikationen und allenfalls zusätzlicher Arterio- und/oder Arteriolosklerose verändert sein können.

Mikroskopisch erkennt man beim *Sagomilztyp,* der – wie gesagt – vor allem bei jüngeren Leuten oder solchen im mittleren Erwachsenenalter angetroffen wird, eine Amyloidablagerung in der Peripherie der Milzfollikel, die mit der Zeit zentralwärts voranschreitet und schließlich die ganze weiße Pulpa einbezieht, während die rote Pulpa wenig Amyloid enthält. Die Leber zeigt eine Anhäufung von Amyloidmassen im Dissé'schen Raum. Diese Lokalisation des hyalinen Materials bedingt in der Regel eine zunehmende Atrophie der Leberzellplatten. Eine entsprechende, perisinusoidale Ablagerung von Amyloid findet sich noch in anderen Organen, in der Nebennierenrinde und in weiteren

Drüsen mit innerer Sekretion (Schilddrüse, Hypophysenvorderlappen u. a.). Bezeichnend ist zudem die Anhäufung von Amyloid im Bereich von Basalmembranen, wie subepithelial im Magen-Darmtrakt, was – durch die leicht mögliche Rektalbiopsie – für die histologische Diagnosestellung genutzt wird. In lymphoretikulären Organen und im Knochenmark liegen die hyalinen Massen bevorzugt um Retikulinfasern, weshalb man vom *»Periretikulinfasertyp«* der Amyloidose spricht. Beim sog. *Schinkenmilztyp* von generalisierter Amyloidose trifft dies, da u. a. das ganze Faserwerk der roten Milzpulpa betroffen ist, in besonderem Maß zu. Während hier die perisinusoidale Ablagerung der hyalinen Massen in Leber und endokrinen Organen kaum ausgeprägt erscheint, sind bei dieser Form die Nierenglomerula besonders stark betroffen. Das Amyloid liegt hier vor allem längs der Basalmembranen und im Mesangium. Wegen der meist erheblichen Proteinurie weisen die Hauptstückepithelien in der Regel eine hyalin-tropfige Umwandlung auf. Wie bei allen Formen von Amyloidose begegnet man im Gebiet der Ablagerungen da und dort Phagozyten, insbesondere Makrophagen, die geringe Mengen von kongorotpositivem Material enthalten. Manchmal findet man in der Nähe von Amyloidmassen eigentliche Granulome bzw. eine erhebliche histiozytäre Reaktion. Beim Schinkenmilztyp beobachtet man ferner einen Befall der Wand mittelgroßer und kleiner Gefäße, hauptsächlich des arteriellen Schenkels.

Folgen: Die klinischen Äußerungen der klassischen Amyloidose sind sehr vielgestaltig. Im Vordergrund – insbesondere beim »Schinkenmilztyp« der generalisierten Amyloidose – stehen die Auswirkungen der renalen Veränderungen, die meistens mit Proteinurie einhergehen und in ein *nephrotisches Syndrom* überleiten. Terminal kann es zu einem Nierenversagen kommen, wobei komplizierende Faktoren, wie wiederholte Schübe von Pyelonephritis, eine wichtige Rolle spielen. Die letzteren – kaum die Nierenamyloidose an sich – bewirken hin und wieder mit der Zeit einen renalen Hochdruck. Die Folgen der *Amyloidose anderer Organe* sind variabel und z. T. diskret. Nicht selten entwickelt sich bei Befall der Darmwand ein *Malabsorptionssyndrom,* zu dem Motilitätsstörungen, manchmal wiederholte kleine Blutungen und andere Komplikationen treten können. Der Befall der Milz (insbesondere Schinkenmilz, s. u.) und anderer lymphoretikulärer Organe ist in fortgeschrittenen Stadien mit einer *Herabsetzung der immunbiologischen Kapazität* des Organismus verbunden, derjenige *endokriner Organe* z. T. mit einer gewissen *Unterfunktion* dieser Drüsen.

Lungenveränderungen im Rahmen einer generalisierten Amyloidose, ein allerdings nicht häufiger Befund, haben u. U. eine Funktionseinbuße des Organs zur Folge (S. 641). Nerven- und Muskelbefall zieht manchmal *neuro- und myopathische Symptome* nach sich. Schwere *Leberveränderungen,* wie sie sich vor allem bei der Amyloidose vom Sagomilztyp im Sinn einer Parenchymatrophie entwickeln, haben oft erstaunlich lange keine klinisch auffälligen hepatischen Dysfunktionen zur Folge. Es ließen sich noch zahlreiche weitere Organ- und Gewebemanifestationen der generalisierten Amyloidose aufführen.

Beispiele:

- Eine *sekundäre Amyloidose* entwickelt sich in der Regel erst im Verlauf von vielen Jahren (Mittel 7–15 Jahre), während denen die chronische Entzündung im Rahmen des Grundleidens fortbesteht. Einen etwas rascheren Verlauf, z. B. innerhalb von 3 Jahren, beobachtet man dann und wann bei *juveniler rheumatoider Arthritis* und bei *Enterocolitis regionalis.* Vom Zeitpunkt der Diagnosestellung an beträgt die mittlere Überlebenszeit 3–5 Jahre. Abgesehen von den bereits aufgeführten Grundleiden, die zu sekundärer Amyloidose führen können, kommen noch viele weitere in Frage, so *Lues III* (S. 1988), *chronische Osteomyelitis, chronisches Pleuraempyem, chronische Pyelonephritis, chronische Ulcera cruris, Lymphoma malignum Hodgkin* sowie u. U. *bösartige Neoplasmen mesenchymaler oder epithelialer Herkunft.*
- Bei *schwerer Nierenamyloidose* wurden wiederholt und mit Erfolg *Nierentransplantationen* vorgenommen. Die Amyloidablagerungen in den transplantierten Organen lassen erfahrungsgemäß Jahre auf sich warten, falls sie überhaupt zustande kommen. Selbstverständlich richtet sich die *Therapie* auf das auslösende bzw. begünstigende *Grundleiden,* falls ein solches vorliegt.
- Bei verschiedenen *Mäusestämmen,* etwa beim CBA/J-Stamm, läßt sich u. a. durch tägliche subkutane Injektionen von Kasein innerhalb von wenigen Wochen eine generalisierte Amyloidose erzeugen. Eine gleichzeitige Infektion mit Rauscher- oder Moloney-Virus beschleunigt die Amyloidogenese. In der sog. *präamyloiden Phase,* die u. a. durch Makrophagenvermehrung in verschiedenen Organen gekennzeichnet ist, verläuft die primäre *Immunreaktion,* etwa gegen Schaferythrozyten, verstärkt, die sekundäre jedoch unverändert. Man beobachtet überdies eine zahlenmäßige Verminderung der T-Lymphozyten, vermutlich zunächst der sog. Suppressor-T-Zellen. In der *Amyloidphase* erweist sich die Immunreaktivität als allgemein vermindert.

116.14. Sog. atypische (»primäre«, »idiopathische«) Amyloidose und Paramyloidose

Pathogenese: Im Fall der *Paramyloidose,* die im angelsächsischen Sprachbereich zu den *»primären« Amyloidosen* gezählt wird, wie bei den *atypischen, primären Amyloidosen i. e. S.* findet sich in der Regel – wenn nicht ausschließlich – *Immunamyloid (Amyloid Typ B,* s. o.). Die Ursache scheint bei multiplem plasmozytoidem Myelom und bei M. Waldenström in einer Überproduktion von Immunglobulinen, u. U. auch von Fragmenten derselben, zu liegen, wobei es zur zunehmenden Ablagerung der erwähnten inkompletten L-Ketten (variable Region) in antiparalleler, gestreckter β-Faltblattform kommt. In diesen Fällen wird in der Regel im Urin Bence-Jones-Protein ausgeschieden (»Leichtkettenkrankheit«, S. 1223). Ob und in welchem Ausmaß bei *übrigen Formen von atypischer, »primärer« Amyloidose* die Produktion monoklonaler Immunglobuline, so im Sinn einer »steady state«-Neoplasie, mit im Spiel ist, läßt sich z. Z. noch nicht endgültig beurteilen. Dies gilt sowohl für *sporadische* wie für *gewisse familiäre Formen,* ebenso für wenigstens einen Teil der Fälle von *seniler Amyloidose.*

Morphologisch stützt sich die Diagnose – abgesehen von schweren und/oder besonderen Fällen mit makroskopisch erkennbaren Veränderungen – vor allem auf den histologischen Nachweis von Amyloid. Dieses kann an den verschiedensten Stellen lokalisiert sein: im *Herzen* in Form von perivaskulären Schollen, Endokardeinlagerungen und Depots in den Herzklappen, in *kleinen Arterien* und *Arteriolen* in den inneren Wandschichten, in *Venenwänden,* in verschiedenen Organen im *Bereich des kollagenen Bindegewebes* (sog. *perikollagenes Amyloid*), im Endo- und Perineurium peripherer *Nerven,* im *Knochenmark,* in der *Haut,* in der *Membrana synovialis* von Gelenken, Sehnenscheiden und Bursen, in *Nieren* (s. o.) u. a. m.

Folgen: Plasmozytoide Myelome sind in 5–20% der Fälle mit einer Paramyloidose verbunden, wobei *kardiale* bzw. *kardiovaskuläre* und *renale Störungen* im Vordergrund stehen. Eine Herzbeteiligung gehört auch bei den übrigen »primären« Formen von Amyloidose zur Regel, während nur etwa die Hälfte der Patienten eine Proteinurie oder gar ein nephrotisches Syndrom aufweist. Die kardialen Symptome und Zeichen entsprechen meistens einer Herzinsuffizienz, wozu sich nicht selten Rhythmusstörungen gesellen. Üblicherweise stellt man eine Herzvergrößerung, ein Niedervolt-EKG und Pleuraergüsse fest. Die Digitalistherapie erweist sich in solchen Fällen nicht nur als unwirksam, sondern u. U. sogar als gefährlich. Meistens sind auch die mittleren und kleinen Gefäße, vor allem der arteriellen Seite, betroffen, was sich im Sinn einer *Durchblutungsminderung* äußern kann. Nicht selten treten *Schluck- und Sprachstörungen* infolge Amyloidablagerung in der Zunge hinzu, ferner *gastrointestinale* Beschwerden wegen Beteiligung der Darmwand und der darin gelegenen Gefäße. Einzelne Unterformen von atypischer Amyloidose, wie die portugiesische Variante (s. u.), charakterisieren sich durch schwere Diarrhoen, wobei, neben der genannten Darmwandveränderung, eine Amyloidablagerung im Bereich der splanchnischen Nerven mit eine Rolle spielen dürfte. Im übrigen finden sich aus demselben Grund zahlreiche weitere funktionelle Störungen, die Gelenke, verschiedene *Weichteile,* Nerven, Muskulatur u. a. m. betreffen. Bei Amyloidose infolge multiplem Myelom entwickelt sich nicht selten ein Karpaltunnelsyndrom. Gefäßveränderungen im Hautbereich bewirken mitunter eine *Purpura,* insbesondere in Hautfalten.

Beispiele:

- Bei *Paramyloidose,* insbesondere im Zusammenhang mit einem multiplen plasmozytoiden Myelom, besteht erfahrungsgemäß eine größere Neigung zu Amyloidablagerung im Interstitium zahlreicher Organe und in kollagenhaltigen Weichteilen als bei *anderen »primären« Formen.* Die letzteren betreffen überwiegend das Herz und vor allem die kleinen Arterien und Arteriolen.
- Bei Leuten im Alter von über 90 Jahren finden sich in ungefähr 90% der Fälle kleine Spuren von Amyloid, vor allem im Bereich kleiner Arterien und Arteriolen. Diese *»senile Amyloidose«* erreicht aber mehrheitlich kein so schweres Maß, daß sie eine besondere klinische Symptomatik hervorrufen würde.
- Die *kardiovaskuläre Amyloidose* geht manchmal mit einer deutlichen Herzvergrößerung einher (Gewicht bis 600 g und mehr). Bei Herzkatheterisierung stellt man in solchen Fällen Veränderungen ähnlich denen bei konstriktiver Perikarditis fest.

116.15. Bemerkungen zu den familiären Formen von Amyloidose

Diese an sich seltenen Leiden bieten deshalb ein gewisses Interesse, als sie auf die Möglichkeit einer genetisch bedingten Störung als Ursache oder Mitursache der Amyloidbildung hinweisen. Der Typ der Amyloidose ist dabei unterschiedlich und reicht von einem Ablagerungstyp ähnlich der klassischen Amyloidose (z. B. bei familiärem Mittelmeerfieber) über einen solchen entsprechend den atypischen Formen (z. B. familiäre kardiovaskuläre Amyloidose) bis zu lokalisierten Typen (z. B. familiäre Amyloid-Polyneuropathie).

Beispiele:

- Gewisse Formen von *kardiovaskulärer Amyloidose* sind vererbbar. In der Schweiz hat man beispielsweise im Emmental mehrere Sippen mit dieser Erkrankung aufgedeckt. Der Vererbungsmodus ist noch nicht gänzlich geklärt.
- In *Portugal* tritt gehäuft eine autosomal-dominant vererbbare Amyloidose auf *(Typus Wohlwill-Andrade),* die sich durch eine Ablagerung des hyalinen Materials vor allem im Bereich peripherer Nerven *(familiäre Amyloid-Polyneuropathie)* auszeichnet. Initial zeigen sich Veränderungen der Schwann'schen Scheidenzellen, später tritt eine teilweise Demyelinisierung hinzu und schließlich kommt es zum Axonenuntergang, besonders im Bereich der herdförmig-interstitiellen, überwiegend endoneuralen Ablagerungen von Amyloid. Ferner finden sich Sehstörungen bei Glaskörpertrübungen. Interessanterweise manifestiert sich das Leiden bei fast der Hälfte der weiblichen Anlageträger nicht.
- Die *Amyloidose vom Indiana-Typ* wird ebenfalls autosomal-dominant vererbt und hat eine gewisse Ähnlichkeit mit der portugiesischen Form.
- Die *Amyloidose bei familiärem Mittelmeerfieber* entspricht weitgehend einer klassischen Amyloidose mit Amyloid vom Typ A. Oft besteht eine Polyserositis, z. T. eine Synovitis in Gelenken.
- Weitere familiäre Amyloidosen sind die mit *Urtikaria* und *Taubheit* verbundene, die *gittrige Dystrophie der Kornea* und die *Amyloid-Nephropathie nach Ostertag,* bei der sich z. T. merkwürdige glomeruläre Riesenzellen bilden.

116.16. Lokale Amyloidanhäufungen

Unter dieser Gruppe läßt sich eine Vielzahl mehr oder weniger örtlich beschränkter Amyloidablagerungen einreihen, mit vermutlich uneinheitlicher Pathogenese. Das APUD-Amyloid wird allerdings nicht mehr zu diesen Typen gezählt, da seine chemische Beschaffenheit und Entstehungsweise offenbar etwas Besonderes darstellen.

Beispiele von lokalen Amyloidanhäufungen:

- Sog. *»tumorförmiges Amyloid« (Amyloidtumor)* tritt u. a. im Bereich des Tracheobronchialtrakts, in der Lunge, im Nasengebiet und manchmal isoliert in der Zunge, aber auch an anderen Stellen in Erscheinung, z. B. im Knochen. Manchmal stehen die Amyloidmassen in örtlicher Beziehung zu einem nachweisbar monoklonalen Plasmozytom (Immunamyloid). In einem Teil der Fälle beobachtet man einen angedeuteten Amyloidabbau u. a. durch Makrophagen.
- *Isolierte Hautamyloidosen* kennt man in verschiedenen Varianten: sog. tumorförmiges Hautamyloid, Amyloidosis cutis nodularis atrophicans, poikilodermieartige Hautamyloidose, Lichen amyloidosus und makuläre Hautamyloidose.
- Sehr selten begegnet man der *nodulären Lungenamyloidose*, die nicht mit der *Ablagerung amyloidartigen Materials in den Lungensepten bei Calcinosis pulmonum* zu verwechseln ist.

116.17. Ablagerung von APUD-Amyloid

Am bekanntesten ist die Ablagerung von APUD-Amyloid im Bereich der *Langerhans'schen Inseln des Pankreas* mit/bei sog. Altersdiabetes (S. 945). Auf die Amyloidose des Stromas bei kalzitoninproduzierenden *Medullärkarzinomen der Schilddrüse* wurde schon hingewiesen (S. 395). Entsprechende Befunde wurden u. a. in *»Gastrinomen«, »Insulinomen«, Epithelkörperchenadenomen* und vereinzelt in *Adenomen des Hypophysenvorderlappens* erhoben. Warum es im Bereich dieser Polypeptid-produzierenden, endokrin aktiven Gewebe bzw. Strukturen zu einer Anhäufung von APUD-Amyloid (S. 407) kommt, weiß man noch nicht.

Literatur

Cornwell, G. G. III, Natvig, J. B., Westermark, P., Husby, G.: Senile cardiac amyloid: Demonstration of a unique fibril protein in tissue sections. J. Immunol. *120,* 1385 (1978) — *Craig, J. R., Dunn, A. E. G., Peters, R. L.:* Cirrhosis associated with partial deficiency of alpha-1-antitrypsin: a clinical and autopsy study. Human Pathol. *6,* 113 (1975) — *Eshun-Wilson, K., Frandsen, N. E., Christensen, H. E.:* Pulmonary alveolar septal amyloidosis. Virchows Arch. (Pathol. Anat.) *371,* 89 (1976) — *Fowler, B., Kraus, J., Packman, S., Rosenberg, L. E.:* Homocystinuria. Evidence of three distinct classes of cystathionine β-synthase mutants in cultured fibroblasts. J. Clin. Invest. *61,* 645 (1978) — *Garber, A. J.:* Skeletal muscle protein and amino acid metabolism in experimental chronic uremia in the rat. J. Clin. Invest. *62,* 623 (1978) — *Gordon, A. H.:* Amyloidosis, P component and complement. Nature *268,* 14 (1977) — *Hitzig, W. H.:* Plasmaproteine, Pathophysiologie und Klinik, 2. Aufl. Berlin: Springer 1977 — *Hofer, P.-Å., Andersson, R.:* Postmortem findings in primary familial amyloidosis with polyneuropathy. Acta Pathol. Microbiol. Scand. [A] *83,* 309 (1975) — *Jamieson, G. A., Greenwalt, T. J.* (eds.): Trace components of plasma. Vol. 5. Progress in clinical and biological research. New York: Liss 1976 — *Kisilevsky, R., Axelrad, M., Brunet, S., Richards, M.:* Effects of amyloid induction on plasma protein turnover and its implication. Am. J. Pathol. *83,* 299 (1976) — *Kisilevsky, R., Axelrad, M., Corbett, W., Brunet, S., Scott, F.:* The role of inflammatory cells in the pathogenesis of amyloidosis. Lab. Invest. *37,* 544 (1977) — *Kutty, M. K., Iqbal, Q. M., Teh, E.-Ch.:* Ochronotic arthropathy. Arch. Pathol. *98,* 55 (1974) — *Linder, E., Anders, R. F., Natvig, J. B.:* Connective tissue origin of the amyloid-related protein SAA. J. Exp. Med. *144,* 1336 (1976) — *McAdam, K. P. W. J., Elin, R. J., Sipe, J. D., Wolff, S. M.:* Changes in human serum amyloid A and C-reactive protein after etiocholanolone-induced inflammation. J. Clin. Invest. *61,* 390 (1978) — *Nyhan, W. L.* (ed.): Heritable disorders of amino acid metabolism: Patterns of clinical expression and genetic variation. New York: Wiley 1974 — *Orfila, C., de Graeve, P., Guilhem, A., Suc, J. M.:* Study of light-, electron- and immunofluorescence microscopy of urinary sediment in amyloidosis. Virchows Arch. (Path. Anat.) *379,* 113 (1978) — *Ribbons, D. W., Brew, K. (ed.):* Proteolysis and physiological regulation. New York: Academic Press 1976 — *Scotto, J. M., Stralin, H. G.:* Ultrastructure of the liver in a case of childhood cystinosis. Virchows Arch. (Path. Anat.) *377,* 43 (1977) — *Sipe, J. D., McAdam, K. P. W. J., Uchino, F.:* Biochemical evidence for the biphasic development of experimental amyloidosis. Lab. Invest. *38,* 110 (1978) — *Spark, E. C., Shirahama, T., Skinner, M., Cohen, A. S.:* The identification of amyloid P-component (protein AP) in normal cultured human fibroblasts. Lab. Invest. *38,* 556 (1978) — *Schober, R., Nelson, D.:* Fine structure and origin of amyloid deposits in pituitary adenoma. Arch. Pathol. *99,* 403 (1975) — *Stein, H., Yarom, R., Makin, M.:* Synovitis of familial mediterranean fever. Virchows Arch. (Pathol. Anat. and Histol.) *367,* 263 (1975) — *Ullrich, K., Gospos, Ch., Böhm, N., Riede, U. N.:* Zystinose. Beitr. Pathol. *158,* 296 (1976) — *Umbarger, H. E.:* Amino acid biosynthesis and its regulation. Ann. Rev. Biochem. *47,* 533 (1978) — *Yunis, E. J., Agostini, R. M. jr., Glew, R. H.:* Fine structural observations of the liver in α1-antitrypsin deficiency. Am. J. Pathol. *82,* 265 (1976)

117. Störungen des Kohlenhydrat- und Lipidstoffwechsels

117.1. Bemerkungen zum Kohlenhydrat- und Triglyzeridmetabolismus und seiner Bedeutung für den Energiestoffwechsel

Einige zusätzliche Hinweise auf den Energiestoffwechsel der Zellen

In jeder lebenden Materie stellen *Substanzen mit C-C- und C-H-Bindungen die wichtigste Speicherform von Energie* dar. Ein wesentlicher Teil der metabolischen Vorgänge im Körper dient dem Zweck, diese Energie in eine Form umzuwandeln, die für Prozesse, wie synthetische Reaktionen, Endo- und Exozytose, sog. Ionenpumpen, Bewegungen, Muskelkontraktion, Wärmeerzeugung und andere Leistungen von Zellen, benützt werden kann: Fast immer handelt es sich bei dieser direkt benützbaren Energie um eine *hochenergetische Phosphatbindung (~P),* meistens in Form von ATP, z. T. auch von *Kreatinphosphat* (z. B. in der Skelettmuskulatur) und anderen phosphathaltigen Energieüberträgern.

Hauptsitz der sog. *aeroben ATP-Produktion* sind die *Mitochondrien,* die mit Hilfe im Zytosol gelegener und eigener Enzymketten Kohlenhydrate und Lipide abbauen (vgl. dazu S. 57 und 1042). Die über die Atmungskette freigesetzte Energie wird offenbar auf ein – noch hypothetisches – hochenergetisches Phosphatintermediärprodukt *(X~P)* übertragen, das seinerseits den ~P-Rest an ADP abgibt und so die Bildung von ATP ermöglicht. Das letztere vermag dann aus den Mitochondrien – z. T. durch Diffusion – an jene Stellen im Zellkörper zu gelangen, an denen es benötigt wird. Die Mitochondrien beherbergen in ihrer wässerigen Phase u. a. die Enzyme des *Zitronensäurezyklus* (»Krebszyklus«, Trikarbonsäurezyklus, Abb. 147 und S. 920), der u. a. Azetyl-CoA aufnimmt und in einem »Umgang« zwei Moleküle CO_2 und 30 Moleküle ATP entstehen läßt. Die letzteren werden durch Energieübertragung aus der Kohlenwasserstoffbindung des ursprünglich eingeschleusten Azetyl-CoA auf spezifische

Trägermoleküle, NAD^+ und FAD, gebildet. NAD^+ und FAD treten in die solide Phase der Mitochondrien, die Cristae, über, wo ATP produziert wird und der Wasserstoff schließlich den Sauerstoff zur Bildung von Wasser trifft (vgl. dazu *Atmungskette,* S. 934). Unter Anwesenheit von Sauerstoff und bei Vorhandensein von Azetyl-CoA wird das Ausmaß der Inanspruchnahme des Zitronensäurezyklus vor allem durch die Bedürfnisse nach ATP gesteuert, die sich in einem vermehrten Anfall von ADP geltend machen (sog. *»respiratorische Kontrolle«*). In einer – wie man sagt – gut »gekoppelten« Atmungskette werden auf ein Sauerstoffmolekül 3 ATP-Moleküle produziert. Diese *»oxydative Phosphorylierung«* stellt den Hauptmechanismus des ***aeroben (zytochromgebundenen) Energiestoffwechsels*** der Zelle dar, der auch *»Zellatmung«* genannt wird. Diese hängt u. a. von einer ausreichenden Zufuhr von Sauerstoff (vgl. dazu S. 72 und 504) und Substraten (s. u.) ab und kann durch verschiedene schädliche Agentien gehemmt werden. Die hohe Giftigkeit von *Zyanid* beruht darauf, daß diese Substanz in Konzentrationen von 10^{-4} bis 10^{-3} M Zytochrome mit einem zentralen Eisenatom in der Fe^{III}-Stufe teilweise oder gänzlich blockiert. Liegt das Eisenatom der Zytochrome in der Fe^{II}-Stufe vor, wirkt sich vor allem *CO* in entsprechender Weise aus. Andere Gifte, wie *2,4-Dinitrophenol,* setzen die Bildungsrate von ATP durch Entkoppelung der oxidativen Phosphorylierung herab.

In der *anaeroben Glykolyse* (Abb. 147) besitzt die Zelle eine weitere Möglichkeit zur ATP-Produktion. Die daran beteiligten Enzyme befinden sich in der Zellmatrix, d. h. im sog. Zytosol. Gesamthaft betrachtet liefert die Glykolyse, falls sie vom Glykogenabbau ausgeht, auf ein Glukoseäquivalent, unter Verwendung von 3 Molekülen ADP und 3 Phosphatresten, 2 Moleküle Milchsäure und 3 Moleküle ATP, wobei 3 Moleküle H_2O freigesetzt werden. Dieser Ertrag an ATP ist im Vergleich zu dem bei Glukoseabbau über den Zitronensäurezyklus und die oxidative Phosphorylierung gering, stellt aber für manche Zellarten (z. B. Erythrozyten und Zellen des Nierenmarks) und unter hypoxischen Bedingungen die einzige Möglichkeit dar, ein Mindestmaß an Energiestoffwechsel aufrecht zu erhalten und lebensfähig zu bleiben. Hierbei spielen *Anpassungsphänomene* eine erhebliche Rolle: So bewirkt ein Sauerstoffmangel im umgebenden Milieu bei verschiedenen Zelltypen eine deutliche Steigerung der Laktatproduktion (Pasteur-Effekt), während die Zugabe von Glukose zum Medium z. T. eine Verminderung der Sauerstoffaufnahme durch die Zellen zur Folge hat (Crabtree-Effekt). Eine Hemmung der Glykolyse, z. B. durch spezifische Enzymblocker, wie *Natriumfluorid* oder *Jodazetat,* kann – wenigstens bei einem Teil der Zellen – eine Steigerung der zellulären O_2-Konsumption nach sich ziehen.

Abgesehen von der Glykolyse kann der Abbau der Glukose – meist allerdings in bescheidenem Maß – auch über den sog. *Pentosephosphatzyklus* erfolgen (Abb. 147). Dieser scheint aber bei Hemmung der Glykolyse (s. o.) nur in geringem Ausmaß oder überhaupt nicht vermehrt in Anspruch genommen zu werden.

Bei der großen Mehrzahl der Körperzellen macht die *mitochondriale ATP-Produktion* mehr als 90% der gesamten zellulären Bildung energiereicher Phosphate aus. *Azetyl-CoA,* das mit dem dazu notwendigen *»Treibstoff«* verglichen werden kann, wird aus verschiedenen *Quellen* gewonnen: a) Zunächst stellt es das gemeinsame Intermediärprodukt des *Kohlenhydratkatabolismus* dar, indem es – innerhalb der Mitochondrien – durch Dekarboxylierung von Pyruvat entsteht. Bekanntlich wirken bei dieser enzymatischen Umwandlung Thiamin und Liponsäure als Kofaktoren (vgl. dazu S. 850). b) Azetyl-CoA kann ferner aus der β-Oxidation *langkettiger Fettsäuren* hervorgehen (S. 920), die, mit Karnitin (β-Hydroxy-γ-Trimethylammoniumbutyrat) verestert, in die Mitochondrien eintreten (S. 934). c) *Ketonkörper* (S. 922) werden z. T. ebenfalls in Azetyl-CoA umgewandelt. d) Schließlich sei daran erinnert, daß gewisse *Aminosäuren,* nach Desaminierung und teilweisem Abbau, zur Bildung von Azetyl-CoA beitragen (vgl. dazu S. 881).

Kurze Angaben über den Glukose- und Glykogenstoffwechsel

Die *intraintestinale Verdauung von Kohlenhydraten* und die *Resorption von Zuckern durch das Darmepithel* sind schon besprochen worden (S. 650), ebenso die *tubuläre Rückresorption* der in den Primärharn übergetretenen Glukose *in den Nieren* (S. 747).

Wirkungsmechanismus von Insulin: Die eindrücklichste Insulinwirkung ist die auf den Glukosetransport, vor allem im *Fett- und Muskelgewebe.* Die Zellmembran der Adipozyten und Myozyten ist ohne Insulin für Glukose ziemlich undurchlässig, so daß die Glukosekonzentration außerhalb der Zelle viel höher bleibt als innerhalb. Insulin stimuliert an der Zellmembran ein Glukosetransportsystem, das nach den Prinzipien der »facilitated diffusion« vermutlich mit Hilfe eines Trägermoleküls für Glukose arbeitet. Dieser Transportmechanismus zeigt charakteristische Stereospezifität für D-Glukose und analoge Monosaccharide, sowie Sättigungskinetik, Kompetition zwischen verschiedenen Zuckern und Möglichkeit des gegenläufigen Transports. Insulin stimuliert an der Zellmembran auch die Aufnahme von Aminosäuren und unabhängig davon noch an den Ribosomen die Eiweißsynthese. Völlig unabhängig von diesen Transportwirkungen hemmt Insulin das Membranenzym Adenylat-Zyklase, falls es vorher durch ein anderes Hormon, z. B. Epinephrin, stimuliert war. Dadurch fällt in der Zelle die Konzentration von zyklischem AMP, was in der Fettzelle zu einer Hemmung der Lipolyse führt. In der *Leber,* deren Parenchymzellen normalerweise die Glukose leicht eintreten lassen, wirkt Insulin offenbar auf die Phosphorylierungsvorgänge und die Glykogensynthese fördernd. Es sei hier daran erinnert, daß die Hepatozyten zwei Enzyme enthalten, die Glukose phosphorylieren können: die insulinunabhängige Hexokinase und die insulinabhängige Glukokinase. Naturgemäß wird nur die letztere durch den Insulinspiegel im Blut beeinflußt.

Glukose, die in eine *Zelle* eintritt, wird zunächst im Zytosol mit Hilfe einer Hexokinase bzw. Glukokinase und unter Verwendung von ATP in *Glukose-6-Phosphat (G-6-P)* überführt, wobei ADP entsteht. Es handelt sich dabei um einen im wesentlichen unidirektionellen Vorgang. G-6-P nimmt im Zellstoffwechsel eine zentrale Stellung ein, da es in verschiedene metabolische Wege eintreten kann:

1. Am wichtigsten ist der der *Glykolyse* (Embden-Meyerhof-Weg der Glykolyse, s. o.). Nach Umwandlung – unter der katalytischen Wirkung der Phosphohexose-Isomerase – der G-6-P in Fruktose-6-Phosphat wird dieses unter dem Einfluß der Mg^{++}-abhängigen Phosphofruktokinase und unter Verwendung von ATP in Fruktose-1,6-Diphosphat überführt. Die letztgenannte, ebenfalls weitgehend unidirektionelle Reaktion übt möglicherweise die entscheidende Kontrolle über die Glykolyse aus. In Leberzellen wirkt ihr die u. a. durch Glukokortikosteroide stimulierte Fruktose-1,6-Diphosphatase entgegen, die als Schlüsselenzym der Glukoneogenese bezeichnet werden kann. Da dieses Enzym in »peripheren« Geweben, wie Muskulatur, Fettgewebe und Gehirn, fehlt, läuft hier der Prozeß unter Einwirkung der Aldolase in Richtung einer Spaltung des Fruktose-1,6-Diphosphats in Glyzeraldehyd-3-Phosphat und Dihydroxyazetonphosphat, das seinerseits mit Hilfe der Phosphotriose-Isomerase wieder in das erstere umgewandelt oder reversibel in Glyzerolphosphat transformiert werden kann. Glyzeraldehyd-3-Phosphat erfährt daraufhin eine Dehydrierung und Phosphorylierung, unter Bildung von NADH und 1,3-Diphosphoglyzerinsäure, aus der schließlich – nach einer Reihe von Reaktionen – Pyruvat und 2 ATP pro 3-Kohlenstoff-Rest hervorgehen. Fehlt es an Sauerstoff, und kann daher NADH nicht zu NAD^+ oxidiert werden, wird der Wasserstoff des ersteren – unter der katalytischen Wirkung der Laktatdehydrogenase – weitgehend zur Umwandlung von Pyruvat in Laktat benützt.
2. Eine weitere wichtige Verwendungsmöglichkeit für G-6-P liegt in der *Glykogensynthese.* Diese beginnt mit der Umwandlung von G-6-P in Glukose-1-Phosphat, die durch die Mg^{++}-abhängige Phosphoglukomutase katalysiert wird. Die Phosphatgruppe dieses phosphorylierten Enzyms nimmt an einer reversiblen Reaktion teil, bei der Glukose-1,6-Diphosphat als Intermediärprodukt auftritt. Danach reagiert Glukose-1-Phosphat unter der Einwirkung der UDPG-Pyrophosphorylase mit Uridintriphosphat, wobei das aktive Nukleotid Uridindiphosphat-Glukose (UDPG) entsteht. Unter dem katalytischen Einfluß der Glykogensynthetase (oder Glykosyltransferase) geht das C_1-Atom der UDPG eine glykosidische Bindung mit dem C_4-Atom des terminalen Glukoserests von Glykogen ein, und Uridindiphosphat wird frei. Dieses Anheften von Glukoseresten geschieht an den äußeren Enden von »Zweigen« (»branches«) von Glykogen-Makromolekülen, die dadurch eine Verlängerung erfahren. Hat die letztere eine Strecke von ungefähr 6–11 Glukoseresten erreicht, setzt normalerweise die Wirkung des »Branching-Enzyms« (Amylo-1,4→1,6-Transglukosidase) ein, das einen Teil der -1,4-Kette (mindestens 6 Glukosereste) auf eine benachbarte Kette transferiert und dort durch eine -1,6-glykosidische Bindung verankert. Das Glykogenmolekül wächst, wie Markierungsversuche zeigten, zunächst durch Verlängerung der Ketten, dann durch Übertragung terminal gelegener Kettenteile auf mehr zentral gelegene. Das Polysaccharid enthält ausschließlich α-D-Glukose-Einheiten. Das Molekulargewicht kann mehr als 4 Millionen erreichen. In den *quergestreiften Muskelzellen* kommt die Glykogensynthetase in zwei interkonvertierbaren Formen vor: Die Aktivität der Glykogensynthetase D (»*D*ependent«) hängt gänzlich von der Anwesenheit von G-6-P ab, während die K_m für UDPG der Glykogensynthetase I (»*I*ndependent«) mit zunehmender Konzentration von G-6-P abnimmt. Unter physiologischen Bedingungen stellt die Synthetase I die aktive Enzymform dar, wobei eine Überführung von Synthetase D in Synthetase I unter dem Einfluß der Synthetase-Phosphatase möglich ist. Diese Reaktion, die mit einer Dephosphorylierung

eines Serinrests innerhalb des Enzymmoleküls einhergeht, wird durch steigende Glykogenmengen gehemmt, was einem negativen Rückkoppelungsmechanismus gleich kommt. Möglicherweise begünstigen in Muskelzellen Kontraktionsvorgänge bzw. eine erhöhte Konzentration von Ca^{++} die Rückverwandlung von Glykogensynthetase I in die D-Form, eine Reaktion, die durch die Synthetase-Kinase (cAMP-abhängige Proteinkinase) katalysiert wird und ATP verbraucht. Da die Aktivität dieses Enzyms von der Konzentration von zyklischem AMP abhängt, und diese ihrerseits durch zahlreiche Hormone beeinflußt wird, ergeben sich hier vielfache Regulationsmöglichkeiten. Wirkstoffe, wie Adrenalin, Noradrenalin und Glukagon, bewirken über eine Aktivierung der Adenylzyklase eine vermehrte Bildung von zyklischem AMP aus ATP und haben daher in der Leber eine Hemmung der Glykogensynthese zur Folge. Von Schilddrüsenhormonen nimmt man an, daß sie die Synthese von Adenylzyklase fördern und daher in demselben Sinn wirken. Umgekehrt steigert Insulin offenbar die Aktivität der Phosphodiesterase, die den Abbau des zyklischen AMP katalysiert; es scheint – unabhängig davon – einen fördernden Effekt auf die Glykogensynthetase I zu haben. In Muskelzellen wirkt Insulin möglicherweise über eine Verminderung der Empfindlichkeit der Proteinkinase gegenüber zyklischem AMP. In der *Leber* liegt die Glykogensynthetase ebenfalls in einer aktiven und einer inaktiven Form vor, wobei man annimmt, daß die letztere aus der ersteren durch Phosphorylierung des Enzymproteins hervorgeht. Diese Reaktion wird auch von der cAMP-abhängigen Proteinkinase katalysiert, während der umgekehrte Vorgang, die Aktivierung der Glykogensynthetase, unter Einwirkung der Synthetase-Phosphatase stattfindet, in der Regel unmittelbar nach Glukosezufuhr. Glukokortikosteroide verursachen im Verlauf von 2–3 Std nach Verabreichung eine Zunahme der Menge an aktiver Form von Glykogensynthetase. Die durch Insulin verursachte Steigerung der hepatischen Glykogensynthetase-Aktivität scheint über eine Erhöhung der Aktivität der Synthetase-Phosphatase zu erfolgen. Durch Verabreichung von cAMP, Glukagon oder Adrenalin läßt sich eine rasche Umwandlung der aktiven in die inaktive Form der Glykogensynthetase erreichen. *Als Speicherform von Kohlenhydrat läßt sich Glykogen in fast allen Körperzellen nachweisen; seine wichtigsten Funktionen übt es aber in der Leber, als Reserve für die im Blutplasma vorhandene Glukose, und in der quergestreiften Muskulatur, als hauptsächliche örtliche Energiequelle bei stark erhöhten physischen Leistungen, aus.* Der *Glykogenabbau* wird durch die Phosphorylase eingeleitet, die die phosphorylytische Spaltung der -1,4-Bindungen des Glykogens katalysiert und so Glukose- 1-Phosphat entstehen läßt. In der *Leber* ist die aktive Form dieses Enzyms, die Phosphophosphorylase, durch Phosphorylierung eines ihrer Serinreste gekennzeichnet. Durch Einwirkung der Phosphophosphorylphosphatase kann die Leberphosphorylase in ihre inaktive Form, die Dephosphophosphorylase, überführt werden, wobei der Phosphatrest hydrolytisch abgespalten wird. Die Rephosphorylierung, zu der ATP benötigt wird, geschieht mit Hilfe der Dephosphophosphorylase-Kinase, die durch cAMP stimuliert wird. Die Phosphorylase der *quergestreiften Muskulatur* unterscheidet sich immunologisch von der der Leber und kommt in zwei Formen vor: Phosphorylase a, die in der Abwesenheit von 5′-AMP aktiv ist, entspricht dem physiologischerweise wirksamen Enzym und stellt ein Tetramer mit 4 mol Pyridoxalphosphat dar. Durch die Phosphorylase-Phosphatase wird – im Sinn einer hydrolytischen Spaltung und Entfernung von Phosphat an einen Serinrest – das Enzym in die dimere Form, Phosphorylase b, verwandelt. Die letztere kann durch die katalytische Wirkung der Phosphorylase b-Kinase wieder in die aktive a-Form transformiert werden, was man als Hauptmechanismus bei der Ingangsetzung einer verstärkten Glykogenolyse betrachtet. Über eine Aktivierung der Adenylzyklase und eine vermehrte Bildung von cAMP sowie die oben erwähnte cAMP-abhängige Proteinkinase vermag u. a. Adrenalin eine Steigerung der Phosphorylase b-Kinase-Aktivität herbeizuführen, wobei vermehrt aktive Phosphorylase a entsteht. Wahrscheinlich über eine Zunahme der Ca^{++}-Konzentration kommt es bei Muskelkontraktion zu einer Aktivierung der Phosphorylase b-Kinase. Sowohl *in der Muskulatur wie in der Leber* setzt der Glykogenabbau an den Kettenenden ein. Durch die Wirkung der Phosphorylase werden in der Regel so viele Glukose-1-Phosphatreste abgetrennt, bis bei einer Kettenverzweigung an beiden Enden ungefähr 4 Glukosereste verbleiben. Unter der katalytischen Wirkung der α1,4→α-1,4-Glukantransferase wird dann eine Trisaccharideinheit von einen »Ast« auf den anderen übertragen, womit die -1,6-Bindungsstelle zur hydrolytischen Spaltung mit Hilfe des »Debranching-Enzyms« (Amylo-1,6-Glukosidase) freiliegt. Bei dieser Reaktion gelangt je ein Molekül Glukose (nicht Glukose-1-Phosphat) zur Ablösung. Beim Glykogenabbau entsteht aber überwiegend Glukose-1-Phosphat, das seinerseits durch die – auch reversibel wirksame – Phosphoglukomutase in Glukose-6-Phosphat umgewandelt werden kann. *In der Leber und in den Nieren* – nicht aber in der quergestreiften Muskulatur – findet sich die bereits erwähnte Glukose-6-Phosphatase, deren katalytische Wirkung den Phosphatrest abspaltet und freie Glukose entstehen läßt (s. u.). Ein Auf- und Abbau von Glykogen in nennenswertem Ausmaß geschieht nicht gleichzeitig, da die cAMP-abhängige Proteinkinase-Aktivität und die Konzentration von cAMP diese Prozesse in reziproker Weise beeinflussen. Aus dem oben Gesagten versteht man die glykogenolytische Wirkung von Adrenalin auf die quergestreifte Muskulatur und diejenige von Glukagon auf die Leber (und Herzmuskel). Hinzu kommt, daß in der Leber die Aktivität der Synthetase-Phosphatase durch die Phosphorylase a gehemmt zu werden scheint. Die Bedeutung der *komplexen Wechselwirkungen zwischen verschiedenen Enzymen*, wie sie hier am Beispiel des Glykogenstoffwechsels geschildert wurden, liegt vor allem darin, daß sie eine *Verstärkerwirkung* gestatten. So vermögen relativ wenige Moleküle von Adrenalin in Muskel- und Leberzellen (bzw. Glukagon in Leberzellen) fast augenblicklich einen Unterbruch der Glykogensynthese und einen Übergang zum Glykogenabbau herbeizuführen. Auf diese Weise erfolgt eine rasche Freisetzung von Glukose aus der Leber in die Blutbahn und in den Muskelzellen zugunsten einer gesteigerten anaeroben und/oder aeroben Glykolyse.

3. In verschiedenen Geweben bzw. Zellen (Fettgewebe, Leber, Nebennierenrinde, Schilddrüse, laktierende Mamma, Erythrozyten, Makrophagen u. a.) kann Glukose, abgesehen von der oben erwähnten, wichtigeren Glykolyse, auch über den sog. *direkten oxidativen Weg (Hexosemonophosphat(HMP)-Shunt, Pentosephosphat-Weg)* abgebaut werden (vgl. dazu Abb. 147). Gesamthaft betrachtet, handelt es sich um einen multizyklischen Prozeß, bei dem aus 3 Molekülen Glukose-6-Phosphat 3 Moleküle CO_2 und 3 5-Kohlenstoffreste hervorgehen. Die letzteren können weiter metabolisiert werden und ergeben schließlich wieder 2 Moleküle Glukose-6-Phosphat und 1 Molekül Glyzeraldehyd-3-Phosphat. Aus 2 Molekülen Glyzeraldehyd-3-Phosphat kann über einen Reaktionsablauf, der sich einer umgekehrten Glykolyse vergleichen läßt, ebenfalls 1 Molekül Glukose-6-Phosphat hervorgehen. Als Wasserstoffakzeptor dient beim HMP-Shunt nicht – wie bei der Glykolyse – NAD, sondern NADP. Die ziemlich komplizierten Reaktionen folgen sich im wesentlichen in zwei Phasen: Im Verlauf der ersten erfährt Glukose-6-Phosphat unter Beteiligung der Enzyme Glukose-6-Phosphat-Dehydrogenase, Glukonolakton-Hydrolase und 6-Phosphoglukonat-Dehydrogenase eine zweimalige Dehydrogenierung und eine Dekarboxylierung, wobei Ribulose-5-Phosphat entsteht. In der zweiten Phase, die u. a. durch die katalytische Wirkung der Enzyme Transketolase und Transaldolase gekennzeichnet ist, wird Ribulose-5-Phosphat wieder in Glukose-6-Phosphat rückverwandelt: Hier handelt es sich um eine komplexe Serie von Reaktionen. Zu den wichtigsten Kennzeichen des HMP-Shunts gehört, daß es sich um einen oxidativen Abbau von Glukose unter Freisetzung von CO_2 handelt, was bei der Glykolyse nicht der Fall ist, und daß das Ausgangssubstrat, Glukose-6-Phosphat, fortwährend regeneriert werden kann. In funktioneller Hinsicht steht die Bildung von NADPH im Vordergrund, das bei der Fettsäuren- und Steroidsynthese sowie beim Aufbau von Aminosäuren mit Hilfe der Glutamat-Dehydrogenase eine wichtige Rolle spielt. Eine weitere Bedeutung des HMP-Shunts liegt in der Produktion von Pentosen zugunsten der Nukleotid- und Nukleinsäuresynthese. In menschlichen Geweben scheint Ribose überwiegend auf diesem Weg geliefert zu werden. Auf die – vermutlich mit einer gestörten Synthese von Membranlipiden zusammenhängende – erhöhte Fragilität von Erythrozyten bei Glukose-6-Phosphat-Dehydrogenasemangel wurde schon hingewiesen (S. 427).
4. Aus dem unter 2) Gesagten geht hervor, daß Glukose-6-Phosphat in gewissen Geweben (Leber, Niere und Plazenta), dank der katalytischen Wirkung der dort vorhandenen *Glukose-6-Phosphatase,* in *Glukose* umgewandelt werden kann. Besonders in der *Leber* ist dies der gemeinsame metabolische Endschritt der Glukoseproduktion und wirkt somit dem Glukose-phosphorylierenden System entgegen. Bei verminderter Insulinwirkung und/oder bei erhöhtem Glukokortikosteroideffekt ist die Aktivität der Glukose-6-Phosphatase gesteigert, bei vermehrter Insulinwirkung und/oder nach Kohlenhydrataufnahme dagegen vermindert. In der *Niere* scheint die Glukose-6-Phosphatase nicht mit der Reabsorption der Glukose aus dem Tubuluslumen, sondern mit der Bildung von Glukose aus Glukose-6-Phosphat zu tun zu haben, wobei das letztere z. T. aus mit dem Primärharn ausgeschiedenen Zwischenprodukten stammen dürfte. Auf diese Weise wird zusätzlich Glukose zurückgewonnen.

5. Der sog. *Uronsäure(Glukuronsäure)-Weg* des Metabolismus von Glukose-6-Phosphat beginnt wie die Glykogensynthese (s. o.), nur wird UDPG am 6er Kohlenstoff in einer zweizeitigen Reaktion unter der katalytischen Wirkung der NAD-abhängigen UDPG-Dehydrogenase oxidiert und so in UDP-Glukuronsäure umgewandelt. Diese entspricht der »aktiven« Form der Glukuronsäure, die verschiedene metabolische Verwendungen findet, wie in der *Leber* die Konjugation mit Bilirubin, Steroidhormonen oder gewissen Medikamenten, ferner der Einbau in Chondroitinsulfat bzw. Glykoproteine oder die Reduktion zu L-Gulonsäure, die über eine Oxidation zu 3-Keto-L-Gulonsäure und die Dekarboxylierung dieses Intermediärprodukts in L-Xylulose verwandelt werden kann. Diese gelangt u. a. – über eine Reihe von Reaktionen – in die Reaktionskette der Glykolyse.

Der sog. *Sorbitol-Weg* des Glukosemetabolismus führt nicht über eine Phosphorylierung der Hexose, vielmehr kommt es unter der katalytischen Wirkung der Aldose-Reduktase und mit Hilfe von NADPH zu einer Reduktion am Cl-Kohlenstoff, wobei Sorbitol, ein Polyalkohol, entsteht. Eine Anhäufung dieser Substanz in bestimmten Geweben, wie Augenlinse oder peripheren Nerven, beobachtet man bei Hyperglykämie (s. Diabetes, S. 933).

Metabolismus weiterer Hexosen

Fruktose kann in den Epithelien des Dünndarms und in Leberzellen in Glukose umgewandelt werden und wird z. T. auch im Fettgewebe metabolisiert. Die Phosphorylierung von Fruktose in Fruktose-1-Phosphat erfolgt vor allem unter der katalytischen Wirkung der Fruktokinase, die sich auch in Nierenepithelien nachweisen läßt. Unter dem Einfluß der Aldolase B kommt es dann zur Spaltung von Fruktose-1-Phosphat in Dihydroxyazetonphosphat und D-Glyzeraldehyd. Das letztere kann – vor allem über die Bildung von Glyzeraldehyd-3-Phosphat unter der katalytischen Wirkung der in Hepatozyten vorhandenen Triosekinase – ebenso wie das erstere über den glykolytischen Weg weiter metabolisiert werden; oder Dihydroxyazetonphosphat und Glyzeraldehyd-3-Phosphat verbinden sich unter der Wirkung der Aldolase zu Fruktose-1,6-Diphosphat, das in Glukose übergeführt werden kann: Dies stellt in der Leber den wichtigsten metabolischen Weg der Fruktose dar. Die mit Hilfe der 1-Phosphofruktokinase in Leber und Muskeln mögliche Umwandlung von Fruktose-1-Phosphat in Fruktose-1,6-Diphosphat spielt wahrscheinlich eine untergeordnete Rolle.

Galaktose, die hauptsächlich aus der Hydrolyse von Laktose im Darm hervorgeht, wird unter physiologischen Bedingungen größtenteils in der Leber zu Glukose umgewandelt. In einem ersten Schritt entsteht unter der Einwirkung der Galaktokinase und unter Verwendung von ATP Galaktose-1-Phosphat. Dieses reagiert mit Uridindiphosphat-Glukose (UDPG, s. o.), wobei mit Hilfe der Galaktose-1-Phosphat-Uridyltransferase Uridindiphosphat-Galaktose und Glukose-1-Phosphat entstehen. Eine Epimerase katalysiert daraufhin die Bildung von UDPG, wobei wahrscheinlich am 4. Kohlenstoffatom des Galaktoserests eine Oxidation und Reduktion stattfinden und NAD als Koenzym wirkt. Diese Reaktion ist frei reversibel, so daß auch Galaktose aus Glukose entstehen kann, eine Umwandlung, die bei der Produktion von Milch in den Drüsenzellen der Mamma und bei der Bereitstellung des Galaktoserests im Rahmen der Synthese von Glykolipiden (z. B. Zerebroside im Gehirn, s. u.), Chondromukoiden und Mukoproteinen von Bedeutung ist. In der laktierenden Brustdrüse wird UDP-Galaktose unter dem Einfluß der Laktosesynthetase mit Glukose zu Laktose kondensiert. Die oben erwähnte Galaktokinase gehört zu den ausgesprochen »adaptiven« Enzymen, indem ihre Aktivität entsprechend dem Anfall von Galaktose zunimmt.

Azetat- und Pyruvatmetabolismus

Diese beiden Substanzen nehmen im Kohlenhydrat- und Fettstoffwechsel eine zentrale Stellung ein. Dem überwiegend in der α-Ketoform vorliegenden *Pyruvat,* das als 1. Endprodukt der Glykolyse bezeichnet werden und u. a. aus dem Metabolismus sog. glukogenischer Aminosäuren (S. 881) hervorgehen kann, stehen – je nach dem Redoxzustand der Zellen – zwei hauptsächliche metabolische Verwendungsmöglichkeiten offen: Unter *anaeroben Bedingungen* wird es durch NADH unter der katalytischen Wirkung der Laktatdehydrogenase zu *Laktat* reduziert, und das dabei regenerierte NAD^+ kann wieder der Dehydrogenierung von Glyzeraldehyd-3-Phosphat dienen, was die Glykolyse mit in Gang hält. Unter *aeroben Bedingungen* kommt es dagegen zu einer oxidativen Dekarboxylierung von α-Ketopyruvat zu *Azetyl-CoA* (»aktives Azetat«, s. o.). Diese Reaktion wird durch eine als Pyruvat-Dehydrogenase-Komplex bezeichnete Reihe von Enzymen katalysiert, wobei intermediär u. a. S-Azetyllipoat gebildet wird und die Enzyme Dehydrolipoyl-Transazetylase sowie Dihydrolipoyl-Dehydrogenase beteiligt sind. In der *Leber* kann Pyruvat unter der katalytischen Wirkung der Pyruvat-Karboxylase mit CO_2 direkt zu *Oxalazetat* kondensiert werden. Während des Fastens oder bei Diabetes mellitus (S. 933), d. h. wenn der Fettabbau reichlich Azetyl-CoA entstehen läßt und die Zitratbildung aus Azetyl-CoA und Oxalazetat gehemmt ist, kommt es vermehrt zu einer Phosphorylierung und Dekarboxylierung des letzteren, wobei Phosphoenolpyruvat gebildet wird. Diese Reaktion wird durch die in Hepatozyten vorhandene Phosphoenolpyruvat-Karboxykinase katalysiert und führt schließlich zur Produktion von Glukose (sog. *Cori-Zyklus*).

Azetyl-CoA kann auf verschiedene Weise weiter metabolisiert werden:

1. Insbesondere im Fettgewebe, aber auch in der Leber und zu einem gewissen Grad in weiteren Geweben, dient es u. a. der *Fettsäuresynthese* (s. u.).
2. Ausschließlich in der Leber stellt es eine Vorläufersubstanz der *Ketonkörper* dar.
3. Eine wichtige Rolle spielt Azetyl-CoA bei der *Steroidsynthese,* insbesondere im Aufbau des Cholesterins, das u. a. als wichtiger Bestandteil der äußeren und inneren Zellmembranen Bedeutung hat, ferner im Rahmen der Produktion von Steroidhormonen und von Gallensäuren.
4. Wahrscheinlich die wesentlichste Funktion des Azetyl-CoA liegt in der Kondensation mit Oxalazetat zu *Zitrat,* der ersten, zum eigentlichen Zitronensäurezyklus (s. u.) gehörenden Reaktion.

Kurze Zusammenfassung der wichtigsten Reaktionen im Zitronensäurezyklus (Trikarbonsäurezyklus, »Krebszyklus«)

Die oben erwähnte 1. Reaktion des Krebszyklus, die Kondensation von *Azetyl-CoA* und *Oxalazetat* unter Bildung von *Zitrat,* wird durch die Zitratsynthetase (-synthase) katalysiert. Die anschließende Konversion von Zitrat zu Isozitrat erfolgt im wesentlichen in zwei Schritten über *Cis-Akonitat,* unter Einwirkung der Akonitase (Akonitat-Hydratase). Die Isozitrat-Dehydrogenasen kommen in 3 verschiedenen Enzymformen vor, von denen vor allem die in Mitochondrien lokalisierte, NAD-spezifische Variante die Dehydrogenierung von Isozitrat zu *Oxalosukzinat* katalysiert. Die anschließende Dekarboxylierung zu *α-Ketoglutarat* geschieht unter dem Einfluß desselben Enzyms, wobei Mn^{++} anwesend sein muß. Die oxidative Dekarboxylierung von α-Ketoglutarat, die unter Einwirkung eines sog. α-Ketoglutarat-Dehydrogenase-Komplexes stattfindet und bei der Thiamin, Pyrophosphat, Lipoat, NAD^+, FAD und CoA als Kofaktoren wirken, resultiert in der Bildung von *Sukzinyl-CoA.SH,* eine Reaktion, die im wesentlichen nur in dieser einen Richtung verläuft. Unter dem Einfluß der Sukzinyl-CoA-Synthetase entsteht *Sukzinat,* wobei – neben der Wiederfreisetzung von CoA.SH – in Anwesenheit von anorganischem Phosphat aus GDP und/oder IDP die energiereichen GTP (Guanosintriphosphat) und/oder ITP (Inosintriphosphat) produziert werden. Diese können dann mit Hilfe einer Phosphokinase in ATP überführt werden. Im Sinn einer – in extrahepatischen Geweben bekannten – Alternative kann aus Sukzinyl-CoA Sukzinat, gekoppelt mit der Umwandlung von Azetoazetat in Azetoazetyl-CoA, gebildet werden, wobei die Sukzinyl-CoA-Azetoazetat-CoA-Transferase (Thiophorase) katalysierend wirkt. In der Leber wurde überdies eine durch Deazylase-Aktivität bedingte Spaltung von Sukzinyl-CoA in Sukzinat und CoA nachgewiesen. Durch Wasserstoffentzug unter dem Einfluß der Sukzinat-Dehydrogenase, die FAD und Nicht-Häm-Eisen enthält, bildet sich daraufhin *Fumarat,* und das letztere wird durch Hydratation zu *L-Malat* umgewandelt, ein Vorgang, der durch die Fumarat-Hydratase katalysiert wird. Zum Abschluß des Krebszyklus wird L-Malat, unter Einwirkung der Malat-Dehydrogenase, zu *Oxalazetat* konvertiert, wobei NAD^+ benötigt wird. Außer der α-Ketoglutarat- und der Sukzinat-Dehydrogenasen werden die Enzymaktivitäten des Zitronensäurezyklus auch außerhalb der Mitochondrien nachgewiesen; möglicherweise handelt es sich aber – wenigstens zum Teil – nicht um dieselben Proteine. Markierungsversuche mit ^{14}C haben erkennen lassen, daß die beiden, in einem Umlauf des Krebszyklus freigesetzten CO_2-Moleküle aus Oxalazetat hervorgehen, und daß die Kohlenstoffatome des regenerierten Oxalazetats im wesentlichen aus dem zu Beginn des Kreislaufs eingeführten Azetyl-CoA stammen.

Abbau und Oxidation der Fette

Triglyzeride müssen, bevor sie oxidativ abgebaut werden können, hydrolytisch in *Glyzerin* und *freie Fettsäuren* (FFA: *f*ree *f*atty *a*cids) gespalten werden *(Lipolyse).* Zum großen Teil geschieht dies im Fettgewebe, das – in besonderem Maß – freie Fettsäuren ins Blutplasma und damit an andere Gewebe abzugeben vermag. Die Aktivität der dafür verantwortlichen Lipase, die – außer in Adipozyten – in Hepatozyten und anderen Zellarten vorkommt, hängt, wie man an-

nimmt, von der intrazellulären Konzentration von zyklischem AMP und damit von hormonalen Einwirkungen ab. So übt Insulin – offenbar über eine Hemmung der Adenylzyklase – auf die Lipolyse einen hemmenden Einfluß aus, während Glukagon, Adrenalin, Noradrenalin, 5'-Guanylyl-Imidodiphosphat u. a. fördernd wirken. Glyzerin wird in Geweben mit deutlicher Glyzerokinase-Aktivität (Leber, Nieren, Darmepithel, sog. braunes Fettgewebe (S. 1042) und laktierendes Mammadrüsengewebe) weiter metabolisiert bzw. wieder zur Bildung von α-Glyzerophosphat und Triglyzeriden benützt.
Den oxidativen Katabolismus der freien Fettsäuren über die sog. *β-Oxidation* vermögen die verschiedensten Gewebe zu vollziehen, im besonderen Leber, Herz, Nieren, Muskulatur, Lunge, Gehirn, Fettgewebe und Hoden. An diesem Abbau, insbesondere in dessen Endphase, sind die Mitochondrien entscheidend beteiligt. Der Transport der freien Fettsäuren in die Mitochondrien erfolgt z. T. nach deren Veresterung mit Karnitin. Die sog. α-Oxidation (verbunden mit Dekarboxylierung der Karboxylgruppe) und die ω-Oxidation (am Methylende der Fettsäuren) spielen wahrscheinlich eine untergeordnete Rolle. Der erste metabolische Schritt im Rahmen der β-Oxidation besteht in der Bildung von *Azyl-CoA (»aktive Fettsäure«)*, eine Reaktion, die u. a. ATP benötigt und von Mg^{++}-abhängigen Thiokinasen katalysiert wird. Diese Enzyme zeigen je eine Spezifität für Fettsäuren bestimmter Kettenlänge und erweisen sich z. T. auch als GTP-abhängig. Sie lassen sich sowohl innerhalb als auch außerhalb der Mitochondrien nachweisen. Die nachfolgende Reaktion, die von der Azyl-CoA-Dehydrogenase katalysiert wird, und an der ein Flavoprotein als Koenzym und FAD als prosthetische Gruppe beteiligt sind, resultiert in der Bildung von α,β-ungesättigtem Azyl-CoA. Mit Hilfe der Enolhydrase und unter Verwendung von H_2O kommt es zur Sättigung der Doppelbindung und zur Entstehung von β-Hydroxy-Azyl-CoA. Unter der Einwirkung der β-Hydroxy-Azyl-CoA-Dehydrogenase und NAD als Koenzym erfolgt eine Dehydrogenierung, was die entsprechende β-Keto-Azyl-CoA-Verbindung entstehen läßt. Diese wird unter der katalytischen Wirkung der Thiolase (β-Ketothiolase) und Verwendung eines weiteren Moleküls von CoA in *Azetyl-CoA* und ein um 2 C verkürztes Azyl-CoA-Derivat gespalten. Das letztere kann dann wieder von der oben erwähnten Azyl-CoA-Dehydrogenase weiter metabolisiert werden. Fettsäuren mit ungeraden Zahlen von C-Atomen werden bis zu Propionyl-CoA abgebaut, das in Sukzinyl-CoA (s. o.) umgewandelt werden und somit in den Zitronensäurezyklus eintreten kann. Hinsichtlich der Energiefreisetzung im Rahmen der β-Oxidation der Fettsäuren ergibt sich – gesamthaft betrachtet – folgendes Bild: Im Fall des Abbaus von Palmitinsäure etwa werden für jedes der 7 ersten gebildeten Azetyl-CoA-Moleküle mindestens 5 energiereiche Phosphatbindungen erzeugt. Hinzu kommen die je mindestens 8 energiereichen Phosphatbindungen, die beim Abbau der 8 Azetyl-CoA-Moleküle (die bei der β-Oxidation der Palmitinsäure entstehen) über den Zitronensäurezyklus gebildet werden. Abzuzählen sind lediglich 2~P, die bei der initialen Aktivierung der Fettsäure benötigt werden, so daß der oxidative Abbau eines Palmitinsäuremoleküls insgesamt 129~P erbringt. Dies unterstreicht die Bedeutung der Triglyzeride im Rahmen des Energiestoffwechsels.

Bemerkungen zum Metabolismus ungesättigter und sog. essentieller Fettsäuren

Die *langkettigen ungesättigten Fettsäuren,* die metabolisch von wesentlicher Bedeutung sind, umfassen die Palmitoleinsäure (16C, 1 Δ), Ölsäure (18C, 1 Δ), Linolsäure (18C, 2 Δ), Linolensäure (18C, 3 Δ) und Arachidonsäure (20C, 4 Δ). Alle natürlich vorkommenden ungesättigten Fettsäuren, zu denen vor allem die *pflanzlichen Öle* zählen, weisen an der Doppelbindung eine cis-Konfiguration auf. Die Palmitinsäure und die Ölsäure können mit Hilfe besonderer Leberenzyme durch Einführung einer Doppelbindung in die entsprechenden ungesättigten Varianten umgewandelt werden, was für die *»essentiellen Fettsäuren«,* Linolsäure, Linolensäure und Arachidonsäure, nicht zutrifft. Bei der Umwandlung von Stearyl-CoA in Oleyl-CoA z. B. beteiligen sich eine Hydroxylase, NADPH und eine Hydratase.
Der *oxidative Abbau* der mono- und polyungesättigten Fettsäuren geschieht zunächst entsprechend der oben erwähnten β-Oxidation, bis eine Δ^3-cis-Azyl-CoA- oder Δ^2-cis-Azyl-CoA-Verbindung vorliegt. Unter der katalytischen Wirkung einer Isomerase entsteht dann die entsprechende Δ^2-trans-CoA-Verbindung, die ihrerseits unter dem Einfluß der Enoylhydrase in eine L(+)-β-Hydroxy-Azyl-CoA-Form verwandelt wird. Der Organismus vermag überdies *einzelne essentielle Fettsäuren in andere zu überführen,* so Linolsäure in Arachidonsäure.
Im Zustand des Hungerns und bei mangelhafter Insulinwirkung beobachtet man eine erhebliche Einschränkung der Prozesse, die die Kettenverlängerung und die Einführung von Doppelbindungen in Fettsäuren zur Folge haben.

Die *Funktionen* der ungesättigten, insbesondere der essentiellen Fettsäuren sind offenbar vielfältig, bedürfen aber im einzelnen noch einer weiteren Klärung. Sie bilden u. a. Bestandteile von Zellmembranen, werden für die Integrität der Mitochondrien benötigt und treten in hohen Konzentrationen in den Reproduktionsorganen auf. Ferner spielen sie eine Rolle im Fettstoffwechsel der Leber (S. 934) und im Cholesterinmetabolismus. Verschiedene Beobachtungen lassen schließlich die Annahme zu, die Arachidonsäure und verwandte Verbindungen seien für die Synthese der Prostaglandine (S. 406) wesentlich.

Synthese von Fettsäuren und Lipogenese

Die exogene Zufuhr, die intestinale Verdauung und die Resorption (S. 650) sowie der Transport von Lipiden, insbesondere der Triglyzeride, im Blutplasma (S. 903) wurden schon erörtert.
Der Organismus ist zudem selbst zur Fettsäuresynthese befähigt. Zu den dafür spezialisierten Geweben zählen vor allem das Fettgewebe, ferner die Leber und die laktierende Mamma; aber auch andere Zellen und Gewebe sind in mehr oder weniger beschränktem Maß zu dieser Leistung imstande. Nach neueren Erkenntnissen scheint die Fettsäuresynthese auf verschiedene Weise erfolgen zu können: Ein mitochondriales System, das einer modifizierten Umkehr eines Teils der Reaktionen der β-Oxidation verglichen werden kann, vermag offenbar nur die Kette präexistenter Fettsäuren mit mittlerer C-Atomzahl zu verlängern, während das davon völlig verschiedene extramitochondriale System in der Lage ist, Fettsäuren, ausgehend von Azetyl-CoA, zu synthetisieren. Außerdem besteht die Möglichkeit – zumindest bei Ratten – einer Kettenverlängerung in Lebermikrosomen.
Das *mitochondriale System der Fettsäurensynthese* kommt vor allem unter anaeroben Bedingungen in Gang. Die daran beteiligten Enzyme entsprechen – mit wenigen Ausnahmen (s. u.) – wahrscheinlich den in die β-Oxidation der Fettsäuren eingeschalteten, und es werden auch ATP, NADH und NADPH benötigt. Die Umwandlung von α,β-ungesättigtem Azyl-CoA in die entsprechende gesättigte Verbindung wird von einem besonderen Enzym, der α,β-ungesättigten Azyl-CoA-Reduktase (Enoyl-CoA-Reduktase) katalysiert. Die beim oxidativen Abbau der Fettsäuren wichtige Thiolase (s. o.) findet bei dieser Art von Fettsäuresynthese möglicherweise keine Verwendung. Daß der intramitochondriale Auf- und Abbau von Fettsäuren in einem oder mehreren Schritten voneinander abweichen, geht z. B. daraus hervor, daß unter bestimmten experimentellen Bedingungen die synthetischen Vorgänge weiterlaufen, während der Abbau blockiert ist.
Die *extramitochondriale de novo-Synthese von Fettsäuren* läßt sich in vielen Geweben und Zellen nachweisen, so im Fettgewebe, ferner in Leber, Nieren, laktierenden Brustdrüsen, Lungen, Gehirn u. a. Der Bedarf an Kofaktoren umfaßt NADPH, ATP, Mn^{++} und – als Quelle des CO_2 – Bikarbonat. In einem ersten Schritt wird unter der Einwirkung der Azetyl-CoA-Karboxylase Azetyl-CoA zu Malonyl-CoA karboxyliert, wobei ATP und Biotin benötigt werden. Soweit bekannt, schließen sich die vom sog. Fettsäuren-Synthetase-System katalysierten Reaktionen an. Dieser Multienzymkomplex enthält offenbar zwei Typen von -SH-Gruppen, »zentrale« und »periphere«, wobei Azetyl-CoA mit den letzteren, Malonyl-CoA mit den ersteren reagieren, worauf sich der Azetylrest mit der Methylengruppe des Malonylrests verbindet. Dabei wird CO_2 frei, und es entsteht ein Azetoazetyl-Enzym, mit Bindung an der zentralen -SH-Gruppe. Durch nachfolgende Reduktion, Dehydratation und erneute Reduktion entsteht die gesättigte Azyl-Enzymverbindung, wobei – im Gegensatz zur β-Oxidation von Fettsäuren – die β-Hydroxysäure in Form des D(−)-, nicht des L(+)-Isomers vorliegt. Schließlich wird der gesättigte Azylrest auf die periphere -SH-Gruppe übertragen, und ein neuer Malonylrest verbindet sich mit der zentralen -SH-Gruppe. Dieser komplexe Vorgang wiederholt sich so lange, bis ein gesättigter Azylrest mit 16 Kohlenstoffatomen entstanden ist. Der letztere wird durch Hydrolyse von dem Komplex abgespalten, und das so freigesetzte Palmitat muß, bevor es weitere Reaktionen eingehen kann, zum »aktiven« Azyl-CoA verwandelt werden. Meistens schließt sich daran die Veresterung zu Glyzeriden. Wie schon erwähnt, stammen die für die Fettsäuresynthese benötigten Wasserstoffatome vor allem aus den Reaktionen des Hexosemonophosphat-Shunts (s. o.). Andere Quellen umfassen die extramitochondriale Isozitrat-Dehydrogenase-Reaktion und die Reaktion, die mit Hilfe des »malischen Enzyms« Malat in Pyruvat überführt. Azetyl-CoA, die hauptsächliche Vorläufersubstanz der Fettsäurensynthese, kann einesteils innerhalb der Mitochondrien im Rahmen des oxidativen Glukoseabbaus entstehen, vermag aber offenbar nicht ohne weiteres in den extramitochondrialen Raum, wo die Lipogenese vor allem stattfindet, zu diffundieren. Man hat Gründe anzunehmen, daß mitochondrial gebildetes Zitrat das extramitochondriale Kompartement

leichter erreicht, wo es dann in der Anwesenheit von CoA und ATP und unter der katalytischen Wirkung des »citrate cleavage enzyme« in Azetyl-CoA und Oxalazetat umgewandelt werden kann.
Neben den bisher genannten metabolischen Wegen ist das *mikrosomale System für die Kettenverlängerung an existierenden Fettsäuren* zu erwähnen. Dabei wird die Azyl-CoA-Verbindung, unter Verwendung von Malonyl-CoA als Azetyldonator und NADPH als reduzierendem Agens, in ein längerkettiges Molekül verwandelt. Auch hier entstehen als Intermediärprodukte Thioester. Im Hungerzustand kommt es zu einem weitgehenden Sistieren dieser Reaktionen.
Die *Lipogenese,* d. h. die Neubildung von Triglyzeriden und anderen Neutralfetten, untersteht einer Reihe von *Regulationsmechanismen. Kohlenhydratreiche Ernährung* mit einem hohen Anfall von Glukose fördert, *Hungern* hemmt diese Prozesse. Der letztgenannte Effekt beruht offenbar in erster Linie auf einer Blockade der weiteren Verwendung von Azetyl-CoA für die Fettsäurensynthese. Hemmend wirken u. a. ein *erhöhter Fettgehalt in der Nahrung* und eine *ungenügende Insulinwirkung* und möglicherweise die *Einnahme* einer bestimmten Nahrungsmenge in Form *kleiner Mahlzeiten in kürzeren Zeitabständen.* Nach dem bisher Bekannten scheint die durch die Azetyl-CoA-Karboxylase katalysierte Reaktion limitierend zu wirken. Dieses Enzym wird u. a. durch die Anwesenheit größerer Konzentrationen langkettiger Azyl-CoA-Moleküle gehemmt, so daß – falls die entstehenden Fettsäuren nicht rasch genug esterifiziert werden – ein negativer »Feedback« zustande kommt. In Anwesenheit einer mikrosomalen Zellfraktion wird in vitro die Fettsäurensynthese gefördert, möglicherweise über eine Katalysierung der Veresterung von Azyl-CoA mit α-Glyzerophosphat, d. h. eine Beschleunigung der Bildung von Triglyzeriden und Phospholipiden. Vielleicht hemmt Azyl-CoA zudem die Translokation von Zitrat aus den Mitochondrien in den Zytosol. *Insulin* stimuliert die Lipogenese auf verschiedene Weise, nämlich a) durch eine Erleichterung der Glukoseaufnahme durch die Zellen, insbesondere Adipozyten, womit mehr Pyruvat und α-Glyzerophosphat anfallen; b) durch eine Verwandlung der inaktiven Pyruvat-Dehydrogenase in die aktive Form, was der Zitratbildung zugute kommt; c) durch eine Senkung der intrazellulären Konzentration von zyklischem AMP und damit eine Hemmung der Lipolyse, was mit einem verminderten Anfall langkettiger Azyl-CoA-Moleküle, die die Lipogenese hemmen, einhergeht. Ob Zitrat die Azetyl-CoA-Karboxylase zu aktivieren vermag, ist nicht klar. Daß überdies die Glykolyserate und die sog. respiratorische Kontrolle durch ADP (s. o.) einen Einfluß auf die Lipogenese haben dürften, gilt als wahrscheinlich. Dasselbe gilt für das Maß des aeroben Energiestoffwechsels einer Zelle. Schließlich sprechen mehrere Befunde dafür, daß es sich beim Fettsäuren-Synthetase-Komplex und bei der Azetyl-CoA-Karboxylase um »adaptive« Enzyme handelt, die bei kohlenhydratreicher Ernährung in vermehrter, bei Fettnahrung, im Hungerzustand und bei ungenügender Insulinwirkung jedoch in geringerer Menge gebildet werden. Glukagon hemmt in vivo die Fettsäurensynthese in der Leber.

Bildung und Verwendung sog. Ketonkörper

Die sog. *Ketonkörper (Azetoazetat, Azeton* und *D(−)-β-Hydroxybutyrat)* entstehen – soweit bekannt – ausschließlich oder weit überwiegend in der *Leber.* Unter physiologischen Bedingungen beträgt die Konzentration dieser »Ketone« (»Azetonkörper«), bezogen auf Azetonäquivalente, im Blutplasma nicht mehr als 1 mg/100 ml, und im Urin wird pro Tag höchstens 1 mg ausgeschieden. Die Produktion von Azetoazetat, von dem sich die anderen Ketonkörper herleiten, erfolgt vor allem in den hepatozellulären Mitochondrien, wobei nach den geltenden Vorstellungen im wesentlichen die folgenden metabolischen Vorgänge von Bedeutung zu sein scheinen: Primär vereinigen sich je zwei bei der β-Oxidation von Fettsäuren frei werdende 2-Kohlenstoff-Einheiten zu Azetoazetat, aus dem – möglicherweise im Sinn einer Umkehr der oben erwähnten Thiolase-Reaktion – Azetoazetyl-CoA, die eigentliche Ausgangssubstanz für die Ketogenese, entsteht. Als Alternative ist die Bildung dieses Zwischenprodukts durch Kondensation von 2 Molekülen Azetyl-CoA zu erwähnen. In einer weiteren Reaktionsphase kann Azetoazetyl-CoA unter der Wirkung der Azetoazetyl-CoA-Deazylase direkt deazyliert werden, oder – wahrscheinlich von größerer Bedeutung – es kondensiert sich unter der katalytischen Wirkung der β-Hydroxy-β-Methylglutaryl-CoA (HMG-CoA)-Synthetase mit Azetyl-CoA zu HMG-CoA, wobei Co-A.SH frei wird. In Anwesenheit der HMG-CoA-Lyase kommt es dann zur Spaltung in Azetyl-CoA und Azetoazetat. Letzteres kann sich unter der katalytischen Wirkung der sowohl in der Leber als auch in manchen anderen Geweben vorhandenen D(−)-β-Hydroxybutyrat-Dehydrogenase in D(−)-β-Hydroxybutyrat, den in quantitativer Hinsicht wichtigsten Ketonkörper, umgewandelt werden. Azeton bildet sich durch fortwährende spontane Dekarboxylierung von Azetoazetat.

In *extrahepatischen Geweben,* nicht aber in der Leber, bestehen im wesentlichen zwei Möglichkeiten der weiteren Metabolisierung von Azetoazetat: a) Unter der Einwirkung der Sukzinyl-CoA-Azetoazetat-CoA-Transferase reagiert Azetoazetat mit Sukzinyl-CoA, wobei Azetoazetyl-CoA und Sukzinat zustande kommen; b) in Anwesenheit der azetoazetischen Thiokinase und CoA läßt sich Azetoazetat unter Verwendung von ATP ebenfalls zu Azetoazetat-CoA aktivieren. D(−)-β-Hydroxybutyrat kann in peripheren Geweben, ebenso wie in der Leber, mit Hilfe einer Thiokinase in die entsprechende (»aktive«) CoA-Verbindung überführt oder unter der katalytischen Wirkung der D(−)-β-Hydroxybutyrat-Dehydrogenase (und NAD^+) zu Azetoazetat verwandelt werden, das dann eine Aktivierung zu Azetoazetyl-CoA erfahren mag. Durch Spaltung des letzteren mit Hilfe der Thiolase bildet sich Azetyl-CoA, das u. a. zur Oxidation im Zitronensäurezyklus Verwendung findet.
Ketonkörper werden in extrahepatischen Geweben, entsprechend ihrer Konzentration im Blutplasma, im Vergleich zu Glukose bevorzugt *oxidiert.* Allerdings hat eine Erhöhung der Ketonkonzentration auf über 70 mg/100 ml keine weitere Steigerung des oxidativen Abbaus dieser Substanzen zur Folge, vielmehr ist eine zunehmende Ketonurie zu bemerken. Im Gegensatz zu Azetoazetat und D(−)-β-Hydroxybutyrat wird Azeton nur langsam und in geringem Ausmaß oxidativ katabolisiert.
Die *Bildungsrate der Ketonkörper* hängt in erster Linie von der Konzentration freier Fettsäuren im Blutplasma ab. Ob ein Mangel an dem für die Veresterung der letzteren zu Triglyzeriden notwendigen α-Glyzerophosphat in der Leber und/oder eine ungenügende Aktivität der in die Veresterung eingeschalteten Enzyme zusätzliche begünstigende Faktoren darstellen, ist noch nicht befriedigend geklärt. Neuere Befunde sprechen dafür, daß die *ketosefördernde Wirkung eines Mangels an verfügbarer Glukose* über zwei hauptsächliche Mechanismen zustande kommt: a) Einerseits wird – vor allem im Fettgewebe – die Lipolyse gesteigert, was zu einer vermehrten Ausschwemmung freier Fettsäuren ins Blutplasma und damit einem erhöhten Angebot dieser Substanzen an die Leberzellen führt; b) in Hepatozyten eingetretene freie Fettsäuren können oxidativ abgebaut, wieder verestert oder in Ketonkörper umgewandelt werden. Das Gleichgewicht zwischen Oxidation und Veresterung hängt u. a. von hormonalen Einflüssen ab und wird, etwa bei relativ geringer Insulinwirkung, zugunsten eines oxidativen Abbaus verschoben. Wie bereits betont, entstehen dabei, je nach dem Ausmaß des Zustroms freier Fettsäuren, vermehrt Ketonkörper. Die Ketogenese kann man als einen Mechanismus ansehen, der es der Leber erlaubt, große Mengen von Fettsäuren zu oxidieren, ohne die totale Energiefreisetzung zu erhöhen. Während bei der vollständigen Oxidation von 1 mol Palmitat 129 mol ATP produziert werden, ergeben sich nämlich beim Abbau derselben Fettsäure zu Azetoazetat nur 33 mol ATP. Die Regulationsmechanismen, die eine überschießende Energiefreisetzung verhindern, verstehen wir erst lückenhaft.

Einige Betrachtungen zur Ökonomie des Kohlenhydrat- und Fettstoffwechsels im gesamten Organismus, mit besonderer Berücksichtigung der metabolischen Unterschiede zwischen einzelnen Zell- und Gewebetypen bzw. Organen

Kurze Zeit nach Einnahme einer kohlenhydrathaltigen Mahlzeit steigt im Blut die Konzentration von Glukose und Insulin an. In Geweben, wie *Leber* und *Gehirn,* aber auch in Zelltypen, wie *Erythrozyten* und *Leukozyten,* hängt die *Aufnahme von Glukose ins Zellinnere* nicht von der Insulinkonzentration ab, so daß sich hier zwischen Blutplasma und dem intrazellulären Raum rasch und von selbst ein Gleichgewicht einstellt. Anders verhält es sich beim *Fettgewebe* und bei der ruhenden *quergestreiften Muskulatur,* wo der Eintritt der Glukose durch die Zellmembranen von einer insulinabhängigen sog. »facilitated diffusion« bzw. einem Trägertransport bestimmt wird. In diesen Geweben wirkt, da die für den intrazellulären Stoffwechsel notwendigen Enzyme in der Regel im Überschuß vorhanden sind, dieser Transportschritt limitierend. Hier ist beizufügen, daß Glukose in die arbeitenden Muskelzellen leichter eintritt als in die ruhenden. Das weitere Schicksal der in den Intrazellulärraum gelangten Glukose ist, je nach Organ bzw. Zellart und Stoffwechsellage, verschieden. Zunächst nimmt in vielen Zellen – innerhalb bestimmter Grenzen der Glukosekonzentration – der Anteil dieses Zuckers an *oxidativen Prozessen* entsprechend seiner Konzentration zu. Je mehr die letztere jedoch ansteigt, desto bedeutender ist die Umwandlung der Glukose in eine *Speicherform von Energie,* d. h. vor allem in Triglyzeride, soweit möglich auch in Glykogen. Gesamthaft ist die Speicherungskapazität in Form von *Glykogen* beschränkt, vermögen doch die *Leber* höchstens etwa 150 g und die *Muskulatur* ungefähr 200 g Glykogen als »Reserven« anzulegen. Je nach der Menge der zugeführten Glukose wird ein mehr oder weniger großer Teil derselben zu *Triglyzeriden* umgewandelt, deren Bildung im *Fettgewebe* keine engen Grenzen gesetzt sind. Bei einem gesunden Mann von etwa 70 kg Körpergewicht finden sich im Mittel etwa 12 kg Fettgewebe (d. h. 90000 kcal), während ein Adipöser von 100 kg eine Reserve an Triglyzeriden herumträgt, die für ein Jahr ausreichen würde! Die Energiespeicherung in Form von Neutralfett, die getrennt von der wässerigen Phase vor sich geht, ist – bezogen auf 1 g Feuchtgewicht – etwa 4–6mal wirksamer als die in Form von Glykogen. Die Insulinwirkung auf Adipozyten beschränkt sich nicht auf die Förderung des Glukoseeintritts, sondern umfaßt u. a. auch eine starke Stimulation des Glukoseabbaus über den Hexosemonophosphat-Shunt (s. o.), der die für die Fettsäuresynthese notwendigen Mengen an NADPH liefert. Außerdem hemmt Insulin, wie erwähnt, die Lipolyse in den Adipozyten. Im Gegensatz zu Muskulatur und Fettgewebe zeigt die Glukokinase der *Leber* nur eine geringe Affinität zu Glukose (K_m ungefähr 10^{-2} M), so daß die Phosphorylierung der Glukose – eine Voraussetzung für die Glykogensynthese – erst bei Glukosekonzentrationen über 100 mg% nennenswerte Maße annimmt. Die Aktivitäten sowohl der Glukokinase (Hexokinase) als auch der Glykogensynthetase und damit die Rate der Glykogensynthese in der Leber hängen wesentlich von der Insulinwirkung ab, u. a. über eine Hemmung der Adenylzyklase.

Das mit der Nahrung aufgenommene und im Darm größtenteils in Fettsäuren und Glyzerin gespaltene *Neutralfett* wird, wie erwähnt (S. 650), in den Enterozyten größtenteils wieder zu Triglyzeriden aufgebaut und mehrheitlich in Form von Chylomikronen in Zirkulation gebracht. Die durch Heparin aktivierte und unter Einfluß des Insulins stehende klassische Lipoproteinlipase katalysiert – im Blut selbst und an den Zelloberflächen der Gefäßendothelien, vielleicht auch der Adipozyten – die Auftrennung der Chylomikronen bzw. Lipoproteine in Eiweißanteil, Glyzerin und Fettsäuren. Eine besondere Lipoproteinlipase scheint aus der Leber zu stammen. Die im Blut freigesetzten *Fettsäuren* werden u. a. von der Leber aufgenommen und z. T. in Form von *Prä-β-Lipoproteinen* wieder in Zirkulation gebracht. Schließlich werden diese ebenfalls zum großen Teil von der Lipoproteinlipase im Bereich des Fettgewebes gespalten und so der Fettsäureanteil der *Triglyzeridsynthese* in den Adipozyten zur Verfügung gestellt. Die hormonabhängige (S. 934) Triglyzeridlipase im Fettgewebe wird durch Insulin – vermutlich über eine Inaktivierung der Adenylzyklase und/oder eine Aktivierung der Phosphodiesterase – gehemmt, während Katecholamine, Glukagon und ACTH die gegenteilige Wirkung haben. In der quergestreiften *Skelettmuskulatur* dienen freie Fettsäuren als hauptsächlichste Energielieferanten.

Es sei hier daran erinnert, daß – insbesondere bei Hungerzuständen – auch *Aminosäuren* dem Energiestoffwechsel dienen können, nämlich über den Weg der *Glukoneogenese* (S. 881). Die aktive Aufnahme vieler Aminosäuren in das Zellinnere wird ebenfalls von Insulin gefördert. Meistens dient dies allerdings anabolen Vorgängen, die von Insulin offenbar im Sinn einer Förderung des Translationsprozesses an den Ribosomen unterstützt werden. Für verschiedene anabole Hormone, wie Wachstumshormon oder anabole Sexualhormone, ist die Anwesenheit von Insulin Voraussetzung der Wirkungsentfaltung.

Während des *Fastens* müssen die im Blut vorhandenen, hauptsächlichen Energielieferanten, freie Fettsäuren und Glukose, vom Organismus selbst aus den Speichern freigesetzt und in Zirkulation gebracht werden. Die *Mobilisierung der Energiereserven* erfolgt auf verschiedene Weise. Das *Leberglykogen,* das vor allem unter dem Einfluß einer verringerten Insulinwirkung und einer erhöhten Konzentration von Glukagon, z. T. auch von Katecholaminen und ACTH, abgebaut wird, genügt nur während etwa 12–24 Std für die Aufrechterhaltung eines ausreichenden Blutzuckerspiegels. Dauert der Hungerzustand länger, werden a) die Glukoseoxidation in den meisten Geweben (mit Ausnahme z. B. des Gehirns) auf ein Mindestmaß beschränkt, b) die hepatische Glukoneogenese in stark vermehrtem Maß eingeschaltet und c) der Großteil des Energiestoffwechsels in den Körperorganen (wiederum mit Ausnahme des Gehirns, das ohne eine Minimalzufuhr von Glukose nicht auskommt) auf den Verbrauch von Fettsäuren und Ketonkörpern umgestellt. Zu einem gewissen Teil kann die Energie für den Stoffwechsel im Zentralnervensystem aus diesen Substanzen, insbesondere Ketonkörpern, gewonnen werden. Die Freisetzung der *Energiereserven im Fettgewebe* in Form von Fettsäuren erfolgt über eine gesteigerte Lipolyse (S. 920) unter dem Einfluß der sog. lipolytischen Hormone und bei relativ geringer Insulinwirkung. Glukagon fördert, neben der Glykogenolyse und der Glukoneogenese in der Leber, auch die Lipolyse im Fettgewebe. Katecholamine und ACTH haben vor allem auf die letztere einen stimulierenden Einfluß, und Kortisol fördert in erster Linie die Glukoneogenese. Zu den in vivo wie in vitro lipolytisch wirksamen Hormonen des Hypophysenvorderlappens gehören, außer ACTH, das Wachstumshormon, TSH, die α- und β-Melanozyten stimulierenden Hormone (MSH) sowie die sog. β- und γ-Lipoproteine. Das bei der Lipolyse frei werdende Glyzerin kann u. a. dem Glukoseaufbau in der Leber dienen. Besondere Verhältnisse herrschen unter den Bedingungen des Fastens in der *Muskulatur.* Wegen des Fehlens der Glukose-6-Phosphatase können diese Zellen keine Glukose an das Blut abgeben, d. h. das Muskelglykogen dient nur dem Eigenbedarf. Je nach der Schwere der Muskelarbeit und der Sauerstoffzufuhr wird Glykogen entweder zu Laktat abgebaut, das größtenteils in Zirkulation gelangt und durch die Leber wieder für die Glukosesynthese benützt werden kann, oder gänzlich oxidiert. Das letztere ist nur bei mäßiger bis mittelschwerer, jedoch nicht bei extremer Muskelarbeit – wie etwa bei einem Schnellauf – möglich. Insulin hat in der Muskulatur auf die vollständige Glukoseoxidation keinen nennenswerten Einfluß, falls reichlich Fettsäuren vorhanden sind. Letztere stellen unter solchen Bedingungen, besonders im Zustand des Fastens, für die Muskulatur die wichtigsten Energielieferanten dar, wenn auch die Glukoseverbrennung bei vermehrter Arbeit etwas zunimmt, und Ketonkörper ebenfalls als »Treibstoff« dienen können. Sie werden, falls vorhanden, den Fettsäuren sogar vorgezogen. Diese scheinen im übrigen vom ruhenden Muskel nicht direkt oxidiert zu werden, sondern treten wahrscheinlich vorerst in einen intramuskulären Pool über, der bei vermehrter Arbeit in Anspruch genommen wird.

Regulation der Insulinsekretion

Insulin wird von den *B(β)-Zellen der Langerhans'schen Inseln* des Pankreas produziert, z. T. in Form von Granula gespeichert und in die Blutbahn abgegeben. Die *chemische Struktur* des menschlichen *Insulins* (Molekulargewicht ungefähr 6000) ist seit 1960 bekannt, und 1964 gelang seine Synthese in vitro. Es handelt sich im wesentlichen um zwei Polypeptidketten, A und B, die durch Disulfidbrücken verbunden sind. Die Synthese erfolgt in der Weise, daß zuerst ein größeres, biologisch wenig aktives Vorläufermolekül, *Proinsulin,* gebildet wird, von dem sich unter der katalytischen Wirkung intrazellulärer Proteasen das sog. *»connecting peptide«* abspaltet. Die *Speicherung* des Insulins in B-Zellen geschieht in Form spezifischer Granula, die u. a. einen erheblichen Zinkgehalt haben. Vermutlich hängt die geringe Löslichkeit des gespeicherten Hormons damit zusammen. Die *Färbbarkeit der B-Granula,* etwa durch Aldehydfuchsin, beruht offenbar mehr auf besonderen Eigenschaften der Vesikelmembran als auf deren Inhalt. Die der *Ausschleusung von Insulin* aus den B-Zellen zugrunde liegenden Mechanismen sind im einzelnen noch nicht befriedigend geklärt.

Maßgebend für die Insulinsekretion durch die B-Zellen der Langerhans'schen Inseln des Pankreas ist – abgesehen von einer umstrittenen Stimulation durch Enteroglukagon, Sekretin und/oder Pankreozymin – in erster Linie die *Glukosekonzentration im Blutplasma.* Nimmt diese zu, kommt es zu einer verstärkten Ausschüttung dieses Hormons, und umgekehrt. Adrenalin hemmt die Glykose-induzierte Freisetzung von Insulin, allerdings weniger stark als die durch Azetylcholin erzeugte Ausschüttung des Hormons. Eine vermehrte Insulinwirkung begünstigt die Aufnahme von Glukose aus dem Blut insbesondere ins Fettgewebe und in die Muskulatur, weshalb der Blutzuckerspiegel dann wieder abfällt. Dieser Reaktionsablauf bietet die Grundlage der sog. *Glukose-Toleranzteste,* die eine perorale oder – besser – intravenöse Glukosebelastung und die Registrierung des Verlaufs des Blutzuckerspiegels beinhalten. Nach i. v. Infusion einer 20%igen Glukoselösung in einer Dosis von 0,5 g/kg über eine Zeit von 30 min steigt beim Gesunden die Glukosekonzentration im Blutplasma bis zum Abschluß der Infusion nicht über 250 mg/100 ml. Zwei Stunden später liegt der Blutzuckerspiegel unter dem Normbereich von 80 mg/100 ml, und zwischen 3 und 4 Std nach Glukosegabe hat er wieder normale Werte erreicht. Eine erhöhte *Konzentration glukogenischer Aminosäuren im Blut* hat auch eine vermehrte Insulinsekretion zur Folge, wobei es aber – mit Ausnahme der Wirkung von Leuzin – nicht zu einem Abfall des Blutzuckerspiegels kommt. Man erklärt sich dies durch eine kompensatorische Wirkung im Sinn einer hepatischen Glukoneogenese. *Pankreozymin, Sekretin* und *Glukagon* bewirken nach i. v. Injektion ebenfalls eine vermehrte Insulinabgabe aus dem Pankreas. Ob diese Wirkstoffe jedoch in vivo und unter physiologischen Bedingungen einen wesentlichen Beitrag zur Steuerung der Insulinabgabe liefern, steht noch in Zweifel. Zudem vermögen erhöhte Konzentrationen von *Mannose* und *Xylit* im Blut die Insulinsekretion zu steigern. Bei einigen Säugern trifft dies ferner für Pentosen und Pentitole zu.

Der *Transport von Insulin im Blut* findet nach dem bisher Bekannten ohne Bindung an ein spezifisches Trägerprotein statt. Durch radioimmunologische Methoden läßt sich im Blut eine Substanz nachweisen, die mit dem aus dem Pankreas extrahierten Insulin antigenisch identisch ist (sog. *i*mmuno*r*eaktives *I*nsulin: IRI). IRI im Blutplasma zeigt die aufgrund physiologischer Vorstellungen zu erwartenden Änderungen der Konzentration, z. B. Erhöhung der letzteren nach

Glukoseeinnahme. Durch Bioassay lassen sich im Blut noch weitere Substanzen nachweisen, die biologisch wie Insulin wirken, jedoch nicht mit Anti-Insulin-Antikörpern reagieren (sog. *i*nsulin-*l*ike *a*ctivity: ILA). Ihre Bedeutung ist noch nicht geklärt.
Der *Abbau von Insulin* erfolgt zum guten Teil in der Leber, teilweise in den Nieren.

Regulation der Sekretion und Wirkungen von Glukagon

Das von den A_2-Zellen der Pankreasinseln gebildete *Glukagon* ist ein Polypeptid mit 29 Aminosäuren, die in einer geraden Kette angeordnet sind. Wie bei anderen Peptidhormonen ist auch beim Glukagon eine Vorläufersubstanz mit höherem Molekulargewicht bekannt. Ein mit dem pankreatischen Glukagon identisches Polypeptid wird möglicherweise von A_2-Zellen in Magenfundus und Duodenum produziert. Das sog. *Enteroglukagon* (»Glukagon-ähnliches immunoreaktives Material«) ist chemisch mit dem pankreatischen Glukagon nicht identisch und unterscheidet sich auch hinsichtlich seiner Wirkung (s. u.). Die *Sekretion von Glukagon* wird u. a. durch Hypoglykämie (z. B. insulininduzierte Hypoglykämie, Fasten u. a.), intravenöse oder orale Verabreichung von Arginin oder Alanin, Injektion von Pankreozymin und/oder gastroinhibitorischem Polypeptid (GIP), die bei Mahlzeiten vermehrt ausgeschüttet werden, und schwere körperliche Anstrengungen bzw. Streß gefördert. Eine erhöhte Blutzuckerkonzentration hemmt die Glukagonfreisetzung. Die *Freisetzung von Enteroglukagon* erfährt durch orale (nicht i. v.) Gabe von Glukose eine Steigerung.
Zu den wichtigsten *Wirkungen von Glukagon* gehören die Stimulation der hepatischen Glukoneogenese, indem über eine vermehrte Bildung von zyklischem AMP eine erhöhte Phosphorylaseaktivität hervorgerufen wird, ferner eine Steigerung der Glykogenolyse und eine Hemmung der Glykogensynthetase in Leberzellen, eine erleichterte Aufnahme von Aminosäuren durch Hepatozyten bei gleichzeitiger Verminderung der Proteinsynthese in diesen Zellen, verbunden mit einer Zunahme der Stickstoffausscheidung durch die Nieren, eine Förderung der Lipolyse in Leber und Fettgewebe, mit entsprechender Steigerung der Ketogenese, sowie eine – vom Glukosespiegel im Blut weitgehend unabhängige – Stimulation der Insulinfreisetzung. *Enteroglukagon* zeigt die letztgenannte Wirkung ebenfalls, hat aber auf Leberzellen keinen nennenswerten direkten Effekt. Dem Glukagon wird überdies eine positiv inotrope Wirkung auf den Herzmuskel, eine Stimulation des Nebennierenmarks und eine Verminderung der Kalzium- und Phosphatkonzentration im Blutplasma zugeschrieben. Die *physiologische Bedeutung von Glukagon* liegt wahrscheinlich in erster Linie in der Mobilisation und Verteilung energiereicher Substrate bei Glukosemangel. Steigt der Blutzuckerspiegel an, kommt es rasch zu einer Hemmung der Glukagonsekretion. Insulin und Glukagon bilden somit die Hauptzügler im Rahmen der Regulation der Glukosekonzentration im Blut. Glukagon wird offenbar in den Nieren metabolisiert. Bei Urämie ist seine Konzentration im Blut erhöht, in besonderem Maß aber auch die des Vorläufers (Molekulargewicht etwa 9000).

117.2. Bemerkungen zum Metabolismus weiterer Lipide

Cholesterinstoffwechsel

Mit der *Nahrung* aufgenommenes Cholesterin (Cholesterol) wird im Darm resorbiert und – zusammen mit anderen Lipiden – in Chylomikronen und VLDL eingebaut (vgl. S. 886 und 998). In der Darmlymphe sind ungefähr 70–80% des resorbierten Cholesterins infolge Veresterung in den Enterozyten mit langkettigen Fettsäuren in der Esterform vorhanden. Pflanzliche Sterole (Sitosterole) werden nur in geringen Mengen aufgenommen. Im Blutplasma finden sich beim Menschen im Mittel – zum mindesten in industrialisierten Ländern – etwa 200 mg Cholesterin/100 ml, wobei der größere Teil in veresterter Form vorliegt, und die (V)LDL (β-Lipoproteine) die hauptsächlichen Trägereiweiße darstellen. Man stellt sich die Konfiguration eines LDL-Moleküls so vor, daß im Zentrum Neutralfette und Cholesterinester vorherrschen, während in der Peripherie freies Cholesterin und Phospholipide vorhanden sind, die mit ihren hydrophilen Enden mit dem bedeckenden Apoprotein B zusammenhängen. Die Veresterung des im Blutplasma (vielleicht auch in der Leber) vorhandenen Cholesterins scheint allerdings bevorzugt in Verbindung mit HDL (S. 886) stattzufinden, das sog. Apoprotein A enthält und vermutlich bei der Ausschleusung von Cholesterin, z. B. aus Hepatozyten, eine Rolle spielt. Die Veresterung von Cholesterin wird durch die Lezithin: Cholesterin-Azyl-Transferase (LCAT) katalysiert. Obschon der größte Teil des im Körper vorhandenen Cholesterins nicht aus dem Nahrungscholesterin stammt (s. u.), vermag eine Cholesterinmenge in der Nahrung von 100 mg/Tag die Cholesterinkonzentration im Serum um etwa 5 mg/100 ml zu erhöhen. Markierungsversuche haben gezeigt, daß Tage vergehen, bis Nahrungscholesterin sich mit dem Cholesterin im Blutplasma im Gleichgewicht befindet, und Wochen, bis ein Equilibrium mit dem Gewebecholesterin besteht. Dies gilt allerdings nicht für das im Blut zirkulierende freie Cholesterin, das sehr rasch ausgetauscht werden kann.
Während der Organismus pro Tag durchschnittlich nur etwa 0,3 g Cholesterin aus der Nahrung intestinal resorbiert, wird im Körper im gleichen Zeitraum ungefähr 1 g neu synthetisiert. Zur *Cholesterinsynthese,* insbesondere zum Zweck des Ersatzes verloren gegangener Membranlipide, sind fast alle Körperzellen befähigt. Erhebliche Ausmaße nimmt die Synthese von Cholesterin in Geweben, wie Leber, Nebennierenrinde, Darmepithel, ferner Haut, Hoden und großen Arterien, an. Die synthetischen Reaktionen finden in der mikrosomalen Fraktion der Zellen bzw. im Zytosol statt. Quelle aller C-Atome im Cholesterinmolekül ist Azetyl-CoA, das – wie im Fall der Ketonkörpersynthese (s. o.) – über Azetoazetyl-CoA in β-Hydroxy-β-Methylglutaryl-CoA (= 3-Hydroxy-3-Methylglutaryl-CoA = HMG-CoA, s. o.) überführt wird. Man vermutet, daß der HMG-CoA-Synthetase, die diese Reaktion katalysiert, die Bedeutung eines 1. Schlüsselenzyms in der Cholesterinsynthese zukommt. Im Gegensatz zur Bildung der Ketonkörper finden diese synthetischen Reaktionen jedoch extramitochondrial statt, so daß man die Existenz zweier verschiedener Enzymsysteme annimmt. Unter dem Einfluß des 2. und wahrscheinlich noch wichtigeren Schlüsselenzyms der Cholesterinsynthese, der *HMG-CoA-Reduktase,* und unter Verwendung von 2 Molekülen NADPH bildet sich aus HMG-CoA Mevalonat, wobei 2 $NADP^+$ und CoA.SH frei werden. Danach erfolgt die Phosphorylierung, die in mehreren Schritten vor sich geht und – jeweils unter Verwendung eines Phosphatrests von ATP – die nachstehenden Reaktionen umfaßt (in Klammer: Enzym, das die betreffende Substratumwandlung katalysiert): Mevalonat (Mg^{++}-abhängige Mevalonat-Kinase), Mevalonat-5-Phosphat (Mg^{++}-abhängige Phosphomevalonat-Kinase), Mevalonat-5-Pyrophosphat (Mg^{++}-abhängige Kinase) und Mevalonat-3-Phospho-5-Pyrophosphat. Unter dem Einfluß der Pyrophosphomevalonat-Dekarboxylase wird das letztgenannte Zwischenprodukt zu Isopentenylpyrophosphat dekarboxyliert, wobei ein Phosphatrest wegfällt. Mit Hilfe der Isopentenylpyrophosphat-Isomerase kommt es zu einer Verschiebung der Doppelbindung, unter Bildung von 3,3-Dimethylallylpyrophosphat. Wahrscheinlich durch Kondensation des letzteren mit einem weiteren Molekül Isopentenylpyrophosphat entsteht unter dem Einfluß der Geranylpyrophosphat-Synthetase Geranylpyrophosphat. Der Kondensationsprozeß schreitet unter Verbindung des letzteren mit Isopentenylpyrophosphat weiter, wobei Farnesylpyrophosphat entsteht. Zwei dieser Moleküle verbinden sich unter Einwirkung der Squalensynthetase unter Anwesenheit von Mg^{++} und Mn^{++} zu *Squalen,* wobei eine Reduktion mit Hilfe von NADPH stattfindet und Pyrophosphat abgespalten wird. Nach Verschiebung der Methylgruppen von C_{14} auf C_{13} und von C_8 auf C_{14} sowie Hydroxylierung von C_3 erfolgt der Ringschluß zu *Lanosterol.* Diese Reaktion benötigt molekularen Sauerstoff und wird offenbar durch ein mikrosomales Hydroxylasesystem katalysiert. Anschließend kommt es zu einer Oxidation der Methylgruppe an C_{14} zu CO_2, wobei 14-Desmethyllanosterol entsteht. Die Entfernung zweier weiterer Methylgruppen an C_4 hat die Bildung von *Zymosterol* zur Folge, das durch Verschiebung der Doppelbindung zwischen C_8 und C_9 in die Position C_7-C_8 in *Δ7,24-Cholestadienol* umgewandelt wird. Die letzten Reaktionsschritte, die zur Bildung von *Cholesterin* führen, umfassen eine Reduktion der Doppelbindung an C_{24} und eine Verschiebung der Doppelbindung im Ring II in die Position C_5-C_6. Diese letzten Phasen der Cholesterinsynthese bedürfen noch einer weiteren Klärung. Im besonderen gilt es, die Zahl und Reihenfolge der Reaktionsschritte, die daran beteiligten Enzyme und die Beeinflußbarkeit ihrer Aktivität bzw. Bildungsrate sowie die Rolle von Squalen- und Sterolträgerproteinen zu überprüfen. Den letzteren wird u. a. eine regulierende Rolle zugeschrieben.
Die *Kontrolle der Cholesterinsynthese* scheint nicht in allen Zell- und Gewebearten auf die gleiche Weise zu erfolgen. Hinsichtlich der Menge endogen produzierten Cholesterins steht die *Leber* im Vordergrund. In vivo wurde beispielsweise gezeigt, daß die hepatische Cholesterinsynthese, die vor allem der Bildung von Gallensäuren dient (s. u.), im Hungerzustand bei normalen, nicht aber bei diabetischen Tieren parallel mit der Aktivität der HMG-CoA-Reduktase absinkt. Ein ähnlicher Effekt läßt sich durch orale Verabreichung von Gallensäuren, Cholesterin und diesem verwandten Sterolen erzeugen, während gewisse Ionenaustauscherharze, wie Cholestyramin, eine gegenteilige Wirkung haben. Man nimmt an, daß das die Cholesterinsynthese in der Leber regulierende System die Kennzeichen der Enzyminduktion oder -repression trägt, wobei (ein) bisher nicht identifizierte(s) Sterol(e) oder Intermediärprodukte als Kore-

pressoren wirken. Neuere Befunde lassen an die Möglichkeit denken, daß u. a. 7-β-Hydroxycholesterin, ein Zwischenprodukt im Rahmen der Gallensäurensynthese, eine solche Funktion ausüben könnte. Die Cholesterinsynthese in *Darmepithelien* läßt sich durch nicht fraktionierte Galle hemmen, die z. T. oxidierte Abkömmlinge von Cholesterin (z. B. 7-Ketocholesterin und 25 α-Hydroxycholesterin) enthält. Nach einer heute vielfach vertretenen Hypothese soll die Cholesterinsynthese in Enterozyten und anderen Körperzellen u. a. von Art und Menge extra- und intrazellulär vorhandener Lipoproteine, vor allem LDL (mit sog. Apoprotein B, S. 998), abhängen. Nach dieser Vorstellung hätte ein Mangel an solchen Trägereiweißen eine gesteigerte Synthese der HMG-CoA-Reduktase und membranständiger LDL-Rezeptoren sowie eine Hemmung der Cholesterinveresterung zur Folge und umgekehrt. Die Aufnahme von Lipoproteinen, d. h. vor allem LDL, aus dem Extrazellulärraum ins Zellinnere erfolge – so diese Theorie – durch Fixation an entsprechende Rezeptoren im Bereich der Plasmamembran. Danach käme es zum langsamen Übertritt von Cholesterin ins Zellinnere und zu einer Ablösung des Apoproteins in den Extrazellulärraum oder allenfalls zur Endozytose und zum lysosomalen Abbau der Eiweißkörper sowie teilweise zu einer Freisetzung von Cholesterin. Über diese Fragen besteht indessen noch keine Übereinstimmung. Wenig Bescheid wissen wir über Translokationen von Cholesterin bzw. Cholesterinestern von einem intrazellulären Kompartiment ins andere. Von verschiedenen Körperzellen und Geweben, so den steroidproduzierenden endokrinen Drüsen und Zellen, die vor allem unter hormonaler Kontrolle stehen (S. 398), dem in Entwicklung begriffenen Gehirn und den ausgesprochenen Wechselgeweben mit hoher Zellerneuerungsrate, weiß man, daß sie die Cholesterinsynthese weitgehend unabhängig von der Cholesterinkonzentration im Blutplasma vollziehen. In Zellen, die Steroidhormone bilden, wirkt möglicherweise u. a. 20 α-Hydroxycholesterol, ein Zwischenprodukt bei der Synthese dieser Wirkstoffe, als Hemmstoff der Sterolsynthese regulierend mit.

Die *Funktionen von Cholesterin* im Körperstoffwechsel sind vielfältig. Wahrscheinlich in allen Zellen hängen die physiologischen *Membranfunktionen* (vgl. dazu S. 66) von einem Mindestmaß an Cholesterinnachschub ab, der vor allem, wenn nicht ausschließlich, durch Neusynthese im Zytoplasma bestritten werden dürfte. In der äußeren Zellmembran schwankt das Sterol-Phospholipid-Verhältnis zwischen 0,4 und 1, in den inneren Membranen (Organellen) liegt es tiefer. Die äußere Zellmembran und die damit verbundenen Anteile des sog. Zytoskeletts (Mikrotubuli und Mikrofilamente) stellen ein außerordentlich dynamisches, zu raschen Bewegungen und Deformationen fähiges System dar, das örtlich verschiedene Grade von Fluidität oder Rigidität schafft. Die Mechanismen, die hier im Spiel sind, kennen wir nur lückenhaft. Möglicherweise spielen Wechselwirkungen zwischen Cholesterin und hydrophoben Regionen der Membranproteine und/oder Phospholipide eine wichtige Rolle. Gut bekannt ist die hohe Affinität von Cholesterin zum Myelinproteolipid-Apoprotein (Folch-Lees-Protein). Daß in stark proliferierenden Geweben ständig Membranlipide produziert werden müssen, bedarf keiner weiteren Erklärung. Es sind noch *weitere Funktionen von Cholesterin im allgemeinen Zellstoffwechsel* hervorgehoben worden, so die permissive Wirkung hinsichtlich der Aktivität der Na^+, K^+-ATPase, die Aktivierung des Adenylzyklasekomplexes, die Bildung sog. hydrophiler Kanäle in Membranen durch eine besondere Aggregation hydrophober Anteile von Proteinmolekülen u. a. m. Das in den Leberzellen synthetisierte Cholesterin dient, abgesehen von den oben erwähnten Eigenzwecken, vor allem der *Ausschleusung dieses Lipids in an Lipoproteine gebundener Form* im Sinn einer Versorgung des Körpers mit Cholesterin sowie der *Synthese von Gallensäuren* (S. 740). Bei der letzteren wird in einem ersten Schritt mit Hilfe der 7 α-Hydroxylase und unter Anwesenheit von Sauerstoff sowie NADPH aus Cholesterin 7 α-Hydroxycholesterin gebildet. Wahrscheinlich handelt es sich hier um die limitierende Reaktion im Rahmen der Gallensäurensynthese. Nach Umwandlung von 7 α-Hydroxycholesterol in 7 α-Hydroxy-4-Cholesten-3-on stehen zwei metabolische Wege offen: a) Unter der katalytischen Wirkung der 12 α-Hydroxylase bildet sich 7 α,12 α-Dihydroxy-4-Cholesten-3-on und daraus Cholsäure; b) mit Hilfe der 5 β-Reduktase entsteht 7 α-Hydroxy-5 β-Cholestan-3-on und daraus Chenodesoxycholsäure. In der *Nebennierenrinde* bildet Cholesterin den Hauptvorläufer der *Synthese von Steroidhormonen* (S. 384). Dabei kommt es in einer ersten Reihe von Reaktionen, an denen sich ATP und NADP beteiligen, zur Bildung von 22 α-Hydroxycholesterin oder 20 α-Hydroxycholesterin, die in 20 α, 22 α-Dihydroxycholesterin überführt werden. Durch Seitenkettenabspaltung unter der katalytischen Wirkung der Desmolase geht daraus Pregnenolon, die Schlüsselsubstanz der Steroidsynthese, hervor. Die Geschlechtshormone, die vor allem in den *Gonaden* produziert werden, leiten sich ebenfalls von Pregnenolon ab (S. 389ff.).

Die *Ausscheidung von Cholesterin und seinen Derivaten* erfolgt ungefähr zur Hälfte in Form von Gallensalzen, die der enterohepatischen Zirkulation entgehen und mit den Fäzes abgehen. Im Stuhl findet sich überdies Koprostanol, das unter der enzymatischen Einwirkung der bakteriellen Darmflora entsteht. Ein Teil des Cholesterins, das auf diese Weise verloren geht, stammt aus Membranlipiden der Enterozyten und anderer Zellen, die täglich in großer Zahl ins Darmlumen abgestoßen werden und dort zur Auflösung gelangen. Auf entsprechende Art führt die dauernde Desquamation etwa der Hautschuppen und anderer Epithelien zu einem geringfügigen Sterolverlust. Über katabolische Veränderungen von Cholesterin und seinen Derivaten innerhalb von Zellen ist wenig Zuverlässiges bekannt. Cholesterinester oder Cholesterin, das sich – beispielsweise nach dem Abbau phagozytierter Zelltrümmer oder pinozytierter Lipoproteine – in Lysosomen befindet, können – wenigstens zum Teil – von der betreffenden Zelle mit Hilfe der sauren Cholesteryllipase (Esterase) u. a. für den Wiedereinbau in Membranen reutilisiert werden. Beim Untergang sog. Pseudoxanthom- oder Xanthomzellen (S. 82) frei werdende Cholesterinester und Cholesterin lassen sich ebenfalls wiederverwenden. Dasselbe gilt in beschränktem Maß für kristallisiertes Cholesterin.

Einige Merkpunkte zum Cholesterinstoffwechsel sind schematisch in Abb. 152 (S. 998) dargestellt.

Glyzerophosphatidstoffwechsel (Phospholipidstoffwechsel i. e. S.)

Phospholipide sind im wesentlichen (d. h. mit Ausnahme der Plasmalogene, s. u.) Fettsäureester, deren Alkoholkomponente als wichtigsten Bestandteil eine Phosphatgruppe aufweist. Glyzerophosphatide (Phospholipide i. e. S.) enthalten typischerweise Glyzerin, während in den Sphingomyelinen (s. u.), die im weiteren Sinn ebenfalls Phospholipiden entsprechen, an dessen Stelle Sphingosin vorhanden ist.

Die *Glyzerophosphatide* umfassen: *Phosphatidsäuren, Phosphatidsäureester,* wie solche mit den Alkoholen Äthanolamin, Inositol, Cholin oder andern; die aus partiell hydrolysierten Glyzerophosphatiden bestehenden *Lysophosphatide; Plasmalogene,* die den Phosphatidylestern nahe stehen, jedoch am C_1-Atom des Glyzerinrests eine Äther- anstatt Esterbindung aufweisen und als Alkylrest charakteristischerweise einen ungesättigten Alkohol enthalten.

Hinsichtlich der *Synthese dieser komplexen Verbindungen* kann vorausgeschickt werden, daß bei der *Bildung von Glyzeriden* sowohl Glyzerin als auch die Fettsäuren »aktiviert«, d. h. phosphoryliert werden müssen, bevor die Esterbindungen in den Geweben zustande kommen. In Leber, Niere, Darmepithel und laktierender Mamma erfolgt die Phosphorylierung von Glyzerin vor allem unter der katalytischen Wirkung der Glyzerokinase, die unter Anwesenheit von ATP α-Glyzerophosphat entstehen läßt. In anderen Geweben und Zellen wird letzteres durch Reduktion von Dihydroxyazetonphosphat, einem Intermediärprodukt der Glykolyse, gebildet. Diese Substanz kann möglicherweise überdies durch Azylierung und Reduktion mit Hilfe von NADP direkt in Lysophosphatidsäure überführt werden. Die Synthese von *Phosphatidylinositol* erfolgt vermutlich über die Bildung von Cytidindiphosphat-Diglyzerid (CDP-Diglyzerid) aus Cytidintriphosphat und Phosphatidsäure, wonach unter Einwirkung der CDP-Diglyzerid-Inositol-Transferase die Verbindung mit Inositol zustande kommt. Die *Biosynthese der Phosphatidylcholine (Lezithine)* und *Phosphatidyläthanolamine (Zephaline)* umfaßt u. a. die Bildung von CDP-cholin bzw. CDP-äthanolamin, die mit α,β-Diglyzerid reagieren und so die oben erwähnten Substanzen entstehen lassen. Dabei wird in manchen Zellarten, offenbar aber nicht in der Leber, unter der katalytischen Wirkung der Phosphoryläthanolamin-Glyzerid-Transferase Phosphatidyläthanolamin produziert, aus dem durch Austausch mit Serin *Phosphatidylserin* hervorgehen kann. Aus letzterem entsteht durch Dekarboxylierung u. U. wieder Phosphatidyläthanolamin. In der Leber, offenbar aber nicht im Gehirn, kommt es durch progressive Methylierung von Phosphatidyläthanolamin zur Bildung von Phosphatidylcholin. Gesättigte langkettige Fettsäuren finden sich in Phospholipiden überwiegend in der α-Position, ungesättigte in der β-Position. Ihr Einbau kann durch vollständige Synthese des Glyzerids, durch Transazylierung zwischen Cholesterinestern und Lysolezithin oder durch Azylierung des letzteren durch Azyl-CoA erfolgen. Ein kontinuierlicher Austausch von Fettsäuren ist daher durchaus möglich. Die Synthese des besonders in Mitochondrien nachweisbaren *Kardiolipins* (Diphosphatidylglyzerin) geht von CDP-Diglyzerid und α-Glyzerophosphat aus. Letzteres wird in Phosphatidylglyzerophosphat und dann in Phosphatidylglyzerin verwandelt, das durch Kondensation mit CDP-Diglyzerid Kardiolipin bildet. Die Biosynthese der *Plasmalogene,* die einen erheblichen Teil der mitochondrialen Phospholipide ausmachen, beginnt mit der Bildung sog. plasmalogenischer Diglyzeride. Diese enthalten in α (oder β)-Position einen Azylrest, der sich durch eine aldehydogene Vinylätherbindung auszeichnet.

Phosphatidyläthanolamin ist das wichtigste Äthanolamin enthaltende Lipid des Myelins. Durch Sättigung der α,β-Doppelbindung der Vinyläthergruppe der Azetalphosphatide entsteht *Alkyllysophosphatidäther*, der ebenfalls im Myelin und in anderen Geweben vorkommt, im Gegensatz zu den Plasmalogenen jedoch mit dem Schiff'schen Reagens keine positive Aldehydreaktion ergibt.

Der *Katabolismus der Phospholipide* beruht vor allem auf der katalytischen Wirkung von *Phospholipasen*, die in verschiedenen Formen auftreten und im Körper weit verbreitet sind. Unter dem Einfluß der Phospholipase A wird die Fettsäureesterbindung in β-Position hydrolysiert. Das daraus hervorgehende Lysophospholipid erfährt durch Einwirkung einer Lysophospholipase eine hydrolytische Abspaltung des verbleibenden Azylrests, wonach die Glyzerylphosphorylbase mit Hilfe einer Esterase in α-Glyzerophosphat und die Base, z. B. Cholin, aufgetrennt werden kann. Man kennt neben der Phospholipase A weitere Enzyme dieser Art, so B, C und D. Wie schon erwähnt, besteht die Möglichkeit, daß Lysolezithin zudem unter Einwirkung der LCAT (S. 924) entsteht.

Die *Funktionen der Phospholipide* sind sehr vielgestaltig. In erster Linie muß ihre Bedeutung als Strukturbestandteile von Zell- und Organellenmembranen hervorgehoben werden. Sie beteiligen sich überdies an vielen Stoffwechselprozessen und spielen eine Rolle u. a. bei der Mizellenbildung in der Galle (Lezithin, S. 740), der Fettresorption im Darm, bei Oxidation und Transport von Fettsäuren, bei der Blutkoagulation (S. 442) u. a. m.

Sphingolipidstoffwechsel

Im weiteren Sinn können diese Substanzen, sofern sie Phosphor enthalten (z. B. Sphingomyeline, s. u.), als Phospholipide bezeichnet werden. Allen Sphingolipiden gemein ist das Vorhandensein von *Sphingosin* (Sphingol, ein komplexer Aminoalkohol: Erythro-trans-1,3-Dihydroxy-2-Aminooktadeken) bzw. eines seiner Derivate anstelle von Glyzerin, wobei die Aminogruppe des erstern mit einer Fettsäure ein Amid bildet. Azylsphingosine nennt man *Zeramide*. Hauptvertreter der Sphingolipide sind: *Sphingomyeline;* sie stehen den Glyzerophosphatiden nahe und treten vor allem im zentralnervösen Gewebe reichlich auf. In der grauen Hirn-Substanz enthalten sie vorwiegend Stearinsäure, in der weißen Hirnsubstanz vorwiegend Lignozerinsäure, neben kleineren Mengen anderer Fettsäuren. *Zerebroside* enthalten Zeramid (d. h. Sphingosin und eine langkettige Fettsäure), das β-glykosidisch an einen Zucker, meist Galaktose, z. T. Glukose oder Di- bzw. Trisaccharide, gebunden ist. Es handelt sich somit um Glykolipide. Myelin enthält große Mengen von Galaktozerebrosiden (Zeramidgalaktosiden). Je nach dem Fettsäurebestandteil (in Klammern angegeben) spricht man von Kerasin (Lignozerinsäure), Phrenosin (Zerebronsäure), Nervon (Nervonsäure) oder Hydroxynervon (Hydroxynervonsäure). Es kommen noch weitere Zerebroside mit anderen Fettsäuren vor.

Sulfatide sind Schwefelsäureester der Galaktozerebroside, wobei die Sulfatgruppe mit dem Galaktosering verbunden ist. Diese starken Säuren werden im Verlauf der Myelinisierung gebildet und erfahren danach in der Regel keine erheblichen weiteren Umwandlungen mehr. Die neutralen *Aminoglykolipide* bestehen aus Zeramid, das mit einem Glukose-, einem N-Azetylgalaktosamin- und 2 Galaktosemolekülen verbunden ist. Neben geringen Mengen anderer Fettsäuren findet sich in diesen Substanzen vor allem Stearinsäure. Aminoglykolipide kommen in verschiedenen Geweben und Zellen vor (z. B. Gehirn, Milz, Leber, Erythrozyten [Stroma]) und können auch im Blutserum nachgewiesen werden. *Ganglioside* entsprechen sauren Lipiden, die mehrere Komponenten enthalten, nämlich Zeramid, das mit 1 Glukose-, 1 N-Azetylgalaktosamin-, 2 Galaktose- und 1–3 N-Azetylneuraminsäure (NANS, englisch NANA)-molekülen verbunden ist. Sog. *Sialsäuremoleküle* enthalten 3 NANS. Monomere Ganglioside (Molekulargewicht ungefähr 1500) neigen in Wasser zur Bildung von Polymeren (Mizellen). Wegen der teilweisen chemischen Verwandtschaft der Aminoglykolipide und Ganglioside mit gewissen Mukoiden werden die beiden erstgenannten auch als »*Mukolipide*« zusammengefaßt. Die Fettsäurenzusammensetzung der Hirnganglioside gleicht der der Aminoglykolipide. Ganglioside, die eine hydrophobe (Zeramid) und eine hydrophile Region aufweisen sowie eine starke negative Ladung tragen, haben vor allem als Bestandteile der äußeren Zellmembran Bedeutung (s. u.). Man findet sie in allen Körperzellen, z. T. als einfache, z. T. als komplexe Verbindungen (s. u.).

Die *Biosynthese der Sphingolipide* wurde vor allem an mikrosomalen Fraktionen des Rattengehirns und an Zellkulturen untersucht. Die *Synthese von Sphingosin* geht von Palmityl-CoA und Serin aus, die sich unter Beteiligung von Pyridoxalphosphat und Mn^{++} zu 3-Ketodihydrosphingosin vereinigen, wobei CO_2 frei wird. Durch zwei aufeinanderfolgende Reduktionen entstehen 3-Ketosphingosin und Sphingosin. Beim letzten Reaktionsschritt wirkt NADPH als H-Donator. Beim Aufbau von *Sphingomyelin* werden offenbar zwei Wege benützt: a) Sphingosin verbindet sich mit CDP-Cholin zu Sphingosinphosphorylcholin, das durch Azylierung an der Aminogruppe durch das Azyl-CoA einer langkettigen Fettsäure zu Sphingomyelin wird; b) über die Bildung von Zeramid (s. o.), das mit CDP reagiert, kann ebenfalls Sphingomyelin entstehen. Im Rahmen der *Zerebrosidsynthese* ist der Aufbau der oben erwähnten, besonderen Fettsäuren von Interesse. Lignozerinsäure wird – wie man annimmt – vollständig von Azetat her synthetisiert. Daraus entsteht die Zerebronsäure, das 2-Hydroxy-Derivat der Lignozerinsäure. Die Nervonsäure, die eine ungesättigte Bindung aufweist, geht aus einer Verlängerung der Oleinsäure hervor. Die *Galaktosereste* der Zerebroside, Sulfatide und Ganglioside werden, wenigstens z. T., aus der durch die Uridindiphosphogalaktose-Epimerase katalysierte Umwandlung von UDP-Glukose in UDP-Galaktose gewonnen. *Sulfatide* entstammen einer Reaktion von Zerebrosiden mit 3'-Phosphoadenosin-5'-Phosphosulfat (»PAPS«, »aktives Sulfat«). Die hauptsächliche Vorläufersubstanz der *Gangliosidsynthese* ist das Zeramid, das durch schrittweise Zufügung aktivierter Zucker (UDP-Glukose und UDP-Galaktose) sowie von N-Azetylneuraminsäure (NANS) zu zunehmend komplexen Gangliosiden bzw. zu Sialsäuren umgewandelt wird. Die dabei wirksamen Enzyme, Glykosyltransferasen (Glukosyl- oder Galaktosyltransferasen) und Sialyltransferasen (z. B. CMP-Sialsäure:Laktosylzeramidsialyl-Transferase) sind mehr oder weniger für jeden metabolischen Schritt spezifisch. Auf diese Weise entstehen Mono(M)-, Di(D)- oder Tri(T)-Sialoganglioside, nämlich – in der Reihenfolge zunehmender Molekülgröße – einerseits G_{M3}, G_{M2}, G_{M1} und G_{D1a}, andererseits G_{D3}, G_{D2}, G_{D1b} und G_{T1} (Abb. 151). Die Zusammensetzung der Ganglioside in verschiedenen Geweben und Zellen hängt von den darin vorhandenen Glykosyltransferasen und ihrer Aktivität ab. *Hirngewebe* weist die höchste Konzentration lipidgebundener Sialsäure und das komplexeste Gangliosidmuster auf. Die meisten *extraneuralen Gewebe* enthalten vor allem G_{M3} und G_{D3} und zeigen eine sehr geringe oder fehlende Aktivität der UDP-N-Azetyl-Galaktosamin:G_{M3}-N-Azetyl-Galaktosaminyl-Transferase.

Über die *Funktionen der Sphingolipide* läßt sich, kurz zusammenfassend, folgendes sagen: *Sphingomyeline* und *Zerebroside* haben offenbar für gewisse zelluläre Membranfunktionen Bedeutung und sind vor allem als wichtige Bestandteile von Myelinscheiden bzw. Myelin bekannt. Die Rolle, die die *Sulfatide* bei der Entwicklung des zentralnervösen Gewebes spielen, ist noch nicht befriedigend geklärt. Glykosphingolipide sind für das physiologische Funktionieren der äußeren Zellmembran von großer Bedeutung. In besonderem Maß trifft dies für die *Ganglioside* zu, deren Wichtigkeit für eine Reihe zellulärer Vorgänge erst in den letzten Jahren richtig erkannt wurde. Die für die Gangliosidsynthese notwendigen Glykosyltransferasen lassen sich im Bereich der Plasmamembran vieler Zellarten nachweisen, teilweise auch im Golgi-Apparat sowie in neuronalen Synaptosomen. Wahrscheinlich wirken diese Enzyme, zusammen mit den Sialyltransferasen, im Sinn eines Multienzymkomplexes, der schon für die Entwicklung gewisser Organsysteme, z. B. des Gehirns, notwendig ist. Im differenzierten Organismus erfüllen die membranständigen Ganglioside vielerlei Aufgaben, so wahrscheinlich im Rahmen des geordneten Zellwachstums und -ersatzes. Es hat sich gezeigt, daß durch Viren oder anderswie transformierte Zellen, die in vitro eine Kontaktinhibition vermissen lassen, keinen wirksamen Enzymapparat zum Aufbau komplexer Ganglioside (z. B. G_{M1} oder G_{D1a}) besitzen. Ferner wirken Ganglioside als Oberflächenrezeptoren von Zellen. So bindet G_{M1} die B-Untereinheiten von Choleratoxin (S. 1960), wonach die aktivierende Wirkung der A-Untereinheiten auf die Adenylzyklase zum Ausdruck kommen kann. Im Zuge dieser Untersuchungen wurde überdies festgestellt, daß Glykoproteinhormone, die – ähnlich wie Choleratoxin – Untereinheiten α und β aufweisen, ebenfalls mit membranständigen Gangliosiden eine Verbindung eingehen, insbesondere über die α-Untereinheit. Diese ist bei diesen Hormonen – TSH, LH sowie FSH und menschlichem Choriongonadotropin (S. 387 und Abb. 97, S. 398) – weitgehend oder ganz identisch, während die β-Untereinheit für die Spezifität hinsichtlich der Erfolgszellen verantwortlich zu sein scheint. Entsprechende Wechselwirkungen zwischen Gangliosiden und »äußeren Signalen« wurden in bezug auf Serotonin, Interferon u. a., ferner für Toxine, wie Tetanustoxin und Botulin, (S. 336) nachgewiesen. Ganglioside können überdies Bestandteile von Antigendeterminanten sein, wie im Fall der Blutgruppenantigene (S. 1107).

Einige Merkpunkte zum Glyzerophosphatid- und Sphingolipidstoffwechsel sind schematisch in Abb. 151 (S. 984) dargestellt.

Wachse

Echte Wachse sind Ester langkettiger Fettsäuren mit langkettigen aliphatischen Alkoholen. Von den ersteren spielt die Zerotinsäure (Hexakosansäure mit 26 C-Atomen) die Hauptrolle, von den Alko-

holen Zetylalkohol (Hexadekanol mit 16 C-Atomen), Oktadezylalkohol (Oktadekanol mit 18 C-Atomen) und höhere (bis 36 C-Atome). Hie und da finden sich Hydroxysäuren. Bei Säugern spielen Wachse vor allem als *schützende Produkte der Epidermis* eine Rolle, bei Pelztieren etwa in Form von Lanolin.
Sterolester bestehen aus langkettigen Fettsäuren und Sterolen, d. h. komplizierten zyklischen Alkoholen (vgl. dazu Vitamine A und D_3, S. 848).

117.3. Weitere Angaben über den Saccharidstoffwechsel, mit besonderer Betonung der Glykosaminoglykane (Mukopolysaccharide) und Muzine

Formen von Glykanen und Glykokonjugaten im menschlichen Körper

Polysaccharide setzen sich aus zahlreichen Monosacchariden zusammen, die durch glykosidische Bindungen verknüpft sind. Liegt, wie beim Glykogen (S. 918), nur *ein* bestimmtes Monosaccharid vor, spricht man von *Homoglykanen*, während Polysaccharide mit mehr als einer (in der Regel 2–3) Arten von Monosaccharideinheiten *Heteroglykane* genannt werden. In den letzteren kommen, neben einfachen Zuckern, Derivate derselben, wie Aminozucker und Uronsäure, vor. Poly- und Oligosaccharide treten im tierischen Körper vor allem in Form sog. *Glykokonjugate* auf, d. h. als Kohlenhydrate, die kovalent mit Proteinen, Lipiden oder anderen Substanzen (außer Nukleinsäuren, die nicht so benannt werden) verbunden sind. Glykokonjugate von Kohlenhydraten und Eiweißkörpern kommen beim Menschen und anderen Säugern vor allem in zwei Formen vor: als *Proteoglykane*, d. h. Verbindungen zwischen Proteinen und *Glykosaminoglykanen*, und als *Glykoproteine*. Erstere spielen eine wichtige Rolle im Binde- und Stützgewebe (s. auch S. 104), letztere findet man vor allem im Blutplasma (S. 884) als Zellbestandteile und in Form von Schleimen (Muzinen).
Glykosaminoglykane (früher *Mukopolysaccharide*) sind Polysaccharide aus linearen Ketten polymerer, sich wiederholender Disaccharideinheiten, die aus azetylierten, z. T. sulfatierten Aminozuckern (»Glykosamin-«) und D-Glukuronat bzw. D-Galaktose (»-Glykan«) bestehen. Die glykosidische Bindung innerhalb der Disaccharideinheit erfolgt jeweils am C3-Atom des azetylierten Zuckers.

Bemerkungen zu den Proteoglykanen und Strukturglykoproteinen

Sog. *saure Glykosaminoglykane (»saure Mukopolysaccharide«)* enthalten Uronat und/oder Sulfat. Bei physiologischem pH sind die Gegenionen jedoch überwiegend nicht Protonen, sondern Na^+, K^+, Ca^{++} u. a., weshalb man es heute vorzieht, von *polyanionischen Glykosaminoglykanen* zu sprechen. Diese Stoffe, die reichlich Wasser binden können, umfassen vor allem folgende Substanzen: Die *Hyaluronsäure*, die ein Polymer des über eine 1,3-glykosidische Bindung verknüpften Disaccharids aus Glukuronsäure und N-Azetyl-Glukosamin darstellt, entspricht dem einfachsten Vertreter dieser Gruppe. Sie kommt u. a. in Synovia, Glaskörper und Grundsubstanz jungen Bindegewebes in höherer Konzentration vor, oft in Verbindung mit Proteinen. *Chondroitinsulfate* weisen, im Gegensatz zur Hyaluronsäure, als Aminozucker Sulfatester des N-Azetyl-Galaktosamins auf. *Chondroitin-4-Sulfat (Chondroitinsulfat A)* und *Chondroitin-6-Sulfat (Chondroitinsulfat B)* unterscheiden sich nur durch die Stellung der Estersulfatgruppe am C4- bzw. C6-Atom des Aminozuckers. *Dermatansulfat* enthält L-Iduronat, das C5-Epimer des D-Glukuronats, und N-Azetyl-Galaktosamin-4-Sulfat. *Heparansulfat* zeigt einen ähnlichen Bau, der Aminozucker ist aber Glukosamin. *Keratansulfat* setzt sich aus Galaktose und N-Azetylglukosamin-6-Sulfat zusammen. Das von Mastzellen produzierte *Heparin* baut sich aus Disaccharideinheiten mit Glukosamin-N-Sulfat und Schwefelsäureestern der Glukuronsäure auf. Wie schon erwähnt, (S. 104), treten die sulfatierten Glykosaminoglykane, die in kovalenter Bindung mit Proteinen (Proteoglykane, s. u.) Komplexe bilden, *in verschiedenen Stützgeweben in unterschiedlicher Konzentration* auf: Chondroitin-4-Sulfat läßt sich in Knorpel, Knochen, Kornea und Hautbindegewebe leicht nachweisen. Chondroitin-6-Sulfat findet sich vor allem – neben Knorpel und Haut – in jungem Bindegewebe (z. B. Nabelschnur) und in Arterienwänden. Dermatansulfat (Chondroitinsulfat B) bildet einen wesentlichen Bestandteil u. a. der Sehnen, neben Haut und größeren Arterien. Keratansulfat begegnen wir in Zwischenwirbelscheiben, Knorpel, Hornhaut u. a.

Neutrale Glykosaminoglykane (neutrale Mukopolysaccharide) enthalten, wie hervorgehoben wurde, weder Glukoronsäure noch Sulfat. Neben Glukosamin findet man in diesen Substanzen verschiedene neutrale Zucker, wie Galaktose, Mannose und L-Fukose. Neutrale Glykosaminoglykane bilden den Polysaccharidanteil der von mehreren Epithelzellen und Drüsen produzierten *Schleime* (s. u.). *Blutgruppensubstanzen* enthalten ebenfalls Saccharide, allerdings z. T. nur Oligosaccharide. Die H-Substanz der Blutgruppe 0 unterscheidet sich vom Antigen der Blutgruppe A durch das Fehlen von Galaktose, von dem der Blutgruppe B durch das Fehlen von N-Azetyl-Galaktosamin.
Sog. *Strukturglykoproteine*, die vor allem in Stützgeweben vorkommen, enthalten oft, neben N-Azetyl-D-Glukosamin und N-Azetyl-D-Galaktosamin, neutrale Monosaccharide, wie D-Glukose, D-Galaktose, D-Mannose, D-Xylose, L-Fukose und L-Arabinose, die durch eine O-Seryl-Glykosid- oder N-(βAspartyl)Glykosaminbindung mit dem Eiweißkörper verbunden sind. Über die Funktionen, etwa bei der Morphogenese des Bindegewebes oder bei Kalkablagerungen, wissen wir noch wenig. *Glykoproteine im Bereich von Zellmembranen* enthalten u. a. sog. »Sialsäure«, ein Sammelname für N- bzw. O-substituierte Neuraminsäuren (s. u.). Zu den sog. *funktionellen Glykoproteinen* gehören, neben den oben aufgeführten Schleimen, viele Enzyme, Glykoproteine im Blutplasma und Hormone (s. dort).

Biosynthese der Aminozucker, Glykosaminoglykane, Proteoglykane und Strukturglykoproteine

Die metabolischen Vorgänge, die zum Aufbau der Glykosaminoglykane führen, sind noch nicht in allen Einzelheiten geklärt. Wir beschränken uns auf eine Zusammenfassung der heutigen Annahmen. Die *Synthese von Aminozuckern* (meistens *Hexosamine*) erfolgt mit Hilfe einer Transamidierung. Nach Überführung von Glukose-6-Phosphat in Fruktose-6-Phosphat (S. 934) wird das letztere unter der katalytischen Wirkung der L-Glutamin-D-Fruktose-6-Phosphat-Transamidase in Glukosamin-6-Phosphat umgewandelt, das als solches mit Hilfe der Phosphoglukomutase in Glukosamin-1-Phosphat übergehen oder unter Verwendung von Azetyl-CoA *azetyliert* werden kann. Glukosamin-1-Phosphat wird z. T. in Anwesenheit von UTP zu UDP-Glukosamin »aktiviert«, wobei P~P frei wird. Dieser Weg wird etwa bei der *Heparinsynthese* befolgt. *N-Azetyl-Glukosamin-6-Phosphat* findet für verschiedene weitere metabolische Vorgänge Verwendung: a) Mit Hilfe einer Phosphoglukomutase kann daraus N-Azetyl-Glukosamin-1-Phosphat gebildet werden, das über UDP-N-Azetyl-Glukosamin (s. o.) z. B. der *Hyaluronsäuresynthese* dient. UDP-N-Azetyl-Glukosamin läßt sich aber unter Anwesenheit der UDP-Diphosphat-N-Azetylglukosamin-Epimerase und von NAD^+ auch in UDP-N-Azetyl-Galaktosamin transformieren, das zu den Vorläufersubstanzen u. a. der *Chondroitine* zählt. b) Durch Epimerisierung von N-Azetyl-Glukosamin-6-Phosphat kann N-Azetyl-Mannosamin-6-Phosphat zustande kommen, das sich, zusammen mit Phosphoenol-Pyruvat, zu N-Azetyl-Neuraminsäure-9-Phosphat verbindet. Letzteres wird in *Sialsäure-haltige Substanzen* eingebaut. c) Durch Dephosphorylierung ist es schließlich möglich, daß aus N-Azetyl-Glukosamin-6-Phosphat N-Azetyl-Glukosamin und daraus, unter Azetylierung von CoA, Glukosamin hervorgeht. Dieses läßt sich unter Anwesenheit von ATP wieder in Glukosamin-6-Phosphat überführen. Verschiedene Beobachtungen sprechen dafür, daß N-Azetyl-Glukosamin-6-Phosphat auf die L-Glutamin-D-Fruktose-6-Phosphat-Transamidase im Sinn der allosterischen Inhibition wirkt, womit ein gewisser *negativer Feedback-Mechanismus* gegeben wäre. Die hier kurz geschilderten Synthesewege gelten – mutatis mutandis – auch für die verschiedenen *Kohlenhydratanteile von Glykoproteinen*. Die Aktivierung von Sulfat zum Zweck des Einbaus in saure Glykosaminoglykane erfolgt unter der katalytischen Wirkung der ATP-Sulfurylase und der Adenosyl-5′-Phosphosulfat(APS)-Kinase. Ob – wie vermutet wurde – Vitamin A über eine Förderung der ATP-Sulfurylaseaktivität den Bindegewebsaufbau günstig beeinflußt, gilt als umstritten.
Die *Koppelung* der Zucker- und Sulfatreste an das in Entstehung begriffene oder bereits gebildete *Akzeptorprotein* geschieht offenbar im endoplasmatischen Retikulum unter Wirkung mehrerer spezifischer Glykosyltransferasen und Sulfotransferasen. Die Ausschleusung der Proteoglykane führt über den Golgi-Komplex. Dies gilt sowohl für die Proteoglykane als auch für die Glykoproteine. Über allfällige Spaltungen von Vorläufermakromolekülen innerhalb der Zellen weiß man erst lückenhaft Bescheid. Es wird daran gedacht, daß Heparin und Heparansulfat ursprünglich als Proteoglykane synthetisiert werden, aus denen dann mit Hilfe proteolytischer Enzyme und Endoglykosidasen Heparin bzw. Heparansulfat hervorgehen würden. Es wurde zudem berichtet, daß in Mäusemastozytomzellen makromolekuläres (Pro-) Heparin durch eine Heparinase (Endoglu-

kuronidase) in kleinere Einheiten, das eigentliche Heparin, aufgespalten werde.
Die *Regulation der Biosynthese von Glykosaminoglykanen* geschieht u. a. auf hormonalem Weg. *Insulin* ist für den Eintritt von Glukose, dem wichtigsten Vorläufer der Mukopolysaccharide, von großer Bedeutung (vgl. dazu Störungen bei Diabetes mellitus, S. 933). *Cortisol* und *Cortison* in höherer Konzentration üben einen hemmenden Einfluß auf den Aufbau dieser Substanzen aus, Schilddrüsenhormone in leichter – nicht massiv – erhöhter Konzentration fördern ihn.

Abbau der Proteoglykane, Glykosaminoglykane und Strukturglykoproteine

Nach dem bisher bekannten werden Proteoglykane und Glykosaminoglykane überwiegend, wenn nicht gänzlich, aufgrund der katalytischen Wirkung *lysosomaler Hydrolasen* abgebaut. Der Katabolismus dieser Substanzen kann daher sowohl innerhalb der Zellen als auch – nach Freisetzung lysosomaler Enzyme in den Extrazellulärraum – außerhalb derselben stattfinden. Unsere Kenntnisse auf diesem Gebiet sind in den letzten Jahren vor allem dank Untersuchungen in vitro an Fibroblastenkulturen von Patienten mit Enzymdefekten (s. Mukopolysaccharidosen, S. 964) erweitert und vertieft worden. Sie haben aber auch die Komplexität dieser Abbauvorgänge deutlich gemacht. In der Tat ist man noch heute über den Ablauf der hydrolytischen Prozesse teilweise im unklaren.
Die ersten Schritte beispielsweise beim Abbau von Heparansulfat konnten noch nicht befriedigend geklärt werden. Wahrscheinlich kommt es bereits am Proteoglykanmolekül zu einer Spaltung der Glykosaminoglykankette. Die *α-L-Iduronidase* bewirkt eine Hydrolyse der Verbindungen zwischen L-Iduronid- und N-Azetyl-Hexosamin(sulfat)-Resten. Die Abtrennung von N-SO_3-Gruppen mit Hilfe von *Sulfamidase* resultiert in der Entstehung einer terminalen α-Glukosaminidbindung, deren hydrolytische Spaltung wahrscheinlich durch ein besonderes Enzym (*α-Glukosaminidase?*) katalysiert wird. Die Desulfatierung von L-Iduronosulfat erfolgt unter dem Einfluß eines besonderen Enzyms, der *L-Iduronosulfat-Sulfatase* (Dermatansulfat-Sulfatase). Die *α-N-Azetylglukosaminidase* katalysiert die hydrolytische Spaltung der α-Bindung zwischen N-Azetylglukosamin und Glukuronsäure, während die Auftrennung der β-Bindungen der letzteren in Anwesenheit der *β-Glukuronidase* geschieht. Die *N-Azetylhexosamin-6-SO_4-Sulfatase* ist vermutlich an der Spaltung sowohl von N-Azetylgalaktosamin-6-SO_4- als auch von N-Azetylglukosamin-6-SO_4-Bindungen (wie sie in Keratansulfat vorkommen) beteiligt. Wahrscheinlich wirkt bei der Hydrolyse der 6-SO_4-Gruppen in Heparan und Heparansulfat noch *eine weitere Sulfatase* mit. Neuere Befunde sprechen dafür, daß für den Abbau von Chondroitinsulfat, möglicherweise auch von Dermatansulfat, *β-N-Azetylhexosaminidasen* (A, vielleicht auch B) benötigt werden, die die β-Bindung zwischen N-Azetylhexosaminen und einem benachbarten Zucker angreifen. Die Desulfatierung von N-Azetylhexosamin-4-SO_4 erfolgt unter der katalytischen Wirkung der *N-Azetylhexosamin-6-SO_4-Sulfatase*. Wahrscheinlich spielen bei der Abtrennung von Sulfatgruppen noch weitere Sulfatasen eine Rolle, so die *Arylsulfatasen A, B und C*. Möglicherweise werden in gewissen Geweben Chondroitinsulfate und Hyaluronsäure primär mit Hilfe der *Hyaluronidase*, einer Endohexosaminidase, abgebaut. Vieles spricht dafür, daß die beim Katabolismus der Ganglioside (S. 926) wichtigen *β-Galaktosidasen* auch bei der hydrolytischen Auftrennung von Keratansulfat von Bedeutung sind. Ein spezifisches Enzym für die Hydrolyse der Galaktose-6-SO_4-Bindungen konnte bisher noch nicht identifiziert werden.
Einige Wesenszüge des Abbaus von Proteoglykanen bzw. Glykosamino-Glykanen sind aus dem stark vereinfachten Schema in *Abb. 150 (S. 966)* ersichtlich.
Mukopolysaccharide können auch von Bakterien abgebaut werden. Chondroitinase ABC aus Proteus vulgaris eignet sich zur Analyse des Katabolismus solcher Substanzen.
Der Katabolismus *membranständiger und anderer Struktur-Glykoproteine* ist ebenfalls noch wenig erforscht. Die meist aus Bakterien gewonnene *Neuraminidase* wird in der experimentellen Pathologie oft zur Abspaltung von Neuraminsäure aus Zellmembranen benützt.

Einige Angaben über Struktur, Synthese, Sekretion und Funktion der Muzine (Schleime)

Wie schon kurz erwähnt, haben wir es bei den *Muzinen* mit Glykoproteinen zu tun, die reichlich – meist mehr als 50% – Kohlenhydrate in Form *zahlreicher Oligosaccharid-Seitenketten* aufweisen. Sie enthalten also keine Mukopolysaccharide, die definitionsgemäß Makromoleküle (Polysaccharide) mit repetierenden Disaccharideinheiten darstellen. *»Mukoide«* entsprechen Glykoproteinen, die mehr als 20% Kohlenhydrate in Form langer, verzweigter Seitenketten aufweisen (z. B. Uromukoid, Orosomukoid, Ovomukoid), und sie sind somit von den eigentlichen Schleimen abzugrenzen.
Wie andere Glykoproteine *unterscheiden sich die Schleime von den oben erörterten Proteoglykanen u. a. durch folgende Besonderheiten:* Als verbindendes Monosaccharid findet sich nicht ein einfacher Zukker, wie Xylose, sondern ein N-Azetylhexosamin; der Kohlenhydratanteil der Schleime besteht aus Oligosacchariden mit meist weniger als 25 Monosaccharideinheiten; im Gegensatz zu den Proteoglykanen enthalten die Muzine – wie andere Glykoproteine – keine Uronsäure; repetierende Disaccharideinheiten sind in den Schleimen offenbar nicht vorhanden.
Im Gegensatz zu den Glykoproteinen des Blutplasmas weisen die Muzine – abgesehen vom wesentlich höheren Kohlenhydratanteil (s. o.) – *folgende Eigenschaften auf:* Der Proteinanteil enthält ungewöhnlich viel Serin, Threonin und Prolin, während aromatische und schwefelhaltige Aminosäuren nur in relativ geringer Menge vorhanden sind. Die Verbindungen der Saccharideinheiten sind nicht N-, sondern O-glykosidisch; anstelle einer Verknüpfung von N-Azetylglukosamin mit Asparagin, wie sie in Plasmaglykoproteinen vorherrscht, ist bei Muzinen vor allem N-Azetylgalaktosamin mit Serin/Threonin verbunden; Mannose kommt in Schleimen höchstens in ganz geringer Menge vor.
Wie in den Plasmaglykoproteinen finden sich indessen in Muzinen auch Monosaccharide bzw. Derivate, wie Fukose, Galaktose, N-Azetylglukosamin und N-Azetylneuraminsäure. Verschiedene Muzine sind sulfathaltig (*Sulfomuzine*).
Das *Molekulargewicht der Schleime* beträgt meist *mehrere Millionen.* Der große Kohlenhydratanteil besteht aus *vielen Hunderten relativ kleiner Oligosaccharideinheiten* (z. T. nur 8–10 Monosaccharidreste), die als *kurze Seitenketten* den Polypeptidfäden angehängt sind. Die letzteren können überdies durch Disulfidbrücken – u. a. über ein dazwischengeschaltetes, andersartiges Polypeptid – miteinander verbunden sein.
Die *chemische Struktur* der Muzine ist erst lückenhaft bekannt. Früher benützte Methoden zur Auftrennung dieser riesigen Moleküle, wie extensive Proteolyse oder »Phenolextraktion«, geben naturgemäß über das intakte Schleimmolekül wenig Auskunft. Neuerdings verwendet man zur Isolierung dieser Substanzen physikochemische Methoden, insbesondere solche, die Dichteunterschiede und Gel-Permeationseigenschaften berücksichtigen. Es wird vermutlich noch einige Zeit dauern, bis eine biochemisch begründete Klassierung der Schleime vorgenommen werden kann.
Mit großer Wahrscheinlichkeit darf angenommen werden, daß die *Beschaffenheit der Muzine* nicht nur von einem *Drüsentyp* zum anderen, sondern in Abhängigkeit vom *Differenzierungsgrad* der schleimproduzierenden Zelle, des *Funktionszustands* derselben sowie weiterer, z. B. *hormonaler* oder *nervöser* Einflüsse *variiert.* Auch Immunreaktionen vermögen offenbar die Zusammensetzung der Makromoleküle zu verändern.
Schleimbildende Zellen finden sich vor allem im Respirations-, Verdauungs- und Urogenitaltrakt, ferner im Augenbereich. In diesen kanalikulären bzw. Hohlraumsystemen finden sich oft mehrere, verschiedene Zellarten, die Muzine ungleicher Beschaffenheit produzieren, was sich sowohl histochemisch wie aufgrund der antigenischen Eigenschaften der Schleimsubstanzen zeigen läßt. Im *Verdauungstrakt* und den anhängenden Organen sind u. a. folgende Schleimproduzenten zu nennen: muköse Azini der Submaxillar- und Sublingualdrüsen, kleine muköse Drüsen in Mundhöhle und Ösophagus, schleimbildende Zellen im Oberflächenepithel sowie in den Krypten der Fundusgegend (»mukoide« Zellen im Drüsenhals) und den Drüsen der Kardia- und Pylorusgegend des Magens, Becherzellen in Dünn- und Dickdarm, Brunner'sche Drüsen des Duodenums, schleimbildende Zellen in den großen Gallenwegen, u. a. am Gallenblasenhals. Im *Respirationstrakt* finden sich muköse oder gemischte Drüsen von den Nasen- bzw. Nasennebenhöhlen bis in mittelgroße oder sogar kleinere Bronchien, ferner in das Flimmerepithel eingestreute Becherzellen, die auch in Bronchiolen zu finden sind. Vom *Urogenitaltrakt der Frau* sind vor allem die Zervixdrüse, die Bartholinischen Drüsen, ferner die hormonalen Einflüssen in besonderem Maß unterworfenen, z. T. schleimbildenden Zellen des Endometriums sowie der Tuben zu nennen. Beim *Mann* finden sich schleimbildende Zellen u. a. in Samenblasen, Prostata und Bulbourethraldrüsen. Epithelien der *Harnwege* scheinen in kleinen Mengen Muzine bzw. Mukoide produzieren zu können. Die Bindehaut der *Augen* enthält ebenfalls muzinsezernierende Elemente. *Zilientragende Zellen,* die vor allem dem sog. mukoziliären Transport dienen, finden sich in Luftwegen und einem Teil des Genitaltrakts in unmittelbarer Nachbarschaft der schleimbildenden Elemente.
Die *färberischen Eigenschaften der Schleime* lassen sich wie folgt zusammenfassen: Die altbekannten Färbungen mit *Muzikarmin* und *PAS* eignen sich zur Darstellung vieler Schleime, insbesondere neutraler Muzine, wobei bei positiver PAS-Reaktion die Diastase-Resi-

stenz der Muzine geprüft werden kann. *Alzianblau* färbt, im Gegensatz zur PAS-Reaktion, – neben sauren Proteoglykanen – vor allem Muzine mit sauren Gruppen (z. B. Karboxylgruppen, Sialsäure u. a.). Dasselbe gilt für *kolloidales Eisen, mit Fluoreszein markierte basische Polysaccharide* und andere Stoffe. Die *metachromatischen Eigenschaften* der Schleime hängen in erster Linie von ihrer Azidität ab, insbesondere von deren Gehalt an Sialsäure (*Sialomuzine*). Bei Anwendung der *»high iron«-Diaminmethode* und anschließender Färbung mit *Alzianblau bei pH 2,5 nach Spicer* erscheinen *Sulfomuzine* braunschwarz, während *Sialomuzine* blau dargestellt werden. Eine weitere, neuere Technik beruht auf einer Behandlung der Gewebeschnitte mit Borhydrid, gefolgt von einer Saponifizierung mit KOH und der PAS-Reaktion *(PB/KOH/PAS-Reaktion):* Eine starke Anfärbung deutet hier auf einen höheren Gehalt des Muzins an O-(nicht N-!)Azylderivaten der Sialsäuren hin. Letztere können durch vorherige Inkubation der Schnitte mit Neuraminidase weitgehend entfernt werden.

Die *Schleimsynthese und -sekretion* wurden z. T. schon erörtert (S. 53). Über die Struktur der im rauhen endoplasmatischen Retikulum gebildeten Proteinanteile der Muzine ist man noch nicht genau unterrichtet. Dasselbe gilt für die Enzyme, die vor allem im glatten endoplasmatischen Retikulum und in der Golgiregion die Synthese des Kohlenhydratanteils und dessen Verknüpfung mit dem Eiweißkörper katalysieren. Zu den wichtigsten Kohlenhydrat-Aminosäuren-Verknüpfungen beim Aufbau tierischer Glykoproteine gehören N-Azetyl-D-Glukosamin-Asparagin, N-Azetyl-Galaktosamin-Serin (bzw. -Threonin), D-Galaktose-5-Hydroxyl-L-Lysin und D-Xylose-Serin. Oligosaccharide vom N-Azetyl-D-Glukosamin-Asparagin-Typ (Asn-GlcNAc-Typ) besitzen meistens einen $Mannose_3$-$(GlcNAc)_2$-Kern, dem entweder N-Azetyl-Laktosamin- oder Oligomannosid-Typen von Verlängerungen anhängen. L-Fukose ist oft mit dem innersten GlcNAc-Rest verbunden. An der Synthese dieser komplexen und wahrscheinlich ziemlich variablen Oligosaccharidketten ist offenbar ein Multiglykosyl-Transferase-System beteiligt, dessen einzelne Enzyme noch nicht genau definiert sind. Man weiß auch noch nicht sicher, ob zwei oder mehrere Glykosyltransferasen für ein gemeinsames Substrat in Kompetition treten, oder ob die einzelnen Transferasen eine erhebliche Substratspezifität aufweisen. Je nachdem hätten wir es mit einer beliebigen oder nicht beliebigen Auswahl einzelner Substrate zu tun. In der sog. Speicherungsphase, d. h. wenn keine aktive Schleimsekretion stattfindet, ist der dem Lumen zugekehrte Teil der Zellmembran intakt und zeigt oft Mikrovilli. Während der Sekretionsphase kommt es zur Ruptur einzelner Stellen der Zellmembran, und der Inhalt der im apikalen Teil der Zelle angehäuften und nur teilweise von einer erkennbaren Membran umschlossenen Schleimgranula entleert sich z. T. nach außen. Man vermutet, daß es sich hier um einen Sekretionsvorgang handelt, der von zugrunde gegangenen Organellen stammendes Material »mitreißt«. Nach dem Austritt aus der Zelle vermischt sich der Schleim bald mit anderen Substanzen, z. B. mit Komponenten des Blutplasmas und dem Inhalt des Hohlorgans, in das er sich ergießt. Die Beimengung von sekretorischem IgA wird an anderer Stelle besprochen (S. 1070).

Die *Regulation der Schleimsynthese* hängt offenbar von verschiedenen Faktoren ab. Die *Glykosyl-Transferase-Aktivität* kann durch mehrere Einflüsse eine Modifikation erfahren, so durch eine unterschiedliche Verfügbarkeit von Glykosyl-Akzeptoren, Nukleotid-Zucker, Kationen und anderen Kofaktoren, ferner durch – noch nicht definierte – lösliche oder membrangebundene Faktoren sowie durch eine veränderte Rate des Enzymauf- und -abbaus. Bisherige Untersuchungsergebnisse deuten darauf hin, daß die ersten Schritte der Oligosaccharidsynthese einer ziemlich strengen, spezifischen Kontrolle unterstehen, während das Anhängen peripherer Monosaccharideinheiten u. U. stark variieren kann. Verständlicherweise hängt die Muzinsyntheserate von der Wirksamkeit bzw. Aktivität des Apparats ab, der die *Proteinsynthese* besorgt (S. 900). Gesamthaft betrachtet, scheint die *Schleimsynthese* und die *Sekretion* dieses Materials nicht oder nicht in jedem Fall in der gleichen Weise beeinflußt, d. h. gefördert oder gehemmt zu werden. Wie erwähnt, erfolgt die Sekretion von Schleim – im Gegensatz zur mehr oder weniger kontinuierlichen Freisetzung des Produkts aus serösen Drüsen – alternierend, im Sinn aufeinanderfolgender Phasen von Akkumulation und Entladung. Parasympathikomimetische Agentien fördern nach dem bisher Bekannten nur die Sekretion von Schleim, üben aber offenbar keinen Einfluß auf die Einbaurate von Vorläufersubstanzen aus. Adrenergische Stoffe vermögen die Schleimsekretion unter bestimmten Bedingungen ebenfalls zu steigern. Darüber hinaus spielen offensichtlich hormonale Einflüsse eine erhebliche Rolle (s. Genitaltrakt (S. 401), ferner intestinale Hormone, S. 407). Schließlich ist seit langem die Wirkung von örtlichen Reizen bekannt (s. dort).

Die *Funktionen der epithelialen Schleime* sind vielfältig. Wo in der Nachbarschaft der Schleimzellen zilientragende Epithelien liegen, spielt er eine wichtige Rolle beim sog. *mukoziliären Transport,* so bei der Reinigung der Luftwege von Partikeln oder der physiologischen Fortbewegung des Inhalts des betreffenden kanalikulären Systems. Dies geht im wesentlichen so vor sich, daß die Zilien selbst in einer »Sol«-Schicht schlagen, mit ihren Spitzen jedoch die Unterseite der darüber gelagerten, stark viskösen »Gel«-Schicht berühren und so fortbewegen. Die Geschwindigkeit des Transports variiert erheblich (1 bis mehr als 20 mm/min), wobei zu beachten ist, daß die Dislokation des Schleimteppichs z. T. nicht direkt in der Längsrichtung des kanalikulären Hohlraums, sondern spiralig erfolgt. Verschiedene Befunde sprechen dafür, daß die Zilienaktivität u. a. von Menge und Art des darüberliegenden Sekrets bzw. weiterer Substanzen mit beeinflußt wird. Im allgemeinen führt eine vagale Stimulation zu einer Erhöhung der Transportgeschwindigkeit. Neben dieser Funktion spielen Schleime eine wichtige Rolle als *Lubricans,* d. h. als Gleitmittel (z. B. im Verdauungstrakt), und dienen dank ihrer Klebrigkeit dem *Einfangen und Festhalten partikulären Materials* (z. B. unbelebte Staubpartikel oder Mikroorganismen in der eingeatmeten Luft), das dann mit Hilfe des mukoziliären Transports disloziert und meistens nach außen eliminiert wird. Besonders wichtig sind die verschiedenen *Schutzfunktionen,* die der Schleimfilm zugunsten des darunterliegenden Epithels ausübt. Abgesehen vom *mechanischen Schutz,* der u. a. Verletzungen der Schleimhaut durch harten, scharfkantigen oder spitzen partikulären Hohlrauminhalt verhüten hilft und allein als zähflüssige Schicht dem Eindringen von Bakterien und Viren in die Epithelschicht entgegenwirkt, sind die *physikalisch-chemisch-bzw. chemisch-protektiven Wirkungen* der Muzine hervorzuheben. Diese umfassen die Erhaltung einer über den Epithelzellen gelegenen Flüssigkeitsschicht, die für Transportvorgänge durch die Zellmembranen von größter Bedeutung ist, ferner im Respirationstrakt einen Schutz vor Trockenheit und stärkeren Temperaturschwankungen, im Magendarmbereich eine gewisse Abschirmung gegen allfällige Säureeinflüsse und andere schädliche Agentien, im Genitaltrakt die Schaffung eines für die Fortbewegung von Eizellen und Spermien geeigneten Milieus u. a. Die Schleimschicht bildet über den Epithelien teils flockenartige Beläge, teils ein mehr oder weniger zusammenhängendes Maschennetz, in dem die Muzine gegenseitige Wechselwirkungen eingehen und z. T. aggregieren können. Möglicherweise haben die elektrische Ladung an der Schleimoberfläche sowie pH-Unterschiede innerhalb der Muzinmassen eine Bedeutung. Innerhalb der Schleimfilme und darunter finden sich im übrigen verschiedene, z. T. von Epithelzellen abgesonderte Substanzen in erhöhter Konzentration, so sekretorisches IgA (S. 1070), Lysozym (S. 1289) u. a. Gewissen Schleimen bzw. den darin enthaltenen Substanzen fallen offenbar auch *nutritive Aufgaben* zu: Zervikaler und endometrialer Schleim ist für Befruchtungs- und Nidationsvorgänge wichtig.

Gegenüber Enzymen verhalten sich besonders die in einem ausgesprochenen Gelzustand befindlichen Muzine ziemlich resistent. Trotzdem ist damit zu rechnen, daß gerade im Darmkanal ein *Muzinabbau* erheblichen Ausmaßes stattfindet.

117.4. Einige allgemeine Bemerkungen zu den Störungen des Glykogen- und Triglyzeridstoffwechsels

Begriffe und generelle Hinweise

Definitionen: Da die Glukosekonzentration im Blut nach Einnahme einer kohlenhydrathaltigen Mahlzeit normalerweise ansteigt *(postprandiale Hyperglykämie)* und daraufhin – vor allem wegen einer reaktiv vermehrten Ausschüttung von Insulin – wieder abfällt und nach mehreren Stunden so weit unter den Mittelwert absinken kann, daß u. U. unangenehme Sensationen empfunden werden *(Nüchternhypoglykämie, präprandiale Hypoglykämie),* können für die Abgrenzung des Normbereichs keine von Mahlzeiten unabhängigen Werte angegeben werden. Man hält sich daher an die Bestimmung des sog. *Nüchternblutzuckers,* der in der Regel aufgrund von vor dem Frühstück entnommenen Blutproben ermittelt wird. Hier schwanken die physiologischen Werte (Ferrizyanidmethode) zwischen 60 und 100 mg/100 ml Ganzblut. Liegt die Blutglukosekonzentration höher, haben wir es meistens mit einer krankhaften *Hyperglykämie* (kurz: Hyperglykämie) zu tun; beträgt sie weniger als 60 mg%, dürfen wir von einer – pathologischen – *Hypoglykämie* sprechen. In Grenzfällen führt man oft einen Glukosetoleranztest (S. 938) durch. Die Bezeichnungen »*Hypermelithämie*« und »*Hypomelithämie*« beziehen sich auf eine Vermehrung bzw. Verminderung beliebiger Zucker im Blut (z. B. Galaktosämie). Sie werden indessen im klinischen Sprachgebrauch wenig benützt. *Meliturie* heißt das Auftreten von – mit den üblichen Methoden nachweisbarem – Zucker im Urin. Meistens handelt es sich dabei um den Ausdruck einer *Glukosurie* (S. 933 und 952). Man kennt aber auch sog. *nicht glukosurische Meliturien*[1].

Bei weitem die häufigste und wichtigste Ursache einer Hyperglykämie und Glukosurie ist der *Diabetes mellitus*. Alle Formen dieses Krankheitskreises können als Zustände bezeichnet werden, bei denen im Verhältnis zu den Bedürfnissen der Erfolgsorgane ein Mangel an Insulinwirkung besteht (vgl. dazu S. 940). Differentialdiagnostisch kommen verschiedene sog. *nicht diabetische Hyperglykämien und Glukosurien* in Betracht.

Ist die Ketonkörperproduktion in der Leber so weit gesteigert, daß im Blutplasma »Ketone« (D(−)-β-Hydroxybutyrat, Azetoazetat und Azeton) gesamthaft in einer Konzentration von mehr als 1 mg Azetonäquivalente/100 ml auftreten, liegt eine *Ketonämie* vor. Ist, was bei erheblicher Ketonämie meistens zutrifft, damit eine metabolische Azidose (S. 808) verbunden, sprechen wir von *Ketoazidose*. Für die in solchen Fällen in der Regel entsprechend erhöhte Konzentration freier Fettsäuren im Blut existiert im klinischen Sprachgebrauch kein besonderer Name. Werden mit dem Urin pro Tag mehr als insgesamt 1 mg Ketonkörper ausgeschieden, spricht man von *Ketonurie*. Ketoazidose und Ketonurie stellen eine häufige Begleiterscheinung eines ungenügend »eingestellten« Diabetes mellitus dar, treten aber auch unter anderen Bedingungen auf. Eine metabolische Azidose aufgrund einer Milchsäureanhäufung heißt *Milchsäureazidose (laktische Azidose, Laktatazidose)*.

Genetisch bedingte, auf Enzymdefekten beruhende Leiden, die mit einer pathologischen Vermehrung von Glykogen in einem oder mehreren Organen bzw. Zellarten einhergehen, nennt man *Glykogenosen* oder *Glykogenspeicherkrankheiten*. Weitere Störungen sind die *Galaktosämie, Fruktoseintoleranz* u. a. (S. 954). *Hyperlipidämien* sind Zustände mit – auch in Nüchternheit – über dem Normbereich liegender Lipidkonzentration im Blutplasma (vgl. dazu Hyperlipoproteinämien, S. 903 und 998), wobei sich *primäre und sekundäre Formen* unterscheiden lassen. Bei einer *Lipidurie (Lipurie)* werden mit dem Urin vermehrt Lipide ausgeschieden.

»*Lipidose*« ist ein weiter gespannter Begriff und umfaßt auch jene Varianten von vermehrter Lipidablagerung in Geweben, die nicht mit einer Hyperlipidämie verbunden sind.

Unter *physiologischen Bedingungen* vermag sich der Organismus mit Hilfe sehr komplexer, zum guten Teil hormonal vermittelter *Regulationsmechanismen* an eine hinsichtlich Kohlenhydrat-, Fett- und Proteingehalt unterschiedliche Nahrung in der Weise anzupassen, daß die einzelnen Zellen, Gewebe und Organe die für ihren Energiestoffwechsel benötigten Substrate in geeigneter Form und Menge erhalten. Wie in den vorausgehenden Abschnitten erklärt wurde, weichen die *Bedürfnisse der verschiedenen Zell- bzw. Gewebearten* nach dem einen oder anderen Energieträger – insbesondere Glukose, Fettsäuren und Ketonkörper – z. T. erheblich voneinander ab. Zudem verändern sich diese als Funktion der Sauerstoffzufuhr (s. u.), des Glukoseangebots, der Arbeitsleistung und weiterer Parameter. Die wichtigsten *Wesenszüge der Homöostase bezüglich Energiehaushalt* des Körpers umfassen: a) die *Sicherstellung einer minimalen Glukosekonzentration im Blutplasma,* ohne die das zentralnervöse Gewebe seine Funktionen nicht mehr in genügendem Maß erfüllen kann; b) die *Speicherung überschüssiger Energieträger* in beschränktem Maß in Form von Glykogen und vor allem, d. h. fast ohne Limitierung, als Triglyzeride im Fettgewebe; c) bei *erhöhtem Bedarf an Energie* die kurzfristig mögliche *Mobilisierung von Energieträgern* aus Glykogen, bei länger anhaltender Beanspruchung die zunehmende Verwendung von Fettsäuren und Ketonkörpern und schließlich, wenn die Quellen dieser Substanzen mehr und mehr erschöpft sind, auch der vor allem aus der Skelettmuskulatur erhältlichen Aminosäuren; d) das *Vermeiden unnötiger Energiefreisetzung* durch Benützung der betreffenden Substrate in einer Menge, die eben ausreicht.

Wie hervorgehoben wurde, stellen *Neutralfette (Triglyzeride),* die in nicht wässeriger Phase gespeichert werden, hinsichtlich der Volumenbeanspruchung die weitaus *rationellste Speicherform von Energie* dar.

Umstellung des Energiehaushalts beim Fasten und in einem länger dauernden Hungerzustand

Die möglichen nachteiligen Folgen einer fortgesetzt ungenügenden und/oder mangelhaften Ernährung sind schon besprochen worden (S. 654). Im Folgenden geht es darum, eine kurze Übersicht über die schon bei kurzfristigem Fasten und danach bei allenfalls anhaltendem Hungerzustand eintretenden Umstellungen

---

1 Ein besserer Ausdruck wäre »Melliturie« bzw. »Mellitämie« (lateinisch: mellitus = süss); wir halten uns hier jedoch an die amerikanische Schreibweise, da diese Begriffe vor allem in USA gebräuchlich sind.

im Metabolismus der Kohlenhydrate, Lipide und Aminosäuren zu geben.
Im *normalen Nüchternzustand,* d. h. einige Stunden nach Einnahme einer Mahlzeit, wird die Glukosekonzentration im Blut (ungefähr 80 mg/100 ml) vor allem durch vermehrte *hepatische Glykogenolyse* aufrecht erhalten. Die Glukoseproduktion durch die Leber steht unter diesen Bedingungen mit dem Glukoseverbrauch des Körpers im Gleichgewicht, wobei das Gehirn als Hauptkonsument pro Minute etwa 100 mg Glukose zu H_2O und CO_2 verbrennt. Da in der Leber jedoch nur etwa 80–100 g Glykogen gespeichert werden können, reicht diese Reserve – selbst bei maximaler Glykogensynthese während und unmittelbar nach der letzten Mahlzeit – nur für etwa einen halben Tag aus. Dauert das Fasten länger, wie u. U. über Nacht, schaltet sich in vermehrtem Maß die *Glukoneogenese* (u. a. *Alanin-Glukose-Zyklus,* S. 881) ein. Da der *Energiebedarf der Leber* in erster Linie durch die Ketogenese erfüllt wird, spielt der Zitronensäurezyklus der Hepatozyten bei der Freisetzung von Energie eine untergeordnete Rolle. Die Leber und zu einem kleinen Teil die Niere vermögen überdies Laktat, das beim *glykolytischen Abbau von Glukose* durch Erythrozyten und mitochondrienarme Zellen und Gewebe (z. B. Nierenmark, z. T. glatte Muskulatur u. a.) frei wird und in den Blutstrom gelangt, über den sog. *Cori-Zyklus* wieder in Glukose umzuwandeln.
Besondere Adaptationsphänomene lassen die *Muskulatur* und das *Fettgewebe* erkennen, die während und einige Stunden nach Einnahme einer kohlenhydrathaltigen Mahlzeit ebenfalls zu den großen Glukosekonsumenten gehören. Mit zunehmender Fastendauer – und damit Absinken der Blutzuckerkonzentration – nehmen diese Gewebe immer weniger Glukose auf und benützen als Energieträger in steigendem Maß die aus dem Fettgewebe freigesetzten *Fettsäuren* sowie die von der Leber produzierten *Ketonkörper* (S. 922). Die durch verminderte Insulinwirkung sowie vermehrte Freisetzung von Katecholaminen, Glukagon u. a. geförderte *Lipolyse* geht mit einer Hemmung der Lipogenese einher, vermutlich über eine Blockade der Verwendung von Azetyl-CoA für die Fettsäuresynthese. Das bei der Spaltung von Triglyzeriden in den Adipozyten frei werdende *Glyzerin* trägt überdies einen kleinen Teil zur hepatischen Glukosebildung bei. Die letztere stützt sich aber zum größten Teil auf die aus der Skelettmuskulatur stammenden *Aminosäuren* (S. 881). Die *muskuläre Proteolyse* nimmt bei geringen Insulinkonzentrationen im Blut, wie dies beim Fasten der Fall ist, in erheblichem Maß zu. Die im Nüchternzustand mehr und mehr erhöhte Glukagonfreisetzung spielt, soweit bekannt, bei diesen homöostatischen Vorgängen eine untergeordnete Rolle. Dasselbe gilt für andere Insulinantagonisten. Aus dem bisher Gesagten wird verständlich, daß die dauernde Gabe kleiner Mengen von Kohlenhydraten, z. B. 100 mg Glukose/min, die muskuläre Proteolyse hemmt. Dies hat vor allem für Schwerkranke, die u. a. für das Husten (Klärung der Luftwege) eine genügend starke Muskelmasse benötigen, große Bedeutung. Von medizinischem Interesse ist ferner die Feststellung, daß bei längerem Fasten die hepatische HMG-CoA-Reduktaseaktivität und damit die *Rate der Cholesterinsynthese zurückgehen.*
Hält ein *Hungerzustand länger* an, vermag das Gehirn für seinen Energiestoffwechsel in steigendem Maß neben Glukose Ketonkörper, insbesondere β-Hydroxybutyrat und Azetoazetat, zu verbrauchen, womit der Glukosebedarf dieses Organs bis auf 20–30 mg/min gesenkt werden kann. Dies resultiert u. a. in einer Schonung der Muskulatur, da die Ketonkörper vor allem aus Fettsäuren hervorgehen. Dieser Vorteil überwiegt über den Nachteil, daß mit der Ketonämie gewissen Grades eine leichte metabolische Azidose verbunden ist. Die letztere erreicht allein wegen des Fastens fast nie ein lebensbedrohliches Maß.

Morphologisch lassen sich vor allem die Schwankungen des *Glykogengehalts von Leber und Muskulatur* verfolgen, der die oben geschilderten Vorgänge widerspiegelt. Über Veränderungen der Gewebe bei etwas länger dauerndem Fasten, aber ohne eigentlichen Marasmus (S. 654), weiß man vor allem aus *Tierversuchen.* So wurden in der *Leber* fastender Milchkühe eine Zunahme der Hepatozytengröße, verbunden mit Vermehrung und Volumengewinn der Liposomen, und eine leichte Rückbildung des rauhen endoplasmatischen Retikulums sowie der Mitochondrienzahl dieser Elemente festgestellt. Die Verkleinerung von *Adipozyten* und *quergestreiften Muskelzellen* infolge Substanzverlusts läßt sich – ohne Zuhilfenahme histometrischer Methoden – erst nach längerem Fasten erkennen. Bei chronischem Hungern wurde bei Mäusen auch eine Reduktion der Zellzahl beobachtet, insbesondere im Bindegewebe.

Folgen: Ähnlich wie bei Sauerstoffmangel bzw. ungenügender Durchblutung des Gehirns (S. 326), kann es bei *schwerer Hypoglykämie* zu *zentralnervösen Störungen* kommen. In der Regel äußert sich dies zuerst in Symptomen von seiten der höchsten Zentren, so in einer Verhaltensänderung, zu der Wirkungen einer vermehrten Adrenalinausschüttung (kalter Schweiß, »Gänsehaut«, Palpitationen u. a.) hinzutreten können. In noch schwereren Fällen tritt u. U. Bewußtlosigkeit ein. Die sog. *postprandiale Hypoglykämie,* die möglicherweise auf einer Überproduktion von Darmhormonen (S. 407) mit stimulierender Wirkung auf B-Zellen der Langerhans'schen Inseln beruht, erreicht manchmal Grade, die entsprechende Symptome auftreten lassen (z. B. Hypoglykämien, S. 959).

Energiehaushalt bei erhöhter Arbeitsleistung
Der *Skelettmuskulatur* stehen nacheinander – in der Reihenfolge der Geschwindigkeit ihrer Verfügbarkeit – folgende Energieträger zur Verfügung: a) Die wenigen ersten kräftigen Kontraktionen stützen sich auf den Vorrat von *ATP* innerhalb der Muskelzellen;

b) rasch setzt infolge Aktivierung des Phosphorylasesystems die *Glykogenolyse* ein, die über die anaerobe Glykolyse zur Produktion von ATP und Laktat führt; c) fast gleichzeitig wird zudem *vermehrt Glukose* aus dem Extrazellulärraum *aufgenommen,* was ebenfalls der Glykolyse zugute kommt. Je kräftiger die Kontraktionen, desto mehr Laktat sammelt sich an, das später mit Hilfe von Sauerstoff weiter metabolisiert werden muß (sog. »Sauerstoffschuld«). Glykogenreiche, *»weiße« Muskelfasern* sind für rasche Bewegungen besonders geeignet. d) Hält die Arbeitsleistung an, benützt der Muskel in vermehrtem Maß *freie Fettsäuren,* die mit Hilfe von Sauerstoff in den Mitochondrien oxidativ abgebaut werden, vor allem über Azetyl-CoA und den Zitronensäurezyklus. Die an Mitochondrien reichen *»roten« Muskelfasern* leisten hier besonders gute Dienste. Diese Umstellung auf Fettsäurenverbrauch bedeutet nicht, daß Glukoseaufnahme und Glykolyse gänzlich versiegen, vielmehr laufen die Prozesse in gewissem Ausmaß weiter. Wie schon erwähnt (S. 923), spielt die *Freisetzung von Katecholaminen* infolge sympathischer Nervenerregung bei den genannten Vorgängen eine wichtige Rolle, indem diese Substanzen u. a. die Lipolyse im Fettgewebe fördern. Darüber, in welchem Ausmaß die glukagoninduzierte Verstärkung der hepatischen Glykogenolyse – und damit Glukoseproduktion – am Energiestoffwechsel des arbeitenden Muskels beteiligt ist, gehen die Meinungen noch auseinander.

Folgen: *Muskelkrämpfe* treten u. a. bei ungenügender Durchblutung und damit herabgesetzter O_2-Versorgung auf, wie dies etwa bei *stenosierender Arteriosklerose* bekannt ist. Daß ein *Defekt der Muskelphosphorylase* (S. 963) und ein entsprechend mangelhafter oder gar fehlender Glykogenabbau an Ort und Stelle rasch ähnliche Symptome hervorrufen kann, liegt auf der Hand. In diesen Fällen kann es infolge Muskelfaserzerfalls sogar zur Myoglobinämie und -urie kommen. Neuere Befunde sprechen dafür, daß Muskelkrämpfe bei *Erschöpfungszuständen von Athleten* mit einem völligen Verbrauch der muskulären Glykogenreserven in Beziehung stehen.

Die leistungssteigernde Wirkung eines körperlichen *Trainings* hängt – abgesehen von der vermehrten Fähigkeit zur Glykogenspeicherung, einer zahlenmäßigen Zunahme der Mitochondrien und/oder einem Volumenzuwachs derselben, einer Hyperplasie der Myofibrillen und somit einem Gewinn an Muskelmasse – u. a. mit einer verbesserten Sauerstoffzufuhr und Utilisation der Fettsäuren zusammen.

Veränderungen des Energiestoffwechsels bei schweren Traumen, Infektionskrankheiten und weiteren Formen von »Streß«

Die Erregung des sympathischen Nervensystems, die sich in Streßsituationen in der Regel einstellt, hat eine Hemmung der Insulinsekretion, eine vermehrte Lipolyse im Fettgewebe und eine gesteigerte Glykogenolyse in der Leber zur Folge. Der Adipozyt trägt an seiner Oberfläche u. a. Rezeptoren für Katecholamine und ACTH; nach deren Verbindung mit den entsprechenden Hormonen kommt es zu einer Aktivierung der membranständigen Adenylatzyklase. Diese Veränderungen können mit einer diabetischen Stoffwechsellage verglichen werden. Erhält der Patient in einem solchen Zustand zu viele Kohlenhydrate, kann es zu einer so schweren *Hyperglykämie* kommen, daß die Gefahr eines hyperosmolaren Komas (S. 949) besteht. Schwere infektiöse Komplikationen, wie Peritonitis oder Sepsis, sind überdies nicht selten von einem *vermehrten Proteinkatabolismus* begleitet, der sich therapeutisch kaum beeinflussen läßt und u. a. die Funktion der Atemmuskulatur beeinträchtigt.

Metabolische Besonderheiten bei übermäßiger Einnahme von Kohlenhydraten

Bei hohem Kohlenhydratangebot und entsprechender Zunahme der Blutzuckerkonzentration stellt sich eine Veränderung der Stoffwechsellage ein, die durch *vermehrte Insulinwirkung* gekennzeichnet ist. In der Muskulatur wird die Fettsäurenoxidation zum guten Teil durch Glukoseabbau ersetzt, und das Fettgewebe erfährt eine Steigerung der Lipogenese, bei Unterdrükkung der Lipolyse und damit Herabsetzung der Konzentration freier Fettsäuren im Blutplasma. Überdies werden – wie erwähnt – insbesondere in der Leber und in der Muskulatur Glykogenreserven angelegt. Die Hepatozyten stellen ihren Energiestoffwechsel weitgehend auf Glykolyse um. Die hier zusammenfassend geschilderten Vorgänge spielen sich normalerweise, wenn auch in wechselndem, u. a. vom Kohlenhydratgehalt der Nahrung abhängigem Maß, während und nach jeder Mahlzeit ab. Vermag der Organismus aus irgendeinem Grund postprandial keine ausreichende Verstärkung der Insulinwirkung zu erreichen, mangelt es am Glukoseverbrauch insbesondere im Fett- und Muskelgewebe. Die Hyperglykämie wird ausgeprägter und dauert länger an (Glukoseintoleranz, S. 938, s. auch Diabetes mellitus, S. 942).

Kohlenhydrat- und Fettstoffwechsel bei Adipositas (Obesitas)

Ein Teil der Ursachen und Folgen von Fettleibigkeit kam bereits zur Sprache (S. 376 und 657). Im vorliegenden Abschnitt befassen wir uns in erster Linie mit den metabolischen Vorgängen bei diesem in industrialisierten Ländern weitverbreiteten »Übel«.

Ursachen und Pathogenese: Es wurde schon früher hervorgehoben, daß der Hauptgrund der Adipositas in einer *hyperkalorischen Ernährung infolge übertriebenem Kohlenhydratgenuß* liegt. Daß dabei psychische Faktoren, sozio-ökonomische Einflüsse sowie – in selteneren Fällen – hormonale Störungen und Abweichungen der hypothalamischen Funktionen von der Norm mit eine Rolle spielen können, braucht im einzelnen nicht mehr wiederholt zu werden. *Zu Beginn der Entwicklung einer Adipositas* aufgrund kohlenhydratreicher, hyperkalorischer Ernährung registriert

man die oben erwähnten, vor allem durch *vermehrte Insulinwirkung* gekennzeichneten metabolischen Umstellungen. Beruht der Kalorienreichtum der Kost auf einem hohen Fettgehalt, sind demgegenüber Insulinwirkung und Lipogenese kaum gesteigert. Sie können sogar unter dem Normbereich liegen. Im *Fettgewebe* geht die erhöhte Insulinwirkung – abgesehen vom vermehrten Glukoseeintritt in die Adipozyten und der gesteigerten Lipogenese (Abb. 147) – mit einer verstärkten Metabolisierung der Glukose über den Hexosemonophosphat-Shunt einher, der einen Großteil des für die Fettsäuresynthese benötigten NADPH liefert. In der *Muskulatur* reduziert sich der Verbrauch von Fettsäuren und Ketonkörpern etwas zugunsten der Glykolyse, und es besteht eine Tendenz zur Erhaltung voller Glykogenspeicher. Letzteres trifft für die *Leber* zu, die im übrigen den eigenen Energiebedarf vornehmlich durch Desaminierung von Aminosäuren und deren Abbau über Pyruvat und Azetyl-CoA und/oder den Zitronensäurezyklus bestreitet, während die Produktion von Glukose und Ketonkörpern durch die Hepatozyten zurückgeht oder fast sistiert. Wichtig ist die Feststellung, daß die Leber bei kalorischer Überernährung im Sinn der zu reichlichen Kohlenhydratzufuhr im Mittel *vermehrt Cholesterin synthetisiert* und sezerniert, so daß eine an diesem Lipid übersättigte Galle entstehen kann.
Dauert solch ein Zustand an, und *erreicht die Adipositas erhebliche Ausmaße,* macht sich oft eine *zunehmende Insulinresistenz* der Erfolgszellen des Hormons bemerkbar. Vieles spricht dafür, daß durch einen fortgesetzten bzw. in Abhängigkeit von den Mahlzeiten übertriebenen Hyperinsulinismus mit der Zeit ein relativer oder sogar absoluter Verlust an Insulinrezeptoren im Bereich der Plasmamenbran der Erfolgszellen hervorgerufen werden kann (vgl. dazu Diabetes mellitus, s. u.). Die Frage, ob Differenzen in der relativen Zahl von Insulinrezeptoren bzw. deren Affinität für Insulin, insbesondere an Fettzellen, individuelle Unterschiede in der Neigung zur Entwicklung einer Adipositas mit erklären könnten, ist nicht entschieden.

Morphologisch ist die »gewöhnliche«, d. h. durch übertriebene Nahrungsaufnahme bedingte Adipositas durch eine mehr oder weniger *allgemeine Fettgewebsvermehrung* gekennzeichnet (S. 658), während bei hormonal bedingten Formen von Obesitas in der Regel einzelne Körperpartien besonders betroffen sind. Die Beurteilung des Ausmaßes der Fettleibigkeit in vivo stützt sich u. a. auf standardisierte Längen-Gewichtstabellen, die Messung der Dicke von Haut-Subkutisfalten, Untersuchungen des spezifischen Ganzkörpergewichts und – indirekt – Bestimmungen der »schlanken« Körpermasse (»lean body mass«) mit Hilfe von radioaktivem Kalium. Anläßlich von Autopsien werden u. a. die Dicke des Pannikulus, die Maße des großen Netzes und histologische Menge und Größe der Adipozyten beurteilt. Bestimmungen des Glykogengehalts von Leber- und Muskelzellen geben nur über den augenblicklichen Zustand der Reserven an dieser Speichersubstanz Auskunft. Eine erhöhte Aktivität der Glukose-6-Phosphatase in Hepatozyten gibt ebenfalls nur den Hinweis auf eine momentane Stoffwechsellage dieser Zellen im Sinn einer vermehrten Glykogensynthese. Wichtiger ist die *Verfettung der Leber* (S. 81), die sich – wenn auch leichte Grade mitberücksichtigt werden – in mehr als 90% der Fälle von Adipositas nachweisen läßt. Bei Leuten, insbesondere Männern, die mehr als etwa 130 kg wiegen, liegt oft eine erhebliche Lebersteatose vor. Eine Altersabhängigkeit konnte in dieser Hinsicht nicht erkannt werden. Neuere Beobachtungen sprechen dafür, daß in einem kleinen Teil solcher Fälle ein vermehrter Leberzelluntergang, eine septale Fibrose des Organs und in etwa 2% sogar eine Leberzirrhose entstehen können.

Folgen der schweren Adipositas wurden, soweit dies mechanische Auswirkungen (S. 127), kardiovaskuläre Störungen (S. 482) und Behinderungen der Atmung (Pickwick-Syndrom, S. 614) betrifft, schon erwähnt. In metabolischer Hinsicht ist die *Neigung zu einer diabetischen Stoffwechsellage* zu unterstreichen.

Beispiele:

- Versuche an *normalen und fettsüchtigen Mäusen* haben deutlich gemacht, daß nach längerem Fasten und anschließendem Wiederernähren zunächst die Zahl von Bindegewebszellen, nicht von Fettzellen, zunimmt. Letztere werden vorerst lediglich größer. Die Hintergründe dieses – im übrigen stammesabhängigen – Phänomens bedürfen einer weiteren Klärung.
- Neuere Erhebungen zeigten, daß – unabhängig von anderen Faktoren – das *Gewicht im Kindesalter* im Durchschnitt statistisch eng mit dem Gewicht im *Erwachsenenalter* korreliert. Individualspezifische Besonderheiten des Kohlenhydrat- und Fettstoffwechsels konnten aber bisher mit dieser Beobachtung nicht in Beziehung gebracht werden.
- Individuen, die in der ersten Hälfte des *intrauterinen Lebens* einem *Hungerzustand der Mutter* ausgesetzt waren, neigen im späteren Leben zu Adipositas, während ein Nahrungsmangel im letzten Trimester oder während der ersten postnatalen Monate das Gegenteil zu bewirken scheint. Ob es sich um Folgen hypothalamischer Veränderungen und/oder metabolische Umstellungen handelt, ließ sich noch nicht ermitteln.

Die wesentlichsten Kennzeichen der metabolischen Umstellung bei Fasten, Hunger, kalorischer Überernährung und Diabetes mellitus sind in den Abb. 147 und 148 (S. 936) schematisch zusammengestellt.

117.5. Diabetes mellitus

Der Diabetes mellitus (»Zuckerkrankheit«) gehört zu den häufigsten metabolischen Störungen überhaupt. Man schätzt, wenn man auch die leichteren Fälle mitrechnet, daß z. Z. über 200 Millionen Menschen Diabetiker sind. Diese Zahl und die Häufigkeit metabolischer und kardiovaskulärer Komplikationen bei Zukkerkranken machen deutlich, daß wir es hier mit einem der zentralen medizinischen Probleme zu tun haben (s. Abb. 148 und 149, S. 936 und 938).

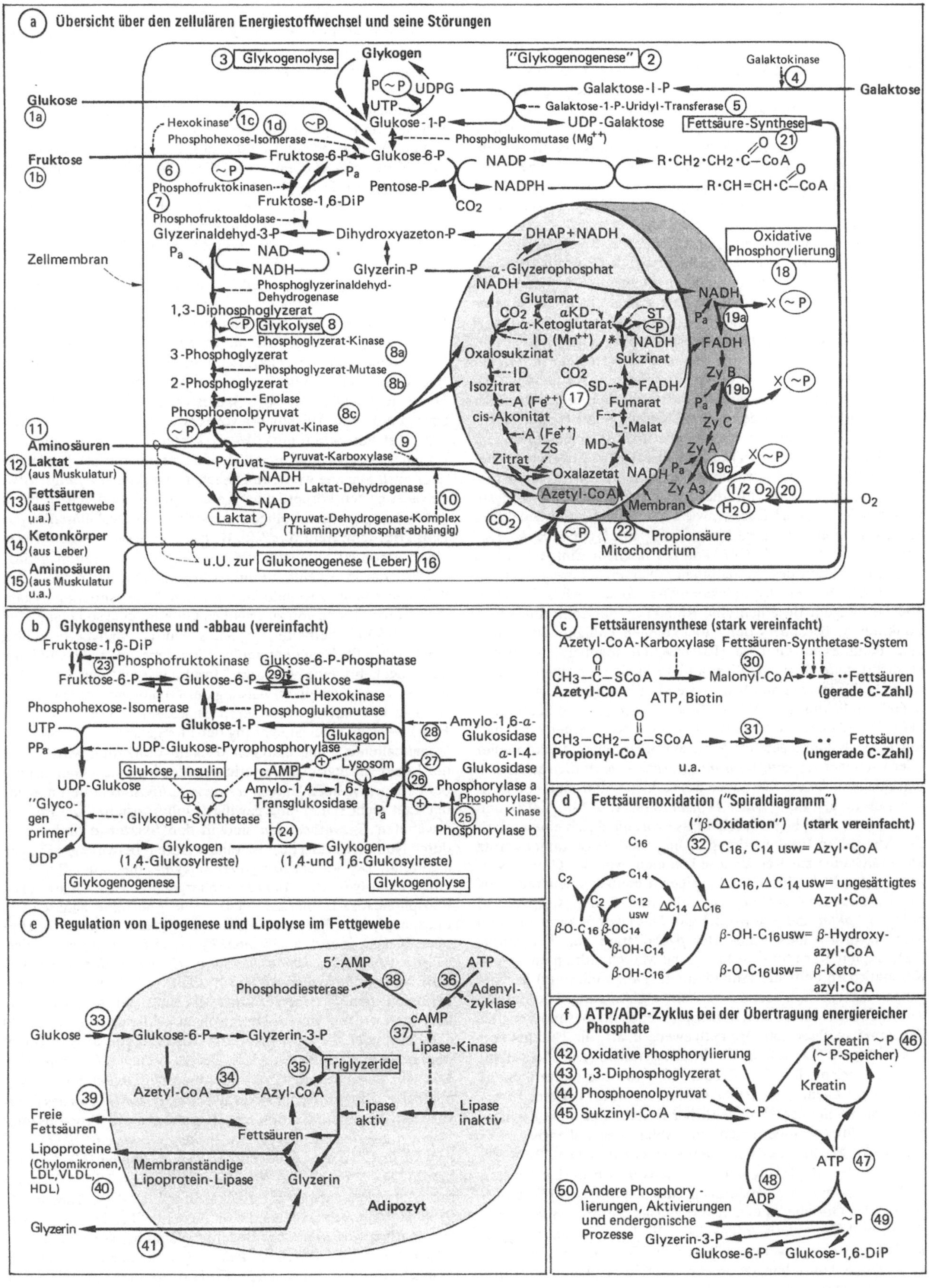
a Übersicht über den zellulären Energiestoffwechsel und seine Störungen
3 Glykogenolyse
Glykogen
"Glykogenogenese" 2
Galaktokinase
4
Galaktose
UDPG
UTP
Galaktose-I-P
Galaktose-1-P-Uridyl-Transferase 5
Glukose
1a
Hexokinase 1c
1d
Phosphohexose-Isomerase
Glukose-1-P
UDP-Galaktose
Fettsäure-Synthese
Phosphoglukomutase (Mg++)
21
Fruktose
1b
6
Fruktose-6-P
Glukose-6-P
NADP
R·CH2·CH2·C-CoA
Pa
Phosphofruktokinasen
Pentose-P
NADPH
R·CH=CH·C-CoA
7
Fruktose-1,6-DiP
CO2
Phosphofruktoaldolase
Glyzerinaldehyd-3-P
Dihydroxyazeton-P
DHAP+NADH
Oxidative Phosphorylierung
18
NAD
Zellmembran
NADH
Glyzerin-P
α-Glyzerophosphat
Phosphoglyzerinaldehyd-Dehydrogenase
NADH
1,3-Diphosphoglyzerat
Glutamat
Glykolyse 8
αKD
α-Ketoglutarat
ST
19a
Phosphoglyzerat-Kinase
ID (Mn++)
NADH
FADH
3-Phosphoglyzerat
8a
Oxalosukzinat
Sukzinat
Phosphoglyzerat-Mutase
ID
CO2
Zy B
2-Phosphoglyzerat
8b
Isozitrat
SD
FADH
19b
Enolase
A (Fe++) 17
Fumarat
Phosphoenolpyruvat
8c
cis-Akonitat
F
Pyruvat-Kinase
L-Malat
Zy C
11
Aminosäuren
A (Fe++)
9
ZS
MD
Zy A
12
Laktat
(aus Muskulatur)
Pyruvat
Pyruvat-Karboxylase
Zitrat
Oxalazetat
NADH
19c
NADH
Laktat-Dehydrogenase
Zy A3
1/2 O2 20
13
Fettsäuren
(aus Fettgewebe u.a.)
NAD
10
Azetyl-CoA
Membran
H2O
O2
Laktat
Pyruvat-Dehydrogenase-Komplex
(Thiaminpyrophosphat-abhängig)
CO2
14
Ketonkörper
(aus Leber)
22
Propionsäure
Mitochondrium
u.U. zur Glukoneogenese (Leber) 16
15
Aminosäuren
(aus Muskulatur u.a.)
b Glykogensynthese und -abbau (vereinfacht)
Fruktose-1,6-DiP
23 Phosphofruktokinase
Glukose-6-P-Phosphatase
Fruktose-6-P
Glukose-6-P
29
Glukose
Hexokinase
Phosphohexose-Isomerase
Phosphoglukomutase
Amylo-1,6-α-Glukosidase
UTP
Glukose-1-P
28
PPa
UDP-Glukose-Pyrophosphorylase
Glukagon
Lysosom
27
α-1-4-Glukosidase
Glukose, Insulin
cAMP
26
Phosphorylase a
UDP-Glukose
Amylo-1,4→1,6-Transglukosidase
Phosphorylase-Kinase
25
"Glycogen primer"
Glykogen-Synthetase
Pa
Phosphorylase b
24
UDP
Glykogen
(1,4-Glukosylreste)
Glykogen
(1,4-und 1,6-Glukosylreste)
Glykogenogenese
Glykogenolyse
c Fettsäurensynthese (stark vereinfacht)
Azetyl-CoA-Karboxylase
Fettsäuren-Synthetase-System
30
CH3-C-SCoA
Azetyl-COA
ATP, Biotin
Malonyl-CoA
Fettsäuren
(gerade C-Zahl)
31
CH3-CH2-C-SCoA
Propionyl-CoA
u.a.
Fettsäuren
(ungerade C-Zahl)
d Fettsäurenoxidation ("Spiraldiagramm")
("β-Oxidation") (stark vereinfacht)
C16
32 C16, C14 usw= Azyl·CoA
C2
C14
C2
C12 usw
ΔC14
ΔC16
ΔC16, ΔC14 usw= ungesättigtes Azyl·CoA
β-O-C16
β-OC14
β-OH-C14
β-OH-C16
β-OH-C16 usw= β-Hydroxy-azyl·CoA
β-O-C16 usw= β-Keto-azyl·CoA
e Regulation von Lipogenese und Lipolyse im Fettgewebe
5'-AMP
ATP
Phosphodiesterase 38
36
Adenylzyklase
33
cAMP
Glukose
Glukose-6-P
Glyzerin-3-P
37
Lipase-Kinase
35
Triglyzeride
34
Azetyl-CoA
Azyl-CoA
39
Freie Fettsäuren
Lipase aktiv
Lipase inaktiv
Fettsäuren
Lipoproteine
(Chylomikronen, LDL, VLDL, HDL)
40
Membranständige Lipoprotein-Lipase
Glyzerin
Adipozyt
Glyzerin
41
f ATP/ADP-Zyklus bei der Übertragung energiereicher Phosphate
Kreatin ~P 46
(~P-Speicher)
42 Oxidative Phosphorylierung
43 1,3-Diphosphoglyzerat
Kreatin
44 Phosphoenolpyruvat
45 Sukzinyl-CoA
~P
ATP 47
48
50 Andere Phosphorylierungen, Aktivierungen und endergonische Prozesse
ADP
~P 49
Glyzerin-3-P
Glukose-6-P
Glukose-1,6-DiP

Abb. 147a–f. *Allgemeine Hinweise auf den Energiestoffwechsel und seine Abweichungen von der Norm.* **a** Die meisten Körperzellen besorgen den Hauptteil (z. T. >90%) der ATP-Produktion (47–50) auf *aerobem* Weg, d. h. im wesentlichen über den Trikarbonsäurezyklus (Zitronensäurezyklus, Krebs-Zyklus, 17, 45) und die Atmungskette (19a–c, 42). Diese *»oxidative Phosphorylierung«* (18) erlaubt – bei guter »Koppelung« der Atmungskette – die Bildung von 3 ATP-Molekülen pro Sauerstoffmolekül (S. 917). Der *Sauerstoffmangel* (20) ist die weitaus häufigste Ursache eines gestörten zellulären Energiestoffwechsels. Gifte, die die oxidative Phosphorylierung hemmen bzw. »entkoppeln«, umfassen z. B. *Chlorpromazin* und *Barbiturate* (19a), *Antimyzin A* und *2,3-Dimerkaptopropanol* (BAL, 19b), *Zyanid* und *CO* (19c). Die *anaerobe Glykolyse* (8) stellt für gewisse Elemente, wie Erythrozyten und Zellen des Nierenmarks, die einzige oder fast einzige Möglichkeit der ATP-Produktion dar (43, 44) und kann auch von anderen Elementen bei Sauerstoffmangel in vermehrtem Maß zur Energiefreisetzung herangezogen werden (Steigerung der Laktatproduktion bei O_2-Mangel (Pasteur-Effekt)). Blockiert man in vitro die Glykolyse (Embden-Meyerhof-Abbau) durch Stoffe, wie *NaF* oder *Jodazetat*, reagieren die Zellen z. T. durch vermehrte O_2-Aufnahme (20). Umgekehrt beobachten wir bei erhöhtem Glukoseeintritt in die Zellen (1a) eine herabgesetzte O_2-Konsumption (Crabtree-Effekt). Bei Hemmung der Glykolyse wird oft in beschränktem Maß der *Pentosephosphatzyklus* gesteigert. Abgesehen vom *Diabetes mellitus*, ist bei normalem oder erhöhtem Blutzuckerspiegel die *Glukose* (1a) für die meisten Zellen der wichtigste »Treibstoff«. Andere Zucker, wie Fruktose (1b) und Galaktose (4), spielen eine geringere Rolle. Eine *pathologische Hypoglykämie* (s. Tabelle 65, S. 959) kann bei raschem Eintritt u. a. zu einer Stimulation des sympathischen Nervensystems führen, in schweren Fällen ein *hypoglykämisches Koma* nach sich ziehen und bei langem Bestehen eine Reduktion der zentralnervösen Funktionen, besonders der intellektuellen Fähigkeiten, bewirken. Fehlt es an Glukose (1a) bzw. Glykogen (2, 3), treten vermehrt *andere Energieträger* an ihre Stelle, vor allem *Fettsäuren* (13, 39), ferner unter besonderen Bedingungen (s. Abb. 126, S. 660, und Abb. 148, S. 936) *Ketonkörper* (14), *Aminosäuren* (11, 15) und/oder *Laktat* (12). Zu den Ursachen einer krankhaften Hypoglykämie gehören z. B. ein organischer, funktioneller oder exogener *Hyperinsulinismus,* ferner – wesentlich seltener – verschiedene andere Störungen des Kohlenhydrat- und Fettstoffwechsels (s. u.). Beim *Diabetes mellitus* (s. Abb. 148, S. 936, und Abb. 149, S. 938) liegen Verhältnisse vor, die durch einen relativen Mangel an Insulinwirkung bedingt sind: Hier kann es trotz Hyperglykämie zur Ketoazidose kommen, weil der Glukoseverbrauch durch die Insulin-abhängigen Benützerzellen reduziert ist. Eine zentrale Stellung im zellulären Energiestoffwechsel nehmen *Laktat* und *Azetyl-CoA* ein. Das letztere kann aus dem Kohlenhydrat-Katabolismus, der β-Oxidation von Fettsäuren (32), die mit Karnitin verestert in die Mitochondrien eintreten, Ketonkörpern und/oder Aminosäuren (Desaminierung) hervorgehen. Azetyl-CoA seinerseits dient als Ausgangsmaterial für verschiedene weitere metabolische Wege, im besonderen die Fettsäurensynthese (30, 31; Fettgewebe u. a.), die Bildung von Ketonkörpern (Leber), die Cholesterinsynthese (fast alle Zellen, in besonderem Maß aber Produzenten von Steroidhormonen) sowie – vor allem – den Zitronensäurezyklus (17). Beim *Fasten* stellen sich – in ungefährer zeitlicher Reihenfolge – die nachstehenden Hauptveränderungen ein: Abbau des Leberglykogens (3, 25, 26, 28, 29), das normalerweise nur für etwa 12–24 Std ausreicht, Verminderung der Glukoseoxidation in den meisten Zellen, Zunahme der hepatischen Glukoneogenese (16), Übergang vieler Gewebe zu einem vermehrten Verbrauch von Fettsäuren und Ketonkörpern (13, 14). Die letzteren entstehen in der Leber, wobei u. a. auch Glyzerin aus Fettzellen (41) benützt wird. Diese Umstellungen stehen in Abhängigkeit und enger Wechselbeziehung mit der Sekretion von Hormonen, im besonderen Insulin, ferner Glukagon, z. T. auch Katecholaminen, ACTH u. a. (s. Abb. 148, S. 936). Die Muskulatur vermag infolge Fehlens der Glukose-6-Phosphatase (29) keine Glukose in Zirkulation abzugeben; das Glykogen dient hier der zelleigenen Reserve. Dagegen liefert die Skelettmuskulatur bei Bedarf und aufgrund einer verstärkten muskulären Proteolyse Energieträger in Form von Aminosäuren (15). Bei Schwerkranken kann dies u. a. die Gefahr einer Schwächung der Atemmuskulatur mit sich bringen. Im Fettgewebe kommt unter dem Einfluß einer verminderten Insulin- und einer verstärkten Glukagon-, z. T. auch einer vermehrten Katecholamin- und allenfalls ACTH-Wirkung (s. **d**), die Lipolyse in Gang (35, 39). In Zirkulation befindliches Laktat kann durch die Leber, beschränkt auch die Nieren, über den Cori-Zyklus z. T. wieder zu Glukose aufgebaut werden. Bei *längerem Fasten* werden mehr und mehr Ketonkörper utilisiert; dabei entwickelt sich u. U. eine metabolische Azidose. Bei *stark erhöhter Arbeitsleistung* werden zunächst die ATP-Reserven (im Muskel auch die energiereichen Kreatinphosphate, 46) angegriffen (47–49); sehr bald danach steigern sich Glykogenolyse (3, 25, 26, 28) und Glykolyse (8), und es tritt vermehrt Glukose in die Verbraucherzellen ein (1a). Die Laktatanhäufung wird später – bei Arbeitsruhe – durch oxidativen Weiterabbau wieder behoben (»Begleichen der sog. Sauerstoffschuld« nach einer Anstrengung). Die Muskulatur verwendet in solchen Fällen auch vermehrt Fettsäuren (13). *Muskelkrämpfe* treten vor allem bei örtlicher Hypoxie auf (ungenügende Durchblutung!). Man kennt aber auch manche weiteren Ursachen. Die *Erschöpfungszustände* nach harten körperlichen Anstrengungen beruhen zu einem guten Teil auf einem völligen Verbrauch des muskulären Glykogens. Bei schwerem *Streß* (z. B. nach Traumen) wird oft über einen erhöhten Sympathikotonus die Insulinsekretion gedrosselt, so daß z. T. eine Veränderung im Sinn der diabetischen Stoffwechsellage zustande kommt. In solchen Situationen kann die Verabreichung von zu reichlich Glukose eine so hochgradige Hyperglykämie herbeiführen, daß sich u. U. ein hyperosmolares Koma einstellt. Eine *übermäßige Einnahme von Kohlenhydraten* hat umgekehrt eine verstärkte Insulinausschüttung zur Folge, d. h. es kommt zu einem Anstieg der Glykogenreserven (2, 24), zu einer vermehrten muskulären Glukoseutilisation (1a) und im Fettgewebe zu einer Steigerung der Lipogenese (33–35, 40). Bei langanhaltender, übermäßiger Kohlenhydratzufuhr wird u. a. in der Leber vermehrt Cholesterin gebildet (vgl. dazu Gallensteine bei Fettsucht). In Fällen von *schwerer Adipositas* notiert man mit der Zeit nicht selten eine gewiße Insulinresistenz. Die im Text erwähnten *Enzymopathien* sind in den Skizzen **d** und **b** z. T. durch Nummerierung des von einem Defekt betroffenen Enzyms angezeigt: *Defekte erythrozytärer Enzyme,* die in der Regel mit einer *hämolytischen Anämie* einhergehen: Hexokinase (1c), Phosphohexose-Isomerase (1d), Phosphofrukto-Kinase (6), Phosphoglyzerat-Kinase (8a), Phosphoglyzerat-Mutase (8b), Pyruvat-Kinase (8c) u. a. *Nüchternhypoglykämien aufgrund einer genetisch bedingten hepatischen u. a. Enzymopathie* finden sich z. B. bei der Glykogenose Typ I (v. Gierke, 1c bzw. 29), weniger bei den Typen III (Cori, 28) und VI (Hers, 26), ferner bei dem hereditären Fruktose-1,6-Diphosphatase-Mangel, beim Defekt der Phosphoenol-Pyruvat-Karboxy-Kinase (8c), in geringerem Maß beim Pyruvat-Karboxylase-Defekt (9) u. a. *Hereditäre Formen von Laktatazidose* beobachtet man bei Defekten der Phosphofrukto-Kinase (7), der Pyruvat-Karboxylase (9) und des Pyruvat-Dehydrogenase-Komplexes (10), ferner bei Propionsäure-Verwertungsstörungen (22) u. a. *Weitere Glykogenspeicherungskrankheiten* sind die Glykogenosen Typ II (Pompe, 27), IV (Andersen, 24), V (McArdle, 26), VII (23), VIII (= VI B, 25), u. a., mit Störungen entsprechend dem Organbefall (s. Tabelle 66, S. 960). Weitere, vorwiegend oder ausschließlich hepatische Enzymopathien von klinischer Bedeutung sind die kongenitale *Galaktosämie* (5), der *Galaktosediabetes* (4), die durch Hexokinase-Mangel verursachte *essentielle Fruktosurie* (1c), die *hereditäre Fruktose-Intoleranz* (7, u. a. Leber) u. a. m. Bei der familiären

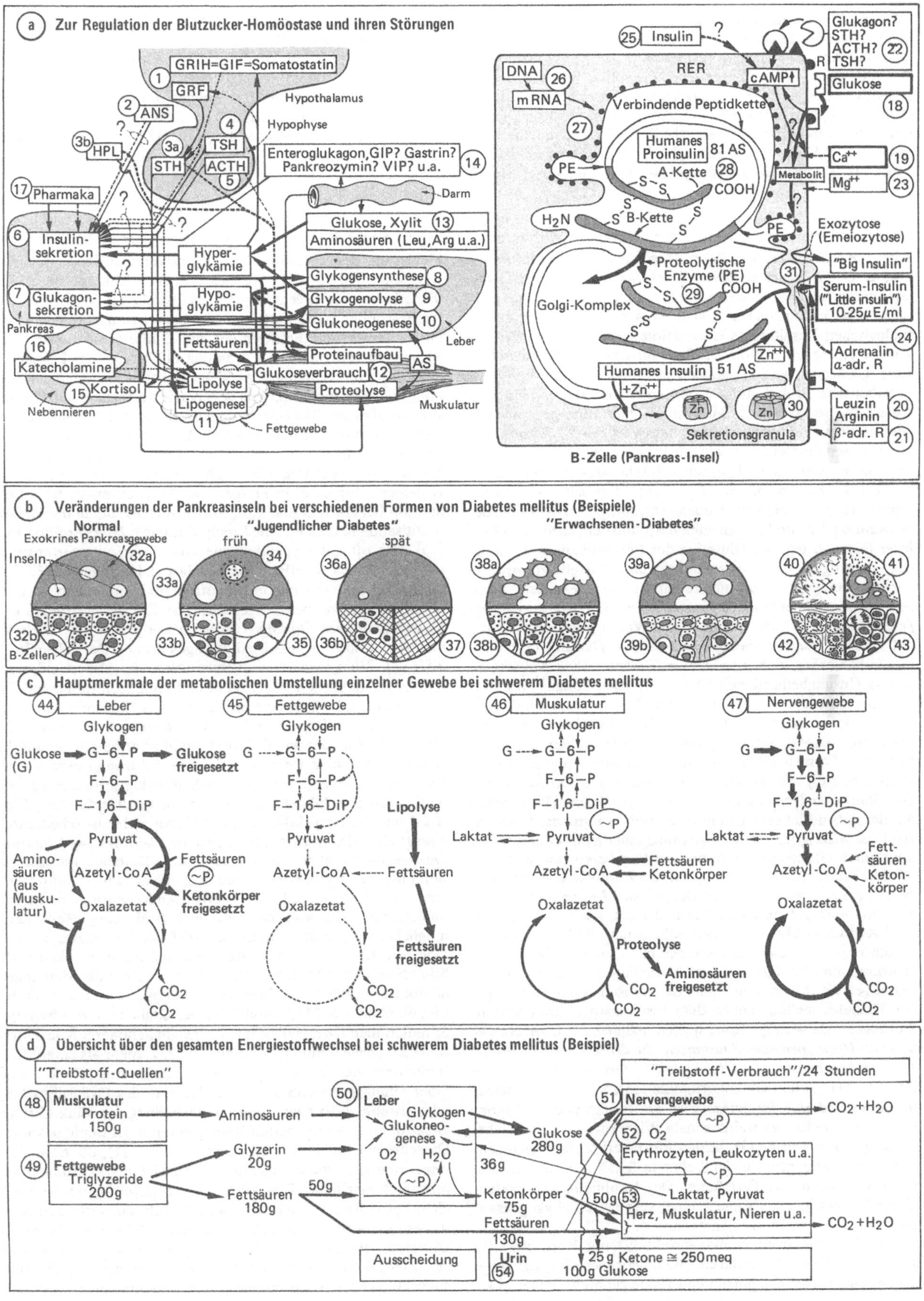
a Zur Regulation der Blutzucker-Homöostase und ihren Störungen
GRIH=GIF=Somatostatin
GRF
ANS
Hypothalamus
Hypophyse
HPL
TSH
STH
ACTH
Pharmaka
Enteroglukagon, GIP? Gastrin? Pankreozymin? VIP? u.a.
Darm
Glukose, Xylit
Aminosäuren (Leu, Arg u.a.)
Insulin-sekretion
Hyper-glykämie
Hypo-glykämie
Glukagon-sekretion
Pankreas
Glykogensynthese
Glykogenolyse
Glukoneogenese
Leber
Fettsäuren
Proteinaufbau
Katecholamine
Glukoseverbrauch
AS
Kortisol
Lipolyse
Proteolyse
Lipogenese
Muskulatur
Nebennieren
Fettgewebe
Insulin
Glukagon? STH? ACTH? TSH?
DNA
RER
cAMP
Glukose
mRNA
Verbindende Peptidkette
Humanes Proinsulin 81 AS
A-Kette
COOH
PE
Ca++
Metabolit
Mg++
H2N
B-Kette
Exozytose (Emeiozytose)
Proteolytische Enzyme (PE)
"Big Insulin"
Serum-Insulin ("Little insulin") 10-25μE/ml
Golgi-Komplex
Adrenalin α-adr. R
Humanes Insulin 51 AS
Zn++
+Zn++
Zn
Leuzin Arginin β-adr. R
Sekretionsgranula
B-Zelle (Pankreas-Insel)
b Veränderungen der Pankreasinseln bei verschiedenen Formen von Diabetes mellitus (Beispiele)
Normal
Exokrines Pankreasgewebe
Inseln
B-Zellen
"Jugendlicher Diabetes"
früh
spät
"Erwachsenen-Diabetes"
c Hauptmerkmale der metabolischen Umstellung einzelner Gewebe bei schwerem Diabetes mellitus
Leber
Fettgewebe
Muskulatur
Nervengewebe
Glykogen
Glukose (G)
G-6-P
Glukose freigesetzt
F-6-P
F-1,6-DiP
Pyruvat
Amino-säuren (aus Muskulatur)
Azetyl-CoA
Fettsäuren
Ketonkörper freigesetzt
Oxalazetat
CO2
Lipolyse
Fettsäuren freigesetzt
Laktat
Ketonkörper
Proteolyse
Aminosäuren freigesetzt
Fett-säuren
Keton-körper
d Übersicht über den gesamten Energiestoffwechsel bei schwerem Diabetes mellitus (Beispiel)
"Treibstoff-Quellen"
"Treibstoff-Verbrauch"/24 Stunden
Muskulatur Protein 150g
Aminosäuren
Leber
Glykogen
Glukoneo-genese
Glukose 280g
Nervengewebe
CO2+H2O
Fettgewebe Triglyzeride 200g
Glyzerin 20g
O2 H2O
36g
Erythrozyten, Leukozyten u.a.
Laktat, Pyruvat
Fettsäuren 180g
50g
Ketonkörper 75g
Herz, Muskulatur, Nieren u.a.
Fettsäuren 130g
Ausscheidung
Urin
25g Ketone ≅ 250meq
100g Glukose

Abb. 147 a–f (Fortsetzung)

Hyperglyzerinämie besteht ein Defekt der leukozytären Glyzerokinase. Hinsichtlich der übrigen Enzymopathien, die den Kohlenhydrat- und Triglyzeridstoffwechsel betreffen, sei auf den Text und Abb. 126 (S. 660) verwiesen.
P = Phosphat; P_a = anorganisches Phosphat; PP_a = anorganisches Pyrophosphat; ~P = energiereicher Phosphatrest; UDP = Uridin-5'-Diphosphat; UTP = Uridin-5'-Triphosphat; UDPG = Uridin-5'-Diphosphat-Glukose; NAD = Nikotinamidadenindinukleotid; NADH = reduziertes NAD; ST = Sukzinat-Thiokinase; SD = Sukzinat-Dehydrogenase; F = Fumarase; MD = Malat-Dehydrogenase; ZS = Zitrat-Synthetase; A = Akonitase; ID = Isozitrat-Dehydrogenase; FADH = Flavinadenindinukleotid (reduziert); Zy = Zytochrom; ADP = Adenosin-5'-Diphosphat; ATP = Adenosin-5'-Triphosphat; 5'-AMP = 5'-Adenosin-Monophosphat; cAMP = zyklisches 3',5'-Adenosin-Monophosphat; DiP = Diphosphat. * = Bei der Umwandlung von α-Ketoglutarat in Sukzinat wird als Zwischenprodukt Sukzinyl-CoA gebildet, das – unter Verwendung von GTP – auch aus Sukzinat entstehen kann

Abb. 148 a–d. *Diabetes mellitus: Mögliche Ursachen und Pathogenese.* Der *Diabetes mellitus* (*»Zuckerkrankheit«*, kurz *Diabetes*), der in seiner klassischen Form mit chronischer Hyperglykämie, einer hohen Nüchternblutzuckerkonzentration, einem pathologischen Resultat des Glukosetoleranztests und einer Glukosurie einhergeht, ist die *häufigste allgemeine Stoffwechselstörung.* Ursächlich wird in den meisten Fällen mit einer Polygenie (»diabetische Erbbelastung«) und einer multifaktoriellen Entstehungsweise gerechnet: Man spricht hier von *»genetischem« (hereditärem, »idiopathischem«, »essentiellem«) Diabetes,* der von anderen Formen, wie dem *pankreatischen Diabetes* (Zerstörung der meisten Langerhans'schen Inseln: »sekundärer Diabetes« i. e. S.), dem *endokrinen Diabetes* (Überwiegen sog. diabetogener Hormone aus verschiedenen Gründen), zu dem auch der *Schwangerschaftsdiabetes* zu zählen ist, und dem *iatrogenen Diabetes* (Kortikosteroide, Diuretika der Benzothiadiazin-Gruppe, u. U. Östrogen- und Gestagenpräparate) abgegrenzt wird. Je nach Schweregrad der Störung reden wir von *potentiellem, latentem, chemischem* oder *klinisch manifestem (»offenem«, »dekompensiertem«) Diabetes.* Aufgrund der Verlaufsform unterscheidet man den *klassischen sog. jugendlichen Diabetes* (»juvenile onset diabetes«), den *jugendlichen Diabetes ohne Neigung zu Ketose* (Insulinbedürftigkeit a) vor, b) nach Ablauf von zwei Jahren nach Diagnosestellung (letztere Form wahrscheinlich autosomal-dominant vererbt)) sowie den *Erwachsenen-Diabetes* (»Altersdiabetes«, »maturity onset diabetes«), der in mindestens zwei Formen auftritt: a) ohne Insulinbedürftigkeit, b) mit Insulinbedürftigkeit (progredienter Verlauf)). **a** *Zur Regulation der Blutzucker-Homöostase und ihren Störungen.* Das Schema auf der linken Blattseite gibt in vereinfachter Form das Wechselspiel der wichtigsten, an der Erhaltung einer mehr oder weniger konstanten Glukosekonzentration im Blut beteiligten Faktoren wieder. Seitdem man in der Lage ist, die *Insulinkonzentration im Blut* zu messen, wissen wir, daß der *jugendliche Diabetes mellitus* auf *Insulinmangel* zurückzuführen ist (6, s. auch 33–37), während *Altersdiabetiker* in unterschiedlichem Maß oft noch Insulin produzieren. Bei adipösen Zuckerkranken kann die Insulinkonzentration im Blut sogar über der Norm liegen. Neuere Befunde bestätigen die frühere Annahme, daß im Rahmen der Ätiologie des Diabetes mellitus neben dem Insulinmangel zwei weitere Störungen eine wichtige Rolle spielen, nämlich die *Überproduktion von Hormonen bzw. Substanzen, die den Blutzucker-Spiegel erhöhen* (im besonderen Glukagon (7), ferner Katecholamine (16), ACTH (5) und Glukokortikoide (15), STH (3a), Fettsäuren u. a.) und eine *Insulinresistenz.* Da Insulin und Glukagon, ebenso wie andere gastrointestinale Wirkstoffe (14) und Nährstoffe aus dem Darm (13), in den Pfortaderkreislauf gelangen, sind diese Substanzen in der Leber in höherer Konzentration vorhanden als in der Peripherie. Der Insulineffekt in diesem Organ besteht in erster Linie in einer vermehrten Glykogensynthese (8), während Insulin-Antagonisten, wie Glukagon und Katecholamine, die Glykogenolyse fördern (9), und Kortisol – z. T. auch Glukagon – eine verstärkte Glukoneogenese (10) zur Folge haben. Die beiden letztgenannten Effekte gehören – neben einer Hemmung der Glykolyse und (in schweren Fällen) einer verstärkten Lipolyse (11) – zu den typischen Veränderungen bei diabetischer Stoffwechsellage. Von besonderer Wichtigkeit ist die Feststellung, daß Fettsäuren in höherer Konzentration (z. B. nach vermehrtem Fettkonsum) die Glukoseoxidation in der Muskulatur (12) hemmen, während ein Mangel an Fettsäuren die Zuckerverbrennung begünstigt und somit im Sinn einer Senkung des Blutzuckerspiegels wirkt. Die verschiedenen Formen von *endokrinem Diabetes* verstehen sich aufgrund dieser Zusammenhänge: Vermehrte Kortisol-, u. U. auch ACTH-Wirkung bei *Cushing-Syndrom* (15, 5, u. a. vermehrte hepatische Glukoneogenese (10) bei erhöhter Proteolyse *im Muskelgewebe* (12) und gesteigerte Lipolyse im Fettgewebe (11)); exzessive STH-Produktion bei *Akromegalie* (3a, wobei STH vor allem die Glukoseutilisation hemmt und die Lipolyse anregt); *Phäochromozytom* (16), das oft mit Hyperglykämie und Glukoseverwertungsstörung verbunden ist; HPL (»human placental lactogen« = HCS = »human chorionic somatomammotrophin«) wird bei *Schwangerschaftsdiabetes* vermehrt sezerniert (3b). Die relative Bedeutung *hypothalamischer Störungen* in der Pathogenese des Diabetes mellitus ist noch nicht befriedigend geklärt (1). Dasselbe gilt für *TSH* (4). Vom *autonomen Nervensystem* (2, ANS) weiß man, daß es die Sekretion von Insulin und Glukagon mitbeeinflußt, z. T. direkt, z. T. über eine Stimulation des Nebennierenmarkes (16). *Pharmakologisch* (17) wirken α-Rezeptorenblocker im Sinn einer Stimulation, β-Rezeptorenblocker hemmend auf die Insulinsekretion. Zu den Stimulatoren der Insulinsekretion gehören noch weitere Substanzen, wie Sulfonylharnstoffe und Theophyllin, zu den Inhibitoren Substanzen, wie Heptulosen, Diazoxid und 2-Deoxyglukose. In der Skizze rechts ist schematisch eine *B-Zelle* des Inselorgans dargestellt. *Gefördert wird die Insulinsekretion* vor allem durch eine erhöhte Blutzuckerkonzentration (18) im umgebenden Milieu, wobei Kalzium (19) anwesend sein muß. Stimulierend wirken ferner Aminosäuren, wie Leuzin und Arginin (20), wahrscheinlich auch β-adrenerge Reize (21), möglicherweise zudem Glukagon, STH, ACTH, TSH u. a. (22). Über die Bedeutung der letztgenannten Substanzen als direkte Stimulatoren der Insulinsekretion in vivo gehen die Meinungen allerdings auseinander. *Hemmenden Einfluß* auf die Insulinsekretion üben u. a. Magnesium (23), Adrenalin bzw. α-adrenerge Stimulationen (24), vielleicht auch Insulin in höherer Konzentration (25) sowie – mit einer Latenz von z. T. mehr als einer Std – Inhibitoren der Transskription und Translation (26, 27) aus. Über allfällige genetisch bedingte Defekte des Proinsulins (28) oder Insulins (29) bzw. der Komplexbildung mit Zink (30) als Ursache einer verminderten Insulinsekretion ist wenig bekannt. Dasselbe gilt für die Exozytose von Insulin (31), die normalerweise innerhalb von weniger als 1 min nach Glukose-Stimulation gesteigert erscheint. Das Wesen der *Insulinresistenz* ist noch nicht befriedigend geklärt und scheint nicht einheitlich zu sein. Abgesehen von – wahrscheinlich seltenen – Fällen mit Autoantikörperwirkung gegen Insulin (oder gegen Insulinrezeptoren an den Zielzellen), werden vor allem eine Verminderung der Bindungsfähigkeit der Insulinrezeptoren und/oder eine Herabset-

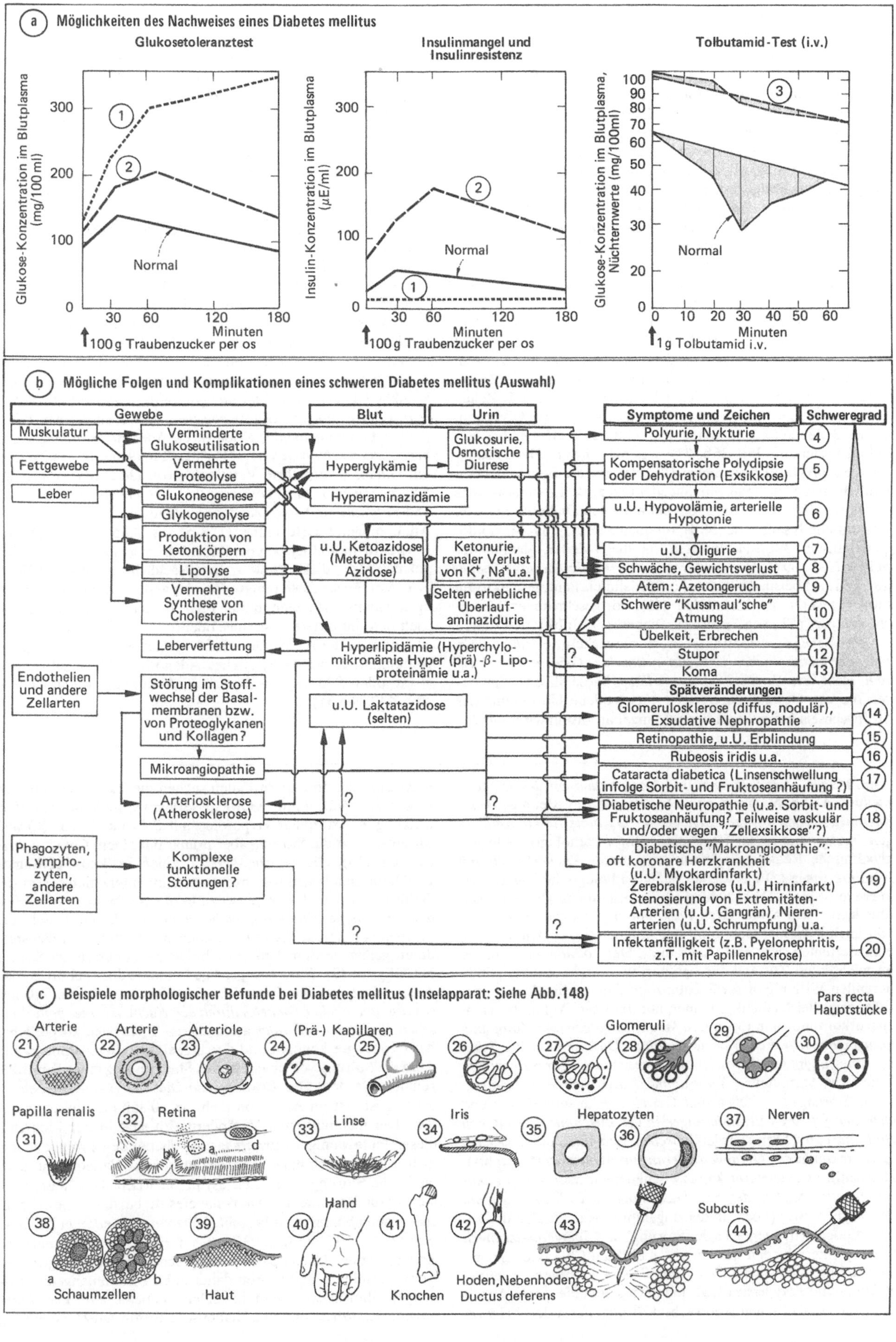
a Möglichkeiten des Nachweises eines Diabetes mellitus
Glukosetoleranztest
Glukose-Konzentration im Blutplasma (mg/100 ml)
300
200
100
0
1
2
Normal
30 60 120 180
Minuten
100 g Traubenzucker per os
Insulinmangel und Insulinresistenz
Insulin-Konzentration im Blutplasma (μE/ml)
300
200
100
0
2
Normal
1
30 60 120 180
Minuten
100 g Traubenzucker per os
Tolbutamid-Test (i.v.)
Glukose-Konzentration im Blutplasma, Nüchternwerte (mg/100ml)
100
90
80
70
60
50
40
30
20
0
3
Normal
0 10 20 30 40 50 60
Minuten
1 g Tolbutamid i.v.
b Mögliche Folgen und Komplikationen eines schweren Diabetes mellitus (Auswahl)
Gewebe
Blut
Urin
Symptome und Zeichen
Schweregrad
Muskulatur
Fettgewebe
Leber
Verminderte Glukoseutilisation
Vermehrte Proteolyse
Glukoneogenese
Glykogenolyse
Produktion von Ketonkörpern
Lipolyse
Vermehrte Synthese von Cholesterin
Leberverfettung
Hyperglykämie
Hyperaminazidämie
u.U. Ketoazidose (Metabolische Azidose)
Hyperlipidämie (Hyperchylomikronämie Hyper (prä) -β- Lipoproteinämie u.a.)
u.U. Laktatazidose (selten)
Glukosurie, Osmotische Diurese
Ketonurie, renaler Verlust von K⁺, Na⁺ u.a.
Selten erhebliche Überlaufaminazidurie
Polyurie, Nykturie 4
Kompensatorische Polydipsie oder Dehydration (Exsikkose) 5
u.U. Hypovolämie, arterielle Hypotonie 6
u.U. Oligurie 7
Schwäche, Gewichtsverlust 8
Atem: Azetongeruch 9
Schwere "Kussmaul'sche" Atmung 10
Übelkeit, Erbrechen 11
Stupor 12
Koma 13
Endothelien und andere Zellarten
Störung im Stoffwechsel der Basalmembranen bzw. von Proteoglykanen und Kollagen?
Mikroangiopathie
Arteriosklerose (Atherosklerose)
Phagozyten, Lymphozyten, andere Zellarten
Komplexe funktionelle Störungen?
?
Spätveränderungen
Glomerulosklerose (diffus, nodulär), Exsudative Nephropathie 14
Retinopathie, u.U. Erblindung 15
Rubeosis iridis u.a. 16
Cataracta diabetica (Linsenschwellung infolge Sorbit- und Fruktoseanhäufung ?) 17
Diabetische Neuropathie (u.a. Sorbit- und Fruktoseanhäufung? Teilweise vaskulär und/oder wegen "Zellexsikkose"?) 18
Diabetische "Makroangiopathie": oft koronare Herzkrankheit (u.U. Myokardinfarkt) Zerebralsklerose (u.U. Hirninfarkt) Stenosierung von Extremitäten-Arterien (u.U. Gangrän), Nierenarterien (u.U. Schrumpfung) u.a. 19
Infektanfälligkeit (z.B. Pyelonephritis, z.T. mit Papillennekrose) 20
c Beispiele morphologischer Befunde bei Diabetes mellitus (Inselapparat: Siehe Abb.148)
21 Arterie
22 Arterie
23 Arteriole
24 (Prä-) Kapillaren 25
26
27 Glomeruli 28
29
30 Pars recta Hauptstücke
31 Papilla renalis
32 Retina
a b c d
33 Linse
34 Iris
35 Hepatozyten 36
37 Nerven
38 Schaumzellen
a b
39 Haut
40 Hand
41 Knochen
42 Hoden, Nebenhoden Ductus deferens
43
44 Subcutis

Abb. 148 a–d (Fortsetzung)

zung der Zahl der letzteren, ferner eine Inaktivierung von Insulin durch Eiweißkörper im Blutplasma sowie eine allgemein verminderte Fähigkeit der Erfolgszellen zur Aufnahme und Verbrennung der Glukose diskutiert. Eine weitere Möglichkeit besteht darin, daß bei nutritiv bedingter Leberverfettung (z. B. bei schwerer Adipositas) die Kohlenhydrat-Speicherungs-Kapazität des Organs vermindert ist. Fettsäuren in höheren Konzentrationen haben im übrigen an sich eine Verminderung der Glukoseverwertung durch Fettgewebe und Muskulatur zur Folge. Schließlich bleibt hervorzuheben, daß *Insulinmangel und Insulinresistenz kombiniert* auftreten können. **b** *Veränderungen der Pankreasinseln bei verschiedenen Formen von Diabetes mellitus.* In der oberen Hälfte dieser Kreise sind bei schwacher Vergrößerung Inseln und exokrines Pankreasgewebe dargestellt, in der unteren bei stärkerer Vergrößerung Inselzellen z. B. nach Gomori-Runge-Färbung für B-Zellen. Im Gegensatz zum normalen Bild (32a, 32b) zeigen sich bei *juvenilem Diabetes* in den Frühstadien – soweit bekannt – manchmal Vergrößerungen der Inseln (33a), verbunden mit deutlicher Degranulierung der B-Zellen (33b) z. T. eine lymphozytäre Insulitis (34), selten Glykogenreiche B-Zellen (35). In Spätstadien fällt der weitgehende Mangel an Inseln auf (36a, 36b, 37), was die schwere Hypoinsulinämie erklärt. Bei *Erwachsenen-Diabetes* sind die Befunde uneinheitlich und manchmal nur angedeutet: z. B. Lipomatose des Pankreas (38a, 39a), vor allem bei adipösen Diabetikern, z. T. interstitielle Inselfibrose (38b), oft auch eine APUD-Amyloidose der Inseln (39b). Nicht selten sind die B-Zellen leicht degranuliert (38b, 39b). Ein *»pankreatischer« (»sekundärer«) Diabetes* kann sich beispeilsweise bei ausgedehnten Pankreasnekrosen (40), schweren Pankreatitiden (41), fortgeschrittener Hämochromatose (42, sog. »Bronce-Diabetes«), Infiltration durch neoplastisches Gewebe (43) u. a. m. entwickeln. **c** *Hauptmerkmale der metabolischen Umstellung einzelner Gewebe bei schwerem, nicht korrigiertem Diabetes mellitus.* Diese Skizzen illustrieren die von Gewebe zu Gewebe verschiedene Umstellung des Stoffwechsels bei hochgradigem Mangel an Insulinwirkung. *Leber* (44): Hepatozyten für Glukose gut permeabel, Vorherrschen von Glykogenolyse, Glukosefreisetzung und Produktion von Ketonkörpern, sofern der vermehrte Anfall von Fettsäuren bzw. von Azetyl-CoA nicht mehr durch Oxidation bewältigt wird. *Fettgewebe* (45): Ohne Insulin sind Adipozyten für Glukose kaum permeabel. Überwiegen der Lipolyse und Freisetzung von Fettsäuren. *Muskulatur* (46): Auch hier tritt Glukose ohne Insulin kaum in die Zellen ein. Als Treibstoff werden überwiegend die frei diffundierenden Fettsäuren benützt, z. T. auch Ketonkörper, und aufgrund einer verstärkten Proteolyse werden reichlich Aminosäuren freigesetzt. *Nervengewebe* (47): Dieses ist, ähnlich wie z. B. Erythrozyten und Leukozyten, auf eine Minimalzufuhr von Glukose angewiesen; diese kann hier mehr oder weniger ungehemmt eintreten. Teilweise werden auch Laktat, Ketonkörper und Fettsäuren in vermehrtem Maß utilisiert. **d** *Übersicht über den gesamten Energiestoffwechsel bei schwerem unkontrolliertem Diabetes mellitus.* Aus diesem Beispiel gehen folgende wesentlichen Merkmale der dekompensierten Zuckerkrankheit hervor: *Muskelproteolyse* (48), *Lipolyse* (49), *hepatische Glykogenolyse, Glukoneogenese* und *Ketonkörperbildung* (50), mit entsprechender *Ketoazidose, Mindestversorgung des lebenswichtigen Nervensystems* (51), *z. T. auch der Blutzellen* (52), *mit Glukose,* vermehrte *Versorgung von Herz, Skelettmuskulatur, Nieren u. a. mit Fettsäuren und Ketonkörpern, Glukosurie* und *Ketonurie* mit sog. osmotischer Diurese *(Polyurie).* Abkürzungen für Hormone, (1, 3–5) = s. Abb. 95, S. 378); GIP = »gastric inhibitory polypeptide«; VIP = »vasoactive intestinal polypeptide«; dicke Pfeile = hauptsächliche fördernde Effekte bzw. Vorgänge; dicke punktierte oder gestrichelte Pfeile = wichtigste Hemmwirkungen; dünne Pfeile (durchgezogen oder gestrichelt bzw. punktiert) = geringe oder fragliche Wirkungen, geringe metabolische Aktivitäten; RER = rauhes endoplasmatisches Retikulum; cAMP = zyklisches Adenosin-5'-Phosphat; adr-R. = (α- oder β-)adrenerge Reaktion; Abkürzungen unter **c** = s. Abb. 147, S. 934)

Abb. 149a–c. *Auswirkungen und Komplikationen des Diabetes mellitus.* **a** *Zum Nachweis eines Diabetes mellitus.* Beim *Glukosetoleranztest* zeigen *juvenile Diabetiker (1) ohne funktionstüchtigen Inselapparat* in der Regel eine schwer pathologische hyperglykämische Reaktion, während *erwachsene Zuckerkranke mit Insulinresistenz* (2) meist eine mäßig pathologische Blutzuckerkurve aufweisen. Diese beiden Hauptformen von Diabetes mellitus lassen sich heute durch *Bestimmung der Insulinkonzentration* nach peroraler Belastung mit Traubenzucker deutlich auseinanderhalten (mittleres Diagramm). Der *Tolbutamid-Test,* der im nüchternen Zustand durchgeführt wird und auf einer stimulierenden Wirkung dieser Substanz auf die Insulinsekretion beruht, zeigt bei Diabetikern einen nur geringen Abfall der Blutzuckerkonzentration (3). **b** u. **c** *Mögliche Folgen und Komplikationen eines schweren Diabetes mellitus.* Das vereinfachte Schema unter **b** gibt eine Übersicht über gesicherte oder wahrscheinliche bzw. vermutete (?) *Zusammenhänge zwischen metabolischen Störungen in Zellen und Geweben* einerseits (links) und *chemisch faßbaren Veränderungen in der Zusammensetzung von Blut und Urin* (Mitte) sowie *klinischen Symptomen und Zeichen bzw. sekundären Organveränderungen* andererseits (rechts). Hinsichtlich der letzteren kann zwischen mehr oder weniger *akuten, in allen Stadien der Krankheit möglichen »Entgleisungen« des Stoffwechsels* (oben, in der ungefähren Reihenfolge des zunehmenden Schweregrades der Störung) und *Spätveränderungen* (unten) unterschieden werden, die mehr den Charakter chronischer Leiden oder *sekundärer Komplikationen* tragen. *Polyurie, Nykturie* und *Polydipsie* (4, 5) sind nicht selten die ersten Anzeichen einer diabetischen Stoffwechselstörung, besonders bei *juvenilen Formen.* In andern Fällen suchen die Patienten den Arzt wegen Schwächegefühl, Gewichtsverlust (8) und/oder allenfalls Neigung zu arterieller Hypotonie mit Schwindel u. a. (6) auf. Mitunter setzt die Störung aber primär mit einem *Coma diabeticum* ein (13), das mehrheitlich auf einer Exsikkose-bedingten Erhöhung der Kochsalzkonzentration im Interzellulärraum des Gehirns (mit »Zellexsikkose«) zu beruhen scheint *(»hyperglykämisches, hyperosmolares, nicht ketotisches Koma«).* Schwere Formen von *Ketoazidose* (9–12) können z. B. durch Streßzustände ausgelöst werden. Nur ausnahmsweise kommt es zu Schock mit Oligurie (7). Eine hochgradige Laktatazidose gehört zu den Ausnahmen. Ist eine *diabetische Erbbelastung bekannt, läßt sich ein sog. potentieller Diabetes durch den Nachweis eines pathologischen Resultates der unter* **a** erwähnten Tests nach körperlicher Anstrengung erkennen, und durch geeignete Maßnahmen kann dann die Störung von einem frühen Stadium weg unter Kontrolle gehalten werden. Der *Erwachsenen-Diabetes (»Altersdiabetes«)* wird meist erst im Alter von mehr als 40 Jahren klinisch manifest. Die metabolischen Veränderungen sind in der Mehrzahl dieser Fälle weniger schwerwiegend als bei den juvenilen Formen. Mehrheitlich handelt es sich um adipöse Patienten, und oft bleibt die Störung lange Zeit asymptomatisch. Besonders trifft dies für die Variante des Altersdiabetes zu, bei der keine erhebliche Insulinabhängigkeit besteht. Fälle von *sekundärem Diabetes mellitus* (s. Abb. 148, S. 936) zeigen einen, dem Ausmaß der Zerstörung des Inselapparates entsprechenden Schweregrad der Zuckerkrankheit und weisen daher u. U. Insulinmangelerscheinungen ähnlich wie beim juvenilen Diabetes auf. *Verschlimmernde Faktoren,* die eine diabetische Stoffwechselentgleisung

Begriffe und allgemeine Hinweise zum Diabetes mellitus

Definitionen: Unter der Bezeichnung »*Diabetes mellitus*« *(kurz: Diabetes)* werden verschiedene Krankheitszustände zusammengefaßt, deren gemeinsames Kennzeichen eine verminderte Insulinwirkung (-»Aktivität«) ist, und die meistens mit Hyperglykämie und Glukosurie einhergehen, falls die Patienten nicht durch eine geeignete Diät und/oder exogene Insulinzufuhr »richtig eingestellt« sind. Die Einteilung der verschiedenen Formen von Diabetes mellitus richtet sich z. Z. vor allem nach Ätiologie, Schweregrad und Verlaufsform der Störung bzw. Alter der Betroffenen.

In ätiologischer Hinsicht läßt sich eine große Zahl von Fällen abgrenzen, bei denen Gründe zur Annahme einer genetischen Störung bestehen: Bei dieser häufigsten Gruppe, die noch in Untergruppen unterteilt werden kann (s. u.), sprechen wir von »*genetischem (hereditärem) Diabetes mellitus*« oder – da die eigentliche Ursache des Leidens immer noch ungeklärt ist, von *idiopathischem (primärem, essentiellem) Diabetes mellitus.* Von einem »*pankreatischen Diabetes mellitus*« redet man, wenn die ungenügende Insulinproduktion auf einer weitgehenden Zerstörung der Langerhans'schen Inseln durch einen andersartigen krankhaften Prozeß (z. B. Karzinom, schwere Pankreatitis oder fortgeschrittene Hämochromatose) oder durch chirurgische Entfernung des Organs bedingt ist. Die verschiedenen Formen von »*endokrinem Diabetes mellitus*« sind dadurch gekennzeichnet, daß sie im Rahmen einer besonderen Endokrinopathie

---

Abb. 149 a–c (Fortsetzung)

auszulösen vermögen, sind z. B. körperliche Anstrengungen oder andere Streßzustände, verstärkte Hormonwirkungen (STH, Adrenalin, Glukokortikosteroide, Gravidität, u. U. Thyreoidea-Hormone), schwere Infektionen, Traumen, chirurgische Eingriffe u. a. m. Ein ungünstiger Verlauf wird ferner bei zunehmender Fettleibigkeit beobachtet. Die wichtigsten *Spätveränderungen,* die durch einen langdauernden und nicht gut »eingestellten« Diabetes mellitus hervorgerufen oder begünstigt werden können, sind in dem Blockschema **b** unten rechts angegeben. Zu den häufigsten Spätkomplikationen gehören diejenigen, die auf eine *arterielle Atherosklerose* (19, 21) zurückgehen (*koronare Herzkrankheit, Hirnischämie und -infarkte, diabetische Gangrän* an Zehen bzw. Füßen, u. a. m.). Die bei Diabetikern ebenfalls gehäuft auftretendende *Mediasklerose* (*Mönckeberg,* 22), die vor allem Extremitätenarterien betrifft, verursacht demgegenüber selten erhebliche Komplikationen. Allgemein ungünstig wirkt sich indessen die *lipidreiche Arteriolenhyalinose* aus (23), die besonders deutlich in den Nieren zum Ausdruck kommt. Die *diabetische Mikroangiopathie,* die sich in unterschiedlichem Maß durch eine Verdickung und teilweise Aufsplitterung der Basalmembranen (24) sowie – erkennbar vor allem bei *diabetischer Retinopathie* (15) – durch Bildung von *Mikroaneurysmen* (25) charakterisiert, führt in manchen fortgeschrittenen Fällen u. a. zur Ausbildung einer *diabetischen Nephropathie* (14). Diese kann sich im Sinn einer *exsudativen Nephropathie* (26), mit Ablagerung von Fibrin an der Parietalseite der Bowman'schen Kapsel und in der Wand von Kapillarschlingen, eines sog. »*capsular drop*« (27), mit Auftreten von eiweißreichen Kugeln im Kapselraum, und schließlich einer *diabetischen Glomerulosklerose* manifestieren. Die letztere ist mehrheitlich vom *diffusen Typ* (28, Basalmembranverdickung und mesangiale Sklerose mäßigen Grades), z. T. aber vom *nodulären Typ* (29, *Glomerulosklerose Kimmelstiel-Wilson*). Weitgehend auf einer diabetischen Mikroangiopathie beruht ferner die *Rubeosis iridis* (16, 34), die zudem eine proliferative Komponente aufweist und diagnostisch sowie im Hinblick auf eine mögliche Glaukombildung von Bedeutung ist. Die *diabetische Katarakt* (17, 33) erklärt man sich in erster Linie durch eine osmotisch bedingte Schwellung infolge Anhäufung von Sorbit und Fruktose, die aus Glukose entstehen und nur langsam abgebaut bzw. aus den Linsenfasern wieder ausgeschleust werden. Hauptursache der »*diabetischen Erblindung*« ist jedoch die Retinopathie (32), die oft mit Gefäßthrombosen (d), Blutungen (a), exsudativen und proliferativen Reaktionen (c), teilweiser Retinaablösung (b) u. a. verbunden ist. Die *Nieren* zeigen bei unkontrolliertem Diabetes mellitus u. a. eine vom Grad der Hyperglykämie bzw. Glukosurie abhängige, intraepitheliale Glykogenablagerung im geraden Teil der Hauptstücke, nahe der Henle'schen Schleife (*Armanni-Ebstein-Zellen,* 30) sowie eine Basalmembranverdickung auch im Bereich der Tubuli (30). Diabetiker neigen in besonderem Maß zu *Pyelonephritis,* nicht selten verbunden mit *Papillennekrose* (31); wahrscheinlich wirkt hier die bekannte *Infektanfälligkeit* der Zuckerkranken begünstigend, abgesehen von anderen Veränderungen, wie der interstitiellen, z. T. lipidreichen Fibrose im Nierenmarkbereich, die man nicht selten antrifft. Häufige *Leberveränderungen* bei Diabetes umfassen das Auftreten von »*Lochkernen*« (Kernglykogen, 35) und eine mehr oder weniger diffuse, oft großtropfige *Verfettung der Hepatozyten* (36). *Diabetische Neuropathien* machen sich vor allem bei »schlechter Einstellung« bemerkbar und gehen zum guten Teil auf streckenförmige Demyelinisierungen, z. T. verbunden mit Achsenzylinderuntergang, zurück (37). Das autonome Nervensystem ist z. T. ebenfalls betroffen, und entsprechende Störungen kommen u. U. als Ursache kardiorespiratorischer Zwischenfälle in Betracht. *Schaumzellen mit reichlich Cholesterinestern* (38a), u. U. in Form Touton'scher Riesenzellen (38b), stehen in erster Linie mit der Hyperlipidämie in Beziehung und finden sich z. B. im *Xanthoma diabeticorum* angehäuft. Die *Necrobiosis lipoidica diabeticorum* (39) sieht man heute nicht mehr so häufig, am ehesten noch bei Frauen mit schlechter Einstellung der Zuckerkrankheit. Weitere Spätfolgen bzw. -komplikationen umfassen eine *Tendenz zu Dupuytren'scher Kontraktur* (40), die *Osteopathia diabetica,* die u. U. mit Knocheninfarkten einhergeht (41), vorwiegend vaskulär bedingte *regressive Veränderungen an Genitalorganen* (42, z. B. Verkalkung der Muskulatur der Ductus deferentes) u. a. m. Am Ort der Insulininjektion kommt es dann und wann zu einer »*Lipodystrophie*«, d. h. einem örtlichen Fettgewebsschwund (43), u. U. auch zu einer lokalen »*Lipohypertrophie*« (44). Als mehr oder weniger *pathognomonisch* für Diabetes mellitus gelten – abgesehen von gewissen Inselveränderungen (Schwund bzw. Atrophie, Hyalinose, s. Abb. 148) – die Glomerulosklerose Kimmelstiel-Wilson (29), der »capsular drop« (27) und die Mikroaneurysmen (25, besonders in der Retina). Ziemlich *charakteristisch, aber nicht streng pathognomonisch,* sind Veränderungen, wie die Verdickung der Basalmembranen der kleinen Blutgefäße (24), Kernglykogen in Leberzellen (35) und Armanni-Ebstein-Zellen (30)

(S. 376ff.) auftreten, so bei Akromegalie, Hyperthyreoidismus, Cushing-Syndrom, primärem Aldosteronismus, Phäochromozytom, A-Zellen-Tumor der Pankreasinseln u. a. Der sog. »*Schwangerschaftsdiabetes*« gehört ebenfalls dieser Kategorie an. Ein »*iatrogener* (vom Arzt verursachter) *Diabetes mellitus*« liegt vor, wenn die Störung durch Medikamente, wie Kortikosteroide, Diuretika von der Gruppe der Benzothiadiazine oder – möglicherweise – Östrogen-Progesteron-Kombinationen hervorgerufen wurde.

Nach dem *Schweregrad der diabetischen Störung* kann wie folgt unterteilt werden: Von »*potentiellem Diabetes mellitus*« (früher *Prädiabetes*) dürfen wir sprechen, wenn Hinweise auf eine hereditäre Prädisposition (z. B. diabetischer eineiiger Zwilling) vorliegen, Zeichen einer verminderten Insulinwirkung jedoch (noch) kaum nachweisbar sind. Beim »*latenten Diabetes mellitus*« ergeben sich, trotz normaler Nüchternblutzuckerwerte, pathologische, d. h. im Sinne der diabetischen Stoffwechselstörung veränderte Resultate der üblichen Glukosetoleranzprüfungen. Der »*chemische Diabetes mellitus*« weist alle blutchemischen Charakteristika der ungenügenden Insulinwirkung auf, also auch eine erhöhte Nüchternblutzuckerkonzentration, ist aber klinisch im wesentlichen asymptomatisch. Beim *klinisch manifesten* (»*klinischen*«, »*offenen*«, »*dekompensierten*«) *Diabetes mellitus* finden sich sowohl die typischen blutchemischen Veränderungen wie die klinische Symptomatik des Zuckerkranken.

Die Bezeichnung *Streß-Diabetes* wird unterschiedlich gehandhabt. Die einen verstehen darunter den latenten Diabetes, andere eine vorübergehende diabetisch veränderte metabolische Situation bei Streß-Zuständen.

Zu den schweren *metabolischen Komplikationen* des Diabetes mellitus gehören die *diabetische Ketoazidose,* die mit einer exzessiven Bildung von Ketonkörpern verbunden ist, und das u. U. daraus hervorgehende *diabetische Koma,* ferner das *hyperglykämische hyperosmolare, nicht ketotische Koma* und – selten – die *Milchsäureazidose.*

Nach dem *Verlaufstyp,* der wahrscheinlich zum guten Teil genetisch bedingt ist, werden folgende Formen von idiopathischem Diabetes unterschieden: a) der *klassische, sog. jugendliche Diabetes mellitus* (»*juvenile-onset diabetes*«) mit rascher Entwicklung einer Ketose; b) der *sog. jugendliche Diabetes mellitus ohne Neigung zur Ketose,* wobei sich eine Untergruppe mit Insulinbedürftigkeit innerhalb von 2 Jahren nach Diagnosestellung und eine solche mit Insulinbedürftigkeit später als 2 Jahre nach Diagnosestellung auseinanderhalten lassen. Die letzterwähnte Form scheint einem autosomal-dominanten Erbgang zu folgen; c) unter den Fällen mit sog. *Erwachsenen-Diabetes mellitus* (»*Altersdiabetes*«, »*maturity-onset diabetes*«), der sich in der Mehrzahl der Fälle erst nach dem 40. Altersjahr klinisch bemerkbar macht, werden mindestens *2 verschiedene Typen* beobachtet: *solche ohne und solche mit Insulinbedürftigkeit,* wobei im letzteren Fall ein Teil der Patienten einen progressiven Verlauf der Krankheit aufweist.

Komplikationen des Diabetes mellitus, die sich an einzelnen Geweben, Systemen oder Organen äußern, umfassen die *diabetische Retinopathie,* die *diabetische Nephropathie,* die *diabetische Neuropathie,* die *diabetische Gangrän,* in der Regel der Füße, u. a.

Die *Häufigkeitsverteilung* des Diabetes mellitus läßt eine deutliche Zunahme in Abhängigkeit des *Alters* erkennen. So entfallen in den USA auf 1000 Einwohner 1–2 Diabetiker im Alter von weniger als 18 Jahren, jedoch 79, die über 65 sind. Wegen der fortschreitenden Überalterung der Bevölkerung, der größeren therapeutischen Möglichkeiten und – damit zusammenhängend – der erhöhten Zahl von Kindern diabetischer Eltern, ferner aufgrund besserer diagnostischer Techniken *wird in Zukunft die Zahl bekannter Diabetiker weiter zunehmen.* In diesem Sinn dürfte sich die in guten Zeiten weitverbreitete Adipositas auswirken, die bei Prädisponierten die Manifestation der Zuckerkrankheit zu fördern scheint. Beim Bemühen, dieses Leiden rechtzeitig zu erkennen, wird der Arzt vor allem bei Leuten mit bekannten Diabetesfällen in der Verwandschaft und solchen, die ein hohes Geburtsgewicht hatten (vgl. S. 308), ferner bei älteren Personen und bei Adipösen die nötigen diagnostischen Maßnahmen ergreifen.

Genetische Faktoren beim Zustandekommen des Diabetes mellitus

Da sich der Diabetes mellitus a) oft erst in späteren Lebensjahren klinisch manifestiert, b) durch sog. präzipitierende Faktoren, wie Fettsucht, Infektionen u. a., zur vorzeitigen Manifestation gebracht werden mag, c) wahrscheinlich ein Syndrom und keine nosologische Einheit darstellt und d) – wenigstens in einem Teil der Fälle – auf einer multifaktoriellen genetischen Störung (Polygenie) beruhen könnte, ließ sich der *Vererbungsmodus* der einzelnen Formen bisher nicht befriedigend klären. Wie oben erwähnt, scheint beim *jugendlichen Diabetes ohne Insulinbedürftigkeit über 2 Jahre nach Diagnosestellung* die Annahme einer *autosomal-dominanten Vererbung* den Beobachtungen am ehesten gerecht zu werden, was für die anderen Typen dieser Gruppe nicht oder nicht ohne weiteres zutrifft. Für einen *autosomalen, nicht geschlechtsgebundenen Erbgang* sprechen das häufigere Vorkommen von Diabetes bei Zwillingen im Fall von Identität als bei Nichtidentität und die äquilaterale Übertragung der Störung durch Vater oder Mutter auf Kinder. Hypothesen, wonach es sich bei jugendlichen Diabetikern um homozygote, bei Altersdiabetikern um heterozygote Träger einer genetisch fixierten Störung handeln könnte, blieben nicht unwidersprochen. Ebenso ist man über die Vorstellung, die Prädisposition zu Diabetes könnte dominant, die Neigung zur Manifestation des Leidens jedoch rezessiv vererbt werden, geteilter Meinung. Hinweise auf genetische Hintergründe wenigstens *einer* Form von *juvenilem Diabetes* gibt deren gehäuftes Vorkommen bei Personen mit den *Histokompatibilitätsantigenen HLA-B8 und BW 15. Gesamthaft betrachtet, sind wahrscheinlich hereditäre Stoffwechselstörungen für die meisten Diabetesformen verantwortlich,* wobei eine *Polygenie* und eine *multifaktorielle Ätiologie,* d. h. das Wirksamwerden *endogener und exogener Faktoren,* im Vordergrund der Diskussion stehen. Die Vielfältigkeit der möglichen Einflüsse spiegelt sich in Tiermodellen von Diabetes mellitus wider. So scheinen beim diabetischen chinesischen Hamster 4 sog. Diabetes-Gene vorzuliegen, während bei der Sandratte vorwiegend alimentäre Faktoren die Auslösung der Zuckerkrankheit bestimmen, und bei der »spiny mouse« endogene und exogene Faktoren ungefähr gleich wichtig sind.

Die einzelnen Formen des Diabetes mellitus

Pathogenese: Die *biochemischen Hintergründe des primären Defekts bei sog. genetischem Diabetes mellitus konnten noch nicht aufgedeckt werden.* Anhaltspunkte für eine ungenügende oder fehlende Aktivierung von Proinsulin in Insulin durch die B-Zellen der Pankreasinseln ließen sich bisher nicht finden. Diese Fragen bleiben weiterhin offen. Ob – zumindest bei gewissen Formen von juvenilem Diabetes – genetisch bedingte Unterschiede in der Empfindlichkeit einzelner Zellarten (insbesondere der B-Zellen) der Langerhans'schen Inseln gegenüber Viren (vgl. dazu »Insulitis«, S. 1793) oder anderen schädlichen Agentien bestehen, kann vorläufig noch nicht entschieden werden. Neuere morphologische Befunde (s. u.) deuten indessen darauf hin, daß *beim jugendlichen Diabetes mellitus zwischen dem Schweregrad der Störung einerseits und dem Ausmaß der Reduktion der totalen B-Zellmasse und deren Granulabestand andererseits eine Korrelation besteht.* Die beiden letztgenannten Parameter stimmen erwartungsgemäß mit der Menge des aus dem Pankreasgewebe extrahierten Insulins überein. *Erwachsene Diabetiker* produzieren z. T. noch ziemlich viel Insulin, besonders solche mit Adipositas. Hier scheint die Störung zu einem guten Teil in einer *Insulinresistenz* und/oder einer hormonalen Störung mit *Überproduktion von Hormonen bzw. Substanzen zu liegen, die den Blutzuckerspiegel erhöhen.* So wirken *Katecholamine* vor allem über eine verstärkte Glykogenolyse in der Leber und eine gesteigerte Lipolyse im Fettgewebe hyperglykämisierend. *Kortisol* fördert die Proteolyse in der Muskulatur und erzeugt eine verstärkte hepatische Glukoneogenese. *STH* und das ihm verwandte *HPL* (»human placental lactogen« = HCS = »human chorionic somatomammotrophin«) in höheren Dosen haben vor allem eine Hemmung der peripheren Glukoseutilisation und eine vermehrte Lipolyse zur Folge (Abb. 148). Eine Erhöhung der Konzentration *freier Fettsäuren* im Blutplasma – z. B. nach verstärkter Lipolyse oder nach intestinaler Resorption von reichlich Nahrungsfett – zieht eine Verminderung der Glukoseverwertung durch Muskulatur und Fettgewebe nach sich.

Von den verschiedenen *Hypothesen,* die zur Deutung wenigstens eines Teils der Formen von idiopathischem Diabetes vorgebracht wurden, sind u. a. folgende erwähnenswert: 1) Es wäre denkbar, daß wenigstens beim jugendlichen Diabetes die genetisch bedingte Störung direkt die *B-Zellen* bzw. die *Insulinproduktion* betrifft. Bis heute ist jedoch nicht klar, ob der B-Zellen-Schwund primärer oder sekundärer Natur ist. 2) Eine weitere Möglichkeit besteht darin, daß – zumal beim Erwachsenendiabetes – bei an sich ungestörter Insulinproduktion eine metabolische Störung zu *erhöhtem Insulinbedarf,* insbesondere von Muskulatur und Fettgewebe, Anlaß gibt (s. adipöse Diabetiker u. a.). 3) Ein Hypoinsulinismus infolge *Inaktivierung des Wirkstoffs,* etwa Insulinantagonisten, katabolische Enzyme (»Insulinase«) oder Anti-Insulin-Antikörper (bei juvenilem Diabetes), scheint nicht häufig vorzukommen. 4) Es wurde schließlich verschiedentlich ein Insulininhibitor (»Sinalbumin«, möglicherweise eine Verbindung von B-Ketten des Insulins mit Albumin) beschrieben, ohne daß diese Frage eine allgemein anerkannte Klärung gefunden hätte. 5) Besondere Aufmerksamkeit schenkt man seit einigen Jahren der Frage nach Störungen im Bereich der *Insulinrezeptoren.* Verschiedene Befunde deuten auf eine Verminderung der Bindungsfähigkeit und/oder der Zahl der Rezeptoren an Erfolgszellen, wie Adipozyten und Muskelzellen, bei zumindest einem Teil der Fälle von Altersdiabetes hin. Ob und wie häufig Autoantikörper mit diesen Strukturen in Beziehung treten, ist nicht geklärt. 6) Eine weitere Möglichkeit zur Deutung einer Glukoseintoleranz, die besonders bei dem mit Adipositas verbundenen Erwachsenen-Diabetes von Bedeutung sein könnte, liegt in der *Verfettung von Leberzellen,* die vermutlich mit einer Herabsetzung der Kohlenhydrat-Speicherungs-Kapazität des Organs einhergeht. 7) Schließlich bleibt zu erwähnen, daß in einzelnen Fällen eine *übermäßige Produktion von Glukagon* als wesentlicher kausativer Faktor in Erwägung gezogen wird. Bei manchen erwachsenen Diabetikern scheint eine *Kombination von Insulinmangel und Insulinresistenz* vorzuliegen.

Beim *juvenilen Diabetes* wird, wie erwähnt, zu wenig Insulin produziert. Das Pankreas enthält in fortgeschrittenen Stadien fast kein extrahierbares Insulin, und nach oraler Verabreichung hypoglykämisch wirksamer Substanzen vom Sulfonylharnstofftyp, die normalerweise die B-Zellen der Inseln zu vermehrter Insulinsekretion anregen, notiert man keine Senkung des Blutzuckerspiegels. Es wird angenommen, daß in diesen Fällen die Insulinproduktion schon im Kindesalter abzunehmen beginnt und – wenn auch mit z. T. mehrmonatigen dazwischengeschalteten Erholungsphasen – schließlich annähernd versiegt. Mit zunehmendem Insulinmangel macht sich bei unbehandelten Patienten eine deutliche Neigung zur Entwicklung einer Ketoazidose bemerkbar, weshalb diese Patienten früher oder später (s. o.) zum Überleben Insulin benötigen. Über die Natur des B-Zellen-Schadens in diesen Fällen besitzen wir nur lückenhafte Kenntnisse (s. unter Morphologie).

Beim *Erwachsenendiabetes,* der sich klinisch – wie gesagt – in der Regel nicht vor dem mittleren Erwachsenenalter bemerkbar macht, finden sich im Nüchternzustand im Blutplasma zunächst annähernd normale Insulinkonzentrationen. Nach oraler Glukosebelastung zeigt sich indessen eine – hinsichtlich ihrer Ursache noch wenig geklärte – *Verzögerung im Anstieg des Insulinspiegels im Blut;* dieser erreicht aber im Vergleich zur Norm hohe, z. T. *exzessive Werte,* so daß es oft zu der typischen und z. T. ziemlich schweren, *verspäteten Hypoglykämie* kommt, d. h. 3–4 Std postprandial. *Mit dem Fortschreiten des Leidens* bildet sich die Tendenz zur übermäßigen Insulinproduktion nach Glukosebelastung zurück, und die Anfälle von verspäteter schwerer, postprandialer Hypoglykämie nehmen hinsichtlich Häufigkeit und Schweregrad ab. Schließlich liegt *im Nüchternzustand die Insulinkonzentration unterhalb des physiologischen Bereichs.* Zu einem weitgehenden Insulinmangel kommt es aber beim Erwachsenendiabetes kaum, weshalb diese Patienten nicht in erheblichem Maß zur Ausbildung einer Ketoazidose neigen.

Übergangs- bzw. *Zwischenformen* zwischen juvenilem und Erwachsenendiabetes sind bekannt.

In Fällen von *nicht genetischem Diabetes mellitus* hängen Schweregrad und Verlaufsform von der Grundstörung ab. Beim sog. *pankreatischen Diabetes* betrifft dies u. a. die chirurgische Entfernung der Bauchspeicheldrüse oder großer Teile derselben (mehr als 80–90%), ausgedehnte Pankreasnekrosen, schwere akute oder chronische Pankreatitiden verschiedener Ätiologie (z. B. die Skorpionbiß-Pankreatitis), weitgehende Zerstörung des Organs durch maligne neoplastische Prozesse (insbesondere Pankreaskarzinom), fortgeschrittene Hämochromatose, zystische Pankreasfibrose in Endstadien der Mukoviszidose u. a. Bei chronischer Pankreatitis mit erheblicher Fibrosierung notiert man in den Inseln z. T. eine Reduktion der Zahl von B-Zellen, während – zumindest relativ – vermehrt A- und PP(*p*ankreatisches *P*olypeptid)-Zellen vorhanden sind. Der sog. *endokrine Diabetes,* den man u. a. bei Patienten mit Akromegalie, Hyperadrenokortizismus, Hyperthyreose, Phäochromozytom sowie bei gewissen Tumoren der Langerhans'schen Inseln (z. B. A_2-Zellentumor) antreffen kann, erreicht oft nur leichte oder mäßige Grade. Dasselbe gilt für symptomatische Formen von Zuckerkrankheit bei *zentralnervösen, gastrointestinalen, renalen* und allgemein *metabolischen Störungen* sowie bei *Streß* (vgl. dazu Tabelle 64).

Bei *allen Arten von Diabetes mellitus* kommt es, wenigstens vorübergehend, zu einer hinsichtlich Grad und Dauer übermäßigen *Hyperglykämie,* die oft mit *Glukosurie* einhergeht (S. 930). Die Hyperglykämie des Diabetikers beruht – abgesehen von dem aus dem Darm in die Blutbahn übergetretenen Zucker – auf *hepatischer Überproduktion und vermindertem Verbrauch von Glukose in der Peripherie,* d. h. vor allem durch Fettgewebe und Muskulatur. Die von der Leber produzierte Glukose stammt aus Kohlenhydraten der Nahrung, in den Leberzellen gespeichertem Glykogen, der Glukoneogenese aus Aminosäuren sowie zu einem kleinen Teil Glyzerin. Wichtig ist die Feststellung, daß für die Erzielung eines antilipolytischen Effekts am Fettgewebe geringere Konzentrationen von Insulin genügen als für die Erleichterung der Glukoseaufnahme durch diese Zellen. Man versteht daher, daß beim juvenilen Diabetes mit schwerem Insulinmangel eine viel größere Tendenz zur Ausbildung einer *Ketoazidose* besteht als beim Erwachsenendiabetes.

Die für unbehandelte Diabetiker bezeichnende, ungenügende Glukoseaufnahme durch Fett- und Muskelzellen hat verschiedene Folgen: In den *Muskelzellen* beobachtet man einen Verbrauch des Glykogenspeichers und einen verstärkten Proteinabbau, mit vermehrter Freisetzung von Aminosäuren, die zum großen Teil der hepatischen Glukoneogenese zugeführt werden. In *Fettzellen* wirkt sich der Mangel an Glukose im Sinn einer verminderten Fettsäuresynthese aus. Besteht ein erhebliches Insulindefizit, setzt eine verstärkte *Lipolyse* ein. Die ausgeschleusten *freien Fettsäuren* werden zum großen Teil in der Leber zu *Ketonkörpern* abgebaut. Obschon letztere, wie die Fettsäuren, von verschiedenen Geweben für den Energiestoffwechsel benützt werden können, genügt ihr Verbrauch bei unbehandelten Diabetikern oft nicht, um eine Anhäufung dieser Substanzen im Blut zu vermeiden. In solchen Fällen resultiert eine mehr oder weniger ausgeprägte *Ketoazidose.* Der Säureüberschuß bedingt eine *vermehrte Basenausscheidung durch die Nieren,* die mit einem *Natrium- und Kaliumverlust* einhergeht. Zu dem durch osmotische Diurese bei Hyperglykämie bedingten *Wasserverlust,* der durch die azidotisch gesteigerte Atmung noch etwas verstärkt wird, gesellt sich in den Geweben eine durch extrazelluläre Hyperosmolarität verursachte *zelluläre Dehydratation (zelluläre Exsikkose).* Die Wasserverschiebung in den Extrazellulärraum bringt überdies eine Hypervolämie wechselnden Grades mit sich, die ihrerseits zu einem sekundären Hypoaldosteronismus und auf diesem Weg zu renalen Verlusten – neben Cl^- – von Na^+ Anlaß geben kann. In Extremfällen stellt sich auf der Basis dieser Vorgänge eine zunehmende *zentralnervöse Störung* ein, die u. U. ins *Präkoma* und schließlich ins *Coma diabeticum* überleitet. Als Hauptgrund der *Hirnzellenschädigung* darf ihre *Exsikkose* angesehen werden. Dazu kommt wahrscheinlich eine störende Wirkung der *hohen Kochsalzkonzentration im perineuronalen Raum,* die mit entsprechenden Veränderungen im Liquor cerebrospinalis zusammenhängt. Verschiedene Befunde sprechen dafür, daß sich der hohe NaCl-Spiegel im Liquor als Reaktion auf den großen Gradienten in der Glukosekonzentration zwischen Blut und Liquor verstehen läßt, d. h. im Sinn der Erhaltung der Osmolalität des letzteren. Zur Hyperosmolalität des Extrazellulärraums im Gehirn tragen bei erheblicher Hyperglykämie *Fruktose* und *Sorbit* (S. 920) bei. Diese Substanzen, die unter der katalytischen Wirkung der Aldose-Reduktase sowie der Sorbit-Dehydrogenase aus Glukose gebildet und nur langsam abgebaut bzw. durch Zellmembranen transportiert werden, wird auch bei der Entstehung der *diabetischen Katarakt* und *Neuropathie* (S. 947) eine wesentliche Rolle zugeschrieben. In fortgeschrittenen Stadien von Diabetes mellitus besteht eine auffällige *Infektanfälligkeit,* deren Pathogenese noch nicht befriedigend geklärt werden konnte. Als mögliche Faktoren diskutiert man u. a. den erhöhten Zuckergehalt der interstitiellen Gewebeflüssigkeit, Störungen des Aufbaus von Stützgewebskomponenten (insbesondere der Kohlenhydratanteile), vaskulär bedingte Minderdurchblutung, funktionelle Leistungseinbuße des Phagozytensystems u. a. m.

Häufig beobachtet man bei Diabetes mellitus eine *Hyperlipidämie* (vgl. dazu S. 903). Die oft vorhandene *Hypertriglyzeridämie* beruht, wenigstens teilweise, auf einer verminderten Aktivität der Lipoproteinlipase bei Insulinmangel. Dazu kommt, daß bei unbehandeltem Diabetes die *hepatische Cholesterinsynthese,* im Gegensatz zu Normalindividuen, auch im Hungerzustand nicht absinkt und allgemein *gesteigert* zu sein scheint. Tierversuche haben die Erfahrung aus der Humanmedizin bestätigt und erkennen lassen, daß sich die Aktivität der HMG-CoA-Reduktase, des Schlüsselenzyms der Cholesterinsynthese, entsprechend verhält. Bekanntlich stellt die Zuckerkrankheit einen Risikofaktor hinsichtlich der Ausbildung einer *lipidreichen Atheromatose der Arterien* (S. 482) und – in geringerem Maß – eine *Cholelithiasis* dar (S. 735).

In fortgeschrittenen Fällen von Diabetes mellitus zeigen sich ferner mit großer Regelmäßigkeit *Veränderungen kleiner Blutgefäße* (S. 946), insbesondere eine gewisse *Verdickung und teilweise Aufsplitterung der Basalmembranen der Präkapillaren und Kapillaren.* Die Mechanismen, die dieser Veränderung zugrunde liegen, bedürfen einer weiteren Prüfung.

Im Zusammenhang mit der Pathogenese und Pathophysiologie des Diabetes mellitus sind noch *andere Gesichtspunkte* zu berücksichtigen, deren Bedeutung wir z. Z. noch nicht richtig abzuschätzen vermögen. Es wurde schon erwähnt, daß sich bei dauerndem Hyperinsulinismus, wie er bei schwereren Formen von Adipositas beobachtet wird, allmählich eine gewisse *Insulinresistenz der Adipozyten* einstellen könnte, möglicherweise infolge eines relativen Mangels an Insulinrezeptoren in der Plasmamembran dieser Zellen. Unklar ist ferner die Bedeutung von *Glukagon* im Rahmen der Zuckerkrankheit. Werden Insulin und Glukose über zwei Stunden i. v. infundiert, sinkt beim nüchternen Diabetiker die Glukagonkonzentration im Blutplasma ab, was durch Glukoseinfusion allein nicht oder nicht im selben Maß erreicht wird. Man spekuliert, daß beim menschlichen Diabetes die A_2-Zellen der Pankreasinseln eine Störung der Glukoserezeptoren aufweisen könnten. Hohe Konzentrationen von Glukagon und freien Fettsäuren im Blutplasma bewirken bei Diabetikern eine gesteigerte Ketonkörperbildung. Wenig ist ferner über die Rolle des *autonomen Nervensystems* bei der Zuckerkrankheit bekannt. Andrenergischen Mechanismen scheint physiologischerweise u. a. als Gegenregulatoren bei insulininduzierten Hypoglykämien eine wesentliche Bedeutung zuzukommen. Angaben über *Veränderungen anderer endokriner Organe* bei Diabetes mellitus sind ebenfalls noch lückenhaft und z. T. widersprüchlich. Vor allem bei spontan diabetischen Tieren, wie beim chinesischen Hamster, wurde eine Vermehrung der somatotropen Zellen im Hypophysenvorderlappen registriert, während diese Drüse bei menschlichen Diabetikern z. T. eine Verminderung des relativen DNA-Gehalts bei Auftreten zytoplasmareicher Zellen aufweisen soll. Obwohl eine Hypophosphatämie und eine Hyperkalzämie die glukoseinduzierte Vermehrung der Insulinausschüttung offenbar steigern, konnte ein regulatorischer Einfluß des Parathyreoideahormons auf die Pankreasinseln bisher nicht gezeigt werden.

Unklarheit besteht ferner hinsichtlich der Bedeutung der bei juvenilem Diabetes hie und da festgestellten *lymphozytären Insulitis.* Die Art der zellulären Infiltration spricht für eine zellgebundene Immunreaktion. Ob ein solcher Prozeß im Sinn der B-Zellenzerstörung Bedeutung hat und gegen welches Antigen er sich richtet (Proinsulin? Insulin? virale Produkte?), wissen wir indessen noch nicht. Versuche an Kaninchen ließen erkennen, daß Insulitiden vorübergehender Natur sein können. Bei Mäusen zeigen einzelne *Viren,* insbesondere die M-Variante des EMC (*Encephalomyocarditis-*)-Virus, einen ziemlich selektiv schädigenden Effekt auf B-Zellen. Coxsackievirus B3 bewirkt Pankreasläsionen, die schließlich eine Fibrose der Langerhans'schen Inseln umfassen können. Ob, wie experimentelle Beobachtungen an Meerschweinchen andeuten, gegen endogenes (Pro-)Insulin gerichtete *Antikörper* an der Involution des B-Zellenapparats u. U. beteiligt sind, steht noch offen. Man kennt allerdings Fälle von Diabetes mellitus, die mit Acanthosis nigricans einhergehen, und bei denen Antikörper vom IgG-Typ mit gegen Insulinrezeptoren gerichteter Spezifität gefunden wurden.

Es gibt eine Reihe toxischer Substanzen, die im Tierversuch die Inseln bzw. einzelne ihrer Zelltypen mehr oder weniger selektiv schädigen, so Alloxan und Streptozotozin, die vor allem die B-Zellen treffen. Andere, wie N-Nitroso-Methylharnstoff, erzeugen an mehreren Zellarten (A_1, A_2, B) Läsionen, und Methionin im Überschuß führt zu einer Ballonierung vor allem der A-Zellen. Ob bei sog. genetischem Diabetes mellitus bzw. einer Untergruppe desselben eine erhöhte Empfindlichkeit besteht, ist nicht bekannt.

Die zumindest in fortgeschrittenen Stadien von Diabetes mellitus auftretende *Mikroangiopathie (diabetische Mikroangiopathie)* ist ihrem Wesen nach noch wenig geklärt. Da sich ähnliche Veränderungen u. a. bei Tieren mit toxisch oder anderswie induziertem Diabetes mellitus finden, neigt die Mehrzahl der Untersucher heute zur Auffassung, es handle sich hier um eine Folge des Insulinmangels, vor allem der Hyperglykämie, und nicht – oder weniger – um eine mit der diabetischen Störung verbundene, genetisch determinierte Veränderung. Die Diskussion um diese Frage hat allerdings noch kein Ende gefunden. Im Vordergrund der diabetischen Mikroangiopathie steht eine *Verdikkung und teilweise Aufsplitterung der Basalmembranen der kleinen Blutgefäße,* vor allem der Präkapillaren und Kapillaren, z. T. der Arteriolen und Venolen. Möglicherweise bedingt eine andauernde Hyperglykämie – vielleicht unabhängig von Insulin – eine Störung im Aufbau der Membran-Glykoproteine, mit nachträglicher Erhöhung der Permeabilität und sekundärer Infiltration durch verschiedenartiges Material aus dem Blutstrom. Verständlicherweise können andere Faktoren, wie arterielle Hypertonie, Adipositas und zugehörige kardiovaskuläre Störungen, Hyperlipidämie, Rauchen u. a., mit eine Rolle spielen. In kleinen Blutgefäßen bilden sich hie und da *Mikroaneurysmen,* möglicherweise z. T. auf der Grundlage der erwähnten Basalmembranveränderungen.

Morphologisch lassen sich nur wenige Befunde erheben, die – falls vorhanden – als für Diabetes mellitus *pathognomonisch* gelten. Dazu gehören u. a. die *Glomerulosklerose nach Kimmelstiel-Wilson, Mikroaneurysmen am Augenhintergrund* und der sog. »*capsular drop*« im glomerulären Bereich (s. u.). Weitere Veränderungen, wie die *Atrophie der Pankreasinseln* (in fortgeschrittenen, schweren Fällen von jugendlichem Diabetes), die *Inselhyalinose (-amyloidose; im Fall des Erwachsenendiabetes), die Verdickung von Basalmembranen kleiner Blutgefäße* (z. B. durch Muskelbiopsie nachweisbar), das Vorliegen von reichlich sog. *Kernglykogen in Leberzellen* (S. 47) oder die Anwesenheit von *Glykogen in Epithelien der Henle'schen Schleife* (z. B. an Nierenbiopsiematerial erkennbar) geben mehr oder weniger starke zusätzliche *Hinweise* auf das Bestehen einer Zuckerkrankheit.

Veränderungen des Pankreas bei Diabetes mellitus

Eine normale menschliche Bauchspeicheldrüse enthält, wie man schätzt, bis zu 1,8 Millionen Inseln, deren Durchmesser zwischen etwa 80 und 300 µm schwankt. Physiologischerweise machen die *B-Zellen (β-Zellen)*, die Insulin produzieren und sich bei der Gomori-Runge-Färbung blauviolett darstellen, etwa 80% der Parenchymzellen der Inseln aus. Die *A-Zellen (α-Zellen, A_2-Zellen)* sind etwas kleiner als die B-Zellen, zeigen oft eine polygonale oder zipflige Form und liegen meist in der Peripherie der Inseln. Diese glukagonbildenden Elemente lassen sich im Sinn der argyrophilen Reaktion der Granula versilbern. Die seltenen *D-Zellen (δ-Zellen, A_1-Zellen)* fallen durch die dichte Kernstruktur auf, enthalten sehr feine, Anilinblau-positive zytoplasmatische Körnchen und lassen sich durch besondere Techniken, wie die alkoholische Silbernitratmethode nach Davenport, ebenfalls versilbern. Die Funktion dieser Elemente ist noch nicht befriedigend geklärt. Verschiedene Befunde sprechen dafür, daß gewisse Inselzellen Gastrin oder eine gastrinartige Substanz herstellen (=*G-Zellen*). Die Bedeutung der spärlichen *C-Zellen (klare Zellen)* ist noch ungewiß. Über das physiologische Vorkommen sog. V-M-Zellen (s. Verner-Morrison-Syndrom, S. 408) und argentaffiner Zellen (s. Arg. Karzinoid-Syndrom, S. 390) innerhalb der Pankreasinseln gehen die Angaben auseinander. *Histochemisch* lassen sich B-Zellen, die einen Insulin-Zink-Komplex enthalten, durch färberische Zinknachweismethoden elektiv darstellen. *Ultrastrukturell* erweisen sich die Granula der A_2-Zellen (α-Granula) als elektronendicht, umgeben von einem schmalen, hellen Hof, der zwischen der Hüllmembran und den ersteren liegt. Die weniger elektronendichten β-Granula der B-Zellen sind ziemlich polymorph, enthalten z. T. ein kristallartiges Zentrum und liegen oft in weiteren Vesikeln, deren Membran einen größeren, unregelmäßigen Abstand von der Granulaoberfläche hat. D-Zellen (A_1-Zellen) besitzen zahlreiche kleine δ-Granula von geringer Elektronendichte. Im Gegensatz zu der ziemlich gleichmäßigen Verteilung der α- und β-Granula im Zytoplasma häufen sich δ-Granula in kapillarnahen Teilen des Zelleibs an. *Immunohistochemisch* kann man u. a. die insulinhaltigen B-Zellen und die glukagonhaltigen A-Zellen (A_2-Zellen) nachweisen, neuerdings auch die wahrscheinlich gastrinhaltigen A_1(D)-Zellen.

Die *pathologischen Veränderungen der Langerhans'schen Inseln* sind bei den verschiedenen Formen von sog. *genetischem Diabetes mellitus* uneinheitlich und in einem Teil der Fälle mit Hilfe gewöhnlicher histologischer Methoden kaum zu erkennen. Sie hängen wesentlich von Art, Schweregrad und Dauer der Zuckerkrankheit ab.

Beim *jugendlichen Diabetes* beobachtet man in Frühfällen nicht selten eine Vergrößerung der Inseln, verbunden mit Entgranulierung der B-Zellen. Hie und da liegt eine *Insulitis* mit Infiltration durch Lymphozyten und einigen Histiozyten, vereinzelt auch Plasmazellen und eosinophile Granulozyten, vor. In schweren Fällen kommt es vorübergehend u. U. zur Bildung großer »klarer« Zellen mit reichlich Glykogen. In späteren Stadien notieren wir in der Regel eine Atrophie der Inseln mit zunehmendem *Schwund von B-Zellen,* d. h. einer Verschiebung des Verhältnisses zugunsten der Nicht-B-Zellen, insbesondere der A_2-Elemente. Öfters wird dieses Geschehen von einer progressiven Fibrosierung (nicht Hyalinose!) begleitet, und schließlich verschwindet ein Großteil der Inseln. Diese Befunde stimmen mit der Erfahrung überein, daß sich in schweren, fortgeschrittenen Fällen von jugendlichem Diabetes aus dem Pankreas fast kein Insulin mehr extrahieren läßt. Makroskopisch sind die Veränderungen kaum erkennbar (vgl. dazu S. 1793).

Anders verhält es sich beim *Erwachsenendiabetes.* Die Inseln bleiben hier in der Regel mehr oder weniger erhalten, und die zahlenmäßige Verminderung sowie die Entgranulierung der B-Zellen erreicht in der Mehrzahl der Fälle nur einen beschränkten Grad. Glykogenreiche Zellen und Insulitis fehlen meist, während ein gewisses Maß von Inselfibrose, z. T. mit entsprechender, bandartiger Anordnung der Parenchymzellen, hie und da angetroffen wird. Für den Erwachsenendiabetes sehr bezeichnend, wenn auch nur in einem Teil der Fälle ausgebildet, ist die *APUD-Amyloidose der Inseln (Inselamyloidose, Inselhyalinose).* Häufig besteht bei dieser Form von Zuckerkrankheit eine Lipomatose, die zu einer makroskopisch erkennbaren Vergrößerung des Pankreas führt. Die geschilderten Befunde machen es verständlich, daß aus der Bauchspeicheldrüse bei Erwachsenendiabetes fast immer Insulin extrahiert werden kann, wenn oft auch weniger als die Hälfte der Normmenge. Das exokrine Pankreasdrüsengewebe zeigt bei sog. genetischem Diabetes mellitus keine auffälligen Veränderungen.

Bei nicht genetischem, d. h. *sekundärem, »pankreatischem« Diabetes mellitus,* der – wie gesagt – z. B. bei fortgeschrittener Hämochromatose (S. 840), ausgedehnter Pankreatitis (S. 708) und weitgehender Zerstörung des Organs durch malignes neoplastisches Gewebe auftreten kann, finden sich die für diese Krankheit bezeichnenden Veränderungen. Dabei entsprechen Schweregrad und Verlauf der Zuckerkrankheit weitgehend dem Ausmaß der Schädigung oder Zerstörung der B-Zellenmasse. Dasselbe gilt für Diabetes nach Pankreatektomie.

Diabetische Angiopathien und diabetische Retinopathie

Im weiteren Sinn können alle Veränderungen der Blutgefäße, deren Ausbildung durch das Bestehen eines Diabetes mellitus gefördert wird, als diabetische Angiopathien bezeichnet werden. Im medizinischen Sprachgebrauch beschränkt man diesen Begriff jedoch in der Regel auf die diabetische Mikroangiopathie (s. u.).

Die bei Diabetikern häufig anzutreffende *Atheromatose (Atherosklerose) der Arterien* unterscheidet sich, soweit bisher bekannt, nicht von der üblichen Form, findet sich aber bei beiden Geschlechtern in ähnlichem Maß und tritt im Vergleich zu Nichtdiabetikern vorzeitig auf, weitgehend im Zusammenhang mit einer Hyperlipidämie. Die wichtigsten Komplikationen der arteriellen Atherosklerose, wie Myokardinfarkt (S. 511), anämische Erweichungen im Gehirn (S. 326), Zirkulationsstörungen in den Extremitäten (S. 491) u. a., sind schon erörtert worden.

Recht bezeichnend ist ferner die Neigung zur Entwicklung einer *Mönckeberg'schen Mediasklerose der Arterien vom muskulären Typ,* vor allem in den unteren Extremitäten. Eine *Arteriolosklerose* wird bei Diabetes ebenfalls gehäuft angetroffen, insbesondere in Form einer *lipidreichen Arteriolohyalinose,* die bezeichnenderweise in den Nieren oft nicht nur die Vasa afferentia sondern auch die Vasa efferentia der Glomeruli betrifft.

Die *diabetische Mikroangiopathie i. e. S.* umfaßt vor allem Veränderungen an den kleinen Blutgefäßen, d. h. in erster Linie an Kapillaren (z. B. »Rubeosis iridis«, makroskopisch erkennbar). Diese lassen sich lichtmikroskopisch u. a. mit Hilfe der Silber-Methenamin- oder der PAS-Bisulfit-Methode darstellen und bestehen in einer Verdickung sowie z. T. einer angedeuteten Aufsplitterung der *Basalmembran.* Die früher geäußerte Meinung, man könne aufgrund dieses Befundes eine Frühdiagnose von Diabetes mellitus stellen, wird heute nicht mehr aufrecht erhalten. Elektronenmikroskopische Befunde in Fällen von menschlichem oder tierischem Diabetes mellitus ließen erkennen, daß sich in den Frühstadien der Mikroangiopathie insbesondere die peripheren Anteile der Basalmembranen ausweiten, wobei vermehrt »basalmembranähnliches« Material auftritt. Mit der Zeit erkennt man eine deutliche Verdickung der Basalmembran, z. T. verbunden mit Unterteilung derselben in mehrere Lamellen, Erscheinen von Vakuolen und Auftreten zahlreicher ungewöhnlich dicker Mikrofibrillen, die sich z. T. auch in Perizyten und Endothelzellen nachweisen lassen. Mit dieser Umwandlung der Gefäßwand geht eine Erhöhung der Permeabilität einher, was sich u. a. an den Präkapillaren der Nierenglomeruli erkennen läßt. Hier kommt es recht früh zu einem leicht vermehrten Austritt von Plasmaeiweißen. Besonders deutlich äußert sich die diabetische Mikroangiopathie im Sinn der *diabetischen Retinopathie,* wo sich ophthalmoskopisch wie histologisch *Mikroaneurysmen,* d. h. etwa 20–150 μm im Durchmesser messende Aussackungen von Arteriolen und Kapillaren, z. T. verbunden mit kleinen Blutungen, Mikrothromben, ferner Ex- bzw. Transsudaten und Dilatation der Venolen, feststellen lassen. Derartige Befunde werden nach 10–15 Jahre dauerndem Diabetes mellitus oft erhoben und können mit den für einen »Fundus hypertonicus« (S. 532) typischen Veränderungen kombiniert sein. Neuere Beobachtungen deuten darauf hin, daß der Ausbildung von Mikroaneurysmen ein Verlust von Perizyten in den entsprechenden Gefäßabschnitten vorausgehen könnte. Überdies kommt es zu arteriolo-venolären Kurzschlüssen mit nachfolgender Ischämie der ungenügend versorgten Retinaabschnitte. Mit Hilfe der Fluoreszenzangiographie lassen sich diese Läsionen schon früh erkennen, am ersten Bezirke mit verminderter Perfusion, dann eine verzögerte Entleerung der Endstrombahn infolge Stase und schließlich der Austritt des Fluoreszenzfarbstoffs in den Extravaskulärraum. Besonders bei jugendlichem Diabetes von längerer Dauer kommt es aufgrund der örtlichen Zirkulationsstörungen zur Ausbildung einer sog. *Retinopathia proliferans* mit Auswachsen von Kapillarsprossen u. a. in den Glaskörper. Während in Frühstadien der diabetischen Retinopathie vornehmlich die inneren Retinaschichten betroffen sind, greift der Prozeß mit der Zeit auf alle Wandschichten über. Dabei notiert man einen Schwund der neuronalen Elemente und eine Ansammlung u. a. von lipidhaltigen Makrophagen. In den kleinen Arterien des *Koronarsystems* finden sich bei Diabetikern – zusätzlich zu der oft erheblich ausgebildeten Atheromatose der größeren Kranzarterien – häufig Veränderungen im Sinn der diabetischen Mikroangiopathie, z. T. auch umschriebene Zellvermehrungen in der Intima.

Diabetische Kardiopathie

Die diabetische Kardiopathie zeichnet sich – abgesehen von den Folgezuständen von Veränderungen großer und kleiner Blutgefäße – durch das Auftreten PAS-positiven Materials im Interstitium, eine mehr oder weniger diffuse Fibrose und einen erhöhten Gehalt des Ventrikelmyokards an Triglyzeriden und Cholesterin aus.

Diabetische Nephropathie

Ein Großteil der Nierenveränderungen, die bei Diabetes mellitus beobachtet werden, gehören ebenfalls zu der Gruppe der oben besprochenen Mikroangiopathien. Einzelne Autoren zählen auch Papillennekrosen sowie arterio- und arteriolosklerotisch bedingte Veränderungen dazu. Im Bereich der *Glomeruli* kennt man 3 Hauptformen von Läsionen: a) Die *noduläre Glomerulosklerose (Kimmelstiel-Wilson)* gehört wegen ihres typischen histologischen Bildes zu den wenigen für Diabetes annähernd pathognomonischen Befunden. Sie zeigt sich in Form rundlicher, hyaliner Massen, die sich meist in der Peripherie der glomerulären Schlingen befinden, und an deren Oberfläche dünnwandige, dilatierte Kapillaren verlaufen. Das hyaline Material in den mesangial gelegenen, knötchenförmigen bis kugeligen Herden ergibt eine mäßig positive PAS-Reaktion, enthält Mikrofibrillen, aber fast kein typisches Kollagen und weicht bei elektronenoptischer Betrachtung z. T. von der Basalmembranstruktur ab. b) Bei der häufigeren und vor allem bei jugendlichem Diabetes ausgeprägten *diffusen Glomerulosklerose* findet sich PAS-positives Material ähnlicher Beschaffenheit ziemlich diffus im mesangialen Bereich abgelagert. Klinisch ist diese Form, mehr als die noduläre, mit arterieller Hypertonie, Proteinurie und sogar einem nephrotischen Syndrom verbunden.

Die Morphogenese der verschiedenen Formen diabetischer Glomerulosklerose hat noch keine befriedigende Erklärung gefunden. Wahrscheinlich spielt ein Übertritt von Bestandteilen des Blutplasmas ins Mesangium eine wesentliche Rolle. Ob der Nachweis von IgG und C3 in solchen Depots im Sinn eines immunopathologischen Geschehens gedeutet werden darf, wird unterschiedlich beurteilt. c) Sog. *exsudative Veränderungen* im glomerulären Bereich, ohne eigentliche Glomerulosklerose, entsprechen vielleicht Frühstadien der letzteren. Man unterscheidet 2 Haupttypen, den »*fibrinoiden*«, mit Auftreten homogener Ablagerungen azidophilen Materials an der Innenseite des parietalen Blattes der Bowman'schen Kapsel und vor allem innerhalb von Kapillaren, und den sog. »*capsular drop*«*-Typ,* bei dem kugelige Tropfen im Kapselraum vorherrschen. Während ein Übergang exsudativer Veränderungen in Glomerulosklerose (vor allem vom diffusen Typ) für wahrscheinlich gehalten wird, fehlen zuverlässige Hinweise auf das Vorkommen einer Transformation der diffusen in die noduläre Glomerulosklerose. Die Frage, ob die kugeligen Gebilde bei der Kimmelstiel-Wilson-Form von diabetischer Nephropathie aus thrombosierten Mikroaneurysmen hervorgegangen sein könnten, wird teils bejaht, teils verneint.

Verdickte Basalmembranen finden sich nicht nur in der Wand kleiner Blutgefäße sondern auch um *Tubuli.* Neuere Beobachtungen sprechen dafür, daß es sich ebenfalls nicht einfach um eine Vermehrung normalen Basalmembranmaterials handelt, sondern daß abnorme Glykoproteine angehäuft sind. So enthält dieses Material weniger Lysin, dagegen mehr Hydroxylysin und Glukosyl-Disaccharideinheiten als normale Basalmembranen.

Je nach dem Ausmaß der Glykosurie und Rückresorption von Glukose enthalten die Epithelien der Pars recta der Hauptstücke nahe der kortikomedullären Übergangszone, d. h. im proximalen Teil der Henle'schen Schleife, übermäßig *Glykogen.* Diese, eine »Vakuolisierung« des Zytoplasmas vortäuschenden *Armanni-Ebstein-Zellen* müssen von der echten hydropisch-vakuolären Umwandlung, wie sie bei schwerer Hypokaliämie vorkommt, unterschieden werden.

Häufig kommt es, vor allem im Rahmen *pyelonephritischer Komplikationen* (S. 787), zu *Papillennekrosen der Nieren.* Abgesehen von der Infektionsanfälligkeit des Diabetikers wirken dabei pathogenetisch u. a. die verminderte Durchblutung infolge diabetischer Angiopathie und die Hyalinose des Interstitiums im Papillenbereich begünstigend mit.

Diabetische Neuropathien

Bei fortgeschrittenem Diabetes, insbesondere bei »schlechter Einstellung«, zeigen periphere Nerven nicht selten herd- bis streckenförmige Entmarkung und teilweisen Axonenverlust, verbunden mit Atrophie der zugehörigen Muskelanteile. Neuere Befunde an diabetischen C57BL/Ks(db/db)-Mäusen deuten darauf hin, daß bei der diabetischen Neuropathie die Axonenschädigung zeitlich der Demyelinisierung vorausgehen könnte.

Weitere Organveränderungen bei Diabetes mellitus

Je nach Grad und Dauer der Hyperglykämie finden sich in den verschiedensten, hinsichtlich Glukoseeintritt in die Zellen insulinunabhängigen Geweben und Organen vermehrte *Glykogenablagerungen,* so in der Haut, im Myokard, in Gangepithelien von Speicheldrüsen und der Leber, in der Iris und im Ziliarkörper der Augen, d. h. im Bereich der Pigmentschicht. Die Hepatozyten zeigen oft einen normalen Glykogengehalt, jedoch beobachtet man in vielen Fällen das Auftreten von sog. »*Kernglykogen*« (S. 47), dessen Pathogenese unklar bleibt. Nicht selten besteht eine mehr oder weniger ausgeprägte *Leberverfettung.*

Man kennt auch eine *diabetische Enteropathie,* die auf komplexen, vorwiegend vaskulär bedingten Veränderungen der Darmwand beruht und mit Neigung zu Diarrhoe verbunden sein kann.

Lungenfunktionsstörungen bei Diabetes mellitus hängen nach neueren Erhebungen u. a. mit einer Funktionseinbuße der Pneumozyten II zusammen. Diese Zellen scheinen in besonderem Maß auf die Zufuhr von Insulin angewiesen zu sein.

In fortgeschrittenen Stadien der Zuckerkrankheit entwickelt sich häufig – z. T. schon in jugendlichem Alter – eine *Katarakt,* sei es als einfacher »Zuckerstar« *(Cataracta diabetica),* sei es als *Cataracta complicata.* Bei proliferativer Retinopathie stellt sich dann und wann ein *sekundäres Glaukom* ein.

Zentralnervöse Veränderungen umfassen, wenn man von den morphologisch wenig charakteristischen Befunden bei den verschiedenen Formen von *Koma* (s. u.) absieht, vor allem solche im Zusammenhang mit *arteriosklerotischen Komplikationen* (S. 481). Die seltene sog. *Pseudotabes diabetica,* die meist mit schwerer Polyneuropathie einhergeht, beruht auf regressiven Veränderungen überwiegend im Bereich der Hinterstränge. Herdförmige Läsionen ähnlicher Art sind etwas häufiger anzutreffen.

An der *Haut* und am *Unterhautgewebe* können verschiedene Befunde erhoben werden, die u. a. diagnostische Bedeutung haben: Beim *Xanthoma diabeticorum* handelt es sich um gelbliche Knötchen vor allem im Bereich der Vorderarme und an den unteren Extremitäten (z. B. Kniebereich). Sie sind durch eine Ansammlung lipidreicher Makrophagen und Riesenzellen bedingt. Meistens findet sich eine Hyperlipidämie, wobei vor allem Cholesterinester gespeichert werden. Die *Necrobiosis lipoidica diabeticorum* tritt vor allem bei »ungenügender Einstellung« auf, bei Frauen häufiger als bei Männern. Makroskopisch imponieren die mit Vorliebe prätibial lokalisierten Läsionen als Papeln, die später eine blaurote Farbe annehmen, zentral gelblich erscheinen und hier oft ulzerieren. Mikroskopisch finden sich Nekroseherde in den oberen Hautschichten, die von einem Granulationsgewebe mit lipidbeladenen Makrophagen eingefaßt sind. »*Shin spots*« sind kleine, bräunliche, rundliche Veränderungen, die – einzeln oder in Gruppen – mehrheitlich bilateral an den unteren Extremitäten auftreten. Männer zeigen sie häufiger als Frauen. Histologisch notiert man eine Arteriolohyalinose und diabetische Mikroangiopathie, verbunden mit Atrophie der Epidermis und fibrosierender chronischer Entzündung. Die als »*Xanthosis*« *(Xanthochromie)* bezeichnete, nicht ikterische Gelbfärbung der Haut wird bei Diabetes mellitus gelegentlich gesehen. Vermutlich beruht sie auf einer mangelhaften Umwandlung von Karotin in Vitamin A, so daß diese Substanzen sich im Hautbereich anhäufen. Die Pathogenese der sog. *Lipodystrophie (Lipatrophie)*, d. h. eines Schwundes und dann allenfalls einer umschriebenen Vermehrung von Fettgewebe am Ort der Insulininjektion, ist unklar. Man denkt an die Möglichkeit, daß es sich um die Wirkung eines »unreinen« Insulins handeln könnte, das u. a. noch sog. a- und b-Komponenten bzw. Proinsulin enthält. Diese umschriebene Veränderung ist nicht mit dem *lipoatrophischen Diabetes* zu verwechseln, der ein seltenes, besonderes Krankheitsbild mit fast völligem Fehlen des subkutanen Fettgewebes, Hyperlipidämie, eruptiven Xanthomen, Hepatomegalie und Diabetes mellitus darstellt.

Mindestens bei einem Teil der Fälle liegt eine Heredopathie vor, so wie ein Diabetes mellitus auch bei anderen Erbleiden vorkommen kann, wie beim sog. Leprechaunismus, beim Prader-Willi-Syndrom und beim Wermer-Syndrom (S. 824). Die *lokale Lipohypertrophie* am Ort der Insulininjektion beruht wahrscheinlich auf einem örtlichen Insulineffekt im Sinn der vermehrten Fettsynthese. Als recht charakteristisch gilt die Neigung der Diabetiker zur Ausbildung einer leichten bis mäßigen *Dupuytren'schen Kontraktur* der Palmaraponeurose.

Allfällige funktionelle und/oder strukturelle Störungen der *Genitalorgane* von Diabetikern stehen mehrheitlich mit der diabetischen Neuropathie, allenfalls mit den oben erwähnten Gefäßveränderungen in Beziehung. Erwähnenswert sind die recht häufigen Verkalkungen der Muskularis der Vasa deferentia, die man radiologisch erkennen kann.

In der *Mamma* diabetischer Frauen erkennt man nicht selten eine Ablagerung hyalinen Materials in der Umgebung der Drüsengänge. Färberisch und strukturell gleicht es den hyalinen Massen, etwa bei nodulärer Glomerulosklerose.

Die sog. *diabetische Osteopathie* beruht in erster Linie auf vaskulär bedingten aseptischen Nekrosen (»Charcot-Fuß«, »Forrestier'sche Läsionen« der Wirbelsäule u. a.).

Verlaufsformen des sog. genetischen Diabetes mellitus:

Beim *potentiellen Diabetes mellitus*, der aufgrund einer besonderen erblichen Belastung vermutet werden kann, finden sich – soweit aus derartigen Verlaufsstudien erkennbar – zunächst keine sicheren biochemischen oder morphologischen Veränderungen. Selten gelang es, eine Störung der Insulindynamik bei noch normaler extrazellulärer Glukosekonzentration festzustellen. In einer späteren Phase kommt es bei Anwendung sog. Streß-Teste (z. B. Kortison-Glukose-Toleranzbelastung) u. U. zu nachweisbaren Anomalien der Glukose-Insulin-Relation.

Beim *latenten (»chemischen«) Diabetes mellitus* fallen Streß-Teste in der Regel positiv aus *(Streß-Diabetes)*. Zudem bemerkt man – trotz noch normaler Nüchternblutzuckerwerte – in der postabsorptiven Phase bzw. nach Belastung mit Glukose eine deutliche Hyperglykämie. Der latente Diabetes kann kurze Zeit, jahrelang oder gar während des ganzen Lebens dauern, woraus hervorgeht, daß sich die einzelnen Diabetesformen verschiedenen Schweregrades nicht mit voraussagbarer Gesetzmäßigkeit folgen. Die Bedeutung der möglichst frühzeitigen Erfassung eines latenten Diabetes, u. U. schon im Kindesalter, liegt in der z. B. durch diätetische Maßnahmen möglichen Milderung oder gar Verhinderung eines progressiven Verlaufs.

Der Übergang in einen *klinisch manifesten (»offenen«, »dekompensierten«) Diabetes mellitus* kann im Sinn einer langsam zunehmenden Dekompensation des Zuckerstoffwechsels, zunächst ohne Ketose, oder abrupt, unter dem Bild einer rasch einsetzenden Ketoazidose, erfolgen. Dabei sind vorübergehende Besserungen keine Seltenheit, ebenso wie sich über lange Zeit ein mehr oder weniger stationärer Zustand halten mag, insbesondere beim Erwachsenendiabetes.

Der sog. *jugendliche Diabetes mellitus* mit seinen Unterformen (s. o.) stellt meist die biochemisch schwerere Störung dar als der Erwachsenendiabetes und macht sich in der Regel schon in der Kindheit oder Adoleszenz bemerkbar. Oft setzen die Symptome akut ein, manchmal unter dem Bild eines Coma diabeticum. Besonders in diesen Fällen wird eine Virusätiologie bzw. das Vorliegen einer Insulitis diskutiert. Da die Betroffenen nach längerer Dauer des Leidens in der Regel kein eigenes Insulin mehr produzieren, sind sie auf die exogene Zufuhr des Wirkstoffs angewiesen.

Wie erwähnt, ist der sog. *Erwachsenendiabetes (»Altersdiabetes«)* – trotz der Gefahr verschiedenster Komplikationen (s. u.) – die hinsichtlich der biochemischen Störung weniger schwere und stabilere Form der idiopathischen Zuckerkrankheit. In der Regel fällt der klinisch manifeste Beginn des Leidens jenseits des 40. Altersjahrs; das Leiden kann sich aber auch schon bei Jugendlichen bemerkbar machen. Der Verlauf ist häufig asymptomatisch, und es besteht, da eine Restkapazität an Insulinproduktion erhalten bleibt, meist über längere Zeit oder andauernd keine Tendenz zur Ausbildung einer Ketose. Ungefähr 80% der Patienten mit Erwachsenendiabetes weisen im Zeitpunkt der Diagnosestellung eine Adipositas auf. Die diabetischen Spätkomplikationen gleichen z. T. denen des jugendlichen Diabetes, allerdings stehen vaskuläre Störungen erheblich mehr im Vordergrund.

Folgen und **Komplikationen** des Diabetes mellitus: Auf den oft akuten Beginn des *juvenilen Diabetes* wurde schon aufmerksam gemacht. Zu den ersten Symptomen gehören Polydipsie, Polyurie, Polyphagie, Gewichtsverlust, Müdigkeit und körperliche Schwäche sowie psychische Alterationen, wie Gereiztheit und bei Kindern u. a. Bettnässen. Die Störung erweist sich anfänglich oft als unstabil und kann durch Insulingabe sowie diätetische Maßnahmen meistens leicht beherrscht werden; allerdings sind schwere physische Anstrengungen, die u. U. präzipitierend wirken, zu meiden.
Beim *Erwachsenendiabetes* bildet ein akutes Auftreten diabetischer Symptome – wie gesagt – die Ausnahme. Manchmal bemerken die Patienten als erstes einen Gewichtsverlust, selten eine Gewichtszunahme, oder sie suchen den Arzt wegen anderer Störungen, wie Nykturie, Sehschwierigkeiten, Müdigkeit, neuritischen Zeichen, nächtlicher Diarrhoe, Beschwerden bei der Blasenentleerung und – bei Frauen – Pruritus vulvae, auf. In fortgeschrittenen Stadien sind es häufig kardiovaskuläre Zwischenfälle, so Folgen der stenosierenden Koronar- und/oder Hirnarteriosklerose (S. 482) oder eine beginnende Gangrän an Zehen, die zur medizinischen Behandlung und dabei meist zur Erkennung des Grundleidens führen.
Seit der Einführung einer streng kontrollierten Insulintherapie hat die Häufigkeit der *diabetischen Ketoazidose* und des *Coma diabeticum* bei juvenilen Formen von Zuckerkrankheit erheblich abgenommen. Die Ursache dieser Komplikationen liegt in einem Insulinmangel, der heutzutage etwa in nicht diagnostizierten Fällen, bei ungenügender Dosierung oder Unterlassen der Insulininjektionen sowie bei interkurrenten Erkrankungen, wie Infektionen oder Myokardinfarkt, immer noch bedrohliche Ausmaße annehmen kann. Zu den hervorstechenden Symptomen einer schweren diabetischen Ketoazidose zählen u. a. Erbrechen, Abdominalschmerzen (»diabetische Pseudoappendizitis«), Lufthunger und Kußmaul'sche Atmung (S. 616) sowie Zeichen einer zunehmenden Exsikkose (S. 805). Im Urin finden sich in der Regel große Mengen von Glukose und Azeton. Hie und da notiert man eine vorübergehende Albuminurie. Blutchemische Untersuchungen zeigen u. a. eine deutliche Hyperglykämie (300–600 mg Glukose/100 ml Blut), eine Ketonämie, eine Azidose und oft eine Azotämie, die z. T. auf die Dehydratation, z. T. auf verstärkten Eiweißabbau zurückgeht. Die Konzentration der Serumlipide ist meistens erhöht. Die Therapie, die vor allem in subkutaner und intravenöser Insulingabe, Flüssigkeitsersatz, Korrekturen des gestörten Elektrolyt- und Säure-Basenhaushalts, Offenhalten der Luftwege und allenfalls Schockbekämpfung besteht, wirkt in mehr als 90% der Fälle lebensrettend.
Erreicht die Hyperglykämie extreme Werte (z. B. 1000 mg Glukose/100 ml Blut), droht sich ein *hyperglykämisches, hyperosmolares, nicht ketotisches Koma* einzustellen. In diesen Fällen zieht die schwere Glukosurie eine stark gesteigerte osmotische Diurese nach sich, die eine Dehydratation, einer Hypernatriämie und daher u. U. eine bis zur Bewußtlosigkeit führende »Zellexsikkose« u. a. im Zentralnervensystem nach sich. Diese Form von Koma findet sich mehrheitlich bei älteren Diabetikern und wurde früher hinsichtlich Häufigkeit unterschätzt. Nicht selten wirken akute Erkrankungen, wie Lungenentzündung, Pyelonephritis, Pankreatitis, ferner kardiovaskuläre Insulte oder andere akute Ereignisse auslösend. Das klinische Bild wird von Schockzeichen, Hyperpyrexie, Tachykardie, posturaler arterieller Hypotonie und Hyperventilation sowie verschiedenen neurologischen Ausfällen beherrscht. Die Zeichen der Exsikkose sind deutlich ausgeprägt. Man vermutet, daß ursächlich ein relativer Insulinmangel die Hauptrolle spielt, der zur Ausbildung einer schweren Ketose nicht ausreicht, zur Senkung des Blutzuckerspiegels jedoch nicht genügt. Pathogenetisch steht die extreme Hyperosmolarität im Extrazellulärraum mit konsekutiver »Zellexsikkose« weit im Vordergrund. Durch geeignete und zeitgerechte Therapie (i. v. Infusion von Expanderflüssigkeiten und hypotonischer Kochsalzlösung sowie vorsichtige Insulingabe) läßt sich diese gefährliche Komplikation oft ziemlich rasch überwinden. Dennoch ist die Mortalität recht hoch, z. T. über 50%.
Die vor allem bei Schock, ferner bei Leukämie u. a. bekannte *Milchsäureazidose* kommt auch bei Diabetes mellitus vor, wobei die ungenügende Gewebedurchblutung den pathogenetischen Hauptfaktor darstellt.
Von den bisher genannten, schwerwiegenden metabolischen Entgleisungen bei Diabetes mellitus sind sog. *Insulinreaktionen* abzugrenzen, die z. T. ebenfalls dramatische Situationen schaffen und daher u. U. zu folgenschweren Fehldiagnosen führen können. Auslösende Faktoren sind u. a. exzessive Insulindosen, insbesondere bei Gebrauch von kristallinem Insulin, das einen raschen Abfall der Blutzuckerkonzentration bewirkt, ferner ungenügende Nahrungseinnahme bei Insulintherapie und außergewöhnliche körperliche Belastungen. Der rasche Abfall der Glukosekonzentration hat – über die Glukorezeptoren des Hypothalamus – eine Hyperadrenalinämie zur Folge, die sich u. a. in Hunger, kaltem Schweiß, Herzklopfen, Zittern, Tachykardie, Abdominalbeschwerden, Schwächegefühl, Blässe und Gereiztheit äußert und bis zum *Coma hypoglycaemicum* steigern kann. Überdies kommt es zu einer vermehrten Ausschüttung von STH und Nebennierenrindenkortikosteroiden. Diese Wirkstoffe sind – neben Adrenalin – an der Gegenreaktion im Sinn der Hyperglykämie nach Insulinwirkung maßgeblich beteiligt. Es sei noch beigefügt, daß wiederholte und/oder langdauernde hypoglykämische Zustände erheblichen Grades bleibende zentralnervöse Schäden, so eine Intelligenzeinbuße, nach sich ziehen können.
Die hier kurz skizzierte allgemeine Insulinreaktion ist von den vor allem zu Beginn der Insulintherapie nicht seltenen *lokalen Reaktionen* auf Insulininjektion zu unterscheiden, die sich u. a. durch Rötung, Schwel-

lung, Schmerzempfindung und Knotenbildung auszeichnen. Wahrscheinlich haben wir es mit einer örtlichen allergischen Reaktion zu tun, die aber im Verlauf der weiteren Behandlung meist von selbst zurückgeht. Systemische allergische Reaktionen (S. 1095) bilden die Ausnahme. Die Insulin-Lipodystrophie kam schon zur Sprache (S. 948).

Die meisten Patienten, die regelmäßig Insulininjektionen erhalten bzw. sich selbst geben, produzieren gegen den Wirkstoff gerichtete *Antikörper.* Nur in einem Promille der Fälle entwickelt sich eine *Insulinresistenz.* Mehrheitlich bildet sich letztere im Verlauf von Wochen und Monaten zurück. Manchmal geschieht dies ziemlich rasch, so daß die Gefahr einer schweren Hypoglykämie besteht (s. o.).

Die *durch diabetische Angiopathie* bzw. eine vorzeitige Ausbildung einer *arteriellen Atherosklerose bedingten Komplikationen sind* z. T. bei der Besprechung der morphologischen Befunde im Rahmen des Diabetes mellitus erwähnt worden, ebenso die *Organmanifestationen anderer Art.* Die *diabetische Retinopathie,* die sich bei mehr als 90% aller Patienten mit 20 Jahre dauerndem »klinischem« Diabetes nachweisen läßt, kann zu einer progressiven Verschlechterung des Visus führen, besonders wenn sich dazu hochdruckbedingte, arteriosklerotische und allenfalls durch Niereninsuffizienz verursachte Schäden gesellen. Die wegen der Gefahr der Glaukombildung gefürchtete proliferative Retinopathie trifft man eher beim jugendlichen als beim Erwachsenen-Diabetes. Therapeutische Eingriffe, wie Photokoagulation, wirken sich z. T. günstig aus. Mit der Retinopathie ist oft eine *diabetische Nephropathie* verbunden, die ebenfalls vor allem bei jugendlichem Diabetes von mehr als etwa 15 Jahren Dauer gesehen wird. Als erstes Zeichen der Nierenbeteiligung stellt man in der Regel eine Proteinurie fest, die sich zum nephrotischen Syndrom steigern kann. Häufig innerhalb von etwa 5 Jahren nach Manifestwerden der Nierenstörung bildet sich eine chronische Niereninsuffizienz aus, oft begleitet von arterieller Hypertonie. Interkurrente Nierenaffektionen, wie Pyelonephritis und Papillennekrosen, und kardiale Dekompensation beschleunigen den Verlauf. Die *diabetische Neuropathie,* die ebenfalls oft mit einer Nephropathie und Retinopathie verbunden ist, sich jedoch in der Regel früher manifestiert, betrifft in der Mehrzahl der Fälle periphere Nerven. Ursächlich scheinen Sorbitolanhäufungen und/oder vaskuläre Störungen im Vordergrund zu stehen. Bezeichnenderweise zeigen die nervösen Störungen keine segmentale Ausbreitung. Bei einem Teil der Patienten machen sich zentralnervöse Symptome bemerkbar, mitunter in Form heftiger Kopfschmerzen. Therapeutischen Maßnahmen gegenüber verhält sich das diabetische Nervenleiden oft ziemlich resistent. Besonders bei alten Diabetikern mit fortgeschrittener Arteriosklerose bildet die *Fußgangrän* eine häufige und schwere Komplikation (S. 175). Begünstigend wirkt die diabetische Neuropathie, indem zunächst Schmerzempfindungen weitgehend fehlen können. Manchmal scheinen die Veränderungen der kleinen Blutgefäße für die Ischämie verantwortlich oder mitverantwortlich zu sein. Auf die Häufigkeit von *Myokardinfarkten,* umschriebenen *Hirnerweichungen* und anderer Komplikationen der Arteriosklerose beim fortgeschrittenen Diabetes wurde schon hingewiesen.

Verschlimmernde (»präzipitierende«) Faktoren bei allen Formen von Zuckerkrankheit sind, wie z. T. schon hervorgehoben, *Streßzustände, Adipositas, Schwangerschaft,* bei der u. a. das plazentare Laktogen und eine Zerstörung endogenen Insulins im Plazentagewebe eine Rolle spielen sollen, gewisse *Medikamente* (Diuretika vom Benzothiadiazin-Typ, die die Insulinfreisetzung in den Inseln hemmen sollen), verstärkte *Hormonwirkungen* (STH, Adrenalin, Glukokortikosteroide und Thyroxin) und *Infektionen* verschiedenster Art. Letztere wirken offenbar z. T. über eine vermehrte Kortisolausschüttung, eine Förderung der Glukagonfreisetzung, möglicherweise auch über eine Stimulation des Nebennierenmarks, die alle die periphere Insulinwirkung einschränken, und auf der Grundlage eines gesteigerten Metabolismus, wie etwa bei Fieber. Bei *chirurgischen Eingriffen* stellt der Diabetes mellitus einen Risikofaktor dar, bildet aber – zumal bei guter Kontrolle – in der Regel keine Kontraindikation zum operativen Vorgehen.

Beispiele:

- Bei *Nager-Inzuchtstämmen* kennt man mindestens *3 verschiedene Typen von Diabetes-Adipositas-Syndrom:* 1) Hyperglykämisch, mit Ketoazidose, nicht adipös (z. B. chinesische Hamster); 2) hyperglykämisch, trotz Hypersekretion von »Insulin«, fakultative Ketoazidose, mäßige Adipositas (z. B. diabetische Maus db/db); 3) weniger ausgeprägte Hyperglykämie bei »Hyperinsulinämie«, Insulinresistenz und deutliche Adipositas (z. B. »obese« (ob/ob)-, und »yellow«(A^y)-Mäuse).
- *Mißbildungen des Pankreas,* z. B. Hypo- oder Aplasie, bilden eine sehr seltene Ursache von Diabetes mellitus.
- *Veränderungen des exokrinen Pankreas* bei Diabetes mellitus umfassen u. a. bei den *juvenilen Formen* eine, vor allem auf diabetischer Angiopathie beruhende Atrophie und Fibrose sowie Glykogeneinlagerungen in den Epithelien des Gangsystems, bei der *adulten Form* eine Lipomatose, die schließlich mit Atrophie und Fibrose des Drüsengewebes verbunden sein kann. *Pankreatitiden* machen nur etwa 0,3% aller Diabetesfälle aus, *Hämochromatose-Syndrome* ungefähr 0,1%.
- Bei ausgedehntem *Pankreaskarzinom,* das hie und da mit einem sekundären Diabetes mellitus verbunden sein kann, kommen als Ursache des letzteren u. a. eine Zerstörung eines Großteils der Inseln, ein paraneoplastisches Syndrom im Fall der Produktion von Glukagon oder glukagonartiger Substanzen und/oder eine Funktionsstörung des APUD-Systems (S. 407) in Frage.
- Bei Diabetikern, die kein Insulin benötigen, ist die Antwort der B-Zellen auf eine Stimulation mit *Arginin* in der Regel normal, während sie auf *Glukose* deutlich vermindert erscheint. Dies deutet darauf hin, daß es sich um eine selektive Störung handeln dürfte. Bei Diabetikern hat eine chronische Belastung mit Arginin eine exzessive Glukagonsekretion zur Folge, ein Befund, dessen Deutung noch umstritten ist.
- Neuere Beobachtungen haben gezeigt, daß beim *gesunden Menschen* eine *Zunahme der Glukagonkonzentration im Blutplasma* die hepatische Glukoseproduktion steigert und die insulinbedingte Hemmung derselben für kurze Zeit zu durch-

brechen vermag. Dabei scheint der Rückgang der Glukagonwirkung auch ohne gesteigerte Insulinsekretion ziemlich rasch zu erfolgen.

- *Morphologische Studien an Langerhans'schen Inseln* des Pankreas verstorbener Diabetiker ergaben u. a. eine mehr oder weniger deutliche Herabsetzung der relativen Zahl von B-Zellen, vor allem zugunsten der A_2-Zellen, weniger der A_1-Zellen. Der prozentuale Anstieg der A_2-Zellenfraktion korrelierte beim *Erwachsenendiabetes* u. a. mit der relativen Zahl von Inseln mit Amyloidablagerung. Das Verhältnis der Kerngröße zwischen B- und A_2-Zellen blieb indessen, selbst bei schwerer Inselhyalinose, ungefähr konstant, was mit der Annahme einer verminderten Syntheseleistung der noch verbleibenden B-Zellen schwer in Einklang zu bringen ist. Wahrscheinlich haben wir es auch hier in erster Linie mit einem B-Zellenverlust zu tun.
- Bei *adipösen erwachsenen Diabetikern* hat eine *proteinsparende* Fastendiät (1,2–1,4 g Eiweiß/kg Körpergewicht/Tag bei Weglassen von Kohlenhydraten, jedoch Gabe von Vitaminen und Spurenelementen sowie Flüssigkeit ad libitum) meist einen deutlichen Rückgang der Hyperglykämie zur Folge. Allerdings nimmt unter diesen Bedingungen die Konzentration der freien Fettsäuren und Ketonkörper im Blut zu.
- Verschiedentlich wird bei Zuckerkranken ein *Hypoaldosteronismus* festgestellt. Möglicherweise beruht er auf einer kombinierten Störung der Biosynthese von Renin und Aldosteron.
- Verschiedene Beobachtungen sprechen für einen *Hemmeffekt von Insulin und Insulinfragmenten auf das Angiotensin I-konvertierende Enzym,* was für die Beurteilung der Pathogenese von arteriellem Hochdruck bei Diabetikern von Bedeutung sein könnte.
- Licht- und elektronenmikroskopische Befunde an *Pankreasinseln spontan hyperglykämischer Tiere* umfassen u. a. eine Degranulierung der B-Zellen, z. T. mit »Vakuolisierung« derselben und vermehrter Glykogeneinlagerung, in fortgeschrittenen Stadien auch Kernpyknose und Untergang zytoplasmatischer Organellen sowie schließlich Zelltod. Manchmal beobachtet man in Frühstadien eine Hyperplasie der Inseln.
- Eine Hyperplasie und Zeichen vermehrter sekretorischer Aktivität von B-Zellen finden sich bei *jungen männlichen Ratten,* die mit hohen Dosen von *Zyklizin* oder *Chlorzyklizin* behandelt wurden. Vieles spricht dafür, daß die diabetische Stoffwechsellage bei diesen Tieren, die eine erhöhte Insulinkonzentration im Blut aufweisen, durch eine Störung der Insulinwirkung auf die Erfolgszellen bedingt ist.
- Untersuchungen in vitro an *Überlebendkulturen Langerhans'scher Inseln* ließen u. a. erkennen, daß *Alloxan* und *Streptozotozin* zu einem B-Zellenverlust führen, dem z. T. eine zahlenmäßige Reduktion membrangebundener Partikel auf der Kapillarseite vorausgeht.

Pathogenetische Faktoren, Folgen und Komplikationen der verschiedenen Formen von Diabetes mellitus sind in den Abb. 148 (S. 936) und 149 (S. 938) skizziert.

117.6. Sog. nicht diabetische Meliturien[1] und Hypermelithämien[1] sowie weitere Störungen des Mono- und Dissaccharidstoffwechsels

Allgemeine Bemerkungen

In jedem Fall von Meliturie, d. h. bei *Vorhandensein von Zucker in leicht nachweisbaren Mengen im Urin,* muß der Verdacht auf Diabetes mellitus aufrecht erhalten bleiben, bis mit Sicherheit eine andere Erklärung gefunden ist. Zunächst geht es darum auszuschließen, daß ein *falsch-positives Testresultat* vorliegt, wie dies bei den auf Kupferreduktion beruhenden Nachweisverfahren etwa im Fall der Verwendung ungenügend gereinigter Glaswaren (Reinigungsmittelreste u. a.), nach Einnahme von Medikamenten (Antibiotika, Salizylate u. a.) oder bei bestimmten Krankheiten, wie der Alkaptonurie (S. 892) vorkommt. Bei Benützung der Glukoseoxidase-Enzymmethode zum Glukosenachweis müssen wir ebenfalls mit falsch-positiven Befunden rechnen, vor allem im Zusammenhang mit Reinigungsstoffen. *Täuschungsversuche,* wie zum Zweck der Befreiung von Dienstleistungen, lassen sich mit Hilfe des Glukoseoxidase-Enzymtests oder von Kupferreduktionsmethoden dann leicht erkennen bzw. vermuten, wenn dem Urin gewöhnlicher Rohrzucker zugefügt wurde, oder wenn die Zuckermenge das bisher bekannte Maß von Meliturie übersteigt.

Konnte ein falsch-positives Resultat ausgeschlossen werden, müssen wir mit Hilfe eines glukosespezifischen Tests feststellen, ob eine *Glukosurie* oder eine sog. »*Nichtglukosurie*« vorliegt. Trifft das letztere zu, handelt es sich im nächsten Schritt darum, den im Harn vorhandenen *Zucker zu identifizieren,* d. h. zu prüfen, ob eine Pentosurie, Hexosurie anderer Art als die Glukosurie, Heptosurie oder Disaccharidurie besteht. In diesen Fällen gilt es weiter zu untersuchen, ob man es lediglich mit der Folge einer alimentären Überbelastung mit gewissen pflanzlichen Zuckerarten oder allenfalls mit einer metabolischen Störung zu tun hat.

Sog. nicht diabetische Glukosurien und Hyperglykämien

Definitionen: Unter sog. »*nicht diabetischen Glukosurien und Hyperglykämien*« versteht man die große Gruppe von Störungen, die nicht einem genetischen (idiopathischen) Diabetes mellitus entsprechen, jedoch ebenfalls mit einer zumindest über einige Zeit anhaltenden Erhöhung der Glukosekonzentration in Blut und Urin einhergehen. Diese klinisch gebräuchliche Namengebung ist insofern etwas irreführend, als es sich bei einem erheblichen Teil dieser Fälle um verschiedene Formen von sekundärem Diabetes mellitus handelt, der ja auch durch eine ungenügende Insulinwirkung gekennzeichnet ist.

Ursachen und **Pathogenese:** Man kennt eine Vielzahl von Zuständen, die mit *Glukosurie* einhergehen können, ohne daß ein sog. genetischer (idiopathischer) Diabetes mellitus vorläge. Die verschiedenen Formen von *sekundärem Diabetes* kamen bereits zur Sprache (S. 943). Sie sind der Vollständigkeit halber in Tabelle 64 mitgeführt, wobei hervorzuheben bleibt, daß mit dem Ausdruck »nicht diabetische Glukosurie« nur gemeint ist, es liege keine *idiopathische* Form der Zuk-

1 Amerikanische Schreibweise (besser wären: »*Melliturie*« und »*Hypermellitämie*«).

Tabelle 64. Sog. »nicht diabetische« Glukosurien

1. *Gewöhnlich nicht mit Hyperglykämie einhergehend*
1.1. *Renale Störungen*
   - Fanconi-Syndrom
   - Renale Glukosurie
1.2. *Wirkungen von Medikamenten, chemischen Agentien und Giften*
   - Chloroform
   - Curare
   - Koffein
   - Kohlenmonoxyd
   - Morphin
   - Phlorizin
   - Schwermetallsalze
   - Strychnin
1.3. *Metabolische Störungen*
   - Glukose-Galaktose-Malabsorption
   - Glukoglyzinurie

2. *Beziehung zu Hyperglykämie unsicher oder wechselnd*
2.1. *Chronische Krankheiten*
   - Chronische Nierenentzündungen
   - Hypertonie
   - Maligne Neoplasien
   - Rheumatoide Arthritis
2.2. *Wirkung chemischer Agentien*
   - Organische Phosphorverbindungen
2.3. *Schwangerschaft*

3. *Gewöhnlich mit Hyperglykämie einhergehend*
3.1. *Verlust von funktionierendem Inselgewebe des Pankreas*
   - Chirurgische Entfernung des Pankreas
   - Hämochromatose
   - Pankreaskarzinom
   - Pankreatitis, akut oder chronisch
   - Zystische Pankreasfibrose
3.2. *Endokrine Überfunktionen*
   - Akromegalie
   - Endokrin aktive Alpha-Zell-Tumoren
   - Hyperadrenokortizismus
   - Hyperthyreose
   - Phäochromozytom
3.3. *Erkrankungen des Zentralnervensystems*
   - Hirnblutung
   - Hirntrauma
   - Hirntumor
   - Myatrophische Lateralsklerose
   - Schädigung des Hypothalamus
3.4. *Erkrankungen des Gastrointestinaltraktes*
   - Postgastrektomie-Syndrom
   - Schwere Erkrankungen der Leber
3.5. *Erkrankungen der Nieren mit Urämie*
3.6. *Stoffwechselstörungen bei:*
   - Adipositas
   - Asphyxie
   - Frakturen
   - Glykogenspeicherungskrankheiten
   - Infektionskrankheiten
   - Kaliummangel
   - lipoatrophem Diabetes
   - Nahrungsaufnahme nach länger dauerndem Fasten
   - physischer Inaktivität
   - Verbrennungen
3.7. *Wirkung von Medikamenten*
   - ACTH/Kortikosteroide
   - Benzothiadiazide
   - Orale Antikonzeptiva
3.8. *Psychischer Streß*

kerkrankheit vor. Manche der in dieser Liste erwähnten Störungen gehören, streng genommen, in die Gruppe des sekundären Diabetes.

Versucht man, die verschiedenen Formen von sog. *nicht diabetischer Glukosurie* nach ätiologischen bzw. pathogenetischen Gesichtspunkten zu ordnen, lassen sich 3 große Gruppen auseinanderhalten: a) solche, die nicht mit Hyperglykämie verbunden sind; b) andere, bei denen die letztere lediglich fakultativ dazu gehört; c) die zahlreichen Störungen, die sich durch eine Kombination von Glukosurie und Hyperglykämie auszeichnen. Viele der letzterwähnten krankhaften Zustände zeigen, was die Art der metabolischen Veränderung anbelangt, eine nahe Verwandtschaft mit dem Diabetes mellitus i. e. S.

Glukosurien ohne gleichzeitige Hyperglykämie beruhen überwiegend auf einer Beeinträchtigung der Glukose-Rückresorption in den Nierentubuli, wie dies bei der renalen Glukosurie (S. 784), beim Fanconi-Syndrom (S. 783), bei der Glukoglyzinurie (S. 782) sowie nach Einwirkung verschiedener Medikamente oder Gifte, insbesondere von Schwermetallverbindungen, beobachtet wird.

Glukosurien mit/bei fakultativer Hyperglykämie umfassen den sog. Schwangerschaftsdiabetes (s. o.), ferner gewisse chronische Leiden, insbesondere die chronische rheumatoide Arthritis, die arterielle Hypertonie, einzelne Formen von chronischer Nephritis bzw. Nephrose und Fälle von maligner Neoplasie sowie toxisch bedingte Veränderungen (z. B. bewirkt durch organische Phosphorverbindungen).

Die *mit Hyperglykämie verbundenen Glukosurien* entsprechen transitorischen oder andauernden Störungen, die größtenteils zu der großen Gruppe von sekundärem Diabetes mellitus gezählt werden dürfen (vgl. dazu Tabelle 64). Vereinzelt wurde – zumal bei Frauen in der Postmenopause – als Ursache der Hyperglykämie eine gesteigerte Glukagonsekretion nachgewiesen (sog. *Glukagonsyndrom)*.

Morphologisch stellt man die für das *Grundleiden* typischen Veränderungen fest (s. dort), ferner lassen sich in wechselndem Maß – je nach Schweregrad und Dauer der Glukosurie bzw. Hyperglykämie – Befunde erheben, die denen bei genetischem *Diabetes* entsprechen oder ähneln (S. 947).

Allgemeine Hinweise zu den sog. nicht glukosurischen Meliturien

Definitionen: Eine *nicht glukosurische Meliturie* liegt vor, wenn im Urin ein anderer Zucker als Glukose in pathologisch erhöhter Konzentration ausgeschieden wird. Man unterscheidet *alimentäre Formen,* die lediglich auf der Aufnahme ungewöhnlich großer Mengen solcher Zuckerarten mit der Nahrung beruhen, von *symptomatischen,* d. h. im Rahmen einer andersartigen Krankheit auftretenden, und *essentiellen* Störungen dieser Art. Je nach der Zuckerart, die sich im Harn der Betroffenen nachweisen läßt, reden wir von *Pentosurie, Galaktosurie, Fruktosurie, Heptosurie* (Mannoheptulose) oder *Disaccharidurie,* im besonderen *Laktosurie, Sukrosurie* oder *Maltosurie.* Einzelne Leiden, die mit nicht glukosurischer Meliturie und Melithämie verbunden sind, werden nach der letzteren benannt. Dies gilt im besonderen für die *Galaktosämie.*

Mehrere nicht glukosurische Meliturien sind nicht mit nennenswerten klinischen Störungen verbunden; andere, wie die Galaktosämie oder die hereditäre Fruktoseintoleranz, können – falls sie nicht rechtzeitig erkannt und entsprechende diätetische Maßnahmen ergriffen werden – zu schweren Organschäden führen. Vor allem in der Pädiatrie gehört daher die möglichst rasche Klärung einer nicht glukosurischen Meliturie zu den dringenden Obliegenheiten.

Galaktosämie

Definitionen: Unter *Galaktosämie* verstehen wir eine genetisch bedingte Störung, die sich in unbehandelten Fällen u. a. durch eine erhöhte Konzentration von Galaktose im Blut und eine Galaktosurie auszeichnet. Man unterscheidet z. Z. 2 Formen: Bei der *klassischen Galaktosämie* handelt es sich um eine Störung, die auf einen Defekt der Galaktose-1-Phosphat-Uridyltransferase zurückgeht und in typischen Fällen zu Kataraktbildung, geistiger Retardation sowie Leberzirrhose führt. Die *Galaktokinase-Defizienz* hat in erster Linie eine Kataraktentstehung zur Folge.

Alle bekannten Formen von Galaktosämie werden *autosomal-rezessiv* vererbt. Die *Häufigkeit der klassischen Galaktosämie* schätzt man auf 1:18000–1:100000 der Bevölkerung. Heterozygote in bezug auf das entsprechende Galaktosämie-Gen scheinen 0,8–1,3% der Bevölkerung auszumachen. Sie zeigen – je nach Art der Galaktosämie – eine auf die Hälfte der Norm reduzierte Aktivität eines der oben erwähnten Enzyme, was sich nicht im Sinn einer klinischen Erkrankung manifestiert. Bei Reduktion der Galaktose-1-Phosphat-Uridyltransferaseaktivität auf ungefähr 50% des physiologischen Werts kommen differentialdiagnostisch homozygote Träger eines anderen Gens, der sog. *Duarte-Variante,* in Frage, die nicht Konduktoren der Galaktosämie sind.

Normalerweise wird die Laktose (Milchzucker) durch die intestinale Laktase in Glukose und Galaktose aufgespalten, und letztere erfährt in den Hepatozyten unter der katalytischen Wirkung der *Galaktokinase* eine Umwandlung in Galaktose-1-Phosphat. In einem nächsten Schritt wird Galaktose-1-Phosphat unter dem Einfluß der *Galaktose-1-Phosphat-Uridyltransferase* und unter Verwendung von UDP-Glukose in UDP-Galaktose und Glukose-1-Phosphat überführt. UDP-Galaktose und UDP-Glukose sind mit Hilfe einer Epimerase interkonvertierbar (S. 934).

Pathogenese: Bei *Galaktokinase-Mangel (»Galaktosediabetes«,* s. Abb. 147) kommt es in Blut und Geweben zu einer Anhäufung von Galaktose. Diese kann u. a. in der *Augenlinse* in Anwesenheit von NADPH oder NADH und unter der katalytischen Wirkung der Aldosereduktase in Galaktitol (Sulzitol) umgewandelt werden. Da das Linsengewebe für diesen Zucker kaum permeabel ist, stellt sich hier eine übermäßige Hydratation ein, verbunden mit einem Glutathionverlust, was mit der Zeit zur *Kataraktbildung* führt.
Der bei der *klassischen Galaktosämie* bestehende *Defekt der Galaktose-1-Phosphat-Uridyltransferase* zieht einen Anstau von Galaktose-1-Phosphat und Galaktose nach sich, was ebenfalls zur Entstehung von *Katarakten* führt. Die Pathogenese derselben und der in diesen Fällen sich einstellenden *zentralnervösen und Leberschäden* ist noch nicht befriedigend geklärt. Möglicherweise stehen sie mit der Anhäufung von Galaktose-1-Phosphat in diesen Geweben in Beziehung, und/oder sie hängen mit einer verminderten Glukoseproduktion durch die Leber mit konsekutiver Hypoglykämie zusammen. Man denkt u. a. an eine hemmende Wirkung von Galaktose-1-Phosphat auf die Phosphoglukomutase, möglicherweise auch andere Enzyme, wie die Glukose-6-Phosphatase und die Glukose-6-Phosphat-Dehydrogenase, was eine Verminderung der Konzentration von UDP-Glukose zur Folge hätte und vielleicht die Entstehung des Ikterus (mangelhafte Bilirubinkonjugation), die Kataraktbildung (gestörte Produktion von Linsenproteinen), die zentralnervösen Störungen (ungenügende Synthese u. a. von Zerebrosiden) und die Hypoglykämie zu erklären vermöchte. Ob und in welchem Ausmaß eine endogene Bildung von Galaktose-1-Phosphat hinzukommt, wird unterschiedlich beurteilt, ebenso steht noch nicht fest, inwieweit andere Abbauwege von Galaktose den Verlauf beeinflussen können. Man denkt an die Möglichkeit, daß die Oxidation von Galaktose mit Hilfe der Galaktose-Dehydrogenase, die schließlich Galaktonsäure, Xylulose und CO_2 entstehen läßt, und die Bildung von UDP-Galaktose unter Einwirkung einer Pyrophosphorylase und Verwendung von Uridintriphosphat bei Patienten mit Galaktosämie in unterschiedlichem Maße erfolgen und so den Schweregrad des Leidens beeinflussen könnten. In Nieren und Darm scheint die erhöhte Konzentration von Galaktose und Galaktose-1-Phosphat den Aminosäurentransport zu beeinträchtigen, was einen zusätzlich schädigenden Faktor darstellen könnte. Gefährliche Grade von Hypoglykämie werden wesentlich seltener gesehen als etwa bei der hereditären Fruktoseintoleranz.

Morphologisch fallen bei der *klassischen Galaktosämie* vor allem die *Leberveränderungen* auf. Schon im Verlauf der ersten postnatalen Lebensmonate machen sich eine zunehmende Steatose und ein fortschreitender Umbau der Läppchenstruktur bemerkbar, begleitet von einer progressiven, zunächst septalen, später

die Regeneratknoten umschließenden Fibrose und einem wechselnden Grad von Cholestase. Letztere betrifft z. T. die kleinen Gallengänge. Die für *Leberzirrhose* bei Galaktosämie recht bezeichnende Kombination von rundlichen, großen Leberparenchymherden, Verfettung und Cholestase ist jedoch nicht in allen Fällen ausgeprägt. Manchmal enthält die Leber exzessive Mengen von Glykogen, und die Fibrosierung beschränkt sich auf schlanke, z. T. kommunizierende Septen. In der Regel bleiben die Zentralvenen im Inneren der Läppchen lange Zeit erhalten, wenn auch die Entwicklung einer portalen Hypertonie mit ihren Folgen (S. 543) und eines Aszites keine Seltenheit sind. Die *Befunde an den Nieren* bei Galaktosämie gelten als wenig charakteristisch und umfassen u. a. regressive Veränderungen an den Tubulusepithelien sowie Dilatation der Hauptstücke. Die *Katarakte* der Augenlinsen erkennt man schon früh im Verlauf des Leidens. Die Hirnveränderungen bei Galaktosämie lassen wenig spezifisches erkennen. Sie umfassen u. a. gewisse Myelinisierungsdefizite.
Bei der *Galaktokinase-Defizienz* (Abb. 147, S. 934) stehen die *Katarakte* im Vordergrund.

Folgen: Kinder mit *klassischer Galaktosämie* lassen oft schon in den ersten Tagen bis Wochen nach der Geburt ihre Abneigung gegen Milch und Milchprodukte erkennen. Sie erbrechen öfters und zeigen einen Ernährungs- und Entwicklungsrückstand. Die Diagnose stützt sich auf den Nachweis eines Defekts der Galaktose-1-Phosphat-Uridyltransferase in den Erythrozyten des Patienten. Galaktosämie und Galaktosurie sind weniger zuverlässige Kriterien (s. u.). Allmählich entwickelt sich in unbehandelten Fällen ein Ikterus, verbunden mit Lebervergrößerung und anderen Zeichen von Leberschädigung. Die Katarakte entstehen im Verlauf von Wochen bis Monaten, während die geistige Retardation manchmal nicht vor Ablauf eines Jahres deutlich wird.
Durch striktes Einhalten einer *galaktosefreien Diät* läßt sich der Zustand meist in dramatischer Weise verbessern, und die Patienten können unter diesen Bedingungen ein annähernd normales Leben führen. Die verschiedenen Organveränderungen bilden sich z. T. zurück. Einzig die zentralnervösen Veränderungen scheinen, wenn sie – z. B. infolge zu später Diagnosestellung – einmal ausgeprägt sind, kaum eine Besserung zu erfahren.

Beispiel:
- Bei *Neugeborenen* stellt der Nachweis einer Galaktosämie und/oder Galaktosurie noch keinen endgültigen Beweis für das Vorliegen eines Galaktose-1-Phosphat-Uridyltransferase- bzw. Galaktokinase-Defekts dar, da ein Leberschaden mit einer symptomatischen Galaktosämie einhergehen kann. Entscheidend ist der Nachweis des Enzymdefekts in Erythrozyten.

Pentosurien

Die sog. *chronische essentielle Pentosurie* ist eine seltene, autosomal-rezessiv vererbbare Störung, deren Häufigkeit in den USA auf etwa 1:50000 geschätzt wird. In jüdischen Familien und im Libanon ist sie weiter verbreitet. Wahrscheinlich handelt es sich um einen Defekt der NADP-abhängigen *Xylitoldehydrogenase,* so daß sich L-Xylulose anhäuft, die dann in Mengen bis zu 5 g/Tag im Urin ausgeschieden wird. Die L-Xylulose ist ein Intermediärprodukt beim Abbau der Glukuronsäure (S. 928). Klinisch manifestiert sich dieser Enzymdefekt kaum. Heterozygote erkennt man aufgrund des pathologischen Ausfalls des Glukuronolakton-Belastungstests.
Differentialdiagnostisch sind vor allem *alimentäre Pentosurien* abzugrenzen, wie etwa die Ausscheidung von L-Arabinose und/oder L-Xylose nach Einnahme größerer Mengen von Trauben, Kirschen, Pflaumen und anderen Früchten. Die täglich ausgeschiedene Menge dieser Pentosen überschreitet dann aber selten 0,1 g.

Sog. essentielle Fruktosurie

Diese offenbar nur bei Juden beobachtete, sehr seltene Anomalie beruht vermutlich auf einem *Defekt der hepatischen Fruktokinase* (S. 934), so daß nach Einnahme von Fruchtzucker die Fruktosekonzentration im Blut abnorm ansteigt und über längere Zeit erhöht bleibt. Außerdem kommt es in der Regel zu einer Fruktosurie. Klinisch nennenswerte Symptome kommen meist nicht zustande.

Hereditäre Fruktoseintoleranz

Ursachen und **Pathogenese:** Auch hier haben wir es mit einer – wahrscheinlich autosomal-rezessiv vererbbaren – Affektion von geringer Häufigkeit zu tun. Die metabolische Störung liegt in einer *mangelhaften Aktivität der hepatischen und renalen Aldolase B (Fruktose-1-Phosphat-Aldolase),* womit oft ein gewisser Defekt der Fruktose-1,6-Diphosphat-Aldolase in der Leber verbunden ist (Abb. 147). Nach Genuß von Fruchtzucker stellt sich bei diesen Kindern eine mehr oder weniger schwere Hypoglykämie ein, häufig verbunden mit Erbrechen. Pathogenetisch stehen folgende Störungen im Vordergrund: Wegen der fehlenden Spaltung von Fruktose-1-Phosphat durch die Aldolase sammelt sich der Metabolit in verschiedenen Geweben an, u. a. in Enterozyten, was mit dem ziemlich rasch nach Nahrungsaufnahme beobachteten Erbrechen zusammenhängen könnte. Ferner wird die weitere Phosphorylierung der Fruktose gehemmt, so daß letztere im Blut in stark erhöhter Konzentration vorgefunden wird und auch im Urin erscheint. Fruktose-1-Phosphat in hoher Konzentration hemmt überdies die Wiedervereinigung der Triosen zu Fruktose-1,6-Diphosphat, mit entsprechender Störung der Glukoneogenese, und die Phosphorylase, was die Glykogenolyse behindert. Gesamthaft betrachtet, haben diese Störungen eine u. U. sehr schwere Herabsetzung der Glukoseproduktion durch die Leber zur Folge. Wird die Störung nicht rechtzeitig erkannt und diätetisch, d. h. durch Vermeiden von Fruktose in der Nahrung, behandelt, kann es u. U. zu einem lebensbedrohlichen hypoglykämischen Koma (S. 949) kommen; ferner machen sich ein Entwicklungsrückstand und Zeichen von Leberschädigung bemerkbar. Letztere können bis zur Ausbildung von Hepatomegalie, Ikterus, Aszites und erheblichen Protein-, Wasser- und Elektrolytstoffwechselstörungen reichen. Die Schädigung der Hepatozyten steht möglicherweise mit einer verminderten ATP-Produktion durch diese Zellen in Beziehung. Gemäß einzelnen Beobachtungen kann es zudem zu zentralnervösen Störungen kommen.

Morphologisch bietet sich – je nach dem Stadium des Leidens – ein unterschiedliches Bild. In Frühphasen erscheint die Leber meist klein und wegen der Glykogenarmut eher dunkel. Der relative Mangel an Parenchymmasse zeigt sich auch mikroskopisch, wobei sich eine Zunahme der Zahl von Schaltstücken, eine bindegewebige Reaktion in der Peripherie der Läppchen auf dort stattfindenden Hepatozytenuntergang und eine teilweise knotige Hyperplasie des Lebergewebes bemerkbar machen. Mit der Zeit entwickelt sich oft eine Steatose, verbunden mit zunehmender Fibrose, und – bei langer Dauer des Leidens ohne geeignete diätetische Maßnahmen – eine Zirrhose. Interessanterweise zeigen Patienten mit hereditärer Fruktoseintoleranz fast keine Zahnkaries.

Heptosurie

Nach reichlichem Genuß von Avocado läßt sich im Urin u. a. Mannoheptulose nachweisen. Dieser Zucker vermag die Insulinproduktion durch die B-Zellen der Pankreasinseln zu hemmen, so daß in wechselndem Maß eine Hyperglykämie und eine Glukosurie damit einhergehen können. Klinisch sind derartige Befunde kaum von Bedeutung.

Laktosurie

Eine nennenswerte Ausscheidung von Laktose im Urin beobachtet man unter verschiedenen Bedingungen. *Physiologischerweise* kennt man sie bei Frauen gegen Ende der Gravidität und während der Laktation. Einer *symptomatischen Laktosurie* begegnen wir dann und wann bei schweren Darmschäden, so bei der Zöliakie bzw. der einheimischen Sprue, ferner bei *Laktoseintoleranz ohne Laktasemangel.*
Bei den *Alaktasien (Disaccharidintoleranz II und III)* handelt es sich um einen erblichen Defekt der Laktase in den Dünndarmepithelien, was bei Zufuhr von Milch bzw. milchzuckerhaltiger Nahrung Gärungsdyspepsien und Diarrhoe zur Folge hat.

Sukrosurie (Saccharosurie) und Maltosurie

Eine echte, d. h. nicht durch Zusatz von Rohrzucker vorgetäuschte Sukrosurie wird u. U. nach Einnahme großer Zuckermengen festgestellt. Eine geringfügige *symptomatische Sukrosurie und/oder Maltosurie* tritt u. U. bei Mukoviszidose, schweren Verletzungen, ausgedehnten Darmschäden u. a. in Erscheinung. Bei erblicher *Saccharose- bzw. Maltoseintoleranz (Disaccharidintoleranz I)* besteht ein enterozytärer *Defekt des Saccharose(Sukrose)-Isomaltase-Komplexes,* der zu ähnlichen Symptomen führt wie die Alaktasie.

Fukosidose

Dieses erst in den letzten Jahren genauer untersuchte Krankheitsbild geht auf einen genetisch bedingten *Defekt der α-L-Fukosidase* zurück, der in einer Anhäufung von Fukosylverbindungen, insbesondere *H-Isoantigen* u. a., in Lysosomen verschiedener Zellen resultiert. Da bei einigen Fällen überdies ein Angiokeratoma corporis diffusum vorlag, fragt man sich, ob es sich nicht z. T. um Überschneidungen mit der Fabry'schen Krankheit (S. 983) handeln könnte. Die wichtigsten Veränderungen umfassen eine geistige Retardation, motorische Störungen, Deformitäten u. a. im Gesicht, Kardio- und Hepatomegalie, Korneatrübungen, Knochenveränderungen (z. B. Kyphoskoliose) und Gewichtsverlust. Den Enzymmangel kann man u. a. im Blutplasma, in Leukozyten und in kultivierten Fibroblasten nachweisen. In einem Teil der Fälle starben die Patienten schon in der Kindheit, bei anderen war der Verlauf weniger progredient.

Morphologisch fällt u. a. die wegen der veränderten Lysosomen schaumige Beschaffenheit des Zytoplasmas verschiedenster Zellarten, u. a. der Neuronen, auf, die mit zerebralen Schäden, ähnlich wie bei Gangliosidosen (S. 979), verbunden sind. Charakteristisch ist die dicke Haut der Patienten.

Mannosidose

Bei diesem ebenfalls sehr seltenen, rezessiv vererbbaren Leiden besteht ein *Defekt der lysosomalen α-Mannosidase,* was eine Anhäufung *mannosereicher Oligosaccharide,* d. h. wesentlicher Bestandteile zahlreicher Glykoproteine, u. a. in *Gehirn* und *Leber* zur Folge hat. Ein Teil der Speichersubstanzen wird im Urin ausgeschieden.
Der Enzymdefekt läßt sich u. a. in gezüchteten Hautfibroblasten nachweisen. Differentialdiagnostisch ist u. a. die *Aspartylglukosaminurie* in Erwägung zu ziehen.

Weitere genetisch bedingte Störungen des Mono- und Disaccharidstoffwechsels

Verschiedene hereditäre Enzymopathien, die den Kohlenhydratstoffwechsel betreffen, äußern sich klinisch vor allem in einer verminderten Lebensdauer der roten Blutkörperchen, d. h. in einer *hämolytischen Anämie.* Dies trifft im besonderen für *Defekte der erythrozytären Hexokinase, Phosphofruktokinase, Pyruvatkinase, Phosphoglyzeratkinase, Adenylatkinase, Phosphoglyzeratmutase, Triphosphat-Isomerase* und *Hexosephosphat-Isomerase* zu (vgl. dazu S. 426). Mehrere genetisch bedingte Störungen des Mono- und Disaccharidstoffwechsels sind schematisch in Abb. 147 (S. 934) eingetragen.

117.7. Pathologische Hypoglykämien, mit besonderer Berücksichtigung des Hyperinsulinismus

Allgemeine Angaben über krankhafte hypoglykämische Zustände

Definitionen: Störungen, die mit einer über die physiologische postprandiale Hypoglykämie bzw. Nüchternglykämie hinausgehenden Verminderung der Glukosekonzentration im Blut einhergehen, können als *pathologische Hypoglykämie* bezeichnet werden. Man kennt verschiedene Einteilungsprinzipien, nach denen diese große Gruppe krankhafter Veränderungen klassiert wird. Zunächst lassen sich Formen mit – sog. *»organischem«* oder *»funktionellem«* (d. h. ohne erkennbare strukturelle Veränderungen vorhandenem) – *Hyperinsulinismus* von solchen unterscheiden, die keine erhöhte Insulinwirkung erkennen lassen *(Hypoglykämien ohne Hyperinsulinismus).* Ferner halten wir sog. *krankhafte Nüchternhypoglykämien,* bei denen die Blutzuckerkonzentration im Nüchternzustand unter den Minimalwert des Normbereichs absinkt, und sog. *reaktive Hypoglykämien* auseinander, die zu bestimmten Zeiten nach dem Essen aufzutreten pflegen. Man kennt schließlich eine Reihe *besonderer Typen von Hypoglykämien,* wie jene bei *genetisch bedingten Defekten glykogenolytischer, glukoneogenetischer oder anderer Enzyme,* bei *Ausfall endokriner Insulinantagonisten* oder bei paraneoplastischen Syndromen *(paraneoplastische Hypoglykämie).* Man spricht schließlich von *endogenen* und *exogenen Hypoglykämien,* wobei man mit den letzteren jene meint, die durch Medikamente (z. B. Insulin) oder andere Agentien hervorgerufen werden. Im angelsächsischen Sprachgebiet werden viele Arten von Hypoglykämien unter dem Oberbegriff *»spontane Hypoglykämien«* zusammengefaßt.

Pathogenetisch kommen verschiedene Mechanismen in Frage, die – einzeln oder in Kombination – zu einem abnormen Absinken der Blutzuckerkonzentration führen. Im Sinn eines *ungenügenden Glukoseeintritts* *ins Blut* wirken sich beispielsweise eine mangelhafte Mobilisation von Glukose aus Glykogen, eine nicht ausreichende Glukoneogenese, d. h. Bildung von Glukose aus anderen Quellen, und eine herabgesetzte Resorption von Zucker aus dem Darm aus. Grund einer krankhaften Hypoglykämie kann aber auch ein *vermehrter Verbrauch von Glukose* durch die verschiedensten Gewebe, insbesondere aber Leber, Fettgewebe, Muskulatur und Gehirn, sein. Die Faktoren, die sich im Sinn der Hypoglykämie auswirken, können – selbst wenn wir es mit einer einzigen ursächlichen Veränderung zu tun haben – an mehreren metabolischen Vorgängen angreifen und in verschiedenen Geweben zur Geltung kommen. Dies trifft für den *Hyperinsulinismus* zu, bei dem gleichzeitig eine Hemmung der hepatischen Glukoseproduktion, eine gesteigerte Glukoseaufnahme in insulinempfindlichen Geweben und ein verminderter Einstrom von Substraten, die der Glukoneogenese dienen können, in die Leber beobachtet werden. Umgekehrt kann die Herabsetzung der Abgabe von Glukose durch die Leber infolge *reduzierter Glukoneogenese* die Folge verschiedenster krankhafter Prozesse bzw. Zustände sein, so eines Hyperinsulinismus (Insulin oder sog. »nicht unterdrückbare insulinartige Aktivität«, »nonsuppressible insulinlike activity«, NSILA), eines Mangels an Kortisol und/oder Glukagon, einer ungenügenden Zufuhr von Substraten für die hepatische Glukoneogenese (insbesondere Aminosäuren, Glyzerin und/oder Laktat), einer herabgesetzten Substratoxidation, des Defekts eines für die Glukoseproduktion in der Leber wichtigen Enzyms oder eines diffusen Leberschadens.

Morphologisch faßbare Folgen einer mäßigen und/oder kurzdauernden Hypoglykämie beschränken sich im wesentlichen auf einen *Glykogenschwund* in vielen Körperzellen, vor allem erkennbar aber in Hepatozyten und quergestreiften Muskelzellen. Eine Ausnahme bilden hier die mit Hypoglykämie einhergehenden Glykogenosen (S. 960). In schwereren Fällen notiert man u. a. eine *Leberverfettung* wechselnden Grades. Über zentralnervöse Läsionen bei Hypoglykämie ist wenig Zuverlässiges bekannt: Außer leichten Entmarkungsfolgen und vereinzeltem Ganglienzelluntergang, die oft schwer zu fassen sind, sieht man in der Regel keine deutlichen Veränderungen. Bei sog. *organischen Hypoglykämieformen* werden die für die Grundkrankheit typischen Befunde erhoben.

Folgen einer pathologischen Hypoglykämie: Sie hängen in erster Linie vom Schweregrad und von der Geschwindigkeit ab, mit der die Glukosekonzentration im Blut absinkt. Ein *rascher Abfall des Blutzuckerspiegels* bewirkt u. a. eine *Erregung des sympathischen Nervensystems,* mit entsprechend vermehrter Ausschüttung von Adrenalin. Die Symptomatik in diesen Fällen wird daher von Erscheinungen, wie Schwitzen, Tachykardie, Zittern, Nervosität, Hunger, allenfalls Übelkeit und Erbrechen (S. 949), beherrscht. Im Gegensatz zu diesen Äußerungen eines gesteigerten Sympathikotonus liegen bei *allmählichem Absinken der Glukosekonzentration im Blut* unter den minimalen Wert des Normbereichs (d. h. oft erheblich unter 60 mg/100 ml) die durch *Glukosemangel im Gehirn* hervorgerufenen Störungen im Vordergrund, die sich u. a. in einer veränderten Verhaltensweise, Kopfschmerzen, Sehstörungen, Lethargie (u. a. Gähnen) bis Stupor, Schlafneigung und manchen anderen Symptomen kund tun. Eine *Hypothermie,* d. h. eine Senkung der Körpertemperatur, beobachtet man dann und wann bei alkoholinduzierter Hypoglykämie. *Wiederholte Episoden von erheblicher Hypoglykämie* können mit einer *Einbuße an intellektuellen Fähigkeiten* verbunden sein, und schwere, länger dauernde bzw. oftmals wiederkehrende Zustände dieser Art ziehen insbesondere bei *Kindern* u. U. *irreparable zentralnervöse Schäden* nach sich, die sich sowohl in einer Reduktion der geistigen Leistungen als auch in neurologischen Ausfällen äußern.

Reaktive Hypoglykämien mit/bei Hyperinsulinismus
Nicht selten beobachtet man bei Patienten mit *latentem Diabetes mellitus* 3–4 Std nach Einnahme der Mahlzeit eine mäßige reaktive Hypoglykämie, die offenbar auf einer verspäteten und dann relativ überschießenden Insulinproduktion beruht. Ein rasch nach dem Essen auftretender Abfall der Glukosekonzentration im Blut findet sich vor allem bei abnorm rascher Resorption der Nahrung, insbesondere bei sog. Sturzentleerung des Magens, wie sie bei *vegetativer Labilität,* bei *Magengeschwüren* und in besonderem Maß *nach Magenresektion* gesehen wird. Wahrscheinlich spielt die verstärkte Freisetzung gastrointestinaler Faktoren (S. 407) mit eine wichtige Rolle. Zentralnervöse Schäden sind aber in solchen Fällen nicht bekannt. Bei Kindern ohne nachweisbare organische Veränderungen der Pankreasinseln, deren B-Zellen jedoch aufgrund einer nicht näher geklärten, angeborenen Störung auf Leuzin überempfindlich reagieren, treten in der Regel ½–2 Std nach Einnahme proteinhaltiger Kost erhebliche Grade von Hypoglykämie auf. Durch Weglassen von Leuzin in der Nahrung läßt sich diese sog. *»leuzininduzierte Hypoglykämie«* vermeiden. Hie und da kommt es nach kohlenhydratreicher Kost zu einem sog. *alimentären Hyperinsulinismus* mit entsprechender, allerdings meist nicht schwerwiegender Hypoglykämie. Eine Überproduktion von Insulin im Rahmen einer sog. *funktionellen (idiopathischen) reaktiven Hypoglykämie* (s. u.) wird nicht häufig festgestellt.

Reaktive Hypoglykämien ohne Hyperinsulinismus
Über die Hypoglykämie im Rahmen der *hereditären Fruktoseintoleranz* (S. 954) und der *Galaktosämie* (S. 953) wurde schon berichtet. Fälle von *familiärer Intoleranz auf Fruktose wie auf Galaktose* wurden ebenfalls beschrieben. Gewisse *Störungen des Aminosäurenstoffwechsels,* wie die »Maple syrup urine«-

Krankheit (S. 890), gehen z. T. ebenfalls mit Hypoglykämie einher.
Die häufigste Form von abnormer postprandialer Senkung der Glukosekonzentration bei Erwachsenen ist die sog. *funktionelle (idiopathische) reaktive Hypoglykämie.* Diese Patienten zeigen in der Regel eine normale Nüchternblutzuckerkonzentration, und ein reaktiver Hyperinsulinismus wird meistens vermißt. Die der Störung zugrunde liegenden Mechanismen sind noch nicht geklärt. Intermittierende hypoglykämische Symptome, vor allem im Sinn eines Hyperadrenalismus, treten in der Regel 2–3 Std nach der Mahlzeit in Erscheinung. Sie lassen sich meistens durch Vermeiden von reichlich Kohlenhydraten in der Nahrung mildern oder gar vermeiden. Eine diabetische Familienanamnese gehört nicht zum typischen Bild. *Alkoholgenuß* vermag u. U. – vor allem über eine Hemmung der hepatischen Glukoneogenese – eine Hypoglykämie hervorzurufen. Die Grenzen zwischen reaktiver und Nüchternhypoglykämie sind hier nicht scharf zu ziehen. Dasselbe gilt für andere sog. *exogene Hypoglykämien,* wie die nach Insulinzufuhr, Verabreichung von Sulfonharnstoff-Präparaten oder anderen hypoglykämisch wirkenden Medikamenten sowie nach Einnahme gewisser Nahrungsmittel (z. B. hypoglyzinhaltige Ackee-Früchte).

Nüchternhypoglykämie infolge Überproduktion von Insulin durch ein organisch verändertes B-Zellensystem der Pankreasinseln

Ursachen und **Pathogenese:** Morphologisch nachweisbare Wucherungen endokrin aktiver B-Zellen von Pankreasinseln bilden bei weitem die häufigste Ursache eines klinisch manifesten Hyperinsulinismus mit Nüchternhypoglykämie. Bei *Erwachsenen* liegt einem solchen *»pankreatischen Hyperinsulinismus«* in mehr als 80% der Fälle ein isoliertes *B-Inselzelladenom* zugrunde. In ungefähr 10% haben wir es mit einem funktionellen *B-Inselzellkarzinom* zu tun, während in weniger als 10% eine *multifokale Adenomatose* vorgefunden wird. Adenome, z. T. auch Karzinome, der Pankreasinseln können dann und wann im Rahmen einer familiären multiplen endokrinen Adenomatose (S. 824) auftreten. Der Häufigkeitsgipfel der B-Zelleninsulome liegt zwischen dem 30. und 60. Altersjahr. Eine primäre, »idiopathische« Hyperplasie der B-Zellen scheint, falls es sie überhaupt gibt, sehr selten vorzukommen. Ganz vereinzelt wurde über ektopische B-Inselzelladenome berichtet. Auf die sekundäre Hyperplasie der B-Zellen der Pankreasinseln bei Neugeborenen diabetischer Mütter wurde hingewiesen (S. 283), ebenso auf die hie und da beobachtete Inselvergrößerung in Anfangsstadien des Diabetes mellitus (S. 945).
Bei *Kindern* stellt man als Ursache einer Nüchternhypoglykämie mitunter eine *Hyperplasie der B-Zellen* fest, wobei Fälle *mit* und solche *ohne Leuzinempfindlichkeit* dieser Elemente bekannt sind. Manchmal haben wir es mit einer sog. *Nesidioblastose* zu tun, die durch multizentrische, nicht voll differenzierte Herde von Inselgewebe mit B-Zellenhyperaktivität gekennzeichnet ist. Im übrigen treten Adenome, sehr selten offenbar auch Karzinome, bei Kindern wie bei Erwachsenen auf; nur ist die relative Häufigkeit bei den ersteren geringer.

Makroskopisch imponieren gutartige *B-Inselzelladenome* mehrheitlich als 0,5–3 cm im Durchmesser betragende, in der Regel durch eine bindegewebige Kapsel scharf begrenzte, blutreiche bis weißliche Knoten, die bei der Palpation etwas resistenter sind als das umgebende Pankreasgewebe und eine glatte oder leicht knotige Oberfläche haben können. Man kann sie in allen Teilen des Pankreas finden. Ausnahmsweise sind sie ganz klein oder erreichen Größen bis zu über 10 cm Durchmesser. *Multiple Adenome* sind makroskopisch oft schwierig zu erkennen.

Mikroskopisch zeigen *B-Inselzelladenome* mehrheitlich einen mittelbreit- bis breittrabekulären Bau. Die Tumorzellen sind in der Regel polygonal oder rundlich und weisen ein deutlich granuliertes Zytoplasma auf. *Karzinome* mit B-Zellenaktivität lassen sich allein aufgrund zytologischer Kriterien nicht immer leicht von gutartigen Adenomen abgrenzen. In diesen Fällen ist besonders auf Zeichen eines invasiven Wachstums zu achten. Allerdings muß hier erneut hervorgehoben werden, daß – wie auch in anderen endokrinen Organen – vereinzelte Einbrüche in Blutgefäße nicht als absolut zuverlässiges Kriterium der Bösartigkeit gelten können. Liegen Metastasen vor, ist die Malignität allerdings erwiesen. Ferner muß bemerkt werden, daß gutartige und vor allem bösartige Insulome z. T. nicht nur *Insulin,* sondern *auch andere Polypeptidhormone* sezernieren können, z. B. Glukagon, Gastrin, Peptide mit ACTH oder MSH-Wirkung sowie vielleicht GIP, VIP und andere Wirkstoffe (S. 407). Bei sog. *»multihormonalen Apudomen«* des Inselapparats sind u. a. folgende Kombinationen von Zellarten bzw. Produkten bekannt geworden: B+G, A+B+G, A+G, B+Arg, G+Arg, G+V+M u. a. (S. 391 ff.). Im Pankreas kommen auch Karzinoide vor, die vor allem 5-Hydroxytryptamin produzieren. Die färberische Darstellung der β- und anderen Granula (S. 407) gelingt bei Adenomen und Karzinomen der Pankreasinseln oft nicht überzeugend, da diese hyperaktiven Zellen wenig Hormonspeicherung erkennen lassen. Besser eignen sich immunohistochemische Methoden oder der chemische bzw. radiochemische Nachweis der Wirkstoffe aus Extrakten. Die Kerne der Tumorzellen sind in der Regel größer und zeigen ein lockereres Chromatingerüst als normale B-Zellen. Hie und da besteht eine Polyploidie wechselnden Grades, ohne daß dieses Phänomen zuverlässig auf Malignität hinweisen würde.

Folgen und **Komplikationen:** Der Hyperinsulinismus im Gefolge eines endokrin aktiven B-Inselzelltumors äußert sich oft weniger in einer deutlich erhöhten Insulinkonzentration im Blut, als vielmehr in einer gestörten Relation zwischen Insulin- und Glukosekonzentration. Als Regel kann gelten, daß ein Quotient

$$\frac{\text{Plasmainsulin } (\mu\text{U/ml}) \times 100}{\text{Plasmaglukose (mg/dl)} - 30}$$

von mehr als 50 bei nicht adipösen Menschen im Nüchternzustand in hohem Maß für die Existenz eines mehr oder weniger autonom insulinproduzierenden Gewebes spricht. Diagnostisch wertvoll und im Sinn einer Triage nützlich ist die wiederholte Blutzuckerbestimmung bei verlängertem Fasten. So finden sich bei den meisten Patienten mit B-Inselzelltumor nach 12–24 Std Nüchternheit Glukosekonzentrationen im Blut von weniger als 35 mg/100 ml. Kommt eine körperliche Belastung hinzu, sinkt in solchen Fällen der Blutzuckerspiegel weiter ab, während er bei funktioneller Hypoglykämie unter diesen Bedingungen meistens ansteigt. Ferner wurde festgestellt, daß bei mehr als 80% der Patienten mit endokrin aktivem Insulom im Blut eine erhöhte Konzentration von Proinsulin vorliegt. Provokationsteste, wie die mit Tolbutamid, Glukagon oder Leuzin, die in manchen Fällen eine exzessive Insulinausschüttung durch die Tumorzellen zur Folge haben, sind nicht ungefährlich, da es zu einer sehr schweren Hypoglykämie und u. U. zu zentralnervösen Störungen kommen kann.
Die *klinischen Symptome* eines B-Inselzelltumors bestehen hauptsächlich in zunehmend schweren und häufigeren *hypoglykämischen Attacken* im Nüchternzustand, insbesondere in den frühen Morgenstunden und/oder am späten Nachmittag. Meistens stehen dabei die Äußerungen des verminderten zerebralen Sauerstoffverbrauchs mehr im Vordergrund als der Hyperadrenalismus (S. 395). Das Krankheitsbild kann von Patient zu Patient erheblich variieren; im Einzelfall beobachtet man indessen nicht selten eine stetige Wiederholung derselben oder ähnlicher Störungsmuster.
Bei Vorliegen eines B-Inselzellkarzinoms zeichnet sich die klinische Symptomatik durch eine raschere Progredienz aus als bei Adenomen.

Beispiele:
- *B-Inselzelltumoren mit Hypoglykämie* sollten *möglichst frühzeitig diagnostiziert* werden, da sich sonst zentralnervöse Schäden und/oder – wegen der häufigen Einnahme von Mahlzeiten – eine Adipositas mit entsprechender Erschwerung der Pankreaschirurgie ausbilden mögen. Mehrheitlich vermag man die Tumoren durch *Arteriographie* darzustellen. Gelingt dies nicht, ist man auf den intraoperativen Nachweis angewiesen. Führt auch dieser nicht zum Ziel, halten viele Chirurgen die Resektion zuerst des Schwanzes, dann des Körpers der Bauchspeicheldrüse dennoch für gerechtfertigt, da kleinere und/oder multiple Adenome oft sehr schwer zu palpieren sind.
- Patienten mit funktionierendem *metastasierendem Inselzelltumor* müssen oft durch wiederholte Glukosegaben und Verabreichung von Medikamenten, die die Insulinsekretion hemmen (z. B. Diazoxid) oder die B-Zellen schädigen (z. B. Streptozotozin), behandelt werden. Manchmal erweisen sich Glukokortikosteroide als nützlich.

Extrapankreatische Tumoren mit hypoglykämischer Wirkung (»Tumorhypoglykämie«)
Ursachen: Es ist eine ganze Zahl von Fällen bekannt, bei denen – in der Regel ziemlich große – mesenchymale, seltener epitheliale oder mesotheliale, extrapankreatische Tumoren mit einer Hypoglykämie wechselnden Grades verbunden waren, und nach Entfernung der Geschwulst eine Normalisierung des Zuckerstoffwechsels beobachtet werden konnte. Überwiegend handelt es sich um große *Fibrome, Fibrosarkome* oder *andere Weichteilsarkome* im Rumpfgebiet. Aber auch *Leberzellkarzinome, Nebennierenrindengeschwülste, Darmkrebse, Pseudomyxoma peritonaeï, Bronchialtumoren* u. a. können mit einem solchen Symptomenbild verbunden sein.

Pathogenetisch kommen verschiedene, zu Hypoglykämie führende Mechanismen in Frage, so *exzessive Glukosekonsumption* durch voluminöse Tumoren mit überwiegend anaerobem Energiestoffwechsel, *Hemmung der Lipolyse* und/oder *Sekretion einer insulinähnlichen Substanz* (»immunoreaktives Insulin«, »insulinähnliche Aktivität«, NSILA-S (»*n*on*s*uppressible *i*nsulin-*l*ike *a*ctivity *s*oluble in acid alcohol«) u. a.).

Nüchternhypoglykämien bei Mangel an endokrinen Antagonisten von Insulin
Ursachen und **Folgen:** Während ein *Mangel an Adrenalin* an sich beim Erwachsenen meist nicht zu einer nennenswerten Nüchternhypoglykämie führt, kommen solche Fälle bei Kleinkindern vor. Gut bekannt sind schwerere Formen von Nüchternhypoglykämie bei *Mangel an Wachstumshormon,* insbesondere aber bei *Panhypopituitarismus* (S. 393), bei dem vermindert oder überhaupt kein ACTH gebildet wird. Hypoglykämische Symptome treten ebenfalls bei *M. Addison* (S. 394) auf, allerdings fast nie in Form eines Komas. *Hypothyreoidismus* (s. Myxödem, S. 110) verursacht meist keine schwere Nüchternhypoglykämie.

Beispiele:
- Bei der sog. *Zetterström'schen Hypoglykämie* der Kleinkinder nimmt man als Hauptursache eine Unterfunktion des Nebennierenmarks bzw. eine fehlende Reaktion desselben auf entsprechende Reize an.
- Viele kindliche Formen von pathologisch gesenkter Blutzukkerkonzentration im Nüchternzustand werden unter dem Namen einer *»McQuarrie-Hypoglykämie«* zusammengefaßt. Es wird vermutet, daß es sich bei diesen Fällen um eine gestörte Gegenregulation handelt. Einzelheiten der Pathogenese sind nicht bekannt.
- *Hypophysäre Zwerge* (S. 317) leiden z. T. unter erheblichen Nüchternhypoglykämien.
- Bei weitgehendem *Panhypopituitarismus* oder völligem Fehlen der Hypophysenvorderlappenfunktionen sinkt die Nüchternblutzuckerkonzentration oft nicht nur wegen eines Mangels an STH und Glukokortikosteroiden, sondern auch wegen verminderter Nebennierenmarkfunktionen auf bedrohliche Werte ab.

Nüchternhypoglykämien bei genetisch bedingten Enzymopathien

Verschiedene mit gestörter Glykogenolyse und/oder Glukoneogenese in der Leber einhergehende Enzymopathien können zu schweren Nüchternhypoglykämien führen (Abb. 147). Dies trifft vor allem für die *Glykogenose Typ I* zu, bei der die Glukoseproduktion durch die Hepatozyten wegen Fehlens der Glukose-6-Phosphatase-Aktivität weitgehend aufgehoben ist. Bei Einnahme anderer Substrate als Glukose (z. B. Fruktose, ferner Xylit, Sorbit und Glyzerin, die in diesen Fällen von der Leber phosphoryliert werden können) kann es u. U. zu einer Laktatazidose kommen. *Andere Glykogenosen,* wie der Typ III (Amylo-1,6-Glukosidasemangel) und VI (hepatischer Phosphorylasemangel), gehen in der Regel mit leichteren Graden von Nüchternhypoglykämie einher (S. 962ff.). Eine ausgeprägte Hypoglykämie, verbunden mit vermindertem Glykogengehalt in Nieren, Leber und Skelettmuskulatur beobachtet man bei genetisch bedingtem *Glykogen-Synthetasemangel* (UDPG: α-Glukanglykosyl-Transferasemangel), der eine Unfähigkeit zur Glykogenspeicherung bedingt. Beim *hereditären Fruktose-1,6-Diphosphatasemangel* in der Leber besteht keine Möglichkeit, Triosen in Fruktose-1,6-Diphosphat umzuwandeln und so der Glukoneogenese zuzuführen. Auch hier besteht eine Neigung zu Laktatazidose. Hypoglykämien treten in diesen Fällen meistens erst 12–24 Std nach der letzten Mahlzeit auf, d. h. wenn die Leberglykogenreserven aufgebraucht sind. Neben dieser besonderen Art von Nüchternhypoglykämie beobachtet man bei solchen Kindern auch eine fruktoseinduzierte Hypoglykämie, die vermutlich auf einer Rückstauung von Fruktose-1,6-Diphosphat und Fruktose-1-Phosphat sowie einer dadurch bedingten Hemmung der hepatischen Phosphorylase beruht (vgl. dazu hereditäre Fruktoseintoleranz, S. 954). Ein *Defekt der hepatischen Phosphoenol-Pyruvat-Karboxykinase* mit schwerer Nüchternhypoglykämie sowie Leber- und Nierenverfettung wurde kürzlich beschrieben. Man kennt auch einen *Pyruvat-Karboxylasedefekt.*

Weitere endogene Formen von Nüchternhypoglykämie

Eine *transitorische Nüchternhypoglykämie* kommt u. a. bei *Neugeborenen* diabetischer Mütter (S. 283) und bei Erythroblastosis fetalis, die ebenfalls mit Inselhyperplasie einhergehen kann, sowie bei Früh- und/oder Mangelgeborenen vor. Niedrige Nüchternblutzuckerkonzentrationen werden ferner dann und wann bei *Kindern* mit Viszeromegalie, Gigantismus, Mikrozephalie, Makroglossie, Omphalozele u. a. beobachtet. Über die pathogenetischen Mechanismen in diesen Fällen weiß man allerdings nur lückenhaft Bescheid. Oft liegt die Insulinkonzentration im Blutplasma dieser Patienten im Vergleich zur Glukosekonzentration ungewöhnlich hoch. Am häufigsten begegnet man im Kindesalter der sog. *ketotischen Hypoglykämie,* die mehrheitlich erst im Alter von ungefähr 1½ Jahren manifest wird und in der Regel um das 9. Lebensjahr verschwindet. Man hält es für wahrscheinlich, daß dieser Störung, die vor allem bei kalorisch ungenügender Ernährung oder bei zeitlich zu weit auseinanderliegenden Mahlzeiten klinische Symptome hervorruft, wenigstens in einem Teil der Fälle ein Alaninmangel zugrunde liegt, der sich im Sinn einer reduzierten Glukogenese auswirkt.

Bei *Erwachsenen* tritt hie und da eine Nüchternhypoglykämie im Rahmen schwerer *Leberschäden* auf. *Diabetiker mit Niereninsuffizienz,* die kein Insulin mehr benötigen, zeigen u. U. ebenfalls eine Nüchternhypoglykämie. Man vermutet, daß es bei den zuletzt genannten Formen an Substraten für die hepatische Glukoneogenese fehlen könnte. Daß bei *Hungerzuständen,* u. a. bei Tumorkachexie (S. 239), nicht selten eine Nüchternhypoglykämie auftritt, bedarf keiner weiteren Erklärung. Sehr selten scheint ein *Glukagonmangel* bzw. ein *ungenügendes Ansprechen der Erfolgsorgane auf Glukagon* für die niedrigen Blutzuckerwerte im Nüchternzustand verantwortlich zu sein. Ob *Autoimmunprozesse* (S. 1137) ohne vorherige Therapie mit Insulin zu Nüchternhypoglykämie führen können, ist umstritten.

Tabelle 65. Hypoglykämien

1. *Nüchternhypoglykämien*
   - 1.1. *Hypoglykämien bei Hyperinsulinismus*
     Inselzelltumoren (Adenome, Karzinome, sog. Mikroadenomatose), Inselzellhyperplasien, Hyperinsulinismus bei Neugeborenen diabetischer Mütter (z. T. mit Inselzellhyperplasie bzw. Nesidioblastose)
   - 1.2. *Hypoglykämien bei angeborenen Stoffwechselkrankheiten*
     Glykogenosen Typ I, III und VI, Glykogen-Synthetase-Mangel, Fruktose-1,6-Diphosphatase-Mangel
   - 1.3. *Hypoglykämien bei Ausfall endokriner Insulinantagonisten*
     Kindliche Hypoglykämie Typ Zetterström, hypophysärer Zwergwuchs, Panhypopituitarismus
   - 1.4. *Hypoglykämien bei gewissen paraneoplastischen Syndromen*
     Hypoglykämie bei großen nicht-pankreatischen Tumoren (z. B. Fibrosarkome)
   - 1.5. *Sog. funktionelle Hypoglykämien*
     Schwere Inanition, Alkoholismus mit Mangelernährung, transitorische Hypoglykämie bei Mangelgeburten, infantile ketotische Hypoglykämie, Glukagon-Mangel
2. *Reaktive (postabsorptive) Hypoglykämien*
   - 2.1. *Funktionelle reaktive Hypoglykämien*
     Reaktive Hypoglykämie bei leichtem Diabetes mellitus, Hypoglykämie bei sog. alimentärem Hyperinsulinismus, idiopathische Formen
   - 2.2. *Reaktive Hypoglykämien bei angeborenen Stoffwechselkrankheiten*
     Hereditäre Fruktoseintoleranz, Galaktosämie, familiäre Fruktose- und Galaktoseintoleranz
3. *Exogen bedingte Hypoglykämie-Formen*
   Hypoglykämien nach Verabreichung von Insulin oder Sulfonylharnstoff-Präparaten, Hypoglykämie nach Einnahme von Hypoglyzin oder gewissen Medikamenten

Eine Zusammenstellung über die verschiedenen Formen und Ursachen von Hypoglykämie findet sich in Tabelle 65.

117.8. Störungen des Glykogenauf- und -abbaus, mit besonderer Betonung der Glykogenspeicherungskrankheiten (Glykogenosen)

Allgemeine Bemerkungen zu den Glykogenosen

Definitionen: »*Glykogenose*« ist ein Ausdruck, den einige Autoren für jede Form von pathologischer Glykogenanhäufung im Gewebe (z. B. mehr als 6% des Feuchtgewichts in der Leber und mehr als 1,5% in quergestreifter Skelettmuskulatur) benützen. Im europäischen Sprachgebiet wird indessen »Glykogenose« meist einer genetisch bedingten, d. h. hereditären »*Glykogenspeicherungskrankheit*« gleichgesetzt. Glykogenosen werden üblicherweise mit *römischen Ziffern (I–X)* bezeichnet, wobei auf neuerdings erfolgte Änderungen in der WHO-Nomenklatur zu achten ist. Außer dieser Klassierung gebraucht man *Autorennamen* (z. B. v. Gierke'sche, Pompe'sche, McArdle'sche u. a. Krankheit) oder benennt den zugrundeliegenden *Enzymdefekt* bzw. die angehäufte Substanz.

Die *frühzeitige Erkennung* einer Glykogenspeicherungskrankheit hat vor allem prognostische Bedeutung, ferner gestattet sie in einem Teil der Fälle diätetische und medikamentöse Maßnahmen, die die Symptomatik zu mildern und den Verlauf günstiger zu gestalten vermögen. Schließlich ist an die Möglichkeit einer pränatalen Erkennung des Enzymdefekts zu denken.

Die *Diagnosestellung* stützt sich zunächst auf klinische und bioptisch-morphologische Befunde, die – u. a. mit Hilfe der Elektronenmikroskopie – schon eine deutliche Differenzierung der einen oder anderen Form gestatten. Für den sicheren Nachweis des Defekts ist man indessen auf biochemische Untersuchungen an lebendfrischen Zellen bzw. Geweben angewiesen, die sich durch einen histochemischen Nachweis des Enzymdefekts nicht ganz ersetzen lassen (Abb. 147, S. 934).

Eine Übersicht über die Glykogenosen gibt Tabelle 66.

Die v. Gierke'sche Krankheit

Definitionen: Die *v. Gierke'sche Krankheit (Glykogenose Typ I, hepatorenale Glykogenose)* beruht auf einem autosomal-rezessiv vererbbaren *Defekt der Glukose-6-Phosphatase (Glukose-6-Phosphat-Phosphatase) vor allem in Leberzellen und Nierenepithelien* (besonders Hauptstücke) und geht u. a. mit einer exzessiven Anhäufung normal strukturierten Glykogens in diesen Lokalisationen sowie einer Neigung zu Hypoglykämie, Laktatazidose und Hyperlipämie einher.

Pathogenese: Bei dieser wahrscheinlich häufigsten Form von Glykogenose besteht wegen des Defekts der Glukose-6-Phosphatase, des Endenzyms der Glykogenolyse (Abb. 147), in Leberzellen eine weitgehende *Unfähigkeit* zur hepatischen Glukoseproduktion aus gespeichertem Glykogen. Selbst nach Injektion von Glukagon oder Adrenalin beobachtet man in diesen Fällen keinen erheblichen Anstieg der Glukosekonzentration im Blut. Auch die Infusion von Fruktose oder Galaktose, die normalerweise in der Leber unter Mithilfe der Glukose-6-Phosphatase in Glukose umgewandelt werden können, führen zu keiner nennenswerten Korrektur der *Hypoglykämie.* Das angehäufte Glukose-6-Phosphat, das infolge des Enzymdefekts keine Dephosphorylierung erfährt, dient daher hauptsächlich als Substrat der anaeroben Glykolyse, so daß in der Regel eine *Milchsäureazidämie* beobachtet wird. Diese nimmt nach Einwirkung glykogenolytisch wirksamer Agentien, wie Glukagon oder Adrenalin, zu und leitet u. U. in eine *Laktatazidose* über. Zudem stellt sich wegen der gestörten hepatischen Glykogenolyse meistens eine verstärkte Lipolyse im Fettgewebe mit entsprechender Lipämie, Ketonämie und Ketonurie ein, was die metabolische Azidose weiter verstärken mag.

Tabelle 66. Glykogenosen

Typ	Eponym der Krankheit	Enzymdefekt	Glykogenablagerung
I	von Gierke	Glukose-6-Phosphatase	Leber, Nieren
II	Pompe	α-1,4-Glukosidase (Saure α-Glukosidase)	Herz, Skelettmuskulatur
III	Cori	Amylo-1,6-Glukosidase (»debrancher enzyme«)	Leber, Herz, Skelettmuskulatur
IV	Andersen	Amylo-(1,4:1,6)-Transglukosidase (»brancher enzyme«)	Generalisiert (»Amylopektinose«)
V	McArdle	Muskelphosphorylase	Herz, Skelettmuskulatur
VI	Hers	Leberphosphorylase	Leber
VII	Tarni	Phosphofruktokinase	Skelettmuskulatur
VIII	Haijing	Hepatische Phosphorylase-Kinase	Leber
IX	–	Phosphorylase-Kinase?	Leber
X	–	cAMP-abhängige Kinase?	Leber, Skelettmuskulatur

Der Glukosetoleranztest ergibt z. T. eine pseudodiabetische Blutzuckerkurve, vermutlich weil die Blutglukose nicht ohne weiteres in die bereits überfüllten Glykogenspeicher der Leber eingebaut werden kann. Anschließend notiert man in der Regel eine ziemlich schwere und anhaltende *Hypoglykämie,* wobei angenommen wird, daß eine Überempfindlichkeit der Erfolgszellen auf Insulin besteht. Überdies beobachtet man eine Störung der *renalen Wasserausscheidung,* eine *Hyperurikämie* sowie z. T. eine Glukosurie und *Aminazidurie,* die u. a. auf entsprechenden Stoffwechselstörungen in den Hauptstückepithelien, der Hypoglykämie und/oder der Hyperlaktatazidämie beruhen dürften. Vorwiegend unter dem Einfluß der letzteren bzw. einer Azidose auf zellulärer Ebene und/oder hypoglykämisch bedingten Störungen notiert man bei manchen Patienten einen *Entwicklungsrückstand,* eine mäßige normochrome *Anämie* und eine allgemeine *Kalkarmut des knöchernen Skeletts* mit/bei Osteoporose, so daß es nicht selten zu Frakturen und einer Auftreibung der Metaphysen kommt.

Makroskopisch erscheinen *Leber* und *Nieren* groß, konsistent (jedoch ziemlich brüchig) und blaß-bräunlich.

Mikroskopisch fallen die aufgetriebenen, oft rundlichen *Hepatozyten* auf, die ziemlich gleichmäßig mit Glykogen überladen sind und so das Bild eines regelmäßigen Mosaiks hervorrufen. Oft zeigen sich ziemlich große intrazelluläre Fettropfen. Bei Hämalaun-Eosinfärbung treten die Zellränder wegen des Glykogenreichtums als scharfe Konturen hervor. Besonders in der Umgebung der periportalen Felder beobachtet man z. T. grotesk vergrößerte sog. »Lochkerne«, die reichlich Glykogen enthalten (s. sog. Kernglykogen, S. 47). Die Sinusoiden sind meist eng oder gänzlich kollabiert. Eine Fibrosierung wird in der Regel vermißt. PAS-Färbungen geben den Glykogengehalt oft nicht getreulich wieder, dagegen erkennt man elektronenmikroskopisch das Zytoplasma meist von massenhaft normal strukturierten Glykogenpartikeln besetzt, die zu einer Verlagerung verschiedener Organellen Anlaß geben und z. T. in Fettropfen liegen können. Die *Hauptstücke der Nieren* zeigen ähnliche Veränderungen, während die quergestreifte Skelettmuskulatur keine Besonderheiten aufweist. Erythrozyten scheinen ebenfalls Glykogen zu speichern.
Verständlicherweise findet man bei Autopsien das gespeicherte Glykogen meist gut erhalten, im Gegensatz zu Befunden bei normaler Autolyse.

Folgen und **Komplikationen:** Die Störung macht sich klinisch meist schon in der frühen Kindheit deutlich bemerkbar. Die Patienten zeigen einen Entwicklungsrückstand, sind blaß und weisen – bei oft aufgetriebenem Abdomen – eine mächtige Hepatomegalie auf. Häufig kontrastiert die Dünngliedrigkeit mit einem rundlichen Gesicht und »Fettnacken«. Hie und da macht sich eine Neigung zu Blutungen bemerkbar, möglicherweise wegen metabolisch bedingter Störungen der Plättchen, die ebenfalls vermehrt Glykogen enthalten. Bei schwerer Hypoglykämie können u. U. zentralnervöse Symptome auftreten (S. 949). Falls das Leiden nicht schon früher tödlich endet, mildert sich die Symptomatik der Krankheit in manchen Fällen im Pubertätsalter, möglicherweise infolge vermehrter Glukosefreisetzung aus Glykogen durch andere Enzyme (S. 918). Im Hinblick auf diese mögliche Besserung werden heute, im Sinn der symptomatischen Therapie, vermehrt Anstrengungen gemacht.

Beispiele:

- Die *Diagnose einer v. Gierke'schen Krankheit* gründet sich auf den Nachweis einer auf weniger als 10% der Norm reduzierten Aktivität der Glukose-6-Phosphatase in Leberbiopsiematerial, u. U. auch an Darmschleimhautstückchen, wobei biochemische Enzymbestimmungen ausschlaggebend sind.
- *Differentialdiagnostisch* sind Fälle mit ungeklärten, multiplen Defekten bzw. Störungen des Glykogenabbaus in der Leber im Auge zu halten, die teils genetisch bedingt, teils erworben sein könnten und im Einzelfall einer genauen biochemischen Klärung bedürfen.
- Die *symptomatische Therapie* bei v. Gierke'scher Krankheit umfaßt u. a. ein Vermeiden von Uratniederschlägen, vor allem in den Nieren, z. B. durch Probenezid, eine Verminderung der Insulinfreisetzung durch Diaxozid, eine portokavale Transposition zur Milderung der Hypoglykämie, ferner Maßnahmen gegen Infektionen, Blutungen u. a. m.

Pompe'sche Krankheit

Definitionen: Unter der *Pompe'schen Krankheit (Glykogenose Typ II, generalisierte Glykogenose)* versteht man eine autosomal-rezessiv vererbbare Störung, die durch einen *Defekt der sauren $\alpha(1\text{–}4)$-Glukosidase (Maltase)* bedingt ist und mit einer Ansammlung normal strukturierten Glykogens in der zytoplasmatischen Matrix und in Lysosomen vieler Zellarten einhergeht.

Pathogenese: Das Fehlen des oben erwähnten Enzyms, das physiologischerweise bei einem pH-Optimum im sauren Bereich die Hydrolyse von Maltose und Glykogen zu Glukose sowie die Transglykosylierung von Maltose zu Glykogen mit zu katalysieren vermag, resultiert in einer *Glykogenanhäufung* sowohl *in der zytoplasmatischen Matrix als vor allem auch in den Lysosomen* verschiedenster Zellen (Leber-, Herzmuskel-, Skelettmuskelzellen, Leukozyten u. a.). Man versucht sich diesen Befund dadurch zu erklären, daß physiologischerweise mit Glykogen voll beladene Zytoplasmaanteile durch Autophagozytose (S. 55) abgebaut, und somit eine abnorme Speicherung dieser Substanz vermieden wird. Gelingt – wie bei der Pompe'schen Krankheit – der intralysosomale Abbau von Glykogen nicht, kommt es zum erwähnten Anstau. Diese Deutung steht mit der Erfahrung im Einklang, daß bei diesem Leiden eine Hypoglykämie, Ketose,

Hyperlipämie und Laktatazidämie nicht zum typischen Symptomenkreis gehören. Wahrscheinlich beruhen die krankhaften Erscheinungen in erster Linie auf einer mehr oder weniger allgemeinen Beeinträchtigung der lysosomalen Funktionen infolge der Glykogenanhäufung in diesen Organellen, möglicherweise verbunden mit gesteigerter Zelluntergangsrate.
Man unterscheidet eine *Frühform,* bei der die Störung schon in den ersten Lebensmonaten zutage tritt, von »*Spätformen*«, die vor allem durch zunehmende Muskelschwäche in einem nachfolgenden Lebensabschnitt auffallen.

Makroskopisch imponiert vor allem die z. T. extreme *Kardiomegalie,* während die Leber meistens nur geringfügig vergrößert erscheint.

Mikroskopisch bemerkt man in vielen Zellarten eine mehr oder weniger *diffuse Glykogenanhäufung im Zytoplasma,* neben *glykogenhaltigen Lysosomen,* die bei lichtmikroskopischer Betrachtung der Zelle ein feingranuläres Aussehen verleihen. In der *Leber* bewirkt die Störung nur eine geringe Auftreibung der Parenchymzellen. Kernglykogen und Fibrosierung werden in der Regel vermißt. Deutlicher treten die strukturellen Veränderungen in quergestreiften *Herz- und Skelettmuskelzellen* auf, wo die Myofibrillen z. T. stark verdrängt, z. T. geschwunden und von reichlich zytoplasmatischem, d. h. im Sarkoplasma gelegenem Glykogen durchsetzt sind. Glykogenhaltige Lysosomen stehen hier mengenmäßig nicht im Vordergrund. Die *Diagnose* kann u. a. elektronenmikroskopisch mit annähernder Sicherheit gestellt werden, doch wird der Enzymdefekt meistens biochemisch nachgewiesen. Eine pränatale Diagnose läßt sich an Amnionzellen stellen.

Folgen und **Komplikationen:** Die Pompe'sche Krankheit in der klassischen Frühform ist die am schwersten verlaufende Glykogenose überhaupt, hauptsächlich wegen der mit *Kardiomegalie* verbundenen Beeinträchtigung der Herzmuskeltätigkeit. Die Glykogenablagerung in zahlreichen weiteren Körperzellen bedingt zudem eine *vielfältige Symptomatik,* die von *Infektanfälligkeit* über *neurologische Ausfälle, muskuläre Hypotonie* bis zu Deformitäten, wie *Makroglossie* und *kretinoides Aussehen,* reicht. Der Tod tritt mehrheitlich schon in der frühen Kindheit, in der Regel vor dem 2. Jahr, ein, meistens infolge Herzversagens und/ oder Pneumonie. Die therapeutische Beeinflußbarkeit des Leidens ist gering.

Sog. Forbes'sche Krankheit (Cori'sche Krankheit, Glykogenose Typ III, Grenz-Dextrinose)

Ursache und **Pathogenese:** Bei diesem relativ häufigen Leiden handelt es sich um Auswirkungen eines *Defekts der Amylo-1,6-Glukosidase* (»*debrancher enzyme*«), der sich u. a. in Hepatozyten, Leukozyten, Enterozyten, z. T. in Herz- und Skelettmuskelzellen äußert.

Morphologisch findet sich in diesen Lokalisationen, manchmal aber auch nur in der *Leber,* eine Auftreibung der Parenchymzellen durch reichliche Einlagerungen von Glykogen in der zytoplasmatischen Matrix. Vor allem peripherolobuläre Hepatozyten zeigen oft Kernglykogen. Im Gegensatz zur Glykogenose I ist eine Verfettung der Leber nicht häufig anzutreffen, dagegen macht sich eine gewisse Fibrosierung in den septalen Bereichen bemerkbar. Eine Leberzirrhose scheint sich nicht zu entwickeln. Falls die *Herz- und Skelettmuskulatur* mit betroffen sind, erkennt man – insbesondere auch elektronenmikroskopisch – zwischen an sich intakten Myofibrillen sowie subsarkolemmal eine Glykogenanhäufung. Ähnliche Befunde erhebt man in Leukozyten und weiteren Zellarten. Das Glykogen, das bei der Cori'schen Krankheit gespeichert wird, zeigt keine normale Struktur, sondern läßt – bei chemischer Analyse – ein Fehlen oder eine starke Verkürzung der äußersten Ketten erkennen (daher: »Grenzdextrinose«).

Folgen: Im Gegensatz zur v. Gierke'schen Krankheit kommt es nach Injektion von Glukagon oder Galaktose zu einem Anstieg der Glukosekonzentration im Blut, was aufgrund der Art des Enzymdefekts bei diesem Leiden ohne weiteres verständlich ist. Ferner liegen die Laktat- und Pyruvatkonzentrationen im Blut meistens im Bereich der Norm. Leukozyten, insbesondere Granulozyten, zeigen wegen des Enzymdefekts eine gewisse Funktionseinbuße, was die Infektanfälligkeit der Patienten erklären könnte. Die Prognose der Grenzdextrinose gilt als ziemlich gut, haben doch vereinzelte Patienten sogar die 5. Lebensdekade erreicht. Durch Einnahme häufiger kleiner Mahlzeiten, proteinreiche und fettarme Ernährung, Vermeiden von körperlichen Anstrengungen, Anästhetika und anderen kardiodepressorischen Agentien sowie eine prompte Behandlung infektiöser Komplikationen läßt sich der Verlauf weiter verbessern.

Andersen'sche Krankheit (»Glykogenose« Typ IV, Amylopektinose)

Ursache und **Pathogenese:** Bei dieser äußerst seltenen Störung liegt ein *Defekt der Amylo-(1,4:1,6)-Transglukosidase* (α-Glukan-»branching«- Glykosyltransferase, »*brancher enzyme*«) vor, der sich vor allem in der Leber, wahrscheinlich aber auch in anderen Organen äußert. Folge davon ist die Anhäufung eines *abnorm strukturierten Glykogens (»Amylopektin«),* das ungewöhnlich lange innere und äußere Ketten sowie eine verminderte Zahl von Verzweigungsstellen aufweist. Dieses Material hat eine gewisse Ähnlichkeit mit pflanzlicher Stärke, wird intra- und interzellulär z. T. sequestriert und führt zu einem *entzündlichen Reiz.*

Morphologisch findet man die verschiedensten Organe verändert. Die wichtigsten Befunde erhebt man indessen in der *Leber.* Sie ist in der Regel vergrößert und zeigt eine zunehmende *Fibrosierung,* die schließlich in eine *Zirrhose* ausmünden kann. Mikroskopisch fallen u. a. in Hepatozyten, Herz- und Skelettmuskelzellen und Gehirnzellen Ablagerungen eines schwach basophilen Materials auf, das dem sog. kardialen Kolloid (S. 569) bzw. den Lafora-Körperchen (S. 330) ähnlich sieht. In der Leber ist vor allem die Läppchenperipherie befallen, wo Zeichen von Zelluntergang und eine Freisetzung dieses scholligen, z. T. hyalinen, z. T. vakuolären »Amylopektins« mit entsprechender reaktiver Entzündung beobachtet werden können. In Spätstadien treten sogar parakristalline Massen in Erscheinung. Differentialdiagnostisch ist das morphologische Bild in erster Linie gegen die Befunde bei α_1-Antitrypsinmangel abzugrenzen, bei dem ebenfalls PAS-positive, diastaseresistente Einschlüsse zu sehen sind. Ultrastrukturell erweist sich das abnorme Glykogen bei Andersen'scher Krankheit als fibrillär gebaut, wobei zwischen den faserigen Anteilen oft Glykogenpartikel normaler Struktur vorhanden sind. Die Diagnose kann mit großer Wahrscheinlichkeit auch aufgrund einer Rektalbiopsie gestellt werden, bei der u. a. »Amylopektin«-haltige Makrophagen als typisch gelten.

Folgen: Im Vordergrund der klinischen Symptomatik steht der progressive Leberschaden, der schließlich – meist im Kindesalter – unter dem Bild der portalen Hypertonie und/oder einer Leberinsuffizienz zum Tode führt. Die Blutzuckerkurve nach Injektion von Glukagon oder Adrenalin zeigt meistens einen normalen Verlauf.

McArdle-Schmid-Pearson'sche Krankheit (McArdle-Syndrom, Glykogenose Typ V)

Ursache und **Pathogenese:** Hier haben wir es mit einem wahrscheinlich auch autosomal-rezessiv vererbbaren *Defekt der muskulären Glykogen-Phosphorylase* zu tun, der sich hauptsächlich an der *Skelettmuskulatur* äußert. Wegen der Unfähigkeit dieses Gewebes, eine rasche und wirkungsvolle Glykogenolyse zu vollziehen, ergeben sich eine Schwäche, eine Neigung zu Spasmen und – bei Anstrengungen – manchmal eine Myolyse, die zu einer Myoglobinurie führen kann. Obschon der Herzmuskel mit betroffen zu sein scheint, gehört die Herzinsuffizienz nicht zu den typischen Folgen des Leidens.

Morphologisch erkennt man in alkoholfixierter Muskulatur eine vor allem subsarkolemmale Glykogenanhäufung schon mit Hilfe des Lichtmikroskops. Histochemisch läßt sich der Phosphorylasedefekt leicht feststellen. Elektronenmikroskopisch findet sich ein ähnliches Bild wie bei der Glykogenose Typ III (s. o.).

Folgen: Muskelschwäche, Krämpfe und Schmerzen treten bezeichnenderweise während und/oder nach körperlicher Anstrengung auf. Bei fortgesetzter physischer Belastung kommt es oft zu Muskelnekrose, die mit einem akuten Nierenversagen einhergehen kann. Blutchemisch stellt man u. a. bei stärkerer Muskelarbeit ein fehlendes Ansteigen der Laktatkonzentration fest. Durch häufige Einnahme kleiner Mengen von Zucker und Verzicht auf vermehrte körperliche Leistungen lassen sich Krisen von Muskelnekrose oft vermeiden.

Differentialdiagnostisch ist das Leiden in erster Linie vom hereditären Defekt der muskulären Phosphofruktokinase abzugrenzen.

Hers'sche Krankheit (Glykogenose Typ VI = VI A)

Ursache und **Pathogenese:** Dem vermutlich autosomal-rezessiven Leiden liegt ein *partieller Defekt der vor allem in der Leber vorkommenden Glykogen-Phosphorylase* zugrunde, so daß die Glykogenolyse in diesem Organ deutlich verlangsamt vor sich geht. Die Störung läßt sich auch in anderen Zellarten, so in Leukozyten, nachweisen, jedoch nicht in der quergestreiften Muskulatur. Es ist hier daran zu erinnern, daß sich die Leber- und Muskelphosphorylasen auch immunologisch unterscheiden, so daß zwei verschiedene Enzyme angenommen werden dürfen.

Morphologisch steht die *Hepatomegalie* im Vordergrund. Mikroskopisch erkennt man wechselnd aufgetriebene, d. h. mit Glykogen überladene Parenchymzellen, so daß der Eindruck eines unregelmäßigen Mosaiks entsteht. Meistens sind die peripherolobulären Hepatozyten glykogenreicher als die zentral in den Läppchen gelegenen. Kernglykogen findet sich kaum, dagegen besteht z. T. eine septale Fibrose. Falls eine Verfettung besteht, betrifft dies am ehesten die zentrolobulären Anteile des Lebergewebes. Wie im Fall der Glykogenosen VIII, IX und X zeigen sich bei Typ VI im elektronenmikroskopischen Bild der Leberzellen auffallend kleine β-Partikel von Glykogen anstelle der rosettenförmigen α-Partikel. Die enzymatische Störung läßt sich ebenfalls in Leukozyten, vor allem in Granulozyten, nachweisen.

Folgen: Abgesehen von einer mäßigen Tendenz zu Hypoglykämie und einer Hyperlipidämie ist der allgemeine Metabolismus wenig gestört. Durch Vermeiden eines länger dauernden Fastens, eine relativ proteinreiche Ernährung und die Verabreichung von Dextrothyroxin kann der Zustand weiter verbessert werden.

Glykogenose Typ VI B: s. Typ VIII

Bei dieser Störung fehlt die *hepatische Phosphorylase-Kinase-Aktivität* weitgehend, so daß eine ungenügende Aktivierung der hepatischen Phosphorylase resultiert. Im Gegensatz zum Typ VI A wird das Leiden geschlechts(X-)-gebunden rezessiv vererbt. Das klinische Bild ist – wie bei der Hers'schen Krankheit – durch geringe funktionelle Störungen gekennzeichnet.

Weitere Glykogenosen

Beim *Typ VII* scheint es sich um eine Enzymstörung zu handeln, die vor allem oder ausschließlich die Skelettmuskulatur betrifft und dort zu einer Glykogenanreicherung hauptsächlich unter dem Sarkolemm Anlaß gibt. Der *Defekt* liegt hier in der *Muskel-Phosphofruktokinase*. Beim *Typ VIII* (s. auch Typen VI B und IX B) besteht eine Hepatomegalie, und von früher Kindheit an zeigen sich schwere, progressive zentralnervöse Degenerationserscheinungen. Morphologisch zeigt die Leber lokalisierte Mosaikstrukturen mit z. T. grotesk vergrößerten, glykogenreichen Hepatozyten, insbesondere in der Läppchenperipherie, während Kernglykogen und Zeichen von Fibrosierung meist fehlen. Im Nervensystem beobachtet man typischerweise z. T. sehr große Glykogenpartikel in Achsenzylindern und synaptischen Vesikeln, was diagnostische Bedeutung hat. Biochemisch konnte eine verminderte Aktivität der Leberphosphorylase bei normalem Gehalt an immunologisch reagierendem Enzymprotein und ein ungestörtes Phosphorylase-aktivierendes System nachgewiesen werden. Der primäre Enzymdefekt ist vermutlich dem von Typ VI B verwandt oder sogar mit ihm identisch (s. o.).

Auch bei den *Glykogenosetypen IX* liegt eine Hepatomegalie vor, wobei von einzelnen Autoren ein autosomal-rezessiv vererbbarer »*Untertyp IX A*« (Typ IX i. e. S.) und ein geschlechtsgebunden-rezessiv übertragener »*Untertyp IX B*« unterschieden werden. Letzterer ist aber offenbar mit dem oben erwähnten *Typ VI B* identisch. Morphologisch zeigt sich bei Typ IX A ein ähnliches Bild wie beim Typ VI, nur finden sich häufiger kleine Fettropfen mit spärlich Glykogeneinschlüssen. Der biochemische Defekt bei Typ IX A ist unseres Wissens noch nicht sicher geklärt.

Beim *Typ X* handelt es sich vermutlich um einen *Defekt der von zyklischem AMP abhängigen Kinase,* der ebenfalls eine Hepatomegalie mit unregelmäßig mosaikförmiger Glykogenspeicherung und feintropfiger Verfettung der Leber erzeugt, darüber hinaus aber in Muskelzellen eine – vorwiegend subsarkolemmale – Glykogenanhäufung zur Folge hat. Der Gehalt der Leber an Phosphorylase scheint normal zu sein, das Enzym wird jedoch nicht aktiviert.

Wahrscheinlich gibt es außer den hier aufgeführten noch weitere Glykogenosen, da mehrere Fälle bekannt sind, die zu keiner der bisher erwähnten Formen passen.

Weitere Störungen des Glykogenauf- und -abbaus

Die im Rahmen von *Hypo-* und *Hyperglykämien* bzw. der diesen zugrundeliegenden Krankheiten auftretenden Störungen im Glykogenauf- und -abbau sind bereits erörtert worden (S. 934). Weitere z. T. *örtlich beschränkte Störungen im Glykogenhaushalt* von Zellen kamen ebenfalls schon zur Sprache (S. 84). Es sei beigefügt, daß Kernglykogen nicht nur in Hepatozyten gefunden werden kann, sondern auch in anderen Zellen vorkommt. Ein Beispiel hierfür sind die bläschenförmigen Kerne von Astrozyten (Alzheimer Typ 2 Glia) bei portalsystemischer Enzephalopathie, in denen Glykogen teilweise in Karyosphäridien eingeschlossen ist.

Tierexperimentell läßt sich eine Glykogenanhäufung in Leberzellen durch Infusion von Fruktose erzeugen *(fruktoseinduzierte »Glykogenose«),* die überdies eine Vermehrung des glatten endoplasmatischen Retikulums hervorrufen. Die diesem Phänomen zugrunde liegenden Mechanismen sind noch wenig geklärt.

Schließlich muß erwähnt werden, daß Operationen an der Leber, so eine *Teilhepatektomie,* einen ziemlich raschen *Glykogenschwund* im verbleibenden Gewebe nach sich zieht, vermutlich über eine Aktivierung der Phosphorylase.

Eine Übersicht über die den Kohlenhydratstoffwechsel betreffenden Enzymopathien liefert Abb. 147 (S. 934).

117.9. Mukopolysaccharidosen

Allgemeine Bemerkungen

Definitionen: Unter dem Begriff »*Mukopolysaccharidosen (MPS)*« werden genetisch bedingte Krankheiten zusammengefaßt, die durch Defekte

Tabelle 67. Mukopolysaccharidosen (MPS)

Typ	Eponym der Krankheit	Enzymdefekt und Erbmodus*	Gespeichertes bzw. ausgeschiedenes Material
MPS I H	Hurler	α-L-Iduronidase Ar, homozygot für das MPS 1 H-Gen	Dermatansulfat Heparansulfat
MPS I S	Scheie	α-L-Iduronidase Ar, homozygot für das MPS 1 S-Gen	Dermatansulfat Heparansulfat
MPS I H/S	Hurler-Scheie	α-L-Iduronidase Ar, mit Beteiligung der 1 H- und 1 S-Gene	Dermatansulfat Heparansulfat
MPS II A/B	Hunter (schwere und leichte Formen)	Sulfoiduronid-Sulfatase, Xr**	Dermatansulfat Heparansulfat
MPS III A	Sanfilippo Typ A	Heparansulfat-Sulfatase Ar, homozygot für das MPS III A-Gen	Heparansulfat
MPS III B	Sanfilippo Typ B	N-Azetyl- α-D-Glukosaminidase Ar, homozygot für das MPS III B-Gen	Heparansulfat
MPS IV	Morquio	N-Azetylhexosamin-6-Sulfat-Sulfatase Ar, homozygot für das MPS IV-Gen	Keratansulfat
MPS V	Unter dieser Bezeichnung wurde früher das Scheie-Syndrom registriert		
MPS VI A/B	Maroteaux-Lamy (schwere und leichte Formen)	N-Azetylhexosamin-4-Sulfat-Sulfatase (Arylsulfatase B) Ar, homozygot für die MPS VI-Gene	Dermatansulfat
MPS VII		β-Glukuronidase Ar, homozygot für das MPS VII-Gen	Dermatansulfat

* Ar = Autosomal-rezessiv
Xr** = X-chromosomal-rezessiv

lysosomaler, normalerweise in den Abbau von Glykosaminglykanen eingeschalteter Enzyme gekennzeichnet sind und mit einer *Anhäufung von Mukopolysacchariden in Lysosomen,* z. T. auch außerhalb von Zellen, Strukturveränderungen verschiedener Gewebe mit entsprechenden Deformitäten sowie mehr oder weniger ausgeprägter mentaler Retardation einhergehen. Weitere Charakteristika dieser Leiden sind ihr im allgemeinen progressiver Verlauf und die Heterogenität des gespeicherten Materials. Man bezeichnet heute die Mukopolysaccharidosen meist mit einer *römischen Ziffer* und – bei Vorkommen von Unterformen – *großen Buchstaben* (z. B. MPS I H = Hurler-Syndrom). Synonym werden für die einzelnen Typen von MPS *Autorennamen* benützt, z. B. Hurler-Syndrom, Scheie-Syndrom, Hunter-Syndrom, Sanfilippo-Syndrom u. a. Neuerdings benennt man einzelne Leiden nach dem ursächlichen *Enzymdefekt* (z. B. *β-Glukoronidasemangel*).

Zur Zeit kennt man mindestens 12 verschiedene Formen von Mukopolysaccharidosen (Tabelle 67), wobei es in den letzten Jahren – vor allem dank enzymbiochemischer Untersuchungen an Fibroblastenkulturen – gelang, die den einzelnen Störungen zugrunde liegenden Enzymdefekte zu einem guten Teil zu klären. Diese Kenntnisse haben u. a. dazu geführt, daß man heute an Zellen, die aus der Amnionflüssigkeit gewonnen werden (Amniozentese), schon pränatal die Diagnose zu stellen vermag. Eine Übersicht über die bei Mukopolysaccharidosen festgestellten Enzymdefekte vermittelt Abb. 150.

Mukopolysaccharidose I H (MPS I H, Hurler-Syndrom, Pfaundler-Hurler-Syndrom, Gargoylismus)

Ursache und **Pathogenese:** Bei diesem Prototyp einer Mukopolysaccharidose handelt es sich um einen *autosomal-rezessiv vererbbaren Defekt* der *α-L-Iduronidase* (Abb. 150), eines Enzyms, das normalerweise in Lysosomen zahlreicher Zellarten, insbesondere jedoch von Fibroblasten, vorhanden ist und zudem im Blutplasma sowie im Urin nachgewiesen werden kann. Als Folge der Störung häufen sich in den Lysosomen der betroffenen Zellen, aber auch in Interzellulärräumen und im Blut, u. a. *Dermatansulfat* und *Heparansulfat* an. Diese Substanzen werden überdies – in einem Verhältnis von etwa 3:1 – in erhöhten Mengen im Urin ausgeschieden, was diagnostisch von Bedeutung ist. Abgesehen von spezialisierten chemischen Methoden kennt man heute u. a. einfache Präzipitationstests, die eine erste Triage gestatten. Der sichere Nachweis stützt sich indessen auf Zellkulturen (Zellen der Amnionflüssigkeit im Fall der pränatalen Diagnostik, sonst Hautfibroblasten u. a.), die den Enzymdefekt erkennen lassen. Die Störung des Proteoglykanstoffwechsels geht mit der Bildung eines *mengenmäßig vermehrten, jedoch funktionell minderwertigen Binde- und Stützgewebes* einher (S. 107). Man vermutet, daß vor allem die erhöhte Konzentration von Dermatansulfat eine gesteigerte Synthese von Kollagen nach sich zieht, das dann u. U. schon intrazellulär polymerisieren kann. Die mechanische Insuffizienz des Fasermaterials äußert sich in einer Neigung zu Ausstülpungen, wo dauernd ein Druck ausgeübt wird (z. B. »Aneurysmen« an Mitralklappen des Herzens, Nabelhernie u. a.) und in einer frühzeitig auftretenden, besonderen Form von Arteriosklerose (s. u.). Ferner kommt es zunehmend zu Deformierungen, insbesondere erkennbar am Gesicht und an der Körperstruktur. Wegen des immer häßlicher werdenden zwerghaften Aussehens der Kinder nannte man die Krankheit – im Hinblick auf die Ähnlichkeit mit Brunnenspeier- und Dachrinnenfiguren an gotischen Kathedralen – »*Gargoylismus*«. *Differentialdiagnostisch* sind weitere Mukopolysaccharidosen (s. u.) und die Norman-Landing'sche Krankheit, eine als »Pseudo-Hurler-Krankheit« bekannte G_{M1}-Gangliosidose (S. 979) abzugrenzen.

Makroskopisch fallen nach voller Ausbildung des Leidens u. a. der Zwergwuchs, die grotesken, groben Gesichtszüge, z. T. verbunden mit Hypertrichose, ein Gibbus der Lumbalgegend, steife, z. T. verdickte Gelenke, Klauenhände und andere Deformitäten des knöchernen Skeletts auf. Zu den ersten Veränderungen, welche die bei Geburt meist unauffälligen Kinder zeigen, gehört oft eine Trübung der Hornhaut. Anläßlich der Autopsie bemerken wir eine Verdickung – und daher weißliche Farbe – normalerweise zarter bindegewebiger Überzüge, wie der Leptomeninx und der serösen Häute. Nicht selten besteht ein Hydrocephalus internus. In der Regel findet man eine erhebliche Kardiomegalie sowie Hepatosplenomegalie, und die großen Körperarterien zeigen nicht selten dicke, ziemlich transparente bis weißliche Polster an der Innenseite (»Pseudoatherosklerose«).

Mikroskopisch sieht man in vielen Zellarten, d. h. nicht nur in Fibrozyten und -blasten, eine deutliche *Auftreibung des Zytoplasmas,* das wegen der Anhäufung von Dermatan- und Heparansulfat in den Lysosomen merkwürdig granuliert und blaß erscheint. Diese Veränderung findet sich u. a. in Monozyten, Granulozyten *(»Reilly Granulierung«)* und Lymphozyten des Bluts, ferner in Makrophagen (»Klasmatozyten«) des Knochenmarks, was diagnostisch genutzt wird. Der Nachweis der intralysosomal gespeicherten Substanzen (s. o.) stützt sich auf verschiedene färberische Methoden, wobei sich die Affinität von Heparansulfat für Silbernitrat nach vorheriger Perjodoxidation, für Phosphorwolframsäure bei pH 1,5 und für kolloidales Eisen bei pH 1,8 bewährt hat. Allerdings muß hervorgehoben werden, daß bei konventioneller Fixationstechnik in 4%iger Formaldehydlösung ein erheblicher Teil des gespeicherten Materials in Lösung gehen kann. Dieses Verhalten läßt sich aber ebenfalls dia-

(a) **Hinweise auf den Proteoglykan-Umsatz und dessen Störungen, am Beispiel von Chondroitin-4/6-Sulfat und "Core"-Protein sowie von Proteoglykan-Aggregaten**

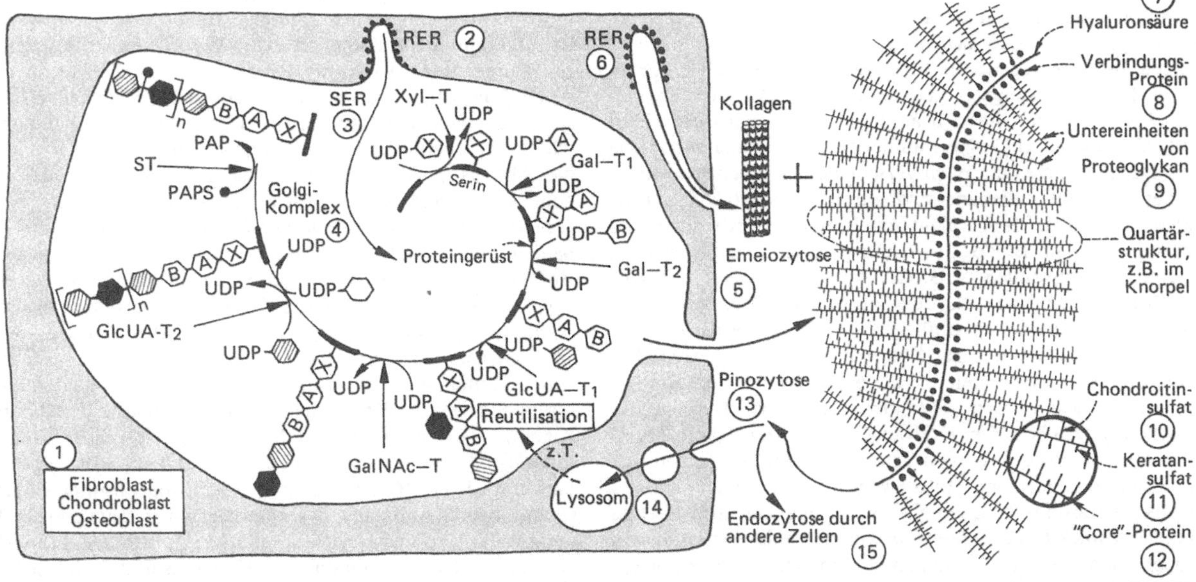

(b) **Monosaccharideinheiten sowie Substituenten der Glykosaminoglykane: Störungen des lysosomalen Abbaus bei Mukopolysaccharidosen**

Polysaccharid	Monosaccharideinheiten (dunkles Sechseck)	Monosaccharideinheiten (schraffiertes Sechseck)	Substituenten
Hyaluronat (16)	β-D-GlcUA	β-D-GlcN	R=–C(=O)CH$_3$
Chondroitinsulfat (17)	β-D-GlcUA	β-D-GalN	R=–C(=O)CH$_3$; R'= H oder –SO$_3^-$
Dermatansulfat (18)	β-D-GlcUA; α-L-IdUA	β-D-GalN	R=–C(=O)CH$_3$; R'=–H oder –SO$_3^-$
(19) Heparin, Heparansulfat (20)	β-D-GlcUA; α-L-IdUA	α-D-GlcN	R=–SO$_3^-$ oder –C(=O)CH$_3$; R'=–H oder –SO$_3^-$
Keratansulfat (21)	β-D-Gal	β-D-GlcN	R=–C(=O)CH$_3$; R'=–H oder –SO$_3^-$

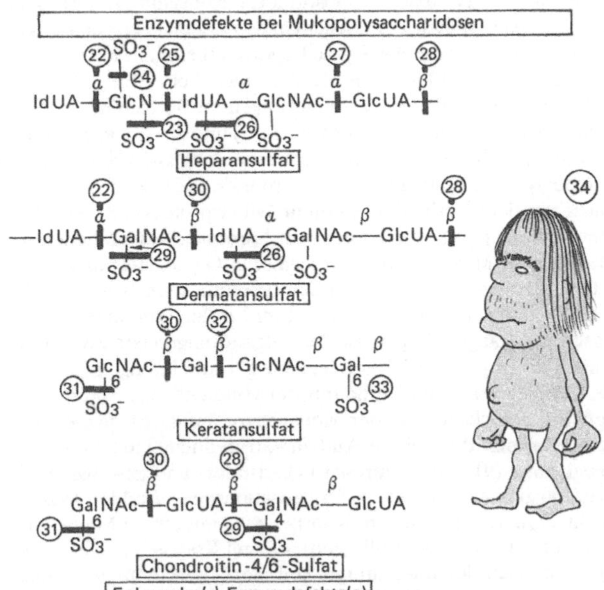

Folgen des(r) Enzymdefekts(e)

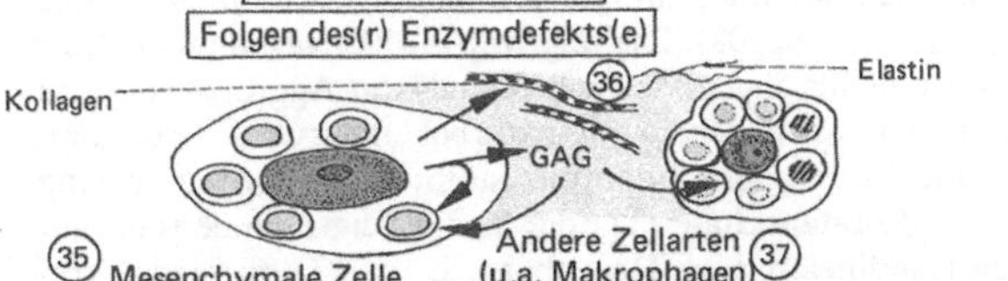

(c) **Beispiele aus der Pathologie der Muzine**

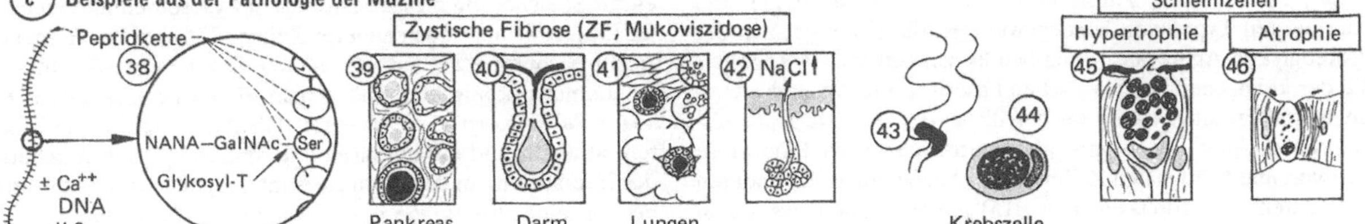

Abb. 150 a–c. *Störungen des Glykosaminoglykan (Mukopolysaccharid)-, Proteoglykan- und Muzinstoffwechsels.* **a** *Hinweise auf den Proteoglykan-Umsatz und dessen Störungen, am Beispiel von Chondroitin-4/6-Sulfat und »Core«-Protein sowie von Proteoglykan-Aggregaten. Polysaccharide,* die zahlreiche, durch glykosidische Bindung verknüpfte Monosaccharide enthalten, gehören zu den wesentlichen Elementen der lebenden Materie. Neben *Homoglykanen,* die sich aus nur einer Monosaccharidart (z. B. Glukose in Glykogen) aufbauen, kennt man zahlreiche *Heteroglykane* mit 2 oder mehr verschiedenen Typen von Monosacchariden. Heteroglykane sind meistens als *Glykokonjugate* vorhanden, indem sie kovalent mit Proteinen verbunden sind (*Proteoglykane* im Binde- und Stützgewebe, *Glykoproteine* als Bestandteile von Zellen (z. B. Glykokalix), als Bluteiweißkörper, Hormone, Muzine u. a.) oder mit Lipiden Komplexe bilden *(Glykolipide).* Die *Glykosaminoglykane* (früher: *Mukopolysaccharide*) bestehen aus linearen Ketten polymerer, sich wiederholender Disaccharideinheiten, die aus azetylierten, z. T. sulfatierten Aminozuckern und D-Glukuronat bzw. D-Galaktose (»Glykan«) bestehen. *Saure Glykosaminoglykane* (saure Mukipolysaccharide) weisen Uronat und/oder Sulfat auf, finden sich vor allem im Binde- und Stützgewebe und vermögen als polyanionische Substanzen neben Na^+, Ca^{++} u. a. reichlich H_2O zu binden. *Neutrale Glykosaminoglykane,* die weder Glukuronsäure noch Sulfat enthalten, kommen u. a. in Schleimen, Blutgruppensubstanzen und als Strukturglykoproteine vor. Glykoproteine im Bereich der Zellhülle sind oft reich an »Sialsäure« (Sammelname für N- bzw. O-substituierte Neuraminsäuren). Die *Proteoglykansynthese* in mesenchymalen Zellen (1) ist denselben Störungen unterworfen wie jede Peptidsynthese im rauhen endoplasmatischen Retikulum (RER, 2, s. auch Abb. 17, S. 50). Dasselbe gilt für krankhafte Veränderungen im Bereich des glatten endoplasmatischen Retikulums (SER, 3) und des Golgi-Komplexes (4, s. Abb. 18, S. 51), wo die Verbindung zwischen Glykosaminoglykanen und dem »Core-Protein« (12), z. T. vielleicht auch mit dem Verbindungsprotein (»link protein«, 8), stattfindet. Das schrittweise Anfügen von Monosaccharideinheiten an das Proteingerüst, das durch spezifische Glykosyl-Transferasen (T) katalysiert wird, geht aus dem vereinfachten Schema links hervor. Sulfatreste werden unter dem Einfluß von Sulfotransferasen angehängt. Über Ausschleusungsstörungen von Proteoglykanen (5) ist wenig bekannt; dasselbe gilt für allfällige krankhafte Veränderungen im Verhältnis der von den Zellen produzierten Proteoglykane und der Kollagenvorläufer (6). Soweit bekannt, erfolgt der weitere Aufbau extrazellulär, indem die Proteoglykane (9) mit Hyaluronat (7) struktur- und gewebsspezifische Aggregate von hohem Organisationsniveau bilden (Skizze rechts, Quartärstruktur, im Knorpel z. T. mit einem Molekulargewicht von mehreren Millionen), die mit Kollagen und anderen Bestandteilen des Interstitiums komplexe Verbindungen eingehen (s. Abb. 33, S. 108). Die relativen Größenverhältnisse des in der Skizze rechts abgebildeten Proteoglykan-Aggregats entsprechen einigermaßen denen der natürlichen Struktur; allerdings wären die Ketten der Chondroitinsulfate (10) doppelt so lang, wenn die Keratansulfate (11) die hier gezeigte Dimension aufweisen (modifiziert nach Rosenberg, L., in »Dynamics of connective tissue macromolecules« (Burleigh, P. M. C., Poole, A. R., eds.), S. 107 (Amsterdam: North-Holland 1975)). Bei den meisten Typen von Bindegewebe ist die Halbwertszeit der Proteoglykan-Aggregate wesentlich kürzer (etwa 2–14 Tage) als die der kollagenen und elastischen Fasern. Im Rahmen des Umsatzes von Proteoglykanen werden diese – nach teilweisem enzymatischem Abbau der Aggregate – durch adsorptive Pinozytose (13) von mesenchymalen Zellen (1), z. T. aber auch von anderen Elementen (Makrophagen u. a., 15) aufgenommen, lysosomal abgebaut (14), und ihre Komponenten teilweise reutilisiert. Lysosomale Enzyme werden von diesen Zellen offenbar normalerweise in den Interzellulärraum ausgeschleust und dann wieder aufgenommen. Bei den *Mukolipidosen II (I-cell disease, S. 990) und III* sind diese Enzyme mit einem Defekt ihres Kohlenhydratanteils behaftet (Fehlen eines Mannose-6-Phosphatrests), der möglicherweise für die mangelhafte Fixation an die Zellmembran und die entsprechend geringe Endozytose verantwortlich ist. Man nimmt an, daß es auf diese Weise zu einer intrazellulären Verarmung an lysosomalen Enzymen und daher zu einer Anhäufung von Glykolipiden und Glykosaminoglykanen in diesen Organellen kommt. Speicherungen dieser Art beobachten wir ferner, wenn der Glykosaminoglykan-Anfall größer ist als die Abbaukapazität an sich normaler Lysosomen (vorübergehendes *Auftreten »klarer Zellen« bei gesteigertem Bindegewebsabbau*). **b** *Sog. Mukopolysaccharidosen (MPS): Durch genetisch bedingte Enzymdefekte verursachte Störungen des lysosomalen Abbaus von Proteoglykanen.* Die Skizze links zeigt das Wesentliche der Struktur der sauren Glykosaminoglykane, während rechts der lysosomale Abbau dieser Substanzen in der – wahrscheinlichen – Reihenfolge der Nummern (22–33) dargestellt ist. Zu den bekannten, meist autosomal vererbbaren Leiden dieser Gruppe gehören (Enzymdefekt und angehäufte Produkte in Klammer, Erläuterungen im Text): *MPS I H (Hurler) und I S (Scheie)* (22, α-L-Iduronidase, Heparansulfat (20) und Dermatansulfat (18)); *MPS II (Hunter)* (26, L-Iduronsulfat-Sulfatase (Sulfoiduronid-Sulfatase, X-chromosomal-rezessiv vererbt), Heparansulfat (20) und Dermatansulfat (18)); *MPS III A (Sanfilippo A)* (23, Heparan-Sulfamidase (Heparansulfat-Sulfatase), Heparansulfat (20)); *MPS III B (Sanfilippo B)* (27, α-N-Azetylglukosaminidase (N-Azetyl-α-D-Glukosaminidase), Heparansulfat (20)); *MPS III C (Sanfilippo C)* (25, α-Glukosaminidase (?), Heparansulfat (20)); *MPS IV (Morquio Typ 1)* (31, N-Azetylhexosamin-6-Sulfat-Sulfatase, Keratansulfat (21), Chondroitinsulfate (17)); *MPS VI (Maroteaux-Lamy,* A: klassische Form, B: milde Form) (29, N-Azetylgalaktosamin-4-Sulfat-Sulfatase = Arylsulfatase B, Dermatansulfat (18)); *MPS VII (β-Glukuronidase-Defizienz)* (28, β-Glukuronidase, Dermatansulfat (18), Heparansulfat (20) und Chondroitinsulfate (17)); ein Defekt des Enzyms bei 24 ist bisher noch nicht beobachtet worden, und das für 33 verantwortliche Enzym ließ sich noch nicht genau identifizieren. Ein Teil der gezeigten Enzymdefekte wird bei *Gangliosidosen* beobachtet: *Sandhoff'sche* und *Tay-Sachs'sche Krankheiten* (30, Hexosaminidase A); *G_{M1}-Gangliosidose* (32, β-Galaktosidase). Störungen des Abbaus von Hyaluronsäure (16) und Heparin (19) sind unseres Wissens bisher nicht bekannt geworden. Grenzfälle von Mukopolysaccharidosen, wie etwa *Glykolipidosen* (u. a. *Lipomukopolysaccharidosen*), gewiße *Dysostosen* und die *Myoklonus-Körperchen-Krankheit,* sind im Text und/oder in Abb. 151, S. 984 aufgeführt. Ein typisches *»Wasserspeier-Gesicht«* (*»Gargoyl«*, 34), verbunden mit Zwergwuchs, Gibbus der Lumbalgegend, steifen, verdickten Gelenken, Klauenhänden, weiteren Deformitäten des Skeletts, Nabelhernie, Trübung der Kornea, Hypertrichose, Hepatosplenomegalie und Schwachsinn, findet sich bei der Hurler'schen Erkrankung, wesentlich weniger schwerwiegend bei der Scheie'schen Erkrankung und bei der Hunter'schen Krankheit. Die übrigen Leiden zeigen wechselnde Kombinationen der geannten Veränderungen, z. T. in Abhängigkeit vom angehäuften Metaboliten (z. B. Keratanhäufung in der Kornea mit Trübung derselben). Infolge der Störung des lysosomalen Abbaus von Glykosaminoglykanen kommt es zur Speicherung dieses Materials in Lysosomen mesenchymaler (35), z. T. aber auch anderer Zellen (37), was bei Hämalaun-Eosin-Färbung den Eindruck *»klarer Zellen«* erweckt. Im elektronenmikroskopischen Bild zeigen »Hurler-Lysosomen« z. T. sog. *»Zebra-Körper«,* d. h. parallel liegende, lipidreiche Schichten, abwechselnd mit lipidärmerem Material. Die Anreicherung des Interstitium an den oben erwähnten Speicherungssubstanzen bedingt eine *strukturelle und funktionelle Schwächung von Binde- und Stützgewebe* (36). **c** *Beispiele aus der Pathologie der Muzine. Muzine* sind Glykoproteine, die meist mehr als 50% Kohlenhydrate in Form zahlreicher Oligosaccharid-Seitenketten aufweisen, während *Mukoide,* wie Uromukoid, Orosomukoid u. a.

gnostisch verwerten, indem das Lösungsmittel, worin die Gewebestücke aufbewahrt werden, nach einiger Zeit eine deutliche Metachromasie aufweist. Bei Faserfärbungen notiert man in den dicken, meist etwas Alzianblau-positiven Bindegewebsmassen ein lockeres Netz präkollagener, kollagener und elastischer Fibrillen, die weniger, als dies normalerweise der Fall ist, zu dickeren Bündeln zusammengelagert erscheinen. Im Sinn der granulierten »klaren Zellen« verändern sich viele weitere Zellarten, so Knorpelzellen, die zudem oft Verfettung zeigen (daher früher: »Lipochondrodystrophie«), Knochenzellen, Hepatozyten, Neuronen, Schwann'sche Scheidenzellen, Retikulumzellen in lymphoretikulären Organen, Epithelzellen etwa in endokrinen Organen, Epidermiszellen, Myoepithelien von Drüsen u. a. Teilweise oder gänzlich verschont bleiben u. a. Blutgefäßendothelien, glatte Muskelfasern und Mastzellen.

Elektronenmikroskopisch imponieren die stark vergrößerten Lysosomen überwiegend als »hell« (d. h. nicht elektronendicht). Außerdem trifft man da und dort im Bindegewebe kleinere granulierte Zellen, die in membrangebundenen Vesikeln z. T. kleine Bündel von Kollagenfibrillen enthalten. Vermutlich haben wir es mit degenerierenden Fibroblasten zu tun. Die Interzellulärräume bieten das Bild weit auseinanderliegender kollagener Fasern mit reichlich dazwischengelagertem, nicht elektronendichtem Material, das zum großen Teil den Speichersubstanzen entspricht.

Folgen und **Komplikationen:** Wie erwähnt, nimmt die Störung einen stetig progressiven Verlauf, was sich u. a. in der zunehmenden Deformierung zeigt. Schon früh tritt die geistige Unter- und Fehlentwicklung in Erscheinung. In der Mehrzahl der Fälle besteht ein wechselndes Maß von Dyspnoe (S. 641), z. T. verbunden mit präkordialen Schmerzen und Zeichen von Herzinsuffizienz. Manchmal hört man Herzgeräusche, die auf Klappendeformitäten beruhen. Der Tod tritt bei dieser schwersten Form von Mukopolysaccharidose mehrheitlich vor Ablauf der ersten Lebensdekade ein, größtenteils unter dem Bild eines kardialen Versagens und/oder infektiöser Komplikationen, in erster Linie einer Lungenentzündung.

Beispiele:

- Bei der *Hurler'schen Krankheit* kann es hie und da schon im Kleinkindesalter zu Koronarverschlüssen bzw. -stenosen mit *Myokardinfarkt* kommen. Die dafür verantwortlichen *arteriellen Veränderungen* beruhen vermutlich auf Schädigungen der funktionell minderwertigen Wand, wonach sich im Sinn einer Reparaturleistung u. a. eine Proliferation atypischer »Myofibroblasten« mit hellem, granulärem Zytoplasma und eine Anhäufung von interzellulärem Material ergeben. Auf diese Weise entstehen oft dicke Polster.
- An gemischten Kulturen normaler Fibroblasten und solcher, die von Patienten mit Hurler-Syndrom stammen, konnte gezeigt werden, daß sich die Störung der letzteren durch die in den ersteren vorhandene *α-L-Iduronidase (»Hurler corrective factor«)* im Sinn eines Enzymersatzes weitgehend korrigieren ließ. Interessanterweise gelingt dies auch mit Hyaluronidase etwa aus bovinen Testes, jedoch nicht mit bakterieller Hyaluronidase. Versuche, einen solchen *Enzymersatz* klinisch-therapeutisch anzuwenden, haben noch zu keinem abschließenden Ergebnis geführt.

Mukopolysaccharidose I S (MPS IS (früher: V), Scheie-Syndrom)

Bei diesem ebenfalls autosomal-rezessiv vererbbaren Leiden scheint eine allelische Verwandtschaft mit der Störung beim Hurler-Syndrom gegeben, da auch hier ein *Defekt der α-L-Iduronidase* vorliegt. Beim Scheie-Syndrom wirkt sich der Enzymmangel jedoch wesentlich weniger schwerwiegend aus. Vermutlich haben wir es mit einer anderen Mutation (sog. MPS IS-Gen) zu tun, die mit einem geringeren Verlust an Enzymaktivität verbunden ist. Die betroffenen Personen erreichen ein *annähernd normales Lebensalter,* und ein nennenswerter Intelligenzmangel gehört nicht zum typischen Bild. Klinisch machen sich die ersten Symptome meist in der zweiten Lebensdeka-

---

Abb. 150 a–c (Fortsetzung)

lange, verzweigte Seitenketten enthalten. Im Gegensatz zu den Proteoglykanen ist das verbindende Monosaccharid nicht ein einfacher Zucker, sondern ein N-Azetylhexosamin (38, Mundspeichel), und Schleime besitzen weder Uronsäuren noch repetierende Disaccharideinheiten. Zudem sind die Saccharideinheiten O-, nicht N-glykosidisch miteinander verbunden; es findet sich wenig Mannose, dafür u. a. Fukose sowie N-Azetylneuraminsäure (NANA, 38). Der Proteinanteil zeichnet sich durch einen hohen Gehalt an Serin, Threonin und Prolin aus. Das Molekulargewicht der Muzine geht in der Regel in die Millionen. Die Schleime der verschiedenen Drüsentypen unterscheiden sich voneinander und lassen sich färberisch z. T. auseinanderhalten, z. B. Schleime mit sauren Gruppen (Karboxylgruppen und/oder Sialsäure (Sialomuzine)), solche mit reichlichen Sulfatresten (Sulfomuzine) u. a. m. (s. Text). Die *Synthese der Muzine* erfolgt u. a. mit Hilfe der katalytischen Wirkung von Multiglykosyl-Transferasen; sie ist jedoch, ebenso wie die Struktur der Schleime, noch wenig geklärt. Die häufigste, mit gestörter Schleimbildung einhergehende Heredopathie ist die autosomal-rezessiv vererbbare *zystische Fibrose* (ZF), die sich durch Bildung besonders zäher Muzinmassen *(»Mukoviszidose«)* charakterisiert: Dadurch kommt es in verschiedenen kanalikulären Systemen zu einem teilweisen oder völligen, vorübergehenden oder dauernden Verschluß der Lichtung (*»Dysporia entero-broncho-pancratica«,* 39–41). Zu den möglichen Folgen gehören Mekoniumileus beim Säugling (43), intestinale Obturationen durch schleimreiche Kotballen bei älteren Individuen, Rektalprolaps, Pankreasinsuffizienz, fokale biliäre Leberzirrhose, Hypoplasie der Gallenblase sowie vor allem Bronchitis-Bronchiolitis mit Ausbildung eines Lungenemphysems und Atelektaseherden sowie pneumonischen Komplikationen. Ob der bei ZF typische Salzverlust durch Schweißdrüsen (42) mit Muzin-bedingten Rückresorptionsstörungen im Gangsystem zu tun hat, ist nicht entschieden. Vielerlei atypische Schleimarten finden sich bei *schleimbildenden Karzinomen* (z. B. Siegelringzellen-Karzinom, 44). Über mögliche Gründe und Folgen einer *Schleimzellenhypertrophie/-hyperplasie* (45) und einer *Atrophie* dieser Elemente (46) wurde schon früher berichtet (S. 85ff., ferner Abb. 123, S. 622, und 131, S. 704).

X = Xyl = Xylose; A,B = Galaktose-Reste; UDP = Uridin-5'-Diphosphat; PAPS = 3'-Phosphoadenosin-5'-Phosphosulfat (PAP = ohne Sulfat); ST = Sulfotransferase; Gal = Galaktose (A,B); GlcUA = Glukuronsäure; GalN = Galaktosamin; GalNAc = N-Azetyl-Galaktosamin; IdUA = Iduronsäure; GlcN = Glukosamin; GAG = saure Glykosaminoglykane; Ser = Serin

de bemerkbar. Neben äußerlich oft erkennbaren Veränderungen, wie einer Hypertrichose und einem ungewöhnlich breiten Mund, besteht eine zunehmende Steifigkeit der Finger infolge eines Karpaltunnelsyndroms, das mit der Zeit eine Atrophie der Fingermuskulatur nach sich zieht. In der dritten Dekade gesellt sich in einem Teil der Fälle eine Aorteninsuffizienz hinzu. Hie und da entwickeln sich psychotische Zustände. Biochemisch handelt es sich um eine milde Variante des Hurler-Syndroms, wobei ebenfalls vermehrt Dermatan und Heparansulfat mit dem Urin ausgeschieden werden. Morphologisch erscheinen die Veränderungen ziemlich diskret. Sie beschränken sich im Hirnbereich auf mesenchymale Strukturen, indem die Neuronen weitgehend intakt aussehen. Untersuchungen am Bindegewebe der Hornhaut haben gezeigt, daß auch bei diesem Leiden deutliche Veränderungen vorliegen, im besonderen z. B. Modifikationen der lamellären Kollagenstrukturen, Auftreten dickerer Kollagenbündel, Vorhandensein von elektronendichtem mikrofibrillärem Material zwischen dicken, unregelmäßigen Kollagenfasern sowie Anwesenheit von »long spacing collagen«.

Mukopolysaccharidose I H/S (MPS I H/S, »Hurler-Scheie-Compound«)

Man nimmt an, daß in diesen seltenen Fällen eine genetische Kombination von MPS I H- und MPS I S-Genen vorliegt, die zu einem intermediären Krankheitsbild führt. Der Phänotyp der betroffenen Patienten nimmt eine Mittelstellung zwischen Hurler- und Scheie-Syndrom ein.

Mukopolysaccharidosen II (MPS II A = schweres Hunter-Syndrom, MPS II B = mildes Hunter-Syndrom)

Ursache und **Pathogenese:** Diese *X-chromosomal rezessiv vererbbaren* Störungen sind durch einen *Defekt der L-Iduronosulfat-Sulfatase* (Sulfoiduronid-Sulfatase, früher: Dermatansulfat-Sulfatase) gekennzeichnet. Die Tatsache, daß man eine schwere und eine milde Variante der Enzymopathie kennt, wird vermutungsweise mit verschiedenartigen Mutationen an demselben X-chromosomal lokalisierten Gen in Verbindung gebracht. Wie beim Hurler- bzw. Scheie-Syndrom kommt es zu einer Speicherung vor allem von *Dermatan- und Heparansulfat,* die in erhöhten Mengen renal ausgeschieden werden.

Morphologisch besteht im Fall der *MPS II A* große Ähnlichkeit mit dem Hurler-Syndrom, nur findet sich keine Hornhauttrübung, und die Veränderungen in den übrigen Geweben stehen hinsichtlich Ausmaß hinter denen bei MPS I H zurück. Strukturell gleicht die *MPS II B* der MPS I S.

Folgen: Die Auswirkungen des Defekts bei *MPS II A* entsprechen weitgehend denen bei Hurler-Syndrom, nur ist der Verlauf wesentlich milder, und die Kinder erreichen meistens ein Alter zwischen 10 und 20 Jahren. Patienten mit *MPS II B* können annähernd normal intelligent sein und über 50 Jahre alt werden. Wie im Fall der MPS I wird z. Z. eine Enzymersatz-Therapie versucht.

Mukopolysaccharidosen III (MPS III A = Sanfilippo-Syndrom A, MPS III B = Sanfilippo-Syndrom B, MPS III C = Sanfilippo-Syndrom C)

Ursachen und **Pathogenese:** Unter der Bezeichnung eines Sanfilippo-Syndroms werden zwei autosomal-rezessiv vererbbare Formen von Mukopolysaccharidose zusammengefaßt, die auf verschiedene Enzymdefekte zurückgehen, jedoch ein weitgehend identisches klinisches Bild zeigen. Bei der *MPS III A (Sanfilippo-Syndrom A)* haben wir es mit einem *Defekt der Sulfamidase* (früher: Heparansulfat-Sulfamidase) zu tun, bei der *MPS III B (Sanfilippo-Syndrom B)* mit einem solchen der *α-N-Azetylglukosaminidase.* Beide Leiden zeichnen sich durch eine Anhäufung von *Heparansulfat* aus, das in erhöhten Mengen durch die Nieren ausgeschieden wird. Offenbar handelt es sich um Folgen von Mutationen an verschiedenen Gen-Loci (MPS III A- und MPS III B-Gene). Man kennt auch eine *MPS III C (Sanfilippo-Syndrom C),* bei der möglicherweise ein Defekt der *α-Glukosaminidase* besteht.

Makroskopisch stehen grobe Gesichtszüge, eine allgemeine Hypertrichose, eine Hepatosplenomegalie, mäßige Deformitäten des knöchernen Skeletts, mit allerdings deutlicher Verdickung des Kalvariums, und eine merkliche Gelenksteifigkeit im Vordergrund.

Mikroskopisch finden sich – ähnlich wie bei der Hurler'schen Form – granulierte »klare Zellen« in verschiedenen Organen, vor allem im Binde- und Stützgewebe sowie im Zentralnervensystem (s. o.).

Folgen: Klinisch zeigt sich in erster Linie eine meist schwere mentale Retardation, die mit dem Alter zunehmend deutlicher wird und weit mehr ins Gewicht fällt als die weiteren Symptome. Zeichen einer geistigen Fehl- und Unterentwicklung treten in der Regel zwischen dem 3. und 6. Lebensjahr auf und leiten – oft rasch progredient – eine Verschlimmerung ein, die in manchen Fällen im Alter von nur 10 Jahren in Verlust der Sprache, Verblödung und weiteren zentralnervösen Ausfällen endet. Der Tod erfolgt meistens aufgrund interkurrenter Infektionen, hauptsächlich des Respirationstrakts.

Mukopolysaccharidose IV (MPS IV, Morquio-Syndrom)

Ursache und **Pathogenese:** Dem autosomal-rezessiv vererbbaren Leiden liegt *vermutlich ein Defekt der N-Azetyl-Hexosamin-6-Sulfat-Sulfatase* (Chondroitinsulfat-Sulfatase) zugrunde, als dessen Folge *Keratansulfat* in größeren Mengen intra- und extrazellulär angehäuft und im Urin ausgeschieden wird. Früher dachte man, es seien vor allem die Knorpelzellen betroffen. Heute steht fest, daß viele weitere Zellarten, u. a. Fibroblasten, Osteoblasten und -zyten, Leberzellen, Leukozyten und Zellen des Zentralnervensystems, oft ebenfalls in charakteristischer Weise verändert sind. Die Häufigkeit der Störung wird in den USA auf 1:40000 Geburten geschätzt.

Makroskopisch sind die Kinder in so typischer Art deformiert, daß die Diagnose mit Wahrscheinlichkeit von der bloßen Inspektion her gestellt werden kann. Im Vordergrund stehen Skelettdeformitäten mit Wachstumsrückstand bis Zwergwuchs, Verformung des Beckens, schwerer Kyphose sowie weiteren Thoraxanomalien, wie Ausbuchtungen des Sternums, Kurzhals, abnorm lockeren Handgelenken, Genu valgus u. a. Radiologisch fallen u. a. die flachen Wirbel und die Osteoporose auf. Im übrigen notiert man eine progressive Korneatrübung, eine mäßige Hepatosplenomegalie und – in manchen Fällen – Zeichen einer Aorteninsuffizienz.

Mikroskopisch zeigen sich wiederum granulierte »klare Zellen«, insbesondere im Knorpel, aber auch in anderer Lokalisation (s. o.). Die deutliche Färbung der gespeicherten Substanz mit Alzianblau weist auf die Natur des Leidens hin. Elektronenmikroskopisch bietet sich ein ähnliches Bild wie bei der Hurler'schen Krankheit, wobei neben typisch veränderten Lysosomen u. a. zahlreiche kleine periphere Vesikeln und einzelne große Vakuolen vorhanden sein können.

Folgen und **Komplikationen:** In vielen Fällen haben sich Hornhauttrübungen und eine Aorteninsuffizienz schon im Alter von 10 Jahren ausgebildet. Oft besteht in diesem Zeitpunkt schon eine respiratorische Störung erheblichen Grades. Die geistige Entwicklung erscheint dagegen nicht schwer gehemmt. Hin und wieder erleiden die Kinder eine Quadriplegie wegen Kompression des Rückenmarks; Subluxationen im Bereich von Atlas und Epistropheus stellen ebenfalls keine Seltenheit dar. Mehrheitlich sterben die Patienten im jugendlichen Erwachsenenalter. Ausnahmsweise erreichen sie 50 Jahre.

Differentialdiagnostisch ist eine mildere Form von Keratansulfat-Speicherung abzugrenzen, die möglicherweise auf dem *Defekt eines anderen, normalerweise am Keratansulfatabbau beteiligten Enzyms* beruht.

Mukopolysaccharidosen VI (MPS VI A = klassische Form des Maroteaux-Lamy-Syndroms, MPS VI B = milde Form des Maroteaux-Lamy-Syndroms)

Ursachen und **Pathogenese:** Den beiden genannten Varianten des Maroteaux-Lamy-Syndroms liegen autosomal-rezessiv vererbbare *Defekte der N-Azetylgalaktosamin-4-Sulfat-Sulfatase* (Arylsulfatase B) zugrunde. Es wird angenommen, daß bei der milden Form ein Allel des klassischen MPS VI-Gens vorhanden ist. Als Folge der Störung wird reichlich *Dermatansulfat* angehäuft, das ebenfalls im Urin in höherer Konzentration nachgewiesen werden kann. Funktionell wirken sich die Enzymopathien in erster Linie am Binde- und Stützgewebeapparat aus.

Morphologisch erkennt man die *MPS VI A* ebenfalls an den Deformitäten des knöchernen Skeletts, verbunden mit Kleinwuchs, und der Hornhauttrübung. Bei der milderen *MPS VI B* beschränken sich die Skelettveränderungen oft auf eine Steifigkeit der Gelenke und einen gewissen Minderwuchs, ähnlich wie beim Scheie-Syndrom (s. o.). Granulierte »klare Zellen« sind mikroskopisch zu erkennen; das Ausmaß der Veränderungen bleibt jedoch weit hinter denen bei Hurler-Syndrom zurück.

Folgen: Die Intelligenz bleibt meistens recht gut erhalten.

Mukopolysaccharidose VII (β-Glukuronidasemangel)

Diese sehr seltene Störung wird vermutlich autosomal-rezessiv vererbt und beruht auf einem *Defekt der lysosomalen β-Glukuronidase.* Im Vordergrund der Veränderungen stehen eine Dysostosis multiplex, eine mäßige Hepatosplenomegalie und eine zunehmende geistige Unter- und Fehlentwicklung, die sich allerdings relativ spät bemerkbar macht. Die Speicherung von *Dermatansulfat* läßt sich in verschiedenen Zellarten nachweisen, u. a. in Blutleukozyten.

Grenzfälle und ungeklärte Formen von »Mukopolysaccharidose«

Im weiteren Sinn kann auch die *Fukosidose* (S. 955), die in zwei Typen auftritt, als Mukopolysaccharidose bezeichnet werden, da in den Geweben – neben fukosereichen Glykolipiden und -proteinen – Mukopolysaccharide mit hohem Fukosegehalt nachzuweisen sind (s. *Lipomukopolysaccharidose,* S. 990).
Das sog. *Kniest-Syndrom,* das offenbar dominant vererbt wird und u. a. mit einem Kurzrumpf-Zwergwuchs, Kyphoskoliose, Auftreibung und Steifigkeit der Gelenke, Glockenthorax, Flachgesicht mit hervorstehenden Augen, Myopie, Taubheit, Gaumenspalte u. a. einhergeht, zeigt als Ausdruck einer metabolischen Störung u. a. eine abnorme Mukopolysaccharidausscheidung im Urin. Die dem Leiden zugrunde liegenden Mechanismen bzw. Defekte sind noch nicht geklärt.
Ähnliche Veränderungen wie bei nachgewiesenen, d. h. hinsichtlich des Enzymdefekts weitgehend geklärten Mukopolysaccharidosen finden sich bei gewissen sog. *Dysostosen,* z. B. bei der *metaphysären Dysostose.* Bei der sog. *Myoklonuskörperchen-Krankheit* haben wir es mit einer hereditären Störung des Kohlenhydratstoffwechsels zu tun, die durch Ablagerung eines geformten Polysaccharids *(Myoklonus-Körperchen)* in verschiedenen Organen und die Entwicklung eines *schweren neurologischen Krankheitsbildes* charakterisiert ist. Das gespeicherte Material besteht offenbar zum großen Teil aus einem Polyglykan, das mit Hilfe der α-Amylase gespalten werden kann. Sog. Myoklonuskörperchen finden sich in Ein- oder Mehrzahl im Zytoplasma von Nervenzellen, wo sich meist ein peripherer, überwiegend aus sauren Mukoproteinen und ein zentraler, polysaccharidhaltiger Anteil auseinanderhalten lassen. Ähnliches Material findet sich in anderen Zellen, so im Myokard und in der Leber. Ob es sich allenfalls um eine lysosomale Enzymstörung handelt, ist nicht bekannt. Die bisherigen Beobachtungen sprechen am ehesten für einen autosomal-rezessiven Erbgang. Die neurologischen Ausfallsymptome können vielgestaltig sein. Es besteht eine große Neigung zu Myoklonus und Epilepsie.

117.10. Störungen der Schleimbildung und -sekretion sowie des Stoffwechsels zellgebundener Glykoproteine

Sog. zystische Fibrose (ZF, zystische Pankreasfibrose, »Mukoviszidose«, »Dysporia entero-broncho-pancreatica«)

Definitionen: Als »*zystische Fibrose*« bezeichnet man ein *autosomal rezessiv vererbbares Leiden,* das sich vor allem durch eine erhöhte Viskosität des Schleims in Pankreasausführungsgängen, schleimbildenden Drüsen im Verdauungstrakt und Bronchialdrüsen auszeichnet. Die für die erwähnten Veränderungen an sich zutreffende Bezeichnung »*Mukoviszidose*« wurde deshalb fallen gelassen, weil noch andere Sekretionsstörungen zum Krankheitsbild gehören, insbesondere eine vermehrte Ausscheidung von Natrium- und Chlorionen durch Schweißdrüsen und Speicheldrüsen. Der Name »zystische Fibrose« rührt von der fibrozystischen Umwandlung her, die vor allem das Pankreas im Verlauf der Krankheitsentwicklung erfährt.

Die zystische Fibrose (ZF) spielt vor allem in der Pädiatrie eine wichtige Rolle, ist sie doch *eine sehr häufige – wenn nicht die häufigste – Heredopathie der weißen Rasse.* Man schätzt, daß 2–5% der weißen Population heterozygote Träger des ZF-Gens sind, und auf je ungefähr 2000 Lebendgeburten trifft es ein homozygotes Kind mit manifester Erkrankung. Etwa 5% aller Todesfälle lebend geborener Kinder entfallen hierzulande auf die zystische Fibrose. Demgegenüber ist das Leiden unter der schwarzen Rasse wenig verbreitet und im Fernen Osten kaum bekannt. Die Gründe für die Häufigkeit von heterozygoten ZF-Trägern trotz hoher Sterblichkeit bei den Homozygoten schon im Kindesalter sind nicht klar. Man vermutet u. a. einen reproduktiven Vorteil unbekannter Art bei Heterozygoten.

Pathogenese: Die eigentliche *Ursache* der zystischen Fibrose, d. h. der dafür verantwortliche *Defekt,* ist *nicht bekannt.* Untersuchungen an Schleim erkrankter Personen scheinen auf einen relativ höheren Anteil von Fukose im Vergleich zu Sialsäure in den mukösen Sekreten des Duodenalbereichs hinzuweisen. Verschiedentlich wurde auf die mögliche Bedeutung eines erhöhten Kalziumgehalts in mukösen Sekreten von Patienten mit ZF hingewiesen. Nach neueren Befunden besteht die Möglichkeit, daß der im Blut der ZF-Patienten vorhandene *»lectin-like faktor«* einerseits die Schleimbildung fördert, anderseits zur Muzin-»Präzipitation« beiträgt. Eine Klärung dieser Frage ist bisher noch nicht erfolgt. Auch die Hypothese, stark anionische Stoffe, wie sulfatierte Blutgruppensubstanzen, die für ihre *Kalziumbindungsfähigkeit* bekannt sind und in Anwesenheit von Kationen Gele bilden, seien im Schleim von Patienten mit ZF in erhöhter Konzentration vorhanden, bedarf einer weiteren Überprüfung. Verschiedene Autoren haben postuliert, die Absonderung des zähen Sekrets beruhe auf einer Dysfunktion des autonomen Nervensystems. Eine Bestätigung dieser These ließ sich jedoch bisher ebenfalls nicht finden. Wenig erfolgreich waren Anstrengungen, Störungen in der Synthese von Proteinen der Zellmembranen ausfindig zu machen. Beobachtungen über die Schweißsekretion bei Patienten mit zystischer Fibrose scheinen so gedeutet werden zu können, daß die primäre Schweißabsonderung in den Endstücken weitgehend normal verläuft, sich dann aber eine *Behinderung der Salzrückresorption in den Ausführungsgängen* bemerkbar macht. Interessanterweise tritt dieses Phänomen offenbar auch ein, wenn ZF-Schweiß durch die Parotis von Ratten perfundiert wird. Neuerdings wird viel über sog. *ZF-Faktoren* berichtet, die u. a. in vitro die Zilientätigkeit der Rattentrachea zu stören vermögen. Diese hitzelabilen, nicht dialysierbaren Substanzen lassen sich im Serum von Patienten mit zystischer Fibrose nachweisen (s. o.). In letzter Zeit wurde verschiedentlich mitgeteilt, *in vitro gezüchtete Fibroblasten* von Patienten mit ZF produzierten ein atypisches, *metachromatisches Material,* das sich in Form von Granula und/oder diffus im Zytoplasma zu erkennen gebe. Möglicherweise liegt eine Störung vor, die nicht nur die schleimbildenden Zellen und Drüsen betrifft. Nach neueren Berichten soll das sog. *ZF-Lektin („CF-lectin"),* das im Blut von Patienten mit zystischer Fibrose vorhanden ist, einesteils mit dem Saccharid-Anteil der Muzine reagieren, andernteils die Schleimsekretion fördern. Nach diesen Angaben kommt es dann offenbar zu einer wenigstens teilweisen Präzipitation von Muzin, was die erhöhte Viskosität des Schleims erklären könnte. Ein abschließendes Urteil über diese Fragen ist noch nicht möglich.

Makroskopisch finden sich in Frühstadien oft nicht sehr deutliche Hinweise auf das Vorliegen einer ZF. Wichtig ist die Untersuchung des *Mekoniums* Neugeborener bzw. des *Darmschleims* der Säuglinge, auch wenn kein *Mekoniumileus* zustande gekommen ist (vgl. S. 676). Die Schleimmassen sind oft auffällig zäh, z. T. etwas gelblich, mit anderem Darminhalt vermengt, und neigen zur Haftung an der Darmwand und/oder zur Bildung größerer Schleimklumpen. Das *Pankreas* kann im Kindesalter – von bloßem Auge betrachtet – fast normal aussehen. Allerdings macht sich mit der Zeit eine Abrundung der sonst eher rhomboiden Läppchen, eine erhöhte Konsistenz derselben, schließlich eine *Atrophie* und ein *Ersatz durch Fettgewebe* bemerkbar. Makroskopisch nimmt die *Fibrose* nur in schwersten Fällen einen auffallenden Grad an. Dasselbe gilt für die Ausbildung größerer *Zysten,* die man nur selten zu Gesicht bekommt. An den *Lungen* findet man viele mittlere und kleinere Bronchien z. T. mit zähem Schleim und/oder Eiter verstopft, was das *Nebeneinander atelektatischer* und überblähter Partien des Organs erklärt. Mit der Zeit entwickeln sich meist deutliche *Bronchiektasen.* Hie und da erscheint das Gewebe um die Luftwege vermehrt konsolidiert. Im *oberen Respirationstrakt* mag die Anwesenheit von *Schleimhautpolypen* (z. B. im Bereich der Nasenhöhlen) auf die Möglichkeit des Bestehens einer ZF hinweisen. Manchmal notiert man weißliche Flecken an der Innenseite von Trachea und Bronchien, die einer Plattenepithelmetaplasie entsprechen. Die *Leber* zeigt in der Regel normale Größe und etwas herabgesetzte Brüchigkeit. Das Bild einer multifokal beginnenden biliären Zirrhose gehört zu den Ausnahmen.

Mikroskopisch läßt sich die *durch zähen Schleim bedingte Stase in Gangsystemen verschiedener Organe* feststellen. Für den bioptischen Nachweis einer ZF eignet sich oft die *Darmschleimhaut* (z. B. Rektum), die in klassischen Fällen das Bild einer Mukostase in Krypten zeigt und zudem auffallend große Becherzellen trägt. Die Färbeintensität der Darmschleime ist in diesen Fällen größer als bei Normalpersonen, sowohl hinsichtlich der neutralen als auch der sauren Muzine. Typischerweise findet man bei ZF in den Becherzellen des Duodenalepithels reichlich Sulfomuzine, die man sonst nur in Brunner'schen Drüsen antrifft. Im *Pankreas* erkennt man schon frühzeitig, d. h. z. T. bei Neugeborenen, eine Ausweitung der von zentroazinären Zellen ausgekleideten Endstücke durch geschichtetes eosinophiles, meist Alzianblau-negatives Material, das offenbar eingedicktem Pankreassekret entspricht. Im Bereich der Ausführungsgänge erscheint das Lumen teilweise von Alzianblau-positivem Schleim verlegt oder eingeengt. Später fallen die exokrinen Drüsenanteile einer zunehmenden Atrophie anheim, während die Langerhans'schen Inseln lange erhalten bleiben. Dieses Geschehen wird von einer progressiven interstitiellen Fibrosierung begleitet, die mikroskopisch wesentlich eindrücklicher ist als man vom makroskopischen Befund her erwarten könnte. Die atrophischen Läppchen werden mit der Zeit oft durch Lipomatose auseinander gedrängt. Nekroseherde, Abszesse und die Ausbildung größerer Zysten oder Pseudozysten (S. 709) gehören nicht zu den typischen Befunden. In den *Lungen* erkennt man ebenfalls eine Mukostase, vor allem im Bereich der kleinen und mittleren Bronchien. Häufig treten eine mukopurulente oder purulente Bronchitis und Bronchiolitis hinzu, die in der Regel eine schrittweise Ausbildung von Bronchiektasen nach sich ziehen, z. T. verbunden mit chronischer peribronchialer und peribronchiolärer Pneumonie. Die von Ort zu Ort und mit der Zeit wechselnde Verlegung der kleinen Luftwege bewirkt segmentale Atelektasen und Überblähungen, ferner fördert sie das Auftreten pneumonischer Schübe. Abszesse sind eher eine Seltenheit. An den größeren Luftwegen (Trachea und Bronchien) bemerkt man regelmäßig eine Schleimstauung mit Dilatation des Gangsystems in den Bronchialdrüsen. Die *Leber* zeigt mehrheitlich nur da und dort Herde von Fibrose im Periportalbereich, z. T. kombiniert mit einer Wucherung von Schaltstücken und Cholestase. Erreichen die Veränderungen ein erhebliches Maß, kann von einer fokalen biliären Zirrhose gesprochen werden. In solchen Fällen entwickelt sich ein mehr oder weniger ausgeprägter portaler Hochdruck (S. 543). Die Befunde an den *Schweißdrüsen* sind geringfügig, wenn man von diskreten Vakuolisierungen absieht, die einzelne Autoren in den sog. Mukoidzellen festgestellt haben. An den *männlichen Genitalorganen* kommt es manchmal zu Gangverlegungen.

Folgen und **Komplikationen:** Die beim Vollbild der ZF auftretenden Symptome und Zeichen verstehen sich zwanglos aufgrund der oben geschilderten Veränderungen, d. h. insbesondere der Mukostase und der Störungen der Schweißsekretion. Im *Neugeborenenalter* kommt es in 12–15% der Fälle zu einem *Mekoniumileus,* der u. U. der Entstehung eines Volvulus, einer Invagination und/oder einer Perforation des Darms mit *Mekoniumperitonitis* Vorschub leistet. Auffällig ist das gehäufte Vorkommen von *Darmatresien* bei Kindern mit Mukoviszidose. Wahrscheinlich handelt es sich um eine in utero erworbene Darmschädigung im Zusammenhang mit der Mukostase. Die Gefahr einer durch schleimreiche Kotballen verursachten *intestinalen Obturation* bzw. Invagination des Darms hält über die Neonatalperiode an. Manchmal beobachtet man einen *Rektalprolaps.* Die Pankreasstörung äußert sich in der Regel in einem sich verschlimmernden *Malabsorptionssyndrom mit Steatorrhoe,* das – falls keine therapeutischen Maßnahmen ergriffen werden – mit Mangelerscheinungen verschiedener Art verbunden sein kann (S. 689). Wie erwähnt, stellen Fälle mit *fokaler biliärer Zirrhose* und portaler Hypertonie eher eine Seltenheit dar. Dagegen beobachtet man nicht selten eine auf Mukostase beruhende *Hypoplasie der Gallenblase.* Im Verlauf der Jahre stehen die funktionellen Störungen von seiten der Lunge immer mehr im Vordergrund des klinischen Bildes. Die sich wiederholenden und die durch bereits bestehende partielle Bronchialobstruktion – infolge Mukostase – sich verschlimmernden Schübe von *Bronchitis, Bronchiolitis* und *Bronchopneumonie* sowie das progressiv sich entwickelnde *Lungenemphysem* bringen schwerste Anfälle von *Asphyxie* mit sich. Viele Patienten erleiden einen Erstickungstod, bevor sich eine *Rechtsinsuffizienz des Herzens* einstellt. Die vermehrte Na^+- und Cl^--Ausscheidung durch die Schweißdrüsen hat nicht selten – vor allem bei Hitze – ein akutes *Salzverlustsyndrom* zur Folge, das u. U. tödlich endet.

Beispiele:

- Die *Diagnose* einer ZF stützt sich in erster Linie auf das klinische Bild, den Nachweis einer Pankreasinsuffizienz und die Feststellung einer gesteigerten Na^+- und Cl^--Sekretion durch die Schweißdrüsen. Über 90% der betroffenen *Kinder* sezernieren einen Schweiß, der mehr als 60 meq Kochsalz/Liter enthält, und ebenso viele zeigen eine – meist erhebliche – Pankreasinsuffizienz. Neuerdings werden noch weitere Teste empfohlen, z. B. der Nachweis eines Trypsinmangels im Stuhl, einer erhöhten Konzentration von »immunreaktivem Trypsin (I. R. T)« und eines »lectin-like factor« im Serum sowie einer verminderten Aktivität der Methylumbelliferyl-Guanidinbenzoat (M. U. G. B.)-Protease(n) in Serum und Fibroblasten; auch der hohe Albumingehalt des Mekoniums kann diagnostisch genutzt werden. In Zweifelsfällen leistet die *Biopsie* (z. B. Rektalbiopsie) gute Dienste.
- Durch geeignete, frühzeitige *Therapie,* insbesondere Substitution von Pankreasenzymen, kalorien- und proteinreiche sowie fettarme Diät, Verabreichung von Vitaminen, Ersatz der Kochsalzverluste und Behandlung der bronchitischen bzw. bronchopneumonischen Komplikationen sowie Maßnahmen zur Freihaltung der Luftwege, ist es möglich geworden, mehr und mehr Patienten das Erwachsenenalter erreichen zu lassen. Trotzdem ist die schließliche *Prognose* meist infaust.
- Besonders bei Patienten, die das Erwachsenenalter erreichen, scheint die zystische Fibrose die Entwicklung *peptischer Ma-*

gen- bzw. Duodenalgeschwüre zu fördern. Die Gründe hierfür sind noch unklar.

- Im postpubertalen Alter zeigen Männer mit zystischer Fibrose u. U. eine *Azoospermie,* offenbar wegen Samenabflußbehinderung.
- Frauen mit ZF ertragen eine *Gravidität* in der Regel schlecht. Die Mortalität liegt viel höher als bei der Kontrollpopulation. Die pathologisch-anatomischen Hintergründe dieser Komplikation sind noch wenig bekannt.

Weitere Störungen der Schleimbildung und -sekretion

Ursachen und **Pathogenese:** Krankhafte Prozesse können die Schleimbildung auf verschiedene Weise in Mitleidenschaft ziehen. Einesteils haben wir es mit *Veränderungen der Zahl, des Differenzierungsgrades und der Differenzierungsrichtung der normalerweise Muzin-produzierenden Epithel- und Drüsenzellen* zu tun. Anderenteils handelt es sich um *Abweichungen der Syntheserate, des Sekretionsmodus und der Zusammensetzung der verschiedenen Schleimarten von der Norm.* Im besonderen kennt man Steigerungen und Verminderungen der Muzinabgabe ins Lumen der verschiedenen Hohlraumsysteme, Störungen der Schleimkonzentration, die dessen physiko-chemischen Eigenschaften nachhaltig beeinflussen, ferner Veränderungen des Gehalts der Muzine an einzelnen Komponenten (z. B. sog. Sialomuzine und Sulfomuzine, s. unten) und Beimengungen anderer Stoffe, wie Proteinen (z. B. Immunglobuline) und DNA, sowie von Ionen, wie Ca^{++}, Na^{+}, Cl^{-} und K^{+}, zu den Schleimen. Schließlich sind pathologische Zustände bekannt, in denen ein *numerisches Mißverhältnis zwischen muzinbildenden und anderen Zellarten* (z. B. zilientragende Epithelien) besteht.

Die zu einer oder mehreren der hier angegebenen Alterationen führenden *Ursachen* können verschiedenster Art sein und umfassen u. a. physiklaische, chemische und mikrobielle Reize, die – je nach Intensität und Dauer der Einwirkung – zu *vorübergehenden, reversiblen* oder *lange bestehenden, z. T. irreversiblen* Schäden am schleimbildenden Zellsystem Anlaß geben. Ein besonderes Problem bilden atypische Schleimsorten, die von *neoplastischen Epithel- bzw. Drüsenzellen* gebildet werden (vgl. S. 87).

Im *Respirationstrakt,* insbesondere in den Bronchien und Bronchiolen, die im Alveolarsystem »blind« enden, erheben sich vor allem Probleme, die mit der sog. mukoziliären Clearance zu tun haben. Der Schleim, der in diesem kanalikulären System fortwährend gebildet wird, muß auf wirkungsvolle Weise, d. h. mit Hilfe des mukoziliären Transports, stetig oralwärts befördert werden, soll es nicht zu einer Verstopfung vor allem der kleineren Luftwege kommen. Hier sind die Beziehung des meist diskontinuierlichen, d. h. in Flokken vorhandenen Schleimbelags zum Flimmerepithel und dessen Aktivität von größter Bedeutung, und Störungen dieses Systems wirken sich oft rasch sehr ungünstig aus. Fehlt dazu, wie das bei kachektischen oder sonst muskelschwachen Patienten häufig der Fall ist, ein genügender Hustenstoß, stellen sich vielfach innerhalb kurzer Zeit zahlreiche *Bronchiolar- und Bronchialverschlüsse* sowie *pneumonische Komplikationen* ein. Von den *physikalischen Faktoren,* die die mukoziliäre Clearance zu modifizieren vermögen, sind Kälte, Hitze und Bestrahlung, u. U. Trockenheit, ferner inerte, d. h. chemisch nicht oder wenig aktive Staubpartikel zu nennen. Von größerer Bedeutung sind *chemische Einflüsse,* wie Substanzen im Tabakrauch oder allgemein in verunreinigter Luft (s. Pollution, S. 1632), Medikamente (z. B. Narkotika) u. a. In diesem Zusammenhang muß auf *Immunreaktionen* hingewiesen werden, die durch antigenisches Material verschiedenster Art hervorgerufen werden können (s. u. a. zäher, reichlicher Schleim bei Asthma bronchiale und Asthmabronchitis, S. 620). Schließlich sind zahlreiche *mikrobielle Agentien bzw. Viren* in der Lage, die Schleimsekretion in den Luftwegen zu beeinflussen. Die Mechanismen, über die eine Irritation die schleimbildenden Elemente des Respirationstrakts zu vermehrter und veränderter Sekretion bringt, sind noch wenig geklärt. Im Tierversuch beobachtet man nach Setzen eines Reizes zunächst meist eine Veränderung des Muzins vom mehr oder weniger neutralen zum mehr sauren Typ. Danach macht sich eine Glykoproteinanhäufung in den Zellen bemerkbar, die schließlich vor allem sauren Schleim enthalten. Im Verlauf dieses Geschehens kommt es zudem in der Regel zu einem vermehrten Zelluntergang, der von verstärkter regeneratorischer Tätigkeit gefolgt ist. Schließlich kann eine absolut erhöhte Zahl von Schleimzellen vorliegen. Als erste Zeichen einer Erholung findet sich eine Umwandlung des Schleims wiederum in eine mehr neutrale Form. Dauert die Irritation an, werden fortgesetzt vor allem saure Muzine produziert, und das zahlenmäßige Verhältnis von Flimmerepithelien zu schleimbildenden Zellen nimmt ab. Gesellt sich eine bakterielle Infektion hinzu, komplizieren sich die Vorgänge durch direkte mikrobielle Einwirkungen und verstärkte entzündliche Prozesse. Im besonderen vermögen sowohl leukozytäre wie bakterielle Proteasen die Muzinmoleküle, wenigstens teilweise, abzubauen, was sich in erheblichen Veränderungen der physikochemischen Eigenschaften des Schleims äußert. Beim *Asthma bronchiale* scheint dem Bronchialschleim in erhöhter Konzentration *DNA* beigemengt zu sein, was – wie man annimmt – zur Viskositätserhöhung wesentlich, wenn nicht entscheidend, beitragen soll.

Besondere Fragen werfen Störungen der Schleimbildung und -sekretion im *Verdauungstrakt* auf, wo wir einer Mehrzahl verschiedenartiger Muzinproduzenten begegnen. Das hauptsächliche Interesse gilt dabei dem Magen-Duodenalbereich einerseits und dem Dickdarm andererseits. Mehrfach wurde versucht, die Neigung einzelner Personen zur Ausbildung *peptischer Geschwüre* mit einer Beeinträchtigung der sog. mukösen Barriere in Beziehung zu bringen. Während dies beim Zustandekommen akuter Ulzera z. T. eine Rolle zu spielen scheint (s. u.), haben sich im Fall der *chro-*

nischen Ulkuskrankheit (S. 703) keine zuverlässigen Hinweise auf eine defekte Glykoproteinsekretion im Magen finden lassen. Teilweise wurden in solchen Fällen sogar eine gesteigerte Schleimbildung und eine erhöhte Aktivität der an der Muzinsynthese beteiligten Enzyme (z. B. L-Glutamin:D-Fruktose-6-Phosphat-Aminotransferase) festgestellt. Bei chronischer Hyperazidität wurde wiederholt über eine zunehmende Produktion von Sulfomuzinen im Magen-Duodenalgebiet und eine erhöhte Viskosität des Schleims berichtet. Falls sich dies bestätigen sollte, wäre darin eher ein Schutzmechanismus zu erblicken, da auf diese Weise – abgesehen von dem direkt protektiven Effekt auf das Epithel – u. a. die Rezeptoren, die die Gastrinfreisetzung vermitteln, abgedeckt werden könnten. Regelmäßige Störungen der Schleimbildung wurden auch bei *chronischer Gastritis* nicht gefunden. Anders scheint es sich mit der *akuten Gastritis*, frischen *Erosionen* und *akuten Ulzera* zu verhalten. *Alkohol* in höheren Konzentrationen vermag den Schleimfilm u. a. im Magen zu schädigen und bewirkt zudem innerhalb einiger Minuten eine mehr oder weniger ausgeprägte Epithelschädigung, die sich in gesteigerter Desquamation, verminderter Muzinsynthese und einem vermehrten Austritt von Plasmaproteinen ins Lumen äußert. Bei chronischem Alkoholkonsum entsteht oft eine Antrumgastritis (S. 678). Andere Substanzen, wie Harnstoff in höherer Konzentration, haben u. a. eine Lockerung interzellulärer Verbindungen im Epithel zur Folge. *Antiinflammatorische Medikamente*, wie Phenylbutazon, Salizylate und Indomethazin, ziehen nach oraler Einnahme im Magen ebenfalls eine erhöhte Zelluntergangsrate im Epithelbelag und eine Störung der Schleimbildung nach sich. Verschiedene Befunde sprechen dafür, daß u. a. die Glykosylierung der Glykoproteine gehemmt wird. Am Rattenmagen wurde überdies ein hemmender Effekt von Aspirin auf den Einbau radioaktiven Schwefels in die Sulfomuzine der Epithelien beobachtet. *Kortikosteroide* beeinträchtigen die Schleimbildung im Gastrointestinaltrakt offenbar vor allem durch eine Störung des Zellnachschubs, womit auch eine verminderte Muzinproduktion verbunden ist. *Streßzustände* rufen nach neueren Befunden am Magen initial eine neurogen vermittelte Ischämie hervor, als deren Folge Epithelschäden, eine Rückdiffusion u. a. von HCl in die Schleimhaut, eine Degranulierung von Mastzellen, mit Freisetzung von Histamin und entsprechenden Auswirkungen auf die Gefäßpermeabilität, sowie eine Durchbrechung der mukoepithelialen Barriere festgestellt werden können. Aufgrund der genannten Störungen mögen Epitheldefekte, Erosionen und akute Geschwüre zustande kommen. Dasselbe gilt für einen *Reflux von Galle* aus dem Duodenum, der ebenfalls den Schleimfilm wie die Epithelschicht des Magens in Mitleidenschaft ziehen kann.

Im *Dünndarm* finden sich bei chronischen Entzündungen (z. B. Zöliakie bzw. einheimische Sprue) z. T. Schleime mit einem etwas verminderten Sialsäuregehalt. Über Störungen der Muzinproduktion bei anderen Leiden (z. B. Whipple'sche Krankheit, Crohn'-sche Krankheit u. a.) ist wenig bekannt.

Von den nicht neoplastischen Erkrankungen des *Dickdarms* interessiert in erster Linie die *idiopathische Colitis ulcerosa* (Proctocolitis ulcerosa haemorrhagica, S. 686). Während bei normalen Erwachsenen die tiefen zwei Drittel der Krypten der Rektalschleimhaut Becherzellen mit Sulfomuzinen, jedoch keinen neutralen Schleimen, enthalten, und die schleimbildenden Zellen der Kryptenmündung und des Oberflächenepithels eine Mischung von Sulfo- und anderen sauren Muzinen sowie spärlich neutrale Schleime aufweisen, findet sich bei schweren Fällen von idiopathischer Colitis ulcerosa eine deutliche Verminderung der Menge – z. T. bei relativem Vorherrschen von Sialomuzinen – sulfatierter und nicht sulfatierter saurer Muzine. Zudem scheint der relative Kohlenhydratgehalt der Glykoproteine deutlich vermindert zu sein, möglicherweise infolge Bildung eines anderen, an Serin und Threonin ärmeren Proteinanteils des Schleims. Die Oligosaccharidseitenketten sind nach neueren Befunden bei akuter Colitis ulcerosa zudem kürzer als normal. In daraufhin untersuchten Fällen wurde eine erhöhte (nicht verminderte!) Aktivität der Glukosaminsynthetase festgestellt, und die Aktivität anderer Enzyme, wie der Polypeptidyl-:N-Azetylgalaktosaminyl-Transferase, erschien im Vergleich zur Norm kaum verändert. Bei der *Crohn'schen Krankheit des Dickdarms* (Colitis regionalis, S. 684) fanden sich nur in einem Teil der Fälle Veränderungen wie bei der idiopathischen Colitis ulcerosa. Ob es sich bei diesen Befunden um sekundäre Erscheinungen handelt, oder ob allenfalls primäre Störungen der Schleimproduktion eine Rolle spielen, ist nicht geklärt. Bei Remission einer Kolitis zeigt sich ein weitgehend normales histochemisches Muzinmuster. Bei manchen sog. nicht spezifischen Darmerkrankungen, wie *Colon irritabile-Syndrom, Kolospasmen, Amyloidose* u. a., bemerkt man ein relatives Vorherrschen von Sulfomuzinen.

Hinsichtlich des *Urogenitalbereichs* sind besonders die zyklischen Veränderungen der Schleimproduktion bei der geschlechtsreifen Frau von Bedeutung, die vor allem unter dem Einfluß der Östrogene und Gestagene stehen (S. 400). In der Mitte des Menstruationszyklus bietet der Schleim der Zervix- und Korpusdrüsen sowie der Tuben normalerweise ein Milieu, in dem Spermien gut überleben und sich fortbewegen können, und das im Tubenlumen günstige Verhältnisse für die Befruchtung der Eizelle schafft. Muzine spielen – wie erwähnt – zudem bei der Nidation eine wesentliche Rolle. Störungen dieser Vorgänge sind unter verschiedenen pathologischen Bedingungen möglich. Ein *Schleimmangel* beruht meistens auf ungenügender hormonaler Stimulation, z. B. bei Hypoplasie des Genitaltrakts und in der Menopause. Ein besonders *visköser, schwer durchdringbarer Schleim* kann bei Entzündungen und/oder ungenügendem Ansprechen der Schleimdrüsen auf hormonale Stimulation, teilweise

auf ovariellen Funktionsstörungen beruhen. Beim sog. »*letalen Mukus*« beobachtet man u. a. eine teilweise oder gänzliche Immobilisation der darin und darauf liegenden Spermien. In einem Teil solcher Fälle wurden agglutinierende Anti-Spermien-Antikörper nachgewiesen. Zur Zeit weiß man aber über die mögliche Bedeutung dieses Phänomens im Zusammenhang mit sterilen Ehen noch nichts Endgültiges. Vermutlich handelt es sich um ziemlich seltene Zustände. Über Schleimstörungen im Genitaltrakt des *Mannes* als Ursache einer Sterilität ist – abgesehen von der bereits erwähnten zystischen Fibrose – wenig bekannt. Dasselbe gilt für krankhafte Veränderungen der Muzin- bzw. Mukoidproduktion im Bereich der *Harnwege*.
Im Bereich der *Augen* begleiten exzessive und veränderte Schleimabsonderungen die verschiedensten pathologischen Prozeße. Beispielsweise bei *Keratokonjunktivitis* (vor allem des oberen Lids) und bei *neurotroper Keratitis* enthalten die reichlichen, zähen Muzinmassen vermehrt sulfatierte Anteile, während die relative Menge von Sialomuzinen abnimmt.
Besondere Beachtung verdienen *präneoplastische und neoplastische Veränderungen schleimbildender Epithelien*, die vor allem am Beispiel des Magendarmkanals studiert worden sind. Oft stellt man in solchen Fällen, etwa bei schwerer Epitheldysplasie im Rahmen einer chronischen idiopathischen Kolitis oder bei familiärer Polyposis coli, ein Überwiegen von Sialomuzinen fest. Meistens enthalten allerdings Schleime neoplastischer Zellen einen geringeren Kohlenhydratanteil (insbesondere Fukose, N-Azetylgalaktosamin und N-Azetylglukosamin, aber auch Sialsäure) als diejenigen nicht neoplastischer Zellinien, aus denen sie sich herleiten. Diese Beobachtung steht mit dem Nachweis u. a. einer verminderten spezifischen Aktivität der Polypeptidyl-N-Azetylgalaktosaminyl-Transferase und anderer Transferasen in Übereinstimmung. Gleiches gilt allerdings nicht für die an die Oberflächenmembranen gebundenen Glykosyltransferasen, die in wenig differenzierten Zellen (Kryptenzellen, Karzinomzellen) oft eine stärkere Aktivität erkennen lassen als in nicht neoplastischen Oberflächenepithelien. Im übrigen variieren die Befunde von Tumor zu Tumor erheblich. Immerhin haben histochemische Methoden eine gewisse Bedeutung für die Erkennung prä- oder frühkanzeröser Veränderungen erlangt. Es ist zudem möglich, mit Hilfe solcher Techniken zwischen schleimbildenden Karzinomen aus dem Respirationstrakt und solchen aus dem Magendarmkanal zu unterscheiden. Behandelt man die Schnitte zunächst mit KOH und läßt eine PAS-Reaktion folgen, ergeben intestinale Schleime wegen Entfernung von O-Azylestern an den Seitenketten der Sialsäure eine verstärkte PAS-Positivität, was für bronchiale Schleime in der Regel nicht zutrifft.

Morphologisch zeigt sich bei *vermehrter Schleimbildung* zunächst eine Vergrößerung der Kerne der muzinproduzierenden Zellen, verbunden mit einer Lokkerung der Chromatinstruktur und einer Vergrößerung der Nukleolen. Meistens findet sich dann – zumindest während der Speicherphase – eine Zunahme der intrazytoplasmatischen Schleimmenge, und der Oberflächenfilm erscheint oft verdickt, was sich histologisch hie und da zeigen kann. Mit der Zeit erfolgt oft eine zahlenmäßige Vermehrung der schleimbildenden Elemente. Die Färbeintensität des Schleims gibt ein gewisses, wenn auch nicht sehr zuverlässiges Maß für die relative *Kohlenhydratmenge* in den Muzinmolekülen, was oft mit den Viskositätseigenschaften korreliert. Die *Art der Schleime* (neutrale und saure Muzine, Sialomuzine, Sulfomuzine u. a.) läßt sich mit Hilfe besonderer *histochemischer Methoden* darstellen. Im besonderen eignet sich die kombinierte PAS-Alzianblaufärbung für die Unterscheidung neutraler und saurer Muzine, während die »high iron«-Diamin-Alzianblaumethode nach Spicer zur Differenzierung von Sulfomuzinen (braunschwarz) und Sialomuzinen (blau) gute Dienste leistet. Sialsäurereste in den letzteren lassen sich durch vorherige Behandlung der Schnitte mit Neuraminidase weitgehend entfernen. Mit Hilfe der PB/KOH/PAS-Reaktion (S. 929) lassen sich ferner O- und N-Azetylderivate der Sialsäuren auseinanderhalten. Die immunofluoreszenzoptische Darstellung der Schleime ist demgegenüber erst in den Anfängen. Bei *herabgesetzter Schleimproduktion* erscheinen die muzinbildenden Zellen in der Regel kleiner als normal, die Kerne weisen ziemlich dichte Chromatinstrukturen auf, und die Menge des intrazellulären Schleims liegt meistens unter dem Normbereich. Öfters notiert man bei einer derartigen Atrophie eine numerische Verminderung z. B. der Becherzellen oder anderer Schleimproduzenten.

Beispiele:

- An *Ratten*, die einer chemischen Irritation der Luftwege ausgesetzt worden waren, beobachtet man eine Veränderung der Schleimfärbbarkeit von PAS+ über PAS/Alzianblau+ zu Alzianblau+, während – zeitlich etwas nachhinkend – eine Vermehrung der Schleimmasse im Zellinneren (z. B. von apikalen Schleimtropfen bis zur vollen »Füllung« des Zelleibs) deutlich wird.
- Im zähen Schleim von *Asthmatikern*, z. T. auch bei Asthmabronchitis (S. 620), läßt sich oft mit Hilfe der Feulgen-Färbung eine erhebliche Menge schlierenförmig im Schleim eingeschlossener DNA nachweisen. In welchem Ausmaß an diesem Phänomen ein verstärkter epithelialer und/oder leukozytärer Zelluntergang beteiligt ist, steht noch zur Diskussion.
- In *Narkose* wird nicht nur z. T. die Schleimsekretion vermehrt, sondern es kommt zu einer Herabsetzung der Zilientätigkeit. Diese Beobachtungen unterstreichen die Wichtigkeit des Freihaltens bzw. Freisaugens der Luftwege Operierter, die – z. T. auch wegen gestörter Hustentätigkeit – sonst Gefahr laufen, bronchitische und bronchopneumonische Komplikationen zu erleiden.
- Die *mukoziliäre Clearance im Tracheobronchialsystem* wird heute mit Hilfe von ^{99m}Tc-markierten Albuminmikrosphären, die inhaliert werden können, und deren Dislokation sich szintigraphisch verfolgen läßt, geprüft. Außerdem gelingt es, die Fortbewegung der Partikel mit dem Fiberskop optisch zu verfolgen. Beim Menschen scheint dieser Transport in den Bronchiolen mit einer Geschwindigkeit von etwa 1–6 mm/min zu erfolgen, während im Bereich der großen Bronchien z. T. Ge-

schwindigkeiten bis über 20 mm/min gemessen werden. Fehlt es an genügender Luftfeuchtigkeit, konstatiert man eine rasche Beeinträchtigung der Zilientätigkeit und des mukoziliären Transportvorgangs.

- *In vitro* führt die Zugabe von 10% v/v *Äthylalkohol* zu einer Reduktion des Einbaus von N-Azetyl(^{3}H)-Glukosamin in Schleime von Kratzproben aus dem menschlichen Magen auf ungefähr 20% der Norm. *In vivo* haben *Aspirin* eine leichte Vermehrung, *Phenylbutazon* (beide in einer Konzentration von 200 mg/kg oral) eine Verminderung der Einbaurate der oben genannten Vorläufersubstanz zur Folge. In einem Teil der Fälle kommt es dabei zur Entstehung von Erosionen. Der Hexosegehalt der Muzine nimmt unter diesen Bedingungen etwas ab.
- Eine deutliche Steigerung der Schleimsynthese im Magenbereich wird u. a. nach täglicher oraler Verabreichung von *Karbenoxolon* beobachtet. Ähnlich, aber weniger stark, wirken sich *Prostaglandin* E_1 *und* E_2 aus.
- Bei Kriegsverletzten im *Streßzustand* wurde festgestellt, daß die Sekretion nicht sulfatierter Glykoproteine in den Magen 3 Tage nach dem Trauma etwa dreimal höher war als am ersten Tag, während die tägliche Produktion sulfatierter Glykoproteine, die vermutlich vor allem aus dem Nasopharyngealbereich stammten, erst am 4. Tag ein Maximum erreichte.
- Personen mit *Blutgruppe H(O)* und *Nichtsekretorenstatus* (d. h. ohne nachweisbare Blutgruppenantigene in Speichel, Magenschleim u. a.) erkranken im Mittel mehr als zweimal häufiger an einem peptischen Duodenalulkus als solche der Gruppen A, B oder AB. Ob hier Störungen der Schleimabsonderung im Spiel sind, bleibt weiter zu klären.
- Bei *muzinösen oder pseudomuzinösen Karzinomen* kommt es hie und da vor, daß reichlich Schleim in die Blutbahn übertritt und zu *Schleimembolien* oder gemischten *Schleim-Thromboembolien* Anlaß gibt.

Einige Hinweise auf Abweichungen des Stoffwechsels anderer zellulärer Glykoproteine von der Norm

Die Pathologie der *membranständigen Glykoproteine* hat sich zu einem Forschungsgebiet entwickelt, das wohl noch in den Anfängen liegt, dessen Bedeutung aber in zunehmendem Maß beachtet wird. Wahrscheinlich gibt es verschiedenerlei hereditäre und erworbene Störungen von Synthese und Struktur dieser Makromoleküle, die zu mangel- oder fehlerhaften *Wechselwirkungen zwischen Zellen* oder zwischen diesen und Hormonen bzw. anderen Mittlersubstanzen führen können. Gute Beispiele hierfür liefern gewisse hereditäre Thrombozytopathien (S. 447), bei denen die Blutplättchen Adhäsions- oder Aggregationsmängel erkennen lassen. Zudem muß der Problemkreis der *Rezeptorendefekte* endokrin, immunbiologisch oder anderswie aktiver Zellen in diesem Zusammenhang erwähnt werden. Eine wichtige Rolle spielen membranständige Glykoproteine ferner als *Zell- und Gewebsantigene* im Rahmen der Transplantationspathologie, Tumorimmunologie und Blutgruppenserologie. *Interzelluläre Verbindungen* (S. 137), wie man sie in Epithelien sieht, beruhen zu einem guten Teil auf membranständigen Glykoproteinen. Störungen im Aufbau dieser Makromoleküle dürften somit bei Vorgängen, wie der Ablösung einzelner Zellen oder Zellgruppen von einem Zellverband und damit der Metastasierung bösartiger Geschwülste, wesentlich beteiligt sein. *Agglutinationsvorgänge* verschiedenster Art, ferner die Wechselwirkungen zwischen Blutzellen und Gefäßendothelien sowie Interaktionen zwischen tierischen Zellen und pflanzlichen Lektinen (S. 69) hängen ebenfalls aufs engste mit membranständigen Glykoproteinen zusammen.

Beispiele:

- Verschiedene sog. »*Tumorantigene*«, die allerdings z. T. auch an nicht neoplastischen Zellen nachgewiesen werden können, sind membranständige Glykoproteine, so das karzinoembryonale Antigen (CEA), das »nicht spezifische kreuzreagierende Antigen« (NCA), das »anti-fötale Sulfoglykoprotein-Antigen« (FSA), das »membrane-associated tissular antigen« (MTA) und das α-Fötoprotein (S. 884).
- Auf die Bedeutung der *Glykokalyx*, z. B. bei der Filtrationsfunktion der Nierenglomeruli (S. 746) oder an der Oberfläche von Blutgefäßendothelien (S. 576), wurde wiederholt hingewiesen.
- *Dickdarmkarzinome* zeigen oft eine deutliche Verminderung der Membran-Glykoproteine mit Blutgruppen-A-Aktivität, was nur *ein* Beispiel vieler möglicher Veränderungen dieser Makromoleküle in neoplastischen Geweben darstellt.

117.11. Lipidstoffwechselstörungen; allgemeine Hinweise

Definitionen: *Lipidose* ist ein übergeordneter Begriff, der zahlreiche verschiedene Störungen mit abnormer Erhöhung der Lipidkonzentration in Geweben und/oder der extrazellulären Flüssigkeit einschließt. Unter *Hyperlipidämie* verstehen wir eine krankhafte Zunahme der Lipidkonzentration im Blutplasma, wobei diese Bezeichnung in vielen Fällen als synonym mit *Hyperlipoproteinämie* (S. 903) verstanden wird. Man unterscheidet *primäre (essentielle)*, d. h. ohne bekannte Ursache entstandene, von *sekundären (symptomatischen) Hyperlipidämien*, die durch andere, bekannte Krankheiten hervorgerufen werden. Eine *Hypolipidämie* zeichnet sich durch eine unter dem Normbereich liegende Lipidkonzentration im Blutplasma aus. Oft ist damit eine *Hypolipoproteinämie* verbunden, wobei man auch hier *primäre* und *sekundäre Formen* kennt. Viele – aber nicht alle – der verschiedenen, genetisch bedingten *Lipidspeicherungskrankheiten* beruhen auf einem *Defekt lysosomaler Enzyme*, die physiologischerweise am Abbau dieser Substanzen beteiligt sind. Öfters handelt es sich allerdings bei dem – meist intrazellulär – angehäuften Material nicht um reine Lipide, sondern um komplexe Verbindungen, wie Ganglioside, Zerebroside, Sphingomyeline u. a. m.

Xanthome sind mehr oder weniger umschriebene, meist tumorförmige Bildungen, die sich durch die Anwesenheit zahlreicher, in der Regel mit Cholesterinestern beladener Schaumzellen auszeichnen. »*Xanthomatose*« ist demnach ein morphologischer Begriff, der eine Mehrzahl solcher Veränderungen – meist in verschiedenen Lokalisationen – benennt. Haben wir es mit einer eher diffusen Verteilung

solcher Schaumzellen zu tun, kann die Bezeichnung »*Xanthose*« benützt werden. *Xanthogranulome* und *Xanthogranulomatosen* stellen Sonderformen von Xanthomen bzw. Xanthomatosen dar, die durch das Auftreten von Schaumzellen in einem – Granulationsgewebe vergleichbaren – zellreichen Gewebe gekennzeichnet sind.
Pannikulitiden entsprechen umschriebenen, oft multifokalen Prozessen im Fettgewebe, die sich durch primär oder sekundär, d. h. im Anschluß an einen Fettgewebsschaden anderer Art, entstandene entzündliche Prozesse meist granulomatöser Natur auszeichnen. Unter *Lipodystrophie* (S. 948) versteht man einen ungewöhnlichen, d. h. nicht mit einem allgemeinen Marasmus oder örtlichen Schäden erklärbaren, generalisierten oder lokalen Fettgewebsschwund.

Die häufigsten *Störungen des Lipidstoffwechsels* (Tabelle 68) sind bereits erörtert worden. Im besonderen handelt es sich hierbei um die verschiedenen Formen von *sekundärer Hyperlipidämie,* wie die Hyperchylomikronämie und die Hyper(prä)-β-Lipoproteinämie bei *Diabetes mellitus* (S. 933) bzw. *Adipositas* (S. 657 und 932), die Hyperprä-β-Lipoproteinämie und Hypertriglyzeridämie bei *Alkoholismus* (S. 1587) sowie die Hyper-β-Lipoproteinämie und Hypercholesterinämie bei *nephrotischen Syndromen* (S. 776). Die Hyper(prä)-β-Lipoproteinämie bei *Hypothyreose* kam ebenfalls schon zur Sprache (S. 905). Dasselbe gilt für die Hyper-β-Lipoproteinämie und Hypercholesterinämie bei *Analbuminämie* (S. 899) und die Hyperprä-β-Lipoproteinämie und Hypertriglyzeridämie bei der *von Gierke'schen Krankheit.* Ebenso wurden die verschiedenen Varianten von *primärer (essentieller, familiärer) Hyperlipidämie (Hyperlipoproteinämie)* schon eingehend erörtert (S. 903).
Die klinisch weniger wichtigen – weil weniger häufigen – *Hypolipidämien* bzw. *Hypolipoproteinämien,* wie sie sekundär bei *Malabsorptionssyndromen* (S. 689), *Paraproteinämie* (S. 1222) und weiteren Leiden sowie primär z. B. bei der *A-β-Lipoproteinämie, Hypo-β-Lipoproteinämie* und der *Tangier'schen Krankheit* S. 903) vorkommen, müssen an dieser Stelle ebenfalls in Erinnerung gerufen werden.
Es bleiben uns demnach noch die Lipidspeicherungskrankheiten, die Refsum'sche Krankheit, Xanthome

Tabelle 68. Lipidosen und Xanthomatosen

1. *Lipidosen*		
Krankheit	Enzymdefekt	Gespeicherte Substanz/Veränderung
G_{M1}-Gangliosidosen Generalisierte Gangliosidose (Typ I) Juvenile Form (Typ II)	β-Galaktosidase	Gangliosid G_{M1}
Krabbe'sche Krankheit (Globoidzell-Leukodystrophie)	Galaktozerebrosid-β-Galaktosidase	Galaktozerebrosid
Laktosyl-Zeramidose (Zeramid-Laktosid-Lipidose)	Neutrale β-Galaktosidase	Zeramid-Laktosid
Fabry'sche Krankheit (Angiokeratoma corporis diffusum universale)	Zeramid-Trihexosid-β-Galaktosidase	Zeramid-Trihexosid
Metachromatische Leukodystrophie	Zerebrosid-Sulfatase (Sulfatidase)	Sulfatide
Gaucher'sche Krankheit (infantile, juvenile, adulte Formen)	Glukozerebrosid-β-Glukosidase	Glukozerebrosid
Farber'sche Krankheit (disseminierte Lipogranulomatose)	Zeramidase	Zeramid
Tay-Sachs'sche Krankheit Typ 1 Typ 2 Typ 3	Hexosaminidasen Hexosaminidase A Hexosaminidasen A + B Partieller Mangel an Hexosaminidase A	Gangliosid G_{M2}
Tay-Sachs-Variante	Hexosaminidasen A + B	Gangliosid G_{M2} und Globosid
Niemann-Pick'sche Krankheit Klassische Form (Typ A) Nicht-neuronopathische Form (Typ B) Juvenile Form (Typ C) Nova Scotia-Variante (Typ D)	Sphingomyelinase Vollständiger Defekt Vollständiger Defekt Partieller Defekt Partieller Defekt	Sphingomyelin
Refsum'sche Krankheit	Phytansäure-Oxidase	Phytansäure
Wolman'sche Krankheit	Saure Lipase (Cholesteryl-Lipase)	Cholesteryl-Ester
Cholesterinester-Speicherungskrankheit	Cholesteryl-Esterase	Cholesteryl-Ester
Zerebrotendinöse Xanthomatose	Unbekannt	Cholesterin und Cholesteryl-Ester
Sitosterolämie	Unbekannt	Sitosterin

Tabelle 68 (Fortsetzung)

2. *Hyperlipoproteinämien*

2.1. *Primäre Hyperlipoproteinämien*

Krankheit	Enzymdefekt	Gespeicherte Substanz/Veränderung
Hyperlipoproteinämie I	Heparin-induzierbare Lipoprotein-Lipase (autosomal-rezessiv)	Hyperchylomikronämie, Lipidablagerung vor allem in Leber und Milz, Hautxanthome
Hyperlipoproteinämie II a	Defekt der zellulären Oberflächenrezeptoren für Plasma-LDL (autosomal-dominant)?	Starke Zunahme der Cholesterinsynthese, Bildung z. T. tuberöser Xanthome
Hyperlipoproteinämie II b	Unbekannt	Xanthomatose
Hyperlipoproteinämie III	Hepatische Triglyzerid-Lipase (autosomal-rezessiv)	Vermehrung von »intermediate density-lipoprotein«; tubero-eruptive Xanthome
Hyperlipoproteinämie IV	Unbekannt	Positive VLDL-Bilanz, Xanthome, Hepatosplenomegalie
Hyperlipoproteinämie V	Bei den meisten Fällen unbekannt; z. T. Defekt der Heparin-induzierbaren LP-Lipase	Xanthome, Hepatosplenomegalie, Fettsucht

2.2. *Sekundäre Hyperlipoproteinämien (HLP)*

Sekundäre HLP mit Vermehrung der Chylomikronen und der Prä- β-Lipoproteine:
- Alkoholismus
- Diabetes mellitus
- Pankreatitis

Sekundäre HLP mit Vermehrung der β-Lipoproteine:
- Lipidreiche Ernährung
- Hepatitis
- Therapie mit Kortikosteroiden

Sekundäre HLP mit Vermehrung der Prä- β-Lipoproteine:
- Hyperkalorische, kohlenhydratreiche Ernährung
- Hyperurikämie
- Glykogenspeicherkrankheiten
- Hypophysenvorderlappeninsuffizienz
- Urämie
- Therapie mit Ovulationshemmern

Sekundäre HLP mit Vermehrung der β-Lipoproteine und Prä- β-Lipoproteine:
- Nephrotisches Syndrom
- Schwangerschaft

Sekundäre HLP mit Vermehrung der Chylomikronen, der β-Lipoproteine und der Prä- β-Lipoproteine:
- Hypothyreose

3. *Hypolipoproteinämien*

An- α-Lipoproteinämie (Tangier-Krankheit)	Mangel an normalem HDL, abnorm »großes« HDL?	Lipidspeicherung in Makrophagen
A- β-Lipoproteinämie (Bassen-Kornzweig-Syndrom)	Störung der Apolipoprotein B-Synthese	Lipidspeicherung in der Leber und in den Enterozyten; Akanthozytose, Retinitis pigmentosa

4. *Granulomatöse Krankheiten mit Lipidspeicherung oder -schwund*

4.1. Sog. Histiozytosen X (Hand-Schüller-Christian'sche Krankheit; Abt-Letterer-Siwe'sche Krankheit; eosinophiles Granulom; Xanthoma disseminatum)

4.2. Sog. paraproteinämische Xanthomatosen (z. B. bei Makroglobulinämie Waldenström oder multiplem plasmozytoidem Myelom)

4.3. Normolipoproteinämische Xanthomatosen (sog. einfache Xanthome; zerebrotendinöse Xanthomatose; Xanthome bzw. Pseudoxanthome bei Entzündungen und nach traumatischer Gewebeschädigung)

4.4. Lipoidproteinose (Urbach-Wiethe'sche Krankheit)

4.5. Lipoide Dermatoarthritis

4.6. Lipidreiche granulomatöse Krankheiten des Fettgewebes und Fettgewebsschwund
- Pannikulitis Typ Weber-Christian
- Lipodystrophie (z. B. nach Insulin-Therapie)
- Adipositas dolorosa (Dercum'sche Krankheit)
- Partielle Lipoatrophie (sog. progressive Lipodystrophie)
- Totale Lipoatrophie (z. B. lipoatropher Diabetes mellitus)

bzw. Xanthomatosen und Xanthogranulomatosen sowie exogen bedingte Veränderungen des Lipidstoffwechsels und einzelne Störungen des Fettgewebes zu besprechen.

117.12. Lipidspeicherungskrankheiten

Begriffe und einleitende Bemerkungen

Definitionen: Seit Jahren ist es üblich, einzelne *Lipidspeicherungskrankheiten (Lipidthesaurismosen)* oder Gruppen derselben nach *Autorennamen* zu bezeichnen, z. B. als Gaucher'sche, Niemann-Pick'-sche, Krabbe'sche, Fabry'sche, Tay-Sachs'sche, Farber'sche oder Wolman'sche Krankheit. Mit zunehmender Kenntnis über die chemische Zusammensetzung des gespeicherten Materials führten sich z. T. andere Bezeichnungen ein, die sich nach dem *Hauptanteil an intrazellulär angehäuften Substanzen* richten, etwa Sphingolipidosen, Gangliosidosen u. a. Seitdem es in einem erheblichen Teil solcher Fälle gelang, mit Hilfe biochemischer Methoden an lebenden Zellen in vitro die *Enzymdefekte* zu klären, die den einzelnen Störungen zugrunde liegen, erfolgt die Klassifikation dieser Leiden größtenteils aufgrund dieses Kriteriums. Dabei hat sich u. a. gezeigt, daß bestimmte Lipidspeicherungskrankheiten, die früher als eine nosologische Einheit aufgefaßt worden waren, mehrere, hinsichtlich des Enzymdefekts bzw. der Art der Mutation am entsprechenden Gen-Lokus verschiedene Unterformen umfassen. Nachfolgend werden die hierzulande in der Klinik *gebräuchlichsten Krankheitsnamen* an die erste Stelle gesetzt, mit den Synonyma in Klammern.

Bei vielen Lipidspeicherungskrankheiten finden sich die strukturellen und funktionellen (d. h. enzymatischen) Anomalien im *Gewebe* bzw. in *Zellen,* nicht aber im Blutplasma. Zum *Nachweis* des Enzymdefekts benötigt man daher *lebendfrisch entnommene (u. U. tiefgefrorene, aber nicht fixierte) Zell- bzw. Gewebeproben,* an denen die chemischen und enzymatischen Analysen vorgenommen werden können. Dabei ist zu beachten, daß die biochemische Feststellung der Enzymopathie, d. h. einer fehlenden oder mangelhaften Enzymaktivität, nicht nur an Geweben und Zellen mit deutlichen Speicherungserscheinungen, sondern oft an anderen (z. B. Blutleukozyten) gelingt. Dieses Phänomen hat vermutlich mit der Lebensdauer der betreffenden Zellarten zu tun, indem die auf fortgesetzter Autophagie von Membranbestandteilen – vielleicht zusätzlich auf Endozytose – beruhende Anhäufung des Speicherungsmaterials in Lysosomen oder sonstwo im Zytoplasma vor allem in *langlebigen Elementen* voll zum Ausdruck kommen dürfte. Es ist daher wahrscheinlich kein Zufall, daß viele dieser Leiden hauptsächlich das *Nervensystem* betreffen, dessen Neuronen sich ja nach der Geburt im wesentlichen nicht mehr teilen. Histochemische, histologische und elektronenmikroskopische Untersuchungen genügen heute in den meisten Fällen zur Diagnosestellung nicht. Bioptische Untersuchungen dieser Art decken aber nicht selten erstmals die Existenz einer Thesaurismose auf und vermögen in der Regel, das differentialdiagnostische Spektrum so einzuengen, daß man sich bei den biochemischen und enzymatischen Studien eines Falls auf wenige Möglichkeiten beschränken kann. Schließlich muß vermerkt werden, daß einzelne seltene Lipidspeicherungskrankheiten bisher nur strukturell und färberisch beschrieben, hinsichtlich des Defekts jedoch noch nicht geklärt wurden.
Die Diagnose mancher der hier aufgeführten hereditären Enzymopathien läßt sich aufgrund von Amnionzellkulturen schon *pränatal* stellen. Die Bedeutung solcher Bemühungen liegt vor allem in der rechtzeitigen Erkennung einer sog. »high risk«-Schwangerschaft, weniger im frühzeitigen Anordnen allfälliger therapeutischer Maßnahmen. Die letzteren beschränken sich naturgemäß oft auf eine palliative Behandlung. Versuche, die fehlenden oder defekten Enzyme durch Infusion gereinigter, aktiver Enzyme zu ersetzen (»Enzymersatztherapie«), haben vereinzelt vorübergehende Erfolge gezeitigt, stehen aber noch in den Anfängen. Die *postnatale Diagnose* stützt sich heute in vielen Fällen auf den biochemischen Nachweis des Enzymdefekts an *Blutleukozyten,* teilweise an frisch entnommenem Biopsiematerial. Der Mangel an Aktivität bestimmter lysosomaler Enzyme, d. h. saurer Hydrolasen, läßt sich oft selbst dann feststellen, wenn (noch) keine deutlichen Speicherungsphänomene zu erkennen sind. Diese Techniken eignen sich zudem zur *Erkennung heterozygoter Träger.*

Gangliosidosen

Definitionen: Unter der Bezeichnung *»Gangliosidosen«* wird eine Gruppe von Lipidspeicherungskrankheiten zusammengefaßt, bei denen es vor allem im Zentralnervensystem, z. T. aber auch in peripheren Nerven und anderen Organen, zu einer Anhäufung von Gangliosiden kommt, d. h. Sphingoglykolipiden, die N-Azetylneuraminsäure (Sialsäure) enthalten. Im Vordergrund dieser – soweit bekannt – rezessiv vererbbaren Leiden steht die *Tay-Sachs'sche Krankheit* (Variante B, früher: *»amaurotische Idiotie«* i. e. S.), eine *G_{M2}-Gangliosidose,* die auf einem Defekt der Hexosaminidase A beruht. Daneben kennt man seltenere Varianten der *G_{M2}-Gangliosidosen* sowie *G_{M1}-Gangliosidosen* und – erst kürzlich beschrieben – *G_{M3}-Gangliosidosen.*

Ursachen und **Pathogenese:** Die vor allem bei askenasischen Juden verbreitete (Häufigkeit von heterozygoten Trägern etwa 1:30!) *Tay-Sachs'sche Krankheit*

(Variante B) wird autosomal-rezessiv vererbt und beruht auf einer *fehlenden Aktivität der β-N-Azetyl-Hexoaminidase A,* die normalerweise die Hydrolyse des terminalen N-Azetylgalaktosamins katalysiert (S. 928). Der Ausfall dieses Enzyms bewirkt eine Ansammlung von *G_{M2}-Gangliosid,* z. T. auch von seinem *Asialo-Derivat G_{A2},* zunächst vor allem in Lysosomen. Später finden sich im Zytoplasma der betroffenen Zellen zudem Speichersubstanzen ohne umschließende Einheitsmembran. Es darf angenommen werden, daß die hauptsächlich im ZNS reichlich vorhandenen und vor allem als Bestandteil der Zellmembranen dienenden Ganglioside normalerweise durch Autophagozytose fortlaufend z. T. abgebaut und durch Neusynthese ersetzt werden. Bei Bestehen eines entsprechenden lysosomalen Enzymdefekts kommt es dann vor allem in den Neuronen, die sich nach der Geburt nicht mehr teilen, zu einer stetigen Anhäufung des nicht katabolisierten Materials, bis schließlich die Zelle funktionsuntüchtig wird und/oder zugrunde geht. Alle übrigen Veränderungen, wie Demyelinisierungen, Makrophagen- und Astrozytenreaktionen u. a., können als Folge dieser primären Störung verstanden werden. In vitro konnte gezeigt werden, daß angebotene Ganglioside sowohl von normalen Neuronen wie von Gliazellen durch Endozytose aufgenommen werden können und damit Zellveränderungen entstehen, ähnlich wie bei der Tay-Sachs'schen Krankheit. Dieser Mechanismus könnte bei der Tay-Sachs'schen Krankheit in vivo eine zusätzliche Rolle im Sinn einer verstärkten Speicherung spielen.

Bei mehreren seltenen Gangliosidosen (s. u.) ist die Aktivität von 2 oder 3 Isoenzymen bzw. Enzymvarianten reduziert oder aufgehoben. Ob es sich hier um die Folge einer Regulatorenmutation, posttranskriptioneller oder posttranslationeller Modifikationen handelt, ist unbekannt.

Die *Sandhoff'sche Krankheit* (Variante 0), deren Vorkommen keine ethnische Bevorzugung zeigt, geht auf einen *Defekt sowohl der (β-N-Azetyl-)Hexosaminidase A als auch der B-Variante des Enzyms* zurück. Die fehlende Aktivität der ersteren hat offenbar dieselben Folgen wie im Fall der Tay-Sachs'schen Krankheit, während der Mangel an Hexosaminidase B-Aktivität, zusätzlich zur vorwiegend zerebralen Speicherung von G_{M2}-Gangliosid, die Anhäufung von sog. *Globosid,* einem Zeramidtetrahexosid mit endständigem Galaktosamin, in zahlreichen Organen zur Folge hat. Auf den Defekt des letztgenannten Enzyms wird ferner das Auftreten höherer Konzentrationen von G_{A2} als bei der Tay-Sachs'schen Gangliosidose zurückgeführt.

Beispiel einer *spätinfantilen G_{M2}-Gangliosidose* ist die *Bernheimer-Seitelberger'sche Krankheit,* bei der geringere Mengen von G_{M2} und G_{A2} gespeichert werden, offenbar weil hier die *Aktivität der Hexosaminidase A* – im Gegensatz zur Tay-Sachs'schen Variante – nicht fehlt, sondern nur erheblich *herabgesetzt* ist.

Von den *G_{M1}-Gangliosidosen (Speicherung von G_{M1})* ist zunächst die *Norman-Landing'sche Krankheit* (generalisierte G_{M1}-Gangliosidose, G_{M1}-Gangliosidose Typ I bzw. Variante O) zu nennen, bei der die *Aktivität der A-, B- und C-Isoenzyme der β-Galaktosidase fehlt.* Da sich vor allem die A-Variante dieses Enzyms normalerweise am Abbau von Glykosaminoglykanen, insbesondere *Keratansulfat,* beteiligt, trägt das Leiden, zusätzlich zum Bild einer Gangliosidose, die Kennzeichen einer Mukopolysaccharidose (*»Pseudo-Hurler'sche Krankheit«,* im Grund aber eher dem Morquio-Syndrom nahestehend, S. 969). Betroffen sind, neben dem Nervensystem, zahlreiche weitere Organe und Gewebe.

Eine andere G_{M1}-Gangliosidose, die *Derry'sche Krankheit* (juvenile G_{M1}-Gangliosidose, G_{M1}-Gangliosidose Typ II bzw. Variante A), weicht von der Norman-Landing'schen Form insofern ab, als nur die *Isoenzyme B und C der β-Galaktosidase fehlen bzw. defekt sind.* Hier kommt es demnach nicht zu Pseudo-Hurler-Erscheinungen, und auch die zentralnervösen Störungen sind weniger ausgeprägt, d. h. treten langsamer in Erscheinung.

Von *G_{M3}-Gangliosidosen* (Speicherung von G_{M3}) sind erst vor wenigen Jahren Fälle bekannt geworden. Sie nehmen insofern eine Sonderstellung ein, als es sich offenbar nicht um einen lysosomalen Enzymdefekt, sondern um eine *Störung der Biosynthese der Ganglioside* handelt. Es hat sich nämlich gezeigt, daß die Akkumulation von G_{M3} mit einer fehlenden *Aktivität der G_{M3}-UDP-N-Azetylgalaktosaminyl-Transferase* verbunden war. Betroffen ist, außer dem Nervensystem, vor allem die Leber.

Makroskopisch zeichnen sich die Gangliosidosen durch Befunde u. a. am *Gehirn* und *Rückenmark* aus, die in wechselndem Maß, als Funktion des Alters, an Schwere zunehmen. Dies sei hier am Beispiel der *Tay-Sachs'schen Krankheit* kurz geschildert. Im Verlauf des *ersten Jahres* nach Geburt beobachtet man einen leichten Hydrocephalus externus, verbunden mit Verdickung der Leptomeningen und leichter Hypoplasie bzw. Volumenreduktion der frontalen, temporalen und parietalen Hirnlappen. Beim Schneiden fällt die erhöhte Konsistenz der Hirnsubstanz auf, und die Rindengebiete erscheinen blaß. Die weiße Substanz hat eine dunklere Farbe als dies normalerweise der Fall ist, und die Basalganglien lassen ein leichtes Volumendefizit erkennen. Es besteht nicht selten ein mäßiger Hydrocephalus internus. Im *zweiten Jahr* nach Geburt kommt es zu einer allmählichen Volumenzunahme und Erhöhung der Konsistenz vor allem in den Rindenzonen, was sich besonders gut an der Verdickung der Gyri, z. B. im Frontalgebiet, erkennen läßt. Die weiße Substanz erscheint jetzt ödematös, und die Seitenventrikel sind etwas komprimiert. Überlebt das Individuum *mehr als zwei Jahre,* macht sich eine deutliche Hirnvergrößerung bemerkbar (bis über 2,5 kg!) mit Verdickung und Abflachung der Gyri, Kompression der Seitenventrikel, Protrusion des 3. Ventrikels, Atrophie der Sehnerven und Ausdehnung des Gebiets der weißen Substanz, die hie und da – neben einem Ödem – kleinzystischen Zerfall aufweisen kann. Rinde und Basalganglien sind nun sehr blaß. Im Gegensatz zum Großhirn zeigen die Folien des Kleinhirns eine deutliche Atrophie, verbunden mit bräunlicher Verfärbung der weißen Substanz und Bläße der Nuclei dentati. Im Endstadium weist das Gehirn eine fast lederartige Konsistenz auf.

Mikroskopisch bemerkt man schon in den Frühstadien eine *Auftreibung und feingranuläre bis feinvakuoläre Umwandlung der Neuronen,* d. h. sowohl der Ganglienzellkörper als auch – oft herdweise – deren Fortläufer, durch das *gespeicherte Material.* Bei konventioneller Paraffintechnik wird dieses weitgehend herausgelöst, weshalb für histochemische Untersuchungen *Gefrierschnitte* erforderlich sind.

Färberische Reaktionen ergeben folgendes Bild: Trotz erheblichem Gehalt der *Ganglioside* an Neuraminsäure zeigt sich oft keine deutlich positive Bial-Reaktion. Dagegen erhält man gute Färbungen der gespeicherten Substanzen mit Hilfe der für die Darstellung von Zerebrosiden und proteingebundenen Gangliosiden modifizierten PAS-Reaktion, ferner mit Sudanschwarz B, »Luxol fast blue«-Präparaten für Glykolipide, Nilblausulfat (was für die Anwesenheit auch von Phospholipiden und Zerebrosiden spricht), Alzianblau und Cholesterin- sowie Cholesterinester-Nachweismethoden (S. 84). Mit Tolui-

dinblau und essigsaurem Kresylviolett läßt sich eine deutliche Metachromasie zeigen.
Enzym-histochemisch notiert man im Bereich der gespeicherten Substanzen u. a. eine verstärkte Aktivität der sauren Phosphatase, während die der oxidativen Enzyme (Milchsäure-Dehydrogenase, Diphosphopyridin-Nukleotid-Diaphorase u. a.). sowie der ATPase herabgesetzt ist. *Elektronenmikroskopisch* erkennen wir im Zytoplasma der Neuronen zahlreiche, bis mehr als 2 µm im Durchmesser betragende Körper, die aus dicht gepackten, konzentrisch geschichteten Membranen von ungefähr 25 Å Dicke sowie einem homogenen oder feingranulierten Zentrum bestehen *(»membranöse zytoplasmatische Körper«)*. Andere Einschlüsse enthalten im Inneren gerade bis leicht gebogen verlaufende und/oder dicht gepackte Membranen. Man findet ferner pleomorphe und dichte Körperchen. Eine periphere Einheitsmembran, die für ein intaktes Phagolysosom spräche, ist oft – vor allem in fortgeschrittenen Stadien – nicht mehr zu erkennen.

Die progressive Anhäufung des nicht abbaubaren Materials, das u. a. die Nissl-Schollen verdrängt, geht mit der Zeit mit einer Verkleinerung und erhöhten Chromatindichte der Ganglienzellkerne einher, und zunehmend kommt es zu einem *Neuronenuntergang*. Dieser ist in den phylogenetisch jüngeren Gehirnpartien (insbesondere Neokortex) stärker ausgeprägt als in den älteren. Vermutlich als Reaktion auf die Schädigung der Neuronen, z. T. aber auch wegen eigener Speicherungsphänomene, zeigt sich in den am schwersten betroffenen Hirnregionen eine fortschreitende *Astrozytenvermehrung,* die schließlich in eine faserreiche Gliose ausmündet. Ebenfalls als reaktiv ist die schon recht frühzeitig im Verlauf des Geschehens erkennbare *Ansammlung von Makrophagen* aufzufassen, die neben Neutralfett aus abgebauten Myelinscheiden z. T. Speicherungsmaterial enthalten. Die weiße Substanz läßt mehr und mehr eine *Demyelinisierung* erkennen, die über längere Zeit mit einem *Ödem* einhergeht und schließlich von einem *Achsenzylinderuntergang* schweren Ausmaßes begleitet wird. In diesen Gebieten wie in der Rindensubstanz tritt ebenfalls eine stetige Vermehrung der Astrozytenglia in Erscheinung.

Im *Rückenmark* zeigen sich entsprechende Veränderungen, d. h. Ballonierung und progredienter Untergang der Vorderhornzellen, verbunden mit Myelinschwund, Gliose und Achsenzylinderuntergang in mehreren Bahnen, vor allem aber in der Pyramidenbahn.

Periphere Nerven und Teile des *autonomen Nervensystems* lassen, wenn auch in geringerem Grad, ebenfalls Speicherungserscheinungen erkennen. Die Nerven wie die Muskulatur erfahren im übrigen eine Atrophie, entsprechend den Schäden im Rückenmarkbereich.

Schließlich sind die Veränderungen an der *Retina* hervorzuheben, die ja zu einem der wichtigsten Symptome, der Blindheit, führen und wegen des ophthalmoskopisch feststellbaren *»kirschroten Flecks«* diagnostische Bedeutung haben. Die Auftreibung der Neuronen durch das Speicherungsmaterial und der allmählich progressive Untergang dieser Zellen macht sich hier wie anderswo im ZNS bemerkbar. Die Zapfen- und Stäbchenschichten erleiden ebenfalls einen Zellverlust, wenn auch geringeren Grades. Der »rote Fleck« erklärt sich durch die Verdünnung der neuronalen Schicht, so daß die Gefäße der Chorioidea vermehrt sichtbar werden.

Abgesehen von den schweren Schäden am Nervensystem und der sekundären Muskelatrophie, sind die *übrigen Organveränderungen* bei der Tay-Sachs'schen Krankheit geringgradig. Speicherungserscheinungen finden sich – vor allem bei elektronenmikroskopischer Untersuchung – in der *Leber,* jedoch kaum oder höchstens sehr diskret in anderen Geweben und Zellen. Ob sich Lymphozyten-Einschlüsse immer finden, wird bezweifelt.

Bei der *Sandhoff'schen Krankheit* findet sich ein ähnliches Bild wie bei der Tay-Sachs'schen Variante, nur besteht hie und da eine Hepatomegalie, und Endokard sowie Mitralklappen sind u. U. etwas verdickt. Mikroskopisch erkennt man zusätzlich zu den Befunden am Nervensystem feingranuläre bzw. feinvakuoläre Veränderungen mäßigen Grades in Hepatozyten, Kupffer'schen Sternzellen, Glomeruli sowie Tubulusepithelien der Nieren, exokrinen Pankreaszellen u. a. Elektronenmikroskopisch fällt auf, daß ein pleomorpheres Bild von Einschlüssen vorliegt als bei der Tay-Sachs'schen Krankheit. Diagnostisch wichtig ist das *Vorhandensein von Schaumzellen im Knochenmark,* die bei Tay-Sachs'scher Krankheit fehlen.
Die *Bernheimer-Seitelberger'sche Krankheit* geht in der Regel mit einer Verkleinerung von Gehirn, Leber und Milz einher. Mikroskopisch begegnet man ähnlichen neuronalen Veränderungen, wie sie oben beschrieben wurden, nur gestaltet sich der zeitliche Verlauf ihrer Ausbildung langsamer, und der Zelluntergang sowie die astrozytären und histiozytären Reaktionen erreichen nicht dasselbe Maß. Bei elektronenmikroskopischer Untersuchung imponiert das gespeicherte Material als zahlreiche pleomorphe Einschlußkörper mit sowohl parallel liegenden als auch konzentrisch geschichteten Membranen.
Die zentralnervösen Alterationen sind bei der *Norman-Landing'schen* und *Derry'schen Krankheit* ähnlich. Das Gehirn erscheint etwas verkleinert, atrophisch, und die liquorführenden Räume sind mäßig dilatiert. Speicherungserscheinungen und reaktive Prozeße, wie Gliose, ähneln den oben geschilderten Befunden. Bei der Norman-Landing'schen Variante gesellen sich – wie erwähnt – Organ- und Skelettveränderungen hinzu, die stark denen bei Hurler'scher Krankheit gleichen (S. 965). Schaumige Zellen finden sich indessen bei beiden Formen in den verschiedensten Organen. Oft sieht man Histiozyten und Endothelien in dieser Weise verändert, aber auch Hepatozyten, Nierenepithelien, Myokardzellen u. a. m. zeigen häufig Speicherungszeichen in wechselndem Maß. Elektronenmikroskopisch bemerkt man, neben pleomorphen Einschlüssen, wie sie oben beschrieben wurden, solche mit parallel liegenden Membranen, d. h. »Zebrakörper«, die man von Mukopolysaccharidosen her kennt. Bei einem Fall von *G_{M3}-Gangliosidose,* der untersucht werden konnte, fanden sich Einschlüsse im ZNS sowie in Leber, Milz, Knochenmark, Thymus, verschiedenen Drüsen sowie im Bindegewebe und in kleinen Blutgefäßen, die histochemisch einerseits die Charakteristika von Sphingomyelinen (s. u.), andererseits solche saurer Glykolipide erkennen ließen. In einem anderen Fall wies das Gehirn auffällig kleinzystische Läsionen auf, ähnlich denen bei spongiöser Degeneration des ZNS (Typ van Bogaert und Bertrand), zeigte jedoch keine neuronalen Einschlüsse.

Folgen und **Komplikationen:** Neugeborene mit *Tay-Sachs'scher Krankheit* machen zunächst einen normalen Eindruck. Im Alter von etwa 6 Monaten hat sich aber in der Regel die klassische Trias – *kirschrote Makula* am Augenhintergrund, *gesteigerte Reaktionen auf akustische Reize* und *psychomotorischer Arrest* – schon ausgebildet. Mit 2 Jahren bestehen, neben der deutlichen *Idiotie,* eine weitgehende *Sehstörung* bis Blindheit und eine *Makrozephalie.* Die Kinder überleben selten mehr als 3–5 Jahre. Meistens erliegen sie einer interkurrenten Infektion, insbesondere einer Pneumonie.

Klinisch wirkt sich die *Sandhoff'sche Krankheit* ähnlich aus wie die Tay-Sachs'sche Form.
Kinder mit *Bernheimer-Seitelberger'scher Krankheit* entwickeln sich mehrheitlich bis zum Alter von einem Jahr annähernd normal, dann

setzt die zentralnervöse Störung, meist im Sinn einer lokomotorischen Ataxie, ein, gefolgt von Dyskinesie, Verlust der Sprechfähigkeit, Blindheit und schließlich Dezerebrationsstarre.
Bei der *Norman-Landing'schen Krankheit* tritt die Störung schon kurz nach der Geburt zutage. Das Kind zeigt einen gestörten Saugreflex und schreit nur ganz schwach. Die Extremitäten erscheinen ödematös verdickt. Mit der Zeit machen sich *Veränderungen, ähnlich wie bei der Hurler'schen Krankheit,* bemerkbar (S. 965).
Mehrheitlich leben die Patienten nicht länger als ½–2 Jahre, wobei die Todesursache ebenfalls oft in einer Bronchopneumonie liegt.
Demgegenüber zeigen sich bei *Derry'scher Krankheit,* die keine Ähnlichkeit mit dem Hurler-Syndrom hat, in der Regel erst nach Ablauf eines Jahrs erste Zeichen der psychomotorischen Störung: Appendikuläre Ataxie, dann zunehmende psychomotorische Störungen, progressive Spastizität bis Parese und Blindheit. Die Betroffenen sterben in der Regel in einem Zustand weitgehender Dezerebration im Alter von 5–15 Jahren.
Über das klinische Bild der *G_{M3}-Gangliosidosen* ist noch wenig bekannt. In einem Fall wurde der Patient 29 Jahre alt, im anderen starb das Kind schon im Alter von 3½ Monaten mit einem Bild, ähnlich der Norman-Landing-Krankheit. Offensichtlich handelt es sich um eine heterogene Gruppe von Leiden.

Beispiele:
- Die *Tay-Sachs'sche* und die *Sandhoff'sche Gangliosidose* unterscheiden sich klinisch u. a. dadurch, daß bei letzterer Individuen nicht jüdischer Abstammung ebenso oft betroffen sind wie jüdische, und sich im Knochenmark Schaumzellen finden.
- Bei der *Bernheimer-Seitelberger'schen Krankheit* erkennt man ophthalmoskopisch nicht – wie bei der Tay-Sachs'schen Form – eine kirschrote Makula, sondern höchstens eine Optikusatrophie und/oder eine Retinitis pigmentosa.
- Bei der *Norman-Landing'schen G_{M1}-Gangliosidose (Pseudo-Hurler-Krankheit)* gehört, im Gegensatz zur klassischen Hurler-Krankheit, die Hornhauttrübung nicht zum typischen Bild. Dagegen findet man Schaumzellen im Knochenmark und vakuolisierte Lymphozyten. Eine kirschrote Makula ist in der Hälfte der Fälle zu sehen.
- Abgesehen z. B. von der *Norman-Landing'schen* und *Sandhoff'schen Krankheit,* resultiert die auf einem α-Fukosidasedefekt beruhende *Fukosidose* (S. 955) in einer Störung des Abbaus sowohl von Glykosphingolipiden als auch von Glykoproteinen.

Morbus Kufs (»late onset lipidosis«)

Ursache und **Pathogenese:** Vermutlich haben wir es hier mit einer adulten Form von Gangliosidose zu tun, deren Wesen indessen noch wenig geklärt ist.

Morphologisch fallen u. a. eine Groß- und Kleinhirnatrophie auf. Die Ganglienzellen enthalten reichlich kleine, PAS-positive und im Zentrum z. T. lipofuszinhaltige Einschlüsse, die elektronenmikroskopisch als »miniature membraneous cytoplasmic bodies« imponieren. Die weiße Substanz erscheint mengenmäßig erheblich reduziert.

Folgen: Mit Beginn ungefähr zur Zeit der Pubertät zeigen sich zunehmend ein geistiger Abbau, zerebelläre Dysfunktionen und eine muskuläre Atrophie.

»Morbus« Batten (Batten-Spielmeyer-Vogt'sche Krankheit, Stock-Spielmeyer-Vogt-Syndrom, spätinfantile neuroviszerale Speicherungskrankheiten mit sog. kurvilinearen Körpern, neuronale Zeroid-Lipofuszinose)

Ursache und **Pathogenese** dieser – vermutlich heterogenen, den Gangliosidstoffwechsel betreffenden – Störungen sind u. W. nicht befriedigend geklärt. Die Frage, ob der in Schilddrüsenepithelien solcher Patienten nachgewiesene *Mangel an Peroxidase-Aktivität* kausale Bedeutung hat, ist noch nicht entschieden. Ein ähnliches Leiden ist u. a. bei Hunden bekannt.

Morphologisch weist ein Großteil der kortikalen Neuronen im Gehirn ein feingranuliertes Zytoplasma, das PAS-positive, mit Scharlach R und Sudanschwarz färbbare Einschlüsse in großer Zahl enthält. Elektronenmikroskopisch gelten die ovoiden bis »kurvilinearen« Körperchen als relativ typisch. In einer osmiophilen Matrix finden sich Gruppen gebogener oder halbkreisförmiger Profile, bestehend aus 2 bis über 10 dicht gepackten Lamellen. Diese Gebilde erkennt man in geringerer Zahl u. a. in Oligodendrozyten, Astrozyten, Perizyten und Endothelzellen, ferner in anderen inneren Organen, z. B. in Hauptstückepithelien der Nieren und Milzmakrophagen, ferner in Schilddrüsenepithelien.

Folgen: Klinisch beherrschen die zentralnervösen Störungen das Bild.
Eine Übersicht über die Gangliosidosen vermittelt Abb. 151.

Krabbe'sche Krankheit (sog. »diffuse Sklerose«, »globoid cell leukodystrophy«, Galaktosylzerebrosidose)

Ursache und **Pathogenese:** Dieser seltenen Krankheit liegt ein Defekt der *Galaktozerebrosid-β-Galaktosidase* zugrunde, die zu einer Anhäufung von *Galaktozerebrosiden* bei gleichzeitiger Verminderung der Menge von Sulfatiden Anlaß gibt. Die Speicherung der Zerebroside erfolgt offenbar nur im Gehirn, vor allem in Form sog. *Globoidzellen.* Ob es sich dabei um echte Gliaherkömmlinge oder allenfalls um Makrophagen handelt, ist noch nicht sicher entschieden. Als Folge der Störung kommt es zu einer progressiven Demyelinisierung mit entsprechender, zunehmender Gliose.

Morphologisch charakteristisch sind die *z. T. mehrkernigen Globoidzellen,* die u. a. eine deutlich positive PAS-Reaktion ergeben und andere, für Zerebroside geeignete Farbstoffe annehmen (s. u.). Von der Entmarkung sind Groß- und Kleinhirn symmetrisch betroffen. Die reaktive Astrozytenvermehrung kann zu einer außerordentlichen Sklerosierung des Gehirns führen (daher: »diffuse Sklerose«).

Folgen: Das von der frühen Kindheit an rasch progredient verlaufende Leiden führt unter dem Bild schwerer zentralnervöser Störungen bald zum Tod.

Laktosyl-Zeramidose (Zeramidlaktosid-Lipidose)

Ursache und **Pathogenese:** Das Leiden geht auf einen – offenbar autosomal-rezessiv vererbbaren – *Defekt der Zeramidlaktosid-β-Galaktosidase* zurück, der zu einer allmählich zunehmenden Anhäufung von *Zeramidlaktosid* vor allem im ZNS führt, die Neuronen langsam progressiv schädigt und zu teilweiser Demyelinisierung sowie reaktiver Gliose Anlaß gibt. Es finden sich zudem Speicherungserscheinungen u. a. in der Leber, ferner in lymphoretikulären Organen.

Folgen: Im Vordergrund der klinischen Symptome stehen zentralnervöse Störungen.

Fabry'sche Krankheit (Angiokeratoma corporis diffusum universale, Glukosylzeramid-Trihexosidose)
Ursache und **Pathogenese:** Bei dieser X-chromosomal vererbbaren Krankheit besteht ein *Defekt der Zeramidtrihexosid-α-Galaktosidase,* der zur Speicherung von *Zeramidtrihexosid* (Trihexosezeramin, d. h. Galaktosyl-Galaktosyl-Glukosyl-Zeramid), z. T. auch von Zeramiddihexosid (Galaktosyl-Galaktosyl-Zeramid), führt. Das Leiden wird stark überwiegend bei Männern gesehen, kommt aber vereinzelt auch bei Frauen vor. An der Störung beteiligen sich in charakteristischer Weise vor allem kleine *Blutgefäße,* deren Veränderungen die typischen rötlichen Hautpapeln erzeugen. Betroffen sind aber auch andere Gewebe bzw. Organe, wie peripheres und zentrales Nervensystem, Nieren, Herz, Augen und retikulohistiozytäre Zellarten. Differentialdiagnostisch sind u. a. *Glykosphingolipidosen mit Speicherung zusätzlichen Materials, z. B. Zeramidtrihexosid und Globosid,* abzugrenzen. Bei einigen dieser Formen können die Patienten ein höheres Erwachsenenalter erreichen.

Morphologisch erweisen sich die makroskopisch als erhabene rote Pünktchen imponierenden *Hautveränderungen* als deutliche Ektasien der subepidermal gelegenen Kapillaren, verbunden mit lakunären Venektasien in der Subkutis. An Gefrierschnitten erkennt man im Bereich der Media und Endothelien kleiner Arterien und Arteriolen und in den Mm.arrectores pilorum eingelagertes, bei polarisationsoptischer Betrachtung doppeltbrechendes Material. Ähnliche Gefäßveränderungen finden sich in zahlreichen Organen. Die *Nieren* zeigen eine partielle Vakuolisierung vor allem der Podozyten sowie von Tubulusepithelien, in denen sich entsprechendes Speichermaterial nachweisen läßt. Eine vakuolige Auftreibung beobachtet man oft auch an *Herzmuskelfasern,* im *ZNS* an Ganglienzellen zumindest bestimmter Regionen (z. B. Gyrus hippocampi, Pons, Medulla oblongata, gewisse hypothalamische Kerne u. a.) sowie an peripheren Nerven und an Ganglienzellen des *autonomen Nervensystems.* Betroffen sind überdies Zellen des Histiozyten- und Makrophagensystems, u. U. auch Endothelzellen der Gefäße sowie Retikulumzellen, ferner die Hornhaut u. a. m. Mit Hilfe der *Histochromatographie* an Gefrierschnitten gelingt es, das gespeicherte Zeramidtrihexosid und Zeramiddihexosid zu identifizieren. *Färberisch* eignet sich zum Nachweis der angehäuften Glykolipide u. a. Sudanschwarz B. *Elektronenmikroskopisch* erkennt man in den Speicherzellen zahlreiche, meist von einer Einheitsmembran umgebene Speicherungskörperchen, die meist weniger als 1 μm im Durchmesser betragen und aus geschichteten Lamellen mit einer typischen Periodizität von ungefähr 50 Å bestehen. Der Befund gilt als so charakteristisch, daß ihm diagnostische Bedeutung zukommt.

Folgen und **Komplikationen:** Abgesehen von den oben erwähnten *Hautveränderungen,* die mit Vorliebe symmetrisch am Rumpf, an den Hüften sowie am Skrotum vorkommen und oft mit entsprechenden Gefäßektasien, z. B. in der Mundschleimhaut und in der Konjunktiva, einhergehen, gehören sich wiederholende *Schmerzanfälle,* insbesondere an Fingern und Zehen, zu den typischen Frühsymptomen. Mit der Zeit machen sich funktionelle Störungen von seiten verschiedener Organe bemerkbar: *Proteinurie, arterielle Hypertonie* und *Herzvergrößerung, Hornhauttrübung* und vaskulär bedingte *Durchblutungsstörungen* u. a. in Gehirn und Myokard sind die wichtigsten Folgeerscheinungen und Komplikationen. Die Mehrzahl der Patienten erliegt schließlich einem *chronischen Nierenversagen mit Urämie;* z. T. tritt der Tod infolge *Myokard-* und *Hirninfarkten* oder anderer Komplikationen ein.

Beispiel:
- Die *Diagnose* der Fabry'schen Krankheit stellt man heute in erster Linie aufgrund einer biochemischen Untersuchung der *Zeramidtrihexosidase-Aktivität in Biopsiematerial,* z. B. aus Darm oder Nieren. Nach neueren Berichten eignen sich zu diesem Zweck Fibroblastenkulturen aus der Haut. *Morphologische Befunde* gestatten oft eine Verdachtsdiagnose, wobei dem elektronenmikroskopischen Befund besondere Bedeutung zukommt.

Gaucher'sche Krankheit(en) (Glukozerebrosidos(en))

Definitionen: Die Bezeichnung *»Gaucher'sche Krankheit«* bezieht sich auf mehrere, klinisch unterschiedliche Syndrome, deren gemeinsames Merkmal ein *Defekt der lysosomalen Glukozerebrosid-β-Glukosidase* ist, verbunden mit *Anhäufung von Glukozerebrosid* in verschiedenen Körperzellen, am auffälligsten jedoch im Histiozyten-Makrophagensystem. Man hält z. Z. nach *Fredrickson* mindestens 3 Typen von Gaucher'scher Krankheit auseinander: 1) einen *nicht neuronopathischen Typ (Typ 1),* der der klassischen Variante des Leidens entspricht und die häufigste Sphingolipid-Speicherungskrankheit überhaupt darstellt; 2) einen *infantilen oder akuten neuronopathischen Typ (Typ 2)* und 3) eine *juvenile oder subakute neuronopathische Form (Typ 3).*

Ursachen und **Pathogenese:** Mehrere Befunde sprechen dafür, daß den *Defekten der Glukozerebrosid-β-Glukosidase,* die zu den einzelnen Formen von Gaucher'scher Krankheit führen, *verschiedene Mutationen desselben Gens* zugrunde liegen, denn Typ 1 ist unter askenasischen Juden etwa 30mal häufiger vertreten als in anderen ethnischen Gruppen, während der seltene-

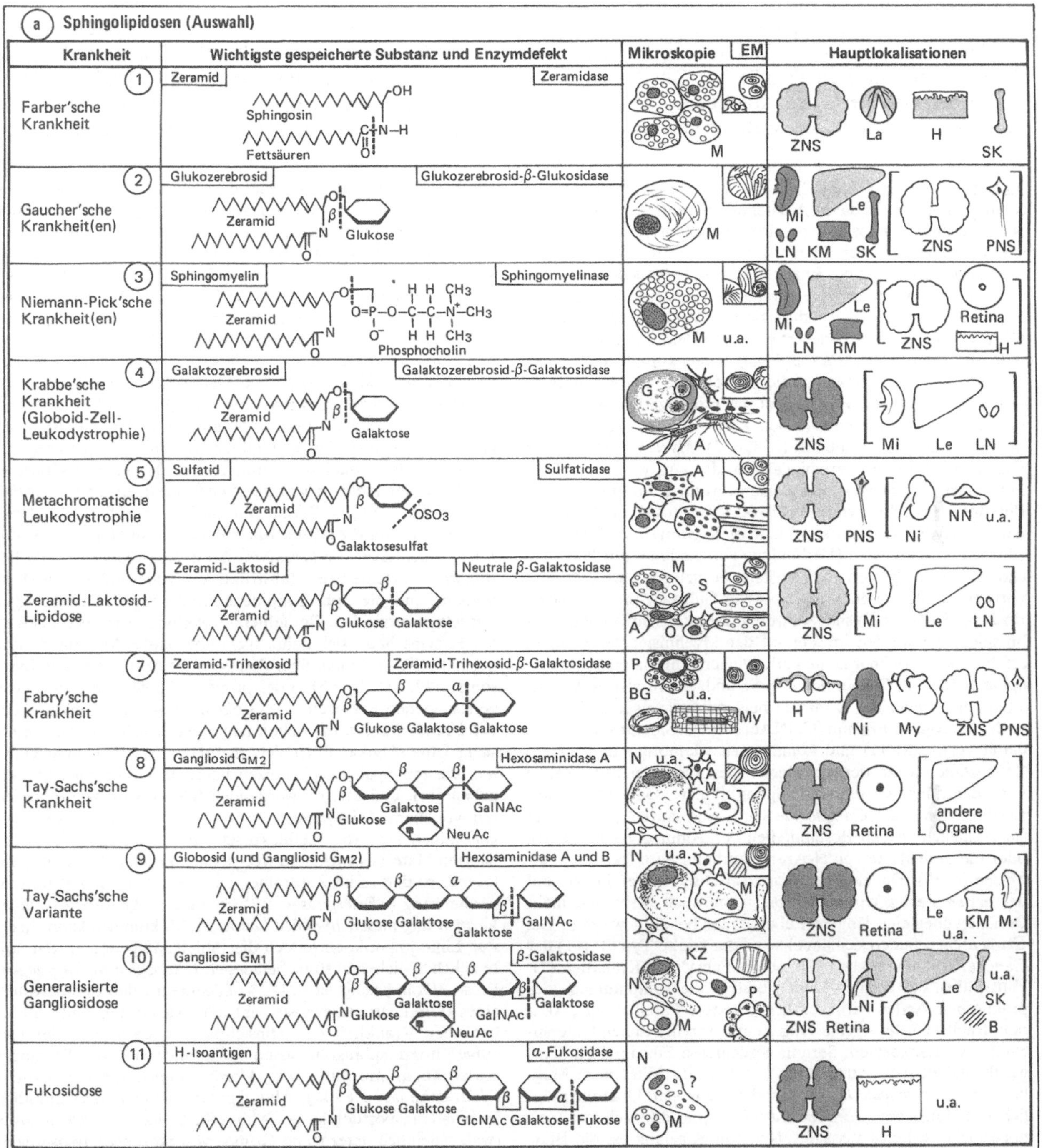
a Sphingolipidosen (Auswahl)
Krankheit
Wichtigste gespeicherte Substanz und Enzymdefekt
Mikroskopie
EM
Hauptlokalisationen
1 Farber'sche Krankheit
Zeramid
Zeramidase
OH
Sphingosin
N–H
Fettsäuren
ZNS La H SK M
2 Gaucher'sche Krankheit(en)
Glukozerebrosid
Glukozerebrosid-β-Glukosidase
Zeramid
Glukose
M
Mi Le LN KM SK ZNS PNS
3 Niemann-Pick'sche Krankheit(en)
Sphingomyelin
Sphingomyelinase
Zeramid
Phosphocholin
M u.a.
Mi Le LN RM ZNS Retina H
4 Krabbe'sche Krankheit (Globoid-Zell-Leukodystrophie)
Galaktozerebrosid
Galaktozerebrosid-β-Galaktosidase
Zeramid
Galaktose
G A
ZNS Mi Le LN
5 Metachromatische Leukodystrophie
Sulfatid
Sulfatidase
Zeramid
OSO3
Galaktosesulfat
A M S
ZNS PNS Ni NN u.a.
6 Zeramid-Laktosid-Lipidose
Zeramid-Laktosid
Neutrale β-Galaktosidase
Zeramid
Glukose Galaktose
M S A O
ZNS Mi Le LN
7 Fabry'sche Krankheit
Zeramid-Trihexosid
Zeramid-Trihexosid-β-Galaktosidase
Zeramid
Glukose Galaktose Galaktose
P BG u.a. My
H Ni My ZNS PNS
8 Tay-Sachs'sche Krankheit
Gangliosid GM2
Hexosaminidase A
Zeramid
Glukose Galaktose GalNAc NeuAc
N u.a. A M
ZNS Retina andere Organe
9 Tay-Sachs'sche Variante
Globosid (und Gangliosid GM2)
Hexosaminidase A und B
Zeramid
Glukose Galaktose Galaktose GalNAc
N u.a. A M
ZNS Retina Le KM M: u.a.
10 Generalisierte Gangliosidose
Gangliosid GM1
β-Galaktosidase
Zeramid
Glukose Galaktose GalNAc Galaktose NeuAc
KZ N P M
ZNS Retina Ni Le SK B u.a.
11 Fukosidose
H-Isoantigen
α-Fukosidase
Zeramid
Glukose Galaktose GlcNAc Galaktose Fukose
N M
ZNS H u.a.

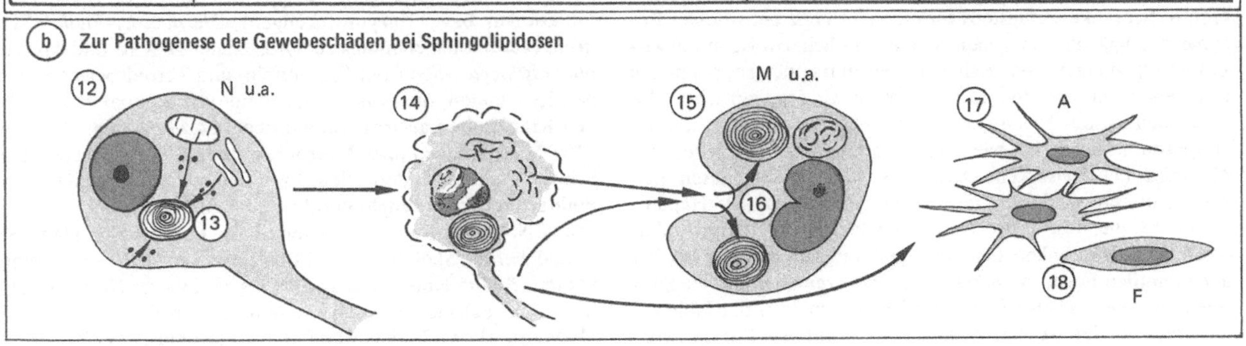
b Zur Pathogenese der Gewebeschäden bei Sphingolipidosen
12 N u.a.
13
14
15 M u.a.
16
17 A
18 F

re Typ 2 eher bei Nichtjuden angetroffen wird. Überdies weicht der Phänotyp des Leidens, wie er in einer bestimmten Sippschaft in Erscheinung tritt, oft von dem in einer anderen Familie ab. Ob Patienten mit Typ 3 der Gaucher'schen Krankheit je ein abnormes Allel von Typ 1 und 2 besitzen, ist ungewiß. Das *Ausmaß des Enzymdefekts* zeigt Unterschiede: Neuronopathische Formen des Leidens kommen offenbar dann zustande, wenn die Aktivität der *Glukozerebrosid-β-Glukosidase* unter einem bestimmten, kritischen Wert liegt. Dieses Enzym spielt normalerweise eine wesentliche Rolle beim Abbau von Laktosylzeramid (Galak-

Abb. 151 a u. b. *Sphingolipidosen und verwandte Leiden.* **a** *Sphingolipidosen.* In dieser Aufstellung (modifiziert nach *Brady,* R. O.: Sphingolipidoses. Ann. Rev. Biochem. *47,* 687 (1978)) sind links die Krankheit, in der Mitte die wichtigsten gespeicherten Substanzen sowie der Enzymdefekt und rechts der licht- und elektronenmikroskopische Hauptbefund mitsamt den Lokalisationen der wesentlichen pathologischen Veränderungen aufgeführt. Dunkle Tönung bedeutet schweren Befall. Alle Sphingolipide enthalten *Sphingosin (Sphingol),* einen komplexen Aminoalkohol, und eine langkettige Fettsäure: Eine solche Kombination heißt *Zeramid* (1) und bildet das Grundgerüst dieser Substanzen. *Zerebroside* entsprechen Zeramid, das β-glykosidisch an einen Zucker gebunden ist (2, 4, 6, 7). *Myelin* weist reichlich Galaktozerebroside (Zeramidgalaktoside) auf, wobei der Fettsäureanteil verschieden sein kann: Kerasin (Lignozerinsäure), Phrenosin (Zerebronsäure), Nervon (Nervonsäure), Hydroxynervon (Hydroxynervonsäure) u. a. *Sphingomyeline* (3) gehören zu den Phospholipiden (Verbindung von Zeramid mit Phosphocholin); in der grauen Hirnsubstanz besitzen sie als Fettsäure vorwiegend Stearinsäure, in der weißen Substanz mehr Lignozerinsäure. *Sulfatide* (5) sind Schwefelsäureester von Galaktozerebrosiden; sie werden im Verlauf der Myelinisierung gebildet, erfahren aber nachher keinen erheblichen Umsatz mehr. *Mukolipide* umfassen *Ganglioside* i. e. S. und *Aminoglykoside.* Die letzteren bestehen aus Zeramid (meist mit Stearinsäure), Glukose, N-Azetylgalaktosamin (GalNAc) sowie 2 Galaktoseresten (9, damit verwandt: 11) und kommen als Membran- und andere Zellbestandteile in den verschiedensten Organen bzw. Zellen vor (Zentralnervensystem, lymphoretikuläre Gewebe, Leber, Erythrozyten u. a.). *Ganglioside i. e. S.* sind saure Lipide, indem sie zusätzlich zu den Bestandteilen der Aminoglykoside einen oder mehrere Reste von N-Azetylneuraminsäure (NeuAc) aufweisen (8, 10). Die meisten *Sphingolipidosen* führen im Verlauf der *ersten Lebensjahre zum Tod,* wenn auch mehr und mehr Berichte über eine längere Lebensdauer bekannt werden. Bei *Erwachsenen* finden sich am ehesten der adulte Typ (Typ 1) der Gaucher'schen Krankheit (2) und die Fabry'sche Krankheit (7). Hinsichtlich der übrigen Leiden besteht die Hauptaufgabe des praktischen Arztes darin, erblich belastete Familien zu erkennen, fragliche *heterozygote Träger* einer enzymatischen Untersuchung (an Leukozyten, Serum, gezüchteten Fibroblasten, Tränenflüssigkeit u. a.) zuzuführen und bei Gravidität nach Möglichkeit eine *pränatale Diagnose* stellen zu lassen. Über die möglichen Erfolge einer *Enzymersatz-Therapie* läßt sich zur Zeit noch nichts sicheres aussagen. Neuerdings gelang es, die Blut-Gehirn-Schranke wenigstens für einen Teil der betroffenen Enzyme durchgängig zu machen, so daß möglicherweise mit gewissen Erfolgen auch in denjenigen Fällen zu rechnen ist, bei denen das Zentralnervensystem in Mitleidenschaft gezogen wird. Die hauptsächlichsten *Symptome und Zeichen* der einzelnen Sphingolipidosen lassen sich wie folgt zusammenfassen: *Farber'sche Krankheit* (1): Heiserkeit, Dermatitis, Skelettdeformitäten, geistige Unterentwicklung. *Gaucher'sche Krankheit* (2): Hepatosplenomegalie, destruktive Herde im knöchernen Becken und in den langen Röhrenknochen, geistige Unterentwicklung nur bei der infantilen Form. *Niemann-Pick'sche Krankheit* (3): Hepatosplenomegalie, geistige Unterentwicklung, in 30% der Fälle roter Fleck in der Retina. *Krabbe'sche Krankheit* (4): Schwere geistige Unterentwicklung bei fast völligem Fehlen von Myelin und zahlreichen sog. Globoid-Körpern (G) in der weißen Substanz. *Metachromatische Leukodystrophie* (5): Geistige Unterentwicklung (spätinfantile Form) und/oder psychische Alteration (adulte Form), gelbbraune Verfärbung der Nerven bei Auftragung von Methylviolett. *Zeramid-Laktosid-Lipidose* (6, Laktosyl-Zeramidose): Langsam progredienter Hirnschaden, mäßige Hepatosplenomegalie. *Fabry'sche Krankheit* (7): Rötliche Hautveränderungen (Angiokeratoma corporis diffusum), progrediente Nierenschäden bis Niereninsuffizienz, Schmerzen vor allem in den unteren Extremitäten. *Tay-Sachs'sche Krankheit* (8): Geistige Unterentwicklung, roter Fleck in der Retina, Blindheit, Muskelschwäche. *Tay-Sachs'sche Variante* (9): Ähnlich wie Tay-Sachs'sche Krankheit, rascher progredient. *Generalisierte Gangliosidose* (10): Geistige Unterentwicklung, Hepatomegalie, Nierenschäden, Skelettdeformitäten (z. T. *»Pseudo-Hurler«-Syndrom,* ähnlich dem Morquio-Syndrom) in etwa 50% der Fälle roter Fleck in der Retina. *Fukosidose* (11): Schwerer Hirnschaden mit Spastizität der Muskulatur, dicke Haut u. a. **b** *Zur Pathogenese der Gewebeschäden bei Sphingolipidosen.* Als Bestandteile verschiedener Zellstrukturen, insbesondere von Membranen, sind die Sphingolipide normalerweise einem stetigen Umsatz unterworfen. Bei fehlender Aktivität der oben erwähnten Enzyme häuft sich daher nicht abgebautes Material an und gelangt z. T. – offenbar über den Weg der Autophagie – in Lysosomen (12, 13). Das Maß der primären Speicherung hängt von verschiedenen Faktoren, wie Größe des normalen Umsatzes der betreffenden Substanz, Lebensdauer der Zelle (*Neuronen* teilen sich postnatal bekanntlich nicht mehr!) u. a. ab. Schließlich können die mit Speichersubstanzen überladenen Zellen zugrunde gehen (14), und das frei werdende Material wird von Phagozyten, vor allem *Makrophagen* (= *Mikrogliazellen* im Gehirn), aufgenommen (15, 16). Zellnekrosen und Freisetzung des angehäuften Materials wirken in wechselndem Maß entzündungsauslösend, so daß es im Zentralnervensystem zu einer Astrozytenvermehrung (*»Fasergliose«,* 17), in anderen Geweben zu einer *Vermehrung mesenchymaler Elemente* (18) kommen kann. In erster Linie imponieren jedoch die zahlenmäßig vermehrten, mit reichlich Speichersubstanz beladenen *Histiozyten/Makrophagen.* Diese Veränderung ist u. U. so bedeutend, daß der Eindruck eines »Granulationsgewebes« entsteht, wie etwa im Fall der Farber'schen Krankheit (1). Hinsichtlich Sonderformen der hier aufgeführten Sphingolipidosen sowie anderer Lipid-Thesaurismosen (u. a. *Morbus Kufs, Morbus Batten, Mukolipidose I* (Neuraminidase-Defekt), *Mukolipidosen II und III* (vermutlich Enzym-Transportdefekt (s. Abb. 150, S. 966), *»I cell disease«* (wahrscheinlich heterogene Gruppe von Störungen lysosomaler Funktionen bzw. Enzymwirkungen), *Hermansky-Pudlak-Syndrom* (vermutlich ebenfalls ein lysosomaler Defekt) und das *»sea blue histiocyte«-Syndrom* (Lipofuszin- und Zeroidspeicherung in den Lysosomen, die primär oder symptomatisch bei verschiedenen Krankheiten auftritt) sei auf den Text verwiesen.

M = Makrophagen bzw. Mikrogliazellen; A = Astrozyten; S = Schwann'sche Scheidenzellen; O = Oligodendrogliazellen; P = Podozyten der Nierenglomeruli; BG = Blutgefäße; N = Neuronen; ZNS = Zentralnervensystem; La = Larynx; H = Haut; SK = knöchernes Skelett; Mi = Milz; Le = Leber; LN = Lymphknoten; KM = Knochenmark; PNS = peripheres Nervensystem (z. T. auch autonomes Nervensystem); N = Nebennieren; My = Myokard; B = Bindegewebe; F = Fibroblast; GlcNA = N-Azetyl-Glukosamin

tosyl-Glukosyl-Zeramid), Globosid (N-Azetyl-Galaktosaminyl-Galaktosyl-Galaktosyl-Glukosyl-Zeramid) und ähnlichen Verbindungen, aus denen Glukosylzeramid hervorgeht (S. 926). Der stärkste Anfall dieser vor allem als Bestandteile von Zellmembranen bekannten Sphingolipide kommt von seiten zugrunde gehender Erythrozyten, weniger von Leukozyten und anderen Zellen. Da die Trümmer dieser Elemente unter physiologischen Bedingungen vor allem von *Histiozyten/Makrophagen* aufgenommen und weitgehend abgebaut werden, verwundert es nicht, daß es sich bei den Speicherzellen, die reichlich *Glukozerebrosid* enthalten, hauptsächlich um Vertreter dieser Zellinie handelt. Bei schwerem Enzymmangel kann aber, wie dies insbesondere für Typ 2 zutrifft, eine erhebliche Schädigung *anderer Zellarten,* vor allem von *Neuronen,* eintreten.

Makroskopisch stellt man eine oft erhebliche *Splenomegalie* fest: Das Organ erscheint von erhöhter Konsistenz, läßt sich gut schneiden und zeigt auf der Schnittfläche einen etwas rotgrauen Farbton sowie eine leicht fettige Beschaffenheit. Zudem besteht eine *Hepatomegalie,* allerdings geringeren Grades, und die Lymphknoten, vor allem im Leberhilus-, Paraortal- und Thoraxbereich, sind mäßig vergrößert.

Mikroskopisch bemerken wir vor allem in Milzsträngen und -sinusoiden, ferner in Lebersinusoiden (Kupffer'schen Sternzellen), Lymphknoten (vor allem im Medullärbereich), Knochenmark, Lungenkapillaren und -alveolen, z. T. in Nierenglomeruli u. a., die typischen »*Gaucher-Zellen*«, d. h. aufgetriebene *Makrophagen.* Sie sind so charakteristisch, daß sie als pathognomonisch bezeichnet werden können. Die rundlichen, ovalen oder z. T. plump-spindeligen Speicherzellen erreichen einen Durchmesser von 20–28 μm und besitzen einen, seltener mehrere, rundliche, oft exzentrisch gelagerte Kerne mit ziemlich dichter Chromatinstruktur. Das reichliche, bei konventioneller Färbung eher blasse Zytoplasma gleicht zerknittertem Papier, ist PAS-positiv, zeigt Autofluoreszenz und ergibt nicht selten bei Turnbull-Färbung einen diffus leichten Blauton. Fettfärbungen geben schwache positive Resultate. Histochemisch stellt man u. a. eine starke saure Phosphatase-Aktivität fest, vor allem, wenn Phenylphosphat als Substrat benützt wird. Die α-Glyzerophosphat-Dehydrogenase-Aktivität liegt ebenfalls deutlich über der Norm. Elektronenmikroskopisch enthält das fibrilläre Speichermaterial reichlich tubuläre Gebilde mit einem Durchmesser von 120–750 Å und bis zu 5 μm Länge, die, dicht gepackt, innerhalb der 0,5–6 μm messenden Lysosomen spindel- oder stäbchenförmige Einschlüsse bilden. Solche oder kleinere, aber ultrastrukturell identische Körper finden sich auch in anderen Zellarten, insbesondere bei den *Typen 2 und 3* des Leidens. Bei diesen neuronopathischen Formen liegen sie u. a. im Perikaryon der Nervenzellen, in Endothelien bzw. mesangialen Makrophagen der Nierenglomeruli, in Endothelien und Adventitiazellen anderer Blutgefäße, jedoch kaum in Hepatozyten und weiteren Parenchym- bzw. Epithelzellen. Bei der *akuten neuronopathischen Form* (Typ 2) kommt es im Gefolge des Ganglienzelluntergangs zu einer teilweisen Entmarkung und gliösen Reaktion, besonders im Bereich der Kopfnervenkerne, ferner da und dort zu einer Ansammlung von Gaucher-Zellen in den Perivaskulärräumen.

Falls noch nötig oder wünschbar, läßt sich die *Diagnose* durch Histochromatographie und/oder Nachweis des Enzymdefekts an lebensfrisch entnommenen Zellen oder Geweben in vitro erhärten.

Folgen und **Komplikationen:** Kinder mit *akutem neuronopathischem M. Gaucher (Typ 2)* machen kurz nach der Geburt einen annähernd normalen Eindruck. Im Alter von wenigen Monaten zeigen sich aber die ersten Störungen, z. T. in Form von Eß- und Trinkschwierigkeiten, Husten und häufigen *Infektionen des Respirationstrakts.* Zu diesem Zeitpunkt wird in der Regel bereits eine deutliche *Hepatosplenomegalie* festgestellt. Nach Ablauf von 6 Monaten sind die *neurologischen Ausfälle,* die in erster Linie die Kopfnerven und das extrapyramidale System betreffen, meist deutlich ausgeprägt. Später treten u. U. Folgen der *Thrombozytopenie* in den Vordergrund. Nur wenige Patienten erreichen das Alter von 2 Jahren.

Die *chronische, nicht neuronopathische Form der Gaucher'schen Krankheit* (Typ 1) verläuft ganz anders. Wohl können die ersten Symptome schon in der Kindheit auftreten, eine erstmalige Diagnose im Erwachsenenalter ist indessen keine Seltenheit. Die hauptsächlichen klinischen Komplikationen umfassen thrombozytopenisch bedingte *Blutungen,* wiederholte *Infektionen des Respirationstrakts,* z. T. auch infolge Herabsetzung der Immunkapazität des Organismus, ferner *Knochenschmerzen* wegen Ausbreitung des Prozesses in den Markräumen und Knochenabbau, der u. U. bis zur Fraktur führt. Als radiologisch typisch gilt eine Aufhellung in Form eines Erlenmeyerkolbens am unteren Ende des Femurs. Diagnostisch von Bedeutung sind ferner Pinguecula-ähnliche Einlagerungen in der Konjunktiva sowie gelbbraune, flache Knötchen in der Haut, besonders an exponierten Stellen.

Die *subakute neuronopathische Form der Gaucher'schen Krankheit* nimmt eine Mittelstellung zwischen Typ 1 und 2 ein.

Beispiele:

- Die *klinische Diagnose* einer Gaucher'schen Krankheit stützt sich – abgesehen vom typischen Syndrom – zunächst auf den Nachweis der *charakteristischen Zellen im Knochenmarkausstrich.* Überdies kann der Enzymdefekt an Blutleukozyten, Fibroblastenkulturen oder Biopsiematerial festgestellt werden. Dasselbe gilt für Amnionzellen, deren Analyse eine pränatale Diagnose erlaubt.
- *Differentialdiagnostisch* muß an die Möglichkeit des Erscheinens gaucherzellähnlicher Makrophagen bei innerhalb kurzer Zeit erfolgendem, massivem Zelluntergang gedacht werden,

wie man ihn etwa bei Leukämien (u. a. chronische Myelose) spontan oder zu Beginn der zytostatischen Behandlung beobachtet.

- Eine wirkungsvolle Therapie des Leidens kennt man nicht. Versuche eines Enzymersatzes haben bisher höchstens zu kurzdauernder Besserung geführt. *Palliative Maßnahmen* umfassen u. a. die Splenektomie zur Korrektur der Thrombozytopenie und die Knochenbestrahlung bei starken Knochenschmerzen.

Sog. metachromatische Leukodystrophien (MLD, Galaktosylsulfatidosen)

Ursachen und **Pathogenese:** Hier handelt es sich um eine Gruppe genetisch bedingter, autosomal-rezessiv vererbbarer Störungen, die durch einen *Defekt von Zerebrosidsulfatasen, im besonderen Arylsulfatase A,* charakterisiert sind. Die fehlende oder mangelhafte Aktivität dieses lysosomalen Enzyms (bzw. Enzyme), das normalerweise Sulfatide in Sulfat und Zerebroside spaltet, zieht eine *Anhäufung von Sulfatiden* (Zerebrosidsulfaten) nach sich. Betroffen ist – ähnlich wie im Fall der Krabbe'schen Krankheit (S. 982) – vor allem der Myelinstoffwechsel des Nervensystems, indessen findet man erhöhte Sulfatidkonzentrationen auch in anderen Organen, so in der Leber und in den Nieren. Wir kennen mehrere *Unterformen von metachromatischer Leukodystrophie,* insbesondere einen *spätinfantilen,* einen *Erwachsenen-* und einen *Typ mit multiplen Sulfatasedefekten. Seltene Varianten* mit besonderen Defekten der Arylsulfataseaktivität (Enzymtypen A, B und C) umfassen u. a. die sog. *Mukosulfatidose.* Bezeichnenderweise werden Sulfatide in erhöhter Konzentration im Urin ausgeschieden. Die abnorme Speicherung dieser Substanzen interferiert in erster Linie mit der Erhaltung der Markscheiden.

Morphologisch finden sich in Astrozyten, Oligodendrogliazellen, Schwann'schen Scheidenzellen, z. T. auch in Mikrogliazellen (Makrophagen) sowie vereinzelt in Neuronen unregelmäßig geformte, *intrazytoplasmatische Einschlüsse,* die in Gefrierschnitten bei Färbung mit essigsaurem Kresylviolett (nach Hirsch und Pfeiffer) eine deutliche *Metachromasie* zeigen. Entsprechendes Speichermaterial entdeckt man meist auch in den Nieren, u. U. in der Nebennierenrinde u. a. Elektronenmikroskopisch stellt man meist lysosomale, unregelmäßige Myelinfiguren fest.

Folgen und **Komplikationen:** Zu den ersten Symptomen gehören oft ein Pes valgus und eine allgemeine muskuläre Hypotonie. Später bildet sich in der Regel eine spastische Tetraparese aus, mit deutlich positiven Pyramidenzeichen. Je nach dem Typ kann das Leiden innerhalb weniger Jahre oder erst im Erwachsenenalter mit dem Tod enden.

Beispiel:

- Zur *Diagnose* einer metachromatischen Leukodystrophie eignen sich – abgesehen vom Nachweis einer verminderten Arylsulfatase A-Aktivität (z. B. im Urin) – die Nervenbiopsie und die Untersuchung des Harns auf das Vorhandensein metachromatischer Substanzen. In mehreren Fällen konnte gezeigt werden, daß ein Mangel an Seminolipid-Sulfatase-Aktivität besteht.

Niemann-Pick'sche Krankheit (Sphingomyelinose, Phospholipidose Typ I) und ihre Varianten

Ursachen und **Pathogenese:** Die früher als nosologische Einheit betrachtete Niemann-Pick'sche Krankheit entspricht – wie man heute weiß – einer Gruppe von Störungen, deren gemeinsames Merkmal die abnorme Anhäufung (Speicherung) vor allem von *Sphingomyelinen,* z. T. auch anderen *Sphingolipiden* und/oder *Cholesterin,* in Lysosomen verschiedener Zellarten, insbesondere jedoch des Makrophagensystems, darstellt. Mehrheitlich – möglicherweise jedoch nicht bei allen Formen – liegt den Leiden eine *fehlende oder mangelhafte Aktivität der lysosomalen Sphingomyelinase* zugrunde. Aufgrund unterschiedlicher Altersstufen, in denen sich die Krankheit zu manifestieren beginnt, des Vorhandenseins oder Fehlens neurologischer Symptome und einer ungleichen Einbuße an Sphingomyelinase-Aktivität hält man heute mindestens 4 Typen von Niemann-Pick'scher Krankheit auseinander. Vermutlich gibt es noch weitere Unterformen. Offenbar sind mehrere Mutanten an diesen *autosomal-rezessiv vererbbaren Störungen* beteiligt. Von den Varianten mit deutlichem Enzymdefekt und massiver Sphingomyelin-Speicherung sind der vor allem bei askenasischen Juden verbreitete *Typ A, d. h. der klassische M. Niemann-Pick i. e. S. (= akute neuronopathische Form),* welcher meistens in den ersten 3 Lebensjahren zum Tod führt, und der *nicht neuronopathische Typ B* zu nennen, der ähnliche viszerale Veränderungen aufweist wie beim Typ A, jedoch zentralnervöse Symptome in der Regel vermissen läßt und ein längeres Überleben gestattet. Die Formen mit nur mäßiger Sphingomyelin-Speicherung unterteilen sich zumindest in einen *juvenilen Typ C, d. h. eine neuronopathische Spätform,* und den *Typ D, die sog. Nova Scotia-Variante,* bei der ein Sphingomyelinase-Defekt noch nicht sicher gezeigt werden konnte. Die Sphingomyelinspeicherung und Anhäufung anderer Substanzen ist mit einem zunehmenden Funktionsabfall der betroffenen Zellen, z. B. auch mit einem gesteigerten Untergang dieser Elemente verbunden. Wie im Fall der Gaucher'schen Krankheit dürfte das in *Makrophagen* angesammelte Material in erster Linie aus Membranbestandteilen von Erythrozyten, z. T. Leukozyten, stammen, die physiologischerweise von Elementen der Monozyten-Histiozytenreihe abgebaut werden. Bei den *neuronopathischen Formen,* d. h. bei allen, außer Typ B, treten Speicherungserscheinungen zudem in Ganglienzellen und ihren Ausläufern hervor. Hier darf vermutet werden, daß die Sphingomyeline aus dem zelleigenen Membranumsatz hervorgehen. Entmarkungszeichen, gliöse Reaktionen und Anhäufungen von Speichermaterial u. a. in Gliazellen und Hirnmakrophagen beruhen wahrscheinlich teils auf reaktiven Vorgängen bzw. Phagozytose, z. T. aber dürften die Veränderungen ebenfalls Ausdruck des zellulären Enzymdefekts sein.

Makroskopisch ist die *Leber,* vor allem bei der klassischen Niemann-Pick'schen Krankheit, vergrößert und weist eine erhöhte Konsistenz auf. Die Schnittfläche erscheint graugelb bis lachsfarben. Die *Splenomegalie* erreicht, besonders bei den infantilen Formen, erhebliche Masse, wobei die Konsistenz – bei an sich ziemlich erhaltener Brüchigkeit – ebenfalls vermehrt ist, und die Schnittfläche heller als normal erscheint, z. T. mit Hervortreten der Follikel als gelbe Pünktchen. Eine Vergrößerung und ähnliche Veränderung von Farbe und Konsistenz beobachtet man zudem an *Lymphknoten, Thymus, Peyer'schen Plaques* und *Tonsillen.* Die *Nieren* sind oft etwas verkleinert und zeigen im kortikalen Bereich eine leicht gelbliche Verfärbung. Am *Gehirn* fällt bei den neuronopathischen Formen – zumal in fortgeschrittenen Stadien – eine Konsistenzerhöhung der weißen Substanz auf. Die *Haut* zeigt manchmal eine diffuse, mäßige Hyperpigmentierung, dazu Naevi spili-artige Flecken. Bei neuronopathischen Typen des Leidens entwickelt sich mit der Zeit am Augenfundus ein »kirschroter Fleck«. Gewisse Mißbildungen, wie Mikropolygyrie, Polydaktylie, Spaltbildungen im Gesichtsschädel u. a., treten bei Patienten mit Niemann-Pick'scher Krankheit (vor allem Typ A) signifikant häufiger auf als in der Gesamtpopulation.

Mikroskopisch sind vor allem die großen *Schaumzellen* (Niemann-Pick-Zellen), die im Durchmesser 20 bis etwa 90 μm betragen können, bezeichnend. In erster Linie handelt es sich um *Makrophagen,* z. T. um Endothelien, die Speichermaterial enthalten. Das reichliche Zytoplasma erscheint von zahlreichen kleinen Vakuolen durchsetzt, die bei konventioneller Paraffineinbettung des Gewebes und Hämalaun-Eosinfärbung annähernd optisch leer aussehen, in Ausstrichen (z. B. des Knochenmarks) bei May-Grünwald-Giemsa-Färbung einen leichten Blauton annehmen, in *Gefrierschnitten* eine positive Reaktion mit dem Baker-Reagens, Sudan III und anderen Fettfarbstoffen ergeben sowie leicht PAS- und u. U. Alzianblau-positiv und bei polarisationsmikroskopischer Betrachtung z. T. doppeltbrechend sind, vor allem wegen der oft vorhandenen Cholesterinester. Zur Darstellung des gespeicherten Materials eigenen sich ferner die gebräuchlichen Markscheidenfärbungen. *Elektronenmikroskopisch* zeigen die einzelnen zytoplasmatischen Vakuolen einen mehr oder weniger osmiophilen Inhalt, der tubuläre, lamelläre und z. T. kristalline Strukturen erkennen läßt. Hie und da erkennt man eine fächerartige Anordnung der gespeicherten Substanzen. Entsprechenden lysosomalen Einschlüssen begegnen wir – wenn auch in erheblich geringerer Zahl – in Hepatozyten, Epithelzellen von Nieren, Darm, Schilddrüse u. a., ferner bei neuronopathischen Formen in Ganglienzellen, Astrozyten und anderen Gliazellen, insbesondere in der Mikroglia, die ja der Histiozytenreihe zugeordnet wird.

Folgen und **Komplikationen:** Beim *klassischen Typ A* bemerkt man meist schon im ersten bis zweiten Monat nach Geburt zunehmende Ernährungsschwierigkeiten, verbunden mit Entwicklungsrückstand. Die Untersuchung der Kinder deckt in der Regel schon in diesem Zeitpunkt eine Splenomegalie auf, zu der sich mit der Zeit immer mehr eine Hepatomegalie gesellt. Überdies tritt in zunehmendem Maß die geistige Retardierung hervor, die mit zeitweiligen Krämpfen einhergehen kann. Häufig bestehen eine Anämie und Thrombozytopenie, die zu Blutungen führen kann. Der Tod tritt oft schon in der frühen Kindheit ein, nachdem sich terminal eine Kachexie, Aszites und/oder Infektionen des Respirationstrakts eingestellt hatten. Beim nicht neuronopathischen *Typ B* fehlen zentralnervöse Symptome weitgehend, die übrigen Veränderungen gleichen denen beim Typ A. Der juvenile *Typ C* zeichnet sich gegenüber Typ A durch einen wesentlich milderen und langsameren Verlauf aus, so daß die Patienten das Erwachsenenalter erreichen können. Ähnliches gilt für die *Nova Scotia-Variante.* Vermutlich existieren noch weitere Sonderformen.

Beispiele:

- Die *Diagnose* einer Niemann-Pick'schen Krankheit kann mit großer Wahrscheinlichkeit schon aufgrund der ziemlich typischen *Schaumzellen* gestellt werden, so anläßlich einer Knochenmarkpunktion. Der endgültige Nachweis stützt sich indessen auf die Prüfung der *Sphingomyelinase-Aktivität,* die u. a. an Blutleukozyten, Kulturen von Hautfibroblasten oder frisch entnommenen Gewebeproben vorgenommen werden kann. Bei den Typen A und B ist die Aktivität dieses Enzyms stark reduziert, und die Unterscheidung dieser Formen stützt sich vor allem auf die bestehende oder nicht bestehende Zugehörigkeit zur jüdischen Rasse sowie das klassische Bild. Beim Typ C, der sich in der Regel durch eine nur mäßig verminderte Sphingomyelinase-Aktivität auszeichnet, gehört zur Diagnosestellung – abgesehen vom Nachweis der Schaumzellen – die Feststellung eines erhöhten Sphingomyelingehalts der betroffenen Gewebe.
- *Heterozygote Träger* eines Niemann-Pick-Gens der Typen A und B erkennt man an der ungefähr auf die Hälfte verminderten Aktivität der Sphingomyelinase. Bei den anderen Typen treten hie und da Schaumzellen als einziger Hinweis auf eine derartige Störung auf (z. B. bei der Nova Scotia-Variante).
- Während der *intrauterinen Entwicklung* zeigen bei Vorliegen einer Niemann-Pick'schen Krankheit vom Typ A offenbar die Hepatozyten als erste Speicherungserscheinungen. Später bildet sich dieses Phänomen stark zurück.
- Die *Phospholipidose Typ II (Baar-Wiedemann-Syndrom)* gleicht klinisch einer neuronopathischen Form der Niemann-Pick'schen Krankheit. Das gespeicherte Material enthält aber neben Glykolipiden anderer Art, wie Glykosphingolipiden, und Cholesterinestern, nur mäßige Mengen von Sphingomyelin.

Farber'sche Krankheit (Disseminierte Lipogranulomatose)

Ursache und **Pathogenese:** Diesem seltenen Leiden liegt nach mehreren Berichten offenbar ein *Defekt der*

Zeramidase zugrunde, weshalb sich – vor allem in Makrophagen – *Lipide und Mukopolysaccharide* anhäufen.

Morphologisch beobachtet man in vielen Lokalisationen, insbesondere in paraartikulären Gebieten und im Larynxbereich, ferner in Lunge, lymphoretikulären Organen, Knochenmark und Leber Speicherzellen mit entsprechendem Inhalt. In wechselndem Maß sind zudem Neuronen betroffen. Die Zahl der veränderten Histiozyten ist herdweise so groß, daß der Eindruck eines Granulationsgewebes entsteht.

Folgen: Zu den häufigsten Symptomen und Zeichen des Leidens gehören eine angeborene Heiserkeit, Erbrechen und Trinkschwierigkeiten, zunehmende Atembeschwerden, periartikuläre Schwellungen und Rötungen, die schließlich zur Gelenkversteifung führen können, ferner multiple subkutane »Granulome« und Destruktionsherde im knöchernen Skelett. Der langsam progrediente Verlauf endet meist schon im ersten oder zweiten Lebensjahr letal. Differentialdiagnostisch muß vor allem eine Hand-Schüller-Christian'sche Krankheit in Betracht gezogen werden (S. 991).

Wolman'sche Krankheit (primäre familiäre Xanthomatose (Lipidose) mit Nebennierenverkalkung)

Ursache und **Pathogenese:** Diese Störung beruht wahrscheinlich auf einem – absoluten oder relativen – Defekt der (oder des) Enzyme(s), die (das) normalerweise die intralysosomale Hydrolyse von Cholesterinestern in Cholesterin und Triglyzeride katalysieren. Offenbar handelt es sich um einen *Mangel an saurer Cholesteryllipase (saure Cholesterylesterase, E600-resistente saure Esterase),* so daß in zahlreichen Organen Speicherungserscheinungen mit Anhäufung insbesondere von *Cholesterinestern* auftreten. Die Frage, ob bei der Wolman'schen Krankheit eine exzessive zelluläre Cholesterinsynthese stattfindet, ist noch umstritten. Betroffen sind in erster Linie die *Histiozyten/Makrophagen* in lymphoretikulären Organen, Darmwand und Knochenmark sowie in anderen Lokalisationen, ferner die Nebennierenrinde, jedoch nicht die Neuronen.

Morphologisch fallen in den verschiedenen Organen (s. o.) *Schaumzellen (Makrophagen)* auf, die – wie sich durch histochemische Untersuchungen und Polarisationsmikroskopie an Gefrierschnitten zeigen läßt – reichlich Cholesterinester, z. T. Triglyzeride und andere Lipide, enthalten. Die *Hepatozyten* sind ebenfalls betroffen. Die Nebennieren zeigen in der Regel eine Rindenverkalkung. Das Nervensystem bleibt, abgesehen von vereinzelten Schaumzellen (vermutlich der Makrophagenreihe), weitgehend verschont. Elektronenmikroskopisch imponieren die Lipidtröpfchen als mehrheitlich leere Räume, die z. T. von einer Einheitsmembran – entsprechend der von Lysosomen – umgeben sind. Die speichernden Gewebe lassen makroskopisch einen gelblichen Farbton erkennen. Diagnostisch von Bedeutung ist das Vorkommen kleiner Vakuolen u. a. in Blutlymphozyten.

Folgen und **Komplikationen:** Die Störung äußert sich schon im Kleinkindesalter, wobei gastrointestinale Symptome, mangelhafte Gewichtszunahme und die Hepatosplenomegalie das klinische Bild beherrschen. Die Kinder sind vermehrt infektionsanfällig und sterben meistens vor Ablauf des ersten Lebensjahrs.

Cholesterinester-Speicherungskrankheit

Hier haben wir es wahrscheinlich mit einer milden Variante der Wolman'schen Krankheit zu tun. Klinisch imponiert die erhebliche Hepatomegalie, die mit Hypercholesterinämie, Hypertriglyzeridämie und vorzeitiger Entwicklung einer arteriellen Atherosklerose vergesellschaftet sein kann. In den Schaumzellen findet sich mit zunehmender Dauer – die Patienten können das Erwachsenenalter erreichen – neben Cholesterinestern und allenfalls Neutralfett auch reichlich zeroidartiges Pigment. *Differentialdiagnostisch* sind u. a. sehr seltene Neutralfett-Speicherkrankheiten abzugrenzen, über deren Entstehungsweise man noch wenig weiß.

Sog. Adrenoleukodystrophie

Dieses seltene, pathogenetisch nicht geklärte Leiden manifestiert sich in der Regel bei Knaben im Alter von 1–10 Jahren, und ist durch degenerative Veränderungen in der Nebennierenrinde, die bis zur Nebennierenrindeninsuffizienz führen können, sowie eine Leukodystrophie im Zentralnervensystem gekennzeichnet. In einigen Fällen bestehen Gründe zur Annahme, daß die Störung schon in utero beginnt.

Refsum'sche Krankheit (Heredopathia atactica polyneuritiformis)

Ursache und **Pathogenese:** Das vor allem in Skandinavien bekannte, autosomal-rezessiv vererbbare Leiden ist durch eine *Anhäufung von Phytansäure* (3, 7, 11, 15-Tetramethyl-Hexadekanonsäure) in veresterten Lipiden charakterisiert, sowohl der Gewebe wie der interstitiellen Flüssigkeit und des Blutplasmas, wo diese Substanz 10–30% aller Fettsäuren ausmachen kann. Die Ursache liegt in einem *Defekt der Phytansäureoxidase,* die normalerweise die α-Oxidation der von Nahrungsphytolen (z. B. tierische Fette, Butter u. a.) hergeleiteten Phytansäure katalysiert. Die Mechanismen, über die eine Erhöhung der Konzentration dieses Metaboliten zu Gewebeschäden, insbesondere *zentralnervösen Veränderungen,* führt, kennt man nur lückenhaft.

Morphologisch fand man in den bisher untersuchten Fällen eine fibröse Verdickung und Infiltration der Leptomeningen durch lipidbeladene Makrophagen, entsprechendes Speichermaterial in Neuronen (u. a. peripheren Nerven), verbunden mit degenerativen Veränderungen sowie Unterbrüchen der Faserverbindungen z. B. zwischen Brücke und Medulla oblongata einerseits und Kleinhirn andererseits, Schädigung von Vorderhornzellen im Rückenmark u. a. m.

Folgen: Klinisch steht eine ataktische Neuropathie im Vordergrund, die u. a. mit Anosmie, Retinitis pigmentosa, Skelettdeformitäten und mehr oder weniger ausgeprägter Ichthyosis bzw. trockener Haut einhergehen kann. Das Leiden nimmt einen im allgemeinen progredienten, aber unterschiedlichen Verlauf, der hie und da mit Blindheit und Taubheit endet, durch phytolarme Kost jedoch stark gemildert wird. Die Kranken erreichen nicht selten ein höheres Erwachsenenalter.

Sog. »I cell disease«
(Leroy-Syndrom, Mukolipidose II)
Ursache und **Pathogenese:** Das Wesen dieser autosomal-rezessiv vererbbaren Störung, die klinisch stark der Hurler'schen Krankheit gleicht, konnte noch nicht mit Bestimmtheit ermittelt werden. Sehr wahrscheinlich haben wir es mit einem *lysosomalen Defekt* zu tun. Da aber die *Aktivität zahlreicher saurer Hydrolasen (β-D-Galaktosidase,* ferner z. B. β-Glukuronidase, α-Mannosidase, α-Fukosidase, N-Azetyl-β-D- Galaktosaminidase und Arylsulfatase A) *vermindert* gefunden wird, dachte man an eine Störung des Transports von Enzymen in Lysosomen hinein oder an eine abnorme »Durchlässigkeit« dieser Organellen. Neuerdings vermutet man eher einen Defekt, der einen verschiedenen Enzymen gemeinsamen Kohlenhydrat-Erkennungsakzeptor betrifft.

Morphologisch ähneln die Kinder in hohem Maß den Patienten mit Hurler'scher Krankheit (S. 965), nur ist keine Hornhauttrübung zu finden, der Zwergwuchs erreicht noch stärkere Grade, und die Einschlüsse in den *»klaren Zellen«* enthalten neben Glykosaminoglykanen bzw. ihren Derivaten auch Lipide (daher: Mukolipidose), die sich durch Fettfarbstoffe darstellen lassen.

Folgen: Der Verlauf des Leidens gleicht dem bei Hurler'scher Krankheit, nur ist er noch schneller und schwerer. Die Kinder erliegen meistens einer Infektion, z. B. im Respirationstrakt.

Hermansky-Pudlak-Syndrom
Ursache und **Pathogenese:** Vermutlich handelt es sich bei diesem Syndrom um eine *lysosomale Störung.* Ein biochemisch definierter Defekt konnte allerdings bisher nicht identifiziert werden. Zu den Folgen gehören mangelhafte Melaninbildung, eine Funktionseinbuße der Thrombozyten und die Ablagerung eines zeroidartigen Pigments, u. a. in Makrophagen, z. B. im Knochenmark. Man nimmt an, daß diese Residualkörper von unvollständig abgebauten Erythrozyten und anderen Zellen stammen (s. auch Chédiak-Higashi-Syndrom, S. 1319).

Morphologisch fällt zunächst der *Albinismus* auf. In Knochenmarkausstrichen erkennt man zahlreiche, mit massenhaft säurefestem, zeroidartigem, bräunlich-gelbem Pigment beladene Makrophagen, die auch andere Lipide enthalten.

Folgen: Im Vordergrund der meist milden klinischen Symptome steht die Neigung zu Blutungen.

Sog. »sea blue histiocyte«-Syndrom
(»Zeroidspeicherungssyndrome«)
Ursachen und **Pathogenese:** *Lipofuszin* und *Zeroid* (S. 98), die möglicherweise aus der Peroxidation ungesättigter Fettsäuren hervorgehen, werden bei diesen – heterogenen – Störungen in Makrophagen gehäuft angetroffen, insbesondere im Knochenmark. Der Name rührt von der blauen Farbe, die diese autofluoreszierenden Pigmente bei May-Grünwald-Giemsa-Färbung annehmen. Solchen Zellen begegnet man bei mehreren Lipidspeicherungskrankheiten, ferner symptomatisch, d. h. im Sinn einer sekundären Lipidose, bei einer ganzen Zahl weiterer Leiden, so daß ihrem Nachweis oft keine besondere diagnostische Bedeutung zukommt. Indessen besteht die Möglichkeit, daß sich hinter einem Teil der Fälle bislang unerkannte Enzymopathien verstecken könnten, z. B. ein partieller Defekt der Sphingomyelinase.

Beispiel:
- Abgesehen von mehreren Lipidspeicherungskrankheiten, die auf nachgewiesenen lysosomalen Enzymdefekten beruhen, kommen *»sea blue histiocytes«* z. B. bei *Abetalipoproteinämie* vor, ferner bei *M. Werlhoff, malignen Lymphomen, Leukämien* u. a. m.

117.13. Sog. Xanthomatosen, Xanthome und weitere, seltene Lipidosen

Begriffe und Angaben über den Nachweis xanthomatöser Veränderungen

Definitionen: Unter der Bezeichnung *»Histiozytose X«* faßt man eine heterogene Gruppe von Krankheiten zusammen, deren gemeinsames Merkmal in einer z. T. zweifellos neoplastischen, z. T. ungeklärten, proliferativen Störung der Histiozyten bzw. Monozyten liegt. Während bei der *(Abt-)Letterer-Siwe'schen Krankheit,* die einer Monozytenleukämie gleichgestellt werden kann, meist auch beim *eosinophilen Granulom,* das überwiegend isoliert im Knochenmark auftritt, eine Speicherung von Cholesterinestern fehlt oder zumindest nicht im Vordergrund steht, sind die beiden anderen Histiozytosen X, die *Hand-Schüller-Christian'sche Krankheit* und das *Xanthoma disseminatum,* durch eine starke Cholesterinesteranhäufung, insbesondere in den Lysosomen der Histiozyten gekennzeichnet. Abgesehen von Xanthosen oder Xanthomatosen im Rahmen bestimmter *Hyperlipoproteinämien* (S. 903) oder *Paraproteinämien* (S. 1222), kennt man solche, die weder einer Histiozytose X entsprechen noch mit einer Lipoproteinstörung einhergehen, nämlich die *Cholestanolspeicherungskrankheit (zerebrotendinöse Xanthomatose)* und die mit *β-Sitosterinämie (Sitosterolämie)* verbundene Xanthomatose (s. u.). Überdies gibt es eine ganze Zahl verschiedenartiger *xanthomatöser Tumoren* (s. u.), deren Pathogenese unklar geblieben ist, ferner *pseudoxanthomatöse Veränderungen* (S. 82), wie sie nach Traumen, Blutungen, Eiterungen u. a. auftreten können. In gewissem Sinn kann auch die *arterielle Arherosklerose* (S. 482) dieser Gruppe zugeordnet werden.

Morphologisch fallen *Xanthom-* wie *Pseudoxanthomzellen* durch ein reichliches, bei konventioneller Paraffintechnik feinvakuoläres Zytoplasma auf. An unentwässerten Gefrierschnitten lassen sich die Lipidtröpfchen durch die üblichen *Fettfarbstoffe* darstellen, und bei polarisationsmikroskopischer Betrachtung zeigen die *Cholesterinester* eine deutliche *Doppeltbrechung* mit Bildung von »Malteserkreuzen«. *Cholesterinkristalle,* die oft extrazellulär liegen und in der Regel eine Fremdkörperreaktion hervorrufen, sind naturgemäß ebenfalls doppeltbrechend, jedoch ohne Bildung von »Malteserkreuzen«. *Elektronenmikroskopische Untersuchungen* ließen erkennen, daß häufig, aber keineswegs bei allen Formen von Schaumzellen, die Lipidmassen in Lysosomen liegen. Bei einzelnen Krankheiten indessen, z. B. bei der Hyperlipoproteinämie Typ II (homozygote Form, S. 904), finden sich zahlreiche Lipidtropfen frei in der zytoplasmatischen Matrix, d. h. nicht von einer Einheitsmembran umschlossen.

Man kennt eine Reihe *histochemischer Methoden zum Nachweis von* Cholesterin und Cholesterinestern, z. B. die Methode nach *Schultz* und ihre Varianten, die Cholesterin und Cholesterinester zunächst blauviolett und dann typisch grün hervortreten lassen, ferner die Techniken nach *Lewis und Lobban, Leulier und Revol* (Digitonin-Reaktion und die Modifikationen nach *Lison* (Digitonin-Oelrot O) oder *Feigin* (Digitonin-Reaktion, gefolgt von Alkoholätherextraktion und der Schultz'schen Methode). Neuerdings wird eine enzymatische Methode empfohlen: Durch Einwirkung einer *Cholesterinoxidase* wird H_2O_2 freigesetzt, das mit Diaminobenzidin reagiert und ein braunes Reaktionsprodukt entstehen läßt. Cholesterinester lassen sich dabei durch vorherige Hydrolyse mit Hilfe der Cholesterinester-Hydrolase in Cholesterin und Fettsäuren spalten, wonach man Cholesterin nach der erwähnten Technik darstellt. Für besondere Zwekke kann ferner die *Histochromatographie* zum Nachweis von Cholesterin und seinen Estern herangezogen werden, ganz abgesehen von *Extraktionsmethoden zur chemischen Analyse.* Diese Verfahren wurden hier erwähnt, weil die Cholesterinesterspeicherung in der Pathologie eine große diagnostische Bedeutung hat.

Sog. Histiozytosen X

Ursachen und **Pathogenese:** Während die meistens nicht mit Lipidspeicherung verbundene, vor allem im Säuglingsalter auftretende *Letterer-Siwe'sche Krankheit* – wie erwähnt – als maligne neoplastische Wucherung der Monozyten-Histiozytenreihe betrachtet werden kann (s. Monozytenleukämie, S. 258), besteht über das Wesen der *übrigen Histiozytosen X* noch keine Klarheit. Vermutlich handelt es sich, wenigstens z. T., um Neubildungen, wobei die *Cholesterinesterspeicherung* Ausdruck eines durch neoplastische Transformation erworbenen Defekts des zellulären Cholesterinstoffwechsels sein könnte. Ob wir es mit Störungen der Bildung von Lipoproteinrezeptoren an der Zelloberfläche, Enzymdefekten und/oder anderen, z. B. lysosomalen Anomalien zu tun haben, ist nicht bekannt. Die *Hand-Schüller-Christian'sche Erkrankung* entspricht einer mehr oder weniger generalisierten, vor allem auch im Knochenbereich sich ausbreitenden Affektion, deren Häufigkeitsgipfel z. Z. der ersten klinischen Symptome zwischen dem 2. und 5. Lebensjahrzehnt liegt. Demgegenüber stellt das *eosinophile Granulom* in ungefähr ⅔ der Fälle einen solitären Knochenherd dar, d. h. es kommt weniger häufig multilokulär vor. Sein Häufigkeitsgipfel liegt um das 30. Lebensjahr, doch tritt es recht oft auch bei Kindern auf. Eosinophile Granulome zeigen in der Regel nur wenig Cholesterinesterspeicherung. Man kennt aber ausgesprochen xanthomatöse Formen, bei denen eine Intermediärform zwischen dem klassischen eosinophilen Granulom und der Hand-Schüller-Christian'schen Krankheit bzw. dem *Xanthoma disseminatum* diskutiert wird. Jedenfalls wird eine relativ große Zahl eosinophiler Granulozyten mitunter bei beiden letztgenannten Affektionen festgestellt. Über allfällige pathogenetische Zusammenhänge zwischen der örtlichen Eosinophilie einerseits und der Wucherung von Histiozyten bzw. Cholesterinspeicherung andererseits weiß man wenig. Für die Annahme eines hereditären Faktors finden sich keine Anhaltspunkte.

Morphologisch zeigt die *Hand-Schüller-Christian'sche Krankheit* gewisse lokalisatorische Besonderheiten, indem – ausgehend vom Knochenmark oder knochennahem Gewebe – häufig das Gebiet des Hypophysenhinterlappens und des Hypothalamus sowie die Orbita betroffen sind. Auch im knöchernen Schädeldach begegnet man typischen Veränderungen, die bis zum radiologischen Bild des »Landkartenschädels« reichen können. Mikroskopisch erinnert das Gewebe an Granulationsgewebe mit vielen cholesterinesterhaltigen Histiozyten und mehrkernigen Riesenzellen vom Touton-Typ (S. 84) sowie oft einer erheblichen Zahl eosinophiler Granulozyten. Dazu gesellt sich mit der Zeit ein wechselndes Maß von Fibrosierung. Elektronenmikroskopisch finden sich reichlich optisch »leere«, seltener von Myelinfiguren besetzte Lysosomen sowie Liposomen. Die für die Letterer-Siwe'sche Krankheit recht typischen kleinen Stäbchen mit charakteristischer Periodizität vermißt man bei der Hand-Schüller-Christian'schen Krankheit meistens. Beim *eosinophilen Granulom* stehen mehr lipidfreie oder lipidarme Histiozyten mit z. T. verstärkt basophilem Zytoplasma im Vordergrund. Auch hier treten mehrkernige Elemente in Erscheinung, jedoch oft nicht vom Touton-Typ. Die Zahl der eosinophilen Granulozyten ist u. U. so groß, daß der Eindruck kleiner eosinophiler »Abszesse« entsteht. Zwischen dem *Xanthoma disseminatum* und metastasierenden sog. *Xanthosarkomen* gibt es fließende Übergänge.

Folgen: Bei der *Hand-Schüller-Christian'schen Krankheit,* die öfters die *Trias Diabetes insipidus* (S. 805), *Exophthalmus* und *Knochenveränderungen* aufweist, ist der Verlauf bei jüngeren Patienten meist rascher als bei älteren. Immerhin kann sich das Leiden über viele Jahre hinziehen und – bei Verschonung lebenswichtiger Strukturen – mit dem Erreichen eines höheren Alters vereinbar sein. Abgesehen von der oben erwähnten Trias bemerkt man nicht selten eine Otitis media, Lymphadenopathie, Hepatosplenomegalie und Anämie. Manchmal treten zudem Hautveränderungen zutage, die z. T. der Dermatitis seborrhoica ähnlich sehen. Das *eosinophile Granulom,* das u. a. im knöchernen Schädel oder in Knochen des Stamms bzw. der proximalen Extremitätenteile lokalisiert ist, verursacht öfters Schmerzen. Manchmal wird es anläßlich einer Spontanfraktur entdeckt. Das *Xanthoma disseminatum* wird von einzelnen Autoren als besonders lipidreiche Variante der Hand-Schüller-Christian'schen Krankheit angesehen. *Maligne fibröse Xanthome (Xanthosarkome, Fibroxanthosarkome)* sind bösartige Wucherungen, über deren allfällige Zusammenhänge mit den Histiozytosen X wenig bekannt ist.

Beispiel:
- Während sich bei *Hand-Schüller-Christian'scher Krankheit,* die sich erfahrungsgemäß kaum heilen läßt, die *Behandlung* auf palliative Maßnahmen, wie Verabreichung von Kortikosteroiden, lokale Bestrahlung u. a., beschränkt, führt beim *eosinophilen Granulom* das Curettieren der Knochenläsion oft zur Heilung.

Weitere Xanthome, Xanthomatosen und Xanthosen

Es gibt eine große Zahl isolierter oder multipler, umschriebener Veränderungen in Haut, Weichteilen und Knochen, die eine Speicherung insbesondere von Cholesterinestern zeigen und daher die Bezeichnung »xanthomatös« oder »pseudoxanthomatös« (S. 82) tragen.

Ursachen und **Pathogenese** liegen bei den meisten dieser herdförmigen Prozesse im Dunkeln, wenn man von denen bei *allgemeinen Stoffwechselstörungen* (s. o.) und von *pseudoxanthomatösen Veränderungen* absieht, wie sie nach Blutungen, Eiterungen, Zerfall von Tumorgewebe, bei Cholesteatom (S. 84) und im Rahmen regressiver Vorgänge anderer Art auftreten können. Viele der sog. »Knochenxanthome« sind das Endresultat von Zellzerfall und örtlicher Speicherung der dabei freiwerdenden Membranlipide, u. a. bei Riesenzelltumoren, aneurysmatischen Knochenzysten, einfachen Knochenzysten, fibröser Dysplasie u. a. m.

Formen *benigner,* sog. *echter Xanthome,* die spontan und ohne erkennbare andere Ursache entstehen, umfassen u. a. Varianten des *Dermatofibroms* (Histiozytom, fibröses Xanthom bzw. sklerosierendes Hämangiom der Haut), *Riesenzellentumoren vom Sehnenscheidentyp* (fibröse Xanthome, lokalisierte Tendosynovitis nodularis), die sog. *pigmentierte Synovitis* bzw. *Bursitis villonodularis,* die *juvenilen Xanthogranulome* (Naevoxanthoendotheliome, nävoide Histiozytome), *riesenzellige, lokalisierte* oder *generalisierte »Retikulohistiozytome«* und das *retroperitoneale »Xanthogranulom«* (Oberling; vgl. dazu S. 257).
Nur *bedingt gutartig* sind das *atypische Fibroxanthom* (pseudosarkomatöses Dermatofibrom, atypisches fibröses Histiozytom, »paradoxes« Fibrosarkom u. a.) und das u. U. mit Cholesterinesterspeicherung einhergehende *Dermatofibrosarcoma protuberans* (storiformes fibröses »Xanthom«). Die *bösartigen Varianten* wurden z. T. schon erwähnt (s. o.). Dazu kennt man eindeutig maligne Spielarten der hier erwähnten Tumoren, wie das *maligne fibröse Histiozytom der Haut,* das *maligne retroperitoneale »Xanthogranulom«* (malignes fibröses Xanthom, Xanthosarkom) und weitere seltene Typen.

Morphologisch ist allen diesen Bildungen das gehäufte Auftreten *cholesterinesterreicher Zellen (Schaumzellen),* wahrscheinlich meist Abkömmlinge von Histiozyten, gemeinsam. Dazu gesellen sich in wechselndem Maß andere Strukturelemente, wie kollagenbildende Fibroblasten, kleine Blutgefäße u. a. Das kombinierte Vorkommen von Xanthomzellen und Kollagenfasern z. B. in einem malignen Xanthom, von dem man eine neoplastische Transformation annehmen darf, wirft die ungelöste Frage auf, ob sich Histiozyten u. U. in faserbildende Zellen umwandeln können.

Folgen: Isolierte gutartige Xanthome werden chirurgisch entfernt. Bei Vorliegen multipler Xanthome sollte immer an die Möglichkeit einer allgemeinen Stoffwechselstörung gedacht werden, insbesondere an eine, die mit Hypercholesterinämie verbunden ist. Bösartige Xanthome stellen den Arzt vor dieselben Probleme, wie andere maligne Weichteilneoplasmen (S. 252).

Sog. zerebrotendinöse Xanthomatose (Cholestanol-Speicherungskrankheit)

Ursache und **Pathogenese:** Diese normolipämische, familiär gehäuft auftretende Krankheit ist durch eine *Speicherung von Cholesterin bzw. Cholesterinestern* und *Cholestanol* (5α-Cholestan-3β-ol) in Form xanthomatöser Veränderungen in verschiedenen Organen, u. a. im Bereich des Gehirns und von Sehnenscheiden (z. B. Achillessehne) sowie der Lungen, gekennzeichnet. Cholestanol und andere neutrale und saure Sterole werden ebenfalls in der Galle in erhöhter Konzentration ausgeschieden. Der dem Leiden zugrunde liegende Defekt konnte noch nicht befriedigend geklärt werden.

Morphologisch unterscheiden sich die xanthomatösen Gewebestrukturen wenig von denen gewöhnlicher Xanthogranulome bzw. Xanthome.

Folgen: Im Vordergrund der klinischen Symptome stehen oft Atembeschwerden, die bis zur respiratorischen Insuffizienz reichen können, und zentralnervöse Störungen, die sich mehrheitlich als spastische Ataxie äußern.

Xanthomatose bei β-Sitosterolämie

Ursache und **Pathogenese:** Bei dieser genetisch bedingten, aber hinsichtlich des Enzymdefekts noch nicht geklärten Störung kommt es zu einer abnorm gesteigerten intestinalen Resorption pflanzlicher Sterole, wie β-Sitosterol und Stigmasterol, die normalerweise nur in geringen Mengen aufgenommen werden. Als Folge der Anomalie findet sich im Blutplasma eine erhöhte Konzentration der erwähnten Sterole, und vor allem im Gebiet von Sehnenscheiden bilden sich Xanthome, die mit der Zeit an Größe zunehmen.

Morphologisch ähneln die knotenförmigen Sehnenscheidenveränderungen den üblichen Sehnenscheidenxanthomen.

Folgen: Die Krankheit ist noch zu wenig bekannt, als daß man über den weiteren Verlauf und die Prognose zuverlässige Auskunft geben könnte. Von Interesse werden u. a. die Befunde an Arterien sein.

Sog. Urbach-Wiethe'sche Krankheit (Lipoglykoproteinose, Lipoidproteinose, Hyalinosis cutis et mucosae s. laryngis)

Ursache und **Pathogenese:** Die vor allem in Skandinavien beobachtete, vermutlich autosomal-rezessiv vererbbare Krankheit ist in erster Linie durch eine zum guten Teil interstitielle Ablagerung von Lipoglykoproteinen (u. a. an Proteine gebundene Phospholipide) in verschiedenen Lokalisationen, besonders auffällig jedoch im Larynx- und Hautbereich, charakterisiert. Die Ursache der Störung kennt man noch nicht.

Morphologisch fallen die betroffenen Gewebepartien durch eine diffuse interstitielle Hyalinose auf, die bei Fettfärbung an Gefrierschnitten eine mäßig positive Reaktion zeigt. Das bedeckende mehrschichtige Plattenepithel weist oft eine Akanthose auf. Färbungen auf Amyloid ergeben ein negatives Resultat.

Folgen: Im Vordergrund der Symptome steht eine deutliche Heiserkeit bis Aphonie, verbunden mit flach-papulösen Hautveränderungen, oft Zahnanomalien und symmetrischen Verkalkungen im Bereich der Sella turcica. Das Leiden wirkt offenbar nicht stark lebensverkürzend.

Sog. lipoide Dermatoarthritis

Ursache und **Pathogenese:** Das Wesen dieses familiär gehäuft auftretenden Leidens ist ebenfalls nicht klar. Die vor allem in Haut und Synovialmembranen lokalisierten Veränderungen können durch zunehmende Vernarbung sowie destruktive Läsionen zu schweren Deformitäten, etwa der Hände, führen.

Morphologisch findet sich das Bild einer mit nodulären Hautveränderungen verbundenen Polyarthritis, die sich histologisch durch eine wechselnde Anhäufung von lipidfreien und -beladenen Histiozyten, Lymphozyten und eosinophilen Granulozyten auszeichnet. Oft kommt es zur Bildung mehrkerniger Riesenzellen. Hie und da erkennt man ältere und frische Blutungen.

Folgen: Die Gelenkschäden nehmen manchmal schwere Grade an (»Opernglashand« u. a.).

Beispiele:

- Hinsichtlich ihres Verhaltens lassen sich mindestens *3 verschiedene Typen von Xanthomen* in Haut und anderen Weichteilen auseinanderhalten: 1) sog. *eruptive Xanthome,* die als kleine Papeln in der Haut von Patienten mit Hyperlipoproteinämie Typen I, IV oder V (S. 903) rasch auftreten können, bilden sich nach diätetischer Korrektur oft in kurzer Zeit zurück; 2) dasselbe gilt für die sog. *palmaren Xanthome,* die als für die Hyperlipoproteinämie Typ III bezeichnend gelten. Bei dieser Form von Hyperlipidämie finden sich Schaumzellen auch in anderen Organen, z. B. im Mesangium von Nierenglomeruli. 3) *Tuberöse Xanthome* dagegen, die sich insbesondere bei Hypercholesterinämie (vor allem Hyperlipoproteinämie Typ II) etwa an Streckseiten von Extremitäten, an traumatisch geschädigten Stellen und/oder im Bereich von Sehnenscheiden langsam entwickeln, zeigen eine geringe Rückbildungsbereitschaft. Die Lipidtropfen scheinen in diesen Fällen zum guten Teil auch nicht intralysosomal lokalisiert zu sein, sondern frei in der Zellmatrix zu liegen.
- Untersuchungen in vivo mit Hilfe radioaktiv markierter Substanzen haben deutlich gemacht, daß der *Cholesterinumsatz* in den meisten Formen von Xanthomen etwa intermediär zwischen dem des rasch und langsam austauschbaren Pools von Cholesterin im Körper liegt und schneller erfolgt als in arteriellen Atheromen.
- Die *Cholesterinose der Gallenblase* ist ein Beispiel von umschriebener, d. h. lokaler Xanthose: Das überschüssige Cholesterin sammelt sich hier in Makrophagen der Lamina propria an, wobei intraepithelial gelegene, kleine Makrophagen am Transport der Lipidtropfen in die subepitheliale Position beteiligt sein könnten.
- Örtliche Ansammlungen cholesterinesterbeladener *Schaumzellen* finden sich hie und da auch in anderen Teilen des Verdauungsapparats, wie in der Magenschleimhaut (»Lipidinseln« nach Lubarsch und Borchardt). Über ihr Zustandekommen besteht noch keine Klarheit.
- Die sog. *fokale Lipidkardiomyopathie* entspricht einer seltenen, im Kindesalter beobachteten Störung, bei der es zu einer Lipidansammlung (u. a. Cholesterinester) und mitochondrialen Veränderungen in Teilen des Herzmuskels kommt. Die Natur der Affektion kennt man noch nicht.

117.14. Weitere Bemerkungen zu Störungen des Fettsäuren-, Triglyzerid- und Cholesterinstoffwechsels, eingeschlossen örtliche Veränderungen und Folgen exogener Einflüsse

Die sog. *pathologische Zellverfettung (»fettige Degeneration«, »fettige Dystrophie«),* die vor allem nach Schädigung von Parenchymzellen auftritt und die verschiedensten Ursachen haben kann, wurde bereits erörtert (S. 71 und 79). Dasselbe gilt für die sog. *örtliche resorptive Verfettung,* die nach Austritt bzw. Injektion von Fetten und Ölen ins Gewebe beobachtet wird und vor allem durch das Erscheinen von *Lipophagen,* z. T. in Form von *Lipogranulomen,* gekennzeichnet ist (S. 997).

Ferner haben wir uns schon mehrfach mit der sog. *Cholesterinesterverfettung* beschäftigt (S. 82), die den Mediziner hauptsächlich im Zusammenhang mit der Arteriosklerose (S. 482) interessiert und bei verschie-

denen anderen Xanthosen, ferner bei Xanthomen und Xanthomatosen eine Rolle spielt (S. 990).
Zahlreiche pathologische Veränderungen kamen im Zusammenhang mit der Besprechung der *Mesenchympathologie* (S. 101), der *Adipositas* und der *Unterernährung* (S. 654 und 930) sowie des *Diabetes mellitus* (S. 933) zur Sprache. *Fettgewebsgeschwülste* sind ebenfalls aufgeführt worden (S. 253). Nachfolgend geht es darum, noch einige besondere Störungen und Krankheitsbilder zu skizzieren, die bisher keine Erwähnung gefunden haben, und das klinisch wichtige Gebiet der Pannikulitiden kurz auseinanderzusetzen.

Genetisch bedingte Störungen des Stoffwechsels kurzkettiger Fettsäuren

Bei der sog. *Buttersäure-Enzephalopathie* handelt es sich um eine seltene, offenbar autosomal-rezessiv vererbbare Störung, die mit einer erhöhten Konzentration von Buttersäure und Hexadekansäuren im Blutplasma einhergeht. Als Ursache gilt ein *Defekt der sog. grünen Azyltransferase,* eines kupferhaltigen Enzyms. Klinisch stehen zentralnervöse Symptome im Vordergrund, insbesondere Lethargie und Krampfneigung, daneben bestehen eine metabolische Azidose, Leukopenie und Thrombozytopenie.
Man kennt noch weitere genetisch bedingte Anomalien des Metabolismus kurzkettiger Fettsäuren, so die »*kongenitale Propionsäurevermehrung*« und die »*kongenitale Isovaleriansäureazidose*«.

Anomalitäten der Fettsäuresynthese im Zusammenhang mit gestörtem Vitamin B_{12}-Stoffwechsel

Bei verschiedenen pathologischen Zuständen kommt es infolge Abweichungen des Vitamin B_{12}-Metabolismus von der Norm zur Bildung ungewöhnlicher Fettsäuren. Ein Beispiel dafür bietet die sog. *Methylmalonsäure-Azidurie,* die durch die Unfähigkeit der Gewebe, Vitamin B_{12} in Deoxyadenosyl-B_{12} umzuwandeln, gekennzeichnet ist. Während normalerweise unter der katalytischen Wirkung der Fettsäuren-Synthetase ein Molekül Azetyl-CoA – und 7 Moleküle Malonyl-CoA zur Synthese von Palmitinsäure (16:0) benützt werden, scheiden Kinder mit diesem Leiden – infolge einer Blockierung der Konversion von Methylmalonyl-CoA zu Sukzinyl-CoA – im Urin relativ große Mengen von Methylmalonsäure aus. Offenbar wegen der strukturellen Ähnlichkeit von Methylmalonyl-CoA mit Malonyl-CoA kann das letztere durch das erstere bei der Bildung von Fettsäuren ersetzt werden. Als Folge dieses Geschehens finden sich verzweigte Fettsäuren, wobei die Methylverzweigungen vor allem an C-Atomen mit ungerader Nummer sitzen. Bei Methylmalonsäure-Azidurie machen solche abnorme Substanzen bis 1% aller Fettsäuren aus. Überdies notiert man eine bis mehr als 12fache Vermehrung von 15:0- und 17:0-Fettsäuren, u. a. in Glyzerolipiden des ZNS, ferner eine höhere Konzentration z. B. von C_{17}-Aldehyden in Phosphatidyläthanolamin-Plasmalogenen des Nervensystems. Die *zentralnervösen Symptome* dieser Krankheit beruhen wahrscheinlich auf den geschilderten Anomalien.
Ob und in welchem Ausmaß ein *Vitamin B_{12}-Mangel,* wie er etwa bei *der perniziösen Anämie* besteht, zu ähnlichen Störungen der Fettsäuresynthese führt, läßt sich noch nicht befriedigend beurteilen.

Sog. Reye-Syndrom

Definition: Das *Reye-Syndrom* ist eine – vermutlich polyätiologisch bedingte – akute Erkrankung im Kindesalter, die sich durch eine Enzephalopathie mit Hirnödem und Enzephalitis-ähnlichen Symptomen sowie eine Verfettung innerer Organe, insbesondere der Leber, auszeichnet.

Ursachen und **Pathogenese:** Verschiedentlich wurden virale Infekte und toxische Einflüsse als Ursachen dieser mehr durch Krankheitssymptome als pathogenetisch definierten Affektion postuliert. Eine Erklärung ist jedoch noch nicht erreicht. In einem erheblichen Teil der Fälle geht dem Reye-Syndrom eine Infektion im Bereich des Respirationstrakts voraus. Eine familiäre Häufung ist hie und da beobachtet worden, ohne daß man Anhaltspunkte für einen genetisch bedingten Hintergrund der Störung hätte. Eine Geschlechtsprädilektion besteht offenbar nicht. Neuerdings wird als pathogenetisches Moment eine *hohe, toxisch wirkende Konzentration von Fettsäuren* in Erwägung gezogen, aber auch diese Deutung bedarf einer weiteren Prüfung.

Morphologisch steht in der ersten Phase ein *Hirnödem* im Vordergrund, das mit der Zeit von diffusen *neuronalen Degenerationserscheinungen* wechselnden Grades gefolgt sein kann. Innerhalb weniger Tage stellt sich eine schwere *Lebersteatose* ein, u. U. verbunden mit *peripherolobulärer Nekrose.* Elektronenmikroskopische Untersuchungen haben u. a. Veränderungen an den Microbodies aufgedeckt, die oft nicht kristalline zentrale Einschlüsse zeigen. Mitochondriale Störungen, die aufgrund funktioneller Beobachtungen möglich erscheinen, äußern sich – soweit bisher bekannt ist – nicht in regelmäßigen strukturellen Veränderungen dieser Organellen. Abgesehen von der Leber, zeigen die *Nierenepithelien,* insbesondere die Hauptstücke, eine deutliche *Verfettung.*

Folgen und **Komplikationen:** Die Krankheitssymptome setzen ziemlich rasch ein und umfassen, neben Erbrechen, einen zunehmenden Stupor, der schließlich zu generalisierten Konvulsionen und zum Koma überleiten kann. Ein Ikterus und Zeichen einer Leberinsuffizienz werden, trotz der erheblichen Leberschäden, meistens vermißt. In vielen Fällen tritt der Tod im Verlauf von 3–4 Tagen ein, überwiegend unter dem Bild zentralnervöser Symptome.

Beispiele:
- In einem Teil der Fälle von Reye-Syndrom konnten aus Stuhl und Geweben *Viren* isoliert werden, u. a. Influenza-Viren, Echo-Virus 11 und Adenovirus Typ 3. Die Bedeutung dieses Befundes ist aber noch unklar.
- Von einigen Autoren wird vermutet, es bestünden zwischen der Bildung *lipidreicher hyaliner Membranen* in Lungenalveolen von Neugeborenen einerseits und dem Reye-Syndrom andererseits gewisse pathogenetische Zusammenhänge im Sinn einer exzessiven Vermehrung freier Fettsäuren im Blutplasma.
- Wie bei manchen Formen von *Leberverfettung,* liegt auch beim Reye-Syndrom das in Hepatozyten angehäufte Neutralfett nicht ausschließlich in membranfreien sog. *Speichertropfen* innerhalb der zytoplasmatischen Matrix, sondern zu einem kleinen Teil in sog. *Lipolysosomen.* Wahrscheinlich handelt es sich hierbei um einen Mechanismus, der der Elimination exzessiver Fettmengen in einer Zelle dient, möglicherweise über den Weg der Autophagie.

Kongenitale generalisierte Lipodystrophie bzw. Lipatrophie (Berardinelli-Seip-Syndrom)

Wenigstens in einem Teil der Fälle haben wir es mit den Folgen einer *dienzephalen Störung* (hamartöse Veränderungen im Bereich des Hypothalamus u. a.) zu tun. Als Folge entwickeln sich ein Mangel an subkutanem und anderem Fettgewebe, eine beschleunigte Wachstumsrate mit Ausbildung akromegaloider Deformitäten, eine muskuläre Hypertrophie, eine Hypertrichose, z. T. verbunden mit Akanthosis nigricans, eine Pubertas praecox, eine Hepatosplenomegalie, ein insulinresistenter Diabetes mellitus und andere Abweichungen des Fett- und Kohlenhydratstoffwechsels von der Norm. Ob es überdies noch Formen von totaler kongenitaler Lipodystrophie gibt, deren Ursache in primären *Anomalien des Kohlenhydrat- und Fettstoffwechsels* liegt, ist nicht gewiß. Vereinzelt wurde im Urin ein *Insulinantagonist* nachgewiesen. Eine Geschlechtsprädilektion liegt nicht vor.

Progressive partielle Lipodystrophie bzw. Lipatrophie (Barraquer-Simons'sche »Krankheit«)

Bei diesem hinsichtlich Ursache und Pathogenese ungeklärten Leiden findet sich ein weitgehender Verlust des subkutanen Fettgewebes, in der Regel im Gesicht und am Oberkörper. Auch andere Körperteile – in meist symmetrischer Ausbreitung – können betroffen sein, wobei sich in den übrigen Gebieten oft ein vermehrter Fettgewebsansatz zu erkennen gibt. Meistens handelt es sich um weibliche Individuen. Die Störung tritt in der Regel schon in der Kindheit zutage und nimmt einen progredienten Verlauf, jedoch ohne nennenswerte subjektive Symptome hervorzurufen. Die Belastung ist mehr psychischer Art.

Sclerema adiposum neonatorum

Die auffallende wachsartige Verhärtung des Integuments, die sich bei dem seltenen, schon wenige Tage nach der Geburt sich manifestierenden Leiden einstellt, hat ihren Grund in der Bildung von – angeblich aus Triglyzeriden bestehenden – Kristallen im Bereich der Fettzellen. Ursache und Pathogenese sind wenig geklärt. Man denkt u. a. an einen Mangel an ungesättigten Fettsäuren.

Adiponecrosis subcutanea neonatorum

Wahrscheinlich handelt es sich bei ausgedehnteren Fettgewebsnekrosen in der Subkutis von Neugeborenen mehrheitlich – wenn nicht ausschließlich – um Auswirkungen von Geburtstraumen.

Membranöse Lipodystrophie des Knochens

Hier handelt es sich um eine seltene Affektion, die vor allem in Finnland und Japan zur Beobachtung kommt, das knöcherne Skelett ziemlich diffus befällt und in der Regel von einer progressiven präsenilen Demenz gefolgt ist. Mikroskopisch erkennt man im Fettmark des Knochens Schalen von PAS-positivem Material an der Peripherie der Fettzellen. Die Pathogenese des Leidens, das auch unter dem Namen *»hereditäre polyzystische Osteodystrophie mit sklerosierender Leukoenzephalopathie«* bekannt ist, konnte noch nicht geklärt werden.

Dercum'sche Krankheit (»Adipositas dolorosa«)

Ursachen und **Pathogenese** dieser ungenau definierten Störung sind nicht bekannt. Das z. T. familiär gehäufte Auftreten läßt daran denken, daß es sich – wenigstens in einem Teil der Fälle – um eine genetisch bedingte Affektion handeln könnte.

Morphologisch finden sich oft symmetrisch angeordnete subkutane *Lipome oder knotige Hyperplasien des Fettgewebes.* Die ursprünglich von Dercum beschriebene interstitielle Neuritis konnte in vielen Fällen nicht nachgewiesen werden. Vereinzelt ist die Störung mit Adenomen in Hypophysenvorderlappen, Schilddrüse und/oder Nebennierenrinde vergesellschaftet. Eine allgemeine Adipositas ist keineswegs – wie der Name fälschlicherweise vermuten lassen könnte – in allen Fällen vorhanden.

Folgen: Im Vordergrund steht die *Schmerzhaftigkeit der Lipome bzw. Fettgewebsknoten,* die teilweise mit einer gewissen Asthenie, Sensibilitätsausfällen, motorischer Schwäche und/oder Zeichen einer peripheren Neuropathie verbunden sein kann. Eine spezifische Therapie kennt man nicht.

Pannikulitiden: allgemeine Hinweise

Definitonen: *»Pannikulitis«* heißt Entzündung des Panniculus adiposus und gilt im klinischen Sprachgebrauch als ein Sammelname für verschiedene Formen meist granulomatöser Prozesse im Bereich des subkutanen Fettgewebes. Teilweise finden sich entsprechende Veränderungen allerdings auch in Fettgewebspartien anderer Lokalisation. Zu den wichtigsten Vertretern der Pannikulitiden gehören das *Erythema nodosum,* das *Erythema induratum (Bazin),* die *Weber-Christian'sche Krankheit,* sog. *aseptische Fettgewebsnekrosen* und *Lipogranulome* verschiedenster Genese (s. u.).

Ursachen und **Pathogense:** Unter den tpyischen Pannikulitiden lassen sich im wesentlichen 3 große Gruppen auseinanderhalten: 1) *entzündliche Reaktionen,* die primär von den *kleinen Blutgefäßen der Fettgewebsläppchen* ausgehen, äußern sich vor allem im Bereich der letzteren, d. h. in relativ kleinen, von größeren Septen unabhängigen Bezirken des Fettgewebes (Beispiel: Weber-Christian'sche Krankheit). 2) Vaskulitiden oder andere entzündliche Vorgänge, die sich zunächst in den Haut und z. B. tiefliegende Faszien verbindenden, *größeren Septen* abspielen, bedingen Veränderungen in einem größeren subkutanen Fettgewebsbezirk, dazu meist auch der Haut (Beispiel: Erythema induratum). 3) Ein entzündlicher Prozeß kann ferner sekundär, d. h. nach *primärer Nekrose von Fettgewebszellen* zustande kommen (Beispiel: aseptische Fettgewebsnekrose).

Weber-Christian'sche »Krankheit« (Pfeifer-Weber-Christian'sche Krankheit, Panniculitis nodularis non supprativa febrilis recidivans)

Ursachen und **Pathogenese:** Zu Recht spricht man neuerdings mehr von *Weber-Christian-Syndrom* als von einer Krankheit im Sinn einer nosologischen Entität. Obwohl die Affektion wie eine fieberhafte Infektionskrankheit beginnt und auch das klinische Bild an eine *entzündliche Erkrankung* denken läßt, konnten Erreger bisher nicht nachgewiesen werden. Vermutlich spielen hormonale Einflüsse eine Rolle, indem eine deutliche *Gynäkotropie* besteht. Ob Immunreaktionen mit von wesentlicher Bedeutung sind, wird unterschiedlich beurteilt.

Morphologisch erkennt man im akuten Frühstadium eine *herdförmige Infiltration von Fettgewebsläppchen* durch neutrophile Granulozyten, später Lymphozyten und vereinzelte eosinophile Granulozyten, vor allem *im Bereich kleiner Blutgefäße.* Kurze Zeit danach gehen Fettzellen in kleinen Bezirken zugrunde, und es entstehen *Lipogranulome* mit Lipophagen, z. T. auch mehrkernigen Riesenzellen. Schließlich folgt die Abheilung der umschriebenen Läsionen, wobei es zu einer mehr oder weniger deutlichen Fibrosierung kommt. Einschmelzungen der Herde bilden die Ausnahme. Derartige Veränderungen finden sich nicht nur im subkutanen, sondern oft im Fettgewebe anderer Lokalisation, z. B. im Omentum, retroperitoneal, im Fettmark der Knochen u. a. m.

Folgen: Dem Auftreten palpabler Fettgewebsveränderungen gehen in der Regel Allgemeinerscheinungen voraus, insbesondere Fieber und Schwächegefühl, z. T. Erbrechen. Die Abheilung, die nach Tagen bis Wochen einsetzt, ist manchmal mit leichten Einziehungen der Haut verbunden.

Erythema nodosum

Ursachen und **Pathogenese:** Verschiedene Befunde sprechen dafür, daß wir es – wenigstens mehrheitlich – mit einer *hyperergischen Reaktion,* insbesondere auf bakterielle bzw. mykobakterielle Infekte (β-hämolytische Streptokokken, Mycobacterium tuberculosis, Pasteurella tularensis u. a.) oder Mykosen (z. B. Histoplasmose oder Kokzidioidomykose) zu tun haben (vgl. S. 2016). Ferner tritt das Erythema nodosum hie und da im Zusammenhang mit einer Colitis ulcerosa, einer Enterocolitis regionalis (Crohn), einer Boeck'schen Krankheit oder einem Lymphogranuloma venerum (S. 1863) auf. Es wurde zudem nach Einnahme oraler Kontrazeptiva beobachtet, die Ethynylöstradiol und Norethynodrel enthielten. Betroffen sind zunächst vor allem die mittelgroßen und kleinen, in *größeren Septen* gelegenen Blutgefäße, wo sich deutliche vaskulitische Veränderungen finden.

Morphologisch zeigen die mit Vorliebe an den Vorderseiten der unteren Extremitäten lokalisierten und als rötliche, weiche, wenig verschiebbare Knötchen imponierenden Herde *vaskulitische Prozesse im Bereich größerer Septen,* verbunden mit ödematöser Auflockerung des Gewebes und Infiltraten zunächst durch neutrophile Granulozyten, später zudem Lymphozyten, jedoch keine oder sehr wenige Plasmazellen. Fast immer bemerkt man in den betroffenen Gefäßen eine Vermehrung der Zahl von Endothelzellen, verbunden mit einer Schwellung derselben. Ferner zeigt sich da und dort eine leukoklasische Vaskulitis, z. T. mit sog. fibrinoider Degeneration der Gefäßwand. Nicht selten stellt man kleinere Blutungen fest. Mit der Zeit entwickeln sich histiozytäre Granulome geringen Ausmaßes, die sich z. T. um ein fibrinoid verwandeltes Zentrum gruppieren (sog. *Miescher'sche Radiärknötchen).* Häufig nehmen die Histiozyten die Form von Epitheloidzellen an, und es bilden sich zudem mehrkernige Riesenzellen. Der vaskulitische und septale entzündliche Prozeß ergreift dann und wann mittelgroße Venen, die thrombosieren können. Die Veränderungen setzen sich teilweise ins benachbarte Fettgewebe fort, das u. U. Fettzellenuntergang und geringe Lipogranulombildung zeigt. Die Abheilung erfolgt z. T. mit Vernarbungen.

Folgen: Das Erythema nodosum gibt Anlaß, das auslösende Agens bzw. Antigen zu suchen, d. h. es hat mehr diagnostische Bedeutung, als daß es selbst dringend einer Behandlung bedürfte. *Differentialdiagnostisch* ist eine Boeck'sche Krankheit in Erwägung zu ziehen, die nicht nur dafür typische tuberkuloide Granulome hervorbringt, sondern ebenfalls mit Veränderungen wie beim Erythema nodosum verbunden sein kann (sog. *Löfgren-Syndrom).* Subakute Verlaufsformen von Erythema nodosum oder einer diesem verwandten Affektion führen manchmal zur Ausbildung großer, flacher Knoten, die – im Gegensatz zu denen des klassischen nodösen Erythems – eine Druckschmerzhaftigkeit vermissen lassen. Möglicherweise haben wir es mit einer besonderen Entität zu tun (sog. *»subacute nodular migratory panniculitis« (»Bäfverstedt«)).*

Erythema induratum Bazin (Vasculitis nodularis)

Ursachen und **Pathogenese:** Früher faßte man die Affektion als Ausdruck einer Tuberkulose auf, eine Ansicht, die heute höchstens für einen kleineren Teil der Fälle als zutreffend oder möglich bezeichnet werden kann. Wahrscheinlich handelt es sich um einen bestimmten, mit *Vaskulitis auch größerer, septaler Blutgefäße von Haut und Unterhaut* verbundenen Reaktionstyp auf verschiedenene Agentien *(Polyätiologie).* Vermutlich gehören viele Fälle, die früher als Sarkoid (Darier-Roussy) bezeichnet wurden, ebenfalls in diese Kategorie. Das pathogenetische Geschehen ist durch schwere Veränderungen an Arterien und Venen gekennzeichnet, die mit Thrombosierung einhergehen können und von entzündlichen Infiltraten sowie der Bildung tuberkuloider Granulome begleitet werden. Dabei erleidet z. T. auch das subkutane Fettgewebe erhebliche Schäden.

Morphologisch erscheinen die Herde von Erythema induratum, die mit Vorliebe an der Rückseite der Unterschenkel sitzen, als ziemlich derbe, oft gut abgrenzbare Knoten bis zu mehreren cm Größe, über denen die Haut livid verfärbt ist. Exulzerationen kommen dann und wann vor. Öfters beobachtet man ein zeitlich gestaffeltes Aufschießen neuer Erythemherde, während die älteren – z. T. unter Vernarbung – abheilen. Mikroskopisch zeigen die Arterien und Venen in den großen bindegewebigen Septen zwischen Haut und Faszien verschiedene Grade von Endangiitis, Panangiitis, Periangiitis und Thrombosierung. Perivaskulär findet sich fast immer eine Infiltration durch Lymphozyten, Plasmazellen und Histiozyten, wobei sich nicht selten mehrkernige Riesenzellen bilden, die weitgehend dem Langhanstyp entsprechen. Granulozyten sind meist nur spärlich vertreten, am ehesten im Bereich von Nekroseherden, die mehrheitlich infolge von Gefäßverschlüssen zustande kommen. Das abgestorbene Gewebe erweckt z. T. den Eindruck einer käsigen Nekrose. Man findet zudem nicht selten epitheloidzellige, tuberkuloide Granulome, z. T. mit zentraler Nekrose, die von tuberkulösen Läsionen kaum zu unterscheiden sind. Säurefeste Stäbchen werden jedoch fast nie festgestellt. Wo Fettgewebe geschädigt wird, entstehen lipogranulomatöse Herde. Je nach der Reaktionslage können der Gewebeuntergang oder die tuberkuloiden Granulome im Vordergrund stehen. Greift der nekrotisierende Prozeß auf die Haut über, entstehen meistens Geschwüre. Die Abheilung geschieht z. T. mit erheblicher Narbenbildung. *Differentialdiagnostisch* sind u. a. ein Erythema nodosum, ferner eine Tuberkulose, Lues, Pannikulitis anderer Art und ein Boeck'sches Sarkoid abzugrenzen. Manchmal ist es nicht möglich, allein aufgrund des histologischen Bildes eine zuverlässige Diagnose zu stellen.

Folgen: Abgesehen von örtlichen Komplikationen, wie Ulzeration der Knoten, liegt die klinische Bedeutung des Erythema induratum vor allem in der Suche nach dem zugrunde liegenden Prozeß. Solche Fälle sollten nach Möglichkeit weiter geklärt oder zum mindesten überwacht werden.

Noduläre einschmelzende Pannikulitis (»nodular liquefying panniculitis (NLP«), aseptische Fettgewebsnekrose der Subkutis)

Ursachen und **Pathogenese:** Da diese meist multipel auftretenden Veränderungen in der Regel im Zusammenhang mit einer *akuten Pankreatitis* (Pankreasnekrose) oder einem *Pankreaskarzinom* beobachtet werden, darf man annehmen, sie beruhen auf einer Ausschwemmung von Pankreasenzymen in die Blutbahn (vor allem Pankreaslipase).

Morphologisch gleichen die Veränderungen den Fettgewebsnekrosen im Pankreasbereich (S. 709). Makroskopisch imponieren die Herde als weiche, subkutane Knoten, die z. T. mit einer Hyperämie der Haut verbunden sind.

Folgen: Die NLP hat hauptsächlich *diagnostische Bedeutung,* indem sie auf einen krankhaften Prozeß im Bereich der Bauchspeicheldrüse hinweist. Von den Krebstypen, die in diesem Organ entstehen können, ist es vor allem das azinäre Adenokarzinom, das zur Ausbildung dieser Läsionen neigt.

Lipogranulome in der Subkutis

Ursachen und **Pathogenese:** Die Entstehung von Lipogranulomen kann auf die verschiedensten Ursachen zurückgehen, z. B. auch *mechanische Schädigungen des Fettgewebes* (Schläge, Stöße, andere Verletzungen), *Injektionen* von lokal schädigendem Material bzw. von öligen Medikamenten, Paraffin, Silikon u. a. m.

Morphologisch zeigen die klein- bis mittelgroßknotigen Herde in der Subkutis eine Fettgewebsnekrose, in deren Gefolge granulomatöse Veränderungen mit Bildung von Lipophagen und mehrkernigen Riesenzellen zustande kommen.

Folgen: Je nach Lokalisation können Lipogranulome störend wirken, so bei kosmetischen Operationen.

Beispiel zu den Pannikulitiden:

- *Differentialdiagnostisch* sind die erwähnten Formen von Pannikulitis i. e. S. von anderen Knotenbildungen in Haut, Unterhaut oder Faszien abzugrenzen, etwa von solchen bei *rheumatischem Fieber, rheumatoider Arthritis, Xanthomen, Gichttophi* (S. 1009), *Kalzinose, Boeck'scher Krankheit, Onchozerkomen* (S. 2091), *Loiasis* (S. 2090), *ortsständigen Geschwülsten* (z. B. Lipome, noduläre Fasziitis u. a. m.), *Karzinommetastasen* u. a.

Diätetische und medikamentöse Beeinflussung des Lipidstoffwechsels und mögliche ungünstige Folgen: Einige Hinweise

Die *Störungen des Triglyzeridstoffwechsels* und ihre Beeinflußbarkeit wurden zum guten Teil in früheren Abschnitten (S. 929 und 933) besprochen. Im besonderen wurde hervorgehoben, daß der Adipositas am ehesten mit vernünftigen diätetischen Maßnahmen entgegengewirkt werden kann. Die Einnahme *anorektischer Medikamente,* d. h. von Substanzen, die das Hungergefühl herabsetzen, ist u. U. nicht ohne schädliche Nebenwirkungen. So weiß man von Rattenversuchen, daß das anorektisch wirksame *Chlorphentermin* oder die trizyklischen *Antidepressiva* Iprindol, Imipramin und Klomipramin mehr oder weniger generalisierte zelluläre Veränderungen zu erzeugen vermögen, die einer *erworbenen Phospholipidose* vergleichbar sind.

Klofibrat, ein weit verbreitetes hypolipidämisch wirksames Medikament, das möglicherweise die Bildung von VLDL-Partikeln (S. 886) und damit die Freisetzung von Lipiden aus den Hepatozyten hemmt, führt in Tierversuchen u. U. zu Leberverfettung. Bei Ratten wurde überdies festgestellt, daß dieses Mittel innerhalb von 1–3 Wochen eine *Hypertrophie der Leberzellen* zur Folge hat, verbunden mit Vermehrung des glatten endoplasmatischen Retikulums, der Zahl von Microbodies sowie der Katalaseaktivität, jedoch volumenmäßiger bzw. zahlenmäßiger Verminderung des rauhen endoplasmatischen Retikulums und der Mitochondrien. Man vermutet daher u. a., daß Klofibrat die Synthese eines bislang nicht identifizierten peroxisomalen Proteins induziert. Verschiedene *andere hypocholesterinämisch wirksame Substanzen* (z. B. Trans-1,4-bis-(2-Chlorobenzylaminomethyl)-Zyklohexandihydrochlorid) haben – wiederum bei Ratten – die Entstehung von 7-Dehydrocholesterin-haltigen Schaumzellen in verschiedenen Organen (z. B. Bronchiolarepithel, Pneumozyten I (nicht aber II!), Makrophagen und Gefäßendothelien der Lungen) zur Folge. Demgegenüber senken *Cholestyramin* und ähnliche Ionenaustauscherharze, die peroral verabreicht werden, die Cholesterinkonzentration im Blutplasma

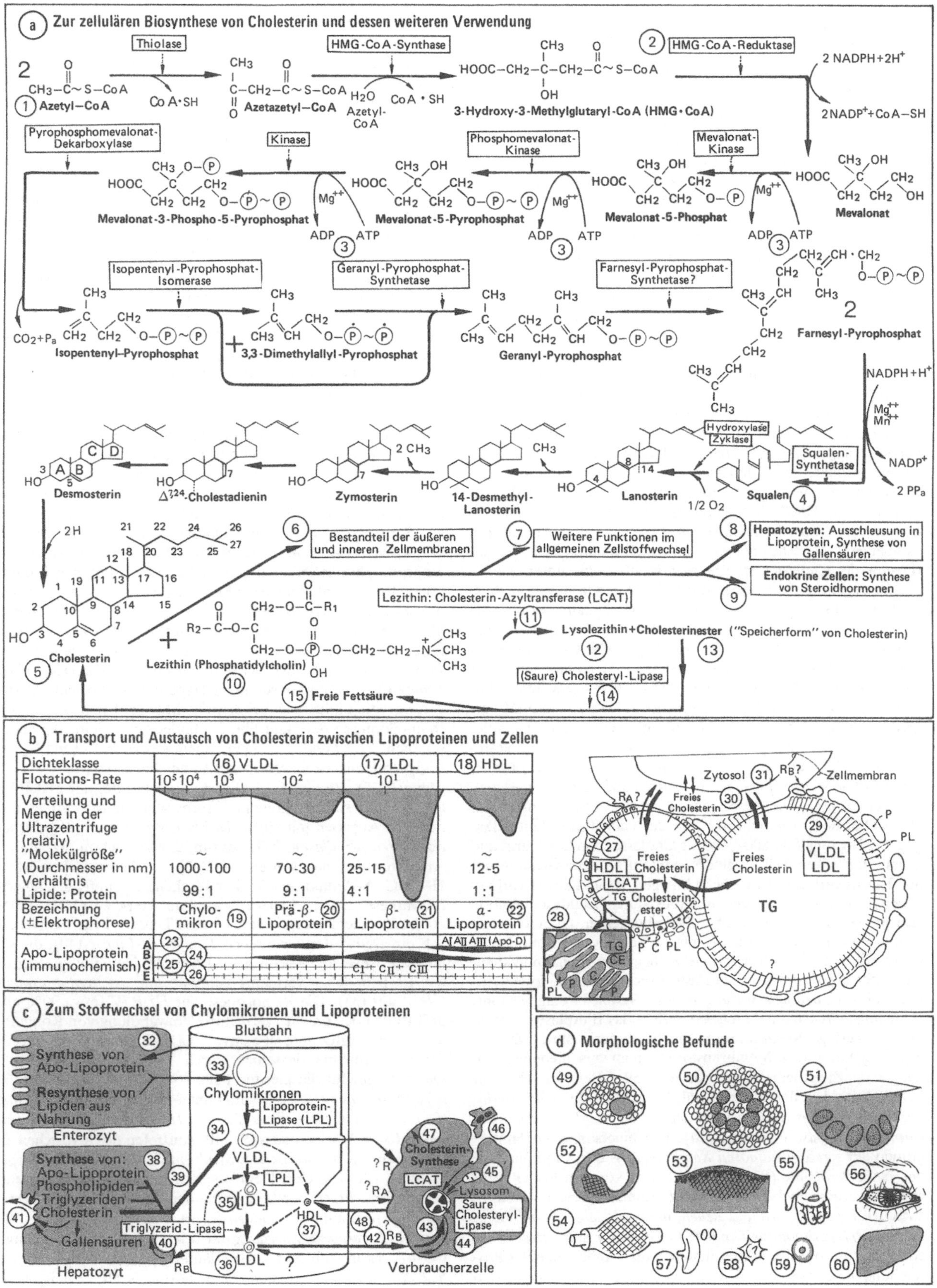
a Zur zellulären Biosynthese von Cholesterin und dessen weiteren Verwendung
Thiolase
HMG-CoA-Synthase
HMG-CoA-Reduktase
2 NADPH+2H+
2NADP++CoA–SH
CoA·SH
H2O
CoA·SH
Azetyl-CoA
1 Azetyl–CoA
Azetazetyl–CoA
3-Hydroxy-3-Methylglutaryl-CoA (HMG·CoA)
Pyrophosphomevalonat-Dekarboxylase
Kinase
Phosphomevalonat-Kinase
Mevalonat-Kinase
Mevalonat-3-Phospho-5-Pyrophosphat
Mevalonat-5-Pyrophosphat
Mevalonat-5-Phosphat
Mevalonat
ADP ATP
Isopentenyl-Pyrophosphat-Isomerase
Geranyl-Pyrophosphat-Synthetase
Farnesyl-Pyrophosphat-Synthetase?
CO2+Pa
Isopentenyl–Pyrophosphat
3,3-Dimethylallyl-Pyrophosphat
Geranyl-Pyrophosphat
Farnesyl-Pyrophosphat
NADPH+H+
Mg++ Mn++
NADP+
2 PPa
Hydroxylase Zyklase
Squalen-Synthetase
Desmosterin
Δ7,24-Cholestadienin
2 CH3
Zymosterin
CH3
14-Desmethyl-Lanosterin
Lanosterin
1/2 O2
Squalen 4
2H
5 Cholesterin
6 Bestandteil der äußeren und inneren Zellmembranen
7 Weitere Funktionen im allgemeinen Zellstoffwechsel
8 Hepatozyten: Ausschleusung in Lipoprotein, Synthese von Gallensäuren
9 Endokrine Zellen: Synthese von Steroidhormonen
Lezithin: Cholesterin-Azyltransferase (LCAT)
11
Lezithin (Phosphatidylcholin) 10
Lysolezithin+Cholesterinester ("Speicherform" von Cholesterin)
12 13
(Saure) Cholesteryl-Lipase
14
15 Freie Fettsäure
b Transport und Austausch von Cholesterin zwischen Lipoproteinen und Zellen
Dichteklasse | 16 VLDL | 17 LDL | 18 HDL
Flotations-Rate | 10^5 10^4 10^3 10^2 | 10^1
Verteilung und Menge in der Ultrazentrifuge (relativ)
"Molekülgröße" (Durchmesser in nm) | 1000-100 | 70-30 | 25-15 | 12-5
Verhältnis Lipide: Protein | 99:1 | 9:1 | 4:1 | 1:1
Bezeichnung (±Elektrophorese) | Chylo-mikron 19 | Prä-β-Lipoprotein 20 | β-Lipoprotein 21 | α-Lipoprotein 22
Apo-Lipoprotein (immunochemisch) A B C E 23 24 25 26
AI AII AIII (Apo-D)
CI CII CIII
Zytosol 31 RB? Zellmembran
RA? Freies Cholesterin 30
29
27
HDL Freies Cholesterin
LCAT
TG Cholesterinester
VLDL LDL
Freies Cholesterin
TG
28
P C PL
TG CE
P PL
c Zum Stoffwechsel von Chylomikronen und Lipoproteinen
Blutbahn
32 Synthese von Apo-Lipoprotein
33 Resynthese von Lipiden aus Nahrung
Enterozyt
Chylomikronen
Lipoprotein-Lipase (LPL)
34 VLDL
LPL
35 IDL
HDL 37
36 LDL
38 Synthese von: Apo-Lipoprotein Phospholipiden Triglyzeriden Cholesterin
39
41
Triglyzerid-Lipase
Gallensäuren 40
Hepatozyt
RB
47 Cholesterin-Synthese
46
45
LCAT
Lysosom
Saure Cholesteryl-Lipase
48 42 RB
43 44
?R ?RA
Verbraucherzelle
d Morphologische Befunde
49 50 51 52 53 54 55 56 57 58 59 60

Abb. 152a–d. *Krankhafte Veränderungen des Stoffwechsels von Lipiden, im besonderen von Cholesterin.* **a** *Zur zellulären Biosynthese von Cholesterin und dessen weiteren Verwendung. Cholesterin* (5) ist ein wichtiger *Bestandteil der äußeren und inneren Zellmembranen* (6), erfüllt *weitere Funktionen im Rahmen des Zellstoffwechsels* (7) und dient als Vorläufer für die *Synthese von Gallensäuren* (8) in Hepatozyten sowie von *Steroidhormonen* in endokrinen Drüsenzellen (9). Alle kernhaltigen Zellen vermögen Cholesterin selbst zu synthetisieren (1–5). *Der größte Teil des im Körper vorhandenen Cholesterins entsteht endogen* (ungefähr 1 g pro Tag), wobei Leberzellen, Enterozyten und Bildner von Steroidhormonen zu den Hauptproduzenten gehören. Die tägliche intestinale Resorption von *Nahrungscholesterin* beträgt bei normaler Kost ungefähr 300 mg. Man rechnet, daß durch eine zusätzliche Aufnahme von Cholesterin durch den Darm von ungefähr 100 mg/Tag die Konzentration dieses Lipids im Blutplasma um je etwa 5 mg/100 ml ansteigt. *Die Regulation der endogenen Cholesterinsynthese,* im besonderen in der *Leber,* ist noch nicht in allen Teilen geklärt. Der hemmende Effekt einer peroralen Gabe von Gallensäuren auf die Cholesterinproduktion beruht nach neueren Befunden wahrscheinlich auf einer vermehrten Resorption von Nahrungscholesterin. Soweit aus Versuchen in vitro bekannt ist, erfolgt die Regulation der zellulären Cholesterinsynthese u. a. über eine Hemmung (z. B. durch Oxidationsprodukte von Cholesterin, wie 7-Ketocholesterin oder 25 α-Hydroxycholesterin, nicht aber reines Cholesterin) oder Stimulation der HMG-CoA-Reduktase (2), eines der Schlüsselenzyme der Cholesterin-Biosynthese. Sehr wahrscheinlich gibt es aber noch verschiedene weitere Möglichkeiten einer Beeinflussung der Cholesterinsynthese, z. B. über eine unterschiedliche Verfügbarkeit von Azetyl-CoA (1), Veränderungen im Ausmaß der ATP-Produktion (3) u. a. m. Gut bekannt ist der fördernde Effekt einer *kohlenhydratreichen Ernährung* bzw. einer chronischen Hyperglykämie auf die hepatische Cholesterinsynthese. Die *Veresterung von Cholesterin* (13) kommt unter der katalytischen Wirkung der – u. a. durch Cholesterin selbst aktivierbaren – LCAT (11) zustande, wobei meist Lezithin (10) als Quelle der Fettsäure dient und Lysolezithin entsteht (12). Cholesterinester stellen die wichtigste Speicherungsform von Cholesterin dar; sie können unter dem Einfluß der (lysosomalen) *Cholesteryl-Lipase* wieder in freies Cholesterin und Fettsäuren gespalten werden (14). Die *Ausscheidung von Cholesterin* erfolgt vor allem über den Intestinaltrakt: Mit der Gallenflüssigkeit gelangen pro Tag ungefähr 800–1000 mg Cholesterin in den Darm und gehen zum guten Teil – nach Reduktion zu Koprosterin – mit den Faeces verloren. Erhebliche Mengen des im Körper vorhandenen Cholesterins werden überdies durch Zelldesquamation (Darmtrakt, Haut u. a.) nach außen abgegeben. Über einen eigentlichen Cholesterinkatabolismus im Säugerorganismus liegen kaum Angaben vor. Obschon vieles für die Existenz individueller Unterschiede im Cholesterinstoffwechsel i. e. S. spricht, ist über *genetisch bedingte Störungen* dieses Systems wenig bekannt. Beim *angeborenen LCAT-Defekt* enthält das Blutplasma nur eine sehr geringe Konzentration von Cholesterinestern. Zu den Folgen gehören u. a. Membranstörungen an verschiedenen Zellen (z. B. Zielscheiben-Erythrozyten, 59). Bei der *Wolman 'schen Krankheit* und wahrscheinlich auch bei der *Cholesterinester-Speicherungs-Krankheit* besteht ein *Defekt der lysosomalen Cholesteryl-Lipase* (*-Esterase,* 14). Die biochemischen Hintergründe der *zerebrotendinösen Xanthomatose,* der Xanthomatose bei *α-Sitosterolämie (Sitosterinämie)* u. a. konnten bisher nicht geklärt werden. **b–d** *Transport und Austausch von Cholesterin zwischen Lipoproteinen und Zellen, mit besonderer Berücksichtigung der Hyperlipoproteinämien. Lipoproteine* sind wasserlösliche Protein-Lipid-Komplexe, in denen die Lipide von einer Proteinhülle umgeben sind. Unter den Apoproteinen lassen sich Trägerproteine (immunochemisch: Apo-A_{I-III} (23, A_I auch innerhalb von Leberzellen), Apo-B (24) sowie solche mit Lipoprotein-Lipase (LPL)-aktivierender oder -hemmender Wirkung (Apo-C_I (LCAT-Aktivator), Apo-C_{II} (LPL-Aktivator), Apo-C_{III} (LPL-Inhibitor), 24, 25) auseinanderhalten. Die Funktion von Apo-E (26) ist unbekannt. Nach neueren Befunden sind in jedem Lipoprotein alle Apolipoproteine enthalten, allerdings in ungleichen Konzentrationen. Eine besondere Fähigkeit zur Bindung von Cholesterin und Phospholipiden besitzen Apo-A_I und Apo-A_{II} der »high density«-Lipoproteine (HDL, 18, 37), die – abgesehen von ihren Transportfunktionen im Darmbereich (32) – vermutlich u. a. für die Mobilisation von Lipiden aus Schaumzellen *(Atherosklerose der Arterien!)* besondere Bedeutung haben und hier offenbar protektiv wirken können. Außerdem bilden HDL-Partikel u. a. Komplexe mit der LCAT (27) und sind an der biliären Ausscheidung von Lipiden beteiligt. Neuere Beobachtungen deuten darauf hin, daß alle zirkulierenden Lipoproteine sphärischen Gebilden mit einem flüssigen Kern von Cholesterinestern und Triglyzeriden (TG) sowie einer, von Apoproteinen bedeckten Hülle von Phospholipiden und Cholesterin entsprechen (27–29). Die Fähigkeit zur Aufnahme von Cholesterin hängt wahrscheinlich stark vom Krümmungsradius der Lipoproteinkugeln ab und ist bei den kleinsten Molekülen (HDL) am größten: Hier finden die Cholesterinmoleküle zwischen den Phospholipiden noch ausreichend »Platz«. Freies Cholesterin kann zwischen Lipoproteinen sowie zwischen den letzteren und Zellmembranen frei ausgetauscht werden (27–31), wobei wahrscheinlich Rezeptoren für Apoproteine an den Zelloberflächen von Bedeutung sind. *Hyperlipoproteinämien (HLP)* finden sich bei etwa 10% der Bevölkerung; sie verdienen in erster Linie wegen der erhöhten Gefahr von Komplikationen der *arteriellen Atheromatose* Beachtung. Ihre bisherige Klassierung aufgrund physikalischer Eigenschaften der beteiligten Lipoproteine (16–22, Einteilung nach Fredrickson, S. 903) wird, obgleich wesensmäßig nicht befriedigend, vorläufig noch beibehalten. Über die *primären Hyperlipoproteinämien (pHLP), die entweder genetisch bedingt oder unbekannter Ursache sind, gibt Tabelle 68 (S. 977) Auskunft. Ein Defekt der Heparin-induzierbaren LP-Lipase* (33–35) mit konsekutiver Hyperchylomikronämie, Ablagerung von Lipiden in Leber (60), Milz (57) u. a. sowie Xanthombildung in der Haut (49, 53) findet sich regelmäßig bei der seltenen *HLP I* und in einigen Fällen von *HLP V.* Eine Hypertriglyzeridämie beobachtet man ferner bei *Apolipoprotein C_{II}-Mangel* (25). Bei der *HLP IIa* (etwa ein Fünftel der pHLP-Fälle), die autosomal-dominant vererbt wird, haben wir es nach neueren Angaben mit einem *Defekt der zellulären Oberflächenrezeptoren für Plasma-LDL* zu tun, der sich schon pränatal, an Amnionzellen, nachweisen läßt (42). In diesen Fällen ist die HMG-CoA-Reduktase offenbar »enthemmt«, und die Cholesterinsynthese u. a. in Leberzellen nimmt stark zu (38, 39). Der *HLP III,* einem rezessiv vererbbaren Leiden, liegt wahrscheinlich ein *Defekt der hepatischen Triglyzerid-Lipase* (40), die sich normalerweise am Abbau der VLDL (34–46) beteiligt, zugrunde: Es tritt daher vermehrt *»intermediate density-lipoprotein« (IDL)* auf (35). Die Pathogenese der *HLP IV* (etwa 30% aller pHLP) ist noch unklar (vermehrte Umwandlung von Kohlenhydraten in Triglyzeride? Positive VLDL-Bilanz infolge verminderter Aufnahme desselben durch die Verbraucherzellen?). Dasselbe gilt für die meisten Fälle von *HLP V. Sekundäre Hyperlipoproteinämien* beobachtet man häufig bei *Alkoholismus* (S. 1587), *Diabetes mellitus* (S. 933), *Hypothyreose* (S. 384), *Hepatitis* (S. 712), *Cholestase* (S. 740, Auftreten des atypischen *Lipoprotein X*), *nephrotischem Syndrom* (S. 768) u. a. Bei *Hyperthyreose* tritt manchmal ein atypisches »*β-HDL*« in Erscheinung. Hinsichtlich der Bedeutung des Cholesterinstoffwechsels für die Entstehung von *Gallensteinen* (41): s. Abb. 134 (S. 740). Die *Cholesterinesterverfettung,* insbesondere von Makrophagen (43–47), ist in Abb. 27 (S. 83) erläutert. Bei der *Tangier-Krankheit (An- α-Lipoproteinämie)* fehlt normales HDL weitgehend; dafür findet sich – besonders bei splenektomierten Patienten – ein abnorm »großes HDL« (»Moleküldurchmesser«: 68 nm), möglicherweise ein Produkt atypisch abgebauter Chylomikro-

vor allem über eine vermehrte Steroidausscheidung in den Fäzes, ein vermutlich wenig schädlicher Mechanismus, vorausgesetzt, daß für eine ausreichende Versorgung mit fettlöslichen Vitaminen gesorgt ist.
Daß eine *cholesterinreiche Ernährung* die Cholesterinkonzentration im Blutplasma und – damit im Zusammenhang – die Ausbildung u. a. atherosklerotischer Arterienveränderungen fördern kann, wurde erwähnt (S. 482). Begünstigt wird dieser Effekt – wie man u. a. aus Hundeversuchen weiß – durch eine an *gesättigten Fettsäuren* (z. B. hydrogeniertem Kokosnußöl) reiche Diät, einen Hypoparathyreoidismus u. a. (S. 820). Ein solches Regime führt u. a. zu einem erhöhten Gehalt der Hepatozyten an Cholesteryloleat, Gesamtcholesterinestern und Triglyzeriden in den Hepatozyten, was darauf hinweisen könnte, daß die Leber bei der Entstehung einer diätetisch induzierten Hyperlipidämie mit eine wesentliche Rolle spielt. Allerdings konnte man feststellen, daß die Lipidüberladung der Leberzellen unter derartigen Bedingungen anfänglich stärker ist als später. Vermutlich kommen hier *Adaptationsprozesse* in Gang. Anpassungen verschiedener Art beobachtet man auch auf dem Gebiet des Triglyzeridstoffwechsels, indem ein systematisches körperliches Training die Fähigkeit der Adipozyten, auf einen Adrenalinreiz bestimmter Stärke hin freie Fettsäuren auszuschütten, zu erhöhen scheint.
Bei *Marasmus,* insbesondere bei *Tumorkachexie,* nimmt die Cholesterinkonzentration im Blutplasma in der Regel ab, wofür sowohl ein beschleunigter Katabolismus als auch eine verminderte Synthese dieses Lipids verantwortlich zu sein scheint.
Eine Übersicht über die wichtigsten Cholesterinstoffwechselstörungen vermittelt Abb. 152.

117.15. Einige zusätzliche Angaben zu den Störungen des Gallensäurenstoffwechsels

Die *Biosynthese der Gallensäuren* in den Hepatozyten, ihre *Ausscheidung in das Gallengangsystem,* ihre *Funktionen* als Detergentien bei der intraintestinalen Emulgierung der Nahrungslipide sowie bei der Resorption derselben, und der *enterohepatische Kreislauf* sind schon erörtert worden (S. 738 und 740).

Die *allgemeine Pathologie des hepatobiliären Systems,* im besonderen die Störungen der Gallensäurenproduktion bei Leberschäden, die schädlichen Wirkungen von Gallensäurenderivaten, die durch bakterielle Einwirkung entstanden sind, die Auswirkungen einer Gallenabflußbehinderung auf den Gallensäurenstoffwechsel und die Cholelithiasis mitsamt ihren Komplikationen, kam bereits früher zur Sprache (S. 735). Wir beschränken uns daher im folgenden Text auf die Skizzierung einiger weiterer Mechanismen, die es im Zusammenhang mit krankhaften Veränderungen des Gallensäurestoffwechsels und -kreislaufs zu berücksichtigen gilt und die bisher keine gebührende Erwähnung gefunden haben.

Störungen des Gallensäurenstoffwechsels aufgrund genetisch bedingter Enzymopathien

Über dieses Gebiet ist wenig bekannt. Vereinzelt fanden sich Neugeborene, die im Serum erhöhte Konzentrationen des Gallensäurenvorläufers 3 α, 7 α, 12 α-Trihydroxy-5 β-Cholestan-26-on-Säure (THCA) zeigten. Vermutlich lag hier ein *Defekt des 24-hydroxylierenden Enzymsystems vor, das normalerweise die Umwandlung von THCA in Varansäure katalysiert.* Das Leiden, das offenbar autosomal-rezessiv vererbt wird, scheint mit Anomalien des intrahepatischen Gallengangsystems verbunden zu sein.
Bei der *zerebrotendinösen Xanthomatose* (S. 992) beobachtet man eine reduzierte Gallensäurenproduktion durch die Leber, während vermehrt C_{27}-Alkohole ausgeschieden werden, insbesondere 5 β-Cholestan-3 α, 7 α, 12 α-25-Tetrol und 5 β-Cholestan-3 α, 7 α,12 α,24 -25-Pentol. Vermutlich haben wir es mit einer *fehlerhaften Oxidation der Cholesterinseitenkette* zu tun.

Cholestase bei Frühgeborenen

Bei Frühgeborenen mit einem Geburtsgewicht von weniger als 1250 g beobachtet man nicht selten eine intrahepatische Cholestase. Man hält es für wahrscheinlich, daß der Grund für dieses Phänomen in einer noch nicht genügenden Ausreifung des hepatobiliären Systems liegt, wobei eine *mangelhafte Gallensäurensekretion* eine wesentliche pathogenetische Rolle spielen dürfte.

Änderungen des Lipidgehalts der Galle als Funktion des Alters und Geschlechts

Kinder, die bekanntlich höchst selten Gallensteine haben, zeigen in der Galle eine geringere Konzentration

---

Abb. 152 a–d (Fortsetzung)

nen, das z. T. von Makrophagen aufgenommen werden und zu einer Lipidspeicherung in diesen Zellen (u. a. in Tonsillen, Milz, (57) Kupffer'schen Sternzellen der Leber (60), Lymphknoten u. a.) beitragen könnte. Außerdem darf vermutet werden, daß der Mangel an HDL die periphere Lipidmobilisation erschwert. Beim *Bassen-Kornzweig-Syndrom (A-β-Lipoproteinämie)* besteht offenbar ein Unvermögen der Leberzellen und Enterozyten, normales Apolipoprotein B zu synthetisieren, so daß sich Lipide in diesen Elementen anhäufen (s. Abb. 129, S. 695), und die Ausschleusung von Chylomikronen bzw. VLDL stark reduziert ist. Sekundär zeigen sich Störungen, wie Akanthozytose der Erythrozyten (58), mangelhafte Myelinisierung sowie u. U. eine Retinitis pigmentosa. *Morphologisch* findet sich bei allen – primären wie sekundären – *Hyperlipämien* längerer Dauer und erheblichen Grades eine verstärkte Neigung zur Bildung *lipidreicher arterieller Atherome* (52). Bei primären, z. T. auch bei schweren sekundären HLP, notiert man überdies häufig Ansammlungen *cholesterinreicher Makrophagen* (*Schaumzellen,* 49), hie und da in Form sog. *Touton'scher Riesenzellen* (50), sowie u. U. das Auftreten von *Cholesterinkristallen mit angelagerten Fremdkörperriesenzellen* (51). Über die Besonderheiten der *Xanthombildung,* die u. a. in Haut (53, u. U. in Form von Xanthelasmen am inneren Augenwinkel (56), als eruptive Xanthome, als palmare (55) und plantare Xanthome u. a.), Sehnenscheiden (54) und weiteren Strukuren lokalisiert sein können, geben der Text (S. 992) und Tabelle 68 (S. 977) Auskunft.
Chemische Abkürzungen zu 1–5 = s. Abb. 147, S. 934; VLDL = »very low density«-Lipoprotein; LDL = »low density«-Lipoprotein; HDL = »high density«-Lipoprotein; R_A und R_B = angenommene Rezeptoren für Lipoproteine des Blutplasmas; TG = Triglyzeride; CE = Cholesterinester; P = Apoprotein; C = Cholesterin; PL = Phospholipide

von Cholesterin und Gallensalzen als Erwachsene. Dabei stört es offenbar nicht, daß das Verhältnis *Konzentration von Cholesterin/Konzentration von Gallensalzen* höher ist als nach der Pubertät. Auf *Geschlechtsunterschiede* in der Häufigkeit von Gallensteinen wurde schon hingewiesen.

Auswirkungen einer gestörten Gallensalzsekretion auf die intestinale Lipidresorption

Normalerweise bilden sich postprandial im Duodenum *gemischte Mizellen* von Nahrungslipiden und Gallensalzen, die eine – wenigstens teilweise – »Solubilisierung« der Fette gestatten. Wahrscheinlich liegt hierin der limitierende Faktor der Lipidresorption, die unter physiologischen Bedingungen zu etwa 90% schon im Duodenum und oberen Jejunum erfolgt. Die Regulation der Gallenausschüttung erfolgt einerseits von seiten der intraluminalen freien Lipide, insbesondere der freien Fettsäuren, die über neurohumorale Mechanismen (Freisetzung von Cholezystokinin u. a., S. 407) die Entleerung der Gallenblase und die sekretorische Aktivität des Pankreas fördern. Umgekehrt macht sich eine hohe Konzentration von Gallensalzen im Darminneren im hemmenden Sinn bemerkbar, so daß hier ein negativer Rückkoppelungsmechanismus zur Wirkung kommt.

Werden *postprandial nicht genügend Gallensalze ins Duodenum ausgeschieden, mangelt es an der Mizellenbildung* derselben mit Nahrungslipiden und damit an der »Solubilisierung« der Fette. Nach neueren Befunden liegt darin ein Hauptgrund für die ungenügende Fettresorption, da vor allem langkettige Fettsäuren und Cholesterin die sog. *»unstirred layer resistance«* der direkt über den Mikrovilli liegenden Flüssigkeitsschicht ohne Mizellenbildung kaum durchdringen, im Gegensatz zu mittellang- und kurzkettigen Fettsäuren. Es scheint somit, daß nicht die Mikrovilli, sondern die darüberliegende wässrige Phase den limitierenden Faktor hinsichtlich der Resorptionsrate langkettiger Fettsäuren und von Cholesterin darstellt. In gewissem Maß dürfte sich dies auch auf die Gallensäurenproduktion auswirken, indem diese nach neueren Ergebnissen zu einem gewissen Teil von der mit der Nahrung aufgenommenen Cholesterinmenge abhängt.

Mögliche schädliche Auswirkungen nativer oder durch bakterielle Einwirkungen abgewandelter Gallensäuren

Es wurde schon hervorgehoben, daß *Lithocholsäure,* die durch bakterielle Einwirkung – vor allem im Darm – aus Chenodesoxycholsäure gebildet wird, das hepatobiliäre System zu schädigen vermag, u. U. eine Cholestase hervorruft und an der Wucherung kleiner Gallengänge, der Entstehung einer Leberzirrhose, der Ausbildung einer Cholelithiasis und/oder dem Auftreten von Pankreasschäden beteiligt sein kann (S. 709). Der Wirkungsmechanismus der Lithocholsäure bzw. ähnlicher Substanzen bedarf weiterer Klärung. Es bestehen jedoch gute Gründe für die Vermutung, durch diese Stoffe würde die molekulare Organisation der dem Lumen zugekehrten Plasmamembran der Gallengangsepithelien gestört. Wahrscheinlich können auch andere Zellen auf diese Weise Schaden erleiden. Aus Tierversuchen weiß man, daß unter gewissen Bedingungen die *Chenodesoxycholsäure* ähnliche Veränderungen hervorruft, wobei sich u. a. eine besondere *Anfälligkeit beim weiblichen Geschlecht* bemerkbar macht. Offenbar sind hier noch hormonale Faktoren im Spiel, die es weiter zu prüfen gilt. Ob und in welcher Weise sich derartige Beobachtungen auf den Menschen übertragen lassen, steht noch offen. Möglicherweise beruhen die histochemisch nachweisbaren Veränderungen der Enzymaktivitäten von Gallengangsepithelien bei Cholestase z. T. auf schädigenden Einflüssen von Gallensäuren (-salzen) bzw. Reaktionen im Anschluß daran. Dasselbe gilt für strukturelle Veränderungen an den Gallenkanälchen, die bei andauernder Cholestase zu proliferieren beginnen.

Beispiel:

- Bei *Ratten* führt die kontinuierliche intravenöse Infusion von *Lithocholsäure* oder *Taurolithocholsäure* (0,1–0,2 μmol/min/100 g Körpergewicht) innerhalb von weniger als 60 min zu einer Dilatation der Gallekanälchen, verbunden mit weitgehendem Verlust der Mikrovilli und lamellärer Transformation der lumenseitigen Epithelmembran. Die Aktivität der membrannahen alkalischen Phosphatase und ATPase sinkt in dieser Zeit deutlich ab.

Auftreten besonderer Lipoproteine im Blutplasma bei Cholestase

Bei Patienten mit Gallenabflußbehinderung finden sich im Blutplasma besondere Lipoproteine, die die Form diskusartiger Gebilde mit einer Lipid-Doppelschicht als Begrenzung aufweisen. Letztere soll ungefähr gleich viel Phospholipide wie Cholesterin und etwa 2–4% Protein enthalten. Möglicherweise kommt es bei Cholestase nicht zu der üblichen Umwandlung der neugebildeten HDL-Scheiben zu den typischen HDL-Sphären, sondern zu einer fortschreitenden Fusion der ersteren im Blutstrom, unter Bildung der erwähnten, mehr oder weniger stabilen Lipoproteinvesikel. Ob an diesem Geschehen eine Aktivitätsverminderung der LCAT (S. 924) beteiligt ist, bleibt zu prüfen. Bei Tieren mit ligiertem Ductus choledochus finden sich entsprechende abnorme Lipoproteine. Die Elimination dieser Gebilde erfolgt offenbar u. a. durch Kupffer'sche Sternzellen und Leberzellen. Über eine pathogenetische Rolle der Gallensäuren beim Zustandekommen der *»spezifischen Cholestase-Lipoproteine«* (»Lipoprotein X«) ist nichts Zuverlässiges bekannt.

Literatur

Anderson, J. H. jr., Blackard, W. G., Goldman, J., Rubenstein, A. H.: Diabetes and hypoglycemia due to insulin antibodies. Am. J. Med. *64,* 868 (1978) — *Andreoli, Th., Hoffman, J., Fanestil, D. D.* (eds.): Physiology of membrane disorders. New York: Plenum Publ. Corp. 1978 — *Barnes, A. J., Kohner, E. M., Bloom, S. R., Johnston, D. G., Alberti, K. G. M. M., Smythe, P.:* Importance of pituitary hormones in aetiology of diabetic ketoacidosis. Lancet *1978, I,* 1171 — *Bilheimer, D. W., Ho, Y. K., Brown, M. S., Anderson, R. G. W., Goldstein, J. L.:* Genetics of the low density lipoprotein receptor. Diminished receptor activity in lymphocytes from heterozygotes with familial hypercholesterolemia. J. Clin. Invest. *61,* 678 (1978) — *Brady, R. O.:* Sphingolipidoses. Ann. Rev. Biochem. *47,* 687 (1978) — *Brady, R. O., Pentchev, P. G., Gal, A. E.:* Investigations in enzyme replacement therapy in lipid storage diseases. Fed. Proc. *34,* 1310 (1975) — *Breckenridge, W. C.,*

Little J. A., Steiner, G., Chow, A., Poapst, M.: Hypertriglyceridemia associated with deficiency of apolipoprotein C–II. N. Engl. J. Med. *298,* 1265 (1978) — *Brown, M. S., Kovanen, P. T., Goldstein, J. L., Eeckels, R., Vandenberghe, K., van den Berghe, H., Fryns, J. P., Cassiman, J. J.*: Prenatal diagnosis of homozygous familial hypercholesterolaemia. Expression of a genetic receptor disease in utero. Lancet *1978, I,* 526 — *Cantin, M., Brochu, P., Turgeon-Knaack, C., Berdnikoff, G., Simard, P., Morin, C.*: Rectal biopsy in type 4 glycogenosis. Arch. Pathol. Lab. Med. *100,* 422 (1976) — *Capella, C., Solcia, E., Frigerio, B., Buffa, R., Usellini, L., Fontana, P.*: The endocrine cells of the pancreas and related tumours. Virchows Arch. (Pathol. Anat.) *373,* 327 (1977) — *Changus, J. E., Pitot, H. C.*: Cystic fibrosis. Arch. Pathol. Lab. Med. *100,* 7 (1976) — *Elleder, M.*: A histochemical and ultrastructural study of stored material in neuronal ceroid lipofuscinosis. Virchows Arch. (Cell. Pathol) *28,* 167 (1978) — *Elstein, M., Parke, D. V.* (eds.): Mucus in health and disease. New York: Plenum Press 1977 — *Felber, J.-P., Magnenat, G., Casthélaz, M., Geser, C. A., Muller-Hess, R., de Kalbermatten, N., Ebiner, J. R., Curchod, B., Pittet, P. Jéquier, E.*: Carbohydrate and lipid oxidation in normal and diabetic subjects. Diabetes *26,* 693 (1977) — *Ginsel, L. A., Cambier, P. H., Daems, W. Th.*: Fucosidosis and I-cell disease: a fine-structural and silver-staining study of abnormal inclusion bodies in small-intestinal cells. Virchows Arch. (Cell Pathol.) *27,* 99 (1978) — *Glew, R. H., Peters, St. P.* (eds.): Practical enzymology of the sphingolipidoses. Lab. and Res. Methods in Biol. Med., vol. 1. New York: Liss 1977 — *Golde, D. W., Schneider, E. L., Bainton, D. F., Pentchev, P. G., Brady, R. O., Epstein, Ch. J., Cline, M. J.*: Pathogenesis of one variant of sea-blue histiocytosis. Lab. Invest. *33,* 371 (1975) — *Greene, H. L., Wilson, F. A., Hefferan, P., Terry, A. B., Moran, J. R., Slonim, A. E., Claus, Th. H., Burr, I. M.*: ATP depletion, a possible role in the pathogenesis of hyperuricemia in glycogen storage disease type I. J. Clin. Invest. *62,* 321 (1978) — *Hadfield, M. G., Mamunes, P., David, R. B.*: The pathology of Sandhoff's disease. J. Pathol. *123,* 137 (1977/78) — *Hazard, J.*: Accidents hypoglycémiques provoqués par les sulfamides hypoglycémiants. Nouv. Press Méd. *5,* 903 (1976) — *Herbert, P. N., Forte, T., Heinen, R. J., Fredrickson, D. S.*: Tangier disease. One explanation of lipid storage. N. Engl. J. Med. *299,* 519 (1978) — *Kaback, M. M.* (ed.): Tay-Sachs disease: Screening and prevention. New York: Liss 1977 — *Kahn, C. R., Flier, J. S., Bar, R. S., Archer, J. A., Gorden, P., Martin, M. M., Roth, J.*: The syndromes of insulin resistance and acanthosis nigricans. N. Engl. J. Med. *294,* 739 (1976) — *Kuksis, A.* (ed.): Fatty acids and glycerides. Vol. 1: Handbook of lipid research (Hanahan, D. J., ed.). New York: Plenum Press 1978 — *Lernmark, A., Freedman, Z. R., Hofmann, C., Rubenstein, A. H., Steiner, D. F., Jackson, R. L., Winter, R. J., Traisman, H. S.*: Islet-cell-surface antibodies in juvenile diabetes mellitus. N. Engl. J. Med. *299,* 375 (1978) — *Lindahl, U., Höök, M.*: Glycosaminoglycans and their binding to biological macromolecules. Ann. Rev. Biochem. *47,* 385 (1978) — *McAdams, A. J., Hug, G., Bove, K. E.*: Glycogen storage disease, types I to X. Human Pathol. *5,* 463 (1974) — *Moody, D. E., Reddy, J. K.*: The hepatic effects of hypolipidemic drugs (clofibrate, nafenopin, tibric acid and Wy-14,643) on hepatic peroxisomes and peroxisome-associated enzymes. Am. J. Pathol. *90,* 435 (1978) — *Navalesi, R., Pilo, A., Ferrannini, E.*: Kinetic analysis of plasma insulin disappearance in nonketotic diabetic patients and in normal subjects. A tracer study with ^{125}I-insulin. J. Clin. Invest. *61,* 197 (1978) — *Noseda, G.*: Hypolipidämien. Schweiz. Med. Wochenschr. *105,* 1233 (1975) — *Pennock, C. A.*: A review and selection of simple laboratory methods used for the study of glycosaminoglycan excretion and the diagnosis of the mucopolysaccharidoses. J. Clin. Pathol. *29,* 111 (1976) — *Raskin, Ph., Unger, R. H.*: Hyperglucagonemia and its suppression. Importance in the metabolic control of diabetes. N. Engl. J. Med. *299,* 433 (1978) — *Rosenmann, E., Aviram, A.*: Glomerular involvement in storage diseases. J. Pathol. *111,* 61 (1973) — *Roth, J., Roth, H.*: Elektronenmikroskopische Befunde an inneren Organen bei Morbus Fabry. Virchows Arch. (Pathol. Anat.) *378,* 75 (1978) — *Shen, B. W., Scanu, A. M., Kézdy, F. J.*: Structure of human serum lipoproteins inferred from compositional analysis. Proc. Natl. Acad. Sci. USA *74,* 837 (1977) — *Smith, L. C., Pownall, H. J., Gotto, A. M. jr.*: The plasma lipoproteins: structure and metabolism. Ann. Rev. Biochem. *47,* 751 (1978) — *Svoboda, D. J., Reddy, J. K.*: Pathology of the liver in Reye's syndrome. Lab. Invest. *32,* 571 (1975) — *Schaefer, E. J., Levy, R. I., Anderson, D. W., Danner, R. N., Brewer, H. B. jr., Blackwelder, W. C.*: Plasma-Triglycerides in regulation of H. D. L.-cholesterol levels. Lancet *1978, II,* 391 — *Schonfeld, G., Bell, E., Alpers, D. H.*: Intestinal apoproteins during fat absorption. J. Clin. Invest. *61,* 1539 (1978) — *Schwartz, Ch. C., Berman, M., Vlahcevic, Z. R., Halloran, L. G., Gregory, D. H., Swell, L.*: Multicompartmental analysis of cholesterol metabolism in man. J. Clin. Invest. *61,* 408 (1978) — *Unger, R. H., Orci, L.*: The essential role of glucagon in the pathogenesis of diabetes mellitus. Lancet *1975, I,* 14 — *Vallance-Owen, J.* (ed.): Diabetes: its physiological and biochemical basis. Baltimore: University Park Press 1975 — *Westergaard, H., Dietschy, J. M.*: The mechanism whereby bile acid micelles increase the rate of fatty acid and cholesterol uptake into the intestinal mucosal cell. J. Clin. Invest. *58,* 97 (1976) — *White, J. G., Witkop, C. J. jr., Gerritsen, S. M.*: The Hermansky-Pudlak syndrome. Am. J. Pathol. *70,* 329 (1972)

118. Störungen des Purin- und Pyrimidinstoffwechsels

118.1. Einige Angaben über den Purin- und Pyrimidinstoffwechsel unter physiologischen Bedingungen

Struktur und Funktionen der Purin- und Pyrimidinderivate im menschlichen Körper

Natürlicherweise kommen Purine und Pyrimidine als freie *Basen*, *Nukleoside* (Base+Zucker) oder – vor allem – *Nukleotide* (Base +Zucker+Phosphat) vor, letztere u. a. als monomere Vorläufer der *DNA* (S. 10) und/oder der *RNA* (S. 11). Zudem spielen *Purin-Nukleotide* bei vielen weiteren biochemischen Prozessen eine wichtige Rolle, als *Energiequelle* (ATP u. a.), als *regulatorische Mittlersubstanzen* (cAMP und cGMP) und als *Koenzyme* (FAD, NAD und NADP). *Pyrimidinnukleotide* dienen – abgesehen von ihrer Bedeutung als Vorläufersubstanzen der Nukleinsäuren – u. a. ebenfalls als *energiereiche Intermediärprodukte* (z. B. *UDP-Glukose* und *UDP-Galaktose* im Rahmen des Kohlenhydratstoffwechsels und *CDP-Azylglyzerin* bei der Lipidsynthese).

Die wichtigsten *Purinbasen* sind Adenin (A) und *Guanin* (G), während *Hypoxanthin* und *Xanthin* als Zwischenprodukte in Synthese und Metabolismus von Adenin und Guanin und die *Harnsäure* als Endprodukt des Purinmetabolismus Bedeutung haben.

Die 3 wesentlichen Pyrimidinbasen, *Cytosin* (C), *Thymin* (T) und *Urazil* (U), finden sich vor allem in Nukleinsäuren, wobei Thymin nur in DNA und tRNA und Urazil nur in RNA vorkommen.

Als Ringmoleküle können Purin- und Pyrimidinbasen in 2 tautomeren Formen, der *Laktim-* und der *Laktamform,* auftreten, wobei die letztere aus physikochemischen Gründen weit vorherrscht. Daß aber ein Übergang von der einen in die andere tautomere Form bei Mutationen eine Rolle spielen kann, wurde bereits hervorgehoben (S. 20). Man kennt überdies seit kürzerer Zeit Basen mit ungewöhnlichen Substitutionstypen, wie N^6-Methyladenin oder N^7-Methylguanin, die sich in Nukleinsäuren von Säugerzellen nachweisen lassen.

Nukleoside sind Purin- oder Pyrimidinbasen, die am N_9 bzw. N_1 mit einem D-Riboserest *(Ribonukleoside)* oder 2-Deoxyriboserest *(Deoxyribonukleoside)* N-glykosidisch verbunden sind. Beispiele von Ribonukleosiden sind Adenosin, Guanosin, Cytidin und Uridin, ferner Inosin, Hypoxanthinribosid, solche von Deoxyribonukleosiden Thymidin, Deoxycytidin, Deoxyguanosin und Deoxyadenosin sowie Deoxyinosin. Bei den natürlicherweise vorkommenden Nukleosiden herrscht aus sterischen Gründen an den N-glykosidischen Bindungen die Anti-Konformation weit über die Syn-Konformation vor, was vor allem für den Einbau der Basen in die doppelstrangige DNA Bedeutung hat.

Nukleotide bestehen aus Nukleosiden, die an einer oder mehreren Hydroxylgruppen des Zuckerrests phosphoryliert sind, z. B. Adenosinmonophosphat (AMP oder Adenylat), 2'-Deoxyadenosinmonophosphat (dAMP oder Deoxyadenylat), ferner Thymidylsäure (dTMP), Uridylsäure (UMP) usw. Vereinzelt kommen Nukleotide mit besonderer Struktur vor, wie das in tRNA z. T. nachweisbare Pseudouridin (ψ), bei dem Ribose am C_5-Atom, anstatt am N_1, angehängt ist. Ebenfalls in der tRNA findet sich ein Thymin-*Ribo*nukleotid, während Thyminnukleotide sonst stets Deoxyribose enthalten. Die Position des Phosphatrests wird im allgemeinen durch die Zahl des C-Atoms des Zuckers angegeben, mit dem er verbunden ist (z. B. Adenosin-3'-Phosphat). Mono-, Di- und Triphosphate kürzt man mit MP, DP und TP ab (z. B. AMP, ADP, ATP). Deoxyribonukleotide werden durch Voranstellung eines »d« gekennzeichnet, z. B. dGMP, im Gegensatz zum Ribonukleotid GMP (bzw. G-3'-MP). Nukleotide, die der Einfachheit halber oft nur mit dem Initial der Base benannt werden, sind in der *DNA* und *RNA* zu polymeren Ketten aneinander gereiht, z. B. ... TGGATCAAAGG ... in der DNA oder ... UCGGAUGGAACA ... in der RNA (S. 11). Von den *natürlicherweise frei vorkommenden Adenosin-Nukleotiden* sind vor allem *ATP* und *ADP* zu nennen, die im Energiehaushalt der Zellen eine wichtige Rolle spielen und z. T. (z. B. ADP) weitere Funktionen ausüben (S. 934). Die Bedeutung des *cAMP* (zyklisches AMP, 3',5'-Adenosinmonophosphat), das unter der katalytischen Wirkung der Adenylat-Zyklase aus ATP hervorgeht, als Mittlersubstanz für die Übertragung auf die Zelle eingetroffener Signale wurde schon wiederholt hervorgehoben. *PAPS* (Adenosin-3'-Phosphat-5'-Phosphosulfat), das durch ATP »aktivierte Sulfat«, ist – im Gegensatz zu nicht aktiviertem Sulfat – fähig, beim Aufbau von sulfatierten Mukopolysacchariden Esterbindungen einzugehen. *S-Adenosyl-Methionin* dient im Sinn eines »aktiven« Methionins als Methyldonator. Die *freien Guanosin-Nukleotide* umfassen u. a. *GTP* und *GDP*, die – ähnlich wie ATP und ADP – im Energiestoffwechsel der Zellen mitwirken, z. B. GTP als Energiequelle und allosterischer Regulator bei der Proteinsynthese an den Polyribosomen. Das z. T. antagonistisch zu cAMP wirkende *cGMP* (3',5'-Guanosinmonophosphat), das unter dem Einfluß der Guanylat-Zyklase aus GTP gebildet wird, beteiligt sich an vielen regulatorischen Vorgängen im Zellinnern.

Freies *Hypoxanthin-Ribonukleotid* (= *Inosinsäure* bzw. Inosinat in Salzform) dient als Vorläufersubstanz für alle de novo synthetisierten Purin-Ribonukleotide. Es wird u. a. im sog. Purin-Nukleotid-Zyklus der Muskelzellen durch Deaminierung von AMP gebildet (S. 1006). *ITP* und *IDP* nehmen gelegentlich an Phosphorylierungs-Reaktionen teil.

Von den *Urazil-Derivaten* sind vor allem die *UDP* (Uridindiphosphat)-Verbindungen hervorzuheben, die sich als Koenzyme am Kohlenhydratstoffwechsel beteiligen. *UDP-Glukose* ist der Vorläufer von Glykogen, und *UDP-Galaktose* dient als Zwischenprodukt beim Metabolismus dieses Zuckers. *UDP-Glukuronsäure* wirkt als »aktives Glukuronid« bei der Konjugation von Bilirubin und anderen Substanzen in Leberzellen (S. 1018). Als Energiequelle spielt *UTP* beispielsweise bei der Umwandlung von Galaktose in Glukose eine Rolle; ferner stellt diese Substanz den direkten Vorläufer für die Polymerisation von Uridinnukleotiden in RNA dar.

Dasselbe gilt, mutatis mutandis, für das *Cytidintriphosphat (CTP)*, das bei der Synthese von RNA verwendet wird. *CTP* und *CDP* schalten sich überdies in den Energiestoffwechsel z. B. bei der Biosynthese von Phosphoglyzeriden ein, und *CDP-Cholin* entspricht einem Zwischenprodukt bei der Synthese von Sphingosinen.

Daß die Koenzym-Formen von *Vitaminen* häufig Nukleotide enthalten, wurde bereits erwähnt (z. B. FAD, NAD, NADP u. a., S. 847).

Abbau von Nahrungs-Nukleoproteinen im Magen-Darmtrakt

Nukleoproteine entsprechen einem wesentlichen Bestandteil vieler Nahrungsmittel (Fleisch u. a.). Im Verdauungsschlauch wird der Eiweißanteil durch *proteolytische Enzyme* aufgespalten (S. 649), und die Nukleinsäuren erfahren einen Abbau unter der katalytischen Wirkung *pankreatischer Nukleasen (Ribonukleasen* und *Deoxyribonukleasen)* sowie *intestinaler Polynukleotidasen* bzw. *Phosphoesterasen*, so daß in der Regel Mononukleotide, dann Nukleoside und z. T. freie Purin- und Pyrimidinbasen entstehen. Ein gewisser Teil dieser Substanzen wird *in der Nukleosidform resorbiert*, mehrheitlich erfolgt indessen eine *Oxidation*, insbesondere von Purinbasen, zu *Harnsäure*, die dann resorbiert und größtenteils mit dem Urin ausgeschieden wird. Beim *Menschen* scheint höchstens ein kleiner Teil der mit der Nahrung aufgenommenen Purin- und Pyrimidinbasen als solche für die Nukleinsäuresynthese Verwendung zu finden. Anders verhält es sich mit der parenteralen Verabreichung von Purinbasen und von Nukleosiden, die als radioaktiv markierte Vorläufersubstanzen (z. B. Thymidin-^{3}H bzw. -^{14}C u. a.) von Nukleinsäuren experimentell breite Verwendung finden.

Biosynthese von Purin-Nukleotiden

Beim Menschen wie bei anderen *ureotelischen Organismen (Spezies)* dient die Purinsynthese vor allem dem Aufbau der Nukleinsäuren sowie der Bildung der oben erwähnten, biologisch aktiven freien Nukleotide, nicht aber – wie bei den *urikotelischen Organismen* – der Produktion größerer Mengen von Harnsäure, die z. B. bei Vögeln das hauptsächliche N-haltige Ausscheidungsmaterial ist (s. dazu Harnstoffproduktion bei Säugern, S. 881).

Bei *Säugern* werden – soweit aus Markierungsversuchen bekannt – die einzelnen C- und N-Atome des Purinrings aus folgenden Vorläufersubstanzen gewonnen: C_4, C_5 und N_7 aus Glykokoll (Glyzin); N_1 aus Aspartat; N_3 und N_9 aus dem Amidstickstoff von Glutamin; C_6 aus CO_2; C_2 aus N^{10}-Formyl-Tetrahydrofolat sowie C_8 aus N^5, N^{10}-Methenyl-Tetrahydrofolat.

Die *Biosynthese der Purinverbindungen* (Abb. 153) erfolgt in einer Reihe aufeinanderfolgender Reaktionen, die sich wie folgt zusammenfassen lassen (in Klammern: Enzym, das die Bildung der voraus genannten Substanz katalysiert, allenfalls mit Angabe zusätzlicher Substrate bzw. Kofaktoren): 1) Aus *Ribose-5-Phosphat* entsteht α-5-Phosphoribosyl-Pyrophosphat = *PRPP* (PRPP-Synthetase, ATP, Mg^{++}); 2) unter Verwendung von Glutamin wird daraus β-5-Phosphoribosylamin (PRPP-Glutamyl-Amidotransferase); 3) *Glyzinamid-Ribosyl-5-Phosphat* = Glyzinamid-Ribotid = GAR (aus der Reaktion des Produkts von 2) mit Glyzin); 4) *Formyl-Glyzinamid-Ribosyl-5-Phosphat* (Formyl-Transferase, N^5, N^{10}-Methenyl-Tetrahydrofolat); 5) *Formyl-Glyzinamidin-Ribosyl-5-Phosphat* (Formyl-Glyzinamidin-Ribosyl-Phosphat-Synthetase, ATP, Glutamin); 6) *Aminoimidazol-Ribosyl-5-Phosphat* (Aminoimidazol-Ribosyl-Phosphat-Synthetase, ATP, Mg^{++}); 7) *Aminoimidazol-Karboxylat-Ribosyl-5-Phosphat* (wahrscheinlich Biotin, CO_2); 8) *Aminoimidazol-Sukzinyl-Karboxamid-Ribosyl-5-Phosphat* = SAICAR (N in Position 1 aus der α-Aminogruppe von Aspartat); 9) *Aminoimidazol-Karboxamid-Ribosyl-5-Phosphat* (Adenylosukzinase, Abspaltung von Fumarat); 10) *Formyl-Amidoimidazol-Karboxamid-Ribosyl-5-Phosphat* (Formyl-Transferase, N^{10}-Formyl-Tetrahydrofolat); 11) *Inosinsäure* = *Inosin-Monophosphat* = *IMP* (IMP-Zyklohydrolase, Abgabe von H_2O). Die Bedeutung des *Folatstoffwechsels* für die Purinsynthese geht aus dieser kurzen Übersicht deutlich hervor.

Inosin-Monophosphat (IMP) ist die Ausgangssubstanz für die Synthese der Adeninnukleotide wie der Guaninnukleotide. Unter der katalytischen Wirkung der Mg^{++}-abhängigen Adenylosukzinat-Synthetase und unter Verwendung von GTP sowie Aspartat entsteht aus IMP *Adenylsukzinat (AMPS)*. Mit Hilfe der Adenylosukzinase und unter Abspaltung von Fumarsäure wird AMPS schließlich in *Adenosin-Monophosphat (AMP)* umgewandelt.

Die Biosynthese der Guaninnukleotide, ausgehend von IMP, beginnt mit einer Oxidation zu *Xanthosin-Monophosphat* (XMP), wobei die IMP-Dehydrogenase katalysierend wirkt, und NAD^+ benötigt wird. Unter Verwendung von Glutamin und ATP bildet sich durch Aminierung *Guanosin-Monophosphat* (GMP). Die Konversion von AMP und GMP in die entsprechenden Nukleosiddiphosphate (*ADP* und *GDP*) und -triphosphate *(ATP* und *GTP)* erfolgt mit Hilfe der *Nukleosid-Monophosphat-Kinase* und *Nukleosid-Diphosphat-Kinase (»Myokinasen«)*, wobei ATP als Energiequelle dient.

Purin-Deoxyribonukleotide bilden sich durch direkte Reduktion am C_2-Atom des Riboserests des entsprechenden Ribonukleotids, nachdem dieses in die Nukleosid-Diphosphatform überführt wurde. Diese Reaktion läuft in Anwesenheit eines Proteinfaktors, *Thioredoxin*, ab, der bei der Ribose-Oxidation eine Reduktion erfährt und mit Hilfe der Thioredoxin-Reduktase, unter Verwendung von NADPH, wieder in die reduzierte Form überführt werden kann. Die Reduktion des Ribonukleosid-Diphosphats durch reduziertes Thioredoxin geschieht unter der katalytischen Wirkung zweier Enzyme, Enzym B_1 und B_2.

Einzelne Zellen und Gewebe, wie die Erythrozyten, z. T. auch Granulozyten und möglicherweise Hirngewebe, besitzen die Fähigkeit zur vollständigen de novo-Synthese von Purinnukleotiden nicht oder nur in beschränktem Maß, so daß sie auf eine exogene – vor allem hepatische – Zufuhr von Purinen und Purinnukleosiden angewiesen sind. Der Verwertung (»Sicherstellung«) von Purinbasen und Purin-Nukleosiden unter solchen Bedingungen dienen 2 hauptsächliche Mechanismen: 1) Der erste, wichtigere sog. *»Salvage pathway«* be-

steht in der *Phosphoribosylisierung der freien Purinbasen,* z. B. die Bildung von AMP aus PRPP und Adenin mit Hilfe der Adenin-Phosphoribosyl-Transferase, die Produktion von IMP aus PRPP und Hypoxanthin mit Hilfe der Hypoxanthin-Guanin-Phosphoribosyl-Transferase, oder die Überführung von Guanin und PRPP in GMP unter der katalytischen Wirkung desselben Enzyms.
2) Ein 2., weniger wichtiger »Salvage pathway« besteht in der *Phosphorylierung von Purin-Nukleosiden an deren 5'-Hydroxylgruppen.* Die Umwandlung von Adenosin in AMP geschieht in menschlichen Zellen mit Hilfe der Adenosin-Kinase, die offenbar für dieses Substrat spezifisch ist. Überdies kennt man einen Reaktionsweg, in dem unter dem Einfluß der *Purin-Nukleosid-Phosphorylase* Inosin und Guanosin sowie Deoxyguanosin in Hypoxanthin bzw. Guanin umgewandelt werden, wobei Ribose-1-Phosphat und 2'-Deoxyribose-1-Phosphat frei werden. Mit Hilfe der Hypoxanthin-Guanin-Phosphoribosyl-Transferase und unter Verwendung von PRPP können die genannten Basen wieder zu IMP bzw. GMP phosphoribosyliert werden. Ferner kann Adenosin in einer durch die Adenosin-Deaminase katalysierten Reaktion, in Inosin verwandelt werden.
Die *Regulation der Purin-Biosynthese* hängt von verschiedenen Faktoren ab. Am wichtigsten ist die *intrazelluläre Konzentration von PRPP,* dessen Syntheserate ihrerseits u. a. von der Verfügbarkeit von Substraten (vor allem Ribose-5-Phosphat), der ATP-Konzentration und der Aktivität der PRPP-Synthetase bestimmt wird. Der Verbrauch von PRPP scheint in erster Linie mit dem oben erwähnten »Salvage pathway«, in zweiter Linie mit der de novo-Synthese von Purinen in Beziehung zu stehen. Ein weiterer Regulationsmechanismus besteht darin, daß Purinnukleotide, wie AMP und GMP, im Sinn eines negativen »Feed back«-Mechanismus die Aktivität der für die de novo-Synthese von Purinen wichtigen PRPP-Glutamyl-Amidotransferase zu hemmen vermögen. Dies geschieht z. T. offenbar aufgrund einer Kompetition mit dem Substrat PRPP. In vivo scheint diesem Mechanismus jedoch eine weit geringere Bedeutung zuzukommen als einer allosterischen Hemmung der PRPP-Synthetase (s. o.). Überdies scheint die Enzymproduktion durch koordinierte Repressionen oder Derepressionen gehemmt oder gesteigert werden zu können. Die Umwandlung von IMP in GMP oder AMP untersteht einerseits der Kontrolle eines negativen Rückkoppelungsmechanismus, indem AMP einen hemmenden Effekt auf die Adenyl-Sukzinat-Synthetase und GMP einen solchen auf die IMP-Dehydrogenase ausüben. Andererseits hängt die Konversion von IMP zu AMP von der Anwesenheit von GTP und diejenige von Xanthinylat in GMP vom Vorhandensein von ATP ab. Die hauptsächliche Bedeutung dieser kreuzreagierenden Mechanismen liegt wahrscheinlich darin, daß bei Mangel an dem einen Purinnukleotid ein anderes nicht im Überschuß gebildet wird, d. h. ein Sparprinzip zur Geltung kommt. Einer komplexen Regulation ist auch die Reduktion von Purin- und Pyrimidin-Ribonukleotiden zu den entsprechenden 2'-Deoxyribonukleotiden unterworfen, ebenfalls mit dem Resultat, daß für die Nukleinsäure-Synthese Vorläufer in ausgewogener relativer Menge vorhanden sind.

Biosynthese von Pyrimidin-Nukleotiden

Wie im Fall der Purinsynthese, dienen beim Aufbau der Pyrimidinnukleotide ebenfalls PRPP, Glutamin, CO_2 und Aspartat als Vorläufersubstanzen (Abb. 153). Eine weitere Analogie besteht darin, daß auch für die Bildung von Thymidylat Tetrahydrofolat-Derivate benötigt werden. Im Gegensatz zur Synthese von Purin-Nukleotiden beginnt jedoch die von Pyrimidin-Nukleotiden nicht mit der Bildung von Ribosephosphat, sondern mit der Zusammenstellung der Ringstruktur. Stark vereinfacht läßt sich der Synthesevorgang wie folgt zusammenfassen (s. Anmerkung zur Biosynthese von Purinen): 1) Bildung von *Karbamyl-Phosphat* aus *Glutamin, ATP* und CO_2 (Karbamyl-Phosphat-Synthetase, im Zytosol); Kondensation von Karbamyl-Phosphat und Aspartat zu *Karbamyl-Aspartat,* unter Freisetzung von Phosphat (Aspartat-Transkarbamylase); 3) Ringschluß durch Dehydrogenierung: *Dihydroorotsäure* (Dihydroorotase); 4) Entstehung von *Orotsäure* durch weitere Dehydrogenierung (Dihydroorotat-Dehydrogenase, NAD); 5) Phosphoribosylierung zu *Orotidin-Monophosphat = Orotidylat = OMP* (Orotat-Phosphoribosyl-Transferase); 6) Dekarboxylierung zu *Uridin-Monophosphat = Uridylat = UMP* (Orotidylsäure-Dekarboxylase), womit das erste echte Pyrimidin-Ribonukleotid gebildet ist; 7) durch weitere Phosphorylierung können daraus *UDP* und *UTP* hervorgehen, und aus letzterem durch Aminierung – unter Verwendung von Glutamin – *Cytidin-Triphosphat = CTP.* Andererseits entsteht aus UDP durch Reduktion *dUDP,* das durch Verlust eines Phosphatrests zu *dUMP* wird. Dieses erfährt unter der katalytischen Wirkung der Thymidylat-Synthetase am C_5-Atom eine Methylierung, wobei N^5, N^{10}-Methylentetrahydrofolat als Methyldonator wirkt und im Zug der Hydrogenierung des Methylens in Dihydrofolat übergeht. Die Methylengruppe stammt vor allem von der Hydroxymethylgruppe des Serins und wird dabei in eine Methylgruppe umgewandelt. Damit Folat weiterhin als Trägersubstanz wirken kann, muß es von der Dihydro- wieder in die Tetrahydroform rückversetzt werden, ein Reduktionsvorgang, den die Dihydrofolat-Reduktase katalysiert.
Säugerzellen besitzen offenbar nur in geringem Maß die Fähigkeit, freie, echte Pyrimidinbasen in die entsprechenden Nukleotide umzusetzen. Dagegen besteht ein *»Salvage pathway«,* um die Nukleoside Uridin, Cytidin und Thymidin in die Nukleotidform zu verwandeln. Eine weitere Möglichkeit liegt in der Konversion von Orotsäure in OMP, die von der Orotat-Phosphoribosyl-Transferase katalysiert wird. Mit Hilfe dieses Enzyms gelingt ferner die Phosphoribosylierung von Allopurinol, nicht aber der klassischen Pyrimidinbasen.
Die *Regulation der Pyrimidin-Biosynthese* erfolgt nach dem bisher Bekannten einerseits durch allosterische Einflüsse, andererseits vermutlich durch eine koordinierte Repression und Derepression. Die *Karbamyl-Phosphatsynthetase* erfährt durch UtP und Purin-Nukleotide eine Hemmung, durch PRPP dagegen eine Aktivierung. Von der *Aspartat-Transkarbamylase* weiß man, daß sie leicht durch CTP gehemmt werden kann, offenbar durch allosterische Inhibition. Gesamthaft betrachtet, geht die Biosynthese der Pyrimidine derjenigen der Purine ungefähr parallel. Das in beiden Aufbauvorgängen eingeschaltete, zentrale Enzym, die *PRPP-Synthetase,* kann sowohl durch Purin- wie durch Pyrimidinnukleotide gehemmt werden. Zudem ist die *Karbamyl-Phosphatsynthetase* gegenüber hemmenden Einflüssen von Purin- und Pyrimidinnukleotiden empfindlich, ein weiteres Beispiel kreuzregulierender Mechanismen.

Katabolismus von Purinen

Beim Menschen ist die *Harnsäure* das Endprodukt des Purinabbaus. Gestützt auf Beobachtungen an Patienten mit einem entsprechenden Enzymdefekt, darf man annehmen, daß etwa 99% der normalerweise gebildeten Harnsäure aus Produkten der Reaktion stammen, die von der in den »Salvage pathway« eingegliederten *Purin-Nukleosid-Phosphorylase* katalysiert wird. d. h. von *Guanin* und *Hypoxanthin* (Abb. 153). Guanin erfährt, dank der Einwirkung der *Guanase,* unter Aufnahme von H_2O und Abgabe von NH_3, eine Konversion in Xanthin. Hypoxanthin geht durch Oxidation in das letztere über. Die schließliche Oxidation von Xanthin zu Harnsäure geschieht unter dem Einfluß der *Xanthinoxidase,* einem Enzym, das vor allem in der Leber, im Dünndarm und in den Nieren in hoher Aktivität vorhanden ist. Ein kleiner Teil der renal ausgeschiedenen Harnsäure geht – wie erwähnt – aus dem intratestinalen Abbau von Nahrungs-Nukleoproteinen hervor. Dieses Produkt bakterieller Tätigkeit spielt aber unter physiologischen Bedingungen keine erhebliche Rolle. Außer dem Menschen und den Primaten vermögen die meisten Säuger Harnsäure mit Hilfe der Urikase in das weit besser lösliche Allantoin abzubauen.
Beim *Menschen* ergibt sich folgende *Bilanz des Harnsäureumsatzes:* Nach mehrtägiger Ernährung durch purinarme Kost enthält der Körper des Mannes im Mittel etwa 1200 mg Harnsäure, und ungefähr 700 mg werden täglich umgesetzt. Zwei Drittel der Gesamtmenge gelangen zur Ausscheidung durch die Nieren, ein Drittel wird mit der Galle bzw. anderen gastrointestinalen Sekreten ausgeschieden und durch die Dickdarmbakterien abgebaut. Bei purinreicher Kost steigen die Gesamtmenge und der Umsatz der Harnsäure im Körper erheblich an.

Abbau der Pyrimidine

Der Pyrimidinkatabolismus, der sich gänzlich von dem der Purine unterscheidet, findet vor allem in der *Leber* statt. Die wesentlichen Reaktionsschritte können – soweit man sie kennt oder für wahrscheinlich hält – wie folgt zusammengefaßt werden (Abb. 153): *Cytosin* geht unter Abgabe von NH_3 in *Urazil* über, das seinerseits mit Hilfe von NADPH zu *Dihydrourazil* reduziert wird. Unter Wasseraufnahme verwandelt sich letzteres in β-Ureidopropionsäure (= *N-Karbamyl-β-Alanin),* das hydrolytisch in β-Alanin, CO_2 und NH_3 aufgespalten wird. *Thymin* erfährt zunächst unter Einwirkung von NADPH eine Reduktion in *Dihydrothymin,* das unter Wasseraufnahme in *β-Ureidoisobuttersäure (= N-Karbamyl-β-Isobuttersäure)* überführt wird. Durch hydrolytische Spaltung gehen daraus *β-Aminoisobuttersäure,* CO_2 und NH_3 hervor.

118.2. Begriffe und allgemeine Angaben über Gicht und Hyperurikämie

Definitionen: Von *Hyperurikämie* sprechen wir, wenn die Harnsäurekonzentration im Blut höher als ungefähr 7 mg/100 ml Blutplasma bzw. Serum liegt, wobei Männer im Mittel einen um etwa 1 mg höheren Wert aufweisen als Frauen. Unter *Gicht* versteht man eine Störung, die mit – wenigstens zeitweiliger – Hyperurikämie einhergeht und sich in erster Linie durch wiederholte schmerzhafte Attacken, vor allem im Sinn einer akuten Arthritis, sowie z. T. durch nachweisbare kristallförmige Ablagerungen von Natriumurat u. a. in Form sog. *Tophi* (vernarbende Granulome im Bereich der Natriumuratkristallablagerung) auszeichnet. »*Primäre Gicht*« ist ein Sammelname für eine Gruppe sicher oder wahrscheinlich genetisch bedingter metabolischer Störungen, die zu den erwähnten Symptomen und Zeichen führen, zudem aber oft eine Uratnephrolithiasis und parenchymatöse Nierenschäden hervorrufen *(»Gichtniere«)*. Bei den weitaus häufigsten Varianten von primärer Gicht, den sog. *»adulten Formen von Gicht«*, kennt man das Wesen der biochemischen Anomalität nicht oder nur lückenhaft. Daneben gibt es eine Reihe seltener primärer Gichttypen, die auf einem biochemisch nachgewiesenen Enzym- bzw. Proteindefekt beruhen (s. u.). Unter *»sekundärer Gicht«* verstehen wir erworbene Formen von Hyperurikämie mit entsprechenden Folgen, die im Rahmen verschiedener, bekannter Krankheiten auftreten können, so bei hämatologischen Leiden mit erhöhtem Zelluntergang, chronischen Nierenkrankheiten, schwerer arterieller Hypertonie, Behandlung mit hyperurikämisch wirkenden Medikamenten u. a. m. Die Gichtsymptome sind seit dem Altertum bekannt, hauptsächlich wegen der Gelenkschmerzen, die – je nach Lokalisation – einen anderen Namen trugen: *Podagra* (große Zehe), *Cheiragra* (Handgelenk), *Gonagra* (Kniegelenk) u. a. Im englischen Sprachgebiet heißt das Leiden »*Gout*« (vom Lateinischen »gutta«), was von der Vorstellung herrührt, die Schmerzen seien durch ein Gift verursacht, das Tropfen für Tropfen ins Gelenk »falle«. In Deutschland hieß die Gicht »*Zipperlein*«. In der lateinisch-griechischen Medizinersprache bezeichnet man durch Gicht bedingte entzündliche Prozesse mit dem Beiwort *»urica« (Arthritis urica, Nephritis urica* u. a.).

Häufigkeit und genetische Hintergründe der wichtigsten Gichtformen

Die *Häufigkeit der Gicht* zeigt – je nach *Ernährungsgewohnheiten* – erhebliche Unterschiede: Zur Zeit beträgt sie in Europa und USA ungefähr 0,2–0,5% der Bevölkerung, lag aber während des 1. und 2. Weltkriegs, als die Nahrung fleischärmer war, erheblich unter diesem Bereich. Die statistisch nachgewiesene Korrelation zwischen Serum-Urat-Konzentration einerseits und *Körpergewicht* und *Hypertriglyzeridämie* andererseits scheint sich u. a. im Sinn verschiedener Folgen reichhaltigen Essens zu verstehen. Vermutlich spielen noch weitere Faktoren mit eine Rolle (s. u.). Ob und in welchem Ausmaß die hohe Gichtinzidenz etwa bei den erwachsenen männlichen Maoris in Neuseeland auf *rassisch bedingten Besonderheiten* gründet, bleibt noch zu klären. Im allgemeinen erkrankt das *männliche Geschlecht* viel häufiger als das weibliche, das in großen Untersuchungsserien nur 3–8% aller Gichtleidenden ausmacht. Meistens handelt es sich zudem um eine Störung, die sich bei *Erwachsenen* im mittleren und höheren Alter findet, jedoch nur ausnahmsweise bei Kindern; sind diese betroffen, hat man es in der Regel mit einer bekannten Enzymopathie zu tun (z. B. Lesch-Nyhan-Syndrom, s. unten, oder v. Gierke'sche Krankheit, S. 960). Von allen Gichtfällen gehören 90–95% einer der primären Formen an, insbesondere der *adulten Form mit normaler Harnsäureausscheidung,* auf die etwa ¾ aller Beobachtungen entfallen, während nur ¼ eine Hyperurikazidurie aufweist. Die Häufigkeit der *sekundären Gicht* wird auf 5–10% geschätzt, wenn man vom örtlich und/oder zeitlich gehäuften Vorkommen gewisser toxisch bedingter Formen (z. B. Bleivergiftungen bei Trinkern von mit diesem Schwermetall kontaminiertem Whisky oder starker Gebrauch von Thiazid-Diuretika) absieht. Bei der sekundären Gicht ist die Prädominanz des männlichen über das weibliche Geschlecht weit weniger deutlich als bei den primären Varianten.

Über die *Vererbbarkeit der primären Gicht,* im besonderen der häufigsten primären adulten Form ohne Hyperurikazidurie, werden unterschiedliche Angaben gemacht. Ein familiäres Vorkommen des Leidens scheint in den USA in ungefähr 10–15% der Fälle gesichert zu sein. Der tatsächliche Wert liegt aber wahrscheinlich viel höher. In England wurden Zahlen bis zu 75% mitgeteilgt. Vieles spricht dafür, daß wir es mit *multifaktoriellen genetischen Komponenten* zu tun haben (u. a. Polygenie), und daß *verschiedene Unterformen* bestehen. So scheint zum mindesten ein autosomal dominant und ein X-chromosomal dominant vererbbarer Typ auseinandergehalten werden zu können. Die genetischen Hintergründe der Gicht wird man erst besser zu beurteilen vermögen, wenn der oder die biochemischen Defekt(e) einmal bekannt sind. Erschwerend wirkt – wie erwähnt – der erhebliche Einfluß von Umweltfaktoren, d. h. vor allem Ernährungsart, Alkoholkonsum, Einnahme von Medikamenten u. a.

Gemeinsame Merkmale der Entstehungsweise von Gichtsymptomen und ihr morphologisches Korrelat

Pathogenese: Theoretisch könnte die *Anhäufung exzessiver Mengen von Harnsäure bzw. Uraten im Körper* infolge a) einer vermehrten intestinalen Purin- bzw. Harnsäureresorption, b) einer gesteigerten endo-

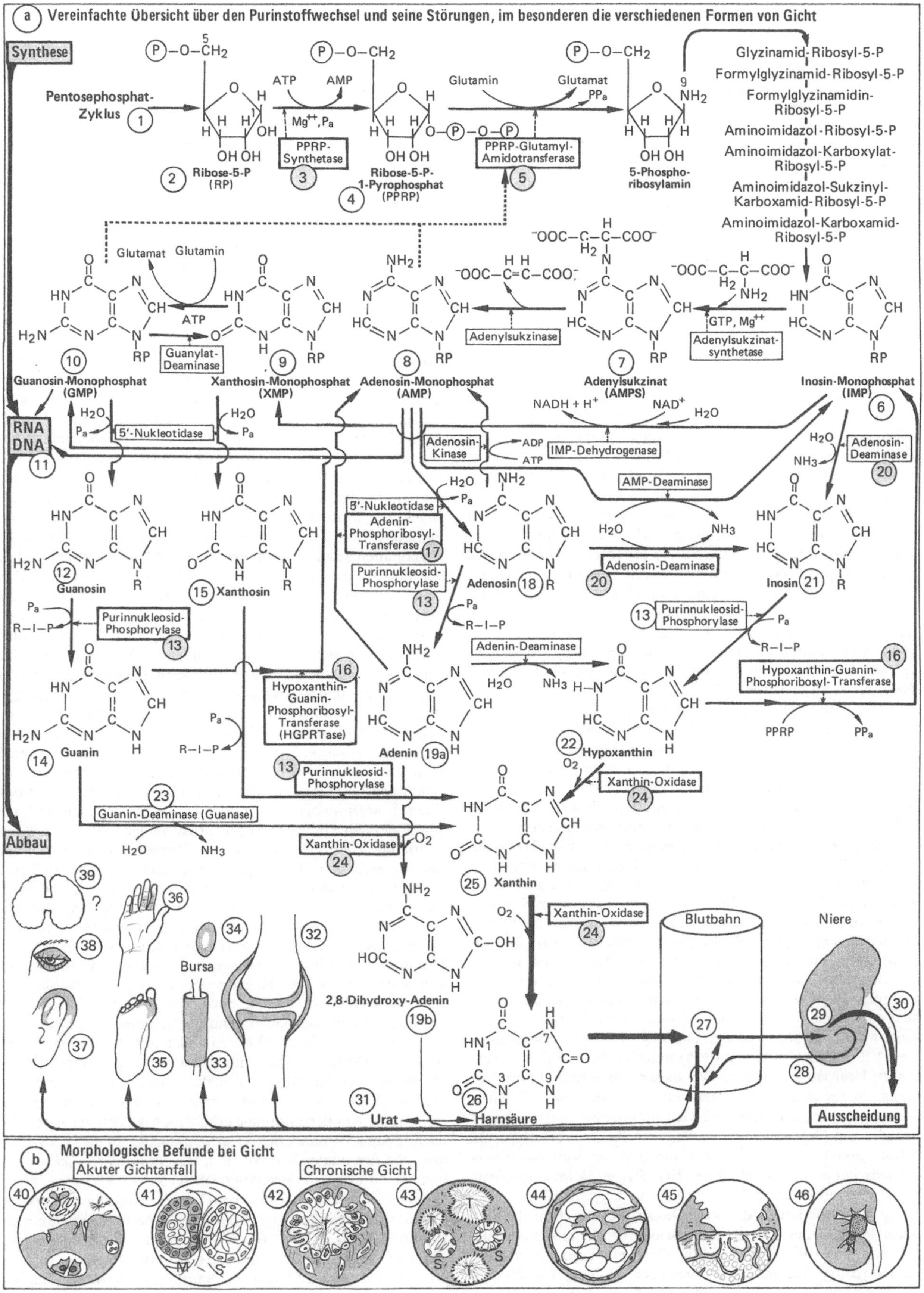
a Vereinfachte Übersicht über den Purinstoffwechsel und seine Störungen, im besonderen die verschiedenen Formen von Gicht
Synthese
Pentosephosphat-Zyklus
Ribose-5-P (RP)
PPRP-Synthetase
Ribose-5-P-1-Pyrophosphat (PPRP)
Glutamin
Glutamat
PPRP-Glutamyl-Amidotransferase
5-Phosphoribosylamin
Glyzinamid-Ribosyl-5-P
Formylglyzinamid-Ribosyl-5-P
Formylglyzinamidin-Ribosyl-5-P
Aminoimidazol-Ribosyl-5-P
Aminoimidazol-Karboxylat-Ribosyl-5-P
Aminoimidazol-Sukzinyl-Karboxamid-Ribosyl-5-P
Aminoimidazol-Karboxamid-Ribosyl-5-P
Guanylat-Deaminase
Adenylsukzinase
Adenylsukzinat-synthetase
Guanosin-Monophosphat (GMP)
Xanthosin-Monophosphat (XMP)
Adenosin-Monophosphat (AMP)
Adenylsukzinat (AMPS)
Inosin-Monophosphat (IMP)
RNA DNA
5'-Nukleotidase
Adenosin-Kinase
IMP-Dehydrogenase
AMP-Deaminase
Adenosin-Deaminase
Adenin-Phosphoribosyl-Transferase
Purinnukleosid-Phosphorylase
Guanosin
Xanthosin
Adenosin
Inosin
Guanin
Hypoxanthin-Guanin-Phosphoribosyl-Transferase (HGPRTase)
Adenin-Deaminase
Adenin
Hypoxanthin
Xanthin-Oxidase
Guanin-Deaminase (Guanase)
Abbau
Xanthin
2,8-Dihydroxy-Adenin
Bursa
Blutbahn
Niere
Urat
Harnsäure
Ausscheidung
b Morphologische Befunde bei Gicht
Akuter Gichtanfall
Chronische Gicht

Abb. 153a u. b. *Gicht und andere Störungen des Purinstoffwechsels.* **a** *Vereinfachte Übersicht über den Purinstoffwechsel und seine Störungen.* Unter der Bezeichnung »*Gicht*« faßt man verschiedene krankhafte Zustände zusammen, die als gemeinsames Merkmal eine wenigstens zeitweilige *Hyperurikämie* (mehr als etwa 7 mg Harnsäure/ml Blutplasma oder Serum, 26, 27), verbunden mit Symptomen, wie *Schmerzattacken* im Bereich bestimmter Gelenke (32, 35, 36), u. U. *Störungen der Nierenfunktionen* (28–30) und – bei chronischem Verlauf – Entstehung von *Tophi* (31–38), haben. Schädigend wirken in erster Linie *Urate (insbesondere Mononatriumurat-Monohydrat)- und/oder Harnsäure-Kristalle bzw. -Präzipitate,* die wegen der begrenzten Löslichkeit dieser Substanzen in Geweben (Knorpel, Gelenkbereiche, Niereninterstitium u. a.) und dem Hohlraumsystem der Nierentubuli sowie der harnableitenden Strukturen ausfallen können (*Urolithiasis,* 28–30). Als Ursachen einer Hyperurikämie kommen eine *vermehrte Bildung von Harnsäure* (1–26) oder – seltener und mit weniger schweren Folgen – eine *verminderte renale Ausscheidung* (28–30) dieser Substanz in Frage. Bei beiden Gruppen von Mechanismen kann es sich um *primäre, wenigstens zum Teil genetisch bedingte Stoffwechseldefekte* oder um *sekundäre Phänomene,* d. h. die Folge einer anderen, bekannten Grundkrankheit handeln. Formen mit nachgewiesenem *spezifischem Enzym- bzw. Proteindefekt* bilden kaum mehr als 3% der Gichtfälle; allerdings handelt es sich hierbei z. T. um besonders schwere Störungen, die schon im Kindesalter in Erscheinung treten (s. u.). Ungefähr 90–95% aller Gichtfälle sind der primären Form zuzurechnen, wovon etwa ¾ zur adulten Variante mit normaler Harnsäureausscheidung und ¼ zu derjenigen mit Hyperurikazidurie gehören. Über die genetischen Hintergründe dieser häufigsten Typen weiß man wenig; vermutlich haben wir es mit einer Polygenie und einem multifaktoriellen Geschehen zu tun, bei dem z. B. auch Ernährungsgewohnheiten (Fleischgenuß u. a.), Körpergewicht, Triglyzeridkonzentration im Blut, Alter, Geschlecht (es erkranken vor allem Männer) u. a. hineinspielen. Die *Purinsynthese* nimmt nach dem bisher Bekannten ihren Ausgang von Ribose-5-Phosphat (2), das vor allem über den Pentosephosphat-Zyklus gebildet wird (1). Die Gichtsymptome bei *Glykogenose Typ I* (Glukose-6-Phosphat-Phosphatase-Defekt) und bei *Glutathion-Reduktase-Mangel* erklären sich zum guten Teil durch ein vermehrtes »Ausweichen« über den Pentosephosphatzyklus und damit einen erhöhten Anfall von Ribose-5-Phosphat. Man kennt mindestens drei verschiedene, z. T. sicher, z. T. wahrscheinlich X-chromosomal-rezessiv vererbbare *Störungen, die die PPRP-Synthetase betreffen* (3) und die mit einer *Purin-Überproduktion,* einer Hyperurikämie und einer Hyperurikazidurie einhergehen: Bei der einen Variante scheint eine *erhöhte Aktivität des Enzyms* (V_{max} weit über dem Normbereich) vorzuliegen, bei einer anderen Form scheint die PPRP-Synthetase *auf negative Rückkoppelungsmechanismen nicht anzusprechen,* und beim dritten Typ ist offenbar die K_m für Ribose-5-Phosphat abnorm niedrig. Das ebenfalls X-chromosomal-rezessiv vererbbare *Lesch-Nyhan-Syndrom* kennzeichnet sich durch einen vollständigen *Mangel an HGPRTase-Aktivität* (16), womit der sog. »salvage pathway« (»Wiedergewinnungsweg«) für GMP (10) und IMP (6) unterbrochen wird, und vermehrt Harnsäure entsteht. Bei dieser schwersten Form von Gicht, die oft schon in der ersten Lebensdekade zum Tode führt, treten aus nicht geklärten Gründen progressive zentralnervöse Schäden auf (39). Man kennt zudem eine ebenfalls mit Hyperurikämie und Hyperurikazidurie einhergehende Variante dieses Leidens mit *partiellem Block der HGPRTase.* Beim autosomal-rezessiv vererbbaren *Defekt der Adenin-Phosphoribosyl-Transferase* (17) funktioniert der »salvage-pathway« nicht mehr, der normalerweise aus Adenin (19a) wieder AMP entstehen läßt (8); in diesen Fällen bilden sich häufig Nierenkonkremente aus 2,8-Dihydroxy-Adenin (19b). Genetisch bedingte *Defekte der Xanthin-Oxidase* (24) bewirken eine renale Xanthin-Lithiasis (25) und eine Hypourikämie; auch sie scheinen autosomal-rezessiv vererbt zu werden. Aus unbekannten Gründen ist ein schwerer *Mangel an Adenosin-Deaminase-Aktivität* (20) mit einer autosomal-rezessiv vererbbaren Immundefizienz verbunden, die sowohl das T- wie das B-Lymphozyten-System betrifft. Eine ebenfalls autosomal-rezessiv vererbbare, aber nur die T-Zellen umfassende Immunmangelkrankheit findet sich bei einem *Defekt der Purin-Nukleosid-Phosphorylase* (13), der überdies mit einer Inosinurie (21) und Hypourikämie einhergeht. Wie erwähnt, machen die Gichtformen mit bekanntem Enzymdefekt nur einen kleinen Teil aller, d. h. auch der familiär gehäuft auftretenden Fälle aus. Ob beispielsweise die hinsichtlich Inzidenz vorherrschende sog. *adulte primäre Gichtform mit normaler Harnsäureausscheidung* auf einem erhöhten Angebot von Substraten, wie PPRP (4), Glutamin (5) u. a. (5–10?), einer gesteigerten Aktivität der PPRP-Glutamyl-Amidotransferase (5), einer veränderten Konzentration regulatorisch wirkender Nukleotide (6–10), Nukleoside (12, 15, 18, 21) oder Basen (14, 19a, 22), einer vermehrten Urat-Rückresorption in den Nierentubuli (28), einer verminderten renalen Harnsäure-Sekretion (29, 30) und/oder anderen Mechanismen beruht, ist nicht geklärt. Dasselbe gilt für die weniger häufige *adulte primäre Gicht mit Hyperurikazidurie,* wenn auch hier eine Überproduktion von Harnsäure (1–26?) im Vordergrund der Möglichkeiten steht. Eine *sekundäre Gicht* kann bei jeder Hyperurikämie in Erscheinung treten, vor allem bei *gesteigertem Katabolismus von Nukleinsäuren* (11), wie er bei verschiedenen hämatologischen Leiden mit vermehrtem Zelluntergang (myeloproliferative Syndrome, multiples Myelom, chronische hämolytische Anämien u. a.), Anwendung zytotoxisch wirkender Medikamente und weiteren Störungen vorkommen kann. Je nach der Dauer und dem Schweregrad der Hyperurikämie stehen Symptome einer akuten oder einer chronischen Gicht im Vordergrund. Weitere Ursachen einer sekundären Gicht umfassen eine *Verminderung der renalen Uratausscheidung* (z. B. chronische Bleinephropathie, Medikamentenwirkung (Hydrochlorthiazid, Pyrazinamid, Aspirin in hohen Dosen u. a.), Laktatazidämie, vollständige kalorische Restriktion (mit Hemmung der Uratausscheidung z. B. durch Ketonkörper u. a.)) eine *schwere Adipositas* (Mechanismus unbekannt) und eine *vermehrte intestinale Purinresorption* (exzessive Fleischkost + »Gichtdiathese«, Verabreichung von reichlich Pankreasenzymen u. a.). Der Schweregrad sekundärer Gichtformen erreicht selten den bei primären oder gar den bei bekannten Enzymopathien. **b** *Morphologische Befunde bei Gicht.* Bei allen zyto- und histologischen Untersuchungen ist zu berücksichtigen, daß sich *Natriumurat-Kristalle (besonders Mononatriumurat-Monohydrat)* in wäßrigen Medien auflösen können. Aus diesem Grund benützt man zu deren Nachweis im Gewebe eine *Alkoholfixation* oder untersucht die Proben nativ (z. B. Murexidprobe). Bei *akuten Gichtanfällen* finden sich in den betroffenen Gelenken *(Arthritis urica acuta)* doppelt-brechende Uratkristalle, die z. T. von Granulozyten aufgenommen werden und über eine Aktivierung von Komplement bzw. Hageman-Faktor, Freisetzung von Substanzen aus Phagozyten u. a. entzündungsauslösend wirken; dabei erleidet auch der Gelenkknorpel Schaden (40). Die »*akute Gichtniere*« (41), die in schweren Fällen mit Oligurie verbunden sein kann (Obduration der Tubuluslumina?), charakterisiert sich durch reichlich schollige Uratniederschläge z. B. in den Mittelstücken (M) und vorwiegend Harnsäurekristalle in den Sammelrohren (S). Ähnliche Befunde erhebt man bei den nur kurze Zeit nach Geburt vorhandenen »*Harnsäureinfarkten der Neugeborenen*« die fast immer harmlos sind. Bei *chronischer Gicht* entstehen oft vor allem in Gelenkbereichen (32, 35, 36), aber auch in Sehnenscheiden (33), Bursen (34), im Gebiet der Ohrknorpel (37), des Tarsus der Augenlider (38) sowie im Interstitium der Nieren (43, sog. *chronische Gichtnieren* mit Tophusbildung vor allem an der Mark-Rindengrenze und in den Papillen) sog. *Tophi* (T), d. h. Anhäufungen von Natriumurat-Kristallen mit umgebender histiozytärer Reaktion und progressiver Fibrosierung. Relativ früh im Verlauf einer chronischen Gicht kann es über-

genen Harnsäureproduktion, c) einer verminderten renalen und/oder gastrointestinalen Exkretion dieses Kataboliten, d) einer herabgesetzten endogenen Abbaurate von Harnsäure bzw. Uraten oder e) einer Kombination einzelner oder mehrerer dieser Möglichkeiten zustande kommen (Abb. 153). Da menschliche Gewebe keine nennenswerte Urikaseaktivität aufweisen, spielt der unter d) erwähnte Mechanismus, d. h. die endogene Urikolyse, keine wesentliche Rolle. Daß eine *purinreiche Kost* das Gichtleiden ungünstig beeinflußt, wurde erwähnt. Umsatzstudien an gichtkranken Menschen haben indessen gezeigt, daß die Hauptursachen in einer *abnormen endogenen Purinproduktion* und/oder in einer *gestörten Harnsäureausscheidung durch die Nieren* liegen. Untersuchungen über den Purinumsatz ließen erkennen, daß die Mehrzahl der Gichtpatienten wesentlich mehr Purine synthetisiert als die gesunde Kontrollpopulation, und daß in ungefähr 20–25% der Fälle vermehrt Harnsäure im Urin ausgeschieden wird. Immerhin verbleibt *eine ansehnliche Minderzahl von Fällen, in denen sich mit den z. Z. verfügbaren Methoden eine gesteigerte Purinsynthese nicht nachweisen läßt.*

Die meisten Gichtsymptome beruhen auf der *Bildung von Kristallen* in einem an Harnsäure bzw. Uraten übersättigten Gewebe, insbesondere in seinem *Interzellulärraum.* Über die Mechanismen, die bei Hyperurikämie die Kristallbildung auslösen, weiß man wenig. Erfahrungsgemäß fallen Attacken oft mit physischen Anstrengungen, Eß- und Alkoholexzessen und/oder emotionalem Streß zusammen. Gichtanfälle häufen sich auch 3–7 Tage nach einem operativen Eingriff. Befriedigende Zusammenhänge zwischen dem Ausmaß der Hyperurikämie z. Z. des Anfalls und der Anfallsauslösung konnten bisher nicht gefunden werden. Von allfälligen Veränderungen des Milieus im Interzellulärraum (pH! u. a.), die Gichtanfälle auslösen könnten, hat man noch wenig Kenntnisse. Die vorherrschende Form von Harnsäure wird durch das *pH des Milieus* bestimmt. Bei einem pH von 5,75 finden sich Harnsäure und Natriumurat in ungefähr gleichen Mengen. Liegt das pH tiefer, herrscht die im Wasser weniger lösliche Harnsäure vor, und bei physiologischem pH findet sich vor allem Natriumurat. Die Größe des *mischbaren Uratpools im Körper* spiegelt sich daher in erster Linie in der *Uratkonzentration* im Serum wider. Bei Übersättigung, d. h. bei Hyperurikämie bestimmten Grades, können sich Kristalle bilden. Da die Löslichkeit von Natriumurat im Serum bei 37° ungefähr 7 mg/100 ml beträgt, liegt in diesem Bereich der Grenzwert, oberhalb dessen eine *Auskristallisierung* wahrscheinlich wird. Erfahrungsgemäß erfolgt die letztere in erster Linie *in den und im Bereich der Gelenke (Synovialis),* möglicherweise weil hier besonders reichlich saure Glykosaminoglykane vorliegen, die offenbar die Bildung von Kristallen (vor allem Natriumurat) fördern. Man findet daher Kristalle, die zu einer *entzündlichen Reaktion Anlaß geben,* in der *Synovialmembran von Gelenken, Bursen* und *Sehnenscheiden* in *Knorpelnähe* bzw. in anderem glykosaminoglykanreichem Material, wie in der *Synovia,* wo sie von den durch den entzündlichen Reiz herbeigelockten neutrophilen Granulozyten und anderen Phagozyten z. T. phagozytiert werden. Neuere Untersuchungsergebnisse machen es wahrscheinlich, daß die Kristallbildung zu einer *Komplementaktivierung* und einer *Aktivierung des Hageman-Faktors* führt, womit die Voraussetzung für die Produktion entzündungsauslösender *kininartiger Peptide* gegeben wäre. Dazu käme die zusätzlich inflammatorisch wirkende *Freisetzung von Enzymen aus geschädigten Leukozyten,* die Mikrokristalle phagozytiert hatten, und deren *Phagolysosomen* dadurch z. T. *aufgebrochen* werden. Liposomen können ebenfalls Schaden erleiden. Größere Kristallaggregate im Gewebe führen zur Bildung von *Tophi* (s. u.).

Besondere Probleme werfen die Auswirkungen einer Hyperurikämie bzw. Gicht auf die *Nieren* auf. Nach neueren Befunden scheint Natriumurat glomerulär weit überwiegend frei filtriert, dann in den proximalen Tubuli partiell resorbiert, z. T. sezerniert, in der Henle'schen Schleife vor allem sezerniert, und in den distalen Abschnitten des Nephrons teilweise wieder resorbiert zu werden. Gesamthaft betrachtet, werden zwischen 95 und 98% des filtierten Urats rückresorbiert, und 80–85% der im Endharn ausgeschiedenen Harnsäure stammt von tubulärer Sekretion. Die im Lumen vorherrschende Form der Harnsäure richtet sich in erster Linie nach dem pH, so daß proximal der Abschnitte des tubulären Apparats, wo die Ansäuerung des Harns stattfindet, Natriumurat vorherrscht, im azidifizierten Urin dagegen Harnsäure. Kommt es infolge *Übersättigung des Tubulusinhalts* zur Kristallbildung, findet man daher ganz *proximal Kristalle von Natriumurat, distal dagegen solche von Harnsäure.* Beide vermögen mit der Zeit die Epithelzellen zu schädigen und eine entzündliche Reaktion auszulösen. Überdies bilden sich nicht selten *Uratkristalle im Interstitium (Gichtniere,* s. u.). Wegen des eher niedrigen pH des Endharns bestehen die bei schwerer Gicht oft vorhandenen *Nierensteine* ebenfalls in erster Linie aus *Harnsäure.* Nur bei Infektion oder anderswie entstan-

---

Abb. 153 a u. b (Fortsetzung)

dies zu einer mäßigen mesangialen Sklerosierung der Nierenglomeruli kommen (44). Die *Arthritis urica chronica* (45) zeigt in fortgeschrittenen Stadien schwere Knorpelusuren und reaktive Veränderungen, die denen bei Arthose ähnlich sehen (45). Alle Formen von Gicht mit erheblicher Hyperurikazidurie neigen zur Bildung von *Harnsäurekonkrementen* (46), mit allen möglichen Folgen und Komplikationen der *Urolithiasis.*

R = Ribose; P = Phosphat; PP_a = anorganisches Pyrophosphat; ····· ▶ = negative »feedback«-Regulation (Beispiel); übrige Abkürzungen = s. Abb. 147 (S. 934) sowie 150–152 (S. 966, 984 und 998)

dener Alkalisierung des Urins bilden sich reichlicher Uratkristalle. Die *Pathogenese der Steinbildung* bei Gichtkranken ist komplex. Bei den primären Formen mit *gesteigerter Harnsäureausscheidung* spielt dieser Faktor an sich eine Rolle. Dazu kommt die Neigung, eine *verstärkte Ansäuerung des Urins* zu vollziehen und die – normalerweise stattfindende – *postprandiale, relative Alkalisierungswelle vermissen* zu lassen. Die Fähigkeit der Nierentubuli zur *Ammoniakproduktion* als Antwort auf eine Säurebelastung bestimmter Größe ist *herabgesetzt.*

Makroskopisch erscheinen die betroffenen *Gelenkpartien,* am häufigsten das Großzehengrundgelenk, im *akuten Anfall* deutlich gerötet und geschwollen *(Arthritis urica acuta).* In den wenigen Fällen, in denen man in Frühphasen der Gicht die Oberfläche der Gelenkknorpel untersuchen konnte, erschien dieser etwas aufgerauht. Die Gelenkflüssigkeit ist auf dem Höhepunkt der Entzündung meist gelblich-trüb. Bei längerer Dauer und erhelbichem Schweregrad der Gelenkgicht *(Arthritis urica chronica)* kann die Gelenkinnenfläche von dickflüssigen oder krümeligen weißlichen Maßen belegt sein. Die Synovialmembran sowie die äußeren Kapselschichten sind oft deutlich verdickt, und der Knorpel zeigt z. T. erhebliche Defekte, verbunden mit reaktiver Knochenneubildung in den Randzonen, u. U. sogar mit bindegewebiger oder knöcherner Ankylosierung (vgl. dazu *Arthrosis deformans,* S. 129). In schweren Fällen reichen die destruktiven Veränderungen bis in den subchondralen Knochenbereich. In Gelenknähe treten z. T. größere *Knoten* auf, die sich histologisch als *Tophi* bzw. Agglomerationen derselben erweisen.
Eine *Tophusbildung* kommt auch *in anderer Lokalisation* vor, so am Helix und/oder Anthelix der Ohrmuschel, im Olekranonbereich, an den präpatellaren Bursen, in Sehnenscheiden bzw. in der Nachbarschaft von Sehnen (z. B. Karpaltunnel), seltener an Fingerspitzen, Handflächen, Fußsohlen, Tarsalplatten der Augenlider, Nasenknorpel, Kornea bzw. Sklera der Augen oder entlang von Nerven. Ausnahmsweise begegnet man entsprechenden Läsionen an den Stimmbändern oder sonstwo im Gebiet des Larynx, an Herzklappen (vor allem links) und im Myokard. *Radiologisch* gleichen die Gelenkveränderungen stark denen bei Arthrosis deformans; zudem erkennt man im gelenknahen Knochen nicht selten sog. »ausgestanzte« Defekte, die den Tophi entsprechen. Läsionen treten ferner im Bereich der Zwischenwirbelscheiben auf.

Mikroskopisch lassen sich schon bei den ersten, wie bei nachfolgenden, *akuten Gichtattacken* in der *Gelenkflüssigkeit* die typischen, nadelförmigen, kleinen *Natriumuratkristalle* erkennen, die oft innerhalb von neutrophilen Granulozyten liegen, bei Polarisationsmikroskopie negativ doppeltbrechend sind und bei Parallelstellung ihrer langen Achse mit der Ebene des polarisierten Lichts gelblich aufleuchten, bei Querstellung jedoch eine blaue Farbe annehmen. Differentialdiagnostisch ist bei einem spontanen Vorkommen doppeltbrechender Kristalle in der Synovialflüssigkeit an die Pseudogicht zu denken, die durch das Auftreten von Kalziumpyrophosphat-Kristallen gekennzeichnet ist. Diese sind meist größer, zeigen eine mehr polygonale Form und weisen andere Doppelbrechungseigenschaften auf. Bei allen mikroskopischen Untersuchungen ist zu berücksichtigen, *daß sich Natriumuratkristalle in wässrigem Milieu leicht auflösen.* Zum histologischen Nachweis der doppeltbrechenden Kristalle benützt man daher als Fixationsmittel meist *Alkohol* oder andere, wasserfreie Substanzen und vermeidet nach Möglichkeit den Wasserkontakt auch bei der weiteren Verarbeitung des Materials. Die *akute entzündliche Reaktion* auf die Bildung von Kristallen besteht in der frühesten Phase vorwiegend im Erscheinen zahlreicher neutrophiler Granulozyten, zu denen sich im späteren Verlauf Histiozyten und einige Lymphozyten gesellen. Der *Gelenkknorpel* läßt licht- und elektronenmikroskopisch Usuren wechselnden Ausmaßes erkennen, wobei zunächst ein Verlust an sauren Proteoglykanen, später zudem ein Zelluntergang und Zerfall von Fasern zu beobachten sind. Oft gelingt es nicht, im Knorpel selbst Uratkristalle in größerer Zahl nachzuweisen.
Typisch für die *chronische Gicht* sind die *Tophi,* d. h. einzelne oder in Gruppen auftretende, rundliche oder polyzyklisch begrenzte Herde aus oft radiär angeordneten, doppeltbrechenden Kristallen, die dicht gepackt sind und von einem Saum von Histiozyten sowie mehrkernigen »Fremdkörper«-Riesenzellen umgeben werden. In der weiteren Umgebung finden sich u. U. spärlich Granulationsgewebe sowie meist ein Mantel von zellarmem Binde- bzw. Narbengewebe. Abgesehen von akuten Schüben, sind die entzündlichen Infiltrate im Bereich der Tophi in der Regel nicht eindrücklich. Die in den oben erwähnten Lokalisationen anzutreffenden Tophi führen meist zu einer erheblichen Zerstörung von Knorpel und Knochen.
Histochemisch läßt sich an frischem, unfixiertem Material die Natriumuratnatur der Kristalle mit Hilfe der *Murexidprobe* nachweisen.
Die chronische, sog. *Gichtniere (Nephritis chronica urica)* zeigt als diagnostisch wichtige Veränderung u. a. die Anwesenheit von Natriumuratkristallen im Interstitium, vor allem des Medullarbereichs, verbunden mit umgebender histiozytärer Reaktion, z. T. mit der Bildung mehrkerniger Riesenzellen. Eine Häufung solcher kleiner Tophi beobachtet man oft an der Markrindengrenze. Im Lumen der Tubuli lassen sich – bei geeigneter Fixation – meist ebenfalls Kristalle nachweisen, d. h. in den proximalen Hauptstücken Uratkristalle, in den distalen oft Harnsäurekristalle. Die mit der Tophusbildung und Epithelschäden verbundene chronische entzündliche Reaktion zieht mit der Zeit eine Sklerosierung des Nierengewebes nach sich, die im Sinn einer *Nephrosklerose* u. U. einen renalen arteriellen Hochdruck erzeugt, mit entsprechenden vaskulären Veränderungen. Unabhängig davon

kann es schon relativ früh zu einer *Glomerulosklerose* wechselnden Ausmaßes kommen. Die Epithelien der Tubuli, insbesondere der Henle'schen Schleifen, sind zunehmend atrophisch und zeigen eine Anhäufung braunen Pigments. In ungefähr 10–25% der Fälle von klinisch erheblicher Gicht besteht eine *Nephrolithiasis* (vor allem Harnsäuresteine).

Die bei *einmaliger, kurzdauernder Hyperurikämie in den Nierentubuli auftretenden Natriumurat- und Harnsäurekristalle* erzeugen in der Regel keinen nennenswerten Nierenschaden (s. »*Harnsäureinfarkte*« bei Neugeborenen).

Das *Ausmaß und die Art der morphologischen Veränderungen* variieren, je nach Schweregrad der Störung, Art der Gicht und Dauer des Leidens, ganz erheblich (s. u.).

118.3. Sog. adulte Formen von primärer Gicht, ohne bisher nachgewiesenen spezifischen Defekt

Adulte primäre Gicht mit normaler Harnsäureausscheidung

Ursachen und **Pathogenese:** Die grundlegende biochemische Störung, die diese häufigste Form von primärer Gicht verursacht, ist *nicht bekannt.* Umsatzstudien an solchen Patienten lassen annehmen, daß wir es mit einer *Überproduktion und/oder einer verminderten renalen Ausscheidung von Harnsäure* zu tun haben. Die Rate der Purin- bzw. Harnsäuresynthese hängt hauptsächlich von 1) der Verfügbarkeit der wichtigsten Substrate, Glutamin und PRPP, 2) der Aktivität der Amidophosphoribosyltransferase (PRPP-Glutamyl-Amidotransferase) und 3) der Konzentration der regulatorisch wirkenden Nukleotide ab (S. 1004). Vermutlich ist wenigstens ein Teil der Störungen, die zu endogener *Harnsäureüberproduktion* führen und die bei dieser Form von Gicht z. T. mitspielen, in solchen Reaktionsschritten bzw. Faktoren zu suchen. Der *verminderten renalen Harnsäureausscheidung* liegt wahrscheinlich eine in bezug auf die Uratresorption und/oder -sekretion fehlerhafte Funktion der Nierentubuli zugrunde. Patienten mit dieser Form von Gicht benötigen, damit sie eine der Norm entsprechende Harnsäureausscheidung durch die Nieren erreichen, offenbar eine um 2–3 mg% höhere Uratkonzentration im Blutplasma. Ob und in welchem Ausmaß an der renalen Ausscheidungsstörung Veränderungen in der Blutversorgung der Tubuli, eine Behinderung des Übertritts von Uraten in die Epithelzellen, Anomalien des tubulären Sekretionsmechanismus und/oder andere Abweichungen von den physiologischen Funktionen beteiligt sind, bleibt noch unklar. Die Harnsäure- bzw. Uratsekretion durch die Tubulusepithelien ist nicht nur ein energieverbrauchender Prozeß, sondern bedarf vermutlich auch spezifischer Trägersubstanzen, die es zu identifizieren gilt. Man weiß, daß eine Reihe von Stoffen die tubuläre Uratsekretion zu hemmen vermag (s. chronische Bleivergiftung).

Morphologisch zeigen sich bei länger dauernder, schwerer Gicht dieser Art die im vorangegangenen Abschnitt beschriebenen Veränderungen.

Folgen: Die verschiedenen *Verlaufsformen* der primären Gicht mit normaler Harnsäureausscheidung lassen in der Regel 3 Phasen erkennen:

1) Eine *asymptomatische Hyperurikämie* macht sich beim männlichen Geschlecht z. T. schon in der Pubertät oder kurz danach erstmals bemerkbar, bei Frauen meist in der Menopause. Im allgemeinen nimmt der Grad der Hyperurikämie im Verlauf des Lebens zu, und es werden daher, als Funktion des Alters, immer mehr Individuen mit erhöhter Uratkonzentration im Blut festgestellt. Die Mehrheit dieser Personen gelangt indessen nie ins Stadium der klinisch manifesten Gicht.

2) Die akute *Gichtarthritis* beginnt am häufigsten um das 45. Altersjahr, kann ihren Anfang aber wesentlich früher oder später nehmen. Oft verläuft bereits die erste Attacke, die – wie auch die späteren – mehrheitlich nachts beginnt, fulminant und äußerst schmerzhaft.

In etwa der Hälfte der Fälle ist als erstes das Grundgelenk der Großzehe betroffen, u. U. beiderseits. Es folgen – in der Ordnung abnehmender Häufigkeit – die Fußwurzelgelenke, Knöchel-, Knie- und Handgelenke, d. h. die Attacken beginnen vor allem in der Peripherie der unteren Extremitäten, selten anderswo (z. B. Bursitis an Schultern oder Ellbogen). Die akute Attacke klingt in der Regel spontan ab. Schon nach einem Tag sind die Schmerzen geringer, und im Verlauf von Tagen bis wenigen Wochen kann der Patient wieder schmerzfrei sein. Danach folgt – wenigstens in früheren Stadien des Leidens – eine *asymptomatische Phase (»Intervallgicht«),* die Wochen bis Jahre dauern kann. In der Mehrzahl der Fälle ereignet sich aber im Verlauf von 1½–2 Jahren eine weitere akute Episode.

3) Vor der Aera einer wirkungsvollen Gichtbehandlung durch Kolchizin, antiinflammatorische Medikamente, purinarme Ernährung, hohen Flüssigkeitskonsum, Vermeiden von Alkohol sowie – bei chronischer Gichtarthritis – Allopurinol u. a. entwickelten sich bei mehr als der Hälfte der Gichtkranken nachweisbare *Tophi.* Heute liegt ihre Inzidenz nur noch bei 20% aller Gichtkranken. Sie korreliert in befriedigender Weise mit der Höhe der Uratkonzentration im Blut, Dauer des Leidens sowie Schwere der Nierenschädigung. Dieses *Stadium der chronischen Gichtarthritis* ist, da Tophi an sich wenig Schmerzen bereiten, mit symptomarmen Intervallen durchaus vereinbar. Abgesehen von den nach wie vor erfolgenden akuten Attakken, treten mit der Zeit mehr *arthrotische Beschwerden* in den Vordergrund (S. 129). Hie und da brechen Tophi durch die Haut nach außen, mit Bildung von *Geschwüren* und/oder *Fisteln.* Mit zunehmender *Nierenschädigung (Nephritis chronica urica)* pflegen akute Episoden weniger häufig zu erfolgen und/oder einen milderen Verlauf zu nehmen. Obschon bei der hier

diskutierten Gruppe von Gichtkranken die Gesamtmenge der täglich ausgeschiedenen Harnsäure oft im Bereich der Norm liegt, treten doch in etwa 20% der Fälle *Harnsäuresteine* auf. In einem kleineren Teil der Fälle beobachtet man eine gemischte Nephrolithiasis, indem die Konkremente z. T. auch Kalziumoxalat enthalten oder gar nur aus diesem und Phosphaten bestehen. Gesamthaft betrachtet, zeigen etwas mehr als ein Drittel der Gichtkranken Zeichen einer Beeinträchtigung der Nierenfunktionen: 20–40% weisen eine Albuminurie auf, etwa 30% einen gutartigen arteriellen Hochdruck, und bei einem erheblichen Teil ist die renale Konzentrierungsfähigkeit reduziert. Obschon leichte Grade von Azotämie häufig vorkommen, erliegen nur etwa 20% der Patienten mit primärer Gicht terminal einer Urämie. Die Mehrheit stirbt an kardiovaskulären Komplikationen oder an anderen Krankheiten.

Adulte primäre Gicht mit übermäßiger renaler Ausscheidung von Harnsäure

Ursache und **Pathogenese:** Auch bei dieser Form, die etwa 20–25% aller Fälle von primärer adulter Gicht ausmacht, *kennen wir die Natur der ursächlichen biochemischen Störung nicht.* Ebenso ist über den Vererbungsmodus wenig Zuverlässiges zu erfahren. Resultate von Umsatzstudien deuten darauf hin, daß hier die *Überproduktion von Harnsäure* im Vordergrund steht. Dies schließt nicht aus, daß in einem Teil der Fälle renale Funktionsanomalien mitspielen könnten.

Morphologisch und hinsichtlich der klinisch faßbaren Folgen gelten dieselben Überlegungen wie für die andere Form der adulten Gicht.

Beispiele zur adulten primären Gicht:

- Die *Diagnose* eines *akuten Gichtanfalls* stützt sich einesteils auf das ziemlich bezeichnende klinische Bild mit abruptem Einsetzen einer hoch schmerzhaften Arthritis an typischer Stelle und dem Nachweis einer Hyperurikämie, anderenteils auf die Beobachtung in vivo entstandener *Natriumuratkristalle,* sei es *in Leukozyten aus der Gelenkflüssigkeit,* sei es histologisch durch Auffinden der charakteristischen *Tophi.* Letzteres gilt im besonderen Maß für die Diagnose einer *chronischen Gichtarthritis.* Uratkristallmassen, z. B. aus einem Gelenk mit fortgeschrittener chronischer Veränderung, lassen sich zudem *chemisch* mit Hilfe der *Murexidprobe* oder – besser – durch ihren *Abbau mit Hilfe von Urikase* bzw. *UV-spektrophotometrisch* als solche erkennen.
- *Differentialdiagnostisch* muß aufgrund der klinischen Symptome die Gicht gegen eine Reihe von Krankheiten abgegrenzt werden, so gegen das rheumatische Fieber, die chronische rheumatoide Arthritis, die traumatische Arthritis, die Osteoarthritis, die infektiöse (pyogene) Arthritis, Gelenkbefall bei M. Boeck, Zellulitis, Bursitis, Tendovaginitis, Thrombophlebitis, bei Männern das Reiter'sche Syndrom, bei Frauen die sog. palindromische Arthritis sowie die Pseudogicht.
- Die *Therapie* der primären Gicht umfaßt in der Regel mehrere Maßnahmen: 1) Durch Allopurinol läßt sich – über eine Hemmung der Xanthinoxidase – die *endogene Produktion von Harnsäure vermindern.* 2) Die sog. urikosurischen Medikamente, wie Probenezid, Sulfinpyrazon und Salizylate, wirken aufgrund einer *Hemmung der tubulären Uratrückresorption in den Nieren.* 3) In besonderen Fällen können größere Uratdepots *chirurgisch* entfernt werden; selten drängt sich die Amputation, etwa eines Fingers, auf. 4) Eine *purinarme Ernährung* wirkt sich in der Regel günstig aus. 5) *Alkoholkonsum ist zu vermeiden.* Die Mechanismen, über die Alkohol Gichtanfälle auszulösen vermag, sind noch nicht gänzlich geklärt. Einerseits hängen sie vielleicht mit der Aethanoloxidation zusammen, die mit der Pyruvatreduktion gekoppelt ist und auf NAD-NADH-gebundene Enzymsysteme angewiesen ist, andererseits hemmt das bei Alkoholexzessen vermehrt produzierte Laktat die tubuläre Rückresorption von Urat in den Nieren.
- Versuche, die beim Menschen fehlende *Urikase* durch Beladung der Erythrozyten mit Urikase aus Schweineleber zu ersetzen, haben noch zu keiner klinisch erfolgreichen Anwendung geführt.

118.4. Formen von Gicht mit nachgewiesenem spezifischem Enzym- bzw. Proteindefekt

Gesamthaft macht diese heterogene Gruppe *kaum mehr als 1–3% aller Gichtfälle* aus. Setzen die Symptome schon in der Kindheit ein, handelt es sich mehrheitlich um das *Lesch-Nyhan-Syndrom* oder die *v. Gierke'sche Krankheit* (S. 960).

Lesch-Nyhan-Syndrom (Hypoxanthin(-Guanin)-Phosphoribosyl-Transferase-Mangel, verbunden mit Selbstverstümmelung) und verwandte Störungen

Ursachen und **Pathogenese:** Das *Lesch-Nyhan-Syndrom* ist die Folge eines *X-chromosomal-rezessiv* vererbbaren, *vollständigen oder weitgehenden Defekts der Hypoxanthin(-Guanin)-Phosphoribosyl-Transferase* (HGPRT oder HPRT). Die fehlende Aktivität dieses Enzyms, das normalerweise im Rahmen eines der beiden Purin-»Salvage pathways« die Überführung von Hypoxanthin und Guanin in die entsprechenden Ribonukleotide (Inosinsäure und Guanylsäure, S. 1004) katalysiert, hat eine stark erhöhte Harnsäureproduktion und -ausscheidung zur Folge. Die biochemischen Folgen des HGPRT-Mangels sind noch nicht gänzlich geklärt. Aufgrund neuerer Beobachtungen an kultivierten Lymphozyten von Patienten mit dieser Krankheit glaubt man annehmen zu können, daß die Hauptfolgen des Defekts in einer *vermehrten Verfügbarkeit von Phosphoribosyl-Pyrophosphat (PRPP)* und in einer *Beschleunigung der Purinsynthese de novo* liegen, ganz abgesehen von einem allfälligen Anstau von Hypoxanthin und Guanin (S. 1006). Dies würde die *stark erhöhte Harnsäureproduktion und -ausscheidung* verständlich machen. Weniger weiß man über die biochemischen Hintergründe der tiefgreifenden *zentralnervösen Störungen,* die mit dem Lesch-Nyhan-Syndrom verbunden sind. Neuere Beobachtungen deuten an, es könnte sich um die Auswirkungen des HGPRT-Defekts vor allem in Geweben handeln, die nur eine geringe Fähigkeit zur de novo-Synthese von Purinen haben, somit in vermehrtem Maß auf die »Salvage pathways« angewiesen sind und z. B. den Guanylsäurebedarf nicht zu decken vermögen. Die merkwürdige Neigung der Patienten zu *Selbstverstümmelung* versucht man mit der in diesen Fällen nachgewiesenen Erhöhung der Dopamin-β-Hydroxylase-Aktivität und der fehlenden pressorischen Antwort auf sympathische Stimulation in Beziehung zu bringen, ähnlich wie man es bei Laboratoriumstieren nach Amphetamin-Intoxikation beobachten kann. Kürzlich wurde mitgeteilt, daß die *Aktivität der Monoamino-Oxidase,* die normalerweise biogene Amine abbaut, in Zellen mit fehlender HGPRT-Aktivität *vermindert* ist (Beobachtungen an gezüchteten Fibroblasten von Patienten mit Lesch-Nyhan-Syndrom). Dies könnte die neurologischen Anomalien bei diesem Leiden besser verständlich machen.

Es bestehen verschiedene *Varianten* des Leidens, die auf heterogene Strukturgenmutationen (allelische Varianten) hinweisen und sich durch ungleiche klinische Verlaufsformen auszeichnen. Fälle mit partiellem *HGPRT-Defekt* zeigen mehrheitlich nur noch eine Gicht. Bei einem Teil der Patienten macht sich allerdings ebenfalls eine zentralnervöse Störung gewissen Grades bemerkbar.

Morphologisch zeigen sich beim klassischen Lesch-Nyhan-Syndrom schon im Kindesalter schwere Veränderungen im Sinn der *Gicht* (s. o.). Makroskopisch fällt vor allem die Kombination von Gichtarthritis mit *Selbstverstümmelungen* (z. B. an Lippen, Zunge und Fingern) auf. Die strukturellen Befunde am *ZNS* sind z. T. diskret und ergeben vorläufig noch kein einheitliches Bild.

Folgen: Die zerebralen Störungen äußern sich in *typischen Fällen* schon frühzeitig, meist schon vom 1. Lebensjahr an und umfassen Lähmungserscheinungen (spastische Zerebralparese), eine deutliche mentale Retardation und einen Drang nach Selbstmutilation. Außerdem bestehen eine schwere Hyperurikämie und Harnsäureazidurie, z. T. mit Nephrolithiasis. Der Tod tritt in der Regel gegen Ende der ersten Lebensdekade ein, in der Mehrzahl der Fälle unter dem Bild eines Nierenversagens.

Patienten mit partiellem *HGPRT-Mangel* entwickeln oft im Verlauf des 2. und 3. Lebensjahrzehnts schwere Gichtsymptome, in der Regel verbunden mit Nephrolithiasis. Bei einem Fünftel der Kranken beobachtet man zudem gewisse neurologische Symptome, die von einer leichten spinozerebellären Ataxie bis zu Zerebrallähmungen reichen können.

Beispiele:

- Beim klassischen Lesch-Nyhan-Syndrom läßt sich der *HGPRT-Defekt* u. a. an Erythrozyten, Amnionzellen, stimulierten Blutlymphozyten und in vitro gezüchteten Hautfibroblasten nachweisen. Bei heterozygoten Frauen, die gemäß der Lyon-These hinsichtlich der X-Chromosomen Mosaike darstellen, weist nur etwa die Hälfte der Zellen den Defekt auf.
- *Varianten des Lesch-Nyhan-Syndroms* umfassen u. a. die hyperurikosurische Enzephalopathie, Syndrome mit Choreoathetose und Hyperurikämie, u. a. m.
- *Differentialdiagnostisch* sind u. a. die sehr seltenen Fälle abzugrenzen, bei denen – wie beim Lesch-Nyhan-Syndrom, wenn auch in geringerem Grad – die *Aktivität der Adenin-Phosphoribosyl-Transferase erhöht* ist, eine *schwere Hyperurikämie* und *zentralnervöse Störungen* bestehen, die HGPRT-Aktivität jedoch im Bereich der Norm liegt.

Gicht bei v. Gierke'scher Krankheit

Man nimmt an, daß die Überproduktion von Purin und die Hyperurikämie bei der v. Gierke'schen Krankheit (S. 960) mit der vermehrten Benützung des Hexose-Monophosphat-Reaktionsweges zu tun hat, über den Ribose-5-Phosphat gebildet, und somit ein Vorläufer von PRPP bereitgestellt wird. Zudem muß daran erinnert werden, daß Patienten mit Glukose-6-Phosphatmangel in der Regel eine Laktatazidose aufweisen, die die tubuläre Sekretion von Uraten hemmt. *Differentialdiagnostisch* muß eine *Enzymopathie (Variante) mit erhöhter Glutathion-Reduktaseaktivität* abgegrenzt werden, die ebenfalls zu vermehrter PRPP-Produktion führt.

Gichtformen bei gestörter Aktivität der 5-Phosphoribosyl-1-Pyrophosphat-Synthetase (PRPP-Synthetase)

Formen, Ursachen und **Pathogenese:** Die PRPP-Synthetase, die normalerweise unter Verwendung von ATP Ribose-5-Phosphat in PRPP überführt, kann auf verschiedene Weise gestört sein: 1) Bei einer Form von vermutlich X-chromosomal rezessiv vererbbarer Gicht ist das *Enzym überaktiv,* d. h. es zeigt eine erhöhte V_{max} (S. 875). 2) Bei einem anderen, in gleicher Weise hereditären Gichttyp scheint es *gegenüber der negativen »Feed-back«-Hemmung resistent* zu sein. 3) Eine 3. Form, die vermutlich ebenfalls X-chromosomal-rezessiv vererbt wird, zeichnet sich durch eine *niedrige K_m (Michaelis-Konstante,* S. 872) *für Ribose-5-Phosphat* aus. Allen diesen Störungen gemeinsam ist eine vermehrte Produktion von PRPP, eine gesteigerte Synthese von Purinen und Harnsäure, eine Hyperurikämie und eine vermehrte Ausscheidung von Harnsäure mit dem Urin.

Morphologisch zeigen sich schon in jungen Erwachsenen die für *Gicht* typischen Veränderungen, dazu besonders früh eine *Harnsäure-Nephrolithiasis.*

Folgen: Im Vordergrund der klinischen Symptome stehen oft das *Nierensteinleiden und seine Komplikationen.* Im Gegensatz zu den Fällen mit HGPRT-Defekt, gehören zentralnervöse Störungen nicht zum Symptomenbild. Mehrheitlich bereitet die *Gichtarthritis* Beschwerden. Terminal entwickelt sich bei der Mehrzahl der Patienten ein Nierenversagen.

Gicht bei weiteren Enzym- bzw. Proteindefekten

Es wird vermutet, daß *Störungen des Glutaminstoffwechsels* bei Gichtfällen mitspielen könnten. So besteht z. B. die Möglichkeit, daß eine verminderte Aktivität der Glutaminsäure-Dehydrogenase Glutamat vermehrt in Glutamin überführen ließe und somit der Purinsynthese zugute käme.

Ein *Mangel an Urat-bindendem α_1-α_2-Globulin,* wie er bei einzelnen Gichtfamilien beobachtet wurde, könnte möglicherweise die Ablagerung von Natriumurat in den Geweben begünstigen (viele Tophi). Die vermehrte hepatische *Xanthin-Oxidase-Aktivität,* die sich verschiedentlich bei Gichtpatienten feststellen ließ, entspricht wahrscheinlich eher einer sekundären Enzyminduktion als einer primären Enzymvariante.

118.5. Sekundäre Gicht

Formen und **Pathogenese:** Grundsätzlich kann jeder mit *Hyperurikämie* einhergehende krankhafte Zustand zu Gicht führen. Im Rahmen der *sekundären Gichtformen* sind es vor allem 2 Mechanismen, die dem Anstieg der Uratkonzentration im Blutplasma zugrunde liegen können: 1) Ein verstärkter Katabolismus von Nukleinsäuren, der in erster Linie bei kurzdauerndem oder anhaltendem Untergang einer wesentlich größeren Zellzahl pro Zeiteinheit vorkommt, als dies normalerweise der Fall ist. 2) Eine Verminderung der Uratsekretion in den Nierentubuli. Außerdem kennt man einige weitere metabolische Störungen, deren biochemischer Zusammenhang mit der Hyperurikämie wenig geklärt ist (z. B. schwere Adipositas).

Eine für die Bilanz des Purinstoffwechsels ins Gewicht fallende *Erhöhung der Rate des Nukleinsäurekatabolismus* kennt man vor allem von gewissen *hämatologischen Leiden,* bei denen ein *Zerfall von Zellen in großer Zahl* mitspielt, so von der sekundären Polyglobulie, der primären Polycythaemia vera, der chronischen myeloischen Leukämie, der Osteomyelofibrose, dem multiplen Myelom, chronischen hämolytischen Anämien u. a. m. Verständlicherweise erhöht sich der Anfall der Purinkataboliten zusätzlich, wenn *zytolytisch wirksame Maßnahmen* ergriffen werden, wie die Gabe von Chemotherapeutika oder die ionisierende Bestrahlung großer Zellmassen (z. B. bei Splenomegalie). In solchen Fällen kann es u. U. zur Ausbildung einer *akuten Uratnephropathie* mit vorübergehendem Nierenversagen kommen. Neuere Untersuchungsergebnisse sprechen dafür, daß an diesem Prozeß in erster Linie tubuläre Obstruktionen durch Urat- bzw. Harnsäurekristalle sowie eine starke Drosselung der distalen renalen Durchblutung beteiligt sind. Die Hyperurikämie bei den genannten hämatologischen Leiden pflegt meist stärkere Grade anzunehmen als bei primärer Gicht, und im Gegensatz zu dieser sind Frauen fast ebenso häufig betroffen wie Männer. Überdies fällt der Gipfel der Häufigkeit solcher Komplikationen, entsprechend der Inzidenz dieser Leiden, in eine höhere Altersgruppe als bei primärer Gicht. *Arthritische Schübe* sind keine Seltenheit und können sogar – z. B. bei myeloproliferativen Syndromen – der Grund dafür sein, daß der Patient den Arzt aufsucht.

Eine *verminderte Uratsekretion durch die Nierentubuli* als Ursache für eine sekundäre Gicht wird bei vielen Störungen beobachtet, so im Spätstadium *chronischer Nierenleiden,* wie u. a. chronischer Glomerulonephritis und Pyelonephritis, Zystennieren, Schrumpfnieren anderer Genese u. a. (S. 758), die sich durch eine starke *Reduktion der Gesamtmasse von Nierentubuli* charakterisieren. Bei der *chronischen Bleinephropathie* vermutet man eine *Störung der Uratsekretion durch die tubulären Epithelien.* Dasselbe gilt für Gichtanfälle, wie sie bei Behandlung mit sog. *hyperurikazidämogenen Medikamenten,* wie Hydrochlorothiazid, Pyrazinamid oder Aspirin (in hohen Dosen), u. U. auftreten. Entsprechende Auswirkungen auf den tubulären Apparat kennt man ferner von krankhaften Zuständen mit *Hyperlaktikazidämie (Laktatazidämie bzw. -azidose),* die u. a. bei *hypertensiv bedingten kardiovaskulären Störungen* gehäuft vorkommen. Schließlich weiß man, daß eine *vollständige kalorische Restriktion,* etwa zum Zweck der Behandlung einer Fettsucht, eine verminderte tubuläre Uratsekretion nach sich ziehen kann. In solchen Fällen geht die – manchmal extreme – Hyperurikämie mit einer Erhöhung der Konzentration der β-Hydroxybuttersäure im Blutplasma einher, die – wie andere Ketonkörper – die tubuläre Uratausscheidung zu beeinträchtigen vermag.

Ob bei der nicht seltenen Kombination von Hyperurikämie und *schwerer Adipositas* sowie weiteren Störungen des Fettgewebes, wie der *benignen symmetrischen Lipomatose,* eine derartige Ketonkörperwirkung mitspielt, bleibt weiter zu klären.

Die durch *reichliche intestinale Purinresorption* verursachte oder begünstigte Hyperurikämie kam schon zur Sprache. Bei ganz gesunden Individuen führt dieser Faktor an sich offenbar nicht zu Gichtsymptomen, kann jedoch bei latenter »Gichtdiathese« krankheitsauslösend bzw. verschlimmernd wirken.

Morphologisch erkennt man das *Grundleiden,* das zur sekundären Gicht führt, meist aufgrund der mehr oder weniger charakteristischen Organveränderungen. Bei kurzdauernder, aber extremer Hyperurikämie lassen sich an alkoholfixierten Nieren die massenhaften Urat- bzw. – in distalen Tubulusabschnitten – Harnsäurekristalle in tubulären Lumina leicht nachweisen (vgl. dazu »Harnsäureinfarkte« der Neugeborenen). Dazu gesellen sich im Fall einer *akuten Uratnephropathie Veränderungen,* die denen bei Nephroblaptose ähneln. Allerdings erkennt man bei elektronenmikroskopischer Betrachtung hie und da auch Urat- oder Harnsäurekristalle, die von Tubulusepithelien aufgenommen wurden und diese offenbar zu schädigen vermögen. In den Sammelrohren erreicht die Kristallisation von Harnsäure den Höhepunkt. Hier notiert man die stärksten Epithelläsionen. *Gichttophi* treten nur bei *langdauernder sekundärer Gicht* auf.

Folgen: Je nach Schweregrad und Dauer der Hyperurikämie entwickelt sich bei sekundärer Gicht ein ganz unterschiedliches Bild, das von annähernder Beschwerdefreiheit über ein akutes Nierenversagen (bei akuter Uratnephropathie) und Arthritisschübe bis zum klassischen Symptomenkomplex der chronischen Gicht reichen kann (s. o.).

Beispiele:
- Bei *Gicht infolge chronischer Bleivergiftung* (»Gutta saturnina«) finden sich im Blutplasma normale Triglyzeridkonzentrationen, was zeigt, daß eine Hyperurikämie an sich nicht zu einer Hypertriglyzeridämie führt.
- Bei *Polycythaemia vera* notiert man in 5–9% der Fälle das Bestehen einer sekundären Gicht, vor allem, wenn das Leiden in eine sog. myeloide Metaplasie (Blutbildungsherde in Milz und anderen extraossären Lokalisationen) übergeht.
- *Sekundäre Polyglobulien,* wie sie bei chronischen Lungenleiden oder angeborenen Herzmißbildungen vorkommen, sind dann und wann mit einer klinisch manifesten Gicht vergesellschaftet.
- Patienten mit *chronischen Nierenleiden* entwickeln nicht sehr häufig eine klinisch deutliche Gichtsymptomatik. Wahrscheinlich sterben die meisten Nierenkranken, bevor ein derartiges, terminales Stadium erreicht ist. Immerhin ist damit zu rechnen, daß mit zunehmendem Einsatz der Hämodialyse – und damit der Lebensverlängerung bei fortschreitender Nierenschrumpfung – Anfälle von sekundärer Gicht häufiger vorkommen.
- Eine Hyperurikämie wird in ungefähr ⅓ der Fälle mit benignem und ⅔ der Fälle mit malignem *arteriellem Hochdruck* festgestellt, vermutlich auf der Grundlage einer renalen Hypoxie und lokalen Milchsäureanhäufung. Typische Gichtanfälle treten aber nur bei einem Teil der Patienten auf.
- Bei Kindern mit zystischer Fibrose, die peroral hohe Dosen von *Pankreasextrakt* erhalten hatten, kann u. U. eine Hyperurikosurie mit Dysurie und Harnsäurekristallurie auftreten. Eigentliche Gichtsymptome wurden aber nicht beobachtet.

Tabelle 69. Purin- und Pyrimidinstoffwechselstörungen

1. *Purinstoffwechselstörungen*

1.1. *Purinstoffwechselstörungen mit Hyperurikämie*

Primäre Hyperurikämien

Adulte primäre Gicht mit normaler Harnsäureausscheidung (Art der Störung nicht geklärt)

Adulte primäre Gicht mit Hyperurikazidurie (möglicherweise primäre Überproduktion von Harnsäure)

Primäre Hyperurikämien mit z. T. bekanntem Enzymdefekt (Zunahme der V_{max} der PPriboseP-Synthetase; tiefe K_m für Ribose-5-Phosphat der PPriboseP-Synthetase; Störung der Hemmbarkeit der PPriboseP-Synthetase; partieller Defekt der Hypoxanthin-Guanin-Phosphoribosyl-Transferase)

Lesch-Nyhan-Syndrom (vollständiger Defekt der Hypoxanthin-Guanin-Phosphoribosyl-Transferase, mit Unterbrechung des »salvage pathway« für GMP und IMP)

Sekundäre Hyperurikämien

Hyperurikämie bei gesteigertem Katabolismus von Nukleinsäuren (hämatologische Leiden mit vermehrtem Zelluntergang; Anwendung zytotoxisch wirkender Medikamente)

Hyperurikämie bei Verminderung der renalen Uratausscheidung (chronische Bleinephropathie, Medikamentenwirkung (Hydrochlorthiazid, Pyrazinamid, Aspirin in hohen Dosen), Laktatazidämie, vollständige kalorische Restriktion)

Hyperurikämie bei schwerer Adipositas

Hyperurikämie bei vermehrter intestinaler Purinresorption

1.2. *Purinstoffwechselstörungen ohne Hyperurikämie*

Xanthinurie (Defekt der Xanthin-Oxidase, mit Xanthin-Lithiasis und Hypourikämie)

Defekt der Adenin-Phosphoribosyl-Transferase (Störung des »salvage pathway«, mit Bildung von Nierenkonkrementen aus 2,8-Dihydroxy-Adenin)

Defekt der Adenosin-Deaminase (autosomal-rezessiv vererbbare Immundefizienz, die das T- und B-Lymphozyten-System betrifft)

Defekt der Purin-Nukleosid-Phosphorylase (autosomal-rezessiv vererbbare Immundefizienz des T-Lymphozyten-Systems, mit Inosinurie und Hypourikämie)

2. *Pyrimidinstoffwechselstörungen*

2.1. *Orotsäure-Azidurien*

Primäre Orotsäure-Azidurien

Orotsäure-Azidurie Typ I (Defekt der Orotat-Phosphoribosyl-Transferase und Orotidylat-Dekarboxylase; autosomal-rezessiv)

Orotsäure-Azidurie Typ II (Defekt der Orotidylat-Dekarboxylase; autosomal-rezessiv)

Sekundäre Orotsäure-Azidurien (bei sog. Reye-Syndrom infolge Störung mitochondrialer Funktionen; nach Gabe von Allopurinol oder 6-Azauridin)

2.2. *Aminoisobutyrat-Azidurie* (Defekt einer Transaminase)

Eine Zusammenstellung der verschiedenen Formen von Gicht enthält Tabelle 69.

118.6. Seltene, mit Hypourikämie und/oder Nephrolithiasis einhergehende Leiden sowie weitere Störungen des Purinstoffwechsels

Eine Hypourikämie ist Folge entweder einer *verminderten Produktion von Urat bzw. Harnsäure* oder einer *vermehrten Ausscheidung dieser Purinkataboliten.* In einem Teil der Fälle kommt es aus Gründen zu hoher Konzentration im Urin oder zu geringer Löslichkeit des Metaboliten zu einer Urolithiasis (Nephrolithiasis, S. 794). Mehrheitlich handelt es sich um seltene Beobachtungen, wenn man von medikamentös induzierter Hypourikämie absieht.
Zwei Enzymopathien, die den Purinstoffwechsel betreffen, gehen mit *Defektimmunopathie* einher (s. u.). Offenbar sind die betroffenen Enzyme für die Entwicklung und/oder Beibehaltung eines funktionstüchtigen lymphozytären Systems besonders wichtig. Die biochemischen Hintergründe dieser Zusammenhänge konnten jedoch noch nicht geklärt werden.

Xanthinurie

Ursache und **Pathogenese:** Diese seltene, vermutlich autosomal-rezessiv vererbbare Störung geht auf einen Defekt der *Xanthinoxidase,* eines normalerweise vor allem in der Leber und in Darmepithelien aktiven Enzyms, zurück. Unter physiologischen Bedingungen katalysiert die Xanthinoxidase die Oxidation von Hypoxanthin zu Xanthin und Xanthin zu Harnsäure. Bei Fehlen oder stark verminderter Aktivität dieses Enzyms resultiert eine *Hypourikämie* und eine *Xanthinurie.* Der Grund dafür, daß nicht auch große Mengen von Hypoxanthin ausgeschieden werden, liegt vor allem darin, daß dieser Metabolit durch Rückkonversion in Inosinsäure reutilisiert werden kann. Als Folge der Xanthinurie entwickelt sich in einem erheblichen Teil der Fälle eine *Xanthin-Nephro(Uro)lithiasis.*

Morphologisch begegnet man – abgesehen von Fällen mit Xanthinsteinen in den Harnwegen – wenig auffälligen Befunden.

Folgen: Falls keine Nephrolithiasis mit den damit zusammenhängenden Komplikationen auftritt, verläuft die Störung meistens asymptomatisch. Hie und da wurde eine Neigung zu Muskelkrämpfen angegeben. *Differentialdiagnostisch* ist eine Reduktion der Xanthin-Oxidase-Aktivität bei *schweren Leberschäden* abzugrenzen.

2,8-Dihydroxyadenin-Nephrolithiasis

Ursache und **Pathogenese:** Dieses wahrscheinlich ebenfalls autosomal-rezessiv vererbbare Leiden beruht auf einem *Defekt der Adenin-Phosphoribosyl-Transferase,* deren Aktivität man in diesen Fällen nicht nachweisen kann. Als Folge ergibt sich eine vermehrte Oxidation von Adenin zu 2,8-Dihydroxyadenin, das in größeren Mengen renal ausgeschieden wird und wegen der sehr geringen Löslichkeit meist zur *Nierensteinbildung* führt.

Morphologie und **Folgen:** Im Vordergrund stehen die Nephro(Uro)lithiasis und ihre Komplikationen.

Guanosin-Nephrolithiasis (Purin-Nukleosid-Phosphorylase-Mangel)

Ursache und **Pathogenese:** In diesen seltenen Fällen von Hypourikämie wurde ein autosomal-rezessiv vererbbarer *Mangel an Purin-Nukleosid-Phosphorylase-Aktivität* festgestellt. Wegen der Unfähigkeit der Patienten, Inosin und Guanosin wirksam in Hypoxanthin und Guanin umzuwandeln, werden vermehrt Nukleoside im Urin ausgeschieden. Das am wenigsten lösliche Guanosin bildet – zum mindesten in einem Teil der Fälle – Nierensteine. Interessanterweise ist der Purin-Nukleosid-Phosphorylase-Mangel gehäuft mit einer *Defektimmunopathie* verbunden, indem man wiederholt eine deutlich herabgesetzte T-Lymphozytenproduktion bzw. -aktivität beobachtet. Die biochemischen Zusammenhänge zwischen dem erwähnten Enzymdefekt und der gestörten Funktion des lymphozytären Systems sind noch nicht geklärt.

Morphologie und **Folgen:** Auch hier wird die klinische Symptomatik z. T. von der *Urolithiasis* beherrscht; dasselbe gilt für die pathologisch-anatomischen Befunde. Wegen der Defektimmunopathie besteht eine *erhöhte Infektanfälligkeit.* Ob die Patienten mit der Zeit in vermehrtem Maß neoplastischen Prozessen zum Opfer fallen, wie das bei anderen Defektimmunopathien (S. 1199) der Fall ist, weiß man noch nicht.

Adenosin-Deaminase (ADA)-Mangel

Ursache und **Pathogenese:** Dieser ebenfalls autosomal-rezessiv vererbbare Defekt geht aus bisher nicht geklärten Gründen mit einer schweren *kombinierten Defektimmunopathie* (T- und B-Zellen) einher (S. 1204), weshalb in diesen Fällen die *Infektanfälligkeit* im Vordergrund steht. Eine nahe Verbindung (»linkage«) des für ADA kodierenden Gens und den wichtigeren Histokompatibilitäts-Loci scheint als Erklärung dieser Störung nicht zu genügen.

Weitere Syndrome mit Hypourikämie

Das kürzlich von Sperling und Mitarbeitern beschriebene *Syndrom mit Hypourikämie, Hyperkalziurie und herabgesetzter Knochendichte* ist biochemisch noch nicht geklärt. Man vermutet einen Defekt des Transportsystems, das normalerweise in den Nierentubuli u. a. die Rückresorption von Uraten besorgt. Man kennt auch einen *isolierten Urat-Rückresorptionsdefekt.*

Hämolytische Anämien infolge von Enzymopathien, die den Purinstoffwechsel betreffen

Vereinzelte Fälle von *kongenitaler, nicht sphärozytischer hämolytischer Anämie* sind bekannt, die offenbar auf eine hereditäre Störung des Purinstoffwechsels zurückgehen. Einerseits handelte es sich um eine *erhebliche Reduktion der PRPP-Synthetase-Aktivität* in zirkulierenden Erythrozyten einer Frau, andererseits lag ein mäßiger (50%iger) *Mangel an AMP-Kinase-Aktivität* vor.

Symptomatische Hypourikämie

Plasma-Urat-Konzentrationen unter 2 mg/100 ml gehören, wenn man von medikamentösen Einflüssen absieht, zu den seltenen Beobachtungen. Dies gilt nicht nur für die oben aufgeführten Enzymopathien, sondern auch für symptomatische Formen von Hypourikämie, wie u. U. beim *Fanconi-Syndrom* (S. 783), bei der *Wilson'schen Krankheit* oder anderen *Leberschäden,* insbesondere solchen mit *Ikterus,* beim *Lymphoma malignum Hodgkin,* bei *Karzinomatosen* u. a. m.

118.7. Störungen des Pyrimidinstoffwechsels

Die *Endprodukte des Pyrimidinkatabolismus,* d. h. CO_2, Ammoniak, β-Alanin und β-Aminoisobuttersäure, sind *in hohem Maß wasserlöslich.* Daher kommt es, selbst in Fällen von Gicht, die mit einer stark vermehrten Produktion von PRPP verbunden sind, und in denen reichlich β-Alanin gebildet wird, *nicht zur Kristallisation,* weder in den Geweben noch in den Harnwegen.
Von den bekannten Störungen des Pyrimidinstoffwechsels sind – neben der im Orient ziemlich verbreiteten, aber meist asymptomatischen β-Aminoisobuttersäure-Azidurie – vor allem die verschiedenen Formen von Orotsäureazidurie zu erwähnen.

β-Aminoisobuttersäure-Azidurie

Die vermehrte renale Ausscheidung von β-Aminoisobuttersäure beruht auf einem autosomal-rezessiv vererbten *Transaminasedefekt.* Krankmachende Folgen sind nicht bekannt.

Hereditäre Orotsäure-Azidurie und ihre Unterformen

Ursachen und **Pathogenese:** Es handelt sich um seltene, autosomal-rezessiv vererbbare Enzymopathien. Beim etwas häufigeren *Typ I* liegt ein *Defekt sowohl der Orotat-Phosphoribosyl-Transferase wie der Orotidylat-Dekarboxylase* vor. Man versucht sich diese Beteiligung zweier Enzyme so zu erklären, daß sie eine gemeinsame Proteinkomponente haben könnten. Da die Patienten praktisch keine Pyrimidinsynthese vollziehen können, sind sie weitgehend von der Zufuhr dieser Substanz bzw. Derivaten davon angewiesen. Durch Gabe von Uridin läßt sich das Leiden sehr rasch günstig beeinflussen. Die nicht weiter metabolisierte *Orotsäure* wird in erhöhten Mengen renal ausgeschieden und verursacht in der Regel eine Kristallurie (orangefarben). Die Auswirkungen (u. a. gestörte DNA-Synthese) betreffen vor allem stark proliferierende Wechselgewebe, wie die erythropoietische Zellreihe.

Beim Typ II besteht ein *Defekt der Orotidylat-Dekarboxylase,* und im Urin gelangt – neben kleineren Mengen von Orotsäure – vor allem *Orotidin* zur Ausscheidung.

Ein gewisses Maß von Orotsäure-Azidurie, neben einer vermehrten Ausscheidung von Urazil und Uridin, zeigen ferner Patienten mit einem *Ornithin-Transkarbamylase-Defekt.* Dieses vor allem in Leberzellmitochondrien vorhandene Enzym spielt in den ersten Reaktionsschritten bei der Harnstoff- und Argininsynthese eine Rolle. Das wegen des Enzymmangels angehäufte mitochondriale Karbamylphosphat dient u. a. als Vorläufer der Pyrimidinsynthese. Die überschüssige Orotsäure wird im Urin ausgeschieden, meistens aber ohne Ausbildung einer Kristallurie.

Morphologisch fällt bei der *Orotsäure-Azidurie Typ I* schon in der frühen Kindheit ein *Entwicklungsrückstand* auf, verbunden u. a. mit *megaloblastärer Anämie,* teilweise mit einer Defizienz des immunbiologisch aktiven Gewebes. Der *Typ II* zeigt ähnliche Veränderungen in milderer Form. Besteht ein genetisch bedingter *Ornithin-Transkarbamylasedefekt,* fehlen Zeichen einer körperlichen Unterentwicklung und einer megaloblastären Anämie; dagegen finden sich z. T. Leberschäden.

Folgen: Patienten mit Orotsäureazidurie (Typen I und II) verhalten sich hinsichtlich Pyrimidin »auxotroph«, d. h. sie sind weitgehend auf eine exogene Zufuhr entsprechender Vorläufersubstanzen angewiesen. Verabreichung von *Uridin* per os behebt rasch die Symptome. Wird die Diagnose nicht rechtzeitig gestellt, droht die Gefahr schwerer infektiöser Komplikationen, die mit dem Tod enden können. Erythrozyten unbehandelter Patienten zeigen eine stark erhöhte Aktivität der Aspartat-Transkarbamylase und der Dihydroorotase, vermutlich wegen Fortfalls eines negativen »Feed back«. Nach Uridingabe normalisieren sich die Enzymaktivitäten wieder.

Symptomatische Vermehrung der renalen Ausscheidung von Pyrimidinkataboliten

Erwartungsgemäß stellt man bei gesteigertem Zelluntergang im Körper eine vermehrte Ausscheidung von *β-Aminoisobuttersäure* fest. Derartige Beobachtungen kann man in großer Zahl machen, so bei Leukämien mit hoher Zelluntergangsrate oder nach Chemotherapie, ferner nach ionisierender Bestrahlung größerer Körperteile u. a. In solchen Fällen kommt es meistens zu einer vermehrten Exkretion von *Pseudouridin,* das beim Abbau von tRNA frei wird und unverändert zur Ausscheidung durch die Nieren gelangt. *Symptomatische Formen von Orotsäure-Azidurie* gehören zu den Nebenerscheinungen der Wirkung gewisser Medikamente, z. B. von Allopurinol, das direkt die Xanthinoxidase hemmt, ferner von 6-Azauridin, das nach seiner Konversion zu 6-Azauridylat die Orotidylat(OMP)-Dekarboxylase kompetitiv hemmt. Eine sekundäre Orotsäureazidurie kennt man zudem bei Leberschädigungen, insbesondere solchen mit Beeinträchtigung der mitochondrialen Funktionen, wie beim Reye-Syndrom (S. 994).

Hemmende Wirkung synthetischer Analoge von Nukleobasen, Nukleosiden und Nukleotiden sowie weiterer sog. Antimetaboliten auf die Purin- und Pyrimidinsynthese

Synthetische Analoge von Purin- und Pyrimidin-Nukleobasen und Nukleosiden gehören heute zu den vielbenützten sog. *zytostatischen Mitteln,* mit deren Hilfe der Arzt unerwünschte Proliferationsvorgänge hemmen bzw. einen vermehrten Zelluntergang herbeiführen will. Die hauptsächlichen Anwendungsgebiete dieser Substanzen sind *bösartige neoplastische Prozesse* (S. 1554) und *krankmachende Immunreaktionen* (S. 1095), z. T. auch *virale Infekte.*

Die Grundidee der Synthese und des Gebrauchs von Purin- und Pyrimidinanalogen bestand darin, die Base oder den Zuckerrest eines Nukleosids so zu ändern, daß diese Analoge im allgemeinen nach ihrer Umwandlung in die Nukleosidform bzw. nach Einbau in Nukleinsäuren einen toxischen Effekt erzeugen. Viele dieser Wirkungen beruhen auf einer Hemmung von Enzymen, die für die de novo-Synthese von Nukleinsäuren und ihrer Vorläufersubstanzen benötigt werden (*Antimetaboliten i. e. S.*). Ein Beispiel hierfür ist das *5-Fluor-Urazil,* das nach Umwandlung in die Nukleotidform die Thymidinsynthese hemmt. Bei den ebenfalls oft angewandten *6-Merkaptopurin* und *6-Thioguanin* sind die natürlicherweise vorkommenden Hydroxylgruppen in der 6er Position durch Thiogruppen ersetzt. Andere Analoge sind durch den Ersatz eines C- durch ein N-Atom im Purin- oder Pyrimidinring, wie bei *5- oder 6-Azauridin, Azacytidin* oder *8-Azaguanin* gekennzeichnet. Bei einer weiteren Gruppe von Analogen ist die Ribose des Nukleosids durch Arabinose ersetzt, z. B. bei *Cytarabin* (Cytosinarabinosid, Ara (C)) und *Vidarabin* (Adeninarabinosid, Ara (A)), die in der Onkologie und bei Virusinfekten Anwendung finden. *Allopurinol* (4-Hydroxypyrazolo(3,4-d)-Pyrimidin), ein Purinanalog, hemmt die Xanthinoxidase, was eine breite Anwendung bei Gichtkranken findet. *Azathioprin,* das in vivo zu 6-Merkaptopurin katabolisiert wird, gelangt in der Klinik häufig zum Zweck der Immunosuppression zur Anwendung. *Aminophyllin* und das u. a. in Teeblättern vorkommende *Theophyllin* benützt man seit wenigen Jahren zur Hemmung der Hydrolyse von intrazellulärem zyklischem AMP.

Die Bedeutung des *Folsäurestoffwechsels* für die Purin- und Pyrimidinsynthese geht aus dem bereits Erwähnten deutlich hervor. Nicht nur ein *Mangel an Folsäure, Vitamin B_{12} und/oder anderen Vitaminen (z. B. Vitamin B_1)* sondern auch die *Hemmung von Enzymen, die am Umsatz dieser Wirkstoffe in vivo beteiligt sind,* können die Purin-, Pyrimidin- und/oder Nukleinsäuresynthese nachhaltig beeinträchtigen (S. 1002). Besonders wichtig ist in diesem Zusammenhang die *Blockierung der Dihydrofolat-Reduktase,* wie sie durch den Folsäureantagonisten *Amethopterin* erreicht wird. Aufgrund dieses Hemmeffekts wird die

Synthese von Thymidinphosphat weitgehend unterbunden.
Eine weitere Gruppe von Antimetaboliten entspricht *Analogen von Vorläufersubstanzen der Purin- und Pyrimidinsynthese,* z. B. *Azaserin* (0-Diazoazetyl-L-Serin) und *Deoxynorleuzin,* die als *Antagonisten von Glutamin* wirken.
Hemmwirkungen auf die DNA-Replikation kamen auf S. 35 zur Sprache (s. u. a. biologische Alkylierungsmittel, ionisierende Strahlen, S. 1443).

Morphologisch äußern sich die Wirkungen von Hemmstoffen der Purin- und Pyrimidinsynthese in mannigfältigen Störungen der Zellteilung und -differenzierung (S. 29 und 37).

Beispiele:
- *Hydroxyharnstoff* blockiert wahrscheinlich die Bildung von Deoxyribosederivaten aus Ribosederivaten der Purine und Pyrimidine.
- *Thymidin in hoher Konzentration* vermag Zellen, die dieses Nukleosid wirksam phosphorylieren können, zu schädigen.
- *5-Iododeoxyuridin* erweist sich bei herpetischer Keratitis als hoch wirksames antivirales Agens.
- *Zur Bekämpfung der Abstoßungsreaktion bei allogenen Organtransplantationen am Menschen* (s. Nierentransplantation, S. 1230) und zur *Unterdrückung anderer schädlich wirkender Immunreaktionen* hat sich u. a. *Azathioprin* bewährt.

Literatur

Bluestone, R., Waisman, J., Klinenberg, J. R.: Chronic experimental hyperuricemic nephropathy. Biochemical and morphologic characterization. Lab. Invest. *33*, 273 (1975) — *Bogusky, R. T., Lowenstein, L. M., Lowenstein, J. M.:* The purine nucleotide cycle. A pathway for ammonia production in the rat kidney. J. Clin. Invest. *58*, 326 (1976) — *Breakfield, X. O., Castiglione, C. M., Edelstein, S. B.:* Monoamine oxidase activity decreased in cells lacking hypoxanthine phosphoribosyltransferase activity. Science *192*, 1018 (1976) — *Conger, J. D., Falk, S. A., Guggenheim, St. J., Burke, Th. J.:* A micropuncture study of the early phase of acute urate nephropathy. J. Clin. Invest. *58*, 681 (1976) — *Kanwar, Y. S., Manaligod, J. R.:* Leukemic urate nephropathy. Arch. Pathol. *99*, 467 (1975) — *Lang, M. H., Fries, J. F.:* Asymptomatic hyperuricemia: The case for conservative management. Ann. Int. Med. *88*, 666 (1978) — *Lenz, W., Klein, W., Huth, F.:* Punktatdiagnostik von Gicht und Pseudogicht. Beitr. Pathol. *157*, 161 (1976) — *Prabhakararao, K., Jones, M. E.:* Radioassay of orotic acid phosphoribosyltransferase and orotidylate decarboxylase utilizing a high-voltage paper electrophoresis technique or an improved $^{14}CO_2$-release method. Analyt. Biochem. *69*, 451 (1975) — *Stapleton, F. B., Kennedy, J., Nousia-Arvanitakis, S., Linshaw, M. A.:* Hyperuricosuria due to high-dose pancreatic extract therapy in cystic fibrosis. N. Engl. J. Med. *295*, 246 (1976) — *Wyngaarden, J. B.:* Metabolic defects of primary hyperuricemia and gout. Am. J. Med. *56*, 651 (1974) — *Zoref, E., de Vries, A., Sperling, O.:* Mutant feedback-resistant phosphoribosylpyrophosphate synthetase associated with purine overproduction and gout. J. Clin. Invest. *56*, 1093 (1975)

119. Störungen des Stoffwechsels von Porphyrinen und ihren Derivaten, mit besonderer Betonung der Porphyrien sowie des veränderten Hämoglobin- und Bilirubinstoffwechsels

119.1. Einige Angaben über normale Struktur, Biosynthese und Katabolismus von Porphyrinen und Porphyrinoproteinen

Struktur der Porphyrine und Porphyrinoproteine

Porphyrine sind zyklische Verbindungen, die zur Hauptsache aus 4 durch Methylenbrücken verknüpften *Pyrrolringen* bestehen. Diese werden nach allgemeiner Konvention mit den römischen Zahlen I–IV numeriert, während die außen stehenden, für Substitutionen von H geeigneten C-Atome arabische Ziffern tragen (1–8), d. h. 1 und 2 für Pyrrolring I, 3 und 4 für Pyrrolring II usw. Den Methylenbrücken gibt man griechische Buchstaben, z. B. α für die Brücke zwischen I und II, β zwischen II und III usw. Die natürlicherweise vorkommenden Porphyrine enthalten anstelle der H-Atome 1–8 Seitenketten, die der Einfachheit halber mit großen Initialen bezeichnet werden, z. B. M (Methyl-), A (Azetyl-), P (Propionyl-), E (Aethyl, vom englischen »ethyl«), EOH (Hydroxyäthyl-) und V (Vinyl-). Im unsubstituierten Zustand nennt man die metallfreie zyklische Verbindung der 4 Pyrrolringe *Porphin.*
Porphyrine besitzen die charakteristische Eigenschaft, Komplexe mit Metallionen zu bilden, die mit den Stickstoffatomen der Pyrrolringe Bindungen eingehen. In der Natur sind solche *Metalloporphyrine* – beim Menschen wie bei anderen Säugern *Eisenporphyrine* – mit Proteinen konjugiert, die sich an den mannigfaltigen Funktionen dieser Substanzen wesentlich beteiligen. Zu den *Eisenporphyrinoproteinen* der Vertebraten gehören das *Hämoglobin* (S. 427ff.), dessen Eiweißanteil *Globin* heißt, ferner *Myoglobin, Zytochrome, Katalasen* und das Enzym *Tryptophanpyrrolase.* Myoglobin und Zytochrome enthalten pro Mol nur 1 Gramm-Atom Eisen und weisen ein Molekulargewicht von etwa 17000 bzw. 13000 auf, im Gegensatz zu den Katalasen, die – wie das Hämoglobin (Molekulargewicht 64450) – pro Mol 4 Gramm-Atom Eisen besitzen und deren Molekulargewicht vermutlich ungefähr 225000 beträgt.
Ein Porphyrin mit einer zentral symmetrischen Anordnung der Seitenketten (z. B. je A an den Positionen 1, 3, 5 und 7) gehört dem sog. *Typ I* an, eines, das am Ring IV den betreffenden Substituenten (z. B. A) in Position 8 statt 7 zeigt, heißt *Typ III,* d. h. wir haben es hier mit einem asymmetrischen Molekül zu tun. In der Natur kommen nur die Typen I und III vor, wobei der letztere weit überwiegt. *Uroporphyrin,* das zuerst im Urin gefunden wurde, aber nicht nur dort vorhanden ist, besitzt als Substituenten A und P, *Koproporphyrin,* das sich nicht nur in den Fäzes nachweisen läßt, M und P. *Mesoporphyrin* weist Seitenketten M, E und P auf, *Hämatoporphyrin* M, EOH und P. *Protoporphyrin,* das eisenfreie Vorläuferporphyrin von *Häm,* einem Eisenporphyrin, zeigt folgende Substituenten: 1, 3, 5 und 8 : M, 2 und 4 : V, 6 und 7 : P. *Deuteroporphyrin* (mit M, H und P) und *Mesoporphyrin* (mit M, E und P) können im Darm durch bakterielle Umsetzung von Protoporphyrin III entstehen.

Biosynthese der Porphyrine, insbesondere Bildung von Häm

Es sind noch nicht alle Reaktionen geklärt, die sich am Aufbau der Porphyrine beteiligen. Die heutigen Vorstellungen über die biosynthetischen Prozesse lassen sich – soweit bekannt – wie folgt zusammenfassen (Abb. 154; Reihenfolge der gebildeten Intermediärprodukte, mit (in Klammern) dem Enzym, das die betreffende Reaktion katalysiert und freigesetzten anderen Substanzen):
1) und 2) Das aus dem Zitronensäurezyklus stammende *Sukzinyl-CoA* und die Aminosäure *Glykokoll (Glyzin),* die durch Pyridoxalphosphat »aktiviert« wird und mit diesem vermutlich eine Schiff-Base bildet, kondensieren zu *α-Amino-β-Ketoadipinsäure* und werden unmittelbar anschließend zu *δ-Aminolävulinsäure* dekarboxyliert, ohne sich vom betreffenden Enzym zu lösen (Aminolävulinsäuresynthetase = AmLev-Synthetase, Freisetzung von CoA-SH); 3) Kondensation von 2 Molekülen δ-Aminolävulinsäure zu *Porphobilinogen,* dem Monopyrrol-Vorläufer der Porphyrine (δ-Aminolävulinase = δ-Aminolävulinsäuredehydrase (AmLev-Dehydrase), Freisetzung von 2 H_2O); 4) Kondensation von 3 Molekülen Porphobili-

nogen zu *Tripyrrolmethan* (Einzelheiten noch ungeklärt); 5) Aufspaltung von Tripyrollmethan in ein *Dipyrrylmethan* und ein Monopyroll, wobei – je nachdem, wo im Tripyrrylmethan die Auftrennung erfolgt – Dipyrrylmethan *Typ A* (Vorläufer von Uroporphyrinogen Typ I) oder *Typ B* (Vorläufer von Uroporphyrinogen Typ III) entstehen (spezifische Enzyme noch nicht genau identifiziert); 6) Kondensation von 2 Molekülen Dipyrrylmethan zu Uroporphyrinogen (Uroporphyrinogen I- bzw. III-Kosynthetase; Typ A+A: Uroporphyrinogen Typ I, Typ A+B: Uroporphyrinogen Typ III, das vorherrscht); dabei ist zu bemerken, daß Uroporphyrinogene bei Lichteinwirkung unter Abgabe von je 6 H in die entsprechenden Uroporphyrine übergehen können; 7) Dekarboxylierung der Azetyl(A)-Seitenketten der Uroporphyrinogene I und III führt zur Umwandlung derselben in Methylgruppen und damit zur Bildung von *Koproporphyrinogenen I und III* (Uroporphyrinogen-Dekarboxylase), die unter Lichtexposition ebenfalls in die entsprechenden Koproporphyrine konvertiert werden können; 8) nach Eintritt von Koproporphyrinogen III in die Mitochondrien erfolgt seine Umwandlung in *Protoporphyrinogen III* (wahrscheinlich Koproporphyrinogen-Oxidase bzw. ein komplexeres Enzymsystem, das offenbar nur auf Koproporphyrinogen III (nicht aber I) wirkt; Dekarboxylierung und Oxidation von 2 Propionsäure-Seitenketten); 9) Konversion in *Protoporphyrin III* (Protoporphyrinogen-Oxidase, die z. B. in der Leber 6 H vom Substrat auf molekularen Sauerstoff überträgt); 10) Bildung von *Häm* (Häm-Synthetase = Ferrochelatase, Einbau von Fe^{++}).

Die Autooxidation von Porphyrinogenen unter Lichteinwirkung in die entsprechenden Porphyrine, die – außer Protoporphyrin III – zur Hämsynthese nicht benützt werden können, scheint durch bestimmte Substanzen, wie reduziertes Glutathion, gehemmt oder gar verhindert werden zu können.

Chemische und physikalische Eigenschaften der Porphyrine

Porphyrine können u. a. wegen der N-haltigen Pyrrolringe als *Basen* wirken. Bei Vorhandensein von Karboxylgruppen an Seitenketten steht der *Säurecharakter* mehr im Vordergrund, wobei der isoelektrische Punkt ungefähr zwischen 3,0 und 4,5 liegt. Während *Porphyrinogene farblos* sind, zeigen die verschiedenen *Porphyrine* je einen mehr oder weniger typischen *Farbton*, mit entsprechenden *Absorptionsspektren*, so das bei etwa 400 nm liegende Soret-Band, das in 5%iger HCl-Lösung die meisten Porphyrine – unabhängig von ihren Seitenketten – zu erkennen gibt, ferner eine wechselnde Zahl und Art weiterer Absorptionsbanden, die von einem Typ von Porphyrin zum anderen meist verschieden sind. In organischen Lösungsmitteln und in starken Lösungen mineralischer Säuren zeigen Porphyrine unter UV-Licht eine deutliche *rote Fluoreszenz*, die – wie die oben erwähnten typischen Absorptionsspektren – auf dem Vorhandensein von Doppelbindungen (C = C und C = N) beruht. *Metalloporphyrine* zeigen ein anderes Absorptionsspektrum als die entsprechenden metallfreien Verbindungen. Häm und andere Eisenporphyrine reagieren mit verschiedenen basischen Substanzen (z. B. Hydrazine, primäre Amine, Pyridine, Ammoniak, Imidazol, Histidin u. a.), unter Bildung sog. *Hämochromogene (Hämochrome)*.

Eisen-Porphyrino-Proteine

Hämoglobin (s. auch S. 427), das aus Häm und Globin besteht, kennt man heute hinsichtlich seiner Struktur und Funktionen gut. *Globin* entspricht einem Tetramer aus 4 Polypeptidketten, deren Aminosäurensequenz für viele Hämoglobinarten geklärt ist. Beim *normalen menschlichen »adulten« Hämoglobin (HB A)* etwa finden sich 2 α-Ketten zu je 141 Aminosäuren, mit N-terminalem Valin und C-terminalem Arginin, und 2 β-Ketten mit N-terminalem Valin und C-terminalem Histidin. Total ergeben sich somit 574 Aminosäuren, die – zusammen mit den 4 prosthetischen Hämgruppen – einem Molekulargewicht von 64450 entsprechen. *Fetales Hämoglobin (Hb F)* besitzt, anstelle der β-Ketten, sog. γ-Ketten, die je 146 Aminosäuren enthalten, mit Glyzin am N-terminalen und Histidin am C-terminalen Ende. Das Eisen in jeder der 4 Hämgruppen befindet sich in sog. koordinierter Bindung mit je 2 Histidinresten, in α-Ketten in den Positionen 58 und 87, in β-Ketten in den Positionen 63 und 92. Es bestehen Gründe für die Annahme, daß je eine der Imidazolbindungen (vermutlich Histidin 58 in α-Ketten und Histidin 63 in β-Ketten) bei der Oxygenierung des Eisens durch den Sauerstoff reversibel verlagert wird. Der Einfluß von CO_2 auf die Bindung von Sauerstoff an Hämoglobin (sog. Bohreffekt), ebenso wie derjenige von 2,3-Diphosphoglyzerinsäure (DPG) wurden z. T. schon besprochen (S. 426). In der *deoxygenierten Form* sind die 4 Ketten durch verschiedene Salz- und andere Brücken enger miteinander verbunden als in der oxygenierten, und das in der zweitletzten Position aller Ketten vorhandene Tyrosin liegt in einer hydrophoben Tasche der helikalen Kette. Zusätzlich vermag ein Molekül 2,3-DPG, mit kationischen Gruppen der β-Ketten 4 Salzbrücken zu bilden, was dem Hb-Molekül weiteren »inneren Zusammenhalt« verleiht. Im *oxygenierten Hb* sind die inneren Salzbrücken zumindest weitgehend aufgebrochen, 2,3-DPG weist keine Verbindung mit dem Molekül mehr auf, und Tyrosin ist wegen des nahe erfolgten Sauerstoffeinbaus und der damit einhergehenden Veränderungen aus der (»enger gewordenen«) Tasche ausgetreten. Die sigmoide Kurve der Hb-Oxygenation als Funktion des O_2-Partialdrucks erklärt man sich durch eine schrittweise Beladung des tetrameren Hb-Moleküls durch Sauerstoff, wobei sich mit zunehmendem O_2-Gehalt des ersteren die Affinität zum letzeren steigert. Den Bohreffekt deutet man im wesentlichen so, daß eine Erhöhung des CO_2-Partialdrucks in der Umgebung des Erythrozyten die Ionisationskonstanten derjenigen Gruppen ändert, die in der deoxygenierten Form des Hb-Moleküls Salzbrücken bilden.

Zytochrom c als weiteres Beispiel eines Eisenporphyrinoproteins enthält ungefähr 0,43% Eisen. Dieses ist in ein Porphyrin eingebaut, das sich von Protoporphyrin III herleitet, dessen beide Vinyl-Seitenketten jedoch reduziert und durch Thioätherbindungen mit 2 Zysteinresten des Proteinanteils verbunden sind. Das Eisen zeigt in diesem Fall eine koordinierte Bindung mit einem Histidinrest. Zytochrom c aus menschlichem Herzmuskel weist eine Peptidkette mit 104 Aminosäuren auf, mit Azetylglyzin am N-terminalen und Glutaminsäure am C-terminalen Ende. Die beiden erwähnten Zysteinreste befinden sich in den Positionen 14 und 17. Die teilweise Homologie der Aminosäurensequenz des Polypeptidanteils von Zytochrom c mit derjenigen anderer Spezies hat interessante Rückschlüsse hinsichtlich der phylogenetischen Entwicklung des Menschen ergeben, indem er sich in dieser Hinsicht vom Rhesusaffen nur durch eine Aminosäure, vom Pferd jedoch durch 12 Aminosäuren unterscheidet!

Katabolismus von Hämoglobin und anderen Eisenporphyrinoproteinen sowie die Bildung von Gallenpigmenten

Unter physiologischen Bedingungen erfolgt der *Abbau der gealterten Erythrozyten und damit von Hämoglobin* vor allem in Makrophagen, in erster Linie in der Milz, ferner in Kupffer'schen Sternzellen der Leber und im Knochenmark (S. 1074). *Globin* gelangt weit überwiegend zum proteolytischen Abbau, mit Wiederverwendung der freigesetzten Aminosäuren. *Eisen* scheint in der Regel freizuwerden, wenn Häm von Globin abgespalten ist. Es bestehen aber auch andere Möglichkeiten, so die Öffnung des Porphyrinrings innerhalb eines – u. U. teilweise abgebauten – Hämoglobinmoleküls, mit Bildung des eisenhaltigen, grünen *Choleglobins*. Die Reutilisation von Eisen wurde schon eingehend besprochen (S. 832).

Der hauptsächliche *Abbauweg von Häm* führt 1) über eine Öffnung des Porphyrinrings zwischen I und II, Elimination des α-Methylen-Kohlenstoffs in Form von CO und Freisetzung des Fe^{++}, womit *Biliverdin* entsteht. Dieses findet sich normalerweise in der Galle nur in sehr geringer Konzentration, ist aber für deren grüne Farbe weitgehend verantwortlich (s. dazu Biliverdinikterus, unten). 2) Weitaus der größte Teil von Biliverdin erfährt rasch eine Reduktion zu dem gelb-rötlichen *Bilirubin*, nämlich durch Hydrogenierung z. B. an der γ-Methylenbrücke und am Pyrrolring IV, einem Vorgang, der durch die Bilirubinreduktase katalysiert wird, unter Verwendung von NADH oder NADPH als Kofaktoren. 3) In den Leberzellen kommt es dann unter Einwirkung der Uridyl-Glukuronyl-Transferase (kurz: Glukuronyltransferase) zur Bildung des hydrophilen, gut ausscheidbaren *Bilirubinglukuronids* (S. 651). 4) In den bakterienhaltigen Abschnitten des Darmtrakts, vor allem im Zäkum und im Colon ascendens, erfährt das mit der Galle ins Intestinallumen ausgetretene, 36 H-Atome enthaltende Bilirubin (H_{36}) eine Reihe von Reduktionen, die in erster Linie von anaeroben Keimen vollzogen wird. Dabei können folgende Produkte entstehen (Angaben mit Farbe und H-Zahl, in Klammern allfälliges Oxidationsprodukt): rotgelbes *Dihydrobilirubin*, H_{38}, das durch Hydrogenierung in das farblose *D-Urobilinogen*, H_{42}, umgewandelt werden kann (D-Urobilin, H_{40}, orangegelb); gelbes *Mesobilirubin*, H_{40} (blaugrünes *Glaukobilin*, H_{38}); hellgelbes *Dihydromesobilirubin*, H_{42} (*Mesobiliviolin*, H_{40}, violett); farbloses *Mesobilirubinogen = i-Urobilinogen*, H_{44}, aus dem – wie aus D-Urobilinogen, H_{42} – das ebenfalls farblose *D-Urobilinogen*, H_{44}, hervorgehen kann (*D-(i)-Urobilin*, orangegelb, H_{42}, das seinerseits u. U. zu Mesobiliviolin oxidiert wird); farbloses *L-Halb-Sterkobilinogen*, H_{46} (*Halb-Sterkobilin*, H_{44}, oder violettes *Mesobiliviolin*, stabile Variante, H_{42}); farbloses *L-Sterkobilinogen = L-Urobilinogen*, H_{48}, (*L-Sterkobilin = L-Urobilin*, H_{46}, orangegelb).

L-Sterkobilinogen (= L-Urobilinogen) entspricht dem normalen Endprodukt des Biliburinmetabolismus im Darminneren, während die meisten oben genannten *»Urobilinoide«*, falls wir es mit einer physiologischen Darmflora zu tun haben, nur Intermediärprodukte sind. Ein Teil des L-Sterkobilinogens (= »*Urobilinogen*«) gelangt im Darm zur Resorption und wird mit dem *Urin* ausgeschieden. Normalerweise handelt es sich aber um geringe Mengen (0–4 mg/Tag). Wesentlich mehr, nämlich 40–280 mg Urobilinogen, gelangt täglich zur Ausscheidung mit den *Fäzes (»fäkales Urobilinogen«)*. In Gegenwart von O_2, z. B. von Luft, verwandelt sich L-Sterkobilinogen (L-Urobilinogen) infolge Autooxidation in das orangegelbe *L-Sterkobilin* (= *L-Urobilin*), das Nachdunkeln des Stuhls an der Luft verständlich macht.

Die *Bilanz des physiologischen Hämoglobin- und Bilirubinstoffwechsels* ergibt folgendes Bild: Bei einem 70 kg schweren Mann befinden sich ungefähr 750 g Hämoglobin innerhalb der Erythrozyten in Zirkulation. Davon werden täglich etwa 6,25 g infolge Untergangs der gealterten roten Blutkörperchen frei und abgebaut, d. h. ungefähr 90 mg Hämoglobin/kg Körpergewicht/Tag. Da der Hämanteil etwa 3,5 Gewichts% des Hämoglobins ausmacht, ergibt sich theoretisch bei einer täglichen Hämoglobinabbaurate von 6,25 g ein Hämanfall von 219 mg/Tag. Tatsächlich *beträgt aber die tägliche Bilirubinausscheidung* in der Galle ungefähr 15% mehr, d. h. 250 mg, vielleicht z. T. wegen zusätzlicher Porphyrinsynthese in der Leber, sicher aber größtenteils infolge des Katabolismus anderer Hämoproteine als Hämoglobin von Erythrozyten (Hämoglobin von Erythroblasten (»ineffektive Erythropoiese«, S. 420), Abbau von Myoglobin und anderen Hämverbindungen). Diese Menge von Bilirubin gelangt nicht gänzlich in Form von fäkalem Urobilinogen zur Ausscheidung, da letzteres durch bakterielle Enzyme zu einem kleinen Teil in Dipyrrole abgebaut wird. *Normalerweise finden sich im Blutserum Bilirubinkonzentrationen* von 0,5–1 mg/100 ml.

119.2. Begriffe und allgemeine Hinweise zu den Porphyrien

Definitionen: *Porphyrinurie* heißt Ausscheidung exzessiver Mengen von Porphyrinen, gleichgültig welcher Art, mit dem Urin, infolge entsprechend erhöhter Konzentration derselben im Blutplasma. Derartige Störungen brauchen nicht mit dem klinischen Bild einer Porphyrie einherzugehen. Bei einer *Koproporphyrinurie,* die als Begleiterscheinung bei verschiedenartigen Krankheiten auftreten kann (s. u.), finden sich im Harn erhöhte Konzentrationen von Koproporphyrinen, nicht aber vermehrt Uroporphyrine. »*Porphyrie*« ist ein klinischer Begriff und umfaßt eine Gruppe hereditärer oder z. T. vielleicht erworbener Störungen, die sich – jede für sich – durch eine besondere Symptomatik und Verlaufsform auszeichnen, als gemeinsames Merkmal jedoch eine stark vermehrte Exkretion eines oder mehrerer Porphyrine, Porphyrinogene und/oder Porphyrinvorläufer (insbesondere δ-Aminolävulinsäure und Porphobilinogen) im Urin und/oder in den Fäzes haben.

Zu den *hereditären Porphyrien* gehören u. a. die *erythropoietische Uroporphyrie,* die *erythropoietische Protoporphyrie,* die *akute intermittierende Porphyrie,* die *Porphyria variegata,* die *Porphyria cutanea tarda* und die *hereditäre Koproporphyrie* (Erläuterungen s. u.). Die diesen Leiden zugrunde liegenden genetischen und biochemischen Defekte sind erst teilweise bekannt.

Sog. *symptomatische Porphyrien* treten – wahrscheinlich im Sinn einer *Idiosynkrasie,* d. h. einer individuellen Überempfindlichkeit – u. a. auch bei Alkoholismus, anderen Lebererkrankungen, sog. Systemerkrankungen und als Folge der Einwirkung bestimmter Medikamente (s. u.) u. a. auf. Ferner gibt es wahrscheinlich reine *erworbene Formen von Porphyrie,* bei denen eine Idiosynkrasie nicht besteht oder nicht wahrscheinlich ist, z. B. bei Hepatomen sowie bei Intoxikationen durch Substanzen, wie Hexachlorobenzen, Blei u. a.

Da die biochemischen Störungen, auf denen die einzelnen Typen von Porphyrie beruhen, zum guten Teil noch nicht geklärt werden konnten, hält man sich vorläufig noch an eine *klinisch gerichtete Klassierung,* nach der – je nach der hauptsächlichen Lokalisation der angehäuften Porphyrine – sog. *erythropoietische Porphyrien* und *hepatische Porphyrien* auseinandergehalten werden. Zahlenmäßig stehen letztere, zu denen auch die meisten symptomatischen Porphyrien gehören, weit im Vordergrund.

Bei *Gesunden* werden täglich im *Urin* etwa 60–280 µg *Koproporphyrine* I und III ausgeschieden, wovon das letztere annähernd ⅘ ausmacht. Die Mengen renal eliminierter Uroporphyrine sind gering (15–30 µg/Tag). Überwiegend handelt es sich um Uroporphyrin I. In den *Fäzes* finden sich pro Tag durchschnittlich 300–500 µg Koproporphyrine, wobei 70–90% dieser Menge dem Typ III entsprechen.

Die verschiedenen Porphyrieformen (Abb. 154 und Tabelle 70) unterscheiden sich teils durch *Art und Mengen der im Urin und den Fäzes ausgeschiedenen* Porphyrine (s. u.), teils durch *Art und Lokalisation der Porphyrine in Zellen und Geweben.* Bei *erythropoietischen Porphyrien* finden sich exzessive Mengen von Porphyrinen in Erythroblasten und Erythrozyten, nämlich Uroporphyrin bei der sog. *erythropoietischen Uroporphyrie* und Protoporphyrin bei der *erythropoietischen Protoporphyrie.* Die verschiedenen *hepatischen Porphyrien* sind z. T. ebenfalls durch ein besonderes Muster von in Leberzellen angehäuften und/oder im Urin ausgeschiedenen Porphyrien gekennzeichnet. Der *Nachweis von Porphyrinen im Urin* erfolgt u. a. aufgrund der typischen Absorptionsbanden, der roten Fluoreszenz im UV-Licht und mit Hilfe der Papierchromatographie.

Bei der *UV-Mikroskopie zum Nachweis der roten Fluoreszenz* angehäufter Porphyrine ist darauf zu achten, daß diese Substanzen durch eine vorherige histologische Verarbeitung des Materials nicht herausgelöst werden. Überdies ist in Erinnerung zu rufen, daß eine intensive rote Fluoreszenz der Porphyrine vor allem beobachtet werden kann, wenn das Material in organischen Lösungsmitteln oder in starken mineralischen Säurelösungen gehalten ist. Für praktische Zwekke eignet sich die sofortige Betrachtung des frisch entnommenen Biopsiematerials bzw. luftgetrockneter Ausstriche, die mit einem organischen Lösungs- bzw. Deckmittel überschichtet wurden. Gewebe kann in entsprechender Weise untersucht werden, am besten mit Hilfe ungefärbter Kryostatschnitte. Oft gelingt der Nachweis jedoch auch an ungefärbten Paraffinschnitten.

Die Bezeichnungen »erythropoietisch« und »hepatisch« benennen lediglich den Ort der stärksten Porphyrinanhäufung; vor allem bei hereditären Porphyrien läßt sich der Defekt jedoch in vielen weiteren Zell- und Gewebearten nachweisen. Daher ist es verständlich, daß *Zwischenformen* zwischen erythropoietischer und hepatischer Porphyrie vorkommen (z. B.

die erythropoietische Protoporphyrie). Je nach Art und Lokalisation der angehäuften Porphyrine ergeben sich *verschiedenartige Symptomenbilder,* wie *Photosensibilität* bei höheren Porphyrinkonzentrationen in der Haut, *hämolytische Anämien* bei Befall der Erythrozyten, *Leberschäden* bei starker Ansammlung der Metaboliten in Hepatozyten mit/bei *herabgesetzter Katalaseaktivität,* sowie *zentral- und periphernervöse* krankhafte Erscheinungen, deren Pathogenese z. T. noch im Dunkeln liegt.

Die *Photosensibilität,* die verschiedene Porphyrien auszeichnet, kann – kurz zusammengefaßt – wie folgt erläutert werden: Bei normalen Personen vermag vor allem UV-Licht mit einer Wellenlänge von 290–320 nm ein Erythem der Haut zu erzeugen (S. 1433), mehrheitlich über eine »Anregung« (Exzitation), u. U. aber auch über eine geringfügige »Ionisation« von Atomen bzw. Molekülen (S. 1439). An π-Elektronen reiche Moleküle neigen in besonderem Maß zur Lichtabsorption und sind daher bei der Photosensibilisierung wahrscheinlich besonders wichtig. *Porphyrine* besitzen ein hochgradig konjugiertes System von Doppelbindungen mit Absorptionsmaxima, die in den Bereich zwischen UV- und infrarotem Licht fallen (z. B. 405 nm (Soret-Bande) bis 2600 nm). Die photosensibilisierenden Eigenschaften sind bei Uroporphyrin am größten, dann sind – in der Reihenfolge abnehmender Wirkung – Koproporphyrin, δ-Aminolävulinsäure und Protoprophyrin zu nennen. Die bei Photosensibilisierung ablaufenden molekularen Vorgänge sind wenig geklärt. Man zieht u. a. eine Oxidation von SH-Gruppen und die Öffnung von Imidazolringen in Betracht, abgesehen von möglichen Effekten auf die Nukleinsäuren (S. 1436). Die infolge Photosensibilisierung entstehenden *Hautschäden* beruhen teilweise auf Kapillarveränderungen, vermutlich weil die kleinen Gefäße die größte Porphyrinkonzentration aufweisen. Überdies sind diese Metaboliten auch in Epidermis- und anderen Zellen vorhanden.

119.3. Sog. hereditäre erythropoietische Porphyrien

Erythropoietische Uroporphyrie (Porphyria chronica congenita, Günther'sche Krankheit)

Ursache und **Pathogenese:** Bei diesem sehr seltenen, wahrscheinlich autosomal-rezessiv vererbbaren Leiden besteht ein *Defekt der Uroporphyrinogen III-Kosynthetase,* deren Aktivität in Erythrozyten und in gezüchteten Hautfibroblasten von Homozygoten reduziert ist. Heterozygote weisen in dieser Hinsicht eine nur leichte Aktivitätsverminderung auf. Als Folge dieser Störung enthalten die erythropoietischen Zellen und die Erythrozyten, z. T. aber auch andere Zellarten (z. B. der Haut), große Mengen von *Uroporphyrin I, etwas weniger Koproproporphyrin I und mäßig vermehrt Protoporphyrin.* Das Leiden macht sich manchmal schon kurze Zeit nach der Geburt bemerkbar und äußert sich vor allem in einer schweren *Photosensibilität* mit ihren Komplikationen (s. u.), ferner einer *hämolytischen Anämie,* u. U. in einer *Rotfärbung von Zähnen (Erythrodontie) und Knochen.* Hauptquelle des angereicherten Uroporphyrin R sind die Erythroblasten (Normoblasten) im Knochenmark.

Makroskopisch fallen zunächst die *Folgen der Photosensibilität* auf, die an lichtexponierten Stellen zum Bild des *Hydroa aestivale (Hydroa vacciniforme),* mit Blasenbildung (S. 1438) sowie schließlich zu Vernarbungen und *fortschreitender Mutilation,* mit Verlust z. B. von Fingern und Nase, führen kann. An den Augen finden sich oft ein *Ektropion* und/oder ein *Symblepharon.* Falls eine *Erythrodontie* besteht, ist sie ein wichtiges diagnostisches Merkmal. Besonders deutlich läßt sich an den Zähnen, bei stark durchscheinendem UV-Licht auch an den Handknochen, die *rote Fluoreszenz* zeigen. Hervorzuheben ist überdies die rosarote bis *rote Farbe des Urins,* die sich besonders nach einigem Stehen desselben deutlich erkennen läßt.

Mikroskopisch läßt sich in vielen Geweben, vor allem in Normoblasten, eine feingranuläre, z. T. im Kern lokalisierte *rote Fluoreszenz* nachweisen. Die abnormen Erythroblasten zeigen z. T. Hämoglobin in »Kernvakuolen« (Zytoplasmainvaginationen in den Kern). Im übrigen finden sich Veränderungen im Sinn der *hämolytischen Anämie* (S. 424), mit Hyperplasie der Erythroblasten (Normoblasten) im Knochenmark, Splenomegalie z. T. erheblichen Grades (z. T. auch wegen intrasplenischer Erythropoiese) sowie Hämosiderose von Makrophagen in Milz, Leber, Knochenmark, z. T. Lymphknoten. Oft besteht zudem eine Hämosiderose der Leberzellen (S. 95).

Folgen: Das Leiden nimmt in der Regel einen stetig progredienten Verlauf. Im Vordergrund stehen die oft schwerwiegenden *Hautveränderungen* und die *hämolytische Anämie.* Zentralnervöse Symptome und Abdominalschmerzen gehören nicht zum typischen Bild. Im Urin, der besonders beim Stehen eine tiefrote Farbe annehmen kann, findet sich vor allem Uroporphyrin I in stark erhöhter Konzentration, daneben Koproporphyrin I sowie verschiedene Karboxylporphyrine. Trotz präventiver und therapeutischer Maßnahmen, wie Schutz vor Licht, Splenektomie, Hypertransfusion normaler Erythrozyten u. a. kommen die Patienten manchmal schon in jungen Jahren ad exitum, infolge infektiöser Komplikationen und/oder einer schweren hämolytischen Anämie.

Erythropoietische Protoporphyrie

Ursache und **Pathogenese:** Dies ist die häufigere der erythropoietischen Porphyrien. Das Leiden beruht wahrscheinlich auf einem *Defekt der Hämsynthetase,* deren Aktivität in *Normoblasten, Hepatozyten* und gezüchteten Hautfibroblasten als mäßig vermindert gefunden wurde. Man nimmt einen autosomal-dominanten Erbgang an. Möglicherweise handelt es sich um eine Regulator-Genmutation. Bezeichnend ist die Anhäufung von *Protoporphyrin,* das in erhöhter Konzentration z. T. auch im *Blutplasma* und in den *Fäzes* gefunden wird. Uroporphyrine und Koproporphyrine sind nur in mäßig erhöhter Konzentration vorhanden, während die renale Ausscheidung von δ-Aminolävulinsäure, Koproporphyrinen und Uroporphyrinen nicht nennenswert erhöht ist. Man kennt verschiedene *Varianten* des Leidens, solche, bei denen die Protoporphyrinkonzentration im Blutplasma und in den Fäzes normal ist, oder die Protoporphyrinausscheidung im Stuhl kann erhöht sein, ohne daß das Blutplasma und die Erythrozytenreihe entsprechende Veränderungen zeigt. Schließlich kennt man *Formen ohne Photosensibilität.*

Morphologisch finden sich z. T. Veränderungen der *Haut* und der *erythropoietischen Zellreihe,* die dem Wesen nach denen bei erythropoietischen Uroporphyrie ähneln, jedoch wesentlich *mildere Grade* zeigen. Wenn überhaupt, entwickelt sich in der Regel nur eine mäßige hämolytische Anämie. Dagegen mehren sich Berichte über erhebliche *Leberschäden,* die mit partieller Cholestase, entzündlichen Veränderungen in den periportalen Feldern und schließlich sogar einem Läppchenumbau mit Zirrhose einhergehen können.

Folgen: Das Leiden manifestiert sich in der Mehrzahl der Fälle im Verlauf der 5 ersten Lebensjahre, wobei zunächst die Hauterscheinungen das klinische Bild bestimmen. Die *Photosensibilität* äußert sich oft in einem intensiven Juckreiz, verbunden mit Ödem und Rötung der exponierten Stellen. Später treten u. U. Symptome einer mehr oder weniger ausgeprägten Leberschädigung hinzu. Im allgemeinen haben wir es jedoch mit einer ziemlich gutartigen Affektion zu tun, die sich überdies durch Gabe von *β*-Karoten, das die Photosensibilität herabsetzt, und Cholestyramin, das möglicherweise die Elimination von Protoporphyrin aus den Leberzellen fördert, noch günstig beeinflussen läßt.

119.4. Hereditäre sog. hepatische Porphyrien

Sog. akute intermittierende Porphyrie

Ursache und **Pathogenese:** Diesem ebenfalls sehr seltenen, bei jüngeren Frauen etwas häufiger als bei Männern auftretenden, vermutlich autosomal-dominant vererbbaren Leiden liegt offenbar ein *Defekt der Uroporphyrinogen I-Synthetase* zugrunde, die sich u. a. in der Leber und in Erythrozyten als vermindert aktiv erweist. Wahrscheinlich wegen eines teilweisen Wegfalls der negativen »Feed Back«-Wirkung u. a. von Häm auf die Produktion und Aktivität der Aminolävulinsäure-Synthetase (AmLev-Synthetase, ALA-Synthetase) werden *vermehrt δ-Aminolävulinsäure und Porphobilinogen gebildet.* Durch gewisse Medikamente, wie Barbiturate und Steroidderivate, kann eine weitere Induktion von ALA-Synthetase erfolgen, was sich klinisch u. U. im Sinn einer Exazerbation kundtut. Die Störung äußert sich klinisch-chemisch in einer Anhäufung von *Porphobilinogen,* in geringerem Maß von *δ-Aminolävulinsäure, Uroporphyrinen* und *Koproporphyrinen,* vor allem in der Leber und in besonderem Grad im Verlauf der für die Affektion charakteristischen *Attacken,* die von sog. *latenten Phasen* unterbrochen sind. Im *Blutplasma* und im *Urin* finden sich dieselben Metaboliten in erhöhter Konzentration, nicht aber in den Fäzes. Auch die Erythroblasten und Erythrozyten zeigen keine nennenswerte Ansammlung von Porphyrinen. Die pathogenetischen Zusammenhänge zwischen der skizzierten biochemischen Anomalie und den klinisch wahrnehmbaren Symptomen und Zeichen konnte bisher nicht befriedigend geklärt werden. Im besonderen gilt dies für die typischen *abdominalen Schmerzen,* die *neurologischen Veränderungen,* die *psychischen Auswirkungen* und den *erhöhten arteriellen Blutdruck,* wie sie in den akuten Phasen in wechselndem Maß beobachtet werden. In den latenten Phasen klagen die Patienten über wenig Beschwerden. Zeichen von Photosensibilität fehlen meist.

Morphologisch zeigt die *Leber* vor allem während einer Attacke Veränderungen, die u. a. eine Verfettung und Hämosiderose sowie hepatozelluläre Läsionen verschiedener anderer Art umfassen. Elektronenmikroskopisch bemerkt man u. a. mitochondriale Strukturstörungen, die von einfachen Formveränderungen über die Einlagerung großer, elektronendichter Granula bis zum Verschwinden dieser Organellen reichen. Überdies finden sich vermehrt autophagische Vakuolen sowie – offenbar eine Folge davon – ziemlich reichlich Lipofuszin. Über morphologische Befunde an Darm, Nervensystem und Gefäßen ist wenig Nennenswertes bekannt.

Folgen: Das Leiden manifestiert sich fast nie vor dem Alter von etwa 15 Jahren und wurde auch bei Personen über 60 Jahre kaum gesehen. Im Vordergrund der Symptome stehen *kolikartige Abdominalschmerzen,* die – wie die anderen Symptome – in periodischen Attacken auftreten und mit Fieber, Tachykardie und Leukozytose einhergehen, somit in die Differentialdiagnose des akuten Abdomens gehören (S. 670). Die *neurologischen Veränderungen* in der akuten Phase wechseln stark und können von kaum merklichen Hypästhesien bis zur schlaffen Quadriplegie reichen, u. U. mit Bulbärparalyse und tödlichem Ausgang. Dazu gesellen sich schwer definierbare *neurotische Verstimmungen,* manchmal eine Krise von *arteriellem Hochdruck,* hie und da verbunden mit Konvulsionen und Sehstörungen. Der *Verlauf* des Leidens ist sehr variabel. Hie und da sterben Patienten anläßlich der ersten Attacke. Umgekehrt kennt man Fälle mit jahrelangem Verlauf. Gefährlich bzw. attackenauslösend können Medikamente, wie Barbiturate, andere Sedativa, Chloroquin, natürliche oder synthetische Geschlechtshormone, Griseofulvin, Sulfonamide u. a., sein. Aber auch andere Faktoren, wie Menstruation, Schwangerschaft, ungenügende kalorische Ernährung, interkurrente Infektionskrankheiten, Vergiftungen (Blei u. a.), führen manchmal zu lebensbedrohlichen Verschlimmerungen. In der Regel ist das Erscheinen zentralnervöser Symptome ein schlechtes Zeichen. Trotz präventiver und therapeutischer Maßnahmen, wie reichlicher Glukoseeinnahme, Vermeiden von anfallauslösenden Ereignissen und palliativer Schmerzbekämpfung, ist die *Mortalität* der akuten intermittierenden Porphyrie immer noch hoch.

Diagnostisch ist vor allem die *zunehmende Rotfärbung des stehenden Urins* während einer akuten Phase bedeutsam, die Anlaß zum Nachweis einer vermehrten Porphobilinogenausscheidung ist.

Porphyria variegata

Ursache und **Pathogenese:** Auch diese Porphyrieform (z. T. bekannt als »südafrikanische genetische Porphyrie«) weist einen autosomal-dominanten Erbgang auf. Der verantwortliche biochemische Defekt konnte bisher nicht sicher ermittelt werden. Das Leiden kennt ebenfalls *latente Perioden* unterschiedlicher Dauer, die von *akuten Phasen* unterbrochen werden. Diagnostisch wichtig ist die Feststellung, daß dauernd, d. h. auch im latenten Zustand, mit den *Fäzes* stark vermehrt *Koproporphyrin und Protoporphyrin* ausgeschieden werden, während diese Metaboliten im *Urin* höchstens während der Anfälle in deutlich erhöhter Konzentration erscheinen und zu einer Rotfärbung des stehenden Urins führen. Zusätzlich zu den erwähnten Porphyrinen finden sich dann im Harn vermehrt δ-Aminolävulinsäure und Porphobilinogen. Die Auswirkungen der Störung umfassen *Hautveränderungen* infolge Photosensibilität und/oder *akute, kolikartige Abdominalschmerzen,* wie bei der vorher geschilderten Form, ferner u. U. Zeichen von *Leberschädigung,* jedoch keine Anomalien der Erythropoiese.

Morphologisch gleichen die Befunde an der *Leber* denen bei akut intermittierender Porphyrie (s. o.), u. U. verbunden mit Ikterus. Dazu gesellen sich – vor allem bei Männern – *Hautveränderungen* infolge Photosensibilität, die sich u. a. als Blasen, später als Narben sowie wechselnde Hyperpigmentation an Gesicht und Händen zeigen. Grad und Ausmaß sind jedoch wesentlich geringer als im Fall der erythropoietischen Porphyrien.

Folgen: Die ersten Symptome der Krankheit zeigen sich mehrheitlich in der 2. bis 3. Lebensdekade. Diese *Latenz* versucht man sich damit zu erklären, daß die Leber in dieser Phase die überschüssig gebildeten Porphyrine noch wirksam mit der Galle auszuscheiden vermag. Ist dies nicht mehr der Fall, treten die mit Porphyrinämie einhergehenden *Hautschäden,* die *Hyperbilirubinämie* und die *Porphyrinämie* auf (sog. *kutane Phase*). Schließlich – so vermutet man – ist der Porphyrinstoffwechsel, wenigstens zeitweilig, so tiefgreifend gestört, daß vermehrt δ-Aminolävulinsäure und Porphobilinogen anfallen und in höherer Konzentration im Urin ausgeschieden werden, so daß ähnliche Bedingungen bestehen wie bei der akuten intermittierenden Porphyrie (sog. *akute Phase(n)*). Die Prognose gestaltet sich indessen wesentlich günstiger.

Porphyria cutanea tarda

Ursachen und **Pathogenese:** Wenigstens in einem Teil der Fälle dieser *häufigsten Porphyrieform* haben wir es mit einem – z. T. angeblich autosomal dominant – vererbbaren *Defekt der Uroporphyrinogen-Dekarboxylase* zu tun, die normalerweise die Dekarboxylierung der Uroporphyrinogene I und III und damit die Bildung der entsprechenden Koproporphyrinogene katalysiert. Die Aktivität dieses Enzyms ist dabei nur vermindert, nicht aufgehoben. Als Folge davon kommt es zu einer Anhäufung vor allem von *Uroporphyrin I,* weniger von *Koproporphyrin* I, während δ-Aminolävulinsäure und Porphobilinogen nicht vermehrt anfallen. Verschiedene Beobachtungen sprechen dafür, daß die Störung klinisch latent bleibt, bis sich eine *Überladung der Hepatozyten mit Eisen* hinzugesellt. Unter diesen Bedingungen – so wird postuliert – käme zu der hemmenden Wirkung durch das angestaute Uroporphyrin auf die *Uroporphyrinogen III-Kosynthetase* (die durch den Grunddefekt gegeben wäre) diejenige von Fe^{++} hinzu. Wiederum ist das System der roten Blutkörperchen nicht in erheblichem Maß betroffen.

Im Hinblick auf die wahrscheinlich erhebliche Bedeutung der *Leber-Hämosiderose* für die Manifestation des Leidens ist es von Interesse, daß Patienten mit anderen Krankheiten, die mit einer Eisenüberladung einhergehen können, wie die *alkoholische Leberzirrhose* und die *Bantu-Siderose* (S. 842), im Vergleich zur übrigen Bevölkerung häufiger an Porphyria cutanea tarda erkranken. Im übrigen wurde dieses – oder ein ähnliches – Leiden auch im Zusammenhang mit Vergiftungen durch *Hexachlorbenzol* oder *polychlorinierte Phenole,* der Einnahme von *Medikamenten* (s. u.), einzelnen Fällen von *hämolytischer Anämie, Hepatom* und *Lupus erythematodes disseminatus* beobachtet. Es fragt sich, ob die genannten, andersartigen Störungen lediglich eine latente Porphyria cutanea tarda manifest werden lassen, oder ob es sich – wenigstens zum Teil – um echte symptomatische Porphyrien handelt (s. u.).

Morphologisch zeigt die *Leber* ähnliche Veränderungen wie bei der akuten intermittierenden Form (s. o.), dazu aber in klinisch manifesten Fällen eine schwerere *Hämosiderose,* manchmal mit einer Eisenverteilung wie beim Hämachromatosesyndrom (S. 840) und voller Sättigung von Transferrin mit Eisen. Die *Hautläsionen infolge Photosensibilität* (s. o.) zeigen in der Regel einen stärkeren Grad als im Fall der Porphyria variegata, was sich vor allem durch die Uroporphyrinämie erklären läßt. Oft bilden sich Geschwüre, die mit z. T. erheblicher Narbenbildung abheilen. Ferner beobachtet man eine Hyperpigmentation der Haut sowie eine – im Wesen noch nicht geklärte – Hypertrichose.

Folgen: Die ersten Symptome der Störung können fast in jedem Alter bemerkbar werden, vor allem im Sinn der *Photosensibilität* und ihren Folgen. Diese erreichen allerdings nie den Schweregrad wie bei erythropoietischen Porphyrien, vielmehr ähneln sie denen bei Porphyria variegata. Im Gegensatz zur letzteren fehlen aber abdominale Schmerzattacken und neurologische Ausfälle. Die Prognose wird in erster Linie durch allenfalls komplizierende andere Leiden bestimmt (s. o.) und kann durch Maßnahmen zur Eisenelimination aus der Leber (Phlebotomie u. a.) günstig beeinflußt werden. Wegen der z. T. hohen Konzentration von Uroporphyrin im Urin zeigt dieser beim Stehen eine deutlich zunehmende Rotfärbung. Im Gegensatz zu den anderen sog. hepatischen Porphyrien ist die Porphyrinausscheidung mit den Fäzes zu keiner Zeit nennenswert erhöht.

Hereditäre Koproporphyrie
Ursache und **Pathogenese:** Das seltene Leiden weist wahrscheinlich einen autosomal-dominanten Erbgang auf. Aus bisher nicht einwandfrei geklärten Gründen kommt es zu einer *Anhäufung von Koproporphyrin III,* das in *latenten Phasen* vor allem in den *Fäzes* in erhöhter Konzentration gefunden wird. In akuten Phasen erscheint dieser Metabolit in erheblicher Menge auch im Urin, neben Uroporphyrin, Porphobilinogen und δ-Aminolävulinsäure, weshalb der Harn beim Stehen eine vermehrte Rotfärbung erlangen kann. In den Zellen der Erythropoiese läßt sich keine erhöhte Porphyrinkonzentration nachweisen. Die Störung wirkt sich vor allem während akuter Episoden im Sinn von *Abdominalkrämpfen,* z. T. *leichteren Hautveränderungen* infolge Photosensibilität mäßigen Grades aus.

Morphologisch zeigen sich geringfügige Veränderungen ähnlicher Art, wie sie in schwererem Grad bei akuter intermittierender Porphyrie gesehen werden (s. o.).

Folgen: Nach einer *latenten Phase,* die viele Jahre dauern kann, machen sich die ersten Symptome mehrheitlich im Sinn von Bauchkrämpfen bemerkbar. Nicht selten werden solche Attacken durch Einnahme von Barbituraten, u. U. auch anderen Medikamenten, ausgelöst. Bei höherem Ansteigen der Konzentration von δ-Aminolävulinsäure und Porphobilinogen im Blutplasma und Urin können sich – auch ohne weitere klinische Symptome – psychische Störungen einstellen.

119.5. Bemerkungen zur Frage der sog. symptomatischen und erworbenen Porphyrien

Störungen des Porphyrinstoffwechsels in neoplastischen Zellen
Formen, Ursache und **Pathogenese:** Neoplastische Transformationen von Zellen sind oft mit Änderungen der Zellfunktionen und -struktur verbunden (S. 206). Es ist daher nicht verwunderlich, daß davon auch der Porphyrinstoffwechsel betroffen sein kann. In der Tat sind Fälle von *akuter Erythrämie* bekannt, bei denen die neoplastischen Erythroblasten Porphyrinspeicherung aufwiesen, entsprechend den oben erwähnten erythropoietischen Porphyrien. Vereinzelt wurde auch über *Leberzellkarzinome (maligne Hepatome)* berichtet, die mit Porphyrinanhäufung in den Tumorzellen und Photosensibilität verbunden waren. Wahrscheinlich werden solche Fälle nicht selten übersehen, falls nicht eine deutliche Photosensibilität, das Auftreten typischer Urinveränderungen und/oder andere Symptome an eine erworbene Porphyrie denken ließen.

Morphologisch lassen sich z. T. die für erythropoietische oder hepatische Porphyrietypen charakteristischen Veränderungen nachweisen. Am einfachsten ist der Nachweis einer roten Fluoreszenz des angehäuften Materials im UV-Licht.

Folgen: Die klinischen Erscheinungsformen dieser erworbenen Porphyrien sind mehrheitlich diskret. Erhebliche Hautveränderungen infolge Photosensibilität können bei Vorliegen großer, im Sinn der Porphyrie transformierten neoplastischen Zellmassen zustande kommen.

Durch Medikamente verursachte bzw. ausgelöste Porphyrien
Ursachen und **Pathogenese:** Seit längerem ist bekannt, daß bestimmte Medikamente eine Porphyrie zu induzieren bzw. auszulösen vermögen, insbesondere eine vom *hepatischen Typ,* bei dem die Katalaseaktivität in diesem Organ vermindert ist. Beispiele hierfür sind *Sedormid* (Allylisopropylkarbamid), 3,5-Diäthoxykarbonyl-1,4-Didydro-2,4,6-Trimethylpyridin und verwandte Substanzen. Von Sedormid nimmt man u. a. an, daß es die Leberkatalase hemmt. Fälle von klinisch manifester Porphyrie wurden ferner nach Verabreichung von *Phenobarbital, Aminopyrin, Sulfonamiden, Tolbutamid, Chlordiazepoxid, Hydantoinen* und *Östrogenen* beobachtet, ohne daß es sich um die Exazerbation einer bekannten hereditären Porphyrie gehandelt hätte. Die Frage, weshalb solche Mittel nur in einzelnen Fällen Störungen im Sinn der Porphyrie auslösen (»*Idiosynkrasie*«), ist noch nicht befriedigend geklärt. Möglicherweise handelt es sich um genetisch bedingte Enzymänderungen, die unter physiologischen Bedingungen eine Störung des Porphyrinstoffwechsels nicht zutage treten lassen, bei Verabreichung der erwähnten Substanzen den metabolischen Defekt jedoch zu erkennen geben.

Morphologisch erkennt man an Leberzellen z. T. ähnliche Veränderungen wie bei hepatischen Porphyrien (s. o.).

Folgen: Nach Absetzen der betreffenden Medikamente normalisiert sich der Zustand meist wieder. Gewisse Medikamente, die die Synthese der hepatischen Katalase stimulieren (z. B. Atromid-S = Aethyl-α-p-Chlorphenoxyisobutyrat, das klinisch zur Senkung der Triglyzerid- und Cholesterinkonzentration im Blutplasma Verwendung findet), können bei vorheriger Gabe die medikamentös bedingten Porphyrien z. T. verhüten.

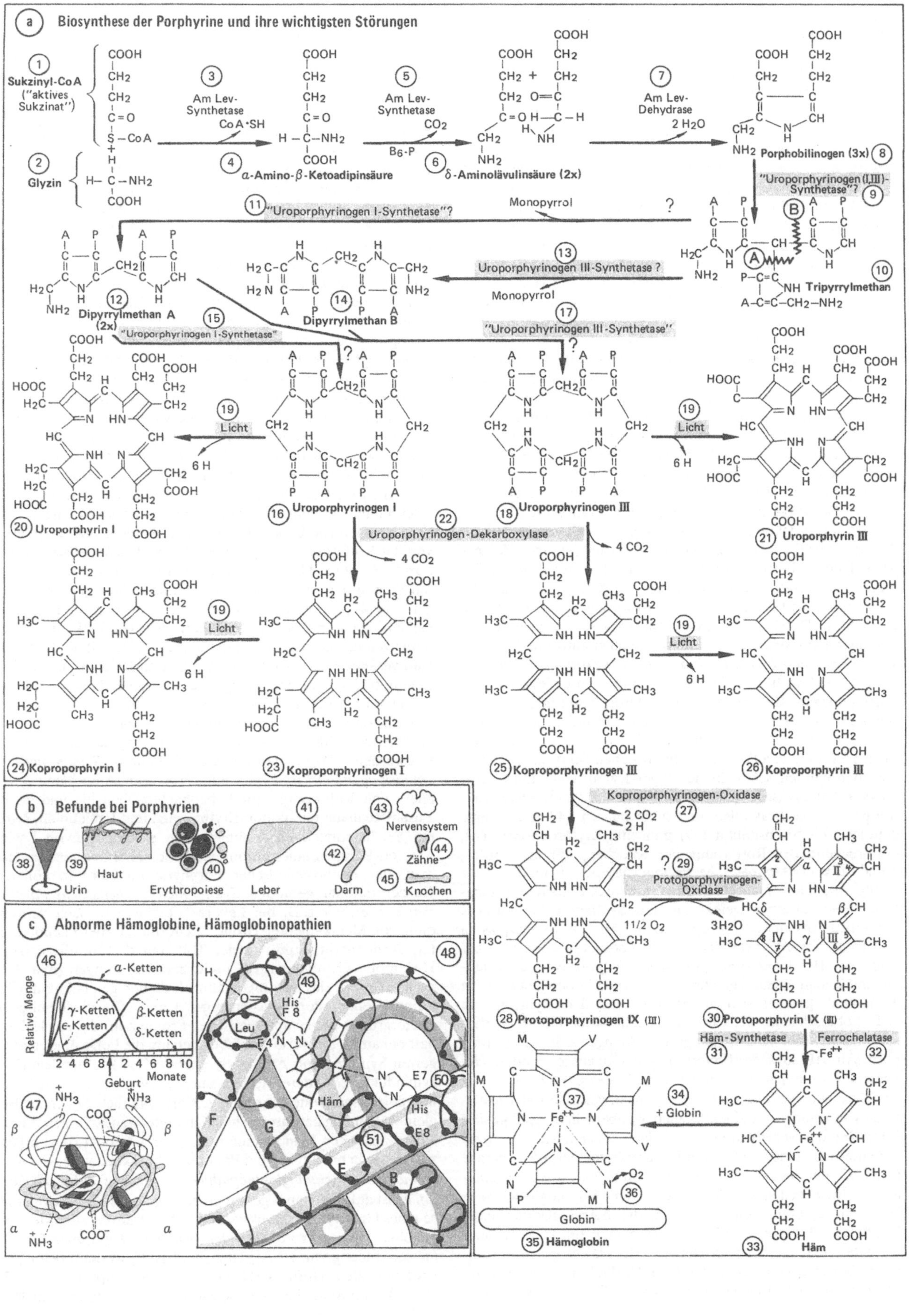
a Biosynthese der Porphyrine und ihre wichtigsten Störungen
1 Sukzinyl-CoA ("aktives Sukzinat")
2 Glyzin
3 Am Lev-Synthetase
CoA·SH
4 α-Amino-β-Ketoadipinsäure
5 Am Lev-Synthetase
CO2
B6-P
6 δ-Aminolävulinsäure (2x)
7 Am Lev-Dehydrase
2 H2O
8 Porphobilinogen (3x)
9 "Uroporphyrinogen (I,III)-Synthetase"?
10 Tripyrrylmethan
11 "Uroporphyrinogen I-Synthetase"?
Monopyrrol
12 Dipyrrylmethan A (2x)
13 Uroporphyrinogen III-Synthetase ?
Monopyrrol
14 Dipyrrylmethan B
15 "Uroporphyrinogen I-Synthetase"
17 "Uroporphyrinogen III-Synthetase"
16 Uroporphyrinogen I
18 Uroporphyrinogen III
19 Licht
6 H
20 Uroporphyrin I
21 Uroporphyrin III
22 Uroporphyrinogen-Dekarboxylase
4 CO2
23 Koproporphyrinogen I
24 Koproporphyrin I
25 Koproporphyrinogen III
26 Koproporphyrin III
Koproporphyrinogen-Oxidase
27
2 CO2
2 H
28 Protoporphyrinogen IX (III)
29 Protoporphyrinogen-Oxidase
11/2 O2
3H2O
30 Protoporphyrin IX (III)
Häm-Synthetase 31
Ferrochelatase 32
Fe++
33 Häm
34 + Globin
35 Hämoglobin
36 O2
37 Fe++
Globin
b Befunde bei Porphyrien
38 Urin
39 Haut
40 Erythropoiese
41 Leber
42 Darm
43 Nervensystem
44 Zähne
45 Knochen
c Abnorme Hämoglobine, Hämoglobinopathien
46
α-Ketten
γ-Ketten
ε-Ketten
β-Ketten
δ-Ketten
Relative Menge
2 4 6 8 2 4 6 8 10
Geburt
Monate
47
β β α α
NH3 COO⁻
48
49 His F 8
Leu
F4
E7
50
Häm
His
E8
51
F G E B D

Abb. 154a–c. *Merkpunkte zu den Porphyrien und krankhaften Veränderungen von Hämoglobin.* **a** u. **b** *Biosynthese der Porphyrine und ihre wichtigsten Störungen.* Porphyrine werden von allen mitochondrienhaltigen Zellen des Körpers produziert; sie bilden als *Metalloporphyrine* (insbesondere *Eisenporphyrine*) nicht nur wesentliche Bestandteile von Hämoglobin (33–37) und Myoglobin, sondern dienen auch als prosthetische Gruppe von Enzymen, wie Zytochromen, Katalasen, Oxygenasen, Oxidasen, Tryptophanpyrrolase u. a. Die Biosynthese der Porphyrine erfolgt z. T. innerhalb von Mitochondrien (Reaktionsschritte 1–6, 25 und 27–33), z. T. im Zytosol (im besonderen: 7–18, 34–36). Ein Teil der chemischen Prozesse findet nur bei Lichteinwirkung statt (19–21, 24, 26). »*Porphyrie*« ist eine klinische Bezeichnung für *hereditäre* oder *erworbene (symptomatische)* Störungen, die sich durch die Kombination einer *Porphyrinurie* (besser: *Hyperporphyrinurie*) mit bestimmten krankhaften Symptomen (s. u.) kennzeichnen. Die Klassierung der Porphyrien erfolgt im wesentlichen nach der Lokalisation des hauptsächlich betroffenen Gewebes (Zellarten) bzw. des Defektes: So hält man *erythropoietische* (40), *erythrohepatische* (40, 41) und *hepatische Prophyrien* (41) auseinander. Zudem wird bei der Namengebung z. T. der wichtigste im Urin auftretende Metabolit berücksichtigt (z. B. *Uroporphyrie, Koproporphyrie, Protoporphyrie*). Zu den führenden *Symptomen* von Porphyrien gehören in wechselnder Ausprägung die *Photosensibilität* (39), bei erythropoietischen Formen *hämolytische Anämien* (40) und bei hepatischen Varianten *Leberschäden* (41). Außerdem werden u. a. *nervöse Störungen* beobachtet (43). Diese krankhaften Erscheinungen sind nicht immer alle vorhanden; sie variieren von einem Typ der Porphyrie zum andern (s. u.). Ein wichtiges Zeichen verschiedener Formen von Porphyrie ist die *dunkelrote Verfärbung des stehenden Urins* (38, s. auch 19, 20, 21, 24, 26, 29–30). *Hereditäre Porphyrien* beruhen nachgewiesenermaßen oder vermutlich auf Defekten der an der Biosynthese von Prophyrinen beteiligten Enzyme. Bei der wahrscheinlich autosomal-rezessiv vererbbaren *hereditären erythropoietischen Porphyrie (Günther'sche Krankheit)* liegt – wie man annimmt – ein Defekt der Uroporphyrinogen III-Synthetase (13, Uroporphyrinogen-Kosynthetase) vor, so daß im Urin – weniger deutlich auch in den Faeces – vermehrt Uroporphyrin I (20), z. T. auch Koproporphyrin I (24) u. a. auftreten. Klinisch stehen bei diesem Leiden, das mehrheitlich schon in der Jugend zum Tode führt, eine schwere hämolytische Anämie (verbunden mit ineffektiver Erythropoiese, Kernvakuolen in Erythroblasten (40 u. a.), eine deutliche Photosensibilität (39) und eine Erythroodontie (44, entsprechend der Rotfärbung der Knochen, 45) im Vordergrund. Die *erythropoietische Protoporphyrie,* ein mildes, aber häufigeres, autosomal-dominant vererbbares Leiden geht möglicherweise auf einen Defekt der Häm-Synthetase (31) zurück, was einen Anstau von Protoporphyrin (30) u. a. in Blutplasma und Erythrozyten sowie eine mäßige Photodermatose (39) zur Folge hat. Bei der *erythrohepatischen Protoporphyrie,* die offenbar mit einem entsprechenden Defekt auch in den Leberzellen einhergeht, gesellen sich zu den Störungen der Eryhtropoiese z. T. Leberschäden (41, Cholestase, sehr selten biliäre Zirrhose), und im Stuhl werden auch größere Mengen z. B. von Koproporphyrin III (26) sowie Protoporphyrin (30) ausgeschieden. *Hepatische Porphyrien* erklären sich durch Defekte oder andersartige Störungen von Enzymen, die normalerweise an der Biosynthese von Eisenporphyrinenzymen der Leberzellen beteiligt sind (41). Bei der vererbbaren *akuten intermittierenden Porphyrie* vermutet man einen Defekt der Uroporphyrinogen I-Synthetase (11) und/oder andere Störungen mit dem Effekt, daß die normale negative »Feedback«-Wirkung von Häm (33), möglicherweise auch von anderen Metaboliten, auf die δ-Aminolävulinsäure-Synthetase (3, 5) wegfällt: Dieses Enzym zeigt eine stark erhöhte Aktivität, und vor allem in Hepatozyten (41) sowie im Urin – nicht aber in Erythrozyten und deren Vorläufern – treten große Mengen von δ-Aminolävulinsäure (6) und Porphobilinogen (8), ferner u a. vermehrt Uro- und Koproporphyrine III (21, 26) im Urin auf; dieser verfärbt sich beim Stehen rot. Die klinische Symptomatik charakterisiert sich u. a. durch in Attacken auftretende Abdominalschmerzen (42), Erhöhung des arteriellen Blutdrucks, Leberzellschäden (u. a. Hämosiderose und Verfettung, z. T. auch Hepatozytenuntergang, 41) sowie zentralnervöse Störungen (43), die über psychische Störungen bis zu Lähmungen reichen können. Die relativ hohe Mortalität steht z. T. mit Komplikationen, wie Bulbärparalyse, in Beziehung. Die vor allem unter der weißen Bevölkerung Südafrikas verbreitete *Porphyria variegata* beruht wahrscheinlich auf einem erblichen Defekt der Ferrochelatase (32) und ist mit einer vermehrten Ausscheidung von Kopro- und Uroporphyrinen (vor allem III, 26, 21) u. a. im Stuhl sowie – weniger ausgeprägt – im Urin verbunden. Im letzteren findet man auch eine höhere Konzentration von Metaboliten, wie δ-Aminolävulinsäure (6), Porphobilinogen (8) und Protoporphyrin (30). Krankhafte Symptome umfassen Abdominal-Koliken, Photodermatose und wechselnde Leberschäden. Der häufigsten hereditären Porphyrieform, der *Porphyria cutanea tarda,* liegt ein mit Aktivitätseinbuße verbundener Defekt der Uroporphyrinogen-Dekarboxylase (22) zugrunde, was sich u. a. in einer stark vermehrten Ausscheidung von Uro-, weniger auch Koproporphyrin I (20, 24) im Urin sowie von Koproporphyrin I (24) in den Faeces äußert. In den Hepatozyten kommt es zu einer Überladung mit Eisen, das – neben dem angehäuften Uroporphyrin I – einen hemmenden Einfluß auf die Uroporphyrinogen III-Synthetase (Kosynthetase, 13) auszuüben scheint. Klinisch stehen die Photodermatose sowie mehr oder weniger deutliche Zeichen von Leberschädigung im Vordergrund, abgesehen von der Rotfärbung des stehenden Urins. Die *hereditäre Koproporphyrie*, deren Ursache nicht geklärt ist, zeichnet sich in latenten Phasen u. a. durch die renale Ausscheidung größerer Mengen von Koproporphyrin III (26) in den Faeces, während »Attacken« auch im Urin (Rotfärbung), aus. Die Patienten leiden unter zeitweiligen Abdominalkrämpfen (42), während sich die Hautveränderungen (39) in beschränktem Rahmen halten. Die Leberschäden (41) sind weniger schwerwiegend als im Fall der Porphyria cutanea tarda. *Symptomatische,* d. h. über ein anderes Grundleiden erworbene oder aufgrund exogener Einflüsse bei bestehender »Idiosynkrasie« (»latenter Enzymdefekt«?) manifest werdende Porphyrien sind keine Seltenheit. *Symptomatische erythropoietische Prophyrien* mit vermehrter Ausscheidung vor allem von Koproporphyrin I, beobachtet man hie und da im Zusammenhang mit akuten Erythrämien und Leukämien, seltener bei hämolytischen Anämien u. a. Koproporphyrin I wird z. T. im Rahmen einer chronischen Bleivergiftung mit symptomatischer erythropoietischer Porphyrie im Harn in höheren Konzentrationen gefunden. *Symptomatische hepatische Porphyrien* kennen wir z. B. bei Leberzellkarzinomen, nach Anwendung von Medikamenten (früher: Sedormid, ferner Phenobarbital, Aminopyrin, Sulfonamide, Tolbutamid, Chlordiazepoxid, Hydantoin, Östrogenen u. a.) und bei Vergiftungen (u. a. Hexachlorbenzol, das Störungen ähnlich denjenigen bei akuter intermittierender Porphyrie erzeugen kann). Die biochemischen Hintergründe der symptomatischen Prophyrien sind nur lückenhaft bekannt. Teilweise scheint es sich um die Folge einer gesteigerten Synthese von AmLev-Synthetase (3, 5) zu handeln (Enzyminduktion? andere Mechanismen?). Eine *Porphyrinurie* ohne klinisch manifeste Prophyrie notiert man nicht selten als Begleiterscheinung bei chronischen hämolytischen Anämien, Leukämien, malignen Lymphomen und anderen neoplastischen Prozessen sowie bei Leber- und Pankreaserkrankungen. **c** *Abnorme Hämoglobine, Hämoglobinopathien* (s. auch **a**). Bei *Thalassämien* ist aufgrund eines genetisch bedingten Defekts die Synthese eines Globin-Kettentyps vermindert (Heterozygote) oder aufgehoben (Homozygote). Bei der *α-Ketten-Thalassämie* fehlt es an der Bildung von HbA_1, HbA_2 und HbF, weshalb beim Embryo vor allem HbBarts (Hb γ_4), postnatal hauptsächlich HbH (Hb β_4) – im Sinn einer kompensatorischen Leistung – zur Pro-

Beispiel:

- Man kennt verschiedene *tierexperimentelle Modelle* von *medikamentös induzierter Porphyrie, die einzelnen hereditären Formen von hepatischer Porphyrie beim Menschen ähneln.* So erzeugt Allylisopropyl-Azetamid eine Störung, die der menschlichen akuten intermittierenden Porphyrie gleicht, während mit Griseofulvin oder Dikarbäthoxy-Dihydrokollidin behandelte Mäuse Veränderungen wie bei der Porphyria variegata in der akuten Phase aufweisen. Hexachlorbenzol erzeugt bei Ratten ein Krankheitsbild, das weitgehend dem einer akuten Attacke von hereditärer Koproporphyrie entspricht.

Toxisch bedingte bzw. ausgelöste Porphyrien

Ursachen und **Pathogenese:** Verschiedentlich wurden örtliche Häufungen von Porphyrie beobachtet, bei denen sich nachträglich eine einheitliche toxische Wirkung nachweisen ließ. Ein gutes Beispiel liefert der Ausbruch von Fällen mit kutaner Porphyrie, der Ende der 50er Jahre in der Türkei festzustellen war, und wo sich zeigte, daß die Betroffenen reichlich, mit dem Fungizid *Hexachlorbenzol* kontaminierten Weizen konsumiert hatten. *Bleivergiftungen* (S. 1610) gehen oft mit einer starken Erhöhung der Konzentration von δ-Aminolävulinsäure, weniger von Koproporphyrin III und nur z. T. von Porphobilinogen, in Geweben, Blutplasma und Urin einher. Es ergeben sich daraus krankhafte Erscheinungen, die stark denen bei akuter intermittierender Porphyrie ähneln, mit entsprechenden Koliken und zentralnervösen Veränderungen, bei Fehlen kutaner Läsionen. Zusätzlich findet sich eine z. T. erhebliche Anämie, wobei Blei die Aufnahme von Eisen durch Protoporphyrin und damit die Hämbildung zu hemmen scheint.

Morphologisch zeigen sich bei *toxisch bedingten bzw. ausgelösten hepatischen Porphyrien* in wechselndem Maß die erwähnten hepatozellulären Veränderungen (s. o.). Bei akuter *Bleivergiftung* beobachtet man eine progressive hämolytische Anämie, mit Ausbildung einer Leukozytose und Erscheinen einiger Cabot-Ringe und Howell-Jolly-Körperchen in Erythrozyten. Die chronische Bleivergiftung dagegen verursacht nur eine mäßige chronische hämolytische Anämie, wobei die basophile Tüpfelung der roten Blutkörperchen als relativ typisch gilt.

Folgen: Toxisch ausgelöste Porphyrien folgen in ihrem Verlauf dem Schweregrad der Vergiftung und sind oft zeitlich beschränkt.

Eine Übersicht über die Porphyrinstoffwechselstörungen vermittelt Abb. 154. Die einzelnen Porphyrieformen sind in Tabelle 70 zusammengefaßt.

Anhang: Porphyrien ohne klinisch manifeste Porphyrie.

Porphyrinurien ohne klinische Symptome und Zeichen einer Porphyrie beobachtet man bei einer großen Zahl von Krankheiten. Meistens handelt es sich um eine *vermehrte Ausscheidung von Koproporphyrinen* (in der Regel mehr Typ III als I). Ursache einer derartigen Störung ist mehrheitlich ein fortgesetzt gesteigerter Zelluntergang, wie bei *chronischen hämolytischen Anämien* (S. 424), *perniziöser Anämie, Leukämien, malignen Lymphomen* (u. a. M. Hodgkin, S. 260) und *anderen bösartigen neoplastischen Prozessen.* Eine Koproporphyrinurie tritt ferner nicht selten bei einer *Erkrankung der Leber,* insbesondere einer Leberzirrhose, oder des *Pankreas* auf. Beim *Dubin-Johnson-Syndrom* (S. 1038) mit Porphyrinurie ist das Mengenverhältnis von Koproporphyrin III und I oft umgekehrt, d. h. es wird relativ mehr Koproporphyrin vom Typ I ausgeschieden.

Abb. 154 a–c (Fortsetzung)

duktion gelangen (46, 47). Die β-Ketten-Thalassämie manifestiert sich nach der Geburt, wenn die β-Ketten zunehmend die γ-Ketten ersetzen sollen (46): Bei Fehlen der ersteren werden dann vermehrt HbF (α_2, γ_2, 85–95%) und HbA_2 (α_2, δ_2, 5–15%) hergestellt. Die homozygoten Träger dieses Defekts *(Thalassaemia major)* sterben in der Regel schon vor Erreichen des 10. Lebensjahres an den Folgen einer schweren hämolytischen Anämie, während die Heterozytogen *(Thalassaemia minor)* oft nur milde Störungen zeigen. *Hb Lepore* weist längere β- und γ-Ketten auf als normales Hb (Fusion der β- und γ-Kette, offenbar infolge eines ungleichen »crossing over« der benachbarten β- und γ-Gene). *Hämoglobinopathien i. e. S.* beruhen auf Punktmutationen, in deren Gefolge es zum Austausch einer oder mehrerer Aminosäuren der α- bzw. β-Ketten durch andere Aminosäuren kommt. Man kennt bisher etwa 150 *Hämoglobinvarianten* dieser Art. Verständlicherweise haben vor allem Substitutionen in Nähe der Häm-Anteile der Moleküle erhebliche Folgen (48). Bei der *Sichelzellen-Anämie* ist Glutamin in Position 6 der β-Kette durch Valin ersetzt, was eine Verminderung der Löslichkeit von O_2-freiem Hb auf etwa $\frac{1}{50}$ derjenigen von OxyHb nach sich zieht (Aggregation der Hb-Moleküle: »Sicheln« der Erythrozyten). *Hb M-Typen* zeichnen sich durch eine Neigung zu MetHb-Bildung aus (Oxidation von Fe^{++} zu Fe^{+++}), etwa wegen eines Austausches von Histidin (mit seinem, für die Stabilisierung von Fe^{++} wichtigen Imidazol-N (36) gegen eine andere Aminosäure. Beispiele: Hb M Boston (E-7 His, $\alpha \xrightarrow{58}$ Tyr (50); Hb M Iwate (F-8 His, $\alpha \xrightarrow{87}$ Tyr (49); u. a. m. Einen ähnlichen Effekt haben ganz in der Nähe gelegene, andere Substitutionen, wie $\beta \xrightarrow{67\ Va}$ Glu (Hb M Milwaukee, 51). Bei *HB Sabine* bewirkt die Aminosäurensubstitution eine Lockerung der Bindung von Globin an Häm, so daß dieses z. T. freigesetzt, abgebaut und in Form von Dipyrrolen ausgeschieden wird, während Globin zu Heinz'schen Innenkörpern präzipitieren kann. Weiter kennt man mehr als 50 Varianten sog. *unstabiler Hb,* die gegen äußere Einflüsse (Chemikalien, Medikamente, Temperatur u. a.) besonders empfindlich sind. Ein Beispiel hierfür bietet das Hb Zürich, bei dem in der β-Kette Histidin in Position 63 durch Arginin ersetzt ist, was bei Kontakt z. B. mit Sulfonamiden zu schweren hämolytischen Anämien Anlaß gibt, abgesehen von der ineffektiven Erythropoiese, die bei manchen Hämoglobinopathien beobachtet wird. Bei einem Teil der Hämoglobinopathien zeigen die roten Blutkörperchen eine abnorme Form (»Sicheln« u. a.). Von den erworbenen *Hämoglobinveränderungen* sind u. a. *Karboxy-Hb* (*CO-Hb*, Fe^{++}), *Met-Hb* (Fe^{+++}), *Hämoglobinzyanid* (Fe^{+++}) und *Hämochrome* (mit denaturiertem Globin) zu nennen (S. 1029). Häm kann durch konzentrierte HCl oder NaOH in *Hämatin* überführt werden, durch konzentrierte H_2SO_4 in *Porphyrin.*

Die Buchstaben B–G in Skizze 48 kennzeichnen helikale Untereinheiten der Hb-Monomere

119.6. Einige zusätzliche Hinweise zu Störungen der Hämoglobinstruktur und -funktionen

Die wichtigsten Krankheiten, die auf einer veränderten Hämoglobinstruktur beruhen, wurden bereits im Zusammenhang mit den *hämolytischen Anämien* besprochen (S. 424). Nachstehend folgen einige ergänzende Bemerkungen zur molekularen Pathologie von Hämoglobin, die das Verständnis der Störungen erleichtern sollen.

Tabelle 70. Porphyrieformen

1. *Hereditäre erythropoietische Porphyrien*

1.1. *Erythropoietische Uroporphyrie (Porphyria chronica congenita, Günther'sche Krankheit)*
Erbgang: Wahrscheinlich autosomal-rezessiv
Enzymdefekt: Uroporphyrinogen III-Kosynthetase
Biochemische Folgen des Defekts: Große Mengen von Uroporphyrin I, etwas weniger Koproporphyrin I und mäßig vermehrt Protoporphyrin in verschiedenen Zellarten (vor allem erythropoietische Zellen und Erythrozyten)

1.2. *Erythropoietische Protoporphyrie*
Erbgang: Wahrscheinlich autosomal-dominant
Enzymdefekt: Häm-Synthetase?
Biochemische Folgen des Defekts: Anhäufung vor allem von Protoporphyrin in verschiedenen Zellen sowie im Blutplasma

2. *Hereditäre sog. hepatische Porphyrien*

2.1. *Sog. akute intermittierende Porphyrie*
Erbgang: Vermutlich autosomal-dominant
Enzymdefekt: Uroporphyrinogen I-Synthetase (u. a. in der Leber und in den Erythrozyten)
Biochemische Folgen des Defekts: Anhäufung von Porphobiliniogen, δ-Aminolävulinsäure, Uroporphyrinen und Koproporphyrinen, vor allem in der Leber

2.2. *Porphyria variegata*
Erbgang: Autosomal-dominant
Enzymdefekt: Nicht bekannt
Biochemische Folgen des Defekts: Mit den Fäzes werden dauernd stark vermehrt Koproporphyrin und Protoporphyrin ausgeschieden (im Urin höchstens während der Anfälle)

2.3. *Porphyria cutanea tarda*
Erbgang: Autosomal-dominant
Enzymdefekt: Uroporphyrinogen-Dekarboxylase
Biochemische Folgen des Defekts: Anhäufung vor allem von Uroporphyrin I, weniger von Koproporphyrin I

2.4. *Hereditäre Koproporphyrie*
Erbgang: Wahrscheinlich autosomal-dominant
Enzymdefekt: Nicht bekannt
Biochemische Folgen des Defekts: Anhäufung von Koproporphyrin III, das in latenten Phasen vor allem in den Fäzes in erhöhter Konzentration gefunden wird

3. *Sog. symptomatische und erworbene Porphyrien*

3.1. *Durch Medikamente verursachte bzw. ausgelöste Porphyrien*
Porphyrien, insbesondere vom hepatischen Typ, nach Verabreichung von: Sedormid, Phenobarbital, Aminopyrin, Sulfonamiden, Tolbutamid, Chlordiazepoxid, Hydantoinen, Oestrogenen u. a.

3.2. *Toxisch bedingte bzw. ausgelöste Porphyrien*
Porphyrien bei Vergiftungen durch Blei oder organische Fungizide, wie z. B. Hexachlorbenzol

3.3. *Störungen des Porphyrinstoffwechsels in neoplastischen Zellen*
Porphyrinspeicherung in Erythroblasten bei akuter Erythrämie oder in Epithelzellen bei Leberzellkarzinomen

Abnorme Hämoglobine und Hämoglobinopathien

Der erste Nachweis eines besonderen Hämoglobins geht ins 19. Jahrhundert zurück, als berichtet wurde, Neugeborene besäßen einen Hämoglobintyp, der sich einer Denaturation durch Alkali gegenüber resistenter verhalte als das Hämoglobin Erwachsener. Diese zuerst »Hämochromogen« benannte Hämoglobinvariante erwies sich später als fetales Hämoglobin *(Hb F)*. Ende der 40er Jahre unseres Jh. gelang *Pauling* und anderen mit Hilfe elektrophoretischer Methoden der Nachweis des abnormen Sichelzellen-Hämoglobins *(Hb S)*, das zunächst Hb B hieß. Seither sind mit Hilfe einer Verfeinerung der elektrophoretischen Techniken (z. B. Zitratagar-Elektrophorese), eines »fingersprinting« proteolytisch (z. B. durch Trypsin) gewonnener Spaltpeptide sowie vor allem der Aminosäurensequenz-Analyse der einzelnen Globinketten zahlreiche abnorme Hämoglobine entdeckt worden (Tabelle 71).

Tabelle 71. Hämoglobin: Struktur-, Synthese- und Funktionsstörungen (Auswahl)

1. *Kongenitale Strukturstörungen (sog. Hämoglobinopathien)*

1.1. *Substitutionen von Aminosäuren in verschiedenen Ketten**

Alpha-Lokus:	Mehr als 90 Mutanten
Beta-Lokus:	Mehr als 150 Mutanten (z. B. Hb S und Hb Zürich)
Delta-Lokus:	Bisher 7 Mutanten bekannt (z. B. Hb Indonesia)
Epsilon-Lokus:	Bisher noch keine Strukturstörung bekannt
Gamma-Lokus:	9 Mutanten bekannt (z. B. Hb F (Malta))
Zeta-Lokus:	Bisher noch keine Strukturstörung bekannt

1.2. *Deletion einer oder mehrerer Aminosäuren*
Hämoglobine Freiburg, Gun Hill, Leiden, Tochigi, Niteroi, Lyon, St. Antoine, Tours

1.3. *Substitution von Aminosäuren in der Alpha- und Beta-Kette*
Hämoglobin X

1.4. *Zwei Substitutionen von Aminosäuren in der Beta-Kette*
Hämoglobin C (Georgetown)

1.5. *Terminale Addition von Aminosäuren*
Hämoglobine Constant Spring und Wayne

1.6. *Interstitielle Addition von Aminosäuren*
Hämoglobin Grady

2. *Kongenitale Störungen der Synthese und/oder Zusammenlagerung von Hämoglobin-Ketten*

2.1. *Tetramere einer bestimmten Einzelkette*

Tetramer von S-Beta:	Hämoglobin Augusta 1
Tetramer von C-Beta:	Hämoglobin Augusta 2
Tetramer von Gamma:	Hämoglobin Barts
Tetramer von Epsilon:	Hämoglobin Gower 1
Tetramer von Beta:	Hämoglobin H

2.2. *Bildung von Oktomeren*
Hämoglobin Porto Alegre

2.3. *Austausch von Ketten*
Hämoglobin Portland 1 (Austausch der Alpha-Kette gegen die embryonale Zeta-Kette)

2.4. *Abnorme Fusionen von Ketten*
Beta-Delta: Hämoglobine Miyada und P (Kongo)
Delta-Beta: Hämoglobine Lepore (Boston), Lepore (Cyprus) und Lepore (The Bronx)

Tabelle 71 (Fortsetzung)

2.5. *Thalassämien*
α-Ketten-Thalassämie (mangelhafte Bildung von HbA_1, HbA_2 und HbF)
β-Ketten-Thalassämie (mangelhafte Bildung von β-Ketten, mit vermehrter Synthese von HbF und HbA_2)
Homozygote Form: Thalassaemia major
Heterozygote Form: Thalassaemia minor

3. *Kongenitale Methämoglobinämien*

3.1. Hereditärer Mangel an HADH-Methämoglobin-Reduktase
3.2. Methämoglobinämien bei Hämoglobinopathien: Hämoglobin M-Krankheit (Hb M der Typen Boston, Iwate, Saskatoon, Hyde Park und Milwaukee)

4. *Erworbene Funktionsstörungen des Hämoglobins*

4.1. *Erworbene Methämoglobinämien*
Met-Hb-Bildung durch: Nitrite und Nitrate (Amylnitrit, Natriumnitrit, Nitroglyzerin, Ammoniumnitrat, Silbernitrat), Anilinfarbstoffe, Phenazetin, Sulfonamide, Lidokain, Resorzinol, Aminobenzol, Nitrobenzol, Chlorate
4.2. *Karboxy-Hämoglobin (CO-Hämoglobin)*
4.3. *Sulfhämoglobinämie* (Bildung des komplexen Sulfhämoglobins in erster Linie unter der Einwirkung von Azetanilid oder Phenazetin)
4.4. *Hämoglobinzyanid* (unter der Einwirkung von CN-Anionen; Fe^{+++})
4.5. *Glykosyliertes Hämoglobin* (bei schwerer Hyperglykämie bei Diabetes mellitus)

* Bei der Einteilung von Hämoglobinopathien richtet man sich nach dem Ketten-Locus, in welchem sich eine Mutation ereignet hat.

Ursachen und **Pathogenese:** *Abnorme Hämoglobine,* die sich häufig nur durch den Ersatz einer einzigen Aminosäure innerhalb eines bestimmten Globin-Kettentyps durch eine andere Aminosäure von normalem Hämoglobin unterscheiden, scheinen als Mendel'sche Rezessivcharakteristika vererbt zu werden; *Homozygote* zeigen offenbar Störungen der Erythrozytenfunktion und z. T. -struktur, wenn es sich bei der ausgetauschten Aminosäure um eine funktionell wichtige Position innerhalb des Hämoglobinmoleküls handelt. Hier wird mit Recht von einer *»molekularen Krankheit«* gesprochen, die durch den Austausch einer einzigen Base in dem für die betreffende Globinkette kodierenden DNA-Anteil verursacht sein kann.
Heterozygote, bei denen sich die Anomalie in einem Teil der Hämoglobinmoleküle ebenfalls nachweisen läßt, sind in der Regel klinisch gesund, können aber als Träger des betreffenden »Defekts« (»trait«) aufgrund von Hämoglobinuntersuchungen erkannt werden. Das klassische Beispiel eines solchen Leidens ist die *Sichelzellenanämie* (S. 429).
Normalerweise neben den α- und β-Ketten in geringer Menge vorkommende Hämoglobinketten sind vor allem *δ-Ketten,* die anstelle von Glyzin in Position 16 der β-Kette Arginin aufweisen, und im normalen Blut des Erwachsenen nur in etwa 2,5% der Hämoglobinmoleküle vorkommt (»langsam wanderndes Hb A_2«). In den *γ-Ketten,* die im Hb F enthalten sind, findet sich anstelle von Glutaminsäure in Position 6 der normalen β-Kette Lysin. Beide, δ- und γ-Ketten, treten isoliert oder u. U. kombiniert mit den verschiedenen Formen von *Thalassämie* auf. Sie weisen als gemeinsames Merkmal eine z. T. auf einer Deletion des betreffenden Strukturgens, z. T. vermutlich eine auf Regulatorgenmutation beruhende Herabsetzung der Syntheserate einzelner Globinketten auf (S. 427). Bei gewissen Thalassämien treten *Hb H,* das Globin mit 4 β-Ketten enthält (»β_4A«), und *Hb Barts,* das 4 γ-Ketten besitzt, auf.
Weitere Varianten sind die sog. *M-Typen von Hämoglobin,* die so heißen, weil sie spontan zur Oxidation von Fe^{++} zu Fe^{+++}, d. h. zur Methämoglobinbildung neigen. Der Grund hierfür liegt darin, daß in Position 58 der α-Kette oder in Position 63 der β-Kette Histidin durch Tyrosin ersetzt ist. Da normalerweise Histidin bei der Bindung von Sauerstoff an Hämeisen eine wichtige Rolle spielt (S. 1024), ergibt sich offenbar eine Störung des Sauerstofftransports und eine größere Wahrscheinlichkeit der Oxidation von Ferro-Eisen.
Beim *Hämoglobin Gun Hill,* einem weiteren Typ von Störung, findet sich nur die Hälfte der normalen Zahl von Häm-Gruppen. Die Ursache scheint im Fehlen von je 4 Aminosäureresten in den β-Ketten des Globins zu liegen.
Im *Hämoglobin Sabine,* bei dem Leuzin in Position 91 durch Prolin ersetzt ist, scheint die Bindung von Häm gelockert zu sein, so daß letzteres z. T. freigesetzt, abgebaut und in Form von Dipyrrolen im Urin ausgeschieden wird. Das nicht mit Häm verbundene Globin kann innerhalb der Erythrozyten präzipitieren und als sog. *Heinz'sche Innenkörper* sichtbar werden, eine Veränderung, die man übrigens bei einer Reihe von hämatologischen Krankheiten kennt (S. 66). Das Anhaften Heinz'scher Innenkörper an der Erythrozytenmembran verändert offenbar deren Permeabilität und erhöht die Bereitschaft zu osmotischer Hämolyse, mechanischer Schädigung u. a. m.
Sog. *»unstabile Hämoglobine«* zeichnen sich durch eine geringere Stabilität als die des normalen Hämoglobins aus, wenn sie in organischen Lösungsmitteln gehalten, auf mehr als 50° erhitzt oder verschiedenartigen chemischen bzw. anderen Einflüssen ausgesetzt werden. Man kennt heute mehr als 50 solcher Varianten. Oft handelt es sich um die Substitution einer mit Häm in Kontakt stehenden Aminosäure oder einer – wie Prolin –, die für die helikale Struktur der Kette Bedeutung hat. Das erste bekannte Beispiel einer instabilen Hämoglobinvariante war das *abnorme Hämoglobin M (Zürich),* bei dem in Position 63 der β-Kette Histidin durch Arginin ersetzt ist. Bei Kontakt mit gewissen Chemikalien, wie *Sulfonamiden,* entwickelt sich dann eine schwere *hämolytische Anämie,* während sich diese Individuen sonst wohl fühlen, d. h. Träger einer *»schweigenden« Mutation* sind.

Die *Nomenklatur der abnormen Hämoglobine* wurde ursprünglich *alphabetisch mit großen Buchstaben in der Reihenfolge ihrer Entdeckung* gehandhabt (z. B. Sichelzell-Hb = B, d. h. nach A). Da es sich

heute aber um sehr viele verschiedene Varianten handelt, wird zusätzlich der *Ort der Entdeckung* angegeben (z. B. D (Punjab)). Davon abweichend werden *besondere Eigenschaften* des Hämoglobins mit großen Buchstaben bezeichnet, z. B. *Hb S* für *S*ichelzellhämoglobin.
Eine weitere Schreibweise, die heute vielerorts Verwendung findet, bezeichnet die Peptidketten der hauptsächlichen Komponenten von normalem (A_1) und fetalem (F) Hämoglobin, nämlich die Ketten α, β und γ (z. B. $\alpha_2^A \beta_2^A$ für normales adultes Hämoglobin und $\alpha_2^A \beta_2^F$ für fetales Hämoglobin, während $\alpha_2^A \beta_2^S$ dem abnormen Hämoglobin S entsprechen würde). Sobald die *Aminosäurensequenz eines abnormen* Hämoglobins bekannt ist, kann man sich auf eine *endgültige Schreibweise* festlegen, z. B. $\alpha_2^A \beta_2^{6\ Glu \rightarrow Val}$ (kurz: $\alpha_2^A \beta_2^{6Val}$) für Sichelzellhämoglobin, bei dem in beiden β-Ketten Glutamin in Position 6 durch Valin ersetzt ist.

Morphologisch zeigen sich bei vereinzelten Hämoglobinopathien, wie bei der Sichelzellenanämie, typische *Anomalien der Erythrozytenformen*. Falls mit der Störung eine *ineffektive Erythropoiese* (S. 415) und/oder eine *hämolytische Anämie* (S. 424) verbunden ist, erhebt man die dafür typischen Befunde (s. dort).

Folgen: Wie schon erwähnt, führt das Vorhandensein abnormer Hämoglobine in vielen Fällen nicht zu klinisch manifesten krankhaften Erscheinungen. Andere – wie Hb M (Zürich = $\alpha_2^A \beta_2^{63Arg}$) –, stellen eine »schweigende Mutation« dar, die sich z. B. im Sinn einer schweren Empfindlichkeit (*»Idiosynkrasie«*) gegenüber Sulfonamiden äußert. In diesen Fällen entwickelt sich eine hämolytische Anämie nur bei Kontakt mit entsprechenden Agentien. Bei verschiedenen Hämoglobinopathien kommt eine *verminderte Hämoglobinsynthese* hinzu – vermutlich infolge herabgesetzter Produktion der entsprechenden mRNA –, so daß sich eine reduzierte Menge des veränderten und, offenbar kompensatorisch, eine vermehrte Synthese von Hb F finden. Erhöhte Konzentrationen von Hb F im Blut sind immer auf eine Hämoglobinopathie verdächtig.

Beispiele:

- Verschiedene Hämoglobinopathien kommen stark gehäuft bei bestimmten *Rassen* vor, so die Sichelzellenanämie bei der schwarzen Rasse, Hb D (Punjab)-Hämoglobinopathie in Indien u. a. m.
- Bei einem Patienten mit chronischer myeloischer Leukämie und Sichel/β-Thalassämie fanden sich 17–22% Erythrozyten, die *HbF* enthielten. Da angenommen wird, der maligne Zellklon stamme von *einer* Zelle, spricht dieser Befund dafür, daß HbF-haltige rote Blutkörperchen keine besondere Zellinie darstellen. Damit wird auch wahrscheinlich, daß nach der Geburt in den Erythrozytenvorläufern eine Umstellung (»switch«) von der HbF- auf die Produktion normalen Hämoglobins stattfindet.

Erworbene Hämoglobinveränderungen

Das Eisenatom im Hämmolekül ist durch 2 Haupt- und 2 Nebenvalenzen an N-Atome des Pyrrols gebunden, und 2 weitere Nebenvalenzen sind mit einem Histidinrest des Globins bzw. mit Wasser besetzt. Die Bindung des letztgenannten Liganden (Positionen »5« und »6« bzw. Substituenten »X« (normalerweise Globin, über Histidin) und »Y« (normalerweise H_2O im purpurfarbenen Hämoglobin und O_2 im hellroten Oxyhämoglobin) ist relativ labil. Die meisten erworbenen Veränderungen von Hämoglobin betreffen die Substituenten in Stellung 5 (X) und /oder 6 (Y), wobei zusätzlich eine Oxidation des Häm-Eisens von der Fe^{++}- in die Fe^{+++}-Form stattfinden kann.

Ursachen und **Pathogenese:** Bei *Kohlenmonoxydvergiftung* (S. 1597) entsteht kirschrotes Karboxyhämoglobin (Hb CO) infolge Substitution von O_2 in Stellung 6 durch CO, das mit Fe^{++} eine festere Bindung eingeht als Sauerstoff. Reagiert das Hämoglobin mit einer Stickstoffbase (z. B. Pyridin), entsteht unter Denaturierung des Globins das ebenfalls rote *Hämochrom(ogen)*, bei dem in den Stellungen 5 und 6 die betreffende Base gebunden ist. Wird Hämoglobin in *Globin* und das immer noch rote *Häm* (Ferrohäm) gespalten, ist ein Sauerstofftransport ebenfalls nicht mehr möglich. Kommt es zu einer Oxidation des Eisens innerhalb des Hämoglobinmoleküls, sprechen wir von *Methämoglobin* (MetHb) oder *Hämiglobin,* das in der 6er Position mit Vorliebe Hydroxylgruppen, allenfalls Wasser, bindet und sich durch einen braunen Farbton auszeichnet. Unter gewissen pathologischen Bedingungen (s. u.) tritt u. U. auch *Sulfhämoglobin* auf. Seine chemische Struktur ist z. T. noch unklar. In vitro bildet es sich u. a. durch Zugabe von H_2S zu Hämoglobin. Bei *Zyanid- bzw. Blausäurevergiftung* entsteht braunrotes *Hämoglobinzyanid* mit CN^- als Substituent in 6er Stellung. Das braune *Hämichrom* (Kath-Hb) enthält anstelle von Globin denaturiertes Globin oder eine Base und zudem Fe^{+++}, anstatt Fe^{++}. Es bindet in Position 6 Hydroxylgruppen. *Saures Hämatin* (z. B. nach Abbau von Blut im Magen) entspricht einem Hämmolekül mit 3- anstatt 2wertigem Eisen, H_2O anstatt Globin und einem Anion (z. B. Cl^-) in Stellung 6. Beim Erbrechen von sog. »Kaffeesatz« handelt es sich zum guten Teil um salzsaures Hämatin. Das braunrote *alkalische Hämatin,* das nach Einwirkung von Alkali auf Hämoglobin zustande kommt, ist ähnlich gebaut wie das saure Hämatin, nur findet sich in Stellung 6 eine Hydroxylgruppe. Abgesehen von *Vergiftungen* bzw. *Verätzungen* (S. 1598), treten die genannten Hämoglobinderivate z. T. nach *Austritt von Blut* in einen mit schädigenden Substanzen besetzten Hohlraum, teilweise auch beim *Abbau von Erythrozyten im Gewebe,* in Erscheinung, oft allerdings nur vorübergehend (s. Bilirubinstoffwechsel). Die Identifizierung mehr oder weniger reiner Hämoglobinderivate erfolgt am ehesten aufgrund der *Absorptionsspektren.*
Neben diesen mehr oder weniger auffälligen Veränderungen von Hämoglobin kennt man eine große Zahl von *Modifikationen des Moleküls* durch weitere Chemikalien, insbesondere *Medikamente.* Von Zyanat beispielsweise weiß man, daß es die α-Aminogruppe des N-terminalen Valins irreversibel karbamyliert, ein Effekt, der u. a. das »Sicheln« von Drepanozyten in vitro hemmt. Eine ähnliche Wirkung hat Homoserin. Aspirin (Azetylsalizylsäure) kann durch Transazetylierungsreaktionen nicht nur Plasmaproteine verän-

dern, sondern modifiziert in entsprechender Weise, d. h. durch Azetylierung, Zelleiweiße, so Thrombozytenproteine und Hämoglobin. Es gäbe noch viele Beispiele (vgl. dazu hämolytische Anämien, S. 424). Die wichtigsten Zellkomponenten, die die Erythrozyten und ihren Inhalt *vor schädigender Oxidation schützen,* sind Glutathion, NADPH und die Enzyme Glukose-6-Phosphat-Dehydrogenase, Glutathion-Reduktase und Glutathion-Peroxidase. Ein *Mangel an diesen Enzymen* kann eine Oxidation und Zellschädigung, d. h. eine hämolytische Anämie (S. 426) und/oder Methämoglobinämie bewirken.

Makro- und **mikroskopisch** fallen veränderte Hämoglobine und ihre Derivate z. T. durch ihren besonderen *Farbton* auf, so die kirschrote Farbe von Karboxyhämoglobin oder die schmutzig-bräunliche Farbe von Methämoglobin bzw. weiterer Hämoglobinabkömmlinge mit 3wertigem Eisen (S. 1029). Am Lebenden äußert sich eine Methämoglobinämie durch eine besondere Art von Zyanose (S. 643). Lichtmikroskopisch können veränderte Hämoglobine z. T. ebenfalls aufgrund ihrer Eigenfarbe oder färberischer Besonderheiten erkannt oder vermutet werden. Zuverlässige Auskunft gibt aber nur die mikrospektrophotometrische Aufnahme der Absorptionsspektren. *Veränderungen der Erythrozytenform* sind nur in einzelnen Fällen Folge einer Hämoglobinanomalie (z. B. *Sichelzellen,* S. 429). Häufiger beruhen sie auf Störungen der Membran (z. B. Sphärozyten bei Verlust von Cholesterin, Schießscheibenzellen bei Vermehrung des Cholesteringehalts und Akanthozyten bei exzessivem Cholesteringehalt der Erythrozytenmembran, ferner Kugelzellen bei – bisher noch nicht genau identifizierten – Veränderungen anderer Proteine als des Hämoglobins). *Trümmer roter Blutkörperchen,* die häufig in Makrophagen liegen, zeigen – je nach ihrer chemischen Struktur – eine rötliche oder bräunliche Farbe. *Freies Hämoglobin* erkennt man morphologisch selten als solches, es sei denn, es wäre z. B. inmitten von Blutmassen in Pinosomen oder Lysosomen der Hauptstücke oder im Lumen der Nierentubuli in Form von Zylindern konzentriert.

Folgen: Hämoglobinveränderungen, wie die Bildung von *Karboxyhämoglobin* (Hb CO), die an sich die Lebensfähigkeit der Erythrozyten nicht unmittelbar und/oder schwerwiegend schädigen, *wirken sich in erster Linie auf den Sauerstofftransport störend aus* (s. Kohlenmonoxydvergiftung, S. 1597). Dasselbe gilt für die verschiedenen Formen von *Methämoglobinämie,* die bereits bei einer Konzentration von 1,5 g Methämoglobin/100 ml Blut zu einer *Zyanose* führt. Bekanntlich bedarf es einer Konzentration von 5 g reduzierten Hämoglobins, um eine klinisch deutliche Zyanose zu erzeugen (S. 643). Die Symptome der Methämoglobinämie beruhen indessen – wie gesagt – auf einer Gewebehypoxie. Bei einem Ersatz von 30–40% des zirkulierenden Hämoglobins durch Met-Hb zeigen sich die ersten Beschwerden, oft als Kopfschmerzen und Leistungsdyspnoe. Dauert der Zustand länger an, wie bei *chronischen Vergiftungen* durch Nitrite oder Nitrate, Anilinfarbstoffe, Azetanilid, Phenazetin, Sulfonamide u. a., ferner bei *hereditärem NADH-Methämoglobin-Reduktasemangel,* kann sich eine *reaktive Polyglobulie* entwickeln. *Hb-M-Krankheiten* geben demgegenüber nicht zu einer Erythrozytose Anlaß; z. T. ist hier die Sauerstoffaffinität des Hb nicht gestört (z. B. HbM-Saskatoon und HbM-Hyde Park), und die meisten Betroffenen sind asymptomatisch. Bei der *Sulfhämoglobinämie,* die z. B. durch Phenazetin oder Azetanilid hervorgerufen werden kann, genügen 0,5 g Sulf-Hb/100 ml Blut, um eine Zyanose zu erzeugen. Die Schwere der Störung erreicht nur selten einen Grad, der klinisch Symptome im Sinn der Gewebe (Gehirn)- Hypoxie bedingt.

119.7. Begriffe und zusammenfassende Bemerkungen zu den Störungen des Bilirubinstoffwechsels

---

Definitionen: *Ikterus* (»Gelbsucht«) ist ein klinischer Begriff und bezieht sich auf eine durch Hyperbilirubinämie bedingte Gelbfärbung zunächst der Skleren der Augen, bei weiterem Ansteigen der Bilirubinkonzentration im Blutplasma der Haut und vieler anderer Gewebe. Der Grenzwert, oberhalb dem eine Hyperbilirubinämie eine erkennbare Gelbsucht (Skleren!) zur Folge hat, variiert von Fall zu Fall etwas. Mehrheitlich liegt er bei 2–2,5 mg Bilirubin/100 ml Serum. Bei der *»vorwiegend unkonjugierten Hyperbilirubinämie«* sind in der Regel 80–85% des im Blutplasma vorhandenen Bilirubin nicht mit Glukuronsäure konjugiert, man spricht aber von dieser Art von Ikterus schon, wenn der Wert mehr als 50% beträgt. Bei der *»vorwiegend konjugierten Hyperbilirubinämie«* liegen die Verhältnisse umgekehrt, d. h. es liegt mehr Bilirubinglukuronid als Bilirubin vor. Das Ausmaß der konjugierten Hyperbilirubinämie äußert sich – bei sonst ungestörten Nierenfunktionen – im Grad der *Bilirubinurie,* d. h. der Dunkelfärbung des Urins durch Bilirubin, das nur in konjugierter Form »nierengängig« ist.

Obwohl es, in Anlehnung an die seit langem übliche Nomenklatur, pathogenetisch gerechtfertigt erscheint, einen *hämolytischen,* einen *hepatozellulären (»parenchymatösen«)* und einen *obstruktiven Ikterus* auseinanderzuhalten, heißt das nicht, daß man diese Formen allein aufgrund der Art der Hyperbilirubinämie – unkonjugiert oder konjugiert – klar unterscheiden könnte; denn einzelne Formen von hepatozellulär bedingtem Ikterus (verminderte Bilirubinaufnahme der Konjugation durch die Leberzellen) gehen mit vorwiegend »unkonjugierter Hyperbilirubinämie« einher, andere (Störung der

Bilirubinausscheidung aus den Leberzellen, eines der ersten Schädigungszeichen dieser Elemente) bewirken eine vorwiegend »konjugierte Hyperbilirubinämie«. Einzelne Kliniker beschränken die Bezeichnung *»cholestatischer Ikterus«* auf Bilirubinsekretionsstörungen, die pathologisch-anatomisch bzw. histo-pathologisch kein klares Abflußhindernis erkennen lassen, d. h. in erster Linie mit Funktionsstörungen des Leberparenchyms zusammenhängen. Nach dieser Namengebung bliebe der Ausdruck *»obstruktiver Ikterus«* auf Formen beschränkt, bei denen sich – extrahepatisch oder allenfalls intrahepatisch – obstruierende Veränderungen im Bereich der Gallenwege feststellen lassen. Wie gesagt, werden aber die Begriffe »cholestatischer Ikterus« und »obstruktiver Ikterus« im medizinischen Sprachgebrauch oft als synonym benützt. Eine *Gallengangobstruktion* kann *partiell* oder *vollständig* sein. Im letztgenannten Fall zeigt der Darminhalt keine Braunfärbung durch Gallenfarbstoffe. Man spricht von *»acholischem Stuhl«*, der naturgemäß mit einem Fehlen von Urobilinogen bzw. Urobilin im Harn verbunden ist. Enthält das Blutplasma bei Hyperbilirubinämie neben Bilirubin erhebliche Mengen des intensiv grün gefärbten Biliverdins, eines Oxidationsprodukts von Bilirubin bzw. seiner Vorstufe im reduzierten Zustand, spricht man von *»Biliverdinikterus«* oder *»Verdinikterus«*, der durch die deutlich grüne Verfärbung von Skleren und Haut klinisch rasch erkannt wird. Diese Form von Ikterus findet sich mit Vorliebe bei Gallenwegobstruktion infolge Karzinom und bei sehr schwerem Leberparenchymschaden.

Übersicht über **Ursachen** und **Pathogenese** der *verschiedenen Ikterusformen:* Grundsätzlich kann eine *Hyperbilirubinämie* auf a) einer übermäßigen Produktion, b) einer verminderten Aufnahme durch die Leberzellen, c) einer herabgesetzten Konjugation und/oder d) einer verminderten Ausscheidung dieses Kataboliten in die Galle oder e) einer Abflußbehinderung der Galle beruhen. Bei einem erheblichen Teil der Fälle von Gelbsucht spielt mehr als einer dieser Faktoren eine Rolle.

Eine *Überproduktion von Bilirubin* hat dann einen Ikterus zur Folge, wenn sie die Kapazität der Leber, Gallenfarbstoff auszuscheiden, übersteigt. Dies ist vor allem bei hämolytischen Anämien (S. 424) oder beim Abbau großer extravasal gelegener Blutmassen der Fall (s. Blutungen, S. 456). In solchen Fällen beträgt aber die Konzentration unkonjugierten Bilirubins bei intakten Leberfunktionen kaum mehr als 3–5 mg/100 ml Serum. Die Konzentration des konjugierten Bilirubins nimmt u. U. ebenfalls etwas zu, da der wichtigste limitierende Faktor im hepatischen Metabolismus von Bilirubin seine Ausscheidung in die Gallenkapillaren ist. Bei gesteigertem Angebot und ungenügender Exkretion kann daher etwas konjugiertes Bilirubin in den Blutstrom zurückgelangen (s. u.).

Eine *ungenügende Aufnahme von Bilirubin durch die Hepatozyten* kennt man im Sinn eines Transportdefekts im Membran- bzw. Zytoplasmabereich dieser Elemente bei dem hereditären Gilbert'schen Syndrom und als Folge der Einwirkung gewisser Medikamente (s. u.).

Eine *mangelhafte oder fehlende Konjugation von Bilirubin mit Glukuronsäure* als Folge einer herabgesetzten oder aufgehobenen Aktivität der hepatischen Uridyl-Glukuronyl-Transferase (kurz: Glukuronyl-Transferase) kann sowohl vererbt als auch erworben sein. Der physiologische Ikterus des Neugeborenen, der in der Regel vom 3.–5. Tag post partum in Erscheinung tritt, beruht einerseits auf einer Hyperhämolyse und einem teilweisen Zerfall erythropoietischer Vorstufen beim Übergang vom intra- ins extrauterine Leben (S. 313), andererseits auf einer noch nicht ausreichenden Produktion des oben erwähnten Enzyms. Beim seltenen vererbbaren Grigler-Najjar-Syndrom besteht ein genetisch bedingter Defekt der Glukuronyltransferase. Erworbene Formen von verminderter Aktivität dieses Enzyms umfassen Folgen medikamentöser Einflüsse (s. u.) sowie Leberschäden verschiedener Art. Dazu ist allerdings erneut zu bemerken, daß in solchen Fällen die Ausscheidungsfunktionen der Hepatozyten meist früher und stärker unter Parenchymläsionen leiden als die Fähigkeit, Bilirubin zu konjugieren. Daß bei extremem Mangel an Leberparenchym, etwa bei Leberdystrophie, eine vorwiegend »unkonjugierte Hyperbilirubinämie« infolge mangelhafter Aufnahme durch Leberzellen resultieren kann, bedarf keiner weiteren Erklärung. Meistens handelt es sich aber um terminale Stadien von Leberschädigung.

Eine *Störung der Ausscheidung konjugierten Bilirubins durch die Leberzellen* zieht, wie erwähnt, eine »vorwiegend konjugierte Hyperbilirubinämie« und eine Bilirubinurie nach sich, hat also z. T. ähnliche Folgen wie die extrahepatische Gallengangobstruktion. Diese Form von Bilirubinstoffwechselstörung findet man bei Leberschädigungen verschiedenster Art. Mit Cholestase verbundene hepatozelluläre Störungen umfassen u. a. gewisse Fälle von Virushepatitis (S. 712), alkoholischen Leberschäden (S. 727) und Icterus gravidarum (S. 1039), ferner medikamentös bedingte Formen von Gelbsucht (S. 1039), das Dubin-Johnson-Syndrom und das Rotor-Syndrom (S. 1038ff.) sowie die sog. gutartige rekurrierende intrahepatische Cholestase und den postoperativen Ikterus (S. 1040). Es gibt verschiedene Möglichkeiten, die *»Regurgitation« konjugierten Bilirubins in den Blutstrom* zu erklären: a) Ruptur von Gallenkanälchen im Anschluß an Leberzelluntergang; b) Verschluß der Kanälchen durch eingedickte Galle und/oder geschwollene Leberzellen; c) Obstruktion der Cholangiolen durch entzündliche oder andere Prozesse; d) veränderte Permeabilität der Leberzellen u. a. m. Häuft sich als Folge einer oder mehrerer solcher Störungen in den Leberzellen konju-

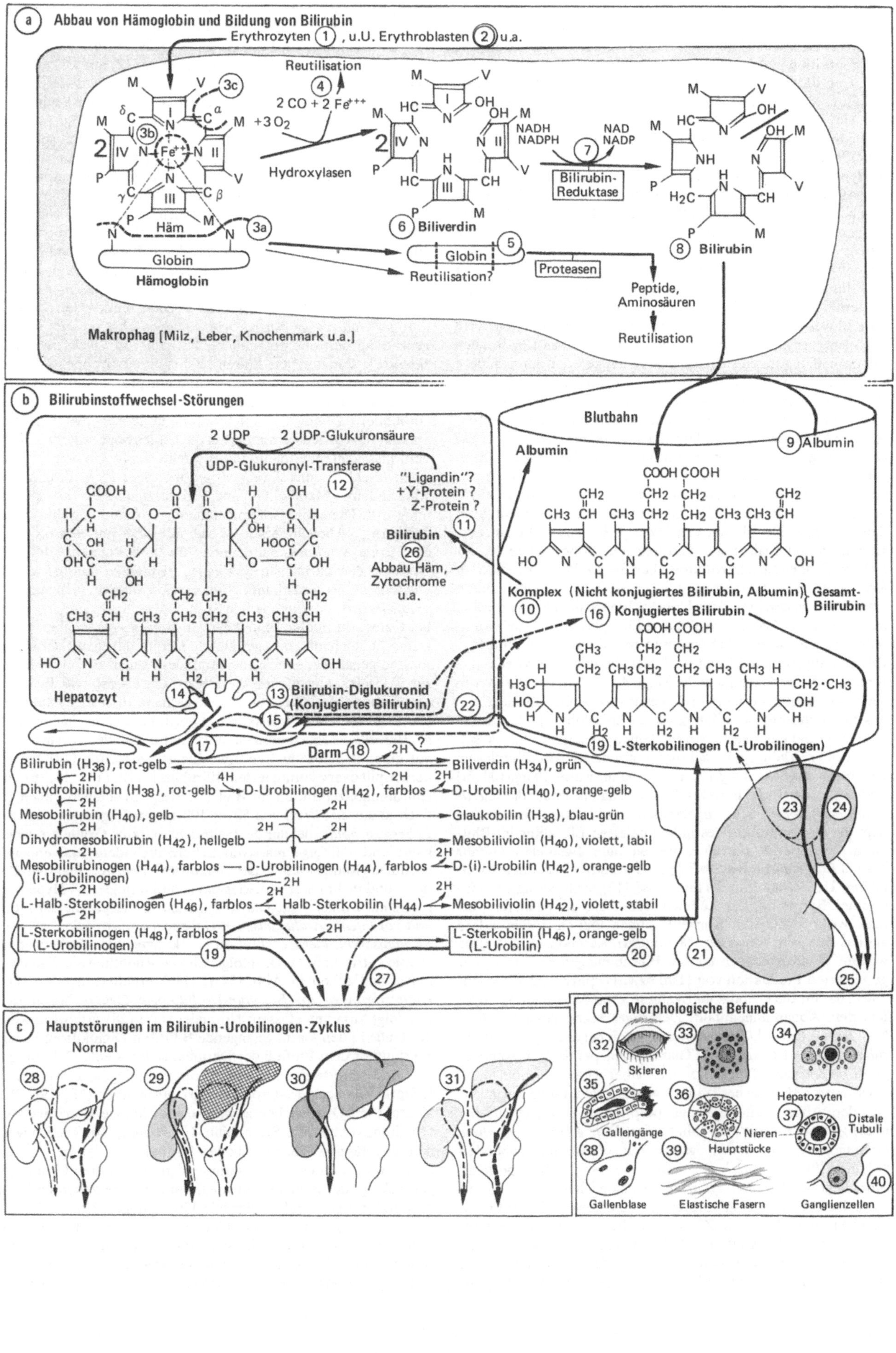
a Abbau von Hämoglobin und Bildung von Bilirubin
Erythrozyten (1), u.U. Erythroblasten (2) u.a.
Reutilisation
(4)
2 CO + 2 Fe+++
+3 O2
Hydroxylasen
(3a) (3b) (3c)
Häm
Globin
Hämoglobin
(6) Biliverdin
NADH NADPH
NAD NADP
(7)
Bilirubin-Reduktase
(8) Bilirubin
(5)
Globin
Reutilisation?
Proteasen
Peptide, Aminosäuren
Reutilisation
Makrophag [Milz, Leber, Knochenmark u.a.]
b Bilirubinstoffwechsel-Störungen
2 UDP
2 UDP-Glukuronsäure
UDP-Glukuronyl-Transferase
(12)
"Ligandin"? +Y-Protein ? Z-Protein ?
(11)
Bilirubin
(26)
Abbau Häm, Zytochrome u.a.
Hepatozyt
(13) Bilirubin-Diglukuronid (Konjugiertes Bilirubin)
(14) (15) (17) (22)
Blutbahn
Albumin
(9) Albumin
Komplex (Nicht konjugiertes Bilirubin, Albumin)
(10)
(16) Konjugiertes Bilirubin
Gesamt-Bilirubin
(19) L-Sterkobilinogen (L-Urobilinogen)
Darm (18)
Bilirubin (H36), rot-gelb
Biliverdin (H34), grün
Dihydrobilirubin (H38), rot-gelb
D-Urobilinogen (H42), farblos
D-Urobilin (H40), orange-gelb
Mesobilirubin (H40), gelb
Glaukobilin (H38), blau-grün
Dihydromesobilirubin (H42), hellgelb
Mesobiliviolin (H40), violett, labil
Mesobilirubinogen (H44), farblos
D-Urobilinogen (H44), farblos
D-(i)-Urobilin (H42), orange-gelb
(i-Urobilinogen)
L-Halb-Sterkobilinogen (H46), farblos
Halb-Sterkobilin (H44)
Mesobiliviolin (H42), violett, stabil
L-Sterkobilinogen (H48), farblos (L-Urobilinogen)
(19)
L-Sterkobilin (H46), orange-gelb (L-Urobilin)
(20) (21) (23) (24) (25) (27)
c Hauptstörungen im Bilirubin-Urobilinogen-Zyklus
Normal
(28) (29) (30) (31)
d Morphologische Befunde
(32) (33) (34)
Skleren
Hepatozyten
(35) (36) (37)
Gallengänge
Nieren
Hauptstücke
Distale Tubuli
(38) (39) (40)
Gallenblase
Elastische Fasern
Ganglienzellen

Abb. 155 a–d. *Zur Entstehungsweise und zu den Folgen der verschiedenen Formen von Ikterus (Hyperbilirubinämie).* **a–c** Ein *Ikterus (»Gelbsucht«)* läßt sich in der Regel feststellen, wenn die Konzentration des Gesamt-Bilirubins mehr als etwa 2–2,5 mg/100 ml Serum beträgt. In klinischer Hinsicht hat es sich bewährt, eine *»vorwiegend unkonjugierte Hyperbilirubinämie«*, wie sie bei Überproduktion, ungenügender hepatozellulärer Aufnahme und/oder mangelhafter Konjugation von Bilirubin (mit Glukuronsäure) auftritt, sowie eine *»vorwiegend konjugierte Hyperbilirubinämie«* auseinanderzuhalten, die bei Störungen der Ausscheidungsfunktion der Leberzellen (Leberzellschäden) und bei Obstruktionen der mittleren und/oder großen Gallenwege beobachtet wird. Man kennt auch Zwischenformen. Eine *Überproduktion von Bilirubin (»Produktionsikterus«)* ergibt sich bei *stark gesteigertem Abbau von Erythrozyten* (1, 3–8), wie er z. B. für schwerere *hämolytische Anämien* mit intraphagozytärer Hyperhämolyse typisch ist. Ähnliche Folgen haben größere innere Blutungen *(hämorrhagischer Ikterus)* in beschränktem Maß auch ein vermehrter *Untergang von Erythroblasten* (2). In allen diesen Fällen können sich Hypoxie-bedingte oder durch andere Mechanismen verursachte Leberschäden hinzugesellen, so daß die Gallensekretion – eine der empfindlichsten hepatozellulären Funktionen – zurückgeht (14), und im Blut nicht nur »indirektes« (unkonjugiertes), sondern auch »direktes« (konjugiertes) Bilirubin in erhöhter Konzentration auftritt. Derartige Störungen spielen z. B. beim *postoperativen Ikterus*, der meistens nur vorübergehender Natur ist, eine Rolle. Das umstrittene »Syndrom der eingedickten Galle« gehört wahrscheinlich ebenfalls in diese Gruppe. Der *Abbau von Hämoglobin* geschieht fast ausschließlich innerhalb von Makrophagen, insbesondere in der Milz, z. T. aber auch in Kupffer'schen Sternzellen der Leber, im Knochenmark und anderswo, z. B. im Bereich von Hämatomen bzw. Blutergüssen in serösen Höhlen. Wahrscheinlich wird dabei meistens zuerst Globin abgespalten (3a), das größtenteils katabolisiert, und dessen Aminosäuren reutilisiert werden dürften (5). Das abgetrennte Eisen (3b) findet ebenfalls eine Wiederverwendung. Es besteht zudem die Möglichkeit, daß der Porphyrinring eine Spaltung erfährt (3c), bevor das Globin abgelöst und das Eisen entfernt ist (Bildung von »Choleglobin«). Ikterusformen aufgrund eines gesteigerten Hämoglobinabbaus führen selten zu einer Erhöhung der Bilirubinkonzentration im Blutplasma von mehr als etwa 5 mg/100 ml (ausnahmsweise 10 mg/100 ml) und sind in der Regel harmlos. Eine Ausnahme bildet der *Icterus gravis neonatorum*, z. B. im Rahmen einer Erythroblastose, bei dem die Konzentration des unkonjugierten Bilirubins im Blutplasma auf über 20 mg/100 ml steigen kann. Besondere Gefahr besteht für Frühgeborene, bei denen die Aktivität der hepatozellulären UDP-Glukuronyl-Transferase (12) noch gering ist. »Indirektes Bilirubin«, das Zellmembranen frei zu passieren vermag, wirkt in höheren Konzentrationen toxisch, insbesondere auf das Zentralnervensystem (s. unter **d**), Kernikterus (40). Eine weitere Möglichkeit vermehrten Bilirubinangebots liegt in der gesteigerten Produktion von Häm bzw. Porphyrin im Knochenmark, das für die Hämoglobinsynthese keine Verwendung findet und dem Abbau anheimfällt: Derartiges »early labeling bilirubin« findet man in höherer Konzentration bei der sog. *Shuntbilirubinämie* im Rahmen von Thalassämie, perniziöser Anämie, erythropoietischer Porphyrie u. a. Über Hyperbilirubinämien bei schwerer *Myolyse* besitzen wir wenige quantitative Angaben. Aus dem Abbau weiterer Metalloporphyrine (z. B. Zytochrome u. a.) geht sehr wenig Bilirubin hervor. Eine *gestörte Aufnahme unkonjugierten Bilirubins*, das im Blut an Albumin gebunden zirkuliert (9, 10), *durch die Leberzellen* (sog. *»Transportikterus«*) liegt beim *Gilbert-Syndrom* vor, möglicherweise aufgrund eines Defekts von Trägerprotein in den Leberzellen (»Ligandin«? Protein Y? Protein Z? (11)). Dabei ist – vielleicht sekundär – auch die Aktivität der UDP-Glukuronyl-Transferase (12) herabgesetzt. Vermutlich entspricht das *Meulengracht-Syndrom* (Icterus intermittens juvenilis) einer milden Variante des Gilbert-Syndroms. Erworbene Formen von »Transportikterus« wurden nach Einnahme von Medikamenten, wie Flavaspidinsäure (Wurmmittel), beobachtet. Eine *fehlende oder verminderte Aktivität der UDP-Glukuronyl-Transferase* (12) mit sog. *»Konjugationsikterus«* findet sich beim *kongenitalen nicht hämolytischen Ikterus*, von dem man mindestens zwei Varianten kennt: Das wahrscheinlich autosomal-rezessiv vererbbare *Crigler-Najjar-Syndrom*, mit fast völligem Mangel an Enzymaktivität sowie oft schweren zentralnervösen Schäden infolge Kernikterus, und den vermutlich autosomal-dominant vererbbaren *Typ II* mit nur teilweisem Defekt der UDP-Glukuronyl-Transferase. Eine *erworbene Hemmung dieses Enzyms*, die sich vor allem bei Neugeborenen schädlich auswirken mag, kann z. B. durch Pregnan-3β, 20α-Diol in der Muttermilch oder durch Medikamente (Novobiozin, Chloramphenikol, Vitamin K u. a.) bedingt sein. Ein Ikterus bei *»vorwiegend konjugierter Hyperbilirubinämie«* beruht in der Mehrzahl der Fälle auf *Leberschäden* und/oder *Obstruktion der Gallenwege* (*»hepatisch/posthepatischer Ikterus«* im Gegensatz zu den oben erwähnten Formen von *»prähepatischem Ikterus«*). Von den hereditären Leiden dieser Gruppe ist das mit einer *Störung der Ausschleusung* und entsprechender »Regurgitation« von Bilirubin-Diglukuronid in die Blutbahn (13, 14, 16) verbundene *Dubin-Johnson-Syndrom* zu nennen, bei dem auch andere Substanzen vermindert in die Gallenwege sezerniert werden, und – offenbar damit im Zusammenhang – in den Hepatozyten reichlich dunkelbraunes, grobkörniges Pigment u. a. mit Katecholamin-Metaboliten und Lipofuszinanteilen in Erscheinung tritt. Die klinischen Folgen dieser Veränderung sind indessen gering. Ähnlich verhält es sich mit einer anderen Störung, dem *Rotor-Syndrom*, bei dem das erwähnte Pigment fehlt. Die Ursache der harmlosen *»benignen familiären rekurrierenden Cholestase«* ist unbekannt. Beim *rekurrierenden Schwangerschaftsikterus*, der vor allem in Skandinavien verbreitet ist, sowie bei Gelbsucht infolge Einnahme von *Kontrazeptiva* haben wir es wahrscheinlich mit einer gesteigerten Empfindlichkeit der Hepatozyten gegenüber Östrogenen und Gestagenen zu tun. In höherer Konzentration wirken diese Steroide, ebenso wie Testosteronanaloge (Methyltestosteron, Noräthandrolon u. a.) auch auf die normale Leber cholestatisch. Ikterus bei Leberschäden infolge *Hepatitis, Leberzirrhose* u. a. beruht ebenfalls in erster Linie auf einer hepatozellulären Ausschleusungsstörung (14) mit einem »spill over« konjugierten Bilirubins ins Blut (13, 14, 16); die Bilirubinkonzentration im Blut übersteigt in solchen Fällen jedoch kaum den Wert von 50 mg/100 ml, im Gegensatz etwa zur *Leberdystrophie*, bei der die Gelbsucht extreme Grade erreichen kann und – infolge massiven Leberzellschadens und entsprechendem Mangel an UDP-Glukuronyl-Transferaseaktivität – mehr und mehr einer »vorwiegend nicht konjugierten Hyperbilirubinämie« entspricht. Die verschiedenen Ursachen einer *intra- und vor allem extrahepatischen Gallengangsobstruktion* mit sog. *»Kanalisationsikterus«* (17, u. a. kongenitale Gallengangsatresie, Strikturen (z. B. infolge Choledocholithiasis), Tumoren u. a.) sind schon in Abb. 134 (S. 740) erläutert worden. Die *Hauptstörungen im Bilirubin-Urobilinogen-Zyklus* lassen sich wie folgt zusammenfassen: Normalerweise (28) erfährt das mit der Galle in den Darm gelangende Bilirubin-Diglukuronid – vor allem unter dem Einfluß der Darmbakterien – eine Dekonjugation und schrittweise Hydrogenierung, die in die Bildung von L-Sterkobilinogen (L-Urobilinogen) ausmündet (18, 19). Bei Kontakt mit O_2 entstehen in wechselnder Menge H-ärmere Metaboliten, vor allem L-Sterkobilin (L-Urobilin, 20). Täglich werden ungefähr 40–280 mg fäkales Urobilinogen ausgeschieden (27). Von dem im unteren Darmbereich resorbierten Urobilinogen gelangt der größere Teil wieder in die Leberzellen und von dort erneut in die Galle (Bilirubin-Urobilinogen-Zyklus, 21, 19, 22), und weniger als 5 mg Urobilinogen werden pro Tag mit dem Urin eliminiert (25). Bei diffusen Leberzellschäden, wie z. B. im Rahmen einer *Hepatitis* (29), sind die hepatozelluläre Exkretion von Bilirubin sowie die fäkale Urobilinogen-Ausscheidung redu-

giertes Bilirubin an, scheint dieses auf nicht genau geklärte Art (Exozytose?) in den Dissé'schen Raum und von dort in die Sinusoiden gelangen zu können. Die Frage nach einer interzellulären Passage (zwischen noch erhaltenen Leberzellen) aus den Gallenkapillaren in die Sinusoiden ist umstritten.

Eine *Obstruktion mittlerer und großer Gallenwege* kann – wenn man von Fällen mit kongenitaler Gallengangsatresie (S. 301) absieht – auf verschiedene Weise erworben werden (S. 735 und 743). Besteht ein *vollständiger Verschluß,* etwa des Ductus choledochus, findet sich eine »vorwiegend konjugierte Hyperbilirubinämie«, verbunden mit Bilirubinurie, acholischem Stuhl, Fehlen von Urobilin(ogen) im Urin und erhöhter alkalischer Phosphataseaktivität im Serum. Das letztgenannte Kriterium – obwohl wichtig – gestattet keine zuverlässige Unterscheidung zwischen hepatozellulärem und rein obstruktivem Ikterus. Bei letzterem steigt die Bilirubinkonzentration im Blut oft nur bis 30–40 mg/100 ml Serum an, nicht weiter. Diesen »Plateau«-Effekt vermißt man indessen nicht selten bei schwerer hepatozellulär bedingter Gelbsucht, bei der Werte bis über 100 mg/100 ml Serum gefunden werden können. Liegen *natürliche Verschlüsse der Gallenwege* vor, entwickelt sich ein Ikterus nur, wenn ungefähr ¾ derselben betroffen sind, und/oder wenn der Druck in den Gallengängen etwa 250 mm Galle übersteigt. In den anderen Fällen reicht die Ausscheidungskapazität der Leber in der Regel aus, um eine erhebliche Hyperbilirubinämie zu vermeiden.

Die **Morphologie** der verschiedenen Ikterusformen ist größtenteils schon behandelt worden (S. 716 und S. 740). Einige zusätzliche Angaben folgen in den nächsten Abschnitten. Es bleibt hervorzuheben, daß bei *herdförmigen Leberschäden* verschiedenster Art (z. B. Lebermetastasen) eine multifokale Cholestase im Organ vorkommen kann, ohne daß ein allgemeiner Ikterus zu bestehen braucht.

Folgen: Die *Gelbfärbung* der Skleren und der Haut hängt zu einem guten Teil mit der Affinität von Bilirubin zu *elastischen Fasern* zusammen, die in diesen Strukturen reichlich vorhanden sind. Bilirubin in höherer Konzentration kann *zytotoxische Wirkungen* haben (s. sog. Kernikterus (S. 314), cholämische Nephrose (S. 749) u. a.). Neuere Befunde sprechen sogar dafür, daß dieser Gallenfarbstoff u. U. selbst als *cholestatisches Agens* wirkt. Andere Erscheinungen im Rahmen des cholestatischen bzw. obstruktiven Ikterus, wie Pruritus und zusätzliche Leberschädigungen, beruhen dagegen auf der erhöhten Konzentration von Gallensäuren und/oder anderen Substanzen, wie konjugierten oder unkonjugierten Kataboliten, exogenen Giftstoffen und/oder Medikamenten, die normalerweise durch die Leber mit der Galle ausgeschieden werden.

Differentialdiagnostisch sind bei Gelbfärbung der Haut u. a. eine *Karotenämie,* bei der die Skleren jedoch fast weiß bleiben, und eine Behandlung mit *Atabrin* auszuschließen. Atabrin führt u. U. zu einem gelblichen Farbton der Skleren, jedoch vor allem an den dem Licht ausgesetzten Anteilen.

Beispiele:

- Ein Ikterus bei *Leberzirrhose* geht nicht selten auf eine Kombination von Leberzellschaden und Hyperhämolyse zurück.
- Daß eine *»Regurgitation« von konjugiertem Bilirubin* in die Blutbahn auch ohne Leberparenchymschaden stattfinden kann, geht u. a. aus Tierversuchen hervor, die zeigten, daß intravenös rasch infundiertes unkonjugiertes Bilirubin in kurzer Zeit eine gemischte, d. h. auch »konjugierte Hyperbilirubinämie« zur Folge hat.
- Ein abnorm *dunkler Urin* deutet in der Mehrzahl der Fälle auf Bilirubinurie hin. *Differentialdiagnostisch* sind u. a. die intensive Gelbfärbung des Harns nach Einnahme gewisser Medikamente (Azosulfapyridin u. a.), die Rotfärbung bei Porphyrie, Hämoglobinurie und Myoglobinurie sowie die dunkelbraune bis grauschwarze Verfärbung bei Ochronose (S. 892) oder Melaninurie (bei metastasierendem malignem Melanom) abzugrenzen.

Abb. 155 a–d (Fortsetzung)

ziert, während man im Urin höhere Konzentrationen von Urobilinogen (sog. »Nachdunkeln des Urins beim Stehen«) und zudem Bilirubin feststellt (23–25, leichte Gelb- bzw. Gelbgrün-Verfärbung von Leber und Nieren, hier durch graue Tönung angedeutet). Bei völliger *Obstruktion der Gallenwege* (30) wird in den Faeces (»acholischer Stuhl«) und im Urin kein Urobilinogen ausgeschieden, dafür enthält der Harn eine erhebliche Konzentration von Bilirubin (24), die ihm eine dunkle Farbe verleiht (25). Die Nieren und vor allem die Leber weisen in solchen Fällen bei der Autopsie eine dunkelbraungrüne Farbe auf. Dies steht im völligen Gegensatz zu den Befunden beim »Produktionsikterus« (z. B. *hämolytische Anämie*), der sich durch eine vermehrte Bilirubinausscheidung durch die Leber (14) sowie eine erhöhte Konzentration von Urobilin(ogen) in den Faeces (19, 20, 27) und im Urin (23, 25) auszeichnet, während im letzteren Bilirubin meist fehlt. **d** Die *inspektorischen Befunde bei Ikterus* umfassen stets eine Gelbfärbung zuerst der *Skleren* (32), dann erkennbar auch der *Haut* (Affinität von Bilirubin zu *elastischen Fasern,* 39). Bei sog. *Produktionsikterus* fällt u. a. die *dunkle Farbe* von *Stuhl* und *Galle* auf, und nicht selten findet man anläßlich der Autopsie *»Pigmentsteine«* in der Gallenblase bzw. in den Gallenwegen (38). Bei schwerer »nicht konjugierter Hyperbilirubinämie«(insbesondere bei Neugeborenen), kann es zum *»Kernikterus«* im Gehirn kommen, der u. a. auf Ganglienzellen einen toxischen Einfluß ausübt (40). Die dunkelbraune, grobgekörnte Pigmentierung der Hepatozyten bei oft negativer Turnbull-Reaktion ist für das Dubin-Johnson-Syndrom mehr oder weniger typisch (33). Beim *»Exkretionsikterus«,* wie er z. B. bei Hepatitiden und anderen Leberzellschäden vorkommt, enthalten die Hepatozyten in der Regel tropfiges Gallenpigment; zudem erkennt man da und dort eingedickte Galle in Gallenkanälchen (»Gallenthromben«, 34). Beim sog. *»Kanalisationsikterus«* infolge Obstruktion der mittleren und großen (häufig extrahepatischen) Gallenwege gilt der Rückstau von Galle in den Gallengängen, verbunden mit portalen Gallenextravasaten (35) als ziemlich charakteristisch. In solchen Fällen besteht zudem ein schwerer Ikterus der Nieren mit Zeichen von Bilirubin-Rückresorption in den Hauptstücken (36) und Gallenzylindern in den mehr distalen Tubulusabschnitten (37).

Chemische Abkürzungen = s. Abb. 147, S. 934, sowie 152–154

- Die *van den Bergh'sche Reaktion* zum Bilirubinnachweis im Serum, die in wässriger Lösung nur das konjugierte Bilirubin, in Methanol dagegen das Gesamtbilirubin erfaßt, wird mit Vorteil nur 1 min laufen gelassen, da sonst in wässriger Lösung ein Teil des unkonjugierten Bilirubins zu reagieren beginnt.
- Bei hämolytischem Ikterus ist der *Stuhl* in der Regel nach einigem Stehen – infolge Autooxidation des farblosen L-Sterkobilinogens (L-Urobilinogen) in L-Sterkobilin (L-Urobilin) dunkelbraun, z. T. orangegelb getönt. Eine *Grünfärbung des Stuhls* kommt u. a. bei fehlendem Abbau von Biliverdin vor, so nach weitgehender »Sterilisation« des Darms durch antibiotische Mittel. Nach oraler Verabreichung von Oxytetrazyklin oder Chlortetrazyklin tritt im Stuhl u. U. das rechtsdrehende D-Urobilin auf. Ein *violetter oder blaugrüner Farbton* des gestandenen Stuhls kann durch Anwesenheit von Urobilin IX (D-(i)-Urobilin), einem optisch inaktiven Urobilinoid, bedingt sein.

Zusammenfassende, vereinfachende Übersichten über Formen, Entstehungsweise und Folgen von Ikterus vermitteln Abb. 155 (S. 1033) und Tabelle 72.

119.8. Formen von Ikterus mit »vorwiegend unkonjugierter Hyperbilirubinämie«

Ikterus infolge Hyperhämolyse, d. h. gesteigerten Untergangs zirkulierender Erythrozyten

Ursachen und **Pathogenese:** Als Ursachen stehen bei dieser Ikterusform die *hämolytischen Anämien* weit im Vordergrund (S. 424). Die Voraussetzungen für eine vermehrte Bilirubinproduktion bei Hyperhämolyse sind vor allem gegeben, wenn der Erythrozytenabbau vornehmlich oder ausschließlich innerhalb von Makrophagen erfolgt, d. h. bei *intraphagozytärer Hyperhämolyse,* die mit einem wirkungsvollen Hämoglobinabbau und einer Freisetzung unkonjugierten Bilirubins in den Blutstrom verbunden ist. Im Gegensatz dazu kommt es bei der selteneren intravasalen Hyperhämolyse (S. 425) zum Austritt freien Hämoglobins, das an Haptoglobin gebunden und, bei seiner Sättigung, überwiegend durch die Nieren ausgeschieden wird. Hier ist ein Ikterus nicht ohne weiteres zu erwarten. Der Grad der durch eine hämolytische Anämie verursachten Gelbsucht hängt nicht nur von der Produktionsrate von Bilirubin, sondern auch von der Fähigkeit der Leber ab, dieses aufzunehmen, zu konjugieren und auszuscheiden. Sind die *hepatischen Funktionen,* etwa infolge schwerer Anämie, Hypoxie anderer Genese, hohen Fiebers, Sepsis oder Lebererkrankungen, wie Hepatitis und Zirrhose, beeinträchtigt, haben wir es mit einem *kombiniert hämolytisch-hepatozellulär bedingten Ikterus* zu tun, der höhere Grade erreichen kann als der rein hämolytische.

Morphologisch finden sich bei rein hämolytischem Ikterus infolge hämolytischer Anämie die für letztere mehr oder weniger charakteristischen Veränderungen (S. 424ff.).

Folgen: In den meisten unkomplizierten Fällen von hämolytischer Anämie bei Kranken, die älter als eini-

Tabelle 72. Übersicht über die wichtigsten Ikterusformen

1. *Ikterus bei »vorwiegend unkonjugierter Hyperbilirubinämie«*

1.1. *Vermehrte Bilirubinproduktion*
Hämolytische Anämie (besonders bei interphagozytärer, in geringerem Maße bei intravasaler Hyperhämolyse)
Hämorrhagischer Ikterus
Ineffektive Erythropoiese (perniziöse Anämie, Thalassämie, erythropoietische Porphyrien)

1.2. *Störungen der Bilirubinaufnahme durch die Leberzellen*
Gilbert-Syndrom (mit partiellem Mangel an Glukuronyltransferase-Aktivität; z. T. mit gesteigerter Hämolyse); Meulengracht Syndrom
Medikamente (Flavaspidinsäure u. a.)

1.3. *Störung der Bilirubin-Konjugation (Verminderte Glukuronyltransferase-Aktivität)*
Hereditärer Glukuronyltransferase-Mangel: Typ I (Crigler-Najjar-Syndrom); Typ II
Gilbert-Syndrom (kombiniert mit Aufnahmestörung, s. 1.2.)
Reifungsstörung der Glukuronyltransferase: Ikterus neonatorum (z. T. mit Hyperhämolyse und/oder ineffektiver Erythropoiese, gelegentlich mit Cholestase)
Erworbener Glukuronyltransferase-Mangel: Medikamente (Vit K, Chloramphenikol, Novobiozin, Pregnan-3β, 20α-Diol) Mangel an Schilddrüsenhormonen
Leberzellschäden* (Hepatitis, Zirrhose)

2. *Ikterus bei »vorwiegend konjugierter Hyperbilirubinämie«*

2.1. *Störungen der hepatobiliären Ausscheidungsfunktionen*
Familiäre bzw. hereditäre Syndrome: Dubin-Johnson-Syndrom; Rotorsyndrom
Benigne familiäre rekurrierende Cholestase
Rekurrierender Schwangerschaftsikterus
Erworbene Störungen:
Leberzellschäden* (virale Hepatitis, idiopathische akute Leberverfettung bei Schwangerschaft, Tetrazyklin-bedingte Leberzellschäden (Verfettung) und Cholestase u. a.)
Medikamentös bedingte Cholestase (z. B. orale Kontrazeptiva, gewisse Testosteronanaloge (Methyltestosteron, Norätandrolon u. a.)
Verschiedene Formen von sog. postoperativem Ikterus** (»benigne postoperative intrahepatische Cholestase«)

2.2. *Extrahepatische Gallengangsobstruktion*
Kongenitale Gallengangsatresie
Erworbene »mechanische« Obstruktion (Strikturen, Tumoren, Gallensteine)

* Bei diffusen Leberschäden liegt häufig eine gestörte Ausscheidung, z. T. kombiniert mit verminderter Aufnahme und herabgesetzter Konjugation von Bilirubin bzw. Bilirubinglukuronid, vor.
** Oft gemischte Effekte im Sinne einer Kombination von Hyperhämolyse, Leberparenchymschädigung und einer Nephroblaptose bzw. cholämischen Nephrose.

ge Wochen sind, beträgt die Bilirubinkonzentration im Serum nicht mehr als 3–5 mg/100 ml. Selten werden Werte bis 10 mg/100 ml gemessen. Dieses Maß von Hyperbilirubinämie ist an sich nicht in nennenswertem Maß schädlich, und die Prognose richtet sich in solchen Fällen nach dem Grundleiden. Beim Neugeborenen, der wegen ungenügender Aktivität der hepatischen Glukuronyltransferase die anfallenden Bilirubinmengen z. T. nicht zu bewältigen vermag, kann demgegenüber eine Hyperbilirubinämie stärkeren Grades beobachtet werden, insbesondere bei Rhesus- oder anderer Blutgruppeninkompatibilität zwischen Mutter und Kind. Als kritischer Grenzwert, oberhalb dem eine Hirnzellschädigung im Sinn des *Kernikterus* (S. 314) häufig beobachtet wird, gelten ungefähr 20 mg Bilirubin (unkonjugiert) pro 100 ml Serum. Bei *Erwachsenen* bilden sich bei chronischer Hyperbilirubinämie infolge hämolytischer Anämie hie und da sog. Pigmentsteine in der Gallenblase und/oder den großen Gallenwegen mit den damit zusammenhängenden Komplikationsmöglichkeiten (S. 735).

Ikterus aufgrund eines Abbaus größerer extravasal gelegener Blutmassen (hämorrhagischer Ikterus)

Ursachen und **Pathogenese:** Grund zu dieser Form von Gelbsucht kann jede *größere Blutung ins Gewebe oder z. B. in seröse Höhlen* sein (S. 456). Beispiele hierfür sind ausgedehnte hämorrhagische Lungeninfarkte, Arterienrupturen (spontan oder durch Verletzung) u. a. Gesellt sich ein *Schockzustand* mit »Schockleber« (S. 587) hinzu, erreicht der Ikterus wegen verminderter Leberfunktion noch stärkere Grade, als es allein dem Maß des Blutzerfalls entspräche. Bei Leberparenchymschäden dieser Art ist insbesondere die Ausscheidung konjugierten Bilirubins gestört, so daß man ebenfalls einen Anstieg der Konzentration konjugierten Bilirubins im Blutplasma feststellen kann. Solche Mechanismen spielen u. a. bei einzelnen Formen von sog. *postoperativem Ikterus* eine Rolle.

Der *Mechanismus der Bilirubinentstehung im Bereich größerer Blutmassen* ist noch nicht in allen Teilen bekannt. In den Randpartien, in die Makrophagen Zugang haben, beobachtet man eine Erythrophagie mit intraphagozytärem Hämoglobinabbau (s. o.). Im Zentrum der Blutmassen entsteht mit der Zeit oft *»Hämatoidin«* (S. 94), d. h. massenhaft angehäuftes unkonjugiertes Bilirubin, das sich offenbar aus Hämoglobin unter der katalytischen Wirkung örtlich freigesetzter oder eingeströmter Enzyme bildet.

Morphologisch finden sich einerseits *Hämorrhagien* mit ihren Folgen (S. 456), andererseits u. U. Zeichen von *Schockwirkung* an Leber und anderen Organen (S. 587). Manchmal beobachtet man in der Leber Cholestase in Gallenkapillaren und kleinen Gallengängen.

Folgen: Klinisch sind die direkten Folgen der Blutung (z. B. auch Schockwirkungen) viel wichtiger als der Ikterus. Letzterer kann höchstens einen Hinweis auf das Ausmaß der Hämorrhagie und/oder den Grad der Leberschädigung geben.

Ikterus wegen vermehrter Produktion von Bilirubin aus anderen Quellen als Bluterythrozyten

Ursachen und **Pathogenese:** Am wichtigsten in dieser Gruppe ist die sog. *ineffektive Erythropoiese,* d. h. ein stark vermehrter Untergang hämoglobinhaltiger Erythroblasten (Normoblasten oder Megaloblasten), wie bei der perniziösen Anämie (S. 420), der Thalassämie (S. 427) oder den seltenen erythropoietischen Porphyrien (S. 430 und 1020).

Ob eine abnorm erhöhte Bildung von unkonjugiertem Bilirubin aus Häm anderer Herkunft als des Hämoglobins medizinische Bedeutung hat, konnte noch nicht befriedigend geklärt werden (z. B. Myolyse u. a.).

Morphologisch erkennt man bei ineffektiver Erythropoiese den verstärkten Untergang erythropoietischer Zellen im Knochenmark, dazu die für das jeweilige Grundleiden bezeichnenden Veränderungen.

Folgen: Klinisch steht das Grundleiden im Vordergrund.

Gilbert-Syndrom (Gilbert-Lereboullet-Syndrom, »benigne unkonjugierte Hyperbilirubinämie«, »konstitutionelle hepatische Dysfunktion«, »familiärer nicht hämolytischer Ikterus« u. a.) und andere Störungen der Bilirubinaufnahme durch die Leberzellen

Ursachen und **Pathogenese:** Bei diesem Leiden und seinen Varianten (s. u.) handelt es sich um eine familiäre, wahrscheinlich autosomal-rezessiv vererbbare Störung (bzw. Gruppe von Störungen), die – nach den hämolytischen Anämien – zu den häufigsten Ursachen einer milden »unkonjugierten Hyperbilirubinämie« gehört. Die jüdische Rasse ist etwas häufiger betroffen als andere. Das pathogenetische Hauptmerkmal besteht in einer *verminderten Aufnahme von Bilirubin durch die Leberzellen,* möglicherweise infolge eines Defekts der – oder eines der – früher erwähnten, als Liganden wirkenden Proteine (S. 651), verbunden mit *herabgesetzter Aktivität der hepatischen Glukuronyltransferase.* Ob der letztgenannte Enzymmangel primär oder – etwa im Sinn einer ungenügenden Enzyminduktion – sekundär ist, wird unterschiedlich beurteilt. Die Unterteilung des Gilbert-Syndroms in *Untergruppen* ohne (»Gruppe I«) und mit gesteigerter Hämolyse (»Gruppe II«) ist umstritten. Vielleicht haben wir es nur mit einem zufälligen Zusammentreffen zweier an sich recht häufiger Störungen zu tun. Typischerweise stellt man bei Patienten mit Gilbert-Syndrom ein Ansteigen der Bilirubinkonzentration im Blut im Anschluß an längeres Fasten fest. Dieses offenbar mit der verminderten Glukuronyltransferase-Aktivität zusammenhängende Phänomen wird bei Patienten mit reinem hämolytischem Ikterus nicht gesehen.

Das schon bei Jugendlichen sporadisch oder familiär auftretende *Meulengracht-Syndrom* (Icterus intermittens juvenilis) stellt möglicherweise eine Variante des Gilbert-Syndroms dar. Allerdings findet sich bei letzterem eine Neigung zur Bildung von Pigmentnävi, Naevi vasculosi, Xanthelasmen, Hyperpigmentierung als Folge verschiedener Reize auf die Haut und weiteren, funktionellen Veränderungen, die in der Meulengracht'schen Form von Gelbsucht nicht als typisch gelten. Vor Klärung des biochemischen Defekts läßt sich diese Frage nicht befriedigend beantworten.

Von einzelnen *Medikamenten* ist bekannt, daß sie die Aufnahme von Bilirubin durch die Hepatozyten hemmen. Dazu gehört in erster Linie die *Flavaspidinsäure,* ein Bestandteil des Extrakts von männlichen Farnkräutern, der zur Behandlung von Bandwurminfestationen Anwendung findet. Offenbar hemmt diese Substanz die Bilirubinaufnahme durch die Leberzellen kompetitiv, d. h. über eine Fixation an intrazelluläre Bindungsstellen, möglicherweise die als Liganden postulierten Proteine Y und Z (S. 651). Man vermutet, daß die nach Verabreichung von Novobiozin oder Bunamiodyl beobachteten Ikterusfälle auf einem ähnlichen Mechanismus beruhen könnten.

Morphologisch fanden sich bisher beim Gilbert-Syndrom, beim Meulengracht-Syndrom und den erwähnten medikamentösen Ikterusformen keine nennenswerten bzw. regelmäßigen Leberveränderungen.

Folgen: Das *Gilbert-Syndrom* manifestiert sich in der Regel nicht vor der 3. Lebensdekade, und das Befinden der Betroffenen ist oft so gut, daß der Ikterus – der übrigens die Skleren nicht stark verfärbt – zufällig entdeckt wird. Die Bilirubinkonzentration im Serum variiert zwischen 1, 2 und 3, selten 5 mg/100 ml, wobei mehr als ⅘ nicht konjugiert sind. Wie schon erwähnt, nimmt der Grad der Gelbsucht nach längerem Fasten, ferner nach Alkoholexzessen, Fieber, Infektionskrankheiten und post operationem, häufig zu. Hie und da auftretende Symptome und Zeichen, wie Bradykardie, Hypotonie, neuromuskuläre Übererregbarkeit, Migräneneigung und Kälteempfindlichkeit sowie dyspeptische Beschwerden können nicht als typisch bezeichnet werden.

Beispiel:

- Es gibt ein *Tiermodell,* die kongenitale Hyperbilirubinämie beim neuseeländischen »Mutant Southdown«-Schaf, das eine gewisse Ähnlichkeit mit dem Gilbert-Syndrom des Menschen zeigt. Allerdings tritt eine wesentlich stärkere Photosensibilität hinzu, und die Tiere entwickeln u. a. eine radial ausgebreitete Nierenfibrose, Veränderungen, die in dieser Form beim typischen Gilbert-Syndrom vermißt werden.

Zusätzliche Angaben zu den krankhaften Formen von Icterus neonatorum mit vorwiegend unkonjugierter Hyperbilirubinämie

Ursachen und **Pathogenese:** Der *physiologische Icterus neonatorum* dauert in der Regel nur wenige Tage, und die Bilirubinkonzentration im Blut übersteigt selten 5 mg/100 ml Serum. Schon 2 Wochen post partum ist die Aktivität der hepatischen *Glukuronyltransferase* weitgehend normal (S. 651). Abweichungen von dieser normalen Entwicklung beobachtet man u. a. bei *Frühgeborenen* oder bei Kindern, deren *Mütter mit Phenobarbital oder ähnlichen Medikamenten behandelt worden waren.* In beiden Fällen ist offenbar die »Enzymreifung« gestört. Gesellen sich dazu eine über das physiologische Maß hinausgehende Hyperhämolyse (z. B. *Erythroblastose*) und/oder eine verstärkte ineffektive Erythropoiese, kann die Hyperbilirubinämie die kritische Grenze von 20 mg Bilirubin (unkonjugiert)/100 ml Serum überschreiten und einen *Kernikterus* in den lipidreichen Basalganglien des Gehirns hervorrufen (S. 314). Abgesehen von der in solchen Fällen ungenügenden Aktivität der Glukuronyltransferase in der Leber, spielen wahrscheinlich noch weitere Faktoren mit. Ergebnisse von Tierversuchen deuten darauf hin, daß auch das als Ligand wichtige Protein Y bei Neugeborenen in relativ geringer Menge vorhanden ist (S. 651). Überdies können beim Neonatus die *Ausscheidungsfunktionen der Leber* noch »unreif« sein, so daß u. U. die Konzentration von konjugiertem Bilirubin im Blut ebenfalls ansteigt.

Morphologisch zeigen sich die für die verschiedenen Formen von pathologischem Ikterus der Neugeborenen typischen Veränderungen (S. 313). Bei schwerer Hyperhämolyse und mangelhafter Bilirubinexkretion findet man dann und wann Zeichen von Cholestase (vgl. dazu »Syndrom der eingedickten Galle«, S. 1040). Ein Kernikterus tritt vor allem bei schwerer »unkonjugierter Hyperbilirubinämie« auf, nicht aber bei cholestatischem Ikterus.

Folgen: Vor allem gilt es die Ausbildung eines Kernikterus zu verhüten, der schwere zentralnervöse Ausfallserscheinungen bewirken kann. Am besten eignet sich dazu die postpartale Austauschtransfusion (vor allem bei Erythroblastose), ferner erreicht man günstige Effekte mit Albumininfusionen und starker Belichtung mit weißblauem Licht, die eine teilweise Photooxidation des Bilirubins und renale Ausscheidung der wasserlöslichen Oxidationsprodukte (vor allem Dipyrrole?) zur Folge hat.
Differentialdiagnostisch sind in solchen Fällen u. a. die kongenitale Gallengangatresie, seltener andere Lebererkrankungen abzugrenzen, die – im Gegensatz zu den oben erwähnten Formen von Neugeborenenikterus – oft schon unmittelbar nach der Geburt eine Gelbsucht erkennen lassen.

Sog. kongenitaler nicht hämolytischer Ikterus (Glukuronyl-Transferase-Mangel)

Formen, Ursachen und **Pathogenese:** Ein *hereditärer Glukuronyl-Transferasemangel* tritt in 2 Formen auf: Der seltene, wahrscheinlich autosomal-rezessiv vererbbare *Typ I* zeigt einen *völligen Aktivitätsmangel* dieses Enzyms und dementsprechend die als *Crigler-Najjar-Syndrom* bekannte schwere Verlaufsform. Die Konzentration unkonjugierten Bilirubins variiert mehrheitlich zwischen 20 und 45 mg/100 ml Serum und führt somit in unbehandelten Fällen zu schwerem *Kernikterus.* Außer Bilirubin werden noch andere Substanzen, die normalerweise in der Leber konjugiert und in der Glukuronidform ausgeschieden werden, nicht auf diese Weise weiter metabolisiert (u. a. Medikamente, Menthol (diagnostisch benützt), Gifte u. a. m.).

Beim häufigeren, offenbar autosomal-dominant vererbbaren *Typ II* haben wir es lediglich mit einem teilweisen Mangel an Glukuronyl-Transferaseaktivität in der Leber zu tun. Die »vorwiegend unkonjugierte Hyperbilirubinämie« erreicht hier ein wesentlich geringeres Maß (Bilirubinkonzentrationen von etwa 5–18 mg/100 ml Serum). Manchmal wird die Gelbsucht erst in der Adoleszenz manifest. Zentralnervöse Symptome fehlen meist.
Allfällige Zusammenhänge zwischen Typ I und II bleiben weiter zu klären. Daß beim *Gilbert-Syndrom* (s. o.) ein partieller Mangel an Glukuronyltransferaseaktivität besteht, wurde schon vermerkt.

Morphologisch steht beim *Typ I* der Kernikterus im Vordergrund. Charakteristisch ist ferner – abgesehen von der schweren Gelbsucht ohne grünlichen Farbton – die farblose Galle. Beim *Typ II* erscheint die Galle gelblich gefärbt.

Folgen: Trotz Austauschtransfusionen, Albumininfusionen und Phototherapie (s. o.), die die Bilirubinkonzentration im Blut z. T. vorübergehend zu senken vermögen, sterben die Kinder mit *Crigler-Najjar-Syndrom (Typ I)* in der Regel im Verlauf des ersten Lebensjahrs. Ausnahmen, mit einer Lebensdauer von weit über 10 Jahren, sollen allerdings bekannt geworden sein. Beim *Typ II,* der sich u. a. durch die Verabreichung von Phenobarbital – offenbar im Sinn einer Enzyminduktion – günstig beeinflussen läßt, gilt die Prognose als relativ günstig.

Beispiel:
- Die sog. *Gunn-Ratten* stellen ein tierexperimentelles Modell dar, das weitgehend dem Crigler-Najjar-Syndrom des Menschen entspricht.

Erworbener Mangel an hepatischer Glukuronyl-Transferaseaktivität
Ursachen und **Pathogenese:** Da beim Neugeborenen die Glukuronyl-Transferase in der Leber an sich noch nicht die volle Aktivität erlangt hat, machen sich Agentien, die dieses Enzym hemmen, vor allem kurze Zeit nach der Geburt bemerkbar. Vergleichbare Störungen sind aber auch bei Erwachsenen bekannt. Zu den *Medikamenten,* die einen derartigen Effekt haben können, gehören u. a. Vitamin K, Chloramphenikol und Novobiozin (S. 1538). Verschiedene Befunde sprechen dafür, daß das in der Muttermilch vorhandene Pregnan-3β,20α-Diol die Glukuronyltransferase ebenfalls zu hemmen vermag. Bei schwerem *Mangel an Schilddrüsenhormonen* läßt die Produktion dieses Enzyms lange auf sich warten, weshalb Kretine oder Kretinoide manchmal eine über Wochen oder gar Monate dauernde postnatale Gelbsucht aufweisen. *Leberzellschäden* verschiedenster Art haben nicht selten eine Verminderung der Glukuronyl-Transferaseaktivität zur Folge, nur ist in solchen Fällen die Störung der exkretorischen Leistungen der Hepatozyten meistens noch wesentlich stärker ausgeprägt (s. u.).

Morphologisch zeigen sich bei betroffenen Kindern Veränderungen, die weitgehend denen bei Icterus neonatorum prolongatus (z. B. bei Frühgeborenen) entsprechen.

119.9. Gelbsucht bei »vorwiegend konjugierter Hyperbilirubinämie«

Da sowohl die meisten mit Ikterus verbundenen Leberschäden als auch Obstruktionen der Gallenwege eine »vorwiegend konjugierte Hyperbilirubinämie« hervorrufen, dient die Fraktionierung von konjugiertem und nicht konjugiertem Bilirubin in der medizinischen Praxis einer ersten Orientierung darüber, ob es sich mit Wahrscheinlichkeit um einen sog. *»prähepatischen«* (d. h. mehrheitlich hämolytischen) oder um einen *»hepatisch/posthepatischen«* Ikterus handelt. Die ziemlich seltenen Ausnahmen von dieser Faustregel wurden oben aufgeführt. Unter den »hepatisch/posthepatischen« Formen von Gelbsucht lassen sich einzelne *familiäre bzw. hereditäre Syndrome* von der *weit überwiegenden Zahl erworbener Störungen der hepatobiliären Ausscheidungsfunktionen* abgrenzen.

Dubin-Johnson-Syndrom (chronischer idiopathischer Ikterus, konstitutioneller nicht hämolytischer Ikterus mit lipochromer Hepatose)
Ursache und **Pathogenese:** Die autosomal, wahrscheinlich rezessiv vererbbare Störung umfaßt eine *Beeinträchtigung der Ausscheidung verschiedener Substanzen,* eingeschlossen Metaboliten, *aus den Leberzellen in die Gallenkapillaren.* So läßt sich eine Behinderung der Exkretion u. a. von konjugiertem Bilirubin, Bromsulfalein (BSP, Sulfobromophthalein), jodinierten Kontrastmitteln u. a. m. nachweisen. Charakteristisch ist die Ablagerung eines grobkörnigen, dunkelbraunen, eisenfreien Pigments vor allem in den zentrolobulären Leberzellen, verbunden mit einer »vorwiegend konjugierten Hyperbilirubinämie« von 3–10 mg/100 ml Serum, die in Schüben verlaufen kann. Man vermutet, daß an der Bildung des typischen Pigments eine Störung der Ausscheidung von Katecholamin-Metaboliten mitbeteiligt ist, die für die melaninähnliche Beschaffenheit wenigstens eines Teils des Pigments verantwortlich sein könnte. Außerdem finden sich offenbar Lipofuszinanteile.

Morphologisch erkennt man, bei meist nur geringer Lebervergrößerung, in den zentrolobulären Leberzellen reichlich grobkörniges, dunkelbraunes, lipochromes Pigment, das in klassischen Fällen keine positive Eisenreaktion ergibt und mit der Zeit in solchen Mengen erscheint, daß das Organ schon makroskopisch durch seine schwärzlich getönte Farbe auffällt. Elektronenmikroskopisch finden wir die Pigmentmassen meist in Lysosomen lokalisiert. Die übrigen Befunde entsprechen denen bei milder »vorwiegend konjugierter Hyperbilirubinämie«, d. h. es besteht auch eine mäßige Bilirubinurie. *Differentialdiagnostisch* sind u. a. das anikterische *Burka-Syndrom* und die sog. *Zeroidpigmentleber* abzugrenzen.

Folgen: Die Betroffenen sind meist beschwerdefrei. Der Ikterus kann sich schon in der Kinheit zu manifestieren beginnen. Die hepatische BSP-Exkretion erscheint deutlich vermindert, und Versuche zur Darstellung der Gallenblase mit Hilfe der i. v. Cholangiographie ergeben eine minimale Kontrastierung. Auf die vermehrte Koproporphyrin I-Ausscheidung im Urin wurde hingewiesen (S. 1026). Heterozygote zeigen in dieser Hinsicht Werte, die intermediär zwischen solchen von Homozygoten und dem Normbereich liegen. Pruritus, Steatorrhoe und andere Zeichen eines »obstruktiven« Ikterus, wie die erhöhte Aktivität der alkalischen Serumphosphatase, fehlen meist, was diagnostisch von Bedeutung ist. Zwischen der Menge des abgelagerten Pigments in den Hepatozyten und dem Schweregrad des Ikterus besteht keine strenge Korrelation. Die Prognose ist sehr gut.

Beispiel:

- Ein *Tiermodell* für das Dubin-Johnson-Syndrom findet sich bei Mutanten von Corriedale-Schafen.

Rotor-Syndrom

Ursache und **Pathogenese:** Obwohl diese Störung dem Dubin-Johnson-Syndrom nah verwandt ist, haben wir es sehr wahrscheinlich mit einem andersartigen genetischen Defekt zu tun. Diagnostisch von Interesse ist die Erfahrung, daß die i. v. Cholangiographie hier eher besser gelingt als beim Dubin-Johnson-Syndrom.

Morphologisch erkennt man in den Leberzellen keine grobkörnige Pigmentablagerung, dagegen deckt die Elektronenmikroskopie die Anwesenheit feingranulierten Materials unbekannter Zusammensetzung auf.

Folgen: Abgesehen von der leichten bis mäßigen, z. T. ebenfalls in Schüben verlaufenden Gelbsucht, erzeugt die Störung keine besonderen Symptome.

Benigne familiäre rekurrierende Cholestase

Ursache und **Pathogenese** dieser seltenen Anomalie sind nicht bekannt.

Morphologisch finden sich wechselnde Zeichen von Cholestase, oft im Bereich der Gallenkapillaren, jedoch keine Obstruktion mittlerer und größerer Gallenwege und keine Veränderungen im Sinn der beginnenden biliären Zirrhose.

Folgen: Das Leiden verläuft oft in Schüben, während denen Ikterus, Juckreiz und andere Zeichen von cholestatischer Gelbsucht auftreten. Meistens folgt jedoch bald die Remission. Erhebliche Dauerschäden sind nicht bekannt.

Rekurrierender Schwangerschaftsikterus (sog. intrahepatische Schwangerschaftscholestase)

Ursache(n) und **Pathogenese:** Man vermutet, daß diese in Europa, besonders in Skandinavien, mehr als anderswo bekannte Störung auf eine genetisch bedingte, erhöhte Empfindlichkeit des Lebergewebes gegenüber den Wirkungen von Östrogenen und Gestagenen zurückgehen könnte. Diese Hormone vermögen in höherer Dosierung auch bei Personen ohne eine derartige Anomalie die exkretorischen Leistungen der Hepatozyten zu beeinträchtigen.

Morphologisch erkennt man im Lebergewebe Zeichen von Cholestase, vor allem in Leberzellen und allenfalls in Gallenkapillaren, jedoch keine weiteren erheblichen Parenchymveränderungen.

Folgen: Während in einer normalen Schwangerschaft die Bilirubinkonzentration im letzten Trimester 2 mg/100 ml selten übersteigt, finden sich bei der besprochenen Störung z. T. schon früher Werte bis zu 6 mg/100 ml, verbunden mit einer mäßig verlängerten BSP-Retention sowie einer erhöhten Konzentration der alkalischen Phosphatase und des Cholesterins im Serum. Meistens besteht zudem ein Juckreiz. Der Verlauf gestaltet sich in der Mehrzahl der Fälle gutartig, und nach der Entbindung verschwinden die Symptome meistens. *Differentialdiagnostisch* müssen andere Ursachen von Ikterus abgegrenzt werden, insbesondere eine virale Hepatitis, die idiopathische akute Leberverfettung bei Schwangerschaft, eine Tetrazyklin-bedingte Verfettung und Cholestase u. a. m.

Medikamentös bedingte Cholestase

Ursachen und **Pathogenese:** Zu den Medikamenten, die die exkretorischen Funktionen der Leber stören können, gehören u. a. gewisse *Steroide. Orale Kontrazeptiva* rufen u. U. Veränderungen hervor, die sich durchaus denen bei sog. intrahepatischer Schwangerschaftscholestase vergleichen lassen (s. o.), wobei die für letztere verantwortlichen Störungen in einem Teil der Fälle mit denen bei Verwendung solcher schwangerschaftsverhütender Mittel identisch sein dürften. Cholestatische Effekte sind ferner von einigen *Testosteronanalogen* bekannt, vor allem von solchen, die an der C 17er-Position α-Substitutionen aufweisen (z. B. Methyltestosteron, Noräthandrolon u. a.). Allerdings kommt es in diesen Fällen weniger zu einem klinisch auffälligen Ikterus als zu komplexen Leberfunktionsstörungen mit verlängerter BSP-Retention und u. U. strukturellen Veränderungen, die in seltenen Fällen angeblich bis zur biliären Zirrhose reichen können. *Differentialdiagnostisch* sind medikamentös-toxische Leberschäden komplexer Art abzugrenzen (S. 721 und 1536).

Morphologisch ähneln diese Fälle teilweise denen bei rekurrierendem Schwangerschaftsikterus. Wenn immer entzündliche Infiltrate und allenfalls eosinophile

Granulozyten gefunden werden, sollte bei medikamentös ausgelöstem Ikterus an eine allergische Genese gedacht werden (S. 1095 ff.).

Folgen: Bei sonst Gesunden normalisiert sich der Zustand meist nach Absetzen der cholestatisch wirkenden Substanzen, d. h. in erster Linie der erwähnten Steroide. Trifft dies nicht zu, muß an eine zusätzliche, andersartige Leberschädigung gedacht werden (z. B. chronische Hepatitis). Patienten mit gestörten hepatischen Funktionen sollten keine synthetischen Steroide dieser Art verabreicht bekommen.

Die verschiedenen Formen von sog. postoperativem Ikterus

Die Inzidenz des postoperativen Ikterus hat in den letzten Jahrzehnten – wahrscheinlich wegen vermehrter Bluttransfusionen und der verbesserten Möglichkeiten, sehr große Eingriffe durchzuführen – erheblich zugenommen.

Ursachen und **Pathogenese:** Man kennt verschiedene Entstehungsmöglichkeiten eines postoperativen Ikterus, die einzeln oder kombiniert in Frage kommen. Häufig steht die *vermehrte Bilirubinproduktion* infolge Hyperhämolyse (z. B. Transfusionen von längerer Zeit aufbewahrtem Blut, Abbau von Blutextravasaten u. a.) im Vordergrund der ursächlichen Faktoren. Ein weiterer Grund, der in einer erheblichen Zahl von Fällen pathogenetisch führend zu sein scheint, liegt in einem *Leberparenchymschaden* (z. B. durch hepatotoxische Medikamente, Halothan-Narkose oder – vor allem – schockbedingte oder sonst durch Minderdurchblutung verursachte, z. T. mehr funktionelle als strukturelle Veränderungen). Abzugrenzen sind Fälle mit vorbestehender Lebererkrankung (Hepatitis, Leberzirrhose u. a.). Gesellt sich zu den hepatischen Störungen eine *Nephroblaptose* (z. B. wegen Schock), nimmt der Ikterus oft infolge verminderter renaler Bilirubinausscheidung zu. Eine *Sepsis* bewirkt ebenfalls – über komplexe Mechanismen, z. T. auch über eine Gewebshypoxie – nicht selten einen vorwiegend cholestatischen Ikterus. *Extrahepatische Abflußstörungen* der Galle spielen vor allem bei Operationen im Leberpfortenbereich eine Rolle, abgesehen von Cholelithiasis bzw. Choledocholithiasis, allfälligen Blutkoagula in den Gallenwegen und sog. »eingedickter Galle« infolge Hyperhämolyse, einem umstrittenen Grund von Gelbsucht nach chirurgischen Eingriffen. In manchen Fällen haben wir es mit *kombinierten Effekten* zu tun, nämlich den Folgen sowohl einer Hyperhämolyse als auch einer Leberparenchymschädigung und einer Nephroblaptose bzw. cholämischen Nephrose (S. 742). Solche Formen gehen u. U. mit einer sehr ausgeprägten, »vorwiegend konjugierten Hyperbilirubinämie« (bis 40 mg/100 ml Serum) einher, nehmen aber, falls keine weiteren Komplikationen hinzutreten, meistens einen gutartigen Verlauf. Die Bezeichnung *»benigne postoperative intrahepatische Cholestase«* trägt der Erfahrung Rechnung, daß diese Form von Ikterus an sich, d. h. ohne weitere Komplikationen, in der Regel nach einigen Tagen spontan abklingt.

Morphologisch äußert sich die postoperative Gelbsucht auf verschiedene Weise, je nachdem, welche der genannten Faktoren im Vordergrund standen (s. dort). Bei der gutartigen postoperativen intrahepatischen Cholestase zeigt die Leber – zumindest lichtmikroskopisch – außer Zeichen von Cholestase und Erythrophagozytose in Kupffer'schen Sternzellen, oft keine erheblichen Veränderungen.

Folgen: Die Prognose hängt naturgemäß vom Grundleiden und der Art der Ikterusentstehung ab. Wie gesagt, bildet sich die Gelbsucht in manchen Fällen ziemlich rasch spontan zurück, was bei vorbestehender Hepatitis, Leberzirrhose u. a. oft nicht oder nur verzögert der Fall ist. *Differentialdiagnostisch* sind vom postoperativen Ikterus i. e. S. Virushepatitiden abzugrenzen, die anläßlich des chirurgischen Eingriffs – insbesondere durch Transfusionen virushaltigen Bluts – erworben wurden. Hier ist die Latenzzeit bis zum Auftreten der Gelbsucht wesentlich länger (S. 712).

Ikterus bei Hepatitis, Zirrhose und anderen Leberkrankheiten

Diese Gruppe von Störungen ist für die größte Zahl von Gelbsuchtfällen überhaupt verantwortlich.

Ursachen und **Pathogenese:** Ätiologie und Entstehungsweise dieser Formen von Ikterus sind bereits eingehend diskutiert worden (S. 711). Bei *diffusem Leberschaden* kann im Sinn einer Faustregel gelten, daß von allen hepatischen ikterogenen Faktoren, d. h. verminderte Aufnahme, herabgesetzte Konjugation und gestörte Ausscheidung von Bilirubin bzw. Bilirubinglukuronid, die *reduzierte Exkretion des Gallenfarbstoffs* die größte Rolle spielt. Offensichtlich haben wir es mit dem empfindlichsten Schritt des Bilirubinstoffwechsels zu tun.

Morphologisch wechselt das Bild, je nach Art, Schweregrad und Phase des Grundleidens (s. dort).

Folgen: Bei den meisten Patienten mit Hepatitis oder Leberzirrhose steigt die Bilirubinkonzentration im Blut nicht über etwa 50 mg/100 ml Serum. Ausnahmsweise werden wesentlich höhere Werte verzeichnet, z. B. bei Leberdystrophie.

Ikterus bei extrahepatischer Gallengangobstruktion (obstruktiver Ikterus i. e. S.)

Ursachen und **Pathogenese:** Diese wurden schon früher besprochen (S. 735). Bei Erwachsenen bilden *Gallensteine, Tumoren* und *Strikturen* die Hauptursachen einer Gallengangverletzung. Bei Säuglingen spielt in diesem Zusammenhang die *kongenitale Gallengangsatresie* die größte Rolle.

Morphologisch erhebt man – je nach dem Grundleiden, dem Ausmaß der Abflußbehinderung (vollständig oder partiell, S. 738) und der Dauer der Störung – verschiedene Befunde (s. dort).

Folgen: Im Gegensatz zur Gelbsucht bei schwerer Hepatitis oder Leberzirrhose mit dystrophischem Schub, übersteigt die Bilirubinkonzentration im Serum selten den Wert von ungefähr 35 mg/100 ml. Der Grund hierfür liegt wahrscheinlich z. T. in der ungestörten Bilirubinausscheidung mit dem Urin, vorausgesetzt, daß die renalen Funktionen erhalten sind. Ob überdies alternative Möglichkeiten eines Bilirubinkatabolismus bestehen, ist umstritten. Klinisch finden sich eine »überwiegend konjugierte Hyperbilirubinämie«, eine deutliche Erhöhung der Konzentration der alkalischen Phosphatase im Serum (wenn auch nicht so hoch wie bei ausgedehntem Leberzellkarzinom), acholische Stühle bei vollständigem bzw. helle Stühle bei partiellem Verschluß, ein Fehlen oder eine starke Verminderung der Urobilin(ogen)menge in den Fäzes, eine Bilirubinurie sowie eine Erhöhung der Konzentration von Gallensäuren und Cholesterin im Blutplasma.

Beispiele:

- Eine *intravenöse Alimentation im Kleinkindesalter* hat hie und da einen cholestatischen Ikterus zur Folge. Offenbar können hierfür hepatotoxische Wirkungen der Ernährungsflüssigkeit verantwortlich sein.
- Man kennt verschiedene *tierexperimentelle Modelle* einer *toxisch* bedingten Cholestase, wie Mangan- und/oder Bilirubinüberladung sowie α-Naphthylisothiozyanat-Vergiftung von Ratten. Letztere führt nicht zu Ikterus, wenn man eine Vorbehandlung z. B. mit Zykloheximid, Aktinomyzin D oder dl-Aethionin durchführt, so daß man annehmen kann, α-Naphthylisothiozyanat sei erst nach Überführung in einen Metaboliten, dessen Bildung durch Gabe der genannten Substanzen verhindert werden kann, toxisch.

Literatur

Benedetto, A. V., Kushner, J. P., Taylor, J. S.: Porphyria cutanea tarda in three generations of a single family. N. Engl. J. Med. *298,* 358 (1978) — *Berk, P. D., Blaschke, T. F., Scharschmidt, B. F., Waggoner, J. G., Berlin, N. I.:* A new approach to quantitation of the various sources of bilirubin in man. J. Lab. Clin. Med. *87,* 767 (1976) — *Biempica, L., Kosower, M., Ma, M. H., Goldfischer, S.:* Hepatic porphyrias. Arch. Pathol. *98,* 336 (1974) — *Bissell, D. M.:* Formation and elimination of bilirubin. Gastroenterology *69,* 519 (1975) — *Bonkowsky, H. L., Bloomer, J. R., Ebert, P. S., Mahoney, M. J.:* Heme synthetase deficiency in human protoporphyria. Demonstration of the defect in liver and cultured skin fibroblasts. J. Clin. Invest. *56,* 1139 (1975) — *Bridges, K. R., Schmidt, G. J., Jensen, M., Cerami, A., Bunn, H. F.:* The acetylation of hemoglobin by aspirin in vitro and in vivo. J. Clin. Invest. *56,* 201 (1975) — *Eales, L., Grosser, Y., Sears, W. G.:* The clinical biochemistry of the human hepatocutaneous porphyrias in the light of recent studies of newly identified intermediates and porphyrin derivatives. Ann. N. Y. Acad. Sci. *244,* 441 (1975) — *Elder, G. H., Lee, G. B., Tovey, J. A.:* Decreased activity of hepatic uroporphyrinogen decarboxylase in sporadic porphyria cutenea tarda. N. Engl. J. Med. *299,* 274 (1978) — *Jaffé, E. T., Hsieh, H. S.:* The metabolism of methemoglobin in human erythrocytes. In: The red blood cell, 2nd ed. (Surgenor, D. M., ed.). New York: Academic Press 1975 — *Kappas, A., Bradlow, H. L., Bickers, D. R., Alvares, A. P.:* Induction of a deficiency of steroid Δ^4-5α-reductase activity in liver by a porphyrinogenic drug. J. Clin. Invest. *59,* 159 (1977) — *Koff, R. S.:* Postoperative jaundice. Med. Clin. North Am. *59,* 823 (1975) — *Kushner, J. P., Steinmuller, D. P., Lee, G. R.:* The role of iron in the pathogenesis of porphyria cutanea tarda. II. Inhibition of uroporphyrinogen decarboxylase. J. Clin. Invest. *56,* 661 (1975) — *McGavin, M. D., Gronwall, R. R., Cornelius, C. E., Mia, A. S.:* Renal radial fibrosis in mutant southdown sheep with congenital hyperbilirubinemia. Am. J. Pathol. *67,* 601 (1972) — *Papayannopoulou, T., Bunn, H. F., Stamatoyannopoulos, G.:* Cellular distribution of hemoglobin F in a clonal hemopoietic stem-cell disorder. N. Engl. J. Med. *298,* 72 (1978) — *Sassa, S., Zalar, G. L., Kappas, A.:* Studies in porphyria. VII. Induction of uroporphyrinogen-I synthase and expression of the gene defect of acute intermittent porphyria in mitogen-stimulated human lymphocytes. J. Clin. Invest. *61,* 499 (1978) — *Skelton, F. S., Witschi, H., Plaa, G. L.:* The effects of cycloheximide, actinomycin D and ethionine on the biliary excretion of labelled alpha- naphthylisothiocyanate in rats. Exp. Mol. Pathol. *23,* 171 (1975) — *Schaffner, F., Scharnbeck, H., Hutterer, F., Denk, H., Greim, H. A., Popper, H.:* Mechanism of cholestasis. VII. α-Naphthylisothiocyanate-induced jaundice. Lab. Invest. *28,* 321 (1973) — *Schneider, R. G., Schmidt, R. M.:* Electrophoretic screening for abnormal hemoglobins. In: Abnormal Hemoglobins and Thalassaemia (Schmidt, R. M., ed.). New York: Academic Press 1975 — *Witzleben, C. L.:* Physiologic and morphologic natural history of a model of intrahepatic cholestasis (manganese-bilirubin overload). Am. J. Pathol. *66,* 577 (1972) — *Witzleben, C. L., Boyce, W. H.:* Bilirubin as a cholestatic agent. III. Prevention of bilirubin-related cholestasis by sulfobromophthalein. IV. Effect of bilirubin and sulfobromophthalein (BSP) on biliary manganese excretion. Arch. Pathol. *99,* 492, 496 (1975)

120. Störungen des Wärmehaushalts des Körpers

120.1. Kurze Hinweise zur Thermodynamik des Stoffwechsels unter physiologischen Bedingungen

Zur Kinetik biochemischer Reaktionen

Die *biochemische Thermodynamik (Bioenergetik)* ist ein Wissenschaftszweig, der sich auf Austausch bzw. Veränderungen von Energie im Zusammenhang mit biochemischen Reaktionen bezieht. Nach der sog. *Kollisionstheorie* (kinetische Theorie) müssen Moleküle, um eine chemische Reaktion einzugehen, mit anderen Molekülen, Atomen, Elektronen oder weiteren Atombestandteilen kollidieren und überdies genügend Energie besitzen, um die sog. »Energieschranke« der Reaktion zu überwinden. Bei allen Temperaturen über 273° befinden sich Moleküle in Bewegung, was sich u. a. im Phänomen der wärmeabhängigen *Diffusion* äußert. Mit *steigender Temperatur* nehmen sowohl die kinetische Energie der Teilchen als auch die Kollisionsrate zu, weshalb die Wahrscheinlichkeit, daß sich chemische Reaktionen ergeben, steigt (*R*eaktions-*G*eschwindigkeits-*T*emperatur-Regel = RGT-Regel = *van't Hoff'sche Regel*). *Enzyme* erfüllen eigentlich nur die Aufgabe, an sich spontan – wenn auch meist sehr langsam – ablaufende Reaktionen stark zu beschleunigen. Dabei wird offenbar ein Weg mit verminderter Energieschranke angeboten, ohne daß sich die bei der Reaktion total *freiwerdende Energiemenge* ändert. Allerdings ist eine Energiefreisetzung nur zu erwarten, wenn das Reaktionssystem von einem energiereicheren in einen energieärmeren Zustand übergeht (sog. *exergonische Reaktion*). Ein – wechselnd großer – Teil der bei exergonischen Reaktionen umgesetzten Energie tritt in Form von *Wärme* auf, die für *endergonische Reaktionen*, wie z. B. synthetischer Vorgänge, Muskelkontraktionen, Erregungskonduktion an Nerven oder aktiver Transporte, keine Verwendung findet. Der für »nützlichere« Zwecke verfügbare Teil der frei werdenden Energie kann über verschiedenartige *Kupplungen* einer endergonischen Reaktion zugute kommen, z. B. über die Bildung eines *energiereichen Zwischenprodukts* (vor allem ATP), das dann verschiedenen endergonischen Vorgängen die nötige Energie zu liefern vermag.

Im sog. *ersten Gesetz der Thermodynamik* wird festgehalten, daß die totale Energie eines geschlossenen Systems konstant bleibt, wobei die Energie z. T. von einem Reaktionspartner auf den anderen übertragen, z. T. in eine neue Form (Wärme, (s. o.), elektrische Energie, Strahlungsenergie oder mechanische Energie) transformiert werden kann.

Das sog. *zweite Gesetz der Thermodynamik* sagt aus, daß die totale Entropie eines Systems zunehmen muß, wenn sich eine Reaktion spontan vollziehen soll. Unter *Entropie* (Dimension: $\frac{\text{Kalorie}}{\text{Grad}}$) versteht man – vereinfacht ausgedrückt – das Ausmaß der »Unordnung« bzw. Beliebigkeit der Vorgänge, das höchste Werte in einem angenäherten Gleichgewichtszustand erreicht. Bei konstanter Temperatur ergibt sich aus den beiden Gesetzen für eine chemische Reaktion folgende Beziehung:

$$G = \Delta H - T\Delta S$$

wobei: ΔG = Änderung der freien Energie (= Differenz)
ΔH = Änderung der Enthalpie (Gesamtenergie des Systems, eingeschlossen das Produkt aus seinem Volumen und dem herrschenden Druck)
T = absolute Temperatur (°)
ΔS = Änderung der Entropie

Wenn ΔG ein negatives Vorzeichen hat, verläuft die Reaktion spontan mit Energieverlust, d. h. *exergonisch*. Ergibt sich dabei für ΔG ein sehr hoher Wert, läuft die entsprechende Reaktion im wesentlichen irreversibel ab. Trägt demgegenüber G ein positives Vorzeichen, kann sich die Reaktion nur bei einem Gewinn an freier Energie vollziehen, d. h. *endergonisch*. Ist unter diesen Umständen ΔG sehr groß, zeigt das System eine große Stabilität, und es besteht keine Reaktionstendenz. Bei $\Delta G = O$ befindet sich das System im Gleichgewicht, und eine Nettoänderung der Energie bleibt aus. Bei der Reaktion $A + B \rightleftharpoons C + D$
entspricht die Gleichgewichtskonstante (K) nach dem Massenwirkungsgesetz

$$K = \frac{(C) \times (D)}{(A) \times (B)}$$

wobei in Klammern die Konzentration der einzelnen Reaktionsteilnehmer nach Erreichen des Gleichgewichts angegeben ist.

Der Wert von K hängt von der Änderung der freien Energie ab, die bei Ablaufen der Reaktion unter Standardbedingungen zustande kommt, wobei folgende Beziehung gilt:

$$\Delta G° = -R \times T \times \ln K$$

Dabei: R = Gaskonstante (1,987 kal/Mol × Grad)
T = absolute Temperatur
ln K = natürlicher Logarithmus der Gleichgewichtskonstanten.

$\Delta G°$ entspricht der sog. *Änderung der freien Energie unter Standardbedingungen* (Konzentration der Partnersubstanzen von 1 Mol/l, Stoffumsatz von 1 Mol, 25° C, Druck von 1 Atmosphäre). Für beliebige Konzentrationen der Reaktionspartner gilt dann:

$$\Delta G = \Delta G' + R \times T \times \ln \frac{(C) \times (D)}{(A) \times (B)}$$

Im Gleichgewicht ($\Delta G = O$) ergibt sich somit:

$$\Delta G° = R \times T \times \ln K \text{ (s. o.)}$$

oder

$$\Delta G° = -2{,}303 \times R \times T \times \log K$$

Somit läßt sich die Änderung der freien Energie unter Standardbedingungen aus der Gleichgewichtskonstanten K berechnen. Es ist wichtig festzuhalten, daß ΔG – je nach der Konzentration der verschiedenen Reaktionspartner – größer oder kleiner als $\Delta G'$ sein kann.

Ergänzende Angaben über die Bedeutung von Bindungen mit hohem Gruppenübertragungspotential in der Bioenergetik

Heterotrophe Organismen, zu denen auch die Säuger gehören, *erhalten freie Energie durch Kupplung ihres Stoffwechsels mit dem Katabolismus komplexer organischer Moleküle aus ihrer Umgebung.* Dabei spielen *ATP* und *andere energiereiche Phosphate* (S. 934) bei der Übertragung der freien Energie von exergonischen auf endergonische Prozesse eine zentrale Rolle. Die Änderung der freien Energie unter Standardbedingungen ($\Delta G°$) beträgt für die Hydrolyse des terminalen Phosphatrests von ATP – 7,3 kcal/Mol. Andere energiereiche Phosphate, wie *Kreatinphosphat* (Phosphokreatin), 1-Phosphat des *1,3-Diphosphoglyzerats, Phosphoenolpyruvat* u. a., weisen noch höhere Werte auf. Zu den energiereichen Verbindungen gehören überdies, d. h. abgesehen von den Phosphaten, die am Lipidauf- und -abbau beteiligten *Thioester,* die bei der Proteinsynthese benötigten *Ester von Aminosäuren* sowie das *aktive Methionin* (S-Adenosyl-Methionin). Diese Substanzen zeichnen sich alle durch eine *»Bindung mit hohem Gruppenübertragungspotential«* (im Fall der Phosphate = ~ P, S. 917) aus. Dieser Ausdruck entspricht der tatsächlichen Funktion dieser Energieüberträger besser als die bisher geläufige Bezeichnung »energiereiche Phosphate bzw. andere Verbindungen«. Wie schon erwähnt, werden solche Zwischenprodukte vor allem im Rahmen des *oxidativen Energiestoffwechsels* der Zelle in großer Menge gebildet (S. 918).

Sog. *»energiearme Phosphate«,* die *Bindungen mit geringerem Gruppenübertragungspotential* besitzen, umfassen vor allem die Phosphorsäureester von Zwischenprodukten der *Glykolyse,* z. B. Glukose-1-Phosphat, Fruktose-6-Phosphat, Glukose-6-Phosphat, Glukose-1,6-Diphosphat und Glyzerin-3-Phosphat, die ihren Phosphatrest in der Regel von ATP erhalten.

In aeroben Organismen stammt ~P vor allem aus Reaktionen, die durch die *ATP-Synthetase* katalysiert werden und einer Umkehr der Hydrolyse von ATP entsprechen. Die freie Energie, die benötigt wird, um die Produktion von ATP in Gang zu halten, entspringt überwiegend den mit der *mitochondrialen Atmungskette* zusammenhängenden oxidativen Vorgängen (oxidative Phosphorylierung, S. 934). Daß demgegenüber die aus der *Glykolyse* hervorgehende Bildung von ATP geringer ist, wurde hervorgehoben (S. 918). In *Muskelzellen,* die für die Wärmeproduktion besonders wichtig sind (s. u.), spielt *Kreatinphosphat* (»Phosphagen«) eine wichtige Rolle im Sinn einer Speicherform von ~P, das unter der katalytischen Wirkung der Kretinkinase auf ADP übertragen werden kann, mit Bildung von ATP.

Von großer Bedeutung im Energiehaushalt der Zellen, im besonderen der Muskelzellen, ist die *Adenylatkinase (Myokinase),* die die Interkonversion von ATP und AMP zu ADP katalysiert. Dabei kann letzteres wieder zur Synthese von ATP Verwendung finden. Eine Anhäufung von AMP, die bei Erschöpfung der ATP-Reserve eintritt, wirkt als »allosterisches Signal« zur Stimulation der katabolischen Vorgänge, die zur Bildung von ATP führen. Wenn bei der Aktivierung langkettiger Fettsäuren (S. 921) letztere mit ATP und CoA.SH unter dem Einfluß der *Thiokinase* reagieren, bilden sich AMP und anorganisches Pyrophosphat (PP_i). Dieser Vorgang ist mit einem *Verlust von freier Energie in Form von Wärme* verbunden, was ihn praktisch nur in dieser einen Richtung ablaufen läßt. In demselben Sinn wirkt die nachfolgende hydrolytische Spaltung von PP_i, die von der *»anorganischen Pyrophosphatase«* katalysiert wird und mit einem $\Delta G°'$ von $-4{,}6$ kcal/Mol einhergeht. Betrachtet man diese Reaktionen in ihrer Gesamtheit, ergibt sich ein *Phosphatzyklus,* bei dem Phosphatreste umgesetzt werden, und freie Energie u. a. in Form von Wärme verloren geht.

Ähnlich wie ATP aus ADP entstehen kann, gehen unter dem Einfluß der *Nukleosid-Diphosphatkinase* auch Diphosphate anderer Nukleotide in die Triphosphatform über, so bilden sich UTP, GTP und CTP (S. 900), die sich ebenfalls an Phosphorylierungsvorgängen in der Zelle beteiligen.

Die wichtigsten Wärmequellen im Rahmen der Temperaturregulation des Körpers

Bei *homoiothermen Lebewesen,* zu denen die Säuger gehören, untersteht derjenige Anteil der Wärmebildung im Körper, der – bei Kälte – im Sinn der Gegenregulation verstärkt wird, einer komplexen zentralnervösen Kontrolle und kann durch Ausschaltung der letzteren, etwa mit Hilfe einer tiefen Narkose, ermittelt werden. Diese sog. *regulatorische Wärmebildung* kommt in Gang, wenn – ausgehend von einer behaglichen Umgebungstemperatur (Neutraltemperatur) – eine Abkühlung erfolgt. Zusätzliche Wärme zur Konstanterhaltung der Körpertemperatur kann durch a) *willkürliche Änderung des Verhaltens* (Aufsuchen einer warmen Unterkunft, Anziehen schützender Kleidungsstücke, willkürlich gesteigerte Bewegung u. a. = *thermoregulatorische Verhaltensweisen*), b) eine unwillkürliche tonische oder rhythmische Muskeltätigkeit *(Kältezittern)* und c) eine Steigerung metabolischer Vorgänge, die nicht an Muskelkontraktionen gebunden sind *(zitterfreie Wärmebildung),* gewonnen werden. Die unter b) und c) genannten Vorgänge nennt man *»autonome thermoregulatorische Reaktionen«.* Beim *Erwachsenen* stehen als Abwehrreaktionen gegen Abkühlung die unter a) und b) genannten im Vordergrund, beim *Neugeborenen* die unter c) aufgeführte. Eine wesentliche Quelle der zitterfreien Wärmebildung ist das mitochondrienreiche *braune*

Fettgewebe, das sich interskapulär, in den Axillen, perirenal und an weiteren Stellen findet.
Beim Kältezittern wird die erforderliche Wärme in erster Linie in der *Muskulatur* fertig produziert, wobei zunächst ihr *Glykogenbestand,* später, bei dessen allfälliger Ausschöpfung, vor allem *Fettsäuren* als Energiequellen dienen. Im *Fettgewebe* erfolgt die Wärmebildung hauptsächlich über eine *gesteigerte Lipolyse,* wie sie u. a. durch Katecholamine und ACTH hervorgerufen werden kann (S. 923). Indirekt tragen auch die für die Glukoneogenese geeigneten *Aminosäuren* zur Deckung des Energiebedarfs bei reaktiv gesteigerter Wärmebildung bei.
Zur regulatorischen Wärmebildung ist diejenige hinzuzuzählen, die sich aus den *übrigen Stoffwechselvorgängen* herleitet. Bei Ruhe folgt diese im wesentlichen der RGT-Regel, d. h. sie nimmt mit sinkender Gewebetemperatur ab. Bei körperlichen Leistungen allerdings kann sie ein Vielfaches des Grundumsatzes ausmachen.

Wärmebildung und Körpergröße

Der Energieumsatz (»metabolic rate« = MR) ist eine Potenzfunktion des Körpergewichts:

$$MR = k \times W^n \quad \text{oder}$$
$$\log MR = k' + n \times \log W$$

wobei W = Körpergewicht
n = nach empirischen Daten $\approx 0{,}75$.

Pro Gewichtseinheit ist der Energieumsatz eines kleinen Individuums größer als der eines großen (Gesetz der Stoffwechselreduktion). Die Gründe hierfür liegen z. T. darin, daß bei gegebener Temperaturdifferenz zwischen Körperinnerem und Umgebung der Wärmeabstrom eine Funktion des Oberflächen-Volumenverhältnisses ist. Ferner zeigen kleine Körper meist eine dünnere wärmeisolierende Körperschale (Haut und subkutanes Fettgewebe) als große. Allein aus diesen Gründen, d. h. auch abgesehen von fehlendem oder mangelhaftem Kältezittern, noch nicht ausreichend »eingespielter« Wärmeregulation in breiten Temperaturbereichen, Unfähigkeit, sich durch Verhaltensänderung anzupassen u. a., sind *Säuglinge* in besonderem Maß den Gefahren einer Abkühlung ausgesetzt.

Regionale Temperaturunterschiede im Körper und ihre Schwankungen

Bei kühler Außentemperatur zeigen die oberflächlichen Körperanteile eine niedrigere Temperatur als die zentralen, d. h. die Orte der hauptsächlichen Wärmeproduktion. Nach den Gesetzen der Wärmeströmung ergeben sich daraus Temperaturgefälle in radialer Richtung einerseits und in Längsrichtung (Extremitäten!) andererseits, so daß komplizierte Isothermenflächen *(»Temperaturfeld«)* entstehen. So mißt man bei einem leicht bekleideten Erwachsenen (Außentemperatur 20°C) inmitten der Oberschenkelmuskulatur etwa 35°C,in der Fußmitte jedoch nur 27–28°C, während unter diesen Bedingungen die Rektaltemperatur nahezu 37°C beträgt. Bei äußeren Temperaturschwankungen verändert sich dementsprechend die Temperatur der *»poikolothermen Körperschale«* in besonderem Maß, während die *Körperkerntemperatur* nur um etwa 0,2–1,2°C variiert *(»homoiothermer Körperkern«).* Für letztere werden die höchsten Werte in der Regel im *Rektum* (nicht in der Leber) gemessen. Die *Oraltemperatur* (sublingual gemessen) liegt im Mittel 0,5°C tiefer. Beim Messen der Axillartemperatur, wo sich die Hauttemperatur beim Anpressen der Arme erst allmählich der *Kerntemperatur* angleicht, muß entsprechend länger gewartet werden, bis man ablesen kann. Die *Hauttemperatur* schwankt örtlich erheblich, so daß sie meistens in Form eines Mittelwerts angegeben wird *(»mittlere Hauttemperatur«).* Beim unbekleideten Menschen in behaglicher Umgebung und in Ruhe beträgt diese ungefähr 32–33°C. Die *»mittlere Körpertemperatur«* schätzt man aufgrund der mittleren Hauttemperatur und der Kerntemperatur.
Die Kerntemperatur zeigt – auch unabhängig von der Schlaf- und Aktivitätsperiodizität – *tageszeitliche Schwankungen* mit einem Minimum in den frühen Morgenstunden und z. T. mehreren Maxima während des Tages. Bei *Frauen* im geschlechtsreifen Alter bestehen überdies die bekannten, vom Menstruationszyklus abhängigen Schwankungen der Körpertemperatur.
Bei *schwerer körperlicher Arbeit* kann die Kerntemperatur bis um 2°C ansteigen, während sich die Haut wegen des Schwitzens eher abkühlt.

Grundzüge der Thermoregulation in Körper

Die erwähnte *regulatorische Wärmebildung* wird ausgelöst, wenn die Umgebungstemperatur die *untere Grenze der sog. thermischen Neutral- oder Indifferenzzone* (26–28°C beim leicht bekleideten Erwachsenen in Windstille und 50%iger Luftfeuchtigkeit) unterschreitet.
Die für die Signalisierung der Abkühlung verantwortlichen *Thermorezeptoren* (*Kälterezeptoren der Haut,* denen vermutlich *Wärmerezeptoren im Körperinnern* zügelnd entgegenwirken) leiten die Impulse vor allem über die Hinterstränge ins Gebiet des *vorderen und hinteren Hypothalamus,* wo sich die hauptsächlichen *integrativen Prozesse* abspielen, abgesehen von untergeordneten, spinalen Integrationsstellen. Durch steigende Körperwärme – vermutlich über innere Wärmerezeptoren – ausgelöste Impulse gelangen ebenfalls in dieses thermoregulatorische Hauptzentrum, wobei man vermutet, es könnten dort vorhandene, thermosensitive und -insensitive Neuronen an den Vorgängen beteiligt sein (z. B. in der Regio praeoptica). Der sog. *»Sollwert« der Körperkerntemperatur,* der beim Homoiothermen in einem engen Bereich gehalten wird, ist offenbar eine *Funktion der Schwellentemperaturen* für die verschiedenen Stellvorgänge (Wärmebildung oder verstärkter Wärmeabstrom, s. u.).
Die Verteilung der Kälterezeptoren in der Haut und/oder die für die Signalbildung maßgebenden Schwellentemperaturen ist offenbar regional verschieden. So wird durch *Abkühlung* des Gesichts eine regulatorische Wärmebildung nicht oder weniger in Gang gesetzt als bei Absinken der Temperatur der Rumpf- oder auch Extremitätenhaut.
Bei *Zunahme der Körperkerntemperatur,* etwa bei starker körperlicher Betätigung, werden offenbar die inneren Wärmerezeptoren erregt, denen ihrerseits die kutanen Kälterezeptoren regulierend entgegenzuwirken scheinen. Wärmerezeptoren im Hautbereich vermögen dann keinen nennenswerten Beitrag zur Ingangsetzung der Entwärmungsvorgänge (s. u.) zu leisten, wenn stark geschwitzt und daher die Haut, trotz erhöhter Kerntemperatur, abgekühlt ist. Dies trifft verständlicherweise bei äußerer Erwärmung ohne Schwitzen nicht zu.
Verschiedene Befunde sprechen dafür, daß die thermischen Signale aus Haut und Kern in den thermoregulatorischen Zentren eine *multiplikative »Verrechnung«* erfahren. Tierexperimentelle Ergebnisse lassen sich mit folgender Beziehung in Einklang bringen:

$$\Delta H = k(T_{c,o} - T_c) \times (\overline{T}_{s,o} - \overline{T}_s) - a$$

wobei
ΔH = thermoregulatorische Steigerung der Wärmebildung
k = speziesabhängige Konstante
$T_{c,o}$ = Kernreferenztemperatur
T_c = Kerntemperatur
$\overline{T}_{s,o}$ = mittlere Hautreferenztemperatur
$\overline{T}_s$ = mittlere Hauttemperatur
a = für den Wärmebildungsmechanismus typische Konstante

Aus dieser Gleichung geht u. a. hervor, daß keine Steigerung der *Wärmebildung* zustandekommt, wenn einer der beiden Klammerausdrücke Null wird.
Ähnliche Zusammenhänge ergeben sich in bezug auf die *Steuerung* der *Wärmeabgabe* (vor allem vermehrte Hautdurchblutung und Schwitzen). Die *obere Grenze der thermischen Neutralzone,* oberhalb der normalerweise die Wärmeabgabemechanismen in Gang gesetzt werden, liegt bei 30–32°C (leicht bekleidete Erwachsene, Windstille, 50%ige Luftfeuchtigkeit). Da eine Verminderung des Energieumsatzes als Antwort auf eine Überwärmung nicht nachgewiesen werden konnte, bestehen die Wärmeabgabemechanismen vor allem in einem vermehrten Wärmeverlust durch die Haut (s. u.).

Die Auslösung der Wärmebildungsmechanismen

Das *Kältezittern* wird über die sog. Zitterbahn, die vom hinteren Hypothalamus kaudalwärts zieht und mit den Kerngebieten des motorischen Systems in Verbindung steht, und das spinale *motorische System* ausgelöst und unterhalten.
Die *zitterfreie Wärmebildung,* d. h. vor allem die in braunem Fettgewebe, kommt über eine Erregung *sympathischer Nervenbahnen* und über adrenerge *β-Rezeptoren* in Gang, wobei das freigesetzte Noradrenalin die Lipolyse in den von Mitochondrien umgebenen Fetttröpfchen stimuliert.
Rein *hormonale Vorgänge* haben offenbar nur bei langfristigen Adaptationsvorgängen eine gewisse Bedeutung (s. u.).

Auslösung und Unterhalt einer verstärkten Wärmeabgabe

Die Wärmeabgabe nach außen, die unter stationären Ruhebedingungen gleich groß ist wie die Wärmeproduktion, beruht auf a) einem Wärmetransport, vor allem durch das zirkulierende Blut, vom Körperinnern an die Körperoberfläche (innerer Wärmestrom) und b) dem äußeren Wärmestrom, d. h. der Abgabe von Wärme von der Körperoberfläche nach außen.
Der *innere Wärmestrom* kann vor allem durch Veränderung der Durchblutung der hautnahen Gefäße reguliert werden, wobei im wesentlichen folgende Gesetzmäßigkeiten gelten:

$H_{int} = A \times C\,(T_{re} - \bar{T}_s)$ kcal h^{-1} (oder Watt)

wobei H_{int} = innerer Wärmestrom (H für *heat*)
A = Körperoberfläche
C = Wärmetransportzahl (s. u.)
T_{re} = Rektaltemperatur
$\bar{T}_s$ = mittlere Hauttemperatur

Je nach der Dicke bzw. der *isolierenden Wirkung der äußeren Körperschale,* eingeschlossen das subkutane Fettgewebe, kann die Wärmetransportzahl durch Anpassung der Durchblutung bis um einen Faktor 7 variieren. Dazu kommt, daß öfters von den Arterien Wärme auf die begleitenden Venen übergeht: Der *Wärmekurzschluß* aufgrund dieses *Gegenstromprinzips* ist um so größer, je stärker die arteriellen bzw. arteriolären Gefäße konstringiert, und je kühler die betreffende Extremität ist. Umgekehrt reduziert sich der Kurzschlußeffekt, wenn sich etwa in warmer Umgebung die oberflächlichen Venen weiter stellen und damit der Großteil des zurückströmenden Bluts nicht mehr paraarteriell, d. h. über die tiefen Venen erfolgt.
Der *äußere Wärmestrom* (H_{ext}) setzt sich aus mehreren Komponenten zusammen, nämlich Wärmeabstrom durch *Leitung* (H_k, Konduktion), *Konvektion* (H_c, Wärmeabstrom durch Abtransport, *Strahlung* (H_r, vor allem langwellige Infrarotstrahlung) und *Verdunstung* (H_e, wobei die Evaporationswärme für einen Liter Wasser 580 kcal beträgt, was einem Drittel der Ruhewärmeproduktion des erwachsenen Menschen entspricht!). Der äußere Wärmeabstrom entspricht somit:

$$H_{ext} = H_k + H_c + H_r + H_e$$

und in Abhängigkeit von der Körpertemperatur:

$$H_{ext} = A\,[h(\bar{T}_s - T_a) + E]\ \text{kcal}\ h^{-1}\ \text{(oder Watt)}$$

wobei h = Wärmeübergangszahl (kombiniert für Konduktion, Konvektion und Strahlung)
T_a = Umgebungstemperatur
E = evaporative Anteil der Wärmeabgabe
(übrige Hinweise s. o.).

Eine reine *Wärmekonduktion* findet sich z. B. zwischen dem Körper und einer festen Unterlage oder einer ihm unmittelbar aufliegenden, nicht bewegten Luftgrenzschicht statt. Auch der unbewegte Körper in ganz stillem, kühlem Wasser gibt auf diese Weise Wärme ab. Sobald aber in die Umgebungsmedien Bewegung kommt (Wind, Wasserbewegung), gesellt sich die Wärmeabgabe durch *Konvektion* hinzu, die vor allem Luft- und Wasseranteile außerhalb der direkt der Haut aufliegenden Grenzschicht betrifft. Die konduktiv-konvektive Wärmeabgabe vermögen Pelztiere durch »Stellen der Haare« zu vermindern. Beim Menschen ist davon lediglich die »Gänsehaut« übrig geblieben! Bei der *Wärmestrahlung* ist zu vermerken, daß sie u. a. von der Differenz von T_s^4 und T_r^4 abhängt, wobei T_r vor allem von umgebenden Strahlungsquellen (z. B. warme Zimmerwände) abhängt. Der *evaporative Wärmeabstrom* (H_e) beträgt beim Erwachsenen unter sog. Neutraltemperaturbedingungen und einer Luftfeuchtigkeit von 50% ungefähr 20% des gesamten Wärmeverlustes (sog. *Perspiratio insensibilis*). Seine Größe hängt von der Differenz zwischen dem mittleren Dampfdruck der Haut ($\bar{P}_s$) und dem der umgebenden Luft (P_a), ferner von einem sog. evaporativen Wärmeabstromkoeffizienten (h_e) ab, der der Krümmung der Haut, dem Luftdruck und der Windgeschwindigkeit Rechnung trägt:

$$H_e = h_e\,(\bar{P}_s - P_a)\ \text{kcal}\ m^{-2}h^{-1}$$

Die wichtige Folgerung aus dieser Gleichung ist die, daß eine evaporative Wärmeabgabe auch bei einer Luftfeuchtigkeit von 100% noch möglich ist, vorausgesetzt, daß genügend Wasser zur Haut gelangt, und der mittlere Dampfdruck der Haut infolge höherer Hauttemperatur als Umgebungstemperatur den der Luft übersteigt. Ist indessen die Hauttemperatur gleich groß oder gar geringer als die Umgebungstemperatur und/oder besteht in einem solchen kritischen Bereich eine Exsikkose des Körpers, gestalten sich die Verhältnisse wesentlich ungünstiger (s. u.).
Die *Steuerung der Hautdurchblutung,* vor allem im Bereich der *Akren,* geschieht über *noradrenerge sympathische Nerven,* wobei ein mehr oder weniger ausgeprägter Gefäßtonus regelnd wirkt (d. h. Dilatation bei Tonusverlust). Spezifisch »vasodilatatorische Nerven«, die bei Erregung die Gefäße weit stellen, sind bisher nicht mit Sicherheit nachgewiesen worden. Dagegen scheint das u. a. bei Schweißsekretion freigesetzte *Bradykinin* (S. 1256) gefäßausweitend zu wirken. Die *Schweißsekretion* unterliegt der Steuerung durch *cholinergische sympathische Nerven,* was verständlich macht, daß die durch Sympathikustonus ausgelöste Schweißsekretion (z. B. an Handflächen) nicht mit einer Vasodilatation einherzugehen braucht (vgl. dazu das sog. *emotionale Schwitzen,* mit feuchten, kalten Händen, im Gegensatz zum *thermischen Schwitzen*).

Direkte Temperaturwirkungen auf Blutgefäße der äußeren Körperschale

Blutgefäße der Haut können auch direkt auf äußere thermische Einflüsse reagieren. Ein Beispiel ist die sog. *Kältevasodilatation* (Lewis-Reaktion), die hauptsächlich auf einer örtlichen Empfindlichkeit der Gefäßmuskulatur zu beruhen scheint und bei fortdauernder Kälteeinwirkung eine gewisse Periodizität aufweist.

Grenzen der thermischen Anpassungsmöglichkeiten des Körpers bei extremen Außentemperaturen

Bei *sehr niedriger Umgebungstemperatur* besteht die Möglichkeit, durch *willkürliche maximale Arbeit* die Wärmebildung im Körper auf mehr als das Zehnfache des Grundumsatzes ansteigen zu lassen. Im Gegensatz dazu bringt die *autonome regulative Wärmeproduktion* nur eine Steigerung um das Drei- bis Fünffache zustande. Unterhalb der »unteren Grenze des Regelbereichs« besteht daher – besonders bei körperlicher Inaktivität – die Gefahr der lebensgefährdenden Hypothermie (s. u.).
Bei *sehr hoher Umgebungstemperatur,* bzw. bei zu geringer Möglichkeit, durch Wärmeabstrom und Schwitzen die Körpertemperatur im physiologischen Bereich zu halten, kann die »obere Grenze des Regelbereichs« überschritten werden, was im Extremfall den Hitzetod nach sich zieht (s. u.).

Adaptive Veränderungen der Thermoregulation

Im Gegensatz zu anderen Säugerspezies ist beim menschlichen *Neugeborenen* die Reaktionsfähigkeit schon sogleich nach der Geburt weitgehend vorhanden. Allerdings geschieht hier die regulative Wärmebildung nicht durch Kältezittern, sondern »zitterfrei«, d. h. vor allem mit Hilfe des braunen Fettgewebes. Wie gesagt, ist das Neugeborene aus anderen Gründen kältegefährdet, nämlich wegen der kleinen Gestalt, der geringen Hautdicke, dem dünnen Fettpolster und der noch nicht ausgebildeten Fähigkeit, durch entsprechendes Verhalten der Abkühlung entgegenzuwirken. Die Perspiratio insensibilis ist beim Neugeborenen ebenfalls größer als beim Erwachsenen. Aus diesen und möglicherweise weiteren Gründen liegt beim Neonatus die untere Grenze der Neutralzone ebenso wie die untere Grenze des Regelbereichs höher als im späteren Leben (letztere beim Neugeborenen etwa 23°C, beim unbekleideten Erwachsenen um 0°C!). Daraus ergibt sich eine *Einengung des für das Individuum gefahrlosen Temperaturbereichs,* die beim Frühgeborenen noch deutlicher zum Ausdruck kommt.
Bei länger dauerndem Aufenthalt in unbehaglichen Umgebungstemperaturen machen sich – besonders beim Erwachsenen – gewisse *Anpassungserscheinungen* bemerkbar. Die *Hitzeadaptation* (z. B. im Wüstenklima oder in den Tropen) zeichnet sich vor allem durch Änderungen der Schweißsekretion aus. Diese beginnt schon bei relativ geringer mittlerer Haut- und Kerntemperatur und vermag sich bis dreimal mehr zu verstärken als beim Nichtadaptierten. Dadurch stellt sich die mittlere Körpertemperatur bei Hitze auf einen niedrigeren Wert ein als dies ohne Hitzeadaptation der Fall wäre, und bei zusätzlicher Belastung ist damit die Gefahr eines Hitzekollapses geringer (s. u.). Als weiteres Adaptationsphänomen stellt man eine Verminderung des Elektrolytgehalts des Schweißes fest, was dem Salzverlust entgegenwirkt (S. 803). Überdies meldet sich das Durstgefühl, z. B. bei einem Schweißverlust bestimmten Maßes, bei Adaptierten früher als bei Nichtadaptierten, dies entgegen einer weit verbreiteten Meinung.
Der langfristigen *Kälteadaptation,* die bei Tieren z. T. sehr augenfällig ist (Pelzwachstum, Bildung von braunem Fettgewebe u. a.), sind beim Menschen – wenn man von einigen Volksstämmen mit besonderen Lebensgewohnheiten absieht – ziemlich enge Grenzen gesetzt. Bei zentralaustralischen Eingeborenen, die z. T. bei 0°C fast unbekleidet schlafen, und bei den Indianern auf Feuerland scheint einerseits eine hypotherme Adaptation (Sinken der Körpertemperatur ohne Kältezittern), andererseits eine metabolische Adaptation (erhöhter Grundumsatz) vorzuliegen. Eine *regionale Kälteadaptation* von Körperteilen kennen wir indessen auch hierzulande, z. B. die trotz äußerer Kälte gut durchbluteten Hände von Menschen, die gewohnt sind, bei niedriger Umgebungstemperatur zu arbeiten. Vermutlich kommen noch weitere Faktoren hinzu (Verdickung der Haut und Unterhaut der Hände u. a.).

120.2. Fieberzustände

Begriffe und allgemeine Bemerkungen

Definitionen: Unter *Fieber (Pyrexie)* versteht man eine Erhöhung der Körperkerntemperatur, die über die obere Grenze des tageszeitlich schwankenden Bereichs (oral: morgens früh 36,1°C, abends zwischen 18 und 22 Uhr bis 37,2°C) hinausgeht und sich nicht durch vermehrte körperliche Arbeit oder eine ungewöhnlich hohe Umgebungstemperatur (z. B. ein heißes Bad oder eine andere Art von Wärmestauung) erklärt. In den beiden letztgenannten Situationen stellt sich beim Gesunden kurze Zeit nach Sistieren der vermehrten Wärmeproduktion dank verstärkten Einsetzens der Wärmeverlustmechanismen wieder eine normale Körperkerntemperatur ein. Demgegenüber entsprechen im einmal ausgebildeten Fieberzustand die Wärmeproduktion der Wärmeabgabe, beide sind aber größer, als es dem normalen Grundumsatz entsprechen würde. Man spricht von einer *»Sollwertverstellung« der Körpertemperatur.* Der *Fieberanstieg* ist oft mit einem Kältezittern verbunden, das vermehrte Wärme produziert, gibt dem Patienten jedoch das Gefühl von *Frösteln.* Bei raschem, hohem Fieberanstieg beobachtet man eigentliche *Schüttelfröste* oder gar einen *Rigor* der Muskulatur, Veränderungen, die – wie das Frösteln – mit einer maximalen Konstriktion der Hautblutgefäße verbunden sind. Umgekehrt empfindet der Kranke beim *raschen Fieberabfall (»Entfiebern«)* ein Hitzegefühl, oft verbunden mit vermehrter Schweißsekretion und Vasodilatation im Bereich der Körperschale. Bei *anhaltendem Fieber* werden äußere thermische Störungen – wie beim Gesunden auf niedrigerem Temperaturniveau – durch entsprechende Stellvorgänge kompensiert, d. h. die Wärmeregulation ist an sich intakt geblieben, jedoch auf höhere »Schwellenwerte« eingestellt. Die meisten Typen von Fieber verlaufen mit tageszeitlichen Schwankungen, ähnlich wie die Normaltemperatur, d. h. *»Fieberzacken«* finden sich mehrheitlich am Abend. Je nach dem Verlauf der Temperaturkurve als Funktion der Zeit unterscheidet man verschiedene *Fiebertypen,* die u. a. diagnostische Bedeutung haben können. Bei der häufigsten Form, dem sog. *remittierenden Fieber,* fällt die Temperatur jeden Tag – vor allem in den frühen Morgenstunden – ab, jedoch nicht auf Normalwerte. Beim *intermittierenden Fieber,* das u. a. bei pyogenen Infektionen, (malignen) Lymphomen und bei Miliartuberkulose (S. 1967) die Regel ist, sinkt die Körperkerntemperatur jeden Tag auf Normalwerte ab. Sind dabei die Amplituden zwischen Höchst- und Tiefsttemperatur sehr groß, spricht man von *»septischem«* oder *»hektischem« Fieber.* Das *periodische (»relapsing«) Fieber* zeichnet sich durch kurze febrile Perioden zwischen z. T. tagelangen Intervallen von Fieberfreiheit aus, so wie man es etwa von der Malaria (S. 2045), dem »relapsing fever« (S. 2002), dem Rattenbißfieber (S. 2004) und einem kleinen Teil (5%) der Patienten mit Lymphoma malignum Hodgkin (sog. Pel-Ebstein-Fieber) kennt. Eine *»Fieberkontinua« (»sustained fever«)* charakterisiert sich durch ein andauernd hohes Fieber mit Tagesschwankungen von höchstens etwa 1°C, was vor allem beim unbehandelten Typhus abdominalis (S. 1900) zu beobachten ist.

Formen, Ursachen und **Pathogenese** von Fieberzuständen: Unsere Kenntnisse über die Mechanismen, die der Entstehung von Fieber zugrunde liegen, sind noch sehr lückenhaft. Im besonderen wissen wir wenig über die Vorgänge, die einer *»Sollwertverstellung«* der thermoregulatorischen Zentren im Bereich des Hypothalamus zugrunde liegen (Abb. 156). Vereinzelt beobachtet man ein sog. *»zentrales«* oder *»zerebrales Fieber«,* bei dem die integrativen Zentren offenbar direkt in Mitleidenschaft gezogen wurden, z. B. durch einen Hirntumor, intrakranielle Blutungen oder Thrombosen. In den meisten Fällen von Fieber haben wir es aber nicht mit einer organischen Läsion dieser Zentren zu tun, sondern mit *funktionellen Störungen* derselben. Von einzelnen *Endotoxinen* gramnegativer Keime weiß man, daß sie pyrogen wirken, ebenso erzeugt die Injektion bestimmter *Viren* bei Tieren Fieber (sog. *exogene Pyrogene*). Die meisten belebten Krankheitserreger scheinen aber keine direkte pyrexieauslösende Wirkung zu entfalten. Vielmehr – und das trifft auch für Fieberzustände bei nicht infektiösen Formen von Gewebeschädigung und entzündlicher Reaktion zu – scheinen die aus *neutrophilen Granulozyten* und *Monozyten* stammenden sog. *endogenen Pyrogene* (S. 1286) von großer Bedeutung zu sein. Verschiedene tierexperimentelle Beobachtungen sprechen dafür, daß Leukozytenpyrogene im *Hypothalamus* besondere Effekte auslösen. Ob es sich um die Folgen eines Einflusses auf die integrativen Einheiten und/oder um eine Umstellung der zentralen Thermorezeptoren handelt, konnte noch nicht befriedigend geklärt werden. *Andere Hypothesen* zur Fieberentstehung, wie Wasserverschiebungen im Körper mit einer extrazellulären Exsikkose, abnorme Schilddrüsen- und/oder Nebennierenfunktionen und allgemeine metabolische Störungen, vermögen in vielen Fällen keine befriedigende Erklärung für die gemachten Feststellungen zu bieten.

Das Interesse konzentriert sich daher auf die Herkunft und Wirkungsweise der *endogenen* Pyrogene, die vermutlich auf die thermoregulatorischen Zentren einwirken. Neuere Befunde weisen darauf hin, daß das von polymorphonukleären Granulozyten und das von Makrophagen stammende Pyrogen, obwohl es sich in beiden Fällen um basische Proteine von geringem Molekulargewicht handelt, nicht identisch sind. Soweit be-

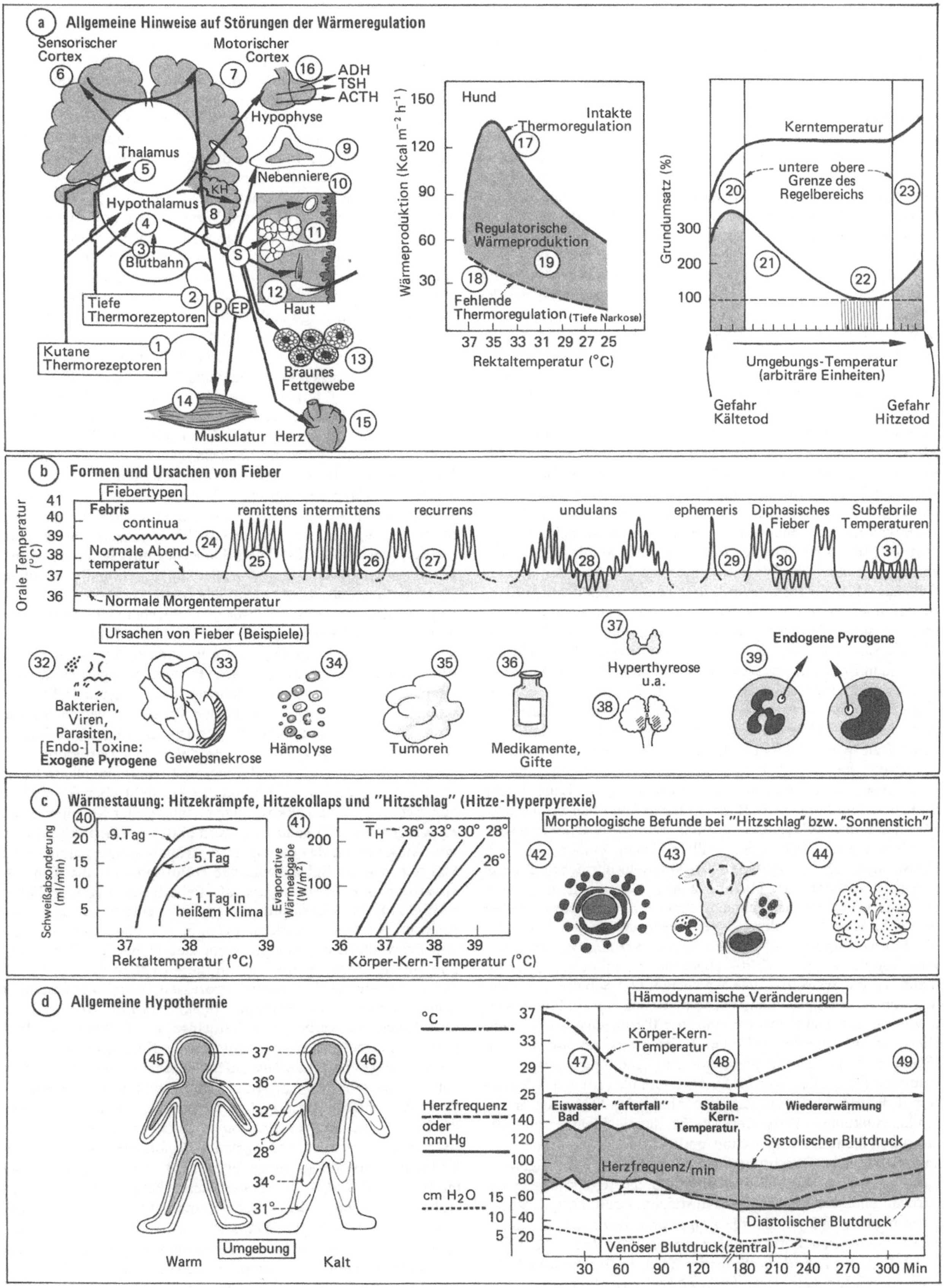
a Allgemeine Hinweise auf Störungen der Wärmeregulation
Sensorischer Cortex
Motorischer Cortex
ADH
TSH
ACTH
Hypophyse
Thalamus
Hypothalamus
KH
Nebenniere
Blutbahn
Tiefe Thermorezeptoren
Kutane Thermorezeptoren
Haut
Braunes Fettgewebe
Muskulatur
Herz
Hund
Intakte Thermoregulation
Regulatorische Wärmeproduktion
Fehlende Thermoregulation (Tiefe Narkose)
Wärmeproduktion (Kcal m⁻² h⁻¹)
Rektaltemperatur (°C)
Kerntemperatur
untere obere Grenze des Regelbereichs
Grundumsatz (%)
Umgebungs-Temperatur (arbiträre Einheiten)
Gefahr Kältetod
Gefahr Hitzetod
b Formen und Ursachen von Fieber
Fiebertypen
Febris continua
Normale Abendtemperatur
remittens intermittens
recurrens
undulans
ephemeris
Diphasisches Fieber
Subfebrile Temperaturen
Normale Morgentemperatur
Orale Temperatur (°C)
Ursachen von Fieber (Beispiele)
Bakterien, Viren, Parasiten, [Endo-] Toxine: Exogene Pyrogene
Gewebsnekrose
Hämolyse
Tumoren
Medikamente, Gifte
Hyperthyreose u.a.
Endogene Pyrogene
c Wärmestauung: Hitzekrämpfe, Hitzekollaps und "Hitzschlag" (Hitze-Hyperpyrexie)
Schweißabsonderung (ml/min)
9.Tag
5.Tag
1.Tag in heißem Klima
Rektaltemperatur (°C)
Evaporative Wärmeabgabe (W/m²)
T̄H 36° 33° 30° 28° 26°
Körper-Kern-Temperatur (°C)
Morphologische Befunde bei "Hitzschlag" bzw. "Sonnenstich"
d Allgemeine Hypothermie
Warm
Umgebung
Kalt
Hämodynamische Veränderungen
°C
Körper-Kern-Temperatur
Herzfrequenz oder mmHg
cm H2O
Eiswasser-Bad
"afterfall"
Stabile Kern-Temperatur
Wiedererwärmung
Systolischer Blutdruck
Herzfrequenz/min
Diastolischer Blutdruck
Venöser Blutdruck (zentral)
30 60 90 120 180 210 240 270 300 Min

Abb. 156 a–d. *Störungen des Wärmehaushalts des Körpers.* **a** *Allgemeine Hinweise.* Als *homoiothermes* Wesen verfügt der Mensch über ein *Regulationssystem,* das innerhalb eines gewissen Bereichs (*»Regelbereich«*) die Kerntemperatur des Körpers mehr oder weniger konstant zu halten vermag. Bei *Neugeborenen,* insbesondere bei *Frühgeborenen,* ist dieser Bereich wesentlich kleiner als bei Erwachsenen, weshalb sich hier besondere Vorsicht gebietet. Ein längerer Aufenthalt in einer sehr kalten Umgebung birgt die Gefahr einer allgemeinen Hypothermie, im Extremfall eines *Kältetodes* (20) (z. B. Schiffsbrüchige im eiskalten Wasser, 47). Umgekehrt kann es in heißer Umgebung bei Ungenügen bzw. Versagen des, der Abkühlung dienenden Schwitzens (evaporative Wärmeabgabe, 41) zu einer *Wärmestauung* mit der Möglichkeit eines *Hitzetodes* kommen (23). Am wohlsten fühlt man sich in der sog. *»thermischen Neutralzone«* der Umgebungstemperatur (22, senkrecht schraffiert), bei der sowohl die innere Wärmeproduktion als auch die evaporative Wärmeabgabe relativ gering sind. Hauptsitz der Thermoregulation im Körper ist der *Hypothalamus* (4), dessen »Regler« physiologischerweise auf einen bestimmten Sollwert (»Führungsgröße«) der Kerntemperatur eingestellt sind. Abweichungen der letzteren (»Regelgröße«) werden offenbar über verschiedene Afferenzen gemeldet: Abgesehen von der Bluttemperatur im Hypothalamus selbst (3) und allfälligen bewußten Kälteempfindungen (5, 6), spielen hier die kutanen (1, vor allem Kälterezeptoren an Rumpf und Extremitäten) sowie sehr wahrscheinlich auch tiefe (2, vermutlich in erster Linie Wärmerezeptoren) *Thermorezeptoren* die Hauptrolle. Der effektorische Schenkel des Regelkreises, über den die Reaktionen auf »multiplikativ verrechnete« Kälte- oder Wärmesignale ausgeführt werden, umfaßt folgende Mechanismen: Dem *Schutz vor allgemeiner Abkühlung* dienen über die motorische Rinde (7) sowie vor allem die Pyramidenbahnen (P) bewußt ausgelöste sog. *thermoregulatorische Verhaltensweisen* (Aufsuchen eines geschützten Ortes, Hüpfen von einem Bein aufs andere u. a.), ferner das über das Kleinhirn (KH) und extrapyramidale Bahnen (8, EP) in Gang gesetzte Kältezittern der Muskulatur (14) und die über das sympathische Nervensystem (S) sowie das Nebennierenmark (9) stimulierte »zitterfreie Wärmebildung«, die, durch β-adrenerge Rezeptoren vermittelt, hauptsächlich in Form einer verstärkten Lipolyse u. a. im sog. braunen Fettgewebe stattfindet (13). Längerfristig wirken zudem *hormonale Regulationsmechanismen* mit (16, 9), z. B. TSH- und ACTH-Ausschüttung. Diese Wärmebildungsmechanismen gehen mit weiteren Phänomenen einher, wie z. B. Konstriktion der Hautgefäße (10), Drosseln der Schweißsekretion (11), »Stellen« der Haare (12, sog. Gänsehaut) u. a. Tierversuche haben deutlich gemacht, daß die zu kompensatorischer Wärmebildung führenden Regulationsmechanismen bei tiefer *Narkose* versagen (17–19). Der *Gefahr einer allgemeinen Überwärmung* des Körpers wirkt – abgesehen von thermoregulatorischen Verhaltensweisen, wie Aufsuchen von Schatten, Ausziehen von Kleidungsstücken, Fächeln, Baden im kühlen Wasser u. a. – die Auslösung einer *verstärkten Wärmeabgabe* entgegen. Diese beruht zunächst auf einer *Vermehrung des sog. inneren Wärmestromes an die Körperoberfläche* (Erhöhung des Herzzeitvolumens (15), Dilatation der kutanen Gefäße (10) u. a.). Naturgemäß kommt in diesem Zusammenhang der Dicke der isolierenden subkutanen Fettgewebsschicht, die die Abgabe von Wärme durch Leitung, Konvektion und Strahlung beeinträchtigen kann, erhebliche Bedeutung zu. Unter günstigen Bedingungen kann bei Zunahme der Kerntemperatur die sog. Wärmetransportzahl um mehr als das 7fache ansteigen. Bei höheren Temperaturen ist der Körper auf die *evaporative Wärmeabgabe* angewiesen, zunächst in Form der *»Perspiratio insensibilis«,* bei Hitze meist über das *eigentliche Schwitzen* (11). **b** *Formen und Ursachen von Fieber.* Der Verlauf von *Fieberkurven* läßt verschiedene Typen erkennen, die z. T. diagnostisch von Bedeutung sind: Eine *Kontinua* (24) kommt u. a. bei unbehandeltem Typhus abdominalis, bei gewissen Septikämien (u. a. akute Miliartuberkulose), Bruzellosen und verschiedenen Viruskrankheiten vor. Die meisten Fieber sind *remittierend* (25), so daß sich hieraus in der Regel kein brauchbarer diagnostischer Hinweis gewinnen läßt. *Intermittierende Fieber* (26) kennt man z. B. bei pyogenen Infektionen, malignen Lymphomen, z. T. auch bei Miliartuberkulose sowie – als sog. hektisches Fieber besonders ausgeprägt – bei Sepsis *(»septische Temperaturen«). Rekurrierende Fieber* (27) mit mehr als zwei fieberhaften Perioden *(»periodisches Fieber«)* kennt man etwa bei Malaria, Bruzellosen (Morbus Bang!), Febris recurrens, Rattenbiß-Fieber, lokalisierten pyogenen Infektionen, Harnwegsinfektionen mit wiederholter Harnstauung u. a. m. Manchmal erweisen sich die rekurrierenden Fieber als *undulierend* (28), z. B. bei malignen neoplastischen Prozessen und Bruzellosen. Das bei etwa 5–10% der Patienten mit Morbus Hodgkin auftretende *»Pel-Ebstein-Fieber«* verläuft oft undulierend und zeigt abwechselnd 3–10 Tage dauernde Fieberschübe und etwa gleich lange afebrile Perioden. *Ephemere Fieber* (29) dauern nur einen Tag (»Eintagsfieber«); oft findet sich dafür keine Erklärung. *Diphasische Fieber* (30) treten bei verschiedenen Virusinfektionen in Erscheinung (z. B. Masern, Poliomyelitis, Pocken u. a.), ferner bei Leptospirosen u. a. *Subfebrile Temperaturen* (31) können die verschiedensten Ursachen haben; oft zeigen sie einen schleichenden Krankheitsprozeß an (z. B. Organtuberkulose). Über die *Entstehung von Fieber* weiß man nur lückenhaft Bescheid. Offenbar kommt es zu einer *»Sollwertverstellung«* im hypothalamischen Zentrum der Wärmeregulation, so daß bei an sich normaler Kerntemperatur des Körpers Kälteempfindung und eine verstärkte Wärmeproduktion ausgelöst werden (vgl. dazu Frösteln bei Fieberbeginn). In einzelnen Fällen vermögen organische oder allenfalls funktionelle Störungen im Hypothalamus selbst einen Fieberzustand hervorzurufen (38, sog. *zentrales (zerebrales) Fieber*). Wahrscheinlich haben wir es aber in der weit überwiegenden Mehrzahl der Fälle mit den Folgen einer Einwirkung sog. *Pyrogene* auf den Hypothalamus zu tun: *Endogene Pyrogene* (basische Proteine von geringem Molekulargewicht) stammen vor allem aus Granulozyten und Makrophagen (39), die bei entzündlichen Prozessen verschiedenster Art gehäuft auftreten und dabei derartige Substanzen freisetzen. Als *exogene Pyrogene* kommen Produkte oder Bestandteile von Viren, Bakterien (im besonderen Endotoxine) und allenfalls von Parasiten in Betracht (32). Unklarheit besteht über den pyrogenen Effekt einer Exsikkose und metabolischer Störungen. Bei *Hyperthyreose* (37) gehört die vermehrte Wärmeproduktion zu den Äußerungen des gesteigerten Grundumsatzes; ähnlich wirken sich gewisse Substanzen, wie Dinitrophenol, aus. Eine *Behinderung der Wärmeabgabe* als fieberbegünstigender Faktor scheint z. B. bei Herzinsuffizienz, ferner bei seltenen Leiden mit gestörter Schweißabsonderung (Ichthyosis, angeborenes Fehlen von Schweißdrüsen) Hauptursache der Hyperthermie zu sein: Die Bezeichnung »Fieber« ist in diesen Fällen fragwürdig. Zu den wichtigsten pathologischen Prozessen, die mit Fieber einhergehen, gehören – wie erwähnt – *Infektionskrankheiten* (32), mit *Gewebsnekrose* verbundene Vorgänge (z. B. Myokardinfarkt (33), Tumornekrose (35), traumatische Körperschäden u. a.), stark *gesteigerter Blutabbau* (hämolytische Krisen, Resorption von Blutmassen (34), vgl. auch Phlebothrombosen), gewisse *maligne neoplastische Prozesse* (hypernephroide Karzinome, Leber-, Pankreas- und Lungenkarzinome, Knochensarkome, maligne Lymphome, Leukämien), *Immun-Reaktionen* (z. B. Serumkrankheit, ferner sog. *»drug fever«* (36), Autoimmunkrankheiten u. a.) und *Stoffwechselkrankheiten* (Gicht, Hypertriglyzeridämie, Porphyrien, Addison'sche Krankheit u. a.). **c** *Wärmestauung bzw. »hitzebedingte« Krankheitserscheinungen.* Sog. *»Hitze-Syndrome«* infolge zu hoher Umgebungstemperatur umfassen *Hitzekrämpfe* (»miner's cramps«), die vor allem auf einen H_2O- und Salzverlust zurückgehen, den *Hitzekollaps* und den u. U. lebensbedrohlichen *»Hitzschlag«* (Hitze-Hyperpyrexie). Der letztere wird von einigen Autoren dem *»Sonnenstich«* gleichgesetzt; es steht aber nicht fest, ob die Mechanismen identisch sind.

urteilbar, liegen diese Pyrogene in inaktiver Form in den erwähnten Zellen vor. Eine Zellaktivierung – z. B. durch Endotoxin – führt dann zu einer Freisetzung aktiver Pyrogene, wobei vermutet wird, diese würden anschließend auch aufgrund einer gesteigerten Proteinsynthese in erhöhtem Maß nachgeliefert.

Ob neben den endogenen Pyrogenen noch *weitere Stoffe,* bzw. Agentien an der Fieberentstehung beteiligt sind, läßt sich z. Z. noch nicht befriedigend beurteilen. Erschwerend wirkt sich in jedem Fall eine *zusätzliche gesteigerte Wärmeproduktion* infolge erhöhter metabolischer Aktivität aus. Solche Faktoren spielen bei schwerer Hyperthyreose, bei ausgedehnten Verbrennungen und nach Gabe von Medikamenten mit stoffwechselaktivierender Wirkung (z. B. Dinitrophenol, das früher zu Abmagerungszwecken Anwendung fand) eine Rolle. Nachteilige Folgen bei Fieber hat zudem eine *Behinderung der Wärmeabgabemechanismen,* wie sie bei Herzinsuffizienz (Herabsetzung des inneren Wärmestroms, Reduktion der kutanen Durchblutung, isolierende Wirkung von Ödemen u. a.), nach Einwirkung von Medikamenten, die die Schweißsekretion hemmen (Atropin, Propanthelin u. a.) oder – in sehr seltenen Fällen – bei Ichthyosis oder angeborenem Fehlen der Schweißdrüsen bezeichnend ist.

Die krankhaften Zustände, die mit Fieber einhergehen (Tabelle 73, S. 1050), sind verschiedenster Art. An erster Stelle sind *Infektionskrankheiten* zu nennen, wobei es sich bei den Erregern um Bakterien, Rickettsien, Viren oder »Parasiten« handeln kann (S. 1651). Ferner gehen die meisten *nekrotisierenden Prozesse* mit Pyrexie einher, wobei *vaskulär* bedingte Formen, wie Myokard-, Lungen- oder Hirninfarkte, *traumatisch bzw. mechanisch bedingte Körperschäden* (z. B. schwere Verletzungen, oft mit Blutung verbunden) und *geschwulstbedingter Gewebeuntergang* zahlenmäßig im Vordergrund stehen. Neoplastische Erkrankungen gehen aber häufig auch infolge Infektion (z. B. Bronchialobstruktion, Gallengangsobstruktion u. a., mit stenosebedingter Infektionsbegünstigung) oder aus ungeklärten Gründen mit Fieber einher. Zu den *Neoplasien,* die in besonderem Maß dazu neigen, gehören u. a. hypernephroide Karzinome, Leber-, Pankreas- und Lungenkrebse, ferner Knochensarkome, maligne Lymphome und Leukämien. *Hämolytische Krisen* sind in vielen Fällen mit einer Erhöhung der Körpertemperatur verbunden, ebenso wie die *Resorption größerer Blutmassen* (»Resorptionsfieber«) und *Phlebothrombosen.* Krankhafte Prozesse infolge *Immunreaktionen* verlaufen fast immer fieberhaft (z. B. allergische Krisen, rheumatisches Fieber, Vaskulitiden u. a.; S. 1095). Von den *Stoffwechselkrankheiten,* die Pyrexie erzeugen können, sind u. a. die Gicht, die Hypertriglyzeridämie, die Addison'sche Krankheit, Thyreotoxikosen, Porphyrien und die Fabry'sche Krankheit zu erwähnen.

Morphologisch erkennt man – abgesehen von den äußerlich sichtbaren Veränderungen bei Fieber (s. u.) und den für die Grundkrankheit typischen Befunden – wenig Charakteristisches, solange die Körpertemperatur nicht mehr als etwa 3,5°C über der Norm liegt. Bei Fieber, das während einiger Zeit mehr als etwa 41°C beträgt, lassen sich – wie kurz nach dem Todeseintritt durchgeführte Autopsien deutlich machten – Zellschäden in den verschiedensten Organen, vor allem aber im Gehirn feststellen. Hier notiert man u. a. eine Schwellung oder Kernpyknose von Ganglienzellen, insbesondere im Rindenbereich des Großhirns, die zum teilweisen Verlust dieser Elemente führen.

Folgen und **Komplikationen:** Bis zu Körperkerntemperaturen von 3,5°C über der oberen Grenze der Normaltemperatur (d. h. oral am Abend 39,7°C) sind die Körperfunktionen meist nicht schwerwiegend gestört. Die Wärmeregulationsmechanismen erweisen sich in der Mehrzahl der Fälle als so wirksam, daß Fieber über 40°C, jedenfalls beim Erwachsenen, eher selten registriert wird. Schon bei einem Fieber von 39°C ver-

Abb. 156 a–d (Fortsetzung)

Gefährdet sind in erster Linie Kinder, ältere Personen sowie Individuen ohne Hitzeangewöhnung (40), bei denen die evaporative Wärmeabgabe (41, T_H = mittlere Hauttemperatur) zu wenig wirksam ist. Bei Hitzschlag notiert man u. a. eine Verminderung des zirkulierenden Blutvolumens, eine Herabsetzung der renalen Durchblutung, eine vermehrte Sekretion von ADH (16) und Aldosteron (9) sowie eine Zunahme des Herz-Minutenvolumens (15). *Morphologische Befunde* nach Todesfällen infolge Hitzschlag, bei dem die Rektaltemperatur über 42° C ansteigen kann, umfassen in wechselnden Kombinationen hyaline Thromben in kleinen Blutgefäßen, verbunden mit zahlreichen Punktblutungen (42, u. U. Purpura cerebri, 44), Ganglienzelluntergänge, geringe örtliche entzündliche Reaktionen (43) u. a. m. (Verbrennungsfolgen: s. Abb. 191, S. 1418). **d** *Kältebedingte, allgemeine Störungen (allgemeine Hypothermie).* In den meisten Fällen handelt es sich um eine *akzidentelle allgemeine Hypothermie* wegen niedriger Umgebungstemperatur, wobei die untere Grenze des Regelbereiches unterschritten, und die Wärmeproduktion die Abkühlung von außen nicht mehr zu kompensieren vermag. Besonders kälteempfindlich sind Säuglinge und Greise sowie Patienten mit fortgeschrittener Arteriosklerose, Herzleiden, zerebrovaskulären Störungen, Leberzirrhose, Pankreatitis, Myxödem, Morbus Addison, dysregulativen Kreislaufstörungen u. a. Sinkt die *Körper-Kerntemperatur* (Norm: 45, 46) unter etwa 26° C, tritt meistens Bewußtlosigkeit ein, u. U. gefolgt von Herzflimmern. Es sind jedoch Fälle bekannt, in denen eine Kerntemperatur von weniger als 20° C ohne Herztod überlebt wurde. Besondere Erwähnung verdient die *allgemeine Immersionshypothermie,* wie sie z. B. bei Schiffsuntergängen oder bei Flugzeugnotlandungen auf dem Meer in der Winterszeit beobachtet wird: Hier erfolgt die Abkühlung besonders rasch (47–49). *Lokale Erfrierungsschäden* sind im Text erwähnt (S. 1417)

spüren allerdings viele Patienten ein Unwohlsein, oft kombiniert mit Somnolenz, Photophobie, Schwäche und Glieder-, Brust- sowie Kopfschmerzen. Andere Kranke fühlen sich indessen bei diesem Grad von Temperaturerhöhung recht wohl, so daß von regelmäßigen Fiebersymptomen in diesem Bereich nicht gesprochen werden kann. Steigt die Körperkerntemperatur während einiger Zeit (eine bis mehrere Stunden) über den kritischen Grenzwert von ungefähr *41° C*, treten deutliche *zentralnervöse Symptome,* z. T. in Form von *Konvulsionen,* auf. Vor diesem Stadium bestehen in der Regel Verwirrtheitszustände, u. U. verbunden mit Halluzinationen und anderen Störungen. Bei diesen Temperaturen besteht die Gefahr, daß die zentral gelenkten Abkühlungsmechanismen nicht mehr funktionieren, und der Patient beispielsweise zu schwitzen aufhört (vgl. dazu Hitzschlag, S. 1052).

Die *klinischen Symptome* und *Nebenwirkungen* von Fieberzuständen zeigen eine starke Variabilität. Abgesehen von den erwähnten allgemeinen Krankheitserscheinungen, tritt manchmal eine *Herpes labialis* auf, vermutlich z. T. wegen Aktivierung des Herpes simplex-Virus durch die erhöhte Temperatur. Zu *Delirium* neigen Alkoholiker und ältere Patienten mit Gehirnarteriosklerose mehr als jüngere, und *Konvulsionen* treten bei Kindern und Kranken aus epileptisch belasteten Familien häufiger auf als bei anderen. Zu den *nachteiligen Folgen hohen Fiebers* gehören u. a. eine Aktivierung aller metabolischen Vorgänge, ein Gewichtsverlust, eine häufig negative Stickstoffbilanz und ein Wasser- und Salzverlust wegen des Schwitzens. Letzterer kann, falls er nicht kompensiert wird, zusammen mit der erhöhten metabolischen Rate (z. B. auch in Herz und Gehirn), besonders bei Patienten mit kardiovaskulären Störungen, schwerwiegende, oft tödliche Folgen haben. Selten hat man Grund, von der *Nützlichkeit einer fieberhaften Reaktion* überzeugt zu sein. Dies ist etwa von der Neurosyphilis und der Bruzellose bekannt. Aber es finden sich kaum Hinweise darauf, daß die erhöhte Stoffwechsellage bei Fieber Vorgängen, wie der Bakterienphagozytose, Immunreaktionen oder anderen Abwehrsystemen des Körpers zugute käme.

Der *Fieberverlauf* dient dem Arzt oft als Hinweis auf die Entwicklung des pyrexieauslösenden Grundprozesses, den es zu kontrollieren gilt. Eine voreilige bzw. unbedachte medikamentöse Senkung des Fiebers (z. B. durch Aspirin) wird daher von vielen Medizinern für unrichtig gehalten. Ausnahmen bilden selbstverständlich hochfiebrige Zustände, bei denen die Körpertemperatur selbst zu den führenden schädlichen Agentien wird, so bei schwerer postoperativer Hyperthermie, fieberbedingtem Delirium und fieberhaftem Schock, ganz abgesehen von der lebensbedrohlichen Hyperthermie (Hitzschlag, s. u.). In solchen Situationen kann eine rigorose Abkühlung, z. B. im eiskalten Bad, verbunden mit Hautmassage zur Dilatation der oberflächennahen Blutgefäße, u. U. lebensrettend sein.

Beispiele:

- In Versuchen am Kaninchen ließ sich zeigen, daß *Leukozytenpyrogen* nur nach Injektion in den Hypothalamusbereich, nicht aber nach einer solchen in andere Hirngebiete, zu Fieber führt.
- Sog. *»zentrales (zerebrales) Fieber«*, wie es bei Apoplexien, aber auch bei Hirntumoren, infektiösen Prozessen oder degenerativen Veränderungen im Hypothalamusbereich auftritt, zeichnet sich u. a. durch Fehlen der tageszeitlichen Temperaturschwankungen und des Schwitzens, ferner durch Resistenz gegenüber Antipyretika und eine hohe Empfindlichkeit gegenüber äußeren Temperaturschwankungen aus. Hin und wieder besteht Bewußtlosigkeit.
- Das fieberbedingte *Frösteln* kommt bei allen Fieberarten vor, besonders auffällig ist es bei *Virusinfekten,* die in Extremfällen sogar zu einem Rigor Anlaß geben können.
- *»Fieberbläschen« (Herpes labialis)* kommen aus bisher unbekannten Gründen vor allem bei einer Gruppe von Infektionskrankheiten vor, bei Pneumokokkenpneumonie, Streptokokkeninfekten, Malaria, Meningokokkensepsis und Rickettsiosen, jedoch – trotz gleicher Temperaturerhöhung – kaum bei Tuberkulose, Mykoplasmapneumonie, Bruzellose und Typhus abdominalis.
- Bei der Suche nach den *Ursachen eines Fieberzustandes* sind epidemiologische, geographische, alters- und situationsbedingte Faktoren zu berücksichtigen (z. B. Fieber während einer Grippeepidemie, bei einem Menschen, der aus den Tropen zurückkehrt, nach Prostatektomie u. a.), ferner sind häufige und seltene fiebererzeugende Krankheiten auseinanderzuhalten.

Kurzdauernde febrile Episoden

Ursachen und **Pathogenese:** Weitaus die meisten fieberhaften Zustände dauern weniger als 2 Wochen und beruhen auf Infektionskrankheiten, die in der Regel von selbst abheilen. Man nimmt an, daß es sich beim Großteil dieser Fälle um *virale Infekte* handelt, auch wenn die Diagnosestellung im Sinn des Virusnachweises nur selten versucht wird oder gar gelingt. *Bakterielle Infektionen,* die als solche oder als Komplikation eines viralen Prozesses auftreten, bieten geringere diagnostische Schwierigkeiten. Hier stellt die bakteriologische Identifikation des – oder der – Erreger(s) die Regel dar, und entsprechende medikamentöse Maßnahmen können mehr oder weniger gezielt erfolgen (Antibiotika u. a.). Eine weitere Gruppe von kurzdauernden Fieberzuständen umfaßt Krankheiten, die mit einer *steril-entzündlichen Reaktion* verbunden sind, so allergische Erscheinungen, Infarkte verschiedener Lokalisation, Venenthrombosen, hämolytische Krisen, Blutungen in Weichteilen, Gicht u. a. m.

Morphologisch stehen die für das Grundleiden typischen Veränderungen im Vordergrund. Hervorzuheben ist lediglich, daß in den meisten Fällen eine *Infiltration und/oder Exsudation neutrophiler Granulozyten* in den betroffenen Körperpartien oder Organen bzw. ein *Zelluntergang* vorliegen. Entsprechend findet sich in der Regel eine Blutleukozytose (oft Granulozytose, insbesondere Neutrozytose), allenfalls eine Leukopenie.

Folgen: Mehrheitlich notiert man bei *kurzdauernden febrilen Erkrankungen auf infektiöser Grundlage* einen abrupten Beginn, oft ziemlich hohes Fieber (bis etwa 39° C) mit oder ohne Frösteln, respiratorische Symptome (Husten u. a.), Allgemeinsymptome (Unwohlsein, Gliederschmerzen, Kopfschmerzen, Brustfell-»Jukken«, schmerzhafte Augenbewegungen, Photophobie u. a.), nicht selten Übelkeit, Erbrechen und Diarrhoe, ferner eine Vergrößerung von Lymphknoten, u. U. auch der Milz, meningitische Symptome und Zeichen (mit oder ohne Liquor-»Pleozytose«), eine Blutleukozytose oder -penie und Dysurie, u. U. verbunden mit Flankenschmerzen. Liegt eine *nicht infektiöse Ursache* vor, notiert man in der Regel zusätzliche oder andere, organabhängige Symptome und Zeichen (s. dort).

Krankheiten, die länger dauerndes Fieber verursachen
Ursachen und **Pathogenese:** Hält ein febriler Zustand länger als 2–3 Wochen an, haben wir es mit einem sog. *»verlängerten Fieber« (»prolonged fever«, andauernder Status febrilis)* zu tun. Für eine solche Störung gibt es eine sehr große Zahl möglicher Ursachen (Tabelle 73). Gelingt es innerhalb von ungefähr einer Woche, trotz eingehender diagnostischer Bemühungen, nicht, die fiebererzeugende Krankheit zu identifizieren, bezeichnet man im klinischen Sprachgebrauch einen sol-

Tabelle 73. Ursachen von länger anhaltendem Fieber (Auswahl)

1. *Chronische Infektionskrankheiten*
1.1. *Granulomatöse Prozesse*
   Organtuberkulose; Miliartuberkulose
   Gewisse Pilzinfektionen
1.2. *Pyogene Infektionen*
   Thorakale Infekte
      Bronchitis; Pneumonie; Pleuraempyem
   Abdominale Infekte
      Cholezystitis (-lithiasis), Gallenblasenempyem; Cholangitis, Leberabszeß; subphrenischer Abszeß; Appendizitis; Divertikulitis (Darmtrakt)
   Infekte im kleinen Becken
   Renale Infekte
      Pyelonephritis; Nierenabszesse; perirenale Abszesse
1.3. *Bakterielle Endokarditiden* (subakut – chronisch)
1.4. *Andere anhaltende bzw. rekurrierende Bakteriämien*
   Meningokokken-Bakteriämie
   Gonokokken-Bakteriämie
   Salmonellose
   Listeriose
   Bruzellose u. a.
1.5. *Gewisse Virus-, Chlamydien- oder Rikettsieninfektionen*
   Mononucleosis infectiosa
   Zytomegalie
   Coxsackie B-Virusinfekte
   Q-Fieber (einschließlich Endokarditis)
   Psittakose u. a.
1.6. *»Parasitäre Erkrankungen«*
   Amoebiasis (insbesondere mit Leberabszessen)
   Malaria
   Trichinose u. a.
1.7 *Spirochäteninfektionen*
   Leptospirose
   »Relapsing-fever«

Tabelle 73 (Fortsetzung)

2. *Nekrotisierende Prozesse*
2.1. *Vaskuläre Prozesse*
   Myokardinfarkt
   Lungeninfarkt
   Hirninfarkt
2.2. *Traumatisch bzw. mechanisch bedingte Schäden*
   Verletzungen (oft mit Blutungen)
2.3. *Geschwulstbedingter Gewebeuntergang*

3. *Neoplasien*
3.1. *Karzinome*
   Hypernephroides Karzinom
   Leberkarzinome
   Pankreaskarzinome
   Lungenkarzinome
3.2. *Nicht-epitheliale Neoplasien*
   Malignes Melanom
   Knochensarkome
   Maligne Lymphome (einschließlich Lymphoma malignum Hodgkin)
   Leukämien
   Multiples Myelom

4. *Autoimmunkrankheiten und verwandte Störungen*
4.1. *Rheumatisches Fieber*
4.2. *Rheumatoide Arthritis*
4.3. *Polyarteriitis nodosa und andere Arteriitiden bzw. Vaskulitiden*
4.4. *Lupus erythematodes disseminatus*
4.5. *Gewisse Thyreoiditiden*

5. *Verschiedene Ursachen*
5.1. *»Drug fever«*
5.2. *Rezidivierende (kleinere) Lungenembolien*
5.3. *Innere Blutungen*
5.4. *Hämolytische Episoden*
5.5. *Chronische Darmerkrankungen*
   Enteritis (Enterocolitis) regionalis
   Whipple'sche Krankheit
5.6. *Gewisse chronische Hepatitiden*
   Hepatitis granulomatosa
5.7. *Boeck'sche Krankheit*
5.8. *Vorhofmyxom*
5.9. *Zentrales (zerebrales) Fieber*
   Apoplexien
   Hirntumoren
   Infektiöse oder degenerative Prozesse im Hypothalamusbereich
5.10. *Zyklische Neutropenie*

6. *Metabolische und/oder hereditäre Störungen*
6.1. *Familiäres Mittelmeerfieber*
6.2. *Hypertriglyzeridämie*
6.3. *Gicht*
6.4. *Addison'sche Krankheit*
6.5. *Thyreotoxikose*
6.6. *Porphyrien*
6.7. *Fabry'sche Krankheit*

7. *»Pseudogenes« Fieber*
7.1. *Sog. habituelle Hyperhermie*
7.2. *Vorgetäuschtes Fieber (Simulanten)*

chen Fall als »*Fieber unbekannter Ursache*«, bis die Diagnose gestellt ist.
Zu den wichtigsten *chronischen Infekten,* die mit protrahierten Fieberzuständen einherzugehen pflegen, gehören die Organtuberkulose (S. 1967), unbemerkte Abszesse (S. 1338), subakut-chronische bakterielle Endokarditiden (S. 1877) oder andere Formen von anhaltender bzw. rekurrierender Bakteriämie (S. 1742), die Bruzellose (S. 1927) und gewisse Virus-, Chlamydien- oder Rickettsieninfekte (s. u.). In diesem Zusammenhang sind einzelne *parasitäre Erkrankungen,* wie die Amöbiasis (insbesondere Formen mit Leber-»Abszessen«, S. 2033) und die einzelnen Varianten der Malaria (S. 2045) aufzuführen. Die anhaltenden Fieberzustände bei *neoplastischen Prozessen* wurden schon erwähnt, wobei zwischen allein durch die Neubildung ausgelöstem und durch komplizierende Infektionen bedingtem Status febrilis unterschieden wird. Bei verlängertem Fieber sollte man u. a. an die Möglichkeit eines Vorhofmyxoms denken, das wegen seiner leichten Operabilität besondere Beachtung verdient, unbehandelt jedoch meistens mit dem Tod endet.
Autoimmunkrankheiten und verwandte Störungen, wie das rheumatische Fieber (S. 1158), die rheumatoide Arthritis (S. 1148), die Polyarteriitis nodosa oder andere Arteriitiden bzw. Vaskulitiden (S. 1120), der Lupus erythematodes disseminatus (S. 1141) u. a., machen gesamthaft einen nicht unerheblichen Teil der Fälle von chronischem Status febrilis aus.
Verschiedene Fieberursachen, die der Arzt bei anhaltendem Fieber in die Differentialdiagnose einzubeziehen hat, umfassen *medikamentös bedingte febrile Zustände* (»*drug fever*«, S. 1536), wiederholte (kleinere) *Lungenembolien, innere Blutungen* und *hämolytische Episoden, chronische Darmerkrankungen* (S. 643), bestimmte Formen von *chronischer Hepatitis,* wie die Hepatitis granulomatosa oder die Cholangiohepatitis chronica purulenta (S. 783), die *zyklische Neutropenie* (S. 1315), das *familiäre Mittelmeerfieber* (S. 2031) u. a. m.
Falls kein organisches Leiden als Ursache für das Fieber gefunden werden kann, besteht die Möglichkeit einer sog. *habituellen Hyperthermie,* bei der sich – bei vollem Wohlbefinden – Körperkerntemperaturen zwischen 37,2 und 38° C messen lassen. *Vorgetäuschte Fieber* bei Simulanten erkennt man bei gründlicher Untersuchung mit Leichtigkeit als solche.

Morphologisch finden sich die für fiebererzeugende Grundkrankheiten charakteristischen Veränderungen. In einer Reihe der genannten Leiden beruht die Diagnosestellung auf einer erfolgreichen *bioptischen Untersuchung.*

Folgen: Die Prognose hängt ebenfalls von Art, Schweregrad und Dauer der Grundstörung ab. Extreme Fieberzacken, wie sie bei Malaria vorkommen, sind durch antipyretische Behandlung zu vermeiden, da sich sonst zentralnervöse Schäden summieren können (s. o.).

Beispiele für chronische Fieberzustände:

- Die *diagnostischen Maßnahmen bei chronischem Fieber unbekannter Ursache* umfassen, neben einer sorgfältigen Aufnahme der Anamnese und gründlichen physikalischen Untersuchung des Kranken, blutchemische und hämatologische Analysen sowie radiologische Untersuchungen verschiedener Körperteile. Neuerdings bewähren sich u. a. die CAT, die Ultraschalltomographie, die Szintigraphie und verwandte Methoden. Ist eine herdförmige Veränderung entdeckt, führt in vielen Fällen die *Biopsie* zur Diagnosestellung. Biopsien können auch »blind« vorgenommen erfolgreich sein (z. B. Knochenmark-, Leber-, Lymphknoten-, Haut-, Lungen-, Pleura-, Nieren-, Gefäß- u. a. Biopsien). Nur in Ausnahmefällen wird der verantwortungsbewußte Arzt eine Diagnose »ex juvantibus« stellen wollen.
- Die oft mit einem Status febrilis verbundene *chronische Organtuberkulose* betrifft am häufigsten die Lungen, wo sie radiologisch mit großer Wahrscheinlichkeit erkannt werden kann. Extrapulmonale Lokalisationen umfassen u. a. die Nieren bzw. den übrigen Urogenitaltrakt, das knöcherne Skelett und Gelenke, Lymphknoten, seröse Höhlen und die Leber. Gelingt es nicht, den Erreger nachzuweisen, können bioptische Untersuchungen zum Ziel führen.
- *Chronische Abszesse oder Empyeme* als Ursachen eines fieberhaften Zustands finden sich z. B. im Leber- und Gallenblasenbereich, subphrenisch, intrapleural, in der Umgebung von Appendix oder Tuben, in den Nieren und/oder perirenal, retroperitoneal u. a.
- Subakut-chronischen bzw. rezidivierenden *Bakteriämien* mit febrilen Zuständen begegnen wir u. a. bei bakterieller Endokarditis (S. 1877), sog. »septischen Herz- oder Gefäßthromben« (z. B. nach Katheterismus), einer Neisseriainfektion (häufiger Gonokokken als Meningokokken), einer Salmonellose (S. 1898) sowie chronischen Darmerkrankungen (Vorherrschen gramnegativer Keime).
- Von den wenigen *Virus-, Rickettsien- und Chlamydieninfektionen,* die mit andauernden oder rekurrierenden Fieberzuständen verbunden sein können, gehören u. a. Infektionen durch das Ebstein-Barr-Virus, die Zytomegalie, die Psittakose und das Q-Fieber (S. 1857).
- *Medikamentös bedingtes Fieber* kommt im Sinn einer allergischen Reaktion nach Anwendung antibiotischer oder anderer Mittel vor. Zu den häufig benützten Arzneimitteln, die »drug fever« hervorrufen können, gehören Barbiturate, Laxantien mit Phenolphthalein, Sulfonamide, Arsenverbindungen, Jodverbindungen, Thiourazil u. a. Die Diagnose stellt man in der Regel aufgrund eines Temperaturabfalls nach Sistieren der Medikation.

120.3. Hitzebedingte Krankheitserscheinungen und verwandte Störungen

Begriffe und einleitende Hinweise

Definitionen: Unter *Hyperthermie* im weiteren Sinn kann eine beliebige Form von Temperaturerhöhung verstanden werden. Im medizinischen Sprachgebrauch kann daher die Bezeichnung für jede übermäßige Erwärmung lebenden Gewebes oder des ganzen Körpers *(allgemeine = systemische Hyperthermie)* benützt werden, u. a. auch für das besprochene Fieber oder für lokalen Temperaturanstieg *(lokale Hyperthermie).* Vielfach wird aber »Hyperthermie« gleichbedeutend wie »*Wärme-*

stauung« infolge erhöhter Umgebungstemperatur verwendet, wobei es zu einer Erhöhung der Körperkerntemperatur kommt. Als *»Hitzesyndrome«* werden Störungen zusammengefaßt, die durch eine abnorm hohe Umgebungstemperatur hervorgerufen werden, nämlich a) *Hitzekrämpfe,* die sich an der Skelettmuskulatur bemerkbar machen; b) der *Hitzekollaps (Hitzeerschöpfung, Hitzeprostration),* der einem kardiovaskulären Kollaps entspricht (S. 533) und c) der sog. *Hitzschlag* (*Hitzepyrexie, Hitzehyperpyrexie,* im Volksmund *»Sonnenstich«* genannt), der sich durch eine lebensbedrohliche Störung der Wärmeregulation auszeichnet. Die *maligne Hyperthermie* ist eine hereditäre Störung, bei der es nach Verabreichung gewisser Substanzen (Narkotika, andere Medikamente, s. u.) zu einer schweren Hyperthermie kommt. *Verbrennungen* durch sehr hohe Temperaturen werden später behandelt (S. 1414).

Die verschiedenen Formen von Hitzesyndromen zeigen eine gewisse Überlappung und können u. U. ineinander übergehen. Gefährdet sind vor allem *Kinder* und *ältere Personen,* ferner allgemein Menschen, die noch nicht an Hitze akklimatisiert sind. Fälle von Hitzesyndromen werden daher gehäuft zu Beginn der Hitzeperiode oder bei Reisen aus einem kühlen in ein heißes Land beobachtet. Eine *Akklimatisation* an Hitze (S. 1044) umfaßt, neben einer Erhöhung der Hautdurchblutung, die Fähigkeit zu (vor-)rechtzeitiger und verstärkter Schweißsekretion, eine Verminderung des Salzgehalts des Schweißes, ein gesteigertes Durstgefühl (das entsprechend befriedigt wird) und andere, z. T. noch nicht geklärte Adaptationsvorgänge. Doch auch der Akklimatisierte weist *bei Hitze* eine gewisse Verminderung des zirkulierenden Blutvolumens und der renalen Durchblutung auf, verbunden mit vermehrter Sekretion von ADH und Aldosteron (S. 522). Der Hyperaldosteronismus kann zu einem erheblichem Kaliumverlust führen, falls nicht für geeigneten Ersatz gesorgt wird (z. B. Zitrusfrüchte mit hohem Kaliumgehalt). Dazu kommt, daß bei Hitzeeinwirkung das kardiale Minutenvolumen zunächst zunimmt. Genügt dann der venöse Rückfluß des Bluts nicht mehr, kann es u. U. zu einem Herzversagen kommen, ganz abgesehen von einer allfälligen Hyperthermie bzw. Hyperpyrexie.

Sog. Hitzekrämpfe (»Miner's cramps«)

Ursachen und **Pathogenese:** Verschiedene Befunde sprechen dafür, daß hitzebedingte Muskelkrämpfe vor allem auf einem, durch das Schwitzen bedingten *Wasser- und Kochsalzverlust* beruhen. Durch entsprechende Vorsorge lassen sie sich in der Regel verhüten.

Folgen: Es handelt sich um schmerzhafte Spasmen der willkürlich innervierten Muskulatur, die vor allem bei angestrengter Arbeit vorkommen; muskelstarke Menschen sind dieser Störung besonders ausgesetzt. Hie und da ist auch die Bauchmuskulatur betroffen.

Hitzekollaps (Hitzeerschöpfung, Hitzeprostration)

Ursachen und **Pathogenese:** Bei diesem *häufigsten,* durch längeres Stehen begünstigten *Hitzesyndrom* haben wir es offenbar in der überwiegenden Mehrzahl der Fälle mit einem – etwa durch zu starke periphere Vasodilatation bedingten – *Kreislaufkollaps,* d. h. mit einer *zirkulatorischen Regulationsstörung* zu tun (S. 533). Die Körpertemperatur ist in diesen Fällen meist im Bereich der Norm oder sogar subnormal.

Morphologisch finden sich – wie im Fall der Hitzekrämpfe – keine nennenswerten Veränderungen.

Folgen: Meistens handelt es sich um eine Störung von *kurzer Dauer,* die durch Überführung der Betroffenen in eine kühlere Umgebung und Hochlagern der Beine rasch behoben werden kann. Die Symptome, die den kommenden Kollaps signalisieren, bestehen u. a. in Schwächegefühl, Schwindel, Kopfschmerzen, u. U. Übelkeit und in einem Hitzegefühl. Typischerweise ist die Haut beim Kollaps aschfahl und kühl, der Blutdruck erniedrigt und die Pulsfrequenz erhöht (S. 586). Bei erheblichem Wasser- und z. T. Kochsalzverlust kann es zu einer Hämokonzentration kommen. Dies ist jedoch keine Voraussetzung für das Eintreten eines Hitzekollapses. Immerhin wirkt die reichliche Einnahme von Flüssigkeit und Salz auch in dieser Hinsicht prophylaktisch.

Hitzschlag (Hitzepyrexie, Hitzehyperpyrexie, »Sonnenstich«?)

Ursachen und **Pathogenese:** Auslösend wirken in der Regel eine *hohe Umgebungstemperatur,* verbunden mit *erheblicher Luftfeuchtigkeit,* wobei diese Bedingungen nicht unbedingt die Außenluft zu betreffen brauchen, sondern innerhalb zu dicker und/oder undurchlässiger Kleider zustande kommen können. Personen mit *vorbestehenden Leiden* wie Arteriosklerose, Diabetes mellitus, alkoholbedingten Schäden u. a., sind in erhöhtem Maß betroffen, ganz abgesehen von den seltenen Fällen mit Sklerodermie, kongenitalem Fehlen von Schweißdrüsen oder Ichthyosis. Hitzschläge ereignen sich mit Vorliebe bei heißem, feuchtem Wetter. Pathogenetisch steht ein *Versiegen bzw. eine ungenügende Steigerung der Schweißsekretion* im Vordergrund, wobei ursächlich eine *Störung der zentralen Wärmeregulation* die Hauptrolle zu spielen scheint. Nähert sich die Körperkerntemperatur der gefährlichen Grenze von etwas mehr als 41°C, besteht akute Lebensgefahr. Eine Körperkerntemperatur von mehr als 44,5°C ist mit dem Leben nicht mehr vereinbar.

Morphologisch erkennt man in schweren Fällen von Hitzschlag *Zellschäden in den verschiedensten Orga-*

nen, die – je nach Schweregrad und Zeitraum zwischen Einsetzen der extremen Wärmestauung und Todeseintritt – von Zellschwellungen bis zu Kernpyknose und Karyolyse reichen können. In besonderem Maß sind dabei *Ganglienzellen des ZNS* betroffen, z. B. in der Großhirnrinde. Nicht selten findet sich eine *Purpura cerebri* (S. 327) infolge Bildung hyaliner Thromben in den kleinen Hirngefäßen, insbesondere im Kapillarbereich. Vermutlich handelt es sich auch hier um Wärmeschäden, vor allem an den Endothelzellen, wobei eine verminderte Strömungsgeschwindigkeit und eine erhöhte Gerinnungsbereitschaft infolge Zellschäden verschiedener Art mitspielen dürften. In den *übrigen Organen,* wie Leber, Nieren und Herz, erkennt man ebenfalls gehäuft *Zelluntergang* und *Mikrothromben,* bei längerer Dauer der Hyperthermie u. U. eine Ansammlung neutrophiler Granulozyten und einiger Histiozyten sowie Blutungen. In der *Leber,* deren zentrolobuläre Parenchymanteile offenbar besonders empfindlich auf Hitze reagieren, finden sich Membranschäden an Hepatozyten sowie Unterbrüche in der sinusoidalen Wandschranke. Terminal treten oft die für *Schock* (S. 583) typischen Veränderungen auf, ferner z. T. eine allg. *Mikrothrombangiopathie,* u. U. mit *Blutungen* (S. 472). Wird ein Hitzschlag überlebt, kommt es zu *Reparationsvorgängen,* die sich z. B. im Gehirn in Form kleiner Glianarben, einer Satellitose u. a. äußern.

Folgen: Die Wärmestauung wird im allgemeinen als wesentlich unangenehmer empfunden als eine entsprechend erhöhte Körperkerntemperatur bei Fieber. Bei äußerlicher Betrachtung erscheint die Haut heiß und trocken. Meistens besteht eine Tachykardie, verbunden mit rascher und flacher Atmung, während der arterielle Blutdruck zunächst oft mäßig erhöht ist. Die Muskulatur erscheint schlaff, die Reflexe sind abgeschwächt. In der Mehrzahl der Fälle notiert man ferner eine Leukozytose, eine Protein- und Zylindrurie, eine Azotämie und öfters eine Hypokaliämie. In terminalen Stadien gesellt sich nicht selten eine Konsumptionskoagulopathie (S. 451) mit Blutungsneigung hinzu. Der Tod tritt in der Regel unter dem Bild eines Schocks ein. Überlebt der Patient mehrere Tage, kann es zur akuten Niereninsuffizienz kommen. Noch Wochen später ergeben sich manchmal tödliche Komplikationen, wie ein Myokardinfarkt, eine Herzinsuffizienz, ein Nierenversagen oder infektiöse Prozesse, wie Bronchopneumonie und/oder Bakteriämie.
Ein Hitzschlag verlangt unverzügliche und z. T. drastische Maßnahmen. Neben einem *eiskalten Bad,* empfehlen sich Hautmassage zur Vermehrung des Wärmeabstroms, ferner – je nach Befund – eine Therapie, wie sie beim *Schock* üblich ist (S. 583).
Differentialdiagnostisch bieten gewisse Fälle Schwierigkeiten, wie das Auftreten einer Purpura cerebri bei Hochtouristen, die ohne genügende Kopfbedeckung bei Sonnenlicht längere Bergwanderungen unternahmen. Die Frage, ob hier Mikro-, Infrarot- oder andere Strahlen zum Hirnschaden beitragen, ist unseres Wissens noch nicht befriedigend geklärt.

Maligne Hyperthermie
Ursachen und **Pathogenese:** Bei dieser autosomal vererbbaren Störung reagieren Herz- und Skelettmuskeln auf Inhalationsnarkotika (Halothan u. a.) und/oder Muskelrelaxantien (Sukzinylcholin u. a.) mit einem stark gesteigerten Stoffwechsel, verbunden mit einer raschen Zunahme der Kalziumkonzentration im Myoplasma (S. 878) sowie starker Wärmeentwicklung, hohem Fieber und muskulären Funktionsstörungen (Aufbrauch von ATP u. a.).

Morphologisch erkennt man – mit Hilfe des Elektronenmikroskops – eine teilweise Zerreißung des Sarkolemms, schwere Veränderungen der zytoplasmatischen Organellen und später eine Muskelschwellung mit teilweiser Myolyse. Außerdem findet man oft Zeichen einer disseminierten intravasalen Gerinnung, ein Lungenödem und Nierenschäden.

Folgen: Bezeichnend ist das rasch ansteigende Fieber, kombiniert mit Muskelrigidität, Tachykardie, häufigen Arrhythmien, Hypotonie und Zyanose. Meistens besteht eine – metabolische, z. T. respiratorische – Azidose mit erhöhter Laktat- und Pyruvatkonzentration im Blutplasma sowie eine Hyperkaliämie und Hypermagnesämie.
Zwischen solchen Attacken können sich die Betroffenen völlig wohl befinden. Auffällig ist manchmal die vermehrte Muskelmasse, wobei man mikroskopisch eine deutliche Variation im Durchmesser der Muskelfasern erkennen kann. Eine erhöhte Kreatin-Phosphokinaseaktivität wurde nur in einem Teil der Fälle registriert.
Die Folgen einer lokalen Hyperthermie, insbesondere *Verbrennungen,* werden an anderer Stelle behandelt (S. 1414).

120.4. Kältebedingte Störungen

Begriffe und allgemeine Bemerkungen

Definitionen: *Hypothermie* ist das Gegenteil von Hyperthermie. Die Bezeichnung kann dementsprechend für jede Art von Temperaturerniedrigung Anwendung finden. Die klinische Bedeutung des Ausdrucks bezieht sich einerseits auf eine *allgemeine (systemische) Hypothermie (allgemeine Unterkühlung),* andererseits auf eine *lokale Hypothermie.* Je nach Entstehungsweise unterscheidet man eine *akzidentelle Hypothermie,* eine *Immersionshypothermie* (bei längerem Aufenthalt in kaltem Wasser) und eine vom Chirurgen zum Zweck besserer Operationsbedingungen *induzierte Hypothermie. Erfrierungsschäden* stellen eine Sonderform von Hypothermie dar, indem es hier zur Bildung zell- und gewebeschädigender Eiskristalle kommt.

In der Medizin spielt die Hypothermie eine wesentlich geringere Rolle als die Hyperthermie, wenn man von Gegenden, Berufarten und Situationen absieht, die durch eine sehr kalte Umgebungstemperatur gekennzeichnet sind. Die besondere Bedeutung hypothermisch bedingter Schäden liegt darin, daß sie in fachkundiger Hand z. T. gute therapeutische Resultate zeigen.
Die Möglichkeiten einer *Akklimatisierung an die Kälte* wurden bereits erörtert (S. 1044).

Akzidentelle allgemeine Hypothermie (ausgeschlossen die Immersionshypothermie)
Ursachen und **Pathogenese:** Die eigentliche Ursache einer Unterkühlung liegt fast immer in einer *niedrigen Umgebungstemperatur,* der die Wärmeregulation des Körpers nicht oder zu wenig gewachsen ist. Zu den *Faktoren, die die Kälteempfindlichkeit erhöhen,* gehören u. a. das Alter (z. B. Säuglinge und Greise sind besonders anfällig), Arteriosklerose oder andere arterienverengende Prozesse (S. 481), Herzleiden, zerebrovaskuläre Störungen, fortgeschrittene Stadien von Leberzirrhose bzw. andere Folgen von chronischem Alkoholismus, Pankreatitis, Endokrinopathien, wie Hypophysenvorderlappeninsuffizienz, Myxödem und M. Addison (S. 394), ferner dysregulative lokale Kreislaufstörungen (S. 504) u. a. m. Bei einer Reihe der genannten Zustände scheinen die *Kälteabwehrvorgänge* mangelhaft zu funktionieren, indem bei älteren Personen eine Körperkerntemperatur von 35°C oder darunter gemessen werden kann, ohne daß es zu einem Kältezittern kommt. Ein solcher Befund kann als Gegenstück des Fiebers bezeichnet werden. Bei abnehmender Umgebungstemperatur werden in der Regel zunächst die Kälteabwehrmechanismen voll angespannt, d. h. der Betroffene sucht sich willkürlich zu erwärmen, zeigt Kältezittern (außer Neugeborenen, S. 1042), eine Drosselung der oberflächlichen Blutgefäße u. a. Bei Körperkerntemperaturen von 28–32°C (die in der medizinischen Praxis z. T. gar nicht registriert werden, weil die Thermometerskala in der Regel erst bei 35°C beginnt!) bestehen in der Mehrzahl der Fälle Schläfrigkeit, eine verminderte Ansprechbarkeit und ein Rigor der Muskulatur, bei starker Hautblässe und -kälte. Patienten mit Körpertemperaturen um 26°C sind oft bewußtlos. Manchmal kann schon bei diesem Grad von Hypothermie der Tod infolge Herzflimmerns eintreten. In Einzelfällen kann die Unterkühlung noch wesentlich weiter gehen, ohne daß ein Herzstillstand eintritt (bis < 20°C).

Morphologisch findet man in vielen Fällen von Hypothermietod keine besonderen strukturellen Veränderungen, wenn man von einer Dilatation der rechten Herzhälfte und einem wechselnden Grad von Lungenödem absieht. In einem Teil der Fälle wurden multiple Thrombosen und Infarzierungen beobachtet, nicht selten eine nekrotisierende Pankreatitis. Vermutlich haben wir es hier mit zirkulatorischen Störungen und ihren Folgen zu tun, wobei eine lokale Stase da und dort entstehen und einer Blutgerinnung bzw. Thrombosierung Vorschub leisten mag.

Folgen: In einem Zustand kritischer allgemeiner Hypothermie (Körperkerntemperatur um 26°C oder tiefer) sind die Patienten meistens bewußtlos, zeigen enge Pupillen (Miosis), eine ganz flache, langsame Atmung, eine Bradykardie und eine arterielle Hypotonie. Nicht selten beobachtet man allgemeine Ödeme, ferner eine milde Azotämie und eine metabolische Azidose. Vereinzelt finden sich Zeichen von Pankreasnekrose (S. 708). Im Elektrokardiogramm erkennt man wechselnde Formen von muskulärem Tremor, z. B. verbunden mit Vorhofflimmern und einer charakteristischen J-Welle zwischen QRS-Komplex und ST-Strecke. Bei geeigneter Therapie, u. a. durch Offenhalten der Luftwege, i. v. Infusionen von Glukose-Salzlösungen sowie niedrigmolekularem Dextran und innere Erwärmung durch Hämodialyse gegen Flüssigkeit mit steigender Temperatur, können selbst Personen mit sehr schwerer akzidenteller Hypothermie gerettet werden. Es sind Fälle bekannt, bei denen die Körperkerntemperatur weniger als 20°C betrug! Besonders bei älteren Leuten ist die Prognose jedoch ernst.

Allgemeine Immersionshypothermie
Ursachen und **Pathogenese:** Der Aufenthalt in kaltem Wasser führt wegen viel stärkerem konduktivem und konvektivem Wärmeabstrom als an der Luft zu rascher Abkühlung, falls nicht erhebliche körperliche Arbeit geleistet wird (z. B. Schwimmen). Bis zu einer Körperkerntemperatur von 35°C macht sich die Kälte stimulatorisch bemerkbar, darunter zeigt sich oft ein depressorischer Effekt, der bei 25–30°C einen kritischen Grad erreicht. Fettleibige Personen sind in dieser Hinsicht in großem Vorteil gegenüber mageren!
Die allgemeine Immersionshypothermie stellt die Hauptursache von Todesfällen unter Personen dar, die sich etwa wegen eines *Schiffs- oder Flugzeugunglücks* längere Zeit im kalten Meerwasser aufhalten mußten. Vor allem im Winter genügen manchmal 5–15 min, um zu einer starken Unterkühlung zu gelangen. Vereinzelt beobachtet man in solchen Situationen eine »Überempfindlichkeit« gegen sehr kaltes Wasser, die sich rasch in Form von Spasmen, Übelkeit und Erbrechen sowie Bewußtseinsverlust äußert.

Morphologie und **Folgen** entsprechen weitgehend denen nach allgemeiner Hypothermie ohne Immersion (s. o.).
Erfrierungsschäden (u. a. *Frostbeulen (Pernionen)*) und der *Immersionsfuß (»trench foot«)* kommen später zur Sprache (S. 1417). Die wichtigsten Störungen des Wärmehaushalts sind schematisch in Abb. 156 (S. 1046) dargestellt.

Literatur

Abedin, Z., Cherney, D. D., DiDido, L. J. A.: Myocardium of hypothermic rats with and without administration of dextran. Lab. Invest. *33,* 324 (1975) — *Bligh, J.:* Temperature regulation in mammals and other vertebrates. Amsterdam: North Holland Publ. 1973 — *Bodel, P.:* Studies on the mechanism of endogenous pyrogen production: III. Human blood monocytes. J. Exp. Med. *140,* 954 (1974) — *Bowers, W. D., Hubbard, R. W., Leav, I., Daum, R., Conlon, M., Hamlet, M. P., Mager, M., Brandt, P.:* Alterations of rat liver subsequent to heat overload. Arch. Pathol. Lab. Med. *102,* 154 (1978) — *Kew, M. C., Minick, O. T., Bahu, R. M., Stein, R. J., Kent, G.:* Ultrastructural changes in the liver in heatstroke. Am. J. Pathol. *90,* 609 (1978) — *Reddick, R. L., Poole, B. L., Penick, G. D.:* Thrombocytopenia of hibernation. Mechanism of induction and recovery. Lab. Invest. *28,* 270 (1973)

Sachverzeichnis

Bei C-Schreibung siehe auch unter K- und Z-Schreibweise; Sch und St folgen nach S.
Kursiv gesetzte Seitenzahlen bedeuten Haupthinweise; Hinweise auf Abbildungen und Tabellen stehen in Klammern.

D

G

I–J

O

Q

S

V

W–Y

GPSR Compliance

The European Union's (EU) General Product Safety Regulation (GPSR) is a set of rules that requires consumer products to be safe and our obligations to ensure this.

If you have any concerns about our products, you can contact us on ProductSafety@springernature.com

In case Publisher is established outside the EU, the EU authorized representative is:

Springer Nature Customer Service Center GmbH
Europaplatz 3
69115 Heidelberg, Germany

Batch number: 10684808

Printed by Printforce, the Netherlands

Band 2

Immunität · Entzündungen · Reparation · Traumatologie · Radiobiologie · Toxikologie · Infektionen · Parasitologie · Gerontologie

Dieses Werk ist nach Inhalt und Form etwas völlig Neues. Bücher über Pathologie, Pathopsychologie, Pathobiochemie und Pathogenetik vermitteln jeweils nur Kenntnisse über funktionelle Aspekte, Reaktionsabläufe in Zellen oder strukturelle Veränderungen. Immer mehr aber spielen Fragen der Zellbiologie, Immunologie und Genetik eine bedeutende Rolle. In diesem Werk werden die aus den verschiedenen Fachgebieten stammenden Erkenntnisse zusammengefaßt.
In einer didaktisch hervorragend gelungenen Synopsis von zahlreichen instruktiven Skizzen und Tabellen, verbunden durch einen konzisen Text, findet der Arzt erschöpfende Angaben über pathogenetische Vorgänge aller Art.
Je nach Wichtigkeit werden biochemische, funktionelle oder strukturelle Belange in den Vordergrund gerückt, um die Grundlagen und die Zusammenhänge bei Krankheitsabläufen zu erkennen und zu verstehen.
Zahlreiche Beispiele aus der praktischen Medizin und ein umfangreiches Sachregister erleichtern dem Leser den Zugang zu den ihn interessierenden Fragen. Literaturhinweise neueren Datums gestatten es, besonderen Problemen weiter nachzugehen.
Dieses Werk richtet sich an den *Arzt* ganz allgemein, an den Assistenten, den Kliniker, den Praktiker und Spezialisten der verschiedensten Fachrichtungen, nicht zuletzt auch an den Pathologen, aber auch an interessierte Studenten, die es über das eigentliche Studium hinaus während der gesamten medizinischen, insbesondere klinischen Ausbildung und in der Praxis als Informationsquelle in pathogenetischen Fragen begleiten soll.

Hans Cottier

Pathogenese

Ein Handbuch für die ärztliche Fortbildung

Band 2

Unter Mitwirkung von
K. Bürki M. W. Hess H. U. Keller
B. Roos R. Schindler A. Zimmermann
und Spezialisten aus verschiedenen
Fachgebieten

Mit über 6000 Einzeldarstellungen in
234 Tafeln und 124 Tabellen

Springer-Verlag Berlin
Heidelberg GmbH 1980

Professor Dr. Hans Cottier
Pathologisches Institut der Universität
Freiburgstr. 30, CH-3010 Bern

Das Sachverzeichnis ist in beiden Bänden enthalten

CIP-Kurztitelaufnahme der Deutschen Bibliothek
Cottier, Hans:
Pathogenese : e. Handbuch für d. ärztl. Fortbildung / Hans Cottier. Unter Mitw. von K. Bürki ... u. Spezialisten aus verschiedenen Fachgebieten. – Berlin, Heidelberg, New York : Springer.

ISBN 978-3-642-67214-9 ISBN 978-3-642-67213-2 (eBook)
DOI 10.1007/978-3-642-67213-2

Bd. 1. – 1980.

Softcover reprint of the hardcover 1st edition 1980

Zeichnungen: A. Drews, Wiesbaden
2122/3140-543210

Inhaltsverzeichnis

Band 1 Genetik, Zellpathologie, Binde- und Stützgewebe, Regeneration, Neoplasie, Mißbildungen, Entwicklungsstörungen, Neuroendokrines System, Blut, Kreislauf, Stoffwechsel

2. Teil

3. Teil

9. Teil

STÖRUNGEN WEITERER HILFSMECHANISMEN DES STOFFWECHSELS UND STOFFWECHSELKRANKHEITEN 607

Band 2 Immunität, Entzündungen, Reparation, Verletzungen, Strahlenwirkung, Toxikologie, Infektionen, Parasitologie, Gerontologie

10. Teil

Anhang

Durch belebte Umweltfaktoren verursachte Krankheiten

179. Infektionskrankheiten: Einleitung und allgemeine Begriffe

179.1. Einleitende Hinweise auf die Bedeutung und Häufigkeit von Infektionskrankheiten

Weitaus die meisten Krankheiten bekannter Ätiologie werden durch belebte (»biologische«) Agentien, im besonderen Viren, Chlamydien, Rickettsien, Mykoplasmen, Bakterien, Pilze, Protozoen oder Würmer, hervorgerufen. In der medizinischen Tätigkeit spielen Infektionskrankheiten eine sehr große Rolle, nicht nur wegen ihrer enormen Häufigkeit und somit der großen Zahl solcher Fälle, denen der Arzt täglich begegnet, sondern auch in Anbetracht ihrer Bedeutung für die Volksgesundheit. Dies trifft in besonderem Maß für die ansteckenden Krankheiten zu. Auf dem Gebiet der *Seuchenbekämpfung* sind in den zivilisierten Ländern dank verbesserten *hygienischen Verhältnissen,* im besonderen gehobenen sanitarischen Einrichtungen, einer kontrollierten Trinkwasserzufuhr, einer fortwährenden Überprüfung der Lebensmittel, einer Regelung der Kehrichtvernichtung, der Kanalisation und der Reinigung der Abwässer, sowie der Einführung *wirksamer Impfmethoden* und zahlreichen weiteren Maßnahmen, große Fortschritte erzielt worden. Trotzdem hat sich nach neueren Schätzungen auch bei uns die *relative Zahl infektiöser Krankheiten bzw. Komplikationen kaum vermindert.* Dies hängt z. T. mit dem Umstand zusammen, daß sich das Spektrum der Infektionserreger infolge *Anwendung neuerer therapeutischer Mittel,* wie Antibiotika, Zytostatika und anderer Pharmaka, ferner ionisierender Strahlen zur Bekämpfung bösartiger Geschwülste, Verwendung von Prothesen in der angiokardiologischen Chirurgie u. a. m., hinsichtlich der Häufigkeit einer Beteiligung einzelner Mikroorganismen verändert hat. Zudem wirkt sich die vielerorts nachgewiesene *Verlängerung der mittleren Lebensdauer* – mit der damit verbundenen Zunahme der Zahl älterer Leute – u. a. dahingehend aus, daß in steigendem Maß chronische »degenerative« Leiden beobachtet werden. In allen genannten Situationen besteht eine erhöhte Anfälligkeit auch gegenüber Keimen, die früher als Saprophyten oder Kommensalen galten (sog. *»opportunistische« Infektionen*). Dazu kommt, daß wegen weitgehender Sanierung der hygienischen Verhältnisse gewisse Infektionskrankheiten, die man früher fast ausschließlich bei Kindern beobachtete, mehr und mehr erst im Erwachsenenalter auftreten. Ein in der heutigen medizinischen Praxis öfters anzutreffendes Phänomen ist die *Superinfektion,* d. h. das Überhandnehmen von Mikroorganismen, wie Staphylokokken, Gram-negativen enterischen Bakterien, Anaerobiern, Pilzen und besonderen Viren, infolge Unterdrückung anderer Keime durch antimikrobielle Therapie. Das wechselnde Bild der Infektionskrankheiten, dem sich der Arzt heute gegenübergestellt sieht, wird schließlich dadurch kompliziert, daß durch den immer dichteren und schnelleren *Reiseverkehr innerhalb und zwischen Kontinenten* Erreger verschleppt werden können, die man früher hierzulande kaum kannte.

Den Arzt beschäftigt das *Studium der Mikroorganismen* hauptsächlich deshalb, weil diese zur *Infektion des menschlichen Körpers* befähigt und imstande sind, *krankhafte Veränderungen* hervorzurufen. Dies trifft nur für eine relativ geringe Zahl von Keimen zu, kennt man doch unter den ungezählten Spezies von Mikroben, die die Erdoberfläche besiedeln, nur etwas mehr als 400 oder – wenn wir uns auf die wesentlichen beschränken – ungefähr 50, die in der Humanmedizin eine wichtige Rolle spielen. Fast jeder Mensch erfährt im Verlauf des Lebens schätzungsweise mehr als 150 verschiedene Infektionen. Obgleich die letzteren in der Mehrzahl der Fälle asymptomatisch bleiben, geht aus dieser Erfahrung doch hervor, daß die Abwehrmechanismen des Körpers keine unüberwindliche Schranke gegenüber Mikroorganismen darstellen. Wir haben es somit mit Auseinandersetzungen bzw. Assoziationen zwischen Keimen einerseits und dem Makroorganismus andererseits zu tun, die ganz verschiedene Formen annehmen können. Meistens geschieht dies zum Vorteil des Wirtes oder zum mindesten, ohne ihn in seiner Lebens- und Leistungsfähigkeit einzuschränken. Von Infektionskrankheit reden wir nur, wenn sich aus diesem »Zusammenleben« von Mikro- und Makroorganismus für den letzteren ein klinisch ins Gewicht fallender Schaden ergibt.

Im nachfolgenden Text sollen zunächst allgemeine Gesichtspunkte der mikrobiellen Infektion und der Pathogenität belebter Umweltfaktoren diskutiert werden. Anschließend kommen die einzelnen, durch Viren, Chlamydien, Mykoplasmen, Bakterien, Pilze und

Protozoen verursachten Krankheiten kurz zusammengefaßt zur Sprache. Schließlich wird noch auf »Infektionen« (»Infestationen«) des menschlichen Körpers durch mehrzellige tierische Parasiten eingegangen.

179.2. Allgemeine Begriffe zu den Infektionskrankheiten

Wie oben schon angedeutet wurde, handelt es sich bei Infektionskrankheiten um die Folgen *sehr komplexer Interaktionen zwischen Keim und Wirt,* deren biochemische Hintergründe wir erst lückenhaft kennen. In der Tat bestehen nur in einzelnen Fällen klare Vorstellungen über die Mechanismen, die dem Eindringen des Keims in den Körper und seiner zell- bzw. gewebeschädigenden Wirkung zugrunde liegen.

Definitionen: In biologischer Hinsicht kann man die Assoziation zweier Organismen – im Fall von Infektionen diejenige des Mikro- und des Makroorganismus – in verschiedene Arten von Vergesellschaftung gliedern, je nachdem, ob sich aus diesem Zusammenleben für den einen und/oder den anderen Partner ein Vorteil, ein Nachteil oder keine nennenswerte Veränderung ergeben. Von *Symbiose (mutualistische Assoziation)* reden wir, wenn sowohl der Wirt als auch der Keim aus der Assoziation Nutzen ziehen. Erleidet einer der Partner – in medizinischer Hinsicht betrifft dies den menschlichen Organismus – durch die Kontaktnahme und Vergesellschaftung mit dem anderen einen Schaden, spricht man von *Parasitismus* (als Parasit gilt dabei selbstverständlich der Keim!). Eine Zwischenform des Zusammenlebens stellt der sog. *Kommensalismus* dar, bei dem nur der eine der beiden Partner von der Assoziation profitiert, während dem anderen (in unserem Fall dem menschlichen Organismus) daraus weder ein Vor- noch ein Nachteil erwächst. Man könnte die Liste verschiedener Formen von »*Gast-Wirt-Verhältnis*« fast beliebig erweitern, da es tatsächlich um sehr komplizierte biochemische Prozesse gehen dürfte. *Kontamination* heißt, soweit sie Mikroorganismen betrifft, eine Besiedelung bzw. ein Haften von Keimen bzw. Infektionserregern an Gegenständen, Substanzen, Nahrungsmitteln und Körperoberflächen (ohne Wirtsreaktion). Man spricht auch von mikrobieller Kontamination von Flüssigkeiten.

Im weitesten Sinne kann man die *Infektion* als eine Ansiedelung und Vermehrung von Mikroorganismen in einem Organismus höherer Ordnung bezeichnen, wobei die »normale Mikroflora« des Wirtes, soweit sie nicht ins Gewebe eindringt, nicht unter diesem Begriff einzuordnen ist. In manchen Fällen ist damit »ein Eindringen pathogener Keime in das Gewebe und eine Etablierung daselbst« verbunden (inficere = hineintun); dies trifft indessen nicht für alle Infektionsarten zu (z. B. Cholera, bei der die Erreger nicht ins Gewebe einzudringen pflegen). Unter *Invasion* verstehen wir das Eindringen und die Ansiedelung von Mikroorganismen im Wirtsorganismus, wobei eine anschließende Vermehrung der Keime in diesem Begriff nicht oder nicht notwendigerweise eingeschlossen ist. Wenn sich als direkte Folge einer Infektion ein krankhafter Zustand entwickelt, haben wir es mit einer *Infektionskrankheit* zu tun. Zwischen dieser und einem Zustand völliger Gesundheit kann man die sog. *subklinische Infektion* einordnen, bei der das Überleben potentiell krankmachender Keime im Körper nicht mit einer vom Patienten oder vom Arzt feststellbaren Symptomatik verbunden ist. Sog. *Keimträger (»carriers«)* sind klinisch gesunde Individuen, aus denen sich pathogene Keime isolieren lassen *(»carrier state«).* Subklinisch infizierte bzw. gesunde Keimträger werden in epidemiologischer Beziehung zu einer Gefahr, wenn die infektiösen Keime an die Außenwelt abgegeben werden: Hier reden wir von *Keimausscheidern,* die klinisch gesund sein können oder z. B. durch Aktivierung eines infektiösen Prozesses aus Keimträgern zu Keimausscheidern wurden. Menschliche Keimträger und Tiere, die menschenpathogene Mikroorganismen beherbergen, bilden – epidemiologisch ausgedrückt – das sog. *Reservoir* (u. U. ein sog. *Naturherd,* d. h. ein Reservoir für Zoonosen s. u.).

Im Einzelfall bestimmen verschiedene, zum guten Teil genetisch festgelegte Eigenschaften sowohl der Makroorganismen als auch des Wirtes, ob ein Zusammenleben überhaupt möglich ist, und welche Auswirkungen diese Assoziation für den einen oder den anderen Partner haben kann. Wir sprechen von einem *empfänglichen Wirt* oder von einem *unempfänglichen Wirt,* je nachdem, ob sich die betreffenden Keime in ihm anzusiedeln und zu vermehren vermögen. Die *Anfälligkeit* bzw. die *Resistenz* des Makroorganismus gegenüber infektiösen Agentien sind demgegenüber weiter gefaßte Begriffe, die variable Zustände einer an sich empfänglichen Wirtsspezies einschließen; sie unterstehen den verschiedensten inneren und äußeren Einflüssen. So kann die *Disposition* eines Makroorganismus, bei gegebener *Exposition* einem bestimmten Typ von Keimen gegenüber infiziert zu werden und deswegen zu erkranken, von Faktoren, wie Ermüdung, durch eine nicht infektiöse Krankheit oder medikamentös bedingte Schwächung der Abwehrmechanismen u. a. m., als Funktion der Zeit stark variieren. Daß eine erhöhte Exposition (z. B. sog. »*crowding effect*«) die Infektionsgefahr ansteigen läßt, bedarf keiner weiteren Erklärung. Die *Übertragung (Transmission) der Keime von Wirt zu Wirt* erfolgt in solchen Fällen (wie überhaupt in der überwiegenden Mehrzahl aller bekannten Infektionskrankheiten) *horizontal,* sei es *direkt* (z. B.

Kontakt-, Tröpfchen-, Staub- oder *Schmierinfektion*), sei es *indirekt,* z. B. durch Vermittlung von *Vektoren* (u. a. Insekten). Unter *biologischer Transmission* versteht man die Übertragung von Mikroorganismen durch Arthropoden, wobei der Keim in diesem eine Replikationstätigkeit aufnimmt, und daher eine gewisse Inkubationsperiode verstreicht, bevor der Vektor die Krankheit weiter übertragen kann. Als *mechanische Transmission* bezeichnen wir die Übertragung von Keimen z. B. durch Arthropoden aufgrund einer Kontamination der Mundwerkzeuge, jedoch ohne Replikation der Erreger im Vektor und daher ohne Existenz einer Inkubationsperiode, während der der Überträger einen neuen Wirt nicht zu infizieren vermag.

Als *Infektionsquellen* kommen vor allem Ausscheidungen infizierter Menschen oder – im Fall sog. *Zoonosen* – auch Tiere in Frage. Je nach der Übertragungsart unterscheidet man zwischen *kontagiösen (ansteckenden)* und *nicht kontagiösen (nicht ansteckenden) Infektionskrankheiten. Kontagiosität* setzt immer ein sog. *offenes Infektionssystem* voraus: Der Erreger wird vom infizierten Wirt (Mensch oder Tier) in einer Form ausgeschieden (sog. *Keimausscheidung*), die geeignet ist, weitere Individuen in der Umgebung zu infizieren. Erreger einer nicht kontagiösen Infektionskrankheit werden vom infizierten Wirt nicht weitergegeben; eine Übertragung der Keime ist aber z. B. über Vektoren möglich. Indirekte Übertragungen von Mikroorganismen von einem Wirt auf den anderen erfolgen definitionsgemäß immer horizontal (z. B. über kontaminierte Individuen, Gegenstände, Wasser, Lebensmittel, Aerosole u. a.). Für die verschiedenen Infektionserreger ergeben sich mehr oder weniger charakteristische, für die ätiologische wie die epidemiologische Diagnostik bedeutungsvolle Infektketten: Man spricht von einer *homogenen Infektkette,* wenn sich die Infektion durch den betreffenden Erreger auf eine einzelne Spezies beschränkt, während bei einer *heterogenen Infektkette* mehrere Wirtspezies beteiligt sein können. Von einer *vertikalen Transmission* infektiöser Agentien innerhalb einer Spezies redet man im Fall der Übertragung derselben von der Parental- auf die Filialgeneration, u. a. über Spermatozoen, Eizellen, transplanzentar, durch Milch oder auch nur durch Kontakt.

Eine öfters benützte Bezeichnung ist die der *»Infektiosität«* eines Keimes: Sie bedeutet die Fähigkeit des Mikroorganismus, sich in einem Wirt anzusiedeln und zu vermehren, gleichgültig, ob daraus dem Makroorganismus ein Schaden entsteht oder nicht. Das *Infektionsspektrum* eines Keimes geht aus der Zahl der für ihn empfänglichen Wirtspezies hervor; es kann eng (z. B. Masern) oder breit (z. B. Bacillus anthracis) sein. Unter *Pathogenität* (»pathogenicity«) versteht man die Eigenschaft von Keimen, Krankheit zu erzeugen, unabhängig davon, ob sie – z. B. aufgrund eines ungenügenden eigenen Stoffwechselapparates – auf die metabolischen Leistungen des Wirtes angewiesen sind oder nicht. Weitaus der größte Teil der mikrobiellen Flora (z. T. auch Fauna) weist in bezug auf den Menschen keine Pathogenität auf, d. h. es handelt sich hier – im Gegensatz zu den *pathogenen* – um *apathogene Mikroorganismen.* Die Pathogenität hängt in hohem Maß von Genus- und Spezieseigenschaften der Erreger ab, steht aber auch mit der Resistenz des Wirtes in Beziehung: Es wurde schon erwähnt, daß Keime, die in Assoziation mit einem gesunden, abwehrkräftigen Wirt die Rolle von Saprophyten bzw. Kommensalen spielen, im Fall einer Schwächung des ersteren ein mehr oder weniger ausgeprägtes Maß von »Pathogenität« erlangen können (sog. *opportunistische Infektion*). Pathogene Mikroorganismen besitzen einen wechselnden Grad von *Virulenz,* die gleichsam als Gradmesser der Pathogenität eines mikrobiellen Stammes verstanden werden kann und im wesentlichen von dessen *Invasivität* und/oder von der *Toxizität seiner Produkte* abhängt. Verständlicherweise lassen sich Pathogenität und Virulenz nur im *Tierversuch* quantitativ erfassen. Unter *Tenazität* eines Keimes verstehen wir dessen Fähigkeit, sich in besonderen, z. B. ihm ungewohnten Milieus, lange Zeit zu halten. *Bakterielle Toxine* unterteilt man üblicherweise in *Exotoxine,* die z. T. vom lebenden Keim nach außen abgegeben werden (?), und *Endotoxine,* die erst beim Untergang des Mikroorganismus freigesetzt werden. Die Virulenz eines bestimmten Stammes von Keimen kann eine *Attenuation* (Abschwächung) erfahren, z. B. durch spontane *Mutation, Passagen* auf Fremdwirten und/oder ungünstige *Züchtungsbedingungen* in vitro bzw. in vivo. Neuerdings wird zum Zweck der Attenuation von Mikroorganismen im Hinblick auf die Herstellung wirkungsvoller *Vakzinen* auch die Technik des *»genetic engineering«* herangezogen.

Unter *mikrobieller Kontamination* versteht man die »Verunreinigung« von Oberflächen oder penetrierbarem Material durch – in der Regel – lebende Keime. Die äußeren und inneren Oberflächen des menschlichen Körpers sind physiologischerweise mit Mikroorganismen besetzt, was man an sich als Kontamination bezeichnen könnte. In der Tat handelt es sich aber um sehr komplexe Keim-Wirts-Assoziationen, die in manchen Fällen nachweisbar Kennzeichen der Symbiose tragen. Die *»mikrobielle Normalflora«* eines Menschen ist demnach Teil des gesunden Lebens, ein Zustand, den wir als *Eubakterie* betrachten können. Dies gilt sowohl für die Hautoberfläche als auch für die Schleimhäute, die sich größtenteils im Körperinneren befinden. Ändert sich z. B. die – weitgehend speziesabhängige – normale *Darmflora* in krasser Weise, haben wir es, wie man sich früher ausdrückte, mit einer *»Dysbakterie«* zu tun, die nicht selten mit krankhaften Erscheinungen einhergeht. Die Zusammensetzung der Normalflora darf als Resultat eines Gleichgewichts angesehen werden, an dessen Innehaltung Mechanismen, wie *Kompetition* zwischen einzelnen Stämmen von Keimen, ferner *bakterielle Antagonismen und Synergismen* sowie *inertes Verhalten von Mikroorganismen,* beteiligt sind. *Bakterienfreie (»keimfreie«) Tiere,* die sich aufgrund künstlicher Maßnahmen in einem solchen Zustand halten lassen, zeigen eine Reihe von Veränderungen, die man bei natürlich aufgezogenen, gesunden Kontrollen nicht erkennt. Ähnlich verhält es sich mit sog. *Gnotobionten,* die nur mit wenigen, bekannten, gutartigen Keimen »kontaminiert« sind; allerdings ist bei ihnen die Anfälligkeit gegenüber pathogenen Mikroorganismen bedeutend weniger ausgeprägt als bei den »keimfreien« Tieren. *SPF* (»*s*pecified *p*athogen *f*ree«)-Tiere sind solche, die aufgrund mühevoller Maßnahmen und einer streng abgesonderten Aufzucht frei von pathogenen Bakterien und Würmern, nicht aber notwendigerweise von Viren, sind. Für gut kontrollierte Untersuchungen (z. B. Langzeit-Experimente) eignen sie sich in besonderem Maß und werden daher in Forschung und Industrie in zunehmendem Maß eingesetzt.

Die *ätiologische Rolle eines Mikroorganismus* bei der Entstehung einer bestimmten Gewebeläsion bzw. Infektionskrankheit gilt bei Erfüllung der sog. *Henle-Koch'schen Postulate* als erwiesen: 1) Regelmäßiger Erregernachweis in allen Fällen der in Frage stehenden Krankheit; 2) Reinzüchtung des Erregers außerhalb des erkrankten Organismus; 3) Nachweis der Pathogenität des reingezüchteten Keimes, wobei den ursprünglich gefundenen Läsionen entsprechende Schäden erzeugt werden sollten.

Infektionskrankheiten können einen *akuten* oder einen *chronischen* Verlauf nehmen, wobei im letztgenannten Fall zwischen einem *primär chronischen* und einem *sekundär* (d. h. nach akutem Beginn) *chronischen* Geschehen zu unterscheiden ist. Chronizität bedeutet dabei in der Regel, daß der Organismus den krankmachenden Keim nicht zu eliminieren vermag. Je nach Ausbreitung der Erreger lassen sich zudem *lokale* und *generalisierte (systemische)* krankhafte infektiöse Prozesse auseinanderhalten. Trifft das letztere zu, muß eine *hämatogene Ausbreitung* von Erregern postuliert werden, z. B. in Form einer – wenigstens transitorischen – *Bakteriämie* oder *Virämie.* Die Aussaat der Keime auf dem Blutweg beginnt meistens mit einer *lymphogenen Ausbreitung,* die zunächst die regionalen Lymphknoten trifft und erst dann – über den Ductus thoracicus oder den Ductus lymphaticus dexter – in die Blutbahn führt. Bei einer Minderzahl von Infektionskrankheiten erfolgt die Keimaussaat *primär hämatogen* (z. B. bei sofortigem Einbruch in ein Blutgefäß bzw. intravaskulärer Injektion des Erreger-haltigen Materials (Arthropodenstiche u. a.)). Den Ort des Eintritts der Mikroorganismen in den Körper und der ersten Keimvermehrung bezeichnet man oft als Eintrittspforte bzw. Sitz der lokalen Infektion, die örtlich entstandene, infektiös bedingte Entzündung als Primärherd *(primäre Läsion,* bei Lues u. a. *»Primäraffekt«)* und die Kombination von Primärherd mit infektiös veränderten Lymphgefäßen und regionalen Lymphknoten – zumindest bei einzelnen Infektionskrankheiten, wie bei der Tuberkulose – als *Primärkomplex.* Eine Bakteriämie wird wenigstens bei einzelnen Spezies (z. B. Maus) physiologischerweise beobachtet und tritt auch beim Menschen spontan oder aus geringem Anlaß vorübergehend und – was die Zahl der zirkulierenden Keime angeht – in sehr beschränktem Maße auf, ohne daß man berechtigt wäre, von einem krankhaften Geschehen zu reden. Von *»zyklischer Infektion«* sprechen wir, wenn die Keimvermehrung im Körper periodisch oder zumindest in zeitlichen Abständen erfolgt. Der Begriff *Sepsis,* der sich in der Regel nur auf bakterielle und Pilzinfektionen bezieht, bezeichnet einen Zustand, der durch eine fortwährende oder periodische Vermehrung und Ausbreitung pathogener Keime im bzw. über den Blutweg *(»Septikämie«)* gekennzeichnet ist und mit den klinischen Symptomen einer schweren Allgemeininfektion einhergeht. Charakterisiert sich dieser Prozeß durch das Auftreten eiternder Metastasen an verschiedenen Stellen des Körpers, redet man z. T. von *»Pyämie«.* Ein Teil septischer Prozesse, zumal solche, die durch Gram-negative Keime verursacht sind, geht mit dem Auftreten eines *septischen Schocks* einher. Abgesehen von der lymphogenen und der hämatogenen Aussaat von Mikroorganismen, kommt auch eine *Ausbreitung* derselben auf *kanalikulärem Weg* (z. B. Bronchialsystem und Lungenalveolen), innerhalb des *Liquor cerebrospinalis,* in *serösen Höhlen* (z. B. Peritonealraum), längs *Sehnenscheiden,* innerhalb bzw. entlang *peripheren Nerven* (z. B. Varicella-Zoster-Virus) u. a. m. vor.

Von einer *Primärinfektion* (»primary infection«) reden wir, wenn bestimmte Mikroorganismen bei einem Wirt erstmals eine Infektion verursachen.

Doppel- und Mehrfachinfektionen, bei denen mehrere Erreger im Spiel sind, kommen sehr häufig vor, und öfters fällt es schwer zu beurteilen, welchem der beteiligten Keime die größte Bedeutung zukommt. In manchen Fällen bereitet eine erste Infektion durch gewisse Keime (z. B. Virusinfektion im Respirationstrakt) den Boden für die Etablierung einer *Sekundärinfektion* vor (z. B. bakterielle Pneumonie).

Gewisse, nosologisch gut charakterisierte Infektionskrankheiten lassen einen mehr oder weniger typischen *zeitlichen Verlauf* erkennen. Die symptomfreie oder zumindest symptomarme Periode zwischen dem Zeitpunkt der Infektion und dem Beginn der klinischen Erkrankung nennt man *Inkubationszeit;* sie hängt u. a. von der *Infektionsdosis* und der Virulenz des Erregers, ferner von der Resistenz und Immunitätslage des Wirts ab, ganz abgesehen von weiteren Faktoren, wie der Verdoppelungszeit der sich in vivo vermehrenden Mikroorganismen. Unter *Präpatenz* verstehen wir das Zeitintervall zwischen Eintritt eines Mikroorganismus in den Körper und Erscheinen bzw. Ausscheidung der Fortpflanzungsprodukte (z. B. Wurmeier im Stuhl, Mikrofilarien in der Haut oder im Blut). Die eigentliche *Erkrankungsphase* läßt sich in vielen Fällen in *Stadien* einteilen (z. B. Lues Stadium I, II und III); dies sollte indessen nicht vergessen lassen, daß der infektiöse Prozeß als kontinuierliches Ganzes zu verstehen ist und zahlreichen Wechselwirkungen zwischen Wirt und Erregern untersteht. So kann es beispielsweise im Verlauf einer Infektionskrankheit, die normalerweise mit der Elimination der pathogenen Keime und damit mit der *Genesung* bzw. *Rekonvaleszenz* endet, infolge erneuter Verschiebung des »Gast-Wirt-Verhältnisses« zugunsten der krankmachenden Mikroorganismen zu einem *Rückfall* (»relapse«) kommen. Die Resistenz gegenüber einer *Reinfektion* durch dieselben Erreger hängt weitgehend von der Wirksamkeit und der Dauer der *spezifischen Immunität* ab, die das Individuum anläßlich der ersten Infektion erworben hat. In dieser Hinsicht bestehen von Krankheit zu Krankheit sehr große Unterschiede, die vom Fehlen einer nennenswerten Steigerung der Abwehrleistung bis zur lebenslänglichen Immunität reichen können. Als *Latenz* (»latency«) bezeichnet man einen Zustand *persistierender Infektion (latente Infektion),* bei der die Mikroorganismen keine Krankheit i. e. S. erzeugen, jedoch imstande bleiben, aktiviert zu werden und ihre Pathogenität auch im klinischen Sinn wieder zum Ausdruck zu bringen.

Die früher erörterten *epidemiologischen Begriffe* (S. 3), wie *Morbidität, Penetranz, Mortalität* und *Letalität,* gelten naturgemäß auch für Infektionskrankheiten. Zusätzlich dienen der Charakterisierung und statistischen Erfassung seuchenhafter Erkrankungen weitere Bezeichnungen: Unter *Endemie* verstehen wir eine Krankheit, die in einer Population dauernd vorhanden ist, örtlich gebunden bleibt und sich durch sporadisches, zahlenmäßig schwankendes Auftreten kennzeichnet. Demgegenüber tritt die *Epidemie* plötzlich gehäuft auf, wobei der sog. *endemische Index* (relative Häufigkeit einer Krankheit in Endemiegebieten) in der Regel weit überschritten wird. Epidemien charakterisieren sich durch ihre zeitliche Beschränkung; oft – aber keineswegs immer – sind sie von der Jahreszeit unabhängig. Verständlicherweise läßt sich zwischen Endemie und Epidemie nicht immer eine klare Grenze ziehen. Unter *Pandemie* versteht man eine über ganze Länder oder Kontinente sich ausbreitende Krankheit (in der Regel Infektionskrankheit). Die *Inzidenz* entspricht der Zahl von Neuerkrankungen innerhalb einer gewissen Zeitspanne. Unter *Prävalenz* versteht man die Zahl Erkrankter zu einem gewissen Zeitpunkt; sie hängt naturgemäß von der Inzidenz und der Krankheitsdauer ab. Die *»Infektiosität«* im epidemiologischen Sinn entspricht dem Anteil Infizierter einer gegenüber einem bestimmten Erreger exponierten Population. Der Prozentsatz Erkrankter unter den Infizierten kann mit dem Ausdruck *»Penetranz«* umschrieben werden. Mit dem *»Kontagionsindex«* meint man den Anteil Erkrankter (in %) bei erstmaligem Kontakt mit einem bestimmten Erreger.

Eine Infektionskette läßt sich durch verschiedene Maßnahmen unterbrechen. Mit der *Desinfektion* ist die gezielte Entkeimung gemeint, mit dem Zweck, die Übertragung bestimmter, unerwünschter Mikroorganismen durch Eingriffe in deren Struktur oder Stoffwechsel unabhängig von ihrem Funktionszustand zu verhindern. Unter *Sterilisation* versteht man demgegenüber die völlige Zerstörung bzw. Entfernung aller Formen von Mikroorganismen, insbesondere auch der Sporen, die eine besonders hohe Resistenz gegenüber nachteiligen äußeren Einflüssen, wie Trockenheit, zeigen. *»Asepsis«* wird bei chirurgischen Eingriffen angestrebt, bei denen vorher eine Desinfektion der Operationsstelle möglich ist. *»Antisepsis«* ist das Ziel chirurgischer Bemühungen bei der Versorgung infizierter bzw. kontaminierter Wunden. Die *medikamentöse antimikrobielle Therapie* umfaßt die Verwendung von *Chemotherapeutika,* d. h. synthetischen Wirkstoffen und von *Antibiotika,* d. h. natürlich vorkommenden, von Mikroorganismen produzierten Substanzen mit antimikrobieller Wirkung.

Beispiele zu den hier aufgeführten Begriffen der allgemeinen medizinischen Mikrobiologie:

- Beispiele von *Symbiose* liefert u. a. die Mikroflora im Rumen von Kühen oder im Zökum von Kaninchen, die durch Zelluloseabbau dem Wirt Nahrungsstoffe zuführt. Wahrscheinlich existieren symbiotische Keim-Wirts-Beziehungen auch an Haut- und Schleimhautoberflächen des menschlichen Körpers (z. B. Hemmung des Wachstums pathogener Keime durch die Normalflora (an der Hautoberfläche u. a. Staphylococcus epidermidis und Corynebacterium acne)).
- Generalisierte Infektionen, wie *Masern* oder *Typhus abdominalis,* entsprechen einem *Parasitismus* von Seiten der Mikroorganismen.
- Es gibt zahlreiche Beispiele von Infektionen, bei denen nur ein kleiner Teil der Infizierten klinisch erkrankt (z. B. Infektionen durch *Polioviren,* die mehrheitlich eine *»subklinische Infektion«* verursachen). Man spricht in diesem Zusammenhang u. a. von *»balancierter Pathogenität«,* womit gemeint ist, daß die pathogenen Keime eben so viel Schaden anrichten,

daß sie a) die Wirtspezies, von der sie abhängen, nicht eliminieren, und b) im Wirtsorganismus doch überleben, sich vermehren und in infektionsfähiger Form ausgeschieden werden können.

Poliovirus, das *fäkal-oral übertragen* wird, hat in den meisten Fällen eine subklinisch verlaufende intestinale Infektion zur Folge; nur gelegentlich gelangt das Virus in zentralnervöses Gewebe (meningitische Symptome bis Lähmungen). Für die *Virusvermehrung und -ausscheidung,* d. h. für die Übertragung auf einen weiteren Wirt, ist nur die intestinale Infektion von Bedeutung.

- *Keimausscheider* spielen u. a. bei der Ausbreitung des *Typhus abdominalis* eine wichtige Rolle.
- *Übertragungen tierischer Seuchen auf den Menschen* sind seit langem bekannt (z. B. *Bruzellosen, Q-Fieber, Anthrax u. a.*). Akzidentelle Infektionen des Menschen durch Mikroorganismen, die in tierischen Wirten zuhause sind, verursachen beim Menschen u. U. sehr schwere und z. T. tödliche Infektionskrankheiten (z. B. die *Tollwut,* das *Lassa-Fieber* in Westafrika, das durch ein Arenavirus verursacht wird und seinen Naturherd in gewissen Nagetieren hat, ferner die *Marburg-Virus-Krankheit,* die in Laboratorien ausbrach, in denen man sich mit aus den Tropen eingeführten Affen beschäftigte).
- Die meisten Infektionskrankheiten werden durch *horizontale Transmission* übertragen (z. B. Influenza, Tuberkulose, Typhus abdominalis und viele andere). Eine *vertikale Transmission* mit Schädigung des Keimlings ist z. B. für Röteln-, Zytomegalie- und weitere Viren, ferner für Toxoplasmen, Listerien, Treponema pallidum, Mykoplasmen u. a. gut belegt.
- Patienten mit schlecht kontrolliertem Diabetes mellitus zeigen in der Regel eine *erhöhte Infektanfälligkeit,* z. B. gegenüber Staphylokokken.
- Die seinerzeit katastrophale Dezimierung der nordamerikanischen Indianer durch die Masern beruhte offenbar auf einer vorwiegend *genetisch bedingten erhöhten Anfälligkeit* bzw. *geringeren Resistenz* im Vergleich zur kaukasischen Rasse (Europiden).
- Der Mensch ist ein *empfänglicher Wirt* für Mycobacterium tuberculosis, kaum aber für Mycobacterium pseudotuberculosis.
- Bei Patienten mit subklinischem Thiaminmangel kann durch eine orale Antibiotika-Therapie u. U. eine manifeste Beri-Beri-Krankheit hervorgerufen werden (Beispiel nachteiliger Folgen einer »*Dysbakterie*«).
- Die Erreger der »*slow virus infections*« scheinen den parasitierten Wirt nicht oder nur mit starker Verzögerung zu schädigen (Beispiel einer meist *geringen Pathogenität*).
- Mikroorganismen vermehren sich im Vergleich zu den ihnen als Wirte dienenden Makroorganismen mit einer ungleich kürzeren Generationszeit (z. B. E. coli: z. T. weniger als 1 Std; Mensch: mehr als 20 Jahre). Dies macht verständlich, daß es den Erregern von Infektionskrankheiten im Rahmen ihrer Evolution immer wieder gelingt, die Abwehrmechanismen der Wirtsorganismen zu umgehen (*Selektionsvorteil* infolge Entstehung von Mutanten, die gegenüber der Wirtsabwehr oder chemotherapeutischer Maßnahmen resistenter sind).
- Der *Einteilung von Infektionskrankheiten in Stadien* wurde früher im allgemeinen größeres Gewicht beigelegt als heute. Immerhin hat sie für klinische Zwecke einen gewissen Wert beibehalten (z. B. *Lues:* Stadium I (Primäraffekt mit regionärer Lymphknotenbeteiligung; Stadium II (Generalisation); Stadium III (Tertiärlues, Organlues); ein ähnliches Prinzip gilt z. T. auch für die *Tuberkulose* (Primärkomplex – hämatogene Streuung – Organtuberkulose)).
- Die *Pest* ist bei Ratten und Menschen ausgesprochen *kontagiös,* da sie u. a. durch Lungenbeteiligung rasch ein sog. *offenes Infektionssystem* herbeiführt. Die *Tuberkulose* erweist sich in der Regel nur dann als ansteckend, wenn ein kavernöser, mit der Außenwelt in Verbindung stehender Prozeß vorliegt.

Bei *nicht kontagiösen Infektionskrankheiten,* wie den *Leptospirosen* und dem *Q-Fieber* des Menschen, werden vom Infizierten keine Erreger ausgeschieden: Die Infektionskette endet hier gleichsam in einer Sackgasse, im Gegensatz etwa zur Leptospirose von Nagern und Hunden (Ausscheidung der Keime im Urin) oder dem Q-Fieber von Rindern und Ziegen (Ausscheidung von Keimen mit den Lochien und/oder der Milch).

- Beispiele von *Naturherdinfektionen* liefern u. a. die *Tularämie,* das *Erysipeloid,* die *Listeriose,* die *Bruzellose,* die *Pest* und die oben erwähnten *Leptospirosen.*
- Zu den wichtigsten *Zoonosen* gehören z. B. *Aktinomykose, Anthrax, Bruzellose, Botulismus, »Lebensmittelvergiftungen« durch Salmonellen, Staphylokokkeninfektionen, Streptokokkeninfektionen, Shigellosen, Leptospirosen, Listeriose, Pest, Psittakose, Q-Fieber, Tollwut, Tetanus, Tuberkulose* und *Tularämie.* Man kennt noch mindestens dreißig weitere wichtige Zoonosen, d. h. Infektionskrankheiten, die sowohl beim Menschen wie bei Tieren vorkommen.

179.3. Bemerkungen zur normalen mikrobiellen Flora des Menschen und zur sog. Kontamination

Normale mikrobielle Flora

Man schätzt, daß die *Hautoberfläche* des Menschen normalerweise von ungefähr 10^{12} Mikroorganismen besiedelt ist. Zu den wichtigsten Vertretern dieser kommensalischen oder symbiotischen Flora gehören – abgesehen von den bereits erwähnten *Staphylococcus epidermidis* und *Corynebacterium acne* – weitere aerobe und anaerobe diphtheroide Bakterien *(Corynebakterien, Propionibacterium)* sowie zusätzliche, nicht hämolytische aerobe und anaerobe *Staphylokokken* (u. a. *Peptococcus*), ferner *Gram-positive, aerobe, sporenbildende Bazillen,* die in Luft, Wasser und Boden ubiquitär vorkommen, *α-hämolysierende Streptokokken* (z. B. *Streptococcus viridans*), *Enterokokken (Streptococcus faecalis), Gram-negative Bakterien* (Gruppe der *Escherichia* (E.) coli und *Mimae*) sowie *Pilze* bzw. *Hefen,* die in der Regel in Hautfalten zu finden sind. Zu den Faktoren, die einer vorübergehenden Ansiedelung weiterer, u. U. pathogener Keime an der Hautoberfläche entgegenwirken, gehören – abgesehen von möglichen, aber z. Z. erst wenig erforschten hemmenden Wirkungen von Seiten der normalen Flora – ein niedriges pH, Fettsäuren in Talgdrüsensekreten, Lysozym u. a. m.

Die *Schleimhaut von Mund und Pharynx* wird schon kurze Zeit nach der Geburt u. a. von *α*-hämolysierenden Streptokokken *(Streptococcus viridans)* besiedelt, die meistens vorherrschend bleiben. Überdies finden sich *aerobe und anaerobe Staphylokokken, Gram-negative Diplokokken (Neisseriae), diphtheroide Stäbchen* und gelegentlich *Laktobazillen.* Vor allem nach Durchbruch der Zähne etablieren sich *anaerobe Spirochaeten, Bacteroides* (u. a. *B. melaninogenicus*) und *fusiforme Stäbchen,* ferner *anaerobe Vibrionen* und vermehrt *Laktobazillen. Aktinomyzeten* beobachtet man vor allem in Tonsillarkrypten und in Taschen der Gingiva. *Hefen* zählen ebenfalls zu den häufigen im Mund-Rachen-Bereich nachweisbaren Mikroorganismen. Die Totalzahl der im Mund-Rachenraum gesunder Erwachsener vorhandenen Keime wird im Mittel auf 10^{10} geschätzt.

In der *Trachea* sind normalerweise ähnliche Keime vorhanden wie im Pharynx, während die *Bronchien* unter physiologischen Bedingungen nur wenige Mikroorganismen aufweisen. Kleine Bronchien und *Bronchiolen* sowie *Lungenalveolen* sind in der Regel bakterienfrei. Im *oberen Respirationstrakt* finden sich im übrigen nicht selten *Pneumokokken.*

Im *Nasenbereich* herrschen meistens *Corynebakterien, Staphylokokken* und *Streptokokken* vor.

Insbesondere an wenig gereinigten Oberflächen von *Zähnen* können sich *Plaques* bilden (s. Abb. 127, S. 668), die reichlich hochmolekulare Dextrane und Lävane enthalten. Die letzteren werden u. a. von *Streptococcus mutans* und *Peptostreptococcus* produziert und bilden einen günstigen Boden für säurebildende Keime, die den Zahnschmelz schädigen. Jedenfalls deuten verschiedene Befunde auf eine gute Korrelation zwischen der Anwesenheit von Streptococcus mutans und initialen Kariesveränderungen in bestimmten Schmelzbereichen hin. Man diskutiert die Möglichkeit, daß bei »*Parodontose*« (S. 665) gewisse *diphtheroide Stäbchen* und *Streptococcus-Arten,* die Lävane herstellen, eine Rolle spielen könnten. Am *Dentinabbau* im Rahmen der Kariesentstehung beteiligen sich u. a. *Aktinomyzeten* und andere Keime, im besonderen proteolytisch wirkende Bazillen.

Der *Intestinaltrakt* weist bei *Kindern, die natürlich gestillt werden,* eine große Zahl Milchsäure-produzierender *Laktobazillen* (z. B. *Lactobacillus bifidus*) und *Streptokokken* auf. Im Dickdarm von *Flaschenkindern* findet sich demgegenüber eine Mischflora mit weniger Laktobazillen. Beim gesunden Erwachsenen enthält der *Oesophagus* Keime, die mit der Nahrung dorthin gelangen und zum guten Teil der Mund-Rachen-Flora entsprechen. Der *Mageninhalt* ist wegen der Azidität arm an Mikroorganismen (schätzungsweise 10^3–10^5 Keime/g Mageninhalt); bei Pylorusverschluß wurde verschiedentlich eine Vermehrung Gram-positiver Kokken und Stäbchen beobachtet. Im *Duodenum Erwachsener* zählt man im Mittel etwa 10^3–10^6 Mikroorganismen/g Inhalt, im *Jejunum* und im *Ileum* 10^5–10^8 Bakterien/g (Zunahme der Bakterienzahl im distalen Dünndarmabschnitt), im *Zökum* sowie im *Colon transversum* 10^8–10^{10} Keime/g Inhalt. Gesamthaft schätzt man die intestinale, d. h. vor allem kolonische Flora auf ungefähr 10^{14} Mikroorganismen. Im oberen, relativ spärlich besiedelten Darmabschnitt notiert man ein relatives Überwiegen von Laktobazillen und Enterokokken, während im unteren Ileum und vor allem im Zökum die Zusammensetzung der Mikroflora schon weitgehend der der fäkalen entspricht. Die normale *Dickdarmflora* des Erwachsenen setzt sich aus weit mehr als 100 verschiedenen Typen von Keimen zusammen. Zu mehr als 95% sind hier *Anaerobier* vertreten, im besonderen *Bacteroides* (u. a. B. fragilis), anaerobe Arten von *Lactobacillus* (z. B. *Lactobacillus bifidum*), *Clostridien* (u. a. *Clostridium perfringens*), *anaerobe Streptokokken* u. a. m. Ungefähr 1–4% der Kolonflora besteht aus *Aerobiern* bzw. *fakultativen Anaerobiern*, wie Vertretern des Genus *Escherichia* (vor allem Spezies E. coli), *Enterokokken* sowie – in geringer Menge – *Proteus*, u. U. *Pseudomonas*, ferner *Laktobazillen*, *Moniliaarten* u. a. m.

In der *Vagina* treten schon kurze Zeit nach der Geburt aerobe bzw. fakultativ anaerobe *Laktobazillen (Döderlein'sche Stäbchen)* auf, die dort während einiger Wochen verbleiben. Danach, d. h. wenn das pH annähernd neutral wird, etabliert sich eine *Mischflora aus Kokken und Stäbchen*, und erst mit der Pubertät treten die Döderlein'schen Stäbchen wieder in großer Zahl in Erscheinung. In der Menopause stellt sich erneut eine Mischflora ein. In der normalen Vaginalflora finden sich außerdem oft *Clostridien, anaerobe Streptokokken* (u. a. *Peptostreptococcus*), *aerobe hämolysierende Streptokokken der Gruppe B, Listerien* u. a. m. Die antimikrobielle Aktivität des Zervikalschleims beruht z. T. auf der Anwesenheit von Lysozym. Bei beiden Geschlechtern sind die äußeren Anteile der Geschlechtsorgane von *Mycobacterium smegmatis* besiedelt, das man oft auch im Urin nachweisen kann.

Die *Konjunktiva des Auges* wird normalerweise von *diphtheroiden Stäbchen* (u. a. *Corynebacterium xerosis*), kleinen Gram-negativen Stäbchen (*Bacillus Morax-Axenfeld, Moraxella-Spezies,* beide den Haemophilus-Arten ähnlich) und *Neisserien*, ferner z. T. von *Staphylokokken* und *nicht hämolysierenden Streptokokken* besiedelt.

Mögliche Bedeutung der normalen Mikroflora und deren Störungen für den Wirt

Viele Vertreter der normalen Mikroflora an äußeren und inneren Oberflächen des menschlichen Körpers sind offenbar hochspezialisierte Keime, die z. T. über besondere Haftmechanismen verfügen und lokal erhältliche Nährstoffe gebrauchen. Manches spricht dafür, daß wir es hier mit einer *evolutiven Adaptation an einen spezifischen Wirt* zu tun haben. Die Frage, ob und in welchem Sinn der Wirt von der Anwesenheit der normalen Mikroflora Nutzen zieht oder allenfalls durch sie geschädigt werden kann, läßt sich noch nicht abschließend beantworten. Zu den *nützlichen Funktionen* gehört offenbar die Eigenschaft der normalerweise vorhandenen Mikroorganismen, die Ansiedelung und die zahlenmäßige Vermehrung pathogener Keime zu hemmen *(»mikrobieller Antagonismus«)*. Hinweise auf diese Art von Symbiose mit dem Makroorganismus finden sich zumindest hinsichtlich der normalen Haut- und Intestinalflora. Verschiedentlich wurde insbesondere von Kinderärzten postuliert, ein allzu häufiges Reinigen der *Hautoberfläche* mit Seifen, anderen Detergentien und desinfizierenden Mitteln erhöhe die Anfälligkeit des Integuments gegenüber verschiedenen pathogenen Keimen. Diese Ansicht findet indessen nicht ungeteilte Zustimmung. Im besonderen bleibt weiter zu klären, auf welchen Mechanismen die antagonistische Wirkung der normalen, der Epidermis aufliegenden Mikroflora auf pathogene Mikroorganismen beruht. Man weiß auch wenig in bezug auf allfällige Immunreaktionen von Seiten des Wirtsorganismus gegen seine »angestammte« Flora an der Körperoberfläche. *Intestinale Bakterien* sind wichtig bei der Synthese von Vitamin K, für die Umwandlung von Gallenfarbstoffen und Gallensäuren, bei einzelnen Spezies für den Abbau von Nahrungsbestandteilen (z. B. Zellulose bei Herbivoren) und einzelner Pharmaka, ferner vermutlich für die Resorption bestimmter Stoffe und Abbauprodukte – ganz abgesehen vom Antagonismus zu pathogenen Keimen. Der letztere ist bei Mäusen besser untersucht worden als beim Menschen: Zur normalen murinen Intestinalflora gehören u. a. streng anaerobe filamentöse Mikroorganismen, die am Epithel größerer Teile des Dünndarms haften. Elektronenmikroskopische Untersuchungen ließen erkennen, daß das eine Ende dieser Keime mit einer grübchenartigen Vertiefung der Enterozytenoberfläche eng verbunden ist. Histologische Zeichen einer Immunreaktion von Seiten des Wirts gegen diese Mikroorganismen konnten nicht gefunden werden. Eine perorale antibiotische Behandlung der Tiere bringt diese – offenbar symbiotische – Mikroflora weitgehend zum Verschwinden. Daß ein solcher Eingriff in die »Ökologie« des Darms ungünstig ist, ergibt sich aus der Tatsache, daß mit der Entfernung der genannten Oberflächenflora eine Diarrhoe einsetzt, die erst verschwindet, wenn sich der Belag der erwähnten Keime an der Darminnenfläche wieder etabliert hat. Entsprechende Beobachtungen am Menschen stehen noch aus; dies hängt u. a. damit zusammen, daß die erwähnten Anaerobier nur unter Berücksichtigung strenger Kautelen in vitro gezüchtet werden können. Die Zusammensetzung der Mikroflora bei Tieren wie beim Menschen hängt stark von der *Beschaffenheit der Nahrung* ab. So finden sich große Mengen von *Sarcina ventriculi,* einem intestinalen Bakterium, bei Vegetariern. Es ließen sich verschiedene weitere Umstellungen der Darmflora als Funktion der Ernährungsweise anführen.

Die normale Mikroflora kann sich für den Wirt unter besonderen Bedingungen auch *nachteilig* auswirken. Medizinisch von großer Bedeutung sind die sog. *opportunistischen Infektionen,* die bei gestörtem Gleichgewicht zwischen Wirt und normaler Mikroflora durch die letztere verursacht werden können. Als Grund der Resistenzverminderung des Makroorganismus kommen die verschiedensten Störungen in Betracht, u. a. Entgleisungen des Stoffwechsels (im besonderen *Diabetes mellitus,* s. u.), Unterdrückung der normalen Abwehrmechanismen durch *zytostatische Mittel* und andere Agentien, Manipulationen, wie der *Harnblasenkatheterismus,* der den Eintritt opportunistischer Keime ins Gewebe fördert, ferner *Anomalien an Herzklappen* bzw. *Herzklappen- und Gefäßprothesen,* die eine Ansiedelung von im Blut zirkulierenden Mikroorganismen erleichtern, länger liegen bleibende *Herz-Gefäß-Katheter* u. a. m. Opportunistische Infektionen können auch von *Viren* ausgehen (z. B. Herpes simplex-Virus, Varizella-Zoster-Virus, Zytomegalievirus u. a.), ferner von *Protozoen* (u. a. Pneumocystis carinii, ein häufiger Kommensale des Menschen, der normalerweise keine Pathogenität zeigt, bei Schwächung des Wirtsorganismus bzw. seines Abwehrsystems jedoch tödlich verlaufende Pneumonien hervorrufen kann). Opportunistische Infektionen des Menschen gehen im übrigen nicht ausschließlich von seiner normalen Mikroflora aus, sondern können auch von anderen Keimen mit üblicherweise fehlender oder geringer Pathogenität verursacht werden. Ein Beispiel hierfür liefert Pseudomonas aeruginosa, eine im wesentlichen »freilebende« Bakterienspezies, die sich u. U. im menschlichen Darm aufhält.

Beispiele nützlicher und schädlicher Funktionen der normalen Mikroflora sowie besonderer Formen von Kommensalismus:

- Paradigmen für *mikrobiellen Antagonismus* gibt es in großer Zahl. Darmbakterien, wie E. coli, gelingt es normalerweise kaum, sich in Mundhöhle und Rachen anzusiedeln und zu vermehren. Candida (Monilia) albicans und/oder Staphylokokken vermögen sich im Darm des Menschen meist nur dann in großer Zahl zu etablieren, wenn die normale Mikroflora durch Breitspektrum-Antibiotika unterdrückt worden ist.
  Durch künstliche »Kolonisierung« der Haut von Säuglingen mit apathogenen Staphylokokken (Stamm 502 A) gelang es wiederholt, in Säuglingsabteilungen den Ausbruch einer Hautinfektion durch pathogene Staphylokokken zu verhindern.
- Die *Darmbakterien* stellen insgesamt ein *metabolisches Potential* dar, das rein quantitativ dem der Leber verglichen werden kann. Zu den zahlreichen Stoffumsetzungen, die die intestinale Mikroflora zu vollziehen vermag, gehören z. B. der Abbau von Gallensäuren (eine der wenigen Möglichkeiten, Cholesterin bzw. seine Derivate innerhalb des Körpers enzymatisch aufzuspalten) und die Umwandlung peroral eingenommener Pharmaka (z. B. Carcara oder Senna, die in pharmakologisch aktive Aglykone umgesetzt werden). Nachteilige metabolische Leistungen der Darmflora umfassen u. a. die Bildung von Fettsäuren, CO_2 und H_2 aus Laktose bei Leuten, deren Enterozyten keine oder wenig Laktase produzieren (z. B. erwachsene Bantus, australische »Aborigines« u. a., die kaum Milch trinken, ferner bei hereditärem Laktase-Mangel, z. T. bei Colitis ulcerosa und bei tropischer Sprue), was zu Meteorismus, Diarrhoe und anderen Störungen führen kann.
- Die *Infektanfälligkeit* von Patienten mit schlecht eingestelltem *Diabetes mellitus* gegenüber opportunistischen Keimen ist ihrem Wesen nach noch wenig geklärt. Man denkt an eine Begünstigung des Keimwachstums durch hohe Glukosekonzentrationen in der Extrazellulärflüssigkeit und einen hemmenden Effekt von Ketonen auf die Tätigkeit von Phagozyten, im besonderen von neutrophilen Granulozyten.
- *Harnblasenkatheterismus* ist mit einer erhöhten Gefahr von Harnwegsinfektionen, eingeschlossen Pyelonephritis, verbunden.
- Angeborene *Herzmißbildungen* mit abnormen Kommunikationen und/oder Klappen sowie *erworbene Herzklappenfehler* und *künstliche Herzklappen* bzw. *Gefäßprothesen* begünstigen die Ansiedelung u. a. opportunistischer Keime, wie Streptococcus viridans (u. a. aus dem Mundbereich), Gram-negativen Stäbchen (vor allem aus dem Darm), Staphylococcus albus u. a. m.
- Die *Zunahme der Zahl opportunistischer Infektionen,* die man in den letzten Jahrzehnten notieren konnte, beruht nicht nur auf der Einführung von Antibiotika und zytostatischen Mitteln, sondern hat offenbar auch mit anderen Gegebenheiten zu tun, wie der Tatsache, daß mehr Leute ein hohes Alter erreichen, in dem die Abwehrkräfte gegenüber Infektionskrankheiten mehr und mehr geschwächt sind.
- Infektionen durch *Pseudomonas aeruginosa,* einen Keim, der wegen sehr bescheidener Ansprüche in allen möglichen Medien zu wachsen vermag (z. B. in feuchten Seifenschalen), spielen z. B. bei Verbrennungen, Wundinfektionen, Hautgeschwüren (z. B. Ulcus cruris), Harnwegsinfekten u. a. eine erhebliche Rolle. Bei starker Schwächung der Immunabwehr kann es auch zu Septikämie kommen.
- Bei Anwendung von *Zytostatika* bzw. *Immunosuppressiva,* wie sie z. B. bei malignen neoplastischen Prozessen, Autoimmunkrankheiten und nach Allotransplantation von Nieren üblich ist, stellen schwerwiegende Manifestationen von Infektionen durch opportunistische Mikroorganismen, wie Zytomegalovirus, Herpes simplex-Virus, Varizella-Zoster-Virus, Pneumozystis carinii sowie verschiedene Vertreter der normalen bakteriellen Flora, die Hauptkomplikation dar.
- *Giardia lamblia,* ein geißeltragendes Protozoon, lebt bei vielen Menschen im oberen Dünndarm, wo sie sich mit Hilfe einer Saugplatte anhaftet und Nährstoffe bezieht, oft ohne klinisch nennenswerte Symptome zu erzeugen.

Kommentar zu sog. »keimfreien« bzw. »axenischen« Tieren, Gnotobionten und SPF-Tieren

Es entspricht einer alten experimentellen Erfahrung, daß sich normale Funktionen bestimmter Strukturen u. a. dadurch studieren lassen, daß man die letzteren entfernt (vgl. dazu Entfernung endokriner Organe). Dieses Prinzip wurde auch auf die normale Mikroflora verschiedener Spezies angewandt, die man *»keimfrei«* (*»germ-free«*) aufzog. Die bisherigen Erfahrungen beschränken sich im wesentlichen auf Mäuse, Ratten, Katzen, Hunde, Ferkel und Affen, die durch Sectio caesarea zur Welt gebracht, in Isolatoren unter bakterienfreien Bedingungen aufgezogen und auch auf Freiheit von tierischen Parasiten geprüft wurden. Naturgemäß sind solche Individuen nicht frei von diaplazentar übertragenen Mikroorganismen, im besonderen Viren. Man kann auch – selbst wenn ihnen eine »antigenfreie« Nahrung (*»axenische Bedingungen* i. e. S., d. h. »frei von fremden Einflüssen«) verabreicht wird – nicht von einem völligen Fehlen immunologischer Stimuli reden. Immerhin ließen sich verschiedene wichtige Beobachtungen machen, die man, wie folgt, zusammenfassen kann: Entsprechend der fast fehlenden antigenischen Stimulation ist das lymphatische Parenchym vor allem peripherer lymphoretikulärer Strukturen – auch des Darms – sehr spärlich ausgebildet. Keimzentren fehlen weitgehend, und Plasmazellen sind in nur sehr geringer Zahl vorhanden. Die Immunglobulin-Syntheserate beträgt nur etwa $\frac{1}{50}$ derjenigen in konventionell aufgezogenen Kontrollen. Koprophagische Tiere, wie Mäuse und Kaninchen, nicht aber andere Tiere, wie Katzen, Hunde oder Affen, zeigen unter »keimfreien« Bedingungen eine starke Dilatation des Zökums, eine Veränderung, die sich nach Verfüttern von Bakterien rasch zurückbildet. Unter experimentellen Bedingungen scheinen aber

»keimfreie« Tiere im allgemeinen länger zu leben als normale keimhaltige, zeigen verständlicherweise keinerlei Zahnkaries und sollen auch weniger sog. »degenerative« Veränderungen aufweisen als konventionell gehaltene. Es wurde zudem berichtet, es träten bei ihnen weniger neoplastische Prozesse auf als bei normalen Kontrollen. Die Erfahrungen der Humanmedizin auf diesem Gebiet beschränken sich auf vereinzelte Beobachtungen an Neugeborenen mit Defektimmunopathien, die »keimfrei« im Isolator gehalten und auf diese Weise offenbar vor frühen infektiösen Komplikationen bewahrt wurden. »Keimfreie« Tiere, die man unvorbereitet in eine normale, durch mikrobielle Kontamination gekennzeichnete Umgebung entläßt, laufen große Gefahr, einer Infektionskrankheit zum Opfer zu fallen: Offenbar kommen hier die spezifischen Immunreaktionen oft zu spät. Es sei daran erinnert, daß das Neugeborene bei den meisten Säuger-Spezies mit mütterlichen Immunglobulinen versehen zur Welt kommt oder zumindest kurz nach der Geburt mit Kolostrum und Muttermilch solche Abwehrstoffe zugeführt erhält, so daß hier die »passive Immunisierung« erheblichen Schutz bietet, bis die körpereigenen Abwehrsysteme voll wirksam geworden sind.

Gnotobionten, d. h. ursprünglich »keimfreie« Individuen, denen man zu bestimmten Zeiten nach Geburt bekannte Keime (u. a. Laktobazillen, koliforme Stäbchen, Streptococcus faecalis, Clostridium difficile u. a.) zugeführt hatte, sind gegenüber der konventionellen, in üblicher Weise kontaminierten Umwelt viel resistenter als die »Keimfreien«.

SPF (»*s*pecified *p*athogen *f*ree«)-*Tiere* sind frei von pathogenen Keimen, d. h. von jenen Mikroorganismen, die im Einzelfall geprüft wurden. Sie charakterisieren sich im Vergleich zu den konventionellen Kontrollen durch ein größeres mittleres Körpergewicht, ausgeprägtere Vitalität, eine erfolgreichere reproduktive Tätigkeit (u. a. zahlenmäßig größeren Nachwuchs), eine geringere Sterblichkeit der Neugeborenen und eine längere mittlere Lebensdauer. Vermutlich liegt auch die Inzidenz neoplastischer Prozesse unter derjenigen konventioneller Kontrollen. Die *SPF-Bedingungen* lassen sich in gewissem Sinn mit den Verhältnissen in *zivilisierten Ländern* vergleichen, in denen lebensbedrohliche Seuchen weitgehend ausgerottet wurden, und wo gehobene hygienische Maßnahmen die Regel darstellen. Umgekehrt fallen manche Parallelen zwischen »*konventionellen*« Tieren und Bevölkerungen in *Entwicklungsländern* auf, die öfters von schweren – endemischen oder epidemischen – Infektionskrankheiten betroffen werden, eine hohe Kindersterblichkeit zeigen, vielfach durch Minderwuchs auffallen und im Mittel ein wesentlich kürzeres Lebensalter erreichen als die Vergleichspopulation gleicher Rasse, die in entwickelten Ländern wohnt.

Es scheint somit, daß ein gehäuftes Auftreten von Infektionskrankheiten in verschiedener Hinsicht erhebliche Nachteile mit sich bringt und die mittlere Lebensdauer einer Population reduziert. Früher mehr als heute dachte man an die Möglichkeit, ein erhöhter Anfall bakterieller Endotoxine könnte auf die Dauer nachteilige Folgen haben. Dieser Meinung pflichten heute viele Autoren nicht mehr bei. Eine weitere Möglichkeit, die oben erwähnten Unterschiede zu deuten, besteht in der Annahme, vermehrte Infektionen führten zu einer gesteigerten Bildung u. a. von Immunkomplexen, die ihrerseits schädliche Wirkungen haben können. Über die relative Häufigkeit »latenter« Virusinfektionen in entwickelten im Vergleich zu Entwicklungsländern besitzen wir wenige Angaben, ebenso über die Frage, in welchem Ausmaß die einen oder anderen vermehrt karzinogenen und anderen schädlichen Agentien ausgesetzt sind. Neuere Beobachtungen lassen beispielsweise vermuten, daß eine bestimmte Form von intestinaler Mikroflora aus Gallensäuren mehr karzinogene Substanzen entstehen läßt als eine andere. Offensichtlich bleibt auf diesem Gebiet noch manches Problem zu klären.

179.4. Einige entwicklungsgeschichtliche Betrachtungen zu den Keim-Wirts-Beziehungen

Es wurde schon hervorgehoben, daß die normale Mikroflora des Menschen im Lauf der Phylogenese aus zahlreichen Prozessen gegenseitiger *Adaptation* (Überlebensmöglichkeit mikrobieller sog. Verlustmutanten u. a.) hervorgegangen sein dürfte, und daß sie überdies durch die Lebens- und insbesondere Ernährungsbedingungen *dauernde Modifikationen* erfahren kann. Hinzu kommt die Beobachtung, daß verschiedene Formen von *Schwächung des Wirtsorganismus* das Gleichgewicht zu ändern und z. B. *opportunistische Infektionskrankheiten* auftreten zu lassen vermögen. Schließlich wurde davon gesprochen, *Mikroorganismen* mit ihrer ungleich viel kürzeren Generationszeit und der entsprechend größeren Inzidenz von Mutationen hätten hinsichtlich »Überraschung« des Partners *dem Wirt gegenüber stets einen gewissen Vorteil.* Infektionen – und damit auch Infektionskrankheiten – sind das Resultat einer erfolgreichen *Überwindung von Abwehrmechanismen des Wirts* durch den Keim. Die Faktoren, die solche Entwicklungen im Verhältnis zwischen Mikro- und Makroorganismus begünstigen, umfassen somit einesteils Veränderungen der Mikroflora (z. B. erhöhte Infektiosität und/oder Virulenz der Keime), andernteils solche des Makroorganismus (*erhöhte Exposition, Schwächung des Wirtes* u. a. m.). An Beispielen für diese Zusammenhänge fehlt es nicht. So treten in Städten mit ihrer dichten Besiedelung und entsprechend hohen Expositionsgefahr besonders häufig Virus-Infektionskrankheiten des Respirationstraktes auf. *Änderungen der Sitten* haben wesentlich zur Verbreitung von Geschlechtskrankheiten beigetragen, und seit die Lues und Gonorrhoe durch *antimikrobielle Therapie* erheblich eingedämmt werden konnten, treten vermehrt venerisch übertragene Chlamydien- und andere Infektionskrankheiten des Genitaltraktes in Erscheinung. Die Übertragung pathogener Keime durch Urin, Faeces, Nahrungsmittel und Ektoparasiten ist dank den verbesserten *hygienischen Verhältnissen* stark zurückgegangen, im Gegensatz zur Transmission durch Aerosole und Schleimhaut-Schleimhaut-Kontakte. Die wirkungsvollste Art von Ausschaltung pathogener Mikroorganismen ist wahrscheinlich die mit Hilfe einer wirksamen *aktiven Massenimmunisierung* gegen Erreger, die nur *menschenpathogen* sind und sich somit nicht in einem *Tierreservoir* erhalten können. Diese Bedingungen wurden hinsichtlich der Pocken annähernd erreicht. Allerdings gestaltet sich die Elimination solcher Keime in *Entwicklungsländern* viel schwieriger als bei uns, und mit einem Wiedererscheinen für »ausgeschaltet« gehaltener Infektionskrankheiten ist nicht zuletzt aus diesem Grund immer wieder zu rechnen, vor allem im Zeitalter des interkontinentalen Massenverkehrs.

Nicht zu beeinflussen sind naturgemäß *Mutationen der Mikroflora,* die zum Auftreten neuer, u. U. sehr pathogener Keime Anlaß geben können. Von der »Strategie« der Mikroorganismen her betrachtet, wäre eine so hohe Pathogenität, daß alle infizierten Wirte stürben, unerwünscht, da sich der Keim auf diese Weise seine eigenen Ernährungs- und Fortpflanzungsmöglichkeiten entziehen würde. Besonders vorteilhaft für eine mikrobielle Spezies dürfte es vielmehr sein, eine *ausgewogene Pathogenität (»balanced pathogenicity«)* zu erreichen: Der empfängliche Wirt wird in diesem Fall nur soweit geschädigt, als es für das Überleben der Spezies – d. h. Eindringen in den Wirt, Vermehrung in diesem und Ausscheidung in einem infektionsfähigen Zustand – eben notwendig ist. In einem solchen System bleiben Keim und empfänglicher Wirt erhalten.

Beispiele:

- Im Jahr 1950 wurden in Australien Viren importiert, die mehr als 99% der wilden Kaninchen an *Myxomatose* sterben ließen. In den überlebenden (offenbar resistenteren) Tieren entwikkelten sich in der Folge weniger pathogene Virusstämme, die die Wirtsspezies nicht mehr an den Rand der Ausrottung brachten. Heute ist die Myxomatose bei den australischen Wildkaninchen endemisch, was als ein Überlebenserfolg sowohl der Viren als auch der Tiere bezeichnet werden kann.
- *Cholera* scheint beim Menschen mehr und mehr die Kennzeichen balancierter Pathogenität anzunehmen.
- Hinsichtlich der *Tollwut* liegen die Verhältnisse anders, ohne daß sie dem Grundsatz der ausgewogenen Pathogenität erfolgreicher Mikroorganismen widersprechen würde: Der Mensch ist in diesem Fall ein unnatürlicher Wirt, und die Tatsache, daß für ihn die Krankheit fast immer tödlich endet, spielt für das Tollwut-Virus keine wesentliche Rolle. Denn für seine natürlichen Wirte (Vampir-Fledermäuse u. a.) ist es von geringer Pathogenität, und in ihnen kann es sich beliebig fortpflanzen. Der Tollwut wäre demnach in erster Linie durch Ausrottung der natürlichen Wirte, die durch das Virus wenig Schaden leiden, beizukommen. Hierzulande sind auch die Füchse in gewissem Sinn als natürliche Wirte zu betrachten. Die Pathogenität von Tollwut-Virus für diese Spezies ist allerdings hoch, aber wegen der langen Inkubationszeit kommt es doch zu einem enzootischen Zustand.
- Bei *Auftreten neuer, hochvirulenter Stämme von Mikroorganismen* (sei es durch Mutation, sei es durch Einführung z. B. aus einem anderen Kontinent) besteht für empfängliche Wirte große Gefahr: Diese können annähernd eliminiert werden, bevor sich – wie im Fall der Kaninchen-Myxomatose – eine balancierte Pathogenität einstellt. Man erinnert sich in diesem Zusammenhang an die strikten Vorsichtsmaßnahmen, die anläßlich der ersten Mondflüge getroffen wurden.

179.5. Generelle Hinweise auf Infektionen und Infektionskrankheiten

Unterschiede zwischen bloßer Infektion und Infektionskrankheit

Definitionsgemäß gehört zur *Infektion* eine Ansiedelung und Vermehrung von Mikroorganismen im Wirtsorganismus, wobei die normale Mikroflora, solange sie sich in physiologischer Lokalisation (Haut- und Schleimhautoberflächen, Darmlumen) befindet, von diesem Begriff auszuklammern ist. Während diese Verhältnisse im Fall *bakterieller Infektionen* und *parasitärer Erkrankungen,* d. h. Infestationen durch tierische Parasiten, seit langem einigermaßen überblickbar sind, stellen sich bei Virusinfektionen vielerlei Probleme. Die neuere virologische Forschung hat zur Erkenntnis geführt, daß beispielsweise bei Mäusen in vielen – wenn nicht allen – Körperzellen zumindest eine ganze Zahl von *RNA-Viren* vorhanden ist, die offenbar vertikal übertragen werden und daher fast zum »Inventar« des Makroorganismus gehören. Von »inficere« (»hineintun«) kann da kaum mehr die Rede sein, was verständlich macht, daß dieser Grenzbereich von Infektion zur Zeit nicht ganz klar umrissen werden kann (vgl. dazu onkogene Viren (S. 184) und »slow viruses« (S. 1812)).

Der Begriff der *Infektionskrankheit* läßt sich medizinisch insofern umschreiben, als dazu klinisch faßbare *krankhafte Symptome* gehören. Fehlen diese, wird nicht von einer Krankheit gesprochen. Man darf sich jedoch nicht zu der Vorstellung verleiten lassen, in Fällen von Infektion ohne »Erkrankung« fänden sich überhaupt keine Gewebeläsionen. Solche sind strukturell und z. T. auch funktionell bei den meisten Formen von Infektion tatsächlich vorhanden, nur bleiben sie oft diskret und reichen nicht aus, um klinisch faßbare Symptome zu erzeugen. Man ist sich heute im klaren darüber, daß sich jedes Individuum fortwährend mit Infektionen auseinanderzusetzen hat, diese aber in der Regel erfolgreich und ohne nennenswerte Beeinträchtigung der Lebenstätigkeit überwindet bzw. damit zurecht kommt. Man darf in diesem Zusammenhang auch an die vor allem an Mäusen gemachte Beobachtung erinnern, wonach eine geringe Zahl von Keimen der normalen Mikroflora (vor allem Darmbakterien) gleichsam physiologischerweise ins Blut übertritt: Die Definition der Infektion ist hier insofern nicht erfüllt, als die verschleppten Mikroorganismen im Kreislauf fast ausnahmslos abgefangen und zerstört werden. Ähnliches gilt für Bakterien, die z. B. aus dem Darm in regionale Lymphknoten gelangen. Immerhin ist an die Möglichkeit zu denken, daß ein Teil

»kryptogener« Infektionskrankheiten auf diesem Weg entstehen könnte.

Im *medizinischen Sprachgebrauch* meint man mit »*Infektionskrankheiten*« in der Regel einen *mehr oder weniger generalisierten Prozeß, bei dem die Infektion das pathogenetisch führende Moment darstellt. Lokale Infektionen* rufen öfters umschriebene entzündliche Reaktionen hervor und bewirken auch eine spezifische Immunantwort von Seiten des Wirtes, ohne daß in diesen Fällen von Infektionskrankheiten i. e. S. die Rede wäre. Ähnliches gilt für *infektiöse Komplikationen* anderer, führender Krankheitsprozesse. So sprechen wir z. B. bei einer bakteriellen Infektion eines ulzerös zerfallenden Tumors nicht von Infektionskrankheit, desgleichen nicht bei bakterieller Besiedelung oberflächlicher Defekte anderer Art.

Einige einführende Worte zum Ablauf und zu den klinischen Manifestationen von Infektionskrankheiten

Die klinischen Manifestationen einer Infektionskrankheit kann man als Resultante a) der *schädlichen Wirkungen des Erregers,* die sich aus Keimzahl, Pathogenität, Invasivität, Virulenz, Toxinbildung und anderen Eigenschaften ergeben, sowie b) von *Folgen der Reaktionen des Wirtsorganismus* auf die Besiedelung durch die Erreger verstehen. Die Art und das Ausmaß der entzündlichen, immunbiologischen oder anderen Reizantworten hängen einerseits von *allgemeinen Faktoren,* wie Alter, Geschlecht, Rasse, Ernährungszustand, Immunitätslage, Zustand anderer Abwehrsysteme u. a., andererseits von *lokalen Gegebenheiten,* wie Stenosen in kanalikulären Systemen, traumatischen oder andersartig entstandenen Gewebeschäden, Anwesenheit von Fremdmaterial u. a., ab.

Abgesehen von den Sonderfällen einer germinalen oder intrauterinen Keimübertragung, erfolgt der *Eintritt der Erreger* in Haut, Atemwegen, Verdauungstrakt, Urogenitaltrakt oder – seltener – Augen, ferner durch Verletzungen in Weichteile oder Knochen verschiedenster Lokalisation, wobei auch an infektiöse Komplikationen chirurgischer Eingriffe zu denken ist, oder durch Stiche (Insektenstiche, Injektionen durch Medizinalpersonen), wobei Keime direkt in die Blutbahn gelangen können. Mit Ausnahme der letztgenannten Infektionswege und einiger weiterer Sonderfälle (z. B. Cholera) kommt es am Ort der ersten Ansiedelung und Vermehrung der Erreger *(Lokalinfektion)* in der Regel zu einer örtlich begrenzten Schädigung des Gewebes, verbunden mit entzündlicher – später auch Immun- – Reaktion *(primäre Läsion).*

Vom Primärherd her kann der infektiöse Prozeß eine *Ausbreitung* erfahren, im besonderen a) über direkt *benachbarte Gewebestrukturen;* b) auf *kanalikulärem Weg* (z. B. Bronchialsystem, Harnwege, Gallenwege, Sehnenscheiden u. a.); c) in *Hohlräumen anderer Art* (z. B. seröse Höhlen); d) *lymphogen* zu den regionären Lymphknoten und u. U. schließlich über die großen Lymphgefäße in die Blutbahn; e) in *Blutgefäßen. Allgemeininfektionen* kommen immer auf hämatogenem Weg zustande, auch wenn die *Virämie* bzw. *Bakteriämie* in vielen Fällen nur vorübergehender Natur ist. Wie erinnerlich, kennzeichnet sich die *Sepsis* bzw. *Septikämie* durch eine progressive und/oder repetitive Bakteriämie erheblichen Ausmaßes, welche wenigstens während einiger Zeit von einem innerhalb des Körpers gelegenen *Herd* (*Fokus,* z. B. Tonsillen, Zähne, Gallenwege, Harnwege, Haut, Uterus, Prostata, verschiedene weitere Weichteile (u. a. nach tiefer reichenden Verletzungen), u. a.) unterhalten wird. Dies ist vor allem dann der Fall, wenn der Primärherd nicht verschlossene Venen eines gewissen Kalibers oder allenfalls Lymphgefäße mit ergreift. In einem Teil der Fälle von Sepsis dient dann ein *sekundärer Herd in der Blutbahn* (Herzklappen, übriges Endokard, Thromben, u. U. Intima von Arterien oder Venen) als Streuungsquelle für die Erreger. Den Begriff »Sepsis« benützt der Arzt nur im Zusammenhang mit Infektionen durch Bakterien oder Pilze, nicht aber solchen, die durch Viren oder tierische Parasiten (z. B. Malaria, Leishmaniose, Filariasis u. a. m.) verursacht sind.

Einige Krankheiten, die durch Mikroorganismen hervorgerufen werden, entsprechen der Definition einer Infektionskrankheit nicht oder nur teilweise. Reine *bakterielle Intoxikationen,* wie der *Botulismus* (S. 1940) oder die *Staphylokokken-Lebensmittelvergiftung* (S. 662), beruhen auf Toxinen, die die entsprechenden Keime in Nahrungsmitteln, d. h. außerhalb des Körpers, produzieren: Hier haben wir es somit nicht mit einer Infektion zu tun. Bei einer anderen Gruppe von Krankheiten findet die Vermehrung der pathogenen Keime wohl im menschlichen Organismus statt, die krankhaften Veränderungen werden indessen nicht oder nicht nur durch Ausbreitung der Mikroorganismen auf Gewebe bzw. Organe, sondern durch Abgabe von Exotoxinen verursacht: In diesen Fällen sind die *Toxinämie (Toxämie)* oder eine *andersartige Ausbreitung der Toxine* im Makroorganismus das führende pathogenetische Prinzip. Beispiele hierfür liefern der *Tetanus* (S. 1938), bei dem die Erreger am Ort der lokalen Infektion verbleiben, ohne hier einen erheblichen Gewebeschaden anzurichten, und z. T. die *Diphtherie* (S. 1957), die sowohl durch schwere Läsionen im Schleimhautbereich des Nasopharynx bzw. oberen Respirationstraktes als auch durch eine Exotoxin-Fernwirkung gekennzeichnet ist. Bei sog. *Enterotoxämien* (z. B. *Coli-Enteritis* bei Säuglingen (S. 1893) und *Cholera* (S. 1960)) erfolgt die Keimvermehrung im Darmlumen, und die Symptomatik erklärt sich durch lokale und/oder allgemeine Wirkungen der dort freigesetzten und z. T. resorbierten Enterotoxine.

Eine weitere Gruppe von Krankheiten umfaßt jene Störungen, die wohl durch Mikroorganismen hervorgerufen werden, bei denen jedoch die Immunabwehr von Seiten des Wirts, im besonderen die Bildung von Immunkomplexen, den Hauptgrund für die Entstehung von Gewebe- bzw. Organschäden bilden. Zu diesen *Sekundär-Syndromen* sind beispielsweise das *rheumatische Fieber* (S. 1158), verschiedene Formen von *Glomerulonephritis* (S. 772) u. a. m. zu zählen.

Die *Klinik der Infektionskrankheiten* ergibt somit ein überaus *buntes Bild,* und die Symptomatik reicht von lokalen Phänomenen über die einer Organkrankheit bis zu denjenigen einer Allgemeinerkrankung. Für den Arzt bedeutet dies, daß er in jeder unklaren Situation mit in erster Linie eine Infektionskrankheit suchen bzw. ausschließen muß. Der möglichst raschen Klärung infektiös bedingter Störungen kommt nicht nur wegen der z. T. ausgezeichneten *therapeutischen Möglichkeiten* (antimikrobielle Chemotherapie), sondern auch wegen einer allfälligen *Ansteckungsgefahr* große Bedeutung zu. Der *Anamnese* und den *klinischen Leitsymptomen* hat man besondere Aufmerksamkeit zu schenken, da durch diese oft wichtige Hinweise auf die Natur des infektiösen Agens gewonnen, und damit die – z. T. zeitraubenden – mikrobiologischen Untersuchungen gezielt angewandt werden können (S. 1771).

179.6. Grundlagen der Epidemiologie von Infektionskrankheiten

---

Definition: Unter *Epidemiologie der Infektionskrankheiten* verstehen wir die Lehre von der Ausbreitung übertragbarer Krankheiten, d. h. von Krankheiten, die durch vermehrungsfähige Erreger innerhalb einer Bevölkerung (Population) verursacht werden. Der Begriff ist weitgehend identisch mit dem der *Seuchenlehre,* die sich auf ein gruppenmedizinisches Problem bezieht. Zu den Zielen der ärztlichen Bemühungen auf dem Gebiet der Seuchenbekämpfung gehört in erster Linie die *Seuchenprophylaxe.* Diese umfaßt die sog. *Expositionsprophylaxe,* bei der es darum geht, die Infektionskette an einer oder mehreren geeigneten Stellen zu unterbrechen und/oder die Infektionsquelle auszuschalten. Mit der *Immunisierungsprophylaxe* bezweckt man eine Erhöhung der spezifischen Widerstandskraft weiter Bevölkerungskreise gegenüber Infektionskrankheiten, die normalerweise eine wirksame und zumindest einige Zeit andauernde Immunität hinterlassen. Die sog. *Chemoprophylaxe* besteht in der Verabreichung antimikrobieller Mittel an »Gefährdete«; sie hat in der Regel nur einen beschränkten Wert (Ausnahmen: z. B. Malaria) und entspricht öfters mehr einer Frühtherapie als einer eigentlichen Prophylaxe. Weitere in der Epidemiologie gebräuchliche Begriffe wurden schon früher erläutert (S. 3 und 1652).

Epidemien von Infektionskrankheiten, im besonderen deren zeitlich gehäuftes Auftreten, hängen im wesentlichen von den *Eigenschaften des Erregers* (Infektiosität, Virulenz, Resistenz gegenüber Umwelteinflüssen, Wirtsspektrum (Infektionsspektrum) u. a. m.), den *Umweltbedingungen* (Häufigkeit zwischenmenschlicher Kontakte und damit u. a. Bevölkerungsdichte, Art und Häufigkeit von Versammlungen, hygienische Verhältnisse, Ernährungsbedingungen, Jahreszeit, Klima und Wetter) und den *Abwehrmechanismen des Wirtes* ab (z. B. Rasse, Geschlecht, Alter, endokrine sowie Stoffwechselbesonderheiten, Ernährungszustand, Ermüdung, Verhaltensmuster, Immunstatus u. a. m.). Von besonderer Wichtigkeit sind stets die *Infektionsquelle* sowie die *Art der Ausscheidung durch den infizierten Wirt* und damit die *Übertragungsweise.* Epidemien gehen öfters von einem *Reservoir* aus, in dem sich die Keime dauernd (endemisch) aufhalten können. Im Fall von *Zoonosen,* d. h. Infektionskrankheiten, die sowohl den Menschen wie auch Tiere befallen können, nimmt die Seuche häufig von den letzteren ihren Anfang. Dies gilt beispielsweise für Anthrax, Bruzellosen, Leptospirosen, Listeriose, Pest, Psittakose, Q-Fieber, Tularämie u. a. m., bei denen die Ausbreitung der Infektionskrankheit in der Regel von einem sog. *Naturherd* aus erfolgt.

Übertragungsweisen von Infektionskrankheiten

Die Übertragbarkeit von Mikroorganismen von einem Wirt auf den andern hängt von einer Reihe von Faktoren ab.

Bei *ansteckenden Infektionskrankheiten,* denen ein sog. *offenes Infektionssystem* zugrunde liegt, werden die Keime in der Regel in infektionsfähiger Form ausgeschieden, vor allem innerhalb von *Tröpfchen der Atemluft* oder mit den *Faeces,* u. U. aber auch in anderer Form, wie *Hautschuppen, Sputum,* das eintrocknen und – bei genügender Tenazität des Erregers – *infektiösen Staub* bilden kann (z. B. Tuberkulose), selten *Urin* u. a. In diesem Zusammenhang sind ferner jene Fälle zu nennen, in denen *infektiöse Herde durch die Körperoberfläche durchbrechen* und auf diese Art Mikroorganismen nach außen abgeben. Manche Krankheiten werden durch *Schleimhautkontakte* übertragen, insbesondere die venerischen Affektionen, vereinzelte durch *Biß* (z. B. Übertragung der Rabies durch Biß eines tollwütigen Hundes). Die letztgenannten Formen der Transmission erreichen allerdings nur in Ausnahmefällen epidemische Ausmaße; diese finden sich vielmehr in der überwiegenden Mehrzahl der Fälle bei respiratorischer Ausbreitung *(Tröpfcheninfektion)* oder bei *fäkal-oraler Übertragung,* sei es direkt, sei es indirekt, d. h. über eine Kontamination von Körperteilen, Wasser, Lebensmitteln, Staub, Gegenständen u. a. m. Kleinere Epidemien können u. U. darauf beruhen, daß peroral infektiöse Keime aufgenommen werden, die nicht von einer Ausscheidung mit den Faeces stammen. Die *vertikale Keimübertragung* von der Mutter – oder allenfalls dem Vater – auf das Kind nimmt beim Menschen fast nie epidemische Formen an. Dasselbe gilt für *nicht kontagiöse Infek-*

tionskrankheiten, bei denen der Mensch die infektiösen Erreger nicht oder nur ausnahmsweise an die Außenwelt abgibt. Allerdings beobachtet man nicht selten eine weite Verbreitung von Krankheiten, die z. B. durch *Vektoren* (vor allem Arthropoden) mittels Stich oder Biß übertragen werden; die Kriterien einer eigentlichen Epidemie, u. a. die zeitliche Häufung solcher Fälle, sind aber in der Regel nicht erfüllt.

Direktübertragungen infektiöser Krankheiten geschehen auf kurze Distanz, z. B. durch körperlichen Kontakt, Einatmen infektiöser Aerosole, Geschlechtsverkehr oder von der Mutter auf das Kind, sei es diaplazentar, sei es durch konnatale Kontaktinfektion. Auch die durch Arthropodenstiche oder -bisse transmittierten sowie die durch Verletzungen mit kontaminierten Instrumenten bzw. Gegenständen erworbenen Infektionen sind als direkt übertragen zu bezeichnen.

Eine *indirekte Übertragung* liegt vor, wenn die Infektion durch Drittpersonen, mit Erregern verunreinigte Gegenstände, Flüssigkeiten oder Nahrungsmittel, Staub, der gegen Trockenheit resistente Keime aufweist, oder andere Wege über eine gewisse Distanz und/oder mit einem Zeitintervall transmittiert wird, während dem die Keime außerhalb eines Wirtes infektiös bleiben.

Sog. Infektketten

Für die meisten pathogenen Mikroorganismen lassen sich sog. *Infektketten* ermitteln, d. h. Übertragungswege, über die sich eine Infektionskrankheit ausbreiten mag. Bei *homogenen Infektionsketten,* wie sie u. a. für die Meningokokken-Meningitis, die Lues und den Scharlach typisch sind, beschränkt sich der Prozeß auf *eine* Spezies, in diesen Fällen auf den Menschen. Demgegenüber sind an *heterologen Infektionsketten* mehrere Spezies beteiligt. Die Art und Wege der Übertragung können hier überaus kompliziert sein und höhere Vertebraten (z. B. Haustiere), Arthropoden und andere Infektionsträger einschließen (Abb. 206). In vielen Fällen, zumal bei Salmonellosen, lassen sich Infektketten über alle möglichen Übertragungswege auf einen »klinisch gesunden«, d. h. *symptomlosen Keimausscheider* (u. U. *Dauerausscheider*) zurückführen. Allerdings sind bei Infektionen durch Salmonella und andere Keime mit breitem Wirtsspektrum verschiedene Quellen sowie Kontaminations- und Transmissionsarten in Erwägung zu ziehen, und oft bedarf es mühsamer Kleinarbeit und des Einbezugs spezialisierter Laboratorien, bis das eigentliche *Reservoir* ausfindig gemacht ist. Besonders bei Feststellung eines relativ niedrigen Kontagionsindex ist stets an das Keimträgertum zu denken. Infektionskrankheiten, die obligatorisch durch *Arthropoden* übertragen werden, wie das Rückfallfieber, bei dem die Keime vom Insekt (Onithodorus moubata) auf den Warmblütler und von diesem wieder auf das Insekt übertragen werden usw., zeigen typischerweise ein alternierendes Auftreten.

Einige Worte zu sozialmedizinisch-epidemiologischen Abklärungen

Aus dem bisher Gesagten geht klar hervor, daß jeder praktizierende Mediziner an der Verantwortung für die Erkennung und Bekämpfung von Seuchen mitzutragen hat. Jeder Arzt begegnet dann und wann in dem von ihm betreuten Kollektiv (z. B. Schulen, Betriebe, Quartier oder Dörfer, Ferienzentren, Spitäler u. a.) einer infektiös bedingten Epidemie. In solchen Fällen gilt es zunächst, das *Vorliegen einer Epidemie zu erkennen* und diese gegen ein zufälliges Zusammentreffen einander ähnlicher Krankheitsfälle verschiedener Ätiologie abzugrenzen. Zu diesem Zweck wird man zunächst auf der Basis einer operationellen Definition der Erkrankung die Epidemie durch aktive und passive Ermittlung Erkrankter hinsichtlich der zeitlichen Entwicklung, des geographischen Auftretens sowie der Verteilung in bezug auf Arbeitsort, Wohnort, Alter und Geschlecht zu beschreiben suchen. Im besonderen gilt die Aufmerksamkeit auch der Erkennung einmaliger Ereignisse, z. B. kurzdauernder Besuche oder Reisen, bei deren Anlaß die Erreger hätten verschleppt werden können. Gestützt auf die ersten Beobachtungen lassen sich dann eine oder mehrere Hypothesen hinsichtlich Art der Infektionskrankheit, ihrer Quelle und ihrer Verbreitungsweise aufstellen. Die Prüfung dieser Hypothesen geschieht u. a. durch aktive, systematische Befragung eines größeren Kollektivs möglicherweise betroffener Individuen, wobei auf Dinge, wie Gemeinsamkeiten in der Symptomatik der Erkrankung, allfällig im Kreis mehrerer Leute eingenommene Mahlzeiten, identische Quellen der Nahrung (Gemüsehändler u. a.), Baden im gleichen Schwimmbad, Behandlung durch dieselben Medizinalpersonen, Mithilfe bei sozialen Arbeiten u. a. m. zu achten ist. Damit Hand in Hand oder vielleicht zeitlich etwas verzögert geht die *Klärung durch mikrobiologische Untersuchungen* vor sich: Diese lassen sich um so rationeller gestalten, je mehr der Arzt in epidemiologischer und klinischer Hinsicht in Erfahrung bringen konnte, und je enger der differentialdiagnostische Kreis gezogen ist.

Zu den *Gruppenfaktoren, die die Seuchenausbreitung begünstigen,* gehören erfahrungsgemäß das *Zusammenkommen größerer Menschenmengen,* die heute mehr als früher übliche *Massenverpflegung* durch eine und dieselbe Quelle, der *Hospitalismus* (besonders in urologischen, Neugeborenen-, Säuglings- und Intensivpflegestationen, in denen u. a. therapieresistente Staphylokokkenstämme auftreten können), *Handel und Verkehr, Massierungen von Tieren* (z. B. an Märkten oder Ausstellungen), gemeinsame *Jagden* u. a. m. Vor allem in Versammlungslokalen mit »air conditioning« besteht u. U. die Gefahr einer Infektion durch *Legionella pneumophila* (S. 1919), die vor allem in USA zahlreiche Fälle von schwerer Pneumonie mit z. T. tödlichem Ausgang verursacht hat.

Eine – z. T. spontane – *Begrenzung der Ausbreitung von Infektionskrankheiten* ist in jenen Fällen zu erwar-

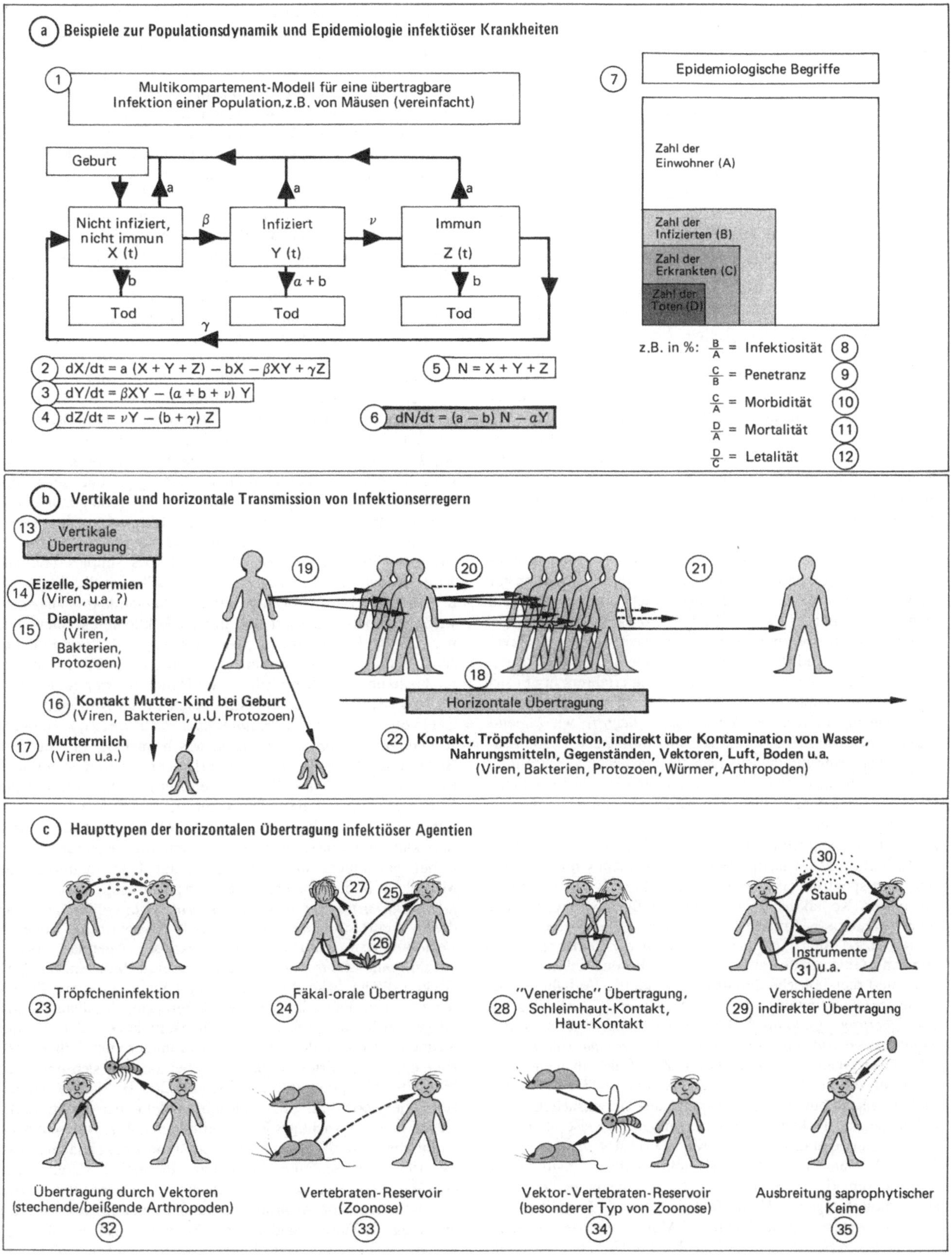

a Beispiele zur Populationsdynamik und Epidemiologie infektiöser Krankheiten
1 Multikompartement-Modell für eine übertragbare Infektion einer Population, z.B. von Mäusen (vereinfacht)
Geburt
a
a
a
Nicht infiziert, nicht immun X (t)
β
Infiziert Y (t)
ν
Immun Z (t)
b
a + b
b
Tod
Tod
Tod
γ
2 dX/dt = a (X + Y + Z) − bX − βXY + γZ
3 dY/dt = βXY − (a + b + ν) Y
4 dZ/dt = νY − (b + γ) Z
5 N = X + Y + Z
6 dN/dt = (a − b) N − aY
7 Epidemiologische Begriffe
Zahl der Einwohner (A)
Zahl der Infizierten (B)
Zahl der Erkrankten (C)
Zahl der Toten (D)
z.B. in %: B/A = Infektiosität 8
C/B = Penetranz 9
C/A = Morbidität 10
D/A = Mortalität 11
D/C = Letalität 12
b Vertikale und horizontale Transmission von Infektionserregern
13 Vertikale Übertragung
14 Eizelle, Spermien (Viren, u.a. ?)
15 Diaplazentar (Viren, Bakterien, Protozoen)
16 Kontakt Mutter-Kind bei Geburt (Viren, Bakterien, u.U. Protozoen)
17 Muttermilch (Viren u.a.)
19
20
21
18 Horizontale Übertragung
22 Kontakt, Tröpfcheninfektion, indirekt über Kontamination von Wasser, Nahrungsmitteln, Gegenständen, Vektoren, Luft, Boden u.a. (Viren, Bakterien, Protozoen, Würmer, Arthropoden)
c Haupttypen der horizontalen Übertragung infektiöser Agentien
23 Tröpfcheninfektion
27
25
26
24 Fäkal-orale Übertragung
28 "Venerische" Übertragung, Schleimhaut-Kontakt, Haut-Kontakt
30
Staub
Instrumente
31 u.a.
29 Verschiedene Arten indirekter Übertragung
Übertragung durch Vektoren (stechende/beißende Arthropoden) 32
Vertebraten-Reservoir (Zoonose) 33
Vektor-Vertebraten-Reservoir (besonderer Typ von Zoonose) 34
Ausbreitung saprophytischer Keime 35

Abb. 206 a–c. *Hinweise auf die Epidemiologie und Übertragungsarten von Infektionskrankheiten.* **a** Das unter (1) aufgeführte *Modell* (leicht modifiziert nach *Anderson, R. M., May, R. M.*: Nature *280*, 361 (1979)) soll verständlich machen, daß epidemiologische Begriffe unter Berücksichtigung populationsdynamischer Gegebenheiten gehandhabt werden sollten. In diesem Schema sind diese Verhältnisse vereinfacht am Beispiel einer Mäusepopulation dargestellt, die z. B. von einer Virusinfektion befallen wird. Die großen römischen Buchstaben bedeuten absolute Zahlen von Tieren, die nicht infiziert, somit noch ansteckungsfähig sind (X), die infiziert sind (Y) oder die gegenüber dem Erreger eine Immunität erlangt haben (Z), alles zu einem gegebenen Zeitpunkt (t). Die natürliche Mortalitätsrate wird durch b, die zusätzliche Mortalitätsrate infolge Infektion durch α dargestellt. Man nimmt in diesem Modell ferner an, daß die Rate, mit der bislang nicht infizierte Mäuse die Infektion erwerben, der Zahl von Kontakten mit infizierten Tieren proportional ist; in diesem Zusammenhang bedeutet β eine Art »Transmissionskoeffizient«. Die Rate, mit der die Infizierten dank Immunisierung die Infektion überwinden, ist mit ν angegeben. Der Buchstaben γ gibt die Rate an, mit der die erworbene Immunität vielleicht wieder verloren geht; im Fall einer bleibenden Immunität wäre demnach $\gamma = 0$. Schließlich ist bei Mäusen, deren Graviditätsdauer nur 3 Wochen beträgt, auch die Geburtsrate a zu berücksichtigen. Aufgrund dieser Annahmen lassen sich die zahlenmäßigen Veränderungen der nicht Infizierten, der Infizierten und der Immunen ebenso wie der Gesamtpopulation, als Funktion der Zeit mathematisch ausdrücken (2–6). Dem Wesen nach ähnliche Überlegungen lassen sich auch bei Epidemien unter menschlichen Populationen anstellen; allerdings ist hier anstatt Geburten generell ein Bevölkerungszuwachs einzusetzen. Wenn man nun bedenkt, daß zahlreiche Infektionskrankheiten mit der Zeit zu einer Immunisierung eines erheblichen Teils der Bevölkerung führen, und die in diesem Schema angegebenen Raten somit als Funktion der Zeit eine Änderung erfahren, ergibt sich ein ziemlich komplexes Bild. Dies ist in Rechnung zu ziehen, wenn allgemein übliche *epidemiologische Begriffe,* wie *Infektiosität* (8), *Penetranz* (9), *Morbidität* (10), *Mortalität* (11) und *Letalität* (12) zur Anwendung gelangen. In dem Schema (7) stellt die Fläche der – angenommenermaßen hintereinandergestellten – Rechtecke absolute Zahlen dar. Die populationsdynamischen Muster von Epidemien infektiöser Krankheiten hängen von zahlreichen *Variablen* ab, u. a. von den *Eigenschaften der Erreger* (Infektiosität, Virulenz, Resistenz gegenüber Umwelteinflüssen, Wirtsspektrum (Infektionsspektrum) u. a.), den *Umweltbedingungen* (Kontakthäufigkeit unter der Bevölkerung, hygienische Verhältnisse, Ernährungsbedingungen, Jahreszeit, Klima, Wetter u. a.), den *Abwehrmechanismen der Wirtsorganismen* (Rassen-, Geschlechts-, altersgebundene Besonderheiten, endokrine und metabolische Situation, Ermüdung, Verhaltensweise sowie vor allem Immunstatus), der *Art der Infektionsquelle* sowie dem *Übertragungsmodus* (s. **b** u. **c**). **b** *Vertikale und horizontale Transmission von Infektionserregern.* Die *vertikale Übertragung* infektiöser Agentien von der Parental- auf die Filialgeneration kann auf verschiedene Art zustandekommen (13). In *Eizellen und Spermien* können u. U. – wie man aus Tierversuchen weiß – onkogene und leukämogene Viren, möglicherweise aber noch weitere Keime transmittiert werden (14). *Auf diaplazentarem Weg* (15) gelangen u. a. Viren (Röteln-, Variola-, Zytomegalo- und anderen Viren), Bakterien (z. B. Treponema pallidum, Listeria monocytogenes, Vibrio fetus u. a.) sowie Protozoen (vor allem Toxoplasma gondii) von der Mutter auf den Keimling. *Anläßlich der Geburt* (16) wird das Kind u. U. durch Gonokokken, Herpes- und andere Viren, Trichomonaden u. a. infiziert, d. h. infektiöse Agentien, die sich im Genitaltrakt der Frau befinden können. Durch die *Milch* werden bei Tieren u. a. für die Mamma onkogene Viren übertragen. Hinsichtlich des Menschen ist diese Frage noch nicht befriedigend geklärt. Die *horizontale Transmission* von Infektionserregern (18) von Individuum auf Individuum ist im postnatalen Leben ein überaus häufiges Ereignis, wobei die verschiedensten Transmissionsarten zu berücksichtigen sind (22, s. auch **c**). Bei einer *Epidemie* erfolgt die Ausbreitung einer Infektionskrankheit u. U. sehr rasch (19, 20); die Überwindung der letzteren hängt in manchen Fällen mit der auftretenden Immunität zusammen (21). **c** *Haupttypen der horizontalen Übertragung infektiöser Agentien. Tröpfcheninfektionen* (23) spielen im alltäglichen Leben eine überragende Rolle. Abgesehen von Viren, die gewöhnliche »Erkältungskrankheiten« hervorrufen, werden auf diesem Weg auch viele gefährlichere Keime transmittiert, u. a. Tuberkulosebakterien, pathogene Streptokokken, Meningokokken, Influenza-Viren, Pocken-Viren u. a. m. Die *fäkal-orale Route* (24) der Übertragung hat ebenfalls eine sehr große Bedeutung, wobei die Transmission der Keime oft nicht direkt (25), sondern indirekt (26), d. h. über eine Kontamination von Wasser, Nahrungsmitteln u. a., erfolgt. Wichtige Beispiele hierfür liefern u. a. die Salmonellosen und viele weitere enterische Infektionen, die Cholera, Hepatitis A, Poliomyelitis und andere Infektionen durch enterische Viren, Amoebiasis sowie die meisten Wurmkrankheiten. Bei den letzteren kommt z. T. der fäkal-oralen Autoinfektion eine Bedeutung zu (27). *Schleimhautkontakte* spielen u. a. bei den *venerischen Affektionen* eine große Rolle (28): Hier handelt es sich um infektiöse Agentien, die den Umwelteinflüssen gegenüber sehr empfindlich sind (z. B. Treponema pallidum, Neisseria gonorrhoeae u. a. m.). In diesem Zusammenhang sei auch auf Infektionserreger hingewiesen, die mit dem *Speichel* ausgeschieden werden (Mumps-Viren, Epstein-Barr-Virus, Herpes simplex hominis-Virus I, Zytomegalovirus u. a., ferner soll hier die durch Biß übertragene Tollwut erwähnt werden). *Hautkontakte* stellen eine wichtige Übertragungsart bei Staphylokokkeninfektionen, ferner z. T. bei Herpes simplex, Pocken sowie u. U. Lues, Frambösie u. a. m. dar. Auch der erwähnte fäkal-orale Transmissionsmodus kann durch Vermittlung von Hautkontakten (z. B. Händedruck) realisiert werden. Man kennt im übrigen eine große Zahl von *indirekten Übertragungsmöglichkeiten* (29), z. B. durch *Kontamination von Instrumenten,* was beim Hospitalismus von Bedeutung ist, *Spielzeugen* (Kinder!) oder anderen Materialien (31). *Staubinfektionen* (30) setzen eine erhebliche Resistenz der Keime gegenüber Trockenheit voraus (z. B. gewisse Pilzsporen, ferner u. U. Tuberkulosebakterien u. a.). Erregerhaltiges Sputum kann am Boden zu Staub werden. Im Gegensatz zu den bisher genannten, im wesentlichen auf Übertragungen von Mensch zu Mensch beschränkten Beispielen (sog. *homologe Infektionsketten*) kennt man sog. *heterologe Infektionsketten,* an denen mehrere Spezies beteiligt sind. Eine wichtige Rolle als *Vektoren,* d. h. Überträger der infektiösen Agentien, spielen *blutsaugende Arthropoden,* im besonderen Mücken, Fliegen, Zecken, Flöhe, Milben u. a., in denen höher organisierte Parasiten z. T. eine Phase ihres Entwicklungszyklus durchlaufen. Mit einigen Ausnahmen werden durch hämophage Vektoren nur Keime übertragen, die sich häufig oder immer im zirkulierenden Blut des Hauptwirtes aufhalten. Dabei kann es sich um einen Mensch-Arthropoden-Mensch-Zyklus (32, z. B. Malaria, Städtegelbfieber) oder um einen solchen handeln, bei dem tierische Vertebraten ein wichtiges Reservoir bilden (34, z. B. Dschungel-Gelbfieber, Pferde-Enzephalitis, Colorado-Zeckenfieber, Pest, ostafrikanische Schlafkrankheit und viele mehr). Es gibt auch eine Reihe von Krankheiten, bei denen der Mensch ohne Dazwischenschaltung von Arthropoden durch Keime infiziert wird, die überwiegend Tiere besiedeln (sog. *Zoonosen,* 33). Es gibt noch weitere, z. T. komplizierte Infektionsketten, auf die später eingegangen werden soll. Ein Beispiel für die *Ausbreitung weitgehend saprophytischer Keime durch die Luft* (35) liefert die sog. Legionärskrankheit, deren Erreger, Legionella pneumophila, u. a. von Klimaanlagen verstreut wurde

ten, in denen ein erheblicher Teil der Bevölkerung eine *natürlich erworbene* oder *durch Impfung erzeugte spezifische Immunität* aufweist oder im Verlauf der Epidemie erlangt *(Durchseuchung)*. Man kann von der Annahme ausgehen, daß eine Epidemie in der Regel verebbt, wenn ungefähr ⅓ der Population eine belastbare Immunität besitzen: Die Chance, daß ausgeschiedene Keime auf anfällige Individuen treffen, ist dann nicht mehr groß. Dies entspricht einer häufigen Art der Unterbrechung von Infektionsketten.

Die sog. *Expositionsprophylaxe,* d. h. die Ausschaltung der Infektionsquelle und/oder die Unterbrechung der Infektkette durch andere Maßnahmen bzw. Mechanismen als die Herbeiführung einer spezifischen Immunität, läßt sich nicht bei allen Arten von Seuchen mit gleichem Erfolg anwenden. Sie bewährt sich in der Regel bei Infektionskrankheiten, die durch direkten Kontakt (z. B. venerische Affektionen, Hautinfekte), perorale Übertragung der Keime (Salmonellosen, Cholera u. a.) oder durch Vektoren, im besonderen Arthropoden, übertragen werden. Zu den Mitteln, deren man sich im Rahmen expositionsprophylaktischer Maßnahmen bedient, gehören u. a. die *Desinfektion* kontaminierten Materials, die risikofreie *Beseitigung befallener Tiere* (Schlachtung, Verbrennung der Kadaver, allenfalls Kadaver-Verwertung zur Herstellung von Tierfuttermehl) und die *Desinfestation (»Entwesung«)* durch Pestizide (Insektizide und Rodentizide).

Isolierungsmaßnahmen (früher: *Quarantäne*) sind ebenfalls in Erwägung zu ziehen; allerdings haben sie rein vorbeugenden Charakter. Für die Isolation kommen – je nach Lage – infizierte Einzelpersonen, befallene Kollektive oder verseuchte Gebiete in Betracht. Expositionsprophylaktische Vorkehrungen erweisen sich in der Regel als nur beschränkt wirksam, wenn die infektiös bedingte Seuche aerogen, d. h. durch Tröpfcheninfektion übertragen wird. Im Falle hochkontagiöser Krankheiten und/oder schwer nachweisbarer Erreger (im besonderen Viren) sind solche Maßnahmen in der Regel von geringem Wert.

Mit Hilfe der sog. *Chemoprophylaxe* versucht man, die Ansiedelung der Erreger auf einem noch nicht befallenen Wirt zu verhindern. In der Praxis sollte sich diese Art von Vorbeugung auf Personen beschränken, die in besonderem Maß exponiert sind oder einer vermehrten Exposition entgegensehen (u. a. Medizinalpersonen, die sich an der Seuchenbekämpfung beteiligen, ferner z. B. Reisende, die Malaria-verseuchte Gebiete aufsuchen). In manchen Fällen handelt es sich bei der Behandlung mit antimikrobiellen Mitteln bereits um eine Frühtherapie; der Zeitpunkt der Infektion läßt sich ja in den meisten Fällen nicht sicher ermitteln. Im allgemeinen gilt die Regel, eher keine als eine ungenügende Chemotherapie zu betreiben, da die klinischen Symptome sonst maskiert werden können, ohne daß es zu einer Elimination der Keime käme. Überdies begünstigt eine »antimikrobielle Anbehandlung« die Entstehung resistenter Keime.

Im Hinblick auf die Komplexität der Probleme und Maßnahmen, um die es bei der Bekämpfung ansteckender Krankheiten geht, muß eine Organisation geschaffen werden, die koordinierend wirkt. Dies ist das Ziel der *Seuchengesetzgebung* und ihrer Ausführungsbestimmungen, wie sie in den zivilisierten Ländern üblich sind. Die *praktische Seuchenbekämpfung* stützt sich dabei auf die ärztlich tätigen Mediziner und Veterinäre, diagnostische Laboratorien und ein behördliches Seuchenamt, das u. a. über epidemiologisch geschulte Mediziner verfügen sollte. Nur mit Hilfe solcher Organe kann man damit rechnen, daß Seuchen rasch erkannt, einer ätiologischen Diagnose zugeführt und in epidemiologischer Hinsicht evaluiert werden können. Alle Bestrebungen auf diesem Gebiet sind jedoch zum Scheitern verurteilt, wenn die Ärzte die ihnen auferlegte *Meldepflicht* vernachlässigen und die Organe der Seuchenbekämpfung über festgestellte ansteckende Krankheiten nicht informieren.

Fortgesetzte prophylaktische Maßnahmen umfassen u. a. *Massenimpfungen* der Bevölkerung (S. 1782), *grenzärztliche und grenztierärztliche Dienste, Trinkwasser- und Lebensmittelkontrollen,* Regelung der *Abfall- und Abwasserbeseitigung* und die allgemeine Förderung *hygienischer Einrichtungen.*

Einige Hinweise auf die Übertragungsarten von Infektionskrankheiten sind in Abb. 206 illustriert.

Literatur

Anderson, R. M., May, R. M.: Population biology of infectious diseases: Part 1. Nature *280,* 361 (1979) — *Borneff, J.:* Hygiene, 3. Aufl. Stuttgart: Thieme 1977 — *Cluff, L. E., Johnson, J. E.:* Clinical concepts of infectious diseases. Baltimore: Williams & Wilkins 1972 — *Collins, C. H., Lyne, P. M.:* Microbial methods. London and Baltimore: Butterworth and University Park Press 1970 — *Ferron, A.:* Bactériologie à l'usage des étudiants en médecine, 6ème éd. Lille: Crouan & Roques 1973 — *Fey, H.:* Kompedium der allgemeinen medizinischen Bakteriologie. Berlin – Hamburg: Parey 1978 — *Friedman, H., Linna, T. J., Prier, J. E.:* Infection, immunity and genetics. Baltimore: University Park Press 1978 — *Grumbach, A., Bonin, O.:* Die Infektionskrankheiten des Menschen und ihre Erreger, Bd. 2, 2. Aufl. Stuttgart: Thieme 1969 — *Hallmann, L., Burkhardt, F.:* Klinische Mikrobiologie, 4. Aufl. Stuttgart: Thieme 1974 — *Hoepprich, P. D. (ed.):* Infectious diseases. Hagerstown: Harper & Rowe 1972 — *Jawetz, E., Melnick, J. L., Adelberg, E. A.:* Medizinische Mikrobiologie, 4. Aufl. Berlin – Heidelberg – New York: Springer 1977 — *May, R. M., Anderson, R. M.:* Population biology of infectious diseases: Part II. Nature *280,* 455 (1979) — *Segal, A. W.:* Nitroblue-tetrazolium tests. Lancet *1974 II,* 1248 — *Schlegel, H. G.:* Allgemeine Mikrobiologie, 4. Aufl. Stuttgart: Thieme 1976 — *Wiesmann, E.:* Medizinische Mikrobiologie, 4. Aufl. Stuttgart: Thieme 1978 — *Wilson, G. A., Miles, A. G.:* Topley and Wilson's principles of bacteriology and immunity, 6th ed. Baltimore: Williams & Wilkins 1975

180. Eigenschaften von Infektionserregern: Kurzer Überblick

180.1. Allgemeine Bemerkungen zu den Mikroorganismen

Vorstellungen über die phylogenetische Entwicklung der Mikroorganismen

Alles spricht dafür, daß Mikroorganismen die *ersten Formen von Leben auf der Erde* bildeten. Die Gründe für diese Annahme sind vorwiegend theoretischer Natur, da man – im Gegensatz z. B. zur Entwicklungsgeschichte der Vertebraten – kaum über Dokumente, wie versteinerte Organismen, aus den Anfängen dieses Geschehens verfügt. Die physikalische Chemie und Biochemie der Entstehung lebender Materie sind zur Zeit Gegenstand eingehender Studien, und man ist bereits in der Lage, z. B. durch kontrollierte »Blitze in der Retorte« unter Anwesenheit einfacher Verbindungen, wie H_2O, CO_2, NH_3 und CH_4, die verschiedensten *Aminosäuren* entstehen zu lassen. Die Frage, ob diese Substanzen vor der Bildung von *Purin- und Pyrimidinbasen* sowie einfacher *Nukleinsäuren* entstanden, ist umstritten. Bei oberflächlicher Betrachtung könnte man daran denken, zuerst seien die einfachsten lebenden Strukturen, d. h. *Viren*, aufgetreten. Diese sind jedoch für ihre Vermehrung an höher organisierte Zellen gebunden, so daß keine Berechtigung zur Annahme besteht, die heute bekannten Viren seien Vorläufer von *Bakterien*. Vielmehr hat es sich herausgestellt, daß Viren von allen anderen zellulären Organismen eindeutig zu unterscheiden sind. Möglicherweise handelt es sich bei diesen Strukturen sogar um mehr oder weniger »selbständig« gewordene Abkömmlinge von *Pro- und Eukaryonten.*

Bemerkungen zur Klassifikation der Mikroorganismen (Protisten)

Lange Zeit galt es als selbstverständlich, Organismen entweder dem *Tier- oder dem Pflanzenreich* zuzuordnen. So hat man beispielsweise die Pilze den Pflanzen zugereiht, obschon selbst ihre primitivsten Vertreter Glykogen und nicht Stärke bilden und somit, wie auch aufgrund anderer Eigenheiten, phylogenetisch den Protozoen näher stehen dürften. Viele Autoren sind daher zum Entschluß gelangt, die Mikroorganismen in ein besonderes Reich einzuordnen und sie gesamthaft – in Anlehnung an einen 1866 von Haeckel geprägten Begriff – als *Protisten* zu bezeichnen. Nach dieser Klassierung unterscheiden sich die Protisten von echten Pflanzen und Tieren durch ihren einfachen Aufbau, d. h. sie sind einzellig oder bilden, falls sie zur Produktion mehrzelliger Strukturen befähigt sind, ganz primitive, wenig differenzierte Gewebe.

Zu den einfachsten Protisten, den *Prokaryonten,* zählt man die Bakterien und die *blaugrünen Algen,* welch letztere einen eigentümlichen, auch bei manchen Bakterien bekannten Fortbewegungsmechanismus (»Gleiten«, »Kriechen«) aufweisen. Verschiedene Autoren vermuten, daß es sich bei vielen Bakterien um »farblose« blaugrüne Algen handeln könnte, die im Verlauf der Evolution die zur Photosynthese erforderlichen Pigmente verloren haben. Zu den *Bakterien* i. e. S., die sich durch ihre geringe Größe (0,2–2 µm im kleinsten Durchmesser), einen prokaryoten Zellaufbau (u. a. Fehlen eines »echten« Zellkerns, eines Mitoseapparates und weiterer für Eukaryonten typischer Organellen) und eine besondere Art von Übertragung genetischer Information (S. 1689) auszeichnen, gehören auch die *Chlamydien (Bedsoniae)* und die *Rickettsien:* Diese beiden Gruppen unterscheiden sich von den anderen Bakterien lediglich durch den obligaten Zellparasitismus. Im übrigen muß hervorgehoben werden, daß eine *befriedigende Klassierung von Bakterien, die sich entwicklungsgeschichtlich erklären ließe, noch nicht existiert.* Die zur Zeit bestehenden Taxonomien gründen sich auf leicht nachweisbare Eigenschaften, wie Größe, Form, Färbbarkeit und biochemische Leistungen. Eine wissenschaftlich fundierte Einteilung wäre erst möglich, wenn aufgrund von Homologien der Nukleinsäuren bzw. deren Anteile der Evolutionsvorgang herausgelesen werden könnte.

Höhere Protisten, die Algen (mit Ausnahme der oben erwähnten blaugrünen Algen), Protozoen, Pilze und Schleimpilze umfassen, zeigen einen Zellaufbau wie Pflanzen und Tiere, d. h. sie lassen u. a. »echte Kerne«, einen Mitoseapparat, ein endoplasmatisches Retikulum und Organellen mit Autoreduplikation (Mitochondrien sowie – in Zellen mit Photosynthese – Chloroplasten) und mikrotubuläre Elemente erkennen: Sie werden daher zu den *Eukaryonten* gezählt. *Algen* sind im allgemeinen Chlorophyll-haltige Protisten, von denen man auch geißeltragende Vertreter kennt (z. B. Volvocales innerhalb der Chlorophyta). Es zeigen sich hier möglicherweise Übergangsformen zwischen Algen und *Protozoen,* für deren primitivste Formen man die flagellentragenden *Mastigophora* hält. Es wird vermutet, daß aus diesen die amöboiden Protozoen, die *Rhizopoda,* und aus den letzteren die z. T., d. h. in gewissen Entwicklungsstadien bewimperten *Sporozoa* sowie schließlich die flimmertragenden *Ciliata* hervorgegangen sind. Den Ursprung der *Pilze,* deren einfachste Vertreter im Wasser leben und dank einer Geißel beweglich sind, vermutet man heute eher in den Protozoen als in den Algen. Mit »Aktinomyzeten«, die zu den Bakterien zu zählen sind, haben Pilze nichts gemeinsam. Pilze sind nicht zur Photosynthese befähigt. Sie wachsen z. T. in Form von Filamenten (Hyphen), die in der Regel perforierte Querwände enthalten und meist nicht eigentlich mehrzellige Organismen sind, sondern sog. Zönozyten, einem vielkernigen Zytoplasma innerhalb eines Systems verzweigter Röhren, entsprechen. Die Röhren enthalten im übrigen neben Polysacchariden reichlich Chitin und stellen ein Analogon von Zellwänden dar. Einzelne Typen von Pilzen, wie die Hefen, produzieren kein Myzel. *Schleimpilze* bilden in bestimmten Entwicklungsstadien eine nackte, amöboid bewegliche Zytoplasmamasse, die zahlreiche Kerne enthält, während sie in anderen Phasen nackte, begeißelte Schwarmsporen oder – im Fall einzelner Spezies – unbegeißelte Myxamöben freisetzen.

Eine Modellvorstellung zur phylogenetischen Entwicklung der Protisten – eine rein spekulative Deutung – ist in Abb. 207 dargestellt.

180.2. Viren: Generelle Hinweise

Einige Begriffe aus der Virologie

Definitionen: *Viren* sind neben *Viroiden* (frei vorkommende, infektiöse Nukleinsäuren) die kleinsten Infektionserreger (20–300 nm im Durchmesser). Sie enthalten *nur eine Art von Nukleinsäure* (DNA oder RNA) und besitzen keinen metabolischen Apparat, der ihnen ein selbständiges Dasein ermöglichen würde. Für ihre Vermehrung sind sie deshalb auf den Stoffwechsel der Wirtszelle angewiesen. Dadurch werden sie zu *obligat intrazellulären Parasiten,* die extrazellulär lediglich *eine statische Einheit* mit den Hauptmerkmalen der *Infektiosität* und der *Antigenität (Antigenizität)* darstellen. Als obligate Zellparasiten sind alle Viren potentiell pathogen und weisen eine *hohe Wirtsspezifität* auf. Man unterscheidet *Pflanzenviren, Bakteriophagen* (= Bakterienviren) und *animale Viren,* denen die verschiedensten Tierfamilien als Wirt dienen. In der Regel stellen Viren gute Antigene dar.

Die komplette infektiöse Viruspartikel, das *Virion,* ist in einigen Fällen (Adenoviren, Papovaviren, Picornaviren) mit dem *Nukleokapsid* identisch. Dies besteht aus dem Nukleinsäure-haltigen *Innenkörper (»Core«)* und dem *Kapsid,* einer aus elektronenmikroskopisch nachweisbaren Untereinheiten, den Kapsomeren, in kristallographischer Gesetzmäßigkeit aufgebauten Proteinhülle. Kapsomeren setzen sich ihrerseits aus *Struktureinheiten oder Monomeren* zusammen, die aus ein oder mehreren Polypeptiden aufgebaut sind. Nukleinsäure-freie Kapside bilden ein häufiges Nebenprodukt der Virusvermehrung.

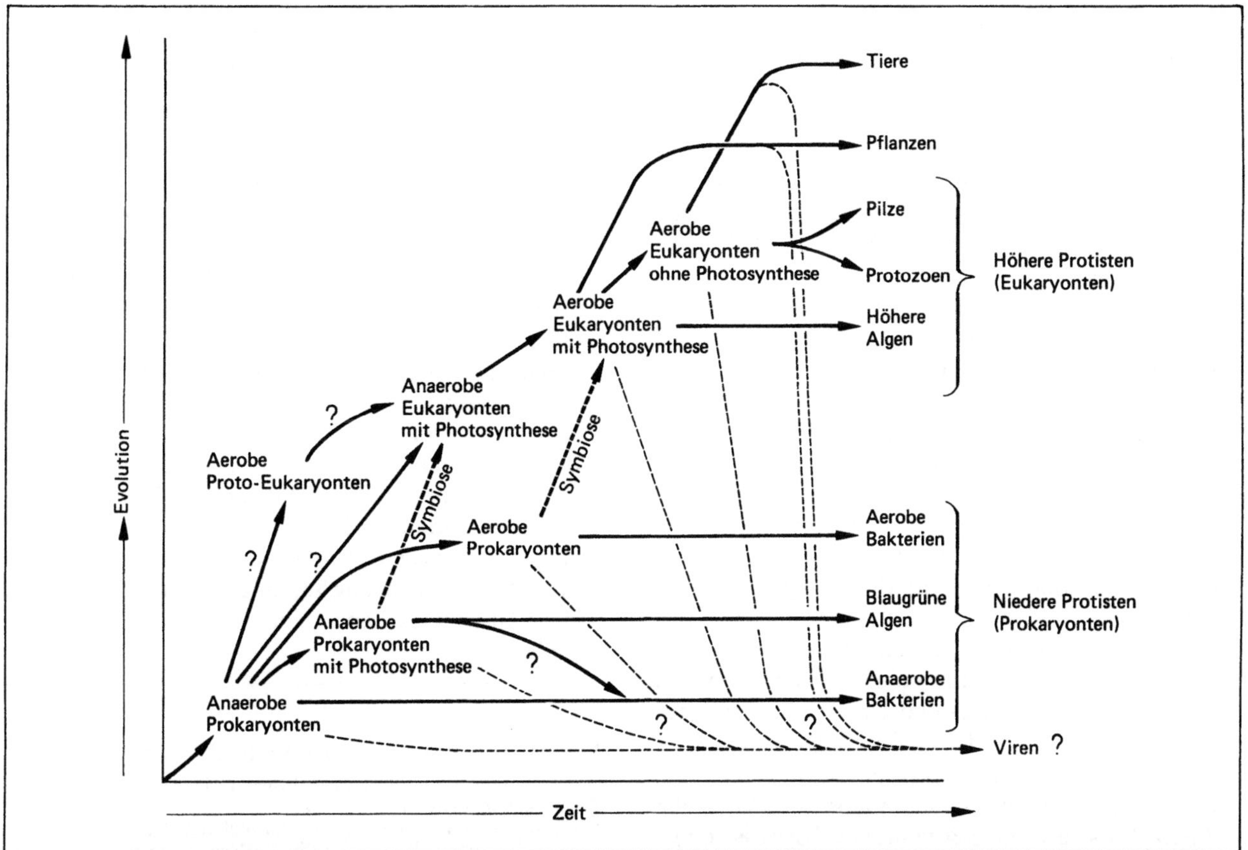

Abb. 207. *Hypothetische Vorstellungen zur Evolution der sog. Protisten, d. h. der Bakterien, Algen, Protozoen und Pilze.* Lange Zeit galt es als selbstverständlich, Organismen entweder dem Tier- oder dem Pflanzenreich zuzuordnen. *Pilze* hat man den Pflanzen zugereiht, obschon sie gewisse Eigenschaften aufweisen, die sie mit *Protozoen* gemein haben. So leben ihre einfachsten Vertreter z. T. im Wasser und vermögen sich dank einer Geißel darin zu bewegen; ferner bilden sie Glykogen und nicht, wie die Pflanzen, Stärke. Es gäbe noch weitere Analogien zu nennen. Die Phylogenese der primitiven und mehrheitlich einzelligen Lebewesen, die man unter der Bezeichnung »Mikroben« zusammenfassen kann, steht daher immer noch im Zweifel. Auf solide Basis ließen sich diese Fragen erst stellen, wenn einmal über das Ausmaß von Homologien der Nukleinsäuren zwischen den verschiedenen Mikroorganismen mehr Einzelheiten bekannt wären. Wir sind daher vorläufig auf *Hypothesen* angewiesen. Verschiedene Autoren schlagen vor, die Mikroorganismen in ein besonderes Reich einzuordnen und sie gesamthaft als *Protisten* zu bezeichnen. Die letzteren unterscheiden sich von Pflanzen und Tieren durch ihren einfachen – oft einzeligen – Bau. Zur Ausbildung differenzierter Gewebe sind sie nicht imstande. Das hier gezeigte Schema hat, wie erwähnt, spekulativen Charakter; immerhin dürften die Grundzüge dieser Darstellung (modifiziert nach *Jawetz, E., Melnick, J. L., Adelberg, E. A.*: Medizinische Mikrobiologie, 4. Aufl. Berlin, Heidelberg, New York: Springer 1977) die heute vorherrschenden Auffassungen einigermaßen wiedergeben. Zu den primitivsten Protisten zählt man die *anaeroben Bakterien,* die in verschiedener Hinsicht den *blaugrünen Algen* nahe stehen. Ob entwicklungsgeschichtlich die einen oder die anderen älter sind, steht nicht fest. *Aerobe Bakterien* sind offenbar die am weitesten entwickelten Vertreter der Prokaryonten, d. h. der *niederen Protisten.* Wie früh phylogenetisch sich *aerobe Eukaryonten* von den Prokaryonten abgezweigt haben, wissen wir nicht. Verschiedene Beobachtungen lassen vermuten, daß die oben erwähnten *Pilze* und *Protozoen* aus einer Entwicklungsstufe hervorgingen, die den *höheren Algen* entspricht. Die drei letztgenannten Organismen bilden zusammen die Gruppe der *Eukaryonten,* d. h. der *höheren Protisten.* Über den Ursprung der *Viren* weiß man wenig Bescheid. Die zur Zeit am häufigsten vertretene Auffassung geht dahin, daß es sich um »*selbständig gewordene*« *Nukleinsäuren* (DNA oder mRNA) handeln könnte. Ihre Abtrennung von zellulären Nukleinsäuren ist vielleicht, wie durch die gestrichelten Linien angedeutet, auf verschiedenen Stufen der Evolution erfolgt

---

Bei komplexer aufgebauten Viren (u. a. Herpesviren, Myxoviren) wird das Nukleokapsid von einer *Hülle* umgeben, die sich in der Regel von Membranen der Wirtszelle ableitet und durch den Einbau viruskodierter Proteine und Glykoproteine virusspezifisch verändert ist.

Unter *Pseudovirionen* verstehen wir Viruspartikeln, die anstelle des viralen Genoms Teile der Nukleinsäure der Wirtszelle enthalten.

Die Begriffe »*A-, B-, und C-Partikeln*« dienen zur Einteilung der morphologischen Erscheinungsformen der Onkornaviren in Ultradünnschnitten. Reife C-Partikeln besitzen ein elektronendichtes, zentrales Nukleoid, welches von Hüllen umgeben ist. Bei B-Partikeln liegt das Nukleoid exzentrisch in einer deutliche Fortsätze tragenden Membran. A-Partikeln sind unreife, intrazytoplasmatische B-Partikeln mit ringförmig erscheinendem Nukleoid.

Defekte Viren sind hinsichtlich ihrer Vermehrung defizient und können mit der Vermehrung normaler Viren interferieren. Die den defekten Viren für ihre Vermehrung fehlende genetische Information kann in den meisten Fällen durch eine parallel in den infizierten Zellen in Gang gesetzte Replikation eines *Helfer-Virus* ausgeglichen werden. Je nach Virus-System kann das Helfer-Virus ein voll infektiöses Virus der gleichen Art oder ein heterologes Virus sein. Bei der Infektion einer Zelle durch zwei Viren kommt es nicht selten zum Phänomen der *Interferenz,* d. h. zu einer Hemmung eines der beiden Viren. Es muß zwischen *homologer* und *heterologer Interferenz* unterschieden werden. Im ersten Fall gehören beide Viren der gleichen Art an, im zweiten handelt es sich um Wechselwirkungen während der Replikation zweier nicht verwandter Viren. Grundlage der Interferenz kann eine Veränderung der Zelloberfläche, die Besetzung von Replikationsorten und die spezifische Umsteuerung des Zellstoffwechsels durch das erstinfizierende Virus, die bevorzugte Replikation eines der beiden Viren oder aber auch das Resultat eines induzierten refraktären Zustandes der Zelle infolge Einwirkungen von Interferon (S. 1733) sein.

Die morphologische Veränderung der Wirtszelle durch das sich in ihr vermehrende Virus ist unter der Bezeichnung »*zytopathogener Effekt*« bzw. »*virusbedingte Zytolyse*« oder kurz »*Lyse*« bekannt. *Einschlußkörper* sind virusspezifische Strukturen, die während der Virusvermehrung in der Wirtszelle gelegentlich gebildet werden. Sie zeichnen sich durch Azidophilie oder Basophilie aus, liegen im Kern und/oder im Zytoplasma und können a) Orten der Virussynthese, b) Zentren der Virusreifung oder c) Überresten einer stattgehabten Virusvermehrung entsprechen.

Einzelne Viren führen im Wirtsorganismus nicht oder nicht regelmäßig zum Tod der von ihnen infizierten Zellen, sondern wirken u. U. über eine fortgesetzte Antigenproduktion und Bildung von Immunkomplexen (s. Immunkomplex-Krankheiten, S. 1109) bzw. eine Ingangsetzung zellgebundener Immunreaktionen schädigend: Man spricht hier z. T. von *persistierenden Virusinfektionen.*

»*Slow virus infections*« kennzeichnen sich dadurch, daß ihre schädlichen Folgen erst im Verlauf einer langen Zeitperiode zum Ausdruck kommen. *Latente Virusinfektionen* sind inapparent, d. h. sie erzeugen keine klinisch faßbaren Symptome. Bei *rekurrierenden Virusinfektionen* wird ein latent vorhandenes Virus in zeitlichen Abständen unter der Einwirkung innerer oder äußerer Faktoren reaktiviert (z. B. Herpes labialis). Sind gewisse Kriterien zur Annahme einer Virusinfektion erfüllt, lassen sich aber keine Viruspartikeln finden, spricht man von »*okkulten Viren*«. Unter »*Provirus*« verstehen wir das im Zusammenhang mit dem Wirtsgenom stehende Genom eines DNA-Virus bzw. die komplementäre DNA z. B. eines onkogenen RNA-Virus; es ist nicht von einem Kapsid umgeben und auch nicht in Vermehrung begriffen. »*Vegetative*« *Viren* sind virale Nukleinsäuren, die sich in Replikation befinden. »*Infektiöse Viren*« entsprechen dem vollständigen, reifen Virion. »*Moderierte Viren*« lysieren die Wirtszelle nicht, sondern können sich offenbar synchron mit der Wirtszelle über viele Generationen vermehren. »*Attenuierte*« *Viren* sind mit Hilfe einer Züchtung in vitro oder in vivo bzw. durch »genetische Manipulationen« derart verändert (»*abgeschwächt*«) worden, daß sie ihre Pathogenität für den ursprünglichen Wirt weitgehend verloren haben, nicht aber – oder nicht notwendigerweise – die Antigenizität: Solche Viren eignen sich in besonderem Maße für die aktive Immunisierung. »*Inaktivierte Viren*« sind durch künstliche Eingriffe vermehrungsunfähig gemacht worden. Ihre Antigenität kann dabei jedoch voll erhalten bleiben.

Vorstellungen über die Herkunft der Viren

Die Evolution der Viren konnte bisher nicht geklärt werden. Zur Zeit diskutiert man 3 *Hypothesen:*

1. Viren wurden Parasiten der ersten zellulären Organismen und die heute bekannten Viren sind direkte Nachkommen dieser ersten subzellulären Strukturen.
2. Viren stammen von zellulären Nukleinsäuren oder zellulären Organellen ab, die sich im Lauf der Phylogenese selbständig gemacht haben.
3. Viren haben sich aus pathogenen Bakterien durch einen retrograden Evolutionsprozeß entwickelt.

Klassifizierung der Viren

Viren werden heute nach den Vorschriften des *International Committee on Nomenclature of Viruses (ICNV)* klassifiziert. Dabei wird eine universelle, latinisierte binomiale Nomenklatur mit einer Einteilung in *Familie, Genus und Spezies* angestrebt. Als *taxonomische Kriterien* werden hierfür verwendet:

Nukleinsäuretyp (DNA oder RNA)
Strängigkeit der Nukleinsäure (einzel- oder doppelsträngig)
Molekulargewicht der Nukleinsäure
Prozentualer Gehalt an Nukleinsäure im Virion
Form des Virions
Form des Nukleokapsids
Wirtspezies
Vektor (z. B. bei durch Insekten übertragenen Viren)

Spezies (= einzelne Viren) werden weiterhin in *Serotypen* und diese wiederum in *Subtypen* unterteilt. Zur Charakterisierung der Viren wird daneben noch die *Empfindlichkeit* gegenüber physikalischen und chemischen Einflüssen (z. B. Stabilität bei pH 3, Resistenz gegen Äther, der Lipide aus der Hülle lösen kann) und gelegentlich der *Gewebe- und Zelltropismus* herangezogen. Die *Symptomatik* der durch das Virus induzierten Infektionskrankheit hat ihre Bedeutung als taxonomisches Kriterium verloren.

Kultivierung der Viren

Zur Züchtung von Viren bedient man sich heute in erster Linie verschiedener Arten von Zellkulturen und embryonierter Hühnereier. *Tierversuche,* die früher im Vordergrund standen, benützt man noch für einzelne Zwecke, wie die Isolierung besonderer Viren, den Nachweis von Art und Ausmaß pathogener Wirkungen und die Prüfung der Onkogenizität. Endpunkte der *Züchtung von Viren in bebrüteten Hühnereiern* sind u. a. der Tod des Embryo (z. B. Enzephalitisviren), Plaque-Bildung auf der Chorioallantoismembran (z. B. Pocken- und Herpesviren), oder die Produktion infektiöser Viren (u. a. Influenzaviren). *Gewebekulturen* stehen heute bei der Züchtung von Viren im Vordergrund. Zur Anwendung kommen sog. »Primärkulturen« von

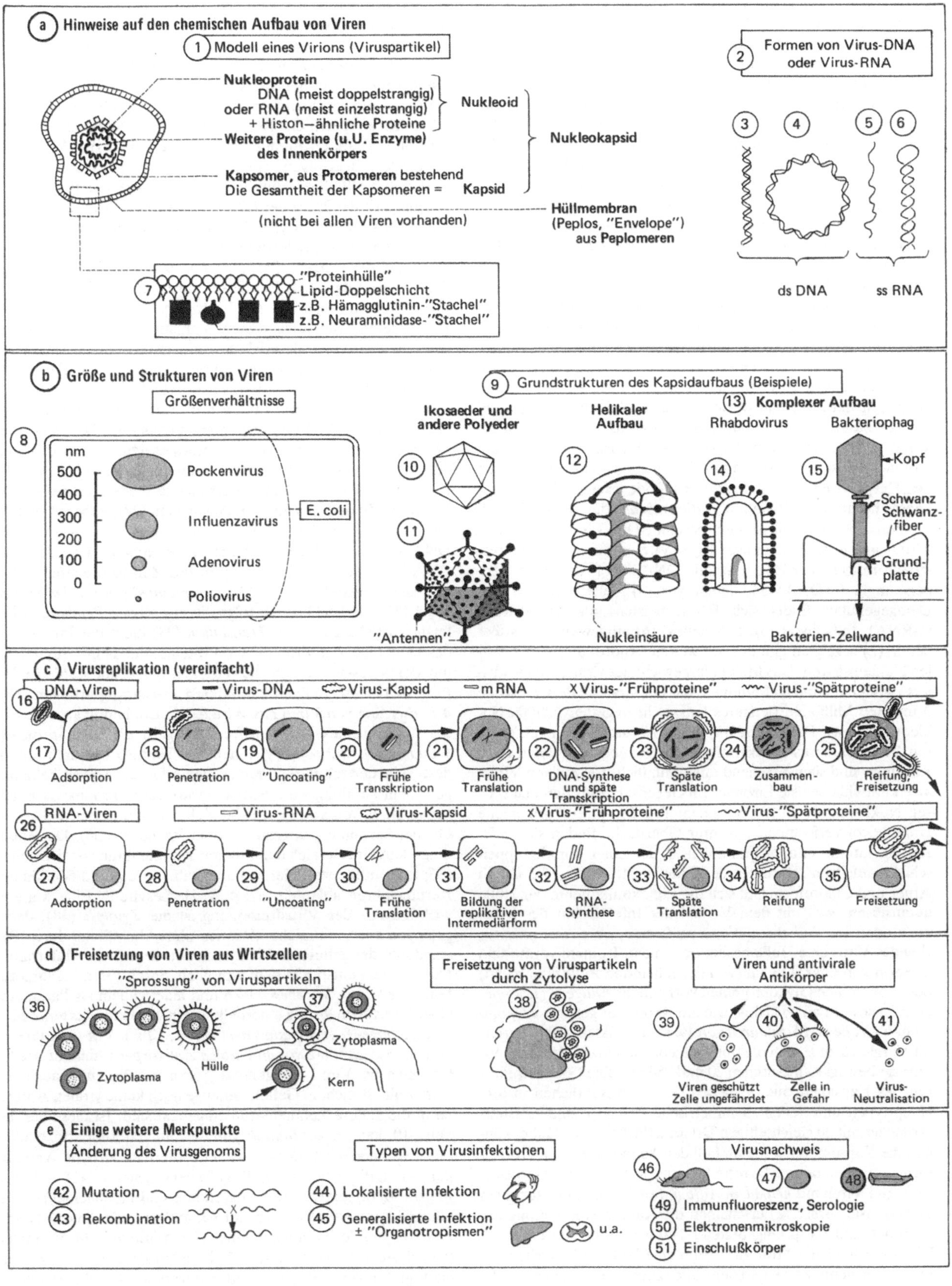
a Hinweise auf den chemischen Aufbau von Viren
1 Modell eines Virions (Viruspartikel)
Nukleoprotein
DNA (meist doppelstrangig)
oder RNA (meist einzelstrangig)
+ Histon–ähnliche Proteine
Nukleoid
Weitere Proteine (u.U. Enzyme) des Innenkörpers
Nukleokapsid
Kapsomer, aus Protomeren bestehend
Die Gesamtheit der Kapsomeren = Kapsid
Hüllmembran (Peplos, "Envelope") aus Peplomeren
(nicht bei allen Viren vorhanden)
2 Formen von Virus-DNA oder Virus-RNA
3 4 5 6
ds DNA
ss RNA
7
"Proteinhülle"
Lipid-Doppelschicht
z.B. Hämagglutinin-"Stachel"
z.B. Neuraminidase-"Stachel"
b Größe und Strukturen von Viren
Größenverhältnisse
8
nm
500
400
300
200
100
0
Pockenvirus
Influenzavirus
Adenovirus
Poliovirus
E. coli
9 Grundstrukturen des Kapsidaufbaus (Beispiele)
Ikosaeder und andere Polyeder
10
11
"Antennen"
Helikaler Aufbau
12
Nukleinsäure
13 Komplexer Aufbau
Rhabdovirus
14
Bakteriophag
15
Kopf
Schwanz
Schwanz-fiber
Grund-platte
Bakterien-Zellwand
c Virusreplikation (vereinfacht)
DNA-Viren
Virus-DNA
Virus-Kapsid
mRNA
x Virus-"Frühproteine"
Virus-"Spätproteine"
16
17 Adsorption
18 Penetration
19 "Uncoating"
20 Frühe Transskription
21 Frühe Translation
22 DNA-Synthese und späte Transskription
23 Späte Translation
24 Zusammen-bau
25 Reifung, Freisetzung
RNA-Viren
Virus-RNA
Virus-Kapsid
x Virus-"Frühproteine"
Virus-"Spätproteine"
26
27 Adsorption
28 Penetration
29 "Uncoating"
30 Frühe Translation
31 Bildung der replikativen Intermediärform
32 RNA-Synthese
33 Späte Translation
34 Reifung
35 Freisetzung
d Freisetzung von Viren aus Wirtszellen
"Sprossung" von Viruspartikeln
36
37
Zytoplasma
Hülle
Zytoplasma
Kern
Freisetzung von Viruspartikeln durch Zytolyse
38
Viren und antivirale Antikörper
39
40
41
Viren geschützt Zelle ungefährdet
Zelle in Gefahr
Virus-Neutralisation
e Einige weitere Merkpunkte
Änderung des Virusgenoms
42 Mutation
43 Rekombination
Typen von Virusinfektionen
44 Lokalisierte Infektion
45 Generalisierte Infektion ± "Organotropismen"
u.a.
Virusnachweis
46
47
48
49 Immunfluoreszenz, Serologie
50 Elektronenmikroskopie
51 Einschlußkörper

Abb. 208 a–e. *Einige Angaben über Viren. Allgemeine Viruseigenschaften. Viren,* neben *Viroiden* (frei vorkommende, infektiöse Nukleinsäuren) die *kleinsten Infektionserreger,* zeigen vielfältige Strukturen. Immerhin haben sie einige Eigenschaften gemeinsam: Sie enthalten nur *eine* Art von Nukleinsäure, entweder *DNA oder RNA,* besitzen *keinen eigenen Stoffwechsel* und *keinen Bewegungsapparat,* und ihre *Vermehrung (Replikation)* findet ausschließlich *intrazellulär* statt. Viren sind potentiell *pathogen* und weisen eine ausgesprochene *Wirtsspezifität* auf: Man unterscheidet u. a. Pflanzenviren, Bakterienviren (Bakteriophagen) und animalische Viren verschiedener Art. Auf Antibiotika sind Viren nicht empfindlich, dagegen kann ihre Replikation durch *Interferon* gehemmt werden. Virusproteine gelten in der Regel als *gute Immunogene.* **a** *Hinweise auf den chemischen Aufbau von Viren.* Das hier gezeigte *Modell eines Virions,* d. h. einer vollständigen Viruspartikel (1), trifft in groben Zügen für viele Arten von Viren zu. Der *Innenkörper (»Core«)* enthält die Nukleinsäure *(DNA* oder *RNA)* bzw. die entsprechenden Nukleoproteine und wird daher auch *Nukleoid* genannt. Das *Kapsid* entspricht dem Proteinmantel und besteht seinerseits aus *Kapsomeren,* die mit ihren Untereinheiten, den *Protomeren,* kristallähnlich strukturiert und verbunden sind. Nukleoid und Kapsid machen zusammen das *Nukleokapsid* aus, das bei einem Teil der Viren (z. B. Adenoviren, Papovaviren, Picornaviren) mit dem Virion identisch ist. Bei komplizierter aufgebauten Viren, wie den Herpesviren und den Myxoviren, findet sich um das Nukleokapsid herum eine *Hülle* mit *Hüllmembran,* die aus Proteinen, Lipiden und Kohlenhydraten besteht. Die *Virusnukleinsäure* wird – mit Ausnahme einiger RNA-Viren – durch ein einziges, fadenförmiges Molekül dargestellt. DNA liegt in der Regel doppelsträngig (dsDNA) und linear vor (3), selten zirkulär (4). Demgegenüber findet sich RNA meistens als Einzelstrang (ssRNA), teils linear (5), teils helikal (6) aufgewunden. Außer den in (2) gezeigten gibt es noch weitere Anordnungen der viralen Nukleinsäuren. Das Molekulargewicht der viralen RNA variiert zwischen 2 und 10 Millionen, das der viralen DNA zwischen 3 und 180 Millionen (letzteres entspricht ungefähr 300000 Nukleotidpaaren). Die *Eiweißkörper des Kapsids* bilden den größten Teil der Virus-Trockenmasse. Gegenüber proteolytischen Enzymen sind sie weitgehend unempfindlich. Bei einigen Virusarten umschließen sie Enzyme. Im Gegensatz zum ziemlich starren Nukleokapsid ist die bei einem Teil der Viren vorhandene *Hülle* leicht verformbar. An ihrer Oberfläche finden sich z. B. Hämagglutinin und Neuraminidase, die einer Lipid-Doppelschicht aufsitzen. Darunter liegt eine Proteinhülle (7). Durch Äther und Chloroform läßt sich die Lipidkomponente der Hülle herauslösen, was mit dem Verlust der Infektiosität des Virus verbunden ist. Auf diese Weise prüft man, ob ein zu untersuchendes Virus eine Hülle besitzt oder nicht. Kohlenhydrate sind in Form von Glykolipiden (von der infizierten Zelle stammend) oder von viralen Glykoproteinen vorhanden. *Antigene (Epitope)* können sowohl an der Hülle wie am Kapsomer gehäuft vorkommen. **b** *Größe und Strukturen von Viren.* Die Skizze (8) illustriert im Vergleich zu E. coli die unterschiedliche *Größe* einzelner Viren; sie bewegt sich zwischen 20 und 250 nm. Die Grundstrukturen des Kapsidaufbaus (9) lassen sich im wesentlichen in drei Haupttypen unterteilen: Symmetrische *Polyeder* sind meistens *Ikosaeder* mit 20 gleichseitigen Dreiecksflächen (10). Dabei können die Kapsomeren – wie im Fall der Adenoviren (11) – Kugelform aufweisen oder z. B. röhrenförmig gestaltet sein (Herpesviren). Bei Viren mit *helikalem Aufbau* (am besten untersucht am Tabakmosaikvirus, 12) erscheinen die Kapsomeren spiralig angeordnet, mit darin eingebetteter Nukleinsäure. Die animalen Viren mit helikaler Struktur weisen eine Hülle auf, weshalb sie im elektronenmikroskopischen Bild kugelig erscheinen (z. B. Myxoviren). *Rhabdoviren* (rhabdos = Stab) sind länglich; das Tollwutvirus z. B. zeigt eine geschoßähnliche Form (14). Es gibt Viren mit noch wesentlich *komplexerem Aufbau* (13). Ein eindrückliches Beispiel hierfür liefern gewisse *Bakteriophagen* (15), die über einen »Nukleinsäure-Einspritz-Apparat« verfügen (Coli-Phag der T-Serie). **c** *Virusreplikation.* Die *intrazelluläre Vermehrung von DNA-Viren* (16) läßt sich vereinfacht wie folgt zusammenfassen: In der Phase der *Adsorption* (17) kommt es – zunächst wahrscheinlich elektrostatisch bedingt – zu einer ersten Kontaktnahme mit der Wirtszelle, der dann die eigentliche Adsorption (ein virologischer Ausdruck für Festhaften) – wahrscheinlich an spezifische Rezeptoren – folgt. Die *Penetration* (18) scheint z. T. (aber offenbar nicht immer) über den Weg einer Endozytose zu erfolgen, wonach die Virusnukleinsäure von Kapsomer und allfälliger Hülle befreit wird (»*uncoating*«, 19). Es schließt sich die Phase der *frühen Transskription* an (20), bei der die mRNA für die Enzyme der DNA-Biosynthese gebildet wird. Nach Produktion der letzteren (21) setzen die *virale DNA-Synthese* und die *»späte« Transskription* ein (22), der die *»späte« Translation* folgt (23). Bei dieser entstehen die meisten Virusproteine, u. a. diejenigen des Innenkörpers sowie vor allem der Kapsomeren. Bei allen diesen Vorgängen darf angenommen werden, daß die virale mRNA vom Kern ins Zytoplasma wandert, wo an den zelleigenen Polyribosomen die Translation vor sich geht. Umgekehrt werden die neugebildeten viralen Proteine vom Zytoplasma wieder in den Kern transloziert, wo dann der *Zusammenbau der Virionen* beginnen kann (24). Nach erfolgter *»Reifung«* der letzteren sind die Voraussetzungen für die Freisetzung infektiöser Viruspartikel erfüllt (25). Die *Replikation der RNA-Viren* spielt sich, im Gegensatz zu derjenigen der DNA-Viren, im Zytoplasma ab (26). Adsorption (27), Penetration (28) und »uncoating« (29) erfolgen in ähnlicher Weise wie bei den DNA-Viren. Anläßlich der *frühen Translation* (30) werden u. a. RNA-Polymerase und Inhibitoren des Zellstoffwechsels gebildet, dann entsteht die *replikative Intermediärform der viralen RNA* (31), und schließlich folgt die eigentliche *Replikation* der letzteren (32). Die *späte Translation* (33) dient der Produktion des Hauptteils der viruseigenen Proteine, die dann – zusammen mit der Virus-RNA – in die Virionen eingebaut werden (*Reifung*, 34). Anschließend kann deren *Freisetzung* erfolgen (35). **d** *Freisetzung von Viren aus Wirtszellen.* Ein häufig anzutreffender Mechanismus der Virusfreisetzung ist die sog. *Sprossung (»budding«),* wobei die Virionen eine Umhüllung durch zumindest Teile der zellulären Membranen erfahren. Soweit bekannt, geht dem »budding« ein Einbau viruseigener Produkte (im besonderen Eiweißkörper) in die Zellmembran voraus, dies am Ort der Sproßung (dargestellt durch Stacheln in 36). Das »budding« kann im Bereich der äußeren Zellmembran vor sich gehen (36; z. B. Influenza-, Herpes- und Rabiesviren) und/oder an der Kernmembran ablaufen (37; z. B. Herpesviren). Eine weitere, wichtige Art der Virusfreisetzung ist die *Zytolyse* (38); dabei gelangen auch zahlreiche Virionen ohne Umhüllung durch Bestandteile der zellulären Membranen in den Extrazellulärraum. Die Zytolyse entspricht dem typischen, durch Viren hervorgerufenen *Zell- und Gewebeschaden* und dient zudem als Parameter einer Virusvermehrung innerhalb von in vitro kultivierten Zellen (*zytopathogener (zytopathischer) Effekt,* CPE). Vor *Immunreaktionen,* insbesondere vor *antiviralen Antikörpern,* sind intrazellulär gelegene Viren weitgehend geschützt (39), und auch die Wirtszelle ist nicht in Gefahr, solange noch keine viralen Antigene in die äußere Zellmembran eingebaut sind. Ist dies aber der Fall (40), kann es zur *Immunzytolyse* kommen. Im Extrazellulärraum vorhandene *Virionen* werden, sofern spezifische Antikörper vorhanden sind, in der Regel »neutralisiert« (41). **e** *Einige weitere Merkpunkte.* Die Virusgenome sind im allgemeinen stabil, und bei vielen Viren ist nur *ein* antigenischer Typ bekannt. Änderungen des Genoms können durch *Mutation* (42) erfolgen (vgl. dazu *Abb.* 27, S. 20), wobei die Virulenz erhöht bzw. erniedrigt (»attenuiert«) wird oder unverändert bleibt (letzterer Fall: sog. »stille« Mutation). Eine weitere Möglichkeit der Genomänderung liegt in sog. *Rekombinationen* (43) genetischen Materials zwischen zwei Viren, die dieselbe Zelle besiedeln. *Defekte Viren,* d. h. solche, die inbezug auf ihre Vermehrung defi-

Zellen, die durch Dispersion verschiedener Gewebe erhalten werden, Sekundärkulturen diploider Zellstämme, die nur eine begrenzte Zahl von Teilungen (in der Regel etwa 40–50) zu vollziehen imstande sind, und kontinuierliche Kulturen aneuploider, in der Regel nachweisbar neoplastischer Zellinien. Die Art der zu wählenden Zellkultur hängt in erster Linie von der Wirtsspezifität des zu untersuchenden Virus und seinem Zytotropismus ab. Als Kriterien des Viruswachstums dienen u. a. der *zytopathogene Effekt bzw. der Zelluntergang* (u. a. Zytomegalie-, Masern-, Adeno-, Polio- und Herpesviren), *Störungen des Zellstoffwechsels* (z. B. herabgesetzte Säurebildung nach Infektion durch Enteroviren), die Bildung von *Hämagglutininen* (Influenza- und Mumpsviren), im Komplementbindungstest nachweisbare *Antigene* (Masern-, Varizellen-, Polio- und andere Viren), die *Hämadsorption an infizierte Zellen* (u. a. Influenza- und Parainfluenzaviren), *Interferenzphänomene* (z. B. Hemmung der Vermehrung des an sich zytopathogenen Echovirus durch das nicht zytopathogene Rötelnvirus) sowie Zeichen einer *Zelltransformation* (vor allem onkogene Viren, die u. a. zum Verlust der Kontakthemmung von Zellteilung und/oder -wanderung führen).

Quantitative Methoden zur Erfassung der Anzahl von Viren in einer Probe: Viruspartikeln lassen sich unter bestimmten Bedingungen im *Elektronenmikroskop* direkt auszählen (z. B. Dane-Partikel bei Hepatitis B, Viruspartikeln im Stuhl bei viral bedingter Diarrhoe u. a.). Wesentlich häufiger werden jedoch *biologische Eigenschaften der Viren* für ihre quantitative Erfassung herangezogen. Einen einfachen und zuverlässigen Weg stellt dabei die durch eine Reihe von Viren (z. B. Influenzaviren) verursachte *Hämagglutination* dar. Mit einer Variante des Hämagglutinationstestes, dem *Hämadsorptionstest,* lassen sich über die Adsorption von Erythrozyten an virusinfizierte Zellen in vitro indirekt infektiöse Viren nachweisen. Weitere Methoden zum Nachweis und zur *quantitativen Bestimmung infektiöser Viren* basieren auf der Induktion des zytopathogenen Effektes in Gewebekulturen, der Plaque-Bildung in Zellkulturen unter einer Agarschicht, der Plaque-Bildung auf der Chorioallantoismembran des bebrüteten Hühnereis, der Todesrate infizierter Versuchstiere bzw. der Auslösung von Zeichen der Infektionskrankheit u. a. m. Es muß festgehalten werden, daß die so bestimmten *infektiösen Einheiten* nur in den seltensten Fällen einem *infektiösen Virus* entsprechen.

Bildung von Einschlußkörpern durch Viren

Einschlußkörper werden gelegentlich während der Virusvermehrung im Zellkern, im Zytoplasma oder in beiden Lokalisationen gebildet. Sie sind vielmals größer als die einzelnen Viren. Sie können sowohl azidophil als auch basophil sein und machen während ihrer Entwicklung gelegentlich einen Wechsel in ihrem färberischen Verhalten durch. Diagnostisch von Bedeutung sind u. a. die *Negri-Körperchen* (S. 1811), die vor allem in Ganglienzellen des Gehirns auftreten und als charakteristisch für *Tollwut (Rabies)* gelten. Besteht der Verdacht, ein Hund oder ein anderes Tier sei tollwütig, ist es von großer Wichtigkeit, nach dieser Veränderung zu suchen. Sehr charakteristisch sind ferner die Einschlußkörper in Kern und Zytoplasma bei *Zytomegalie;* allerdings finden sich diese nur in einem kleinen Teil der von Zytomegaloviren befallenen Zellen. Bei *Pocken* treten intrazytoplasmatische Einschlußkörper auf, während solche bei *Windpokken* intranukleär liegen. Dieser Unterschied hat für eine frühzeitige Diagnose große Bedeutung. Man kennt noch weitere, durch Virusvermehrung in den Zellen entstandene Einschlußkörper (s. bei den einzelnen Viruskrankheiten). Immunfluoreszenzmikroskopisch lassen sich in den Inklusionen z. T. die entsprechenden Virusantigene nachweisen.

Chromosomale Veränderungen von Viren befallener Zellen

Sehr oft kommt es im Rahmen einer Virusinfektion zu Veränderungen des Karyotyps der betroffenen Zellen. Die *chromosomalen Aberrationen* sind in vielen Fällen *beliebig verteilt* und umfassen u. a. *Brüche, »rearrangements«* und *Absprengungen von Chromosomenteilen.* Azentrische Chromosomen, die sich in der Interphase bzw. bei Endzellen in *Micronuclei* verwandeln, findet man z. B. nach Infektion durch Zoster-Varizellen-, Masern- und Rötelnvirus. Das Zostervirus entfaltet im übrigen einen Kolchizin-artigen Effekt, indem Zellen oft in der Metaphase arretiert werden. Zufällig verteilte Chromosomenschäden sind auch nach Infektion durch onkogene Viren beobachtet worden. In besonderen Systemen, wie der Infektion von Hamsterzellen durch Herpes simplex-Virus, sind die chromosomalen *Brüche nicht beliebig verteilt,* sondern häufen sich an bestimmten Stellen einzelner Chromosomen. Diese Probleme bedürfen einer weiteren Klärung.

Bemerkungen zur Struktur und Größe der Viren

Die heutigen Kenntnisse über den Aufbau der Viren beruhen weitgehend auf Befunden, die unter Anwendung der *Elektronenmikroskopie* und der *Röntgenstrukturanalyse* erhoben wurden (vgl. dazu Abb. 208). Oberflächenstrukturen lassen sich z. T. durch Schwermetallimprägnation (z. B. mit Phosphorwolframsäure) im Sinn der *Negativkontrastierung* darstellen. Mit Hilfe solcher Techniken kann man im wesentlichen drei Gruppen von Viren mit verschiedenen *Bauprinzipien* auseinanderhalten: 1) Viren mit *helikaler Symmetrie des Nukleokapsids* (z. B. Para- und Orthomyxoviren); 2) Viren mit *kubischer Symmetrie* (u. a. Adenoviren); und 3) Viren mit *komplexem Aufbau* (z. B. Poxviren). Viren mit kubischer Symmetrie entsprechen häufig einem *Ikosaeder,* der 20, aus gleichseitigen Dreiecken bestehende Außenflächen, 12 Ecken und eine 5-, 3- und 2-fache Rotations-Symmetrie aufweist. Die Gesamtzahl der Kapsomeren, die ein Virus vom Typ des Ikosaeders tragen kann, läßt sich wie folgt bestimmen:

$$N = 10(n-1)^2 + 2$$

wobei: N = Gesamtzahl der Kapsomeren
n = Anzahl Kapsomeren pro Kante eines gleichseitigen Dreiecks

Die Zahl von Kapsomeren pro Virus variiert erheblich, z. B. von 12 beim Phagen Φ-X-174 bis 252 bei Adenoviren. Bei den Kapsomeren eines Ikosaeders lassen sich 12 an den Ecken, den Zentren der 5-fach-Symmetrie, sitzende sog. Pentamere sowie die an den Kanten und Flächen vorhandenen Hexameren unterscheiden. Viren mit Ikosaederstruktur kann man auch nach der Zahl von Triangulationen ordnen.

Die *Bestimmung der Virusgröße* geschieht auf verschiedene Weise: Filtration durch Membranen mit abgestufter Porenweite; Sedimentation in der Ultrazentrifuge; direkte Beobachtung im Elektronenmikroskop; Inaktivierung durch ionisierende Strahlen, die Hinweise auf die Volumengröße und besonders auf die Größe der Nukleinsäure liefert. Als Längenmaß benützt man in der Regel nm ($= 10^{-9}$m), allenfalls Å ($= 10^{-10}$m).

Chemische Beschaffenheit von Viren

Viren enthalten, wie erwähnt wurde, *nur eine Art von Nukleinsäure,* entweder RNA oder DNA. Die meisten pathogenen *RNA-Viren* weisen eine Einzelstrang-RNA auf; eine Ausnahme bilden die Reoviren

Abb. 208 a–e (Fortsetzung)

zient sind, können mit der Vermehrung normaler Viren interferieren; sog. *Helfer-Viren* vermögen bei defekten Viren ergänzend einzugreifen, sodaß letztere wieder zur Vermehrung imstande sind. Bei Infektion einer Zelle durch zwei verschiedene Viren kommt es dann und wann zum Phänomen der *Interferenz,* d. h. zur Hemmung der Replikation des einen oder des anderen Virus. *Virusinfektionen* können *lokalisiert* (44, z. B. »Erkältungskrankheit«) oder *generalisiert* sein (45). Im erstgenannten Fall spielen verschiedene Faktoren, wie Wärmeempfindlichkeit der Viren u. a. m., eine Rolle. Bei Allgemeininfektionen macht sich nicht selten eine gewisse *»Organotropie«* bemerkbar (z. B. Besiedelung der Hepatozyten durch Hepatitis-Viren, Infektion motorischer Vorderhornzellen bei Poliomyelitis acuta anterior). Der *Virusnachweis* beruht auf verschiedenen Methoden. Abgesehen von *Tierversuchen* (46) und der *Züchtung von Viren in bebrüteten Hühnereiern* (47), spielen heute *Gewebe- bzw. Zellkulturen* die Hauptrolle (48). Unter besonderen Umständen (Diagnose virusbedingter Diarrhoen, Unterscheidung von Pokken und Varizellen u. a. m.) kommt der *Elektronenmikroskopie* eine erhebliche Bedeutung zu (50). Virale Antigene lassen sich *immunfluoreszenzoptisch* und *serologisch* nachweisen (49). Licht- und elektronenmikroskopisch wird man oft durch die Anwesenheit von *Einschlußkörpern* auf das Vorliegen einer Virusinfektion aufmerksam gemacht (51); virusbedingte »Inklusionskörper« können dem Ort der Virusvermehrung, Zentren der Virusreifung oder Überresten einer stattgehabten Virusvermehrung entsprechen

mit einer doppelsträngigen RNA. Das Genom der *DNA-Viren* besteht dagegen meistens aus Doppelstrang-DNA; nur die Parvoviren besitzen eine einzelsträngige DNA. Die Molekulargewichte der DNA-Viren variieren zwischen 1,2–1,8 × 10^6 (Parvoviren) und 160 × 10^6 (Poxviren), diejenigen der animalen RNA-Viren zwischen etwa 10^6 (Picornaviren) und 10–15 × 10^6 (Reoviren, Retroviren). Durch Färbung gereinigter Virussuspensionen mit Akridinorange lassen sich doppelsträngige (gelb) und einzelsträngige (rot) DNA und RNA auseinanderhalten, und mit Hilfe verschiedener Nukleasen können DNA und RNA unterschieden werden. Für genauere Untersuchungen der viralen Nukleinsäuren müssen diese durch Lyse der Partikeln und Entfernung des Proteinanteils – z. B. unter Verwendung von Detergentien sowie Pronase und Phenol – zunächst freigesetzt werden. Dabei konnte festgestellt werden, daß die DNA-Viren je ein einziges DNA-Molekül besitzen, das – je nach Virus – eine lineare oder zirkuläre, z. T. gedrillte (»supercoiled«) Konfiguration erkennen läßt. Bei den RNA-Viren findet man entweder je ein einzelnes lineares RNA-Molekül (z. B. Picorna-, Toga-, Paramyxo- und Rhabdoviren) oder mehrere RNA-Moleküle oder -Segmente, die im Virion offenbar nur locker miteinander verbunden sind (z. B. Reo- und Orthomyxoviren). Bei den Viren mit einem einzelsträngigen RNA-Genom unterscheidet man ferner solche, deren Genom die Polarität und Basensequenz der viralen mRNA aufweisen (+Strang-Viren, z. B. Poliovirus) und andere, deren Genom komplementär zur mRNA ist (−Strang-Viren, z. B. Paramyxoviren). Man schätzt, daß die Anzahl der in einem Virion enthaltenen Gene zwischen 3–5 (Parvoviren) und 400 (Poxviren) schwankt.

Die *Virusproteine* erfüllen mehrere Funktionen: Zunächst üben sie eine *Schutzwirkung* – vor allem gegenüber Nukleasen – aus; ferner sind sie für die *strukturelle Symmetrie und Stabilität* der Partikeln verantwortlich; eine wichtige Rolle spielen sie bei der *Haftung (»spezifische Adsorption«)* von Viren an der Oberfläche empfänglicher Zellen; schließlich beruhen die *antigenen Eigenschaften* der Viren fast ausschließlich auf ihrer Proteinhülle. Bei manchen Viren zeigt die Proteinhülle eine ausgesprochen stabile Struktur (z. B. Parvoviren, Hepatitis A-Virus). Über die Bindungen zwischen Proteinen und Nukleinsäure weiß man nur lückenhaft Bescheid. Verschiedene Viren beherbergen innerhalb des Virions *Enzyme,* die für die ersten Schritte der Virusreplikation nach der Infektion benötigt werden. So sorgen die RNA-Polymerasen der Ortho- und Paramyxoviren für die Transskription der mRNA, und bei den onkogenen RNA-Viren ist die »reverse transscriptase« für die Bildung komplementärer DNA wichtig.

Bei einer Reihe von Virusfamilien finden sich in der Virionhülle *Lipide,* die sich durch Äther und andere organische Lösungsmittel entfernen lassen. Durch diese Behandlung verliert das Virus seine Infektiosität (z. B. Herpes-, Toga-, Arena-, Corona-, Retro-, Bunya-, Orthomyxo-, Paramyxo- und Rhabdoviren). Wenigstens teilweise sind diese Lipide wie in den Membransystemen der eukaryotischen Zelle angeordnet und umfassen u. a. Fettsäuren und Phospholipide.

Kohlenhydrate finden sich in Viren vor allem in Form von Glykoproteinen, die als Epitope eine Rolle spielen und u. a. Monosaccharide, wie Fukose, Galaktose, Mannose und Glykosamin, enthalten.

Die Reinigung und Identifizierung von Viren

Zur *Gewinnung großer Mengen von Viren* eignen sich vor allem Gewebekulturen oder – falls für das betreffende Virus kein in vitro-System zur Verfügung steht – Organmaterial des natürlich infizierten Wirtes (z. B. Leber für Hepatitis-Virus B). Zur *Konzentrierung der Viruspartikeln* können Präzipitationsmethoden (u. a. Äthanol, Ammoniumsulfat oder Polyäthylenglykol), eine Ultrafiltration oder eine Adsorption an Erythrozyten (Hämagglutination, z. B. Myxoviren) herangezogen werden. Die *Reinigung der Viruspartikeln* vom Wirtsmaterial geschieht z. B. mit Hilfe der Differentialzentrifugation, der Dichtegradientenzentrifugation, der Säulenchromatographie und/ oder der Elektrophorese. Als besonders wertvoll haben sich die Zonenzentrifugation in einem Dichtegradienten aus Saccharose oder Glyzerin und die Gleichgewichtszentrifugation in konzentrierten Lösungen von CsCl, allenfalls auch Kaliumtartrat, Kaliumzitrat oder Saccharose, erwiesen. Als *Kriterien der Reinheit* dienen u. a. elektronenmikroskopische Befunde einer homogenen Population von Partikeln, radiochemische Analysen nach Vormarkierung z. B. nicht infizierter Zellen und die Unwirksamkeit zusätzlicher Reinigungsschritte hinsichtlich einer weiteren Steigerung der spezifischen Infektiosität der Virussuspension. Für die *Identifikation* physikalisch nachgewiesener Partikel als Viren sollten die folgenden Kriterien soweit wie möglich erfüllt sein: Herkunft nur aus infizierten Zellen oder Geweben; Identität der Partikel verschiedener Herkunft; Verlust der Infektiosität nach Zerstörung der Partikel; Identität wesentlicher Eigenschaften der infektiösen Viren und der physikalisch nachgewiesenen Partikeln (z. B. pH-Stabilität, Sedimentationsverhalten); Zusammenfallen des Absorptionsspektrums der Partikeln im UV-Bereich mit demjenigen, das zur Inaktivierung der Viren führt; Reaktion von Antiseren sowohl mit den gereinigten Partikeln als auch mit dem infektiösen Virus (u. a. Bildung von Aggregaten); Nachahmung der charakteristischen Erkrankung durch Injektion von Partikeln in Versuchstiere; Produktion einer identischen Nachkommenschaft in Gewebekulturen.

Verhalten von Viren gegenüber verschiedenen physikalischen und chemischen Einflüssen

Erhitzen während einer halben Stunde auf 56° C führt bei den meisten Viren zu einer Inaktivierung; relativ hitzestabile Viren sind z. B. die Hepatitisviren und die Parvoviren. Alle Viren können bei sehr tiefer Temperatur gehalten werden, ohne ihre Infektiosität einzubüßen. Die meisten Viren lassen sich sogar *lyophilisieren.* Bei längerer Lagerung mit einer Hülle versehener Viren bei −90° C, ebenso wie nach wiederholtem Einfrieren und Auftauen, geht die Infektiosität jedoch wenigstens teilweise verloren. Eine stabilisierende Wirkung übt Dimethylsulfoxid (5%) aus.

Salze in molarer Konzentration fördern bei verschiedenen Viren aus unbekannten Gründen die Stabilität, was man sich bei der Herstellung von Impfstoffen zunutze macht. Der optimale *pH-Bereich* liegt zwischen 5,0 und 9,0. *Röntgen- und UV-Strahlen* können zur Inaktivierung der Viren benützt werden. Dasselbe gelingt nach Behandlung der Viren mit Vitalfarbstoffen (z. B. Neutralrot, Toluidinblau u. a.), die sich mit den Nukleinsäuren verbinden und eine *photodynamische Inaktivierung* ermöglichen. Neuerdings wird diese Methode auch zur Behandlung von Virusinfektionen herangezogen (z. B. Herpes labialis). Die *Ätherempfindlichkeit* wurde bereits erwähnt (s. o.). Antibakteriell wirksame *Antibiotika* erweisen sich Viren gegenüber meist als wirkungslos. Durch Rifampin und seine Derivate lassen sich u. a. die Poxviren hemmen. *Hemmstoffe der DNA- bzw. RNA-Synthese und/oder der Proteinsynthese* (s. Tabelle 2, S. 36) beeinträchtigen verständlicherweise auch die Virusvermehrung, sind aber meistens für die klinische Anwendung bei Virusinfektionen zu toxisch. Eine Inaktivierung von Viren im Rahmen von *Desinfektionsmaßnahmen* gelingt durch Behandlung mit verdünnten Formaldehyd-Lösungen sowie mit Säuren und Laugen. Chlor ist bei der häufigen Anwesenheit von Schutzkolloiden nur in höheren Konzentrationen wirksam, und quaternäre Ammoniumbasen haben meist einen geringen Effekt.

Bemerkungen zum Viruseintritt in die Zellen und zur Virusvermehrung

Zur Vermehrung sind die Viren auf den Stoffwechselapparat der *Wirtszellen* angewiesen, der die dazu notwendige Energie liefert und auch die Vorläufersubstanzen für die DNA- bzw. RNA-Synthese bereithält. In manchen Fällen stellt sich nach Eindringen der Virusnukleinsäure in die Wirtszelle deren Metabolismus weitgehend auf die Synthese von Viruspartikeln um, in anderen Fällen sind mit der Virusvermehrung keine erheblichen Veränderungen der Zellfunktionen verbunden. Die Nukleinsäuresynthese läuft im wesentlichen ähnlich ab, wie sie früher schon erläutert wurde (S. 10ff.). Ausnahmen bildet die Replikation der viralen RNA sowie der einsträngigen DNA der Parvoviren.

Die Vermehrung von *RNA-Viren* läßt sich am *Beispiel der Polioviren* skizzieren (vgl. dazu auch Abb. 208): Voraussetzung des Eintritts der Viren in die Wirtszelle ist deren Bindung an oberflächlich gelegene *Zellrezeptoren,* die häufig art- und meist auch zell- bzw. gewebespezifisch sind (bei Polioviren u. a. Enterozyten und Ganglienzellen motorischer Neuronen). Die Bindung an die entsprechenden Haftstellen (Rezeptoren) ist im Fall der Polioviren mit dem Verlust eines Polypeptids (VP 4) verbunden. Der Eintritt in die Zelle *(»Penetration«)* erfolgt in diesem Fall im Sinn der sog. *Virope-*

xis, einer Sonderform von Endozytose. Der Mechanismus der *Freisetzung viraler RNA (»uncoating«)* innerhalb der Zelle ist noch nicht befriedigend geklärt (z. B. intralysosomal mit nachfolgendem Durchtritt in die Matrix?). Im Fall des Poliovirus dient die einsträngige Virus-RNA (+Strang-Polarität) zunächst als mRNA und erfährt eine *Translation* an zelleigenen Ribosomen. Offenbar wird bei diesem Vorgang u. a. eine RNA-Polymerase produziert, die die Bildung einer *replikativen Intermediärform* (RI) katalysiert. Die letztere besteht aus einem kompletten RNA-(+)-Strang und vielen in Synthese begriffenen (−)Strängen, die ihrerseits als Matrize für die Synthese von (+)-Strängen dienen. Gleichzeitig kommt es zur Hemmung der zellulären Protein- und Nukleinsäurensynthese. Vermutlich als Nebenprodukt der RNA-Synthese erscheint ein *weiterer Typ von RNA, eine replikative Form (RF),* die sich aus einem (+)- und einem (−)-Strang, zusammensetzt. Der *RNA-(+)-Einzelstrang* wird in erheblichen Mengen produziert; er kann folgenden Zwecken dienen: 1) als mRNA für die *Proteinsynthese,* im besonderen die Bildung von Struktureiweißen; 2) als Matrize für die fortlaufende *RNA-Replikation;* 3) als Genom neuer, reifer Virionen. Hand in Hand mit der RNA-Synthese geht die *Produktion von Kapsidproteinen.* Bei der *Translation von Poliovirus-mRNA* bilden sich Polysomen von ungefähr 350 S, die offenbar ein einziges großes Polypeptid entstehen lassen. Dieses erfährt u. a. anschließend eine Spaltung in verschiedene Kapsid-Polypeptide (VP 0 (Molekulargewicht 3×10^4)); VP 1 (Molekulargewicht $3{,}5 \times 10^4$); VP 3 (Molekulargewicht $2{,}4 \times 10^4$)). Die Polypeptide können u. U. RNA-freie Partikeln bilden, die man *Prokapsid* nennt, und die als Vorläufer des infektiösen Virus möglicherweise eine regulatorische Rolle bei den Virusfunktionen spielen. Anläßlich der Bildung kompletter Viruspartikel, bei der die Virus-RNA in die Kapsidproteine eingebaut wird, kommt es zur Spaltung von VP 0 in VP 2 (Molekulargewicht $2{,}8 \times 10^4$) und VP 4 (Molekulargewicht 6×10^3). Die Freisetzung reifer Viruspartikel erfolgt durch Lyse der Zelle (s. Abb. 208).

Tabelle 98. Einteilung der Viren nach taxonomischen Kriterien (1978)

	Familie	Gattung(en)	Durchmesser des Virions (nm)
1. DNA-haltige Viren mit kubischer Symmetrie und »nacktem« Nukleokapsid			
	Parvoviridae		18
		Parvovirus	
		(Adeno-assoziierte Virusgruppe)	
		Densovirus	
	Papovaviridae		45
		Papillomavirus	
		Polyomavirus	
	Adenoviridae		70
		Mastadenovirus	
		Aviadenovirus	
2. DNA-haltige Viren mit Hüllmembranen bzw. komplexen Hüllen			
	Herpetoviridae		100
		Herpesvirus	
		Viele weitere (noch nicht definiert)	
	Iridoviridae		130
		Iridovirus	
	Poxviridae		230×300
		Orthopoxvirus	
		Avipoxvirus	
		Capripoxvirus	
		Leporipoxvirus	
		Parapoxvirus	
		Entomopoxvirus	
3. RNA-haltige Viren mit kubischer Kapsidsymmetrie			
»Nackt«	Picornaviridae		20–40
		Enterovirus	
		Rhinovirus	
		Calicivirus	
	Reoviridae		60–80
		Orbivirus	
		Reovirus	
		Rotavirus	

Die *Vermehrung von DNA-Viren* sei hier kurz am Beispiel der *Poxviren* geschildert: Nach dem *Kontakt* mit der Zelloberfläche und dem anschließenden Eintritt in die Zelle innerhalb eines *Phagosoms* gelangt das Virus offenbar in ein *Phagolysosom,* in dem die *erste Phase des »uncoating«* abläuft, sehr wahrscheinlich unter der katalytischen Wirkung lysosomaler saurer Hydrolasen. Der Nukleoprotein-haltige Innenkörper tritt dann – auf bisher nicht geklärte Weise – in die *zytoplasmatische Matrix* über, wo der *zweite Schritt des »uncoating«* stattfindet, allerdings nur, wenn im Innenkörper die RNA-Synthese schon in Gang gekommen ist. Dies geschieht mit Hilfe einer im Innenkörper vorhandenen RNA-Polymerase, die die Synthese von mRNA katalysiert. Die letztere erreicht das Zytoplasma, wo die Translation vor sich geht und Proteine entstehen, die offenbar an der Freisetzung von Virus-DNA beteiligt sind (»uncoating protein(s)«). Ein weiteres, im Innenkörper der Poxviren vorhandenes Enzym, eine Poly(A)-Polymerase, vermittelt die Verbindung von Adenylat-Bausteinen von ATP mit den 3'-Enden der Polynukleotide. Nach Freiwerden der Virus-DNA *wird zunächst nur ein kleiner Teil des Virusgenoms transskribiert,* nämlich jener, der für die virusspezifische Thymidinkinase und die erwähnten, für den zweiten Schritt des »uncoating« verantwortlichen Proteine kodiert. Schon in dieser Phase erfährt die Synthese von Makromolekülen durch die Wirtszelle eine Hemmung, möglicherweise durch Strukturproteine des Virus. *Nach kurzer Zeit schreitet die Transskription fort,* und im Zytoplasma entstehen, durch Virus-mRNA vermittelt, weitere Enzyme sowie frühe Strukturkomponenten des Virus, insbesondere Proteinanteile des Innenkörpers. Die Replikation der Virus-DNA setzt ungefähr 2 Std nach Infektion in umschriebenen Gebieten des Zytoplasma ein und nach wiederholten Replikationen beginnen diese »Virusfabriken« die Gestalt von *Einschlußkörpern* anzunehmen, die man lichtmikroskopisch erkennen und fluoreszenzmikroskopisch identifizieren kann. Die Produktion der »frühen« Virusproteine nimmt mit der Replikation der Virus-DNA ab. Es werden jetzt vornehmlich »späte«

Tabelle 98 (Fortsetzung)

	Familie	Gattung(en)	Durchmesser des Virions (nm)
Mit Hüllmembran	Togaviridae		40–60
		Alphavirus	
		Rubivirus	
		Pestivirus	
		Flavivirus	
4. RNA-haltige Viren mit helikaler Symmetrie			
	Orthomyxoviridae		80–120
		Influenzavirus	
	Paramyxoviridae		150–300
		Pneumovirus	
		Paramyxovirus	
		Morbillivirus	
	Rhabdoviridae		60×180
		Vesiculovirus	
		Lyssavirus	
5. RNA-haltige Viren mit nicht symmetrischer oder unbekannter Architektur			
	Retroviridae		~100
		Oncovirinae	
		Spumavirinae	
		Lentivirinae	
	Arenaviridae		50–300
		Arenavirus	
	Coronaviridae		80–130
		Coronavirus	
	Bunyaviridae		100
		Bunyavirus	
		Andere Viren	

Anmerkung: Von den *DNA-haltigen Viren der Vertebraten* weisen alle eine doppelsträngige DNA auf, mit Ausnahme von Vertretern der Parvoviridae, deren DNA im Virion einsträngig ist.
Von den *RNA-haltigen Viren der Vertebraten* besitzen alle eine einsträngige RNA, mit Ausnahme der Reoviridae, die eine doppelsträngige RNA enthalten.

mRNA und die dazugehörenden Eiweißkörper gebildet, d. h. besonders Virus-Strukturproteine und die Mehrzahl der viralen Enzyme. Der *Aufbau von Viruspartikeln* aus den einzelnen Bestandteilen scheint auf komplexe Weise vor sich zu gehen. Zahlreiche Polypeptide werden glykosyliert, phosphoryliert und/oder durch Spaltung modifiziert. Elektronenmikroskopisch läßt sich die *Morphogenese der Viruspartikel* wie folgt beschreiben: a) Bildung von Hohlkugeln, die von virusspezifischen Membranen begrenzt sind und entweder in Einschlußkörpern oder außerhalb derselben, d. h. locker verstreut, liegen; b) Ausfüllen dieser Kugeln mit einem nicht stark elektronendichten Material; c) Auftreten, innerhalb der erwähnten Kugeln, von je einem dichten Granulum, das sich auf Kosten des wenig dichten Materials zu vergrößern scheint; d) Ausreifung dieser Gebilde zu reifen Viruspartikeln, die erstmals ungefähr 6–7 Std nach Infektion erkennbar werden. Ungefähr 24 Std nach Infektion findet sich sozusagen überall im Zytoplasma Virussynthese (bis 10^4 Partikel pro Zelle). Die *Freisetzung der Viren* in den Extrazellulärraum erfolgt durch Lyse der Zelle, z. T. aber auch durch Ausschleusung reifer Partikeln. Die *Vermehrung anderer DNA-Viren,* wie der Herpes-, Adeno- und Papovaviren, unterscheidet sich von derjenigen der Poxviren u. a. dadurch, daß sie im *Zellkern* stattfindet. Die Produktion von Virusproteinen geschieht aber auch in diesen Fällen im Zytoplasma, wonach die neugebildeten Eiweißkörper größtenteils in den Kern zurückgelangen; hier beteiligen sie sich am Aufbau der Viruspartikeln. Die *Replikation der zirkulären DNA der Papovaviren* verläuft von einem einzigen Startpunkt ausgehend diskontinuierlich in beiden Richtungen. Bei allen daraufhin untersuchten Formen von Virusvermehrung scheint die Produktion Virus-kodierter Makromoleküle in einer streng geordneten Reihenfolge vor sich zu gehen. Es hat sich gezeigt, daß virusspezifische Proteine im Rahmen der *Kontrollmechanismen der Virusvermehrung* eine wichtige Rolle spielen können. Sie regulieren in einzelnen Fällen sowohl das Ausmaß der Transskription als auch die Translation der viralen mRNA.

Experimentelle Beobachtungen hinsichtlich der Hemmung der Virusvermehrung

Zur Zeit sind keine Medikamente bekannt, die allgemein und routinemäßig zur Behandlung von Virusinfektionen des Menschen benützt werden könnten. Die meisten in dieser Hinsicht geprüften Substanzen, die in vitro eine gegen den Viruseintritt in Zellen und/oder die Virusvermehrung gerichtete Wirkung entfalten, erwiesen sich im Tierversuch entweder als zu toxisch oder als nur beschränkt wirksam. Trotzdem sollen nachfolgend einige Substanzen Erwähnung finden, die im Rahmen erster Ansätze einer Chemotherapie von Virusinfektionen in vitro und in vivo geprüft und z. T. schon am Menschen erprobt wurden.

Verständlicherweise hemmen *Inhibitoren der DNA-, RNA- und Proteinsynthese,* wie sie in der experimentellen Medizin und z. T. bei der Behandlung maligner neoplastischer Prozesse zur Anwendung kommen, in wechselndem Maße auch die betreffenden Vorgänge bei der Virusvermehrung. Die Wirkungsweise dieser Substanzen ist schon früher erörtert worden (Tabelle 2, S. 36). Man kennt nur vereinzelte Stoffe, die einen mehr oder weniger spezifischen *Hemmeffekt auf das Eindringen von Viren in die Wirtszellen* ausüben (z. B. *Amantadin* im Fall einiger Orthomyxoviren). *N-Methylisatin-β-Thiosemikarbazon (N-Methyl-IBT, Methisazon)* hemmt die Vermehrung vieler Pox- und Adenoviren, indem es offenbar die Produktion einzelner Virusproteine stört. Es wurde berichtet, dieses Mittel sei bei Pocken wirksam, sofern es innerhalb der ersten 1–2 Tage i. p. verabreicht werde. *N-Äthyl-IBT* scheint die Infektiosität von Rous-Sarkom-Viren herabzusetzen oder gar aufzuheben und – wie im übrigen auch N-Methyl-IBT – verschiedene Oncornaviren auf ungeklärte Weise zu inaktivieren. *Purin- und Pyrimidinanaloge* (Tabelle 2, S. 36), insbesondere *5-Fluor-2'-Deoxyuridin (FUDR), 5-Brom-2'-Deoxyuridin (BUDR)* und *5-Jod-2'-Deoxyuridin (IUDR)* hemmen die Vermehrung der meisten DNA-Viren, sind aber beim Menschen noch kaum erprobt. IUDR soll lokal bei Keratitis herpetica günstig wirken. *Zytosin-Arabinosid (Ara-C)* hemmt die Synthese der viralen DNA in ähnlicher Weise wie die der zellulären DNA, weshalb es für die Therapie von Virusinfektionen wenig geeignet erscheint. Günstige Resultate sollen indessen mit *9-β-D-Arabino-Furanosyl-Adenin (Ara-A)* erzielt worden sein, vor allem bei Infektionen des Menschen durch Herpes simplex-, Varizellen-Zoster- und Zytomegalieviren. Einiges verspricht man sich von der *azetylphosphonigen Säure,* die u. a. die Vermehrung von Herpesviren hemmt. Sowohl DNA- als auch RNA-Viren scheinen durch *1-β-D-Ribofuranosyl-1,2,4-Triazol-3-Karboxamid (Virazol)* in ihrer Vermehrung gestört zu werden; die klinische Prüfung dieser Substanz erlaubt aber noch kein abschließendes Urteil. Die *photodynamische Inaktivierung von Viren* kann man sich z. B. durch lokale Behandlung von Herpes simplex-Infektionen mit Proflavin und nachfolgende Bestrahlung mit Licht (Wellenlänge etwa 450 nm) zunutze machen. *Hemmstoffe der Proteinsynthese,* wie *Puromyzin* und *Zykloheximid,* sowie Aminosäure-Analoge, wie *p-Fluorphenylalanin,* sind vielleicht – vor allem bei lokaler Applikation – auch brauchbar.

Hinweise auf die Genetik der Viren

Fortschritte auf diesem Gebiet sind vor allem seit der Einführung des Plaque-Tests zur quantitativen Erfassung der Infektiosität von Viren möglich geworden. Als Endpunkte (»Marker«, Kriterien) solcher Untersuchungen benützt man u. a. die Größe der gebildeten Plaques, die Resistenz der Viruspartikeln gegen chemische Substanzen, ihre Temperaturempfindlichkeit bzw. -resistenz und das Auftreten neuer virusinduzierter Antigene. Da spontane Mutationen mit einer relativ geringen Rate erfolgen, benützt man nicht selten mutagene Agentien (z. B. ionisierende oder ultraviolette Strahlen), um Veränderungen des Virusgenoms künstlich herbeizuführen. In der Virusgenetik wurde und wird oft mit sog. *»konditional-letalen« Mutanten* gearbeitet, die unter sog. nicht-permissiven Bedingungen keine infektiösen Partikeln produzieren, dies bei »permissiven« Verhältnissen jedoch zu tun imstande sind (z. B. temperatursensitive (ts) Mutanten, die oberhalb der »permissiven« Temperatur keine Vermehrung zeigen, ferner sog. »host-range« (hr)-Mutanten, die nur auf bestimmten Zellarten gedeihen). Hinsichtlich der Entstehung von Mutationen sei u. a. auf Abb. 2 (20), 193 (S. 1434) und 194 (S. 1444) hingewiesen.

Zu den *genetischen Wechselbeziehungen* zwischen Viren gehört u. a. die *Rekombination,* die zum Auftreten einer stabilen Nachkommenschaft mit Eigenschaften Anlaß gibt, die zusammen keine der beiden Elternstämme besitzen (z. B. Rekombinanten von Herpesviren). Solche Interaktionen finden vor allem während der Vermehrung beider Ausgangsviren statt, wobei offenbar Nukleinsäurestränge »brechen« und sich rekombinieren können (»crossing-over«). Bei Viren mit segmentierten Genomen, wie bei den Influenzaviren, kommt es in erster Linie zu einem »rearrangement« der Segmente. Sog. *Kreuzreaktivierungen* finden sich zwischen aktiven und inaktivierten Viren, wobei sich wahrscheinlich das Genom der letzteren – teilweise oder gänzlich – mit dem des aktiven Virus verbindet. Die so entstehenden Partikeln sind größtenteils ebenfalls stabil, was – neben anderen Möglichkeiten – zur Herstellung von Vakzinen genutzt wird. Sog. *»Multiplicity«-Reaktivierungen* gehen aus Wechselwirkungen zwischen zwei inaktiven, z. T. geschädigten Ausgangsviren hervor, wobei durch Austausch von Nukleinsäureteilen offenbar reduplikationsfähige Genome entstehen.

Man kennt auch *nicht genetische Wechselbeziehungen* zwischen Viren, z. B. sog. *phänotypische Gemische,* wobei ein bestimmter Phänotyp mit einem heterologen Genotyp vergesellschaftet ist (z. B. Einbau des Genoms in das Kapsid eines anderen Virus) oder Kapside auftreten, die sich aus Genprodukten zweier Viren zusammensetzen. Solche Verbindungen sind nicht stabil. Von einem *genotypischen Gemisch* spricht man, wenn zwei verschiedene, komplette Virusgenome in ein einzelnes Kapsid eingebaut sind, was ebenfalls keine stabile Struktur darstellt. *Interferenz, Verstärkereffekte (»enhancement«)* und *Komplementierung* wurden z. T. erwähnt (S. 1672).

Besondere Aufmerksamkeit wird zur Zeit den *Möglichkeiten eines virus-vermittelten Einbaus von Genen in Säugerzellen* geschenkt.

Letztes Ziel solcher Bemühungen in medizinischer Hinsicht wäre die Korrektur bestehender genetischer Defekte. Erste Versuche deuten darauf hin, daß ein derartiger Eingriff – zum mindesten an der Einzelzelle – mit Hilfe der *Transduktion* (S. 1689), der *Transformation* sowie von *Zellhybridisierungstechniken* u. U. erfolgreich sein könnte.

Beispiele:

- Transduktion menschlicher Zellen von einem Patienten mit *Galaktosämie* (gal^-) durch den Bakteriophagen Lambda (mit gal^+-Gen aus E. coli), so daß eine Metabolisierung von Galaktose möglich wurde (s. Abb. 147, S. 934).
- Transformation von *Mäusezellen,* denen eine *Thymidinkinase(TK)aktivität* fehlte, durch UV-inaktiviertes Herpes simplex-Virus, das für TK zu kodieren vermag und somit eine Korrektur des Defektes möglich machte.

Verständlicherweise ist man von einer medizinischen Anwendung dieser Techniken noch weit entfernt. Abgesehen von möglichen immunologischen Inkompatibilitäten, besteht bei solchen Eingriffen die Gefahr der Übertragung unerwünschter Gene. Ferner könnte es sein, daß das betreffende Genprodukt in zu großen oder zu geringen Mengen hergestellt würde, d. h. daß die Regulation der Genexpression zu wünschen übrig ließe. Ähnliche Vorbehalte sind im Fall des *»genetic engineering«* mit Hilfe sog. Restriktions-Endonukleasen aus Bakterien am Platz, wobei u. a. gefährliche Toxinbildungen, eine onkogene Wirkung oder eine fatale Hormonproduktion nicht von vornherein auszuschließen sind.

180.3. Bakterien: Einführende Angaben

Einige Begriffe aus der Bakteriologie

Definitionen: *Bakterien* sind im Minimaldurchmesser 0,2–1,5 µm messende, d. h. im Lichtmikroskop erkennbare, prokaryotische Mikroorganismen, die im Gegensatz zu den blaugrünen Algen keine Chlorophylle besitzen und – auch wenn einige von ihnen zur Photosynthese befähigt sind – aus H_2O_2 freien Sauerstoff nicht freizusetzen vermögen. Sie besitzen anstelle eines echten Kerns ein sog. *Nukleoid,* ein Kernäquivalent, das – im Gegensatz zu den Viren – sowohl DNA als auch RNA aufweist und, anders als bei Eukaryonten, nicht von einer Kernmembran umschlossen wird. Es sind auch kein Spindelapparat, keine Mitochondrien oder Chloroplasten und weitere Organellen, wie sie bei Eukaryonten vorkommen, vorhanden, wohl aber eine besondere Art von *Ribosomen* und z. T. Speicherungszwecken dienende *Granula (granuläre Einschlußkörperchen).* Die *Zellteilung* erfolgt dementsprechend nicht mitotisch, sondern nach Zellverlängerung und Verdoppelung des Nukleoids (zumindest mehrheitlich *ein* großes DNA-Molekül) durch Querwandbildung der Zytoplasmembran und der Zellwand, wobei sog. septale *Mesosomen,* komplexe Invaginationen der *Zellmembran (zytoplasmatische Membran),* eine Rolle spielen. Im Bereich der Zellmembran, besonders auch der sog. lateralen Mesosomen, sind verschiedene Enzyme lokalisiert. Die meisten Bakterien weisen eine komplex aufgebaute, rigide *Zellwand* auf, die die Zellmembran umgibt und u. a. den in seinem Inneren – im Vergleich beispielsweise zu tierischen Zellen – stark hypertonischen Keim vor osmotischer Schwellung schützt. *L(Lister)-Formen von Bakterien* sind solche, die, z. B. infolge Hydrolyse durch Lysozym oder Einwirkung eines Beta-Laktam-Antibiotikums, die Zellwand weitgehend verloren haben, aber dennoch vermehrungsfähig bleiben; sie lassen sich in vitro nur mit Mühe und bei Einhaltung isotonischer Verhältnisse züchten. L-Formen mit Zellwandresten heißen *Sphäroplasten* (oft aus Gram-negativen Keimen entstanden), solche mit völlig fehlender Zellwand *Protoplasten* (oft aus Gram-positiven Bakterien). Nach Wegfall des schädigenden Agens gehen im allgemeinen die Bakterien aus der L- wieder in die normale Form über. L-Formen von Bakterien sind nicht mit *Mykoplasmen* zu verwechseln, die nie Zellwände herstellen und eine eigene Bakterienfamilie bilden. Eine Reihe von Bakterien-Spezies zeigt außerhalb der Zellwand eine *Kapsel,* die meistens aus Polysacchariden besteht. *Geißeln (Flagellen)* sind strangartige Bewegungsorganellen begeißelter Bakterien; ihrer Anordnung entsprechend redet man von *monotricher* (eine Geißel am einen Ende des Bakterienleibes), *lophotricher* (ein Büschel von Geißeln am einen Ende) oder *peritricher* (ringsum vorhandener) *Begeißelung.* Hauptbestandteil der Geißeln ist das *Flagellin,* ein elastisches, in Hohlzylinderstruktur ausgebildetes und aus Untereinheiten aufgebautes Protein. Eine andere Art von Bewegungsorganelle ist der *Achsenfaden,* der sich bei Spirochäten findet, und um den sich der Bakterienkörper spiralig windet. *Myxobakterien* sind »schleimbildende« Bakterien, die sich mit Hilfe eines Gleitmechanismus fortbewegen können. Bei vielen Gram-negativen Enterobacteriaceae umgeben zahlreiche *Fimbrien* peritrich die Zelle; sie erfüllen offenbar vor allem Haftfunktionen und bestehen ebenfalls aus Protein-Untereinheiten. *Sexpili* sind durch konjugierende Plasmide determinierte Anhangsgebilde, die bei der Haftung konjugierender Bakterien eine wesentliche Rolle spielen. *Endosporen* von Bakterien aus der Familie der Bacillaceae stellen eine gegen Austrocknung, hohe Temperatur und Angriffe chemischer Substanzen sehr resistente Ruheform dar, die unter speziesabhängigen, besonderen Bedingungen gebildet werden: Diesen Vorgang nennt man *Sporulation.* Sporen besitzen einen *Kern (»core«),* eine *Wand,* eine dicke *Rinde,* einen *Mantel* (keratinartige Proteine) und z. T. ein sog. *Exosporium,* eine aus Lipoprotein und spärlich Kohlenhydraten aufgebaute Membran. Die Rückbildung einer freien Spore in ein *vegetatives Bakterium,* die sog. *Auskeimung,* geschieht unter günstigen Ernährungsbedingungen; sie läuft im wesentlichen in drei Schritten ab, der *Aktivierung,* der *Initiation* und dem *Auswachsen.* Die meisten makromolekulären Oberflächenstrukturen der Bakterien besitzen *Antigeneigenschaften*. So unterscheidet man beispielsweise bei *Salmonellen* sog. *»H«- oder Geißelantigene, »O«- oder somatische Antigene* (Teile der Zellwand) und *»Vi«-Antigene* (besondere Kapsel (K)-Antigene).

Zu den taxonomischen Kriterien bei Bakterien gehört ihr Verhalten bei Gram-Färbung: *Gram-positive Bakterien* (gram +) besitzen eine erheblich dikkere Zellwand als die *Gram-negativen Bakterien* (gram −). Die Gram-Positivität ist vor allem in jungen Kulturen ausgeprägt; unter bestimmten Bedingungen kann sie weitgehend verloren gehen. Für Klassierungszwecke benützt man ferner die Ziehl-Neelsen-Färbung für säurefeste Bakterien, im besonderen Mykobakterien und verwandte Aktinomyzeten. Weitere diagnostisch nützliche Methoden sind die *Negativfärbung*, die zur Darstellung schwer färbbarer Strukturen (z. B. Schleimkapseln u. a.) Anwendung findet, ferner die *Geißelfärbung*, bei der die Flagellen durch Präzipitate von Gerbsäuresalzen künstlich verdickt und damit sichtbar gemacht werden. *Kapselfärbungen* umfassen – abgesehen von der erwähnten Negativfärbung – solche mit heißer Kristallviolettlösung und anschließendem Waschen mit Kupfersulfatlösung. Bakterielle *Zellwände* und die zytoplasmatische Membran lassen sich u. a. mit Viktoriablau darstellen, *Nukleoide* mit der Feulgen-Reaktion. Zur Färbung von *Sporen*, die an sich schon in ungefärbten Präparaten als lichtbrechende Körper erkannt werden können, eignen sich u. a. Malachitgrün und Karbolfuchsin.

Aufgrund ihrer *Form* lassen sich Bakterien u. a. in *Kugelbakterien (Kokken), Stäbchenbakterien* (früher: »Bazillen« i. w. S.), *Vibrionen* (Komma- oder S-Formen), *Spirillen* (mehrere Schleifen), *Spirochäten* u. a. m. unterteilen. Die Art der *Zusammenlagerung der Zellen* dient ebenfalls als taxonomisches bzw. nomenklatorisches Prinzip: Man unterscheidet u. a. *Ketten* (sog. *Streptokokken*), *Paare (Diplokokken), Tetraden, würfelförmige (Sarzinen)* oder *unregelmäßige Zusammenlagerungen (Staphylokokken)* u. a. m. Stäbchenförmige Bakterien können Ketten oder Paare bilden. Wiederholte Teilungsvorgänge mit anschließenden sog. Schleuderbewegungen führen z. T. zum Bild von *Palisadenformen* (z. B. Diphtheriebakterien). Alte Kulturen zeigen öfters morphologisch atypische Strukturen, sog. *Involutionsformen*. Ein sog. *Pleomorphismus* tritt u. U. auch bei ungünstigen Milieubedingungen oder unter dem Einfluß antimikrobieller Agentien in Erscheinung.

Aufgrund des *Bewegungsmechanismus* und der Beschaffenheit der *Zellwand* unterscheidet man drei Hauptgruppen von Bakterien: Myxobakterien, Spirochäten und Eubakterien. *Myxobakterien* sind dünnwandige, flexible, stäbchenförmige Bakterien, die sich mit Hilfe eines Gleitmechanismus fortbewegen; in der Humanmikrobiologie spielen sie kaum eine Rolle. *Spirochäten* bilden dünnwandige, flexible, helikale Formen, die sich durch eine schlängelnde Lokomotion auszeichnen. Die *Eubakterien* umfassen humanmedizinisch wenig interessierende gestielte und knospende Keime, ferner die pathologisch wichtigen myzelartigen Keime und unizellulären Formen. Die *myzelartigen Formen (Actinomycetes)* unterteilen sich in Mykobakterien (u. a. Tuberkulose- und Leprabakterien), Nocardia, Actinomyces, Arachnia sowie höhere Aktinomyzeten. Zu den *unizellulären Formen* gehören solche ohne Zellwand *(Mykoplasmen)* und die große Zahl medizinisch wichtiger *Keime mit Zellwänden*. Bei den letzteren kennt man zwei Gruppen *obligat intrazellulärer Parasiten*, die Rickettsien und die kleineren Chlamydien, sowie eine Vielzahl *freilebender Mikroorganismen*, die die große Mehrheit der menschenpathogenen Bakterien ausmachen.

Bakterien kann man auch aufgrund einzelner *biochemischer Eigenschaften* einteilen. Den höchsten Grad von Eigenständigkeit weisen *autotrophe Bakterien* auf, die Kohlenstoff aus anorganischen oder organischen und Stickstoff aus anorganischen Quellen beziehen. Medizinisch sind die sog. *heterotrophen Bakterien*, die Kohlen- wie Stickstoff aus organischem Material verwenden, viel wichtiger als die autotrophen. *Saprophyten (Fäulniskeime)*, die auf/in unbelebtem, organischem oder u. U. anorganischem Milieu gedeihen, spielen für den Kreislauf organischer Substanzen und damit das ökologische Gleichgewicht in der Natur eine hervorragende Rolle. Hinsichtlich der Abhängigkeit der Bakterien vom Sauerstoff unterscheiden wir sog. *Aerobier*, die mit einer Atmungskette ausgerüstet sind, *fakultative Anaerobier*, die wohl zu einer Zellatmung befähigt sind, aber auch unter Ausschluß von Sauerstoff – zumindest einige Zeit – leben können, und *Anaerobier i. e. S.*, die nur unter Luft- bzw. O_2-Ausschluß gedeihen (z. B. Gasbrand- und Tetanuserreger).

Bakterien differieren ferner in bezug auf die *Temperaturabhängigkeit*. Sog. *psychrophile Mikroorganismen* gedeihen besonders bei relativ niedriger Temperatur (5–15° C), was die Haltbarkeit von Lebensmitteln in Kühlschränken beeinträchtigen kann. *Mesophile Bakterien*, zu denen praktisch alle menschenpathogenen Keime gehören, wachsen am besten bei einer Temperatur von 25–40° C, während die medizinisch unwichtigen *thermophilen Bakterien* (z. B. Geysirbakterien) Hitze (45–70° C!) bevorzugen.

Ohne ein Mindestmaß von *Feuchtigkeit* ist Bakterienwachstum nicht möglich. Eine erhebliche *Resistenz gegen Trockenheit* zeigen – abgesehen von den sehr widerstandsfähigen Sporen (z. B. Clostridien und Anthrax-Bazillen) – gewisse Keime, wie Mycobacterium tuberculosis, Rickettsien u. a., was mit der Gefahr einer Staubinfektion verbunden ist. Andere Mikroorganismen, vor allem auch solche, die für venerische Affektionen verantwortlich sind, zeichnen sich demgegenüber durch eine große Empfindlichkeit gegenüber Exsikkation aus. Hinsichtlich der *pH-Abhängigkeit* zeigen sich geringere Unterschiede. Die meisten Keime wachsen am besten in einem leicht alkalischen Milieu, Vibrio cholerae ist sogar auf ein pH von etwa 8 angewiesen. Ausnahmen bilden u. a. die Laktobazillen, die azidophil sind und ein pH von ungefähr 6 bevorzugen.

Die *genetisch determinierten Eigenschaften der Bakterien* sind nur beschränkt stabil. Abgesehen von den – an sich seltenen – spontanen oder induzierten *Mutationen,* wie man sie auch bei Eukaryonten kennt, gibt es wesentlich häufigere, weitere Gründe für ihre *»genetische Variabilität«. Plasmide* sind unabhängig vom Bakterienchromosom sich replizierende DNA-Moleküle (»autonome Replikons«), die den Phänotypus der Wirtskeime entscheidend beeinflussen können und üblicherweise von den Mutter- auf Tochterzellen übertragen werden. *Episome* nennt man überzählige (»dispensable«) Chromosome, die sich autonom oder – im Gegensatz zu Plasmiden – als Teil des Wirtsgenoms replizieren können (z. B. F(Fertilitäts)-Faktor von E. coli). *Pathogenitätsplasmide* sind für wenigstens einen Teil der Pathogenität zahlreicher Bakterien verantwortlich. *R(Resistenz)-Plasmide* kodieren für Enzyme, die Antibiotika entweder inaktivieren oder an der Diffusion hemmen. Die Folge davon sind Resistenzeigenschaften; nicht selten handelt es sich um *Mehrfachresistenzen,* was auf die Existenz mehrerer R-Gene in R-Plasmiden hinweist. Das Studium bestimmter Resistenzgene in Bakterien, die unter den verschiedensten Plasmiden sehr verbreitet sind, und die in der antimikrobiellen Therapie eine außerordentlich bedeutsame Rolle spielen, hat in den letzten Jahren zu wichtigen Erkenntnissen geführt: Die erhebliche Variabilität der phänotypischen Eigenschaften von Bakterien beruht oft auf Phänomenen, die man unter dem Begriff einer *Transition* oder *Translokation* zusammenfassen kann. Darunter versteht man den Vorgang der Übertragung bestimmter Gene, unter Umgehung der komplizierten Rekombinationsmechanismen, von einem DNA-Molekül auf ein anderes, ein Ereignis, das bei bestimmten Bakterienpopulationen mit einer Häufigkeit bis zu 10^{-2}/Replikon stattfindet. Ein translozierbares Element *(Transposon),* ein mit gleichen DNA-Sequenzen, sog. *Insertionselementen* (IS), eingerahmtes Gen, kann auf eine bisher noch unbekannte Weise zwischen Bakterienchromosomen und Plasmiden wechseln, wenn diese dieselben IS-Elemente besitzen. Die *vegetative, d. h. nicht geschlechtliche Art der Bakterienvermehrung* würde an sich nicht zu einer Durchmischung genetischen Materials verschiedener Zellen führen. Letzteres ist indessen dank sog. *parasexueller Mechanismen* möglich, von denen man im wesentlichen drei Arten kennt: a) Bei der *Transformation* handelt es sich um die Übertragung von Erbmaterial von einer Spender- auf eine Empfängerzelle in Form chemisch weitgehend reiner DNA. b) Der Gentransfer unter Bakterien im Sinne der *Transduktion* wird durch Bakteriophagen, d. h. Viren vermittelt. Einige Bakteriophagenstämme vermögen jedes bakterielle Gen zu transferieren (sog. *generalisierte Transduktion*), andere sind lediglich imstande, gewisse Gene zu übertragen (sog. *spezialisierte Transduktion*). Die spezialisierte Transduktion ist nicht mit der sog. *lysogenen Konversion* zu verwechseln, bei der dem Prophagen (das im Bakterienchromosom integrierte Phagengenom) angehörende Gene in der betreffenden Bakterienzelle eine bestimmte Wirkung ausüben, z. B. die Determination der Produktion bestimmter Toxine. c) Als *Konjugation* bezeichnet man die Übertragung von Erbmaterial von einem Spender- auf ein Empfänger-Bakterium mit Hilfe eines Paarungsvorgangs, der mit einem engen zwischenzelligen Kontakt verbunden ist und durch bestimmte, in den Donorzellen vorhandene Plasmide (z. B. F-Faktor) mit der Fähigkeit zur Determination einer Pilusbildung möglich gemacht wird. Mittels einer Brückenbildung wechselt ein Strang des doppelsträngigen Plasmids in die Nachbarzelle über. Nach Verdoppelung der beiden Einzelstränge besitzen dann beide Zellen eine vollständige Plasmidkopie. Wichtig sind die durch Konjugation übertragenen Resistenzplasmide (R-Faktoren) und Pathogenitätsplasmide. Ein Teil der bakteriellen Exotoxine wird durch Plasmide determiniert (z. B. Staphylokokken-Enterotoxine oder Coli-Enterotoxine).

Bakterien-Toxine lassen sich in zwei große Untergruppen, die Endo- und die Exotoxine, unterteilen. *Endotoxine* werden von Enterobakterien und anderen Gram-negativen Bakterien hergestellt. Im wesentlichen handelt es sich hierbei um *Lipopolysaccharid(LPS)-Protein-Komplexe* aus der Bakterienwand, die anläßlich der Lyse dieser Mikroorganismen freigesetzt werden. Toxisch wirkt in erster Linie die *Lipid-A*-Komponente. *Exotoxine* sind Proteine, die mehrheitlich – aber nicht ausschließlich – von Gram-positiven Keimen stammen (*Exotoxinbildner,* im besonderen verschiedene Clostridien, Corynebacterium diphtheriae, Bacillus anthracis, Streptococcus pyogenes, Staphylococcus aureus, Shigella dysenteriae, Yersinia pestis, Vibrio cholerae und enteropathogene E. coli). Vor allem bei Zerstörung großer Mengen Gram-negativer Keime durch antimikrobielle Mittel kann es zu einer lebensbedrohlichen *Toxinämie (Toxämie)* kommen (sog. *Herxheimer-Reaktion*).

Die *bakteriologische Diagnostik* bedient sich einer

großen Zahl von Methoden. Abgesehen von dem *mikroskopischen Nachweis* gefärbter Keime spielt die *Bakterienkultur* eine große Rolle. Diese kann *in vitro* auf/in sog. *festen oder flüssigen Nährmedien (»Nährböden«)* erfolgen. Bei weitgehender Unkenntnis der in Frage kommenden Erreger wird das infektiöse Material zunächst in sog. *Isoliermedien* überimpft (z. B. Blutagar), wobei allerdings die Gefahr besteht, daß bestimmte Mikroorganismen, die besondere Züchtungsbedingungen erfordern, nicht wachsen. Für die Anzüchtung solcher Keime bedarf es der betreffenden *Differenziermedien.* Mit sog. *Selektivmedien,* denen Hemmstoffe beigegeben sind, bezweckt man die selektive Kultivierung der gesuchten pathogenen Erreger, während die Begleitflora in ihrem Wachstum unterdrückt wird. *Anaerobe Kulturen,* für die man früher den sog. Hochagar gebrauchte, werden heute in sog. Anaerobentöpfen angelegt. Streng anaerobe Keime können schon durch geringen Sauerstoffzutritt zerstört werden. Zur Erzielung von *Reinkulturen* bedient man sich in der Regel agarhaltiger Platten, die mit dem keimhaltigen Material mäandrisch bestrichen werden, und auf denen dann sog. *Einzelkolonien* heranwachsen können. Die aus *Primärkulturen (Isolaten)* erhaltenen individuellen Kulturen nennt man *Stamm.* Die *Keimisolierung mit Hilfe von Tierversuchen* ist angezeigt, wenn man es mit einer geringen Keimdichte, stark kontaminiertem und/oder in Verwesung begriffenem Material oder mit Proben zu tun hat, die sicherheitshalber zusätzlich noch in vivo kultiviert werden sollten. Zu solchen Zwecken, wie auch zum Toxinnachweis, benützt man in erster Linie Mäuse (z. B. zum Nachweis von Streptococcus pneumoniae, Listeria monocytogenes, B. anthracis, Chlamydien (Erreger der Psittakose) sowie von Toxinen aus Clostridium welchii, Clostridium tetani und Clostridium botulinum) und Meerschweinchen (z. B. bei Verdacht auf Tuberkulose, Bruzellose, Rickettsiose u. a. m.). Zur *Typisierung von Keimen,* z. T. auch zu deren Erkennung, bedient man sich – abgesehen von der *Phagentypisierung* – u. a. der *Immunfluoreszenz-Mikroskopie,* die bei Vorhandensein guter spezifischer Antiseren bzw. Antikörper rasch zuverlässige Resultate liefern kann (z. B. Gonorrhoe, Lues u. a.). Die *biochemische Differenzierung von Bakterien* beruht auf metabolischen Besonderheiten der einzelnen Keime. Neben zahlreichen Schritten des Kohlenhydrat-Stoffwechsels, umfassen die sog. *Ferment-Teste* Parameter, wie die Aktivität von Katalase, Zytochromoxidase, Phenylalanin-Deaminase, Urease, Lysin-Dekarboxylase, Ornithin-Dekarboxylase, Proteasen u. a. m., ferner die Indolbildung, die Produktion von H_2S und weiteren Metaboliten. Eingehende Untersuchungen dieser Art sind Sache des Spezialisten; immerhin werden heute von der Industrie sog. biochemische Sets zusammengestellt, die auch der praktizierende Arzt benützen kann. *Serologische Methoden,* wie die *»Objektträger-Agglutination«,* die *Kapselschwellungs-Reaktion* und die *Präzipitation,* verwendet man, abgesehen vom biochemischen Verhalten und von Tierversuchen mit Prüfung der Art der Läsionen (s. o.), zur *Bakterientypisierung.* Neuerdings gelangt zur Spezies- und Typen-Differenzierung u. a. die *Polyakrylamid-Gel-Elektrophorese* zum Einsatz, mit der solubilisierte Bestandteile der Keime in zahlreiche Einzelkomponenten aufgetrennt werden können.

Zur Prüfung der Empfindlichkeit gezüchteter Keime auf antimikrobielle Agentien, im besonderen Antibiotika, führt der Bakteriologe öfters eine sog. *Resistenzprüfung* in vitro durch; unter *Antibiogramm* versteht man im klassischen Fall die Charakterisierung eines reingezüchteten Erregers in bezug auf seine Resistenz gegenüber verschiedenen Antibiotika, was für die Therapie von großer Bedeutung ist. In vitro wird die *antibakterielle Wirkung eines Agens* u. a. mit Hilfe einer Bouillon-Serien-Verdünnung und Ermittlung der *minimalen inhibitorischen Konzentration* (*MIC,* angegeben in µg/ml) angenähert quantitativ ausgedrückt. Je nach *Sensibilitätsgrad* eines Mikroorganismus gegenüber einem Antibiotikum oder anderen Agens spricht man von *empfindlichen, intermediären* und *resistenten Stämmen.* Als Routine-Resistenzmethode wird vorwiegend der Diffusionstest mit Hilfe antibiotikagetränkter Papierblättchen durchgeführt. Ausbleibendes Wachstum der Bakterien um die Disk herum (Hemmhöfe im Bakterienrasen) zeigt die Empfindlichkeit gegenüber den betreffenden Antibiotika an.

Vorstellungen über die phylogenetische Herkunft der Bakterien-Spezies

Es wurde schon erwähnt, daß die heutigen Kenntnisse über die Basensequenzen der bakteriellen Genome nicht ausreichen, um aufgrund mehr oder weniger ausgeprägter Homologien Einblick in die Entwicklungsgeschichte dieser Mikroorganismen zu gewinnen. Man ist daher vorläufig auf diesem Gebiet noch auf weitgehend theoretische Argumente angewiesen. Bakterien werden, wie andere Lebewesen, in *Spezies* unterteilt. Üblicherweise versteht man darunter Gruppen sehr ähnlicher Typen, wobei zwischen diesen und anderen Gruppen eine mehr oder weniger deutlich ausgeprägte Diskontinuität zutage tritt. Tatsächlich stellt eine Spezies jedoch nur ein *bestimmtes Stadium in der Entwicklung einer Population von Lebewesen* dar und umfaßt – was Organismen mit geschlechtlicher Fortpflanzung anbelangt – Individuen, die sich frei miteinander kreuzen können. Eine Verhinderung solcher Kreuzungen kann u. a. durch eine *geographische Isolierung* zustande kommen, wobei die getrennten Populationen aufgrund von Mutationen und Selektion einander mehr und mehr unähnlich werden. Schließlich wird im Lauf der Evolution ein Stadium erreicht, in dem eine Kreuzung nicht mehr möglich ist: Man spricht hier von *physiologischer Isolierung,* die man in gewissem Sinn mit der Neuentstehung einer Spezies identifizieren mag. Mit einem derartigen evolutiven Schritt ist aber die ursprüngliche Spezies zu einem Genus mit zwei Spezies geworden. Schließlich könnte daraus eine Familie mit zwei Genera und drei oder mehr Spezies entstehen. Diese stark vereinfachte Skizzierung der *Evolutionsvorgänge* unter Lebewesen soll lediglich dazu dienen, die *stetige Veränderung* dieser Verhältnisse zu unterstreichen.

Versucht man, solche Überlegungen auf die *Evolution der Mikroorganismen* anzuwenden, ergeben sich verschiedenerlei Schwierigkeiten. Im Gegensatz zu höheren Pflanzen und Tieren *vermehren sich die Bakterien fast nur vegetativ,* d. h. ohne die enormen Möglichkeiten der genetischen Diversität, die in den Rekombinationen anläßlich der Meiose sowie in der Verbindung der Gameten zur Zygote liegen. Umgekehrt zeigen sich bei den Bakterien, wie oben erwähnt wurde, verschiedene Mechanismen, über die *genetisches Material zwischen den Zellen ausgetauscht* werden kann. Die Voraussetzungen dafür, daß im Verlauf der Zeit eine »diskontinuierliche Spezies« entstehen kann, sind somit bei den Prokaryonten nicht dieselben wie bei den Eukaryonten. Dazu kommt, daß sich Bakterien mit kurzer Verdoppelungszeit (z. T. weniger als 30 min!) vermehren, so daß auch die zeitlichen Verhältnisse ganz anders liegen. Man kann davon ausgehen, daß es bei den Bakterien zu einer Akkumulation von Mutationen kommt, die zu einer abgestuften Folge verwandter Typen führt. Divergente Linien der Entwicklung sind in dem Maße zu erwarten, wie sich »Nischen« bakterieller Besiedelung in ihren Milieubedingungen unterscheiden. Auf diese und andere Art können auch bei diesen Keimen echte Diskontinuitäten zustande kommen. Der Ausdruck »Spezies« hat aber bei diesen Protisten nicht dieselbe Bedeutung wie bei Eukaryonten. Neue Wege, den Grad der *entwicklungsgeschichtlichen Verwandtschaft* zu Bakterien beurteilen und damit eine *echte Taxonomie* aufstellen zu können, bieten sich mit den Methoden der molekularen Genetik an. Eine relativ einfache Methode besteht darin, den Anteil von Guanin und Cytosin (»G+C«-Gehalt) an der DNA in Mol-Prozenten anzugeben. Wesentlich feiner ist die Technik, hitzedenaturierte DNA verschiedener Stämme miteinander Doppelstränge bilden zu lassen, was einen Einblick in das Ausmaß der Homologie erlaubt.

Hinweise auf die Klassifikation, d. h. Taxonomie und Nomenklatur der Bakterien

Grundsätzlich sind zwei Hauptarten von Einteilung der Bakterien auseinanderzuhalten, die phylogenetische (»natürliche«) und die künstliche Klassifikation. Daß die erstgenannte, an sich wünschenswerte Form der Taxonomie noch in den Anfängen steht, wurde erwähnt. Eine vorläufige Gliederung dieser Art ist in »Bergey's Handbuch der determinativen Bakteriologie« enthalten. Zur Zeit bedient man sich meist einer *künstlichen Klassifizierung,* bei der in deskriptiver Weise Eigenschaften von Keimen in Form eines *»Schlüssels«* zusammengefaßt werden. Die dafür benützten *Kriterien* richten sich in erster Linie nach *praktischen Gesichtspunkten,* d. h. nach Morphologie, Färbeverhalten und biochemischen Besonderheiten. Die zur Zeit allgemein gebräuchliche Klassifikation stützt sich auf eine internationale Kodierung, die im Auftrag der »International Association of Microbiological Societies (IAMS)« entstanden ist. Nach diesem System gilt die *Spezies* – trotz der oben erläuterten Einwände – als klassifikatorische Einheit *(Taxon),* wobei innerhalb der Spezies verschiedene Typen (Biotypen, Serotypen, Phagentypen u. a.) unterschieden werden können. Die Spezies wird mit zwei lateinischen Namen angegeben, von denen der erste, großgeschriebene, das *Genus,* und der zweite, kleingeschriebene, die eigentliche Spezies angibt (z. B. Streptococcus pneumoniae (früher: Pneumokokken)). Genera faßt man in *Familien,* diese in *Ordnungen* und letztere in *Klassen* zusammen; aber auch hier muß man sich der Tatsache bewußt bleiben, daß diese Art von Taxonomie (Klassifikation) künstlich geschaffen wurde und nicht einem echten Verwandtschaftssystem entspricht. Die *Nomenklatur* (Namengebung) der Keime ist zum guten Teil historisch entstanden. Eine Übersicht über einige medizinisch wichtige Bakterien bietet Tabelle 99.

Zusätzliche Angaben über die Struktur von Bakterien

Das *Nukleoid,* z. T. auch »Zellkern« genannt, besteht zum großen Teil aus DNA-Fibrillen, die sich elektronenmikroskopisch erkennen lassen und für die Feulgen-Positivität des nukleären Gebietes verantwortlich sind. Nukleolen fehlen, ebenso eine Kernmembran, dagegen lassen sich kleine Mengen von RNA und Proteinen (u. a. RNA-Polymerase) nachweisen. Verschiedene Beobachtungen sprechen dafür, daß zumindest bei einem Teil der Keime die DNA um einen RNA-Kern gewunden ist, was u. a. für die kompakte Form der ersteren Bedeutung haben könnte. Wesentlich für das Verständnis der Teilungsvorgänge erscheint die Tatsache, daß die DNA an der Stelle der zytoplasmatischen Membran angeheftet ist, an der diese eine Invagination aufweist.

Im *Zytoplasma* sind, wie gesagt, Ribosomen besonderer Art, aber keine Mitochondrien vorhanden. Es wurde sogar die Vermutung geäußert, Mitochondrien der Eukaryonten könnten defekten und daher auf eine intrazelluläre Symbiose angewiesenen aeroben Prokaryonten, im besonderen Bakterien, entsprechen, die früh im Verlauf der Entwicklung Eingang in die Wirtszellen gefunden hätten. Der Atmungsapparat aerober Bakterien ist z. T. ähnlich aufgebaut wie im Membranbereich von Mitochondrien eukaryoter Zellen (s. Abb. 147, S. 934); jedenfalls lassen sich hier u. a. Zytochrome nachweisen. Bei den für die Photosynthese ausgerüsteten Bakterien liegen die entsprechenden Pigmente im Gebiet von Lamellen unterhalb der zytoplasmatischen Membran, z. T. innerhalb geknäuelter Strukturen (Chromatophoren). Die Enzyme der Glykolyse sind in der zytoplasmatischen Matrix lokalisiert. Viele Bakterien besitzen Granula, d. h. Speicherungsorganellen, die z. T. Glykogen-ähnliche Polymere von Glukose (sog. Granulose), z. T. Poly-β-Hydroxybuttersäure u. a. enthalten. Bei Schwefel-oxidierenden Keimen lassen sich auch Granula mit elementarem Schwefel nachweisen. Viele Keime vermögen in Granula Volutin, d. h. polymerisiertes Metaphosphat, zu speichern.

Die *Zellmembran* entspricht einer »unit membrane« (s. Abb. 23, S. 70), unterscheidet sich jedoch von der bei Eukaryonten durch einige Besonderheiten. Beispielsweise fehlen in den meisten Fällen Sterole; einzig Mykoplasmen scheinen angebotenes Cholesterin in die Membran einzubauen. Mesosomen sind knäuelartige Invaginationen der zytoplasmatischen Membran ins Zellinnere. Während die sog. septalen Mesosomen vor allem bei der Zellteilung eine Rolle spielen, finden sich im Bereich der lateralen *Mesosomen* besonders viele Enzyme lokalisiert. Die Funktionen der zytoplasmatischen Membran und der ihr anhaftenden Strukturen umfassen u. a. die Gewährleistung einer selektiven Permeabilität mit Hilfe sog. Permeasen und Porinen, die an aktiven Transportvorgängen beteiligt sind; bei aeroben Keimen die oxidative Phosphorylierung; die Ausscheidung hydrolysierender oder anderer Enzyme, die durch Abbau von Polymeren im äußeren Milieu (im Fall Gram-positiver Bakterien) bzw. im Spaltraum zwischen Mureinschicht und Membran (im Fall Gram-negativer Keime) die Ernährung des Mikroorganismus vorbereiten oder z. B. schädliche Substanzen abbauen können (u. a. Penizillinabbau durch Penizillinase); die Biosynthese von Zellmembran- und Zellwandbestandteilen; Fixation der DNA durch Proteine im Bereich des DNA-replizierenden Komplexes, der meistens in den septalen Mesosomen lokalisiert ist.

Die Rigidität der bakteriellen *Zellwand* beruht auf einer Schicht, die vor allem aus *Murein (Mukopeptid,* ein *Peptidoglykan)* besteht und – obwohl sie durchaus porös ist – den durch Salzanreicherung im Inneren der meisten Bakterien bedingten, großen osmotischen Druck (5–20 Atmosphären) auszuhalten vermag. Beim Murein handelt es sich um ein komplexes Polymer, das im wesentlichen drei Komponenten aufweist: a) Ein Grundgerüst mit alternierenden N-Azetylglukosamin- und N-Azetylmuraminsäureresten; b) identische Tetrapeptidseitenketten, die an die N-Azetylmuraminsäure gebunden sind; und c) identische Peptidbrücken. Das erwähnte Grundgerüst zeigt bei allen Bakterien dieselbe Zusammensetzung, während die Tetrapeptidseitenketten und die Peptidbrücken von einer Spezies zur andern variieren können. Immerhin stimmen die Tetrapeptidseitenketten in einigen Punkten überein. Meistens findet man in Position 1 (gebunden an N-Azetylmuraminsäure) L-Alanin, in Position 2 D-Glutamat oder substituiertes D-Glutamat sowie in Position 4 D-Alanin. Die Reste in Position 3 variieren am stärksten: Bei den meisten Gram-negativen Keimen findet sich hier Diaminopimelinsäure (DAP), die mit einer aus Lipoprotein bestehenden Zellwandkomponente in Verbindung steht, während Gram-positive Bakterien an dieser Stelle DAP, L-Lysin und andere L-Aminosäuren eingebaut haben (s. Abb. 209). Gram-negative Bakterien weisen in ihrer Wand eine zweidimensional ausgerichtete Mureinschicht auf, während diese bei Gram-positiven Keimen aus dreidimensional kreuzweise verknüpften konzentrischen Lagen besteht, d. h. einem Netzwerk, das den sog. Mureinsacculus bildet.

Tabelle 99. Klassifikation von Bakterien (1974, unvollständig)[1]

Klasse	Ordnung	Familie	Gattung	Spezies
1. Spirochäten				
	Spirochaetales	Spirochaetaceae	Spirochaeta	Treponema pallidum
			Cristispira	Treponema pertenue?
			Treponema	Treponema carateum?
			Borrelia	Borrelia recurrentis
				Borrelia duttoni
			Leptospira	Leptospira interrogans
2. Spiralbakterien				
		Spirillaceae	Spirillum	Spirillum minus
			Campylobacter	Campylobacter fetus (Vibrio fetus)
3. Gram-negative aerobe Stäbchenbakterien und Kokken				
		Pseudomonadaceae	Pseudomonas	Pseudomonas aeruginosa (Bacterium pyocyaneum)
				Pseudomonas mallei
				Pseudomonas pseudomallei
			Alcaligenes (Achromobacter)	Alcaligenes faecalis
			Brucella	Brucella melitensis
				Brucella abortus
				Brucella suis
				Brucella ovis
				Brucella canis
			Bordetella	Bordetella pertussis
			Francisella	Francisella tularensis
4. Gram-negative, fakultativ anaerobe Stäbchenbakterien				
		Enterobacteriaceae	Escherichia	Escherichia coli
			Citrobacter	Citrobacter freundii
			Salmonella	Salmonella typhi
				Salmonella paratyphi A
				Salmonella paratyphi B
				Salmonella cholerae suis
				Salmonella enteritidis
				Salmonella typhi murium
				Salmonella amsterdam
				Salmonella kalina
				Salmonella oxford
				Salmonella sendai
				Salmonella winchester
				Salmonella zanzibar und viele mehr
			Shigella	Shigella dysenteriae
				Shigella ambigua
				Shigella flexneri
				Shigella boydii
				Shigella sonnei
			Klebsiella	»Klebsiella pneumoniae« (verschiedene Spezies)
				Klebsiella rhinoscleromatis
				Klebsiella ozaenae
			Enterobacter	Enterobacter cloacae
				Enterobacter aerogenes
			Serratia	Serratia marcescens
			Arizona	
			Providencia	
			Edwardsiella	
			Proteus	Proteus vulgaris
				Proteus mirabilis

1 Ein großer Teil der hier gemachten Angaben stammt aus Bergey's Manual of Determinative Bacteriology, 8th ed., Baltimore: Williams and Wilkins 1974. Es sei jedoch hervorgehoben, daß wir es dabei nicht mit einer endgültigen und auch *nicht mit einer phylogenetisch begründeten Klassifikation* zu tun haben. Einteilung und Namengebung wechseln recht häufig.

Tabelle 99 (Fortsetzung)

Klasse	Ordnung	Familie	Gattung	Spezies
				Proteus morgagni
				Proteus rettgeri
		(»Brucellaceae«)	Yersinia	Yersinia pestis
		(»Parvobacteriaeceae«)		Yersinia pseudotuberculosis
				Yersinia enterocolitica
				Yersinia haemolytica
		Vibrionaceae	Vibrio	Vibrio cholerae
				Vibrio El Tor
				Vibrio parahaemolyticus
			Aeromonas	Aeromonas hydrophila
		Gattungen unbestimmter Zuordnung:	Haemophilus	Haemophilus influenzae
				Haemophilus parainfluenzae
				Haemophilus aphrophilus
				Haemophilus vaginalis
			Pasteurella	Pasteurella septica (Pasteurella multocida)
			Actinobacillus	
5. Gram-negative anaerobe Bakterien				
		Bacteroidaceae	Bacteroides	Bacteroides fragilis
				Bacteroides melaninogenicus und andere
			Fusobacterium	Fusobacterium nucleatum
				Fusobacterium mortiferum
				Fusobacterium varium
			Leptotrichia (?)	Leptotrichia buccalis
				Leptotrichia innominata
6. Gram-negative Kokken und kokkoide Bakterien				
		Neisseriaceae	Neisseria	Neisseria gonorrhoeae
				Neisseria meningitidis
			Moraxella	
7. Gram-positive Kokken				
		Micrococcaceae	Micrococcus	Staphylococcus aureus
			Staphylococcus	Staphylococcus epidermidis
		Streptococcaceae	Streptococcus	Streptococcus pyogenes
				Streptococcus pneumoniae (Pneumococcus)
				Streptococcus faecalis (Enterococcus)
8. Sporenbildende Stäbchen und Kokken				
		Bacillaceae	Bacillus	Bacillus anthracis
				Bacillus subtilis
				Bacillus cereus
			Clostridium	Clostridium perfringens
				Clostridium novyi
				Clostridium septicum
				Clostridium histolyticum
				Clostridium bifermentans
				Clostridium fallax
				Clostridium botulinum
				Clostridium tetani
9. Gram-positive, nicht sporenbildende Stäbchenbakterien				
		Lactobacillaceae	Lactobacillus	Lactobacillus acidophilus (»Döderlein-Stäbchen«)
		Gattungen unbestimmter Zuordnung:	Listeria	Listeria monocytogenes
			Erysipelothrix	Erysipelothrix insidiosa (Erysipelothrix rhusiopathiae)

Tabelle 99 (Fortsetzung)

Klasse	Ordnung	Familie	Gattung	Spezies
10. Aktinomyzeten und verwandte Mikroorganismen				
			Corynebacterium	Corynebacterium diphtheriae
				Corynebacterium pyogenes
				Corynebacterium diphtheroides
				Corynebacterium xerosis
				Corynebacterium acnes
				Corynebacterium pseudo-diphthericum
				Corynebacterium parvum
				Corynebacterium granulosum und weitere
		Actinomycetaceae	Actinomyces	Actinomyces israelii
				Actinomyces naeslundii
				Actinomyces bovis
			Bifidobacterium	Bifidobacterium bifidum
		Mycobacteriaceae	Mycobacterium	Mycobacterium tuberculosis
				Mycobacterium avium
				Mycobacterium paratuberculosis Johne
				Mycobacterium marinum
				Mycobacterium ulcerans
				Mycobacterium intracellulare
				Mycobacterium kansasii
				Mycobacterium xenopi
				Mycobacterium scrofulaceum
				Mycobacterium fortuitum chelonei
				Mycobacterium leprae
		Dermatophilaceae	Dermatophilus	Dermatophilus congolensis
		Nocardiaceae	Nocardia	Nocardia asteroides
				Nocardia brasiliensis
		Streptomycetaceae	Streptomyces	
		Micromonosporaceae	Micropolyspora	Micropolyspora faeni
11. Weitere, z. T. nicht klassierte Bakterien				
			Mima	Mima polymorpha
			Herellea	Herellea vaginicola
			Legionella	Legionella pneumophila
12. Rickettsien				
	Rickettsiales	Rickettsiaceae	Rickettsia	Rickettsia prowazeki(i)
				Rickettsia mooseri(i)
				Rickettsia rickettsi(i)
				Rickettsia conori(i)
				Rickettsia sibirica
				Rickettsia australis
				Rickettsia akari(i)
				Rickettsia quintana
			Coxiella	Coxiella burneti(i)
		Bartonellaceae	Bartonella	Bartonella bacilliformis
		Anaplasmataceae	Haemobartonella	
			Eperythrozoon	
	Chlamydiales	Chlamydiaceae	Chlamydia	Chlamydia psittaci
				Chlamydia lymphogranulomatis
				Chlamydia trachomatis
				Chlamydia oculogenitalis
13. Mykoplasmen				
Mollicutes	Mycoplasmatales	Mycoplasmataceae	Mycoplasma	Mycoplasma pneumoniae
				Mycoplasma hominis
		Acholeplasmataceae		

Die *Zellwände Gram-positiver Bakterien* zeichnen sich im übrigen durch weitere Besonderheiten aus, wie das Vorhandensein von Teichoinsäuren (Teichonsäuren) in erheblichen Mengen. Dies sind komplex aufgebaute Polymere, in denen u. a. Glyzerin über 3,1- oder 2,1-Bindungen, Ribitol oder Glyzerin und Ribitol über 5,1-Bindungen an einen Zuckerrest, wie Glukose, Galaktose oder N-Azetylglukosamin, gebunden sind. Teichoinsäureketten können aus mehr als 30 Untereinheiten bestehen, meistens aber setzen sie sich aus 10 oder weniger Monomeren zusammen. Ein kleiner Teil der Teichoinsäuren, im besonderen Glyzerin-Teichoinsäuren, ist an Glykolipide der zytoplasmatischen Membran gebunden (sog. Lipoteichoinsäuren), vor allem im Bereich der Mesosomen. Teichoinsäuren gehören zu den wichtigsten Antigenen Gram-positiver Keime; man darf annehmen, diese langgestreckten Moleküle reichten z. T. von der Bakterien-, d. h. Zellwand-Oberfläche bis zur zytoplasmatischen Membran. Meistens findet sich in Teichoinsäuren eine erhebliche Menge von D-Alanin, das vor allem an die Positionen 2 und 3 des Glyzerins oder an die Positionen 3 und 4 des Ribitols gebunden ist. An den weiteren Hydroxylgruppen des Glyzerins oder Ribitols finden sich außer D-Alanin auch Glukose, Galaktose, N-Azetylglukosamin, N-Azetylgalaktosamin oder Sukzinat. Weitere, in der Wand Gram-positiver Bakterien vorhandene Substanzen sind Glutaminsäure, L-Lysin oder Diaminopimelinsäure, Glyzin und Asparaginsäure, ferner Polysaccharide, die serologisch wichtig sein können (z. B. C-Substanz von Streptokokken). Einzelne Keime weisen im Bereich der Zellwand besondere Proteine auf (z. B. Protein M bei Streptokokken der Gruppe A).

Die *Zellwände Gram-negativer Bakterien* weisen im Vergleich zu den Gram-positiven Keimen eine relativ dünne Mureinschicht auf. Diese liegt ebenfalls der zytoplasmatischen Membran außen an und wird von mehreren komplex aufgebauten Schichten bedeckt (s. Abb. 209). Von besonderer Wichtigkeit sind Lipopolysaccharid*(LPS)*-Protein-Komplexe, die bis zu ⅓ des Zellwand-Trockengewichtes ausmachen können. Im Proteinanteil finden sich unter den Aminosäuren vor allem Alanin, ferner Glutaminsäure, Diaminopimelinsäure und, im Gegensatz zu den Gram-positiven Mikroorganismen, gleichzeitig Lysin. Die weiteren, äußeren Zellwandbestandteile sind am besten bei den Enterobakteriazeen untersucht worden. Beispielsweise bei Salmonellen liegt außerhalb des Lipoproteinmantels der sog. äußeren Membran, einer Phospholipid-Doppelschicht mit relativer Permeabilität für kleine Moleküle, das sog. Lipid A, die toxische Komponente von Endotoxin. Peripherwärts sind sog. Kern-Polysaccharide angehängt (von innen nach außen: Ketodeoxy-Oktonsäure (KDO), ferner – je nach Spezies und Typ – Heptose, Glukose, Galaktose und N-Azetyl-Glukosamin). Mit den Kern-Polysacchariden sind an der Außenseite repetierende Einheiten von Oligosacchariden verbunden, die Träger der O-Antigene darstellen. Die Polysaccharide bilden aufgrund ihrer Hydrophilie einen Hydratmantel um das Bakterium, der den entsprechenden Kolonien in vitro eine glatte, glänzende Oberfläche verleiht (S(»smooth«)-Formen). Durch Mutationen können die äußeren Polysaccharide teilweise oder weitgehend verloren gehen, ebenso Bestandteile der Kernpolysaccharide, so daß R(»rough«)-Formen entstehen. Mögliche Ursachen des Auftretens solcher Keime, die oft in einer Salzlösung spontan agglutinieren, einen Teil der Virulenz verlieren und leichter phagozytiert werden können als S-Formen, sind Defekte der Synthetasen und/oder der Transferasen, die den Aufbau der Polysaccharide katalysieren. Lipid A besteht aus einer Kette von Glukosamin-Disaccharideinheiten, die über Pyrophosphatbrücken verknüpft sind, und an die eine Anzahl langkettiger Fettsäuren (u. a. stets β-Hydroxymyristinsäure, die für dieses Lipid typisch ist) anschließt.

Die Zellwände von *Rickettsien* und *Chlamydien* weisen ebenfalls eine rigide Zellwand mit Murein als Mukopeptid auf.

Verbindungen, wie Muraminsäure, D-Aminosäuren, Diaminopimelinsäure u. a., kommen nach dem bisher Bekannten in tierischen Zellen nicht vor. Dies bietet die Grundlage für den Wirkungsmechanismus gewisser *antibakterieller Substanzen,* wie Lysozym oder Penizillin, die an den oben genannten Komponenten der Bakterienwand angreifen. Gram-positive Keime werden von *Lysozym* in einem niedrig-osmotischen Milieu lysiert, während bei Isotonie zwischen Medium und Bakterieninnerem z. T. *Protoplasten,* d. h. Bakterienzellen ohne Zellwandreste, zustande kommen. Die Gram-negativen Keime vermögen sich durch besondere Wandanteile, vor allem die sog. äußere Membran, vor dem Angriff von Lysozym zu schützen. Diese protektive Wirkung fällt weg nach Vorbehandlung mit EDTA (Versen), das Kalziumionen entfernt und somit die Stabilität vor allem der Lipopolysaccharidschicht beeinträchtigt. Aber auch in diesem Fall kommt es im allgemeinen nur bei Hypertonie des Bakterieninneren zur Lyse; besteht Isotonie, wandeln sich die Keime z. T. in *Sphäroplasten,* die noch Zellwandreste aufweisen, um. Die Bakterien produzieren selbst eine Anzahl sog. *Autolysine,* d. h. vor allem Hydrolasen, wie Glykosidasen, Amidasen und Peptidasen, die u. a. Murein angreifen. Man nimmt an, daß diese Enzyme beim Zellwachstum, bei der Zellteilung und bei der Auflösung zugrunde gegangener Keime eine Rolle spielen. Ähnliche Enzyme werden auch von Protozoen und Phagozyten höherer Organismen hergestellt und z. T. nach außen abgegeben. Durch die Wirkung von Autolysinen kann beispielsweise die Gram-Färbbarkeit leiden, was von diagnostischer Bedeutung ist.

L-Formen von Bakterien (z. B. Proteus, Escherichia) bilden sich z. B. unter dem Einfluß von Hydrolasen, die Murein angreifen, oder von Penizillin. L-Formen können sich nach Wegfall des schädigenden Agens u. U. wieder in normale Bakterien umwandeln, indem die Zellwand nachgebildet wird. Manche bakteriellen Spezies bilden L-Formen spontan. Im Körper können diese Keime, da sie den Großteil der Oberflächenantigene verloren haben und somit manchen spezifischen Antikörpern keine Epitope mehr bieten, u. U. längere Zeit persistieren und chronische Infektionen verursachen. Dies ist vor allem der Fall, wenn sie sich in sog. protektiven Zonen aufhalten, wo sie dem Zugriff der Phagozyten entzogen sind.

Bakterienkapseln bestehen meistens aus schleimartigen, komplexen Polysacchariden; in einzelnen Fällen (Bac. anthracis und Bac. megaterium) ist an ihrem Aufbau auch ein Glutamylpeptid beteiligt. Bei Streptococcus pneumoniae, Klebsiellen und E. coli mit Kapsel-A-Antigen lassen sich die Kapseln durch spezifischen Antikörper zur Quellung bringen und aufgrund ihrer Dicke lichtmikroskopisch darstellen, z. B. mit Hilfe der Negativdarstellung. In anderen Fällen, wie bei Salmonella typhi und vielen Coli-Bakterien, kann man sie nur serologisch, als sog. Hüllen, nachweisen. Ein Kapselverlust, z. B. infolge Mutation, ist meistens mit einem Virulenz- und z. T. Antigenverlust verbunden.

Von den Kapseln i. e. S. abzugrenzen sind lose, schleim-ähnliche Massen, die von gewissen Bakterien nach außen abgegeben werden und im Fall von Streptococcus pyogenes u. a. aus *Hyaluronsäure* bestehen. Ähnliches gilt für gallertiges *Dextran,* das von einzelnen Keimen, wie dem in Zuckerfabriken berüchtigten Leuconostoc mesenteroides, z. B. aus Saccharose produziert wird.

Bakteriensporen, die sich in der Regel unter bestimmten, für den betreffenden Keim typischen Bedingungen bilden, sind, wie erwähnt wurde, gegen Trockenheit, antimikrobielle Agentien und andere schädliche Einflüsse z. T. außerordentlich resistent. Diese Eigenschaft beruht in erster Linie auf der Ausbildung einer sehr dicken, widerstandsfähigen Rinde (Sporen-Cortex), der außen eine Sporenhülle und z. T. ein sog. Exosporium aufgelagert sind. Die Hitzeresistenz der Sporen beruht zum guten Teil auf ihrem dehydrierten Zustand und der Anwesenheit großer Mengen von Kalziumdipikolinat, das den vegetativen Formen weitgehend fehlt. Für den Schutz des Innenkörpers, des sog. Sporenprotoplasten, sind außerdem die als Sporenwand bezeichnete, der Sporenmembran direkt aufliegende Mureinschicht, der außerhalb der Rinde liegende, aus einem keratinartigen Protein aufgebaute Mantel und z. T. auch das, einer Lipoproteinmembran mit Kohlenhydraten entsprechende Exosporium, von Bedeutung (Abb. 209).

Geißeln (Flagellen), die in Form einer monotrichen (z. B. Vibrio), lophotrichen (z. B. Pseudomonas), amphitrich-lophotrichen (z. B. Spirillum minus) und peritrichen Begeißelung (z. B. Proteus, E. coli und Salmonellen) auftreten, sind komplex aufgebaute Organellen mit elastischer Hohlzylinderstruktur, die der Lokomotion dienen. Der Hauptbaustein dieser Gebilde ist das Flagellin, dessen Monomere bei neutralem pH und hoher Ionenstärke (2,6 M Ammoniumsulfat) spontan zu helikalen zylindrischen Filamenten aggregieren. Die Verankerung der Geißeln erfolgt über einen Haken, der mit einem oberen Ringpaar in der Lipopolysaccharid- und der Peptidoglykanschicht eingelassen ist und über einen Stab mit der zytoplasmatischen Membran in Beziehung steht. Am Haken steckt das eigentliche Geißelfilament, das bis zu 60 Umdrehungen/sec zu vollziehen vermag. Die Fortbewegung der Keime (z. B. E. coli) geschieht durch Drehen der Geißeln gegen den Uhrzeigersinn, was z. B. während einer Sekunde eine stoßende Wirkung ausübt (sog. Schwimmen), und – damit alternierend – eine kurzdauernde Rotation im Uhrzeigersinn, wodurch die Bündelung der Geißeln unterbrochen wird und eine Art »Taumeln« des Mikroorganismus zustande kommt. Über den Bewegungsapparat der Geißeln (»basale Struktur«) weiß man wenig Bescheid. Chemotaktische Einflüsse (S. 1262) beeinflussen in erster Linie die Geißeltätigkeit (z. B. positiv chemotaktische Wirkung von Aminosäuren und Nährzucker, negativ chemotaktischer Effekt von Säuren, Alkohol u. a.). Bei positiver Chemotaxis hält das Schwimmen im Vergleich zum Taumeln länger an. Abgesehen von ihrer Bedeutung für die Beweglichkeit, sind Geißeln auch Sitz von Antigenen (z. B. H-Antigene von Salmonellen, im Gegensatz zu den O-Antigenen, den Körperantigenen). In Kultur bilden sehr stark bewegliche Keime meist hauchdünne Kolonien (»H-Form« des Erregers), während unbewegliche Bakterien sich weniger ausbreiten (»O-Form« des Erregers). Durch homologe »Geißelantiseren« lassen sich

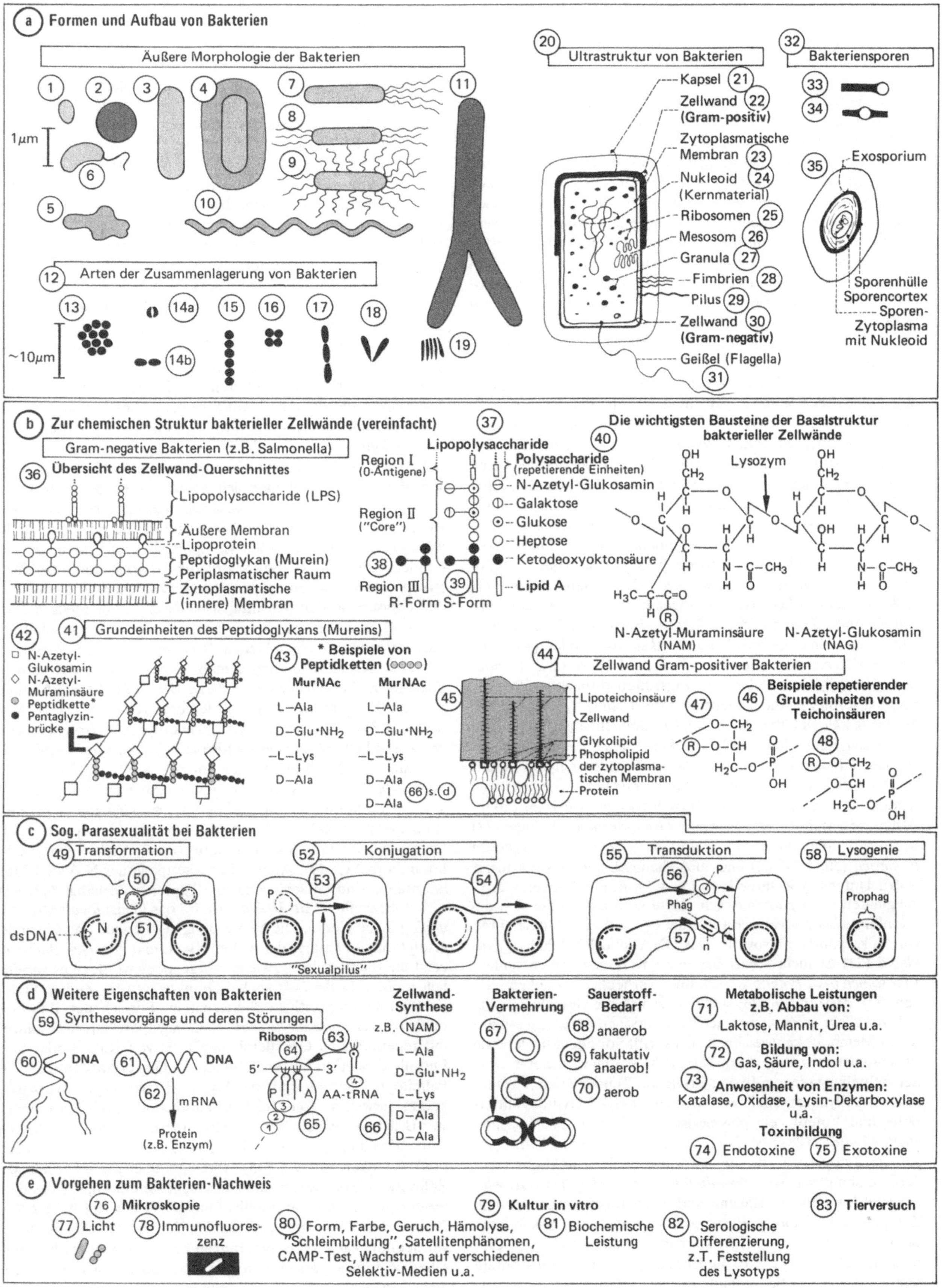
a Formen und Aufbau von Bakterien
Äußere Morphologie der Bakterien
1 2 3 4 5 6 7 8 9 10 11
1 µm
12 Arten der Zusammenlagerung von Bakterien
13 14a 14b 15 16 17 18 19
~10µm
20 Ultrastruktur von Bakterien
Kapsel 21
Zellwand 22 (Gram-positiv)
Zytoplasmatische Membran 23
Nukleoid 24 (Kernmaterial)
Ribosomen 25
Mesosom 26
Granula 27
Fimbrien 28
Pilus 29
Zellwand 30 (Gram-negativ)
Geißel (Flagella) 31
32 Bakteriensporen
33
34
35 Exosporium
Sporenhülle
Sporencortex
Sporen-Zytoplasma mit Nukleoid
b Zur chemischen Struktur bakterieller Zellwände (vereinfacht)
Gram-negative Bakterien (z.B. Salmonella)
36 Übersicht des Zellwand-Querschnittes
Lipopolysaccharide (LPS)
Äußere Membran
Lipoprotein
Peptidoglykan (Murein)
Periplasmatischer Raum
Zytoplasmatische (innere) Membran
37 Lipopolysaccharide
Region I (O-Antigene)
Region II ("Core")
Region III
38 39
R-Form S-Form
Polysaccharide (repetierende Einheiten)
N-Azetyl-Glukosamin
Galaktose
Glukose
Heptose
Ketodeoxyoktonsäure
Lipid A
40 Die wichtigsten Bausteine der Basalstruktur bakterieller Zellwände
Lysozym
N-Azetyl-Muraminsäure (NAM)
N-Azetyl-Glukosamin (NAG)
42
41 Grundeinheiten des Peptidoglykans (Mureins)
N-Azetyl-Glukosamin
N-Azetyl-Muraminsäure
Peptidkette*
Pentaglyzinbrücke
43 * Beispiele von Peptidketten
MurNAc L-Ala D-Glu·NH2 -L-Lys D-Ala
MurNAc L-Ala D-Glu·NH2 -L-Lys D-Ala D-Ala
66 s. d
44 Zellwand Gram-positiver Bakterien
45
Lipoteichoinsäure
Zellwand
Glykolipid
Phospholipid der zytoplasmatischen Membran
Protein
47 46 Beispiele repetierender Grundeinheiten von Teichoinsäuren
48
c Sog. Parasexualität bei Bakterien
49 Transformation
50 51
P
N
dsDNA
52 Konjugation
53 54
"Sexualpilus"
55 Transduktion
56 57
P
Phag
n
58 Lysogenie
Prophag
d Weitere Eigenschaften von Bakterien
59 Synthesevorgänge und deren Störungen
60 DNA
61 DNA
62 mRNA
Protein (z.B. Enzym)
Ribosom
63 64 65
5' 3'
P A
AA-tRNA
Zellwand-Synthese
z.B. NAM
L-Ala D-Glu·NH2 L-Lys D-Ala D-Ala
66
Bakterien-Vermehrung
67
Sauerstoff-Bedarf
68 anaerob
69 fakultativ anaerob!
70 aerob
71 Metabolische Leistungen z.B. Abbau von:
Laktose, Mannit, Urea u.a.
72 Bildung von:
Gas, Säure, Indol u.a.
73 Anwesenheit von Enzymen:
Katalase, Oxidase, Lysin-Dekarboxylase u.a.
Toxinbildung
74 Endotoxine
75 Exotoxine
e Vorgehen zum Bakterien-Nachweis
76 Mikroskopie
77 Licht
78 Immunofluoreszenz
79 Kultur in vitro
80 Form, Farbe, Geruch, Hämolyse, "Schleimbildung", Satellitenphänomen, CAMP-Test, Wachstum auf verschiedenen Selektiv-Medien u.a.
81 Biochemische Leistung
82 Serologische Differenzierung, z.T. Feststellung des Lysotyps
83 Tierversuch

Abb. 209 a–e. *Kurze Übersicht über die wichtigsten Bakterieneigenschaften. Bakterien* sind einzellige, prokaryotische Mikroorganismen, die sich durch Größe, chemischen Aufbau ihrer Zellwand und Fehlen eines von einer Membran umgebenen Zellkerns von den Eukaryonten pflanzlicher oder tierischer Art unterscheiden. Im Gegensatz zu den Viren besitzen sie sowohl DNA wie RNA und vermögen auch viele metabolische Leistungen selbst zu vollziehen. **a** *Formen und Aufbau von Bakterien. Rickettsien* (1) sind die kleinsten Bakterien; ihr Stoffwechselapparat ist so primitiv, daß sie sich nur intrazellulär zu vermehren vermögen. *Mykoplasmen* (5) besitzen keine Zellwand, weshalb sie die verschiedensten Formen annehmen und mit den üblichen (Zellwand-)Färbemethoden nicht dargestellt werden können. Nach der *äußeren Form* unterscheidet man die übrigen Bakterien im wesentlichen in *Kugelbakterien (Kokken,* 2), *Stäbchenbakterien* (3, 4 (mit *Kapsel*), 7–9), *Vibrionen* (6), *Spirochäten* (10, nicht identisch mit den weniger wichtigen *Spiralbakterien* (z. B. Spirillum, hier nicht gezeichnet)) sowie *Aktinomyzeten* (11), die u. U. verzweigt sind, und verwandte Mikroorganismen, wie Nokardien. Die hier genannten Formen unterscheiden wir zudem danach, ob sie *Gram-positiv* oder *Gram-negativ* sind, und ob sie sich durch *Säurefestigkeit* auszeichnen oder nicht. Je nach Sitz und Zahl der Flagellen sprechen wir von *monotricher* (6), *lophotricher* (7), *amphitrich-lophotricher* (8) oder *peritricher Begeißelung* (9). Die Geißeln verleihen den Mikroorganismen eine Eigenbeweglichkeit; sie sind nur bei einem Teil der Bakterien vorhanden, vor allem bei Stäbchenbakterien. Einige wichtige Namen von Bakterien stammen von der *Art ihrer Zusammenlagerung: Staphylokokken* (13, »traubenförmig«), *Diplokokken* (14a: Neisseria; 14b: Streptococcus pneumoniae (früher: Diplococcus pneumoniae)), *Streptokokken* (15, »kettenförmig«), *Tetraden* (16, z. B. Micrococcus tetragenus) u. a. m. Stäbchen können ebenfalls Ketten bilden (17, z. B. Bacillus anthracis). Verschiedene Keime liegen oft *abgewinkelt* zueinander (18, z. B. Corynebacterium diphtheriae, z. T. auch Mykobakterien), andere finden sich intrazellulär »wie Zigaretten verpackt« (19, z. B. Mycobacterium leprae bei lepromatöser Lepra). Die *Ultrastruktur der Bakterien* läßt sich wie folgt zusammenfassen: Bei einem Teil dieser Keime findet sich eine *Kapsel* (21), die eine erhebliche Dicke haben kann und aus Polysacchariden mit repetierenden Einheiten besteht. Die *Zellwand* entspricht einer ziemlich rigiden Struktur, die dem hohen osmotischen Druck im Bakterieninneren standzuhalten hat; bei *Gram-positiven Keimen* (22) ist sie wesentlich dicker (15–35 nm) als bei den *Gram-negativen Bakterien* (30; 6–10 nm) und auch chemisch anders strukturiert (s. **b**). Unter der Zellwand, und von dieser durch einen – z. T. imaginären – *periplasmatischen Raum* getrennt, findet sich die *zytoplasmatische Membran* (23), die der äußeren Zellmembran von Eukaryonten entspricht. Das DNA- und RNA-haltige *Nukleoid* (24) ist nicht scharf begrenzt; Kernmembranen fehlen. *Ribosomen* bzw. *Polyribosomen* sind in erheblicher Zahl vorhanden (25). *Mesosomen* (26) stellen enzymreiche Gebilde dar, die sich vor allem durch komplexe Invaginationen der zytoplasmatischen Membran kennzeichnen. Dies trifft vor allem für laterale Mesosomen zu, während sog. septale Mesosomen in erster Linie der Zellteilung dienen. In den *Granula* (27) finden sich Substanzen, wie Glykogen-ähnliche Polymere, Poly-β-Hydroxybuttersäure und Volutin, ein polymerisiertes Metaphosphat, gespeichert. *Fimbrien* (28) bzw. *Pili* (29), d. h. lange, dünne Vorragungen des Zytoplasmas, dienen in erster Linie Haftfunktionen; außerdem kennt man sog. *Sexualpili* (s. **c**, 53). *Flagellen (Geißeln,* 31) sind über einen »Haken« und einen Basalkörper mit dem Zytoplasma verbunden. *Bakteriensporen,* die unter besonderen Bedingungen entstehen (32), können *endständig* (33, z. B. Clostridium tetani) oder z. B. *mittelständig* (34, u. a. Clostridium septicum) sein. Die Sporenbildung aus vegetativen Bakterienformen heraus beginnt mit einer Invagination der zytoplasmatischen Membran, wobei ein Zytoplasmateil mit Nukleoid schrittweise abgeschlossen und ans eine Ende des Bakteriums verschoben wird (sog. Sporenvorläufer). Dann beginnt die Synthese des Cortex, gefolgt von der Bildung der Hülle und schließlich derjenigen des Exosporiums: In dieser Form kann die Spore freigesetzt werden (35). **b** *Zur chemischen Struktur bakterieller Zellwände (vereinfacht).* Synthese und Struktur *bakterieller Zellwände* sind deshalb von besonderem medizinischem Interesse, weil zahlreiche *Antibiotika* sowie einige Substanzen des Wirtsorganismus mit deren Aufbau bzw. Integrität interferieren. Wie erwähnt, ist die Zellwand nicht mit der zytoplasmatischen Membran direkt verbunden (36). Bei *Gram-negativen Bakterien* zeigen sich von außen nach innen folgende Komponenten: Die *Kapsel* (hier nicht gezeichnet) besteht meist aus komplexen Polysacchariden, bei Salmonella typhi mit *Vi-Antigen* z. B. sauren Polysacchariden (bei Bacillus anthracis findet sich neben Polysacchariden noch ein Glutamylpolypeptid). Die Kapseln i. e. S. sind nicht mit anderen Umhüllungen (z. B. Hyaluronsäure bei Streptococcus pyogenes) zu verwechseln. Die äußerste Schicht der eigentlichen Zellwand wird durch einen *Lipopolysaccharid(LPS)-Protein-Komplex* gebildet, der außerordentlich vielgestaltig strukturiert sein kann. An seiner Oberfläche ragen Polysaccharidketten aus repetierenden Einheiten hervor; diese Strukturen, die für die *O-Antigene* verantwortlich sind, weisen z. T. seltene Zucker, wie Paratose, Abequose, Tyvelose, L-Glyzero-D-Mannoheptose, 2-Keto-3-Deoxyoktonsäure u. a. m., auf. Unter der im Wesentlichen repetitiv aufgebauten, äußeren sog. Region I (37) befinden sich die *»Kern(»Core«)-Polysaccharide« (Region II,* besser: *Oligosaccharide)* mit einem mehr oder weniger konstanten Aufbau. Die letzteren sind mit *Lipid A,* der wahrscheinlich toxisch(st)en Komponente von *Endotoxin,* verbunden (Region III). Bei *S(»smooth«)-Formen* sind die durch Pyrophosphatbrücken verbundenen Disaccharid-Einheiten in den Polysacchariden (O-Antigen) alle oder größtenteils vorhanden (39), während bei *R(»rough«)-Formen* im Extremfall alle Saccharide bis auf einen kleinen Rest des »core« fehlen (38); die letzteren zeigen erfahrungsgemäß keine Pathogenität. Soweit bekannt, ist LPS an der sog. *äußeren Membran,* die viel Ähnlichkeit mit der zytoplasmatischen Membran zeigt, verankert. Mindestens 2 *Eiweißkörper* (ein kleines hydrophobes Protein und ein größeres »Hüllen(»envelope«)-Protein«) stellen die Verbindung der äußeren Membran mit der *Mureinschicht* her (36). *Murein* oder *Peptidoglykan* ist ein hochgradig vernetztes, für die Festigkeit der Bakterien wichtiges Material. Das Rückgrat dieser Substanz bildet ein β-1,4-glykosidisch verbundenes Polymer von alternierend N-Azetyl-Muraminsäure (NAM)- und N-Azetyl-Glukosamin (NAG, 40). An den Laktylgruppen der N-Azetyl-Muraminsäure sind verschiedenartige Peptide angehängt (42, 43), u. a. solche mit *D-Ala-D-Ala* (66), für das *Penizillin als Strukturanalog* dienen kann. Die Verbindung der Peptide untereinander erfolgt durch Pentaglyzinbrücken. Bei *Gram-positiven Bakterien* zeigt die Mureinschicht, wie hervorgehoben wurde, eine wesentlich größere Dicke (44) als bei Gram-negativen. Zudem finden sich bei Gram-positiven Bakterien im Bereich der Zellwand reichlich *Teichoinsäuren* (46), d. h. hochpolymere Substanzen mit repetierenden Grundeinheiten z. B. von Ribitol oder über Phosphodiesterbindungen gebundenen Glyzerinresten, die u. a. Palmitoyl-, Lauroyl- und/oder Myristoyl-Hydromyristoyl-Seitenketten aufweisen. Die Teichoinsäuren sind durch Phosphodiester-Brücken kovalent mit den Muraminsäureresten des Mureins verbunden und scheinen an den Glykolipiden der äußeren Membran verankert zu sein (45). Ihre Orientierung innerhalb der Zellwand ist noch umstritten (senkrecht zur Oberfläche des Bakteriums, wie in (45) dargestellt? Parallel zur Oberfläche?). **c** *Sog. Parasexualität bei Bakterien.* Da sich Bakterien ungeschlechtlich vermehren, kämen Veränderungen bzw. ein Austausch genetischen Materials – abgesehen von Mutationen – nicht vor, wenn nicht Möglichkeiten einer Durchmischung desselben über sog. parasexuelle Mechanismen bestünden. Bei der *Transformation* (49) handelt es sich um die Übertragung bakterieller, doppelsträngiger, anläßlich der Bakteriolyse freigesetzter DNA-Stücke

die Geißelbewegungen schlagartig stoppen (vgl. dazu Immobilisierungstest bei Cholera). Begeißelte Bakterien, die z. B. durch Einwirkung von Lysozym ihre Zellwand weitgehend verloren haben, behalten ihre Flagellen in der Regel, was zeigt, daß diese Strukturen im eigentlichen Zelleib verankert sind.
Die Beweglichkeit der *Spirochäten* beruht auf relativen Verschiebungen zwischen dem Achsenfaden und dem Bakterienkörper, der spiralig um den ersteren gewunden ist. Daraus resultieren schlängelnde und rotierende Bewegungen. Durch korrespondierende Antikörper lassen sich auch diese in kürzester Zeit arretieren (vgl. dazu Immobilisierungstest bei Lues). Die Gleitbewegung von *Myxobakterien* ist noch wenig erforscht; wahrscheinlich hat sie eine gewisse Ähnlichkeit mit derjenigen amöboider Mikroorganismen.
Zahlreiche Gram-negative Bakterien, im besonderen Enterobakte-

Abb. 209 a–e (Fortsetzung)

einer »Donator«-Zelle auf eine Empfängerzelle. Dabei kann außer bakterieneigener (»chromosomaler«) DNA (51) auch Plasmid-DNA transmittiert werden (P, 50). Als *Konjugation* (52) bezeichnen wir die Übertragung von Erbmaterial von einem Bakterium auf ein anderes mit Hilfe eines, von einem konjugativen Plasmid gesteuerten Paarungsvorganges. Dabei stellt die Bildung eines »Sexualpilus« (53) durch die Donatorzelle eine notwendige Voraussetzung dar. Bei der Konjugation können Plasmid-DNA (P) und/oder Teile der »chromosomalen« DNA (54) bzw. darin eingebaute Prophagen-DNA transmittiert werden. Der Gentransfer bei der *Transduktion* (55) wird durch Bakteriophagen vermittelt, wobei die letzteren Plasmid-DNA (P, 56) oder »chromosomale« DNA einschließen und in die Empfängerzelle überführen können. Nach der Transduktion und Rekombination durch »crossing over« dürfte der von der Empfängerzelle stammende, verdrängte DNA-Anteil häufig, wenn nicht immer, frei werden. Unter *Lysogenie* versteht man die Infektion eines Bakteriums durch einen sog. temperierten Phagen, d. h. einen Bakteriophagen, der primär nicht zur Lyse der Bakterienzelle führt, sondern sein Genom durch Rekombination mit dem »Chromosom« verbindet. Lysogene Bakterien besitzen also das als Prophagen benannte Genom des betreffenden Phagen; dieses repliziert sich als Teil des »Chromosoms«. Besitzt ein Prophag Gene für die Synthese von Toxinen und/oder Antigenen, erweitert sich das Phänomen der Lysogenie zu dem der sog. *»lysogenen Konversion«* (z. B. Bildung von Diphterie- oder Scharlach- sowie weiterer Exotoxine). Unter besonderen Bedingungen (sog. *Phageninduktion,* z. B. durch UV-Strahlen, mutagene Chemikalien, »curing agents«) – selten spontan – können sich Prophagen vom »Chromosom« lösen und in einen virulenten Zyklus einmünden. Im Gegensatz zu den temperierten Phagen vermehren sich die *vegetativen Phagen* im Wirtsbakterium unabhängig vom Chromosom und führen schließlich zur Bakteriolyse. *Plasmide* haben nicht nur als Träger von Genen für Toxine und/ oder Antigene, sondern auch als sog. *Resistenzplasmide* große medizinische Bedeutung: Aufgrund des umfangreichen Antibiotika-Gebrauchs werden diese »selektiert«, wobei sich gleichzeitig genetische Information für manche Pathogenitätsprinzipien unter den Krankheitserregern verbreitet. **d** *Weitere Eigenschaften von Bakterien. Synthesevorgänge in Bakterien und deren mögliche Störungen* (59) bieten deshalb ein besonderes medizinisches Interesse, weil sie die Grundlage für das Verständnis der Wirkung von Antibiotika bzw. Chemotherapeutika auf die Keime bilden. Von den *Störungen des Nukleinsäurestoffwechsels* sind u. a. die Hemmung der Tetrahydrofolsäure-Synthese und damit der DNA-Synthese durch Sulfonamide und Trimethoprim sowie die teilweise oder völlige Blockierung der DNA-Synthese durch Purin-Nukleosid-Struktur-Analoge, wie Nalidixinsäure und Griseofulvin (60) zu nennen. Aktinomyzin D bindet sich an doppelsträngige DNA und bildet einen Komplex mit Deoxyguanosin, was die Transskription hemmt (61, 62). Rifamyzine sind Inhibitoren der DNA-abhängigen RNA-Polymerase (62). *Störungen der Proteinsynthese* kommen auf verschiedene Weise zustande. Streptomyzin bindet sich an die 30 S-Untereinheit der Ribosomen (64) und interferiert so mit der Bindung von Aminoacyl(AA)-tRNA an die Ribosomen (63), ferner mit dem Translationsvorgang selbst. Ähnlich wirken andere Aminoglykoside, wie Neomyzin, Kanamyzin und Gentamizin bzw. Tobramyzin, Sisomyzin und Amikazin. Tetrazykline unterbinden offenbar die Befestigung der AA-tRNA an die A-Stelle des Ribosoms, während Chloramphenikol die Peptidverknüpfung der beiden am Ribosom befindlichen Aminosäuren stört, und Makrolide (Erythromyzin, Tylosin, Spiramyzin u. a.) den Translokationsschritt von A nach P blockieren (65). *Störungen der Mureinsynthese* liegen der Wirkung von Penizillinen, die als Analoge von D-Ala-D-Ala (66) angesehen werden können, ferner von Zephalosporinen, Bazitrazin und Zykloserin, zugrunde. Polymyxine, Tyrothrizin, Nystatin und Amphoterizin erhöhen demgegenüber die Permeabilität der zytoplasmatischen Membran von Bakterien (23, 36), ähnlich wie Detergentien, und schädigen die Keime auf diese Weise. Beim *Wachstum und bei der Vermehrung von Bakterien* erfolgt in der Regel zunächst eine Verlängerung der Keime, wobei die – meist diskontinuierliche – Zellwandsynthese dazu die Voraussetzung schafft. Durch Markierungsmethoden kann man diese Vorgänge gut darstellen (67). Die Teilung der Bakterien geschieht entweder durch Abschnürung oder durch Querwandbildung. Eine große Zahl pathogener Bakterien ist *fakultativ anaerob* (69). Echte *Anaerobier* (68), die im Verdauungstrakt des Menschen in enormen Mengen vorhanden sind, vermögen nicht nur ohne Sauerstoff auszukommen, sondern werden durch den letzteren sogar geschädigt. Dies ist bei der Probenentnahme für bakteriologische Untersuchungen streng zu berücksichtigen. *Obligat aerobe Bakterien* (70), unter denen seltener Krankheitserreger vorkommen, sind für ihre Vermehrung bzw. ihr Überleben auf Sauerstoff angewiesen. Die *metabolischen Leistungen der Bakterien* (71–73) sind sehr vielfältig und unterschiedlich; bei der Identifizierung von Bakterienspezies spielen sie eine große Rolle (s. dort). *Bakterientoxine* werden herkömmlicherweise in *Endotoxine* (74) und *Exotoxine* (75) unterschieden. Die ersteren kommen in der Regel bei Gram-negativen Keimen vor und entsprechen dem oben erwähnten LPS; im besonderen Lipid A wirkt toxisch. Endotoxine – wahrscheinlich zumindest teilweise auch Exotoxine – werden beim Bakterienuntergang freigesetzt. Wie erwähnt, geht die Produktion von Exotoxinen oft von lysogenen bzw. plasmidhaltigen Bakterien aus. **e** *Vorgehen zum Bakterien-Nachweis.* Proben aus Körperflüssigkeiten oder Geweben sollten immer zunächst *mikroskopisch* (76) untersucht werden, wobei man konventionell gefärbte Präparate lichtmikroskopisch betrachtet (77). Für besondere Zwecke bedienen wir uns auch der *Dunkelfeld-Methode* (z. B. zum Erkennen von Spirochäten) oder der *Phasenkontrast-Mikroskopie* (z. B. zum Auffinden und Beobachten beweglicher Keime). *Immunfluoreszenzmikroskopische Techniken* (78) kommen mehr und mehr in Gebrauch, weil sie eine rasche Erfassung von Bakterien aufgrund ihrer antigenischen Eigenschaften gestatten. Allerdings ist z. T. mit Kreuzreaktionen zu rechnen. Für die *Isolierung* von Keimen, die nicht zuletzt wegen der Resistenzprüfung inbezug auf die Wirkung von Antibiotika bzw. Chemotherapeutika wichtig ist, benützt man *Kulturen in vitro* (79), wobei deren Beschaffenheit schon erste wichtige Hinweise liefert (80). Für die Spezies-Diagnose sind in manchen Fällen *biochemische Untersuchungen* erforderlich (81, s. auch 71–73). Die Typisierung (z. T. auch »Differenzierung« genannt) beruht einesteils auf *serologischen Methoden* (82), andernteils auf dem Prinzip der *Lysotypie.* Letzteres bewährt sich vor allem zum Nachweis von Infektionswegen. *Tierversuche* (83) sind dann angezeigt, wenn die Bakterien sich in vitro kaum züchten lassen bzw. in den Proben in sehr geringer Zahl vorhanden sind (z. B. Tuberkulose)

riazeen, zeigen an der Oberfläche ziemlich dicht stehende, mehr oder weniger rigide Anhangsgebilde, die man *Pili* (»Haare«) oder *Fimbrien* nennt. Es handelt sich um 0,1–1,5 μm lange und 4–8 nm dicke, fransenartige Fortsätze, die die Zelle nur unter bestimmten Bedingungen (z. B. flüssiges Nährmedium bei 37° C) bildet. Man nimmt an, daß diese Gebilde u. a. für Haftvorgänge zwischen den Keimen und Wirtszellen von Bedeutung sind, z. B. zwischen E. coli-, Salmonella-, Shigella-, Proteus-, Serratia- und Klebsiella-Stämmen einerseits und Erythrozyten andererseits (Hämagglutination) oder zwischen enteropathogenen Keimen und den Darmepithelien. *Konjugative Pili* (sog. *Sexualpili*), wie sie von konjugative Plasmide enthaltenden Gram-negativen Stäbchen vorgetrieben werden, sind dicker, länger und kräftiger als die gewöhnlichen Fimbrien. Sie tragen u. a. Rezeptoren für besondere Bakteriophagen (sog. Sexphagen) und spielen als röhrenartige Proteinstrukturen bei der Konjugation zweier Bakterien eine wesentliche Rolle.

Färberisches Verhalten der Bakterien

Die *Fixation eines Präparates* mit der Flamme oder – im Fall des Vorhandenseins löslicher Kapseln – durch Methylalkohol hat zum Zweck, das Material auf dem Objektträger festhaften zu lassen, die Keime abzutöten, ohne die Strukturen zu zerstören, und die Färbbarkeit zu verbessern. Meistens geht man so vor, daß fixierte Präparate zuerst *überfärbt* und dann mit Hilfe eines *Differenzierungsmittels* (Alkohol und/oder Säuren für basische, Basen für saure Farbstoffe) soweit wieder entfärbt, daß nur noch erheblich farbaffine Strukturen koloriert bleiben. Die *Gegenfärbung* mit einem Kontrastfarbstoff dient der Darstellung der vorher entfärbten Gebilde, z. B. Zellen in einem Exsudat u. a. m. Bei *gewöhnlichen Färbungen* kommt das durch den Fixierungsvorgang geschrumpfte Zytoplasma mit dem Nukleoid, nicht aber die Zellwand zur Darstellung.

Bei der *Gram-Färbung* wird der basische Anilinfarbstoff mit Hilfe einer Beize aus Lugol'scher Lösung besser am Substrat verankert. Die mit Methylviolett gefärbten Strukturen unterzieht man dann einer *Differential-Entfärbung* durch 96%iges Äthanol bzw. Azeton-Äthanol, so daß nur mehr Gram-positive Keime den Farbstoff zurückhalten. Die *Gegenfärbung* erfolgt in der Regel mit Fuchsin. Die chemischen Vorgänge, die dieser Färbung zugrunde liegen, versteht man noch nicht in allen Einzelheiten. Man nimmt an, daß Jod mit Kristallviolett eine Art Lack bildet, der sich an den Protoplasten bindet. Bei der Entfärbung setzt offenbar die dicke Wand Gram-positiver Bakterien der Extraktion des Farbstoffes größeren Widerstand entgegen als die relativ dünne und anders zusammengesetzte Wand Gram-negativer Keime. Fehlt ursprünglich Gram-positiven Bakterien ein Teil der Zellwand, oder ist diese, wie im Fall der Protoplasten, gänzlich verschwunden, verhalten sich die Mikroorganismen färberisch wie Gram-negative Keime. Dies ist beispielsweise in alten Kulturen nicht selten der Fall.

Die *Ziehl-Neelsen-Färbung für säurefeste Erreger* (Mycobacterium (M.) tuberculosis, M. leprae, Nocardia asteroides u. a.) beginnt mit der Färbung des fixierten Ausstrichs mit Karbolfuchsin, wobei man Hitze einwirken läßt. Anschließend wird mit 3%igem Salzsäure-Äthanol eine Differential-Entfärbung vorgenommen. Zur Gegenfärbung eignet sich u. a. Methylenblau. Die Säurefestigkeit der erwähnten Keime beruht in erster Linie auf ihrem Lipidreichtum: Neben höheren Alkoholen und Fettsäuren enthalten diese Bakterien u. a. Mykolester, wobei allerdings die letzteren mit der Säurefestigkeit nichts oder wenig zu tun zu haben scheinen.

Bruzellen lassen sich mit Hilfe der *Köster-Färbung*, bei der mit alkalischem Safranin gefärbt und mit verdünnter Schwefelsäure entfärbt wird, als kleine rötliche, kokkoide Gebilde darstellen. Dabei dient meist Methylenblau zur Gegenfärbung.

Bei *Negativfärbungen* färbt man den Untergrund z. B. mit einem sauren Farbstoff, so daß die farblosen Keime dagegen kontrastieren. So lassen sich etwa mit dem schwarzen Nigrosin Kapseln deutlich darstellen. Spirochäten kann man auch auf diese Weise erkennen.

Geißelfärbungen beruhen auf einer Präzipitation beispielsweise von Gerbsäuresalzen auf den Flagellen, so daß diese dicker erscheinen und – z. B. mit basischem Fuchsin gefärbt – im Lichtmikroskop erkannt werden können.

Kapselfärbungen sind meistens Modifikationen von Negativfärbungen. Nach der Methode von Welch werden die Bakterien mit einer heißen Kristallviolettlösung überschichtet und nachher mit Kupfersulfat gewaschen; das letztere färbt zusätzlich andere Strukturen, so daß Bakterium und Hintergrund dunkelblau, die Kapsel dagegen hellblau getönt sind.

Die *Färbung der Zellwand und Zytoplasmamembran* geschieht am besten mit Hilfe von Viktoriablau-Farbstoffen, d. h. wasserlöslichen basischen Substanzen aus der Gruppe der Phenolmethane, die aus unbekannten Gründen die oben genannten Strukturen mehr oder weniger spezifisch zur Darstellung bringen.

Nukleoide ergeben bei *Feulgenfärbung* eine deutlich positive Reaktion. *Sporen* erkennt man am einfachsten als intrazelluläre, lichtbrechende Körperchen. In gewöhnlich gefärbten Präparaten imponieren die Sporen als rundliche, ungefärbte Gebiete innerhalb des Keims. Durch Erhitzen kann man den Farbstoff durch die Sporenwand eindringen lassen. Bei der nachfolgenden Entfärbung wirkt sich die relative Undurchlässigkeit der Sporenwand im Sinn einer stark verzögerten Abgabe des Farbstoffes aus. Im allgemeinen benützt man zur Sporendarstellung auf diese Art Malachitgrün oder Karbolfuchsin.

Einige Bemerkungen zur Bakteriengenetik

Die meisten Erkenntnisse auf dem Gebiet der modernen molekularen Genetik, im besonderen *Aufbau und Replikation von DNA, Transskription, Translation, Repression und Derepression von Genen* sowie die Folgen von *Mutationen,* stammen nicht von Studien an Eukaryonten, sondern aus Beobachtungen an Prokaryonten und Viren (s. 1. Teil, S. 9ff.). Besonders E. coli, das sich leicht in großen Mengen züchten läßt, auch in Form von Einzelzell-Klonen, und das unter günstigen Bedingungen für den Generationswechsel lediglich 20 min benötigt, wurde zu solchen Zwecken herangezogen. Mechanismen der Regulation einer Expression genetischer Information hätten ohne Zuhilfenahme derartiger Systeme nicht oder nicht in so rascher Folge weiter geklärt werden können (vgl. dazu das Laktose-System und den Bakteriophagen λ von E. coli).

Änderungen des Genoms im Sinn von *Mutationen* sind bei Bakterien meistens *Punktmutationen,* die ein einzelnes Nukleotid eines Gens betreffen, oder *Deletionen,* d. h. Verluste von 2 oder mehr, u. U. Hunderten von Nukleotiden. Die *spontane Mutationsrate*

$$a = \frac{m}{d}$$

wobei: a = Mutationsrate
m = Anzahl Mutanten
d = Anzahl stattgehabter Zellteilungen

schwankt von Gen zu Gen zwischen 10^{-6} und 10^{-10}, kann aber, wie erwähnt, durch mutagene Agentien stark erhöht werden. Manche Änderungen im Phänotyp einer Bakterienpopulation erklären sich durch Mutationen bei wechselndem sog. *Selektionsdruck* (z. B. Überhandnehmen Antibiotika-resistenter Stämme unter dem Einfluß der betreffenden Antibiotika).

Es wurde schon hervorgehoben, daß bei der vegetativen Vermehrung von Bakterien durch Zweiteilung an sich keine Durchmischung des genetischen Materials verschiedener Zellen stattfindet, daß aber ein solcher Austausch aufgrund *parasexueller Mechanismen* möglich ist, im besonderen durch Transformation, Transduktion und Konjugation. Bei diesen Vorgängen tritt stets nur ein Teil des Genoms der Spenderzelle in eine Rezeptorzelle über und nur in dieser einen Richtung, d. h. unidirektionell. Die transferierten DNA-Stücke des Donor-Genoms können dann durch *Rekombination* in die Rezeptor-DNA integriert werden. Handelt es sich um die Übertragung von Plasmid-DNA, ist eine solche Rekombination jedoch nicht notwendig. Den Rekombinationsvorgang stellt man sich so vor, daß sich der transferierte DNA-Einzelstrang in Regionen der Wirts-DNA, die eine weitgehende Homologie der Basensequenz zeigen, anlagert. Offenbar kommt es daraufhin durch Brüche in der Empfänger-DNA und Insertion der übertragenen Sequenz in die entstehende Lücke zu einem Einbau des transferierten Teils der Donor-DNA in die Rezeptor-DNA (sog. Bruch-Reunions-Modell). Man vermutet, daß Endonukleasen die Spaltung der Empfänger-DNA katalysieren, und Exonukleasen freie Enden von Einzelsträngen allenfalls abbauen. Wahrscheinlich beteiligen sich DNA-Polymerasen an der Ergänzung einzelsträngiger Bereiche zu Doppelsträngen, und Ligasen dürften – wie man annimmt – die Lücken schließen. Diese Vorstellungen sind aber zum guten Teil noch spekulativ.

Bei der *Transformation* wird mehr oder weniger reine Spender-DNA auf das Empfänger-Bakterium übertragen. Offenbar handelt es sich hierbei nur um kleine Segmente, und die Häufigkeit solcher Vorkommnisse ist relativ gering. Keimdichte, Alter der Kultur, Anwesenheit eines chemischen »Induktors« sowie von Cholin in der bakteriellen Zellwand scheinen diesen Prozeß in erheblichem Maß zu beeinflussen. Zur Transformation, die in kurzer Zeit (z. B. 5 min) erfolgen kann, sind mehrere Bakterien-Spezies befähigt (vor allem Streptococcus pneumoniae, ferner Haemophilus influenzae, Bacillus subtilis, z. T. auch E. coli, Staphylokokken u. a.). Durch Transformation werden u. a. Resistenz – und/oder Virulenzmerkmale – übertragen. Transformationen gelingen auch mit isolierten Plasmiden, was als sog. »plasmid engineering« in Zukunft dazu dienen könnte, z. B. Fremd-DNA von Säugern, die für bestimmte Polypeptide (Insulin, Interferon u. a.) kodieren, in Bakterien einzuführen, und auf diese Weise die gewünschten Peptide in großen Mengen herzustellen. Vorläufig befinden sich solche Versuche erst in den Anfängen.

Bei der *Transduktion* spielt ein temperierter Bakteriophag die Rolle eines Vektors für einen – zufällig aufgenommenen – Teil des Donor-

Genoms, der nach Injektion in das Rezeptor-Bakterium über eine Rekombination in dessen Genom eingebaut werden kann. Bakteriophagen, die Wirtszell-DNA enthalten, sind in der Regel nicht mehr zur Bakteriolyse fähig. Es sei hier beigefügt, daß bei der sog. *lysogenen Konversion* das vom Bakteriophagen mitgeführte Stück der Wirtszell-DNA – im Gegensatz zur Transduktion – vom Phagengenom nicht mehr abgetrennt wird. Verschiedene Bakteriophagenstämme vermögen irgend ein bakterielles Gen zu übertragen *(generalisierte Transduktion)*, andere transferieren nur ganz bestimmte Gene (*spezialisierte Transduktion* z. B. der bakteriellen Gene des Laktosekomplexes durch den Phagen λ). Durch Transduktion können die verschiedensten Merkmale übertragen werden, z. B. die Fähigkeit zur Bildung bestimmter Geißeln, die Produktion von Penizillinase, die Herstellung von Enterotoxin u. a. m.

Die *lysogene Konversion* entspricht einer Veränderung der Empfängerzelle, die durch phageneigene Gene bedingt ist (z. B. Produktion von Diphtherietoxin, für das der β-Prophag kodiert, ferner Bildung von erythrogenem Scharlachtoxin der Streptokokken der Gruppe A, von α-Hämolysin der Staphylokokken, von Tetanustoxin und von Botulinustoxinen C und D). Durch Konversion kommen zudem zahlreiche Antigenveränderungen zustande.

Die *Konjugation* stellt einen Paarungsprozeß zwischen zwei Bakterien dar, bei dem über einen engen Zellkontakt Erbmaterial vom Donor auf den Rezipienten übergeht. Für das Zustandekommen der direkten Berührung der beteiligten beiden Keime ist ein sog. F(Fertilitäts)-Pilus (»Sex-Pilus«) notwendig, dessen Bildung von einem, im Donor-Keim (F^+-Zelle) vorhandenen Plasmid determiniert wird. Ob die Genomübertragung durch das hohle Rohr des Pilus oder über andere Kontaktstellen erfolgt, ist noch ungewiß. Der Kontakt einer F^+-Zelle mit einer F^--Zelle induziert offenbar die Aktivierung einer Endonuklease, die in einem Einzelstrang der Doppelspirale einen Bruch erzeugt. Der gespaltene Einzelstrang wird dann vom Doppelstrang abgewunden und tritt mit der Spitze voran in die Empfängerzelle über, wo kontinuierlich ein komplementärer Strang synthetisiert und mit dem eingetretenen verbunden wird. Nach Abschluß des Transfers kommt es wieder zu einem Ringschluß, und der in der Spenderzelle zurückgebliebene Einzelstrang erfährt eine Komplementierung durch Synthese eines zweiten Einzelstranges. Transfer und Replikation sind hier offenbar eng gekoppelt und betreffen beim sog. infektiösen Transfer nur die DNA des konjugativen Plasmids. Dieses kann mit fast 100prozentiger Wirksamkeit übertragen werden. Besteht zwischen der Bakterien- und der Plasmid-DNA eine erhebliche Homologie, haben die beiden die Tendenz, sich aneinander zu legen und »crossing overs« zu vollziehen, was einer Rekombination entspricht. Zellen, die einen F-Faktor im Genom integriert haben (sog. *Plasmid-Insertion*), nennt man *Hfr-Zellen* (»*h*igh *f*requency of *r*ecombination«), da sie imstande sind, mit großer Häufigkeit eigenes (chromosomales) genetisches Material auf Empfängerzellen zu übertragen, ähnlich wie im Fall des Vorhandenseins eines autonomen F-Plasmids oft plasmidische DNA transferiert wird. In allen diesen Fällen ist die Fähigkeit zur Bildung eines konjugativen Pilus vorhanden. Hfr-Bakterien transferieren oft nicht das gesamte Genom, da es nicht selten zu einem Unterbruch der Zellverbindung kommt. Diesen kann man beispielsweise durch kräftiges Schütteln einer Kultur herbeiführen (»interrupted mating«). Aus der Häufigkeit, mit der einzelne Gene zusammen übertragen werden, ließen sich sog. *Genkarten* aufstellen. Eine weitere Möglichkeit besteht darin, daß sich das F-Plasmid eines Hfr-Spenders vom Wirtsgenom wieder ablöst und dabei ein Stück des letzteren mitnimmt: Es entsteht eine Zelle mit einem sog. *F'-Plasmid*, das ebenfalls auf eine F^--Zelle übertragen werden kann. Auf diese Weise gelangt mit der Plasmid-DNA auch bakterielles (fremdes) Genmaterial in die Rezipientenzelle.

Medizinisch wichtige Plasmide sind – abgesehen von den bereits erwähnten – u. a. jene, die die infektiöse Resistenz *Gram-negativer Bakterien*, die Hämolysinproduktion bei E. coli, die Kolizine (für andere Coli-Stämme toxische Substanzen), bestimmte Fimbrienantigene von E. coli (z. B. K 88 und K 99) und die Produktion von Coli-Enterotoxin determinieren. *Staphylokokken* können Plasmide für Penizillinase (β-Laktamase) sowie für Tetrazyklin- und Erythromyzinresistenz u. a. m. enthalten. *Resistenzplasmide* sind die Hauptursache der infektiösen Antibiotika-Resistenz *(s. R-Faktoren)*.

Aus diesen kurzen Erläuterungen geht u. a. auch hervor, daß Plasmide, wie die Bakteriophagen, die Charakteristika von Viren zeigen.

Zu den Besonderheiten des bakteriellen Stoffwechsels

Der Stoffwechsel der Bakterien, die sich sehr häufig in Vermehrung befinden, ist in erster Linie auf das *Wachstum*, d. h. die Vergrößerung der Zellmasse und die Erhöhung der Zellzahl ausgerichtet. Andere Funktionen, wie Lokomotion, Lumineszenz, Bildung von Makromolekülen, die dem Kapselaufbau dienen oder Exotoxine darstellen, werden zwar von den betreffenden Keimen meist auch erfüllt, sie können aber zeitweilig ruhen. Selbstverständlich gelten diese Überlegungen nur für die *vegetativen Bakterienformen. Sporen* zeichnen sich durch ein Minimum an metabolischen Prozessen aus.

In mancher Hinsicht zeigt der Stoffwechsel der Bakterien Ähnlichkeit mit demjenigen von Eukaryonten, eingeschlossen auch Säugerzellen (s. 9. Teil, S. 607ff.). Im besonderen geht es um die Synthese von Makromolekülen aus einfacheren Bausteinen, die Bildung von ATP sowie die Erzeugung von Reduktionskräften (z. B. $NADPH_2$) für jene Fälle, in denen die aus der Umgebung stammenden Substrate stärker oxidiert sind als die Endprodukte der Biosynthese. Überdies muß das Bakterium über Mechanismen verfügen, die seinen Wasser-, Elektrolyt-, Säuren- und Basenhaushalt regulieren. Als *Bausteine der Makromoleküle* dienen u. a. Aminosäuren, Monosaccharide, Purine und Pyrimidine sowie Fettsäuren. Diese können unter günstigen Bedingungen allesamt aus der Umgebung bzw. dem Medium bezogen werden. Einige Bakterien sind allerdings imstande, ihren Bedarf aus relativ wenigen Quellen für Kohlenstoff (z. B. Glukose), Stickstoff (z. B. Ammonium) und Schwefel (z. B. Sulfat) durch eigene Biosynthese vollständig zu decken. Die Wege der letzteren laufen – entsprechend dem Enzymbestand – bei vielen Organismen in gleicher Weise. Fehlen bestimmte Enzymsysteme, müssen die Produkte, die sonst aus deren katalytischen Wirkung hervorgingen, aus der Umgebung aufgenommen werden. Man spricht hier von »*Wachstumsfaktoren*«, die man in solchen Fällen z. B. dem Kulturmedium zufügen muß. Aber selbst Keime, die man als »biosynthetisch weitgehend kompetent« bezeichnen möchte, werden angebotene Stoffwechselprodukte – die sie an sich selbst herstellen könnten – aufnehmen und dafür die endogene Synthese der betreffenden Substanzen entsprechend drosseln (s. Regulationsmechanismen des Stoffwechsels, S. 607ff.). Der Mikroorganismus muß ferner in seiner Umgebung einen *terminalen H-Akzeptor* vorfinden, damit die Oxidationsprozesse ablaufen können. Bei *Aerobiern* ist dies der Sauerstoff, bei *Anaerobiern* kommen für diesen Zweck eine organische Verbindung bzw. organische Nebenprodukte des Katabolismus der Kohlenstoffquelle in Betracht. Viele Bakterien vermögen z. B. zu wachsen, indem sie zusammen mit einer geeigneten Stickstoffquelle Glukose als Kohlenstoff- und Energiequelle sowie deren Abbauprodukte als H-Akzeptoren benützen.

Trotz zahlreicher Gemeinsamkeiten im Stoffwechsel von Pro- und Eukaryonten kennt man doch eine *Reihe metabolischer Vorgänge, die nur bei Mikroben gefunden werden.* Unter den *katabolischen Prozessen* ist hier der *Entner-Doudoroff-Weg* zu nennen, auf dem Glukose-6-Phosphat über 6-Phosphoglukonat und 2-Keto-3-Deoxy-6-Phosphoglukonat in Pyruvat und Glyzerinaldehyd-3-Phosphat überführt wird (z. B. bei Pseudomonas saccharophila). Eine weitere Besonderheit stellt der *β-Ketoadipat-Abbau* dar, dank dem aromatische Verbindungen zu Azetyl-CoA und Sukzinat oxidiert und so in den Trikarbonsäurezyklus gebracht werden können. Überdies gelingt z. B. der Abbau von Benzol zu Brenzkatechin und der von Toluol zu Benzoesäure. Man kennt auch *bakterieneigene Wege der Biosynthese.* Im sog. *Glyoxylsäurezyklus* liegt die Möglichkeit, unter aeroben Bedingungen Azetat als alleinige C-Quelle zu benützen, wobei u. a. die Enzyme Isozitrat-Lyase und Malat-Synthase von Bedeutung sind. Einzelne Bakterien vermögen *atmosphärischen Stickstoff (N_2) zu binden* und ihn in NH_3 umzuwandeln, ein für den N-Zyklus auf der Erde wesentlicher Vorgang, der der sog. »Denitrifikation« entgegenwirkt. Der letztgenannte Prozeß entspricht einer Verwendung von Nitrat (NO_3^-) als Elektronenakzeptor anstelle von Sauerstoff, wobei die dazu befähigten Bakterien NO_3^- zu N_2 reduzieren. Stickstoff-bindende Mikroorganismen sind z. B. die meist als Symbionten lebenden Formen des Genus Rhizobium, die freilebenden Formen der Genera Azotobacter und Clostridium sowie einige blaugrüne Algen. Die *Bildung von Kohlenhydraten aus CO_2* ist eine Eigenschaft der zur Photosynthese ausgerüsteten Mikroorganismen sowie von Bakterien, die ihre Energie durch Oxidation anorganischer Substanzen gewinnen. Eine weitverbreitete Fähigkeit ist die zur *Synthese von Murein*, d. h. von Peptidoglykanen der bakteriellen Zellwand. Zu den wichtigsten Vorläufersubstanzen dieses Materials gehören UDP-gebundenes Azetylglukosamin und UDP-gebundenes Muraminsäurepentapeptid (im Fall von Staphylococcus aureus ein Tetrapeptid, das zudem endständig einen D-Alaninrest enthält). Dieser Syntheseweg (s. Abb. 209) ist deshalb von großer medizinischer Bedeutung, weil an ihm verschiedene Antibiotika bzw. antimikrobielle Chemotherapeutika angreifen. Das Hauptmerkmal der Mureinsynthese, wie übrigens auch des *Aufbaus von Lipopolysacchariden der Zellwand*, liegt darin, daß die linearen Saccharidpolymere – im Zusammenhang mit einem Lipidträger der Zellwand – durch Peptid-Quervernetzungen verbunden werden und an ihren freien Enden »wachsen«. Die *extrazellulären Kapselpolymere*, im wesentlichen *Polysaccharide*, werden auf enzymatischem Weg aus aktivierten Untereinheiten aufgebaut. Zu einer Synthese von *Dextranen* und *Lävanen* kommt es nur, wenn in der Umgebung ein entsprechendes Disaccharid, im besonderen Saccharose, vorhanden ist. Die *Synthese der Speicherungsgranula,* die Stärke, Glykogen, Poly-β-Hydroxybuttersäure oder Volutin enthalten, verläuft speziesspezifisch auf verschiedene Weise und findet nur unter günstigen Ernährungsbedingungen statt. Wird die Zufuhr knapp, kommt es zur Entspeicherung.

Von diagnostischem Interesse sind gewisse *Besonderheiten des bakteriellen Energiestoffwechsels.* Alle parasitären Keime benützen entweder die *aerobe Respiration organischer H-Donatoren* oder die »*Fermentation*«, bei der sowohl die H-Donatoren als auch die H-Akzeptoren organische Moleküle sind. Manche dieser Reaktionswege sind fakultativ. Die meisten klinisch wesentlichen Bakterien fermentieren über den *Embden-Meyerhof-Abbauweg* (S. 918). Vereinzelt, z. B. durch die Spezies Zymomonas lindneri (aparasitär), wird eine *Alkoholfermentation* durchgeführt, die, wie die von einigen Milchsäure-Bakterien vollzogene sog. *heterolaktische Fermentation,* mit der Bildung von 6-Phosphoglukonat aus Glukose beginnt, d. h. über den *Hexosemonophosphat-Shunt* führt (S. 919). Seltene Abbauwege umfassen die *Glukose-Fermentation* durch Bacterium bifidum, die aus Glukose Essigsäure und Milchsäure hervorgehen läßt, sowie die Fermentationswege, die *Clostridien* auszeichnen: Hier dienen die aus der Umgebung aufgenommenen Aminosäuren z. T. als H-Donatoren *und* als H-Akzeptoren, wobei u. a. Essigsäure, Ammoniak und CO_2 entstehen. Eine *Methanfermentation* vermögen nur streng anaerobe Keime durchzuführen (»Methanbakterien«, die aus Essigsäure CH_4 und CO_2 bilden).

Einige mikrobielle »Fermentationen«, die über den Embden-Meyerhof-Weg erfolgen, sind in Tabelle 100 dargestellt.

Vermehrung von Bakterien

Der Begriff »*Wachstum*« hat in der Mikrobiologie eine doppelte Bedeutung: Einesteils versteht man darunter die mehr oder weniger *gleichmäßige Zunahme aller Bestandteile eines Mikroorganismus,* andernteils kann der Begriff auch auf die Populationen von Keimen (z. B. Bakterienkultur) bezogen und als *Zunahme der Zahl von Mikroorganismen* verstanden werden. Mit »*Bakterienwachstum*« ist meistens das letztere gemeint. Fast alle Beobachtungen über diese Vorgänge stammen aus *Versuchen in vitro.*

Bakterien vermehren sich im allgemeinen durch *Zweiteilung (binäre Teilung).* Dabei spielen die zytoplasmatische Membran und die Zellwand eine wesentliche Rolle. Während der Verdoppelung der bakteriellen DNA und anderer Zellbestandteile kommt es in der Regel zu einer *Verlängerung der Zelle,* indem nicht nur die Masse des eigentlichen Protoplasten zunimmt, sondern in der äquatorialen Region neue Zellwandbestandteile zwischen vorbestehende Strukturen eingeschoben werden. Dies läßt sich beispielsweise fluoreszenzmikroskopisch verfolgen, indem man die Zellwand mit fluoreszierendem Antikörper bedeckt und dann unter Abwesenheit des Antikörpers die Längenzunahme des nicht fluoreszierenden Anteils dieser Struktur als Funktion der Zeit verfolgt. Verschiedene Beobachtungen sprechen dafür, daß die Beendigung eines DNA-Vermehrungszyklus an den Anheftungsstellen der Nukleoproteine im Äquatorialbereich der zytoplasmatischen Membran eine aktive Membransynthese auslöst. Dabei kommt es zu einer ringförmigen Einsenkung der Zellmembran in der Weise, daß die Fixationsstellen der beiden Tochter-DNA-Moleküle auseinandergedrängt werden. Die querlaufende Abschnürung der zytoplasmatischen Membran hat auch eine Einsenkung der Zellwand im Äquatorialbereich zur Folge, so daß schließlich das ganze Bakterium zweigeteilt ist. Es wurde schon erwähnt, daß die Bakterienzellen nach ihrer Teilung nicht selten locker

Tabelle 100. Einige Beispiele biochemischer Leistungen von Bakterien und Pilzen (Enterobakterien besonders berücksichtigt)[1]

Biochemischer Parameter		Beispiele von Bakterien und/oder Pilzen, die eine entsprechende biochemische Leistung erbringen (+) oder nicht erbringen (−)
Aerober, fakultativ anaerober oder streng anaerober Stoffwechsel		s. Tabelle 99 (S. 1682)
Für die Geißelbewegung oder andere Arten von Motilität erforderliche biochemische Vorgänge		s. Abb. 209 (S. 1686), 223 (S. 1906), 225 (S. 1948), 226 (S. 1962) und 227 (S. 1994)
Glukoseabbau unter Bildung von Säuren und Gas	+:	Escherichia (E.) coli, Enterobacter aerogenes, Edwardsiella, Citrobacter, Klebsiella sp., Salmonella paratyphi A, Salmonella typhi murium, Proteus vulgaris, Proteus mirabilis, Vibrio cholerae u. a.
Glukoseabbau unter Bildung von Säuren, nicht aber von Gas	+:	Serratia, Salmonella typhi, Shigella sp. u. a.
Laktoseabbau unter Bildung von Säuren und Gas	+:	E. coli, Enterobacter aerogenes
	±:	Citrobacter, Serratia, Klebsiella; verzögert: Shigella sonnei
	−:	Edwardsiella, Salmonella sp., Shigella sp. außer Shigella sonnei, Proteus, Vibrio cholerae, Pseudomonas, Alcaligenes faecalis
Saccharoseabbau unter Bildung von Säuren und Gas	+:	Enterobacter aerogenes, Proteus vulgaris
	±:	E. coli, Citrobacter, Klebsiella sp., Shigella flexneri, Pseudomonas aeruginosa
Saccharoseabbau unter Bildung von Säuren, nicht aber von Gas	+:	Serratia, Vibrio cholerae; verzögert: Shigella sonnei
Saccharoseabbau	−:	Edwardsiella, Salmonella sp., Shigella dysenteriae, Alcaligenes faecalis
Mannitabbau unter Bildung von Säuren und Gas	+:	E. coli, Enterobacter aerogenes, Salmonella paratyphi A, Salmonella typhi murium

1 Diese und weitere biochemische Charakteristika von Bakterien und Pilzen können auch in bezug auf die Geschwindigkeit und Intensität der Reaktion geprüft werden. Aufgrund einer solchen Analyse lassen sich Leitzahlen und Leitzahlsummen ermitteln, die eine ziemlich genaue Differenzierung gestatten (z. B. Differenzierung Gram-negativer Stäbchenbakterien nach Fey).

Tabelle 100 (Fortsetzung)

Biochemischer Parameter		Beispiele von Bakterien und/oder Pilzen, die eine entsprechende biochemische Leistung erbringen (+) oder nicht erbringen (−)
Mannitabbau unter Bildung von Säuren, nicht aber von Gas	+:	Serratia, Salmonella typhi, Shigella sonnei, Vibrio cholerae
Mannitabbau	±:	Klebsiella sp., Shigella flexneri
	−:	Edwardsiella, Shigella dysenteriae, Proteus, Pseudomonas, Alcaligenes faecalis
Indolbildung aus Tryptophan	+:	E. coli, Proteus vulgaris, Proteus morgagni, Proteus rettgeri, Providencia, Edwardsiella
	±:	Shigella sp., Enterobacter aerogenes
	−:	Salmonella sp., Klebsiella, Proteus mirabilis, Arizona, Citrobacter, Serratia, Pseudomonas, Achromobacter
Abbau von Harnstoff unter Bildung von CO_2 und NH_3	+:	Klebsiella, Proteus
	±:	Serratia, z. T. Enterobacter aerogenes
	−:	Salmonella, Shigella, E. coli, Arizona, Citrobacter, Providencia, Edwardsiella, Pseudomonas, Achromobacter
H_2S-Produktion aus S-haltigen Aminosäuren	+:	Edwardsiella, Citrobacter, Salmonella typhi murium, Proteus vulgaris, Proteus mirabilis
	±:	Salmonella typhi
	−:	E. coli, Enterobacter aerogenes, Serratia, Klebsiella, Salmonella paratyphi A, Shigella sp., Vibrio cholerae, Pseudomonas aeruginosa, Alcaligenes faecalis
Lysin-Dekarboxylase-Aktivität (Abbau von Lysin zu Kadaverin)	+:	Enterobacter aerogenes, Edwardsiella, Serratia, Klebsiella, Salmonella typhi, Salmonella typhi murium, Vibrio cholerae
	±:	E. coli
	−:	Citrobacter, Salmonella paratyphi A, Shigella sp., Proteus sp., Pseudomonas aeruginosa, Alcaligenes faecalis
Ornithin-Dekarboxylase-Aktivität (Abbau von Ornithin zu Putreszin)	+:	Serratia, Salmonella paratyphi A, Salmonella typhi murium, Enterobacter aerogenes, Shigella sonnei, Proteus mirabilis, Vibrio cholerae
	±:	E. coli, Edwardsiella, Citrobacter
	−:	Klebsiella sp., Salmonella typhi, Shigella dysenteriae, Shigella flexneri, Proteus vulgaris, Pseudomonas aeruginosa, Alcaligenes faecalis
Arginin-Dekarboxylase-Aktivität	+:	Salmonella typhi, Salmonella paratyphi A, Salmonella typhi murium u. a.
	±:	E. coli, Edwardsiella, Citrobacter
	−:	Enterobacter aerogenes, Serratia, Klebsiella sp., Shigella sp., Proteus sp., Vibrio cholerae, Pseudomonas aeruginosa, Alcaligenes faecalis u. a.
Wachstumsfähigkeit in KCN-haltigem Medium	+:	Klebsiella sp., Proteus sp., Citrobacter, Enterobacter aerogenes, Providencia, Achromobacter
	±:	Serratia, Edwardsiella
	−:	Salmonella sp., Shigella sp., E. coli, Arizona, Pseudomonas aeruginosa
Abbau von o-Nitrophenyl-β-D-Galaktopyranosid (ONGP)	+:	E. coli u. a.
	−:	Salmonella sp., Proteus sp., Providencia u. a.
Bildung von Azetylmethylkarbinol beim Glukoseabbau	+:	Klebsiella sp., Enterobacter aerogenes
	−:	E. coli, Salmonella sp., Shigella sp. u. a.
Produktion von 2,3-Butylenglykol aus Glukose	+:	Enterobacter aerogenes, Aeromonas, Bacillus polymyxa u. a.
Bildung von Butylalkohol beim Glukoseabbau	+:	Butyribacterium, einige Spezies von Clostridium, Neisseria u. a.
Produktion eines Säuregemisches (Milch-, Essig-, Ameisen- und Bernsteinsäure) beim Glukoseabbau	+:	E. coli, Salmonella sp., Shigella sp., Proteus u. a.
Abbau von Glukose unter Bildung von Aethylalkohol	+:	Einige Pilze (vor allem Hefen)
Bildung von Milchsäure aus Glukose (sog. Milchsäure-Homofermentation)	+:	Streptococcus, einige Spezies von Lactobacillus
Verflüssigung von Gelatine mit Hilfe von Proteasen	+:	Proteus sp., Pseudomonas sp. u. a.
	−:	E. coli, Salmonella sp. u. a.
Katalase-Aktivität	+:	Neisseria sp., viele Enterobakterien, Pasteurella, Aeromonas, Vibrio, Pseudomonas, Brucella, Alcaligenes, z. T. Bacteroides u. a.
Oxidase-Aktivität	+:	Neisseria, Aeromonas, Vibrio, Pseudomonas, Flavobacterium, z. T. Brucella, Moraxella, Alcaligenes u. a.

verbunden bleiben, was der Grund für die Bildung von Diplokokken, Streptokokken und anderen Formen der Zusammenlagerung ist. Daß bakterieneigene Autolysine, d. h. hydrolytisch wirkende Enzyme, bei der Zweiteilung von Bakterien im Spiel sein dürften, kam ebenfalls schon zur Sprache.

Quantitative Messungen des Wachstums von Bakterienpopulationen erfolgen mehrheitlich an Suspensionskulturen. Als Parameter wählt man die sog. *Keimkonzentration* (Zahl der Mikroorganismen pro Volumeneinheit) und/oder die sog. *Bakteriendichte* (Trockengewicht der Zellen pro Volumeneinheit), letztere besonders bei biochemischen Untersuchungen. Die Zellkonzentration läßt sich – abgesehen von zeitraubenden Zählungen – durch Lichtabsorption bzw. Lichtstreuung auf photoelektrischem Weg einigermaßen erfassen. In jedem Fall sind Eichkurven zu erstellen. Die Bakteriendichte kann man u. a. durch indirekte Messungen, wie die Bestimmung des Stickstoffgehalts der Kultur oder die Zentrifugation in besonderen Kolben, ermitteln.
Unter stets *idealen Wachstumsbedingungen*, wie sie z. B. in sog. *Chemostaten* oder *Turbidostaten* mit angemessener Erneuerung des Mediums und Konstanthalten der Keimzahl (Entfernung überzähliger Bakterien) erreicht werden können, beobachtet man ein *exponentielles Wachstum* (s. dazu Tabelle 9, S. 219), wobei die *Wachstumskonstante* k variieren kann:

$$k = \frac{\ln (N/N_0)}{t}$$

wobei: N_0 = Zellzahl zum Zeitpunkt 0
N = Zellzahl zum Zeitpunkt t

Die Wachstumskonstante einer derartigen Bakterienkultur hängt von der sog. »*Generation pro Stunde*« ab, womit die Anzahl von Verdoppelungen der Zellzahl pro Stunde gemeint ist. Dies gilt allerdings nur für Keime, die sich binär teilen. Die sog. *Generationszeit g* läßt sich leicht errechnen:

$$g = \frac{t \times \log 2}{\log N - \log N_o}$$

Wird ein flüssiges Medium mit Keimen beimpft, ohne daß das System in irgend einer Weise korrigiert oder erneuert wird, bestehen naturgemäß *nicht ideale Bedingungen:* Denn die Nährstoffe werden zunehmend aufgebraucht; dazu kommt der progressive Anfall z. T. toxischer Stoffwechselprodukte und – im Fall von Aerobiern – die Verschlechterung der Sauerstoffversorgung, nicht zuletzt wegen der steigenden Keimzahl. Unter solchen Verhältnissen läßt sich die *Wachstumskurve* in einzelne, mehr oder weniger deutlich voneinander abgegrenzte Phasen unterteilen: Die sog. *Lagphase* bezieht sich auf die Zeit sofort nach Überimpfung. Hier können die Keime, die z. B. aus einer alten Kultur stammen oder sonstwie geschädigt bzw. an Metaboliten und/oder Enzymen verarmt sind, offenbar nicht sogleich mit der Teilungstätigkeit beginnen. Zunächst ist hierzu die Induktion mehrerer Enzyme notwendig. Außerdem benötigt die vollständige Verdoppelung des Bakterien-Chromosoms unter günstigen Bedingungen etwa 1 Std, weshalb der erste Teilungsschritt so lange Zeit braucht, während die weiteren Teilungsschritte in kürzerer Zeit erfolgen. Dies geschieht dadurch, daß die weiteren Chromosomen-Teilungen beginnen, bevor der Teilungsschritt vollendet ist. Deshalb kann die Generationszeit in der späteren Vermehrungsphase eventuell nur 20 min dauern. Nach erfolgter »Adaptation« (wie ersichtlich, ein u. U. unzutreffender Name) setzt dann die Vermehrung der Keime ein, zunächst im Sinn einer »*Beschleunigungsphase*«, dann in Form der oben erörterten *logarithmischen oder exponentiellen Phase.* Dieser folgen, entsprechend den zunehmend schlechteren Kulturbedingungen, die *Verzögerungsphase*, die *stationäre Phase* und schließlich die *Absterbephase,* während der die absolute Zahl lebender Mikroorganismen abnimmt.
Wenn die *Vermehrung G* einer Bakterienkultur nach *Erschöpfung eines Nährstoffes* limitiert ist, gilt

$$G = K \cdot C$$

wobei: K = eine Konstante
C = Initiale Konzentration des limitierenden Nährstoffes

Die *Vermehrungsgeschwindigkeit R* einer Bakterienkultur als Funktion der Konzentration des limitierenden Nährstoffes ergibt im wesentlichen eine hyperbolische Kurve:

$$R = R_k \frac{C}{C_1 + C}$$

wobei: R_k = höchste Vermehrungsgeschwindigkeit, die bei optimaler Konzentration des limitierenden Nährstoffes erreicht werden kann
C_1 = Wert von C, wenn $R = \frac{1}{2} R_k$

Die *Messung des Absterbevorgangs* z. B. als Funktion der Dosis eines antibakteriellen Mittels mit zellabtötender Wirkung *(Bakteriolytikum)* ergibt Dosis-Wirkungs-Kurven ähnlich denen, die bei Einwirkung ionisierender Strahlen auf Zellen erhalten werden (s. Abb. 195).

Versucht man, aufgrund von Erfahrungen mit Bakterienkulturen in vitro die *Verhältnisse in vivo* zu beurteilen, ist man weitgehend auf theoretische Überlegungen angewiesen. Die Vielzahl von Einflüssen, denen die Keime im Wirtsorganismus unterworfen sind (unspezifische und spezifische Abwehr, wechselnde Ernährungsbedingungen und Sauerstoffzufuhr u. a. m.), machen eine mathematische Erfassung dieser Vorgänge fast unmöglich. Immerhin lassen sich einige Vergleiche ziehen, die für den Mediziner von Bedeutung sind und z. T. mit klinischen Erfahrungen übereinstimmen. Ein exponentielles Keimwachstum kann man sich beispielsweise in einem weitgehend »kompromittierten«, d. h. kaum zu Abwehrfunktionen fähigen Wirt vorstellen. Größere Flüssigkeitsansammlungen (Hämatome, Ergüsse) ähneln in gewissem Sinn den erwähnten, nicht oder kaum erneuerten Kulturmedien, wobei vor allem der fehlende oder stark eingeschränkte Sauerstoffzutritt die Bedingungen für ein Keimwachstum mitbestimmen dürfte. Es ließen sich noch viele weitere Vergleiche anstellen.
Die *Sporulation* von Keimen, die dazu befähigt sind (aerobe Bazillen, wie Bac. anthracis, und anaerobe Clostridien (Erreger von Gasbrand, Tetanus, Botulismus u. a.)) erfolgt unter Bedingungen, die von Spezies zu Spezies verschieden sind. So sporulieren Milzbranderreger vor allem bei Luftzutritt, andere bei ungünstigen Ernährungsbedingungen, ohne daß ein Vertrocknen im Spiel wäre. Die Sporenbildung erfolgt im wesentlichen so, daß nach stattgehabter Verdoppelung des Nukleoids innerhalb der Zellwand ein Sporenprotoplast abgeschnürt wird *(Sporenvorläufer).* Um den letzteren herum werden dann die Sporenrinde, später die Sporenhülle gebildet, so daß schließlich eine *Endospore* vorliegt, die innerhalb der Bakterienzelle bleibt, bis diese zugrundegeht und eine *freie Spore* entläßt.

Mechanismen, die der Bakterienvirulenz zugrunde liegen

In den meisten Fällen von nachweisbarer *Pathogenität* bestimmter Bakterien kann die sog. »*Virulenz*« der Keime nicht auf eine einzelne Eigenschaft derselben zurückgeführt werden. Die krankmachende Wirkung einer Infektion beruht auf einer Vielzahl von Faktoren, wobei Wechselwirkungen zwischen Keim und Wirt, unterschiedliches Verhalten der Bakterien in vitro und in vivo u. a. m. mit eine große Rolle spielen. Von in vitro erkennbaren »Virulenzmarkern« zu reden, hat somit nur einen sehr beschränkten Sinn.
Einen wesentlichen Einfluß auf das Maß der Pathogenität eines Erregers hat zunächst dessen *Fähigkeit, in*

den Wirtsorganismus einzudringen (S. 1720). Dazu bedarf es in der Regel gewisser Eigenschaften des Keims, wie die des *Festhaftens an Schleimhautepithelien* oder des *Überlebens in Wirtszellen* (z. B. in Makrophagen). Ferner müssen sich die Mikroorganismen, soll es zu einer Schädigung des Wirtes kommen, in diesem *massiv vermehren können.* Die Frage, ob es dem Keim gelingt, im Makroorganismus »an- und weiterzuwachsen«, hängt nicht nur von der Wirksamkeit der wirtseigenen Abwehrmechanismen, sondern auch von *metabolischen Gegebenheiten* ab. Die letzteren sind offensichtlich der Hauptgrund der wohlbekannten *Wirtsspezifität* und der *Tropismen,* die die Bakterien für das eine oder andere Gewebe zeigen. Man spricht hier u. a. von *Gewebespezifität* der Keime, die nicht nur auf dem Vorhandensein entsprechender Rezeptoren an den Zelloberflächen, sondern wesentlich auch von der örtlichen Stoffwechsellage mitbestimmt werden dürfte.

Von erheblicher Bedeutung sind ferner Eigenschaften eingedrungener Keime, die es ihnen gestatten, die *Wirtsabwehr zu hemmen* oder zu *umgehen.* Man kennt eine ganze Reihe solcher Mechanismen: Im Blut oder in den Geweben vorhandene *Bakterizidine* können u. U. durch bakterieneigene *Inhibitoren* in ihrer Wirkung beeinträchtigt werden. Ferner weiß man seit langem, daß wesentliche Teile der zellulären Abwehr des Wirts durch Keimprodukte geschädigt werden können. Zu den Phänomenen dieser Art sind beispielsweise die *Hemmung der Chemotaxis bzw. Chemokinesis von Leukozyten,* die *Inhibition des Kontaktes von Keimen mit der äußeren Zellmembran von Phagozyten,* die *Störung der Endozytose* durch die letzteren sowie die *Resistenz gegenüber der intrazellulären Abtötung und Verdauung* von Bakterien zu zählen. Verschiedene Produkte von Mikroorganismen sind für die Phagozyten toxisch (z. B. *Leukozidin* der Staphylokokken), andere Keime schädigen den Wirt vor allem dadurch, daß sie sich nicht oder *nur mit Mühe eliminieren lassen,* was zu chronisch-entzündlichen Prozessen und häufig zur *Granulombildung* Anlaß gibt (z. B. Tuberkulose, Lepra u. a.).

Weitere Faktoren, die vermutlich zur Pathogenität bzw. Virulenz einer gegebenen Keimart beitragen, sind die Produktion von *Hyaluronidase,* die die Hyaluronsäure des Interstitiums verschiedener Gewebe abzubauen vermag und möglicherweise die Keimausbreitung über eine Gewebeauflockerung begünstigt (»spreading factor« z. B. von Streptococcus pyogenes, ein allerdings umstrittener Ausdruck), ferner die z. B. von Staphylokokken freigesetzte *Plasmakoagulase,* der man – durch Bildung eines »Fibrinwalls« – einen keimschützenden Effekt zuschrieb. Auch dieser Mechanismus kann noch nicht als erwiesen bezeichnet werden. Zweifel sind sicher im Fall des von Streptokokken produzierten *Fibrinolysins (Streptolysin)* am Platz, da es durch Fibrinabbau den Zutritt antimikrobiell wirkender Substanzen (u. a. spezifische Antikörper, Komplement) zum Infektionsherd erleichtern könnte. Demgegenüber darf angenommen werden, daß eine erhebliche Zahl von *Bakterienenzymen,* die den Abbau der verschiedensten Gewebekomponenten zu katalysieren imstande sind, den Wirt eher schädigen als schützen. Zu diesen depolymerisierenden Enzymen gehören u. a. Proteasen, im besonderen Kollagenasen, ferner Lipasen, Muzinasen u. a. m. Nukleasen wirken wahrscheinlich nicht auf intakte Zellen, beteiligen sich aber am Abbau der Zelltrümmer, z. B. im Eiter.

Eine besondere Bedeutung im Rahmen der Virulenzmechanismen haben die *Bakterientoxine.* Diese kommen naturgemäß nur zur Geltung, wenn sie in ausreichenden Mengen produziert werden, um sich klinisch bemerkbar zu machen. Dies bedingt in der Regel eine Infektion, d. h. eine Ansiedelung *und* Vermehrung der betreffenden Keime im Körper. Die klassischen Voraussetzungen dafür, daß man ein bakterielles Produkt »Toxin« nennen darf, werden vor allem von den Exotoxinen, wie Tetanustoxin und Diphtherietoxin, erfüllt: a) Sie werden von den betreffenden Mikroorganismen produziert; b) die Injektion der Toxine verursacht im Tierversuch die gleichen Symptome wie die Infektion durch den betreffenden Erreger; c) das Toxin übt eine Fernwirkung aus, d. h. die Vermehrung der betreffenden Keime kann lokal – im Fall der Cholera z. B. sogar im Darmlumen – stattfinden; d) die Immunisation gegen das betreffende Toxin verhindert das Auftreten der Krankheitssymptome. Diese Postulate haben indessen einen durchaus relativen Wert. Vorausgesetzt, Keime breiteten sich im ganzen Körper aus und verursachten an vielen Stellen örtlich einen Zell- und Gewebeschaden, Toxine im oben erwähnten Sinn wären aber nicht nachzuweisen, wäre der Wirt trotz »Fehlens« von Toxinen schwer geschädigt. Man erkennt jedenfalls, daß das früher aufgestellte Axiom, virulente Keime seien toxinogen, avirulente nicht, in dieser Form nicht haltbar ist. Im übrigen bietet die Tatsache, daß ein Toxinnachweis oft nicht gelingt, keinerlei Gewähr dafür, daß solche Substanzen nicht doch gebildet werden. Beispiele hierfür gibt es in großer Zahl. Die bakteriellen Toxine werden in der Regel in Endotoxine und Exotoxine unterteilt. Diese Klassifikation hat indessen nur mehr traditionelle Bedeutung, da klar wurde, daß *offenbar Endo- wie Exotoxine infolge Auflösung der Bakterienzellen in den Extrazellulärraum abgegeben werden.* Immerhin sei hervorgehoben, daß zwischen den beiden Gruppen von Toxinen Unterschiede bestehen, die die Zweiteilung rechtfertigen (Tabelle 101). *In klinischer Hinsicht lassen sich die bakteriellen Toxine in 4 Hauptgruppen einordnen:* a) Toxine, wie die von Clostridium botulinum gebildeten oder Staphylokokken-Enterotoxine, die *außerhalb des Wirts produziert* werden, z. B. durch Wachstum der Keime auf/in Lebensmitteln. b) Toxine, die aufgrund einer Infektion *innerhalb des Körpers hergestellt* werden und *für die Pathogenese der Erkrankung größte Bedeutung* haben (z. B. Tetanus- und Diphtherietoxine). c) Toxine, die zwar eine wichtige,

Tabelle 101. Unterschiedliche Eigenschaften von Endotoxinen und Exotoxinen

Endotoxine	*Exotoxine*
Integraler Bestandteil der Zellwände Gram-negativer Keime, die beim Zerfall freigesetzt werden.	Werden, wie man annimmt, nicht nur beim Keimuntergang, sondern u. U. auch von lebenden Keimen, im besonderen Gram-positiven Bakterien, freigesetzt.
Lipopolysaccharid(LPS)-Protein-Komplex, wobei Lipid A wahrscheinlich für die Toxizität hauptverantwortlich ist.	Proteine bzw. Polypeptide mit einem Molekulargewicht von 10000–900000.
Relativ hitzestabil.	Hitzelabil.
Relativ schwach antigen und immunogen wirkend, wobei der Polysaccharidanteil die meisten Epitope bildet.	Stark antigen und immunogen wirkend. Antitoxine neutralisieren in der Regel das Exotoxin.
Können durch Behandlung mit Formaldehyd u. a. kaum in Toxoide umgewandelt werden.	Lassen sich durch Behandlung mit Formaldehyd, Säuren oder Erhitzen in ungiftige Toxoide umwandeln, die die immunogenen Eigenschaften der Toxine weitgehend beibehalten.
Relativ wenig toxisch, wirksam im Sinn der Letalität für Versuchstiere erst in Mengen von einigen Hundert Mikrogrammen.	Hochtoxisch, wirksam für Laboratoriumstiere in Mikrogramm-Mengen.
Toxokinetische und toxodynamische Eigenschaften bei allen Endotoxinen ähnlich.	Toxokinetische und vor allem toxodynamische Eigenschaften für jedes Exotoxin verschieden.
Fiebererzeugung im Wirtsorganismus	In unkomplizierten Fällen keine Fiebererzeugung im Wirtsorganismus.
Limulus-Test positiv	Limulus-Test negativ.

aber *nicht notwendigerweise führende pathogenetische Rolle* spielen (z. B. α-Toxin von Staphylokokken, das erythrogene (Exanthem-bildende) Toxin von A-Streptokokken und die Endotoxine der Gram-negativen Bakterien). d) Toxine, die *in vitro nicht nachweisbar* sind, dennoch aber *in vivo große Bedeutung* haben dürften. Die Zahl der in diese Gruppe fallenden Toxine wird immer kleiner, da es mehr und mehr gelingt, die Toxine auch in vitro zu isolieren (z. B. Choleratoxin, Anthraxtoxin, Coli-Enterotoxine).

Endotoxine werden von Enterobakterien und anderen Gram-negativen Keimen hergestellt. Wie schon erwähnt, handelt es sich dabei – vorwiegend oder ausschließlich – um *Lipid A,* das in einen *Lipopolysaccharid(LPS)-Protein-Komplex* eingebaut ist. Da Rauh-Stämme ebenso wie Glatt-Stämme Lipid-A in ihrer Zellwand aufweisen, können beide Endotoxin freisetzen. Die quantitative Messung von Endotoxin beruht heute z. T. auf einem Pyrogen-Test (z. B. am Kaninchen) und dem Limulus-Test (s. o.). Zu den wichtigsten Wirkungen von Endotoxin, die z. B. bei einer Sepsis durch Gram-negative Keime voll zum Ausdruck kommen, gehören die Fiebererzeugung (S. 1045), die Mobilisierung und allenfalls Schädigung von Leukozyten (S. 1285), Läsionen an Blutgefäß-Endothelien (S. 581), Störungen der Blutgerinnung (S. 472), Veränderungen der Ansprechbarkeit auf Hormone, wie Adrenalin, Aktivierung des Komplementsystems über den Properdinweg (S. 1257), Induktion von Interferon-Produktion (S. 1733), u. U. Stimulation der B-Lymphozyten (S. 1069), Aktivierung von Makrophagen, Blutdrucksenkung bzw. Dilatation der Endstrombahn betroffener Bezirke, Zunahme, dann Senkung der Blutzucker-Konzentration u. a. m.

Exotoxine sind eine heterogene Gruppe von Proteinen, die vorwiegend – aber nicht ausschließlich (s. Vibrio cholerae und enteropathogene E. coli) – von Gram-positiven Keimen gebildet werden. In der Regel handelt es sich um sehr gute Immunogene, was sich prophylaktisch sowie therapeutisch nutzen läßt und auch – mit Hilfe sog. Neutralisations-Teste – zum Nachweis von Toxinen oder spezifischen Antikörpern herangezogen wird. Bilden gewisse Keime mehr als einen Typ von Exotoxin, kann mittels spezifischer Antikörper auch eine Typisierung vorgenommen werden. Einige Exotoxine sind Enzyme (s. o.), andere werden als sog. Protoxine freigesetzt, die erst nach enzymatischer Spaltung aktiv werden (z. B. Toxine von Clostridium botulinum, Typen A, B und E). Verschiedene Exotoxine lassen sich z. B. durch Behandlung mit Formaldehyd in Toxoide umwandeln, die hinsichtlich Immunogenität den Toxinen kaum nachstehen (z. B. Tetanus-Toxoid), jedoch nicht mehr toxisch sind. Die Toxizität der Exotoxine ist in der Regel sehr hoch: Das gereinigte Botulinustoxin D z. B. enthält pro mg Stickstoff des Toxins 4×10^{12} MLD für Mäuse! Wie schon erwähnt wurde, erhalten verschiedene Erreger die genetische Information zur Toxinbildung aufgrund einer lysogenen Konversion und werden atoxisch, wenn sie den Phagen verlieren (z. B. Corynebacterium diphtheriae, Scharlach-Streptokokken, Staphylokokken, die α-Hämolysin produzieren und Clostridium botulinum Typ C). Eine weitere Eigenschaft verschiedener Exotoxine ist ihre Affinität zu bestimmten Organen bzw. Zellen oder Zellstrukturen. Der Wirkungsmechanismus der einzelnen Exotoxine ist sehr unterschiedlich und meist streng spezifisch – im Gegensatz zu dem der Endotoxine (s. o.). Die wichtigsten Exotoxine sind: Botulinustoxin, Tetanustoxin, Diphtherietoxin, Toxine der Gasbrand-Clostridien, Anthraxtoxin, zytolytische Bakterientoxine (»Hämolysine«, wie sie z. B. von gewissen Streptokokken, Clostridien u. a. gebildet werden, und zu denen auch die O_2-labilen Lysine gehören, die durch ein SH-Substrat aktivierbar sind), Neurotoxine (z. B. Shigatoxin), Enterotoxine (Staphylokokken-Enterotoxin, Choleratoxin, Toxine enteropathogener E. coli) u. a. m.

Beispiele von Virulenzmechanismen der Bakterien:

- *Auxotrophe Mutanten* von *Salmonella typhi,* die nicht in der Lage sind, Paraaminobenzoesäure oder Purine zu synthetisieren, sind aufgrund eines Fehlens von »Wachstumsfaktoren« für Mäuse avirulent.
- Beispiele von *Gewebespezifität* sind: *Corynebacterium diphtheriae* im Rachen-Larynxbereich, *Proteus* in der Nierenmedulla, *Gonokokken* im Genitaltrakt, *Shigellen* im Dickdarm u. a.
- *Aggressine* (ein alter, aber nützlicher Begriff), wie das *Milzbrand-Aggressin,* sind bakterieneigene Produkte, die ganz allgemein – und auf verschiedene Weise – die Wirtsabwehr schädigen.
- Für eine *hemmende Wirkung auf die Chemotaxis bzw. Chemokinesis der Leukozyten* sind u. a. Staphylokokken und Tuberkulosebakterien (»cord factor«) bekannt. Dieselben und weitere Keime *stören auch den Kontakt mit der Zellmembran der Phagozyten.*
- *Für Phagozyten toxisch* sind u. a. das *Staphylokokken-Leukozidin,* das *M-Protein der A-Streptokokken* und der *toxische Komplex der Milzbranderreger.*
- Zu den Aggressinen, die die Phagozyten nicht schädigen, aber die *Phagozytose* und/oder den *intraphagozytären Abbau behindern,* zählen u. a. die Kapselpolysaccharide verschiedener Keime (u. B. Pneumokokken, Streptokokken der Gruppen A und C, Klebsiellen, E. coli, Haemophilus influenzae u. a.) und die Poly-D-Glutaminsäure aus der Kapsel von Anthraxbazillen.
- *Pathogene Staphylokken,* die ein oberflächliches *Protein A* bilden, stören die Phagozytose, indem dieser Eiweißkörper das Fc-Stück des menschlichen IgG bindet und daher dessen Fixation an die Phagozytenmembran (vor allem neutrophile Granulozyten) z. T. verunmöglicht.
- Über die Mechanismen, die der *bakteriellen Resistenz innerhalb von Phagozyten* (vor allem Makrophagen) und damit der Chronizität entsprechender Infektionskrankheiten zugrunde liegen, weiß man noch wenig Bescheid. *Bruzellen* scheinen in vivo eine hierfür verantwortliche Zellwandsubstanz zu bilden. *Mycobacterium tuberculosis* soll – auf nicht geklärte Weise – die Fusion von Phagosomen und Lysosomen innerhalb der Makrophagen hemmen.
- Beispiele von *Exotoxinen mit Enzymcharakter* sind: *Staphylo-* und *Streptokinase,* die Plasminogen aktivieren, *Phospholipase C von Gasbrand-Erregern,* die die Abspaltung von Phosphorylcholin von Phosphatidylcholin katalysieren und damit u. a. Zellwandschäden verursachen, u. a. m.
- *Verhinderung der Azetylcholin-Freisetzung an motorischen Endplatten* durch *Botulinustoxin.*
- *Verhinderung der Glyzinwirkung an Synapsen z. B. des Rükkenmarks* (vor allem inhibitorischer Neuronalverbindungen) durch *Tetanospasmin.* Dies ist die für die tetanischen Krämpfe verantwortliche Komponente des Tetanustoxins, während *Tetanolysin* hämolysierend wirkt.
- Spaltung von *NAD* (S. 853) unter der katalytischen Wirkung von *Diphtherietoxin,* damit Freisetzung von Nikotinamid und Blockierung von Elongationsfaktor G durch ADP-Ribose, was den Translationsprozeß unterbindet (S. 900).
- *Durch SH-haltige Substanzen,* wie Zystin und andere Thiole *aktivierbare, Sauerstoff-labile bakterielle Zytolysine* sind u. a.: Streptolysin O, Pneumolysin, Tetanolysin, Theta-Toxin von Clostridium perfringens u. a. Durch *SH-Substrate nicht aktivierbar* sind u. a. α-, β- und δ-Lysin sowie Leukozidin von Staphylokokken, Streptolysin S (β-Hämolyse), α-Toxin von Clostridium perfringens sowie weitere Lysine von Clostridien, Pseudomonas, E. coli, Vibrio cholerae u. a.

Bemerkungen zur Isolierung von Bakterien aus keimhaltigem Material

Das zu untersuchende keimhaltige Material wird in der Regel einesteils direkt, d. h. durch *Herstellung gefärbter Ausstriche,* andernteils durch *Kultur in vitro,* in Sonderfällen auch durch *Anlegen eines Tierversuches* weiter verarbeitet. Die *mikroskopische Direktuntersuchung* von Körperflüssigkeiten, Abstrichen und Gewebeproben hat, wenn sie innerhalb nützlicher Frist nach Entnahme erfolgt, den Wert festzustellen, welche morphologisch und färberisch definierten Mikroorganismen vorhanden sind. Im Fall divergierender Resultate dieser Untersuchung und der Kulturen muß an die Möglichkeit gedacht werden, daß die pathogenen Keime bei der Bebrütung u. U. nicht gewachsen sind oder daß die mikroskopisch untersuchte Probe nicht repräsentativ war. Dies kann beispielsweise der Fall sein, wenn zwischen Gewinnung und Untersuchung zu viel Zeit verstrichen ist, so daß andere Mikroorganismen überwuchern konnten. Ein Beispiel hierfür liefern auch bakteriologische Befunde an autoptisch gewonnenem Material: In vielen Fällen kommt es im Verlauf der Agonie zu einem – vorwiegend hypoxisch bedingten – Darmschaden, so daß vermehrt intestinale Keime in Zirkulation gelangen und nach dem Tod in verschiedenen Organen sowie auch im Blut weiterwachsen können. Dem *Zeitfaktor* ist bei der Beurteilung solcher Befunde große Bedeutung beizumessen. Es ist keineswegs unerwünscht, daß schon der *praktizierende Arzt* Ausstriche herstellt und diese nach geeigneter Färbung beurteilt: Damit und gestützt auf den klinischen Eindruck läßt sich die Differentialdiagnose oft einengen, und dem Mikrobiologen wird die Arbeit erleichtert. In gewissen Fällen, wie bei offener Tuberkulose, Meningokokkeninfektion (Liquor), Gonorrhoe u. a., kann die Diagnose oft schon mikroskopisch gestellt werden.

Die eigentliche Isolierung der Bakterien mit Hilfe der Kulturmethoden ist hierzulande meist Sache des *Mikrobiologen;* allerdings befinden sind heute, wie erwähnt, verschiedene einfache Ausrüstungen auf dem Markt, die es auch dem Arzt gestatten, auf diesem Gebiet Vorarbeit zu leisten. Zur *Bebrütung* wird das Material auf *flüssige* oder – heute wesentlich häufiger als früher – *feste Nährböden* verimpft, wobei zu unterscheiden ist, ob man es mit einer Untersuchung auf *aerobe* oder – z. T. fakultativ – *anaerobe Keime* zu tun hat. Handelt es sich um strenge Anaerobier, ist schon bei der Probeentnahme darauf zu achten, daß kein Sauerstoff zutritt, da dieser die Keime rasch zu zerstören vermag. Zur Kultur von Anaerobiern wird mit Vorteil CO_2 zugegeben. In vielen Fällen genügt eine Bebrütung über Nacht, bei langsam wachsenden Mikroorganismen kann es Tage (z. B. Bruzellen) oder Wochen (Mycobacterium tuberculosis) dauern. *Flüssige Nährmedien* enthalten als Grundlage fast immer Bouillon, die – je nach den Bedürfnissen der Bakterien – mit Zutaten, wie Pepton, Dextrose, Hämoglobin, Serum, Aszitesflüssigkeit, Blut u. a., versehen werden kann. Zur Züchtung von Anaerobiern hat sich die Zugabe reduzierender Substanzen, wie Thioglykolat oder Zystein, bewährt; überdies kann man in solchen Fällen das Medium durch Hinzufügen von 0,2%igem Agar halbflüssig machen, was den

O_2-Zutritt behindert. Sucht man aus einem Gemisch von Bakterien bestimmte Keime »herauszuzüchten«, werden zur Unterdrückung der übrigen Mikroflora Hemmstoffe beigegeben, die die letztere möglichst nachhaltig, die gesuchten Keime dagegen nicht oder kaum in ihrem Wachstum beeinträchtigen (z. B. Natrium-Tetrathionat, Selenit und Brillantgrün zur Züchtung von Salmonellen). Das *pH* der Kulturen wird in den meisten Fällen auf 7,2–7,5 gehalten. *Peptone,* ein Gemisch von Aminosäuren und Peptiden, dienen als hitzestabile, d. h. autoklavierbare N-Träger.

Feste Nährböden erhält man durch Beimengung von *Agar,* einem Polysaccharid ohne Nährwert aus Meertang, das bei ungefähr 100° C schmilzt und bei 42° C erstarrt, somit beste Voraussetzungen zum Gießen von Platten schafft. Für feste Nährböden i. e. S. benützt man Agar in einer 1,5–2%igen Konzentration, für Weichagar in einer 0,8%igen Konzentration; der letztere eignet sich besonders für begeißelte Bakterien, die darauf leichter »schwärmen« als auf dem Festagar. Medien mit halbflüssiger Konsistenz (s. o.) gewinnt man durch Zugabe von 0,2–0,4% Agar. Bei allen Arten von Nährböden unterscheidet man Isolier-, Differenzier- und Selektivmedien.

Isoliermedien dienen dazu, fast alle pathogenen und saprophytären Keime zum Wachstum zu bringen. Dies drängt sich besonders dann auf, wenn man über die Art des krankmachenden Bakteriums im Unklaren ist. Die *Primärisolierung* geschieht fast immer mit Hilfe von *Blutagar,* dem verschiedene weitere Substanzen beigemengt werden können. Der Blutagar dient z. T. bereits als *Differenziermedium,* indem man darauf Zeichen von Hämolyse erkennen kann (z. B. vollständige Hämolyse durch Scharlach-Streptokokken, Staphylokokken u. a., unvollständige Hämolyse durch die hämolysierenden Streptokokken der Gruppe B, Vergrünung z. B. durch Streptokokken der Viridansgruppe, z. T. auch Pneumokokken). Einzelne Typen von Platten, wie die Bromthymolblau-Laktose-Platte und die McConkey-Platte, sind mit *Laktose* versehen, die von Salmonella, Shigella u. a. nicht vergoren, von E. coli u. a. aber fermentiert wird. *Laktose, Saccharose und Dextrose* finden sich im »triple sugar iron agar«, der zudem noch Eisen-Ammoniumsulfat, Natrium-Thiosulfat und Phenolrot enthält und sich für die Differenzierung Gram-negativer Keime eignet: Coliforme Keime und Proteus bilden in diesem Medium Säure, was sich durch Gelbfärbung anzeigt, Salmonellen und Shigellen nicht. Zur Züchtung von Staphylokokken eignen sich der *Koagulase-Mannitol-Agar,* in dem pathogene Staphylokken im Gegensatz zu den nicht pathogenen gelbe opake Zonen bilden (Mannitvergärung und Koagulierung von Plasma), ferner der *DNAse-Test-Agar.*

Selektivmedien zeichnen sich durch eine unterschiedliche Beimengung von *Hemmstoffen* aus, wobei man berücksichtigen muß, daß eine völlige Selektivität kaum je zu erreichen ist. Zu solchen Selektivmedien gehören u. a.: *SS-Agar, Brillantgrün-Agar* für die Isolierung von Salmonellen; *Mannit-NaCl-Agar* oder *Milieu von Baird-Parker* für die Begünstigung des Wachstums pathogener Staphylokokken; *Antibiotika-haltige Nährböden* zur Unterdrückung der Begleitflora (z. B. Neomyzin für die Isolierung von Clostridium welchii, Bazitrazin für die Elimination von A-Streptokokken oder anderer Gram-positiver Keime (z. B. im *Albimi-Agar* für die Isolierung von Brucella abortus), Polymyxin gegen Gram-negative Bakterien u. a. m.). Für die Isolierung von *Anaerobiern* haben sog. *Anaerobentöpfe* (Vakuum und/oder Zugabe von alkalischem Pyrogallol bzw. Wasserzugabe zu Natrium-Borhydrid, alles Methoden, um Sauerstoff zu entfernen) den *Hochagar* mehr und mehr verdrängt. Die meisten Methoden zur Isolierung von Anaerobiern schließen die Bildung von CO_2 im Anaerobentopf ein.

Die bisher genannten Methoden genügen in der Mehrzahl der Fälle nicht, um eine eigentliche *Reinkultur* pathogener Keime zu erhalten. Dazu ist das mäandrische Bestreichen von Platten notwendig, so daß *Einzelkolonien* entstehen können. Diese sind nicht immer Einzelzell-Kolonien; im übrigen ist zu betonen, daß es praktisch in jeder Einzelkolonie schon zahlreiche Mutanten gibt, allerdings meist Verlust-Mutanten. Derartige Kulturen kann man durch wiederholte Passage noch »reinigen«, sollten Zweifel an der Reinheit bestehen. Jedes mikrobiologische Institut hält zu Vergleichszwecken eine größere Zahl von »*Stämmen*«, die aus solchen Einzelkulturen gewonnen wurden.

Die Keimisolierung mit Hilfe von *Tierversuchen* empfiehlt sich in Sonderfällen, wie bei sehr geringer Keimdichte im Ausgangsmaterial, bei massiv kontaminiertem Material, bei Verdacht auf Vorliegen von Keimen, die sich in vitro nicht gut züchten lassen, u. a. m.

Kurzer Kommentar zur Differenzierung von Bakterien

Es wurde schon erwähnt, daß die *mikroskopische Beurteilung gefärbter Ausstriche* nur in einigen Fällen (z. B. Mycobacterium tuberculosis, Brucella abortus und Bacillus anthracis) mit größter Wahrscheinlichkeit oder sogar Sicherheit eine Diagnose gestattet. Abgesehen von der Morphologie und dem färberischen Verhalten, ist dabei auch der *Art der Lagerung der Keime* Beachtung zu schenken (z. B. intrazelluläre Anhäufung pyogener Kokken, Neisserien oder Leprabakterien, ferner V- oder X-förmige Zusammenlagerung von Tuberkulosebakterien und Corynebakterien).

Besitzt man gute, d. h. hochspezifische Antikörper, können Bakterien in Ausstrichen oder Schnittpräparaten von Gewebe mit Hilfe der *Immunfluoreszenz-Mikroskopie* identifiziert und z. T. sogar typisiert werden (z. B. bei Lues oder bei Gonorrhoe, in Zukunft wahrscheinlich auch bei vielen weiteren Infektionskrankheiten).

Zur Zeit stützt sich die Bakteriendifferenzierung jedoch vorwiegend auf das Verhalten der Keime in *Kultur.* Als Kriterien dienen u. a. die *Hämolyse,* die *Form und Farbe der Kolonien,* ihr *Geruch,* das *Schleimbildungsvermögen,* das *Satellitenphänomen* (Wachstum abhängig von der Anwesenheit anderer Bakterienkolonien) u. a. m.

Von großer Bedeutung ist die *biochemische Differenzierung,* die man in der Regel mit Hilfe flüssiger, mit *einer* reinen Kolonie beimpfter Medien durchführt. Auf diese Weise gelingt meist die Genus-, z. T. auch die Spezies-Diagnose. Die Parameter der biochemischen Differenzierung umfassen eine *Vielzahl enzymatischer Vorgänge,* vor allem Abbau von Kohlenhydraten, ferner Aktivität der Zytochromoxidase, der Urease, der Lysin-Dekarboxylase, der Ornithin-Dekarboxylase, der Phenylalanin-Deaminase, der Proteasen und weiterer Enzyme, im besonderen auch die Bildung von Indol (Tryptophanase), H_2S (Proteasen) und anderer Produkte des bakteriellen Stoffwechsels (vgl. dazu Tabelle 100). Mehr und mehr benützt man für solche Untersuchungen reine Substrate, die – wie man sagt – »chromogen« sind, d. h. anläßlich einer enzymatischen Reaktion Produkte mit Eigenfarbe entstehen lassen.

Aufgrund der erwähnten Kriterien lassen sich sog. *Differenzierungsschlüssel* zusammenstellen, die es in der Regel gestatten, bis zu einer Genus- oder Spezies-Diagnose zu gelangen. So werden beispielsweise Gram-negative Stämme zunächst auf Form, Beweglichkeit, Aerobie, Katalase- und Oxidase-Aktivität sowie Glukose-Vergärung geprüft, wobei in bezug auf die letztere vor allem zwischen oxidativem und »fermentativem« Abbau unterschieden wird (sog. O-F-Test). Das Verhalten der Keime hinsichtlich der erwähnten Parameter wurde früher mit + oder – angegeben. Diese z. T. unrichtige Vereinfachung hat man inzwischen dahingehend korrigiert, daß Prozentzahlen angegeben werden: Wenn z. B. nur 92% der Coli-Stämme Laktose spalten, wird die entsprechende Zahl eingesetzt (E. coli = Laktose + 92). Eine solche *numerische Wertung* der verschiedenen Parameter gestattet eine verfeinerte Einstufung der verschiedenen

Stämme. Verständlicherweise versucht man auch, Differenzierungen dieser Art zu *automatisieren* und zur Verarbeitung der anfallenden Daten den *Computer* heranzuziehen. Schließlich richten sich Bestrebungen darauf, die Einrichtungen zur biochemischen Untersuchung der Bakterienstämme zu *miniaturisieren.* Diese Fragen beschäftigen in erster Linie den Spezialisten. Auf die theoretische Möglichkeit, durch Prüfung des Ausmaßes der *DNA-Homologie* zwischen bekannten und unbekannten Bakterienstämmen zu einer echten Klassifikation derselben zu gelangen, wurde schon aufmerksam gemacht. Hybridisierungs-Techniken, die zu diesem Zweck erforderlich wären, gehören indessen noch nicht zu den diagnostischen Routine-Arbeiten. Am ehesten wird noch die sog. *Denaturierungstemperatur* der DNA, bei der sich die beiden Stränge trennen, und die in erster Linie durch den sog. *G/C-Gehalt* (Guanin/Cytosin-Gehalt) bestimmt wird, mitberücksichtigt.

Die eigentliche *Speziesdifferenzierung* und die *Typisierung* stützen sich auf bestimmte physiologische Besonderheiten und die Antigeneigenschaften der verschiedenen Stämme. Zu den *physiologischen Kriterien,* die eine differential-diagnostische Erkennung von Untereinheiten möglich macht oder zumindest erleichtert, zählt u. a. das Verhalten der Keime in bezug auf *gewisse biochemische Parameter,* das die Zuordnung eines Stammes zu einem gewissen »*Biotyp*« gestattet. Weitere Typisierungsmittel sind die *Lysotypie mit Bakteriophagen* und die *Bakteriozinotypie. Toxintypen* lassen sich ebenfalls für die Identifizierung von Untereinheiten einzelner Bakterienstämme benützen, wobei zu deren Unterscheidung typenspezifische Antiseren zur Verfügung stehen müssen. In letzter Zeit verwendet man für die Spezieserkennung und/oder Typisierung zudem die *Polyakrylamidgel-Elektrophorese* solubilisierter Keimbestandteile (Membran- und weitere Proteine).

In der weit überwiegenden Zahl der Fälle bedient man sich zur Typisierung von Bakterienstämmen *immunologischer (»serologischer«) Methoden.* Bekannte Techniken zur Bestimmung des »*Serotyps*« sind u. a. die sog. *Objektträger-Agglutination* der Keime, bei bekapselten Bakterien die *Kapsel-Schwellungs-Reaktion,* ferner die – aufwendigere – *Immunpräzipitation* gelöster Bakterien-Antigene (z. B. nach dem Prinzip von Ouchterlony (S. 1114)). Auf die Möglichkeit, Erreger von Infektionskrankheiten mit Hilfe der *Immunfluoreszenz-Mikroskopie* zu erkennen, wurde schon hingewiesen. Sie erlaubt es u. a., in Gewebeschnitten Keime zu erkennen und z. T. zu identifizieren.

Beispiele zur Differenzierung von Bakterien:

- Die *Beschaffenheit der Bakterienkolonien* gibt oft schon eine erste Auskunft über die Natur der gewachsenen Keime: So bilden z. B. Enterobacteriaceae und viele weitere Bakterien matt-glänzende, glatte, rundlich begrenzte Kolonien, Bacillus anthracis »medusenhaarartige« Kolonien u. a. m.
- Die meisten Bakterienkolonien zeigen eine *S-Form* (S für »smooth« = glatt), andere, wie Mycobacterium tuberculosis, Typus humanus, eine *R-Form* (R für »rough« = rauh).
- Kolonien von Salmonella paratyphi B bilden einen »*Schleimwall*«, solche anderer Bakterien differente Formen von makroskopisch erkennbarer »Schleimbildung«.
- *Satellitenphänomene* beruhen auf der Abgabe sog. Wuchsfaktoren durch eine Bakterienkolonie, die es anderen Keimen möglich macht, sich zu vermehren (z. B. benötigt Haemophilus influenzae Hämin und NAD).
- Zur Untersuchung des *Kohlenhydrat-Metabolismus* durch Bakterien fügt man dem Medium u. a. Monosaccharide (Hexosen und Pentosen), Di-, Tri- und/oder Polysaccharide, Alkohole, Glykoside oder organische Säuren bei. Man prüft u. a. die Säureproduktion ohne oder mit Gasbildung sowie z. T. den aeroben oder anaeroben Abbau der Kohlenhydrate.
- Im *β-Galaktosidase-Test mit ONGP* (o-Nitrophenyl-β-D-Galaktopyranosid) zeigen E. coli u. a. ein positives Resultat (Auftreten des im alkalischen Milieu gelben o-Nitrophenols), Salmonellen, Proteus u. a. dagegen ein negatives Ergebnis.
- Beim *Voges-Proskauer-Test* bauen z. B. Klebsiella pneumoniae, Enterobacter u. a., nicht aber E. coli, Salmonella, Shigella u. a., Glukose zu Azetylmethylkarbinol (Azetoin) ab, das sich mit KOH in Diazetyl überführen läßt. Dieses bildet in Anwesenheit von α-Naphthol mit Kreatin oder Arginin einen rotfarbenen Komplex.
- Der *Methylrot-Test* unterscheidet zwischen Bakterienstämmen, wie E. coli, Salmonella, Shigella u. a., die bei der Glukosevergärung das pH stark senken (Rotfärbung), und solchen, die das nicht tun (Gelber Farbton bleibt: z. B. Proteus, Klebsiellen u. a.).
- Mit Hilfe der *Kapsel-Quellungs-Reaktion* lassen sich z. B. 83 Pneumokokken-Kapseltypen auseinanderhalten.
- *Serotypen von Bakterien* werden in der Regel mit Nummern angegeben, die Geißelantigene von Salmonella mit Nummern und Buchstaben, u. a. als sog. *Antigenformel,* z. B.: 1,4,5,12:i:1,2 = Salmonella typhi murium (1,4,5,12: O-Antigene; i;1,2 = H-Antigene).
- Zur Unterscheidung von *Biotypen* von Salmonellen benutzt man z. B. Ammonium-Arabinose, Dulzit und Rhamnose sowie den D-Tartrat-Test.

Einige Hinweise auf die Schädigung von Bakterien durch Chemotherapeutika bzw. Antibiotika

Üblicherweise trennt man *antimikrobielle Mittel* in »*bakteriostatische*« und »*bakterizide*« Agentien. Bei dieser Begriffsbildung muß man sich im klaren darüber sein, daß die meisten Mikrobiologen die »*Bakterizidie*« nicht oder nicht notwendigerweise als ein Abtöten der Keime verstehen, sondern lediglich als eine *irreversible* Hemmung der Keimvermehrung. »*Bakteriostatisch*« heißt bei dieser Namengebung *reversible* Hemmung des Bakterienwachstums. Verständlicherweise läßt sich zwischen den beiden Formen von antimikrobieller Wirksamkeit nicht immer eine scharfe Grenze ziehen. Ein Teil der »bakteriziden« Mittel führt in der Tat zu einer Bakteriolyse. In anderen Fällen bleiben die Keime jedoch erhalten und zeigen eine meßbare Stoffwechselaktivität.

Die *Wirkungsmechanismen* antimikrobieller Substanzen sind unterschiedlich und in manchen Fällen nicht bekannt. In hoher Konzentration sind viele Stoffe so toxisch, daß z. B. die *Zellproteine denaturiert bzw. präzipitiert* werden: Derartige Substanzen gelangen z. B. als Desinfektionsmittel (S. 1549) zur Anwendung. Ähnliches gilt für physikalische Verfahren, wie die Hitzesterilisation. Eine weitere Gruppe antimikrobieller Mittel *blockiert die freien Sulfhydrylgruppen* von Proteinen, d. h. auch von Enzymen und wirkt auf diese Weise inaktivierend (z. B. starke Oxidationsmittel, Schwermetallverbindungen u. a.). Auch diese Verbindungen eignen sich höchstens zu Desinfektionszwecken; für innerlichen Gebrauch wären sie viel zu toxisch. *Chemische Antagonisten* z. B. energieliefernder Prozesse oder biosynthetischer Vorgänge lassen sich gegen pathogene Bakterien nur anwenden, wenn sie diese wirksam hemmen oder abtöten, ohne den Wirtsorganismus in einer Weise zu schädigen, die sich nicht verantworten ließe. Dasselbe gilt für *Substanzen, die an Zellmembranen angreifen,* sowie andere Agentien, die ganz allgemein in den Zellstoffwechsel eingreifen.

Die moderne antimikrobielle Therapie stützt sich daher weitgehend auf das Prinzip der *selektiven Toxizität* einer Substanz, die im Idealfall den pathogenen Keim, nicht aber den Wirtsorganismus schädigt. Offensichtlich ist dies nur möglich unter Ausnutzung bestimmter *Eigentümlichkeiten struktureller und/oder funktioneller Art,* die den pathogenen Mikroorganismus vom Wirtgewebe unterscheiden. Dieser Gedanke ist an sich nicht neu, wurden doch schon im 17. Jahrhundert die Malaria mit Chinin und die Amöbenruhr mit Emetin behandelt. Einen eigentlichen Durchbruch erfuhr der Grundsatz der selektiven Toxizität jedoch erst seit der Einführung der *Sulfonamide* und der *Antibiotika.*

Die *Wirkungsmechanismen* der beiden letztgenannten Substanzgruppen sind vielfältig und ebenfalls nur teilweise erforscht. *Kompetitiven Antagonismus* findet man bei Sulfonamiden, bei antibiotischen Mitteln jedoch selten. Viel häufiger beruht der Effekt der letzteren auf einer *Hemmung der Synthese, des Zusammenbaus und/oder der Funktion wesentlicher makromolekularer Verbindungen, die für Bakterien mehr oder weniger typisch bzw. unentbehrlich sind.* Nachfolgend werden einige Grundmechanismen kurz erläutert.

Ein typisches Beispiel für die *Hemmung des Wachstums von Bakterien durch Analoge essentieller Metaboliten* liefern die *Sulfonamide.* Paraaminobenzoesäure (PABA) stellt für viele Mikroorganismen einen wesentlichen Metaboliten dar, der als Substrat bei der Synthese der Folsäure eine wichtige Rolle spielt und damit auch für den Aufbau der Purine Bedeutung hat. PABA wird in einer ATP-abhängigen Reaktion mit einem Pteridin zu Dihydropteroinsäure kondensiert, die dann eine Umwandlung in Dihydro-Folsäure erfährt. Sulfonamide sind Strukturanaloge von PABA und können demnach kompetitiv die Anlagerung von PABA an das betreffende Enzym hemmen. Damit wird ein weiteres Wachstum der Zelle be- oder verhindert.

Große Bedeutung hat die *Hemmung der Zellwandsynthese von Bakterien durch Antibiotika,* im besonderen die *Penizilline* und die *Zephalosporine.* Diese Substanzen inhibieren im wesentlichen die terminale Querverknüpfung der linearen Glykopeptide (»Transpeptidierungs-Reaktion«) durch Hemmung der Aktivität der Transpeptidasen (s. Abb. 209). Ferner werden schon bei geringer Konzentration dieser Antibiotika Glykosidasen in ihrer Aktivität herabgesetzt. Als Folge der Zellwand-Synthesestörung bilden sich bizarre Bakterienformen, die höchstens Zellwandrudimente erkennen lassen *(L-Formen).* Unter isotonischen Bedingungen können solche Zellen als Protoplasten oder Sphäroplasten überleben. In hypotonischen Medien, d. h. bei wesentlich geringerem Elektrolytgehalt der umgebenden Flüssigkeit als des Bakterieninneren, kommt es indessen meist zur osmotischen Zell-Lyse. Der Unterschied in der Empfindlichkeit Gram-positiver und Gram-negativer Keime gegenüber Penizillinen und Zephalosporinen beruht wahrscheinlich zu einem guten Teil auf Differenzen in der Synthese und Struktur von Zellwandbestandteilen (s. Abb. 209). Außerdem spielt die Bildung Penizillin-zerstörender Enzyme (Penizillinasen, β-Laktamasen) eine große Rolle. Einige Penizilline, wie *Methizillin* und *Kloxazillin,* wirken für hydrolysable Penizilline protektiv, indem sie sich mit Penizillinasen verbinden, ohne gespalten zu werden. Antibiotika, wie *Bazitrazin, Vankomyzin, Ristozetin* und *Novobiozin,* üben, wie man annimmt, einen inhibitorischen Effekt auf die frühen Reaktionen in der Biosynthese von Peptidoglykan aus, wirken aber vermutlich noch auf andere Weise antibakteriell. *Zykloserin,* ein D-Alanin-Analog, blockiert die Wirkung der Alanin-Razemase und stört daher den Peptidoglykan-Aufbau ebenfalls.

Inhibitorische Wirkungen auf Funktionen der Zellmembran stellen einen weiteren Mechanismus dar, über den Antibiotika Bakterien schädigen können. *Polymyxine* greifen vor allem Membranen an, die reichlich Phosphatidyl-Aethanolamin enthalten, was bei manchen Gram-negativen Keimen der Fall ist. *Polyen-Antibiotika* müssen sich mit Sterolen von Protisten-Membranen verbinden, bevor sie einen Effekt erzielen. Sterole finden sich im wesentlichen in Pilz-, nicht aber in Bakterienmembranen, was den Unterschied der Polyen-Antibiotika im Effekt gegen diese Mikroorganismen weitgehend erklären dürfte (Wirksamkeit gegen Pilze, nicht oder kaum aber gegen Bakterien).

Über eine *Hemmung bzw. Störung der Proteinsynthese von Bakterien* wirken verschiedene Antibiotika bakteriostatisch bzw. bakteriolytisch, u. a. *Chloramphenikol, Tetrazykline, Aminoglykoside* (u. a. *Streptomyzin, Kanamyzin, Neomyzin, Gentamizin, Tobramyzin, Sisomyzin* und *Amizazin*), *Makrolide (Erythromyzine, Oleandomyzine)* und *Linkomyzin.* Der Grund, weshalb diese Substanzen in erster Linie Bakterienzellen angreifen, Säugerzellen jedoch nicht oder wesentlich weniger schädigen, liegt vor allem in der unterschiedlichen Struktur der Ribosomen. Säugerzellen haben 80 S-Ribosomen, Bakterien 70 S-Ribosomen, und es bestehen noch weitere, strukturelle Differenzen. Chloramphenikol z. B. verbindet sich mit den 50 S-Unterheiten bakterieller Ribosomen und stört damit die Anheftung von Aminosäuren an die sich verlängernde Peptidkette. Tetrazykline hemmen die Proteinsynthese von Bakterien vor allem durch eine Bindung an 30 S-Unterheiten der Ribosomen, womit die Übertragung der Aminosäuren durch die Aminoazyl-tRNA gestört wird. Makrolide und Linkomyzin interferieren auf besondere Weise mit der Funktion der 50 S-Untereinheiten bakterieller Ribosomen, und Aminoglykoside scheinen durch Fixation an 30 S-Untereinheiten die Ablesung der mRNA zu stören. Resistenz gegen einige der genannten Antibiotika beruht in der Regel auf der Produktion bakterieller Enzyme, die den Abbau der betreffenden antimikrobiellen Substanzen katalysieren (z. B. Chloramphenikol-Azetyl-Transferase, ferner adenylierende, phosphorylierende oder azetylierende Enzyme, die die Inaktivierung von Aminoglykosiden möglich machen oder als Diffusionsbarriere wirken).

Eine *Hemmung der Nukleinsäuresynthese* bewirken verschiedene Antibiotika, z. B. Aktinomyzine, Mitomyzin u. a. Der Effekt ist indessen zu wenig selektiv, als daß diese Mittel zur Therapie von Infektionskrankheiten systemisch angewandt werden könnten. Dasselbe gilt im übrigen für halogenierte Pyrimidine, wie 5-Jod-2-Deoxyuridin (IDU), und Zytarabin, die z. B. lokal gegen DNA-Viren eingesetzt werden können. Nalidixinsäure, die die DNA-Synthese wirksam hemmt, findet u. a. Anwendung als Antiseptikum für den Harntrakt; man weiß indessen nicht, ob der Wirkungsmechanismus dieser Substanz auf der genannten Eigenschaft beruht.

Zusätzlicher Kommentar zur bakteriellen Resistenz gegen Antibiotika bzw. Chemotherapeutika

Man kennt eine Reihe von Mechanismen, die es Bakterien erlauben, der schädlichen Wirkung antibiotischer bzw. chemotherapeutischer Mittel zu widerstehen. Einige Faktoren, die einem solchen Phänomen zugrunde liegen, sind *nicht genetischer Art.* So wissen wir, daß die Beta-Laktam-Antibiotika und die Zephalosporine, die man systemisch verabreichen kann, ihre Wirkung ausschließlich auf im Wachstum begriffene Keime ausüben. *Ruhende Mikroorganismen* können in vivo trotz antimikrobieller Therapie lange Zeit am Leben bleiben. Für eine gewisse Zeit trifft dies auch für *L-Formen* von Bakterien zu, die z. B. unter Penizillinbehandlung entstehen (S. 1699). Eine natürliche Resistenz weisen jene Keime auf, die in die Wirkungslücke eines Antibiotikums gehören, z. B. alle Kokken hinsichtlich Nalidixinsäure.

Weitaus wichtigere Gründe einer Antibiotika-Resistenz sind *genetische Veränderungen der Keime.* Im Rahmen einer *chromosomalen Resistenz* sind in erster Linie Spontanmutanten zu nennen, die unter Anwesenheit einer bestimmten antimikrobiellen Substanz weiterwachsen, in der Praxis aber nur eine sehr untergeordnete Rolle spielen. Im Gegensatz hierzu beruht die Antibiotika-Resistenz bei Krankheitserregern bakterieller Art vorwiegend auf dem Gehalt an *Plasmiden,* die in gewissen Fällen in das Bakterienchromosom integriert sind (relativ oft bei Staphylokokken), sonst aber eine extrachromosomale Lagerung aufweisen. Hier macht sich ein deutlicher *Selektionsdruck* durch die therapeutisch verwendeten Antibiotika geltend, der u. a. beim sog. *Hospitalismus* große Bedeutung hat. Bei Gram-negativen Bakterien kommen die *R-Faktoren* vor, die durch Bildung inaktivierender oder diffusionshemmender Enzyme eine Reihe von Resistenzeigenschaften – vorwiegend, aber nicht ausschließlich Mehrfachresistenzen – verursachen und auf alle Spezies innerhalb der Enterobacteriaceae sowie häufig auch innerhalb der Familien der Pseudomonadaceae, der Pasteurellen und auf Choleravibrionen durch Konjugation übertragbar sind.

Eine gewisse Rolle spielt ferner die sog. *Kreuz-Resistenz.* Darunter versteht man die Fähigkeit von Mikroorganismen, die gegen bestimmte Mittel resistent sind, anderen antiinfektiösen Substanzen mit ähnlichem oder gleichem Wirkungsmechanismus ebenfalls zu widerstehen. Oft handelt es sich hier um chemisch eng verwandte Stoffe; dies ist jedoch keine Voraussetzung für das Zustandekommen einer Kreuz-Resistenz. Wiederholt hat sich in der Vergangenheit gezeigt, daß Chemotherapeutika, im besonderen auch Antibiotika, anfänglich eine durchschlagende Wirkung entfalteten, mit der Zeit jedoch mehr und mehr an Effizienz verloren, weil in zunehmendem Maß resistente Bakterienstämme auftraten. Dieses Phänomen wurde z. B. bei der Behandlung der Gonorrhoe und der Meningokokken-Infektionen mit Sulfonamiden, der Therapie von Staphylokokken-bedingten Affektionen mit Penizillin u. a. m. deutlich. Vermutlich werden sich solche Entwicklungen auch in Zukunft wiederholen, so daß stets nach neuen Mitteln Ausschau gehalten werden muß.

Eine Reihe von *Maßnahmen* ist geeignet, die Entwicklung einer Resistenz im Verlauf der Behandlung von Infektionskrankheiten auf ein Mindestmaß einzuschränken, im besonderen: a) Anwendung einer ausreichenden Dosis über eine genügend lange Zeit, um sowohl die Originalpopulation pathogener Keime als auch die Mutanten der ersten Stufe möglichst nachhaltig zu treffen. Hierdurch kann die Selektion resistenter Keime verhindert werden, welche zur Ausprägung therapeutisch relevanter Resistenzhöhen mehrerer nacheinander erfolgenden Mutationsschritte und spezifischer Selektion bedürfen. b) Gleichzeitige Gabe von zwei antibakteriellen Mitteln, gegen die keine Kreuz-Resistenz bekannt ist, womit mehr Mutanten gehemmt werden als bei Gebrauch nur *einer* Substanz. Durch eine solche Kombinationstherapie kann die Resistenzentwicklung bei Keimen vermieden werden, welche nur über den mutativen Weg zur Resistenzentwicklung verfügen, z. B. bei Tuberkulosebakterien und Leprabakterien. c) Vermeidung des unnötigen Einsatzes besonders wertvoller antiinfektiöser Substanzen.

Beispiele zur bakteriellen Resistenz gegen Antibiotika bzw. Chemotherapeutika:

- In sog. inaktiven Herden können Keime, wie *Mycobacterium tuberculosis,* oft jahrelang überleben und verhalten sich in dieser Form antituberkulösen Mitteln gegenüber weitgehend resistent. Dies kann sich bei Schwächung der Wirtsabwehr (z. B. unter Kortikosteroid-Therapie) wieder ändern: Die Keime beginnen u. U. wieder zu wachsen und gegenüber antiinfektiösen Substanzen empfindlich zu werden.

- Von *Penizillin-resistenten Staphylokokken* kann das Plasmid, das für die β-Laktamase kodiert, durch einen geeigneten Bakteriophagen auf einen bislang empfindlichen Staphylokokken übertragen werden.
- *Konjugative Plasmide* Gram-negativer Keime transferieren nicht selten eine multiple Resistenz (z. B. gegen Sulfonamide, Streptomyzin, Tetrazykline, Trimethoprim, Chloramphenikol, Aminoglykoside, Penizillin u. a.) auf andere Bakterien.
- *Kreuzresistenz* von Bakterien wurde z. B. gegenüber folgenden Kombinationen von Antibiotika festgestellt: Neomyzin und Kanamyzin; Erythromyzin und Oleandomyzin; Polymyxin B und Kolistin. Außerdem kennt man – je nach der Art der von R-Plasmiden kodierten Enzyme – verschiedene Kreuzresistenzen innerhalb der Aminoglykosid-Antibiotika.
- Bei *Resistenzprüfungen von Keimen in vitro (Antibiogramm),* die z. B. mit Hilfe eines Verdünnungs-Testes oder eines Diffusions-Testes vorgenommen werden, muß berücksichtigt werden, daß die antimikrobielle Aktivität einer Substanz von einer Reihe von Faktoren abhängen kann (z. B. pH, besondere Bestandteile des Mediums, Stabilität des antibiotischen Mittels, Größe des Inokulums, Dauer der Inkubationszeit und metabolische Aktivität der Keime).

Verhalten von Bakterien gegenüber Desinfizientien und der Sterilisation

Die Wirksamkeit einer *Desinfektion,* die immer einen komplexen und graduellen Vorgang darstellt, hängt von zahlreichen Faktoren ab, u. a. von Bakterienart, Konzentration des Desinfektionsmittels, Einwirkungszeit, Temperatur, Milieu u. a. m. Als *bakteriostatischen Titer* bezeichnet man diejenige Verdünnungsstufe eines Desinfiziens, bei der eben noch eine Hemmung des Bakterienwachstums festgestellt werden kann. Demgegenüber heißen wir die Verdünnungsstufe, bei der eine Wiederanzüchtung nicht mehr möglich ist, *bakteriziden Titer.* Bei Desinfektionen muß man den bakteriziden Effekt anstreben. Zur vollständigen Prüfung einer Substanz gehört die Untersuchung ihrer Wirkung auf Keime, die in/auf *poröses Material* gebracht worden sind, wo sie sich dem desinfizierenden Mittel eher entziehen können. Bei der *Grobdesinfektion* z. B. von Böden, Wänden, Fahrzeugen, Plätzen u. a. benützt man naturgemäß möglichst preiswerte und trotzdem wirksame Mittel. Bei der *Feindesinfektion,* wie man sie zum Waschen der Hände und zur Vorbereitung des Operationsfeldes in der Chirurgie anwendet, spielen Faktoren, wie Effizienz und Schonung der Haut die Hauptrolle, abgesehen von allfälligen allgemein-schädigenden Einflüssen, die es zu vermeiden gilt.

Gute Desinfektionsmittel sollen gegen möglichst viele Keime hoch wirksam sein, wobei das Gewebe weitgehend geschont werden muß. Weitere Anforderungen an solche Substanzen sind z. B. Wasserlöslichkeit, Geruchamut, wenn möglich Farblosigkeit, ferner Haltbarkeit, leichte Dosierbarkeit, Materialfreundlichkeit bei guter Reinigungswirkung, hohe Verdampfungstemperatur, niedriger Preis u. a. m. Besondere Aufmerksamkeit ist dem *Verhalten von Bakteriensporen* unter dem Einfluß des Desinfiziens zu schenken.

Von der Vielzahl von Substanzen, die an sich eine bakteriostatische und meist auch bakterizide Wirkung entfalten, genügen manche den oben genannten Anforderungen nicht oder nur in ungenügendem Maß. *Phenole* sind denaturierende Protoplasmagifte und steigern in hohem Maß die Membranpermeabilität, so daß es oft aus diesem Grund zur Zell-Lyse kommt. Verwendung finden heute auch alkylierte Phenole (z. B. Methylphenol = p-Kresol). *Lysol* entspricht einer Mischung von o-, m- und p-Kresolen mit einem hohen Seifenanteil. In der medizinischen Praxis haben sich nur wenige Phenole fortgesetzt bewährt. Auf mögliche toxische Wirkungen von Substanzen, wie Hexachlorophen, wurde schon hingewiesen. Säuren, wie die *Borsäure* oder die *Nalidixinsäure,* gelang(t)en dann und wann zur Bekämpfung von Harnwegsinfekten zur Anwendung. Die Wirkung von Oxidantien, wie H_2O_2 oder *Permanganaten,* die z. T. zur Prophylaxe oder Frühtherapie von Mund-Rachen-Infektionen benützt wurden, ist nur flüchtig. *Alkohole,* deren denaturierende Wirkung mit der Kettenlänge zunimmt (z. B. Isopropylalkohol in dieser Hinsicht wirksamer als Aethylalkohol), haben eher einen bakteriostatischen als einen bakteriziden, jedoch keinen viriziden Effekt; die besten Resultate erzielt man mit Konzentrationen von ungefähr 70%. *Aldehyde,* im besonderen Formaldehyd, zählen noch heute zu den wirksamsten Desinfizientien. Formaldehyd reagiert – wie im übrigen auch *Aethylenoxyd* – rasch mit NH_2- und/oder -OH-Gruppen von Eiweißkörpern und Nukleinsäuren im Sinn der Alkylierung. *Detergentien,* wie quaternäre Ammoniumverbindungen (z. B. Quats, Invertseifen) entfalten eine bakterizide, in Gegenwart von Seifen (»Seifenfehler«) eine bakteriostatische Wirkung, im besonderen auf Gram-positive Keime. *Halogene* finden immer noch eine breite Anwendung, Jod vor allem in der Medizin. Chlor in Form von Hypochlorit dient in erster Linie zur Desinfektion von Wasser, wobei für eine bakterizide Wirkung ein pH von weniger als 6 erforderlich ist. Zudem muß bedacht werden, daß nach Zusetzen von Chlor zu Wasser unter Anwesenheit von Aminogruppen zunächst Chloramine entstehen, die an sich schon zumindest bakteriostatisch wirken. Gibt man noch mehr Chlor hinzu, werden die Chloramine zu unwirksamen Verbindungen oxidiert: erst nach Überschreiten dieser Konzentration bildet sich unterchlorige Säure in steigendem Maß (sog. »break-point-Kurve«). Chloriert man Wasser mit geringem NH_2-Gehalt über den »break point« hinaus, verursacht das freigesetzte Chlor rasch eine wirksame Desinfektion. Nach dessen Verbrauch übernimmt Chloramin die bakterizide bzw. bakteriostatische Funktion über längere Zeit. *Schwermetalle und ihre Verbindungen* sind ausgesprochene Enzymgifte (S. 1603). Quecksilberhaltige Präparate, die heute vor allem organische Verbindungen darstellen, dienen in erster Linie der Hautdesinfektion und der Antisepsis

(z. B. Merkurochrom, Merthiolat und Phenylquecksilbersalze, wie Merfen). Silbernitrat in 1%iger Lösung ist z. T. als Prophylaktikum gegen Neugeborenen-Gonoblenorrhoe immer noch im Gebrauch. Da und dort dient es auch anderen Zwecken.

Von den *physikalischen Methoden,* die zur Sterilisation und Desinfektion eingesetzt werden können, war schon früher die Rede. Zur Entkeimung von Flüssigkeiten zieht man immer noch die *Filtration* heran. Anstelle der früher benützten Porzellanfilter traten später solche aus Kieselgur (Diatomeenerde), wie der Berkefeld-Filter. Außerdem verwenden viele Laboratorien Filter aus Asbest (z. B. Seitz-Filter) sowie – vor allem in der Virologie – Membran- bzw. Ultrafilter. Sog. Millipore-Filter sind in verschiedenen Anfertigungen mit ungleicher Porenweite erhältlich. *Anregende und vor allem ionisierende Strahlen* benützt man zu verschiedenen Zwecken. Ultraviolett-Licht hat den Nachteil, daß es nur wenig eindringt und überdies in lebender Materie u. a. Photolyse, Photooxidation und Photopolymerisation erzeugen kann, weshalb hierzulande die direkte UV-Bestrahlung von Lebensmitteln untersagt ist. Ionisierende Strahlen (vor allem ^{60}Co-Gammastrahlen) finden dagegen eine zunehmende Verbreitung zur Sterilisation von Lebens- bzw. Futtermitteln, Geräten und in letzter Zeit auch von Klärschlamm. Dosen von 1,5 Mrad genügen in der Regel auch zum Abtöten von Bakteriensporen. Zur Sterilisation wird öfters *Hitze* angewandt. Feuchte Hitze von 100° C führt innerhalb von Sekunden zum Absterben aller vegetativen Formen von Bakterien, während Sporen u. U. stundenlang zu überleben vermögen. Bei trockener Hitze (z. B. 160° C, Heißluftsterilisator) bedarf es längerer Zeit zur Sterilisation als bei feuchter Hitze (Dampfsterilisator). Die Pasteurisation, d. h. eine schonende Erhitzung von Getränken, wie Milch u. a., bewirkt zumindest eine starke Reduktion der Zahl überlebender Keime; relativ hitzeresistente Mikroorganismen, wie die Erreger des Q-Fiebers (Coxiella burneti) werden durch diese Methode jedoch kaum geschädigt. Die nachfolgende sofortige aktive Kühlung ist ein zweiter wichtiger Bestandteil dieser Desinfektionsmethode. Bei der sog. Uperisation erhitzt man die Milch innerhalb von Sekunden auf 160° C und kühlt dann sofort – mit Hilfe eines Spray-Verfahrens – wieder ab: Diese Methode ergibt eine weitgehend keimfreie Milch, was in heißem Klima von großer Bedeutung ist.

180.4. Pilze

Einige in der Mykologie gebräuchliche Begriffe

Definitionen: *Pilze (Fungi, Mycetes)* sind chlorophyllfreie Thallophyten, die sich von den Bakterien u. a. durch den Besitz echter Zellkerne, das Vorhandensein von Mitochondrien im Zytoplasma, eine Zellwand aus Chitin und/oder Zellulose, die Bildung asexueller Sporen (Konidien) und ein größeres Volumen (im Mittel 10 µm im Durchmesser) unterscheiden. Schleimpilze *(Myxomycetes)* besitzen keine Zellwand; diese spielen aber in der Humanpathologie keine nennenswerte Rolle. Pilze sind nicht zur Photosynthese befähigt und verhalten sich in bezug auf den Kohlenstoff-Stoffwechsel heterotroph. Die wichtigsten Erscheinungsformen der Pilze sind einzellige Organismen *(»Hefen«)* und Filamente *(»Hyphen«),* die sich zu *Myzelien* (Fadenpilze) vernetzen können. Zwischen den beiden Wuchsformen gibt es Übergänge. Hyphen können Querwände aufweisen; man unterscheidet daher *septierte* und *unseptierte Hyphen bzw. Myzelien.*

In der Regel teilt man die Pilze in 4 Klassen ein, die *Archimycetes (Urpilze),* die uns hier nicht weiter beschäftigen werden, die *Phycomycetes (Algenpilze),* die *Ascomycetes (Schlauchpilze)* und die *Basidiomycetes (Ständerpilze).* Der Großteil der Phykomyzeten, Askomyzeten und Basidiomyzeten weist im Verlauf des Pilzwachstums dann und wann ein geschlechtliches Stadium auf: Man bezeichnet diese Gruppe als echte Pilze *(Fungi perfecti)* und klassiert sie als niedere (Phykomyzeten) und höhere (Askomyzeten und Basidiomyzeten) Pilze. Außerdem existiert eine heterogene Gruppe, die einzelne Autoren zu einer weiteren Klasse zusammengefaßt haben, und bei denen eine sexuelle Vermehrung bisher nicht beobachtet wurde: Diese *Fungi imperfecti* erinnern in ihrer Morphologie an Askomyzeten; in der Humanpathologie spielen sie – man bezeichnet sie auch als *Deuteromyzeten* – eine erhebliche Rolle (z. B. Candida, Cryptococcus, Epidermophyton und Sporotrichum). Da sich selbst bei echten Pilzen die verschiedenen sexuellen Stadien nur unter besonderen Bedingungen induzieren lassen und daher nicht oft zur Beobachtung gelangen, stützt sich die Beschreibung der Arten vorwiegend auf verschiedene *asexuelle Strukturen:* Sog. *Sporangiosporen* entsprechen innerhalb eines Sackes *(Sporangium)* gelagerten, asexuellen Sporen, wobei das Sporangium an der Spitze eines als *Sporangiophore* bezeichneten Filamentes sitzt. Derartige Strukturen kennzeichnen die Phykomyzeten. *Konidien,* die von besonderen Hyphen, den *Konidiophoren,* »extern«, d. h. nicht in einem Sack eingeschlossen, getragen werden, entstehen im wesentlichen durch Abschnürung der Konidiophoren. Einige Fungi perfecti bilden Konidien verschiedener Größe, sog. *Mikrokonidien* und *Makrokonidien. Thallosporen* entsprechen sich aktiv vermehrenden Zellen, die aufgrund einer Segmentierung des Myzels zustande kommen. Sie vermögen sich ihrerseits durch Querteilung, Knospung oder Auswachsen in ein neues Myzel umzuwandeln. Dabei können einerseits *Arthrosporen (Oidia)* durch Dissoziation eines septierten Myzels in einzelne Zellen, andererseits *Blastosporen* durch Aussprossen an den Enden oder den Seiten der Filamente produziert werden. Blastosporen nennt man auch »hefeartige« Zellen. *Chlamydosporen* sind relativ große, dickwandige, ruhende Sporen, die – vergleichbar den Thallosporen – durch Segmentierung des Myzels gebildet werden.

Bei Sproß- oder Spaltpilzen beobachtet man z. T. und unter besonderen Bedingungen die Bildung eines *Pseudomyzels.* Darunter versteht man hyphenähnliche Gebilde, die stark verlängerten Tochterzellen sprossender einzelliger Pilze entsprechen. Im Gegensatz zu den echten Myzelien werden die Querwände von Pseudomyzelien nicht erst nach Auswachsen der Hyphe formiert; relativ typisch sind V-förmige Einziehungen im Bereich der Septen (z. B. Candida).

Kriterien zur *Klassierung der Pilze* umfassen neben den genannten, *mikroskopisch* erkennbaren Besonderheiten (z. B. verschiedene Hyphenformen, Morphologie der Septierungen, Auftreten sog. Korämien, d. h. paralleler, scheinbar »verkitteter« Hyphen, ferner Form der Sporen und Sproßpilze sowie der Sporenträger u. a. m.) auch Besonderheiten der *Kultur auf künstlichen Nährböden,* ähnlich wie bei den Bakterien. *Pilze mit der Fähigkeit zur sexuellen Fortpflanzung* lassen eine Vielzahl von Phänomenen erkennen, die z. T. noch wenig erforscht sind. Man kennt *sexuell undifferenzierte* und *dimorphe (diözische) Pilze,* bei denen die einen Myzelverbände (Thalli) nur weibliche, andere nur männliche Organe bilden. *Hermaphroditische Pilze* tragen auf jedem Thallus sowohl weibliche als auch männliche Strukturen, so daß sie sich allein *(homothallisch)* fortpflanzen können, im Gegensatz zu den *heterothallischen Formen. Gametangien* heißen die Geschlechtsorgane der Pilze, *Gameten* die Geschlechtszellen. Bei der Befruchtung geht oft die sog. *Plasmogamie,* d. h. die Verschmelzung des Zytoplasmas, der *Karyogymie,* der Vereinigung der Kerne, zeitlich ziemlich lang voraus, so daß während einer gewissen Periode ein sog. *Paarkernmyzel* vorliegt. Gehen daraus *Fruchtkörper (Asci)* hervor, spricht man von *askogenen Hyphen. Hefen* produzieren keine askogenen Hyphen, sondern verwandeln sich in der Regel direkt in einen Askus mit Askosporen. Bei den *Basidiomyzeten* kommt es zur Entwicklung sog. *Basidien,* die *Basidiosporen,* d. h. sexuell differenzierte (+ und −) Zellen, entlassen.

Unter dem Begriff einer *Parasexualität* faßt man sexuelle Ersatzfunktionen zusammen, die sich bei den Fungi imperfecti beobachten lassen: Hyphen genetisch verschiedener Pilze können verschmelzen, und es findet ein Austausch von Zytoplasma und Kernen statt, d. h. wir haben es hier mit dem Auftreten eines *heterokaryotischen Myzels* zu tun.

Pilze wachsen in der Natur als *Saprophyten, Parasiten* oder allenfalls *Symbionten* (z. B. Algen und Pilze in sog. Flechten). Die medizinisch wichtigen Formen gehören mehrheitlich zu den *fakultativen Parasiten,* die z. B. nach langem saprophytärem Dasein unter besonderen Bedingungen (z. B. Schwächung der Wirtsabwehr) zu Parasiten werden können. Von Pilzen hergestellte toxische Substanzen heißen *»Mykotoxine«.* Krankheiten des Menschen, die durch eine Pilzbesiedelung verursacht werden, nennt man *Mykosen* (z. B. *Dermatomykosen,* sog. *tiefe Mykosen, Systemmykosen* u. a.). Menschenpathogene Pilze sind einesteils sog. *Opportunisten,* d. h. Saprophyten, die nur selten und unter bestimmten Voraussetzungen pathogen sein können. Viele Vertreter dieser Gruppe lassen sich oft auf der intakten Haut, auf Schleimhäuten und im Inneren von Hohlorganen nachweisen, die mit der Außenwelt kommunizieren. Eine krankmachende Wirkung entfalten die Opportunisten nur unter besonderen Bedingungen, z. B. bei starker Schwächung der Wirtsabwehr und/oder unter antibiotischer Therapie. Als Faustregel kann gelten, daß der Nachweis von Opportunisten in Organen, die normalerweise steril sein sollten, für Pathogenität spricht. Andernteils kennt man *pathogene Saprophyten,* die überwiegend ein saprophytäres Dasein in der Umwelt führen, bei Besiedelung des Menschen jedoch so gut wie immer krankhafte Veränderungen hervorrufen: Ihr Nachweis in vom Menschen stammenden Untersuchungsmaterial ist demnach fast gleichbedeutend mit Pathogenität (z. B. Histoplasma capsulatum, Coccidioides, Paracoccidioides, Blastomyces u. a.). Man kennt auch *Zwischenformen zwischen Opportunisten und pathogenen Saprophyten* (z. B. Cryptococcus neoformans). Als *obligate Parasiten* bezeichnen wir jene Pilze, die außerhalb des Wirtsorganismus kaum gedeihen können (z. B. manche *anthropophile Dermatophyten*).

Bemerkungen zum Vorkommen und Wachstum der Pilze

Die große Mehrzahl der Pilze findet sich ubiquitär im *Boden* bzw. auf lebenden oder abgestorbenen *Pflanzen.* Adaptationen an Tierspezies treten demgegenüber weit in den Hintergrund. Von den ungefähr 40000 bekannten Pilzarten sind nur wenige menschen- oder tierpathogen.

Das *Wachstum der Pilze* geschieht im wesentlichen durch Hyphenwachstum und Sprossung. Das *Hyphenwachstum* geht meistens in mehreren Phasen vor sich: Es beginnt üblicherweise mit der Keimung einer Spore, d. h. mit der gerichteten Größenzunahme einer Zelle im Sinn des Längenwachstums. Anschließend bilden sich durch Kernteilung mehrere Kerne, dann entstehen – mit Ausnahme der Phykomyzeten – Querwände, so daß wenigstens da und dort echte Abtrennungen und damit neue Zellen zustande kommen. Es wurde schon erwähnt, daß die lichtmikroskopisch erkennbaren Septierungen in vielen Fällen nicht eigentlichen Zellgrenzen entsprechen, da die Querwände z. T. perforiert sind und vom Zytoplasma einer und derselben Zelle durchzogen werden. *Myzelien* zeigen eine Neigung, vom Wachstumszentrum aus gleichmäßig nach allen Richtungen sich auszudehnen. Öfters altern dann die zentral gelegenen Hyphen und sterben z. T. ab. In flüssigen Nährmedien entstehen auf diese Weise kugelige Kolonien, auf festen Nährböden kreisförmige Kolonien unterschiedlicher Beschaffenheit. Ähnlich wie bei den Bakterien kennt man eine Vielzahl von *Kolonieformen,* indem der Rand glatt, ge-

(a) Zur Einteilung der Pilze

Klassen	Bemerkungen
(1) **Archimycetes (Urpilze):**	(5) Soweit bekannt, ohne medizinische Bedeutung
(2) **Phycomycetes (Algenpilze):**	(6) **"Niedere Pilze"**
(3) **Ascomycetes (Schlauchpilze):**	(7) Umfassen wahrscheinlich die meisten menschenpathogenen Pilze
(4) **Basidiomycetes (Ständerpilze):**	(8) Die genießbaren und die bekannten "giftigen" Pilze gehören in diese Klasse

(7) und (8): (9) **"Höhere Pilze"**

Mit Bildung sexueller Fruktifikationsorgane: (10) **"Fungi perfecti"**

Ohne bekannte sexuelle Fortpflanzung: (11) **"Fungi imperfecti" ("Deuteromycetes")**

(b) Vorkommen und biologische Bedeutung der Pilze

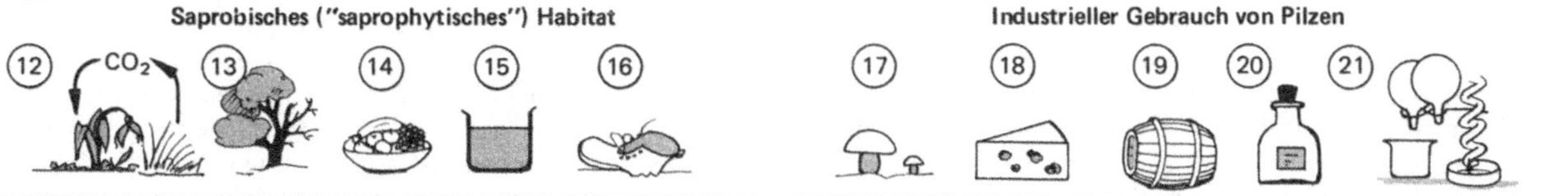

(c) Erscheinungs- und Wuchsformen von Pilzen

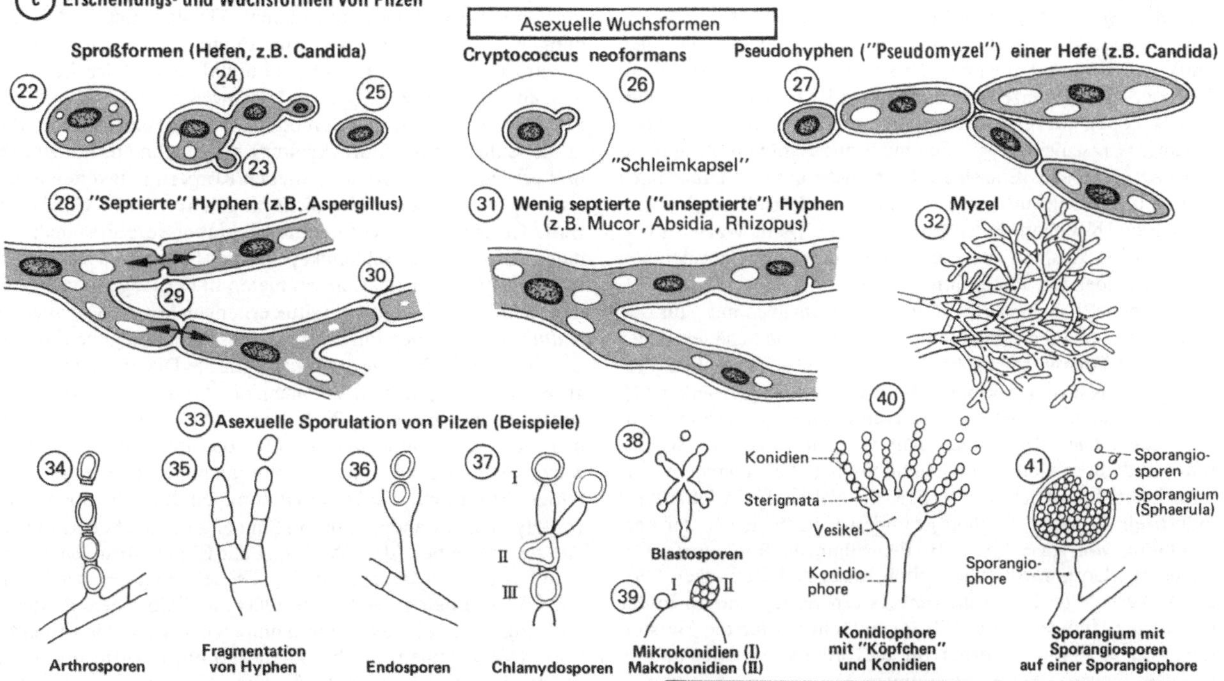

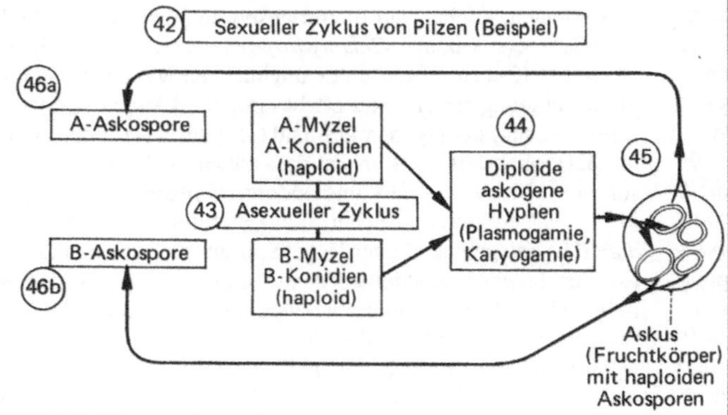

(d) Bestandteile von Pilzzellwänden

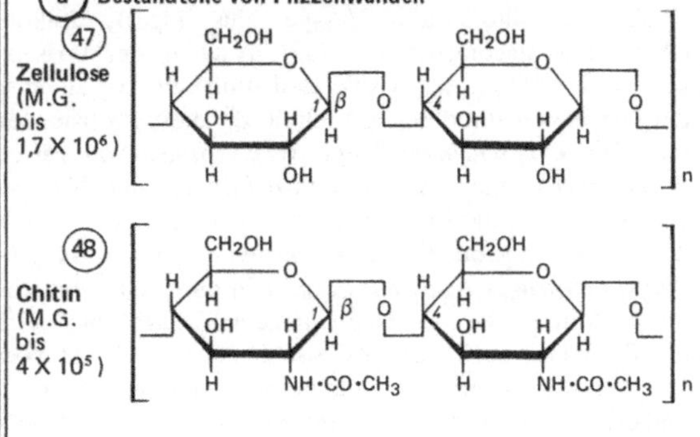

Abb. 210 a–d. *Pilze und ihre verschiedenen Erscheinungsformen.* **a** *Zur Einteilung der Pilze.* Pilze sind *chlorophyllfreie Thallophyten,* die – wie andere *Eukaryonten* – echte Zellkerne aufweisen und im Zytoplasma neben anderen Organellen Mitochondrien besitzen. Die meisten Pilze bilden eine Zellwand mit reichlich Chitin und/oder Zellulose. Es gibt noch keine phylogenetisch begründete Klassifikation der Pilze. Zur Zeit hält man die unter (1–4) aufgeführten Klassen auseinander, die zusammen mehr als 40000 Spezies umfassen. Von diesen sind – soweit bekannt – nur relativ wenige (5–8) in dem Sinn menschenpathogen, daß sie den Körper besiedeln und diesen schädigen können: In erster Linie haben wir es hier mit *Askomyzeten* zu tun (7), während *»niedere Pilze«* (6) humanmedizinisch eine geringe Rolle spielen, und die *Basidiomyzeten* (4) insofern Bedeutung haben, als einige von ihnen giftig sind (8; s. Tabelle 96, S. 1624). Unter den *»höheren Pilzen«* (9) kennt man solche, die sich dann und wann geschlechtlich vermehren: Diese *»Fungi perfecti«* (10) stellen den kleineren Anteil an menschenpathogenen Pilzen (z. B. gewisse Dermatophyten), während die Mehrzahl der Spezies, die schwere (»tiefe«) Mykosen hervorzurufen vermögen, den *»Fungi imperfecti«* (*»Deuteromycetes«*, 11) angehören. Von den letzteren ist eine geschlechtliche Reproduktion zum mindesten nicht bekannt. **b** *Vorkommen und biologische Bedeutung der Pilze.* Pilze sind – wie Tiere und die meisten Bakterien – *heterotroph,* d. h. sie benötigen als Energiequellen organisches Material. Zudem handelt es sich zum größten Teil um *Saprophyten* (besser: *Saprobier,* da die Pilze nicht sicher dem Pflanzenreich zuzuordnen sind) bzw. *Parasiten,* die ihre Nährstoffe mit Vorliebe von lebenden oder toten Pflanzen beziehen (12, 13). In den verschiedensten Biotopen wirken sie dank ihrer Enzymvielfalt als tüchtige *»Reiniger« (»scavengers«),* die eine große Zahl von Stoffen abzubauen vermögen. Einzelne oder manche unter ihnen bringen z. B. den Katabolismus von Holz (im besonderen Lignin), Keratin, Chitin, Knochen, Fettsubstanzen bzw. Ölen, Wachsen und phenolischen Resinen zustande. Durch diese Tätigkeit nehmen sie entscheidenden Anteil am *Kohlenstoff-Zyklus* an der Erdoberfläche (12). Umgekehrt ist ihr Wachstum auch mit – für den Menschen – unangenehmen Nebeneffekten, wie Schäden in der Land- und Forstwirtschaft bzw. in Gärten (13) sowie dem Verderben von Nahrungsmitteln (z. B. Früchten, 14), Getränken (15 u. a.)), Lederzeug (16) und weiteren organischen Materialien, verbunden. Die Pilze benützt man wegen ihres raschen Wachstums und ihrer vielfältigen metabolischen Leistungen in verschiedenen Industriezweigen, u. a. als Nährstoff (in USA wird industriell Agaricus (Psalliota) campestris benützt, 17), zur Fermentation von Käse (18, z. B. Penicillium in Roquefort-, Camembert-, Gorgonzola- und Stilton-Käse) und Getränken (19), als Bäckerhefe (z. B. Saccharomyces cerevisiae) u. a. m. In der chemischen Industrie sind Pilze unentbehrlich für die Herstellung von Antibiotika, ferner für die Produktion von Alkohol (Saccharomyces), Fetten (Endomyces), Proteinen (Torulopsis utilis) sowie von besonderen Substanzen, wie Zitronensäure, Oxalsäure, Glukonsäure (Aspergillus niger), Itakonsäure (Aspergillus itaconicus) u. a. (20). Auch in der Wissenschaft kommt den Pilzen eine große Bedeutung zu, vor allem wegen der enormen metabolischen Vielfalt, die diese Protisten aufweisen (21). **c** *Erscheinungs- und Wuchsformen von Pilzen. Im Wirtskörper* vermehren sich die Pilze fast ausschließlich *asexuell,* und auch asexuelle Fruktifikationsorgane (s. z. B. 40, 41) werden hier kaum gebildet. Das *Wachstum durch Sprossung (»budding«, hefeartiges Wachstum)* geschieht durch eine Ausstülpung an der Mutterzelle mit entsprechender Verlagerung von Teilen des Zytoplasmas (22, 23) sowie schließlich des Tochterkerns in den »Sproß« (»bud«, 24). Letzterer schnürt sich dann ab (25) und erreicht meistens im weiteren Verlauf die Größe der Mutterzelle. Zu hefeartiger Vermehrung sind sehr zahlreiche Pilz-Spezies befähigt. Von den menschenpathogenen Formen sind hier vor allem Candida, z. T. auch Histoplasma und Paracoccidioides sowie Cryptococcus neoformans zu nennen, der typischerweise eine aus Polysacchariden bestehende »Schleimkapsel« (»Schleimhülle«) bildet (26). Hie und da entstehen aus Sproßpilzen sog. *Pseudohyphen,* d. h. Ketten länglicher Sproßpilzzellen, die aneinander haften (27): Sie sind nicht mit dem *echten Hyphenwachstum* zu verwechseln, das sich durch Längenwachstum der Zellen, Zellteilungen mit Auftreten mehrerer Kerne in einem »Synzytium«, Verzweigungen sowie mehr oder weniger ausgeprägte Querwandbildungen charakterisiert. Eine und dieselbe Pilz-Spezies kann sowohl Hyphen- als auch Sproßwachstum zeigen (»sog. *dimorphe Pilze«*), in der Regel wächst die einzelne Zelle jedoch nur auf die eine oder andere Art. Ob das hefeartige Wachstum vorherrscht oder ob Hyphen gebildet werden, hängt nicht nur von der Pilzart, sondern in hohem Maß von den Milieubedingungen ab. *»Septierte« Hyphen* (z. B. Aspergillus, 28) weisen häufig nicht durchgehende, sondern »perforierte« Querwände auf, sodaß wir es hier in manchen Fällen mit sehr lang gestreckten Synzytien zu tun haben (29); echte Septierungen kommen allerdings vor (30). Besonders deutlich ist der synzytiale Charakter bei *»unseptierten«, d. h. meist wenig septierten Hyphen* (31, z. B. Mucor, dessen Hyphen sich zudem durch ein variables Kaliber kennzeichnen). Liegen zahlreiche, durcheinander verflochtene und verzweigte Hyphen eng beisammen, sprechen wir von einem *Myzel* (32). Die unter (22–32) geschilderten Erscheinungsformen sind die häufigsten, die wir im Wirtsgewebe antreffen. Ihr *Nachweis* geschieht einesteils durch *Färbung* (PAS-, Silbermethenamin-, Gridley- und andere Färbungen) pilzhaltiger Gewebeschnitte, andererseits durch *Kultur in vitro* (s. 33–41), z. B. auf Sabouraud-Agar. Pilze kann man u. a. in Sekreten (z. B. Sputum) nachweisen, doch ist die Interpretation eines solchen Befundes im Falle saprobischer Pilze (z. B. Candida) mit Zurückhaltung vorzunehmen. Anders verhält es sich, wenn Pilze in Geweben/Körperflüssigkeiten auftreten, wo sie normalerweise nicht hingehören (z. B. Candida im Blut, Cryptococcus neoformans im Liquor cerebrospinalis, wo man ihn – dank der Schleimkapsel – mit Hilfe von Tuschepräparaten leicht erkennt). Biopsien bieten in der Regel den Vorteil, daß sie Pilze und Läsion »in situ« erkennen lassen. Vor allem bei *Kultur in vitro* bilden Pilze – auch menschenpathogene Formen – *asexuelle Fruktifikationsorgane,* die für die Diagnose der Spezies große Bedeutung haben. Vor allem die Art der *Sporenbildung* ist von Interesse. Bei einer Pilzkolonie in vitro unterscheidet man u. a. das sog. *»vegetative Myzel«*, das ins Nährmedium einwächst, vom sog. *»Luftmyzel«*. Vor allem das letztere zeigt vielfältige Strukturen. *Thallosporen* kommen durch Segmentierung von Hyphen zustande, sei es im Sinn einer einfachen *»Fragmentierung«* derselben (d. h. Ablösung mit Einschnürungen, 35), sei es in Form von *Arthrosporen* (34). Die letzteren werden durch in kurzen Abständen erfolgende Querwandbildungen produziert und zeigen in der Regel eine plump-zylindrische bis helmartige Form (Vorkommen z. b. bei Trichosporon, Geotrichum, Coccidioides immitis u. a. m.). *Endosporen* (36) entstehen innerhalb von Hyphen, ähnlich wie Bakteriensporen (z. B. bei Phialophora, Ceratocystis u. a.). *Chlamydosporen* (37), die vor allem in alternden Kulturen bzw. unter ungünstigen Milieubedingungen in Erscheinung treten, sind oft besonders dickwandig und resistent. Sie sind bei Hyphen terminal (I), lateral (II) oder interkalar (III) lokalisiert (z. B. in Candida albicans-, Histoplasma capsulatum-, Mucor mucedo- und anderen Kulturen). *Blastosporen* (38, z. B. Candida) knospen u. a. aus Pseudomyzelien aus. *Konidien* (39) entsprechen in der Regel Sporen, die extern auf spezialisierten Hyphen gebildet werden. Man unterscheidet Mikrokonidien (I) und – meistens mehrzellige – *Makrokonidien* (II). Verschiedene asexuelle Fruktifikationsorgane stellen *Konidienträger (Konidiophoren)* mit Mikrokonidien dar, die *Sterigmen (Metulae)* oder als *»Phialosporen«* sog. *Phialiden* (zweireihige, sog. sekundäre Sterigmen) aufsitzen (40, z. B. Sporothrix schenckii, Cephalosporium, Phialospora pedrosoi u. a. m.). *Sporangiosporen* finden sich in einem sackartigen *Sporangium* (41) eingeschlossen; diese Sporen entstehen durch multiple Invaginationen

wellt, strahlenartig oder unregelmäßig, die Konsistenz schleimig, wollartig, gummi-ähnlich, die Oberfläche eben, rauh, erhaben, flach gipsartig oder granulär, und die Farbe für die eine oder andere Pilzart mehr oder weniger bezeichnend sein können. Dabei ist der Farbton der Hyphen und der Sporen oft nicht derselbe, und in vielen Fällen sondern die Pilze »Pigmente« in das Substrat ab. Kolonien, die sich direkt auf dem festen Nährboden ausbreiten, bezeichnet man als »*vegetative Myzelien*«, solche, die sich über das Substrat erheben, als »*Luftmyzelien*«. *Lichtmikroskopisch* zeigen die meisten Myzelien eine gewisse Einförmigkeit, so daß sich aus diesem Aspekt hinsichtlich der Diagnosestellung – mit einigen Ausnahmen – wenig brauchbares ergibt. Einige Pilzarten bilden besondere Myzelformen, wie Schrauben- oder Weinrankenformen, ferner spiralig angeordnete Hyphen und solche, die im Bereich der Septierungen verdickt erscheinen. Einzelne Pilze zeichnen sich durch bizarre Strukturen aus. Versteht man unter Wachstum jede Form von Vermehrung, d. h. massen- und zahlenmäßige Zunahme der einzelnen Pilzeinheiten, ist hierzu auch der Zerfall von Hyphen in einzelne Abschnitte zu zählen: Die daraus hervorgehenden *Hyphenfragmente* entsprechen den oben erwähnten *Arthrosporen (Oidien)*. Grenzt sich ein Hyphenabschnitt durch Ausweitung sowie Verdickung der Wand, d. h. im Sinn einer Kugelbildung, von dem benachbarten Filament ab, haben wir es mit einer *Chlamydospore* zu tun. Diese kann *interkalar*, d. h. in einem Hyphenabschnitt, oder *terminal*, an dessen Ende, lokalisiert sein. Man kennt auch Chlamydosporen in Ketten. Die häufigste Form der Fortpflanzung von Fadenpilzen ist die *Bildung von Sporen*, seien dies *Sporangiosporen* oder *Konidien*. Medizinisch interessieren vor allem die letzteren. Sie entstehen entweder direkt an Hyphenenden oder auf sog. *Konidienträgern* und charakterisieren sich, wie die Träger, durch eine ausgesprochene Vielgestaltigkeit, die *für die diagnostische Morphologie große Bedeutung hat*. Fungi imperfecti, die für viele menschliche Pilzinfektionskrankheiten verantwortlich sind, werden zu einem guten Teil nach diesen Kriterien untersucht und klassifiziert. Man unterscheidet im wesentlichen *Mikrokonidien*, die z. T. kurz gestielt der Unterlage aufsitzen, einzellig sind und eine rundliche oder birnenähnliche Form zeigen. *Phialosporen* entsprechen ebenfalls einzelligen Gebilden; sie werden von den Konidienträgern produziert, denen sie in der Regel in Reihen aufsitzen. *Makrokonidien* bestehen aus mehreren Zellen und können sehr verschieden gestaltet sein (Abb. 210). Bei den *Askomyzeten* werden die *Askosporen* innerhalb eines Sporenschlauches *(Askos)* gebildet. Fruchtkörper treten hier z. T. auch in Form makroskopisch eben erkennbarer, ballartiger Strukturen auf, die man *Kleistothezien* nennt. Beim *Wachstum durch Sprossung* bildet die Mutterzelle zunächst eine Ausstülpung der Wand, in die das Zytoplasma und – später – ein Kern nachrückt. Es schließt sich eine Vergrößerung des ausgesproßten Teils an, der sich daraufhin abschnürt und so zur selbständigen *Sproß- oder Tochterzelle* wird. Diesen Vorgang heißen wir auch »*hefeartige Vermehrung*«. An sich sind sehr viele Pilzarten zu dieser Art von Wachstum befähigt, als Sproßpilze bezeichnet man indessen nur die echten Hefen sowie eine Reihe hefeartiger Mikroorganismen (z. B. Candida, Cryptococcus neoformans, mit Einschränkungen zudem Histoplasma capsulatum, Paracoccidioides u. a.).

Die Frage, ob ein Pilz Hyphenwachstum oder Sprossung zeigt, hängt von verschiedenen Faktoren ab, vor allem von den Milieubedingungen. Man kennt z. B. Spezies, die im saprophytären Stadium fast ausschließlich Myzelien, im parasitären Stadium dagegen nur Sproßformen bilden. Parasitiert ein Pilz *im menschlichen Organismus*, finden sich in der Regel weder sexuelle noch asexuelle Fortpflanzungsorgane. Im Wirt kommt es überhaupt nur ausnahmsweise zur Fruktifikation. Diese beobachtet man vielmehr bei Kulturen *in vitro*, wo sie wichtige diagnostische Hinweise liefert. Viele pathogene Pilze scheinen, wie bereits erwähnt wurde, überhaupt nicht zu fruktifizieren.

Kommentar zu den Keim-Wirt-Beziehungen bei Mykosen

Die meisten Pilze von medizinischer Bedeutung gehören zu den *fakultativen Parasiten*, d. h. sie sind imstande, auch als Saprophyten zu gedeihen. Die Zahl der Pilzspezies, die eine krankmachende Wirkung entfalten können, ist noch nicht sicher bekannt, und es muß immer mit der Möglichkeit gerechnet werden, daß bisher nur als Saprophyten bekannte Pilzarten u. U. pathogen werden. Die wichtigsten Faktoren, die die *Pathogenität* eines Pilzes bestimmen oder mit beeinflussen, sind a) dessen physiologische Eigenschaften, b) die Reaktionslage des Wirtsorganismus und c) die Menge (»Dosis«), in der eine bestimmte Pilzart den Wirt besiedelt.

Die *Nahrungsansprüche* der Pilze gehen weit auseinander. Einerseits kennt man verschiedene Spezies, die hochspezialisiert sind und nur in ganz besonderem Milieu gedeihen, andererseits gibt es viele Ubiquitisten, die fast auf allen organischen und z. T. auch auf anorganischen Nährböden wachsen. Der für die meisten menschenpathogenen Pilze optimale *pH-Wert* liegt im neutralen Bereich, einzig Hautpilze (Dermatophyten) bevorzugen mehrheitlich ein leicht alkalisches Milieu. Myzeten vermehren sich überwiegend am besten bei *Temperaturen* zwischen 20 °C und 30 °C. Wärme über 40 °C und Kälte unter 0 °C führen in der Regel zu einem Sistieren des Wachstums. Allerdings vermögen Pilzsporen u. U. große Hitze ebenso wie Temperaturen weit unter Null während mehrerer Stunden zu ertragen, ohne zugrunde zu gehen. *Licht* benötigen die meisten Myzeten nicht unbedingt; allerdings beobach-

---

Abb. 210 a–d (Fortsetzung)

der Zellmembran mit anschließender Sporenwandbildung (sog. »progressive cleavage«). Die Freisetzung der Sporen erfolgt durch Ruptur des Sporangiums, das über eine darein vorgewölbte Struktur (*Columnella*) mit dem *Sporangiophoren* verbunden ist. Sporangien werden in vitro von verschiedenen Pilzen produziert (u. a. Mucor, Rhizopus u. a.); in vivo kennt man sie bei Coccidioides immitis. Ein *sexueller Zyklus* kommt, wie erwähnt, nur bei den Fungi perfecti vor; er wird im oder auf dem Wirtsorganismus so gut wie nie beobachtet (42). Am Beispiel eines Askomyzeten ist hier der Wechsel zwischen asexuellem (43) und sexuellem (44, 45) Vermehrungsmodus gezeigt. A und B können dabei »männlich« und »weiblich« verglichen werden. *Oosporen* entstehen aus der Befruchtung von *Oogonien* durch die kleineren *Antheridien*, während *Zygosporen* durch Verschmelzung von Hyphenästen gebildet werden. Die befruchteten Zellen bilden bei den Schlauchpilzen in der Regel einen *Askus* mit darin enthaltenen *Askosporen* (45). Daraus können dann *homothallische* (z. B. alles nur A-Hyphen (46 a) bzw. nur B-Hypen (46 b)) oder *heterothallische Myzelien hervorgehen*. **d** *Bestandteile von Pilzzellwänden*. Pilzzellen produzieren außerhalb der zytoplasmatischen Membran verschieden dicke Wände, die hauptsächlich aus Zellulose und/oder Chitin bestehen. *Zellulose* (47) entspricht einer langen linearen Kette von Glukoseresten, die durch β-1,4-Bindungen miteinander verbunden wird. *Chitin* (48) ist entsprechend aufgebaut, nur bildet hier N-Azetyl-D-Glukosamin die Grundeinheit. Über die Natur von *Pilzantigenen* wissen wir relativ wenig; viele von ihnen dürften aus dem Zellinneren stammen und erst beim Untergang der Pilzzelle frei werden. Noch beschränkter sind unsere Kenntnisse über Schadstoffe *(»Toxine«?)*, die von in vivo parasitierenden Pilzen in das umgebende Gewebe freigesetzt werden können

tet man bei völliger Dunkelheit eine weitgehende Hemmung der Sporulation.

Physiologischerweise scheint der Organismus von Säugern über *Abwehrmechanismen* zu verfügen, die gegen die Ausbildung einer tiefen Mykose ausgesprochen wirksam sind. Beobachtungen an Individuen mit *Defektimmunopathien* machen es wahrscheinlich, daß die spezifische Immunität in dieser Beziehung eine wichtige Rolle spielt. Meistens führt eine Pilzinfektion sowohl zu einer zellgebundenen als auch zu einer humoralen Immunantwort; im Sinn der protektiven Wirkung scheint der ersteren allerdings in der Regel eine größere Bedeutung zuzukommen. Ein Mangel an *Phagozyten* macht sich ebenfalls im Sinn einer Herabsetzung der Wirtsabwehr bemerkbar; dies gilt für Makrophagen ebenso wie für Granulozyten (vor allem Neutrophile), wenn sich auch entsprechende Korrelationen in erster Linie auf Sproßpilze beziehen. *Stoffwechsel- bzw. endokrine Störungen* bestimmter Art, z. B. ein unkontrollierter Diabetes mellitus oder ein schwerer Hypoparathyreoidismus, gehören ebenfalls zu den Bedingungen, die eine Ansiedelung und eine Ausbreitung bestimmter Pilze (z. B. Candida) begünstigen. Es ließen sich noch weitere Faktoren nennen (z. B. die Unterdrückung eines Teils der normalen Mikroflora durch *Breitspektrum-Antibiotika*), die einer Vermehrung und Ausbreitung von Myzeten im Säugerorganismus Vorschub leisten können. Im *Hautbereich* entwikkeln sich Mykosen mit Vorliebe an Stellen, die warm und feucht sind, z. B. in Hautfalten bzw. zwischen den Zehen und/oder an behaarten Körperteilen, u. a. auch am Kopf. Bei tiefen Mykosen stellt man fest, daß Pilze im Gewebe ohne nennenswerte Rücksichtnahme auf strukturelle Schranken wachsen, d. h. sich *durch die verschiedensten Gewebeschranken hindurch ausbreiten* können. Einzelne Pilzarten, wie pathogene Mucor-Spezies, zeigen eine merkwürdige Tendenz, Wände von Blutgefäßen, im besonderen von Venen, zu durchwachsen. Die biochemischen Hintergründe für die verschiedenen Verhaltensweisen sind noch weitgehend ungeklärt.

Zur Klassifikation und Nomenklatur der Pilze

Wie im Fall der Bakterien verfügt man noch nicht über ein natürliches, d. h. der Phylogenese entsprechendes taxonomisches System der Myzeten. Man begnügt sich daher zur Zeit mit einer *deskriptiven Einteilung,* die nicht als endgültig anzusehen ist. Das Reich der *Mycota* wird neuerdings in vier Hauptstämme aufgegliedert *(Myxomycota, Oomycota, Chytridiomycota* und *Eumycota),* die je verschiedene Klassen umfassen. Einige Autoren betrachten die Eumycota als ein eigenes Reich, während sie die übrigen Pilze den Protisten zuzählen.

Für *medizinische Zwecke* genügen meist bisherige Klassierungen, wie z. B. die in *Hefen, Schimmelpilze, Dermatophyten* und *dimorphe Pilze.* Eine vereinfachte Zusammenstellung der Pilztaxonomie und -nomenklatur findet sich in Tabelle 102.

Die *wissenschaftliche Benennung* der Pilze richtet sich nach dem *Internationalen Kode für Botanische Nomenklatur,* da die Myzeten traditionsgemäß den Pflanzen zugerechnet werden. Nach diesem System werden die Klassen in Ordnungen, diese in Familien, dann Gattungen und schließlich Arten (Spezies) gegliedert. Innerhalb einer Art können noch verschiedene Varietäten oder Rassen vorkommen. Es existieren mehrere große mykologische Zentren (z. B. das Centralbureau voor Schimmelkultures in Baarn/Holland), die umfangreiche »Mykotheken« besitzen. Pflanzen wie Pilze werden nach der Prioritätsregel bezeichnet, nach der derjenige Name gültig ist, der als erster beschrieben wurde. Dadurch ist ein gewisses Maß von Verwirrung entstanden, indem es sich beispielsweise gezeigt hat, daß ein imperfekter Pilz, der scheinbar eine eigene Spezies bildete, in Wirklichkeit das Konidienstadium zweier verschiedener Askomyzetenarten darstellt. Immerhin ist es nur dann zulässig, von einem Fungus perfectus zu reden, wenn auch die Bildung von Fruchtkörpern nachgewiesen wurde. Da dies im Rahmen der medizinischen Mykologie meistens nicht der Fall ist, begnügt man sich hier mit der imperfekten Nomenklatur.

Tabelle 102. Zur Einteilung und Erkennung von Pilzen

1. Übersicht über die mykologische Klassifikation[1]

Reich	Stamm	Klasse
Mycota	1. Myxomycota	Myxomycetes Acrasiomycetes Plasmodiophoromycetes Labyrinthulomycetes
	2. Oomycota	Oomycetes Hyphochytridiomycetes
	3. Chytroidiomycota	Chytroidiomycetes
	4. Eumycota	Zygomycetes Endomycetes *Ascomycetes* Basidiomycetes Deuteromycetes

2. Übersicht über die medizinisch gebräuchliche Einteilung der Pilze

Klasse I: Phycomycetes	Myzel im allgemeinen nicht septiert. Asexuelle Sporen in Sporangium gebildet. Sexuelle Vereinigung führt zur Bildung einer dickwandigen, ruhenden Zygote (Beispiel: Rhizopus nigricans).
Klasse II: *Ascomycetes*	Sexuelle Vereinigung resultiert in der Bildung eines Askus, der als Folge der Meiose 4 oder 8 Askosporen enthält. Die asexuellen Sporen (Konidien) werden außerhalb auf den Endigungen von Hyphen gebildet (Beispiele: Blastomyces, Trichophyton, Microsporon).
Klasse III: Basidiomycetes	Nach der sexuellen Vereinigung entsteht ein keulenförmiges Basidium, an dessen Oberfläche die vier durch Meiose gebildeten Basidiosporen liegen. Asexuelle Konidien ebenfalls außerhalb auf der Spitze von Hyphen (Beispiel: Wiesenchampignon).
»Klasse IV«: *»Fungi imperfecti«*	Eine sehr uneinheitliche »Klasse«, deren Vertreter nur das eine gemein haben, daß man bisher eine sexuelle Vermehrung dieser Arten noch nicht hat feststellen können. Die meisten »Fungi imperfecti« erinnern hinsichtlich ihrer Struktur an *Askomyzeten* (Beispiele: Candida, Cryptococcus, Sporotrichum, Epidermophyton u. a.).

1 Diese Einteilung beruht nicht auf phylogenetischen Erkenntnissen und muß daher als vorläufig betrachtet werden. Für medizinische Zwecke hat sie geringe Bedeutung.

Tabelle 102 (Fortsetzung)

3. Vereinfachter Schlüssel für die Erkennung pathogener Pilze und Aktinomyzeten im Gewebe

Es sei vorausgeschickt, daß eine genaue Identifikation von Pilzen nur *kulturell* möglich ist. Trotzdem lassen sich die einzelnen Formen im Gewebe z. T. mit großer Wahrscheinlichkeit als solche erkennen.

	Befund	*Nachsehen unter*
a	Pilz imponiert als einzelne rundliche oder elliptische Zellen	b
a′	Pilze in Hyphenform (Pseudomyzel und/oder echtes Myzel), wobei auch Sproßpilze vorhanden sein können	h
b	Vermehrung durch Sprossung (vgl. auch n′)	c
b′	Vermehrung durch Endosporen	g
b″	Vermehrung durch Teilung: *Phialophora sp.* *Cladosporium sp.*	
b‴	Nur Adiasporen (Durchmesser bis annähernd 600 μm): *Emmonsia crescens*	
c	Zellen mit Schleimkapsel: *Cryptococcus neoformans*	
c′	Zellen ohne Schleimkapsel	d
d	Durchmesser der Zellen größer als 5 μm	e
d′	Durchmesser der Zellen kleiner als 5 μm	f
e	Sprossung multipel: *Paracoccidioides brasiliensis*	
e′	Zellen bilden je nur 1 Tochter-Sproßzelle: *Blastomyces dermatitidis*	
f	Etwa 2–3 μm im Durchmesser messende, elliptische Pilzzellen in größerer Zahl im Zytoplasma von Makrophagen: *Histoplasma capsulatum*	
f′	Pilzzellen mit unregelmäßiger Gestalt, rundlich bis zigarrenförmig, z. T. auch intrazellulär: *Sporotrichum schenckii*	
g	Sporangien mit einem Durchmesser von 20–200 μm, dickwandig; Endosporen etwa 2,5 μm: *Coccidioides immitis*	
g′	Sporangien im Durchmesser meist größer als 200 μm; reife Endosporen ungefähr 7–9 μm: *Rhinosporidium seeberi*	
h	»Hyphen« nicht dicker als 1 μm	i
h′	Hyphen dicker als 1 μm	k
i	»Hyphen« säurefest (Färbung nach Ziehl-Neelsen): *Nocardia sp.* (kein Pilz)	
i′	»Hyphen« nicht säurefest, z. T. in »Drusen« zusammengelagert: *Actinomyces sp.* *Streptomyces sp.* (keine Pilze)	
k	Hyphen septiert	l
k′	Hyphen nicht septiert, z. T. bis 15 μm und mehr im Durchmesser messend: *Phykomyzeten, z. B. Mucor sp., Rhizopus sp.*	
l	Hyphen braunschwarz pigmentiert, z. T. zusammengeballt: *Phialophora sp.* *Madurella sp.* *Cladosporium sp.* *Andere Dematiaceae* (»Schwärzepilze«)	
l′	Hyphen hyalin, nicht pigmentiert	m
m	Echtes Myzel, Pseudomyzel und Sproßzellen	n
m′	Echtes Myzel, aber kein Pseudomyzel und keine Sproßzellen	o
n	Hyphen, Hyphenfragmente und Haufen runder Sporen mit einem Durchmesser von 3–8 μm: *Malassezia furfur*	
n′	Echtes Myzel, Pseudomyzel und Sproßzellen mit einem Durchmesser von 2–5 μm, wobei die relative Menge von Myzel stark variieren kann: *Candida albicans* *Andere Candida-Spezies*	
o	Hyphen nur im Bereich der Haut bzw. von Haaren und Nägeln, oft mit Anwesenheit von Arthrosporen: *Dermatophyten*	
o′	Hyphen z. T. auch in inneren Organen, z. T. in Form rudimentärer Strukturen, keulenartiger Verdickungen und drusenähnlichen Gebilden, was zu einer Verwechslung mit Sproßpilzen Anlaß geben kann; im Bereich von Nekroseherden hie und da Bildung von Konidien: *Aspergillus sp.* *Andere Schimmelpilze*	

Einige Angaben über die Diagnose von Pilzkrankheiten

Die *Materialentnahme* erfolgt mit Vorteil aus Randpartien der Läsionen, wobei im Fall von *Dermatomykosen* die entsprechenden Stellen vor der Gewinnung der Proben mit 70%igem Äthylalkohol zu reinigen sind, und unter – wenn möglich – sterilen Bedingungen reichlich Untersuchungsgut entnommen und an das zuständige Institut gesandt werden sollte. Im Fall von *Systemmykosen* empfehlen sich Biopsien, wobei das erhaltene Gewebe z. T. histologisch, z. T. mykologisch untersucht wird.

Mikroskopische Untersuchungen von Hautschuppen, Haaren und Nagelspänen im Fall von *Dermatomykosen* werden zunächst in Kalilauge mazeriert. Schon mit diesem Material lassen sich Pilzelemente nachweisen. Weiterführende geläufige Methoden sind die Anfärbung mit Parker-Tinte und die Untersuchung im Phasenkontrast-Mikroskop. Pilze im Gewebe stellt man z. B. mit Hilfe der PAS-Färbung, der Silber-Methenamin-Färbung nach Grocott, der Bikolor-Methode nach Van Duijn sowie der auch für Bakterien besonders geeigneten modifizierten Gram-Färbung nach Brown und Brenn dar. Zur besseren *morphologischen*

Tabelle 103. Einige Mykotoxine[1]

Toxin	Pilzspezies	Mögliche Substrate	LD_{50} (mg/kg) für Mäuse[2]	Wirkungen im Tierversuch
Aflatoxine	Aspergillus flavus Aspergillus oryzae Aspergillus parasiticus andere Aspergillus-Spezies Penicillium sp. Rhizopus sp.	Organische Substrate, u. a. Erdnüsse, Getreide(-produkte)	2–50	Mitosehemmung; hepatotoxische Wirkung; kanzerogen
Diazetoxyskirpenol	Fusarium sp.	Korn	0,75	Schäden am blutbildenden System
Fusarenon	Fusarium nivale	Getreide	3,5	Störung der Proteinsynthese; Schäden am Knochenmark
Gliotoxin	Gliocladium fimbriatum Aspergillus fumigatus Aspergillus chevalieri Penicillium cinerascens Penicillium obscurum und andere Penicillium-Spezies	Organische Substrate; Futtermittel	45–65	Hepatotoxische Wirkung
Maltoryzin	Aspergillus oryzae	Mikrobiologische Nährböden u. a.	3	Neurotoxische Wirkung
Ochratoxin	Aspergillus ochraceus	Mais, Korn, Gewürze	25 µg/50 g Entenküken	Leberverfettung
Patulin	Aspergillus sp. Penicillium sp.	Futtermittel, Reis	30	Neurotoxische Wirkung; perkutan kanzerogen
Rubratoxin	Penicillium rubrum	Getreide	3,75	Hepato-, nephro- und pneumotoxische Wirkung
Sterigmatozystin	Aspergillus versicolor Aspergillus nidulans Andere Aspergillus-Spezies	Maismehl, Erdnüsse	65	Hepato- und nephrotoxische Wirkung; kanzerogen
Trichothezin	Trichothecium roseum	Maismehl, Nüsse	300	Dermatitis; kanzerogen
Zitrinin	Penicillium citrinum Andere Penicillium-Spezies Aspergillus candidus Aspergillus terreus Andere Aspergillus-Spezies	Getreide(-produkte), besonders Reis	35	Nephrotoxische Wirkung; Blutdrucksenkung; Schleimhautschäden
Zitreoviridin	Penicillium citreoviride	Reis	8–30	Neurotoxische Wirkung

1 Die meisten bekannten Mykotoxine wurden im Zusammenhang mit möglichen *Nahrungsmittelvergiftungen* geprüft (s. Tabelle 45, S. 662 und 96, S. 1624). Es ist aber damit zu rechnen, daß Toxine auch bei *Pilzinfektionen* eine Rolle spielen. Darüber ist noch wenig bekannt.
2 Sofern nicht anders vermerkt.

Bezeichnung der Pilze bedient man sich eines sog. *Schlüssels,* nach dem einzellige, rundliche oder elliptische Zellen; Pilze in Hyphenform (echte oder Pseudo-Myzelien); Vermehrung durch Sprossung; Bildung von Endosporen; Vermehrung durch Teilung; Bildung einer Schleimkapsel (Cryptococcus neoformans); Zellgröße; intraphagozytäre Lagerung; multiple oder binäre Sprossung; Zellgestalt; Beschaffenheit der Sporangien; Dicke und Aufbau (z. B. Septierung, Konstanz des Kalibers) von Hyphen; Pigmentierung; Bildung eines echten Myzels u. a. m. berücksichtigt werden (s. Tabelle 102). Auf diese Weise läßt sich in der Regel eine Wahrscheinlichkeitsdiagnose stellen; *eine exakte Bestimmung von Pilzen aufgrund der parasitischen Gewebsformen ist indessen in den meisten Fällen nicht möglich.* Dies gilt für Ausstriche von Gewebeproben und noch mehr für Schnittpräparate. Die *immunfluoreszenzmikroskopische Diagnostik* von Pilzkrankheiten steht noch in den Anfängen.

Voraussetzung für eine genaue Klassierung von Pilzen, die als pathogene Keime in Frage kommen, ist deren *Anzüchtung auf künstlichen Nährböden.* Für *Primärkulturen* benützt man in der Regel modifizierte *Sabouraud-Glukose-Nährböden,* im Fall eines Verdachts auf Systemmykosen, wie Blastomykosen und Histoplasmose, und Myzetome zudem den sog. *Herz-Hirn-Agar.* Viele Pilze wachsen in Primärkulturen nur sehr langsam, so daß sich die Beobachtung derselben oft über Wochen hinzieht. Die Kolonien bzw. Kulturen werden dann makroskopisch und mikroskopisch untersucht, was in manchen Fällen eine befriedigende Einordnung der Pilze gestattet. Für feinere morphologische Untersuchungen eignen sich u. a. *Objektträger-Kulturen.* Zur ersten Gruppendifferenzierung schnell wachsender *Hefen* gebraucht man öfters *Reis-Tween-80-Agar,* wobei zur weiteren Verarbeitung die *Raulin'sche Lösung* (Unterdrückung der Begleitbakterien), die *Bierwürze* und – zur Förderung der Bildung von Asci, die diagnostische Hinweise auf Spezies und Stamm der Hefe ergeben – *Azetatagar nach Fowell* dienen können. Wichtig im Rahmen der Bestimmung von Hefen sind ferner Nährmedien, die eine Beurteilung der *Assimilations- und Fermentationseigenschaften* gestatten. Dazu bedient man sich meistens eines *kohlenhydratfreien Grundagars,* dem verschiedene Substanzen zugesetzt werden können. *Fadenpilze* bestimmt man hauptsächlich nach morphologischen Kriterien, wobei es auf die Bildung von *Fruchtkörpern* oder – im Fall der Fungi imperfecti – *Konidien* ankommt. Dazu genügen in der Regel handelsübliche Fertignährböden, u. U. mit Hefeextrakt. Zur Begünstigung der *Sporenbildung* und der *Produktion von Pigment* setzt der Mykologe u. a. *Maismehlagar* und *Kartoffelagar* ein. *Dermatophyten,* die nicht selten imperfekte Formen von Askomyzeten darstellen, können z. B. durch sog. *Haar-Erde-Kulturen* zur Ausbildung perfekter Formen gebracht werden. Die Urease-Aktivität von Dermatophyten, ein weiteres diagnostisches Kriterium, prüft man z. B. in einem *Harnstoffmedium* auf einer Pepton-Agar-Grundlage. *Schimmelpilze* gedeihen besonders gut auf *Czapek-Dox-Medium.* Die *Stammhaltung von Pilzen* geschieht meistens in nährstoffarmen Böden mit Pepton, Erdedekokt und Fadenagar, wobei man zur Verhinderung von Schäden durch eindringende Milben 0,01% Lindan beigeben kann.

Mykotoxine: Zusätzliche Hinweise

Die wesentlichsten *Gifte der höheren Pilze* wurden im Rahmen der Besprechung von Pflanzengiften erwähnt (s. Tabelle 96, S. 1624). Die Entdeckung von Mykotoxinen, die von *Aspergillus-Arten und verwandten Pilzen* produziert werden, geht auf Beobachtungen aus der Tierpathologie zurück. Seither weiß man, daß eine ganze Zahl solcher Substanzen (vgl. dazu *Aflatoxin,* Tabelle 45, S. 662) auch den Menschen schädigen kann. Intoxikationen dieser Art gehen in der Regel auf Pilzwachstum in/auf Substraten, wie organischen Materialien verschiedener Art, Getreide, Erdnüßchen, Reis, Mais, weiteren Futtermitteln, mikrobiologischen Nährmedien u. a. m., zurück. Eine gekürzte Liste von Mykotoxinen ist in Tabelle 103 enthalten. Vermutlich spielen solche Pilzprodukte im Rahmen der *Schädigung von Gewebe* in der Nachbarschaft z. B. von Aspergilluskolonien eine Rolle.
Über die Existenz und Natur von *Toxinen menschenpathogener Pilze* weiß man noch wenig Bescheid.

Verhalten menschenpathogener Keime gegenüber antiinfektiösen Mitteln

Die antibakteriellen Antibiotika hemmen das Pilzwachstum in der Regel nicht, so daß ihre therapeutische Anwendung bei Mykosen zwecklos ist. Immerhin kennt man *einzelne, spezifisch gegen Myzeten wirksame Polyenantibiotika,* im besonderen *Heptaene* (vor allem *Amphoterizin B*, das sich an Sterole der Pilzmembran heftet und deren Funktion stört) und *Tetraene* (u. a. *Nystatin*). Bei *Organmykosen,* die es auf dem Blutweg zu erfassen gilt, wirkt bisher nur Amphoterizin B, das leider verschiedene toxische Nebenerscheinungen hervorruft. *Nystatin* gelangt bei Haut- und Schleimhaut-Mykosen mit erheblichem Erfolg zur Anwendung.
Griseofulvin hat sich nur bei Dermatomykosen bewährt, während einzelne *Sulfonamide* auch auf tiefe Mykosen bzw. Organ- oder Systemmykosen u. U. einen günstigen Effekt haben können. Neuerdings setzt man gegen Mykosen, wie generalisierte Candidiasis oder Kryptokokkose, das oral verabreichbare *5-Fluorzytosin* ein, allerdings mit wechselndem Erfolg und unter Inkaufnahme toxischer Nebenwirkungen.

Zu *Desinfektionszwecken* bei Pilzbesiedelung eignet sich u. a. *trockene Hitze.* Allerdings bedarf es zur Abtötung z. B. von Schimmelpilzsporen während ungefähr 90 min einer Temperatur von 100–115 °C. Durch *feuchte Hitze* werden vegetative Formen ziemlich rasch vernichtet; für Schimmelpilze und ihre Sporen werden indessen ebenfalls 100 °C während 60–90 min empfohlen. Die Beeinflussung durch U. V.-Strahlen ist relativ gering. Als *chemische Desinfizientien* eignen sich u. a. Formaldehyd und viele andere.

180.5. Algen

In neuerer Zeit sind verschiedentlich Erkrankungen festgestellt worden, die durch chlorophyllose Algen, insbesondere solche der Gattung *Prototheca,* verursacht worden waren. Das klinische Bild zeigt große Ähnlichkeit mit Mykosen (z. B. Candidiasis, Chromomykose u. a.), und auch morphologisch besteht die Gefahr einer Verwechslung mit Hefen.

180.6. Protozoen

Begriffe

Obschon man alle pathogenen Mikroorganismen als Parasiten bezeichnen kann, bezieht sich das humanmedizinische Fach der *Parasitologie* traditionsgemäß nur auf die parasitären Protozoen, Würmer und Arthropoden.

Definitionen: Gesamthaft können die durch Protozoen verursachten Krankheiten als *Protozoonosen* bezeichnet werden; allerdings ist dieser Ausdruck nicht häufig im Gebrauch. Meistens nennt man die betreffende Krankheit beim Namen, z. B. *Malaria, Trypanosomiasis, Leishmaniasis, Amoebiasis, Toxoplasmose, Giardiasis, Trichomoniasis* u. a. m. Die für diese Affektionen verantwortlichen Erreger sind *Protozoen,* d. h. meist einzellige Organismen mit einem echten, von einer Membran umgebenen Kern oder mehreren solchen Kernen und z. T. ziemlich differenzierten zytoplasmatischen Strukturen. Protozoen lassen sich aufgrund ihrer Fortbewegungsart und der zytoplasmatischen Organellen in *4 Hauptgruppen* unterteilen: 1) *Mastigophora (Zoomastigophora, Flagellaten)* sind mit einer oder mehreren peitschenähnlichen, aus *Basalkörperchen* entspringenden und aus Fibrillenbündeln bestehenden *Geißeln* oder – im Fall der Trypanosomen u. a. – einer *undulierenden Membran* versehen. Man unterscheidet einerseits *intestinale und urogenitale Flagellaten* (u. a. Giardia, Trichomonas, Retortamonas, Enteromonas und Chilomastix), andererseits *Blut- und Gewebsflagellaten* (Leishmania, Trypanosoma). 2) *Sarcodina* bzw. *Rhizopoda (Wurzelfüßler)* sind amöboide Protozoen (beim Menschen u. a. die Arten Entamoeba, Iodamoeba, Dientamoeba und Endolimax), die weder Flagellen noch Wimpern tragen, sondern sich – ähnlich wie Phagozyten – mit Hilfe von Pseudopodien bzw. Gleiten auf Unterlagen fortbewegen können. 3) *Sporozoa* machen einen bestimmten Lebenszyklus durch, an dem mehrheitlich zwei verschiedene Wirte (oft Arthropoden und Vertebraten) beteiligt sind. In diese große Gruppe gehören u. a. die *Hämosporidien* (u. a. die Familie der *Plasmodiidae* mit den Malariaerregern), die Haemogregarinae, Piroplasma (u. a. Babesia, die durch Zecken übertragen wird und bei Haustieren bzw. Viehbeständen Schaden anrichten kann), Microsporidia, Kokzidien (mit der Unterklasse Eimeriidae), ferner Sarcocystis (vor allem tierpathogen)), Toxoplasma u. a. sowie weitere Unterabteilungen bzw. Klassen. 4) *Ciliophora (Ciliata, Wimpertierchen)* stellen komplex strukturierte Protozoen dar, die sich durch den Besitz von in Flecken (Feldern) oder Reihen angeordneten Zilien (Wimpern, Flimmerhaare) sowie zwei Typen von Zellkernen in einer und derselben Zelle auszeichnen (Balantidium coli als einziger Vertreter beim Menschen).

Kurzer Abriß struktureller Besonderheiten von Protozoen

Der Stamm der Protozoen umfaßt überwiegend Mikroorganismen, die meistens als Einzelzellen auftreten und sich höchstens in bestimmten Lebensphasen zu mehreren Elementen vereinigen. Jede Einzelzelle erbringt die für die Erhaltung der Art notwendigen Leistungen (u. a. auch Erregbarkeit, Fortbewegung, Nahrungsaufnahme und Verdauung), was ihren im Vergleich zur Metazoenzelle komplizierteren Aufbau verständlich macht. Der *Zellkern* ist z. T. in Einzahl, z. T. in Mehrzahl vorhanden (z. B. *Diplomonadida* (2kernig), *Opalinida* (2- bis vielkernig), *Ciliata (Makro- und Mikronukleus)*. *Nukleolen* sind vorhanden. Das *Zytoplasma* besitzt oft ein festeres *Ektoplasma* und ein flüssigeres *Endoplasma,* was besonders bei Amöben zum Ausdruck kommt. Neben Zellorganellen bzw. -strukturen, wie dem *rauhen und glatten endoplasmatischen Retikulum,* freien *Ribosomen* bzw. *Polyribosomen, Speicherorganellen* (Fett- und Glykogenansammlungen) u. a. m., finden sich Strukturen, die nicht bei allen Protozoen nachweisbar sind. Einzelne Formen scheinen ohne *Mitochondrien* auszukommen. Einen *Golgi-Apparat* typischer Art weist nur ein Teil der Protozoen auf, mitunter aber in Mehrzahl. Möglicherweise entsprechen die bei manchen Protozoen vorhandenen *Parabasalapparate* funktionell Golgi-Komplexen. Der *Kinetoplast (Blepharoplast),* der bei den *Kinetoplastida* (z. B. bei *Trypanosomen*) deutlich erkennbar ist, befindet sich im Endteil, z. T. aber auch weit im Innern eines sehr großen Mitochondriums. Die Ausbildung des Kinetoplasten hängt vom Milieu und vom physiologischen Zustand der Flagellaten ab; er ist beispielsweise bei promastigoten, im Insektendarm lebenden Formen von Leishmania donovani wesentlich anders gebaut als bei den intrazellulär im Wirbeltier vorhandenen Parasiten. Ein den *Mikrofilamenten bzw. kontraktilen Fibrillen* der Metazoenzellen entsprechendes System, das mit der Motilität des Protozoons zu tun hat, ist ebenfalls vorhanden *(Myoneme)*. *Mikrotubuli* und andere Strukturen (z. B. Achsenstab *(Axostyl)* bei Trichomonaden) üben u. a. mechanische Stützfunktionen aus. Die *Pellikula* entspricht bei Amöben einer äußeren Zellmembran, die jener von Phagozyten bei Säugern ähnelt und bei der Endozytose eine wichtige Rolle spielt. Bei Flagellaten und Ziliaten erscheint die Zelloberfläche z. T. spiralig längs gefältelt; Geißeln oder Flimmern entspringen in solchen Falten und werden in der äußersten Schicht von der Pellikula umhüllt. Bei manchen Protozoen, z. B. bei den *Apicomplexa,* findet sich unter der Pellikula ein sog. *innerer Membrankomplex,* der z. B. in besonderen Stadien der Entwicklung von Protozoen (Sporozoiten, Merozoiten u. a.) sog. *Polringe* offen läßt. *Mikroporen* sind Einstülpungen der Pellikula, die durch den daselbst ringartig unterbrochenen inneren Membrankomplex ins Zellinnere reichen, wenigstens zeitweise mit dem zytokavitären System kommunizieren und in gewissem Sinn pinozytotischen Vesikeln verglichen werden können. Besonders die Amöben sind in hohem Maß zur Endozytose, d. h. auch Phagozytose partikulären Materials (z. B. Erythrozyten) befähigt. Bei den Ziliaten ist die Zellstruktur straffer, und die Ernährung erfolgt hier zum guten Teil über sog. *Zytostome,* die man lichtmikroskopisch erkennen kann. Unter bestimmten Bedingungen vermögen viele Protozoen eine wesentlich festere und zur Formänderung sowie zur Nahrungsaufnahme nicht mehr geeignete Hülle zu bilden, die aus mehreren Lagen bestehen kann: Derart umgestaltete Einzeller nennt man *Zysten;* sie verhalten sich Temperaturunterschieden und Trockenheit gegenüber ziemlich resistent und sind somit imstande, außerhalb des Wirtsorganismus zu leben. Zur Zystenbildung sind u. a. die parasitischen Amöben, gewisse Flagellaten (Lamblia) und Sporozoen imstande. Der Fortbewegung dienen im Fall vegetativer Amöbenformen *Pseudopodien,* bei den Flagellaten die *Geißeln* bzw. die *undulierende Membran,* deren Verankerung im Kinetoplasten endet, und bei den Ziliaten die *Wimpern* (Flimmerhaare, Zilien). Über Bewegungsvorgänge bei Sporozoen ist wenig bekannt. In ihrer Struktur gleichen die Wimpern der Protozoen den Zilien der Flimmerepithelien von Säugern. Protozoen-Geißeln sind wesentlich komplizierter gebaut als Geißeln von Bakterien. Verschiedene Flagellaten lassen den unterschiedlichen Funktionen angepaßte Differenzierungen des Geißelapparates erkennen, z. B. in Form von Haupt-, Neben- und Schleppgeißeln. Den am Grunde der Geißeln liegende Komplex nennt man *Basalkörper* (Abb. 211).

Zur Klassifikation der Protozoen

Bisher konnte keine phylogenetisch belegte, allgemein anerkannte Einteilung der Protozoen gefunden werden. Für medizinische Zwekke genügt es, 4 Klassen auseinanderzuhalten (s. o.) und bisher nicht eingeteilte Spezies, wie Pneumocystis carinii, gesondert zu betrachten. Einen Überblick über heutige Auffassungen zur Entwicklung und zu den Verwandtschaftsverhältnissen bietet Abb. 211. In Tabelle 104 sind die wichtigsten menschenpathogenen Protozoen zusammengestellt.

Hinweise auf Vermehrung und Lebenszyklen der Protozoen

Die Entwicklungszyklen der einzelnen Protozoenarten sind z. T. sehr komplex und weichen in mancher Hinsicht voneinander ab. Genauere Angaben werden daher im Rahmen der Besprechung der einzelnen Krankheiten gemacht. Ganz allgemein kann vorausgenommen werden, daß sich *Flagellaten* und *Amöben,* z. T. auch *Ziliaten, asexuell durch binäre Teilung* (z. T. eine »endogene« Zweiteilung *(Endodyogenie)* in der Mutterzelle) vermehren, während die *Sporozoen* alternierende Zyklen von asexueller *Schizogonie* (Mehrfachteilung) und sexueller *Sporogonie* zeigen. Im Rahmen der asexuellen Vermehrung von Sporozoen teilt sich der Kern des intrazellulären *Trophozoiten* in mehrere Portionen: Auf diese Weise entstehen *Schizonten.* Durch nachfolgende Zytoplasmateilung werden einzelne Tochterzellen, die *Merozoiten,* frei, die nach Auflösung der Wirtszelle in eine neue Wirtszelle eintreten und sich in dieser wieder zu Trophozoiten differenzieren können. Dieser asexuelle Zyklus stellt die Regel dar. Jeweils nach einem oder mehreren asexuellen Zyklen differenzieren sich einige Merozoiten in männliche und weibliche *Gametozyten,* die sich nach erfolgter Reifung im Sinn der Befruchtung vereinigen und eine *Oozyste* bilden. In dieser entstehen infolge Teilung sog. *Sporozoiten,* die schließlich frei werden, erneut in Wirtszellen eindringen und sich zu Trophozoiten entwickeln können. Diese alternierenden Zyklen finden bei einigen Sporozoenarten innerhalb derselben Wirtsspezies statt (z. B. Toxoplasma gondii beim Menschen), bei anderen in verschiedenen Wirten (z. B. Malariaplasmodien mit asexueller Schizogo-

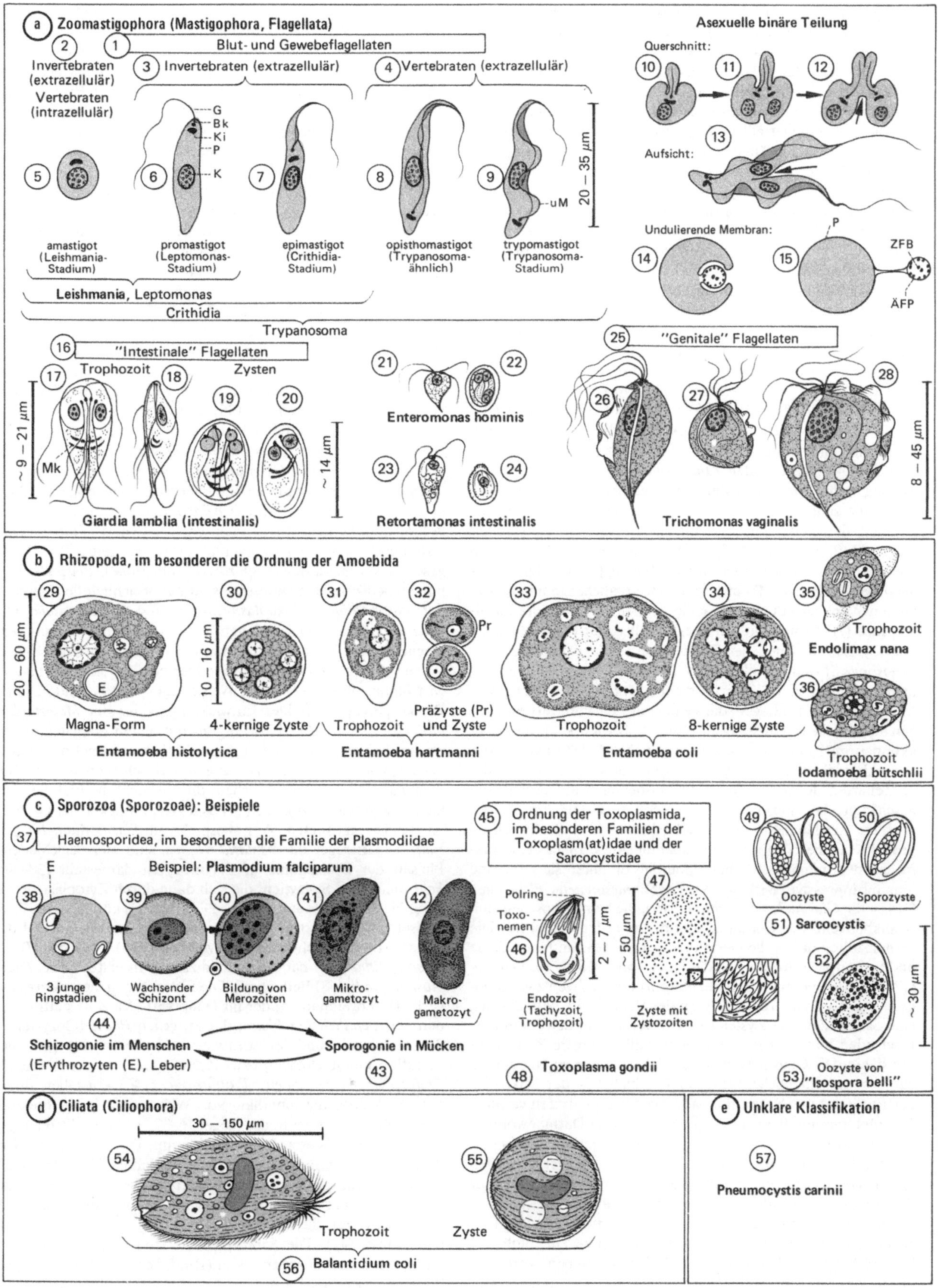
a Zoomastigophora (Mastigophora, Flagellata)
1 Blut- und Gewebeflagellaten
2 Invertebraten (extrazellulär) Vertebraten (intrazellulär)
3 Invertebraten (extrazellulär)
4 Vertebraten (extrazellulär)
G
Bk
Ki
P
K
uM
20 – 35 µm
amastigot (Leishmania-Stadium)
promastigot (Leptomonas-Stadium)
epimastigot (Crithidia-Stadium)
opisthomastigot (Trypanosoma-ähnlich)
trypomastigot (Trypanosoma-Stadium)
Leishmania, Leptomonas
Crithidia
Trypanosoma
Asexuelle binäre Teilung
Querschnitt:
Aufsicht:
Undulierende Membran:
P
ZFB
ÄFP
16 "Intestinale" Flagellaten
Trophozoit
Zysten
~ 9 – 21 µm
Mk
~ 14 µm
Giardia lamblia (intestinalis)
Enteromonas hominis
Retortamonas intestinalis
25 "Genitale" Flagellaten
8 – 45 µm
Trichomonas vaginalis
b Rhizopoda, im besonderen die Ordnung der Amoebida
20 – 60 µm
E
Magna-Form
10 – 16 µm
4-kernige Zyste
Entamoeba histolytica
Trophozoit
Pr
Präzyste (Pr) und Zyste
Entamoeba hartmanni
Trophozoit
8-kernige Zyste
Entamoeba coli
Trophozoit
Endolimax nana
Trophozoit
Iodamoeba bütschlii
c Sporozoa (Sporozoae): Beispiele
37 Haemosporidea, im besonderen die Familie der Plasmodiidae
E
Beispiel: Plasmodium falciparum
3 junge Ringstadien
Wachsender Schizont
Bildung von Merozoiten
Mikro-gametozyt
Makro-gametozyt
44
Schizogonie im Menschen (Erythrozyten (E), Leber)
Sporogonie in Mücken
43
45 Ordnung der Toxoplasmida, im besonderen Familien der Toxoplasm(at)idae und der Sarcocystidae
Polring
Toxo-nemen
2 – 7 µm
~ 50 µm
Endozoit (Tachyzoit, Trophozoit)
Zyste mit Zystozoiten
48 Toxoplasma gondii
Oozyste
Sporozyste
51 Sarcocystis
~ 30 µm
53 Oozyste von "Isospora belli"
d Ciliata (Ciliophora)
30 – 150 µm
Trophozoit
Zyste
56 Balantidium coli
e Unklare Klassifikation
57
Pneumocystis carinii

Abb. 211 a–e. *Protozoen.* Der Stamm der *Protozoen* umfaßt Mikroorganismen, die meistens als Einzelzellen auftreten; diese erbringen – jede für sich – die für die Erhaltung der Art notwendigen Leistungen (u. a. Erregbarkeit, z. T. Ansprechbarkeit auf chemotaktische Reize, Fortbewegung, Nahrungsaufnahme, Verdauung, Energiestoffwechsel u. a. m.). Sie sind dementsprechend in der Regel komplizierter strukturiert als Metazoenzellen, die in einem vielzelligen Organismus meistens spezialisierte Funktionen erfüllen. Die *menschenpathogenen Protozoen* gehören fast alle einer der unter (a–d) aufgeführten Klassen an. **a** *Zoomastigophora (Mastigophora, Flagellata).* Medizinisch von größter Bedeutung sind die durch fliegende *Arthropoden* übertragenen sog. *Blut- und Gewebeflagellaten* (1), d. h. die *Trypanosomen,* die in opisthomastigoter (8) und trypomastigoter (9) Form extrazellulär in Vertebraten leben (4), in promastigoter (6) und epimastigoter (7) Differenzierung den Extrazellulärraum von Invertebraten besiedeln (3) und als *amastigote sog. Leishmania-Stadien* (5) intrazellulär in Vertebraten oder extrazellulär in Invertebraten leben können (2). Die Entwicklungs- und Differenzierungsmöglichkeiten dieser Einzeller hängen offenbar sowohl von der Spezies als auch von den Milieubedingungen im Wirtsorganismus ab. In den mastigoten Stadien besitzen sie eine *Geißel* (G), die über einen *Basalkörper* (Bk) mit dem für die Beweglichkeit wichtigen und im Bereich eines – meist großen – Mitochondriums liegenden *Kinetosom* (*Kinetoplast,* Ki) in Beziehung steht. Die Flagellaten sind von einer *Pellicula* (P) bedeckt, die zahlreiche Antigene trägt; die letzteren können sich im Lauf der Zeit ändern, zumindest bei den Trypanosomen i. e. S. (8, 9, z. T. auch 6, 7). Die *Vermehrung* erfolgt, wie die von Amöben, durch *asexuelle binäre Teilung* (10–13). Die *undulierende Membran* (uM) entspricht im wesentlichen einer Ausziehung der Pellicula durch die Geißel, die ihrerseits äußere Fibrillenpaare (ÄFP) und ein zentrales Fibrillenpaar (ZFP) aufweist (14, 15). Die verschiedenen Formen von *Leishmaniasis* und *Trypanosomiasis* sind in Abb. 230 (S. 2055) erläutert. Die Leishmanien schädigen den Körper vor allem durch Besiedelung von Monozyten/Makrophagen, die sie mit der Zeit zum Bersten bringen und so eine Entzündung auslösen. Außerdem sind Immunreaktionen im Spiel, die ihrerseits nachteilige Folgen haben können. Abgesehen von den Makrophagen werden z. T. auch andere Zellarten des Wirtes von den Leishmanien aufgesucht und geschädigt. Trypanosomen wirken vermutlich – wie im übrigen auch die Leishmanien – durch Abgabe toxischer Stoffwechselprodukte an die Umgebung und über die Auslösung z. T. krankmachender Immunreaktionen. Überdies entfalten sie z. T. eine immunsuppressive Wirkung. Von den *»intestinalen« Flagellaten* (16) ist die *Giardia lamblia (intestinalis),* die beim Menschen zum Krankheitsbild der *Giardiasis* führen kann, der wichtigste. Die Trophozoiten haben die Gestalt einer längs geschnittenen Birne und weisen zwei Kerne auf, die einen »wie Augen anschauen« (17, 18). Sie sind mit 8 Geißeln bewehrt und besitzen zwei gebogene sog. Mediankörper (Mk); an der Ventralseite befindet sich eine Sauggrube. Die Zysten (19, 20) werden mit den Fäzes ausgeschieden und bleiben in feuchtem Milieu längere Zeit infektionsfähig. Die Giardia lamblia hält sich vor allem im Duodenum auf, wo sie – möglicherweise durch Schädigung der Mikrovilli der Enterozyten – Resorptionsstörungen hervorzurufen vermag. *Enteromonas hominis* (21, 22) gilt als harmloser Darmbewohner; dasselbe trifft weitgehend auch für *Retortamonas intestinalis* (23, 24) zu, dem man vor allem in den Tropen begegnet. Von den *»genitalen Flagellaten«* (25) spielt in der Humanmedizin fast nur *Trichomonas vaginalis* eine wesentliche Rolle. Dieser wird hauptsächlich durch Geschlechtsverkehr übertragen und führt in erster Linie bei der Frau in manchen Fällen zu entzündlichen Veränderungen *(»Trichomonaden-Kolpitis«).* Neben normalen, für die Transmission geeigneten Trophozoiten (26) und kleinen, aus der longitudinalen Zweiteilung hervorgegangenen Tochterzellen (27) findet man auch sog. »Rundformen« (28), die einem Stadium der Degeneration entsprechen. Zysten werden nicht gebildet. **b** *Rhizopoda, im besonderen die Ordnung der Amoebida.* Alle Vegetativformen der Rhizopoda (»Wurzelfüßler«) kennzeichnen sich durch *Pseudopodienbildung* als Mittel der Fortbewegung und durch eine lebhafte *endozytotische Aktivität.* Die *Entamoeba histolytica,* der Erreger der *Amoebiasis* des Menschen (s. Abb. 229, S. 2034), tritt in drei Formen in Erscheinung: *Magna-Form* (29), die nur etwa 10–20 µm im Durchmesser messende *Minuta-Form* (hier nicht abgebildet), die in der Regel nicht gewebeschädigend wirkt, und *Zysten-Form* (30). Bei den sog. »Vegetativformen« (29) erkennt man u. a. eine lebhafte Pseudopodienbildung durch das hyaline Ektoplasma, oft endozytierte Erythrozyten (diagnostisch wichtig), einen Kern mit zentral gelegenem *»Binnenkörper« (»Karyosom«)* und regelmäßigen, ringförmig an der Kernmembran angeordneten Chromatingranula u. a. m. *Entamoeba hartmanni* (31, 32), deren Zysten weniger als 10 µm messen, gilt als – zumindest meistens – apathogen. Dasselbe trifft für *Entamoeba coli* (33, 34) zu, deren Trophozoitenform praktisch nie rote Blutkörperchen enthält, dagegen ziemlich viele Bakterien und anderes phagozytiertes Material aufweisen kann. Reife Zysten (34) enthalten im Gegensatz zu denen von Entamoeba histolytica 8 Kerne. Andere Amöbenarten, wie *Endolimax nana* (35) und *Iodamoeba bütschlii* (36) sowie die in der Mundhöhle häufig anzutreffende *Entamöba gingivalis,* betrachtet man als harmlos. Dagegen kennt man z. B. gewisse freilebende *»Wasseramöben«*, wie *Naegleria aerobia* und *Naegleria fowleri,* die in seltenen Fällen eine schwere, oft tödlich endende sog. *primäre Amöben-Meningoenzephalitis (PAME)* hervorrufen können. Es ist nicht entschieden, ob *Hartmanella*-Arten und *Acanthamoeba* ebenfalls als Erreger einer PAME angesehen werden dürfen. **c** *Sporozoa (Sporozoae): Beispiele.* Von humanmedizinischem Interesse sind hauptsächlich die Familien der *Plasmodiidae, Toxoplasm(at)idae* und *Sarcocystidae.* Die *Haemosporidae* (37), zu denen u. a. die Plasmodien gehören, machen einen Lebenszyklus durch, an dem mehrheitlich zwei Wirte (Vertebraten und Arthropoden) beteiligt sind. Im Hauptwirt halten sie sich – wie der Name sagt – vorwiegend in roten Blutkörperchen auf. Der Entwicklungszyklus der *Malariaplasmodien* (s. Abb. 230, S. 2055) geht mit einem obligaten Wirtswechsel einher, wobei die ungeschlechtliche Vermehrung durch *Schizogonie* (44) und die Bildung von Geschlechtsformen (*Gamogonie* (41, 42)) im Menschen, die Befruchtung und die Vermehrung durch *Sporogonie* (43) dagegen in Mücken der Gattung Anopheles stattfinden. Am Beispiel von *Plasmodium falciparum,* dem Erreger der *Malaria tropica,* sind hier verschiedene Phasen der Schizogonie in Erythrozyten dargestellt (38–40). *Schizonten* sind Synzytien, die sich dann durch Zytoplasmatrennung in *Merozoiten* auftrennen. Die letzteren können nach ihrer Freisetzung erneut rote Blutkörperchen besiedeln, im Fall der Malaria tropica nicht selten in Mehrzahl (38). Von den *Toxoplasm(at)idae* (45) hat humanmedizinisch in erster Linie *Toxoplasma gondii* (48) Bedeutung. Die Entwicklung dieses Parasiten verläuft in drei Stadien, der im Hauptwirt (Katzen) stattfindenden *enteroepithelialen Phase,* der *exogenen Phase* (Oozysten in der Außenwelt) und der *extraintestinalen Phase* nach peroraler Infektion durch Oozyten bzw. Zysten (z. B. beim Menschen). *Endozoiten (Tachyzoiten, Trophozoiten;* 46) entstehen durch sog. *Endodyogonie* innerhalb von Wirtszellen, im besonderen Makrophagen, wobei in der Regel 16–32 Tochterindividuen gebildet werden, bis es zur Zytolyse kommt. Die freigesetzten Endozoiten können dann andere Zellen befallen. Vor allem nach Einsetzen kräftiger Immunreaktionen von Seiten des Wirts findet die Vermehrung der Toxoplasmen hauptsächlich innerhalb von *Zysten* statt, die mehrere Tausende von *Zystozoiten* enthalten können (47). Die *Sarkosporidien* sind obligat zweiwirtige Parasiten, denen Pflanzenfresser (Rind, Schwein, Schaf u. a.) als Zwischenwirte und Karnivoren (u. a. Mensch) als Endwirte dienen. Die letzteren scheiden mit den Fäzes meist sporozoitenhaltige *Sporozysten* (50), selten auch sporulierte *Oozysten* (49) aus. Nach peroraler Aufnahme durch den Zwischenwirt erfolgt die

nie im Menschen und sexueller Sporogonie in Anopheles-Mücken). Bei Ziliaten werden im Sinn eines Geschlechtsvorgangs *Konjugationen* beobachtet.

Arten der Übertragung von Protozoen

Der Typ der Transmission dieser Mikroorganismen hängt davon ab, ob diese sich *im Lumen eines mit der Außenwelt kommunizierenden Hohlorgans* (z. B. Magendarmkanal oder Urogenitaltrakt) aufhalten oder ob sie *im Gewebe* des Wirtes leben. Im erstgenannten Fall kann die Übertragung *direkt* von Mensch zu Mensch erfolgen (z. B. Trichomonas vaginalis) oder über eine orale Einnahme mit Parasiten kontaminierter Lebensmittel, Wassers u. a., wobei in der Regel Zystenformen, die in der Außenwelt zu überleben vermögen, vorliegen (z. B. Entamoeba histolytica oder Giardia lamblia, die fast immer fäkal-oral übertragen werden). *Blut- und Gewebeparasiten* werden demgegenüber im allgemeinen durch *Arthropoden,* die gleichzeitig als Vektor und zweiter Wirt dienen, transmittiert (z. B. Malariaplasmodien, s. o.).

Diese Unterschiede in der Übertragungsweise haben für die *Ausbreitung und die Kontrolle der betreffenden Krankheiten* eine entscheidende Bedeutung: 1) *Fäkaloral* sich ausbreitende Parasitosen finden sich in erster Linie dort, wo *Armut, schlechte hygienische Verhältnisse und mangelhafte Aufklärung der Bevölkerung mit einer dichten Besiedelung gepaart* sind. 2) Im Gegensatz dazu hängt die Verbreitung von Protozoonosen, die *durch Arthropoden transmittiert* werden, hauptsächlich von *klimatischen und ökologischen Bedingungen* ab, die den Vektoren ein Überleben in großer Zahl gestatten. Verständlicherweise kommt es zudem vor, daß Blutparasiten durch *Bluttransfusionen* übertragen werden.

Allgemeine Bemerkungen zu den Protozoonosen

Krankheiten, wie Malaria, Trypanosomiasis, Leishmaniasis, Amoebiasis und Toxoplasmose, sind – besonders in bestimmten geographischen Gebieten der Erde – außerordentlich weit verbreitet. Man schätzt, daß allein an *Malaria* ungefähr 100 Millionen Menschen erkrankt sind, und daß an diesem Leiden jährlich etwa 1 Million stirbt. Zwischen dem Südrand der Sahara und der Kalahari-Wüste ist die durch Trypanosoma brucei verursachte *afrikanische Schlafkrankheit,* die sich durch eine hohe Mortalität auszeichnet, hinsichtlich Häufigkeit wieder im Steigen begriffen. An der *Chagas-Krankheit,* die auf einer Infektion durch Trypanosoma cruzi beruht, leiden in Südamerika, wie man annimmt, ungefähr 1 Million Menschen. Verschiedene Formen von *Leishmaniasis* (u. a. Kala-Azár, Espundia und Aleppo-Beule) finden sich in Zentral- und Südamerika, Asien, Afrika und Teilen von Europa. Die *Amoebiasis* kennt man in Gebieten, wie Mexiko, westliches Südamerika, Südostasien sowie Westafrika, als eigentliche Volksseuche, an deren Komplikationen (u. a. Leberabszesse) viele zugrunde gehen. Die *Toxoplasmose* spielt auch hierzulande eine gewisse Rolle, indem sie u. a. zu schweren Schäden des Keimlings Anlaß geben kann. Demgegenüber bewirken die – an sich häufigen – Protozoonosen vom Typ der *Trichomoniasis* und der *Giardiasis* in der Regel keine schwerwiegenden klinischen Symptome.

Mechanismen der Wirtsschädigung durch Protozoen

In vivo können diese Parasiten Zellen und Gewebe auf verschiedene Weise schädigen. Malariaplasmodien beispielsweise erzeugen Läsionen und Symptome in erster Linie dadurch, daß sie *in Wirtszellen eindringen,* sich darin vermehren und schließlich zur *Zytolyse* füh-

Abb. 211 a–e (Fortsetzung)

ungeschlechtliche Schizogonie in Zellen von Leber, Lungen, Nieren u. a., später auch in quergestreiften Muskelzellen: In diesen bilden sich Zysten, die mit rundlichen *Metrozyten* angefüllt sind. Später entstehen daraus die bis 1,5 cm langen sog. *Miescher'schen Schläuche,* in denen sich sehr zahlreiche bananenförmige *Zystozoiten* befinden. Nach peroraler Einnahme von Fleisch mit »Muskelzysten« durch den Endwirt (Hund, Katze, u. U. Mensch) gelangen die freiwerdenden Zystozoiten in die Darmmukosa, wo die Gamogonie stattfindet, und Oozysten auftreten. Diese sporulieren meist schon in der Darmwand, sodaß im Kot in der Regel Sporozysten ausgeschieden werden (s. o.). Der Mensch kann als Endwirt von *Sarcocystis bovihominis* und *Sarcocystis suihominis* dienen (51), deren Oozysten bzw. Sporozysten man früher »Isospora hominis« nannte. Ob *Isospora belli* (52, 53) und *Isospora natalensis* auch zur Gattung Sarcocystis gehören, ist noch nicht entschieden. Für *Sarcocystis lindemanni* wirkt der Mensch in seltenen Fällen als Zwischenwirt (Auftreten von Zysten in der Muskulatur); über den Entwicklungszyklus dieses Parasiten weiß man noch wenig. Die *Sarkosporidiose* kann u. U. Durchfall, Fieber u. a. m. erzeugen. **d** *Ciliata.* Von den »*Wimpertierchen*« ist eigentlich nur *Balantidium coli,* der Erreger der *Balantidiasis,* erwähnenswert (56). Dieser Parasit, der partikuläres Material durch einen »Zellmund« (Zytostom) aufnimmt und neben einem Makronukleus einen, diesem angelagerten Mikronukleus aufweist, kommt als bewimperter *Trophozoit* (54, vor allem im Dickdarm) und als nicht zilientragende *Zyste* (55, hauptsächlich in der Außenwelt, d. h. in feuchtem Milieu) vor. Als Infektionsquellen kommen in erster Linie Schweine in Frage, die oft mit diesem Ziliaten infestiert sind, jedoch in der Regel nicht erkranken. **e** *Erreger, die noch nicht klassiert sind.* In diese Gruppe gehört u. a. *Pneumocystis carinii,* der pneumonische Veränderungen hervorrufen kann (u. a. sog. *plasmazelluläre interstitielle Pneumonie* der Säuglinge). Eine *Wirtsschädigung durch Protozoen* kann auf verschiedene Weise erfolgen, z. B. durch *intrazelluläres Wachstum mit schließlicher Zytolyse* (z. B. Malariaplasmodien, Toxoplasmen, Leishmanien u. a.), *Abgabe von Enzymen an die Umgebung* (u. a. Entamoeba histolytica), *Bedeckung von Enterozyten* (Giardia lamblia) sowie über *Immunreaktionen* und *entzündliche Vorgänge.* Vermutlich werden auch *toxische Metaboliten* freigesetzt. Schließlich besteht die Möglichkeit *rein mechanischer Schäden.* Die *Diagnose einer Protozoonose* stützt sich auf den *mikroskopischen Erregernachweis,* ferner z. T. auf *Kulturen in vitro, Tierversuche, Xenodiagnose* (S. 1716) sowie *immunologische Techniken*

ren. Entamoeba histolytica verursacht Läsionen, indem sie *mit Hilfe eigener Enzyme und/oder Toxine Wirtszellen zerstört,* ohne vorher in diese einzutreten (z. B. Schädigung von Dickdarmepithelien und benachbarter Zellen). In manchen Fällen von Protozoonose beruhen die klinischen Symptome auf *entzündlichen Reaktionen* von Seiten des Wirtes. In diesem Zusammenhang sind auch *Immunreaktionen* zu nennen, die auf verschiedene Weise schädliche Folgen haben können (z. B. Immunkomplex-induziertes nephrotisches Syndrom bei Malaria quartana). Außerdem kennt man eine ganze Zahl besonderer Mechanismen, wie die *Bedeckung zahlreicher Enterozyten durch Giardia lamblia,* so daß u. U. eine Malabsorption resultieren mag.

Keim-Wirts-Beziehungen bei Protozoonosen

Die Tatsache, daß das Wirtsspektrum bei vielen Protozoen nicht beliebig breit, sondern auf einige Spezies eingeengt ist, spricht für besondere Adaptationsvorgänge, die sich im Verlauf der Evolution abgespielt haben. Zum guten Teil dürfte es sich hierbei um *Besonderheiten des Milieus* handeln, das der Wirt dem Parasiten bietet, und das seinerseits in hohem Maß von *metabolischen Gegebenheiten* abhängt. Über *Haftvorgänge* sowie das *Eindringen von Protozoen in Wirtszellen* ist recht wenig bekannt. So weiß man noch heute nicht, wie Malaria-Merozoiten oder Sporozoiten die Erythrozytenmembran zu durchdringen vermögen. Einzelne Autoren wollen eine Art »Endozytose« der Parasiten durch die roten Blutkörperchen gesehen

Tabelle 104. Menschenpathogene Protozoen

Klasse	Ordnung	Familie	Gattung	Spezies	Krankheit
Zoomastigina (Zoomastigophora)	Protomonadida (Protomastigida)	Trypanosomatidae	Trypanosoma	Trypanosoma cruzi	Trypanosomiasis Chagas-Krankheit
				Trypanosoma rhodesiense	Ostafrikanische Schlafkrankheit
				Trypanosoma gambiense	Mittel- und westafrikanische Schlafkrankheit
			Leishmania	Leishmania donovani	Leishmaniasis Kala-Azár (viszerale Leishmaniasis)
				Leishmania tropica	Kutane Leishmaniasis »der Alten Welt« (Orientbeule)
				Leishmania brasiliensis	»Espundia«, »Uta«
				Leishmania mexicana	»Chiclero«-Ulkus, u. U. diffuse kutane Leishmaniasis
	Diplomonadida (Diplomastigida)	Hexamitidae	Giardia (Lamblia)	Giardia lamblia (Lamblia intestinalis)	Giardiasis (Darm) (Lambliasis)
	Polymastigida	Trichomonadidae	Trichomonas	Trichomonas vaginalis	Trichomoniasis (vor allem weibliches Genitale)
Rhizopoda	Amoebida (Amoebozoa)	Endamoebidae	Entamoeba	Entamoeba histolytica	Amoebiasis
		Hartmanellidae	Hartmanella		Primäre Amöben-Meningoenzephalitis?
		Schizopyrenidae	Naegleria	Naegleria fowleri u. a.	Primäre Amöben-Meningoenzephalitis
Apicomplexa (Sporozoa i. e. S.)	Toxoplasmida	Toxoplasmatidae	Toxoplasma	Toxoplasma gondii	Toxoplasmosis
		Sarcocystidae	Sarcocystis	Sarcocystis bovihominis	Sarcosporidiosis
				Sarcocystis suihominis	
	Coccidida	Plasmodiidae	Plasmodium	Plasmodium vivax Plasmodium ovale	Malaria tertiana
				Plasmodium malariae	Malaria quartana
				Plasmodium falciparum	Malaria tropica
Ciliata (Ciliophora)			Balantidium	Balantidium coli	Balantidiasis (Kolon)
Haplospora ??			Pneumocystis	Pneumocystis carinii	Pneumocystis carinii-Pneumonie

haben, was, träfe es zu, erstaunlich wäre. Über *Protozoentoxine* ist – von einigen Ausnahmen abgesehen – ebenfalls nicht vieles bekannt. Erhebliches Interesse verdienen die *Antigene,* die sich an der Protozoenoberfläche vermutlich in großer Zahl finden dürften. *Immunreaktionen,* die gegen Erregerantigene gerichtet sind, lassen sich fast bei allen Wirten nachweisen, die von Protozoen mit invasiven Eigenschaften befallen sind. So finden sich bei Malariakranken in der Regel gegen Merozoiten wirksame *protektive Antikörper.* Ähnliches vermutet man im Fall der Toxoplasmose. Mehrheitlich scheint es sich hier um IgG-Antikörper zu handeln, was eine Beteiligung anderer Ig-Klassen nicht ausschließt. Spezifische Antikörper findet man auch bei Patienten mit Amöbenruhr und anderen Parasitosen; die Frage, ob und in welchem Maß diesen eine Schutzwirkung zukommt, wird allerdings unterschiedlich beurteilt. In manchen Fällen von Leishmaniose, Trypanosomiasis oder Toxoplasmose stellt man eine Hypergammaglobulinämie fest, ohne daß es gelänge, die Spezifität der Immunglobuline aufzudekken. Eine starke Erhöhung der Konzentration von IgM im Blutplasma findet sich u. a. bei der afrikanischen Schlafkrankheit. *Zellgebundene Immunreaktionen* treten auch im Rahmen von Protozoen-Infektionen auf, z. B. bei Amoebiasis, kutaner Leishmaniasis, amerikanischer Leishmaniasis u. a. m., während sie bei der viszeralen Leishmaniasis in der Regel erst nach Therapie bzw. im Erholungsstadium deutlich zutage treten. Es wird vermutet, daß der Immunantwort vom verzögerten Typ zumindest in einem Teil der Fälle eine protektive Bedeutung zukommt. Schlüssige Belege für diese Annahme liegen indessen noch nicht vor. Schwere Formen von Protozoonosen vermögen die Immunkapazität des Wirtes herabzusetzen. Eine derartige *immunsuppressive Wirkung* wurde z. B. bei Malaria, Amoebiasis mit Leberbefall u. a. beobachtet. Es braucht nicht besonders hervorgehoben zu werden, daß Immunreaktionen bisweilen über das Ziel hinausschießen und selbst schädigend wirken können (vgl. dazu nephrotisches Syndrom bei Malaria quartana und anderen Protozoen-Infektionen).

Verschiedentlich wurde beobachtet, daß *Protozoen* innerhalb eines Wirtsorganismus ihre *Oberflächenantigene ändern* können, ein Phänomen, das auch bei Würmern in Erscheinung treten mag, und das dem Parasiten theoretisch die Möglichkeit öffnet, sich immer wieder den Immunreaktionen des Wirtskörpers mehr oder weniger zu entziehen. Man stellt sich vor, derartige Modifikationen seien Ausdruck von Mutationen, wobei unter dem Selektionsdruck die Mutanten größere Aussicht hätten zu überleben und sich zu vermehren. Ausreichende Beweise für diese Anschauung stehen aber noch aus.

Recht häufig entwickelt sich bei Protozoen-Infektionen eine sog. *Prämunität,* d. h. ein Zustand, in dem der Wirt einen gewissen Immunschutz aufgebaut hat, der zwar die Parasiten nicht zu eliminieren vermag, aber doch eine Art Gleichgewichtszustand bewirkt. Bei Schwächung des Wirtsorganismus (z. B. durch schwere Infektionskrankheiten, zytostatische Therapie u. a.) kann die Prämunität durchbrochen werden, und die Parasiten vermehren sich u. U. in einem bedrohlichen Maß.

Es sei hier beigefügt, daß Protozoen auch beim Menschen die Rolle von *Kommensalen* spielen können (z. B. Entamoeba gingivalis, Entamoeba coli u. a.). Bei Tieren kennt man sogar Formen von Symbiose (z. B. Panseninfusorien (Ziliaten) bei Wiederkäuern).

Zur Diagnosestellung bei Protozoonosen

Grundsätzlich ist es stets erwünscht, die krankmachenden Protozoen als solche nachzuweisen. Dies gelingt auch in einem großen Teil der Fälle, indem die *mikroskopische Untersuchung* von Blut, anderen Körperflüssigkeiten, Stuhl oder Gewebe noch heute das wichtigste diagnostische Mittel darstellt. Parasiten, wie Plasmodien, Trypanosomen und Leishmanien, erkennt man ohne weiteres in einem Giemsa- oder Pappenheim-gefärbten *Blutausstrich. Intestinale Parasiten* sucht man am besten in frisch entnommenen Stuhlproben, wobei eine *Phasenkontrast-Einrichtung mit Wärmetisch* besonders gute Dienste leistet: Unter solchen Bedingungen bleiben z. B. Amöben noch beweglich, was unter dem Mikroskop sogleich auffällt. *Urogenitale Parasiten* sucht man auf ähnliche Weise. Bei bestimmten Krankheiten, wie der Chagas-Krankheit, die nicht häufig mit einer erheblichen Parasitämie einhergehen, besteht z. T. die Möglichkeit von *Kulturen in vitro* oder von *Tierversuchen.* Trypanosoma cruzi beispielsweise wächst nicht schlecht auf Blutagar und in jungen Mäusen. In besonderen Fällen wendet man eine sog. *Xenodiagnose* an, indem man z. B. Trypanosomen-freie Raubwanzen einem auf Befall durch diese Parasiten verdächtigen Patienten zum Blutsaugen ansetzt und den Vektor später in bezug auf die Anwesenheit von Protozoen im Enddarm prüft. Bei Befall durch *Gewebeparasiten* ist in der Regel eine *Biopsie* angezeigt, wobei die Protozoen oft im *Schnittpräparat* erkannt und/oder durch *immunfluoreszenzmikroskopische Methoden* sogar typisiert werden können. *Serologische Methoden* umfassen u. a. die *Komplementbindungsreaktion* und den *Latex-Agglutinations-Test.* Man kennt auch eine Reihe von *Hauttesten,* ähnlich dem Tuberkulintest. Der diagnostische Wert jener Methoden, die nicht mit einem Erregernachweis verbunden sind, bleibt naturgemäß beschränkt. Es gibt noch weitere Untersuchungstechniken: Diese variieren von Krankheit zu Krankheit und werden daher in den späteren Kapiteln erwähnt.

Möglichkeiten der Chemotherapie bei Protozoonosen

Bei einigen durch Protozoen hervorgerufenen Krankheiten ist es möglich, durch gezielten Einsatz von Chemotherapeutika die Parasiten in ihrer Vermehrung zu hemmen oder gar direkt zu schädigen. Im Fall der *Amöbiasis* (S. 2034) kennt man sog. Kontaktamöbizide (Oxychinoline, Phenanthroline, Azetamid und

Humatin, ein Antibiotikum), Gewebsamöbizide (Dehydroemetin in Lösung) und solche Mittel, die sowohl als Kontakt- wie als Gewebsamöbizide wirksam sind (u. a. Dehydroemetin in Dragée-Form, Nitroimidazolderivate). Zur Therapie der *Malaria* steht eine ganze Reihe von Substanzen zur Verfügung (Chinin, 9-Amino-Akridin, 4-Amino-Chinolin, 8-Amino-Chinolin, Dihydrofolat-Reduktase-Hemmer, Sulfone und Sulfonamide), die in wechselndem Maß erfolgreich sind. Die verschiedenen Arten von Plasmodien und die einzelnen Entwicklungsstadien derselben sprechen in der Regel nicht auf dieselben Präparate am besten an. So bekämpft man präerythrozytäre (primäre) Gewebsformen von Plasmodium falciparum in der Leber mit Vorteil mit Proguanil bzw. Pyrimethamin, diejenigen der übrigen Plasmodien mit 8-Aminochinolinen, die auch exoerythrozytäre (sekundäre) Gewebsformen in der Leber (die bei Plasmodium falciparum nicht vorkommen) mehr oder weniger selektiv angreifen. Zur Hemmung bzw. Schädigung erythrozytärer Schizogonieformen eignen sich besonders 4-Aminochinoline und Chinin, während Gametozyten von Plasmodium falciparum vor allem durch 8-Aminochinoline, diejenigen der anderen Arten durch 4-Aminochinoline getroffen werden. Gegen die Sporogonie in Mücken wirken u. a. 8-Aminochinoline, Proguanil und Pyrimethamin. Die Malariaprophylaxe richtet sich weitgehend nach diesen Gegebenheiten. Die Malaria bietet nur ein Beispiel dafür, wie komplex sich die Therapie bei Protozoonosen gestalten kann, gilt es doch, den verschiedenen Entwicklungsstadien Rechnung zu tragen.

180.7. Würmer

Begriffe

Definitionen: Unter »*Helminthen*«, die nach der zoologischen Taxonomie dem Stamm der *Parenchymia* angehören, versteht man nicht alle, sondern nur jene Würmer, die als Parasiten in anderen Tieren oder im Menschen leben (Eingeweidewürmer). Eine Reihe engverwandter Formen, z. B. die Trematoden und Zestoden, führen nur noch ein parasitäres Dasein, während andere, z. B. die Nematoden, neben vielen parasitischen auch freilebende Arten aufweisen. Medizinisch wichtig sind einesteils die dem Unterstamm der *Plathelminthes (Plattwürmer, Flachwürmer)* angehörenden *Trematodes (Saugwürmer)* und *Cestodes (Bandwürmer)*, andernteils der Unterstamm *Nemathelminthes (Rundwürmer)* mit der Klasse der *Nematodes (Fadenwürmer)* und den unbedeutenden Nematomorpha. Der Unterstamm der Akanthocephalia (Kratzer) sowie der Stamm der Annelida (Ringel- und Borstenwürmer) spielen klinisch kaum eine Rolle.
Von den *Trematoden* und *Zestoden* sind die meisten *Zwitter*, und an ihrer Entwicklung sind in der Regel ein oder zwei *Zwischenwirte* beteiligt. Bei den Trematoden und mehreren Zestoden wechseln *geschlechtliche* und *ungeschlechtliche Vermehrung* miteinander ab.
Nematoden sind *getrenntgeschlechtliche Organismen.* An ihrer Entwicklung beteiligt sich ebenfalls – direkt oder indirekt – ein Zwischenwirt.

Die Gruppe der Helminthen ist in ihren Lebenserscheinungen so vielgestaltig, daß weitere allgemeine Angaben jeweils zu Beginn der Abschnitte über Trematoden (S. 2104), Zestoden (S. 2118) und Nematoden (S. 2094) folgen werden. Wurm-ähnliche Organismen, wie die *Pentastomen,* die die *Pentastomiasis (Linguatuliasis)* verursachen, werden heute z. T. einem eigenen Phylum, dem der Pentastomida, zugeordnet.

180.8. Arthropoden

Soweit Arthropoden durch *Stich, Biß* und/oder *Bildung toxischer Produkte* schädigend wirken können, wurden sie früher schon aufgeführt (S. 1643 und Tabelle 96, S. 1626).
Zum Stamm der Arthropoden gehören zahlreiche *Vektoren,* die Infektionskrankheiten und im besonderen auch Parasitosen übertragen. Sie finden daher in den entsprechenden Kapiteln Erwähnung.

Literatur

Archibald, A. R.: Teichoic acids. In: Methods in carbohydrate chemistry (R. L. Whistler, ed.), vol. 6, p. 162. New York: Academic Press 1972 — *Buchanan, D. E., Gibbons, N. E. (eds.):* Bergeys manual of determinative bacteriology, 8th ed. Baltimore: Williams & Wilkins 1974 — *Bukhari, A. I., Shapiro, J. A., Adhya, S. L. (eds.):* DNA insertion elements, plasmids and episomes. Cold Spring Harbor, N. Y.: Cold Spring Harbor Laboratory 1977 — *Cohen, S. S.:* Are/were mitochondria and chloroplasts microorganisms? Am. Sci. *58,* 281 (1974) — *Emmons, Ch. W., Binford, Ch. H., Utz, J. P., Kwon-Chung, K. J.:* Medical mycology, 3rd ed. Philadelphia: Lea & Febiger 1977 — *Faust, E. C., Beaver, P. C., Jung, R. C.:* Animal agents and vectors of human disease, 4th ed. Philadelphia: Lea & Febiger 1975 — *Fenner, F.:* Classification and nomenclature of viruses. Basel: Karger 1976 — *Fraenkel, D. A., Vinopal, R. T.:* Carbohydrate metabolism in bacteria. Ann. Rev. Microbiol. *27,* 69 (1973) — *Goldsmith, R. S.:* Infectious diseases: Protozoal. In: Current medical diagnosis and treatment (M. Krupp, M. J. Chatton, eds.), p. 850. Los Altos: Lange 1976 — *Goldsmith, R. S.:* Infectious diseases: Metazoal. In: Current medical diagnosis and treatment (M. Krupp, M. J. Chatton, eds.), p. 863. Los Altos: Lange 1976 — *Hermann, E. C., jr.:* New concepts and developments in applied diagnostic virology. Progr. Med. Virol. *17,* 221 (1974) — *Hunter, G. W. III, Frye, W. W., Swartswelder, J. C.:* A manual of tropical medicine, 5th ed. Philadelphia: Saunders 1976 — *Krogstad, D. J., Korfhagen, Th. R., Moellering, R. C. jr., Wennersten, Ch., Swartz, M. N.:* Plasmid-mediated resistance to antibiotic synergism in enterococci. J. Clin. Invest. *61,* 1645 (1978) — *Lebek, G.:* Die Resistenzentwicklung von bakteriellen Krankheitserregern durch Plasmide. Mechanismus und Methoden. Lab. Med. *3,* 136 (1979) — *Lennette, E. H.,*

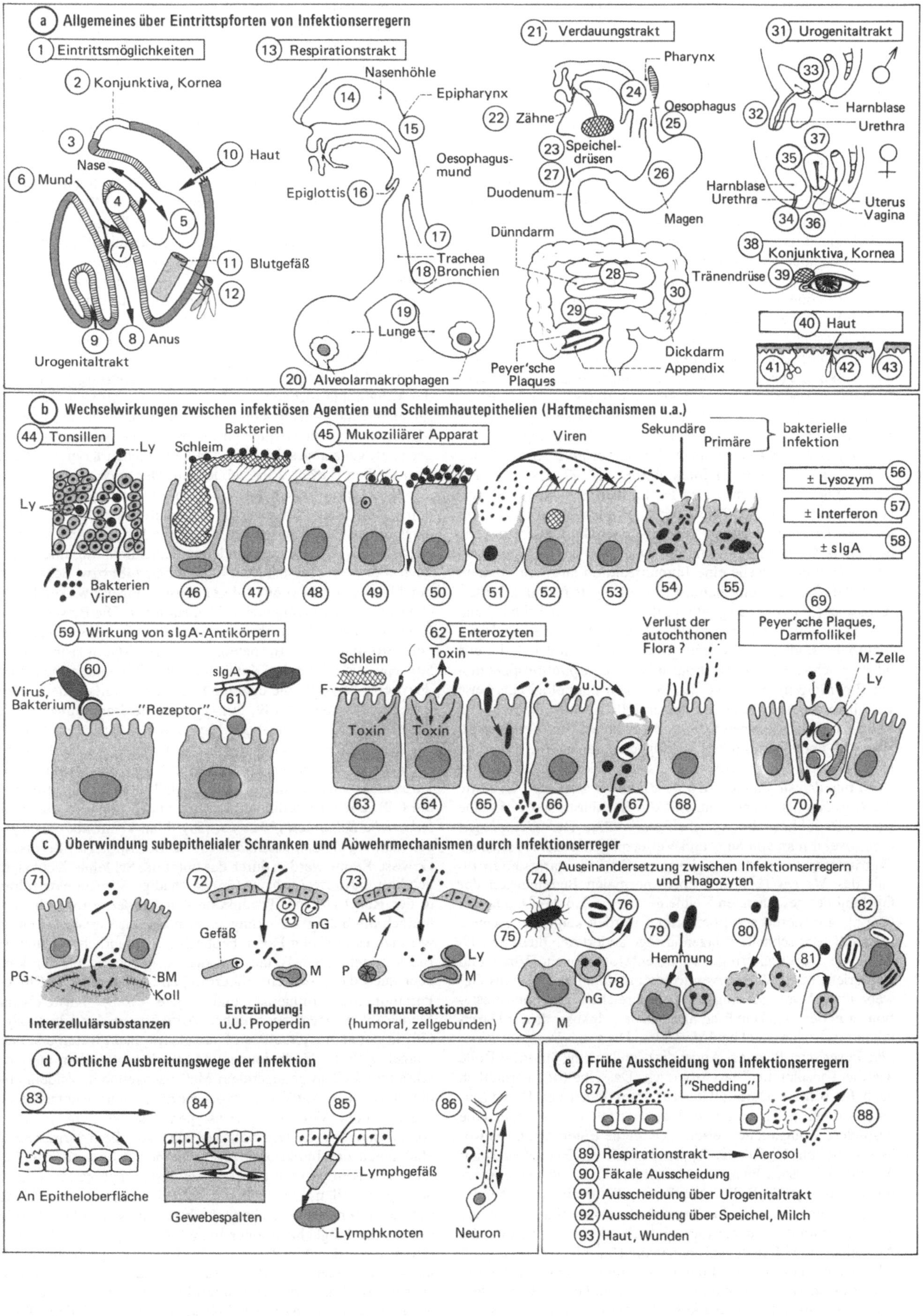
a Allgemeines über Eintrittspforten von Infektionserregern
1 Eintrittsmöglichkeiten
2 Konjunktiva, Kornea
3
Nase
6 Mund
4
5
7
10 Haut
11 Blutgefäß
12
9
8 Anus
Urogenitaltrakt
13 Respirationstrakt
Nasenhöhle
14
Epipharynx
15
Oesophagusmund
Epiglottis 16
17
Trachea
18 Bronchien
19
Lunge
20 Alveolarmakrophagen
21 Verdauungstrakt
Pharynx
22 Zähne
24
Oesophagus
25
23 Speicheldrüsen
27
26
Duodenum
Magen
Dünndarm
28
29
30
Peyer'sche Plaques
Dickdarm
Appendix
31 Urogenitaltrakt
33
32
Harnblase
Urethra
37
35
Harnblase
Urethra
Uterus
Vagina
34 36
38 Konjunktiva, Kornea
Tränendrüse 39
40 Haut
41 42 43
b Wechselwirkungen zwischen infektiösen Agentien und Schleimhautepithelien (Haftmechanismen u.a.)
44 Tonsillen
Ly
Ly
Bakterien
Viren
Bakterien
Schleim
45 Mukoziliärer Apparat
Viren
Sekundäre
Primäre
bakterielle Infektion
± Lysozym 56
± Interferon 57
± sIgA 58
46 47 48 49 50 51 52 53 54 55
59 Wirkung von sIgA-Antikörpern
60
Virus, Bakterium
sIgA
61
"Rezeptor"
62 Enterozyten
Schleim
F
Toxin
Toxin
Toxin
u.U.
Verlust der autochthonen Flora ?
69
Peyer'sche Plaques, Darmfollikel
M-Zelle
Ly
63 64 65 66 67 68 70 ?
c Überwindung subepithelialer Schranken und Abwehrmechanismen durch Infektionserreger
71
PG
BM
Koll
Interzellulärsubstanzen
72
nG
Gefäß
M
Entzündung!
u.U. Properdin
73
Ak
Ly
P
M
Immunreaktionen
(humoral, zellgebunden)
74 Auseinandersetzung zwischen Infektionserregern und Phagozyten
75
76
79
80
82
81
Hemmung
78
nG
77 M
d Örtliche Ausbreitungswege der Infektion
83
An Epitheloberfläche
84
Gewebespalten
85
Lymphgefäß
Lymphknoten
86
?
Neuron
e Frühe Ausscheidung von Infektionserregern
87
"Shedding"
88
89 Respirationstrakt → Aerosol
90 Fäkale Ausscheidung
91 Ausscheidung über Urogenitaltrakt
92 Ausscheidung über Speichel, Milch
93 Haut, Wunden

Abb. 212 a–e. *Eintritt von Mikroorganismen in den Wirtsorganismus sowie deren lokale Ausbreitung und Ausscheidung.* **a** *Allgemeines über Eintrittspforten von Infektionserregern. Eintrittsmöglichkeiten* für Mikroorganismen (1) bieten sich vor allem an *Schleimhäuten* (Nase, 3), Pharynx bzw. oberer und mittlerer Respirationstrakt (4), Mundhöhle (6), Verdauungskanal, im besonderen Darm (7), selten Analgegend (8), Urogenitaltrakt (9) und Konjunktiva (2). Bei Tröpfchen- und Staubinfektionen spielen zudem die *Lungenalveolen* (5) eine erhebliche Rolle. Auf dem hier dargestellten Schema ist die Tatsache hervorgehoben, daß wir es beim Digestionstrakt mit einem durchgehenden »Schlauch« zu tun haben, während der Respirationstrakt und der Urogenitaltrakt blind enden, und die Konjunktiva des Auges z. T. freiliegt. Die *Haut* bildet für die meisten Mikroorganismen eine fast unüberwindliche Schranke, sodaß eine Infektion auf diesem Weg fast nur über Läsionen der Epidermis (10) möglich ist. Diese können z. T. mikroskopisch klein sein. *Direkt* ins *Gewebe* oder in die *Blutbahn* (11) gelangen Keime z. B. durch Arthropodenstiche (12), Bisse oder Injektionen mit Hilfe von Nadeln. Die *Orte der Ausscheidung von Infektionserregern* sind aus dieser Skizze ebenfalls ersichtlich: Lungen-Nasopharynx bzw. Mundhöhle (meist in Form von Aerosolen), fäkal, genital, Haut, u. U. Konjunktiva u. a. m. *Viele Infektionserreger heften sich an Schleimhautepithelien fest,* bevor sie diese durchdringen (s. **b**). Im *Respirationstrakt* (13) spielt der *mukoziliäre Apparat* eine sehr wichtige Rolle in der Infektabwehr (14, 17, 18); ist er aus irgend einem Grund in seinen Funktionen gestört, besteht erhöhte Infektionsgefahr. *Tonsillen* dienen vor allem als *»immunologische Kontaktstrukturen«*, indem hier mikrobielle Antigene besonders leicht eintreten und im subepithelial gelegenen lymphoretikulären Gewebe eine Immunreaktion auslösen können; sie stellen aber auch eine häufige Eintrittspforte für Infektionserreger dar (15). Die *Epiglottis* (16) schützt durch Schluß beim Schlucken den Respirationstrakt vor Aspiration erregerhaltigen Materials; sind diese Reflexe gestört (z. B. infolge Lähmung oder im schweren Koma), droht u. a. eine Aspirationspneumonie. Im *Lungenparenchym* (19) besorgen physiologischerweise vor allem die Alveolarmakrophagen (20) die Wegräumung und Vernichtung eingeatmeter Mikroorganismen. Im *Verdauungstrakt* (21) finden sich zahlreiche Möglichkeiten eines Erregereintritts. Im Bereich des *Oropharynx* sind in dieser Hinsicht in erster Linie *defekte Zähne und/oder Zahnhalteapparate* (22) sowie die *Tonsillen* (24) zu nennen. Infektionsbegünstigend wirkt eine starke Reduktion des Speichelflusses (23). Der *Oesophagus* dient, wenn man von Soor und Verletzungen absieht, selten als Eintrittspforte von Mikroorganismen (25). Im stark sauren Inhalt des *Magens* (26) wird unter normalen Bedingungen der Großteil der geschluckten Keime getötet, sodaß das *Duodenum* (27) als annähernd steril bezeichnet werden kann; bei Achylie und/oder sehr schneller Magenpassage ändert sich diese Sachlage. Viele Infektionserreger (u. a. enteropathogene Viren und Bakterien) bzw. Wurmlarven treten im *Dünndarm* (28) ins Gewebe über; Voraussetzung einer erfolgreichen Infektion/Infestation ist in der Regel ein Festhaften an der Mukosa, da der Darminhalt rasch nach distal befördert wird. Die sog. *»Darmtonsillen«* (29: Peyer'sche Plaques, Appendix) spielen eine ähnliche Rolle wie die Tonsillen im Pharynxbereich. Dasselbe trifft vermutlich auch für solitäre Darmfollikel zu. Infektionen des Dickdarms (30) beruhen z. T. darauf, daß die betreffenden Erreger eine besondere Fähigkeit aufweisen, sich an die Enterozyten des Kolons zu heften. Im Fall der Appendix und von Divertikeln spielt das sog. Blindsack-Phänomen (s. Abb. 130, S. 698) eine infektionsbegünstigende Rolle. Ähnliches gilt für ein weitgehendes Sistieren der Peristaltik. Im *Urogenitaltrakt* (31) bildet die relativ lange Urethra des *Mannes* (32) ein wirksames Hindernis für das Aufsteigen von Mikroorganismen in die Harnblase; Harnwegsinfekte treten hier in erster Linie im Zusammenhang mit Abflußhindernissen (z. B. Prostatahyperplasie) und/oder Harnblasen-Katheterismus auf (33). Die kurze Urethra der *Frau* (34) ist die Hauptursache der beim weiblichen Geschlecht – zumindest bis ins vorgerückte Erwachsenenalter – wesentliche größeren Inzidenz von Harnwegsinfekten (35) als beim männlichen. Zudem bildet der nach außen weit offene Genitaltrakt (36) eine günstige Eintrittspforte für aufsteigende Infektionen (37; Kolpitis, Endometritis, Salpingitis, Infektionen des kleinen Beckens). Die *Konjunktiva* und die *Kornea* des Auges (38) werden normalerweise durch das »Scheibenwischer-System« von Lidschlag und der z. T. bakterizid wirkenden Tränenflüssigkeit geschützt (39). Infektionen dieser Strukturen erfolgen z. T. durch kleine Läsionen, digitale Übertragung und/oder Tröpfchen-, Staub- bzw. andere Transmissionsarten. Im Bereich der *Haut* (40) können Keime längs der Haarfollikel (42) bzw. durch Drüsenausführungsgänge (41) oder durch Defekte in der Epidermis (43) eindringen. **b** *Wechselwirkungen zwischen infektiösen Agentien und Schleimhautepithelien (Haftmechanismen u. a.).* Im Bereich der *Tonsillen* des Oropharynx und Epipharynx (44), aus denen normalerweise zahlreiche Lymphozyten (Ly) und z. T. auch andere Zellen ins Lumen austreten, bestehen normalerweise Lücken, durch die Infektionserreger eindringen können. Wie gesagt, dient dies in erster Linie einer fortwährenden Immunisierung gegen die in der Mundhöhle vorhandenen Keime; umgekehrt sind – aus demselben Grund – lymphoepitheliale Strukturen in besonderem Maß auch als Eintrittspforten für pathogene Mikroorganismen geeignet, ganz abgesehen von den keimreichen Krypten, die einem solchen Prozeß Vorschub leisten. Der *mukoziliäre Apparat des Respirationstraktes* (45) bildet normalerweise einen durch den Zilienschlag fortbewegten Schleimteppich, auf dem viele eingeatmete Partikeln stecken bleiben und larynxwärts befördert werden (46, 47). Bei verminderter Schleimbildung und/oder – noch wichtiger – reduziertem Zilienschlag (48) bzw. Schädigung der Flimmern (49) genügt dieser sonst reinigend wirkende Mechanismus seinen Aufgaben z. T. nicht mehr. Die Bewegung der Zilien erfährt u. U. auch durch festhaftende Mikroorganismen eine Störung (z. B. Bordetella pertussis, Mykoplasmen u. a., 50). Hie und da werden Keime auch von Flimmerepithelien endozytiert (49), oder die ersteren treten durch entstandene interzelluläre Lücken ein (49, 50). Die größte Bedeutung hat die *Besiedelung von Flimmerepithelien durch Viren mit nachfolgender Zytolyse* (51), was eine rasche Ausbreitung der Infektion auf benachbarte Epithelien ermöglicht (52–54). Bei verschiedenen Virusinfektionen treten in den Epithelzellen Einschlußkörper auf (52). Die virusbedingten Läsionen begünstigen in der Regel *bakterielle Sekundärinfektionen* (54). Man kennt aber auch *primär bakterielle Epithelschäden* (55, z. B. Diphterie, Pertussis). Gewisse Keime werden durch das unter der Schleimschicht ziemlich konzentrierte *Lysozym* (56) geschädigt. Virusinfekte führen in der Regel zu einer Produktion von *Interferon* (57), das vermutlich am baldigen Abklingen der massiven Virusbesiedelung, wie man es in vielen Fällen beobachtet, wesentlich beteiligt ist. Bei sehr schwerem Befall und rascher Virusvermehrung kann aber auch diese Abwehr »überrumpelt« werden (z. B. Rhino-, Parainfluenza-, Influenza- und andere Viren). Ausreichende Mengen von erregerspezifischen Antikörpern der Klasse *sIgA* (58) in der supraepithelialen Flüssigkeitsschicht treten erst nach einiger Zeit in Erscheinung und werden nur über eine beschränkte Zeit in genügendem Maß nachgebildet. Zudem sind die antiviralen Antikörper typenspezifisch und schützen nicht gegen »neue« Viren bzw. Virustypen. Die *Wirkung von sIgA-Antikörpern* (59) besteht wahrscheinlich vor allem darin, daß sie Haftstellen der Infektionserreger, die normalerweise eine Bindung an »Rezeptoren« (u. a. neuraminsäurehaltige Strukturen) der Epithelzellen ermöglichen (60), abdecken und so eine Fixation der Keime an die Zelloberfläche verhindern (61). Überdies besteht die Möglichkeit einer Immobilisierung begeißelter Bakterien, einer den Metabolismus des Erregers störenden Bedekkung von dessen Oberfläche (z. B. bestimmte Würmer bzw. Wurmlarven) u. a. m. Eine mikrobiell bedingte *Störung bzw. Schädigung der Enterozyten* (62) kann auf verschiedene Weise

Melnick, J. L., Magoffin, R. L.: Clinical virology: Introduction to methods. In: Manual of clinical microbiology, 2nd ed., p. 667. American Society for Microbiology 1974 — *Mahy, B. W. J., Barry, R. D. (eds.):* Negative strand viruses. Vol. 1 + 2. London: Academic Press 1975 — *Mandelstam, J., McQuillen, K.:* Biochemistry of bacterial growth, 2nd ed., New York: Wiley 1973 — *Melnick, J. L.:* Taxonomy of viruses, 1978. Prog. Med. Virol. *24,* 207 (1978) — *Meselson, M. S., Radding, C. M.:* A general model for genetic recombination. Proc. Natl. Acad. Sci. (USA) 72, 358 (1975) — *Mongini, P. K. A., Rosenberg, L. T.:* Lactic dehydrogenase virus alteration of lymphocyte circulation. J. Immunol. *120,* 459 (1978) — *Setlow, J. K., Hollaender, A. (eds.):* Genetic Engineering: Principles and methods, vol. 1. New York: Plenum Press 1979 — *Stanier, R. Y., Ingraham, J. L., Adelberg, E. A.:* The microbial world, 4th ed. New York: Prentice Hall 1976

181. Der Eintritt bzw. das Eindringen von Mikroorganismen in den Wirtskörper und erste Auseinandersetzungen zwischen den beiden

181.1. Allgemeine Bemerkungen

Den *menschlichen Körper* kann man sich vereinfacht als einen Organismus vorstellen, der einen durchgehenden, von Schleimhaut ausgekleideten *Verdauungskanal,* zwei blind endende, ebenfalls von einer Mukosa innen bedeckte Hohlraumsysteme *(Respirationstrakt mit Lungen* und *Urogenitaltrakt)* sowie *Augen*

Abb. 212 a–e (Fortsetzung)

erfolgen. Unter physiologischen Bedingungen bietet auch im Darmkanal eine Schleimschicht einen gewissen Schutz für die Epithelzellen; dieser ist z. T. mechanischer Art, z. T. beruht er darauf, daß zwischen den Enterozyten und dem mukösen Film eine Flüssigkeitsschicht (F) liegt, die eine relativ hohe Konzentration von Schutzstoffen, wie Antikörpern der sIgA-Klasse, aufweist (63). Bei gewissen Krankheiten, wie der *Cholera,* heften sich die Keime an die Oberfläche der Darmepithelien, *ohne einen nennenswerten strukturellen Schaden* anzurichten: Die pathogene Wirkung geht in diesem Fall auf die Freisetzung von Exotoxin (*Choleratoxin, Choleragen)* zurück, das u. a. die Adenylzyklase der Enterozyten aktiviert (63). Ähnlich verhält es sich mit der Besiedelung des Darms durch bestimmte Stämme von *Enterotoxin-bildenden E. coli.* In anderen Fällen zeigen die *Mikrovilli* nach dem Anhaften der Keime *deutliche Veränderungen,* die sich elektronenmikroskopisch erkennen lassen (64). Eine weitere Gruppe von Erregern (einige Salmonella-Spezies und gewisse Stämme von E. coli, ferner Shigella-Spezies (Dickdarm u. a.)) zeichnet sich dadurch aus, daß sie *in die Epithelien penetriert* (65) und diese z. T. zerstört (66, 67). Man weiß allerdings, daß ein Keimeintritt in die Enterozyten auch ohne Untergang der betreffenden Zellen stattfinden kann (z. B. bei Typhus abdominalis). Dasselbe gilt vermutlich für viele Virusinfektionen. Bei Schädigungen von Darmepithelien – gleichgültig, welcher Art (z. B. Ischämie) – treten Bakterien auch *interzellulär* in die Schleimhaut über (66). Über die Bedeutung eines *Verlusts der epithelständigen autochthonen Flora* des Darms (68), wie er z. B. bei Mäusen nach peroraler antibiotischer Behandlung nachgewiesen wurde, weiß man, was den Menschen betrifft, noch wenig. Im Bereich von *Peyer'schen Plaques* bzw. *Darmfollikeln* (69) treten bei verschiedenen Tierspezies (vor allem Kaninchen) physiologischerweise zahlreiche Bakterien in das subepitheliale Gewebe über. Sehr wahrscheinlich ist dies in geringem Maß auch beim Menschen der Fall. Die Durchschleusung parktikulären Materials geschieht hier vor allem mit Hilfe sog. *M-Zellen* (70). Über derartige Vorgänge im Rahmen einer intestinalen Infektion wissen wir allerdings noch wenig. **c** *Überwindung subepithelialer Schranken und Abwehrmechanismen durch Infektionserreger.* Nach Durchdringen der Epithelschicht – z. B. im Anschluß an einen Epitheluntergang – begegnen die Keime zunächst einer mechanischen Schranke: Die *Basalmembran (BM)* bietet pathogenen Erregern in der Regel keinen erheblichen Widerstand; offenbar kann sie relativ leicht aufgebrochen bzw. durchdrungen werden. Ein etwas stärkeres Hindernis sehen verschiedene Autoren in den *Proteoglykanen* (PG) sowie im *kollagenen Fasernetz* (Koll) der Mukosa (71). Der weitaus wichtigste Abwehrmechanismus inbezug auf Mikroorganismen, die in den subepithelialen Bereich vorgestoßen sind, liegt indessen in der *lokalen Entzündung* (72). Dabei spielen *Phagozyten,* im besonderen neutrophile Granulozyten, dank ihren bakteriziden Eigenschaften die Hauptrolle. Möglicherweise kommt weiteren, rasch verfügbaren Systemen, wie dem Properdin-System, über das Komplement aktiviert werden kann, u. a. m., ebenfalls eine gewisse Bedeutung zu. Bei nicht vorimmunisierten Individuen verstreicht nach erfolgtem Keimeintritt in den subepithelialen Bereich immer eine gewisse Zeit, bis *Immunreaktionen* (73) wirksam werden. Hierbei stehen – je nach Art der Infektion – durch T-Lymphozyten (Ly) und Makrophagen (M) vermittelte, *zellgebundene Immunantworten* oder die *Antikörperbildung* (Ak) durch Plasmazellen (P) im Vordergrund. Für den Schutz von Schleimhäuten ist, wie erwähnt, in erster Linie die Produktion von erregerspezifischem *sIgA* wesentlich, während Antikörper der IgG-Klasse vornehmlich im Gewebe und solche der IgM-Klasse hauptsächlich in der Blutbahn wirksam werden. Bei der *Auseinandersetzung zwischen Infektionserregern und Phagozyten* (74) im subepithelialen Gewebe muß mit einer Reihe von Möglichkeiten gerechnet werden, die es bestimmten pathogenen Keimen erlauben, der Phagozytose und/oder intrazellulären Abtötung zu entgehen: Große Beweglichkeit infolge Begeißelung (75); Vorhandensein von Polysaccharidkapseln mit antiphagozytärer Wirkung (76) im Bezug sowohl auf Makrophagen (M, 77) als auch auf neutrophile Granulozyten (nG, 78); eigentliche Hemmung des Phagozytosevorgangs (79); Zerstörung von Phagozyten (80); allenfalls negative chemotaktische Einflüsse (81,?); Fähigkeit der Mikroorganismen, im Innern der Wirtszellen zu überleben und sich darin zu vermehren (82) u. a. m. (Einzelheiten folgen in späteren Kapiteln). **d** *Örtliche Ausbreitungswege der Infektion.* Die Ausbreitung der Infektion kann an der *Schleimhautoberfläche* (83, s. auch 51–55) und/oder *subepithelial,* mit Vorliebe längs Gewebsspalten (84), erfolgen. In der Regel geraten Keime in *Lymphgefäße* und werden dann in regionäre *Lymphknoten* transportiert (85), wo sie oft ebenfalls eine entzündliche Reaktion auslösen, ganz abgesehen von der Stimulation des Immunapparates. In gewissen Fällen (z. B. Herpes simplex- und Varizellen-Zoster-Viren) dienen *Nerven* als Ausbreitungswege (86). Die Dissemination von Infektionserregern auf dem Blutweg kommt später zur Sprache (s. Abb. 215, S. 1748). **e** *Frühe Ausscheidung von Infektionserregern.* Nach Vermehrung der Keime im Epithelbereich können diese in großer Zahl wieder ins Lumen austreten. Diese *»Abschilferung«* (*»shedding«)* mag auf verschiedene Weise zustande kommen: Erfolgte das Keimwachstum vor allem an der Epitheloberfläche (z. B. Cholera-Vibrionen), ist mit einer Ablösung eines Teils der Erreger von der an sich intakten Zellage zu rechnen (87). Führte die Infektion der Epithelschicht zu deren weitgehendem Untergang, tritt sehr wahrscheinlich keimhaltiger Detritus in die Lichtung über (88). Die unter (89–93) aufgeführten Arten der Keimausscheidung gehen auf derartige Vorgänge zurück

aufweist, im übrigen aber durch die mechanisch und chemisch resistente *Haut* mit epidermalem bzw. verhorntem, mehrschichtigen Plattenepithel-Überzug gegen allenfalls ungünstige Umgebungseinflüsse geschützt ist. *Schleimhäute* sind ganz allgemein gegenüber Infektionserregern viel anfälliger als die intakte Epidermis. Dies geht schon aus der Häufigkeit hervor, mit der die oben erwähnten Hohlraumsysteme und die Augen infolge Einwirkung pathogener Keime betroffen sind. Bei den meisten akuten infektiösen Erkrankungen, denen der Mensch unterworfen ist, handelt es sich primär um Störungen im Respirationstrakt und/oder im Verdauungskanal. Offensichtlich gelingt es gewissen infektiösen Agentien immer wieder, die antimikrobiellen Abwehrmechanismen, die physiologischerweise den betreffenden Schleimhäuten einen Schutz bieten – im besonderen verschiedenartige Reinigungssysteme (mukoziliärer Transport im Respirationstrakt, »Spüleinrichtungen« an den Augen, schützende Schleimschichten und steter Forttransport des Inhalts im Verdauungskanal, Vorhandensein antimikrobieller Substanzen u. a. m.) – zu durchbrechen. Eine besondere Situation besteht dann, wenn die *Integrität der Hautoberfläche verletzt* wird, und Keime direkt in die darunterliegenden Gewebe/Strukturen gelangen. Dies ist beispielsweise bei Insektenstichen, Verwundungen aller Art und bei von Medizinalpersonen durchgeführten Injektionen und anderen Maßnahmen der Fall.

Diese wenigen Überlegungen machen verständlich, daß man die Infektionskrankheiten in bezug auf *Mechanismen der Keiminvasion und -ansiedlung* in drei große Gruppen unterteilen kann (Abb. 212).

Die **Pathogenese** des Eintritts infektiöser Agentien in den Körper beruht auf:

a) einem *Vorhandensein spezifischer, keimeigener Haftmechanismen,* die es dem Mikroorganismus gestatten, sich an Schleimhautepithelien an sich gesunder Individuen zu fixieren und diese u. U. zu durchdringen;
b) einer *Einführung von Mikroorganismen durch Arthropodenstiche bzw. -bisse oder andere, die normale Haut penetrierende Keimträger* ins subepidermale Gewebe bzw. – im Fall blutsaugender Arthropoden oder intravaskulärer Injektionen – direkt in die Blutbahn;
c) einer *Schädigung der Strukturen/Funktionen, die physiologischerweise die Abwehrleistungen erbringen,* so daß nun auch Mikroorganismen, die normalerweise nicht zur Erzeugung einer Infektionskrankheit fähig sind, in den Körper eintreten und sich hier vermehren bzw. Schaden anrichten können.

Die Invasion des wirtseigenen Gewebes ist allerdings, wie schon hervorgehoben wurde, keine unbedingte Voraussetzung für die Schädigung des Makroorganismus. Ein Beispiel hierfür liefert die Cholera, bei der es genügt, daß sich die Vibrionen an den Enterozyten festhaften und dort ihr Toxin freisetzen, um schwerste Veränderungen hervorzurufen.

181.2. Die Haut als Eintrittspforte von Infektionserregern

Pathogenese: Physiologischerweise bildet die Haut für Mikroorganismen eine kaum durchdringbare Schranke. Sie kommt aber als Eintrittspforte für Infektionserreger in Frage, wenn die *Kontinuität der Epidermis unterbrochen* ist. Abgesehen von *Verletzungen,* die man von bloßem Auge sehen kann – im besonderen *Stichwunden* sind gefährlich –, ist auch an Risse im Sinn von *Rhagaden* zu denken, die am Grund nur von einer dünnen Epithelschicht bedeckt sein können. Diese Möglichkeit des Eindringens pathogener Keime steht vor allem in jenen Ländern im Vordergrund, in denen die Bevölkerung gewohnt ist, barfüßig herumzugehen: Die schwere Schwielenbildung im Sinn der Hyperkeratose begünstigt die Entstehung von Rissen, die ziemlich tief reichen. Krankheiten wie das sog. Maduramyzetom (»Madurafuß«) beruhen auf einem solchen Mechanismus, indem Aktinomyzeten und andere Keime durch derartige Spalten eindringen und sich im Gewebe ansiedeln können. Wahrscheinlich spielen Rhagaden auch bei anderen Affektionen eine Rolle, z. B. bei der Schistosomiasis, bei der die Infektion »durch Eindringen von Zerkarien in die Haut« verursacht wird, ferner bei gewissen Leptospirosen u. a. m. Vieles spricht dafür, daß eine »Undurchlässigkeit« der Epidermis für Mikroorganismen nur dann besteht, wenn eine voll ausgebildete Hornschicht vorhanden, und die Talgdrüsen funktionstüchtig sind. Einige Autoren nehmen an, daß zusätzlich zur mechanischen Schranke der Hornschicht, die auch chemischen Einflüssen gegenüber ziemlich resistent ist, ein an der Hautoberfläche wirksamer Säuremantel und »bakterizide« Fettsäuren eine Rolle spielen.

Künstlich erzeugte Diskontinuitäten der Hautoberfläche, wie Stichverletzungen durch *Injektionsnadeln, Tätowiernadeln* u. a. m., führen nicht selten zu lokalen, u. U. sogar allgemeinen Infektionen. Die Wichtigkeit der Unterbrechung der epidermalen Barriere für das Anwachsen von Keimen geht u. a. auch aus *Impfungen* mit Hilfe lebender Keime hervor (vgl. dazu die z. B. bei Pockenimpfung notwendige Skarifikation, ferner die Technik der BCG-Impfung). *Akzidentelle Verletzungen,* auch solche durch Pflanzendorne, sind eine häufige Ursache infektiöser Komplikationen. Eine besondere Bedeutung, vor allem im Rahmen von Parasitosen, haben *Stiche oder Bisse durch Arthropoden* (Mücken, Stechfliegen, Zecken, u. U. Milben u. a.). Dabei werden die Keime z. T. durch *»mechanische Transmission«,* d. h. durch kontaminierte Mundwerkzeuge der Arthropoden, ins Gewebe eingeführt, ohne daß der Vektor selbst Sitz einer Vermehrung der betreffenden Mikroorganismen wäre. Trifft letzteres zu, spricht man von *»biologischer Transmission«,* die typischerweise bei Malaria, Gelbfieber und anderen Affektionen die Regel ist. Öfters werden dabei die Erreger mit dem Arthropodenspeichel in kleinen Mengen in die Stich- oder Bißwunden

»hineingespuckt«. Blutsaugende Mücken führen den Proboscis in ein Hautgefäß ein, wobei sie während der Blutmahlzeit weitere Portionen von Speichel injizieren: So gelangen Keime direkt in die Blutbahn, vergleichbar dem Entstehen einer »sepsis d'emblée«, die bei intravenöser Injektion mikrobiell kontaminierter Flüssigkeiten durch Medizinalpersonen zustande kommen kann (vgl. dazu auch »Lues d'emblée« nach Übertragung Spirochäten-haltigen Blutes bei Transfusionen oder Übertragung von Hepatitis-Viren). Bei anderen Infektionskrankheiten, wie dem Fleckfieber oder der Pest, vermehren sich die Mikroorganismen im Darm des Arthropoden und gelangen durch Defäkation oder Regurgitation von Seiten des Vektors in die Bißwunde.

Bisse durch größere Tiere spielen hauptsächlich bei der Tollwut eine entscheidende Rolle (S. 1809), da bei erkrankten Tieren das Virus im Speichel erscheint. Ferner ist die Fusospirochätose zu erwähnen, die durch *menschliche Bisse* ausgelöst werden und u. U. rasch zu septischen Komplikationen Anlaß geben kann. Zum guten Glück ist dies kein häufiges Ereignis, weil – wie Cedric Mims sich ausdrückt – »most people have neither the temperament nor the teeth for it«!

Beispiele:

- Lebendes *Vakzinia-Virus* kann nur nach Schädigung der Hautoberfläche (Skarifikation) in Epidermiszellen eintreten und sich dort vermehren.
- *Pyogene Staphylokokken* sind die verbreitetsten »Invasoren« der Haut. Wahrscheinlich treten sie stets durch kleine Diskontinuitäten der Epidermis bzw. der Haarfollikel ins Gewebe ein (*Follikulitis, Furunkel, Karbunkel* u. a.).
- Man kennt ungefähr 150 verschiedene Arbo (»*ar*thropod-*bo*rne«)-Viren, die zu fieberhaften Zuständen aller Art führen können.
- Krankheiten, wie das sog. *Maduramyzetom,* das z. B. in Nordostafrika außerordentlich häufig beobachtet wird, ließen sich durch ständiges Tragen von Schuhen vermeiden.
- Durch Verletzungen der Haut eingedrungene *Streptokokken* verursachen u. U. eine *Impetigo* oder ein *Erysipel.*
- Der *Milzbrand* wird z. T. durch Kontamination von Hautwunden erworben.
- Bei der Übertragung der *Pest* durch den Rattenfloh *(Xenopsylla cheopis)* auf den Menschen wird der Erreger *(Yersinia pestis)* während des Blutsaugens aus dem Darmkanal regurgitiert und gelangt so durch die Bißwunde ins subepidermale Gewebe.
- Die Kleiderlaus *(Pediculus humanus corporis),* der Hauptüberträger des klassischen *Fleckfiebers,* defäkiert in der Regel während des Blutsaugens, so daß die im Darm – Vermehrung – zahlreich vorhandenen Erreger *(Rickettsia prowazeki)* gleichsam durch Kontamination in die Bißwunde gelangen.

181.3. Eindringen infektiöser Agentien durch den Respirationstrakt (»aerogene Infektionen«)

Pathogenese: In der Luft lassen sich fast immer Mikroorganismen nachweisen. Man kann damit rechnen, daß innerhalb von Gebäuden etwa 200–1000 Keime/m^3 Luft vorhanden sind, was bedeutet, daß der Mensch unter solchen Bedingungen – bei einer Ventilationsrate von 6 l/min – täglich bis zu 10000 und mehr Mikroorganismen einatmet. Weitaus die meisten sind nicht pathogen. Die im Respirationstrakt vorhandenen *Reinigungsmechanismen,* im besonderen der *mukoziliäre Transport* partikulären Materials sowie die *Phagozytosetätigkeit der Alveolarmakrophagen,* wurden schon erörtert (S. 609). Es sei hier nochmals hervorgehoben, daß größere *Partikel* (etwa $< 10\,\mu m$ im Längsdurchmesser) – sofern sie nicht schon durch die Haare am Naseneingang filtriert wurden – vor allem durch Impaktion auf die Schleimhäute des oberen Respirationstraktes oder, im Fall von Mundatmung, des Rachens und allenfalls der Larynxgegend gelangen, wo sie in der Regel in der bedeckenden Schleimschicht steckenbleiben. Kleinere Partikel gelangen eher in die Lungenalveolen, vor allem solche, die ungefähr 1–4 µm im Durchmesser messen. Ähnliches gilt auch für *Tröpfchen,* die bei aerogenen Infektionen bei weitem die wichtigste Rolle spielen; denn die meisten mit der Exspirationsluft nach außen beförderten infektiösen Agentien, Viren wie Bakterien, befinden sich innerhalb von Flüssigkeitströpfchen *(»Tröpfcheninfektion«).* Beim Husten werden z. T. bis zu mehreren Hunderten solcher keimhaltiger Tröpfchen/Hustenstoß nach außen geschleudert, beim Niesen – beispielsweise bei Schnupfen – hat man bis 20000 gezählt.

Eine *Infektion* bzw. eine *Infektionskrankheit* kann über den Respirationstrakt nur zustande kommen, wenn wenigstens ein Teil der eingeatmeten Keime a) nicht dem mukoziliären Abfang- und Transportmechanismus zum Opfer fällt und b) der Phagozytose und dem Abtöten durch Alveolarmakrophagen zu entgehen vermag. Diese Bedingungen sind dann mehr oder weniger erfüllt, wenn sehr *viele Keime* eingeatmet werden, diese eine ausgesprochene *Fähigkeit zum Festhaften an Epithelien* des Respirationstraktes besitzen, der *mukoziliäre Transportmechanismus defekt* ist, die Abwehrfunktionen antimikrobieller Substanzen, wie *Lysozym, sIgA* (S. 1738) und – im Fall von Virusinfekten – *Interferon* (S. 1733), relativ unwirksam bleiben, und/oder die *Keimphagozytose und -vernichtung durch die Alveolarmakrophagen* aus dem einen oder anderen Grund *nicht erfolgreich* verläuft. Verschiedene infektiöse Agentien, Viren wie Bakterien, etablieren sich im Respirationstrakt (auch dem gesunder Personen) vor allem aufgrund ihrer Fähigkeit, mit der Oberfläche der Epithelzellen ziemlich feste Bindungen einzugehen, die einer Fixation von Effektoren durch membranständige *Rezeptoren* zu vergleichen sind. Mikroorganismen, im besonderen auch Bakterien, die nicht auf diese Weise an Epithelien festzuhaften vermögen, haben höchstens dann eine Chance zur Infektion, wenn der mukoziliäre Transport nicht funktioniert. *Schäden an den Flimmerepithelien* können auf verschiedene Art zustande kommen: Gut bekannt sind die durch *Viren* verursachten Läsionen am mukoziliären Apparat, die häufig als Wegbereiter für sog. *sekundäre Pneumonien* (z. B. durch Streptococcus pneumoniae) dienen. *Chronische Bronchitiden,* beispielsweise infolge fortgesetzter physikalisch-chemischer Irritation (S. 620), im besonderen auch *Zigarettenrau-*

chen und *atmosphärische Pollution,* ferner *Trockenheit, Kälte* u. a., stellen Faktoren dar, die nachgewiesenermaßen die Zilientätigkeit zu beeinträchtigen vermögen. Dasselbe gilt für allgemeine *Narkosen,* ganz abgesehen von Druckschäden, die durch einen eingelegten *Tubus* im Laryngotrachealbereich erzeugt werden können. Man kennt schließlich auch *Bakterien,* die – offenbar aufgrund einer örtlich toxischen Wirkung – die Funktion der Flimmerhaare stark stören können. *Mykoplasmen* entfalten z. T. eine ähnliche Wirkung, wobei offen steht, ob diese auf lokal-toxischer Grundlage und/oder auf einer rein mechanischen Behinderung infolge massiver Besiedelung der Epitheloberfläche durch die Keime beruht.

Eine *Überwindung der phagozytären Abwehr,* vor allem im Bereich der Lungenalveolen, gelingt einzelnen Keimen dadurch, daß sie einer Endozytose nicht leicht zugänglich sind (z. B. kapselhaltige Pneumokokken) oder intrazellulär nicht leicht getötet werden können (z. B. Mycobacterium tuberculosis). Die Funktion der Makrophagen kann schließlich durch *toxische Wirkungen von Seiten der Keime* herabgesetzt (z. B. durch gewisse Viren, vermutlich auch Bakterien) oder durch schädlich wirkende Partikel, wie Quarz oder Asbestfäserchen, reduziert worden sein. *Neutrophile Granulozyten* wollen wir in diesem Zusammenhang nicht besonders erwähnen, da sie in der Regel – im Gegensatz zu den normalerweise in Lungenalveolen vorhandenen Makrophagen – erst bei Einsetzen akut-entzündlicher Reaktionen in Erscheinung treten.

Beispiele:

- Versuche mit *^{51}Cr-markierten Polystyren-Partikeln,* die von Freiwilligen eingeatmet wurden, ließen erkennen, daß Teilchen mit einem Durchmesser von ungefähr 5 µm etwa zur Hälfte innerhalb von Stunden – mit Hilfe des mukoziliären Transportes – aus dem Respirationstrakt entfernt wurden, während die andere Hälfte mit einer Halbwertszeit von etwa 150 Tagen in Lungen und dann auch bronchialen Lymphknoten blieb. Diese Befunde lassen sich naturgemäß nicht auf Infektionen übertragen, da die Keime fast immer von den Phagozyten abgebaut würden; dies ist bei Polystyren nicht der Fall. Immerhin geben sie einen Einblick in die Größenverhältnisse der alveolären Ablagerung solcher Partikel.
- *Influenza- und andere Viren* besitzen an ihrer Oberfläche ein Hämagglutinin, das sich spezifisch mit Rezeptoren (Sialsäurehaltige Gruppen auf Glykoproteinen) der Epithelzellen verbindet.
- *Mycoplasma pneumoniae* vermag fest an Neuraminsäure-haltigen Rezeptoren der Epithelien zu haften. Weitere derartige Haftvorgänge sind im Fall von Infektionen durch *Rhinoviren, Bordetella pertussis* u. a. festgestellt worden.
- *Streptococcus pneumoniae* führt in der Regel nur zu einer Pneumonie, wenn vorher der mukoziliäre Apparat und/oder weitere Abwehrmechanismen geschädigt sind.
- Läsionen an Flimmerepithelien werden u. a. durch *Masern- und Influenzaviren* verursacht.
- *Bordetella pertussis* vermag im Zuge seiner Fixation an Epithelzellen auch die Zilientätigkeit zu beeinträchtigen. Letzteres scheint *Haemophilus influenzae* durch Produktion (einer) lokal wirkenden(r) Substanz(en) zu erreichen.
- Viele *Viren* entfalten im Respirationstrakt deshalb keine pathogene Wirkung, weil sie nur bei niedriger, nicht aber bei Körpertemperatur gut gedeihen.

181.4. Mundhöhle und Rachen als Eintrittsbereich pathogener Keime

Pathogenese: Die Mundhöhle und der Rachen, eingeschlossen die Tonsillen, beherbergen normalerweise eine große Zahl von Mikroorganismen verschiedenster Art, u. a. Streptokokken, Mikrokokken, Diphtheroide sowie viele anaerob wachsende Bakterien. Einige dieser Keime haften sich – aufgrund z. T. noch nicht geklärter Mechanismen – mehr oder weniger fest an gewisse Oberflächenstrukturen. *Streptococcus mutans,* der Dextran zu produzieren vermag, bildet auf der *Zahnoberfläche* einen zähen Belag, in dem sich manche Bakterien in großer Zahl ansiedeln: Auf dieser Grundlage entstehen die *Plaques,* die im Rahmen der Kariesentstehung eine große Rolle spielen (s. Abb. 127, S. 668). Andere Bakterien, im besonderen bestimmte Streptokokkenarten, finden sich lagenweise an der Oberfläche von Zungen- und Wangenschleimhaut, ohne eine pathogene Wirkung zu zeigen. Physiologischerweise wird die Mundflora dauernd durch den *Speichelfluß* und mechanische Bewegungen von Zungen und Wangen sowie den Schluckvorgang im Sinn eines *Spüleffekts* nach hinten befördert und gelangt mehrheitlich in den Magen. Diese mechanische Rolle der Saliva ist wahrscheinlich wichtiger als die antimikrobiellen Substanzen, wie Lysozym und Antikörper, die sie mitführt. Verständlicherweise nimmt das Bakterienwachstum in Mundhöhle und Rachen zwischen den *Mahlzeiten* zu, während die letzteren in besonderem Maß am Wegspülen (-wischen) der Mikroflora beteiligt sind. Über Nacht ist das intraorale und intrapharyngeale Wachstum von Mikroorganismen noch größer, und extreme Maße erreicht es bei *Dehydratation* des Patienten (z. B. bei Typhus abdominalis, Pneumonie, schwerem Fleckfieber, Sepsis u. a. m.): In solchen Situationen entwickelt sich oft ein ausgesprochen übler Mundgeruch *(foetor ex ore),* der auf einem Überwuchern der Mikroben beruht. Hie und da kommt es auf diese Weise auch zu einem Eindringen von Keimen ins Gewebe. Ein hochgradiger *Vitamin C-Mangel (Skorbut)* war früher ein häufiger Grund einer sog. »Mundfäulnis«, zumal bei Seeleuten. Abgesehen von mechanischen Gegebenheiten und Störungen im Wasserhaushalt, kann das bakterielle Gleichgewicht im Mund-Rachen-Raum auf weitere Art gestört werden, im besondern durch den *Zutritt pathogener Keime.* Normalerweise bildet die Mundflora einen gewissen Resistenzfaktor, indem sie es anderen Keimen offenbar nicht leicht macht, sich anzusiedeln. Das *Ansiedeln und die Vermehrung krankmachender Mikroorganismen* werden vor allem dann begünstigt, wenn a) diese in sehr *großer Zahl* anfallen; b) die pathogenen Keime über *besondere Haftmechanismen* verfügen, die ihnen ein Verbleiben an der Epitheloberfläche gestatten; c) die Erreger sich mit Vorliebe in *Epithelnischen oder -taschen* anhäufen (z. B. Tonsillenkrypten u. a.) und so dem Spüleffekt zum guten Teil entzogen sind; und d) die *Abwehrmechanis-*

men des Wirts aus irgend einem Grund geschwächt sind. In diesem Zusammenhang kann erwähnt werden, daß auch im Rachenraum Viren, die epithelschädigend wirken, eine bakterielle Sekundärinfektion nach sich ziehen können. »*Schluckweh*« ist in solchen Fällen eine häufige Erscheinung und beruht nicht nur auf bakterieller Infektion. Man nimmt an, daß der *Schluckvorgang* selbst in gewissem Sinn der Ausbreitung einer Infektion Vorschub leistet, indem z. B. die Erreger-reiche Zunge mit Kraft gegen den Pharynx gestoßen wird und ihre Oberfläche an diesem »abreibt«.

Beispiele:

- *Pyogene Streptokokken* vermögen dank des *M-Proteins* an ihrer Oberfläche besonders solide Bindungen mit den Pharynxepithelien einzugehen.
- Im Bereich der *Tonsillen* kann partikuläres Material normalerweise eintreten (*Persorption,* S. 694).
- *Corynebacterium diphtheriae* besitzt offenbar ebenfalls Oberflächenstrukturen, die sich an »Rezeptoren« der Rachen-, vielleicht auch der Tracheobronchialepithelien fixieren.
- Normalerweise ist *Candida albicans* ein harmloser Kommensale im Mundbereich. Unter Behandlung mit *Breitspektrum-Antibiotika* kommt es nicht selten vor, daß Veränderungen der Mundflora ein Überwuchern des »Soorpilzes« gestatten. Manchmal dringt der letztere dabei sogar in das Gewebe ein.

181.5. Eintritt von Mikroorganismen im Gastrointestinal-Kanal

Pathogenese: Beim Schluckakt wird der Oropharyngealinhalt in den *Ösophagus* gebracht und von diesem ziemlich rasch in den Magen geleitet. Die erhebliche Passagegeschwindigkeit, die Umhüllung des Inhalts mit Schleim und die besondere Beschaffenheit des mehrschichtigen, leicht parakeratotisch verhornten Plattenepithels gehören wahrscheinlich zu den Faktoren, die eine Keimansiedelung in der Speiseröhre nur selten zulassen. Ausnahmen bilden u. a. die Candidiasis, die sich dort ausbreiten und sogar in die Tiefe wachsen kann (s. o.), ferner Verletzungen des Ösophagus durch scharfe bzw. spitzige Objekte, die mit der Gefahr einer Mediastinitis verbunden sind (S. 1380).

Der *Magen* ist als Eintrittspforte für Mikroorganismen ebenfalls wenig geeignet. Die meisten Keime sind *säureempfindlich* und ziehen ein leicht alkalisches Milieu vor, wenn man z. B. von Mykobakterien und Sproßpilzen, ferner von Enteroviren (Polio-, Coxsackie- und Echoviren) absieht. Pathogene Bakterien, wie die Choleravibrionen, haben eine größere Chance, den Magen lebend zu passieren, wenn sie z. B. von Nahrungsteilen und/oder Schleim reichlich umhüllt sind, wenn gleichzeitig alkalisierende Substanzen eingenommen werden, oder wenn eine Achlorhydrie besteht. Ähnliches gilt für Salmonellen und andere Mikroorganismen.

Im *Duodenum* begegnen die aus dem Magen entlassenen, noch überlebenden Keime der *Galle* und den vor allem aus dem Pankreas stammenden proteolytischen und anderen *Enzymen.* Verschiedene Bakterien, z. B. gewisse Streptokokkenstämme, wachsen in Gegenwart von Galle nicht, andere (u. a. Streptococcus faecalis, E. coli, Proteus, Pseudomonas, Salmonellen und Shigellen) gedeihen darin fast ungestört. Dasselbe gilt für Enteroviren. Über die quantitativen Verhältnisse eines intraluminalen Abbaus potentieller Infektionserreger durch Enzyme des Darminhalts weiß man noch wenig Bescheid. Zumindest kann gesagt werden, daß sie in vielen Fällen eine Ansiedelung der Keime nicht zu verhindern vermögen. Die eingenommene »*Erregerdosis*«, deren es bei den meisten Infektionen mit intestinaler Eintrittspforte zur Auslösung einer Krankheit bedarf, hängt wahrscheinlich u. a. damit zusammen, daß eine ausreichende Menge von Mikroorganismen den Magen und den oberen Dünndarm unbehelligt passieren kann: Dabei spielt die Zahl der per os eingenommenen Bakterien oder Viren naturgemäß eine große Rolle. Es wurde schon früher hervorgehoben (S. 675), daß der wirkungsvollste intraintestinale »Reinigungsmechanismus« in der *stetigen, durch Peristaltik bewirkten Fortbewegung des Inhalts* besteht. Normalerweise halten sich die Vermehrung der Bakterien im Darmlumen und deren Abtransport die Waage. Ist der letztere nicht mehr gewährleistet, kommt es u. U. rasch zu bedrohlichen Situationen (s. Ileus und Blindsackphänomene, S. 696). Einen weiteren wesentlichen Faktor, der zum Gleichgewicht der Darmflora beiträgt, stellt – wie man aufgrund von Befunden an Laboratoriumstieren annehmen darf (S. 649) – wahrscheinlich die *kommensalische oder allenfalls symbiotische Population von Mikroorganismen* dar, die normalerweise mit der Innenfläche verschiedener Darmabschnitte verbunden zu sein scheint. Diesbezüglich sind die Verhältnisse beim Menschen allerdings noch wenig erforscht. *Pathogene Keime müssen sich,* um auf dem intestinalen Weg eine Infektion herbeizuführen, *vermehren können.* Mehrheitlich gelingt ihnen dies, weil sie über besondere *Haftmechanismen* verfügen, die ihnen eine ziemlich feste Verbindung mit der Oberfläche der Enterozyten ermöglichen und so einen Abtransport verhindern. In manchen Fällen, wie bei der Cholera, konnte festgestellt werden, daß die Darmepithelien mehr oder weniger spezifische Rezeptoren aufweisen, an die sich die Keime fixieren können (s. u.). Eine – vermutlich nicht unerhebliche – Behinderung erfahren derartige Bindungsvorgänge durch die *Schleimschicht,* die den Enterozyten normalerweise aufliegt, und die darunter befindliche Flüssigkeit, welche meist ziemlich reichlich *sekretorisches IgA* enthält (S. 1759). Letzteres kann u. a. durch Verbindung mit Oberflächenantigenen der Bakterien (u. a. auch Geißelantigene) und Viren einem Festhaften der Erreger an den Darmepithelien entgegenwirken. Dies ist allerdings nur bei spezifisch vorimmunisierten Individuen zu erwarten. Der Schleim wirkt vermutlich nicht zuletzt als mechanische Barriere, die überdies dank der erheblichen Viskosität Mikroorganismen »einfangen« oder anderswie fixieren mag. Der *Eintritt*

Tabelle 105. Eintritt von Infektionserregern durch die Körperoberfläche und Ausbreitungsarten derselben im Organismus (Beispiele)

Lokalisation Gewebe Zellen	Infektionserreger	Bemerkungen
Haut	Arboviren	Ungefähr 150 verschiedene Viren, die durch infizierte Arthropoden (Stiche, Bisse) übertragen werden und fieberhafte Erkrankungen hervorrufen.
	Lyssavirus	Übertragung der Rabies durch Biß eines tollwütigen Tieres.
	Vacciniavirus	Komplikationen nach Pockenimpfung.
	Rickettsien	Fleckfieber und andere Rickettsiosen, die durch infizierte Arthropoden übertragen werden.
	Staphylococcus aureus	Häufigster pathogener Eindringling im Hautbereich.
	Streptococcus pyogenes	Erzeugt u. a. Impetigo und Erysipel, u. U. mit Nierenkomplikationen.
	Bacillus anthracis	Führt nach Penetration durch die Haut nicht selten zu einem lebensbedrohlichen Typ von Milzbrand.
	Yersinia pestis	Infektion durch einen infizierten Rattenfloh (Biß).
	Leptospira interrogans	Leptospirosen werden oft durch Hautkontakt mit Wasser erworben, das durch Urin infizierter Tiere kontaminiert ist.
	Plasmodien	Übertragung der Malaria durch infizierte Mücken.
	Dermatophyten	Breiten sich nur in den obersten Schichten der Epidermis aus (Tinea).
Schleimhaut des oberen Respirationstraktes	Influenzavirus	Virales Hämagglutinin reagiert mit neuraminsäurehaltigen Rezeptoren der Epithelien. Der Zellschaden bleibt weitgehend auf die letzteren beschränkt.
	Adenovirus	Das virale Kapsidprotein reagiert mit Rezeptoren an Zelloberflächen. Adenoviren können zu einer systemischen Infektion führen.
	Mycoplasma pneumoniae	Mycoplasma-Fortsätze heften sich an Neuraminsäure-haltige Rezeptoren der Epitheloberfläche.
	Corynebacterium diphtheriae	Haftmechanismus unbekannt. Die Keime dringen kaum ins Gewebe ein.
	Bordetella pertussis Haemophilus influenzae	Haftmechanismus unbekannt.
Schleimhaut des Pharynx	Streptococcus pyogenes	Haften der Keime an der Epitheloberfläche mit Hilfe von M-Protein. Gefahr einer durch Immunreaktionen vermittelten Herz- und/oder Nierenschädigung. Selten Generalisation der Infektion.
	Polioviren	Virales Kapsidprotein reagiert mit spezifischen Rezeptoren an Epitheloberfläche. Danach oft Virämie.
	Adenovirus Corynebacterium diphtheriae	s. o.
	Bacteroides sp. Fusobacterium sp.	Eintritt ins Gewebe fast nur bei hypoxischen Schäden desselben.
Konjunktiva der Augen	Adenovirus	Virales Kapsidprotein reagiert mit spezifischen Rezeptoren an der Epitheloberfläche.
	Chlamydia trachomatis Chlamydia oculogenitalis	Haftmechanismus unbekannt (Sialhaltige Rezeptoren an Epitheloberfläche?).
Urogenital-Schleimhaut	Neisseria gonorrhoeae	Bakterienoberfläche heftet sich an eine unbekannte Komponente der Urotheloberfläche.
	Treponema pallidum	Dringt z. T. zwischen den Epithelzellen ins Gewebe ein. Bald Treponemämie.

Tabelle 105 (Fortsetzung)

Lokalisation Gewebe Zellen	Infektionserreger	Bemerkungen
Darmschleimhaut	Pathogene Escherichia coli	Festhaften der Keime abhängig von gewissen Komponenten der Bakterienoberfläche (z. B. K88-Antigen bei Kälber-Diarrhoe). Krankmachende Wirkung teils durch Freisetzung von Enterotoxin, teils durch Invasion des Wirtes.
	Vibrio cholerae	Haftmechanismus unbekannt. Die Vibrionen penetrieren nicht ins Epithel, sondern wirken durch Abgabe von Choleratoxin (Choleragen).
	Salmonella typhi	Haftmechanismus unbekannt. Eindringen der Keime und rasches Übertreten in die Blutbahn die Regel.
	Shigella (flexneri u. a.)	Haftmechanismus unbekannt (Pili?). Die z. T. epithelzerstörende Infektion bleibt lokal.
	Enteroviren	Haftmechanismus unbekannt. Meist anschließende Virämie.
Zähne	Streptococcus mutans	Dextranproduktion, die bei der »Plaque«-Bildung eine Rolle spielt.

Anmerkungen

1. Eine *Beschränkung der Infektion auf die Körperoberfläche bzw. -innenflächen* ist bei folgenden Erregern die Regel:
Respirationstrakt und Konjunktiva: Influenza-, Parainfluenza (1–4)-, Rhino- und Coronaviren; Chlamydia trachomatis, Chlamydia oculogenitalis; Mycoplasma pneumoniae; Bordetella pertussis, Corynebacterium diphtheriae, Streptococcus pyogenes; Candida albicans u. a. m.
Urogenitaltrakt: Erreger der unspezifischen Urethritis; Neisseria gonorrhoeae; Candida albicans; Trichomonas vaginalis u. a.
Haut: Warzenvirus, Virus des Molluscum contagiosum, Staphylococcus aureus; Trichophyton und andere Dermatophyten.
Intestinaltrakt: Reo- und Rotaviren; mit Ausnahme von Salmonella typhi, Salmonella paratyphi, Salmonella enteritidis und Salmonella cholerae suis fast alle Salmonellen; Shigellen; Entamoeba histolytica (mit einigen Ausnahmen), Giardia lamblia, Balantidium coli u. a. m.
2. Eine *Dissemination der Infektionserreger im Körper* nach deren Eintritt durch die Schleimhaut oder Haut ist relativ typisch für:
Respirationstrakt und Konjunktiva: Masern-, Pocken-, Röteln- und Varizellenvirus; Chlamydia psittaci; Mycobacterium tuberculosis (Eintritt meist in Lungenalveolen); Yersinia pestis; Coxiella burneti(i); Cryptococcus neoformans, Histoplasma capsulatum; Toxoplasma gondii u. a. m.
Urogenitaltrakt: Herpes simplex-Virus; Chlamydia lymphogranulomatis; Treponema pallidum u. a.
Haut: Arboviren; Bacillus anthracis; Rickettsien; Plasmodien, Trypanosomen; Leishmania donovani u. a.
Intestinaltrakt: Enteroviren, gewisse Adenoviren; Salmonella typhi, Salmonella paratyphi, Salmonella enteritidis, Salmonella cholerae suis; Coxiella burneti(i)? u. a. m.
3. Eine Reihe von Infektionserregern kennzeichnet sich dadurch, daß sie *Makrophagen besiedeln und sich in diesen Zellen vermehren können.* Einerseits erhöht dies die Überlebensaussichten der Keime, andererseits kann auf diese Weise deren Dissemination im Körper (d. h. Transport innerhalb migrierender Makrophagen) begünstigt werden. Beispiele hierfür sind u. a. die folgenden:
Zahlreiche *Viren,* wie Herpesviren, Hepatitis-Viren, Masernviren, Poxviren, LCM-Viren u. a.; *Rickettsien,* im besonderen Rickettsia prowazeki und Rickettsia rickettsi, ferner weitere *Bakterien,* wie Mycobacterium tuberculosis, Mycobacterium leprae, Listeria monocytogenes und Brucella sp., sowie *Pilze,* u. a. Cryptococcus neoformans und Histoplasma capsulatum. Von den *Protozoen,* die sich z. T. mit Vorliebe innerhalb von Makrophagen vermehren, sind Leishmanien, Trypanosoma cruzi und Toxoplasmen zu nennen.

von Viren und Bakterien in Enterozyten kann offenbar auf verschiedene Weise vor sich gehen. Einzelne *Viren* sind in der Lage, durch *Fusion* mit der Zellmembran einzudringen. Andere gelangen, wie z. T. auch *Bakterien,* durch *Endozytose* (Phagozytose), zu der auch die Enterozyten in beschränktem Maß befähigt sind, in die Epithelschicht hinein. Eine weitere Gruppe von Erregern (u. a. Salmonella typhimurium und pathogene E. coli) bewirken nach ihrem Anhaften an der Zelloberfläche umschriebene *Läsionen im Bereich der Mikrovilli,* so daß sie durch den geschaffenen Defekt ins Innere der Enterozyten gelangen. Offenbar kann sich nach ihrem Eintritt die Zellmembran wieder schließen. In anderen Fällen gehen die Enterozyten vermutlich zugrunde. Nach erfolgter Invasion des Epithels hängt das weitere Schicksal der Mikroorganismen von deren Fähigkeit sich zu vermehren und weiter auszubreiten ab. Sehr wahrscheinlich spielen hier Toxinabgabe, Ausmaß der Zellschäden und Wirksamkeit der Abwehrmechanismen von Seiten des Wirtes (s. u.) eine entscheidende Rolle. Daß Bakterien, wie auch Viren, da und dort im Bereich der Darmfollikel durch sog. *M-Zellen* in die subepitheliale Gewebsschicht durchgeschleust oder anderswie – z. B. aufgrund einer *Persorption* an den Villusspitzen (S. 649) – in die Darmwand aufgenommen werden können, muß man im Hinblick auf neuere Befunde als wahrscheinlich ansehen. Schließlich darf hervorgehoben werden, daß die *normale Mikroflora* der Besiedelung des Darminneren durch andere Keime Widerstand zu leisten vermag. Möglicherweise geschieht dies z. T. durch Abtöten der »Eindringlinge« mit Hilfe von *Bakteriozinen,* durch Kompetition um Nährstoffe, durch »Besetzen« von Haftstellen an der Oberfläche von Enterozyten bzw. Verdrängen anderer Mikroorganismen von solchen »Rezeptoren«, durch Produktion von Hemmstoffen, die andere Keime im Wachstum behindern und – vermutlich – durch weitere Mechanismen, die man bisher nicht zu erfassen vermochte.

Beispiele:

- Unter günstigen Bedingungen können aus einem einzigen Keim von E. coli innerhalb von 12–18 Std 10^8 Bakterien hervorgehen, was verständlich macht, daß der dauernde Abtransport der Darmflora und deren Elimination durch Defäkation für die *Aufrechterhaltung eines mikrobiellen Gleichgewichts im Intestinaltrakt* von entscheidender Bedeutung sind.
- Die Pathogenität von *Cholera-Vibrionen* hängt eng mit deren Fähigkeit zusammen, sich an spezifische Rezeptoren an der Enterozytenoberfläche zu binden.
- Verschiedene Studien an Freiwilligen haben gezeigt, daß die sog. *minimale orale Infektionsdosis* für *Salmonella typhi* 10^3–10^4 Keime beträgt. Durch gleichzeitige Verabreichung von Natriumbikarbonat, das der *Azidität des Mageninhalts* entgegenwirkt, ließ sich diese Zahl stark reduzieren. Ähnliches gilt für andere pathogene Mikroorganismen, z. B. *Vibrio cholerae.*
- Die *Bindung infektiöser Agentien an Membranrezeptoren von Darmepithelien* ist nicht nur eine wesentliche Voraussetzung der Pathogenität von Bakterien, sondern auch derjenigen von Viren, im besonderen von *Enteroviren,* wie *Polio-, Coxsackie-* und *Echoviren.*
- *Salmonella typhi murium* und *pathogene Stämme von E. coli* scheinen in Enterozyten einzudringen, indem sie – nach ihrer Bindung an die Zelloberfläche – in einem kleinen Bereich die Mikrovilli zerstören und durch diese »Lücke« ins Zytoplasma gelangen. Der Membrandefekt kann nachher offenbar z. T. wieder repariert, d. h. geschlossen werden.
- Im *Magen der Maus* finden sich auf dem nicht sekretorischen Epithel, und mit diesem eng verbunden, normalerweise zahlreiche *Laktobazillen.* Nach Gabe von *Penizillin* im Trinkwasser verschwindet diese kommensalische oder symbiotische Population und wird durch *Hefen* ersetzt. Nach Absetzen des Antibiotikums normalisiert sich die Situation wieder, d. h. die Laktobazillen breiten sich wieder aus.
- *»Brustkinder«* beherbergen im Darm vor allem *Laktobazillen,* die u. a. Säure und andere Metaboliten mit hemmender Wirkung auf andere Mikroorganismen produzieren. Dies bildet – neben der Übertragung von Antikörpern und anderen antimikrobiellen Substanzen mit der Muttermilch – einen Grund dafür, daß an der Brust ernährte Säuglinge hinsichtlich einer Infektion durch pathogene E. coli wesentlich resistenter sind als *»Flaschenkinder«,* die weniger oder fast keine Laktobazillen im Intestinaltrakt aufweisen.
- Beispiele für eine *spezifische Bindung von Mikroorganismen an Epithelien des Rachenbereiches* sind u. a. *Streptococcus pyogenes,* der sich mit Hilfe von *M-Protein* an Plattenepithelien heftet, und *Corynebacterium diphtheriae.*
- Eine fortgesetzte Behandlung mit *Breitspektrum-Antibiotika* kann dazu führen, daß im Mund-Rachen-Ösophagus-Gebiet *Candida albicans* überhand nimmt und sogar durch das Epithel ins Gewebe eindringt.
- *Streptococcus mutans* bindet sich vor allem an Zahnoberflächen und kann sich bei Zahnlosen im Mundbereich kaum halten.

181.6. Der Urogenitaltrakt als mögliche Eintrittspforte für infektiöse Agentien

Pathogenese: Der *Harntrakt* wird in erster Linie durch die Spülwirkung des Urins bakterienarm oder sogar bakterienfrei gehalten. Die *männliche Urethra* ist normalerweise bis auf das letzte Drittel annähernd oder gänzlich bakterienfrei, was für die kurze *weibliche Urethra,* deren Mündung zudem wesentlich näher an der Analöffnung liegt, nicht zutrifft. Diese anatomischen Unterschiede – vielleicht auch die Begünstigung einer bakteriellen Infektion der unteren weiblichen Harnwege durch den Geschlechtsverkehr – bilden den Hauptgrund dafür, daß *Harnwegsinfekte* zumindest bei Frauen im geschlechtsreifen Alter ungefähr 14mal häufiger auftreten als beim Mann gleichen Alters. Dieses Verhältnis ändert sich, sobald sich beim Mann *Abflußbehinderungen* infolge *Prostatahyperplasie* ergeben. Andere Ursachen eines gestörten Urintransportes, wie *Mißbildungen, Narbenstrikturen, Steinleiden* u. a. m., sind, wie schon früher erwähnt wurde (S. 800), ebenfalls mit einer deutlich erhöhten Anfälligkeit gegenüber infektiösen Keimen verbunden. Im übrigen gilt auch für die Harnwege, daß ohne Bestehen einer Urinstase oder eines Urinrefluxes (z. B. vesikoureteraler Reflux, S. 788) fast nur jene Mikroorganismen Aussicht auf eine Infektion des Wirtsorganismus haben, die über besondere *Haftmechanismen* verfügen. Dies trifft z. B. für *Neisseria gonorrhoeae* zu. Gut bekannt ist die infektionsfördernde Wirkung des *Harnblasenkatheterismus,* bei dem es in der Regel – abgesehen vom Einführen von Mikroorganismen (vor allem bei unsachgemäßer Handhabung) – zu Epithelläsionen kommt, die als Eintrittspforten dienen können. Fast jeder Patient mit einem sog. *»Dauerkatheter«* weist einen mehr oder weniger ausgeprägten Harnwegsinfekt auf. Die Keime, die hierbei im Vordergrund stehen, stammen überwiegend aus der *Fäkalflora.* Dies gilt im übrigen auch für *Zystitiden* und *Pyelonephritiden* anderer Genese, z. B. beim weiblichen Geschlecht.

In der *Vagina* sind es, wie schon hervorgehoben wurde, vor allem die *Döderlein'schen Bazillen,* die im geschlechtsreifen Alter der Frau durch Bildung von Milchsäure aus dem Glykogen desquamierter Epithelien einer Ansiedelung anderer Keime entgegenwirken. In der Menopause etabliert sich in der Vagina eine völlig andere Mikroflora (s. u.).

Bei beiden Geschlechtern sind die Genitalorgane Haupteintrittspforten nicht nur von Gonokokken, sondern auch von Erregern anderer *venerischer Infektionskrankheiten,* im besonderen *Lues,* ferner *Ulcus molle, Lymphogranuloma inguinale, Granuloma inguinale* u. a. m. *Herpes simplex hominis (Typ 2)* und weitere virale oder andere Infektionen können ebenfalls durch Geschlechtsverkehr übertragen werden. Vermutlich sind auch in diesen Fällen Haftmechanismen im Spiel, die es den Erregern gestatten, sich am Epithel festzusetzen, doch weiß man darüber noch wenig Bescheid.

Beispiele:
- Die *Gonokokken* scheinen sich z. T. mit Hilfe zahlreicher »Pili« an die Oberfläche der Schleimhautepithelien des Genitaltraktes binden zu können. Prostatasekret, das u. a. Spermin und Zink enthält und auf viele Bakterien hinsichtlich Wachstum einen hemmenden Einfluß ausübt, entfaltet auf Neisseria gonorrhoeae keinen nennenswert inhibitorischen Effekt.
- In der *Vagina* der *geschlechtsreifen Frau* finden sich physiologischerweise ca. 10^8 Mikroorganismen/ml Sekret; der Großteil umfaßt die Döderlein'schen Bazillen, ferner eine weitere Gruppe von Keimen, die das saure Milieu ertragen, u. a. nichtpyogene Streptokokken. In der *Menopause* verschwinden die Laktobazillen, und es etabliert sich in dem mäßig alkalischen Sekret eine Mikroflora, die u. a. Staphylokokken und Streptokokken enthält.

181.7. Anhaften und Eindringen von Mikroorganismen im Bereich der Konjunktiva der Augen

Pathogenese: Tränenflüssigkeit und Lidschlag wirken sich im wesentlichen im Sinn einer »*Scheibenwischerfunktion*« aus, die physiologischerweise sehr wirksam ist, ganz abgesehen von antimikrobiellen Substanzen, wie Lysozym, sekretorischem IgA, Laktoferrin u. a. Hier, wie an anderen Schleimhäuten, stellt die *Bindung der Keime an die Epitheloberfläche* gleichsam eine Voraussetzung dafür dar, daß sich – ohne vorausgehende Schleimhautläsion – eine Infektion der Konjunktiva entwickeln kann. Dies ist beispielsweise bei den Chlamydien der *Trachom- und Einschlußkörper-Konjunktivitis* der Fall, ferner bei verschiedenen *Viren.* Die Keime werden nicht selten mit *Fingern, Handtüchern* und ähnlichem übertragen; bei besonderen Krankheiten, wie beim Trachom, spielen die *Fliegen* als »Vehikel« der Erreger eine wichtige Rolle, und bei den verschiedenen Formen von *Schwimmbad-Konjunktivitis* sind die Erreger im Wasser enthalten. Überdies ist mit *aerogenen Infektionen* zu rechnen, doch spielen diese wahrscheinlich eine untergeordnete Rolle. Bei *Beschädigungen bzw. Verletzungen* des Konjunktivalepithels besteht verständlicherweise eine erhöhte Gefahr des Eindringens pathogener Keime, d. h. auch solcher, die über keine besonderen Mechanismen zum Anhaften am Konjunktivalepithel verfügen. Für diese Art von Infektion genügen beispielsweise schon *Fremdkörper,* die u. U. nur mikroskopisch kleine Verletzungen bewirken, ferner *Chemikalien,* die ätzende Effekte haben (S. 1598).

Beispiele:
- Die *Chlamydien,* die die Einschlußkörperchen-Konjunktivitis und das *Trachom* verursachen (sog. *TRIC* (»*Trachoma and Inclusion Conjunctivitis*«)*-Agentien*) besitzen Oberflächenstrukturen, die sich fest an besondere Rezeptoren der Konjunktivalepithelien binden und so – vor allem, wenn zudem die Abwehrfunktionen gestört sind – eine ortständige Vermehrung und Infektion ermöglichen.
- Zu den Viren, die an der Bindehaut festhaften können, gehört u. a. *Adenovirus 8.* Die Infektion durch dieses Agens wird nicht selten durch den Arzt verursacht, indem ungereinigte Instrumente als Vehikel der Übertragung dienen können.
- *Fremdkörper in den Augen* (z. B. »the *shipyard eye*«, so genannt, weil Fremdkörperverletzungen der Augen in Werften besonders häufig vorkommen) sind öfters von einer bakteriellen Infektion gefolgt.

181.8. Wachstum von Infektionserregern innerhalb epithelialer Zellen

Pathogenese: Die *Penetration infektiöser Agentien in Epithelzellen* und eine nachfolgende Vermehrung innerhalb derselben ist das hervorstechende Merkmal zahlreicher *Virusinfekte,* besonders im *Respirationstrakt.* Die zuerst betroffenen Epithelien dienen als Orte einer raschen *Replikationstätigkeit,* und die *freigesetzten Viruspartikeln* gelangen nach kurzer Zeit in die vor allem unter dem Schleimteppich liegende Flüssigkeitsschicht, in der sie fortgetragen werden. Auf diese Weise kann es innerhalb kurzer Zeit zu einer Ausbreitung der Viren und einer Infektion vieler weiterer Epithelien kommen. Dieser Vorgang, der als die einfachste und direkteste Art von mikrobiellem Parasitismus bezeichnet werden kann, ist *häufig schon abgeschlossen, bevor der Immunapparat in wirkungsvoller Weise zu antworten vermag.* Dies gilt in besonderem Maß für Individuen, die gegen die betreffenden Virusantigene nicht vorimmunisiert waren; aber selbst bei Immunisierten kann dieser Typ von Infektion oft nicht verhindert, sondern höchstens in seinem Verlauf gemildert werden. Wahrscheinlich spielt bei der Abwehr solcher Infektionskrankheiten *Interferon,* das im Verlauf weniger Stunden nach Infektion der ersten Epithelzellen in vermehrten Mengen produziert wird, eine führende Rolle.

Wenn auch die oben kurz skizzierten Vorgänge nur inbezug auf den Respirationstrakt gründlich untersucht wurden, darf doch angenommen werden, daß sich im *Darm* ähnliches abspielen kann, zum mindesten hinsichtlich der *virusbedingten Diarrhoen* (S. 1792). Die oberflächlich trockene *Haut* eignet sich demgegenüber für eine derartige, rasche Ausbreitung von Viren nicht. Das Virus der *Verruca vulgaris* z. B., das Epidermiszellen in einem umschriebenen Herd befällt und diese transformiert, wird wohl mit den Hautschuppen an der Oberfläche nach außen abgestoßen, aber eine Penetration in benachbarte Stellen der Hautoberfläche bildet die Ausnahme. Die Warzen halten sich u. a. deshalb während langer Zeit, weil das Virus die Basalzellen kaum besiedelt und daher dem Immunapparat keine von ihm kodierten Epitope direkt »anbietet«.

Verschiedene Virusinfektionen, die den Respirationstrakt betreffen, beschränken sich deshalb auf die Epithellage, weil die infektiösen Agentien *temperaturempfindlich* und bei einem allfälligen Eintritt in Körperflüssigkeiten oder Gewebe mit einer Temperatur von 36–37 °C nicht mehr vermehrungsfähig sind.

Es gibt auch *bakterielle Infektionen,* die sich weitgehend auf eine Besiedelung der *Epithelschicht* beschränken, z. B. die Gonorrhoe oder die Diphtherie, ferner Streptokokkeninfektionen im Halsbereich und die Mehrzahl von Salmonellosen im Darm. Die meisten Gram-negativen Keime zeigen eine geringe Bereitschaft zur Invasion von Epithelzellen. Beim Menschen treten z. B. Infektionen durch E. coli, Proteus species und Pseudomonas aeruginosa in der Regel nur auf, wenn die Wirtsabwehr auf die eine oder andere Weise beeinträchtigt ist. Man kennt ferner vereinzelte Mykobakterien mit deutlicher *Temperaturempfindlichkeit,* und Pilze aus der Gruppe der *Dermatophyten* beschränken sich in der Regel auf eine Besiedelung der – leblosen – Hornschicht der Epidermis.

Beispiele:

- *Rhino-, Parainfluenza-, Influenza- und andere Viren,* die häufig für »*Erkältungskrankheiten*« verantwortlich sind, gehören zu den »erfolgreichsten« Parasiten überhaupt, indem sie sich nicht nur durch eine Vielzahl verschiedener Typen und entsprechender Antigene, sondern auch durch die überaus rasche Ausbreitungsweise (»hit and run«-Taktik) dem Angriff des Immunapparates oft zu entziehen vermögen.
- Andere Viren, wie das *Masern- und das Pockenvirus,* befallen in der Regel ebenfalls zunächst den Respirationstrakt; sie sind aber nicht temperaturempfindlich und breiten sich meist rasch im Körper aus, um erst nach einiger Zeit (Inkubationszeit, während der u. a. eine Virusvermehrung stattfindet) wieder in großer Zahl in Schleimhautepithelien (z. T. auch in der Haut) zu erscheinen und abgestoßen zu werden.
- Im Fall der *Diphtherie,* der *Gonorrhoe, gewisser Streptokokkeninfektionen im Halsbereich* und *Salmonellosen vom Gastroenteritis-Typ* findet nach der Besiedelung der Epithelschicht in der Regel, d. h. mit einigen Ausnahmen, ebenfalls keine Ausbreitung im Körper statt. Dieses Phänomen beruht aber, wie man annehmen darf, zu einem guten Teil auf der *Wirksamkeit subepithelialer und systemischer Abwehrmechanismen.*
- *Mykobakterien* (M.), wie *M. ulcerans* und *M. marinum,* führen vor allem in warmen Ländern zu Hautgeschwüren, indem sie durch Verletzungen der Hautoberfläche eintreten und sich dort vermehren können. Da diese Keime jedoch hinsichtlich Wachstum ein Temperaturoptimum von 30–33 °C kennen, kommt es fast nie zu tiefen Infektionen.

181.9. Subepitheliale Ausbreitung eingedrungener Mikroorganismen und erste Auseinandersetzung mit der »mobilen« bzw. »mobilisierbaren« Wirtsabwehr

Pathogenese: Bevor infektiöse Agentien, die in Epithelzellen penetriert sind, weiter in die Tiefe vordringen können, müssen sie in der Regel eine *Basalmembran* durchschreiten. Diese bildet eine Art Filter, kann aber – vor allem im Zusammenhang mit entzündlichen Reaktionen auf eine Epithelnekrose – rasch aufgebrochen werden. Erst nach Überwindung dieser Schranke befindet sich der Keim i. e. S. im *subepithelialen Gewebe,* wo die Hauptmechanismen der Wirtsabwehr, im besonderen *Entzündung* und *Immunreaktionen* mit ihren *humoralen* und *zellulären Effektoren,* voll zur Geltung kommen.

Zusätzliche Hinweise auf die Bedeutung der Entzündung im Rahmen der Infektabwehr

Das Wesen und die vielgestaltigen Erscheinungsformen der *Entzündung* sind schon in früheren Kapiteln eingehend geschildert worden (S. 1243). Von großer Bedeutung sind u. a. die durch *gefäßaktive Mediatoren,* wie Histamin und die Kinine, herbeigeführte *Mehrdurchblutung* des betroffenen Gebietes, die *chemotaktischen Wirkungen* verschiedener Art (z. T. auch von Seiten gewisser Mikroorganismen), *Gerinnung* und *Fibrinolyse* (S. 435) sowie die *Aktivierung des Komplementsystems,* die auf immunologischem und/oder nicht immunologischem Weg zustande kommen kann (S. 1257). Es wurde ferner schon hervorgehoben, daß im Rahmen entzündlicher Prozesse rasch *Phagozyten, im besonderen neutrophile Granulozyten, aus dem Knochenmark mobilisiert* und am Bedarfsort zur *Margination* gebracht werden können (S. 1278), was eine Voraussetzung für deren Emigration ins betroffene Gewebe darstellt. Schließlich ist daran zu denken, daß eine *Makrophagenstimulation* (S. 1268) nicht nur über Lymphokine, d. h. Produkte von Lymphozyten, sondern auch unspezifisch erfolgen kann (vgl. dazu S. 1087).

Bei Individuen, die gegen Oberflächenantigene der eindringenden Keime bereits sensibilisiert (immunisiert) sind, setzt die *anamnestische Immunreaktion* in der Regel im Verlauf von wenigen Tagen ein und resultiert meistens in der Produktion einer größeren Zahl spezifisch sensibilisierter T-Lymphozyten (*zellgebundene Immunreaktion,* S. 1083) sowie spezifischer humoraler Antikörper *(humorale Immunreaktion,* S. 1089). Handelt es sich jedoch um eine *primäre Immunantwort,* dauert es erheblich länger, bis eine ausreichende Menge sensibilisierter T-Lymphozyten und spezifischer Antikörper bereitsteht. Bei Infektionskrankheiten, die über einige Zeit, z. B. 2–3 Wochen, andauern, geht die primäre Immunantwort meist fließend in die anamnestische über.

Die *interstitielle Gewebsflüssigkeit* stellt, falls keine spezifischen Antikörper vorhanden sind, für die meisten Bakterien ein gutes Nährmedium dar. Dies ändert sich, sobald die entzündliche Reaktion einsetzt. Abgesehen von den oben erwähnten Phagozyten und weiteren Systemen, die der Keimabwehr dienen, sind noch zusätzliche, weniger gut definierte Faktoren mit möglicher oder wahrscheinlicher antimikrobieller Aktivität zu nennen, u. a. *Properdin* (S. 1257), in fortgeschrittenen Stadien der Entzündung zudem *Peptide, organische Säuren* und eine ganze Zahl von *Substanzen, die von neutrophilen Granulozyten und Makrophagen,* allenfalls auch Thrombozyten, *freigesetzt werden* (s. Abb. 176, S. 1286).

Im Rahmen dieses komplexen Geschehens kommt wahrscheinlich den neutrophilen Granulozyten hinsichtlich der Abwehrleistung bei bakterieller Invasion die größte Bedeutung zu (s. u.). In zweiter Linie sind die *Makrophagen* zu erwähnen, wobei in beiden Fällen eine *Opsonisierung* der Mikroorganismen, vor allem jene durch spezifische Antikörper, deren Phagozytose und damit die intrazelluläre Bakterizidie entscheidend fördert (s. Abb. 177, S. 1290). Die sog. *Immunadhärenz* von Keimen, z. B. an der Oberfläche »armierter Makrophagen« (S. 1110), hat eine ähnliche

Bedeutung. Eine Übersicht über die Vorgänge bei der Penetration infektiöser Agentien in Epithelzellen und deren Auseinandersetzung mit der Wirtsabwehr im subepithelialen Gewebe bietet die Abb. 212.

Beispiele:

- Die meisten *Bakterien* bilden *chemotaktisch wirksame Substanzen* (nachgewiesen z. B. für *Staphylococcus aureus*, *Salmonella typhi* und viele andere), womit sie sich gleichsam »verraten« und die ihnen gefährlichen Phagozyten anlocken. *Viren* sind in dieser Hinsicht besser daran, indem sie – meist über den Weg einer Zellnekrose – in der Regel eine eher schwache entzündliche Reaktion auslösen. Durch Antigen-Antikörper-Komplexe vermittelte Chemotaxis (S. 1262) kann allerdings bei vorimmunisierten Individuen auch im Rahmen viraler Infektionen schon frühzeitig eine Rolle spielen.
- Die *protektive Wirkung des entzündlichen Geschehens* für den Wirtsorganismus geht u. a. daraus hervor, daß die Unterdrükkung der frühen Gefäßreaktion auf eine experimentelle *Staphylokokkeninfektion* der Haut – z. B. durch Adrenalin – das Wachstum der Keime fördert und schwerere Gewebeschäden entstehen läßt als im Fall einer normalen entzündlichen Reaktion.
- Verschiedene pathogene Bakterien, wie *Staphylococcus aureus*, setzen noch wenig erforschte Faktoren frei, die u. a. die Bildung entzündlicher Ödeme hemmen und die Gewebeschädigung auf diese Weise noch verstärken.

Zusammenfassender Kommentar zur Auseinandersetzung zwischen pathogenen Mikroorganismen und Phagozyten

Die Vorgänge der *Phagozytose* und der *intrazellulären Abtötung infektiöser Mikroorganismen* wurden schon in früheren Kapiteln eingehend erörtert (S. 57 und S. 1289; vgl. dazu auch Abb. 19 (S. 57), 21 (S. 62), 23 (S. 70) und 177 (S. 1290)). Im folgenden geht es nurmehr darum, eine Wertung dieser Prozesse im Zusammenhang mit der Abwehr pathogener Keime durch den Wirtsorganismus vorzunehmen.

Pathogenese: Die mobilen Phagozyten, im besonderen *neutrophile Granulozyten* (S. 1246) und *Makrophagen*, bilden – was die Bekämpfung in die Gewebe eingedrungener Erreger anbelangt – das wirksamste und am raschesten verfügbare Abwehrsystem des Körpers. Auf die hohe Infektanfälligkeit bei *Agranulozytose* wurde schon früher hingewiesen (S. 1315), ebenso auf die Tatsache, daß tödliche Komplikationen nach ionisierender Ganzkörperbestrahlung vor allem dann auftreten, wenn die Zahl noch vorhandener neutrophiler Granulozyten am geringsten ist: In diesen Fällen kommt es in der Regel zu einer unaufhaltsamen Überschwemmung des Organismus durch – z. T. opportunistische – Bakterien (S. 1765). Die Makrophagen, die sich von Blutmonozyten herleiten, sind etwas weniger beweglich und auch in geringeren Zahlen mobilisierbar als die Neutrophilen, spielen aber in anderer Hinsicht eine sehr wichtige Rolle. Die sog. *»fixierten« Makrophagen* (die allerdings ebenfalls von Blutmonozyten stammen und z. T. auch abwandern können) finden sich an »abwehrtaktisch« entscheidenden Schlüsselpositionen, im besonderen als Kupffersche Sternzellen in der *Blutbahn* der Leber, ferner in Milz, Knochenmark und anderen Organen mit Sinusoiden (z. B. Nebennieren) sowie oft randständig in den *Lymphgefäßen* und *Lymphsinus der Lymphknoten:* Somit haben diese Zellen in besonderem Maß die Möglichkeit, in die Lymph- oder Blutbahn eingebrochene Keime abzufangen und durch Phagozytose sowie anschließende intrazelluläre Abtötung zu eliminieren. Zu den »fixierten« Abwehrelementen dieser Art sind schließlich die *Alveolarmakrophagen* zu zählen, die alveolär deponierte Mikroorganismen aufnehmen und in der überwiegenden Mehrzahl der Fälle unschädlich machen können. Makrophagen sind ferner in *serösen Höhlen* vorhanden, wo sie ebenfalls – wenn auch weniger wirksam – »Polizeifunktionen« übernehmen, und durchwandern zudem ohne Bestehen einer Entzündung die verschiedensten *Gewebe*. Das *Immunsystem* ist den Phagozyten auf verschiedene Weise behilflich: In erster Linie sind hier die *spezifischen Antikörper* zu nennen, die – neben Komponenten des Komplementsystems, Leukokinen und allenfalls weiteren Substanzen – die *Opsonisierung* der Mikroorganismen besorgen; alles spricht dafür, daß spezifische Antikörper in dieser Hinsicht am wirksamsten sind (vgl. dazu Abb. 177, S. 1290). Dasselbe gilt für sog. *»armierte Makrophagen«* (S. 1107). *Spezifisch sensibilisierte Lymphozyten* (vor allem T-Zellen) erfahren im Kontakt mit keimgebundenen Antigenen eine Aktivierung und tragen ihrerseits – insbesondere durch Freisetzung von *Lymphokinen* – entscheidend zur *Aktivierung der Makrophagen* bei. Die letzteren sind in weit höherem Maß zur Phagozytose und Bakterizidie befähigt als ruhende Monozyten/Histiozyten. Die Bereitschaft zur Endozytose ist keineswegs auf Phagozyten beschränkt, aber nur die letzteren, vor allem die Neutrophilen und die Makrophagen, verfügen über wirkungsvolle *Keimtötungsmechanismen* (s. Abb. 176, S. 1286, und 177, S. 1290). Bei den Neutrophilen ist es in erster Linie das Myeloperoxidase-H_2O_2-Halid-System, das viele Bakterien zu vernichten vermag. Weitere sog. oxidative Bakterizidie-Systeme umfassen die Bildung von H_2O_2, das bei Anwesenheit von Askorbinsäure und Lysozym Mikroorganismen wirkungsvoll zu schädigen vermag, ferner die Produktion von Superoxid-Radikalen, die offenbar einen noch stärker bakteriziden Effekt haben. Superoxid-Radikale, die auch für Wirtszellen toxisch sein können, werden von den meisten Zellarten mit Hilfe der Superoxid-Dismutase unschädlich gemacht. Die Neutrophilen bilden in dieser Hinsicht eine Ausnahme, indem sie dieses Enzym nicht besitzen. Man gewinnt den Eindruck, die Natur hätte diese tüchtigsten aller Phagozyten zu »selbstmörderischen Kämpfern« werden lassen, die sehr häufig bei der Keimphagozytose und -vernichtung auch selbst zugrunde gehen. Darin unterscheiden sie sich wesentlich von den Makrophagen, die – im Gegensatz zu den Neutrophilen – zur induktiven Enzymadaptation bzw. -produktion fähig sind und sich somit nach erfolgter Phagozytose auf eine noch größere Leistungsfähigkeit umzustellen vermögen. Bei Makrophagen ist die Bakterizidie üblicherweise auch nicht mit einem Zelluntergang verbunden. Die Bedeutung der sog. *nicht oxidativen Bakterizidie-Mechanismen*, wie diejenigen mit Hilfe kationischer Proteine (Peptide) und von Laktoferrin, gelten als wesentlich weniger wirksam als die oxidativen. Die bakteriostatische oder bakteriolytische Wirkung von Lysozym und lysosomalen sauren Hydrolasen bei tiefem pH läßt sich noch nicht abschließend beurteilen.

Angesichts dieser Vielfalt defensiver Systeme, die der Makroorganismus gegen eingedrungene Keime einzusetzen vermag, erhebt sich die Frage nach *Mitteln und Wegen, die es erfolgreichen pathogenen Mikroorganismen gestatten, der Wirtsabwehr zu entgehen*. Manche besonders häufige und/oder gefährliche Erreger sind imstande, Phagozytose und/oder intrazelluläre Bakterizidie nachhaltig zu stören. Von vielen Bakterien, Pilzen und Protozoen weiß man, daß sie – zumindest bei ihrem Untergang – *toxisch wirkende Substanzen* freisetzen. Die Bedeutung solcher Stoffe im Rahmen der Auseinandersetzung zwischen pathogenen Keimen und dem Wirt ist indessen erst lückenhaft bekannt. Mikrobielle Faktoren, die – vermutlich oder nachgewiesenermaßen – das Gewebe zu schädigen und die Propagation der Infektion zu fördern vermögen, nennt man traditionsgemäß »*Aggressine*«. Der Begriff bezieht sich i. e. S. auf das Setzen von Läsionen im Abwehrsystem des Wirtes, was nicht immer der Fall zu sein scheint. Man hat daher für keimeigene Stoffe/Faktoren, die Phagozyten und andere Elemente der Abwehr lediglich hemmen, nicht eigentlich aber schädigen, die Bezeichnung »*Impedine*« eingeführt. Aber auch auf diesem Gebiet haben wir es oft mit Hypothesen und nicht mit erwiesenen Tatsachen zu tun, zumindest, was die Verhältnisse in vivo anbelangt. Nachfolgend werden einige *antiphagozytäre Mechanismen* aufgeführt, die den einen oder anderen pathogenen Mikroorganismen zur Verfügung stehen. Die *Hemmung chemotaktischer Vorgänge* durch Einwirkung von Mikroorganismen scheint kein verbreitetes Prinzip der mikrobiellen Pathogenität zu sein.

Eine *Störung des Phagozytennachschubs aus dem Knochenmark* wird bei verschiedenen Infektionskrankheiten beobachtet, die mit Neutropenie oder sogar Panhämozytopenie einhergehen. Über die Mechanismen ist indessen wenig bekannt. Eine mikrobiell bedingte Hemmung z. B. von »colony stimulating factor« (CSF) bzw. der Produktion desselben ließ sich bisher nicht nachweisen (S. 1247).

Auf die *Hemmung entzündlicher Gefäßreaktionen* durch bakterielle Produkte wurde schon hingewiesen. Viele pathogene Bakterien bilden *Substanzen, die Phagozyten zur Zytolyse bringen* können: Hierin liegt eine wichtige Waffe verschiedener Keime (s. u.). Teilweise handelt es sich um Stoffe, die löslich sind und Granulozyten wie Makrophagen zu zerstören vermögen, bevor es zur Phagozytose der Mikroorganismen gekommen ist. Ein anderer Mechanismus besteht darin, daß die toxische Wirkung erst nach erfolgter Endozytose zum Ausdruck kommt.

Ein weiteres Prinzip, das sich zugunsten der Infektionserreger auswirkt, betrifft die *Hemmung des Festhaftens (»Adsorption«) der Keime an der Phagozytenoberfläche*; letzteres ist bekanntlich eine Voraussetzung dafür, daß die Phagozytose stattfinden kann. Allerdings fällt es meistens schwer, zwischen einer Störung der Adsorption und einer solchen der Endozytose zu unterscheiden. Keime, die der Phagozytose zu entgehen vermögen, zeigen z. T. nachweisbar besondere Oberflächeneigenschaften (z. B. nicht opsonisierte bekapselte Pneumokokken). Man hat ferner an die Möglichkeit zu denken, daß Mikroorganismen mit Hilfe freigesetzter Stoffe die Phagozyten in einer Weise verändern könnten, daß diese zur Adsorption und/oder Phagozytose der Keime nicht mehr oder vermindert fähig sind. Viren binden sich, wie man annimmt, nur an jene Zellen, die an der Oberfläche entsprechende Rezeptoren aufweisen. Eine Korrelation zwischen Anwesenheit oder Fehlen derartiger Rezeptoren sowie Ausbleiben der Endozytose von Viren einerseits und der Pathogenität der letzteren andererseits konnte indessen bisher nicht nachgewiesen werden.

Die *Hemmung der Phagozytose* durch keimeigene Faktoren läßt sich, wie gesagt, nicht ohne weiteres von einer Hemmung der Adsorption unterscheiden. Man hat gute Gründe anzunehmen, daß in beiden Fällen die Oberflächeneigenschaften der Mikroorganismen von großer Bedeutung sind. Gewisse Zellwandbestandteile von Bakterien, wie M-Protein von Streptokokken, scheinen, ebenso wie z. B. die erwähnten Kapseln von Pneumokokken, der Adsorption wie der Phagozytose durch Phagozyten entgegenzuwirken. Die dafür verantwortlichen Mechanismen konnten indessen noch nicht geklärt werden. Bezeichnenderweise schwindet dieser inhibitorische Effekt, wenn die betreffenden Keime von spezifischen Antikörpern bedeckt sind (besonders IgG1 und IgG3) und damit eine Opsonisierung erfahren haben. Die Phagozytose wird im übrigen auch von mechanischen Einflüssen mitbestimmt: Große Keime, wie z. B. Fadenpilze, können von Neutrophilen nicht phagozytiert werden, vielmehr scheinen sie manchmal die letzteren »vor sich herzuschieben«. Ferner ist bekannt, daß die Endozytose von Keimen leichter vor sich geht, wenn der Phagozyt auf einer Unterlage (z. B. Alveolarinnenfläche, Wand eines Lymphsinus u. a. m.) sitzt und dort gleichsam Halt findet, als wenn er sich in einem flüssigen Milieu aufhält. In diesem Zusammenhang muß erwähnt werden, daß Keime mit Eigenbeweglichkeit (z. B. begeißelte Bakterien oder Amöben) im allgemeinen nicht so leicht phagozytiert werden wie unbewegliche, möglicherweise aus dem einfachen Grund, weil sie der Adsorption und Endozytose aktiv auszuweichen vermögen.

Verschiedene Mikroorganismen, u. a. Mykobakterien, und einzelne Protozoen, wie Toxoplasma gondii, *interferieren nach ihrer Phagozytose mit der Fusion von Phagosomen und Lysosomen*. Bei Infektionen durch

Mykobakterien scheint dieses Phänomen mit der Virulenz der Keime zusammenzuhängen. Man kennt auch *Pilze,* die eine derartige Störung in der Funktion der Makrophagen verursachen. Die Mechanismen, die normalerweise der Fusion von Phago- und Lysosomen zugrunde liegen, sind weitgehend unbekannt, so daß auch über Behinderungen dieses Vorgangs nichts schlüssiges gesagt werden kann. Man postuliert u. a. eine Freisetzung mikrobieller Produkte, die sich auf die fusionsbedingte Bildung von Phagolysosomen hemmend auswirken. Eine der möglichen Folgen einer derartigen Einschränkung der Makrophagenfunktionen liegt darin, daß sich die Keime in den Phagosomen vermehren und schließlich zum Tod der Zelle führen können.
Zum Rüstzeug mancher erfolgreicher pathogener Mikroorganismen gehört deren *Resistenz gegenüber den der intrazellulären Bakterizidie dienenden Systemen.* In vereinzelten Fällen, wie nach Penetration von Reoviren in einen Makrophagen, sind die lysosomalen Enzyme sogar am »uncoating« der Partikel und somit an der Ermöglichung der intrazellulären Virusvermehrung beteiligt. Weit verbreitete pathogene Bakterien, wie Tuberkulose- und Leprabakterien, Bruzellen und Listerien, sind vor allem deshalb erfolgreiche Parasiten, weil sie den bakteriziden Mechanismen von Makrophagen erheblichen Widerstand zu leisten vermögen. Bei den meisten dieser *»intrazellulären Parasiten«* scheint die Resistenz in einer besonderen Beschaffenheit der Bakterienwand begründet zu sein, bei Mycobacterium tuberculosis möglicherweise im Reichtum an komplex aufgebauten Lipiden, die zum größten Teil an Protein und Polysaccharide gebunden sind und auch Fettsäuren sowie Wachse umfassen sollen. Andere Keime, wie Mycobacterium leprae murium, enthalten in der Kapsel ein hydrophobes Mykosid, das möglicherweise für die Resistenz innerhalb von Phagolysosomen verantwortlich ist. Es kommt auch vor, daß phagozytierte Keime an sich rasch getötet werden, ihr Abbau jedoch Schwierigkeiten bereitet, wie im Fall von Mukopeptid-Polysaccharid-Komponenten von Streptokokken der Gruppe A. Neutrophile Granulozyten sind im Abtöten der genannten »intrazellulären Parasiten« wesentlich tüchtiger als die Makrophagen. Der Erfolg solcher Keime beruht nicht zuletzt darauf, daß sie sich durch Eintritt in Makrophagen dem Zugriff der Neutrophilen entziehen. Innerhalb der Makrophagen vermögen sich die »intrazellulären Parasiten« sogar zu vermehren und können mit diesen – was ebenso wichtig ist –, gleichsam im Huckepack-Verfahren, an entfernte Orte im Körper transportiert werden. Neutrophile eignen sich schon deshalb nicht als Orte des bakteriellen Wachstums, weil sie kurzlebig sind und die Mikroorganismen bald wieder freigeben würden.
Es wurde schon erwähnt, daß nicht nur Viren, sondern auch verschiedene Bakterien, ferner gewisse Protozoen, wie Toxoplasma gondii und Entamoeba histolytica, durch *aktive Penetration in Wirtszellen hinein* gelangen können, d. h. nicht über den Weg der Endozytose. Selbst wenn solche infektiöse Agentien – wie das im Fall der Viren oft zutrifft – nach Endozytose von Phagozyten wirksam zerstört werden, sind sie wegen der Möglichkeit des Ausweichens in andere Zellarten dem Zugriff der ersteren entzogen und daher nicht selten erfolgreich.
Die überragende Bedeutung der Phagozyten im Rahmen der Abwehr pathogener Mikroorganismen geht u. a. aus der *Infektanfälligkeit bei besonderen phagozytären Dysfunktionssyndromen* hervor. Die wichtigsten Beispiele aus dieser Gruppe von Krankheiten, die *progressive septische Granulomatose*, der *Myeloperoxidase-Mangel*, der *Glukose-6-Phosphat-Dehydrogenase-Mangel der Neutrophilen*, das *Chédiak-Higashi-Syndrom* und weitere Störungen, wurden bereits erörtert (S. 1319).
Einige wesentliche Merkmale der Frühereignisse nach Infektion durch pathogene Mikroorganismen sind in Abb. 212 skizziert.

Beispiele zur Auseinandersetzung zwischen infektiösen Keimen und Phagozyten:

- Bringt man in vitro *E. coli* und *polymorphkernige Granulozyten* des Kaninchens zusammen, beginnt die Phagozytose der Keime im Verlauf weniger Minuten. Fast jeder Mikrophag nimmt dabei 10–20 Mikroorganismen auf und tötet sie ab.
- *Cryptococcus neoformans* wird von *Neutrophilen* mit Hilfe des Myeloperoxidase-H_2O_2-Halid-Systems in der Regel rasch zerstört, während dieser Keim in *Makrophagen* lange Zeit zu überleben vermag.
- Gewisse Formen von *Mycoplasma* werden von *Makrophagen* in großer Zahl an der Oberfläche adsorbiert und können sich hier vermehren. Eine wirkungsvolle Phagozytose der Mikroorganismen findet indessen nur in Anwesenheit *spezifischer Antikörper* statt.
- Die Pathogenität pyogener *Staphylokokken* und *Streptokokken* beruht z. T. auf deren Fähigkeit, mit Hilfe freigesetzter *zytolytischer Toxine* Phagozyten zu zerstören. Beispiele solcher Substanzen sind Hämolysine und Streptolysin O von Streptokokken sowie Hämolysine und Leukozidin von Staphylokokken. Ähnliche zytotoxische Wirkungen entfalten auch andere Keime, z. B. *Listeria monocytogenes*.
- Bei *Typhus abdominalis*, *Bruzellosen* und anderen Infektionskrankheiten ist der Nachschub an Neutrophilen aus dem Knochenmark in der Regel reduziert, anstatt erhöht zu sein. Die Gründe hierfür sind nicht geklärt. Eine Störung der Bildung von »colony stimulating factor (CSF)« scheint nicht vorzuliegen.
- In der Gegenwart von *Toxoplasma gondii* in vitro wenden sich *neutrophile Granulozyten* von den Keimen ab, während Makrophagen sie aufnehmen und ihnen eine intrazelluläre Vermehrung erlauben.
- *M-Proteine der Streptokokken* sind wenigstens teilweise für die *Resistenz* der damit versehenen Keime *gegenüber Phagozytose* verantwortlich, vielleicht wegen des feinen, haarartigen Belages, den dieser Eiweißkörper an der Oberfläche der Mikroorganismen bildet. Sobald spezifischer Antikörper zugegen ist, kann die Endozytose ohne Schwierigkeit stattfinden. Ähnliches gilt für die *Polysaccharid-Kapsel von Streptococcus pneumoniae*, wahrscheinlich auch für *K-Antigene pathogener E. coli* sowie von *Salmonella typhi.* Ein ähnlicher Mechanismus scheint an der Virulenz von *Anthrax-Bazillen* und *Pest-Erregern* (*Yersinia pestis*) beteiligt zu sein.
- Die katalytische Wirkung der von pathogenen *Staphylokokken* gebildeten *Koagulase* bewirkt z. T. die Bildung eines Fi-

brinnetzes um die Keime herum. Man denkt an die Möglichkeit, daß sich dies für die Phagozytose durch Granulozyten oder Makrophagen nachteilig auswirken könnte. Beweise für diese Hypothese stehen jedoch noch aus.

- *Protein A* von *Staphylococcus aureus* hat die Eigenschaft, sich an die Fc-Portion von IgG zu binden. Möglicherweise resultiert daraus eine Behinderung der Opsonisierung.
- Eine *Störung der Fusion von Phagosomen und Lysosomen* keimendozytierender Makrophagen beobachtet man nicht nur nach Aufnahme virulenter *Tuberkulose-Bakterien*, sondern auch nach einer solchen von *Toxoplasma gondii*, *Chlamydia psittaci*, z. T. *Staphylococcus aureus* (Kupffer'sche Sternzellen der perfundierten Leber in vitro) und *Aspergillus flavus* (Alveolarmakrophagen Kortison-behandelter Mäuse).
- Zu den *Mikroorganismen*, die – ohne phagozytiert zu werden – *direkt ins Innere von Wirtszellen einzudringen* vermögen, gehören u. a. Protozoen, wie *Trypanosomen*, *Plasmodien*, *Toxoplasmen* und *Entamoeba histolytica*, ferner gewisse Bakterien (z. B. *Shigellen* und *pathogene Salmonellen*), ganz abgesehen von *Viren*.

Bemerkungen zur Bedeutung von Interferon in der Abwehr von Virusinfektionen

Interferone, Eiweißkörper mit einem Kohlenhydratanteil und einem Molekulargewicht von 25000–30000, werden von den verschiedensten Säugerzellen nach Exposition gegenüber infektiösen oder inaktivierten Viren bzw. anderen Induktoren (z. B. fremde Doppelstrang-RNA, synthetische Doppelstrang-RNA wie Poly I:C (Poly*i*nosinsäure:Poly*c*ytidylsäure) u. a.) gebildet. Man stellt sich vor, daß sich der Interferon-Induktor in der Wirtszelle mit dem Repressor für das Interferon-Gen verbindet und so eine Derepression bewirkt. In den Einzelheiten weiß man über diese Vorgänge jedoch nichts bestimmtes. Wahrscheinlich ist jede Wirtszelle nach geeigneter Induktion fähig, Interferon zu produzieren; besonders wichtig sind in dieser Hinsicht die *Epithelien von Schleimhäuten*, d. h. die Eintrittspforten für virale Infektionen. Aber auch subepithelial gelegene Zellen, im besonderen mononukleäre Infiltratzellen, ortständige Bindegewebszellen, Parenchymzellen verschiedener Organe u. a. m. kommen als Interferon-Bildner in Frage.

Die Hauptbedeutung von Interferon im Rahmen von Virusinfektionen besteht wahrscheinlich darin, daß die *Produktion dieser Proteine schon wenige Stunden nach Induktion beginnt*, im Gegensatz etwa zu spezifischen Immunantworten, die Tage in Anspruch nehmen, bis sie am Ort der Primärinfektion wirksam werden. Mit anderen Worten ausgedrückt: Interferon spielt in der *Frühphase der Virusinfektion* vermutlich eine erhebliche Rolle. Ob und in welchem Maß eine fortgesetzte Produktion dieser antiviralen Substanz bei längerdauernden Virusinfektionen protektive Funktionen erfüllt, läßt sich zur Zeit noch nicht abschließend beurteilen. Mit der Induktion der Interferonproduktion ist offenbar ein *Erkennungsmechanismus* verbunden, da nur fremde, nicht aber körpereigene doppelsträngige RNA eine entsprechende Wirkung zeigt. Die Ursachen dieses Phänomens sind noch nicht genau geklärt. Ebensowenig versteht man zur Zeit die chemischen Hintergründe der weitgehenden *Wirtsspezifität* von Interferon, indem z. B. für eine deutliche antivirale Schutzwirkung beim Menschen menschliches Interferon benötigt wird.

Die heutigen Vorstellungen zum *Mechanismus des antiviralen Effekts von Interferon* lassen sich wie folgt zusammenfassen: Vorhandene Virionen werden an sich nicht inaktiviert, vielmehr induziert Interferon in den betroffenen Wirtszellen die Produktion eines antiviralen Polypeptids, das die intrazelluläre Virusvermehrung auf der Stufe der Translation und allenfalls der Transskription hemmt. Grundsätzlich kann Interferon die antivirale Wirkung in derselben Zelle entfalten, in der es produziert wurde; zudem – und dieser Weg ist nach allem bekannten der wichtigere – wird es in den Extrazellulärraum abgegeben und vermag andere, mehr oder weniger weit entfernte Zellen zu schützen. Darüber, ob die Interferon-Rezeptoren der letzteren im Bereich der Zellmembran und/oder im Zellinnern liegen, gehen die Meinungen noch auseinander. Vermutlich besitzen sehr viele Körperzellen – wenn nicht alle – die Fähigkeit, auf spezieseigenes Interferon mit der Produktion der genannten antiviralen Polypeptide zu antworten. Zur Zeit vorliegende Daten sprechen dafür, daß Interferon Zellen gegen eine Reihe von DNA- und RNA-Viren, eingeschlossen Tumorviren, unempfindlich zu machen vermag. Allerdings ist die Wirkung jeweils nur von beschränkter Dauer. Das antivirale Polypeptid, dessen Produktion durch Interferon induziert wird, nennt man auch *translationshemmendes Protein*: Seine Wirkung beschränkt sich auf die Translation der viralen mRNA, weshalb Interferon mit der körpereigenen Proteinsynthese nicht interferiert und – soweit bekannt – nicht toxisch ist.

Die Bildung von Interferon wird durch alle Agentien, die die ribosomale Proteinsynthese hemmen (S. 48ff., vgl. dazu auch Tabelle 2 (S. 36) und Abb. 17 (S. 50)) sowie Substanzen, wie Glukokortikosteroide, mehr oder weniger unterdrückt, während Fieber bzw. eine mäßig erhöhte Temperatur fördernd wirken.

Die *Durchbrechung der Schutzwirkung von Interferon* in vivo *bei Virusinfektionen* gelingt den betreffenden Erregern offensichtlich immer und immer wieder. Die Gründe hierfür können u. a. darin liegen, daß die Virusbesiedelung so rasch erfolgt, daß sogar die Interferonproduktion nicht in Gang kommen kann, bevor der Zelluntergang einsetzt. Vermutlich spielen noch weitere Mechanismen eine Rolle, doch weiß man darüber noch wenig Bescheid. Gewisse Mäusestämme sind »schlechte Interferon-Produzenten«.

Beispiele:

- Bisherige Erfahrungen lassen annehmen, daß der *antivirale Schutz, den eine Zelle durch Einwirkung von Interferon erfährt*, ungefähr *einen Tag lang* nach Unterbruch des Interferon-Anstromes anhält, dann aber rasch schwindet.
- Verschiedene Beobachtungen sprechen dafür, daß *Interferon* neben antiviralen noch *weitere Wirkungen* entfaltet, u. a. Beteiligung an der Regulation der Wirtszellproliferation (z. B. im Knochenmark), so daß die Funktionen dieses Proteins wesentlich weiter reichen dürften, als anfänglich bekannt war.

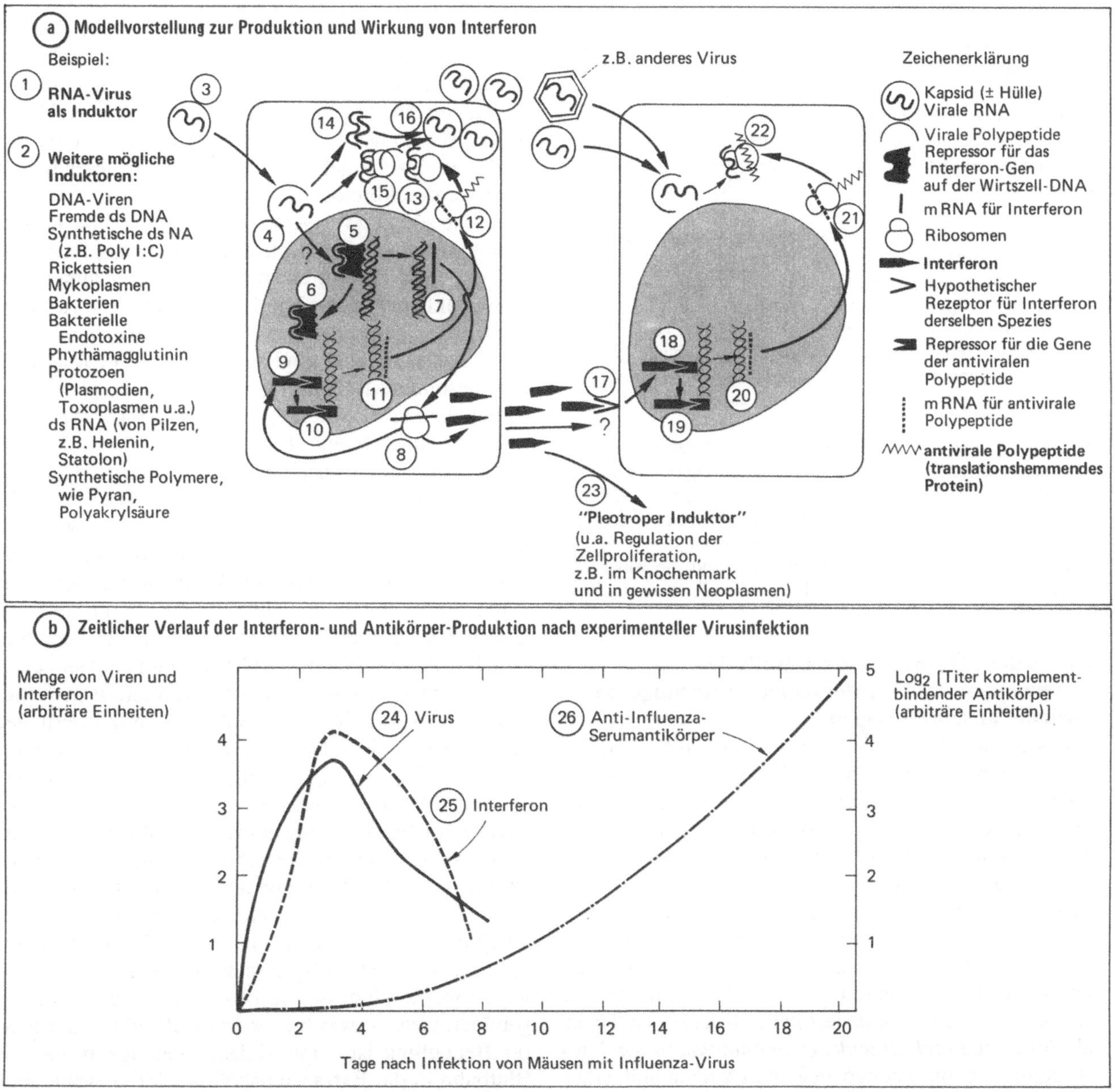

Abb. 213 a u. b. *Die Produktion von Interferon und dessen Wirkungen.* **a** *Modellvorstellung zur Produktion und Wirkung von Interferon. Interferone* sind Eiweißkörper mit einem Kohlenhydratanteil und einem Molekulargewicht von 25000–30000. Wahrscheinlich vermögen *die meisten – wenn nicht alle – Körperzellen* diese Substanz(en) zu bilden. Die meisten Kenntnisse über die *Induktion der Interferonsynthese* stammen aus Beobachtungen in vitro; zweifellos finden aber entsprechende Prozesse auch in vivo statt. In dieser Abbildung finden sich die heutigen *Hypothesen* zur Produktion und Wirkungsweise von Interferon vereinfacht zusammengestellt. Als *Induktoren* kommen vor allem Viren, aber auch viele weitere Agentien in Betracht (1, 2; Poly I:C = Poly*i*nosinsäure-Polycytidylsäure). Im vorliegenden Schema wird die Induktion der Interferon-Synthese durch ein RNA-Virus dargestellt. Man stellt sich vor, daß sich das letztere nach dem Eindringen in die Wirtszelle (3) und dem »uncoating« (4) mit dem Repressor für das Interferon-Gen zu einem Komplex verbindet (5), und daß mit der Entfernung des letzteren (6) die Transskription, d. h. die Synthese der mRNA für Interferon, beginnen kann (7). Die Translation, die in üblicher Weise an den Polyribosomen stattfindet (8), führt zur Entstehung von *Interferon.* Dieses kann seine antiviraie (oder andere) Wirkung in derselben Zelle, in der es synthetisiert wurde (9–13) und/oder in anderen Zellen (17–22) entfalten. Vieles spricht dafür, daß sich Interferon mit dem Repressor des Wirtszell-Zistrons verbindet, das für die sog. *antiviralen Polypeptide (»translationshemmende Proteine«)* kodiert (9), und durch diese Derepression die Transskription, d. h. die Bildung der mRNA für die entsprechenden Polypeptide, ermöglicht (11). Das bei der Translation (12) entstehende Polypeptid *»interferiert«* mit der Translation der viralen, nicht aber von wirtszelleigener mRNA (13). Damit sistiert die Produktion viruseigener Proteine weitgehend, und die Virusreplikation (14–16, s. auch Abb. 208, S. 1670) bleibt teilweise oder gänzlich aus. Interferon, das aus der Zelle austritt, vermag nur in Zellen derselben Spezies seine Funktionen auszuüben. Die Gründe für diese *Wirtsspezifität* sind noch nicht befriedigend geklärt. Möglicherweise hat dies mit speziesspezifischen Rezeptoren (17) zu tun. Die Zellen, die Interferon aufgenommen und translationshemmendes Protein gebildet haben, sind einer Virusinfektion gegenüber weitgehend unempfindlich. Allerdings hält

Man spricht heute z. T. von Interferon als einem »*pleotropic inducer*«.

- Zur *Induktion der Interferonproduktion* sind viele Agentien imstande, z. B. Bakterien (im besonderen auch Mykoplasmen und Rickettsien), Protozoen (u. a. Malariaplasmodien, Toxoplasma gondii), bakterielle Endotoxine, Phythämagglutinin u. a. m. Besonders wirksame Induktoren sind beispielsweise Helenin und Statolon, deren aktives Prinzip der doppelsträngigen RNA von Pilzviren entspricht, die Penizillium-Arten besiedeln.
- Von einzelnen *Viren* weiß man, daß sie *keine oder schlechte Interferon-Induktoren* sind. Andere, wie *menschliche Adenoviren*, sind Interferon gegenüber unempfindlich.
- Wegen der Speziesspezifität ist zur Zeit die *Produktion von Interferon* für medizinische Verwendung noch viel zu teuer. Versuche, das Interferon-kodierende menschliche Gen in Bakteriengenome zu integrieren und so eine Großproduktion von Interferon möglich zu machen, sind noch in den Anfängen.
- Vereinzelte Erfahrungen mit *Interferon in der Humanmedizin* lassen positive Resultate u. a. bei Herpes simplex-Infektionen und weiteren Viruserkrankungen erwarten. Erste Beobachtungen deuten zudem auf eine mögliche Wirkung bei gewissen malignen Neoplasien hin (z. B. Osteosarkome).

Die Induktion der Interferon-Produktion und die möglichen Wirkungen dieses Proteins sind in vereinfachter Form in Abb. 213 dargestellt.

Zusätzliche Hinweise auf die Rolle des Immunapparates bei Infektionen sowie mögliche Gründe für sein Versagen

Nachdem im 10. Teil dieses Buches (S. 1057) die der spezifischen Immunität zugrunde liegenden Mechanismen schon eingehend besprochen wurden, geht es hier nur noch darum, einige besondere Probleme im Zusammenhang mit der Abwehr pathogener Mikroorganismen zu diskutieren.

Wie bereits erwähnt, benötigt eine *primäre immunbiologische Reizantwort* mindestens etwa eine Woche, um in ihren Effektorleistungen voll zum Ausdruck zu kommen. Die Ingangsetzung einer wirkungsvollen *Antikörperproduktion* dauert in der Regel noch länger als der Aufbau *zellgebundener Immunreaktionen*. Viele natürliche Infektionen beginnen zudem mit einer *geringen Zahl von Keimen*, so daß eine *immunogene »Dosis« keimeigener Antigene* erst nach starker Vermehrung der Mikroorganismen im Wirt vorhanden sein dürfte. Bei diesen Antigenen handelt es sich z. T. um Epitope, die sich – je nach Größe des mikrobiellen Genoms – in erheblicher Zahl an der Oberfläche der Erreger befinden, ferner um lösliche Produkte des mikrobiellen Metabolismus sowie, im Fall von Viren, z. B. virus-kodierte Enzyme und andere Proteine, die in der Wirtszelle gebildet und z. T. von dieser freigesetzt werden können.

Über die *Avidität von Antikörpern* hinsichtlich Antigenen mikrobieller Herkunft weiß man wenig Bescheid. In der Regel kommt es im Rahmen einer humoralen Immunantwort zuerst zur Bildung von *IgM-Antikörpern*. Diese haben – abgesehen von ihrem frühzeitigen Erscheinen und anderen Eigenschaften – u. a. deshalb eine besondere Bedeutung, weil es sich um pentamere Moleküle handelt, die a) pro Molekül 5-mal mehr Antigen-Bindungsstellen (Paratope) aufweisen als IgG; b) im komplexierten Zustand in der Regel Komplement zu aktivieren vermögen; und c) wegen der erheblichen Molekülgröße in ihrer Verteilung überwiegend in der Blutbahn zirkulieren. Fast ebenso rasch, wie die Konzentration von IgM-Antikörpern im Verlauf vieler akuter Infektionen im Blut ansteigt, sinkt sie nach Überwinden der Infektion wieder ab. Hohe Titer spezifischer Antikörper der IgM-Klasse im Blut sprechen in der Regel für eine akute oder zumindest persistierende Infektion, im Gegensatz zu Antikörpern der IgG-Klassen, die oft noch lange Zeit nach Überwindung der Krankheit in erheblichen Mengen produziert werden. IgM tritt normalerweise auch nicht von der Mutter auf den Keimling über, so daß das Vorhandensein von IgM beim Neugeborenen mit erheblicher Wahrscheinlichkeit für eine durchgemachte intrauterine Infektion spricht. Antikörper der *IgG-Klasse* erscheinen im Verlauf einer humoralen Immunreaktion auf ein neuartiges Antigen später als die der IgM-Klasse; sie werden indessen in besonders großen Mengen gebildet, treten – was für die Infektabwehr von primärer Bedeutung ist – mit einiger Leichtigkeit aus der Blutbahn in die Extrazellulärräume der Gewebe über und eignen sich (vor allem IgG1 und IgG3) in besonderem Maß für die Opsonisierung von Keimen (vgl. dazu Abb. 177, S. 1290). Grob vereinfacht kann man

---

Abb. 213 a u. b (Fortsetzung)

dieser Zustand, falls nicht weiteres Interferon nachgeliefert wird, nur relativ kurze Zeit an (wenig mehr als 1 Tag für verschiedene daraufhin geprüfte Systeme). Soweit bekannt, entfalten weder Interferon noch die antiviralen Polypeptide eine toxische Wirkung auf das Wirtsgewebe. Abgesehen von dem hier skizzierten *antiviralen Effekt von Interferon* gilt letzteres auch als »*pleotroper Induktor*«, der auf bisher noch wenig geklärte Weise z. B. die Zellproliferation im Knochenmark und in gewissen Neoplasmen zu beeinflussen scheint (23). Gewisse Tumoren (z. B. Osteosarkome) sollen nach neueren Angaben einer Interferon-Therapie zugänglich sein. Da jedoch nur menschliches oder – in geringerem Maß – anderes Primaten-Interferon wirksam ist, lag eine Massenproduktion dieser Substanz für humanmedizinische Zwecke bisher nicht im Bereich des Möglichen. Die Interferonwirkung wird verständlicherweise durch Inhibitoren der ribosomalen Proteinsynthese gehemmt. Es wurde schon hervorgehoben, daß gewisse virale Infektionen (z. B. Rhino-, Parainfluenza- und Influenza-Viren) so rasch ablaufen, daß der Interferon-Schutz in vielen Fällen offenbar zu spät wirksam wird, um krankhafte Erscheinungen zu verhindern. Immerhin darf man annehmen, daß Interferon bei der raschen Überwindung von Virusinfektionen eine wichtige Rolle spielt. **b** *Zeitlicher Verlauf der Interferon- und Antikörper-Produktion nach experimenteller Virusinfektion.* Dieses schematische Diagramm soll deutlich machen, daß die Interferon-Produktion (25) der Virusinfektion (24) zeitlich dicht folgt, aber auch abklingt, bevor größere Mengen von Antikörpern im zirkulierenden Blut auftreten (26). Diese Beobachtungen an Mäusen, die mit Influenza-Virus infiziert worden waren, dürften – mutatis mutandis – auch für den Menschen Gültigkeit haben

sich vorstellen, daß die IgG-Antikörper im subepithelialen Frontbereich der Infektabwehr eine Hauptrolle spielen, während die in der Blutbahn konzentrierten IgM-Antikörper gleichsam eine rückwärtige Sicherung gegen Keime darstellen, die allenfalls in die Blutbahn gelangten und damit z. B. Leber, Milz und Knochenmark erreichen. In diesen Organen kann wegen der besonderen Beschaffenheit der Blutgefäßwände IgM die Strombahn leichter verlassen als in anderen Geweben (S. 1738). In Wirklichkeit sind die Verhältnisse natürlich komplizierter, als hier kurz geschildert wurde. Im besonderen ist hervorzuheben, daß in entzündlich veränderten Gebieten die Gefäßpermeabilität stark zunehmen kann, und daher ein Durchtritt von IgM in den Extravaskulärraum an diesen Stellen erleichtert wird. IgG passiert die Plazentarschranke und bietet somit dem Fetus eine passive humorale Immunität gegen vielerlei infektiöse Agentien. Antikörper der *IgA-Klasse* sind in der Form von *sekretorischem IgA (sIgA)* die hauptsächlichen spezifischen humoralen Abwehrstoffe an der Oberfläche von Schleimhautepithelien, d. h. an den möglichen Eintrittspforten infektiöser Keime. Das Brustkind erhält von der Mutter mit dem Kolostrum und – in geringeren Mengen – mit der Milch sIgA zugeführt und wird damit gegen eine Reihe pathogener Keime (z. B. E. coli) wirksam geschützt. Antikörper vom sIgA-Typ finden sich sowohl im Intestinal- als auch im Respirations- und Urogenitaltrakt. Ihre Hauptwirkung liegt vermutlich in der Bindung mit Oberflächenstrukturen der Mikroorganismen, die sonst dem Anhaften an Epitheloberflächen dienen und/oder für die Beweglichkeit der Keime von Bedeutung sind (z. B. Geisseln). Im subepithelialen Bereich findet sich IgA in monomerer Form; ob es hier – möglicherweise über den Properdinweg – Komplement zu aktivieren vermag, ist noch umstritten. Über dem Schleimhautepithel, d. h. auf dessen Lumenseite, ist in der Regel kein oder fast kein Komplement vorhanden, so daß eine Komplement-Lyse von Mikroorganismen in diesem Bereich kaum zustande kommen dürfte. Die protektive Bedeutung spezifischer Antikörper der IgA-Klasse wurde früher wahrscheinlich unterschätzt, vor allem, weil Patienten mit selektivem IgA-Mangel z. T. keine ungewöhnliche Anfälligkeit gegenüber Infektionen zeigten. Inzwischen wurde deutlich, daß ein Mangel oder Fehlen von Serum-IgA mit einer normalen Produktion von sIgA einhergehen kann und umgekehrt, was verschiedene Befunde verständlich macht. Im übrigen besteht häufiger, als man früher dachte, eine Infektanfälligkeit (S. 1206). Es ist zudem möglich, daß bei IgA-Mangel die zellgebundene Immunität eine relativ größere Rolle spielt. Antikörper der *IgE-Klasse*, die sich normalerweise im Blutplasma nur in einer Konzentration von ungefähr 0,002% nachweisen lassen, werden zum großen Teil auch in den Schleimhäuten des Intestinal- und Respirationstraktes produziert. Die Rolle dieser reaginischen Antikörper im Rahmen von Infektionen ist noch wenig geklärt; möglicherweise wirken sie, abgesehen von einer allfälligen antimikrobiellen Wirkung, einer exzessiven entzündlichen Reaktion entgegen und erweisen sich auf diese Art als nützlich. Es wurde schon hervorgehoben, daß *anamnestische Immunreaktionen humoraler Art* wesentlich rascher ablaufen als primäre und in der Produktion einer viel größeren Menge von Antikörpern (mehrheitlich IgG, z. T. mit hoher Avidität für die Antigene) resultieren. Die mehr oder weniger ausgeprägte Immunität vieler Individuen gegen eine große Zahl potentiell pathogener Keime beruht zum guten Teil auf diesem Mechanismus. Ein *Versagen der humoralen Abwehr* ist vor allem dann zu erwarten, wenn parasitäre Mikroorganismen ihre oberflächlichen Antigeneigenschaften ändern können, bzw. immer wieder neue Arten auftreten, und/oder wenn die Inkubationszeit – wie im Fall verschiedener Virusinfekte – so kurz ist, daß selbst die anamnestische Antikörperbildung nicht rasch genug wirksam werden kann. Dazu kommt, daß z. B. die reaktive Vermehrung von IgA-Antikörpern nur relativ kurze Zeit anhält. Es bleibt auch zu bedenken, daß viele Mikroorganismen zahlreiche Oberflächenantigene tragen, gegen die der Wirt *Antikörper* bildet, daß aber *nur ein kleiner Teil derselben i. e. S. eine protektive Funktion erfüllen* dürfte: z. B. solche, die sich gen Oberflächenstrukturen richten und somit eine *opsonisierende Wirkung* haben können; Antikörper, die sich mit *Haftstellen der Keimoberfläche* verbinden; Antikörper, die bakterielle *Toxine neutralisieren*; Antikörper, die im Komplex mit mikrobiellen Antigenen *Komplement aktivieren* und somit das *entzündliche Geschehen fördern* und/oder eine *Komplement-vermittelte Lyse der Keime* herbeiführen; Antikörper, die *Mikroorganismen zu agglutinieren* und/oder bewegliche Keime zu *immobilisieren* vermögen; Antikörper, die *mit dem Metabolismus und/oder dem Wachstum der Erreger interferieren* (z. B. Malariaplasmodien, Mykoplasmen u. a.). Man vermutet, daß die relative Bedeutung der erwähnten antimikrobiellen Funktionen ungefähr der Reihenfolge entspricht, in der sie hier aufgeführt wurden.

Zellgebundene Immunreaktionen spielen – je nach Art der Infektion – z. T. eine wichtigere, z. T. eine weniger wesentliche Rolle im Rahmen der Keimabwehr als die spezifischen Antikörper. Entscheidend sind sie vor allem bei Infektionen durch sog. *»intrazelluläre Parasiten«*, d. h. Keime, die sich in Makrophagen zu halten und zu vermehren vermögen und sich so dem Zugriff z. B. neutrophiler Granulozyten, spezifischer Antikörper und von Komplement entziehen können. In diese Gruppe gehören, wie schon gesagt wurde, verschiedene Bakterien, ferner Viren, Pilze und Protozoen (s. u.). Dabei dürfte die Hauptbedeutung spezifisch sensibilisierter Lymphozyten im Kontakt mit mikrobiellen Antigenen in der *Aktivierung von Makrophagen* liegen (s. Abb. 158, S. 1084, und 164, S. 1128). Kennzeichen aller spezifischer Immunreaktionen ist die *Amplifikation* des auf bestimmte Keime gerichteten Abwehrgeschehens.

Die Tatsache, daß trotz dieses wirkungsvollen Defensivsystems Infektionen durch pathogene Keime immer wieder stattfinden und den Wirtsorganismus u. U. in Lebensgefahr bringen, wirft die Frage nach den *Möglichkeiten eines Ausweichens der Mikroorganismen vor dem Zugriff des Immunapparates bzw. eines »Unterlaufens« oder einer Schädigung desselben auf*. Es wird in diesem Zusammenhang u. a. von einer »Strategie« erfolgreicher mikrobieller Parasiten gesprochen, die sich im wesentlichen auf Phagozyten, Interferon, spezifische Antikörper, zellgebundene Immunreaktionen und Komplementaktivierung auszurichten hat. Nachfolgend sollen einige mikrobielle »Waffen« im Kampf gegen den zu spezifischen Immunreaktionen fähigen lymphohistiozytären Apparat des Wirtsorganismus skizziert werden.

Eine erste Möglichkeit, die spezifische Immunabwehr zu umgehen, bietet sich den Erregern in Form der *Toleranz* (S. 1131). Diese kann das Antikörper-bildende B-Zellen-System und/oder die T-Zellen betreffen und ist selten absolut. Ein wesentlicher Teil der Art und des Ausmaßes einer spezifischen Immunantwort wird durch *genetisch verankerte Faktoren* determiniert, die beim Menschen vor allem von Genen im Bereich des HLA-Gen-Komplexes bestimmt werden (S. 1084). Möglicherweise beruht ein erheblicher Teil der sog. Autoimmunkrankheiten, die bei bestimmten HLA-Typen gehäuft vorkommen, auf einer Unfähigkeit der betreffenden Organismen, bestimmte Viren loszuwerden. Gut bekannt ist die Toleranzinduktion durch Antigene – somit auch durch mikrobielle Agentien –, die mit dem betreffenden Individuum in der *Fetalzeit* oder im *frühen postnatalen Leben* in Berührung kommen. Dafür gibt es in der Humanpathologie verschiedene Beispiele (s. u.). Eine wahrscheinlich häufige Art der Herbeiführung von »Toleranz« i. w. S. liegt im Vorhandensein von reichlich *Antigen* – noch eher: reichlich *Antigen-Antikörperkomplexen im Antigenüberschuß* – im zirkulierenden Blut (S. 1132). Dieser Mechanismus scheint bei verschiedenen systemischen Infektionen eine wesentliche Rolle zu spielen, während der sog. *»molecular mimicry«*, d. h. der »Nachahmung« von Wirtsantigenen durch Mikroorganismen (kreuzreagierende Antigene) geringere Bedeutung zukommen dürfte.

Wichtig ist das Phänomen der *mikrobiell bedingten Immunsuppression*, d. h. einer Herabsetzung der spezifischen Immunreaktivität des Wirtes infolge Besiedelung durch bestimmte Keime. Die Hintergründe eines solchen Geschehens sind noch wenig erforscht. Neben einer direkten Schädigung von Lymphozyten und/oder Makrophagen kommen u. a. eine Hemmung der Funktionen dieser Zellen, eine antigenische Kompetition u. a. m. in Frage. Immunsuppressiv wirken sich zahlreiche mehr oder weniger generalisierte Infektionen durch Viren, gewisse Bakterien, allenfalls Pilze sowie Protozoen aus (s. u.).

Eine *»anatomische Sequestration«*, d. h. ein »sich Verstecken« innerhalb von Zellen oder anderen abgesonderten Strukturen, stellt bei sog. »intrazellulären Parasiten«, wie schon erwähnt, einen wesentlichen Bestandteil ihrer Pathogenität dar: In dieser Lokalisation treten sie weder mit spezifischem Antikörper noch mit spezifisch sensibilisierten Lymphozyten in direkten Kontakt. Ähnliches gilt für infektiöse Keime, die nur Oberflächenepithelien besiedeln und von dort ins Lumen eines Hohlorganes bzw. nach außen freigesetzt werden.

Weitere Möglichkeiten eines Versagens der spezifischen Immunabwehr liegen in der Bildung *ineffektiver Antikörper*, d. h. solcher, die eine zu geringe Avidität zu den mikrobiellen Epitopen aufweisen und/oder sich gegen »falsche«, d. h. für das Überleben des Keimes unwesentliche Antigendeterminanten richten. Es ist auch denkbar, daß, wo eine zellgebundene Immunreaktion bessere Arbeit täte, an ihrer Stelle mehr eine humorale Reizantwort stattfindet, und umgekehrt.

Man hat ferner daran zu denken, daß Mikroorganismen soviel *lösliche Antigene freisetzen* könnten, daß diese sich mit dem Antikörper verbinden, bevor der letztere mit den Keimen selbst zu reagieren vermag.

Das umgekehrte, wofür man ebenfalls Beispiele kennt, bestünde in einem *Sistieren der Antigenexposition an der Keimoberfläche*, wie dies etwa beim Enzystieren von Mikroorganismen vorkommt. Ähnlich dürften sich andersartige Veränderungen der Erregeroberfläche auswirken (s. u.). Man kennt überdies mikrobielle Faktoren, die eine *Resistenz gegenüber Komplementlyse* bewirken, oder Enzyme, die an der Keimoberfläche gebundene Antikörper spalten. *Bindungen von Oberflächenproteinen* (z. B. Protein A von Staphylokokken, S. 1872) an die Fc-Portion von Immunglobulinmolekülen stellt einen weiteren »Trick« dar, den die Keime dem Wirt u. U. spielen. Auf die verschiedenartigen *Störungen der Phagozytose* wurde schon hingewiesen (S. 1318).

Große Bedeutung hat die sog. *antigenische Variation* von Mikroorganismen, d. h. eine periodische Veränderung der oberflächlichen Antigene der zur Infektion führenden Keimpopulation, bei einer Reihe u. a. bakterieller Infektionen und Protozoonosen. Würmer sind in dieser Hinsicht noch mehr talentiert als Einzeller. In diesem Zusammenhang sind auch die *polytypischen Virusinfektionen* (u. a. Influenzaviren) hervorzuheben, die – im Gegensatz zu meist monotypischen, wie Masern, Mumps und Pocken – fast bei jeder Epidemie ein »neues antigenisches Gesicht« zeigen. Schließlich bleiben die *»slow virus infections« (»slow infections«)*, wie die Kuru- und die Jakob-Creutzfeld'-sche Krankheit, zu nennen, bei denen eine *spezifische Immunreaktion* offenbar *gar nicht stattfindet*.

Beispiele zur spezifischen Immunabwehr infektiöser Agentien und deren Versagen:

- Um einen Keim von *E. coli* in Gegenwart von *Komplement* zu zerstören, genügen 30 an die Oberfläche des Bakteriums gebundene *Antikörpermoleküle von der IgM-Klasse*, während dazu 20-mal mehr Moleküle der IgG-Klasse benötigt werden.
- Bei Individuen, die – z. T. viele Jahre – nach *Masern* eine sog. *subakute sklerosierende Panenzephalitis* erleiden, findet sich in

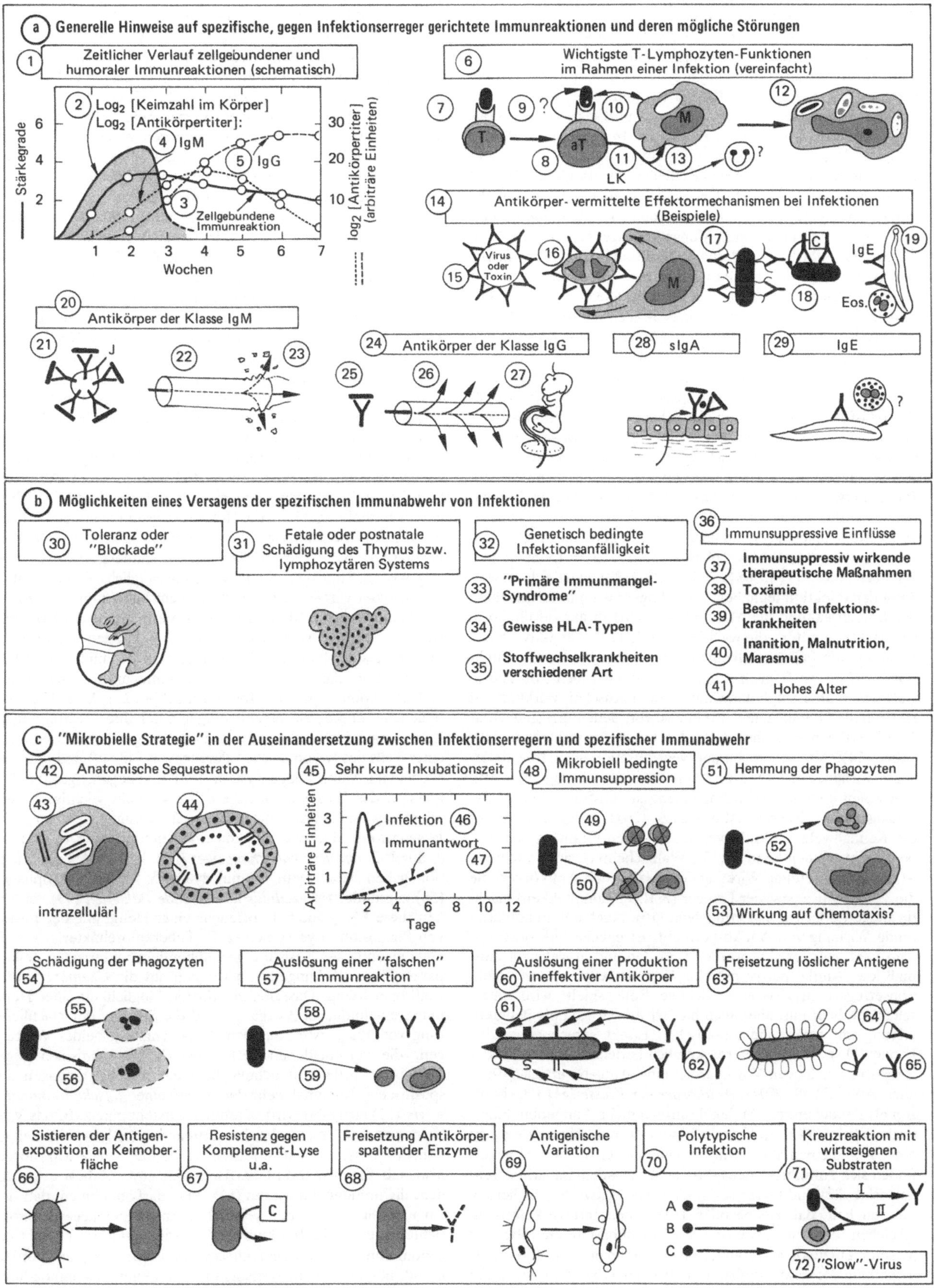
a Generelle Hinweise auf spezifische, gegen Infektionserreger gerichtete Immunreaktionen und deren mögliche Störungen
1 Zeitlicher Verlauf zellgebundener und humoraler Immunreaktionen (schematisch)
2 Log2 [Keimzahl im Körper]
Log2 [Antikörpertiter]:
4 IgM
5 IgG
3 Zellgebundene Immunreaktion
Stärkegrade
log2 [Antikörpertiter] (arbiträre Einheiten)
Wochen
6 Wichtigste T-Lymphozyten-Funktionen im Rahmen einer Infektion (vereinfacht)
7 8 9 10 11 12 13
T
aT
M
LK
14 Antikörper-vermittelte Effektormechanismen bei Infektionen (Beispiele)
15 Virus oder Toxin
16 17 18 19
C
IgE
Eos.
20 Antikörper der Klasse IgM
21 J 22 23
24 Antikörper der Klasse IgG
25 26 27
28 sIgA
29 IgE
b Möglichkeiten eines Versagens der spezifischen Immunabwehr von Infektionen
30 Toleranz oder "Blockade"
31 Fetale oder postnatale Schädigung des Thymus bzw. lymphozytären Systems
32 Genetisch bedingte Infektionsanfälligkeit
33 "Primäre Immunmangel-Syndrome"
34 Gewisse HLA-Typen
35 Stoffwechselkrankheiten verschiedener Art
36 Immunsuppressive Einflüsse
37 Immunsuppressiv wirkende therapeutische Maßnahmen
38 Toxämie
39 Bestimmte Infektionskrankheiten
40 Inanition, Malnutrition, Marasmus
41 Hohes Alter
c "Mikrobielle Strategie" in der Auseinandersetzung zwischen Infektionserregern und spezifischer Immunabwehr
42 Anatomische Sequestration
43 44
intrazellulär!
45 Sehr kurze Inkubationszeit
Arbiträre Einheiten
Infektion 46
Immunantwort 47
Tage
48 Mikrobiell bedingte Immunsuppression
49 50
51 Hemmung der Phagozyten
52
53 Wirkung auf Chemotaxis?
54 Schädigung der Phagozyten
55 56
57 Auslösung einer "falschen" Immunreaktion
58 59
60 Auslösung einer Produktion ineffektiver Antikörper
61 62
63 Freisetzung löslicher Antigene
64 65
66 Sistieren der Antigenexposition an Keimoberfläche
67 Resistenz gegen Komplement-Lyse u.a.
C
68 Freisetzung Antikörper-spaltender Enzyme
69 Antigenische Variation
70 Polytypische Infektion
A B C
71 Kreuzreaktion mit wirtseigenen Substraten
I II
72 "Slow"-Virus

Abb. 214 a–c. *Spezifische, gegen Infektionserreger gerichtete Immunreaktionen: Mögliche Störungen und schädliche Nebenwirkungen.* **a** *Generelle Hinweise.* Zum *zeitlichen Verlauf* antiinfektiöser Immunreaktionen bei einem immunkompetenten, aber nicht vorimmunisierten Individuum (1) ist u. a. folgendes zu bemerken: Die *Keimzahl* im Körper (2) muß eine gewisse Höhe erreichen, bzw. die *Infektionsdosis* muß groß sein, um eine kräftige *Immunreaktion* auslösen zu können. In der Regel verlaufen *zellgebundene Immunreaktionen* (3) etwas rascher als humorale, und im Rahmen der letzteren erscheinen im zirkulierenden Blut meistens zuerst *Antikörper der IgM-Klasse* (4), dann erst solche der *IgG-Klasse* (5). Die letzteren werden aber über eine wesentlich längere Zeit in größeren Mengen nachgeliefert als die Antikörper der IgM-Klasse, deren Produktion nach Überwindung der akuten Infektion abzuklingen pflegt. Der Nachweis hoher Titer spezifischer Antikörper der IgM-Klasse spricht somit fast immer für das Vorhandensein eines aktiven infektiösen Prozesses. Die hier nicht abgebildeten *Antikörper der IgA-Klasse* treten lokal, d. h. im Bereich infizierter Schleimhäute, schon relativ früh in Erscheinung, werden aber ebenfalls nicht über so lange Zeit in größeren Mengen weiterproduziert wie die Antikörper der IgG-Klasse; zudem kann die örtliche Konzentration wesentlich höher liegen als die im Blut. Die *T-Lymphozyten* (6) erfüllen im Rahmen einer Infektionskrankheit verschiedene Aufgaben, sowohl im sog. »afferenten« wie im »efferenten« Schenkel der Immunantwort. Sie sind es, die – meist mit Hilfe von Makrophagen – bei der Erkennung mikrobieller Antigene eine entscheidende Rolle spielen (7) und nach erfolgter Aktivierung (8), wiederum im Verein mit Makrophagen (10, 11; LK = Lymphokine, vgl. dazu Abb. 158 (S. 1084) und 164, S. 1128)), an der Überwindung der Infektion teilhaben. Allerdings spielen in dieser Phase der Immunreaktion die Makrophagen (M) in aktivierter Form als »Bakterientöter« die wichtigste Rolle (12). Ob aktivierte T-Lymphozyten (aT) an sich eine nennenswerte bakterizide Funktion ausüben, ist fraglich (9). Man weiß auch nicht, ob und in welchem Maß Lymphokine mit chemotaktischer Wirkung auf neutrophile Granulozyten (13) in vivo von Bedeutung sind. *Antikörper* erfüllen im Rahmen von Infektionen verschiedene Aufgaben (14): Abgesehen von der Neutralisation im Extrazellulärraum vorhandener Viren und von Toxinen, vermögen sie, mit Antigenen komplexiert, Komplement zu aktivieren und als Zytotaxigene zu wirken (s. Abb. 173, S. 1264), sodaß u. a. die für die Keimabwehr wesentlichen neutrophilen Granulozyten herbeigelockt werden können (15). Wahrscheinlich noch wichtiger ist die opsonisierende Wirkung der spezifischen Antikörper, die die Phagozytose gewisser Erreger (z. B. Pneumokokken) mächtig steigert oder gar erst ermöglicht (16). Auch die immobilisierende Wirkung von Antikörpern auf bewegliche Mikroorganismen kann hier erwähnt werden (17). Ob und in welchem Ausmaß die Antikörper-vermittelte Komplementlyse von Infektionserregern in vivo eine wichtige Rolle spielt, wird unterschiedlich beurteilt; aber auch hier wird nach Komplementaktivierung mit einem chemotaktischen Effekt gerechnet werden können (18). Von IgE wurde kürzlich berichtet, daß es bei der Zerstörung u. a. von Wurmlarven eine Aufgabe erfüllt (19; s. auch Abb. 231, S. 2094). *Antikörper der Klasse IgM* (20) besitzen als Pentamere pro Molekül fünfmal mehr Antigenbindungsstellen als IgG (21). In komplexiertem Zustand führen sie oft zu einer Komplementaktivierung. Wegen der Größe des Moleküls finden sich Antikörper der IgM-Klasse vor allem im zirkulierenden Blut (22) und bilden somit eine Art rückwärtige Sicherung für den Fall, daß Keime oder Toxine den Intravaskulärraum erreichen. Ein nennenswerter Austritt von IgM ins Gewebe wird in stark entzündlich veränderten Gebieten mit erhöhter Permeabilität der Endstrombahn beobachtet (23). *Antikörper der Klasse IgG* (24) weisen fünfmal weniger Antigenbindungsstellen auf als IgM (25), zeigen aber in der Regel eine größere Affinität zum korrespondierenden Epitop. Überdies werden sie, wie erwähnt, in der Regel über längere Zeit (Monate bis Jahre) produziert. Aufgrund ihrer geringeren Molekülgröße treten sie relativ leicht in den Extravaskulärraum über (26). Ferner passieren sie im Gegensatz zu IgM die Plazentarschranke, was bei fetalen Infektionen von Bedeutung ist (27). *Antikörper vom sIgA-Typ* (28) entfalten ihre Wirkung an der Oberfläche von Schleimhautepithelien (s. Abb. 213, S. 1734). *Antikörper der IgE-Klasse* (29) sind u. a. an der Vermittlung des helminthotoxischen Effekts eosinophiler Granulozyten wesentlich beteiligt, abgesehen von weiteren Funktionen. **b** *Möglichkeiten eines Versagens der spezifischen Immunabwehr von Infektionen.* Vor allem bei Keimlingen in utero vermögen Antigene infektiöser Agentien eine *Toleranz* zu erzeugen oder – falls sie in großen Mengen vorhanden sind (frei oder komplexiert) – u. U. eine sog. *Blockade* herbeizuführen (30; s. auch Abb. 167, S. 1188). Schwere *Schädigungen des Thymus* in der Perinatalzeit oder andere tiefgreifende Beeinträchtigungen des Immunapparates (31) ziehen u. U. eine länger dauernde Infektanfälligkeit nach sich. Die unter (32–41) aufgelisteten Störungen sind in Abb. 168 (S. 1200) erläutert worden. **c** *»Mikrobielle Strategie« in der Auseinandersetzung zwischen Infektionserregern und spezifischer Immunabwehr.* Unter *»anatomischer Sequestration«* versteht man im Zusammenhang mit Infektionserregern deren räumliche Abgrenzung gegenüber den Elementen des Immunapparates (Lymphozyten, Makrophagen, Antikörper). Dies trifft beispielsweise für intrazellulär lokalisierte Keime zu (43, s. auch Viren, Abb. 208, S. 1670), u. U. für Mikroorganismen, die sich ausschließlich in einem epithelausgekleideten Hohlraumsystem befinden (44), sowie z. B. für Infektionserreger, die inmitten nekrotischer Massen liegen (z. B. Käseherde bei Tuberkulose, andere Nekroseherde, in gewissem Sinn auch Abszesse). Eine Möglichkeit des »Unterlaufens« der wirtseigenen Immunabwehr liegt in einer *sehr kurzen Inkubationszeit* (d. h. sehr rasche Vermehrung der Erreger), wie dies z. B. bei verschiedenen Virusinfektionen des Respirationstraktes der Fall ist (45): Die Infektion (46) klingt in solchen Fällen oft ab, längere Zeit bevor die Immunantwort (47) richtig in Gang kommt (s. auch Interferon, Abb. 213, S. 1734). Verschiedene Infektionserreger erzeugen durch ihre Ausbreitung im Körper eine *Immunsuppression*, in der Regel durch Zerstörung eines Teils des lymphatischen Parenchyms (48, 49) und/oder des Monozyten/Makrophagensystems (50), und begünstigen die Progression des Prozesses auf diese Weise. Sehr wichtig ist, wie schon erwähnt wurde, die mikrobiell bedingte *Hemmung der Phagozytose* (51), sei es im Sinn einer Inhibition i. e. S. (52), sei es durch *Zerstörung von Phagozyten* (54). Je nach Art der Infektion gehen dabei mehr Granulozyten (55) oder Makrophagen (56) zugrunde. *Intrazellulär überlebende Bakterien* (43) verdanken diese Fähigkeit z. T. offenbar einer Hemmung der Fusion von Phago- und Lysosomen (z. B. Tuberkulosebakterien), z. T. einer eigentlichen Resistenz gegenüber dem bakteriziden Zellapparat. Über Wirkungen von Keimen auf die *Chemotaxis* (53) weiß man wenig. Dasselbe gilt für die Möglichkeit einer Hemmung entzündlicher Vorgänge und die Störung der Nachlieferung von Phagozyten aus dem Knochenmark, beides Wirkungen, die verschiedenen pathogenen Mikroorganismen zugeschrieben wurden. Manchmal liegt das relative Versagen der spezifischen Immunabwehr daran, daß eine *»falsche Immunantwort«* (57) ausgelöst wird. Darunter versteht man z. B. das Vorherrschen einer humoralen Immunreaktion (58), wo eine zellgebundene bessere Dienste leisten würde (59). Viele Mikroorganismen besitzen an ihrer Oberfläche eine große Zahl von Antigenen, die immunogen wirken (61). Man darf annehmen, daß sich ein erheblicher Teil der gebildeten Antikörper gegen Epitope richtet, die für die Infektabwehr belanglos sind (62). Steht die Produktion solcher *»ineffektiver« Antikörper* (60) im Vordergrund, nützt dies dem Wirtsorganismus wenig; er kann dadurch sogar Schaden erleiden (vgl. z. B. Immunkomplex-induzierte Krankheiten, Abb. 162, S. 1114). Durch *Freisetzung löslicher Antigene* mikrobieller Herkunft (63) kann es zu blockierenden Wirkungen kommen (64, vgl. dazu auch Abb. 167, S. 1188). Ein

der Regel im Anschluß an die akute Infektion eine Persistenz von gegen das Masernvirus gerichteten Antikörpern der IgM-Klasse, offenbar, weil die Infektion andauert.

- Im Gegensatz zu *IgM-Antikörpern* werden *IgG-Antikörper* noch lange Zeit nach der klinischen Erholung von einer akuten Infektionskrankheit weiter gebildet (z. B. in Fällen von Gelbfieber bis 40 Jahre und mehr!). Möglicherweise liegt diesem Phänomen eine Persistenz von Antigen bzw. infektiösem Agens in nicht nachweisbarer Form bzw. Lokalisation zugrunde, z. B. in Keimzentren.
- Bei verschiedenen Infektionskrankheiten, wie *Masern*, *Keuchhusten* u. a., bleibt nach der erstmaligen Infektion eine langdauernde, u. a. auch humorale *Immunität* bestehen. *Wiederholte Expositionen* können dann zu einer *Erhöhung des Antikörpertiters im Blut* führen, ohne daß klinische Symptome aufzutreten brauchen.
- *Infektionen des Respirationstraktes, z. B. durch Rhino-, Influenza-, Parainfluenza-, »respiratory syncytial«* und andere *Viren*, weisen oft eine Inkubationsperiode von nur 1–2 Tagen auf, so daß die Zeit zum Aufbau einer wirkungsvollen anamnestischen Immunreaktion nicht ausreicht. Dies ist – neben anderen Gegebenheiten, wie dem stetigen Auftreten von Virusstämmen mit neuen Antigenen – ein Hauptgrund dafür, daß diese Affektionen so häufig wiederkehren können.
- *»Flaschenkinder«*, die von der Mutter kein Kolostrum und damit keine reiche Portion von Antikörpern des sIgA-Typs erhielten, sind Infektionen gegenüber erhöht anfällig (z. B. *Coli-Enteritiden*, u. U. der gefährliche *Herpes simplex generalisatus* u. a. m.).
- Eine *durch spezifische Antikörper ausgelöste Komplementlyse von Mikroorganismen* läßt sich nicht sehr oft nachweisen (z. B. pathogene *E. coli*, *Mycoplasma pneumoniae*, *Vibrio cholerae* u. a.). Dieser Mechanismus spielt dagegen bei der Zerstörung *virusinfizierter Wirtszellen* eine gewisse Rolle.
- Eine durch Antikörper bedingte *Immobilisation* sonst beweglicher Keime wird z. T. diagnostisch genutzt (z. B. bei *Lues*, *Cholera* u. a.).
- Eine *Überempfindlichkeit vom verzögerten Typ*, die durch zellgebundene Immunreaktionen vermittelt wird, läßt sich nach Infektion durch *Tuberkulosebakterien*, *Bruzellen*, *Leishmanien* u. a. meist erst nach mehreren Wochen (bei Tuberkulose 3–6 Wochen) nachweisen. In anderen Fällen, wie nach *Pockenimpfung*, dauert es indessen kaum eine Woche.
- Die *Phagozytose durch spezifische Antikörper opsonisierter Keime* ist bei manchen, durch sog. *extrazellulär wachsende Mikroorganismen* (*Streptokokken* (auch *Pneumokokken mit Kapsel*), *Staphylokokken* u. a.) verursachten Infektionen das Hauptmittel der körpereigenen Abwehr.
- Die *Opsonisierung* verschiedener Bakterien, u. a. *Pseudomonas* und anderer *Gram-negativer Keime*, ist oft erst dann wirkungsvoll, wenn zusätzlich zu *spezifischem Antikörper* (vor allem der IgM-Klasse) *Komplement* vorhanden ist.
- Im Rahmen einer zellgebundenen Immunreaktion *aktivierte Makrophagen* spielen die defensive Hauptrolle bei den meisten durch sog. *intrazelluläre Parasiten* hervorgerufenen Infektionskrankheiten (u. a. *Tuberkulose*, *Lepra*, *Bruzellosen*, *Lymphogranuloma inguinale*, *Herpes simplex* u. a. m.).
- *Aktivierte Makrophagen* haben z. T. auch gegenüber Keimen eine erhöhte bakterizide Kapazität, die an der zu ihrer Aktivierung führenden Infektion gar nicht beteiligt waren.
- Ein Beispiel für *Toleranzinduktion in der Fetalperiode* liefert die intrauterine Infektion durch *Rötelnvirus*: Solche Individuen zeigen oft noch lange Zeit nach der Geburt eine ausgesprochen schwache zellgebundene Immunreaktion gegen das betreffende infektiöse Agens.
- Eine *Beeinträchtigung (»Desensibilisierung«) der Immunreaktivität vom zellgebundenen Typ* findet sich u. a. bei Vorhandensein von *reichlich Antigen* oder *Immunkomplexen mit Antigenüberschuß* im zirkulierenden Blut (u. a. *Kala-Azár* oder andere *diffuse Leishmaniosen*, *generalisierte Kokzidioidomykose*, u. U. *Lues II*).
- *Kreuzreaktionen* zwischen antimikrobiellen Antikörpern und körpereigenen Substraten kommen z. B. bei *Strepokokkeninfektionen*, *Lues* und *atypischen Pneumonien* vor. Bei den letzteren reagieren die gegen *Mycoplasma pneumoniae* gerichteten Antikörper (*»Kälteagglutinine«*) nicht selten mit der Oberfläche von Erythrozyten und verursachen damit z. T. eine *hämolytische Anämie*.
- Eine *immunsuppressive Wirkung* können die verschiedensten Mikroorganismen ausüben, z. B. *Zytomegalievirus*, *Ebstein-Barr-Virus*, *Mumpsvirus*, *Malariaplasmodien*, *Trypanosomen*, *Leishmanien* und eine Reihe von *Bakterien* (z. B. *Mycobacterium leprae*).
- *K-Antigene von E. coli*, die aus Polysacchariden bestehen, sind aus verschiedenen Gründen mit Pathogenität verbunden, u. a. wegen Erschwerung der Phagozytose und einer Neigung der Keime, sich in den Nieren anzusiedeln.
- Eine *antigenische Variation* spielt bei einer Reihe von Infektionskrankheiten eine wichtige Rolle, z. B. beim *Rückfallfieber (Borrelia recurrentis)*, bei der *afrikanischen Schlafkrankheit (Trypanosoma brucei)*, bei verschiedenen *Wurminfestationen* u. a. m.

Eine Übersicht über Immunreaktionen des Wirtsorganismus gegen infektiöse Mikroorganismen und Möglichkeiten der letzteren, ihnen zu entgehen, findet sich in Abb. 214.

Abb. 214 a–c (Fortsetzung)

besonderes Phänomen zeigt sich bei *pyogenen Staphylokokken:* Diese geben ein sog. *Protein A* an die Umgebung ab, das sich mit der Fc-Portion der IgG-Moleküle verbindet und deren Antikörpereigenschaften weitgehend reduziert (65). Ein weiterer »Trick«, zu dem verschiedene Mikroorganismen fähig sind, besteht im *Sistieren der Antigenexposition an der Keimoberfläche;* dies ist z. T. bei der Bildung von Sporen oder – im Fall von Protozoen – von Zysten der Fall (66). Von gewissen Erregern, wie Trypanosomen, weiß man, daß sie im Wirtsorganismus in Schüben Generationen mit veränderten antigenischen Eigenschaften hervorbringen (sog. *antigenische Variation,* 69), und so der »Immunattacke« immer wieder ausweichen. Ähnlichen Schwierigkeiten begegnet der Organismus im Fall *polytypischer Virusinfektionen* (70; z. B. Influenza), indem neu auftretende antigenische Virustypen den Immunapparat zwingen, im Sinn der – länger dauernden – Primärantwort zu reagieren. Bei gewissen Virusinfektionen (vor allem *»slow«-Viren* (72)) kommt es überhaupt nicht zu einer faßbaren Immunreaktion, vermutlich wegen mangelnder Expression immunogen wirkender viraler Antigene an der Oberfläche infizierter Zellen. Zur »Strategie« einzelner Keime gehört es, *gegenüber der Komplementlyse resistent zu sein* (67). Ein besonderes aggressives Prinzip bestimmter Mikroorganismen liegt darin, *Antikörper-spaltende Enzyme* freizusetzen und so z. B. eine wirksame Opsonisierung zu verhindern oder zumindest zu behindern (68). Schließlich kann auch das Auslösen einer Immunantwort, die sich durch *Kreuzreaktionen mit körpereigenen Substraten* kennzeichnet (71; I = afferenter, II = efferenter Schenkel z. B. der humoralen Immunantwort), als ein Phänomen betrachtet werden, das den Wirt schädigt und damit – indirekt – den Mikroorganismen zum Vorteil gereicht

Zur Beteiligung von Lymphgefäßen und Lymphknoten am lokalen infektiösen Geschehen

Wie schon früher ausführlich dargelegt wurde, sind bei jedem entzündlichen Prozeß, der ein gewisses Maß überschreitet, die *regionären Lymphknoten* mehr oder weniger einbezogen (S. 1276). *Mikroorganismen* können innerhalb von Minuten nach ihrem Eintritt ins subepitheliale Gewebe in diese ersten Stationen des lymphohistiozytären Systems gelangen. Hier werden die meisten Keime abgefangen. Die Wirksamkeit der *Filterfunktion* von Lymphknoten hängt von einer Reihe von Faktoren ab, z. B. von Art, Größe und Zahl der Erreger, Anzahl und Zustand der örtlich vorhandenen Phagozyten (z. B. ruhende oder aktivierte Makrophagen), Durchflußvolumen der Lymphe u. a. m. Die Zunahme der Zahl von *Phagozyten* in entzündlich veränderten Lymphknoten beruht nicht nur auf einem vermehrten Zustrom dieser Elemente auf dem Lymphweg, sondern auch auf einer gesteigerten Emigration aus den Blutgefäßen. Vor allem neutrophile Granulozyten marginieren in der intranodalen Endstrombahn innerhalb kürzester Zeit nach Beginn des Prozesses und emigrieren rasch, aber auch Monozyten wandern in größerer Zahl aus. Die Begegnung zwischen einströmenden Mikroorganismen und Phagozyten findet vor allem innerhalb der *Lymphsinus* statt, zuerst in den subkapsulären, dann den intermediären und medullären, wobei die *Makrophagen* oft eine randständige Position einnehmen oder den Sinus, an mehreren Stellen haftend, quer durchspannen. *Neutrophile Granulozyten* kann man in den Sinus ebenfalls in erheblichen Mengen antreffen; zudem infiltrieren sie, wie die Makrophagen, das Lymphknotenparenchym. Gesamthaft betrachtet, kann man die Lymphknoten als eine rückwärtige Auffangstation ansehen, die in besonderem Maß geeignet ist, die eintreffenden Mikroorganismen nicht nur festzuhalten, sondern auch mit Hilfe der Phagozyten abzutöten. In diesem Zusammenhang ist es von besonderem Wert, daß der Hauptsitz der gegen die Keime gerichteten *Immunreaktionen* zunächst ebenfalls den regionären Lymphknoten entspricht: Hier können die Effektoren, d. h. spezifisch sensibilisierte Lymphozyten und Antikörper direkt und im Zusammenwirken mit den Phagozyten eingreifen. Bei einem sehr reichlichen Anstrom pathogener Keime entwickelt sich in den Lymphknoten u. U. eine heftige entzündliche Reaktion (s. *Lymphadenitis*, S. 1743), die – im Fall der Beteiligung pyogener Keime – bis zur Eiterbildung und Einschmelzung von Lymphknotengewebe führen mag (*Lymphadenitis abscedens*). Bei derart schweren Formen von Entzündung beteiligen sich in der Regel auch die zuführenden Lymphgefäße (*Lymphangiitis*), was u. a. von diagnostischer Bedeutung ist. Durch direkte toxische Wirkung pathogener Mikroorganismen und/oder aufgrund heftiger Immunreaktionen kommt es bei einzelnen Infektionskrankheiten recht häufig oder sogar regelmäßig zu *nekrobiotischen Vorgängen* in den Lymphknoten (vgl. dazu Pest (S. 1930) und käsige Tuberkulose bei Primärkomplex (S. 1967)). In vielen Fällen von Infektionen durch sog. intrazelluläre Keime entwickeln sich, sobald die zellgebundene Immunität ein gewisses Maß erreicht hat, in den Lymphknoten *Granulome* (S. 1298).

Sehr häufig schreitet der infektiöse Prozeß nicht über die regionären Lymphknoten hinaus. Ist dies dennoch der Fall, finden sich meistens zurückgestaffelt *sekundäre* und *tertiäre Lymphknotenstationen*, wo sich ähnliches abspielt. Wahrscheinlich gelingt es hie und da einem Keim, bis in die Blutbahn zu gelangen: Hier stehen aber ebenfalls wirkungsvolle Abfangmechanismen bereit (s. u.).

Hinweise auf die frühzeitige Keimausscheidung bei einer Reihe von Infektionskrankheiten

Bei sehr vielen akuten infektiösen Prozessen, zumal solchen, die mit einer Besiedelung von Epithelien oder subepithelialen Geweben von *Schleimhäuten* ihren Anfang nehmen, kommt es bereits innerhalb kurzer Zeit zu einer *Abstoßung (»shedding«)* von Keimen an die Oberfläche, d. h. z. B. ins Lumen des betreffenden Hohlorgans. Im Fall des *Respirationstraktes* können auf diese Weise infektiöse Agentien in großer Zahl – innerhalb von Tröpfchen (S. 1662) – nach außen gelangen, besonders beim Husten oder, noch mehr, beim Niesen, womit oft ein ausgesprochen keimreicher *Aerosol* in die Umwelt befördert wird. Im Fall des *Intestinaltraktes* gelangen die abgestoßenen Keime mit den *Fäzes* nach außen, was die Grundlage der bereits erörterten *fäkal-oralen Transmission* von Mikroorganismen darstellt. Verständlicherweise fällt die Periode größter *Ansteckungsgefahr* mit derjenigen eines maximalen »shedding« zusammen. Diese Phasen werden z. B. bei akuten Virusinfektionen des Respirationstraktes schon sehr früh erreicht. In anderen Fällen findet die mengenmäßig bedeutendste Abstoßung von Erregern später statt: Hier zeigt jede Infektionskrankheit ein besonderes Muster, das z. B. bei Präventivmaßnahmen zum Schutz der Umgebung zu berücksichtigen ist (s. bei den einzelnen Infektionskrankheiten).

Mit dem *Speichel* können verschiedene Viren ausgeschieden werden (z. B. Mumps-, Epstein-Barr-, Herpes simplex- und Zytomegalie-Viren). *Sputum* ist dann u. U. gefährlich, wenn es von einem Patienten mit »offener«, d. h. kavernöser Lungentuberkulose oder einer Mund-Rachen-Tuberkulose stammt. Die Mykobakterien sind gegenüber Trockenheit ziemlich resistent, so daß dehydrierte Sputumpartikeln (»Sputumkristalle«) mit infektionsfähigen Keimen in Form von Staub eingeatmet werden können. Der *Urogenitaltrakt* als Ort der Keimabstoßung spielt vor allem bei venerischen Affektionen eine Rolle, ferner in Spitälern, wo häufig bakteriell infizierte Harnblasen katheterisiert und z. T. ungenügend gereinigte Instrumente benützt werden. Ein »shedding« an der *Haut* spielt u. a. bei den Pocken eine Rolle, wenn auch das Pokkenvirus weitaus häufiger durch Tröpfcheninfektion übertragen wird. Gut bekannt und alltäglich sind Übertragungen pyogener Kokken (vor allem Staphylococcus aureus) z. B. aus der Perineal- in die Gesichtsgegend. Man kennt »Staphylokokkenabstoßer«, die die Zahl dieser Keime in der Luft auf ein mehrfaches zu erhöhen vermögen. Die Gründe dieses Phänomens sind noch nicht genau geklärt. Meistens handelt es sich um männliche Individuen und mehrheitlich stammen die Staphylokokken aus der Perianalgegend. In Spitälern ist diesem Problem besondere Beachtung zu schenken (z. B. Prophylaxe durch Tragen abschließender Unterwäsche u. a. m.). Sekrete, wie *Samenflüssigkeit* oder *Milch*, sind beim Menschen als Träger abgestoßener infektiöser Keime weniger wichtig, wenn man von venerischen Affektionen bzw. einer allfälligen Übertragung onkogener Viren durch die Muttermilch absieht. Die letztgenannte Frage ist, was das menschliche Mammakarzinom anbelangt, noch nicht geklärt.

Es wurde schon erwähnt, daß das *zirkulierende Blut*, soweit es keimhaltig ist, ebenfalls als Quelle einer übertragenen Infektionskrankheit in Frage kommt (s. dazu die durch Arthropoden transmittierten Krankheiten, ferner die Infektionsgefahr bei Bluttransfusionen u. a. m.). Es braucht nicht hervorgehoben zu werden, *daß zahlreiche, vor allem »innere« und umschriebene Infektionsherde keine Keime nach außen abgeben.*

Literatur

Armstrong, J. A., Hart, P. D.: Response of cultured macrophages to Mycobacterium tuberculosis, with observations on fusion of lysosomes with phagosomes. J. Exp. Med. *134*, 713 (1971) — *Ciba Foundation Symposium* No. 25: Parasites in the Immunized Host: Mechanisms of survival. Amsterdam: ASP 1974 — *Cockburn, W. C., Assaad, F.:* Some observations on the communicable diseases as public health problems. Bull. W. H. O. *49*, 1 (1974) — *DeChatelet, L. R.:* Oxidative bactericidal mechanisms of polymorphonuclear leukocytes. J. Infect. Dis. *131*, 295 (1975) — *Drasar, B. S., Hill, M. J.:* Human intestinal flora. London: Academic Press 1974 — *Dunlop, R. H., Moon, H. W. (eds.):* Resistance to infectious disease. Saskatoon: Modern Press 1970 — *Friedman, H., Linna, T. J., Prier, J. E. (eds.):* Infection, immunity and genetics. Baltimore: University Park Press 1978 — *Hanson, L. A.:* Host-parasite relationships in urinary tract infections. J. Infect. Dis. *127*, 726 (1973) — *Hodges, R. E. (ed.):* Human nutrition – A comprehensive treatise, vol. 4: Nutrition in infectious and metabolic diseases. New York: Plenum Press 1979 — *Koprowski, C., Koprowski, H. (eds.):* Viruses and immunity. London: Academic Press 1975 — *Mauel, J., Behin, R.:* Cell-mediated and humoral immunity to protozoal infections. Transplant. Rev. *19*, 121 (1974) — *Stossel, T. P.:* Phagocytosis (3 parts). N. Engl. J. Med. *290*, 717, 774, 833 (1974) — *Zuckerman, A., Weiss, D. W. (eds.):* Dynamic aspects of host-parasite relationships, vol. 1. London: Academic Press 1973

182. Möglichkeiten einer weiteren Infektionsausbreitung im Körper, mit besonderer Berücksichtigung von Bakteriämie und Sepsis

182.1. Direkte Ausbreitung der Infektion

Verschiedene infektiöse Agentien, u. a. *temperaturempfindliche Viren*, breiten sich in der bereits geschilderten Weise (s. o.) *in der Epithelschicht* aus, die ihnen als Eintrittspforte dient. Die Übertragung der Erreger erfolgt in solchen Fällen durch Abstoßung auf der Lumenseite und passiven Transport an der Epitheloberfläche, wo weitere Zellen penetriert und besiedelt werden. Das klassische Beispiel für diese häufige Art der Ausdehnung eines infektiösen Prozesses bieten die verschiedenen *akuten viralen Infektionen des Respirationstraktes*. Ähnliche Prozesse spielen sich an der Schleimhaut des *Darms* ab, z. B. bei *Shigellosen* und *gastroenteritischen Formen von Salmonellosen*. Dabei erfolgt die Ausbreitung der Keime, dem Transport des Darminhaltes folgend, analwärts, d. h. von höher gelegenen nach distalen Abschnitten des Intestinaltrakts. Entsprechende Vorgänge kommen im *Urogenitaltrakt* vor (z. B. Gonorrhoe), ebenso im Bereich der *Conjunctiva bulbi* des Auges. Die *Haut* eignet sich wegen ihrer keimunfreundlichen Oberfläche für eine »Streuung« pathogener Mikroorganismen weniger als die Schleimhäute. Immerhin können sich verschiedene Infektionen auf diese Weise – mehr oder weniger diskontinuierlich – auf die Nachbarschaft übertragen, z. B. bei *Impetigo*. Vermutlich dringen die dafür verantwortlichen pyogenen Staphylo- und Streptokokken oft an Stellen ein, die z. B. wegen Kratzens oder aus anderen Gründen kleine Diskontinuitäten aufweisen. Bei *Warzen* beobachtet man hie und da ein ähnliches Geschehen (»*Tochterwarzen*«, »kissing warts«). *Vakzinia-Virus* kann u. a. durch Berührung mit den Fingern von einer Stelle der Körperoberfläche auf eine andere transloziert werden und dort u. U. in die Epidermis eindringen. Gut bekannt ist die mehr oder weniger kontinuierliche Ausbreitung von *Dermatomykosen*, doch beschränkt sich die Besiedelung der Hautoberfläche in diesen Fällen meist auf die – leblose – Hornschicht.

Große Bedeutung hat die direkte Ausbreitung von Infektionen in *subepithelialen Geweben* und *innern Organen*. Dafür gibt es eine große Zahl von Beispielen, wie die Ausdehnung einer *Pneumonie*, schließlich unter Einbezug der Pleura *(Pleuritis)*, das Umsichgreifen einer *Phlegmone* in Weichteilen verschiedenster Lokalisation, die Ausdehnung einer *Appendizitis* auf den peritonealen Überzug *(Peritonitis)*, der Übergang einer *eitrigen Entzündung im Nasen- oder Mittelohrgebiet* auf Venen *(»septische Thrombophlebitis«)*, den Knochen *(Osteomyelitis)*, die Meningen *(Meningitis)* und schließlich das Gehirn, u. U. in Form einer Abszedierung *(Hirnabszeß)*.

Pathogenese: Die Ausbreitung pathogener Mikroorganismen in Weichteilen ist an sich keine Selbstverständlichkeit. Die *Proteoglykane der Interzellularsubstanz* bieten mit ihrer gelartigen Beschaffenheit einen erheblichen *mechanischen Widerstand* gegen Bewegungen von Partikeln. Dies betrifft naturgemäß i. e. S. nur auf *Keime zu, die keiner aktiven Lokomotion fähig sind*, d. h. im wesentlichen Bakterien ohne Geißeln oder entsprechende Apparate. *Begeißelte Bakterien* können sich auf kurze Distanz aus eigener Kraft fortbewegen; dasselbe gilt in noch vermehrtem Maß für *Flagellaten*, z. T. aber auch für *Amöben* und *Spirochäten*. *Viren* werden passiv transloziert, sei es in einem Flüssigkeitsstrom, sei es innerhalb mobiler Zellen. Wahrscheinlich bieten *Lymphspalten* und kleine *Lymphgefäße* die am besten geeigneten Wege der Ausbreitung, weshalb die lymphogene Aussaat (s. u.) auch besonders wichtig ist. Man kann sich vorstellen, daß in einem flächenhaft angeordneten Lymphgefäßsystem (z. B. in der Haut, in der Pleura u. a.) der Flüssigkeitsstrom die Richtung ändert, je nach mechanischer Beanspruchung, Druckverhältnissen u. a.: Auf diese Weise ließe sich eine Ausbreitung pathogener Mikroorganismen in den Geweben zwanglos erklären. Früher war viel von einem *»spreading factor«*, d. h. Hyaluronidase bakterieller Herkunft (vor allem *Streptococcus pyogenes*), die Rede. Man stellte sich vor, daß dieses Enzym bindegewebige Zwischensubstanz teilweise abzubauen und so permeabler zu machen vermöchte. Diese Möglichkeit wird immer noch ins Auge gefaßt; aber man kennt eine ganze Zahl pathogener Keime, die Hyaluronidase freisetzen, ohne sich besonders invasiv zu verhalten. Umgekehrt gibt es hochinvasive Bakterien, die keine Hyaluronidase produzieren. Schwierig zu beurteilen sind diese Verhältnisse z. B. im Fall *pyogener Staphylokokken*, die gleichzeitig eine *Koagulase* und ein *Fibrinolysin* herstellen. Das letztere würde – wie man vermuten kann – in stark entzündlich verändertem Gewebe mit reichlich Fibrinniederschlägen der Keimausbreitung Vorschub leisten können, das erstere wahrscheinlich nicht. Offensichtlich ist es verfrüht, sich über diese Vorgänge ein allzu klares Bild verschaffen zu wollen. Bakterien bilden eine große Zahl von Enzymen (u. a. *Proteasen*, *Kollagenasen*, *Lipasen* und *Nukleasen*), die sie – vor allem beim Keimuntergang – freisetzen. Über die mögliche pathogenetische Rolle dieser Substanzen weiß man noch wenig. In den seltensten Fällen ist es gelungen, ihnen eine nennenswerte krankmachende Wirkung nachzuweisen.

Beispiele:

- *Vakzinia-Virus*, das bei der Impfung durch Skarifikation in die Epidermis eingebracht wird, führt zu einer sich radial ausdehnenden Infektion, die von Zelle zu Zelle überspringt. Der Vorgang ist entsprechend langsam, und es dauert ungefähr eine Woche, bis der veränderte Hautbereich einen Durchmesser von ungefähr 1 cm erreicht hat.
- Agentien, die den *Zilienschlag im Respirationstrakt* hemmen (z. B. allgemeine Narkose, Alkoholintoxikation u. a.), begünstigen in der Regel ein »Absteigen« der Infektion, was die relativ häufigen pneumonischen Komplikationen z. T. erklären dürfte.
- *Bruzellen* sind z. T. hochinvasive Keime, produzieren jedoch keine Hyaluronidase.
- *Staphylokokken* neigen, obschon sie Hyaluronidase bilden, nicht in besonderem Maß zu rascher Ausbreitung in den Geweben, sondern vielmehr zur Abszeßbildung.

182.2. Ausbreitung infektiöser Agentien auf dem Lymphweg

Pathogenese: Mikroorganismen, die durch die Epithelschranke und die Basalmembranen durchgetreten sind, gelangen z. T. fast unweigerlich in Lymphspalten und werden damit auf dem Lymphweg abtransportiert. Diese Art von Ausbreitung ist, wie gesagt, ein *rascher Vorgang*, der oft nur Minuten in Anspruch nimmt. Dabei kann die Translokation *frei in der Lymphe* oder – was vor allem für sog. *intrazelluläre Parasiten* von Bedeutung ist – innerhalb von Makrophagen vor sich gehen. Neutrophile Granulozyten eignen sich wenig für einen solchen »Transport«, da sie phagozytierte Keime – wenn man von den früher erwähnten Granulozytendefekten absieht (S. 1318) – meistens rasch abtöten und dabei oft selbst zugrunde gehen. Die lymphogene Drainage von Mikroorganismen in die nächst gelegenen, *regionären Lymphknoten* bietet einerseits einen *Vorteil*, indem im lymphohistiozytären Gewebe mit seiner Sinusstruktur die Voraussetzungen für eine erfolgreiche Bakterizidie besonders günstig sind (s. o.). Andererseits besteht die Möglichkeit, daß auf diese Weise der Dissemination des Prozesses Vorschub geleistet wird, was ein *Nachteil* wäre. Das letztere ist besonders bei Infektionen durch Keime in Erwägung zu ziehen, die aus irgend einem Grund der Phagozytose Widerstand leisten. Diese Gefahr ist umso größer, je mehr Keime im Spiel sind und je größer der Lymphstrom ist. Zudem kann die *Filterwirkung* der Lymphknoten zur Folge haben, daß sich im lymphohistiozytären Gewebe *besonders viele Erreger ansammeln*, was deren Wachstum fördern mag: Denn das zahlenmäßige Verhältnis von Keimen zu Phagozyten könnte sich rasch zuungunsten der letzteren verändern. Dieser Gesichtspunkt verdient besondere Beachtung, wenn es sich um Keime von hoher *Virulenz* handelt, die z. B. Zytotoxine freisetzen. Es muß ferner daran gedacht werden, daß bei bereits immunisierten Individuen in den Lymphknoten *heftige Immunreaktionen* ausgelöst werden können, die ihrerseits zu einer Gewebeschädigung führen oder zumindest dazu beitragen (S. 1095). Im Fall von *Virusinfektionen* kommt es in den Lymphknoten relativ oft zu einer vermehrten Replikation der Viren, was sich ebenfalls ungünstig auswirken kann. Diese infektiösen Agentien werden öfters – frei in der Gewebeflüssigkeit oder innerhalb von Zellen – auf dem Lymphweg in die Blutbahn geleitet, ohne daß die Lymphknoten einen ins Gewicht fallenden hemmenden Effekt auf diesen Vorgang hätten. Gesamthaft betrachtet, erfüllt das

Lymphgefäß-Lymphknoten-System in vielen Fällen eine protektive Funktion, in anderen aber, vor allem im Fall hochvirulenter Keime oder von Viren sowie bei Hyperimmunität, kann es der allgemeinen Dissemination der Erreger Vorschub leisten.

Beispiele:

- *Salmonella typhi* durchdringt die Epithelschranke des Darms und erreicht innerhalb weniger Tage über die Lymphwege die Blutbahn.
- *Mycobacterium leprae* und verschiedene *Viren* vermehren sich z. T. in Lymphgefäßendothelien, so daß sie in größerer Zahl im Lymphknoten eintreffen, als sie in die Lymphspalten eingetreten waren.
- Die *Immobilisation* z. B. eines Extremitätenteils, der durch pyogene Kokken infiziert ist, soll u. a. einer Verbreitung der Keime über Lymphbahnen entgegenwirken.
- *Pasteurella pestis* zeigt in Lymphknoten oft eine starke zahlenmäßige Vermehrung, was die Dissemination fördert. Ähnliches, wenn auch in geringerem Maß, gilt für *Bruzellen*, *Salmonella typhi*, *Poxviren* u. a. m.
- Im Rahmen eines *tuberkulösen Primärkomplexes* kommt es zur *Verkäsung* in den regionalen Lymphknoten, sobald die *Immunität* einen gewissen Grad erreicht hat. Dieser nekrotisierende Prozeß ist z. T. an der Dissemination der Keime beteiligt.
- Virulente Mikroorganismen, die auf Phagozyten einen *zytoziden Effekt* ausüben, werden in Lymphknoten oft nicht aufgehalten. Dies gilt z. B. für *virulente Streptokokken*, *Rickettsia prowazeki* u. a. m.
- *Pyogene Staphylokokken*, die *Erreger der Katzenkratz-Krankheit* (Aetiologie unbekannt), *Chlamydia lymphogranulomatosis*, *Francisella (Pasteurella) tularensis*, *Yersinia (Pasteurella) pseudotuberculosis* u. a. m. verursachen in den regionären Lymphknoten nicht selten eine – z. T. multilokuläre – Abszedierung, die vier letztgenannten z. T. in Form einer *»abszedierenden retikulozytären Lymphadenitis«*, d. h. von Abszessen, die von einem epitheloidzelligen Saum umgeben sind.
- Viele *Viren*, z. B. Masern-, Adeno- und Polioviren, vermehren sich in Lymphknoten, anstatt darin zerstört zu werden. Dasselbe gilt für verschiedene *Rickettsien*.

182.3. Dissemination von Infektionserregern über die Blutbahn

Ein *direkter Eintritt von Mikroorganismen ins zirkulierende Blut* findet, wie schon erwähnt wurde, bei den durch *Arthropoden* übertragenen Infektionskrankheiten bzw. Parasitosen statt, ferner nach intravaskulärer *Injektion mit Erregern kontaminierter Flüssigkeiten* durch Medizinalpersonen oder Drogensüchtige. Selten kommt es vor, daß durch ein Oberflächenepithel eingedrungene Keime *direkt in kleine Blutgefäße* gelangen, z. B. über eine Schädigung der Gefäßwand oder im Sinn eines »Hineinwachsens«. Letzteres ist in der Regel mit einer *»infektiösen Thrombose«* verbunden, die z. B. nicht lumenverschließend wirkt und somit die Mikroorganismen in den Blutstrom entlassen kann.

Auf dem Blutweg können die Mikroorganismen die verschiedensten Organe und Gewebe erreichen, falls sie nicht vom *Makrophagensystem in Leber, Milz, Knochenmark* u. a. abgefangen und vernichtet werden. Bei den meisten systemischen *Virusinfektionen* kommt es schon frühzeitig – über den Lymphweg oder u. U. durch direkten Eintritt in Blutgefäße – zu einer sog. *primären Virämie*, die zu einer Besiedelung bestimmter Organe/Strukturen führt. In dieser Lokalisation folgt dann in der Regel eine Virusvermehrung, die in manchen Fällen in eine *sekundäre Virämie* überleitet. Diese geht mit der Ausbreitung einer wesentlich größeren Zahl infektiöser Einheiten einher, die, z. T. im Verein mit Immunreaktionen, das Auftreten von *Exanthemen* und *Enanthemen* bewirken. Der *Transport der Viren im Blut* geschieht z. T. intrazellulär (Monozyten und Lymphozyten, fast nie Granulozyten), z. T. frei im Blutplasma oder allenfalls an der Oberfläche von Erythrozyten, vielleicht auch in Verbindung mit Thrombozyten.

Bakterielle Infektionen gehen – mit einigen Ausnahmen, wie dem Typhus abdominalis oder dem Milzbrand – in der Regel nicht mit einer nennenswerten Keimausbreitung über die Blutbahn einher, es sei denn, es entwickle sich eine *Sepsis*. *Vorübergehende Bakteriämien* (d. h. Vorhandensein von Bakterien im zirkulierenden Blut, was nicht mit Sepsis identisch ist (s. u.)) kommen wahrscheinlich recht häufig vor, z. B. bei Kauen, Zähneputzen, Zähneziehen, Harnblasen-Katheterismus, Rektaluntersuchung u. a. m. Möglicherweise ist der zeitweilige Übertritt einzelner Bakterien in die Blutbahn sogar ein physiologisches Phänomen. Jedenfalls sprechen Befunde an Mäusen dafür, daß dies bei Säugerspezies der Fall sein kann. Solche transitorische Bakteriämien sind in der weitaus größten Zahl der Fälle harmlos. Immerhin kann es – je nach Art, Virulenz und Zahl der beteiligten Mikroorganismen sowie der Abwehrlage des Wirtsorganismus – vorkommen, daß sich diese Keime irgendwo absiedeln und zu vermehren beginnen. Dabei mag eine örtlich bedingte Gewebeschädigung (z. B. Trauma) prädisponierend wirken. Wahrscheinlich entstehen auf diese Weise *lokalisierte Infektionen*, wie *Osteomyelitis* (vor allem bei Kindern im Wachstumsbereich der Knochen beginnend), *hämatogene Pyelonephritis bzw. interstitielle Nephritis* u. a. m. Läßt sich in solchen Fällen der Eintrittsort der Erreger nicht ermitteln, spricht man von *»kryptogenen Infektionen«*. Erhebliche Zahlen von Bakterien im strömenden Blut finden sich bei einer Reihe von Affektionen, u. a. bei schweren *Pneumonien* oder bei – z. B. hypoxisch bedingten – *Darmschäden* (vgl. dazu Schockdarm, Darminfarzierung, Ileus u. a.). Für solche Situationen, die ebenfalls mit einer Absiedelung in bestimmten Organen/Strukturen und damit dem Angehen einer lokalen Infektion verbunden sein können, benützt man z. T. den Begriff einer *»Septikämie«*. Der Ausdruck *»Sepsis«* wird, wie schon hervorgehoben wurde, für jene Fälle reserviert, bei denen – unter entsprechenden klinischen Erscheinungen – es zu einer fortwährenden oder periodischen Vermehrung pathogener Bakterien oder Pilze und einer Ausbreitung derselben auf dem Blutweg kommt. Traditionsgemäß verwendet man allerdings den Begriff z. B. bei *Rickettsiosen*, die sehr häufig zu einem solchen Geschehen führen, nicht. Dies hat damit zu tun, daß man früher die Rickettsien noch nicht zu den Bakterien zählte, und der Sepsis-Begriff für Viren nicht üblich ist. Einen Sonderfall stellen auch die sog. *zellgebundenen Bakteriämien* dar, bei denen die Bakterien intrazellulär zirkulieren (z. B. *lepromatöse Form der Lepra*, bei der Mykobakterien in erheblicher Zahl innerhalb von Blutmonozyten auftreten, ohne nennenswerte Allgemeinsymptome zu verursachen). In solchen Fällen sind die in der Blutbahn befindlichen Keime dem Zugriff des körpereigenen Immunapparates und anderer antimikrobieller Substanzen weitgehend entzogen.

Beim Zustandekommen einer bakteriellen oder Pilz-*Sepsis* spielen verschiedene Faktoren mit. Zunächst muß angenommen werden, daß das Makrophagensystem, d. h. in erster Linie die Kupffer'schen Sternzellen der Leber, ferner die Makrophagen in Milz, allenfalls Knochenmark und anderen Organen mit sinusoidaler Endstrombahn, die im Blut zirkulierenden Mikroorganismen nicht mehr in ausreichendem Maß abzufangen und abzutöten vermag. Die Gründe für ein *Versagen dieses »clearing«-Mechanismus* sind im Einzelfall schwer einzuschätzen. Grundsätzlich kommen verschiedene Mechanismen in Frage, wie eine – hypoxische und/oder toxische – Schädigung der Phagozyten, Eigenschaften der Keime, die der Phagozytose entgegenwirken (s. o.), eine ungenügende Opsonisierung der Erreger durch Antikörper und/oder Komplementkomponenten, eine übermäßige Beladung der Phagozyten durch Keime oder anderes Material (»RES-Blockade«), Störungen der intrazellulären Keimabtötung und/oder ganz einfach eine zahlenmäßige »Überschwemmung« des Abwehrsystems durch zu viele Bakterien bzw. Pilze. Der sog. »RES-Blockade« wurde früher eine erhebliche Bedeutung zugemessen; heute hält man sie im Rahmen der Pathogenese septischer Prozesse für weniger ausschlaggebend. Im übrigen sei hervorgehoben, daß die »clearance«-Funktion der Kupffer'schen Sternzellen, die schätzungsweise ungefähr die Hälfte aller in der Blutbahn vorhandenen Makrophagen ausmachen, auch von der *Eintrittspforte der Erreger* abhängt. Treten beispielsweise intestinale Mikroorganismen im *Darmbereich* in Blutgefäße ein, treffen sie – im Sinn eines ersten »Filters« – sogleich auf die in den Lebersinusoiden vorhandene Makrophagenpopulation. Man darf u. a. annehmen, daß die erhöhte Anfälligkeit von Patienten mit Leberzirrhose und einem beträchtlichen porto-kavalen »Shunt« gegenüber septischen Komplikationen z. T. auf einer Umgehung des Kupfferzellen-Systems beruht. Liegt die Quelle der mikrobiellen Streuung im großen Kreislauf, wie dies z. B. bei der *puerperalen Sepsis*, der *post-anginösen Sepsis* und der *Sepsis im Anschluß an irgend eine Weichteilinfektion* (z. B. Gasbrand-Sepsis nach Verwundung) bzw. anderen Formen von septischem Geschehen der Fall ist, liegt das erste kapilläre Filter mit der Möglichkeit eines Festhaftens von Keimen in der *Lunge*. Diese spielt sowohl als Ort der *Absiedelung von Bakterien* im Fall einer Bakteriämie oder Septikämie als auch im Sinn einer *Streuungsquelle* bei pneumonischen Prozessen (*»pneumogene Sepsis«*) eine außerordentlich wichtige Rolle: Von hier aus kann die Infektion auf dem Blutweg – ohne Dazwischenschaltung eines Kapillarnetzes – die verschiedensten Organe bzw. Gewebe erreichen. Ein weiterer wesentlicher Mechanismus liegt im Festhaften und im Wachstum von Keimen auf *Herzklappen*, vor allem der linken Herzhälfte. Bei Vorliegen einer Klappendeformität, wie sie vor allem durch *rekurrierendes rheumatisches Fieber* verursacht wird, ferner bei Vorhandensein von *Klappenprothesen*, die den Bakterien u. a. in Nischen ein Wachstum gestatten, und *Mißbildungen* verschiedenster Art genügt manchmal eine einfache Bakteriämie, um einen septischen Prozeß mit Hauptstreuungsquelle im kardialen Bereich einzuleiten. Nicht selten spielen *Thromben*, z. B. solche in Herzohren, im linken Ventrikel (vor allem nach Myokardinfarkt), über atherosklerotischen Läsionen der großen Arterien oder in Venen, eine entsprechende Rolle, indem sie zirkulierende Bakterien einfangen und ihnen ein wenigstens teilweise »geschütztes« Wachstum erlauben.

Die Mechanismen der *Absiedelung* im Blutkreislauf vorhandener Bakterien *in der Endstrombahn* verschiedener Organe bzw. Gewebe sind nur lückenhaft bekannt. In Sonderfällen, wie bei Malaria, die mit einer verminderten Deformierbarkeit der befallenen Erythrozyten verbunden ist, oder systemischen Leishmaniosen, die z. T. mit dem Auftreten großer, parasitenbeladener Phagozyten einhergehen, kann man sich ein Steckenbleiben des erregerhaltigen Materials in Kapillaren einigermaßen vorstellen. Dasselbe mag für Fälle von Pilzsepsis gelten, indem hier die Keime selbst eine gewisse Größe aufweisen. Bei bakterieller Sepsis mit frei im Blutplasma vorhandenen Keimen muß indessen postuliert werden, daß *Wechselwirkungen zwischen den Erregern und dem postvenolären bzw. kapillären Endothel* eine Rolle spielen und zu einem Festhaften der Keime mit anschließendem Wachstum durch die Gefäßwand führen können. Vielleicht haben in diesem Zusammenhang zirkulierende Phagozyten, im besonderen Neutrophile, die u. U. marginieren und dann zugrunde gehen, eine Bedeutung. Entzündlich veränderte Gebiete prädisponieren, wie man annimmt, für die Absiedelung zirkulierender Keime, was mit den genannten Mechanismen in Beziehung stehen dürfte. Beispiele hierfür liefern u. a. *bakterielle Arthritiden*, die sich auf eine sterile Arthritis (vor allem rheumatoide Arthritis) aufpfropfen. Andere Faktoren, wie eine mehr oder weniger ausgeprägte *Aktivierung der in den Blutkreislauf eingeschalteten Makrophagen*, allgemeine oder örtliche Unterschiede in der Konzentration *spezifischer Antikörper* und/oder von *Komplement*, Zahl und Zustand der zirkulierenden *Granulozyten* sowie weitere antimikrobielle Systeme, müssen im Rahmen der Absiedelungsvorgänge ebenfalls berücksichtigt werden. Von Bedeutung ist ferner der *Zustand der verschiedenen, als Absiedelungsgebie-*

te in Betracht kommenden Organe bzw. Gewebe, indem z. B. hypoxische oder toxische *Schäden an Endothelien* oder gar eine *Gewebsnekrose* dem Festhaften und dem Wachstum von Mikroorganismen im Bereich solcher »*loci minoris resistentiae*« Vorschub leisten. Es kommt z. B. nicht selten vor, daß ein infarzierter Bezirk selbst bei Bestehen einer geringfügigen Bakteriämie infiziert werden kann. Schließlich darf vermutet werden, daß der *Bau der Endstrombahn*, z. B. das Vorhandensein fenestrierter oder »geschlossener« Endothellagen in den Kapillaren, für das Anhaften und den Übertritt von Keimen ins Gewebe eine gewisse Bedeutung hat. Diese Fragen, ebenso wie das Problem der *Organaffinität* bestimmter Mikroorganismen, sind indessen noch wenig geklärt. Die letztere ist nicht mit der Bevorzugung bestimmter Organe, wie der Nieren, zu verwechseln, die einen relativ großen *Anteil des Herzminutenvolumens* erhalten und schon aus diesem Grund – bei bestehender Septikämie bzw. Bakteriämie – pro Volumeneinheit Gewebe mehr Erreger empfangen als andere Organe. Derartige hämodynamische Faktoren vermögen die Vorliebe gewisser Erreger, wie z. B. von Neisseria meningitidis für eine Absiedelung in den Leptomeningen *(bakterielle Meningitis),* nicht zu erklären. Man kennt zahlreiche weitere Beispiele dieser Art, wie die Neigung einer ganzen Zahl Gram-negativer Bakterien, sich in den Nieren festzusetzen, u. a. m.

Bei *Virämien*, die – wie gesagt – nicht unter den Begriff der Sepsis fallen, stellen sich besondere Probleme. Viren, die im Blut vorwiegend oder ausschließlich *innerhalb von Monozyten und/oder Lymphozyten* transportiert werden (z. B. Masern-, Epstein-Barr-, Herpes simplex-, Zytomegalie- und Pox-Viren), treten in der Regel mit diesen Zellen in die Gewebe aus und werden z. B. durch die Kupffer'schen Sternzellen kaum abgefangen. Andere *Viren*, wie Poliovirus und Gelbfieber-Virus, die *frei im Blutplasma* zirkulieren, sind demgegenüber dem Zugriff der Makrophagen ausgesetzt und können von diesen zerstört werden. Sollten die *Kupffer'schen Zellen* oder andere Phagozyten aus irgend einem Grund dazu nicht imstande sein, würden sich naturgemäß eine Verstärkung der Virämie und ein verlängertes Andauern derselben ergeben. Beispiele hierfür kennt man aus der Tierpathologie; in bezug auf den Menschen ist darüber wenig bekannt. Ein weiterer und auch beim Menschen nachgewiesener Mechanismus besteht darin, daß Viren von den Kupffer'schen Zellen abgefangen und zerstört werden. Man nimmt an, daß dies dem Schicksal der meisten frei im Blutplasma zirkulierenden Viren entspricht. Ferner konnte gezeigt werden, daß Viren wohl von den Kupffer'schen Sternzellen aufgenommen werden, in diesen jedoch nicht zugrunde gehen, sondern vielmehr eine Replikationstätigkeit in Gang setzen. Freigesetzte Virionen sind dann in der Lage, die benachbarten Hepatozyten zu infizieren und sich darin weiter zu vermehren: Ein solches Geschehen liegt, wie man annimmt, der *Hepatitis* bei Pocken und Gelbfieber zugrunde. Es ist aber auch möglich, daß intakte Viren von den Kupffer'schen Sternzellen auf Leberparenchymzellen übergehen, ohne sich in den ersteren vermehrt zu haben, was wahrscheinlich verschiedentlich vorkommt. In *anderen Organen bzw. Geweben*, wo sich keine quer durch das Gefäßlumen gespannte Makrophagen befinden, besteht, soweit es sich um »offene« Endstrombahnen handelt, die Möglichkeit eines *passiven Übertritts* in den Extravaskulärraum. Andere Viren – wie im übrigen auch *Rickettsien* – *penetrieren in die Endothelzellen* der Kapillaren und Venolen, z. T. auch anderer Gefäße, und vermehren sich in diesen. Gehen dabei Endothelzellen zugrunde, entsteht vielleicht lokal eine Lücke in der Basalmembran, durch die die Virionen ins Gewebe gelangen können. Andererseits scheint auch ein *Durchschleusen von Viren durch den Endothelbelag* vorzukommen. Außerhalb der eigentlichen Gefäßwand befinden sich in einigen Geweben *weitere Schranken* (z. B. epithelialer Zellmantel in der Thymusrinde, »Blut-Hirn-Schranke«, u. a. mit ringsum vorhandenen Astrozytenfortsätzen), die es ebenfalls zu durchdringen gilt, soll es zu einer Gewebsinfektion kommen. Diese Vorgänge sind im einzelnen noch wenig erforscht. Innerhalb der Gewebe folgen die Viren, soweit sie sich nicht in mobilen Zellen befinden, dem Säftestrom. Manche Viren zeigen einen deutlichen »*Organotropismus* oder *Zytotropismus*«, d. h. sie penetrieren mit Vorliebe in bestimmte Zellarten. Diese Fähigkeit beruht wahrscheinlich auf dem Vorhandensein von »Rezeptoren« an der Oberfläche der betreffenden Elemente, die Viren zu binden vermögen. Aber auch auf diesem Gebiet ist unser Wissen lückenhaft. *Virale Infektionen von Feten* oder gar *Embryonen* sind nach *Durchbruch der Plazentarschranke* möglich. In dem hinsichtlich Immunkapazität und anderer Abwehrmechanismen unreifen Wirt kommt es in der Regel zu schweren Graden von Virämie. Zudem scheint das Gewebe des Keimlings anfälliger zu sein (z. B. Gehirn, Herz u. a.), so daß erhebliche Schäden auftreten können (s. z. B. intrauterine Rötelninfektion, S. 278). Im postnatalen Leben ist – neben anderen Organen – die *Haut* häufig Sitz virusinduzierter Veränderungen. Dasselbe gilt auch für gewisse *Schleimhäute*, wie die der Mundhöhle und des Rachens. *Exantheme* und *Enantheme* treten z. T. in der Phase der stärksten Virämie in Erscheinung, z. T. dann, wenn die Immunreaktion kräftig in Gang gekommen ist. Entzündliche Hautveränderungen können ferner durch Immunkomplexe mit viralen Antigenen verursacht sein. *Vesikeln* und *Pusteln* sind bei Virusinfektionen fast immer ein Zeichen dafür, daß die infektiösen Agentien die Gefäßbahn verlassen und die Epidermis bzw. das bedeckende Epithel besiedelt haben.

Parasitäre Protozoen zirkulieren in der Blutbahn z. T. frei, d. h. ohne Verbindung zu körpereigenen Zellen (z. B. *Trypanosomen*), z. T. innerhalb von Blutzellen (*Leishmanien* und *Toxoplasmen* im Zytoplasma von Monozyten, *Malariaplasmodien* und *Babesien* mei-

stens in Erythrozyten, wenn man von den Phasen der Freisetzung von Merozoiten bzw. Gameten absieht).
An den Orten der *hämatogenen Absiedelung* infektiöser Agentien ist nur dann mit *Gewebeläsionen* von Bedeutung zu rechnen, wenn es zu einem *Keimwachstum* kommt, es sei denn, es handle sich um Veränderungen, die durch Immunreaktionen vermittelt werden. Die Art der herdförmigen Schäden in den Streuherden hängt in hohem Maß von den Eigenschaften des betreffenden Keims, dessen Zahl sowie der Abwehrlage des Wirtes ab. Je nachdem kann es zu *Abszessen*, *Nekroseherden*, *Granulomen* oder anderen herdförmigen Prozessen kommen.

Beispiele einer Ausbreitung infektiöser Agentien auf dem Blutweg:

- Die *sekundäre Virämie* z. B. bei Masern und Pocken erfolgt in der Regel nach massiver Virusvermehrung in Organen, wie der Leber.
- Bestimmte *Viren* (z. B. *Arboviren*) und *Rickettsien* lokalisieren sich im Verlauf der hämatogenen Aussaat mit Vorliebe in *Kapillarendothelien*, z. B. im Gehirn.
- *Akute bakterielle Endokarditiden* werden z. B. durch β-hämolysierende Streptokokken der Gruppe A, pyogene Staphylokokken, Pneumokokken und verschiedene Gram-negative Bakterien verursacht, während bei der *subakuten bakteriellen Endokarditis* weniger virulente Erreger, wie Streptococcus viridans, im Spiel sind. Der letztere kann z. B. aus der Mundhöhle stammen (u. a. nach Zahnextraktionen oder schon bei leichterer Belastung der Zähne).
- Hämatogene *akute bakterielle Arthritiden* beruhen z. B. auf einer Infektion durch Gonokokken, Staphylokokken, Pneumokokken, pyogene Streptokokken, Haemophilus influenzae sowie Gram-negative Keime (u. a. E. coli, Salmonellen, Pseudomonas u. a.).
- Fälle von *postabortaler* oder *postpuerperaler Sepsis* durch hämatogene Aussaat von Clostridium perfringens stellten früher eine recht häufige Komplikation dar. Heute sind solche Beobachtungen in zivilisierten Ländern seltener geworden.
- Die sog. *postanginale Sepsis* ist oft mit einer Infektion durch β-hämolysierende Streptokokken der Gruppe A verbunden.
- Bei verschiedenen Formen von Sepsis bzw. Septikämie (Gram-negative und Gram-positive Keime, Miliartuberkulose u. a.), Virämie, Rickettsiosen und Protozoonosen, wie der Malaria, kann es zu einer Aktivierung des Gerinnungssystems und zu einer generalisierten intravaskulären Thrombenbildung im Sinn der thrombotischen thrombozytopenischen Purpura *(Moschcowitz-Syndrom)* kommen. Besonders oft beobachtet man diese Komplikation bei Meningokokken-Sepsis.
- Bestimmte Krankheiten, wie der *Milzbrand* und der *Typhus abdominalis*, gehen regelmäßig mit einer hämatogenen Ausbreitung der Keime, d. h. einer generalisierten Infektion, einher.
- *Infektiöse Agentien innerhalb von Blutleukozyten* gelangen naturgemäß in dieselben Lokalisationen wie die Trägerzelle (z. B. Infektion von Milzfollikeln durch Masernvirus in Monozyten oder allenfalls Lymphozyten).
- Der Weg, auf dem Bakterien in den Körper gelangen, ist für den Ausgang der Infektion von großer Bedeutung. Ein direkter Eintritt in die Blutbahn ist nicht unbedingt das gefährlichste: Injiziert man Mäusen virulente, d. h. bekapselte *Pneumokokken intravenös*, bedarf es ungefähr 10^5 Keime, um eine tödliche Infektion auszulösen. Bei *intraperitonealer* Injektion genügt dazu manchmal ein einzelner Keim.
- Beispiele einer *bevorzugten Lokalisation hämatogener Keime* sind: Meningokokken in den Leptomeningen; Salmonella typhi in der Gallenblase (besonders bei chronischer Cholezystitis anderer Genese, die zu Wandvernarbungen geführt hat); Gram-negative Bakterien (vor allem E. coli, nach Katheterismus gehäuft auch Proteus und Pseudomonas, in komplizierten Fällen z. T. Klebsiella-Enterobacter, ferner früher seltenere Keime, wie Serratia marcescens, Providencia stuartii u. a., die heute z. T. häufiger nachgewiesen werden) in den Nieren; *Trypanosoma cruzi* (Chagas-Krankheit) mit Hauptlokalisation in Myokard, Skelettmuskulatur und glatter Muskulatur (wie auch Coxsackie-, Kardio- und gewisse Arbo-Viren); Polioviren in motorischen Ganglienzellen des Rückenmarks und der Medulla oblongata, u. U. auch der motorischen Rinde; Rabiesvirus in Ganglienzellen, u. a. des Ammonshorns, der Hirnrinde, der Medulla oblongata und des Kleinhirns (Purkinje-Zellen) u. a. m.
- Mehrere Beobachtungen sprechen dafür, daß *Viren* im *Zentralnervensystem* auf verschiedene Weise aus der Blutbahn in das Gewebe übertreten können: »Durchwachsen« (z. B. Masern-, Herpes simplex- und Gelbfiebervirus); passiver Transport durch die Gefäßwand (Polioviren).
- Zu den *Viren*, die im *Hautbereich* aus der Gefäßbahn austreten, die Epidermis besiedeln sowie daselbst *Vesikeln und/oder Pusteln* erzeugen können, gehören u. a. das Poxvirus, das Varizellenvirus, das Herpes simplex-Virus und gewisse Coxsackie-Viren.

Einige Merkpunkte zur systemischen Ausbreitung von Infektionskrankheiten sind in Abb. 215 schematisch dargestellt (vgl. dazu auch Tabelle 105).

182.4. Andere Ausbreitungswege infektiöser Prozesse

Seröse Höhlen bieten darein eingetretenen Keimen die Möglichkeit einer raschen Ausbreitung, sofern sie nicht durch fibrinöse Verklebungen und/oder bindegewebige Verwachsungen daran gehindert werden. Bakterielle *Pleuritiden* (z. B. bei Pneumonie) und *Peritonitiden* (z. B. im Anschluß an Perforationen im Magendarmkanal) sind eine sehr häufige Erscheinung. *Bakterielle Perikarditiden* beobachtet man seltener.
Sehnenscheiden eignen sich ebenfalls zur kanalikulären Verschleppung von Bakterien *(bakterielle Tendovaginitis)*.
Im *Liquor cerebrospinalis*, den pathogene Keime über Blutgefäße der Meningen oder des Plexus chorioideus erreichen können, vor allem im Bereich des Spatium leptomeningicum, ist ebenfalls ein rasches Umsichgreifen des infektiösen Geschehens möglich. *Meningitiden* erscheinen oft mehr oder weniger diffus ausgebreitet.
Nerven dienen verschiedenen *Viren (Rabiesvirus, Herpes simplex-Virus, Varizellenvirus)* als Wege der Propagation. Wie dies geschieht, ist noch nicht gänzlich geklärt. Man denkt u. a. an eine Verschleppung in den Interstitialräumen der Nerven, eine schrittweise Infektion einer Schwann'schen Scheidenzelle nach der andern und einen Transport innerhalb der Axonen, wo sich ein kleiner Teil von Proteinen in Richtung auf die Ganglienzelle zu bewegen scheint. Daß *Tetanustoxin* längs der Nerven ins Zentralnervensystem gelangt, wurde schon erwähnt.

Beispiele:

- Je nach der Entstehungsweise findet man bei *Peritonitiden* in erster Linie aus dem Darmlumen stammende Keime (u. a.

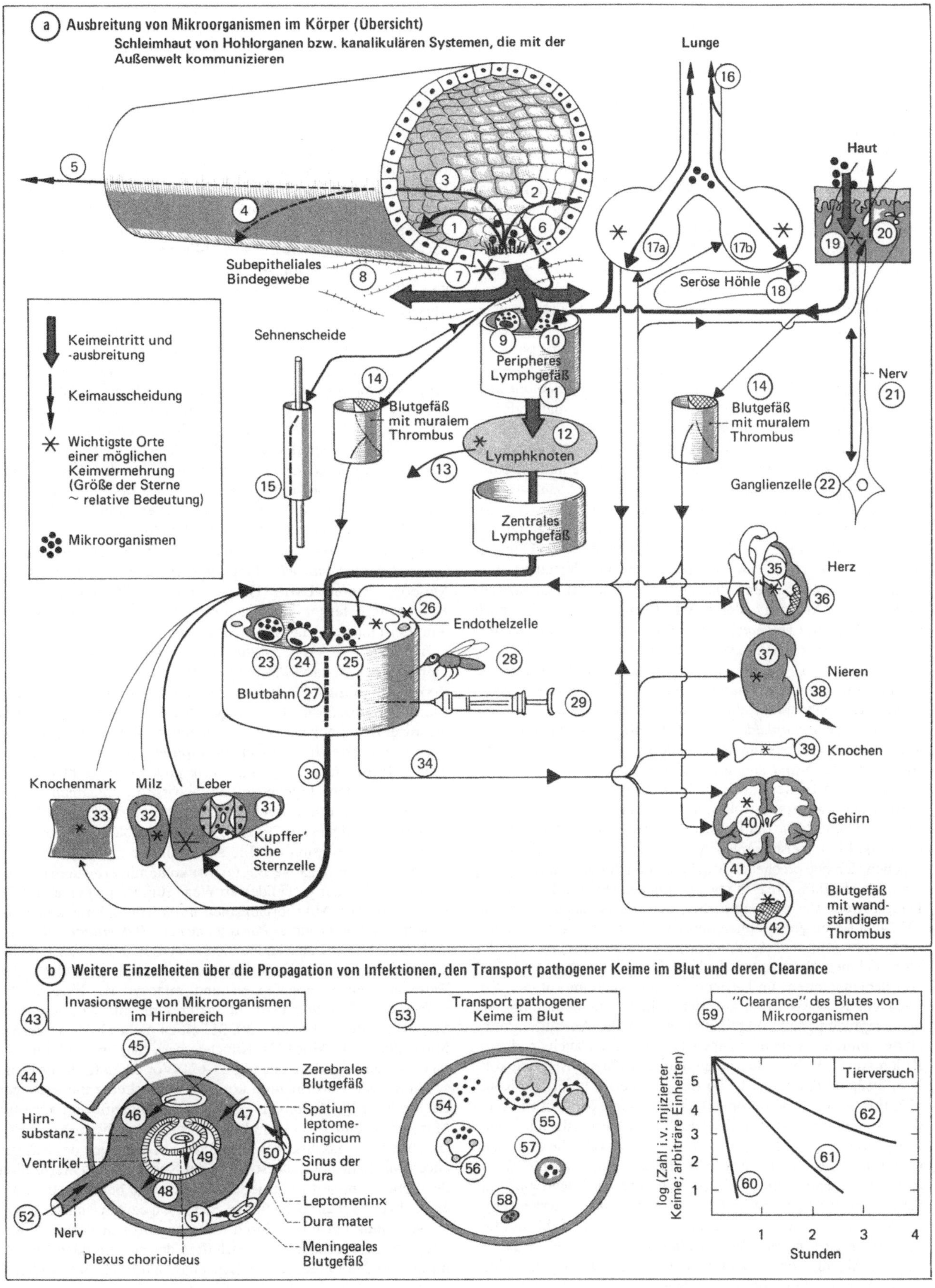
a Ausbreitung von Mikroorganismen im Körper (Übersicht)
Schleimhaut von Hohlorganen bzw. kanalikulären Systemen, die mit der Außenwelt kommunizieren
Lunge
Haut
Subepitheliales Bindegewebe
Seröse Höhle
Keimeintritt und -ausbreitung
Keimausscheidung
Wichtigste Orte einer möglichen Keimvermehrung (Größe der Sterne ~ relative Bedeutung)
Mikroorganismen
Sehnenscheide
Peripheres Lymphgefäß
Nerv
Blutgefäß mit muralem Thrombus
Lymphknoten
Blutgefäß mit muralem Thrombus
Ganglienzelle
Zentrales Lymphgefäß
Herz
Endothelzelle
Blutbahn
Nieren
Knochen
Knochenmark
Milz
Leber
Kupffer'sche Sternzelle
Gehirn
Blutgefäß mit wandständigem Thrombus
b Weitere Einzelheiten über die Propagation von Infektionen, den Transport pathogener Keime im Blut und deren Clearance
Invasionswege von Mikroorganismen im Hirnbereich
Transport pathogener Keime im Blut
"Clearance" des Blutes von Mikroorganismen
Hirnsubstanz
Ventrikel
Nerv
Plexus chorioideus
Zerebrales Blutgefäß
Spatium leptomeningicum
Sinus der Dura
Leptomeninx
Dura mater
Meningeales Blutgefäß
Tierversuch
log (Zahl i.v. injizierter Keime; arbiträre Einheiten)
Stunden

Abb. 215 a u. b. *Dissemination von Infektionserregern im Innern des Wirtsorganismus.* **a** *Ausbreitung von Mikroorganismen im Körper (Übersicht).* Die wichtigsten *Eintrittspforten* für Infektionserreger sind Schleimhäute, die Lunge und – in geringerem Maß – die Haut. Innerhalb eines kanalikulären Systems, das mit der Außenwelt kommuniziert, greifen die Keime vom Ort der *ersten Absiedelung an der Schleimhautoberfläche* oft auf das umgebende Epithel über (1) und werden z. T. schon frühzeitig wieder ausgeschieden werden (2). Besonders im Verdauungskanal erfolgt in der Regel ein *Transport des infektiösen Materials in distaler Richtung* (3), sodaß die Mikroorganismen entfernt vom ursprünglichen Eintrittsort in die Schleimhaut eindringen (4) oder mit den Fäzes ausgeschieden werden können (5). Es besteht zudem die Möglichkeit, daß Infektionserreger nach stattgehabter Penetration in den Subepithelialbereich der Mukosa durch oberflächliche Defekte hindurch wieder in die Lichtung des Hohlorgans gelangen (6). In vielen Fällen findet die erste namhafte *Keimvermehrung im Epithel- und/oder Subepithelialbereich* statt (7). Bei rascher flächenhafter Ausbreitung pathogener Mikroorganismen (z. B. Streptokokken) im subepithelialen Gewebe entwickelt sich u. U. eine sog. *Wandphlegmone* (8). Meistens gelangt ein Teil der Erreger – sei es innerhalb oder an der Oberfläche von Zellen (im besonderen Phagozyten; 9), sei es frei (10) – auf dem *Lymphweg* (11) in die *regionären Lymphknoten* (12): Hier bestehen einerseits besonders vorteilhafte Bedingungen für eine vermehrte Keimzerstörung (Anhäufung von Phagozyten, opsonisierenden Antikörpern und spezifisch sensibilisierten Lymphozyten), andererseits bewirkt das »Lymphknotenfilter« einen Anstau der Mikroorganismen, der – bei Ungenügen der Abwehr – einem weiteren Wachstum derselben Vorschub leistet. In schweren Fällen kommt es hier z. B. zur *Abszeßbildung* bzw. *Nekrose* anderer Art (*Lymphadenitis,* z. T. nach vorausgehender *Lymphangiitis*). Infektionserreger, die sich der Phagozytose zu entziehen vermögen (s. Abb. 216, S. 1757), erfahren dann z. T. einen Weitertransport über mehr zentrale Lymphbahnen und Lymphknoten (s. u.). Von einer infektiös bedingten Lymphadenitis kann sich der Prozeß auf die Umgebung ausdehnen (*Perilymphadenitis,* 13). Greift die lokale Infektion auf ein Blutgefäß bestimmten Kalibers (z. B. Vene) über, entsteht u. U. ein *wandständiger, infizierter Thrombus* (14), d. h. eine mögliche Bakteriämie-Quelle. Manchmal schreitet die Infektion längs anderen Strukturen, z. B. Sehnenscheiden, voran (*Tendovaginitis,* 15). Bei Eintritt der Erreger über den *Respirationstrakt* (d. h. meist Tröpfchen- oder allenfalls Staubinfektion), ergeben sich entsprechende Möglichkeiten der Keimausbreitung und -ausscheidung (16). In manchen Fällen sind die Lungen der Hauptort der Vermehrung pathogener Mikroorganismen (17 a, b). Nicht selten greifen pneumonische Prozesse auf den Pleuraraum über (18). Für Infektionen, die ihren Ausgang von der *Haut* nehmen (19), gelten ähnliche Überlegungen wie im Fall von Schleimhäuten; im besonderen kann auch im kutanen Bereich ein Keimwachstum vor sich gehen, und bakteriämische bzw. septikämische Komplikationen über die Ausbildung infizierter muraler Venenthromben (14) kommen auch in diesen Fällen vor (z. B. bei Infektionen durch pathogene Staphylokokken, Streptokokken u. a.). Ein Beispiel hierfür liefert die Komplikation eines Nasenfurunkels durch »septische Thrombose« der V. angularis sowie allenfalls des Sinus cavernosus, mit möglichem Übergreifen des infektiösen Geschehens auf die Leptomeningen und das Gehirn. *Faktoren,* die es bei der *subepithelialen Ausbreitung von Mikroorganismen* zu berücksichtigen gilt, umfassen u. a. *mechanische Einflüsse* (Versuche des »Auspressens« eines Furunkels, starke Bewegungen u. a.); Art, Zahl und besondere *Eigenschaften der betreffenden Erreger* (»Virulenz« i. w. S.: Abgabe von Toxinen bzw. Enzymen, wie Hyaluronidase, Koagulase, Fibrinolysin, Kollagenase, anderen Proteasen, Lipasen u. a.; Beweglichkeit; Vermehrungsrate); *Beschaffenheit des subepithelialen Gewebes* (locker oder straff gefügt, Gehalt an Fasern und Proteoglykanen, die unbeweglichen Keimen einen erheblichen Widerstand bieten, Vorhandensein von »Lymphspalten« u. a.) und weitere Faktoren, wie *örtliche Stoffwechsellage,* Vorliegen *nekrotischer Bezirke* und Anwesenheit von *Fremdkörpern.* Die Ausbreitung von Infektionserregern längs *Nervenbahnen* (21) ist z. B. für den Herpes simplex und Varizellen-Zoster typisch, wobei die betreffenden Viren über viele Jahre eine latente Infektion der zugehörigen Ganglienzellen hervorrufen können (22). Der Übertritt pathogener Mikroorganismen vom Ort der Inokulation in die *Lymphbahn* geht oft sehr rasch vor sich, d. h. im Verlauf von Minuten. Von einer Reihe von Infektionserregern weiß man, daß sie danach oft (oder meistens) rasch in die *Blutbahn* (27) gelangen: vom *Intestinaltrakt* aus z. B. Enteroviren, gewisse Adenoviren, Salmonella typhi, vielleicht Rickettsia burneti (Erreger des Q-Fiebers) u. a., in einem kleineren Teil der Fälle von Amöbiasis auch Entamoeba histolytica; vom *Respirationstrakt* und/oder von den *Konjunktiven* aus z. B. Masern-, Pocken-, Röteln- und Varizellenviren, Chlamydia psittaci, Mycobacterium tuberculosis, Pasteurella pestis, Rickettsia burneti, Cryptococcus neoformans, Histoplasma capsulatum, Toxoplasma gondii u. a.; vom *Urogenitaltrakt* aus z. B. Herpes simplex hominis (Typ II)-Virus, Chlamydia lymphogranulomatis (Erreger der Lymphogranuloma venereum), Treponema pallidum u. a.; und von der *Haut* aus z. B. B. anthracis, Rickettsia prowazeki (Erreger des klassischen Fleckfiebers) u. a. m. Der *Transport von Infektionserregern im zirkulierenden Blut* kann auf verschiedene Weise vor sich gehen (s. auch **b,** 53): *frei im Blutplasma* (25, 54; z. B. Polio- und Gelbfieber-Viren, alle Rickettsien, Pneumokokken, Leptospiren, B. anthracis, Borrelia recurrentis, Trypanosomen u. a.); an der *Oberfläche (24) und/oder im Innern (23) von Blutzellen* (sog. *mononukleäre Zellen* (55), z. B. Masern-, Epstein-Barr-, Herpes simplex-, Zytomegalie- und Pockenviren, ferner Mycobacterium leprae, Listerien, Bruzellen, Leishmanien und Toxoplasma gondii; *Granulozyten* (56), z. B. pyogene Kokken; *Erythrozyten* (57): Colorado-Zeckenbiß-Fieber-Virus, Malaria-Plasmodien, Babesia u. a.; *Thrombozyten* (58), z. B. Virus der lymphozytären Choriomeningitis). Bestimmte Keime, wie die Erreger des Fleckfiebers (Rickettsia prowazeki) vermehren sich vor allem in Blutgefäßendothelien (26). Ein *direkter Eintritt von Infektionserregern in die Blutbahn* kann z. B. durch *blutsaugende Arthropoden* verursacht sein (28, z. B. Plasmodien, Trypanosomen, gewisse Leishmanien, Arboviren u. a. m.), ferner durch *Injektion/Infusion mikrobiell kontaminierter Flüssigkeiten* (29, z. B. »Lues d'emblée«, Hepatitis B, Sepsis infolge Infusion von Flüssigkeiten, die durch andere Keime (z. B. Gram-negative Bakterien) kontaminiert waren). Ist es auf einem der hier geschilderten Wege zum Eintritt einer erheblichen Zahl von Mikroorganismen in die Blutbahn gekommen, spricht man von *primärer Parasitämie bzw. Bakteriämie oder Virämie* (30). Die zirkulierenden Keime werden in den meisten Fällen und zum größten Teil rasch von Makrophagen, die in der Blutbahn liegen, abgefangen und endozytiert. Eine solche *»Clearance«-Funktion* üben in erster Linie die Kupffer'schen Sternzellen der Leber aus (30, 31; oft zu mehr als 90%), ferner Makrophagen in Milz (32), Knochenmark (33) und anderen Lokalisationen (vgl. dazu auch **b,** 59–62). Vor allem für Keime, die sich intrazellulär vermehren können, ist die Leber ein wichtiger Ort *weiteren Wachstums;* in geringerem Maß trifft dies auch für Milz, Knochenmark und andere Gewebe zu, in besonderen Fällen zudem für das zirkulierende Blut. Ein Versagen des »Clearance«-Mechanismus insbesondere der Kupffer'schen Sternzellen der Leber kann auf verschiedenen Störungen beruhen, u. a. auf einer hypoxischen Schädigung der Phagozyten, einer Überschwemmung derselben durch Mikroorganismen, einem Ungenügen der bakteriziden Eigenschaften der betreffenden Makrophagen und/oder dem Bestehen eines natürlich entstandenen (Leberzirrhose!) oder künstlich geschaffenen portokavalen Shunts. Im letztgenannten Fall wird der keimabfangende Apparat der Leber zum guten Teil umgangen. Schließlich sei erwähnt, daß das Fehlen opsonisierender Antikörper und/oder von Kom-

E. coli, Proteus, Bacteroides, anaerobe Streptokokken, Enterokokken, Fusobakterien u. a., zudem Klebsiella-Enterobacter, seltener Clostridien). Ferner kennen wir durch Pneumokokken bedingte, tuberkulöse, u. U. gonorrhoische und weitere ätiologisch differente Formen von Bauchfellentzündung.

- Von den Erregern, die man bei *Pleuritis* findet, sind neben Streptococcus pneumoniae, Mycoplasma pneumoniae, Mycobacterium tuberculosis, Gram-negativen Keimen sowie u. U. auch Staphylokokken viele weitere in Betracht zu ziehen. Bei Empyem infolge Lungenabszeß-Durchbruchs weist man z. T. auch anaerobe Streptokokken, Bacteroides, Fusobakterien, Klebsiellen u. a. m. nach.
- Zu den infektiösen Agentien, die *Meningitiden* verursachen, gehören in erster Linie Streptococcus pneumoniae, Haemophilus influenzae, Neisseria meningitidis, ferner Echo-, Coxsackie- und Mumps-Viren. Relativ oft lassen sich E. coli, Klebsiellen, Enterobacter, Proteus und Pseudomonas nachweisen, während pyogene Streptokokken, Tuberkulosebakterien, Cryptococcus neoformans, Staphylokokken und Listerien selten gefunden werden. Sog. *aseptische Meningitiden* beim Menschen werden, abgesehen von den oben genannten Viren, auch von Polioviren und Viren der lymphozytären Choriomeningitis verursacht.
- Nach der ersten Infektion – in der Regel im Mund-Lippenbereich – gelangt *Herpes simplex 1-Virus* offenbar längs sensiblen Nerven in das Trigeminus-Ganglion, wo es sich lange Zeit latent verhalten kann. Bei Fieber, intensiver Besonnung oder Streß anderer Art kann es reaktiviert werden und den umgekehrten Weg einschlagen, was zum erneuten Auftreten der »Fieberbläschen« führt. Ähnliche Vorgänge spielen sich nach Infektion durch *Varizellenvirus* ab, die oft nach Jahren zum Auftreten eines *Herpes zoster* Anlaß geben.

Literatur

Atkins, E., Bodel, P.: Fever. N. Engl. J. Med. *286*, 27 (1972) — *Austrian, R.:* Random gleanings from a life with the pneumococcus. J. infect. Dis. *13*, 474 (1975) — *Chow, A. W., Guze, L. B.:* Bacterioidaceae bacteremia: Clinical experience with 112 patients. Medicine *53*, 93 (1974) — *Gaines, J. D., Remington, J. S.:* Disseminated candidiasis in surgical patients. Surgery *72*, 730 (1972) — *Gardner, I. D., Remington, J. S.:* Aging and the

Abb. 215 a u. b (Fortsetzung)

plement eine erhebliche Verzögerung des Abfangens von Keimen aus dem zirkulierenden Blut nach sich zieht, falls dieses überhaupt noch gelingt. Für die meisten Mikroorganismen und in der weit überwiegenden Zahl der Fälle erweist sich der »Clearance«-Apparat der Leber jedoch als sehr wirksam, weshalb eine *transitorische Bakteriämie* relativ selten in eine progrediente Sepsis übergeht. Gewinnt das Keimwachstum schließlich die Oberhand, kann es zu einer sog. *sekundären Parasitämie bzw. Bakteriämie oder Virämie* kommen (34). Bei einer *Sepsis,* die definitionsgemäß »bakterieller« oder allenfalls mykotischer Natur ist und z. B. eine Virämie, eine Rickettsiämie oder eine Protozoonämie nicht einschließt, geht das Wachstum der Mikroorganismen progredient weiter, und in der Blutbahn finden sich mehr und mehr Keime. Vor allem bei Sepsis – u. U. aber auch schon bei transitorischer Bakteriämie –, ferner bei *Virämie, Rickettsiämie* und *Protozoonämie* (alles Formen von *Parasitämie*), kommt es zur hämatogenen Absiedelung von Infektionserregern in den verschiedensten Lokalisationen. *Septische Metastasen* mit örtlichem Weiterwachstum der Keime finden wir in zahlreichen Geweben/Organen (20, 35–42 u. a.). Öfters liegen solche Ableger in vom Blut stark durchströmten Organen, wie den Nieren (37), dem wachsenden Skelett (39), den Leptomeningen (41) und allenfalls dem Gehirn (40), der Leber u. a. m. Bei Befall der Nieren kommt es u. U. zu einer Bakteriurie (38). Besonders empfänglich für eine bakterielle Besiedelung sind sog. »loci minoris resistentiae«, wie vorgeschädigte Herzklappen (35), Thromben im Herzbereich (36) oder in Gefäßen (42) u. a. Der Arzt erkennt das Auftreten bestimmter Formen von Sepsis u. a. an der Entstehung metastatischer Herde in der Haut (20), in der Retina des Auges oder an anderen sichtbaren Stellen. Thrombotische, keimhaltige Massen in der Blutbahn (z. B. bakterielle Endokarditis, infizierter Thrombus in anderer Lokalisation) können ihrerseits eine Bakteriämie bzw. Sepsis unterhalten bzw. weiter verstärken. Im Fall einer *Virämie* hängt die Lokalisation der Absiedelung z. T. stark von besonderen Viruseigenschaften ab, wie deren Fähigkeit, sich an bestimmte Zellarten zu heften (vgl. dazu sog. »Organotropismus« der Viren). Eine Bevorzugung bestimmter Gewebe/Zellen kennt man auch bei mehreren *Protozoonosen* (z. B. Leishmaniasis). Besondere Erwähnung verdienen *intravaskulär oder intrakardial liegende Fremdkörper,* wie länger liegende Katheter, künstliche Herzklappen (35) oder Gefäßprothesen, die infolge primärer oder sekundärer Kontamination eine Bakteriämie bzw. Sepsis hervorzurufen bzw. zu unterhalten vermögen. Gewisse Formen von Parasitämie (z. B. Sepsis infolge Infektion durch Gram-negative Bakterien, gewisse Arten von Virämie, Rickettsiämie und einzelne Protozoonämien) begünstigen die Ausbildung einer mehr oder weniger generalisierten *Mikrothrombangiopathie* (42; u. a. Moschcowitz-Syndrom). Eine weitere Komplikation besteht in der Ausbildung eines sog. *septischen Schocks* (s. Abb. 119, S. 584), der vor allem – aber nicht ausschließlich – durch Gram-negative Bakterien hervorgerufen wird. Werden zahlreiche im Körper vorhandene Mikroorganismen durch eine wirksame Chemotherapie innerhalb kurzer Zeit zerstört, kann es infolge Freisetzung erheblicher Toxinmengen zu einer sog. *Herxheimer-Reaktion* kommen. Einzelne Formen von Parasitämie haben eine *Hyperhämolyse* zur Folge. Verschiedene mehr oder weniger generalisierte Infektionskrankheiten gehen mit dem Auftreten von *Hautausschlägen (Exanthemen)* einher, die durch die Erreger selbst, von diesen produzierte Toxine und/oder Immunreaktionen bedingt sind (z. B. Masern, Rubella, ECHO- und Coxsackie-Virusinfektionen, Varizellen, Pocken, Flecktyphus und weitere Rickettsiosen, Scharlach, Lues, Frambösie, Typhus abdominalis, Paratyphus, Meningokokkensepsis u. a. m. (20). **b** *Weitere Einzelheiten über die Propagation von Infektionen, den Transport pathogener Keime im Blut und deren »Clearance«.* Im *Meningeal- und Hirnbereich* (44) bestehen verschiedene Möglichkeiten der Propagation einer Infektion. Abgesehen von penetrierenden Verletzungen mit nachfolgender Infektion (44) und einer über Nerven fortgeleiteten Infektion (z. B. Rabies, 52), werden die meisten Erreger über Blutgefäße zugeleitet (hämatogen i. e. S. (45, 46 und 49, 51) oder über einen infizierten Thrombus eines Durasinus (50). Für die Ausbreitung von Keimen bietet das Spatium leptomeningicum besonders günstige Verhältnisse (51). Mikroorganismen bzw. Viren können auch mit dem Liquor cerebrospinalis verschleppt werden (48) und u. U. vom Liquorraum aus auf das zentralnervöse Gewebe übergehen (47, 48). Der *Transport pathogener Keime im Blut* (53–58) wurde oben schon erörtert (s. auch 23–25). Die *»Clearance« des Blutes von Mikroorganismen* (59) hängt von verschiedenen Faktoren ab und kann mehr oder weniger wirksam sein ((60) mit spezifischen Antikörpern bedeckte, bekapselte Pneumokokken, unbekapselte Pneumokokken oder große Viren (z. B. Vaccinia-Virus); (61) mit spezifischen Antikörpern bedeckte, bekapselte Pneumokokken in Abwesenheit von Komplement; (62) bekapselte Pneumokokken ohne Antikörper-Bedeckung oder kleine Viren (z. B. Bakteriophag T_7))

immune response. II. Lymphocyte responsiveness and macrophage activation in toxoplasma gondii-infected mice. J. Immunol. *120*, 944 (1978) — *Hoffman, B. I., Kobasa, W., Kaye, D.*: Bacteremia after rectal examination. Ann. Int. Med. *88*, 658 (1978) — *Macher, A. M., Bennett, J. E., Gadek, J. E., Frank, M. M.*: Complement depletion in cryptococcal sepsis. J. Immunol. *120*, 1686 (1978) — *Mackaness, G. B.*: Resistance to intracellular infection. J. Infect. Dis. *123*, 439 (1971) — *McHenry, M. C., Hawk, W. A.*: Bacteremia caused by gram-negative bacilli. Med. Clin. North Am. *58*, 623 (1974) — *Quie, P. G.*: Infections due to neutrophil malfunctions. Medicine (Baltimore) *52*, 411 (1973) — *Smith, H.*: Biochemical challenge of microbial pathogenicity. Bact. Rev. *32*, 164 (1968) — *Scheld, W. M., Valone, J. A., Sande, M. A.*: Bacterial adherence in the pathogenesis of endocarditis. J. Clin. Invest. *61*, 1394 (1978) — *Weinstein, L.*: »Modern« infective endocarditis. J. Am. Med. Ass. *233*, 260 (1975) — *Winkelstein, J. A.*: Opsonins. J. Pediat. *82*, 747 (1973) — *Wyne, J. W., Armstrong, D.*: Clostridial septicemia. Cancer *29*, 215 (1972)

183. Mechanismen der Zell- und Gewebsschädigung bei Infektionen durch pathogene Keime

183.1. Einleitende Bemerkungen

Infektionen durch Mikroorganismen sind *nicht in allen Fällen mit einem Schaden für den Wirtsorganismus verbunden*. Allerdings gilt diese Aussage in erster Linie für *Virusinfektionen*, während die Besiedelung des Körpers bzw. Teilen desselben durch Bakterien, Pilze und Protozoen fast immer zum Auftreten mehr oder weniger ausgeprägter Läsionen Anlaß gibt.
Die Art und das Ausmaß der durch infektiöse Agentien hervorgerufenen Gewebeveränderungen hängen von vielen Faktoren ab. Zunächst sind die *Eigenschaften der pathogenen Keime* zu nennen, die auf verschiedene Weise *direkt* funktionelle und meist auch strukturell erkennbare Störungen erzeugen können. *Intrazellulär wachsende Keime* bewirken oft eine *Zytolyse*, ohne daß damit notwendigerweise eine toxische Wirkung verbunden sein müßte. Von großer Bedeutung sind die verschiedenen Arten *mikrobieller Toxine*, die zumindest vorwiegend beim Untergang der Erreger freigesetzt werden. Einige der sog. *Exotoxine*, im besonderen Botulinustoxin und Staphylokokken-Enterotoxin, werden in der Regel von den Keimen außerhalb des Körpers produziert, so daß wir es hier gar nicht mit einer Infektion zu tun haben. Andere, wie das Choleratoxin, entstehen innerhalb des Darmlumens, ohne daß die Erreger ins Gewebe eindringen: Die Definition der »Infektion« (»Eindringen und Haften des Krankheitserregers im Wirtsorganismus«), wie sie von einigen Autoren formuliert wird, erscheint hier nur beschränkt anwendbar. Demgegenüber entspricht der Tetanus einer echten Infektion, auch wenn das Tetanustoxin nicht am Ort des Keimwachstums wirkt. Ähnliches gilt für die Diphtherie. Exotoxine werden auch von Pilzen gebildet, meist außerhalb des Körpers (s. Aflatoxin u. a., S. 662), bei tiefen Mykosen aber auch innerhalb des Makroorganismus. Die pathogene Wirkung sog. *Endotoxine* ist weniger klar zu definieren (s. u.); ihre Freisetzung erfolgt nachgewiesenermaßen erst nach Untergang der Mikroorganismen (vor allem Gram-negative Bakterien).
Abgesehen von den erwähnten direkten Schädigungsmechanismen kommt es bei Infektionskrankheiten auch zu *indirekt entstandenen Läsionen*. In erster Linie müssen in diesem Zusammenhang die verschiedenartigen und z. T. für den Wirt nachteiligen Folgen *entzündlicher Reaktionen* aufgeführt werden. Ferner weiß man, daß ein erheblicher Teil der Gewebe- bzw. Organschäden im Zusammenhang mit Infektionen durch Vermittlung von *Immunreaktionen* zustande kommt. Außerdem gibt es noch *weitere indirekte Mechanismen*, wie die *Verlegung kanalikulärer Systeme* durch Exsudat bzw. Sekret, *Blutungen*, Auswirkungen des *Streß-Zustandes*, *onkogene Wirkung* (vor allem bei Viren zu berücksichtigen) u. a. m.
Die Auswirkungen eines infektiösen Prozesses auf den Wirt hängt ferner in hohem Maße vom *Gewebe bzw. Organ* ab, das betroffen ist: Läsionen z. B. in Gehirn oder Herz sind wesentlich gefährlicher als solche in weniger lebenswichtigen Weichteilen. Besonders schwerwiegende Folgen haben mehr oder weniger ausgedehnte *Läsionen der kleinen Blutgefäße*, im besonderen der Endothelzellen, da die betroffenen Gewebe rasch hypoxische Schäden erleiden. Für den in utero wachsenden *Keimling* wirkt sich eine *Plazentitis* und/oder eine *Infektion von Seiten der Mutter* oft fatal aus, sei es, daß es zum Fruchttod kommt, sei es, daß Mißbildungen oder andere langdauernde Störungen auftreten.
Bei der Beurteilung dieser Fragen hat man immer wieder den besonderen Gegebenheiten im *Verhältnis zwischen Parasit und Wirt* Rechnung zu tragen. Der Schweregrad der Schädigung des letzteren stellt nicht nur eine Funktion der Virulenz der pathogenen Erreger, sondern auch der Leistungsfähigkeit der dem Makroorganismus zur Verfügung stehenden Abwehrsysteme dar. Für den »*kompromittierten Wirt*«, der eine angeborene oder erworbene Schwäche gegenüber infektiösen Agentien aufweist, stellen sich Probleme, wie die der *opportunistischen Infektionen*, bei denen normalerweise kommensalistische Keime pathogen werden und den Makroorganismus in Gefahr bringen können.

183.2. Infektionen, die keinen nennenswerten Zell- und Gewebeschaden verursachen

Hier haben wir es in erster Linie mit *Virusinfektionen* zu tun, die schätzungsweise mindestens ebenso oft keine nennenswerten Körperschäden verursachen wie sie zu krankhaften Symptomen Anlaß geben können. Mit keinen oder geringen faßbaren Veränderungen sind oft Infektionen durch sog. *persistierende Viren* verbunden. Beispiele von Bakterien, die in diese Kategorie fallen, gibt es kaum, wenn man die früher erwähnten kommensalischen Verhältnisse und die gesunden Keimträger nicht berücksichtigt.

Beispiele:

- Im Gegensatz zum *Masernvirus*, das bei erstmaliger Infektion fast immer krankhafte Erscheinungen hervorruft, kennt man viele Fälle asymptomatischer Infektionen durch *Entero-, Myxo-, Reo- und andere Viren.*
- *Adenoviren* und *Herpes simplex-Viren* können sowohl einen zytopathogenen Effekt haben als auch in Zellen persistieren, ohne Symptome oder nachweisbare strukturelle Veränderungen hervorzurufen.
- In den Anfangsstadien einer *lepromatösen Lepra* finden sich klinisch trotz Vorhandenseins zahlreicher intrazellulärer Parasiten in Blutmonozyten oft keine nennenswerten Symptome.

183.3. Direkte Zell- und Gewebeschäden infolge Einwirkung von Mikroorganismen

Pathogenese: Um klinisch ins Gewicht fallende Zellschäden zu erzeugen, müssen sich pathogene Keime auf/in Epithelien und/oder in Geweben *vermehren* können. Der Zeitraum zwischen Infektion und erstem Auftreten krankhafter Erscheinungen von Seiten des Makroorganismus heißt *Inkubationszeit (Inkubationsperiode)*. Diese hängt von verschiedenen Faktoren ab, u. a. von der *Generationszeit der betreffenden Erreger*, die sehr unterschiedlich sein kann und in vitro – unter besonders günstigen Milieubedingungen – oft kürzer ist als in vivo. Genau genommen, versteht man in der Zellkinetik (S. 139) unter Generationszeit die Zeitspanne zwischen zwei aufeinanderfolgenden Teilungen innerhalb einer Zellinie. Da besonders in vivo – unter dem Einfluß von Abwehrmechanismen und anderen Gegebenheiten – z. T. ziemlich viele Keime zugrunde gehen, ist im Sinn der Pathogenese einer Infektionskrankheit die sog. *mittlere Verdoppelungszeit*, d. h. der Zeitraum, in dem sich die Zahl einer bestimmten Population von Mikroorganismen verdoppelt, wesentlich wichtiger als die Generationszeit i. e. S. Verdoppelungszeiten kennt man vor allem aus der Kultur *in vitro*, wo sie von Keimart zu Keimart erheblich variieren können, z. B. von 20–30 min (E. coli, Staphylokokken, Streptokokken, Salmonella typhi murium, Cancida albicans u. a.) bis 24 Std (Mycobacterium tuberculosis u. a.) und mehr. *In vivo* betragen die mittleren Verdoppelungszeiten oft ein vielfaches derjenigen in vitro (Salmonella typhi murium in der Mäusemilz: Verdoppelungszeit bis über 20mal länger als in vitro).

Die *intrazelluläre Keimvermehrung*, die u. a. für *Viren* charakteristisch ist, führt in den meisten Fällen schließlich zur Zytolyse. Bei viraler Besiedelung kommt es in der Regel innerhalb von Stunden – über eine Drosselung der zellulären RNA-, Protein- und allenfalls DNA-Synthesetätigkeit und/oder ein »overcrowding« durch die Viren – zum sog. *zytopathogenen Effekt*, d. h. zum Zelltod. Über die Mechanismen, die dem letzteren zugrunde liegen, besteht allerdings noch keine Klarheit. Möglicherweise üben gewisse virale Proteine, die sich in der Zelle anhäufen, einen toxischen Effekt auf den Metabolismus und/oder die äußere Membran aus. Man denkt auch an die Möglichkeit einer Schädigung der Lysosomen, die dann ihrerseits das Zerstörungswerk fortsetzen. Die morphologischen Veränderungen der Zellen bei viral bedingtem Untergang sind häufig uncharakteristisch und gehen mit Veränderungen einher, die z. B. als »trübe Schwellung« bezeichnet wurden. Schließlich kommt es zu einer Margination von Chromatin im Kern und zur Karyopyknose oder -rrhexis. In einigen Fällen bilden sich *Einschlußkörper* (S. 1796), in anderen entsteht eine *Zellfusion* mit Bildung von *Riesenzellen* (z. B. Warthin-Finkeldey-Zellen bei Masern). Die letztgenannten Phänomene sind öfters vom Untergang der betroffenen Zellen gefolgt.

Rickettsien und Chlamydien, die sich intrazellulär vermehren, schädigen die Wirtszellen ebenfalls, möglicherweise durch Anhäufung toxisch wirksamer Metaboliten des mikrobiellen Stoffwechsels.

Intrazellulär wachsende Bakterien führen in der Regel früher oder später auch zum Untergang der Wirtszelle; dies kann aber längere Zeit dauern, vor allem, wenn es sich nicht um hochvirulente Keime handelt. Zu den am besten bekannten Vertretern dieser Gruppe gehören u. a. Mycobacterium tuberculosis, Mycobacterium leprae, Listeria monocytogenes und verschiedene Bruzellen. Als Wirtszellen dienen diesen Keimen in erster Linie *Makrophagen.* Daß viele *hochvirulente Bakterien* (u. a. Staphylokokken, Streptokokken) am wirksamsten von neutrophilen Granulozyten phagozytiert und abgetötet werden, kam bereits zur Sprache (S. 1289). Es wurde ebenfalls schon erwähnt, daß die Mikrophagen bei diesem Vorgang häufig selbst zugrunde gehen. Verschiedene virulente Bakterien setzen, wenn sie aufgelöst werden, u. a. *Toxine* frei (s. u.), die vor allem lokal zell- und gewebeschädigend wirken, ganz abgesehen von den Effekten aus den Phagozyten austretender Inhaltsstoffe der Wirtszellen.

Beispiele von direkten Schädigungen der Wirtszellen und -gewebe durch Mikroorganismen:

- Bevor *Polioviren* die von ihnen besiedelten Zellen zur Auflösung bringen, läßt sich in den letzteren eine deutliche Reduktion der RNA- und Proteinsynthese nachweisen.
- *Epithelzellen des Respirationstraktes*, die z. B. durch Rhinoviren infiziert werden, lösen sich in kurzer Zeit von der Unterlage ab, wobei der Zilienschlag z. T. noch eine Weile anhält.
- In *Mäuseversuchen* konnte gezeigt werden, daß *Hepatozyten* im Anschluß an einen Befall durch *Rift Valley Fever-Virus* innerhalb einer Stunde Kerneinschlüsse aufweisen und drei Stunden später in der Regel zugrunde gehen.
- Bei der *lepromatösen Lepra* enthalten die vakuolig aufgetriebenen Makrophagen oft eine erhebliche Zahl von Mykobakterien, ohne daß sich innerhalb kürzerer Zeit ein Zelluntergang einzustellen braucht.
- Bei *eitrigen Entzündungen* stehen anfänglich die durch die virulenten Keime (z. B. pyogene Staphylokokken) verursachten Zellschäden im Vordergrund. Später geht ein großer Teil des Zell- und Gewebeuntergangs – z. B. im Zentrum eines Abszesses – zu Lasten einer Freisetzung granulozytärer Inhaltsstoffe.

183.4. Von Mikroorganismen freigesetzte Toxine

Über die mikrobiellen Toxine ist schon in einem früheren Abschnitt berichtet worden (Tabelle 101, S. 1695), so daß wir uns hier auf einige zusätzliche Hinweise beschränken können. Wie bereits erwähnt, machte man früher einen strengen Unterschied zwischen Exotoxinen, die von in Teilung begriffenen, meist Gram-positiven Keimen gebildet werden, einerseits sowie den – vor allem von Gram-negativen Bakterien erzeugten – Endotoxinen, die nach dem Zelluntergang frei werden, andererseits. Hinsichtlich chemischer Beschaffenheit und Wirkungsweise (S. 1754) der beiden Toxingruppen ist diese Unterteilung immer noch voll gerechtfertigt. Die Annahme jedoch, Exotoxine würden von lebenden Keimen abgesondert, stößt z. T. auf Widerrede. Wenigstens zu einem erheblichen Teil – wenn nicht meistens – werden auch Exotoxine erst bei Bakteriolyse an die Umgebung abgegeben.
Die zumeist von Gram-positiven Bakterien produzierten *Exotoxine* sind Proteine, wenigstens z. T. mit Enzymcharakter. Zweifellos spielen viele dieser toxischen Substanzen bei der *lokalen* Schädigung von Körperzellen, im besonderen auch von Phagozyten, eine große Rolle (S. 1316). Dies gilt in erster Linie für pyogene Kokken, Clostridien, Vibrio cholerae, enterotoxinogene E. coli, Shigellen, z. T. auch Salmonellen und vermutlich viele weitere pathogene Erreger, deren lokal-schädliche Wirkung im einzelnen noch nicht erforscht ist. Eine andere Gruppe von Exotoxinen zeichnet sich durch eine *Hauptwirkung an anderer Stelle als am Ort der Keimvermehrung* aus: Hierzu gehören u. a. das Diphtherietoxin,, das Tetanustoxin, das erythrogene Toxin von Streptokokken bei Scharlach und die Anthraxtoxine. Wahrscheinlich gibt es noch zahlreiche weitere Exotoxine, die noch wenig bekannt und kaum definiert sind, z. B. jene von Pseudomonas, ferner Pilztoxine u. a. m.
Mit »*Endotoxinen*« meint man meist besondere Phospholipid-Polysaccharid-Proteinkomplexe (LPS, S. 1685), mit dem für den toxischen Effekt hauptverantwortlichen *Lipid A*, die beim Untergang Gram-negativer Keime freigesetzt werden. Klassische Beispiele von Quellen dieser Art von Endotoxinen sind Salmonellen, Shigellen, E. coli, Neisserien u. a. m. Die Wirkungsweise dieser Endotoxine konnte bisher nur teilweise geklärt werden (S. 1891). Sie scheinen in erster Linie an Gefäßendothelien anzugreifen, im besonderen auch im Lungenbereich (s. septischer Schock, S. 589). Außerdem entfalten sie, direkt und/oder über die Freisetzung endogener Pyrogene aus Phagozyten, eine fiebererzeugende Wirkung (S. 1045). Endotoxine sind schwache Antigene und rufen – da sie meist schon normalerweise in kleinen Mengen aus dem Darm in Zirkulation übertreten – öfters nachweisbare Immunreaktionen, u. a. vom humoralen Typ, hervor. Über die mögliche Bedeutung der Endotoxine im Rahmen generalisierter intravaskulärer Gerinnungsvorgänge – entsprechend dem Sanarelli-Shwartzman-Phänomen beim Tier – wurde schon früher berichtet (S. 452). Es muß indessen hervorgehoben werden, daß die pathogenetische Rolle von Endotoxin aus Gram-negativen Keimen bei vielen Infektionen durch die letzteren alles andere als klar ist.
Man kennt einige Toxine, die z. T. auch als »*Endotoxine*« bezeichnet werden, jedoch deutlich von den oben genannten *abzugrenzen* sind. Toxische Substanzen aus der Wand von Yersinia pestis oder Bordetella pertussis beispielsweise entsprechen mehr Proteinen als Lipopolysacchariden. Außerdem gibt es Peptidoglykane aus der Zellwand Gram-positiver Bakterien, denen Endotoxin-ähnliche Wirkungen zugeschrieben werden.

Beispiele:

- Das strikt anaerob wachsende *Clostridium perfringens (welchii)*, der Fraenkel'sche Gasbrandbazillus, kommt in verschiedenen Typen (A–E) vor, von denen in der Humanmedizin vor allem Typ A von Bedeutung ist. Die von den Clostridien freigesetzten *Toxine* sind vorwiegend Enzyme, die das Wirtsgewebe angreifen. Das hochwirksame α-Toxin, eine Phospholipase (Lezithinase), vermag Zellen durch Schädigung der äußeren Membran zu zerstören, andere greifen die Interzellularsubstanz an. Die einzelnen Clostridien-Toxine benennt man mit griechischen Buchstaben (α, β, γ, δ usw.); sie unterscheiden sich nicht nur im Bezug auf die Wirkungsart, sondern auch hinsichtlich der Toxizität.
- *Pathogene Staphylokokken* produzieren u. a. *Hämolysine* (α-Hämolysin = dermonekrotisches Toxin = letales Toxin; β-Lysin; γ-Lysin (wahrscheinlich eine weitere antigenische Komponente von α-Lysin); δ-Lysin, das von den meisten Staphylokokken gebildet wird), ferner *Leukozidin*. Einzelne Stämme stellen *Enterotoxin* her (s. Nahrungsmittelvergiftungen, S. 681).
- *Choleragen*, das gereinigte *Toxin von Vibrio cholerae*, hat ein Molekulargewicht von 84000 und baut sich im wesentlichen aus Untereinheiten A und B auf. Die letzteren binden sich an Ganglioside der enterozytären Mikrovilli, während die durch Disulfidbrücken verbundenen Untereinheiten A_1 und A_2 in die Zelle eindringen, sich dort trennen und eine Steigerung der Adenylatzyklase-Aktivität bewirken.
- *Toxinogene Stämme von E. coli* produzieren u. a. mit dem Choleratoxin antigenisch verwandte, z. T. von Plasmiden kodierte Enterotoxine, die z. B. bei Säuglingen, u. U. aber auch bei Erwachsenen, schwerste Diarrhöen erzeugen können. Für die Pathogenität dieser Keime ist zudem ein Haftmechanismus notwendig: Dieser besteht bei manchen enteropathogenen Coli-Stämmen aus Plasmid-Kontrollierten Fimbrien, dem K 88 Antigen.
- *Shigella dysenteriae* bindet sich mehr oder weniger spezifisch an Epithelzellen des Dickdarms, wo es zu einer Auflösung der Zellmembran und zu einem Eintritt der Keime in die Epithelien kommt. Offenbar wird hier ein Enterotoxin produziert, das – über den keimbedingten Zelluntergang hinaus – kleine Blutgefäße angreift (u. a. blutige Diarrhoe) und z. T. auch neurotoxische Wirkungen auf das Zentralnervensystem ausübt.
- *Corynebacterium diphtheriae* bildet *Diphtherietoxin* nur, wenn es von einem temperierten Bakteriophagen infiziert ist und damit einen Prophagen enthält (sog. *Lysogenie*, S. 1690). Das Toxin weist ein Molekulargewicht von 62000 auf und besitzt mindestens zwei Anteile: Einen, der für die »Adsorption« an die Zellen verantwortlich ist, und einen anderen, der in den betreffenden Wirtszellen (Herzmuskelzellen, Elemente des peripheren und z. T. auch zentralen Nervensystems u. a. m.) die Proteinsynthese hemmt.

- *Tetanospasmin*, ein komplex zusammengesetztes Protein, wird nach der Ansicht der meisten Autoren längs motorischer Nerven – wahrscheinlich zwischen den Nervenfasern – vom Ort der Produktion zu den motorischen Vorderhornzellen des Rückenmarks bzw. der Medulla oblongata transportiert, von wo es sich im Zentralnervensystem weiter ausbreiten kann. Das Toxin bindet sich offenbar an Gangliosid-Rezeptoren der Neuronen und zeigt einen ähnlichen Wirkungsmechanismus wie Strychnin; d. h. vermutlich blockiert es die Freisetzung von Glyzin an den Enden hemmender Zwischenneuronen (S. 337). Außer dem genannten Transportweg innerhalb von Nerven kommt es sehr wahrscheinlich auch zu einer lymphogenen Drainage von Tetanospasmin: Gelangt auf diese Weise reichlich Toxin in den Blutkreislauf, ist mit einem generalisierten (»deszendierenden«) *Tetanus* zu rechnen. Das häufig beobachtete frühzeitige Auftreten eines »Trismus« (Kiefersperre) wird mit der relativen Kürze der die Kiefermuskulatur versorgenden Nerven in Beziehung gebracht. *Tetanolysin*, das zweite von Clostridium tetani freigesetzte Toxin, spielt in der Humanmedizin eine geringe Rolle.
- *Pseudomonas aeruginosa* produziert außer Endotoxin auch Toxine mit Proteincharakter, u. a. solche mit Elastase- und Kollagenase-Aktivität: Möglicherweise hängen damit die bei *Verbrennungen* nicht selten festzustellenden Gefäßschäden zusammen, die auch in den tieferen Geweben auftreten.
- Bei *Scharlach* sind Streptokokken im Spiel, die *erythrogenes Toxin* freisetzen: Es handelt sich um ein Protein mit einem Molekulargewicht von 29000, das vom Genom temperierter, in die Streptokokken eingedrungener Bakteriophagen kodiert wird. Sein Wirkungsmechanismus umfaßt u. a. eine Dilatation der Endstrombahn, zumindest in Haut und Schleimhäuten, und einen mitogenen Effekt auf Lymphozyten.
- Ein erheblicher Teil der pathogenen Wirkung von *Bacillus anthracis* beruht auf *Exotoxinen*, die sich im Körper verteilen. Die letzteren bestehen offenbar zumindest aus drei Komponenten, einem chelierenden Agens und zwei Proteinen, die synergistisch die Gefäßpermeabilität erhöhen. Die toxische Wirkung kommt sowohl lokal als auch systemisch zum Ausdruck. Milzbrandbazillen weisen im übrigen ein kapselständiges, vor allem aus D-Glutaminsäure bestehendes Polypeptid auf, das einer Opsonisierung und Phagozytose entgegenwirkt.
- *Pilz-Exotoxine* (s. Tabelle 103: *Mykotoxine*) spielen nicht nur als potentiell giftige Substanzen in Nahrungsmitteln eine Rolle (vgl. dazu Tabelle 45, S. 662), sondern sind offenbar auch für die Pathogenität der Mikroorganismen bei oberflächlichen und tiefen Mykosen von Bedeutung.
- *Lipopolysaccharide (LPS) Gram-negativer Keime* mit der besonderen toxischen Komponente *Lipid A* werden in erster Linie – wenn nicht ausschließlich – beim Untergang der betreffenden Keime freigesetzt. Geschieht dies in großem Ausmaß und innerhalb der Blutstrombahn, kann sich ein *septischer Schock* entwickeln (S. 589). Im übrigen ist die pathogene Rolle dieser *Endotoxine* noch sehr umstritten, wenn man von Krankheiten, wie Typhus abdominalis und Bruzellosen, absieht: Bei den letzteren bestehen gute Gründe zur Annahme, daß z. B. die Pyrexie und die Leukopenie mit der Freisetzung von Endotoxin aus den in die Gewebe eingedrungenen und darin zugrunde gegangenen Keimen in Beziehung stehen.

183.5. Indirekte Zell- und Gewebeschäden infolge entzündlicher Vorgänge bei Infektionskrankheiten

Aus den Darlegungen in den vorangegangenen Abschnitten geht hervor, daß bei Infektionskrankheiten fast immer ein Teil der Zell- und Gewebeschäden auf einer direkten mikrobiellen Wirkung beruht. Die hierbei erzeugten Läsionen – z. B. Zelluntergang – ebenso wie direkte chemotaktische und andere Effekte von Seiten der Mikroorganismen haben in der Mehrzahl der Fälle *entzündliche Reaktionen* zur Folge, die ihrerseits am pathogenetischen Geschehen teilhaben und hinsichtlich Art und Ausmaß der krankhaften Veränderungen in manchen Fällen sogar eine führende Rolle übernehmen. Die Mechanismen, über die ein entzündlicher Prozeß die Integrität der Gewebe beeinträchtigen kann, wurden eingehend im 11. Teil dieses Buches auseinandergelegt (S. 1243). Es seien hier kurz in Erinnerung gerufen: a) Die *Gefäßveränderungen* im Rahmen einer akuten Entzündung (s. Abb. 174 (S. 1274) und 175 (S. 1282); b) die *Aktivierung von Komplement* (Abb. 172, S. 1258); c) die vorwiegend *chemotaktisch bedingte Anhäufung von Phagozyten* im entzündlich veränderten Bereich (Abb. 173, S. 1264); d) die möglichen schädlichen Folgen einer *Freisetzung phagozytärer Inhaltsstoffe* (Abb. 177, S. 1290); e) die *Ingangsetzung des Gerinnungssystems* (Abb. 99 (S. 440) und 100 (S. 442)); f) die *Aktivierung der Fibrinolyse* (Abb. 101, S. 444); g) die entzündlich bedingte »Arrosion« von Blutgefäßen mit nachfolgender *Blutung* (Abb. 102, S. 458); h) durch Entzündung ausgelöste *thrombotische Prozesse* (Abb. 103, S. 462) sowie die allenfalls daraus hervorgehenden *nekrobiotischen Vorgänge* (Abb. 52, S. 174); i) die *Verlegung kanalikulärer Systeme* durch Exsudat (z. B. Eiter) und/oder eine entzündlich ausgelöste Vermehrung von Sekret (Abb. 180 (S. 1322), 181 (S. 1330) und 183 (S. 1338)); j) die Bildung von *Granulationsgewebe* (Abb. 185, S. 1352) mit nachfolgender *Vernarbung* (Abb. 35 (S. 120) und 36 (S. 122)) u. a. m.

Beispiele:

- *Pyogene Staphylokokken* vermögen durch eigene Produkte eine Entzündung auszulösen und Phagozyten (u. a. neutrophile Granulozyten) zu zerstören. Am nekrotisierenden Prozeß im Rahmen der *Abszeßbildung* sind aber in erheblichem Maß auch schädliche Inhaltsstoffe von Phagozyten beteiligt, die während der Endozytose der Keime und vor allem beim Zelluntergang freigesetzt werden.
- Die – je nach Lokalisation – u. U. gefährliche *Ödembildung* (z. B. Larynxödem) im Rahmen infektiöser Prozesse wird vorwiegend durch Entzündungsmediatoren verursacht.
- Bei *Diphtherie* besteht eine Hauptkomplikation in der Verlegung der Atmungswege durch fibrinreiches Exsudat.
- Entzündlich bedingte *Thrombosen* kleiner Gefäße spielen u. a. beim Zustandekommen einer Perforation des Wurmfortsatzes infolge *Appendizitis* eine große Rolle (s. Abb. 130, S. 698).
- Die Bildung von *Granulationsgewebe* im Rahmen infektiöser Prozesse leitet in der Regel in die Bildung von *Narbengewebe* bzw. eine *Fibrosierung* über. Beispiele dieser Art gibt es in großer Zahl, u. a. die Karnifikation der Lungen nach Pneumonie, die Entstehung dicker Pleuraschwarten (nach Pleuraempyem), die Ankylosierung von Gelenken nach infektiösen Arthritiden, die Leberzirrhose bei schweren Formen von Schistosomiasis und vieles mehr.
- *Peritonitische Adhäsionen* nach bakterieller Bauchfellentzündung.

183.6. Durch spezifische Immunreaktionen vermittelte Gewebeschäden bei infektiösen Prozessen

Die durch *Immunreaktionen* (s. 10. Teil) hervorgerufenen Veränderungen sind zu einem guten Teil auch entzündlicher Natur. Mit der möglichen Ausnahme gewisser vertikal übertragener Viren, bewirken die meisten Infektionen eine mehr oder weniger ausgeprägte Immunantwort. Mehrheitlich tragen humorale und zellgebundene Immunreaktionen wenig zu den infektionsbedingten Gewebeschäden bei; häufig erfüllen sie auch in dieser Hinsicht eine protektive Funktion. In verschiedenen Fällen von Infektion durch ein infektiöses Agens kommt es indessen zu *Überempfindlichkeitsreaktionen*, die zum leitenden pathogenetischen Moment der Störung werden können. Im Vordergrund solcher Geschehnisse stehen Überempfindlichkeitsreaktionen vom zellgebundenen Typ (s. Abb. 164, S. 1128), die u. a. zu einer ausgesprochenen Granulombildung und/oder zu Gewebenekrosen führen mögen. Ebenfalls sehr wichtig sind *Immunkomplex-induzierte Läsionen* (s. Abb. 162, S. 1114), z. B. im Fall persistierender Virusinfektionen, aber auch im Rahmen chronischer bakterieller Infektionen, ferner u. U. bei Mykosen sowie bei Protozoonosen und Wurminfestationen. *Anaphylaktische Reaktionen* (Abb. 160, S. 1102) und *zytotoxische Reaktionen* (Abb. 161, S. 1110) als Ursachen einer Gewebeschädigung bei Infektionen treten an Bedeutung hinter den oben genannten Typen der Überempfindlichkeitsreaktion zurück, wenn man von einzelnen Krankheiten, wie dem rheumatischen Fieber, absieht.

Beispiele:

- *Anaphylaktische Reaktionen* als pathogenetische Komponente bei Infektionen spielen wahrscheinlich eine untergeordnete Rolle; allerdings weiß man über die Funktion von IgE im Rahmen infektiöser Prozesse noch wenig Bescheid. Als mögliches Beispiel kann z. B. die *asthmoide Bronchitis* genannt werden, bei der mikrobielle Antigene an der Auslösung von Bronchospasmen und einem Schleimhautödem im Respirationstrakt beteiligt sein könnten.
- *Zytolytische (zytotoxische Reaktionen)*, die durch spezifische Antikörper mit komplementaktivierender Wirkung verursacht werden, sind vermutlich z. T. an den Leberzellschäden im Rahmen von *Virushepatitiden* beteiligt. Verschiedene Befunde sprechen ferner dafür, daß die Hämolyse bei *Malaria* teilweise auf zytolytische Mechanismen zurückgehen dürfte. Ähnliches gilt für die Wirkung der Kälteagglutinine im Zusammenhang mit einer *Mykoplasmen-Pneumonie*, wobei als Zielstrukturen in erster Linie Erythrozyten der Blutgruppe 0 in Frage kommen. Einzelne Formen von hämolytischer Anämie beruhen vielleicht auf der Bindung von LPS (s. o.) Gram-negativer Bakterien an die Oberfläche roter Blutkörperchen und einer zytolytischen Wirkung gegen diese bakteriellen Produkte gerichteter Antikörper. *Goodpasture-Syndrom:* S. 771.
- *Immunkomplex-Krankheiten*, die mit einer erheblichen Gewebeschädigung einhergehen können, stehen wahrscheinlich in vielen Fällen mit einer *persistierenden Virusinfektion* in Beziehung. Die Mehrzahl akuter und chronischer *Glomerulonephritiden* (s. Abb. 137, S. 768) beruht vielleicht auf einem solchen Mechanismus. Dasselbe gilt für *nekrotisierende Arteriitiden* und andere *Vaskulitiden* (s. Tabelle 75, S. 1118), verschiedene Typen von *Arthritis* (s. Tabelle 78, S. 1151), *Erythema nodosum* u. a. m. Es darf angenommen werden, daß in erster Linie Immunkomplexe im mäßigen Antigenüberschuß zur Ablagerung in der Wand von Blutgefäßen geeignet sind. Neben viralen Infektionen – die in manchen Fällen nur vermutet, nicht aber nachgewiesen werden können – geben u. U. auch *chronische bakterielle Infektionen* (z. B. Streptokokkeninfektionen und Lues) und *Protozoonosen* (u. a. Malaria) zum Auftreten von Immunkomplex-Läsionen Anlaß. Zu der Gruppe von Überempfindlichkeitsreaktionen des Typs III nach Coombs und Gell gehören ferner gewisse, durch inhalierte Mikroorganismen ausgelöste *»allergische Alveolitiden«*. Allerdings dürfen wir in solchen Fällen nur dann von einer »Infektion« sprechen, wenn es im Lungenbereich zu einer Keimvermehrung kommt. Dies ist offenbar oft nicht der Fall (z. B. Farmer-Lunge). Eine *disseminierte intravaskuläre Gerinnung*, die u. a. bei Sepsis infolge Besiedelung durch Gram-negative Keime, Meningokokken-Sepsis, hämorrhagischen Komplikationen infolge Infektion durch gewisse Arboviren, Pocken, Gelbfieber u. a. auftreten kann, beruht in wechselndem Maß ebenfalls auf Immunkomplex-induzierten Mechanismen.
- *Überempfindlichkeitsreaktionen vom zellgebundenen Typ* spielen in der Pathologie der durch *»intrazelluläre Parasiten«* hervorgerufenen Krankheiten eine große Rolle. Es wurde schon hervorgehoben, daß z. B. bei der *Tuberkulose* sowohl die Verkäsung als auch die Bildung epitheloidzelligen Granulationsgewebes in hohem Maß mit dem Grad einer zellgebundenen Immunreaktion bzw. Überempfindlichkeit zusammenhängt. Dies ist auch der Grund, weshalb »exsudative« Formen dieser Krankheit durch Behandlung mit Glukokortikosteroiden günstig beeinflußt werden können. Ähnliche Überlegungen gelten für andere Infektionskrankheiten, wie Lues, Lepra, Lymphogranuloma inguinale u. a., ferner für gewisse Mykosen (u. a. Kokzidioidomykose) und Parasitosen (z. B. Schistosomiasis).

183.7. Weitere indirekte Schädigungsmechanismen bei Infektionskrankheiten

Streß-Reaktionen (S. 1312) tragen in der Regel dazu bei, das Maß der entzündlich und/oder durch Immunreaktionen bedingten Gewebeschäden zu reduzieren, insbesondere über die vermehrte Ausschüttung von Kortisol. Immerhin sind verschiedene Veränderungen, z. B. die Thymusatrophie, als direkte Folge dieses Geschehens anzusehen. Ob und in welchem Ausmaß eine endogene Mehrausschüttung von Kortisol die Infektionsanfälligkeit zu erhöhen vermag, ist nicht leicht zu beurteilen. Infektionskrankheiten, die zu *massiven Zerstörungen des Leberparenchyms* Anlaß geben (z. B. Gelbfieber mit ausgedehntem intermediär-lobulärem Hepatozytenuntergang), können über eine verminderte Produktion von Gerinnungsfaktoren eine *hämorrhagische Diathese* herbeiführen. Ähnliches gilt für die bereits erwähnte *disseminierte intravasale Gerinnung*, die häufig auf eine infektiöse Ätiologie zurückzuführen ist. Infektionen der Plazenta *(Plazentitis)* bewirken u. U. über den Weg einer *hypoxischen Schädigung* schwere Veränderungen am *Keimling*. Als weiterer Mechanismus einer indirekten Schädigung des Wirtes durch infektiöse Agentien kann die *onkogene Wirkung von Viren* genannt werden, wobei festzuhalten ist, daß man über den Mechanismus der

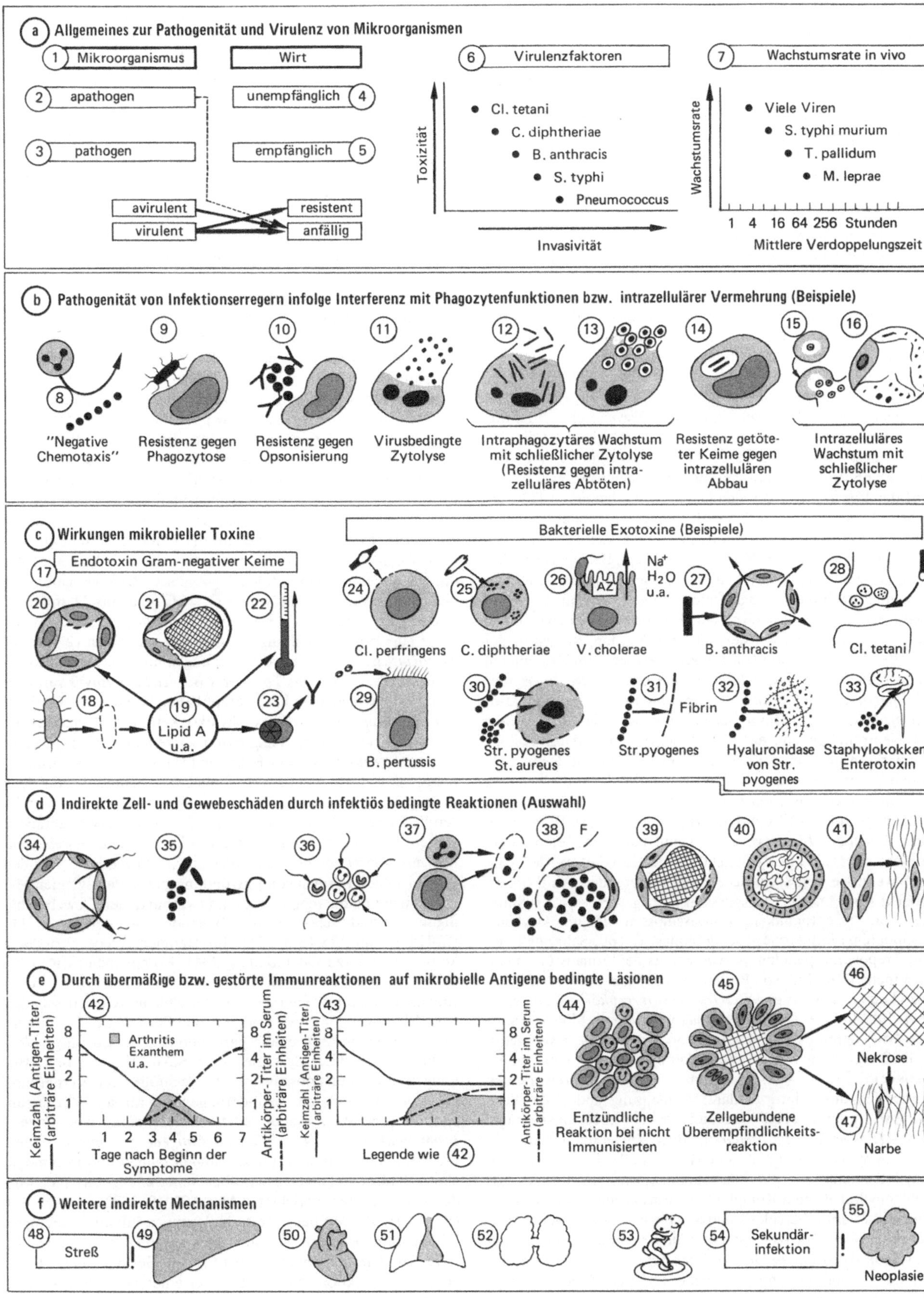
a Allgemeines zur Pathogenität und Virulenz von Mikroorganismen
1 Mikroorganismus
Wirt
2 apathogen
unempfänglich 4
3 pathogen
empfänglich 5
avirulent
virulent
resistent
anfällig
6 Virulenzfaktoren
Toxizität
Cl. tetani
C. diphtheriae
B. anthracis
S. typhi
Pneumococcus
Invasivität
7 Wachstumsrate in vivo
Wachstumsrate
Viele Viren
S. typhi murium
T. pallidum
M. leprae
1 4 16 64 256 Stunden
Mittlere Verdoppelungszeit
b Pathogenität von Infektionserregern infolge Interferenz mit Phagozytenfunktionen bzw. intrazellulärer Vermehrung (Beispiele)
8
9
10
11
12
13
14
15
16
"Negative Chemotaxis"
Resistenz gegen Phagozytose
Resistenz gegen Opsonisierung
Virusbedingte Zytolyse
Intraphagozytäres Wachstum mit schließlicher Zytolyse (Resistenz gegen intrazelluläres Abtöten)
Resistenz getöteter Keime gegen intrazellulären Abbau
Intrazelluläres Wachstum mit schließlicher Zytolyse
c Wirkungen mikrobieller Toxine
17 Endotoxin Gram-negativer Keime
20
21
22
18
19 Lipid A u.a.
23
Bakterielle Exotoxine (Beispiele)
24
25
26
AZ
Na+ H2O u.a.
27
28
Cl. perfringens
C. diphtheriae
V. cholerae
B. anthracis
Cl. tetani
29
B. pertussis
30
Str. pyogenes St. aureus
31
Fibrin
Str.pyogenes
32
Hyaluronidase von Str. pyogenes
33
Staphylokokken-Enterotoxin
d Indirekte Zell- und Gewebeschäden durch infektiös bedingte Reaktionen (Auswahl)
34
35
36
37
38
F
39
40
41
e Durch übermäßige bzw. gestörte Immunreaktionen auf mikrobielle Antigene bedingte Läsionen
42
Keimzahl (Antigen-Titer) (arbiträre Einheiten)
Arthritis Exanthem u.a.
Antikörper-Titer im Serum (arbiträre Einheiten)
1 2 3 4 5 6 7
Tage nach Beginn der Symptome
43
Legende wie 42
44
Entzündliche Reaktion bei nicht Immunisierten
45
Zellgebundene Überempfindlichkeitsreaktion
46
Nekrose
47
Narbe
f Weitere indirekte Mechanismen
48 Streß
49
50
51
52
53
54 Sekundärinfektion
55
Neoplasie

Abb. 216 a–f. *Mechanismen und Arten der Gewebeschädigung bei Infektionskrankheiten.* Die durch Infektionskrankheiten hervorgerufenen Körperschäden können auf verschiedenen Mechanismen beruhen, die ihrerseits durch Eigenschaften der Mikroorganismen, entzündliche Reaktionen und/oder Immunreaktionen von Seiten des Wirtsorganismus sowie weitere Faktoren bedingt sind. **a** *Allgemeines zu Pathogenität und Virulenz von Mikroorganismen.* Die Beziehungen zwischen Mikroorganisr en und Wirt (1) sind sehr vielgestaltig und wechselhaft; sie hängen u. a. davon ab, ob die Keime für den in seiner Abwehrkraft nicht geschwächten Organismus *apathogen* (2) oder *pathogen* (3), d. h. krankmachend sind, und welche »Schädigungskraft« (»*Virulenz*«) ihnen innewohnt. Eine wichtige Rolle spielt ferner das sog. *Wirtsspektrum* der Mikroorganismen: sog. *unempfängliche Wirte* bleiben unbehelligt, offenbar, weil sie für Überleben und Wachstum der betreffenden Keime kein günstiges Milieu bieten (4). *Empfängliche Wirte* (5) können »*anfällig*« oder – natürlicherweise und/oder aufgrund stattgehabter Immunreaktionen – gegenüber bestimmten Infektionserregern »*resistent*« sein. Aus diesen Gegebenheiten leitet sich eine große Zahl möglicher Wechselwirkungen zwischen Mikroorganismen und Wirt ab. Am ungünstigsten für den letzteren ist beispielsweise eine Infektion durch virulente Keime bei bestehender Anfälligkeit. Ist die Abwehrkraft des Makroorganismus stark geschwächt, können sogar sonst apathogene Mikroorganismen pathogen werden. Der Begriff der *Virulenz* (6), der sich kaum scharf definieren läßt, bezieht sich im Sinn eines Sammelnamens auf die Fähigkeit bestimmter Keime, z. B. durch *Invasivität* und/oder *Toxizität* (Abgabe von Toxinen) den Wirt zu schädigen. Bei invasiven Mikroorganismen hängt das Maß der Progredienz der Infektion und damit auch die *Inkubationszeit* – abgesehen von der *Infektionsdosis* – in erster Linie von der *Wachstumsrate in vivo* ab (7); diese steht ihrerseits mit der mittleren Verdoppelungszeit der betreffenden Population von Infektionserregern im Zusammenhang. **b** *Pathogenität von Infektionserregern infolge Interferenz mit Phagozytenfunktionen bzw. intrazellulärer Vermehrung (Beispiele).* Mikro- und Makrophagen, d. h. vor allem das System der Neutrophilen und das der Monozyten/Histiozyten, bilden den wirksamsten Teil der Körperabwehr inbezug auf Keime, die in den Subepithelialbereich eingedrungen sind. Eine *Hemmung der Chemotaxis* von Neutrophilen wird u. a. dem von Streptokokken gebildeten Streptolysin zugeschrieben (8). Eine *Resistenz gegenüber Phagozytose* (9) kennt man von vielen Infektionserregern, die nur mit Leichtigkeit endozytiert werden können, wenn sie von spezifischen, opsonisierenden Antikörpern bedeckt sind. Dies gilt beispielsweise für gewisse Spezies/Stämme von Streptokokken (eingeschlossen Pneumokokken), Haemophilus influenzae, Pseudomonas, E. coli, Salmonella typhi, Treponema pallidum, Cryptococcus neoformans und manchen mehr. Mit Hilfe von Protein A vermögen pyogene Staphylokokken die *opsonisierende Wirkung von Antikörpern zu behindern* (10). Auf die *Tötung von Phagozyten* durch Mikroorganismen bzw. deren Toxine wurde schon in Abb. 214 hingewiesen (z. B. Streptolysin von Streptokokken, Leukozidin von Staphylokokken, Toxine von B. anthracis u. a. m.). *Viren* richten Wirtszellen durch intrazelluläre Vermehrung und schließliche *Zytolyse* zugrunde (11). Eine mehr oder weniger ausgeprägte *Resistenz gegenüber intrazellulärer Bakterizidie* kennt man z. T. von Staphylokokken (Zellwand-Mukopeptid), E. coli (K-Antigen), Salmonella typhi, Pasteurella pestis (Zellwand aus Kohlenhydrat-Protein-Komplexen), Brucella abortus u. a. sowie Mycobacterium tuberculosis und Mycobacterium leprae: Vor allem in den beiden letztgenannten Fällen kommt es zu *intraphagozytärem Wachstum mit schließlicher Zytolyse* (12); dasselbe gilt – mutatis mutandis – für verschiedene weitere Protisten, z. B. Chlamydien, Listerien, Histoplasma capsulatum, Toxoplasma gondii, Leishmanien (13) u. a. m. Eine *Resistenz getöteter Keime bzw. ihrer Zellwand gegenüber intrazellulärem Abbau* und damit eine oft über lange Zeit fortgesetzte Unterhaltung granulomatöser Reaktionen (14) beobachtet man ebenfalls bei Mykobakterien, ferner bei gewissen Sproßpilzen sowie z. T. bei Streptokokken, Pseudomonas u. a. *Intraerythrozytäres Wachstum* (15) mit schließlicher Auflösung der besiedelten Zelle gehört zu den Merkmalen der Malariaerreger (Plasmodien) und Babesien. Verschiedene Rickettsien-Arten vermehren sich in *Blutgefäßendothelien* und können diese zerstören (16). **c** *Wirkungen mikrobieller Toxine. Endotoxin* (17) wird vor allem, wenn nicht ausschließlich, beim Untergang Gram-negativer Keime, wie E. coli, Salmonellen, Shigellen und vieler weiterer enterischer Bakterien, ferner Neisserien u. a. m., freigesetzt (18). Die wichtigste toxische Komponente bakteriellen Endotoxins, eines *Lipopolysaccharid (LPS)*-Protein-Komplexes, ist *Lipid A* (19). Über die Wirkungen von Endotoxin ist man sich noch nicht ganz im klaren. Nachweisbare Veränderungen bei Endotoxinämie umfassen u. a. Endothelschäden (20, z. B. in den Lungen), u. U. eine intravasale Gerinnung (21, vgl. dazu Sanarelli-Shwartzman-Phänomen) und Fieber (22). Endotoxin gilt als schwaches Immunogen; immerhin kann es eine Antikörperbildung auslösen (23), die pathogenetisch nicht ohne Bedeutung zu sein scheint. *Bakterielle Exotoxine* sind in der Regel Proteine, die vielleicht von intakten, sicher aber von zugrunde gehenden Keimen (oft Grampositive Erreger) freigesetzt werden. Exotoxine entfalten pro Gewichtseinheit eine viel stärkere Toxizität als Endotoxin. Der Wirkungsmechanismus ist vielgestaltig. *Beispiele: α-Toxin von Clostridium perfrigens* ist eine Phospholipase, die über eine Membranschädigung zu Zellnekrose, Hämolyse u. a. führen kann (24). *Diphtherietoxin* hemmt die zelluläre Proteinsynthese (25). *Choleratoxin* (Choleragen) aktiviert mit Hilfe seines A_1-Anteils die enterozytäre Adenylat-Zyklase (AZ), weshalb es zu einem massiven Austritt von Na^+, H_2O u. a. ins Darmlumen kommt (26). Der *toxische Komplex von Bacillus anthracis* bewirkt eine starke Erhöhung der Gefäßpermeabilität (27). *Tetanustoxin* scheint vor allem die Wirkung inhibitorischer Neuronen zu blockieren (28). Das *Toxin von Bordetella pertussis* ruft u. a. einen Zilienschaden an Flimmerepithelien hervor (29). *Leukozidin* und *Streptolysine* von Staphylokokken bzw. Streptokokken vermögen, wie gesagt, Phagozyten zu zerstören (30). Streptokokken-*Streptokinase* baut Fibrin ab (31), während die *Hyaluronidase* derselben Keime die Bindegewebsmatrix verflüssigen kann (32). *Staphylokokken-Enterotoxin* stimuliert, neben anderen Wirkungen, das Brechzentrum (33). Es gäbe noch zahlreiche weitere Beispiele anzuführen. **d** *Indirekte Zell- und Gewebeschäden durch infektiös bedingte entzündliche Reaktionen.* Die den verschiedenen Formen von Entzündung zugrunde liegenden Mechanismen und die möglichen, damit verbundenen Gewebeschädigungen sind schon früher behandelt worden (Abb. 171 (S. 1254)–Abb. 185 (S. 1352)). Im Rahmen solcher Vorgänge kommt es u. a. zu Ödembildung (34), Komplementaktivierung (35), chemotaktischer Anlockung von Phagozyten (36), durch Inhaltsstoffe der letzteren verursachten Zell- und Gewebeschäden (37), Blutungen (38), Fibrinbildung und Fibrinolyse (F), intravasaler Gerinnung (39), einem partiellen oder vollständigen Verschluß kanalikulärer Systeme durch Sekret/Exsudat (40), Bildung von Granulationsgewebe mit nachfolgender Vernarbung (41) und/oder anderen Veränderungen, die für den Wirt ungünstige Folgen haben können. **e** *Durch übermäßige bzw. gestörte Immunreaktionen auf mikrobielle Antigene bedingte Läsionen.* Über Immunreaktionen, ihr Zustandekommen und ihre möglichen schädlichen Folgen sowie über *Immunmangelzustände* wurde schon früher berichtet (Abb. 157 (S. 1072) – Abb. 170 (S. 1236)). Zu den häufigeren Äußerungen infektionsbedingter Überempfindlichkeitsreaktionen gehören *Immunkomplex-induzierte krankhafte Manifestationen* (42, am Beispiel einer Meningokokken-Infektion; 43, am Beispiel einer persistierenden Infektion, die u. a. mit einer Glomerulonephritis einhergehen kann). Ebenso wichtig sind *zellgebundene Überempfindlichkeitsreaktionen* im Rahmen infektiöser Prozesse: Im Gegensatz zu nicht immunisierten Individuen, bei denen die Infektionserreger

neoplastischen Transformation in solchen Fällen noch wenig weiß.
Zu den indirekten Schädigungsmechanismen darf man schließlich die sog. *Zweitinfektionen* zählen, die sich mit Vorliebe auf dem Boden einer vorbereitenden, anderen Infektion einstellen. Häufig haben wir es hierbei mit *Virusinfekten* zu tun, die von einer *bakteriellen Besiedelung* gefolgt werden, wie dies im Respirationstrakt öfters vorkommt. Es gibt aber auch andere Beispiele. So vermuten einige Autoren, daß die Amöbiasis als Krankheit besonders bei Besiedelung des Dickdarmlumens durch besondere Bakterien zum Ausdruck kommt. Man stellt sich dabei vor, daß die Amöben in Anwesenheit dieser Keime ihre Nahrung nicht mehr aus der Mikroflora des Kolons beziehen, wie das in etwa ⅘ der Fälle von Infestation durch diese Protozoen der Fall ist, sondern auf Wirtsgewebe angewiesen sind.

Literatur

Ajl, S. J., Kadis, S., Montie, Th. C., Weinbaum, G.: Microbial toxins, vol. I–IV. New York: Academic Press 1970–1971 — *Bernheimer, A. W.*: Mechanisms in bacterial toxinology. New York: Wiley 1976 — *Bonventre, P. F.*: Studies on the mode of action of diphtheria toxin. Infect. Immun. 7, 556 (1973) — *Ciba Foundation Symposium* No. 25: Parasites in the immunized host: Mechanisms of survival. Amsterdam: ASP 1974 — *Cochrane, C. G., Koffler, D.*: Immune complex disease in experimental animals and man. Adv. Immunol. *16*, 186 (1973) — *Dale, D. C., Petersdorf, R. G.*: Corticosteroids and infectious diseases. Med. Clin. North Am. *57*, 1277 (1973) — *Garfin, D. E., Stities, D. P., Zitnik, L. A., Prusiner, St. B.*: Suppression of polyclonal B cell activation in scrapie infected C3H/HeJ mice. J. Immunol. *120*, 1986 (1978) — *Grumbach, A., Bonin, O.*: Die Infektionskrankheiten des Menschen und ihre Erreger. Stuttgart: Thieme 1969 — *Hanson, L. A.*: Host-parasite relationships in urinary tract infections. J. Infect. Dis. *127*, 726 (1973) — *Hohmann, A., Wilson, M. R.*: Adherence of enteropathogenic E. coli to intestinal epithelium in vivo. Infect. Immun. *12*, 866 (1975) — *Hotchin, J.* (ed.): Slow virus diseases. Prog. Med. Virol. *18*, (1974) — *Kass, E. H., Wolff, S. M.* (eds.): Bacterial lipopolysaccharides: Chemistry, biology and clinical significance of endotoxins. J. Infect. Dis. (Suppl.) *128* (1973) — *Lee, L. F., Sharma, J. M., Nazerian, K., Witter, R. L.*: Suppression of mitogen-induced proliferation of normal spleen cells by macrophages from chickens inoculated with Marek's disease virus. J. Immunol. *120*, 1554 (1978) — *McCluskey, R. T., Klasser, J.*: Immunologically mediated renal disease. N. Engl. J. Med. *288*, 564 (1973) — *McCombs, R. P.*: Diseases due to immunologic reactions in the lungs. N. Engl. J. Med. *286*, 1186 (1972) — *Mims, C. A.*: The pathogenesis of infectious disease. London: Academic Press 1977 — *Paque, R. E., Gauntt, Ch. J., Nealon, T. J., Trousdale, M. D.*: Assessment of cell-mediated hypersensitivity against coxsackievirus B3 viral-induced myocarditis utilizing hypertonic salt extracts of cardiac tissue. J. Immunol. *120*, 1672 (1978) — *Porter, D. D.*: A quantitative view of the slow virus landscape. Prog. Med. Virol. *13*, 339 (1971) — *Smith, H.*: The determinants of microbial pathogenicity. Zbl. Bakt. Hyg. I. Orig. A *227*, 136 (1974) — *Smith, H.*: Modern views on microbial pathogenicity. Durham: Meadowfield Press Ltd. Shildon Co. 1976 — *Schumann, G., Moroni, Ch.*: Immunosuppressive activity of antibody directed against endogenous C-type virus interferes with early events of the immune response. J. Immunol. *120*, 1913 (1978) — *Urbaschek, B., Urbaschek, R., Neter, E.* (eds.): Gram-negative bacterial infections and mode of endotoxin actions. Wien - New York: Springer 1975 — *Westphal, O.*: Bacterial endotoxins. Int. Arch. Allergy Appl. Immunol. *49*, 1 (1975)

184. Überwindung von Infektionskrankheiten: Erfolge und Mißerfolge der Körperabwehr

Damit der Makroorganismus eine Infektionskrankheit zu überwinden und sich zu erholen vermag, muß er zunächst auf die eine oder andere Art das *Wachstum der pathogenen Keime unter Kontrolle bringen*. Dies geschieht vorwiegend mit Hilfe spezifischer Immunreaktionen, z. T. auch aufgrund anderer Mechanismen (s. u.). Dann geht es darum, die verbleibenden *pathogenen Erreger nach Möglichkeit zu zerstören bzw. auszuscheiden*, so daß die Gewebe wieder steril sind. Dieses Ziel wird nicht nach jeder Infektionskrankheit erreicht, indem man eine Reihe von Infektionskrankhei-

---

Abb. 216 a–f (Fortsetzung)

zunächst ein mehr oder weniger unauffälliges entzündliches Infiltrat (44) mit wohl stimulierten, nicht aber i. e. S. deutlich aktivierten Histiozyten hervorrufen, entstehen bei vorhandener zellgebundener Überempfindlichkeit z. T. ausgesprochen epitheloidzellige Granulome (45). Dies ist besonders dann der Fall, wenn schwer abbaubares mikrobielles Zellwandmaterial vorliegt. Bei hohem Grad von Überempfindlichkeit dieser Art kann es zu einer Ausdehnung der Nekrose kommen (46), wie dies beispielsweise bei exsudativen Reaktionen im Rahmen einer Tuberkulose beobachtet wird. Bei »ausgewogener« zellgebundener Immunreaktion besteht eine größere Neigung zu granulomatöser Reaktion mit anschließender Vernarbung (47). **f** *Weitere indirekte Mechanismen. Streß-Reaktionen* (48, s. auch Abb. 97, S. 398) scheinen in der weit überwiegenden Zahl der Fälle auf den Verlauf einer Infektionskrankheit einen günstigen Einfluß zu haben, indem sie u. a. das Maß der Entzündung in einem vorteilhaften Rahmen zu halten helfen. Lediglich bei »Erschöpfung« der Nebennierenrinde kann sich eine kritische Situation einstellen. *Glukokortikosteroide in höheren Dosen* verabreicht, wirken sich oft auch im günstigen Sinn entzündungshemmend aus, erhöhten aber die Infektanfälligkeit und die Gefahr der Keimdissemination im Körper. Bei infektionsbedingten *Leberschäden* (49), z. B. bei Gelbfieber oder bei schweren Formen von Virushepatitis B, kommt es zu Störungen der verschiedensten hepatischen Funktionen; eine nicht seltene Folge besteht im Auftreten einer hämorrhagischen Diathese. Lebensgefährdende Komplikationen sind bei erheblichen infektiös bedingten Veränderungen *anderer wichtiger Organe*, wie Herz (50), Lungen (51) und Gehirn (52) zu befürchten. Bei der schwangeren Frau kann eine *Plazentitis* hypoxisch bedingte Keimlingsschäden erzeugen (53), ganz abgesehen von einer Übertragung von Infektionserregern auf die Frucht. Weitere Schädigungsarten sind u. a. *Sekundärinfektionen* (54; z. B. bakterielle nach viralen Infektionen) und *neoplastische Prozesse* (55). Die letzteren beruhen möglicherweise z. T. auf einer Virusinfektion (s. Abb. 54, S. 185)

ten kennt, von denen sich der Patient klinisch erholen kann, ohne daß die Mikroorganismen eliminiert sind (z. B. Tuberkulose im »inaktiven« Stadium, persistierende Virusinfekte u. a. m.). Schließlich gilt es, die durch den infektiösen Prozeß *erlittenen Gewebeschäden zu reparieren* und die betreffenden Strukturen wieder funktionstüchtig werden zu lassen. Diese Vorgänge werden nachstehend kurz geschildert, wobei auch auf *»Versager« der Körperabwehr* eingegangen wird.

184.1. Hinweise auf die Bedeutung spezifischer Immunreaktionen bei der Überwindung von Infektionskrankheiten

Allgemeine Bemerkungen

Neben unspezifischen Mechanismen, wie entzündlichen Reaktionen, bei denen Phagozyten und Komplement eine Hauptrolle spielen, sowie allenfalls Interferon, kommt im Rahmen der Erholung von Infektionskrankheiten der *spezifischen Immunabwehr* eine überragende Bedeutung zu. Je nach Ätiologie der Infektionskrankheit spielen humorale Antikörper oder zellgebundene Immunreaktionen die wichtigere Rolle, und manchmal wirken beide in ungefähr demselben Maß. Der Beitrag, den das eine oder andere Effektorsystem des Immunapparates an den *Erholungsvorgang* leistet, ist nicht oder nicht notwendigerweise identisch mit dessen Bedeutung für die *Resistenz gegenüber einer Reinfektion* durch dasselbe infektiöse Agens. Wenn oben die Phagozyten als wesentlichste Mittel der unspezifisch-entzündlichen Abwehr genannt wurden, heißt das keineswegs, daß diese Elemente im Rahmen spezifischer Immunreaktionen eine geringere Bedeutung hätten. *Neutrophile Granulozyten* beispielsweise übernehmen in der Überwindung vieler bakterieller Infektionen eine führende Funktion; häufig tun sie dies jedoch im Verein mit spezifischen Antikörpern und Komplement. *Makrophagen* sind an sich imstande, auf unspezifische Stimuli hin vermehrte Leistungen zu vollbringen, aber diese Steigerung der Funktionstüchtigkeit steht in keinem Verhältnis zu derjenigen, die diese Zellen z. B. aufgrund spezifischer zellgebundener Immunreaktionen erfahren. Somit muß man im Grunde genommen den Erholungsprozeß in seiner Gesamtheit betrachten, umso mehr, als in den meisten Fällen humorale *und* zellgebundene Immunreaktionen im Spiel sind. In diesem Sinn sind die – einzeln aufgeführten – nachfolgenden Überlegungen zu verstehen.

Beispiel:

- Überwindung der *Masern* als Infektionskrankheit hängt zum größten Teil von der Wirksamkeit der spezifischen zellgebundenen Immunabwehr ab. Für die Immunität gegenüber einer Reinfektion durch Masernviren sind indessen spezifische humorale Antikörper ausschlaggebend.

Zur Rolle spezifischer Antikörper bei der Erholung von Infektionskrankheiten

Es sei vorausgeschickt, daß neben nachweisbar protektiven offenbar auch nicht protektive Antikörper vorkommen. Nur in einem kleinen Teil der Fälle wissen wir, welche Antikörper-Spezifität eine schützende Wirkung hat und welche nicht (vgl. dazu Salmonellen, S. 1898). Bei *Virusinfektionen* spielen im Blut zirkulierende Antikörper, insbesondere *IgG* und *IgM*, vor allem dann eine entscheidende Rolle, wenn das Krankheitsgeschehen von Ausmaß und Dauer der *Virämie* abhängt. In solchen Situationen vermögen sich die Antikörper mit den korrespondierenden Epitopen an der Oberfläche der Virionen zu verbinden, was oft auf eine *Verhinderung der Bindung des infektiösen Agens an die entsprechenden Rezeptoren an der Oberfläche von Wirtszellen* hinausläuft. Überdies kann es sein, daß zirkulierende Antikörper zu einer *Verklumpung von Viruspartikeln* führen. Diese – ebenso wie durch einzelne Virionen und korrespondierende Antikörper gebildete *Immunkomplexe* – sind in der Regel eine leichte Beute der *Phagozyten*, u. a. der Makrophagen, die z. B. in den Lebersinusoiden quer durch die Blutbahn gespannt sind. Im Bereich von Gefäßwänden oder in den Geweben niedergeschlagene Virus-Antikörper-Komplexe werden öfters auch von Granulozyten endozytiert und abgebaut. Es kommt ferner vor, daß Viren bzw. Virusaggregate mit Hilfe aktivierten *Komplements* zerstört werden, oder daß die humorale Immunantwort am Ort der Virusbesiedelung eine *entzündliche Reaktion* auslöst bzw. unterhält, die ihrerseits die Elimination von – z. B. aus zugrunde gegangenen, virusinfizierten Wirtszellen freigesetzten – Virionen vorantreibt. Hinsichtlich der spezifischen Antikörper der *IgA*-Klasse wurde schon früher hervorgehoben, daß sie für die Behinderung oder gar Vereitelung der Infektion bzw. Reinfektion eine wichtige Rolle spielen können, im besonderen als sog. sekretorisches IgA *(sIgA)*. Ob diese Antikörper indessen im Rahmen von Erholungsvorgängen wesentlich sind, erscheint zweifelhaft. Die Funktion von *IgE*-Antikörpern bei der Überwindung von Infektionen steht weitgehend im Dunkeln. Vielleicht sind sie u. a. im Sinn der Entzündungsmilderung nützlich. Inbezug auf die *bakteriellen Infektionen* spielen spezifische Antikörper keine minder wichtige Rolle als im Fall der Virusinfekte. Es wurde schon einmal unterstrichen, daß die humorale Immunabwehr vor allem gegen *extrazellulär wachsende pathogene Erreger*, wie z. B. die gewöhnlichen pyogenen Keime, ihre volle Wirkung entfaltet, während sie gegenüber »intrazellulären Parasiten« nichts oder nicht viel auszurichten vermag. Entscheidende Bedeutung kommt den *neutralisierenden Antikörpern* im Fall von Infektionen durch Bakterien zu, deren krankmachende Wirkung in erster Linie in der Produktion von *Exotoxinen* begründet ist (z. B. Tetanus, Diphtherie u. a., S. 1957). Wahrscheinlich spielt die humorale Abwehr auch bei Protozoonosen, wie der *Malaria*, eine wesentliche Rolle, indem sowohl die

Zerstörung der von Plasmodien besiedelten Erythrozyten als auch die der dabei freigesetzten Merozoiten wenigstens z. T. durch spezifische Antikörper vermittelt wird. Der letztgenannte Vorgang scheint vor allem darin zu bestehen, daß die Keime opsonisiert und dann von Makrophagen (im besonderen Kupffer'sche Sternzellen und Milzmakrophagen) phagozytiert sowie abgetötet werden. Demgegenüber scheinen *Pilzinfektionen* durch die humorale Immunabwehr wenig beeinflußt zu werden. Besonders bei Mikroorganismen mit relativ vielen Genen und damit einer großen Zahl antigenisch wirkender Polypeptide besteht eine erhebliche Wahrscheinlichkeit, daß sich spezifische Antikörper gegen Epitope richten, die für das Überleben des Keimes von geringer Bedeutung sind und somit auch inbezug auf den Erholungsprozeß eine unwesentliche Rolle spielen.

Beispiele:

- Virusinfektionen, die sich durch eine ausgesprochene *Virämie* kennzeichnen (z. B. *Poliomyelitis* und *Gelbfieber*), werden in erster Linie durch zirkulierende Antikörper kontrolliert.
- Die humorale Abwehr von Seiten des Immunapparates hat vor allem bei Infektionen durch sog. *extrazellulär wachsende Bakterien* (*pyogene Streptokokken*, *Staphylokokken*, kapseltragende Bakterien (insbesondere *Pneumokokken*) u. a. m.) eine überragende Bedeutung. Dies geht u. a. daraus hervor, daß bei *Agammaglobulinämie* die genannten Erreger besonders häufig infektiöse Komplikationen verursachen.
- Verschiedene bakterielle Infektionen, wie *Tuberkulose*, *Lues*, *Gonorrhoe* und *Typhus abdominalis* persistieren trotz Anwesenheit von reichlich humoralen Antikörpern.
- Bei *Diphtherie* kommt es oft vor, daß der Patient infolge *Neutralisation des Toxins* klinisch erholt erscheint, ohne die Infektion, d. h. die Besiedelung durch Corynebacterium diphtheriae, überwunden zu haben.
- *Tiefe Mykosen*, wie die *Histoplasmose* und die *Kokzidioidomykose*, ebenso wie z. B. die *schwere mukokutane Candidiasis*, schreiten in der Regel trotz hoher Titer spezifischer Antikörper im zirkulierenden Blut fort.
- Hinsichtlich infektiöser Agentien, die an ihrer Oberfläche nur wenige unterschiedliche Antigene tragen, ist die humorale Immunabwehr in der Regel wesentlich wirksamer als im Fall von Keimen, die sehr zahlreiche differente Epitope besitzen. *Influenzavirus* beispielsweise, das im wesentlichen repetitierende Einheiten von Hämagglutinin-Antigen und – spärlicher – Neuraminidase-Antigen (letzteres mit Effektorfunktionen zur Bindung an zelluläre Rezeptoren) aufweist, wird durch zirkulierende Antikörper an der Ausbreitung wirksam behindert.

Infektionskrankheiten, zu deren Überwindung vor allem eine zellgebundene Immunität erforderlich ist

Wie schon wiederholt gesagt wurde, spielt die spezifische zellgebundene Immunität hauptsächlich bei jenen Infektionskrankheiten eine entscheidende Rolle, die durch *Keime mit der Fähigkeit zu intrazellulärem Wachstum* hervorgerufen werden. Im wesentlichen handelt es sich hierbei um die Effektorleistung von Makrophagen, die durch spezifisch sensibilisierte Lymphozyten aktiviert worden waren (s. Abb. 164, S. 1128). Wahrscheinlich ist es für Erholungsvorgänge wichtig, daß dieser Reaktionstyp hinsichtlich seiner Intensität ein optimales Maß erreicht, d. h. weder zu schwach ausfällt, noch im Sinn einer Überempfindlichkeitsreaktion vom Typ IV nach Coombs und Gell den Wirt selbst schädigt. Diese Art von Erholungsmechanismus spielt bei vielen *Viruskrankheiten* (u. a. Herpes simplex, Pocken, Masern) ebenso wie bei *Infektionen durch »intrazelluläre« bakterielle Parasiten* (z. B. Tuberkulose, Lepra u. a.) und einer Reihe von *Mykosen* (z. B. Candidiasis, Cryptococcosis u. a.) sowie *Protozoonosen* (Toxoplasmose u. a.) eine entscheidende Rolle. Allerdings muß man sich nicht vorstellen, die humorale Immunabwehr spiele in allen diesen Fällen überhaupt keine Rolle. Grundsätzlich besteht immer die Möglichkeit, daß spezifische Antikörper z. B. durch Opsonisierung zufällig extrazellulär vorhandener Keime dieser Art die Phagozytose begünstigen und die Bakterizidie fördern können. In diesem Zusammenhang sind im besonderen auch die neutrophilen Granulozyten zu nennen, die wesentlich stärkere keimtötende Eigenschaften aufweisen als die Makrophagen; letztere dienen den intrazellulären Parasiten vielmehr als »sicherer Hort«. Schließlich muß daran gedacht werden, daß das Ausmaß der durch Komplementaktivierung infolge Verbindung spezifischer Antikörper mit dem Infektionserreger vermittelten Keimabtötung in manchen Fällen schwer einzuschätzen ist (s. u.).

Beispiele:

- Bei gewissen *Virusinfektionen*, wie der Poliomyelitis, erfolgt die Virusfreisetzung praktisch nur nach abgelaufener intrazellulärer Replikation und Bildung infektiöser Partikeln, die durch Untergang der Wirtszelle freigesetzt werden: In solchen Fällen spielt die zellgebundene Immunität eine geringere Rolle als bei jenen Viruskrankheiten, die durch eine Produktion erheblicher Mengen *viral kodierter und in der äußeren Membran der Wirtszelle auftretender Antigene* sowie ein Aussprossen *»umhüllter« (d. h. von Wirtsmembran umschlossener) Viruspartikeln* aus der lebenden Wirtszelle gekennzeichnet sind (z. B. Herpes simplex, Infektionen durch Myxo- und Paramyxoviren). Im letztgenannten Fall kann die Wirtszelle – vor allem mit Hilfe einer spezifischen zellgebundenen Immunreaktion – zerstört werden, bevor die intrazelluläre Virusreplikation weit fortgeschritten, und Virionen freigesetzt worden sind. Dieser Mechanismus wird z. T. auch bei Infektionen durch Viren beobachtet, die nicht in »umhüllter« Form freigesetzt werden (z. B. Pocken).
- Bei *Herpes simplex*, *Varizellen* u. a. treten Virus-Antigene schon 12–24 Std nach Infektion in der Membran der besiedelten Zelle auf, so daß eine Zerstörung der letzteren durch die spezifische Immunabwehr möglich wird. Herpesviren verbreiten sich vorwiegend von Zelle zu Zelle, ohne mit der subepithelialen Gewebeflüssigkeit in Berührung zu kommen: Darin liegt einer der Hauptgründe, weshalb spezifische Antikörper bei diesen Infektionen eine geringe – oder überhaupt keine – Rolle spielen, und die Erholung weitgehend von der zellgebundenen Immunreaktion abhängt.
- Klassische Beispiele *bakterieller Infektionskrankheiten*, zu deren Überwindung zellgebundene Immunreaktionen erforderlich sind, umfassen *Tuberkulose*, *Bruzellosen*, *Tularämie*, *Lues* und *Leishmaniasis*, z. T. – weil oft spontan nicht heilend – die *Lepra*. Als Ausdruck der Makrophagenaktivierung finden sich in diesen Fällen öfters *epitheloidzellige Granulome*.
- Patienten mit *thymischer Aplasie oder Hypoplasie*, die fast keine T-Zell-Funktionen aufweisen, sind in besonderem Maß anfällig für Infektionskrankheiten, zu deren Überwindung zellgebundene Immunreaktionen nötig sind, z. B. *Masern*, *Tu-*

berkulose (u. U. tödliche *BCG-itis*) u. a. Pockenimpfungen führen in solchen Fällen nicht selten zu einer *Vaccinia progressiva (gangraenosa)*. Häufig leiden diese Kinder auch unter einer disseminierten *Candidiasis*, einem *Herpes simplex generalisatus* und/oder einer *Pneumocystis carinii-Pneumonie*.

184.2. Zur Rolle unspezifischer entzündlicher Prozesse bei der Erholung von Infektionskrankheiten

Wenn auch bei den meisten Infektionskrankheiten spezifische Immunreaktionen die Hauptträger des zur Überwindung der pathogenen Keimbesiedelung führenden Geschehens darstellen, muß doch die große Bedeutung ungestört ablaufender gewöhnlicher, d. h. unspezifischer, entzündlicher Prozesse für den Heilungsvorgang hervorgehoben werden. Die komplexen Mechanismen, die hierbei im Spiel sind, wurden eingehend im 11. Teil (S. 1243) behandelt. Es sei hier lediglich in Erinnerung gerufen, daß im Rahmen der Erholung von Infektionskrankheiten u. a. die folgenden Zellen bzw. Systeme mitwirken: a) *Neutrophile Granulozyten*, die in genügender Zahl nachgeliefert werden müssen; b) *Monozyten/Histiozyten*, deren Mobilisierung und Aktivierung nicht ausschließlich auf immunologischem Weg geschieht; c) *Komplement*, das z. T. auch auf dem alternativen Weg, d. h. über das Properdinsystem aktiviert werden kann (S. 1257); d) *Gerinnungsfaktoren* (S. 436), die bei Heilungsprozessen u. U. im Spiel sind, vor allem bei der Bildung von Granulationsgewebe und der Reparation von Gewebedefekten; e) *hormonale Einflüsse* (S. 376), die die Wundheilung mitregulieren; f) *gefäßaktive Mediatoren* (S. 1253), die über Modifikationen der Durchströmung entzündlich veränderter Bezirke den Heilungsvorgang mitbestimmen; g) Erhöhung der Konzentration sog. »*Proteine der akuten Phase*« (S. 906) im zirkulierenden Blut, die z. T. noch wenig erforschte Funktionen zu erfüllen scheinen u. a. m.

Komplement spielt in verschiedener Hinsicht eine wesentliche Rolle. Die sog. *Komplement-Lyse* wird allerdings vorwiegend durch spezifische Antikörper vermittelt, indem sich die letzteren an die Oberfläche infizierter Wirtszellen oder von Mikroorganismen binden, Komplement aktivieren und so den Untergang der betreffenden Zielobjekte einleiten. *Gram-negative Bakterien* werden auf diese Weise in großer Zahl zerstört, wobei *IgM*-Antikörper eine wesentliche Bedeutung haben. Aber auch andere infektiöse Agentien, wie »*umhüllte*« *Viren* (z. B. Röteln- und Parainfluenza-Viren), können auf diese Art zerstört werden. In der Wand des Darms können vielleicht sogar Antikörper vom monomeren Typ der *IgA*-Klasse, die sich z. B. mit Gram-negativen Keimen verbinden, über den Properdin-Weg eine Komplementlyse einleiten. Gesamthaft betrachtet, spielt die Komplement-Lyse wahrscheinlich im akuten Stadium der Infektionskrankheit eine wichtigere Rolle als im Verlauf der Erholung. Die *Komplement-Opsonisierung* ergänzt in manchen Fällen diejenige durch spezifische Antikörper, und zur Opsonisierung z. B. von Pneumokokken ist die Anwesenheit von Komplement sogar Voraussetzung. Die Komplement-Opsonisierung erlangt dort eine besondere Bedeutung, wo die spezifische humorale Abwehr vor allem Antikörper der *IgM*-Klasse hervorbringt, da menschliche Phagozyten keine Rezeptoren für die Fc-Region von IgM besitzen. Unter bestimmten Bedingungen kann Komplement auch ohne Anwesenheit von Antikörpern opsonisierend wirken (vgl. dazu Abb. 161 (S. 1110) und 172 (S. 1258)). Weitere Funktionen von Komplement umfassen die nach seiner Aktivierung zustande kommende Bildung von *Entzündungs- und chemotaktisch wirksamen Faktoren* und die *Komplement-bedingte Verstärkung der Virusneutralisation*. Der letztgenannte Mechanismus beruht offenbar darauf, daß ein Hinzutreten von Komplement zu antikörperbedeckten Viren das Maß des oberflächlichen »coating« noch erhöht und daher eine Verbindung der Viren mit zellständigen Rezeptoren zusätzlich hemmt. Schließlich ist die *Komplement-Opsonisierung über den alternativen Weg* zu nennen, wobei die Aktivierung in der Regel aufgrund einer Wechselwirkung zwischen Komplement und Endotoxin an der Oberfläche Gram-negativer Bakterien beruht, und eine C3b-vermittelte Opsonisierung möglich wird. Man weiß indessen nicht, ob ein solcher Mechanismus in vivo eine wesentliche Bedeutung hat. Möglicherweise reagiert Properdin mit der Oberfläche gewisser Bakterien und aktiviert auf diese Weise Komplement über den alternativen Weg (s. Abb. 172, S. 1258).

Das *Gerinnungssystem* ebenso wie eine zur rechten Zeit, am geeigneten Ort und im eben erforderlichen Maß wirksame *Fibrinolyse* sind für Erholungsvorgänge nach verschiedenen Infektionskrankheiten von großer Wichtigkeit. Die Bildung von *Fibrin* erfüllt in der akuten Phase einer Entzündung eine Reihe von Funktionen (s. Abb. 180, S. 1322) und wirkt – z. B. bei Infektionskrankheiten mit Neigung zu Blutungen – der hämorrhagischen Komponente der Entzündung entgegen. Bei der Bildung von Abszessen (s. Abb. 183) beruht wahrscheinlich ein Teil der Herdabgrenzung auf der Entstehung eines »Fibrinmantels« um den Eiterherd herum. Ähnliche Abdichtungsfunktionen erfüllt Fibrin vermutlich auch bei anderen Arten von infektiös bedingter Entzündung. Schließlich sei daran erinnert, daß man dem Fibrinnetz beim Vorgang der *bindegewebigen Organisation* von Defekten eine erhebliche Bedeutung beimißt (s. Abb. 186, S. 1370); *Granulationsgewebe* könnte sich in Abwesenheit von Fibrin kaum bilden (s. Abb. 185, S. 1352). So nützlich demnach der Niederschlag eines Fibrinnetzes in manchen Fällen ist, so nachteilig kann sich eine Persistenz von Fibrinmassen auswirken, z. B. bei der Entstehung einer chronischen Pneumonie (s. Abb. 181, S. 1330). Im Sinn der Überwindung eines infektiösen Prozesses, der mit Gewebeläsionen einhergeht, müßten demnach Gerinnung und Fibrinolyse zeitlich und quantitativ so aufeinander abgestimmt sein, daß der Heilungsprozeß in möglichst kurzer Zeit ablaufen kann, und ein Mindestmaß an bleibendem Schaden entsteht. Dasselbe gilt für die Ablagerung eines *fibrinös-leukozytären Exsudats* an Oberflächen (z. B. *Schorf* über Wunden bzw. Geschwüren (s. Abb. 184 (S. 1346) und 186 (S. 1370)), das z. B. bei Hautwunden einen Schutz vor Vertrocknung und zusätzlicher Verkeimung bietet, an serösen Häuten jedoch bei zu langem Verweilen *Verwachsungen* nach sich ziehen kann. Die *Reparation* von Gewebedefekten kann naturgemäß nur ungestört voranschreiten, wenn sie nicht durch die Anwesenheit pathogener Keime gestört wird (vgl. dazu *Wundinfektion*, Tabelle 85 (S. 1367)). Dasselbe gilt für *Regenerationsprozesse* z. B. im Anschluß an *Infektions-bedingte Epitheldefekte* (s. Abb. 46, S. 149) oder einen massiven *Untergang von Leberparenchym* (s. Abb. 47, S. 150). Beim *Embryo,* z. T. auch beim *Fetus,* wirken sich Infektionen durch pathogene Keime oft im Sinn ausgedehnter Zerstörungen bestimmter Organ- bzw. Gewebeanteile aus, so daß auf dieser Grundlage und im Zuge der anschließenden Reparation *Mißbildungen* bzw. *Fetopathien* auftreten können (s. Abb. 75 (S. 272) und Tabelle 14 (S. 278)).

184.3. Weitere Faktoren, die bei der Überwindung einer Infektionskrankheit mitspielen können

Interferon

Die wahrscheinliche Wirkungsweise von Interferon wurde oben schon kurz dargelegt. Theoretisch würde man annehmen, daß Interferon im Rahmen der Überwindung einer viralen Infektion einen bedeutenden Platz einnimmt; die Erfahrungen aus der Humanmedizin reichen indessen noch nicht aus, um sich ein abschließendes Urteil zu bilden.

Temperatur

Bekanntlich gehen die meisten Infektionskrankheiten wenigstens phasenweise mit *Fieber* einher. Die Frage, ob die Erhöhung der Körpertemperatur eine protektive Funktion im Sinn einer beschleunigten Überwindung der pathogenen Keime ausübt, läßt sich schwer abschätzen (vgl. dazu Abb. 156, S. 1046). Grundsätzlich könnte man sich vorstellen, daß z. B. temperaturempfindliche Erreger geschädigt werden könnten (vgl. dazu die früher angewandte Fiebertherapie bei Lues und Gonorrhoe). Eine weitere günstige Folge der Temperaturerhöhung liegt vielleicht in einer Steigerung des zellulären Metabolismus (vor allem der Phagozyten), was u. U. Vorgängen, wie der Phagozytose und der Bakterizidie zugute käme. Klinische Erfahrungen auf diesem Gebiet sind indessen kaum gemacht worden, so daß eine abschließende Beurteilung dieser Fragen noch nicht möglich ist.

Störungen in den Keim-Wirtsbeziehungen als mögliche Ursachen einer verzögerten oder gar nicht erreichten Erholung von Infektionskrankheiten

Daß die *Eigenschaften der pathogenen Erreger* für den Ausgang einer Infektionskrankheit in erster Linie maßgebend sind, braucht nicht mehr hervorgehoben zu werden (s. o.).

Eine *Beeinträchtigung der wirtseigenen Abwehr* kann auf verschiedener Grundlage zustande kommen. *Genetische Faktoren* sind für eine ganze Zahl von Störungen verantwortlich, die mit einer erhöhten Infektanfälligkeit einhergehen. Über die verschiedenen Formen von *Defektimmunopathie* wurde schon berichtet (S. 1197, vgl. dazu auch Abb. 168 (S. 1200)), ebenso über die gehäufte Inzidenz zahlreicher – wahrscheinlich zum guten Teil durch Viren bedingter – Krankheiten bei Individuen mit einem bestimmten *HLA-Typ* (Tabelle 59, S. 871). Auch die verschiedenen, genetisch bedingten *Phagozytendefekte* (S. 1318) und *Mängel an Komplementkomponenten* (Tabelle 80, S. 1257) haben wir bereits kennen gelernt. Schließlich wurde darauf aufmerksam gemacht, daß eine Reihe von *Stoffwechselkrankheiten*, wie der Diabetes mellitus (S. 933), die Sichelzellenanämie (S. 429) u. a., mit einer erhöhten Anfälligkeit gegenüber bestimmmten pathogenen Keimen verbunden ist. Man kennt ferner *Rassenunterschiede* in dieser Beziehung, ebenso wie *familiäre Häufungen* von Infektionskrankheiten bestimmter Art, deren Ursache zum guten Teil noch nicht erforscht ist. Verschiedene Beobachtungen sprechen dafür, daß Beschaffenheit und/oder Zahl von *Rezeptoren* an Zelloberflächen, die sich mit bestimmten Keimstrukturen verbinden können, genetisch determiniert sind, und somit auch in dieser Hinsicht von Individuum zu Individuum Unterschiede zutage treten können. Beobachtungen an Mäusen zufolge steht zudem die *Interferon-Produktion* unter genetischer Kontrolle. Es ließen sich noch viele weitere Beispiele anführen, die deutlich machen, in welch vielfältiger Weise die genetische Information die Reaktionsweise des Wirtsorganismus gegenüber Mikroorganismen festlegt oder zumindest mitbestimmt.

Der Einfluß des *Alters* kam ebenfalls schon zur Sprache, wenigstens was die Immunabwehr angeht (S. 1209); im übrigen werden uns diese Fragen in einem späteren Abschnitt (S. 2142) noch weiter beschäftigen. Zusammenfassend kann an dieser Stelle gesagt werden, daß sowohl ganz junge Individuen – d. h. vor allem Neugeborene – als auch alte Leute gegenüber Infektionskrankheiten anfälliger sind als Menschen im jugendlichen und mittleren Erwachsenenalter. Die Gründe hierfür liegen nicht nur in einem Ungenügen der Wirtsabwehr, sondern sind z. T. auch anatomisch bedingt (z. B. enge Luftwege bei Säuglingen und Kleinkindern, was Infektionen des Respirationstraktes begünstigt; umgekehrt Atrophie von Schleimhäuten bei Greisen, was sich ebenfalls nachteilig auswirkt).

Geschlechtsunterschiede hinsichtlich der Anfälligkeit gegenüber Infektionskrankheiten sind ebenfalls bekannt. Allerdings treten diese vor allem während der Geschlechtsreife der Frau sowie in besonderem Maß im Verlauf einer Gravidität in Erscheinung. Geschlechtlich bedingte Differenzen sind nicht mit einem ungleichen Ausmaß der Exposition zu verwechseln, die ganz unterschiedlich sein kann. Ein besonderes Problem bieten ferner anatomische Gegebenheiten, wie die Genitalorgane der Frau und deren kurze Urethra, was verständlicherweise eine Infektion der betreffenden Hohlorgane begünstigt. Man darf annehmen, daß die echten Geschlechtsunterschiede inbezug auf Infektabwehr zum guten Teil *hormonal* bedingt sind. So werden z. B. während der Schwangerschaft besonders reichlich Glukokortikosteroide produziert, was sich auf den Immunapparat auswirkt.

Der *Ernährungszustand* des Wirtsorganismus spielt, wie schon früher hervorgehoben wurde (S. 654 und Abb. 126, S. 660), bei der Überwindung von Infektionskrankheiten eine entscheidende Rolle. Bei *Unter- und/oder Mangelernährung* beobachtet man nicht nur eine Einschränkung der spezifischen Immunabwehr (S. 1210), sondern auch eine zahlenmäßige und z. T. funktionelle Reduktion der Phagozytensysteme. Dazu gesellen sich oft schwerwiegende *sozio-ökonomische Faktoren*, die zu einer Erhöhung der Exposition gegenüber pathogenen Keimen beitragen (S. 1663). In zahlreichen Entwicklungsländern mit derartigen Zuständen ist demnach heute noch vor allem die Kindersterblichkeit sehr hoch.

Hormonale Faktoren wurden oben schon erwähnt. Von besonderem Interesse sind die *Glukokortikosteroide*, deren Gefährlichkeit bei exogener Zufuhr in höheren Dosen wiederholt zur Sprache kam (S. 1303). Eine vergleichbare Situation besteht bei schweren Formen von Cushing-Syndrom, die ebenfalls für eine erhöhte Infektanfälligkeit bekannt sind. Umgekehrt steht außer Zweifel, daß die vermehrte endogene Kortisol-Produktion, wie sie bei den meisten Infektionskrankheiten beobachtet werden kann, einen nützlichen Zweck erfüllt, ja, für den Vollzug einer erfolgreichen Infektabwehr sogar eine Voraussetzung darstellt. Die Bedeutung der *Geschlechtshormone* hinsichtlich Infektanfälligkeit ist nicht klar. Ein schwerer Mangel an *Insulin* (unkontrollierter Diabetes mellitus) ist mit einer hohen Inzidenz infektiöser Komplikationen verbunden. *Thyreoideahormone* spielen wahrscheinlich in der Abwehr pathogener Keime ebenfalls eine Rolle, doch ist darüber nur wenig bekannt.

Zahlreiche *exogene Faktoren* mehr oder weniger toxischer Natur können die Resistenz des Organismus gegenüber Infektionserregern herabsetzen, z. B. die fortgesetzte Inhalation von Quarz-haltigem oder anderem *gefährlichem Staub*, möglicherweise auch weitverbreitete Formen von *Luftverunreinigung* (s. Abb. 205, S. 1632), im besonderen z. B. das Zigarettenrauchen, ganz abgesehen von giftigen Gasen, Dämpfen oder Rauch, wie sie z. T. in Industrieanlagen emittiert werden. Es gibt noch weitere Formen von *chronischer Intoxikation*, die eine Infektanfälligkeit bewirken können (s. Tabelle 96, S. 1614). *Körperliche Ermüdung* hat in der Regel keinen tiefgreifenden Einfluß auf die Infektanfälligkeit; allerdings ist in diesem Zusammenhang die nachteilige Wirkung schwerer Muskelarbeit auf die Folgen einer Poliomyelitis zu erwähnen. Es besteht kaum ein Zweifel, daß starke Wechsel der *Außentemperatur* und/oder des *Feuchtigkeitsgehaltes der Luft* Infektionen insbesondere des Respirationstraktes begünstigen können (*»Erkältungen«*). In gut kontrollierten Studien ließen sich indessen eindeutige Zusammenhänge zwischen diesen Parametern einerseits und der Infektanfälligkeit andererseits nicht immer nachweisen.

Iatrogene Störungen der Überwindung einer Infektionskrankheit wurden z. T. schon erwähnt (S. 1554, s. auch Tabelle 95 (S. 1537)) und kommen weiter unten noch zur Sprache (s. »kompromittierter Wirt«, S. 1765). Im besonderen handelt es sich hierbei um die Wirkung *immunsuppressiver* bzw. *zytostatischer Mittel* und die von *Antibiotika*, ferner um die Einführung von *Fremdkörpern* (Katheter, Prothesen u. a.) in den Körper.

Beispiele:

- Bisherige Versuche, die Überwindung einer Virusinfektion durch Sprayen der betroffenen Schleimhäute mit *Interferon* zu beschleunigen, waren – vielleicht mit Ausnahmen, wie dem Herpes labialis – nicht überzeugend erfolgreich. Möglicherweise liegt dies z. T. daran, daß diese antivirale Substanz durch die bedeckende Schleimschicht daran gehindert wird, die Epithelzellen in ausreichender Konzentration zu erreichen.
- *Fieber* kann im Verlauf einer Infektionskrankheit sowohl *unspezifisch*, d. h. durch keimeigene Produkte, wie *Lipopolysaccharide* (*LPS*), Freisetzung *endogener Pyrogene* durch Phagozyten u. a., als auch *»spezifisch«*, d. h. durch *Antigen-Antikörper-Reaktionen* hervorgerufen werden. Die letzteren sind z. B. bei verschiedenen Krankheiten für den »zweiten Fiebergipfel« verantwortlich (*»Dromedar-Kurve«*, z. B. bei Masern, Poliomyelitis, Pocken u. a.). Auch *zellgebundene Immunreaktionen* können Fieber erzeugen (z. B. bei Tuberkulose, Bruzellosen, u. U. auch bei Staphylokokken- und Kryptokokken-Infektionen u. a. m.).
- Bei *viralen Infektionen des Respirationstraktes* (z. B. durch Rhinoviren, Influenzaviren u. a.) werden oft größere Anteile des Flimmerepithelbelages zerstört. Die lokalen Symptome mildern sich dann erheblich, wenn die Epithelregeneration abgeschlossen ist. Je nach dem Ausmaß des Zelluntergangs kann dies zumindest mehrere Tage dauern.
- *Persistierende Infektionen* beruhen auf der Unfähigkeit des Körpers, die pathogenen Erreger zu eliminieren. Wahrscheinlich trägt in vielen dieser Fälle ein *relatives Versagen der spezifischen Immunreaktionen* die Hauptschuld. Beispiele für diese Art von Komplikationen gibt es in großer Zahl: *Virusinfekte* (u. a. Herpes simplex, Varizellen-Zoster, Hepatitis B, Adenovirus-Infektionen), *Chlamydieninfektionen* (Psittacosis, Trachom), *Rickettsiosen* (Fleckfieber u. a.), *bakterielle Infektionen* (Typhus abdominalis, Tuberkulose, Lues, Gonorrhoe u. a.) sowie *Protozoonosen* (Malaria, Abmöbiasis u. a.).
- Beim bekannten *Lübecker Zwischenfall* im Jahr 1926 wurden 249 Säuglingen anstatt BCG virulente Tuberkulosebakterien verimpft. Die Tatsache, daß 76 Kinder starben, während die restlichen nur geringe Schäden erlitten, führt man in erster Linie auf *genetisch bedingte Unterschiede* der Wirtsorganismen zurück.
- Bei der *Sichelzellenanämie* und der *Hämoglobinopathie C* werden die von Malariaparasiten befallenen Erythrozyten – im ersteren Fall wegen Sichelns – rasch aus der Zirkulation entfernt. Damit haben Individuen, die diese erblichen Störungen aufweisen, in Malariagebieten einen Überlebensvorteil.
- *Rassenbedingte Unterschiede* hinsichtlich der Anfälligkeit gegenüber Infektionskrankheiten kennt man in großer Zahl. Es

gibt auch viele Beispiele einer Häufung bestimmter Infektionskrankheiten innerhalb einer *Sippe*, die sich besser durch genetisch bedingte Unterschiede, als durch eine vertikale oder allenfalls horizontale Transmission der Erreger erklären lassen.

- Die eindrücklichsten Hinweise auf die Wichtigkeit der genetischen Information inbezug auf die Resistenz gegenüber Infektionen ergeben sich aus *Studien an identischen Zwillingen*, die weit voneinander entfernt und unter verschiedenen Bedingungen leben.
- Die relative Häufigkeit, mit der bei *älteren Leuten* eine bislang inaktive Tuberkulose wieder aktiv wird, oder ein Herpes zoster auftritt, wird mit der *schrittweisen Reduktion der Immunkapazität des Körpers* gegen das Senium zu in Beziehung gebracht.
- Mit der *Pubertät* nimmt in der Regel die Anfälligkeit z. B. gegenüber gewissen *Dermatomykosen* ab, während die meist mit Staphylokokkeninfektion einhergehende *Akne* an Häufigkeit stark zunimmt.
- Die Gründe, weshalb sich – im Gegensatz zu Knaben vor Erreichen der Geschlechtsreife – bei erwachsenen Männern bei *Mumps* nicht selten eine *Orchitis* einstellt, sind nicht klar.
- *Frauen* zeigen im allgemeinen während der Zeit der Geschlechtsreife – insbesondere auch während der Gravidität – gegenüber verschiedenen pathogenen Keimen eine größere Anfälligkeit als Männer. Nach der Menopause gleicht sich dieser Unterschied weitgehend aus.
- Kinder mit *Kwashiorkor* sind ausgesprochen infektanfällig; Masern z. B. nimmt bei ihnen nicht selten einen tödlichen Ausgang.
- Bei der *Addison'schen Krankheit* haben Infektionen oft schwerwiegende Folgen, was u. a. auf die Wichtigkeit der Kortikosteroide im Rahmen der Infektabwehr hinweist.
- Die *Silikose* der Lungen prädisponiert u. a. für eine Erkrankung an Tuberkulose.
- Verschiedene *Bakterien* zeigen in vivo nach exogener *Eisenzufuhr* eine *erhöhte Virulenz*, wahrscheinlich, weil ihr Wachstum dadurch gefördert wird. Vermutlich hängt auch die Infektanfälligkeit von Patienten mit Hämochromatose z. T. mit diesem Phänomen zusammen.

184.4. Kommentar zur Resistenz gegen Reinfektion

Die Fähigkeit des Organismus, nach durchgemachter Infektion bestimmter Art einer erneuten Besiedelung durch dieselben Keime verstärkten Widerstand zu leisten oder gar völlig immun zu sein, beruht fast ausschließlich auf *spezifischen Immunreaktionen*, die zur Bildung sog. *Gedächtniszellen* geführt haben. Dies gilt sowohl für die Bildung humoraler Antikörper als auch für spezifisch sensibilisierte T-Lymphozyten, die u. a. bei zellgebundenen Immunreaktionen eine führende Rolle spielen. Derart vorimmunisierte Individuen sind in der Lage, im Verlauf von wenigen Tagen nach erneutem Kontakt mit den entsprechenden mikrobiellen Antigenen eine kräftige sog. *anamnestische Immunantwort* zu »erteilen«. Die Resistenz gegenüber einer Reinfektion beruht in der Mehrzahl der Fälle auf der Bildung *humoraler Antikörper*, wobei solchen der Klasse *IgG* besonderes Gewicht zukommt: Die letzteren werden nicht nur – im Gegensatz zu Antikörpern der Klassen IgM und z. T. auch IgA – nach durchgemachter Infektion über längere Zeit in erheblichen Mengen weiterproduziert, sondern treten im Rahmen von Sekundär- oder Tertiärreaktionen auch in besonders hoher Konzentration auf. Mit anderen Worten ausgedrückt, es handelt sich hier um den wirksamsten Amplifikationsmechanismus der spezifischen humoralen Abwehr. Es sei daran erinnert, daß die Bildung von Gedächtniszellen, die bei Wiederstimulation in Teilung übergehen und reichlich IgG-produzierende Plasmazellen entstehen lassen, zum guten Teil – wenn nicht ausschließlich – einer Leistung der *Keimzentren* entspricht (S. 1094). Allerdings werden auch bei anamnestischen Immunreaktionen vermehrt Antikörper der IgM- und der IgA-Klasse gebildet, aber weder das Ausmaß noch die Dauer dieser Reaktionen lassen sich mit der IgG-Produktion vergleichen. Trotzdem kommt der anamnestischen Mehrbildung von Antikörpern der IgA- und/oder der IgM-Klassen in verschiedener Hinsicht eine erhebliche Bedeutung zu: *IgA-Antikörper* vermögen, wie schon erwähnt wurde, mit der Bindung pathogener Keime an Epithelzellen zu interferieren und so bereits dem Eintritt der infektiösen Agentien in den Körper entgegenzutreten. *Antikörper der IgM-Klasse* spielen, wie wir gesehen haben, bei der Abwehr von Keimen eine besondere Rolle, die in die Blutbahn eingetreten sind (S. 1759); besonders für die Komplement-Lyse Gram-negativer Keime sind sie wichtig und nehmen auch einen führenden Anteil am »coating« im Blut zirkulierender Viren, was eine Bindung der letzteren an Zielzellen behindert oder sogar ausschließt.

Anamnestische Immunreaktionen vom zellgebundenen Typ haben vor allem hinsichtlich einer Infektion durch »*intrazelluläre Parasiten*« große Bedeutung (S. 1752). Es wurde bereits hervorgehoben, daß spezifische Immunreaktionen, die selbst bei vorimmunisierten Individuen einige Tage in Anspruch nehmen, bis sie zur vollen Geltung kommen, durch infektiöse Agentien – im besonderen Viren – gleichsam »unterlaufen« werden können, indem sich die letzteren außerordentlich rasch vermehren und Epithelschäden anrichten, bevor die Immunabwehr ausreichend aufgebaut ist: *In solchen Fällen bietet der Immunapparat wenig Schutz*. Dasselbe trifft für infektiöse Agentien zu, die in immer neuen antigenischen Varianten auftreten (S. 2059). Im Gegensatz dazu hält die spezifische Immunität gegenüber sog. monotypischen Infektionserregern (z. B. Masern- oder Mumpsvirus) in der Regel längere Zeit an.

Schließlich bleibt hervorzuheben, daß eine *spezifische Immunität* aufgrund *wiederholter subklinischer Infektionen durch dasselbe infektiöse Agens immer wieder erneuert* werden kann. Ähnliches trifft für *persistierende Infektionen* zu, die klinisch nicht oder nicht mehr mit Krankheit verbunden sind (z. B. »abgeheilte« Tuberkulose). In solchen Fällen ist das Ausbleiben einer völligen Elimination der pathogenen Keime für den Wirt u. U. sehr günstig. Allerdings muß stets an die Möglichkeit einer Reaktivierung des Prozesses bei Reduktion der Abwehrkapazität gedacht werden.

184.5. Infektionen bei Individuen mit geschwächter Infektabwehr (»compromised host«), unter besonderer Berücksichtigung iatrogener Störungen

Definitionen: Im angelsächsischen Sprachgebrauch versteht man unter einem »*compromised host*« ein Individuum mit abnorm erhöhter Anfälligkeit gegenüber Infektionskrankheiten, gleichgültig, ob der Grund hierfür in einer Schwächung der Infektabwehr, einer Veränderung der »normalen« Mikroflora des Wirtsorganismus und/oder der Einführung von Fremdkörpern (Katheter, künstliche Shunts oder Herzklappen u. a.) liegt. Beim »*Infektionshospitalismus« (kurz: »Hospitalismus«)* handelt es sich um im Krankenhaus erworbene Infektionen *(»nosocomial infections«);* häufig sind davon »kompromittierte Wirte« betroffen.

Das Phänomen des Hospitalismus hängt zum guten Teil mit heutigen Behandlungsmethoden zusammen, im besonderen dem Gebrauch von *Glukokortikosteroiden*, *Zytostatika* bzw. *Immunosuppressiva* und/oder *Antibiotika*, ganz abgesehen von Maßnahmen, wie den verschiedenen Arten von *Katheterisierung* und dem *Ersatz geschädigter Herzklappen oder Blutgefäße* durch *Prothesen*, d. h. Fremdmaterial. Die Häufigkeit, mit der ein Patient nach Spitaleintritt eine Infektion erwirbt, variiert ungefähr zwischen 3 und 12%, je nach der Art von Maßnahmen, die in dem betreffenden Krankenhaus getroffen werden sowie nach Sauberkeit und Sorgfalt im Hospitalbetrieb und in der medizinischen Pflege. Verständlicherweise sind »kompromittierte« Patienten, z. B. solche unter Zytostatika-Behandlung, besonders häufig betroffen; dem Hospitalismus sind indessen auch viele andere Kranke ausgesetzt, besonders, wenn wiederholt ein Harnblasenkatheterismus durchgeführt bzw. ein Dauerkatheter eingelegt werden. In ungefähr 40% der Fälle, die dem Hospitalismus zuzurechnen sind, handelt es sich um *Harnwegsinfekte*, nicht selten verbunden mit *Pyelonephritis*. An zweiter Stelle folgen in der Regel *Wundinfektionen* nach chirurgischen Eingriffen (s. Tabelle 85, S. 1367), die etwa 25% der Fälle von Hospitalismus ausmachen. *Infektionen des Respirationstraktes* (eingeschlossen die Lungen) treten mit wechselnder Inzidenz auf; im Mittel entfallen auf sie ungefähr 15% der hospitalistischen Infektionen. Weitere Formen umfassen *Haut- und Unterhautinfekte*, *septische Thrombophlebitiden*, *Bakteriämien* u. a. m.

Krankheiten und Maßnahmen, die den Patienten inbezug auf den Hospitalismus besonders gefährden

In diese Kategorie gehören die schon früher besprochenen Störungen, die mit einer *Schwächung der Infektabwehr* verbunden sind (S. 1057), u. a. schwere Formen von *Granulozytopenie,* z. B. im Rahmen von *Leukämien*, *Verbrennungen*, ferner *Urämie*, *Diabetes mellitus* und verschiedenen weiteren Krankheitsbildern, ganz abgesehen von *Defektimmunopathien* und angeborenen oder erworbenen *Mängeln der Phagozytenfunktionen*. Eine weitere, große Gruppe umfaßt alle jene schweren Leiden, zu deren Therapie das *Einlegen intravenöser Katheter* erforderlich ist, oder bei denen man ohne wiederholte oder gar andauernde *Katheterisierung der Harnblase* nicht auskommt. Aber auch schon einfachere Eingriffe, wie *Biopsien*, *Lumbalpunktionen*, *Thorazentesen* und *Parazentesen*, *Punktion von Gelenken* oder gewöhnliche *intravenöse Injektionen* bzw. *Infusionen* sind im Zusammenhang mit dem Hospitalismus als nicht risikofrei zu bezeichnen. Besondere Vorsicht ist nach *ausgedehnten und/oder langdauernden Operationen* geboten. Ein eigenes Problem bilden ferner *Geräte zur Inhalationstherapie*, die nicht immer leicht keimfrei zu halten sind. Eine fortgesetzte Therapie mit *hohen Dosen von Glukokortikosteroiden* ist besonders oft mit infektiösen Komplikationen verbunden, teils im Sinn neu erworbener Infektionen, teils in Form einer Reaktivierung alter Prozesse, wie einer Lungentuberkulose. Die Hauptmechanismen, über die diese Steroide die Wirtsabwehr schwächen, bestehen in einer Schädigung der Monozytopoiese und der Lymphozyten, einer Verminderung funktioneller Eigenschaften dieser Zellen sowie der Neutrophilen (u. a. herabgesetzte Chemotaxis (?) und bakterizide Kapazität, im besonderen der Makrophagen) u. a. m. Als Folge notiert man eine verminderte Fähigkeit zum Vollzug zellgebundener Immunreaktionen, bei hoher Dosierung z. T. auch der Antikörperbildung, und ein Ungenügen der phagozytären Leistungen. *Zytostatika* und *Immunosuppressiva* stören die Infektabwehr vor allem über eine Beeinträchtigung des Zellnachschubs, was vor allem hinsichtlich der Neutrophilen, der Monozyten/Histiozyten und der Lymphozyten von Bedeutung ist; aber auch der epitheliale Zellwechsel erleidet in wechselndem Maß einen Schaden, so daß Infektionen zudem über diesen Weg Tore geöffnet werden. Die *Antibiotika-Therapie* gibt hie und da zu sog. *Superinfektionen* Anlaß, d. h. zu einem Überwuchern resistenter vorhandener oder allenfalls neu hinzugekommener Keime. Gesamthaft stellen sich derartige Komplikationen nicht allzu häufig ein (ungefähr 2% der Fälle mit antibiotischer Therapie). Erhöhte Gefahr besteht indessen bei Gebrauch a) besonders hoher Dosen; b) mehrerer Antibiotika zur selben Zeit und/oder c) breitspektriger Antibiotika.

Keime, die beim Infektionshospitalismus eine besondere Rolle spielen

Die Mikroorganismen, die für eine *Wundinfektion* verantwortlich sein können, wurden schon früher aufgeführt (Tabelle 85, S. 1367). *Postoperative Infektionen* beruhen häufig auf einer Besiedelung durch Staphylokokken und Gram-negative Bakterien am Ort des Eingriffs; ferner ist an pneumonische Komplikationen und Harnwegsinfekte zu denken (s. dort). *Ver-*

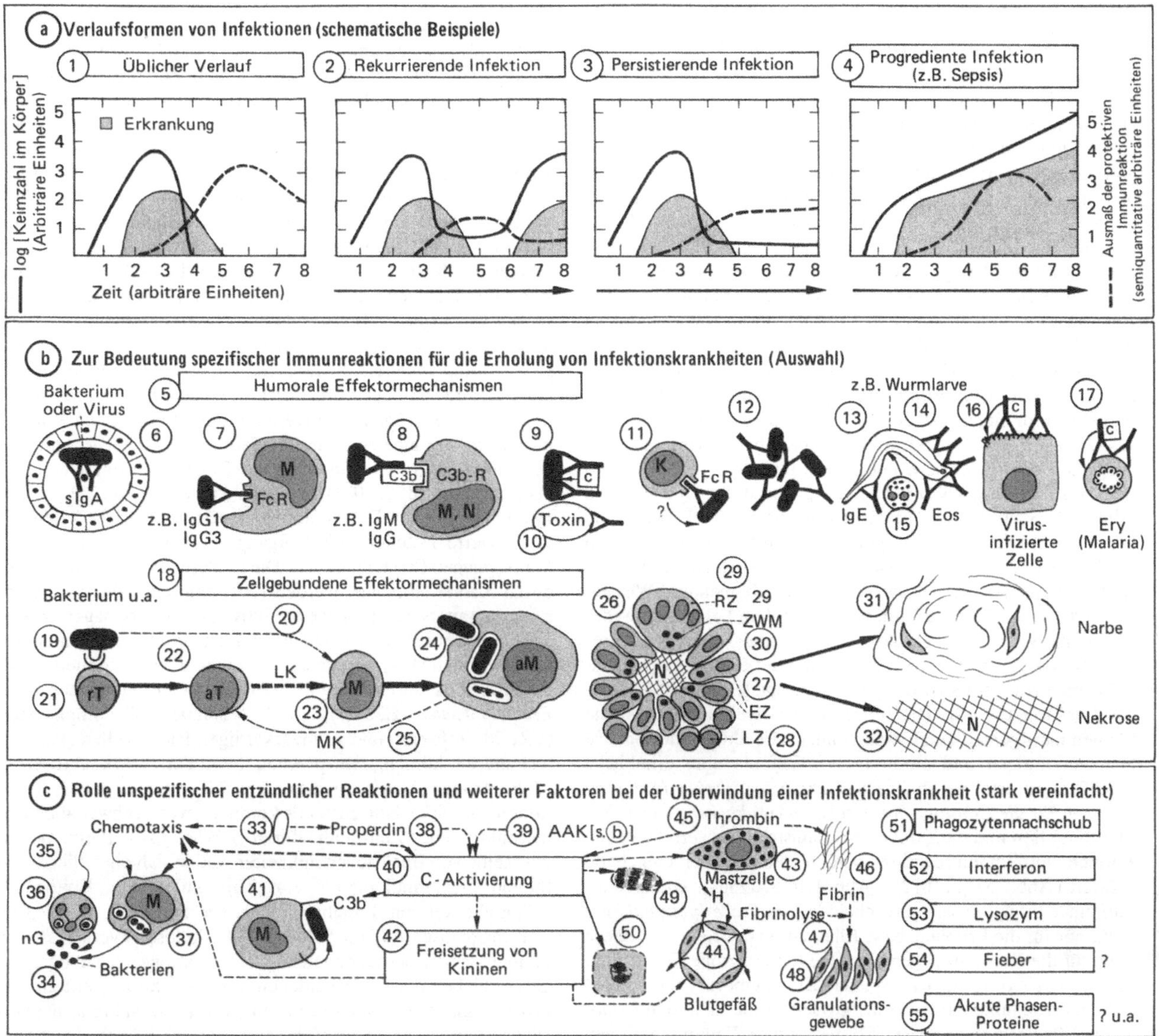

d Störungen der Keim-Wirt-Beziehungen als Ursache eines Mißerfolges der Infektionsabwehr

(56) **Genetisch bedingte Störungen**
(57) Defektimmunopathien
(58) Hereditäre Phagozytendefekte
(59) Erbliche Defekte von Komplementkomponenten
(60) Rassenunterschiede
(61) Sippenunterschiede
(62) Individualunterschiede
(60–62: in der Infektanfälligkeit gegenüber bestimmten Infektionserregern)
(63) HLA-Typ
(64) Hereditäre Stoffwechselstörungen verschiedener Art
(65) Erbliche Mißbildungen

(66) **Epigenetische Störungen/Zustände**
(67) Hormonale Einflüsse abnormer Art
(68) Mangel- und/oder Unterernährung
(69) Weitere sozio-ökonomische Faktoren
(70) Alter
(71) Körperliche Ermüdung, konsumierende Krankheit
(72) Streß anderer Art
(73) Sog. endogene Intoxikationen (Urämie u.a.)
(74) Behandlung mit Immunosuppressiva bzw. Zytostatika und/oder ionisierenden Strahlen
(75) Vorbestehende Infektionen bzw. Änderungen in der Zusammensetzung der Mikroflora (Antibiotika!)
(76) Pathologische Kommunikationen zwischen Hohlorganen bzw. Bildung von "Blindsäcken"
(77) Exogene Intoxikationen, Pneumokoniose u.a.
(78) Ungewöhnliche Umweltbedingungen (Temperatur, Luftfeuchtigkeit, Besonnung u.a.)
(79) Katheterismus, Prothesen im Körperinnnern
(80) Verbrennungen
(81) Maligne Lymphome, Leukämien u.a.
(82) Malaria, Trypanosomiasis u.a. Infektionskrankheiten

Keim → **Vermehrt anfälliger Wirtsorganismus ("compromised host")**

Abb. 217 a–d. *Überwindung von Infektionskrankheiten: Erfolge und Mißerfolge der Körperabwehr.* **a** *Verlaufsformen von Infektionen (schematische Beispiele).* Beim *üblichen Verlauf einer Infektionskrankheit* (1) treten *klinische Symptome* in der Regel auf, wenn die Keimvermehrung im Körper ein gewisses Maß erreicht hat. Verständlicherweise ist dies bei großen *Infektionsdosen* früher der Fall, als wenn nur eine geringe Zahl von Infektionserregern derselben Art in den Körper eindrangen. Es wurde schon hervorgehoben, daß die *Inkubationszeit* u. a. auch von der mittleren Verdoppelungszeit der Keime in vivo abhängt. Die Überwindung der Infektion, d. h. die vollständige oder weitgehende Elimination der Erreger, gelingt meistens, wenn *protektiv wirkende Immunreaktionen* (s. **b**) richtig in Gang gekommen sind. *Rekurrierende Infektionen* (2) beobachten wir z. B., wenn die Keimelimination nicht oder nicht in ausreichendem Maß gelang, und die Immunität nicht genügt, um ein erneutes Keimwachstum zu verhindern. Die Gründe für diese Verlaufsform sind nicht einheitlich; in einem Teil der Fälle handelt es sich um ein relatives Versagen der Immunabwehr, in andern haben wir es mit dem Auftreten resistenter bzw. antigenisch andersartiger Populationen von Mikroorganismen zu tun (vgl. dazu Trypanosomiasis; Abb. 230, S. 2055). Die Frage der Resistenz spielt besonders beim Gebrauch chemotherapeutischer Mittel (im besonderen Antibiotika) eine große Rolle. Bei *persistierenden Infektionen* stellt sich eine Art Gleichgewicht zwischen Keimen und Wirt ein (3); ein solcher Zustand ist durchaus mit dem Fehlen klinischer Symptome vereinbar (vgl. dazu die »geheilte« (meist = latente) Tuberkulose; Abb. 119, S. 1978). Nicht oder erfolglos behandelte Formen von Sepsis stellen typische Beispiele einer *progredienten Infektion* dar (4). Die unter (1–4) aufgeführten Beispiele können naturgemäß durch Maßnahmen, wie aktive oder passive Schutzimpfungen und antibiotische Therapie eine erhebliche Modifikation erfahren. **b** *Zur Bedeutung spezifischer Immunreaktionen für die Erholung von Infektionskrankheiten (Auswahl).* Die Induktion und die Effektormechanismen der verschiedenen Formen von Immunreaktion wurden schon früher eingehend erörtert (Abb. 157 (S. 1072) – Abb. 170 (S. 1236)). Die im Verlauf einer Infektion sich entwickelnde *spezifische Immunität* hat nicht nur für die Erholung bzw. Elimination der Keime, sondern auch für die Resistenz gegen eine Reinfektion große Bedeutung. Je nach der Art der Erreger spielen dabei humorale oder zellgebundene Immunreaktionen eine größere Rolle. Von den *humoralen Effektormechanismen* (5) spezifischer Immunreaktionen seien u. a. die folgenden erwähnt: *Antikörper vom sIgA-Typ* (6), die sich an Schleimhautoberflächen mit den Infektionserregern verbinden und mit deren Festhaften an den Epithelzellen interferieren, beteiligen sich an der Eindämmung der Infektion im epithelialen Bereich und bieten vor allem – während einiger Zeit – Schutz vor einer Reinfektion durch dieselben Keime bzw. Viren. Antikörper der IgG-Klasse, insbesondere IgGl und IgG3, eignen sich in besonderem Maß für die *spezifische Opsonisierung* (»Opsonin-Adhärenz«), die in vielen Fällen die *Phagozytose* pathogener Mikroorganismen entscheidend fördert (7). In geringerem Maß kann auch IgM opsonisierend wirken (sog. *C3b-vermittelte Immunadhärenz*), allerdings nur im Zusammenhang mit einer Komplementaktivierung (8). Weiter von Bedeutung ist die Komplementaktivierung mit *»humoraler Bakteriolyse bzw. Virolyse«* (9). Spezifische Antikörper verschiedener Klassen sind imstande, bakterielle *Exotoxine zu neutralisieren* (10). Ähnliches gilt in geringerem Maß auch für freigesetzte Endotoxine; allerdings sind diese nur relativ schwache Antigene. Ob und in welchem Maß eine *ADCMC* (»*a*ntibody-*d*ependent *c*ell-*m*ediated *c*ytolysis«) im Sinn einer Bakteriolyse wirksam ist (11), läßt sich zur Zeit noch nicht zuverlässig beurteilen. Antikörper vermögen Infektionserreger zu *agglutinieren* und vermutlich auch auf diese Weise deren Phagozytose zu fördern (12). Bei *Würmern bzw. Wurmlarven* ergeben sich besondere Probleme (13): Einige dieser Parasiten bedecken sich anscheinend mit wirtseigenem Material und können sich so – wenigstens teilweise – den Effektormechanismen der Immunabwehr entziehen. In anderen Fällen scheinen Antikörper wichtige Teile der Wurmoberfläche zu bedecken (14), sodaß der Parasit in metabolische Schwierigkeiten geraten mag. Neuerdings wurde über eine Zerstörung von Parasiten dieser Art durch Eosinophile (H_2O_2 u. a.?) berichtet, wobei spezifische Antikörper der IgE-Klasse beteiligt sein sollen (15). *Virusinfizierte Zellen* erleiden infolge Anwesenheit viraler Antigene an der Zelloberfläche nicht selten eine *Antikörperabhängige Komplementlyse* (16). Immunreaktionen sind anscheinend auch beim Erythrozytenuntergang im Rahmen der *Malaria* mit im Spiel (17). Die humorale Immunabwehr scheint bei verschiedenen Krankheiten nicht oder nicht besonders erfolgreich zu sein, indem die Erreger trotz hoher Antikörper-Titer zu persistieren vermögen (z. B. Tuberkulose, Lues, Gonorrhoe, Typhus abdominalis, tiefe Mykosen (Histoplasmose, Kokzidioidomykose u. a.) und weitere Infektionskrankheiten). Besonders im Fall einer Besiedelung des Wirts durch *Mikroorganismen mit der Fähigkeit zu intrazellulärem Wachstum* kommt *zellgebundenen Immunreaktionen* eine besondere Bedeutung zu (18). Die Antigene der Infektionserreger führen in der früher schon geschilderten Weise (Abb. 158, S. 1084) zu einer Aktivierung von T-Lymphozyten (19, 21, 22; rT = »reaktive« (»responsive«) T-Zellen; aT = aktivierte T-Zellen), ein Vorgang, an dem in der Regel auch Makrophagen (M) teilnehmen. Die letzteren können wohl direkt durch Keime stimuliert werden (20), eine eigentliche Aktivierung zu »angry macrophages« (aktivierte Makrophagen = aM, 24) kommt aber wahrscheinlich vor allem durch Vermittlung von Lymphokinen (LK) zustande (23). Lymphozyten können offenbar ihrerseits durch Monokine (MK) beeinflußt werden (25). *Epitheloidzellen* (EZ, 27), die oft zusammen mit Lymphozyten (LZ, 28) auftreten und zu mehrkernigen Riesenzellen (RZ, 29) fusionieren können, entsprechen besonders stark aktivierten Makrophagen. Vieles spricht dafür, daß epitheloidzellige Reaktionen vor allem dann zustande kommen, wenn schwer abbaubares mikrobielles Zellwandmaterial (ZWM, 30) vorliegt. Bei einer Reihe von Infektionskrankheiten bilden sich eigentliche Epitheloidzellengranulome (26, z. B. Tuberkulose: sog. Epitheloidzellentuberkel mit Langhans'schen Riesenzellen), die zentral z. T. nekrotisch (N, im Fall der Tuberkulose: »verkäst«) sein können. Bei Überhandnehmen der Infektionserreger oder bei Überschießen der zellgebundenen Immunreaktion greift die Nekrose in manchen Fällen weiter um sich (32), während bei vorwiegend granulomatösen Veränderungen schließlich eine Narbe resultiert (31). Die letztgenannte Reaktionsart ist für den Wirt in der Regel die günstigere. **c** *Rolle unspezifischer entzündlicher Reaktionen und weiterer Faktoren bei der Überwindung einer Infektionskrankheit (stark vereinfacht). Neutrophile Granulozyten* (nG, 36) und *Monozyten/Histiozyten* (M, 37), die chemotaktisch (35) in Gebiete gelockt werden, in denen sich Mikroorganismen befinden/vermehren (34), bilden bei vielen Arten von Infektion den wirksamsten Teil der körpereigenen Abwehr. Dies trifft zudem für die Phase der Überwindung des krankhaften infektiösen Geschehens zu, wenn auch in diesem Stadium des Prozesses Immunreaktionen entscheidend eingreifen und durch Opsonisierung der Keime und/oder Aktivierung der Makrophagen sowie auf andere Art die Arbeit der erwähnten Phagozyten maßgebend erleichtern (s. **b**). Ohne die letzteren (z. B. bei Agranulozytose) ist eine Erholung jedoch in manchen Fällen kaum möglich. *Weitere Phänomene der Entzündung* (s. Abb. 171 (S. 1254) – Abb. 185 (S. 1352)) spielen im Rahmen der Überwindung einer Infektionskrankheit ebenfalls eine, von Fall zu Fall wechselnde, aber nicht unbedeutende Rolle. Die *Aktivierung von Komplement* (40), die nicht nur z. B. von Antigen-Antikörper-Komplexen (AAK, 39), sondern – im besonderen an der Oberfläche von Material Gram-negativer Bakterien (33) – von einer Ingangsetzung des Properdinsystems (38) ausgehen kann, darf hier an erster Stelle genannt werden. Da C3 von Histiozyten/Makrophagen gebildet wird, ergibt sich beispielsweise die Möglichkeit einer C3b-Anhäufung in der unmittelbaren Umgebung

brennungen gehen regelmäßig mit einer Infektion einher; da diese Patienten fast immer eine antimikrobielle Behandlung erfahren, nehmen nach einiger Zeit resistente Keime an Zahl zu. In dieser Hinsicht ist besonders Pseudomonas gefürchtet, ein Keim, der nach Eintritt in die Blutbahn relativ rasch schwere Schockzustände hervorrufen kann. *Nosokomiale Harnwegsinfekte* beruhen fast ausschließlich auf Katheterisierungen und/oder einer Benützung weiterer Instrumente. Bei sorgfältiger Institution einer »geschlossenen Drainage« kann beim Harnblasenkatheterismus der Urin fast eine Woche lang annähernd steril bleiben; bei weniger vorsichtigem Vorgehen stellt sich die bakterielle Zystitis, oft verbunden mit aufsteigender Infektion, schon innerhalb von 48 Std ein. Zu den Bakterien, die unter solchen Umständen nachgewiesen werden, gehören z. B. E. coli, Klebsiella-Enterobacter, Serratia, Proteus, Pseudomonas, Enterokokken und weitere Keime, wie Acinetobacter anitratus, Providencia-Stämme u. a. m. *Pneumonien* stellen eine häufige Komplikation des Spitalaufenthaltes dar, wobei Aspiration, Atelektase, Herzinsuffizienz, Behandlung mit respirationsdämpfenden Mitteln, vorbestehende Bronchitis u. a. m. zu den bekannten prädisponierenden Faktoren gehören, abgesehen von einer allgemeinen Narkose. Besonders oft treten Lungenentzündungen nach Hirn- und Herzoperationen auf. Als gefährlich erweist sich u. U. auch die Tracheostomie, die von wesentlich mehr schweren pneumonischen Komplikationen gefolgt ist als die Intubation. Vorsicht ist ferner beim Gebrauch von »Bronchitiskesseln« am Platz, die z. B. schwer mit Pseudomonas, Acinetobacter (Herellea), Achromobacter u. a. kontaminiert sein können. Nosokomiale Pneumonien i. e. S. beruhen wesentlich häufiger als Lungenentzündungen im allgemeinen auf einer Besiedelung durch Gram-negative Keime. Die *bakterielle Endokarditis* entspricht einer gefürchteten Komplikation des Einsatzes künstlicher Herzklappen, wobei öfters Staphylokokken nachgewiesen werden. Operationen mit Hilfe der Herz-Lungen-Maschine sind in dieser Beziehung mit einem größeren Risiko belastet als andere. *Bakteriämien* können grundsätzlich bei jeder nosokomialen Infektion auftreten. Am häufigsten gehen sie vom Harntrakt aus, neuerdings auch oft von intravenös eingelegten Kathetern: Diese sollten daher nicht länger als ungefähr 2 Tage liegen bleiben. In diesen Fällen werden ebenfalls oft Staphylokokken nachgewiesen, ferner Acine-

---

Abb. 217 a–d (Fortsetzung)

dieser Zellen (41), was der Phagozytose (z. B. bei Vorhandensein von Antikörpern nur der IgM-Klasse) und/oder Komplement-vermittelten Bakteriolyse zugute kommen könnte (49), u. U. auch einer Zerstörung erregerhaltiger Zellen (50). Mit der Komplementaktivierung ist in der Regel auch eine *Freisetzung von Kininen* verbunden (42), die – abgesehen von ihrer Gefäßaktivität (44) – u. a. chemotaktisch wirken können. Zur Gefäßdilatation und Erhöhung der vaskulären Permeabilität, die z. B. den Übertritt von Antikörpern der IgM-Klasse ins Gewebe begünstigen, trägt im übrigen auch die *Entgranulierung von Mastzellen* (43) bei (u. a. Freisetzung von Histamin (H)). Die bei entzündlichen Prozessen oft gesteigerte Durchlässigkeit der Gefäßwände fördert schließlich auch die Extravasation von Substanzen, wie Fibrinogen, das unter der Einwirkung von Thrombin (45) in *Fibrin* übergeht (46). Vieles spricht dafür, daß ohne ausreichende Fibrinbildung das für reparative Prozesse benötigte *Granulationsgewebe* nicht in optimaler Menge gebildet wird (48). *Fibrinolytische Prozesse* (47) spielen in dieses Geschehen ebenfalls hinein. Weitere, unter (51–55) aufgeführte Faktoren, die schon früher diskutiert worden waren (s. Abb. 178, S. 1306; 213, S. 1734; 176, S. 1286; 156, S. 1047 und 145, S. 900), sind ebenfalls in Betracht zu ziehen. **d** *Störungen der Keim-Wirt-Beziehungen als Ursache eines Mißerfolges der Infektabwehr.* Für den Verlauf einer Infektionskrankheit sowie Erfolg oder Mißerfolg der wirtseigenen Abwehr haben die wechselseitigen Beziehungen zwischen den Infektionserregern und dem Makroorganismus eine entscheidende Bedeutung. Es gibt viele *mögliche Ursachen einer vermehrten Anfälligkeit des Wirtes (»compromised host«),* sowohl genetisch bedingte Störungen (56) als auch epigenetische Einflüsse (66). Unter den ersteren gehören *Defektimmunopathien* (57, s. Abb. 168, S. 1200) und *hereditäre Phagozytendefekte* (58, s. Abb. 176, S. 1286) zu den schwersten Leiden, während *genetisch bedingte Defekte des Komplementsystems* (59, s. Abb. 179, S. 1314) meistens eine geringere Infektanfälligkeit zur Folge haben. *Rassen(60)-, Sippen(61)- und Individualunterschiede* (62) in der Anfälligkeit gegenüber bestimmten Infektionskrankheiten beruhen wenigstens zum guten Teil auf vererbten Eigenschaften. Die Assoziation von *HLA-Antigenen* mit bestimmten Krankheiten (63, s. Tabelle 59, S. 871) hängt möglicherweise z. T. mit einer verminderten »Resistenz« gegenüber einer Besiedelung durch bestimmte Viren zusammen. Zahlreiche *Erbleiden* (64, 65; s. dazu Tabelle 58, S. 867 und 60, S. 876) sowie *genetisch bedingte abnorme Reaktionen auf Medikamente* (s. Tabelle 61, S. 878) sind mit einer verminderten Infektabwehr verbunden. In der praktischen Medizin noch wichtiger als die genetischen erscheinen die *epigenetischen Ursachen einer erhöhten Infektanfälligkeit.* Beispiele *hormonaler Störungen* (67) mit verminderter Resistenz gegenüber Infektionserregern bieten das Cushing-Syndrom, die Addison'sche Krankheit, der Hypoparathyreoidismus u. a. m. *Mangel- und Unterernährung* (68, s. Abb. 126, S. 660) stehen hinsichtlich Häufigkeit an der Spitze aller äußeren Einflüsse, die die Abwehrkraft des Körpers schwächen; *sozioökonomische Faktoren* anderer Art (69) spielen ebenfalls eine wichtige Rolle. Das *Alter* (70) hat insofern eine erhebliche Bedeutung, als sowohl Neugeborene (im besonderen Frühgeborene) als auch Greise in der Regel eine größere Infektanfälligkeit zeigen als andere Altersklassen. Daß *konsumierende Prozesse bzw. Tätigkeiten* (71, 72) das Abwehrsystem zu schwächen vermögen, bedarf keiner weiteren Erklärung. Dasselbe gilt für *endogene (73) und exogene (77) Intoxikationen* verschiedener Art und *ungünstige Umweltbedingungen* (78). Humanmedizinisch von besonderer Bedeutung ist die Erhöhung der Infektanfälligkeit von Individuen, die *immunsuppressiv bzw. zytostatisch behandelt* werden (74). *Antibiotika* (75) bewirken nicht selten Superinfektionen. Infektionsbegünstigende Effekte haben im übrigen die verschiedensten *Störungen der anatomischen Integrität* des Körpers (76), ferner Eingriffe, wie *Katheterismus* (Harnblase, Blutgefäße) und Einlegen von *Prothesen* (z. B. künstliche Herzklappen, 79). Störungen der Infektabwehr sind ferner bei *Verbrennungen* (80), *malignen neoplastischen Prozessen* (im besonderen *maligne Lymphome* und gewisse *Leukämien,* 81) und Infektionskrankheiten, wie *Malaria, Trypanosomiasis* u. a. (82), bekannt

tobacter (Mima-Herellea) und andere Gram-negative Keime. Patienten, die auf parenteralem Weg hyperalimentiert werden, fallen dann und wann einer generalisierten Candidiasis zum Opfer, wahrscheinlich wegen des längere Zeit belassenen intravenösen Katheters. Bei intravenösen Infusionen ist besonders auf eine Kontamination der Schraubendeckel der Flaschen zu achten, wo sich z. B. E. coli, Klebsiella-Enterobacter und andere Mikroorganismen nachweisen lassen. Ähnliche Mikrofloren treten hie und da in Flaschen mit gepoolten Thrombozyten auf. Weitere Lokalisationen Hospitalismus-bedingter oder -begünstigter Infektionen sind: Speicheldrüsen (*Parotitis*, z. B. postoperativ), Gelenke (*Arthritis*, vor allem bei vorbestehenden Veränderungen, wie rheumatoider Arthritis oder Arthronose), weiche Hirnhäute (*Meningitis*, eine seltene Komplikation z. B. von Lumbalpunktionen u. a. m.), Darm (*Enterokolitis*, besonders bei Superinfektion (z. B. durch resistente Staphylokokken)) im Anschluß an perorale Antibiotika-Therapie, wie sie bei Gastrointestinal-Operationen üblicherweise als Vorbehandlung gegeben wird.

Schwerwiegende infektiöse Komplikationen stellen manchmal den Erfolg von *Organtransplantationen* in Frage; dies ist vor allem bei Trägern einer Fremdniere verfolgt worden: Die unter immunsuppressiver Therapie stehenden Patienten erlitten nicht selten Infektionen durch Staphylokokken, Pseudomonas und andere Gram-negative Bakterien, ferner enterische Streptokokken, sowie u. U. fatale pneumonische Komplikationen, wobei Zytomegalievirus, Candida, Aspergillus und Pneumocystis carinii im Spiel sein können.

Eine schematische Übersicht über Erfolge und Mißerfolge der Körperabwehr gegenüber Infektionen vermittelt Abb. 217. Einige Angaben zu krankhaften Zuständen, die mit abnorm erhöhter Infektanfälligkeit verbunden sind, finden sich in Tabelle 106.

Literatur

Bartholomew, R. M., Esser, A. F., Müller-Eberhard, H. J.: Lysis of oncornaviruses by human serum. Isolation of the viral complement (Cl) receptor and identification as p15E. J. Exp. Med. *147*, 844 (1978) — *Bennett, J. E.*: Diagnosis and therapy of systemic mycoses in the immunosuppressed host. Transplant. Proc. *5*, 1255 (1973) — *Dale, D. C., Petersdorf, R. G.*: Corticosteroids and infectious diseases. Med. Clin. North Am. *57*, 1277 (1973) — *Feingold, D. S.*: Hospital-acquired infections. N. Engl. J. Med. *283*, 384 (1970) — *Fudenberg, H. H., Stites, D. P., Caldwell, J. L., Wells, J. V.* (eds.): Basic and clinical immunology. Los Altos: Lange Med. Publ. 1976 — *Gerhard, W.*: The analysis of the monoclonal immune response to influenza virus. III. The relationship between stimulation of virusprimed precursor B cells by heterologous viruses and reactivity of secreted antibodies. J. Immunol. *120*, 1164 (1978) — *Gerhard, W., Iwasaki, Y., Koprowski, H.*: The central nervous system-associated immune response to parainfluenza type I virus in mice. J. Immunol. *120*, 1256 (1978) — *Koprowski, C., Koprowski, H.* (eds.): Viruses and immunity. New York: Academic Press 1975 — *Krugman, S.*: Present status of measles and rubella immunization in the United States: A medical progress report. J. Pediatr. *78*, 1 (1971) — *Mauel, J., Buchmüller, Y., Behin, R.*: Studies on the mechanisms of macrophage activation. I. Destruction of intracellular Leishmania enriettii in macrophages activated by cocultivation with stimulated lymphocytes. J. Exp. Med. *148*, 393 (1978) — *Miller, A., Morse, H. C., Winkelstein, J., Nathanson, N.*: The role of antibody in recovery from experimental rabies. I. Effect of depletion of B and T cells. J. Immunol. *121*, 321 (1978) — *Müller-Ruchholtz, W., Müller-Hermelink, H. K.* (eds.): Function and structure of the immune system. New York–London: Plenum Press 1979 — *Payne, S. M., Finkelstein, R. A.*: The critical role of iron in host-bacterial interactions. J. Clin. Invest.

Tabelle 106. Störungen der Abwehr bzw. Überwindung von Infektionskrankheiten[1]

Art der Störung	Infektionserreger, die in solchen Fällen im Vordergrund stehen (Beispiele)
Mangel an Granulozyten und/oder opsonisierenden Antikörpern:	Streptococcus pneumoniae, Neisseria meningitidis, u. U. Neisseria gonorrhoeae (falls exponiert), Streptococcus pyogenes, Klebsiella pneumoniae, Pseudomonas aerugionosa u. a. Besondere Gefahr bei Infektion durch Yersinia pestis und Bacillus anthracis. Pneumocystis carinii u. a.
Mangel an spezifischen Antikörpern, die nicht durch Opsonisierung wirken:	Infektionen, die vor allem über die Wirkung von Exotoxinen schädigend wirken, d. h. z. B. solche durch Clostridium tetani, Corynebacterium diphtheriae u. a. *(Wegfall der neutralisierenden Wirkung der Antikörper)*; Erreger, die sich an Schleimhautepithelien festheften, wie Influenzaviren, Polioviren, Bordetella pertussis, Vibrio cholerae, Salmonella typhi, Shigellen u. a. *(Weitgehendes Fehlen von Antikörpern der sIgA-Klasse)*; zahlreiche Keime, die normalerweise durch *Komplementlyse* zerstört werden können; viele *Viren*, die von Wirtsorganismen mit intaktem Immunapparat in der Regel *neutralisiert* werden (Hepatitisviren u. a.).
Ungenügen der zellgebundenen spezifischen Immunität	Masernvirus, Varizellenvirus, Vacciniavirus, Zytomegalovirus, Mycobacterium tuberculosis, Candida albicans, u. U. Histoplasma capsulatum u. a. m.
Störungen der Phagozytose und/oder der intrazellulären Keimabtötung	Staphylococcus aureus, Klebsiella sp., Enterobacter (Aerobacter) aerogenes, Serratia marcescens, Candida albicans, Aspergillus fumigatus, Nocardia asteroides u. a. m.

Anmerkung: Die möglichen Ursachen von *Immunmangel-Zuständen* sind schon früher behandelt worden (Abb. 168 (S. 1200) und Tabelle 79 (S. 1198)). Dasselbe gilt für die *Agranulozytose* und ähnliche Störungen (Tabelle 84, S. 1309) sowie *die mangelhafte Opsonisierung von Keimen* (Abb. 177, S. 1290).

1 Vgl. dazu Abb. 217 (S. 1766).

61, 1428 (1978) — *Pisetsky, D. S., Sachs, D. H.:* Genetic control of the immune response to staphylococcal nuclease. VIII. Mapping of genes for antibodies to different antigenic regions of nuclease. J. Exp. Med. *147*, 1517 (1978) — *Remington, J. S.:* The compromised host. Hosp. Pract. *4*, 59 (1972) — *Shuck, J. M.:* Infection control in burns. Surg. Clin. North Am. *52*, 425 (1972) — *Verbonitz, M. W., Ennis, F. A., Hicks, J. T., Albrecht, P.:* Hemagglutinin-specific complement-dependent cytolytic antibody response to influenza infection. J. Exp. Med. *147*, 265 (1978)

185. Fragen im Zusammenhang mit der Erkennung, Behandlung und Vorbeugung von Infektionskrankheiten

Auf kaum einem anderen Gebiet hat die Medizin so durchschlagende Erfolge erzielt wie im Fall zahlreicher Infektionskrankheiten, vor allem dank der Herstellung wirkungsvoller Vakzinen und den Möglichkeiten der antibiotischen Therapie. Allerdings trifft es zu, daß mit der Einführung der letzteren und im Zusammenhang mit verschiedenen aggressiven therapeutischen Maßnahmen (u. a. Behandlung mit Zytostatika, Anwendung sog. invasiver Methoden, wie das Einlegen von Kathetern in Blutgefäße, Organtransplantation, Einnähen künstlicher Herzklappen und Gefäße u. a. m.) neuartige infektiöse Krankheitsbilder in Erscheinung getreten sind, deren Bedeutung immer noch im Zunehmen begriffen ist. So sieht sich der Arzt, trotz weitgehender Überwindung alter Seuchen in entwickelten Ländern, kaum weniger oft als früher Problemen der Diagnose, Therapie und Prophylaxe infektiöser Prozesse gegenübergestellt. Nachdem in den vorangegangenen Kapiteln das wesentlichste über die pathogenen Mikroorganismen und die Pathogenese von Infektionskrankheiten gesagt wurde, sollen nachfolgend noch einige Gesichtspunkte zur Erkennung und Behandlung derselben sowie zu Fragen der Vakzination gestreift werden. Dabei wollen wir uns auf grundsätzliches beschränken, da der Rahmen dieses Buches sonst gesprengt würde.

185.1. Zur Erkennung von Infektionskrankheiten: Klinische Symptomatik

Eine Infektion durch pathogene Mikroorganismen wird in der Regel erst erkannt, wenn sich *Krankheitssymptome* bemerkbar machen, d. h. *nach Ablauf der sog. Inkubationsperiode*, während der sich die Keime im Wirtsorganismus festgesetzt und soweit vermehrt haben, daß sich die hervorgerufenen funktionellen und strukturellen Veränderungen auch für den Betroffenen manifestieren. Die krankhaften Äußerungen einer Infektionskrankheit sind sehr vielgestaltig und können differentialdiagnostisch die größten Schwierigkeiten bereiten: Bald handelt es sich um unbestimmte Allgemeinerscheinungen, bald wird ein Organleiden vorgetäuscht, obwohl es sich um einen disseminierten Prozeß handelt, und in manchen Fällen sind in wechselnder Folge die verschiedensten Körperteile betroffen. Es ist daher kaum möglich, allgemein gültige Angaben über die Symptomatik von Infektionskrankheiten zu machen. Immerhin umfaßt das *klinische Bild* in vielen Fällen eine Reihe von Besonderheiten, die – einzeln, kombiniert oder in ihrer Gesamtheit – stets an ein infektiöses Geschehen denken lassen müssen: Dazu gehören u. a. ein *abrupter Beginn des Krankseins, Fieber*, u. U. *Schüttelfrost* (bei *Kindern* an dessen Stelle oft *Erbrechen*), *Myalgien*, *Photophobie*, *Pharyngitis*, rasch auftretende *Lymphadenopathie* (Lymphknotenvergrößerung), *Splenomegalie*, *gastrointestinale Störungen* sowie *Leukozytose oder Leukopenie*. Die hier geschilderten Symptome und Zeichen gelten vor allem für akute Infektionskrankheiten und sind keineswegs immer auch nur teilweise ausgeprägt. *Es ist wichtig sich daran zu erinnern, daß selbst schwerste, u. U. tödliche infektiöse Komplikationen ohne die hier aufgeführten Veränderungen einhergehen können.*

Der Arzt, der sich eines Patienten mit fraglicher Infektionskrankheit annimmt, vermag öfters schon aus der *Anamnese* wichtige Hinweise auf das Wesen des Prozesses zu gewinnen. Im besonderen sind zunächst *epidemiologische Kriterien*, wie ähnliche Erkrankungen in der Familie, am Arbeitsplatz und/oder am Wohnort sowie früher durchgemachte Krankheiten und die Impfanamnese, zu berücksichtigen. In besonderen Fällen kommt der *Reiseanamnese* große Bedeutung zu (z. B. Malaria, Amöbiasis, u. U. Pocken, Infektionen durch Arboviren u. a. m.). Bei anderen Krankheiten gibt oft die *Berufsanamnese* Anhaltspunkte für das weitere Vorgehen (z. B. Serumhepatitis, Tuberkulose u. a. bei Medizinalpersonen, Bruzellose bei Veterinären und Bauern u. a.). Schließlich hat man sich danach zu erkundigen, ob allenfalls nach einer *gemeinsam eingenommenen Mahlzeit* noch andere Personen erkrankt sind (z. B. Salmonellosen, Shigellosen u. a.). Daß sich der Arzt darüber hinaus über örtliche und zeitliche Häufungen ansteckender Krankheiten auf dem laufenden zu halten hat, versteht sich von selbst.

Hinsichtlich der *ärztlichen Untersuchung*, d. h. der Erhebung des »*Status praesens*« des Patienten, ist u. a. hervorzuheben, daß einzelne Infektionskrankheiten *mehr oder weniger charakteristische, oft organgebundene Störungen* zur Folge haben (z. B. neurologische Symptomatik bei Poliomyelitis, Tetanus u. a.; Schluckbeschwerden und starke Rötung des Halses bei Angina; Hautveränderungen bei Scharlach, Masern u. a.; typische Lungenveränderungen bei Pneumonie, die oft durch Pneumokokken verursacht wird; Ikterus bei Hepatitis u. a. m.). Dazu gesellen sich bei vielen Infektionskrankheiten – und bei einigen sogar im Sinn von Leitsymptomen (z. B. Typhus abdominalis, kryptogene Sepsis, Miliartuberkulose, Leptospirosen, Bruzellosen u. a.) – *Allgemeinsymptome und -zeichen*, die in stark wechselndem Maß ausgeprägt sind oder auch fehlen können. Am wichtigsten in dieser Hinsicht ist

das *Fieber*, das in verschiedenen Formen auftritt und schon damit Hinweise auf die Gruppen von Erkrankungen liefern kann, die in Betracht kommen (s. Abb. 156, S. 1046). Das Bestehen von Fieber bei einem Patienten mit einer ungeklärten Erkrankung zwingt den Arzt, mit allen Mitteln einen infektiösen Prozeß zu suchen, vor allem wenn die erhöhte Körpertemperatur mehr als 1–2 Tage anhält und nicht durch offensichtliche andere Symptome erklärt werden kann. Eine *Beeinträchtigung des Allgemeinzustandes*, oft in Form von Unwohlsein, Abgeschlagenheit, Kopfschmerzen, neurovegetativen Störungen u. a., begleitet viele infektiöse Prozesse, stellt aber kein obligatorisches Symptom dar. Dasselbe gilt für gewisse *neurologische Symptome*, wie Apathie bis Somnolenz oder Unruhe, u. U. Delirium (vgl. dazu typhos = Umnebelung), die öfters diagnostisch nicht viel weiter führen. Komplikationen, wie Hirninfarkte bei septischen Embolien, sind eher selten. Recht häufig gehen Infektionskrankheiten mit *Veränderungen im Verdauungstrakt* einher. Eine trockene, »belegte« Zunge, u. U. mit Soorbefall, stellt immer einen wichtigen Befund dar. Dasselbe gilt für Appetitlosigkeit, Übelkeit und Erbrechen, auch wenn diese die Differentialdiagnose oft nicht wesentlich einengen. Ähnlich verhält es sich mit der Obstipation, während Durchfälle mehrheitlich auf Störungen im Darmbereich hindeuten. Den *Hautbefunden* ist stets großes Gewicht beizulegen, nicht nur wegen der für manche Infektionskrankheit mehr oder weniger typischen Exantheme, sondern auch im Hinblick auf die Möglichkeit eines generalisierten bzw. septischen Prozesses, der sich zuerst in Form kleinster Hautherde in geringer Zahl manifestieren mag. Dasselbe trifft, mutatis mutandis, für den *Augenhintergrund* zu, der ja auch andere Veränderungen im Bereich der Endstrombahn widerspiegelt. Die Palpation der *Milz* gehört zu jeder Untersuchung; bei vielen akuten Infektionskrankheiten findet man sie nicht merkbar vergrößert, bei anderen (z. B. Typhus abdominalis u. a.) fehlt eine mäßige Splenomegalie fast nie. Einen großen »Milztumor« stellt man bei einer Reihe chronischer Infektionen bzw. Protozoonosen fest (u. a. chronische Malaria, Kala-Azár u. a.). Eine *Lymphadenopathie (Lymphadenomegalie)* in verschiedenen Lokalisationen kennzeichnet u. a. Infektionen durch sog. lymphotrope Viren. Die *Hepatomegalie* ist eine Begleiterscheinung verschiedener schwerer Allgemeininfektionen, im besonderen septischer Prozesse, ganz abgesehen von der Hepatitis i. e. S.. Schwere Infektionskrankheiten können einen länger dauernden Abfall des arteriellen Blutdruckes nach sich ziehen. Als Faustregel – die manche Ausnahme kennt – gilt, daß bei Sepsis durch Besiedelung mit Gram-positiven Keimen mehrheitlich ein »warmer«, oft gutartiger *Schock* eintritt, während die Sepsis infolge Ausbreitung Gram-negativer Bakterien oft einen »kalten«, schweren Schock bewirkt.
Bei manchen Infektionskrankheiten geben *chemische* und *hämatologische Untersuchungen* im Laboratorium weiteren Aufschluß: Die *Proteine des Blutplasmas* zeigen oft schon frühzeitig bestimmte Veränderungen, wie das Auftreten von C-reaktivem Protein. Eine erhöhte Blutsenkungsgeschwindigkeit hinkt in der Regel zeitlich etwas nach. Man kennt noch viele weitere Störungen in der Zusammensetzung des Blutplasmas, die auf Infektionskrankheiten zurückgeführt werden können (s. Tabelle 62). *Veränderungen des weißen Blutbildes* haben für die Erkennung von Infektionskrankheiten großes Gewicht, im besonderen das Vorhandensein einer Leukozytose oder einer Leukopenie (s. Abb. 178, S. 1306). Dazu kommen bei manchen schweren akuten bakteriellen Infektionen – neben der oft vorhandenen Neutrophilie – u. U. toxische Granulationen der Granulozyten. Eine Vermehrung der Zahl von Lymphozyten im Blut ist für verschiedene Virusinfektionen recht typisch, während eine Eosinophilie u. a. bei Helminthiasis besteht. Zeichen von *Hyperhämolyse* finden sich bei verschiedenen Infektionskrankheiten; diese Störung beruht z. T. auf toxischen Wirkungen der Erreger (z.B. hämolysierende Streptokokken oder Gasbrand-Clostridien), z. T. gehen sie auf die Bildung von Agglutininen zurück (z. B. Kälteagglutinine bei Infektion durch Mykoplasmen). Eine *Hämaturie* beobachten wir u. a. bei Endocarditis lenta und »Poststreptokokken«-Glomerulonephritis, schwere Formen von Hämoglobinurie z. B. bei Schwarzwasser-Fieber im Rahmen einer Falziparum-Malaria. Sehr häufig stellen wir bei Infektionskrankheiten eine mehr oder weniger ausgeprägte Proteinurie »*(febrile Albuminurie«)* fest. Die konventionelle *Untersuchung von Blut- und Knochenmarksausstrichen* gestattet bei verschiedenen Protozoonosen die direkte Diagnosestellung (z. B. Malaria, Filariasis und Trypanosomiasis im Blut, Kala-Azár und Trypanosomiasis im Knochenmark).
Verschiedene infektiös bedingte Organveränderungen (besonders der Lunge) lassen sich *radiologisch* erfassen.

185.2. Zusätzliche Bemerkungen zum Erregernachweis bei Infektionskrankheiten

Mit wenigen Ausnahmen (s. o.) gestattet die klinische und chemisch-hämatologische Untersuchung nur eine *Verdachtsdiagnose* oder das Aufstellen einer *differentialdiagnostischen Liste von Infektionskrankheiten*. Nun zielen die spezifischen Maßnahmen auf den *direkten Nachweis des (der) für den krankhaften Prozeß verantwortlichen Mikroorganismus (Mikroorganismen)* oder zum mindesten auf einen *zuverlässigen indirekten Hinweis auf dessen (deren) Anwesenheit* (Abb. 218).
Bei *Virusinfektionen* ist es manchmal möglich, die Erreger in aus Körperöffnungen entnommenen Proben oder – z. B. im Fall der Virushepatitis – Biopsiematerial, u. U. auch aus Stuhl und Blut, mit Hilfe der *Fluoreszenzmikroskopie* und/oder der *Elektronenmikroskopie* nachzuweisen oder zumindest die Anwesenheit von Viren mit bestimmten Eigenschaften zu er-

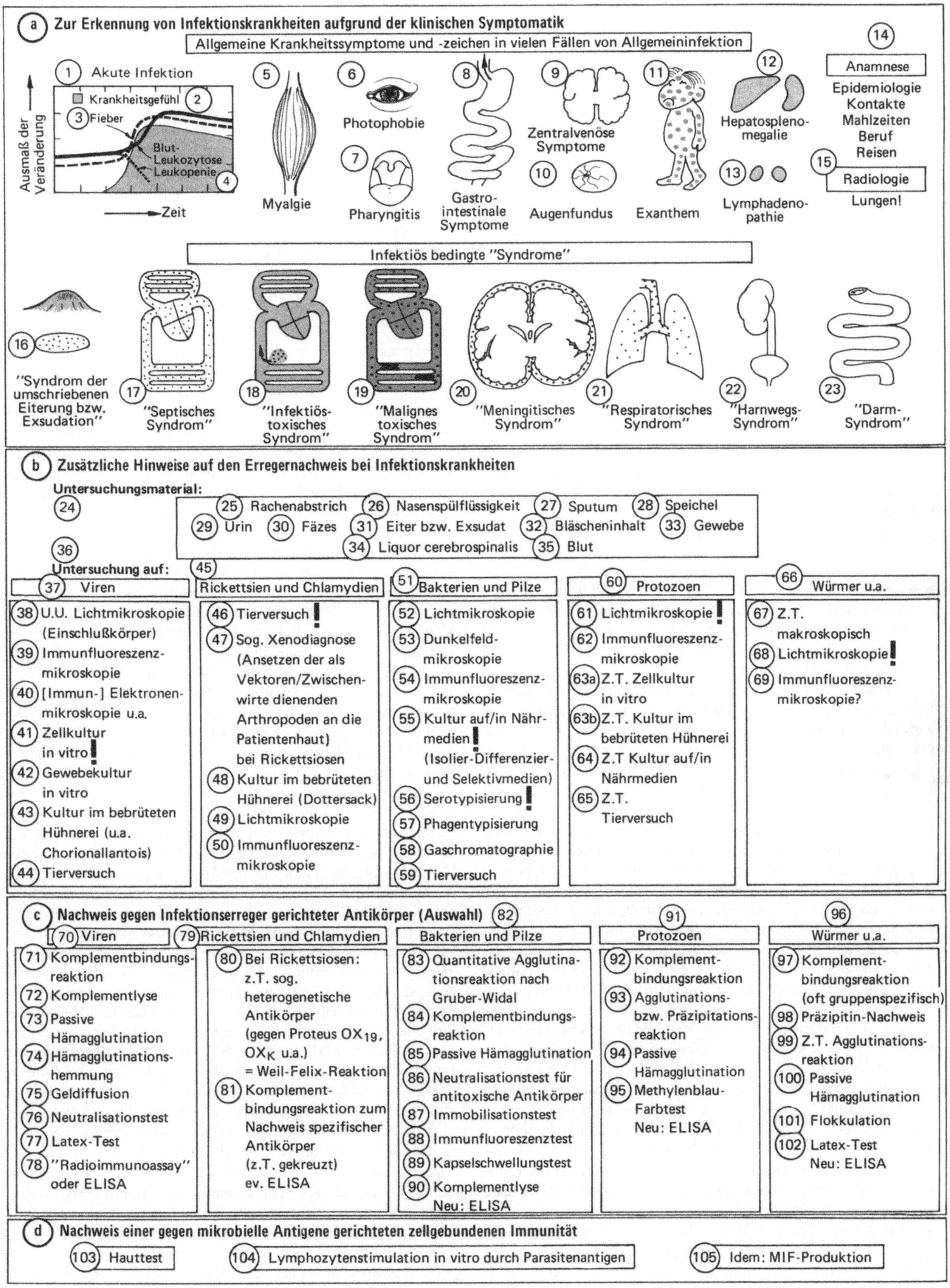

a Zur Erkennung von Infektionskrankheiten aufgrund der klinischen Symptomatik
Allgemeine Krankheitssymptome und -zeichen in vielen Fällen von Allgemeininfektion
1 Akute Infektion
Krankheitsgefühl 2
3 Fieber
Blut-Leukozytose
Leukopenie 4
Ausmaß der Veränderung
Zeit
5 Myalgie
6 Photophobie
7 Pharyngitis
8 Gastro-intestinale Symptome
9 Zentralvenöse Symptome
10 Augenfundus
11 Exanthem
12 Hepatosplenomegalie
13 Lymphadenopathie
14 Anamnese
Epidemiologie
Kontakte
Mahlzeiten
Beruf
Reisen
15 Radiologie
Lungen!
Infektiös bedingte "Syndrome"
16 "Syndrom der umschriebenen Eiterung bzw. Exsudation"
17 "Septisches Syndrom"
18 "Infektiös-toxisches Syndrom"
19 "Malignes toxisches Syndrom"
20 "Meningitisches Syndrom"
21 "Respiratorisches Syndrom"
22 "Harnwegs-Syndrom"
23 "Darm-Syndrom"
b Zusätzliche Hinweise auf den Erregernachweis bei Infektionskrankheiten
Untersuchungsmaterial:
24
25 Rachenabstrich 26 Nasenspülflüssigkeit 27 Sputum 28 Speichel
29 Urin 30 Fäzes 31 Eiter bzw. Exsudat 32 Bläscheninhalt 33 Gewebe
34 Liquor cerebrospinalis 35 Blut
36
Untersuchung auf:
37 Viren
38 U.U. Lichtmikroskopie (Einschlußkörper)
39 Immunfluoreszenzmikroskopie
40 [Immun-] Elektronenmikroskopie u.a.
41 Zellkultur in vitro !
42 Gewebekultur in vitro
43 Kultur im bebrüteten Hühnerei (u.a. Chorionallantois)
44 Tierversuch
45 Rickettsien und Chlamydien
46 Tierversuch !
47 Sog. Xenodiagnose (Ansetzen der als Vektoren/Zwischenwirte dienenden Arthropoden an die Patientenhaut) bei Rickettsiosen
48 Kultur im bebrüteten Hühnerei (Dottersack)
49 Lichtmikroskopie
50 Immunfluoreszenzmikroskopie
51 Bakterien und Pilze
52 Lichtmikroskopie
53 Dunkelfeldmikroskopie
54 Immunfluoreszenzmikroskopie
55 Kultur auf/in Nährmedien ! (Isolier-Differenzier- und Selektivmedien)
56 Serotypisierung !
57 Phagentypisierung
58 Gaschromatographie
59 Tierversuch
60 Protozoen
61 Lichtmikroskopie !
62 Immunfluoreszenzmikroskopie
63a Z.T. Zellkultur in vitro
63b Z.T. Kultur im bebrüteten Hühnerei
64 Z.T Kultur auf/in Nährmedien
65 Z.T. Tierversuch
66 Würmer u.a.
67 Z.T. makroskopisch
68 Lichtmikroskopie !
69 Immunfluoreszenzmikroskopie?
c Nachweis gegen Infektionserreger gerichteter Antikörper (Auswahl) 82
70 Viren
71 Komplementbindungsreaktion
72 Komplementlyse
73 Passive Hämagglutination
74 Hämagglutinationshemmung
75 Geldiffusion
76 Neutralisationstest
77 Latex-Test
78 "Radioimmunoassay" oder ELISA
79 Rickettsien und Chlamydien
80 Bei Rickettsiosen: z.T. sog. heterogenetische Antikörper (gegen Proteus OX_{19}, OX_K u.a.) = Weil-Felix-Reaktion
81 Komplementbindungsreaktion zum Nachweis spezifischer Antikörper (z.T. gekreuzt) ev. ELISA
Bakterien und Pilze
83 Quantitative Agglutinationsreaktion nach Gruber-Widal
84 Komplementbindungsreaktion
85 Passive Hämagglutination
86 Neutralisationstest für antitoxische Antikörper
87 Immobilisationstest
88 Immunfluoreszenztest
89 Kapselschwellungstest
90 Komplementlyse
Neu: ELISA
91 Protozoen
92 Komplementbindungsreaktion
93 Agglutinations- bzw. Präzipitationsreaktion
94 Passive Hämagglutination
95 Methylenblau-Farbtest
Neu: ELISA
96 Würmer u.a.
97 Komplementbindungsreaktion (oft gruppenspezifisch)
98 Präzipitin-Nachweis
99 Z.T. Agglutinationsreaktion
100 Passive Hämagglutination
101 Flokkulation
102 Latex-Test
Neu: ELISA
d Nachweis einer gegen mikrobielle Antigene gerichteten zellgebundenen Immunität
103 Hauttest
104 Lymphozytenstimulation in vitro durch Parasitenantigen
105 Idem: MIF-Produktion

Abb. 218 a–d. *Diagnostische Probleme bei Infektionskrankheiten.* **a** *Zur Erkennung von Infektionskrankheiten aufgrund der klinischen Symptomatik. Klassische Verlaufsformen von Infektionskrankheiten,* wie man sie von früher kannte, sind heute *in vielen Fällen* durch Vakzinationen und den Einsatz wirksamer chemotherapeutischer Mittel (vor allem Antibiotika) *verändert,* d. h. meist gemildert worden. Umgekehrt bringt es die heute mehr und mehr aggressive Behandlung verschiedener Leiden mit sich, daß wir es z. T. mit neuartigen Krankheitsbildern zu tun haben. Beispiele hierfür liefern u. a. *opportunistische Infektionen* im Rahmen einer immunsuppressiven bzw. zytostatischen Therapie, die erhöhte Anfälligkeit gegenüber verschiedenen Keimen bzw. deren Einführung in die Blutbahn im Zusammenhang mit intravaskulärem Katheterismus, Einsetzen von Herzklappen- und Gefäßprothesen u. a. m. sowie schließlich das Auftreten sog. *Superinfektionen* nach antibiotischer Behandlung. Diese Gegebenheiten haben das an sich sehr *bunte klinische Bild* von Infektionskrankheiten noch weiter kompliziert. Immerhin treten in vielen Fällen Symptome auf, die den Arzt auf das Vorhandensein eines infektiösen Prozesses hinlenken. Krankheitssymptome treten in der Regel erst auf, wenn die Keimzahl im Körper eine bestimmte Zahl überschreitet. Da die Vermehrung der Mikroorganismen wenigstens über einige Zeit ungefähr exponentiell erfolgt, kann der *relativ abrupte Beginn akuter Infektionskrankheiten* (1) nicht verwundern: In vielen Fällen äußert sich dies im raschen Auftreten eines Krankheitsgefühls (2), verbunden mit Fieber (3) und Veränderungen der Leukozytenzahl im Blut (4; meist Leukozytose (vor allem Neutrozytose), u. U. Leukopenie). Wenigstens zu einem guten Teil sind an diesen Manifestationen auch die in Gang kommenden Immunreaktionen beteiligt (s. Abb. 216, S. 1757); dasselbe gilt wahrscheinlich für die sog. febrile Proteinurie. Weitere *Symptome und Zeichen,* die man bei vielen akuten Infektionskrankheiten registriert, sind Myalgien (5), Photophobie (6), Pharyngitis (7), gastrointestinale Störungen (bei Kindern ist das Erbrechen z. T. ein »Schüttelfrost-Analog«; 8), zentralnervöse Veränderungen (Apathie, Somnolenz, Unruhe, u. U. Delirium; 9), u. U. verbunden mit Befunden am Augenhintergrund (10), nicht selten Exantheme (11), Hepatosplenomegalie (12), Lymphadenopathie (13) und/oder andere krankhafte Erscheinungen. Öfters weisen *anamnestische Erhebungen* (14) auf die Natur der Erkrankung hin. *Radiologische Untersuchungen* konzentrieren sich zunächst auf die Lungen (15). Versucht man, die Vielfältigkeit der Symptomatik infektiöser Krankheiten etwas zu ordnen, lassen sich mindestens 8 Gruppen von Störungen auseinanderhalten. Verschiedene Autoren sprechen hier von *infektiös bedingten »Syndromen«,* die sich durch gewisse – allgemeine oder lokalisatorisch bedingte – Besonderheiten auszeichnen; mehrheitlich sind diese »Syndrome« monomikrobiell verursacht. Beim *»Syndrom der umschriebenen Eiterung bzw. Exsudation«* (16), das auf einer Infektion verschiedenster Körperteile/Organe beruhen mag, kann es sich um »heiße«, d. h. akut und heftig in Erscheinung tretende, oder »kalte«, d. h. langsamer sich entwickelnde, örtlich begrenzte infektiöse Prozesse handeln. Bei lokalisierten *Eiterungen im Gewebe* finden sich besonders oft folgende Erreger: Pyogene Staphylokokken und Streptokokken, Pneumokokken, Gonokokken, Haemophilus influenzae, E. coli bzw. koliforme Keime, Pseudomonas, u. U. Candida albicans u. a. m. Infektiös bedingte *Pleuritiden, Peritonitiden* und *Perikarditiden* gehen z. B. auf eine Besiedelung durch Pneumokokken, Staphylokokken, Klebsiellen und andere Enterobakterien, Haemophilus influenzae u. a. zurück. Bei *akuten bakteriellen Arthritiden* isoliert man u. a. Staphylokokken, Streptokokken, Pneumokokken, Enterobakterien, Gonokokken u. a. m. Beim *»septischen Syndrom«,* das auf einem progredienten Auftreten von Bakterien (allenfalls auch Pilzen) im Blutkreislauf beruht (17, vgl. dazu Abb. 215, S. 1748), isoliert man aus dem Blut z. B. pyogene Staphylokokken oder Streptokokken, Enterobakterien (pathogene E. coli, Klebsiellen, Proteus, Salmonellen der Typhus-Paratyphus-Gruppe u. a.), Meningokokken, Pseudomonas, Bruzellen, Haemophilus influenzae, Anaerobier (z. B. Clostridium perfringens, Sphaerophorus fundiliformis, anaerobe Corynebakterien oder Streptokokken u. a.) oder weitere, pathogene oder opportunistische Keime. Das *»infektiös-toxische Syndrom«* (18) kennzeichnet sich durch eine – örtlich meist umschriebene – Vermehrung von Bakterien, die durch Abgabe von Toxinen gleichsam auf Distanz auch andere Körperteile zu schädigen vermögen. Dies trifft z. B. für enterotoxische Staphylokokken, Shigellen gewisser Spezies, Corynebacterium diphtheriae, Clostridium (Plectridium) tetani, Clostridium perfringens u. a. m. zu. Beim *»malignen toxischen Syndrom«* (19) besteht in der Regel sowohl eine Bakteriämie bzw. Sepsis als auch eine Toxinämie progredienter Art, wobei es sich um Endotoxine oder um Exotoxine handeln kann (z. B. Salmonella typhi und zahlreiche andere Enterobakterien, Meningokokken und verschiedene weitere Erreger). In einem Teil dieser Fälle kommt es zu einer disseminierten intravasalen Gerinnung, ähnlich wie beim Sanarelli-Shwartzman-Phänomen im Tierversuch. Das *»meningitische Syndrom«* (20) charakterisiert sich durch Vorherrschen eines Befalls der weichen Hirnhäute, mit der zugehörigen Symptomatik. Zu den häufigsten Erregern einer *Leptomeningitis purulenta* gehören Neisseria meningitidis, Streptococcus pneumoniae, verschiedene Enterobakterien, Gram-positive pyogene Kokken, Pseudomonas aeruginosa, Listeria monocytogenes, Moraxella u. a. m. *Nicht eitrige Meningitiden* beruhen z. B. auf einer Infektion durch Mycobacterium tuberculosis, Treponemen, Leptospiren, verschiedene Viren, Pilze (z. B. Cryptococcus neoformans, Candida albicans), selten Protozoen (z. B. sog. Wasseramöben) u. a. m. Das *»respiratorische Syndrom«* (21) manifestiert sich u. a. in Dyspnoe, Thoraxschmerzen, Husten und Auswurf; es ist das häufigste überhaupt, wenn man alle Virusinfekte einbezieht (s. Abb. 220, S. 1796). Von den pathogenen bakteriellen Keimen, die mit Vorliebe den Respirationstrakt besiedeln, gehören u. a. Pneumokokken, Haemophilus influenzae, Tuberkulosebakterien, ferner Streptokokken (Gruppe A), Staphylokokken, verschiedene Enterobakterien, Pseudomonas, u. U. Anaerobier, Pilze, Chlamydia psittaci, Mykoplasmen, Coxiella (Rickettsia) burneti, Pasteurella multicida u. a. Nach respiratorischer Reanimation finden sich oft noch weitere Keime, z. B. E. coli, Serratia, Proteus, Koliforme, Pseudomonas, Moraxella, Alkaligenes u. a. Beim *»Harnwegs-Syndrom«* (22) isoliert man z. B. E. coli, Proteus-Providencia, Enterobacter, Klebsiella, Pseudomonas aeruginosa, Streptococcus faecalis, andere enterogene Bakterien, pyogene Kokken, Candida albicans u. a. m. Dem *»Darm-Syndrom«* (23, »syndrome dysentérique«) liegen entweder ein Überwuchern autochthoner Keime (z. B. nach antibiotischer Therapie) oder exogene Bakterien (z. B. Shigellen, Vibrio cholerae, pathogene E. coli, Salmonellen u. a.), seltener enterotoxische Staphylokokken, Proteus, Pseudomonas, enterotoxisches Clostridium perfringens, Candida albicans u. a., zugrunde, ganz abgesehen von viralen Infektionen mit Darmbefall, Protozoonosen und Helminthiasen. Auf *Sekundärinfektionen* wurde schon früher hingewiesen (s. Abb. 212, S. 1718, und 216, S. 1757). **b** *Zusätzliche Hinweise auf den Erregernachweis bei Infektionskrankheiten.* Das *Untersuchungsmaterial* (24), das dem Erregernachweis dienen soll, muß verständlicherweise am richtigen Ort und zur richtigen Zeit (d. h. z. B. vor Einleitung der antibiotischen Therapie) entnommen werden. Dies gilt u. a. für die verschiedensten Formen von Pharyngitis (25), Rhinitis (26), Tracheobronchitis bzw. Pneumonie (27), besondere Erkrankungen, wie Mumps (28), »Harnwegssyndrome« (29), »Darm-Syndrome« (30), Eiterungen verschiedener Lokalisation und infektiös bedingte Ergüsse (31), vesikuläre Hauteruptionen (32), Gewebeinfektionen aller Art (33), Meningitiden (34) und Bakteriämien/Septikämien/Virämien/Parasitämien (35). Die *Untersuchung auf Infektionserreger* (36) gestaltet sich nur dann erfolgreich, wenn der Arzt die Anweisungen der Mikrobiologen aufs genaueste befolgt. Art der Entnahme (z. B. zum Nachweis von Anaerobiern; s. Abb. 225,

kennen. *Kulturen von Viren in vitro bzw. im bebrüteten Hühnerei* nehmen in der Regel einige Zeit in Anspruch, so daß das Resultat oft nicht mehr rechtzeitig vorliegt: Dieses Prozedere hat häufig mehr akademischen als praktischen Wert, wie übrigens jede retrospektiv gestellte Diagnose. Neuere Techniken zum raschen Virusnachweis, wie z. B. der *Radioimmunoassay* für Hepatitis B-Oberflächen- und »core«-Antigene, die »*Immun-Elektronenmikroskopie*« von Stuhlproben im Fall viral bedingter Diarrhoeen und der *Immun-Adhärenz-Test* zur Erfassung von Antikörpern, die gegen Hepatitis A-Virus gerichtet sind, haben auf diesem Gebiet Fortschritte gebracht. Es besteht indessen ein großes Bedürfnis nach einer Ausweitung solcher Methoden auf andere Viren.

Bei *bakteriellen Infektionen* ist es oft möglich, mit Hilfe sachgemäß hergestellter und gefärbter Ausstriche von Proben aus Sputum, Liquor cerebrospinalis, Eiter bzw. Exsudat und anderen Körperflüssigkeiten die *Erreger lichtmikroskopisch zu erkennen*. Diese Methode, die jedem praktischen Arzt geläufig sein sollte, wird heute leider zu wenig berücksichtigt. Ihre Anwendung drängt sich vor allem in jenen Fällen auf, in denen die Kultur des Keimes längere Zeit in Anspruch nimmt und/oder u. U. zu keinem Resultat führt (z. B. bei Infektionen durch Tuberkulose-Bakterien, Blastomyzeten, Borrelien u. a.). Die mikroskopische Diagnosestellung bewährt sich besonders bei Meningitiden (Neisseria meningitidis, Streptococcus pneumoniae, Haemophilus influenzae u. a.), Angina Plaut- Vincent

---

Abb. 218 a–d (Fortsetzung)

S. 1948), Verpackung, Übermittlung des Materials und Fragestellung sind z. T. unterschiedlich, je nachdem, ob der Verdacht eine Infektion/Infestation durch Viren (37), Rickettsien oder Chlamydien (45), Bakterien oder Pilze (51), Protozoen (60) oder Würmer (66) betrifft. Einen erheblichen Teil der letzteren kann der Arzt schon *makroskopisch* erkennen (67). In zweckmäßig hergestellten Präparaten vermag er zudem mit Hilfe der *Lichtmikroskopie* (38, 49, 52, 61 und 68) die Erreger zu erkennen, was die Fragestellung an den Mikrobiologen beeinflußt und u. U. aus Zeitgründen wichtig ist. Bei der Suche nach Spirochäten bedient man sich mit Vorteil der *Dunkelfeldmikroskopie* (53). Der *immunfluoreszenzmikroskopische* (39, 50, 54, 62 und 69) und/oder *(immun)elektronenmikroskopische Nachweis* von Erregern bzw. ihren Antigenen setzt in der Regel eine spezialisierte Ausrüstung und den Besitz geeigneter Antikörper voraus; diese Technik, die u. U. schon eine Typisierung gestattet, wird in Zukunft vermutlich an Bedeutung gewinnen, auch in pathologisch-morphologisch ausgerichteten Laboratorien. Die *Zellkultur* (41, 63a) bzw. die *Gewebekultur* (42) in vitro, die *Kultur im bebrüteten Hühnerei* (43, 48, 63b) und die *Tierversuche* (44, 46, 59, 65) sind selbstverständlich Sache des Spezialisten; um mit einem erfolgreichen Nachweis rechnen zu können, muß er aber das Material in geeigneter Form und in nützlicher Frist erhalten! Die *Xenodiagnose einer Rickettsiose* (47) wird meist ebenfalls vom Mikrobiologen gestellt. Für Bakterien- und Pilzidentifizierungen bedarf es einer *Kultur auf/in künstlichen Nährmedien in vitro*. Einfache »Kits« dieser Art sind im Handel erhältlich und können auch vom Arzt zur Anwendung gebracht werden. Der Gebrauch anspruchsvollerer *Isolier-, Differenzier- und Selektivmedien* (55, 64) sollte indessen dem geschulten Mikrobiologen vorbehalten bleiben. Dasselbe gilt für die *serologische* und – neuerdings – *Phagentypisierung* bestimmter Bakterien (56, 57). Für den Nachweis verschiedener Keime scheint sich die *Gaschromatographie* (58) als rasche und offenbar zuverlässige Methode zu bewähren. **c** *Nachweis gegen Infektionserreger gerichteter Antikörper (Auswahl).* Die oben erwähnte *Immunfluoreszenzmikroskopie* kann auch so eingesetzt werden, daß man bekannte Mikroorganismen bzw. Viren, die in Kultur gehalten werden, mit den zu untersuchenden Antikörpern zusammenbringt (88, vgl. Abb. 161, S. 1110). Auch inbezug auf *serologische Methoden* gibt man von Fall zu Fall verschiedenen Methoden den Vorzug (70, 79, 82, 91, 96). Die *Komplementbindungsreaktion* (KBR, 71, 81, 84, 92, 97) eignet sich für die meisten Systeme. Die *Komplementlyse* (72, 90) wird vor allem in der Forschung benützt (u. a. Vibrio cholerae, E. coli, Parainfluenzavirus u. a.). Die sog. *passive Hämagglutination* (PH, 73, 85, 94, 100) findet weite Verbreitung, nicht nur zum Nachweis antiviraler und antibakterieller Antikörper, sondern auch im Fall gewisser Parasitosen i. e. S. Die *Hämagglutinationshemmung* (74) spielt beim serologischen Nachweis von Virusinfektionen, wie Röteln und Influenza, eine Rolle, die sog. *Geldiffusion* (75) z. B. im Fall von Hepatitis B und Pocken. Der *Neutralisationstest* stellt eine empfindliche Methode u. a. zum Nachweis antiviraler (76) und antitoxischer (86; z. B. Antikörper gegen Diphtherie- oder Tetanustoxin) Antikörper dar. Dem *Latex-Test* (77, 102) kommt eine ähnliche Bedeutung zu wie der passiven Hämagglutination. Dem »*Radioimmunoassay*« (78) oder neuerdings dem *ELISA* (»*e*nzyme *l*inked *i*mmuno*s*orbent *a*ssay«) kommt seit wenigen Jahren – wegen der hohen Empfindlichkeit – eine zunehmende Bedeutung auf den verschiedensten Gebieten der Mikrobiologie zu. Der *Immobilisationstest* (87) beruht auf einer rasch eintretenden Hemmung der Beweglichkeit begeißelter Keime und Spirochäten durch korrespondierende Antikörper; er wird wegen seiner erheblichen Spezifität und des geringen Zeitbedarfs geschätzt. Allerdings setzt er die Dauerkultur der betreffenden Mikroorganismen voraus. Der *Kapselschwellungs-Test* (89) spielt bei der Typisierung von Pneumokokken und Klebsiellen eine wesentliche Rolle. Die *quantitative Agglutinationsreaktion nach Gruber-Widal* (83) kommt immer noch sehr oft zur Anwendung (z. B. bei Verdacht auf Typhus abdominalis, Bruzellosen u. a. m.). Ähnliche *Agglutinations- bzw. Präzipitationsreaktionen* kennt man auch für den Nachweis von Antikörpern, die gegen Protozoen gerichtet sind (93, z. B. Chagas-Krankheit, Toxoplasmose, Amöbiasis u. a.); dasselbe trifft für gewisse Formen von Helminthiasis zu (z. B. Mikropräzipitation von antikörperhaltigem Serum an den Körperöffnungen lebender Larven (Toxocariasis, Trichinosis u. a.; 98). *Flokkulations-Teste* (101) erfüllen eine ähnliche Aufgabe. *Heterogenetische Antikörper* (80, sog. Weil-Felix-Reaktion) bei gewissen Rickettsiosen haben immer noch eine große diagnostische Bedeutung (z. B. Antikörper gegen den unbegeißelten Stamm von Proteus OX_{19} bei Rocky-Mountain-»spotted fever« und bei »fièvre boutonneuse«, solche gegen Proteus OX_K bei Tsutsugamushi). Bei allen serologischen Methoden hängt der diagnostische Wert vom Vergleich sog. *paariger Seren* ab, d. h. von Serumproben, die zu Beginn der Erkrankung und 2–4 Wochen später entnommen wurden: Nur so läßt sich ein Titeranstieg nachweisen. **d** *Nachweis einer gegen mikrobielle Antikörper gerichteten zellgebundenen Immunität. Hautteste* (103) haben einen beschränkten diagnostischen Wert, es sei denn, sie ergäben erst im Verlauf der Erkrankung ein positives Resultat. Ähnliches gilt für *Lymphozytenstimulationen in vitro mit Hilfe mikrobieller Antigene* (104) bzw. die *Produktion von MIF* (vgl. dazu Abb. 158, S. 1084)

(Borrelien und fusiforme Stäbchen), Gonorrhoe, Tuberkulose, Lepra lepromatosa, Amöbiasis und anderen Protozoonosen (s. o.) sowie Infektionen durch pyogene Kokken, Candida, u. U. Gasbrand-Clostridien, Corynebacterium diphtheriae u. a. m. Für die Erkennung von Spirochäten eignet sich in der Regel die *Dunkelfeld-Mikroskopie* besser als die konventionelle Hellfeld-Mikroskopie. Mit Hilfe der *Immunfluoreszenz-Mikroskopie* lassen sich die genannten und viele weitere Keime nicht nur leichter finden, sondern bei Anwendung geeigneter Testseren bzw. von $F(ab)_2$-Fragmenten spezifischer Antikörper nicht selten sogar *typisieren*. An Stelle der Immunfluoreszenz kann auch die Immunperoxidase-Technik benützt werden; sie hat den Vorteil, daß das Lichtmikroskop benützt wird, das die Erkennung der verschiedensten Strukturen erlaubt. Der Nitroblau-Tetrazolium (NBT)-Test, der auf einer verstärkten Reduktion von NBT durch aktiv phagozytierende Neutrophile beruht, war früher u. a. für die Unterscheidung pyogener von nicht pyogenen Keimen gedacht, hat sich aber für diesen Zweck nicht geeignet. Für den Nachweis einer septischen Granulomatose (S. 1318) ist er aber immer noch sehr nützlich. *Bakterienkulturen* (S. 1696) *sollten bei jeder ernsthaften bakteriellen Infektion angelegt werden*, nicht nur wegen der *Identifizierung der Keime*, sondern auch wegen der *Resistenzprüfung inbezug auf Antibiotika* (S. 1781). Dabei ist es von größter Wichtigkeit, daß man zumindest die ersten Proben, die der mikrobiologischen Untersuchung zugeleitet werden, *vor Beginn der Behandlung mit Antibiotika bzw. Chemotherapeutika* entnimmt! In besonderen Fällen – und soweit es sich in medizinischer Hinsicht verantworten läßt – empfiehlt es sich sogar, vor der Verabreichung antimikrobieller Mittel in kürzeren Zeitabständen mehrmals Material für die bakteriologische Prüfung zu gewinnen (s. u.: Diagnose von Bakteriämie und Sepsis). Dem Mikrobiologen wird die Aufgabe stark erleichtert, wenn ihm der Arzt möglichst gut begründete Verdachtsdiagnosen mitteilt; andernfalls werden u. U. nicht die geeigneten Nährböden für die Überimpfung gewählt (S. 1696). Abgesehen von Bakterienkulturen, bedient man sich bei Verdacht auf gewisse Infektionskrankheiten, wie Tuberkulose, einzelne Mykosen, Rickettsiosen, Weil'sche Krankheit, Rattenbißkrankheit u. a., des *Tierversuches*; dabei werden vor allem Mäuse und/oder Meerschweinchen inokuliert. Dieses Vorgehen ist nicht ohne Gefahr und nimmt einige Zeit in Anspruch, aber hie und da gelingt es nur auf diese Weise, den pathogenen Keim zu züchten. Verschiedene Viren lassen sich ebenfalls durch Tierversuche isolieren. Neuere Methoden der bakteriologischen Diagnostik, die grundsätzlich in kurzer Zeit ein Resultat bringen könnten, umfassen u. a. die *Gaschromatographie*; dieses Verfahren befindet sich indessen immer noch im Experimentierstadium. Besondere Umsicht muß der Arzt bei Verdacht auf *Bakteriämie bzw. Sepsis* walten lassen. Wie schon erwähnt wurde, kommt es bei vielen Infektionskrankheiten in einer frühen Phase zum Eintritt von Keimen in die Blutbahn und einer transitorischen Bakteriämie. In der weit überwiegenden Zahl der Fälle werden diese Keime jedoch rasch aus der Blutbahn entfernt, vor allem durch das Makrophagensystem (S. 1074). Dieser Vorgang geht oft mit einem Fieberanstieg einher, so daß – wenn immer möglich – Blut zum Anlegen von Kulturen *vor* einer erwarteten »Fieberzacke« entnommen werden sollte. Bei Patienten mit einem febrilen Zustand unbekannter Aetiologie (u. a. fragliche Bakteriämie oder Sepsis) sollten, soweit es sich inbezug auf das Hinausschieben der antibiotischen Therapie verantworten läßt, alle 6–12 Std Blutproben für die mikrobiologische Untersuchung gewonnen werden. In der Regel genügen total 6 Entnahmen; darüber hinauszugehen rechtfertigt sich in der Regel nicht, da die Wahrscheinlichkeit eines »falsch negativen« Resultates der *Blutkulturen* dann nicht mehr wesentlich geringer wird. Bei einzelnen Infektionskrankheiten, wie beim Typhus abdominalis und bei Bruzellosen, kann die *Kultur von Knochenmark* derjenigen von Blut überlegen sein. Verschiedentlich wurde berichtet, bei Bestehen einer Bakteriämie oder Sepsis ergäbe die Kultur arteriellen Blutes eine bessere Ausbeute als die von venösem Blut. Viele Mikrobiologen bezweifeln die Richtigkeit dieser Aussage; eine Ausnahme bilden vielleicht z. B. bakterielle Endokarditiden, da in solchen Fällen die Streuungsquelle meist an Klappen der linken Herzhälfte liegt. Bei Bestehen einer Bakteriämie bzw. Sepsis genügt es in der Regel nicht, diese qualitativ nachzuweisen; vielmehr ist man auch daran interessiert, etwas über die *Keimzahl* zu erfahren, die z. B. durch das Zählen von Einzelkolonien (S. 1697) einigermaßen ermittelt werden kann. Keimzählungen haben eine große prognostische Bedeutung und geben nicht selten inbezug auf die Quelle der Infektion wertvolle Hinweise. So stammen z. B. die Keime bei Vorliegen einer großen Zahl von Bakterien im Blut, ohne daß der Patient schwere klinische Erscheinungen aufwiese, mehrheitlich von kontaminierten extrakorporalen Quellen, z. B. von Infusionsbestecken oder allenfalls angelegten arteriovenösen Shunts.

Serologische Untersuchungen, d. h. der Nachweis eines *Anstieges* – oder allenfalls *Absinkens* – eines spezifischen *Antikörper-Titers* im Blut, liefern indirekte Hinweise auf die Aetiologie des infektiösen Geschehens. In manchen Fällen empfiehlt es sich, von jeder Blutprobe etwas Serum tiefgefroren aufzubewahren, so daß nötigenfalls Antikörpertiter-Kurven noch nachträglich erstellt werden können. Bei der Beurteilung derartiger Resultate ist früher vorgenommenen *Vakzinationen* Rechnung zu tragen; ebenso ist es oft möglich zu erfahren, ob der betreffende Patient mit einem bestimmten mikrobiellen Antigen erstmalig oder wiederholt in Berührung gekommen war, indem sich primäre und anamnestische Immunreaktionen meist deutlich unterscheiden (S. 1080). Zuverlässige Angaben erhält man vor allem bei der Prüfung der neutralisierenden bzw. protektiven Wirkung eines Antikörpers, aber andere Methoden, wie die passive Hämagglutination bzw. der Hämagglutinations-Hemmungs-Test u. a. m. tragen ebenfalls zur besseren Beurteilung des Krankheitsverlaufes bei. Bei verschiedenen Infektionskrankheiten kommen *Kreuzreaktionen* vor, die es jeweils zu berücksichtigen gilt.

Hauttests haben hinsichtlich der Diagnosestellung in vielen Fällen nur einen beschränkten Wert. Ein positiver Ausfall sagt im Grunde genommen nichts anderes aus, als daß das betreffende Individuum schon einmal mit dem geprüften mikrobiellen Antigen in Berührung gekommen war; nicht selten liegt dies jedoch Jahre zurück. Einen guten Hinweis auf eine frische Infektion liefert der Nachweis eines »positiv Werdens« der Überempfindlichkeitsreaktion vom verzögerten Typ im Verlauf der Erkrankung. Dies setzt jedoch voraus, daß ein negatives Resultat aus der Zeit vor der Erkrankung vorliegt. Negative Resultate von Hauttests schließen eine Infektion durch die betreffenden Erreger nicht aus (vgl. dazu Lepra lepromatosa und andere Fälle von »*Anergie*«). Nützliche Dienste erweisen die Intrakutan-Teste bei epidemiologischen Untersuchungen ganzer Bevölkerungsteile.

Bei gewissen Infektionskrankheiten bietet die *histologische oder zytologische Untersuchung bioptisch entnommenen Materials* die Möglichkeit, den Prozeß als solchen zu erkennen oder zumindest in die engere Wahl der Differentialdiagnose zu bringen. Dies gilt beispielsweise für den Nachweis verkäsender Epitheloidzellentuberkel bei Tuberkulose, das Vorfinden mehr oder weniger typischer Einschlußkörper oder anderer struktureller Besonderheiten. In gewissen Fällen, wie bei Lepra lepromatosa, kutaner Leishmaniasis und anderen Protozöonosen sowie bei Befall durch Würmer, wird die ätiologische Diagnose in der Regel histologisch gestellt.

Abschließend sei nochmals hervorgehoben, daß in vielen – allerdings nicht allen (s. o.) – Fällen der mikrobiologische Nachweis eines Keimes nicht notwendigerweise bedeutet, die betreffende Infektionskrankheit sei durch diesen Mikroorganismus verursacht. Diese Befunde müssen in den Rahmen des *klinischen Gesamtbildes* gestellt werden, um richtig beurteilt werden zu können.

Beispiele zum Erregernachweis bei Infektionskrankheiten:

- *Virologisch-mikroskopische Diagnosen* sind z. B. bei Tollwut (Negri-Körperchen) und bei Zytomegalie schon mit Hilfe der konventionellen *Lichtmikroskopie* möglich. *Elektronenmikroskopisch* lassen sich u. a. Pocken, Herpes und Varizellen differenzieren sowie die Erreger bei viral bedingten Diarrhoen erkennen.
- *Bakteriologisch-mikroskopische Verdachtsdiagnosen* mit z. T. an Sicherheit grenzender Aussagekraft stellt man z. B. bei Meningitis (Pneumokokken, Neisserien, Staphylokokken, Gram-negative Stäbchenbakterien u. a. m.), Diphtherie, Otitis media purulenta, Harnwegsinfekten, Infektionen im Rahmen der Ophthalmologie u. a. m.
- *Lichtmikroskopisch sichere Diagnosen* erreicht man z. B. bei Vorliegen von Protozoonosen und Helminthiasis.
- *Bakterienkulturen* sind in allen Fällen anzulegen, in denen das Resultat therapeutische Konsequenzen hat, z. B. bei Typhus abdominalis, Tuberkulose, Bruzellose, verschiedenen Formen von bakterieller Sepsis, Listeriose, ferner bei lokalen Infekten (Harnwegsinfekte, Abszesse, Osteomyelitis u. a. m.). *Resistenzprüfungen* sind hier sehr wichtig.
- *Pilze* müssen in der Regel kultiviert werden, bevor eine zuverlässige Typisierung möglich ist.
- Zu den *virologischen Diagnosen mit therapeutischen Konsequenzen* gehören – neben manchen anderen – die Coxsackie-Infektion, die Enzephalitis bzw. Meningoenzephalitis und die lymphozytäre Choriomeningitis. Aus *epidemiologischen Gründen* hat die virologische Diagnostik von Infektionen des Respirationstraktes große Bedeutung.
- Die *anatomische Lokalisation* und der zugehörige *Symptomenkomplex* engt häufig die Zahl der in Betracht fallenden pathogenen Mikroorganismen ein. Beispielsweise bewirkt Streptococcus pneumoniae üblicherweise Infektionen der Lungen, z. T. auch der Meningen, der serösen Häute, der Gelenke und anderer Strukturen, fast nie aber der Nieren. Infektionen durch Haemophilus influenzae beschränken sich fast ausschließlich auf den Respirationstrakt, eingeschlossen die Lungen, sowie die weichen Hirnhäute. Multiple Lungenabszesse sind sehr verdächtig auf eine hämatogene Aussaat von Staphylokokken, und septisch-metastatische Hautläsionen lassen u. a. an Pseudomonas denken.
- Lokalisation und Ausbreitungsweise von *Exanthemen* geben in manchen Fällen einen Hinweis auf die Aetiologie, z. B. Beginn am Rumpf bei Fleckfieber, an den Extremitäten bei »Rocky Mountain spotted fever«. Die Hintergründe dieses unterschiedlichen Verhaltens sind nicht bekannt.
- Eine *kontinuierliche Bakteriämie* findet sich u. a. in der ersten Woche bei Typhus abdominalis und bei Bruzellosen, ferner bei Vorliegen intravaskulärer Infektionen, wie einer bakteriellen Endokarditis oder einer septischen Thrombose.
- Bei verschiedenen Krankheiten steigt der Titer von *Serumantikörpern* an, die *mit Antigenen anderer Herkunft als der krankmachenden Keime reagieren*, z. B. heterophile Agglutinine bei Mononucleosis infectiosa, Kälteagglutinine bei Mykoplasma-Pneumonien, Agglutination besonderer Stämme von Proteus bei Rickettsiosen, Antikörper gegen Kardiolipin bei Lues (Wassermann'sche Reaktion) u. a. m.
- *Hautteste* zum Nachweis einer zellgebundenen Immunität gegen die betreffenden Antigene existieren für die verschiedensten Infektionskrankheiten (u. a. Mumps, Lymphogranuloma venereum, Katzenkratz-Krankheit, Ulcus molle, Tuberkulose, Lepra, Tularämie, Rotz, Blastomykose, Histoplasmose, Kokzidioidomykose, Toxoplasmose u. a. m.). Bei disseminierter Infektion durch die entsprechenden infektiösen Agentien kann die Reaktion auf intradermale Injektion des Antigens negativ ausfallen (»Anergie«).
- Bei *Helminthiasis* (z. B. Trichinose, Filariasis u. a.) läßt sich an der Haut nicht selten eine Überempfindlichkeitsreaktion vom *Soforttyp* (S. 1098) auslösen.
- Der Nachweis von *Candida albicans* mit Hilfe einer Stuhlkultur heißt nicht notwendigerweise, daß allenfalls bestehende intestinale Störungen auf diesen Keim zurückzuführen sind.

185.3. Kurzer allgemeiner Kommentar zur Therapie von Infektionskrankheiten

Die Behandlung von Infektionen bzw. Infektionskrankheiten richtet sich in erster Linie auf die *Bekämpfung des Infektionserregers*. Darüber hinaus ist es in manchen Fällen nötig, die *anatomischen Voraussetzungen für eine Abheilung* zu verbessern oder gar erst herzustellen (z. B. Drainage eines Abszesses, Exzision zerstörter Gewebeteile, Behebung von Stenosen, Entfernung von Fremdkörpern und weitere *chirurgische* bzw. sog. *physikalische Maßnahmen*). Ferner ist es in manchen Fällen möglich, die *Reaktion des Wirtsorganismus im günstigen Sinn zu beeinflussen*, z. B. prophylaktisch im Sinn aktiver *Schutzimpfungen*, prophylaktisch und therapeutisch in Form der sog. *Serumtherapie* (Injektion von Antikörpern mit bestimmter Spezifität) und therapeutisch durch eine abgewogene *Beeinflussung der entzündlichen und/oder Immun-Reaktion des Wirtsorganismus*, wozu heute in erster Linie *Glukokortikosteroide* herangezogen werden, eine oft sehr nützliche, aber keineswegs ungefährliche Maßnahme. Entzündungsfördernde oder – noch eher – immunstimulatorische Agentien, wie sie z. B. im Rahmen der Therapie bösartiger Geschwülste diskutiert werden (S. 1130), sind hinsichtlich der Therapie von Infektionskrankheiten zur Zeit wenig verbreitet. Teste mit Interferon-Induktoren (S. 1733) sind noch im Experimentierstadium, und Versuche, die zellgebundene Immunität zu verbessern (z. B. Transfer-Faktor (S. 1064)), haben nur bei einzelnen Infektionen ermutigende Resultate gebracht. Dasselbe gilt für eine unspezifische Steigerung der Antikörperproduktion. Allerdings ist hier beizufügen, daß »*roborierende*« *Mittel*, wie Vitamine, und die *Hebung des Ernährungszustandes* in manchen Fällen von Infektionskrankheiten u. a. die Fähigkeit des Organismus zum Vollzug kraftvoller entzündlicher Reaktionen und die Immunkapazität steigern und auf diese Weise unterstützend wirken dürften.

Hinweise auf »physikalische«, d. h. meist chirurgische Eingriffe bei infektiösen Prozessen

Seit langem weiß man, daß »reife« *Abszesse*, *Empyeme* einer gewissen Größe und erhebliche *Eiteransammlungen anderer Art* am besten so behandelt werden, daß man den letzteren einen Ablauf verschafft, d. h. sie *punktiert*, *inzidiert* und/oder *drainiert*, manchmal auch einfach eine *Stenose*, die den Abfluß aus einem Hohlraumsystem behindert, *eliminiert:* Diese Aufgaben fallen in erster Linie dem *Chirurgen* zu. Ähnliches gilt für die *Entfernung nekrotischer Gewebeteile*, deren Belassen im Körper die Infektionsgefahr steigert. Neuerdings ist man in dieser Hinsicht wesentlich aggressiver als früher, indem z. B. chronische und/oder besonders gefährliche Infektionsherde nicht selten operativ entfernt werden.

Beispiele (vgl. dazu Kapitel 148 (S. 1337):

- Durch *Inzision* können z. B. mehr oberflächlich gelegene Abszesse, wie »reife« Furunkel, Karbunkel, Schweißdrüsenabszesse und Abszesse im Kiefer-Gesichtsbereich, angegangen werden. Auch hier ist für eine genügende Drainage zu sorgen.
- *Tief gelegene Abszesse und Empyeme* (z. B. der subphrenische »Abszeß«) *müssen gesucht werden*, wozu u. U. diagnostische Punktionen notwendig sind. Nach gesicherter Diagnose ist für eine wirkungsvolle Drainage zu sorgen, so daß die Abszeßwände schrittweise kollabieren und verwachsen können.
- Eine chronische, auf einen Lappen beschränkte *Lungentuberkulose* wird heute oft durch Lobektomie behandelt.
- Bei *Gasbrand* müssen die betroffenen Weichteile breit eröffnet, und das nekrotische Gewebe exzidiert werden.

Antiinfektiöse Chemotherapie, mit besonderer Berücksichtigung der Antibiotika

Die *Chemotherapie*, d. h. die Behandlung infektiöser Krankheiten mit antimikrobiellen chemischen Substanzen, die eine gegen Mikroorganismen gerichtete, mehr oder weniger selektive Toxizität aufweisen, ist Sache eines eigenen Wissenschaftszweiges geworden, der vor allem in der Pharmakologie und Mikrobiologie beheimatet ist. Unter den Oberbegriff »*Chemotherapeutika*« fallen auch die *Antibiotika*, d. h. antimikrobiell wirksame Stoffwechselprodukte von Bakterien und Pilzen. Fragen im Zusammenhang mit der antiviralen Therapie werden im Kapitel 186 (S. 1788 ff.) gestreift, solche der Behandlung von Parasitosen (Infektionen bzw. Infestationen durch tierische Parasiten) kommen in den Kapiteln 202 (S. 2068) und 203 (S. 2122) zur Sprache. Nachfolgend werden nur einige Bemerkungen zur *antibakteriellen und antimykotischen Chemotherapie* gemacht, soweit diese die Problematik von Krankheitsmechanismen streift (vgl. dazu Tabelle 107).

Das *Wirkungsspektrum* chemotherapeutischer Mittel, die sich gegen Mikroorganismen richten, kann *schmal* sein. Dies ist der Fall, wenn sich der Wirkungsmechanismus gegen metabolische Schritte bzw. Enzyme oder Strukturen richtet, die nur einigen Bakterien- oder Pilzspezies eigen sind. Chemotherapeutika mit *mittlerem Wirkungsspektrum* beeinflussen demgegenüber eine größere Zahl verschiedener Arten von Keimen, offenbar deshalb, weil sie weiter verbreitete Stoffwechselvorgänge hemmen und/oder Strukturen stören, die den verschiedensten Erregern gemein sind. Noch mehr trifft dies für *Breitspektrum-Chemotherapeutika*, wie die Tetrazykline, zu, die neben normalen Bakterien auch L-Formen, ferner Mykoplasmen, Chlamydien und Rickettsien schädigen.

Seit langem ist es üblich, antiinfektiöse Chemotherapeutika inbezug auf die sog. *Wirkungsqualität (Wirkungstyp)* in *bakteriostatische* und *bakteriolytische Mittel* zu unterteilen. Obwohl in der Praxis von einem gewissen Wert, ist diese Klassierung wissenschaftlich nicht befriedigend und z. T. sogar unrichtig: Man kennt zahlreiche antiinfektiöse Chemotherapeutika, die sowohl bakteriostatisch wie bakteriolytisch wirken, so daß es sich empfiehlt, den einen oder den anderen Effekt bloß als »vorwiegend« zu bezeichnen. Vorwiegend bakteriostatisch ist z. B. die Wirkung der Tetrazykline. Unter den bakteriziden Substanzen finden sich solche, die ihren Effekt nur auf Keime in der Teilungsphase ausüben (z. B. Penizilline), während andere Mittel Mikroorganismen weitgehend unabhängig von deren Entwicklungsstadium bzw. Stoffwechsellage zu zerstören vermögen (Beispiel: Polymyxine).

Für die antiinfektiöse Wirkung eines Chemotherapeutikums in vivo sind – abgesehen von dem eigentlichen Wirkungsmechanismus – auch seine Resorbierbarkeit im Darm und weitere *pharmakokinetische Parameter* von großer Bedeutung (vgl. dazu Abb. 200 (S. 1501) und 201 (S. 1504)). Als Faustregel kann gelten, daß

Tabelle 107. Kurze Übersicht über einige antiinfektiöse Chemotherapeutika, insbesondere Antibiotika

Stoffgruppe (alphabetisch)	Substanzen	Wirkungsmechanismus	Wirkungsspektrum	In der Regel empfindliche Keime (Beispiele)	Bemerkungen
Aminoglykoside	Streptomyzin Dihydrostreptomyzin			Mycobacterium tuberculosis; Yersinia tularensis; Streptococcus viridans; Streptococcus faecalis (Enterokokken); weitere Gram-negative und viele Gram-positive Bakterien;	Ototoxizität; Nephrotoxizität; Resistenzprobleme
	Kanamyzin	Störung der Translation (Proteinsynthese); bakterizid	Mäßig breit	Streptococcus faecalis; Klebsiella sp.; Enterobacter aerogenes; E. coli; Proteus und andere Gram-negative sowie viele Gram-positive Bakterien;	Ototoxizität; Nephrotoxizität
	Tobramyzin Amikazin Neomyzin Gentamizin			Ähnlich wie bei Kanamyzin Pseudomonas	Ähnlich wie bei Kanamyzin Empfohlen z. B. bei Klebsiella-Harnwegsinfekt, Pseudomonas-Infektionen
	Sisomyzin				Wie Tobramyzin und Gentamizin; u. U. toxisch
Chloramphenikol	Chloramphenikol Thiamphenikol	Störung der Translation (Proteinsynthese); eher »bakteriostatisch«	Breit	Neben typischen Bakterien auch Rickettsien, Chlamydien und Mykoplasmen	Empfohlen gegen Salmonella typhi, Bacteroides sp., z. T. Haemophilus influenzae u. a. Gefahr der aplastischen Anämie.
Pyrimidin-Analoge	5-Fluorzytosin	Störung der RNA-Synthese; vor allem fungistatisch	Antimykotikum	Verschiedene menschenpathogene Pilze	
Fosfomyzin	Fosfomyzin	Störung der Zellwandsynthese (Murein); bakterizid in der Teilungsphase	Breit	Verschiedene Gram-negative und viele Gram-positive Bakterien	
Imidazole	Kotrimazol (Cotrimazol)	Ungeklärt	Antimykotikum; fungistatisch	Verschiedene menschenpathogene Pilze	
Linkomyzine (Lincomyzine)	Linkomyzin (Lincomycin) Klindamyzin (Clindamycin)	Störung der Translation (Proteinsynthese); vorwiegend bakteriostatisch	Schmal	Gram-positive Bakterien; Gram-negative Anaerobier, u. a. Bacteroides sp.	Gutes Eindringen in den Knochen
Makrolide	Erythromyzin	Störung der Translation (Proteinsynthese); vorwiegend bakteriostatisch	Schmal	Gram-positive Bakterien, z. B. Staphylococcus aureus; Haemophilus influenzae; Mycoplasma pneumoniae	Resistenzprobleme bei Staphylokokken
Nalidixinsäure	Nalidixinsäure	Unbekannt; vorwiegend bakteriostatisch	Schmal	Enterobacter aerogenes; Indol-positive Proteus sp. und weitere Gram-negative Bakterien	Vorteilhaft nur bei Harnwegsinfektionen
Nitrofurane	Nitrofurantoin	Unbekannt; vorwiegend bakteriostatisch	Breit	Escherichia coli und weitere Gram-negative sowie Gram-positive Bakterien	Nitrofurantoin empfohlen bei Harnwegsinfektionen durch E. coli

Tabelle 107 (Fortsetzung)

Stoffgruppe (alphabetisch)	Substanzen	Wirkungsmechanismus	Wirkungsspektrum	In der Regel empfindliche Keime (Beispiele)	Bemerkungen
Penizilline	Penizillin G Penizillin V	Störung der Zellwandsynthese (Murein); bakterizid in Teilungsphase	Schmal	Streptococcus pneumoniae; Streptococcus pyogenes (Gruppe A); Streptococcus viridans u. a.; Neisseria meningitidis; Neisseria gonorrhoeae u. a.	Vorsicht bei Allergie
	Methizillin Oxazillin Kloxazillin (Cloxacillin) Dikloxazillin Flukloxazillin	Störung der Zellwandsynthese (Murein); bakterizid in Teilungsphase	Schmal	Staphylococcus aureus und andere Gram-positive Bakterien	Resistent gegen Penizillin-β-Laktamase der Staphylokokken
	Ampizillin Amoxyzillin Epizillin u. a.	Störung der Zellwandsynthese (Murein); bakterizid in Teilungsphase	Mäßig breit	Escherichia coli; Proteus mirabilis; Haemophilus influenzae; Salmonella; Shigella; Streptococcus faecalis und weitere Gram-positive sowie Gram-negative Bakterien	Empfindlich gegen Penizillin-β-Laktamase der Staphylokokken; Vorsicht bei Allergie
Polyene	Amphoterizin B Nystatin	Schädigung der Zytoplasmamembran; fungizid	Antimykotikum	Verschiedene menschenpathogene Pilze	Nephrotoxizität; Nystatin nur oral oder lokal
Polypeptide	Bazitrazin (Bacitracin)	Störung der Zellwandsynthese (Murein); bakterizid in Teilungsphase	Schmal	Gram-positive Bakterien	Wegen Nephrotoxizität vor allem lokale Anwendung
	Polymyxin B Kolistin (Colistin)	Schädigung der Zytoplasmamembran; bakterizid	Schmal	Kolistin wirkt u. a. gegen Harnwegsinfektionen durch Pseudomonas Weitere Gram-negative Keime	Neurotoxizität; Nephrotoxizität
Rifamyzine	Rifamyzin SV (Rifamycin SV)	Hemmung der RNA-Polymerase und damit der Proteinsynthese; vorwiegend bakteriostatisch	Schmal	Mycobacterium tuberculosis; Gram-positive Bakterien	Oft rasch Entwicklung einer Resistenz (in Kombination mit andern Mitteln zuverlässiger)
Sulfonamide	Sulfamethoxazol Sulfafurazol u. a.	Kompetition mit p-Aminobenzoesäure, daher Hemmung der Dihydro-Folsäure-Synthese; bakteriostatisch	Breit	Gram-positive und Gram-negative Bakterien; Chlamydien u. a.	Resistenzprobleme; Synergismus mit Trimethoprim
Tetrazykline	Tetrazyklin Oxytetrazyklin Chlortetrazyklin Demethylchlortetrazyklin Rolitetrazyklin Methazyklin Doxyzyklin u. a.	Störung der Translation (Proteinsynthese); vorwiegend bakteriostatisch	Breit	Haemophilus influenzae; Escherichia coli; Mycobacterium tuberculosis; viele weitere Bakterien, eingeschlossen Mykoplasmen, Rikkettsien und Chlamydien	Resistenzprobleme; Ablagerung in Knochen und Zähnen des wachsenden Organismus
Trimethoprim	Trimethoprim	Hemmung der Dihydrofolsäure-Reduktase; vorwiegend bakteriostatisch	Breit	Viele Gram-positive und Gram-negative Bakterien; Protozoen	Synergismus mit Sulfonamiden: dann oft bakterizide Wirkung
Vankomyzin	Vankomyzin	Störung der Zellwandsynthese (Murein); bakterzid in Teilungsphase	Schmal	Staphylococcus aureus; andere Gram-positive Bakterien	Nephrotoxizität; Vorsicht bei Allergie; u. U. Phlebothrombose

Tabelle 107 (Fortsetzung)

Stoffgruppe (alphabetisch)	Substanzen	Wirkungsmechanismus	Wirkungsspektrum	In der Regel empfindliche Keime (Beispiele)	Bemerkungen
Zephalosporine (Cephalosporine)	Zephaloridin Zephalothin Zephalexin Zephazolin Zephazetril u. a.	Störung der Zellwandsynthese (Murein); bakterizid in Teilungsphase	Mäßig breit	Staphylococcus aureus; Klebsiella sp.; Escherichia coli; Proteus mirabilis und weitere, Gram-positive sowie Gram-negative Bakterien	Resistent gegen Penizillin-β-Laktamase der Staphylokokken; oft keine Kreuzallergie mit Penizillinen

eine antimikrobielle Substanz *in freier, d. h. nicht an Proteine gebundener Form* und am Ort, wo sich die Keime befinden, in einer *Mindestkonzentration* vorhanden sein muß, um ihre Wirkung entfalten zu können. Die Faktoren, die hier ins Spiel kommen, entsprechen durchaus denen, die im Rahmen der Abschnitte über Toxokinetik zur Sprache kamen (S. 1496). Stärke und Art der *Bindung eines Chemotherapeutikums an Eiweißkörper des Blutplasmas* sowie die Beziehungen zwischen »*Blutspiegel*« und »*Wirkungsortspiegel*« hängen nicht nur von der chemischen Beschaffenheit der betreffenden Substanz, sondern z. B. von pH, Durchblutung des betreffenden Gewebes, Transportmechanismen im Bereich von Membranen u. a. m. ab. Eine erhebliche Bindung z. B. eines Antibiotikums an Plasmaproteine des Blutes bedingt eine relativ geringere Verfügbarkeit von freiem Wirkstoff am gewünschten Ort, hat aber umgekehrt einen gewissen Depoteffekt. Weiterhin ist zu berücksichtigen, daß antiinfektiöse Chemotherapeutika – wie fast alle Xenobiotika – in der *Leber* durch Oxidation, Reduktion, Hydrolyse oder Konjugationsprozesse umgewandelt, d. h. in der Regel inaktiviert werden und dann meist über die *Nieren* zur Ausscheidung gelangen. Dies bedeutet, daß Erkrankungen der letzteren und/oder der Leber beträchtliche Störungen nach sich ziehen und u. U. zur Anhäufung der betreffenden Substanz in toxischen Konzentrationen führen können. Verschiedene Chemotherapeutika, im besonderen auch Antibiotika, entfalten bei Nichtbeachten von Grundsätzen der Toxikologie eine z. T. nicht ungefährliche giftige Wirkung auf den Wirtsorganismus, vor allem bei absoluter oder relativer Überdosierung. Zudem besteht die Möglichkeit sog. *allergischer Reaktionen* (z. B. Penizillinallergie, S. 1551). Von den »*biologischen Nebenwirkungen*«, als die man vor allem die Beeinflussung der normalen Mikroflora bezeichnet, ist vor allem das Überwuchern resistenter Keime zu nennen (s. *Superinfektion*, S. 1765).

Die *Wirkungsmechanismen* antiinfektiöser Chemotherapeutika wurden schon erörtert (S. 1698). Es sei hier lediglich daran erinnert, daß diese verschiedene Funktionen bzw. Strukturen der Keime betreffen, z. B. *Störung der Tetrahydrofolsäuresynthese* (z. B. Sulfonamide, Trimethoprim), *Beeinträchtigung der Mureinsynthese* (β-Laktam-Antibiotika, im besonderen Penizilline und Zephalosporine; ferner Vankomyzin, Zykloserin, Bazitrazin, Fosfomyzin u. a.), *Hemmung bzw. Störung von Transskription* (z. B. Rifamyzine) *oder Translation* (Streptomyzine, Aminoglykosid-Antibiotika, Tetrazykline, Chloramphenikol, Erythromyzin, Linkomyzin u. a.) und *Veränderungen der Zytoplasmamembran* (z. B. Polymyxine (Polypeptid-Antibiotika) sowie Amphoterizin und Nystatin (Polyen-Antibiotika)).

Die *bakterielle Resistenz* gegenüber antiinfektiösen Chemotherapeutika kann *natürlich* oder *erworben* sein. Die Mechanismen der *genetischen Variabilität* als einer wesentlichen Grundlage des Auftretens resistenter Varianten wurden bereits diskutiert (S. 1689). Wir haben ebenfalls schon festgestellt, daß den Chemotherapeutika beim Entstehen resistenter Bakterienstämme eine entscheidende Bedeutung zukommt (S. 1700). Grundsätzlich macht man die Beobachtung, daß umso eher und mehr resistente Stämme auftreten, je mehr Chemotherapeutika zur Anwendung kommen. Die Mechanismen, die der *phänotypischen Resistenz* von Bakterien zugrunde liegen, umfassen u. a. die *Produktion von Enzymen, die die antiinfektiös wirksame Substanz inaktivieren.* Eine weitere Möglichkeit besteht darin, daß die Keime Enzyme oder andere Strukturen bilden, die zu den betreffenden Chemotherapeutika eine geringe Affinität haben und daher *keine empfindlichen Angriffspunkte* mehr darstellen. Die herabgesetzte Fähigkeit zum Transport bestimmter Substanzen durch die Zellmembran, so daß weniger Wirkstoff ins Zellinnere gelangt, entspricht ebenfalls einem Prinzip der bakteriellen Resistenz, das verschiedentlich nachgewiesen werden kann. Die Bakterien können ferner der durch ein Chemotherapeutikum bedingten *Hemmung eines Enzyms durch vermehrte Produktion des letzteren entgegenwirken.* Es kommt auch vor, daß der Keim einen *Metaboliten*, der die *antiinfektiöse Substanz antagonisiert,* in größeren Mengen herstellt. Schließlich kann ein Chemotherapeutikum-bedingter *Block im Metabolismus des Bakteriums umgangen* werden. *Resistenzprüfungen in vitro* umfassen den *Reihenverdünnungstest*, mit dem die *minimale Hemmkonzentration (MHK)* ermittelt wird, und den weniger aufwendigen *Agardiffusionstest.* Bei der Beurteilung der Ergebnisse gilt es, die MHK-Werte mit den am Infektionsort bei Normdosierung vorliegenden Konzentrationen des freien, d. h. nicht proteingebundenen Chemotherapeutikums in Beziehung zu setzen.

Da die verschiedenen Parameter in der Regel nicht genau bestimmt werden können, benützt man Durchschnittswerte, die auf pharmakokinetischen Messungen und klinischen Erfahrungen beruhen. Die auf derartigen Daten gegründeten Grenzwerte zur Unterscheidung empfindlicher und resistenter Bakterienstämme können daher nur als *Richtzahlen* dienen. Resistenzprüfungen in vitro, im besonderen die Erstellung eines sog. *Antibiogramms*, sind erforderlich bei Infektionen u. a. durch Staphylokokken, hämolysierende Streptokokken, vergrünende Streptokokken, Pneumokokken, Enterokokken, Spezies der Enterobacteriaceae (E. coli, Aerobacter/Klebsiella, Proteus, Citrobacter, Shigella, Salmonella und Serratia), Haemophilus influenzae, Pseudomonas, anaerobe Keime (außer Clostridien), Tuberkulosebakterien und atypische Mykobakterien sowie Candida albicans. Bei anderen Bakterien, die sich seit Jahren geeigneten antiinfektiösen Substanzen gegenüber als empfindlich erwiesen haben, ist die Ermittlung eines Antibiogramms nicht notwendig (z. B. Clostridien, Bordetella pertussis, Bruzellen, Yersinien, Bacillus anthracis, verschiedene Corynebakterien, Aktinomyzeten, Spirochäten, Leptospiren, Rickettsien und Mykoplasmen). Mögliche *Ursachen einer Diskrepanz zwischen Antibiogramm und Therapieerfolg* sind u. a. die folgenden: Prüfung eines falschen Keimes; unsachgemäße Durchführung der Resistenzprobe; Erregerwechsel; Wahl des falschen Chemotherapeutikums; ungenügende Dosierung (z. B. eines Antibiotikums); ungeeignete Art der Applikation eines Chemotherapeutikums; herabgesetzte Immunkapazität des Wirtsorganismus (s. u.), z. B. infolge Virusinfektion, medikamentöser Immunsuppression, Glukokortikoid-Therapie, Urämie, Diabetes mellitus, Defektimmunopathie u. a.; schlechte Vaskularisation des infizierten Gebietes und daher ungenügende Diffusion des Medikamentes in diese Herde hinein (z. B. Nekrose, größere Abszesse, Vorhandensein dicker Bindegewebskapseln, umfangreiche gefäßarme Granulome u. a. m.); zu große Zahl von Keimen am Infektionsherd; Selbstheilung.

Nicht selten greift man bei der Behandlung infektiöser Prozesse zur sog. *Kombinationstherapie*, d. h. der gleichzeitigen Anwendung mehrerer Chemotherapeutika. Eine solche Maßnahme rechtfertigt sich z. B. bei gefährlichen Infektionen, deren Erreger zunächst nicht bekannt sind, zudem bei Mischinfektionen, bei denen ein breiteres Wirkungsspektrum erwünscht ist, ferner zur Verringerung toxischer Effekte der einzelnen antiinfektiösen Mittel, im besonderen von Antibiotika. Zum letztgenannten Zweck setzt man manchmal in relativ kurzen Zeitabständen auch ein Mittel nach dem andern ein. Besonders vorteilhaft kann die Potenzierung von Einzeleffekten sein, aber Antagonismen werden beobachtet, z. B. bei Kombinationen von Bakteriostatika mit Substanzen, die in der Teilungsphase bakterizid wirken.

Eine *Chemoprophylaxe* wird in der Regel nur in besonderen Fällen bzw. bei gewissen Infektionskrankheiten empfohlen, z. B. bei Malaria, rheumatischem Fieber, zystischer Pankreasfibrose mit Lungenbefall, rekurrierender Pyelonephritis, Rhinorrhoe, chirurgischen Eingriffen an bakteriell besiedelten Hohlorganen, ferner in der Herzchirurgie, bei größeren Amputationen wegen arteriellen Durchblutungsstörungen sowie bei Patienten mit schwer gestörter Infektabwehr. Meist muß von Fall zu Fall entschieden werden, ob der zu erwartende Nutzen einer Chemoprophylaxe über die – an sich schwerwiegenden – Nachteile, wie Auftreten resistenter Bakterienstämme, im besonderen auch Superinfektion durch virulente Keime, Sensibilisierung und allfällige toxische Nebenerscheinungen, überwiegt.

Bakteriostatische Chemotherapeutika vermögen definitionsgemäß an sich keine Elimination pathogener Keime herbeizuführen: Dazu bedarf es *bakterizider Substanzen*, besonders, wenn die *Infektabwehr von Seiten des Wirtsorganismus* aus irgend einem Grund unzulänglich ist. Letzteres kann beispielsweise durch die *Lokalisation der Erreger* bedingt sein (Abszeßzentrum; Nischen im Bereich der nicht oder schlecht vaskularisierten Herzklappen; Nierenmedulla u. a. m.), und/oder es *fehlt an Phagozyten* (Agranulozytose, Monozytopenie u. a., ferner weitgehender Mangel an intakten Phagozyten inmitten von Eitermassen). In diesem Zusammenhang ist auch an die Möglichkeit einer *gestörten spezifischen Immunabwehr* zu denken. Aber selbst bei Verwendung bakterizider Chemotherapeutika und bei intakter Infektabwehr von Seiten des Wirtes werden selten alle in den infizierten Geweben vorhandenen Bakterien zerstört. So finden sich in fast jeder Keimpopulation in der Häufigkeit von $1:10^6$ bis $1:10^8$ sog. »*Persisters*«, die auch in Kulturen in vitro phänotypisch resistent sind, ohne es notwendigerweise genotypisch zu sein. Ein bekanntes Beispiel hierfür liefern die früher besprochenen *L-Formen* (S. 1685), die von Chemotherapeutika mit Wirkung auf die Zellwandsynthese nicht beeinflußt werden und nach Sistieren der antiinfektiösen Behandlung wieder in normale Bakterienformen übergehen und somit erneut pathogen werden können.

Beispiele zur Chemotherapie von Infektionskrankheiten:

- Früher häufige und auch für jüngere Individuen lebensgefährliche Infektionskrankheiten, wie die *lobäre Pneumonie* und die *Streptokokkensepsis*, werden heute, dank der Entwicklung der antibiotischen Therapie, hierzulande wesentlich seltener angetroffen.
- Wegen geringer Permeabilität der äußeren Zellwandschichten erfahren *Enterobacteriaceae* – mit Ausnahme von Proteus mirabilis – durch *Penizillin G* in therapeutisch möglichen Konzentrationen keinen oder keinen erheblichen Schaden.
- Gewebe, in denen die *Konzentration eines Chemotherapeutikums* ganz wesentlich von derjenigen im Blutplasma abweichen kann, sind u. a. die *Knochen*, die nur in geringem Maß penetriert werden, und umgekehrt die *Nieren*, in denen antiinfektiöse Substanzen bis weit mehr als hundertfach konzentriert werden können.
- Bei Verwendung von *Breitspektrum-Antibiotika*, wie Tetrazyklinen, beobachtete man nicht selten eine »*postantibiotische*

Staphylokokken-Enterokolitis«. Solche Mittel werden daher nur bei zwingender Indikation verabreicht.

- In Zürich wurden 1976 bei Infektionen durch Staphylokokken, Enterokokken oder Gram-negative Darmbakterien in einem hohen Prozentsatz *Resistenzen gegen verschiedene Antibiotika* festgestellt (Ampizilline 57%, Tetrazykline 48%, Zephalosporine 49%, Chloramphenikol 33%, Sulfamethoxazol/Trimethoprim 27%).
- Beispiele von Mechanismen einer *phänotypischen Resistenz von Bakterien gegenüber Chemotherapeutika* sind u. a. die induktive Produktion von Staphylokokken-Penizillase oder von Chloramphenikol-Azetyl-Transferase; die Bildung von Dihydropteroinsäure-Synthetase mit geringer Affinität zu Sulfonamiden durch E. coli; Resistenz gegenüber Tetrazyklinen aufgrund eines reduzierten aktiven Transportes dieser Substanzen durch die bakterielle Zellmembran.
- Zu den *unerwünschten Nebenwirkungen einer antibiotischen Therapie* können gehören: Magen-Darm-Unverträglichkeit; Schleimhautveränderungen (Genito-ano-rektales Syndrom); Nephro-, Hepato-, Hämato-, Oto- und Neurotoxizität (s. Tabelle 95, S. 1537); Überempfindlichkeitserscheinungen (Hautveränderungen, Knochenmarkschädigung, Hämolyse, u. U. anaphylaktischer Schock bzw. Schockfragmente (s. Tabelle 74, S. 1097)); Photosensibilität (Tetrazykline u. a.); Zahnschäden bei Kindern (Tetrazykline); Herxheimer'sche Reaktion (S. 1512); Superinfektion; Resistenzentwicklung u. a. m.
- *Vor Erhalt einer mikrobiologischen Diagnose,* d. h. bereits aufgrund der *klinischen Befunde*, wird man mit der *antibiotischen Therapie* beginnen, wenn es sich um einen gefährlichen, rasch voranschreitenden Prozeß handelt; in solchen Fällen wählt man in der Regel eine Breitspektrum-Kombination.
- Recht oft begangene *Fehler auf dem Gebiet der Chemotherapie* sind z. B.: Unkritische Anwendung bei jedem Fieber; Unterlassen der Gewinnung von Material zur bakteriologischen Untersuchung vor Beginn der Chemotherapie; Nichtbeachten eines Eiterherdes, der inzidiert und/oder drainiert werden sollte, d. h. durch Chemotherapeutika allein nicht saniert werden kann; Nichtanwendung der Serumtherapie bei Infektionen durch Exotoxin-produzierende Keime; Anordnung einer Chemotherapie ohne gründliche Kenntnisse auf diesem Gebiet; blindes Vertrauen in das Antibiogramm; Fortsetzung der Chemotherapie trotz Auftretens ernsthafter Nebenerscheinungen und/oder bei Resistenzentwicklung.
- Bei Anwendung von *Sulfonamiden* ist u. a. an die Möglichkeit einer Kristallbildung in den Nierentubuli zu denken.

185.4. Wert und mögliche Gefahren von Vakzinationen

Früher waren schwere Infektionskrankheiten, wie Tuberkulose, Diphtherie und Typhus abdominalis, auch bei uns weit verbreitet, nicht selten mit seuchenartigem Auftreten. Die Tatsache, daß sich dies hierzulande entscheidend gebessert hat, verdanken wir einerseits der Sanierung unhygienischer Zustände, andererseits der Einführung wirksamer Vakzinen und chemotherapeutischer Mittel. Dabei sollten wir nie vergessen, wie rasch – z. B. in Kriegszeiten, bei allfälliger Hungersnot oder im Rahmen von Naturkatastrophen – die Inzidenz ansteckender Krankheiten zunehmen kann. Theoretisch wäre es denkbar, gewisse pathogene Mikroorganismen von der Erde völlig zu eliminieren. Im Fall der Pocken scheint man nahe an diesem Ziel zu sein: Hier handelt es sich um eine Infektionskrankheit, die nur von Mensch zu Mensch übertragen wird, und gegen die mit Hilfe der WHO auf breitester Basis wirksame Impfmethoden eingesetzt wurden. Bei Infektionskrankheiten, die immer wieder von Tierreservoiren ausgehen (z. B. Malaria, Pest, Gelbfieber u. a.), bieten sich sehr viel mehr Schwierigkeiten.

Einige Hinweise auf Eigenschaften von Vakzinen

Definition: Unter einer *Vakzine* versteht man mikrobielles Material, das im normalen Wirtsorganismus eine protektiv wirkende spezifische Immunität zu induzieren vermag. Teilweise benützt man zu diesem Zweck sog. *attenuierte Keime*, d. h. lebende infektiöse Agentien mit herabgesetzter Virulenz für den Wirt; andere Vakzinen bestehen aus *abgetöteten Mikroorganismen* oder *Fraktionen derselben* mit zum guten Teil erhaltener Immunogenizität.

Von einer guten Vakzine erwartet man u. a. folgende Eigenschaften: Wirksamer Schutz vor Erkrankung, nicht aber notwendigerweise vor Infektion; möglichst langes Andauern der Resistenz; Gefahrlosigkeit und höchstens geringfügige Nebenerscheinungen beim Wirt; Stabilität, so daß sich die Vakzine leicht lagern läßt; geringe finanzielle Kosten und daher Möglichkeit einer breiten Anwendung.

Die Erfahrung hat gezeigt, daß die Güte der verschiedenen Vakzinen im Hinblick auf die oben erwähnten Kriterien teils als hervorragend, teils als fragwürdig bezeichnet werden muß. Zu den besten Impfstoffen gehören z. B. diejenigen gegen Tetanus, Pocken, Poliomyelitis und Gelbfieber: Diese Krankheiten haben – wo immer die Vakzinen zum Gebrauch kamen – an Häufigkeit stark abgenommen. Andere Infektionskrankheiten, wie Serum-Hepatitis, Trachom, Gonorrhoe, Lues und Malaria, haben bisher allen Versuchen, durch Vakzination eine Schutzwirkung für den Wirt zu erzielen, getrotzt. Um diese Zusammenhänge etwas besser zu verstehen, sollen nachfolgend einige *Faktoren* diskutiert werden, *die für die Wirksamkeit eines Impfstoffes von Bedeutung sind.* a) Vakzinen sollten die *»richtige Art« spezifischer Immunität (protektive Immunität)* induzieren. Mit anderen Worten ausgedrückt: Beruht die spezifische Resistenz des Wirtes gegenüber einer bestimmten Infektionskrankheit vor allem auf zellgebundenen Immunreaktionen, sollte der Impfstoff vor allem eine Immunantwort vom letztgenannten Typ hervorrufen. b) Die Vakzine sollte *Immunreaktionen in geeigneter Lokalisation* bewirken (z. B. u. a. IgA-Antikörper, im besonderen sIgA, bei Krankheiten, wie Influenza und Cholera, IgG- und/oder IgM-Antikörper bei Tollwut, Gelbfieber u. a.). c) Die Vakzine sollte eine *gegen die »richtigen«*, d. h. für die Pathogenität des Keimes wesentlichen *Antigendeterminanten* gerichtete Immunreaktion auslösen. d) Bei einigen Infektionskrankheiten, wie der Diphtherie und dem Tetanus, kommt es auf die *Toxin-*

neutralisierende Wirkung der Antikörper an, nicht auf die Resistenz dem Bakterium selbst gegenüber. e) Sog. *Lebendvakzinen,* d. h. zum »Wachstum« im Wirt fähige infektiöse Agentien, brauchen in der Regel nur einmal injiziert zu werden, da sie sich im Gewebe vermehren und nach der Primärstimulation automatisch eine fortgesetzte antigenische Reizung des wirtseigenen Immunapparates bewirken. Demgegenüber muß man bei Verwendung abgetöteter Keime als Vakzine meistens in Abständen mehrmals stimulieren (Primärstimulation, dann »booster«-Injektion(en). f) Aktive Impfungen rechtfertigen sich nur im Fall von *Krankheiten mit ernsthaftem Verlauf* und/oder der *Möglichkeit schwerwiegender Komplikationen.* g) Die Erzielung einer *langanhaltenden spezifischen Immunität* nach erfolgter Vakzination kann grundsätzlich auf verschiedenen Mechanismen beruhen: Verbleiben lebender Keime im Wirtsorganismus; wiederholte Stimulationen durch subklinische Infektionen; möglicherweise Persistenz von – unbelebten – Keimantigenen im Körper u. a. m. h) Wirksame *attenuierte Lebendvakzinen* können – z. B. durch Kultur in vitro – empirisch oder geplant gewonnen werden. Die letztgenannte Möglichkeit umfaßt Methoden, wie die Züchtung temperaturempfindlicher Mutanten oder neuerdings auch das »genetic engineering« (S. 1677). Attenuierte Lebendvakzinen dürfen selbst keine krankmachende Wirkung entfalten. i) Die Herstellung wirksamer Vakzinen ist besonders dann aussichtsreich, wenn es sich um die Erzielung einer *Immunität gegen sog. monotypische Mikroorganismen* handelt, d. h. solche ohne nennenswerte antigenische Variationsmöglichkeiten. k) Der Zusatz von *Adjuvantien*, wie Aluminiumhydroxyd bzw. -phosphat, Wasser-in-Öl-Emulsionen, unvollständigem oder vollständigem Freund'schem Adjuvans (S. 1061), zum Impfstoff bewirkt in der Regel eine stärkere Immunreaktion von Seiten des Wirtes. l) Bei gleichzeitiger Injektion verschiedener Impfstoffe – was an sich einen Vorteil bieten könnte – kann es u. U. zum Phänomen der *Interferenz* kommen, d. h. die Immunreaktionen gegenüber den verschiedenen Antigenen sind geringer, als wenn die letzteren getrennt und zu verschiedenen Zeiten injiziert worden wären. m) Das *Alter*, in dem ein Individuum gegen eine bestimmte Infektionskrankheit geimpft werden sollte, hängt von verschiedenen Faktoren ab: »Reifungszustand« des Immunapparates des Wirtsorganismus, wobei es darum geht, einerseits gefährliche Infektionen durch »attenuierte« Lebendvakzinen zu vermeiden und andererseits eine bestmögliche Immunantwort zu erzielen; Lebensalter, in dem die betreffenden Krankheiten mit Vorliebe auftreten, d. h. es gilt rechtzeitig zu impfen; besondere Expositionsgefahr u. a. m. (Tabelle 108).

Die *Prüfung neu entwickelter Impfstoffe* bietet in der Regel erhebliche Schwierigkeiten. Tierversuche sind wohl nützlich, aber sie vermögen in den meisten Fällen über die Wirksamkeit und allfällige Gefahren einer Vakzine beim Menschen keine schlüssige Information zu liefern. Man ist somit auf *Versuche am Menschen* angewiesen, die umfangreich genug, gut geplant und ethisch vertretbar sein müssen. Oft stützt man sich auf freiwillige Probanden.

Nebenwirkungen und Komplikationen von Vakzinationen

Bei der Herstellung von Impfstoffen kann es geschehen, daß die infektiösen Agentien *unvollständig inaktiviert* werden, so daß die Vakzine virulente Keime enthält: In solchen Fällen kann die Impfung eine *Infektionskrankheit* zur Folge haben. Eine weitere Möglichkeit besteht darin, daß das injizierte Material – ohne, daß sich der Hersteller dessen bewußt wäre – *durch andere pathogene Erreger* kontaminiert ist, was zu entsprechenden Komplikationen führen kann. Bei wiederholter Injektion eines Impfstoffes kommt es ferner vor, daß der Impfstoff an sich und/oder darin enthaltene Fremdstoffe mit antigenischer Wirkung (z. B. Penizillin, Proteine aus Zellkulturen oder Hühnereiern u. a. m.) *allergische Reaktionen* hervorrufen. Bei Kreuzreaktivität mit körpereigenen Substrat-Epitopen bewirken gewisse, in der Vakzine enthaltene Materialien (z. B. Substanzen aus tierischen Gehirnen nach Züchtung von Viren in denselben) u. U. *Autoimmunprozesse* im Wirtsorganismus. Eine weitere Gefahr besteht in der *Toxizität* von Impfstoffen, indem diese z. B. erhebliche Mengen von Endotoxin oder anderen schädlichen Stoffen enthalten können. Besondere Probleme stellen sich beim Impfen von *Patienten mit herabgesetzter Immunreaktivität*, indem diese nach Injektion von Lebendvakzinen u. U. schwere Krankheitsbilder, die einem besonders bösartigen Verlauf der entsprechenden Infektionskrankheit gleichkommen, entwickeln. Bei *graviden Frauen* ist besondere Vorsicht geboten, da der *Keimling* durch eine Lebendvakzine u. U. schweren Schaden nehmen kann. Weitere Komplikationen von Impfungen umfassen z. B. *hochgradige und z. T. nekrotisierende entzündliche Reaktionen in regionären Lymphknoten*, die *Dissemination von Lebend-Impfstoff im Körper* (u. a. durch Leukozyten, wie im Fall des sog. Kaposi'schen varizelliformen Exanthems im Anschluß an Pockenimpfung) oder die *mechanische Übertragung* desselben von der Vakzinationsstelle auf andere Gebiete der Körperoberfläche, wo die Haut z. B. infolge Verletzung oder andersartiger Schädigung für eine Infektion empfänglich ist.

Beispiele zur Problematik von Impfungen und deren Komplikationen:

- *Vakzinen gegen Typhus abdominalis* sollten in erster Linie eine *zellgebundene Immunität* hervorrufen, um wirksam zu sein, während im Fall von Impfstoffen gegen *Poliomyelitis* oder *Gelbfieber* eine *humorale Immunantwort* erwünscht ist.
- Die *Lebendvakzine gegen Poliomyelitis* nach Sabin ruft in der Regel eine kräftige humorale Immunantwort u. a. vom *sIgA-Typ* hervor: Darin liegt wahrscheinlich einer der Hauptgründe, weshalb dieser Impfstoff so wirksam ist.
- Fast alle viralen Impfstoffe, die eine hohe und länger dauernde Immunität erzeugen, werden auf der Basis *attenuierter lebender Viren* hergestellt.

Tabelle 108. Möglichkeiten einer aktiven oder passiven Immunisierung

1. Vakzinen zur aktiven Immunisierung des Menschen: Kurze Übersicht über den gegenwärtigen Stand

Legende:
L = Lebendvakzine; T = Totvakzine: F = fraktioniert
Große Buchstaben: Nützlichkeit erwiesen
Kleine Buchstaben: im experimentellen Stadium
In Klammer: erprobt, aber bisher nicht befriedigend
Mit Stern (*) bezeichnet: hierzulande bzw. bei Reisen oft angewandt

Krankheit	Vakzine
Adenovirus-Infektion	L, tf
Botulismus	TF
Bruzellosen	L, t
Chagas-Krankheit	t
*Cholera	T, tf, l
Coccidioidomycosis	t
Coli-Diarrhoe	l, tf
Dengue	l
*Diphtherie	TF
Flecktyphus	T, L
*Gelbfieber	L
Gonorrhoe	tf
*Influenza	TF, l
Infektiöse Mononukleose	tf
Japanische Enzephalitis	T, l
Leishmaniasis	t
Lepra	l
Leptospirosis	T
Lues	t
Malaria	t
*Masern	L
Meningokokken-Infektion	
A, C	TF
B	tf
Milzbrand	TF
*Mumps	L
Mycoplasma-Infektionen	l, (t)
Parainfluenza	t
*Paratyphus	t
*Pertussis	T, TF, l
Pest	L, T, tf
Pferde-Enzephalitis	L
*Pocken	L, (t)
*Poliomyelitis acuta anterior	L, T
Pneumokokken-Infektionen	TF
Pseudomonas-Infektionen	tf
Q-Fieber	t
*Rabies	L, T, tf
RSV-Infektionen	l, (t)
Rhinovirus-Infektionen	t
»Rocky Mountain spotted fever«	T
*Röteln	L
Russische Sommer-Enzephalitis	T, l
Schistosomiasis	T, l
Shigellosis	L, t
Staphylokokken-Infektionen	tf
Streptokokken-Infektionen	tf
*Tetanus	TF
Trachom	t
Trypanosomiasis	t
*Tuberkulose	L, tf
Tularämie	L
*Typhus abdominalis	T, l
*Zecken-Enzephalitis	t
Zytomegalie	l
Virushepatitis B	tf

Anmerkungen

a) *Lebendvakzinen (L, l)* sollten nicht bei Individuen mit Leukämie, malignem Lymphom, primärem oder erworbenem Immunmangel-Zustand und/oder unter zytostatischer bzw. immunsuppressiver Therapie und auch nicht bei Frauen im ersten Trimester der Gravidität angewandt werden.

b) *Pockenimpfungen* sollten bei Personen mit Ekzem unterlassen bleiben.

c) *Pertussis-Vakzine* sollte man bei Kindern mit einer Vorgeschichte von Konvulsionen und/oder neurologischen Befunden anderer Art nicht benützen.

d) Die *zur Zeit üblichen Impfpläne für Säuglinge und Kinder* sehen u. a. folgendes vor:
- *BCG-Impfung* im Alter von 1–2 Wochen für Säuglinge in tuberkulosegefährdeter Umgebung.
- *Diphtherie-, Tetanus- und Pertussis (Di-Te-Per)-Impfung* sowie
- *orale Poliomyelitis-Impfung* im Alter von 3 Monaten.
- *Wiederholung* von Di-Te-Per- sowie Polio-Impfung jeweils im Alter von 4 und 5 Monaten.
- *Masernimpfung* im Alter von mehr als 15 Monaten.
- *Di-Te-Per- und Polio-Auffrisch-Impfungen* im Alter von 18–36 Monaten, dann von 6–7 Jahren.
- *BCG-Impfung* bei Tuberkulin-negativen Kindern im Alter von 6–7 Jahren (nicht einheitlich gehandhabt).
- (*Pockenimpfungen:* nur Revakzinationen, z. B. im Alter von 6–7 Jahren).
- *Te- und Polio-Auffrischimpfungen* im Alter von 14–15 Jahren.
- (*BCG-Impfung* bei Tuberkulin-negativen Adoleszenten im Alter von 14–15 Jahren).
- (*Pocken:* nur Revakzinationen im Alter von 14–15 Jahren).
- *Rötelnimpfung* bei Mädchen im Alter von 14–15 Jahren.
- (*Mumpsimpfung* bei Knaben im Alter von 14–15 Jahren).

e) *Möglicher Impfplan für Erwachsene*
- *Pockenimpfung* (heute umstritten, nur für allenfalls Gefährdete empfohlen und nur unter gleichzeitiger Injektion von Vaccinia-Hyperimmunglobulin).
- *Tetanusimpfung:* Bei tetanusverdächtigen Verletzungen; sonst Auffrischimpfungen alle 10 Jahre.
- *Polio-Impfung:* Auffrisch-Impfungen alle 5 Jahre mit peroralem Impfstoff.
- *BCG-Impfung:* Tuberkulose-gefährdete, Tuberkulin-negative Individuen.
- *Gelbfieber-Impfung:* Erstimpfung und Auffrisch-Impfungen alle 10 Jahre für Personen, die sich in gefährdete Gebiete begeben.
- *Cholera-Impfung:* Erstimpfung und Auffrisch-Impfungen alle 6 Monate für Individuen, die sich in Endemiegebiete begeben.

Tabelle 108 (Fortsetzung)

– *Typhus abdominalis-Impfung:* Erstimpfung und Auffrisch-Impfungen alle 1–2 Jahre für Personen, die sich in Gefahrenzonen begeben.

2. *Mögliche Indikationen einer passiven Immunisierung*

Tierische Seren

Tierische Seren haben den Nachteil, daß sie selbst antigen wirken und daher mit der *Gefahr eines anaphylaktischen Schocks* verbunden sind. *Sie sollten nur dann zur Anwendung gelangen, wenn keine oder keine wirkungsvollen humanen Hyperimmunseren zur Verfügung stehen, z. B. bei drohender Gefahr im Rahmen:*

– eines *Tetanus,*
– einer *Diphtherie,*
– eines *Gasbrandes* oder
– einer *Tollwut.*

Humane Gammaglobuline und Hyperimmunseren

Diese gelangen in zunehmendem Maße zur Anwendung, da sie nicht immunogen wirken und somit nicht zu anaphylaktischen Reaktionen aufgrund von Immunreaktionen führen. Ihr Nachteil besteht z. T. darin, daß die Antikörpertiter oft relativ niedrig sind, daher u. U. größere Mengen injiziert werden müssen, und der Preis hoch ist. Humane Gammglobuline werden zur Zeit vor allem unter folgenden Bedingungen benützt:

– zur *Prophylaxe bei Pockenimpfung*
– zur *Prophylaxe der Virus-Hepatitiden A und B*
– zur *Prophylaxe und allenfalls Frühtherapie bei*
  – *Tetanus,*
  – *Tollwut*

ferner u. U.: – *Masern,*
– *Mumps,*
– *Pertussis,*
– *Röteln* u. a.

- *Röteln* ist an sich eine harmlose Infektion, was den Wirtsorganismus im postnatalen Zustand anbelangt. Die Impfung von Frauen drängt sich indessen wegen der möglichen *Gefahren für den Keimling* auf.
- Beispiele einer durch Verimpfung lebender Keime verursachten *persistierenden Infektion* und damit einer *langandauernden Immunisierung* sind die *BCG-Impfung beim Menschen* und die Impfung von Geflügel gegen die Marek'sche Krankheit.
- Es ist nicht bekannt, weshalb die *Impfung gegen Gelbfieber* – z. B. im Vergleich mit der *Pockenimpfung* – einen so lange Zeit anhaltenden Schutz gewährt.
- Früher benützte *Masernvakzinen* (z. B. der Edmonston-Stamm) bestanden aus *nicht hinreichend attenuierten Viren*, so daß fast regelmäßig Fieber und Hautausschläge auftraten. Umgekehrt besteht die Möglichkeit einer *zu starken Attenuierung von Viren*, was die Wirksamkeit des Impfstoffes herabsetzen kann.
- *Interferenzphänomene*, d. h. eine Reduktion der Immunisierung durch gleichzeitige Injektion zweier oder mehrerer Impfstoffe, wurden z. B. im Fall von *Masern- und Pockenvakzinen* festgestellt.
- Die *Poliovakzine nach Sabin* ist in den ersten Lebensmonaten wenig wirksam, offenbar deshalb, weil bei »Brustkindern« protektive mütterliche Antikörper vom sIgA-Typ das Anhaften (»Adsorption«) des attenuierten Virus und damit dessen Vermehrung in Enterozyten hemmen. Zudem haben auch die von der Mutter transplazentar erhaltenen Antikörper der IgG-Klasse eine gewisse Schutzwirkung dieser Art, da sie z. T. im Darm des Säuglings ausgeschieden werden und so eine Infektion verhindern können.
- *Masern- und Pertussis-Impfungen* nimmt man vor allem deshalb schon im frühen Kleinkindesalter vor, weil diese Infektionskrankheiten in der betreffenden Phase der Ontogenese besonders schwere Formen annehmen können.
- Einer der Gründe, warum *Pockenimpfungen* meist nicht früher als 1–2 Jahre nach Geburt durchgeführt werden, liegt darin, daß *Defektimmunopathien*, die mit der Gefahr einer *Vaccinia progressiva (gangraenosa)* verbunden sind, beim Säugling oft nicht sogleich als solche erkannt werden. Ähnliches gilt im Grunde genommen auch für andere Vakzinationen, wie die BCG-Impfung.
- Früher stabilisierte man die *Gelbfiebervirus-Vakzine* mit menschlichem Serum, was dann und wann beim Geimpften eine *Hepatitis B* erzeugte.
- Gegen *Salmonellen* gerichtete Vakzinen enthalten in der Regel erhebliche Mengen von *Endotoxin*, so daß das Auftreten von Fieber und eines allgemeinen »malaise« nach der Impfung keine Seltenheit ist.
- *Pockenimpfungen* während der *Gravidität* können zum Tod des Keimlings führen.

Probleme der passiven Immunisierung

Die passive humorale Immunisierung, d. h. die Übertragung schon vorgebildeter Antikörper in Form von Vollblut, Immunserum oder Immunglobulinfraktionen von Spendern einer anderen oder – besser – derselben Art auf den zu schützenden Wirtsorganismus, ist mit Vor- und Nachteilen verbunden. Der *Nutzen* liegt in erster Linie in der *sofortigen Wirkung*, was bei Infektionskrankheiten, die hauptsächlich auf der Wirkung von *Exotoxinen* beruhen, entscheidend sein kann (vgl. dazu Tetanus und Diphtherie, S. 1753). Die *Nachteile* betreffen einerseits die relativ *kurze Dauer des Schutzes* (2 bis höchstens 4 Wochen), andererseits bei Verwendung von *Fremdseren* – die heute mehr und mehr durch menschliche Seren bzw. »Hyperimmunglobulin-Fraktionen« ersetzt werden – die Möglichkeit einer *Sensibilisierung* (vgl. dazu *Serumkrankheit*, S. 1119) und eines *anaphylaktischen Schocks* nach Zweitinjektion (S. 590).

Wegen der kurzen Wirkungsdauer der passiven Immunisierung eignet sich diese auch schlecht zur Prophylaxe auf längere Sicht. Eine Ausnahme bildet die regelmäßige Substitutionsbehandlung mit Immunglobulin-Präparaten bei A- bzw. Hypogammaglobulinämie (S. 1205). Im Fall von *Virusinfektionen* ist von der passiven Immunisierung keine nennenswerte Wirkung zu erwarten, wenn die intrazelluläre Virusvermehrung schon im Gang und ziemlich weit fortgeschritten ist: Diese Aussage gilt allerdings in erster Linie für eine Virusreplikation in denjenigen Zellen, deren Schädigung das Krankheitsbild bestimmt (z. B. Hepatozyten im Fall von Hepatitis, motorische Ganglienzellen bei Poliomyelitis u. a. m.). Gegen *bakterielle Infektionen*, die nicht durch Exotoxin-bildende Keime verursacht sind, vermag die passive Immunisierung nicht sehr viel

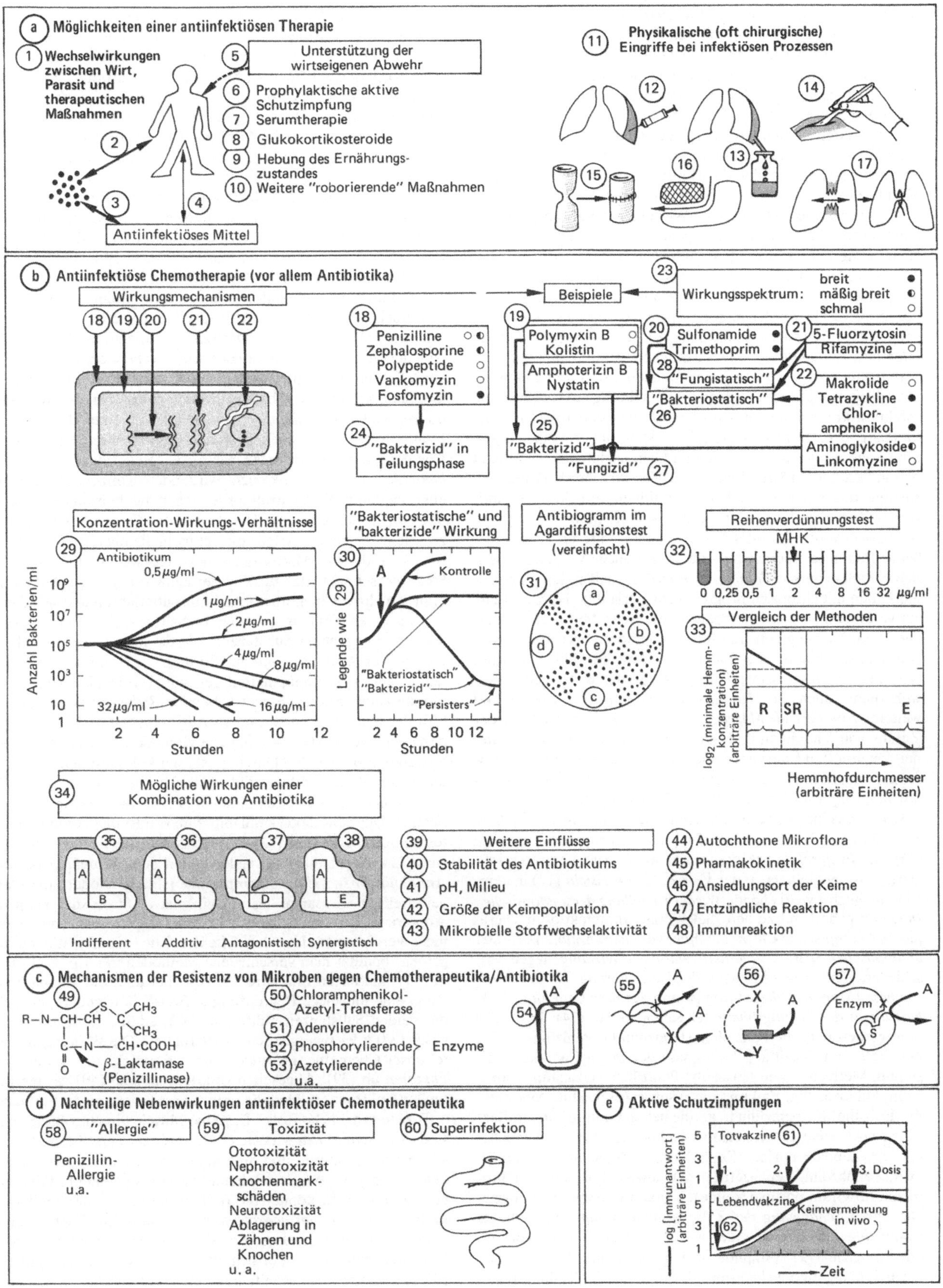
a Möglichkeiten einer antiinfektiösen Therapie
1 Wechselwirkungen zwischen Wirt, Parasit und therapeutischen Maßnahmen
2
3
4
5 Unterstützung der wirtseigenen Abwehr
6 Prophylaktische aktive Schutzimpfung
7 Serumtherapie
8 Glukokortikosteroide
9 Hebung des Ernährungszustandes
10 Weitere "roborierende" Maßnahmen
Antiinfektiöses Mittel
11 Physikalische (oft chirurgische) Eingriffe bei infektiösen Prozessen
12
13
14
15
16
17
b Antiinfektiöse Chemotherapie (vor allem Antibiotika)
Wirkungsmechanismen
18 19 20 21 22
Beispiele
23 Wirkungsspektrum: breit, mäßig breit, schmal
18 Penizilline, Zephalosporine, Polypeptide, Vankomyzin, Fosfomyzin
19 Polymyxin B, Kolistin, Amphoterizin B, Nystatin
20 Sulfonamide, Trimethoprim
21 5-Fluorzytosin, Rifamyzine
22 Makrolide, Tetrazykline, Chloramphenikol, Aminoglykoside, Linkomyzine
28 "Fungistatisch"
26 "Bakteriostatisch"
24 "Bakterizid" in Teilungsphase
25 "Bakterizid"
27 "Fungizid"
Konzentration-Wirkungs-Verhältnisse
29 Antibiotikum 0,5 µg/ml, 1 µg/ml, 2 µg/ml, 4 µg/ml, 8 µg/ml, 16 µg/ml, 32 µg/ml
Anzahl Bakterien/ml
10⁹ 10⁷ 10⁵ 10³ 10 1
2 4 6 8 10 12 Stunden
"Bakteriostatische" und "bakterizide" Wirkung
30 A Kontrolle
Legende wie 29
"Bakteriostatisch" "Bakterizid" "Persisters"
2 4 6 8 10 12 Stunden
Antibiogramm im Agardiffusionstest (vereinfacht)
31 a b c d e
Reihenverdünnungstest
32 MHK
0 0,25 0,5 1 2 4 8 16 32 µg/ml
33 Vergleich der Methoden
log₂ (minimale Hemmkonzentration) (arbiträre Einheiten)
R SR E
Hemmhofdurchmesser (arbiträre Einheiten)
34 Mögliche Wirkungen einer Kombination von Antibiotika
35 36 37 38
A B C D E
Indifferent Additiv Antagonistisch Synergistisch
39 Weitere Einflüsse
40 Stabilität des Antibiotikums
41 pH, Milieu
42 Größe der Keimpopulation
43 Mikrobielle Stoffwechselaktivität
44 Autochthone Mikroflora
45 Pharmakokinetik
46 Ansiedlungsort der Keime
47 Entzündliche Reaktion
48 Immunreaktion
c Mechanismen der Resistenz von Mikroben gegen Chemotherapeutika/Antibiotika
49 R–N–CH–CH S C CH₃ CH₃ C N CH·COOH O
β-Laktamase (Penizillinase)
50 Chloramphenikol-Azetyl-Transferase
51 Adenylierende
52 Phosphorylierende
53 Azetylierende
u.a.
Enzyme
54 A
55 A
56 X A Y
57 Enzym A S
d Nachteilige Nebenwirkungen antiinfektiöser Chemotherapeutika
58 "Allergie"
Penizillin-Allergie u.a.
59 Toxizität
Ototoxizität
Nephrotoxizität
Knochenmarkschäden
Neurotoxizität
Ablagerung in Zähnen und Knochen
u. a.
60 Superinfektion
e Aktive Schutzimpfungen
Totvakzine 61
1. 2. 3. Dosis
Lebendvakzine
Keimvermehrung in vivo
62
log [Immunantwort] (arbiträre Einheiten)
5 3 1
Zeit

Abb. 219 a–e. *Einige Merkpunkte zur Prophylaxe und Therapie von Infektionskrankheiten.* **a** *Möglichkeiten einer antiinfektiösen Therapie.* Bei der Behandlung von Infektionskrankheiten sind stets die *Wechselwirkungen zwischen dem Wirtsorganismus, den Infektionserregern und den therapeutischen Maßnahmen* (1) im Auge zu behalten. Im Rahmen der Auseinandersetzung zwischen Keimen und Wirt (2) gilt es zunächst, – meistens durch Verabreichung antiinfektiöser *Chemotherapeutika* (vor allem *Antibiotika*) – die Keimzahl im Körper zu reduzieren (3). Dabei ist zu berücksichtigen, daß die Mikroorganismen dem gewählten Mittel gegenüber resistent sein können, und/oder daß das letztere aus irgend einem Grund seine Wirkung in vivo nicht entfalten kann. Ferner hat man auf allfällige *toxische bzw. allergische Nebenwirkungen* zu achten (4; s. Abb. 200, S. 1501; 201, S. 1504; 202, S. 1509 und 203, S. 1514). Schließlich müssen wir an die Möglichkeit denken, daß durch eine allzu rasche Zerstörung einer großen Zahl von Keimen eine gefährliche Menge von Erregerstoffen, insbesondere Toxinen, freigesetzt werden könnte *(Herxheimer-Reaktion)*. Die wirtseigene Abwehr läßt sich auf verschiedene Weise günstig beeinflussen (5). Prophylaktische *aktive Schutzimpfungen* (s. auch **e**) sind inbezug auf verschiedene Infektionskrankheiten außerordentlich wirksam (6). Eine *Serumtherapie bzw. -prophylaxe* (7), meistens in Form einer Injektion von humanem Hyperimmun-Gammaglobulin, empfiehlt sich in besonderen Situationen (z. B. Gefahr einer Virämie, Toxinämie u. a.). Exzessive Konzentrationen von Antigen-Antikörper-Komplexen im Blut werden versuchsweise z. T. durch Austauschtransfusion oder Plasmapherese entfernt. Überschießende Immunreaktionen und/oder entzündliche Vorgänge lassen sich vor allem durch *Glukokortikosteroide* (8) dämpfen; in gewissen Fällen mit chronisch-progressivem Verlauf (z. B. chronische aktive Hepatitis) werden sogar zytostatische Mittel eingesetzt. Die Verabreichung von Interferon-Induktoren bzw. Interferon, von Transfer-Faktor u. a. kann noch nicht als klinisch erprobt bezeichnet werden. Einer Unterstützung der wirtseigenen Abwehr dienen auch eine *Hebung des Ernährungszustandes* (9) und weitere *»roborierende Maßnahmen«* (10, z. B. Sicherstellung der Zufuhr von Vitaminen und Spurenelementen). Bei verschiedenen lokalisierten Eiterungen oder andersartigen infektiösen Prozessen umfaßt die Behandlung u. a. *chirurgische und weitere entlastende Eingriffe* (11), so z. B. die *Punktion* (12) oder *Drainage* (13) von Exsudaten, im besonderen auch Eitermassen, die *Inzision eines »reifen« Abszesses* (14), die *Behebung einer Stenose* (15), die *Entfernung nekrotischen Gewebes* bzw. chronisch infizierter Gewebeteile (16), der *Verschluß von Fisteln* (17) u. a. m. Eine möglichst weitgehende *Wiederherstellung der anatomischen Integrität* gehört mit zu den Zielen einer antiinfektiösen Therapie. **b** *Antiinfektiöse Chemotherapie (vor allem Antibiotika)*. Der *antibiotischen bzw. chemotherapeutischen Wirkung* liegen verschiedene *Mechanismen* zugrunde: Eine *Störung der Zellwandsynthese (Mureinsynthese* (18)) geht in der Regel mit einer *Bakterizidie in der Teilungsphase* der Keime einher (24): In diesem Sinn wirken u. a. die Penizilline (Penizillin G, Penizillin V, ferner die gegen Penzillin-β-Laktamase der Staphylokokken resistenten Methizillin und Isoxazolyl-Penizilline (Oxazillin, Kloxazillin, Dikloxazillin, Flukloxazillin) sowie Ampizillin, Amoxyzillin, Epizillin, Karbenizillin u. a., die neben Gram-positiven Bakterien auch viele Gram-negative Keime schädigen). Ähnliches gilt für Zephalosporine (Zephaloridin, Zephalothin, Zephalexin, Zephazolin, Zephazetril u. a.), gewisse Polypeptide (Bazitrazin, für Gram-positive Keime), Vankomyzin und Fosfomyzin. Die durch *Schädigung der Zytoplasmamembran* (19) bedingte *bakterizide* (25; Polypeptide, wie Polymyxin B und Kolistin) oder *fungizide* (27; Amphoterizin B, Nystatin) *Wirkung* stellt einen Schädigungsmechanismus dar, der von der Teilungsphase weitgehend unabhängig ist. Sulfonamide (Sulfamethoxazol, Sulfafurazol u. a.) und Trimethoprim greifen in den Folsäuremetabolismus ein und haben daher eine *Störung der DNA-Synthese* (20) zur Folge, die bei den therapeutisch verwendeten Konzentrationen meist einen bakteriostatischen Effekt nach sich zieht (26). Über eine *Hemmung der RNA-Synthese bzw. Transskription* (21) wirken Rifamyzine *bakteriostatisch* und 5-Fluorzytosin *fungistatisch* (28). Eine *Störung der Translation* (22) liegt dem *bakteriostatischen* Effekt der Makrolide (Erythromyzin), der Tetrazykline (breitspektrig, z. B. Tetrazyklin, Oxytetrazyklin, Chlortetrazyklin, Demethylchlortetrazyklin, Rolitetrazyklin, Methazyklin, Doxyzyklin, Minozyklin) und von Chloramphenikol bzw. Thiamphenikol (ebenfalls breites Spektrum) zugrunde. Auch translationshemmend, aber *bakterizid* wirken Aminoglykoside (Streptomyzin, Dihydrostreptomyzin, Kanamyzin, Tobramyzin, Amikazin, Neomyzin, Paromomyzin, Gentamizin, Sisomyzin u. a.) und Linkomyzine (Linkomyzin, Klindamyzin). Über den Wirkungsmechanismus der vorwiegend bakteriostatisch aktiven Nitrofurane (Nitrofurantoin, Furazolidon, Nitrofural, Furaltadon) und Nalidixinsäure (Störung der DNA?) weiß man noch wenig. Dasselbe trifft für die fungistatisch wirksamen Imidazole (Kotrimazol) zu. Das *Wirkungsspektrum* (23) der verschiedenen Chemotherapeutika variiert erheblich und muß im Einzelfall berücksichtigt werden. Prüft man das Keimwachstum in einem Antibiotikum-haltigen Medium, ergeben sich *Konzentration-Wirkungsverhältnisse*, wie sie im Sinn eines Beispiels als Funktion der Zeit abgebildet sind (29). Von einem bakteriziden Chemotherapeutikum reden wir in der Regel dann, wenn die *bakteriostatisch* und *bakterizid* wirkenden Konzentrationen im eher niederen Konzentrationsbereich nahe beisammen liegen oder sogar identisch sind: Hier kennt man fließende Übergänge zwischen den beiden Arten von Keimschädigung (30). Sog. »persisters« (30) sind Mikroorganismen, die wegen weitgehender Stoffwechselinaktivität zur Zeit der Einwirkung eines Antibiotikums (A) bzw. Chemotherapeutikums überlebten und sich dann wieder teilen können. Ähnlich verhalten sich L-Formen von Bakterien gegenüber Substanzen, die die Mureinsynthese blokkieren. Für *Antibiogramme* zur Prüfung der Empfindlichkeit einer isolierten Keimpopulation gegenüber verschiedenen Antibiotika kann anstelle des zeitraubenden *Reihenverdünnungstests* (32) der heute gebräuchliche *Agardiffusionstest* (31) zu Anwendung gelangen (MHK = minimale Hemmkonzentration). Beim letzteren mißt man den Durchmesser der koloniefreien Höfe um die Antibiotikum-haltigen Filterplättchen herum (31; a und d: empfindlich; c: weniger empfindlich; b: schwach resistent; e: resistent). Diese Methode kann mit Hilfe von Reihenverdünnungstesten geeicht werden (33; R = resistent; SR = schwach resistent; E = empfindlich). In vielen Fällen ist die *Kombination von Antibiotika bzw. Chemotherapeutika* (simultan oder sukzedan verabreicht) wirksamer als ein einzelnes Mittel; dies kann in Anbetracht der unterschiedlichen Wirkungsmechanismen auch nicht verwundern. Um den Effekt solcher Kombinationen zu prüfen, benützt man verschiedene Methoden in vitro, z. B. den in (34) skizzierten Filterstreifen-Test, bei dem die koloniefreie Zone eine ungleiche Begrenzung aufweist, je nachdem, ob sich die beiden Substanzen indifferent (35), additiv (36), antagonistisch (37) oder synergistisch (38) verhalten. Die Wirkung antiinfektiöser Chemotherapeutika hängt von verschiedenen *weiteren Faktoren* ab (39): Abgesehen von der *Stabilität* (40) der betreffenden Substanz, spielen die unter (41–48) genannten Einflüsse z. T. eine erhebliche Rolle. Einzelne Mittel, wie Nitrofurantoin, sind in *saurem Milieu* wirksamer als in *alkalischem:* bei anderen, wie bei Streptomyzin und Sulfonamiden, verhält es sich umgekehrt, was z. B. bei der Behandlung von Pyelonephritiden zu beachten ist. *Salze* können die Wirkung verschiedener Antibiotika hemmen. *Blutplasmaproteine* binden einzelne Chemotherapeutika stärker als andere. Bei Vorhandensein zahlreicher Mikroorganismen (42) ergibt sich oft ein geringerer antiinfektiöser Effekt als wenn man es mit einem kleinen *Inokulum* zu tun hat. Wie schon erwähnt, erweisen sich vor allem *stoffwechselaktive Keime* Antibiotika gegenüber als empfindlich (43). Bei *Mitschädigung der autochthonen Mikroflora* durch antiinfektiöse Chemotherapeutika (44) erlebt man manchmal ein *Überwuchern re-*

auszurichten. Im übrigen hat man auf diesem Gebiet seit der Einführung von Antibiotika auch wenig weitere Erfahrungen gesammelt.

Komplikationen sind in Abb. 219 schematisch zusammengestellt.

Literatur

Falkow, S.: Infectious Multiple Drug Resistance. London: Pion 1975 — *Garrod, L. P., O'Grady, F.*: Antibiotic and Chemotherapy, 4th ed. Baltimore: Williams & Wilkins 1973 — *Gsell, O., Mohr, W.* (Hrsg.): Infektionskrankheiten: Berlin-Heidelberg-New York: Springer 1967–1972 — Handbook of Antimicrobial Therapy. New Rochelle, N. W.: Medical Letter 1974 — *Helwig, H.*: Antibiotika - Chemotherapeutika, 3. Aufl. Stuttgart: Thieme 1976 — *Hoeprich, P. D.* (ed.): Infectious Diseases. Hagerstown: Harper & Row 1972 — *Moellering, R. C., Swartz, M. N.*: Drug therapy: The newer cephalosporins. N. Engl. J. Med. *294*, 24 (1976) — *Parker, C. W.*: Drug allergy (3 parts). N. Engl. J. Med. *292*, 511, 732, 957 (1975) — *Strominger, J. L.*: The actions of penicillin and other antibiotics on bacterial cell wall synthesis. Johns Hopkins Med. J. *133*, 63 (1973) — *Walter, A. M., Heilmeyer, L.*: Antibiotika-Fibel, 4. Aufl. Stuttgart: Thieme 1975 — *Weinstein, L.*: Chemotherapy of microbial diseases. In: The Pharmacological Basis of Therapeutics (L. S. Goodman, A. Gilman, eds.), p. 1090. New York: Macmillan 1975

186. Viruskrankheiten

186.1. Allgemeine Bemerkungen zu Virusinfektionen und Viruskrankheiten

Zusätzliche Begriffe zu den viralen Infektionskrankheiten

Definitionen: *Virusinfektionen (Virusinfekte)* brauchen an sich keine krankmachende Wirkung zu haben. Tritt die letztere zutage, sprechen wir von *Viruskrankheit*. Je nach dem Ausbreitungstypus der Viren im Körper unterscheidet man *lokalisierte und generalisierte Virusinfektionen*; die letzteren sind immer mit einer – wenigstens transitorischen – *Virämie* verbunden. Lokalisierte Virusinfektionen mit

Abb. 219 a–e (Fortsetzung)

sistenter, u. U. pathogener Keime (vgl. dazu **d**, 60). Da die Wirkung einer Therapie mit antibiotischen Mitteln von der Konzentration der letzteren am Ort des mikrobiellen Wachstums abhängt (46), spielen *pharmakokinetische Gegebenheiten* eine wichtige Rolle (45). *Intrazellulär sich vermehrende Mikroorganismen* (46) werden naturgemäß von der antiinfektiösen Therapie nur erfaßt, wenn das Chemotherapeutikum in die Wirtszellen einzudringen vermag. *Entzündliche Prozesse* (47) bzw. *Immunreaktionen* (48) sind ebenfalls geeignet, die Wirkung antibiotischer Mittel am Ort der Keimabsiedelung zu beeinflussen (Hyperämie, Ödem, erhöhte Gefäßpermeabilität u. a. m.), d. h. in der Regel zu erhöhen. **c** *Mechanismen der Resistenz von Mikroben gegen Chemotherapeutika/Antibiotika.* Die phänotypische Resistenz von Mikroorganismen gegenüber Konzentrationen von Chemotherapeutika, die im Wirtsorganismus realisiert werden können, beruht öfters auf der *Produktion inaktivierender Enzyme* (49–53). Dieser Mechanismus spielt vor allem bei den durch R-Plasmide determinierten Formen von Resistenz eine wichtige Rolle. Beispiele hierfür liefern die Bildung einer β-Laktamase (Penizillase) durch Penizillin G-resistente Staphylokokken (49), die Produktion einer Chloramphenikol-Azetyl-Transferase durch verschiedene Bakterien (50) sowie die Herstellung adenylierender, phosphorylierender oder azetylierender Enzyme durch Gram-negative Keime, die sich Aminoglykosiden gegenüber resistent verhalten (51–53). Eine weitere Möglichkeit der Resistenz besteht in einer *verminderten Durchlässigkeit der zytoplasmatischen Membran* für das betreffende Antibiotikum (z. B. Tetrazykline, die sich in empfindlichen Bakterien anreichern, 54). Ein anderer Mechanismus besteht darin, daß die *Zielstruktur der antimikrobiellen Substanz* (z. B. Ribosomen, 55) so *verändert* wird, daß das Antibiotikum (A) sich weniger oder kaum mehr an diese Stellen bindet (Beispiele: Chromosomale Resistenz gegen Aminoglykoside; Erythromyzin-resistente Keime u. a. m.). *Ähnliches gilt auch für Enzyme* (57; Beispiel: höhere Affinität Sulfonamid-resistenter Bakterien für p-Aminobenzoesäure als für Sulfonamide). Schließlich kommt es vor, daß im Stoffwechsel resistenter Mikroorganismen eine *Reaktion,* die durch das antiinfektiöse Mittel eine Hemmung erfährt, *»umgangen«* wird (56; Beispiel: Verwendung präformierter Folsäure durch Sulfonamid-resistente Keime). **d** *Nachteilige Nebenwirkungen antiinfektiöser Chemotherapeutika.* Auf *allergische Reaktionen* (58) im Zusammenhang mit einer antibiotischen Therapie wurde schon früher eingegangen (s. Abb. 160, S. 1102). Von erheblicher klinischer Bedeutung sind *toxische Nebenwirkungen* antiinfektiöser Chemotherapeutika (59). Eine Ototoxizität kennen wir von Aminoglykosiden, wie Streptomyzin, Kanamyzin u. a. Nephrotoxisch können z. B. Bazitrazin und Vankomyzin wirken. Schwere Knochenmarkschäden (u. a. aplastische Anämie) finden sich u. U. bei Patienten, die mit Chloramphenikol behandelt worden sind. Neurotoxische Wirkungen wurden z. T. im Zusammenhang mit Polymyxin B-Therapie beobachtet. Tetrazykline lagern sich in wachsenden Zähnen und Knochen ab. Es gäbe noch zahlreiche weitere Beispiele anzuführen. *Superinfektionen* (60) treten am ehesten bei Verwendung von Breitspektrum-Antibiotika in Erscheinung (z. B. Staphylokokken-Enterokolitis nach Therapie mit Tetrazyklinen). **e** *Aktive Schutzimpfungen. Totvakzinen* (61) müssen zu wiederholten Malen verabreicht werden, um eine zufriedenstellende Immunreaktion hervorzurufen. Überdies eignen sie sich nicht zur Induktion einer nennenswerten Produktion von Antikörpern der sIgA-Klasse, die – wie wir früher gesehen haben – für die Verhinderung bzw. Hemmung einer Reinfektion von Bedeutung sind. *Lebendvakzinen* (62) führen nach erfolgreicher Impfung zu einer Keimvermehrung in vivo, was schon nach einmaliger Applikation zur Auslösung einer kräftigen und meist länger dauernden Immunreaktion ausreicht. Bei peroraler Verabreichung (u. U. auch bei Applikation auf anderen Schleimhäuten) von Lebendvakzinen erreicht man im übrigen in manchen Fällen einen guten Schutz gegen Reinfektion. Bei gestörter Immunreaktivität des Wirtsorganismus, in sehr seltenen Fällen aber auch bei sonst Gesunden, können Lebendvakzinen u. U. eine krankmachende Infektion erzeugen. Die letztgenannte Komplikationsmöglichkeit kann nur in Kauf genommen werden, wenn sich die Impfung gegen eine schwere und u. U. lebensbedrohliche Infektionskrankheit richtet

Vermehrung der Viren im Bereich der Eintrittspforte weisen in der Regel eine kurze *Inkubationszeit* auf (1–4 Tage), generalisierte eine längere (z. B. 10 bis mehr als 20 Tage). Viren zeigen im allgemeinen eine Tendenz, sich in bestimmten Organen/Geweben anzusiedeln und intrazellulär zu vermehren: Früher sprach man daher oft von einem »*Organotropismus*« dieser infektiösen Agentien (z. B. Neurotropismus, Dermotropismus, Pneumotropismus u. a., bzw. neurotrope, dermotrope u. a. Viren). Heute wissen wir, daß diesem Phänomen verschiedene Faktoren zugrunde liegen können, weshalb der Ausdruck nicht mehr oft benützt wird. *Konnatale Virusinfektionen* beruhen auf einer vertikalen Übertragung des Virus von der infizierten Mutter auf den Keimling. Zum *Nachweis von Viren*, der sich früher weitgehend auf pathogene Wirkungen in geeigneten *Versuchstieren* (Membran der Chorionallantois, Amnionhöhle oder Dottersack des Hühnerembryos, ferner – oft im Säuglingsstadium – weiße Mäuse, u. U. Goldhamster, später auch Primaten u. a.) stützte, werden heute mehr und mehr *Zellkulturen* herangezogen. Dazu dienen z. T. *primäre*, d. h. direkt vom Ausgangsmaterial (z. B. frische menschliche Feten oder Eihäute, Affennieren, tierisches Embryonalgewebe) gewonnene, z. T. *Sekundär-Kulturen*, d. h. solche, die durch Passagen aus primären Kulturen erhalten worden waren. *Diploide Zellinien* sind in der Regel nur über eine beschränkte Zahl von Passagen (z. B. 50) brauchbar, dann wachsen sie nicht mehr weiter: Solche Systeme benützt man z. B. für die Herstellung von *Virusvakzinen*, die natürlich keine onkogenen Viren enthalten dürfen. Für diagnostische Zwecke eignen sich vor allem *kontinuierliche Zellkulturen*, die in der Regel einen aneuploiden Chromosomensatz aufweisen und in vivo, d. h. im Wirt, von dem sie stammen, zur Entstehung bösartiger Geschwülste Anlaß zu geben pflegen. Mehrheitlich erfolgt der Nachweis einer Virusvermehrung in Zellkulturen aufgrund des *zytopathischen Effekts (ZPE, CPE)*, d. h. einer durch *zytopathogene Viren* hervorgerufenen Zellzerstörung, die man lichtmikroskopisch erkennen kann. Nicht zytopathogene Viren (z. B. Myxoviren) lassen sich z. T. mit Hilfe des *Hämadsorptionstestes* nachweisen, der darauf beruht, daß die infizierten Zellen virale Produkte in der Zellmembran enthalten, die Erythrozyten binden. In anderen Fällen macht man sich das Phänomen der *Interferenz* zunutze, indem viral besiedelte Zellen (z. B. Rötelnvirus) durch zytopathogene Viren nicht mehr infiziert werden können. Schließlich besteht auch in der Zellkultur die Möglichkeit, nicht-zytopathogene Viren mit Hilfe der *Immunfluoreszenz-Methode* festzustellen. Zur Durchführung eines *Hämagglutinations-Testes* für Viren, die rote Blutkörperchen agglutinieren, bedarf es einer erheblichen Zahl von Virionen, so daß diese z. T. vorher angereichert werden müssen (z. B. durch Überimpfung auf die Hühnchen-Chorionallantois). *Elektronenmikroskopische Untersuchungen* ermöglichen bei Vorliegen zahlreicher Viruspartikeln in kurzer Zeit deren Zuordnung zu der einen oder anderen Gruppe, erlauben aber an sich keine Typisierung (z. B. Poxviren, Rotaviren u. a.). Verfügt man über gute spezifische Antikörper, bietet die Immunfluoreszenz-Methode den Vorteil sowohl der Raschheit der Diagnosestellung als auch in manchen Fällen der Typenerkennung. Sog. *serologische Methoden* zum indirekten Nachweis einer Virusinfektion bedingen meistens die Gewinnung sog. *paariger Seren* (Entnahme z. B. zu Beginn der Erkrankung und 10 Tage später), so daß der diagnostisch verwertbare *Titeranstieg* spezifischer Antikörper im Blut (mehr als 16-fach) erfaßt werden kann. Fehlen paarige Seren, kann man spezifische Antikörper der IgM-Klasse bestimmen, die in der Regel nur 1–3 Monate nach Infektion nachweisbar bleiben. Die *Seroreaktionen in vitro*, die eingesetzt werden können, umfassen u. a. *Neutralisations-Teste* in Kulturen und den *Hämagglutinations-Hemmtest* (*Hirst-Test*, für hämagglutinierende Viren), die oft noch Jahre nach Virusinfektion ein positives Resultat ergeben. Häufig wird die *Komplementbindungsreaktion (KBR)* angewandt, wobei damit gerechnet werden kann, daß die KBR-Titer ungefähr ein halbes bis ein Jahr nach Infektion erhöht bleiben.

Virämische Infektionen hinterlassen in der Regel eine über Jahre dauernde, ja lebenslängliche Immunität: Hier haben wir es oft mit sog. »*Kinderkrankheiten*« zu tun, die nicht auf einer besonderen »Disposition« dieser Altersgruppe, sondern darauf beruhen, daß sie einerseits zu einer langanhaltenden Immunität führen, andernseits ansteckend und innerhalb eines gewissen Gebietes endemisch sind: So erkranken vorwiegend Kinder, die noch nicht immunisiert sind. Neben *apparenten* gibt es eine große Zahl *inapparenter Virusinfektionen*, die besonders in epidemiologischer Hinsicht wichtig sind (symptomlose Virusausscheider). Im Rahmen der Prophylaxe gegen Viruskrankheiten kommt den *aktiven Immunisierungen (Schutzimpfungen)* eine überragende Bedeutung zu. Da sog. *Totimpfstoffe* (Vakzinen aus inaktivierten Viren) relativ schlecht immunisieren, in großen Mengen hergestellt und wiederholt verabreicht (injiziert) werden müssen, sind – wo immer möglich – *Lebendimpfstoffe* (Vakzinen aus »abgeschwächten«, aber vermehrungsfähigen Viren) vorzuziehen. Die letzteren ahmen die betreffende Viruskrankheit in stark gemilderter Form nach und führen z. T., d. h. im Fall von Viren, die zu einer generalisierten Infektion Anlaß geben, auch eine transitorische Virämie herbei. Lebendimpfstoffe sind daher nicht gänzlich gefahrlos, und das Hauptproblem bei deren Herstellung

besteht in der Züchtung avirulenter, aber infektiöser und hinsichtlich der antigenischen Eigenschaften weitgehend unveränderter Viren. *Passive Immunisierungen* (meistens Hyperimmunglobuline menschlicher Herkunft) benützt man in jenen Fällen, wo keine »aktiven« Vakzinen zur Verfügung stehen (z. B. Hepatitis), ferner bei Tollwutgefahr, zur Verhinderung einer Rötelninfektion von Keimlingen und zur Verhütung von Komplikationen bei Gebrauch von Lebendvakzinen (z. B. Pockenimpfstoff). Die *Chemoprophylaxe* und die *Chemotherapie* von Viruskrankheiten stehen noch in den Anfängen und haben bisher keine überzeugenden Erfolge gezeitigt.
Die *Einteilung der Viren* nach *taxonomonischen Kriterien* (s. Tabelle 98) richtet sich heute ganz nach strukturellen, d. h. biochemischen, morphologischen und antigenischen Eigenschaften dieser infektiösen Agentien und trägt *medizinischen Gesichtspunkten* wenig Rechnung. In den nachfolgenden Abschnitten wird daher immer noch die früher übliche Klassifikation berücksichtigt, für die die betroffenen Gewebe/Organsysteme sowie die Symptomatik ausschlaggebend sind.

Einleitende Bemerkungen zu den einzelnen Gruppen von Viruskrankheiten

In den vorangegangenen Kapiteln wurde bereits auf verschiedene allgemeine Fragen im Zusammenhang mit Viruskrankheiten eingegangen, im besonderen auf die Eigenschaften von Viren (Abschnitt 180.2. (S. 1667)), generelle Merkmale von Infektionskrankheiten (Abschnitt 179.5. (S. 1660)), Grundlagen der Epidemiologie (Abschnitt 179.6. (S. 1662)), Eintritt von Viren in den Körper und deren Auseinandersetzung mit der wirtseigenen Abwehr (Kapitel 181 (S. 1720)), Ausbreitung von Viren im Makroorganismus (Kapitel 182 (S. 1742)), Mechanismen der Zell- und Gewebeschädigung (Kapitel 183 (S. 1751)), Erholungs- und Heilungsvorgänge (Kapitel 184 (S. 1758))» sowie Fragen im Zusammenhang mit der Diagnostik, der Prophylaxe und der Therapie von Infektionskrankheiten (Kapitel 185 (S. 1770)).

In den nachfolgenden Abschnitten geht es darum, Besonderheiten der verschiedenen Viruskrankheiten herauszustreichen, vor allem was deren Pathogenese bzw. Zell- und Gewebeschäden anbelangt. Die klinische Symptomatik erklärt sich weitgehend aus diesen Gegebenheiten und soll hier nur kurz zusammenfassend in Erinnerung gerufen werden. Dasselbe gilt für mögliche Komplikationen und Maßnahmen, diesen zu begegnen. Die Reihenfolge der Abschnitte richtet sich in erster Linie nach anatomischen Lokalisationen der virusbedingten Schäden. Zuerst kommen Infektionen durch enterische Viren und Hepatitis-Viren zur Sprache, dann Viruskrankheiten des Respirationstraktes, solche, die vor allem das Zentralnervensystem und/oder seine Hüllen betreffen, ferner vorwiegend exanthematische Viruskrankheiten und schließlich besondere Formen, wie Mononucleosis infectiosa, Mumps, Zytomegalie, Arbo- und Arena-Viruskrankheiten, Psittacosis und Lymphogranuloma venereum, Molluscum contagiosum und onkogene Effekte einer Virusbesiedelung.

186.2. Infektionen durch enterische Viren und Hepatitis-Viren

Allgemeine Hinweise auf Infektionen durch enterische Viren, im besonderen Coxsackie- und ECHO-Viren

Definitionen: Unter der Bezeichnung »*Enteroviren*« faßt man verschiedene Vertreter der Familie der Picornaviridae (s. Tabelle 98 (S. 1674)) zusammen, die vor allem in der Darmschleimhaut zur Vermehrung gelangen und mit den Fäzes ausgeschieden werden, im besonderen die *Poliomyelitisviren (Polioviren)*, die *Coxsackieviren A und B* sowie die *ECHO-Viren* (Coxsackie ist ein Dorf am Hudson im Staat New York; ECHO heißt »*e*nteric *c*ytopathic *h*uman *o*rphan« (d. h. damals noch nicht klassiert)). Enterovirusinfektionen führen in der Regel zu einer Virämie und zur Entwicklung einer typenspezifischen Immunität. Der Kontagionsindex ist klein, d. h. von den effektiv Infizierten erkrankt nur ein relativ geringer Prozentsatz. Die Pathogenese der durch Enteroviren hervorgerufenen Krankheiten zeigt viel gemeinsames, und eine Beteiligung des Zentralnervensystems kann grundsätzlich bei den meisten Infektionen dieser Art vorkommen. Abgesehen von der Empfindlichkeit gegenüber Eintrocknen, sind Enteroviren gegenüber Umwelteinflüssen ziemlich resistent, was für das Verständnis des Übertragungsmodus wichtig ist. Epidemiologisch findet sich eine Häufung von Enteroviruskrankheiten im Sommer und Frühherbst.

Pathogenese: Die *Poliomyelitis acuta anterior (Kinderlähmung)* kommt später, im Zusammenhang mit Viruskrankheiten des Zentralnervensystems, zur Sprache (S. 1806). Nachfolgend sollen uns in erster Linie die *Coxsackie-* und *ECHO-Viruskrankheiten* beschäftigen. Wie erwähnt, zeichnen sich diese infektiösen Agentien in erster Linie durch eine enteropathogene Wirkung aus; Ausnahmen bilden Coxsackie-Virus Typ A-21 und ECHO-Virus 28, die vorwiegend zu Störungen des Respirationstraktes Anlaß geben (s. dort). Es bestehen keine Anhaltspunkte für die Annahme, Enteroviren seien Bestandteil der normalen Darmflora. Ferner ist hervorzuheben, daß auch andere als Enteroviren die Darmschleimhaut besiedeln und im Stuhl ausgeschieden werden können, u. a. Adenoviren (S. 1800) und Reoviren (S. 1794). Man kennt mehr als 65 verschiedene Enteroviren, die eine mehr oder weniger ausgeprägte teilweise Homologie der Nukleotidsequenz ihrer RNA aufweisen und z. T. auch Antigeneigenschaften gemein haben.
Die *fäkal-orale Transmission* ist bei Enteroviren die Regel, wobei u. a. auch viruskontaminiertes Wasser in Betracht zu ziehen ist, und Vektoren (u. a. Fliegen) mit im Spiel sein können. Verschiedene Beobachtun-

gen sprechen dafür, daß zudem Tröpfcheninfektionen vorkommen.
Die *Inkubationsperiode* bei Coxsackie- und ECHO-Viruskrankheiten beläuft sich in der Regel auf 2–5 Tage. Man nimmt an, daß sich bei einer Infektion jeweils nur *ein* Virustyp im Darmbereich vermehrt. Aufgrund von Erhebungen über die Häufigkeit von Serumantikörpern mit Spezifität gegen Enteroviren kann vermutet werden, daß die *Infektiosität* der Coxsackieviren größer ist (mehr als ¾ der nicht Immunen innerhalb von Haushalten) als die der ECHO-Viren (weniger als 50%).
Die *Virusvermehrung* erfolgt zunächst meist im Pharynx (Epithelien und/oder Zellen des lymphohistiozytären Systems), kurz danach im Darmbereich. Wenig später kommt es in der Regel zur *Virämie*, die in eine *virale Besiedelung verschiedenster Gewebe/Organe* überleiten mag (z. B. Haut, Skelettmuskulatur, Herz, Zentralnervensystem, Speicheldrüsen, Lungen, Hoden u. a. m.: s. u.). Die *Virusisolation* gelingt z. B. aus dem Rachenbereich während ungefähr einer Woche im Anschluß an den Beginn der Erkrankung. In den Fäzes werden Viren noch über längere Zeit ausgeschieden. *Spezifische Immunreaktionen* von Seiten des Wirtsorganismus umfassen die Bildung von sIgA-Antikörpern, die an der Schleimhautoberfläche wirksam sind und vor allem vor einer Reinfektion schützen, ferner zirkulierende Antikörper zunächst der IgM-, dann der IgG-Klassen. Beide vermögen Komplement zu aktivieren, während die neutralisierenden Antikörper, die eine hohe Avidität für die Virusantigene aufweisen und lange persistieren, der IgG-Klasse angehören. Die letzteren übernehmen ungefähr 2 Wochen nach Beginn der Infektion in der humoralen Abwehr die Führung. Neugeborene erhalten von der Mutter diaplazentar protektive IgG-Antikörper sowie – falls es sich um Brustkinder handelt – mit dem Kolostrum und der Milch u. a. sIgA-Antikörper. Damit ist das Kind während ungefähr 3–6 Monaten weitgehend geschützt. Die Bedeutung der zellgebundenen Immunität im Rahmen der Abwehr enteroviraler Infektionen ist noch umstritten. Verschiedene Beobachtungen deuten darauf hin, daß sie die Zell- und Gewebeschäden u. U. verstärken könnten.

Morphologisch äußern sich die Infektionskrankheiten, die durch Enteroviren verursacht werden, sowohl im Gebiet der Eintrittspforten (Pharynx, Darm u. a.) als auch am Ort einer allfälligen Absiedelung und Vermehrung der Viren innerhalb des Körpers (s. u.). Über die Läsionen an der Schleimhaut, wo die infektiösen Agentien eintreten, weiß man aus der Humanpathologie nur sehr beschränkt Bescheid, da in dieser Phase fast nie biopsiert wird. Aus Tierversuchen hat sich indessen ergeben, daß es schon hier zu Epithelnekrosen mit entsprechender entzündlicher Reaktion (in frühen Stadien auch wechselnd zahlreiche neutrophile Granulozyten beteiligt) kommt. Die Veränderungen bei Befall innerer Organe und anderer Gewebe, wie der Haut, entsprechen primär einem virusbedingten Zelluntergang und/oder Folgen von Immunreaktionen, die sich u. U. gegen viral besiedelte Zellen richten. Die letzteren können in Form lymphoplasmazellulärer, manchmal auch lymphohistiozytärer Infiltrate festgestellt werden. Bei akutem Zelluntergang, der an sich zu einer lokalen entzündlichen Reaktion Anlaß gibt, nehmen an dem Geschehen während beschränkter Zeit auch neutrophile Granulozyten teil. Je nach dem Ausmaß der örtlichen Schäden kann es später zu einer Restitutio ad integrum kommen, oder es bilden sich kleine bis größere Narben.
Die **Folgen** und Symptome von durch Enteroviren verursachten Infektionskrankheiten richten sich nach dem Ausmaß der in verschiedener Lokalisation erzeugten Läsionen und variieren demnach von Fall zu Fall ganz erheblich (s. u.).
Hinsichtlich **Therapie** und **Prophylaxe** bieten sich – abgesehen von der aktiven Immunisierung gegen Polioviren (S. 1784) – nur sehr beschränkte Möglichkeiten. Bei den mehr als 60 verschiedenen antigenischen Varianten von Coxsackie-Viren und ECHO-Viren, die man bisher hat ermitteln können, ist an eine einmalige Vakzination nicht zu denken. Ähnliches gilt für die passive Immunisierung. Humanmedizinische Erfahrungen und tierexperimentelle Befunde mit Coxsackie-Virus-Infektionen sprechen dafür, daß körperliche Schonung bzw. Bettruhe einen günstigen Einfluß auf den Verlauf der Krankheit haben. Niedrige Außentemperaturen, Unter- bzw. Mangelernährung und Alkoholismus wirken sich ungünstig aus.

Infektionen durch Coxsackie-A-Viren

Die Coxsackie-Viren der Gruppe A können eine Vielzahl krankhafter Veränderungen erzeugen, u. a. *Herpangina*, *lymphonoduläre Pharyngitis* und krankmachende *Infekte des oberen und unteren Respirationstraktes*, im besonderen auch *Laryngotracheitis*, verschiedene Formen von *Exanthemen*, *Hepatitis*, *aseptische Meningitis*, *Myoperikarditis*, *zentralnervöse Schäden mit Paralysen* und/oder *zerebellärer Ataxie*, selten *chronische Myopathien*, ferner *Pneumonien*, *Pleurodynie*, *generalisierte Lymphadenopathie*, z. T. verbunden mit *Splenomegalie* u. a. m., ganz abgesehen von *Gastroenteritiden*. Die einzelnen Typen dieser Virusgruppe sind in unterschiedlichem Maß an der einen oder anderen Komponente dieser bunten Krankheitsbilder beteiligt (Tabelle 109), z. B. bei Herpangina Typen 1–10, 16 und 22, bei akuter lymphonodulärer Pharyngitis Typ 10, bei Befall des Respirationstraktes relativ häufig Typ 21 (sog. Coe-Virus) und bei Pneumonien Typ 9 u. a. m. Coxsackie-A-Typ 7 erzeugt beim Menschen nicht selten erhebliche Lähmungen, weshalb man ihn während einiger Zeit als 4. Poliovirustyp betrachtete. Eine der Maul- und Klauenseuche der Rinder ähnelnde Krankheit *(»hand-foot-and-mouth disease«)* mit auffälligen vesikulären Läsionen wurde wiederholt mit Coxsackie-A-Virus Typ 16 in Beziehung gebracht. Im Zusammenhang mit

Tabelle 109. Infektionen durch Coxsackieviren A und B sowie ECHO-Viren

Art der Erkrankung	Infektion[a] durch: Coxsackieviren Gruppe A (Typen)	Coxsackieviren Gruppe B (Typen)	ECHO-Viren (Typen)
1. Schwerere Krankheiten			
Kardiale Störungen			
Myokarditis/Perikarditis	1, 2, 4, 5, 8, 9, 16	1–5	1, 4, 6, 8, 9, 14, 19, 22, 25, 30
Chronische Myokardiopathie		2, 4, 5	
Subendokardiale Fibroelastose	3		
Endokardiale Deformitäten		4	
Pericarditis constrictiva		1, 2	
Kongenitale Mißbildungen	9	3, 4	
Befall des Nervensystems (z. T. kombiniert mit anderen Befunden)			
Aseptische Meningitis/Enzephalitis	7, 9, 16	1–5	1–9, 11–23, 25, 30–32
Akute zerebelläre Ataxie	3, 4		
»Gutartiger intrakranieller Hochdruck«	?	?	?
Querschnitt-Myelitis	?	?	?
Postenzephalitischer Parkinsonismus	?	?	?
Guillain-Barré-Syndrom?	?	?	?
2. Mildere Erkrankungen			
Uncharakteristische fiebrige Erkrankung	1–24	1–6	1–8, 11–34
Infektionen des oberen Respirationstraktes (Rhinitis, Pharyngitis, u. U. Herpangina, lymphonoduläre Pharyngitis), z. T. mit Konjunktivitis	1–10, 16, 21[b], 22, 24	1–5	1, 3, 6, 9[c], 16, 19, 20, 28
Laryngotracheitis	9	5	11
Exantheme verschiedener Art	5, 9, 16	3, 5	2, 4, 5, 9, 11, 16
Lymphadenitis (ohne oder mit Splenomegalie)	5, 6, 9	5	4, 9, 16, 20
Pleurodynie (u. U. mit Pleuraergruß)	4, 6, 10	1–5	1, 6, 9
Orchitis		1–5	9
Gastroenteritis	9	3, 4	2, 3, 6–9, 11–14, 18, 19, 22–24
Chronische Myopathie	?	?	?
3. Asymptomatischer Verlauf			
(ungefähr 75% der Fälle)	1–24	1–6	1–9, 11–34

[a] Die Angaben beziehen sich auf Virustypen, die bisher isoliert wurden.
[b] Bekannt als »Coe-Virus«.
[c] Oft asymptomatischer Verlauf.

einer Infektion durch Typ 4 kann es – neben respiratorischen und gastrointestinalen Symptomen – u. U. zu einem akuten Nierenversagen, Thrombozytopenie und hämolytischer Anämie kommen (*»hämolytisch-urämisches Syndrom«*, S. 452). Myoperikarditiden finden sich in erster Linie bei Infektionen durch die Typen 1, 2, 5, 8 und 9 der Coxsackie-A-Viren, ferner die Typen 4 und 16. Man schätzt, daß fast ein Viertel der akuten viralen Myokarditiden durch Coxsackie-A-Viren verursacht wird. Mütter mit Infektionen durch Coxsackie-A-Virus Typ 9 haben verschiedentlich Kinder mit konnatalen Herzmißbildungen zur Welt gebracht.

Infektionen durch Coxsackie-B-Viren

Die Coxsackie-B-Viren, von denen 6 Typen bekannt sind, können ebenfalls die verschiedensten Krankheitsbilder hervorrufen. In der ungefähren Reihenfolge der Häufigkeit werden *Gastroenteritiden* (vor allem Typen 3 und 4), *abakterielle Meningitiden und Meningoenzephalitiden* leichteren Grades (Typen 1–5), *Myalgien und Pleurodynie (Bornholm'sche Krankheit;* Typen 1–5), *Infekte des Respirationstraktes* (1–5, wobei Pneumonien am ehesten durch die Typen 1 und 4 verursacht werden), *»Kardiomyopathien« (Perikarditiden*, z. T. auch *Myokarditiden)* u. a. m. beobachtet. Bei Kindern scheinen Myokarditiden infolge Coxsackie-B-Virusinfektion in fast der Hälfte der Fälle zum Tod zu führen.

Definitionen: Die *Bornholm'sche Krankheit (Pleurodynie, epidemische Myalgie, »Teufelsgrippe«)* ist eine – soweit bekannt – durch Coxsackie-B-Viren erzeugte akute Infektionskrankheit, die sich vor allem durch ein akutes Auftreten starker Muskel-, Pleura- und Abdominalschmerzen kennzeichnet. *Coxsackie-Virus-Myokarditiden* beruhen in der Mehrzahl der Fälle auf einer Infektion durch Coxsackie-B-Viren.

Die *Bornholm'sche Krankheit* beginnt in der Regel mit Schluckbeschwerden, Anorexie und einem allgemeinen Unwohlsein. Danach folgen Fieberanstieg und z. T. plötzlich auftretende Schmerzen in Gliedern, Abdomen und vor allem substernal sowie über den unteren Rippen. Hie und da sind mit diesem Symptomenkomplex mehr oder weniger ausgeprägte meningitische Zeichen verbunden. Meistens besteht eine Hyperästhesie. Die Störung dauert in der Regel 3–7 Tage und klingt dann ab; hie und da tritt ein Rückfall auf. Zu den Komplikationen der Bornholm-»Grippe«, die in erster Linie Kinder und Jugendliche befällt, gehören u. a. Hepatitiden und manchmal – in der Regel mit einer gewissen zeitlichen Latenz – Orchitiden.

Durch Enteroviren bedingte *akute Myokarditiden* lassen sich in der Mehrzahl der Fälle auf Coxsackie-B-Viren zurückführen, aber auch Coxsackie-A-Viren und ECHO-Viren können den Herzmuskel schädigen. Vor allem bei Neugeborenen nehmen die Coxsackie-B-Myokarditiden oft einen raschen fatalen Verlauf, wobei das klinische Bild durch weitere Störungen, wie Enzephalitis, Hepatitis, Nebennierennekrosen u. a. kompliziert sein mag.

Morphologisch zeigt das Herz in solchen Fällen kleinherdige Muskelfasernekrosen, verbunden mit wechselnden, auf die Herde mit Zelluntergang konzentrierten entzündlichen Infiltraten. An diesen beteiligen sich – vor allem bei akuter Nekrose – auch neutrophile Granulozyten. Zeitlich etwas nachhinkend beobachtet man mehr Histiozyten, neben Lymphozyten und schließlich auch Plasmazellen. Wahrscheinlich lassen diese Veränderungen z. T. eine kleinfleckige Fibrose zurück, falls das Kind überlebt.

Folgen: Diese Art von Myokarditiden kann über eine akute Herzinsuffizienz oder über Arrhythmien eine lebensbedrohliche Lage schaffen. In einem Teil der Fälle, bei denen u. a. Coxsackie-B-Virus Typen 2, 4 und 5 nachgewiesen wurden, entwickelte sich eine chronische Herzinsuffizienz. Hie und da stellt man zudem *endokarditische Veränderungen* an Klappen und/oder an der Innenfläche der Herzhöhlen fest. Kongenitale Herzfehler scheinen u. a. aufgrund einer intrauterinen Infektion durch Coxsackie-B-Virus, Typen 3 und 4, zustande kommen zu können. Vielleicht trifft dies auch für die konnatale Fibroelastose des linken Ventrikels zu. Verschiedene Beobachtungen deuten darauf hin, daß zumindest ein Teil der Fälle von *Insulitis* mit Auftreten eines *Diabetes mellitus* im Kindesalter auf eine Infektion durch Coxsackie-B-Virus Typ 4 beruhen dürfte.

Infektionen durch ECHO-Viren

Die ECHO-Viren, von denen man mehr als 30 Typen kennt, ähneln den Coxsackie-Viren nicht nur hinsichtlich Struktur und chemischer Beschaffenheit, sondern auch inbezug auf ihre pathogenen Wirkungen. Infektionen durch diese Agentien können asymptomatisch bzw. mild verlaufen oder – in einer Minderzahl der Fälle – schwere Formen annehmen und sogar tödliche Folgen haben. Die leichteren Fälle umfassen *Infektionen des oberen Respirationstraktes*, das Auftreten von *Hautexanthemen*, hie und da *Pleurodynie*, *Diarrhöen* u. a., während ernsthafte Varianten der Erkrankung u. a. mit *Pneumonie*, *Myoperikarditis*, *hämolytisch-urämischem Syndrom* und/oder wechselnd ausgeprägter – meist transitorischer – *Meningoenzephalitis* einhergehen können. Die Isolierung des Virus gelingt am besten aus den Fäzes, bei Bestehen einer Meningitis auch aus dem Liquor cerebrospinalis. ECHO-Viren sind im Gegensatz zu Coxsackie-Viren nicht mäusepathogen.

Zusammenfassende Bemerkungen zu den viralen Gastroenteritiden

Definitionen: Nicht bakteriell bedingte sog. *Sommerdiarrhoen,* z. T. auch *Winterdiarrhoen,* beruhen häufiger, als man früher wußte, auf einer *viralen Gastroenteritis*. Man spricht z. T. auch von »*Darmgrippe*«, »*winter (or summer) vomiting disease*«, »*intestinal flu*« u. a. m. Die meisten derartigen Störungen scheinen auf *Reoviren* (S. 1794) bzw. Reovirus-ähnlichen Agentien zu beruhen, z. T. sind aber auch Enteroviren kausal beteiligt. Bei Kleinkindern mit Brechdurchfall muß stets auch an die Möglichkeit einer Infektion durch *Rotaviren* (S. 1794) gedacht werden (sog. *infantile Virus-Gastroenteritis B*). Man kennt noch weitere Virusinfektionen (z. B. durch *Adenoviren*), die mit Gastroenteritis einhergehen können.

Ätiologie: Abgesehen von den *Reoviren* (s. u.) und den *Rotaviren* (S. 1674), wurden bei solchen Störungen u. a. *Coxsackie-Viren* B-3 und B-4 sowie *ECHO-Viren* der Typen 1, 3, 6–9, 11–14, 18, 19 und 22–24 nachgewiesen. Auch *Poliomyelitis-Viren* bzw. Polio-Lebendvakzine vermögen ein derartiges Krankheitsbild zu erzeugen.
Über die **Morphologie** dieser Magen-Darm-Störungen weiß man mehr aus Tierversuchen als aus der Humanpathologie Bescheid. Im wesentlichen handelt es sich um kleinherdige bis ausgedehntere *Epithelnekrosen* infolge Virusbesiedelung, mit konsekutiver entzündlicher Reaktion sowie anschließend wechselnden Zeichen einer verstärkten Immunreaktion, wie vermehrter Infiltration der Schleimhaut durch Lymphozyten, Histiozyten und schließlich auch Plasmazellen.

Folgen: In der Mehrzahl der Fälle bietet sich das Bild von *Brechdurchfällen*, die innerhalb eines Tages auftreten und mit einer ziemlich starken Beeinträchtigung des Allgemeinzustandes verbunden sind. Fieber ist nicht regelmäßig vorhanden. Nicht selten klagen die Patienten auch über heftige Bauchschmerzen und Myalgien. In der Regel dauert die krankhafte Episode nicht länger als 2–3 Tage; allerdings kann die Diarrhoe länger anhalten, und schwere Formen mit wochenlanger Dauer sowie Zeichen von Malabsorption sind schon bekannt geworden.

Kurze Hinweise auf die viralen (»aseptischen«) Meningitiden

Definitionen: Unter »*aseptischer Meningitis*« versteht man in der Regel eine Entzündung der weichen Hirnhäute, die nicht durch Bakterien oder Pilze verursacht ist. Wahrscheinlich haben wir es bei den meisten Fällen dieser Art mit *Virusinfektionen* zu tun, wobei neben *Coxsackie- und ECHO-Viren* (s. o.) auch andere in Betracht zu ziehen sind, z. B. *Mumps-Viren*, *Herpes simplex-Viren* u. a. (z. B. *LCM-Viren*, S. 1806).

Morphologisch fallen vor allem lymphohistiozytäre Infiltrate in den Leptomeningen auf *(Leptomeningitis)*, teilweise kombiniert mit einer Ansammlung derselben Zellen in den Virchow-Robin-Räumen des Gehirns *(Meningoenzephalitis)*. Ganglienzellschäden erkennt man nur in schweren Fällen. Dasselbe gilt für einen teilweisen Untergang von Myelinscheiden sowie gliöse Reaktionen (S. 135).

Folgen: Nach wenig charakteristischen Prodromalsymptomen beginnt die Krankheit meistens mit *Kopfschmerzen, Nackensteifigkeit und Fieber*. In schwereren Fällen erkennt man ein Papillenödem, und neben einem variablen Grad von Verwirrtheit (selten Delirium) finden sich einige neurologische Ausfälle (z. B. positive Kernig- und Brudzinski-Zeichen, gewisse sensorische Störungen). Im Liquor zählt man meistens weniger als 500 Zellen/mm^3; ganz zu Beginn der Erkrankung sind z. T. ziemlich viele neutrophile Granulozyten vertreten, später herrschen Lymphozyten und einige Histiozyten vor. ECHO-Virus-Meningitiden heilen in der Regel spontan und ohne Hinterlassung wesentlicher Dauerschäden ab. Die Wiederherstellung kann allerdings bis ein Jahr in Anspruch nehmen. Bei ungefähr 10% der Patienten bleiben funktionelle Störungen bestehen, vor allem, wenn auch das Gehirn beteiligt war.

Anhang: Infektionen durch Reoviren und Rotaviren

Ätiologie: Die Familie der Reoviridae (s. Tabelle 98, S. 1674) umfaßt – neben den Orbiviren (S. 1793) – die Reoviren und die Rotaviren (reo = »*r*espiratory or *e*nteric human origins, *o*rphan status«). Reovirus-Infektionen sind nach neueren Beobachtungen weltweit verbreitet und offenbar sehr häufige Vorkommnisse, weisen doch in westlichen Ländern 50–80% der Erwachsenen gegen diese Agentien gerichtete, persistierende neutralisierende und hämagglutinierende Antikörper auf. Die *Reovirus-ähnlichen Norwalk-Partikel,* die antigenisch u. a. dem Nebraska-Kälber-Diarrhoe-Virus nahestehen, wurden im Stuhlfiltrat von Individuen nachgewiesen, die an einer schweren akuten Gastroenteritis litten. Über verschiedene Typen von Reoviren ist noch wenig bekannt. *Rotaviren* rufen u. a. bei Kleinkindern Durchfälle hervor, die im Mittel 12–48 Std lang dauern (sog. *infantile Virus-Gastroenteritis B*).

Über die **Morphologie** der durch Reoviren und Rotaviren verursachten Schäden im Gastrointestinaltrakt weiß man noch wenig Bescheid. Wahrscheinlich kommt es auch hier zu Epithelnekrosen mit zugehöriger entzündlicher Reaktion, wobei mit einer raschen Regeneration zu rechnen ist.

Folgen: Diese Infektionskrankheiten zeigen eine gewisse Häufung im Winter *(»Winter-Diarrhoen«)*, treten aber das ganze Jahr hindurch auf. Man hat Gründe zur Annahme, daß die meisten Reovirus-Infektionen asymptomatisch verlaufen. In anderen Fällen kann das klinische Bild von einer »*gewöhnlichen Erkältung*« nicht unterschieden werden, oder es findet sich ein unbestimmter febriler Zustand, u. U. kombiniert mit *Exanthem*. Vereinzelt wurde über tödliche Reovirus-Infektionen mit *Enzephalitis*, *Myokarditis*, *Hepatitis* und/oder *interstitieller Pneumonie* berichtet.

Anhang: Einige zusätzliche Angaben über Virus-Hepatitiden

Die wichtigeren Virus-Hepatitiden wurden bereits in einem früheren Abschnitt besprochen (S. 712).

Ätiologie: Die *Hepatitis epidemica (infektiöse Hepatitis*, *epidemische Gelbsucht*, *Virus-Typ-A-Hepatitis)* wird durch *Hepatitisvirus A* verursacht und ist in jeder Hinsicht eine kontagiöse Infektionskrankheit. Die *Serumhepatitis (Inokulations- oder Transfusionshepatitis*, *Virus-Typ-B-Hepatitis)* beruht auf einer Infektion durch *Hepatitisvirus B*. Dieses ist – im Gegensatz zum Hepatitisvirus A, einem RNA-Virus, – ein DNA-Virus und entspricht als vollständiges Virion wahrscheinlich den Dane-Partikeln (S. 716). Diese weisen eine Ikosaeder-Struktur auf und messen im Durchmesser 43 nm. Die filamentös-tubulären Formen, die sich neben Dane-Partikeln im Blut zumindest am Anfang der Infektionskrankheit nachweisen lassen, zeigen einen Durchmesser von nur 22 nm und bilden öfters Aggregate. Man kennt von diesem Material, das im wesentlichen dem HBsAg (S. 713) entspricht, mehrere Serotypen (adr, ayr, adw und ayw, wobei a einer allen Typen gemeinsamen Determinante entspricht). Kürzlich wurden auch die wichtigsten Polypeptide (P–1, P–2 und P–6) von HBsAg isoliert. Hepatitis-B-Virus (HBV) ist auffällig stabil. Eine Pathogenität konnte bisher nur für Primaten, im besonderen den Menschen und Schimpansen, mit Sicherheit nachgewiesen werden. Der Nachweis von HB-Antigenen geschieht auf verschiedene Weise, u. a. mit Hilfe der Immundiffusion, der Komplementbindungsreaktion, der Immunelektrophorese, der Hämagglutination und der Immunfluoreszenz.
Das *Hepatitis-A-Virus* (HAV) entspricht wahrscheinlich einem ätherresistenten RNA-Virus von 27 nm Durchmesser, das sich – wenigstens bis vor 1 Jahr – noch nicht künstlich replizieren ließ.
Neben der Virus-Typ-A-Hepatitis und der Virus-Typ-B-Hepatitis beobachtet man – zumal im Blutspendewesen – in zunehmendem Maß sog. *»non-A-non-B«-Hepatitiden.* Die Ätiologie ist wahrscheinlich viral. Man weiß allerdings nicht, ob es sich um ein einheitliches Krankheitsbild handelt, oder ob wir es hier mit einer heterogenen Gruppe von Virus-Hepatitiden zu tun haben. Daß verschiedene Virusinfektionen die Leber in Mitleidenschaft ziehen können, wurde bereits erwähnt.

Morphologie und **Folgen** der Virus-Hepatitiden wurden bereits erörtert. In Tabelle 110 sind einige Unterschiede zwischen Virus-Typ-A-Hepatitis und Virus-Typ-B-Hepatitis aufgeführt.

Beispiele zu Infektionen durch enterische Viren und Hepatitis-Viren:

- *Enterovirus-Infektionen*, sind, gesamthaft betrachtet, im Sommer häufiger als im Winter; dies zeigt sich auch in der Inzidenzverteilung von Virusnachweisen in Proben aus Abwässern.
- Anläßlich einer *epidemiologischen Untersuchung* wurde festgestellt, daß innerhalb eines Haushaltes *Coxsackie-Viren* 76% der exponierten nicht immunisierten Personen infizierten, während der entsprechende Wert für *ECHO-Viren* nur 43% betrug.
- Die jahreszeitlich unterschiedliche Häufigkeit des Auftretens von *Insulin-abhängigem Diabetes mellitus* bei Individuen im Alter von weniger als 30 Jahren korreliert weitgehend mit der Inzidenz von *Coxsackievirus-Infektionen vom Typ B 4*.
- Bei Infektionen durch *Enteroviren* treten oft schon 3 Tage

Tabelle 110. Virus-Hepatitiden A und B sowie chronische aktive und chronische persistierende Hepatitiden

1. Virus-Hepatitiden A und B[1]

Eigenschaften Besonderheiten	Hepatitis A	Hepatitis B
Bezeichnung, Synonyme	Hepatitis epidemica, infektiöse Hepatitis, epidemische Gelbsucht, Virus-Typ-A-Hepatitis	Serumhepatitis, Inokulationshepatitis, Transfusionshepatitis, Virus-Typ-B-Hepatitis
Virus	RNA, 27 nm	DNA, 43 nm
Australia-Antigen	–	+
Infektionsweg	oral	parenteral, seltener oral
Transmissionsmodus	enger Kontakt, Trinkwasser, Nahrungsmittel	mehrheitlich medizinische Interventionen, seltener Kontaktfälle
Jahreszeitliche Häufung	Herbst und Winter	ganzes Jahr
Altersdisposition	Jugendliche	alle Altersstufen
Inkubationszeit	15–45 Tage	45–160 Tage
Beginn der Erkrankung	akut	oft schleichend
Schweregrad der Erkrankung	oft relativ gering	oft erheblich
Prognose	im allgemeinen gut	besonders im Alter und bei schlechtem Allgemeinzustand z. T. ungünstig
Progredienz zu Chronizität	nicht bekannt	in einer Minderzahl von Fällen
Prophylaxe durch Gammaglobuline	meistens gut	oft unwirksam
Prophylaxe durch Hyperimmunglobulin (mit hohem Anti-HB_s-Titer)	nicht anwendbar	oft gut
»Carrier«-Status	sehr selten	in 0,1–1% der Fälle

2. Einige Unterschiede zwischen der chronischen aktiven Hepatitis und der chronischen persistierenden Hepatitis

Parameter	Chronische aktive Hepatitis	Chronische persistierende Hepatitis
Klinischer Verlauf		
Beginn wie der einer akuten Virushepatitis	in ca. 30% der Fälle	in ca. 70% der Fälle
Rekurrierende akute Episoden	relativ häufig	selten
Extrahepatische Manifestationen (Arthralgien, Pleuritis, Kolitis u. a.)	relativ häufig	selten
Prognose	oft ungünstig	meist gut
Leber-Histologie[2]	»periportale Hepatitis«	»portale Hepatitis«
»Piecemeal«-Nekrose	charakteristisch	meist nicht vorhanden
Sitz der Entzündung	portal, mit Eindringen in die Läppchen	portal
Läppchenstruktur	z. T. umgebaut	erhalten
Fibrose	häufig, deutlich	gering
Progredienz zu Zirrhose	häufig	selten

1 Die Erfahrungen mit der *»non-A-non-B-»Hepatitis,* die nach neueren Berichten ebenfalls viraler Genese ist, erlauben noch kein abschließendes Urteil.

2 Vgl. dazu Abb. 132 (S. 716) und Tabelle 50 (S. 724).

nach Beginn der Symptome *sIgA-Antikörper* im Speichel und auf Schleimhäuten des Darmtraktes in Erscheinung. Die ersten im zirkulierenden Blut nachweisbaren Antikörper gehören der *IgM-Klasse* an, während größere Mengen von *IgG-Antikörpern* mit Virus-neutralisierenden Eigenschaften sowie hoher Avidität erst später festgestellt werden.

- Folgende Zusammenhänge zwischen Infektionen durch *Coxsackieviren B* und *Herzschäden* gelten als wahrscheinlich: *Chronische Kardiomyopathie* (B–2, B–4, B–5); *konnatale verkalkende Pankarditis* (B–3); *Aorten- und/oder Mitralklappeninsuffizienz* (B–4); *konstriktive Perikarditis* (B–1, B–2) mit oder ohne Einengung der V. cava.
- Bei Verdacht auf *aseptische Meningitis* infolge *Enterovirus-Infektion* muß die *Virusisolation* aus Rachen, Stuhl bzw. Rektalabstrichen, Liquor cerebrospinalis und/oder Blutserum möglichst frühzeitig in die Wege geleitet werden.

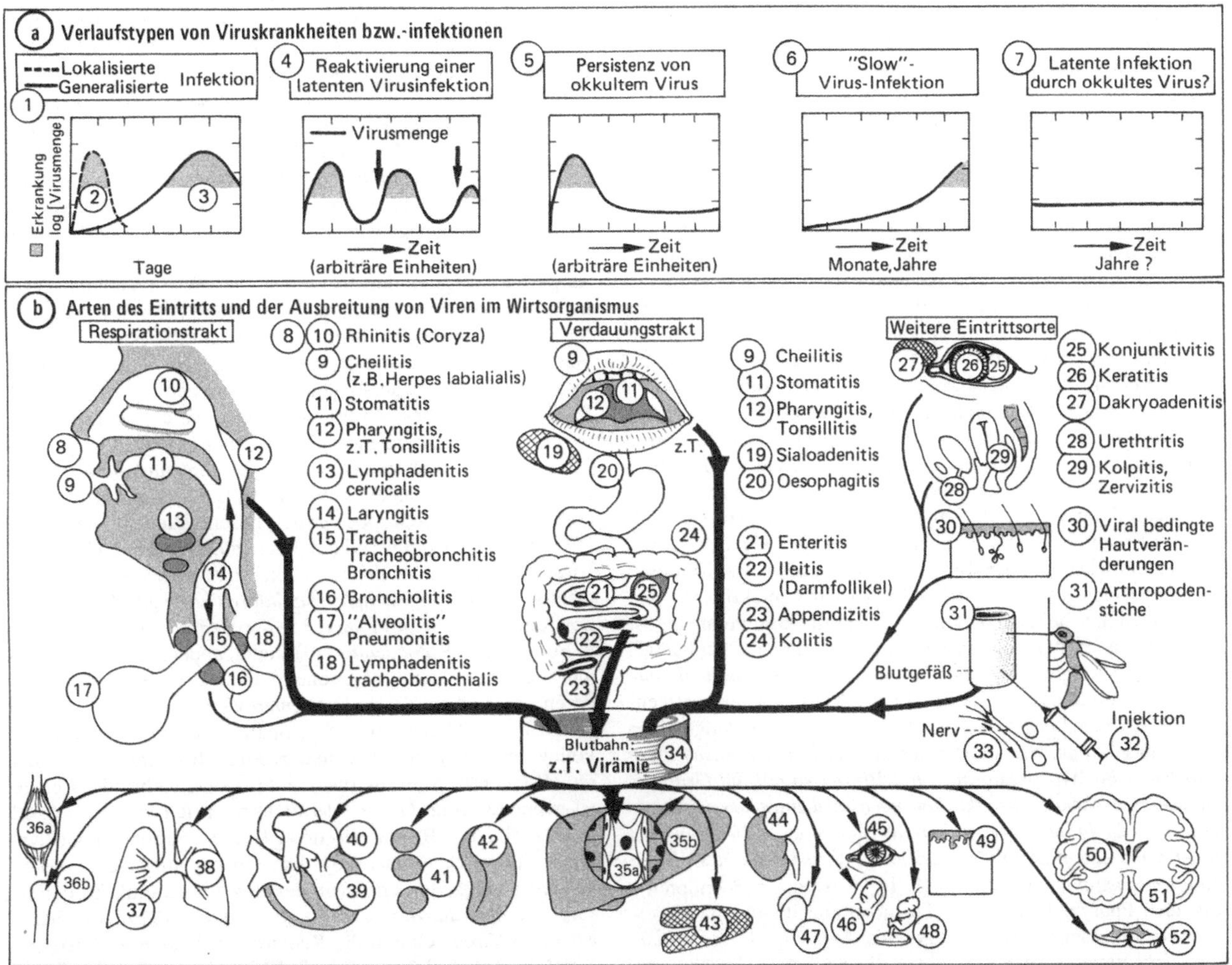

c Viruskrankheiten: Gruppierung nach medizinischen Gesichtspunkten (Beispiele)

53 Virusinfektionen des Respirationstraktes

Rhinoviren
Adenoviren
RS-Viren
Coronaviren
Parainfluenzaviren
Influenzaviren
Coxsackie-Viren (A,B)*
ECHO-Viren*
Masernvirus *
u.U. Herpes-simplex-Viren*
u.U. Zytomegalievirus*
u.U. Poxvirus*
u.U. Varizellenvirus* u.a.

54 Pleuritis, Pleurodynie bei Virusinfektionen

Coxsackie-Viren (B_{1-5})*

55 Virusinfektionen des Verdauungstraktes

Lippen, Mundhöhle, Pharynx, Oesophagus, Speicheldrüsen:
Herpes-simplex-Viren°, u.U.*
"Maul- und Klauenseuche"-Viren*
Coxsackie-Viren (z.B. A_{10})*
Zytomegalievirus*
Mumpsvirus*
Darm:
Enteroviren*
Coxsackie-Viren A, B*
ECHO-Viren*
Polioviren*
u.U. Adenoviren
Reoviren
Rotaviren
Masernvirus*
u.a.

56 Virusbedingte Hepatitiden

Hepatitis-A-Virus*
Hepatitis-B-Virus*
"Non-A-non-B-Viren"?*
Coxsackie-Viren (A)*
Arboviren*
Rötelnvirus*
u.U. Herpes-simplex-Viren*
u.U. Zytomegalievirus*
u.a.

57 Virus-Insulitis

Coxsackie-Viren (B_4 u.a.)*

58 Virus-Myo(peri)karditis

Coxsackie-Viren*
ECHO-Viren*
Masernvirus*
Marburgvirus*
u.a.

59 Virusbedingte Meningitiden, Enzephalitiden, Myelitiden

Masernvirus*
Coxsackie-Viren*
ECHO-Viren*
Herpes-simplex-Viren°*
Arboviren*
Polioviren*
Arenaviren (LCM u.a.)*
Rabiesvirus°
Varizellen-Zoster-Virus*°
"Slow"-Viren*?
Marburg-Virus* u.a.

60 Milz-Lymphknotenbeteiligung

EB-Virus*
Coxsackie-Viren (A)*
Rötelnvirus*
u.a.

61 Exantheme bei Virusinfekten

Masernvirus*
Rötelnvirus*
Varizellen-Herpes zoster-Virus*°
Poxvirus*
Vacciniavirus*
Coxsackie-Viren*
ECHO-Viren*
EB-Virus*
Arboviren* u.a.m.

62 (Kerato)-Konjunktivitis viraler Genese

Adenoviren (Typ 8)
Masernvirus* u.a.

63 Virus-Orchitis

Mumpsvirus*
Marburg-Virus* u.a.

64 Virusbedingte "Myopathie", Arthritis

Arboviren u.a.*

d Zelluläre Einschlußkörper und Riesenzellen bei Virusinfektionen (Beispiele)

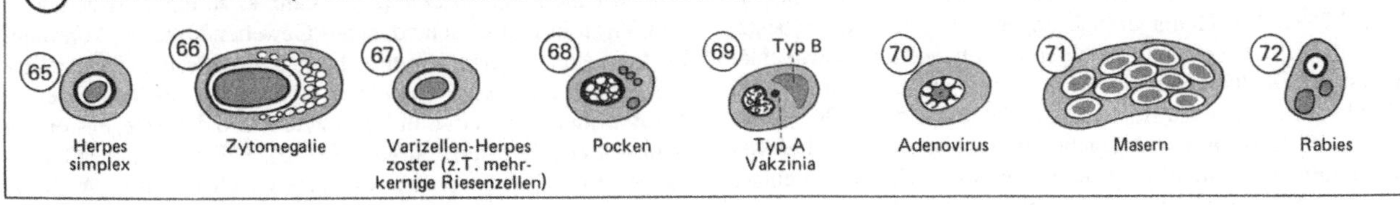

Abb. 220 a–d. *Kurze Übersicht über Virusinfektionen.* **a** *Verlaufstypen von Viruskrankheiten bzw. -infektionen. Lokalisierte Virusinfektionen* (1, 2), wie gewöhnliche »Erkältungskrankheiten«, zeichnen sich in der Regel durch eine kurze Inkubationszeit (1–4 Tage) und einen ziemlich raschen Verlauf aus. Demgegenüber dauert die Inkubation bei *generalisierten Virusinfektionen* (3), die mit einer Virämie (s. **b** u. **c**: *, 34) einhergehen, meist erheblich länger (10 bis mehr als 20 Tage). Bei beiden Arten der Erkrankung kommt es aber in der weit überwiegenden Mehrzahl der Fälle zu einer Überwindung des infektiösen Prozesses und zur Heilung bzw. Erholung. Viele mit Virämie verbundene Infektionskrankheiten hinterlassen eine z. T. langdauernde Immunität gegenüber Viren des betreffenden Typs, was für lokalisierte Virusinfekte weniger oder überhaupt nicht zutrifft. *Reaktivierungen einer latenten Virusinfektion* (4) sind z. B. beim Herpes simplex und beim Zoster bekannt, wobei als aktivierende Faktoren Einflüsse, wie UV-Bestrahlung, Fieber, Reduktion der zellgebundenen Immunität u. a. m. eine Rolle spielen. Eine *Persistenz von okkultem Virus* (5) kommt wahrscheinlich häufig vor. Abgesehen von Herpes-simplex- und Varizellen-Zoster-Viren ist dies z. B. von Adenoviren, Masernvirus u. a. bekannt. Sog. *»slow«-Viren* (6), die z. B. als Erreger von Leiden, wie der Jakob-Creutzfeld'schen und der Kuru-Krankheit, gelten, manifestieren sich meist erst Monate bis viele Jahre nach der Infektion im Sinn einer krankmachenden Wirkung. In diesem Zusammenhang ist auch an die Existenz onkogener Viren zu erinnern. Schließlich besteht die Möglichkeit einer *latenten Infektion durch okkulte Viren* (7), ohne daß sich je krankhafte Veränderungen zeigen. Dieses Problem bedarf, was die Humanmedizin anbelangt, einer weiteren Klärung. **b** u. **c** *Arten des Eintritts und der Ausbreitung von Viren im Wirtsorganismus, mit Hinweisen auf die Gruppierung entsprechender Krankheiten nach medizinischen Gesichtspunkten (die in der Regel zu Virämie führenden Virusarten sind unter* **c** *mit einem Stern (*) bezeichnet). Virusinfekte des oberen Respirationstraktes* mit Rhinitis (8, 10; »Coryza« = Schnupfen), oft auch Pharyngitis (12) und Tracheobronchitis (15) sowie einem wechselnden Grad von Laryngitis (14), sind als *»gewöhnliche Erkältung«* (»common cold«) die häufigste Ursache von Kranksein überhaupt. Als Ursache kommen die verschiedensten Virusarten und -typen in Frage (53; vgl. dazu auch Tabelle 111, S. 803). Bei Rhinitiden isoliert man öfters Rhinoviren, ferner RS (»*r*espiratory *s*yncytial«)-Viren, ECHO-Viren (z. B. Typen 28, 11 und 20), Coxsackie-Viren (z. B. Typ A 21) u. a. m. Adenoviren verursachen eher akute *Pharyngitiden* (Typen 1, 2, 3, 5 u. a.), pharyngokonjunktivales Fieber (Typen 3, 4, 7, 12 und 14), Laryngitiden (Typen 1–5, 7), Tracheobronchitiden und/oder allenfalls *Pneumonitiden* (Typen 1, 3, 4, 7, 7a, z. B. als »acute respiratory disease«, ARD). Die epidemische Pneumonitis der Kinder beruht z. T. auf einer Infektion durch Rhinoviren, die bei Kleinkindern Croup-ähnliche Symptome hervorrufen können. Gut bekannt sind Infektionen des Respirationstraktes durch Parainfluenzaviren, die u. a. eine akute Laryngitis (Typen 1–3), z. T. aber auch eine Tracheobronchitis und Pneumonitis erzeugen (Typen 1 und 3). RS-Viren bewirken hie und da ein ähnliches Bild. Orthomyxoviren (Influenzaviren) sind die Erreger der *Influenza (Grippe i. e. S.)*, die in der Regel epidemisch auftritt (z. B. asiatische Grippe 1957: »Typ« H_2N_2; Hongkong-Grippe 1968: »Typ« H_3N_2. Die offiziellen Bezeichnungen der Grippe-Epidemie-Viren lauten z. B. »B/Hongkong/5/72« oder »A/Victoria/3/75«). Die Hauptveränderungen in solchen Fällen bestehen in Epithelnekrosen der kleineren Luftwege (16) sowie einer interstitiellen Pneumonie (z. T. Alveolitis mit Bildung hyaliner Membranen, vgl. dazu *Abb.* 124, S. 630 und 125, S. 636), abgesehen von Laryngitis und Tracheobronchitis. Bei manchen der genannten Virusinfektionen stellt sich eine mehr oder weniger ausgeprägte regionale Lymphadenitis ein (13, 18). Bei ungenügenden oder gar ausbleibenden Immunreaktionen im Rahmen der Masern entwickelt sich nicht selten eine Riesenzellpneumonie (vgl. dazu **d**, 71) mit intranukleären Einschlußkörpern. Kerninklusionen finden sich im übrigen auch bei der – z. T. etwas hämorrhagischen – Varizellenpneumonie und bei Lungenbeteiligung im Rahmen eines Herpes generalisatus. *Pockenviren* werden meistens durch Tröpfcheninfektion übertragen, und der Eintritt der Erreger scheint vor allem im Nasopharynx zu erfolgen. *Virusinfektionen mit Eintrittspforten im Verdauungstrakt* gibt es ebenfalls in großer Zahl (55). Der *Herpes labialis* (9) beginnt in der Regel mit einem milden pharyngitischen Fieber (12; primäre Infektion), worauf das Virus entlang von Nervenbahnen u. a. die zugehörigen Spinalganglien erreicht (33). Bei »Aktivierung« (s. o.) erfolgt offenbar eine Wanderung in umgekehrter Richtung, mit Auftreten der bekannten vesikulösen Veränderungen im Lippenbereich und z. T. auch im Mund (11), u. U. sogar im Sinn einer Ösophagitis ulcerosa herpetica (20). Nicht ungefährlich ist der Herpes corneae (26). Eine ähnliche Ausbreitung von Viren längs Nervenbahnen kennt man von den *Varizellen,* die als Primärinfektion des *Zoster* bezeichnet werden können. Das durch Adenoviren erzeugte *pharyngokon-junktivale Fieber* (12, 25, u. U. 26) wurde schon erwähnt. Ein sog. *»aphthöses Fieber«* kann – abgesehen von Herpesviren – z. B. durch Viren der Maul- und Klauenseuche-Gruppe verursacht sein. Die sog. *Herpangina* (12) beruht zum guten Teil auf einer Infektion durch Coxsackie-Viren der Typen A 1–10 und A 22; Typ A 10 erzeugt im übrigen nicht selten eine sog. *lymphoglanduläre Pharyngitis* (12, 13). Polioviren treten z. T. im Pharynx in den Körper ein. Virusbedingte Formen von *Sialoadenitis* (19) sind u. a. bei Mumps und Zytomegalie (55) bekannt, abgesehen von Coxsackie-Viren und anderen enterischen Viren. Die *Enteroviren i. e. S.* umfassen die Coxsackie-, ECHO(»*e*nteric *c*ytopathic *h*uman *o*rphan«)- und Polioviren (s. u.), die – wie im übrigen auch Adenoviren, Reoviren, Rotaviren, Masernvirus u. a. m. – eine mehr oder weniger ausgeprägte *virale Gastroenteritis* hervorrufen können (21, 22; u. U. auch 23 (z. B. Masern) und 24), z. T. verbunden mit Lymphadenitis mesenterialis (25). Die Übertragung dieser ansteckenden Krankheiten erfolgt in der Regel fäkal-oral. Zu den bei sog. *»Sommerdiarrhoe«*, z. T. auch *»Winterdiarrhoe«*, häufig isolierten Viren gehören die Reoviren, z. T. aber auch Coxsackie-Viren Typen B 3 und 4 sowie ECHO-Viren Typen 1, 3, 6–9, 11–14, 18, 19, 22–24 und Polioviren. Rotaviren gehören zu den bekannten Erregern der *infantilen Gastroenteritis*. Eine *Konjunktivitis* (25), z. T. kompliziert durch einen Hornhautbefall (*Keratokonjunktivitis*) findet sich nicht nur bei Herpesvirus-Infektion, sondern bei manchen anderen Viruskrankheiten (z. B. Masern, pharyngokonjunktivales Fieber (s. o.), sog. epidemische Keratokonjunktivitis (z. B. Adenovirus Typ 8) u. a. m.). Manchmal sind auch die Tränendrüsen befallen (27, *Dakryoadenitis*). Im *Genitalbereich* (29), z. T. auch im untersten Harntrakt (28), begegnet man z. B. dem sog. *Herpes progenitalis,* verursacht durch Herpes-simplex-Virus Typ 2. Gebärende mit dieser Affektion können das Kind infizieren, was nicht ganz ungefährlich ist (vgl. dazu Herpes generalisatus u. a.). Die *Haut als Eintrittspforte von Viren* (30) spielt z. B. beim Auftreten von Verrucae (Warzenvirus), Mollusca contagiosa, einer Paravaccinia (Melkerknoten), einer pathologischen Vaccinia nach Pockenimpfung u. a. m. eine Rolle. Eine *Einführung von Viren direkt in die Blutbahn* kennt man von zahlreichen, durch Arthropoden übertragenen Viruskrankheiten (*Arboviren* = »*ar*thropod-*bo*rne viruses«, 31 und 64) sowie z. B. von der »Serumhepatitis« (32, 35). In Fällen von *Virämie* (34:*) kann es zu einer Absiedelung von Viren in den verschiedensten Geweben/Organen kommen. In der Leber werden Viren z. T. in Kupffer'schen Sternzellen abgefangen und inaktiviert (35a), z. T. kommt es aber zu einer Virusvermehrung in diesen Phagozyten, und die Erreger können dann auf Hepatozyten übergehen (35b), z. T. auch in die Gallengänge. *Hepatitiden* werden vor allem durch Hepatitis-A-Virus, Hepatitis-B-Virus und »non-A-non-B«-Viren verursacht; eine Leberbeteiligung kommt aber auch im Rahmen anderer Viruskrankheiten vor (56). Von den Arbovirus-Krankheiten, die bei schwerem Leberbefall eine hämorrhagische Diathese bewirken,

- Kinder in Bangladesh mit *Rotavirus-Diarrhoe* zeigen eine Störung der Kohlenhydratresorption im Darm; trotzdem kann die Rehydrierung durch perorale Gabe von Zucker-Salz-Lösungen erreicht werden.
- In englischen Säuglingsheimen wurde festgestellt, daß ungefähr ein Drittel der Kinder im Alter von 5 Tagen *Rotaviren* im Stuhl ausschieden, mehrheitlich »Flaschenkinder«.
- Schwangere, asymptomatische HB_sAg-Dauerträgerinnen (z. B. Drogensüchtige) sollten während 6 Monaten alle 5 Wochen eine hochdosierte *Immunprophylaxe* (Hepatitis B-Hyperimmunglobulin) erhalten, um eine Hepatitis des Keimlings/Kindes zu verhindern (sog. *neonatale Hepatitis*).
- Eine entsprechende Prophylaxe ist auch bei anderen Infektionsgefährdeten am Platz, z. B. bei *Medizinalpersonen*, die sich bei Verletzungen, durch Blutspritzer in die Augen oder anderswie mit *Hb_sAg-positivem Blut* kontaminiert haben.

186.3. Virusinfektionen des Respirationstraktes: Einleitung

Gesamthaft machen virale Infekte des Respirationstraktes ungefähr die *Hälfte aller akuten Erkrankungen des Menschen* aus. Meistens handelt es sich um harmlose Affektionen, die höchstens im Sinn verlorener Arbeitsstunden ins Gewicht fallen: Annähernd ¾ aller Schulabsenzen von Kindern und ⅓–½ des Arbeitsausfalls bei Erwachsenen geht auf diese Gruppe von Virusinfektionen zurück. Ihre Verbreitung ist weltweit. Das Spektrum der Auswirkungen auf den Wirtsorganismus reicht vom asymptomatischen Trägerzu-

---

Abb. 220 a–d (Fortsetzung)

sind u. a. das *tropische Gelbfieber,* die hämorrhagische Chikungunya, das Krim-Kongo-hämorrhagische Fieber, das Omsk-hämorrhagische Fieber und die Kyanasur-Waldkrankheit zu nennen. Die Infektion Langerhans'scher Inseln durch Viren (*»Insulitis«* (43, 57), besonders Coxsackie-Virus B 4) scheint beim Zustandekommen eines juvenilen Diabetes mellitus von Bedeutung zu sein. Die *Nieren* (44) werden bei generalisierter Zytomegalie nicht selten betroffen. Eine akute renale Insuffizienz wurde vereinzelt bei Infektionen z. B. durch Coxsackie-Virus A 4 beobachtet, und hämolytisch-urämische Syndrome kommen u. U. bei schweren Infektionen durch ECHO-Viren zustande. Die *Orchitis* (47) gehört zu den bekannten Komplikationen des Mumps (63). Eine hämatogen entstandene *Virus-Konjunktivitis* beobachtet man in mehr oder weniger ausgeprägtem Maß bei verschiedenen Virusaffektionen, u. a. bei Masern (45, 62); ähnliches gilt für die *Otitis* (46). *Virusinfektionen des Keimlings* (48) wurden schon früher erörtert (s. Tabelle 14, S. 278; 18, S. 284 und 21, S. 308). Zahlreich sind die Beispiele von *Hautexanthemen* bei Viruskrankheiten (49, 61). *Makulopapulöse Eruptionen* finden sich z. B. bei Infektionen durch Masernvirus, Rötelnvirus, ECHO-Viren Typen 2–9, 11, 14, 18–20, Coxsackie-Viren Typen A 2, 4, 5, 9 und 16, B 1 und 3–5, Adenoviren 1–3 und 7, RS-Viren, Parainfluenza-Viren (Typ 3) u. a. m. *Vesikulöse (u. U. später pustulöse) Effloreszenzen* kommen beispielsweise bei Infektionen durch Pockenviren, ECHO-Viren Typen 4, 9 und 11, Coxsackie-Viren Typen A 2–6, 8, 9 und 16 sowie B 3 und 5, Herpes-simplex-, Varizellen-Zoster- und anderen Viren vor. Wichtig sind zentralnervöse Störungen (59), im besonderen die *(Meningo-) Enzephalitis* (50), *Meningitis* (51) und *Poliomyelitis* (52). *Schlaffe Lähmungen* werden vor allem bei Infektionen durch Polioviren (Typen I (Brunhilde), II (Lansing) und III (Leon)) beobachtet, ferner u. U. bei solchen durch Coxsackie-Virus-Typen A 2, 4, 7, 9, 16, 18 und 30 sowie B 2–5 und ECHO-Viren 1, 2, 4, 6, 7, 9 und 11. Sog. *»aseptischen Meningitiden«* begegnen wir bei Infektionen durch Polioviren I–III, Coxsackie-Viren A 2, 4, 7, 9, 10 und 23 sowie B 1–6, ECHO-Viren 1–7, 9, 11, 23, 25, 28 und 30 sowie Herpes-simplex-Viren. *Meningoenzephalitiden* treten – abgesehen von der *lymphozytären Choriomeningitis (LCM)* – u. a. bei verschiedenen *Arbovirus-Krankheiten* in Erscheinung (z. B. *östliche und westliche equine Enzephalomyelitis, japanische B-Enzephalitis, St. Louis-Enzephalitis, La-Crosse-Enzephalitis, Murray-Valley-Enzephalitis, russische Zekkenenzephalitis, fernöstliche Zeckenenzephalitis, zentraleuropäische Zeckenenzephalitis* u. a.). Mehr oder weniger reine *Enzephalitiden* beruhen z. T. auf einer Infektion durch Arboviren (s. o.), Polioviren I–III, Coxsackie-Virus B 3, ECHO-Viren 9 und 19, Herpes-simplex-Viren u. a. m. *Milz* (42) und *Lymphknoten* (41) erfahren bei zahlreichen Virusinfektionen eine mehr oder weniger ausgeprägte Vergrößerung (60; EB-Virus = Epstein-Barr-Virus, das u. a. die *Mononucleosis infectiosa* verursacht). Als Erreger einer *Myo(peri)karditis* viraler Genese (39, 40) sind an erster Stelle Coxsackie-Viren A 1, 2, 4, 5, 8, 9 und 16 sowie u. U. B (bei Kindern gefährlich), ferner ECHO-, Masern- und weitere Viren in Betracht zu ziehen (58). Virale *Pneumonitiden bzw. Pneumonien (38) im Rahmen einer Virämie* bzw. im Anschluß daran kennt man im Zusammenhang mit Infektionen durch die unter **c** mit Stern (*) bezeichneten Viren. Die u. a. durch Pleurodynie (37) gekennzeichnete sog. *Bornholm-Krankheit* (-Grippe) entspricht mehrheitlich einer Infektion durch Coxsackie-Viren B 1–5 (54). Verschiedene Arbovirus-Krankheiten (s. Tabelle 113, S. 1843) charakterisieren sich, abgesehen u. a. von Fieber und Malaise, durch *Myalgien* (36a), *Arthralgien* (36b), *Lymphadenopathie* (41) und/oder *Hautexantheme* (49).
d *Zelluläre Einschlußkörper und Riesenzellen bei Virusinfektionen (Beispiele) sowie weitere morphologische Hinweise.* Bei einer ganzen Zahl von Viruskrankheiten weisen befallene Zellen (vor dem Untergang?) *zelluläre Einschlußkörper* auf, die *intranukleär* und/oder *intrazytoplasmatisch* lokalisiert sind, verschiedene Größe aufweisen können und sich u. a. mit Hilfe der *Immunfluoreszenzmikroskopie* z. T. identifizieren lassen (65–72). Überdies neigen einige Viren zur Bildung *mehrkerniger Riesenzellen* (z. B. Warthin-Finkeldey-Zellen (71) im Prodromalstadium der Masern (z. B. in lymphoretikulärem Gewebe nachweisbar, etwa als Zufallsbefund bei Tonsillektomie oder Appendektomie (s. **b**, 23)). Verschiedene dieser Einschlüsse tragen besondere Namen (*Cowdry-Typ,* z. B. bei Herpes-Enzephalitis (65), *Dawson-Typ* bei der z. T. durch Masernvirus verursachten subakuten sklerosierenden Panenzephalitis, *Lipschütz'sche Einschlußkörperchen bei Varizellen-Zoster* (67), *Guarneri-Körperchen* bei Pocken (68), z. T. entsprechend dem Einschluß Typ B bei Vakzinia (69), *Einschlußkörper vom Rosettentyp* bei Adenovirusinfektionen (70), *Negri-Körperchen* (72) in Ganglienzellen des Ammonshorns tollwütiger Tiere bzw. Individuen u. a. m.). Die *morphologischen Befunde bei Virusinfektionen* sind im übrigen nicht besonders typisch: Man notiert u. a. einen *Zelluntergang* mit entsprechender *entzündlicher Reaktion* (z. B. leukozytäre Neuronophagie im akuten paralytischen Stadium der Poliomyelitis anterior, gefolgt von einer makrophagozytären (»gliösen«) Neuronophagie und der Bildung einer kleinen Glianarbe). In der Regel erkennt man in wechselndem Grad *Zeichen von Immunreaktionen* humoraler und/oder zellgebundener Art (s. Abb. 158, S. 1084; 159, S. 1092; 160, S. 1102; 161, S. 1110; 162, S. 1114 und 164, S. 1128). Oft finden sich z. B. perivaskuläre Infiltrate von Lymphozyten, neben mehr oder weniger zahlreichen Plasmazellen und Histiozyten

stand bis zu lebensbedrohlichen Situationen, letzteres vor allem bei Infektion durch besondere Typen von Influenza-Viren (s. u.) und/oder bei Erkrankung von Säuglingen und Kleinkindern.

Definitionen: Die weitaus größte Zahl von Virusinfektionen des Respirationstraktes (*»Akute respiratorische Erkrankung« = »acute respiratory disease (ARD)«*) verläuft unter dem Bild einer *»gewöhnlichen Erkältung« (»common cold«)*, oft verbunden mit *Schnupfen (Coryza)* infolge *Rhinitis,* u. U. auch *Sinusitis,* z. T. *Konjunktivitis* sowie in manchen Fällen *Husten* wegen *Tracheobronchitis,* die zeitlich dem Schnupfen z. T. nachfolgt. *Heiserkeit* aufgrund einer *Laryngitis* ist ebenfalls häufig mit diesen Prozessen verbunden. In der Regel beginnt die »gewöhnliche Erkältung« mit einer *katarrhalischen Entzündung,* die sich u. a. durch eine seröse Exsudation auszeichnet und häufig in einen *schleimigen* sowie schließlich *schleimig-eitrigen* bis *eitrigen Katarrh* überleitet. In einem erheblichen Teil der Fälle ist die Infektion mit *Fieber* verbunden, und im Volksmund spricht man dann oft von *»Grippe«:* In dieser Form ist das ein sehr weitgefaßter, ungenauer Begriff, der nicht mit der *Grippe i. e. S., der Influenza* (S. 1802), verwechselt werden sollte. Die letztere ist vor allem wegen ihrer *pneumonischen Komplikationen* gefürchtet.

Ätiologie: Insgesamt kennt man etwa ein Dutzend verschiedener Gruppen von Viren mit total mehr als 150 Serotypen, die nachgewiesenermaßen mit dem Auftreten einer akuten infektiösen respiratorischen Erkrankung in Beziehung stehen. Beobachtungen in USA lassen annehmen, daß dort ungefähr ¾ der akuten Infekte des Respirationstraktes durch Viren verursacht werden, wovon etwa die Hälfte auf *Rhinoviren* entfällt. Weitere Viren, die mit Vorliebe die Schleimhäute der Luftwege besiedeln, sind die *»respiratory syncytial« (RS)-Viren,* die *Adenoviren,* die *Coronaviren,* die *Parainfluenzaviren* sowie – in einem kleinen Teil der Fälle – die oben besprochenen *Coxsackie-Viren A und B* und die *ECHO-Viren.* Die *Influenza,* die in der Regel in Form von Epidemien auftritt, kommt in einem besonderen Abschnitt zur Sprache (S. 1802). *Differentialdiagnostisch* sind hauptsächlich gewisse bakterielle Infekte in Betracht zu ziehen, im besonderen solche durch *Mycoplasma pneumoniae, hämolytische Streptokokken, Haemophilus influenzae* u. a. m.
Herpesviren (S. 1674) verursachen nicht selten eine Rhinitis und Pharyngitis; sie bewirken indessen zusätzlich eine Reihe anderer Schäden, weshalb sie später gesondert diskutiert werden sollen (S. 1823).

Epidemiologisch zeichnen sich die akuten viralen Erkrankungen des Respirationstraktes durch das Vorherrschen einer *Tröpfcheninfektion,* d. h. eine Übertragung durch Aerosole, die bereits Infizierte beim Sprechen, Singen sowie vor allem Husten und Niesen emittieren, sowie eine *sehr kurze Inkubationszeit* aus (S. 1738). Dies hat u. a. zur Folge, daß der Prozeß am Abklingen ist, bevor eine spezifische Immunantwort voll wirksam werden könnte (S. 1080). Dazu kommt, daß die Infektionserreger in sehr zahlreichen, antigenisch verschiedenen Typen auftreten und zudem – zumindest im Fall der Influenzaviren – eine ausgesprochene antigenische Variabilität zu erkennen geben. Es kann daher nicht verwundern, daß ein Individuum zeitlebens immer wieder an solchen »Erkältungen« erkranken kann. Die Infektiosität ebenso wie die Kontagiosität sind in der Regel hoch. Man schätzt, daß in USA eine Person im Durchschnitt 6,2mal im Jahr eine akute respiratorische Erkrankung erleidet, was für das ganze Land eine Milliarde Fälle pro Jahr ausmacht. Die Ansteckungsmöglichkeiten sind, wie bereits hervorgehoben wurde, besonders in Schulen oder bei jeder anderen Art von »crowding« groß. Hinsichtlich der *Altersverteilung* akuter Infekte des Respirationstraktes zeigt sich ein deutlicher Gipfel bei Kleinkindern. Es finden sich auch gewisse *Geschlechtsunterschiede,* indem z. B. Knaben häufiger an einer »respiratory syncytial«-Virus-Infektion erkranken als Mädchen. Allerdings ist es bei derartigen statistischen Erhebungen nicht leicht, Expositionsunterschiede von solchen der Anfälligkeit zu trennen. Sehr ausgeprägt sind dagegen die *jahreszeitlichen Schwankungen* in der Häufigkeit akuter Infektionen des Respirationstraktes, indem im Winter ungefähr dreimal so viele Fälle gemeldet werden wie im Sommer. Man kennt aber auch Ausnahmen zu dieser Regel, indem z. B. eine Influenza-Pandemie u. U. im Sommer oder Herbst ihren Anfang nimmt.

Morphologisch zeichnen sich die Viruskrankheiten des Respirationstraktes durch mehr oder weniger ausgeprägte *Epithelnekrosen* in den Luftwegen aus, die zu *entzündlichen Reaktionen* führen. Im wesentlichen handelt es sich zunächst um das Bild eines *Katarrhs,* der zunächst mit seröser Exsudation einhergeht und später zu vermehrter Schleimabsonderung führt. Je nach dem Schweregrad der Epithelschädigung kann die *regeneratorische Reepithelisierung schon in wenigen Tagen oder erst nach einer Woche oder noch später abgeschlossen sein. Kommt es zu einer bakteriellen Sekundärinfektion,* entwickelt sich in der Regel ein *schleimig-eitriger* bis *eitriger Katarrh* (s. Abb. 180 (S. 1322) und 182 (S. 1334), vgl. dazu auch Abb. 123 (S. 622)). Ergreift die Virusinfektion das Lungenparenchym, entwickelt sich in der Regel das Bild einer *lymphohistiozytären,* später u. U. auch *lymphoplasmazellulären interstitiellen Pneumonie* (s. Abb. 125, S. 636). In schwereren Fällen kann sich da und dort infolge Schädigung von Pneumozyten (im besonderen Typ I) eine partielle Denudation der Alveoleninnenfläche einstellen, so daß *hyaline Membranen entstehen und eine sog. »kuboide Metaplasie«,* d. h. eine *regenerative Hyperplasie von Pneumozyten II* zutage tritt. Wie immer in solchen Situationen, besteht die Gefahr einer mehr oder weniger ausgeprägten *Atelektase-Induration* (s. Abb. 124, S. 630), durch die ein Teil der respiratorischen Oberfläche der Lunge unwiederbringlich verloren gehen kann. Solche Befunde sind indessen nur bei schweren Fällen von Viruspneumonie zu erheben. Recht oft scheint eine Virusinfektion *bakteriellen Sekundärpneumonien* den Weg zu bereiten. Eine Reihe von Virusinfektionen des Respirationstraktes zeichnet sich durch das Auftreten intranukleärer und/

oder intrazytoplasmatischer *Einschlußkörper* in Epithelien und anderen Zellarten aus, die diagnostisch von Bedeutung sind (s. dort). Ähnliches gilt für jene Virusinfekte, die mit der Bildung von *Synkaryonen (Synzytien)* einhergehen. Nach schweren und/oder wiederholten Virus-bedingten Schädigungen des Tracheobronchialepithels beobachtet man nicht selten eine sog. *Pflasterepithel-Metaplasie* bzw. eine *»Basalzellenhyperplasie«*, die zum guten Teil reversibel sind. Weitere Einzelheiten über morphologische Veränderungen bei Virusinfektionen des Respirationstraktes sind aus den nachstehenden Kapiteln zu erfahren.

Folgen: Die meisten akuten viralen respiratorischen Erkrankungen bieten das bekannte Bild der *»Erkältungskrankheit« (»common cold«)*, die sich u. a. durch *Schnupfen (Coryza)* mit »verstopfter« Nase, Niesreiz, serösem, dann schleimigem *Katarrh*, mehr oder weniger ausgeprägtem *»Halsweh«* und *Beeinträchtigung des Allgemeinbefindens* auszeichnen. *Fieber* kann in vielen Fällen fehlen. Dieses für unkomplizierte Virusinfekte charakteristische Bild nimmt bei *bakterieller Sekundärinfektion* und/oder Befall des unteren Respirationstraktes oder gar der Lungen ernsthaftere Formen an und läßt dann auch in den meisten Fällen ein Ansteigen der Körpertemperatur nicht vermissen.

186.4. Gewöhnliche, viral bedingte katarrhalische Erkrankungen des Nasen-Rachenraumes und der oberen Luftwege infolge Infektion durch Rhinoviren, Adenoviren, »respiratory syncytial«-Viren, Parainfluenza-Viren, Coronaviren, Coxsackie-Viren oder ECHO-Viren

Man schätzt, daß ungefähr ⅔ der akuten viralen Erkrankungen des oberen Respirationstraktes durch Rhinoviren, »respiratory syncytial« (RS)-Viren und Coronaviren verursacht werden.

Infektionen durch Rhinoviren

Ätiologie: Von den Rhinoviren, RNA-Viren, die der Familie der Picornaviridae (s. Tabelle 98 (S. 1674)) zugehören, kennt man zur Zeit mehr als 100 Typen, und wahrscheinlich werden sich in Zukunft noch mehr finden. Taxonomisch sind sie den Enteroviren nah verwandt, doch zeigen sie u. a. eine größere Säurelabilität. Bei 4 °C halten sich die Rhinoviren meist während mehrerer Monate, während ihre »Halbwertszeit« bei 31–37 °C ungefähr 6 Std beträgt.

Epidemiologie: Rhinovirus-Infektionen machen nach neueren Schätzungen ungefähr 40% aller akuten respiratorischen Erkrankungen aus. Sie können das ganze Jahr durch auftreten, zeigen indessen eine Häufung im Frühling und im Herbst. Der durch Rhinoviren hervorgerufene Schnupfen ist in der Regel harmlos, lediglich bei kleinen Kindern ist Vorsicht geboten: Hier treten u. U. Croup-artige Symptome und nicht allzu selten Pneumonien auf. Öfters geht innerhalb einer Familie die Infektion von einem Kind aus. Individuen, die vorimmunisiert sind, d. h. homotypische Antikörper besitzen, genießen einen relativen oder – bei hohen Titern – absoluten Schutz vor Reinfektion, während ungefähr ⅔ der nicht Immunisierten nach Exposition erkranken. Akuterkrankungen beruhen z. T. auf dem Erscheinen neuer Typen von Rhinoviren. Die Virusausscheidung dauert im Mittel von einem Tag vor Ausbruch der Erkrankung bis ungefähr 6 Tage nachher: In dieser Zeit besteht Ansteckungsgefahr.

Morphologisch zeigen sich Veränderungen, wie sie im vorangegangenen Abschnitt geschildert wurden.

Folgen: Nach einer Inkubationszeit von 1–2 Tagen verspürt der Patient ein »Kratzen« im Hals und bald danach stellen sich Schnupfen mit serösem, später schleimigen Exsudat/Sekret ein, oft verbunden mit schwellungs- und sekretbedingter Verlegung der Nasengänge und leichten Kopfschmerzen. Bei Kleinkindern ist die Gefahr einer Bronchitis/Bronchiolitis nicht zu unterschätzen. Das Blutbild läßt – vor allem bei bakterieller Sekundärinfektion – eine leichte Neutrophilie erkennen, und die Senkungsgeschwindigkeit kann etwas zunehmen.

Komplikationen sind bei älteren Kindern und Erwachsenen kaum zu erwarten, lediglich bei Säuglingen und Kleinkindern ist, wie gesagt, eine gewisse Vorsicht geboten.

Adenovirus-Infektionen

Definitionen: Eine Reihe von Krankheitsbildern, die sich klinisch und z. T. epidemiologisch auseinanderhalten lassen, beruht auf Adenovirus-Infektionen: Sog. *»acute respiratory disease« (ARD)* i. e. S., die hauptsächlich in amerikanischen Rekrutenschulen auftrat; *febrile Pharyngitis,* die sporadisch oder in kleineren Gruppen vorkommt und vor allem Kinder betrifft; die *epidemische Keratokonjunktivitis,* die meistens durch Adenovirus Typ 8 verursacht wird, sehr ansteckend ist, in der Regel nur *ein* Auge befällt und große Schmerzen bereitet; das *pharyngokonjunktivale Fieber,* das u. a. in kontaminierten Swimming-Pools erworben werden kann (vor allem Kinder) und mit einer Conjunctivitis follicularis einherzugehen pflegt; die *Adenovirus-Pneumonie,* die bisher vor allem in Militärlagern (Rekruten) und vereinzelt bei Kindern festgestellt wurde.

Ätiologie: Adenoviren besitzen eine doppelsträngige DNA und weisen – bei Ikosaeder-Gestalt des Virions – 252 kugelförmige Kapsomeren auf (s. Tabelle 98). Von den menschenpathogenen Formen kennt man 32 Serotypen. An der Oberfläche findet sich auf allen bekannten Adenoviren ein gemeinsames Antigen, das lösliche »Hexon«, das der Gruppendiagnostik dient (Komplementbindungsreaktion, Immunfluoreszenz-Mikroskopie u. a.). Die Typenspezifität beruht in erster Linie auf Epitopen, die sich auf einer anderen Oberflächenstruktur, dem »Penton« befinden, u. a. Hämagglutinine (mit Ausnahme der Typen 12 und 18). Adenoviren sind Außenwelteinflüssen gegenüber ziemlich resistent.

Epidemiologie: Adenovirus-Infektionen treten vornehmlich bei Kindern auf, vom Frühjahr bis in den Herbst häufiger als im Winter; man schätzt, daß ungefähr 10% aller akuten respiratorischen Erkrankungen in dieser Altersgruppe durch Adenoviren bedingt sind. Ein gehäuftes Auftreten wurde ferner in Militärlagern festgestellt (ARD = »acute respiratory disease« i. e. S.), wo z. B. die Serotypen 4 und 7 gefunden wurden. Bei Kindern herrschen demgegenüber Infektionen durch Adenoviren der Typen 1, 2, 3 und 5 vor (Befunde in USA).

Pathogenese und **Morphologie:** Die wichtigsten Eintrittspforten für Adenovirus-Infektionen sind die oberen Luftwege und die Augen; die letzteren werden wahrscheinlich nur bei bestehender Irritation (z. B. durch chloriertes Wasser in Schwimmbecken) mit Leichtigkeit von den Viren besiedelt. In vielen Fällen scheint die Infektion asymptomatisch zu verlaufen. Die Gewebeschäden entstehen in der schon früher geschilderten Weise (S. 1720). Die Art der vor allem betroffenen Strukturen (z. B. Augen, Lungenparenchym oder lediglich Schleimhaut der oberen Respirationswege) hängt in hohem Maß vom Serotyp des Adenovirus ab (s. Tabelle 111). Von replizierenden Viren besiedelte Zellen zeigen lichtmikroskopisch z. T. ziemlich große *intranukleäre Einschlußkörper,* die sich elektronenmikroskopisch als dicht gepackte sphärische Elementarkörper bzw. Adenovirionen erweisen und daher auch eine positive Feulgen-Reaktion ergeben. Die Kerneinschlüsse liegen meist zentral und erinnern z. T. an Rosetten; das Kernchromatin liegt ganz peripher im Kern und läßt um die Inklusionen herum einen hellen Hof frei. Von Interesse ist die Tatsache, daß die Adenovirus-Typen 3, 7, 11, 12, 14, 16, 18, 21 und 31 nach Injektion in neu geborene Hamster häufig zur Entstehung von Sarkomen führen. Entsprechende Erfahrungen aus der Humanpathologie liegen unseres Wissens noch nicht vor.

Folgen: Die *ARD* i. e. S. dauert ungefähr eine Woche und ist fast immer mit ziemlich hohem Fieber verbunden. Die schmerzhafte Pharyngitis, die oft im Vordergrund der Symptomatik steht, steigert sich in der Regel bis zum 3. Tag. Die Patienten husten fast immer, und meistens erscheinen die regionalen Lymphknoten geschwellt. Als Komplikation kann u. U. eine *Adenovirus-Pneumonie* hinzutreten. Die letztere kennt man bei Kindern z. T. als Primärmanifestation der Adenovirus-Infektion; ihre Mortalität in dieser Altersgruppe ist ziemlich hoch (10–20%). Das *pharyngokonjunktivale Fieber* nimmt einen wesentlich milderen Verlauf als die ARD. Die Konjunktivitis dauert meistens länger als die Erkrankung der Luftwege. Bei der *epidemischen Keratokonjunktivitis,* die – wie die eben erwähnte Variante – ebenfalls meist einseitig in Erscheinung tritt, besteht u. U. die Gefahr einer Ulzeration der Korneaoberfläche.

Infektionen durch »respiratory syncytial« (RS)-Viren

Ätiologie: Die RS-Viren erhielten diesen Namen, weil sie in Zellkulturen mehrkernige Synzytien bilden, die durch Fusion entstehen. Es handelt sich um RNA-Viren mit helikaler Symmetrie, die heute der Familie der Paramyxoviridae zugerechnet werden (s. Tabelle 98, (S. 1674). An der Oberfläche der RS-Viren findet sich ein lösliches, Komplement-fixierendes Antigen, das sich für den Nachweis eignet (KBR). Virale Antigene lassen sich auch immunfluoreszenzmikroskopisch feststellen. Gegen Umwelteinflüsse sind RS-Viren sehr empfindlich.

Epidemiologie: Die RS-Viren gehören zu den wichtigsten Erregern ernsthafter respiratorischer Infekte von *Kindern* im Alter bis zu 2 Jahren. Ungefähr ¼ der Fälle von Bronchiolitis/Pneumonie in dieser Altersgruppe beruht auf einer Besiedelung durch diese Agentien; besonders gefährdet sind Säuglinge im Alter von 2–3 Monaten, aber selbst Kinder von 2–4 Jahren können ziemlich schwer erkranken. RS-Virus-Infektionen treten am häufigsten im Spätwinter und Vorfrühling in Erscheinung. Die Ansteckungsgefahr für Kleinkinder ist sehr groß (annähernd 100% für nicht Immune). Bei älteren Kindern und Erwachsenen beobachtet man RS-Virus-Infekte mit krankmachender Wirkung nur mehr sporadisch. Dies steht mit der Angabe in Übereinstimmung, daß sich die Antigeneigenschaften der Viren nicht oder kaum ändern, so daß die meisten Kinder immun werden. Reinfektionen nehmen dann höchstens den Charakter milder Katarrhe an; einzig im hohen Alter bzw. bei stark herabgesetzter Immunkapazität kann es wieder zu schwereren Erscheinungen kommen. Die Übertragung der Viren erfolgt sehr wahrscheinlich durch Tröpfcheninfektion.

Pathogenese und **Morphologie:** Die Inkubationsperiode dauert 4–5 Tage, und die Virusausscheidung (gleichbedeutend mit Ansteckungsgefahr) läßt sich in der Regel von einem Tag vor Auftreten der Krankheitssymptome über weitere 4–5 Tage nachweisen. Die klassische RS-Viruskrankheit bei Kleinkindern ist unter dem Namen einer *»epidemic pneumonitis of infants (type Adams)«* bekannt. Die Hauptmerkmale der strukturellen Veränderungen umfassen eine interstitielle Pneumonie mit Bildung *mehrkerniger Riesenzellen* sowie dem Auftreten mittelgroßer *intrazytoplasmatischer Einschlußkörper* von kugeliger Form. Kerneinschlußkörper sind nicht nachzuweisen, im Gegensatz z. B. zu der Riesenzellenpneumonie bei Masern.

Komplikationen: Bei Kleinkindern beobachten wir selten eine bakterielle Sekundärinfektion der Luftwege: Das Virus kann alleine so viel Schaden anrichten, daß es u. U. zu einer respiratorischen Insuffizienz kommt. Bei Erwachsenen kommt es demgegenüber häufiger zu bakteriellen Bronchitiden oder gar Pneumonien. Das klinische Bild ähnelt im übrigen zu Beginn einer »Erkältungskrankheit«. Die bronchiolitischen Symptome bestehen vorwiegend aus Atemnot, vor allem wegen Behinderung der Exspiration. Hie und da bildet sich auf dieser Grundlage ein interstitielles Emphysem (S. 624), u. U. auch ein Pneumothorax (S. 643).

Infektionen durch Parainfluenzaviren

Ätiologie: Parainfluenzaviren sind Myxoviren mit einem Durchmesser von 90–220 nm und doppelsträngiger RNA; man zählt sie heute – neben den RS-Viren, dem Newcastle-Disease-Virus, dem Mumpsvirus und dem Masernvirus – zur Familie der Paramyxoviridae (Tabelle 98, S. 1674). Aufgrund antigenischer Eigenschaften hält man 4 Typen auseinander, wobei vom Typ 4 noch zwei Untertypen bekannt sind. Die Parainfluenzaviren agglutinieren nach mehreren Kulturpassagen Vogel- und Säugererythrozyten; in Zellkulturen wachsen sie eher langsam, und nur Typ 2 zeigt einen deutlichen zytopathischen Effekt. Zur Unterscheidung der Serotypen benützt man die üblichen Techniken (S. 1775). In Zellkulturen zeigen die Parainfluenzaviren das Phänomen der Hämadsorption.

Epidemiologie: Während die Typen 1–3 weltweit verbreitet sind, findet sich Typ 4 der Parainfluenzaviren fast nur in Nordamerika. Respiratorische Erkrankungen infolge Infektion durch diese Viren beobachtet man vorwiegend bei kleineren Kindern. Später weisen die meisten Individuen Antikörper auf, die gegen die verschiedenen, am Ort bekannten Typen von Parainfluenzaviren gerichtet sind. Obwohl Krankheitsfälle das ganze Jahr hindurch gemeldet werden, besteht doch eine Häufung dieser Infekte im Winter und Frühjahr. Reinfektionen kommen öfters vor, auch bei Erwachsenen; sie sind aber meistens mit einem ganz milden Krankheitsverlauf verbunden. Gesamthaft scheinen Parainfluenzaviren zwischen 4 und 17% der akuten respiratorischen Infektionskrankheiten von Kindern zu verursachen; für Erwachsene liegt dieser Wert wahrscheinlich unter 5%.

Morphologisch zeigen sich typische Veränderungen im Epithel der Luftwege, verbunden mit einem wechselnden Maß von entzündlicher Reaktion. Im Vordergrund stehen eine Laryngotracheitis und manchmal eine Bronchitis, bei Kindern u. U. auch eine Bronchiolitis und Bronchopneumonie.

Folgen: Nach einer Inkubationsperiode von ungefähr 5–6 Tagen stellen sich bei Kindern nicht selten Croup-ähnliche Störungen ein. Auf die Gefahr der Bronchiolitis wurde schon hingewiesen (s. o.). Fieber ist meistens vorhanden, zumindest bei Kindern. Im übrigen erklären sich die Symptome aus den oben erwähnten morphologischen Veränderungen.

Komplikationen: Nicht selten pfropft sich dem Virusinfekt eine bakterielle Infektion auf. Bei Kindern gehört z. B. eine durch Pneumokokken, Streptokokken, Haemophilus influenzae u. a. verursachte Otitis media nicht zu den Seltenheiten. Als mehr oder weniger typisch für Parainfluenzavirus-Infektionen gilt ferner die Neigung zu verzögerter Heilung pneumonischer Veränderungen, was fatale Folgen haben kann. Auch der Croup-artige Husten bleibt z. T. längere Zeit bestehen.

Infektionen durch Coxsackie- und ECHO-Viren

Das wesentlichste dieser Infektionskrankheiten wurde schon skizziert (S. 1791). Der Respirationstrakt ist nicht selten betroffen, z. B. im Falle der »Sommergrippe«, im Zusammenhang mit einer Gastroenteritis, in Form Croup-artiger akuter Laryngotracheitiden sowie – selten – im Sinn einer Pneumonie mit Pleuritis (Tabelle 111).

Akute respiratorische Krankheiten infolge Infektion durch Coronaviren

Ätiologie: Coronaviren, die der Familie der Coronaviridae angehören (Tabelle 98, S. 1674), sind RNA-Viren mit symmetrischer oder unbekannter Architektur. Inbezug auf antigenische Eigenschaften handelt es sich um eine heterogene Gruppe, die eine gewisse Verwandtschaft mit dem – ebenfalls von einer lipidhaltigen Hülle umgebenen – Mäuse-Hepatitis-Virus (MHV) und dem »infektiösen Bronchitis-Virus« (IBV) der Vögel zeigen.

Epidemiologie: Als typische »Erkältungskrankheit« treten Coronavirus-Infektionen vor allem im Winter und Frühjahr in Erscheinung. Besonders häufig betroffen sind Jugendliche im Alter von 15–20 Jahren, aber Kinder und Erwachsene können auch erkranken.

Morphologisch finden sich ähnliche Veränderungen wie bei Rhinovirus-Infektionen.

Folgen: In den meisten Fällen handelt es sich um ziemlich harmlose Infekte; allerdings ist die Exsudat-Sekret-Bildung in der Regel stärker ausgeprägt als bei Rhinovirus-Infektionen. Bei Kindern wurden verschiedentlich Bronchiolitiden und Pneumonien mit Coronaviren in Beziehung gebracht.
Eine Übersicht über Viruskrankheiten mit Hauptlokalisation im Respirationstrakt findet sich in Tabelle 111.

186.5. Influenza (Infektionen durch Orthomyxoviren = Influenzaviren)

Vor der bekannten Pandemie im Jahr 1889 scheint die Influenza in Europa kaum bekannt gewesen zu sein. Die schwersten Formen nahm diese Infektionskrankheit im Jahr 1918 an, als ihr schätzungsweise etwa 30 Millionen Menschen zum Opfer fielen. Seither folgten sich mehrere Epidemien und Pandemien in zeitlichen Abständen von ungefähr 10–15 Jahren (s. u.); keine wirkte sich jedoch so verheerend aus wie jene am Ende des ersten Weltkrieges.

Definition: Unter *Influenza (Grippe i. e. S)* verstehen wir eine akute Infektionskrankheit, die durch *Orthomyxoviren (Influenzaviren)* verursacht wird und in erster Linie den Respirationstrakt in Mitleidenschaft zieht. Zu den charakteristischen Symptomen gehören der abrupte Beginn von Kopfschmerzen, Myalgien, Fieber und Abgeschlagenheit. Die schwersten Veränderungen finden sich in den unteren Luftwegen (Bronchitis, Bronchiolitis, interstitielle Pneumonie). Influenzaviren vom Typ A zeigen sich in zeitlichen Abständen von bisher 10–15 Jahren mit einer radikal veränderten Antigeneigen-

Tabelle 111. Viruserkrankungen des Respirationstraktes[1]

Virus	Typen	Häufigkeit des Auftretens	Bevorzugte Jahreszeit	Inkubationsperiode	Bemerkungen
Rhinovirus	Mehr als 100	Etwa 40% aller akuten respiratorischen Erkrankungen (»gewöhnliche Erkältung«).	Frühjahr und Herbst	1–2 Tage	Vor Reinfektion schützen nur homotypische Antikörper (vor allem sIgA). Bei Kleinkindern u. U. Gefahr einer Bronchitis-Bronchiolitis.
»Respiratory syncytial (RS)«-Virus	? (geringe antigenische Unterschiede)	Ungefähr 25% der Fälle von Bronchiolitis-Pneumonie bei Kindern bis zu 2 Jahren; recht oft auch bei Erwachsenen.	Spätwinter-Vorfrühling	4–5 Tage	Besonders gefährdet sind Säuglinge im Alter von 2–3 Monaten (»epidemic pneumonitis of infants, type Adams«). Typische Bildung mehrkerniger Riesenzellen und mittelgroßer intrazytoplasmatischer Einschlußkörper.
Coronavirus	?	Wahrscheinlich dritthäufigste Ursache akuter »Erkältungen«.	Winter und Frühjahr	Wenige Tage	Besonders häufig sind Jugendliche im Alter von 15–20 Jahren betroffen, neben Kindern und Erwachsenen. Starke Exsudat-Sekretbildung.
Adenovirus	4 und 7, weniger oft 3, 14 und 21	Ungefähr 10% aller akuten respiratorischen Erkrankungen bei Kindern. Manchmal gehäuft in Lagern u. a. (»acute respiratory disease (ARD)« i. e. S.).	Frühjahr bis Herbst	Wenige Tage	Ziemlich typische intranukleäre Einschlußkörper. Oft schmerzhafte Pharyngitis (Typen 3 und 7, ferner 1, 2, 5). Gefahr der Pneumonie bei Kindern (Typen 3 und 7). Keratokonjunktivitis (meist einseitig, Typ 8, seltener 11) in einem Teil der Fälle.
Coxsackie-Virus	A-21, A-24, B-2, B-3, B-5	Wenige % aller Fälle von akuter febriler respiratorischer Erkrankung.	Sommer bis Herbst	2–5 Tage	»Sommer-Grippe«, verbunden mit Pharyngitis, Kopfschmerzen, Anorexie und Fieber.
	A-9, B-5	Wenige % aller Fälle von akuter respiratorischer Erkrankung.	Winter	2–5 Tage	Akute Laryngotracheobronchitis, nicht selten gehäuft auftretend in Säuglingsheimen u. a., z. T. als »Croup«-artige Affektion. Selten Pneumonie.
ECHO-Virus	1, 3, 6, 19 und 20	Relativ selten	Sommer bis Herbst	2–5 Tage	»Sommer-Grippe«, ähnlich wie die durch Coxsackie-Virus verursachte.
	1, 11, 19 und 20	Relativ selten.	Ganzes Jahr	2–5 Tage	Febrile Erkrankung des Respirationstraktes, oft verbunden mit Gastroenteritis; vor allem bei Kindern und exponierten Müttern.
	11	Relativ selten.	Winter	2–5 Tage	Ähnlich wie bei Infektionen durch Coxsackie-Viren A-9 und B-5.
	9, 19 und 20	Selten.	?	2–5 Tage	Pneumonie und Pleuritis.
Parainfluenzavirus	1–4; von Typ 4 2 Untertypen	Ungefähr 4–17% der akuten respiratorischen Erkrankungen von Kleinkindern; Erwachsene: weniger als 5%.	Winter und Frühjahr, aber auch zu anderen Zeiten	5–6 Tage	Typen 1–3 sind weltweit verbreitet, Typ 4 fast nur in Nordamerika. Nicht selten bakterielle Sekundärinfektionen, u. a. Otitis media. Verzögerte Heilung pneumonischer Veränderungen.
Influenzavirus	A, B, C-Subtypen (z. B. A_0, A_1, A_2) heute gemäß H- und N-Antigenen benannt (z. B. $A_2 = H_2N_2$ u. a.)	Pandemien: Typ A; Kleinere Epidemien: Typen A und B; Typ C: nur sporadisch, vor allem bei Jugendlichen.	Bei uns z. T. Spätherbst, aber auch zu anderen Jahreszeiten	Meist 18–36 Stunden, u. U. bis 3 Tage	Perakuter Beginn mit Fieberanstieg. Relativ oft bakterielle Sekundärinfektion der Influenza i. e. S., die an sich vor allem epithelzerstörend wirkt und ein »alveoläres Denudationssyndrom« erzeugen kann (Influenzapneumonie).

1 Diese Liste ist nicht vollständig, da verschiedene andere Viruskrankheiten, wie Masern, Pocken u. a., ebenfalls mit respiratorischen Symptomen einherzugehen pflegen.

schaft (»*antigenic shift*«), die ihre Ursache in andersartigen (mutierten?) Genen für die Kodierung von Hämagglutinin und/oder Neuraminidase des Virions hat. Die so entstandenen Subtypen bezeichnete man früher z. B. als A_1, A_2 (Singapore) oder A-Hongkong. Die antigenisch neuartigen Hämagglutinine (H) oder Neuraminidasen (N) werden ebenfalls numeriert (z. B. H_1, H_2 usw., ferner N_1, N_2), wobei sich erwies, daß bei frisch auftretenden Subtypen z. T. schon von früher her bekannte, z. T. bisher nie festgestellte H- und N-Antigene vorhanden sein können. Neben diesen radikalen, mit erheblichem Wechsel der Aminosäuresequenz der Antigene verbundenen »Änderungen« kennt man auch diskrete Verschiebungen der Antigenizität (z. B. Austausch einer Aminosäure), die man als »*antigenic drift*« bezeichnet. Die großen Pandemien beruhten jeweils auf einem »antigenic shift«, kleinere Grippe-Epidemien in der Regel auf einem »antigenic drift«.

Ätiologie: Die *Influenzaviren* (eine Genus-Bezeichnung) bilden die Familie der *Orthomyxoviridae* (s. Tabelle 98, S. 1674). Myxoviren erhielten ihren Namen aufgrund einer besonderen Affinität zu Mukoproteinen (u. a. Muzinen). Das helikal aufgebaute Nukleokapsid der 80–100 nm im Durchmesser messenden Virionen wird von einer Hülle umgeben, die mit Peplomeren (»spikes«) besetzt ist und überdies Lipide sowie u. a. zwei Proteine mit Antigencharakter aufweist: 1) *Hämagglutinin (H)* ist für die Haftung (»Adsorption«) der Viren an Glykoproteinrezeptoren der Wirtszell-Oberfläche verantwortlich und induziert im Makroorganismus die Produktion neutralisierender Antikörper. Die relative Menge vorhandener Virionen kann mit Hilfe des Hämagglutinationstestes ermittelt werden, während der Hämagglutinations-Hemmtest der Titration neutralisierender Antikörper dient. 2) *Neuraminidase (N),* die ebenfalls antigenisch wirkt, katalysiert u. a. die Abspaltung von Neuraminsäure aus Mukoproteinkomplexen, was z. B. die Eluierung des Virus von roten Blutkörperchen erklärt; die oben erwähnten Virusrezeptoren vermag dieses Enzym zu zerstören. Die Züchtung von Influenzaviren geschieht primär am besten in der Amnionhöhle des Hühnchenembryos, danach auch auf der Allantois. Neuerdings verwendet man zudem Gewebekulturen verschiedener Herkunft. Influenzaviren sind wenig stabil. Aufgrund ihrer antigenischen Eigenschaften werden *drei Haupttypen von Influenzaviren* auseinandergehalten, nämlich die Typen *A*, *B* und *C*, die keine gemeinsamen Epitope besitzen. Im Haupttyp A wurden verschiedene *Subtypen* (A_0, A_1, A_2) zusammengefaßt, die ihrerseits noch in antigenischen Varianten vorkommen. Die Subtypen des Haupttyps A besitzen sowohl in den Nukleoproteinen als auch in den Membranproteinen gemeinsame Epitope, so daß Kreuzreaktionen vorkommen. Für die Subtypenspezifität sind vor allem die oben erwähnten H- und N-Antigene verantwortlich (z. B. Pandemie von 1957: H_2N_2 (früher A_2 genannt: »asiatische Grippe«; Pandemie von 1968: H_3N_2 (Hongkong)).

Epidemiologie: Influenzaviren werden, soweit wir wissen, ausschließlich durch *Tröpfcheninfektion* übertragen. Alle bekannten, großen *Pandemien* dieses Jahrhunderts wurden durch *Influenzaviren des Typs A* verursacht, während *Typ B* nur zu kleineren Epidemien Anlaß gab, und *Typ C* in der Regel nur sporadisch bei Jugendlichen auftrat. Die Pandemien verbreiten sich in der Regel von Kontinent zu Kontinent. Da Influenzaviren fast nur für den Menschen pathogen sind, handelt es sich um eine rein *homologe Infektionskette*. In Anbetracht der hohen Kontagiosität der Influenzaviren und der aerogenen Transmission kann man sich von expositionsprophylaktischen Maßnahmen keinen Erfolg versprechen. Lediglich ein Verbot von Menschenansammlungen, das Schließen von Schulen und derlei Anordnungen könnten der Ausbreitung etwas entgegenwirken.

Prophylaxe: Eine befriedigende Impfprophylaxe wäre nur mit Hilfe einer *epidemietypgleichen Vakzine* zu erzielen. In der Vergangenheit reichte die Zeit nicht aus, um in den bedrohten, aber noch nicht exponierten Bevölkerungsteilen Massenimpfungen vorzunehmen. Bisher benützte man fast nur inaktivierte Vakzinen, die subkutan oder intradermal injiziert wurden, eine wiederholte Stimulation erforderlich machten und nicht selten mit unangenehmen Begleiterscheinungen verbunden waren. Die bisherigen Resultate mit *abgeschwächten Lebendvakzinen,* die intranasal verabreicht werden, lassen noch kein abschließendes Urteil zu. Dasselbe gilt für polyvalente Vakzinen in Form einer Mischung abgeschwächter, aber replikationsfähiger Viren verschiedener Subtypen A (u. U. auch B).

Pathogenese und **Morphologie:** Die Kenntnisse über die Frühstadien der Infektion stammen vor allem aus Versuchen an Frettchen und Mäusen. Die inhalierten Virionen-haltigen Tröpfchen führen innerhalb kurzer Zeit zu einer Adsorption und Penetration der Viren im *ganzen Tracheobronchialsystem.* Die besiedelten Epithelien zeigen sogleich eine verminderte bis aufgehobene Zilientätigkeit und gehen nach maximaler Virusreplikation, d. h. ungefähr 1–2 Tage nach Infektion, in großer Zahl zugrunde. Die mehr oder weniger *flächenhafte Denudation der Schleimhaut* führt bald zu akut-entzündlichen Reaktionen, wobei zunächst neutrophile Granulozyten bzw. die Bildung eines dünnen Belages von fibrinös-leukozytärem Exsudats vorherrschen. Makroskopisch erscheint die Schleimhaut stark gerötet und z. T. von kaum erkennbaren, weißlichen Belägen bedeckt. Bei Befall der *Lungen* steht ebenfalls eine *partielle Denudation der Alveoleninnenfläche* im Vordergrund, die in perakuten Fällen – vermutlich zusammen mit Kapillarveränderungen – zur raschen Ausbildung eines eiweißreichen, hämorrhagischen Ödems Anlaß gibt. Überlebt das Individuum, bilden sich nach kurzer Zeit hyaline Membranen, und es erfolgt eine Regeneration der Alveolarwandzellen durch Pneumozyten II. Wie schon früher erwähnt wurde, besteht bei diesem Vorgang, zumal bei fibrinöser Verklebung kollabierter Alveolen, die Gefahr einer Atelektase-Induration (s. Abb. 124, S. 630). Interstitielle Infiltrate von Lymphozyten, Histiozyten und schließlich auch einigen Plasmazellen stellen sich erst in einem späteren Zeitpunkt ein. In manchen Fällen, vor allem während der Pandemie von 1918, kam es zu *bakteriellen Sekundärinfektionen,* an denen sich hierzulande vor allem Staphylokokken, ferner Pneumokokken, Haemophilus influenzae (den man zuerst als Erreger der Grippe ansah) u. a. m. beteiligten, und die in erster Linie für die große Zahl von Todesfällen verantwortlich waren. Interessanterweise standen bei anderen Pandemien (z. B. 1957) bakterielle Zusatzinfektionen nicht im Vordergrund: In solchen Fällen befanden sich unter den Todesopfern nicht – wie 1918 – vor allem Jugendliche, sondern Kinder und alte Leute. Bei schwerer Influenza-Pneumonie kommt es nicht selten zur Ausbildung eines intersitiellen Emphysems, und auch Fälle von Spontan-Pneumothorax sind wiederholt beobachtet worden. Makroskopisch erscheinen die Lungen bei Grippe-Pneumonie diffus etwas konsolidiert, hyperämisch bis leicht haemorrhagisch und weisen in Frühstadien eine erhöhte Brüchigkeit auf. Bei bakterieller Sekundärinfektion entspricht das Bild dem der lobulären bis pseudolobären, allenfalls auch der lobären Pneumonie (s. Abb. 181, S. 1330), die bei nicht rechtzeitig erfolgender Lyse in eine – zumindest partielle – Karnifikation des Lungengewebes überleiten kann. Vereinzelt wurden auch Pleuraempyeme beobachtet. Die Ausbildung von Lungenabszessen gehört zum typischen Bild der Staphylokokken-Pneumonie. Kommt es schließlich zum Abklingen des infektiösen Geschehens und zur schrittweisen Heilung, können im Lungengewebe kleinherdige bis septale Fibrosierungen, u. U. auch Stenosen narbiger Art im Bereich kleinerer Bronchien u. a. m. zurückbleiben. Das Epithel der Luftwege zeigt oft noch längere Zeit eine Pflasterepithel-Metaplasie (s. Abb. 46, S. 149 und 49, S. 160).

Folgen und **Komplikationen:** Das *klinische Bild der Influenza* ist u. a. durch eine kurze Inkubationsperiode, d. h. 18–36 Std, u. U. 3 Tage, und einen plötzlichen Beginn der Krankheitssymptome gekennzeichnet. Nicht selten vermag der Patient die Stunde anzugeben, zu der er Kopfschmerzen, Myalgien u. a. zu verspüren begann. Glieder- und Bauchschmerzen gehören ebenfalls zu den häufigen Frühsymptomen, desgleichen ein auf rasch ansteigendem Fieber beruhendes Frösteln (selten Schüttelfrost) und eine allgemeine Abgeschlagenheit. Häufig besteht im Verhältnis zur erhöhten Körpertemperatur eine relative Bradykardie; in sehr schweren Fällen schlägt diese jedoch bald in eine Tachykardie um. Das Gesicht erscheint meist gerötet, und die Haut ist warm und trocken. Anorexie, Übelkeit (selten bis zum Erbrechen führend) und Obstipation werden oft beobachtet. Schwere kardiovaskuläre Störungen und zentralnervöse Symptome bilden bei der typischen Influenza die Ausnahme; jedenfalls stehen solche Veränderungen hinter den *respiratorischen Symptomen* weit im Hintergrund. In der Mehrzahl der Fälle stellt sich ein Husten ein, verbunden mit der Bildung von eher spärlich zähem, z. T. etwas blutig tingiertem Sputum. Thoraxschmerzen sind die Regel und werden vor allem substernal lokalisiert. Als ominöse Symptome gelten eine zunehmende Dyspnoe und Zyanose. Funktionell notiert man in diesem Zustand eine Beeinträchtigung der alveolo-kapillären Diffusion von Sauerstoff.

Komplikationen umfassen, wie erwähnt, vor allem Pneumonien bakterieller Ätiologie, die es durch eine geeignete antibiotische Therapie zu bekämpfen gilt. Hie und da entwickelt sich bei Influenza B ein Reye-Syndrom mit Enzephalopathie (vermutlich infolge Hirnödem) und Verfettung der Leber. Die Mortalitätsrate variiert von Pandemie zu Pandemie ganz erheblich (s. o.) und kann von weniger als 1‰ bis zu mehreren Prozent reichen. Meistens nimmt im Verlauf einer Epidemie oder Pandemie die relative Zahl von Todesfällen zu. Gefährdet sind in erster Linie Kinder im Alter von weniger als 1 Jahr sowie Erwachsene von mehr als 60 Jahren, ferner Personen mit vorbestehenden Leiden (z. B. Mitralstenose u. a.).

In *unkomplizierten Fällen* pflegt die Influenza 2–3 Tage nach Beginn abzuklingen, und spätestens innerhalb einer Woche ist der Heilungsprozeß weitgehend abgeschlossen; allerdings klagen die Patienten noch längere Zeit über eine »postinfektiöse Asthenie«.

Der *Virusnachweis* gelingt am ehesten aus Rachenabstrichen, die am ersten Tag der Erkrankung gewonnen und in Erhaltungsmedium für Zellkulturen ausgepreßt werden. Besonders rasch erhält man eine Auskunft aufgrund immunfluoreszenzmikroskopischer Untersuchungen infizierter Zellkulturen. Klassische Methoden umfassen die Überimpfung auf das Amnion 10 Tage vorbebrüteter Hühnerembryonen, in dem sich das Virus 3 Tage später mit Hilfe der Hämagglutination und typenspezifischer Immunseren im Hirst-Test nachweisen läßt. Der *Antikörpernachweis* erfolgt unter Verwendung spezifischer Virusantigene mit Hilfe des Hämagglutinations-Hemmtestes und/oder der Komplementbindungsreaktion. Dabei sollten unbedingt paarige Seren untersucht werden, weil nur ein mindestens 4-facher Titeranstieg eine Diagnose gestattet.

Therapeutisch ist man vorläufig auf palliative Maßnahmen angewiesen. Besonderes Gewicht ist der Chemotherapie bakterieller Zusatzinfektionen beizumessen, die wahrscheinlich vorliegen, wenn die Blutleukozytenzahl (vor allem Neutrophile) auf mehr als 15000/mm^3 ansteigt.

Einige Angaben über virale Infektionen des Respirationstraktes sind in Tabelle 111 enthalten.

Beispiele:

- Die *postinfektiöse Immunität* nach durchgemachter *Influenza* ist nicht sehr ausgeprägt und dauert nur eine beschränkte Zeit. Dies hängt vor allem damit zusammen, daß die Infektion im wesentlichen auf die Epithelien beschränkt bleibt (d. h. keine Virämie erzeugt), und für einen wirksamen Schutz virusspezifische Antikörper, d. h. sIgA, an der Schleimhautoberfläche vorhanden sein müßten. Diese werden aber weniger lang produziert als beispielsweise Antikörper der IgG-Klasse (z. B. bei Poliomyelitis).
- Bei den großen *Influenza-Pandemien oder -Epidemien* wurden folgende Subtypen von Influenzavirus Typ A festgestellt: 1918: »swinelike agent«; 1933: H_0N_1 (früher: A_0); 1947: H_1N_1 (früher: A_1); 1957: H_2N_2 (früher: A_2 (»asiatische Grippe«); 1968: H_3N_2 (Hong Kong).
- Im November 1977 wurde in Sibirien und im europäischen Gebiet der Sowjetunion eine beschränkte Influenza-Epidemie registriert, bei der *früher bekannte Subtypen von Influenzavirus Typ A wieder in Erscheinung traten,* u. a. H_1N_1, z. T. auch

H_3N_2. Betroffen waren vor allem Kinder über 5 Jahre und jugendliche Erwachsene.

- Ein »*antigenic drift*« von Influenzaviren läßt sich z. T. schon nach *einer* Hühnerei-Passage feststellen, wenn das gewonnene Material im Sinn von »cloned preparations« weiterverarbeitet wird.
- Die Bedeutung der *zellgebundenen Immunität* im Rahmen der Immunabwehr von Infektionen durch Influenzaviren ist noch nicht geklärt.

186.6. Viral bedingte lymphozytäre Choriomeningitis

Definition: Das Virus der *lymphozytären Choriomeningitis (LCM)* kann hie und da von kleinen Nagetieren, im besonderen Mäusen und Hamstern, auf den Menschen übergehen und eine generalisierte Virusinfektion erzeugen, die unter dem klinischen Bild einer »aseptischen Meningitis« verläuft.

Ätiologie: Das LCM-Virus gehört zur Familie der Arenaviridae, d. h. sphärischen Virionen mit einem Durchmesser von 50–200 nm. Die Arenaviren heißen so, weil sie bei elektronenmikroskopischer Betrachtung eine Fleckung zeigen (arenaceus = sandig). Aufgrund ihrer Pathogenität und der Neigung, verschiedenartige Gewebe zu besiedeln, hält man verschiedene Typen von Arenaviren auseinander; inbezug auf die Antigeneigenschaften scheinen sie sich indessen nicht zu unterscheiden (s. auch Machupo- und Lassa-Viren, S. 1843). Ihre Züchtung gelingt in verschiedenen Zellkulturen, wobei sich in der Regel kein deutlicher zytopathischer Effekt zeigt. Erwähnenswert ist die Ätherempfindlichkeit.

Epidemiologie: LCM-Viren sind wahrscheinlich weltweit verbreitet; meistens infizieren sie kleine Nagetiere, im besondern Mäuse, die vermutlich das hauptsächliche natürliche Reservoir darstellen. Tiere, die in utero infiziert wurden, sind dem Virus gegenüber offenbar tolerant und scheiden es ihr Leben lang aus, ohne Zeichen von Krankheit erkennen zu lassen. Eine Übertragung des Virus auf den Menschen kommt nicht öfters vor. Am ehesten beobacht man eine LCM-Virus-Infektion bei Leuten, die im Laboratorium mit Mäusen zu tun haben, allenfalls auch bei Kindern, die sich zuhause Hamster halten. Vieles spricht dafür, daß die Infektion vor allem aerogen zustande kommt, indem z. B. virushaltiger Staub von Tierexkrementen eingeatmet wird.

Pathogenese: Nach Inhalation des virushaltigen Materials kommt es zunächst zu einer Besiedelung der Epithelien des Respirationstrakts, was u. U. ein Influenza-ähnliches Krankheitsbild erzeugt. Die Ausbreitung im Körper, die möglicherweise innerhalb von Phagozyten erfolgt, führt in einem Teil der Fälle zu einem Befall der Leptomeningen, z. T. auch des Gehirns. Die wirtseigene Immunreaktion scheint in erster Linie zellgebundene Reaktionen zu umfassen, was die vorwiegend lymphohistiozytäre Infiltration der betroffenen Gewebe verständlich macht.

Folgen: Nach einer Inkubationsperiode von ungefähr 6–13 Tagen entwickelt sich in einem Teil der Fälle ein Krankheitsbild, das zunächst dem einer viralen *Infektion des Respirationstraktes* ähnelt. Nur in einem kleinen Teil der Fäile treten meningitische oder gar enzephalitische Symptome in Erscheinung. Die *Allgemeinerscheinungen* umfassen u. a. ein remittierendes Fieber, Anorexie, Abgeschlagenheit, Kopf- und Gliederschmerzen. Vereinzelt kommt es zur Ausbildung einer Pneumonie. Nach einer kurzen Periode scheinbarer Erholung treten im Fall einer Besiedelung der weichen Hirnhäute und des Zentralnervensystems Kopfschmerzen, Photophobie, Nackensteifigkeit u. a. in Erscheinung, teilweise in Verbindung mit einem vorübergehenden erythematösen oder papulösen Hautausschlag. Diese Phase der Erkrankung dauert in der Regel nicht länger als 7–10 Tage. Entwickelt sich lediglich eine »*aseptische Meningitis*«, kann fast immer mit einer völligen Wiederherstellung gerechnet werden. Im Fall der Ausbildung einer *Enzephalitis,* zeigen sich bei ungefähr einem Drittel der Patienten neurologische Ausfälle, die mit Verzögerung und manchmal nur teilweise in eine Normalisierung übergehen. Vereinzelt beobachtet man Orchitiden, ferner kommen in der zweiten Hälfte der Erkrankung arthritische Störungen vor. Das Blutbild weist in der Regel eine Neutropenie und eine relative – selten absolute – Lymphozytose auf. Bei Meningitis schwanken die Zellzahlen im Liquor zwischen 100 und 3000 Zellen/mm^3; dabei handelt es sich weit überwiegend um Lymphozyten. Die *Diagnosestellung* beruht auf dem Virusnachweis in Blut und/oder Liquor, ferner auf serologischen Befunden. Die Komplementbindungsreaktion ist meistens vor Ablauf der zweiten Woche nach Beginn der Erkrankung positiv, und neutralisierende Antikörper erscheinen im Verlauf des zweiten Monats. Klinisch ist es nicht möglich, die LCM von aseptischen Meningitiden anderer Ätiologie zu unterscheiden.

Morphologisch läßt sich das Bild nicht von anderen Formen lymphozytärer Meningitis unterscheiden.

186.7. Poliomyelitis (Kinderlähmung)

Definitionen: Die *Poliomyelitis (»Kinderlähmung«, »infantile paralysis«)* entspricht einer zu Lähmungen führenden Infektion durch *Poliomyelitisviren (Polioviren).* Mit Vorliebe werden motorische Ganglienzellen befallen, im besonderen im Rükkenmark (Polio*myelitis*), u. U. aber auch in den Kernen der Kopfnerven und weiteren Gehirnteilen. Die Infektion durch Polioviren geht in vielen Fällen nicht mit einer wahrnehmbaren Erkrankung einher. Manchmal treten nur schwer definierbare Allgemeinerscheinungen auf, die mit den verschiedensten klinischen Manifestationen, jedoch ohne Lähmung, verbunden sein können. Beim Vollbild der Poliomyelitis unterscheidet man ein *Prodro-*

malstadium, ein *Initialstadium,* ein *paralytisches Stadium* und die – z. T. lang dauernde – *Phase der teilweisen Wiederherstellung (Rekonvaleszenz).*

Ätiologie: Als Enteroviren gehören die Polioviren zur Familie der Picornaviridae (Tabelle 98, S. 1674). Es handelt sich um RNA-Viren mit einem Durchmesser von 8–30 nm, die für Menschen und höhere tierische Primaten pathogen sind. Man kennt drei antigenisch verschiedene Typen, nämlich die *Poliovirus- Typen 1 (Brunhilde), 2 (Lansing) und 3 (Leon).* Die postinfektiöse Immunität ist meist typenspezifisch, was heißt, daß in der Regel keine Kreuzreaktionen auftreten. Letztere wurden höchstens in hochimmunisierten Tieren festgestellt. Polioviren lassen sich leicht in Zellkulturen züchten , die sich von Primaten herleiten. Sie entfalten deutliche zytopathische Effekte mit raschem Untergang der befallenen Zellen. Die Identifizierung der einzelnen Typen geschieht mit Hilfe typenspezifischer Immunseren im Neutralisations-Test. Unter normalen Bedingungen bleiben Polioviren in Wasser, Abwässern oder anderen Medien bis zu 4 Monate lang replikationsfähig, was für die Epidemiologie der Infektion große Bedeutung hat. Äther und verschiedenen üblichen Desinfizientien gegenüber verhalten sich Polioviren resistent.

Epidemiologie: Die Polioviren sind weltweit verbreitet, und bis ins Jahr 1960 trat die Poliomyelitis als Krankheit auf allen Kontinenten in Erscheinung, vor allem in zivilisierten Ländern. Der Grund, weshalb es sich hier um eine »*Zivilisationskrankheit*« handelt, liegt vor allem darin, daß in Entwicklungsländern eine fast völlige Durchseuchung besteht, so daß a) die Kinder schon in utero von der Mutter reichlich neutralisierende Antikörper (IgG) erhalten und durch die Brusternährung zusätzlich geschützt werden (vor allem sIgA), sowie b) mit größter Wahrscheinlichkeit eine Infektion zustande kommt, während der Säugling – wegen des Vorhandenseins mütterlicher Antikörper – noch geschützt ist. In zivilisierten Ländern ist die Exposition wesentlich geringer: Hier kann es sein, daß ein Individuum erst im jugendlichen Erwachsenenalter oder noch später eine Infektion durch Polioviren erwirbt. Ist es zu diesem Zeitpunkt nicht künstlich immunisiert worden, besteht die Gefahr, daß sich das volle Krankheitsbild mit Lähmungen einstellt. Heute ist die Kinderlähmung als schwerwiegende Krankheit auch hierzulande fast verschwunden – dank der Einführung der hochwirksamen *abgeschwächten Lebendvakzinen* (s. u.). Soweit von früher her bekannt ist, tritt die Infektion durch Polioviren vor allem in den Sommermonaten, d. h. von Juli bis September, in Erscheinung, zumindest in den mittleren nördlichen Breitegraden. In wärmeren Gegenden dauert die »Saison« mit erhöhter Infektionsgefahr wesentlich länger. Hinsichtlich der Exposition bestanden auch bei uns Unterschiede, indem z. B. Stadtbewohner, vor allem solche, die unter schlechteren hygienischen Verhältnissen lebten, eher bzw. in einem jüngeren Alter infiziert wurden als isoliert lebende Landleute. Als Infektionsquellen kommen praktisch nur menschliche Virusausscheider in Frage; allerdings kann der Infektionsweg wegen der relativen Resistenz des Virus indirekt sein, z. B. über eine Kontamination von Wasser oder Nahrungsmitteln führen. Grundsätzlich stellen sich hier ähnliche epidemiologische Probleme wie im Fall anderer Infektionskrankheiten, die *fäkal-oral* übertragen werden (s. Salmonellosen, Shigellosen u. a.).

Pathogenese: Nach peroraler Aufnahme penetrieren die Viren vor allem in Zellen des Oropharynx und des unteren Dünndarms, wo sie sich wahrscheinlich hauptsächlich im Bereich des lymphohistiozytären Gewebes vermehren. Schon kurze Zeit nach Beginn der Infektion, d. h. noch während der *Inkubationsperiode (3–35 Tage),* kann das Virus im Pharynxsekret und im Stuhl nachgewiesen werden. Das *fieberhafte Initialstadium* (»phase of minor illness«) dauert im Mittel nur 3 Tage und hängt im wesentlichen mit dem Auftreten der Virämie zusammen. Die letztere dauert in der Regel nur solange, bis neutralisierende Antikörper auftreten. Zu diesem Zeitpunkt können die Viren die Zielstrukturen, im besonderen *motorische Ganglienzellen,* aber schon erreicht und sich in ihnen vermehrt haben. Nach dem Initialstadium, das im übrigen nicht immer registriert wird, sinkt das Fieber für kurze Zeit ab, um dann zu Beginn des *paralytischen Stadiums* wieder anzusteigen. Dieser Dromedartyp der Fieberkurve gilt als recht bezeichnend, kommt aber auch bei manchen anderen Infektionskrankheiten vor. Das paralytische Stadium nimmt seinen Anfang, wenn die virusbesiedelten Nervenzellen den zytopathischen Effekt des infektiösen Agens erfahren, in ihren Funktionen gestört werden und dann rasch zugrunde gehen. Sobald ein ausreichender Titer neutralisierender Antikörper im Blut vorhanden ist, kommt es kaum mehr zu einer Ausbreitung auf diesem Weg. Verschiedene Autoren haben postuliert, das Virus könne sich innerhalb von Nerven bzw. Axonen noch weiter verbreiten; diese Frage bleibt noch offen. Der Schweregrad der Lähmungen ist eine direkte Funktion von Zahl und Lokalisation der betroffenen motorischen Ganglienzellen. Typischerweise besteht eine Prädilektion für motorische Vorderhornzellen im Rückenmark (*spinale Form* der Poliomyelitis). Rasche und tödliche Verlaufsformen sind bei der *bulbären Form* bekannt, indem hier lebenswichtige Kerne geschädigt werden können. In selteneren Fällen kommen auch *zerebrale Formen* vor. Schließlich besteht die Möglichkeit, daß die verschiedenen Lokalisationen in wechselndem Maß kombiniert das Krankheitsbild bestimmen.

Morphologische Befunde im Bereich der *Eintrittspforten* sind aus der Humanpathologie kaum bekannt. Im besonderen ist man nicht genau darüber unterrichtet, ob und in welchem Ausmaß Epithelzellen und/oder Elemente des lymphatischen Gewebes Hauptsitz der Virusvermehrung sind und zugrunde gehen. Autoptische Befunde, die naturgemäß erst im paralytischen Stadium erhoben wurden, sprechen dafür, daß im Pharynxbereich sowohl Epithelzellen als auch Teile des Tonsillenparenchyms betroffen werden. Im Darmgebiet notiert man mitunter eine leichte Rötung der Schleimhaut und eine geringgradige Vergrößerung der Lymphfollikel, im besonderen auch der Peyer'schen Plaques. Epithelschäden lassen sich wegen der rasch einsetzenden postmortalen Autolyse meist kaum beurteilen. An weiteren Erhebungen sind zu erwähnen: Vergrößerung zervikaler und mesenterialer Lymphknoten mit Zeichen einer vorwiegend humoralen Immunreaktion (u. a. Bildung großer Keimzentren), ferner eine leichte Splenomegalie. Die *Veränderungen im Zentralnervensystem* lassen sich wie folgt zusammenfassen: Makroskopisch erscheinen die betroffenen Gebiete (vor allem Vorderhörner des Rückenmarks, oft unter Aussparung des Sakralmarks, ferner bei der bulbo-pontinen Form Kerne von Kopfnerven u. a. m.) etwas geschwellt und leicht hyperämisch, selten sogar erweicht. Mikroskopisch findet man im Rückenmark hauptsächlich Ganglienzellen der Vorderhörner betroffen, z. T. sind aber auch die in den Seitenhörnern, seltener solche in den Hinterhörnern verändert. Die Primärläsion liegt im zytopathischen Effekt der Viren, der sich in verschiedenen Veränderungen der betroffenen Ganglienzellen äußert, u. a. in einer Chromatolyse, einer mehr oder weniger ausgeprägten Kernschwellung, die oft in Karyopyknose bzw. -rrhexis überleitet. Um abgestorbene Ganglienzellen herum beobachtet man während kürzerer Zeit eine Ansammlung neutrophiler Granulozyten *(»leukozytäre Neuronophagie«)*; später herrschen Makrophagen (»Mikrogliazellen«: *»gliöse Neuronophagie«*) vor, die die Zelltrümmer beseitigen. An der Stelle zugrunde gegangener Ganglienzellen können dann vermehrt Oligodendrogliazellen auftreten, und Astrozyten bilden mit der Zeit eine *kleine gliöse Narbe.* Perivaskulär notiert man in Frühstadien ebenfalls Neutrophile, dann Makrophagen und schließlich – offenbar im Zusammenhang mit der Immunreaktion – zunehmend Lymphozyten und auch einige Plasmazellen. Vereinzelt kann es zu Blutungen und/oder Gefäßverschlüssen mit konsekutiver anämischer Erweichung in kleineren bis größeren Bezirken kommen. Die perivaskulären Ansammlungen von Lymphozyten und Plasmazellen bleiben noch lange erhalten. Das mäßige Ödem, das die erwähnten Vorgänge begleitet, klingt mit der Zeit ab. Vereinzelt finden sich Gruppen von Fettkörnchenzellen und Pigmentkörnchenzellen. Schließlich bleibt ein Gewebe zurück, daß durch gliöse und z. T. mesenchymale Narbenbildungen (um Gefäße herum) zu einer mehr oder weniger ausgeprägten Schrumpfung gebracht worden war. Ähnliche, in der Regel aber wesentlich weniger ausgeprägte Veränderungen erkennt man in anderen betroffenen Gebieten, z. B. im Bereich der Kopfnervenkerne und anderer Gebiete der Medulla oblongata sowie im pontinen Bereich und im Zwischenhirn, manchmal auch im Großhirn (u. a. Betz'sche Riesenzellen der Zentralregion). (Vgl. dazu Abb. 83 (S. 328), 84 (S. 330) und 91 (S. 360)). Die *Leptomeningen* sind im akuten paralytischen Stadium hyperämisch und weisen lockere zelluläre Infiltrate auf, deren Zusammensetzung ungefähr den oben geschilderten entspricht *(leichte Meningitis).*

Die *peripheren Nerven* zeigen, sobald die zugehörige Ganglienzelle zugrunde ging, Schwellung und Fragmentierung des Achsenzylinders sowie Untergang der Myelinscheiden. Die gelähmten *Muskeln* erfahren eine hochgradige Atrophie und werden schließlich z. T. abgebaut und durch Fettgewebe ersetzt. Vereinzelt sollen auch Schäden am Myokard gefunden worden sein.

Folgen und **Symptome:** In ungefähr ⅘ der Fälle dauert die *Inkubationsperiode* 6–20 Tage. Die Infektion durch Polioviren kann klinisch *inapparent* verlaufen; wahrscheinlich trifft dies – abgesehen von Immunisierten – für etwa 95% der Fälle zu. Virus läßt sich in diesen Fällen aus Pharynx und Fäzes isolieren, z. T. auch aus dem Blut. In Form einer leichteren *uncharakteristischen Allgemeinerkrankung (»minor illness«)* manifestiert sich ein weiterer Teil der Fälle von Poliovirus-Infektionen. Die Symptomatik umfaßt u. a. Störungen im Respirationstrakt, gastroenteritische Veränderungen und einen »Grippe«-ähnlichen Zustand mit Fieber. Die sog. *»nicht paralytische Poliomyelitis«* kennzeichnet sich – abgesehen von Allgemeinsymptomen – durch meningitische Zeichen, während nachweisbare Lähmungen ausbleiben. Die klassische *»paralytische Poliomyelitis«* wird in der Regel in *spinale Formen* (zervikal, thorakal, lumbal oder beliebige Kombinationen), *bulbäre Formen* (obere Kopfnerven (III–VIII), untere Kopfnerven (IX–XII) und/oder kardiorespiratorische Zentren), *bulbospinale Formen* und *zerebrale Formen* unterteilt *(»nichtparalytische* oder *paralytische Polioenzephalitis«,* die diffus, fokal, zerebellär, in Kombination mit einer bulbären Form *(bulboenzephalitische Krankheit)* oder der klassischen spinalen Variante *(spinoenzephalitische Krankheit)* in Erscheinung treten kann). Die *typische spinale paralytische Poliomyelitis acuta anterior* charakterisiert sich zu Beginn des paralytischen Stadiums (»präparalytisches Stadium«) durch Hyperästhesie und Muskelkrämpfe. Manchmal stellen sich die Lähmungen Schritt um Schritt ein, in anderen Fällen treten sie rasch auf, d. h. innerhalb von 2 Tagen. Der Landry'sche Typ der rasch »aufsteigenden« Lähmung gehört zu den Seltenheiten. Patienten im Alter von etwa 5–15 Jahren zeigen recht häufig Lähmungen nur einer Extremität oder eine Paraplegie, während Quadriplegien vornehmlich bei Erwachsenen gesehen werden, und Kleinkinder oft einen ausgedehnten Befall erkennen lassen. Ist das Halsmark betroffen, besteht u. a. die Gefahr eines Mitbetroffenseins der bulbären Zentren, ganz abgesehen von der Schädigung des Zwerchfells. Die übrige Atmungsmuskulatur (s. Abb. 122, S. 616) erleidet vor allem bei Befall des thorakalen Marks erhebliche Schäden, während eine Hauptlokalisation der Poliomyelitis im Lumbalmark die unteren Extremitäten sowie die kaudalen Anteile von Abdomen und Rücken in Mitleidenschaft zieht. Bei Erwachsenen ist eine völlige Paraplegie nicht selten zu sehen. Störungen der Harnblasenfunktionen und der Defäkation sind in einem erheblichen Teil der Fälle nur vorübergehender Natur. Die relative Häufigkeit einer *bulbären »Poliomyelitis«* variiert zwischen 5 und 25% aller Patienten

mit paralytischen Formen der Erkrankung. Nicht selten handelt es sich um Individuen, die tonsillektomiert waren. Reine bulbäre Formen sieht man mehr bei Kindern als bei Erwachsenen, die eher an der bulbospinalen Variante erkranken. Die Hauptgefahr besteht hier in einer Lähmung der Atem- und/oder Kreislaufzentren. Bei Befall der Kopfnerven ist u. a. an die Komplikationen eines gestörten Schluckaktes (Aspiration) und einer Abduktorenparalyse an den Stimmbändern zu denken. *Polioenzephalitiden* bieten ein sehr buntes Bild neurologischer Störungen. Verschiedene Symptome bei Poliomyelitis erklären sich durch eine Schädigung von Neuronen des *autonomen Nervensystems* (s. Abb. 94, S. 367).
Das gesamte Krankheitsbild der Kinderlähmung ist in der Mehrzahl der Fälle so typisch, daß die Diagnose allein aufgrund der klinischen Befunde gestellt werden kann.

Komplikationen: Zu den wichtigsten Komplikationen der Poliomyelitis gehören *Störungen der Atmung, Veränderungen des Elektrolyt- und Wasserhaushaltes,* u. U. *Myokarditiden,* ein vorübergehender, z. B. auf Hypoxie beruhender oder ein bleibender, wegen Befall des Kreislaufzentrums entstandener *arterieller Hochdruck, Lungenödem, Schock, Phlebothrombose* mit der Gefahr von Lungenembolien, Atelektase der Lungen, z. T. mit der Gefahr einer *pneumonischen Komplikation, Harnwegsinfekt,* u. a. wegen Katheterismus und/oder *Nephrolithiasis* (Immobilisation mit gesteigerter Kalziumfreisetzung aus dem knöchernen Skelett), *arthritische Beschwerden* u. a. m. Sehr oft haben die Patienten mit großen *psychischen Schwierigkeiten* zu kämpfen. Die *Behandlung der Poliomyelitis-Patienten* konzentriert sich auf die Erhaltung der vitalen Lebensfunktionen (Atmung, Kreislauf), Palliativmaßnahmen zur Linderung besonderer Beschwerden, Erhaltung der geschwächten Muskulatur in einem möglichst guten Zustand, Erkennung und rasche Behandlung von Komplikationen (z. B. Verlegung (eines Teils) der Atemwege), Bekämpfung infektiöser Komplikationen, Prophylaxe und Therapie psychischer Störungen, chirurgische Korrektur, wo diese möglich und angezeigt ist, sowie Rehabilitation in sozio-ökonomischer, beruflicher und physischer Hinsicht. Geräte zur künstlichen Unterstützung der Atmung werden in der Regel eingesetzt, wenn die Respiration auf die Hälfte reduziert ist. Gesamthaft betrachtet, beträgt die *Mortalität* der paralytischen Poliomyelitis ungefähr 5%, bei Kindern eher weniger, bei Erwachsenen in der Regel mehr. Die bulbäre oder bulbospinale Form der Kinderlähmung endet in 25–75% der Fälle mit dem Tod. Die *Prognose* ist in vielen Fällen insofern günstig, als nur wenige Patienten dauernd schwer gelähmt bleiben. Offenbar können erhaltene neuronale Systeme und Muskeln mehr und mehr vikarierend einspringen (s. kompensatorische Hypertrophie, S. 156).

Prophylaxe: Expositionsprophylaktische Anordnungen sind von geringem Wert. Trotzdem empfehlen sich Isolationsmaßnahmen, da die Erkrankten Virusausscheider sind. Dies gilt im wesentlichen jedoch nur für die unmittelbare Umgebung der Erkrankten (z. B. im Spital); es wäre völlig undenkbar, die große Zahl gesunder Virusausscheider zu erfassen. Das prophylaktische Mittel der Wahl, das die Poliomyelitis auch weitgehend zum Verschwinden gebracht hat, ist die Verabreichung von *Lebendimpfstoff,* der bei voller Erhaltung der Replikationsfähigkeit der Viren und ihrer Antigeneigenschaften nicht mehr neuropathogen ist. Dazu eignen sich besonders Mutanten, die bei Zellkulturen isoliert werden können. Diese nicht pathogenen Viren penetrieren nach peroraler Verabreichung in den Wirt, verursachen eine Virämie und wirken so in gleicher Weise immunisierend wie eine durchgemachte Poliomyelitis. Bei Angehen der Impfstoff-Infektion kann mit einem sicheren Schutz während 6–10 Jahren gerechnet werden. Die breite Anwendung dieser Art von Impfung hat zudem den Vorteil, daß die nicht pathogenen Viren auch ausgeschieden und so auf andere, noch nicht geimpfte Individuen übertragen werden können. Wesentlich ist die Tatsache, daß nur typenspezifische Immunisierungen möglich sind. Wegen der Möglichkeit einer Interferenz werden daher die einzelnen monovalenten Impfstoffe in zeitlichen Abständen von mindestens 6–8 Wochen gegeben. Trivalente Impfstoffe sollten wenn möglich zweimal, d. h. in einem Abstand von 2–3 Monaten zu Anwendung kommen.

Beispiele:

- An sich sind der *Kontagionsindex* und die *Penetranz* im Fall der *paralytischen Poliomyelitis* klein. Aufgrund von früheren Erhebungen kann angenommen werden, daß von 300–500 Individuen, die sich erstmals mit Poliovirus Typ 1 infizieren, nur eines erkrankt. Die entsprechenden Werte für Typ 3 betragen 1:5000, für Typ 2 1:10000.
- Die früher benützten *Impfstoffe aus inaktivierten Virussuspensionen,* die man parenteral injizierte, führten nur zu einer Produktion zirkulierender, humoraler Antikörper. Die Adsorption und Penetration virulenter Viren im Verdauungstrakt wurde dadurch nicht verhindert, zumal kein sIgA mit Spezifität gegen Poliovirus-Antigene zur Bildung kam. Die Impfstoffe aus inaktivierten Viren schützten daher wohl während ungefähr 3 Jahren vor Erkrankung, verhinderten indessen nicht, daß die Infizierten virulente Viren ausschieden.
- Seit Einführung der *oralen Polioschutzimpfung mit Hilfe abgeschwächter, aber replikationsfähiger Viren* ist in Ländern, in denen dies konsequent durchgeführt wurde, die Poliomyelitis als Krankheit von einem Jahr auf das andere verschwunden. Wegen der Ungefährlichkeit dieses Impfstoffes für Säuglinge, die mütterlicherseits eine passive Immunisierung erfahren haben, sollte die Vakzine schon in diesem Alter verabreicht werden.

186.8. Tollwut (Rabies)

Definitionen: Die *Tollwut (Rabies, Lyssa, »Hydrophobie«)* ist eine bei vielen Tieren und beim Menschen vorkommende, akute virale Erkrankung des Zentralnervensystems, die durch das – den Rhabdoviren zugeordnete – *Tollwut-Virus (Rabies-Vi-*

rus) verursacht wird und wenigstens bis vor kurzem immer tödlich verlief. Die häufigste Art der Übertragung ist der Biß durch ein infiziertes Tier, das Virus in seinem Speichel ausscheidet; in seltenen Fällen ist eine Infektion durch Aerosole oder durch perorale Einnahme infizierten Gewebes beobachtet worden. Die Tollwut verläuft in der Regel in drei Stadien, einem *Prodromalstadium* mit wenig spezifischen Störungen, einem *enzephalitischen Stadium,* das sich durch Veränderungen ähnlich denen bei anderen Hirnentzündungen kennzeichnet, und einem *paralytischen Stadium mit schwer beeinträchtigten Hirnstammfunktionen.* In der letztgenannten Phase zeigt sich – vor allem wegen der Unfähigkeit zu schlucken – in manchen Fällen eine klassische *Hydrophobie,* d. h. eine ängstliche Vermeidung des Trinkens von Flüssigkeiten. Der Tod tritt oft unter dem Bild eines Komas und einer Apnoe ein.

Ätiologie: Das *Lyssavirus (Tollwutvirus, Rabiesvirus)* zeigt eine geschoßähnliche Form mit einem Durchmesser von ungefähr 70 nm und einer variablen, im Mittel etwa 210 nm betragenden Länge. Als RNA-Virus mit helikaler Symmetrie rechnet man es der Familie der Rhabdoviridae zu. Es wird von einer doppelten Hülle umgeben und weist an der Oberfläche stäbchenförmige Vorragungen mit knopfartigen Enden auf. Diese sind u. a. Sitz von Epitopen, die im Wirt die Produktion neutralisierender und Hämagglutinations-hemmender Antikörper auslösen. Ein weiteres Antigen ist im Nukleokapsid eingebaut und bewirkt die Bildung komplementfixierender Antikörper. Man kennt noch weitere Antigene, die sich vom Virus herleiten und membranständig in infizierten Wirtszellen lokalisiert sind: Die letzteren lösen im Wirtsorganismus die Produktion von Antikörpern aus, die die Komplementlyse der betreffenden Zellen möglich machen. Im Gegensatz zu den beiden erstgenannten Gruppen von Antikörpern, denen man eine protektive Wirkung zuschreibt, beteiligen sich die letzteren möglicherweise an der Zell- und Gewebeschädigung. Lyssavirus induziert im übrigen auch die Produktion von Interferon. Durch Detergentien werden die Tollwutviren rasch inaktiviert und in der Außenwelt bleiben sie nur kurze Zeit infektionsfähig, u. a. wegen Empfindlichkeit gegenüber Sonnen-, im besonderen Ultraviolettlicht. In Nervengewebe oder in 50%igem Glyzerin lassen sie sich dagegen lange Zeit konservieren.

Epidemiologie: Lyssaviren kennzeichnen sich u. a. durch ein breites Wirtsspektrum, indem sie – soweit bekannt – für fast alle Warmblütler pathogen sind. Die *Ausscheidung des Virus erfolgt mit dem Speichel infizierter Individuen.* In Anbetracht der Labilität des Virus in der Außenwelt ist somit eine Infektion fast nur möglich, wenn infizierter Speichel rasch durch beschädigte Haut oder Schleimhaut in den Empfängerorganismus gelangt, d. h. im wesentlichen durch *Biß.* Die Infektketten sind nicht überall dieselben. Bei der *ruralen (sylvatischen) Tollwut* erfolgt die Virusverbreitung durch wildlebende Tiere, hierzulande vor allem durch *Füchse,* im Osten auch durch Wölfe. Demgegenüber beruht die *urbane Tollwut,* die heute eine wesentlich geringere Rolle spielt als zu Zeiten Pasteurs, in erster Linie auf infizierten Hunden, z. T. auch Katzen und anderen Tieren. Die Ausbreitung der Tollwut wird vor allem dadurch gefördert, daß *infizierte Tiere* schon relativ früh ein *Reiz-Wut-Stadium* durchmachen, in dem sie ihr Verhalten ändern, desorientiert sind und alles beißen, dessen sie habhaft werden. Aus diesem Grund werden in Gebieten mit ruraler Tollwut strengere Vorschriften betreffend Halten von Hunden an Leinen oder gar Betreten von Wäldern u. a. erlassen. Nicht alle infizierten Tiere zeigen einen Beißzwang; vor allem bei Hunden kennt man z. B. eine sog. »stille Wut«, d. h. eine Wesensveränderung, die mehr einer Apathie ähnelt. Tollwutverdächtige Tiere sollten nicht sogleich getötet werden, da sonst die Diagnosestellung u. U. verpaßt wird. Empfohlen wird die *Isolation:* Besteht wirklich eine Rabies, kann mit dem Tod innerhalb von 5 Tagen gerechnet werden. Die Diagnose läßt sich dann durch histologische und immunfluoreszenzmikroskopische Untersuchungen des Gehirns stellen (Nachweis von Negri-Körperchen, s. u.). Bei uns verbreitet sich die rurale Tollwut vor allem durch Bisse von Füchsen auf andere Wildtiere (insbesondere wiederum Füchse) und kann dann und wann – vor allem in waldigen Gebieten – auf domestizierte Tiere übergreifen. In Lateinamerika spielen Vampir-Fledermäuse eine große Rolle als Träger der Infektion, und in den feuchten Höhlen von Texas, die z. T. Millionen von Fledermäusen beherbergen, soll es vereinzelt sogar zu Aerosol-Infektionen gekommen sein. Der *Kontagionsindex* bzw. die *Morbidität* der durch infizierte Tiere gebissenen Menschen variiert zwischen 5 und 20%, je nach *Tierart* sowie *Tiefe und Lokalisation des Bisses:* Ist z. B. das Gesicht betroffen, besteht eine wesentlich größere Gefahr einer Erkrankung und auch eines rascheren Verlaufs derselben als bei Bissen z. B. an Händen oder Beinen.

Pathogenese: Das *Initialereignis* besteht fast immer in der Einführung virushaltigen Speichels ins gebissene Gewebe. Recht oft kommt es zunächst zu einer Virusreplikation in Myozyten. Danach scheint das Virus *längs von Nerven* (S. 1748) *zentripetal transloziert* zu werden, was verständlich macht, daß bei kurzer Distanz (z. B. Kopfnerven) die klinischen Zeichen besonders früh auftreten. Im *Zentralnervensystem* findet die *Virusvermehrung* fast ausschließlich in der *grauen Substanz* statt. Verschiedentlich wurde auch von einer Virämie berichtet; meistens scheint diese jedoch keine wesentliche Rolle zu spielen. Man nimmt an, daß die Viren anschließend u. a. längs *autonomer Nerven zentrifugal in die verschiedensten Organe und Gewebe* gelangen, u. a. auch in *Speicheldrüsen,* wo Virus ausgeschieden wird. Die Translokationen der Viren nehmen von Fall zu Fall eine ganz unterschiedliche Zeitspanne in Anspruch. Die letztere hängt, wie gesagt, von verschiedenen Faktoren ab, u. a. von der Tiefe des Bisses, der Infektionsdosis, dem Einbezug von Nerven in die Verletzung, der Distanz zwischen Verletzung und Gehirn sowie weiteren Gegebenheiten, wie der Geschwindigkeit und dem Ausmaß der Immunreaktion von Seiten des Wirtsorganismus. Der eigentliche Schaden in den betroffenen Hirngebieten beruht auf dem zytopathischen Effekt der Viren, insbesondere auf Ganglienzellen.

Morphologisch macht man bei Autopsien von Individuen, die an Rabies verstorben waren, u. a. die folgenden Feststellungen: Gehirn, Rückenmark und z. T. auch innere Organe zeigen eine mäßige Hyperämie. Bei mikroskopischer Betrachtung erkennt man Herde von Ganglienzellenuntergang mit reaktiver Anhäufung von Phagozyten (vor allem Makrophagen). Perivaskulär finden sich – vor allem in Fällen mit längerer Inkubationsperiode, während der es zu einer Immunreaktion kommen konnte – Anhäufungen von Lymphozyten und Histiozyten. Hie und da bemerkt man Markscheidenuntergang mit Bildung einiger Fettkörnchenzellen, und vereinzelt kann es zu Blutungen kommen. Herdförmige Vermehrungen von Astrozyten am Ort von Ganglienzelluntergängen treten erst mit der Zeit erkennbar in Erscheinung. Von besonderer Wichtigkeit ist der Nachweis sog. *Negri-Körperchen,* d. h. eosinophiler zytoplasmatischer Einschlüsse in Ein- oder Mehrzahl, die einen Durchmesser von 2–10 μm aufweisen und kleine basophile Granula enthalten: Hier haben wir es mit dem Produkt einer zellulären Reaktion gegen die Virusbesiedelung zu tun, die stattfindet, bevor die betreffende Ganglienzelle zugrunde geht. *Negri-Körperchen, in denen man mit Hilfe der Fluoreszenzmikroskopie Lyssavirus-Antigene nachzuweisen vermag, sind für Tollwut pathognomonisch.* Man findet sie hauptsächlich in folgenden Lokalisationen: Ammonshorn, Hippocampus, Kleinhirnrinde (Purkinje-Zellen), ferner Großhirnrinde, Medulla oblongata u. a. Das Fehlen nachweisbarer Negri-Körperchen gestattet nicht, eine Tollwut auszuschließen, vor allem dann nicht, wenn schon zahlreiche Ganglienzellen zugrunde gegangen sind.

Folgen und **klinische Symptome:** Die *Inkubationsperiode* der Tollwut, d. h. der Zeitraum zwischen dem Biß durch ein infiziertes Tier und dem Auftreten der ersten Symptome dauert verschieden lang, im Mittel ungefähr 1–2 Monate (Bereich: etwa 10 Tage bis 1 Jahr). Häufig setzt das *Prodromalstadium* mit unangenehmen Sensationen an der Bißstelle ein, verbunden mit Fieber, Kopfschmerzen, leichter Ermüdbarkeit, Anorexie, u. U. Übelkeit und Erbrechen, ferner leichtem Halsweh und mäßigem Hustenreiz. Diese Phase der Erkrankung dauert 1–4 Tage und leitet in das *enzephalitische Stadium (Reizstadium)* über: Es kennzeichnet sich durch Perioden exzessiver motorischer Aktivität, Erregung, Verwirrungszustände, z. T. bizarres Benehmen sowie häufig Muskelspasmen und Meningismus. Hie und da zeigen sich örtlich beschränkte Lähmungen, ferner Krämpfe, die mit luziden Intervallen abwechseln und in ein Koma überleiten können. Recht bezeichnend ist die Hyperästhesie, im besonderen gegenüber Licht, Lärm und Berührung. Es zeigen sich auch Störungen des autonomen Nervensystems, z. B. abnormes Tränen, unregelmäßige Dilatation der Pupillen, Schwitzen sowie – klassischerweise – Speichelfluß; dieser kann allerdings fehlen. In einem erheblichen Teil der Fälle besteht eine Neigung zu arterieller Hypotonie. Mehrheitlich finden sich auch Zeichen einer »Paralyse der oberen motorischen Neuronen« mit Schwächeerscheinungen in der Muskulatur, verbunden mit gesteigerten tiefen Sehnenreflexen u. a. Öfters entwickelt sich zudem eine Paralyse der Stimmbänder. Das *paralytische Stadium,* das schließlich von tödlichen *Störungen der Hirnstammfunktionen* gefolgt ist, beginnt somit schon in der enzephalitischen Phase, mit der es überlappt. Erste Zeichen eines Hirnstammbefalls umfassen z. B. Doppeltsehen, Lähmungen im Gesicht, Ausfälle im Bereich des N. opticus und Schluckbeschwerden. Diese, kombiniert mit der meist verstärkten Salivation, führen zum typischen Bild des »Schaumes vor dem Mund« und bewirken auch die Angst vor dem Schlucken von Flüssigkeit, die *Hydrophobie.* Diese kann soweit gehen, daß der Patient schon beim Anblick eines Wasserglases in Erregungszustände gerät. Der Tod tritt in der Regel unter dem Bild einer *Apnoe* ein. Im Mittel dauert die Krankheit vom Prodromalstadium bis zum Tod etwa 4 Tage. Aber man kennt viele Fälle mit längerer Dauer, vor allem bei intensiver Therapie. Selten bietet sich ein Verlaufsbild, das dem Landry-Guillain-Barré-Syndrom gleicht. Die Zahl weißer Blutzellen im Blut nimmt in der Regel nur leicht zu, kann aber auch erheblich ansteigen. Hie und da zeigen sich im Elektrokardiogramm Veränderungen im Sinn einer Myokarditis, und im Liquor cerebrospinalis erkennt man mitunter eine Zellvermehrung, verbunden mit erhöhtem Druck. Die *Diagnosestellung* kann sich, falls der Patient nicht passiv immunisiert worden war, auf eine mindestens 4-fache Erhöhung des Antikörpertiters im Blut stützen. Neuerdings werden auch Gewebeproben aus der Bißstelle herangezogen, in denen sich das Virus u. U. mit Hilfe der Immunfluoreszenzmikroskopie erkennen läßt. Ähnliches gilt für Korneal-Druckabstriche und Speichel. Die endgültige Diagnosestellung beruht meist auf einer Kombination der klinischen Symptome und Zeichen sowie der genannten immunologischen Methoden. Wichtig ist zudem der Befund im Gehirn des Tieres, von dem der Patient gebissen worden war: Hier wie im Fall einer Autopsie nach dem Tod des Erkrankten ist der Nachweis *Negri'scher Einschlußkörperchen* entscheidend (s. o.). Hie und da werden noch weitere Techniken, wie der Mäuse-Inokulations-Test, angewandt. *Differentialdiagnostisch* ergeben sich bei bekanntem Biß durch ein tollwutverdächtiges Tier in der Regel keine Schwierigkeiten. Manchmal verwechselt man die Lyssa mit hysterischen Reaktionen (Pseudolyssa hysterica), einem Landry-Guillan-Barré-Syndrom, einer Poliomyelitis, einer allergischen Enzephalomyelitis nach Rabies-Impfung oder anderen Enzephalitiden.

Zur **Prophylaxe** der Tollwut: Da nach einmal ausgebrochener Rabies therapeutische Maßnahmen fast immer erfolglos bleiben, richten sich die ärztlichen Bemühungen vor allem auf eine Verhinderung der Erkrankung nach stattgehabtem Biß durch ein infiziertes

Tier. Das Ziel dieser *»Post-Expositions-Therapie«* besteht einerseits in einer Herabsetzung der Infektionsdosis am Ort des Bisses, andererseits im Erzielen eines hohen Titers neutralisierender Antikörper so früh nach der vermuteten akzidentellen Virusinokulation und so lange als möglich. Zu diesem Zweck beginnt man mit einer gründlichen Wundtoilette mit Auswaschen der verletzten Gewebe z. B. mit 1–2%igen Invertseifen. Dann wird sogleich aktiv immunisiert, neuerdings mit Hilfe von Vakzinen, die mit β-Propiolakton inaktivierte, aus diploiden Zellkulturen stammende Viren enthalten. Je nach Impfstoff muß in gewissen zeitlichen Abständen mehrmals immunisiert werden. Lebendvakzinen wären an sich hinsichtlich Immunisierung viel wirkungsvoller als inaktivierte Impfstoffe, erweisen sich aber zur Zeit noch als zu gefährlich. Eine zusätzliche passive Immunisierung mit menschlichem Hyperimmunglobulin bzw. Immunserum empfiehlt sich bei besonders schweren Bißverletzungen (z. B. im Gesicht, nach Wolfsbissen u. a.).

Die epidemiologische Prophylaxe umfaßt u. a. die Schutzimpfung aller gefährdeten Hunde und Katzen. In USA hat sich die konsequente Anwendung dieses Prinzips gut bewährt. Bei uns wird diese Maßnahme in der Regel nur in tollwutgefährdeten Zonen ergriffen (wenn überhaupt). Versuche, die Infektkette durch perorale Impfung (z. B. Fleischköder mit abgeschwächten Viren) der Füchse oder anderen Wildtiere zu unterbrechen, anstatt diese zu vernichten, haben erste ermutigende Resultate gebracht.

Beispiele zur Tollwut:

- In *USA* ist nicht der Fuchs der wichtigste *Überträger der Rabies,* sondern – neben Waschbären, Eichhörnchen, Fledermäusen sowie nicht immunisierten Hunden und Katzen – das Stinktier (»skunk«).
- Der rein *färberische Nachweis von »Negri-Körperchen«* in Ganglienzellen ist, im Gegensatz zur *fluoreszenzmikroskopischen Feststellung von Lyssavirus-Antigenen* in diesen Einschlüssen, für Tollwut nicht pathognomonisch. Die auf dem nur färberischen Verfahren beruhende Seller'sche Methode wird daher heute als unerwünscht oder sogar gefährlich bezeichnet.
- Neuere experimentelle Befunde an *Mäusen* deuten darauf hin, daß die zellgebundene Immunreaktion gegen Antigene des Lyssavirus ebenfalls protektive Funktionen erfüllen dürfte.
- Die *Virusausscheidung bei infizierten Tieren* beginnt in der Regel schon einige Tage vor dem Auftreten der ersten Krankheitssymptome. Da jedoch vor Erscheinen der letzteren keine besondere Bißgefahr besteht, ist diese Tatsache epidemiologisch nicht besonders wichtig.
- In Lateinamerika sind *blutsaugende Fledermäuse (»vampire bats«)* nicht selten Virusträger, die nicht selber erkranken, das infektiöse Agens jedoch mit dem Speichel ausscheiden. Neben Menschen haben die Vampire nicht selten große Zahlen von Rindern und anderen Haustieren infiziert und damit einen erheblichen wirtschaftlichen Schaden angestiftet.
- Die in den letzten Jahren in Mitteleuropa beobachteten Fälle von Tollwut waren relativ häufig durch *Katzenbisse* verursacht.

186.9. Sog. »slow virus«-Krankheiten

Definitionen: Die Bezeichnung *»slow-virus«-Krankheiten* bezieht sich auf sicher oder wahrscheinlich viral bedingte Infektionen *(»slow infections«),* die sich durch eine sehr lange, oft Jahre dauernde Inkubationsperiode kennzeichnen und progressiv verlaufende chronische Schäden am Zentralnervensystem erzeugen. Wie unten erörtert wird, umfassen menschliche Leiden dieser Art die *Kuru-Krankheit,* die *Jakob-Creutzfeld'sche Pseudosklerose,* die *progressive multifokale Leukoenzephalopathie,* die *subakute sklerosierende Panenzephalitis* und die *progressive Röteln-Enzephalitis.*

Allgemeines zu den »slow virus«-Krankheiten

Die Gründe für die lange Inkubationszeit, die diese Affektionen charakterisiert, sind nicht geklärt. Man vermutet, daß es sich um besondere Erreger-Wirts-Beziehungen handeln dürfte. In einem Teil der Fälle geht die asymptomatische Infektion mit vereinzeltem Zelluntergang einher, der auch geringfügige örtliche entzündliche Reaktionen auslöst. In anderen Fällen scheint sich das Virus in den besiedelten Zellen lange Zeit stumm zu verhalten. Ob und in welcher Weise hier Immunreaktionen mitspielen, ist nicht bekannt; bei einzelnen Formen von »slow virus«-Infektionen lassen sich schon in der klinisch stummen Phase zirkulierende Antikörper nachweisen, insbesondere im Liquor cerebrospinalis; bei andern fehlen alle Zeichen einer Immunantwort auf die virale Besiedelung. Die krankheitserregenden Agentien sind in einem Teil dieser Gruppe chronischer Leiden noch nicht genau identifiziert. Bei Tieren vermögen »slow viruses« die verschiedensten Organveränderungen hervorzurufen.

Kuru-Krankheit

Dieses Leiden war – es ist heute stark im Schwinden begriffen – vor allem im Hochland von Neuguinea zuhause. Vermutlich hängt dies mit dem Kannibalismus zusammen, der bis vor kurzer Zeit dort ganz allgemein praktiziert wurde, insbesondere von Frauen. Es galt nämlich als wichtig, die Organe – u. a. auch das Gehirn – Verstorbener zu kochen und zu essen, wollte man deren Weisheit und andere Tugenden übernehmen.

Morphologisch findet sich im Gehirn ein ausgedehnter Untergang von Neuronen, verbunden mit reaktiver Gliavermehrung, teilweisem Markscheidenzerfall und dem Auftreten Plaque-artiger Gebilde. Hie und da fanden sich auch perivaskuläre Infiltrate von Lymphozyten und einigen Makrophagen. Der histologische Befund erinnert stark an ein ähnliches Krankheitsbild bei Schafen, der Scrapie, einer »slow virus«-Infektion.

Folgen: Kuru heißt »Zittern vor Angst«. Die Patienten zeigen zunächst Schwierigkeiten beim Gehen, dann treten mehr und mehr Störungen der zerebellären Koordination in Erscheinung, und schließlich entwickelt sich eine fortschreitende Demenz. Das Leiden endet im Verlauf von einem Jahr tödlich, wobei terminal meist Bronchopneumonien und ein Dekubitus hinzutreten.

Die Ätiologie der Kuru-Krankheit ist noch nicht geklärt; aber manches deutet auf eine virale Infektion hin.

Jakob-Creutzfeld'sche Krankheit (Creutzfeld-Jakob'sche Pseudosklerose)

Ätiologie: Das für die Entstehung dieses Leidens verantwortliche infektiöse Agens konnte unseres Wissens bisher nicht identifiziert werden, aber vieles spricht für ein »slow virus«. Überimpft man Hirnmaterial Verstorbener mit Jakob-Creutzfeld'scher Krankheit auf Schimpansen, entwickelt sich bei diesen im Verlauf von 10–14 Monaten eine Störung, die durchaus der Pseudosklerose des Gehirns beim Menschen zu vergleichen ist. Neutralisierende Antikörper, die sich gegen dieses Agens richten, ließen sich bisher im Serum Erkrankter nicht nachweisen.

Morphologisch äußert sich das Leiden in erster Linie in Schäden des Groß- und Kleinhirns. Man notiert einen erheblichen Schwund von Ganglienzellen in den verschiedensten Gebieten, verbunden mit einem mehr oder weniger ausgeprägten Status spongiosus der grauen Substanz sowie wechselnder Gliose. Letztere entspricht wahrscheinlich dem Resultat reparativer Prozesse. Noch erhaltene Neuronen zeigen z. T. Vakuolen im Neuropil und in ihrer Umgebung. Entzündliche Infiltrate vermißt man meistens. Nicht selten bestehen entsprechende Veränderungen in den Vorderhörnern des Rückenmarks, teilweise in Gesellschaft mit einer Degeneration des Tractus corticospinalis.

Folgen und **Symptome:** Die Störungen gleichen denen bei präseniler Demenz: Zuerst fallen u. a. eine Beeinträchtigung des Urteilsvermögens der Patienten auf, ferner Vergeßlichkeit und ungewohntes Benehmen. Schließlich treten Halluzinationen, Verwirrungszustände anderer Art und konvulsive Episoden in Erscheinung, verbunden mit Ataxie, Dysarthrie und anderen zerebellären Störungen sowie einer progressiven Muskelatrophie. Meistens kommt es auch zu Spastizität und Rigidität. Der Tod tritt in der Mehrzahl der Fälle im Verlauf von 3–12 Monaten nach Beginn der Erkrankung ein, wobei terminal oft infektiöse Komplikationen hinzukommen.

Progressive multifokale Leukoenzephalopathie

Ätiologie: Neuere Befunde sprechen dafür, daß dieses Leiden durch ein besonderes menschliches Polyomavirus *(JC-Virus)* verursacht sein könnte, das der Familie der Papovaviridae zuzurechnen wäre (Tabelle 98, S. 1674).

Pathogenese: Da die – an sich seltene – Störung bei Individuen mit malignen Lymphomen, Karzinomatose und anderen schweren chronischen Krankheiten beobachtet wurde, vermutet man – abgesehen von der Möglichkeit einer späten Erstinfektion – eine Reaktivierung des vorher schon vorhandenen Virus infolge Reduktion der Immunkapazität des Wirtsorganismus, vor allem inbezug auf die zellgebundene Immunität.

Morphologisch stehen multiple Herde von Demyelinisierung im Zentralnervensystem im Vordergrund. Perivaskulär findet man höchstens lockere entzündliche Infiltrate. Oligodendrogliazellen lassen nicht selten intranukleäre Einschlußkörper erkennen, was der Grund war, nach einer viralen Ätiologie zu suchen. Wahrscheinlich steht der Markscheidenzerfall mit diesem Befund in Beziehung, da Oligodendrozyten normalerweise den Unterhalt der Myelinscheiden besorgen.

Folgen und **Symptome:** In der Regel nimmt der Prozeß einen relativ raschen Verlauf, indem die Patienten innerhalb von 1–4 Monaten unter dem Bild von Hemiplegie, Aphasie, Dysarthrie und/oder Sehstörungen sowie schließlich einer Transversal-Myelitis zugrunde gehen.

Subakute sklerosierende Panenzephalitis (»Einschlußkörper-Enzephalitis«)

Ätiologie: In mehreren Fällen konnte *Masernvirus* oder ein diesem nahe stehendes Agens isoliert werden.

Pathogenese: Das Leiden macht sich in der Mehrzahl der Fälle viele Jahre nach durchgemachten Masern bemerkbar. Auffällig ist, daß ein erheblicher Teil der Patienten diese Kinderkrankheit schon in einem sehr frühen Alter erworben hat, so daß sich die Frage einer Toleranzentstehung stellt. Jedenfalls betrachten die meisten Autoren die subakute sklerosierende Panenzephalitis als eine »slow«-Form der Masern-Enzephalitis.

Morphologisch erkennt man sowohl in Ganglienzellen als auch in Gliazellen das Vorhandensein *intranukleärer und intrazytoplasmatischer Einschlußkörper.* Dazu gesellen sich Veränderungen, wie wechselnder Markscheidenzerfall und perivaskuläre Infiltrate, an denen sich vor allem Lymphozyten beteiligen.

Folgen und **Symptome:** Das Leiden wird mehrheitlich bei Kindern im Alter unter 11 Jahren beobachtet, kann aber auch bei 20-Jährigen auftreten. Die Patienten stammen zum guten Teil aus ländlichen Gebieten, jedenfalls nicht häufig aus Großstädten (Beobachtungen aus USA). Die Störung macht sich zunächst meist durch Schwierigkeiten bei der Schularbeit bemerkbar. Mehr und mehr zeigen sich Ataxie und Myoklonusartige Manifestationen, verbunden mit Ausfällen des pyramidalen und extrapyramidalen Systems. Nicht selten besteht eine Rindenblindheit; z. T. entwickelt sich auch eine Optikusatrophie, und in einigen Fällen beobachtet man eine Chorioretinitis. In der Regel nimmt die Krankheit einen progressiven Verlauf und führt innerhalb von 9 Monaten über Bettlägerigkeit und infektiöse Komplikationen zum Tod.

Progressive Rötelnenzephalitis

Ätiologie: In mehreren dieser Fälle wurde aus der Gehirnsubstanz *Rubellavirus* isoliert.

Pathogenese: Im Gegensatz zur oben geschilderten Einschlußkörper-Enzephalitis infolge Masernvirus-Befall des Gehirns finden sich bei den meisten Patienten mit progressiver Rötelnenzephalitis rückblickend Zeichen einer intrauterinen Infektion. Recht oft stellt man im Blut wie im Liquor cerbrospinalis einen hohen Titer von Anti-Rubellavirus-Antikörper fest.

Morphologisch zeigen sich ähnliche Veränderungen wie bei der subakuten sklerosierenden Panenzephalitis, nur fehlen Einschlußkörper, und es besteht eine stärkere Neigung zu herdförmigen Verkalkungen.

Folgen und **Symptome:** In der Mehrzahl der Fälle beginnt die Störung im Alter von mehr als 10 Jahren. Die klinischen Symptome und Zeichen gleichen indessen denen bei subakuter sklerosierender Panenzephalitis.

Weitere mögliche »slow Virus«-Infektionen
Bei der *Alpers'schen Krankheit (progressive zerebrale Degeneration bei Kindern),* einer Störung mit Vorwiegen einer *kortikalen Hirnsklerose,* wird ebenfalls eine »slow virus«-Infektion vermutet; jedenfalls gelang vereinzelt eine Übertragung des Leidens auf Schimpansen.
Ob die *multiple Sklerose,* wie einzelne Autoren postulieren, auch in diesen Formenkreis gehört, ist ungewiß.

186.10. Masern (Morbilli)

Definitionen: *Masern* (*Morbilli;* USA: »measles« = »rubeola«) ist eine hochkontagiöse, im allgemeinen gutartige Krankheit des Menschen, die durch das *Masernvirus* verursacht wird und sich u. a. durch einen febrilen Zustand sowie das Auftreten eines recht charakteristischen Hautexanthems kennzeichnet. Ungefähr 2 Tage vor Erscheinen des letzteren treten an Schleimhäuten, d. h. vor allem im Mundbereich, kleine, auf Epithelnekrose und Fibrinbildung beruhende *Koplik'sche Flecken* in Erscheinung. Im lymphohistiozytären Gewebe finden sich die vielkernigen, für Masern ziemlich typischen *Warthin-Finkeldey-Zellen.* Zu den gefürchteten Komplikationen der Masern gehören die *Masernpneumonie,* die in ihrer klassischen Form einer *Riesenzellenpneumonie* mit *Vorhandensein intranukleärer und intrazytoplasmatischer Einschlußkörper* entspricht, und die *Masernenzephalitis.* Vereinzelt können später eine sog. *»postinfektiöse« (s. u.) akute disseminierte Enzephalomyelitis* oder – nach Jahren – eine *Einschlußkörper-Enzephalitis (subakute sklerosierende Panenzephalitis (Typ Dawson))* auftreten. Mitunter beobachtet man bei Masern auch eine *»aseptische« Meningitis.*

Ätiologie: Das *Morbillivirus,* die Genusbezeichnung, gehört nach der heutigen taxonomischen Einteilung zur Familie der Paramyxoviridae. Es handelt sich um ein RNA-Virus mit helikaler Symmetrie, das im Durchmesser ungefähr 120–250 nm mißt (s. Tabelle 98, S. 1674) und an der Oberfläche ein Hämagglutinin, jedoch keine Neuraminidase aufweist. Gegenüber Umwelteinflüssen verhält sich das Masernvirus resistenter als andere Paramyxoviren. Eine Lyophilisierung oder eine Konservierung des Virus bei $-20\,°C$ ist über mehrere Monate ohne Einbuße an Infektiosität möglich. Bei Zimmertemperatur (22 °C) bleibt es während mindestens 2 Wochen weitgehend intakt, und eine Erhitzung während 30 min auf 56 °C führt nicht zur völligen Inaktivierung. In Affen- oder Menschennierenzellen, dann weiteren Zellkulturen, wie solchen von Hühnerembryonenzellen, läßt es sich ohne Schwierigkeiten züchten. Typischerweise zeigen dabei die infizierten Zellen Fusionen unter Bildung mehrkerniger Riesenzellen, die sowohl intranukleäre als auch intrazytoplasmatische Einschlußkörper aufweisen. Alle Masernvirus-Stämme, die bis heute isoliert wurden, zeigen einheitliche antigenische Eigenschaften.

Epidemiologie: Angaben aus früheren Zeiten lassen vermuten, die Ausbreitung der Masern habe erst mit dem Bau großer Städte die heute bekannten Dimensionen angenommen. Natürlicherweise kommen Masern nur beim Menschen vor, obgleich es in Versuchen gelingt, sie auf Affen zu übertragen. Vor der Einführung von Masernvakzinen beobachtete man vielfach Epidemien, die sich in einem 2–3jährigen Zyklus wiederholten, und mit dem Alter von 15 Jahren waren die meisten Stadtbewohner bereits mit dem Erreger in Kontakt gekommen und immunisiert worden. Die Übertragung erfolgt in der Regel durch Nasopharyngealsekrete, die entweder direkt oder über Aerosole in den Empfänger gelangen. Pharynx- und Konjunktivalschleimhaut kommen – neben dem Respirationstrakt – als Eintrittspforten ebenfalls in Frage. Masern sind in hohem Maße ansteckend und hinterlassen in den weitaus meisten Fällen eine solide und langdauernde Immunität. Aus diesem Grund zählen sie auch zu den typischen »Kinderkrankheiten«. Säuglinge im Alter bis zu 6–8 Monaten sind wegen der passiven Immunisierung durch die Mutter in der Regel immun. Epidemieartige Ausbrüche von Masern finden hie und da in abgeschlossenen Gegenden statt, wo dann Erwachsene, die noch nie exponiert waren, u. U. besonders schwer erkranken können. Dasselbe gilt für Gebiete mit Mangel- und/oder Unterernährung sowie für Individuen, die aus irgend einem Grund in ihrer Immunabwehr geschwächt sind (z. B. Greise, ferner Patienten, denen Immunsuppressiva bzw. Zytostatika und/oder Glukokortikosteroide in hohen Dosen verabreicht worden waren).

Pathogenese: Man vermutet, daß sich Masernvirus unmittelbar im Anschluß an die Infektion vor allem im *Epithel des Respirationstraktes* vermehrt. Eine Bevorzugung der *Gaumen- und Rachenmandeln sowie allenfalls der »Darmtonsillen«* als Eintrittspforten wird allerdings nicht ausgeschlossen. Offenbar wird das Virus ziemlich rasch auf dem Lymphweg abtransportiert und gelangt in Zirkulation. Tierversuche haben erkennen lassen, daß es schon zwischen dem 5. und 7. Tag nach Infektion zu einer *Virämie* kommt, die bis zum Auftreten des Exanthems oder noch 1–2 Tage länger anhält: In dieser Phase lassen sich die Viren auch aus gewaschenen Blutzellen, lymphohistiozytärem Gewebe verschiedener Lokalisationen, Konjunktiva, Urin u. a. m. isolieren, im letzteren u. U. bis 4 Tage nach Erscheinen des Hautausschlages. Verschiedene Befunde sprechen dafür, daß die Koplik'schen Flecken ebenso wie das Exanthem und *Epithelnekrosen z. B. im Respirationstrakt* mit einer lokalen Virusvermehrung in Beziehung stehen. Jedenfalls wurden sowohl in mehrkernigen epithelialen Riesenzellen der Mundhöhle und des Pharynx als auch in Warthin-Finkeldey-

Zellen, die man vor allem im lymphatischen Parenchym antrifft, mikrotubuläre Aggregate nachgewiesen, die man für Viren bzw. Virusprodukte hält. Die erwähnten Epithelnekrosen, die in schweren Fällen auch die Pneumozyten (vor allem Typ I) der Alveoleninnenflächen betreffen können, stellen eine Begünstigung für bakterielle Sekundärinfektionen dar.
Wie schon früher erwähnt wurde, ist das Ausmaß der Virusvermehrung am Eintrittsort relativ gering. Verschiedene Beobachtungen sprechen dafür, daß nach Auftreten der Virämie Organe, wie Milz und Leber, infiziert werden und als weitere Replikationsstätten für das Virus dienen können, bevor, gleichsam im Sinn einer sekundären Virämie, die übrigen Gewebe sowie vor allem Haut und Schleimhäute besiedelt werden. Bei dieser Ausbreitung scheinen sich die Viren zunächst in den subepithelialen Blutgefäßen festzusetzen, bevor sie die Oberfläche gewinnen und ausgeschieden werden. Das Masernexanthem, das roten makulopapulösen Effloreszenzen entspricht (s. u.), ebenso wie das Enanthem, beruhen aber nicht nur oder nicht einmal in erster Linie auf einer direkten Viruswirkung, sondern werden zu einem guten Teil durch *zellgebundene spezifische Immunreaktionen* vermittelt. Dies geht u. a. daraus hervor, daß bei stark geschwächter zellgebundener Immunreaktivität der Hautauschlag fast oder gänzlich ausbleibt. Umgekehrt kommt diesem Typ von Abwehrreaktion aber auch eine wichtige protektive Bedeutung zu, indem die Masern bei Kindern mit thymischer Aplasie oft einen schweren, schließlich tödlichen Verlauf nehmen. Ähnliches gilt für Kinder mit Kwashiorkor. Im übrigen sei darauf hingewiesen, daß *die Masern selbst die zellgebundene Immunreaktivität des Wirtes mehr oder weniger stark herabzusetzen pflegen.* Neuere Beobachtungen sprechen dafür, daß diesem Phänomen zumindest zwei Faktoren zugrunde liegen dürften, nämlich eine Verminderung der Zahl von T-Lymphozyten, das Auftreten im zirkulierenden Blut von Inhibitoren der Lymphozytenproliferation sowie möglicherweise eine Störung in der Handhabung von Antigenen durch das lymphohistiozytäre Gewebe. Zirkulierende *Antikörper* mit Antimasernvirus-Spezifität sind offenbar für den Abbruch der Virämie verantwortlich, und wahrscheinlich spielen spezifische Antikörper vom sIgA-Typ bei der Behinderung oder Verhinderung von Reinfektionen eine Rolle. Ob und in welchem Ausmaß spezifische Antikörper an der Ausbildung des Hautexanthems beteiligt sind, wird unterschiedlich beurteilt. Mehrere Beobachtungen sprechen dafür, daß bei ungenügender Antikörperbildung die Virämie anzuhalten pflegt, und sich unter solchen Bedingungen mit Vorliebe eine Riesenzellenpneumonie entwickelt. Man gewinnt somit den Eindruck, daß sowohl die zellgebundene als auch die humorale spezifische Immunabwehr von Seiten des Wirtsorganismus für die Überwindung der Infektionskrankheit von Bedeutung sind.
Über die **Morphologie** der Frühveränderungen nach Infektion durch Morbillivirus, d. h. die Schäden im Bereich der Eintrittspforten, finden sich nur wenige Angaben. *Warthin-Finkeldey'sche Riesenzellen* entdeckt der Pathologe nicht selten zufällig, z. B. in einem Appendektomiepräparat, was ihm gestattet, dem Kliniker den bevorstehenden Ausbruch des Masernexanthems vorauszusagen. Diese Riesenzellen treten u. a. auch in den Tonsillen in Erscheinung. Die *Koplik'schen Flecken,* die meistens etwa 18 Std vor Erscheinen des Masernexanthems deutlich werden, zeigen histologisch nach anfänglicher Vesikelbildung einen teilweisen Untergang der oberflächlichen Plattenepithelschichten, verbunden mit Bildung eines fibrinös-leukozytären Exsudates und dem Auftreten mehrkerniger epithelialer Riesenzellen, die intranukleäre und intrazytoplasmatische Einschlußkörper erkennen lassen. Ähnliche Befunde kann man auch an anderen Schleimhäuten erheben. Meistens kommt es u. a. auch im Bereich des *Respirationstraktes* zu herdförmigen bis flächigen *Epithelnekrosen.* Eine *Masernpneumonie* mit Riesenzellen (*Riesenzellenpneumonie*) entwickelt sich in der Regel nur bei mangelhaften Immunreaktionen von Seiten des Wirtes, im besonderen bei ungenügender Antikörperbildung. Typisch sind, wie erwähnt, die sowohl in den Kernen als auch im Zytoplasma liegenden Einschlußkörper. Die *makulopapulösen Hautveränderungen* (s. u.), die das typische Masernexanthem ausmachen, kennzeichnen sich histologisch durch Hyperämie und Ödem im Corium cutis bzw. in den Papillarkörpern, Schwellung der Endothelien, teilweisen Endotheluntergang, verbunden mit vermehrter Teilungstätigkeit dieser Zellen, schrittweise zunehmende, vor allem perivaskulär etwas dichtere Infiltration von Lymphozyten und Histiozyten sowie verschiedene Veränderungen der Epidermis. Die letzteren umfassen u. a. eine intrazelluläre Vakuolenbildung, z. T. ein interzelluläres Ödem, später Epithelzellennekrosen mit Auftreten rundlicher hyaliner Körper sowie schließlich, in späteren Phasen, eine Hyperkeratose. Thrombosierungen kleiner Gefäße und Blutungen bilden eine seltene Veränderung. Während die *Meningoenzephalitis* bzw. *Enzephalitis,* die die Masern während der klinisch akuten Erkrankung begleiten kann, meist geringe Grade erreicht und sich im wesentlichen auf das Auftreten lockerer perivaskulärer Lymphozyteninfiltrate sowie ganz vereinzelte Zelluntergänge beschränkt, kann die *postinfektiöse akute disseminierte Enzephalomyelitis* über ausgedehnte, vorwiegend perivenöse Entmarkungserscheinungen und herdförmige Blutungen katastrophale Ausmaße annehmen und zum raschen Tod führen. Perivaskuläre Lymphozyteninfiltrate gehören dabei nicht zum obligatorischen Befund. Möglicherweise sind hier Autoimmunprozesse im Spiel; eine Erklärung für diesen Verlauf steht indessen noch aus. Kürzlich wurden – entgegen früheren Angaben – aus Hirnmaterial mit postmorbillöser akuter disseminierter Enzephalomyelitis Masernviren isoliert, so daß vermutet werden kann, die Immunreaktionen, die an diesem Geschehen beteiligt sind, könnten sich gegen virale Epitope

und/oder Antigene mit enger Verwandtschaft mit den letzteren richten.

Folgen und **Symptome:** Nach einer *Inkubationsperiode* von 9–11 Tagen machen sich im *Prodromalstadium* (3–4 Tage) die ersten Krankheitssymptome in Form uncharakteristischer katarrhalischer Erscheinungen, Fieber, Unwohlsein und Reizbarkeit bemerkbar. Häufig besteht in dieser Phase auch eine Konjunktivitis, z. T. verbunden mit vermehrtem Tränenfluß und Schwellung der Augenlider. Charakteristisch sind die *Koplik'schen Flecken,* d. h. kleine rötliche, unregelmäßig begrenzte Läsionen mit leicht bläulichem Zentrum, die man vor allem in der Mundhöhle feststellt. Hie und da hat der Patient einen trockenen Reizhusten. Nach einem vorübergehenden Fieberabfall und einem Abklingen der Prodromalerscheinungen kommt es um den 14. Tage herum zum Ausbruch des *makulopapulösen Masernexanthems,* das von einem erneuten Anstieg der Körpertemperatur begleitet ist. Der Hautausschlag beginnt in der Regel an der Stirn, breitet sich auf das Gesicht und den Hals aus und erfaßt schließlich den Rumpf; in etwa drei Tagen erreicht er auch die unteren Extremitäten bis zu den Füßen. Die Hautveränderungen, die u. a. an den Schultern deutlich ausgeprägt sind, bleiben im Mittel ungefähr 6 Tage bestehen und bilden sich dann in der gleichen Reihenfolge, in der sie entstanden, wieder zurück. Das Exanthem geht öfters mit *Laryngitis* und *Bronchitis* einher. In schweren Fällen können sich Kreislauf- und zentralnervöse Störungen hinzugesellen. *Atypische Verlaufsformen* beobachtet man z. B. bei Patienten, die prophylaktisch kurz nach der Exposition Gammaglobulin erhalten hatten: Hier kann die Inkubationszeit mehr als 20 Tage dauern, und der Krankheitsverlauf gestaltet sich milder. Meistens klingen in solchen Fällen die Symptome auch rascher ab. Bei Patienten, die wenige Jahre zuvor eine Vakzination durch Totimpfstoff erhalten hatten, kann es u. U. zu einer ungewöhnlichen, schweren Form von Masern kommen: Im 2–3 Tage dauernden Prodromalstadium stehen u. a. Kopfschmerzen, Myalgien und Abdominalbeschwerden im Vordergund, und das Exanthem, das nicht nur makulopapulös, sondern auch vesikulös und petechial erscheint, beginnt an den Extremitäten, um sich von dort in Richtung auf den Rumpf und schließlich auf das Gesicht auszubreiten. Bei diesem Verlauf wurden Komplikationen, wie periphere Ödeme, Pneumonie, Pleuritis serosa u. a. m. gehäuft beobachtet. Manchmal kann man auf dem Röntgenbild noch jahrelang umschriebene Veränderungen der Lungen erkennen.

Komplikationen: Es sei vorausgeschickt, daß weitaus die meisten Masernfälle komplikationslos verlaufen. Gefürchtete Manifestationen sind vor allem die *Masernpneumonie,* die man gehäuft bei Kindern mit gestörter Immunabwehr antrifft, und die *Masernenzephalitis,* die in ungefähr 1‰ der Fälle in Erscheinung tritt und ganz verschieden schwere Verlaufsformen annehmen kann. Die zentralnervösen Symptome beginnen in der Mehrzahl der Fälle ungefähr 4–7 Tage nach Erscheinen des Masernexanthems, können aber auch schon früher oder einige Wochen später einsetzen (s. *postinfektiöse akute disseminierte Enzephalomyelitis).* Auf die sehr seltene, nach Jahren auftretende *subakute sklerosierende Panenzephalitis* wurde schon aufmerksam gemacht. Weitere, ungewöhnliche Äußerungen eines zentralnervösen Schadens sind eine Transversalmyelitis, eine aufsteigende Myelitis u. a. m. Wesentlich häufigere Komplikationen umfassen z. B. heftige *Konjunktivitiden* (selten mit Hornhautulzeration), *Myokarditiden, appendizitische Manifestationen* sowie verschiedene *bakterielle Sekundärinfektionen.* Unter den letzteren stehen die bakteriell bedingten *Pneumonien* im Vordergrund, die durch Streptokokken, Pneumokokken, Haemophilus influenzae oder z. B. auch durch Staphylokokken verursacht sein können (u. U. mit Ausbildung eines Lungenabszesses), ferner *Otitis media, Stomatitis* (selten zum Noma fortschreitend), *Thrombozytopenie* mit Blutungsneigung u. a. m. Da die Masern in der Regel eine Herabsetzung der zellgebundenen Immunreaktivität mit sich bringen, beobachtet man nicht selten eine *Aktivierung von Tuberkuloseherden.*

Diagnosestellung: Diese stützt sich meistens auf das ziemlich typische *klinische Bild,* wobei dem Nachweis Koplik'scher Flecken und dem Masernexanthem besondere Bedeutung zukommt. Charakteristische mehrkernige Riesenzellen in Sputum, Nasensekret oder u. U. Urin sind von besonderem diagnostischem Wert. In Zweifelsfällen stehen *Komplementbindungs-, Neutralisations-* und *Hämagglutinations-Hemm-Teste* zur Verfügung, die den serologischen Hinweis auf das Bestehen von Masern geben. Das Blutbild zeigt im Prodromalstadium in der Regel eine Leukopenie. Leukozytose, im besonderen Neutrozytose, ist auf bakterielle Sekundärinfektion verdächtig. Eine Virusisolation ist in den meisten Fällen nicht nötig.

Die **Therapie** der unkomplizierten Masern ist rein *symptomatisch.* Bakterielle Sekundärinfektionen werden mit *antibiotischen Mitteln* behandelt.

Prophylaktisch kann man Exponierten Gammaglobulin oder Hyperimmunglobulin injizieren. Die Frage, ob die – an sich sehr wirksame – Impfung mit *abgeschwächten Lebendvakzinen* durchgeführt werden soll oder nicht, bleibt vorläufig Ermessenssache, zumindest hierzulande. Einen guten Grund für die Durchführung dieser Vorsichtsmaßnahme bildet die Verhinderung einer Masernenzephalitis. Eine besondere Bedeutung kommt der Schutzimpfung zudem in Entwicklungsländern zu, die bisher masernfrei waren.
Die dem Masernvirus verwandten Staupevirus und Rinderpestvirus sind nicht menschenpathogen.

186.11. Röteln (Rubella)

Definitionen: *Röteln* (*Rubella;* Europa: auch »Rubeola«) ist eine durch *Rubellavirus* verursachte Infektionskrankheit, die meistens im Sinn eines »gutartigen febrilen Exanthems« verläuft, bei Schwangeren im ersten Trimenon jedoch schwere Keimlingsschäden zur Folge haben kann (sog. *Röteln-Embryopathie,* s. *»erweitertes Rubella-Syndrom«* (Tabelle 14, S. 278)).

Ätiologie: Das *Rubellavirus,* ein RNA-Virus mit kubischer Kapsid-Symmetrie, das im Durchmesser 50–85 nm mißt, wird heute der Familie der Togaviridae zugerechnet. Im Gegensatz zu anderen Vertretern der Togaviren wird es nicht durch Arthropoden übertragen. Das Rubellavirus weist Ikosaederstruktur auf, ist gegenüber Umwelteinflüssen eher empfindlich und wird bei 56 °C rasch inaktiviert. Soweit bekannt, kommt das Rötelnvirus nur in *einer* antigenischen Form vor. In Gewebekulturen (z. B. menschliche Amnionzellen) zeigt es einen zytopathischen Effekt, der sich durch Abrundung der Zellen, Verklumpung des Kernchromatins und Bildung *intranukleärer, eosinophiler Einschlußkörper* kennzeichnet. Nierenzellen afrikanischer »green monkeys« können von Rubellavirus besiedelt sein, ohne Schädigungszeichen aufzuweisen: Diese Zellen verhalten sich jedoch einer Zusatzinfektion durch gewisse andere Viren (Coxsackie-A-Virus Typ 9 oder ECHO-Virus Typ 11) gegenüber resistent. Epitope der Rubellaviren umfassen u. a. ein Komplement-fixierendes Antigen und ein Hämagglutinin (u. a. für Küken- und Gänseerythrozyten).

Epidemiologie: Röteln sind weltweit verbreitet. Da das Agens – soweit wir wissen – nur menschenpathogen ist, und Arthropoden keine Rolle spielen, darf angenommen werden, daß die Übertragung ausschließlich von Mensch zu Mensch erfolgt. Weil das Virus schon mehrere Tage vor Krankheitsbeginn im Nasensekret ausgeschieden wird, kommt es in der Regel zur Transmission infolge *Tröpfcheninfektion.* Die Kontagiosität ist geringer als bei Masern, der Kontagionsindex dagegen gilt als hoch. Hierzulande sind ungefähr ⅘ der jugendlichen Erwachsenen gegen Rötelnvirus immun, d. h. sie haben vorher eine Infektion durchgemacht.

Pathogenese: Haupteintrittspforte ist der Nasenrachenraum, in dessen Schleimhaut die erste Virusvermehrung stattfindet. Schon mehrere Tage vor Ausbruch des Exanthems kann man das Virus aus Mundspülflüssigkeit und Blut, z. T. auch aus den Fäzes, isolieren. Die Virusinfektion läßt beim Betroffenen fast immer eine gute und langdauernde Immunität zurück, die sowohl die Bildung humoraler Antikörper als auch zellgebundene Immunreaktionen umfaßt. Die letzteren spielen vermutlich sowohl bei der Entstehung des Exanthems als auch im Sinn einer protektiven Wirkung eine erhebliche Rolle. Die *Schädigung des Keimlings* bei Infektion der Mutter beruht zum guten Teil auf einer weitgehenden Unfähigkeit des ersteren, eine wirksame zellgebundene Immunreaktion zu vollziehen. Von der Mutter übertragene IgG-anti-Rubellavirus-Antikörper vermögen die Frucht vor virusinduzierten Schäden nicht zu bewahren. Diese umfassen u. a. einen Wachstumsrückstand, eine Vermehrung des hämopoietischen Gewebes in Leber und Milz, eine interstitielle Pneumonie, eine Verminderung der Megakaryozyten und/oder Mißbildungen am kardiovaskulären Apparat, bei frühzeitiger Infektion auch des Zentralnervensystems.

Folgen und **Symptome:** Die *Inkubationsperiode* beträgt im Mittel 18 Tage (Bereich: etwa 14–21 Tage). Bei Kindern wird – im Gegensatz zu erstmals infizierten Erwachsenen – ein *Prodromalstadium* nicht selten vermißt. Manchmal notiert man leichte katarrhalische Erscheinungen und eine gewisse Lymphknotenvergrößerung. Hie und da bilden sich in dieser Phase am weichen Gaumen kleine rote Flecken *(Forchheimer-Flekken)*, denen aber keine pathognomonische Bedeutung zukommt. Das *Rötelnexanthem,* mit dessen Auftreten die Virämie in der Regel abbricht, kennzeichnet sich durch kleine makulopapulöse Veränderungen, die eine geringere rötliche Verfärbung zeigen als im Fall der Masern und oft diskret bleiben. Allerdings beobachtet man dann und wann eine Konfluenz der Flecken, so daß die Haut einen skarlatiniformen Eindruck machen kann. Der Hautausschlag bleibt in der Regel 3 Tage bestehen, dann verschwindet er ziemlich rasch. Recht bezeichnend sind *Lymphknotenvergrößerungen,* vor allem retroaurikulär und nuchal. In einem Teil der Fälle kommt es zu Arthralgien, selten zu einer Purpura; diese kann auch ohne Thrombozytopenie vorhanden sein. Ausnahmsweise entwickelt sich eine Enzephalomyelitis.
Das *kongenitale »erweiterte Rubella-Syndrom«* wurde schon früher besprochen (S. 278).
Die *Diagnosestellung* ist in der Regel aufgrund des *klinischen Befundes* möglich; nur selten drängt sich ein Virusnachweis auf (s. o.); falls das Exanthem schon ausgebrochen ist, empfiehlt sich hierzu die Entnahme von Nasensekret. Der *Antikörpernachweis* geschieht am leichtesten mit Hilfe des Hämagglutinations-Hemmtestes.
In utero infizierte Kinder weisen bei der Geburt meist Antikörper der IgM-Klasse auf, was sich diagnostisch nutzen läßt. Häufig scheiden diese Kinder noch während Monaten nach Geburt Rötelnvirus im Urin aus.

Prophylaxe: *Alle gebärfähigen weiblichen Individuen sollten gegen Röteln immun sein!* Da dies natürlicherweise nur bei etwa ⅘ der jungen Frauen der Fall wäre, empfiehlt sich dringend eine Immunisierung im Vorpubertätsalter. Heute steht ein wirksamer *attenuierter Lebendimpfstoff* zur Verfügung. Schwangere sollten nie geimpft werden, da eine embryopathische Wirkung nicht sicher ausgeschlossen werden kann. Dasselbe gilt für Frauen im gebärfähigen Alter, die sich Kinder wünschen.

Beispiel:
- Neuere Beobachtungen sprechen dafür, daß eine *intrauterine Rötelninfektion* über eine Schädigung der Pankreasinseln auch zu einem *Diabetes mellitus* führen kann.

Tabelle 112. Beispiele makulopapulöser Hautexantheme

Viruskrankheiten	Andere Krankheiten, Impfungen
Masern	Infektion durch Mycoplasma pneumoniae
Röteln	Lues
Exanthema subitum	Typhus abdominalis
Erythema infectiosum	Toxinwirkung von Streptococcus pyogenes
Coxsackie-Virus-Infektionen	Toxinwirkung von Staphylococcus aureus
ECHO-Virus-Infektionen	Rattenbiß-Fieber
Infektiöse Mononukleose	Rickettsiosen
Adenovirus-Infektionen	Lebendvakzinen von Viren
Reovirus-Infektionen	Arzneimittel-Exantheme
Arbovirus-Infektionen	Hautexantheme infolge Überempfindlichkeit gegenüber anderen Substanzen (Kosmetika, pflanzliche Bestandteile u. a.)

186.12. Weitere exanthematische Krankheiten mit viraler oder wahrscheinlich viraler Ätiologie

Die Pocken (S. 1818) und die Windpocken (S. 1821) kommen später zur Sprache. Abgesehen von diesen sowie den eben besprochenen Viruskrankheiten kennt man noch eine Reihe weiterer viraler Affektionen, die mit einem makulopapulösen Exanthem einhergehen (Tabelle 112).

Enterovirale Exantheme

Sowohl *Coxsackie-Viren* (Typen A: 4–6, 9, 10, 16 (»hand-foot-and-mouth disease«); Typen B: 2, 3, 5) als auch *ECHO-Viren* (Typen 1–7, 9, 11, 12, 14, 16, 18–20, 25, 30) können exanthematische Infektionen hervorrufen. Meistens handelt es sich um makulopapulöse Veränderungen, in selteneren Fällen kann es aber auch zur Bildung papulovesikulärer Hautausschläge und/oder von Petechien kommen. Diese Manifestationen von Enterovirus-Krankheiten beobachtet man am ehesten bei Kindern. Besonders hervorzuheben ist die *Infektion durch ECHO-Virus Typ 9,* die neben einem Hautexanthem recht häufig auch eine aseptische Meningitis verursacht. Mit Hautausschlägen einhergehende Infektionen durch *ECHO-Virus 16* sind unter dem Namen eines *Boston-Exanthems* bekannt, das z. T. in Kombination mit einer aseptischen Meningitis, Herpangina, mäßigem Fieber und weiteren, meist harmlosen Manifestationen auftritt.

Exanthema subitum (Roseola infantum)

Hier handelt es sich um eine gutartige Affektion, die fast ausschließlich bei Kindern im Alter von einem halben bis zu zwei Jahren beobachtet wird. Ein Virus konnte unseres Wissens bisher nicht isoliert werden, doch sprechen alle Erscheinungsformen für eine solche Ätiologie. Jedenfalls ist es eine übertragbare Krankheit. Nach einer Inkubationsperiode von 3–5 Tagen machen sich mäßige katarrhalische Erscheinungen bemerkbar, verbunden mit Fieber. Dieses kann ziemlich hoch sein und bei Kleinkindern zu Krämpfen Anlaß geben. Neben einer eher milden Pharyngitis und einer leichten Lymphknotenvergrößerung bestehen meist Allgemeinsymptome, wie Reizbarkeit. Ungefähr mit der Entfieberung tritt das Exanthem ziemlich rasch auf: Meistens sind es makulöse oder makulopapulöse Veränderungen an Hals und Rumpf, die sich auf die Extremitäten ausdehnen können. Der Hautausschlag bleibt während einiger Stunden bis zwei Tagen bestehen und verschwindet dann wieder. In der febrilen Phase notiert man oft eine mäßige Leukopenie.

Erythema infectiosum (»Fünfte Krankheit«)

Auch bei dieser febrilen, exanthematischen Affektion, die vor allem bei Schulkindern beobachtet wird, ist das verantwortliche Agens – wahrscheinlich ein Virus – bisher noch nicht isoliert worden. Nach einer Inkubationszeit von 5–10 Tagen stellen sich relativ typische Veränderungen mit einem deutlichen Erythem vor allem an den Wangen (»slapped face appearance«) und mäßigem Fieber ein. Ungefähr ein Tag später zeigen auch der Rumpf und schließlich die Extremitäten ein Hautexanthem, das vorwiegend makulopapulös ist und manchmal verschwindet, um später wieder zu erscheinen. Dieser Wechsel hält manchmal mehrere Wochen an. Schwerere Komplikationen sind nicht bekannt.

186.13. Pocken (Variola, Variola maior)

Definitionen: Die *Pocken (Variola maior* oder kurz *Variola,* englisch *»smallpox«)* sind eine ansteckende, schwere, febrile, durch *Pockenvirus (Variolavirus)* verursachte Infektionskrankheit, die sich u. a. durch vesikuläre und schließlich pustulöse Hautveränderungen auszeichnet und durch Befall innerer Organe, im besonderen der Lungen, allenfalls auch des Herzmuskels, und/oder bakterielle Komplikationen einen lebensbedrohlichen Zustand herbeiführen kann. Das *Alastrim (Variola minor)* beruht auf einer Infektion durch das *Alastrimvirus* und zeigt einen ähnlichen, aber wesentlich milderen Verlauf als die klassischen Pocken. Die letzteren verlaufen in verschiedenen Stadien: Nach einer *Inkubationsperiode* von 7–17 Tagen (im Mittel 12 Tage) setzen die *Prodromalerscheinungen* ein. Ungefähr 3–4 Tage später beginnt das *Eruptionsstadium,* das mehrheitlich 2–3 Wochen anhält und dann – falls keine Komplikationen hinzutreten – allmählich abheilt. Man kennt auch atypische Verlaufsarten, wie die *fulminante Variola* (»sledgehammer smallpox«), die den Tod u. U. im Verlauf von 3–4 Tagen herbeiführt, z. T. in Form einer *Variola sine eruptione.* Nach einer *Primovakzination* mit Pockenimpfstoff zeigen sich an der Impfstelle am 4. Tag eine Rötung und Papelbildung, am 5. Tag ein Bläschen im Papelbereich und am 6.–7. Tag eine Pustel, die einzusinken pflegt und von einem erythematösen Hof (Areola) umgeben ist. Nach *Revakzinationen* läuft die Reaktion abgeschwächt, aber rascher ab. Zu den wichtigsten *Impfkomplikationen* gehören: Die *Vaccinia gangraenosa,* eine tiefgreifende nekrotisierende Entzündung im Bereich der Impfstelle; das *Eczema vaccinatum* (bei Ekzematikern), das mit einer hohen Letalität verbunden ist; die *Vaccinia generalisata* (z. B. bei Defektimmunopathien), die relativ gutartig verläuft und den klassischen Pocken ähnelt; die *Vakzineophthalmie,* die einer Impfmetastase am Auge entspricht und u. U. zum Verlust desselben führt; die *Vakzinenephritis,* die als harmlos gilt; und die *postvakzinale Enzephalitis,* die in der Regel zwischen dem 9. und 13. Tag nach Impfung in Erscheinung tritt und besonders gefürchtet ist. Bei lymphatischer Virusverschleppung nach Impfung können sich sog. »*Nebenpocken*« entwickeln. Die »*Vaccinia serpiginosa*« beruht auf einer unregelmäßigen Ausdehnung der Impfpustel. Bei mechanischer Verschleppung von Impfstoff an andere (wahrscheinlich leicht verletzte) Hautstellen entsteht die »*Vaccinia secundaria*«.

Ätiologie: Die *Pockenviren (Poxviren)* gehören als DNA-Viren mit komplexem Bau zum Genus der *Orthopoxviren,* zu dem überdies noch das Alastrimvirus, das Kuhpockenvirus und das Vakziniavirus gezählt werden. Zusammen mit weiteren Poxviren bilden sie die Familie der *Poxviridae.* Das *Variolavirus,* der Erreger der menschlichen echten Pocken, läßt sich morphologisch von den übrigen Viren der Pockengruppe nicht unterscheiden: Es handelt sich um große Viren mit einer quadratischen (Backstein-ähnlichen) Form, die ungefähr 240–300 zu 180–200 nm messen. Lichtmikroskopisch kann man sie als sog. *Paschen'sche Elementarkörperchen* erkennen. Elektronenmikroskopisch erkennen wir einen Innenkörper, in dem die Doppelstrang-DNA liegt, und der eine bikonkave Form mit Lateralkörpern in den Eindellungen aufweist. Der »core« ist von einer Membran umgeben, um die herum unregelmäßig angeordnete Kapsomeren zu erkennen sind. Diese enthalten mindestens 30 verschiedene Polypeptide, u. a. auch eine Transskriptase. Die vollständigen Viruspartikeln werden von einer doppelkonturierten Hülle umgeben. Die meisten Poxvirionen sind ätherresistent und bleiben in getrocknetem Zustand – auch bei Zimmertemperatur – längere Zeit infektionsfähig. Bei tiefer Temperatur kann man sie jahrelang halten. Für die Züchtung in vitro eignen sich Gewebekulturen verschiedenster Herkunft, ferner auch die Chorioallantois des Hühnerembryos, wo sie im Verlauf von 3 Tagen typische weißliche Herde erzeugen. Die Replikation und der Aufbau der Viren erfolgt im Zytoplasma der Wirtszelle, die schon nach 1–2 Tagen deutliche zytopathische Effekte zu erkennen gibt und kurze Zeit danach zugrunde geht. Alle Poxviren zeigen gemeinsame Nukleoproteinantigene, die man mit Hilfe der Komplementbindungsreaktion, der Immunpräzipitation und des Fluoreszenztests nachweisen kann. Artspezifische Antigene finden sich in den äußeren Anteilen der Virionen, zeigen aber – was menschenpathogene Arten anbelangt – nahe Verwandtschaft. So kommt es in vivo nach Infektion durch Variola-, Alastrim-, Kuhpocken- oder Vakziniavirus-Infektion zu einer gekreuzten Immunität, was schon Jenner seinerzeit aufgefallen war (Immunität gegenüber echten Pokken nach Infektion durch Kuhpocken-Erreger). Unter natürlichen Bedingungen ist das Variolavirus nur für den Menschen pathogen; es läßt sich indessen auf Tiere, insbesondere Affen, Kaninchen und Säuglingsmäuse, übertragen.

Epidemiologie: Die Pocken sind nicht in gleichem Maße ansteckend wie etwa die Masern. Meistens bedarf es eines ziemlich nahen Kontaktes, um die Krankheit zu übertragen. Die Transmission erfolgt vorwiegend durch *Tröpfcheninfektion,* u. U. aber auch durch *Staubinfektion* (vor allem Krustenmaterial von Hautläsionen). Die letztgenannte Möglichkeit besteht noch Monate nach abgelaufener Infektion, indem z. B. Kleider, Bettwäsche oder Böden kontaminiert bleiben. Das weltweite *Impfprogramm der WHO* läßt – da es sich im wesentlichen um einen nur menschenpathogenen Erreger ohne bekanntes weiteres Reservoir handelt – hoffen, daß die Pocken als Krankheit gänzlich verschwinden könnten. Jedenfalls wurde gemeldet, daß 1978 bis Oktober 1979 keine Fälle mehr auftraten.

Pathogenese: Die Haupteintrittspforte für die Variolaviren ist der *Nasenrachenraum.* Vermutlich tritt das Virus durch Lücken im Bereich der Lymphfollikel (S. 1068) ein und vermehrt sich vor allem im lymphohistiozytären Gewebe der Tonsillenstrukturen. Recht bald scheint es zum lymphogenen Virusabtransport und zur *Virämie* zu kommen, wobei als weitere Orte der Virusreplikation u. a. die Leber und die Milz in Betracht kommen. Im Bereich der Blutgefäße der Haut scheinen die Viren festzuhaften; die Endothelzellen zeigen eine deutliche Schwellung und gehen teilweise zugrunde. Wie sie von hier aus die Epithelzellen der Epidermis erreichen, ist nicht sicher bekannt (passiver Transport mit der Interstitialflüssigkeit? Innerhalb von Phagozyten? »Durchwachsen«?). Ähnliche Vorgänge spielen sich an Schleimhäuten ab, u. a. auch im Respirationstrakt. Die infizierten Epithelzellen gehen schrittweise zugrunde, und es kommt zu einer heftigen entzündlichen Reaktion, die u. a. zu einer Einwanderung zahlreicher neutrophiler Granulozyten Anlaß gibt. Die Pustelbildung, die dem auf einem interstitiellen Epidermisödem beruhenden Bläschenstadium folgt, ist dafür kennzeichnend. Die Virämie bricht mit Auftreten neutralisierender Antikörper ab. Ob und inwieweit spezifische Immunreaktionen – abgesehen von der protektiven Wirkung, die sie über lange Zeit (Jahre bis lebenslänglich) ausüben – die Gewebeschädigung verstärken können, ist nicht klar gemacht worden.

Morphologisch zeigen die *Hauteffloreszenzen* im papulösen Stadium im Mittel einen Durchmesser von 2–4 mm und erscheinen z. T. etwas eingesunken. In den sich bildenden Bläschen ist die Flüssigkeit zunächst klar, dann wird sie trübe und schließlich purulent. In diesem Stadium senkt sich das Zentrum der Pusteln nabelförmig ein; die letzteren brechen häufig auf und trocknen ein. Bei hämorrhagischen Formen der Erkrankung kommt es in vielen Läsionen zu Blutaustritt aus den Gefäßen, ganz abgesehen von kleinen Blutungen auch in inneren Organen: Diese Varianten von Pocken haben in der Regel eine schlechtere Prognose als die nicht hämorrhagischen Formen. Mikroskopisch erkennt man in den Hautherden zunächst eine Schwellung der Endothelien kleiner Gefäße, verbunden mit Infiltraten von Histiozyten und einigen Lymphozyten, später zunehmend auch neutrophilen Granulozyten, in deren Umgebung. Die befallenen Epithelzellen erfahren eine Ballonierung und gehen rasch zugrunde. Vor der Nekrose enthalten sie *im Zytoplasma* reichlich sog. *Guarneri-Körperchen,* die Virionen entsprechen. Das Ausmaß der Infiltration durch Neutrophile hängt weitgehend vom Grad der Epithelnekrose ab. An *Schleimhäuten* spielt sich ein ähnliches Geschehen ab, nur kommt es hier nicht zur Bildung von Pusteln, sondern es entwickeln sich rasch kleine Erosionen und flache Geschwüre, die von fibrinös-leukozytärem Exsudat belegt sind. Bei tödlichem Verlauf findet man öfters eine *Pneumonie:* Diese ist ursprünglich wahrscheinlich vom interstitiellen Typ, wird aber in der Regel durch bakterielle Sekundärinfektion in dafür typischer Weise verändert. Nicht selten haben wir es mit ausgesprochen hämorrhagischen Formen von Lungenentzündung zu tun. Eine *Milzvergrößerung* wird selten vermißt. Hie und da kann es zu *bakteriell-septischen Komplikationen* kommen, die man z. B. am Bestehen multipler kleiner Nierenabszesse erkennt. Bakterielle Endokarditiden bilden die Ausnahme. In unkomplizierten Fällen von Pocken finden sich in lymphohistiozytären Geweben (Milz, Lymphknoten u. a.) sowie in der Leber da und dort Ansammlungen ziemlich großer Histiozyten/Makrophagen.

Folgen und **Symptome:** Die *Inkubationsperiode* bei Pocken dauert im Mittel ungefähr 12 Tage (Bereich: etwa 7–17 Tage). Das *Prodromalstadium* setzt mit Fieber, Myalgien, vor allem auch Rückenschmerzen, Abdominalbeschwerden, Nausea, oft mit Erbrechen, sowie vereinzelt mit einem transitorischen Erythem ein. Nach Rückgang der Körpertemperatur – ungefähr 3–4 Tage nach Beginn der Krankheitszeichen – macht sich die *frühe eruptive Phase* bemerkbar: Dazu gehören u. a. schmerzhafte Geschwüre im Bereich der Mundhöhle und makulöse Effloreszenzen, die meist zuerst im Gesicht und an den Vorderarmen in Erscheinung treten und rasch zu erhabenen Papeln werden. Die letzteren treten einzeln oder in Gruppen auf, die zu Konfluenz neigen und die Handflächen und Fußsohlen nicht aussparen. Das Exanthem breitet sich rasch auf den ganzen Körper aus, wobei z. B. die Achselhöhlen relativ wenig betroffen sind. Die *Phase der Vesikulation* kennzeichnet sich durch die Bildung klarer Bläschen, die meist am 3.–4. Tag nach Beginn der Hautveränderungen am deutlichsten sind. Bald trübt sich der Inhalt (s. o.), es treten z. T. Blutungen hinzu und nach kurzer Zeit kommt es zur *Pustelbildung.* In diesem Stadium steigt die Körpertemperatur wieder an. Die Pusteln werden umbiliform und platzen oft, wonach *Krusten* entstehen. Diese fallen nach 2–3 Wochen ab und lassen trichterförmig eingesunkene kleine *Narben* zurück. *Mildere Verlaufsformen der Variola,* z. B. bei ungenügend vorimmunisierten Individuen oder im Sinn der *Variola minor* (*Alastrim,* verursacht durch das Alastrimvirus), sind oft mit dem Auftreten einer wesentlich geringeren Zahl von Papeln/Pusteln verbunden; es kommt auch vor, daß das eruptive Stadium in solchen Fällen eine gewisse Ähnlichkeit mit dem der Windpocken aufweist. Hie und da wurde sogar eine milde *Variola sine eruptione* beobachtet. Die letztere ist aber umgekehrt auch die Regel bei den – an sich seltenen – *fulminanten Pockenformen,* die in 3–4 Tagen tödlich verlaufen, ohne daß es zu einem eruptiven Stadium käme.

Komplikationen: *Bakterielle Sekundärinfektionen* können sich an der Haut einstellen z. B. im späteren pustulösen Stadium; in solchen Fällen handelt es sich mehrheitlich um eine Besiedelung durch Staphylococcus aureus. Gefährlicher sind bakterielle *Pneumonien* und *Sepsis.* Vereinzelt wurde gegen Ende der Krankheit eine *Enzephalomyelitis* beobachtet. Weitere Komplikationen umfassen *Konjunktivitiden* mit Hornhautschäden, *Osteomyelitiden* u. a. m.
Die *Diagnosestellung* bei Pocken stützt sich in erster Linie auf den *klinischen Befund,* wobei epidemiologischen und anamnestischen Gegebenheiten Rechnung zu tragen ist. In der Regel gibt sich die Variola erst im Eruptionsstadium als solche zu erkennen. Nützlich ist die *mikroskopische Untersuchung* von Material, das aus dem Grund der Pusteln gewonnen wurde: Im Gegensatz z. B. zu Varizellen-Zoster finden sich bei Pocken keine mehrkernigen Riesenzellen und/oder intranukleäre Einschlußkörper. Zur Erkennung der Viren eignen sich *elektronenmikroskopische Untersuchungen des Pustelinhalts,* ferner die *Agar-Präzipitations-Technik.* Zur *serologischen Diagnosestellung* zieht man u. a. den Hämagglutinations-Hemmtest, die Komplementbindungsreaktion und den Neutralisationstest heran. Allerdings ist erst etwa am 10. Krankheitstag mit einem signifikanten Titeranstieg zu rechnen. Eine spezifische *Therapie* der Pocken existiert zur Zeit noch nicht, weshalb der Vorbeugung umso größere Bedeutung zukommt.

Prophylaxe: Zur Schutzimpfung benützt man *Vakziniavirus,* das mit dem Kuhpockenvirus nahe verwandt, jedoch nicht identisch ist. Die Infektion mit diesem Virus hinterläßt eine sog. *gekreuzte postinfektiöse Immunität,* die auch vor dem Variolavirus schützt. Die *Impfkomplikationen* (s. o.) sind an sich nicht häufig, und auf 1 Million Geimpfter wird im Mittel nur 1 Todesfall registriert. Die relative Inzidenz der einzelnen Typen von Komplikationen belief sich in der Zeit bis 1968 auf folgende Werte (die Zahlen beziehen sich auf 10^6 Personen, die eine Primovakzination mit Vakziniavirus erhalten hatten): Nebenpocken 25,4; Vaccinia generalisata 23,4; Eczema vaccinatum 10,4; postvakzinale Enzaphalitis 2,9; Vaccinia gangraenosa 0,9; weitere Komplikationen (s. o.) 11,8. Im Hinblick auf die nun weitgehend erreichte Elimination der Pocken in den meisten Ländern lassen die hier aufgeführten Komplikationen eine Vakzination wahrscheinlich nicht mehr rechtfertigen; der Impfzwang, der vielerorts bis vor wenigen Jahren noch bestand, wurde daher von den meisten Regierungen aufgehoben. Heute wird man in der Regel nur mehr Personen impfen, die sich in allenfalls noch gefährdete Gebiete begeben. Die Pockenimpfung gewährt einen guten Schutz für die Dauer von 3–6 Jahren; danach müßte sie, um wieder eine volle Immunität zu erreichen, wiederholt werden.

Weitere Infektionen durch Pockenviren
Die *Kuhpocken* beobachtet man vor allem bei Melkern. Sie ähnelt in ihren Äußerungen einer Vaccinia serpiginosa bzw. Nebenpocken, mit Hautveränderungen vor allem an Händen und Armen. Der Verlauf ist gutartig, wenn man von Einzelfällen mit Enzephalitis absieht.
Die *Paravaccinia (Melkerknoten)* wird durch das Melkerknotenvirus verursacht, das mit dem Kuhpockenvirus antigenisch nicht verwandt ist. Die Veränderungen haben meist knotenförmigen Charakter und sind ebenfalls in erster Linie an den Händen zu finden. In ihrem Aspekt ebenso wie in ihren Auswirkungen gleichen sie dem Ecthyma contagiosum der Schafe, das ebenfalls durch Poxviren hervorgerufen wird.
Man kennt noch eine große Zahl weiterer Vertreter der Poxviridae, die jedoch – soweit bekannt – nur tierpathogen sind. Erwähnenswert ist noch das *Tanapoxvirus*, das bei Kindern u. a. in Kenya festgestellt wurde. Das *Molluscum contagiosum* kommt später zur Sprache (S. 1834).

186.14. Varizellen und Herpes zoster

Definitionen: *Varizellen* (*Windpocken, Varicella*; englisch: »chickenpox«) sind eine ansteckende Krankheit, die sich durch Fieber und das Auftreten eines disseminierten vesikulösen Hautexanthems kennzeichnet. Der *Herpes zoster* (kurz: *Zoster, Gürtelrose, Zona*) charakterisiert sich durch eine segmentale Entzündung der spinalen und/oder kapitalen Nerven mitsamt den zugehörigen Ganglien, die schmerzhafte, lokalisierte vesikulöse Hautveränderungen im Ausbreitungsgebiet der befallenen Nerven hervorruft. Windpocken und Herpes zoster sind zwei verschiedene Manifestationen einer Infektion durch das *Varizellenvirus (Herpesvirus varicellae)*. Die Gürtelrose kann als eine – meist im späteren Leben erfolgende – Reaktivierung einer latenten Varizellenvirus-Infektion angesehen werden, die in den meisten Fällen in der Kindheit im Rahmen der Windpocken erworben worden war. Man kennt atypische Verlaufsformen des Herpes zoster, u. a. einen »*Zoster sine eruptione*«, einen *generalisierten Zoster*, eine langdauernde *postherpetische Neuralgie* u. a. m. Zu den *Komplikationen* von Varizellen/Zoster gehören z. B. die *Varizellenpneumonie* und *meningoenzephalitische bzw. enzephalitische Störungen*, ganz abgesehen vom – klinisch weniger wichtigen – Befall verschiedener anderer Organe. Gefürchtet ist der *Zoster ophthalmicus*, da er zu schweren Hornhautschäden führen kann.

Ätiologie: Das der Familie der Herpetoviridae zugeordnete *Varizellenvirus (Herpesvirus varicellae, Varizellen-Zoster (VZ)-Virus)* ist ein DNA-Virus mit den typischen morphologischen Kennzeichen eines Herpesvirus. Im Innern des Wirtszellenkernes mißt es ungefähr 70–110 nm im Durchmesser, während der entsprechende Wert für das vollständig ausgereifte Virion, das um die zylindrischen Kapsomeren herum eine deformierbare Hülle trägt, 150–200 nm beträgt. Die Kenntnis der Morphologie der Varizellenviren ist u. a. deshalb wichtig, weil ihre Unterscheidung von den Pockenviren im elektronenmikroskopischen Bild diagnostische Bedeutung hat (s. o.). Soweit bekannt, gibt es nur *einen* einheitlichen Typ von Varizellen-Zoster-Virus. Die Züchtung in vitro gelingt am ehesten in embryonalen menschlichen Zellen, wobei Passagen fast nur möglich sind, wenn die Übertragung mitsamt den Zellen, d. h. intrazellulär, erfolgt. Bisher ist es nicht gelungen, das Virus in Tieren zur Vermehrung zu bringen. Gegenüber Umwelteinflüssen verhält sich das Virus ziemlich labil, indem es außerhalb der für seine Replikation geeigneten Wirtszellen nur wenige Tage infektionstüchtig bleibt. Bei tiefer Temperatur kann man es allerdings lange konservieren.

Epidemiologie: Windpocken sind sehr ansteckend. Als Erregerquelle kommen nicht nur Varizellen-Patienten – mehrheitlich Kinder im Alter von 5–8 Jahren – sondern auch ältere Patienten mit Herpes zoster in Betracht. Man vermutet, daß die Übertragung von Mensch zu Mensch vor allem durch Aerosole erfolgt.

Pathogenese: Die Eintrittspforte der Varizellen-Zoster-Viren ist wahrscheinlich im Nasenrachenraum zu suchen, doch gelang es bisher nur selten, das Agens aus diesem Bereich zu isolieren. Man weiß daher über die erste Virusvermehrung im Körper wenig. Es darf angenommen werden, daß es nach ausreichender Virusreplikation am Ort der Penetration wenigstens zeitweilig zu einer Virämie kommt, wobei die Viren u. a. auch Endothelzellen von Hautgefäßen besiedeln. Von hier dürften die Erreger in die Epidermis gelangen (s. bei Pocken) und die typischen Veränderungen hervorrufen. Im Gegensatz zu anderen Viruskrankheiten, wie den Masern, verursacht das Varizellenvirus wenigstens in vielen Fällen eine *persistierende Infektion*, wobei es zu einer *Besiedelung von Spinalganglien* kommt. Die Gründe für dieses Verhalten der Viren sind nicht befriedigend geklärt. Abgesehen von möglichen weiteren Faktoren, wie günstigen Virus-Wirtszellen-Beziehungen, Endzellenstatus der Ganglienzellen und

metabolischen Besonderheiten, wird bei der Beschränkung der Viruslokalisation auf die Spinalganglien *spezifischen Immunreaktionen, vorwiegend vom zellgebundenen Typ,* eine wesentliche Bedeutung beigemessen. Diese Deutung stützt sich hauptsächlich auf die Erfahrung, daß ein »Ausbruch des Virus aus seinem Hort« in vielen Fällen mit einem Rückgang der *zellgebundenen Immunreaktivität* in Beziehung gebracht werden kann (z. B. Häufung von Herpes zoster bei *Lymphoma malignum Hodgkin, Karzinomatose, kutaner Anergie* aus anderen Gründen, *Bestrahlung* – u. a. der betroffenen Lymphknotenstationen –, *immunsuppressiv behandelten Individuen* und bei *Greisen*).
Die Frage der Translokation des Virus aus den Spinalganglien in die Peripherie sowie der Kontrolle dieses Vorganges u. a. durch spezifische zellgebundene Immunphänomene ist noch ungeklärt. Dasselbe gilt im übrigen auch für das Herpes simplex-Virus (S. 1823), das manchmal zosterähnliche Veränderungen erzeugt (s. Abb. 215, S. 1748).

Morphologische Manifestationen der *Windpocken* beschränken sich in unkomplizierten Fällen weitgehend auf die Hautläsionen. Makroskopisch handelt es sich um makulopapulöse Veränderungen, die histologisch ein Ödem des Corium, verbunden mit perivenolären Infiltraten von Histiozyten und einer wechselnden Zahl von Lymphozyten, Bildung *mehrkerniger Riesenzellen* (vor allem auch in der Epidermis) und Auftreten feingranulärer bis homogener, eosinophiler *intranukleärer Einschlußkörper* erkennen lassen. Die letzteren gleichen denen bei Herpes simplex. Die *Heilung* der Hautläsionen, die über ein interzelluläres Ödem und eine Dissoziation von Epidermiszellen zum Erscheinen von *Bläschen* (nicht Pusteln!) führen, geschieht in der Regel nach Entleerung des Vesikelinhaltes im Sinn eines Abklingens der nekrobiotischen Vorgänge und der entzündlichen Reaktion, fast immer – im Gegensatz zu den Pocken, die tiefer greifende Gewebezerstörungen verursachen – *ohne Bildung von Narben.* In seltenen Fällen – z. B. bei Kindern, die zufällig aus anderen Gründen im Eruptionsstadium der Varizellen starben – fanden sich neben dem Exanthem auch *Läsionen innerer Organe.* Diese scheinen in unkomplizierten Fällen diskret zu sein und beschränken sich auf kleine Herde von Epitheluntergang in Ösophagus, Urothel, Respirationstrakt u. a., ferner umschriebene Läsionen in Leber, Pankreas, Nebennieren, Lungen u. a. m. Eine *Varizellen-Pneumonie* finden wir meistens bei Erwachsenen mit geschwächter Immunabwehr, z. T. aber auch bei Kindern, die z. B. immunsuppressiv bzw. zytostatisch und/oder mit hohen Dosen von Glukokortikosteroiden behandelt worden waren. Es finden sich typische Riesenzellen. Hie und da bleiben Verkalkungen zurück. Beim *Herpes zoster* haben wir es mit einer erythematösen und vesikulösen Hautveränderung zu tun, die sich im *Ausbreitungsgebiet sensorischer Nerven* entwickelt, öfters am Rumpf oder im Gesicht (Trigeminus!) und mehrheitlich einseitig. Lichtmikroskopisch kennzeichnen sich die Läsionen durch die Kombination eines intraepidermalen Bläschens (»Virusblase« nach Lever), einer ballonierenden Degeneration von Epidermiszellen, die Bildung mehrkerniger epithelialer Riesenzellen und das Vorhandensein eosinophiler intranukleärer Einschlußkörper (Lipschütz'sche Einschlüsse). Die Vesikeln weiten sich in der Regel in den oberen Lagen des Stratum spinosum aus. Im Corium cutis beschränken sich die Veränderungen auf Hyperämie, Ödem, vor allem auch der Papillarkörper, sowie wechselnde Infiltrate, an denen sich u. a. Histiozyten, Lymphozyten und – je nach Ausmaß der nekrobiotischen Vorgänge – auch neutrophile Granulozyten beteiligen. Man kennt zudem sog. *hämorrhagisch-eitrige Zoster-Formen,* ohne daß in diesen Fällen immer eine bakterielle Sekundärinfektion nachgewiesen worden wäre. Elektronenmikroskopisch lassen sich in den befallenen Zellen, u. a. in den Einschlußkörpern, Viren nachweisen; letztere finden sich meistens auch im Bläscheninhalt. Im Bereich der betroffenen *Spinalganglien* sowie im Fall einer Infektion des *Zentralnervensystems* und/oder der *Meningen* beobachtet man nicht selten perivaskuläre Infiltrate vor allem von Lymphozyten, z. T. auch Histiozyten, sowie vereinzelten Ganglienzelluntergang.

Folgen und **Symptome:**
Windpocken
Die *Inkubationsperiode* dauert in der Regel 14–17 Tage (Bereich: 10–21 Tage). Nach einer kurzen, u. U. inapperzepten *Prodromalphase* von 1–2 Tagen mit Fieber und wechselnden Allgemeinsymptomen setzt das *Eruptionsstadium* ein. Das Hautexanthem kennzeichnet sich zunächst durch das Auftreten *juckender makulopapulöser Effloreszenzen,* die innerhalb von wenigen Stunden zentral kleine Bläschen bilden *(vesikulöses Stadium),* und von einem erythematösen Hof umgeben sind. Typischerweise finden sich Veränderungen in allen Stadien der Entwicklung, im Gegensatz zu den Pocken, bei denen die Hautläsionen im wesentlichen alle identisch sind, zum mindesten, was ihr Alter anbelangt. Die Hautexantheme bei Windpocken konzentrieren sich vor allem auf den Rumpf, und während etwa 3–4 Tagen treten oft immer wieder neue Herde auf. Die älteren papulovesikulösen Effloreszenzen zeigen zentral eine nabelartige Einsenkung, dann brechen sie in der Regel auf und heilen im Verlauf von Tagen ab. Mundschleimhaut und Konjunktiva sind nur hie und da befallen, und Handflächen sowie Fußsohlen bleiben öfters ausgespart. Bei Erwachsenen ist der Verlauf in der Regel schwerer als bei Kindern.

Herpes zoster
Die *Lokalisation der Gürtelrose* verteilt sich, was die Häufigkeit anbelangt, wie folgt: Thorax 55%, Halsgegend 20%, Gebiet der Lumbal- und Sakralnerven 15%, Bereich des ophthalmischen Trigeminusastes

z. T. fast 10%. Die *Schmerzen* in den betroffenen Gebieten, die sich – wie gesagt – mehrheitlich bandförmig nur auf der einen oder anderen Körperseite lokalisieren, können mehrere Tage vor oder gleichzeitig mit dem Auftreten der *Hautveränderungen* beginnen. Die letzteren stellen in Reihen angeordnete und oft in Gruppen zusammengelagerte Läsionen dar, die zunächst einfach gerötet erscheinen und dann im Verlauf von 1–2 Wochen über ein makulopapulöses, vesikulöses und pustulöses Stadium in ein Krustenstadium übergehen. Der Schmerzcharakter ist häufig scharf, z. T. brennend, in anderen Fällen eher dumpf. Selten beobachtet man diskrete Lähmungserscheinungen, was auf eine Mitbeteiligung motorischer Nerven hinweist. Geht die Infektion vom Gasser'schen (Trigeminus-) Ganglion aus, bestehen zudem oft Kopfschmerzen, und gelegentlich zeigen sich Schwächen der Augenmuskeln sowie vereinzelt ein positives Argyll-Robertson-Zeichen, abgesehen von weiteren Veränderungen im betroffenen Gebiet (u. U. Iridozyklitis, Kornealäsionen u. a.). Ist das Ganglion geniculatum in den Prozeß einbezogen, treten z. T. Gehörsstörungen und Schwindel auf. In selteneren Fällen beobachtet man enzephalitische und/oder meningitische Zeichen.

Komplikationen: Bei *Windpocken* kommt es hie und da zu *Blutungen* im Bereich der Hautbläschen, ferner zu *Sekundärinfektionen* derselben, vor allem durch Staphylokokken. Eine *Varizellenpneumonie* beobachtet man hauptsächlich bei *Erwachsenen* (90% der Fälle); sie ist fast immer mit Hautveränderungen verbunden und entwickelt sich in der Regel ungefähr 1–6 Tage nach Erscheinen des Exanthems. Es handelt sich vorwiegend um eine interstitielle Pneumonie (S. 634) mit Störung des Gasaustausches, die sich z. T. nur langsam zurückbildet. Pleuritische Schmerzen werden öfters angegeben, ein Erguß tritt indessen kaum auf. *Zentralnervöse Komplikationen* beobachtet man demgegenüber mehrheitlich bei *Kindern,* z. B. in Form einer akuten Enzephalomyelitis, u. U. einer Transversalmyelitis u. a. m. Hie und da kommt es zum Bild der zerebellären Ataxie. Ferner wurden Optikus-Neuritiden und periphere Neuritiden festgestellt. In einzelnen Fällen kann sich ein Reye-Syndrom entwickeln (S. 994). Bei Patienten, die unter *Kortikosteroid-Therapie* an Varizellen erkranken, bilden sich oft über mehrere Wochen immer wieder neue Hautläsionen. Tödliche Verlaufsformen der Windpocken wurden u. a. bei Kindern mit Knorpel-Haar-Hypoplasie gesehen. *Weitere Komplikationen* der Varizellen, wie Myokarditis, Nephritis-Nephrose, monoartikuläre Arthritis, Augenveränderungen (Iritis, Keratitis) u. a., gehören eher zu den Seltenheiten. Dasselbe gilt für Mißbildungen, die sich auf eine *intrauterine Infektion* durch Varizellenvirus zurückführen lassen.
Die *postherpetische Neuralgie* dauert manchmal Monate bis Jahre, während der Zoster in den meisten Fällen im Verlauf von 2–3 Wochen abklingt. Fälle von *generalisiertem Herpes zoster* kommen am ehesten bei stark reduzierter zellgebundener Immunreaktivität vor, z. B. bei Lymphoma malignum Hodgkin. Nicht selten sind dabei auch innere Organe befallen, u. a. die Lungen. An dieser Stelle sei vermerkt, daß die Varizellen selbst, ähnlich wie die Masern, spezifische Immunreaktionen vom verzögerten Typ beeinträchtigen können.
Die *Diagnosestellung* bei Varizellen/Zoster stützt sich u. a. auf den Nachweis mehrkerniger Riesenzellen bzw. epithelialer Zellen mit *intranukleären Einschlußkörpern.* Zu diesem Zweck kann Material vom Grund der Bläschen gewonnen werden. Wie schon erwähnt, gestattet die Elektronenmikroskopie eine rasche Unterscheidung der Windpocken- und Pockenviren. Bei Varizellenpneumonie findet man die erwähnten Riesenzellen und Einschlußkörper z. T. im Sputum. Für den spezifischen Virusnachweis kann die Agargel-Präzipitationstechnik herangezogen werden. Bei Herpes zoster, vor allem bei Lokalisation im Kopfbereich, enthält der Liquor cerebrospinalis eine erhöhte Zellzahl, meistens Lymphozyten. Eine starke Pleozytose deutet auf einen meningoenzephalitischen Prozeß hin.
Die *Therapie* beschränkt sich auf symptomatische Maßnahmen und auf die Verhütung schwerer Komplikationen (z. B. Antibiotika gegen bakterielle Sekundärinfektion, augenärztliche Behandlung bei Befall der Konjunktiva und Kornea *(Zoster ophthalmicus)* u. a. m.). Patienten mit Varizellen-Pneumonie bedürfen nicht selten einer Sauerstoffzufuhr bzw. einer anderen künstlichen Unterstützung der Atmung. Zytostatika gegen Varizellenviren haben sich bisher nicht bewährt. Dasselbe gilt für die Therapie mit hohen Dosen von Kortikosteroiden.

Zur **Prophylaxe:** Windpocken lassen sich z. T. durch Injektion von spezifischem *Zoster-Immun-Globulin (ZIG)* für eine beschränkte Zeit vermeiden. Eine solche passive Immunisierung empfiehlt sich z. B. bei Individuen mit eingeschränkter zellgebundener Immunkapazität (Leukämien, Lymphoma malignum Hodgkin u. a.), die mit möglichen Infektionsquellen in Berührung gekommen waren. Ähnliches ist bei Schwangeren in Betracht zu ziehen.

186.15. Infektionen durch Herpes simplex-Viren

Definitionen: *Herpes simplex-Viren* (Synonym: *Herpesvirus hominis*), *Typen 1 und 2,* treten mit dem Menschen als Wirt in verschiedenartige Beziehungen. Herpes simplex Virus Typ 1 *(HSV-1)* verursacht bei Primärinfektion u. a. eine akute *Gingivostomatitis, Rhinitis, Keratokonjunktivitis, Meningoenzephalitis,* ein *Eczema herpeticum* (Eczema herpeticatum, Kaposi'sche varizelliforme Eruption), einen »*traumatischen Herpes*«, einen *Herpes simplex generalisatus,* eine *Oesophagitis ulcerosa herpetica* und/oder eine *Herpes-Pneumonie* *(interstitielle Pneumonie).* Chronische Infektionen mit fortgesetzter Virusabgabe nach außen sind z. B. beim *Herpes labialis* und bei der *Keratitis herpetica* bekannt. Das Virus kann sich in den verschiedensten Zellarten vermehren, u. a. auch in Lymphozyten, und sich so den neutralisierenden oder andersartig wirkenden anti-Herpes-Antikörpern entziehen. Gewisse Herpesvirus-Antiherpes-Antikörper-Komplexe besitzen infektiöse Eigenschaften *(»sensibilisiertes Virus«, »sensitized virus«).* Für die Neutralisierung von Herpesviren hat die Antikörper-vermittelte Komplementaktivierung große Bedeutung. Die *Herpes simplex-Virus-Enzephalitis* ist in verschiedenen westlichen Ländern zur häufigsten Hirnentzündung überhaupt geworden.

Herpes simplex-Virus Typ 2 (HSV-2) siedelt sich fast ausschließlich im Genitalbereich an und kann zu den »venerischen« Affektionen gezählt werden *(»Herpes genitalis (progenitalis)«).* Verschiedene Beobachtungen sprechen dafür, daß Karzinome der Cervix uteri mit einer HSV-2-Infektion in Beziehung stehen. Neugeborene können HSV-2 u. a. über den Respirationstrakt aufnehmen.

Allgemeines zu den Herpesviren

Die Familie der Herpetoviridae umfaßt verschiedene Genera, u. a. die oben erwähnten *Herpesviren,* ferner verschiedene weitere, wie die *Varizellen-Zoster (VZ)-Viren* (s. o.), die *Zytomegalieviren* (Abschnitt 186.19., S. 1833) und das *Epstein-Barr-Virus* (Abschnitt 186.17., S. 1829). Es handelt sich um *DNA-Viren* mit ikosaedrischem *Bau,* 162 zylindrischen *Kapsomeren* und einer *Hülle,* die bei Lokalisation des Virus im Kern der Wirtszelle einfach, später, im Zytoplasma, doppelschichtig ist. Der Durchmesser der Virionen beträgt etwa 100–150 nm. Der DNA-haltige *»core«* entspricht ungefähr einer Kugel mit einem Radius von 37 nm. Die Virionen enthalten neben *DNA, Proteinen auch Kohlenhydrate und Lipide,* letztere in der Hülle. Dies erklärt auch die Ätherlabilität der Partikeln. Herpesviren sind im Extrazellulärraum in der Regel von einer Membran umgeben, die der äußeren Wirtzellmembran entspricht. Man beobachtet Partikeln ohne oder mit Hüllen/Membranen und auch solche ohne »core« (»empty«). Gegenüber Umwelteinflüssen verhalten sich die Herpesviren wenig resistent. Bei einer Temperatur von 56 °C kommt es zur raschen Inaktivierung. Die *Züchtung* in vitro gelingt auf verschiedenen Gewebekulturen, z. T. auch im Hühnerembryo, wo sie auf der Chorioallantoismembran kleine Herde erzeugen (1–2 mm).

Herpesviren sind für Primaten (u. a. Mensch) oder verschiedene andere Tiergattungen *pathogen. In antigenischer Hinsicht* unterscheiden sich die einzelnen Genera und Typen, trotz Vorhandenseins gemeinsamer Epitope. Die Infektiosität kompletter Virionen ist größer als die »nackter« Partikeln; immerhin sind auch die letzteren geeignet, von Zellen aufgenommen zu werden und sich darin zu vermehren. Der Eintritt der Viren erfolgt, wie man annimmt, vor allem durch *Viropexis,* d. h. eine Endozytose der Partikeln, mit nachfolgendem Abbau der Hüllen und Proteine. Tritt ein Virion durch »Sprossung« aus der Wirtszelle aus, wird es von deren Außenmembran umhüllt und weist dann auch Enzyme (z. B. membranständige ATPase) und Epitope (z. B. HLA-Antigene) der letzteren auf. Die *Typisierung* der Herpesviren kann durch Neutralisationstests, direkte Immunfluoreszenz-Untersuchungen u. a. erfolgen.

In *Gewebekulturen* erzeugen die Herpesviren einen deutlichen *zytopathischen Effekt.* Dieser wird in der Regel im Verlauf von 2–3 Tagen sichtbar und kennzeichnet sich u. a. durch das Auftreten von *Einschlußkörperchen (Typ A nach Cowdry),* die im Kern der Wirtszelle eine eosinophile, von einem hellen Hof (»Halo«) umgebene Masse bilden. Außerdem kommt es infolge Fusion zur Bildung *mehrkerniger Riesenzellen.* Diese Veränderungen leiten schließlich in den *Zelluntergang* über.

Der Name »herpes« (kriechend) stammt von der Feststellung einer Ausbreitung der infektiösen Agentien und damit auch der Läsionen in Epithelien. Das Wort »simplex« wurde angehängt, weil man früher dachte, es handle sich um rein oberflächliche Infektionen, was nicht zutrifft.

Bemerkungen zu den Immunreaktionen bei Herpes simplex-Virus-Infektionen

Im Anschluß an eine primäre Infektion durch HSV kommt es u. a. zur Bildung *humoraler Antikörper,* wobei verschiedene virale Epitope bzw. Polypeptide offenbar differente Immunantworten auslösen. Im Gegensatz zu anderen Virusinfektionen erreicht der Titer der Komplement-bindenden Antikörper im Blut im Verlauf der akuten Ersterkrankung einen Gipfel, um dann in der Rekonvaleszenz wieder abzufallen. Die Antikörper-vermittelte Aktivierung von *Komplement* scheint die *Aggregation extrazellulär vorhandener Viren* zu fördern, wobei diese Aggregate als infektiöse Einheiten wirken können. Zu Beginn der Immunantwort herrschen annähernd monovalente Antikörper vor, später polyvalente, die allein, d. h. ohne Komplementaktivierung, Viren zu aggregieren vermögen. Im Gegensatz zu HSV-1 finden sich verschiedene Stämme von HSV-2, die keine Produktion homotypischer, in ihrer Wirkung Komplement-abhängiger, neutralisierender Antikörper hervorrufen.

Nach HSV-1-Primoinfektion bilden sich innerhalb von 1 Woche Antikörper der Klasse IgM, und auf den Schleimhäuten der befallenen Gebiete treten solche der sIgA-Klasse in Erscheinung. Am Ende der ersten Woche werden vermehrt IgG-Antikörper gebildet, und die Produktion der IgM-Antikörper geht zurück. Komplement-fixierende Antikörper erreichen ihre höchste Konzentration im Blut ungefähr am Ende der zweiten Woche nach Erstinfektion und fallen dann im

Verlauf mehrerer Monate auf niedrige Titerwerte ab, während die nur neutralisierenden Antikörper oft jahrelang in erheblicher Konzentration nachgebildet werden. Bei Reinfektionen steigen die Titer beider Typen von Antikörpern wieder an. In geringem Maß kann dies – infolge Kreuzreaktionen – auch bei Infektionen durch Varizellen-Zoster-Viren oder Zytomegalieviren geschehen. Die mit Hilfe der passiven Hämagglutination ermittelten Antikörpertiter sind in der Regel um ein mehrfaches höher als die mit konventionellen Neutralisationsmethoden bestimmten.

Im Gegensatz zu *HSV-1-IgG-Komplexen* sind *HSV-1-IgA(sIgA)-Komplexe* im allgemeinen nicht infektiös. Die ersteren können bei Krankheiten, die durch das Vorhandensein von anti-IgG-Antikörpern gekennzeichnet sind (z. B. chronische rheumatoide Arthritis), gebunden und wenigstens z. T. in den Geweben fixiert werden. Die pathogenetische Bedeutung dieser Art von Komplexbildung ist indessen noch nicht geklärt.

Verschiedene Beobachtungen sprechen dafür, daß *zellgebundene Immunreaktionen* bei HSV-Infektionen eine wesentliche Rolle spielen dürften, vor allem im Zusammenhang mit der Überwindung der herpetischen Erkrankung. Dafür spricht u. a. die wiederholt feststellbare Reaktivierung des krankhaften Prozesses bei Zuständen, die mit einer verminderten zellgebundenen Immunreaktivität verbunden sind. Aus den ersten therapeutischen Erfolgen mit *Interferon* bei Herpes simplex darf mit Wahrscheinlichkeit angenommen werden, daß auch dieser Mediator eine protektive Rolle spielt. Diese Probleme, ebenso wie die Frage, ob zellgebundene Immunreaktionen die durch Herpes simplex-Virus verursachten Gewebeschäden unter bestimmten Bedingungen verstärken könnten, bedürfen indessen einer weiteren Klärung.

Infektionen durch Herpes simplex-Virus Typ 1

Ätiologie: *Herpes simplex-Virus Typ 1 (HSV-1)* unterscheidet sich von HSV-2 vor allem in bezug auf Antigeneigenschaften und Lokalisationen der Virusbesiedelung im Wirtsorganismus. Man kennt außerdem noch bestimmte Stammesunterschiede. HSV-1 ist ziemlich labil; bei 30 °C beträgt seine Halbwertszeit nur einige Stunden und bei 50 °C wird es rasch inaktiviert. In der Kälte (z. B. in 50% Glyzerin) und im lyophilisierten Zustand läßt es sich dagegen lange Zeit konservieren. Die Züchtungsmöglichkeiten in vitro wurden schon erwähnt (s. o.).

Pathogenese: Die Eintrittspforte des HSV-1 liegt wahrscheinlich hauptsächlich im Mund-Rachenbereich; daneben nimmt man auch einen Infektionsweg über den oberen Respirationstrakt an. Vermutlich erfolgt die Übertragung z. T. auch durch Kontakt (Küssen u. a.). Nach Eintritt der Viren (durch verletzte Stellen?) in die betreffenden Schleimhäute kommt es zur Virusvermehrung, wobei sich die ersten Veränderungen zeigen (s. u.). Danach werden die Viren auf dem Lymphweg in die regionären Lymphknoten transloziert. Eine Virämie wird selten beobachtet, am ehesten bei Neugeborenen und anderen Individuen, die eine beschränkte Immunabwehr besitzen. Trotzdem gilt es als wahrscheinlich, daß die Viren häufiger in die Blutzirkulation gelangen, als man dies nachweisen kann. Die meisten Autoren postulieren im übrigen einen Virustransport längs der Nerven (S. 1748); jedenfalls kommt es in vielen Fällen zu einer latenten Virusinfektion der Ganglien, die zum betreffenden Bereich (z. B. Mund-Rachen-Gebiet) gehören. Das Herpes simplex-Virus Typ 1 ist unter gesunden Personen weit verbreitet und läßt sich bei mindestens 5% der Erwachsenen-Bevölkerung nachweisen. Klinisch dürften daher weitaus die meisten Fälle von HSV-1-Infektion belanglos sein. Unter verschiedenen Bedingungen, wie Fieber (s. »*Fieberbläschen*« = *Herpes febrilis*), starker *Sonnenbestrahlung* (im besonderen ultraviolette Strahlen), *Menstruation* (»*Herpes menstrualis*«), *Nervenläsionen* zwischen Ganglien und Zentralnervensystem sowie u. U. *emotionellen Einflüssen,* kann das in den Nervenganglien latent vorhandene Virus eine *Reaktivierung* erfahren und – vermutlich längs der Nerven in zentrifugaler Richtung – wieder in den Schleimhautbereich (vor allem Lippen) gelangen und dort herpetische Läsionen erzeugen. Menschen mit rezidivierenden Herpeserkrankungen (sog. »*Herpetiker*«) produzieren in der Regel ziemlich reichlich anti-HSV-1-Antikörper, die man im Blut nachweisen kann, während diese bei klinisch gesunden HSV-1-Trägern oft vermißt werden. Wahrscheinlich genügt im letztgenannten Fall eine nicht humorale »Resistenz« (zellgebundene Immunreaktion? Interferonproduktion? u. a.), um den Infektionserreger in Schach zu halten. Im Gegensatz zum meist harmlosen *Herpes labialis* besteht bei *Keratokonjunktivitis* herpetischer Ätiologie die Gefahr von *Hornhautläsionen,* die den Visus u. U. sehr stark beeinträchtigen können. Individuen mit erheblich *reduzierter Resistenz* – z. B. Neugeborene oder immunsuppressiv behandelte Patienten – zeigen mitunter eine Ausbreitung der Virusinfektion, sei es im Sinn einer *Herpes-Enzephalitis,* die heute in USA in zunehmendem Maß diagnostiziert wird, sei es in Form eines *Herpes generalisatus* mit Befall der verschiedensten Organe (u. a. Herpes-Hepatitis u. a. m.). Das letztgenannte Krankheitsbild beobachtet man vor allem bei Säuglingen (allerdings mehrheitlich HSV-2). Herpes-Enzephalitiden kommen recht oft auch vor, ohne daß eine Schwächung der Immunabwehr nachgewiesen worden wäre. Von Interesse ist die Beobachtung, daß HSV-1, das sich in Kaninchennieren-Zellen in vitro vermehrt, die letzteren zur Freisetzung eines Faktors veranlaßt, der aus der Komplement-Komponente C5 das chemotaktisch aktive Produkt C5a (S. 1258) abspaltet. Möglicherweise hängt die Infiltration herpetischer Läsionen durch Leukozyten, im besonderen auch neutrophile Granulozyten, mit diesem Phänomen zusammen.

Morphologisch zeigt die betroffene *Schleimhaut-Haut-Stelle* zuerst eine *erythematöse Veränderung,* in der rasch *Gruppen von Bläschen* mit klarer Flüssigkeit in Erscheinung treten. Lichtmikroskopisch erkennt man in diesem Stadium eine subepitheliale Hyperämie, verbunden mit Ödem. Im mehrschichtigen Plattenepithel entwickelt sich ein interstitielles Ödem, die Epithelzellen lassen eine zunehmende ballonierende Degeneration erkennen, und schließlich bildet sich eine intraepitheliale Vesikel, die zunächst ziemlich zellarme Gewebsflüssigkeit enthält. Kurze Zeit danach finden sich Epithelzellen mit typischen eosinophilen *intranukleären Einschlußkörperchen.* Ferner treten mehrkernige Riesenzellen auf, die entsprechende Inklusionen zeigen können. Die Kerne werden in der Regel durch die Einschlußkörperchen nicht aufgetrieben; vielmehr erscheint das Chromatin an die Kernmembran verdrängt, und zwischen ihm und dem Einschluß bildet sich ein schmaler heller Hof. Die befallenen Zellen gehen zum großen Teil zugrunde, und im Bläschen treten mehr und mehr neutrophile, vereinzelt auch eosinophile, Granulozyten auf. Schließlich brechen die Vesikeln auf und werden von fibrinösleukozytärem Exsudat bedeckt, das bei Luftzutritt rasch zur Kruste wird. An Schleimhäuten mit wenig parakeratotisch verhorntem, mehrschichtigem Plattenepithel rupturieren die Vesikeln schon ziemlich früh, so daß sich bei *Gingivostomatitis herpetica* sog. »*Aphthen*« bilden. Elektronenmikroskopisch kann man in den Einschlußkörperchen die Viruspartikeln ohne Schwierigkeit nachweisen; im Kern zeigen sie eine einfache Hülle. Die hier geschilderten Veränderungen entsprechen Befunden, wie man sie vor allem beim *Herpes labialis* erheben kann. Beim *Herpes generalisatus* – im besonderen beim *Herpes neonatorum* (wahrscheinlich meistens HSV-2, s. u.) – besiedeln die Viren verschiedene innere Organe, u. a. die Leber und die Nebennieren, wo sich typische Einschlußkörperchen nachweisen lassen. Die entzündlichen Reaktionen halten sich in solchen Fällen oft in beschränktem Rahmen und richten sich in erster Linie nach dem Ausmaß des Zelluntergangs. Ähnliches gilt für die *Herpes-Enzephalitis,* bei der sich ebenfalls Zellen mit Einschlußkörperchen nachweisen lassen, meistens Ganglienzellen. Die entzündlichen Reaktionen bleiben hier bescheiden, doch kommt es nicht selten zu ziemlich ausgedehnten *nekrobiotischen Vorgängen* (z. B. Frontal- und Temporallappen). Eine Astrozytenvermehrung und allenfalls eine oligodendrozytäre Satellitose findet man erst im weiteren Verlauf. Selten entstehen kleine Blutungen in inneren Organen.

Folgen und **Symptome:** Die *Inkubationsperiode* nach Erstinfektion durch HSV-1 dauert 2–12 Tage, im Mittel 6–7 Tage. Bei *akuter herpetischer Gingivostomatitis* zeigen sich die typischen bläschenförmigen Veränderungen im Mundbereich, u. a. an der Gingiva, die geschwollen sein kann. Die Vesikeln brechen bald auf und führen zur Entstehung flacher Erosionen mit einem leicht weißlichen Belag (»Aphthen«). Hie und da sind auch die Lippen betroffen. Man notiert eine Neigung zu »Foetor ex ore«, und in einem Teil der Fälle bestehen gewisse Schluckbeschwerden, die mit dem Gefühl von »Trockenheit« verbunden sind. Meistens entwickelt sich eine mäßige Lymphadenitis. Im akuten Stadium dieses Prozesses ist der Patient oft febril. In seltenen Fällen – am ehesten bei Säuglingen – stellt sich eine Virämie ein, teilweise verbunden mit einem mehr oder weniger generalisierten bläschenförmigen Exanthem. Bei ekzematösen Kindern entwickeln sich u. U. varizelliforme Läsionen, nach deren Aufbrechen größere Mengen von Flüssigkeit verloren gehen können *(Kaposi'sche varizelliforme Eruption).* Weitere Erscheinungsformen sind das »*herpetische Panaritium*«, das z. B. bei Spitalpersonal beobachtet werden kann und offenbar auf einer Infektion durch Hautrisse hindurch beruht. Die oft einseitige *Conjunctivitis follicularis* mit Chemosis und Lidödem geht wahrscheinlich in den meisten Fällen ebenfalls auf eine äußere Verschleppung von HSV-1 zurück, z. B. durch Augenreiben mit kontaminierten Fingern. Die Gefahr besteht hier, wie erwähnt wurde, in der Ausbildung einer tiefen *interstitiellen Keratitis,* die zur Ulzeration, bakteriellen Sekundärinfektion und Narbentrübung führen kann.

»*Herpetiker*« mit wiederholten Attacken von Herpes labialis oder herpetischen Manifestationen in anderer Lokalisation sind keine Seltenheit. Der wirksamste Stimulus in bezug auf eine Reaktivierung der in den Kopfnervenganglien lokalisierten Viren scheint eine intensive Ultraviolettbestrahlung zu sein, die bei manchen sonst völlig gesunden Individuen zum Ausbruch eines Herpes labialis Anlaß gibt (z. B. Hochgebirgstouren). Auf weitere Faktoren, die derartige Eruptionen auslösen können, wurde schon hingewiesen (s. o.). Bakterielle Infektionskrankheiten (Pneumokokken- und Meningokokkeninfektionen im besonderen, nicht aber solche durch Gram-negative Stäbchen) sind ebenfalls recht häufig mit einem Herpes labialis verbunden.

Komplikationen: Abgesehen von den bereits erwähnten Komplikationen, wie Augenschädigung *(Keratitis herpetica),* Generalisation der HSV-1-Infektion *(Herpes generalisatus)* – im besonderen auch dem *Herpes neonatorum* und der *Kaposi'schen Form* (s. o.), – muß vor allem die *Encephalitis herpetica* hervorgehoben werden *(HSV-Enzephalitis).* Nach Angaben aus USA soll diese heute unter allen Hirnentzündungen hinsichtlich Häufigkeit an erster Stelle stehen. Bei 10–20% der Patienten mit HSV-Enzephalitis bestand früher ein rekurrierender Herpes labialis. Man vermutet, daß die Viren das Gehirn – wenigstens teilweise – längs der Nerven erreichen; eine virämische Ausbreitung ist indessen nicht ausgeschlossen. Nach einem Prodromalstadium von 3–4 Tagen mit unbestimmten Allgemeinsymptomen sowie – in einem Drittel der Fälle – Herpes labialis stellen sich die verschiedensten neurologischen Symptome ein, die u. a. Veränderungen der Persönlichkeit, Schwäche der Gesichtsmuskulatur, Photophobie, Harn- und Stuhlinkontinenz, Ataxie, Tremor und Krämpfe umfassen. Nach kurzer Zeit machen sich ferner mehr oder weniger ausgeprägte spastische Paresen bemerkbar, und die Patienten weisen wechselnde meningitische Zeichen auf. Recht oft finden sich Augensymptome, wie eine »déviation conjugée« u. a. m. Im Liquor cerebrospinalis ist die Zellzahl erhöht, vor allem durch Lymphozyten und Granulozyten, und im Blut besteht eine Leukozytose (Neutrozytose) mit Linksverschiebung. Das Elektroenzephalogramm deckt vor allem in den Frontal- und Temporallappen Anomalien auf. Die *Diagnosestellung* beruht in solchen Fällen auf dem hier kurz skizzierten klinischen Bild, dem Vorhandensein einer abakteriellen Entzündung im Meningenbereich (Liquor steril) und der Feststellung eines mindestens vierfachen Anstiegs des Titers komplementbindender, neutralisierender oder passiv hämagglutinierender anti-HSV-1-Antikörper im Blut. Vereinzelt wurde auch zur Hirnbiopsie geschritten, wobei sich die erwähnten Einschlußkörperchen (Cowdry Typ A (»Eulenaugen«), intranukleär) feststellen lassen. Fluoreszenzmikroskopisch kann man in diesen Gebilden HSV-Antigene nachweisen. Das Auftreten von Krämpfen und Koma gilt als schlechtes Vorzeichen, indem bei diesen Patienten die Letalität fast 40% erreicht.

Infektionen durch Herpes simplex-Virus Typ 2

Ätiologie: Abgesehen davon, daß dieses Virus vor allem aus dem Bereich der *Genitalorgane* isoliert werden kann, unterscheidet sich HSV-2 von HSV-1 noch durch weitere Besonderheiten, u. a. durch Antigeneigenschaften, Resistenz gegenüber verschiedenen antiviralen Substanzen in vitro, anderes Wachstum auf der Chorioallantois des Hühnchenembryos, größere Virulenz bei Mäusen, die über die Genitalroute infiziert wurden, sowie eine deutlichere Tendenz zur Riesenzellbildung bei Züchtung in vitro.

Pathogenese: Der *Herpes genitalis (progenitalis)* wird vor allem durch *Geschlechtsverkehr* übertragen; man zählt ihn daher zu den »venerischen« Affektionen. Eintritt der Viren und hervorgerufene Gewebeveränderungen sind durchaus den Verhältnissen bei HSV-1-Infektion zu vergleichen (s. o.). Allerdings ist über Komplikationen, wie Keratitis oder Enzephalitis, wenig bekannt, wenn man vom Herpes neonatorum absieht.

Folgen und **Symptome:** In einem Teil der Fälle ist die *Primoinfektion* nachweislich mit unbestimmten Allgemeinsymptomen und einem fieberhaften Zustand verbunden, und es wird auch eine Schwellung der inguinalen Lymphknoten notiert. Beim Mann sind die Bläschen z. T. an der Glans, z. T. am Schaft des Penis lokalisiert, bei der Frau an den Labia minora, der Innenseite der Labia maiora und an der Portio vaginalis der Cervix uteri: Bei dieser Lokalisation kann man die typischen Zellveränderungen in Ausstrichen erkennen. *Rekurrierende Attacken* von Herpes genitalis sind z. T. mit Schmerzen verbunden. Schwangere mit HSV-2-Infektionen können anläßlich der Geburt das Kind anstecken, so daß ein *Herpes neonatorum* mit Krankheitszeichen vom 4.–7. Tag post partum auftreten und über eine Virämie zu einem *Herpes generalisatus* führen mag. Der letztere ist, wie erwähnt, mit einer Schädigung innerer Organe (u. a. *Hepatitis herpetica, Nebennierenschäden,* die bis zur Insuffizienz dieses Organs reichen können) verbunden. Die Letalität des Herpes neonatorum mit Ikterus ist hoch. Nicht selten ist in diesen Fällen auch der *Respirationstrakt* betroffen, und Berichte über *Enzephalitis* liegen ebenfalls vor. Es wurde schon früher erwähnt (S. 187), daß Frauen mit *Carcinoma in situ oder invasivem Karzinom der Cervix uteri* weit häufiger *anti-HSV-2-Antikörper* im Blut aufweisen als weibliche Kontrollpersonen ohne neoplastischen Prozeß an dieser Stelle. Es wird vermutet, daß das HSV-2 bei der Entstehung dieser bösartigen Geschwülste eine kausale Rolle spielen könnte. Ein Beweis für diese Hypothese steht indessen noch aus.

Therapeutisch sind die HSV-Infektionen immer noch eine Crux. Wirksame Vakzinen stehen noch nicht zur Verfügung. Eine lokale Applikation antiviraler Substanzen brachte da und dort einen Teilerfolg, aber keines dieser Mittel hat sich bisher durchgesetzt. Versuche, die zellgebundene Immunreaktivität zu steigern (Anwendung von Substanzen, wie Levamisol, Transferfaktor u. a. m.), führten ebenfalls nur in beschränktem Maß zu positiven Resultaten. Möglicherweise wird sich die lokale Behandlung mit Interferon als wirksamer erweisen, sollte diese Substanz einmal im Handel erhältlich sein.

Hinsichtlich der *Prophylaxe des Herpes neonatorum* muß man hervorheben, daß bei Schwangeren mit einer Vorgeschichte von *rekurrierender Vulvovaginitis herpetica* eine Sectio caesarea ins Auge gefaßt werden sollte.

186.16. Zytomegalie

Definitionen: Die *Zytomegalie (zytomegale Einschlußkörper-Krankheit, sog. Speicheldrüsenvirus-Krankheit)* beruht auf einer Infektion durch das *Zytomegalievirus (Zytomegalovirus, ZMV)* und ist u. a. durch das Auftreten von *Riesenzellen* mit typischen Einschlußkörpern in Kern und z. T. auch Zytoplasma gekennzeichnet. Bei Säuglingen und Kleinkindern verursacht das ZMV hie und da eine generalisierte Infektionskrankheit, die in der Regel tödlich endet. Bei Erwachsenen tritt die Infektion z. T. als sog. *ZMV-Mononukleose,* die klinisch der infektiösen Mononukleose gleicht, in Erscheinung, z. T. bildet sie eine *terminale Komplikation bei einer Reihe konsumierender Krankheiten,* die mit einer stark geschwächten Immunabwehr verbunden sind. Im übrigen sind viele Aspekte der Zytomegalie noch nicht geklärt.

Ätiologie: Als DNA-Virus mit komplexen Hüllen gehört das *Zytomegalievirus (ZMV)* der Familie der Herpetoviridae an. Sein Aufbau gleicht in hohem Maß dem der Herpes simplex-Viren (S. 1825). Ähnlich wie die letzteren verhält es sich Umweltseinflüssen gegenüber ziemlich labil, wird bei Temperaturen über 50 °C rasch inaktiviert und erweist sich auch als ätherempfindlich. Man kennt mehrere Stämme des ZMV, die sich aufgrund ihrer unterschiedlichen Antigeneigenschaften serologisch auseinanderhalten lassen (Komplementbindungsreaktion, Neutralisationstest u. a.). Zur Züchtung in vitro eignen sich verschiedene Zellarten menschlicher Herkunft, u. a. Kulturen epithelialer Zellen oder von Fibroblasten. Die Virusbesiedelung erzeugt in den Gewebe- bzw. Zellkulturen schon im Verlauf von 1–2 Tagen einen deutlichen zytopathischen Effekt, der die Bildung typischer Einschlußkörper (s. u.) umfaßt und im Verlauf von wenigen Tagen zum Zelluntergang führt. Die verschiedenen Stämme von menschlichem ZMV besitzen ein gemeinsames Komplement-fixierendes Antigen. Abgesehen von den menschenpathogenen ZMV kennt man eine ganze Zahl tierpathogener Varianten, die meist ziemlich streng Spezies-spezifisch sind.

Epidemiologie: Die Infektion durch ZMV (englisch: *CMV*) ist in allen Teilen der Erde bekannt. Sie kann in utero erworben werden (S. 278) oder sich postnatal einstellen, vor allem während des ersten Lebensjahres. Ihre Häufigkeit ist in sozioökonomisch benachteiligten Bevölkerungsschichten größer als in gut gestellten. Ungefähr 0,5–2% der Neugeborenen scheiden im Urin ZMV aus, während dieser Wert bei Kindern im Alter von 1 Jahr bereits zwischen etwa 9 und 60% variiert. Unter klinisch gesunden Erwachsenen findet man eine *Virurie* wieder seltener, im Mittel bei 1% der Untersuchten. Erneute Anstiege dieser Werte finden sich u. a. bei Graviden oder bei Schwerkranken. Komplementbindende Antikörper mit anti-ZMV-Spezifität, die bei Kindern nicht oft gefunden werden, kommen mit zunehmendem Alter immer häufiger vor (30–80% positive Befunde bei Erwachsenen), was zeigt, daß weitaus die meisten Individuen das Virus acquirieren, ohne nachweislich zu erkranken. Die Ausscheidung von ZMV erfolgt, selbst bei Vorhandensein von Antikörpern, in Speichel, Urin und Samenflüssigkeit, u. U. auch in der Muttermilch. Epidemiologische Unterschungen haben deutlich gemacht, daß ein enger und wiederholter Kontakt von Mensch zu Mensch die Wahrscheinlichkeit der Virusübertragung erheblich erhöht. Unter jugendlichen Erwachsenen kommt es oft auch beim Geschlechtsverkehr zur Transmission des Virus. Hier ist nachzutragen, daß bei einer Infektion des weiblichen Genitale, im besonderen der Zervix, im Fall einer Gravidität das Neugeborene sub partu infiziert werden kann. Ferner besteht die Möglichkeit einer Virusübertragung durch Bluttransfusionen u. a.

Pathogenese: Voraussetzung einer intrauterinen Infektion ist eine Virämie bei der Mutter. Die *konnatale (kongenitale) Zytomegalie* gilt als die häufigste diaplazentar übertragene Infektionskrankheit überhaupt. Meistens führt sie zu einer generalisierten Infektion mit Befall der verschiedensten Organe. In solchen Fällen kommt es – in der ungefähren Reihenfolge der Häufigkeit – u. a. zu folgenden Veränderungen: Hepato- und Splenomegalie, Störungen in der Entwicklung des Zentralnervensystems, Hepatitis mit Ikterus, Thrombozytopenie und interstitielle Pneumonie. Nicht selten wird das Kind zu früh geboren (S. 278). Die Prognose ist in vielen dieser Fälle ungünstig. Bei *postnataler Primoinfektion* sind vor allem Frühgeborene oder Mangelgeborene gefährdet, ferner Kinder mit Defektimmunopathien und anderen Störungen: Hier kann es ebenfalls zu einer generalisierten Zytomegalie kommen. Schon im Alter von 1 Jahr stellt jedoch ein solcher Verlauf eine Seltenheit dar. Dasselbe gilt für Schulkinder und Erwachsene mit intaktem Immunapparat: Bei diesen Individuen herrscht die *latente Infektion* bei weitem vor. Die Gefahr einer mehr oder weniger disseminierten, krankmachenden Infektion ist vor allem dann wieder gegeben, wenn der bislang latent Infizierte aus irgend einem Grund – z. B. Ausbildung einer Leukämie, eines malignen Lymphoms (Lymphoma malignum Hodgkin u. a.) oder einer anderen Affektion mit starker Reduktion der Immunreaktivität, ferner bei zytostatischer bzw. immunsuppressiver Behandlung – in seiner Abwehrkraft geschwächt wird. Wesentlich scheint dabei eine *Herabsetzung der zellgebundenen Immunabwehr* zu sein: Unter solchen Umständen kann es im Verlauf von wenigen Wochen zu einer *Reaktivierung* der Infektionskrankheit kommen, wobei sich unter dem klinischen Bild eines unklaren fieberhaften Geschehens Schäden in den verschiedensten Organen einstellen können, z. B. Pneumonie, Hepatitis u. a. m. Vermutlich können *humorale Antikörper,* die gegen ZMV gerichtet sind, ebenfalls eine protektive Rolle spielen, insbesondere bei Virämie. Doch weiß man darüber noch wenig.

Morphologische Befunde bei Zytomegalie lassen sich wie folgt zusammenfassen: Am häufigsten findet man typische Veränderungen in den *Speicheldrüsen,* d. h. in erster Linie im Bereich des Gangepithels. Es finden sich einzelne oder in kleinen Gruppen zusammenliegende *Riesenzellen,* die im Durchmesser 25–40 μm messen und große Kerne mit auffälligen Einschlußkörpern erkennen lassen. Die letzteren sind in der Regel größer als ein gewöhnlicher Zellkern, zeichnen sich durch Eosinophilie aus, geben bei Feulgenreaktion ein positives Resultat (*DNA*-Viren), enthalten auch Nichthiston-Proteine und verdrängen das Kernchromatin an die Kernmembran (Margination); die hüllenlosen, bis mehr als 10 μm großen Einschlußkörper sind in der Regel von einem hellen Hof umgeben. In Epithelien, die in dieser Weise verändert sind, erscheint der Kern in der Regel an die Basis verlagert. Aus Beobachtungen an solchen Riesenzellen in vitro darf angenommen werden, daß sie früher oder später dem Untergang geweiht sind. Wenigstens teilweise steht damit das entzündliche Infiltrat in Beziehung, das man in der Umgebung der zytomegalen Veränderungen oft sieht, und an dem sich neben Lymphozyten (vor allem T-Zellen) und Makrophagen z. T. auch Plasmazellen, seltener Granulozyten, beteiligen. Die letzteren sind nur kurze Zeit nach der Zellnekrose in größerer Zahl vorhanden. Serienuntersuchungen haben gezeigt, daß ungefähr 10% aller Säuglinge und Kleinkinder, die aus irgendwelchen Gründen starben, in den Speicheldrüsen (vor allem Gl. parotis) die hier geschilderten Veränderungen aufweisen können. Bei *generalisierter Zytomegalie im Säuglingsalter* finden sich zudem entsprechende Veränderungen in der Leber (Hepatitis, u. U. mit »cholestatischem Einschlag«), in den Nieren (interstitielle Nephritis, mit Befall vor allem der Hauptstücke) und den Harnwegen, den Lungen, im Pankreas, im (astrointestinaltrakt, in endokrinen Organen (Schilddrüse, Nebennieren u. a.), im Zentralnervensystem u. a. m. Öfters ist der Prozeß mit einer Infektion durch Herpes simplex-Viren, Bakterien und/oder Pilze (z. B. Candida) kombiniert. Kinder mit Pertussis scheinen häufiger eine generalisierte Zytomegalie zu entwickeln als solche mit anderen bakteriellen Infektionen. Bei *Erwachsenen* beobachtet man – selbst bei eingeschränkter Immunabwehr – kaum eine derartige Generalisation der Zytomegalie. Hier stehen interstitielle Pneumonien mit typischen Veränderungen im Vordergrund, insbesondere bei Individuen, die immunsuppressiv behandelt worden waren. Weitere Lokalisationen sind der Darm, wo man zytomegale Veränderungen mitunter am Grund von Geschwüren finden kann, ferner die Nasenschleimhaut, die Leber, die Nebennieren und/oder – nicht selten – die Speicheldrüsen.

Folgen und **Symptome:** Die *konnatale (kongenitale) Zytomegalie* äußert sich klinisch in einem schweren Krankheitsbild, das u. a. durch Hepatosplenomegalie mit Zeichen hepatischer Funktionsstörungen (selten Zirrhose), zentralnervöse Veränderungen (Enzephalitis, Mikrozephalie, Mikrogyrie) und Purpura auffällt. Ähnliche Symptome – ohne den schweren zentralnervösen Schaden – beobachtet man bei der *generalisierten Zytomegalie, die postnatal erworben wurde.* Eine weitere Spielart der Zytomegalie äußert sich in progressiven *Störungen der Nierenfunktionen;* diese betreffen vor allem den tubulären Apparat und können in jedem Alter manifest werden. Die *ZMV-Mononukleose* entspricht einer akuten febrilen Erkrankung mit Lymphozytose, Auftreten atypischer »Reizformen« von Lymphozyten im Blut, unbestimmten Allgemeinsymptomen, Bauchbeschwerden und manchmal einem Röteln-ähnlichen Hautexanthem. Weitere Erscheinungsformen der Zytomegalie sind eine *Hepatits mit Ikterus,* hämatologische Störungen, wie *Thrombozytopenie* und/oder *hämolytische Anämie, akute Polyneuritis, Myokarditis/Perikarditis, Splenomegalie* sowie vor allem eine *interstitielle Pneumonie.* Die letztere ist – bei Neugeborenen wie bei Erwachsenen mit stark herabgesetzter Resistenz – nicht selten mit einer Besiedelung durch *Pneumocystis carinii* (S. 2065) kombiniert. Es scheinen auch besondere Wechselwirkungen zwischen Zytomegalie einerseits und *Toxoplasmose* und/oder Infektionen durch *Newcastle-Virus* andererseits vorzukommen. Hie und da stehen gastrointestinale Beschwerden im Vordergrund. Wird ZMV durch Bluttransfusionen übertragen, kann sich ein sog. *Posttransfusions-Syndrom* einstellen, das aber in den meisten Fällen im Verlauf von Wochen abklingt.

Für die *Diagnosestellung* hat die *Virusisolation* aus Blut, Körperflüssigkeiten oder Geweben insofern einen beschränkten Wert, als sie bei positivem Befund nur die Anwesenheit dieses Agens, nicht aber eine eigentliche Erkrankung auf dieser Grundlage anzunehmen gestattet. Mehr Aussagekraft hat ein solcher Befund, wenn gleichzeitig ein *Anstieg der anti-ZMV-Antikörper* festgestellt werden kann; in diesem Zusammenhang sind vor allem Antikörper der *IgM-Klasse* von Bedeutung, da diese nur bei aktiven Infektionen in vermehrtem Maß produziert werden. Diagnostisch korreliert der zytologische oder bioptische *Nachweis zytomegaler Veränderungen* gut mit dem Vorhandensein einer Zytomegalie als Krankheit, nur ist die Zahl »falsch negativer« Befunde relativ hoch. *Therapeutisch* ist man vorläufig auf symptomatische Maßnahmen angewiesen. Bakterielle Sekundärinfektionen werden antibiotisch behandelt. Über die Brauchbarkeit von Interferon kann noch kein abschließendes Urteil abgegeben werden. Antivirale Substanzen haben sich bisher nicht besonders bewährt.

Beispiel:

- Bei *immunsuppressiv behandelten Patienten* (z. B. nach Organtransplantation) nimmt die Zytomegalie oft einen besonders bösartigen Verlauf; die progressive, durch ZMV verursachte *interstitielle Pneumonie* bildet hier eine der gut bekannten Todesursachen. Wie erwähnt, ist diese Veränderung nicht selten mit einer Pneumocystis carinii-Pneumonie vergesellschaftet, und/oder es finden sich zusätzlich noch bakterielle Sekundärinfektionen, u. U. auch tiefe Mykosen.

186.17. Mononucleosis infectiosa (Pfeiffer'sches »Drüsenfieber«)

Definitionen: Die *Mononucleosis infectiosa (Pfeiffer'sches »Drüsenfieber«)* ist eine akute und meistens gutartig verlaufende infektiöse Krankheit, die vor allem bei Adoleszenten und jugendlichen Erwachsenen auftritt, mit Fieber verbunden ist und klinisch durch die Kombination von Pharyngitis, Lymphadenopathie (Lymphknotenvergrößerung), Blutlymphozytose mit einem hohen Anteil an »atypischen« Formen (»Reizformen«) sowie einem vorübergehenden Auftreten *heterophiler, u. a. gegen Schaferythrozyten gerichteter Agglutinine* und dem Erscheinen langzeitig nachweisbarer Antikörper mit Spezifität für Antigene des *Epstein-Barr (EB)-Virus* gekennzeichnet ist. Das letztgenannte Virus ist wahrscheinlich das kausale infektiöse Agens.

Ätiologie: Wie erwähnt, beruht die infektiöse Mononukleose sehr wahrscheinlich auf einer Infektion durch das *Epstein-Barr-Virus (EBV);* der endgültige Beweis für diese Annahme steht aber noch aus. Das EB-Virus wurde erstmals aus Burkitt-Lymphomen isoliert (S. 1221). Es ist ein DNA-Virus mit allen strukturellen Charakteristika der Familie der Herpetoviridae, von deren anderen Vertretern es sich u. a. durch besondere antigenische Eigenschaften unterscheidet. Bisherige Untersuchungen sprechen sogar dafür, daß überhaupt keine antigenische Verwandtschaft mit anderen Herpesviren besteht. EBV transformiert menschliche B-Lymphozyten in einer Weise, daß diese ein *Membran-Antigen (MA)* exprimieren, das durch das Virusgenom determiniert ist. MA entspricht, wie sich später zeigte, einem ganzen Komplex von Epitopen. Weitere Antigene von Zellen, die durch EBV infiziert sind, werden ebenfalls durch das Virusgenom kodiert, doch befinden sie sich nicht an der Zelloberfläche (z. B. Nukleoproteine u. a. m.). In vivo ruft die Infektion mit EBV die Produktion einer ganzen Zahl von Antikörpern hervor, die gegen verschiedene EBV-Antigene gerichtet sind *(»anti-EBV-Antikörper«)*, u. a. auch solche, die mit Oberflächenepitopen von Schaferythrozyten reagieren (*heterophile Antikörper*, die der *Reaktion nach Paul und Bunell* zugrunde liegen). Bisher ist es unseres Wissens, wenn man von Lymphozytenkulturen absieht, nicht gelungen, EBV in vitro zu züchten. Übertragungen von EBV auf Affen waren z. T. erfolgreich.

Epidemiologie: Die *Übertragung von EBV* erfolgt wahrscheinlich durch Tröpfcheninfektion und/oder durch Mund-zu-Mund-Kontakt. Die Erkrankungsgefahr ist allerdings so gering, daß in der Regel keine Vorsichtsmaßnahmen getroffen werden. Serologische Untersuchungen ließen erkennen, daß Infektionen durch EBV weltweit verbreitet sind und in der Regel früh im postnatalen Leben – meist inapperzept – durchgemacht werden. Jedenfalls weisen z. T. mehr als 50% der 1-jährigen Kinder im Blut anti-EBV-Antikörper auf, und bei Erwachsenen liegt dieser Wert z. T. gar bei 90%. In gehobeneren sozialen Bevölkerungsschichten sind die entsprechenden Prozentzahlen allerdings wesentlich geringer, und bei jugendlichen Erwachsenen ist auch die Wahrscheinlichkeit, bei einer EBV-Infektion klinisch manifest zu erkranken, größer (ungefähr 1:3) als bei kleinen Kindern. Als Infektionsquelle kommen nicht nur Individuen mit akuter Mononucleosis infectiosa oder einer frischen subklinischen EBV-Infektion in Frage, sondern u. U. auch solche, die – ohne Krankheitssymptome zu zeigen – über längere Zeit Virus ausscheiden.
Auf die Möglichkeit einer Transmission von EBV durch Arthropoden in tropischen und subtropischen Gebieten wurde schon anlässlich der Besprechung des Burkitt-Lymphoms aufmerksam gemacht (S. 1221).

Pathogenese: Als *Haupteintrittspforte* des EBV gilt der Oropharynx, wobei den tonsillären Strukturen besondere Bedeutung zukommen dürfte. Bekanntlich ist hier eine Persorption partikulären Materials möglich, ohne daß epitheliale Läsionen vorzuliegen brauchen. Die Vermehrung der Viren erfolgt wahrscheinlich vor allem im lymphohistiozytären Gewebe, insbesondere in *Lymphozyten.* Mit diesen können sie auch im ganzen Körper ausgebreitet werden (s. Lymphozytenrezirkulation, S. 1076). Am Ort des Eintritts kommt es – wahrscheinlich infolge *Zelluntergangs* – zu einer erheblichen *entzündlichen Reaktion,* die das bedeckende Epithel einbeziehen und zu Erosionen sowie *flachen Ulzerationen* führen kann. Die Besiedelung der Lymphozyten führt, wie schon früher erwähnt wurde (S. 184), in einem erheblichen Teil der Fälle zu einer *Transformation* der betroffenen Zellen, die sich einerseits morphologisch (Reizformen, s. u.), andererseits in der Expression membranständiger Virusproteine äußert. In den meisten Fällen klingt die Infektionskrankheit nach Wochen allmählich ab, wahrscheinlich infolge Überwindung durch den Immunapparat. Über die Häufigkeit einer Viruspersistenz weiß man nicht genaueren Bescheid. Wie erinnerlich, wird das EBV in kausalen Zusammenhang mit dem *Burkitt-Lymphom* (S. 1221) und *Karzinomen im postnasalen Raum* gebracht. Neuerdings wird es von einigen Autoren auch als mögliches infektiöses Agens bei der *Sarkoidose* in Betracht gezogen; diese Frage ist jedoch noch nicht geklärt.

Morphologisch findet man im Bereich der *lymphatischen Strukturen des Oropharynx* eine Schwellung und Rötung, die mit der Zeit in *flache Ulzerationen* übergehen kann (ungefähr ⅓ der Fälle). Die letzteren tragen in der Regel einen Belag von fibrinös-leukozytärem Exsudat. Vor allem beim Zustandekommen oberflächlicher Defekte stellt sich im darunterliegenden Gewebe eine akute entzündliche Reaktion ein, an der sich auch Granulozyten beteiligen. Im übrigen kennzeichnen sich die Veränderungen des lymphohistiozytären Gewebes durch eine *Volumenzunahme vor allem der sog. T-Zonen* (S. 1067), in denen zahlreiche mittelgroße bis große lymphoide Zellen mit deutlichen Nukleolen und basophilem Zytoplasma in Erscheinung treten. Viele dieser Elemente scheinen, soweit sich aus dem Mitoseindex ablesen läßt, in Proliferation zu sein. Die Keimzentren sind in der Regel ebenfalls gut entwickelt. Entsprechende Veränderungen erkennt man in den regionären Lymphknoten sowie – nach einiger Zeit – auch in entfernt liegenden Lymphknoten, in der Milz und sogar im Darm-assoziierten lymphatischen Gewebe. In vielen Organen, u. a. in der Leber und in den Lungen, finden sich intra- und perivaskulär dieselben atypischen Lymphozyten, ferner Monozyten/Histiozyten in geringerer Zahl. Herdförmige Infiltrate kann man zudem im Herzen, in den Nieren, in endokrinen Organen, im Zentralnervensystem und in anderen Lokalisationen antreffen. Die Bezeichnung »Mononucleosis« stammt vom Auftreten der *atypischen Lymphozyten im Blut,* verbunden mit einer absoluten Lymphozytose. Die erwähnten »Reizformen« von Lymphozyten haben etwa die Größe von Monozyten (früher: »Lymphomonozyten«, »Virozyten«), zeigen einen relativ großen und locker strukturierten Kern und besitzen ein wechselnd basophiles Zytoplasma, das kleine Vakuolen enthält (»fenestrated forms«, Downey-Zellen). Diese Zellen infiltrieren z. T. auch das Knochenmark. Über ihre Herkunft wurde schon diskutiert (S. 1066). Vereinzelt treten bei Mononucleosis infectiosa auch kleine Granulome in Erscheinung; sie bilden jedoch kein bezeichnendes Merkmal der geweblichen Veränderungen.

Folgen und **Symptome:** Die *Inkubationsperiode* dauert bei jugendlichen Erwachsenen wahrscheinlich etwa 30–50 Tage, bei Kindern weniger lang (10–14 Tage). Die *Prodromalerscheinungen* entsprechen ziemlich unbestimmten Allgemeinsymptomen mit Kopfschmerzen, Malaise und Abgeschlagenheit. Nach einer variablen Zeitspanne (1–3 Wochen) setzen die mehr oder weniger typischen Krankheitserscheinungen ein, die vor allem die Trias *Fieber, Tonsillitis mit Schluckbeschwerden* sowie *zervikale Lymphadenopathie* umfassen. In der ersten Woche des vollen Krankheitsausbruches steht in der Regel das »Halsweh« im Vordergrund, und bei der Inspektion erkennt man die geschwollenen und geröteten, in ungefähr der Hälfte der Fälle flach ulzerierten Tonsillen. Nicht selten treten an der Grenze zwischen dem harten und dem weichen Gaumen kleine Blutungen auf. In diagnostischer Hinsicht ist die zervikale Lymphknotenvergrößerung besonders wichtig. Die übrigen Lymphknotenstationen zeigen im weiteren Verlauf meist auch eine mäßige Schwellung. Die *Splenomegalie* kann erheblich sein; hie und da kommt es sogar zu Spontanrupturen bzw. zu einem Einreißen des Organs bei geringfügigen mechanischen Insulten, besonders während der zweiten und dritten Woche der Erkrankung. Eine *Lebervergrößerung* notiert man nur in einem kleineren Teil der Fälle. Hie und da macht sich zu Beginn des Prozesses ein leichtes, erythematöses bis makulopapulöses *Hautexanthem* bemerkbar, das dem bei Röteln ähnlich sieht. Weitere Manifestationen umfassen das – seltene – Auftreten *beidseitiger supraorbitaler Ödeme* sowie geringfügige *zentralnervöse Störungen.* Schwere neurologische Symptome bilden die Ausnahme. Die Krankheitserscheinungen klingen in den meisten Fällen im Verlauf von ungefähr drei Wochen wieder ab. Die *Diagnosestellung* stützt sich – abgesehen vom klinischen Bild und dem Nachweis der Blutzellveränderungen – auf die sog. *»heterogenetische Agglutinationsreaktion nach Paul und Bunell«* (Agglutination von Hammel-Erythrozyten in einer Verdünnung von 1:80 und mehr) die vom Ende der ersten Krankheitswoche weg bei ⅘ der Patienten positiv ausfällt. Anstelle der Schaferythrozyten können auch Rindererythrozyten benützt werden *(Reaktion nach Hanganutziu-Deicher).* Allenfalls kann man zudem mit Hilfe der indirekten Immunfluoreszenzmethode hochtitrige Antikörper gegen EBV nachweisen oder das letztere in den atypischen Lymphozyten feststellen. Während die Konzentration der heterophilen Antikörper im Blut nach der Krankheit bald wieder absinkt, bleiben die Antikörper mit anti-EBV-Spezifität lange Zeit auf einem erheblichen Titer. Dieser Unterschied beruht vor allem darauf, daß die letzteren überwiegend der IgG-Klasse angehören, während es sich bei den heterophilen Antikörpern hauptsächlich um IgM handelt, das, wie schon gesagt, meistens nur während der akuten Phase der Infektion in größeren Mengen produziert wird. Die *anti-EBV-Antikörper* lassen sich in solche mit verschiedener Spezifität unterteilen. Am häufigsten stützt man sich auf Titer von Antikörpern, die sich gegen das virale Kapsid-Antigen richten. Andere EBV-assoziierte Antigene sind membrangebunden (s. o.), kernständig oder gehören zur Virushülle. Die Antikörper sind z. T. Komplement-bindend, z. T. neutralisierend; man kann sie zudem mittels der Immunpräzipitation nachweisen. *Leberfunktions-Teste* decken in der Regel eine Störung dieses Organs auf. Besonders wichtig sind indessen die *Veränderungen des Blutbildes:* Eine absolute Zunahme der Zahl von Lymphozyten und Monozyten um mindestens 50% sowie das Vorhandensein von mehr als 10% atypischer Lymphozyten sind eine starke Stütze der Diagnose. Die *Therapie* der Mononucleosis infectiosa ist symptomatisch.

Komplikationen sind selten und umfassen *Luftwegs-Verlegungen,* die u. U. eine Tracheostomie nötig machen, ferner *neurologische Komplikationen,* eine *hämolytische Anämie,* eine *thrombozytopenische Purpura, Myokarditis* und/oder *Perikarditis* sowie die *erwähnte Milzruptur.*

186.18. Mumps (Parotitis epidemica)

Definitionen: *Mumps (Parotitis epidemica, »Ziegenpeter«)* ist eine akute, ansteckende Krankheit, die durch das *Mumpsvirus* (*Parotitisvirus,* ein Paramyxovirus) verursacht wird und sich in den meisten Fällen durch eine schmerzhafte Schwellung der Speicheldrüsen und Fieber charakterisiert. Die Hauptgefahr besteht in einem Befall der Gonaden, vor allem im Sinn der *Orchitis;* selten werden ernsthafte *Schäden am Pankreas,* ferner *Meningitiden, Meningoenzephalitiden* und andere Störungen beobachtet.

Ätiologie: Das *Mumpsvirus (Parotitisvirus)* ist ein RNA-Virus aus dem Genus Paramyxovirus (Familie Paramyxoviridae); es zeigt eine helikale Symmetrie und einen Durchmesser von ungefähr 140 nm. Soweit bekannt, kommt das Mumpsvirus nur in einem einheitlichen antigenischen Typ vor; erwähnenswert ist die Produktion eines Hämagglutinins durch das Virus. Gegenüber Umwelteinflüssen verhält es sich wenig resistent. Die Züchtung gelingt in vitro im Hühnerembryo und in Gewebekulturen, die von Primaten gewonnen wurden.

Epidemiologie: Das Mumpsvirus ist weltweit verbreitet und vor allem im Bereich größerer Städte endemisch. Krankheitsfälle beobachtet man besonders im Frühjahr. Es wird verschiedentlich erwähnt, Mumps »sei nicht sehr ansteckend«; sehr wahrscheinlich hängt dies jedoch damit zusammen, daß viele Infizierte nicht klinisch erkranken. Jedenfalls finden sich bei 80–90% der urbanen Erwachsenenpopulation serologische Hinweise auf eine durchgemachte Infektion durch das Mumpsvirus. Die Übertragung erfolgt wahrscheinlich vor allem durch Tröpfcheninfektion, möglicherweise auch durch direkten Kontakt. Der Häufigkeitsgipfel der Parotitis epidemica liegt bei ungefähr 6–10 Jahren, wobei Knaben mehr betroffen werden als Mädchen. Die Ausscheidung des Virus geschieht hauptsächlich im Speichel und zwar ungefähr vom 6. Tag vor Krankheitsbeginn bis zum 10. Tag nach Einsetzen der Symptome. Außerdem kann über 2–3 Wochen eine Virurie fortbestehen. Die Infektiosität scheint etwa 1–2 Tage vor Manifestwerden der Parotisschwellung am größten zu sein und nimmt danach rasch ab. Eine durchgemachte Infektion hinterläßt meist eine langdauernde Immunität.

Pathogenese: Das Virus scheint vor allem im oberen Respirationstrakt in den Körper einzutreten, wo es sich zunächst vermehrt und dann wahrscheinlich auf dem Blutweg – vielleicht z. T. auch direkt – die Speicheldrüsen erreicht. Die Virämie bei Mumps tritt schon relativ früh nach Infektion ein, und die Erreger können grundsätzlich die verschiedensten Gewebe/Organe besiedeln; klinisch wichtig ist vor allem der Befall der Hoden, aber auch andere Organe, wie Pankreas, Zentralnervensystem und/oder seine Hüllen, die Tränendrüsen, der Herzmuskel, die Leber, die Schilddrüse u. a., können betroffen sein (s. u.). Hodenschäden sind vor allem bei Erstinfektion nach der Pubertät zu beobachten.

Morphologisch fand man in den wenigen Fällen, die untersucht werden konnten, folgendes: In der *Glandula parotis* zeigten Ausführungsgangsepithelien und Zellen der Azini eine Schwellung, verbunden mit teilweisem Zelluntergang und entsprechender entzündlicher Reaktion. An dieser beteiligen sich vor allem in Phasen der stärksten Nekrobiose auch neutrophile Granulozyten; später herrschen Lymphozyten und Histiozyten vor. In schweren Fällen wurde eine weitgehende Epitheldesquamation in Ausführungsgängen beobachtet, so daß die Basalmembran freilag und das umgebende Bindegewebe ödematös aufgelockert und von entzündlichen Infiltraten durchsetzt war. Im Interstitium notiert man z. T. eine serofibrinöse Reaktion, die auch in Form eines Exsudates ins Lumen des Gangsystems übergreifen kann. Die Azinarzellen sind in der Regel weniger betroffen als die Gangepithelien, zeigen aber auch einen verstärkten Untergang. Die Heilung erfolgt über eine Reduktion nekrobiotischer Vorgänge und eine Regeneration der verlorenen Epithelien. Die entzündliche Infiltration bildet sich dann zurück; hie und da wurde in Spätstadien eine wechselnde interstitielle Fibrose angetroffen. Bei *Mumps-Orchitis* erkennt man einen herdförmigen bis diffusen Untergang des samenbildenden Gewebes, und manche Tubuli erscheinen erweitert, gefüllt mit desquamierten, z. T. zugrunde gegangenen Epithelien sowie oft zahlreichen neutrophilen Granulozyten. Die entzündliche Infiltration ändert mit der Zeit ihren Charakter, indem später vor allem Lymphozyten und Histiozyten, z. T. auch einige Plasmazellen, das Bild bestimmen. In der Mehrzahl der Fälle kommt es später wieder zu einer – wenigstens teilweisen – Regeneration des spermiogenetischen Gewebes; nur selten entsteht eine völlige Hodenatrophie mit Sklerohyalinose der Kanälchen und interstitieller Fibrose. Aber selbst in solchen Fällen resultiert mehrheitlich keine Sterilität, weil die Orchitits oft nur einseitig schwere Grade annimmt. Die *Milz* ist in der Regel etwas vergrößert und zeigt Veränderungen im Sinn verstärkter Immunreaktionen. Im *Pankreas* finden sich mitunter ähnliche histologische Bilder wie in der Parotis und anderen Speicheldrüsen. Die Inseln sind selten schwer betroffen. Bei Bestehen einer *Meningitis* bzw. *Meningoenzephalitis* erkennt man wenig charakteristische lymphohistiozytäre Infiltrate (S. 1794). Teilweise kommt es auch zu Entmarkungen. Die *Leberveränderungen* gleichen denen bei leichten viralen Hepatitiden anderer Art. Ganz allgemein kann es bei Mumps-bedingten Läsionen da und dort zu kleinen Blutungen kommen.

Folgen und **Symptome:** Nach einer *Inkubationsperiode* von ungefähr 18–21 Tagen machen sich unbestimmte Prodromalerscheinungen bemerkbar, die in der Regel mit einem Fieberanstieg einhergehen. Die auf der oben geschilderten *Sialoadenitis* beruhende Schwellung der Speicheldrüsen, insbesondere der Glandula parotis, tritt meist zuerst einseitig deutlich in Erscheinung; in ¾ der Fälle folgt dann eine entsprechende Veränderung auf der Gegenseite. In schweren Fällen erstreckt sich ein Ödem über den Bereich der Speicheldrüsen hinaus bis in den Prästernalraum. In den meisten Fällen besteht eine mäßige Spontan- und eine deutliche Druckschmerzhaftigkeit der betroffenen Drüsen. Nicht selten greift der Prozeß so weit um sich, daß Beschwerden beim Essen und Schlucken auftreten. Auch das Sprechen kann Mühe machen. Die Krankheit klingt in der Mehrzahl der Fälle nach ungefähr 5-tägigem Fieber allmählich wieder ab und läßt oft keine Residuen zurück.

Komplikationen: Eine *Orchitis* bzw. *Epididymoorchitis* entwickelt sich bei ungefähr einem Viertel der Patienten, die im postpuberalen Alter eine Erstinfektion mit Parotitis durchmachen. Die letztere kann allerdings u. U. unbemerkt bleiben. Die Hodenschwellung, die meist etwa 7–10 Tage nach Beginn der Parotitis deutlich wird, betrifft nur in 2–12% der Fälle beide Gonaden. Der Prozeß ist oft schmerzhaft. In ungefähr der Hälfte der Fälle notiert man danach eine mehr oder weniger ausgeprägte, progressive Atrophie der Hoden; wie erwähnt, ist diese jedoch selten vollständig, so daß nur ausnahmsweise eine totale Sterilität resultiert. Komplikationen der Orchitis umfassen u. a. einen schmerzhaften Priapismus infolge Thrombenbildung im Schwellkörper, hie und da Lungenembolien u. a. m.; diese letztgenannten Störungen sind indessen nicht häufig zu beobachten. Eine schwerwiegende *Pankreatitis* gehört zu den seltenen Komplikationen; wenn sie aber eintritt, kann sie das klinische Bild beherrschen (S. 689). Eine leichte *Meningitis* läßt sich in fast der Hälfte der Fälle feststellen; der Verlauf ist aber meistens gutartig. Eine *Enzephalitis* erheblichen Grades entwickelt sich nur in wenigen Fällen, am ehesten 3–10 Tage nach Beginn der Parotitis, manchmal aber auch früher oder später. Mitunter stellt sie sich ein, ohne daß es zu einer Speicheldrüsenschwellung gekommen wäre. *Weitere Manifestationen* umfassen: Oophoritis bei Frauen, u. U. Mastitis, Dakryoadenitis, Thyreoiditis (u. U. subakuter Typ, S. 1168), Myokarditis, Hepatitis u. a. m. Hie und da beobachtet man eine Keratokonjunktivitis, eine Iritis und eine Episkleritis im Augenbereich, ausnahmsweise auch eine Optikus-Neuritis. Alle diese Veränderungen erreichen nur in wenigen Fällen ein Maß, das klinisch ins Gewicht fiele. Dasselbe trifft für weitere Komplikationen zu, wie thrombotische thrombozytopenische Purpura, interstitielle Pneumonie (bei Kleinkindern zu beobachten), Polyarthritis migrans, Glomerulonephritis u. a. m. *Ernsthafte Dauerschäden,* z. B. Sterilität beim Manne und zentralnervöse Störungen, stellen, wie gesagt, Ausnahmen dar.

Die *Diagnosestellung* ist aufgrund des typischen klinischen Bildes meist nicht schwer. Eine Virusisolation ist in der Regel nicht notwendig, es sei, es handle sich z. B. um eine aseptische Meningitis unklarer Genese. Gute Dienste leistet die Komplementbindungsreaktion. Antikörper gegen das aus dem Nukleokapsid des Virus stammende S-Antigen entwickeln sich in der Regel früh im Verlauf der Krankheit, während solche mit Spezifität für das V-Antigen (Hämagglutinin) erst 2–3 Wochen nach Beginn der Symptome höchste Titerwerte erreichen. Der Hämagglutinations-Hemmtest wird auch relativ spät im Verlauf der Erkrankung deutlich positiv, bleibt es aber dann meist über Monate. Dasselbe gilt für den Hauttest, der auf zellgebundener Imunität beruht, als unzuverlässig gilt und daher diagnostisch wenig bietet.

Die *Behandlung des Mumps* erfolgt im wesentlichen symptomatisch. Bei schwerer Orchitis wirken sich u. U. Glukokortikosteroide in höherer Dosierung günstig aus, was darauf hindeutet, daß Immunreaktionen den Prozeß u. U. intensivieren, d. h. zusätzlichen Schaden anrichten könnten. *Prophylaktische Maßnahmen,* insbesondere im Hinblick auf die Hodenschäden, umfassen vor allem eine Impfung noch nicht exponierter männlicher Individuen mit Hilfe des *attenuierten Mumpsvirus-Impfstoffes* (Jerryl-Lynn-Stamm). Spezifische Mumps-Immunglobuline werden selten angewandt.

186.19. Einige mehr oder weniger harmlose virale Affektionen von Haut und Schleimhäuten

Definitionen: *Herpangina* ist eine vorwiegend bei Kindern auftretende, gutartige, mikrovesikuläre Pharyngitis, die durch Coxsackie- und ECHO-Viren verursacht werden kann. Das *aphthöse Fieber* ist das selten beim Menschen beobachtete Analogon der *Maul- und Klauenseuche* (»foot-and-mouth disease«), verursacht durch die den RNA-haltigen Picornaviren zugeordneten Maul- und Klauenseucheviren. Die *»hand-foot-and-mouth disease«* stellt eine, vermutlich durch Coxsackie-Viren hervorgerufene, vesikuläre Stomatitis, verbunden mit entsprechenden Veränderungen an der Haut (Hände und Füße), dar, die vor allem in USA, Großbritannien und Australien beobachtet wird. Die *Stomatitis vesicularis,* die namentlich Pferde, Rinder und Schweine befällt und in USA z. B. durch Viren vom Indiana- oder New Jersey-Typ (wahrscheinlich Arboviren) verursacht wird, kann hie und da auch beim Menschen in Erscheinung treten. *Verrucae vulgares, plantares, planae* u. a. beruhen auf einer Infektion durch Warzenvirus (Papillomvirus), ein tumorerzeugendes DNA-Virus. Das *Molluscum contagiosum* entspricht weißlichen papelförmigen Hautveränderungen, die durch das Molluscum-contagiosum-Virus, morphologisch ein Pockenvirus, erzeugt werden. Das *Ecthyma infectiosum* (englisch: »orf«) ist eine bei Schafen bekannte hämorrhagisch-bullöse Affektion, die hauptsächlich die Lippen betrifft, durch ein Virus verursacht ist und vereinzelt, z. B. an den Händen von Personen, die mit Schafen umgehen, beim Menschen vorkommt. Die *Paravaccinia (Melkerknoten)* geht auf eine Infektion durch Paravacciniavirus, ein Pokkenvirus, zurück, das mit Kuhpocken- und Vacciniavirus nicht kreuzreagiert, von infizierten Kühen (Zitzen) erworben wird und meistens an den Händen dunkelrote Knoten erzeugt.

Nachstehend werden einige kurze Erläuterungen zu den oben genannten Virusaffektionen gegeben.

Herpangina

Als Erreger der Herpangina wurden bisher u. a. folgende Viren nachgewiesen: *Coxsackie A-Viren,* Typen 2–6, 8 und 10. Ähnliche Veränderungen sollen auf einer Infektion durch *Coxsackie B-Viren,* Typen 1–5 und *ECHO-Viren,* Typen 9 und 17, beruhen. Meistens sind Kinder betroffen. Nach einer Inkubationsperiode von 3–6 Tagen treten z. T. ziemlich schwere Allgemeinsymptome in Erscheinung, verbunden mit Fieber und dem vesikulären Enanthem im Pharynx, das zu flachen Ulzerationen führt. Meistens heilt der Prozeß in 1–2 Wochen ab.

Aphthöses Fieber (entsprechend der Maul- und Klauenseuche der Rinder)

Diese Virusinfektion greift nur selten auf den Menschen über, am ehesten auf Kinder und Erwachsene auf Bauernhöfen. Nach einer Inkubationszeit von 2–18 Tagen und fieberhaften Allgemeinerscheinungen von 2–3 Tagen Dauer entwickeln sich im Oropharynx und z. T. an der äußeren Haut auf gerötetem Grund Bläschen, die geschwürig aufbrechen und schmerzhaft sind. Nicht selten bluten die Läsionen. Die Heilung setzt in der Regel 6–7 Tage später ein. Im Blut finden sich u. a. Komplement-bindende Antikörper.

»Hand-foot-and-mouth disease«

Auch hier haben wir es mit einer bläschenförmigen Eruption im Mund- und Hautbereich zu tun; im Vergleich zur Herpangina sind die Vesikeln größer. Als

Erreger nimmt man *Coxsackie A-Viren* an (Typen 4, 5, 9, 10 und 16). Die Inkubationsperiode dauert im Mittel nur 3–5 Tage, und der Verlauf der ungefähr 1 Woche anhaltenden Krankheit ist meist milde.

Stomatitis vesicularis

Diese Infektionskrankheit, die – wie gesagt – nur ausnahmsweise auf den Menschen übergreift, geht ebenfalls mit Bläschenbildung im Oropharynx einher. Manchmal ist auch die äußere Haut betroffen, z. B. an Fingern, und recht häufig gesellt sich eine Konjunktivitis hinzu. Eine Lymphknotenvergrößerung fehlt selten. Die Symptome sind am 2. Krankheitstag am stärksten ausgeprägt. Nach weiteren 3–4 Tagen klingt der Prozeß jedoch ab.

Warzen (Verrucae)

Das menschliche Warzenvirus, ein DNA-Virus mit einem Durchmesser von ungefähr 45 nm, wird der Familie der Papovaviridae zugerechnet. Verschiedene Beobachtungen sprechen für eine Inkubationsdauer von 1–20 Monaten. Die Übertragung des Virus erfolgt wahrscheinlich durch Kontakt, und zwar an Stellen, an denen die Haut – u. U. sehr kleine – Läsionen aufweist. Die Virusbesiedelung der Epidermiszellen bewirkt eine Transformation dieser Elemente, die ein abnormes Wachstum zur Folge hat. Disseminationen beruhen in der Regel auf mechanischer Übertragung des Virus. Alle Warzen heilen früher oder später ab; man vermutet, daß hierbei Immunreaktionen im Spiel sind. Bei Herabsetzung der Immunkapazität des Organismus (u. a. bei malignen Lymphomen, unter immunsuppressiver Behandlung u. a. m.) beobachtet man nicht selten ein Auftreten oder ein Rekurrieren von Warzen. Jüngere Individuen sind unter den Warzenträgern häufiger vertreten als alte. Die *Klassifikation der Warzen* richtet sich in erster Linie nach der Lokalisation und der Morphologie.

Morphologisch handelt es sich in allen Fällen um verhornende Papillome, d. h. lokalisierte Wucherungen des Epithels mit »Nachziehen« des zugehörigen bindegewebigen Anteils. Bei der *Verruca vulgaris* imponiert vor allem eine tumorartige Akanthose mit hyperkeratotischen Hornauflagerungen. Die peripheren Reteleisten zeigen eine typische Konvergenz gegen die Basis des Zentrums der Warze zu, eine Folge des expansiven Warzenwachstums. Das Stratum granulosum erscheint über den Papillenspitzen verschmälert, im übrigen verdickt und ist durch das Vorhandensein grobscholligen Keratohyalins charakterisiert. Nicht selten sind Zellen vakuolisiert, vor allem gegen die Oberfläche zu, wo auch pyknotische Kerne und aufgetürmte Zellhaufen mit basophilen Einschlüssen die Hornmassen durchsetzen. Wenigstens ein Teil dieser Einschlüsse stellen nicht Zellkerne, sondern Haufen von DNA-haltigen Viren dar (Pseudoparakeratose). In Zellkernen finden sich Einschlußkörper, die ebenfalls – z. T. parakristallin angeordneten – Viren entsprechen.

Verrucae plantares finden sich an Druckstellen der Fußsohlen und sind oft ziemlich schmerzhaft. Man sieht sie eher häufiger beim weiblichen als beim männlichen Geschlecht. In der Regel sind sie größer, als man bei äußerer Betrachtung meinen würde. *Verrucae planae* treten meist in Mehrzahl auf, z. B. an Gesicht und Nacken, ferner am Thorax, an den Handrücken und anderswo. Hie und da sind sie zu Hunderten vorhanden. Die *verrucae filiformes* kommen hauptsächlich bei Männern im Bartbereich vor. *Verrucae digitatae* finden sich mit Vorliebe in Gruppen im Bereich der Kopfhaare. *Condylomata acuminata (Feigwarzen)* entwickeln sich in der Regel an der Grenze zwischen Haut und Schleimhaut im Genital- und Perianalbereich, sehr selten im Gebiet der Mamilla, den Mundecken oder im Bereich von Hautfalten. Jugendliche Erwachsene sind die häufigsten Träger dieser Art von Warzen, die – entgegen einer weitverbreiteten Meinung – nicht zu den venerischen Affektionen zählen.

Ecthyma infectiosum

Die Übertragung dieser Viruskrankheit von Schafen auf den Menschen betrifft u. a. Schafhirten, Metzger und Veterinäre, ferner Kinder, die mit Lämmern, die häufiger betroffen sind als erwachsene Tiere, spielen. Nach einer Inkubationsperiode von 5–6 Tagen entwickeln sich an den infizierten Stellen, d. h. am häufigsten an den Händen, Papeln, die rasch größer werden und sich in 2–3 cm messende hämorrhagische Bullae umwandeln. Meistens bilden sich eine Lymphangiitis und eine Lymphadenitis aus. Die Heilung nimmt ungefähr 3–6 Wochen in Anspruch.

Paravaccinia (Melkerknoten)

Nach einer Inkubation von durchschnittlich 5–7 Tagen entsteht an den infizierten Hautstellen (meistens Hände) eine flache Papel, die an Größe zunimmt und sich schließlich zu 1–2 cm großen, stark vaskularisierten und daher dunkelroten Knoten weiterentwickelt. Um die letzteren herum ist die Haut hyperämisch. Meistens notiert man eine leichte Vergrößerung der regionären Lymphknoten.

Molluscum contagiosum

Der Übertragungsmodus des Molluscum-contagiosum-Virus ist noch wenig erforscht; vermutlich wird das Agens durch direkten Kontakt an lädierten Stellen in das mehrschichtige Plattenepithel der Epidermis und/oder allenfalls von Schleimhäuten eingeführt. Epidemien sind u. a. in Kinderinstituten aufgetreten, ferner wurde über eine Transmission zwischen Ringkämpfern berichtet, und auch beim Geschlechtsverkehr kann das Virus vom einen auf das andere Individuum übergehen.

Morphologisch imponiert das Molluscum contagiosum als ein septiertes, tumorartiges Knötchen von durchschnittlich 4 mm Durchmesser (u. U. bis 2 cm), das über die Haut erhaben ist und einen perlmutterartigen

Glanz aufweist. Zentral findet sich in der Regel eine nabelartige Einsenkung. Mikroskopisch erkennt man einen plump akanthotischen Bau um wechselnd reichlich zentrale Hornmassen herum. Das Stratum spinosum besteht fast ausschließlich aus rundlichen, aufgetriebenen Zellen, die in ihrem Inneren granulierte eosinophile Massen und einen an die Peripherie verdrängten Kern zeigen. Gegen die Epitheloberfläche zu verwandeln sich diese Zellen in ovoide Körper (Molluscum-Körperchen), die sich bei seitlichem Durck aus dem Molluscum auspressen lassen. Dieses Material, ebenso wie die eosinophilen Massen in noch erhaltenen Stachelzellen, enthält massenhaft Viren.
Häufig kommt es zur Autoinokulation, und die Veränderungen bleiben – in verschiedener Lokalisation wieder aufschiessend – im Mittel 6–12 Monate bestehen, manchmal auch über einige Jahre. Vereinzelt stellt sich eine bakterielle Sekundärinfektion ein. Durch Curettage mit dem scharfen Löffel lassen sich die einzelnen Läsionen oft zur Abheilung ohne nennenswerte Narbenbildung bringen.

186.20. Infektionen durch Arboviren

Begriffe und allgemeine Bemerkungen

Definitionen: Der Name »*Arboviren*« rührt daher, daß diese infektiösen Agentien durch blutsaugende Arthropoden übertragen werden (»*ar*thropod *bo*rne«). Es handelt sich um eine heterogene Gruppe von Erregern, die – nach der heutigen Taxonomie – u. a. folgende Vertreter umfaßt: 1) Viren aus der Familie der *Togaviridae* mit den Genera *Alphavirus* und *Flavivirus;* 2) Familie der *Bunyaviridae* mit dem Genus *Bunyavirus;* 3) der Genus *Orbivirus* aus der Familie der *Reoviridae;* 4) der Genus *Vesiculovirus* aus der Familie der *Rhabdoviridae;* und 5) eine Reihe weiterer, z. T. noch nicht klassierter Viren. Von den insgesamt etwa 300 bekannten Arboviren sind ungefähr 100 für den Menschen infektiös und zum guten Teil pathogen. Das Auftreten von Arbovirus-Infektionen hängt naturgemäß in erster Linie vom Vorhandensein von *Arthropoden* ab, die sich als *Vektoren* und oft auch als *Zwischenwirte* der verschiedenen Viren eignen. Dabei stehen *Stechmücken* und *Zecken* weit im Vordergrund. Die Spezies der letzeren und deren *geographische Verbreitung* bestimmen in erster Linie, in welchen Erdteilen, Kontinenten, Breitegraden und/oder Zonen eine gegebene Arbovirus-Infektion vorkommt. Die *Klassifikation* dieser Gruppe von Viruskrankheiten richtet sich demnach teilweise nach *geographischen Gesichtspunkten,* was sich auch in der Namengebung äußert. Im Übrigen wird die Einteilung dieser großen Gruppe von Viruskrankheiten nicht einheitlich gehandhabt, indem einesteils nach Familien und Gattungen von Viren, andernteils nach dem klinischen Bild klassifiziert wird.
In *ätiologischer Hinsicht* lassen sich folgende Gruppen von Krankheiten auseinanderhalten: 1) Durch Arboviren des Genus *Alphavirus* werden die *östliche equine Enzephalomyelitis,* die *westliche equine Enzephalomyelitis* und die *venezolanische equine Enzephalomyelitis* hervorgerufen; ferner gehören in diese Gruppe in Afrika, Asien oder Australien bekannte Infektionskrankheiten, die durch Erreger, wie das Sindbis-Virus, das Chikungunya-Virus, das O'Nyong-Nyong-Virus und das Ross-River-Virus verursacht werden. 2) Arboviren des Genus *Flavivirus* sind die Erreger der verschiedenen Formen von *Zeckenenzephalitis (russische (Früh-sommer-)Zeckenenzephalitis; zentraleuropäische (Frühsommer-)Zeckenenzephalitis;* Infektion durch dasselbe Virus, das auf den britischen Inseln die *Spring- und Drehkrankheit der Schafe (»louping ill«)* erzeugt); ferner Erreger des *tropischen Gelbfiebers,* des *Dengue-Fiebers* und verschiedener Formen von *Enzephalitis (japanische B-Enzephalitis, Murray-Valley-Enzephalitis, St. Louis-Enzephalitis* u. a.) sowie des *West-Nil-Fiebers* u. a. m. 3) Arboviren der Familie der *Bunyaviridae* sind für eine große Zahl von Infektionskrankheiten verantwortlich, u. a. das *Phlebotomen (Pappataci-)-Fieber* und die *LaCrosse-Enzephalitis* sowie viele andere. 4) Auf einer Infektion durch Vertreter des Genus *Orbivirus* beruhen Krankheiten, wie das *Colorado-Zeckenfieber* u. a. m. 5) Viren des Genus *Vesiculovirus* erzeugen die verschiedenen Formen von *vesikulärer Stomatitis* (u. a. Indiana- und New Jersey-Typen). 6) Bisher *nicht klassierte Arboviren* gibt es in erheblicher Zahl; ebenso vielfältig sind die Krankheitsbilder, die sie hervorrufen, und die Gebiete, in denen sie auftreten.
Nach dem *klinischen Bild* kann man die Arbovirus-Krankheiten wie folgt gruppieren: 1) Infektionskrankheiten, die sich in erster Linie durch *Fieber, Abgeschlagenheit, Kopfschmerzen und Myalgien* kennzeichnen, z. B. das Gelbfieber, das Phlebotomen(Pappataci-)-Fieber, das Colorado-Zecken-Fieber und das Rift Valley-Fieber. 2) Ein Krankheitsbild, das zusätzlich zu *Fieber, Abgeschlagenheit, Kopfschmerzen und Myalgie auch mit arthritischen Beschwerden und einem Hautexanthem* einhergeht, z. B. Infektionen durch das Sindbis-Virus oder das Ross-River-Virus. 3) Ein Symptomenkomplex, der *Fieber, Abgeschlagenheit, Myalgien, Hautexanthem und Lymphadenopathie* umfaßt, z. B. das Dengue-Fieber oder das West-Nil-Fieber. 4) Krankheiten, die sich vor allem durch die Kombination von *Fieber und zentralnervösen Störungen* (Enzephalitis, Meningoenzephalitis, u. U. nur Meningitis) auszeichnen, u. a. die östliche, die westliche und die venezuelische equine Enzephalomyelitis und die japanische B-Enzephalitis. 5) Infektiöse

Zustände, deren Hauptmerkmal im gemeinsamen Auftreten mehr oder weniger schwerer Allgemeinsymptome, wie *Fieber, Malaise, Kopfschmerzen sowie Myalgien einerseits und hämorrhagischen Erscheinungen andererseits* liegt, z. B. Gelbfieber, z. T. Dengue-Fieber, das Omsker hämorrhagische Fieber, das zentralasiatische hämorrhagische Fieber, das fernöstliche bzw. koreanische hämorrhagische Fieber sowie weitere, ähnliche Krankheitsbilder.

Die Liste von Arboviren, die fieberhafte Erkrankungen hervorrufen können (Tabelle 113), ist schon heute sehr umfangreich, und fast jährlich kommen neue hinzu. Die hier vorgelegte Einteilung der Arboviren und der durch sie hervorgerufenen Infekte darf daher weder als endgültig noch als vollständig betrachtet werden.

Zur **Ätiologie:** Alle Arboviren sind, soweit bekannt ist, *RNA-Viren.* Die zu den *Togaviridae* gehörenden *Alphaviren* und *Flaviviren* zeigen eine kubische Kapsidsymmetrie und einen Durchmesser von ungefähr 60 bzw. 40 nm. Die *Bunyaviridae* kennzeichnen sich durch eine asymmetrische Architektur; ihr Durchmesser beläuft sich auf ungefähr 100 nm. Die *Orbiviren* aus der Familie der Reoviridae haben, wie die Togaviren, eine kubische Kapsidsymmetrie, und der Virionendurchmesser beträgt 60–80 nm. Das *Vesiculovirus* aus der Familie der Rhabdoviridae hat eine große morphologische Ähnlichkeit mit dem Lyssavirus und mißt etwa 60 nm im Durchmesser und 180 nm in der Länge. Die Arboviren lassen sich in geeigneten Tieren und/oder in vitro züchten. Innerhalb der einzelnen Virusgenera kennt man z. T. zahlreiche Formen, die sich durch ihre Antigeneigenschaften unterscheiden. Weitere Einzelheiten über die verschiedenen Arboviren werden in den nachfolgenden Unterabschnitten angegeben.

Zur **Epidemiologie:** Das *Infektionsspektrum* der meisten Arboviren ist *heterogen,* wobei bestimmte Tierarten das wichtigste Glied der Infektionskette bilden, und der Mensch in der Regel die Krankheit erwirbt, ohne als Infektionsquelle eine nennenswerte Rolle zu spielen (»Ende« der Infektionskette). In epidemiologischer Hinsicht kommt denjenigen *Wirbeltieren* die größte Bedeutung zu, die nach erfolgter Infektion eine erhebliche und langdauernde *Virämie* aufweisen. Bezieht der als Vektor bzw. Zwischenwirt funktionierende *Arthropode* seine Blutmahlzeit von einem virämischen Tier, bestehen verschiedene *Übertragungsmöglichkeiten:* Entweder machen die Viren – z. B. im Darm des Arthropoden – einen obligaten Entwicklungs- bzw. Vermehrungszyklus durch und gelangen schließlich in den Speichel des Vektors, oder der letztere übt im wesentlichen nur Transportfunktionen aus. Vermehrung und Translokation der Viren im Zwischenwirt nehmen eine gewisse Zeit in Anspruch *(»äußere Inkubationszeit«),* so daß der Biß/Stich des frisch mit Viren besiedelten Arthropoden nicht sogleich infektiös ist. Je nach den örtlichen Bedingungen und der Art des Vektors kann es 1–2 Wochen dauern, bis die Viren in infektionsfähiger Menge im Speichel des Vektors erscheinen. Während der Blutmahlzeit pflegt das Insekt oder die Zecke in Schüben Speichel in die Stich/Bißstelle zu injizieren, so daß die Erreger ins subepidermale Gewebe gelangen; teilweise geraten sie wahrscheinlich direkt in Blutgefäße, teilweise in die Interstitialflüssigkeit, mit der sie auf dem Lymphweg abtransportiert werden können. Infizierte Vektoren – in Fall der Arboviren vor allem *Stechmücken* und *Zekken* – bleiben in der Regel infektiös, solange sie leben. Für die Epidemiologie der Arbovirus-Krankheiten ist es von großer Bedeutung, daß die einzelnen Erregerarten (-typen) an bestimmte Arthropoden als Vektoren gebunden sind: Das Vorhandensein der letzteren bestimmt somit die geographische Ausbreitung einer gegebenen, durch Arboviren hervorgerufenen Krankheit. Die Arthropoden bilden überdies, da sie die Viren nicht eliminieren, ein wichtiges *Virusreservoir. Prophylaktische Maßnahmen* richten sich daher – abgesehen von Schutzimpfungen – vor allem auf die Elimination der Stechmücken, Zecken und anderen Vektoren. Zudem versucht man, sich nach Möglichkeit vor Stichen/Bissen durch Arthropoden zu schützen, z. B. mit Hilfe von Moskitonetzen und/oder – im Fall der Zecken – durch Tragen geeigneter Kleider.

Zur **Pathogenese:** Nach dem Stich/Biß durch einen infizierten Arthropoden erfolgt die *primäre Virusvermehrung* hauptsächlich in Lymphknoten, Leber, Knochenmark und allenfalls in der Milz. Danach kommt es in der Regel zu einer *Virämie,* die u. U. ohne Krankheitserscheinungen verlaufen kann oder unbestimmte Allgemeinsymptome und Fieber hervorruft. Im Verlauf der Generalisation des Prozesses siedeln sich die Viren in verschiedenen Organen/Strukturen an, die dem einzelnen Krankheitsbild das Gepräge geben. Besonders gefährlich ist die Infektion des Zentralnervensystems, mit Ausbildung einer *Enzephalitis, Enzephalomyelitis* und/oder *Meningitis.* Aber auch andere Organe werden z. T. schwer betroffen, z. B. die Leber und/oder Blutgefäße, so daß es zu *hämorrhagischen Manifestationen* kommt. *Myalgien, Arthralgien, Arthritiden, Hautexantheme* und *Lymphknotenschwellungen* sind z. T. direkte Folgen der Virusbesiedelung, d. h. eines zytopathischen Effekts mit Zelltod, z. T. dürften daran auch Immunreaktionen von Seiten des Wirtsorganismus beteiligt sein.

Morphologisch bietet sich demnach ein von Krankheit zu Krankheit wechselndes Bild (s. u.), auch wenn sich, wie oben erwähnt wurde, einzelne Gruppen von *Symptomenkomplexen* zusammenfassen lassen (s. u.).

Die **Diagnosestellung** bei Arbovirus-Infektionen erfolgt nicht oft aufgrund einer *Virusisolation,* da Blut im Stadium der Virämie, d. h. zur Zeit, da noch unbestimmte Allgemeinsymptome vorherrschen, entnommen werden müßte. Tritt der Tod ein, gelingt der Virusnachweis in der Regel aus Proben der betroffenen Gewebe. Für die praktische Diagnostik ist man weitgehend auf *serologische Methoden* angewiesen (s. u.). Allerdings kann es in Ländern mit hohem Durchseuchungsgrad schwierig sein, einen positiven Antikörpernachweis richtig zu deuten.

Nachstehend werden einige der wichtigsten Arbovirus-Krankheiten kurz skizziert. Dabei wollen wir uns in der Reihenfolge der Besprechung an die oben erwähnte klinische Symptomatik halten.

Arbovirus-Krankheiten, die sich in erster Linie durch einen fieberhaften Zustand mit Abgeschlagenheit, Kopfschmerzen und Myalgien kennzeichnen

Das *Phlebotomen-Fieber (Pappataci-Fieber, Sandfloh-Fieber, 3-Tage-Fieber)* tritt u. a. im Mittelmeerraum, ferner in Ostafrika und in Zentralasien auf. Es wird durch mindestens 5 antigenisch verschiedene Arboviren (Typen Neapel, Sizilien, Punta Toro, Chagres und Candiru) verursacht. Vermutlich sind noch weitere Agentien beteiligt (u. a. Bujaru, Cacao, Karimabad und Selhabad). Hinweise auf das Bestehen eines Tierreservoirs konnten bisher nicht gefunden werden. Die Krankheit herrscht vor allem in den heißen Sommermonaten vor und wird durch den Sandfloh *Phlebotomus papatasi* übertragen; allerdings beteiligen sich an der Transmission der Viren nur die Weibchen, die die Viren transovariell auf die Nachkommenschaft übertragen. Die Arthropoden beißen häufig nachts, so daß manche Patienten sich nicht an ein solches Ereignis erinnern. Die Vektoren sind so klein, daß sie gewöhnliche Schutzvorhänge zu passieren vermögen. Das Phlebotomus-Fieber ist vor allem in Städten verbreitet. Die Inkubationsperiode beim Menschen ist ziemlich kurz (u. U. nur 3 Tage), und eine Virämie besteht in der Regel von einem Tage vor Auftreten der Krankheitssymptome bis 2 Tage nachher. Die Symptomatik umfaßt Fieber, Kopfschmerzen, vor allem im Augenbereich, Myalgien, Pleurodynie, Abdominalbeschwerden, u. U. Erbrechen, Photophobie, Arthralgien sowie eine gewiße Nackensteifigkeit. Bei ungefähr einem Drittel der Patienten besteht eine konjunktivale Injektion, und z. T. finden sich in der Mundhöhle Bläschen. Makulöse und/oder urtikarielle Exantheme sind keine Seltenheit. In einigen Fällen kann es zu deutlichen Zeichen einer aseptischen Meningitis kommen. Todesfälle sind bisher nicht bekannt geworden, und über die morphologischen Veränderungen besitzen wir keine genaueren Angaben.

Das *Colorado-Zecken-Fieber* wird durch ein Virus hervorgerufen, das man den Orbiviren zuordnet (Familie der Reoviridae). Die Krankheit ist vor allem in den Rocky Mountains in USA zuhause und wird durch die Waldzecke *Dermatocenter andersoni* übertragen, bei der ebenfalls eine transovarielle Transmission auf die nächste Generation stattfindet. Infektionen ereignen sich vor allem in den Sommermonaten, öfters im Wald. Die meisten Patienten vermögen sich an einen Zeckenbiß zu erinnern. Die Inkubationsperiode beträgt ungefähr 3–6 Tage, wonach innerhalb sehr kurzer Zeit die fieberhaften Allgemeinerscheinungen, die mit der Virämie verbunden sind, einsetzen. Nach ungefähr 2 Tagen normalisiert sich die Körpertemperatur wieder, um nach weiteren 2 Tagen erneut und noch höher anzusteigen. Eine Beteiligung des Zentralnervensystems bildet die Ausnahme. In den meisten Fällen notiert man eine Leukopenie. Die Diagnose stützt sich auf das klinische Bild, die Anamnese eines Zeckenbisses und den fluoreszenzmikroskopischen Nachweis der Viren in Erythrozyten, der bis zu 3 Monaten positiv bleiben kann Es besteht zudem die Möglichkeit, Mäuse zu inokulieren. Die Affektion ist harmlos.

Die *venezolanische equine Enzephalomyelitis*, die auf einer Infektion durch das gleichnamige Virus beruht, wurde unseres Wissens bisher in Europa nicht beobachtet. Die Viren der equinen Enzephalomyelitiden (s. u.) lassen sich morphologisch unterscheiden und zeigen antigenische Besonderheiten, besitzen aber gewisse gemeinsame Epitope und haben auch alle hämagglutinierende Eigenschaften. Das Virus der venezolanischen equinen Enzephalomyelitis (VEE-Virus) mißt im Durchmesser 40–45 nm und wird den Alphaviren (Familie der Togaviridae) zugezählt. Man kennt verschiedene Serotypen (IA-E, II, III und IV (ursprünglich in Venezuela festgestellt) sowie ID, IE, II, III und IV, u. a. in Mexiko und Texas). Die letzte größere Häufung von Fällen mit VEE wurde 1973 in Peru beobachtet. Die Viren besiedeln vor allem Pferde und Esel, z. T. aber auch andere Tiere sowie dann und wann den Menschen. Als Überträger kommen sehr zahlreiche Mückenarten in Betracht, u. a. die Spezies *Aedes, Mansonia, Psorophora* und *Culex*. Beim Menschen äußert sich die VEE – kurz zusammengefaßt – wie folgt: Nach einer Inkubationsperiode von 2–5 Tagen beginnt der fieberhafte Zustand, der u. a. mit Kopfschmerzen, einem gewissen Rigor, Myalgien und Malaise einhergeht, nicht selten auch mit Übelkeit und Erbrechen. Diese Symptome stimmen zeitlich mit der Virämie überein. Etwa in einem Drittel der Fälle notiert man meningoenzephalitische Zeichen, aber schwere neurologische Befunde erhebt man nur bei etwa 3% der Patienten. Die Letalität beträgt weniger als 0,5%; tödliche Verlaufsformen betreffen fast immer kleine Kinder.

Das *Rift-Valley-Fieber*, das vor allem in Ost- und Südafrika zuhause ist, wird ebenfalls durch verschiedene Spezies von Moskitos übertragen *(Culex theileri, Eretmapodites chrysogaster, Aedes circumluteolus, Aedes caballus)*, wobei als Vertebraten-Reservoir u. a. Feldratten dienen könnten. Der Mensch wird nur dann und wann infiziert; abgesehen von Mückenstichen, ist auch eine Infektion beim Umgang mit infiziertem tierischem Gewebe oder aerogen möglich. Nach einer Inkubationsperiode von 3–6 Tagen kommt es zu einer fieberhaften Erkrankung, die den oben geschilderten gleicht. Virämie und Fieber dauern ungefähr 3 Tage und gehen in der Regel mit einer auffälligen Leukopenie einher. Die Prognose ist gut.

Die *Mayaro-Semliki-Wald-Virus-Krankheit* tritt u. a. in Lateinamerika und Afrika in Erscheinung, wobei es sich um zwei antigenisch nah verwandte Alphaviren zu handeln scheint, die ebenfalls von Mücken übertragen werden (u. a. *Mansonia venezuelensis*, u. U. *Aedes- und Anopheles-Spezies*). Wahrscheinlich wird die Infektion meist im Wald erworben, was die Bevorzugung des männlichen Geschlechts verständlich macht. Klinisch finden sich während des etwa 3–5 Tage dauernden krankhaften Zustandes – neben Allgemeinerscheinungen (s. o.) – u. U. leichte zentralnervöse Störungen, mitunter auch ein geringfügiger Ikterus und eine Konjunktivitis. Mit dem Rückgang der Virämie klingen auch die Symptome ab. Vereinzelte Todesfälle sollen in Bolivien beobachtet worden sein.

Infektionen durch das Speicheldrüsen-Virus von Fledermäusen traten u. a. beim Personal auf, das sich bei Untersuchungen über Rabies mit Fledermäusen abgab. Der Übertragungsmodus in der Natur ist nicht ermittelt worden.

Zika-Virus-Krankheiten wurden u. a. in Uganda und Nigeria festgestellt. Als Infektionsquellen kommen Affen in Betracht. Neben Allgemeinerscheinungen macht sich bei den Patienten nicht selten ein Ikterus bemerkbar.

Infektionen durch Bunyaviridae treten hauptsächlich in Lateinamerika auf und scheinen durch Mücken übertragen zu werden. Entsprechende Beobachtungen wurden auch in anderen Erdteilen gemacht. Menschenpathogene Bunyaviren kommen in verschiedenen Spezies vor. In der Regel handelt es sich um harmlose Affektionen. Ähnliches gilt für die Gruppe der *Bunyamwera-Viren*, die u. a. auch Arthralgien und Hautexantheme verursachen, abgesehen von Allgemeinsymptomen.

Arbovirus-Krankheiten mit Fieber, Malaise, Arthralgien und Hautexathemen als Hauptsymptomen

Ross-River-Virus-Infektionen beruhen auf dem gleichnamigen Togavirus und werden vor allem in Australien beobachtet, mehrheitlich in den Monaten Dezember bis Juni. Bei Kindern gleicht die Krankheit den Röteln. Ungefähr die Hälfte der Patienten zeigt Arthritiden an den kleinen Gelenken, denen z. T. Hautausschläge zeitlich vorangehen. Hie und da notiert man auch leichte Lymphknotenschwellungen. Die Affektion gilt als harmlos.

Chikungunya ist eine Arbovirus-Infektion, die klinisch dem Dengue-Fieber gleicht (s. u.) und in Afrika, Indien und Südostasien vorkommt. Als Vektoren wirken in erster Linie Mücken der *Aedes*-Gattung. Die Inkubationsperiode beträgt im Mittel 9 Tage, wonach neben Fieber Arthritiden, vor allem an großen Gelenken, Myalgien, eine mäßige Lymphadenopathie und meist ein makulopapulöses Exanthem in Erscheinung treten. Die Affektion dauert meist nur wenige Tage, allerdings erleiden verschiedene Patienten nach der Entfieberung einen Rückfall. Todesfälle sind unseres Wissens nicht beobachtet worden.

O'Nyong-Nyong-Fieber wird – wie Chikungunya – durch ein Alphavirus verursacht und ist vor allem in Tansania und Uganda zuhause. Als Vektor vermutet man in erster Linie *Anopheles funestus*. Klinisch besteht eine große Ähnlichkeit mit Chikungunya.

Dasselbe gilt für *Sindbis-Virus-Infektionen*, die ebenfalls vor allem in Afrika beobachtet werden.

Daß die Mayaro- und Bunyamwera-Viren mitunter Hautexantheme und Arthritiden hervorrufen, wurde schon erwähnt.

Arbovirus-Infektionen, die sich hauptsächlich durch das kombinierte Auftreten von Fieber, Malaise, Lymphadenopathie und Hautexanthem charakterisieren

Dengue-Fieber (»Dandy fever«, so benannt wegen des merkwürdigen Benehmens der Patienten) ist in vielen tropischen und subtropischen Gegenden bekannt. Die Erreger, Dengueviren Typen 1–4, zählt man heute zu den Flaviviren (= Gruppe B der Arboviren). Die Transmission erfolgt durch *Aedes*-Mücken, insbesondere *Aedes aegypti*, der sich oft um Behausungen herum aufhält. Ob neben dem Menschen noch weitere Vertebraten infiziert werden bzw. als Infektionsquelle dienen können, bleibt ungewiß. Vermutlich kommen als Wirte auch Affen in Frage. Das Dengue-Fieber kann epidemische Formen annehmen, und wiederholt wurden unter der Bevölkerung betroffener Bezirke Infektionsraten bis zu 70% und mehr festgestellt; die Morbidität kann in solchen Fällen 20% der Bevölkerung übersteigen. Morphologisch findet man bei Bestehen eines Hautexanthems relativ uncharakteristische Veränderungen, wie Endothelschwellung im Bereich der Blutgefäße, perivaskuläres Ödem und vorwiegend perivenoläre Infiltrate von Histiozyten und Lymphozyten. Klinisch scheint die Infektion recht oft inapperzept zu verlaufen. Die klassische Symptomatik des Dengue-Fiebers läßt sich wie folgt zusammenfassen: Nach einer Inkubationsperiode von 5–8 Tagen stellen sich häufig Prodromalerscheinungen ein, wie Unwohlsein, Schnupfen und Konjunktivitis. Danach kommt es in der Regel innerhalb kurzer Zeit zu sehr schweren Kopfschmerzen, verbunden mit Rücken- und Gliederschmerzen sowie unangenehmen, retroorbital lokalisierten Sensationen. Viele Patienten klagen über Schlaflosigkeit, Anorexie und einen »bitteren Geschmack auf der Zunge«. Bei mehr als der Hälfte der Erkrankten erkennt man ein kleinvesikuläres Enanthem im Mundhöhlenbereich sowie vor allem ein Hautexanthem, daß skarlatiniforme bis makulopapulöse Formen annehmen kann. Oft sind die Skleren injiziert. In der Mehrzahl der Fälle klingen die Symptome und das Fieber nach 2–3 Tagen wieder ab. Die Lymphadenopathie, die in der Regel nur mäßige Grade aufweist, hält etwas länger an. Für die Diagnosestellung kommt eine Virusisolation während der ersten Krankheitstage (Virämie) in Frage, wobei sich zur Züchtung u. a. Gewebekulturen eignen. Häufiger stützt man sich auf serologische Untersuchungen anhand paariger Seren (Hämagglutinations-Hemmtest, Komplementbindungsreaktion u. a.). Abgesehen von dem hier geschilderten *klassischen Bild des Dengue-Fiebers* kennt man noch ein *hämorrhagisches Dengue-Fieber,* das schwerere Formen annimmt. Immerhin liegt die Gesamtmortalität deutlich unter 1%.

Das *West-Nil-Fieber* beruht ebenfalls auf einer Infektion durch Flaviviren. Es wird vor allem durch Mücken der Gattung *Culex* übertragen und kommt hauptsächlich in Afrika vor, ferner im Nahen Osten. Das klinische Bild gleicht stark dem des Dengue-Fiebers und geht mit einer erheblichen allgemeinen Lymphknotenvergrößerung einher. Weitere mehr oder weniger typische Veränderungen umfassen eine Leukopenie, eine ausgesprochene Müdigkeit sowie eine verlängerte Rekonvaleszenz. Die Virämie soll bis mehr als 6 Tage anhalten können. Manchmal dauert es Monate, bis sich die Lymphadenopathie zurückgebildet hat. Die Diagnose kann mit Hilfe der Virusisolation während der virämischen Phase gestellt werden. Die Behandlung ist – wie beim Dengue-Fieber – symptomatisch.

Arbovirus-Krankheiten, die vor allem mit zentralnervösen Störungen einhergehen

Die *östliche equine Enzephalomyelitis,* die durch das gleichnamige Virus aus dem Genus der Alphaviren verursacht wird, wurde bisher an der Ostküste der USA, in Südamerika, in den Philippinen sowie u. a. in Zentral- und Osteuropa beobachtet, vor allem im späten Sommer. Zu den wichtigsten Vektoren gehören u. a. *Aedes sollicitans* und *Culiseta melanura.* Pferde und Esel, die in der Regel etwa 1–2 Wochen vor dem Menschen erkranken, sind, wie der letztere, wahrscheinlich »Endstationen« der Infektionskette. Das natürliche Reservoir ist nicht bekannt; als Möglichkeiten diskutiert man neben verschiedenen Säugern auch Vögel, Amphibien und Reptilien. Vieles spricht dafür, daß die Transmission des Virus von den Equiden auf den Menschen vor allem durch Kuliziden besorgt wird. Betroffen sind in erster Linie Kinder und Erwachsene im Alter von mehr als 55 Jahren. Nach einer Inkubationszeit von ungefähr 1 Woche kommt es zur Virämie, die oft inapperzept verläuft. Fieber steht nicht im Vordergrund. Bald danach stellen sich meningoenzephalitische Symptome ein, die einen erheblichen Schweregrad erreichen können. Die Letalität kann bei Erkrankten der oben erwähnten Altersgruppen 50% übersteigen, während man schätzt, daß die Zahl der jeweils latent Infizierten ungefähr 10mal größer ist. Überlebende weisen oft dauernde Schäden auf, die sich z. B. in mentaler Retardation, Krämpfen, emotioneller Labilität, Blindheit, Taubheit, Sprachstörungen, Hemiplegie u. a. m. äußern können. Autoptisch untersuchte Fälle mit schwerer Enzephalitis zeigten das Bild einer nichteitrigen Enzephalomyelitis bzw. Meningönzephalomyelitis mit Hirnschwellung, kleinen Blutungen, diffusen Schäden des zentralnervösen Gewebes (vor allem ausgeprägt im Hirnstamm und im Bereich der Basalganglien) und Hyperämie der Meningen. Mikroskopisch erkennt man verstreuten Ganglienzelluntergang, Entmarkungserscheinungen, perivaskuläre Infiltrate von Lymphozyten, Histiozyten und oft ziemlich zahlreichen neutrophilen Granulozyten. Zeitlich nachhinkend macht sich eine zunehmende, vorwiegend durch Makrophagen besorgte Neuronophagie bemerkbar, verbunden mit Auftreten von Fett- und vereinzelten Pigmentkörnchenzellen sowie, später, einer reaktiven Vermehrung der Astrozyten und Oligodendroglia in den betroffenen Gebieten.

Die *westliche equine Enzephalomyelitis* wurde vor allem im Westen der USA beobachtet, ferner in anderen Teilen von Nord- und Südamerika. Als Hauptvektor wirkt *Culex tarsalis*. Der Verlauf gleicht, was die zeitlichen Verhältnisse anbelangt, dem der östlichen equinen Enzephalomyelitis, doch gestaltet er sich wesentlich milder. Das Verhältnis von Infizierten zu manifest Erkrankten variiert zwischen 50:1 bei Kindern und 1200:1 bei Erwachsenen. Gefährlich ist die Krankheit vor allem für Kleinkinder, die nicht selten am klinischen Bild einer Schädigung der »oberen motorischen Neuronen« erkranken, die sowohl die pyramidalen wie die extrapyramidalen Bahnen in Mitleidenschaft zieht. Bei Erwachsenen bleibt die Symptomatik auf wenig ernsthafte Störungen beschränkt, wenn man von einzelnen Ausnahmen absieht. Gesamthaft beträgt die Letalität gesicherter Fälle ungefähr 3%.

Die *japanische B-Enzephalitis* erhielt ihren Namen im Jahr 1924, als man anläßlich einer Epidemie die Krankheit von der damals bekannten Enzephalitis A (v. Economo) abgrenzte. Heute spricht man mehr und mehr nur noch von *japanischer Enzephalitis*. Das etwa 30 nm im Durchmesser messende Flavivirus ist für Primaten und eine Reihe kleiner Laboratoriumstiere pathogen. Es läßt sich in Hühnerembryonen und Gewebekulturen ohne Schwierigkeiten züchten. In antigenischer Hinsicht scheint es sich um ein einheitliches Virus zu handeln. Als Überträger kommt vor allem *Culex tritaeniorhynchus* in Betracht, eine Mückenspezies, die in weiten Teilen des fernen Ostens zuhause ist, vor allem auf dem Lande, und mit Vorliebe Haustiere, wie Schweine, u. U. auch Vögel, sticht. Der Mensch wird mehr oder weniger zufällig infiziert, Kinder relativ häufiger als Erwachsene. Nach einer Inkubationsperiode von 8–15 Tagen macht sich bei den meisten Patienten innerhalb kurzer Zeit ein Rigor bemerkbar. Im Verlauf der nächsten 3–4 Tage zeigen sich enzephalitische Symptome, wie Verhaltensänderung, lokalisierte Paresen, insbesondere an den oberen Extremitäten u. a. m. In der Mehrzahl der Fälle kommt es nach der Entfieberung zur wenigstens teilweisen Wiederherstellung. Schwerere motorische Lähmungen und komatöse Zustände sprechen für eine schlechte Prognose. Gesamthaft beläuft sich die Letalität auf ungefähr 10%, wobei der Tod meist innerhalb von 10 Tagen nach Krankheitsausbruch eintritt. Morphologisch findet man bei den Verstorbenen alle für eine nichteitrige Meningoenzenphalitis typischen Veränderungen (s. o.), wobei die Hirnrinde besonders betroffen erscheint. In einer nicht geringen Zahl von Fällen dauert die Rekonvaleszenz ziemlich lange. Die Diagnosestellung stützt sich in der Regel auf den Antikörpernachweis im Serum. Der Virusnachweis gelingt oft nur aus Gewebeproben, die anläßlich der Autopsie entnommen worden waren. Es sei hier nachgetragen, daß die Letalität der japanischen Enzephalitis bei Kindern z. T. wesentlich höher war als bei Erwachsenen.

Die *St. Louis-Enzephalitis*, deren Erreger ebenfalls ein Flavivirus ist, kommt in zwei Varianten vor: a) Im Westen der USA wurde sie vor allem mit dem Vektor *Culex tarsalis* in Beziehung gebracht und trat dort in erster Linie in ländlichen Gebieten hervor. b) Im mittleren Westen, wo die Krankheit mehr in Städten beobachtet wurde, spielt als Überträger *Culex pipiens-quinquefasciatus* die Hauptrolle. In Florida scheint auch *Culex nigripalpus* beteiligt zu sein. Seit 1933, als die Fälle in St. Louis auftraten, hat man in USA immer wieder, da und dort im mittleren Westen, Ausbrüche von St. Louis-Enzephalitis erlebt. Klinisch verlaufen die meisten Infektionen inapperzept. Treten Krankheitssymptome in Erscheinung, ist in etwa ¾ der Fälle mit enzephalitischen Störungen zu rechnen. Beim Rest bleibt es bei Fieber, Kopfschmerzen, meningitischen Zeichen und unbestimmten Allgemeinerscheinungen. Die Diagnose stützt sich vor allem auf den Antikörpernachweis, der bei Pleozytose im Liquor cerebrospinalis angestrebt werden sollte. Die Letalität bewegt sich zwischen 2 und 12%. Ungefähr 5% der Patienten zeigen noch Jahre nach der Erkrankung zentralnervöse Störungen.

Die kalifornische Enzephalitis (LaCrosse-Enzephalitis) beruht vorwiegend – wenn nicht ausschließlich – auf einer Infektion durch das LaCrosse-Virus, das zur Familie der Bunyaviridae gehört. In USA, vor allem im mittleren Westen, gehört dieses Agens zu den häufigsten Ursachen einer Enzephalitis. Das Hauptreservoir scheinen die Eichhörnchen zu bilden, und als Vektoren wirken in erster Linie Stechmücken der Gattung *Aedes*. Die Krankheit tritt vor allem im Sommer in Erscheinung, mit Vorliebe in ländlichen Gegenden. Knaben sind häufiger befallen als Mädchen, offenbar wegen erhöhter Exposition. Die LaCrosse-Enzephalitis kann einesteils ausgesprochen milde verlaufen, im Sinn von 2–3 Tage lang dauernden Prodromalsymptomen, gefolgt von unbestimmten fieberhaften Allgemeinbeschwerden, die im Verlauf von ungefähr einer Woche abklingen; andernteils kennt man eine Variante mit ausgesprochen schweren Störungen. Die letzteren, die sich bei ungefähr der Hälfte der Erkrankten manifestieren, charakterisieren sich durch eine ernsthafte neurologische Symptomatik, u. a. mit Krämpfen, fokalen Ausfällen, schlaffer Paralyse und – in ungefähr 10% der Fälle – Koma. Im Liquor cerebrospinalis finden sich vermehrt Lymphozyten und andere Rundzellen, weniger Granulozyten. Die Letalität beläuft sich im Durchschnitt auf 2%, doch ungefähr 15% der Erkrankten weisen noch Jahre später zentralnervöse Störungen wechselnden Grades auf. Die Diagnose stützt sich auch bei dieser Infektionskrankheit auf den Antikörpernachweis, der in der Regel etwa 10 Tage nach Beginn der manifesten Erkrankung und später möglich ist.

Die *Murray-Valley-Enzephalitis* tritt in Australien auf. Das gleichnamige Virus gehört zur Familie der Togaviridae, Genus Flavivirus. Seit der Isolierung dieses Agens wurde es auch anderswo, z. B. in Neuguinea, gefunden. Man nimmt an, daß Vögel das Hauptreservoir bilden, und daß Stechmücken als Überträger wirken. Klinisch gleicht es anderen Formen von Arbovirus-Enzephalitiden, allerdings mit einem eher milden Verlauf.

In Europa bekannte *Zecken-Enzephalitiden* werden durch gleichnamige Viren hervorgerufen, die einander nahe verwandt sind. Die Übertragung von Tier zu Tier und vom Tier auf den Menschen erfolgt fast ausschließlich durch Zeckenbiß. Die den Flaviviren zugerechneten Erreger lassen sich auf verschiedene Weise in vitro züchten und auch intrazerebral auf Mäuse übertragen. Sie zeigen im Hämagglutinations-Hemmtest eine Kreuzreaktion mit anderen Flaviviren, lassen sich aber von den letzteren durch Neutralisationsteste und die Komplementbindungsreaktion unterscheiden. Die Typisierung der einzelnen Viren der Zecken-Enzephalitiden geschieht mit Hilfe verfeinerter Neutralisationsteste. Man nimmt an, daß die Zecken, die die Viren transovarial von Generation zu Generation weitergeben, das Hauptreservoir darstellen. Durch Biß werden die verschiedensten Wirbeltiere, u. a. auch Haustiere, und der Mensch infiziert. Der klinische Verlauf variiert von Virus zu Virus. Am schwersten ist es bei der *russischen Zecken-Enzephalitis (russische Frühsommer-Enzephalitis),* die in einem breiten Landgürtel zwischen dem 45. und 62. Breitengrad, von Finnland bis Korea, vorkommt. Man nennt sie daher z. T. auch *fernöstliche Zecken-Enzephalitis.* Als Infektionsquelle wirkt vor allem *Ixodes persulcatus.* Nach erfolgtem Viruseintritt ins Hautgewebe vermehren sich die Erreger vorerst im Bereich der Bißstelle, greifen danach auf Lymphknoten über und gelangen schließlich in die Blutzirkulation. Die Virämie geht dem Auftreten der klinischen Symptome zeitlich etwas voraus und dauert noch während der ersten Krankheitsphasen an. Die Inkubationszeit beträgt etwa 6–14 Tage. Die erste Fieberphase wird von unbestimmten Allgemeinsymptomen begleitet. Nach einem fieberfreien Intervall, das eine Woche dauern kann, setzen dann, zusammen mit einem erneuten Temperaturanstieg, die meningoenzephalitischen Störungen ein. Man kennt eher gutartige Verlaufsformen, bei denen die Hirnhautentzündung im Vordergrund steht. Bei Patienten im Alter von mehr als 40 Jahren überwiegt die enzephalitische Verlaufsform, die eine sehr schwere Erkrankung darstellt. Das Sensorium ist meistens stark gestört, und es kommt zu schlaffen Lähmungen, die sich von denen bei Poliomyelitis kaum unterscheiden. Allerdings muß hervorgehoben werden, daß die Infektion in vielen Fällen inapperzept zu verlaufen scheint, oder es kommt nur zur Ausbildung der ersten Krankheitsphase. Bei schweren Formen von Enzephalitis dieser Art beträgt die Letalität 25–40%. Der Virusnachweis geschieht am sichersten durch Inokulation von Blut und/oder Liquor in das Gehirn neugeborener Mäuse. Manchmal ist aber die Virämie zur Zeit der Probenentnahme schon abgebrochen, so daß man auf einen Antikörpernachweis angewiesen ist (s. o.). Prophylaktische Maßnahmen umfassen das Tragen von Schutzanzügen in Gebieten, die durch Zecken verseucht sind, ferner in der Anwendung von Insektiziden. Neuerdings stehen auch Totvakzinen zur Verfügung, die recht gut schützen sollen. Die *zentraleuropäische Zecken-Enzephalitis (zentraleuropäische Frühsommer-Enzephalitis)* ist im europäischen Raum zwischen Südskandinavien, Elsaß, Schweiz, Balkan und Westrußland zuhause. An der Übertragung sind vor allem Zecken der Spezies *Ixodes ricinus* beteiligt, in geringerem Maß auch andere Zecken und Anophelen. Die Infektion verläuft noch häufiger als im Fall der russischen Zecken-Enzephalitis inapparent, und der Verlauf gestaltet sich im allgemeinen wesentlich milder, wenn auch nicht grundsätzlich anders als bei der letzteren. Die Letalität bei Manifestwerden zentralnervöser Störungen beträgt lediglich etwa 1%. Von Interesse ist die Beobachtung, daß infizierte Ziegen das Virus in der Milch ausscheiden können, so daß u. U. auch eine perorale Infektion in Betracht kommt. Die als *»louping ill« (Spring- und Drehkrankheit der Schafe)* bekannte Affektion kennt man vor allem auf den britischen Inseln. Das »Louping-ill«-Virus ist dem Virus der zentraleuropäischen Zeckenenzephalitis nahe verwandt, wird ebenfalls in erster Linie durch Ixodes ricinus übertragen und kann auch für den Menschen pathogen sein. Der klinische Verlauf gleicht dem der zentraleuropäischen Zecken-Enzephalitis, nur gestaltet er sich eher noch milder.

Arbovirus-Krankheiten mit Vorherrschen hämorrhagischer Manifestationen, mit besonderer Betonung des Gelbfiebers

Das *Gelbfieber (tropisches Gelbfieber)* ist die schwerste und oft dramatischste aller Arbovirus-Krankheiten der tropischen und z. T. subtropischen Gebiete der Erde. Es ist vor allem in Zentralamerika und im äquatorialen Afrika verbreitet.

Definitionen: *Gelbfieber* ist eine akute Arbovirus-Krankheit, die in tropischen Zonen vor allem von Amerika und Afrika bekannt ist, durch das gleichnamige Virus, das den Flaviviren zugehört, verursacht wird, nur kurze Zeit dauert und in ganz unterschiedlichen Schweregraden in Erscheinung tritt. Die durch besondere Mücken-Spezies (*Haemagogus* oder *Sabethes* in Amerika, *Aedes africanus* und *Aedes simpsoni* in Afrika) übertragene Infektionskrankheit kennzeichnet sich in schweren Fällen durch die Trias Ikterus, Hämorrhagien und hochgradige Proteinurie.

Ätiologie: Das *Gelbfieber-Virus,* das den Flaviviren zugeordnet wird, mißt im Durchmesser ungefähr 30 nm. Seine pathogene Wirkung erstreckt sich vor allem auf Primaten, d. h. Affen und den Menschen, es kann aber auch auf andere Tiere übertragen werden; bei neugeborenen Mäusen erzeugt es nach intrazerebraler Inokulation eine Erkrankung. In vitro gelingt die Adaptation auf Hühnerembryonen, und von Primaten gewonnene Gewebe- bzw. Zellkulturen eignen sich für die Züchtung. Hinsichtlich der antigenischen Eigenschaften lassen sich mindestens zwei Typen auseinanderhalten, der afrikanische und der amerikanische.

Epidemiologie: In epidemiologischer Beziehung kann man einen *urbanen* und einen *Busch (Dschungel)-Typ von Gelbfieber* unterscheiden. Beim ersteren ist der Mensch praktisch der einzige Vertebraten-Zwischenwirt, und die Transmission erfolgt fast ausschließlich durch Aedes ägypti. Der Buschtyp entspricht demgegenüber in erster Linie einer Enzootie unter Affen, und der Mensch wird hier nur zufällig – in Afrika vor allem durch Aedes africanus oder Aedes simpsoni – infiziert. Die Transmission des Virus zwischen Affen geschieht in Zentral- und Südamerika in erster Linie durch die oben erwähnten Haemagogus-Arten. Je nach Außentemperatur und Vektor beträgt die »äußere Inkubationszeit« 4 Tage bis 4 Wochen. Das Gelbfieber gehört zu den »Quarantäne-Krankheiten«, die gemäß internationalen Richtlinien meist strengen Vorschriften unterstellt sind.

Pathogenese: Nach Einführung des Virus durch den Mückenstich kann die Virusvermehrung örtlich erfolgen oder – bei Injektion des infektiösen Materials direkt in die Blutbahn – in verschiedenen Lokalisationen, z. B. in Kupffer'schen Sternzellen der Leber, Hepatozyten, Endothelzellen in anderen Organen/Geweben u. a., stattfinden: Über diese Phase der Infektion ist relativ wenig bekannt. Nach ungefähr 3–6 Tagen kommt es zur nachweisbaren Virämie, die etwa 3–4 Tage anhält und wahrscheinlich mit dem Auftreten spezifischer Antikörper ein Ende findet. Mit dieser Elimination der Viren aus der Blutbahn kommt es zu einem Fieberanfall von 1–2 Tagen Dauer, bis sich dann der zytopathische Effekt in den für das Gelbfieber mehr oder weniger typischen Lokalisationen bemerkbar macht, zu entzündlichen Reaktionen führt und die Körpertemperatur erneut ansteigen läßt.

Morphologische Befunde stammen in erster Linie von Autopsien: Makroskopisch fällt der mehr oder weniger ausgeprägte Ikterus von Haut und Geweben auf. Ferner stellt man häufig Blutungen fest, z. B. im Bereich des Nasopharynx, der Gingiva und der Subkutis; auch Magen- und Darmblutungen sind keine Seltenheit. Am eindrücklichsten sind die *Leberveränderungen:* Das Organ erscheint meist normal groß und zeigt auf der Schnittfläche eine schmutzig-gelbe Verfärbung, z. T. verbunden mit blutreicheren Bezirken. Mikroskopisch erkennen wir eine ausgedehnte *Nekrose* des Leberparenchyms, vor allem in den *intermediären Zonen der Läppchen,* verbunden mit herdförmigen Blutungen. Zellen, die nicht zugrunde gegangen sind, zeigen in der Regel eine Verfettung. Da und dort finden sich Councilman-Körperchen (S. 90). In den Kernen der noch erhaltenen Hepatozyten finden sich Einschlüsse *(Torres-Körperchen),* die in Form ringartig angeordneter eosinophiler Massen die Nukleolen einschließen; die Bedeutung dieses Befundes ist ungewiß, da man ähnliche Veränderungen auch bei anderen Zuständen, z. B. nach Verbrennungen, beobachten kann. Im Leberparenchym macht sich im übrigen eine deutliche Regenerationstätigkeit bemerkbar (Mitosefiguren). Die entzündlichen Infiltrate, die u. a. neutrophile Granulozyten umfassen, halten sich oft in bescheidenem Rahmen. Mit der Zeit findet man vermehrt Histiozyten und schließlich ziemlich viele Lymphozyten und Plasmazellen, vor allem in den portalen Feldern. Die *Nieren* zeigen schwere tubuläre Schäden mit Untergang zahlreicher Hauptstückepithelien, daneben Blutungen. In der *Milz,* die makroskopisch dunkelrot und vergrößert sowie fast zerfließlich erscheint, finden sich neben dem Blutreichtum zahlreiche Makrophagen, z. T. auch neutrophile Granulozyten. Im *Myokard* notiert man da und dort einen Untergang von Muskelzellen. Im *Zentralnervensystem* beschränken sich die Veränderungen auf eine Schwellung des Gewebes, z. T. verbunden mit Blutungen und vereinzelten perivaskulären Infiltraten von Lymphozyten, insbesondere im späteren Verlauf der Erkrankung. In vielen kleinen Blutgefäßen, u. a. in Lebersinusoiden und in Kapillarschlingen der Glomeruli, kann man hyaline Thromben nachweisen, d. h. Zeichen einer *disseminierten intravaskulären Gerinnung.*

Folgen und **Symptome:** Die Inkubationsperiode dauert 3–6 Tage. Danach stellt sich in kürzester Zeit Fieber ein, verbunden mit Kopfschmerzen und Allgemeinsymptomen, ferner in einem Teil der Fälle eine leichte Albuminurie, Epistaxis und andere Symptome bzw. Zeichen. Meistens notiert man eine relative Bradykardie (Faget'sches Zeichen). Bei milder Verlaufsform kann die Erkrankung in 1–3 Tagen abklingen. Bei *schweren und sog. malignen Varianten des Gelbfiebers* läßt sich das klinische Geschehen in drei Phasen unterteilen: 1) Die *»Periode der Infektion«* entspricht einigermaßen dem oben geschilderten Krankheitsbild, allerdings in meist schwererer Form. 2) Die *Phase der Remission,* die mit Fieberabfall in der Regel am dritten Krankheitstag beginnt und 1–2 Tage anhält, kann bei ganz bösartigem Verlauf fehlen. 3) In der sog. *Phase der »Intoxikation«* herrscht wieder Fieber, und die klassischen Veränderungen des Gelbfiebers kommen zum Ausdruck: Ikterus, hämorrhagische Manifestationen aller Art (Epistaxis, Magendarmblutungen, Blutungen in Haut und Schleimhäuten u. a. m.) und Albuminurie, die meistens erst vom dritten Tag weg erhebliche Ausmaße annimmt. Nicht selten stellt sich eine akute Niereninsuffizienz mit Oligurie oder Anurie ein. In schweren Fällen treten deutliche zentralnervöse Störungen in Erscheinung, die über Erregungszustände und Delirium zum Koma überleiten. Dieses kann schon 2–3 Tage vor dem Tod eintreten, u. U. 4–6 Tage nach Krankheitsbeginn. Laboratoriumsuntersuchungen decken in den meisten Fällen eine *Leukopenie* auf, die um den 5. Tag nach Krankheitsbeginn am stärksten ausgeprägt zu sein pflegt. Ferner finden sich Gerinnungsstörungen, im besonderen ein Mangel an Prothrombin, ferner an den Faktoren V sowie VII-XI. Wahrscheinlich ist auch die Plasminogen-Aktivierung gehemmt. Die Zahl der Thrombozyten im Blut nimmt in der Regel mit dem Einsetzen der intravasalen Gerinnung in vivo rapide ab. Leberfunktionsteste ergeben häufig pathologische Befunde. Die *Diagnosestellung* stützt sich auf den Virusnachweis, der am ehesten gelingt, wenn während der ersten 3 Krankheitstage Blut entnommen wird, ferner auf den Anstieg der Titer neutralisierender Antikörper im Blut und den histologischen Leberbefund mit Nekrosezonen im Intermediärbereich der Läppchen. Der letztgenannte Befund ist nicht pathognomisch, aber er gilt als ziemlich charakteristisch. Die *Therapie* beschränkt sich auf symptomatische Maßnahmen, wobei dem Elektrolyt- und Wasserhaushalt besondere Beachtung zu schenken ist. Die *Letalität* belief sich seinerzeit auf 5–10% der klinisch manifesten Fälle; heute scheint sie geringer zu sein. Patienten, die überleben, erwerben eine langdauernde Immunität.

Prophylaxe: Abgesehen von der *Bekämpfung der Stechmücken* bzw. einem *Schutz vor deren Stichen* (Moskitonetze, Kleidung u. a.), ist vor allem die *Schutzimpfung* zu nennen. Hierfür stehen heute *Lebendvakzinen* zur Verfügung (vor allem Stamm 17 D der Gelbfieberviren nach Theiler), die sich für exponierte Einzelpersonen oder Bevölkerungsteile eignen und eine jahrelange Immunität erzeugen.

Abgesehen vom Gelbfieber kennt man noch eine Reihe **weiterer Arbovirus-Krankheiten mit hämorrhagischen Manifestationen;** von diesen sollen nachstehend noch einige kurz erwähnt werden.

Unter den *durch Mücken übertragenen hämorrhagischen Fiebern* sind u. a. das *hämorrhagische Dengue-Fieber* und die *hämorrhagische Chikungunya* zu nennen, die durch *Aedes aegypti* transmittiert werden, Chikungunya z. T. auch durch *Culex tritaeniorhynchus* (s. o.). Fast immer sind Kinder betroffen. Die Hauptgefahr dieser Varianten, die mit einer erhöhten Gefäßpermeabilität einhergehen, besteht in einer Hypovolämie, einer Thrombozytopenie und der damit verbundenen hämorrhagischen Diathese. Der Schweregrad des hämorrhagischen Dengue-Fiebers korreliert einigermaßen mit dem Ausmaß der Komplementaktivierung, d. h. dem Abfall der Konzentration von C3 im Blut. Wahrscheinlich sind hierfür Immunreaktionen maßgebend. Die Letalität bewegt sich zwischen 3 und 20%, wobei vor allem Kinder im Alter von weniger als einem Jahr gefährdet sind. Die Therapie ist symptomatisch.

Durch Zecken übertragene hämorrhagische Fieber umfassen u. a. folgende Krankheiten: Das *Krim-Kongo-hämorrhagische Fieber* tritt vor allem in den Frühjahrs- und Sommermonaten auf, mehrheitlich unter Landarbeitern und Leuten, die mit der Milchwirtschaft zu tun haben. Die Vektoren gehören zum Zeken-Genus *Hyalomma.* Im Vordergrund der klinischen Manifestationen stehen hämorrhagische Erscheinungen in verschiedenster Lokalisation. Die Gefahr besteht vor allem in der Ausbildung eines hypovolämischen Schocks und/oder einer interkurrenten Infektion durch Bakterien. Das *Omsk-hämorrhagische Fieber* wird durch Zecken der Gattung *Dermatocenter* transmittiert, kann aber auch durch Umgang mit infizierten Nagetieren erworben werden. Auch hier imponiert das klinische Bild in erster Linie durch das Auftreten von Blutungen, z. B. in Form einer Epistaxis oder einer Gastrointestinalblutung. Im Gegensatz zum Krim-Kongo-hämorrhagischen Fieber, das mit einer Letalität zwischen 9 und 50% einhergeht, sterben am Omsk-Fieber nur wenige (Letalität ungefähr 0,5–3%). Die *Kyasanur-Waldkrankheit,* die hauptsächlich in Indien zuhause ist, wird u. a. durch die Zecken-Spezies *Haemophysalis spinigera* auf den Menschen übertragen, während innerhalb des Tierreservoirs (Affen, Vögel u. a.) vermutlich Zecken der Gattung *Ixodes* als Vektoren wirken. Zu den klinischen Symptomen gehören u. a. eine Konjunktivitis, eine generalisierte Lymphadenopathie, eine Leukopenie und relative Bradykardie, abgesehen von Allgemeinerscheinungen, wie Fieber, Malaise, Myalgien, z. T. Husten u. a. m. Die Letalität wird auf ungefähr 5% geschätzt, wobei starke hämorrhagische Manifestationen als ungünstiges Vorzeichen gelten.

186.21. Infektionen durch Arenaviren: Zusätzliche Angaben

Begriffe und zusammenfassende Hinweise

Definitionen: Zu den Arenaviren gehören – abgesehen vom Virus der *lymphozytären Choriomeningitis* (S. 1806) – etwa 10 weitere Viren, u. a. das Lassavirus, das das *Lassa-Fieber* in Westafrika hervorruft, ferner das Machupovirus, der Erreger des *bolivianischen hämorrhagischen Fiebers,* das Juninvirus, das für das *argentinische hämorrhagische Fieber* verantwortlich ist, und etwa 6 weitere Viren mit menschenpathogener Wirkung. Von dem vor allem in Korea aufgetretenen *hämorrhagischen Fieber mit renalem Syndrom* nimmt man ebenfalls an, daß es durch ein Arenavirus verursacht wird. Beim Lassa-Fieber handelt es sich um eine sehr schwere Allgemeinerkrankung mit hoher Letalität, vor allem wegen Ausbildung eines Schocks. Die anderen erwähnten Arenavirus-Infektionen können ebenfalls ernste Formen annehmen und mit dem Tod enden.

Wie schon erwähnt (S. 1675), handelt es sich bei den *Arenaviren* um RNA-Viren, die im allgemeinen sphärisch sind und einen Durchmesser von 50–300 nm aufweisen. Man kennt auch ovale und pleomorphe Formen. Die Feinstruktur ist im einzelnen noch nicht gänzlich geklärt. Der Name der Viren rührt daher, daß im Bereich der Virionenmembran Vorragungen und partikelähnliche Gebilde vorhanden sind, die den Eindruck erwecken, als wäre auf die Oberfläche »Sand gestreut worden« (arenaceus = sandig). Die Arenaviren führen wenigstens bei einem Teil der Wirtsorganismen, die als Reservoir dienen, zu persistierenden Infektionen, die oft keine Krankheitszeichen bewirken und offenbar auch keine Immunreaktion auslösen. Man nimmt an, daß zum mindesten ein Teil der Arenaviren von den Wirtstieren im Urin bzw. in den Exkrementen ausgeschieden wird, und daß sich der Mensch mit diesem Material infizieren kann. Obschon die Viren ätherempfindlich sind, scheinen sie Umwelteinflüssen gegenüber nicht sehr labil zu sein. Die epidemiologischen Untersuchungen stehen in bezug auf die Arenaviren z. T. noch in den Anfängen. Das hängt vor allem damit zusammen, daß die Züchtung in vitro bisher nur in einem Teil der Fälle gelang. Eine Übersicht über die Arenaviren findet sich in Tabelle 113.

Lassa-Fieber

Ätiologie: Das *Lassavirus* konnte in vitro gezüchtet und isoliert werden, besonders mit Hilfe geeigneter Gewebekulturen. Die antigenischen Eigenschaften sind z. T. ebenfalls bekannt, so daß eine Komplementbindungsreaktion möglich ist.

Tabelle 113. Beispiele von Arbovirus- und Arenavirus-Infektionen[1]

Syndrom	Virus	Vektoren/ Reservoir	Geographische Ausbreitung (wichtigste Gebiete)
Fieber mit *Malaise, Kopfschmerzen* und *Myalgien*	Venezolanisches Pferde-Enzephalitis-Virus	Mücken	Südosten der USA, Zentralamerika, Venezuela, Brasilien
	Spondweni-Virus	Mücken	Süden Afrikas, Nigeria
	»US bat salivary gland virus«	?	Süden der USA
	Gelbfieber-Virus	Mücken	Afrika, Zentral- und Südamerika
	Calovo-Virus	Mücken	u. a. Tschechoslowakei
	Lassa-Virus	Mastomys natalensis	Zentral- und Westafrika
	Tahyna-Virus	Mücken	Osteuropa
	Neapolitanisches Phlebotomus-Virus	Sandfliegen	Italien, Ägypten, Iran, West-Pakistan
	Sizilianisches Phlebotomus-Virus	Sandfliegen	Italien, Ägypten, Jugoslawien, Iran, Pakistan
	»Colorado tick fever virus«	Zecken	Westen der USA
	»Rift Valley fever virus«	Mücken	Afrika
Fieber mit *Malaise, Kopfschmerzen, Myalgien, Arthralgien* und *Hautexanthem*	Chikungunya-Virus	Mücken	Afrika, Indien, Thailand, Vietnam, Malaysia
	O'nyong-nyong-Virus	Mücken	Senegal, Ostafrika
	Sindbis-Virus	Mücken	Süd- und Ostafrika, östliche Mittelmeerländer, Indien, Malaysia, Philippinen, Australien
	Bunyamwera-Virus	Mücken	Afrika
	»Ross river virus«	Mücken	Australien
Fieber mit *Malaise, Kopfschmerzen, Myalgien, Hautexanthem* und *Lymphadenopathie*	Dengue 1-Virus	Mücken	Indien, Thailand, Inseln des Pazifischen Ozeans
	Dengue 2-Virus	Mücken	Weltweit in tropischen und subtropischen Gebieten
	Dengue 3-Virus	Mücken	Karibische Inseln, Inseln des Pazifischen Ozeans, Indien, Südostasien
	Dengue 4-Virus	Mücken	Indien, Philippinen, Thailand
	West-Nil-Virus	Mücken	Rhone-Delta, Naher Osten, Israel, Afrika, Indien, Malaysia, Borneo

1 Außer dem LCM-Virus, dem Junin-Virus, dem Machupo-Virus, dem Lassa-Virus und dem Virus des fernöstlichen oder koreanischen hämorrhagischen Fiebers, die den *Arenaviren* angehören, werden alle hier aufgeführten Viren als Arboviren bezeichnet.
Arboviren umfassen taxonomisch verschiedenartige Viren, im besonderen *Togaviren* (Alphaviren (A), Flavorviren (B)), *Bunyaviren* (C), *Orbiviren, Rhabdoviren* und *nicht klassierte Viren* (s. Tabelle 98, S. 1674). Die in der Tabelle aufgeführten Viren stellen nur einige wichtige Beispiele dar; die Zahl der bekannten menschenpathogenen Arboviren ist noch wesentlich größer.

Tabelle 113 (Fortsetzung)

Syndrom	Virus	Vektoren/ Reservoir	Geographische Ausbreitung (wichtigste Gebiete)
Fieber und Störungen des zentralnervösen Systems (*Meningitis* und/oder *Enzephalitis*)	Östliches Pferde-Enzephalitis-Virus	Mücken	Östliche Gebiete von Nordamerika, Zentralamerika, Südamerika
	Westliches Pferde-Enzephalitis-Virus	Mücken	Kanada, USA, Lateinamerika
	Venezolanisches Pferde-Enzephalitis-Virus	Mücken	Südosten der USA, Mexiko, Zentralamerika, nordöstlicher Teil von Südamerika
	Japanisches Enzephalitis-Virus	Mücken	Japan, China, weitere Länder in Südostasien, Australien, Neuseeland
	LCM-Virus	Nager	Weltweit, außer Australien
	»Louping ill virus«	Zecken	Großbritannien, Irland
	Medoc-Virus	?	USA
	»Murray Valley encephalitis virus«	Mücken	Australien, Neuguinea
	Powassan-Virus	Zecken	Kanada, Osten der USA
	St. Louis-Enzephalitis-Virus	Mücken	USA, karibische Inseln, Zentral- und Südamerika
	»Zecken-Enzephalitis-Virus«	Zecken	Ost- und Zentraleuropa, UdSSR
	West-Nil-Virus	Mücken	Rhone-Delta, Naher Osten, Israel, Afrika, Indien, Malaysia, Borneo
	Kalifornisches Enzephalitis-Virus	Mücken	USA
	Neapolitanisches Phlebotomus-Virus	Sandfliegen	Italien, Ägypten, Iran, Westpakistan
	Kongo-Krim-hämorrhagisches Fieber-Virus	Zecken	Zentralafrika, Westpakistan, Bulgarien, UdSSR
Fieber mit *Malaise, Kopfschmerzen, Myalgien* und *hämorrhagischen Zeichen*	Chikungunya-Virus	Mücken	Afrika, Indien, Thailand, Vietnam, Malaysia
	Dengue 1-Virus	Mücken	Indien, Thailand, Inseln des Pazifischen Ozeans
	Dengue 2-Virus	Mücken	Weltweit in tropischen und subtropischen Gebieten
	Dengue 3-Virus	Mücken	Karibische Inseln, Inseln des Pazifischen Ozeans, Indien, Südostasien
	Dengue 4-Virus	Mücken	Indien, Philippinen, Thailand
	»Kyasanur forest disease virus«	Zecken	Indien
	Omsker hämorrhagisches Fieber-Virus	Zecken	UdSSR
	Gelbfieber-Virus	Mücken	Afrika, Zentral- und Südamerika
	Zentralasiatisches hämorrhagisches Fieber-Virus	Zecken?	Zentralasien, UdSSR
	Kongo-Krim-hämorrhagisches Fieber-Virus	Zecken	Zentralafrika, Westpakistan, Bulgarien, UdSSR
	Fernöstliches oder Koreanisches hämorrhagisches Fieber-Virus	Nager? Milben?	UdSSR, Mandschurei, China, Korea
	Machupo-Virus	Calomys callosus	Nordosten von Bolivien
	Junin-Virus	Calomys musculinus	Argentinien

Epidemiologisch scheint die latente Infektion von Wildratten (u. a. *Mastomys natalensis*) von großer Bedeutung zu sein. Die Tiere scheiden Viren im Urin aus, und man nimmt an, daß die Infektion von Menschen vor allem durch den Genuß von Nahrungsmitteln zustande kommt, die mit dem Harn infizierter Ratten kontaminiert sind. Übertragungen der Infektion von Mensch zu Mensch spielen offenbar keine sehr wichtige Rolle. Mitunter könnte das Virus durch Verletzungen mit kontaminierten Instrumenten in den Körper gelangen.

Morphologische Veränderungen bei Lassa-Fieber sind noch wenig bekannt.

Folgen und **Symptome:** Nach einer Inkubationsperiode von 1–24 (?) Tagen setzen die krankhaften Erscheinungen mit Fieber ein, verbunden mit Allgemeinsymptomen, wie sie sich bei vielen anderen viralen Infekten zeigen. Fast immer besteht eine Pharyngitis, die zu geschwürigen Veränderungen im Oropharynx führen kann. In der zweiten Woche stellen sich oft Abdominalbeschwerden ein, und es kommt zu einer allgemeinen Lymphknotenschwellung, insbesondere im Halsbereich. Hie und da entwickelt sich ein makulopapulöses Hautexanthem, und nicht selten kommt es zu Blutungen. Meistens besteht über längere Zeit eine relative Bradykardie. Zentralnervöse Störungen werden ebenfalls beobachtet. Bei tödlichem Verlauf, der in ungefähr 30–50% der Fälle mit akuter Erkrankung beobachtet wurde, steht terminal ein Schock im Vordergrund. Bei einem Teil der Patienten stellt man Zeichen von Myokard- und/oder Leberschädigung fest. Frühzeitig notiert man eine Leukopenie, und mehrheitlich entwickelt sich eine z. T. erhebliche Proteinurie. Die *Diagnosestellung* stützt sich – abgesehen vom klinischen Bild und von epidemiologischen Gegebenheiten – auf den Virusnachweis und den Komplementbindungstest. Die *Therapie* ist symptomatisch. Obschon bisher keine Beweise für eine häufige Übertragung der Krankheit von Mensch auf Mensch vorliegen, wird die Isolation der Erkrankten empfohlen.

Argentinisches und bolivianisches hämorrhagisches Fieber

Ätiologie: Das *Machupovirus,* der Erreger des *bolivianischen hämorrhagischen Fiebers,* und das *Juninvirus,* welches das *argentinische hämorrhagische Fieber* erzeugt, sind einander serologisch verwandt, jedoch nicht identisch. Eine Züchtung in vitro gehört unseres Wissens noch nicht zu den üblichen diagnostischen Maßnahmen.

Epidemiologie: Das *argentinische hämorrhagische Fieber* tritt in den Monaten Februar bis August vor allem in jenen Gebieten auf, wo Mais gepflanzt ist. Das tierische Hauptreservoir bilden die Nager *Calomys laucha* und *Calomys musculinus,* die oft latent infiziert sind und eine Virurie aufweisen können. Man nimmt an, daß sich der Mensch mit harnkontaminierten Nahrungsmitteln oder anderem Material infiziert. Ähnlich verhält es sich mit dem *bolivianischen hämorrhagischen Fieber,* bei dem der mausähnliche Nager *Calomys callosus* das Hauptreservoir darstellt. Wahrscheinlich sind auch Übertragungen des Virus von Mensch zu Mensch möglich.

Morphologisch stehen u. a. schwere Hauptstückschäden der Nieren im Vordergrund, die wahrscheinlich schockbedingt sind. Über Einzelheiten der Organveränderungen ist noch wenig zu erfahren.

Folgen und **Symptome:** Die beiden hämorrhagischen Fieber gleichen sich in ihrem klinischen Verlauf; allerdings treten bei der bolivianischen Variante häufiger Epistaxis und Hämatemesis auf als bei der argentinischen. Nach einer Inkubationsperiode von 7–16 Tagen machen sich fieberhafte Allgemeinerscheinungen bemerkbar, u. a. verbunden mit Rötung des Gesichts und einem Enanthem im Oropharynx. Ungefähr 3–5 Tage nach Krankheitsbeginn verschlechtert sich der Zustand, vor allem unter den Zeichen einer Dehydratation, die mit arterieller Hypotonie, relativer Bradykardie und Oligurie einhergeht. Blutungen treten u. a. an Schleimhäuten auf, wobei es nicht selten zur Hämatemesis bzw. Meläna kommt. Auch eine Hämaturie wird in manchen Fällen beobachtet. In schweren Fällen zeigt sich eine Leukopenie, die mit einer Thrombozytopenie verbunden sein kann. Der Tod tritt oft unter dem Bild eines Lungenödems ein. Die Letalität beträgt beim bolivianischen hämorrhagischen Fieber 5–30%, beim argentinischen 3–15%. Die Diagnosestellung zu Lebzeiten ist vorläufig – soweit bekannt – nur durch den Nachweis Komplement-bindender Antikörper im Serum möglich, die in der Regel aber erst 15–30 Tage nach Krankheitsbeginn erscheinen.

Hämorrhagisches Fieber mit renalem Syndrom

Ätiologie: Der Erreger dieser Affektion, die auch unter dem Namen eines *koreanischen oder fernöstlichen hämorrhagischen Fiebers* bekannt ist, konnte bisher noch nicht identifiziert werden. Verschiedene Beobachtungen sprechen indessen dafür, daß es sich um ein Arenavirus handeln könnte.

Epidemiologie: Die meisten Fälle treten in den trockenen Zeiten des Jahres auf, d. h. im fernen Osten Mai und Juni sowie Oktober und November. In Korea erkranken vor allem Leute nördlich des 38. Breitegrades, was mit der Vermutung in Einklang zu bringen wäre, die Krankheit könnte auch durch Arthropoden übertragen werden (u. a. *Trombicula pallida?*). Als Reservoir kommen am ehesten kleine Nager in Betracht (*Clethrionomys glariolus?* u. a.), und verschiedene Autoren nehmen an, die Infektion des Menschen erfolge am häufigsten, ähnlich wie bei den oben erwähnten hämorrhagischen Fiebern, durch Kontamination von Nahrungsmitteln oder anderen Materialien mit erregerhaltigem Urin bzw. Exkrementen.

Pathogenese: Hervorstechendes Merkmal der krankhaften Veränderungen scheinen generalisierte kapilläre bzw. endotheliale Schäden zu sein.

Morphologisch erkennt man zahlreiche Blutungen, u. a. im Nierenmark, im Bereich des rechten Herzvorhofs, im Magendarmkanal, in endokrinen Organen u. a. m. Die Nierenpapillen erfahren nicht selten eine besondere Schädigung und werden nekrotisch. An weiteren Befunden sind hervorzuheben: Lymphohistiozytäre Infiltrate in Leber und Myokard, Milzvergrößerung mit Zeichen einer verstärkten Immunreaktion, retroperitoneales bis allgemeines Ödem sowie – in terminalen Stadien – schwere schockbedingte Veränderungen.

Folgen und **Symptome:** Nach einer Inkubationsperiode von 10–25 Tagen machen sich bei einem Teil der Patienten Prodromalerscheinungen in Form von Fieber und Allgemeinsymptomen bemerkbar. Manchmal kommt es dabei zu einer diffusen Rötung der Haut, ferner beobachtet man Petechien, u. a. in der Augenkonjunktiva und an Druckstellen, eine Mikrohämaturie und Proteinurie. Meistens besteht eine relative Bradykardie. Nach dieser Initialphase, die etwa 4 Tage dauern mag, treten klinisch Schocksymptome in den Vordergrund, und die Proteinurie nimmt zu. Schließlich stellt sich in vielen Fällen eine Oligurie ein, z. T. verbunden mit erheblichen Störungen des Elektrolythaushaltes (u. a. Hyperkaliämie, Hyperphosphatämie und Hypokalzämie) und verstärkten hämorrhagischen Manifestationen. Todesfälle ereignen sich vor allem in dieser Phase. Erholt sich der Patient, schließt sich eine diuretische Phase an, die in die Rekonvaleszenz überleitet. Die *Letalität* variiert von Statistik zu Statistik und bewegt sich zwischen 3 und 32%. Die *Diagnosestellung* erfolgt im wesentlichen per exclusionem. Die Behandlung richtet sich in erster Linie auf die Bekämpfung des Schocks.
Die Kenntnisse über diese Krankheit stammen u. a. aus den Erfahrungen der Amerikaner während des koreanischen Krieges in den fünfziger Jahren, ferner aus Rußland.

186.22. Einige weitere febrile Viruskrankheiten

Infektionskrankheiten, die durch Rhabdovirus-ähnliche Erreger verursacht werden

Definitionen: Man kennt eine Gruppe von Viruskrankheiten, deren Erreger zumindest morphologisch Rhabdoviren ähnlich sehen, in antigenischer Hinsicht jedoch z. T. etwas besonderes darstellen. Diese Affektionen umfassen u. a. die *vesikuläre Stomatitis,* die von Haus- und anderen Tieren gelegentlich auf den Menschen übertragen wird, ferner die *Marburg-Virus-Krankheit,* eine schwere, von infizierten Affen aus Afrika ausgehende Affektion, die vor allem in Laboratorien ausbrach, sowie die – bisher nur äußerst selten beobachtete – *Makola-Virus-Krankheit,* die vor allem zentralnervöse Störungen mit sich bringt.

Infektionen durch das *Virus der vesikulären Stomatitis* wurden schon im Abschnitt 186.19. (S. 1833) erwähnt. Es sei hier noch nachgetragen, daß ein Teil dieser Fälle in Laboratorien auftraten, in denen man sich mit diesen Erregern befaßte, und daß in Zentralamerika ein erheblicher Teil der Bevölkerung gegen das vesikuläre-Stomatitis-Virus (VSV) gerichtete neutralisierende Antikörper aufweist. Es erhebt sich die Frage, ob das letztere z. T. durch Arthropoden (Genus Phlebotomus (Sandflöhe)?) übertragen wird.

Marburgvirus-Krankheit

Ätiologie: Morphologische Eigenschaften des *Marburgvirus,* insbesondere seine längliche Gestalt, und die Tatsache, daß es sich um ein *RNA-Virus* mit helikaler Symmetrie handelt, lassen annehmen, daß es in die Familie der Rhabdoviridae gehören könnte. Man fand aber auch sphärische Partikeln mit einem Durchmesser von 80–100 nm. Serologisch scheint es mit etwa 200 daraufhin geprüften Viren, auch mit anderen Rhabdoviren, nicht verwandt zu sein. Das Virus konnte in Meerschweinchen, für die es ausgesprochen pathogen ist, und in verschiedenen Zellkulturen isoliert werden, und die serologische Diagnose ist heute möglich.

Epidemiologie: Die Marburgvirus-Krankheit wurde erstmals 1967 anläßlich einer Epidemie unter Laboratoriumspersonal in Marburg, Frankfurt und Belgrad beobachtet, das mit infiziertem Gewebe eingeführter afrikanischer grüner Meerkatzen *(Cercopithecus aethiops)* zu tun hatte. Seroepidemiologische Untersuchungen haben erkennen lassen, daß die Infektion vor allem in Ostafrika (Kenya, Uganda u. a.) zuhause ist. 1975 erkrankten zwei Touristen auf ihrer Reise durch Afrika an Marburgvirus-Infektion. Es wurden u. a. auch Sekundärinfektionen von Mensch zu Mensch beobachtet, die möglicherweise durch Blut oder andere Körperflüssigkeiten übertragen wurden (u. a. Samenflüssigkeit?). Die lebenden Meerkatzen scheinen, soweit bisher bekannt ist, nicht kontagiös zu sein. Infiziert man die Affen mit dem Virus, machen sie im allgemeinen eine tödlich endende Infektion durch.

Pathogenese: Die Eintrittspforte in den bisher bekannten Fällen war wahrscheinlich mehrheitlich peroral, doch sind andere Wege nicht ausgeschlossen. Die pathologisch-anatomischen und klinischen Befunde sprechen dafür, daß es schon frühzeitig zu einer Virämie kommen kann, und daß sich die Viren in verschiedenen Organen abzusiedeln und zu vermehren vermögen.

Morphologisch erkennt man in den verschiedensten Organen zytopathische Effekte, d. h. Zelluntergang mit entzündlichen Reaktionen, z. B. im Verdauungstrakt, in der Leber, hie und da im Myokard, im Zentralnervensystem, in den Hoden u. a. m. Meistens sind Lymphknoten und Milz etwas vergrößert und zeigen Veränderungen im Sinn einer kombinierten Immunreaktion. Ödeme und Blutungen sind keine Seltenheit, ebenso Schockfolgen und das Auftreten einer thrombotischen Mikroangiopathie.

Folgen und **Symptome:** Nach einer Inkubationsperiode von 5–9 Tagen stellen sich fieberhafte Allgemeinsymptome ein, verbunden mit relativer Bradykardie.

Ein bis zwei Tage später kommt es in der Regel zu einer profusen Diarrhoe mit allenfalls erheblicher Dehydratation. Am vierten Tag zeigt sich bei den Patienten im Oropharynx ein Enanthem, und ungefähr ein Tag darauf tritt ein erythematöses Hautexanthem in Erscheinung. In dieser Phase bestehen meistens eine mäßige Lymphadenopathie und eine Splenomegalie, dazu z. T. Ödeme, z. B. im Gesicht und/oder im Bereich der Genitalien. Nicht selten werden erhebliche Magendarm-Blutungen notiert. Bei einigen Patienten entwickelt sich eine Orchitis und/oder es stellen sich Zeichen eines Myokardschadens ein. Die meisten Todesfälle ereignen sich zwischen dem 8. und dem 16. Tag der Erkrankung. Die *Letalität* belief sich bisher auf 20–25%. Von den Spätschäden sind u. a. Myelitiden und psychotische Störungen zu nennen. Eine Leukopenie kann schon frühzeitig nachgewiesen werden; allerdings besteht in einem Teil der Fälle am 4. Tag eine Blutneutrozytose, und in späteren Zeitpunkten finden sich vermehrt atypische Lymphozyten. Eine Thrombozytopenie wird ebenfalls z. T. schon in den ersten Tagen vermerkt, am schwersten ausgeprägt ist sie jedoch zwischen dem 6. und 12. Tag, vor allem, wenn es zu disseminierter intravasaler Gerinnung kommt. Verschiedentlich werden eine zunehmende Proteinurie und schließlich eine Oligurie/Anurie beobachtet. Die *Diagnosestellung* stützt sich – abgesehen vom klinischen Bild – auf den serologischen Nachweis spezifischer Antikörper. *Therapeutisch* wurden bisher vor allem symptomatische Maßnahmen ergriffen. Rekonvaleszentenserum wirkte z. T. günstig.

Makolavirus-Infektion

Diese Krankheit wurde bisher (1977) erst bei zwei Kindern festgestellt. Sie äußerte sich u. a. in einem fieberhaften Zustand mit Pharyngitis und Krämpfen sowie anderen zentralnervösen Störungen. Ein Fall endete tödlich.

Anhang: Infektionen durch Enzephalomyokarditis-Viren (EMC-Viren)

Die EMC-Viren (u. a. Columbia S-K, MM und Mengo) werden bei vielen Nagern und anderen Tieren nachgewiesen und werden z. T. auch auf den Menschen übertragen. Obschon der Erreger z. T. in Mükken vorhanden ist, gilt es als wenig wahrscheinlich, daß wir es hier mit Arboviren zu tun haben. In Amerika und Europa weisen z. T. bis 7% der Bevölkerung gegen diese Agentien gerichtete, neutralisierende Antikörper im Blut auf. Das klinische Bild kann von einer milden fieberhaften Erkrankung bis zu schweren Enzephalomyelitiden reichen, meistens verbunden mit aseptischer Meningitis. Soweit bekannt, kommt es beim Menschen nicht zu einer klinisch ins Gewicht fallenden Myokarditis.

Anhang: Encephalitis lethargica

Diese, auch als *Encephalitis epidemica, Enzephalitis Typ A* oder *v. Economo'sche Krankheit* bekannte Affektion trat vor allem während des ersten Weltkrieges auf und gipfelte in Epidemien in den Jahren 1919–1920, insbesondere im Winter und im Frühjahr. Betroffen waren hauptsächlich Erwachsene. Seit 1925 wurde nur noch über sporadische Fälle berichtet. Die Letalität betrug seinerzeit 20–40%. Die Ätiologie liegt, da man damals noch nicht über geeignete virologische Methoden verfügte, im Unklaren. Mit einer Latenz von Monaten bis Jahren stellte sich bei vielen Überlebenden ein postenzephalitischer Parkinsonismus ein.

186.23. Onkogene Viren: Zusätzliche Angaben

Die Frage der viralen Ätiologie neoplastischer Prozesse wurde schon im Abschnitt 38.3. (S. 184) behandelt (s. auch Abb. 54, S. 185). Während beim Menschen ein endgültiger Beweis für die virale Genese bösartiger Neubildungen noch aussteht, kennt man aus Tierversuchen eine ganze Reihe solcher Beispiele.
Einige zusammenfassende Hinweise auf Virusinfektionen und ihre möglichen Folgen vermittelt Abb. 220.

Literatur

American Cancer Society: Symposium on herpesvirus and cervical cancer. Cancer Res. *33,* 1345 (1973) — *Bablanian, R.:* Structural and functional alterations in cultured cells infected with cytocidal viruses. Prog. Med. Virol. *19,* 40 (1975) — *Bekker, Y.:* Antiviral drugs: Mode of action and chemotherapy of viral infections of man. Monogr. Virol. *11,* (1976) — *Carter, R. L., Penman, H. G.:* Infectious Mononucleosis. Oxford: Blackwell 1969 — *Casals, J.:* Arenaviruses. Yale J. Biol. Med. *48,* 115 (1975) — *Cherry, J. D., Jahn, C. L.:* Herpangina: Etiologic spectrum. Pediatrics *36,* 623 (1965) — *Chrystie, I. L., Totterdell, B. M., Banatvala, J. E.:* Asymptomatic endemic rotavirus infections in the newborn. Lancet *1978, I,* 1176 — *Derakhshan, I., Bahmanyar, M., Noorsalehi, S., Fayaz, A., Mohammed, M., Ahouraii, P.:* Light-microscopical diagnosis of rabies. Lancet *1978, I,* 302 — *Dosik, H., Jhaveri, R.* Prevention of neonatal hepatitis B infection by high-dose hepatitis B immune globulin. N. Engl. J. Med. *298,* 602 (1978) — *Fields, B. N., Hawkins, K.:* Human infection with the virus of vesicular stomatitis during an epizootic. N. Engl. J. Med. *277,* 989 (1967) — *Haldimann, B., Descoeudres, C.:* Grippeimpfung bei Dialysepatienten. Schweiz. Med. Wschr. *108,* 52 (1978) — *Ketel, W. B., Ognibene, A. J.:* Japanese B encephalitis in Vietnam. Am. J. Med. Sci. *261,* 271 (1971) — *Kilbourne, E. D.:* Influenza as a problem in immunology. J. Immunol. *120,* 1447 (1978) — *Knight, V.* (ed.): Viral and Mycoplasmal Infections of the respiratory tract. Philadelphia: Lea & Febiger 1973 — *Kustak, E., Morisset, R.* (eds.): Viral immunodiagnosis. New York: Academic Press 1974 — *Lerner, A. M., Wilson, F. M.:* Virus myocardiopathy. Prog. Med. Virol. *15,* 63 (1973) — *Lindenmann, J., Deuel, E., Fanconi, S., Haller, O.:* Inborn resistance of mice to myxoviruses: Macrophages express phenotype in vitro. J. Exp. Med. *147,* 531 (1978) — *Linnemann, C. C., Buchman, T. G., Light, I. J., Ballard, J. L., Roizman, B.:* Transmission of herpes-simplex virus type 1 in a nursery for the newborn. Identification of viral isolates by D.N.A. »fingerprinting«. Lancet *1978, I,* 964 — *Menser, M. A., Forrest, J. M., Bransby, R. D.:* Rubella infection and diabetes mellitus. Lancet *1978, I,* 57 — *Miller, L. H., Brunell, P. A.:* Zoster, reinfection or activation of latent virus? Am. J.

Med. *49,* 480 (1970) — *Monath, T. P.:* Lassa fever and Marburg virus disease, WHO Chron. *28,* 212 (1974) — *Monto, A. S.:* The Tecumseh study. V. Patterns of infection with parainfluenzaviruses. Am. J. Epidemiol. *97,* 338 (1973) — *Notkins, A. L. (ed.): Viral immunology and immunopathology. New York: Academic Press 1975* — *Oates, J. K., Greenhouse, P. R. D.:* Retention of urine in anogenital herpetic infection. Lancet *1978, I,* 691 — *Oldstone, M. B. A.:* Virus neutralization and virus-induced immune complex disease. Prog. Med. Virol. *19,* 84 (1975) — *Sack, D. A., Chowdhury, A. M. A. K., Eusof, A., Ali, M. A., Merson, M. H., Islam, S., Black, R. E., Brown, K. H.:* Oral hydration in rotavirus diarrhoea: A double blind comparison of sucrose with glucose electrolyte solution. Lancet *1978, I,* 280 — *Sakamoto, K., Hinuma, Y.:* Demonstration of a surface antigen on Epstein-Barr virus genome-carrying lymphoid cells: distinction from the virus-determined membrane antigen. J. Immunol. *120,* 1702 (1978) — *Scofield, V. L., Bose, H. R.:* Depression of mitogen response in spleen cells from reticuloendotheliosis virus-infected chickens and their suppressive effect on normal lymphocyte response. J. Immunol. *120,* 1321 (1978) — *Shih, J. W.-K., Tan, P. L., Gerin, J. L.:* Antigenicity of the major polypeptides of hepatitis B surface antigen (HBsAg). J. Immunol. *120,* 520 (1978) — *Spruance, S. L., Bailey, A.:* Colorado tick fever. A review of 115 laboratory confirmed cases. Arch. Intern. Med. *131,* 288 (1973) — *Virelizer, J.-L., Gresser, I.:* Role of interferon in the pathogenesis of viral diseases of mice as demonstrated by the use of anti-interferon serum. V. Protective role in mouse hepatitis virus type 3 infection of susceptible and resistant strains of mice. J. Immunol. *120,* 1616 (1978) — *Virus Cancer Program,* National Cancer Institute Symposium: Immunological control of virus-associated tumor in man: Prospects and problems. Cancer Res. *36,* 559 (1976) — *Weinstein, L.:* Poliomyelitis – a persistent problem. N. Engl. J. Med. *288,* 369 (1973) — *Weller, T. H.:* The cytomegaloviruses: Ubiquitous agents with protean clinical manifestations. N. Engl. J. Med. *285* 203, 269 (1971) — *Wenner, H. A.:* Virus diseases associated with cutaneous eruptions. Prog. Med. Virol. *16,* 269 (1973) — *WHO:* Expert Committee on Rabies: 6 Report, WHO Techn. Rep. Ser. *523.* Geneva 1973 — *WHO:* Scientific Group: Arbovirus and human disease. WHO Techn. Rep. Ser. *369.* Geneva 1967 — *Witte, J. J.: The epidemiology and control of measles. Am. J. Epidemiol. 100,* 77 (1974) — *Woodruff, A. W., Bowen, E. T. W., Platt, G. S.:* Viral infections in travellers from tropical Africa. Br. Med. J. *1978, I,* 956 — *Zhdanov, V. M., Lvov, D. K., Zakstelskaya, L. Ya., Yakhno, M. A., Isachenko, V. I., Braude, N. A., Reznik, V. I., Pysina, T. V., Andreyev, V. P., Podchernyaeva, R. Ya.:* Return of epidemic Al (HlNl) influenza virus. Lancet *1978, I,* 294

187. Durch Rickettsien verursachte Infektionskrankheiten (Rickettsiosen)

187.1. Begriffe und zusammenfassende Hinweise auf die Rickettsiosen

Begriffe

Definitionen: *Rickettsien* sind kleine Mikroorganismen, die DNA und RNA enthalten, einen – wenn auch beschränkten – eigenen Stoffwechselapparat besitzen und daher den Bakterien zugeordnet werden. Neben den Rickettsien i. e. S., den *Rickettsiaceae,* umfaßt die Ordnung der Rickettsiales auch die Familien Bartonellaceae und Anaplasmataceae. Wegen ihrer geringen eigenen metabolischen Leistungen können sich Rickettsien nur *intrazellulär vermehren.* Zu den natürlichen Wirten dieser Mikroorganismen gehören Arthropoden, im besonderen Insekten, Zecken und Milben, ferner warmblütige Tierspezies, u. a. auch der Mensch. Die menschlichen Rickettsiosen lassen sich in drei Gruppen unterteilen (Erreger in Klammer; R. = Rickettsia): 1) die *Fleckfiebergruppe* umfaßt das durch die *Kleiderlaus* übertragene *klassische (epidemische) Fleckfieber (R. prowazeki)* und das durch den *Rattenfloh* transmittierte *murine Fleckfieber (R. mooseri),* bei dem nicht – wie im Fall des klassischen Fleckfiebers – der Mensch, sondern die Ratte als natürlicher Säugerwirt dient. 2) Zur *»Rocky-Mountain-Spotted-Fever«-Gruppe* gehören das *»Rocky Mountain spotted fever« (R. rickettsi),* das *»fièvre boutonneuse« (R. conori),* das *nordasiatische (sibirische) Zeckenbißfieber (R. sibirica),* das *Nordqueensland-Zeckenfieber (R. australis)* und die *Rickettsienpocken (R. akari).* Mit Ausnahme der Rickettsienpocken, die durch *Milben* übertragen werden, wirken in dieser Gruppe *Schildzecken* als Vektoren. Natürliche Säugerwirte sind beim Nordqueensland-Zeckenfieber kleine Beuteltiere, bei den Rickettsienpocken Mäuse und Ratten und bei den übrigen Krankheiten der 2. Gruppe wildlebende Nager. 3) *Weitere Rickettsiosen* sind das *japanische Fleckfieber (»Tsutsugamushi«; R. orientalis),* das durch *Milben (Trombicula-Larven)* transmittiert wird, und bei dem Nagetiere verschiedener Art das Reservoir bilden, ferner das *Fünftagefieber (Wolhynisches Fieber; R. quintana)* mit der *Kleiderlaus* als Vektor und dem Menschen als Hauptwirt sowie das *Q(»query«)-Fieber (Coxiella (R.) burneti),* das der Mensch in der Regel durch Inhalation von Erreger-haltigem Staub mit Exkreten infizierter Schafe, Ziegen, Rinder und allenfalls Zecken erwirbt.

Alle Rickettsien sind somit in der Lage, sich sowohl in warmblütigen Säugern als auch in Arthropoden zu vermehren, und die Mehrzahl dieser Krankheiten zeichnet sich u. a. dadurch aus, daß der Mensch – gleichsam als Endglied – in eine Infektionskette einbezogen wird, die weit überwiegend einem Zyklus zwischen Säugetieren als Hauptwirten und Arthropoden als Vektoren bzw. Zwischenwirten entspricht. Einzig beim klassischen Fleckfieber und beim Wolhynischen Fieber spielt sich der Zyklus natürlicherweise nur zwischen dem Menschen einerseits und der Kleiderlaus andererseits ab.

Allgemeine Bemerkungen zu den Rickettsien

Die meisten Rickettsien haben eine kokkoide bis ovale Form und messen ungefähr 0,3–0,5 µm im Querdurchmesser. Selten erreichen sie eine Länge von

2 μm. Zur *färberischen Darstellung* eignen sich u. a. die Giemsa- und die Machiavello-Färbung. Als alkalifeste Keime geben sie bei der Köster-Färbung ein positives Resultat.

Die *Züchtung* der Rickettsien gelingt im Dottersack des Hühnerembryos und in geeigneten Versuchstieren, u. a. Maus, Ratte und Meerschweinchen, je nach Rickettsien-Spezies. Ferner kann man Rickettsien in Zwischenwirten halten, z. B. in Läusen oder Zecken. Auf leblosen Nährböden gedeihen sie nicht. Umwelteinflüssen gegenüber verhalten sie sich – mit Ausnahme der Coxiella burneti – wenig resistent. So genügen beispielsweise Temperaturen von 50 °C in feuchtem Milieu, um sie abzutöten, und die meisten gebräuchlichen Desinfektionsmittel erweisen sich als wirksam. Einschränkend muß hervorgehoben werden, daß Rikkettsien in Läuseexkrementen ziemlich lange zu überleben vermögen. Die Coxiella burneti wird bei 70 °C erst nach einiger Zeit inaktiviert und widersteht auch der Wirkung verschiedener Desinfektionsmittel.

Man weiß, daß in Vermehrung begriffene Rickettsien *Toxine* produzieren, deren Bedeutung für die Pathogenität der Keime in vivo noch zu prüfen bleibt.

Innerhalb der oben genannten Gruppen von Rickettsien, d. h. z. B. der Fleckfiebergruppe oder der Rokky-Mountain-Spotted-Fever-Gruppe, finden sich gemeinsame *Antigene;* jedenfalls beobachtet man eine gekreuzte postinfektiöse Immunität nach Infektion durch den einen oder anderen der Vertreter einer und derselben Gruppe von Krankheiten, nicht aber, wenn es sich um Infektionen durch Rickettsien verschiedener Gruppen handelt. Außerdem besitzen die Rickettsien noch speziesspezifische Antigene. Eine weitere Eigenschaft mehrerer Rickettsienarten besteht darin, daß sie im Wirtsorganismus die Produktion sog. *heterogenetischer Antikörper* hervorrufen. Die seit langem bekannte *Weil-Felix-Reaktion* beruht auf diesem Phänomen, indem z. B. Rekonvaleszenten nach klassischem oder murinem Fleckfieber, Rocky-Mountain-Spotted-Fever und »fièvre boutonneuse« im Serum Antikörper in erheblichen Konzentrationen enthalten, die Bakterien des unbegeißelten Stammes von Proteus OX_{19} zu agglutinieren vermögen. Man kennt noch weitere solche Reaktionen.

Generelle Hinweise auf die Epidemiologie von Rickettsiosen

Fleckfieber-Epidemien nahmen früher manchmal gigantische Ausmaße an, indem z. B. in Rußland und im östlichen Polen in der Zeit von 1915–1922 schätzungsweise 30 Millionen Menschen erkrankten, und dies bei einer Letalität von ungefähr 10%! Seither haben sich die Verhältnisse grundlegend gebessert, vor allem dank gehobener hygienischer Verhältnisse und Elimination der Kleiderläuse mit Hilfe von Insektiziden. In Entwicklungsländern ist das klassische Fleckfieber jedoch noch keineswegs verschwunden. Allein aus Afrika wurden bis 1974 jährlich etwa 10000 Fälle gemeldet, und die wirkliche Zahl dürfte noch wesentlich höher gelegen haben. Ähnliches, wenn auch in geringerem Ausmaß, trifft für andere Erdteile und *weitere Formen von Rickettsiosen* zu. Im allgemeinen richtet sich das Auftreten einer bestimmten Rickettsienart nach geographisch-ökologischen und klimatischen Gegebenheiten, da – mit Ausnahme des *Q-Fieber* – die Übertragung der Erreger von Mensch zu Mensch, von Tier zu Tier oder von Tieren auf den Menschen praktisch nur über die erwähnten Arthropoden möglich ist, die als Vektoren und/oder Zwischenwirte wirken. Dies schließt nicht aus, daß eine Infektion auch auf aerogenem Weg, d. h. durch Inhalation von vertrockneten Arthropoden-Exkrementen, zustande kommen könnte. Beim Q-Fieber ist dieser Weg ja sogar der übliche, wobei an dieser Stelle die besondere Resistenz der Coxiella burneti gegenüber Umwelteinflüssen in Erinnerung gerufen werden muß. Beim klassischen Fleckfieber und beim Wolhynischen Fieber liegen die Dinge insofern günstiger, als hier durch Ausrottung der Kleiderlaus bzw. verbesserte Hygiene der Infektionszyklus weitgehend unterbrochen werden kann. Bei Rickettsiosen, die aus einem Tierreservoir von z. T. wild lebenden Warmblütlern hervorgehen, ist dies kaum möglich; umgekehrt ist die Wahrscheinlichkeit einer sich stark ausbreitenden Epidemie hier wesentlich geringer als z. B. im Fall eines Zyklus Mensch-Kleiderlaus-Mensch.

Verhalten von Rickettsien in Arthropoden

Die Erreger des klassischen Fleckfiebers *(R. prowazeki)* und des murinen Fleckfiebers *(R. mooseri)* vermehren sich im Zytoplasma der Mitteldarmepithelien der betreffenden Zwischenwirte *(Kleiderlaus* bzw. *Rattenfloh).* Im Verlauf der »äußeren Inkubationsperiode« kommt es dabei zur Produktion einer sehr großen Zahl von Rickettsien, die nach Untergang der besiedelten Zellen ins Darmlumen austreten und mit den Fäzes ausgeschieden werden. Der Intestinalschaden ist so schwer, daß die Arthropoden daran zugrunde gehen. Im Gegensatz dazu breiten sich die Erreger der Krankheiten, die zur Rocky-Mountain-Spotted-Fever-Gruppe gehören *(R. rickettsi, R. conori, R. sibirica, R. australis* und *R. akari)* nach der Vermehrung in den Darmepithelien im ganzen Körper der Zwischenwirte *(Schildzecken,* im Fall von R. akari *Milben)* aus, ohne zum Tod des Arthropoden zu führen. Die Rickettsien werden dabei auch transovariell auf die nächste Generation übertragen, so daß sich Zecken und Milben zur Haltung der einzelnen Erregerarten eignen. Zecken mit einer Analöffnung scheiden die letzteren in großer Zahl aus. Ähnlich verhält es sich mit den Zecken, die Coxiella burneti übertragen, während sich R. quintana im Darm der Kleiderlaus extrazellulär vermehrt und den Zwischenwirt nicht umbringt.

Arten der Rickettsien-Übertragung auf den Menschen

Die *Kleiderlaus* und der *Rattenfloh,* die das *klassische Fleckfieber* bzw. das *murine Fleckfieber* übertragen, deponieren die Fäzes auf der Hautoberfläche. Die

Infektion erfolgt, wenn dieses erregerhaltige Material durch die Punktionswunde, die der Arthropode setzt, hineingerieben wird. *Zecken* und *Milben,* die die *Krankheiten der Rocky-Mountain-Spotted-Fever-Gruppe* transmittieren, führen die Rickettsien direkt während der Blutmahlzeit ins Hautgewebe ein. Anders verhält es sich beim *Q-Fieber:* Hier führt der Infektionsweg über den *Respirationstrakt,* indem Rickettsienhaltiger Staub inhaliert wird. Diese Art der Übertragung soll hie und da auch beim Fleckfieber möglich sein.

Vermehrung und Ausbreitung der Rickettsien im menschlichen Organismus

Wahrscheinlich kommt es bei allen Rickettsiosen am Ort des Erregereintritts zur lokalen Vermehrung der Keime. Klinisch erkennbare örtliche Gewebeschäden im Bereich der *Eintrittspforte* entwickeln sich mit einiger Regelmäßigkeit jedoch nur im Fall des japanischen Fleckfiebers, der Rickettsienpocken, des »fièvre boutonneuse« und des Q-Fiebers, im letzteren Fall in den Lungen. Die Ausbreitung der Erreger im Körper geschieht wahrscheinlich vor allem durch Vermehrung derselben in *Endothelzellen* kleiner Blutgefäße, die aufbrechen, die Keime freisetzen und so eine *Rickettsämie* bewirken. Die letztere kann dann mit einer Absiedelung der Erreger in Blutgefäßendothelien verschiedenster Lokalisation verbunden sein. Orte und Schweregrad dieser vaskulären Schäden bestimmen weitgehend das klinische Bild.

Zur Pathogenese der durch Rickettsien hervorgerufenen Läsionen

Wie erwähnt, wird das krankhafte Geschehen bei Rikkettsiosen in erster Linie durch den *zytotoxischen Effekt der Rickettsienbesiedelung auf Endothelzellen* der Blutbahn, insbesondere der *Endstrombahn,* bestimmt. Die Vermehrung der Keime in diesen Zellen geht wahrscheinlich mit einer zunehmende Produktion von *Toxinen* einher, die von Rickettsienart zu Rickettsienart verschieden zu sein scheinen und einen Teil der besonderen Symptomatik der einzelnen Krankheiten bewirken könnten. Bei Mäusen ruft die Rickettsieninfektion eine deutliche *Erhöhung der Kapillarpermeabilität* hervor, unabhängig davon, ob es am Ort der Erregervermehrung zu *Gefäßthrombose,* reaktiver *Endothelschwellung und/oder -vermehrung* oder anderen sichtbaren Schäden kommt. An Orten mit schweren Gefäßläsionen findet erwartungsgemäß eine *umschriebene entzündliche Reaktion* statt, die nach anfänglicher Beteiligung neutrophiler Granulozyten mit der Zeit vor allem Monozyten/Histiozyten einschließt (s. »*Fleckfieberknötchen*«, S. 1853). Verschiedene Beobachtungen sprechen dafür, daß die erwähnten vaskulären Veränderungen nicht nur auf einer direkten zytotoxischen Wirkung der Rickettsien beruhen, sondern durch *Immunreaktionen* mitbedingt sind. Dies dürfte vor allem im Verlauf der zweiten Krankheitswoche der Fall sein, wenn es zu einem Wiederanstieg des Fiebers kommt, und sich im Blut humorale *Antikörper* nachweisen lassen: Wahrscheinlich sind die letzteren über eine Komplementaktivierung wesentlich an der Ausbildung der Endothelschäden in dieser kritischen Phase beteiligt. Möglicherweise wirkt auch die zellgebundene Immunreaktion, die sich einstellt, nicht nur protektiv, sondern könnte u. U. ebenfalls schädigende Folgen haben.

Gemeinsamkeiten in den morphologischen Veränderungen bei Rickettsiosen

Das pathogenetische Geschehen, wie es hier kurz skizziert wurde, erklärt weitgehend die histologischen Befunde, die man bei den verschiedenen Formen von Rickettsiose erheben kann: Die bei einzelnen Krankheiten auftretende *Primärläsion* am Ort des Erregereintritts ist in erster Linie durch Gefäßschäden gekennzeichnet. Im Fall des Q-Fiebers handelt es sich im wesentlichen um eine zunächst interstitielle Pneumonie, die mit Endothelschäden an den Lungenkapillaren beginnt und z. T. eine Denudation der Alveoleninnenfläche nach sich zieht (S. 612). Die Hautläsionen, wie z. B. im Fall des »fièvre boutonneuse«, charakterisieren sich ebenfalls durch eine Häufung von Endothelläsionen im Bereich der Endstrombahn, z. T. verbunden mit Thrombosierung der Gefäße und/oder weitgehendem Verschluß derselben durch geschwellte bzw. zahlenmäßig vermehrte Endothelzellen sowie perivaskulärem Umsichgreifen des entzündlichen Prozesses. Die *generalisiert auftretenden Veränderungen* betreffen in gleicher Weise vor allem Endothelien der kleinen Blutgefäße, die eine Schwellung aufweisen, z. T. zugrunde gehen und damit da und dort eine Thrombenbildung bewirken. Mit einer gewissen zeitlichen Latenz erkennt man reparative Vorgänge mit Endothelvermehrung, die das Lumen der betroffenen Gefäße ebenfalls einengen kann. Arteriolen zeigen nicht selten eine fibrinoide Verquellung der Wand, in der zweiten und dritten Woche u. U. auch eine leukoklasische Entzündung, selten eine eigentliche Wandnekrose. Perivaskulär kommt es zur Infiltration durch verschiedene Zellarten; während kurzer Zeit kann man neutrophile Granulozyten feststellen, danach treten mehr Monozyten/Histiozyten in Erscheinung und schließlich, wenn die Immunreaktion in Gang gekommen ist, herrschen Lymphozyten und einige Plasmazellen vor. An vielen Stellen notiert man ein Ödem, das vor allem perivenolär ausgeprägt ist. Da und dort kommt es zu kleinen Blutungen. Derartige Veränderungen findet man in zahlreichen Organen, u. a. in *Haut, Muskulatur, Herz, Lungen* und – z. T. besonders ausgeprägt – im *Zentralnervensystem.* Manchmal zeigen auch größere Arterien und Venen Endothelschäden. Im Gehirn kommt es nach einer gewissen Latenz in der Umgebung der Streuherde auch zu einer gliösen Reaktion. Die Gründe für die unterschiedliche Ausbreitung der verschiedenen Rickettsien in den kleinen Gefäßen des Körpers und die damit zusammenhängenden Differenzen im klinischen Bild sind weitgehend unbekannt. Im besonderen weiß man wenig darüber, ob bestimmte Rickettsien mit Vorliebe an Endothelien dieser oder jener Lokalisation haften und sich in diesen vermehren. Der Eintritt der Erreger in die Endothelzellen erfolgt wahrscheinlich zum guten Teil – wenn nicht immer – durch Endozytose.

Allgemeines zu den Folgen einer generalisierten Rickettsiose

Die oben geschilderten vaskulären Schäden mit erhöhter Gefäßpermeabilität bewirken u. a. eine *Verminderung des zirkulierenden Blutvolumens,* die mit der Gefahr eines *Schocks* verbunden ist. Diese Komplikation kann bei fulminantem Verlauf schon im Verlauf der ersten Krankheitswoche eintreten. Gefäßverschlüsse gehen mit *kleinherdigen anoxischen Schäden* in verschiedenster Lokalisation einher, wobei sich bei Befall lebenswichtiger Strukturen (z. B. gewisse Gebiete des Zentralnervensystems oder das Myokard) sehr bedrohliche Zustände einstellen können. Im gleichen Sinn sind auch die Leberfunktionsstörungen zu verstehen, die man öfters nachweist. Die Gesamtheit der Veränderungen bringt häufig auch eine *Entgleisung des Wasser-, Elektrolyt- und Säuren/Basen-Haushaltes* mit sich, der der Arzt besondere Aufmerksamkeit schenken muß. Besonders beim epidemischen Fleckfieber und beim »Rocky Mountain spotted fever« kann es zu einer *disseminierten intravasalen Gerinnung* kommen, die eine *Konsumptionskoagulopathie* nach sich zieht. Viele Veränderungen, die man anläßlich der Autopsie nachweisen kann (z. B. Nephroblaptose, zentrolobuläre Nekrosen in der Leber, Darmepithelschäden u. a.) sind auf Schock zurückzuführen. Nicht selten kommt es terminal zu bakteriellen Sekundärinfektionen, vor allem in den Lungen. Oft besteht eine *normochrome Anämie.* Selbstverständlich gelten die hier geschilderten schweren Verlaufsformen nur für einen kleineren Teil der Fälle. Vielfach nehmen die Krankheiten einen wesentlich milderen Verlauf (s. u.).

Diagnostische Möglichkeiten bei Verdacht auf Rickettsiose

Die *Isolation von Rickettsien aus dem Blut* kann durch Übertragung desselben auf Meerschweinchen oder Mäuse versucht werden, allenfalls auch durch Ansetzen der entsprechenden Arthropoden, wobei dann der Erregernachweis mikroskopisch, d. h. am besten immunfluoreszenzmikroskopisch erfolgt. Zur *Züchtung* eignet sich in besonderem Maß die Dottersack-Kultur des vorbebrüteten Hühnereies. Diese Untersuchungen nehmen aber ziemlich viel Zeit in Anspruch und sollten aus Gründen der Sicherheit des Laboratoriumpersonals nur in dafür gut ausgerüsteten Instituten stattfinden. In der Mehrzahl der Fälle beschränkt man sich auf den *serologischen Nachweis,* wobei die *Weil-Felix-Reaktion* zur Feststellung sog. heterogenetischer Antikörper (gegen Proteus-Stämme OX_{19} oder OX_2 bzw. OX_k im Fall von Tsutsugamushi) immer noch gute Dienste leistet. *Spezifische Antikörper* werden mit Hilfe der *Komplementbindungsreaktion,* die innerhalb der einzelnen Gruppen Kreuzreaktionen ergibt, sowie z. T. unter Einbezug speziesspezifischer Antigene nachgewiesen. Dabei muß der Titeranstieg, der sich aus sog. paarigen Seren ermitteln läßt, ein gewisses Mindestmaß erreichen. Bei Q-Fieber ist keine heterogenetische Reaktion bekannt, und beim Wolhynischen Fieber (Fünftagefieber) läßt sich – da diese Krankheit keine Immunität hinterläßt – überhaupt kein serologischer Nachweis führen. *Speziesspezifische Antikörper* kann man mit Hilfe eines *Rickettsien-Agglutinations-Tests* oder mit Hilfe einer Agglutination von Schaferythrozyten, die mit Rickettsienantigenen bedeckt sind (*ESS* = »*erythrocyte-sensitizing substances*«), feststellen. Wie schon hervorgehoben wurde, deutet vor allem die Anwesenheit von Antikörpern der IgM-Klasse auf eine frische Infektion hin. Schließlich bleibt zu erwähnen, daß Rickettsien in *Gewebeproben* mit Hilfe der *Immunfluoreszenz-Mikroskopie* erkannt werden können. Diese Methode hat den Vorteil, daß sie rasch Resultate liefert und oft eine Spezies-, nicht nur eine Gruppendiagnose erlaubt. Laboratoriumsbefunde, wie das Bestehen einer normochromen Anämie oder einer Thrombozytopenie, sind diagnostisch von geringem Nutzen.

Prophylaktische Maßnahmen bei Rickettsiosen

Die Möglichkeiten einer Vorbeugung liegen einerseits in einer bestmöglichen *Elimination der Zwischenwirte,* andererseits in einer *Hebung der hygienischen Verhältnisse* sowie – in gefährdeten Gebieten bzw. bei besonders exponierten Personen – in *Schutzimpfungen,* die für einen Teil der Rickettsiosen erprobt sind und z. T. eine gute und langdauernde Immunität verleihen. Die Bekämpfung der Arthropoden geschieht am wirksamsten mit Hilfe von *Insektiziden.* Verständlicherweise war die letztgenannte Maßnahme vor allem bei jenen Krankheiten erfolgreich, die durch Kleiderläuse übertragen werden, und bei denen der Mensch selbst den hauptsächlichen Säugerwirt darstellt.

Besonderheiten der einzelnen Rickettsiosen kommen in den nachfolgenden Abschnitten zur Sprache (Tabelle 114).

187.2. Klassisches (epidemisches) Fleckfieber (»Flecktyphus«)

Definitionen: Das durch *Rickettsia prowazeki* hervorgerufene *klassische (epidemische) Fleckfieber* (*»Flecktyphus«*, englisch: *»epidemic (louse-borne) typhus fever«*) wird durch die Kleiderlaus *(Pediculus humanus corporis)* von Mensch zu Mensch übertragen. Es handelt sich um eine febrile Erkrankung von ungefähr 2 Wochen Dauer, die u. a. durch ein makulöses Hautexanthem (Beginn um den fünften Tag), Malaise, vaskuläre Störungen und zentralnervöse Symptome gekennzeichnet ist

Tabelle 114. Durch Rickettsien, Chlamydien und Mykoplasmen verursachte Krankheiten

1. Rickettsiosen

Erreger	Krankheit	Überträger	Reservoir	Geographische Ausbreitung	Weil-Felix-Reaktion	Komplementbindungsreaktion
Fleckfiebergruppe						
Rickettsia prowazeki	Klassisches (epidemisches) Fleckfieber	Kleiderlaus	Mensch	Weltweit	OX-19 +	Gruppen- und typenspezifisch
Rickettsia mooseri	Murines Fleckfieber	Rattenfloh	Ratten	Weltweit	OX-19 +	Gruppen- und typenspezifisch
»Rocky Mountain spotted fever«-Gruppe						
Rickettsia rickettsi	»Rocky Mountain spotted fever«	Schildzecken	Wildlebende Nager	Westliche Hemisphäre	OX-19 + (OX-2 +)	Gruppen- und typenspezifisch
Rickettsia conori	»Fièvre boutonneuse«	Schildzecken	Wildlebende Nager	Afrika, Europa, Mittlerer Osten, Indien	OX-2 + (OX-19 +)	Gruppen- und typenspezifisch
Rickettsia sibirica	Nordasiatisches (sibirisches) Zeckenbißfieber	Schildzecken	Wildlebende Nager	Sibirien, Mongolei	OX-19 + OX-2 +	Gruppen- und typenspezifisch
Rickettsia australis	Nordqueensland-Zeckenfieber	Schildzecken	Kleine Beuteltiere, Nager	Australien	OX-19 + OX-2 +	Gruppen- und typenspezifisch
Rickettsia akari	Rickettsienpocken	Milben	Mäuse und Ratten	Nordamerika, Rußland, Afrika (?)	OX-19 – OX-2 –	Gruppen- und typenspezifisch
Besondere Formen von Rickettsiosen						
Rickettsia prowazeki	Brill-Zinsser-Krankheit	Kleiderlaus	Mensch	Weltweit	Meist OX-19 –	Gruppen- und typenspezifisch
Rickettsia orientalis (Rickettsia tsutsugamushi)	Japanisches Fleckfieber (Tsutsugamushi) »Scrub typhus«	Trombicula (Milben)-Larven	Wildlebende Nager, Mäuse und Ratten	Asien, Inseln des Pazifischen Ozeans, Australien	OX-K +	Gruppen- und typenspezifisch: + in etwa 50% der Fälle
Rickettsia quintana	Fünftagefieber (Wolhynisches Fieber)	Kleiderlaus	Mensch	Europa-Afrika, Nordamerika	OX-19 – OX-2 – OX-K –	Nicht verfügbar
Coxiella burneti (Rickettsia burneti)	Q-Fieber	(Exkrete von Schafen, Ziegen, Rindern sowie Zeckenfäzes)	Schafe, Ziegen, Rinder, Nager	Weltweit	OX-19 – OX-2 – OX-K –	Gruppen- und typenspezifisch

2. Durch Chlamydien hervorgerufene Krankheiten

Erreger	Krankheit	Übertragungsmodus	Bemerkungen
Chlamydia psittaci (Chlamydia ornithosis, Miyagawanella psittaci, Bedsonia psittaci)	Ornithosis (Ornithose) (Psittacosis)	Durch Exkremente und/oder Nasensekret von Vögeln, über eine Staubinhalation	Interstitielle Pneumonie, z. T. mäßige Splenomegalie, u. U. Hirnschwellung und -blutungen; Lungenmakrophagen enthalten oft LCL-Körperchen
Chlamydia lymphogranulomatosis (Chlamydia lymphogranulomatis, Miyagawanella lymphogranulomatosis) Antigenische Varianten: L1, L2, L3	Lymphogranuloma venereum (Lymphogranuloma inguinale, Lymphopathia venerea)	Überwiegend durch sexuellen Kontakt; u. U. aber auch durch kontaminierte Tücher u. a.	Primärläsion vor allem beim Mann leicht erkennbar. Eitrige Lymphagenitis regional (inguinal beim Mann, iliakal bei der Frau); u. U. Fistelbildung, Strikturen, Elephantiasis im Genitalbereich
Chlamydia trachomatis	Trachom	Kontakt, z. T. indirekt (z. B. über Waschlappen u. a.)	Häufigste Ursache von Blindheit. Verlauf in 3 Stadien: 1) beginnendes Trachom; 2) manifestes Trachom; 3) Narbenbildung

Tabelle 114 (Fortsetzung)

Erreger	Krankheit	Übertragungsmodus	Bemerkungen
Chlamydia oculogenitalis (Chlamydozoon oculogenitale)	Einschlußkörper-Konjunktivitis (Einschluß-Konjunktivitis, Einschluß-Blennorrhoe) Unspezifische Urethritis beim Mann??	Infektion Neugeborener durch Keime, die sich im Genitaltrakt der Mutter befinden; Schwimmbäder??	Conjunctivitis follicularis, die meist im Verlauf von 3–6 Monaten spontan abheilt; Reiter-Syndrom??
Chlamydien?? Viren?? Säurefeste Bakterien?	Katzenkratz-Krankheit	Katzenkratzer u. a.	Regionäre sog. retikulozytäre Lymphadenitis abscedens

3. Durch Mykoplasmen verursachte Krankheiten

Erreger	Krankheit	Übertragungsmodus	Bemerkungen
Mycoplasma pneumoniae (»Eaton agent«, »pleuropeumonia-like organism (PPLO)«)	Mykoplasma-Pneumonie (»primär atypische Pneumonie«, »Kälteagglutinin-positive Pneumonie«)	Tröpfcheninfektion (z. B. in Schulen, in der Familie u. a.)	Interstitielle Pneumonie. Inkubationsperiode ungefähr 9–12 Tage. Öfters mit Schnupfen und Pharyngitis; in 10–15% der Fälle mit einem makulopapulösen Hautexanthem und/oder einer Otitis media verbunden
Mycoplasma hominis??	Unspezifische Urethritis des Mannes?? Reiter-Syndrom??	Nicht selten im Genitaltrakt von Frauen nachweisbar; mögliche Übertragung auf Neugeborene und Sexualpartner	Zusammenhänge mit krankhaften Erscheinungen noch nicht befriedigend geklärt
Mycoplasma orale (1–3)	–	–	Wahrscheinlich nur Kommensalen; im Oropharynx, selten im Genitaltrakt
Mycoplasma fermentans	–	–	(wie oben)

und in schweren Fällen tödlich enden kann. Unter der *Brill-Zinsser'schen Krankheit* versteht man eine mildere Form der Infektionskrankheit, die im Sinn eines Rezidivs u. U. Jahre nach der erstmaligen Infektion durch R. prowazeki auftritt.

Ätiologie: Die *Rickettsia prowazeki*, die eine teilweise Antigengemeinschaft mit R. mooseri aufweist, kann man u. a. durch Ansetzen von Kleiderläusen am Patienten und Untersuchung der Arthropodenfäzes wenige Tage später nachweisen (Färbung nach Giemsa und/oder Machiavello). Nach intraperitonealer Injektion von Patientenblut in männliche Meerschweinchen entwickelt sich eine 4–8 Tage dauernde Fieberkontinua; die Autopsie der Tiere zeigt eine vergrößerte Milz, Endothelschäden an zahlreichen kleinen Gefäßen, knötchenförmige Veränderungen im Gehirn u. a. m.

Epidemiologie: In Rußland und Osteuropa, wo das klassische Fleckfieber früher zuhause war, ist es heute dank dem Einsatz von Insektiziden und verbesserter Hygiene fast gänzlich verschwunden. Bis vor kurzer Zeit wurden ziemlich zahlreiche Fälle noch aus gewissen Gebieten Afrikas (u. a. Äthiopien, Ruanda und Burundi) sowie gebirgigen Gegenden Südamerikas gemeldet. Unkontrolliert tritt die Krankheit oft in einem Dreijahreszyklus auf: 1. Jahr: Verbreitung einzelner Fälle; 2. Jahr: mehr oder weniger ausgeprägte Fleckfieber-Epidemie; 3. Jahr: Abklingen der Epidemie (Immunität eines Großteils der Bevölkerung). Die Brill-Zinsser'sche Krankheit (s. u.) wird heute noch u. a. in USA beobachtet.

Pathogenese: Nach »Einreiben« rickettsienhaltigen Läusekots durch die Stelle des Läusebisses oder allenfalls durch andere kleine Hautläsionen, kommt es wahrscheinlich in typischer Weise zur örtlichen, dann allgemeinen Ausbreitung und Vermehrung der Erreger im Körper (s. o.). Bevorzugte bzw. klinisch besonders wichtige Lokalisationen sind die Endothelzellen kleiner Blutgefäße im Gehirn, ferner in der Haut, im Herzen und in zahlreichen weiteren Organen/Geweben.

Morphologisch findet man bei tödlichem Verlauf des Fleckfiebers anläßlich der Autopsie – kurz zusammengefaßt – u. a. folgende Veränderungen: *Makroskopisch* erscheinen verschiedene parenchymatöse Organe trüb und geschwellt (»trübe Schwellung«). Ferner erkennt man in vielen Fällen nicht nur in der Haut, sondern auch anderswo kleine Blutungen, vor allem in der Form von Petechien. Nicht selten sind da und dort kleine Infarkte zu sehen, u. a. auch im kutanen Bereich. Meistens besteht eine mäßige Splenomegalie. *Mikroskopisch* fallen im geschwellten *Gehirn* vor allem die sog. »*Fleckfieberknötchen*« (Flecktyphusknötchen) auf: Diese sind hauptsächlich in der grauen Substanz zu finden, u. a. in der Hirnrinde, und stehen in engem Zusammenhang mit geschädigten kleinen Blutgefäßen, die manchmal bis zur Unkenntlichkeit verändert sind. Die Knötchen enthalten in frühen Stadien eine wechselnde Zahl neutrophiler Granulozyten; später herrschen Makrophagen vor, und es gesellen sich gegen Ende der zweiten Woche auch Lymphozyten und vereinzelte Plasmazellen dazu. Überdies kommt es – zeitlich nachhinkend – zu einer örtlichen Gliareaktion, an der Astrozyten und einige Oligodendrogliazellen teilnehmen. Perivaskulär sind da und dort Lymphozyten und einige Makrophagen, ferner auch Plasmazellen angehäuft, auch außerhalb von Bezirken mit zahlreichen Fleckfieberknötchen. Vereinzelt erkennt man kleine Hirninfarkte, sonst aber erscheinen die Neuronen im wesentlichen intakt. Auch Entmarkungserscheinungen fehlen in weiten Bezirken, dagegen gehören kleinere Blutungen zu den häufigeren Befunden. Im *Herzen* stehen ebenfalls Schädigungen kleiner Blutgefäße im Vordergrund, deren Endothelzellen oft stark geschwellt oder z. T. zugrunde gegangen sind. Herdförmig – besonders an solchen Stellen – und diffus ist das Gewebe infiltriert, in frühen Stadien von ziemlich zahlreichen neutrophilen Granulozyten, später mehr von Histiozyten/Makrophagen sowie Lymphozyten und einigen Plasmazellen. Diese Veränderungen sind jedoch nicht regelmäßig anzutreffen. Da und dort kommt es zum Untergang kleiner Gruppen von Myokardiozyten, offenbar im Sinn eines Mikroinfarktes. Hie und da besteht eine interstitielle *Pneumonie,* doch ist diese beim klassischen Fleckfieber weit weniger im Vordergrund als etwa bei Tsutsugamushi (s. u.); dagegen stellen bakterielle Sekundär-Pneumonien einen häufigen Befund dar. In den *Nieren* herrschen – neben ähnlichen Veränderungen an kleinen Gefäßen, die z. T. als fokale Glomerulonephritis imponieren – u. a. schockbedingte Läsionen vor, im besonderen eine partielle Nekrose der Hauptstückepithelien. Hier wie anderswo erkennt man neben einer *Schwellung der Endothelien* kleiner Gefäße auch eine *Vermehrung der Zahl dieser Elemente.* Ferner kommt es verschiedentlich zum Auftreten *hyaliner Thromben* in verschiedenen Organen, manchmal unter dem Bild einer ausgedehnten Mikrothrombangiopathie. In der *Leber* notiert man neben einer Infiltration der portalen Felder durch Lymphozyten, Histiozyten und einigen Plasmazellen einen wechselnden Grad von Verfettung, ferner kleine Nekroseherde mit zugehöriger entzündlicher Reaktion, vor allem in Form einer Ansammlung von Makrophagen, die die neutrophilen Granulozyten rasch ablösen.

Folgen und **Symptome:** Nach einer *Inkubationsperiode* von ungefähr 7 Tagen setzt die Krankheit meist abrupt ein, zunächst mit rasch steigendem *Fieber* und unbestimmten *Allgemeinsymptomen,* u. a. auch Kopfschmerzen, Malaise, Gliederschmerzen sowie oft Konjunktivitis und Husten. Zwischen dem 4. und 7. Tag erscheint ein *makulöses Hautexanthem* mit rötlichen Flecken von ungefähr 2–4 mm Durchmesser, das zunächst die Axillar- und andere Hautfalten betrifft und sich später auf den Rumpf und die Extremitäten ausbreitet. Die erhöhte Körpertemperatur bleibt in Form einer *Kontinua* oft mehr als 10 Tage bestehen. Mit der Zeit mehren sich Zeichen einer *zentralnervösen Störung* mit Erregungszuständen, dann Spastizität, Stupor und schließlich – in schweren Fällen – Koma. Der arterielle Blutdruck fällt in der Regel ab, z. T. bis zum Auftreten von *Schocksymptomen,* die mit einem akuten Nierenversagen einhergehen können. Vereinzelt *thrombosieren auch größere Blutgefäße,* was u. U. eine umschriebene Hautgangrän nach sich ziehen kann. Die *Diagnosestellung* stützt sich auf das klinische Bild, epidemiologische Gegebenheiten sowie den serologischen Nachweis von Antikörpern (s. o.). Wenn möglich, wird auch ein Erregernachweis angestrebt. *Therapeutisch* erwiesen sich Chloromyzetin und Tetrazykline als hochwirksam: Die meisten Patienten entfiebern innerhalb von 2 Tagen. Vor der Antibiotika-Aera betrug die *Letalität* 10–20%.

Zur **Prophylaxe:** Zur *Entlausung* werden u. a. DDT- oder Lindan-Pulver empfohlen, mit denen man die Kleider an der Innenseite bestreut. Gegen resistente Läuse wirken manchmal Malathion oder Karbaryl. *Totvakzinen* stehen seit einiger Zeit zur Verfügung, Lebendvakzinen befinden sich im Versuch. Die *Brill-Zinsser'sche Krankheit,* die zuerst in USA beschrieben wurde, entspricht klinisch einem meist milden Verlauf von Fleckfieber. Die Antikörpertiter steigen – im Sinn einer anamnestischen Antwort – oft schon am 4. Krankheitstag an, während die Weil-Felix-Reaktion in der Regel negativ oder schwach positiv ausfällt. In einzelnen Fällen traten ähnlich schwere Symptome auf wie beim klassischen Fleckfieber. Die Häufigkeit dieser »Spätrezidive« von Fleckfieber, die vor allem ältere oder anderswie in ihrer Abwehr geschwächte Individuen befallen, hat stark abgenommen.

187.3. Murines (endemisches) Fleckfieber

Definitionen: Das *murine (endemische) Fleckfieber* ist eine akute febrile Krankheit, die durch *Rickettsia mooseri* verursacht und durch den Rattenfloh *Xenopsylla cheopis* von Nagern, im besonderen Ratten, auf den Menschen übertragen wird. Der Verlauf ist ähnlich wie im Fall des klassischen Fleckfiebers, jedoch wesentlich milder.

Ätiologie: Von der Rickettsia rickettsi unterscheidet sich die Rickettsia mooseri – abgesehen von morphologischen und antigenischen Besonderheiten – u. a. dadurch, daß sie sich nicht in Kern und Zytoplasma der Wirtszelle, sondern nur im letzteren vermehrt. Der Nachweis erfolgt in ähnlicher Weise wie im Fall des klassischen Fleckfiebers. Beim männlichen Meerschweinchen erzeugt die R. mooseri typischerweise eine Periorchitis, die zu einer makroskopisch erkennbaren entzündlichen Schwellung des Skrotums Anlaß gibt.

Epidemiologie: Das murine Fleckfieber ist z. B. in den USA die am weitesten verbreitete Rickettsiose überhaupt. Es ist vor allem im Südosten von Nordamerika zuhause, wird aber weltweit angetroffen, u. a. in Hafenstädten mit vielen Ratten. Unter den Nagern, die

die natürlichen Säuger-Hauptwirte sind, wird der Erreger vermutlich (auch) durch die Rattenlaus *(Polypax spinulosus)* transmittiert. Seit den Fünfzigerjahren, als man der Rattenplage ernsthaft zu Leibe rückte, ist die Häufigkeit des murinen Fleckfiebers stark zurückgegangen. Heute tritt es am ehesten noch an Orten in Erscheinung, wo Nahrungsmittel gestapelt liegen, und die Ratten nicht unter Kontrolle gebracht sind.

Pathogenese: Die Infektion erfolgt in ähnlicher Weise wie im Fall des klassischen Fleckfiebers. Etwas häufiger kommt es zu Konjunktivitis, offenbar wegen Translokation rickettsienhaltigen Flohkotes mit den Händen in die Augen (Augenreiben), womit die letzteren zur Eintrittspforte werden können. Hie und da beobachtet man auch eine primäre Rickettsienpneumonie, wahrscheinlich infolge Inhalation von infektiösem Staub.

Morphologisch erkennt man ähnliche Veränderungen wie im Fall des klassischen Fleckfiebers, nur sind diese weit weniger schwer.

Folgen und **Symptome:** Der zeitliche Ablauf und die Natur der Störungen sind dieselben wie beim epidemischen Fleckfieber. Die Letalität betrug vor Einführung der Antibiotika etwa 2%. Das klassische und das endemische (murine) Fleckfieber hinterlassen eine gekreuzte Immunität.

187.4. »Rocky Mountain spotted fever«

Definitionen: Das durch die *Rickettsia rickettsi* hervorgerufene *»Rocky Mountain spotted fever«*, tritt, wie der Name sagt, in erster Linie in den westlichen Berggebieten Nordamerikas auf; es wird durch verschiedene Schildzecken übertragen, u. a. die Waldzecke *Dermatocenter andersoni,* ferner die Hundezecke, *Dermatocenter variabilis,* u. a. m., die sich ihrerseits durch Blutmahlzeiten von wildlebenden Nagern infizieren. Eine Infektion des Menschen ist nur wahrscheinlich, wenn die Zecke während einiger Stunden an der Hautoberfläche eingehakt bleibt. Die Infektionskrankheit, die im wesentlichen auf die westliche Hemisphäre beschränkt ist, charakterisiert sich u. a. durch einen akuten Fieberbeginn, der eine 2–3 Wochen dauernde Kontinua einleitet, ein Hautexanthem, das ungefähr um den 4. Tag an Extremitäten und Rumpf beginnt und vom makulösen in ein makulopapulöses und petechiales Stadium übergeht, Allgemeinsymptome sowie in schweren Fällen Delirium und andere zentralnervöse Störungen, oft verbunden mit Schock und Nierenversagen.

Ätiologie: Im Gegensatz zu den Rickettsien der Fleckfieber-Gruppe vermehrt sich die Rickettsia rickettsi(i) nicht nur im Zytoplasma, sondern auch im Kern der Wirtszellen. Dasselbe gilt für andere Vertreter der Rocky-Mountain-Spotted-Fever-Gruppe, mit denen die R. rickettsi auch Antigene gemein hat. Beim Meerschweinchen erzeugt sie eine 14-tägige Fieber-Kontinua, verbunden mit Schwellung des Skrotums sowie des Präputiums und der Ohrränder, ferner – mit einem gewißen zeitlichen Abstand – Blutungen und Nekroseherden an den betroffenen Stellen.

Epidemiologie: Die Krankheit ist in den meisten Staaten der USA (außer dem Nordosten, d. h. Maine und Vermont), ferner im westlichen Südamerika zuhause. Am höchsten ist die Morbidität im waldigen Wyoming, was mit der Anwesenheit der Waldzecken in Beziehung steht. Wie erwähnt, gehen die letzteren an der Rickettsieninfektion nicht zugrunde, sondern bleiben zeitlebens Keimträger, was sie – abgesehen von ihrer Rolle als Vektoren – auch zu einem Erreger-Reservoir macht. Infektionsgefahr für den Menschen besteht, wie gesagt, fast nur bei langdauerndem Verweilen der Zecken auf der Haut; sie kann aber z. B. durch Zerdrücken derselben und bei Vorhandensein von Hautläsionen erheblich erhöht werden. Entsprechend dem Auftreten der Waldzecken, wird die Krankheit am häufigsten im Spätfrühling und Vorsommer beobachtet. Männer über vierzig sind aus Gründen der Exposition (Waldarbeiter, Jäger u. a. m.) am meisten betroffen.

Pathogenese: Diese ist ähnlich wie im Fall der übrigen Rickettsiosen.

Morphologisch *gleichen die Veränderungen bei »Rokky Mountain spotted fever« stark denen beim klassischen Flecktyphus.* Folgende *Unterschiede* seien erwähnt: Beim ersteren kommt es in der Regel zu einer tieferen Invasion der *Arteriolenwände* durch die Erreger, was bei thrombotischem Verschluß dieser Gefäße *vermehrt Infarkte* und *Blutungen* erzeugt, z. B. an der Haut, im besonderen an Akren. Dasselbe trifft für das *Gehirn* zu, wo man häufiger *Mikroinfarkte* vorfindet; zudem ist die weiße Substanz nicht selten betroffen. Im Vergleich zum klassischen Fleckfieber besteht ferner eine stärker ausgeprägte *Splenomegalie,* während die Myokard- und Lungenveränderungen denen bei Fleckfieber ähnlich sehen. Schockzeichen sind häufig ausgebildet.

Folgen und **Symptome:** Die *Inkubationsperiode* variiert zwischen 3 und 12 Tagen, vermutlich u. a. in Abhängigkeit von der Infektionsdosis. Der *Krankheitsbeginn* ist abrupt und zunächst wie beim Fleckfieber. Die *Kontinua* dauert allerdings in der Regel länger, und *Myalgien* sowie *Arthralgien* sind stärker ausgeprägt. Die *Kopfschmerzen* können extreme Grade erreichen. Das *Hautexanthem,* das sich zwischen dem 2. und 6. Tag einstellen kann, und sich zentripetal ausbreitet, wechselt – wie erwähnt – von makulös über makulopapulös zu petechial, dies meist im Verlauf von ungefähr 4 Tagen. In der Regel ist das Rumpel-Leede-Phänomen positiv. Die *kardiovaskulären Störungen* umfassen u. a. eine Tachykardie und eine arterielle Hypotonie, verbunden mit peripherer Zyanose sowie – in schweren Fällen – Ödemen, z. B. am Gesicht und an den Extremitäten. Die *Lungenfunktionen* bleiben meistens weitgehend erhalten, wenn man z. B. von iatrogenen Lungenödemen absieht. Oft besteht ein hartnäckiger trockener Husten. Leberstörungen stehen nicht im Vordergrund, dagegen notiert man bei ernsten Verlaufsformen nicht selten eine zunehmende *Niereninsuffizienz,* teilweise als Schockfolge. Die *zentralnervösen Störungen* äußern sich klinisch ähnlich wie beim klassischen Fleckfieber; allerdings kommt es hie und da zum Auftreten von Herdzeichen. Taubheit wird nicht selten angetroffen. Die Verdauungsorgane zeigen, wenn man von der öfters vorhandenen Obstipation und allenfalls von geringem Blutabgang absieht, wenig ernsthafte Veränderungen. Bei *milder Verlaufsform* klingt die Symptomatik nach ungefähr 2 Wochen ab. In *schweren Fällen* kann, vor allem in den letzten Tagen der zweiten Krankheitswoche, der Tod eintreten, häufig unter dem Bild eines »toxischen« Schocks. Die *Letalität,* die vor Einführung der Antibiotika z. T. höher als 20% war, zeigt eine gewisse Altersabhängigkeit, indem Männer im Alter von mehr als 40 Jahren relativ häufiger sterben. Die *Diagnose* stützt sich auf das klinische Bild, epidemiologische Daten und den Antikörpernachweis in paarigen Seren, wenn möglich auch auf den Erregernachweis (s. o.). Immunfluoreszenzmikroskopische Untersuchungen z. B. von Hautbiopsien lassen R. rickettsi u. U. rasch erkennen. Die *Therapie* besteht in erster Linie in der Verabreichung von Breitspektrum-Antibiotika, im besonderen Chloramphenikol und Tetrazyklinen. Ferner ist dem Wasser-, Elektrolyt- und Säuren/Basen-Haushalt besondere Aufmerksamkeit zu schenken. Die z. T. gemeldeten günstigen Wirkungen von Glukokortikosteroiden in hohen Dosen beruhen vermutlich auf einer Dämpfung der entzündlichen Reaktionen im Bereich der geschädigten Gefäße. *Komplikationen* umfassen z. B. pyogene Sekundärinfektionen, Pneumonien u. a. m. Die zentralnervösen Störungen bilden sich meistens weitgehend zurück und sind spätestens nach einem Jahr kaum mehr nachzuweisen, wenn man von einigen wenigen Ausnahmen absieht.

Mögliche Prophylaxe: Maßnahmen wie das Besprayen von Waldboden mit Insektiziden sind aus Gründen des Umweltschutzes fragwürdig. Zeckenabstoßende Mittel, wie Diäthyltoluamid oder Dimethylphthalat, sind wahrscheinlich nützlich. Besondere Beachtung ist der *stetigen Inspektion der Körperoberfläche* und dem *sorgfältigen Entfernen vorhandener Zecken* zu schenken (z. B. Betupfen mit Benzin oder Alkohol vor der vorsichtigen Ablösung; Vermeiden von Zerdrücken der Zecken).

187.5. »Fièvre boutonneuse«

Das durch *Rickettsia conori* hervorgerufene *»fièvre boutonneuse«* wird durch Zecken (vor allem *Ixodidae,* in der Nähe von Behausungen, u. U. die braune Hundezecke *(Rhipicephalus sanguineus)*), die auch als Reservoir dienen, von – meist wildlebenden – Nagetieren auf den Menschen übertragen. Beim Meerschweinchen erzeugt R. conori ähnliche Veränderungen wie R. rickettsi, allerdings in milder Form. Die Krankheit ist in vielen Ländern Europas, Afrikas, des mittleren Ostens und in Indien unter verschiedenen Namen bekannt und verläuft – im Gegensatz zum »Rocky Mountain spotted fever« – fast immer gutartig. Typischerweise bildet sich am Ort des Zeckenbißes eine großpapulöse, z. T. dunkelrote Primärläsion, die der Affektion den Namen gab. Pathogenese, morphologische Veränderungen sowie Folgen und Symptome gleichen den Veränderungen, die durch R. rickettsi erzeugt werden, nur sind sie wesentlich milder.

187.6. Nordasiatisches Zeckenbißfieber und Nordqueensland-Zeckenfieber

Das durch die *Rickettsia sibirica* verursachte *nordasiatische (sibirische) Zeckenbißfieber (»North Asian tickborne rickettsiosis«)* kommt vor allem in Sibirien und in der Mongolei vor. Die Übertragung ist ähnlich wie im Fall des »fièvre boutonneuse«. Dies gilt mutatis mutandis auch für das *Nordqueensland-Zeckenfieber (»Queensland tick typhus«),* dem eine Infektion durch *Rickettsia australis* zugrunde liegt, und bei dem – außer Nagern – auch Beuteltiere als Reservoir dienen. Der Verlauf ist bei beiden Formen meist mild. Im Gegensatz zum »fièvre boutonneuse« treten keine auffälligen Primärläsionen in Erscheinung.

187.7. Rickettsienpocken

Diese – soweit bekannt – harmlose Infektionskrankheit wird durch *Rickettsia akari* hervorgerufen, die ihrerseits vor allem kleine Nager, u. a. auch Hausmäuse, infiziert und durch Milben *(Allodermanyssus sanguineus (Hirst))* auf den Menschen übertragen werden kann. Nach erfolgter Infektion entwickelt sich im Verlauf von 7–10 Tagen eine 1–1,5 cm im Durchmesser messende *Primärläsion,* die zentral eine Bläschenbildung zeigt und mit einer regionalen Lymphknotenschwellung verbunden ist. Ungefähr 3–7 Tage nach Ausbildung dieses Knotens manifestiert sich die Rikkettsämie in *fieberhaften Allgemeinerscheinungen,* die z. B. Myalgien, Kopfschmerzen, Anorexie und Photophobie umfassen. Dazu kommt ein zunächst *makulopapulöses, dann vesikulöses Hautexanthem* wechselnden Ausmaßes, das eine gewiße Ähnlichkeit mit den Pocken hat, die Handflächen und Fußsohlen jedoch ausspart. Nicht selten besteht auch ein Enanthem, das man vor allem im Oropharynx deutlich erkennt. Nach Ablauf einer Woche klingen Hautveränderungen und Allgemeinsymptome ab.

187.8. Japanisches Fleckfieber (»Tsutsugamushi«)

Das *japanische Fleckfieber (»Tsutsugamushi«, »scrub typhus«)* tritt vor allem in den südlichen Teilen des fernen Ostens, in Indien, im nördlichen Australien und auf den umliegenden Inseln in Erscheinung. Erreger ist die *Rickettsia tsutsugamushi* (japanisch: Tsutsuga = Krankheit; Mushi = Milbe), die sich hinsichtlich der antigenischen Eigenschaften von den anderen Rikkettsien unterscheidet und auch einen besonderen Zyklus aufweist. Als Reservoir dienen hauptsächlich wildlebende Nager, im besonderen Mäuse und Ratten. Die Übertragung erfolgt durch Larven verschiedener Milbenspezies, u. a. *Leptotrobidium (Trombicula) akamushi* und *Leptotrobidium deliense,* die an der Infektion meist nicht zugrund gehen, zu einer transovariellen Infektion des Nachwuchses fähig sind und somit nicht nur Vektor-, sondern auch Reservoirfunktionen ausüben. In der Infektionskette steht der Mensch am Ende, d. h. von ihm wird die Krankheit kaum weiter übertragen. Nach einer Inkubationszeit von 10–12 Tagen bildet sich eine deutliche *Primärläsion (Eschar)* von ungefähr 1 cm Durchmesser, und fast gleichzeitig setzen die *Allgemeinsymptome* mit Fieber, und einem *makulösen Hautexanthem* ein. Der Verlauf zeigt eine große Ähnlichkeit mit anderen Typen von Fleckfieber, nur ist er einerseits meist leichter und wird andererseits häufiger durch eine *Myokarditis* kompliziert. Auch *interstitielle Pneumonien* werden beim japanischen eher als bei anderen Fleckfiebern beobachetet. Die *Letalität* variiert sehr stark (1%, u. U. aber mehr als 50%).

187.9. Fünftagefieber (Wolhynisches Fieber)

Das *Fünftagefieber (Wolhynisches Fieber, Quintana-Fieber, »trench fever«, »shin bone fever«, His-Werner'sche Krankheit)* beruht auf einer Infektion durch *Rikkettsi quintana,* die durch die Kleiderlaus *(Pediculus humanus corporis),* in deren Verdauungstrakt sie sich extrazellulär vermehrt, von Mensch zu Mensch übertragen wird. Weitere Wirte kennt man kaum. Im Gegensatz zu anderen Rickettsien kann die R. quintana auf Blutagar in vitro gezüchtet werden. Der Infektionsmechanismus gestaltet sich ähnlich wie im Fall des klassischen Fleckfiebers. Die Verbreitung des Fünftagefiebers ist weltweit (u. a. Rußland, Lateinamerika, Afrika) und hängt verständlicherweise stark von den hygienischen Verhältnissen, d. h. dem Grad der Verlausung ab. Nach einer Inkubationsperiode von 10–30 Tagen beginnt die *febrile Affektion* rasch oder allmählich mit Symptomen, wie Kopfschmerzen, Malaise, Myalgien und Gliederschmerzen, besonders an den Unterschenkeln. Das Fieber hält in der Regel 5–7 Tage an. In anderen Fällen notiert man eine initiale Fieberphase von nur 1–3 Tagen Dauer, gefolgt von remittierendem Fieber mit 4–5-tägigen Intervallen. Manchmal zieht sich der Prozeß über 2–3 Wochen hin. Meistens tritt ein diskretes makulöses Hautexanthem in Erscheinung. Als Besonderheit notiert man beim Fünftagefieber eine *persistierende Rickettsämie,* die Wochen und Monate anhalten und rekurrieren kann. Dieses Phänomen, ebenso wie das Ausbleiben einer faßbaren humoralen Immunreaktion, sind noch weitgehend ungeklärt. Trotz Abwesenheit nachweisbarer Antikörper ist die Prognose gut, insbesondere auch wegen der hohen Empfindlichkeit der Erreger gegenüber Breitspektrum-Antibiotika.

187.10. Q-Fieber

Definitionen: Das *Q-Fieber (»query fever«)* ist eine akute Infektionskrankheit, die durch *Coxiella (R.) burneti* verursacht wird. Sie wird fast immer aerogen erworben, d. h. durch Inhalation von Rickettsien-haltigem Staub aus Exkreten von Schafen, Ziegen und Rindern, sehr selten von Zecken. Zu den wichtigsten klinischen Manifestationen gehört eine *interstitielle Pneumonie.* In ungefähr einem Drittel der Fälle beobachtet man eine *granulomatöse Hepatitis,* die mit Ikterus einhergehen kann. Weitere mögliche Störungen umfassen eine Endokarditis, vor allem im Bereich der Aortenklappen. Die seltenen Todesfälle beruhen z. T. auf *Thromboembolien.*

Ätiologie: Wie schon erwähnt, unterscheidet sich die *Coxiella (Rikkettsia) burneti(i)* von den anderen Rickettsien durch eine erhebliche Resistenz gegenüber Umwelteinflüssen, im besonderen Austrocknen und höheren Temperaturen. Desinfektionsmittel gegenüber ist sie ebenfalls wesentlich weniger empfindlich als die Erreger der vorher aufgeführten Rickettsiosen. Beim Meerschweinchen erzeugt die Coxiella burneti ein mehrtägiges Fieber, verbunden mit einer deutlichen Splenomegalie. Der Erregernachweis gelingt aber eher aus infizierten Mäusen (Peritonealexsudat, Milz). In morphologischer Hinsicht ist ein im Vergleich zu den anderen Rickettsien deutlicher ausgeprägter Pleomorphismus zu erwähnen.

Epidemiologie: Das Q-Fieber ist eine ausgesprochene Zoonose. In Europa sind Schafe, Ziegen und Rinder die hauptsächlichen Infektionsquellen für den Menschen. Die Tiere scheiden nach durchgemachter Infektion die Erreger u. a. im Urin, ferner mit der Milch und über die Geburtswege aus. Die Übertragung geschieht hier – für Tiere wie für den Menschen – vor allem durch Inhalation rickettsienhaltigen Staubes. Außerdem wird die Möglichkeit einer Infektion durch erregerhaltige Milch erwogen. Die *Zecken* stellen hierzulande wohl ein weiteres Reservoir von Rickettsia burneti dar und beteiligen sich an der Transmission von Tier zu Tier, größere Ausmaße scheint dieser Infektionsweg bei uns jedoch nicht angenommen zu haben. In anderen Kontinenten spielt der Infektionszyklus Säuger-Zecken-Säuger offenbar eine größere Rolle. An dieser Art von Transmission beteiligen sich verschiedene Zeckenarten, in USA z. B. *Dermatocenter andersoni* und *Amblyomma americanum.*

Pathogenese: Die Inhalation des infektiösen Staubes führt zu einem Erregereintritt im Bereich der Lungen, so daß hier die »Primärläsion« mit der klinisch hauptsächlich ins Gewicht fallenden Manifestation identisch ist. Es bildet sich eine interstitielle Pneumonie aus, die in der Regel im Vordergrund der Symptomatik steht. Der Fieberzustand und extrapulmonale Manifestationen, wie Hepatitis u. a., beruhen zum guten Teil auf einer transitorischen Rickettsämie. Gefäßläsionen sind allerdings – im Gegensatz etwa zum klassischen Fleckfieber – kein hervorstechendes Merkmal des Q-Fiebers.

Morphologisch findet sich – soweit man aufgrund der wenigen bekannten autoptischen Untersuchungen urteilen kann – in erster Linie eine *interstitielle Pneumonie,* ähnlich wie beim japanischen Fleckfieber. Neben einem septalen Ödem und daselbst lokalisierten Infiltraten von Lymphozyten und Histozyten, z. T. auch Plasmazellen, erkennt man eine erhebliche Anhäufung von Makrophagen in den Alveolen, teilweise auch Zeichen von Denudation der Alveoleninnenfläche mit nachfolgender Regeneration durch Pneumozyten II (»kuboide Metaplasie«). Da und dort findet sich in den Alveolarlumina auch fibrinreiches Exsudat, und vereinzelt kommt es zur Organisation desselben. Bakterielle Sekundärinfektionen der Lungen sind offenbar keine Seltenheit. Bei einem Drittel der Patienten mit Q-Fieber kann man – wie bioptische Befunde zeigten – eine *granulomatöse Hepatitis* vorfinden. Es handelt sich um kleine Anhäufungen aktivierter Makrophagen, umgeben von lockeren Infiltraten von Lymphozyten und einigen Plasmazellen. Mit Hilfe der Immunfluoreszenzmikroskopie lassen sich in diesen Herden die Coxiellen nachweisen. *Endokarditiden* stellen eine seltene Komplikation dar; am ehesten sind die Aortenklappen befallen. Hie und da beobachtet man *Venenthromben,* die möglicherweise mit der Infektion in Beziehung stehen und u. U. zu tödlichen Embolien führen können. Aber auch hier handelt es sich um sehr seltene Komplikationen.

Folgen und **Symptome:** Nach einer *Inkubationsperiode* von 14–26 Tagen (im Mittel 19 Tage) setzen die *fieberhaften Allgemeinsymptome,* wie Kopfschmerzen, Malaise, Myalgien, Anorexie, Frösteln u. a., ein. Ungefähr am 5. Krankheitstag macht sich ein trockener Reizhusten bemerkbar, und Röntgenbilder lassen wechselnde leichte Verschattungen mit feinretikulärer Zeichnung erkennen, während sich der auskultatorische Befund – wie bei anderen interstitiellen Pneumonien – auf relativ wenige Geräusche beschränkt. In der Regel dauert die Erkrankung nur ungefähr 3–6 Tage, z. T. aber auch einige Wochen. Die Rekonvaleszenz gestaltet sich bei manchen Patienten recht mühsam, indem noch während Wochen eine allgemeine Schwäche angegeben wird. Die Prognose ist indessen gut. Die *Diagnosestellung* kann serologisch oder allenfalls durch Erregernachweis erfolgen (s. o.). *Antibiotika,* wie Tetrazykline und Chloramphenikol, erweisen sich meistens als wirksam. Besonders exponierte Personen (Arbeiter in Schlachthäusern, Veterinäre, Viehbauern u. a.) können durch *Vakzinen* geschützt werden. Einige Wesenszüge der verschiedenen Arten von Rikkettsiose sind in Abb. 221 skizziert.

Literatur

Berman, S. J., Kundin, W. D.: Scrub typhus in South Vietnam. Ann. Intern. Med. *79,* 26 (1973) — *Hand, W. L.:* Rocky Mountain spotted fever: A vascular disease. Arch. Intern. Med. *125,* 879 (1970) — *Lennette, E. H.:* Epidemiology of Q fever. Arch. Inst. Pasteur (Tunis) *36,* 521 (1959) — *Ormsbee, R. A.:* Rikkettsiae as organisms. Ann. Rev. Microbiol. *23,* 275 (1969) — *Schaffner, W., Koenig, M. G.:* Thrombocytopenic Rocky Mountain spotted fever. Arch. Intern. Med. *116,* 857 (1965) — *Wissemann, C. L., Waddell, A. D.:* In vitro studies of rickettsiahost cell interactions. Infect. Immunol. *11,* 1391 (1975) — *Woodward, T. E.:* A historical account of the rickettsial diseases with a discussion of unsolved problems. The First Maxwell Finland Lecture. J. Infect. Dis. *127,* 583 (1973)

188. Durch Chlamydien verursachte Infektionskrankheiten

188.1. Begriffe und einleitende Angaben

Definitionen: *Chlamydien* (Chlamydia = Mantel) sind kleine, 0,2–0,35 µm im Durchmesser messende, rundliche bis ovale, bakterienähnliche Mikroorganismen, die sowohl DNA als auch RNA besitzen, beschränkte Stoffwechselleistungen zu erbringen vermögen und eine Membran aufweisen. In Beziehung auf die Antigene sind sie einander nah verwandt. Eine Vermehrung dieser Keime ist nur *intrazellulär,* d. h. in Wirtszellen, möglich. Die Klassifikation dieser Keime darf noch nicht als endgültig betrachtet werden. Vorläufig reiht man sie als Familie der *Chlamydiaceae* in die Ordnung der *Chlamydiales,* die den Rickettsiales zur Seite gestellt werden. Der Genus *Chlamydia* (früher auch: *Bedsonia, Miyagawanella*) mit den Spezies *Chlamydia psittaci, Chlamydia lymphogranulomatosis, Chlamydia trachomatis* und *Chlamydia oculogenitalis* ist in der Humanpathologie von besonderer Wichtigkeit (s. u.).

Allgemeines zur **Ätiologie:** Die Chlamydien verursachen bei Menschen, Säugetieren und Vögeln verschiedenartige Krankheitsbilder (s. u.), obschon sie einander nah verwandt sind. Früher hielt man sie lange für besonders große »Viren«. Der *Bakteriencharakter* geht aber nicht nur aus ihrem strukturellen und chemischen Aufbau, sondern auch aus ihrem Verhalten hervor: Sie vermehren sich durch Zweiteilung, wobei Mesosomen eine wesentliche Rolle spielen; sie weisen eine Zellmembran auf, die – ähnlich derjenigen Gram-negativer Bakterien – u. a. muraminsäurehaltige Mukopeptide enthält; die DNA-haltigen Nukleoide sind von keiner Membran umschlossen; sie verfügen über einen eigenen Proteinsyntheseapparat, im besonderen auch eigene Ribosomen, und vermögen z. B. Glukose abzubauen. *Färberisch* lassen sie sich u. a. durch basische Anilinfarbstoffe (z. B.

Färbung nach Giemsa) darstellen. Bei der Gram-Färbung ergeben sie ein negatives Resultat. Lichtmikroskopisch kann man sie eben noch erkennen (früher: »Elementarkörperchen«), und sog. Initialkörper, die nur selten fehlen und ungefähr 1 µm im Durchmesser messen, sind sogar sehr deutlich sichtbar. Im Verlauf ihrer *Vermehrung* stellt man einen regelmäßigen Wechsel von kleinen (0,3 µm) zu großen (1 µm) Keimen fest, welche dann den Vermehrungszyklus einleiten. Nach dessen Abschluß bilden sich die »*Großzellen*« wieder in »*Kleinzellen*« zurück. Die letzteren entsprechen im wesentlichen dem Nukleoid mit umgebender Grenzmembran und stellen die Erregerform dar, die in Empfängerorganismen eintreten. Gegenüber *Umwelteinflüssen,* im besonderen Trockenheit und erhöhter Temperatur, verhalten sich die Chlamydien wenig resistent. Die *Züchtung* in vitro gelingt nur intrazellulär, d. h. in Zellkulturen verschiedener Herkunft, ferner in den Dottersackzellen des Hühnchenembryos. Für *Tierversuche* eignet sich u. a. die Maus. Das *Wirtsspektrum* variiert erheblich: Während Chlamydia psittaci für eine Reihe von Tieren wie für den Menschen pathogen ist, erzeugen die Chlamydia lymphogranulomatosis und die Chlamydia trachomatis höchstens bei Primaten krankhafte Erscheinungen. Alle Chlamydien weisen ein gemeinsames, hitzestabiles Gruppenantigen auf, das z. B. in der Komplementbildungsreaktion gekreuzte Reaktionen hervorruft. Außerdem besitzen die einzelnen Chlamydien-Spezies eigene, hitzelabile *Antigene,* die höchstens einige eng verwandte Stämme gemein haben und die sich u. a. im Neutralisationstest nachweisen lassen.

Epidemiologische Aspekte der Chlamydien-Infektionen: Da es sich im wesentlichen um ziemlich labile, obligat intrazelluläre Parasiten handelt, die keine zugleich als Vektoren dienende Zwischenwirte, wie Arthropoden, besiedeln, beruht die Infektion von Mensch zu Mensch meist auf *engem Kontakt,* d. h. in der Regel einer mechanischen Übertragung von Schleimhaut auf Schleimhaut, ohne daß bei diesem Vorgang eine längere Zeit verstreicht. Eine gewiße Ausnahme bildet die *Chlamydia psittaci,* indem sich die Erreger im *eingetrockneten Vogelkot* längere Zeit infektionsfähig halten können. Das *Trachom* nimmt in dieser Hinsicht eine Mittelstellung ein, indem hier die Transmission nicht nur durch direkten Kontakt von Mensch zu Mensch, sondern auch über eine Kontamination gemeinsam benützter Materialien, wie Handtücher, zustande kommen mag, während die *Chlamydia lymphogranulomatosis* und die *Chlamydia oculogenitalis* vorwiegend von Schleimhaut auf Schleimhaut übergeht.

Zur **Pathogenese:** Wahrscheinlich geht der Infektion eine Haftung der Chlamydien an bestimmten Rezeptoren empfänglicher Wirtsepithelien voraus. Dieser Vorgang kann vermutlich durch wirtseigene Schutzstoffe, wie sIgA-Antikörper bei vorimmunisierten Individuen, behindert werden. Doch ist man über die Wirksamkeit eines solchen Mechanismus nur wenig unterrichtet. Über die Art der Zellschädigung durch Chlamydien wissen wir ebenfalls nicht viel. In Mäuse-L-Zellen in vitro behindert Chlamydia psittaci die Fusion von Phagosomen mit Lysosomen, was dem intrazellulären Überleben der Keime zugute kommen dürfte. Ob hierin ein mehr oder weniger generelles Prinzip der Wirkungsweise dieser Erreger liegt, bleibt zu prüfen. Die spezifische Immunität, die sich ein infiziertes Individuum erwirbt, scheint zum mindesten bei einem Teil der Chlamydien-Infektionen unvollständig zu sein (Trachom, z. T. auch Psittakose). Umgekehrt wird angenommen, daß beispielsweise beim Trachom Überempfindlichkeitsreaktionen, u. a. vom zellgebundenen Typ, die Gewebeschäden verstärken könnten. Im übrigen sei hervorgehoben, daß die Pathogenese der einzelnen Krankheitsbilder recht verschieden sein mag. Dies gilt auch für die **Morphologie,** die **Folgen** und **Symptome** sowie die diagnostischen Möglichkeiten (s. u. und Abb. 221).

188.2. Psittakose-Ornithose

Definitionen: Die *Psittakose i. e. S.* ist eine durch *Chlamydia psittaci (Chlamydia ornithosis, Miyagawanella psittaci)* erzeugte Infektionskrankheit, die von Papageien und Sittichen ausgeht *(Papageienkrankheit i. e. S.).* Teilweise benützt man den Begriff auch für entsprechende, von anderen Vögeln verbreitete Krankheiten *(Ornithose).* »Psittakose« und »Ornithose« werden heute oft als Synonyma verstanden. Der Mensch infiziert sich in der Regel durch Inhalation erregerhaltigen Staubes von Vogelkot. Die fieberhafte Erkrankung kennzeichnet sich u. a. durch das Auftreten einer *interstitiellen Pneumonie,* z. T. verbunden mit Allgemeinsymptomen.

Ätiologie: Die *Chlamydia psittaci* unterscheidet sich von anderen Chlamydien u. a. durch besondere, Spezies-spezifische Antigene. Die Empfindlichkeit des Keimes gegenüber Trockenheit ist offenbar nicht so groß, daß die Infektiosität beim Eintrocknen des Vogelkots verloren ginge.

Epidemiologie: Die Psittakose ist eine weltweit verbreitete Infektion von Vögeln verschiedener Art. Wenn auch Papageien und Sittiche besonders oft befallen sind, konnten doch zahlreiche Fälle von menschlicher Psittakose auf andere Vogelarten zurückgeführt werden, u. a. auf Tauben, Enten, Truthähne, Hühner sowie zahlreiche weitere Spezies. Der erhöhten Exposition entsprechend, handelt es sich in erster Linie um eine Krankheit von Individuen, die häufig mit Vögeln umgehen bzw. solche zuhause halten. Besonders exponiert sind Berufsarten, wie Arbeiter in Verkaufsläden für Ziervögel, Hühnerfarmen, Truthahnfarmen, zoologischen Gärten u. a. m. Die Erreger finden sich u. a. im Nasensekret der Vögel, vor allem aber in den Exkrementen, durch die dann der Käfig und auch das Gefieder kontaminiert werden. Die infizierten Tiere zeigen öfters keinerlei Zeichen von Erkrankung; manchmal fallen sie durch gesträubte Federn und eine gewiße Anorexie, verbunden mit Lethargie, auf. Dauerausscheider sind unter den Vögeln keine Seltenheit. Wie erwähnt, erfolgt die Infektion des Menschen vor allem durch *Staubinhalation,* wobei erregerhaltige Partikeln bis in die kleinen Bronchien oder gar in die Alveolen gelangen. Vereinzelt liegen Berichte über eine Infektion von Mensch zu Mensch vor, insbesondere in Spitälern: Hier handelte es sich wahrscheinlich um eine Tröpfcheninfektion von Seiten infizierter Patienten. In solchen Fällen soll der Verlauf ernsthafter gewesen sein als bei Infektion durch Vogelkot-Staub.

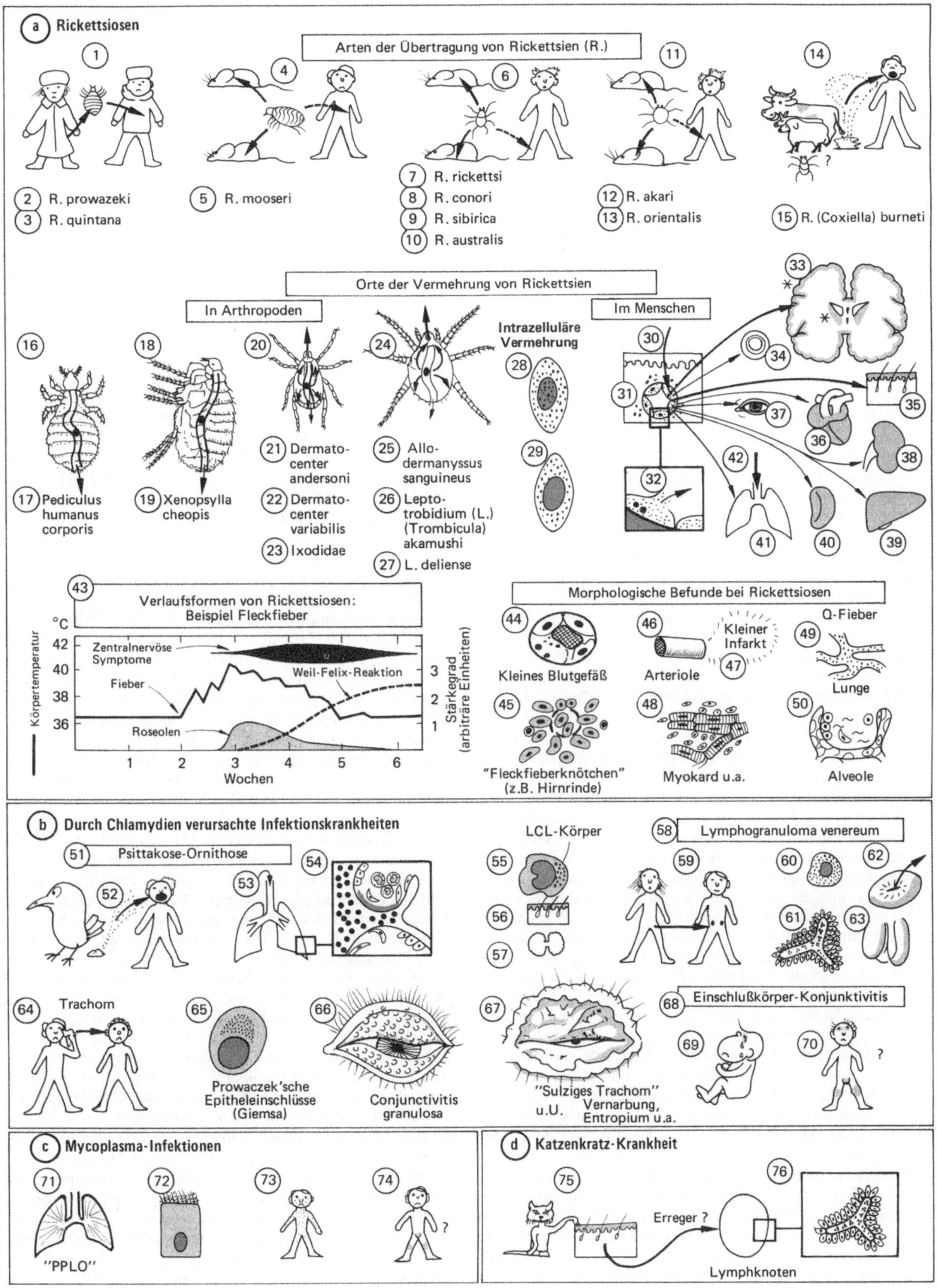

a Rickettsiosen
Arten der Übertragung von Rickettsien (R.)
2 R. prowazeki
3 R. quintana
5 R. mooseri
7 R. rickettsi
8 R. conori
9 R. sibirica
10 R. australis
12 R. akari
13 R. orientalis
15 R. (Coxiella) burneti
Orte der Vermehrung von Rickettsien
In Arthropoden
Im Menschen
Intrazelluläre Vermehrung
17 Pediculus humanus corporis
19 Xenopsylla cheopis
21 Dermatocenter andersoni
22 Dermatocenter variabilis
23 Ixodidae
25 Allodermanyssus sanguineus
26 Leptotrobidium (L.) (Trombicula) akamushi
27 L. deliense
Verlaufsformen von Rickettsiosen: Beispiel Fleckfieber
°C
Körpertemperatur
Zentralnervöse Symptome
Fieber
Weil-Felix-Reaktion
Roseolen
Wochen
Stärkegrad (arbiträre Einheiten)
Morphologische Befunde bei Rickettsiosen
Kleines Blutgefäß
Arteriole
Kleiner Infarkt
Q-Fieber
Lunge
"Fleckfieberknötchen" (z.B. Hirnrinde)
Myokard u.a.
Alveole
b Durch Chlamydien verursachte Infektionskrankheiten
Psittakose-Ornithose
LCL-Körper
Lymphogranuloma venereum
Trachom
Prowaczek'sche Epitheleinschlüsse (Giemsa)
Conjunctivitis granulosa
"Sulziges Trachom" u.U. Vernarbung, Entropium u.a.
Einschlußkörper-Konjunktivitis
c Mycoplasma-Infektionen
"PPLO"
d Katzenkratz-Krankheit
Erreger ?
Lymphknoten

Abb. 221 a–d. *Skizzen zu den Rickettsiosen, den durch Chlamydien und Mykoplasmen verursachten Infektionen und der Katzenkratz-Krankheit.* **a** *Rickettsiosen. Rickettsien* sind kleine, 0,3–0,5 × 1,2 µm messende, ovoide, bakterienartige Mikroorganismen, die sich im wesentlichen nur *intrazellulär* zu vermehren vermögen. Die *natürlichen Wirte* sind einerseits Arthropoden, andererseits warmblütige Spezies, u. a. auch der Mensch. Die geographische Verbreitung dieser Gruppe von Krankheiten hängt vom Vorkommen der Vektoren ab. Beim *klassischen (epidemischen) Fleckfieber (Flecktyphus)* stellt der Mensch das einzige Warmblüter-Reservoir dar, und die Übertragung der Erreger (*Rickettsia (R.) prowazeki*) erfolgt über Kleiderläuse (1, 2, 16). Einen entsprechenden Transmissionsmodus zeigt auch das durch *R. quintana* hervorgerufene sog. *Fünftagefieber (Wolhynisches Fieber,* 3), das nicht zur Fleckfiebergruppe gehört. Das *murine Fleckfieber* beruht auf einer Infektion durch *R. mooseri* (5), der Ratten als natürliche Säuger-Hauptwirte dienen, und die durch den *Rattenfloh* transmittiert wird (4, 18), unter Nagern z. T. auch über die Rattenlaus. In USA ist das murine Fleckfieber die häufigste Rickettsiose; sie zeigt klinisch große Ähnlichkeit mit dem klassischen Fleckfieber. Der Gruppe von Rickettsiosen, die nach dem *»Rocky Mountain spotted fever« (R. rickettsi,* 7) benannt ist und u. a. das *»Fièvre boutonneuse« (R. conori,* 8), das *nordasiatische (sibirische) Zeckenbißfieber (R. sibirica,* 9) und das *Nordqueensland-Fieber (R. australis,* 10) umfaßt, dienen wildlebende Nagetiere oder – im Fall der R. australis – Beuteltiere als natürliches Säugerreservoir, und die Übertragung geschieht hier durch *Schildzecken* (6; R. rickettsi: 21 oder allenfalls 22; R. conori: 23 u. a.). Von der »Rocky Mountain spotted fever«-Gruppe werden lediglich die *Rickettsienpocken (R. akari,* 12) durch *Milben* übertragen (25). Letztere bzw. deren Larven (26, 27) wirken als Vektoren bei der Übertragung des *japanischen Fleckfiebers (Tsutsugamushi; R. orientalis,* 11, 13), dessen Erreger ebenfalls kleine Nager besiedelt. Beim *Q(»query«)-Fieber (Coxiella (R.) burneti,* 15) spielen vielleicht auch Zecken als Vektoren eine Rolle; sicher aber infiziert sich der Mensch vor allem durch *Inhalation* erregerhaltigen Materials (z. B. Staub), das von Urin, Milch und/oder Lochien infizierter Tiere, insbesondere Schafen, Ziegen und Rindern, stammt (14). Offenbar ist die Coxiella burneti in der Umwelt ziemlich resistent. In *Läusen* (17) und *Flöhen* (19) vermehren sich die Rickettsien im Epithel des Mitteldarms, und nach dessen Aufbrechen werden die Mikroorganismen mit den *Fäzes* ausgeschieden. Dies geschieht oft während einer Blutmahlzeit, was verständlich macht, daß die Rickettsien dann durch *Einreiben* ins subepidermale Gewebe gelangen können. Anders verhält es sich bei *Schildzecken* (20) und *Milben* (24): Hier breiten sich die Mikroorganismen nach ihrem Wachstum im Darmepithel im ganzen Körper aus und gelangen damit u. a. in den Speichel, der bei der Blutmahlzeit in den Säugerwirt *injiziert* wird. Aber auch diese Vektoren scheiden Erreger mit den Fäzes aus, so daß der oben erwähnte Mechanismus der Infektion durch Einreiben ebenfalls in Betracht zu ziehen ist. *Im Säugerorganismus vermehren sich Rickettsien* – wie gesagt – fast ausschließlich *intrazellulär,* teils in *Kern und Zytoplasma* (28, R. prowazeki, R. rickettsi u. a.), teils nur im *Zytoplasma* (29, R. mooseri). Mit Vorliebe besiedeln die Erreger *Endothelien kleiner Blutgefäße* (30, 31); nach erfolgter Vermehrung und Zerstörung der betreffenden Endothelzelle gelangt eine große Zahl von Rickettsien ins zirkulierende Blut (32). Die Keime dringen dann in den verschiedensten Organen/Geweben wiederum in Endothelzellen kleiner Blutgefäße ein und wirken – vor allem – auf diese Weise schädigend. Das *Zentralnervensystem* (33), d. h. in erster Linie die graue Substanz in Rinde und z. T. zentralen Gebieten, wird hauptsächlich beim klassischen Fleckfieber, z. T. auch beim murinen Fleckfieber, beim »Rocky Mountain spotted fever« und anderen Rickettsiosen, in Mitleidenschaft gezogen. Beim typischen Flecktyphus finden sich überdies in wechselndem Maß entsprechende Läsionen in *Herz* (36), *Nieren* (38, u. a. Schwellung der Endothelien in glomerulären Kapillaren, z. T. mit Glomerulitis fokaler Ausbreitung), *Leber* (besonders portale Felder, 39) u. a. sowie vor allem auch in der *Haut* (35). Den typischen *»Roseolen«* liegt vor allem eine Schädigung der Endstrombahn durch die Erreger zugrunde; in unterschiedlichem Grad spielen aber vermutlich auch Immunreaktionen mit eine Rolle. Beim murinen Fleckfieber stellt man ähnliche, wenn auch meist etwas weniger ausgeprägte Veränderungen fest: zudem besteht bei dieser Krankheit eine größere Neigung zur Ausbildung einer *Konjunktivitis* (37). Das »Rocky Mountain spotted fever« geht wegen der häufigen arteriolären Beteiligung z. T. mit der Ausbildung kleiner Infarkte (u. a. im Gehirn) einher (33, 34) und bewirkt eher als andere Rickettsiosen eine gewisse *Milzvergrößerung* (40). Beim »Fièvre boutonneuse« schwillt der *Primärherd* (30–32) z. T. erheblich an und verfärbt sich dunkelrot. In geringerem Maß trifft dies auch für die Rickettsienpocken zu, die im übrigen mit einem zunächst makulopapulösen, dann vesikulösen Hautexanthem verbunden sind. Eine *interstititelle Pneumonie* (41) stellt die wichtigste Veränderung beim Q-Fieber dar, das ja fast immer aerogen erworben wird (42); Lungenläsionen können aber auch bei anderen Rickettsiosen beobachtet werden, am ehesten z. B. beim japanischen Fleckfieber, in dessen Verlauf es überdies relativ oft zur Ausbildung einer Myokarditis kommt (36). Die *Verlaufsformen der verschiedenen Rickettsiosen* verstehen sich weitgehend aufgrund der hier kurz geschilderten Gewebe- bzw. Organveränderungen. Am Beispiel des klassischen Fleckfiebers (43) läßt sich erkennen, daß nach Ablauf der Inkubationszeit (mehrheitlich etwa 12 Tage) ein Fieberanstieg erfolgt, der in eine mehr oder weniger ausgeprägte Kontinua übergeht. Das makulöse Hautexanthem erscheint um den 4. Krankheitstag und nimmt an Intensität zu. Zentralnervöse Symptome, die in schweren Fällen bis zum Koma reichen können, lassen ebenfalls nicht lange auf sich warten. Die Weil-Felix-Reaktion (s. Abb. 218, S. 1773) fällt z. T. schon gegen Ende der 2. Krankheitswoche positiv aus. Bei früheren Fleckfieber-Epidemien, die bis zu 30 Millionen Menschen erfaßten, betrug die *Letalität* des klassischen Fleckfiebers ungefähr 10%. Heute sind solche Seuchen selten geworden und viel weniger ausgebreitet; in schweren Fällen liegt die Letalität jedoch – trotz Therapie mit Chloromyzetin und/oder Tetrazyklinen – z. T. immer noch über 10%. Die *Gefäßschäden* (44), die durch Rickettsien hervorgerufen werden, führen in wechselndem Maß zu Endothelschwellungen, Erhöhung der Permeabilität der Gefäßwand, nicht selten Thrombosierung sowie – nach einigen Tagen – Vermehrung der Zahl von Endothelien. Außerdem kommt es in der Umgebung zu entzündlichen Reaktionen. Das typische *Fleckfieberknötchen* (45) findet sich häufig am Ort des Verschlusses eines kleinen Blutgefäßes und besteht – nach einer kurzdauernden Phase mit Auftreten von Neutrophilen – vor allem aus Makrophagen, zu denen sich gegen Ende der 2. Krankheitswoche auch Lymphozyten gesellen. Plasmazellen finden sich nur in geringer Zahl. Bei thrombotischem Verschluß von Arteriolen (46, s. o.) können *Mikroinfarkte* (47) entstehen. Bei Befall des Herzmuskels notiert man in der Regel eine herdförmige, vorwiegend histiozytäre *Myokarditis* (48). Das *Q-Fieber* charakterisiert sich vor allem durch eine *interstitielle Pneumonie und Alveolitis* (49, 50) mit/bei deutlichen Schäden u. a. an Endothelien der Lungenkapillaren. In der Regel stellt sich auch ein gewisses Maß von »alveolärer Denudation« ein. **b** *Durch Chlamydien verursachte Infektionskrankheiten.* Die *Psittakose* (besser: *Ornithose)* beruht auf einer Infektion durch *Chlamydia psittaci (Clamydia ornithosis, Miyagawanella psittaci),* einen nicht nur bei Papageienarten, sondern auch bei anderen Vögeln weit verbreiteten Keim (51). Die Infektion des Menschen kommt in der Regel durch Inhalation keimhaltigen Staubes zustande, der von Exkrementen infizierter Vögel stammt (52, 53). Es entwickelt sich eine *interstitielle Pneumonie,* z. T. mit Schädigung der Alveolarwandzellen und sog. »kuboider Metaplasie« (= Zeichen von Regeneration durch Pneumozyten II) sowie da und dort Ausbildung hyaliner Membranen (54). In den Alveolarmakrophagen kann man z. T. Einschlußkörperchen

Pathogenese: Die eingeatmeten Erreger setzen sich an den Epithelien der kleinen Bronchien und in den Lungenalveolen fest. Die initiale Vermehrung erfolgt z. T. in den betreffenden Epithelzellen, z. T. wahrscheinlich auch in Makrophagen. Verschiedene Befunde sprechen dafür, daß die Invasion der Lungen nicht nur bronchogen, sondern z. T. auch über den Blutweg erfolgen kann, d. h. durch Chlamydien, die (innerhalb von Zellen oder frei) in die Zirkulation übergetreten waren. Im Bereich der Alveolen kommt es zu einer Schädigung u. a. der Pneumozyten I sowie weiterer Komponenten der Interalveolärsepten, was in wechselndem Ausmaß Veränderungen im Sinn eines partiellen Denudationssyndroms nach sich zieht. Zudem stellt sich mit der Zeit eine Immunreaktion ein, die nicht nur schützend wirken, sondern u. U. die Gewebeschäden verstärken könnte.

Morphologisch bieten die Lungen das Bild einer *interstitiellen Pneumonie* mit herdweiser Ausbildung fibrinhaltiger Beläge an Stellen denudierter Alveoleninnenflächen, einem eiweißreichen Ödem, vereinzelten Blutungen und einer Anhäufung von Makrophagen sowie spärlichen neutrophilen Granulozyten in den Alveolenlichtungen. Nach einigen Tagen setzt die Regeneration der beschädigten Alveoleninnenfläche durch Pneumozyten II ein (»kuboide Metaplasie«). Mit dem Beginn der Immunantwort kommt es zu einer septalen Infiltration durch Lymphozyten, einige Histiozyten und eine wechselnde Zahl von Plasmazellen. Meistens finden sich Veränderungen auch in den übrigen Organen. Meistens besteht eine mäßige *Splenomegalie* mit Zeichen verstärkter Immunreaktionen. Parenchymatöse Organe erscheinen oft trüb geschwellt, und in der Leber sowie z. T. in anderen Geweben finden sich nicht selten kleine Nekroseherde. Am *Gehirn* bemerkt man in der Regel eine Schwellung, teilweise verbunden mit petechialen Blutungen. Die hier skizzierten Veränderungen beziehen sich selbstverständlich auf schwere Fälle mit tödlichem Verlauf, d. h. Autopsien. Von Chlamydien besiedelte Zellen, im besonderen *Makrophagen in Lungenalveolen,* enthalten nicht selten zytoplasmatische Einschlußkörper (sog. *LCL-Körperchen*), die sich u. U. auch im Sputum nachweisen lassen und diagnostische Bedeutung haben, vor allem, wenn es gelingt, immunfluoreszenzmikroskopisch die Chlamydia psittaci zu identifizieren. Das *Bronchialepithel* erscheint demgegenüber in der Regel intakt.

Folgen und **Symptome:** Die klinischen Manifestationen und der Verlauf der Krankheit sind sehr unterschiedlich. Nach einer *Inkubationsperiode* von 7–14 Tagen, manchmal auch von längerer Dauer, kommt es

---

Abb. 221 a–d (Fortsetzung)

nachweisen (55, sog. *LCL-Körper*). In typischen Fällen erfolgt ein abrupter Fieberanstieg, verbunden mit einem makulösen Exanthem (Horder'sche Flecken, 56). Zentralnervöse Symptome sind ebenfalls keine Seltenheit (57). Das durch *Chlamydia lymphogranulomatis* verursachte *Lymphogranuloma venereum (Lymphogranuloma inguinale, Lymphopathia venerea,* 58) ist eine venerische Affektion, die sich beim *Manne* durch eine eitrige Lymphadenitis *inguinalis* zu manifestieren pflegt, während bei der *Frau* die *iliakalen* Lymphknoten in entsprechender Weise verändert sind und daher oft nicht als befallen erkannt werden (59). Histologisch bietet sich das Bild der *retikulozytären Lymphadenitis abscedens* (61). In Ausstrichpräparaten von Lymphknotenmaterial lassen sich z. T. die intrazellulär gelegenen *Donovan-Körper* nachweisen (60). Nicht selten kommt es zur Fistelbildung (62), u. U. auch zu Strikturen und zu elephantiasischen Veränderungen (= chronisches Lymphödem, bei der Frau im Bereich des äußeren Genitale bekannt als »Esthiomene«, 63). Vor allem bei männlichen Homosexuellen kann das Rektum schwer verändert sein. In Spätstadien entwickelt sich hie und da ein Karzinom. Die Diagnose des Lymphogranuloma venereum stellt man durch Erregernachweis, Komplementbindungsreaktion und allenfalls Intrakutan-Test (Frei-Test). Das *Trachom* (64) ist eine chronische, wahrscheinlich durch *Chlamydia trachomatis* hervorgerufene Keratokonjunktivitis. Diese Krankheit, die häufigste Ursache von Blindheit überhaupt, wird durch engen zwischenmenschlichen Kontakt übertragen, wobei kontaminierte Waschlappen u. a. sowie ungenügende hygienische Verhältnisse stark fördernd wirken. Recht typisch sind die in Ausstrichpräparaten lichtmikroskopisch erkennbaren Prowaczek'schen Epitheleinschlüsse (65). Die Krankheit, deren Ätiologie und Pathogenese z. T. noch umstritten sind, verläuft ohne Behandlung oft chronisch progredient: Nach dem Stadium des beginnenden Trachoms folgt das des manifesten Trachoms, wobei eine u. a. durch Lymphfollikelbildung gekennzeichnete *Conjunctivitis granulosa* (66) in ein sog. *»sulziges Trachom«* (67) und schrittweise in schwere Vernarbungen mit Entropium u. a. sowie schließlicher Erblindung übergehen kann. Die *Einschlußkörper-Konjunktivitis* (68), auch als Einschluß-Blenorrhoe bekannt, geht auf eine Infektion durch *Chlamydia oculogenitalis* zurück. Betroffen sind in erster Linie Neugeborene im Alter von 5–14 Tagen, die von ihrer Mutter angesteckt worden waren (69). Der Prozeß, der sich auch durch eine Conjunctivitis follicularis auszeichnet, heilt in der Regel im Verlauf von 3–6 Monaten. Ob ein Teil der Fälle von *Reiter'schen Syndrom* (urethro-okulo-artikuläres Syndrom, 70) mit einer Chlamydieninfektion in Beziehung steht, bleibt noch zu prüfen. **c** *Mycoplasma-Infektionen. Mycoplasma pneumoniae* (früher: »Eaton agent«, PPLO = »*p*leuro*p*neumonia-*l*ike *o*rganism«) ist der Erreger einer Form von Pneumonie, die man seinerzeit als »primär atypische Pneumonie« bezeichnet hat (71). Pathogenetisch spielt u. a. eine Schädigung der Zilien des respiratorischen Epithels eine Rolle (72). Neben Fieber, Halsweh, Schnupfen und einer vorwiegend interstitiellen Pneumonie (z. T. mit Pleuritis) treten u. a. auch makulopapulöse Hautexantheme (73) in Erscheinung. Von einigen Autoren wird das Reiter'sche Syndrom z. T. mit Mykoplasmen in Beziehung gebracht (74); diese Frage ist indessen noch nicht geklärt, ebenso wie das Problem einer Existenz weiterer pathogener Mykoplasmen (z. B. Mycoplasma hominis). **d** *Katzenkratz-Krankheit.* Diese Affektion unbekannter Ätiologie wird oft durch Katzenkratzer verursacht (75). Nach einer Inkubationsperiode von 3–10 Tagen tritt in einem Teil der Fälle eine papulöse Primärläsion auf, verbunden mit einer z. T. erheblichen Schwellung regionärer Lymphknoten. Die letzteren zeigen histologisch ebenfalls das Bild einer *»retikulozytären Lymphadenitis abscedens«,* zumindest in typischen Fällen (76)

in der Mehrzahl der Fälle zu einerm *abrupten Fieberanstieg,* verbunden mit Malaise, Kopfschmerzen, Myalgien und anderen Symptomen, teilweise auch zum Auftreten eines diskreten makulösen Hautexanthems *(Horder'sche Flecken).* In schweren Fällen gesellen sich dazu nicht selten *zentralnervöse Störungen.* Häufig liegt eine Photophobie vor. Vielfach stehen die Äußerungen der *interstitiellen Pneumonie* im Vordergrund des klinischen Bildes: Es tritt ein hartnäckiger, trockener Husten auf, und im Thorax-Röntgenbild erkennt man die typischen, schleierartigen Veränderungen, während der auskultatorische Befund oft recht bescheiden bleibt. In schweren Fällen kann sich eine respiratorische Insuffizienz mit Zyanose einstellen. Außerdem notiert man eine Splenomegalie. Die Leber ist selten deutlich vergrößert, und ein Ikterus kommt fast nie zustande. In unbehandelten Fällen klingt die Erkrankung im Verlauf von 10 Tagen bis 3 Wochen allmählich – z. T. aber auch in Form einer Lyse – ab; hie und da dauert der Prozeß jedoch 2–3 Monate. Vereinzelt kommt es zu Rezidiven. Die *Diagnose* stellt man einerseits durch den Erregernachweis (am ehesten frisches Sputum (s. o.), das z. B. auf Mäuse übertragen werden kann (i. p., Nachweis der Erreger nach 8–10 Tagen im Peritonealexsudat und/oder der Milz)); andererseits ist es möglich, aufgrund der Untersuchung paariger Seren und mit Hilfe z. B. der Komplementbindungsreaktion den Prozeß serologisch zu erfassen. Die Antikörperbildung ist allerdings oft erst nach etwa 2 Wochen voll im Gang. *Therapeutisch* haben sich vor allem Tetrazykline bewährt.

Komplikationen: Hie und da kam es im Verlauf einer Psittakose zu einer tödlichen Lungenembolie. Vereinzelt wurden bakterielle Sekundärinfektionen mit tödlich verlaufender Pneumonie beobachtet.

Prophylaxe: In erster Linie ist hier die systematische Kontrolle der Vögel, insbesondere auch der Ziervögel, zu nennen. Infizierte Tiere sollten eliminiert oder zum mindesten isoliert werden. Mitunter gelingt es, die Vögel durch langdauernde Gaben von Tetrazyklinen infektionsfrei zu machen.

188.3. Lymphogranuloma venereum (Lymphogranuloma inguinale)

Definitionen: Das *Lymphogranuloma venereum (LGV, Lymphogranuloma inguinale, Lymphopathia venerea)* wird in der Regel durch Geschlechtsverkehr von Mensch zu Mensch übertragen und gehört somit zu den »venerischen« Affektionen. Der Erreger, *Chlamydia lymphogranulomatosis (Chlamydia lymphogranulomatis, Miyagawanella lymphogranulomatosis),* kommt – soweit bekannt – nur beim Menschen vor. Die akut beginnende Krankheit charakterisiert sich durch das Auftreten einer *Primärläsion* im Genitalbereich, die bald abheilt, sowie einer *eitrigen Lymphadenitis inguinalis beim Mann* bzw. *Lymphadenitis iliacalis (im kleinen Bekken) bei der Frau.* Bei Homosexuellen und bei Frauen kann die Primärläsion auch im Anorektalbereich liegen und zu einer *hämorrhagischen Proktitis* führen. Die eitrigen Prozesse neigen zur *Fistelbildung.* Spätkomplikationen umfassen u. a. Anorektal- und andere *Strikturen* sowie u. U. *Elephantiasis* im Genitalbereich.

Ätiologie: Die *Chlamydia lymphogranulomatosis* tritt in mindestens drei antigenisch verschiedenen Varianten auf (L1, L2 und L3), die sich hinsichtlich Pathogenität möglicherweise nicht identisch verhalten.

Epidemiologie: Obwohl die venerische Übertragung weit überwiegt, sind andere Transmissionsarten, wie nicht sexueller Kontakt zwischen Menschen, Laboratoriumsinfektionen und Übertragung durch kontaminierte Badetücher, auch möglich. In westlichen Ländern wird die Krankheit weniger häufig beobachtet als früher. In Asien, Afrika und Südamerika ist sie jedoch immer noch endemisch. Die Inzidenz der Infektion bei Geschlechtsverkehr mit einem erkrankten Partner ist geringer als im Fall der Gonorrhoe und der Lues. Wahrscheinlich bilden Frauen mit unerkannten Läsionen im Genitalbereich die häufigste Infektionsquelle, während unter den gemeldeten Fällen die Männer im Verhältnis 3:1 überwiegen; dies hängt zum guten Teil damit zusammen, daß die Erkrankung beim Manne deutlich erkennbar ist (s. u.).

Pathogenese: Die Infektion erfolgt wahrscheinlich nach vorausgehendem Haften der Chlamydien an Epithelzellen von Genitalschleimhäuten. Die Keimvermehrung findet zunächst im Epithelbereich, vielleicht auch in darunter liegenden Zellen, statt, was zu nekrobiotischen Vorgängen und lokal-entzündlichen Reaktionen unspezifischer Art sowie schließlich z. T. zur Ausbildung eines kleinen Ulkus Anlaß gibt. Die Primärläsion wird nur von etwa einem Drittel der Männer und selten von Frauen beachtet. Die Erreger werden auf dem Lymphweg in die regionalen Lymphknoten transloziert, wo es zu heftigen entzündlichen Veränderungen und schließlich zur eitrigen Einschmelzung kommt. Wahrscheinlich spielen bei diesem Prozeß zellgebundene Immunreaktionen eine gewisse Rolle. Jedenfalls findet man um die Eiterherde herum einen Saum stark aktivierter Makrophagen. Im Fall einer Primärläsion im Epithelbereich des Enddarms sowie bei Frauen sind in der Regel die im kleinen Becken gelegenen iliakalen Lymphknoten betroffen, beim Mann mit Lokalisation der Eintrittspforte am Penis die inguinalen Lymphknoten, deren Veränderungen viel eher auffallen. Fisteln bilden sich infolge Durchbruchs der Eiterherde nach außen oder in Hohlräume hinein. Stenosierungen sind die Folge einer massiven Narbenbildung im Anschluß an eine ausgedehnte und/oder länger dauernde granulierende Entzündung.

Morphologisch erscheint die *Primärläsion* zunächst als kleine Papel, die beim Mann am Penis oder in der Urethra, bei der Frau an der Portio vaginalis uteri, in der Vagina oder an der Vulva gelegen sein kann, abgesehen von der erwähnten Lokalisation im Anorektalbereich. In der Regel bildet sich auf der Papel ein herpetiformes Bläschen, das aufbricht und ein kleines Geschwür zurückläßt. Dieses heilt jedoch in vielen Fällen innerhalb von wenigen Tagen ab. Die später auftretenden *Lymphadenitiden* können uni- oder bilateral ausgeprägt sein. Bei nicht sexueller Transmission finden sich die Lymphknotenschwellungen regionär zur jeweiligen Eintrittspforte (z. B. zervikal bei Infektion über die Lippen bzw. die Mundhöhle). Die z. T. stark vergrößerten Lymphknoten zeigen nach Beginn der eitrigen Einschmelzung eine Fluktuation, und mit der Zeit kann es zur *Fistelbildung* kommen. Histologisch bietet sich das Bild einer sog. *retikulozytären Lymphadenitis abscedens,* d. h. eingesunkener und daher z. T. Y-förmiger Eiterherde, die von einem Saum epitheloidzelligen Granulationsgewebes umgeben sind. Die Wand von Fisteln zeigt einen ähnlichen Aufbau. Außerdem erkennt man oft eine Thrombolymphangiitis, eine Perilymphangiitis und -adenitis, wechselnde Ödeme und Infiltrate, an denen mit der Zeit auch zahlreiche Plasmazellen teilhaben. Vor allem in Makrophagen erkennt man sog. *Donovan-Körperchen,* in denen sich mit Hilfe der Immunfluoreszenzmikroskopie z. T. Chlamydienantigene nachweisen lassen. Führt der chronische, eitrige und fistulierende Prozeß über die Bildung eines Lymphödems schließlich zu einer starken *Bindegewebsvermehrung,* kann das Schleimhautepithel sekundär Schaden nehmen und erneut ulzerieren. Im Bereich solcher Läsionen stellt man mit der Zeit erhebliche *epitheliale Dysplasien* fest, auf deren Boden häufiger als bei der Kontrollpopulation Karzinome entstehen. Im Rektoanalbereich finden sich nicht selten chronische Fisteln und Stenosen, vor allem bei Frauen, bei denen – ganz abgesehen von einer möglichen Primärlokalisation im Enddarm – eiternde iliakale Lymphknoten in das Gebiet des Rektums durchbrechen können. Bei besonders schwerer Vernarbung und starkem Lymphödem entwickelt sich im Anogenitalgebiet u. U. eine *Elephantiasis;* perianal entstehen mitunter blumenkohlartige sog. *Lymphorrhoiden.* Ausgedehnte destruktive und deformierende Veränderungen im Genitalbereich der Frau heißen *»Esthiomene«,* vor allem solche mit chronischem Lymphödem der Labien und oberflächlicher Ulzeration.

Folgen und **Symptome:** Die klinischen Symptome erklären sich weitgehend durch den oben geschilderten Verlauf der *morphologischen Veränderungen. Allgemeinsymptome* sind vor allem dann ausgeprägt, wenn die Lymphknotenschwellungen ein akutes Stadium erreichen und bestehen in Fieber, Frösteln, Kopfschmerzen, Myalgien, Arthralgien sowie nicht selten Meningismus. Wahrscheinlich kommt es in diesem Stadium z. T. zu einer generalisierten Infektion; jedenfalls konnten in einigen Fällen Chlamydien z. B. aus dem Liquor cerebrospinalis isoliert werden. Meistens besteht eine Leukozytose, und die Blutsenkungsgeschwindigkeit nimmt zu. Hie und da notiert man im Blut – abgesehen vom Auftreten spezifischer Antikörper – Rheumafaktor-Aktivitäten und/oder eine gemischte Kryoglobulinämie. Die Leberfunktionsteste können pathologische Resultate ergeben.

Komplikationen: Die wichtigsten Komplikationen des Lymphogranuloma venereum umfassen *perirektale Abszeße, Fistulae in ano, Rektovaginal-, Rektovesikal-* und *Ischiorektalfisteln,* sekundäre *bakterielle Infektionen, Rektalstrikturen* sowie – in sehr seltenen Fällen – die erwähnten *elephantiastischen Veränderungen* und *Karzinome.*

Die *Diagnosestellung* beruht auf dem *Erregernachweis* im aspirierten Eiter (mikroskopisch, Fluoreszenzmikroskopisch, mit Hilfe einer Züchtung im Hühnchendottersack oder in Gewebekulturen). Außerdem kann man sich auf den positiven Ausfall der *Komplementbindungsreaktion* und des Intrakutan-Tests *(Frei-Test)* stützen.

Therapeutisch haben sich vor allem Tetrazykline bewährt.

188.4. Trachom

Definitionen: Das *Trachom* ist eine chronische, durch *Chlamydia trachomatis* verursachte *Keratokonjunktivitis,* die durch Kontakt oder z. B. über den Gebrauch gemeinsamer Tücher von Mensch zu Mensch übertragen wird. Der Krankheitsverlauf wird in drei Stadien unterteilt: 1. *Stadium des beginnenden Trachoms;* 2. *Stadium des manifesten Trachoms;* und 3. *Stadium der Narbenbildung,* das häufig mit *Blindheit* verbunden ist.

Ätiologie: Man kennt mehrere Serotypen von *Chlamydia trachomatis,* die sich strukturell und inbezug auf das färberische Verhalten von den anderen Chlamydien kaum unterscheiden. Die Züchtung in vitro gelingt u. a. in Dottersackzellen des Hühnchenembryos und vor allem in Zellkulturen. Die Konjunktiva von Primaten ist für eine Infektion durch Chlamydia trachomatis empfänglich. Mit Hilfe der Immunfluoreszenzmikroskopie lassen sich die Keime gut darstellen und z. T. hinsichtlich der Typisierung auseinanderhalten.

Epidemiologie: Das Trachom war bis vor ungefähr 25 Jahren außerordentlich weit verbreitet, vor allem in Mittelmeerländern, in Afrika sowie in südlichen Gebieten Asiens und in Lateinamerika. Die Morbidität hat seither dank Verbesserung der hygienischen Verhältnisse deutlich abgenommen. Aber man schätzt, daß immer noch mehr als 300 Millionen Menschen von dieser Augenkrankheit befallen sind, die die *häufigste Ursache von Blindheit* darstellt. Die Übertragung der Erreger erfolgt von Auge zu Auge durch engen Kontakt und oft auch durch Kontamination gemeinsam benützter Gesichtstücher (Waschlappen, Handtücher u. a.).

Pathogenese: Über den Mechanismus des Chlamydieneintritts in die Konjunktiva und allenfalls Kornea des Auges weiß man wenig. Insbesondere ist nicht geklärt, ob die Keime an besonderen Rezeptoren der Oberflächenepithelien haften und dann eindringen und/oder ob sie vor allem durch mikroskopisch kleine Läsionen ins Gewebe gelangen. Die Vermehrung der Chlamydien erfolgt in erster Linie innerhalb der Epithelzellen, die zugrunde gehen können. Man vermutet, daß bei wiederholter oder persistierender Infektion Immunreaktionen, vor allem solche des zellgebundenen Typs, beim Zustandekommen der Gewebeschäden eine wichtige Rolle spielen könnten (s. morphologische Befunde). Die schweren Schäden, die das Trachom mit der Zeit erzeugen kann, beruhen weitgehend auf reparativen Prozessen mit Narbenbildung, wobei es auch zu einer Trübung der Kornea kommen kann.

Morphologisch findet man in Giemsa-gefärbten Ausstrichen von Konjunktivalsekret schon frühzeitig abgeschilferte Epithelzellen, die mit Chlamydien beladen sind *(Prowaczek'sche Epitheleinschlüsse)*. Die von Erregern besiedelten Epithelien gehen vorzeitig zugrunde, wobei kleinste Defekte der Schleimhautoberfläche entstehen können. Die Epithelregeneration führt da und dort zu hyperplastischen Veränderungen. Subepithelial kommt es zu entzündlichen Reaktionen, an denen in unkomplizierten Fällen vor allem Lymphozyten und Histiozyten teilnehmen. Mit der Zeit bilden sich eigentliche Lymphfollikel, z. T. mit Keimzentren *(Conjunctivitis follicularis = Conjunctivitis granulosa)*. Ein Auftreten zahlreicher neutrophiler Granulozyten beobachtet man in der Regel nur bei bakterieller Sekundärinfektion. Das sog. »*Körnerstadium*« des Trachoms mit massenhaft »*Trachomfollikeln*« kennzeichnet die manifeste Phase der Erkrankung (Stadium II, s. o.). Mit dem Fortschreiten des Prozesses bemerkt man eine unterschiedliche Hyperplasie des Epithels, das oft in Form von Falten aufgeworfen erscheint. Wiederholte oberflächliche Erosionen, der Austritt eines fibrinös-leukozytären Exsudates und schleichende Vernarbungsprozesse führen mehr und mehr zu einem Verstreichen der Follikel, so daß die veränderte Konjunktiva als verdickte »speckige« Masse imponiert *(»sulziges Trachom«)*. Die Kornea wird in den Prozeß ebenfalls einbezogen, zeigt Infiltration durch Histiozyten und Lymphozyten und erfährt vom Rand her eine Vaskularisation. Nicht selten bildet sich eine gefäßreiche Bindegewebsschicht *(»Pannus trachomatosus«)*, die z. B. von oben her wie ein Schleier die Hornhaut überzieht. Schließlich stellen sich mehr oder weniger ausgeprägte *Korneatrübungen* ein, die mit der Zeit zur *Erblindung des Auges* führen können. Bei starken Vernarbungsvorgängen im Bereich der Konjunktiva bildet sich in manchen Fällen ein *Entropium*. Häufig werden auch nur einzelne Zilien (Wimperhaare) oder Gruppen derselben nach innen verzogen *(Trichiasis)*, was die Kornea im Sinn eines Fremdkörperreizes schädigen mag. Wird die Tränendrüse in den entzündlichen und schließlich vernarbenden Prozeß einbezogen, entwickelt sich infolge Versiegens des Tränenstromes eine *Keratitis sicca* bzw. *Xerosis* mit der großen Gefahr der Ausbildung von *Hornhautgeschwüren*. Neben der oben erwähnten primären Bindegewebsvermehrung kann es auf dieser Grundlage auch zur Ausbildung eines sekundären Pannus kommen.

Folgen und **Symptome:** Die Symptomatik des Trachoms versteht man aufgrund der oben geschilderten Gewebeveränderungen ohne weiteres. Der Prozeß kann in der Kindheit beginnen und sich über Jahre hinziehen. Die *Diagnosestellung* stützt sich auf den Nachweis der Erreger (s. o.). Dieser ist allerdings im Stadium des beginnenden und manifesten Trachoms leichter zu erbringen als in der Phase der Vernarbung. Hautteste, die von diagnostischem Nutzen wären, sind nicht bekannt. *Therapeutisch* können Sulfonamide, Tetrazykline und Erythromyzin zur Anwendung kommen, die gegen Chlamydia trachomatis ziemlich wirksam sind. Eine lokale antibiotische Behandlung drängt sich bei bakterieller Sekundärinfektion (z. B. durch Haemophilus influenzae) auf. Weitere Maßnahmen umfassen chirurgische Korrekturen narbenbedingter Deformitäten (Trichiasis, Entropium). Die *Prophylaxe* richtet sich vor allem auf eine Hebung der hygienischen Verhältnisse. Empfehlenswerte Vakzinen sind zur Zeit nicht vorhanden.

188.5. Infektionen durch Chlamydia oculogenitalis

Definitionen: Die *Chlamydia oculogenitalis* ist der Erreger der sog. *Einschlußkörper-Konjunktivitis (Einschluß-Konjunktivitis, Einschluß-Blennorrhoe)* bei Neugeborenen, die durch Keime im Genitaltrakt der Mutter oder allenfalls infolge Ansteckung durch andere Säuglinge infiziert werden können. Ob die Chlamydia oculogenitalis auch eine sog. *unspezifische Urethritis beim Mann* erzeugen kann, ist nicht entschieden.

Ätiologie: Die *Chlamydia oculogenitalis* läßt sich aufgrund besonderer antigenischer Eigenschaften von anderen Chlamydien unterscheiden.

Epidemiologie: Die *Einschlußkonjunktivitis* tritt fast ausschließlich bei Neugeborenen im Alter von 5–14 Tagen auf. Die Infektion erfolgt in den meisten Fällen durch Keime, die sich im Zervikovaginalbereich der Mutter befinden können. Außerdem kommen Übertragungen von einem Säugling auf den andern vor, was meistens mit ungenügenden hygienischen Maßnahmen von Seiten des Pflegepersonals in Beziehung steht.

Morphologisch zeigt sich eine gewiße Ähnlichkeit mit dem Trachom, indem auch hier eine *Conjunctivitis follicularis* auftritt. Die Veränderungen sind indessen weit weniger ausgeprägt, und Vernarbungen kommen kaum vor.

Folgen und **Symptome:** In den meisten Fällen heilt die Einschlußkonjunktivitis spätestens nach 3–6 Monaten spontan ab. Die *Diagnosestellung* beruht auf dem Erregernachweis, wobei man in Ausstrichen die typischen Einschlußkörperchen erkennen kann. *Therapeutisch* wird u. a. eine lokale Applikation von Tetrazyklinen empfohlen. Die *Prophylaxe* richtet sich in erster Linie auf die Untersuchung gebärfähiger Frauen. Die Frage, ob das *Reiter'sche Syndrom* (S. 1154) bzw. die *unspezifische Urethritis* beim Mann durch diese Art von Chlamydien verursacht sein könnten, ist nicht geklärt.

188.6. Anhang: Katzenkratz-Krankheit

Obschon die Ätiologie der Katzenkratz-Krankheit nicht bekannt ist, soll sie an dieser Stelle erörtert werden, nicht zuletzt deshalb, weil die Lymphknotenveränderungen große Ähnlichkeit mit denen bei Lymphogranuloma venereum zeigen.

Definitionen: Die *Katzenkratz-Krankheit (»cat-scratch disease«)* ist eine Infektionskrankheit unbekannter Ätiologie, die sich u. a. durch eine wenig dolente, u. U. eitrige Lymphoadenitis (sog. *retikulozytäre Lymphadenitis abscedens)* im Anschluß an eine *primäre Hautläsion* im Einzugsgebiet kennzeichnet. Bei der letzteren handelt es sich mehrheitlich um die Folge einer – meist leichten – Katzenkratz-Läsion. Die Infektion kann aber auch auf andere Weise erworben werden (Verletzungen durch Holzsplitter, Dorne, Knochenfragmente, u. U. Hunde- oder Affenkratzer u. a. m.). In einem Teil der Fälle erinnert sich der Patient nicht an ein solches Ereignis.

Ätiologie: Wie erwähnt, kennt man den Erreger der Katzenkratzkrankheit noch nicht. Neben Chlamydien wurden u. a. atypische säurefeste Bakterien, Epstein-Barr-Virus u. a. m. in Betracht gezogen.

Epidemiologie: Katzen sind die Hauptvektoren des infektiösen Agens. In ungefähr ¾ der Fälle sind Kinder betroffen. Katzenliebhaber(innen) sind naturgemäß besonders exponiert.

Morpholgisch kennt man vor allem die Veränderungen regionärer Lymphknoten: In den Frühstadien zeigt sich eine unspezifische Entzündung, die bald mit dem Auftreten kleiner Gruppen »aktiver« Makrophagen einhergeht. Bald danach bilden sich epitheloidzellige Granulome, in deren Zentrum es zur eitrigen Einschmelzung kommt. Als relativ typisch – wenn auch nicht pathognomonisch – gilt die sog. *retikulozytäre Lymphadenitis abscedens* (S. 1864), der »kollabierte« und daher of Y-förmige Abszesse, oft in Mehrzahl und umgeben von einem epitheloidzelligen Saum, das Gepräge geben.

Folgen und **Symptome:** Die *Inkubationsperiode* kann stark variieren (wenige Tage bis Wochen, im Mittel 3–10 Tage). Die *Primärläsion* entspricht in der Regel einer weitgehend indolenten, geröteten Papel, die an der Kuppe u. U. vesikuliert. Derartige Veränderungen lassen sich aber nicht in allen Fällen nachweisen. Auffällig ist die *regionale Lymphknotenschwellung,* die nur bei Eiterung mit Schmerzen einhergeht. Häufige Lokalisationen sind die axillären, zervikalen, präaurikulären, submandibulären, epitrochlearen, femoralen oder inguinalen Stationen, entsprechend dem Ort der Kratzverletzung. Meistens ist nur *ein* Lymphknoten stark geschwellt. Spontane Fistelbildungen eiternder Lymphknoten kommen vor, heilen aber in der Regel spontan ab. Unbehandelt kann die Veränderung über Wochen oder Monate bestehen bleiben. Zur generalisierten Lymphknotenschwellung und Splenomegalie kommt es fast nie. Die *Allgemeinsymptome* sind meistens mild und bestehen in leichterem Fieber, z. T. Kopfschmerzen und geringem Malaise; mehrheitlich klingen diese subjektiven Störungen im Verlauf weniger Tage nach Auftreten der Lymphknotenschwellung wieder ab. Vereinzelt wurde über enzephalitische Symptome und okuloglanduläre Veränderungen (Parinaud-Syndrom) berichtet; wenn überhaupt, gehören diese Veränderungen jedoch nicht zum üblichen Bild der Katzenkratz-Krankheit. Die *Diagnosestellung* beruht auf der Anamnese (Umgang mit Katzen, allenfalls Nachweis der Primärläsion), dem histologischen Befund am vergrößerten Lymphknoten und dem positiven Ausfall des Hauttests; der letztere gibt allerdings in ungefähr 10% der Fälle ein »falsch positives« Resultat.

Die Katzenkratz-Krankheit führt meistens zu einer *Herabsetzung der zellgebundenen Immunreaktivität,* ein Phänomen, das sich mit der Heilung wieder zurückbildet.

Literatur

Grayston, J. T., Wang, S.: New knowledge of chlamydiae and the diseases they cause. J. Infect. Dis. *132,* 87 (1975) — *Holder, W. R., Duncan, W. C.:* Lymphogranuloma venereum. Clin Obstet. Gynecol. *15,* 1004 (1972) — *Nichols, R. L.* (ed.): Trachoma and allied diseases. Amsterdam-New York: Excerpta Medica 1971 — *Sacks, D. L., Rota, T. R., MacDonald, A. B.:* Separation and partial characterization of a type-specific antigen from Chlamydia trachomatis. J. Immunol. *121,* 204 (1978) — *Warwick, W. J.:* The cat-scratch syndrome: Many diseases or one disease? Prog. Med. Virol. *9,* 256 (1967)

189. Durch Mykoplasmen hervorgerufene Infektionskrankheiten

189.1. Begriffe und allgemeine Hinweise auf Mykoplasma-Infektionen

---

Definitionen: *Mykoplasmen* sind bakterienartige Mikroorganismen ohne Zellwand, die nicht mit L-Formen von Bakterien zu verwechseln sind; die letzteren sind nämlich unter geeigneten Bedingungen imstande, eine Zellwand wieder aufzubauen. Humanmedizinisch am wichtigsten ist das *Mycoplasma pneumoniae* (früher: »*Eaton agent*«, *PPLO* = »*p*leuro*p*neumonia-*l*ike *o*rganism«), der Erreger der *Mykoplasma-Pneumonie* (früher: »*primär atypische Pneumonie*«). Diese ist durch Fieber, Pharyngitis, Husten und eine oft multilobuläre bis diffuse pulmonale Infiltration gekennzeichnet, die radiologisch schwerer erscheint, als nach dem auskultatorischen Befund erwartet werden könnte. Mycoplasma pneumoniae verursacht manchmal auch eine infektiöse Erkrankung des oberen Respirationstraktes ohne Einbezug der Lungen. Man kennt zudem asymptomatische Verlaufsformen der Infektion. Über die Pathogenität von *Mycoplasma hominis* besteht noch keine Klarheit. Verschiedene Autoren vermuten, dieser Keim könne bei Infektionen des Genitaltrakts eine Rolle spielen. Die Beziehungen von Mykoplasmen zu neoplastischen Prozessen, wie Leukämien, sind fragwürdig.

Zur **Ätiologie:** Die taxonomische *Klassierung* der Mykoplasmen sollte noch nicht als endgültig betrachtet werden. Zur Zeit reiht man sie als Genus Mycoplasma bei der Familie der Mycoplasmataceae ein, die zur Ordnung der Mycoplasmatales gehören. Die letzteren zählen zur Klasse der Mollicutes. *Morphologisch* handelt es sich um Gebilde, die in Form und Größe stark variieren (0,1–5 µm, manchmal noch größer). Da die Mykoplasmen keine Zellwand besitzen, lassen sie sich mit Hilfe der üblichen bakteriologischen *Färbungen* nicht darstelllen. Am ehesten erkennen wir sie im Phasenkontrastmikroskop, bei der Dunkelfeldmikroskopie und im elektronenmikroskopischen Bild. Nach vorsichtiger und langsamer Fixation kann ihre Darstellung mit Hilfe der Giemsa-Färbung gelingen. Die *Züchtung* in vitro ist auf leblosen Nährböden mit reichlichem Serumzusatz möglich, aerob ebenso wie anaerob, und geschieht am ehesten in einem hypertonischen Milieu bei pH 7,8–8,0. Die Mykoplasmen vermögen verschiedene Zucker zu vergären und erzeugen eine Hämolyse. Weitere Möglichkeiten bestehen in der Züchtung auf Gewebekulturen und der Bronchialschleimhaut von Hamstern sowie Baumwollratten. Der Hühnerembryo eignet sich ebenfalls zur Kultur von Mykoplasmen. *Mykoplasma-Antigene* sind einesteils spezies-, andernteils typenspezifisch.

Epidemiologie: Die *Infektion* durch *Mycoplasma pneumoniae* erfolgt fast immer durch *Tröpfchen (Aerosol),* z. B. in Schulen oder innerhalb einer Familie. *Mycoplasma hominis* dagegen scheint vor allem durch Schleimhautkontakt und/oder mit Erregern kontaminierte Flüssigkeit bzw. feuchte Materialien (Badeschwämme, Waschlappen u. a.) übertragen zu werden.

Zur **Pathogenese:** *Mycoplasma pneumoniae* scheint sich an neuraminsäurehaltigen Rezeptoren der Bronchialepithelien anzuhaften. Die Mykoplasmen vermehren sich, während sie an der Oberfläche der Epithelzellen angehaftet bleiben, und hemmen den Zilienschlag. Der letztgenannte Effekt beruht z. T. allein auf einer mechanischen Behinderung durch die Mykoplasmamassen, z. T. vielleicht auf der Produktion von H_2O_2 durch die Keime. Auch an der Oberfläche von Makrophagen bilden die Mykoplasmen manchmal einen »Rasen« und werden erst endozytiert, wenn spezifische Antikörper vorhanden sind. Ähnliches gilt für die Phagozytose dieser Keime durch Granulozyten. In gewissen, vom Menschen hergeleiteten Zellkulturen vermehrt sich Mycoplasma pneumoniae intrazellulär und zeigt auch einen zytopathischen Effekt. In vivo löst eine Infektion durch diese Mikroorganismen z. T. die Produktion von Antikörpern aus, die sich gegen Erythrozyten der Gruppe O richten (Kälteagglutinine), was eine hämolytische Anämie nach sich ziehen kann. Über allenfalls pathogene Wirkungsmechanismen bei Infektion durch *Mycoplasma hominis* weiß man wenig.

189.2. Mykoplasma-Pneumonie und andere Infektionen des Respirationstraktes durch diese Keime

Definitionen: Die durch *Mycoplasma pneumoniae* hervorgerufene Pneumonie (s. o.) war früher unter verschiedenen Namen bekannt, u. a. »*primäre atypische Pneumonie*«, »*Eaton's agent pneumonia*«, *Kälteagglutinin-positive Pneumonie* u. a. m. Nach dem histologischen Befund handelt es sich um eine *interstitielle Pneumonie.* Die letztgenannte Bezeichnung ist den oben genannten Namen vorzuziehen, solange der Erreger nicht nachgewiesen ist. Ist letzteres der Fall, spricht man von *Mykoplasma-Pneumonie.*

Zusätzliche Angaben zur **Ätiologie:** *Mycoplasma pneumoniae* unterscheidet sich von anderen Mykoplasmen u. a. durch eine rasche Hämolyse von Meerschweinchen-Erythrozyten, besondere Eigenschaften bei der Vergärung von Glukose und anderen Zuckern und *antigenische Eigenschaften,* die man u. a. mit Hilfe der Komplementbindungsreaktion, des Wachstums-Hemmtests, des indirekten Hämagglutinations-Tests und – was eine besonders rasche Diagnose gestattet – der *Immunfluoreszenzmikroskopie* nachweisen kann.

Epidemiologie: Die Mykoplasma-Pneumonie ist vor allem bei Schulkindern zu beobachten, bei Knaben häufiger als bei Mädchen. Vielerorts ist sie weit verbreitet, u. a. deshalb, weil die Schulkinder zu Hause andere Familienmitglieder anstecken. Wenn die Krankheit auch das ganze Jahr durch beobachtet werden kann, besteht doch eine gewisse Häufung in der Winterszeit. Wie schon erwähnt, handelt es sich meistens um eine Tröpfcheninfektion.

Morphologisch gleicht die Mykoplasma-Pneumonie den durch Viren verursachten *interstitiellen Pneumonien* mit vorwiegend septalen Infiltraten von Lymphozyten, wechselnd zahlreichen Histiozyten und Plasmazellen. Hie und da kommt es auch zu Alveolarwandschäden mit verstärkter Regenerationstätigkeit von seiten der Pneumozyten II (S. 153).

Folgen und **Symptome:** Die *Inkubationsperiode* beträgt ungefähr 9–12 Tage, aber die zeitlichen Intervalle zwischen einzelnen Fällen innerhalb einer Familie belaufen sich nicht selten auf 3 Wochen. Die *Erkrankung* beginnt mit Zeichen einer Infektion der oberen Respirationswege, die sich in manchen Fällen – nicht immer – verstärken und von einer Bronchitis und

Pneumonie gefolgt sind. Der Prozeß ist von *Fieber* begleitet, und meistens besteht ein *Schnupfen,* verbunden mit pharyngitisch bedingtem »*Halsweh*«. Die oben erwähnten, radiologisch meist deutlich erkennbaren *Lungenveränderungen* halten in unbehandelten Fällen in der Regel 1–2 Wochen an, ebenso das Fieber. Ein kürzerer oder längerer Verlauf kommt auch vor. In ungefähr 10–15% der Fälle beobachtet man ein *makulopapulöses Hautexanthem,* das z. T. mit starker Rötung der veränderten Bezirke einhergeht und 1–2 Wochen dauern kann. In der akuten Phase besteht in der Regel eine Leukozytose. Die *Diagnosestellung* stützt sich – abgesehen von einem allfälligen Versuch, den Erreger nachzuweisen – meistens auf den Nachweis eines Anstiegs der Antikörpertiter in paarigen Seren (s. o.). Bei schwererem Verlauf treten z. B. gegen Streptococcus MG u. a. gerichtete Agglutinine auf, und ungefähr 7–10 Tage nach Beginn der Erkrankung kann man Kälteagglutinine feststellen, die mit roten Blutkörperchen der Gruppe O reagieren. Dieser Befund ist in 90% der Fälle zu erheben. *Therapeutisch* haben sich vor allem Tetrazykline und Erythromyzin bewährt.

Komplikationen: In ungefähr 10% der Fälle, vor allem bei Kindern, entwickelt sich eine *Otitis media.* Seltene Komplikationen umfassen monoartikuläre Arthritiden, Perikarditis, Myokarditis, ein Stevens-Johnson-Syndrom, eine klinisch ins Gewicht fallende hämolytische Anämie und meningoenzephalitische Störungen. Obschon die bei der Erkrankung auftretenden Antikörper einen ausgesprochenen Schutzeffekt ausüben, stehen bislang keine wirkungsvollen Vakzinen zur Verfügung.

Beispiel:

- Anläßlich einer Studie in den USA wurde festgestellt, daß dort die Mykoplasma-Pneumonie etwa 15–20% aller Fälle von Lungenentzündung ausmachte (urbane Verhältnisse).

189.3. Zur Frage weiterer Infektionen durch Mykoplasmen

Im Genitaltrakt Erwachsener, insbesondere bei Frauen, lassen sich mit wechselnder Häufigkeit *Mycoplasma hominis* und *Mykoplasmen des T-Stammes* nachweisen. Diese Keime sind in sozioökonomisch weniger privilegierten Bevölkerungsteilen wesentlich mehr verbreitet als in besser gestellten. Anläßlich der Geburt können diese Mykoplasmen auf das Neugeborene übergehen und bei diesem ebenfalls den Genitaltrakt besiedeln, vor allem bei Mädchen. Die möglichen kausalen Zusammenhänge zwischen diesen Mikroorganismen und der *nicht gonorrhoischen Urethritis* des Mannes sowie *dem Reiter'schen Syndrom* (S. 1154) sind nicht geklärt. Dasselbe gilt für Infektionen des weiblichen Genitaltrakts.

Weitere Mykoplasmen (M.) kommen offenbar als *Kommensalen im Oropharynx* vor, u. a. M. orale 1–3 und M. fermentans, das selten auch im Genitalbereich gefunden werden kann. Die Frage, ob diese Mikroorganismen u. U. pathogen werden können, ist unbeantwortet.

Einige Merkmale von Mykoplasma-Infektionen sind in Abb. 221 dargestellt.

Literatur

Ciba Foundation Symposium: Pathogenic mycoplasmas. Amsterdam: Excerpta Medica 1972 — *Couch, R. B.:* Mycoplasma pneumoniae. In: Viral and mycoplasmal infections of the respiratory tract (V. Knight, ed.). Philadelphia: Lea & Febiger 1973 — *Freundt, E. A.:* Principles of mycoplasma classification. Ann. N. Y. Acad. Sci. *225,* 7 (1973)

190. Infektionen durch Gram-positive Kokken

190.1. Begriffe und einleitende Bemerkungen zu den pyogenen Kokken

Definitionen: *Kokken (Kugelbakterien)* sind kugelförmige, plump-ovoide, angedeutet nierenförmige oder einseitig leicht lanzettförmige, unbegeisselte und daher unbewegliche Bakterien, die keine Sporen bilden. Die humanmedizinisch wichtigsten Vertreter der *Gram-positiven Kokken* sind die *Staphylokokken* und die *Streptokokken;* zu den letzteren zählt man neuerdings auch die *Pneumokokken (Streptococcus pneumoniae).* Die menschenpathogenen *Gram-negativen Kokken* sind *Neisserien,* im besonderen *Gonokokken* und *Meningokokken.* Die hier genannten Keime führen häufig zu eitrigen Entzündungen, weshalb man sie auch als *pyogene Kokken* bezeichnet.

Ätiologische Angaben folgen auf den nachstehenden Seiten. Im übrigen sei auf den Abschnitt 180.3. (S. 1677) verwiesen.

Epidemiologische Gesichtspunkte kommen ebenfalls im Zusammenhang mit den einzelnen Erregern zur Sprache (s. u., vgl. dazu auch Abschnitte 179.3. (S. 1656) bis 179.6. (S. 1662).

Die **Pathogenese** purulenter Entzündungen wurde schon früher eingehend erörtert (Kapitel 131 (S. 1243) bis 139 (S. 1301) sowie 148 (S. 1332)). Im anschließenden Text geht es vor allem darum, Besonderheiten, die mit der Infektion durch den einen oder anderen Keim zusammenhängen, hervorzuheben. Fragen der Immunität des Wirtsorganismus und seiner möglichen Störungen wurden im 10. Teil (S. 1057 ff.) behandelt. Es braucht kaum erwähnt zu werden, daß Eiterungen nicht nur durch pyogene Kokken verursacht werden, sondern auch auf Infektionen durch andere Erreger beruhen können.

190.2. Infektionen durch Staphylokokken

Begriffe und allgemeine Hinweise

Definitionen: Die *Staphylokokken,* die als *Genus Staphylococcus* der *Familie der Micrococcaceae* angehören, haben ihren Namen daher, daß sie sich in drei Achsen teilen und deshalb oft in Traubenform (griechisch: staphylé, staphylís = Weintraube) zusammengelagert vorgefunden werden. Das Wirtsspektrum bezieht sich nicht nur auf den Menschen, sondern auch auf Tiere. Bestimmte Stämme von Staphylokokken, die sich z. B. auf Nahrungsmitteln vermehren, produzieren ein *hitzelabiles Enterotoxin,* das zu den häufigsten Lebensmittelvergiftungen Anlaß gibt, d. h. die Staphylokokken vermögen nicht nur über eine Infektion menschlicher Gewebe pathogen zu wirken, sondern u. U. auch durch eine außerhalb des Wirtsorganismus erfolgende Produktion potenter Exotoxine. *Staphylokokkeninfektionen* sind in der weit überwiegenden Mehrzahl der Fälle *lokalisiert.* Meistens gelangen die Keime durch die *Haut* ins Gewebe, hie und da auch über *Schleimhäute.* Zu den klassischen *»oberflächlichen Staphylokokkeninfekten«* gehören u. a. die *Follikulitis* (z. B. bei *Akne, Sycosis barbae* u. a.), der *Furunkel,* der *Karbunkel,* der *Schweißdrüsenabszeß (Hidradenitis abscedens (»suppurativa«)),* das *Panaritium, Wundinfektionen* u. a. m. Besondere Formen von Staphylokokkeninfektionen im Bereich der Haut und ihrer Anhangsgebilde sind der *Pemphigus neonatorum* und die *Mastitis puerperalis.* Alle eiternden Prozesse im Hautbereich können – unabhängig davon, welche pyogenen Keime dafür verantwortlich sind – unter der Bezeichnung *»Pyoderma«* zusammengefaßt werden. Durch Staphylokokken verursachte *Sinusitiden* können u. U. ernsthafte Komplikationen nach sich ziehen. Die *Staphylokokken-Osteomyelitis* findet sich am ehesten bei Kindern im Alter von weniger als 12 Jahren; hie und da entsteht daraus ein sog. *Brodie-Abszeß,* d. h. eine lange persistierende, nicht mehr fortschreitende und oft indolente Läsion. Mehrheitlich kommt es aber in unbehandelten Fällen zur Bildung von Knochensequestern, die einen Nährboden für die Keime bilden und die es zu entfernen gilt. Seit der Einführung von Antibiotika sieht man allerdings solche Komplikationen wesentlich seltener als früher. Von Wirbelkörpern aus kann der Prozeß u. U. auf den Wirbelkanal übergreifen *(spinale Staphylokokkeninfektion). Staphylokokken-Pneumonien* machen wenige Prozente aller Formen von Lungenentzündung aus und treten – abgesehen von Influenza-Epidemien – in der Regel sporadisch auf; sie entstehen teils hämatogen, teils aerogen. Bei Kindern ziehen sie relativ oft die Entstehung eines *Pyopneumothorax* und/ oder von *Pneumatozelen* nach sich. Eine *Staphylokokken-Bakteriämie bzw. -Sepsis* kann sich von irgend einem Lokalherd aus entwickeln; bei längerem Andauern kann sie mit einer *Staphylokokken-Endokarditis* verbunden sein. Eine Staphylokokkensepsis mit Auftreten zahlreicher metastatischer Eiterherde (z. B. in den Nieren, im Myokard und in vielen anderen Organen) nennt man auch *Pyämie.* Durch Staphylokokken verursachte *»septische Thrombosen«* (z. B. von einem Nasenfurunkel ausgehende Infektion der V. angularis und danach des Sinus cavernosus, mit Bildung erregerhaltiger Thromben) sind – je nach Lokalisation – lebensbedrohliche Komplikationen. Wegen des seit der Einführung von Antibiotika zunehmenden Auftretens Antibiotika-resistenter Staphylokokken bildet der *»Staphylokokken-Hospitalismus«* vielerorts ein ernsthaftes Problem. In Spitälern können die Keime z. B. durch Pflegepersonal, Instrumente, Wäsche u. a. verbreitet werden. Ins Gewebe eingedrungene pathogene Staphylokokken neigen in besonderem Maß zur *Abszeßbildung.*

Ätiologie: Die im Durchmesser ungefähr 0,8–1,0 μm messenden, kugeligen bis ovoiden Staphylokokken erkennt man bei Gram-Färbung leicht an ihrer traubenförmigen Zusammenlagerung; die Keime können aber u. U. auch in Diploform oder in kurzen Ketten auftreten. Man findet Staphylokokken normalerweise auf Haut und Schleimhäuten (Nasenrachenraum, Darmtrakt), und es ist für den Arzt wichtig, *apathogene Formen,* wie *Staphylococcus epidermidis,* von den *pathogenen Spezies bzw. Stämmen* unterscheiden zu können. Als Faustregel kann man sich merken, daß der Nachweis von Staphylokokken in Geweben, die normalerweise bakterienfrei sind, für Pathogenität der ersteren spricht, d. h. für das Vorliegen von *Staphylococcus aureus (Micrococcus aureus, Micrococcus pyogenes).* Die *Kultivierung* von Staphylokokken in vitro bereitet keine Schwierigkeiten: Sie wachsen am besten in Gegenwart von Sauerstoff, sind aber fakultativ anaerob. Das Temperaturoptimum liegt bei 37° C. Staphylokokkenkolonien auf festen Nährböden zeigen meistens eine gelbe Farbe (Staphylococcus *aureus*), hie und da sind sie aber weißlich (Staphylococcus *albus*), was in der Regel mit geringer oder fehlender Pathogenität verbunden ist. Die Bildung eines *gelben Pigments* und die Produktion von *Hämolysinen* sind wohl Eigenschaften, die die meisten krankmachenden Staphylokokken aufweisen, als eigentliche Pathogenitätsmerkmale kann man sie indessen nicht bezeichnen. Von den verschiedenen *Enzymen* und *Toxinen* (S. 1753), die von Staphylokokken hergestellt und freigesetzt werden können, wie dem α-Hämolysin (= dermonekrotisches = letales Toxin), dem Leukozidin u. a., korreliert am ehesten die *Koagulase* mit Pathogenität bzw. Virulenz der betreffenden Keime. Andere Hämolysine, wie das β- und das γ-Hämolysin, spielen in dieser Hinsicht keine große Rolle. Relativ wenig wichtig ist in der Humanpathologie auch die Spezies von Staphylokokken, die ein zitronengelbes Pigment bildet *(Staphylococcus citreus).* Eine gewiße Bedeutung kommt der Art der Vergärung von Zuckern zu, indem die infektionsfähigen Staphylokokken in der Regel z. B. *Mannit zu fermentieren vermögen.* Die verschiedenen *Stämme von Staphylokokken* lassen sich u. a. aufgrund der Lysierbarkeit durch typenspezifische Bakteriophagen auseinanderhalten. Man kennt sehr viele solche *Phagentypen,* die zur Zeit in vier Gruppen eingeteilt werden (I–IV). Diese Art von Typisierung hat besonders bei epidemiologischen Untersuchungen großen Wert. Ähnliches gilt für die verschiedenen *Staphylokokkenantigene,* die z. T. Polysaccharid-, z. T. Protein- bzw. Peptidcharakter haben und die man schon vor Jahren als Parameter für die Einteilung in drei serologische Gruppen (I–III) herangezogen hat.

Epidemiologie: Eine erhebliche Zahl klinisch gesunder Individuen beherbergt pathogene Staphylokokken, z. B. im Bereich des Naseneingangs, der Hautoberfläche oder der Perianalgegend. Verschiedene Untersuchungen haben deutlich gemacht, daß dies beim Spitalpersonal in ganz besonderem Maß zu beachten ist. Die Bedeutung dieser Staphylokokkenträger für die Ausbreitung krankmachender Infekte ist noch nicht befriedigend geklärt. Wahrscheinlich spielen in dieser Hinsicht Patienten mit aktivem Staphylokokkeninfekt eine wichtigere Rolle. Da die Keime relativ resistent sind, kommt einer Transmission durch kontaminierte Instrumente, Wäsche u. a. in Spitälern wahrscheinlich ein erhebliches Gewicht zu. Bestimmte *Phagentypen von Staphylokokken* (z. B. Gruppe III) bzw. *Stämme* (in USA z. B. Stämme 80/81) scheinen beim Staphylokokken-Hospitalismus z. T. gehäuft vorzukommen.

Pathogenese: In der großen Mehrzahl der Fälle liegt die *Eintrittspforte* von Staphylokokken in der Haut, sei es im Bereich von Haarfollikeln, sei es an verletzten Stellen. Außerdem kommen die Schleimhäute des Respirationstraktes, u. U. auch des oberen Verdauungskanals und des Urogenitaltraktes, in Frage. Schließlich ist es möglich, wie dies bei Drogensüchtigen nicht selten vorkommt, Staphylokokken direkt in die Blutbahn zu injizieren. Wahrscheinlich bedarf es einer *minimalen Infektionsdosis,* damit es zur Erkrankung kommt. *Begünstigende Faktoren* hinsichtlich der Ausbildung eines Staphylokokkeninfektes umfassen u. a. Diabetes mellitus, Lebererkrankungen, Niereninsuffizienz, Unter- und/oder Mangelernährung, Hautschürfungen und -wunden verschiedener Art, Verbrennungen, exfoliative Dermatitiden u. a. m. Besonders gefährdet sind auch Patienten, die unter Therapie mit Breitspektrum-Antibiotika stehen. Daß gewisse Virusinfektionen, wie Influenza und Masern, die Infektanfälligkeit (u. a. auch in den Lungen) erhöhen, wurde schon früher hervorgehoben. Die Rolle des *Immunapparates* bei Staphylokokkeninfektionen ist noch nicht geklärt. Fast alle Erwachsenen weisen im zirkulierenden Blut Antikörper auf, die gegen verschiedene Staphylokokken-Antigene gerichtet sind. Antikörper mit Spezifität gegen Staphylokokken-Exotoxine vermögen offenbar den Verlauf zu mildern, scheinen aber einer Vermehrung der Keime in den Geweben – wenigstens z. T. – nicht viel anhaben zu können. Koagulase-positive Staphylokokken mit Teichoinsäure-haltigen Zellwänden sowie gewisse Erregerstämme mit besonderen Polysaccharid-Kapseln wirken offenbar antiphagozytär; möglicherweise stellt in diesen Fällen der opsonisierende Effekt spezifischer Antikörper einen wesentlichen Faktor bei der Überwindung der Infektion dar. Weitere Mechanismen der Zell- und Gewebeschädigung durch Staphylokokken wurden im Kapitel 183 (S. 1751) diskutiert. Das Zustandekommen *eitriger Entzündungen,* im besonderen auch von *Abszessen,* ist in Kapitel 148 abgehandelt (S. 1332; vgl. dazu auch Abb. 182 (S. 1334) und 183 (S. 1338)). Die *granulierende Entzündung,* die um Abszesse herum abläuft und schließlich in die *Vernarbung* überleitet, findet sich in Kapitel 154 (S. 1349) dargestellt (vgl. dazu auch Abb. 185 (S. 1352)). Fragen im Zusammenhang mit dem *Eindringen von Bakterien* in den Körper sowie deren *ersten Auseinandersetzung mit den Abwehrmechanismen des Wirtsorganismus* kamen ebenfalls schon zur Sprache (S. 1720). Dasselbe gilt für die *weitere Ausbreitung der Erreger im Körper,* insbesondere auch die Bakteriämie und die Sepsis (S. 1742).

Die **Morphologie** der durch pathogene Staphylokokken hervorgerufenen Veränderungen wurde in den oben erwähnten Kapiteln und Abbildungen skizziert.

Folgen und **Symptome:** Staphylokokken rufen nicht ein bestimmtes Krankheitsbild hervor, sondern können Schäden setzen, die sich klinisch auf die verschiedenste Weise äußern. Im Vordergrund des Interesses stehen *Abszesse,* allenfalls auch *Empyeme,* in allen möglichen Lokalisationen, ferner Komplikationen, wie *septische Thrombophlebitis* und *Sepsis* (s. u.). Die *Diagnosestellung* erfolgt durch den mikroskopischen Erregernachweis und die Kultur von Staphylokokken aus Proben, wie Abszeß- und anderem Eiter, Sputum, Blut u. a. m. Serologische Methoden haben kaum eine Bedeutung. In manchen Fällen empfiehlt sich die Typisierung, vor allem bei epidemiologischer Fragestellung. Sehr wichtig sind – im Hinblick auf die antibiotische Therapie – *Resistenzprüfungen. Therapeutisch* stehen in vielen Fällen chirurgische Eingriffe (Eröffnung und Drainage eines »reifen Abszesses« u. a. m.) im Vordergrund, oft kombiniert mit lokaler und/oder allgemeiner antibiotischer Therapie. Überdies geht es häufig um zusätzliche, allgemeinmedizinische Maßnahmen.

Prophylaxe: In Spitalbetrieben handelt es sich in erster Linie darum, mit Staphylokokken kontaminiertes Material sofort zu vernichten oder zumindest nachhaltig zu desinfizieren. Besondere Beachtung ist der stetigen Sterilisation von Instrumenten zu widmen. Ein großes Problem bildet die zunehmende Verbreitung von *Staphylokokkenstämmen, die sich den gebräuchlichen Antibiotika gegenüber resistent verhalten* (S. 1700). Personen mit aktiven oberflächlichen Staphylokokkeninfekten sollten von Spitalbetrieben ferngehalten werden. Manchmal empfehlen sich sogar Maßnahmen gegenüber jenen Individuen, die Dauerträger dieser Keime sind (s. o.), insbesondere solchen, die Koagulase-positive Staphylokokken z. B. im Nasenbereich oder in der Perianalgegend beherbergen. Bei den letzteren genügt manchmal das Tragen geschlossener Unterwäsche, um die Ausbreitung von Keimen um ein mehrfaches zu reduzieren. Vakzinen wurden hie und da hergestellt, brachten aber keinen überzeugenden Erfolg.
Nachstehend werden einige wichtigere Typen von Staphylokokkeninfektionen kurz skizziert.

Oberflächliche Staphylokokkeninfekte
Der sog. *Pemphigus neonatorum,* das *Pyoderma* und *weitere Formen von oberflächlichen Staphylokokkeninfektionen der Haut* bilden dann und wann in *Säuglingsheimen* ein ernsthaftes Problem, vor allem seit die

Anwendung von Desinfizientien, wie Hexachlorophen, im Hinblick auf die Gefahr toxischer Wirkungen (S. 1549) als verpönt gilt. Vereinzelt gelang es, die Situation durch absichtliche Besiedelung der Körperoberfläche der Kinder durch Staphylokokken geringer Virulenz zu verbessern. Patienten mit *Staphylokokken-Follikulitis* sind u. a. als mögliche Infektionsquellen zu beachten; dasselbe gilt in besonderem Maß für Individuen mit *Furunkeln.* Die letzteren, die vor allem auf dem Boden einer *Akne* auftreten oder z. B. durch Allgemeinstörungen, wie den Diabetes mellitus, gefördert werden, sind mit Vorliebe im Gesicht- und Nackenbereich lokalisiert, ferner in Achselhöhlen, wo sie sich von einem *Schweißdrüsenabszeß* kaum unterscheiden lassen, an den Vorderarmen, Hüften, Mammae, Labien u. a. m. Auf die besondere Gefahr von Oberlippen- und Nasenfurunkeln wurde schon aufmerksam gemacht (S. 1337). *Karbunkel,* die größer sind als Furunkel und z. T. mehrere, kaum »reifende« Abszesse enthalten, sitzen mit Vorliebe im Nacken und an den oberen Rückenpartien, wo vermutlich die Dicke der Haut eine Ausdehnung des Prozesses in seitlicher Richtung und in die Tiefe begünstigt. Karbunkel können Fieber, eine deutliche Leukozytose (Neutrozytose), sehr starke Schmerzen und eine erhebliche Beeinträchtigung des Allgemeinzustandes zur Folge haben. Nicht selten kommt es zur Bakteriämie. Die *Mastitis puerperalis* steht in einem Teil der Fälle mit einem Hospitalismus in Beziehung und bildet für die Neugeborenen eine erhebliche Gefahr.

Staphylokokken-Osteomyelitis

Wie schon erwähnt, beobachtet man diese z. T. schwerwiegende Komplikation am häufigsten bei *Kindern* im Alter von weniger als 12 Jahren. In ungefähr der Hälfte der Fälle findet sich in der Vorgeschichte eine Furunkulose oder eine andere oberflächliche Staphylokokkeninfektion. Mit Vorliebe erfolgt die hämatogene Absiedelung der Keime im Bereich des diaphysären Endes bzw. der Metaphyse der langen Röhrenknochen, was mit der endarteriellen Blutversorgung der Diaphyse in Beziehung gebracht wird. Hie und da sind Stellen betroffen, die vorher nachgewiesenermaßen traumatisiert worden waren. Wird der Prozeß frühzeitig erkannt, vermögen ihn Antibiotika in hohen Dosen zu beenden, falls es sich um sensible Erreger handelt. Die örtliche Ausbreitung der Infektion folgt einerseits dem Markraum, andererseits kann er das Periost erreichen und einen *subperiostalen Abszeß* erzeugen. Nicht selten kommt es zur »septischen« Thrombosierung von Gefäßen, auch von Arterien, so daß sich eigentliche septische Knocheninfarkte ausbilden. Diese werden sekundär demarkiert und bilden leblose *Sequester,* die die Eiterung begünstigen. Nicht selten *fistuliert* der Prozeß nach außen, und/oder es kommt zu einer mächtigen periostalen Knochenbildung um den Eiterherd herum *(»Totenlade«, »Involucrum«)* mit einer zentralen Öffnung *(»Kloake«),* unter der nicht selten der Sequester liegt. Stationäre und schließlich nicht mehr eiternde *»Brodie-Abszesse«* haben manchmal eine geringe Ausdehnung, sind von Narbengewebe sowie einem sklerosierten Knochensaum umgeben und können jahrelang bestehen, ohne besondere Beschwerden zu verursachen. *Klinisch* äußert sich die akute Osteomyelitis oft durch einen abrupten Beginn, große lokale Schmerzhaftigkeit, Fieber und Leukozytose. In der Mehrzahl der Fälle lassen sich aus dem Blut Staphylokokken züchten. Radiologisch erkennt man die periostale Knochenneubildung schon von der zweiten Woche weg.

Bei *Erwachsenen* siedeln sich Staphylokokken auf dem Blutweg eher in Wirbelkörpern *(Staphylokokken-Spondylitis; spinale Staphylokokkeninfektion)* als in langen Röhrenknochen ab. Der Prozeß beginnt in der Regel nicht abrupt, und knöcherne Verwachsungen der Wirbel mit Zerstörung der Zwischenwirbelscheiben sind keine seltene Spätfolge. Wie gesagt, kann die Eiterung auf den Wirbelkanal übergreifen und eine *»Transversal-Myelitis«* erzeugen.

Die heute noch beobachteten Fälle von Staphylokokken-Osteomyelitis umfassen z. T. solche, die bei offener Versorgung von Knochenbrüchen oder anderen *osteosynthetischen Eingriffen* dann und wann als Komplikation vorkommen; ihre relative Häufigkeit ist indessen sehr gering, sofern bei der Operation die Regeln der Asepsis streng befolgt werden. Die oben erwähnten, spontan entstehenden Osteomyelitiden sieht man zur Zeit seltener als früher, und Todesfälle bilden die Ausnahme.

Staphylokokken-Pneumonie

Bei älteren Kindern und Erwachsenen beobachtet man die Staphylokokken-Pneumonie u. a. als bakterielle Sekundärinfektion bei *Masern* oder *Influenza.* Bei hospitalisierten Patienten mit schweren Leiden, wie *Mukoviszidose, Leukämie, generalisierten Autoimmun-Krankheiten* oder anderen *schwer konsumierenden Affektionen,* kann ebenfalls eine *primäre,* d. h. *bronchogen* erfolgende Staphylokokken-Pneumonie die Situation akut bedrohlich gestalten. Von diesen Formen sind jene abzugrenzen, bei denen die Lungen im Rahmen eines septischen Prozesses *hämatogen* besiedelt werden *(septisch-metastatische Staphylokokken-Pneumonie, »sekundäre« Staphylokokken-Pneumonie):* Im letztgenannten Fall sind die Blutkulturen meistens positiv, bei den primären Staphylokokken-Pneumonien dagegen nur in etwa einem Fünftel der Fälle. Hämatogene Streuherde in den Lungen – z. B. bei bestehender Staphylokokken-Endokarditis, bei »septischer Thrombophlebitis« oder nach intravaskulärer Keimausbreitung bei Drogensüchtigen – imponieren als zahlreiche, meist deutlich abgegrenzte Lungenabszesse, vor allem im zentralen Bereich des Organs. Die *klinischen Manifestationen* der Staphylokokken-Pneumonie sind unterschiedlich: Erkranken vorher »Gesunde«, ist der Verlauf oft stürmisch, mit rasch eintretendem hohem Fieber, Schüttelfrösten, progressiver Dyspnoe, Zyanose, Husten und Pleuraschmerzen, während bei hospitalisierten Patienten in herabgesetztem Allgemeinzustand ein schleichender Beginn keine Seltenheit darstellt. Die *Diagnosestellung* stützt sich u. a. auf den Nachweis Gram-positiver Kokken in Granulozyten des Sputums bei einem auf Staphylokokken-Pneumonie verdächtigen klinischen Bild. Die Zeit zur Züchtung der Keime reicht in der Regel nicht aus. Bei rasch erfolgender antibiotischer Therapie kann die Entfieberung im Verlauf von 2–3 Tagen einsetzen. Doch kommt es immer wieder zu Todesfällen. Einen wichtigen klinischen Hinweis gibt die Diskrepanz zwischen dem schweren und offenbar pulmonal lokalisierten infektiösen Geschehen einerseits und dem geringen auskultatorischen Befund andererseits: In solchen Fällen sollte mit dem Einsatz hoher Dosen von Antibiotika nicht gezögert werden. Überleben die Patienten, können Komplikationen, wie Abszeßbildung in den Lungen und/oder Pleurabefall, die Rekonvaleszenz verzögern.

Staphylokokken-Bakteriämie und -Sepsis

Eine Staphylokokken-Bakteriämie kann von *irgend einem lokalen Infektionsherd* ausgehen, im besonderen von der Haut, u. U. auch von den Lungen oder vom Urogenitaltrakt. Mechanische Faktoren, wie Traumatisierung lokaler Abszesse (z. B. der Versuch, einen Furunkel »auszudrücken«), begünstigen u. U. die Generalisation des Prozesses. Eine bekannte Eintrittspforte sind ferner in Venen eingelegte Katheter u. a. m. Ein Übertritt zahlreicher Staphylokokken in die Blutzirkulation geht zudem manchmal von hämatogenen Streuherden aus, z. B. von einer Osteomyelitis. Die besondere Gefährdung Drogensüchtiger, die sich unter unsauberen Bedingungen intravenöse Injektionen verabreichen, wurde bereits hervorgehoben. Eine länger dauernde, massive Staphylokokken-Bakteriämie ist vor allem dann zu erwarten, wenn innerhalb des Blutkreislaufes thrombotische Massen mit vielen Keimen besiedelt werden, und die letzteren von da aus in großer Zahl in Zirkulation gelangen. Mehrheitlich ist ein derartiger »innerer Streuherd« in einer *Endokarditis* gelegen, vor allem im Bereich der Aortenklappen. Meistens handelt es sich dabei um eine akute bakterielle Endokarditis (S. 1747), bei der u. a. die Gefahr von Klappenperforationen mit entsprechender Insuffizienz und/oder Embolien in den Hirnbereich oder andere lebenswichtige Gebiete besteht. Im Fall einer Besiedelung durch Koagulase-negative Staphylokokken sowie unter antibiotischer Therapie kann es auch zum Bild der subakuten bakteriellen Endokarditis kommen, bei der die Auflagerungen auf den Herzklappen in der Regel voluminöser sind als bei der akuten Form. Infektionen durch Staphylokokken im Herzklappenbereich stellen im übrigen eine gefürchtete Komplikation chirurgischer Eingriffe zum Zweck eines künstlichen Ersatzes von Herzklappen, ferner einer Ventrikuloatriostomie oder anderer Operationen dar. Abgesehen von den Herzklappen können »*septische Thromben*« auch an anderen Stellen lokalisiert sein, z. B. in den Herzohren, an der Innenfläche des Myokards nach Infarkt, auf geschwürig zerfallenen arteriellen Atheromen oder im Bereich von Venen. Eine septische Thrombophlebitis ist vor allem dann ein wichtiger Streuherd, wenn das Lumen des Gefäßes noch nicht verschlossen, und somit die Möglichkeit des stetigen Wegtransportes von Erregern noch gegeben ist. *Klinisch* äußert sich eine Staphylokokken-Bakteriämie bzw. -Sepsis in einzelnen Fällen im Sinn eines fulminanten Geschehens, das unter dem Bild von hohem Fieber, Tachykardie, Zyanose, gastrointestinalen Störungen und Schock innerhalb eines Tages zum Tode führen kann. Häufiger gestaltet sich der Verlauf jedoch langsamer, wobei ein hektisches Fieber und metastatische Abszesse in Haut, Nieren, Knochen, Lungen, Gehirn, Myokard, Milz u. a. im Vordergrund stehen. Hie und da entwickelt sich auch eine Meningitis. Meistens besteht eine Leukozytose (Neutrozytose) von 12000–20000 Zellen/mm^3 Blut. Die *Diagnosestellung* kann – abgesehen von Blutkulturen, die eine gewisse Zeit in Anspruch nehmen – durch den Nachweis Gram-positiver Kokken in Neutrophilen der »buffy coat« mit großer Wahrscheinlichkeit erfolgen. Die *Letalität*, die früher mehr als 80% betrug, ist seit der Einführung von Antibiotika auf 30–50% gesunken.

Weitere Staphylokokkeninfektionen

Staphylokokken verursachen u. U. *Otitiden, Mastoiditiden, Sinusitiden* (u. a. mit der Gefahr einer septischen Sinus cavernosus-Thrombose und/oder einer Orbitalinfektion) u. a. m. Gewiße Stämme von Staphylokokken erzeugen ein erythrogenes Toxin, das die Ausbildung eines *skarlatiniformen Hautexanthems* zur Folge hat. Hinsichtlich der *Therapie* sei auf Kapitel 185 (S. 1770) hingewiesen. Dasselbe gilt für die *Superinfektion*.

Beispiele:

- Das in der Zellwand von *Staphylococcus aureus* vorhandene *Protein A* verbindet sich spezifisch mit der Fc-Portion von IgG. Komplexe von Protein A und IgG verhalten sich in vitro und in vivo ähnlich wie IgM, das sich bekanntlich vor allem im zirkulierenden Blut und weniger in den Geweben nachweisen läßt. Die Bedeutung dieses Phänomens für das Verständnis der Pathogenese von Staphylokokkeninfektionen ist noch nicht geklärt.
- Vor allem bei peroraler Verabreichung von *Breitspektrum-Antibiotika*, wie Tetrazyklinen, kann es zu einem Überwuchern resistenter Staphylokokken im Darm kommen. Diese Keime rufen u. U. eine *Enteritis s. Enterocolitis fibrinosa necroticans* hervor (*»Superinfektion«*).

190.3. Infektionen durch hämolysierende (hämolytische) Streptokokken

Begriffe und einleitende Bemerkungen

Definitionen: Der *Genus Streptococcus* aus der Familie der *Streptococcaceae* umfaßt eine Vielzahl von Spezies, die teils menschen- und/oder tierpathogen sind, teils als Kommensalen betrachtet werden können. Für die Humanmedizin ist vor allem die Spezies *Streptococcus pyogenes* von Interesse. Die Pneumokokken (heute: *Streptococcus pneumoniae*) kommen im nächsten Abschnitt zur Sprache. Streptokokken sind in der Regel in Ketten von mehr als 6 Einheiten angeordnet: Dies hängt damit zusammen, daß sie sich nach der Teilung während einiger Zeit nicht voneinander trennen. Die einzelnen Keime messen ungefähr 0,8 auf 1,2 μm, haben eine kugelige bis plump-ovoide Gestalt und sind Gram-positiv. *Hämolysierende Streptokokken* (Streptokokken mit *β-Hämolyse,* d. h. Bildung eines großen hämolytischen Hofes auf Blutagar) sind von *vergrünenden = Viridans-Streptokokken* (Streptokokken mit *α-Hämolyse,* d. h. mit grünem Hof) und *nicht hämolysierenden Streptokokken (γ-Kolonien)* abzugrenzen. Die *β*-hämolysierenden Streptokokken lassen sich aufgrund oberflächlicher Kohlenhydrat-Antigene in 13 verschiedene *Gruppen* (nach Lancefield) einteilen, die je mit einem großen Buchstaben belegt werden. Für den Menschen sind die Gruppen A, B, C, D, F, G, H, K und L pathogen. Keime der Gruppe D entsprechen den *Enterokokken (Streptococcus faecalis),* und solche der Gruppe B verursachen selten Infektionen (z. B. bei Neugeborenen, u. U. generalisiert, offenbar vom Genitale der Mutter übertragen). In der Humanmedizin von großer Bedeutung sind die nur menschenpathogenen *hämolysierenden Streptokokken der Gruppe A,* von denen man bisher über 50 Typen kennt. Die letzteren lassen sich aufgrund von Protein-Antigenen (M- und T-Substanz) unterscheiden und sind im Hinblick auf mögliche Nachkrankheiten sowie in epidemiologischer Beziehung wichtig. Die von pathogenen Streptokokken gebildeten *Toxine* haben z. T. Enzymcharakter. Von den *Hämolysinen (Streptolysinen)* sind das bei allen Lancefield-Gruppen vorhandene *Streptolysin S,* das nicht als Antigen wirkt, und das antigene, von den Gruppen A, C und G produzierte *Streptolysin O* zu nennen. Ferner werden *Streptokinase* (ein Fibrinolysin), *Streptodornase* (»Streptokokken-Deoxyribonuklease«) und *Hyaluronidase* (»spreading factor«) gebildet und freigesetzt. Das *erythrogene Toxin,* das Eiweißcharakter besitzt und für das *Scharlach(Scarlatina)-Exanthem* verantwortlich ist, stammt von Streptokokken, die Lysogenie zeigen, d. h. von einem temperierten Baktiophagen latent infiziert sind. Wichtige *Eintrittspforten* für pathogene Streptokokken sind der *Oropharynx (Tonsillitis!)* und die *Haut;* die Keime können aber auch auf anderen Wegen in die Gewebe gelangen, z. B. über verschiedene Schleimhäute, u. U. auch über die Lungen. Menschenpathogene Streptokokken verursachen nicht nur *lokale Infektionen,* wie *Wundinfektionen, Impetigo contagiosa, Erysipel* und *Lymphangiitis/Lymphadenitis,* ferner *Phlegmonen* in verschiedenen Weichteilen, sondern können auch zur *Bakteriämie* und *Sepsis* führen. Man kennt zudem durch Streptokokken bedingte Infektionen, die sich vor allem auf bestimmte innere Organe/Strukturen konzentrieren, u. a. *Pneumonien, Empyeme, Perikarditiden, Peritonitiden, Meningitiden, Arthritiden, Osteomyelitiden* u. a. m. Unter *»Angina«* versteht man eine mit Fieber und Schluckschmerzen einhergehende Tonsillitis, die u. U. mit *Otitis media* und/oder *Sinusitis* verbunden sein kann. Besondere Formen einer generalisierten Streptokokkeninfektion sind die *Puerperal-Sepsis* und die *Streptokokken-Endokarditis* (z. B. *»Sepsis lenta«* bei subakuter bakterieller Endokarditis infolge Besiedelung der Herzklappen durch Streptococcus viridans).

Das *Auslösch-Phänomen bei Scharlach (Schultz-Charlton-Phänomen)* beruht auf einer lokalen Neutralisation von erythrogenem Toxin durch intrakutan injiziertes Scharlach-Immunserum. Demgegenüber wird beim *Dick-Test* erythrogenes Toxin intrakutan injiziert, was bei Scharlachimmunen keine, bei anderen Individuen jedoch eine Rötung auslöst.

Akute, diffuse Glomerulonephritiden nach Streptokokkeninfekten (»akute *Poststreptokokken-Glomerulonephritis«*) werden vor allem durch sog. *nephritogene Typen hämolytischer Streptokokken der Gruppe A* (u. a. Typ des M-Antigens, ferner Typen 1, 4 u. a. m.) hervorgerufen (S. 773). *Streptokokken-Nachkrankheiten,* wie das *rheumatische Fieber* (S. 1158), sucht man u. a. durch den Nachweis eines erhöhten Anti-Streptolysin O-Antikörpertiters (kurz: *Antistreptolysintiter*) oder neuerdings mit Hilfe des sog. *Streptozym-Tests* zu erfassen.

Bei gehäuftem Auftreten von Streptokokkeninfektionen innerhalb eines Kollektivs ist stets nach menschlichen Streuern *(»Bazillenträgern«)* zu fahnden.

Ätiologie: Die *lichtmikroskopische Erkennung der Erreger* bietet keine Schwierigkeiten, da in Ketten von mehr als etwa 6 Einzelkeimen angeordnete Gram-positive Kokken praktisch immer Streptokokken entsprechen. Zur weiteren Identifizierung ist man indessen auf die *Kultur* in vitro und *serologische Methoden* angewiesen. Auf Blut-, Glukose- und Serum-haltigen Nährböden vermehren sich die Streptokokken rasch, am besten bei 37° C. Die oben erwähnten Hämolyse-Eigenschaften gestatten eine erste Zuordnung (*β*-, *α*- oder *γ*-Kolonien). Hie und da werden auch biochemische Eigenschaften, wie die Vergärung von Zuckern, untersucht. Am besten wachsen die Keime in Anwesenheit von Sauerstoff; die meisten Streptokokken verhalten sich indessen fakultativ anaerob, und man kennt auch strikt anaerobe Stämme. Mit Hilfe gruppenspezifischer Antiseren und des Präzipitationstests lassen sich die *β*-hämolysierenden Streptokokken in die antigenisch verschiedenen Gruppen nach Lancefield unterteilen, was für die Beurteilung der Pathogenität von Bedeutung ist. Die einzelnen Typen von Streptokokken der Gruppe A kann man aufgrund eines Präzipitations-Tests für M-Antigen und einer Agglutinationsreaktion für T-Antigen auseinanderhalten.

Zu den von *β*-hämolysierenden Streptokokken gebildeten und freigesetzten Produkten, im besonderen *Toxinen* bzw. *Enzymen* (s. o.), sei noch folgendes nachgetragen: Die *Streptokinase,* die die Konversion von Plasminogen in Plasmin katalysiert, kommt in zwei Varianten, A und B, vor. Die *Diphosphopyridin-Nukleotidase,* die u. a. vom Typ 12 der Gruppe A (»nephritogener Stamm«) gebildet wird, spielt wahrscheinlich im Rahmen der ausgesprochen starken zytotoxischen Wirkung dieser Keime auf Phagozyten eine wesentliche Rolle; jedenfalls wirken spezifische, d. h. gegen dieses Enzym gerichtete Antikörper enzymhemmend und auch zellschonend. Die von Streptokokken der Gruppe A produzierten *Deoxyribonukleasen* A, B, C und D katalysieren den Abbau der hochviskösen Deoxyribonukleoproteine und tragen somit u. a. zur Verflüssigung von Eiter bei. Die *Hyaluronidase*, die u. a. von den Typen 4 und 22 der Gruppe A in großer Menge hergestellt wird, spielt möglicherweise für die Ausbreitung der Infektion nicht die wichtige Rolle, die man ihr früher zugeschrieben hat. *Leukozidin* übt u. a. auf die Phagozyten selber einen zytotoxischen Effekt aus. Die pathogenetische Bedeutung weiterer Streptokokkenprodukte, wie der *Amylase* und der *Proteinase*, ist wenig erforscht.

Gegenüber *Umwelteinflüssen* sind die Streptokokken wesentlich weniger resistent als die Stapyhlokokken, so daß sie außerhalb des Wirtsorganismus nicht lange überleben. Dies macht verständlich, daß Übertragungen dieser Keime vor allem von Mensch zu Mensch erfolgen.

Zur **Epidemiologie:** Schon kurze Zeit nach der Geburt lassen sich im oberen Respirationstrakt α-hämolysierende Streptokokken nachweisen, wo sie in der Regel dauernd verbleiben; bei ungefähr 5% der Bevölkerung finden sich überdies β-hämolysierende Streptokokken der Gruppen C und G, seltener auch B, D, F-H, K, L. Normalerweise lassen sich zudem im Oropharynx bei etwa 5% der Bevölkerung β-hämolysierende Streptokokken der Gruppe A feststellen, vor allem bei Individuen im Alter von weniger als 20 Jahren, die kräftig entwickelte Tonsillen besitzen. Nach einer Streptokokkeninfektionen in dieser Lokalisation, d. h. in der Regel einer Angina, bleibt der bakteriologische Befund in vielen Fällen noch über die Zeit der klinischen Rekonvaleszenz hinaus positiv (z. B. mehr als 50% der Fälle nach 4 Wochen, ungefähr 10% nach 3 Monaten). Mit der Zeit scheinen die Streptokokken bei »Trägern« (»carriers«, »carrier state«) jedoch kein M-Protein mehr zu bilden, so daß eine Typisierung auf dieser Basis nicht mehr möglich ist. Die Erfahrung hat gezeigt, daß pathogene Streptokokken vor allem von jenen Individuen auf andere übertragen werden, die erst vor kürzerer Zeit eine Infektion durchgemacht haben. Ob es sich bei diesem Phänomen um eine Frage der Keimzahl und/oder besonderer Eigenschaften der Erreger handelt, ist noch nicht befriedigend geklärt. Die *Transmission* pathogener Streptokokken, die *Angina* erzeugen, erfolgt wahrscheinlich weit überwiegend *aerogen,* d. h. durch *Tröpfcheninfektion,* wobei Keime im Nasenbereich die größte Aussicht haben, auf andere Individuen verschleppt zu werden. Staubinfektionen scheinen kaum vorzukommen, wohl aber solche durch direkten Schleimhautkontakt (Küssen u. a.). Vereinzelt wurden Infektionen durch Kontamination von Nahrungsmitteln beobachtet, wobei es bei einer größeren Gruppe von Individuen etwa gleichzeitig zum Ausbruch ziemlich schwerer Infekte kam. Kleinere oder größere *Epidemien* von Streptokokkeninfekten gehen oft auf einen oder einige wenige Typen von Keimen zurück, während beim *üblichen endemischen Auftreten* zahlreiche verschiedene Typen beobachtet werden können. Solche Fälle werden das ganze Jahr hindurch angetroffen, doch besteht eine gewisse Häufung in der Winterszeit. Demgegenüber treten Fälle von *Impetigo contagiosa* in erster Linie während der warmen Jahreszeit auf; ungenügende hygienische Verhältnisse spielen hier eine große Rolle. Die Impetigo wird wahrscheinlich hauptsächlich durch *direkten Kontakt* übertragen, aber eine Infektion durch kontaminierte Materialien (Tücher, Kleider u. a.), durch Vermittlung von Fliegen oder auf anderem indirektem Weg ist auch nicht ausgeschlossen. Die Infektionsquelle kann in diesen Fällen ein anderes Individuum mit Impetigo contagiosa sein (vor allem Kinder sind betroffen!), oder u. U. werden Keime von einer Tonsillitis aus gestreut. Die bei Impetigo gefundenen Streptokokken umfassen u. a. die M-Typen 8, 11, 22, 33, 41, 43, 52–54, 56, 59, 61 sowie u. U. die nephritogenen M-Typen 2, 49, 55, 57 und 60.

Zur **Pathogenese** von Streptokokkeninfektionen: Bei streptogener *Tonsillitis,* die vor allem die Gaumenmandeln betrifft, darf angenommen werden, daß die Keime direkt durch das Epithel durchtreten können, wie dies auch bei Darmfollikeln der Fall ist. Wahrscheinlich geht dieser »Persorption« von Streptokokken in vielen Fällen eine Vermehrung der Mikroorganismen in den Tonsillarkrypten voraus, und zytopathogene Effekte können sich schon zu diesem Zeitpunkt u. a. am Epithel einstellen. Zudem kommt es in den Krypten oft zu einer Eiteransammlung (s. *Angina lacunaris*). Die weitere Ausbreitung der Erreger geschieht offenbar zunächst innerhalb des lymphohistiozytären Gewebes der Tonsillen, dann längs der Lymphbahnen *(Lymphangiitis)* in die nahe gelegenen regionären Lymphknoten der Halsgegend *(Lymphadenitis cervicalis).* Das Ausmaß dieser Vorgänge und der weitere Verlauf hängen wahrscheinlich von verschiedenen Faktoren ab, vor allem von *Zahl und Virulenz der Keime* sowie von der *Anfälligkeit des Wirtsorganismus.* Die *Immunität* ist weitgehend *typenspezifisch,* und man nimmt an, daß die Erholung, die sich in manchen Fällen im Verlauf von 5–7 Tagen einstellt, mit der spezifischen Immunantwort zusammenhängt. Die *Antikörper* vermögen nicht nur die betreffenden Keime zu opsonisieren, sondern wirken z. T. auch antitoxisch, was sich u. a. in einer geringeren Schädigung der Phagozyten äußert. Über die Bedeutung der zellgebundenen Immunreaktionen bei Streptokokkeninfekten ist wenig bekannt.

Aerogene Infektionen der Lungen durch andere Streptokokken als die Pneumokokken sind kein sehr häufiges Ereignis (weniger als 5% aller Fälle von Pneumonie). Am ehesten handelt es sich um Sekundärinfektionen, z. B. im Anschluß an Masern oder Influenza S. 1806 und 1814).

Bei der *Impetigo contagiosa* dringen die Streptokokken nur in die oberflächlichsten Schichten der Epidermis ein und vermehren sich vor allem unter der Hornschicht (Impetigo ist eine der Ursachen von *Pustulosis subcornealis*). Begünstigend wirken mangelnde Hygiene, ekzematöse Hautveränderungen u. a. m. Beim *Erysipel,* das durch die verschiedensten Typen von Streptokokken der Gruppe A verursacht sein kann, handelt es sich im wesentlichen um eine in der Haut, im besonderen auch im subepidermalen Gewebe, sich ausbreitende, flächenhafte *Phlegmone.* Der Eintritt der Erreger kann durch kleine Verletzungen ermöglicht werden (z. B. Schürfungen, kleine Stiche, Rhagaden u. a.) oder allenfalls über die Haarfollikel zustande kommen. Erysipele werden vor allem bei älteren Individuen gesehen, und oft findet sich in diesen Fällen kein Zeichen einer spezifischen Immunantwort; vielmehr scheint bei solchen Patienten eine erhöhte Gefahr zu bestehen, nochmals an einem Erysipel zu erkranken. Echte Rezidive von Erysipel sollten nicht mit toxinogenen Erythemen verwechselt werden, die von einer Angina ausgehen können. *Wundinfektionen* durch pathogene Streptokokken sind keine Seltenheit (s. Tabelle 85, S. 1367). *Lymphangiitiden,* die als Ausdruck einer Ausbreitung der Infektion wenigstens bis zur nächsten Lymphknotenstation angesehen werden müssen, gehen manchmal von ganz kleinen Verletzungen mit nachfolgender Infektion aus.

Streptokokken-Bakteriämien können von irgend einem lokalen Infektionsherd ausgehen (s. o.). Wahrscheinlich sind *transitorische Bakteriämien* wesentlich häufiger als man sie nachzuweisen vermag, nur werden sie durch die körpereigene Abwehr, im besonderen durch das Zusammenwirken humoraler Antikörper mit Phagozyten, in den weitaus meisten Fällen überwunden. Aber selbst ein vorübergehendes Vorhandensein pathogener Streptokokken in der Blutzirkulation mag genügen, um einzelne Organe/Strukturen zu besiedeln und dort einen – mehr oder weniger lokalen – infektiösen Prozeß angehen zu lassen. Dies trifft z. B. für einen erheblichen Teil der Fälle von streptogener *Perikarditis, Arthritis, Peritonitis* und *Meningitis* zu. Bei progressiver Bakteriämie, d. h. *Sepsis,* besteht immer große Lebensgefahr, vor allem, wenn es sich um hochvirulente Typen bzw. Gruppen von Streptokokken handelt. Die aufgrund einer *Endometritis streptogenes post partum* entstehende *Puerperalsepsis* war früher eine häufige Ursache tödlicher Verlaufsformen des »Wochenbettfiebers«, und in 70% solcher Fälle handelte es sich bei den dafür verantwortlichen Keimen um β-hämolysierende Streptokokken. Andere Streptokokken, wie die Viridans-Streptokokken oder weitere, weniger virulente, z. T. anaerobe Streptokokken können ebenfalls eine Puerperalsepsis hervorrufen, doch ist das Geschehen in diesen Fällen nicht so dramatisch und auch mit einer wesentlich geringeren Mortalität verbunden.

Abgesehen von den direkten pathogenen Wirkungen der Streptokokken sind schließlich jene hervorzuheben, die vor allem auf einer *krankmachenden Wirkung von Immunreaktionen* auf diese Keime beruhen. Zellgebundene und vor allem humorale Immunantworten auf die verschiedensten Streptkokkeninfektionen setzen schon frühzeitig in postnatalen Leben ein und können Störungen, wie das *Erythema nodosum* (S. 996), das *rheumatische Fieber* (S. 1158) und die sog. *Poststreptokokken-Glomerulonephritis* (S. 773), zur Folge haben. Die beiden letztgenannten Komplikationen finden sich aufgrund des bisher bekannten nur nach Infektionen durch β-hämolysierende Streptokokken der Gruppe A, wobei besondere Typen im Spiel zu sein scheinen (s. o. und S. 1873).

Morphologisch finden sich bei Infektionen durch pathogene Streptokokken die verschiedensten Veränderungen. Alle *akuten und chronischen entzündlichen Prozesse,* die man antreffen kann, sind schon im 11. Teil behandelt worden, im besonderen *akute katarrhalische und eitrige Entzündungen an Schleimhäuten,* hauptsächlich auch im Bereich von *Tonsillen* (S. 1334), *Eiterungen* in inneren Organen bzw. Strukturen (S. 1332), *Phlegmonen* (S. 1336), *bakterielle Endokarditiden* (S. 1747), *Arthritiden* (S. 1342), *Meningitiden* (S. 1337), *Pneumonien* (S. 1329) u. a. m. Eine ausführliche Beschreibung der geweblichen Veränderungen bei *Erythema nodosum* (S. 996), *rheumatischem Fieber* (S. 1158) und *Poststreptokokken-Glomerulonephritis* (S. 773) wurde ebenfalls schon gegeben.

Folgen und **Symptome:** Die Symptomatik der Streptokokkeninfekte ist so vielfältig, daß die einzelnen Gruppen von Krankheiten im folgenden gesondert dargestellt werden sollen. Viele gehen mit Fieber und Allgemeinsymptomen einher. In der Regel besteht im akuten Stadium der Infektion eine absolute Blut-Neutrozytose, und die Blutsenkungsgeschwindigkeit nimmt nach wenigen Tagen deutlich zu. Die *Diagnosestellung* beruht in erster Linie auf dem *direkten* und vor allem dem *kulturellen Nachweis* der Streptokokken, wobei zumindest das Hämolyse-Verhalten der Keime geprüft werden sollte, wenn immer möglich aber auch die Gruppenzugehörigkeit im Fall β-hämolysierender Streptokokken. Die *Typenbestimmung* im Sinn einer Routine-Untersuchung übersteigt vielerorts die materiellen und personellen Möglichkeiten der mikrobiologischen Laboratorien. Doch sollten sie vor allem bei Frühfällen von rheumatischem Fieber und bei Gefahr einer Glomerulonephritis angestrebt werden. Sehr oft bestimmt man den *Antistreptolysintiter,* der, falls er 1:200 übersteigt, als pathologisch angesehen wird. Noch zuverlässiger ist der sog. *Streptozymtest,* mit dem Antikörper gegen mehrere der Streptokokken-Antigene bestimmt werden: Hier gilt das Resultat als positiv, wenn Serumverdünnungen von 1:100 und mehr zur Agglutination der mit Antigen beladenen Partikeln (z. B. Latex) führen. Die *Scharlach-Diagnose* stellt man, abgesehen vom klinischen Bild und dem Nachweis β-hämolysierender Streptokokken der Gruppe A in Rachenabstrichen, durch das oben erwähnte Auslöschphänomen. *Therapeutisch* bewährt sich vor allem Penizillin.

Tonsillitis bzw. Pharyngitis acuta und Scharlach

Nach einer Inkubationsperiode von ungefähr 3–5 Tagen setzen die Symptome der *akuten Tonsillitis/Pharyngitis,* d. h. Fieber, Frösteln, Kopfschmerzen und »Halsweh« (insbesondere Schluckschmerzen), in der Regel ziemlich rasch ein und verstärken sich im Verlauf der nächsten 1–2 Tage noch weiter. Übelkeit und Erbrechen beobachtet man vor allem bei Kindern. Appetitlosigkeit und ein allgemeines Malaise gehören meistens auch zu dem Bild. Bei vielen Patienten stellt sich überdies Husten ein, ferner kommt es oft zu Heiserkeit und/oder Ohrenschmerzen. Inspektorisch erkennt man die starke Rötung der Pharyngealschleimhaut, verbunden mit wechselnder Ödembildung (z. B. an der Uvula ausgeprägt) und – typischerweise – einem mehr oder weniger konfluierenden Exsudatbelag über den Gaumenmandeln, aus denen bei leichtem Druck auch Eiter austritt. Die Halslymphknoten sind in der Regel geschwollen; bei starker Vergrößerung derselben und Fluktuation ist mit eitriger Einschmelzung zu rechnen. In der Mehrzahl der Fälle klingt das infektiöse Geschehen im Verlauf von 3–4 Tagen wieder ab, vor allem unter antibiotischer Therapie.

Bei Kindern dauert der Prozeß in der Regel etwas länger. Die Leukozytenzahl im Blut steigt in vielen Fällen auf ungefähr 14000/mm^3 an, vor allem infolge absoluter Neutrozytose, und bleibt ungefähr 1 Woche auf dieser Höhe. Das Fortbestehen einer ausgeprägten Neutrozytose über diese Zeit hinaus ist auf eine Komplikation, im besonderen einen eiternden Vorgang, verdächtig (z. B. Peritonsillär- bzw. Retropharyngealabszeß, Lymphadenitis abscedens cervicalis u. a.).

Kommt es ungefähr 1–5 Tage nach Beginn der Erkrankung zu einem generalisierten Hautexanthem mit Ausbildung zahlreicher roter Punkte, die sich wegdrücken lassen, wird ein *Scharlach (Scarlatina)* diagnostiziert. Der Hautausschlag beginnt in der Regel im Nackenbereich und dehnt sich auf den oberen Teil des Rumpfes aus, um dann das Abdomen und die Extremitäten zu erfassen. Im Bereich von Hautfalten (Axilla, Ellenbeuge u. a.) kann es zu punktförmigen Blutungen kommen, die sich nicht wegdrücken lassen (Pastia-Zeichen). Das Gesicht erscheint meist diffus gerötet und zeigt eine zirkumorale Bläße. Jucken gehört nicht zu den typischen Erscheinungen. Das Scharlach-Enanthem zeichnet sich durch besonders intensive Rötung der Schleimhaut aus, wozu sich mit der Zeit kleine weißliche Flecken gesellen können (oberflächliche Erosionen). Charakteristisch ist die Himbeerzunge, die vor allem auf aktiver Hyperämie und verstärkter Epitheldesquamation, die die Blutfülle des Gewebes voll zur Geltung bringt, beruht. Bei vielen Scharlach-Kranken findet sich im Blut auch eine Eosinophilie. Das Scharlachexanthem, das in den meisten Fällen ungefähr am 2. Krankheitstag einsetzt, erreicht kurz danach seine höchste Intensität und beginnt dann abzublassen, offenbar unter der Einwirkung von Antikörpern, die sich gegen das erythrogene Toxin richten. Die mit dem Abklingen der Hautveränderungen verbundene Schuppung erscheint etwa am 6.–7. Tag generalisiert; am besten erkennt man die Epithelabschilferung am Grund der Fingernägel. Öfters notiert man bei schwerer Angina – ohne oder mit Scharlach – eine leichte Proteinurie; diese ist aber meistens nur transitorischer Natur.

Das *akute rheumatische Fieber,* das an eine Angina anschließen kann, wurde schon besprochen (S. 1158); dasselbe gilt für die »*Poststreptokokken-Glomerulonephritis*«, die nicht mit leichten parainfektiösen Glomerulitiden verwechselt werden sollte (S. 773).

Die *Diagnosestellung* basiert, abgesehen vom klinischen Bild, auf dem *Nachweis β-hämolysierender Streptokokken* (meist *Gruppe A,* selten C oder G) im Rachenabstrich, der selbstverständlich vor Beginn der antibiotischen Therapie gewonnen werden sollte. *Antistreptolysin-Titer* bzw. *Anti»Streptozym«-Titer* geben wichtige Hinweise inbezug auf den weiteren Verlauf.

Differentialdiagnostisch sind bei Tonsillitiden immer verschiedene Infektionskrankheiten in Betracht zu ziehen, u. a. Adenovirusinfekte (S. 1800), die infektiöse Mononukleose (S. 1829), die Angina Plaut-Vincent (S. 1947), ferner verschiedene weitere Viruskrankheiten, wie Röteln, Masern, Influenza, gewöhnliche »Erkältungen«, Herpes simplex u. a. m. Besondere Beachtung ist der Abgrenzung einer Streptokokken-Tonsillitis gegen die Diphtherie zu schenken (S. 1957).

Durch β-hämolysierende Streptokokken hervorgerufene Sinusitiden, Otitis media, Mastoiditis und Peritonsillärabszesse

Geringgradige Infektionen der paranasalen Sinus und des Mittelohres treten wahrscheinlich bei den meisten Streptokokken-Tonsillitiden auf. Klinisch können die ersteren in wenigen Prozent der Fälle führend sein, ohne daß deutliche entzündliche Veränderungen an den Tonsillen vorliegen. Eine Mastoiditis tritt in weniger als 1% der Fälle von Streptokokken-Tonsillitis in Erscheinung; der entsprechende Wert für Peritonsillärabszesse beträgt bei nicht Tonsillektomierten ungefähr 2,5%, bei Tonsillektomierten wesentlich weniger. Die genannten Komplikationen beruhen meistens auf einer Infektion durch β-hämolysierende Streptokokken der Gruppe A.

Streptokokken-Pneumonien und -Pleuraempyeme

Durch pathogene Streptokokken verursachte Pneumonien sind eine bekannte Komplikation der Influenza schweren Grades; sonst begegnet man ihnen eher selten. Pleuraempyeme stellten früher, als man noch keine antibiotische Therapie kannte, eine recht häufige Folge der sekundären Streptokokken-Pneumonie bei Influenza dar.

Sog. Puerperalfieber infolge Streptokokkeninfektion

Nach neueren Statistiken scheinen β-hämolysierende Streptokokken der Gruppe B häufiger puerperale Infektionen zu verursachen als solche der Gruppe A. Die letzteren sind jedoch für Mutter und Kind wesentlich gefährlicher. Bei der *Mutter* kann sich über eine Streptokokken-Endometritis mit rascher lymphogener Ausbreitung der Erreger eine *puerperale Sepsis* entwickeln. Dasselbe kann auch dem *Kind* geschehen, oder es kommt z. B. zur Ausbildung einer Meningitis; letzteres beobachtet man vor allem dann, wenn sich die Infektion langsamer ausbreitet, d. h. wenn die »infektiöse Dosis« geringer war oder wenn es sich um weniger virulente Keime handelt. In solchen Fällen findet man jeweils beim Kind und im Vaginalsekret der Mutter Streptokokken desselben Typs.

Streptokokken-Perikarditis, -Peritonitis, -Arthritis und -Meningitis

Durch Streptokokken verursachte *Perikarditiden* stellen eine seltene Komplikation einer durch dieselben Keime hervorgerufenen Pneumonie und/oder eines Pleuraempyems dar, wenn man von Infektionen nach äußerer Verwundung absieht. Hämolytische Streptokokken sind nicht häufige Erreger einer *Peritonitis;* am ehesten beobachtet man derartige Fälle im Zusammenhang mit Erysipel oder Scharlach. *Meningitiden* können durch Ausdehnung einer streptogenen Mastoiditis im Anschluß an Otitis media oder nach Sinusitis zustande kommen. Mehrheitlich handelt es sich in diesen Fällen um junge Individuen. Eitrige *Arthritiden* infolge Infektion durch hämolytische Streptokokken entstehen entweder durch penetrierende Verletzungen oder hämatogen, d. h. aufgrund einer Bakteriämie. Sie sind gegen Gelenksentzündungen im Rahmen des akuten rheumatischen Fiebers abzugrenzen.

Durch β-hämolysierende Streptokokken verursachte Wund- und Hautinfektionen, Lymphangiitiden, Erysipel und andere Phlegmonen

Wunden, Schürfungen, andere Hautläsionen, wie die bei Varizellen, oder auch eine unbeachtete Diskontinuität der Hautoberfläche geben häufig Anlaß zu einer oberflächlichen Streptokokkeninfektion (meistens Keime der Gruppe A, z. T. auch Gruppe C). Die *Impetigo contagiosa,* die vor allem bei Kindern vorkommt, beginnt in der Regel mit der Bildung einer Papel, die sich in ein Bläschen und schließlich in eine Pustel umwandelt und von einem erythematösen Hof umgeben wird. Die Bläschen/Pusteln brechen rasch auf und führen zur Ausbildung einer Kruste. Manchmal handelt es sich um eine Mischinfektion unter Beteiligung von Staphylokokken. Die letzteren bewirken u. U. eine Impetigo bullosa. Durch Streptokokkeninfekte hervorgerufene *Lymphangiitiden* erheblichen Ausmaßes sind in der Regel am Auftreten rötlicher Striche längs der Lymphgefäße erkennbar, vor allem an den Extremitäten. Sie stellen ein Warnzeichen dar, mit der antibiotischen Therapie nicht länger zuzuwarten. Allerdings ist die Streptokokkensepsis auch in unbehandelten Fällen von Lymphangiitis eine eher seltene Komplikation. Streptogene *Lymphadenitiden* führen, auch wenn es nicht zu einer intranodalen Einschmelzung kommt, zu einer Lymphknotenvergrößerung, die länger andauert als die Infektion im Einzugsgebiet: Dies hat u. a. mit den im lymphohistiozytären Gewebe ablaufenden Immunreaktionen zu tun. Das *Erysipel* ist in der Regel eine akute streptogene Phlegmone der Haut. Selten wird der Ausdruck für entsprechende Veränderungen in Schleimhäuten benützt. Mehrheitlich finden sich Keime der Gruppe A. Die Inkubationsperiode beträgt ungefähr 1–4 Tage, und der Prozeß geht in der Regel mit erheblichen fiebrigen Allgemeinerscheinungen einher. Die Hautveränderungen – besonders oft ist das Gesicht betroffen – entwickeln sich manchmal in kürzester Zeit und erreichen im Verlauf von 3–6 Tagen hinsichtlich Intensität und Ausdehnung ihren Höhepunkt. Um die Augen herum entstehen oft mächtige entzündliche Ödeme. Vor Einführung der Antibiotika belief sich die Letalität auf 10–20%; heute läßt sich der Prozeß meistens beherrschen.

Streptokokken-Bakteriämie und -Sepsis

Trotz der Häufigkeit von Streptokokken-Tonsillitiden bilden diese in unkomplizierten Fällen relativ selten den direkten Ausgangsort einer Sepsis. Wahrscheinlich hängt das mit den protektiven Kapazitäten des lymphatischen Rachenrings zusammen. Weit eher beobachtet man eine Bakteriämie nach Komplikationen, wie *Otitis media, Mastoiditis, Sinusthrombose* (Sinus cavernosus oder allenfalls andere Sinus der Dura mater) u. a. m., zum mindesten, was jüngere Individuen anbelangt. Bei älteren Personen besteht vor allem bei *Phlegmonen* (u. a. *Erysipel*) Sepsisgefahr. Auf die *Puerperalsepsis* wurde schon hingewiesen.

Morphologisch findet man bei Autopsien in tödlich endenden Fällen von Streptokokkensepsis – abgesehen von einer »zerfließlichen« Milz infolge Splenitis acuta und einer auffälligen »trüben Schwellung« parenchymatöser Organe – wenig charakteristische Hinweise. Meistens besteht u. a. in der Leber eine Sinus-Neutrozytose, und in den Neutrophilen lassen sich die Gram-positiven Kokken in der Regel färberisch darstellen.

Folgen und **Symptome:** Klinisch finden sich meist alle Zeichen einer Sepsis, u. a. sog. »septische Fieber« (Abb. 156, S. 1046), u. U. Schüttelfrost, manchmal Petechien oder andere umschriebene Veränderungen der Haut, arthritische Beschwerden u. a. m. Bei fulminantem Verlauf kann es zu Anämie und Ikterus kommen. Die *Diagnose* läßt sich nur durch Kultivierung der Keime aus dem Blut stellen, wenn auch die Anwesenheit Gram-positiver Kokken in Neutrophilen des »buffy coat« gute Hinweise liefert. *Therapeutisch* stellen Penizilline das Mittel der Wahl dar, sofern keine Überempfindlichkeit gegenüber diesen Substanzen besteht.

Infektionen durch andere als β-hämolysierende Streptokokken der Gruppe A

Streptococcus viridans (α-hämolysierende Streptokokken) ist ein opportunistischer Keim, der vor allem als Erreger bei *Sepsis lenta* mit *subakuter (pseudopolypöser) bakterieller Endokarditis* bekannt ist. Viridans-Streptokokken finden sich normalerweise im oberen Respirationstrakt und im Darm.
Dasselbe gilt für *anaerobe Streptokokken,* die, oft zusammen mit *Bacteroides* (S. 1945), z. B. auch im

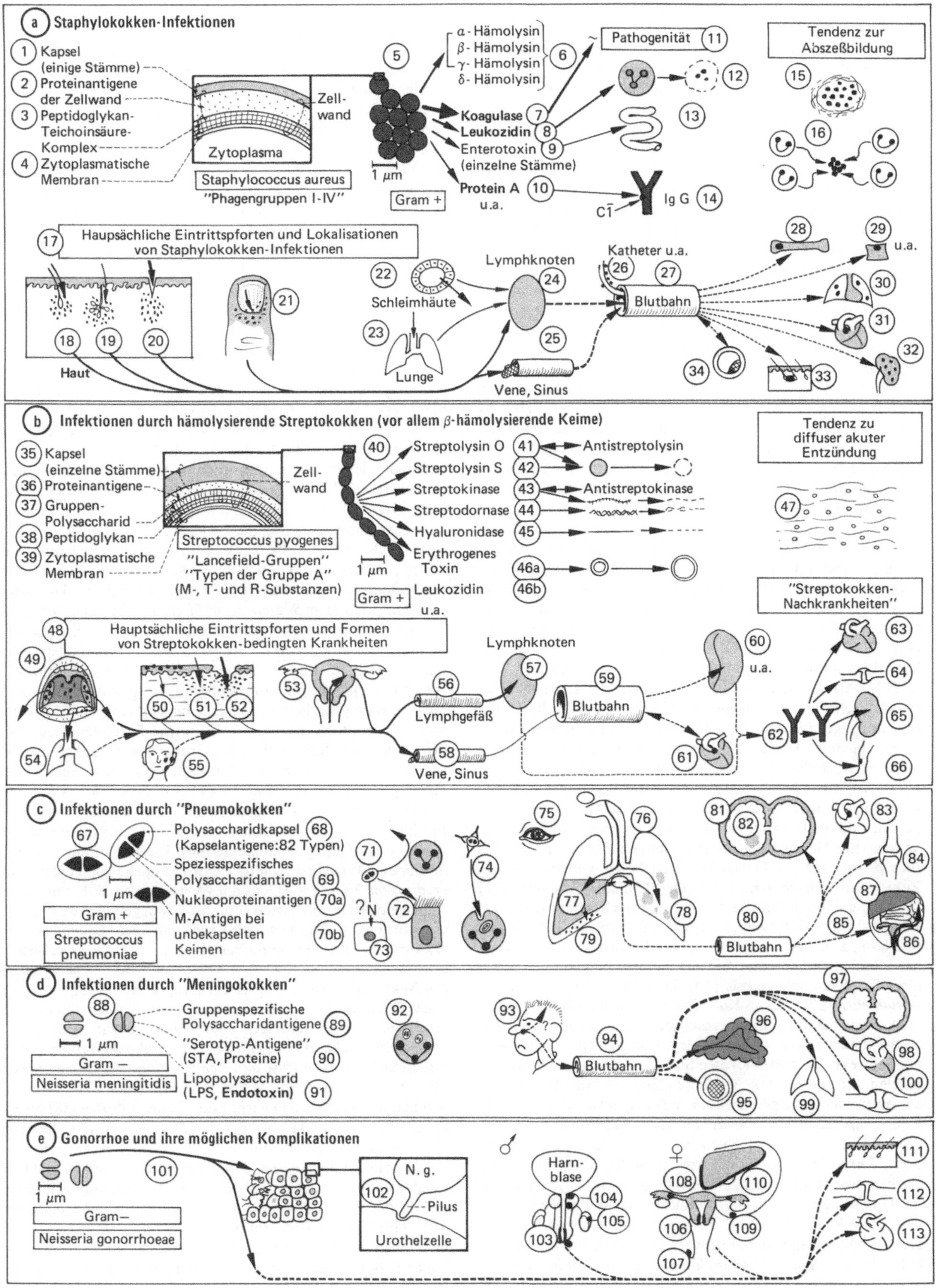
a Staphylokokken-Infektionen
1 Kapsel (einige Stämme)
2 Proteinantigene der Zellwand
3 Peptidoglykan-Teichoinsäure-Komplex
4 Zytoplasmatische Membran
Zell-wand
Zytoplasma
Staphylococcus aureus
"Phagengruppen I-IV"
1 μm
Gram +
5
α-Hämolysin
β-Hämolysin
γ-Hämolysin
δ-Hämolysin
6
Koagulase 7
Leukozidin 8
Enterotoxin 9
(einzelne Stämme)
Protein A 10
u.a.
Pathogenität 11
12
13
C1̄
Ig G 14
Tendenz zur Abszeßbildung
15
16
17 Haupsächliche Eintrittspforten und Lokalisationen von Staphylokokken-Infektionen
18 19 20
Haut
21
22
Schleimhäute
23
Lunge
Lymphknoten
24
25
Vene, Sinus
Katheter u.a.
26
27
Blutbahn
28
29 u.a.
30
31
32
33
34
b Infektionen durch hämolysierende Streptokokken (vor allem β-hämolysierende Keime)
35 Kapsel (einzelne Stämme)
36 Proteinantigene
37 Gruppen-Polysaccharid
38 Peptidoglykan
39 Zytoplasmatische Membran
Zell-wand
Streptococcus pyogenes
"Lancefield-Gruppen"
"Typen der Gruppe A"
(M-, T- und R-Substanzen)
1 μm
Gram +
40
Streptolysin O 41 Antistreptolysin
Streptolysin S 42
Streptokinase 43 Antistreptokinase
Streptodornase 44
Hyaluronidase 45
Erythrogenes Toxin 46a
Leukozidin 46b
u.a.
Tendenz zu diffuser akuter Entzündung
47
"Streptokokken-Nachkrankheiten"
48 Hauptsächliche Eintrittspforten und Formen von Streptokokken-bedingten Krankheiten
49
50 51 52
53
54
55
56
Lymphgefäß
Lymphknoten
57
58
Vene, Sinus
59
Blutbahn
60
u.a.
61
62
63
64
65
66
c Infektionen durch "Pneumokokken"
67
Polysaccharidkapsel 68
(Kapselantigene: 82 Typen)
Speziesspezifisches Polysaccharidantigen 69
Nukleoproteinantigen 70a
M-Antigen bei unbekapselten Keimen 70b
1 μm
Gram +
Streptococcus pneumoniae
71
72
?N
73
74
75
76
77
78
79
80
Blutbahn
81
82
83
84
85
86
87
d Infektionen durch "Meningokokken"
88
Gruppenspezifische Polysaccharidantigene 89
"Serotyp-Antigene" (STA, Proteine) 90
Lipopolysaccharid (LPS, Endotoxin) 91
1 μm
Gram –
Neisseria meningitidis
92
93
94
Blutbahn
95
96
97
98
99
100
e Gonorrhoe und ihre möglichen Komplikationen
101
1 μm
Gram–
Neisseria gonorrhoeae
N. g.
102
Pilus
Urothelzelle
♂
Harn-blase
103
104
105
♀
106
107
108
109
110
111
112
113

Abb. 222 a–e. *Infektionen durch sog. pyogene Kokken.* **a** *Staphylokokken-Infektionen.* Von den *pathogenen Staphylokokken* ist der *Staphylococcus aureus* weitaus der wichtigste. Diese Gram-positiven Keime treten meistens in traubenförmigen Haufen auf (5), sind Phosphatase- und Katalase-positiv, zeigen z. T. eine β-Hämolyse und lassen sich durch weitere biochemische Untersuchungen (z. B. nach Baird-Parker) sowie durch Phagentypisierung in mehrere Gruppen unterteilen (mindestens I–IV). Eine Polysaccharid-Kapsel weisen nur einzelne Stämme auf (1). Der Proteinanteil der Zellwand (2) umfaßt multiple Antigene, von denen einige bei verschiedenen Spezies von Staphylokokken vorkommen. Im Peptidoglykan-Teichoinsäure-Komplex (3) finden sich u. a. die Orte der Anlagerung von Bakteriophagen sowie Speziesantigene, wobei als Epitop u. a. an Polyribitolphosphat gekoppeltes N-Azetylglukosamin wirkt. Die zytoplasmatische Membran (4) ist mit der Zellwand nicht direkt verbunden. Staphylococcus aureus produziert eine Reihe von *Toxinen* (6–9), von denen die Koagulase (7) als wichtigstes Pathogenitätsmerkmal gilt (11). Das α-Hämolysin lysiert Kaninchen-, nicht aber Menschen-Erythrozyten; es entspricht dem sog. dermonekrotischen Toxin (letalen Toxin) und wirkt ähnlich wie das γ-Hämolysin (wahrscheinlich eine antigenische Variante des α-Hämolysins). Die übrigen Hämolysine haben eine geringere Bedeutung (6). Leukozidin (8) haben wir als phagozytenschädigendes Toxin (12) schon früher kennen gelernt. Enterotoxin (9) wird nur von einzelnen Stämmen gebildet; es spielt vor allem bei Nahrungsmittelvergiftungen eine Rolle (13; s. Tabelle 115, S. 1882). *Protein A* (10) vermag durch Bindung an die Fc-Portion menschlicher IgG-Moleküle (im C1-Bindungsbereich der Subklassen IgG 1, IgG 2 und IgG 4) der Opsonisierung der Staphylokokken entgegenzuwirken (14). Infektionen durch Staphylococcus aureus zeigen eine Tendenz zur *Abszeßbildung* (15). Die chemotaktischen Einflüsse, die diesem Phänomen zugrunde liegen (16), kennen wir allerdings nur lückenhaft. Weit überwiegend handelt es sich bei Staphylokokkeninfektionen um *lokale Prozesse* (17). Als *Eintrittspforten* kommen in erster Linie die *Haut* (18–21), selten auch *Schleimhäute* (22) oder allenfalls die *Lungen* (23) in Frage. *Eiterungen im Hautbereich (»Pyoderma«)* treten in verschiedener Form in Erscheinung, z. B. als *Pemphigus neonatorum,* als *Follikulitis* (u. a. bei Akne), die sich zum *Furunkel* oder – vor allem im Nackenbereich – zum *Karbunkel* ausweiten kann (18), ferner als *Schweißdrüsenabszeß* (19), z. B. in der Axilla, und als Infektion im Anschluß an eine *Verletzung* oder andersartige Hautschädigung (20). Gut bekannt ist auch die *Mastitis puerperalis.* Im Gebiet des Nagelbettes von Fingern und Zehen kann sich ein sog. *Panaritium* (»Umlauf«) ausbilden (21). Infektionen von Schleimhäuten durch pyogene Staphylokokken kommen z. B. im Nasenbereich vor (*Sinusitis* u. a., 22), ferner im *Darm,* z. B. nach Anwendung von Breitspektrum-Antibiotika. Abgesehen von einer Beteiligung der Lungen im Rahmen einer Staphylokokkensepsis (30), kennt man *Staphylokokkenpneumonien* (23) z. B. als Komplikation von Virusinfekten (Masern, Influenza u. a.), Mukoviszidose, Leukämie, generalisierten Autoimmunkrankheiten und anderen Störungen der wirtseigenen Abwehr. Bei vielen lokalen Staphylokokkeninfektionen beteiligen sich die regionären Lymphknoten in erheblichem Maß am entzündlichen Geschehen; nicht selten entwickelt sich sogar eine *Lymphadenitis abscedens* (24), die auf die Umgebung übergreifen kann. Auf die Möglichkeit der Ausbildung einer *»septischen Thrombose«* in Venen bzw. Sinus (u. a. im Schädelbereich) wurde schon früher aufmerksam gemacht (25), ebenso auf die Gefahr einer Staphylokokken-Bakteriämie bei Einlegen *intravenöser Katheter* (26) u. a. m. Kommt es zu einer nennenswerten Verschleppung von Staphylokokken auf dem Blutweg (27), entwickeln sich u. U. *»septisch-metastatische Herde«* (28–34), manchmal einzeln, bei einer eigentlichen *Staphylokokken-Sepsis* dagegen in großer Zahl. Eine *Staphylokokken-Osteomyelitis,* z. B. in der Wachstumszone langer Röhrenknochen, findet sich am ehesten bei Kindern im Alter von weniger als 12 Jahren (28). Einer *Spondylitis* (29), mit der Gefahr eines Übergreifens des infektiösen Prozesses auf den Wirbelkanal *(»spinale Staphylokokkeninfektion«),* begegnen wir dagegen mehr bei Erwachsenen. *Staphylokokken-Endokarditiden* (31) wirken sich ausgesprochen destruktiv aus und nehmen einen entsprechend raschen Verlauf; ähnlich wie anders lokalisierte, *von Staphylokokken besiedelte Thromben in der Blutbahn* (34) wirken die Erregermassen auf den Herzklappen als wichtige Streuquelle im Rahmen des septischen Geschehens. Besonders oft sind in solchen Fällen die Nieren (32) und die Lungen (30), ferner die Leber und weitere Gewebe/Organe mit kräftiger Durchblutung befallen. Für den Arzt sichtbar – und daher diagnostisch wichtig – sind septisch-metastatische Herde in der Haut (33). **b** *Infektionen durch hämolysierende Streptokokken (vor allem β-hämolysierende Streptokokken).* In Kultur bilden β-hämolysierende Streptokokken-Kolonien einen großen hämolytischen Hof, während die α-hämolysierenden (»vergrünenden«) Streptokokken einen grünen Hof erzeugen. Der Name »Streptokokken« stammt daher, daß sie oft in Ketten mit 6 und mehr Einheiten auftreten (40). Die Peptidoglykanschicht (38) der Zellwand, die der zytoplasmatischen Membran (39) aufliegt, ist für die Gram-Positivität der Keime verantwortlich. Einzelne Stämme von Streptokokken bilden eine dünne Kapsel aus Hyaluronsäure (35). Die Proteinantigene der Zellwand (36), die die Buchstaben M, T und R führen, liegen außerhalb der ebenfalls antigenisch wirkenden sog. Gruppenpolysaccharide (37). Die letzteren bilden die Grundlage der Einteilung *β-hämolysierender Streptokokken* nach Lancefield. Als menschenpathogen gelten die Lancefield-Gruppen A, B, C, D, F, G, H, K und L, wobei bei weitem die größte Bedeutung der *Gruppe A* zukommt. Diese läßt sich aufgrund der oben erwähnten Proteinantigene in *ungefähr 50 Typen* unterteilen. Die Gruppe D entspricht dem *Streptococcus faecalis (»Enterococcus«);* die übrigen Gruppen haben eine geringe Bedeutung. Die meisten Stämme von *Streptococcus pyogenes,* die eine pathogene Wirkung entfalten, bilden *Toxine,* z. T. mit Enzymcharakter (41–46). *Streptolysin O,* ein Hämolysin, entspricht einem Protein mit Antigeneigenschaften, sodaß es im Wirtskörper zur Bildung von Antistreptolysin kommt (41); solche Befunde erhebt man bei Infektionen durch Keime der Gruppen A, C und G. *Streptolysin S* wirkt offenbar nicht antigenisch, gehört aber auch zu den Hämolysinen (42). *Streptokinase* (43) katalysiert den Abbau von Fibrin bzw. anderen Proteinen und löst im Wirt als Antigen die Produktion von Antistreptokinase aus. Die *Streptodornase* entspricht einer Deoxyribonuklease (44). Die Bedeutung der *Hyaluronidase* (45) als »spreading factor« ist noch nicht geklärt. Das *erythrogene Toxin* (46a), das nur von lysogenen, d. h. mit Bakteriophagen latent infizierten Streptokokken gebildet wird, ist für die Entstehung des *Scharlach-Exanthems und -Enanthems* verantwortlich; seine Wirkung besteht u. a. in einer Gefäßdilatation. Man kennt noch weitere Toxine, wie die *Diphosphopyridin-Nukleotidase* (u. a. Typ 12 der Gruppe A: ein sog. nephritogener Stamm), *Leukozidin* (46b; s. Abb. 221, S. 1860) sowie Amylasen und Proteinasen, über deren Bedeutung man sich noch nicht im klaren ist. Pathogene Streptokokken rufen im Gewebe mit Vorliebe *diffuse akute entzündliche Reaktionen* hervor (47), die bei schwerer Infektion die Form einer *Phlegmone* annehmen können. Zu den wichtigsten *Eintrittspforten* (48) für pathogene Streptokokken gehört der *Pharynx mit den Tonsillen* (49), wobei mehrheitlich mit einer Tröpfcheninfektion gerechnet werden muß. Eine *Angina,* d. h. eine eitrige Tonsillitis und Pharyngitis mit Fieber, gehört zu den häufigsten Infektionskrankheiten; in der Regel äußert sie sich als sog. *Angina lacunaris* mit Eiterpfröpfchen in den Tonsillarkrypten, und oft ist damit eine mehr oder weniger ausgeprägte Lymphadenitis cervicalis verbunden. Als weiterer Eintrittsort für pathogene Streptokokken kommt die *Haut* in Frage, z. B. im Zusammenhang mit einer *Impetigo contagiosa* (50, sog. Pustulosis subcornealis), einem *Erysipel* (51), einer *Wundinfektion* (52) u. a. m. Früher war die *Endometritis streptogenes post partum* (53) bei Wöchnerinnen

Abb. 222 a–e (Fortsetzung)

eine gefürchtete und relativ oft in eine Streptokokken-Sepsis ausmündende Komplikation. *Streptokokkeninfektionen* gehen ferner – in einem kleineren Teil der Fälle – von einer *Sinusitis, Otitis media* oder *Mastoiditis* aus (55), hie und da auch vom *Respirationstrakt bzw. den Lungen* (54). Recht oft entwickeln sich im Verlauf einer lokalen Infektion dieser Art eine regionäre *Lymphangiitis* (56) und/oder *Lymphadenitis acuta* (57). Hinsichtlich der Ausbildung *septischer Venen- bzw. Sinusthrombosen* (58) gelten ähnliche Überlegungen wie im Fall von Staphylokokkeninfektionen (s. o.). Eine durch β-hämolysierende Streptokokken verursachte *Bakteriämie oder Sepsis* (59) kann von irgend einer der oben erwähnten lokalen Infektionen ausgehen. Typischerweise fehlen bei der akuten Streptokokkensepsis metastatische Abszesse; bei der Autopsie findet sich oft lediglich eine »septische Milzschwellung« (»*septischer Milztumor*«, 60), verbunden mit einer auffälligen »trüben Schwellung« der parenchymatösen Organe. Streptogene *Endokarditiden* (61) beruhen häufiger auf einer Besiedelung der Herzklappen durch *Streptococcus viridans,* einen mehr oder weniger opportunistischen Infektionserreger, als durch β-hämolysierende Streptokokken. Die sog. *Streptokokken-Nachkrankheiten,* im besonderen das *rheumatische Fieber* (63, 64), die *Post-Streptokokken-Glomerulonephritis* (65) und z. T. das *Erythema nodosum* (66), gehen z. T. auf Immunkomplex-induzierte Schäden (s. Abb. 162, S. 1114), z. T. auf die Wirkung zyto(histo)toxischer Antikörper, die mit wirtseigenen Substraten kreuzreagieren (s. Abb. 165, S. 1142; 62), zurück. **c** *Infektionen durch Pneumokokken.* Der Gram-positive *Streptococcus pneumoniae* (»Pneumococcus«, »Diplococcus pneumoniae« u. a.) tritt fast immer in Diploform (67) und mit einer Polysaccharidkapsel (68) auf. Abgesehen von den zahlreichen Kapselantigenen kennt man u. a. noch ein speziesspezifisches Polysaccharidantigen (69) und ein Nukleoproteinantigen (70a), ferner – bei unbekapselten Pneumokokken – ein typenspezifisches Protein (M-Antigen, 70b). Die Mechanismen, die der Pathogenität von Pneumokokken zugrunde liegen, sind erst lückenhaft bekannt. Neben einer Behinderung der Phagozytose durch die Polysaccharidkapsel (71) und einer Störung der Zilientätigkeit von Flimmerepithelien (72) diskutiert man u. a. die Möglichkeit einer Wirtszellschädigung durch die von den Keimen produzierte Neuraminidase (N, 73). Erst in Anwesenheit von typenspezifischen Antikörpern mit opsonisierender Wirkung gelingt die Phagozytose von Pneumokokken durch Neutrophile und andere Phagozyten ohne Schwierigkeit (74; vgl. dazu die häufigen Pneumokokkeninfektionen bei Agammaglobulinämie). *Menschenpathogen* sind u. a. die Typen 1, 3, 4, 7, 8 und 12 (Erwachsene) sowie 6, 14, 19 und 23 (Kinder); viele dieser Keime kommen normalerweise im oberen Respirationstrakt vor, von wo sie – z. B. im Sinn einer Embolisierung kleiner Bronchien durch keimhaltigen Schleim – in die Lungen gelangen können (76). Pneumokokken-Pneumonien treten heute vor allem in Form der *lobulären Pneumonie* (78) auf, während man die *lobäre Pneumonie* (77) seltener als früher zu Gesicht bekommt. Hie und da tritt komplizierend ein *Pleuraempyem* hinzu (79). Pneumokokken-Pneumonien gehen in der Regel mit einer Lymphadenitis tracheobronchialis einher und sind in einem erheblichen Teil der Fälle von einer Bakteriämie begleitet (80). Pneumokokken-*Konjunktivitiden* (75) stellen ein besonderes Krankheitsbild dar. Bei Störungen der Immunabwehr, im besonderen bei verminderter Antikörperbildungsfähigkeit infolge Defektimmunopathie, bei Leberzirrhose, nach Splenektomie u. a. m., besteht in höherem Maß als bei intaktem Immunapparat die Gefahr einer *metastatischen Infektion anderer Gewebe/Organe* durch Pneumokokken, z. B. im Sinn einer *Meningitis* (81), u. U. eines *Hirnabszesses* (82), ferner einer *Endokarditis* (83), einer *Arthritis* (84) oder einer *Peritonitis* (85). Die letztere kann beim weiblichen Geschlecht – insbesondere bei Mädchen – auch durch eine über den Genitaltrakt aufsteigende Infektion bedingt sein (86) und u. U. bis zur Leber hochsteigen (87). **d** *Infektionen durch Meningokokken.* Die Gram-negativen Meningokokken *(Neisseria meningitidis)* finden sich fast immer in der Kaffeebohnen-artigen Diploform (88). Außer den gruppenspezifischen Polysaccharidantigenen (A, B, C und D, dazu X, Y, Z; 89) besitzen die Meningokokken auch sog. »*S*ero*t*yp-*A*ntigene« (STA) mit Proteincharakter (90) und Lipopolysaccharide (LPS) mit Endotoxin-Eigenschaften (91). Die letzteren sind, soweit man weiß, für die toxischen Effekte weitgehend maßgebend. Antikörper gegen LPS (z. B. LPS von E. coli-Stämmen) scheinen einen antitoxischen Effekt zu haben. Die Endotoxine werden wahrscheinlich beim Keimuntergang (meist innerhalb von Neutrophilen, 92) freigesetzt. Meningokokkeninfektionen werden vor allem durch Tröpfcheninfektion bei nahem Kontakt übertragen, wobei nur ein kleiner Bruchteil der Infizierten erkrankt. Der Keimeintritt erfolgt meist im Nasopharynx (93), worauf sich wahrscheinlich in vielen Fällen eine Bakteriämie ergibt (94). Bei schwerer *Meningokokkensepsis,* die man vor allem bei kleinen Kindern von mehr als 6 Monaten, seltener bei Adoleszenten oder Erwachsenen, beobachtet, entwickelt sich oft das sog. *Waterhouse-Friderichsen-Syndrom* mit/bei bilateraler *Nebennierenblutung* (96) und häufig einer *disseminierten intravasalen Gerinnung* (95), beides wahrscheinlich Folgen der Endotoxinämie. Eine *Meningokokken-Meningitis* (97) tritt am häufigsten im Adoleszentenalter auf, i. a. vorwiegend im Winter-Frühjahr, im Rahmen kleiner Epidemien, die in Zyklen alle 8–12 Jahre in Erscheinung zu treten pflegen. Andere Organe sind seltener betroffen: Hie und da entwickelt sich eine Myokarditis (98), selten eine Pneumonie (99), Arthritis (100) oder anderswo lokalisierte metastatische Infektion. **e** *Gonorrhoe und ihre möglichen Komplikationen.* Der Erreger der *Gonorrhoe* (»Tripper«), *Neisseria gonorrhoeae* (»Gonococcus«), unterscheidet sich morphologisch (101) und färberisch nicht von den Meningokokken, so daß zur sicheren Diagnose bei besonderer Lokalisation (z. B. Arthritis) die Immunfluoreszenzmikroskopie sowie Kulturen und serologische Untersuchungen beigezogen werden sollten. Neisseria gonorrhoeae (N. g.) vermag sich mit Hilfe von Haftpili vor allem an Urothelzellen festzusetzen (102). Die Keimvermehrung geht mit einem teilweisen Untergang der Epithelien einher, worauf die Infektion in den Subepithelialbereich fortschreitet. In der Regel resultiert ein *eitriges Exsudat.* Die Gonorrhoe, die zu den meldepflichtigen venerischen Affektionen zählt, äußert sich im Genitalbereich des *Mannes* u. a. in folgendem: *Urethritis anterior,* mit Befall der Tyson'schen Drüsen beidseits des Frenulums und »*Skeneitis*« (103), »*Cowperitis*«, seltener auch *Prostatitis* (104), hie und da *Epididymitis gonorrhoica* u. a. m. Bei der *Frau* manifestiert sich die Gonorrhoe weniger deutlich, u. a. im Sinn einer *Urethritis,* »*Bartholinitis*« (107), *Endozervizitis* (106), z. T. mit *Endometritis,* in etwa 15% der Fälle *Salpingitis* (108), die zu einem »*pelvic inflammatory disease*« (PID, 109) und sogar zu einer *Perihepatitis* (110, *Fitz-Hugh-Curtis-Syndrom*) überleiten kann, u. a. m. *Hämatogen* kommen u. U. Hautläsionen (111), eitrige Arthritiden (112), Endo- und/oder Myokarditiden (113), Hepatitiden, Meningitiden u. a. m. zustande. Solche Komplikationen stellen sich indessen nur bei einem kleinen Teil der Infizierten ein. *Lokale Spätfolgen* umfassen beim Mann u. a. *Urethralstrikturen,* bei der Frau *Sterilität* und *Adhäsionsbeschwerden* im Abdomen

Mundbereich oder in der Vagina vorkommen. Infektionen durch diese Keime finden sich z. B. in der *Perianalgegend,* im Bereich von *Pilonidalsinus* und von *Talgdrüsenabszessen.* Durch Aspiration aus dem Mundbereich können *Lungenabszesse* entstehen, die dann ihrerseits zum Auftreten von *Hirnabszessen* führen können. Dasselbe gilt für Infektionen, die ihren Ausgang von *paranasalen Sinus* nehmen. Besondere, durch anaerobe Streptokokken verursachte Infektionen umfassen u. a. die »*krepitierende*« *Streptokokken-Myositis,* die mit der Bildung von Gasblasen einhergeht und daher vom Clostridien-Gasbrand abzugrenzen ist. Auch *chronische Hautgeschwüre* und die sog. *progressive synergistische Gangrän,* beides in erster Linie Komplikationen chirurgischer Eingriffe, stehen oft mit einer Besiedelung durch anaerobe Streptokokken in Beziehung.
Die *β-hämolysierenden Streptokokken der Gruppe D (= Enterokokken = Streptococcus faecalis)* verursachen relativ häufig *Harnwegsinfekte* und *Peritonitiden,* seltener *Endokarditiden.* Therapeutisch benützt man in solchen Fällen u. a. Kanamyzin oder Gentamizin, aber auch Penizillin ist in der Regel wirksam.
Daß die *β-hämolysierenden Streptokokken der Gruppe B* das Genitale der Frau besiedeln und u. U. beim Neugeborenen generalisierte Infektionen hervorrufen können, wurde schon erwähnt.
Streptokokken der Gruppe D lassen sich nicht selten aus Wunden, im besonderen auch Brandwunden, isolieren; an Tonsillitiden beteiligen sie sich nur ausnahmsweise.
Einige wichtige Beispiele von Infektionen durch Gram-positive pyogene Kokken finden sich in Abb. 222 und Tabelle 115.

Beispiele zu den Streptokokken-Infektionen:

- Die *Tonsillektomie* wurde jahrelang als prophylaktische Maßnahme gegen wiederholte Streptokokken-Infektionen empfohlen und im großen Stil praktiziert. Sie vermag indessen die Inzidenz von *Streptokokken-Pharyngitiden* nicht signifikant herabzusetzen. Zudem ist die Diagnosestellung bei Tonsillektomierten schwieriger als bei Individuen mit erhaltenen Gaumenmandeln. Man übt daher heute inbezug auf diesen Eingriff größere Zurückhaltung als früher.
- Fälle von *Streptokokken-Sepsis bei Frauen* beobachtet man heute am ehesten im Zusammenhang mit »*kriminellen Aborten*«, d. h. solchen, die von ungeschulten Personen und unter unhygienischen Bedingungen eingeleitet werden.
- In einigen Fällen von *Streptokokkensepsis* läßt sich bei gründlicher autoptischer Untersuchung ein *nicht verschließender, infizierter Venenthrombus* nachweisen, der als wichtige intravaskuläre Streuquelle in Frage kommt. Mehrheitlich findet sich eine solche »*septische Thrombose*« im Bereich der primären Infektionsherde; sie kann aber auch anderswo lokalisiert sein. Wahrscheinlich treten solche Veränderungen wesentlich häufiger auf, als man aufgrund von Sektionsberichten annehmen könnte.
- Die *β-hämolysierenden Streptokokken der Gruppe B* bilden, falls sie den weiblichen Genitaltrakt besiedeln, für das Neugeborene keine geringe Gefahr (s. o.). Durch aktive Immunisierung der Mutter z. B. gegen Polysaccharide des Typs III dieser Gruppe hofft man die Häufigkeit solcher Komplikationen herabsetzen zu können.
- *Enterokokken (Streptococcus faecalis),* d. h. *β*-hämolysierende Streptokokken der Gruppe D, können u. U. *Aminoglykosid-inaktivierende Enzyme bilden* und so eine Resistenz gegenüber Antibiotika, wie Streptomyzin und Kanamyzin, bewirken.

190.4. Infektionen durch Pneumokokken (Streptococcus pneumoniae)

Begriffe und allgemeine Bemerkungen

Definitionen: Die Spezies *Streptococcus pneumoniae* (früher: *Diplococcus pneumoniae, Diplococcus lanceolatus;* heute immer noch kurz *Pneumokokken* genannt) wird heute dem *Genus Streptococcus* und damit der *Familie der Streptococcaceae* zugeordnet. Die Gram-positiven Diplokokken sind fast immer von einer *Polysaccharidkapsel* umgeben, deren Antigeneigenschaften eine Aufteilung der Pneumokokken in mehr als 80 verschiedene Typen gestattet. Auf der Schleimhaut des Nasenrachenraumes vieler Gesunder lassen sich Pneumokokken nachweisen, so daß deren Vorhandensein an sich nicht mit einem krankhaften Geschehen in Beziehung gebracht werden muß. Die einzelnen Typen der Pneumokokken sind hinsichtlich Pathogenität wenigstens teilweise nicht identisch. Alle bekapselten Formen sind für die Maus hochpathogen, weshalb dieses Tier in der Diagnostik der Keime eine wichtige Rolle spielt; es sind aber auch viele weitere Tierspezies inbezug auf diese Keime anfällig. *Immunreaktionen* von Seiten des Wirtsorganismus sind *typenspezifisch,* was sich mit Hilfe der *Neufeld'schen Quellungsreaktion* beim Zusammenbringen von Pneumokokken mit typenspezifischem Antiserum in vitro zeigen läßt. Die wichtigste, durch diese Keime hervorgerufene Krankheit ist die *Pneumokokken-Pneumonie,* die als *lobuläre Pneumonie (Bronchopneumonie), pseudolobäre Pneumonie* oder *lobäre Pneumonie* in Erscheinung treten kann. Die letztere kennzeichnet sich – abgesehen vom mehr oder weniger diffusen Befall ganzer Lungenlappen – durch einen ziemlich geregelten zeitlichen Verlauf, der oft im Sinn einer »Krise« oder »Lyse« in die Heilungsphase überleitet. Bei Pneumokokken-Pneumonien findet sich häufig eine Bakteriämie, was zu *metastatischen Infektionen* führen kann, z. B. *Arthritis, Meningitis, Endokarditis* u. a. m. *Pneumokokken-Meningitiden* gehen manchmal auch von einer *Otitis media,* einer *Mastoiditis,* einer *Sinusitis* oder einer Ausbreitung in diesen Lokalisationen vorhandener Keime bei *Schädelfraktur* aus. Die *Pneumokokken-Peritonitis* entsteht wahrscheinlich z. T. auch auf hämatogenem Weg; bei Mädchen kommt dagegen auch der Genitaltrakt als Eintrittspforte in Frage. *Splenektomierte Individuen* neigen mehr als andere zur Ausbildung einer Pneumokokken-Bakteriämie.

Tabelle 115. Infektionen durch sog. pyogene Kokken

Erreger	Krankheitsbilder (Beispiele)	Bemerkungen
1. Infektionen durch Gram-positive Kokken		
Staphylococcus aureus (Micrococcus aureus, Micrococcus pyogenes)	Follikulitis, Furunkel, Karbunkel, Schweißdrüsenabszeß, Panaritium, Wundinfektionen, Pemphigus neonatorum und andere Formen von »Pyoderma«. Mastitis puerperalis. Pneumonie, u. U. mit Pyopneumothorax und/oder Pneumatozelen (Kinder:) Bakteriämie, u. U. mit Osteomyelitis. Sepsis, z. T. mit/bei Endokarditis und/oder septischen Thrombosen.	Produktion verschiedener Toxine, von denen die Koagulase am besten mit der Pathogenität bzw. Virulenz korreliert. Gewisse Stämme bilden ein Enterotoxin. Bestimmte »Phagentypen« von Staphylokokken treten beim Hospitalismus gehäuft auf. Stämme, die erythrogenes Toxin bilden: skarlatiniformes Hautexanthem.
Staphylococcus albus Staphylococcus citreus Staphylococcus epidermidis	Geringe klinische Bedeutung	Staphylococcus albus verursacht u. U. eine sog. »Shunt-Nephritis«.
Streptococcus pyogenes (Lancefield Gruppe A der β-hämolysierenden Streptokokken)	Wundinfektionen, Impetigo contagiosa, Erysipel, Lymphangiitis und Lymphadenitis, Phlegmonen, u. U. Pneumonien, Empyeme, Perikarditis, Peritonitis, Meningitis, Arthritis, Otitis, Sinusitis u. a.. Am wichtigsten Pharyngitis/Tonsillitis mit Fieber (= Angina). Begleit- und Nachkrankheiten: Scharlach bei Produktion von erythrogenem Toxin; akute Poststreptokokken-Glomerulonephritis; rheumatisches Fieber; Erythema nodosum u. a. Bakteriämie, Sepsis (z. B. Puerperalsepsis).	Freigesetzte Toxine bzw. Enzyme: u. a. Streptokinase, Diphosphopyridin-Nukleotidase, Deoxyribonuklasen A–D, Hyaluronidase, Amylase, Proteinase, Leukozidin. Bei Bildung von erythrogenem Toxin: Scharlach.
Streptococcus faecalis (Lancefield Gruppe D der β-hämolysierenden Streptokokken = Enterokokken)	Harnwegsinfekte, u. U. Peritonitis, seltener Endokarditis.	Selten an Tonsillitiden beteiligt. Enterokokken bilden z. T. Aminoglykosid-inaktivierende Enzyme.
Streptococcus viridans (α-hämolysierende Streptokokken)	Sepsis lenta mit/bei subakuter (pseudopolypöser) bakterieller Endokarditis.	Verlauf oft über Monate.
β-hämolysierende Streptokokken der Lancefield Gruppe B	Bei Besiedelung des weiblichen Genitale Gefahr für das Neugeborene.	
Anaerobe Streptokokken	Beteiligen sich an Anaerobier-Infektionen, z. B. perianal, im Bereich eines Pilonidalsinus, bei Talgdrüsenabszessen, Lungen- sowie u. U. Hirnabszessen, paranasalen Infektionen, nekrotisierender Myositis u. a. m.	Oft mit Bacteroides sp. vergesellschaftet.
Streptococcus pneumoniae (Pneumokokken; Diplococcus pneumoniae; Diplococcus lanceolatus)	Pneumokokken-Pneumonie (lobuläre Pneumonie (Bronchopneumonie), lobäre Pneumonie); Otitis media, Mastoiditis, Sinusitis; Meningitis (fortgeleitet oder hämatogen), Peritonitis (fortgeleitet oder hämatogen); u. U. hämatogene Arthritis, Endokarditis u. a. m.	Immunreaktionen von Seiten des Wirtes sind typenspezifisch (Neufeld'sche Quellungsreaktion an der Polysaccharidkapsel der Keime).
2. Infektionen durch Gram-negative Kokken		
Neisseria meningitidis (Meningococcus): Antigenisch verschiedene Gruppen: A–D, X–Z	Meningitis acuta purulenta, Sepsis, u. U. mit Waterhouse-Friderichsen-Syndrom; milde Infektionen u. U. unter dem Bild einer Pharyngitis.	Gruppenspezifische Polysaccharid-Antigene; dazu »Serotyp-Antigen« (STA) mit Proteincharakter und Lipopolysaccharid-Protein-Komplexe mit Endotoxin-Eigenschaften.
Neisseria gonorrhoeae (Gonococcus)	Gonorrhoe (»Tripper«) mit Urethritis, ferner bei der Frau z. T. Bartholinitis, Kolpitis, Endozervizitis, Endometritis, Salpingitis, u. U. Peritonitis; beim Mann u. U. Periurethralabszeß, Epididymitis, Proktitis u. a. Selten Pharyngitis. Systemisch: u. U. Arthritis, Dermatitis, Endokarditis, Meningitis, Myoperikarditis, Hepatitis; bei Neugeborenen gonorrhoischer Mütter z. T. Konjunktivitis.	Häufigste venerische Affektion.
Moraxella lacunaris Moraxella liquefaciens	Chronische Konjunktivitis(?) in subtropischen bis tropischen Gebieten.	Oft bei bestehendem Trachom isoliert.

Zur **Ätiologie:** Die meist als Diplokokken, z. T. aber auch in Form kurzer Ketten auftretenden, Gram-positiven, plump-lanzettförmigen *Pneumokokken (Streptococcus pneumoniae)* sind fast immer von einer *Kapsel* umgeben, die sich u. a. »negativ« darstellen läßt. Ihre *Kultur* in vitro gelingt nur gut, wenn dem Nährmedium Blut, Serum oder Aszitesflüssigkeit zugesetzt wird, am ehesten bei einer Temperatur von 37° C und unter aeroben Bedingungen mit Zugabe von 10% CO_2. Im übrigen verhalten sich die Keime fakultativ anaerob. Auf Blutagar bilden sie glänzende (feuchte), mittelgroße Kolonien mit grünlichem Farbton; im Fall von Pneumococcus Typ 3 fällt der schleimige Charakter der Kolonien auf (daher »Pneumococcus mucosus«). Die biochemischen Eigenschaften der Keime, wie die Vergärung von Zuckern, haben im Fall der Pneumokokken geringen diagnostischen Wert. Ein wichtiges Merkmal liegt dagegen in ihrer Gallelöslichkeit und Optochinempfindlichkeit, wodurch sie sich von anderen Streptokokken unterscheiden. Für *Tierversuche* benützt man oft die weiße Maus, die nach intraperitonealer Injektion meist innerhalb eines Tages zugrunde geht, mit reichlich Diplokokken in allen Organen. Die wesentlichsten *Antigene* der Pneumokokken sind – neben Nukleoprotein- und Spezies-spezifischem Polysaccharidantigen – die aus Polysaccharidkomplexen bestehenden *Kapselantigene*, die, wie gesagt, für die *Typenzugehörigkeit* und zum guten Teil auch für die Virulenz maßgebend sind. Grundsätzlich sind alle Typen menschenpathogen, aber in der medizinischen Praxis begegnet man am häufigsten den Typen 1, 3, 4, 7, 8 und 12 (Erwachsene) sowie 6, 14, 19 und 23 (Kinder). Da Antibiotika und Sulfonamide gegen alle Pneumokokkentypen wirksam sind, hat die Typisierung für die klinische Diagnostik keine große Bedeutung. Technisch wird sie mit Hilfe des erwähnten Kapselschwellungsphänomens, einer Agglutinationsreaktion oder eines Präzipitations-Tests durchgeführt.

Pathogenese: Für die krankmachende Wirkung der Pneumokokken sind offenbar die Kapselpolysaccharide von großer Bedeutung, da unbekapselte Keime dieser Spezies keine Pathogenität aufweisen. Über die Mechanismen, die den Pneumokokken-bedingten Zell- und Gewebeschäden zugrunde liegen, wissen wir nur lückenhaften Bescheid. Zweifellos *bilden die Kapseln für die Keime einen erheblichen Schutz, da die letzteren nur in Anwesenheit typenspezifischer Antikörper von den Phagozyten mit Leichtigkeit endozytiert* werden. Ein eigentliches Toxin konnte in der Kapselsubstanz bisher jedoch nicht nachgewiesen werden. Vielleicht wirkt die von den Pneumokokken gebildete *Neuraminidase* zellschädigend. Im oberen Respirationstrakt und im Pharynx scheint es fast nie – wenn überhaupt – zur Invasion von Pneumokokken in die Gewebe zu kommen. Gelangen sie dagegen in die Lungen – z. B. infolge *Schädigung des mukoziliären Transportes* (S. 615), *Störung des Hustenreflexes, Obstruktionen* aller Art – können sie sich in der Regel rasch vermehren. Dies ist in besonderem Maß der Fall, wenn in den Alveolen etwas *Ödemflüssigkeit* vorhanden ist, die den Pneumokokken als Nährmedium dient. In diesem Zusammenhang ist an das leichte entzündliche Ödem zu erinnern, das sich bei Virusinfektionen der Lungen bilden mag. Ist in der Alveolenflüssigkeit typenspezifischer Antikörper vorhanden, werden die Keime von vorhandenen und – wahrscheinlich chemotaktisch herbeigelockten – Phagozyten rasch phagozytiert und zerstört: Dies ist auch der Grund dafür, daß man bei Pneumokokken-Pneumonien nur zu Beginn in der Alveolarflüssigkeit reichlich Diplokokken feststellen kann, nicht aber später, wenn die Immunreaktion in Gang gekommen ist. Der *Transport von Pneumokokken vom oberen Respirationstrakt in die Lungen* erfolgt nach allem bekannten *bronchogen,* wobei es bei der Inspiration zur *»Embolisierung« kleiner Bronchien durch infizierten Schleim* kommen kann. Der letztere wirkt zusätzlich als Schutz vor einer Phagozytose der Pneumokokken. Die Vermehrung von Pneumokokken in den Lungenalveolen führt vermutlich an sich schon zu einem Austritt eiweißreicher Flüssigkeit ins Lumen. An Phagozyten sind in der Regel zunächst fast nur Alveolarmakrophagen in geringer Zahl vorhanden. Neuere Befunde sprechen indessen dafür, daß diese Zellen nach Aktivierung durch Keimendozytose Faktoren mit chemotaktischer Wirkung für Neutrophile freisetzen. Über die chemotaktische Wirkung der Pneumokokken an sich wissen wir nicht viel. Zu den *Faktoren, die eine Pneumokokken-Pneumonie begünstigen,* gehören nach dem bisher gesagten z. B. solche, die den mukoziliären Transport im Tracheobronchialsystem beeinträchtigen (z. B. allgemeine Narkose, Alkoholismus sowie vor allem Virusinfekte, die das Epithel schädigen), durch Lähmungen, Thoraxkontusion u. a. m. bedingte Störungen der Hustentätigkeit, Lungenödeme verschiedenster Genese, Störungen des Phagozytennachschubs (z. B. Neutropenie, Monozytopenie), eine Reduktion der Immunkapazität (z. B. Status nach Behandlung mit hohen Dosen von Glukokortikosteroiden und/oder Zytostatika, Defektimmunopathien humoraler Art) u. a. m. Der *Ausgang des infektiösen Geschehens* hängt somit von der Vermehrungsrate der Pneumokokken in der Alveolenflüssigkeit einerseits und der von spezifischen Antikörpern und funktionsfähigen Phagozyten abhängigen Bakterizidie-Leistung des Wirtsorganismus andererseits ab. Von den Lungenalveolen werden Pneumokokken meistens auch in *regionäre Lymphknoten* verschleppt, die eine entzündliche Schwellung erfahren. In ungefähr einem Viertel der Fälle von Pneumokokken-Pneumonie treten Erreger in die Blutzirkulation über und bewirken eine *transitorische Bakteriämie:* Statistisch gesehen, haben diese Patienten eine schlechtere Prognose als solche ohne nachweisbare Bakteriämie. Wie schon erwähnt, kann es im Rahmen der Bakteriämie zu *metastatischen Infektionen* kommen. Die *Heilung* wird – abgesehen von der *bakteriostatischen oder bakteriziden Wirkung chemotherapeutischer Mittel* – vor allem mit dem Erscheinen *typenspezifischer Antikörper* in der Alveolarflüssigkeit bzw. im Blut eingeleitet; die Phagozytose der verbleibenden Keime und deren intrazelluläre Zerstörung erfolgen dann in der Regel sehr rasch. Komplikationen, wie Gewebenekrosen bzw. Abszeßbildung gehören nicht zum typischen Bild der Pneumokokken-Pneumonie. Dies ist nicht mit jenen Fällen zu verwechseln, in denen eine Pneumokokkeninfektion eine abszeßbildende andersartige Lungenentzündung kompliziert: Auch hier sind es meistens nicht die Pneumokokken, die zur Gewebseinschmelzung Anlaß geben.

Zur **Epidemiologie:** Pneumokokken-Pneumonien treten vor allem im Winter und Vorfrühling gehäuft auf. Aerogene Übertragungen von Pneumokokken im Sinn der Tröpfcheninfektion kommen zweifellos vor, aber eigentliche Epidemien gehören zu den Seltenheiten. In den meisten Fällen stammen die Keime wahrscheinlich aus dem oberen Respirationstrakt des Erkrankten selbst.

Morphologie: Die makro- und mikroskopischen Befunde bei Pneumokokken-Pneumonie sind schon früher ausführlich beschrieben worden (S. 1329 und Abb. 181). Dasselbe gilt für eiternde Prozesse in anderer Lokalisation (S. 1332 und Abb. 182, S. 1334).
Nachfolgend werden die wichtigsten Pneumokokken-Infektionen kurz aufgeführt. Die Angaben sind als Ergänzung dessen zu verstehen, was früher schon darüber berichtet wurde (S. 1329 und Abb. 181, S. 1330). Besonderes Gewicht wird hier auf Folgen und Symptome gelegt.

Pneumokokken-Pneumonie

Die übliche Trennung der Pneumokokken-Pneumonien in *lobäre* und *lobuläre (»bronchopneumonische«) Formen* ist weniger aus ätiologischen und pathogenetischen als aus klinischen Gründen gerechtfertigt. Beide Varianten können durch verschiedene Serotypen von Pneumokokken verursacht sein (s. o.), wobei allerdings Infektionen durch den Typ 3 als prognostisch weniger günstig zu beurteilen sind. Die lobäre Pneumonie, die man seit der Einführung der Sulfonamide und Antibiotika nicht mehr so oft antrifft wie früher, wird am ehesten bei Individuen im jüngeren und mittleren Erwachsenenalter gesehen, während bei Kindern und alten Leuten die lobuläre Form weit überwiegt. Diabetes mellitus und Linksinsuffizienz des Herzens gehören zu den häufigen begünstigenden Faktoren.

Folgen und **Symptome:** Bei *lobären Pneumonien* geht dem Befall der Lungen öfters eine Infektion des oberen Respirationstraktes voraus, die sich u. a. als Schnupfen äußern kann. Der Beginn der klinischen Zeichen von Lungenentzündung ist in der Regel abrupt, und bei ⅘ der Patienten stellt sich rasch ein Fieber mit Schüttelfrost ein. Der letztere tritt in der Regel nur einmal auf, ansonsten man an eine andere Ätiologie denken muß. Rasch stellen sich eine Tachykardie und eine Tachypnoe ein. Zu den typischen Symptomen gehören ferner pleuritische Schmerzen sowie Husten, wobei ein rötliches, dann bräunliches Sputum nach oben befördert wird. Die Atemexkursionen erscheinen flach, und meistens bemerkt man eine mäßige Zyanose. Unter anhaltendem Fieber kommt es in manchen Fällen zu einer Auftreibung des Abdomens, ferner tritt nicht selten ein Herpes labialis in Erscheinung. Die »Krise« bzw. »Lyse« mit rascher Entfieberung findet mehrheitlich zwischen dem 7. und 10. Krankheitstag statt. Todesfälle beruhen oft auf massivem Lungenbefall mit respiratorischer Insuffizienz, z. T. kombiniert mit einem schockartigen Blutdruckabfall. Pleuraempyeme, Meningitiden und/oder Endokarditiden sind nicht häufige Ursachen eines fatalen Verlaufs.
Bei *lobulären Pneumonien* treten die oben erwähnten respiratorischen Symptome mehr schrittweise in Erscheinung, können aber ebenfalls ein erhebliches Maß erreichen. Eine eigentliche Lyse ist hier kaum zu beobachten, was mit dem unterschiedlichen Entwicklungsgrad der pulmonalen Läsionen in Beziehung steht.
Die *Diagnosestellung* stützt sich auf den klinischen Befund, das Thorax-Röntgenbild und den Erregernachweis. Dieser kann leicht am Sputum erfolgen (s. o.). Positive Blutkulturen erhält man am ehesten während der ersten 3–4 Krankheitstage. In der Regel besteht eine Leukozytose (Neutrozytose) von 12000–25000 Zellen/mm^3, wobei die Granulozyten z. T. eine toxische Granulation erkennen lassen. Eine Neutropenie, wie man sie u. U. bei Alkoholikern und/oder sehr alten Patienten beobachtet, spricht für einen massiven Erregerbefall und gilt als sehr ernstes Zeichen. *Differentialdiagnostisch* muß man zahlreiche Pneumonieformen anderer Ätiologie abgrenzen, u. a. solche aufgrund einer Infektion durch Staphylokokken, hämolytische Streptokokken, sog. Friedländer-Bazillen, E. coli, Proteus, Pseudomonas, Salmonella cholerae suis, Bacteroides, Haemophilus influenzae, Mycoplasma pneumoniae, verschiedene Viren (s. dort), Chlamydia psittaci, Legionella pneumophila, Tuberkulosebakterien, Pilze (s. dort) u. a. m., ferner Atelektasen, neoplastische Prozesse und Lungeninfarkte. In die Differentialdiagnose sind u. U. das akute Lungenödem und sog. Pneumonitiden einzubeziehen, wie sie z. B. bei Vaskulitiden, Erythema multiforme, Lupus erythematodes disseminatus, rheumatischem Fieber u. a. vorkommen. Auch gewisse Parasitosen (z. B. Ascaridiasis) können ein ähnliches Bild hervorrufen.
Therapeutisch bewährt sich immer noch Penizillin am besten: Temperaturabfall und Verbesserung der respiratorischen Situation können innerhalb von 12–36 Stunden nach Beginn der Behandlung schon deutlich werden; allerdings bedarf es meistens mehrerer Tage, um zu Fieberfreiheit zu gelangen.

Die wichtigsten **Komplikationen** (vgl. dazu Abb. 181) umfassen ausgedehntere *Atelektasen, verzögerte Auflösung* der pneumonischen Veränderungen mit der Gefahr einer Karnifikation und Fibrose größerer Lungenteile, *Pleuraergüsse* (in etwa 5% der Fälle, z. T. steril), *Pleuraempyem* (früher in 4–8%, heute – bei antibiotischer Behandlung – in weniger als 1% der Fälle), *Perikarditis* (gefährlich, meist per continuitatem) und – bei reinen Pneumokokken-Pneumonien selten – *Lungenabszesse. Metastatische Infektionen* werden – abgesehen von der vor allem bei Kindern beobachteten *Arthritis* – im nachfolgenden Text erwähnt.
In schweren Fällen kann sich ein *paralytischer Ileus* ausbilden, der die Atmung zusätzlich behindert. *Leberfunktionsstörungen,* im besonderen auch ein leichter Ikterus, stellen keine Seltenheit dar.

Pneumokokken-Meningitis

Hinsichtlich Häufigkeit steht die Pneumokokken-Meningitis unter allen eitrigen Hirnhautentzündungen

Erwachsener an zweiter Stelle, hinter der Meningokokken-Meningitis. Bei Kindern werden in dieser Lokalisation Pneumokokken nicht so oft nachgewiesen wie Haemophilus influenzae.

Pathogenese: Nicht selten manifestiert sich eine Pneumokokken-Meningitis ohne vorangehende Symptome oder Zeichen einer anderswo lokalisierten Infektion durch diese Erreger (*»primäre Pneumokokken-Meningitis«*). Eine *»sekundäre Pneumokokken-Meningitis«* kann hämatogen nach Pneumonie und/oder im Zusammenhang mit einer Pneumokokken-Endokarditis zustande kommen. Gut bekannt ist das *lokale Übergreifen* einer auf Infektion durch Streptococcus pneumoniae beruhenden *Otitis, Mastoiditis* und/oder *Sinusitis* auf die weichen Hirnhäute; nach Schädelfrakturen ist dies besonders leicht möglich. Zu den Störungen, die zu einer Pneumokokken-Infektion bzw. -Meningitis prädisponieren, gehören u. a. das multiple Myelom, die Sichelzellenanämie, die Agammaglobulinämie und der Status nach Splenektomie.

Folgen und **Symptome** gleichen denen bei anderen eitrigen Meningitiden. Die *Diagnose* läßt sich lichtmikroskopisch durch den Nachweis Gram-positiver Diplokokken mit großer Wahrscheinlichkeit stellen. Mit Hilfe der Neufeld'schen Quellungsreaktion ist sogar in kürzester Zeit die Typisierung möglich. Bei geeigneter *Therapie* (vor allem Penizillin G) kann in ungefähr ⅔ der Fälle mit einer Erholung gerechnet werden; für Kinder liegt dieser Wert noch höher. Weitere Komplikationen, wie Hirnabszeß und/oder Hydrocephalus internus, werden heute seltener gesehen als früher.

Pneumokokken-Endokarditis

Pathogenese: In der Mehrzahl der Fälle handelt es sich hier um eine Komplikation bei/nach Pneumokokken-Pneumonie und/oder -Meningitis. In vielen Fällen kommt es zu destruktiven Läsionen, insbesondere an den Aortenklappen, wobei auch vorher intakte Strukturen angegriffen werden können. Die Keime lassen sich in den meisten Fällen aus dem Blut züchten.

Pneumokokken-Peritonitis

Am ehesten begegnet man dieser Lokalisation einer Pneumokokken-Infektion bei jungen Mädchen, was vermuten läßt, die Erreger könnten die Bauchhöhle über den Genitaltrakt erreicht haben. Pneumokokken-Peritonitiden sind ferner bei Patienten mit Leberzirrhose (ohne oder mit Leberkarzinom) oder nephrotischem Syndrom keine Seltenheit.

Beispiele:
- *Pneumokokken* können auch *Konjunktivitiden* verursachen.
- Eigentliche *Pneumokokken-Abszesse* sind selten, kommen aber vor (z. B. im Gehirn).
- Da Pneumokokken-Infektionen eine *typenspezifische Immunität* hinterlassen, und die Typen 1–8 für ungefähr 60% aller Pneumokokken-Infektionen im Erwachsenenalter verantwortlich sind, versucht man heute, gefährdete Individuen (s. o.) durch eine *Vakzination* mit den entsprechenden, typenspezifischen Polysacchariden zu schützen. Neuere Studien haben gezeigt, daß Impfstoffe mit 12–14 verschiedenen Pneumokokken-Polysaccharid-Antigenen in 85% der Fälle eine protektive Wirkung entfalten.

Einige schematische Hinweise auf Pneumokokken-Infektionen sind in Abb. 222 enthalten.

Literatur

Alkan, M. L., Beachey, E. H.: Excretion of lipoteichoic acid by group A streptococci. J. Clin. Invest. *61*, 671 (1978) — *Austrian, R., Gold, J.*: Pneumococcal bacteremia with especial reference to bacteremic pneumococcal pneumonia. Ann. Intern. Med. *60*, 759 (1964) — *Ellen, R. P., Gibbons, R. J.*: Parameters affecting the adherence and tissue tropisms of streptococcus pyogenes. Infect. Immun. *9*, 85 (1974) — *Fox, E. N.*: M proteins of group A streptococci. Bact. Rev. *38*, 57 (1974) — *Langone, J. J., Boyle, M. D. P., Borsos, T.*: Studies on the interaction between protein A and immunoglobulin G. I. Effect of protein A on the functional activity of IgG. J. Immunol. *121*, 327 (1978) — *Pisetsky, D. S., Berzofsky, J. A., Sachs, D. H.*: Genetic control of the immune response to staphylococcal nuclease. VII. Role of non-H-2-linked genes in the control of the anti-nuclease antibody response. J. Exp. Med. *147, 396 (1978)* — *Torres, J., Bisno, A. L.*: Hyposplenism and pneumococcemia. Am. J. Med. *55*, 851 (1973) — *Van Epps, D. E., Anderson, B. R.*: Streptolysin O inhibition of neutrophil chemotaxis and mobility: non-immune phenomenon with species specificity. Infect. Immun. *9*, 27 (1974) — *Wannamaker, L. W., Matsen, J. M.*: Streptococci and streptococcal diseases: Recognition, understanding and management. New York: Academic Press 1972 — *Wise, R. J.*: Modern management of severe staphylococcal disease. Medicine *52*, 295 (1973) — *Yotis, E. W.* (ed.): Recent advances in staphylococcal research. Ann. N. Y. Acad. Sci. *236* (1974)

191. Infektionen durch Gram-negative Kokken, im besonderen Meningokokken und Gonokokken (Neisserien)

Allgemeine Angaben über die Neisserien-Infektionen

Definitionen: Die Familie der *Neisseriaceae* umfaßt den *Genus Neisseria (N.)* mit den menschenpathogenen Spezies *N. meningitidis (Meningococcus)* und *N. gonorrhoeae (Gonococcus)* sowie den für die Humanmedizin praktisch bedeutungslosen Genus *Moraxella.* Die Neisserien sind Gram-negative Kokken, die fast immer in Diploform, d. h. paarig, auftreten und als obligate Parasiten anzusehen sind. Neben den oben erwähnten menschenpathogenen Spezies kennt man noch eine Reihe harmloser Kommensalen. Die Meningokokken und Gonokokken rufen, falls es zu einer klinisch manifesten Infektionskrankheit kommt, häufig eine eitrige Entzündung hervor. Die unterschiedliche Lokalisation des entzündlichen Geschehens – *Meningitis* einerseits, *Gonorrhoe,* d. h. eine hauptsächlich im Genitaltrakt sich ausbreitende Infektion, andererseits (s. u.) – beruht wahrscheinlich zum guten Teil auf besonderen Eigenschaften der Keime, am Respirationsepithel (Meningokokken) oder am Urothel (Gonokokken) festzuhaften. Während eine hämatogene Ausbreitung im Sinn einer Sepsis bei Meningokokkeninfektionen häufig vorkommt *(Meningokokken-Sepsis),* beobachtet man bei Gonorrhoe höchstens dann und wann hämatogene Metastasen in geringer Zahl. Biochemisch unterscheiden sich die beiden pathogenen Neisserien-Spezies u. a. durch eine unterschiedliche Fähigkeit, den einen oder anderen Zucker zu spalten. Antigenisch differieren die Gonokokkenstämme nur wenig voneinander, während die Meningokokken in vier Hauptgruppen mit je mehreren Typen vorkommen. Wenigstens ein Teil der krankmachenden Wirkung der Neisserien beruht auf der Freisetzung von *Endotoxinen.*

Ätiologie: Morphologisch imponieren die pathogenen Neisserien als Gram-negative, kaffeebohnenartige Diplokokken mit Abflachung oder sogar Konkavität der einander gegenüber liegenden Seiten. Die Dimensionen des einzelnen Keimes betragen ungefähr 0,6 auf 1 µm. Die Kultur in vitro gelingt auf Nährböden, die mit menschlichem Eiweiß angereichert sind; am besten wachsen die Keime unter aeroben Bedingungen und mit einem Zusatz von 10% CO_2. Die Vermehrung erfolgt ziemlich langsam, und oft erkennt man die durchsichtigen, ziemlich variablen Kolonien erst 2 Tage nach Anlegen der Kultur. Gonokokken spalten nur Glukose, Meningokokken Glukose und Maltose, und apathogene Neisserien katabolisieren entweder Glukose, Maltose und Saccharose oder gar keinen dieser Zucker. Weitere Einzelheiten findet der Leser in den nachfolgenden Abschnitten.

Pathogenese, Folgen und **Symptome** der Neisserien-Infektionen differieren erheblich, sodaß sie getrennt besprochen werden sollten.

Meningokokken-Infektionen

Definitionen: *Meningokokken,* die als Parasiten des Nasenrachenraumes mitunter eine *Pharyngitis* hervorrufen, können – fast immer auf hämatogenem Weg, d. h. über eine *Bakteriämie* – eine *akute Meningitis purulenta* verursachen, vor allem bei Kindern und Jugendlichen. Die *Meningokokkensepsis* geht in einem Teil der Fälle mit beidseitigen Nebennierenblutungen einher *(Waterhouse-Friderichsen-Syndrom).*

Ergänzende Angaben zur **Ätiologie:** Aufgrund von Agglutinationsreaktionen lassen sich *antigenisch verschiedene Gruppen von Meningokokken* auseinanderhalten (A, B, C und D, ferner weitere Gruppen, wie X, Y und Z). Außer den dafür verantwortlichen, *gruppenspezifischen Polysaccharid-Antigenen* finden sich noch verschiedene weitere Typen von Antigenen, z. B. *»Serotyp-Antigene« (STA)* mit Proteincharakter, ferner *Lipopolysaccharide* mit Endotoxin-Eigenschaften. Die *Diagnosestellung* erfolgt, da es bei der Meningokokken-Meningitis und -sepsis keine Zeit zu verlieren gilt, am besten mikroskopisch, wobei der Nachweis der größtenteils intrazellulär in Neutrophilen des Liquors gelegenen Gram-negativen Diplokokken keine Schwierigkeiten bereitet. Am besten kombiniert man dieses Vorgehen mit immunfluoreszenzmikroskopischen Untersuchungen, die sogar eine gruppen- und, sofern die entsprechenden Antiseren zur Verfügung stehen, typenspezifische Diagnose erlauben. In der Regel werden auch noch Kulturen angelegt, aber mit der Therapie wird nicht zugewartet, wenn die Erreger mikroskopisch erkannt wurden.

Epidemiologie: Die weltweit verbreiteten Meningokokkeninfektionen werden fast immer aerogen, d. h. durch »Tröpfcheninfektion« übertragen, und zwar nur von Mensch zu Mensch. Da die Keime gegenüber Umwelteinflüssen, wie Hitze oder Trockenheit, sehr empfindlich sind, bedarf es zu deren Übertragung eines ziemlich nahen Kontaktes (z. B. Rekruten- und andere Schulen). Der Kontagionsindex ist nach allem bekannten gering, indem auf – nachweisbar – viele Infektionen nur vereinzelte Erkrankungen entfallen, zum mindesten, was meningitische Symptome anbelangt. Häufungen von Meningokokken-Meningitiden finden sich jeweils im Winter und Frühjahr, insbesondere zwischen Februar und April. Die Erkrankungen scheinen z. T. in Zyklen aufzutreten, die ungefähr 4–6 Jahre dauern und nach 8–12 Jahren wiederkehren. Bezogen auf Altersgruppen sind in erster Linie Kleinkinder im Alter von 6–12 Monaten betroffen, gefolgt von einem zweiten Inzidenzgipfel im Adoleszentenalter. Bis ungefähr 1960 handelte es sich bei den meisten Infektionen um solche durch Meningokokken der Gruppe A, in der Mitte der Sechzigerjahre in *USA* dann Gruppe B und schließlich C. Neuerdings scheinen dort wieder Keime der Gruppe B vorgeherrscht zu haben; zudem gewinnen Infektionen durch Erreger der Gruppe Y mehr und mehr an Bedeutung. Mit diesen Verschiebungen ging ein Wechsel in der Resistenz der Meningokokken z. B. gegenüber Sulfadiazin einher. In *anderen Ländern* zeigte sich z. T. ein von dem in den USA beobachteten abweichendes Muster der Gruppenhäufigkeit als Funktion der vergangenen Jahre. In Brasilien wurde beispielsweise im Jahr 1974 eine Epidemie von Meningokokken-Meningitiden notiert, die durch Keime der Gruppe A hervorgerufen war. Die Zahl der *symptomlosen Meningokokkenträger* kann stark variieren und von wenigen Prozenten bis – z. B. während Epidemien – über 80% der Bewohner dicht besiedelter Gebiete reichen. Meistens ist der »Carrier«-Zustand jedoch von beschränkter Dauer, offenbar infolge Ausbildung oder Wiedererscheinen einer *gruppen-(u. U. auch typen)-spezifischen Immunität.* Die letztere ist sehr wahrscheinlich auch für die oben erwähnten altersabhängigen Unterschiede in der Häufigkeit der Meningokokken-Meningitiden verantwortlich. Jedenfalls zeigt sich eine deutliche Korrelation zwischen Anfälligkeit gegenüber dieser Infektionskrankheit einerseits und dem Fehlen gruppenspezifischer Antikörper im Blut andererseits.

Pathogenese: Meningokokken setzen eine Protease frei, die menschliches IgA im Bereich einer Pro-Thr-Peptidbindung der »hinge«-Region spaltet. Möglicherweise liegt hierin ein Mechanismus, der es dem Erreger gestattet, die Wirtsabwehr zu schwächen. Die Eintrittspforte der Meningokokken ist der Nasopharynx, wo die Erreger, wie erwähnt, z. T. lokale entzündliche Veränderungen hervorrufen können. Häufig bleiben diese jedoch asymptomatisch. In selteneren Fällen entwickelt sich eine Bakteriämie, in deren Verlauf es zur Besiedelung der weichen Hirnhaut durch die Erreger kommen mag. Die *akute Leptomeningitis* *purulenta* stellt die häufigste metastatische Meningokokkeninfektion dar; hie und da werden aber auch andere Organe/Gewebe nachweisbar betroffen. Eine akute diffuse Enzephalitis, die sich fast nur im Zusammenhang mit einer Meningitis entwickelt, gehört zu den sehr seltenen Manifestationen. Ungefähr ein Drittel bis die Hälfte der klinisch Erkrankten zeigen eine *Meningokokkämie* ohne Bestehen einer eitrigen Hirnhautentzündung. Die *fulminante Meningokokkensepsis,* die unter dem Namen eines *Waterhouse-Friderichsen-Syndroms* bekannt ist, beruht in erster Linie auf einer massiven Freisetzung von *Endotoxin,* das demjenigen enterischer Gram-negativer Bakterien ähnlich ist und eine mehr oder weniger generalisierte *Mikrothrombangiopathie* – entsprechend dem Sanarelli-Shwartzman-Phänomen bei Tieren – auszulösen vermag (S. 452). Die damit verbundene *Konsumptionskoagulopathie* (S. 451) stellt ein hervorstechendes Merkmal der schweren Fälle von Meningokokkensepsis dar. Möglicherweise kann dieser Prozeß bei hochdosierter Antibiotikagabe im Sinn einer Herxheimer-Reaktion beschleunigt werden, zumal wenn sich schon sehr zahlreiche Keime in Zirkulation befinden.

Morphologisch äußert sich das *1. Stadium* der Erkrankung, die lokale Infektion im Bereich des *Nasenrachenraumes,* in oft unauffälligen entzündlichen Veränderungen, über deren histologisches Korrelat man naturgemäß wenig weiß. Im *Stadium 2,* der *Meningokokkämie* mäßigen Grades, ohne Ausbildung einer eitrigen Meningitis, finden sich in manchen Fällen *kleinfleckige erythematöse Hautexantheme,* die denen bei Fleckfieber ähnlich sehen (S. 1851) und bald – vor allem im Zusammenhang mit der Ausbildung hyaliner *Thromben in kleinen Blutgefäßen* (Arteriolen und vor allem Kapillaren sowie Venolen) – in vorwiegend *petechiale Blutungen* überleiten. Bei der *fulminanten Meningokokkensepsis* beobachtet man derartige Mikrothromben in zahlreichen Organen/Geweben, u. a. in den Nieren, der Haut, den Nebennieren, der Leber u. a. m. Das *Waterhouse-Friderichsen-Syndrom* i. e. S. ist mit *bilateralen Nebennierenblutungen* verbunden, und man hat sich früher vorgestellt, die hohe Letalität dieser Variante der Meningokokkeninfektion hänge mit einer akuten Nebennierenrindeninsuffizienz zusammen; der fatale Verlauf beruht jedoch in erster Linie auf einer Endotoxinämie. Zum *Stadium 3,* das durch eine metastatische Absiedelung der Meningokokken hauptsächlich in den Leptomeningen gekennzeichnet ist, kommt es nur, wenn die Keimzahl im Blut für die Ausbildung einer fulminanten Sepsis mit tödlichem Ausgang nicht ausreicht, aber doch genügt, um eine metastatische Infektion zu ermöglichen. In solchen Fällen zeigen die weichen Hirnhäute eine starke Hyperämie, die zunächst mit einer leicht serösen und oft hämorrhagischen Exsudation einhergeht. In fortgeschrittenen Stadien – vor allem, wenn keine antibiotischen Mittel verabreicht wurden – nimmt das Exsudat mehr und mehr eitrigen Charakter an. Die *Leptomeningitis purulenta* erscheint in der Regel an der Hirnbasis am stärksten ausgeprägt und ergreift somit oft die Abgänge der Kopfnerven. Das zentralnervöse Gewebe an der Hirnoberfläche kann bei eitriger Meningitis – trotz der oft guten Barrierewirkung der Pia mater und der Membrana limitans gliae – in Mitleidenschaft gezogen werden, z. T. durch ein kollateral-entzündliches Ödem und/oder direkt schädigende Wirkungen durchdiffundierenden Endotoxins, z. T. infolge Thrombosierung kleiner Arterien, die von Eitermassen umgeben sind. Besonders in solchen Fällen erkennt man eine *oberflächliche fokale Enzephalitis,* an der sich u. a. auch neutrophile Granulozyten beteiligen. Der entzündliche Prozeß greift in nicht oder ungenügend behandelten Fällen z. T. auch auf das Ventrikelsystem über, in dem sich zahlreiche Neutrophile nachweisen lassen. In der Zeit, als noch keine wirksamen chemotherapeutischen Mittel zur Verfügung standen, kam es in Fällen mit länger dauerndem Verlauf oft zu einem *Hydrocephalus internus* infolge Obstruktion vor allem im Bereich der Foramina Luschkae und Magendii. Der lokale infektiöse Prozeß kann überdies auf benachbarte Strukturen, wie Felsenbein, Sehnerven u. a. m., übergreifen. Oft besteht eine *Otitis media.* Abgesehen vom Hirn-Schädelbereich können auch andere Strukturen von der metastatischen Infektion betroffen werden; so kennt man Fälle mit *purulenter Arthritis* (in der Regel eine *Monoarthritis*), *Endokarditis* u. a. *Pneumonien* stellen eine häufige Komplikation dar, doch handelt es sich hier meistens um eine bakterielle Mischflora, bei der die Meningokokken nicht beteiligt zu sein brauchen.

Folgen und **Symptome:** Wie schon erwähnt, wird die *pharyngitische Phase* der Infektion oft nicht beachtet. Allerdings gehen der *Meningokokkämie* in manchen Fällen unbestimmte Allgemeinerscheinungen, wie Kopfschmerzen, leichtes Halsweh und Husten, voraus, bis sich septische Fieber, Frösteln (u. U. Schüttelfröste), Arthralgien und Muskelschmerzen – oft innerhalb kurzer Zeit – einstellen. Dazu tritt in rascher Folge das erwähnte Hautexanthem. Beim *Waterhouse-Friderichsen-Syndrom,* der schwersten, sehr rasch progredienten Form der *Meningokokkensepsis,* kann es innerhalb von 6 Std (maximal 24 Std) unter dem Bild eines *Schocks* (s. Endotoxin-Schock, S. 589) zum Exitus letalis kommen: Diese Komplikation beobachtet man in ungefähr 10–20% der Fälle von generalisierter Meningokokken-Infektion. Chronische Verlaufstypen der Meningokokkämie, die mit Fieber, Hautausschlägen, Arthritiden u. a. einhergehen, bilden die Ausnahme. Die *Meningokokken-Meningitis,* die häufigste Erscheinungsform, die hauptsächlich bei Kindern im Alter von mehr als 6 Monaten und bei Adoleszenten auftritt, charakterisiert sich vor allem durch die Kombination meningitischer Symptome und Zeichen mit einem kleinfleckig-erythematösen und dann petechialen Hautexanthem, verbunden mit Fieber, oft Erbrechen, Kopfschmerzen, Verwirrungszuständen und/

oder Lethargie. Selten gesellen sich dazu klinisch manifeste Konjunktivitiden und/oder Sinusitiden, ferner eine Pneumonie. Die *Diagnosestellung* beruht, abgesehen vom klinischen Bild, auf dem *Erregernachweis im Liquor cerebrospinalis* (s. o.), der in der Regel reichlich Neutrophile enthält (100 bis etwa 40000/mm^3).

Komplikationen: Abgesehen von der fulminanten Meningokokken-Sepsis, die mit einer hohen Letalität verbunden ist, sind später eintretende Komplikationen, wie zentralnervöse Ausfälle, Hydrocephalus internus, postmeningitische Epilepsie, Schäden der Kopfnerven u. a. m., heute viel seltener zu beobachten, als dies früher, d. h. vor der Sulfonamid- und Antibiotika-Aera, der Fall war. Metastatische Arthritiden und Pneumonien gehören ebenfalls nicht zu den häufigen Beobachtungen. Dasselbe gilt für Endokarditiden, während in einem erheblichen Teil der Fälle mit tödlichem Ausgang eine Myokarditis, z. T. kombiniert mit Perikarditis, gefunden wird.

Therapeutisch bewährt sich vor allem Penizillin G.

Zur *Prophylaxe* kommen heute gruppenspezifische Impfstoffe, d. h. hochmolekulare Polysaccharidfraktionen der Meningokokkenkapsel der Gruppen A, C und D, zur Anwendung. Für die Gruppe B verfügt man noch nicht über einen solchen Impfstoff. Die Vakzinen bieten zweifellos einen Schutz, indem es zur Bildung von Antikörpern kommt, die mit Hilfe einer Komplementaktivierung Meningokokken zu zerstören vermögen, ganz abgesehen von der opsonisierenden Wirkung. Die Haltbarkeit dieser Impfstoffe läßt aber noch zu wünschen übrig (Endotoxin-Vakzinen, S. 1784).

Beispiele:

- Da die *Endotoxinämie* bei der Meningokokkensepsis die führende pathogenetische Rolle zu spielen scheint, bemüht man sich zur Zeit, gegen diese gerichtete Antikörper zu gewinnen. Ähnliches gilt für Serotypen-Antikörper (s. o.).
- Verschiedentlich wurde versucht, das Fortschreiten der Mikrothrombangiopathie im Rahmen eines *Waterhouse-Friderichsen-Syndroms* durch Injektion von Heparin aufzuhalten. Die Erfolge waren oft nicht überzeugend.
- Da ein erheblicher Teil der Meningokokken gegen *Sulfonamide* resistent ist, sollten diese Mittel bei der Behandlung von Meningokokken-Infektionen nicht allein zur Anwendung kommen.
- Bei Kindern wird z. T. anstelle von Penizillin *Ampizillin* empfohlen, da es auch gegen Haemophilus influenzae wirksam ist; dies ist jedenfalls von Bedeutung, solange man die ätiologische Diagnose noch nicht mit Sicherheit hat stellen können.
- Die *Letalität der Meningokokken-Meningitis* ist heute auf weniger als 10% gesunken, während die *fulminante Meningokokkensepsis* nach wie vor häufig einen tödlichen Verlauf nimmt. Der Hauptgrund hierfür liegt wahrscheinlich darin, daß die Patienten bei Beginn der Behandlung bereits von Keimen »überschwemmt« und/oder im Schock sind. Auf die Gefahr der Herxheimer-Reaktion wurde schon hingewiesen.

Gonorrhoe

Definitionen: Die *Gonorrhoe (»Tripper«)*, die durch *Neisseria (N.) gonorrhoeae (»Gonococcus«)* verursacht wird, ist fast überall die häufigste der meldepflichtigen »venerischen« Affektionen. Die Infektion ist vor allem im Bereich der Urethra und ihrer Anhangsdrüsen lokalisiert *(Urethritis gonorrhoica)*, kann aber auch andere Strukturen betreffen. Bei der Frau sind hauptsächlich die *»Bartholinitis« gonorrhoica*, die *Colpitis, Endocervicitis und/oder Endometritis gonorrhoica*, die *Salpingitis gonorrhoica* und die vor allem im kleinen Becken sich ausbreitende *Peritonitis gonorrhoica* zu nennen. Die letztere kann u. U. auch in Form einer *Perihepatitis gonorrhoica (Fitz-Hugh-Curtis-Syndrom)* in Erscheinung treten. Beim Mann umfassen die lokalen Komplikationen der Gonorrhoe u. a. den *Periurethralabszeß* und die *Epididymitis*. Eine *anorektale Form der Gonorrhoe* und/oder eine *Pharyngitis gonorrhoica* wird in erster Linie bei homosexuellen Männern beobachtet. Die letztere kann infolge Fellatio auch bei Frauen in Erscheinung treten. Zu den – eher seltenen – *systemischen Manifestationen der Gonorrhoe* gehören u. a. *Arthritiden, Dermatitiden, Endokarditiden, Meningitiden, Myoperikarditiden* und *Hepatitiden*. Die *gonorrhoische Infektion Neugeborener* durch Erreger aus dem Genitaltrakt der Mutter betrifft in erster Linie die Augen *(Conjunctivitis,* u. U. *Ophthalmia gonorrhoica)*, falls diese nicht durch Anwendung von Augentropfen (1%-ige Silbernitratlösung) geschützt werden. Die Kinder können aber beim Geburtsvorgang auch Infektionen des Nasopharynx, des Respirationstraktes und/oder der Anal- bzw. Urogenitalschleimhäute erwerben.

Zur **Ätiologie:** Wie schon erwähnt, treten die *Gonokokken (Neisseria gonorrhoeae)* fast immer in Form Gram-negativer Diplokokken in Erscheinung, die man rein morphologisch von Meningokokken nicht unterscheiden kann. Lediglich der Ort der Probenentnahme und die übrigen Begleitumstände sprechen in hohem Maß für die eine oder andere Neisserienart. Von großem Nutzen in diagnostischer Hinsicht ist die Anwendung der *Immunfluoreszenzmikroskopie*, mit deren Hilfe es gelingt, die Gonokokken als solche zu erkennen. Serologisch verhalten sich diese Keime ziemlich einheitlich; immerhin kennt man heute mindestens 5 Stämme von Gonokokken, die sich aufgrund differenter Antigeneigenschaften auseinanderhalten lassen. Mit wenigen Ausnahmen vergären die Keime Glukose, nicht aber Maltose und Saccharose. Durch Kultur in vitro kann man Kolonien von N. gonorrhoeae erhalten, die bei weiteren Subpassagen ihre Virulenz nicht verlieren. Diese sog. T_1- und T_2-Kolonien zeichnen sich dadurch aus, daß die Keime Pili bilden, die bei den weniger virulenten T_3- und T_4-Kolonien nicht oder nur in geringer Zahl vorhanden sind (S. 1688). Spontane Übergänge von T_1- bzw. T_2-Kolonien in T_3- bzw. T_4-Kolonien kommen vor. Diese Eigenschaften scheinen im übrigen nicht mit antigenischen Charakteristika der Gonokokken in Beziehung zu stehen, da jeder Stamm nach dem bisher bekannten alle oben erwähnten Kolonieformen bilden kann. Eine weitere Art der Typisierung von Gonokokken beruht auf unterschiedlichen auxotrophen Bedürfnissen der Keime (sog. Auxotypisierung).

Epidemiologie: Wenn es auch gelingt, die Gonorrhoe auf höhere Primaten, wie Schimpansen, zu übertragen, kann man doch die Gonokokken für praktische Zwecke als rein menschenpathogen bezeichnen. Die geringe Resistenz der Keime gegenüber Umwelteinflüssen bringt es mit sich, daß sie fast nur von Schleimhaut auf Schleimhaut transmittiert werden können. Weitaus am häufigsten geschieht dies durch *Ge-*

schlechtsverkehr. Die Gonorrhoe ist zur Zeit in verschiedenen Ländern wieder außerordentlich stark verbreitet. In USA z. B. wurden allein im Jahr 1975 ungefähr 3 Millionen Fälle behandelt, und die Zahl der Infizierten dürfte um ein Mehrfaches größer sein. Dies hängt sehr wahrscheinlich mit einer vermehrten Promiskuität zusammen, die nach Einführung der neuen Kontrazeptiva um sich gegriffen zu haben scheint. Als Infektionsquellen spielen die *Frauen* eine besonders wichtige Rolle, da bei ihnen die Affektion oft inapperzept verläuft oder z. B. als gewöhnliche »Zystitis« oder eine andere »banale« Störung abgetan wird. Serienmäßige Studien an Endozervikalabstrichen haben z. B. erkennen lassen, daß in den Vereinigten Staaten 2–3% der Frauen Trägerinnen von Gonokokken sind; in anderen Ländern liegen die entsprechenden Werte z. T. tiefer, z. T. aber noch wesentlich höher. Die Ausbreitung der Gonorrhoe erfolgt zweifellos vor allem durch Frauen, die sich ihrer Affektion nicht bewußt sind. Bei *Männern* manifestiert sich die Gonorrhoe meistens deutlich, sodaß diese den Arzt aufsuchen, und eine kurative Therapie eingeleitet werden kann. Es ist deshalb von größter Wichtigkeit, daß der Arzt über eine Erfassung der letzten sexuellen Kontakte erkrankter Männer Gonokokken-Trägerinnen herauszufinden mithilft. Ungefähr 90% der gemeldeten Fälle gehören der Altersgruppe unter 30 Jahren an, wobei die Inzidenz in hohem Maß von sozioökonomischen Verhältnissen abhängt. Es bleibt nachzutragen, daß eine subkurative Therapie mehr schadet als nützt, indem sie die Patient(inn)en fälschlicherweise im Glauben läßt, sie seien geheilt.

Pathogenese: Als Urethralparasiten vermögen sich die Gonokokken vor allem deshalb zu halten, weil sie – z. T. mit Hilfe der oben erwähnten Pili – sich fest an das Urothel haften. Ähnlich wie im Fall der Meningokokken (S. 1885) stellt sich die Frage, ob die von den Gonokokken freigesetzte Protease, die die Spaltung von IgA-Molekülen katalysiert, dem Keim einen Schutz vor der lokalen Wirtsabwehr verleiht. Die Ausbreitung der Erreger erfolgt in erster Linie lokal, teils innerhalb des Epithels, teils im subepithelialen Gewebe. Eine Verschleppung der Keime auf dem Lymphweg scheint recht häufig vorzukommen, aber eine hämatogene Aussaat wird eher selten beobachtet. Über die Mechanismen der Gewebeschädigung durch Gonokokken ist noch weniger bekannt als im Fall der Meningokokken. Vermutlich spielt Endotoxin auch bei den ersteren eine wichtige Rolle. Die Pili dieser Keime scheinen – ähnlich wie M-Protein der Streptokokken – antiphagozytäre Funktionen zu erfüllen. Die Tatsache, daß Gonokokken dennoch häufig innerhalb von Phagozyten – vor allem in neutrophilen Granulozyten – gefunden werden, hängt möglicherweise mit einer sog. »Oberflächenphagozytose« zusammen, die bei dichter Umlagerung der Zellen durch die Erreger auch ohne Anwesenheit von Opsoninen stattfinden kann. Die Bedeutung von Anti-Gonokokken-Antikörpern des sIgA-Typs, die sich an der Schleimhautoberfläche befinden, für die Auseinandersetzung zwischen Parasit und Wirt ist noch nicht geklärt. Verschiedene Autoren vermuten, daß diesen Antikörpern keine nennenswerte Bedeutung im Sinn der Verhütung einer Reinfektion zukommt. Unklarheit besteht ferner inbezug auf die Rolle der im Blut zirkulierenden spezifischen Antikörper. Während man ihnen im allgemeinen eine opsonisierende Wirkung zuerkennt, weiß man noch nicht sicher, ob sie in vivo – mit Hilfe einer Komplementaktivierung – immer zur Bakteriolyse befähigt sind. Letzteres wurde in vitro beobachtet, aber im Wirtsorganismus scheinen die Gonokokken z. T. Oberflächeneigenschaften anzunehmen, die sie einer komplementvermittelten bakteriolytischen Wirkung humoraler Antikörper gegenüber weitgehend resistent machen. In vitro läßt sich die Bildung solcher oberflächlicher »Resistenzfaktoren« u. a. durch die Zugabe von Prostataextrakten zum Medium weitgehend simulieren; möglicherweise werden dadurch aber auch Virulenzfaktoren aktiviert. Alle diese Fragen harren noch einer Beantwortung. Über die Bedeutung der zellgebundenen Immunität bei Gonorrhoe weiß man sehr wenig.

Morphologisch kann sich die Gonorrhoe – kurz zusammengefaßt – wie folgt äußern: Die feste Haftung der Gonokokken an oberflächlichen Epithelzellen der Urethra wurde mit Hilfe der Elektronenmikroskopie wiederholt nachgewiesen. Zum mindesten teilweise gelangen die Keime durch Endozytose ins Zellinnere. Kurze Zeit nach Beginn der Infektion finden sich da und dort kleine Herde mit zunächst oberflächlicher, dann tiefer greifender *Epithelzerstörung,* verbunden mit einer Infiltration durch Phagozyten, insbesondere neutrophile Granulozyten, die in zunehmender Zahl auch ins Lumen emigrieren. Im Verlauf von wenigen Tagen verstärkt sich dieser Prozeß, die Erreger treten meist auch ins subepitheliale Gewebe über, und die entzündliche Reaktion nimmt mehr und mehr den Charakter einer *purulenten Exsudation* an. Beim *Mann* ist meistens der *vordere Teil der Urethra* in dieser Weise befallen, teilweise verbunden mit Eiteransammlung in den *periurethralen Drüsen* bzw. der sog. *Tyson'schen Drüsen* beidseits des Frenulums sowie vor allem auch der *Cowper'schen Drüsen (»Cowperitis« purulenta (»abscedens«)).* Ohne Behandlung kam es früher in ungefähr 5–10% der Fälle auf kanalikulärem Weg zu einer Besiedelung der Nebenhoden, meistens unilateral. Die *Epididymitis purulenta s. abscedens* gehört heute zu den selteneren Folgeerscheinungen der Gonorrhoe. Noch weniger oft begegnen wir der *Prostatitis gonorrhoica.* Andere Komplikationen, wie *Lymphangiitis, Lymphadenitis inguinalis, Thrombophlebitis im Penisbereich* und *Paraurethralabszessen* (u. U. mit Fistelbildung), sieht man ebenfalls nur mehr ausnahmsweise. Spätschäden umfassen u. a. *Strikturen,* z. B. im Bereich der Urethra, ferner an den Samenabflußwegen. Die lokalen Manifestationen der

Gonorrhoe bei der *Frau* sind weniger deutlich erkennbar als die beim Mann. Oft bleibt es bei einer oberflächlichen *Urethritis* und *Endozervizitis,* wobei die eitrige Exsudation bald abklingen kann. Auffälliger für die Patientin ist der – meistens einseitige – Befall der Bartholin'schen Drüsen (*»Bartholinitis purulenta s. abscedens«*). Über die Urethra werden oft auch die Skene'schen Drüsen in den Prozeß einbezogen (*»Skeneitis«*). In manchen Fällen erreichen die Erreger zudem das Cavum uteri, wo sie eine akute *Endometritis* hervorrufen können; nicht selten geht diese in eine chronische Verlaufsform über, wobei sich in der Schleimhaut mehr und mehr Plasmazellen anhäufen. In mindestens 15% der Fälle von Gonorrhoe bei der Frau entwickelt sich eine *Salpingitis,* die mehrheitlich bilateral lokalisiert ist, mit einer eitrigen Exsudation einhergeht und bei Chronizität zu einer mächtigen plasmazellulären Infiltration Anlaß gibt. Bei Auftreten von Verklebungen und/oder Verwachsungen bzw. Strikturen kann eine *Pyosalpinx* entstehen. Über die Tuben gelangen die Gonokokken dann und wann in den Peritonealraum, vor allem im Bereich des kleinen Beckens, wo sie eine – in der Regel umschriebene und z. T. eitrige – *Peritonitis* hervorrufen (*»pelvic inflammatory disease (PID)«*, die in ungefähr 50% der Fälle gonorrhoischer Ätiologie ist). Die *gonorrhoische Perihepatitis (Fitz-Hugh-Curtis-Syndrom)* gehört heute zu den seltenen Beobachtungen, zumindest hierzulande. Die morphologischen Veränderungen der gonorrhoischen Infektion der *Anorektalgegend* entsprechen dem Wesen nach durchaus den oben geschilderten Formen. Dasselbe gilt für die *gonorrhoische Konjunktivitis* und *Pharyngitis.* Auch hier können sich narbige Veränderungen ergeben. Vorwiegend eitrige Entzündungsherde entwickeln sich nach hämatogener Streuung der Gonokokken, z. B. im Sinn einer *Arthritis purulenta,* die ein oder mehrere Gelenke betreffen kann, ferner von *Hautläsionen,* die mit Vorliebe an Handgelenken, Fingern, Knie und/oder Knöcheln auftreten. Selten entwickelt sich auf der Grundlage einer *Gonokokkämie* eine *Endokarditis,* die Klappendestruktionen verursachen kann, eine *Myoperikarditis,* eine multifokale *Hepatitis* und/oder eine *Meningitis.*

Folgen und **Symptome:** Die klinischen Manifestationen richten sich in erster Linie nach dem Ort der Inokulation der Keime, der Dauer der Infektion und dem Fehlen oder dem Zustandekommen einer hämatogenen Aussaat der Gonokokken. Beim *Mann* treten nach einer *Inkubationsperiode* von ungefähr 2–6 Tagen die ersten Symptome in Form einer Pollakisurie und Dysurie in Erscheinung, verbunden mit einem zunächst serösen bis milchigen Ausfluß aus der Harnröhre. Vor allem bei der Miktion verspürt der Patient ein Brennen im Bereich der vorderen Urethra. Mit der Zeit wird der Ausfluß eitrig, hie und da leicht blutig tingiert. Das purulente Exsudat fällt vor allem frühmorgens, anläßlich der ersten Miktion, auf (»goutte matinale«). Die weiteren Symptome verstehen sich aufgrund der oben dargelegten Möglichkeiten einer weiteren Ausbreitung des Prozesses. Bei *Frauen* ist die Infektion zunächst oft asymptomatisch, oder die krankhaften Erscheinungen unterscheiden sich nicht wesentlich von denen einer »banalen Zystitis«. Hie und da bemerkt die Patientin den eitrigen Ausfluß aus der Harnröhre. Bei der ärztlichen Untersuchung ist dieser manchmal nur nach Ausstreichen der Urethra erkennbar oder kann gänzlich fehlen. Die Symptome der Dysurie und Pollakisurie treten am ehesten bei Erstinfektionen merkbar in Erscheinung. Der Befall des Genitaltraktes äußert sich in der akuten Phase in der Regel durch einen vermehrten weißlichen bis leicht eitrigen Ausfluß. Ein Übergreifen des infektiösen Prozesses auf andere Strukturen, im besonderen die Tuben und das kleine Becken, manifestiert sich in der Mehrzahl der Fälle erst später. Die *übrigen Lokalisationen* gonorrhoischer Infektionen, die oben erwähnt wurden, machen die von Fall zu Fall wechselnde Symptomatik bei nicht frühzeitig geheilten Patienten verständlich. Die *Diagnosestellung* stützt sich auf den Erregernachweis. Dieser erfolgt in erster Linie durch mikroskopische Untersuchung von Eiterausstrichen, z. B. aus der Urethra oder der Endozervix. Finden sich keine intrazellulären, sondern nur extrazelluläre Gram-negative Diplokokken, ist die Diagnose zum mindesten fragwürdig. Mit Vorteil bedient man sich der *Immunfluoreszenzmikroskopie,* die in den meisten Fällen eine annähernd sichere Diagnose gestattet, vorausgesetzt, daß mit gut gereinigten Antiseren gearbeitet wird, und alle Kontrollen (S. 1089, s. auch Abb. 161, S. 1110) zur Durchführung gelangen. Zur Kultur in vitro eignet sich u. a. das Thayer-Martin-Medium, das Antibiotika mit Wirkung auf kontaminierende Keime enthält. Mit Vorteil fügt man noch 5–10% CO_2 bei (Transgrow-Medium). Die Kolonien werden mikroskopisch (nach Gram-Färbung), mit Hilfe der Oxidase-Reaktion und des Zucker-Vergärungstests geprüft. Seroreaktionen sind nur in Fällen mit hämatogener Ausbreitung der Gonokokken positiv (Komplementbindungsreaktion u. a.). *Therapeutisch* verwendet man heute in erster Linie Penizillin G, Ampizillin und Amoxizillin. Bei Bestehen einer Penizillin-Allergie werden Spektinomyzin oder Tetrazykline empfohlen. Bei allen Patienten mit Gonorrhoe sollte man überdies die Lues-Serologie prüfen.

Komplikationen (s. a. **Morphologie**): Von früher her gut bekannt sind *Harnröhrenstrikturen* beim *Mann.* Sind bei der *Frau* die *Tuben* befallen, kann sich eine bleibende *Sterilität* einstellen; hie und da wird diese auch beim Mann beobachtet. Peritonitiden sind u. a. mit der Gefahr von *Adhäsionsbeschwerden* verbunden. *Arthritiden* können dauernde Gelenkschäden nach sich ziehen, wenn sich ihr Verlauf dahinschleppt; nicht selten sind sie zudem mit – in der Regel nicht eitrigen – *Iritiden* oder *Iridozyklitiden* verbunden. Ein Befall *innerer Organe/Strukturen* bewirkt, je nach Lokalisation und Schweregrad der Läsionen, u. U. ernsthafte Störungen (z. B. Endokarditis, Myoperikarditis, Meningitis u. a.), nur sind diese Komplikationen heute sehr selten geworden, mindestens in den westlichen Ländern.

Beispiele:

- Patienten mit einem *erblichen Mangel* an den Komplementkomponenten *C6* und *C8* sollen nach neueren Berichten gegenüber Infektionen durch Gonokokken und Meningokokken besonders empfindlich sein, nicht aber gegenüber anderen Keimen. Sollte sich dies bestätigen, läge in dieser Beobachtung ein starker Hinweis auf die Wichtigkeit der Komplement-vermittelten Bakteriolyse bei diesen Infektionen.
- In seltenen Fällen kann eine *Salpingitis gonorrhoica* zur Ausbildung bilateraler sog. »*Tuboovarialabszesse*« und bei Aufbruch derselben zu einer generalisierten purulenten *Peritonitis* führen, was u. U. tödliche Folgen hat.
- *Eitrige Prozesse* im Rahmen einer Gonorrhoe (z. B. im Nebenhoden oder in den Tuben) sind in manchen Fällen durch eine *Mischflora* verursacht, an der sich – neben Gonokokken – z. B. auch Staphylokokken und/oder Escherichia coli beteiligen.
- Seit 1976 weiß man, daß Gonokokkenstämme vorkommen, die β-Laktamase bilden und sich dementsprechend *Penizillinresistent* verhalten.
- In seltenen Fällen können *Gonokokken* auch *indirekt*, z. B. über kontaminierte Badeschwämme, *übertragen* werden.

Einige Merkpunkte zu den Neisserien-Infektionen sind schematisch in Abb. 222 und Tabelle 115 dargestellt.

Infektionen durch Moraxellen

Moraxella bovis, die dem Genus Moraxella und der Familie Neisseriaceae angehört, ist der Erreger der epidemischen Keratokonjunktivitis beim Rind. Über Infektionen des Menschen durch diesen Keim ist kaum etwas bekannt; dagegen können in tropischen und subtropischen Gebieten *Moraxella lacunaris* und *Moraxella liquefaciens* möglicherweise chronische Konjunktivitiden hervorrufen. Allerdings isoliert man diese Keime vor allem bei Trachomatösen, so daß sich die Frage erhebt, ob es sich nicht um sekundäre Kontaminanden handeln könnte.

Literatur

Davis, C. E., Arnold, K.: Role of meningococcal endotoxin in meningococcal purpura. J. Exp. Med. *140*, 159 (1974) — *Davis, C. E., Ziegler, E. J., Arnold, K. F.:* Neutralization of meningococcal endotoxin by antibody to core glycolipid. J. Exp. Med. *147*, 1007 (1978) — *Frasch, C. E., Robbins, J. D.:* Protection against group B meningococcal disease. II. Infection and resulting immunity in a guinea pig model. J. Exp. Med. *147*, 619 (1978) — *Frasch, C. E., Robbins, J. D.:* Protection against group B meningococcal disease. III. Immunogenicity of serotype 2 vaccines and specificity of protection in a guinea pig model. J. Exp. Med. *147*, 629 (1978) — *Pearce, W. A., Buchanan, Th. M.:* Attachment role of gonococcal pili. Optimum conditions and quantitation of adherence of isolated pili to human cells in vitro. J. Clin. Invest. *61*, 931 (1978) — *Schroeter, A. P.:* Gonorrhea. Ann. Intern. Med. 72, 553 (1970)

192. Infektionen durch Enterobakterien (ausgenommen Yersinien), Pseudomonas, Mima-Herellea, Aeromonas und Achromobacter

192.1. Begriffe und allgemeine Angaben über Enterobakterien-Infektionen

---

Definitionen: Die Familie der *Enterobacteriaceae* umfaßt eine Reihe von Gattungen Gram-negativer, fakultativ anaerober Stäbchenbakterien, im besonderen die Genera *Escherichia, Citrobacter, Salmonella, Shigella, Klebsiella, Enterobacter, Serratia, Proteus* sowie *Yersinia* (letztere kommt später zur Sprache). Die Taxonomie und die Nomenklatur dieser Keime haben in den vergangenen Jahrzehnten wiederholt Änderungen erfahren, und die jetzt gebräuchliche Einteilung darf ebenfalls noch nicht als endgültig betrachtet werden. Die Enterobakterien sind teils begeißelte, teils unbegeißelte, nicht sporenbildende Keime, die in erster Linie im menschlichen und tierischen *Darmtrakt* vorkommen und sich durch eine große biochemische Aktivität auszeichnen, insbesondere was die Vergärung von Zuckern, die Spaltung von Harnstoff sowie die Bildung von Indol anbelangt. Einige Gattungen, wie Salmonella und Shigella, sind grundsätzlich als pathogen zu betrachten, andere entfalten nur unter bestimmten Bedingungen krankmachende Eigenschaften. Viele Spezies und Typen von Enterobakterien können *Gastroenteritiden* hervorrufen, andere, wie die Shigellen, vor allem *Kolitiden,* und zahlreiche Keime dieser Familie vermögen auf hämatogenem oder anderem Weg auch andere Organe/Gewebe zu besiedeln und diese zu schädigen, u. a. im Sinn einer *Allgemeininfektion* (z. B. beim *Typhus abdominalis*), eines *Harnwegsinfektes* mit oder ohne *Pyelonephritis* (z. B. Escherichia coli, Klebsiella, Proteus u. a.), einer *Pneumonie* (Klebsiella und manche andere) oder weiterer infektiöser Prozesse. Verschiedene Enterobakterien gehören zu den Gram-negativen Erregern, die eine – oft tödlich verlaufende – *Sepsis (»Gram-negative Sepsis«)* verursachen können.

Einleitende Hinweise auf die Enterobacteriaceae

Wie erwähnt, ist die *Klassifikation* dieser Keime noch nicht zum Abschluß gekommen. Nach einer – zumindest bis vor einigen Jahren üblichen –, von der oben gegebenen abweichenden Einteilung werden die Enterobakterien in *4 Klassen* unterteilt: *Klasse I: Escherichia* mit den Genera Escherichia und Shigella; *Klasse II: Salmonellae* mit den Gattungen Salmonella, Arizona und Citrobacter; *Klasse III: Klebsiellae* mit den Genera Klebsiella, Enterobacter und Serratia; und *Klasse IV: Proteae* mit den Gattungen Proteus,

Providencia und Edwardsiella. Diese Gruppierung in Klassen ist indessen nicht unwidersprochen geblieben, so daß man sich mit Vorteil an die Gattungen hält.

In morphologischer Hinsicht lassen sich die Enterobakterien mit Hilfe konventioneller Färbungen größtenteils nicht unterscheiden: Es handelt sich um relativ plumpe, 0,5–1,5 µm dicke und 2–4 µm lange, Gram-negative Stäbchenbakterien, die z. T. peritrich begeißelt und somit beweglich sind, während andere keine Flagellen aufweisen und daher keine aktive Lokomotion erkennen lassen. Klebsiellen zeichnen sich u. a. durch den Besitz ziemlich dicker Schleimkapseln aus.

Die *Kultur der Enterobacteriaceae in vitro* gelingt innerhalb eines erheblichen Temperaturbereiches unter aeroben wie unter anaeroben Bedingungen sehr leicht, auch auf gewöhnlichen Nährböden. Abgesehen von der Beweglichkeit dienen zur *Differenzierung der einzelnen Genera und z. T. auch der Spezies* vor allem gewiße *biochemische Leistungen der Keime.* Besonders wichtig ist die *Spaltung von Laktose,* die z. B. E. coli im Gegensatz zu Salmonellen und Shigellen zu vollziehen vermag. Weitere Reaktionen, die in sog. *»biochemischen Reihen«* als Parameter herangezogen werden, umfassen u. a. die Spaltung von Mannit, wobei sich Säure und/oder Gas bilden, und von Harnstoff, ferner die Produktion von Indol und das Wachstum in einem KCN-haltigen Medium (s. Tabelle 116). Zur feineren Differenzierung kann das Maß der biochemischen Aktivität eines bestimmten Keimes noch mit einer Leitzahl versehen werden (S. 1691).

Zur *serologischen Typisierung* von Enterobakterien einer bestimmten Spezies sowie z. T. auch zur Unterscheidung verschiedener Spezies bedient man sich einer großen Zahl von Antikörpern, die gegen bakterielle Antigene gerichtet sind. Die letzteren lassen sich im wesentlichen in *Körperantigene (O-Antigene),* die weitgehend im Endotoxinanteil lokalisiert sind, *Hüllen- oder Kapselantigene (K-Antigene)* und *Geißelantigene (H-Antigene)* unterteilen. Bilden die Keime, wie dies z. B. bei einzelnen Typen von E. coli der Fall ist, Enterotoxine, können auch gegen die letzteren gerichtete Antikörper zur Anwendung gelangen. Auf die Bedeutung von *Bakteriophagen* bzw. *Plasmiden* wurde schon aufmerksam gemacht (S. 1690). Die sog. *Phagentypisierung* von Enterobakterien hat eine zunehmende diagnostische Bedeutung erlangt.

Generelle Bemerkungen zur Pathogenese der durch Enterobakterien hervorgerufenen Infektionskrankheiten

Auf die Bedeutung der *Infektionsdosis* wurde schon früher hingewiesen (S. 1655), ebenso auf die Wichtigkeit der Frage, welcher Anteil der peroral aufgenommenen Keime den *Magen* unbeschädigt zu passieren vermag. Der *Galle* gegenüber, die verschiedene Mikroorganismen in ihrem Wachstum hemmt, verhalten sich pathogene Enterobakterien, wie Salmonellen, Shigellen sowie pathogene Proteus-Arten und E. coli, weitgehend resistent. Eine wesentliche Rolle spielt ferner die übrige *Darmflora,* die z. T. dem intraintestinalen Wachstum krankmachender Keime entgegenwirkt. Besonders deutlich zeigt sich dies beispielsweise beim Säugling: Solange Laktobazillen, die u. a. Säure produzieren, vorherrschen, bleibt die Vermehrung von E. coli – im besonderen auch von pathogenen Stämmen derselben – gehemmt. Es sei hier daran erinnert, daß sich E. coli auch im Mundbereich kaum zu etablieren vermag, vor allem wegen der dort vorhandenen Mikroflora. Ein weiteres Beispiel für die Wichtigkeit des mikrobiellen Gleichgewichts beim Zustandekommen von Infektionen durch Enterobakterien liefern die koliformen Stäbchen und Bacteroides, die u. a. Essigsäure und Propionsäure freisetzen und damit das Wachstum z. B. von Shigellen behindern. Daß eine *Alkalisierung des Darminhalts,* z. B. durch Einnahme größerer Mengen von Natriumbikarbonat, die Vermehrung verschiedener pathogener Enterobakterien begünstigt, wurde schon erwähnt (S. 1724). Krankmachende Keime dieser Familie haben in der Regel die *Fähigkeit, sich an der Oberfläche der Enterozyten festzuhaften;* ohne diese Möglichkeit würden sie mit dem Darminhalt weitertransportiert und ausgeschieden, und es käme nicht zu einer massiven Vermehrung der Erreger im Darmlumen. Die meisten pathogenen Enterobakterien fixieren sich an Epithelien des Dünndarms, die Shigellen an jenen des Dickdarms. Pathogene E. coli, die *Enterotoxin* produzieren, können allein durch die Ansiedelung an der Oberfläche der Darmschleimhaut, d. h. ohne in diese einzudringen, krankmachende Wirkungen erzeugen (vgl. dazu Cholera, S. 1960). Viele pathogene Spezies dringen jedoch nach ihrem Anhaften an der Enterozytenoberfläche in diese Zellen ein, indem sie die äußere Zellmembran im Bereich der Mikrovilli zerstören und ins Zytoplasma gelangen; die Epithelzelle braucht dabei nicht zugrunde zu gehen, da sich die Lücke an ihrer Oberfläche wieder schließen kann. Häufig kommt es aber zur *Epithelnekrose,* sei es auch nur an einzelnen Stellen. Verschiedene pathogene Enterobakterien, wie die Shigellen, gewisse Salmonellen (S. typhi murium, S. newport, S. agona u. a.) und einige E. coli-Stämme *dringen* wohl *in die Schleimhaut ein,* bewirken aber in der Regel keine Bakteriämie. Andere Erreger, wie z. B. S. typhi und S. paratyphi, werden demgegenüber fast regelmäßig über die Lymphwege in die Blutbahn getragen und geben somit zu einem sog. *»enterischen Fieber«* oder gar einer *Septikämie* Anlaß. Vor allem beim kompromittierten Wirt sind dazu aber auch viele andere Mikroorganismen imstande. Die *Virulenz* gewisser Keime, wie S. typhi sowie einiger pathogener E. coli-Stämme und von Klebsiellen, scheint u. a. mit deren Fähigkeit zusammenzuhängen, der Phagozytose durch Granulozyten und Makrophagen wenigstens zu einem guten Teil entgehen zu können. Die *Behinderung der Phagozytose* in solchen Fällen ist im einzelnen noch wenig geklärt; teilweise mag sie mit der Beweglichkeit der Erreger zu tun zu haben (z. B. peritrich begeißelte Keime), und/

oder die vorwiegend aus Polysacchariden bestehende Kapsel bietet der Endozytose durch Phagozyten Schwierigkeiten. Opsonine, im besonderen auch spezifische Antikörper, die gegen die genannten Strukturen gerichtet sind, dürften sich hier für den Wirt günstig auswirken. Allerdings gilt es als wahrscheinlich, daß z. B. im Fall des Typhus abdominalis die *spezifische Wirtsabwehr* hauptsächlich auf zellgebundenen Immunreaktionen beruht. Es wird zudem vermutet, bakterielles Endotoxin, das auf B-Lymphozyten eine stimulierende Wirkung ausübt, vermöchte über eine unspezifische Förderung der Antikörperproduktion die zellgebundenen Reaktionen zu dämpfen. Diese Fragen sind indessen noch nicht geklärt. Die *Oberflächeneigenschaften der Keime* spielen nicht nur für deren Pathogenität eine Rolle, sondern beeinflussen offenbar auch den *Ort ihrer Absiedelung in den Geweben/Organen.* So zeigen einzelne pathogene Stämme von E. coli, die besondere K-Antigene aufweisen, eine größere Neigung zum Befall der Nieren als andere.

192.2. Infektionen durch Escherichia (E.) coli

Definitionen: Vom *Genus Escherichia* (E.) hat vor allem *E. coli* mit seinen zahlreichen und z. T. pathogenen Stämmen humanmedizinische Bedeutung. Diese Keime, die im Gegensatz z. B. zu Salmonellen, Shigellen (z. T.) und Proteus Laktose fermentieren, werden durch *»biochemische Reihen«* und *serologische Typisierungen* inbezug auf die Stammeszugehörigkeit identifiziert. Zum guten Teil beruht ihre Pathogenität auf dem Vorhandensein von *Plasmiden* und kann demnach nicht als stabile Eigenschaft der Mikroorganismen bezeichnet werden. Apathogene bzw. kommensalische Formen von E. coli besiedeln normalerweise in großer Zahl den menschlichen Darm, aber auch diese Stämme können u. U. eine krankmachende Wirkung entfalten, vor allem, wenn sie extraintestinal lokalisiert sind. Gut bekannt sind durch E. coli bedingte *Zystitiden, Pyelonephritiden, Peritonitiden* (u. a. nach Darmperforation), *Cholezystitiden* und *Cholangiitiden,* ferner u. U. *Pneumonien* und *Infektionen verschiedenster Lokalisation,* die teils durch direkte Verschleppung, teils auf dem Blutweg zustande gekommen sein können. Einzelne Typen von E. coli sind die Erreger von *Säuglingsenteritis,* und auch beim *Erwachsenen* kennt man *enteropathogene Stämme (EPEC = »enteropathogenic E. coli«),* die ein Enterotoxin produzieren. Dieses ist dem von den Choleravibrionen freigesetzten Toxin ähnlich und ruft profuse Durchfälle hervor. In Weichteilen verschiedener Lokalisation kann es bei E. coli-Infektion zur Gasbildung kommen, was bei der Differentialdiagnose des Gasbrandes zu berücksichtigen ist. Gefürchtet ist die *E. coli-Bakteriämie bzw. -Sepsis,* die u. a. bei Frühgeborenen und bei alten Männern mit Harnblasenkathetern gehäuft auftritt. *Septisch-metastatische Herde* findet man in solchen Fällen nicht selten in verschiedenster Lokalisation, u. a. in Nieren, Meningen, Knochen, Gehirn, Leber und Lungen.

Zur **Ätiologie:** Die Identifizierung der Gram-negativen, beweglichen E. coli geschieht ausschließlich *kulturell,* wobei man sich die Tatsache zunutze macht, daß dieser Keim sowohl Laktose als auch Glukose und Mannit spaltet und u. a. Indol bildet. Sog. »Paracolon«-Bazillen, die Laktose unregelmäßig und langsam fermentieren, gehören meistens zu einer anderen Gattung von Enterobakterien (s. dort). Wie viele der letzteren wachsen E. coli aerob und fakultativ anaerob, reduzieren Nitrate zu Nitriten und sind Oxidase- sowie Katalase-positiv. Aufgrund der *O-, H- und K- bzw. B-Antigene* lassen sich zur Zeit mindestens 25 O-Antigen-Gruppen mit mehr als 90 Typen auseinanderhalten (Antigentabelle nach Kauffmann-Knipschildt-Vahlne). Gesamthaft kennt man Hunderte von E. coli-Stämmen. Bestimmte *Serotypen* finden sich gehäuft bei Säuglingsenteritiden, u. a. 026:B6, 055:B5, 0111:B4 und 0127:B8. Aufgrund epidemiologischer Studien wird vermutet, daß E. coli 04, 06 und 075 für einen Großteil der übrigen, durch diese Spezies verursachten Infektionen verantwortlich sein dürften. Die Virulenzfaktoren dieser Erreger scheinen mehr mit den K- als mit den O-Antigenen zu korrelieren. Die Erforschung der E. coli, die Plasmide aufweisen, ist zur Zeit im vollen Gang.

Epidemiologie: Verschiedene Beobachtungen sprechen dafür, daß die *Säuglingsenteritis* z. T. in Säuglingsstationen von Mensch zu Mensch übertragen wird, wobei auch Erwachsene als Infektionsquellen in Betracht kommen. Im übrigen handelt es sich in der weitaus größten Zahl der Fälle um *fäkale Kontaminationen,* die u. U. auch indirekt, d. h. über eine Verunreinigung von Instrumenten, Wäsche u. a. zustande kommen. Letzteres ist vor allem beim Harnblasen-Katheterismus zu beachten. Tröpfcheninfektionen bilden eine große Ausnahme.

Pathogenese: Im allgemeinen gelten die meisten Stämme von E. coli als normale Kommensalen im Darmtrakt, die erst krankmachend wirken, wenn anatomische Schranken durchbrochen werden, z. B. bei *Darmperforation:* In der Peritonealhöhle erweisen sich auch solche Formen von E. coli als pathogen, die im Intestinallumen zur normalen Mikroflora gehören. Neuere Untersuchungen lassen vermuten, daß ein Großteil der in der Klinik beobachteten Fälle von E. coli-Infektionen über eine *Harnwegsinfektion* erworben wird. Dabei kann es sich um eine direkte Kontamination durch die Fäkalflora handeln (vgl. dazu Häufigkeit von Harnwegsinfektionen bei der Frau, die eine kurze Urethra aufweist, S. 788), oder die Keime werden z. B. durch Katheter auf die Schleimhäute von Urethra, Harnblase oder allenfalls Ureteren gebracht. In manchen Fällen kommt es zu einer – meist transitorischen – *Bakteriämie,* wobei auf hämatogenem Weg die *verschiedensten Organe/Gewebe* besiedelt werden können (s. o.); auch die *Pyelonephritis* scheint häufig auf diese Weise zustande zu kommen, wenn auch der kanalikuläre Weg der Infektion beim Menschen im Vordergrund stehen dürfte. Bei Individuen mit herabgesetzter Abwehrkraft (z. B. Diabetes mellitus, Leberzirrhose, Karzinomatose oder andere schwer konsumierende Krankheiten) sind E. coli-Infektionen besonders verbreitet. Die Keime neigen ferner dazu, sich in abgestorbenen Gewebeanteilen anzusiedeln, offenbar in erster Linie auf hämatogenem Weg.

Morphologisch zeichnen sich die E. coli-Infektionen durch keine Besonderheiten aus. Die Befunde bei *Säuglingsenteritis* gleichen stark denen bei Cholera (S. 1960); dies trifft vermutlich auch für Infektionen durch enteropathogene E. coli beim Erwachsenen zu, nur besitzt man hierzu kaum histologisches Dokumentationsmaterial. In *extraintestinalen Lokalisationen* bewirken die Keime oft *eitrige Entzündungen* (S. 1332), im besonderen auch Abszesse, wobei der graugrüne Farbton des Eiters auffällt. Entgegen weit verbreiteten Ansichten beruht der fäkulente Geruch, der in gewissen Fällen auffällt, nicht auf E. coli, sondern auf einer Mischinfektion durch anaerobe Streptokokken und/oder Bacteroides Spezies. Die histologischen Befunde bei *Harnwegsinfektionen* bzw. *Pyelonephritiden* wurden schon geschildert (S. 789); dasselbe gilt für die *eitrige Peritonitis* (S. 1342) und andere, eitrige oder nicht eitrige Entzündungen auf der Grundlage einer Coli-Infektion.

Folgen und **Symptome:** Man schätzt, daß ungefähr ¾ aller Fälle von *Harnwegsinfektionen* durch E. coli verursacht sind. Dies trifft vor allem für die akuten Formen von *Zystitis, Pyelitis* und *Pyelonephritis* zu, während bei chronischem Verlauf oft andere Keime, z. B. Klebsiella, Proteus oder Pseudomonas, isoliert werden. Bei *Peritonitiden* infolge *Perforation der Appendix,* von *Dickdarmdivertikeln, Magenduodenalgeschwüren, infarzierten Darmschlingen* u. a. wird im Exsudat häufig E. coli nachgewiesen, allerdings in der Regel im Rahmen einer Mischflora, die anaerobe Streptokokken, Clostridien und Bacteroides umfaßt. Weitere eitrige Prozesse, die mit E. coli-Infektion einhergehen, sind *subphrenische und anderswo im Bauchraum lokalisierte »Abszesse« (Empyeme), Cholezystitiden* und die *Cholangiohepatitis abscedens,* ferner die *septische Pylephlebitis.* In manchen dieser Fälle lassen sich radiologisch innerhalb der betroffenen Hohlstrukturen Spiegelbildungen erkennen, die auf der Produktion von *Gas* durch die Erreger beruhen. Eine *E. coli-Bakteriämie* gehört zu den häufigen Komplikationen der oben erwähnten lokalen Infektionen, im besonderen von Harnwegsinfekten und Eiterungen im Bauchraum. Bei anhaltender Bakteriämie besteht die Gefahr eines *»Endotoxin-Schocks«* (S. 589), der bei allen Fällen von *Sepsis* infolge hämatogener Ausbreitung Gram-negativer Keime auftreten kann. Patienten mit Leberzirrhose, die in vermindertem Maß Keime aus dem Blutstrom zu eliminieren vermögen, sind in dieser Hinsicht noch mehr gefährdet als andere. Weitere Manifestationen von E. coli-Infektionen umfassen *eiternde Prozesse im Hautbereich,* u. a. im Zusammenhang mit chirurgischen Eingriffen (z. B. bei Diabetikern), *ischämisch bedingte Gangrän, perirektale Phlegmonen* und *metastatische Infektionsherde* (s. o.). Nicht selten lassen sich E. coli auch aus dem *Sputum* isolieren, mehrheitlich allerdings im Sinn einer Mischinfektion. Reine, nicht hämatogene E. coli-Pneumonien bilden eine Ausnahme.

Besondere Probleme stellen sich bei *E. coli-Infektionen Neugeborener.* Abgesehen von der Möglichkeit einer Besiedelung durch enteropathogene Keime, sind vor allem bei Frühgeborenen *Bakteriämien* durch die verschiedensten Stämme von E. coli zu fürchten, die u. a. zu *Meningitiden* und/oder – noch häufiger – *hämatogenen Pyelonephritiden* Anlaß geben können. Die Anfälligkeit Frühgeborener gegenüber dieser Art infektiöser Komplikationen wurde von verschiedenen Autoren mit einer noch ungenügenden passiven Immunisation von Seiten der Mutter (IgG-Antikörper) und der noch nicht voll ausgebildeten Fähigkeit zur Eigenproduktion von Antikörpern (zunächst IgM) in Zusammenhang gebracht.

Durch E. coli verursachte *Gastroenteritiden,* die sich u. a. durch Erbrechen und profuse Diarrhoe kennzeichnen, sind hauptsächlich bei Kindern im Alter von weniger als 2 Jahren gefährlich. Das dafür verantwortliche *Enterotoxin* übt eine ähnliche Wirkung aus wie Choleratoxin und verursacht eine rasch eintretende Dehydratation, verbunden mit Störungen des Elektrolyt- und Säuren-Basen-Haushaltes (S. 803 und Abb. 140, S. 810). Die *Diagnosestellung* beruht größtenteils auf einem kulturellen Nachweis des Keimes, verbunden mit serologischer Typisierung. Neuerdings empfehlen sich zur Identifizierung von EPEC z. T. auch immunfluoreszenzmikroskopische Methoden, die den Vorteil des Zeitgewinns haben, aber nicht immer zuverlässige Resultate liefern. *Therapeutisch* kommen grundsätzlich die verschiedensten Breitspektrum-Antibiotika in Frage; in der Praxis wird man sich jedoch hauptsächlich auf die erhaltenen *Antibiogramme* stützen.

Prophylaxe: Vorsichtsmaßnahmen, die denen bei Shigellose und anderen hochinfektiösen Infektionen durch Enterobakterien entsprechen, sind vor allem im Hinblick auf säuglingspathogene Kolistämme angezeigt. Dabei sei nochmals betont, daß Erwachsene, die häufig keinerlei Symptome aufweisen, als Infektionsquellen in Betracht kommen (S. 1662). Der sog. *Coli-Titer im Trinkwasser* gilt als guter Hinweis darauf, in welchem Ausmaß dieses durch Fäkalien verunreinigt ist und demnach auch andere pathogene Keime enthalten könnte.

Beispiele:

- Das hitzelabile *Enterotoxin* von E. coli wirkt nach neueren Befunden über eine Aktivierung der enterozytären Adenylat-Zyklase, ähnlich wie im Fall von Choleratoxin. Die Aktivierung erfolgt möglicherweise durch eine ADP-Ribosylierung der Zyklase selbst oder eines Proteins, das die Aktivität der letzteren reguliert.
- Abgesehen von den *L. T. (hitzelabilen)- und S. T. (hitzestabilen)-Enterotoxinen,* die der pathogenen Wirkung verschiedener EPEC-Stämme zugrunde liegen, gibt es wahrscheinlich noch weitere Mechanismen, über die nicht invasive E. coli

Gastroenteritiden hervorrufen können (andere Enterotoxine?).

- Toxigene E. coli in einer Infektionsdosis von 10^8 Keimen führten bei Freiwilligen nur dann zu Diarrhoe, wenn sie das – serologisch nachweisbare – sog. *»colonisation factor antigen« (C. F. A.)* aufwiesen. Dieses spielt wahrscheinlich bei der Haftung der Keime an der Enterozytenoberfläche eine Rolle.
- Neuere Erhebungen haben erkennen lassen, daß *Nierenschäden infolge Harnwegsinfekten bei Mädchen* vor allem im Alter von weniger als 5 Jahren erworben werden.
- Versuche an *Kaninchen* machten deutlich, daß die hämatogene, durch E. coli verursachte *Pyelonephritis* mit einem Haften der Keime an der Hülle von Gefäßendothelien im Bereich der Nieren-Endstrombahn beginnt. Kurz danach treten – möglicherweise z. T. infolge Aktivierung des Komplements auf dem alternativen Weg – Granulozyten, Monozyten und Plättchenaggregate auf.
- Der Nachweis von *Mikroorganismen der Alcalescens-Dispar-Gruppe* hat in der Regel eine ähnliche Bedeutung wie der von E. coli.
- *Antibiotika,* die bei Infektionen durch E. coli eine günstige Wirkung erzielen können, umfassen u. a. Tetrazykline, Chloramphenikol, Ampizillin, Gentamizin, Kanamyzin, Polymyxin B und Kolistin. Für »tiefe« Infektionsherde wird vor allem Ampizillin empfohlen, vorausgesetzt, daß das Antibiogramm nicht dagegen spricht. Nitrofurantoin wird vor allem Patienten mit E. coli-Bakteriurie verschrieben.
- Zu den *prophylaktischen Maßnahmen* bei Gefahr einer E. coli-Infektion in Säuglingsstationen gehören Isolation, antimikrobielle Therapie und äußerste Reinlichkeit. Das letztere gilt auch für die Behandlung schwerkranker Erwachsener in Spitälern, bei denen vor allem im Zusammenhang mit Katheterismus und chirurgischen Eingriffen große Sorgfalt am Platz ist.

192.3. Infektionen durch Klebsiellen, mit Hinweisen auf verwandte Keime, wie Enterobacter und Serratia

---

Definitionen: Die nah verwandten Gattungen *Klebsiella, Enterobacter* und *Serratia* bilden eine Gruppe von Enterobakterien, die hinsichtlich Häufigkeit des Auftretens im Rahmen krankhafter infektiöser Prozesse nur E. coli nachstehen. Dies gilt in erster Linie für die Klebsiellen (u. a. *»Klebsiella pneumoniae«* = *»Friedländer-Bazillus«*), die in zahlreichen, durch Kapselantigene gekennzeichneten Typen vorkommen, normalerweise im Verdauungstrakt sowie anderen, mit der Außenwelt kommunizierenden Hohlraumsystemen vorhanden sein können und u. a. *Pneumonien, Sinusitiden* und *Urogenitalinfektionen* verursachen. Die *Klebsiella rhinoscleromatis* ist der wahrscheinliche Erreger des *Rhinoskleroms,* und *Klebsiella ozaenae* steht möglicherweise mit wenigstens einem Teil der Fälle von *Ozaena* in Beziehung. Die pathogene Rolle von Enterobacter und Serratia ist noch nicht befriedigend geklärt.

Ätiologie: *Klebsiellen* sind ziemlich plumpe, Gram-negative, unbegeißelte Stäbchenbakterien, die eine dicke, vorwiegend aus Polysacchariden bestehende Kapsel aufweisen. Die letztere ist Träger der typenspezifischen Kapselantigene, von denen man mehr als 75 kennt. Unter der Bezeichnung *»Klebsiella pneumoniae«* (*»Friedländer Bazillus«*) faßt man jene Typen zusammen, die beim Menschen Pneumonien erzeugen können. Von dieser »Spezies«, die sich bei einem erheblichen Teil der Population u. a. in der Mikroflora von Mund und Darm nachweisen läßt, sind die *Klebsiella rhinoscleromatis,* der vermutliche Erreger des Rhinoskleroms, und die *Klebsiella ozaenae,* die vielleicht z. T. für die Entstehung einer Ozaena (»Stinknase« bei Atrophie der Nasenschleimhaut) verantwortlich ist, abzugrenzen. In *Kultur in vitro* vergären die *Klebsiellen* – wie E. coli – Laktose, Glukose sowie Mannit und spalten Harnstoff; dagegen produzieren sie in der Regel kein Indol. In KCN-haltigen Medien sind sie imstande, sich zu vermehren. Von den Genera *Enterobacter* und *Serratia* unterscheiden sich die Klebsiellen u. a. durch ihre Unbeweglichkeit und ein anderes Verhalten inbezug auf die Aktivität gewisser Aminosäuren-Dekarboxylasen. Serratia (früher: »Bacillus prodigiosus«) ist zudem »Laktose-negativ«. Eine Differenzierung dieser Keime läßt sich außerdem durch serologische Methoden erreichen. Schließlich kann erwähnt werden, daß Klebsiellen – im Gegensatz zu Enterobacter und Serratia – in der Regel gegenüber Zephalosporinen empfindlich sind. Die Kolonien von Klebsiellen fallen meist durch ihre zäh-schleimige Beschaffenheit auf.

Epidemiologisch ergeben sich z. T. ähnliche Probleme wie im Fall derjenigen E. coli-Infektionen, die die Nieren und Harnwege betreffen. Im Gegensatz zu E. coli sind Klebsiellen im Nasenrachenraum und in der Mundhöhle nicht selten vertreten, so daß für deren Übergreifen auf die Lungen Faktoren zu berücksichtigen sind, wie sie im Zusammenhang mit den Pneumokokken-Infektionen diskutiert wurden (S. 1881).

Pathogenese: Die invasiven Eigenschaften von Klebsiella pneumoniae hängen in erster Linie von der *antiphagozytären Wirkung ihrer »Schleimkapsel«* ab. Nicht bekapselte (R-)Stämme verhalten sich avirulent. Im Gegensatz zu Streptococcus pneumoniae und Haemophilus influenzae scheinen sich bei Klebsiella pneumoniae zwischen den Stämmen mit verschiedenen K-Antigenen keine erheblichen Unterschiede inbezug auf die Pathogenität bzw. Virulenz der Keime zu zeigen. Obwohl sich Klebsiella pneumoniae bei ungefähr 5–10% gesunder Individuen im Darmtrakt und/oder im Nasenrachen- und Mundbereich nachweisen läßt, sind diese Erreger selten die primäre Ursache einer Pneumonie. Bei Hospitalisierten finden sie sich in den genannten Lokalisationen häufiger als bei nicht Hospitalisierten, was auf die Möglichkeit eines gewissen Maßes von *Hospitalismus* hinweist. Individuen mit herabgesetzter Abwehrkraft (z. B. Alkoholiker) sind häufiger Opfer einer *»Friedländer-Pneumonie«* als andere. Es darf angenommen werden, daß typenspezifische Antikörper eine wirksame Opsonisierung der Klebsiellen bewerkstelligen können. Hinsichtlich der Fälle von *Harnwegsinfektionen* durch Klebsiellen gelten ähnliche Überlegungen wie für solche durch E. coli; allerdings werden Klebsiellen relativ häufiger bei obstruktiven Harnwegserkrankungen nachgewiesen, die sich durch eine gewisse Chronizität auszeichnen. Gesamthaft betrachtet, spielen die Klebsiellen als Erreger von Pyelonephritiden und Zystitiden eine größere Rolle als hinsichtlich Pneumonien. *Enterobacter* und *Serratia* werden ebenfalls vor allem bei Harnwegsinfekten isoliert, allerdings wesentlich weniger oft als Klebsiellen, und ihre Bedeutung als selbständige Krankheitserreger ist z. T. noch umstritten. *Klebsiellen-Bakteriämien* können zu ähnlichen metastatischen

Infektionen führen wie E. coli (S. 1893). Die *Klebsiellen-Sepsis* ist wegen der Gefahr des Endotoxin-Schocks gefürchtet. Solche Komplikationen werden z. B. bei Diabetikern beobachtet, ferner bei Individuen, die Antibiotika mit keiner der geringer Wirkung auf Klebsiellen erhalten hatten.

Morphologisch zeigt die *Friedländer-Pneumonie* ein ähnliches Bild wie die lobäre Pneumokokken-Pneumonie, nur findet sich auf den Schnittflächen des entzündlich veränderten Lungengewebes ein leicht fadenziehender Abstrichsaft, und das Gewebe erscheint etwas livide verfärbt. Zudem ist seine Brüchigkeit deutlicher erhöht als im Fall der Pneumokokken-Pneumonien. Mikroskopisch findet dies seine Erklärung darin, daß vielerorts die Interalveolarsepten nekrotisch sind, was bei Pneumokokken-Pneumonien selten der Fall ist. Lungenabszesse und Lungenempyeme stellen relativ häufige Komplikationen dar. In mehr als der Hälfte der Fälle von Friedländer-Pneumonie besteht eine Bakteriämie, was verständlich macht, daß dann und wann septisch-metastatische Herde z. B. in den Meningen, im Bereich von Gelenken u. a. gefunden werden. Fälle von Klebsiellen-Endokarditis sind ebenfalls bekannt. Bei *chronischer Klebsiellen-Infektion des Respirationstraktes* beobachtet man nicht selten deutliche Bronchiektasien und Fibrosierungen, ganz abgesehen von chronischen Abszessen. *Harnwegsinfektionen* durch Klebsiellen, insbesondere auch *Pyelonephritiden,* zeigen ähnliche morphologische Veränderungen wie bei solchen anderer Ätiologie (S. 789). Dasselbe gilt für hämatogen entstandene Infektionsherde, u. a. *Otitis media, Cholezystitis* u. a. sowie *Peritonitiden, subphrenische Abszesse* u. a. m.

Folgen und **Symptome** von Infektionen durch Klebsiella pneumoniae: *Friedländer-Pneumonien,* die wahrscheinlich weniger als 1% aller Fälle von Lungenentzündung ausmachen und vor allem bei Männern im Alter von mehr als 40 Jahren – insbesondere bei Alkoholikern und Diabetikern – beobachtet werden, hatten früher eine sehr schlechte Prognose (bis mehr als 80% Letalität, Todeseintritt z. T. innerhalb von 48 Std nach Beginn der Symptome). Auch heute noch ist die Prognose ernst, obschon relativ wirksame Antibiotika zur Verfügung stehen. Die Erkrankung fängt offenbar nicht selten damit an, daß erregerhaltiges oropharyngeales Sekret aspiriert wird. Die klinischen Manifestationen gleichen denen bei schwerer Pneumokokken-Pneumonie und können abrupt einsetzen. Ein zähes, bräunliches oder rotes (»Johannisbeer-Gelée-artiges«) Sputum, das früher als für Friedländer-Pneumonie »typisch« bezeichnet wurde, findet sich nur in etwa einem Drittel der Fälle. Die Lungenveränderungen setzen in einem erheblichen Teil der Fälle im rechten Oberlappen ein, breiten sich dann aber – falls nicht rechtzeitig mit der antibiotischen Therapie begonnen wird – rasch auf die übrigen Lappen aus. Abgesehen von schweren Pneumoniesymptomen, wie Tachypnoe, Dyspnoe, Nasenflügelatmen und Zyanose, kommt es bei einem Teil der Patienten zu Erbrechen und Durchfall, hie und da auch zu Ikterus. Die Blutleukozytenzahl kann, anstatt anzusteigen, sinken, vor allem bei Alkoholikern. Auf Komplikationen, wie Lungenabszeß und Pleuraempyem, die bei Klebsiellen-Pneumonien häufiger vorkommen als bei Pneumokokken-Pneumonien, wurde schon aufmerksam gemacht. In selteneren Fällen führt die Klebsiellen-Infektion der Lungen zu einer *chronischen nekrotisierenden Pneumonie,* die mit Vorliebe die Obergeschosse der Lungen befällt, mit Kavernenbildung einhergehen kann und klinisch große Ähnlichkeit mit einer progredient verlaufenden Tuberkulose hat. Die *übrigen Formen von Klebsiellen-Infektionen* (s. o.) verursachen der Lokalisation und dem Schweregrad des infektiösen Prozesses entsprechende Symptome. Wie erwähnt, besteht bei Bakteriämie die Gefahr eines *Endotoxin-Schockes.* Die *Diagnosestellung* erfolgt durch den Erregernachweis. Schon das Gram-gefärbte Präparat von Sputumausstrichen kann einen gewissen Hinweis liefern, indem man die plumpen, Gram-negativen, oft von einem hellen Hofe umgebenen Keime in der Regel erkennen kann. Allerdings liegt oft eine Mischflora vor, an der sich auch Gram-positive Keime beteiligen, so daß die Klebsiellen u. U. übersehen werden. Die endgültige Identifikation der Klebsiellen erfolgt kulturell (s. o.), z. T. auch durch Tierversuche. Für Mäuse sind die Keime hochpathogen und führen z. T. schon nach einigen Stunden zu einer tödlichen Septikämie. Abgesehen vom Sputum versucht man den Erregernachweis z. T. auch im Pleuraexsudat und/oder im Blut. Für die *Therapie* kommen verschiedene Antibiotika in Frage, u. a. Gentamizin oder Kanamyzin, kombiniert mit Zephalothin, Zephapirin oder Zefazolin. Im Fall chronischer, durch Klebsiellen verursachter *Harnwegsinfekte bzw. Pyelonephritiden* finden sich in wechselndem Maß die für solche Prozesse typischen Störungen (S. 790). Die Therapie gestaltet sich in solchen Fällen noch schwieriger als z. B. bei E. coli-Infektionen.

Bemerkungen zum Rhinosklerom

Bei dieser, vermutlich durch *Klebsiella rhinoscleromatis* oder allenfalls den *Typ C von Klebsiella pneumoniae* verursachten Infektionskrankheit handelt es sich um einen chronischen, progressiven, granulomatösen Prozeß, der vor allem die Schleimhaut des Nasenrachenraumes befällt. Dieses Leiden wird hierzulande fast nicht mehr angetroffen.

Ozaena

Diese entspricht einer Rhinitis atrophicans, die langsam progredient fortschreitet und mit der Bildung von Krusten, z. T. auch eines eitrigen Exsudats, sowie dem Auftreten eines üblen Geruches einhergeht. Die Frage, ob der Prozeß auf einer Infektion durch *Klebsiella ozaenae* beruht, kann noch nicht abschließend beantwortet werden.

Infektionen durch Enterobacter

Enterobacter (Aerobacter), ein Gram-negatives, bewegliches Stäbchenbakterium, das in der Regel Laktose zu spalten vermag, spielt in der Humanmedizin eine ähnliche – wenn auch wesentlich weniger bedeutsame – Rolle als Klebsiellen. *Enterobacter aerogenes,* in geringerem Maß auch *Enterobacter cloacae,* verursachen vor allem *Harnwegsinfekte,* z. T. mit *Pyelonephritis.* Die früher als *Hafnia* (z. T. Haffnia geschrieben) bezeichneten Keime, die ähnliche Infektionskrankheiten hervorrufen können, nennt man heute z. T. *Enterobacter hafniae.*

Serratia-Infektionen

Serratia (früher: »Bacillus prodigiosus«), die im Gegensatz zu Enterobacter Laktose meistens nicht vergärt, kann ebenfalls als ein opportunistischer Keim bezeichnet werden, der *Harnwegsinfekte* und *Pyelonephritiden* zu erzeugen vermag. Wahrscheinlich sind Serratien – z. B. *Serratia marcescens* – im Rahmen von Mischinfektionen häufiger beteiligt, als man aus den Statistiken entnehmen könnte.

192.4. Infektionen durch Proteus und ähnliche Keime

Definitionen: Vom Genus *Proteus* (P.) sind vor allem die Spezies *P. mirabilis,* weniger häufig auch *P. vulgaris, P. morganii* und *P. rettgeri,* Erreger von *Harnwegsinfekten* bzw. *Pyelonephritiden,* allerdings oft im Sinn einer zusätzlichen bzw. sekundären Infektion. Zu den klinisch wichtigsten *Proteus-Infektionen* gehören diejenigen der *Harnwege,* wobei eine mehr oder weniger ausgeprägte *Pyelonephritis* damit verbunden sein kann. Durch den Harnstoff-spaltenden Keim kommt eine erhebliche *Alkalisierung des Urins* zustande, was die Konkrementbildung fördert. Proteus wird recht häufig auch bei *Wundinfektionen, Verbrennungen, Otitis externa, Otitis media, Mastoiditis, Sinusitis, Konjunktivitis-Keratitis* (u. U. mit Bildung von Hornhautgeschwüren, selten mit Panophthalmie), *Peritonitis* u. a. m. nachgewiesen. Die *Proteus-Sepsis,* die ihren Ausgang mehrheitlich vom Harntrakt nimmt, ist u. a. wegen der Gefahr eines Endotoxin-Schocks gefürchtet.
Providencia verhält sich in pathogenetischer Hinsicht ähnlich wie Proteus, wird aber seltener isoliert als der letztere.

Zur **Ätiologie:** *Proteus* (P.) gehört zu den beweglichsten Gram-negativen Stäbchenbakterien (peritriche Begeisselung). Zur Vergärung von Laktose und Mannit ist dieser Keim nicht imstande, dagegen produziert er aus Glukose Säure sowie Gas und spaltet mit Hilfe einer Urease Harnstoff. Nur *P. mirabilis* vermag Indol zu bilden. In KCN-haltigem Medium ist er zur Vermehrung fähig. Auf Plattenkulturen fällt das »schwärmende« Wachstum auf. *Providencia* zeigt im Gegensatz zu Proteus nur z. T. Beweglichkeit, ist aber ebenfalls Laktose-negativ.

Epidemiologie: Proteus findet sich nicht nur in der Fäkalflora, sondern kann auch z. B. in feuchtem Boden, Mist, Abfällen bzw. Abwässer u. a. m. nachgewiesen werden. Die Infektion erfolgt in der Regel durch Kontakt mit kontaminiertem Material bzw. Flüssigkeiten.

Pathogenese: Proteus-Spezies zeigen eine Vorliebe für die Besiedlung bereits geschädigten Gewebes (z. B. Hautverbrennungen, -wunden oder -geschwüre). Die Harnwege besiedelt dieser Keim vor allem, wenn anatomische Veränderungen, wie Obstruktionen, vorliegen. Urolithiasis ist nicht selten mit Proteusinfektion verbunden. In vielen Fällen ist Proteus nicht der primär infizierende Keim, sondern tritt später, bei bereits bestehender Besiedelung durch andere Mikroorganismen, hinzu.

Morphologisch finden sich bei *Harnwegsinfekten* durch Proteus (vor allem P. mirabilis) nicht selten gewisse Besonderheiten, wie die *»alkalische inkrustierte Zystitis«,* die auf einer Präzipitation von Kalzium-, Magnesium- und Ammoniumsalzen im alkalischen Milieu beruht. Aus demselben Grund fördert eine Proteusinfektion der Harnwege auch die *Urolithiasis,* insbesondere in Form von Tripelphosphatkonkrementen. Bei *Otitis media* mit Besiedelung durch Proteus kann es zu einer um sich greifenden Nekrose kommen, die u. U. auch den Knochen einbezieht. Im übrigen zeigen die bei Proteus-Infektionen erhobenen morphologischen Befunde keine Besonderheiten, die sie von Veränderungen infolge Besiedelung durch andere Keime deutlich unterscheiden ließen.

Folgen und **Symptome:** Bei *Wundinfektionen,* die u. a. dann mit Vorliebe eine reiche Besiedelung durch Proteus zeigen, wenn der Patient unter antibiotischer Therapie steht, ergeben sich in der Regel keine erheblichen Komplikationen, wenn nicht nekrotisches Gewebe vorhanden ist. Diese annähernd saprophytäre Eigenschaft von Proteus zeigt sich auch bei *Verbrennungen.* Die *Proteus-Otitis,* die man z. T. aufgrund des leicht fetiden Geruch vermuten kann, führt u. U. zu schweren Komplikationen, indem der nekrotisierende Prozeß im Ohrinnern auf den Knochen und die großen Sinus der Dura übergreifen mag. Fazialisparesen sind in solchen Fällen keine Seltenheit. Ebenso gefürchtet ist eine Besiedelung von *Hornhautverletzungen* durch Proteus, da hierbei Ulzera entstehen können, die hie und da in eine Panophthalmitis (»Panophthalmie«) ausmünden. Bei *Peritonitiden,* z. B. infolge Darmperforation, isoliert man aus dem Peritonealexsudat nicht selten Proteus, allerdings meist zusammen mit anderen enterischen Keimen. Bei *Harnwegsinfektionen durch Proteus,* die man am ehesten bei obstruktiven Veränderungen und/oder nach Katheterisierung der Harnblase, allenfalls auch bei Diabetikern oder nach wiederholter antibiotischer Therapie antrifft, besteht eine Tendenz zu Chronizität. Auf das relativ häufige Zusammentreffen einer *Urolithiasis* mit Proteus-Infektionen wurde schon hingewiesen: Die Symptomatik solcher Leiden kam früher zur Sprache (S. 794). *Proteus-Bakteriämien* transitorischer Art sind wahrscheinlich kein seltenes Ereignis. Die *Proteus-Sepsis* kennzeichnet sich – wie die durch andere Gram-negative Keime hervorgerufenen Septikämien – u. a. durch hohes Fieber, oft Schüttelfröste, Leukozytose, u. U. me-

tastatische Abszesse und – häufig – Endotoxinschock. Am ehesten geht ein solcher Prozeß von einem Harnwegsinfekt aus. Die *Diagnosestellung* stützt sich auf den Erregernachweis, der kulturell zu erfolgen hat, u. a. durch Anwendung biochemischer Teste, die es gestatten, die einzelnen Proteus-Spezies auseinanderzuhalten. Dies ist vor allem im Hinblick auf die *Therapie* wichtig, da fast nur Proteus mirabilis auf Penizillin und andere Antibiotika anspricht; aber auch dieser Keim erweist sich oft als therapieresistent. *Prophylaktisch* bleibt – zumal in Spitälern, in denen Proteusinfektionen um sich greifen können – nur die Anwendung strikter aseptischer und/oder antiseptischer Maßnahmen einigermaßen erfolgreich.
Ähnliche Überlegungen gelten auch für Infektionen durch *Providencia,* die ebenfalls oft im Rahmen von Mischinfektionen der Harnwege isoliert wird.

192.5. Infektionen durch Salmonellen

Allgemeines zu den Salmonellen-Infektionen

Definitionen: Die für Menschen und meist auch Tiere pathogenen, Gram-negativen, peritrich begeißelten und deshalb beweglichen, nicht sporenbildenden Keime des *Genus Salmonella* (S. 1682) kann man nach verschiedenen Gesichtspunkten einteilen. Nach dem *Schema von Kauffmann-White* werden Spezies mit gleichen *O-Antigenen* (nachfolgend in Klammern angegeben) in *Gruppen* zusammengefaßt: *A: S. paratyphi A* (2,12); *B: S. paratyphi B* (4,12), *S. typhi murium* (oder typhimurium, 4,12); *C: S. cholerae suis* (6,7); *D: S. typhi* (9,12,Vi), *S. enteritidis* (9,12), *S. sendai (9,12); E: S. zanzibar* (3,10), *S. oxford* (3,10), *S. winchester* (3,10), *S. amsterdam* (3,10) u. a. m. Die hier innerhalb der Gruppen angeführten Spezies stellen nur einzelne Beispiele dar. Im wesentlichen handelt es sich bei dieser Klassierung um Salmonellengruppen, die sich aus Salmonellenarten mit gleichen O-Antigenen, jedoch unterschiedlichen H-Antigenen zusammensetzen. Neuerdings gibt man bei Salmonellen die sog. *Antigenformel* an, wobei die O-Antigene in Fettdruck mit arabischen Zahlen (1–61), Vi-Antigene mit (Vi), Phase-1 H-Antigene mit kleinen Buchstaben und Phase-2 H-Antigene mit Ziffern angegeben werden (z. B. S. typhi: 9,12, (Vi):d:-). Insgesamt kennt man mehr als 2000 serologisch verschiedene Typen von Salmonellen, die sich in der Art der pathogenen Wirkung z. T. erheblich voneinander unterscheiden. Das *Wirtsspektrum* variiert ebenfalls, indem z. B. S. typhi unter natürlichen Bedingungen fast nur beim Menschen eine Infektionskrankheit hervorruft, während andere Salmonellen Tiere und Menschen in ähnlicher Weise besiedeln und schädigen können. Aufgrund der *biochemischen Eigenschaften der Salmonellen* wurden früher drei Spezies auseinandergehalten: S. typhi, S. cholerae suis und S. enteritidis. Während S. typhi und S. cholerae suis bisher nur in *einem* Serotyp gefunden wurden (s. Gruppen C und D, oben), umfaßt S. enteritidis nach dieser Einteilung mehr als 1700 Serotypen in allen oben erwähnten Gruppen, d. h. auch sehr zahlreiche Spezies nach dem Kaufmann-White'schen Schema.
In *klinischer Hinsicht* lassen sich die Salmonellen-Infektionen in vier große Gruppen klassieren, die sich allerdings z. T. überlappen. 1) Die sog. *enterischen Fieber,* wie sie für den *Typhus abdominalis* (S. typhi) und den *Parathyphus* (S. paratyphi, S. enteritidis u. a.) charakteristisch sind, stellen *Allgemeininfektionen* mit/bei mehr oder weniger ausgeprägten *enteritischen Störungen* dar. 2) Bei der *Septikämie* (S. cholerae suis u. a.) handelt es sich ebenfalls um eine Allgemeininfektion, jedoch fehlen nennenswerte enteritische Symptome. 3) Bei der *Gastroenteritis* (z. B. S. typhi murium u. a.) haben wir es in der Regel mit einer *»Nahrungsmittelvergiftung«* zu tun, die durch Einnahme großer Mengen von Keimen zustande kommt und daher schon nach kurzer Zeit zu Schleimhautreizungen im Verdauungskanal Anlaß gibt, jedoch meistens nicht mit einer hämatogenen Aussaat der Salmonellen einhergeht. 4) *Lokalisierte Salmonelleninfektionen* können an verschiedenen Stellen auftreten. *Asymptomatische Salmonellenträger* stellen eine häufige Erscheinung dar und spielen als Infektionsquellen eine wichtige Rolle. Hie und da, z. B. bei Infektionen der Gallenblase oder der Nieren und Harnwege, beherbergen Patienten Salmonellen (im besonderen auch S. typhi) über lange Zeit; gelangen die Keime mit den Fäzes oder allenfalls mit dem Urin nach außen, sprechen wir von *Dauerausscheidern.*

Kommentar zu den Salmonellen
Alle Salmonellen sind dank ihrer *peritrichen Begeißelung* beweglich, was, wie gesagt, möglicherweise die Endozytose durch Phagozyten behindert. Ob von Spezies zu Spezies und von Typ zu Typ Unterschiede in der Motilität bestehen, ist umstritten. Die Keime *lassen sich auf konventionellen Nährböden leicht züchten.* Die Identifizierung der Salmonellen erfolgt zunächst immer kulturell, wobei man sich auf sog. *biochemische Reihen* stützt: Typischerweise vergären diese Keime Glukose und Mannit, nicht aber Laktose; eine Harnstoffspaltung vermögen die Salmonellen ebenfalls nicht zu vollziehen, und Indol produzieren sie nicht. Im Gegensatz zu anderen Salmonellen bildet Salmonella typhi bei der Mannitspaltung kein Gas. Die Anwesenheit von KCN im Medium hemmt oder verhindert das Wachstum der Salmonellen, ähnlich wie im Fall der Escherichien und Shigellen. Die genaue Bestimmung der Salmonellen beruht auf der *serologischen Antigenanalyse.* Durch Kochen kann man die hitzelabilen *Geißel- oder H-Antigene* zerstören und so

die hitzestabilen *Körper- oder O-Antigene* ermitteln. Zum Nachweis der *H-Antigene* benützt man Formaldehyd-behandeltes Material, da dabei nur diese erhalten bleiben. Die diagnostische Antigentabelle nach Kauffmann-White gestattet, wie erwähnt, eine Zuordnung isolierter Salmonellen zu der einen oder anderen Spezies bzw. zu einzelnen Typen (s. o.). Für die O-Antigen-Bezeichnung benützt man die Zahlen 1–61, für die H-Antigene (1. Phase) die Buchstaben a–z sowie z_{1-61}. Außerdem werden z. T. sog. H-Antigene der 2. Phase bestimmt (»unspezifische Phase«, s. o.). Außer den O- und H- kennt man ferner sog. *Vi-Antigene,* d. h. thermolabile Körperantigene, die vor allem bei S. typhi und S. paratyphi vorkommen und – da sie in der äußersten Schicht der Zellwand lokalisiert sind – eine O-Agglutination verhindern können. Salmonellen mit Vi-Antigenen sind *virulenter* als solche ohne; die Gründe für dieses Verhalten sind nicht befriedigend geklärt. Man kennt schließlich Salmonellen mit *K-Antigenen* (K für »Kapsel«), die den Kapsel-Polysacchariden von Meningokokken oder Haemophilus nahe stehen. Zahlreiche Salmonellen-Spezies lassen sich durch *typenspezifische Bakteriophagen* weiter unterteilen (*Lysotypie,* S. 1698), so daß die Gesamtzahl differenter Keime diese Genus noch weit über den mehr als 2000 liegt, die aufgrund des Antigenmosaiks auseinandergehalten werden können. Die *toxische Wirkung* von Salmonellen beruht nach dem bisher bekannten vor allem, wenn nicht ausschließlich, auf der Freisetzung von *Endotoxin,* das – wie bei anderen Gram-negativen Bakterien – Lipopolysaccharidcharakter hat. Dabei unterscheidet man einen zentralen (»core«-) Anteil von Polysacchariden, der mehr oder weniger bei allen Gram-negativen Keimen vorhanden ist, ferner O-spezifische Polysaccharide, die einerseits die Virulenz mitbestimmen und andererseits für die serologische Spezifität maßgebend sind, sowie schließlich *Lipid A,* dem hinsichtlich Toxizität offenbar die Hauptrolle zukommt. Die Gründe dafür, daß kleine Unterschiede der O-Antigene bzw. das Vorhandensein oder Fehlen von Vi-Antigen die krankmachende Wirkung der Keime entscheidend beeinflussen, sind auf molekularer Ebene noch nicht aufgedeckt worden. *Salmonellen-Spezies* werden heute oft nach dem Ort benannt, wo sie festgestellt wurden; ältere Namengebungen beziehen sich auf die Art der Erkrankung (z. B. S. typhi, S. paratyphi u. a.) oder den Entdecker.

Zur Häufigkeit von Salmonellosen

In zivilisierten Ländern beobachtet man – zumal in Friedenszeiten – nur vereinzelte Fälle oder kleinere Epidemien von *Typhus abdominalis* oder *Paratyphus.* In Kriegszeiten kann sich dies jedoch rapide ändern (vgl. dazu die Typhus-Epidemie unter ostdeutschen Flüchtlingen im Jahr 1945, als allein in Greifswald 16000 Fälle von Typhus beobachtet wurden). In Gebieten mit schlechten hygienischen Bedingungen ist der Typhus noch heute endemisch (z. B. in einigen Mittelmeerländern). Über die Häufigkeit der *übrigen Salmonellosen,* die z. T. in vermehrtem Maß diagnostiziert werden, weiß man weniger genau Bescheid, insbesondere, was die dafür verantwortliche Spezies von Salmonella anbelangt. In USA gehörten in den Jahren 1965–1974 die folgenden Arten zu den häufigen Isolaten: S. typhi murium, S. enteritidis, S. newport, S. heidelberg, S. infantis, S. saint-paul, S. thompson, S. derby, S. javiana; S. typhi murium war dort für annähernd einen Drittel der Fälle verantwortlich (s. u.). Neuerdings wird in zunehmendem Maß S. agona isoliert. In Frankreich beobachtete man im Jahr 1974 viele Erkrankungen infolge Infektion durch S. wein, die heute auch in anderen Kontinenten gefunden wird.

Bemerkungen zur allgemeinen Epidemiologie der Salmonellosen

Mit Ausnahme der *S. typhi,* für die der Mensch im wesentlichen das einzige Reservoir darstellt, sind *Salmonellenträger* – neben dem Menschen – viele Tierarten, u. a. auch Haustiere, Säuger ebenso wie Geflügel. Die Übertragung erfolgt *fäkal-oral,* wobei die Keime an der Außenwelt – z. B. in *Nahrungsmitteln* oder im *Trinkwasser* – z. T. ziemlich lange überleben können. Nach erfolgter Infektion scheidet das betroffene Individuum nicht selten noch während Wochen bis etwa 4 Monaten Erreger aus. Von eigentlichen *Dauerausscheidern* reden wir indessen erst, wenn die Keimausscheidung noch 1 Jahr und mehr nach der Infektion fortdauert. Früher wurde jeder 50. Typhuskranke, der die akute Infektion überlebte, zu einem Dauerausscheider; in etwa der Hälfte der Fälle handelte es sich hierbei um eine chronische – oft eitrige – *Cholezystitis* infolge Besiedelung durch S. typhi. Zur Zeit, d. h. seit der Einführung antibiotischer Mittel, sind Dauerausscheider wesentlich seltener anzutreffen. Die *Cholezystektomie* hat aber heute noch eine 50%-ige Chance, das Dauerausscheidertum abzubrechen. *Salmonellen,* die auch tierpathogen sind und z. B. von *Schweinen, Rindern, Enten* u. a. ausgeschieden werden, ist weit schwieriger beizukommen. Allerdings handelt es sich hierbei größtenteils um Erreger *gastroenteritischer Salmonellosen:* Zu deren Zustandekommen bedarf es sehr großer Infektionsdosen, was fast nur möglich ist, wenn sich die Keime auf bzw. in gelagerten *Nahrungsmitteln* vermehren können. Sehr häufig handelt es sich hierbei um *Fleisch- und/oder Milchprodukte,* die durch erregerhaltige Fäkalien kontaminiert worden waren. Hie und da können Fleisch und Milch primär infiziert gewesen sein. *Trinkwasser* kommt fast nur im Fall typhöser Formen von Salmonellose als Infektionsquelle in Frage, weil hier die Infektionsdosis relativ gering ist. Krankheiten, wie der *Typhus abdominalis,* werden daher u. U. auch durch *Schmierinfektion* übertragen, was bei gastroenteritischen Salmonellosen kaum je der Fall ist.

Offene Fragen im Zusammenhang mit der Pathogenese von Salmonellosen

Wie schon erwähnt wurde, unterscheidet sich das Krankheitsbild des Typhus bzw. der Salmonellen-Septikämie von demjenigen der Salmonellen-Gastroenteritis vor allem dadurch, daß die Keime aus dem Darm – z. T. auch schon aus dem Oropharynx – rasch in die Blutbahn übertreten und sich in den verschiedensten Organen vermehren, während sie bei der letztgenannten Form im wesentlichen auf den Intestinaltrakt beschränkt bleiben. Die Gründe für diese unterschiedliche Ausbreitungsweise der Erreger sind noch weitgehend unklar. Bei der Gastroenteritis scheinen die *neutrophilen Granulozyten* eine wirksame Abwehr bilden zu können, was ihnen beim *Typhus* offenbar in manchen Fällen nicht gelingt. Zum letztgenannten Krankheitsbild gehört sogar typischerweise eine *Neutropenie,* ganz abgesehen von dem z. T. erheblichen *Lymphozytenuntergang.* Verschiedene Beobachtungen sprechen dafür, daß beim Typhus abdominalis in erster Linie *zellgebundene Immunreaktionen* eine protektive Wirkung entfalten. Ob im Rahmen dieses Geschehens – z. B. im Sinn einer Überempfindlichkeitsreaktion vom Typ IV (S. 1123) – die Immunantwort selbst zu den Gewebeschäden beiträgt, wird unterschiedlich beurteilt (vgl. dazu die Verschorfung der Peyer'schen Plaques in der dritten Krankheitswoche, S. 1902). Ebenso wenig weiß man über die protektiven und/oder allenfalls schädlichen Effekte von *Antigen-Antikörper-Reaktionen* im Rahmen des Typhus. In Tierversuchen konnte gezeigt werden, daß eine Vakzine mit getöteten Salmonellen in vollständigem Freund'schem Adjuvans, die in Analogie zu anderen Systemen hauptsächlich eine zellgebundene Immunreaktion in Gang setzen dürfte, eine fast ebenso wirksame Immunität herbeizuführen vermag wie die Verabreichung attenuierter Keime. Demgegenüber zieht die Impfung mit getöteten Salmonellen allein, d. h. ohne Freund'sches Adjuvans, in erster Linie eine Antikörperbildung nach sich, die den infektiösen Prozeß zu verzögern, nicht jedoch zu verhindern vermag. Zudem gelingt es nicht, mit Immunserum-Injektionen gegenüber Salmonellosen einen nennenswerten Schutz zu erreichen. Vielleicht spielt die Bildung von sekretorischem IgA eine größere Rolle, als bisher angenommen wurde. Jedenfalls gelang es kürzlich, mit Hilfe von »genetic engineering« eine attenuierte Lebendvakzine gegen S. typhi zu erhalten, die – peroral verabreicht – einen eindrücklichen protektiven Effekt zu haben scheint. Die Prüfung dieser Vakzine ist allerdings noch nicht abgeschlossen. Schließlich sei erwähnt, daß auch die Frage nach der schädlichen Wirkung von *Endotoxinen* bei Salmonellosen noch keine befriedigende Antwort gefunden hat. Im besonderen ist nicht klar, ob die toxische Wirkung rein von Lokalisation, Zahl und Untergangsrate der Salmonellen abhängt, oder ob sich darüber hinaus allfällige qualitative Unterschiede in der Endotoxinwirkung bemerkbar machen könnten.

Typhus abdominalis und andere sog. enterische Fieber

Definitionen: Der *Typhus abdominalis* (englisch: »typhoid fever«) ist eine, unter natürlichen Bedingungen nur beim Menschen vorkommende Allgemeininfektion durch *Salmonella (S.) typhi,* die fast immer peroral erworben wird und das klassische Beispiel eines sog. »*enterischen Fiebers*« darstellt. In typischen unbehandelten Fällen läßt sich der Verlauf der Krankheit in verschiedene Stadien unterteilen: 1) In der *Inkubationsperiode* kommt es oft schon 1–3 Tage nach Infektion zu einer – in der Regel transitorischen – sog. *primären Bakteriämie,* die zunächst asymptomatisch bleibt und höchstens kurze Zeit vor dem eigentlichen Krankheitsausbruch zu gewissen *Prodromalsymptomen* unbestimmter Art Anlaß gibt. 2) Der eigentliche *Krankheitsbeginn,* der zeitlich mit dem Auftreten einer sog. *sekundären Bakteriämie* zusammenfällt, kennzeichnet sich u. a. durch ein ansteigendes, vorerst remittierendes *Fieber,* das im Verlauf einer Woche in eine »*Kontinua*« übergeht, sowie Malaise, Kopfschmerzen, Benommenheit (griechisch: typhos = Qualm, Dunst, Nebel), ein nur wenige Tage dauerndes erythematös-makulöses Hautexanthem *(Roseola),* ferner eine Leukopenie, eine relative Bradykardie und weitere Veränderungen. Im Verlauf der ersten Woche nach Einsetzen dieser Krankheitssymptome entwickelt sich im Bereich der Peyer'schen Plaques des Ileum eine sog. *markige Schwellung.* 3) Während der zweiten Woche, manchmal auch früher oder später, geht die markige Schwellung in die Verschorfung über, und klinisch zeigen sich vermehrt intestinale Symptome, z. T. mit Diarrhoe (»Erbsensuppenstühle«). 4) Teils schon gegen Ende der zweiten, teils in der dritten oder vierten Woche werden die Schorfe im Bereich der Peyer'schen Plaques meist abgestoßen, womit es hier zu *Geschwürsbildung* kommt; dies ist mit einer erhöhten *Blutungs- und/oder Perforationsgefahr* verbunden. 5) Im Verlauf der 4.–5. Woche schließt sich das Stadium der *Reepithelisierung (»Überhäutung«)* der Ulzera an, das in der Regel die Genesung einleitet. In einzelnen Fällen sind an dem Geschehen auch Follikel in der Wand des Dickdarms beteiligt (*Kolotyphus,* mehrheitlich kombiniert mit *Ileotyphus*). Hie und da beobachtet man *Rezidive* des Typhus abdominalis; diese nehmen mit wenigen Ausnahmen einen milderen Verlauf als die Ersterkrankung. In ungefähr 1–3% der Fälle wird der Patient zum *Dauerausscheider,* was überwiegend mit einem Befall der Gallenblase durch S. typhi in Beziehung steht.

Die oben angegebene *Stadieneinteilung* wird nicht einheitlich gehandhabt. Verschiedene Pathologen bezeichnen die Phase der markigen Schwellung als erstes Stadium, sodaß sich dann vier Stadien ergeben.

Enterische Fieber werden z. T. durch andere Serotypen von Salmonella als S. typhi verursacht: In solchen Fällen spricht man vielerorts von »*Paratyphus*«.

Nachweis der **Ätiologie:** Bei Salmonellosen, im besonderen bei enterischen Fiebern, ist, wenn immer möglich, die *Frühdiagnose* anzustreben. Diese erfolgt in zuverlässiger Weise nur durch *Kultur* und *Isolierung der Keime* in vitro. Während der ersten Krankheitswoche ergeben *Blutkulturen* in 70–90% der Fälle positive Resultate. Dieser Wert sinkt bis Ende der 3. Woche auf ungefähr 30% ab. *Stuhlkulturen* ergeben in der ersten Krankheitswoche nur in etwa 10–15% der Fälle ein positives Resultat, im Gegensatz zu annähernd 80% in der 3. und 4. Woche. Ungefähr 2 Monate nach Einsetzen der Krankheit, d. h. 3–4 Wochen nach Beginn der klinischen Genesung, lassen sich bei etwa 10% der Patienten immer noch S. typhi aus dem Stuhl isolieren. Positive *Urinkulturen* werden vor allem dann erhalten, wenn auch die Stuhlkulturen ein Wachstum von S. typhi zeigen. Zur Identifizierung der Keime greift man u. U. zu *Selektivmedien,* mit deren Hilfe die Isolation von S. typhi erleichtert werden kann. Die *biochemischen Teste* und die *serologische Typisierung* zur Identifikation der Salmonellen wurden oben schon erläutert.

Die *quantitative Agglutinationsreaktion nach Gruber-Widal* ergibt in der Regel vom 8. Krankheitstag an ein positives Resultat, d. h. einen vierfachen oder noch stärkeren Anstieg der Serumtiter von Agglutininen, die sich gegen O-Antigene von S. typhi oder antigenisch verwandten Salmonellen richten. Die Reaktion ist keineswegs spezifisch, da alle Salmonellen der Gruppe D und verschiedene Keime der Gruppen A und B gewisse O-Antigene mit S. typhi gemein haben. Antikörper gegen H-Antigene sind von noch geringerem diagnostischem Wert als die gegen O-Antigene, obschon ihre Titer in der Regel höher ansteigen als die der letztgenannten. Die maximale Antikörperkonzentration im Serum findet sich in der Mehrzahl der Fälle um die 5.–6. Woche herum. Es sei hier beigefügt, daß ein negatives Resultat der Gruber-Widal-Reaktion bzw. ein Titeranstieg, der nicht das vierfache erreicht, einen Typhus abdominalis nicht auszuschließen gestattet. Umgekehrt können positive Resultate auf früher durchgemachten Salmonellosen oder auf Impfung beruhen.

Der Nachweis von S. typhi im Stuhl von *Dauerausscheidern* ist von großer epidemiologischer Bedeutung. Wiederholte Probenentnahmen sind hier dringend zu empfehlen, da ein einmaliges negatives Ergebnis keine genügende Aussagekraft hat.

Zusätzliches zur **Epidemiologie:** Wie bereits hervorgehoben, beruht ein Typhus abdominalis fast immer auf der peroralen Einnahme von Nahrungsmitteln (u. a. auch Milch bzw. Milchprodukte) und/oder Wasser, die mit S. typhi in größerer Zahl kontaminiert sind. Als Infektionsquellen kommen praktisch nur Typhuskranke bzw. Rekonvaleszente oder Dauerausscheider in Frage. Die Kontamination von Trinkwasser durch S. typhi kann auf verschiedenste Weise geschehen, z. B. durch undichte Jauchegruben oder Kanalisationsleitungen. Die Verunreinigung von Nahrungsmitteln erfolgt z. T. durch die menschlichen »Bazillenträger« selbst, besonders bei mangelhafter Hygiene, oder die Mikroorganismen werden z. B. durch Fliegen von den Fäzes auf Nahrungsmittel übertragen. In solchen wie in manchen anderen Fällen spielt die fortgesetzte Keimvermehrung auf der Nahrung eine wichtige Rolle, da die Infektionsdosis nicht klein ist. Man schätzt, daß ungefähr 10^3–10^4 Keime von S. typhi notwendig sind, damit nach peroraler Einnahme im Durchschnitt etwa 50% der Individuen erkranken. Es sei beigefügt, daß S. typhi Einfrieren und Trocknen überleben kann, so daß z. B. auch Eiswürfel oder getrocknete Nahrungsmittel eine Infektion zu vermitteln vermögen. Manchmal geht die Krankheit von stark kontaminierten Muscheln oder anderen Meertieren aus.

Pathogenese: Wahrscheinlich entscheidet sich die Frage, ob es nach peroraler Aufnahme von S. typhi zum Ausbruch eines Typhus abdominalis kommt, zum guten Teil schon in den ersten Stunden nach Infektion. Auf die Bedeutung der Infektionsdosis wurde schon hingewiesen, ebenso auf nicht geklärte Probleme im Zusammenhang mit der Bedeutung von sekretorischem IgA, das beispielsweise aufgrund einer früheren Infektion durch andere Salmonellen mit z. T. gleichen H-Antigenen vorhanden sein könnte. Die Erreger vermehren sich offenbar schon im Darmlumen, wo sie sich an Epithelzellen heften und so dem stetigen Wegtransport entgehen können. Der Eintritt der Keime in die Enterozyten geschieht, wie erwähnt, nach Schädigung der mikrovillösen Oberfläche, die sich nach der Penetration der Bakterien ins Zellinnere z. T. wiederherstellen mag. Möglicherweise erfolgt der Austritt der Mikroorganismen in den subepithelialen Bereich auf ähnliche Weise. Eine weitere Möglichkeit besteht darin, daß S. typhi schon frühzeitig im Bereich von Peyer'schen Plaques bzw. Darmfollikeln durch sog. M-Zellen durchgeschleust werden oder im Sinn der Persorption in die Schleimhaut gelangen. Dasselbe gilt auch für die Tonsillen des Oropharynx. So oder so scheint die initiale Durchbrechung der epithelialen Barriere mit einem Minimum an Schaden an der letzteren vor sich zu gehen. Kennzeichnend für S. typhi – wie im übrigen auch für andere Salmonellen, die enterische Fieber oder Septikämien erzeugen – ist der rasche Übertritt in die Blutbahn, der wenigstens z. T. über die Lymphbahnen erfolgen dürfte. Vielleicht hängt es mit einer Behinderung der Phagozytose durch die Keime und der Möglichkeit derselben, sich z. B. innerhalb von Makrophagen zu vermehren, zusammen, daß sie die verschiedenen Lymphknotenstationen so rasch zu passieren vermögen. Die primäre Bakteriämie, die in der Inkubationsperiode während einiger Tage anzuhalten pflegt, findet in der Regel damit ein vorläufiges Ende, daß die Erreger größtenteils vom Makrophagensystem des Körpers (Kupffer'sche Sternzellen der Leber, Makrophagen von Milz, Knochenmark u. a.) aufgenommen werden. Ob bei diesem Vorgang bereits Antikörper – z. B. von der IgM-Klasse – im Spiel sind, entzieht sich unserer Kenntnis. Verschiedene Befunde sprechen dafür, daß es in der zweiten Hälfte der Inkubationsperiode zu einer massiven, vorwiegend intrazellulären Vermehrung von S. typhi kommt, die dann – nach ihrer Freisetzung in die Blutbahn – die sekundäre Bakteriämie einleiten. Diese fällt zeitlich mit dem Beginn der klinischen Symptomatik zusammen und kann Tage bis Wochen anhalten. Nach allem bekannten kommt es dabei auch zu einer hämatogenen Besiedelung der Gallenwege und damit der Gallenblase, was zu einem erneuten, ziemlich massiven Zustrom von S. typhi ins Darmlumen führt. Dies und möglicherweise die inzwischen angelaufenen

Immunreaktionen sind wahrscheinlich der Hauptgrund dafür, daß es in den Peyer'schen Plaques zur markigen Schwellung kommt. Unseres Wissens besteht wenig Klarheit darüber, welchen Anteil bakterielles Endotoxin, Immunreaktionen, Komplementaktivierung und/oder die Freisetzung phagozytärer Inhaltsstoffe am massiven Untergang von Lymphozyten im Darm-assoziierten lymphatischen Gewebe haben. Man kennt auch die Hintergründe der bei Typhus abdominalis auftretenden Neutropenie schlecht; teilweise scheint es sich um eine Konsumptions-Granulozytopenie zu handeln, meist erscheint aber auch der Granulozytennachschub erheblich gestört zu sein. Letzteres steht vielleicht mit der Anwesenheit von S. typhi in Makrophagen des Knochenmarks in Beziehung. Es wurde schon darauf hingewiesen, daß die Abwehr und die Überwindung der Infektion beim Typhus abdominalis in erster Linie Sache der zellgebundenen Immunreaktion sein dürfte. In Anbetracht der starken Schädigung des lymphozytären Systems – offenbar auch der T-Zellen – darf man annehmen, daß die Immunreaktivität des Wirtsorganismus durch die Infektion selbst eine Einbuße erleidet. Die Vorgänge der Verschorfung (Nekrose) der Peyer'schen Plaques, deren anschließende Ulzeration sowie die damit verbundenen Gefahren, wie Blutung und Perforation, verstehen sich aufgrund der früher über nekrotisierende und ulzeröse Entzündungen gemachten Angaben (S. 1345). Das hohe Fieber bei Typhus abdominalis erklärt sich in erster Linie durch die Freisetzung von Endotoxin sowie endogener Pyrogene (s. Abb. 156, S. 1046).

Morphologisch zeigt die *markige Schwellung,* die ihren Namen von der Hirnmark-ähnlichen Schnittfläche der deutlich vergrößerten Peyer'schen Plaques herleitet, eine Anhäufung von Zelltrümmern, die vor allem von Lymphozyten stammen dürften, ein entzündliches Ödem und eine erhebliche Zahl von Makrophagen, die morphologische Zeichen der Aktivierung aufweisen und phagozytierte Zelltrümmer, u. U. auch Erythrozyten, sowie Keime enthalten (sog. *»Typhuszzellen«, »Rindfleisch-Zellen«*). Die Zahl der noch erhaltenen Lymphozyten ist herabgesetzt, und die Keimzentren zeigen einen raschen Untergang. In wechselndem Maß beteiligen sich an diesem Geschehen auch neutrophile Granulozyten, doch sind im histologischen Bild nur wenige erhaltene Zellen dieser Art erkennbar. Im Stadium der *Verschorfung* kommt es – meistens von der Oberfläche her – zur Nekrose der Peyer'schen Plaques und anderer Darmfollikel. Makroskopisch erscheinen diese Strukturen als erhabene, schmutzig-gelbe bis grünliche Massen. An der Grenze zwischen dem nekrotischen lymphoretikulären Gewebe und der Unterlage sammeln sich ziemlich zahlreiche neutrophile Granulozyten an, die schließlich eine Demarkation und eine Abstoßung der nekrotischen Gewebemassen bewirken. Damit ist das Stadium der *Ulzeration* im Bereich der Peyer'schen Plaques erreicht. Die Geschwüre sind, der Form der ersteren entsprechend, längs zur Richtung des Darmverlaufs gestellt. In vielen Fällen handelt es sich um ziemlich flache Ulzera, die kaum in die Submukosa reichen, in anderen geht der Defekt tiefer. In der Folge, d. h. meistens zwischen dem Ende der dritten und dem Beginn der sechsten Woche nach Einsetzen der Krankheitssymptome, werden die Vorgänge der *Reparation* deutlich: Am Grund der Ulzera entsteht Granulationsgewebe, und von der intakten Schleimhaut her kommt es schrittweise zur Reepithelisierung. In *regionären Lymphknoten* zeigen sich in der Phase der markigen Schwellung ganz ähnliche Veränderungen wie in den Peyer'schen Plaques, und im Stadium der Verschorfung kann es ebenfalls zur Nekrose kommen. Nach längerer Zeit erkennt man an diesen Stellen nicht selten Verkalkungen. Die *Leber* läßt in den meisten Fällen verstreute sog. *typhöse Granulome (»Typhusknötchen«)* erkennen, die vorwiegend aus dicht gelagerten, »aktivierten« Makrophagen bestehen. Hie und da entstehen zudem kleine Nekroseherde. Ähnliches gilt für die *Lungen.* Die *Milz* erscheint in der Regel deutlich vergrößert (Gewicht bis mehr als 600 g) und enthält neben zahlreichen Typhusknötchen auch diffus vermehrt Makrophagen, die z. T. den oben erwähnten Typhuszellen entsprechen. Auch hier erkennt man da und dort kleine, oft kugelige Nekroseherde. Ansammlungen von Makrophagen finden sich in vielen weiteren Organen, und auch die *Haut,* die während der Phase der Roseola fleckweise hyperämisch erscheint, kann sie aufweisen. In der quergestreiften *Skelettmuskulatur* macht sich in schweren Fällen herdweise eine wachsartige Degeneration mit anschließendem scholligem Zerfall bemerkbar, verbunden mit leukozytärer Reaktion. Eine herdförmige Nekrose von Muskelzellen kann hie und da auch im *Myokard* festgestellt werden.

Folgen und **Symptome:** Nach einer *Inkubationsperiode* von durchschnittlich etwa 10 Tagen (Bereich: 3–50 Tage) setzen, manchmal im Anschluß an unbestimmte Prodrome, die eigentlichen *Krankheitssymptome* ein. Diese umfassen in der Regel *Kopfschmerzen,* ein zunächst remittierendes, steigendes Fieber, das in eine *Fieberkontinua* übergeht und oft mit Frösteln oder sogar Schüttelfrösten verbunden ist, eine zunehmende *Benommenheit, Abdominalbeschwerden,* wie Meteorismus und Obstipation, und in der Mehrzahl der Fälle einen *trockenen Husten.* Die Fieberkontinua erreicht nach ungefähr 5–7 Tagen 39–40° C und bleibt in der Regel während 2–3 Wochen auf dieser Höhe. Fast immer besteht eine *Leukopenie* (Neutropenie und meist auch Lymphozytopenie). Bei manchen Patienten notiert man eine *relative Bradykardie.* Die Benommenheit, die fast alle Patienten erkennen lassen, mag in einzelnen Fällen in ein Delirium übergehen. Die *Roseola* tritt meistens in der zweiten Krankheitswoche auf und charakterisiert sich durch 2–4 mm im Durchmesser messende, erythematös-makulöse Veränderungen in beschränkter Zahl, die vor allem an der

Thoraxvorderseite und am Abdomen lokalisiert sind und im Mittel nur etwa 2–3 Tage bestehen bleiben. Die Häufigkeit dieses Hautexanthems kann stark variieren. Bei der Mehrzahl der Patienten notiert man eine *Hepatosplenomegalie* mäßigen Grades. Nicht selten – aber keineswegs immer – geht die anfängliche Obstipation mit der Zeit in eine *Diarrhoe* über, wobei sog. »Erbensuppenstühle« entleert werden. Nach der dritten Woche klingen in unkomplizierten Fällen die Symptome allmählich wieder ab. Ikterus und/oder ein akutes Nierenversagen gehören zu den selteneren Beobachtungen, desgleichen eine disseminierte intravaskuläre Gerinnung, die man nur in schweren Fällen feststellen kann.

Komplikationen: Die wichtigsten und gefährlichsten Komplikationen sind massive *Blutungen,* die am ehesten gegen Ende der dritten Krankheitswoche auftreten, und *Darmperforationen* mit nachfolgender Peritonitis, die vor der Antibiotika-Aera in etwa 3% der Fälle zu beobachten waren. Entsprechend der Lokalisation der Geschwüre ist in erster Linie das distale Ileum betroffen. In schweren Fällen von Typhus abdominalis bieten Störungen, wie *schwere Benommenheit,* Gewichtsverlust mit *Entgleisungen des Wasser-, Elektrolyt- sowie Säuren-Basen-Haushaltes, ungenügende Ernährung* u. a. m., erhebliche therapeutische Probleme. Schließlich ist mit *septisch-metastatischen Schäden* zu rechnen, u. a. im Sinn einer Meningitis, Chondritis, Periostitis, Osteomyelitis und Arthritis. Weitere Komplikationen umfassen Phlebothrombosen, periphere Neuritiden, Taubheit, Alopezie und hämolytische Anämie, besonders bei Patienten mit einem erblichen Mangel an Glukose-6-Phosphat-Dehydrogenase. Vor der Einführung antibiotischer Mittel kam es in ungefähr 5–10% der Fälle zu einem *Rezidiv,* allerdings in milderer Form. Seither ist die Inzidenz solcher Rückfälle nicht gesunken, sondern eher noch gestiegen. Ungefähr 3% der Typhuskranken werden zu *Dauerausscheidern,* d. h. sie weisen in den Fäzes noch mehr als ein Jahr nach der klinischen Heilung S. typhi auf (s. o.). Wie gesagt, findet man in mehr als der Hälfte dieser Fälle eine chronische *Cholezystitis,* nicht selten mit/bei Cholelithiasis. Ein fortgesetztes Auftreten von S. typhi im Urin beobachtet man in erster Linie bei Bestehen eines Harnabfluß-Hindernisses, z. B. bei Schistosomiasis. Die *Differentialdiagnose* des Typhus abdominalis schließt alle möglichen Ursachen von »unerklärtem Fieber« ein (s. Abb. 156, S. 1046).
Therapeutisch hat sich vor allem *Chloramphenikol* bewährt. Im Falle des Vorliegens von S. typhi-Stämmen, die sich diesem Antibiotikum gegenüber resistent verhalten (transferierbarer R-Faktor, S. 1690), greift man zu Antibiotika, wie Amoxizillin oder Ampizillin; ferner kann die Kombination von Trimethoprim und Sulfamethoxazol von Nutzen sein. In der Regel erweist sich eine kurzdauernde Gabe von Glukokortikosteroiden als vorteilhaft. Im übrigen wird eine symptomatische Therapie angewandt; dies gilt auch für die oben erwähnten Komplikationen. Seitdem es möglich ist, den Typhus abdominalis chemotherapeutisch wirksam zu bekämpfen, dauert die Krankheit oft nur noch wenige Tage nach Diagnosestellung, und die *Letalität,* die früher im Durchschnitt etwa 12% betrug, ist heute in zivilisierten Ländern auf 2–3% gesunken. In Entwicklungsländern ist sie z. T. immer noch wesentlich höher.

Zur **Prophylaxe** standen bis vor kurzem, abgesehen von anderen Maßnahmen, wie Hebung der hygienischen Verhältnisse (im besonderen korrekte Regelung der Abwasserfrage und strenge Vorschriften hinsichtlich des Vertriebs von Nahrungsmitteln), Isolierung im Fall eines diagnostizierten Typhus abdominalis sowie Suche nach der Infektionsquelle, Desinfektion möglicherweise kontaminierten Materials, Bekämpfung der Fliegenplage u. a. m., nur mäßig wirksame, parenteral zu injizierende Vakzinen aus abgetöteten Typhus- und Paratyphuserregern zur Verfügung. Neuerdings ist es offenbar gelungen, deutlich protektiv wirkende Lebendvakzinen aus attenuierten S. typhi herzustellen, mit deren Hilfe schon gute Erfolge erzielt wurden.
Der *Paratyphus,* der z. B. durch *Salmonella paratyphi A* oder *Salmonella paratyphi B* bzw. von anderen Salmonella-Serotypen hervorgerufen wird, zeigt einen zeitlich ähnlichen, aber wesentlich milderen Verlauf als der klassische Typhus abdominalis.
Schließlich sei erwähnt, daß es theoretisch möglich sein sollte, den Typhus abdominalis gänzlich zu eliminieren, da nach allem bekannten der Mensch das einzige Reservoir an S. typhi darstellt.

Weitere Salmonellen-Infektionen

Im Gegensatz zum Typhus abdominalis, der zu Friedenszeiten in den meisten westlichen Ländern nur noch selten auftritt, gehören andere Salmonellosen, insbesondere solche mit gastroenteritischem Krankheitsbild, zu den sehr häufigen übertragbaren Affektionen.

Definitionen: Abgesehen von S. typhi, vermögen noch weitere Salmonellen, z. B. *S. paratyphi A, S. paratyphi B* bzw. *weitere Serotypen von S. enteritidis,* enterische Fieber mit gastroenteritischen Veränderungen und Allgemeininfektion hervorzurufen: Es ist üblich, diese Krankheiten unter der Sammelbezeichnung *»Paratyphus«* zusammenzufassen, dessen Verlauf wesentlich milder zu sein pflegt als der des Typhus abdominalis. *Septikämien* ohne nennenswerte Gastroenteritis werden z. B. durch *S. cholerae suis* verursacht. Sehr häufig begegnen wir *Gastroenteritiden* aufgrund einer Salmonelleninfektion: Diese können durch *S. typhi murium* und eine *Vielzahl von Serotypen von S. enteritidis* erzeugt werden (s. o.) und entsprechen einer sog. *»Intoxikationsinfektion«,* der die hohe Infektionsdosis und die entsprechend große Zahl pathogener Keime im Dünndarmlumen das Gepräge ge-

---

ben. Meistens handelt es sich hierbei um relativ harmlose, sich selbst limitierende Erkrankungen von ziemlich kurzer Dauer. Im Gegensatz zum Typhus abdominalis ist die *Infektionsquelle* bei den übrigen Salmonellosen nicht beim Menschen, sondern in der überwiegenden Mehrzahl der Fälle bei *Tieren* (u. a. Haustieren) zu suchen.

Zur **Epidemiologie:** Salmonellen verschiedenster Art lassen sich bei etwas weniger als 1% der normalen Bevölkerung in den Fäzes nachweisen. Weit häufiger findet man sie bei domestizierten und wilden *Tieren* der verschiedensten Entwicklungsstufen, d. h. nicht nur bei Säugern, sondern z. B. auch bei Vögeln und niederen Tierarten, wie Kaltblütlern und einigen Arthropoden. Für menschliche Fälle von Salmonellose spielen z. B. Hühner, Enten, Schweine, Rinder, Hunde, Katzen und Ratten eine wesentliche Rolle. Wie schon erwähnt wurde, kommt eine hohe Infektionsdosis, d. h. mehr als etwa 10^6–10^7 Keime, in der Regel nur zustande, wenn sich die Salmonellen auf und/oder in *Nahrungsmitteln* vermehren können, bevor es durch Einnahme der letzteren zur Infektion kommt. Als mögliche »Brutstätten« von Salmonellen in vitro sind u. a. Fleischwaren, ferner Molkereiprodukte, Eipulver und dergleichen in Betracht zu ziehen. Eine Verunreinigung von *Trinkwasser* durch Salmonellen kann, wie im Fall des Typhus abdominalis, direkt enterische Fieber und septikämische Formen der Erkrankung hervorrufen, für die direkte Erzeugung einer Gastroenteritis ist die Konzentration pathogener Keime im Wasser aber meist zu gering. Dagegen ist es durchaus möglich, daß kontaminiertes Wasser zu einem zusätzlichen Wachstum auf Nahrungsmitteln Anlaß gibt, und auf diese Weise eine hohe Infektionsdosis zustande kommt. Salmonellen können sich ferner in *Schaltieren* (Muscheln u. a.), die sich in kontaminiertem Wasser aufhielten, stark anreichern. Das *Kochen der Nahrung* kurz vor der Mahlzeit setzt die Wahrscheinlichkeit einer Infektion wohl stark herab, aber Salmonellen vermögen kurzes Erhitzen z. T. zu überleben, vor allem, wenn nicht mit Siedetemperatur durchgekocht wird. Zudem ist eine nachträgliche Kontamination gekochter Speisen in Betracht zu ziehen. »Kalte Platten« mit länger gelagerten Fleischwaren sind daher nicht selten die Quelle von Gruppeninfektionen. Da sich Salmonellen der Trockenheit gegenüber ziemlich resistent verhalten, kommen auch *Kontaminationen bzw. Infektionen durch Staub tierischer Herkunft* vor. *Fliegen* spielen bei der Übertragung der Keime von Fäzes auf Nahrungsmittel eine erhebliche Rolle, oder die letzteren werden z. B. durch *Mäuse* und *Ratten* verunreinigt. Die *Übertragung der Infektion von Mensch zu Mensch* stellt eine Ausnahme dar, wenn man von denjenigen Erregern absieht, die ein enterisches Fieber oder eine Septikämie erzeugen. *Nosokomiale Salmonellosen* im Sinn des *Hospitalismus* stellen eine besondere Gefahr für Säuglinge und ältere, in ihrer Abwehr geschwächte Patienten dar. Es sind auch Fälle von Keimübertragung von Mutter auf Kind bekannt. Die *Häufigkeit gastroenteritischer Formen von Salmonellose* ist wahrscheinlich viel größer, als aus den gemeldeten Fällen hervorzugehen scheint. Ein Inzidenzgipfel zeigt sich in der Regel in den Monaten *Juli bis Oktober.* Hinsichtlich der Ätiologie ist beizufügen, daß gewiße *Serotypen* von Salmonellen in bestimmten geographischen Bereichen gehäuft vorzukommen pflegen. Wegen des regen interkontinentalen Verkehrs ist aber auch mit ungewöhnlichen Typen zu rechnen.

Zur **Pathogenese:** Es wurde schon hervorgehoben, daß das Resultat einer peroralen Aufnahme von Salmonellen von der *Infektionsdosis,* dem *Serotyp* und damit u. a. dem sog. *invasiven Potential* der betreffenden Keime sowie der *Resistenz des Wirtsorganismus* abhängt. Die oben erwähnten, verschiedenen Krankheitsbilder hängen weitgehend vom Serotyp der Erreger ab (s. u.). So erzeugt z. B. S. cholerae suis, ein hochinvasiver Keim, sehr bald eine Septikämie, während S. typhi murium in erster Linie eine Enteritis hervorruft. Die minimale Infektionsdosis variiert von Serotyp zu Serotyp erheblich, auch innerhalb der Gruppen, die eine Gastroenteritis erzeugen. Von erheblicher Bedeutung hinsichtlich des Angehens oder Nichtangehens einer Infektion ist ferner die normale *Darmflora des Wirtes.* Man weiß u. a., daß vorherige Behandlungen mit peroral verabreichten Antibiotika die Empfänglichkeit des Wirtes gegenüber Salmonelleninfektionen bis um 10^4-mal steigern können. Vermutlich beruht dieser Effekt auf einer weitgehenden Reduktion der Zahl von Bacteroides Spezies und anderen Keimen, die normalerweise die Vermehrung von Salmonellen hemmen (S. 1657). Infektionsbegünstigend wirkt ferner das Fehlen einer *funktionstüchtigen Magenschleimhaut.* Wie schon erwähnt wurde, spielt bei der Überwindung von Salmonellosen u. a. die *zellgebundene Immunität* eine wichtige Rolle. Wahrscheinlich hängt es damit zusammen, daß die Keimelimination bei Säuglingen und älteren Leuten oft länger auf sich warten läßt als bei Jugendlichen und Erwachsenen im mittleren Alter. Verschiedene gastroenteritische Formen von Salmonellosen führen zu profusen Durchfällen. Bisher ließen sich unseres Wissens jedoch keine von Salmonellen produzierten Exotoxine nachweisen.

Morphologisch zeigen alle *enterischen Fieber* ein ähnliches Bild, auch jene, die nicht durch S. typhi verursacht sind. Bei der durch Salmonellen hervorgerufenen *Septikämie* (z. B. infolge Infektion durch S. cholerae suis) finden sich Organveränderungen, die durchaus denen bei Typhus abdominalis zur Seite gestellt werden können, die Peyer'schen Plaques und übrigen Darmfollikel werden indessen weitgehend geschont. Bei Salmonellen-*Gastroenteritis,* die, wie gesagt, durch die verschiedensten Serotypen von Keimen bedingt sein kann, ist im Gegensatz zum Typhus abdominalis eher der obere Dünndarm betroffen, der – soweit dies aufgrund der wenigen vorliegenden bioptischen oder autoptischen Befunde beurteilt werden kann – wechselnde Epithelnekrosen und entsprechende entzündliche Veränderungen in der Schleimhaut aufweist. Die Peyer'schen Plaques sind in diesen Fällen offenbar nicht in nennenswertem Maß betroffen.

Folgen und **Symptome:** Der *Paratyphus,* d. h. ein durch Salmonellen, aber nicht S. typhi, hervorgerufenes enterisches Fieber, läßt sich klinisch kaum vom Typhus abdominalis unterscheiden. Allerdings verläuft er in der Regel milder. Die *Salmonellen-Bakteriämie (Septikämie)* ohne merkliche gastrointestinale Symptome kennzeichnet sich in erster Linie durch ein länger andauerndes Fieber (oft Fieberkontinua), wozu sich dann und wann Zeichen einer lokalisierten Infektion gesellen können. Hierbei kann es sich z. B. um Abszeßbildungen, eine Pleuritis (u. U. mit Empyem), eine Endokarditis, eine Pyelonephritis, eine Meningitis, eine Osteomyelitis, eine Arthritis und/oder andere Manifestationen handeln. Die Blutleukozytenzahl, die normal oder – wie beim Typhus abdominalis – reduziert sein kann, nimmt im Fall örtlicher Infektionen, insbesondere Eiterungen, in der Regel deutlich zu (bis 25000 Leukozyten/mm^3 Blut, wovon die Mehrzahl Neutrophile). Die sehr häufige *Salmonellen-Gastroenteritis* kann in Form einzelner Fälle, als Familien- bzw. Gruppenerkrankung (Genuß derselben Mahlzeiten) oder in epidemischem Ausmaß in Erscheinung treten. Nach einer Inkubationsperiode von nur 8–48 Std kommt es zu kolikartigen Bauchschmerzen, die mit Übelkeit und Erbrechen einhergehen können. Meistens notiert man Fieber zwischen 38 und 39° C. Bald stellt sich eine profuse, meist wässerige Diarrhoe ein, verbunden mit Hyperperistaltik des Darms. Todesfälle machen weniger als 1% aus und werden am ehesten bei Kleinkindern und Greisen oder anderwie geschwächten Personen gesehen. Der Erregernachweis ist häufig aus Proben der eingenommenen Nahrungsmittel und in den Fäzes der Erkrankten möglich. Salmonellen-Enteritiden waren früher noch bekannter als heute. Die Erreger trugen damals Namen, wie »Paratyphus-Breslau-Bazillen«, »Bacillus enteritidis Gärtner« u. a. m. *Lokale pyogene Infektionen durch Salmonellen* kommen in den verschiedensten Lokalisationen vor, z. B. in Thromben, Blutungsherden, Geschwülsten und anderen pathologisch veränderten Bereichen, ferner auch in vorher intakten Strukturen. Salmonellen-Meningitiden beobachtet man am ehesten bei Säuglingen. Die *Therapie* der durch Salmonellen verursachten enterischen Fieber und Septikämien entspricht der bei Typhus abdominalis. Bei Salmonellen-Gastroenteritiden beschränkt sich die Behandlung in der Regel auf symptomatische Maßnahmen, wobei dem Wasser- und Elektrolythaushalt besondere Beachtung zu schenken ist.

Beispiele zu den Salmonellen-Infektionen:

- *Typhus-Epidemien* sind beispielsweise bei Überschwemmungen und Erdbebenkatastrophen zu befürchten, indem in solchen Situationen z. B. Trinkwasser besonders leicht durch Erreger-haltige Fäkalien kontaminiert werden kann.
- Die Anfälligkeit *unter- und/oder mangelernährter Individuen* gegenüber Typhus abdominalis hängt vermutlich u. a. mit der veränderten Darmflora bei diesen Zuständen zusammen.
- Bei Serienuntersuchungen in USA zeigte es sich, daß zwischen 1 und 50% der *rohen Fleischwaren* in Verkaufsläden mit Salmonellen kontaminiert waren, allerdings nicht S. typhi.
- *Geflügel* stellen vielerorts das größte Salmonellenreservoir dar.
- Von der *Schweizerischen Salmonellazentrale* am Veterinär-Bakteriologischen Institut der Universität Bern (Prof. H. Fey) wurden in der Zeit vom 1. 7.–30. 9. 1979 aus menschlichem Material – in der *Reihenfolge der Häufigkeit* – u. a. folgende *Isolate von Salmonella-Stämmen* registriert (Anzahl Fälle in Klammern): S. typhi murium (165, davon 23 S. typhi murium 05), S. heidelberg (81), S. enteritidis (54), S. panama (40), S. infantis (32), S. typhi (26!), S. derby (20), S. london (16), S. agona (13), S. anatum (13), S. give (11) und S. paratyphi B (10).

Zusammenfassende Angaben über Salmonellen-Infektionen finden sich in Abb. 223 und Tabelle 116.

192.6. Infektionen durch Arizona, Citrobacter und Edwardsiella

Arizona, ein Gram-negatives, bewegliches Stäbchenbakterium, das Laktose z. T. zu vergären vermag, erzeugt beim Menschen ähnliche Krankheitsbilder wie die Salmonellen-Gastroenteritis. Einzelne Autoren ordnen Arizona den Salmonellen zu.

Citrobacter ist ähnlich einzustufen wie Arizona und kommt ebenfalls als Erreger von Gastroenteritiden in Frage. Dieser Gattung von Enterobakterien zählt man ferner *Escherichia freundii* und die sog. *Ballerup-Bethesda-Gruppe* zu.

Edwardsiella ist ein Gram-negatives, bewegliches Stäbchenbakterium, das Laktose nicht vergärt. Verschiedentlich wurde dieser Keim bei akuten Gastroenteritiden isoliert.

192.7. Infektionen durch Shigellen (Shigellosis, »bazilläre Dysenterie«, »Bazillenruhr«)

Definitionen: Die *Shigellosis (»bazilläre Dysenterie«, »Bazillenruhr«)* ist eine durch verschiedene Gruppen bzw. Typen von Keimen des Genus *Shigella* verursachte Infektionskrankheit, die vor allem durch eine *Colitis fibrinosa necroticans* unterschiedlichen Schweregrades gekennzeichnet ist und mit Diarrhoe, Fieber und Abdominalschmerzen einhergeht. Shigellen der Gruppen A *(Shigella dysenteriae)* und B *(Shigella ambigua)* verursachen hochtoxische Krankheitsbilder, während diejenigen der Gruppen C *(Shigella flexneri),* D *(Shigella boydii)* und vor allem E *(Shigella sonnei)* leichtere Störungen bewirken.

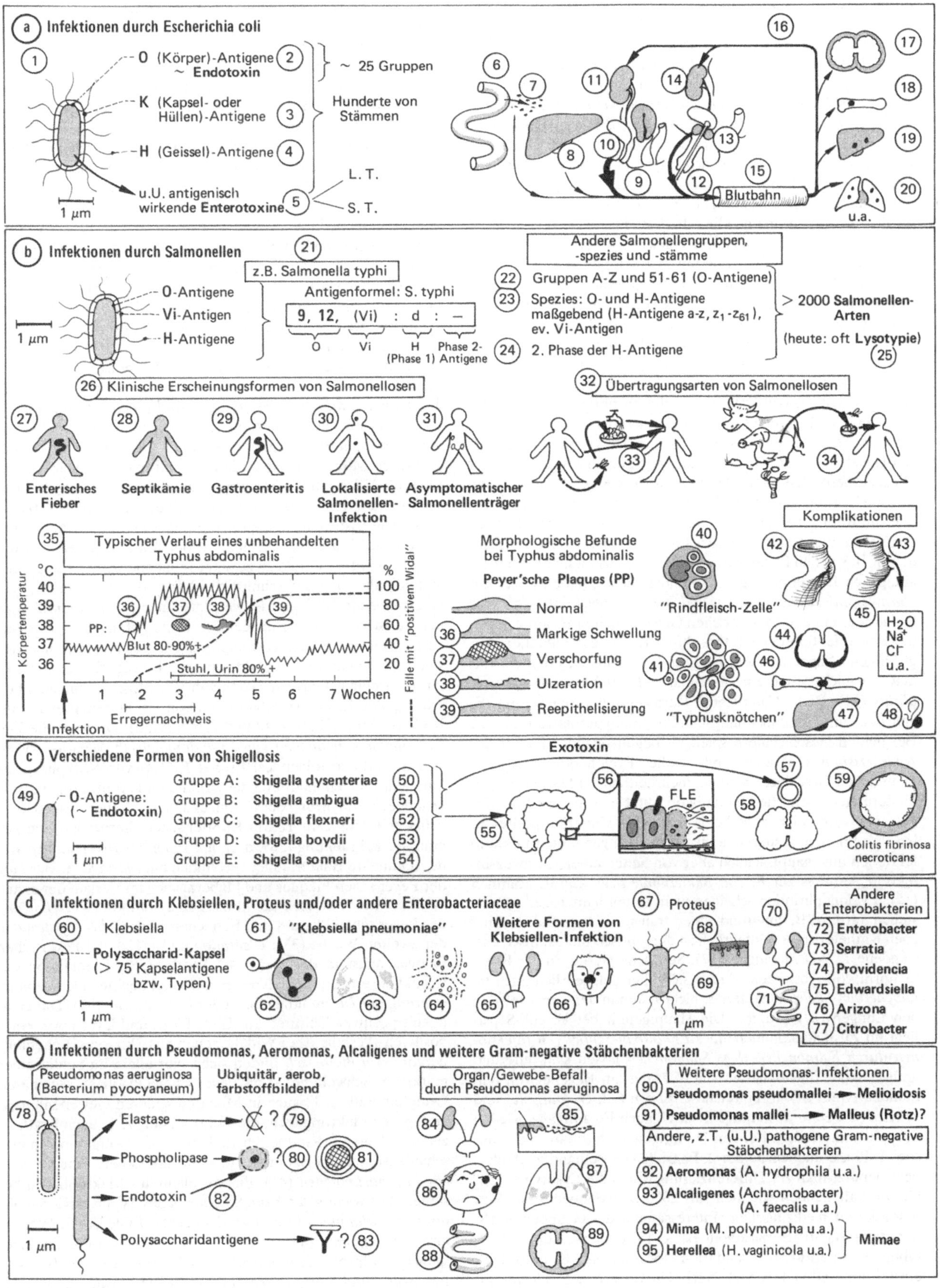

a Infektionen durch Escherichia coli
1
O (Körper)-Antigene 2
~ Endotoxin
~ 25 Gruppen
K (Kapsel- oder Hüllen)-Antigene 3
Hunderte von Stämmen
H (Geissel)-Antigene 4
u.U. antigenisch wirkende Enterotoxine 5
L.T.
S.T.
1 μm
6 7 8 9 10 11 12 13 14 15 16 17 18 19 20
Blutbahn
u.a.
b Infektionen durch Salmonellen
21
z.B. Salmonella typhi
O-Antigene
Vi-Antigen
H-Antigene
1 μm
Antigenformel: S. typhi
9, 12, (Vi) : d : –
O Vi H (Phase 1) Phase 2-Antigene
Andere Salmonellengruppen, -spezies und -stämme
22 Gruppen A-Z und 51-61 (O-Antigene)
23 Spezies: O- und H-Antigene maßgebend (H-Antigene a-z, z_1-z_{61}), ev. Vi-Antigen
24 2. Phase der H-Antigene
> 2000 Salmonellen-Arten
(heute: oft Lysotypie) 25
26 Klinische Erscheinungsformen von Salmonellosen
27 Enterisches Fieber
28 Septikämie
29 Gastroenteritis
30 Lokalisierte Salmonellen-Infektion
31 Asymptomatischer Salmonellenträger
32 Übertragungsarten von Salmonellosen
33 34
35 Typischer Verlauf eines unbehandelten Typhus abdominalis
°C
40 39 38 37 36
Körpertemperatur
PP: 36 37 38 39
Blut 80-90%+
Stuhl, Urin 80%+
%
100 80 60 40 20
Fälle mit "positivem Widal"
1 2 3 4 5 6 7 Wochen
Erregernachweis
Infektion
Morphologische Befunde bei Typhus abdominalis
Peyer'sche Plaques (PP)
Normal
36 Markige Schwellung
37 Verschorfung
38 Ulzeration
39 Reepithelisierung
40 "Rindfleisch-Zelle"
41 "Typhusknötchen"
Komplikationen
42 43 44 45 46 47 48
H_2O
Na^+
Cl^-
u.a.
c Verschiedene Formen von Shigellosis
49
O-Antigene: (~ Endotoxin)
1 μm
Gruppe A: Shigella dysenteriae 50
Gruppe B: Shigella ambigua 51
Gruppe C: Shigella flexneri 52
Gruppe D: Shigella boydii 53
Gruppe E: Shigella sonnei 54
Exotoxin
55 56 57 58 59
FLE
Colitis fibrinosa necroticans
d Infektionen durch Klebsiellen, Proteus und/oder andere Enterobacteriaceae
60 Klebsiella
Polysaccharid-Kapsel (> 75 Kapselantigene bzw. Typen)
1 μm
61 "Klebsiella pneumoniae"
62 63 64
Weitere Formen von Klebsiellen-Infektion
65 66
67 Proteus
68 69
1 μm
70 71
Andere Enterobakterien
72 Enterobacter
73 Serratia
74 Providencia
75 Edwardsiella
76 Arizona
77 Citrobacter
e Infektionen durch Pseudomonas, Aeromonas, Alcaligenes und weitere Gram-negative Stäbchenbakterien
Pseudomonas aeruginosa (Bacterium pyocyaneum)
Ubiquitär, aerob, farbstoffbildend
78
Elastase ? 79
Phospholipase ? 80 81
Endotoxin 82
Polysaccharidantigene ? 83
1 μm
Organ/Gewebe-Befall durch Pseudomonas aeruginosa
84 85 86 87 88 89
Weitere Pseudomonas-Infektionen
90 Pseudomonas pseudomallei → Melioidosis
91 Pseudomonas mallei → Malleus (Rotz)?
Andere, z.T. (u.U.) pathogene Gram-negative Stäbchenbakterien
92 Aeromonas (A. hydrophila u.a.)
93 Alcaligenes (Achromobacter) (A. faecalis u.a.)
94 Mima (M. polymorpha u.a.)
95 Herellea (H. vaginicola u.a.)
Mimae

Abb. 223 a–e. *Infektionen durch Enterobakterien und andere Gram-negative Stäbchenbakterien. Enterobacteriaceae* sind Gram-negative, fakultativ anaerobe Stäbchenbakterien, die u. a. die Genera Escherichia, Citrobacter, Salmonella, Shigella, Klebsiella, Enterobacter, Serratia, Proteus und Yersinia umfassen. Die letztgenannte Gattung kommt in Abb. 224 (S. 1920) zur Sprache. **a** *Infektionen durch Escherichia (E.) coli. Infektionen durch E. coli* (1), eine Bakterienspezies, die normalerweise in großer Zahl im tierischen und menschlichen Darm vorhanden ist, und von der man zahlreiche Gruppen (2) und Hunderte von Stämmen (3, 4) kennt, gehören in der medizinischen Praxis zu den alltäglichen Beobachtungen. Nach Entstehungsweise, Lokalisation der Infektion und klinischem Bild lassen sich *verschiedene Typen von E. coli-Infektionskrankheiten* auseinanderhalten. Die *Säuglings-Enteritis* (6) beruht in der Regel auf einer Infektion durch bestimmte Stämme von E. coli, die – meist von Plasmidgenen determinierte – hitzelabile (L. T.) und/oder hitzestabile (S. T.) *Enterotoxine* produzieren (5). Es gibt aber auch Formen von *infantiler Diarrhoe,* die auf einer Besiedelung des Darms durch nicht L. T. – und/oder S. T. – bildende E. coli beruhen. Vielleicht sind hier andere Enterotoxine im Spiel. Diese Typen von E. coli-Enteritiden, die im übrigen auch bei *Erwachsenen* vorkommen (z. B. *Reise-Diarrhoe*), bewirken mitunter schwere Störungen des Wasser-, Elektrolyt- und Säuren/Basen-Haushalts, fast wie die Cholera. Säuglinge sind in dieser Hinsicht besonders gefährdet. Ganz andere Mechanismen treten ins Spiel, wenn E. coli in den *Extraintestinalbereich* gelangen, z. B. im Rahmen einer *Peritonitis* infolge Perforation im Bereich des Verdauungstraktes (7) oder im Fall einer E. coli-*Cholezystitis* (8): In solchen Fällen wirken auch die meisten nicht enterotoxinogenen E. coli pathogen. Besonders häufig haben wir es mit *Harnwegsinfektionen beim weiblichen Geschlecht zu tun.* Dies hängt u. a. mit den anatomischen Gegebenheiten zusammen (9), die eine Infektion der Urethra durch Keime der Fäkalflora begünstigen. Abgesehen von *Urethritiden-Zystitiden* (10), entwickelt sich nicht selten ein »aszendierender Infekt« mit *Pyelonephritis* (11). Beim *Mann* treten Harnwegsinfektionen durch E. coli u. a. im Zusammenhang mit Prostatahyperplasie (13) auf. Bei beiden Geschlechtern spielt als begünstigender Faktor der *Katheterismus* (12) eine große Rolle. Pyelonephritiden beim männlichen Geschlecht beruhen mehrheitlich auf Harnabflußbehinderungen (14). Hie und da beobachtet man E. coli-Infektionen im Hautbereich, z. B. bei ischämischer Gangrän, perirektalen Phlegmonen, Fisteln u. a. m.. Von allen genannten Lokalinfektionen aus, hauptsächlich aber von Seiten einer Harnwegsinfektion, kann es zur *E. coli-Bakteriämie bzw. -Sepsis* kommen (15). Pyelonephritiden scheinen nicht selten hämatogen zu entstehen (16), z. B. aufgrund einer transitorischen Bakteriämie nach Katheterismus. Gefährlich ist die septisch-metastatisch entstandene *E. coli-Meningitis* (17). Septische Herde, in der Regel in Form von Abszessen, finden sich aber gelegentlich auch im *knöchernen Skelett* (18), ferner nicht selten in der *Leber* (19), in den Lungen (20) u. a. m.. Die Hauptgefahr bei E. coli-Sepsis liegt im Zustandekommen eines *Endotoxin-Schocks.* **b** *Infektionen durch Salmonellen (S.). Salmonellen* lassen sich aufgrund antigenischer Eigenschaften (hier gezeigt am Beispiel von Salmonella typhi, 21) in zahlreiche *Gruppen* (22, *O-Antigene)* und *Spezies* (23, *O- und H-Antigene,* u. U. auch *Vi-Antigene,* wie bei S. typhi) unterteilen. Bei den H-Antigenen hält man solche der sog. 1. Phase und solche der 2. Phase (24) auseinander. Außerdem benützt man zur Differenzierung öfters die Lysotypie (25). Gesamthaft kennen wir mehr als 2000 Salmonellenarten. Von besonderem medizinischem Interesse sind die Gruppen A (S. paratyphi A), B (S. paratyphi B), C (S. cholerae suis), D (S. typhi, S. enteritidis, S. sendai), E (S. zanzibar, S. oxford, S. amsterdam und viele mehr). Nach den *klinischen Erscheinungsformen* lassen sich verschiedene *Typen von Salmonellose* unterscheiden (26): I) Beim *enterischen Fieber* (27, Typhus abdominalis (S. typhi) und Paratyphus (S. paratyphi, S. enteritidis)) finden sich enteritische Veränderungen mit einer Salmonellämie kombiniert. II) Demgegenüber kennzeichnet sich die sog. *Septikämie* (28; S. cholerae suis) durch eine Salmonellämie ohne wesentliche Störungen von Seiten des Darms. III) Die sehr häufige Salmonellen-*Gastroenteritis* (29; große Mehrzahl der menschenpathogenen Salmonellen, die vor allem sog. Lebensmittelvergiftungen hervorrufen) beschränkt sich im wesentlichen auf enteritische Veränderungen. IV) *Lokalisierte Salmonellen-Infektionen* (30) entsprechen z. B. septisch-metastatischen Herden nach Salmonellämie (s. I und II). V) *Asymptomatische Salmonellenträger* (31) spielen als Infektionsquellen eine sehr wichtige Rolle (vor allem sog. Dauerausscheider). Hinsichtlich der *Übertragungsarten der Salmonellosen* (32) muß hervorgehoben werden, daß der *Typhus abdominalis* praktisch nur von Mensch zu Mensch übertragen wird; zudem ist zu beachten, daß bei dieser Krankheit, die mit einer starken Keimvermehrung im Körper einhergeht, eine relativ *kleine Infektionsdosis* zur Auslösung der Symptomatik ausreicht: Die indirekten Arten von Transmission umfassen daher auch die Kontamination von Trinkwasser (mit relativ geringer Bakterienzahl), nicht nur die Verkeimung von Nahrungsmitteln und andere Wege der fäkal-oralen Übertragung (33). *Salmonellen, die auch tierpathogen sind* (34), d. h. die weitaus meisten Keime dieser Gattung, spielen hauptsächlich als Erreger von *Gastroenteritiden* eine große Rolle. Oft kommt es vor, daß sich diese Mikroorganismen in der Nahrung (vor allem »kalte« Fleisch-, Milch- und/oder Eierprodukte) massenhaft vermehren, sodaß eine *große Infektionsdosis* resultiert (z. B. 10^6–10^7 Bakterien): Die gastrointestinalen Symptome treten in solchen Fällen entsprechend rasch nach Einnahme der kontaminierten Nahrung auf (8–48 Std im Vergleich zu einer Inkubationszeit beim Typhus abdominalis von durchschnittlich 10 Tagen). Die *zell- und gewebeschädigende Wirkung* der verschiedenen Formen von Salmonellose ist noch nicht ganz geklärt. Sicherlich haben wir es zum guten Teil mit einem *Endotoxin-Effekt* zu tun; aber überdies spielen offenbar weitere Faktoren, wie Beweglichkeit, Invasivität, die wenig geklärte Wirkung von Vi-Antigenen und allenfalls schädigende Effektormechanismen von Immunreaktionen, eine Rolle (s. Abb. 212, S. 1718 und 216, S. 1756). Der typische *Verlauf eines unbehandelten Typhus abdominalis* (35) charakterisiert sich u. a. durch folgendes: Früher Eintritt von S. typhi in die Dünndarmschleimhaut und das zirkulierende Blut; primäre Bakteriämie; Vermehrung der Keime u. a. in der Leber (wahrscheinlich wenigstens zum Teil in Kupffer'schen Sternzellen); zu Beginn der Erkrankung (36), d. h. am Ende der *Inkubationsperiode,* sekundäre Bakteriämie, verbunden mit *markiger Schwellung* der Peyer'schen Plaques und Fieberanstieg im Verlauf der ersten Woche nach Auftreten der klinischen Symptome; *Verschorfung* der Peyer'schen Plaques und Erreichen einer *Fieber-Kontinua* in der zweiten Woche (37); *Ulzeration* im Bereich der Peyer'schen Plaques meist in der 3. (2.–4.) Woche (38); Elimination der Krankheitserreger, Abfall des Fiebers und beginnende *Reepithelisierung der Ulzera* ungefähr in der 4.–5. Woche (39). Die Häufigkeit positiver Kulturen aus Blut, Fäzes und Urin sowie eines positiven Ausfalls des »Widal« gehen aus Skizze (35) ebenfalls hervor. *Morphologisch* finden sich – vor allem im Stadium der markigen Schwellung – in Peyer'schen Plaques, regionären Lymphknoten, z. T. auch in Milz und anderen Geweben/Organen, große Makrophagen, die Zelltrümmer, z. T. auch Erythrozyten enthalten (»Rindfleisch-Zellen«; 40). Ebenfalls in den verschiedensten Lokalisationen, u. a. in der Leber, erkennt man sog. *Typhusknötchen* (41), die vor allem aus Makrophagen bestehen. Die wichtigsten *Komplikationen* des Typhus abdominalis umfassen *Blutungen* (42; besonders gegen Ende der 3. Woche) und *Perforationen* (43; 2.–4. Woche) im Bereich der Darmgeschwüre, schwere *Benommenheit* (44), *Störungen des Wasser-, Elektrolyt- und Säure-Basen-Haushaltes* (45) sowie durch *septische Metastasen* bedingte Schäden, u. a. im knöchernen Skelett (46), in den Leptomeningen (44), im Ohr-Mastoid-Gebiet (48) u. a. m. Nicht selten bleibt längere Zeit eine – meist eitrige –

Ätiologie: Die den Enterobacteriaceae zuzuordnenden *Shigellen* sind Gram-negative, unbekapselte und unbegeißelte (daher unbewegliche), schlanke Stäbchenbakterien, die als verschiedene, nah verwandte Spezies vorkommen und sich auf konventionellen Nährböden leicht kultivieren lassen. Sie besitzen nur O-Antigene, aufgrund derer man sie in Gruppen und Typen einteilen kann (s. o.), während die Genus- und z. T. Gruppen-Diagnose vorwiegend auf den biochemischen Leistungen der Keime basiert: Diese spalten Glukose und Mannit, jedoch nicht oder kaum Laktose, produzieren mehrheitlich kein Indol und vermögen Harnstoff nicht zu katabolisieren. In Kultur verhalten sie sich als Aerobier oder fakultative Anaerobier und wachsen am besten bei einer Temperatur von 37° C. Gallensalze haben auf die Vermehrung der Shigellen keinen wesentlich hemmenden Einfluß. Das *Shigellen-Endotoxin*, das Träger der O-Antigene ist, ähnelt dem anderer Gram-negativer Stäbchenbakterien. Der *Typ 1 von Shigella dysenteriae* produziert auch *Exotoxin(e)* mit enterotoxischen und neurotoxischen Eigenschaften.

Epidemiologie: Die Bazillenruhr ist weltweit verbreitet, sowohl in den tropischen wie in den gemäßigten Zonen. Die Häufigkeit ihres Auftretens hängt stark von den örtlich herrschenden *hygienischen Verhältnissen* ab und nimmt erfahrungsgemäß bei Katastrophen verschiedener Art zu. Die Krankheit gehört zu den bekannten Kriegsseuchen, denen vor allem auch Frontsoldaten zum Opfer fallen. Die menschenpathogenen Shigellen sind nur für Primaten krankheitserregend und finden sich natürlicherweise nur in deren Darmtrakt. Die Ausbreitung erfolgt *fäkal-oral*, in der Regel über kontaminierte Hände oder Materialien

Abb. 223 a–e (Fortsetzung)

Cholezystitis bestehen (47). **c** *Verschiedene Formen von Shigellosis (bazilläre Dysenterie). Shigellen* (49) wirken, soweit bekannt, vor allem durch Freisetzung von *Endotoxin* im Bereich der Dickdarmepithelien, an die sie sich festheften, lokal schädigend (50–56; FLE = fibrinös-leukozytäres Exsudat): Auf diese Weise entwickelt sich eine *Colitis fibrinosa necroticans* (59). *Shigella dysenteriae, Typ 1* (50), und *Shigella ambigua* (51) produzieren überdies ein *Exotoxin*, das u. a. über eine Gefäßdilatation (57) zentralnervöse Symptome hervorruft (58). Bei uns machen Infektionen durch *Shigella sonnei* (54) etwa ¾ der Fälle von bazillärer Dysenterie aus, und die meisten übrigen werden durch *Shigella flexneri* (52) verursacht. Im Vordergrund der Symptomatik steht in diesen Fällen eine Diarrhoe vom Dickdarmtyp (u. a. mit Tenesmen). **d** *Infektionen durch Klebsiellen, Proteus und/oder weitere Enterobacteriaceae. Klebsiellen* (60) schädigen den Organismus wahrscheinlich ebenfalls in erster Linie durch Freisetzung von *Endotoxin*. Überdies entfalten sie wegen ihrer dicken Polysaccharid-Kapsel eine antiphagozytäre Wirkung (62). Unter der Bezeichnung »*Klebsiella pneumoniae*« (»*Friedländer-Bazillus*«, 61) faßt man die Arten und Typen dieser Gattung von Keimen zusammen, die eine Pneumonie erzeugen können. Die »*Friedländer-Pneumonie*« (63) zeigt eine Tendenz zu Nekrotisierung u. a. auch der interalveolären Septen (64) und fällt makroskopisch z. T. durch eine etwas livide Verfärbung des Lungengewebes sowie fadenziehenden Abstrichsaft auf. *Chronische Klebsiellen-Infektionen* des Respirationstraktes sind nicht selten mit der Ausbildung von Bronchiektasen und einer gewissen Fibrosierung verbunden. Klebsiellen sind außerdem relativ oft an *Harnwegsinfektionen* beteiligt (65). *Klebsiella rhinoscleromatis* gilt als vermutlicher Erreger des *Rhinoskleroms, Klebsiella ozaenae* als fraglicher Urheber der *Ozaena* (66). Bakterien der Gattung *Proteus* (67), im besonderen *Proteus mirabilis*, treten fast ubiquitär auf, u. a. in feuchtem Boden, in Abfällen, Mist und Abwässern. Die Infektion erfolgt vorwiegend durch Kontakt, wobei bereits geschädigtes Gewebe von den Keimen bevorzugt wird. Nicht selten haben wir es mit *Sekundärinfektionen* zu tun, z. B. im Rahmen von *Wundinfektionen, Verbrennungen* (68), *Otitiden* u. a. m. Gefürchtet ist die Besiedlung der *Kornea* durch Proteus, weil sich dabei leicht Ulzera bilden (69). *Harnwegsinfektionen* (70) durch Proteus werden besonders bei obstruktiven Uropathien, nach Katheterismus, bei Diabetikern und im Rahmen einer antibiotischen Therapie beobachtet. Nach Darmperforationen beteiligt sich Proteus z. T. an der Ausbildung einer Peritonitis (71). *Weitere Enterobakterien*, die man bei Infektionen dann und wann isoliert, sind *Enterobacter* (72, klinisch ähnlich zu deuten wie Klebsiella-Nachweis, u. a. bei Harnwegsinfektionen), *Serratia* (73, z. T. als »Spitalkeim« bekannt, u. U. allergisierend), *Providencia* (74, Harnwegsinfektionen; ähnlich wie Proteus), *Edwardsiella* (75, u. U. Gastroenteritis u. a.), *Arizona* (76, ähnlich zu interpretieren wie ein Salmonellen-Nachweis) und *Citrobacter* (77, klinisch ähnlich wie Enteritis-Salmonellen, *Escherichia freundii, Ballerup-Bethesda-Gruppe* u. a.). **e** *Infektionen durch Pseudomonas, Aeromonas, Alcaligenes und weitere Gram-negative Stäbchenbakterien. Pseudomonas aeruginosa* (78) ist ein ubiquitärer, aerober Keim, der der Familie der Pseudomonadaceae angehört. Man kann ihn u. a. aus der Erde, aus unreinem Wasser und sogar aus »antiseptischen Lösungen« isolieren; ferner findet er sich oft an der Hautoberfläche. Im Rahmen von *Sekundärinfektionen* (z. B. Hospitalismus) spielt Pseudomonas eine erhebliche Rolle, vor allem bei *Individuen mit geschwächter Abwehr*. Die Wirkungsmechanismen sind noch wenig geklärt. Möglicherweise kommt der von den Mikroorganismen freigesetzten Elastase, die gewisse Komplementkomponenten inaktiviert (79), der u. U. zellschädigenden Phospholipase (80), die am Auftreten von Gefäßthromben beteiligt zu sein scheint (81), und den Polysaccharidantigenen, die in der Umgebung der Keime Antikörper »abfangen« könnten, eine gewisse Bedeutung zu (83). Zudem wird beim Keimuntergang Endotoxin freigesetzt (82). Pseudomonas bildet einen *Farbstoff (Pyozyanin)*, der z. B. dem Eiter eine blaugrüne Tönung verleiht. Pseudomonas aeruginosa wird nicht selten bei folgenden Affektionen isoliert: *Nabelstranginfektion* bei Neugeborenen, *Harnwegsinfektionen* (84, auch Pyelonephritis), *Verbrennungen* (85), *Otitis externa* (86), *Konjunktivitis* und *Keratokonjunktivits* (86, z. B. bei Trägern von Kontaktgläsern), *Bronchitis* und *Bronchiolitis*, mit pneumonischen Komplikationen (87, z. B. bei Mukoviszidose), *Enteritiden* (88, z. B. epidemische Diarrhoeen bei Kleinkindern), *Meningitis* (89, u. a. nach »invasiven Maßnahmen«, wie Lumbalpunktion) u. a. m. Hie und da beobachtet man im Bereich der Anogenitalgegend, in den Axillen und anderen Hautfalten die Ausbildung eines *Ecthyma gangraenosum*. Die *Pseudomonas aeruginosa-Bakteriämie und -Sepsis* ist mit der Gefahr eines Endotoxin-Schocks verbunden. Weitere *Pseudomonas-Infektionen* umfassen u. a. die im Fernen Osten bekannte, mit einer relativ hohen Mortalität einhergehende, vor allem bei Bauern vorkommende *Melioidosis* (90), die in lokalisierter, pulmonaler und septikämischer Form auftritt. Ob der *Rotz* (91) durch Pseudomonas mallei verursacht wird, steht noch nicht fest. Gram-negative Stäbchenbakterien, wie *Aeromonas* (92), *Alcaligenes (Achromobacter*, 93) und die *Mima-Herellea-Gruppe* (94, 95) kommen u. a. als pathogene Keime im Rahmen von Harnwegsinfektionen in Frage. Die Mimae, die bei ungefähr einem Viertel der Bevölkerung als harmlose Hautsaprophyten vorkommen, können – vor allem bei geschwächten Patienten – schwerwiegende Sekundärinfektionen oder sogar Primärinfektionen hervorrufen (u. a. im Zusammenhang mit Katheterismus von Blutgefäßen); hie und da beobachtet man in solchen Fällen Pneumonien, Meningitiden, eine Septikämie u. a. Nicht selten bilden sich lokalisierte Abszesse

(Gegenstände, oft auch Nahrung), z. T. auch durch Fliegen. In Europa und USA, wo jährlich etwa 10000 Fälle gemeldet werden und wahrscheinlich ein mehrfaches davon tatsächlich vorkommen, ist *Shigella sonnei* für ungefähr ¾ der Erkrankungen verantwortlich, *Shigella flexneri* für die meisten übrigen. *Shigella dysenteriae (Typ 1),* die früher im Fernen Osten sehr verbreitet war, wird heute z. B. auch in Zentralamerika häufig isoliert, teilweise im Rahmen einer epidemischen Diarrhoe. Wegen des Interkontinentalverkehrs ist jederzeit damit zu rechnen, daß Reisende, die aus solchen Ländern nach Europa zurückkehren, die Krankheit weiter verbreiten können.

Pathogenese: Shigellen scheinen eine besondere Eigenschaft zu besitzen, an der Oberfläche von Epithelzellen des *Dickdarms* festzuhaften. Auf diese Weise vermögen sie sich an Ort und Stelle zu halten und zu vermehren, ohne mit dem Darminhalt weggetragen zu werden. Der Eintritt der Keime in die Epithelzellen erfolgt in der Regel durch örtliche Auflösung der oberflächlichen Zellmembran. Bei diesem Vorgang gehen offenbar ziemlich viele Enterozyten zugrunde, und es entwickelt sich eine fibrinös-nekrotisierende Entzündung, die in die Bildung flacher Ulzera überleiten kann. Die Keimvermehrung findet nach erfolgter Penetration auch in der Schleimhaut statt. Ein weiteres Vordringen der Shigellen ist indessen nicht die Regel. Die örtlichen Schäden beruhen sehr wahrscheinlich auf der Freisetzung von Endotoxin, bei Typ 1 von Shigella dysenteriae auch von Exotoxin; dieses Enterotoxin scheint, falls es in größeren Mengen resorbiert wird, im Zentralnervensystem vaskuläre Störungen erzeugen und/oder einen neurotoxischen Effekt bewirken zu können. Auf die Bedeutung eines Transfers von Plasmiden zwischen Enterobakterien wurde schon hingewiesen (S. 1690).

Im Gegensatz zu Salmonellen, die nur in größerer Zahl eine Infektionskrankheit hervorzurufen vermögen, genügen offenbar 10–100 per os aufgenommene Shigellen, um eine klinisch manifeste Ruhr zu bewirken. Diese geringe Infektionsdosis begünstigt naturgemäß die Ausbreitung der Affektion. Shigellosen gehen u. a. mit der Bildung humoraler Antikörper einher, aber es finden sich wenige Hinweise darauf, daß der Verlauf der Krankheit mit dem Titer der Antikörper im Serum in irgend einer Beziehung steht. Anders verhält es sich wahrscheinlich mit den *Koproantikörpern* (im wesentlichen sIgA), die eine schützende Wirkung zu haben scheinen, sowie mit *zellgebundenen Immunreaktionen.* Es ist daher verständlich, daß Lebendvakzinen mit attenuierten Shigellen eine gleich gute Immunität hinterlassen wie die Infektionskrankheit selbst, während parenteral injizierte abgetötete Keime kaum einen Schutz gewähren.

Im übrigen spielen im Rahmen der Pathogenese schwerer Shigellosen *Störungen des Wasser- und Elektrolythaushaltes* die größte Rolle, so daß sich die Therapie vor allem auf diese zu konzentrieren hat.

Morphologisch zeigt der Dickdarm, u. U. auch das terminale Ileum, in *leichten Fällen* eine Hyperämie und eine ödematöse Schwellung mit herdweisem Epitheluntergang und entsprechenden entzündlichen Infiltraten, vor allem durch neutrophile Granulozyten. Die Epitheldefekte ziehen den Austritt eines fibrinös-leukozytären Exsudates an die Schleimhautoberfläche nach sich (*fibrinös-nekrotisierende Entzündung,* S. 1344). Nach Abstoßung oberflächlicher nekrotischer Schleimhautanteile bilden sich *Erosionen* oder allenfalls *flache Ulzerationen,* die nach Abklingen der Infektion rasch heilen. In *schweren Fällen* reichen die – oft ziemlich scharf demarkierten – Defekte tiefer und können bis an die Muskularis grenzen. Eine Perforation wird indessen selten beobachtet. Die geschwürigen Veränderungen sind in solchen Situationen oft flächenhaft ausgebreitet. Erhebliche ulzeröse Veränderungen bewirken später u. U. Narbenstenosen. *Chronische Formen von Bazillenruhr,* die u. U. mit einer erheblichen Schädigung z. B. der autonomen Nervenplexus der Darmwand verbunden sind, geben manchmal zu einer auffälligen Dilatation des Kolons Anlaß, ganz abgesehen von dauernden Motilitätsstörungen.

Folgen und **Symptome:** Nach einer *Inkubationsperiode* von ungefähr 24–48 Std setzen in klassischen Fällen die Krankheitssymptome mit *Fieber,* z. T. schweren *Bauchschmerzen, Tenesmen* und *Diarrhoe* mit/bei sehr häufigen, »wenig produktiven« Defäkationen (s. *Dickdarmdiarrhoe,* S. 653) ein. Die Stühle sind in der Regel flüssig, oft etwas grünlich und von Schleimfetzen sowie in ungefähr einem Drittel der Fälle von makroskopisch sichtbaren Blutspuren durchsetzt. Weitere Störungen umfassen Nausea, Erbrechen, Kopfschmerzen, Myalgien und – vor allem bei Kindern – Konvulsionen. Je nach Schweregrad und Dauer der Diarrhoe kann sich rasch eine *Dehydratation* bemerkbar machen, die in einen Schock überleiten mag (S. 804). Zudem notiert man die für schwere Formen von Diarrhoe typischen Veränderungen des Elektrolythaushaltes (S. 808). In *leichteren Fällen* bleibt es manchmal bei einer mäßigen, das Wohlbefinden nur wenig beeinträchtigenden Diarrhoe, oder die Infektion verläuft fast asymptomatisch. Die Blutleukozytenzahl variiert in der Regel zwischen 5000 und 15000/mm^3, wobei meistens eine Neutrozytose besteht. In *Stuhlausstrichen* erkennt man zahlreiche neutrophile Granulozyten, ferner Schleim und Erythrozyten. In der Mehrzahl der Fälle klingen die Symptome nach ungefähr 4 Tagen ab. Bei ungefähr 10% der Patienten kommt es, falls keine antibiotische Therapie betrieben wird, zu einem Rezidiv. Die *Diagnosestellung* stützt sich im wesentlichen auf den Erregernachweis aus Stuhlproben. Dieser kann kulturell erfolgen oder neuerdings immunfluoreszenzmikroskopisch versucht werden, was bei positivem Resultat einen erheblichen Zeitgewinn bedeutet. Antikörperbestimmungen (Agglutination von Shigellen in vitro) haben einen beschränkten Wert. Die *Therapie* besteht meistens in er-

ster Linie in einer Korrektur der Störungen im Wasser- und Elektrolythaushalt. Antibiotika sind hier weniger wichtig, es sei denn, es handle sich um Shigella dysenteriae Typ 1: In diesen Fällen haben sich u. a. Ampizillin und Tetrazykline bewährt.
Gesamthaft ist die *Letalität* der Shigellosen gering (weniger als 1‰). Einzig bei Infektionen durch Shigella dysenteriae Typ 1 und Shigella ambigua liegt sie z. T. wesentlich höher (bei einzelnen Epidemien bis 25%).

Komplikationen: Wie erwähnt, beobachtet man bei Bazillenruhr selten eine Darmperforation. Dasselbe gilt für hämatogene Streuungen der Keime, z. B. im Sinn einer Meningitis (am ehesten bei Kleinkindern zu sehen) oder verschieden lokalisierter Abszesse. Häufiger stellt sich – besonders an großen Gelenken – eine nicht eitrige Arthritis ein, allerdings fast nur bei Patienten, die nicht antibiotisch behandelt worden waren. Selten begegnet man Konjunktivitiden, Iritiden oder peripheren Neuropathien. Auf die Möglichkeit von Dickdarmstrikturen wurde schon hingewiesen.

Differentialdiagnostisch sind Shigellosen u. a. gegen die akute idiopathische Proctocolitis haemorrhagica (S. 686), virale Enteritiden, die Amöbenruhr, Salmonellosen und Clostridien- oder Staphylokokken-Nahrungsmittel-Vergiftungen abzugrenzen.

192.8. Infektionen durch Pseudomonas, Aeromonas und Alcaligenes (Achromobacter)

Definitionen: Die Gattung *Pseudomonas,* die nicht den Enterobacteriaceae, sondern den aeroben Pseudomonadaceae zugerechnet wird, umfaßt verschiedene Spezies von ubiquitären, farbstoffbildenden Keimen, die z. T. und unter bestimmten Bedingungen für Mensch und/oder Tier pathogen sein können. In der Humanmedizin spielt vor allem die Spezies *Pseudomonas aeruginosa* (= *Bacterium pyocyaneum*) eine erhebliche Rolle, die u. U. – im Sinn einer exogenen Infektion – *Oberflächeninfektionen* (z. B. nach Verbrennungen), *Harnwegsinfekte* ohne oder mit *Pyelonephritis, Infektionen des Respirationstraktes* (u. a. bei Bronchiektasien) u. a. m. bewirkt. *Pseudomonas pseudomallei* ist der Erreger der *Melioidosis,* die vor allem in Südostasien vorkommt und, wie der durch *Pseudomonas mallei* verursachte, meistens von Pferden und Eseln erworbene *Rotz* (*Malleus*), durch oft generalisierte nekrotisierende, eitrige und granulomatöse Veränderungen vor allem im Respirationstrakt gekennzeichnet ist. *Aeromonas* und *Alcaligenes (Achromobacter)* sind hinsichtlich ihrer möglichen Pathogenität ähnlich einzustufen wie Pseudomonas aeruginosa.

Infektionen durch Pseudomonas aeruginosa (Bacterium pyocyaneum)

Ätiologie: *Pseudomonas aeruginosa* ist ein Gram-negatives, mehrheitlich mit 1–3 polaren Geißeln ausgerüstetes, 0,5 × 1,5–4 μm messendes, aerobes Stäbchenbakterium, das meistens keine Kapsel aufweist und keine Sporen bildet. Zur *Kultur* in vitro eignen sich gewöhnliche Nährböden, auf denen sich die Keime in einem breiten Temperaturbereich vermehren. Die uneinheitlichen, häufiger in Rauh- als in Glattform gebildeten Kolonien zeigen eine blaugrünliche, z. T. auch gelbgrünliche Verfärbung, die auf der Produktion von Pyozyanin und Fluoreszein durch die Keime beruht. Zucker, wie Laktose, Glukose und Mannit, werden nicht gespalten; dasselbe gilt in der Regel auch für Harnstoff, während Pseudomonas aeruginosa u. a. eine proteolytische Aktivität entfaltet, aus Arginin Ammoniak zu bilden vermag und Oxidase-positiv ist. Zur Indolbildung kommt es in der Regel nicht. Durch Methoden, wie Immunfluoreszenzmikroskopie und Bakteriophagen-Typisierung läßt sich Pseudomonas (P.) aeruginosa in verschiedene Stämme bzw. Typen unterteilen, die jedoch hinsichtlich Pathogenität nicht wesentlich voneinander abweichen. Obwohl sich serologisch verschiedene O-Antigene feststellen lassen, besteht zur Zeit noch kein Typenschema von P. aeruginosa. Gegenüber *Umwelteinflüssen* verhält sich dieser Keim *ziemlich resistent;* von besonderem Interesse ist die Tatsache, daß er sogar in Seifenschalen und dergleichen Medien zu überleben und sich sogar zu vermehren vermag. Übliche *Desinfektionsmittel* haben auf Pseudomonas einen wesentlich geringeren Einfluß als beispielsweise auf Enterobakterien. Zum mindestens ein Teil der Pseudomonas-Spezies und -Stämme produziert *Exotoxine* verschiedener Art, die zur Zeit noch erforscht werden. Andere Pseudomonas-Spezies, wie *P. maltophilia, P. putida, P. cepacia, P. testosteroni* und *P. fluorescens,* wurden hie und da bei Episoden von Hospitalismus isoliert, ebenso in einzelnen Fällen von Bakteriämie, Endokarditis und Osteomyelitis, scheinen aber keine wichtige Rolle zu spielen.

Epidemiologie: Pseudomonas (P.) aeruginosa ist ein weit verbreiteter Keim, der u. a. in der *Erde* und im *Wasser* nachgewiesen werden kann. Während man diesen Mikroorganismus auf der *menschlichen Haut,* vor allem in der Axilla und der Anogenitalgegend, öfters findet, läßt er sich bei weniger als 10% von Individuen, die keine antibiotische Therapie erhalten hatten, aus dem Stuhl isolieren. In der Mehrzahl der Fälle isoliert man Pseudomonas aeruginosa als sekundären Kontaminanden oberflächlicher Wunden oder aus dem Sputum von Patienten, die antibiotisch behandelt worden waren, ohne daß man diesem Befund ohne weiteres eine pathogenetische Bedeutung beimessen dürfte. Manchmal kommt es indessen zu *Superinfektionen,* die medizinisch z. T. schwer ins Gewicht fallen: Besonders Kranke, bei denen die primär infizierende Mikroflora durch energische antibiotische Therapie weitgehend eliminiert worden war, kann Pseudomonas aeruginosa in den verschiedensten Organen/Geweben überwuchern und erhebliche Läsionen setzen. Meistens breiten sich die Keime an Stellen aus, die schon vorgeschädigt waren. Patienten mit herabgesetzten Abwehrfunktionen sind in besonderem Maß gefährdet. Dies muß vor allem in *Spitälern* berücksichtigt werden, in denen Pseudomonas verschiedenste Materialien (Lavabos, Waschschüsseln, »antiseptische« Lösungen, Flüssigkeiten zum Aufbewahren von Kontaktlinsen, Luftbefeuchter und andere Klimatisierungsanlagen, Instrumente und vieles mehr) kontaminieren kann. Harnwegsinfektionen durch Pseudomonas aeruginosa können überdies durch medizinisches Personal von Patient zu Patient übertragen werden. Abgesehen von Urologischen Abteilungen, ist vor allem in Säuglingsstationen und bei Patienten, die zytostatisch und/

oder antibiotisch behandelt werden, große Vorsicht am Platz. Dasselbe gilt für Fälle von Verbrennung.

Pathogenese: Die Eintrittspforte für Pseudomonas aeruginosa ist bei verschiedenen Gruppen von Patienten nicht dieselbe: Bei Säuglingen und Kindern sind es vor allem Nabelstrang, Haut und Verdauungstrakt, bei älteren Leuten mehr der Urogenitaltrakt, z. T. auch die Respirationsorgane. Nach Verbrennungen werden öfters die Wundflächen durch den Keim besiedelt. Bakteriämien und Septikämien sind keine Seltenheit, wobei in den verschiedensten Organen metastatische Herde entstehen können. Über die Mechanismen, die der Pathogenität von P. aeruginosa zugrunde liegen, weiß man nur lückenhaft Bescheid. Die Keime setzen u. a. eine Elastase frei, die zur Inaktivierung verschiedener Komplementkomponenten führen und damit u. a. die Opsonisierung beeinträchtigen kann. Im Fall von Infektionen im Lungenbereich ist daran zu denken, daß die von P. aeruginosa produzierte Phospholipase Surfactant abbauen könnte. Dasselbe Enzym spielt vielleicht auch bei Zellschädigungen eine Rolle. Ferner wird offenbar ein Exotoxin gebildet, das in vitro zytotoxisch wirkt und in geringen Mengen für kleine Laboratoriumstiere tödliche Folgen hat. Schließlich wurde berichtet, daß die Keime in vitro und vermutlich auch in vivo Polysaccharidantigene freisetzen, die humorale Antikörper binden und damit gleichsam »abfangen« könnten.

Morphologisch zeigen durch P. aeruginosa erzeugte Gewebeschäden eine Tendenz zur Nekrose. Häufig findet man kleine Gefäße, Arterien und Arteriolen wie Venen, durch reichlich Keime besetzt, wobei es in manchen Fällen zu einem wenigstens teilweisen Untergang der Wandelemente und einer Thrombosierung kommt. Bei Bakteriämien und Sepsis entsteht dann und wann eine generalisierte intravaskuläre Gerinnung, ferner sind Fälle mit Endotoxin-Schock keine Seltenheit (S. 589). In den durch Pseudomonas hervorgerufenen Läsionen kommt es recht häufig zu Blutungen, so daß diese Herde makroskopisch oft hämorrhagisch aussehen. Die entzündlichen Reaktionen, im besonderen die zellulären Infiltrate, sind manchmal im Vergleich zum Ausmaß der Gewebeschäden relativ gering.

Folgen und **Symptome:** *Pseudomonas-Infektionen* manifestieren sich auf die verschiedenste Weise. Im *Hautbereich* findet man sie – abgesehen von den bereits hervorgehobenen Verbrennungen – z. B. im Rahmen von Wundinfektionen (z. T. auch nach chirurgischer Naht), bei Ulcus cruris und Geschwüren anderer Art, im Zusammenhang mit fistelnden Prozessen (z. B. Tuberkulose, Osteomyelitis, Aktinomykose, Crohn'sche Krankheit u. a.) und weiteren Läsionen. Allerdings ist es nicht immer möglich, die pathogenetische Bedeutung des Pseudomonas-Nachweises zuverlässig zu beurteilen. An den Fingernägeln produziert Pseudomonas eine grünliche Verfärbung; dieses Phänomen beobachtet man beispielsweise bei Individuen, die wegen Onychomykose häufig mit P. aeruginosa kontaminierte »antiseptische« Lösungen benützen. *Im Gebiet des Ohres* ist P. aeruginosa vor allem bei Otitis externa beteiligt, die z. B. in tropischem Klima erhebliche Beschwerden verursacht und durch einen teils serosanguinolenten, teils purulenten Ohrfluß gekennzeichnet ist; meistens handelt es sich jedoch um Mischinfektionen. Am *Auge* sind Pseudomonas-Infektionen vor allem wegen der Gefahr tiefreichender Kornealulzera gefürchtet, die u. U. eine Panophthalmie nach sich ziehen. Solche Komplikationen sind u. a. bei Trägern von Kontaktlinsen zu beachten. Bei Frühgeborenen sind eitrige Konjunktivitiden keine Seltenheit. Im *Urogenitaltrakt* läßt sich P. aeruginosa häufig nachweisen, vor allem bei Harnwegsinfekten im Zusammenhang mit einer obstruktiven Uropathie und/oder nach Katherisierungen bzw. anderen instrumentellen Eingriffen. Im *Verdauungstrakt* kennt man u. a. nekrotisierende Darmgeschwüre im Rahmen einer Pseudomonas-Sepsis von Neugeborenen. Vereinzelt wurde über Diarrhoe-Epidemien bei Kleinkindern berichtet, die durch diesen Keim verursacht gewesen sein sollen. In den Tropen beobachtet man dann und wann ein »13-Tage-Fieber« (»Schanghai-Fieber«), das eine gewisse Ähnlichkeit mit enterischen Fiebern aufgrund einer Salmonellen-Infektion hat und durch P. aeruginosa hervorgerufen oder mitbedingt wird. Im *Respirationstrakt* findet man die Keime nicht selten im Zusammenhang mit Bronchitiden und Bronchiolitiden (z. B. bei Mukoviszidose), ferner mit chronischer Bronchitis anderer Genese und Bronchiektasien. Primäre Pseudomonas-Pneumonien gehören zu den Seltenheiten; dagegen begegnet man vielen Fällen von Superinfektion bzw. Sekundärinfektion, u. a. infolge Aspiration kontaminierten Oropharyngealinhaltes. *Meningitiden* können bei Einführung von P. aeruginosa anläßlich von Lumbalpunktionen oder anderen »invasiven« Manipulationen zustande kommen. Die *Pseudomonas-Bakteriämie bzw. -Sepsis* sehen wir in erster Linie bei Individuen, deren Abwehrmechanismen stark geschwächt sind, z. B. bei Patienten, die wegen maligner neoplastischer Prozesse zytostatisch behandelt werden, bei Frühgeborenen, Kindern mit Herzfehlern, Fällen von schwerer Verbrennung u. a. m. Ganz allgemein sind hochbetagte Leute besonders gefährdet. Klinisch äußert sich die Pseudomonas-Sepsis wie andere Formen von Sepsis infolge Infektion durch Gram-negative Keime. Als Besonderheiten sind das z. B. in der Anogenitalgegend oder im Axillarbereich auftretende *Ecthyma gangraenosum* sowie eine grüne Farbe des Urins (wahrscheinlich Verdoglobin) zu nennen, Phänomene, die nicht selten zur Beobachtung gelangen. Überdies erkennt man in einem Teil der Fälle hämorrhagische Herde im Haut-Unterhaut-Bereich. Recht oft haben wir es mit Septikämien aufgrund einer Mischinfektion zu tun, z. B. von P. aeruginosa zusammen mit Enterobakterien und/

oder Staphylokokken. Die *Pseudomonas-Endokarditis* stellt eine gefürchtete Komplikation der Herzoperationen dar, wobei sich die Keime oft im Bereich der Fäden oder »patches« implantieren.
Therapeutisch bieten Pseudomonas-Infektionen oft erhebliche Schwierigkeiten. In jedem Fall sollte devitalisiertes Gewebe entfernt werden. Lokale Behandlungen z. B. mit 1%-iger Essigsäure, Kolistin oder Polymyxin B ergeben z. T. befriedigende Resultate. Die beiden letztgenannten Mittel werden – neben z. B. Gentamizin – auch bei Allgemeininfektionen angewandt. Neuerdings greift man immer mehr zu Hyperimmun-Gammaglobulin.
Prophylaktisch stehen die Gebote der möglichst weitgehenden Asepsis im Vordergrund. Zur Zeit erprobt man Vakzinen, die z. T. günstige Resultate gezeitigt haben sollen. Diese Anstrengungen versteht man umso mehr, als zur Zeit eine Pseudomonas-Sepsis immer noch mit einer *Letalität* von ungefähr 75% verbunden ist.

Melioidosis

Ätiologie: *Pseudomonas pseudomallei* (Whitmore-Bazillus, Pfeifferella whitmori) ist ein kleines, Gram-negatives, bewegliches, aerobes Stäbchenbakterium, das z. B. bei Färbung mit Methylenblau oft pleomorph sowie unregelmäßig getönt erscheint und z. T. einer Sicherheitsnadel gleicht. Die Kultur in vitro gelingt auf konventionellen Nährböden, wobei die Kolonien eine »gerunzelte« Oberfläche zeigen. Die Einordnung dieser Bakterien bei den Pseudomonaden ist immer noch umstritten. Früher waren Bezeichnungen, wie Bacillus pseudomallei Whitmore oder Malleomyces pseudomallei üblich. Die Keime lassen sich sowohl kulturell als auch aufgrund ihrer biochemischen Eigenschaften von den übrigen Pseudomonasarten unterscheiden. Sie sind für verschiedene Tierarten, u. a. für den Goldhamster, hochpathogen.

Epidemiologie: Die *Melioidose* ist vor allem im Fernen Osten zuhause und kann dort z. B. von Reisenden erworben werden. Pseudomonas pseudomallei ist in erster Linie ein Saprophyt, der z. B. in stehenden Gewässern gedeiht (Reisfelder u. a.) und bei Tieren, insbesondere Haustieren, wie Schafen, Ziegen, Schweinen und Pferden, eine epizootische Form der Erkrankung hervorzurufen vermag. Der Mensch infiziert sich durch Kontamination von Hautwunden, perorale Aufnahme erregerhaltiger Flüssigkeiten oder Nahrung, Instillation durch die Nase und Inhalation. Man kennt auch andere Wege der Infektion, doch gelten diese als selten, ebenso wie die Übertragung von Mensch zu Mensch. Viele neue Erfahrungen mit dieser Krankheit hat man im Verlauf der Vietnamkriege gemacht.

Pathogenese: Die Keime neigen dazu, am Ort, wo sie eindringen, eine *nekrotisierende und oft abszedierende Entzündung* hervorzurufen, die eine relativ geringe Heilungstendenz zeigt. Die Mechanismen der Gewebeschädigung sind erst lückenhaft bekannt. Nicht selten kommt es auf dem Lymph- und Blutweg zur Ausbreitung der Erreger, wobei *akute* und *chronische septikämische Formen* auseinandergehalten werden können. Am häufigsten begegnet man der *akuten pulmonalen Form* der Erkrankung, die fast immer mit Bakteriämie einhergeht und innerhalb kurzer Zeit zur Einschmelzung von Lungengewebe und damit zur Kavernenbildung Anlaß geben kann. Ähnlich wie im Fall der Tuberkulose kann die Infektion lange Zeit, manchmal über Jahre, latent bleiben, um dann plötzlich aufzuflammen.

Morphologisch finden sich bei akutem, progredientem Verlauf einzelne, dann multiple, ziemlich konsistente *Abszesse,* die zunächst am Ort des Eintritts der Erreger (z. B. Lungen), dann – im Fall der Generalisation – in verschiedenen Organen zu finden sind. Bei weniger raschem Verlauf stehen mehr *granulomatöse* als abszedierende entzündliche Reaktionen im Vordergrund, wobei sich im Zentrum der Herde oft eine *käsige Nekrose* entwickelt, so daß das histologische Bild von demjenigen der Tuberkulose kaum zu unterscheiden ist. Größere Abszesse können kollabieren und somit eine Sternform erhalten, ähnlich wie z. B. bei der Katzenkratz-Krankheit (S. 1866). Bei langer Dauer des Prozesses treten zunehmend Vernarbungen ein. Wie erwähnt, ist die *kavernöse Lungenmelioidose* keine Seltenheit. Vielfach zeigt sich in den Abszessen eine Schichtung mit einem *hämorrhagischen Saum,* einer *mittleren Zone mit reichlich neutrophilen Granulozyten* und einer *zentralen Nekrose.* Im Randbereich der letzteren bilden die Makrophagen z. T. Synzytien, allerdings selten mit mehr als drei Kernen. Auffällig ist das hohe Maß von *Karyorrhexis.* Im Gegensatz zur Tuberkulose gehören Verkalkungen nicht zu den Spätfolgen dieser Veränderungen.

Folgen und **Symptome:** Das klinische Bild der Melioidose ist außerordentlich vielfältig und kann vom *akuten bis zum chronischen Verlauf* alle Übergänge zeigen. Die Inkubationszeit schwankt zwischen 2 Tagen und Wochen bis Monaten oder gar Jahren. In vielen Fällen scheint es zu einer *inapparenten Infektion* zu kommen, indem z. B. in Indochina 6–8% der gesunden erwachsenen Männer Antikörper gegen Pseudomonas pseudomallei aufweisen. Die klinischen Krankheitsbilder umfassen im wesentlichen eine *akute eitrige Lokalinfektion (z. B. Haut),* die meistens mit einer *akuten Lymphangiitis und Lymphadenitis* einhergeht; eine *akute pulmonale Infektion* im Sinn einer primären Pneumonie oder einer septisch-metastatischen Pneumonie; eine *akute septikämische Infektion,* die man vor allem bei Individuen mit herabgesetzter Resistenz beobachtet (z. B. Drogensüchtige); *chronische abszedierende und granulomatöse bis nekrotisierende Prozesse* in *verschiedenster Lokalisation,* im besonderen in den Lungen und im Hautbereich, ferner in Leber, Milz, Knochen, Gelenken, Myokard, Gehirn, Augen u. a. m. Wie erwähnt, kann es nach scheinbarer Heilung noch nach Jahren zu einer *Reaktivierung des infektiösen Geschehens* kommen. Die *klinischen Symptome* umfassen einerseits allgemeine Veränderungen, wie man sie bei anderen schweren und z. T. eitrigen Prozessen antrifft, andererseits sind sie durch die Lokalisation der Läsionen bestimmt. Die *Diagnosestellung* beruht in erster Linie auf dem mikroskopischen und kulturellen Erregernachweis. Hämagglutinations- und Agglutinations-Tests ergeben brauchbare Resultate, vorausgesetzt, daß man über paarige Seren verfügt. Kreuzreaktionen mit Pseudomonas mallei sind bekannt. *Therapeutisch* greift man in Fällen mit akuter bzw. progredienter Melioidose zu antibiotischen Mitteln, wobei sich Resistenzprüfungen empfehlen. Die Erreger sind in der Regel gegenüber Tetrazyklinen, Chloramphenikol, Novobiozin und Kanamyzin empfindlich. Auch Sulfonamide erweisen sich meist als wirksam. Die *Letalität* der klinisch manifesten Melioidose belief sich vor der antibiotischen Aera auf mehr als 90%. Heute ist sie, besonders, was lokale Infektionen anbelangt, auf wenige Prozent gesunken. Lediglich bei der septikämischen Form beträgt sie immer noch 50%.

Malleus (Rotz)

Ätiologie: Der früher als Rotzbazillus bezeichnete Erreger hat seinen Namen wiederholt gewechselt (Bacillus mallei, Actinobacillus mallei). Heute heißt er *Pseudomonas mallei,* obschon auch diese Zuordnung umstritten ist. Das Gram-negative, 0,3–0,5 × 1,5–4 μm messende, unbegeißelte und nicht sporenbildende Stäbchenbakterium bildet z. B. auf Glyzerin-haltigen Nährböden unter aeroben Bedingungen weißliche, z. T. etwas schleimige Kolonien. In der »biochemischen Reihe« ist der Keim wenig aktiv. Aufgrund seiner antigenischen Beschaffenheit lassen sich verschiedene Typen unterscheiden. In Tierversuchen erweist sich Pseudomonas mallei u. a. für Meerschweinchen als pathogen (Straus-Test).

Epidemiologie: Rotz ist in erster Linie eine Krankheit von Pferden und Eseln, an denen sich der Mensch infizieren kann. Die Übertragung der Erreger geschieht mehrheitlich durch direkten Kontakt, besonders über Hautverletzungen, aber auch Inhalations- und Ingestionsinfektionen kommen vor. Zur Zeit tritt der Rotz noch in Ost- und Südosteuropa sowie in anderen Kontinenten auf, mit Ausnahme von Australien und Nordamerika.

Pathogenese: Der Eintritt der Erreger erfolgt meistens durch kleine Haut- oder Schleimhautläsionen. Die Mechanismen der Gewebeschädigung sind wenig erforscht. Am Ort der Primärinfektion entwickelt sich in der Regel ein *Knötchen,* das rasch *ulzeriert* und mit einer Beteiligung der regionären *Lymphbahnen und -knoten* verbunden ist. In der Mehrzahl der Fälle von manifestem Rotz kommt es zur *Generalisation* der Keime, wobei sich ein akuter oder chronischer Verlauf ergeben kann, gleich wie im Fall der Melioidose.

Morphologisch zeigen sich ebenfalls ähnliche Veränderungen wie bei der Melioidose, indem die erwähnten Knötchen und sekundären Streuherde reichlich neutrophile Granulozyten enthalten und von einer hypermischen und z. T. leicht hämorrhagischen Randzone umgeben sind. Auch die Tendenz zur *Nekrose* mit Auftreten zahlreicher Kerntrümmer *(»Chromatotexis«)* ist – wie bei der Melioidose – deutlich ausgeprägt. Desgleichen finden sich bei chronischem Verlauf *granulomatöse Herde mit zentraler käsiger Nekrose,* in denen sich, im Gegensatz zu akuten Veränderungen, kaum mehr Erreger finden (vgl. dazu Tuberkulose, S. 1967). Mit zunehmender Dauer der Krankheit stellen sich *Vernarbungen* ein.

Folgen und **Symptome:** Die Inkubationsperiode schwankt zwischen 1 und 15 Tagen. Danach stellt sich bei allen Formen von Rotz ein fiebriger Zustand mit Malaise und Abgeschlagenheit ein. Je nach dem Ort des Eintritts beobachtet man ein unterschiedliches Bild. An der *Haut* entwickelt sich ein Knötchen, verbunden mit Lymphangiitis und Lymphadenitis. An *Schleimhäuten,* z. B. im Nasenrachenbereich, kommt es bald zu ulzerösen Veränderungen und einem eitrigen Exsudat. Nach Inhalation und *pulmonaler* Ansiedelung der Keime dauert es in der Regel 10–14 Tage, bis sich klinische Symptome bemerkbar machen. In vielen Fällen schließt sich an die *lokale eitrige Infektion* bzw. die *akute Rotz-Pneumonie* eine *Septikämie* an, mit allen zugehörigen Symptomen und Zeichen. Ähnlich wie im Fall der Melioidose können dabei *septisch-metastatische Herde* in verschiedenen Organen entstehen. Man kennt auch Fälle mit *chronischer, nekrotisierender und eitriger Entzündung,* z. B. in den Lungen oder in anderen Organen. Die *Diagnosestellung* gestaltet sich oft schwierig. Sicherheitshalber wird empfohlen, außer dem mikroskopischen und kulturellen Versuch eines Erregernachweises auch Tierversuche vorzunehmen. Zudem ist es manchmal nützlich, wiederholte *Hautteste* (Malleinprobe) durchzuführen, die in der dritten bis vierten Woche der Erkrankung positiv zu werden pflegen und es danach über Jahre bleiben. Mit Hilfe paariger Seren läßt sich auch der Anstieg der Agglutinintiter diagnostisch verwerten. *Therapeutisch* haben sich vor allem Sulfonamide bewährt; über die Wirkung neuerer Antibiotika besteht noch wenig Klarheit. Die *Letalität* betrug bei den septikämischen Formen mit akutem Verlauf früher 100%; heute ist sie geringer, aber immer noch hoch. Bei lokalisierten und/oder chronischen Formen darf die Prognose als weniger ernst betrachtet werden.

Infektionen durch Aeromonas

Keime der Gattung Aeromonas (Familie Vibrionaceae) sind Gram-negative, bewegliche Stäbchenbakterien, die morphologisch und kulturell Pseudomonas aeruginosa gleichen. In »biochemischen Reihen« zeigt sich Aeromonas allerdings metabolisch aktiver, indem die meisten Zuckerarten gespalten werden. Humanmedizinische Bedeutung hat vor allem *Aeromonas hydrophila,* ein Keim, der als Saprophyt in Wasser, Erde und allenfalls Nahrungsmitteln vorkommt. Hie und da isoliert man ihn aus der Fäkalflora gesunder Individuen. Als opportunistischer Erreger entfaltet Aeromonas vor allem bei Personen mit geschwächter Abwehr eine pathogene Wirkung. Neben *Harnwegsinfekten* und anderen lokalisierten Affektionen kann es zur *Bakteriämie* bzw. *Sepsis* kommen, die ähnlich zu bewerten ist wie die Pseudomonas aeruginosa-Sepsis.

Vereinzelt kommen auch Endokarditiden vor. *Therapeutisch* sind u. a. Tetrazykline, Aminoglykoside und Polymyxine gegen die meisten Aeromonas hydrophila-Stämme wirksam.

Infektionen durch Alcaligenes (Achromobacter)
Diese Gram-negativen Stäbchenbakterien gehören ebenfalls zu den opportunistischen Keimen. *Alcaligenes (Achromobacter) faecalis* und *Alcaligenes mucosus* sind Farbstoffbildner. In der Humanmedizin spielen diese Mikroorganismen eine ähnliche, wenn auch wesentlich geringere Rolle als Pseudomonas aeruginosa.

192.9. Infektionen durch Mima bzw. Herellea

Definitionen: *Mimae,* im besonderen *Mima polymorpha* und *Herellea vaginicola,* die früher u. a. Bacterium anitratum hieß, wurden lange Zeit mit Neisserien verwechselt (Synonyme Bezeichnungen: »Diplococcus mucosus«, »Neisseria winogradskyi«). Diese Keime vermögen schwere Infektionen hervorzurufen, im besonderen *Meningitiden* und *Pneumonien,* nicht selten auch *Bakteriämien bzw. Sepsis,* ohne oder mit Endokarditis. Es handelt sich um ubiquitäre Mikroorganismen, die vor allem über die Harnwege oder den Respirationstrakt in den Körper eindringen. Krankheitsbilder, die auf einer Infektion durch Herellea beruhen, nennt man *Herelliosis.*

Ätiologie: Bei den *Mimae,* zu denen die beiden oben genannten Spezies gezählt werden, handelt es sich um Gram-negative, pleomorphe, bekapselte, unbewegliche Keime, die morphologisch den Neisserien gleichen, jedoch Oxidase-negativ sind. Auf festen Nährböden herrschen Diplokokken-Formen vor, in flüssigen Medien mehr Stäbchen und filamentöse Gebilde. Im Gegensatz zu den Enterobakterien zeigen sie keine positive Nitratreaktion. Herellea unterscheidet sich von Mima polymorpha u. a. dadurch, daß sie 10%-ige Laktose zu vergären vermag.

Epidemiologie: Inbezug auf Vorkommen sowie Wege der Ausbreitung und Infektion besteht eine große Ähnlichkeit mit Pseudomonas aeruginosa (s. dort). Ungefähr ein Viertel der menschlichen Population beherbergt Mimae auf der *Haut,* was mit dem relativ häufigen Nachweis dieser Mikroorganismen, im besonderen Herellea vaginicola, bei Bakteriämien infolge Einlegens *intravenöser Katheter* in Beziehung stehen dürfte. Fast ebenso wichtig ist die *aerogene Infektion,* wobei *Mima-Herellea-Pneumonien* hauptsächlich bei *»kompromittierten Wirtsorganismen«* zu beobachten sind. Schließlich sei die Harnwegsinfektion, z. B. durch Katheterismus, hervorgehoben. Bei *Verbrennungen* der Haut finden wir diese Keime auch oft.

Pathogenese: Die Mechanismen der Gewebeschädigung sind noch wenig erforscht. Wahrscheinlich wirken Mimae vor allem durch Freisetzung von Endotoxin. *Mima-Herellea-Bakteriämien* ziehen nicht selten eine *Meningitis* und/oder eine *akute oder subakute Endokarditis* nach sich; solche Komplikationen können nach *Harnwegsinfekten, Hautinfekten nach Verbrennung,* Keimeintritt im Zusammenhang mit *intravenösen Kathetern* u. a. m. zustande kommen.

Morphologisch zeigen die entzündlichen Organveränderungen große Ähnlichkeit mit denen bei Infektion durch Pseudomonas aeruginosa (s. dort).

Folgen und **Symptome:** Das klinische Krankheitsbild kann stark variieren, je nachdem, ob es sich um eine *Harnwegsinfektion,* ohne oder mit *Pyelonephritis,* eine *Pneumonie,* eine *Hautinfektion,* eine *Meningitis* oder eine *Sepsis, ohne oder mit Endokarditis,* handelt (Symptome s. bei Pseudomonas-Infektionen). Die *Diagnosestellung* beruht auf dem Erregernachweis, wobei zu berücksichtigen ist, daß viele Laboratorien noch wenig Erfahrung in der Isolation und Indentifizierung dieser Keime besitzen. *Therapeutisch* empfehlen sich Antibiotika, wie Kanamyzin, vor allem bei Bakteriämie. Lokale Abszesse müssen drainiert werden.

Literatur

Cardiff-Oxford Bacteriuria Study Group: Sequelae of covert bacteriuria in schoolgirls. Lancet *1978I,* 889 — *Conn, H. O., Fessel, J. M.:* Spontaneous bacterial peritonitis in cirrhosis. Medicine *50* 161 (1971) — *Edwards, P. R., Ewing, W. H.:* Identification of Enterobacteriaceae, 3rd ed. Minneapolis: Burgess 1972 — *Johnston, W. H., Latta, H.:* Acute hematogenous pyelonephritis in the rabbit. Electron microscopic study of Escherichia coli localization and early acute inflammation. Lab. Invest. *38* 439 (1978) — *Kunin, C. M., Craig, W. A., Uehling, D. T.:* Trimethoprim therapy for urinary tract infection. JAMA *239,* 2588 (1978) — *Levine, M. M., Bergquist, E. J., Nalin, D. R., Waterman, D. H., Hornick, R. B., Young, Ch. R., Sotman, S., Rowe, B.:* Escherichia coli strains that cause diarrhoea but do not produce heat-labile or heat-stable enterotoxins and are non-invasive. Lancet *1978I,* 1119 — *McHenry, M. C., Hawk, W. A.:* Bacteremia caused by gram-negative bacilli. Med. Clin. North Am. *58,* 623 (1974) — *Moss, J., Richardson, St. H.:* Activation of adenylate cyclase by heat-labile Escherichia coli enterotoxin. J. Clin. Invest. *62,* 281 (1978) — *Olarte, J., Galindo, E.:* Salmonella typhi resistant to chloramphenicol, ampicillin and other antimicrobial agents: Strains isolated during an extensive typhoid fever epidemic in Mexico. Antimicrob. Agents Chemother. *4,* 597 (1973) — *Prost, E.:* Food-borne salmonellosis. Ann. Rev. Microbiol. *21,* 495 (1967) — *Reynolds, R. C., Cluff, L. E.:* Infections of man with mimae. Ann. Intern. Med. *58,* 759 (1963) — *Salmonella surveillance* - annual summary 1974. Altanta: Center for Disease Control 1975 — *Satterwhite, T. K., Evans, D. G., DuPont, H. L and Evans, D. J., jr.:* Role of Escherichia coli colonisation factor antigen in acute diarrhoea. Lancet *1978II,* 181 — *Svenson, St. B., Lindberg, A. A.:* Immunochemistry of salmonella O-Antigens: Preparation of an octasaccharide-bovine serum albumin immunogen representative of salmonella serogroup B O-antigen and characterization of the antibody response. J. Immunol. *120,* 1750 (1978) — *Urbaschek, B., Urbaschek, R., Neter, E. (eds.):* Gram-negative bacterial infections. Wien - New York: Springer 1975

193. Infektionen durch weitere Gram-negative Stäbchenbakterien

193.1. Haemophilus-Infektionen

Definitionen: Der Genus *Haemophilus,* dessen weitere Zuordnung noch in der Schwebe ist, umfaßt eine Reihe menschenpathogener Spezies, die die verschiedensten Krankheitsbilder erzeugen können. *Haemophilus influenzae,* ein Gram-negatives, unbewegliches Stäbchen oder Kokkobazillus, kommt als Erreger von *Pharyngitis, Epiglottitis, Bronchitis bzw. Bronchiolitis, Pneumonie, Otitis media, Meningitis, Konjunktivitis, Arthritis, Infektionen des Genitaltrakts, Appendizitis* u. a. m. in Betracht, teilweise allerdings in Form einer *Sekundär- und/oder Mischinfektion.* In selteneren Fällen isoliert man bei Infektionen ähnlicher Lokalisation oder bei Bakteriämien *Haemophilus aphrophilus* oder *Haemophilus parainfluenzae. Haemophilus vaginalis* kann eine *Kolpitis (Vaginitis)* hervorrufen. *Haemophilus ducreyi* gilt als Erreger des *Ulcus molle* (weicher Schanker), einer venerischen Affektion, die mit Geschwürsbildung am Ort der Primärinfektion und regionärer Lymphadenitis einhergeht. *Haemophilus aegypticus* wird in tropischen und subtropischen Gebieten z. B. bei subakut-chronischer Konjunktivitis isoliert. *Haemophilus haemolyticus* und *Haemophilus parahaemolyticus* sind im wesentlichen opportunistische Keime, die unter gewissen Bedingungen pathogen werden können.

Allgemeine Hinweise auf Eigenschaften von Haemophilus

Die Keime der Gattung *Haemophilus* sind Gram-negative, unbewegliche, nicht sporenbildende, feine Stäbchenbakterien, die z. T. im menschlichen Vollblut enthaltene *Wuchsstoffe benötigen,* um sich vermehren zu können. Beim einen Wuchsstoff (*X-Faktor*) handelt es sich um das hitzestabile Hämin. Der sog. *V-Faktor,* ist ein Diphosphopyridin-Nukleotid (Koenzym I), das in menschlichen Körpersäften und Geweben reichlich vorhanden ist. Abgesehen von Haemophilus ducreyi neigen die menschenpathogenen Haemophilusarten zur Erzeugung katarrhalischer Entzündungen, im besonderen im Bereich der Luftwege.

Infektionen durch Haemophilus influenzae

Ätiologie: Der Name des Keimes stammt von Pfeiffer, der anläßlich einer Influenza-Pandemie im Jahr 1890 irrtümlicherweise annahm, es handle sich bei *Haemophilus influenzae* um den primären Erreger der Grippe. Morphologisch zeichnen sich diese Bakterien durch eine gewisse Polymorphie aus, wobei teils kokkoide, teils Stäbchen-artige Formen und/oder Scheinfäden beobachtet werden können. Die Ausmaße variieren zwischen 0,2 und 0,3 µm in der Dicke und 0,5–2 µm in der Länge. Gewisse Stämme zeigen eine bipolar stärkere Färbbarkeit. Die meisten Keime dieser Spezies sind von einer Polysaccharid-Kapsel umhüllt, die – je nach Stamm – verschieden deutlich ausgebildet sein kann. Haemophilus influenzae weist *sowohl Körper- als auch Kapselantigene* auf. Aufgrund der letzteren unterscheidet man zur Zeit 6 Typen. Mehr als 90% der menschlichen Infektionen durch Haemophilus influenzae werden durch Typ B verursacht. In *Kultur* verhalten sich die Keime fakultativ anaerob und lassen sich auf Vollblut-haltigen Nährböden züchten (Vollblut-Agar, Levinthal-Agar, Schokolade-Agar). Am besten wachsen sie unter aeroben Bedingungen und bei einer Temperatur von 37° C. Die ungefähr nach 2 Tagen deutlich erkennbaren Kolonien sind auffallend dünn, transparent, grau und zeigen keine Hämolyse. Haemophilus influenzae benötigt – wie erwähnt – zur Vermehrung die Wuchsstoffe X und V.

Epidemiologie: Haemophilus influenzae ist nur für Menschen und allenfalls Affen pathogen. Vor allem im Winter und Vorfrühling kann man den Keim aus dem Nasenrachenraum vieler klinisch gesunder Individuen isolieren. Die Übertragung von Mensch zu Mensch erfolgt durch Tröpfcheninfektion; die Morbidität hält sich indessen in sehr beschränktem Rahmen, sodaß man fast nie Gruppenerkrankungen, geschweige denn Epidemien beobachtet. Besonders anfällig sind Jugendliche und Individuen mit anatomischen Anomalien im Respirationstrakt, z. B. Bronchiektasien. Gefährdet sind überdies Kleinkinder, vor allem in der Zeit der physiologischen Hypogammaglobulinämie. Bei Penizillin-behandelten Personen wird Haemophilus in der Regel häufiger isoliert als bei nichtbehandelten.

Pathogenese: Man kennt Stämme von Haemophilus influenzae, die keine Kapsel aufweisen, und man dachte früher, dies sei ein Zeichen fehlender Pathogenität. Diese Annahme hat sich indessen nicht bestätigt. Über die Mechanismen der Gewebeschädigung durch diese Keime ist nur wenig bekannt (wahrscheinlich vor allem Endotoxin-Wirkungen). Zumindest ein Teil der Stämme produziert eine oder mehrere Substanzen, die die *Zilientätigkeit hemmen.* Dies kann sich im Sinn einer Begünstigung der Entwicklung von Tracheobronchitiden und einer verlängerten Dauer derselben auswirken. Die Polysaccharidkapsel scheint die *Endozytose durch Granulozyten und Makrophagen zu behindern,* weshalb die Opsonisierung der Mikroorganismen durch spezifische Antikörper wahrscheinlich eine erhebliche Rolle spielt. Auf *Sekundärinfektionen* durch Haemophilus influenzae im Anschluß an Virusbefall des Respirationstraktes wurde schon hingewiesen (S. 1804). Wie erwähnt, kommen hie und da auch Haemophilus influenzae-Infektionen außerhalb des Respirationstraktes vor, und gelegentlich kann es zur *hämatogenen Aussaat* kommen (s. auch u.). Besonders bei Kindern und Jugendlichen ist die *Haemophilus-Meningitis* gefürchtet. Man kennt zudem durch diesen Keim verursachte *Endokarditiden.*

Morphologisch zeigt sich in typischen Fällen als Reaktion auf eine Infektion der Schleimhäute des oberen *Respirationstraktes* und/oder der Bronchien durch Haemophilus influenzae eine zunächst *katarrhalische,* dann schleimig-eitrige und schließlich *eitrige Exsudation* (s. Abb. 182, S. 1334). Die Mukosa erfährt in der Regel eine erhebliche *ödematöse Schwellung.* Bei Invasion des Lungengewebes – z. B. infolge Aspiration erregerhaltigen Materials – einwickelt sich eine *Bron-*

chopneumonie (s. Abb. 181, S. 1330). Bei Kindern ist die *Bronchiolitis* gefürchtet. Die *Haemophilus-Meningitis* fällt makroskopisch durch einen *dickflüssigen, grünlich-gelben Eiter* im Spatium leptomeningicum auf; ähnlich ist auch der Eiter auf befallenen Schleimhäuten beschaffen. In Exsudatausstrichen kann man die Erreger in der Regel in großer Zahl erkennen, neben Neutrophilen und Fibrin.

Folgen und **Symptome:** In schweren Fällen von Infektion durch Haemophilus influenzae besteht fast immer Fieber, was bei milderem Verlauf z. T. nicht der Fall ist. Symptome und Zeichen bei Infektionen des Respirationstraktes entsprechen weitgehend denen bei bakteriellen Infektionen dieser Strukturen anderer Ätiologie. Nachstehend werden lediglich einige Besonderheiten hervorgehoben. Eine *Pharyngitis* beobachtet man am ehesten bei Kindern, ferner bei Erwachsenen, die wegen anderer Infektionen eine antibiotische Therapie erhalten hatten. Die Affektion kann bei unsachgemäßer Behandlung längere Zeit andauern. Als recht bezeichnend gelten die erheblichen Schluckschmerzen bei relativ geringem Lokalbefund. Eine *Epiglottitis* und/oder *Laryngotracheobronchitis* beobachten wir am ehesten bei kleinen Kindern. In schwereren Fällen stellen sich Keuchhusten-artige Beschwerden ein (u. U. ist sogar eine Tracheotomie nötig), die besonders ohne sachgemäße Behandlung einen tödlichen Ausgang nehmen können. Haemophilus influenzae spielt auch bei der *chronischen »asthmoiden« Bronchitis* älterer Leute eine wichtige Rolle (s. *broncho-obstruktives Syndrom* und chronisches Lungenemphysem, Abb. 123, S. 622). Primäre *Bronchopneumonien* aufgrund einer Infektion durch Haemophilus influenzae sind – abgesehen von Kindern – eine Seltenheit. Häufig kommt es indessen bei Erwachsenen zu einer Sekundärinfektion der Lungen, z. B. nach Virusinfekt. In Europa wird Haemophilus influenzae offenbar bei der Mehrzahl von Patienten aus dem Respirationstrakt isoliert, während dies in USA weniger der Fall sein soll. Die durch Haemophilus influenzae verursachte *Otitis media,* ebenfalls in erster Linie eine Kindererkrankung, fällt oft durch die Bildung eines merkwürdig »serösen«, d. h. nicht eitrigen, Exsudats auf. Haemophilus influenzae Typ B ist der häufigste Erreger einer *eitrigen Meningitis* von Kindern im Alter von 6 Monaten bis zwei Jahren, wird aber auch bei älteren Kindern und Erwachsenen relativ oft isoliert. Meistens geht der Hirnhautentzündung eine Infektion des oberen Respirationstraktes und/oder eine Otitis media voraus, in einem Drittel der Fälle eine Bronchopneumonie. Die *Haemophilus-Konjunktivitis* gleicht klinisch der durch den »Koch-Weeks-Bazillus« hervorgerufenen. Seltenere Manifestationen einer Infektion durch Haemophilus influenzae umfassen *Endokarditiden, Osteomyelitiden, Arthritiden, Sinusitiden, Phlegmonen* oder *Abszesse* in verschiedenen Lokalisationen, *Infekte des Urogenitaltraktes* und – im Anschluß an eine *Bakteriämie* – septisch-metastatische Herde, z. B. in der Leber. Bei den meisten akuten Prozessen besteht eine Blutleukozytose (vor allem Neutrozytose), in schweren Fällen, zumal bei Kindern, kann man aber auch eine Leukopenie antreffen. Der Erregernachweis aus dem Blut gelingt in etwa der Hälfte der Fälle von Meningitis und meistens bei Endokarditis.

Komplikationen: Bei Kindern besteht eine der Hauptgefahren in der *Obstruktion der Luftwege.* Unbehandelte *Meningitis-Fälle* enden sehr oft tödlich. Manchmal entwickelt sich im Anschluß an die Hirnhautentzündung ein *Hirnabszess,* oder es kommt zu Spätkomplikationen im Sinn eines obstruktiven *Hydrocephalus internus. Subduralempyeme* sind ebenfalls beobachtet worden. Bei *Haemophilus-Sepsis* kann sich ein Schock ausbilden, und Veränderungen im Sinn des *Waterhouse-Friderichsen-Syndroms* (S. 1887) sind auch nicht ausgeschlossen. Bei geeigneter *Therapie,* z. B. mit Chloramphenikol und Sulfonamiden, lassen sich viele schwere Fälle günstig beeinflussen.

Infektionen durch Haemophilus aphrophilus

Diese Spezies unterscheidet sich von Haemophilus influenzae u. a. dadurch, daß sie zur Vermehrung höchstens den Faktor X, nicht aber den Faktor V benötigt. In feuchter Luft ist u. U. auch Faktor X nicht erforderlich. Haemophilus aphrophilus galt als ein seltener Krankheitserreger, wird aber in den letzten Jahren häufiger isoliert, u. a. bei Fällen von Pneumonie, Meningitis, Wundinfektion, Otitis media, Sinusitiden, Zervikalabszessen u. a. m. Es wurden auch Sepsis-Fälle beobachtet, ohne oder mit Endokarditis, ferner Hirnabszesse. Zu den ziemlich wirksamen antiinfektiösen Chemotherapeutika gehören Penizillin G, Chloramphenikol, Zephalothin, Gentamizin und Rifampin.

Infektionen durch Haemophilus parainfluenzae

Dieser Keim braucht zum Wachstum in vitro Faktor V, nicht aber Faktor X. Die Manifestationen einer Infektion durch Haemophilus parainfluenzae zeigen ein ähnlich vielfältiges Bild wie jene bei Haemophilus-influenzae-Infektionen.

Infektionen durch Haemophilus vaginalis

Haemophilus vaginalis, der zum Wachstum weder auf Faktor X noch auf Faktor V angewiesen ist, läßt sich bei ungefähr einem Drittel der Frauen unter 40 Jahren aus der Vagina isolieren, oft ohne daß eine Kolpitis nachweisbar wäre. Man kennt aber zahlreiche gesicherte Fälle von Vaginitis, die durch diesen Keim verursacht wurden und mit dem Auftreten eines übelriechenden Ausflusses von grauer Farbe verbunden waren. Therapeutisch haben sich in solchen Fällen u. a. Ampizillin und Zephalosporine bewährt.

Ulcus molle (weicher Schanker)

Definitionen: Das *Ulcus molle (weicher Schanker)* ist eine akute, fast ausschließlich durch Geschlechtsverkehr übertragene Infektion, die sich durch das Auftreten schmerzhafter Ulzera – nicht selten in Mehrzahl – im Bereich der Genitalien und eine oft eitrige regionale (bei Männern: inguinale) Lymphadenitis *(»Bubo«)* kennzeichnet. Die meisten Autoren halten *Haemophilus ducreyi* für den Erreger des Ulcus molle; die Frage jedoch, ob dieser Keim allein für die Gewebsveränderungen verantwortlich ist, bleibt offen. In Fällen, die klinisch dem Ulcus molle entsprechen, werden nämlich nicht selten auch andere Mikroorganismen, im besondern Anaerobier, isoliert.

Ätiologie: *Haemophilus ducreyi* ist ein Gram-negatives, unbegeißeltes, etwa 0,5–1 × 1–2 µm messendes Stäbchenbakterium, das oft in Ketten angeordnet gefunden wird. Auf bluthaltigen *Nährböden* benötigt der Keim zur Vermehrung Wuchsstoff X und bildet kleine, graue, glänzende Kolonien mit hämolytischem Saum. Das Wachstum in vitro ist unter aeroben wie unter anaeroben Bedingungen möglich und erfolgt am besten bei leichtem CO_2-Zusatz. Aus Geschwüren mit regionärer eitriger Lymphadenitis, die klinisch als Ulcus molle imponieren, läßt sich H. ducreyi – je nach Statistik – nur in 15–90% der Fälle isolieren. Relativ häufig identifiziert man in solchen Läsionen *anaerobe Keime,* wie Bacteroides fragilis, Bacteroides melaninogenicus, anaerobe Gram-positive Kokken und anaerobe Spirochäten, deren Bedeutung für das Zustandekommen der Gewebeschäden noch nicht feststeht.

Epidemiologie: Das Ulcus molle ist vor allem in Südostasien, in Afrika und in Zentral- sowie Südamerika verbreitet; hierzulande gehört es zu den seltenen Beobachtungen. Die genaue Inzidenz kann man – wegen diagnostischer Schwierigkeiten – nicht angeben. Sozioökonomische Faktoren spielen offenbar eine wichtige Rolle, vor allem auch im Zusammenhang mit der Prostitution.

Morphologisch zeigt sich zu Beginn ein rötliche Papel, die rasch vesikuliert, sich in eine zentrale Pustel verwandelt und geschwürig zerfällt. Die Ulzera sind meistens ziemlich flach und messen im Durchmesser wenige mm bis mehr als 2 cm; nicht selten finden sie sich in Mehrzahl, beim Mann am ehesten im Bereich des Präputiums, bei Frauen vor allem an den Labia minora und in der Klitorisgegend. Geschwüre im Vaginal- und Zervixbereich bleiben oft unbeachtet, was verständlich macht, daß die Diagnose beim männlichen Geschlecht ungefähr 5-mal häufiger gestellt wird als beim weiblichen. Extragenitale Läsionen werden hie und da ebenfalls beobachtet. Nach kurzer Zeit schwellen die regionären Lymphknoten an, beim Manne in der Inguinalgegend und oft einseitig, und lassen eine Einschmelzung erkennen. Diese bricht in der Regel durch die Haut durch und führt zur Entstehung inguinaler Geschwüre. Mikroskopisch erkennt man in Frühstadien der Primärinfektion eine sich rasch ausbildende Epithelnekrose und Pustelbildung mit nachfolgender Ulzeration. Im Geschwürsbereich liegt unter dem oberflächlichen Detritus fibrinös-leukozytäres Exsudat mit einer wechselnden Zahl von Erythrozyten, darunter gefäßreiches Granulationsgewebe. Dieses geht mit der Zeit in Vernarbung über, und in den tiefen Zonen treten mehr und mehr Lymphozyten und Plasmazellen in Erscheinung. Die Lymphknotenveränderungen entsprechen im wesentlichen einer Nekrose und Abszeßbildung mit Perforation nach außen (s. Abb. 224).

Folgen und **Symptome:** Die Inkubationsperiode variiert meistens zwischen 3 und 5 Tagen. Die oben beschriebene Entwicklung einzelner oder – häufiger – mehrerer Ulzera im Genitalbereich ist typischerweise mit erheblichen Schmerzen verbunden. Die Bubo findet sich in ungefähr ⅔ der Fälle nur einseitig. Die »*Diagnosestellung*« hängt theoretisch vom »Erregernachweis« ab. Im Eiter machen die Haemophilus ducreyi – Keime den Eindruck von »Fischzügen«. *Therapeutisch* bewähren sich vor allem Sulfonamide (im besonderen Sulfisoxazol=Gantrisin), was sich auch diagnostisch nutzen läßt. *Differentialdiagnostisch* sind in erster Linie ein Herpes (pro)genitalis, eine luische Primäraffektion und ein Lymphogranuloma venereum abzugrenzen.

193.2. Pertussis (Keuchhusten) und andere Bordetella-Infektionen

Definitionen: Der durch *Bordetella pertussis* hervorgerufene *Keuchhusten (Pertussis)* ist eine stark ansteckende Krankheit, der man vor allem bei nicht immunisierten Kindern begegnet und die in der Regel in drei Stadien verläuft: Nach einem 1–2 Wochen dauernden *katarrhalischen Stadium* folgt das sog. *Anfallsstadium (paroxysmales Stadium),* das sich durch eine schnelle Folge von Hustenstößen mit nachfolgendem inspiratorischem »*Keuchen*«, einer sog. »Reprise«, und manchmal auch mit Konvulsionen *(Konvulsivstadium),* kennzeichnet und verschieden lange anhält (Bereich: etwa 2 Tage bis annähernd 2 Monate). Der Keuchhusten ist typischerweise mit einer deutlichen *Lymphozytose* verbunden. In seltenen Fällen beruht ein Pertussis-ähnliches Krankheitsbild auf einer Infektion durch *Bordetella parapertussis* oder *Bordetella bronchiseptica,* abgesehen von Adenoviren.

Ätiologie: *Bordetella pertussis* (früher: Haemophilus pertussis), eine der Gattung Bordetella angehörende Spezies, wird neuerdings der großen Familie der Pseudomonadaceae zugerechnet. Es handelt sich um Gram-negative, 0,2–0,3 × 1 µm messende, unbewegliche, bekapselte, nicht sporenbildende Keime, die sich bipolar anfärben. Die *Kultur* in vitro gelingt nur auf Spezialnährböden, wie dem Bordet-Gengou-Medium, das neben 15–20% Vollblut noch Kartoffelstärke und Glyzerin enthält, und auf dem sich im Verlauf von 3–4 Tagen sehr kleine, mikroskopisch erkennbare Kolonien bilden. Das Wachstum erfolgt fast nur bei aeroben Bedingungen und einer Temperatur von 35–37° C. Die taxonomische Abtrennung der Bordetellen von Haemophilus erfolgte, weil die ersteren die Wuchsstoffe V und X nicht benötigen. Bordetella weist einheitliche, *thermostabile Körper(O)- und thermolabile Kapselantigene* (Agglutinogene K1, 2, 3, 4 und/oder 5) auf, wozu im Verlauf von Kulturpassagen noch weitere *Antigenphasen (I–IV)* kommen können. Diese haben für die Herstellung von Vakzinen eine erhebliche Bedeutung. Alle menschenpathogenen Bordetella-Spezies bilden hitzelabile *Toxine,* die sich durch Behandlung mit Formaldehyd in Toxoide überführen lassen. Bei *Versuchstieren* lassen sich nur durch Injektion erheblicher Keimzahlen Intoxikationserscheinungen hervorrufen (Mäuse, Meerschweinchen und Kaninchen), und bei der Maus kann man durch intranasale Infektion mit einer großen Dosis von Keimen pneumonische Veränderungen erzeugen. In seltenen Fällen isoliert man bei Keuchhusten *Bordetella parapertussis* oder *Bordetella bronchiseptica.* Der letztgenannte Keim ist vor allem tierpathogen (atypische Rhinitis beim Schwein, Bronchopneumonie beim Hund u. a.).

Epidemiologie: Der Keuchhusten ist weltweit verbreitet und zeichnet sich durch eine außerordentlich hohe Infektiosität für nicht immune Individuen aus. Die Ansteckung findet fast immer durch Tröpfcheninfektion statt. Etwa die Hälfte aller Fälle von Keuchhusten betrifft Kinder im Alter von weniger als 2 Jahren, weshalb man auch bestrebt ist, schon 3 Monate nach Geburt zu immunisieren. Die Fälle von Pertussis häufen sich in der Regel im Winter und im Frühjahr, und verschiedentlich notierte man – z. B. nach mehrjähriger Reduktion der Inzidenz – Erkrankungen von epidemischen Ausmaßen. Wichtige Infektionsquellen stellen u. a. Individuen dar, die nur leichte Symptome aufweisen und daher bei der Keimübertragung eine große Rolle spielen können.

Pathogenese: Bordetella pertussis vermag sich offenbar mit Hilfe besonderer Oberflächenstrukturen an den *Flimmerepithelien des Respirationstraktes* festzuhaften, wo sich die Keime vermehren und die Zilientätigkeit beeinträchtigen. Die Erreger dringen meistens nicht in die Epithelzellen ein, sondern schädigen diese u. a. durch *Freisetzung toxischer Produkte.* Die relative Bedeutung des Pertussis-Exotoxins, des Endotoxins, gewisser Oberflächen-Komponenten der Erreger, des *Histamin-sensibilisierenden Faktors* und des *Lymphozytose-produzierenden Faktors* für die beim Keuchhusten auftretenden krankhaften Erscheinungen ist noch nicht klar. Hinsichtlich der Abwehr von Seiten des Wirtsorganismus spielen nach dem bisher bekannten die neutrophilen Granulozyten eine wesentliche Rolle; diese Zellen vermögen Bordetellen ohne nennenswerte Behinderung durch die Keime zu phagozytieren und abzutöten. Wie erwähnt, geschieht dies allerdings vor allem auf der Schleimhautoberfläche. Vieles spricht dafür, daß bei der Abwehr der Erreger humorale Immunantworten eine wesentliche Bedeutung haben, möglicherweise u. a. über die Bildung von sekretorischem IgA, abgesehen von der antitoxischen Wirkung von Antikörpern z. B. der IgM- und IgG-Klassen. Bei der Überwindung des infektiösen Prozesses ist ferner die zellgebundene Immunität beteiligt. Ob die bei Kultur der Keime in vitro beobachteten Phasen (I, II = »smooth«, virulent; III, IV = »rough«, avirulent) der Entwicklung der Keime in vivo eine Rolle spielen, ist nicht bekannt. Ebenso wenig wissen wir über die Wirkungsweise des Lymphozytose-produzierenden Faktors, der von den Keimen freigesetzt wird: Offenbar führt er zu einer Mobilisierung vor allem von T-Lymphozyten aus Thymus, Milz und Lymphknoten, die lymphozytenärmer erscheinen als sonst. Man vermutet, daß diesem Phänomen u. a. eine Behinderung des Wiedereintritts rezirkulierender T-Zellen in die lymphatischen Gewebe zugrunde liegen könnte. Im Fall des Thymus – vielleicht auch der übrigen lymphoretikulären Gewebe – scheint eine vermehrte Ausschleusung von Zellen stattzufinden. Diese geht z. T. mit einer nachweisbaren Steigerung zellgebundener Immunreaktionen gegenüber verschiedenen Antigenen einher. Die *besondere Gefährdung von Kleinkindern* durch Pertussis hängt u. a. mit den relativ engen Lumina der Luftwege zusammen, die entsprechend leichter durch Sekret verschlossen werden können. Die *Blutungsneigung* bei Pertussis beruht möglicherweise auf Gefäßschäden (toxisch? Immunkomplex-induziert?).

Morphologisch findet man bei voll ausgebildetem Keuchhusten eine *Laryngotracheobronchitis acuta catarrhalis,* z. T. auch eine *Bronchiolitis* wechselnden Ausmaßes, und eine *Konjunktivitis.* Mit der Zeit kann das Sekret in den Bronchien mukopurulent werden, vor allem, wenn eine Sekundärinfektion hinzutritt. Elektronenmikroskopische Befunde zeigen eine dichte Besetzung der Flimmerepithelien durch Bordetella pertussis. Da und dort kann es zur Epithelnekrose kommen. In typischen Fällen notiert man die Anwesenheit eines zähen Schleims, der vor allem in den kleinen Bronchien und den Bronchiolen zu einer Obturation des Lumens Anlaß geben kann. Im Lungenbereich erkennt man – zumindest in einem Teil der Fälle – eine interstitielle Pneumonie (»Pneumonitis«) mit vorwiegend peribronchialen und septalen lymphozytären Infiltraten. Die Lungenalveolen bleiben in der Regel frei von Exsudat, es sei denn, es träte eine Sekundärinfektion durch andere Keime (z. B. Pneumokokken) hinzu. Die tracheobronchialen Lymphknoten sind in der Regel vergrößert und lassen morphologische Veränderungen im Sinn gesteigerter Immunreaktionen erkennen.

Folgen und **Symptome:** Nach einer *Inkubationsperiode* von ungefähr 12–15, u. U. auch 20 Tagen manifestiert sich das *initiale oder katarrhalische Stadium* durch zunehmenden Tränenfluß, Schnupfen, Niesen, Unwohlsein und Appetitlosigkeit, schließlich auch in einzelnen trockenen Hustenstößen, vor allem nachts. Nach einem verschieden langen Zeitraum (Bereich: 2 bis mehr als 40 Tage) folgt das eigentliche *Anfallstadium,* das sich, wie erwähnt, durch täglich bis 50 und mehr Episoden von 5–15 Hustenstößen ohne Inspiration und einem nachfolgenden, schnellen, keuchenden Einatmen von Luft charakterisiert. Durch den Husten kann spärlich zähes Sputum nach oben befördert werden. Dieser typische Keuchhusten tritt allerdings meist nur bei Kindern von mehr als 6 Monaten in Erscheinung; bei jüngeren Säuglingen fehlt er oft, dafür kommt es bei diesen eher zu Erbrechen. Fieber gehört nicht zum charakteristischen Bild des Keuchhustens, wenn keine Sekundärinfektionen hinzutreten. Nicht selten verspüren die Kranken im Trachealbereich einen gewissen Schmerz, und vereinzelt kann es zu Glottiskrämpfen und/oder -ödem kommen. In vielen Fällen zeigt sich eine gewisse *Blutungsneigung,* die sich u. a. in Epistaxis, petechialen Haut- und Schleimhautblutungen, subkonjunktivalem Blutaustritt und – meist geringfügigen – gastrointestinalen Hämorrhagien äussert. Klinisch haben diese Phänomene eine geringe Bedeutung; Veränderungen in der Konzentration von Gerinnungsfaktoren im Blut und/oder der Thrombozytenzahl werden in der Regel nicht festgestellt. Bei Kleinkindern, die unten bereits Inzisoren aufweisen, entwickelt sich nicht selten eine ulzeröse Veränderung an der Zungenunterseite, im Frenulumbereich. Das Blutbild kennzeichnet sich vor allem durch eine mächtige *Lymphozytose* (bis über 100000

Zellen/mm³). Die *Diagnosestellung* stützt sich auf den Erregernachweis, wobei man z. B. einen Penizillinhaltigen Bordet-Gengou-Nährboden aus einer Distanz von 15–20 cm behusten läßt. Zur Identifizierung der Kolonien können spezifische Immunseren herangezogen werden. Neuerdings hat sich zur raschen Erkennung der Keime die Immunfluoreszenzmikroskopie bewährt, mit deren Hilfe man Sputumausstriche direkt untersuchen kann.

Komplikationen: In weniger als 10% der Fälle kompliziert sich das Geschehen durch eine *Bronchopneumonie,* z. B. infolge Sekundärinfektion durch β-hämolysierende Streptokokken der Gruppe A, Pneumokokken, Staphylokokken, Haemophilus influenzae u. a. Steht der Patient unter antibiotischer Therapie, isoliert man zudem nicht selten E. coli, Proteus, Klebsiellen und/oder Pseudomonas. Ausgedehntere Herde von *Lungenatelektase* fallen klinisch manchmal erheblich ins Gewicht. Die oben erwähnten *Blutungen* werden z. T. durch die Hustenstöße ausgelöst. Klinisch von Bedeutung sind u. a. Retinalhämorrhagien, die u. U. zur Netzhautablösung führen können. Die starke Druckwirkung im Abdominalbereich, die der Krampfhusten mit sich bringt, gibt hie und da zu einem *Rektalprolaps* und/oder zum Auftreten von *Hernien* (z. B. Umbilikal- und Inguinalhernien) Anlaß. Konvulsionen begegnen wir am ehesten bei Sekundärinfektionen mit Fieber. In ungefähr 10% der Fälle machen sich mehr oder weniger deutliche *zentral-nervöse Störungen* zusätzlicher Art bemerkbar, sei es infolge Hypoxie des Hirngewebes, sei es wegen zerebraler Blutungen. Nachträglich manifestieren sich solche Schäden u. U. im Sinn einer mentalen Retardation. Mehr als die Hälfte der Todesfälle wegen Pertussis entfallen auf das Säuglingsalter. Die *Letalität* beläuft sich während des ersten Lebensjahres auf ungefähr 1–2%, später auf weniger als 1‰.

Prophylaxe: Es wird empfohlen, bei Säuglingen im Alter von 3 Monaten eine Impfung mit Hilfe *inaktivierter Pertussisvakzinen* vorzunehmen, durch die sich die Morbidität auf weniger als einen Fünftel reduzieren läßt. Am besten geschieht diese Vakzination nicht im Rahmen der früher angewandten »Quadrupel«-Vakzine (Pertussis, Poliomyelitis, Tetanus, Diphtherie), sondern separat; es hat sich nämlich gezeigt, daß die Immunität gegenüber Bordetella pertussis sonst leiden kann. In ungefähr einem Fall von 5000 Pertussis-Impfungen zeigen sich zentralnervöse Störungen, was einige Autoren veranlaßt hat, vor solchen Impfstoffen zu warnen. Der Mechanismus die Vakzine-bedingten Hirnschäden ist nicht bekannt. *Passive Immunisierungen* durch humanes Pertussis-Hyperimmunglobulin bringen in der Regel eine Milderung im Verlauf der Krankheit. Wichtig sind bei Pertussis die *Isolierungsmaßnahmen.*
Therapeutisch haben sich in unkomplizierten Fällen Antibiotika kaum als sehr nützlich erwiesen, falls nicht eine Sekundärinfektion durch einen oder mehrere der oben erwähnten Erreger hinzutrat. Verschiedentlich kamen Breitspektrum-Antibiotika mit mäßigem Erfolg zur Anwendung. Bei Ausbildung größerer Atelektasen sollten die Luftwege durch Absaugen des Sekretes wieder freigemacht werden.
Einige Hinweise auf den Keuchhusten sind in Abb. 224 und Tabelle 116 enthalten.

193.3. Legionellosis: »Legionärskrankheit« und sog. Pontiac-Fieber

Definitionen: Die *Legionellosis (»Legionärskrankheit«, »Legionnaires' disease«),* so benannt wegen ihres epidemischen Auftretens anläßlich einer Tagung der »American Legion« im Sommer 1976, ist eine durch die Gram-negative, aber schwer färbbare *Legionella pneumophila* verursachte, fast immer aerogene Infektionskrankheit, die u. a. mit einer schweren *Pneumonie* sowie z. T. gastrointestinalen, renalen und zentral-nervösen Störungen einhergehen kann. Die Krankheitserreger, von denen man mehrere Serotypen (Serogruppen) kennt, scheinen mit Vorliebe in feuchter Erde und z. B. in Kühlaggregaten von Klimaanlagen zu gedeihen, von wo sie in Form eines Aerosols Verbreitung finden können. Beim *»Pontiac«-Fieber,* dessen Ätiologie erst nachträglich ermittelt werden konnte, handelt es sich um eine Variante der Legionellosis, bei der neben Symptomen von Seiten des Respirationstraktes und hohem Fieber sowie Myalgien auch Brechdurchfälle zum Krankheitsbild gehören, meist aber keine Pneumonie.

Ätiologie: Die *Legionella pneumophila,* deren Zuordnung im taxonomischen System der Bakteriologie noch in der Schwebe ist, entspricht einem – früher unbekannten – Gram-labilen bis Gram-negativen, wahrscheinlich infolge hohem Lipidgehalt konventionell kaum färbbaren, 0,5–0,7 × 3–20 µm messenden Stäbchenbakterium. Bei sorgfältiger Methodik lassen sich die Keime indessen mit Hilfe der Technik nach Giménez bzw. nach Dieterle – beides Silberimprägnationsverfahren – darstellen. Damit die *Kultur* in vitro gelingt, ist eine besondere Entnahmetechnik zu empfehlen, die strengsten sterilen Kautelen genügt. Wird dieser Grundsatz nicht beachtet, besteht große Gefahr, daß die Legionellen überwuchert werden. Als Nährboden eignet sich u. a. Mülller-Hinton-Agar mit einem Zusatz von 1% Hämoglobin und 1% IsoVitale X, einem kommerziell erhältlichen Supplement, das reichlich Zystein enthält. Das Hämoglobin dient als Eisenquelle. Die Keime produzieren in vitro ein bräunliches Pigment. Aufgrund ihrer *antigenischen Eigenschaften* kann man verschiedene Serogruppen und Stämme von Legionella pneumophila auseinanderhalten, z. B. Serogruppe 1 mit den Stämmen Philadelphia 1 und 2, Pontiac und Cambridge sowie andere (u. a. Stamm Oxford). Als Antigenquelle benützt man u. a. die im Dottersack des Hühnerembryos gewachsenen Keime. Dies gestattet einen Antikörpernachweis, z. B. mit Hilfe der Komplementbindungsreaktion, und ermöglicht Kontrollen bei Anwendung immunfluoreszenzmikroskopischer Techniken. Nicht nur aufgrund der bisher erwähnten Eigenschaften, sondern auch in Anbetracht weiterer Besonderheiten, wie der – z. B. gaschromatographisch geprüften – chemischen Zusammensetzung der Keime (z. B. Fettsäurengehalt), DNA-Hybridisierungsresultaten u. a. m. kann gefolgert werden, daß es sich bei Legionella pneumophila um Mikroorganismen handelt, die sich von bisher bekannten Bakterienspezies unterscheiden. Die Keime sind an der Außenwelt offenbar ziemlich resistent. Über Legionellen-Toxine kann noch nichts abschließendes gesagt werden.

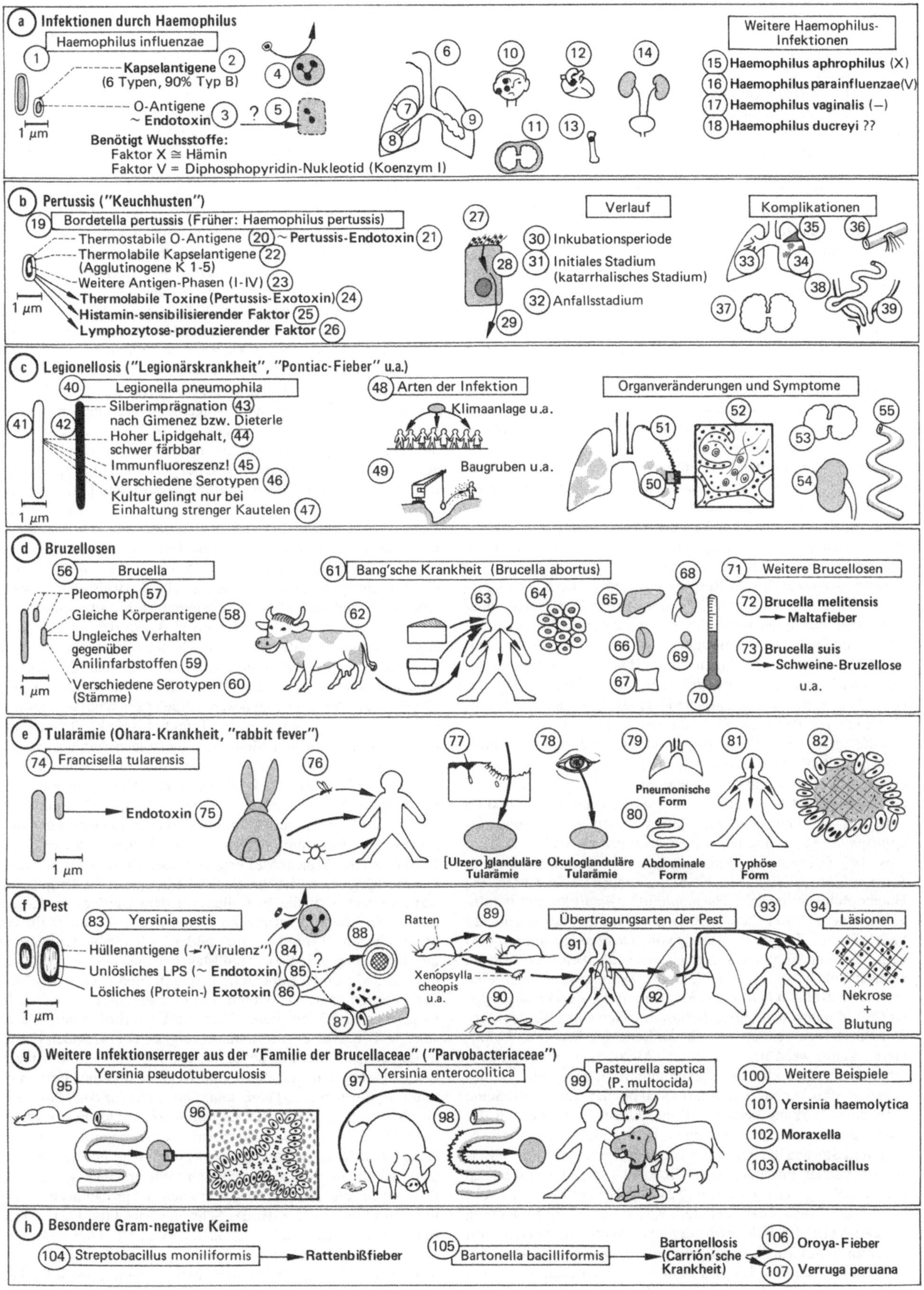

a Infektionen durch Haemophilus
Haemophilus influenzae
1
2 Kapselantigene (6 Typen, 90% Typ B)
O-Antigene ~ Endotoxin 3 ? 5
4
1 µm
Benötigt Wuchsstoffe:
Faktor X ≅ Hämin
Faktor V = Diphosphopyridin-Nukleotid (Koenzym I)
6 7 8 9 10 11 12 13 14
Weitere Haemophilus-Infektionen
15 Haemophilus aphrophilus (X)
16 Haemophilus parainfluenzae(V)
17 Haemophilus vaginalis (–)
18 Haemophilus ducreyi ??
b Pertussis ("Keuchhusten")
19 Bordetella pertussis (Früher: Haemophilus pertussis)
Thermostabile O-Antigene 20 ~ Pertussis-Endotoxin 21
Thermolabile Kapselantigene 22 (Agglutinogene K 1-5)
Weitere Antigen-Phasen (I-IV) 23
Thermolabile Toxine (Pertussis-Exotoxin) 24
Histamin-sensibilisierender Faktor 25
Lymphozytose-produzierender Faktor 26
1 µm
27 28 29
Verlauf
30 Inkubationsperiode
31 Initiales Stadium (katarrhalisches Stadium)
32 Anfallsstadium
Komplikationen
33 34 35 36 37 38 39
c Legionellosis ("Legionärskrankheit", "Pontiac-Fieber" u.a.)
40 Legionella pneumophila
41 42
Silberimprägnation 43 nach Gimenez bzw. Dieterle
Hoher Lipidgehalt, 44 schwer färbbar
Immunfluoreszenz! 45
Verschiedene Serotypen 46
Kultur gelingt nur bei Einhaltung strenger Kautelen 47
1 µm
48 Arten der Infektion
Klimaanlage u.a.
49 Baugruben u.a.
Organveränderungen und Symptome
50 51 52 53 54 55
d Bruzellosen
56 Brucella
Pleomorph 57
Gleiche Körperantigene 58
Ungleiches Verhalten gegenüber Anilinfarbstoffen 59
Verschiedene Serotypen 60 (Stämme)
1 µm
61 Bang'sche Krankheit (Brucella abortus)
62 63 64 65 66 67 68 69 70
71 Weitere Brucellosen
72 Brucella melitensis → Maltafieber
73 Brucella suis → Schweine-Bruzellose
u.a.
e Tularämie (Ohara-Krankheit, "rabbit fever")
74 Francisella tularensis
Endotoxin 75
1 µm
76 77 78 79 80 81 82
Pneumonische Form
[Ulzero]glanduläre Tularämie
Okuloglanduläre Tularämie
Abdominale Form
Typhöse Form
f Pest
83 Yersinia pestis
Hüllenantigene (→"Virulenz") 84
Unlösliches LPS (~ Endotoxin) 85
Lösliches (Protein-) Exotoxin 86
1 µm
? 87 88
Ratten 89
Xenopsylla cheopis u.a.
90
Übertragungsarten der Pest
91 92 93
94 Läsionen
Nekrose + Blutung
g Weitere Infektionserreger aus der "Familie der Brucellaceae" ("Parvobacteriaceae")
95 Yersinia pseudotuberculosis
96
97 Yersinia enterocolitica
98
99 Pasteurella septica (P. multocida)
100 Weitere Beispiele
101 Yersinia haemolytica
102 Moraxella
103 Actinobacillus
h Besondere Gram-negative Keime
104 Streptobacillus moniliformis → Rattenbißfieber
105 Bartonella bacilliformis → Bartonellosis (Carrión'sche Krankheit)
106 Oroya-Fieber
107 Verruga peruana

Abb. 224a–h. *Infektionen durch Bakterien der Gattungen Haemophilus, Bordetella, Legionella, Francisella, Yersinia, Pasteurella, Moraxella, Actinobacillus, Streptobacillus und Bartonella.* Mit Ausnahme der Genera Legionella, Streptobacillus und Bartonella werden diese Keime heute in der Familie der *Brucellaceae* (früher: Parvobacteriaceae) zusammengefaßt. Für medizinische Zwecke bezieht man sich indessen mit Vorteil auf den *Gattungsnamen.* **a** *Infektionen durch Haemophilus. Haemophilus influenzae* (1), ein Gram-negativer, pleomorpher, oft kokkoider Keim, besitzt mindestens 6 aus Polysacchariden bestehende Kapselantigene (2), außerdem noch O-Antigene (3), die mehr oder weniger Endotoxin entsprechen. Der Name »Haemophilus« stammt daher, daß z. B. Haemophilus influenzae 2 u. a. im Blut vorhandene Wuchsstoffe benötigt, um sich vermehren zu können; dies trifft aber nicht für alle Spezies dieser Gattung zu (s. 15–17: benötigter Wuchsstoff in Klammer). Die pathogene Wirkung von Haemophilus influenzae beruht – wenigstens teilweise – auf einem antiphagozytären Effekt der Kapsel (4) und der Freisetzung von Endotoxin (5). Für eine Überwindung von Infektionen durch diesen Keim spielen opsonisierende Antikörper eine erhebliche Rolle. Haemophilus influenzae tritt relativ oft im Rahmen von *Sekundärinfektionen* in Erscheinung, z. B. nach Virusbesiedelung der Epithelien des Respirationstraktes; jedenfalls kann man diese Mikroorganismen auch aus dem Nasenrachenraum Gesunder isolieren (6). Zu den häufigsten klinischen Manifestationen einer Haemophilus influenzae-Infektion gehören *Pharyngitis, Epiglottitis* und/oder *Laryngotracheobronchitis* (6, 7), vor allem bei Kindern *Bronchiolitis,* u. U. *Bronchopneumonie* (8) und bei älteren Leuten z. T. eine *»asthmoide Bronchitis«*. Besonders anfällig sind zudem Individuen mit anatomischen Anomalien im Respirationstrakt (z. B. *Bronchiektasen,* 9). Die mit der akuten Infektion verbundene Entzündung entwickelt sich in der Regel aus einem katarrhalischen über ein schleimig-eitriges in ein purulentes Stadium. Weiter Erscheinungsformen von Infektionen durch Haemophilus influenzae: *Otitis media, Sinusitis, Mastioditis* (10), ferner *Harnwegsinfektionen* (14) u. a. m. Eine gefährliche Komplikation stellt die *Leptomeningitis purulenta* dar (11), die makroskopisch durch einen dickflüssigen, grüngelben Eiter auffällt und wahrscheinlich mehrheitlich hämatogen zustande kommt. Septisch-metastatisch entwickeln sich hie und da *Endokarditiden* (12), *Osteomyelitiden* (13) u. a. m. Solchen Komplikationen begegnen wir hie und da z. B. bei mit Penizillin behandelten Patienten. *Haemophilus aphrophilus* (15) wird neuerdings häufiger als früher isoliert, z. B. bei Pneumonien, Meningitiden, Wundinfektionen u. a. *Haemophilus parainfluenzae* (16) ist ähnlich zu bewerten wie Haemophilus influenzae. *Haemophilus vaginalis* kommt bei ungefähr einem Drittel aller Frauen vor und bewirkt nur in seltenen Fällen Fluor (17). Die Bedeutung von *Haemophilus ducreyi* (18) beim Zustandekommen eines *Ulcus molle* bleibt umstritten; wahrscheinlich spielen bei dieser Affektion Anaerobier eine wichtigere Rolle. **b** *Pertussis (»Keuchhusten«). Bordetella pertussis* (19), die man u. a. durch Behusten-lassen eines Bordet-Gengou-Nährbodens aus etwa 15–20 cm Distanz erfassen und kultivieren kann, weist u. a. die unter (20–26) angeführten Eigenschaften auf. Das sehr feine, bekapselte, nicht begeißelte, Gram-negative Stäbchenbakterium färbt sich bipolar stärker an. Seine pathogene Wirkung beruht z. T. auf einem Festhaften an der Oberfläche von Flimmerepithelien, mit nachfolgender Vermehrung und Störung der Zilientätigkeit (27), ferner auf der Freisetzung toxischer Produkte, die teils lokal (28), teils systemisch wirken (29, vgl. dazu auch 21 und 24–26). Bei der Körperabwehr kommt den Antikörpern der sIgA-Klasse besondere Bedeutung zu. Der Verlauf der *Pertussis,* der eine Inkubationsperiode von ungefähr 12–15 Tagen vorausgeht (30), kennzeichnet sich durch ein *»Initialstadium«* (31), das 2–40 Tage dauern kann, und ein *Anfallstadium* (32), das z. B. bei Kindern von mehr als 6 Monaten mit täglich mehr als 50 Episoden von je 5–15 Hustenstößen und schwerem »Keuchen« verbunden sein mag. Die Dauer dieser in der Regel nicht fieberhaften Krankheitsphase variiert erheblich. Typischerweise finder sich eine massive *Blut-Lymphozytose.* Kleine Kinder sind wegen der geringen Weite der Bronchien in besonderem Maß gefährdet. Zu den wichtigsten *Komplikationen* gehören *Bronchopneumonien* (33, 34; meistens Sekundärinfektionen), *Lungenatelektase* (35), *Blutungen* (36, z. B. Epistaxis sowie andere Schleimhaut- und Hautblutungen), Auftreten von *Hernien* (38), *Rektalprolaps* (39) und *zentral-nervöse Störungen* (37). **c** *Legionellosis (»Legionärskrankheit«, »Pontiac-Fieber« u. a.).* Die *Legionella pneumophila* (40) ist ein *saprophytischer, schwer färb- und kultivierbarer Keim,* der erst kürzlich isoliert werden konnte (41–47). Seine Darstellung in Ausstrichen und Schnittpräparaten gelingt am ehesten mit Hilfe der Silberimprägnation (42, 43) und der Immunfluoreszenzmikroskopie (45). *Epidemische Formen von Legionellosis* beruh(t)en oft auf einer Verbreitung der Keime durch kontaminierte Klimaanlagen (48). *Sporadische Fälle* kommen häufiger vor, als man zunächst dachte, u. a. in der Nachbarschaft von Baugruben (49). Bei der Legionärskrankheit i. e. S. handelt es sich in erster Linie um eine *hämorrhagische Pneumonie* (50, 52), verbunden mit einer mehr oder weniger ausgeprägten *Pleuritis* (51). Beim Pontiac-Fieber standen mehr Allgemeinsymptome im Vordergrund. *Zentralnervöse Störungen* stellen keine Seltenheit dar; möglicherweise beruhen sie auf einer Toxinwirkung und/oder auf hypoxischen Schäden (53). Über Schock und Myglobinurie kann sich eine *akute Niereninsuffizienz* einstellen (54). *Abdominalschmerzen* (55) treten z. T. ebenfalls auf. Die Letalität der Legionellosis betrug bei einzelnen epidemischen Ausbrüchen mehr als 10%. **d** *Bruzellosen.* Die Gram-negativen, pleomorphen, unbegeißelten *Bruzellen* (56, 57) besitzen – zumindest was die menschenpathogenen Spezies anbelangt – weitgehend identische Körperantigene (58). Bezeichnend ist ihr unterschiedliches Verhalten gegenüber Anilinfarben (59); bei der oft benützten *Köster-Färbung* erscheinen sie als kleine, z. T. kokkoide, rötliche Keime. Serologisch lassen sich innerhalb einer Spezies verschiedene Stämme auseinanderhalten (60; *Brucella abortus* (61): 19 Stämme). Bei den Bruzellosen handelt es sich um weitverbreitete *Anthropozoonosen,* d. h. um Infektionskrankheiten, die fast nur von Tieren auf den Menschen übertragen werden. Bei der *Bang'schen Krankheit* (61) spielen als Infektionsquellen Rinder die Hauptrolle (62); die Infektion kann dabei – vor allem bei Landwirten, Veterinären u. a. – durch direkten Kontakt z. B. mit infizierten Eihäuten, Plazenta und/oder Lochien oder indirekt über die Einnahme erregerhaltiger Milchprodukte (63; z. B. Butter, Rahm, Weichkäse) erfolgen. Der Eintritt der Keime in den Wirtskörper findet in solchen Fällen meist im Oropharynx statt, wonach sich die Bruzellen auf dem Blutweg im Körper ausbreiten können, vermutlich wenigstens z. T. innerhalb von Makrophagen. Typischerweise bilden sich kleine *Granulome,* die vorwiegend aus Histiozyten/Makrophagen bestehen (64) und in verschiedenen Geweben/Organen auftreten (Leber, 65; Milz, 66; Knochenmark, 67; Nieren, 68; Lymphknoten, 69 u. a.). Im Gegensatz zu Kühen, deren Plazenta Erythritol, einen Wuchsstoff für Brucella abortus, enthält, zeigt sich bei graviden Frauen in der Regel keine Plazentitis. Die Bang'sche Krankheit geht z. T. mit länger dauernden Fieberzuständen einher (70), nicht selten in Form eines *»Febris undulans«,* das für das *Maltafieber* ziemlich typisch ist (71, 72): Letzteres geht vor allem von Ziegen aus und nimmt – im Gegensatz zum sporadischen Auftreten der Bang'schen Krankheit – mitunter epidemische Formen an. Medizinisch kommt dem Maltafieber eine entsprechend größere Bedeutung zu; die Morbidität ist hier auch viel größer als bei anderen Bruzellosen, wie z. B. der Schweinebruzellose (73). **e** *Tularämie (Ohara-Krankheit, »rabbit fever« u. a.). Francisella (früher: Pasteurella) tularensis* (74), ein feines, Gram-negatives, unbewegliches Stäbchenbakterium, ist vor allem unter wildlebenden Nagern (Wildkaninchen u. a.) der nördlichen Hemisphäre verbreitet. Die pathogene Wirkung dieses Keimes beruht z. T. auf der Freisetzung von Endotoxin (75), z. T. wahrscheinlich auf

Epidemiologie: Die Infektion erfolgt nach allem bisher bekannten in erster Linie – oder ausschließlich – *aerogen.* Als Infektionsquellen konnten z. B. *Klimaanlagen* in größeren Versammlungslokalen, Spitälern u. a. nachgewiesen werden, die erregerhaltige Tröpfchen in Umlauf brachten. Die Keime wuchsen offenbar in wasserhaltigen Teilen der Aggregate. Weitere Möglichkeiten der Infektion umfassen *Staubinfektionen,* indem die Keime offenbar in stehendem Wasser, Schlamm und Erde gedeihen bzw. sich zu halten vermögen, kontaminierte Duschenanlagen u. a.

Pathogenese: Die Tröpfcheninfektion scheint zum mindesten bei der *Legionärskrankheit* in einem großen Teil der Fälle zu einer *Pneumonie* geführt zu haben, die oft mit *Pleuritis* (z. T. mit Ergüssen) einherging. Über die Mechanismen der Gewebeschädigung weiß man noch wenig; im besonderen besteht keine Klarheit darüber, ob neben vermuteten Toxinwirkungen von Seiten der Erreger allenfalls Immunreaktionen an der Entstehung von Läsionen beteiligt sein könnten. Für die verschiedentlich erwähnte Neigung der Legionellen, Pneumonien mit hämorrhagischer Komponen-

Abb. 224 a–h (Fortsetzung)

dem Vorhandensein schwer abbaubarer Zellwandbestandteile, die – wie z. B. im Fall der Tuberkulose und vermutlich auch der Bruzellosen – über längere Zeit granulomatöse Reaktionen zu unterhalten vermögen. Die Übertragung der Infektion erfolgt teilweise durch direkten Kontakt (Jäger, Hausfrauen, die Fleisch zubereiten, u. a.), z. T. über Zecken oder fliegende Insekten (76). Die tularämischen Primärkomplexe sind, je nach Lokalisation, als *kutanoglanduläre (ulzeroglanduläre* oder bloß *glanduläre,* 77), *okuloglanduläre* (78), *pneumonische* (79) oder *abdominale Form* (80) *der Tularämie* bekannt. Die *typhöse Form* (81) entspricht einer »primären Generalisation«, d. h. einer Variante, bei der der Primärkomplex nicht ermittelt werden konnte. Die typischen tularämischen *Gewebeveränderungen* zeigen große Ähnlichkeit mit denen der Tuberkulose, d. h. es bilden sich *epitheloidzellige Granulome, oft mit zentraler Verkäsung* (82). Hinsichtlich der Rolle, die zellgebundene und allenfalls humorale Immunreaktionen beim Zustandekommen dieser Läsionen spielen, sei auf die Tuberkulose verwiesen (Abb. 227, S. 1994). Die Letalität der Tularämie, die früher 6–7% betrug, hat sich seit Einführung der Streptomyzin-Therapie stark gesenkt. Die Affektion ist in Europa viel seltener als in Nordamerika. **f** *Pest. Yersinia pestis* (83), ein Gram-negatives, unbewegliches, bekapseltes Stäbchenbakterium, das sich typischerweise bipolar anfärbt, vermag aufgrund der Polysaccaridkapsel, die die Hüllenantigene (84) enthält, einen antiphagozytären Effekt auszuüben. Überdies produzieren die Keime ein hochwirksames *Exotoxin* (86), das vor allem gefäßschädigend wirkt (87, Blutungen!) sowie oft Thrombosen erzeugt (88), und setzen beim Untergang Endotoxin frei (85). Die *rurale (silvatische) Pest* entspricht im wesentlichen einer Enzootie, vor allem in Waldgebieten, bei der die Erreger durch Arthropoden von Tier zu Tier (insbesondere wildlebende Nager, wie Eichhörnchen) übertragen werden. Überdies können die Keime in Nagerlöchern – vor Licht geschützt – monatelang überleben. Bei der *murinen Pest i. e. S.* spielen vor allem Hausratten (Rattus rattus und Rattus norvegicus) die Rolle von Hauptwirten, und die Transmission der Infektion geschieht hier durch den Rattenfloh (Xenopsylla cheopis) oder andere Arthropoden (89). Gehen aus irgend einem Grund viele Ratten zugrunde, mag es sein, daß infizierte Vektoren ihre Blutmahlzeit beim Menschen suchen (90) und diesen infizieren. Dabei wird beim Biß keimhaltiger Magendarminhalt regurgitiert, der dann durch die Hautläsion ins subepidermale Gewebe gelangen kann. Außerdem kommen auch Infektionen durch direkten Kontakt mit infizierten Nagern vor. Die *Bubonenpest* entspricht dem Stadium der Erkrankung, in dem die schweren Veränderungen der regionären Lymphknoten das klinische Bild bestimmen (91). Oft gelangen die Erreger – z. T. innerhalb von Makrophagen, in denen sie z. T. überleben – in die Blutzirkulation und damit auch in die Lungen: So entwickelt sich aus der Bubonenpest in manchen Fällen eine *Lungenpest* (92), die aus dem Wirt rasch eine gefährliche Infektionsquelle macht *(Tröpfcheninfektion* und damit öfters rasche, z. T. epidemische, in früheren Jahrhunderten u. U. pandemische Ausbreitung, 93). Die Neuinfizierten erkranken dann primär an Lungenpest. Die durch Yersinia pestis hervorgerufenen Gewebeschäden charakterisieren sich durch die Kombination von *Nekrose und Blutungen* (94), wobei im Fall der Lungenpest Sekundärinfektionen hinzutreten mögen. **g** *Weitere Infektionserreger aus der »Familie der Brucellaceae«. Yersinia pseudotuberculosis* (95) findet sich vor allem bei Nagern; gelegentlich kommt es zu einer peroralen Infektion des Menschen, die sich in einem Teil der Fälle klinisch manifestiert, u. a. in Form unbestimmter Abdominalbeschwerden, z. T. ähnlich denjenigen bei Appendizitis. Die vergrößerten mesenterialen Lymphknoten zeigen dabei in der Regel das Bild einer *»retikulozytären Lymphadenitis abscedens* (96). Infektionen durch *Yersinia enterocolitica* (97) treten im Sinn einer Zoonose u. a. bei Haustieren, im besonderen bei Schweinen, auf. Erkrankungen des Menschen beruhen meist auf der peroralen Einnahme von Nahrung oder anderem Material, das mit erregerhaltigen Tierfäzes kontaminiert ist. Die Befunde gleichen denen bei Pseudotuberkulose, nur ist die Enteritis oft deutlicher ausgeprägt. Die *Pasteurella septica* (99) kann von verschiedenen Haustieren z. B. durch Biß auf den Menschen übertragen werden. Sie führt z. T. zu Eiterungen und ist z. T. mit der Ausbildung einer Bakteriämie und septisch-metastatischer Herde verbunden. Am ehesten begegnen wir dieser Affektion bei Tierhändlern und Bauern. Weitere Beispiele von Brucellazeen (100), die u. U. menschpathogen werden können, sind die *Yersinia haemolytica* (101), die u. a. durch Katzenbisse transmittiert wird und in einem Teil der Fälle systemische Infektionen nach sich zieht, ferner Keime der Gattung *Moraxella* (102; Konjunktivitiden in tropischen Ländern) sowie Vertreter des Genus *Actinobacillus* (103), die allerdings mehr in der Veterinärmedizin eine Rolle spielen. **h** *Besondere Gram-negative Keime. Streptobacillus moniliformis* (104) verursacht *eine* Form von *Rattenbißfieber* und kann – durch Kontamination von Nahrungsmitteln – fieberhafte Allgemeininfektionen hervorrufen (z. B. »Haverhill-Fieber«). *Bartonella bacilliformis* (105) ist der Erreger der vor allem in Lateinamerika bekannten *Carrión'schen Krankheit,* die hauptsächlich durch Phlebotomus übertragen wird. Man kennt zwei Varianten dieser Affektion: Nicht Immunisierte erkranken am ehesten an einem sog. *Oroya-Fieber* (106), das infolge Haftens der Erreger an der Erythrozytenoberfläche und Wachstums der Keime in Blutgefäßendothelien zu einer bedrohlichen Anämie Anlaß gibt. Bei bestehender Immunität entwickelt sich demgegenüber die sog. *Verruga peruana* (107), die sich durch angiomähnliche Wucherungen im Hautbereich kennzeichnet; sie bedekken als dunkelrote, prominente Knötchen und Knoten den Körper. Die Affektion kann Wochen bis 2 Jahre dauern. Die Letalität des Oroya-Fiebers betrug früher ungefähr 50%; seit Beginn der Therapie mit Tetrazyklinen und Chloramphenikol ist sie stark zurückgegangen

Tabelle 116. Synopsis der durch Gram-negative bzw. schwer färbbare Stäbchenbakterien verursachten Infektionskrankheiten

Erreger	Inkubationszeit	Krankheitsbild(er)	Bemerkungen
Escherichia (E.) coli	Variabel	Zystitis, Pyelonephritis, Peritonitis, Cholezystitis, Cholangiitis, u. U. Pneumonie; einzelne enteropathogene Stämme (EPEC = »Entero-Pathogenic E. Coli«) verursachen die Säuglingsenteritis und z. T. schwere Diarrhoen bei Erwachsenen (z. B. »Reisediarrhoe«); u. U. septisch-metastatische Herde, z. B. in Nieren, Meningen, Knochen, Gehirn, Leber u. a., bei Bakteriämie bzw. Sepsis.	Pathogenität beruht oft auf Anwesenheit von Plasmiden, besonders was die enteropathogenen Stämme anbelangt. Pathogen können aber – zumal in extraintestinaler Lokalisation – auch Plasmid-freie E. coli werden. E. freundii kann in seltenen Fällen eine Gastroenteritis hervorrufen (ähnlich wie Citrobacter-Infektion).
Klebsiella sp. (»Klebsiella pneumoniae«, falls es sich um eine Pneumonie handelt)	Variabel	»Friedländer«-Pneumonie, chronische Klebsiellen-Infektion des Respirationstraktes, Harnwegsinfekte, im besonderen auch Pyelonephritis, u. U. (z. T. hämatogen) Otitis media, Cholezystitis, Peritonitis, subphrenische Abszesse u. a.; Klebsiellen-Sepsis.	Schleimkapsel der Klebsiellen wirkt antiphagozytär. Gefahr der Klebsiellen-Sepsis liegt vor allem in der Ausbildung eines Endotoxin-Schocks.
Klebsiella rhinoscleromatis		Wahrscheinlicher Erreger des Rhinoskleroms.	
Klebsiella ozaena		Fraglicher Erreger bei Ozaena.	
Enterobacter (Aerobacter) aerogenes	Variabel	Ähnlich wie bei Infektionen durch Klebsiella sp.	
Enterobacter cloacae Enterobacter hafniae (Hafnia) Serratia marcescens		Seltener, sonst ähnlich wie bei Infektionen durch Klebsiella sp., vor allem inbezug auf Harnwegsinfektionen.	
Proteus mirabillis	Variabel	Harnwegsinfektionen, im besondern auch Pyelonephritis, ferner Wundinfektionen, Sekundärinfektion nach Verbrennungen, Otitis externa, Otitis media, Mastoiditis, Sinusitis, Kunjunktivitis-Keratitis, u. U. Peritonitis. Proteus-Sepsis.	Die alkalisierende Wirkung von Proteus begünstigt die Ausbildung einer Urolithiasis. Bei Proteus-Sepsis Gefahr des Endotoxinschocks. U. U. »alkalische inkrustierte Zystitis.«
Proteus vulgaris Proteus morganii Proteus rettgeri Providencia	Variabel	Ähnlich wie bei Infektion durch Proteus mirabilis; seltener.	
Salmonella typhi	Ungefähr 10 Tage (Bereich: 3–50 Tage)	Typhus abdominalis: Sog. enterisches Fieber mit der Gefahr von Komplikationen, wie Darmblutung und/oder -perforation, zentralnervösen Störungen, Entgleisungen der Wasser- und Elektrolyhaushaltes sowie septisch-metastatischen Schäden.	Klinisch imponieren u. a. die Fieber-Kontinua, die Roseolen, die Benommenheit und Gastrointestinal-Störungen. Die Peyer'schen Plaques zeigen zuerst eine markige Schwellung, dann eine Verschorfung und schließlich eine Ulzeration, bevor die Heilung einsetzt. Infektion geht in der Regel von Dauerausscheidern aus.
Salmonella paratyphi A Salmonella paratyphi B Salmonella enteritidis (gewisse Serotypen)	Ähnlich wie bei Typhus abdominalis	Enterisches Fieber, aber in der Regel milderer Verlauf als bei Typhus abdominalis (»Paratyphus«).	
Salmonella cholerae suis	Ähnlich wie bei Typhus abdominalis	Septikämie ohne wesentliche enteritische Symptome.	
Salmonella typhi murium Salmonella enteritidis (viele Serotypen)	8–48 Std	Gastroenteritis (»Intoxikationsinfektion«).	Kontamination von Nahrungsmitteln durch Salmonellen, die meist von Tieren stammen. Außerordentlich häufig.
Arizona Citrobacter Edwardsiella u. a.	½–2 Tage	Gastroenteritis u. a.	Ähnlich wie Salmonellen-Gastroenteritis.

Tabelle 116 (Fortsetzung)

Erreger	Inkubationszeit	Krankheitsbild(er)	Bemerkungen
Shigella dysenteriae, Typ 1	1–2 Tage	Hochtoxische Form von »bazillärer Dysenterie« (»Bazillenruhr«), mit zentral-nervösen und anderen, allgemeinen Symptomen.	Produktion nicht nur von Endotoxin, sondern auch von Exotoxin.
Shigella ambigua	1–2 Tage	Ähnlich wie bei Infektion durch Shigella dysenteriae, Typ 1.	
Shigella flexneri Shigella boydii Shigella sonnei	1–2 Tage	»Bazillenruhr« oder mildere Infektionsformen, ohne allgemein-toxische Erscheinungen.	Keine Exotoxinbildung. Shigella sonnei ist für etwa ¾ aller Fälle verantwortlich.
Pseudomonas aeruginosa (Bacterium pyocyaneum)	Variabel	Oberflächeninfektionen, z. B. nach Verbrennungen; Harnwegsinfekte ohne oder mit Pyelonephritis; Infektionen des Respirationstraktes (z. B. bei Bronchiektasien); Otitis externa; Keratokonjunktivitis; u. U. Meningitis, Bakteriämie bzw. Sepsis; Endokarditis nach Herzoperationen u. a. m.	Pseudomonas aeruginosa ist ein weit verbreiteter Saprophyt, der gegenüber Desinfizientien relativ resistent ist; Gefahr des Hospitalismus.
Pseudomonas maltophilia Pseudomonas putida Pseudomonas cepacia Pseudomonas testosteroni Pseudomonas fluorescens	Variabel	Werden bei krankhaften infektiösen Prozessen selten isoliert.	
Pseudomonas pseudomallei	Sehr variabel (2 Tage bis viele Monate?)	Melioidosis, eine nekrotisierende und oft abszedierende Affektion vor allem der Lungen.	Fast nur im Fernen Osten bekannt, vor allem bei Reisbauern.
»Pseudomonas mallei« (»Bacillus mallei«, »Actinobacillus mallei«)	1–15 Tage	Malleus (Rotz), mit lokalen, pulmonalen oder disseminierten, abszedierenden und granulomatösen Veränderungen.	Der Rotz wird mehrheitlich von Eseln und Pferden erworben.
Aeromonas hydrophila	Variabel	Ähnlich wie bei Infektionen durch Pseudomonas aeruginosa.	
Alcaligenes (Achromobacter) faecalis Alcaligenes mucosus	Variabel	Ähnlich wie bei Infektionen durch Pseudomonas aeruginosa.	
Mima polymorpha Herellea vaginicola (»Bacterium anitratum«)	Variabel	U. U. Meningitis und/oder Pneumonie, nicht selten auch Sepsis (z. B. »Herelliosis«).	Diese Keime wurden früher oft mit Neisserien verwechselt (»Neisseria winogradskyi« = »Diplococcus mucosus«).
Haemophilus influenzae (6 Typen)	Variabel	Pharyngitis, Epiglottitis, Bronchitis, Bronchiolitis, Pneumonie; Otitis media; Meningitis; Konjunktivitis; Arthritis, Infektionen des Genitaltraktes, Appendizitis und/oder andere Affektionen. U. U. Bakteriämie.	Nicht selten Sekundär- bzw. Mischinfektion. Die Keime hemmen die Zilientätigkeit, wirken antiphagozytär und setzen beim Untergang Endotoxin frei (Bei Haemophilus-Sepsis u. U. Ausbildung eines Waterhouse-Friderichsen-Syndroms).
Haemophilus aphrophilus Haemophilus parainfluenzae	Variabel	Teilweise ähnliche Krankheitsbilder wie bei Infektion durch Haemophilus influenzae. Seltener als der letztere.	
Haemophilus vaginalis	Variabel	Kolpitis in einem kleinen Teil der Fälle.	Sehr weit verbreitet (bei fast ⅓ aller Frauen vorhanden).
Haemophilus ducreyi	Variabel	Wahrscheinlich der oder mit ein Erreger des Ulcus molle, einer venerischen Affektion.	Offenbar spielt eine anaerobe Mischflora eine wichtige Rolle.
Bordetella pertussis (»Haemophilus pertussis«)	12–15 Tage (bis mehr als 20 Tage)	Keuchhusten (Pertussis), der nach einem katarrhalischen Stadium in ein Anfallsstadium überzugehen pflegt und manchmal mit einem Konvulsivstadium verbunden ist.	Auffällige Lymphozytose. Die Keime behindern die Zilientätigkeit der Flimmerepithelien und setzen Toxine frei. Kleinkinder sind besonders gefährdet (Bronchiolitis; u. U. Pneumonie infolge Sekundärinfektion).
Bordetella parapertussis Bordetella bronchiseptica	2–3 Wochen ?	Seltene Erreger eines »Keuchhustens«.	

Tabelle 116 (Fortsetzung)

Erreger	Inkubationszeit	Krankheitsbild(er)	Bemerkungen
Legionella pneumophila	2–10 Tage	Legionellosis, mit hohem Fieber, Allgemeinerscheinungen und Pneumonie (»Legionärskrankheit«). »Pontiac«-Fieber mehrheitlich ohne Pneumonie.	Taxonomische Klassierung der Legionellen noch unklar. Ausbreitung der Keime vor allem durch Klimaanlagen.
Brucella melitensis	5–21 Tage	Maltafieber, mit Febris undulans und Allgemeinerscheinungen, z. T. chronischer Verlauf.	Eine Anthropozoonose, die hauptsächlich von Ziegen ausgeht. Infektion von Berufsleuten (Metzgern, Veterinären, Molkereiarbeitern), ferner durch Genuß kontaminierter Milchprodukte.
Brucella abortus (Bang)	10–30 Tage	Bang'sche Krankheit, in der Regel milder verlaufend als das Maltafieber.	Hierzulande nicht selten anzutreffen (Berufskrankheit (s. o.), Genuß z. B. von Weichkäse u. a.). Rinder bilden das Reservoir.
Brucella suis	10–30 Tage	Schweinebruzellose.	
Brucella ovis	10–30 Tage	Schafbruzellose.	
Francisella tularensis (»Pasteurella tularensis«)	3–7 Tage	Tularämie (Ohara-Krankheit, »rabbit fever«, »deer-fly fever«) in ulzeroglandulärer, glandulärer, okuloglandulärer, typhoider und/oder pneumonischer Form.	Nur in der nördlichen Hemispähre. Reservoir wird von wildlebenden Nagern und anderen Tieren gebildet. Übertragung durch Kontakt bzw. durch Zecken, Fliegen und Mücken.
Yersinia pestis (»Pasteurella pestis«)	2–4 Tage (1–12 Tage)	Pest in Form einer Bubonenpest, die in eine Pestsepsis und damit Lungenpest überleiten kann (hämorrhagische nekrotisierende Pneumonie). Bei Epidemien Übertragung von Mensch zu Mensch durch Tröpfcheninfektion.	Rurale (silvatische) Pest unter wildlebenden Nagern als Enzootie verbreitet. Murine Pest i. e. S. bei Befall von Hausratten. Gefahr bei Auftreten von Ratten-Epizootien, wobei der Rattenfloh beim Menschen Blutnahrung sucht.
Yersinia pseudotuberculosis	Variabel	Pseudotuberkulose, vor allem mit Befall von Mesenteriallymphknoten (»retikulozytäre Lymphadenitis abscedens«), selten septikämisch.	Die Pseudotuberkulose ist in erster Linie bei Nagern (außer Ratten) verbreitet. Menschen erkranken nur sporadisch an dieser Affektion.
Yersinia enterocolitica	Variabel	Enteritis, selten Septikämie.	Wahrscheinlich eine Zoonose.
Yersinia haemolytica	Variabel	Infektion nach Tierbissen (z. B. Katzenbiß); selten Dissemination.	Keime kommen u. U. im Respirationstrakt gesunder Haustiere vor.
Pasteurella septica (Pasteurella multocida)	Variabel	Wundinfektion nach Tierbissen; selten septikämisch.	Vereinzelt wurden Pasteurella ureae oder Pasteurella pneumotropica nachgewiesen.
Streptobacillus moniliformis	1–2 Tage (Stunden bis Wochen)	Rattenbißfieber (u. U. mit dem durch Spirillum minus verursachten Rattenbißfieber kombiniert). Akute fieberhafte Affektion mit Manifestationen u. a. an Haut und Gelenken.	»Haverhill«-Fieber infolge Kontamination von Nahrungsmitteln durch Streptobacillus moniliformis.
Bartonella bacilliformis	3 Wochen	Bartonellosis (Carrión'sche Krankheit) in Form des Oroya-Fiebers (akute Anämie) oder der Verruga peruana (Hautveränderungen).	Übertragung durch gewisse Sandflöhe (Phlebotomus) und daher geographische Limitierung auf Gebirgstäler in den Anden.
Calymmatobacterium granulomatis	1 Monat (8 Tage bis 3 Monate)	Fraglicher Erreger des Granuloma inguinale, das meistens durch Sexualkontakt übertragen wird.	Anaerobier scheinen bei der Infektion eine wichtige Rolle zu spielen.

te zu erzeugen, besitzen wir zur Zeit noch keine Erklärung. Wenigstens in einem Teil der Fälle kommt es zur *Bakteriämie,* in deren Verlauf die verschiedensten Organe in Mitleidenschaft gezogen werden können, u. a. die Nieren, die Leber, der Gastrointestinaltrakt und das Zentralnervensystem. *Individuen mit geschwächter Resistenz* bzw. herabgesetzter Immunreaktivität scheinen gegenüber Legionellen besonders anfällig zu sein und nach kleineren Infektionsdosen zu erkranken als Gesunde. Das epidemische Auftreten der Legionellose anläßlich der erwähnten Massenversammlung der »American Legion« in Philadelphia im Jahre 1976 stand wahrscheinlich mit einer allgemein ziemlich hohen Infektionsdosis in Beziehung. Die Pathogenese des *Pontiac-Fiebers* scheint in wesentlichen Belangen von der der Legionärskrankheit abzuweichen, indem beim ersteren eine Pneumonie in der Regel vermißt wurde und mehr unbestimmte Allgemeinsymptome, wie Myalgien, im Vordergrund standen. Überdies zeigten sich deutliche Unterschiede im Schweregrad der Erkrankung, indem bei der Legionärskrankheit z. T. eine *Letalität* von 15–20% beobachtet wurde, während das Pontiac-Fieber angeblich keine Opfer forderte. Am Zustandekommen der akuten Niereninsuffizienz beteiligt sich – abgesehen von Schockfolgen mit Hauptstücknekrose – u. U. eine Myoglobinurie infolge nekrobiotischer Vorgänge im Bereich der Skelettmuskulatur. Die Natur der zentralnervösen Störungen ist nicht geklärt (Toxinwirkung? Störungen im Rahmen einer Sepsis und/oder auf vaskulärer Grundlage?)

Morphologisch steht bei der Legionärskrankheit eine *Bronchopneumonie* im Vordergrund, die z. T. pseudolobäre Ausmaße annimmt. Rein histologisch zeigen sich keine sicheren Unterschiede im Vergleich zu anderen lobulären Pneumonien (s. Abb. 181, S. 1330), lediglich der Blutaustritt in die Alveolen scheint etwas stärker ausgeprägt zu sein. Hie und da notiert man auch einen Untergang interalveolärer Septen. Der Erregernachweis am Schnitt nach der Dieterle'schen Silberimprägnationsmethode, die höchstens bei sorgfältiger Technik gute Resultate liefert, kann nur im Zusammenhang mit dem Nachweis eines Anstiegs des Antikörpertiters in paarigen Seren, einer immunfluoreszenzmikroskopischen Identifizierung der Keime und/oder der Züchtung der Keime in vitro als zuverlässig gelten. Die Veränderungen in anderen Organen sollen, soweit bekannt ist, unspezifisch-entzündlicher und z. T. regressiver Natur sein.

Folgen und **Symptome:** Bei der *Legionärskrankheit* wurde eine Inkubationsperiode von 2–10 Tagen beobachtet. Die klinischen Symptome beginnen mit Unwohlsein, Muskelschmerzen, Kopfschmerzen und anderen *Allgemeinerscheinungen.* Kurze Zeit danach stellt sich in der Regel *hohes Fieber* ein, nicht selten mit Schüttelfrost. Anschließend machen sich die eigentlichen Organschäden bemerkbar, in erster Linie eine *Pneumonie,* die oft mit Thoraxschmerzen, Husten und der Produktion von Sputum einhergeht. Nicht selten besteht eine Pleuritis, z. T. mit Erguß. In manchen Fällen verspüren die Patienten auch *Abdominalschmerzen,* z. T. mit Erbrechen und/oder Diarrhoe. Schwere gastrointestinale Blutungen bilden die Ausnahme. Die *zentralnervösen Störungen* umfassen u. a. Verwirrtheit bis Somnolenz, hie und da einen unsicheren Gang und allenfalls schlaffe Paresen. Die physikalischen Befunde an der Lunge beschränken sich z. T. auf relativ wenige Rasselgeräusche. Im Thoraxröntgenbild erkennt man herdförmige bis lobäre Verschattungen vom Typ der alveolären Prozesse, dazu z. T. eine uni- oder bilaterale hiläre Lymphknotenvergrößerung. Die Blutsenkungsgeschwindigkeit ist z. T. deutlich erhöht, und in der Regel notiert man eine Blutleukozytose (vor allem Neutrozytose) von 10000–20000 Zellen pro mm^3 mit erheblicher Linksverschiebung. Die Konzentration der aus der Leber stammenden Enzyme im Blut liegt meistens über der Norm, desgleichen die der Kreatinphosphokinase (Muskelisoenzym). Der Hämokkulttest im Urin ergibt in manchen Fällen ein positives Resultat; zudem macht sich öfters eine mäßige Proteinurie bemerkbar. In der Mehrzahl der Fälle verschlimmert sich das Krankheitsbild im Verlauf von ungefähr 6 Tagen, wobei es zu einer schweren respiratorischen und/oder renalen Insuffizienz kommen kann. Bei tödlichem Ausgang werden präterminal ein Schock oder eine Ateminsuffizienz festgestellt. Geheilte Patienten zeigen dann und wann eine Polyneuropathie. Die *Diagnosestellung* in vivo basiert auf dem Erregernachweis aus dem Sputum oder allenfalls aus Pleuraexsudat, wobei, wie erwähnt, neben der Kultur auch immunfluoreszenzmikroskopische Untersuchungen gute Dienste leisten, vor allem wegen des rasch erhältlichen Resultates. Verfügt man über paarige Seren, kann im Sinn eines Suchtestes der Anstieg des Antikörpertiters geprüft werden. Für Tierversuche eignen sich u. a. Meerschweinchen. *Therapeutisch* kommt in erster Linie Erythromyzin in Frage, mit weniger günstigem Effekt wurden auch Tetrazykline angewandt. Im Tierversuch erweist sich zudem Rifampizin (Rifampin) als wirksam.

Beispiele:

- Nach der bekannten Epidemie von *Legionärskrankheit* in Philadelphia im Sommer 1976, von der über 3000 Teilnehmer einer Tagung betroffen waren, konnten nachträglich ähnliche, wenn auch weniger spektakuläre Vorkommnisse aufgrund serologischer Befunde mit Legionella pneumophila in Beziehung gebracht werden. Verschiedentlich erkrankten zahlreiche Personen, die sich in demselben Gebäude aufgehalten hatten (Hotels, Spitäler u. a.), was auf die Klimaanlagen als Infektionsquellen hinwies.
- Das *Pontiac-Fieber,* das nicht mit einer nennenswerten Lungenbeteiligung verbunden ist, wurde seinerzeit, im Jahr 1968, dadurch unterbrochen, daß man in dem betreffenden Gebäude die Filter der Klimaanlage auswechselte.
- Erkrankungen von Personen, die sich z. B. in der Nähe einer *Baugrube* aufhielten, deuten darauf hin, daß die Legionellose auch durch Staubinhalation erworben werden kann. Besonders gefährdet sind starke Raucher, ferner Patienten mit chronischer Niereninsuffizienz bzw. einer Herabsetzung der Immunkapazität (z. B. Individuen unter immunsuppressorischer Therapie).
- Seit 1977 wurden mehr und mehr Fälle von Legionellose auch in *Europa* festgestellt. Man darf vermuten, daß diese Krankheit weiter verbreitet ist, als man aufgrund der gemeldeten Fälle annehmen könnte. Wahrscheinlich liegt dies zum guten Teil daran, daß manche Ärzte und mikrobiologische Institute in der Diagnosestellung noch zu wenig Erfahrung haben.

193.4. Bruzellosen

Allgemeine Bemerkungen zu den Bruzellosen

Definitionen: Unter der Bezeichnung *Bruzellose* faßt man eine Gruppe von Infektionskrankheiten zusammen, die durch Vertreter der Gattung *Brucella* verursacht sind. Hierzulande kennt man vor allem die *Bang'sche Krankheit,* die auf einer Infektion durch *Brucella abortus* (Rinderabortus) beruht. *Brucella melitensis* ist der Erreger des *Malta-Fiebers.* Der für die *Schweinebruzellose* verantwortliche Keim, *Brucella suis,* hat ebenfalls menschenpathogene Eigenschaften, während *Brucella ovis,* die die *Schafbruzellose* hervorruft, in der Humanmedizin eine geringe Rolle spielt. Alle Formen von Brucellosis werden von Tieren auf den Menschen übertragen und zeichnen sich durch remittierende Fieberschübe aus, weshalb man sie auch unter dem Namen eines »*Febris undulans*« kennt. Es handelt sich um Allgemeininfektionen mit Bildung kleiner Granulome in den verschiedensten Organen. Es kommen zudem akute Krankheitsbilder vor.

Ätiologie: Bruzellen sind Gram-negative, 0,4–0,8 × 0,4–3,0 μm messende, pleomorphe, unbegeisselte (unbewegliche), nicht sporenbildende Keime, die man früher den Parvobakterien zuordnete. Heute wird der Genus Brucella in die Familie der Pseudomonadaceae eingereiht. Die *Kultur* in vitro, im besonderen die primäre Isolierung, gelingt fast nur auf besonderen Nährböden (z. B. Castaneda's Medium) in einer Atmosphäre von ungefähr 10% CO_2. Das Temperaturoptimum liegt bei 37 °C. Die Differenzierung erfolgt aufgrund unterschiedlicher biochemischer Aktivitäten der einzelnen Spezies und des Verhaltens gegenüber Anilinfarben. Bei der *Köster-Färbung* erscheinen die Bruzellen meist als kleine, z. T. kokkoide, rötliche Gebilde. Die *Körperantigene* sind bei den humanmedizinisch wichtigen Spezies wenigstens weitgehend identisch, so daß sie sich nicht zur Unterscheidung derselben heranziehen lassen. Man kennt aber eine Reihe von Serotypen bzw. Stämmen innerhalb der einzelnen Spezies, z. B. Stamm 19 von Brucella abortus, der attenuiert ist und zur Impfung von Rindern breite Anwendung findet, beim Menschen jedoch krankmachend wirkt.

Epidemiologie: Bruzellosen kennt man auf allen Kontinenten der Erde. Es handelt sich um weitverbreitete *Anthropozoonosen,* die fast nur von Tieren auf den Menschen übertragen werden. Die Infektion kommt u. a. durch *direkten Kontakt* oder Einnahme erregerhaltiger Nahrungsmittel zustande. Beim Morbus Bang z. B. spielt die Kontamination von *Milch* infolge Bruzellen-Mastitis der Kühe eine große Rolle, so daß grundsätzlich weite Teile der Bevölkerung gefährdet sein könnten. Was die Infektion durch direkten Kontakt anbelangt, sind einzelne Berufsgruppen, wie Veterinäre, Metzger, Molkereiarbeiter und Landwirte in besonderem Maß exponiert. Die Übertragung der Keime von Tier zu Tier erfolgt in erster Linie anläßlich von Aborten, indem die Plazenta, die Eihäute und die Lochien infizierter Kühe, Schweine oder Schafe sehr große Mengen von Erregern enthalten können. Das Wachstum der Bruzellen in der Plazenta wird u. a. durch das in diesem Gewebe vorhandene Erythritol gefördert. In solchen Fällen sind in der Regel auch die Keimlinge infiziert. Während bei chronischer Bruzellose weiblicher Tiere die Milch dauernd erregerhaltig bleiben kann, ist die Skelettmuskulatur fast nie in nennenswertem Maß betroffen; aus diesem Grund kann das Fleisch in der Regel zum Verkauf freigegeben werden, zum mindesten im Fall einer Infektion durch Brucella abortus. Nachteilig wirkt sich die Tatsache aus, daß Bruzellen in organischem Material auch an der Außenwelt über Monate infektiös bleiben können, weshalb z. B. Butter, Rahm und vor allem *Weichkäse* als Infektionsquellen in Betracht zu ziehen sind. Von Hartkäse ist dies allerdings nicht bekannt. Hinsichtlich der *Morbidität* zeigen die einzelnen Formen von Bruzellose erhebliche Unterschiede. Während die Bang'sche Krankheit selbst in endemischen Gebieten meist nur sporadisch auftritt, kann das Maltafieber durchaus epidemische Formen annehmen. Aus diesem Grund spielt das letztere in der Humanmedizin auch eine besonders wichtige Rolle. Es sei nachgetragen, daß die Wirtsspezifität bei Bruzellosen, was Tiere anbelangt, keineswegs eng ist, und daß die oben erwähnten Arten von Erregern nicht nur für die im Namen angegebenen Tierspezies pathogen sind. Andere Haus- und Wildtiere können ebenfalls erkranken. Für den Nachweis der Erreger im *Tierversuch* eignet sich z. B. das Meerschweinchen.
Übertragungen der Bruzellose von Mensch zu Mensch bilden eine Ausnahme. Aerogene Infektionen sollen vorkommen, stehen aber hinsichtlich Häufigkeit weit hinter denen auf peroralem Weg zurück.

Pathogenese: Nach *Eintritt der Erreger* durch Tonsillengewebe des Oropharynx oder kleine Hautläsionen, selten über den Respirationstrakt oder den Darm, kommt es in der Regel zur Phagozytose der Keime, u. a. durch neutrophile Granulozyten, wahrscheinlich aber auch durch Makrophagen. Die Keime scheinen – zum mindestens teilweise intrazellulär – ziemlich bald danach die Blutbahn zu erreichen, aus der sie vor allem die Kupffer'schen Sternzellen der Leber, zu einem kleineren Teil auch Makrophagen in der Milz und im Knochenmark, größtenteils abfangen. Nach allem bekannten vermögen die Bruzellen innerhalb von Makrophagen lange Zeit zu residieren und sich sogar zu vermehren. Mit dem Einsetzen der Immunreaktionen, vor allem solcher zellgebundener Art, bilden sich am Ort der Keimabsiedelung oft kleine Granulome, die vor allem aus zusammengelagerten Makrophagen bestehen und in der Regel nicht nekrotisch werden. Die klinischen Symptome scheinen zeitlich mit einer erneuten, massiveren Freisetzung von Bruzellen und/oder deren Produkten bzw. Bestandteilen zusammenzufallen, wobei es zu infektiösen Metastasen in den verschiedensten Organen kommen kann. Die erwähnten Fieberschübe hängen wahrscheinlich mit einem derartigen Geschehen zusammen, wobei u. a. zellgebundene Immunreaktionen mit eine Rolle spielen dürften. Jedenfalls erkranken z. B. Veterinäre, die bereits eine positive Hautreaktion gegen Bruzellenantigene aufweisen, bei akzidenteller Neuinfektion oft mit heftigen fieberhaften Zuständen. Bei Bruzellosen bilden sich auch humorale Antikörper. Diese entfalten offenbar keine nennenswerte protektive Wirkung, sind aber für den serologischen Nachweis einer stattgehabten Infektion wichtig. Mitunter treten zudem blockierende Antikörper in Erscheinung (u. a. von der Klasse IgA).

Morphologisch zeichnen sich die Bruzellosen in erster Linie durch das Auftreten relativ kleiner *Granulome* aus, die histiozytärer (makrophagozytärer) Natur sind und nur selten – am ehesten bei Infektion durch Brucella suis – zentral verkäsen. In der Regel erreichen die Granulome nicht die Ausmaße von Tuberkeln, wie sie bei Tuberkulose gesehen werden. Granulomatöse Veränderungen finden sich in den verschiedensten Organen, u. a. in Leber, Milz, Knochenmark, Nieren, Lymphknoten (vor allem mesenterial) und im Bereich von Nerven, ferner weniger häufig in den Meningen oder sonstwo im Zentralnervensystem, in den Hoden, in der Iris der Augen u. a. m. Nicht selten sind Gelenkkapseln betroffen, während z. B. Lungen und Pleura nicht zu den üblichen Lokalisationen gehören. Eine besondere Erwähnung verdient die Tatsache, daß in einzelnen Fällen auch eine, durch Bruzellen verursachte subakute bakterielle Endokarditis nachgewiesen wurde. Die Granulome weisen hie und da mehrkernige Riesenzellen vom Langhans-Typ auf und sind in der Regel von Lymphozyten sowie einigen Plasmazellen umgeben. Nach Abheilung hinterlassen sie höchstens kleine Narben.

Das Malta-Fieber als klassisches Beispiel eines Febris undulans

Symptomatik: Diese nicht selten durch erregerhaltigen Ziegenkäse verursachte Krankheit ist u. a. in den Mittelmeerländern verbreitet. Die Dauer der *Inkubationsperiode* kann stark variieren; in der Regel beträgt sie 5–21 Tage, u. U. aber wesentlich mehr. Die Krankheitszeichen können entweder ziemlich abrupt beginnen, mit raschem *Fieberanstieg,* u. U. auch Schüttelfrösten, oder – was häufiger der Fall ist – sie setzen schleichend ein, mit zunächst subfebrilen Temperaturen, Kopfschmerzen, Schwächegefühl, Schlaflosigkeit, nächtlichem Schwitzen, Appetitmangel, Obstipation und/oder Rückenschmerzen, ferner allgemeinen Gliederschmerzen. In vielen Fällen erhebt man keine lokalen Befunde. Allenfalls findet sich ein Druckschmerz an den Dornfortsätzen der Wirbelsäule und/oder im Bereich des N. ischiadicus. In einem Teil der Fälle entwickelt sich eine leicht schmerzhafte Orchitis. Geschwollene Gelenke sind ebenfalls keine Seltenheit. Eine vergrößerte Milz findet sich in der Regel nur in schweren Fällen. Das initiale Fieberstadium kann sich auf einige Tage beschränken oder wochenlang anhalten. Meistens wirkt sich die Wiederaufnahme einer körperlichen Tätigkeit in dieser Hinsicht ungünstig aus. In manchen Fällen folgen sich in wechselnden Zeitabständen Fieber- und Krankheitsschübe (Febris undulans). Das Blutbild ergibt in der Regel eine mäßige Leukozytose, vor allem wegen Lymphozytose; die Leukozytenzahl übersteigt aber selten 10000 Zellen/mm^3 Blut. Die *chronische Bruzellose* stellt den Arzt vor große diagnostische Schwierigkeiten. Bei manchen Patienten stellen eine allgemeine Schwäche und Müdigkeit, verbunden mit Fieberschüben und mentaler Depression, die einzigen Symptome dar. In besonderen Fällen können kleinste Verkalkungen in Leber und Milz, die sich radiologisch darstellen lassen, oder eine abakterielle Pyurie einen Hinweis auf das Bestehen einer chronischen Bruzellose liefern. Meistens heilen die Gewebeveränderungen nach etwa 3–6 Monaten ab, aber vereinzelt dauert die Krankheit ein Jahr oder noch länger. *Diagnostische Maßnahmen* umfassen, abgesehen vom klinischen Bild, wiederholte Versuche, die Erreger z. B. aus dem Blut oder Geweben (Milz, Leber, Knochenmark) zu züchten. Gelingt dies nicht, kann man das zu untersuchende Material Meerschweinchen parenteral injizieren. Die Tiere werden dabei serologisch untersucht und z. B. nach 4 Wochen getötet. Bei positivem Befund finden sich in Milz und Leber zahlreiche kleine Granulome. Der serologische Antikörpernachweis geschieht in der Regel mit Hilfe der quantitativen Agglutinationsreaktion nach Gruber und Widal, wobei nur Agglutinintiter von mindestens 1:50 als verwertbar gelten, im Fall von akuter Erkrankung sogar nur solche von 1:200. Je nach der geographischen Lage muß mit Kreuzreaktionen gegen Francisella tularensis, Vibrio cholerae u. a. gerechnet werden. Diagnostisch wichtig sind vor allem die 7S-Antikörper. Bei Vorliegen inkompletter Antikörper, die nicht agglutinierend wirken, kann man auf die Komplementbindungsreaktion und/oder den Coombs-Test greifen. Die serologischen Befunde gestatten keine Diagnose der Brucella-Species, sondern nur des Genus. Die Speziesidentifizierung stützt sich auf kulturelle Besonderheiten der Keime. *Therapeutisch* haben sich vor allem Kombinationen von Streptomyzin, Tetrazyklinen und Rifampizin als wirksam erwiesen. *Differentialdiagnostisch* hat man andere fieberhafte Zustände in Betracht zu ziehen, u. a. Malaria, Typhus abdominalis, Miliartuberkulose, infektiöse Mononukleose und Infektionen der Lungen anderer Genese. Manchmal wird eine chronische Bruzellose auch mit einer Psychoneurose verwechselt. Die *Prognose* auf längere Sicht ist fast immer gut. Nur bei ungefähr 15% der Patienten dauert die Krankheit länger als 3 Monate. Die Letalität erweist sich als sehr gering.

Prophylaktische Maßnahmen umfassen das Ausmerzen verseuchter Tierbestände, im besonderen von Ziegen, im Fall von Morbus Bang von Rindern, aber auch von Schafen und Schweinen, ferner das systematische Pasteurisieren bzw. Uperisieren der Milch.

Dem *Hauttest* bei Bruzellose ist dieselbe Bedeutung zuzumessen wie der Tuberkulinprobe bei Tuberkulose.

Bang'sche Krankheit

Der durch *Brucella abortus* hervorgerufene *Morbus Bang* zeigt oft eine chronische, z. T. subfebrile Ver-

laufsform, die große diagnostische Schwierigkeiten bereitet. Manchmal weisen bioptisch nachgewiesene Granulome auf das Wesen der Affektion hin. Klinisch sind Organmanifestation von Seiten der Leber, der Milz, allenfalls auch des Knochens, des Herzens, der Schilddrüse, der Hoden u. a. m. keine allzu große Seltenheit. Besonders zu erwähnen sind die Bang-Spondylitiden, die gegen die Tuberkulose abzugrenzen sind, und Arthritiden.
Dank konsequenter Sanierungsmaßnahmen sind heute verschiedene europäische Länder Bang- und überhaupt Bruzellose-frei.

193.5. Tularämie

Definitionen: Die durch *Francisella tularensis* (früher: Pasteurella tularensis) verursachte *Tularämie (Ohara-Krankheit, »rabbit fever«, »deer-fly fever«)* ist eine Infektionskrankheit von Tieren, im besonderen von Nagetieren, die durch direkten Kontakt oder durch Arthropoden als Vektoren auf den Menschen übertragen werden kann. Meistens äußert sich die Affektion durch einen an Haut oder Schleimhäuten gelegenen Primärherd und eine Vergrößerung der regionären Lymphknoten, verbunden mit Fieber. Je nach der Lokalisation der Veränderungen unterscheidet man eine *ulzeroglanduläre Form* (Hautgeschwür und regionäre Lymphknotenvergrößerung), eine *glanduläre Form* (nur Lymphknotenvergrößerung erkennbar), selten eine *okuloglanduläre Form,* ferner eine *typhoide Form* (ohne erkennbare Lokalveränderungen) und eine *pneumonische Form.* Der Name der Krankheit stammt von »Tulare County« in Kalifornien. Die wichtigsten Gewebeveränderungen sind *nekrotisierende granulomatöse Reaktionen,* die sich morphologisch oft kaum von denen bei Tuberkulose unterscheiden.

Ätiologie: *Francisella (Pasteurella) tularensis,* ein Gram-negatives, kleines, pleomorphes, etwa 0,3–1 × 1–2,5 μm messendes, unbewegliches Stäbchenbakterium, läßt sich nur auf Spezialnährböden, die u. a. Blut, Zystein und Glukose enthalten, *kultivieren.* Bei 37° C beträgt die Bebrütungszeit 2–5 Tage. Die Keime sind thermolabil, jedoch kälteresistent und vermögen in kalten Kadavern lange zu überleben. Dasselbe gilt für infiziertes Fleisch, das z. B. in Kühlschränken aufbewahrt wird.

Epidemiologie: Bisher wurde die Tularämie nur in der *nördlichen Hemisphäre* beobachtet, im besondern in Teilen von USA und Kanada, ferner u. a. in Rußland und Japan, wo vor allem *wildlebende Nagetiere oder andere Säuger,* ferner Vögel, Reptilien, Arthropoden u. a. ein großes Reservoir bilden. Am häufigsten wird die Krankheit durch *direkten Kontakt* erworben, manchmal auch durch Arthropodenbisse oder -stiche; besonders *Zecken* (Dermatocenter (D.) andersoni, D. variabilis, D. occidentalis und Amblyomma americanus in Nordamerika), *Fliegen* (Chrysops discalis) und *Mücken* (Aedes cinereus, z. B. in Schweden) werden öfters natürlicherweise besiedelt und können die Krankheit z. T. auf den Menschen übertragen. Zecken sind in dieser Beziehung von speziellem Interesse, weil sie die Keime transovariell auf die Nachkommenschaft übertragen. Hie und da brachen Epidemien von Tularämie nach Kontakt mit Wasser und/oder Fischen aus, die durch tierische Leichen infiziert worden waren. In USA stellen die *Wildkaninchen* (»cotton tail rabbits«) die wichtigste Infektionsquelle dar, gefolgt von Wildratten. Die Francisella tularensis gilt als das Bakterium mit der höchsten Kontagiosität; ungefähr 50 Keime genügen, um beim Menschen eine Infektionskrankheit auszulösen. Entsprechend den Kontaktmöglichkeiten sind vor allem *Jäger, Metzger und Hausfrauen* betroffen, abgesehen von *Laboratoriumspersonal,* das mit diesen Bakterien zu tun hat. Infektionen von Mensch zu Mensch kommen indessen kaum vor.

Pathogenese: Der *Eintritt der Erreger* findet am häufigsten durch kleine Hautläsionen statt, ferner durch Schleimhäute, u. a. im Verdauungskanal, und in den Lungen, selten auch im Bereich der Konjunktiva. Francisella tularensis, die antigenisch mit Bruzellen verwandt ist, bildet ein *Endotoxin,* das dem anderer Gram-negativer Keime gleicht und wahrscheinlich beim Zustandekommen der Gewebeschäden die Hauptrolle spielt. Neben dem hochvirulenten Stamm A kennt man auch weniger virulente Stämme (z. B. Stamm B). Verschiedene Beobachtungen sprechen dafür, daß *zellgebundene Immunreaktionen* im Rahmen der Tularämie eine protektive Funktion ausüben. Darüber hinaus könnten sie aber – ähnlich wie im Fall der Tuberkulose – an einer Steigerung der Gewebeschäden beteiligt sein, u. a. was die nekrotisierende Wirkung anbelangt (S. 1123). Die Erreger bewirken am *Ort des Eintritts* innerhalb von Tagen bis einer Woche eine entzündliche Reaktion, die in einen Gewebeuntergang ausmünden kann. In den meisten Fällen werden die Keime auch in die *regionären Lymphknoten* verschleppt, die entsprechende Veränderungen aufweisen. Später schließt sich oft eine *hämatogene Streuung* an. Die *Lungen* werden wahrscheinlich nur ausnahmsweise primär befallen; meistens erfolgt die Besiedelung hämatogen, auch nach aerogener Infektion. Bei der Tularämie werden zudem spezifische Antikörper gebildet; ihre Bedeutung im Sinn eines Schutzes oder allenfalls einer zusätzlichen Gewebeschädigung ist jedoch noch unklar.

Morphologisch erkennt man am Ort des Eintritts zunächst eine unspezifische Entzündung, an der auch zahlreiche neutrophile Granulozyten teilnehmen. Wahrscheinlich im Zusammenhang mit dem Auftreten zellgebundener Immunreaktionen macht sich einerseits eine Tendenz zu nekrotisierender Entzündung bemerkbar, andererseits kommt es zu deutlich epitheloidzelligen Reaktionen. Die *Granulome,* die dabei entstehen, haben eine große *Ähnlichkeit mit Tuberkeln bei Tuberkulose.* Außerdem finden sich kleinere epitheloidzellige Knötchen, ferner größere Herde, die ausgedehnt verkäsen können. Langhans'sche Riesenzellen im Randgebiet der Nekroseherde und in nicht verkäsenden Knötchen sind keine Seltenheit. Mit der Zeit setzt in der Umgebung der Läsionen die Vernarbung ein. Der Nachweis von Erregern in Gewebeschnitten gelingt fast nie. Bei Befall der Lungen zeigen sich z. T. ähnliche Veränderungen, wie am Ort des Eintritts und in den Lymphknoten; manchmal gleicht das histologische Bild aber auch einer nekrotisierenden Pneumonie *(Bronchopneumonie)*. Epitheloidzellige *Granulome* ohne oder mit zentraler Nekrose treten nach Beginn des septikämischen Zustandes *in den verschiedensten Organen* auf, u. a. in Milz und Leber. Hie und da kommt es innerhalb tularämischer Knoten zu einer eitrigen Einschmelzung. In manchen Fällen entwickelt sich eine *allgemeine »Makrophagenhyperplasie«,* was mit einer Splenomegalie verbunden sein kann. Bei starkem Befall innerer Organe, z. B. der Leber, durch granulomatöse Veränderungen erkennt man regressive Veränderungen am Parenchym der betreffenden Gewebe.

Folgen und **Symptome:** Die *Inkubationsperiode* beträgt in der Regel 3–7 Tage. Handelt es sich um eine *ulzeroglanduläre Tularämie,* was in etwa ⅘ der Fälle zutrifft, bildet sich am Ort des Eintritts oft – aber nicht immer erkennbar – eine Papel, die bald ulzeriert. Die Läsion ist nicht besonders schmerzhaft. Einige Zeit später bemerkt man die Lymphknotenschwellung, z. T. verbunden mit Fluktuation und allenfalls mit Spontanruptur. Der klinische Zustand variiert von annähernder Symptomfreiheit bis zu einem schweren Krankheitsbild. Letzteres ist vor allem bei Entstehung einer Pneumonie der Fall. Bei der *glandulären Tularämie* vermißt man eine deutliche Primärläsion am Ort des Erregereintritts, sonst ist der Verlauf ganz ähnlich. Die seltene *okuloglanduläre Tularämie* geht manchmal mit einer Kornealulzeration einher, was schwere Folgen haben kann (S. 342). Erfolgt der Eintritt im Darm, stellt sich z. T. eine Diarrhoe ein. Bei der *typhoiden Tularämie,* bei der man weder eine Primärläsion noch vergrößerte Lymphknoten erkennen kann, handelt es sich vermutlich – wenigstens in einem Teil der Fälle – um die Folgen einer Inhalation oder Ingestion von Erregern. Die fast immer hämatogen entstehende *Pneumonie* kann u. U. schwere Formen annehmen, wobei oft der relativ geringe auskultatorische Befund mit den erheblichen Verschattungen auf dem Thoraxröntgenbild kontrastiert. In seltenen Fällen beobachtet man im Rahmen der hämatogenen Streuung eine Endokarditis, Perikarditis, Peritonitis, Osteomyelitis oder Meningitis. Das ganze Geschehen ist meistens von ziemlich hohem und z. T. über Wochen anhaltendem *Fieber* begleitet. Eine *Splenomegalie* läßt sich in vielen Fällen nachweisen. Vereinzelt treten auch flüchtige Hautexantheme in Erscheinung. Bei unbehandelten Patienten dauert die Rekonvalszenz oft monatelang. Die Krankheit hinterläßt in der Mehrzahl der Fälle nur eine relative Immunität. Die *Letalität* betrug vor der Zeit der Anwendung antibiotischer Mittel ungefähr 6–7%; heute ist sie wesentlich geringer. Zur *Diagnosestellung* ist, da Blutkulturen in vitro selten angehen, eine Verimpfung des Materials auf Meerschweinchen zu empfehlen, aus dessen Blut sich die Erreger viel leichter züchten lassen (s. o.). Häufig beschränkt man sich auf den serologischen Nachweis von Agglutininen, wobei zu berücksichtigen ist, daß die Gruber-Widal-Reaktion meist erst ab Ende der zweiten Krankheitswoche ein positives Resultat liefert. Überdies sind Kreuzreaktionen mit Bruzellen in Rechnung zu ziehen. Da die Tularämie keine häufige Krankheit ist, kann der *Intrakutantest* nach Foshay, der gegen Ende der ersten Krankheitswoche positiv zu werden pflegt, diagnostisch von Nutzen sein. *Immunfluoreszenzmikroskopische Untersuchungen* von Material aus der Primärläsion scheinen ebenfalls diagnostische Bedeutung zu erlangen. *Therapeutisch* empfiehlt sich Streptomyzin.

193.6. Pest und weitere Infektionen durch Yersinien

Pest

Definitionen: Die durch *Yersinia pestis* (früher: *Pasteurella pestis*) verursachte *Pest* (englisch: »plague«) entspricht in erster Linie einer bei wildlebenden und Hausnagern (hauptsächlich Ratten) verbreiteten Infektionskrankheit, die unter bestimmten Umständen, vor allem durch Bisse infizierter Ektoparasiten – im besonderen des Rattenfloh –, auf den Menschen übertragen werden kann. Erfolgt die Infektion auf diesem Weg, d. h. durch die Haut, schwellen die Lymphknoten an und erfahren oft eine subtotale hämorrhagische Nekrose *(Bubonenpest)*. Der Prozeß ist mit hohem Fieber und Prostration verbunden. Die Bubonen können abheilen, nach außen aufbrechen und/oder zu einer septikämischen Infektion *(Pestsepsis)* Anlaß geben. Auf dem Blutweg werden in solchen Fällen öfters die Lungen befallen *(Lungenpest),* die eine hämorrhagische, nekrotisierende Pneumonie zeigen: Solche Patienten können die Krankheit durch Tröpfcheninfektion rasch verbreiten, was das aus früheren Jahrhunderten bekannte, rasche Umsichgreifen der »Pestilenz« verständlich macht.

Ätiologie: Der Erreger der *menschlichen Pest, Yersinia pestis* (früher: *Pasteurella pestis*), wird heute, als Spezies des Genus Yersinia, der Familie der Enterobacteriaceae zugeordnet. Es handelt sich um ein Gram-negatives, kleines, etwa 0,3–0,5 × 1–2 µm messendes, unbegeißeltes (unbewegliches), bekapseltes, plumpes Stäbchenbakterium, das sich bipolar anfärbt (Bild der »Sicherheitsnadel«). Im Sputum oder Exsudat sind die Keime oft pleomorph und können mehr kokkoid oder bazillär aussehen. Zur Darstellung der bipolaren Färbung eignen sich u. a. die Giemsa- und die Wayson-Färbung. Auf konventionellen *Nährböden* wächst Yersinia pestis unter aeroben wie unter anaeroben Bedingungen und bildet im Verlauf von ungefähr 2 Tagen kleine, runde, transparente Kolonien, die »geschlagenen Kupferplättchen« gleichen. Das Temperaturoptimum liegt bei 30 °C. Die Pesterreger produzieren mindestens zwei *Toxine:* a) ein lösliches Protein, das einem Exotoxin verglichen werden kann, und b) ein unlösliches, aus Lipopolysaccharid bestehendes Endotoxin. In der Erde können die Keime monatelang überleben und infektiös bleiben; lediglich Sonnenlicht gegenüber sind sie in hohem Maß empfindlich. Yersinia pestis ist für alle *Laboratoriumstiere* hochpathogen, vor allem aber für Mäuse und Kaninchen. Aufgrund verschiedener *Hüllenantigene* kann man mehrere Stämme von Pesterregern auseinanderhalten, die sich durch eine unterschiedliche Virulenz auszeichnen. Dies hängt wahrscheinlich mit einem ungleichen antiphagozytären Effekt der Bakterienkapsel zusammen. In biologischer Hinsicht unterscheidet man drei Varianten von Yersinia pestis (var. orientalis, var. antiqua und var. mediaevalis).

Epidemiologie: In vielen Teilen der Erde, im besonderen in Asien, Afrika und Amerika, ist die sog. *rurale (silvatische) Pest* unter wildlebenden Nagetieren weit verbreitet und wird im Sinn einer *Enzootie* durch Arthropoden von Tier zu Tier übertragen. Zudem ist es möglich, daß Yersinia pestis in lichtfreien Rattenlöchern oder an anderen dunklen Stellen auch in Abwesenheit von Nagern und Flöhen monatelang zu überleben vermag. Abgesehen von Einzelfällen, stellt die sylvatische Pest für den Menschen keine große Gefahr dar; sie dient jedoch als großes und kaum ausrottbares Reservoir für die Infektion von *Hausratten (murine Pest i. e. S.),* vor allem Rattus rattus und Rattus norvegicus, und deren Ektoparasiten, hauptsächlich dem Rattenfloh *(Yenopsylla cheopis).* Gelegentlich wirken auch andere Arthropoden als Vektoren, z. B. Bettwanzen. Die Gefahr eines epidemischen Ausbruchs menschlicher Pest ist vor allem dann gegeben, wenn in rattenverseuchten Städten, d. h. bei Vorliegen schlechter hygienischer Verhältnisse, *Ratten-Epizootien* ausbrechen, und die Ektoparasiten, die bei den Nagern nicht mehr genügend Blutnahrung finden, auf Menschen übergehen. Die Infektion der Vektoren, d. h. vor allem der Rattenflöhe, erfolgt anläßlich einer Blutmahlzeit an einem infizierten Nager mit Bakteriämie. Im Intestinaltrakt des Vektors kommt es zur Vermehrung der Yersinien, und beim nächsten Biß wird infektiöses Material regurgitiert und oft mit der Bißstelle in Berührung gebracht. Der Mensch kann somit – abgesehen von einem direkten Kontakt mit Geweben eines infizierten Tieres – durch Flohbisse und durch Hineinkratzen erregerhaltigen Materials in die Haut infiziert werden. Die *Bubonenpest* wird meistens auf diese Weise erworben. Die weitere Übertragung der Pest von Mensch zu Mensch erfolgt dann – zumindest bei Epidemien – hauptsächlich durch *Tröpfcheninfektion,* indem Individuen mit Bubonenpest in der Regel Opfer einer Bakteriämie werden, und sich dabei auch ein massiver Befall der Lungen ergibt: Die *Lungenpest,* die mit Ausscheidung von reichlich infektiösem Material in das Bronchialsystem einherzugehen pflegt, ist der Hauptgrund dafür, daß sich die Krankheit so rasch ausbreiten kann. Verschiedentlich wurden Pesterreger auch aus dem Oropharynx klinisch gesunder Individuen isoliert (u. a. in Vietnam); die epidemiologische Bedeutung dieser »*Bazillenträger*« steht indessen noch nicht fest.

Pathogenese: Pesterreger im Darm von Rattenflöhen bilden – wahrscheinlich wegen der geringen Körpertemperatur des Vektors (ungefähr 25 °C) – größtenteils nicht alle für die Pathogenität der Keime wichtigen oberflächlichen Strukturelemente. Im besonderen fehlen oft die *Antigene V* (Protein) und z. T. auch *W* (Lipoprotein) sowie die Fraktion 1 *(F1)* der Bakterienkapsel, alles Substanzen, die bei voll ausgebildeten Keimen eine *antiphagozytäre Wirkung* zu haben scheinen. Nach der perkutanen Infektion durch Pesterreger im Anschluß an einen Flohbiß werden demnach die meisten Keime ohne Schwierigkeit von neutrophilen Granulozyten phagozytiert. Erst wenn überlebende Mikroorganismen ihre oberflächlichen »VW-Antigene« und die F1 innerhalb des menschlichen Gewebes (höhere Temperatur) regeneriert haben, kommt die Behinderung der Endozytose durch Phagozyten wieder zur Geltung, zumindest, wenn es sich um ein Individuum handelt, das noch nicht immunisiert ist und daher keine zur Opsonisierung der Yersinien geeigneten, spezifischen Antikörper aufweist. Ein wesentlicher Faktor liegt ferner darin, daß *Pesterreger in Makrophagen* wenigstens z. T. zu *überleben* und sich in diesen Zellen sogar zu *vermehren* vermögen: Damit sind nicht nur für die Infektion an sich, sondern auch für die Ausbreitung der Keime im menschlichen Organismus günstige Voraussetzungen geschaffen. Die *gewebeschädigende Wirkung* von Yersinia pestis dürfte vor allem mit den oben erwähnten *Toxinen* zusammenhängen, die von den Keimen produziert werden. Die hier kurz skizzierten Besonderheiten der Pesterreger und des Verhältnisses zwischen diesen und dem Wirtsorganismus machen es verständlich, daß es nach perkutaner Infektion rasch zu einer lymphogenen Verschleppung und zur *Bubonenpest* kommt. Man begreift aufgrund dieser Zusammenhänge auch besser, weshalb Yersinia pestis zur Ausbildung eines *septikämischen Zustandes* neigt. Die ausgesprochen *hämorrhagisch-nekrotisierende Wirkung* der Pesterreger beruht sehr wahrscheinlich auf der erwähnten Toxinfreisetzung; jedenfalls finden sich für eine Mitbeteiligung von Immunreaktionen am Zustandekommen dieser Läsionen keine verwertbaren Anhaltspunkte. Die *Lungenpest* kommt bei Patienten mit vorausgehender Bubonenpest auf hämatogenem Weg zustande. Die massive Freisetzung von Keimen ins Bronchialsystem hängt u. a. mit dem noch weitgehenden Fehlen spezifischer Antikörper zusammen, die die Phagozytose der Erreger durch neutrophile Granulozyten und Makrophagen erleichtern würden. Überdies trägt der nekrotisierende Charakter der Gewebeschäden zur Bildung erregerhaltiger Tröpfchen in der Ausatmungsluft bei. Kommt eine Lungenpest durch Tröpfcheninfektion von Mensch zu Mensch zustande, wickelt sich das oben geschilderte Geschehen in noch kürzerer Zeit ab, besonders bei hoher Infektionsdosis: Die Lungen können in solchen Fällen innerhalb kurzer Zeit schweren Schaden nehmen. Hie und da kann es auch zu einem Eintritt von Pesterregern im *Oropharynx* kommen, wobei sich Bubonen im Zervikalbereich entwikkeln. *Spezifische Antikörper* erscheinen im zirkulierenden Blut in der Regel erst zu Beginn der zweiten

Krankheitswoche. Wahrscheinlich ist dies in manchen Fällen – vor allem bei primärer Lungenpest – zu spät, um den Prozeß noch aufzuhalten. Umgekehrt ist es möglich, daß mildere Verlaufsformen (sog. *Pestis minor*) mit einem »rechtzeitigen« Ingangkommen der Immunreaktionen in Beziehung stehen. Die *toxische Wirkung,* die Pesterreger entfalten, trifft offenbar in erster Linie *kleine Blutgefäße,* was die Neigung zu Hämorrhagien verständlich macht. In schweren Fällen kann sich eine *disseminierte intravasale Gerinnung* einstellen.

Morphologisch steht bei allen Formen von Pest die *Kombination von Nekrose und Hämorrhagien* im Vordergrund, wobei man öfters *hyaline Thromben in kleinen Blutgefäßen* findet. Bei der *Bubonenpest* erscheinen die Lymphknoten oft in weiten Bezirken nekrotisch und von Blutungen durchsetzt, Veränderungen, die z. T. auch über die Kapsel hinausreichen. Je rascher und schwerer der Verlauf, desto geringer ist die entzündliche Infiltration durch Granulozyten und Makrophagen. In anderen Fällen kommt es zur Ansammlung von reichlich Neutrophilen, selten jedoch in Form einer eitrigen Entzündung. In Ausstrichen derart veränderter Lymphknoten finden sich in der Regel massenhaft Pesterreger. Die *Lungenpest* kennzeichnet sich durch eine – häufig fast »areaktive« – *hämorrhagisch-nekrotisierende Pneumonie* mit Ausfüllung zahlreicher Alveolen durch ein blutreiches Exsudat, das in der Regel nur wenige Phagozyten enthält, sowie teilweisem Untergang der interalveolären Septen. Die Bronchien enthalten z. T. ebenfalls blutige Flüssigkeit. Ähnliche Veränderungen, d. h. hämorrhagisch-nekrotisierende Prozesse, finden sich verstreut auch in *anderen Organen.* Bei *generalisierter Mikrothrombangiopathie* und Konsumptionskoagulopathie sowie -thrombozytopenie treten manchmal in verschiedenster Lokalisation größere und kleinere Blutungen auf, die nicht direkt auf örtlichen Einwirkungen der Pesterreger beruhen.

Folgen und **Symptome:** Die *Inkubationsperiode* beträgt meistens 2–4 Tage (Bereich: 1–12 Tage). Bei der *Bubonenpest,* der man – abgesehen von eigentlichen Pest-Epidemien – am häufigsten begegnet, setzt die Krankheit in der Regel mit hohem Fieber, Frösteln oder gar Schüttelfrost, Tachykardie, Kopfschmerzen, Erbrechen, ausgesprochener Prostration und/oder delirösen Zuständen ein. In der Mehrzahl der Fälle kann die Stelle des Flohbisses identifiziert werden, vor allem aufgrund der *Lymphknotenschwellung,* die in ihrem Drainagebereich auftritt. Mehrheitlich handelt es sich um inguinale Lymphknoten, seltener um axilläre oder zervikale Stationen (letzters am ehesten bei Kindern, die sich z. B. auch an toten Ratten, die sie anrühren, infizieren können). Die Bubonen erreichen Ausmaße von etwa 2–5 cm und sind von ödematös geschwelltem Gewebe umgeben, das z. T. auch Blutungen aufweist. In manchen Fällen brechen die nekrotischen Lymphknoten durch die Haut durch und fisteln dann noch während 1–2 Wochen. Haut- und Schleimhautblutungen an anderen Stellen sind keine Seltenheit; besonders ausgeprägt erscheinen sie bei disseminierter intravasaler Gerinnung. Das meist remittierende und unregelmäßige Fieber klingt in günstigeren Fällen im Verlauf der zweiten Krankheitswoche ab; septische Fieberzacken gelten als schlechtes Vorzeichen. Die sog. *»primär septikämische Form« der Pest* zeigt einen ähnlichen Verlauf wie die Bubonenpest, nur nimmt das Geschehen kürzere Zeit in Anspruch, und deutliche Lymphknotenschwellungen können fehlen. In solchen Fällen tritt der Tod manchmal nach wenigen Tagen ein. Bei Bubonenpest entwickeln ungefähr 5% der Patienten eine *Lungenpest,* die sich durch alle Zeichen einer schweren Pneumonie, ein blutig tingiertes Sputum und einen raschen Zerfall der Kräfte charakterisiert. In unbehandelten Fällen endet der Lungenprozeß in 1–5 Tagen mit dem Tod. Hie und da finden sich bei Pest auch septisch-metastatische Herde in der *Haut,* in den *Meningen* und an anderer Stelle. Das Blutbild ist in der Regel durch eine Leukozytose (Neutrozytose) von mehr als 20000 Zellen/mm^3 gekennzeichnet. Die *Diagnosestellung* stützt sich auf die Umstände der Erkrankung (Frage nach Flohbissen, toten Ratten und anderen Hinweisen), auf das klinische Bild und einen möglichst raschen Erregernachweis. Dieser erfolgt heute am ehesten mit Hilfe der Immunfluoreszenzmikroskopie, die es gestattet, in aspiriertem Material aus Bubonen in kurzer Zeit die Erreger festzustellen; allerdings ist u. U. mit Kreuzreaktionen zu rechnen, die sich – wegen gemeinsamer Antigene – gegen Yersinia pseudotuberculosis richten. Der letztgenannte Keim läßt sich aber aufgrund seiner Beweglichkeit von Yersinia pestis abgrenzen. Abgesehen von dem Nachweis der Erreger mit Hilfe konventioneller Färbemethoden, die jedem Arzt zur Verfügung stehen, werden in Fällen von Pestverdacht in der Regel auch Kulturen angelegt, und in zunehmendem Maß gelangen pestspezifische Phagen zur Anwendung. Im Zweifelsfall empfiehlt sich der Tierversuch, wofür sich Mäuse, Ratten, Kaninchen und Meerschweinchen eignen: Die infizierten Tiere gehen, falls es sich um virulente Stämme von Pesterregern handelt, innerhalb von 24–48 Std zugrunde, wobei nach intraperitonealer Injektion des Materials (Bubonenpunktat, Blut und/oder Sputum) in der Bauchhöhle wie in den meisten Organen massenhaft Pesterreger mit gut erkennbarer Kapselbildung nachzuweisen sind. Rattenversuche gestatten im übrigen eine Unterscheidung zwischen Yersinia pestis und Yersinia pseudotuberculosis, da die letztere für diese Tierspezies nicht pathogen ist. Bei allen diesen diagnostischen Maßnahmen ist zu berücksichtigen, daß *die Diagnose bei Pestverdacht so rasch wie möglich gestellt werden sollte.* Hat nämlich die Keimvermehrung im menschlichen Körper ein bestimmtes Maß überschritten, besteht bei Anwendung antibiotischer Mittel die Gefahr einer tödlichen Herxheimer-Reaktion (S. 1679). Zudem ist zu bedenken, daß sich für die Verarbeitung von pestverdächtigem Material nur damit vertraute Laboratorien eignen. *Therapeutisch* haben sich in erster Linie Streptomyzin und Tetrazykline bewährt; allenfalls kommen auch Kanamyzin und Chloramphenikol in Frage. Setzt die Behandlung innerhalb von 15–20 Std nach Krankheitsbeginn ein, besteht eine gute Aussicht auf Heilung, sogar, wenn schon Zeichen einer Bakteriämie und eines Lungenbefalls vorliegen. Vor der Zeit der antibiotischen Behandlung betrug die *Letalität* bei Bubonenpest 50–90%, und die Lungenpest verlief fast immer tödlich. Heute sterben von den behandelten Patienten nur mehr 5–10%.

Prophylaxe: Im Vordergrund steht die *Expositionsprophylaxe,* d. h. das Ergreifen von Maßnahmen zur Isolierung bereits Erkrankter und strenge Quarantänevorschriften. Dies erweist sich vor allem deshalb als wirkungsvoll, weil es bei Pest praktisch keine gesunden »Bakterienausscheider« gibt, und man daher mit der Erfassung der Erkrankten sozusagen alle kontagiösen Individuen unter Kontrolle bringt. Weitere Anstrengungen richten sich auf die *Vernichtung infektiöser Nagetiere,* d. h. z. B. auf eine systematische Bekämpfung von Ratten in Städten und Häfen mit Hilfe von Rodentiziden und anderen Mitteln, ferner auf eine *Elimination der Vektoren* (vor allem Flöhe) durch den Einsatz von Insektiziden. Besonders wichtig ist die *Erkennung von Pestinfektionen bei Nagetieren.* Werden Infektionsherde festgestellt, müssen nach dem Internationalen Sanitätsreglement Quarantänemaßnahmen angeordnet werden; als Inkubationsperiode nimmt man danach 6 Tage an. Schutzimpfungen haben bisher nicht zu befriedigen vermocht. Attenuierte Stämme von Pesterregern, die kein Hüllenantigen besitzen, sind in dieser Hinsicht von geringem Wert. Zum Schutz von Personen, die in Pestgebieten arbeiten, wird eine Vakzination trotzdem empfohlen; zudem kann prophylaktisch z. B. Sulfadiazin verabreicht werden.

Beispiele:

- Pest-Pandemien sind seit Beginn der Geschichtsschreibung bekannt. Der »schwarze Tod«, so benannt wegen der oft dunkel-hämorrhagischen Verfärbung der Haut, hat z. B. im 14. Jahrhundert in manchen europäischen Städten zahllose Opfer gefordert. Die letzte größere Pandemie nahm 1894 in China ihren Ursprung.
- Das *Wirtsspektrum* von Yersinia pestis ist außerordentlich groß und umfaßt annähernd 400 bekannte Spezies.

Infektionen durch Yersinia pseudotuberculosis

Definitionen: Die durch *Yersinia pseudotuberculosis* verursachte *Pseudotuberkulose* ist vor allem bei Nagetieren verbreitet, kann aber gelegentlich auch beim Menschen vorkommen, vor allem in Form einer Erkrankung der *Mesenteriallymphknoten,* selten als Septikämie. Der Name Pseudotuberkulose rührt daher, daß die geweblichen Veränderungen denen bei Tuberkulose ähnlich sehen können; allerdings beobachtet man beim Menschen überwiegend eine sog. *»retikulozytäre Lymphadenitis abscedens mesenterialis«,* die meist spontan heilt.

Ätiologie: *Yersinia pseudotuberculosis* gleicht bei konventioneller Färbung den übrigen Yersinien (s. o.), weist aber im Gegensatz zum Pesterreger zwei parapolare Geisseln auf. Die Keime lassen sich auf konventionellen Nährböden bei einem Temperaturoptimum von etwas mehr als 20% leicht züchten. Bei Nagern (Ausnahme: Ratten) rufen diese Erreger Nekroseherde bzw. zentral nekrotische Granulome in Leber, Milz, Lymphknoten u. a. hervor. Außer *Körper- und Hüllenantigenen* (s. o.) besitzt Yersinia pseudotuberculosis auch Geißelantigene. Die Keime sind ziemlich pleomorph, und avirulente Formen zeigen strukturell und färberisch eine erhebliche Ähnlichkeit mit Enterobakterien.

Epidemiologie: Die Infektion wird fast immer von Tieren erworben, vorab durch direkten Kontakt mit Kadavern, allenfalls durch Einnahme kontaminierter Nahrungsmittel. Meistens hat man es daher mit sporadischen Fällen zu tun, mehrheitlich bei Kindern und Jugendlichen.

Pathogenese: Die Eintrittspforte ist in der großen Mehrzahl der Fälle im Verdauungstrakt gelegen, vor allem im Ileumbereich, selten im Oropharynx (Tonsillen). Typischerweise kommt es danach zur einer regionären Lymphknotenschwellung (s. u.). Hämatogene Streuung und septische Verlaufsformen bilden die Ausnahme.

Morphologisch zeigen die befallenen Lymphknoten das Bild einer *»retikulozytären Lymphadenitis abscedens«* (S. 1866) mit oft Y-förmigen Abszessen, die von einem epitheloidzelligen Saum umgeben sind. Allfällig vorhandene Streuherde zeigen ein ähnliches Bild (z. B. Milz, Leber u. a.). Selten findet sich im Zentrum der Granulome eine Nekrose ohne Abszedierung.

Folgen und **Symptome:** In der Regel klagen die Patienten über Abdominalbeschwerden, die eine gewisse Ähnlichkeit mit denen bei Appendizitis haben. Es ist daher auch kein Zufall, daß entsprechend veränderte Mesenteriallymphknoten nicht selten anläßlich einer Appendektomie festgestellt werden. Die Krankheit kann akut, u. U. mit Diarrhoe, oder chronisch verlaufen, heilt aber fast immer von selbst ab. Bei den seltenen septischen Formen muß die Prognose allerdings als ernst bezeichnet werden. Die *Diagnose* beruht auf dem Erregernachweis (s. bei Pest). Bei Chronizität können Agglutinationsteste nach Gruber-Widal von Nutzen sein. *Therapeutisch* empfiehlt sich die Anwendung von Breitspektrum-Antibiotika, sofern eine Generalisation zu befürchten ist.

Infektionen durch Yersinia enterocolitica

Definitionen: *Yersinia enterocolitica* wird seit den Sechzigerjahren mehr und mehr aus dem Stuhl von Patienten mit *Enteritis* isoliert. Das zugehörige Krankheitsbild bedarf einer weiteren Klärung.

Ätiologie: Morphologisch und färberisch läßt sich *Yersinia enterocolitica* von anderen Yersinien nicht unterscheiden. Die Züchtung in vitro bietet keine Schwierigkeiten. Zur Identifizierung stützt man sich auf biochemische Reihen. Die Keime vergären Laktose nicht, bilden kein Indol, katabolisieren Mannit zu Säure und sind Urea-positiv. Zudem kann man aufgrund der O-Antigene mindestens 9 Serotypen auseinanderhalten. Am häufigsten begegnet man den Typen 3 und 9.
Interessanterweise ist Yersinia enterocolitica bei 22 °C beweglich, bei 37 °C dagegen unbeweglich.

Epidemiologie: Wahrscheinlich haben wir es mit einer *Zoonose* zu tun, wobei die Erreger meist peroral – z. B. durch kontaminierte Nahrungsmittel – in den Menschen gelangen. Haustiere, im besonderen Schweine, scheinen die Keime nicht selten mit den Fäzes auszuscheiden.

Pathogenese: Mehrheitlich entwickelt sich eine Enteritis, z. T. auch eine Enterokolitis. Die Mesenteriallymphknoten können in ähnlicher Weise befallen sein wie bei Pseudotuberkulose. Vereinzelt entwickeln sich septikämische Zustände; wie bei Pseudotuberkulose scheinen in dieser Beziehung Patienten mit Leberzirrhose anfälliger zu sein als andere. Hie und da treten Arthritiden auf, und/oder es entwickelt sich ein Erythema nodosum, beides wahrscheinlich Folgen von Überempfindlichkeitsreaktionen (S. 1095).

Morphologisch zeigen die Mesenteriallymphknoten ähnliche Veränderungen wie bei Infektion durch Yersinia pseudotuberculosis. Die histologischen Veränderungen von Dünn- und Dickdarm sind noch wenig erforscht.

Folgen und **Symptome:** Abdominalbeschwerden, die z. T. ebenfalls an Appendizitis erinnern, stehen im Vordergrund. Bei den septikämischen Formen ist die Prognose ernst. Die *Diagnose* stützt sich auf den kulturellen Nachweis der Erreger aus dem Stuhl oder aus Gewebe (Mesenteriallymphknoten, Appendix u. a.), worauf man noch eine serologische Typisierung vornehmen kann. Die Gruber-Widal'sche Reaktion wird gegen Ende der zweiten Krankheitswoche positiv und gilt, falls die Titer für O-Antigen 1:160 übersteigen, als ziemlich zuverlässig. *Therapie:* u. a. Trimethoprim-Sulfamethoxazol.

Infektionen durch Yersinia haemolytica

Diesen Keim kann man u. U. im Respirationstrakt gesunder Haustiere nachweisen. Bei Tieren kann er, vor allem bei engem Kontakt (»crowding«), Pneumonien und Septikämien verursachen (»shipping fever«). Beim *Menschen* isoliert man Yersinia haemolytica u. U. aus infizierten Wunden nach Bissen (z. B. Katzenbiß). Vereinzelt sollen Pneumonien, Meningitiden und systemische Infektionen vorgekommen sein.

193.7. Infektionen durch Pasteurella septica (Pasteurella multocida)

Definitionen: Früher wurden auch die Erreger der Pest, der Tularämie und der Pseudotuberkulose als Pasteurellen bezeichnet. Heute hält man die Gattungen Yersinia, Francisella und Pasteurella auseinander (s. o.). *Pasteurella septica (Pasteurella multocida)* ist vor allem in der *Veterinärmedizin* als Erreger von Eiterungen, Pneumonien und Sepsis bei vielen Spezies bekannt. Er ist auch für die Geflügelcholera verantwortlich. Beim *Menschen* spielt er im Rahmen von Wundinfektionen, z. B. nach Tierbissen, eine Rolle. Hie und da finden sich Infektionen des Respirationstraktes und Septikämien, z. T. mit Meningitis.

Ätiologie: *Pasteurellen* sind Gram-negative, ovaläre bis stäbchenförmige, 0,3–1 × 1–2,5 µm messende, unbewegliche (unbegeißelte), aber bekapselte Bakterien, die sich auf konventionellen Nährböden leicht züchten lassen. Die Keime bilden keine Sporen. *Pasteurella multocida (septica)* läßt sich aufgrund biochemischer Eigenschaften, Empfindlichkeit gegenüber Antibiotika (z. B. Penizillin-Empfindlichkeit) und des Musters des tierischen Parasitismus von Yersinien und Francisella unterscheiden.

Epidemiologie: Pasteurella multocida isoliert man häufig – offenbar als Kommensalen – bei Rindern, Pferden, Schweinen, Schafen, Geflügel, Hunden, Katzen und Ratten, bei denen sie hie und da z. B. hämorrhagische Septikämien und/oder chronische Pneumonien hervorruft. Infektionen des Menschen durch diesen Keim gehören zu den Seltenheiten; meistens beruhen sie auf Kontakt mit Tieren, wobei *Tierbisse* eine besondere Rolle spielen. Vereinzelt wurden im Anschluß an solche Vorkommnisse beim Menschen auch *Pasteurella ureae* oder *Pasteurella pneumotropica* nachgewiesen.

Pathogenese und **Folgen:** Recht oft beginnt eine Infektion durch Pasteurella multocida mit einem *Biß*, z. B. durch eine *Katze* oder einen *Hund*. Am Ort der Verletzung kommt es in der Regel zu einer entzündlichen Reaktion, z. T. mit *Eiterung und regionärer Lymphadenitis*. Entwickelt sich eine *Bakteriämie*, können die verschiedensten Organe/Gewebe betroffen werden. Man kennt z. B. Fälle mit Meningitis, Hirnabszessen, eitriger Arthritis, Pyelonephritis und Endokarditis. Hie und da wird der Keim auch aus dem *Sputum* isoliert, z. B. bei Tierhändlern. Die *Diagnose* basiert auf dem kulturellen Erregernachweis. Zur *Therapie* wird als Mittel der Wahl Penizillin empfohlen.

193.8. Infektionen durch Streptobacillus moniliformis (Rattenbißfieber)

Definitionen: *Streptobacillus moniliformis,* der normalerweise in der Mundhöhle wilder Ratten vorhanden ist, kann durch Biß auf den Menschen übertragen werden und ein *Rattenbißfieber* erzeugen. Dieses ist von dem durch Spirillum minus verursachten Rattenbißfieber abzugrenzen. Es handelt sich um eine akute fieberhafte Affektion, die sich vor allem an der Haut und an Gelenken manifestiert. Sehr selten wurden Fälle von Endokarditis beobachtet.

Ätiologie: *Streptobacillus moniliformis,* ein Gram-negatives, unbewegliches, unbekapseltes, pleomorphes Stäbchenbakterium, das z. T. filamentöse Formen, Ketten oder fusiforme Gebilde produziert, läßt sich unter fakultativ anaeroben Bedingungen in proteinreichen Medien und Beschickung mit 10% CO_2 züchten. Am besten eignen sich flüssige Medien; auf gewöhnlichen Nährböden vermehrt sich der Keim nur langsam oder überhaupt nicht. Häufig werden in vitro ziemlich stabile L-Formen gebildet.

Epidemiologie: Die Keime lassen sich häufig im Nasopharynx wilder Ratten nachweisen, aber andere Nager scheinen ihn auch beherbergen zu können. Die Infektion nach *Rattenbiß* ist die Hauptursache von Einzelerkrankungen. Hie und da ist es auch zu einem epidemischen Auftreten gekommen, das sich auf eine *Kontamination von Nahrungsmitteln* durch Streptobacillus moniliformis zurückführen ließ (»*Haverhill-Fieber*«, so genannt nach dem Ort in Massachusetts, wo diese Infektionsart zuerst beobachtet wurde).

Pathogenese, Folgen und **Symptome:** Die *Inkubationsperiode* wird mit 1–2 Tagen angegeben (Bereich: Stunden bis 3 Wochen). Die *Krankheitserscheinungen* setzen in der Regel abrupt ein; sie bestehen im wesentlichen in Fieber, Kopfschmerzen, Myalgien, Malaise und manchmal Erbrechen. Nach 1–3 Tagen macht sich in einem Teil der Fälle ein leichtes makulöses Hautexanthem bemerkbar. Ungefähr die Hälfte der Patienten klagt über Gelenkschmerzen. Die Symptome klingen in der Regel nach 1–2 Wochen ab. Gefährliche *Komplikationen,* wie Endokarditis und Hirnabszeß, sind beschrieben worden, stellen aber die Ausnahme dar. Das Blutbild zeigt meistens eine Neutrozytose mit Linksverschiebung. Agglutinine, die gegen den Erreger gerichtet sind, lassen sich etwa 2–3 Wochen nach Beginn der Krankheit nachweisen; sie können diagnostische Bedeutung haben. Die *Diagnosestellung* beruht auf dem Erregernachweis aus dem Blut. Da es in der Mehrzahl der Fälle zu einer Bakteriämie kommt, ist das Resultat der Blutkultur oft positiv. *Differentialdiagnostisch* muß man vor allem das durch Spirillum minus verursachte Rattenbißfieber abgrenzen (S. 2004). *Therapeutisch* ist Penizillin das Mittel der Wahl.

193.9. Bartonellosis (Carrión'sche Krankheit)

Definitionen: Die *Bartonellosis (Carrión'sche Krankheit)* wird durch *Bartonella bacilliformis* verursacht und kommt vor allem in den Anden vor. Diese geographische Limitierung hängt mit dem Vektor *Phlebotomus,* einem Sandfloh, der in diesen Gebirgstälern zuhause ist, zusammen. Klinisch tritt die Bartonellose in zwei Formen bzw. Stadien auf, dem *Oroya-Fieber,* das sich durch einen akuten Verlauf, eine rasch eintretende Anämie und eine relativ hohe Mortalität auszeichnet, sowie der *Verruga peruana,* die sich durch chronische produktive Hautveränderungen mit meist guter Prognose kennzeichnet.

Ätiologie: Die taxonomische Stellung des Genus Bartonella, von dem *Bartonella bacilliformis* die einzige bekannte menschenpathogene Spezies darstellt, ist noch unklar. Einige Autoren nehmen eine Verwandtschaft der Bartonellaceae mit den Rickettsien an. Die Gram-negativen, kleinen, 0,4–0,5 × 1–2 μm messenden, pleomorphen, peritrich begeißelten Stäbchenbakterien lassen sich in vitro unter aeroben Bedingungen auf verbesserten, bluthaltigen Nährböden, in Gewebsexplantaten und in der Allantoisflüssigkeit des bebrüteten Hühnereis züchten; allerdings nimmt die Kultur selbst beim Temperaturoptimum von 28° C Tage bis einige Wochen in Anspruch. Hämolysine werden von den Bartonellen nicht gebildet.

Epidemiologie: Wie erwähnt, tritt die Bartonellose nur in Andentälern von mehr als 800 m Höhe auf, d. h. vor allem in Peru, Kolumbien und Ekuador, wo die Vektoren, u. a. *Phlebotomus verrucarum,* gedeihen. Soweit bekannt, wird diese Krankheit durch diese Sandflöhe bzw. andere Arthropoden nur von Mensch zu Mensch übertragen. Als Infektionsquellen kommen in erster Linie asymptomatische Bartonellenträger und Rekonvaleszente mit Bartonellämie in Frage. In endemischen Gebieten hat man feststellen können, daß 5–10% der Bevölkerung diese Keime im Blut aufweisen.

Pathogenese: Im menschlichen Körper verhalten sich die Erreger auf besondere Weise, indem sie sich einerseits mit Vorliebe an die *Oberfläche von Erythrozyten* heften, andererseits als *intrazelluläre Parasiten Endothelzellen von Blut- und Lymphgefäßen* besiedeln. Das klinische Krankheitsbild hängt in hohem Maß vom *Immunstatus* des betroffenen Individuums ab. Bei *nicht immunen Personen* gelangen nach dem infizierenden Flohbiß zahlreiche Erreger in den Blutstrom, wo sie vor allem an der Oberfläche roter Blutkörperchen adhärieren und z. T. in Endothelien von Blutgefäßen eindringen. Vor allem im Bereich der Bißstelle sind auch die Lymphgefäße betroffen. Die mit Bartonellen besetzten Erythrozyten werden in großer Zahl von den Makrophagen der Leber, ferner der Milz und des Knochenmarks abgefangen, endozytiert und zerstört. Die dadurch bedingte Verkürzung der mittleren Lebensdauer der roten Blutkörperchen wirkt sich umso mehr aus, als auch die Erythropoiese beeinträchtigt wird. Der Befall der Endothelien durch die Bartonellen führt da und dort zu Gefäßverschlüssen mit nachfolgender Infarzierung kleiner bis größerer Gewebsbezirke. Man vermutet, daß die massive Beladung z. B. der Kupffer'schen Sternzellen mit Erythrozyten und Keimen die Funktion dieser Phagozyten beeinträchtigen und eine erhöhte Anfälligkeit gegenüber anderen Keimen, wie Salmonellen und E. coli, bewirken könnte. Die letztgenannten Keime führen beim *Oroyafieber* relativ oft zu Bakteriämien. Mit Einsetzen der *Immunreaktionen* geht die Zahl der im Blut vorhandenen Bartonellen stark zurück, und auch die Gefäßendothelien werden weitgehend frei von Erregern. Aus Gründen, die man noch nicht genau kennt, erscheinen die Bartonellen nach einer gewissen Latenzzeit vor allem in Hautgefäßen, wo sie zur Ausbildung der für die *Verruga peruana* typischen hämangioiden Veränderungen Anlaß geben.

Morphologisch findet man beim *Oroyafieber* alle Veränderungen im Sinn einer erheblichen *intraphagozytären Hyperhämolyse* (S. 425), d. h. erythrozyten- und erregerhaltige Kupffer'sche Sternzellen der Leber und entsprechend beladene Makrophagen in Milz und Knochenmark. Diese Zellen zeigen mit der Zeit eine deutliche Hämosiderose. Die Bartonellen lassen sich in Schnittpräparaten u. a. mit Hilfe der Giemsa-Färbung darstellen, die sie – besonders nach Fixation in

Regaud'scher Lösung – violett erscheinen läßt. Das Knochenmark zeigt in der Regel eine erythropoietische Hyperplasie mit Zeichen von erhöhtem intramedullärem Zelluntergang. Die Leber weist oft eine Verfettung auf, und Milz sowie Lymphknoten sind in vielen Fällen deutlich vergrößert, vor allem infolge Einlagerung zahlreicher erregerhaltiger Makrophagen. Die Nieren lassen z. T. Veränderungen erkennen, die denen bei Schwarzwasserfieber (S. 2049) ähnlich sehen. Die *Verruga peruana* charakterisiert sich meistens durch eine Vielzahl prominenter, oft tiefroter, weicher Hautknoten, die bei mikroskopischer Betrachtung hämangiomartigen Wucherungen der kleinen Blutgefäße entsprechen. Bei Giemsa-Färbung kann man in den Endothelzellen dieser proliferierenden Gefäße oft zahlreiche Bartonellen erkennen.

Folgen und **Symptome:** Die *Inkubationsperiode* beträgt im Durchschnitt ungefähr 3 Wochen. Das *Oroyafieber* kennzeichnet sich in der Mehrzahl der Fälle durch einen ziemlich abrupten Beginn mit Fieber, Gliederschmerzen und einer ausgesprochenen Schwäche, die durch die rasche Verminderung der Erythrozytenzahl im Blut bedingt ist. Es kommt nicht selten vor, daß sich die Masse der zirkulierenden roten Blutkörperchen innerhalb von 4–5 Tagen auf einen Viertel der Norm reduziert. Das Blutbild zeigt bald ein vermehrtes Auftreten normochromer Makrozyten mit deutlicher Polychromasie, Polychromatophilie und z. T. basophiler Tüpfelung. Zudem begegnet man häufig kernhaltigen roten Blutkörperchen, Howell-Jolly-Körperchen und Cabot-Ringen. Viele Erythrozyten sind mit massenhaft Bartonellen bedeckt. Die *Diagnosestellung* basiert auf dem lichtmikroskopischen Nachweis der Bartonellen in Blutausstrichen und auf der Kultur der Erreger in vitro. *Therapeutisch* haben sich vor allem Tetrazykline und Chloramphenikol bewährt. Die *Letalität* des Oroyafiebers, die früher z. T. mehr als 50% betrug, ist seither stark gesunken. Nicht selten erleiden die Patienten eine zusätzliche Infektion, z. B. eine Salmonellose, Malaria, Amöbiasis, Tuberkulose u. a. m. Die Rekonvalszenz nimmt in der Regel 1–2 Monate in Anspruch.

Die *Verruga peruana* kann als erste Krankheitsmanifestation oder im Anschluß an ein Oroyafieber in Erscheinung treten. Die oben erwähnten Hautveränderungen, die in der Größe von 2 mm bis 4 cm variieren können, bluten leicht und neigen zur Erosion bis Ulzeration. Vor allem die Extremitäten und das Gesicht sind befallen. Der Prozeß kann Wochen bis 2 Jahre dauern.

Einige Hinweise auf die Bartonellose finden sich in Abb. 224 (S. 1920) und Tabelle 116 (S. 1923).

193.10. Granuloma inguinale

Definitionen: Das *Granuloma inguinale* ist eine vor allem in den Tropen bekannte, z. T. durch Geschlechtsverkehr übertragbare, mäßig ansteckende, chronische ulzeröse Infektionskrankheit, die vor allem Haut und Lymphgefäße der Genital- und Perianalgegend befällt. Die Frage, ob *Calymmatobacterium granulomatis* der Erreger dieser Affektion sei, steht noch offen. In den veränderten Gewebe erkennt man intrazelluläre Mikroorganismen, die man als »*Donovan-Körper*« bezeichnet.

Ätiologie: Wie erwähnt, weiß man noch nicht, ob das bei einem Teil der Patienten mit Granuloma inguinale isolierte *Calymmatobacterium granulomatis*, ein antigenisch den Klebsiellen verwandter, morphologisch Gram-negativen Keimen ähnlicher Mikroorganismus, tatsächlich als Erreger des Granuloma inguinale bezeichnet werden kann. Jedenfalls spielen sekundäre Infektionen durch *anaerobe Keime* eine wichtige Rolle.

Epidemiologie: Die Endemiegebiete des Granuloma inguinale liegen in den Tropen, z. B. in Neu-Guinea, z. T. auch in Indien. Die kaukasische Rasse ist von dieser Affektion selten betroffen. Wenigstens in einem Teil der Fälle scheint es sich um eine venerisch übertragene Infektion zu handeln.

Pathogenese: Über die Entstehungsweise der geschwürigen Veränderungen, die das Granuloma inguinale kennzeichnen, weiß man wenig. Wie gesagt, bleibt vor allem die Rolle einer Anaerobier-Infektion zu klären.

Folgen und **Symptome:** Die *Inkubationsperiode* beträgt im Durchschnitt ungefähr einen Monat (Bereich: 8 Tage bis 3 Monate). Die Läsionen nehmen zuerst die Form von Papeln an, die dann ulzerieren. Am Grund der *Geschwüre* findet sich zunächst typisches Granulationsgewebe. Bei Sekundärinfektion durch anaerobe Keime wird der Prozeß schmerzhaft, und es bilden sich tiefe Ulzera mit stark erhabenen Rändern sowie pseudoepitheliomatöser Proliferation des Epithels. In solchen Fällen bildet sich meist übelriechendes Exsudat. Bei Männern, die diese Veränderung fast 10-mal häufiger aufweisen als Frauen, sind vor allem der *Penis* und die *Perianalgegend* betroffen, bei Frauen die *Labien.* Durch lokale Ausbreitung der Infektion kommt es oft zu entzündlichen Schwellungen, die vergrößerte Lymphknoten vortäuschen können *(»Pseudobubonen«).* Schreitet der destruktive Prozeß fort, droht u. U. die Gefahr einer Septikämie. Die Frage, ob auf der Grundlage eines Granuloma inguinale später Karzinome entstehen können, läßt sich noch nicht beantworten. Die *Diagnosestellung* stützt sich, abgesehen vom lokalen Befund und dem allgemein klinischen Bild, auf den Nachweis von »*Donovan-Körperchen*« in Ausstrichen und/oder Schnittpräparaten von Biopsiematerial. Als relativ typisch gelten große, 25–90 µm im Durchmesser messende Makrophagen, die in zahlreichen, als Vakuolen imponierenden Hohlräumen die z. B. mit Hilfe der Wright-Giemsa-Färbung darstellbaren »Donovan-Körper«, d. h. 1–2 µm messende Kokkobazillen, enthalten. Dabei erscheint die Kapsel der Keime intensiv eosinophil, und der Bakterienkörper sieht mit seiner pipolaren Anfärbung einer Sicherheitsnadel ähnlich. *Therapeutisch* werden Tetrazykline oder allenfalls Chloramphenikol bzw. Gentamizin empfohlen.

Literatur

Anderson, P.: Intrinsic tritium labeling of the capsular polysaccharide antigen of Haemophilus influenzae type B. J. Immunol. *120* 866 (1978) — *Beer, K.*: Legionärskrankheit. Schweiz. Rundschau Med. (PRAXIS) *67*, 1867 (1978) — *Cantey, J. R.*: Plague in Vietnam, clinical observations and treatment with kanamycin. Arch. Intern. Med. *133*, 280 (1974) — *Center for Disease Control:* Brucellosis surveillance, annual summary 1973. Issued March 1975 — *Cordes, L. G., Wilkinson, H. W., Gorman, G. W., Fikes, B. J., Fraser, D. W.*: Atypical legionella-like organisms: Fastidious water-associated bacteria pathogenic for man. Lancet 1979 II, *927* — *Davis, C. M.*: Granuloma inguinale. A clinical, histological, and ultrastructural study. JAMA *211*, 632 (1970) — *Fraser, D. W., McDade, J. E.*: Legionellosis. Sci. Am. *241*, 82 (1979) — *Lal, S., Nicholas, C.*: Epidemiological and clinical features in 165 cases of granuloma inguinale. Br. J. Vener. Dis. *46*, 461 (1970) — *Leino, R., Kalliomaki, J. L.*: Yersiniosis as an internal disease. Ann. Intern. Med. *81*, 458 (1974) — *Morse, S. I., Bray, K. K.*: The occurrence and properties of leukocytosis and lymphocytosis-stimulating material in the supernatant fluid of Bordetella cultures. N. Engl. J. Med. *129*, 523 (1970) — *Pratt, D. S., Tenney, J. H., Bjork, C. M., Reller, L. B.*: Successful treatment of Brucella melitensis endocarditis. Am. J. Med. *64*, 897 (1978) — *Saari, T. N., Triplett, D. A.*: Yersinia pseudotuberculosis, mesenteric adenitis. J. Pediatr. *85*, 656 (1974) — *Stuart, B. M., Pullen, R. L.*: Tularemic pneumonia: Review of American literature and report of fifteen additional cases. Am. J. Med. Sci. *210*, 233 (1945) — *Turk, D. C., May, J. R.*: Hemophilus influenzae. Its clinical importance. London: English Universities Press 1967 — *Weinman, D.*: The bartonella group. In: Bacterial and mycotic infections of man, 4th ed. (R. J. Dubos, J. G. Hirsch, eds.), p. 775. Philadelphia: Lippincott 1965 — *WHO:* Expert Committee on Plague: 4th Report. WHO Techn. Rep. Ser. *477*. Geneva 1970 — *Young, E. J., Suvannoparrat, U.*: Brucellosis outbreak attributed to ingestion of unpasteurized goat cheese. Arch. Intern. Med. *135*, 240 (1975)

194. Infektionen und Intoxikationen durch Clostridien sowie andere Anaerobier

194.1. Allgemeine Bemerkungen zu den durch anaerobe Bakterien hervorgerufenen Krankheiten

Anaerobe Bakterien gedeihen nur in einem Milieu mit *zumindest stark reduziertem Sauerstoff-Partialdruck* und *geringem Redox-Potential.* Verschiedene Vertreter dieser Gruppe von Mikroorganismen gehen selbst bei sehr kurzdauernder O_2-Exposition zugrunde. Es ist daher nicht verwunderlich, daß aufgrund konventioneller Kultur- und Isolierungsmethoden die Bedeutung streng anaerober Keime bis vor wenigen Jahren stark unterschätzt wurde, und daß man weit davon entfernt ist, die Taxonomie der Anaerobier abgeschlossen zu haben. Letztere finden sich als wesentliche oder sogar weit überwiegende *Bestandteile der Mikroflora des Menschen:* Man schätzt z. B., daß das zahlenmäßige Verhältnis von anaeroben zu aeroben Bakterien im Kolon 1000:1 beträgt und sich auf der Haut (z. B. Achselhöhlen und andere Hautfalten), in der Mundhöhle und in der Vagina auf ungefähr 10:1 beläuft. Wie schon erwähnt wurde (S. 1656), scheinen viele Anaerobier mit dem Wirtorganismus in einem *symbiontischen Verhältnis* zu stehen, das dem Überwuchern pathogener Keime entgegensteht. Man darf zudem vermuten, daß die anaerobe Darmflora eine *Schrankenfunktion* gegenüber invasiven pathogenen Mikroorganismen ausübt (S. 1657). Umgekehrt können Anaerobier selbst zu *opportunistischen Krankheitserregern* werden, zumal bei *Durchbrechung der normalen anatomischen Barrieren* und – vor allem – *in nekrotischen Gewebeteilen,* zu denen der Sauerstoff keinen nennenswerten Zutritt mehr hat.

Die seit langem bekannten Anaerobierinfektionen umfassen den *Gasbrand* und den *Tetanus* sowie das *Noma* (»Mundfäulnis«, in der Regel beginnend mit Gingivitis necroticans) und andere *gangränöse Entzündungen.* Heute weiß man über Infektionen durch anaerobe Keime wesentlich mehr, im besonderen über Gewebeschäden, die durch die Familie der *Bacteroidaceae, anaerobe Kokken, anaerobe Diphtheroide, Vibrionen* u. a. m. hervorgerufen oder zum mindesten mitverursacht werden. Solche Keime scheinen auch oft bei jenen Affektionen mit im Spiel zu sein, die man früher als *Fusospirochätose* (z. B. Angina Plaut-Vincent) bezeichnete. Vieles spricht ferner dafür, daß Krankheiten wie die *Aktinomykose* häufig mit dem Auftreten einer pathogen wirkenden anaeroben Mikroflora verbunden sind. Vielerorts werden zur Zeit in mehr als 10% aller zu mikrobiologischen Untersuchungen eingesandten Proben Anaerobier nachgewiesen. Öfters handelt es sich dabei um eine Mischflora. *Verdacht auf eine Anaerobier-Infektion bzw. -Mischinfektion* sollte der Arzt in allen jenen Fällen schöpfen, die durch das Auftreten eines üblen Geruches, das Vorhandensein nekrotischer Gewebepartien, das Erscheinen von Gasblasen in Weichteilen, das Zustandekommen einer septischen Thrombophlebitis und/oder bloß dadurch gekennzeichnet sind, daß Keime, die bei konventioneller Färbung des direkt ausgestrichenen Untersuchungsmaterials in größerer Zahl gesehen werden können, bei Kultur in vitro kein Wachstum ergeben. *Infektionen in der Nachbarschaft von Schleimhäuten* gehen häufig auf eine Infektion oder Mitinfektion durch Anaerobier zurück.

Ätiologie: *Obligate anaerobe Bakterien,* die menschenpathogen sein können, umfassen u. a. *Gram-positive sporenbildende Stäbchen* (im besonderen *Clostridien,* s. u.), *Gram-positive Stäbchenbakterien ohne Sporenbildung* (z. B. *Lactobacillus sp.), Gram-positive, z. T. verzweigte Stäbchen* (im besonderen *Actinomyces, Arachnia* und *Bifidobacterium sp.), Gram-negative Stäbchenbakterien (Bacteroides, Fusobacterium* und *Leptotrichia* sp.), *Gram-positive Kokken (Peptococcus* und *Peptostreptococcus sp.), Gram-negative Kokken* (u. a. *Veillonella sp.)* und *Gram-positive koryniforme Stäbchenbakterien (Propionibacterium und Eubacterium sp.).*

Beispiel von *Infektionen, bei denen mit einer Besiedelung durch Anaerobier gerechnet werden muß:*

- Chronische *Otitis media* und *Sinusitis, otogene Meningitis, nekrotisierende Gingivitis, dentogene Abszesse, Hirnabszesse, Subduralempyeme, »Angina Ludovici«, Aspirationspneumonie, Lungenabszesse, Lungengangrän, Peritonitis, intraperitoneale Empyeme (»Abszesse«),* z. B. nach Darmperforation, *Pylephlebitis, Leberabszesse, Endometritis, Tuboovarial-*

»*Abszesse*« und ähnliche Eiterungen im Bereich des kleinen Beckens, *postabortale und puerperale Sepsis, Gasbrand, Gangräne* verschiedener Art, *Wundinfektionen, Perirektalabszesse, menschliche Bißinfektionen* u. a. m.

Therapeutisch ist in allen Fällen von Anaerobier-Infektion eine wirksame *Drainage* der Eitermassen sicherzustellen. *Nekrotische Gewebeteile* müssen nach Möglichkeit *entfernt* werden. Die *antibiotische Therapie* gestaltet sich wegen der häufigen Mischinfektionen schwierig; am ehesten empfiehlt sich *Penizillin G,* das allerdings gegen Keime, wie Bacteroides fragilis und Fusobacterium, unwirksam ist. *Chloramphenikol* gegenüber verhält sich auch Bacteroides fragilis empfindlich. *Klindamyzin* bewährt sich bei vielen Anaerobier-Infektionen, allerdings sind Fusobakterien und einige Clostridienarten resistent. Verschiedene anaerobe Bakterien haben eine Resistenz gegenüber Tetrazyklinen entwickelt, und Aminoglykoside erweisen sich in der Regel als unwirksam. Neuere Berichte über einen günstigen Effekt von *Metronidazol* bei Anaerobier-Infektionen bedürfen einer weiteren Bestätigung.

194.2. Generelle Hinweise auf Clostridien-Infektionen und den Botulismus

Ätiologie: Die *Clostridien* gehören als Gattung der Familie der *Bacillaceae* an. Es handelt sich um Gram-positive, obligat anaerobe, sporenbildende Stäbchenbakterien, die 0,8–1,2 × 3–8 µm messen und – mit Ausnahme von Clostridium perfringens sowie einigen nicht pathogenen Formen – peritrich begeißelt sind. Die Sporen können zentral, subterminal oder terminal lokalisiert sein, je nach Spezies. Die *Kultur* dieser Keime in vitro gelingt nur unter strikt anaeroben Bedingungen; im übrigen eignen sich konventionelle Nährböden, wobei allerdings die Zugabe von Glukose, Blut oder anderen Körperflüssigkeiten das Wachstum günstig beeinflußt. Beim Temperaturoptimum von 37 °C sind die ersten Kolonien schon nach einigen Stunden erkennbar; bei niedriger Temperatur ist eine Vermehrung immer noch möglich, sie geht aber langsamer vor sich. Clostridium perfringens bildet glatte Kolonien mit einem hämolytischen Hof, während die übrigen Clostridien Wuchsformen mit Ausläufern (Ausdruck der Beweglichkeit der Keime) und weniger Hämolyse zeigen. In biochemischer Hinsicht sind einige Clostridien ziemlich aktiv und vermögen z. T. verschiedene Zucker zu spalten sowie proteolytisch zu wirken. Fermentationsprodukte, wie Essigsäure, Propionsäure, Buttersäure und weitere Fettsäuren, lassen sich zu diagnostischen Zwecken gaschromatographisch erfassen. Die menschenpathogenen Clostridien produzieren *Exotoxine,* die speziesspezifisch sind, eine unterschiedliche Giftwirkung entfalten und sich auch in bezug auf die Antigenstruktur deutlich unterscheiden.
Die menschenpathogenen Vertreter dieser Gattung umfassen die Erreger des *Gasbrandes* und des *Tetanus* sowie die Keime, die – fast immer durch Toxinbildung außerhalb des Körpers – für den *Botulismus* verantwortlich sind.

Epidemiologie: Clostridien kommen als *Saprophyten* fast ubiquitär vor, u. a. in der Erde, z. T. auch in den Fäzes von Menschen und Tieren (s. u.). Für das Angehen einer Clostridien-Infektion sind anaerobe oder weitgehend anaerobe Bedingungen in den mit den betreffenden Keimen besiedelten Gewebepartien erforderlich. Fehlender Zutritt von Sauerstoff bildet auch die Voraussetzung dafür, daß sich z. B. in Nahrungsmitteln Clostridium botulinum vermehren und reichlich Botulinustoxine produzieren kann: Dies ist naturgemäß vor allem in unsachgemäß hergestellten Konserven der Fall.

194.3. Tetanus

Definitionen: Der *Tetanus (Starrkrampf)* ist eine akute, oft tödlich verlaufende Affektion, die auf einer Intoxikation durch das von *Clostridium tetani* produzierte *Tetanustoxin* beruht. Die Keime vermehren sich fast immer nur am Ort des Eintritts (z. B. tiefe Wunde mit anaeroben Bedingungen) und breiten sich im Wirtsorganismus nicht weiter aus. Die Krankheit kennzeichnet sich u. a. durch eine mehr oder weniger generalisierte »Rigidität« und konvulsive Krämpfe der Skelettmuskulatur. In vielen Fällen besteht eine »*Kiefersteifigkeit*«, gefolgt von einem Spasmus der Kiefermuskulatur *(Trismus).* Je nach dem Verlauf unterscheidet man einen *milden,* einen *mittelschweren* und einen *schweren Tetanus.* Der Schweregrad der Krankheit zeigt in der Regel eine inverse Korrelation mit der Dauer der *Inkubationszeit* und der Zeit zwischen Auftreten der ersten Symptome sowie dem Erscheinen der ersten Reflexspasmen *(»onset time«):* Betragen diese beiden Parameter mehr als 14 Tage bzw. 6 Tage, kann mit einem eher milden Krankheitsverlauf gerechnet werden. Der für schwere Fälle typische »*Risus sardonicus*« wird durch eine andauernde Kontraktion der Gesichtsmuskulatur verursacht. Der *Tetanus neonatorum* manifestiert sich in der Regel innerhalb von 10 Tagen nach der Geburt. *Tetanus-Antitoxin,* ein humoraler Antikörper vor allem der IgG-Klasse, neutralisiert nur Toxin, das noch nicht im Zentralnervensystem fixiert ist.

Zur **Ätiologie:** *Clostridium tetani* weist häufig eine einzelne, terminale Endospore auf, die ihm eine Trommelschlegeln vergleichbare Form verleiht. In Ausstrichpräparaten finden sich die Keime einzeln, in Paaren angeordnet oder in längeren Ketten aneinandergereiht. In Kultur schwärmen die Tetanus-Clostridien aus und erweisen sich als biochemisch wenig aktiv, indem sie Zucker nicht spalten und auch keine proteolytische Wirkung erkennen lassen. *Tetanussporen* sind gegenüber antiseptischen Mitteln ausgesprochen resistent und ertragen auch eine mäßige Erhitzung. Aufgrund der *Flagellen-Antigene* lassen sich mindestens 10 Typen von Clostridium tetani auseinanderhalten, während die somatischen Antigene allen gemein zu sein scheinen. Die Keime produzieren mindestens zwei *Exotoxine,* nämlich ein *Hämolysin,* dem klinisch keine nennenswerte Bedeutung zukommt, und *Tetanospasmin,* das eigentliche »*Tetanustoxin*«; dieses entspricht einem Protein, das in seiner dimeren Form ein Molekulargewicht von ungefähr 145000 aufweist, für die pathogenen Wirkungen verantwortlich ist und – unabhängig vom Antigentyp der Flagellen – für alle Tetanuserreger weitgehend identisch zu sein scheint, zum mindesten, was seine Antigenizität betrifft. Die Toxine werden offenbar beim Keimzerfall freigesetzt.

Epidemiologie: Tetanus-Clostridien finden sich weitgehend *ubiquitär* in oberflächlichen Schichten des Erdbodens und häufig als Saprophyten im Intestinaltrakt des Menschen und verschiedener Tierarten. Besonders im *Pferdemist* kommen die Keime oft und in großer Zahl vor. Der Tetanus tritt gehäuft in *warmem, feuchtem Klima,* in dicht besiedelten Gebieten und an Orten auf, wo die Erde reichlich organisches Material enthält. Dies macht verständlich, daß man den Starrkrampf in nördlich gelegenen Ländern weniger häufig antrifft als in südlichen. Zudem spielt, wie erwähnt, das Ausmaß der Pferdehaltung eine Rolle, und *sozioökonomische Faktoren,* wie Mangel an Hygiene u. a., sind ebenfalls zu berücksichtigen. Zur Zeit werden weltweit pro Jahr ungefähr 400000 Fälle von Tetanus registriert, und die *Letalität* beträgt im Durchschnitt immer noch 40–50%. Männer sind, vermutlich der vermehrten Exposition entsprechend, mehr als zweimal häufiger betroffen als Frauen. Als *Infektionsquellen* kommen u. a. Verunreinigungen von Kleidern, Hausstaub und anderen Materialien durch Tetanussporen und/oder -bakterien in Frage. Anlaß zur Infektion können alle Formen von Verletzungen sein, die in Geweben anaerobe Bedingungen schaffen, z. B. Stichwunden mit umgebender Nekrose, Injektionen mit unsauberen Nadeln (u. a. bei Hämatombildung, die den O_2-Zutritt behindert) u. a. m. Chinin, das Heroin beigemischt wird, senkt das Redoxpotential der Gewebe im Bereich der Injektionsstelle und begünstigt wahrscheinlich auf diese Weise das Wachstum von Clostridium tetani.

Pathogenese: Der Eintritt der Tetanussporen und/oder -bakterien ins Gewebe erfolgt nicht nur aufgrund von *Stich- und anderen Verletzungen,* wie Lazerationen, sondern kann auch im Zusammenhang mit *chirurgischen Eingriffen,* auf dem Boden einer *Hautverbrennung,* bei *Zahninfektionen,* im Rahmen eines *Abortes* oder einer *Geburt,* im Anschluß an eine *Otitis media* und auf manche weitere Art zustande kommen. In ungefähr einem Fünftel der Fälle von Tetanus läßt sich anamnestisch kein Ereignis ermitteln, das als Ursache der Infektion angeschuldigt werden könnte. Wie schon hervorgehoben wurde, finden eine Keimvermehrung und eine erhebliche Produktion von Exotoxin nur in einem Milieu mit sehr niedrigem P_{O_2} statt, d. h. in nekrotischem oder der *Nekrose* nahem Gewebe. Dies macht verständlich, daß trotz der zweifellos sehr häufigen Kontamination von Wunden durch Clostridium tetani Starrkrampffälle doch relativ selten beobachtet werden. Im Bereich der Wunden verbleibende *Fremdkörper, Kalkablagerungen* und *Mischinfektionen,* die das Redox-Potential des Gewebes herabsetzen, begünstigen die Entwicklung eines Tetanus. Dabei ist zu bedenken, daß Tetanussporen in vivo Monate bis Jahre überleben können und u. U. erst nach einer längeren Latenzzeit – wenn die örtlichen Verhältnisse aus irgend einem Grund eine Änderung im Sinn vermehrter Hypoxie erfahren – in Keimung übergehen. Wie schon erwähnt wurde, erfolgt der *Transport von Tetanustoxin entlang peripherer Nerven* (S. 1747) *ins Zentralnervensystem;* wahrscheinlich erreicht auch im Blut zirkulierendes Tetanospasmin Gehirn- und Rückenmarkneuronen vor allem auf diesem Weg, d. h. nach Eintritt in periphere Nerven. Die Wirkungsweise des Tetanustoxins (s. Tabelle 24, S. 336/337) besteht – wie man annimmt – in einer Hemmung der Azetylcholinwirkung durch Interferenz mit dem Aufbau des inhibitorischen postsynaptischen Potentials, d. h. einer Enthemmung der α- und γ-motorischen Systeme, ferner in einer peripheren neuromuskulären Blockade (ähnlich wie Botulinustoxin), einer direkten, Kontraktions-auslösenden Wirkung auf quergestreifte Skelettmuskeln sowie möglicherweise einer Störung des sympathischen Nervensystems. Treffen stärkere Stimuli auf das derart veränderte Nervensystem ein, resultieren *Spasmen;* dies ist beispielsweise auch aufgrund emotioneller Erregungen möglich. Aber selbst bei Fehlen solcher Reize oder Emotionen zeigt die Muskulatur eine erhöhte *Rigidität.* An sich sind die durch Tetanustoxin hervorgerufenen Störungen reversibel, indem sich nach Ablösung oder Abbau des Tetanospasmins von/in den synaptischen und muskulären Strukturen keine Residuen zeigen. Obschon Tetanustoxin in Form von Toxoid eine starke immunogene Wirkung entfaltet (s. u.), hinterläßt der Starrkrampf in der Regel keine erhebliche Immunität.

Morphologisch findet man bei tödlich endenden Fällen von Tetanus in der Regel nur Veränderungen, die man als Komplikationen der Krankheit bezeichnen kann (u. a. Pneumonie). Vereinzelt wurde über Läsionen im Hirnstamm oder toxische Myokarditiden berichtet.

Folgen und **Symptome:** Die *Inkubationszeit* bei Starrkrampf beträgt im Mittel etwas weniger als 14 Tage, kann aber stark variieren (Bereich: 2 Tage bis mehr als 2 Monate). Wie schon hervorgehoben wurde, nimmt die Krankheit in der Regel einen umso schwereren Verlauf, je kürzer die Inkubationszeit und das Intervall zwischen Einsetzen der Prodrome und Beginn der Spasmen sind. Die *Prodromalsymptome* umfassen – neben nicht obligaten, unbestimmten Allgemeinerscheinungen, wie Kopfschmerzen, Reizbarkeit u. a., – leichte Schmerzen und ein Gefühl von Steifigkeit im Kieferbereich, am Abdomen und im Rücken sowie gewisse Schluckschwierigkeiten. Mit der Zeit verstärken sich diese Störungen, und in vielen Fällen stellt sich eine, auf Muskelkontraktion beruhende *Kiefersperre (Trismus)* ein. Die Rigidität greift mehr und mehr um sich; neben dem bekannten *Risus sardonicus* infolge Befalls der Gesichtsmuskulatur notiert man beim typischen Starrkrampf eine mehr oder weniger ausgeprägte Generalisation dieser Störung. *Reflexspasmen* treten 1–3 Tage nach Einsetzen der Prodromalsymptome auf; sie können durch die verschiedensten äußeren Reize, z. T. auch auf emotionellem Weg, ausgelöst werden, sind oft mit Schmerzen verbunden und nehmen in den meisten Fällen an Intensität zu. Als besonders gefährlich erweisen sich u. a. *Laryngospasmen,* die u. U. zu einem Erstickungstod oder irreversiblen hypoxischen Hirnschäden führen. Bei all diesem Geschehen sind die Patienten oft im Bewußtsein nicht getrübt. Meistens besteht nur ein leichtes Fieber, aber Tachykardie und Schwitzen gehören zu den üblichen Symptomen. Typischerweise notiert man eine *Hyperreflexie,* Schwierigkeiten bei der Atmung infolge *Behinderung der Thoraxexkursionen,* eine *Dysphagie* u. a. m. Nicht selten stellt sich eine *labile Hypertonie* ein. Der hier geschilderte Zustand hält öfters während ungefähr einer Woche an, nachdem er einen bestimmten Schweregrad erreicht hat. Meistens klingt der Prozeß nach etwa 10 Tagen allmählich ab, und die Mehrzahl der Überlebenden erholt sich im Verlauf von ungefähr 4 Wochen. Die *Letalität* des Starrkrampfes beläuft sich – je nach Alter – immer noch auf 30–60%. Vor allem sind *ältere Leute* betroffen. In ungefähr ¾ der Fälle tritt der Tod im Verlauf der ersten Kranheitswoche ein, oft unter dem Bild einer pulmonalen Infektion und/oder Aspiration. Der *Tetanus neonatorum* manifestiert sich gewöhnlich innerhalb von 10 Tagen nach Geburt.

Komplikationen: Die wichtigsten Komplikationen des Starrkrampfes umfassen Störungen, die auf *ungenügender Ventilation* beruhen: Hierzu sind u. a. die *Pneumonie* und allfällige *hypoxische Schäden des Zentralnervensystems* zu zählen. Die Behinderung des Schluckaktes gibt nicht selten zu *Aspiration* erregerhaltigen Materials Anlaß, was mit der Gefahr einer Aspirationspneumonie verbunden ist. Nicht selten stellen sich *Phlebothrombosen* ein, die u. U. eine *Lungenembolie* nach sich ziehen. Schwere Spasmen haben hie und da *Frakturen der mittleren Thoraxwirbel* zur Folge, besonders bei Kindern und Jugendlichen. *Gastrointestinale Komplikationen* sind keine Seltenheit; in erster Linie sind hier akute peptische Geschwüre im Magen-Duodenal-Bereich zu nennen, ferner ein paralytischer Ileus u. a. m. Die Bettlägerigkeit und Rigidität begünstigen die Ausbildung von *Dekubitalulzera.* Vereinzelt kommt es zu *Hirnblutungen.*
Die *Diagnosestellung* stützt sich fast ausschließlich auf das *klinische Bild.* Der Nachweis der Erreger in Wunden u. a. sowie deren Toxin dient im wesentlichen nur der Bestätigung der Diagnose. Zum Toxinnachweis eignen sich u. a. Mäuse. *Differentialdiagnostisch* ist in Frühstadien der Krankheit an Erkrankungen des Kiefergelenkes, u. U. auch an Meningitis zu denken. Das Vollbild des Starrkrampfes ist aber sehr typisch und wird höchstens durch eine *Strychninvergiftung* nachgeahmt.

Zu **Prophylaxe** und **Therapie:** Die *aktive Immunisierung* mit *Tetanustoxoid,* die in der Regel primär mit Hilfe von Partikel-adsorbiertem, Formaldehyd-behandeltem Toxin begonnen und in Abständen von etwa 6 Wochen durch »Booster«-Injektionen von flüssigem Toxoid fortgesetzt wird, bietet einen vollständigen Schutz für die Dauer von ungefähr 5 Jahren. Danach ist jeweils eine »injection de rappel« zu empfehlen. In Ländern mit einer hohen Inzidenz von *Tetanus neonatorum* sollten alle künftigen Mütter immunisiert und während der Gravidität erneut mit Tetanustoxoid stimuliert werden. *Therapeutisch* erweist sich *humanes Tetanus-Immunglobulin (TIG)* nur in Frühstadien der Krankheit als wirksam, d. h. solange das Toxin noch nicht in bedrohlichen Mengen an synaptische und andere nervöse Strukturen gebunden ist. Pferdeserum wird heute wegen der Gefahr der Serumkrankheit nur verabreicht, wenn kein Humanserum zur Verfügung steht. Die *symptomatische Therapie* richtet sich in erster Linie auf eine *Milderung der Muskelspasmen,* z. B. mit Hilfe von Barbituraten und Phenothiazinen. Die Rigidität kann zudem durch Behandlung mit Chlorpromazin oder Diazepam herabgesetzt werden. In manchen Fällen empfiehlt sich die Verwendung von Curare-Präparaten, die als neuromuskuläre Blocker wirken. Besonders in mittelschweren und schweren Fällen von Tetanus – und dazu sind alle Patienten im Alter von mehr als 50 Jahren zu zählen – muß frühzeitig an eine *Tracheostomie* gedacht werden. Zur Bekämpfung komplizierender Pneumonien wird in der Regel Penizillin gegeben. Ob eine hyperbarische Beatmung den Prozeß günstig zu beeinflussen vermag, steht noch zur Diskussion. *Allgemeine Maßnahmen* umfassen die Entfernung allenfalls noch vorhandenen nekrotischen Gewebes im Wundbereich, die Verbringung der Patienten in ruhige, dunkle Einzelzimmer, die Lagerung derselben in einer Weise, die der Gefahr der Aspiration entgegenwirkt, die Vorsorge im Hinblick auf die Entwicklung von Dekubitalgeschwüren sowie die Überwachung des Wasser-, Elektrolyt- und Säuren/Basen-Haushaltes. Die *Ernährung* der Kranken geschieht am besten durch einen nasogastrischen Schlauch.

Beispiele:
- Ein *milder Tetanus* ist in der Regel zu erwarten, wenn die Inkubationszeit mindestens 14 Tage und die »onset-time« mehr als 6 Tage betragen; diese Faustregel gilt allerdings nur für Individuen unter 50 Jahren. *Schwere Formen von Starrkrampf* gehen meistens mit einer Inkubationszeit von wenigen Tagen und einer »onset-time« von weniger als 3 Tagen einher.
- Gesamthaft betrachtet, beträgt die *Inkubationszeit* bei Tetanus in etwa ⅘ der kontrollierbaren Fälle höchstens 14 Tage. Inkubationszeiten von 3 Tagen oder weniger sind mit einer fast 100%-igen Letalität verbunden.

194.4. Botulismus

Definitionen: Der *Botulismus* stellt in den meisten Fällen eine *akute Vergiftung* infolge peroraler Einnahme von *Botulinus-Toxinen (Botulinum-Toxine, Botulinotoxine)* dar. Diese von *Clostridium botulinum* produzierten Exotoxine entstehen mehrheitlich in unsachgemäß hergestellten Nahrungsmittel-Konserven, d. h. außerhalb des Körpers unter anaeroben Bedingungen, die eine Vermehrung des Keimes gestatten. Der Botulismus kennzeichnet sich in erster Linie durch eine progressive, absteigende Bulbärparalyse und Lähmung der Skelettmuskulatur; der Ausgang ist in vielen Fällen tödlich. In neuerer Zeit wurde festgestellt, daß Clostridium botulinum auch im Darm z. B. von Säuglingen überwuchern und eine z. T. tödliche Intoxikation hervorrufen kann. Dieser *Säuglings-Botulismus (»infant botulism«)* gehört in die Differentialdiagnose des Syndroms des plötzlichen Kindstodes (»sudden infant death syndrome«).

Ätiologie: Vom streng anaerob wachsenden *Clostridum botulinum* kennt man morphologisch und kulturell ähnliche Stämme, die sich aufgrund *antigenisch unterschiedlicher Exotoxine* in 7 Typen (A–G) einteilen lassen. Für den Menschen sind vor allem die *Botulinustoxine A, B und E* toxisch; allerdings wurden auch Fälle mit Intoxikation durch den Botulinustoxin-Typ F beschrieben. In Europa hat man es am häufigsten mit Typ B zu tun, in USA mehr mit Typ A, und Typ E wird am ehesten nach dem Genuß rohen Fleisches von Fischen aus seichten nördlichen Gewässern angetroffen. Ähnlich verhält es sich mit Typ F. Die verschiedenen Botulinustoxine differieren nicht nur in bezug auf Antigeneigenschaften, sondern zeigen auch besondere Charakteristika hinsichtlich Molekulargewicht, elektrophoretischer Beweglichkeit und Gehalt an Aminosäuren. Wie im Fall von Tetanustoxin scheinen Botulinustoxine vor allem – wenn nicht ausschließlich – beim Keimuntergang freigesetzt zu werden. *Sporen von Clostridium botulinum* sind sehr widerstandsfähig; sie überleben z. T. mehrere Stunden Hitzeeinwirkung von 100 °C und werden in feuchter Hitze von 120 °C z. T. erst im Verlauf von 30 min getötet. Die *Botulinustoxine sind dagegen mehr hitzeempfindlich* und werden in der Regel durch 10minütiges Kochen im siedenden Wasser zerstört; bei Temperaturen um 80 °C bleiben sie nicht länger als 30 min erhalten.

Epidemiologie: Wie gesagt, beruhen die meisten Fälle von nachgewiesenem Botulismus auf der peroralen Einnahme von Nahrungsmitteln, die Botulinustoxine enthalten. In der Regel handelt es sich hierbei um *Konserven,* die nicht sachgemäß sterilisiert worden waren (s. o.); besonders oft sind Gemüse und Früchte, die auf dem Erdboden wachsen, mit Clostridium botulinum kontaminiert, abgesehen von Fischen (s. o.). In verschlossenen Konserven finden die Keime die anaeroben Bedingungen, und bei ausreichendem Proteingehalt des Inhalts sowie einem pH von mehr als 4,5 kann es zu ihrer Vermehrung kommen. Als Toxinquellen kommen auch Fleischprodukte, wie Schinken und Würste, in ungekochtem Zustand, ferner kontaminierter Käse in Frage. Seitdem für die richtige Sterilisation von Nahrungsmitteln in Konserven strengere Vorschriften existieren, ist die Inzidenz des Botulismus stark gesunken. Sicherheitshalber empfiehlt sich bei fraglich kontaminierten Konserven ein nachträgliches Kochen in siedendem Wasser während ungefähr 20 min. Botulinustoxine sind wahrscheinlich die giftigsten Substanzen überhaupt; sie werden daher für die *chemische Kriegführung* in Betracht gezogen, z. B. in Form eines Aerosols. Die Tatsache, daß bei *Säuglingen* – u. U. auch bei älteren Individuen – ein *Botulismus* auf einer *intraintestinalen Keimvermehrung* beruhen kann, wurde erst vor kürzerer Zeit erkannt. Die Erhebungen auf diesem Gebiet sind noch nicht abgeschlossen. *Wundbotulismus* ist extrem selten.

Pathogenese: Botulinustoxine sind außerordentlich wirksam: Per os aufgenommen, haben schon 0,1 μg eine tödliche Wirkung, bei aerogener Intoxikation genügen sogar 0,1 ng (Nanogramm!). Die Resorption von Botulinustoxin erfolgt vor allem im oberen Dünndarm, z. T. wahrscheinlich auch im Magen. Der proteolytische Abbau der Toxine vermag die Toxizität dieser Eiweißkörper nicht sogleich herabzusetzen, vielmehr scheint er diese sogar erhöhen zu können. Die toxische Wirkung von Botulinustoxin beruht auf einer Blockierung der neuromuskulären Übertragung der Erregung an cholinergischen Nervenfasern, wahrscheinlich über eine Hemmung der Freisetzung von Azetylcholin. Die cholinergische Transmission im Zentralnervensystem scheint wenig betroffen zu sein (vgl. dazu Tabelle 24, S. 336).

Morphologisch finden sich in der Regel keine nennenswerten Veränderungen, wenn man von allfälligen Komplikationen absieht.

Folgen und **Symptome:** Das Krankheitsbild des Botulismus reicht von milden Störungen bis zur schwersten Intoxikation, die innerhalb von 24 Std zum Tode führen kann. Die Symptome setzen in der Regel *12–36 Std* (Bereich: 3 Std bis 14 Tage) nach Einnahme des toxinhaltigen Materials ein. Zu den üblichen Krankheitserscheinungen gehören u. a. eine *Diplopie* und eine *Photophobie,* an die sich bald Zeichen einer zunehmenden *motorischen Lähmung* im Kopf-Hals-Bereich, dann auch im übrigen Körpergebiet anschließen. Im besonderen notiert man oft *Dysphonie, Dysarthrie, Dysphagie* und *Störungen der Zungenbewegung,* bevor sich *an den Extremitäten eine symmetrische Paralyse* einstellt. Die Lähmungen können dabei »aufsteigend« oder »absteigend« in Erscheinung treten. Die *Atmungsmuskulatur* ist u. U. schon frühzeitig betroffen. Störungen der Ventilation machen sich aber in der Regel erst bei schwererem Befall der Thoraxmuskulatur bemerkbar. Öfters klagen die Patienten schon frühzeitig über *Übelkeit,* die teilweise mit *Erbrechen* einhergeht. Weitere Symptome von Seiten des Verdauungstraktes umfassen verminderten *Speichelfluß* und *Obstipation,* besonders nach Vergiftung durch die Toxine vom Typ B oder E. Hie und da besteht zudem eine *Harnverhaltung.* Das Bewußtsein der Patienten ist meistens nicht getrübt. Die hier kurz skizzierte Symptomatik kann im Verlauf von Stunden bis Tagen eine Verschlechterung erfahren. Kommt es nicht zum Exitus letalis, folgt danach eine Periode der Stabilität der krankhaften Erscheinungen, woran sich die allmähliche Erholung anschließt; diese kann u. U. Monate in Anspruch nehmen. Fieber tritt in unkomplizierten Fällen nicht auf, höchstens beim sehr seltenen Wundbotulismus. Die *Diagnose* basiert auf dem hier geschilderten klinischen Bild und auf Tierversuchen: Zu diesem Zweck werden Proben bzw. Extrakte von Blut, Fäzes und Mageninhalt z. B. Mäusen intraperitoneal injiziert, wonach die Tiere schon nach wenigen Stunden sterben können. Im Neutralisationstest läßt sich dabei prüfen, welches typenspezifische Antitoxin protektive Wirkung hat. Man wird ferner bestrebt sein, aus den verdächtigen Nahrungsmitteln Clostridium botulinum zu züchten und die dabei gebildeten Toxine ebenfalls im Tierversuch zu prüfen. In Anbetracht der enormen Toxizität von Botulinus-Toxin ist bei diesen Untersuchungen große Vorsicht geboten. Zur Diagnosestellung werden z. T. auch elektrische Stimulationen von Nerven in rascher Folge herangezogen, wobei das hervorgerufene motorische Aktionspotential eine zunehmend größere Amplitude zeigt, ähnlich wie beim Eaton-Lambert-Syndrom (myasthenisch-myopathischer Zustand, in der Regel bei kleinzelligem Karzinom der Bronchien). *Differentialdiagnostisch* hat man den Botulismus u. a. gegen ein Guillain-Barré-Syndrom, eine Myasthenia gravis, eine Zecken-Paralyse, eine Diphtherie, eine Poliomyelitis und vaskuläre Hirnschäden abzugrenzen. Von den Intoxikationen sind in diesem Zusammenhang jene durch Belladonna, Organophosphate und Aminoglykosid-Antibiotika zu nennen. Muschelvergiftungen und die familiäre periodische Paralyse kommen ebenfalls in Betracht. Die *Therapie* richtet sich in erster Linie auf die Vermeidung eines Zusammenbruchs der Atmung, vor allem durch assistierte Ventilation am Respirator sowie durch Tracheostomie und Absaugen von Sekreten. Im übrigen wird man versuchen, allenfalls noch vorhandenes Toxin aus dem Magendarmkanal zu entfernen (S. 1534). Bereits resorbiertes Toxin kann durch Verabreichung von *trivalentem ABE-Antitoxin* neutralisiert werden, soweit es noch nicht fixiert ist. Da es sich hier meist um Pferdeserum handelt, sind die entsprechenden Vorsichtsmaßnahmen im Hinblick auf die Entstehung einer Serumkrankheit (S. 1119) zu ergreifen. Beim *Wundbotulismus* wird man ein gründliches Débridement vornehmen. Die Lähmungen werden z. T. durch die Verabreichung von Guanidin-Hydrochlorid gemildert, das die Azetylcholin-Freisetzung an den Nervenendigungen fördert.

Prophylaxe: Selbstverständlich wird man beim Auftreten von Fällen von Botulismus die verdächtigen Nahrungsmittel konfiszieren und, wie oben erwähnt, prüfen. Grundsätzlich ist es möglich, mit *Botulinus-Toxoiden* eine wirksame aktive Immunisierung zu erreichen. Allerdings bedarf es hierzu in der Regel mindestens 4 in zeitlichen Abständen von mehreren Wochen durchgeführter Antigeninjektionen.

Beispiele:

- In USA beträgt die *Letalität* des Botulismus zur Zeit etwa 25%, wobei die schwersten Formen bei Intoxikationen durch Botulinus-Toxin Typ A beobachtet werden.
- *Todesfälle* bei Botulismus beruhen in der Regel auf einem Versagen des Atmungsapparates und/oder einer Pneumonie.
- Führt der Botulismus nicht zum Tod, müssen die Patienten manchmal noch Wochen und Monate in ihrer Atmung künstlich assistiert werden.

194.5. Gasbrand und weitere Clostridien-Infektionen bzw. -Intoxikationen

Definitionen: Alle menschenpathogenen Clostridien – mit Ausnahme von Clostridium tetani und Clostridium botulinum – können schwerste Gewebeschäden verursachen, im besonderen *Clostridium perfringens (welchii),* ferner *Clostridium novyi* und *Clostridium septicum,* in geringerem Maß auch *Clostridium histolyticum.* Zu den wichtigsten Krankheitsbildern dieser Gruppe gehören der *Gasbrand (Gasgangrän, Clostridien-Myonekrose, Clostridien-Myositis),* die *Clostridien-Phlegmone (»clostridial cellulitis«)* die *durch Clostridien verursachten Endo- und Myometritiden* sowie *weitere, verschieden lokalisierte Infektionen.* Die *Clostridien-Sepsis* ist ein schweres Krankheitsbild mit hoher Letalität. Besonders im Rahmen einer antibiotischen Behandlung kann es zu einer Clostridien-bedingten *Colitis pseudomembranacea (fibrinosa necroticans)* kommen, z. B. infolge Überwuchern von *Clostridium difficile* oder *Clostridium sordellii.* Demgegenüber sind *Nahrungsmittelvergiftungen* durch Toxine, die z. B. von Clostridium perfringens in Nahrungsmitteln gebildet worden waren, harmlose Affektionen.

Ätiologie: Die *Toxine von Clostridium perfringens (Clostridium welchii, »Fraenkel'scher Gasbrandbazillus«),* dem wichtigsten Erreger des Gasbrandes und der vom Uterus ausgehenden Infektionen, können aufgrund antigenischer Eigenschaften in die *Typen A–E* unterteilt werden. In der Humanmedizin spielt der *Typ A* die größte Rolle, während die Typen B–E in erster Linie bei Haustieren enterotoxische Krankheitsbilder erzeugen. Für die Toxin-Typen A–C von *Clostridium novyi* gilt ganz ähnliches. *Clostridium septicum* läßt sich – neben den beiden erstgenannten – ebenfalls in vielen Fällen von Gasbrand aus dem Wundsekret züchten. *Clostridium histolyticum, Clostridium bifermentans* und *Clostridium fallax* gelten als weniger pathogen und verursachen eher phlegmonöse Entzündungen als einen eigentlichen Gasbrand. Die *Gasbrand-Clostridien,* im besonderen Clostridium perfringens, bilden in künstlichen Medien reichlich Gas. Morphologisch zeigen die Keime der letztgenannten Spezies subterminale Endosporen und eine erkennbare Kapselbildung; allerdings findet eine Sporulation in vitro wesentlich weniger häufig statt als in vivo. Die Sporen können durch Erhitzen abgetötet werden.

Epidemiologie: *Gasbrand* kann grundsätzlich nach jeder Kontamination von Wunden durch Erde, Fäkalien u. a. auftreten, vorausgesetzt, daß die Keime ein anaerobes Milieu vorfinden: Dieses ist vor allem dann gegeben, wenn es im Wundbereich zu *Gewebenekrosen* kommt. Es erstaunt daher nicht, daß besonders *Kriegsverletzungen* Gasbrand-gefährdet sind; Schußwunden gehen häufig mit Gewebsuntergang einher, und nach Möglichkeiten der Kontamination durch Erde, Staub u. a. braucht man unter diesen Bedingungen nicht zu suchen. Im Fall eines Einsatzes von Massenvernichtungswaffen und eines entsprechend großen Anfalls an Verletzten, die nicht alle rechtzeitig versorgt werden können, ist in besonderem Maß mit Gasbrandfällen zu rechnen. *Ganzkörperbestrahlte* können zudem eine endogene Infektion durch Clostridien erfahren. Aus diesen und anderen Gründen gehört die Suche nach einer geeigneten aktiven Impfung gegen Gasbrand zu den wichtigsten Anliegen der Militärmedizin.

Pathogenese: Wie schon wiederholt hervorgehoben wurde, vermehren sich die Gasbranderreger nur in einem Milieu mit *sehr niedrigem* P_{O_2} und *geringem Re-*

dox-Potential. Dies ist der Hauptgrund dafür, daß es trotz der zweifellos häufigen Kontamination von Wunden durch Clostridien nur relativ selten zur Ausbildung eines Gasbrandes kommt. Wie im Fall von Tetanus, wirken sich in den Geweben liegende *Fremdkörper* infektionsbegünstigend aus, da sie *nekrobiotische Vorgänge* fördern. Auch Clostridien-Sporen keimen fast nur unter anaeroben Bedingungen. Sind die letzteren jedoch gegeben, kann das Bakterienwachstum einsetzen, und die Erreger vermögen in der Front der – zum guten Teil unter dem Einfluß der Clostridientoxine – sich ausdehnenden Nekrosebezirke nachzurükken und sich weiter zu vermehren. Man kennt mindestens 12 *Exotoxine,* die von Clostridium perfrigens gebildet werden. Die größte Bedeutung hat das *α-Toxin,* eine Lezithinase, die u. a. gewebezerstörende und hämolytische Wirkungen entfaltet. Weitere Exotoxine umfassen *Proteinasen,* im besonderen *Kollagenasen, Hyaluronidasen, Deoxyribonukleasen,* ein hämolytisches *ϑ-Toxin, Leukozidin* und *Fibrinolysin.* Der Gasbrand entspricht nicht nur einer schweren lokalen Gewebeschädigung, sondern geht auch mit *systemischen toxischen Erscheinungen* einher; allerdings weiß man über die Hintergründe der letzteren noch wenig. *Andere Clostridieninfektionen* beruhen auf ähnlichen pathogenetischen Vorgängen, nur ist die Gasbildung z. T. nicht ausgeprägt.

Morphologisch erkennt man den *Gasbrand* schon *makroskopisch* an der *raschen Entstehung* eines *entzündlichen Ödems,* das die Gewebe in kurzer Zeit unter starke Spannung bringt, sowie – in typischen Fällen – an der durch *Gasblasen* verursachten *Krepitation* beim Palpieren. Aus den Wundflächen tritt in der Regel eher spärlich serosanguinolentes (nicht eitriges) Exsudat aus. Das betroffene Gewebe, insbesondere die Skelettmuskulatur, nimmt eine *grau-schmutzige Farbe* an, und in der Regel registriert man einen *üblen Geruch. Mikroskopisch* steht die *Koagulationsnekrose* – seltener Kolliquationsnekrose – des Gewebes, im besonderen der quergestreiften Muskelfasern, im Vordergrund. Die *Erreger* erkennt man, zumal im Bereich von Gasblasen, in großer Zahl. Im nekrobiotisch veränderten Bereich können *entzündliche Infiltrate* fast fehlen, während außerhalb des abgestorbenen Gebietes oft massenhaft neutrophile Granulozyten in Erscheinung treten, z. T. verbunden mit Blutungen. Die meisten Gewebepartien sind ödematös stark aufgelokkert, und in manchen Fällen erkennt man zahlreiche kapilläre und venöse *Thromben.* In terminalen Stadien zeigen viele parenchymatöse Organe eine *»trübe Schwellung«,* z. T. verbunden mit Hyperämie, und häufig entwickelt sich ein *Lungenödem.* Anläßlich der *Autopsie* sind in Fällen von Gasbrand mit Clostridien-Sepsis die Gewebe oft von zahlreichen Gasblasen durchsetzt. Dies fällt besonders auf, wenn zwischen dem Todeseintritt und der Sektion eine gewisse Zeit verstrichen ist, die ein weiteres Keimwachstum und eine entsprechend vermehrte Gasbildung erlaubt.

Im Fall von *Clostridien-Enterokolitis* finden sich Epithel- und Schleimhautschäden im Dünn- und vor allem Dickdarm, die von kleinen Erosionen bis zur fibrinösnekrotisierenden Entzündung reichen können.

Folgen und **Symptome:** Der *Gasbrand (Clostridien-Myonekrose(-Myositis), Gasgangrän)* entwickelt sich, wie gesagt, in weitgehend *devitalisiertem Gewebe.* Die Gründe der Nekrobiose können verschiedener Art sein: Trauma, Drosselung oder Unterbindung der arteriellen Blutzufuhr (z. B. durch Arterienverletzung bzw. -ligatur, zu langes Liegenbleiben eines Tourniquets, Druckwirkung eines Gipsverbandes u. a., ferner eine vorbestehende stenosierende Arterienerkrankung, im besonderen Arteriosklerose), schädliche Wirkung im Gewebe steckender Fremdkörper u. a. m. Am häufigsten beobachtet man einen Gasbrand nach ausgedehnten Verletzungen in muskelreichen Gebieten, vor allem im Bereich der Oberschenkel und der Hüfte. Sobald sich die Infektion einmal etabliert hat, greift sie in der Regel rasch um sich. Die *Inkubationsperiode* beträgt in der Mehrzahl der Fälle 1–4 Tage, kann aber von 3 Std bis Wochen dauern. Zu den *Frühsymptomen* gehören ein *intensiver Schmerz,* der oft rasch einsetzt, und ein Spannungsgefühl im betroffenen Gebiet. Der danach sich entwickelnde Prozeß wurde oben geschildert. Das erwähnte, auf der Bildung von Gasblasen beruhende Krepitieren der Weichteile registriert man in der Regel erst in fortgeschrittenen Stadien; mit Hilfe von Röntgenaufnahmen läßt sich aber die Gasbildung schon früher erkennen. Die Haut zeigt dann und wann Blasen, z. T. mit hämorrhagischem Inhalt, besonders bei Infektion durch Clostridium septicum. Hie und da kommt es zu einer Herniation der grau verfärbten, geschwollenen Muskelmassen durch die Wundöffnung. Die *systemischen Manifestationen* des Gasbrandes, die sich in der Regel schon in kurzer Zeit zeigen, umfassen den Eindruck schwerster Erkrankung (»Prostration«), Blässe, Bewegungslosigkeit, Anorexie, u. U. Nausea und Erbrechen, später z. T. blutige Diarrhoe und schließlich Zeichen des zirkulatorischen Kollapses, der oft in Schock übergeht. Die Patienten bleiben meistens bei vollem Bewußtsein, weisen nur ein mäßiges Fieber auf und haben eine relative Tachykardie, die über die übliche febrile Tachykardie hinausgeht. Terminal kann es zur akuten Niereninsuffizienz kommen, und manche Kranke beginnen im Endstadium zu delirieren oder fallen in ein Koma. Die *Diagnose* kann man in den meisten Fällen schon aufgrund des klinischen Bildes stellen. Die Bestätigung erfolgt durch mikroskopischen und kulturellen Nachweis der Erreger. In Wundexsudat und nekrotischem Gewebe findet man die Clostridien in großer Zahl. Für die Speziesdiagnose sind wir allerdings auf die Züchtung der Keime in vitro angewiesen. In der Reihenfolge der Häufigkeit isoliert man Clostridium perfringens, novyi, septicum und histolyticum. In mehr als einem Viertel der Fälle haben wir es mit Mischinfektionen zu tun. *Differential-*

diagnostisch muß man den Gasbrand von Infektionen durch anaerobe Streptokokken, aerobe gasbildende koliforme Stäbchen (u. a. E. coli), Bacteroides sp. und β-hämolytische Streptokokken der Gruppe A abgrenzen.

Im Gegensatz zum eigentlichen Gasbrand ist die *Clostridien-Phlegmone (»clostridial cellulitis«)* eine relativ gutartige Infektion, die meistens Haut und Unterhaut betrifft: Hier kommt es zu umschriebener Nekrose, z. T. mit Gasbildung. Typisch ist auch hier der üble Geruch. Die Muskulatur ist in der Regel nicht betroffen.

Uterine Infektionen durch Clostridium perfringens treten mehrheitlich im Zusammenhang mit unsachgemäß eingeleiteten, unvollständigen Aborten, seltener auch bei spontanen Aborten, ferner bei verlängerter Geburtsdauer und/oder kontaminierenden Eingriffen während der Geburt auf. Die Keime können sich z. B. in Plazentarresten mit nekrotischen Anteilen vermehren. In der Regel stellt sich Fieber ein, und aus der Vagina tritt eine übelriechende Flüssigkeit. Häufig stellt man Zeichen einer Entzündung, auch einer peritonitischen Reizung, im unteren Abdomen fest. Die auf dieser Grundlage entstehende *Clostridien-Sepsis* nimmt oft einen besonders dramatischen Verlauf, mit disseminierter intravasaler Gerinnung, Ikterus, akutem Nierenversagen und schließlich zirkulatorischem Kollaps. Meistens finden sich Zeichen einer akuten intravasalen Hyperhämolyse. Die lokalen Komplikationen einer uterinen Clostridien-Infektion umfassen u. a. eine Gasgangrän im Bereich von Vagina und Rektum und/oder eine Phlegmone der unteren Partien der Bauchwand.

Durch Clostridien-Toxine bedingte *Nahrungsmittelvergiftungen* sind häufige Erscheinungen. Meistens treten sie nach Genuß kontaminierten Fleisches (Rindfleisch, Geflügel u. a.) auf, das z. B. nach dem Kochen längere Zeit stehen gelassen und dann kalt serviert wurde: Unter solchen Bedingungen können Sporen im Fleisch rasch zu keimen beginnen. Die typischen Symptome beginnen in der Regel 6–24 Std nach Einnahme der kontaminierten Nahrung. In der Regel erholen sich die Patienten im Verlauf von einem Tag. Diese Form von Nahrungsmittelvergiftung ist nicht mit *Clostridien-Enterokolitiden bzw. -Kolitiden zu verwechseln,* die auf einer *Keimvermehrung im Darmlumen* beruhen. Solche Fälle wurden z. B. nach antibiotischer Behandlung (Klindamyzin, Linkomyzin u. a.) beobachtet und im Sinn eines Überwucherns (»Superinfektion«) von Clostridien in der Intestinallichtung, d. h. vor allem im unteren Ileum und im Kolon, gedeutet. Ätiologisch stehen vor allem *Clostridium difficile* und *Clostridium sordetelli* im Vordergrund, die offenbar enterotoxische Toxine produzieren.

Clostridien-Infektionen in verschiedenster Lokalisation sind keine Seltenheit, z. B. *nach operativen Eingriffen* u. a. im Gallenblasenbereich), im Anschluß an *penetrierende Verletzungen,* selten *Pneumonien* und *Pleuritiden, Meningitiden* (z. B. nach Schädelverletzungen), *Peritonitiden* (nach Perforation der Gallenblase oder der Appendix bzw. des Darms), nach *endoskopisch bedingten Verletzungen, Zystitis* (mit »Pneumaturie«), *Bursitis* (nach Verletzungen) u. a. m. Entwickelt sich aus diesen lokalen Infektionen eine Clostridien-Sepsis, kann es innerhalb von einem Tag zum Tod kommen (s. o.). Selten entsteht im Rahmen eines solchen Geschehens eine *Endokarditis.*

Das Blutbild läßt in den meisten schweren Fällen von Clostridien-Infektion eine *Neutrozytose* und eine *Thrombozytopenie* erkennen. Wie erwähnt, kommt es nicht selten zu einer *Hyperhämolyse,* die teils intravasal, teils intraphagozytär stattfindet.

Therapeutisch drängt sich in allen Fällen von schwerer lokaler Clostridieninfektion eine *sofortige chirurgische Intervention* auf, mit dem Zweck, ein radikales Débridement bzw. eine *vollständige Entfernung nekrotischer Gewebeteile* zu erreichen. Bei Clostridien-Sepsis aufgrund einer uterinen Infektion vermag allerdings eine Hysterektomie allein in der Regel nicht mehr zu helfen. *Antibiotikum* der Wahl ist Penizillin, aber auch Zephalosporine und Chloramphenikol wirken gegen die meisten Clostridien-Stämme. Neuerdings wurde verschiedentlich über die günstige Wirkung einer Beatmung mit hyperbarem Sauerstoff berichtet, der in den Geweben den P_{O_2} erhöht. Über die Nützlichkeit der Anwendung von trivalentem Antitoxin (antiperfringens, -novyi und -septicum) gehen die Meinungen auseinander. Weitere therapeutische Maßnahmen sind symptomatischer und unterstützender Art (u. a. Schockbekämpfung). Die *Letalität* von Clostridien-Infektionen variiert erheblich. Beim Gasbrand hängt sie in hohem Maß von der rechtzeitigen chirurgischen Intervention ab, bei der postabortalen und puerperalen Clostridien-Sepsis mit starker Hyperhämolyse beträgt sie immer noch 40–70%.

Beispiele:

- Wie im Fall von Tetanus werden *Clostridien-Toxine* wahrscheinlich vorwiegend – wenn nicht ausschließlich – beim Keimuntergang freigesetzt.
- Fälle von *Gasbrand* sind u. a. *nach Injektionen* (i. m. u. a.) beobachtet worden, besonders, wenn die Injektionsflüssigkeit *Adrenalin* enthielt.
- In Narbengewebe vorhandene *Clostridiensporen* können u. U. noch nach Jahren Anlaß zu einer floriden Infektion geben, selbst im Anschluß an geringe Traumen.
- *Cholezystitiden mit Gasbildung* beruhen z. T. auf einer Clostridieninfektion oder gehen zumindest mit einer Besiedelung durch diese Keime einher.
- Während des zweiten Weltkrieges traten besonders in Deutschland verschiedene Fälle von *Enteritis necroticans* auf, die offenbar durch Clostridien verursacht war und öfters mit dem Tod endete.
- In USA machen *Nahrungsmittelvergiftungen* durch Toxine von Clostridium perfringens (vor allem Typ A) fast einen Fünftel der Fälle akuter gastrointestinaler Störungen dieser Art aus.

194.6. Infektionen durch Bacteroidaceae

Definitionen: Die der Familie der *Bacteroidaceae* angehörenden Gattungen *Bacteroides, Fusobacterium* und *Leptotrichia,* alles Gram-negative, nicht sporenbildende, streng anaerobe Keime, beteiligen sich wesentlich häufiger an Infektionen, als früher angenommen wurde. Zu den bekannten Affektionen, die durch einen oder mehrere solcher Mikroorganismen verursacht bzw. kompliziert werden, gehören u. a. die »*Alveolarpyorrhoe*«, die *Gingivitis necroticans* (u. U. zum *Noma* führend), *dentogene Abszesse, Hirnabszesse, Lungenabszesse bzw. -gangrän, Bronchiektasen, Pleuraempyeme, peritoneale Empyeme (»Abszesse«), Leberabszesse, nicht gonorrhoische gynäkologische Infektionen, ischämisch bedingte Ulzera, periphere Gangrän* u. a. m. Eine *Sepsis* aufgrund einer Infektion durch diese Anaerobier stellt ein sehr ernstes Krankheitsbild mit einer hohen Letalität dar.

Ätiologie: Die Keime der Genera *Bacteroides, Fusobacterium* und *Leptotrichia* finden sich natürlicherweise in der Mundhöhle, im übrigen Verdauungskanal, im Respirationstrakt und im Bereich der Urogenitalorgane von Mensch und Tieren. In den menschlichen Fäzes finden sich unter normalen Bedingungen pro Gramm ungefähr 10^{11} Keime der Gattung Bacteroides, was mehr als dem hundertfachen der Zahl anderer Bakterien entspricht. Zur Differenzierung der verschiedenen Gattungen und Spezies der Bacteroidaceae, die sich morphologisch z. T. durch einen erheblichen Pleomorphismus auszeichnen, ist man auf die *Kultur der Keime* in vitro angewiesen. Der Arzt muß wissen, daß zu diesem Zweck besondere, sauerstoffreie Behälter benützt werden müssen, daß eine Abkühlung des Materials zu vermeiden ist, und daß der Transport ins diagnostische Laboratorium so rasch wie möglich erfolgen sollte. Die Bebrütung unter anaeroben Bedingungen und einem erhöhten P_{CO_2} sowie einer Temperatur von 37 °C dauert für Primärkulturen mindestens 2 Tage. Mit Hilfe der Gaschromatographie lassen sich die Produkte der Keime, insbesondere Fettsäuren, trennen und so auch die einzelnen Genera auseinanderhalten. *Bacteroides-Spezies* bilden in erster Linie Bernsteinsäure sowie allenfalls geringere Mengen von Essig-, Propion-, Isobutter-, Butter- und Isovaleriansäure. *Fusobacterium-Arten* stellen hauptsächlich Buttersäure her, dazu z. T. spärlich Essig-, Propion- und Milchsäure. *Leptotrichia* produziert vorwiegend Milchsäure. Die optimalen Kulturbedingungen variieren von Gattung zu Gattung, indem Bacteroides in der Regel tierisches Eiweiß benötigt, und Fusobakterien am besten bei erhöhten CO_2-Gehalt des Mediums wachsen. Bei der *mikroskopischen Untersuchung* erscheinen die *Bacteroides-Keime* als 2–10 μm lange Stäbchen von wechselnder Pleomorphie, die z. T. einzeln oder paarweise bzw. in Ketten angeordnet sind, in der Regel keine Beweglichkeit und keine Kapselbildung zeigen und sich oft nur unregelmäßig anfärben lassen. Ein typischer Vertreter dieses Genus ist *Bacteroides fragilis. Bacteroides melaninogenicus,* so genannt wegen des schwarz-braunen Pigments, das er in Kultur bildet, gehört ebenfalls zu den häufig isolierten Anaerobiern; man findet ihn z. B. in Abszeß- und anderem Eiter aus Lungen, Nasennebenhöhlen und weiteren Lokalisationen. Eine besondere Eigenschaft dieser Spezies ist ihre Empfindlichkeit gegenüber *β*-Laktam-Antibiotika, was bei anderen Bacteroides-Arten nicht der Fall ist. Von den *Fusobakterien* ist das 0,5–1 × 6–12 μm messende, gegen die Enden zu sich verjüngende (fusiform=spindelförmig) *Fusobacterium nucleatum* zu nennen, das normalerweise in der Mundhöhle vorkommt und an Infektionen in diesem Bereich sowie im Respirationstrakt und z. B. an der in Hirnabszessen vorhandenen Mikroflora beteiligt sein kann. Das etwa 0,6 × 6 μm große *Fusobacterium necrophorum,* das ebenfalls eine deutliche Pleomorphie zu zeigen pflegt, isoliert man nicht selten aus Abszessen verschiedener Lokalisation. *Fusobacterium mortiferum,* ein weiterer Vertreter dieser Gattung, zeigt eine ähnliche morphologische Beschaffenheit, während *Fusobacterium varium* mehr kurze Stäbchen bildet. Die meisten Fusobakterien sind gegenüber *β*-Laktam-Antibiotika, Chloramphenikol und Klindamyzin empfindlich. Der Genus *Leptotrichia* umfaßt die zur normalen Mundflora gehörende *Leptotrichia buccalis* und die *Leptotrichia innominata,* die hie und da aus Abszeßmaterial isoliert wird.

Pathogenese: Die genannten Anaerobier, die, wie gesagt, normalerweise zur Mikroflora des Menschen gehören und daher auch als »*endogene Anaerobier*« bezeichnet werden, stellen ausgesprochen *opportunistische Infektionserreger* dar, die sich nur in Gewebe mit sehr niedrigem P_{O_2} zu vermehren und auszubreiten vermögen. *Verminderte oder überhaupt unterbrochene Durchblutung,* eine *Nekrobiose anderer Genese* und weitere, mit Hypoxie verbundene Gewebeveränderungen prädisponieren zur Besiedelung durch solche Keime. Die anaeroben Verhältnisse, auf die diese Mikroorganismen angewiesen sind, machen es verständlich, daß sie sich vor allem an *lokalen infektiösen Prozessen* beteiligen. Die Voraussetzungen für eine Generalisation dieser Art von Infektionen sind in der Regel deshalb nicht erfüllt, weil selbst bei schweren Krankheitszuständen der P_{O_2} in den Geweben wie auch im Blut für strenge Anaerobier zu hoch ist. Man begreift ferner, daß Bacteroides- und Fusobakterien-Infektionen fast immer von dort ausgehen, *wo sich diese Keime normalerweise* aufhalten, d. h. von Schleimhäuten des Oropharynx, des oberen Respirationstraktes, des Verdauungskanals und des Urogenitalsystems. Eine *Verschleppung strenger Anaerobier auf dem Blutweg* ist wohl möglich, aber zur Ausbildung einer Sepsis bedarf es einer großen Keimzahl. Die *gewebeschädigende Wirkung* dieser Gruppe von Keimen ist im einzelnen noch wenig erforscht. Verschiedene Spezies – u. a. von Bacteroides – produzieren Proteinasen, im besonderen auch Kollagenasen, was für ihre Pathogenität von Bedeutung sein könnte. Ferner ist an eine toxische Wirkung der oben erwähnten Säuren zu denken, die lokal – vor allem bei Keimuntergang – in ziemlich hohen Konzentrationen anfallen können. Niedermolekulare Amine sind vielleicht ebenfalls im Spiel. Einige Arten von Bacteroides bilden zudem eine Heparinase, was vermuten läßt, diese könnte lokale Thrombosen fördern. Die Pathogenese der durch solche Anaerobier verursachten Gewebeschäden ist schließlich auch deshalb schwer zu erfassen, weil es sich mehrheitlich um *Mischinfektionen* handelt, an denen u. a. auch andere Keime, wie anaerobe Kokken, Gram-negative Spirochäten (u. a. Borrelia vincenti, z. B. zusammen mit Fusobakterien) und weitere Mikroorganismen teilhaben. In Tierversuchen konnte gezeigt werden, daß z. B. Bacteroides und anaerobe Streptokokken bei der Entstehung von Abszessen *synergistisch* wirken. Der *üble Geruch,* der diese Art von Infektionen kennzeichnet, beruht in erster Linie auf den oben erwähnten kurzkettigen Fettsäuren sowie auf Aminen.

Morphologisch bieten die durch Bacteroides-Spezies, Fusobakterien und Leptotrichien verursachten oder mitbedingten Gewebeschäden nichts spezifisches. Allerdings besteht bei solchen Infektionen in der Regel eine Tendenz zu *nekrotisierender Entzündung* (s.

Abb. 180, S. 1322), was den relativ häufigen Befund von *Erosionen und Ulzera an Schleimhäuten* (s. Abb. 184, S. 1346) und/oder *Abszessen* (Abb. 183, S. 1338) verständlich macht.

Folgen und **Symptome:** Im Bereich des *Oropharynx* sind viele – wenn nicht die meisten – mit Erosionen, Ulzeration, Abszeßbildung oder andersartiger eitriger Entzündung verbundene Prozesse mit einer Besiedelung durch die erwähnten Anaerobier, insbesondere Bacteroides-Spezies, verbunden. In erster Linie sind in diesem Zusammenhang die *dentogenen Infektionen* zu nennen (s. Abb. 127, S. 668), d. h. Pulpitiden, apikale, periapikale sowie Knochen- und Knochenhautentzündungen im Bereich der Zahnalveolen, ferner marginale (u. U. nekrotisierende) Gingivitiden, die Parodontitis marginalis chronica progressiva (»Parodontose«), die mit dem Bild der »Alveolarpyorrhoe« einhergehen kann, dentogene Abszesse, u. U. Sinusitiden u. a. m. *Chirurgische Eingriffe im Mundbereich* sind hie und da ebenfalls von einer solchen Anaerobier-Infektion gefolgt, vor allem, wenn es im Operationsgebiet zu lokalen Nekrosen kommt. Häufig werden *tonsillogene Infektionen* durch Bacteroides, Fusobakterien u. a. kompliziert. Hie und da isoliert man die Keime auch bei *Otitis media* und *Sinusitis. Traumatisch bedingte Schäden,* wie Frakturen im Kieferbereich oder im Gebiet von Nasennebenhöhlen, geben nicht selten zu einer solchen Anaerobier-Infektion Anlaß. Bei allen Prozessen dieser Art im Mundbereich isoliert man besonders häufig Bacteroides melaninogenicus, dazu auch andere der oben erwähnten Spezies.

Pleuropulmonale Infektionen durch Bacteroides-Spezies und Fusobakterien (vor allem Bacteroides melaninogenicus, ferner Bacteroides fragilis u. a.) kommen wahrscheinlich in erster Linie durch *Aspiration* keimhaltigen Sekrets und/oder Exsudats aus dem Mund-Nasen-Rachen-Raum zustande. Die Mehrzahl der Fälle von *Lungenabszeß* bzw. *nekrotisierender Pneumonie* und *Lungengangrän* ist mit einer Besiedelung der Läsionen durch Bacteroides, z. T. auch Fusobakterien, verbunden. Diese Mikroflora läßt sich ferner in manchen *Bronchiektasen* nachweisen, ferner in einem Teil der Fälle von *Pleuraempyem.*

Intraabdominale Empyeme bzw. *Abszesse* und *generalisierte Peritonitiden,* vor allem jene, die auf einer Ruptur bakterienhaltiger Darmteile beruhen, gehen fast immer auf eine *Mischinfektion* zurück, an der sich sehr häufig Bacteroides-Spezies (vor allem Bacteroides fragilis) und andere Anaerobier beteiligen. Ähnliches gilt für *intrahepatische Abszesse,* aus denen man in 20–45% der Fälle solche Keime isolieren kann, ferner für einen Teil der eitrigen Entzündungen im Bereich der Gallenblase.

Entzündliche Veränderungen im kleinen Becken von Frauen *(»pelvic inflammatory disease (PID)«),* die auf gonorrhoischer oder nicht gonorrhoischer Grundlage zustandekommen können, sind in etwa ¾ der Fälle mit einer *Mischinfektion* verbunden; mehrheitlich lassen sich auch Anaerobier, im besonderen Bacteroides-Species, isolieren. Dasselbe gilt für viele infektiöse Prozesse im weiblichen Genitaltrakt. Ein übelriechender Ausfluß gibt meistens einen Hinweis auf die Beteiligung von Anaerobiern.

Eine *hämatogene Aussaat* von Keimen der Gattung Bacteroides und anderer Anaerobier geht fast immer von ziemlich schweren lokalen Prozessen aus, im besonderen im Bereich der weiblichen Genitalorgane (u. a. septische Aborte) und des übrigen Bauchraumes. *Hirnabszesse,* auch solche nicht traumatischer Genese, enthalten ungefähr in der Hälfte der Fälle Keime, wie Bacteroides fragilis und Bacteroides melaninogenicus. Auf hämatogenem Weg können auf ähnliche Weise auch *Lungenabszesse* zustande kommen, ferner *Leberabszesse,* seltener *Osteomyelitiden* und ausnahmsweise *Endokarditiden.* Vermutlich stehen Anaerobier-Bakteriämien nicht selten mit der Ausbildung einer sog. *septischen Thrombophlebitis* – vor allem im Bereich der primären Infektion – in Beziehung. Eine *Sepsis* auf der Grundlage einer Infektion durch Bacteroides und andere, ähnliche Keime geht in einem Teil der Fälle mit *disseminierter intravasaler Gerinnung* einher, vor allem im Terminalstadium. Patienten mit solchen Komplikationen machen einen schwerkranken Eindruck und weisen oft hektische Fieber auf. Meistens besteht eine erhebliche Blutneutrozytose, und vielfach finden sich Zeichen von Leber- und Nierenschädigung.

Die *Diagnose* einer Infektion durch Bacteroidaceae kann nur durch Kultur der Keime gestellt werden. Allerdings gibt der mikroskopische Nachweis länglicher, Gram-negativer, z. T. schwer färbbarer Keime einen Hinweis auf die Natur des Prozesses. Wichtig ist, daß der Arzt bei allen infektiösen Prozessen, die mit üblem Geruch des Exsudats einhergehen, an die Möglichkeit einer Anaerobier-Infektion denkt und bei der Entnahme sowie der Einsendung des zu untersuchenden Materials an das mikrobiologische Laboratorium die oben erwähnten Vorschriften für die Behandlung Anaerobier-haltiger Proben strikte befolgt. Die Untersuchung von Schleimhautabstrichen hat in der Regel keinen großen Sinn, weil diese Keime dort als Kommensalen vorkommen. Zur Diagnosestellung eignen sich dagegen z. B. punktierter Abszeßeiter, Exsudat aus serösen Höhlen und Blut. *Therapeutisch* steht, wie bei anderen Anaerobier-Infektionen, zunächst die *chirurgische Entfernung nekrotischen Gewebes* im Vordergrund. Abszesse müssen eröffnet und drainiert, Perforationsstellen geschlossen, allfällig vorhandene Fremdkörper entfernt, und die lokale Gewebedurchblutung sichergestellt werden. Die *antibiotische Therapie* richtet sich zum guten Teil nach der Art der beteiligten Keime. Abgesehen von Bacteroides fragilis, verhalten sich die meisten Bacteroidaceae Penizillin gegenüber empfindlich. Fast alle Bacteroides-Arten werden durch Klindamyzin und Chloramphenikol zumindest im Wachstum gehemmt, während Aminoglykosid-Antibiotika in der Regel unwirksam sind, und sich viele Keime gegenüber Tetrazyklinen als resistent erweisen. Die mögliche Wirkung einer hyperbarischen Sauerstoffbeatmung bei Bacteroidaceae-Infektionen ist noch wenig erprobt.

Beispiele:
- Bacteroidaceae sind öfters bei *Gangrän von Extremitätenteilen* infolge arterieller Verschlußkrankheit beteiligt.
- Bei allen Formen von vaskulär *bedingter Ischämie, schweren, gewebezertrümmernden Traumen,* ferner nach *chirurgischen Eingriffen* u. a. im Bereich des Oropharynx, des Darms und des weiblichen Genitaltrakts, sowie bei *Darmperforationen,* bei *Schock* und bei *bösartigen neoplastischen Prozessen* muß mit einer Infektion durch Bacteroidaceae gerechnet werden.
- Durch Bacteroides bedingte oder mitbedingte *hämatogen entstandene Abszesse* können – abgesehen von den erwähnten Lungen- und Hirnabszessen – z. T. auch in anderen Organen, im Bereich von Gelenken u. a. lokalisiert sein.
- Bei *septischen Aborten* sind neben Clostridien, anaeroben Streptokokken u. a. häufig auch Bacteroides-Spezies beteiligt.

194.7. Besondere mukokutane Anaerobier-Infektionen, die früher als »Fusospirochätosen« bezeichnet wurden

Definitionen: Die früher als *»Fusospirochätosen«* bezeichneten *mukokutanen Anaerobier-Infektionen* kennzeichnen sich u. a. durch ulzeröse und/oder gangränöse Veränderungen im Mundbereich oder an den äußeren Genitalien, allenfalls auch – nach Menschenbissen – an Haut und Unterhaut. Die in diesen Läsionen nachweisbare, reichhaltige Mikroflora umfaßt neben *Gram-negativen fusiformen Bakterien* und *Gram-negativen Spirochäten (Borrelia vincenti)* viele *weitere anaerobe Keime,* die ätiologisch und pathogenetisch von Bedeutung sein dürften. Typische Beispiele dieser Gruppe von Krankheiten sind u. a. die *akute Gingivitis ulcerosa necroticans (Plaut-Vincent-Stomatitis, »trench mouth«),* die *Pharyngitis (Tonsillitis) gangraenosa (Angina Plaut-Vincent),* die *sog. akute Mucositis ulcerosa necroticans (Cancrum oris, Noma),* die *Balanitis gangraenosa* und *gangränöse Geschwüre an der Vulva.* Dieselbe Flora ist manchmal auch bei *nekrotisierenden bzw. gangränösen Prozessen* im Bereich des Respirationstraktes und sowie bei chirurgischen und anderen *Wundinfektionen* beteiligt.

Zur **Ätiologie:** Lange Zeit hielt man die bei den oben genannten Infektionen nachweisbaren *fusiformen Bakterien (u. a. Fusobakterien* (s. o.)) und die damit vergesellschafteten *Spirochäten, im besonderen Borrelia vincenti,* für die alleinigen Erreger der Plaut-Vincent-Angina und entsprechender Prozesse. Es hat sich aber gezeigt, daß sich an dieser Art von Infektionen zahlreiche weitere Keime beteiligen, die normalerweise zur Mundflora gehören, z. B. *Streptococcus viridans, anaerobe Kokken, anaerobe Diphtheroide* und *Vibrionen,* ganz abgesehen von den *Bacteroidaceae* (s. o.). Bei fast allen fakultativ anaerob wachsenden Bakterien kennt man verwandte Arten, die sich als obligate Anaerobier verhalten, z. B. Gram-positive Kokken, wie *Peptokokken* und *Peptostreptokokken,* die den Neisserien nahe stehenden Gram-negativen *Veillonellen,* ferner *Korynebakterien* und *Vibrionen.* Die sog. *Plaut-Vincent-Flora* umfaßt fast immer eine Vielzahl solcher Keime.

Pathogenese: Die Voraussetzungen, unter denen die Plaut-Vincent-Flora gedeihen und sich auch im Gewebe ausbreiten kann, entsprechen weitgehend denen bei Infektionen durch Bacteroidaceae (s. o.). Die Mechanismen der Gewebeschädigung bei solchen Prozessen sind noch nicht befriedigend geklärt. Verschiedene Beobachtungen sprechen dafür, daß sie das Resultat von Wechselwirkungen zwischen verschiedenen Spezies von Bakterien unter anaeroben Bedingungen sein dürften. Die relative Bedeutung der fusiformen Stäbchen und der Spirochäten in diesem Zusammenspiel läßt sich zur Zeit noch nicht abschließend beurteilen.

Morphologisch gleichen die Veränderungen denen bei Infektionen durch Bacteroidaceae (s. o.). Allerdings lassen sich bei Vorliegen einer typischen Plaut-Vincent-Flora immer auch fusiforme Stäbchen und Spirochäten in erheblicher Zahl nachweisen, in Ausstrichen wie in Schnittpräparaten.

Folgen und **Symptome:** Bei der *akuten Gingivitis ulcerosa necroticans,* die vor allem bei jüngeren Erwachsenen mit *schlechter Mundhygiene* beobachtet wird, beginnen die Symptome oft innerhalb kurzer Zeit. Der Prozeß scheint in der Regel von *Infektionen im Zahnbereich* auszugehen; Zahnextraktionen können eine auslösende Wirkung haben. Der Patient zeigt eine Schwellung der Gingiva, die zu Blutungen neigt, weist einen ausgesprochenen Foetor ex ore auf und verspürt selbst einen unangenehmen Geschmack im Mund. Vor allem im Bereich der gingivalen Papillen kommt es zu Ulzerationen, die sich auf die Nachbarschaft ausdehnen. Unter- und/oder Mangelernährung scheinen eine begünstigende Wirkung zu haben (vgl. dazu Plaut-Vincent-Stomatitis z. B. bei schwerem Skorbut). Verschiedentlich wurde berichtet, emotionelle Faktoren könnten das Geschehen beeinflussen; genaueres ist indessen nicht bekannt.

Die *Angina Plaut-Vincent* tritt relativ häufig auf, sei es allein, sei es im Verein mit einer Stomatitis Plaut-Vincent. Es handelt sich um eine *ulzeröse Tonsillitis* mit z. T. schmierigen Belägen, vor allem im Bereich der Gaumenmandeln, die ebenfalls mit einem üblen Mundgeruch einhergeht. In manchen Fällen beginnt der Prozeß *einseitig,* kann aber mit der Zeit auf die Gegenseite übergreifen. Typischerweise klagen die Patienten über sehr unangenehme *Schluckschmerzen.* Meistens besteht etwas Fieber, und im Blutbild erkennt man eine Neutrozytose wechselnden Grades. In fortgeschrittenen Stadien sind die zervikalen Lymphknoten geschwollen. Die Affektion kann Tage bis Wochen dauern.

Beim *Cancrum oris (Noma),* das u. a. bei schwer unter- bzw. mangelernährten Kindern sowie bei Patienten mit geschwächter Abwehr (z. B. akute Leukämien) in Erscheinung treten kann, greift der nekrotisierende Prozeß auf den Mundboden und z. T. auf die Kiefer über, oft innerhalb kurzer Zeit. Kennzeichnend sind auch hier ein übler Geruch und große Schmerzen.

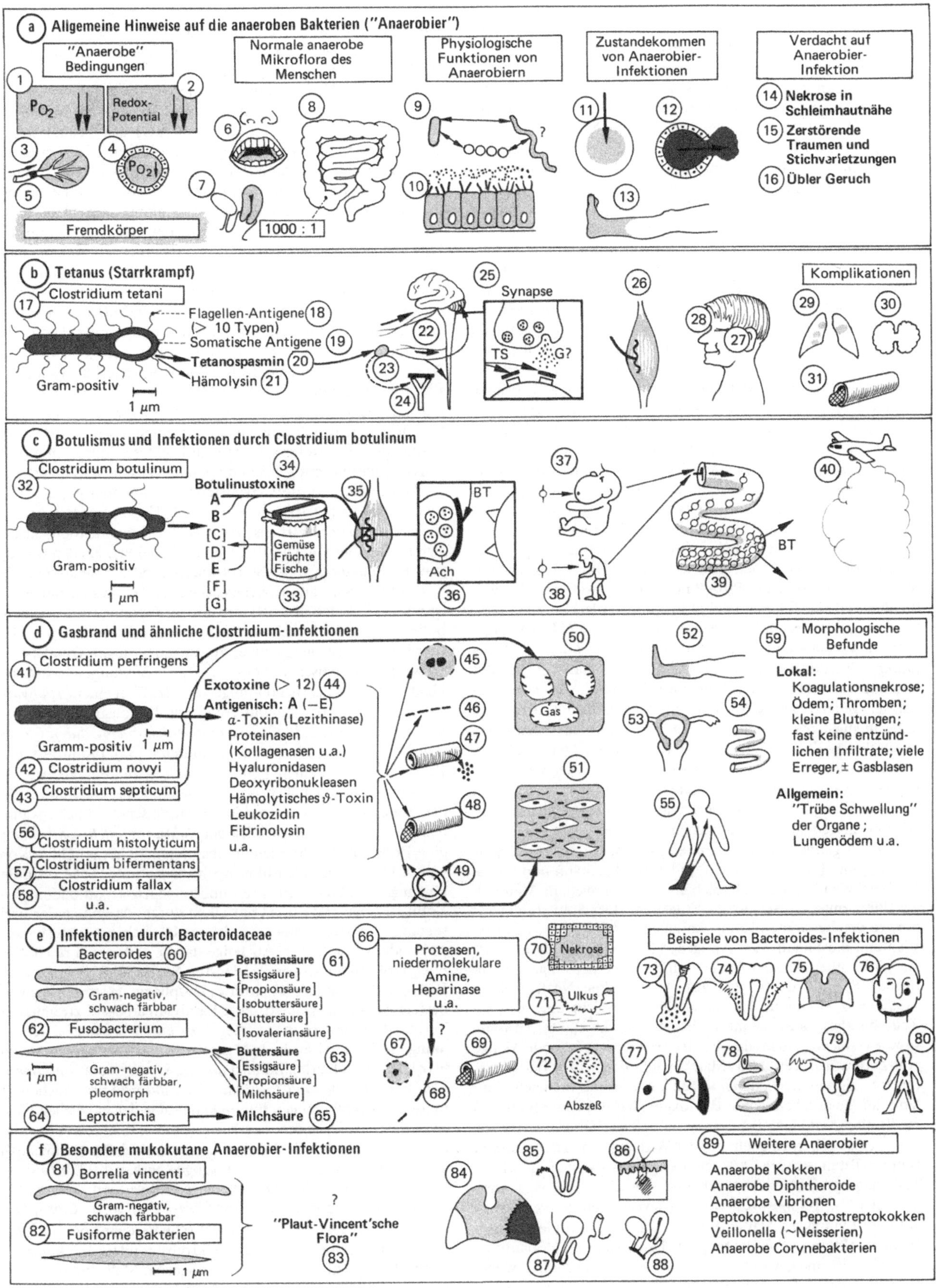
a Allgemeine Hinweise auf die anaeroben Bakterien ("Anaerobier")
"Anaerobe" Bedingungen
1
2
P_{O_2}
Redox-Potential
3
4
P_{O_2}
5
Fremdkörper
Normale anaerobe Mikroflora des Menschen
6
7
8
1000 : 1
Physiologische Funktionen von Anaerobiern
9
10
Zustandekommen von Anaerobier-Infektionen
11
12
13
Verdacht auf Anaerobier-Infektion
14 Nekrose in Schleimhautnähe
15 Zerstörende Traumen und Stichvarietzungen
16 Übler Geruch
b Tetanus (Starrkrampf)
17 Clostridium tetani
Flagellen-Antigene 18
(> 10 Typen)
Somatische Antigene 19
Tetanospasmin 20
Hämolysin 21
Gram-positiv
1 μm
22
23
24
25
Synapse
TS
G?
26
27
28
Komplikationen
29
30
31
c Botulismus und Infektionen durch Clostridium botulinum
32 Clostridium botulinum
Gram-positiv
1 μm
34
Botulinustoxine
A
B
[C]
[D]
E
[F]
[G]
Gemüse
Früchte
Fische
33
35
BT
Ach
36
37
38
39
BT
40
d Gasbrand und ähnliche Clostridium-Infektionen
41 Clostridium perfringens
Gramm-positiv 1 μm
42 Clostridium novyi
43 Clostridium septicum
56 Clostridium histolyticum
57 Clostridium bifermentans
58 Clostridium fallax
u.a.
Exotoxine (> 12) 44
Antigenisch: A (–E)
α-Toxin (Lezithinase)
Proteinasen
(Kollagenasen u.a.)
Hyaluronidasen
Deoxyribonukleasen
Hämolytisches ϑ-Toxin
Leukozidin
Fibrinolysin
u.a.
45
46
47
48
49
50
Gas
51
52
53
54
55
59 Morphologische Befunde
Lokal:
Koagulationsnekrose; Ödem; Thromben; kleine Blutungen; fast keine entzündlichen Infiltrate; viele Erreger, ± Gasblasen
Allgemein:
"Trübe Schwellung" der Organe; Lungenödem u.a.
e Infektionen durch Bacteroidaceae
Bacteroides 60
Gram-negativ, schwach färbbar
Bernsteinsäure 61
[Essigsäure]
[Propionsäure]
[Isobuttersäure]
[Buttersäure]
[Isovaleriansäure]
62 Fusobacterium
1 μm
Gram-negativ, schwach färbbar, pleomorph
Buttersäure 63
[Essigsäure]
[Propionsäure]
[Milchsäure]
64 Leptotrichia
Milchsäure 65
66
Proteasen, niedermolekulare Amine, Heparinase u.a.
?
67
68
69
70 Nekrose
71 Ulkus
72
Abszeß
Beispiele von Bacteroides-Infektionen
73
74
75
76
77
78
79
80
f Besondere mukokutane Anaerobier-Infektionen
81 Borrelia vincenti
Gram-negativ, schwach färbbar
82 Fusiforme Bakterien
1 μm
?
"Plaut-Vincent'sche Flora"
83
84
85
86
87
88
89 Weitere Anaerobier
Anaerobe Kokken
Anaerobe Diphtheroide
Anaerobe Vibrionen
Peptokokken, Peptostreptokokken
Veillonella (~Neisserien)
Anaerobe Corynebakterien

Abb. 225a–f. *Infektionen durch anaerobe Bakterien.* **a** *Allgemeine Hinweise auf die anaeroben Bakterien (»Anaerobier«). Anaerobier* sind, um gedeihen zu können, auf einen zumindest stark reduzierten O_2-Partialdruck (1) und ein geringes Redoxpotential (2) im umgebenden Medium angewiesen. Im Gewebe sind derartige Bedingungen z. B. bei *Nekrobiose* infolge ungenügender Blutversorgung (3), im Innern epithelausgekleideter *Hohlräume* ohne Luftzutritt (4) und in der unmittelbaren Nachbarschaft von *Fremdkörpern* (5, z. T. nekrotischer Saum) oft gegeben. Im *menschlichen Körper* ist normalerweise eine reichliche anaerobe Mikroflora vorhanden, z. B. in der *Mundhöhle* (6), im *Genitaltrakt der Frau* (7) und vor allem in den *distalen Darmabschnitten* (8), wo Anaerobier bis mehr als 1000-fach zahlreicher sind als Aerobier. Die Bedeutung der anaeroben Mikroorganismen im Rahmen der Homöostase des menschlichen Körpers ist erst lückenhaft bekannt. Vermutlich bestehen zwischen den einzelnen Keimen *symbiontische Beziehungen* und *Antagonismen* (9), die ein gewisses Gleichgewicht inbezug auf die relative Häufigkeit einzelner Spezies gewährleisten. Wahrscheinlich erfüllen verschiedene Anaerobier zudem *Schrankenfunktionen,* indem sie z. B. nachteilig wirkende Keime vom Kontak mit dem Epithel abhalten (10). *Anaerobier-Infektionen* sind z. T. *»opportunistisch«,* d. h. die betreffenden Bakterien werden nur bei Schwächung der Abwehr von Seiten des Wirtsorganismus pathogen. Solche Voraussetzungen finden sich, wie erwähnt, vor allem in schlecht durchblutetem oder gar nekrotischem Gewebe (11, 13) erfüllt. Eine besondere Gefahr besteht in dieser Hinsicht verständlicherweise in der Umgebung von Hohlräumen, die massenhaft Anaerobier enthalten: Kommt es hier zur Ruptur der Wand, können sich die letzteren u. U. in der Umgebung ausbreiten, vor allem, wenn der Prozeß mit einem Gewebeschaden verbunden ist (12). *Klinisch* muß immer ein Verdacht auf Anaerobier-Infektion geschöpft werden, wenn die unter (14–16) aufgeführten Feststellungen gemacht werden. **b** *Tetanus (Starrkrampf). Clostridium tetani* (17) ist ein ubiquitärer Keim, der besonders in warmen, feuchten Verhältnissen auch in der Außenwelt gedeiht. Dank der Sporenbildung vermag er aber auch unter ungünstigen Bedingungen lange zu überleben. Infektionen durch diesen Keim, die wegen der Toxinbildung (s. u.) gefürchtet sind, treten z. B. *nach Stichverletzungen, chirurgischen Eingriffen, Hautverbrennungen, Zahnextraktionen* bzw. weiteren Manipulationen, *Abort, Geburt* und anderen Ereignissen mit Bildung ausgedehnter Wundflächen, Entstehung von *Gewebenekrosen, Liegenbleiben von Fremdkörpern* im Innern des Körpers u. a. m. auf. Infektionsquellen sind z. B. Hausstaub und kontaminierte Kleider, ganz abgesehen von keimreichem Material, wie Pferdemist, verschmutzte Erde u. a.. Der Starrkrampf gehört zu den bekannten Komplikationen von *Kriegsverletzungen.* Während die somatischen Antigene (19) von Clostridium tetani ziemlich einheitlich sind, lassen sich aufgrund der Flagellen-Antigene (18) mehr als 10 Typen auseinanderhalten. Nach erfolgter *Infektion* z. B. durch Tetanussporen verstreicht eine gewisse Zeit, bis diese ausgekeimt sind, und sich die Bakterien *lokal* soweit *vermehrt* haben, daß sie eine ins Gewicht fallende Menge von *Exotoxinen* freisetzen. Man versteht daher, daß bei schweren Infektionen die *Inkubationszeit* kürzer ist als bei leichteren. Von den beiden bekannten Exotoxinen hat das Hämolysin (21) medizinisch fast keine Bedeutung. Die Erscheinungen des Starrkrampfes beruhen vielmehr auf der Wirkung von *Tetanospasmin* (kurz: »Tetanustoxin«, 20), das wenigstens zu einem gewissen Teil längs peripherer Nervenbahnen ins Zentralnervensystem gelangt (22). Tetanustoxin wird aber verständlicherweise auch auf dem Lymphweg abtransportiert, was für die Einleitung der Immunreaktion von Bedeutung ist: Es entsteht im Verlauf von 10–20 Tagen eine gewisse *antitoxische Immunität* (23, 24), wobei zirkulierendes Tetanospasmin neutralisiert wird. Im Zentralnervensystem bereits fixiertes Tetanospasmin bleibt von den Antikörpern unberührt. Bei nicht vorimmunisierten Individuen bestimmen somit Infektionsdosis, Lokalisation des Keimeintritts (am Kopf wegen der Kürze der peripheren Nervenbahnen gefährlicher als etwa am Bein) und Vermehrung der Clostridien einerseits sowie die Geschwindigkeit und das Ausmaß der humoralen Immunreaktion andererseits, ob sich ein klinisch manifester Tetanus einstellt, und ob dieser einen *milden, mittelschweren* oder *schweren Verlauf* nimmt. Vorimmunisierte Individuen bleiben während Jahren gegen die Toxinwirkung geschützt, weil die vorhandenen Antikörper (vor allem IgG) das Tetanospasmin schon am Ort der Freisetzung neutralisieren. *Tetanospasmin (TS)* greift einerseits an gewißen Synapsen vorwiegend motorischer neuronaler Systeme an, wobei es zu einer »Enthemmung« der α- und γ-motorischen Erregung kommt. Verschiedene Befunde sprechen dafür, daß das Toxin kompetitiv die Bindung der Überträgersubstanz (Glyzin (G) ?) inhibitorischer Zwischenneuronen an subsynaptische Rezeptoren hemmt (25). Tetanospasmin interferiert auch mit dem Aufbau eines inhibitorischen postsynaptischen Potentials im Bereich neuromuskulärer Verbindungen (26). *Klinisch* äußert sich der Starrkrampf, kurz skizziert, in folgendem: *Inkubationszeit* im Mittel etwas weniger als 14 Tage (Bereich: 2 Tage bis mehr als 2 Monate); nach unbestimmten Prodromalsymptomen als erste Manifestation oft eine »Steifigkeit« im Kieferbereich, die sich zu Kiefersperre (*Trismus,* 27) verstärkt und in schweren Fällen in einen *»Risus sardonicus«* ausmündet (28); Reflexspasmen auf leichteste Stilmuli hin (u. a. Laryngospasmus mit Erstickungsgefahr, falls nicht intubiert oder tracheostomiert wurde); Hyperreflexie; Behinderung der Thoraxexkursionen; Dysphagie; u. U. labile Hypertonie u. a. m. Der *Tetanus neonatorum* (meist nach Nabelstranginfektion) äußert sich meist innerhalb von 10 Tagen nach Geburt. Zu den wichtigsten *Komplikationen* des Starrkrampfs gehören Pneumonie (29, z. T. infolge Aspiration), hypoxische Schäden im Zentralnervensystem (30), Phlebothrombosen mit der Gefahr von Lungenembolien (31) u. a. m. Nicht selten stellen sich Frakturen von Thoraxwirbeln, gastrointestinale Störungen (Magen-Duodenalgeschwüre, paralytischer Ileus u. a.), Dekubitalgeschwüre der Haut und allenfalls Hirnblutungen ein. Im Sinn einer *Prophylaxe* hat sich die aktive Immunisierung mit Tetanustoxoid außerordentlich bewährt. **c** *Botulismus und »Infektionen« durch Clostridium botulinum. Clostridium botulinum* (32) produziert eine Reihe von Exotoxinen *(Botulinustoxine, Botulinotoxine,* 34), von denen vor allem Typ A, z. T. auch die Typen B und E, für den Menschen hochtoxisch sind. Es wurde schon früher erwähnt, daß dieser Keim hauptsächlich bei *Nahrungsmittelintoxikationen* eine Rolle spielt. Vor allem in unsachgemäß hergestellten Konserven können sich die Mikroorganismen – unter anaeroben Bedingungen – stark vermehren und reichlich Toxin bilden (33). Botulinustoxin (BT) wirkt vor allem durch Hemmung der Freisetzung von Azetylcholin (Ach) im Bereich neuromuskulärer Verbindungen (35, 36). Als Folge davon stellen sich rasch *Lähmungserscheinungen* verschiedenster Art ein, z. B. in Form einer Diplopie, Dysphonie, Dysarthrie, Dysphagie, gestörter Zungenbewegungen und symmetrischer Paralysen an den Extremitäten. Terminal kommt es in der Regel zu einem Versagen der Atmung. In letzter Zeit ist klar geworden, daß – abgesehen vom hier kurz geschilderten *Botulismus i. e. S.* – auch eine *intraintestinale Vermehrung von Clostridium botulinum* zu entsprechenden toxischen Erscheinungen führen kann (*eine* der möglichen Ursachen des »sudden infant death«-Syndroms; u. U. auch bei älteren Leuten, 37–39). Schließlich sei erwähnt, daß Botulinustoxin als giftigste bekannte Substanz (aerogen wirken u. U. 0,1 ng tödlich!) u. U. in der *Kriegführung* eingesetzt werden könnte (40). **d** *Gasbrand und ähnliche Clostridien-Infektionen. Clostridium (Cl.) perfringens* (41) ist der wichtigste Erreger von *Gasbrand i. e. S.,* d. h. einer schweren, nekrotisierenden Infektion mit reichlicher Gasbildung (50). In geringerem Maß sind dazu auch *Cl. novyi* (42) und *Cl. septicum* (43) fähig, während *Cl. histolyticum* (56), *Cl. bifermentans* (57) und *Cl. fallax* (58) mehr *phlegmonöse Entzündungen* (51) verursachen. Cl. perfringens setzt eine ganze Zahl von *Exotoxinen* frei (44), von denen der – anti-

Schließlich kann die Infektion die Wangen durchsetzen, und im Kieferbereich kommt es u. U. zum Zahnausfall, ganz abgesehen von Osteomyelitiden u. a. m. Die Letalität dieser – an sich nicht häufigen – Komplikation ist immer noch ziemlich hoch.
Die oben erwähnten *ulzerösen und gangränösen Veränderungen im Genitalbereich,* die mit dem Vorhandensein einer Plaut-Vincent-Flora verbunden sind, verursachen u. U. ähnliche Komplikationen. Dasselbe gilt für *Infektionen des Haut-Unterhautgewebes* durch die Plaut-Vincent-Flora. *Diagnostisch* steht der Erregernachweis im Vordergrund, wobei u. a. fusiforme Stäbchen und Spirochäten vorhanden sein sollten. *Differentialdiagnostisch* sind u. a. eine Mononucleosis infectiosa, eine Streptokokken-Angina bzw. -Infektion und eine Diphtherie auszuschließen. *Therapeutisch* haben sich u. a. wiederholte Spülungen mit 3% H_2O_2 in warmem Wasser bewährt. Wie bei allen Anaerobier-Infektionen sollte nekrotisches Gewebe nach Möglichkeit entfernt werden. Zur Chemotherapie können z. B. Penizillin V und Metronidazol herangezogen werden.
Einige Beispiele von Anaerobier-Infektionen sind in Abb. 225 und Tabelle 117 aufgeführt.

Literatur

Arnon, St. S., Midura, Th. F., Damus, K., Wood, R. M., Chin, J.: Intestinal infection and toxin production by Clostridium botulinum as one cause of sudden infant death syndrome. Lancet 1978 I, 1273 — *Bartlett, J. G., Finegold, S. M.*: Anaerobic infections of the lung and pleural space. Am. Rev. Resp. Dis. *110,* 56 (1974) — *Bartlett, J. G., Chang, T. W., Gurwith, M., Gorbach, S. L., Onderdonk, A. B.*: Antibiotic-associated pseudomembranous colitis due to toxinproducing clostridia. N. Engl. J. Med. *298,* 531 (1978) — *Finegold, S. M., Rosenblatt, J. E.*: Practical aspects of anaerobic sepsis. Medicine *52,* 311 (1973) — *Gorbach, S. L., Bartlett, J. G.*: Anaerobic infections. N. Engl. J. Med. *290,* 1177, 1237, 1289 (1974) — *Habermann, E., Wellhöner, H.*: Advances in tetanus research. Klin. Wchschr. *52,* 255 (1974) — *Klotz, H.*: Differentiation between necrotic ulcerative gingivitis and primary herpetic gingivostomatitis. N. Y. State

Abb. 225 a–f (Fortsetzung)

genisch definierte – Typ A die größte Bedeutung hat. Die hier aufgeführten Toxine bewirken mehr oder weniger rasch den Untergang von Zellen (45) und faserigen Strukturen (46), ferner verursachen sie da und dort kleine Gewebeblutungen (47) und Gefäßthrombosen (48), ganz abgesehen von einer erhöhten Gefäßpermeabilität mit Ödembildung (49). Die *morphologischen Befunde* (50, 51, 59) sind relativ typisch, nicht zuletzt wegen der zahlreich vorhandenen Erreger, die eine rasche Wahrscheinlichkeitsdiagnose gestatten. Der *klassische Gasbrand,* den man u. a. aus der *Kriegschirurgie* gut kennt, entwickelt sich mit Vorliebe in muskelreichem Gewebe, z. B. an den Oberschenkeln. Er ist mit einem intensiven Schmerz und schweren Allgemeinerscheinungen (55, z. T. wegen Toxinämie) verbunden. Bei oft vollem Bewußtsein und nur mäßigem Fieber besteht große Schockgefahr. *Clostridien-Phlegmonen* (51, 52, s. auch 56–58) verlaufen in der Regel weniger schwerwiegend, während *uterine Infektionen durch Clostridien* (53, z. B. nach unsachgemäß eingeleitetem Abort oder nach Geburt) recht oft in eine Sepsis ausmünden. *Clostridien-Enterokolitiden* (54, vor allem *Cl. difficile* und *Cl. sordetelli*) stellen ein besonderes Krankheitsbild dar und gehen mit einer fibrinös-nekrotisierenden Entzündung der Darmschleimhaut einher. Die hier erwähnten Keime vermögen auch in Nahrungsmitteln zu wachsen und durch reine Toxinwirkung eine »*Nahrungsmittelvergiftung*« zu erzeugen (in USA offenbar häufig). Clostridien-Infektionen können im übrigen in den *verschiedensten Lokalisationen* auftreten (postoperativ, nach penetrierenden Verletzungen, nach Injektionen (vor allem bei Zugabe von Adrenalin), nach endoskopisch verursachten Verletzungen u. a. m.). Schwerere Fälle von Gasbrand, malignem Ödem oder anderen Infektionen ähnlicher Art lassen im Blut meist eine Neutrozytose und eine Thrombozytopenie, ferner Zeichen einer Hyperhämolyse erkennen. **e** *Infektionen durch Bacteroidaceae.* Diese Keime, im besonderen solche der Gattung *Bacteroides* (60), in geringerem Maß auch *Fusobakterien* (62) sowie z. T. *Leptotrichia* (64), spielen als »*opportunistische Infektionserreger*« offenbar eine viel größere Rolle, als früher angenommen wurde. Die pathogene Wirkung dieser Anaerobier ist noch wenig erforscht. Abgesehen von den verschiedenen Säuren, die sie produzieren (61, 63, 65), und die lokal in höheren Konzentrationen schädlich wirken könnten, kommt möglicherweise auch von den Erregern freigesetzten Proteasen, niedermolekularen Aminen, einer Heparinase u. a. m. (66) eine Bedeutung zu. Jedenfalls notiert man im Bereich solcher Infektionsherde öfters Zelluntergang (67), Auflockerung bis Auflösung des Fasergerüsts (68), Thrombenbildung (69) u. a. m. Relativ typisch ist daher die Tendenz zur Bildung von *Gewebenekrosen* (70), *Geschwüren* (71) und *Abszessen* (72) bzw. anderen Formen von *Eiterung.* Beispiele für derartige Infektionen gibt es in großer Zahl: *Dentogene Infekte* verschiedener Art (73) und Gingivitiden, im besonderen auch die *Parodontitis marginalis chronica progressiva* mit »*Alveolarpyorrhoe*« (74, s. auch Abb. 127, S. 668); Infektionen nach *chirurgischen Eingriffen im Mundbereich* und *tonsillogene Infektionen* (75); *Otitiden, Sinusitiden* und u. U. das *Cancrum oris* (»Noma«, 76); *Lungenabszesse, Lungengangrän, Bronchiektasen-Infektionen* und *Pleuraempyeme* (77), *intraabdominale Empyeme* (»Abszesse«, im besonderen nach Darmruptur) bzw. *Peritonitiden* (78); infolge *Infektion des Genitaltraktes von Frauen* (79) u. U. eine »*pelvic inflammatory disease*« (PID, 79) u. a. m. Schließlich kann es u. U. zu einer *hämatogenen Aussaat* kommen (80), mit metastatischen Herden in den verschiedensten Geweben/Organen (Gehirn, Lungen, Leber, Skelett, Gelenke, Herz u. a.). Die richtige *mikrobiologische Diagnose* kann nur gestellt werden, wenn Einsender und Untersucher die Kautelen der Anaerobie streng beachten. Zu den am häufigsten isolierten Keimen dieser Gruppe gehören *Bacteroides (B.) fragilis, B. melaninogenicus,* ferner u. U. *Fusobacterium (F.) nucleatum* (Mundhöhle), *F. mortiferum* und *F. varium* sowie – vor allem im Mundhöhlenbereich – *Leptotrichia (L.) buccalis, L. innominata* u. a. m. **f** *Besondere mukokutane Anaerobier-Infektionen.* Der sog. *Plaut-Vincent'schen Flora* (83), d. h. dem kombinierten Auftreten von *Borrelia vincenti* (81) und *fusiformen Bakterien* (82), wurde früher die ursächliche Rolle beim Zustandekommen einer »*Angina Plaut-Vincent*« (84), einer »*Plaut-Vincent-Stomatitis*« (85), eines *Cancrum oris,* einer *Balanitis gangraenosa* (87), einer *Vulvitis gangraenosa* (88) und besonderer Formen von *Wundinfektion* (86) sowie anderer Affektionen zugeschrieben. Die relative Bedeutung der »*Fusospirochätose*« im Vergleich zu der Besiedelung durch *andere Annaeobier* ist indessen noch nicht geklärt (vgl. dazu **e** und 89)

Dent. J. *39,* 283 (1973) — *Larson, H. E., Price, A. B., Honour, P. Borriello, S. P.:* Clostridium difficile and the aetiology of pseudomembranous colitis. Lancet 1978 I, 1063 — *Levison, M. E.:* The importance of anaerobic bacteria in infectious diseases. Med. Clin. North Am. *57,* 1015 (1973) — *Weinstein, L, Barza, M. A.:* Gas gangrene. N. Engl. J. Med. *289,* 1129 (1973)

195. Milzbrand, Listeriose, Diphtherie, Cholera und weitere besondere bakterielle Infektionskrankheiten

Die hier genannte Gruppe von Infektionskrankheiten hat nur das eine gemeinsam, daß jede für sich etwas besonderes darstellt und daher nicht im Zusammenhang mit den bisher erwähnten Affektionen erläutert werden konnte.

195.1. Milzbrand (Anthrax)

Definitionen: Der *Milzbrand (Anthrax)* ist eine durch den *Bacillus anthracis* verursachte Infektionskrankheit, die vor allem bei herbivoren Haustieren sowie bei wildlebenden Tieren vorkommt und durch Kontakt mit den infizierten Tieren, deren Kadaver oder deren Produkte sowie – selten – durch Arthropoden als Vektoren auf den Menschen übertragen werden kann. Die Transmission erfolgt in der Regel in Form von Sporen. Nach perkutaner Infektion entwickelt sich der sog. *Hautmilzbrand (Pustula maligna),* nach Inhalation der Keime der seltenere *primäre Lungenmilzbrand,* der früher u. a. bei Wollearbeitern gehäuft auftrat und als »*Hadernkrankheit*« bekannt war, und nach per-

Tabelle 117. Infektionen durch Anaerobier

Erreger	Inkubationszeit	Krankheitsbild(er)	Bemerkungen
Clostridium tetani	10–14 Tage (2 Tage bis mehr als 2 Monate)	Tetanus (Starrkrampf), mit Kiefersteifigkeit, Trismus, Reflexspasmen, u. U. Risus sardonicus, Laryngospasmen, Dysphagie, Behinderung der Thoraxexkursionen, Hyperreflexie u. a. Milde, mittelschwere und schwere Verlaufsform (inverse Korrelation mit der »onset time«).	Weltweite Verbreitung, vor allem in warmen, feuchten Gebieten. Ausgehend von Verletzungen, Verbrennungen, Zahninfektionen, Infektionen bei Abort oder Geburt, Otitis media u. a. Nervöse Störungen verursacht durch Tetanospasmin (Exotoxin). Eigentliche Infektion bleibt lokalisiert.
Clostridium botulinum (Typen A–G)	½ bis wenige Tage bei Fällen mit intraintestinaler Keimvermehrung	Abgesehen vom wohlbekannten Botulismus, einer Nahrungsmittelvergiftung i. e. S., kann – u. a. bei Säuglingen und bei alten Leuten – eine intraintestinale Keimvermehrung zur Vergiftung führen. Wundbotulismus ist extrem selten. Hauptwirkung: Lähmungen, d. h. vor allem absteigende progressive Bulbärparalyse und Lähmung der Skelettmuskulatur.	Für den Menschen sind vor allem die Botulinustoxine A, B und E toxisch. Keimvermehrung in der Außenwelt hauptsächlich in unsorgfältig hergestellten Konserven (Gemüse, Früchte, Fische u. a.). Der Säuglings-Botulismus infolge intraintestinaler Keimvermehrung gehört zur Differentialdiagnose des Syndroms des plötzlichen Kindstodes.
Clostridium perfringens (»Clostridium welchii«, »Fraenkel'scher Gasbrandbazillus«) (Typen A–E)	1–4 Tage (3 Std bis Wochen)	Typischer Gasbrand, mit Gewebsnekrose (vor allem in muskelreichen Körperteilen) und »Krepitation«, intensivem Frühschmerz und raschem Auftreten schwerer Allgemeinsymptome. U. U. Clostridien-Enterokolitis. Clostridien-Sepsis.	Typ A spielt in der Humanmedizin die größte Rolle. Wichtige Komplikation u. a. von Kriegsverletzungen. Clostridium perfringens produziert mindestens 12 Exotoxine, von denen das α-Toxin die größte Bedeutung hat.
Clostridium novyi (»Clostridium oedematiens«, »Bacillus oedematis maligni«) (Typen A–C)	1–4 Tage	Gasbrand, wobei die Gasbildung z. T. weniger ausgeprägt ist als bei Infektion durch Clostridium perfringens. Manchmal erhebliche Oedembildung. U. U. Sepsis mit ähnlich dramatischem Verlauf wie bei Infektion durch Clostridium perfringens.	Relativ häufig Infektion durch mehrere Clostridien-Arten und/oder andere Anaerobier (gilt auch für den klassischen Gasbrand, s. o.). Ebenfalls Produktion von Exotoxinen.
Clostridium septicum (»vibrion septique«)	1–4 Tage	Ähnlich wie Infektion durch Clostridium novyi.	Bildet auch Exotoxine.
Clostridium histolyticum	1–4 Tage	Vorwiegend lokale nekrotisierende Infektion mit Oedem-, jedoch kaum Gasbildung.	Keine gut bekannte Exotoxinproduktion, daher wesentlich geringere Allgemeinerscheinungen als in den oben genannten Fällen.
Clostridium bifermentans Clostridium fallax u. a.	1–4 Tage	Ähnlich wie Infektion durch Clostridium histolyticum.	

Tabelle 117 (Fortsetzung)

Erreger	Inkubationszeit	Krankheitsbild(er)	Bemerkungen
Clostridium difficile Clostridium sordetelli u. a.	1–wenige Tage	Clostridien-Enterokolitis oder -Kolitis.	Nicht zu verwechseln mit Nahrungsmittelvergiftungen durch Clostridientoxine (z. B. Rindfleisch, Geflügel).
Bacteroides sp. Bacteroides fragilis Bacteroides melaninogenicus u. a. (22 Spezies) Fusobacterium sp. Fusobacterium nucleatum Fusobacterium necrophorum Fusobacterium mortiferum Fusobacterium varium u. a. (16 Spezies) Leptotrichia sp. Leptotrichia buccalis Leptotrichia innominata Borrelia sp. Borrelia vincenti u. a. Anaerobe Kokken Peptostreptokokken Peptokokken Veillonella sp. Corynebakterien Vibrionen u. a.	Variabel	Bei diesen »endogenen Anaerobiern«, die mehrheitlich – wenn nicht immer – zur normalen Mikroflora des Menschen gehören, handelt es sich um ausgesprochene »Opportunisten«. Vor allem bei Nekrobiose anderer Genese bewirken sie einen zusätzlichen Schaden. Beispiele: Gingivitis necroticans (u. U. zum »Noma« führend), »Alveolarpyorrhoe«, dentogene Abszesse, Lungenabszesse und -gangrän, Infektion von Bronchiektasen, Pleuraempyeme, peritoneale Empyeme (»Abszesse«), Leberabszesse, nicht gonorrhoische gynäkologische Infektionen, ischämisch bedingte Ulzera, periphere Gangrän u. a.. U. U. Hirnabszesse. Hie und da Sepsis.	Die früher als »Fusospirochätosen« bezeichneten Anaerobier-Infektionen werden meistens durch eine anaerobe Mischflora verursacht, wenn auch Gram-negative fusiforme Bakterien und Borrelia vincenti öfters vorkommen. Beispiele: »Plaut-Vincent-Stomatitis (»trench mouth«) und/oder -Angina«, »Mucositis acuta ulcerosa necroticans (Cancrum oris, Noma)«, Balanitis gangraenosa, gangränöse Geschwüre der Vulva, Wundinfektionen u. a. m.

oraler Einnahme der Keime/Sporen kann es zur Ausbildung des *Darmmilzbrandes* kommen. Die beiden letztgenannten Formen führen häufiger als die Pustula maligna zur *Milzbrand-Sepsis,* die immer noch mit einer hohen Letalität verbunden ist.

Ätiologie: Die *Familie der Bacillaceae,* zu der die *Gattung Bacillus* und im besonderen *Bacillus anthracis* gezählt werden, umfaßt Gram-positive, aerob oder fakultativ anaerob sich verhaltende, sporenbildende Stäbchenbakterien. Von den verschiedenen Bacillus-Arten ist der Milzbranderreger praktisch der einzige, der für den Menschen pathogen ist. *Bacillus subtilis,* der u. a. im Heu und im Boden gedeiht, wurde vereinzelt bei massiver Verkeimung von Blutplasmaflaschen nachgewiesen, was u. U. zu einer Sepsis »d'emblée« Anlaß geben kann. *Bacillus cereus* verursacht hie und da eine Lebensmittelvergiftung.
Der etwa 0,8–1 × 2–4 µm messende *Milzbrandbazillus* ist nicht begeißelt und weist an den Enden eine charakteristische konkave Form auf. Virulente Stämme bilden eine Kapsel, die vorwiegend aus einem γ-Polypeptid mit reichlich D-Glutaminsäure besteht. Die Keime bilden – vor allem gegen Ende einer tödlichen Infektion – mittelständige *Sporen,* die an der Außenwelt über Jahre infektionsfähig bleiben. Immerhin können die Sporen durch Kochen in siedendem Wasser während 10 min getötet werden. In vitro wie in vivo bilden Milzbrandbazillen ein *Exotoxin,* das zumindest drei Komponenten aufweist, ein chelierendes Agens und zwei Proteine, die synergistisch u. a. die Gefäßpermeabilität erhöhen. Außerdem sollen sie ein sog. »protektives Antigen« produzieren. Die *Kultur* von Bacillus anthracis in vitro gelingt unter aeroben Bedingungen auf konventionellen Nährböden ohne Schwierigkeit. Die großen, einem »Medusenhaupt« vergleichbaren Kolonien zeigen in der Regel höchstens einen ganz schmalen hämolytischen Hof. Virulente Keime wachsen immer in Form rauher Kolonien, während glatte Kolonien z. T. aus avirulenten Keimen bestehen. Die Milzbrandbazillen besitzen *sowohl Körper- als auch Kapselantigene.* Die ersteren entsprechen Polysacchariden, die letzteren, wie gesagt, Polypeptiden. Das *Wirtsspektrum* von Bacillus anthracis ist sehr groß und umfaßt neben fast allen Säugern auch Vögel und Kaltblütler. Für *Tierversuche* benützt man u. a. Mäuse und Meerschweinchen.

Epidemiologie: Der Milzbrand ist weltweit verbreitet, und wiederholte Ausbrüche der Krankheit wurden u. a. im südlichen Europa, in Afrika, in Asien, in Australien und in Amerika beobachtet. Am häufigsten stellt man den Anthrax bei *Rindern, Pferden, Schafen, Ziegen* und *Schweinen* fest. Der Inzidenzgipfel liegt meistens im Spätsommer. Infektionen in westlichen Ländern werden nicht selten durch *importierte Felle,* die mit Milzbrandsporen kontaminiert sind, verursacht. Im übrigen ist der Milzbrand beim Menschen zum guten Teil eine *Berufskrankheit,* indem er bei Tierärzten, Metzgern, Bauern, Pelzhändlern, Wollearbeitern u. a. wesentlich häufiger auftritt als in der Kontrollpopulation. Wie gesagt, erfolgt die Infektion hauptsächlich durch Eintritt von Sporen in Hautläsionen, seltener durch Inhalation der Keime oder Einnahme derselben per os. Das letztere ist u. a. bei Genuß von zu wenig gekochtem Fleisch erkrankter Tiere in Betracht zu ziehen.

Pathogenese: Über die Infektionsdosis werden z. T. widersprüchliche Angaben gemacht. Nach dem Eintritt der Keime (vor allem Sporen), der – wie schon erwähnt – mehrheitlich durch die Haut, seltener im Lungen- oder Darmbereich erfolgt, kommt es zu-

Tabelle 118. Milzbrand, Listeriose, Diphtherie, Cholera und weitere besondere bakterielle Infektionskrankheiten

Erreger	Inkubationszeit	Krankheitsbild(er)	Bemerkungen
Bacillus anthracis (verschiedene Stämme mit unterschiedlicher Virulenz)	2–5 Tage für die Pustula maligna; für Lungenmilzbrand kürzer	Milzbrand (Anthrax): Nach perkutaner Infektion sog. Hautmilzbrand (Pustula maligna oder das bösartigere maligne Oedem) mit Beteiligung der regionären Lymphknoten, u. U. übergehend in Milzbrandsepsis. Nach Inhalation der Sporen: Primärer Lungenmilzbrand (Hadernkrankheit) mit hämorrhagischer, nekrotisierender Pneumonie und häufig Sepsis; Darmmilzbrand neigt auch eher als der Hautmilzbrand zur Generalisation mit sekundärem Lungenmilzbrand.	Anthrax ist vor allem bei Rindern, Pferden, Schafen, Ziegen und Schweinen verbreitet. Infektion z. T. durch sporenkontaminierte Felle. Anthraxbazillen wirken antiphagozytär und produzieren Exotoxine, die die Permeabilität der Blutgefäße in der Endstrombahn erhöhen.
Bacillus subtilis		Seltene Fälle von Sepsis »d'emblée« nach Infusion verkeimten Blutplasmas.	
Bacillus cereus		Hie und da Lebensmittelvergiftung.	
Listeria monocytogenes	1–2 Wochen oder länger	Listeriose, z. T. als diaplazentar erworbene, disseminierte fetale Listeriose, die meist zur Tot-und/oder Frühgeburt des Kindes führt. Perinatal erworbene Infektionen äußern sich in der Regel nach 1–2 Wochen in Form einer Meningitis. Später acquirierte Listeriose: »Monozytenangina« (glanduläre Form), okuloglanduläre Listeriose, u. U. chronische Sepsis ohne oder mit Endokarditis, Meningitis, Meningoenzephalitis und/oder Polyserositis.	Freisetzung von Toxinen, die besonders Granulozyten schädigen. Listerien sind bekannte Saprophyten und Erreger von Zoonosen. Die intrauterin erworbene Listeriose kann sich bei Überleben des Kindes über den Geburtstermin hinaus als »Granulomatosis infantiseptica« manifestieren.
Erysipelothrix insidiosa (»Rotlaufbazillus«)	1 bis wenige Tage	Erysipeloid (Rotlauf), eine meist umschriebene Infektion an der Hand. Selten Dissemination im Körper.	Vorwiegend eine Berufskrankheit (Metzger u. a.). Infektion bei Verarbeitung des Fleisches von Tieren mit Schweinerotlauf (meist septikämisch).
Corynebacterim diphtheriae	1–7 Tage	Diphtherie, eine lokalisierte Infektion mit Bildung »diphtherischer Membranen« und z. T. systemischen toxischen Erscheinungen (Kardiomyopathie, Lähmungen, u. U. Schock u. a.) infolge Produktion von Diphtherietoxin durch die Keime. Je nach Lokalisation: Rachendiphtherie, Nasendiphtherie, laryngobronchiale Diphtherie (»Krupp«), ferner u. U. Konjunktival-Diphtherie, Vulvovaginitis diphtherica, Otitis media diphtherica, Wunddiphtherie u. a.	Produktion von Diphtherietoxin nur durch sog. lysogene, d. h. von temperierten Phagen (tox +) infizierte Keime der Spezies Corynebacterium diphtheriae, selten Corynebacterium pyogenes. Wirksame aktive Immunisierung mit Hilfe von Diphtherietoxoid, allerdings nur mit Toxin-neutralisierendem Effekt (Kontrolle der Immunität durch Schick-Test).
Corynebacterium pyogenes	Tage	Lokale Eiterungen, u. U. Diphtherie-ähnliche Krankheitszustände.	Zu unterscheiden von nicht menschenpathogenen Keimen, wie: Corynebacterim pseudodiphthericum, Corynebacterium xerosis, Corynebacterium acnes.
Corynebacterium diphtheroides	Tage	Beteiligt an Infektionen durch Anaerobier;	
Vibrio cholerae	6–48 Std	Cholera, mit profuser Diarrhoe, Gefahr der Dehydratation, des hypovolämischen Schocks, einer metabolischen Azidose und eines akuten Nierenversagens (Verlust von Wasser, Kochsalz, Bikarbonat, Kalium u. a.).	Die Choleravibrionen verbleiben im Darmlumen und wirken durch Freisetzung von Choleratoxin (Choleragen), das die Adenylatzyklase der Enterozyten aktiviert.
Vibrio El Tor	6–48 Std	Ähnlich wie Cholera, meist milderer Verlauf.	
Vibrio parahaemolyticus	½–2 Tage	Diarrhoische Erkrankung.	Infektion u. a. durch rohe Schalentiere. Der Keim kommt verschiedenerorts in Küstengewässern vor.
Vibrio fetus		»Vibriosis«, meist eine Ursache von Aborten bei Kühen. Der Mensch infiziert sich selten.	

nächst zu einer lokalen Vermehrung derselben. Verschiedene Beobachtungen sprechen dafür, daß die *Polypeptidkapsel* der Milzbrandbazillen eine *antiphagozytäre Wirkung* hat und so die Erreger zu einem guten Teil vor der Zerstörung durch Neutrophile und Makrophagen zu schützen vermag. Die *Exotoxine,* die vorwiegend, wenn nicht ausschließlich, beim Keimuntergang freigesetzt werden dürften, greifen hauptsächlich an den Gefäßen an und *erhöhen die Permeabilität im Bereich der Endstrombahn.* Auf diese Weise entsteht zunächst lokal ein Ödem, das z. T. mit kleineren Blutungen einhergeht. Vor allem beim primären Lungen- und Darmmilzbrand, weniger beim Hautmilzbrand, kann es anschließend zu einer *Bakteriämie* und schließlich zur *Milzbrandsepsis* kommen. Die Hauptgefahr einer solchen Generalisation liegt in der zunehmenden Toxinbildung, die eine allgemeine Ödemneigung zur Folge hat und zu einem Zusammenbruch des Kreislaufes Anlaß geben kann. Die Immunreaktion von Seiten des Wirtsorganismus scheint in manchen Fällen zu spät wirksam zu werden, um das Geschehen noch aufzuhalten; am ehesten ist eine protektive Wirkung antikapsulärer und antitoxischer Antikörper beim Hautmilzbrand möglich, der in der Regel langsamer progredient verläuft als die beiden anderen Milzbrandformen. Immunreaktionen, die sich nur gegen die Kapselantigene richten, haben verständlicherweise eine geringe Wirkung. Dies ist auch bei der Verwendung von Immunseren zu berücksichtigen.

Morphologisch äußern sich die verschiedenen Formen von Milzbrand wie folgt: Die *Pustula maligna,* die in der Mehrzahl der Fälle an exponierten Körperstellen (Hände, Arme, Kopf, Hals) lokalisiert ist, entwickelt sich über die Bildung einer Papel, die von einem ödematösen und hyperämischen Hof umgeben wird. Nicht selten entstehen im Bereich dieser Läsionen noch Blasen, bevor es zur Ulzeration kommt. Auch die zentral geschwürig zerfallene, oft schwarzrot verfärbte, fortgeschrittene Pustula maligna wird oft von kleinen Vesikeln umgeben. In einzelnen Fällen stellt sich am Ort der Erstinfektion anstelle einer Pustel ein sog. *malignes Ödem* ein, das häufiger als die maligne Pustel von einer allgemeinen Ausbreitung der Milzbranderreger gefolgt ist. Selten kompliziert sich das Geschehen durch Eiterung infolge Sekundärinfektion (pyogene Keime). Die regionären *Lymphknoten* schwellen an und zeigen ebenfalls ein z. T. *hämorrhagisches Ödem.* Entsprechende Veränderungen finden sich beim *Lungenmilzbrand,* bei dem außer dem Austritt einer eiweißreichen Flüssigkeit und roter Blutkörperchen in die Alveolen z. T. auch ein gewisses Maß von *Nekrobiose* mit relativ *geringer akut-entzündlicher Reaktion* erkennbar ist. Die Art der Veränderungen bei Befall der *Meningen, seröser Höhlen* u. a. entspricht ebenfalls in erster Linie einem hämorrhagischen Ödem. *Milzbrandbazillen,* die man mit Hilfe der Gram-Färbung leicht darstellen kann, finden sich im Bereich der Primärinfektionsstelle und der regionären Lymphknoten in großer Zahl; im Fall einer *Milzbrandsepsis* treten sie in den verschiedensten Geweben/Organen in Erscheinung. Die parenchymatösen Organe erscheinen trüb geschwellt. Die *Milz* erscheint meistens vergrößert und blutreich, aber kaum so schwarzrot, wie dies bei Tieren mit enterogenem Milzbrand der Fall ist (der Name »*Anthrax*« stammt von der Milzfarbe bei Tieren, die an dieser Krankheit zugrunde gingen; im Französischen spricht man von »*Charbon*«).

Folgen und **Symptome:** Die *maligne Pustel,* die sich im Verlauf von 2–5 Tagen nach Infektion entwickelt, juckt mehr als sie schmerzt. Die oben geschilderte Beschaffenheit derselben, vor allem das ausgesprochene Ödem und die Tendenz zu Blutungen im Gewebe, gibt wichtige diagnostische Hinweise. Nach ungefähr 5 Tagen beginnt das Geschwür in der Regel kleiner zu werden und z. T. abzuheilen. Die regionären Lymphknoten sind in der Regel palpabel. Bei *disseminiertem Anthrax* bestimmen hohes Fieber, rascher Kräftezerfall und ein oft perakuter Verlauf das Bild. Bei *Lungenmilzbrand* (z. B. »*woolsorter's disease*«) stehen die Symptome einer schweren Pneumonie im Vordergrund, oft mit Dyspnoe, Zyanose und teilweise Hämoptyse. Hie und da stellen sich Zeichen einer *Mediastinitis* ein, mit Dilatation der Halsvenen u. a. Der *Darmmilzbrand,* der sich wahrscheinlich nur nach Einnahme enormer Mengen von Keimen bzw. Sporen ausbildet, geht mit einer schweren Enteritis einher, die oft durch blutig-flüssige Entleerungen gekennzeichnet ist. Diese Form der Erkrankung ist bei weidenden Tieren das übliche. Die *Diagnosestellung* wird dadurch erleichtert, daß sich die Milzbranderreger schon lichtmikroskopisch ohne Schwierigkeit erkennen lassen. Zur Sicherung der Verdachtsdiagnose legt man in der Regel aerobe Plattenkulturen an und injiziert infiziertes Material Mäusen s. c. oder i. p. Für epidemiologische Untersuchungen bedient man sich u. U. des Agar-Gel-Präzipitin-Hemmungstestes. *Therapeutisch* wirken verschiedene Antibiotika; am häufigsten benützt man Penizillin. Die *Letalität* des Hautmilzbrandes, die früher 5–20% betrug, ist seit der Einführung einer derartigen Behandlung auf weniger als 1% gesunken. Der Lungenmilzbrand endet immer noch in der Mehrzahl der Fälle tödlich. Hinsichtlich der *Prophylaxe* ist vor allem die Sterilisation roher Wolle zu nennen. Die bisher angewandten Schutzimpfungen bieten nur beschränkten Schutz.

Beispiel:

- Verschiedene Milzbrandbazillen-Stämme zeichnen sich nicht selten durch *ungleiche Virulenz* aus; die Kapsel von Bacillus anthracis ist wohl eine Voraussetzung für die Pathogenität der Keime, scheint aber nicht eigentlicher Virulenzträger zu sein.

195.2. Listeriose

Definitionen: Die durch *Listeria monocytogenes* hervorgerufene *Listeriose* ist vor allem als akute septische Infektionskrankheit von Neugeborenen bekannt *(Neugeborenen-Listeriose).* Sie kann aber auch im Sinn einer *chronischen Sepsis,* ohne oder mit *Endokarditis,* als *Meningitis* oder *Meningoenzephalitis,* als *»Monozytenangina« (glanduläre Form«),* als *okuloglanduläre Listerose* (bzw. *Haut- und Konjunktivallisteriose*), als *Polyserositis* u. a. m. in Erscheinung treten.

Ätiologie: Die *Gattung Listeria* ist zur Zeit noch nicht einer bestimmten Familie zugeordnet. Soweit bekannt, stellt *Listeria monocytogenes* die einzige Spezies dieses Genus dar. Es handelt sich um ein kleines, z. T. pleomorphes, 0,5 × 1–3 μm messendes, Gram-positives, peritrich begeißeltes, nicht sporenbildendes Stäbchenbakterium, das sich auf *konventionellen Nährböden* in einem ziemlich weiten Temperaturbereich züchten läßt. Der Geißelapparat kommt vor allem bei etwa 20 °C zur Ausbildung; bei Körpertempertur erscheint er rudimentär. Unter aeroben Bedingungen gelingt die Kultur besser als unter anaeroben. Die kleinen Kolonien zeigen ein geringes Maß von β-Hämolyse. Listerien verhalten sich in bezug auf biochemische Leistungen wenig aktiv und spalten nur einzelne Zucker und reduzieren u. a. 2,3,5-Triphenyltetrazolium-Chlorid. Aufgrund von Körper(O)- und Geißel(H)-*Antigenen* lassen sich mindestens 12 Typen und Subtypen unterscheiden. Zum Tierversuch benützt man u. a. den sog. *Anton-Test,* bei dem Kaninchen oder Meerschweinchen 3–5 Tage nach Inokulation des Konjunktivalsackes eine Keratokunjunktivitis aufweisen. Die generalisierte Listeriose erzeugt beim Kaninchen eine hochgradige Monozytose und wirkt bei der Maus tödlich, wobei herdförmige Lebernekrosen zu beobachten sind. Listeria monocytogenes setzt – vermutlich vor allem oder ausschließlich beim Keimuntergang – zytolytisch wirkende *Toxine* frei, die neutrophile Granulozyten mehr zu schädigen scheinen als Makrophagen. Diese Toxine haben offenbar eine gewisse Verwandtschaft mit Leukozidin und Hämolysinen, die von pathogenen Staphylokokken gebildet werden.

Epidemiologie: Außer in der Antarktis sind Listerien auf jedem Kontinent verbreitet. Man kennt sie vor allem als *Saprophyten,* die in der Erde, im Schlamm, in Gewässern und auch im Bereich der mehr oder weniger trockenen Vegetation vorkommen. Obwohl die Keime häufig in Kanalisationen, Silos und anderen Einrichtungen in der Nähe menschlicher Behausungen nachgewiesen werden können, tritt die Listeriose nur sporadisch in Erscheinung, allerdings mehr in städtischen als in ländlichen Bezirken. Da die Listeriose eine bekannte *Zoonose* ist, und die Keime nicht nur mit der Milch, sondern auch mit den Fäzes ausgeschieden werden, nimmt man an, daß die Affektion im wesentlichen von Tieren auf den Menschen übertragen wird. Dabei ist zu berücksichtigen, daß Listerien an der Außenwelt ausgesprochen resistent sind, und die oben erwähnte Kontamination von Erde und Wasser sowie anderen Materials ebenso sehr als Infektionsquellen in Betracht kommen. Zudem besteht die Möglichkeit einer Infektion durch Genuß infizierten rohen Fleisches. Außer der gut dokumentierten *Übertragung von Listerien von Mutter auf Kind* besitzen wir über die Transmission dieser Krankheit erst lückenhafte Kenntnisse. Sie wird vor allem bei Säuglingen im Alter von weniger als 1 Monat (20–30% der Fälle) und bei Personen im Alter von mehr als 40 Jahren (50–60% der Fälle) beobachtet.

Pathogenese: Die pränatale, d. h. transplazentare Infektion des Kindes führt in der Regel zu einer *disseminierten fetalen Listeriose,* die in der Mehrzahl der Fälle zur Früh- und/oder Totgeburt des Kindes Anlaß gibt, oder das letztere stirbt kurze Zeit, nachdem es zur Welt kam. *Während der Geburt erworbene Listeriosen* manifestieren sich in der Regel erst 1–2 Wochen später, mehrheitlich in Form einer *Meningitis.* Bei *Erwachsenen* wird das Auftreten einer Listeriose durch eine Reihe von Krankheiten begünstigt, u. a. durch maligne neoplastische Prozesse (u. a. maligne Lymphome), Alkoholschäden, kardiovaskuläre Störungen, Diabetes mellitus, Tuberkulose u. a. m. Auch Bestrahlungen, Therapie mit Kortikosteroiden und/oder Zytostatika können eine erhöhte Anfälligkeit zur Folge haben. Tierexperimentelle Beobachtungen haben deutlich gemacht, daß für die Abwehr der Listerien vor allem die *zellgebundenen Immunreaktionen* von Bedeutung sind, deren Wirksamkeit bei den oben genannten Zuständen erheblich reduziert ist. Soweit bisher bekannt, besitzen die Listerien keine oberflächlichen antiphagozytären Faktoren, dagegen *vermögen sie sich z. T. innerhalb von Makrophagen zu vermehren.* Die eingangs erwähnten *Toxine* wirken in erster Linie auf Neutrophile, die an sich zur Abtötung dieser Keime fähig wären. Über die Bedeutung humoraler Antikörper bei Listeriose gehen die Meinungen auseinander. Mechanismen, die der vor allem in Tierversuchen deutlichen *Monozytenmobilisation und -vermehrung* zugrunde liegen, sind noch wenig erforscht.
Die einzelnen Stämme von Listeria monocytogenes zeichnen sich durch erhebliche Virulenzunterschiede aus. Diese und die – von Fall zu Fall variierende – Wirtsabwehr dürften den Hauptgrund dafür bilden, daß die Listeriose in so vielfältigen Formen in Erscheinung tritt, lokalisiert oder generalisiert sein sowie eitrige, granulomatöse oder andere entzündliche Reaktionen hervorrufen kann und dementsprechend voneinander abweichende klinische Krankheitsbilder erzeugt.

Morphologisch äußert sich die intrauterin erworbene Listeriose oft unter dem Bild einer *Granulomatosis infantiseptica,* der zahlreiche, oft petechiale Blutungen und Nekroseherde – seltener Abszesse – mit geringer granulomatöser Reaktion in den verschiedensten Organen das Gepräge geben. Die *Listerien-Meningitis* hat meistens purulenten Charakter und läßt sich makro- und mikroskopisch kaum von anderen Formen eitriger Hirnhautentzündung unterscheiden. Bei *Listerien-Sepsis* zeigt sich eine gewisse Ähnlichkeit der Befunde mit denen bei Typhus abdominalis, d. h. es finden sich in vielen Organen kleine, vorwiegend aus Makrophagen bestehende Granulome, z. T. auch Nekroseherde geringer Ausdehnung. Die *okuloglanduläre Listeriose* kennzeichnet sich ebenfalls durch eine granulomatöse Reaktion, jedoch meist mit deutlicher aktivierten Makrophagen.

Folgen und **Symptome:** Über die *Inkubationsperiode,* die sich z. B. an eine transplazentare, aerogene oder perorale Infektion anschließt, besitzen wir keine zuverlässigen Angaben. Kinder mit *Granulomatosis infantiseptica (septische oder miliare Granulomatose)* machen einen schwerkranken Eindruck, zeigen erhebliche kardiorespiratorische Störungen und erbrechen oft. In der Regel besteht auch eine Diarrhoe. Die Haut ist in typischen Fällen von dunkelroten Papeln besetzt, vor allem an den unteren Extremitäten. Fieber ist nicht immer vorhanden. Typischerweise findet man im *Mekonium von Neugeborenen mit fetal erworbener Listeriose massenhaft Gram-positive Stäbchenbakterien.* Bei *Listerien-Meningitis,* die ungefähr ⅓ der diagnostizierten Fälle von Listeriose ausmachen und vor allem bei Kindern im Alter von wenigen Wochen beobachtet wird, entsprechen Symptome und Zeichen weitgehend denen bei eitriger Entzündung anderer Ätiologie. Bei *Erwachsenen* mit *Listerien-Bakteriämie bzw. -Sepsis* haben wir es in der Regel mit einem hochfiebrigen Zustand zu tun, der sich klinisch von anderen Formen der Sepsis kaum unterscheiden läßt. Die seltene *okuloglanduläre Listeriose* geht mehrheitlich mit Eiterbildung einher und kann zur Ausbildung von Kornealulzera führen. Die *Diagnose* stützt sich auf den Erregernachweis. Schon mikroskopisch kann man z. B. an Ausstrichen von Fruchtwasser, Lochialsekret, Eiter oder anderem Exsudat die Diagnose mit großer Wahrscheinlichkeit stellen. Die Kultur gelingt – abgesehen von Mischinfektionen – meistens ohne Schwierigkeit, wobei zur Identifizierung der Listerien u. a. die typischen kleinen Kolonien von höchstens etwa 2 mm Durchmesser, die Säurebildung aus Dextrose, die fehlende Indolbildung sowie die Beweglichkeit bei 20 °C, nicht aber bei 37 °C, von Nutzen sind. Man kann die Keime auch *serologisch* nachweisen, allerdings ist hier mit Kreuzreaktionen zu rechnen, die sich gegen andere Bakterien (u. a. Staphylokokken) richten. Die Gruber-Widal-Reaktion hat bei Listeriose nur einen beschränkten Wert, da viele gesunde Individuen einen hohen Agglutinintiter aufweisen (Verdünnungen von mehr als 1 : 400); allerdings handelt es sich bei Anti-Listerien-Antikörpern fast ausschließlich um solche der IgM-Klasse, was diagnostische Hinweise liefert. Das *Blutbild* zeigt in der Regel eine Neutrozytose; die für Listeriose von Nagetieren recht typische Monozytose kommt beim Menschen in der Regel nicht zustande. *Differentialdiagnostisch* müssen bei Schäden des Feten andere, häufigere Ursachen von der Listeriose abgegrenzt werden, im besonderen Rh-Inkompatibilität, Lues, Toxoplasmose u. a. m. Bei Leptomeningitiden, Endokarditiden, Polyserositiden und Bakteriämie sowie auch bei Konjunktivitis besteht die Möglichkeit, daß Listerien z. B. als »apathogene Diphtheroide« abgetan werden. Zudem muß auf die Wichtigkeit der Verwendung selektiver Medien zum kulturellen Nachweis von Listerien bei Mischinfektionen hingewiesen werden. *Therapeutisch* kommen verschiedene Antibiotika in Frage, u. a. Penizillin, Erythromyzin und Tetrazykline. Bei akuten postnatal erworbenen Formen von Listeriose erweist sich diese Behandlung in manchen Fällen als kurativ. Bei chronischen Infektionen gelangen z. T. auch Sulfonamide zur Anwendung. Die *fetal erworbene Listeriose* endet demgegenüber meistens mit dem Tod.

Beispiele:
- Die *Infektion des Fetus* durch Listerien kann u. U. schon im 5. Schwangerschaftsmonat erfolgen. Nicht selten ist die Mutter asymptomatisch oder weist nur geringe Krankheitserscheinungen auf.
- Die kulturelle Isolierung von Listeria monocytogenes bereitet u. U. bei *Mischinfektion* durch Keime, wie Corynebacterium sp., Streptococcus sp. und Erysipelothrix insidiosa, Schwierigkeiten.

195.3. Erysipelothrix-Infektionen

Definitionen: Das durch *Erysipelothrix (»Rotlaufbazillus«),* im besonderen *Erysipelothrix insidiosa,* hervorgerufene *Erysipeloid (Rotlauf)* ist in der Regel eine umschriebene Infektion, die sich der Mensch bei Handhabung des Fleisches von Schweinen mit Schweinerotlauf, einer septischen Erkrankung dieser Tiere, erwirbt. In Ausnahmefällen bleibt der Prozeß nicht lokalisiert, sondern führt zu Endokarditis, Arthritis u. a. m.

Ätiologie: *Erysipelothrix insidiosa,* ein Gram-positives, unbegeißeltes, nicht sporenbildendes, kleines, 0,2–0,4 × 0,5–2 μm messendes Stäbchenbakterium, läßt sich auf verbesserten *Nährböden* aerob und anaerob kultivieren. Dabei bilden sich in der Regel kleine Kolonien von wenig mehr als 1 mm Durchmesser. In den für Corynebacterium sp. bestimmten Selektivmedien wächst der Keim nicht. Nach Kultivierung während ungefähr 2 Tagen zeigt sich meist eine α-Hämolyse. Biochemisch gilt Erysipelothrix als »wenig aktiv« und an der Außenwelt erweist sie sich als ziemlich resistent. Aufgrund antigenischer Eigenschaften lassen sich mehrere Typen bzw. Gruppen dieser Spezies auseinanderhalten.

Epidemiologie: Das Erysipeloid des Menschen ist in der Mehrzahl der Fälle eine Berufskrankheit, indem sich z. B. Metzger bei der Verarbeitung des Fleisches von Tieren mit Schweinerotlauf, einer meist septikämischen Krankheit, infizieren. Nicht selten erfolgt die Übertragung der Keime auch durch kontaminierte Instrumente, im besonderen Messer.

Pathogenese: Die Infektion bleibt fast immer lokalisiert, d. h. auf die Umgebung des Eintrittsortes beschränkt. Äußerst selten kommt es zu einer Generalisation des Prozesses, wobei hie und da ein Befall von Herzklappen, Gelenken u. a. notiert wurde.

Morphologisch erscheint das Erysipeloid zunächst als eine makulopapulöse Läsion mit scharfer Begrenzung, die dann mit einer Geschwindigkeit von ungefähr 1–2 cm pro Tag um sich zu greifen pflegt. Befallen sind vor allem die Hände. Eine Beteiligung der regionalen Lymphknoten gehört nicht zum typischen Bild. Mit der Zeit klingt der Prozeß wieder ab. Mikroskopisch bietet sich das Bild einer »unspezifischen« Entzündung mit aktiver Hyperämie und Ödem sowie Infiltraten vor allem durch neutrophile Granulozyten, später auch Histiozyten sowie Lymphozyten und Plasmazellen.

Folgen und **Symptome:** Die Läsion verursacht meistens – neben Jucken – brennende Schmerzen, die ungefähr 2–7 Tage nach Infektion eintreten. Das Erysipeloid klingt in der Regel im Verlauf von ungefähr 3 Wochen ab. Die *Diagnose* kann u. a. durch Einbringen eines, vom vorrückenden Rand des entzündlich veränderten Gebietes entnommenen Biopsiestückes in glukosehaltige Peptonlösung und anschließende Kultur gestellt werden. *Differentialdiagnostisch* sind vor allem das Erysipel und ekzematöse Veränderungen abzugrenzen. *Therapeutisch* haben sich Penizillin G und Erythromyzin bewährt.

195.4. Diphtherie

Definitonen: Die *Diphtherie,* eine unter natürlichen Bedingungen nur beim Menschen vorkommende, in ihrer typischen Form schwere Krankheit, wird von *Corynebacterium diphtheriae* verursacht. Es handelt sich im wesentlichen um eine im Oropharynx und oberen Respirationstrakt *lokalisierte Infektion,* die über zwei verschiedene Mechanismen lebensbedrohliche Formen annehmen kann: Einesteils erfahren die befallenen Schleimhäute eine fibrinös-nekrotisierende Entzündung *(»diphtherische Membranen«),* die bei Ausdehnung des Prozesses in den Tracheobronchialbereich mit Erstickungsgefahr verbunden ist; andernteils bilden die Erreger mindestens *ein* hochwirksames Exotoxin *(Diphtherietoxin),* das in erster Linie das Herz und die Nerven angreift. Je nach der Lokalisation der diphtherischen Membranen spricht man von *Rachendiphtherie* (mehr als 50% der Fälle), *Nasendiphtherie* (seltener, vor allem bei Kindern anzutreffen), *laryngobronchialer Diphtherie (»Krupp«,* Erstickungsgefahr) sowie selteneren, anderen Formen, wie der *Konjunktival-Diphtherie,* der *Vulvovaginitis diphtherica,* der *Otitis media diphtherica,* der *Wunddiphtherie* sowie der – heute hierzulande kaum mehr vorkommenden – *Nabeldiphtherie* der Neugeborenen. Besonders gefürchtet ist der sog. *deszendierende Krupp.* Bei der *Diphtheria maligna,* die meist mit multifokalen bzw. ausgedehnten und widerlich riechenden Belägen im Bereich des Rachens sowie z. T. des Tracheobronchialsystems einhergeht, handelt es sich um einen progredienten Verlauf, dem – falls es nicht vorher zur Erstickung kommt – die Toxinwirkung mit Kardiomyopathie *(»Myokarditis«), Lähmungen* und u. U. *Schock* das Gepräge geben *(»exotoxische Krankheit«).* In solchen Fällen erleiden in der Regel auch die Skelettmuskulatur und verschiedene innere Organe, wie Leber und Nieren, ein gewisses Schadenmaß.

Zur **Ätiologie:** Die Gruppe der *Korynebakterien* mit der Gattung *Corynebacterium* umfaßt mehr als 30 Spezies. Abgesehen vom *Corynebacterium diphtheriae* sind noch einige weitere Arten menschenpathogen, z. B. *Corynebacterium pyogenes,* das lokale Eiterungen und Diphtherie-ähnliche Zustände erzeugen kann, sowie *Corynebacterium diphtheroides,* ein streng anaerober Keim (s. Anaerobier-Infektionen, S. 1937). Beim Menschen finden sich außerdem *Corynebacterium xerosis, Corynebacterium acnes* u. a. m., die klinisch keine wesentliche Bedeutung haben. Vom Corynebacterium diphtheriae ist das apathogene *Corynebacterium pseudodiphthericum* abzugrenzen. Tierpathogene Spezies umfassen u. a. *Corynebacterium pyogenes, Corynebacterium murisepticum, Corynebacterium renale* und *Corynebacterium bovis.* Neuerdings benützt man im Rahmen der sog. »Immuntherapie« u. a. *Corynebacterium parvum* oder *Corynebacterium granulosum.*
Korynebakterien sind Gram-positive, unbegeißelte, z. T. etwas gebogene, nicht sporenbildende Stäbchenbakterien, die bei Färbung Granula erkennen lassen und an den Enden oft keulenförmige Verdickungen zeigen (»koryne« = Keule). *Corynebacterium diphtheriae* mißt 0,5–1 × 2–6 μm und weist unregelmäßig verteilte, häufig an den kolbenartig verdickten Enden lokalisierte sog. Polkörperchen (Polkörnchen) auf: Diese Gebilde lassen sich mit Hilfe von Anilinfarben besonders gut darstellen und verleihen den Bakterien ein perlschnurartiges Aussehen (sog. metachromatische Granula, Babes-Ernst'sche Körperchen). In gefärbten Ausstrichen liegen die Keime nicht selten parallel oder im spitzen Winkel zueinander. Echte Verzweigungen finden sich manchmal in *Kulturen.* Für die letzteren sind besondere Nährböden erforderlich, im besonderen das sog. Löffler-Serum (Rinderserum mit 2% Glukose) oder – noch besser – die sog. Clauberg-Platten, die als Selektivmedien benützt werden. Die schwarze Farbe der auf diesen Platten wachsenden Kolonien beruht auf einer Reduktion von Tellurit zu metallischem Tellur, und die umgebende Blaufärbung ist die Folge einer Säurenbildung aus Glukose bei Zusatz von Wasserblau als Indikator. Auf zysteinhaltigem Blutagar entstehen – je nach Stamm – schmutzig-graue, z. T. hämolysierende und rauhe oder feine und glatte oder schließlich große, meist hämolysierende, weißliche Kolonien. Früher unterteilte man die Diphtheriebakterien aufgrund dieser Besonderheiten in verschiedene Typen (»gravis«, »intermedius« und »mitis«); diese Klassierung korreliert indessen nicht mit der Schwere des Krankheitsbildes, weshalb man sie nicht mehr verwendet. Zur Bildung von *Diphtherietoxin* sind nur sog. lysogene, d. h. von temperierten Phagen (tox +) infizierte Keime der Spezies Corynbacterium diphtheriae (allenfalls auch Corynebacterium pyogenes) befähigt. In vitro hängt die Toxinbildung vor allem vom Eisengehalt des Mediums ab, abgesehen von weiteren Faktoren, wie Aminosäurenkonzentrationen, pH, Kohlenstoff- und Stickstoffquellen verschiedener Art u. a. m. Diphtherietoxin ist ein hitzelabiles Polypeptid mit einem Molekulargewicht von ungefähr 62000, das bereits in einer Dosis von 0,1 μg/kg Körpergewicht letal wirkt. Durch Spaltung von Disulfidbindungen kann man das Molekül in zwei Fragmente teilen: Fragment B (Molekulargewicht etwa 38000) ist für den Transport des Fragmentes A, der eigentlichen toxischen Komponente, in die Zelle verantwortlich. Fragment A inaktiviert nach neueren Erkenntnissen den Elongationsfaktor EF-2 (s. Abb. 145, S. 900), indem es eine Reaktion katalysiert, bei der freies Nikotinamid und ein inaktiver ADP-Ribose-EF-2-Komplex entstehen. Auf diese Weise wird die Proteinsynthese unterbrochen, was mit zahlreichen Zellfunktionen interferieren dürfte. Diphtherietoxin ist für verschiedene Tiere toxisch; zu diagnostischen Zwecken benützt man in der Regel das Meerschweinchen. Als gutes Immunogen kann *Diphtherietoxoid* zur Immunisierung von Menschen und Tieren sowie zur Gewinnung von hochwertigem *Antitoxin* verwandt werden. Möglicherweise bilden die Diphtheriebakterien noch weitere Toxine, u. a. eines, das für die lokalen Gewebeschäden mitverantwortlich sein könnte.

Epidemiologie: Natürlicherweise kommt die Diphtherie *nur beim Menschen* vor, obschon – wie gesagt – das Wirtsspektrum keineswegs auf diesen beschränkt ist. Die Krankheit ist weltweit verbreitet, vor allem bei Kindern anzutreffen und in den Wintermonaten gehäuft zu beobachten, heutzutage allerdings in viel geringerer Inzidenz als früher (s. Folgen der Impfung, unten). Die Übertragung erfolgt fast immer durch *Tröpfcheninfektion.* Da die Diphtherie im wesentlichen eine *antitoxische Immunität* hinterläßt, und auch die Impfung mit Diphtherietoxoid einen entsprechenden Effekt hat, eine antibakterielle Immunität jedoch meist nicht deutlich zum Ausdruck kommt, gibt es *gesunde Bakterienträger,* denen eine erhebliche epidemiologische Bedeutung zugemessen werden muß. Da die Keime an der Außenwelt ziemlich resistent sind und während mehr als eines Monats infektionsfähig bleiben, hat man auch mit Infektionen durch Staub und kontaminiertes Material verschiedener Art zu rechnen (z. B. Spielzeug). In Analogie zum Dick-Text bei Scharlach kann mit Hilfe des *Schick-Tests* die antitoxische Immunität von Einzelpersonen geprüft werden: Bei Vorhandensein antitoxischer Antikörper in genügender Konzentration führt die intrakutane Injektion einer kleinen Menge von Diphtherietoxin zu keiner Reaktion. »Falsch positive« Reaktionen, d. h. unspezifische Rötungen an der Injektionsstelle, können auf entzündungsauslösendem Material verschiedener Art beruhen.

Pathogenese: Die *Eintrittspforte* der Erreger ist am Ort der oben erwähten lokalisierten Infektion zu suchen, d. h. vor allem im Nasenrachenraum und z. T. im Tracheobronchialbereich, abgesehen von den anderen aufgeführten Möglichkeiten. Die auf dem Epithel sich vermehrenden Erreger führen im Verlauf weniger Tage zu einer *Epithelnekrose,* die in typischen Fällen *auf den subepithelialen Bereich der Schleimhaut übergreift* und zu einer fibrinös-nekrotisierenden Entzündung Anlaß gibt. Mit zunehmender Zahl der Diphtheriebakterien und progressiver Zerstörung der oberflächlichen Schleimhautpartien sind die Voraussetzungen für eine steigende *Toxinabgabe in die Blutzirkulation* gegeben. Es wird angenommen, daß Fragment B des Diphtherietoxins mit der Oberfläche der Zielzellen (u. a. Myokardiozyten und Neuronen, daneben auch Parenchymzellen verschiedener Organe) eine Bindung eingeht und den Eintritt des toxischen Fragments A in das Zellinnere ermöglicht. Über die Mechanismen der Toxinspaltung weiß man wenig. Der toxodynamische Effekt des Diphtherietoxins beruht in erster Linie auf einer *Hemmung oder gar Unterbrechung der Proteinsynthese* (s. o.), was sich – aus kaum geklärten Gründen – vor allem am *Myokard* und an *Nerven* äußert. Zu dieser einen, u. U. tödlichen Gefahr der Diphtherie gesellen sich bei schwerer Erkrankung z. T. ebenso bedrohliche Komplikationen infolge *Verlegung der Atemwege durch dicke diphtherische Membranen bzw. Pseudomembranen,* die besonders bei »Abrutschen« in distaler Richtung lumenverschließend werden und so zur Erstickung führen können.

Morphologisch zeigen sich bei *Rachen- und Tracheobronchial-Diphtherie* folgende Veränderungen: Zunächst geht im Zusammenhang mit der massiven oberflächlichen Keimvermehrung nur das Epithel zugrunde, das zusammen mit dem fibrinös-leukozytären Exsudat sog. *Pseudomembranen (»diphtheroide Membranen«)* bildet. In diesem Stadium lassen sich die Beläge meist abstreifen, ohne daß es zu einer nennenswerten Blutung kommt. In fortgeschrittenen Phasen des Prozesses greift die Nekrose auch auf das subepitheliale Gewebe über, an dem das Fibrinmaschennetz mit den darin eingelagerten Granulozyten ziemlich fest haftet: Hier haben wir es mit den echten *diphtherischen Membranen* zu tun, nach deren Entfernung das darunter liegende Gewebe meistens zu bluten beginnt. In den nekrotischen Massen finden sich zahlreiche färberisch darstellbare Korynebakterien. Das darunter liegende, noch erhaltene Gewebe weist einen wechselnden Grad von Hyperämie und/oder Ödem auf, neben ziemlich dichten Infiltraten, an denen sich zunächst vor allem neutrophile Granulozyten, später auch Makrophagen sowie schließlich Lymphozyten und Plasmazellen beteiligen. Die letztgenannten Zellarten treten aber in der Regel nicht vor Ablauf einiger Tage nach Krankheitsbeginn in nennenswerter Zahl in Erscheinung. Da und dort sind kleine Blutgefäße durch hyaline Thromben verschlossen. Blutaustritte geringeren Ausmaßes stellen einen häufigen Befund dar. Bei längerem Andauern des Prozesses bildet sich unter der diphtherischen Membran z. T. eine dünne Schicht von Granulationsgewebe. In den *regionären Lymphknoten* macht sich mit der Zeit eine Keimzentrenvermehrung und -vergrößerung bemerkbar, wobei oft zahlreiche tingible Körper auftreten.

Die *Wirkungen des Diphtherietoxins* zeigen sich besonders häufig am *Myokard,* das eine trübe Schwellung sowie anschließend eine feintropfige Verfettung der Muskelzellen erkennen läßt, verbunden mit einem interstitiellen Ödem. Die Veränderungen leiten in die Nekrose zahlreicher Myokardiozyten über, die von einer entzündlichen Reaktion begleitet wird. Man kann demnach von einer Myokardiopathie mit anschließender Myokarditis reden. An der letzteren beteiligen sich neben einigen Neutrophilen vor allem auch Histiozyten/Makrophagen. Heilt der Prozeß ab, bleibt z. T. eine leichte diffuse bis kleinherdige Fibrose zurück. Parenchymschäden ähnlicher Art erkennt man in den *Nieren,* insbesondere an den Hauptstücken, die in schweren Fällen eine nicht eitrige interstitielle Nephritis und Proteinurie aufweisen. Das *Leberparenchym* erscheint ebenfalls geschwollen; Nekroseherde sind hier jedoch seltener anzutreffen. Die *peripheren Nerven,* für die das Diphtherietoxin eine besondere Affinität zu haben scheint, lassen einen teilweisen Markscheidenzerfall und eine wechselnde Schwellung der Achsenzylinder erkennen; ein eigentlicher Achsenzylinderuntergang gehört indessen nicht zum üblichen Bild. In besonderem Maß sind die Nerven betroffen, die die Gaumen-, Rachen- und Hypopharynxgegend versorgen: Vermutlich fällt hier Diphtherietoxin in höherer Konzentration an. Aber auch die Augennerven können erhebliche Schäden erleiden. Die Skelettmuskulatur läßt hie und da eine wachsartige Veränderung erkennen.

Folgen und **Symptome:** Die Inkubationsperiode dauert etwa 1–7 Tage. Die lokalen Symptome hängen von dem Ort der Schleimhautschäden ab (s. u.). Sofern es nicht zu einer Sekundärinfektion durch andere Bakterien kommt, stellt sich höchstens mäßiges Fieber ein. Die *Nasendiphtherie* (vor allem bei Kindern) betrifft in manchen Fällen nur eine Seite, wobei typische Beläge auftreten und sich in der Regel ein serosanguinolentes Exsudat bildet. Bei der *Rachendiphtherie* lassen sich die anfänglich auftretenden, dünnen, pseudomembranösen (»diphtheroiden«) Beläge noch leicht und ohne eine nennenswerte Gewebsblutung hervorzurufen abstreifen. Mit der Zeit verdicken sich die im Pharynx und über den Tonsillen sich ausbreitenden Beläge zu gräulichen und schließlich z. T. schwärzlichen echten diphtherischen Membranen, die man kaum ablösen kann, ohne einen Blutaustritt aus der denudierten Schleimhaut hervorzurufen. Kompliziert sich der Prozeß durch eine Infektion z. B. durch β-hämolytische Streptokokken der Gruppe A, erscheint die Mukosa in der Umgebung der Beläge stark gerötet. In solchen Fällen sind auch die Schluckbeschwerden stärker ausgeprägt, und im Blut nimmt die sonst eher mäßige Leukozytose (vor allem Neutrozytose) zu. Bei der sog. *malignen Diphtherie* gesellt sich zu der sich ausbreitenden membranösen Entzündung im Rachenbereich ein Ödem im Halsgebiet. Die Sprache wird wegen Schwellung der Weichteile (u. a. auch der Zunge) undeutlich bis verwaschen, und die Atmung bereitet mehr und mehr Schwierigkeiten. In solchen Fällen, die sich meist durch einen extremen Foetor ex ore kennzeichnen und auch mit einer Vergrößerung der zervikalen Lymphknoten einhergehen, treten bald allgemeine Symptome auf, insbesondere eine ausgesprochene Schwäche, Purpura-artige Blutungen, vor allem am Hals und im oberen vorderen Brustbereich, sowie zentralnervöse Störungen, die bis zum Delirium führen können. Die Folgen der *Toxinämie* (s. u.) sind bei der malignen Diphtherie in besonderem Maß ausgeprägt. Die *Kehlkopfdiphtherie* entsteht in der Regel durch Ausdehnung der Beläge auf den Larynx, was eine schwere Atembehinderung nach sich ziehen kann. Diese Gefahr ist noch größer, wenn sich die diphtherischen Membranen auf die *Trachea* ausdehnen oder – was eher selten zutrifft – auf die Bronchien übergreifen: Bei einem derartigen Verlauf besteht eine akute Erstickungsgefahr, der sofort durch Tracheostomie und Absaugen der Beläge begegnet werden muß. Die *bronchopulmonale Diphtherie* gilt nicht nur aus diesem Grund, sondern auch wegen der besonders stark erhöhten Toxinresorption (große Flächen von Bakterienrasen!) als äußerst ernst. Die *kutane Diphtherie* kennt man hierzulande weniger gut als in tropischen und subtropischen Gebieten (»jungle sore«) sowie z. B. im Westen der USA. Meistens handelt es sich um eine Infektion von Wunden, da die Keime die intakte Haut nicht zu durchbrechen vermögen. Die Läsion führt in der Regel zur Ausbildung eines Ulkus, und in einem kleinen Teil der Fälle machen sich allgemeintoxische Erscheinungen bemerkbar. Diphtherische Veränderungen kommen zudem an *weiteren Körperstellen* vor, so z. B. in Bereich der weiblichen Genitalien, im unteren Harntrakt, am Penis u. a. m. Auf die Ohrdiphtherie, die u. U. einen chronischen Verlauf nehmen kann, wurde schon hingewiesen. Von den *toxischen Komplikationen* der Diphtherie sind als erste die Herzschäden zu nennen *(diphtherische Myokardiopathie bzw. »Myokarditis«);* diese geben nicht selten zu Arrhythmien Anlaß, die bis zum Kammerflimmern reichen können. Ein akutes Herzversagen myogener Art ist eigentlich nicht die Regel, dagegen verursachen die durch die später z. T. auftretende Myokardfibrose bedingten Dauerschäden nicht selten eine progressive Dekompensation. In erster Linie wird dabei der rechte Herzventrikel betroffen. Die *periphere »Neuritis«* macht sich am weichen Gaumen und an der Rachenhinterwand oft schon frühzeitig bemerkbar, manchmal schon 2–3 Tage nach Einsetzen der Krankheit. In ungefähr 10% der Fälle entwickeln sich im Verlauf von 2–6 Wochen Lähmungen im Versorgungsgebiet vor allem der Kopfnerven (III., VI., VII., IX. und X.), was mit Störungen der Sprache und des Schluckaktes einhergeht. Man kennt aber auch zahlreiche Fälle mit peripheren Lähmungen anderer Lokalisation, z. B. des Zwerchfells und/oder der Interkostalmuskulatur sowie der Extremitäten. Fast immer haben wir es dabei mit einer *vorwiegend motorischen Störung* zu tun. Hie und da gleicht das Bild dem der Landry'schen Paralyse. Enzephalitische Veränderungen gelten als Ausnahme. Die nervösen Symptome bilden sich bei Rekonvaleszenten fast immer völlig zurück; allerdings nimmt dieser Prozeß z. T. viele Monate in Anspruch. In einigen Fällen von Diphtherie beobachtet man einen plötzlich auftretenden *Schock,* vermutlich infolge der Herzschäden. Die *Diagnosestellung* stützt sich – abgesehen vom klinischen Verdacht bei Auftreten diphtherischer Membranen – auf den *kulturellen Nachweis* von Corynebacterium diphtheriae. Die mikroskopische Direktuntersuchung des Exsudats gilt als wenig zuverlässig. Die *Therapie,* die unter *Isolation* und bei völliger Bettruhe zu erfolgen hat, besteht vor allem in der rechtzeitigen Injektion von *Diphtherie-Antitoxin.* Da dieses meist von Pferden stammt, muß mit dem Auftreten einer Serumkrankheit gerechnet werden. Individuen, die gegen Pferdeserum bereits sensibilisiert sind, können einen anaphylaktischen Schock erleiden. Man sollte daher nie Pferdeserum spritzen, ohne vorher einen Augen- oder Hauttest mit diesem Material gemacht zu haben. Liegt eine Überempfindlichkeit vor, wird eine Desensibilisierung versucht. Allenfalls kann man auf Antiseren anderer Herkunft übergehen. Vor allem bei Kehlkopf-Diphtherie muß der Patient unter strenger Kontrolle gehalten werden, um der Luftwegsobstruktion rechtzeitig begegnen zu können. Stellen sich Zeichen einer Atmungsbehinderung ein, sollte mit der *Tracheostomie* oder der *Intubation* nicht gezögert werden. Selbstverständlich wird man soviel Membranmaterial absaugen wie nur möglich. Zur *antiinfektiösen Therapie* benützt man Antibiotika, wie Erythromyzin oder Penizillin G, u. U. auch Klindamyzin und Rifampin. Der Arzt sollte zudem auf die Bekämpfung eines Schockzustandes vorbereitet sein. Mittel zur Behebung oder Milderung von Herzarrhythmien haben sich nicht sonderlich bewährt.

Weitere **Komplikationen:** Abgesehen von den erwähnten *toxischen Schäden* und der *Erstickungsgefahr,* können *Sekundärinfektionen* in den Vordergrund des Geschehens treten, z. B. die bereits angeführten Streptokokkeninfekte des Pharynx, eine Bronchopneumonie durch verschiedene Keime u. a. m. Eine *Purpura* kommt fast nur im Rahmen einer malignen Diphtherie vor, während leichte *morbilliforme Hautexantheme* auch sonst dann und wann beobachtet werden. Vereinzelt gibt die Myokardiopathie Anlaß zur Bildung wandständiger Thromben und zu *arteriellen Embolien,* z. B. im Hirnbereich. Besonders hervorzuheben bleibt die *Serumkrankheit* (s. Abb. 163, S. 1119) im Anschluß an die Injektion von Diphtherie-Antitoxin.

Zur **Prognose:** Die diphtherischen Membranen bleiben in der Mehrzahl der Fälle nicht länger als etwa eine Woche bestehen, dann setzt die lokale Heilung ein. Bei Anwendung von Antitoxin kann es zu einer kurzdauernden Exazerbation des Prozesses kommen. Die *Letalität* der Diphtherie betrug vor der Ära der passiven Immunisation im Durchschnitt etwa 35%, bei Befall des Larynx sogar 90%. Seit Einführung der Serotherapie haben sich diese Zahlen auf 3,5% bzw. 22% gesenkt, im Mittel auf ungefähr 10%. Gefährdet sind in erster Linie Kleinkinder und alte Leute. Die *Inzidenz der Diphtherie* hat dank der *aktiven Immunisierung* durch Diphtherietoxoid stark abgenommen; allerdings muß man sich der Tatsache bewußt bleiben, daß wir es hier nur mit einer antitoxischen Immunität zu tun haben, und daß Infektionen mit inapperzeptem Verlauf wahrscheinlich ziemlich häufig vorkommen. Zur Kontrolle der erfolgreichen Immunisierung bedient man sich des *Schick-Tests,* d. h. der Injektion einer kleinen Menge von Diphtherietoxin in die Haut, was bei nicht immunisierten Individuen innerhalb von 24 Std eine Rötung erzeugt (positiver Ausfall). Ein negativer Ausfall der Reaktion gilt als Zeichen einer ausreichenden antitoxischen Immunität. Der Schick-Text muß mit allen notwendigen Kontrollen durchgeführt werden, da sog. Pseudoreaktionen (Reaktion auch auf Toxoid-Injektion) und kombinierte Reaktionen (Reaktion sowohl auf Toxin als auch auf Toxoid) vorkommen, vor allem bei älteren Leuten. Die Pseudoreaktion beruht offenbar vor allem auf einer Immunität, die mit Überempfindlichkeit verbunden ist.
Wegen des oft schweren Verlaufs der Diphtherie bei Säuglingen und Kleinkindern empfiehlt sich eine aktive Immunisierung im Alter von 3 Monaten, mit »Booster«-Injektionen im Alter von 1 Jahr und vor Schuleintritt. Bei Individuen, die trotz Immunisation infolge Impfung oder früherer Infektion eine klinisch erkennbare Diphtherie zeigen, kann eine »injection de rappel« mit Diphtherietoxoid vorgenommen werden, da in solchen Fällen der Antikörpertiter relativ rasch anzusteigen pflegt, im Gegensatz zu nicht Immunisierten.

Beispiele:
- *Sekundärattacken von Diphtherie* im Nasenrachenbereich gehören zu den seltenen Beobachtungen, obschon ungefähr 10% der Patienten, die die Krankheit durchgemacht haben, »Schick-positiv« bleiben. Über die mögliche Bedeutung einer antiinfektiösen Immunität nach Diphtherie ist wenig in Erfahrung zu bringen.
- Eine *frühzeitige Behandlung der Diphtherie mit Antibiotika* kann u. U. die Entwicklung der – sonst meist wirkungsvollen – Immunität hindern, so daß solche Individuen ein zweites Mal erkranken können.
- Die *aktive Impfung mit Diphtherietoxoid* hinterläßt, wie gesagt, nur eine antitoxische Immunität, die den Verlauf der Infektion stark mildert oder inapperzept macht, die Besiedlung der Schleimhäute durch Korynebakterien jedoch nicht verhindern kann.

195.5. Cholera

Definitionen: Die *Cholera (Cholera asiatica),* eine durch massive Besiedelung des Dünndarms durch *Vibrio cholerae* verursachte akute Erkrankung, tritt in der Regel epidemisch auf und kennzeichnet sich vor allem durch eine profuse Diarrhoe. Diese beruht auf der Wirkung von *Cholera-Enterotoxin,* das von den im Darmlumen vorhandenen Keimen produziert wird, und führt in schweren Fällen rasch zu einem *lebensbedrohlichen Verlust von Wasser (Exsikkose) sowie von Elektrolyten, im besonderen von Kochsalz, Bikarbonat und Kalium.* Eine Variante der Cholera wird durch *Vibrio El Tor* hervorgerufen; sie nimmt z. T. einen etwas milderen Verlauf als die klassische Form.

Ätiologie: Die zur Familie der *Vibrionaceae* gehörende Gattung *Vibrio* umfaßt u. a. die menschenpathogenen Spezies *Vibrio cholerae* (früher: Vibrio comma), *Vibrio El Tor,* einen besonderen Biotyp, der dem Vibrio cholerae nah verwandt ist, und *Vibrio parahaemolyticus* (s. u.). Bei den Choleraerregern handelt es sich um Gram-negative, mit einer endständigen Geißel bewehrte, leicht gekrümmte, 0,3–0,4 × 1,5–2 µm messende Stäbchenbakterien. In vitro lassen sich die Vibrionen auf allen konventionellen *Nährböden* unter aeroben Bedingungen ohne weiteres züchten, wobei das Wachstum innerhalb eines ziemlich breiten Temperaturbereiches vor allem im alkalischen Milieu (pH 8,5–9) stark ausgeprägt ist (z.B. alkalisches Peptonwasser). Auf Agarplatten entstehen rundliche, feuchtglänzende, transparente Kolonien. Vibrio cholerae baut Mannit und Saccharose zu Säure ab und bildet Indol, Laktose vermag der Keim jedoch nicht zu spalten. Vibrio El Tor kann von Vibrio cholerae aufgrund seines biochemischen Verhaltens unterschieden werden. Die Vibrionen besitzen *sowohl H(Geißel)- als O(Körper)-Antigene.* Anhand der letzteren lassen sich bei Vibrio cholerae wie bei Vibrio El Tor u. a. die Serotypen Ogawa und Inaba auseinanderhalten. Die für die Typenspezifität verantwortlichen Polysaccharide entsprechen den Endotoxinen. Die H-Antigene werden für Differenzierungszwecke kaum herangezogen. Vereinzelt werden auch sog. *»Nicht-Cholera-Vibrionen«* (»non-agglutinating (NAG) vibrios«) gefunden, die ein Cholera-ähnliches Krankheitsbild hervorrufen (s. u.). Das *Cholera-Enterotoxin* enthält das reine, vom vibrioneneigenen Genom kodierte Toxin, *Choleragen,* das ein Molekulargewicht von etwa 84000 aufweist und aus zwei hauptsächlichen Untereinheiten besteht: Die für die Haftung des Toxins an den Enterozyten verantwortliche Untereinheit B setzt sich aus 4 identischen Komponenten zusammen (sog. Bindungs-Untereinheit), während die toxisch aktive Untereinheit die Fragmente A_1 und A_2 umfaßt. Die Choleravibrionen sind an der Außenwelt nicht besonders resistent; immerhin vermögen sie sich in bestimmten Gewässern und z. T. auch in Nahrungsmitteln mehrere Tage zu halten.

Epidemiologie: Die Cholera ist seit langer Zeit in Indien, vor allem im Gebiet des Ganges-Deltas, endemisch, tritt aber verschiedentlich auch in anderen Ländern in Erscheinung, z. B. in Südostasien, im mittleren Orient und im südlichen Europa, ferner in ganz Afrika. Die letzten Epidemien in Zentraleuropa und in USA wurden im 19. Jahrhundert registriert. Ausschlaggebend für diese Unterschiede sind die *hygienischen Verhältnisse:* Steht es um diese schlecht, kennt man verschiedene Möglichkeiten der *fäkal-oralen Transmission,* z. B. über kontaminiertes Wasser, das für die meisten klassischen Epidemien verantwortlich war, ferner über mit Choleravibrionen verunreinigte Nahrungsmittel (z. B. Datteln anläßlich einer Epidemie in Ägypten). Die Ausscheidung der Keime durch Infizierte dauert nicht so lange wie die von Salmonellen, und klinisch gesunde Vibrionenträger gehören zu den Seltenheiten. Immerhin ist anzunehmen, daß gerade diese Individuen epidemiologisch eine entscheidende Rolle spielen. Ausnahmsweise gelang es, bei solchen Individuen einen Vibrionenbefall der Gallenblase nachzuweisen. Die Hintergründe des epidemischen oder u. U. pandemischen Ausbruchs der Cholera konnten bisher noch nicht befriedigend geklärt werden. Durch Vibrio El Tor verursachte Cholerafälle verlaufen, wie gesagt, meist etwas milder als die klassische Krankheit, dagegen scheint die Infektiosität größer zu sein, und asymptomatische Vibrionenträger kommen häufiger vor.

Pathogenese: Nach der peroralen Einnahme von Choleravibrionen wird ein großer Teil derselben durch die Magensäure zerstört, was die besondere Anfälligkeit von Individuen mit *Achlorhydrie* verständlich macht. Im Dünndarm heften sich die Keime an die Oberfläche der Enterozyten (s. u.) und vermehren sich in kurzer Zeit. Die Abgabe von *Cholera-Enterotoxin* erfolgt wahrscheinlich vor allem im Rahmen des Keimuntergangs. Nach dem bisher bekannten bindet sich die Untereinheit B von Choleragen an Ganglioside an der Oberfläche des Bürstensaumes der Dünndarmepithelien, worauf die nicht kovalent an B gebundenen, aber unter sich durch Disulfidbrücken vereinigten A_1 und A_2 – auf nicht geklärte Weise – ins Zellinnere gelangen können. Im Zytosol kommt es zu einer Trennung von A_1 und A_2, was bei Anwesenheit von NAD mit einer *Aktivierung der Adenylatzyklase* verbunden ist. Die daraufhin in den Enterozyten stark erhöhte Konzentration von zyklischem AMP (cAMP) hat offenbar ihrerseits die Aktivierung einer oder mehrerer Proteinkinasen zur Folge, die einen enorm gesteigerten Austritt von Wasser und Elektrolyten ins Darmlumen nach sich zieht. Die Flüssigkeit, die hierbei verloren geht und deren Menge einen Liter pro Stunde übertreffen kann, enthält Na^+ und Cl^- in annähernd gleichen Konzentrationen wie im Blutplasma, dagegen mehr HCO_3^- und vor allem K^+. Hinweise auf eine Toxinwirkung auf die subepithelialen Kapillaren sollen z. T. vorliegen, doch ist diese Frage nicht geklärt. Die Hauptgefahren einer schweren Cholera betreffen somit in erster Linie eine *Dehydratation (Exsikkose),* eine auf Basenmangel beruhende *Azidose* und einen *Verlust von Elektrolyten, vor allem Kalium.* Kinder sind solchen Veränderungen gegenüber empfindlicher als Erwachsene. Der Stuhl bei florider Cholera ist mit dem Blutplasma fast isotonisch, allerdings mit einem etwas geringeren relativen Gehalt an Natrium- und Chlorionen, dafür einer doppelt so hohen Konzentration von Bikarbonat und einer 3–5-fach größeren relativen Menge von Kalium. Die Bedeutung der wirtseigenen *Immunreaktionen* im Rahmen der Cholera konnte noch nicht befriedigend geklärt werden. Eine durchgemachte Infektion scheint eine erhebliche antiinfektiöse und antitoxische Immunität zurückzulassen, vermutlich wegen Stimulation der Produktion von *Antikörpern vom Typ des sekretorischen IgA.* Aus diesem Grund strebt man auch die Herstellung einer Vakzine aus attenuierten, lebenden Keimen an. Die parenterale Injektion abgetöteter Choleravibrionen vermag naturgemäß diese Art von Schutz nicht oder kaum zu gewähren. Neuere Beobachtungen an Mäusen deuten darauf hin, daß Cholera-Enterotoxin die Antikörperbildungskapazität des Wirtsorganismus herabsetzen könnte, offenbar über eine Schädigung vor allem von T-Zellen. Beim Menschen sind entsprechende Beobachtungen unseres Wissens noch nicht gemacht worden.

Morphologisch finden sich bei Cholera – abgesehen von Veränderungen, die mit der Exsikkose zusammenhängen – oft nur diskrete strukturelle Alterationen. Bei elektronenmikroskopischer Betrachtung erkennt man im Bereich der Mikrovilli in der Regel eine gewisse Unregelmäßigkeit, z. T. verbunden mit Volumenschwankungen der Zellen. Die Schleimhaut erscheint in der Regel etwas ödematös und kann z. T. eine leicht verstärkte entzündliche Infiltration aufweisen. In späteren Stadien stellt man innerhalb der Epithelschicht eine mäßig erhöhte Zahl von Lymphozyten fest. Die Blutgefäßendothelien der Schleimhaut lassen nicht selten eine gewisse Schwellung erkennen. Die übrigen Organveränderungen gelten als unspezifisch und beruhen auf den erwähnten Störungen des Wasser-, Elektrolyt- und Säuren/Basen-Stoffwechsels. Mitunter zeigen sich die für Hypokaliämie mehr oder weniger bezeichnenden Veränderungen (S. 812).

Folgen und **Symptome:** Die *Inkubationsperiode* dauert ungefähr 6–48 Std. Die Erkrankung beginnt in der Regel mit einer *profusen Diarrhoe,* die meist nicht von Bauchkrämpfen begleitet wird und die durch die Entleerung von reichlich wässerigem Stuhl auffällt. Innerhalb von Stunden können auf diese Weise mehrere Liter Flüssigkeit verloren gehen. Zum *Erbrechen* kommt es häufig erst *nach* Beginn des Durchfalls; typi-

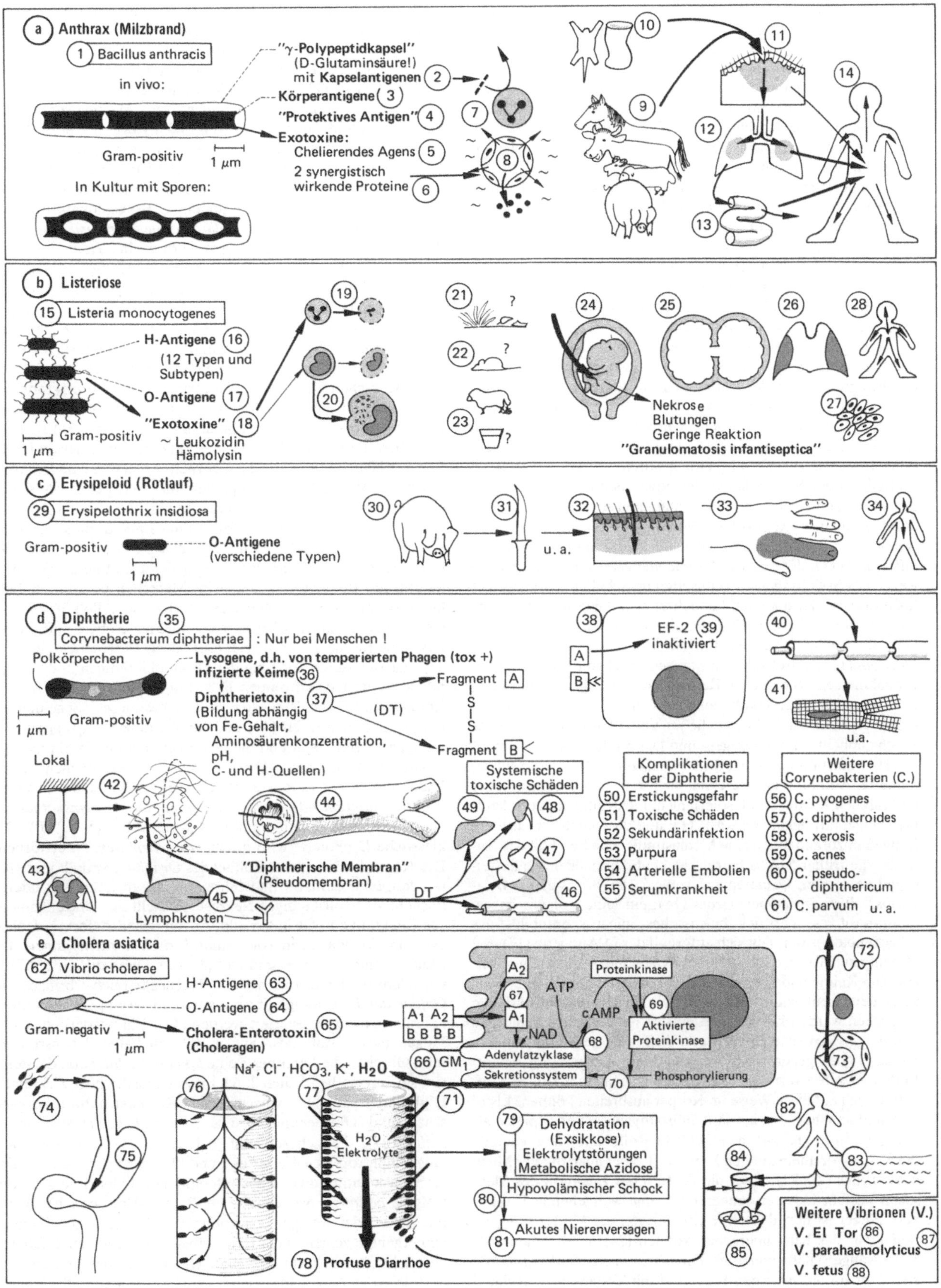
a Anthrax (Milzbrand)
1 Bacillus anthracis
in vivo:
Gram-positiv
1 µm
In Kultur mit Sporen:
"γ-Polypeptidkapsel"
(D-Glutaminsäure!)
mit Kapselantigenen 2
Körperantigene 3
"Protektives Antigen" 4
Exotoxine:
Chelierendes Agens 5
2 synergistisch
wirkende Proteine 6
7 8 9 10 11 12 13 14
b Listeriose
15 Listeria monocytogenes
H-Antigene 16
(12 Typen und Subtypen)
O-Antigene 17
"Exotoxine" 18
~ Leukozidin
Hämolysin
Gram-positiv
1 µm
19 20 21 22 23 24 25 26 27 28
Nekrose
Blutungen
Geringe Reaktion
"Granulomatosis infantiseptica"
c Erysipeloid (Rotlauf)
29 Erysipelothrix insidiosa
Gram-positiv
1 µm
O-Antigene
(verschiedene Typen)
30 31 32 33 34
u. a.
d Diphtherie 35
Corynebacterium diphtheriae : Nur bei Menschen !
Polkörperchen
Gram-positiv
1 µm
Lysogene, d.h. von temperierten Phagen (tox +) infizierte Keime 36
Diphtherietoxin 37
(Bildung abhängig von Fe-Gehalt, Aminosäurenkonzentration, pH, C- und H-Quellen)
(DT)
Fragment A
S
S
Fragment B
38
EF-2 39
inaktiviert
A
B
40
41
u.a.
Lokal
42 43 44
"Diphtherische Membran"
(Pseudomembran)
45
Lymphknoten
DT
46 47 48 49
Systemische toxische Schäden
Komplikationen der Diphtherie
50 Erstickungsgefahr
51 Toxische Schäden
52 Sekundärinfektion
53 Purpura
54 Arterielle Embolien
55 Serumkrankheit
Weitere Corynebakterien (C.)
56 C. pyogenes
57 C. diphtheroides
58 C. xerosis
59 C. acnes
60 C. pseudo-diphthericum
61 C. parvum u. a.
e Cholera asiatica
62 Vibrio cholerae
H-Antigene 63
O-Antigene 64
Gram-negativ
1 µm
Cholera-Enterotoxin 65
(Choleragen)
A1 A2
B B B B
66 GM1
A2
67
A1
NAD
ATP
cAMP
68
Adenylatzyklase
Sekretionssystem
Proteinkinase
69
Aktivierte Proteinkinase
Phosphorylierung
70
71
Na+, Cl-, HCO3-, K+, H2O
72 73 74 75 76 77
H2O
Elektrolyte
78 Profuse Diarrhoe
79 Dehydratation
(Exsikkose)
Elektrolytstörungen
Metabolische Azidose
80 Hypovolämischer Schock
81 Akutes Nierenversagen
82 83 84 85
Weitere Vibrionen (V.)
V. El Tor 86
V. parahaemolyticus 87
V. fetus 88

Abb. 226a–e. *Einige besondere Infektionskrankheiten: Anthrax, Listeriose, Erysipeloid, Diphterie, Cholera und verwandte Affektionen.* **a** *Anthrax (Milzbrand). Bacillus anthracis* (1) aus der Familie der Bacillaceae ist ein aerober oder fakultativ anaerober, unbegeisselter, bekapselter Keim, der vor allem in der Umwelt und in Kultur mittelständige *Sporen* bildet. Diese können über Jahre infektionsfähig bleiben und werden erst durch etwa 10 min langes Kochen getötet. Die γ-Polypeptidkapsel, die die Kapselantigene trägt, bildet die Grundlage für die Unterscheidung verschiedener Stämme mit z. T. ungleicher Virulenz (2). Die Körperantigene sind dagegen ziemlich einheitlich (3); sie bestehen zur Hauptsache aus Polysacchariden. Über die Bedeutung des sog. »protektiven Antigens« (4) weiß man noch wenig. Anthraxbazillen bilden *Exotoxine* mit mindestens 3 Komponenten, einem ödematisierenden Agens (5) und zwei synergistisch wirkenden Proteinen (6), die die Permeabilität kleiner Blutgefäße stark erhöhen und z. T. zu Blutungen Anlaß geben (8). Die *antiphagozytäre und z. T. phagozytotoxische Wirkung* der Milzbranderreger beruht größtenteils, wenn nicht ausschließlich, auf der Polypeptidkapsel (7). Das Infektionsspektrum ist außerordentlich groß, indem der Anthraxbazillus für fast alle Warmblütler, u. a. auch Haustiere, Vögel u. a., eine hohe Pathogenität besitzt (9). Herbivore werden in besonderem Maß betroffen. Die Übertragung kann durch Kontakt stattfinden; der Mensch infiziert sich dagegen mehrheitlich durch Sporen, die z. B. in Tierfellen oder Säcken lange Zeit überleben (10). Früher ging der Milzbrand relativ oft von kontaminierter Wolle aus (»Hadernkrankheit« (»woolsorter's disease«), in der Regel ein *Lungenmilzbrand,* 12). Heute beobachtet man häufiger den *Hautmilzbrand* (11), der sich als *»Pustula maligna«* manifestiert und – wegen des Säcketragens – nicht selten im Schulter-Nackengebiet lokalisiert ist. Histologisch handelt es sich dabei in erster Linie um eine *hämorrhagische Entzündung* mit starker *Ödembildung.* Dasselbe gilt auch für den Lungenmilzbrand (12). Ein *Darmmilzbrand* (13) entwickelt sich wahrscheinlich nur nach peroraler Einnahme sehr zahlreicher Keime. Während die Pustula maligna, die nach einer Inkubationszeit von 2–5 Tagen auftritt, in einem erheblichen Teil der Fälle im Verlauf von ungefähr einer Woche abheilt, führen Lungen- und Darmmilzbrand häufiger als der Hautmilzbrand zu einer *Milzbrandsepsis* (14): Dieser »disseminierte Anthrax« kennzeichnet sich u. a. durch hohes Fieber und raschen Kräftezerfall, sofern nicht rechtzeitig mit der Therapie (Penizillin) begonnen wird. Hie und da kompliziert sich ein Lungenmilzbrand durch eine Mediastinitis. Die Letalität des Anthrax, die früher 5–20% betrug, ist heute in medizinisch ausreichend versorgten Gebieten auf weniger als 1% gesunken. **b** *Listeriose. Listeria monocytogenes* (15), ein feines, pleomorphes, Gram-positives, peritrich begeisseltes, nicht sporenbildendes Stäbchenbakterium, läßt sich aufgrund der O-Antigene (17) und H-Antigene (16) in mindestens 12 Typen und Subtypen unterteilen. Die Keime bilden *Exotoxine* (18), die hinsichtlich ihrer Wirkung dem Leukozidin und Hämolysinen von Staphylokokken verglichen werden können. Bedeutsam ist die Feststellung, daß sich der zytotoxische Effekt wesentlich mehr gegen die Neutrophilen (19) als gegen die Monozyten/Makrophagen (20) richtet. In den letzteren vermögen die Listerien sogar zu überleben, sodaß sie sich auf diese Weise im Körper ausbreiten können. Listerien sind annähernd ubiquitäre *Saprophyten* (21) und spielen als Erreger von *Zoonosen* eine erhebliche Rolle. Die Tiere scheiden die Keime vor allem mit den Fäzes, z. T. aber auch mit der Milch u. a. m. aus (22, 23). Über die Art(en) der Infektion des Menschen besteht indessen immer noch eine weitgehende Unklarheit. Sicher ist nur, daß diese Erreger von der Mutter *transplazentar* auf das Kind übergehen können (24), u. U. schon vom 5. Schwangerschaftsmonat an. Die *disseminierte fetale Listeriose* endet oft im intrauterinen Fruchttod mit Totgeburt, manchmal auch in einer Lebendgeburt von Kindern, die mit einer mehr oder weniger *akut-septischen Listeriose* behaftet sind. In einem Teil der Fälle entwickelt sich das Krankheitsbild der *»Granulomatosis infantiseptica«,* die mit schweren kardiorespiratorischen Symptomen, Diarrhoe, papulösen Hautveränderungen und dem Auftreten von massenhaft Erregern im Mekonium bzw. Stuhl einhergeht. Trotz des Namens stehen die granulomatösen Reaktionen in den betroffenen Geweben hinter Nekrose und Blutungen deutlich zurück. Kinder, die sub partu infiziert werden, erleiden öfters eine *Listerien-Meningitis bzw. -Meningoenzephalitis* (25). Ältere Individuen erkranken in der Regel nur an Listeriose, wenn ihre Körperabwehr, insbesondere die zellgebundene Immunreaktivität, deutlich herabgesetzt ist: Unter solchen Bedingungen entwickelt sich u. U. eine *chronisch-septische Listeriose* mit isolierten Organbefunden, z. B. Endokarditis (28). Man kennt überdies sog. *glanduläre Formen von Listeriose,* z. B. die sog. *Monozyten-Angina* (26), ferner eine *Haut- und eine Konjunktival Listeriose.* Bei manchen der letztgenannten Varianten finden sich histologisch kleine *Granulome* (27), die eine gewisse Ähnlichkeit mit den Typhusknötchen zeigen. **c** *Erysipeloid (Rotlauf). Erysipelothrix insidiosa (rhusiopathiae),* ein feines, unbegeisseltes, nicht sporenbildendes, Gram-positives Stäbchen (29), ist bekannt als Erreger des Schweinerotlaufs (30). Beim Menschen spielt der Rotlauf vor allem als Berufskrankheit eine Rolle, die sich z. B. Metzger beim Verarbeiten infizierten Fleisches direkt oder über kontaminierte Messer (31) u. a. m. erwerben. Fast immer haben wir es mit einer lokalisierten Infektion der Haut zu tun (32), die mehrheitlich an den Händen lokalisiert ist: Makroskopisch imponiert das Erysipeloid als scharf begrenzte makulopapulöse Veränderung, die sich im Tag um 1–2 cm ausdehnt (33). Bakteriämien mit Endokarditis, Arthritis u. a. m. bilden die Ausnahme (34). **d** *Diphtherie. Corynebacterium diphtheriae* (35) ist der Erreger der Diphtherie, die unter natürlichen Bedingungen nur beim Menschen vorkommt. Den Gram-positiven Keim kennzeichnen u. a. sog. Polkörperchen, die oft an den Enden lokalisiert sind und diese etwas auftreiben. Lysogene Keime dieser Spezies (36) bilden *Diphtherietoxin* (DT, 37), das sich durch Spaltung der Disulfidbindungen in die Fragmente A und B auftrennen läßt. Fragment B scheint für die Bindung von DT an Zielzellen (u. a. Schwann'sche Scheidenzellen peripherer Nerven (40) und Myokardiozyten (41)) verantwortlich zu sein, während die eigentlich toxische Wirkung dem Fragment A zukommt: Diese besteht im wesentlichen in der Inaktivierung des Elongationsfaktors EF-2 (39), sodaß sich eine starke *Reduktion oder sogar Aufhebung der Proteinsynthese* in den betroffenen Zellen ergibt (vgl. dazu Abb. 145, S. 900). Die klassische Diphtherie wird durch *Tröpfcheninfektion* erworben. Die Keime besiedeln das Epithel des *Oropharynx* und/oder *oberen Respirationstraktes* und führen zu dessen teilweisen oder – flächenhaft – vollständigen Nekrose: Es stellt sich eine entzündliche Reaktion ein, die in die Bildung von reichlich fibrinös-leukozytärem Exsudat, den sog. *»diphtherischen Membranen«* (= Pseudomembranen), ausmündet (42, 43). Diese dicken Beläge – vor allem solche im Larynx- und Trachealbereich – bringen die *Gefahr der Erstickung* mit sich, vor allem, wenn sie nach distal »abrutschen« bzw. aspiriert werden (44): Ein wiederholtes Absaugen dieses Materials kann in solchen Fällen lebensrettend sein. Obschon die Diphtherie eine *lokalisierte Infektion* darstellt, ruft sie in typischen Fällen durch Freisetzung des hochwirksamen Diphtherietoxin auf verschiedene Körperstrukturen/-organe schädigend. Gut bekannt ist u. a. die *diphtherische Myokardiopathie* (47), die sich zunächst in Form einer »trüben Schwellung«, feintropfigen Verfettung und kleinherdigen Nekrose der Herzmuskulatur sowie eines interstitiellen Ödems äußert. Betroffene *periphere Nerven* (u. a. im Rachen-Halsbereich), die oft mit mehr oder weniger ausgeprägten Lähmungserscheinungen einhergehen, zeigen in der Regel einen Markscheidenzerfall und eine Schwellung – nicht aber einen Untergang – der Achsenzylinder (46). Die *Nieren* (48) lassen in schweren Fällen Schädigungen der Hauptstücke und eine ödembildende interstitielle Entzündung erkennen. Die *Leber* (49) wirkt oft geschwellt, weist aber nur selten Nekroseherde auf. Von den unter (50–55) aufge-

scherweise wird es oft nicht von Nausea begleitet. Mit zunehmender *Dehydratation* stellen sich z. T. Muskelkrämpfe ein, und die Patienten fallen durch eingesunkene Augen, Zyanose, ein skaphoides Abdomen, einen geringen Hautturgor und einen schwachen Puls auf. Die Stimme tönt hoch und ist manchmal kaum hörbar. Objektiv stellt man zudem eine arterielle Hypotonie, eine Tachykardie und eine Tachypnoe fest. Nicht oder nicht sachgemäß behandelte Kranke können innerhalb kurzer Zeit ad exitum kommen, wobei als Todesursache ein *hypovolämischer Schock,* eine *metabolische Azidose* und/oder – bei längerer Dauer – u. U. ein *akutes Nierenversagen* infolge Hauptstücknekrose im Vordergrund stehen. Die *Diagnosestellung* kann rasch mit Hilfe einer Immobilisation der Vibrionen durch spezifische Antiseren erfolgen. Für die mikroskopische Erkennung eignet sich auch die Immunfluoreszenz. Die sichere Identifizierung der Vibrionen stützt sich auf die Kultur in vitro, wobei die isolierten Stämme serologisch geprüft werden. Die Gruber-Widal-Reaktion bietet sich höchstens für epidemiologische Untersuchungen über den Durchseuchungsgrad an; diagnostisch ist sie praktisch belanglos. Die *Therapie* besteht in einem möglichst genauen Ersatz des verlorenen Wassers und der Elektrolyte. Zu Infusionszwecken wird z. B. eine Lösung empfohlen, die pro Liter pyrogenfreien, destillierten Wassers 5 g NaCl, 4 g $NaHCO_3$ und 1 g KCl enthält. Besonders bei Kindern ist auf eine Korrektur der Hypokaliämie zu achten. Die Keimzahl im Darmlumen kann durch die perorale Verabreichung von Antibiotika, wie Tetrazyklinen, Chloramphenikol u. a., herabgesetzt werden. Neuerdings ist man vor allem bei großen Epidemien zu einem *peroralen Ersatz der Flüssigkeit und Elektrolyte* übergegangen, wobei man die zu verabreichende Menge nach der Stuhlmenge richtet. Die Flüssigkeit soll auf einen Liter Wasser 20 g Glukose, 4 g NaCl, 4 g $NaHCO_3$ und 1 g KCl enthalten. Die *Prognose* der Cholera hängt fast ausschließlich von der Therapie ab. Bei sachgemäßem Flüssigkeitsersatz ist die Letalität fast null. Die bis vor kurzem noch festgestellten Todesfälle während Epidemien beruhten in erster Linie auf fehlender Information und Ausrüstung für die oben erwähnten Therapiemöglichkeiten. Die *Prophylaxe* der Cholera konzentriert sich in erster Linie auf eine Verbesserung der hygienischen Bedingungen, im

---

Abb. 226 a–e (Fortsetzung)

führten möglichen *Komplikationen* der Diphtherie sind in erster Linie die Erstickungsgefahr und die oben erwähnten toxischen Schäden hervorzuheben. Die sog. *maligne Diphtherie* charakterisiert sich u. a. durch eine mächtige Ausdehnung der diphtherischen Membranen, ein Ödem im Halsgebiet, Störungen der Atmung und deutliche Zeichen einer Toxinämie. Die sog. *kutane Diphtherie* kennt man als sog. »jungle sore« vor allem in den Tropen. Diphtherische Infektionen in *anderen Lokalisationen* (Genitalbereich, unterer Verdauungstrakt, Ohr u. a.) spielen klinisch eine geringere Rolle. Von den *weiteren Corynebakterien* können die unter (56, 57) genannten menschenpathogen sein, während die bei (58–60) aufgeführten fast nie eine krankmachende Wirkung zeigen. *Corynebacterium parvum* (61) wird versuchsweise im Rahmen der »Immuntherapie« neoplastischer Prozeß eingesetzt. **e** *Cholera asiatica. Vibrio cholerae* (62), ein Gram-negatives, etwas gebogenes, mit einer endständigen Geißel versehenes Stäbchenbakterium, besitzt u. a. H (63)- und O-Antigene (64), die eine Unterteilung in verschiedene Serotypen erlauben (z. B. Typen Ogawa und Inaba). Die Keime sind in der Umwelt nicht über längere Zeit lebensfähig und zeichnen sich durch ein Wirtsspektrum aus, das sich im wesentlichen auf den *Menschen* beschränkt: Hier parasitieren sie im Darm, d. h. hauptsächlich im Dünndarm. Choleravibrionen produzieren *Cholera-Enterotoxin (Choleragen,* 65), dessen *eine* Untereinheit mit den 4 identischen Komponenten B für die Haftung der Keime an der Enterozytenoberfläche verantwortlich zu sein scheint. Die Bindung erfolgt offenbar im Bereich von Membrangangliosid GM_1 der Darmepithelien (66). Nach der Fixation des Toxins an die Enterozyten trennt sich die andere Untereinheit (A_1A_2) vom Komplex ab und gelangt ins Zellinnere. Im Zytosol kommt es nach neueren Befunden zu einer Spaltung in A_2 und A_1, welch letzterem die eigentliche *toxische Wirkung* zugeschrieben wird (67): Man stellt sich vor, daß A_1 unter Anwesenheit von NAD die Adenylatzyklase zu aktivieren vermag (68), und daß es danach zu einer Aktivierung der Proteinkinase kommt (69), die das zelluläre Elektrolyt- und Wasser-Sekretionssystem (70) in exzessivem Maß in Gang bringt. Auf diese Weise gelangen reichlich Wasser und Elektrolyte ins Darmlumen (71). Die elektronenmikroskopisch nachweisbaren Veränderungen der Enterozyten sind bei der Cholera geringfügig (72). Über allfällige weitere Wirkungen von Choleragen wissen wir noch wenig, im besonderen auch, was die Blutgefäße anbelangt (73). Ob die bei Cholera nachweisbare Verminderung der zellgebundenen Immunreaktivität mit einer direkten Toxinwirkung zu tun hat, ist noch nicht geklärt. Die Cholera war (ist?) vor allem im Ganges-Delta endemisch, ferner in Südostasien, im mittleren Orient, in Afrika und z. T. im südlichen Europa. Die Zahl der gemeldeten Fälle hat in den letzten Jahren stark abgenommen; über allenfalls noch vorhandene *gesunde Vibrionenträger,* von denen Epidemien auszugehen pflegten, läßt sich gegenwärtig nichts sicheres sagen. Die Frage, ob eine Cholerainfektion mit einer Erkrankung einhergeht, hängt von verschiedenen Faktoren ab, nicht zuletzt auch vom Allgemeinzustand des betreffenden Individuums. Wichtig ist die *Infektionsdosis* (74). Bei *Achlorhydrie* (75) besteht verständlicherweise eine beträchtlich erhöhte Erkrankungsgefahr. Die nach der Magenpassage überlebenden Virbrionen heften sich an das Dünndarmepithel (76), und in klassischen Fällen von Cholera kommt es dann in dieser Lokalisation zu einer raschen Keimvermehrung (77) mit entsprechendem Wasser- und Elektrolytverlust ins Darmlumen hinein sowie in der Regel profusen Durchfällen (»Reiswasser-Stühle«). Die Hauptgefahren der Cholera liegen in der *Dehydratation* und den *Elektrolytstörungen,* verbunden mit *metabolischer Azidose* (79). In schweren Fällen kann sich ein *hypovolämischer Schock* entwickeln (80), was seinerseits u. U. von einem akuten Nierenversagen gefolgt ist (81). Mit den Fäzes werden in solchen Fällen reichlich Erreger ausgeschieden (78), die dann über eine Kontamination von Wasser (83, 84) und/oder allenfalls Nahrungsmitteln (85) andere infizieren (82): Auf diese Weise entstanden früher ausgedehnte Epidemien bis Pandemien. *Vibrio El Tor* (86)-Infektionen gleichen denen durch Vibrio cholerae, nur nehmen sie meistens einen milderen Verlauf. *Vibrio parahaemolyticus* (87) ruft z. T. eine akute diarrhoische Erkrankung hervor, über deren Entstehungsweise man noch keine Klarheit hat. *Vibrio fetus* (88), der u. a. bei Kühen Aborte herbeizuführen vermag, hat verschiedentlich z. B. bei Veterinären zu einer Allgemeininfektion Anlaß gegeben

besonderen der Abort- und Abwasseranlagen, ferner auf die Isolierung von Erkrankten. Zudem ist es wichtig, allfällige Ausscheider ohne klinische Symptome ausfindig zu machen und zu isolieren. Daß Wasser und Lebensmittel kontrolliert werden sollten, versteht sich von selbst. Aktive Schutzimpfungen haben, solange noch keine attenuierte Lebendvakzine für perorale Einnahme zur Verfügung steht, nur einen beschränkten Wert. Naturgemäß vermögen sie nur die Morbidität, nicht aber die Ausbreitung der Infektion herabzusetzen.

Beispiele:
- Die *Cholera* ist u. a. von schweren Diarrhoen bei Infektion durch *Enterotoxin-produzierende E.coli* (z. B. sog. »*Turista*« in Lateinamerika) abzugrenzen.
- *Tierversuche* mit Hilfe von Choleratoxin, -toxoid und Proteinantigenen, die enteral appliziert wurden, ließen erkennen, daß die Fähigkeit dieser Antigene, eine Immunantwort in der Darmschleimhaut auszulösen, weitgehend von der Bindung derselben an die Enterozytenoberfläche und der Aktivierung der Adenylatzyklase der Darmepithelien abhängt.
- *Choleratoxin,* ein Exoenterotoxin, scheint den Antikörper-produzierenden Apparat nicht nur beeinträchtigen zu können, sondern übt unter bestimmten Bedingungen auch einen unspezifischen Adjuvanseffekt aus, ganz abgesehen von der Induktion einer spezifischen Immunantwort. Zur Auslösung der letzteren eignen sich u. U. Abbauprodukte von Choleragen, die ihre toxische Wirkung verloren, ihre immunogenen Charakteristika jedoch beibehalten haben.

195.6. Weitere Infektionen durch pathogene Vibrionen

Infektionen durch Vibrio parahaemolyticus, einen halophilen Keim, der u. a. in Küstengewässern vorkommt, kennzeichnen sich in der Regel durch eine akute *diarrhoische Erkrankung.* Als Infektionsquellen kommen u. a. rohe Schalentiere (Krabben u. a.) in Betracht. Die Keime produzieren ebenfalls ein Exoenterotoxin; seine Wirkungsweise kennt man aber noch schlecht. Im Gegensatz zur Cholera geht die Affektion mit einem deutlichen intestinalen Epithelschaden einher. Die Inkubationsdauer beträgt etwa ½–2 Tage. Todesfälle sind bisher nicht beobachtet worden. Die meisten Berichte über diese Vibrionen-Infektion stammen aus Japan. *Infektionen durch Vibrio fetus* sind u. a. eine den Veterinärmedizinern bekannte Ursache von Aborten bei Kühen. Hie und da kann sich auch der Mensch infizieren. Diese Form von »*Vibriosis*« manifestiert sich in der Regel in unbestimmten Allgemeinerscheinungen, u. a. in Fieber. Vereinzelt sind Fälle mit Endocarditis subacuta, Meningoenzephalitis und möglicherweise Spontanabort beobachtet worden. Die Übertragung der Keime, die bei Tieren vor allem beim Decken erfolgt, kann z. B. durch direkten Kontakt mit dem Menschen zustande kommen. Gefährdet sind u. a. Veterinäre. Die Diagnose kann nur kulturell gestellt werden. Therapeutisch sollen sich u. a. Tetrazykline und Chloramphenikol günstig ausgewirkt haben.
Einige Angaben über Anthrax, Listeriose, Diphtherie und Cholera sowie Infektionen durch verwandte Keime finden sich in Abb. 226 und Tabelle 118.

Literatur

Belser, M. A., LeBlanc, D. R.: Skin infections and the epidemiology of diphtheria: Acquisition and persistence of C. diphtheriae infections. Am. J. Epidemiol. *102,* 179 (1975) — *Brachman, P. S.:* Anthrax. In: Tice's Practice of Medicine, vol. III. Hagerstown: Harper & Row 1970 — *Collier, R. J.:* Diphtheria toxin: Mode of action and structure. Bact. Rev. *39,* 54 (1975) — *Kaplan, K., Weinstein, L.:* Diphtheroid infections of man. Ann. intern. Med. *70,* 919 (1969) — *Lyons, S. F., Friedman, H.:* Cellular mechanisms of cholera toxin-mediated modulation of in vitro hemolysin formation by mouse immunocytes. J. Immunol. *120,* 452 (1978) — *Pappenheimer, A. M., Gill, D. M.:* Diphtheria. Science *182,* 353 (1973) — *Pierce, N. F.:* The role of antigen form and function in the primary and secondary intestinal immune responses to cholera toxin and toxoid in rats. J. Exp. Med. *148,* 195 (1978) — *Rosenberg, E. W.:* Bacteriology of acne. Ann. Rev. Med. *20,* 201 (1969)

195.7. Campylobacter-Enteritis

s. Nachtrag S. 2126

196. Infektionen durch Mykobakterien, Aktinomyzeten und Nokardien

196.1. Generelle Bemerkungen zu den Mykobakterien

Ätiologie: Die zu den *Mycobacteriaceae* gehörende Gattung *Mycobacterium* umfaßt die beiden wichtigen menschenpathogenen Spezies, *Mycobacterium tuberculosis* und *Mycobacterium leprae,* dazu noch einige weitere, medizinisch weniger bedeutsame Arten, wie *Mycobacterium avium, Mycobacterium leprae murium, Mycobacterium paratuberculosis Johne* sowie verschiedene, u. a. bei Kaltblütlern vorkommende Spezies. Man kennt überdies eine erhebliche Zahl von Mykobakterien, die noch nicht klassiert sind *(atypische Mykobakterien)* und die sich zum guten Teil apathogen verhalten. Von den letztgenannten Keimen können aber einige Spezies unter bestimmten Bedingungen eine krankmachende Wirkung entfalten (s. u.). Immer oder fast immer apathogen ist z. B. *Mycobacterium smegmatis.* Mykobakterien, schlanke, 0,4 × 3–4 μm messende, nicht sporenbildende, meistens nicht verzweigte Stäbchenbakterien, zeichnen sich durch verschiedene besondere Eigenschaften aus. Es handelt sich um lipidreiche und wenigstens zum Teil von einer wachsartigen Hülle umgebene Keime, die sich wegen ihrer Hydrophobie mit Hilfe der Gram- und anderen Färbungen nur schwer darstellen lassen. Mit der *Ziehl-Neelsen'schen Methode,* einer drastischen Technik, bei der man konzentriertes Karbolfuchsin benützt, kann man sie indessen rot darstellen und damit gut sichtbar machen: Dies gelingt umso besser, als es sich um säure- und alkoholfeste Mikroorganismen handelt, die im Gegensatz zu den anderen Bakterien bei Behandlung durch Säurealkohol den Farbstoff nicht in nennenswertem Maß abgeben. Die Erkennung von Mykobakterien als »*säurefesten Stäbchen*« bietet demnach keine Schwierigkeiten. Die *Kultur* dieser Keime in vitro gelingt in der Regel nur unter aeroben Bedingungen und bei Verwendung von Spezialnährböden. Für Erstisolierungen eignen sich u. a. Eiernährböden nach Löwenstein, Petragnani oder Hohn. Zudem kennt man für das Keimwachstum günstige synthetische und halbsynthetische Medien. Da die Generationszeit der Mykobakterien in der Regel fast einen Tag beträgt, bilden sich in der Regel Kolonien erst im Verlauf von Wochen. Während für Primärkulturen feste Nährböden meistens vorgezogen werden, bewähren sich für Subkulturen z. T. flüssige Medien besser, besonders, wenn ihnen noch ein Detergens, wie Tween 80, beigemischt wird. Das Temperaturoptimum der meisten menschenpathogenen Mykobakterien liegt bei 37 °C.

Epidemiologie: Abgesehen von *Mycobacterium tuberculosis, var. hominis (Mycobacterium tuberculosis* i. e. S.) und *Mycobacterium tuberculosis, var. bovis (Mycobacterium bovis),* das für Rinder und Mensch ungefähr in gleichem Maß pathogen ist, kennen wir eine Reihe weiterer Arten, die vorwiegend bei bestimmten Tierarten eine Infektionskrankheit erzeugen können, unter besonderen Bedingungen jedoch auch menschenpathogen werden. Hierzu gehört u. a. das *Mycobacterium avium* (bei Vögeln), während z. B. von *Mycobacterium paratuberculosis,* das bei Klauentieren eine chronische Darmentzündung mit regionärer Lymphadenitis erzeugt, krankmachende Infektionen des Menschen nicht bekannt sind. Es gibt aber noch eine große Zahl *saprophytärer Mykobakterien,* die z. B. im Erdboden oder sonstwo in der freien Natur gedeihen, über deren mögliche klinische Bedeutung man noch kein abschließendes Urteil abgeben kann. Fest steht lediglich, daß eine ganze Gruppe solcher »anonymer«, atypischer Mykobakterien menschenpathogen werden kann, indem diese Keime u. U. Haut- und/oder Lungenschäden erzeugen. Über die verschiedenen Infektions- und Übertragungsmöglichkeiten soll in den nachfolgenden Abschnitten weiteres gesagt werden.

Zur **Pathogenese:** Die Proteine und verschiedene Lipidfraktionen der Mykobakterien haben *Antigeneigenschaften,* und den Polysacchariden dieser Keime wird zumindest eine Bedeutung als mögliche Haptene zuerkannt. Die wirtseigenen *Immunreaktionen,* die für die Art der bei Mykobakterien-Infektionen erkennbaren Gewebeschäden eine große Rolle spielen, richten sich – soweit bekannt – in erster Linie gegen die Proteine. Dies bedeutet aber keineswegs, daß andere Antigene der Mykobakterien nicht ebenfalls eine wesentliche Rolle spielen könnten. Jedenfalls bestehen keine überzeugenden Beweise dafür, daß die *zellgebundene Immunreaktion,* wie sie heute z. B. mit Proteinextrakten von Tuberkulosebakterien im Hauttest ausgelöst wird, in jeder Beziehung derjenigen entspricht, die bei Tuberkulose in den Geweben im Spiel ist. Mykobakterien sind überdies imstande, eine humorale Immunreaktion auszulösen, nur scheint diese keine erhebliche protektive Wirkung zu haben. Aber auch diese Frage harrt einer weiteren Klärung. Tatsache ist, daß die meisten Mykobakterien *von Mikro- wie von Makrophagen* ohne Schwierigkeit und ohne Notwendigkeit einer vorherigen Opsonisierung *endozytiert* werden können. Es wird spekuliert, dies könnte mit der lipidreichen Hülle dieser Keime zu tun haben, die eine Affinität zur äußeren Zellmembran der Phagozyten zu haben scheint. Beweise für diese Annahme stehen allerdings noch aus. Ein Hauptmerkmal der meisten – wenn nicht aller – Mykobakterien liegt darin, daß sie zu einem fakultativen oder obligaten *intramakrophagozytären Parasitismus* neigen, d. h. in diesen Zellen nicht nur zu überleben, sondern sich in ihnen zu vermehren vermögen. Die Mechanismen, die es ihnen gestatten, der intrazellulären Bakterizidie wenigstens teilweise zu entgehen, sind noch nicht geklärt. Im Fall der Tuberkulosebakterien sprechen verschiedene Befunde dafür, daß die Keime die Fusion von Phagosomen und Lysosomen behindern. Über *Toxine* von Mykobakterien wissen wir wenig; man liest meistens, solche würden von diesen Mikroorganismen nicht gebildet. Vorsichtiger erscheint die Aussage, man hätte bisher für deren Existenz keine greifbaren Anhaltspunkte. Jedenfalls vermögen z. B. die in einem Makrophagen vorhandenen Mykobakterien die Zelle schließlich zu zerstören, sei es allein, sei es im Verein mit wirtseigenen Immunreaktionen. Der Widerstand, den die Keime der intrazellulären Abtötung entgegensetzen, dürfte zum größten Teil mit der *Beschaffenheit ihrer Oberfläche* in Beziehung stehen, die besonders *lipidreich* ist und *wachsartiges Material* aufweist. Diese Substanzen können im übrigen auch nach erfolgtem Keimtod nicht ohne weiteres abgebaut werden. Wie schon erwähnt wurde, haben für die Immunität gegenüber Mykobakterien vor allem zellgebundene Immunreaktionen eine große Bedeutung. Sie sind es, die der typischen *granulomatösen Reaktion* mit Bildung epitheloider Zellen und mehrkerniger Riesenzellen als Hauptfaktor zugrunde liegen. Umgekehrt können *Überempfindlichkeitsreaktionen vom zellgebundenen Typ* wesentlich zu einer Verstärkung der Gewebeschäden beitragen (sog. »innocent bystander damage«). Vermutlich sind bei einem Teil der Infektionen durch Mykobakterien auch *andere allergische Prozesse* im Spiel; so nimmt man an, daß das *Erythema nodosum,* das z. B. eine Tuberkulose begleiten kann, durch *zirkulierende Immunkomplexe* ausgelöst werden dürfte. Als Opsonine von Mykobakterien scheinen spezifische Antikörper zumindest keine große Bedeutung zu haben. Dies steht im Gegensatz zu einer Reihe anderer Infektionskrankheiten, die mit granulomatösen Reaktionen einhergehen, z. B. der Bruzellosen, der Tularämie sowie verschiedener Pilzinfektionen. Einige mykobakterielle Infektionskrankheiten, wie die Lepra, zeichnen sich oft durch eine ausgesprochene Hypergammaglobulinämie aus, ebenfalls ein Hinweis darauf, daß humorale Immunreaktionen bei diesen Leiden nicht außer acht zu lassen sind. Die bei solchen Infektionskrankheiten auftretenden Antikörper zeigen indessen öfters Kreuzreaktionen mit anderen Keimen, im besonderen anderen Mykobakterien. Die *neutrophilen Granulozyten,* die normalerweise die wirksamste Waffe des Körpers in der antimikrobiellen Abwehr darstellen, sind bei mykobakteriellen Infektionen höchstens zu Beginn, d. h. bei noch nicht erfolgter Immunisierung, in nennenswertem Maß beteiligt. In späteren Stadien gehören diese Zellen nicht zu typischen Bestandteilen entzündlicher Infiltrate. Die Gründe für dieses Verhalten sind weitgehend unbekannt. Verschiedentlich wurde berichtet, Mykobakterien übten keinen oder sogar einen negativen chemotaktischen Effekt auf die Neutrophilen aus. Eine Bestätigung dieser Hypothese steht indessen noch aus; im besonderen ist daran zu erinnern, daß gerade die tuberkulöse Primoinfektion in der Phase vor dem Einsetzen von Immunreaktionen durch die Anwesenheit einer erheblichen Zahl neutrophiler Granulozyten gekennzeichnet ist.

196.2. Tuberkulose

Definitionen: Die menschliche *Tuberkulose,* die durch *Mycobacterium tuberculosis, var. hominis oder var. bovis (Mycobacterium bovis)* verursacht wird, beruht in der überwiegenden Mehrzahl der Fälle auf einer Inhalationsinfektion, meistens einer Tröpfcheninfektion. Dies hat zur Folge, daß die *Eintrittspforte* primär meistens in den *Lungen* liegt. Als zweithäufigster Infektionsweg muß der *perorale* genannt werden, der bei Kontamination von Milch oder Milchprodukten z. B. durch Mycobacterium bovis, ferner in Form einer Schmutzinfektion (Kleinkinder!) und in anderen, selteneren Situationen eine Rolle spielt. Die *kutane Infektion* beobachtet man am ehesten im Sinn einer Berufskrankheit, etwa bei Veterinären, bei Spitalpersonal und bei Obduzenten in Pathologischen Instituten. Ein *tuberkulöser Primärinfekt* an anderer Stelle, z. B. im Genitalbereich, an den Augen u. a., gehört zu den großen Seltenheiten. Dasselbe gilt für die transplazentare Infektion von Feten. Die Tuberkulose kann die verschiedensten *Verlaufsformen* zeigen; diese ergeben sich aus dem Ort der Primärinfektion, der Infektionsdosis, der Art und dem Ausmaß der hämatogenen Streuung, der Immunitätslage, dem Zustandekommen von Durchbrüchen nekrotischer Gewebeteile in Hohlorgane u. a. m. *Früher war es üblich,* die Entwicklung einer Tuberkulose nach *Ranke* in *drei Stadien* zu unterteilen: I= *Tuberkulöser Primärkomplex = tuberkulöser Primärherd + (Lymphangiitis tuberculosa +) regionäre Lymphadenitis tuberculosa.* Heilt der Prozeß in diesem Stadium ab und kommt es zur Verkalkung der verkästen Partien, spricht man von einem *verkalkten tuberkulösen Primärkomplex (»geheilter Primärkomplex«, »Ghon«-Komplex).* II: Stadium der *hämatogenen Streuung,* wobei auf dem Blutweg auch wieder der Lungenbereich in erster Linie Sitz metastatischer Herde ist, daneben aber viele andere Gewebe/Organe betroffen sein können. Diese Streuherde heilen wahrscheinlich in den meisten Fällen ab. III: *Stadium der Organtuberkulose,* in dem der tuberkulöse Prozeß in einem oder wenigen Organen/Geweben mehr oder weniger chronisch fortdauert. Die sog. Ranke-Stadien erwähnt man heute vor allem deshalb nicht mehr oft, weil diese schematische Einteilung dem wechselvollen Spiel von Möglichkeiten im Rahmen der Tuberkulose zu wenig Rechnung trägt. So ist es beispielsweise bekannt, daß die hämatogene Streuung häufig – wenn nicht mehrheitlich – schon im Ranke-Stadium I stattfindet und später von beliebigen Herden aus wieder in Erscheinung treten kann, z. B. auch von Seiten einer »Organtuberkulose« oder einer latent infizierten alten Narbe.

Der tuberkulöse Primärherd, der im Bereich der Lungen häufig subpleural im Mittelfeld liegt, zeigt bei nicht immunisierten Personen zunächst das Bild einer unspezifischen Entzündung. Erst wenn die Immunreaktionen voll in Gang kommen, d. h. etwa 3–6 Wochen später, treten die klassischen Veränderungen der Tuberkulose in Erscheinung, im besonderen *Verkäsung* ohne oder mit einem Saum von *epitheloidzelligem Granulationsgewebe,* Bildung von *Epitheloidzellentuberkeln* mit umgebendem lymphozytärem Infiltrat sowie Auftreten *Langhans'scher Riesenzellen.* Durch Einbruch der Käsemassen in einen Bronchus kann es u. U. schon in dieser Phase des Geschehens zu einer Höhlenbildung kommen: Solche *Primärkavernen* (am Ort des Primärherdes) und/oder *lymphoglanduläre Kavernen* (am Ort der Lymphknotenverkäsung) stellen indessen Ausnahmen dar. Unter *»Epituberkulose«* versteht man das Auftreten einer ausgedehnten Lungenverschattung im Rahmen einer frischen tuberkulösen Primärinfektion, die rückbildungsfähig ist und nicht einer ausgedehnten käsigen Pneumonie entspricht. In gewissen Fällen, zumal bei Kindern, handelt es sich hierbei um größere Atelektaseherde infolge Bronchuskompression durch einen stark vergrößerten Lymphknoten oder Okklusion eines größeren Bronchus durch Käsemassen. Weitere Ursachen einer »Epituberkulose« sind *Mantelreaktionen* um tuberkulöse Herde herum, meist in Form einer *»gelatinösen Pneumonie«.* Den Ursprungsort der *hämatogenen Aussaat* von Tuberkulosebakterien nennt man auch *»Quellherd«.* Häufig handelt es sich hierbei um den tuberkulösen Primärherd, wo sich in der Inkubationsperiode die Keime stark vermehren und über den Lymphweg in die Blutbahn geraten können. Als Streuungsquelle kommen aber auch Käseherde verschiedenster Lokalisation in Frage. Neben der erwähnten *Frühstreuung (»Simultanstreuung«, »Primo-Sekundär-Streuung«, »Juxtaprimärstreuung«)* kennt man auch viele Fälle mit sog. *»Sukzedanstreuung«,* die im Anschluß an die Bildung eines tuberkulösen Primärkomplexes stattfindet, sowie eine *»Streuung nach Intervall«.* Die *Streuherde* entsprechen z. T. vorwiegend granulomatösen Prozessen *(»produktive Knötchen«), z. T. steht die zentrale Verkäsung im Vordergrund (»exsudative Reaktion (Knötchen)«).* Die *akute Miliartuberkulose* entspricht einer annähernd gleichzeitigen Entwicklung zahlreicher Tuberkel in den verschiedensten Organen/Geweben infolge eines massiven Übertritts von Tuberkulosebakterien in die Blutbahn, u. a. infolge Einbruchs Erreger-reicher nekrotischer Massen in den Ductus thoracicus (z. B. aus einem verkästen Lymphknoten) oder in eine größere Lungenvene. Die Einbruchsstelle in solchen Gefäßen bezeichneten die alten Pathologen z. T. – etwas irreführend – als *»Intimatuberkel«*. Bei der sog. *»miliaren Aussaat«* handelt es sich um wiederholt stattfindende Eintritte einer geringeren Zahl von Erregern in die Blutbahn; die Streuherde zeigen dementsprechend nicht dasselbe Alter, sind aber doch meist von Miliengröße (milium = Hirsekorn). Dauert dieses Geschehen über längere Zeit an, sprechen wir auch von *»chronischer Miliartuberkulose«*. Die sog. *»Tuberkulosepsis«* (*»Landouzy-Sepsis«*) kennzeichnet sich durch eine massive hämatogene Aussaat von Tuberkulosebakterien bei weitgehend fehlender Immunreaktivität des Wirtes, so daß in den verschiedenen Organen/Geweben anstelle von Miliartuberkeln kleine, gewöhnlich nekrotische (d. h. nicht eigentlich verkäste) Herde mit sehr zahlreichen Erregern, aber fast ohne entzündliche Reaktion, auftreten. Solche Komplikationen beobachtet man u. a. bei Greisen oder anderen Individuen mit stark reduzierter Abwehr. Öfters führt die hämatogene Streuung nur zur Bildung einer beschränkten Zahl metastatischer Herde. Je nach Zahl und Größe dieser Läsionen spricht man von *»grobkörniger Aussaat«*, *»grobknotiger Aussaat«* oder von *»solitären Metastasen«*. Unter einem *»Tuberkulom«* verstehen wir einen mehr oder weniger kugeligen tuberkulösen Herd erheblicher Größe, der mehr oder weniger solitär in Erscheinung tritt, vor allem in den Lungen. Mehrheitlich haben wir es hier mit solitären Metastasen zu tun, die entweder durch schichtweises Größerwerden oder durch Narbenbildung in der Umgebung und entsprechende »Umklammerung« eine rundliche Form annehmen. Beim *»Tuberkulom vom Typus Häfliger«* haben wir es mit einer tuberkulösen Kaverne zu tun, die sich wegen Verschlusses des Drainagebronchus wieder mit Exsudat aufgefüllt hat. *Simon'sche Spitzenherde* sind in den Lungenspitzen gelegene, eher kleine tuberkulöse Metastasen in Mehrzahl, die meist narbig abheilen. *»Puhl'sche Herde«* entsprechen einem anatomischen Begriff für Veränderungen ähnlicher Art, nur daß hier über die Ätiologie nichts ausgesagt wird. Nicht selten kommt es im Rahmen einer Primoinfektion zu einer *Pleuritis tuberculosa*, die *»exsudativ«* oder *»trocken«* sein und durch lokale Ausbreitung von Seiten des Primärherdes oder hämatogen entstanden sein kann. Als *chronische Lungentuberkulose* (die häufigste *»Organtuberkulose«*) bezeichnet man einen langdauernden tuberkulösen Prozeß, der ein gewisses Maß von Aktivität aufweist und weitgehend auf diese Lokalisation beschränkt ist. Von sog. *»Lungenphthise«* (*»Schwindsucht«*; phthisein = schwinden) reden wir, wenn es durch eine fortschreitende intrakanalikuläre Ausbreitung der Erreger zu einem – in der Regel von oben nach unten verlaufenden – Umsichgreifen des Prozesses kommt. Voraussetzung für ein solches Geschehen ist die Entstehung einer *kavernösen Lungentuberkulose*, die ihrerseits auf dem Durchbruch von Käsemassen in einen Bronchus (*»Drainagebronchus«*) beruht. Abgesehen von der seltenen *Primärphthise* (s. o.), sog. *»subprimären Initialherden«* (Malmros und Hedvall), verkästen Lymphknoten (s. o.) und Simon'schen Spitzenherden sind es vor allem solitäre oder mehrere hämatogene Streuherde bestimmter Größe und mit ausgeprägter Verkäsung, die zur Kavernenbildung neigen. In diesem Zusammenhang ist das sog. *Assmann'sche Frühinfiltrat* zu nennen, das radiologisch als rundliche, aber unscharf begrenzte, flaue Verschattung meist infraklavikulär lateral in Erscheinung tritt. Kavitäten können auch von älteren Herden ausgehen (sog. *»Sekundärinfiltration«* oder *»Altersaussaat«*), die sich *»reaktiviert«* haben: Man spricht in solchen Fällen von *»endogener Reinfektion«* (*»endogenem Rezidiv«*), obschon es sich eigentlich um ein Wiederaufflammen einer latenten Infektion handelt. Davon abzugrenzen ist eine erneute exogene Infektion von Individuen, die bereits eine Tuberkulose durchgemacht hatten und daher nicht mit der Ausbildung eines typischen Primärkomplexes reagieren: In der konventionellen Phthisiologensprache heißt das *»Superinfektion«*. Bei der chronischen Lungentuberkulose ist somit die Kavernenbildung ein Ereignis, das den weiteren Verlauf entscheidend beeinflußt. Kavitäten können durch sog. *zentralen Zerfall*, u. U. zunächst in Form einer *Mikrokaverne*, oder – was selten der Fall ist – im Sinn einer *»Sequesterkaverne«* (*»Ringkaverne«*) zustande kommen. Bei chronischer kavernöser Lungentuberkulose ist nicht nur die Voraussetzung für eine kanalikuläre Streuung in den Lungen gegeben, mit Bildung sog. *azinös-nodöser Herde* in den abhängigen Partien des Organs und einer *Bronchitis tuberculosa*, sondern es werden in Tröpfchen und im Sputum auch Keime nach außen bzw. in den Pharyngolaryngealbereich und – durch Verschlucken – in den Verdauungstrakt abgegeben. Wichtige Folgen einer solchen *»offenen Lungentuberkulose«* sind die Ansteckungsgefahr für andere sowie die kanalikuläre Streuung im Patienten selbst. Die letztere betrifft nicht nur die Lungen (s. o.), sondern auch *Larynx*, *Oropharynx* und *Darm*, wo sich tuberkulöse Ulzera bilden können. Die Hauptkomplikationen einer kavernösen Lungentuberkulose bestehen in einer akuten Blutung (*Hämoptoe*), einer Mischinfektion der Kavitäten, einem Durchbruch derselben in den Pleuraraum und einer progressiven Zerstörung von Lungenparenchym mit konsekutiver respiratorischer Insuffizienz und/oder Cor pulmonale. Die Abheilung tuberkulöser Herde in den Lungen erfolgt durch Kollaps und Obliteration von Kavitäten (was spontan

nicht oft geschieht), die *narbige Umkapselung von Käseherden* sowie die *Verkreidung* und *Verkalkung* der letzteren. »*Schiefrige Induration*« nennt man größere Narbengebiete, in denen sich reichlich anthrakotisches Pigment abgelagert hat.
Extrapulmonale Formen der Tuberkulose gibt es in großer Zahl, ganz abgesehen von der »*alimentären*« *Primärinfektion* und der seltenen *kutanen Kontaktinfektion* (»*Inokulations-Tuberkulose*«) sowie der erwähnten »*Miliaris*«. Eine *Meningitis tuberculosa*, die meistens an der Hirnbasis lokalisiert ist, entsteht mehrheitlich im Rahmen einer miliaren Aussaat bzw. einer akuten Miliartuberkulose. Damit verbunden oder isoliert können im *Zentralnervensystem*, insbesondere im Gehirn, sog. »*Solitär-*« *oder* »*Konglomerattuberkel*« auftreten. Die *Lymphknoten-Tuberkulose* wird, wie erwähnt, hauptsächlich im Rahmen des tuberkulösen Primärkomplexes angetroffen. Eine *Lymphadenitis tuberculosa cervicalis* beobachtet man hierzulande immer noch dann und wann; man kennt sie z. T. unter dem Namen einer »*Scrofula*« oder – bei Durchbruch in/durch die Haut – »*Scrofuloderma*«. Meistens handelt es sich dabei um den Ausdruck eines tuberkulösen Primärkomplexes mit Eintrittspforte im Mund-Rachen-Bereich (z. B. Gingiva bei zahnenden Kindern, Tonsillen u. a.), wobei *Mycobacterium bovis* eine große Rolle spielt (kontaminierte Milch bzw. Milchprodukte). Vereinzelt isoliert man in solchen Fällen, zumal in USA, *Mycobacterium scrofulaceum* oder *Mycobacterium kansasii*, was nicht einer Tuberkulose i. e. S. entspricht. Einen ausgedehnten Befall mesenterialer und anderer Lymphknoten im Abdominalbereich, mit Vorherrschen einer tuberkulösen Verkäsung, beobachten wir hauptsächlich bei älteren Leuten (sog. »*Tabes mesaraica*«). Die *Nieren* werden bei Tuberkulose relativ häufig betroffen, nicht nur im Rahmen einer akuten Miliartuberkulose oder einer miliaren Aussaat, sondern auch im Sinn der *chronischen Nierentuberkulose:* Diese tritt am häufigsten in Form der *käsig-kavernösen Nierentuberkulose* in Erscheinung, wobei es bei fehlendem Abtransport der Käsemassen über die Harnwege zur Ausbildung einer sog. »*Kittniere*« und schließlich einer »*Mörtelniere*« kommen kann. Außerdem begegnen wir der vor allem im Rindenbereich lokalisierten *chronischen knotigen (nodösen) Nierentuberkulose.* In Spätstadien liegt manchmal eine »*tuberkulöse Schrumpfniere*« vor. Eine *Cystitis tuberculosa*, eine *Prostatitis tuberculosa* und eine *Orchiepididymitis tuberculosa* beobachten wir mehrheitlich im Zusammenhang mit einer Nierentuberkulose. Bei Frauen im geschlechtsreifen Alter führt die hämatogene Aussaat von Tuberkulosebakterien nicht selten zur Entstehung einer *Salpingitis tuberculosa*, wobei es oft zu einer ausgedehnten Verkäsung kommt. Von den Tuben aus kann sich der Prozeß ausdehnen und einerseits eine *Endometritis tuberculosa* u. a., andererseits – in selteneren Fällen – eine *Peritonitis tuberculosa* zur Folge haben. Die letztere beruht allerdings häufiger auf anderen Ausbreitungstypen der Tuberkulose, im besonderen von Seiten tuberkulöser Darm- und/oder mesenterialer Lymphknoten-Läsionen oder auf einer hämatogenen Aussaat der Erreger in den Peritonealbereich. Die *Pericarditis tuberculosa*, die u. U. in die Ausbildung eines »*Panzerherzens*« ausmündet, kann auf verschiedenen Wegen zustande kommen, so infolge Übergreifens einer *mediastinalen Lymphknotentuberkulose* (z. B. im Rahmen einer Peritonitis tuberculosa (s. Lymphdrainage aus dem Peritonealbereich in mediastinale Lymphknoten, S. 591)) oder durch Fortschreiten einer pleuropulmonalen Tuberkulose auf den Herzbeutel, selten wegen direkten hämatogenen Befalls des letzteren. Eine hämatogen entstandene *bilaterale käsige Tuberkulose der Nebennieren* war früher in Europa die Hauptursache eines Morbus Addison (S. 394). Von den verschiedenen Formen von *Knochentuberkulose*, die fast ausschließlich auf einer hämatogenen Keimausbreitung beruhen, sind vor allem die *Spondylitis tuberculosa* (»*Pott'sche Krankheit*«) *und die Tuberkulose langer Röhrenknochen* zu erwähnen. Diese Manifestationen der Tuberkulose stehen vor allem bei Kindern und Adoleszenten im Vordergrund. Von den Knochen kann sich der Prozeß auf benachbarte Strukturen ausdehnen (z. B. *Arthritis tuberculosa*, u. U. *Tendovaginitis tuberculosa* u. a. m.). Bei Spondylitis tuberculosa bildet sich nach Durchbruch der Käsemassen in die benachbarten Weichteile nicht selten ein sog. »*Senkungsabszeß*« (kein echter, sondern ein »kalter Abszeß« (S. 173)), z. B. längs des M. iliopsoas. Die *Spina ventosa* ist eine fast immer hämatogen entstandene, vorwiegend »produktive« Knochentuberkulose, die in erster Linie bei Kindern und Jugendlichen beobachtet wird und hauptsächlich die Phalangen betrifft. Die *Tuberkulose der Haut* umfaßt neben dem erwähnten tuberkulösen Primärkomplex nach Kontaktinfektion u. a. die *Tuberculosis cutis luposa (Lupus vulgaris)*, die oft auch im Nasenbereich auftritt, die *Tuberculosis cutis verrucosa*, welche meist auf exogener Reinfektion beruht, die bereits aufgeführte *Tuberculosis cutis colliquativa (Skrofuloderm)*, die *Tuberculosis cutis orificialis* (an Körperöffnungen lokalisiert, vor allem bei viszeraler Tuberkulose) sowie die äußerst seltene, am ehesten bei Säuglingen anzutreffende *Tuberculosis cutis miliaris*. Sog. »*Tuberkulide*« entsprechen tuberkulösen Streuherden in der Haut mit lokaler Überempfindlichkeitsreaktion. Man unterscheidet vor allem den *Lichen scrofulosorum* (vor allem bei Kindern), das *papulonekrotische Tuberkulid* und den *Lupus miliaris disseminatus faciei.* Das *Erythema nodosum* und das *Erythema indura-*

tum Bazin kommen u. a. bei Tuberkulose vor. Man vermutet, daß diese Veränderungen in erster Linie auf Überempfindlichkeitsreaktionen beruhen, wobei es sich nicht um ein einheitliches auslösendes Agens zu handeln scheint. Unter den verschiedenen Formen von *Augentuberkulose* hat die meist granulomatöse *Uveitis tuberculosa* die größte Bedeutung.

Ätiologie: Das säurefeste, etwa 0,3 × 2–4 µm messende *Mycobacterium tuberculosis* wächst als strikter Aerobier auf den oben erwähnten Spezialnährböden am besten bei einem P_{O_2} von ungefähr 140 mm Hg. Hierzulande spielt neben dem *Mycobacterium tuberculosis, var. hominis,* das z. B. in den USA für fast alle Fälle von Tuberkulose verantwortlich ist, das *Mycobacterium tuberculosis, var. bovis (Mycobacterium bovis)* immer noch eine erhebliche Rolle. Offenbar gelang es noch nicht, die Rindertuberkulose gänzlich auszurotten. Das *Mycobacterium avium* (früher: Typus gallinaceus) spielt in der Humanmedizin eine geringe Rolle, zumindest in Europa. In USA wurden verschiedentlich bei Tuberkulose-artigen Lungenaffektionen *Mycobacterium kansasii* und *Mycobacterium intracellulare* isoliert; im Gegensatz zum ersteren erwies sich das letztere gegenüber einer antituberkulösen Therapie als resistent. Seit langem wird angenommen, es existierten *unterschiedlich virulente Stämme* von Mycobacterium tuberculosis, im besonderen der var. hominis. Die Gründe für ein solches differentes Verhalten sind noch nicht befriedigend geklärt. Der sog. »*cord factor*«, der mit einer größeren Virulenz verbunden zu sein scheint und angeblich für besondere Phänomene, wie die Hemmung der Leukozytenmigration und die Begünstigung der Granulombildung, verantwortlich sein soll, beruht nach neueren Angaben auf der Anwesenheit von Trehalose-6,6'-Dimykolat. Im übrigen scheint die Virulenz von der *Fähigkeit der Keime* abzuhängen, *in Makrophagen zu überleben und sich in diesen Zellen zu vermehren.* Die Hintergründe dieses Verhaltens sind nur lückenhaft bekannt (s. o.). Wesentlich sind u. a. die *hochmolekularen Lipide und Wachse,* die sich vor allem an der Oberfläche der Mykobakterien befinden und bis zu 60% des Trockengewichts derselben ausmachen können. Diese Substanzen beteiligen sich nach Ansicht der meisten Autoren wesentlich an der Auslösung der für Tuberkulose mehr oder weniger typischen Gewebeveränderungen. Wahrscheinlich besteht ein guter Teil der Lipide, die sich in tuberkulösen Läsionen nachweisen lassen, aus solchem Material. Wie erwähnt, kann das letztere von Makrophagen – wenn überhaupt – nur mit Schwierigkeit abgebaut werden. Sehr wahrscheinlich spielt es auch für die Resistenz der Keime gegenüber Säuren, Alkali sowie lysosomalen Enzymen eine wichtige Rolle. Neben *Tuberkuloproteinen,* die den Hauptbestandteil des für die *Tuberkulin-Reaktion* benützten antigenischen Materials ausmachen *(PPD = »purified protein derivative«),* hat wahrscheinlich u. a. auch der sog. »*Wachs D*« eine immunogene Wirkung. Dem letzteren wird von verschiedenen Autoren sogar eine wesentliche Beteiligung am Auftreten von Überempfindlichkeitsreaktionen zuerkannt. Die Kultur von Tuberkulosebakterien ist u. a. deshalb wichtig, weil sie die Durchführung von *Resistenzprüfungen* hinsichtlich der Wirkung von Antibiotika und anderen antituberkulösen Chemotherapeutika ermöglicht. Zum *Tierversuch* benützt man in der Regel das Meerschweinchen, ferner das Kaninchen und das Huhn. Der »Typus humanus« (var. hominis) der »Tuberkelbakterien« ist nur für das Meerschweinchen, nicht aber für das Kaninchen und das Huhn pathogen. Mycobacterium bovis wirkt demgegenüber bei beiden erwähnten Nagerspezies, nicht aber beim Huhn krankheitserregend, während Mycobacterium avium (»Typus gallinaceus«) für Kaninchen und Hühner, nicht jedoch für Meerschweinchen pathogen ist.

Epidemiologie: Die meisten Fälle von frisch erworbener Tuberkulose beruhen auf einer *Tröpfcheninfektion* durch Patienten mit *offener Lungentuberkulose.* Häufig handelt es sich bei den letzteren um Individuen, bei denen sich eine latente Infektion aktiviert und zur Entstehung einer Kavität in den Lungen geführt hat, ohne daß dies den betreffenden bewußt wäre (z. B. Greise!). Besonders gefährlich als Infektionsquelle sind Personen mit offener Lungentuberkulose, die öfters mit vielen Leuten, insbesondere auch Kindern, auf kurze Distanz in Kontakt kommen, z. B. Lehrer(innen), Kindergärtnerinnen, Buschauffeure u. a. m. *Staubinfektionen,* die in Anbetracht der erheblichen Resistenz von Mycobacterium tuberculosis gegenüber Trockenheit durchaus möglich sind, scheinen inbezug auf die Häufigkeit der Infektionsart eine wesentlich geringere Rolle zu spielen. Eine größere Bedeutung – zumindest in Europa und anderen Gebieten (kaum aber in USA) – hat demgegenüber die *perorale Infektion* durch *kontaminierte Milch bzw. Milchprodukte,* im besonderen auch Rahm und Weichkäse. Fast immer haben wir es hierbei mit *Mycobacterium bovis* zu tun. Trotz großer Bemühungen ist in Europa die Rindertuberkulose noch nicht ausgerottet. *Schmierinfektionen* im Mundbereich kommen u. a. bei Kindern vor, die einen Zahnwechsel durchmachen. *Kontaktinfektionen* im Bereich kleiner Hautläsionen beobachtet man am ehesten bei gewissen Berufsklassen (Veterinäre, Metzger, Obduzenten in Pathologischen Instituten u. a.). Der *Kontagionsindex* und die *Morbidität* der Tuberkulose sind relativ gering. Von den vielen Individuen, die im Verlauf ihres Lebens eine tuberkulöse Infektion durchmachen, erkrankt nur ein relativ kleiner Teil klinisch manifest. Aus diesem Grund weiß man auch über die Inkubationsperiode nur lückenhaften Bescheid. Die *Inzidenz* der Tuberkulose hat im Verlauf der letzten 50 Jahre sehr stark abgenommen, besonders in den USA, in etwas geringerem Maß aber auch in Europa. In Entwicklungsländern stellt diese Krankheit z. T. jedoch immer noch eine eigentliche Volksseuche dar. Dabei ist zu berücksichtigen, daß der Verlauf der Tuberkulose nicht nur vom *Ernährungszustand* der Bevölkerung abhängt, sondern daß sich auch deutliche *Rassenunterschiede* zeigen. Bei der afrikanischen Rasse und bei amerikanischen Indianern z. B. neigt die Krankheit mehr zu einem ungünstigen, raschen Verlauf, wie er für die sog. »exsudative« Form der Tuberkulose typisch ist, als etwa bei der kaukasischen Rasse. Die *Übertragung der Tuberkulose* läßt sich durch Maßnahmen, wie UV-Belichtung, zweckmäßige Ventilation und Chemotherapie und/oder chirurgische Behandlung von Patienten mit offener Lungentuberkulose, ferner durch Pasteurisieren der Milch, Schlachten tuberkulöser Rinder/Kühe und eine allgemeine Hebung der hygienischen Verhältnisse wirksam *bekämpfen.* Wichtige Schritte in der Behandlung der Tuberkulose waren die Entdeckung von *Streptomyzin* (1944), *Paraaminosalizylsäure* (PAS, 1947), *Isoniazid* (1952), *Ethambutol* (1967) und *Rifampin* (1971). Dazu kommt, daß die – vor allem in Europa praktizierte – *BCG-Impfung* (»*B*acille *C*almette-*G*uérin, ein attenuierter Stamm von Mycobacterium bovis) in ungefähr 80% der Fälle von Infektion durch Mycobacterium tuberculosis den Ausbruch einer klinisch manifesten Tuberkulose zu verhindern vermag. Dies hat sich vor allem in jenen Ländern günstig ausgewirkt, die bis vor kurzem eine relativ hohe Inzidenz von offener Lungentuberkulose und/oder Rindertuberkulose aufwiesen. Dank aller dieser Fortschritte hat die *Inzidenz* einer nachweisbaren tuberkulösen Infektion von Individuen im Alter von weniger als 20 Jahren von mehr als 80% auf 1–25% abgenommen. Die *Morbidität* der Tuberkulose beträgt nur mehr 5–20%, und die *Letalität* ist stark gesunken. In USA beispielsweise starben im Jahr 1906 auf 100000 Einwohner jährlich 200 an Tuberkulose; heute sind es noch 1–2. Immer noch läßt sich eine gewisse *Altersabhängigkeit* der klinisch manifesten Tuberkulose erkennen, mit deutlichen Gipfeln bei Säuglingen bzw. Kleinkindern, die besonders gefährdet sind, ferner bei Adoleszenten und jungen Erwachsenen sowie – vor allem – im Greisenalter.

Pathogenese und **Morphologie:** Der Verlauf einer Infektion durch Tuberkulosebakterien hängt von einer Reihe von Faktoren ab, im besonderen von der *Infektionsdosis* und dem *Immunstatus* des Infizierten. Wie gesagt, vermag die BCG-Impfung, die vorwiegend über die Auslösung einer zellgebundenen Immunreaktion protektiv wirkt, in der Mehrzahl der Fälle vor dem klinischen Manifestwerden einer Infektion durch Mycobacterium tuberculosis zu schützen. Außerdem ist mit Unterschieden in der *natürlichen Resistenz zu rechnen* (vgl. Rassenunterschiede). Verständlicherweise wirkt sich jede erworbene, wenn auch z. T. vorübergehende, *Beeinträchtigung der Körperabwehr* ungünstig aus. In diesem Zusammenhang sind konsumierende Krankheiten, Mangel- und/oder Unterernährung, Virus- und andere Infekte, vor allem des Respirationstraktes, Behandlung mit Glukokortikosteroiden und/oder zytostatischen Mitteln, Gravidität, Laktation u. a. m. zu nennen. Eine erhöhte Anfälligkeit bzw. eine Neigung zu ungünstigem Verlauf einer Tuberkulose zeigen sich ferner bei Diabetes mellitus, Hypothyreoidismus u. a. Gewisse *Lungenkrankheiten,* wie die Silikose, prädisponieren zu Tuberkulose. Das häufigere Auftreten der letzteren bei Männern im Vergleich zu Frauen beruht dagegen am ehesten auf einer Expositionsdifferenz; die Frage, ob weibliche Sexualhormone einen protektiven Effekt haben, ist ungeklärt. In allen hier genannten Fällen gilt, daß sowohl der Verlauf einer tuberkulösen Primoinfektion ungünstig beeinflußt werden als auch eine vorbestehende latente tuberkulöse Infektion wieder zum Aufflammen gebracht werden können (s. »endogene Reinfektion«). Aus dem bisher gesagten geht deutlich hervor, daß der Immunstatus des Wirtsorganismus, insbesondere die *zellgebundene Immunität* (S. 1123) für den klinischen Verlauf der Tuberkulose entscheidende Bedeutung hat. Einesteils liefert dieser Abwehrmechanismus die beste Grundlage für die *Eindämmung bzw. Überwindung der Infektionskrankheit,* andernteils kann er aber auch durch *Überempfindlichkeitsreaktionen vom Typ IV* gewebeschädigende Wirkungen entfalten, vor allem im Sinn einer sog. *exsudativen Reaktion.* Man nimmt an, daß dieser »innocent bystander tissue damage«, der sich u. a. in einer Neigung zu Verkäsung manifestiert, in erster Linie durch Freisetzung von Inhaltsstoffen aktivierter Makrophagen (s. Abb. 176, S. 1286) und durch Vermittlung entzündungsfördernder Lymphokine und Monokine (s. Abb. 164, S. 1128) zustande kommt. Dabei ist festzuhalten, daß Überempfindlichkeit und Immunität nicht unbedingt Hand in Hand zu gehen brauchen, indem z. B. die eine Reaktion gegen eine andere Gruppe von Antigenen gerichtet sein könnte als die andere. Wie erwähnt, prüft man ja mit der Tuberkulinprobe im wesentlichen nur die Überempfindlichkeit des Individuums gegenüber Tuberkuloproteinen, die keineswegs die einzigen Antigene der Keime darstellen. Überdies weiß man über die Bedeutung *humoraler Antikörper,* die sich gegen Epitope dieser Keime richten, wenig. Das bei aktiver Tuberkulose vor allem jüngerer Individuen dann und wann auftretende *Erythema nodosum* wird von einigen Autoren mit Immunkomplex-induzierten Läsionen im Hautbereich in Beziehung gebracht. Möglicherweise beruhen noch andere bei Tuberkulose auftretende Läsionen auf der Wirkung spezifischer Antikörper. Über protektive Funktionen der letzteren ist kaum etwas bekannt, insbesondere auch nicht darüber, ob sie als Opsonine von Mykobakterien funktionieren können. So oder so scheint in der *Aktivierung von Makrophagen* durch spezifisch sensibilisierte Lymphozyten in Anwesenheit von Antigen (s. Abb. 158, S. 1084) das Hauptprinzip der körpereigenen Abwehr von »Tuberkelbakterien« zu liegen. Die Gründe, weshalb die letzteren in Makrophagen oft so lange zu überleben, sich in ihnen zu vermehren und schließlich – zumindest in vielen Fällen – den Tod der Zelle herbeizuführen vermögen, sind, wie gesagt, noch nicht befriedigend geklärt. Die vermutete *Hemmung der Fusion von Phagosomen und Lysosomen* unter dem Einfluß von Mycobacterium tuberculosis und die erhebliche *Resistenz der Lipid- bzw. Wachs-haltigen Keimoberfläche* gegenüber chemischen Agentien bzw. Enzymen verschiedener Art sowie die *schwere Abbaubarkeit dieses Materials* kamen z. T. bereits zur Sprache. Es wurde ebenfalls schon erwähnt, daß bisher kein eigentliches und allgemein anerkanntes »Tuberkelbakterien-Toxin« nachgewiesen werden konnte, was natürlich nicht ausschließt, daß z. B. Stoffwechselprodukte der Keime, die intrazellulär in erheblicher Konzentration freigesetzt werden, eine toxische Wirkung auf die Wirtszelle entfalten könnten. Ein besonderes Problem bietet die Tatsache, daß bei Tuberkulose die *neutrophilen Granulozyten,* die an sich zur Zerstörung von Mykobakterien besser ausgerüstet sein sollten als die Makrophagen, nur im Rahmen der Primoinfektion, d. h. vor dem Auftreten einer spezifischen Immunität, am Ort der Keimvermehrung in nennenswerter Zahl in Erscheinung treten. Ob es sich hier allenfalls um die Folgen einer verstärkten Freisetzung von »cord factor« oder anderer, der Chemotaxis entgegenwirkender Substanzen im Anschluß an die durch die Immunreaktion eingeleitete verstärkte Bakterizidie handeln könnte, bleibt ungewiß. Neuere Befunde haben beispielsweise gezeigt, daß zugrunde gehende Makrophagen, die

Bakterien phagozytiert hatten, einen auf neutrophile Granulozyten chemotaktisch wirkenden Faktor freisetzen. Ob Epitheloidzellen, d. h. sehr stark aktivierte Makrophagen, dies auch tun, ist unseres Wissens nicht bekannt. Aber selbst wenn Neutrophile vorhanden sind, wie dies im *tuberkulösen Primärherd* während der ersten Wochen der Fall ist, vermögen sie die Vermehrung der Tuberkulosebakterien meist nicht zu behindern oder gar zu verhindern. Vielmehr scheinen sich die Keime in dieser Phase der Infektion in besonderem Maß ungestört ausbreiten zu können. Vieles spricht dafür, daß – entgegen der früheren Hypothese von Ranke – die lymphogene und hämatogene Aussaat der Erreger vor allem in diesem Initialstadium, d. h. vor Einsetzen wirkungsvoller Immunreaktionen, möglich ist (sog. *Simultanstreuung* bzw. »*Frühstreuung*«). Das schließt nicht aus, daß eine z. T. massive Ausbreitung der Tuberkulosebakterien nicht auch später stattfinden kann, z. B. im Anschluß an einen Einbruch keimreicher Käsemassen in den Ductus thoracicus (u. a. ausgehend von verkästen tracheobronchialen Lymphknoten) oder in eine mittelgroße Lungenvene (sog. *Sukzedanstreuung*). Es gibt auch viele Beweise dafür, daß die Aussaat der Erreger auf dem Blutweg nach längeren Intervallen ein erhebliches Maß annehmen kann, z. B. infolge »Aktivierung« eines latenten Infektionsherdes infolge Herabsetzung der Wirtsabwehr. In der Regel vergehen nach der Primoinfektion etwa 3–6 Wochen, bis die *Immunreaktionen,* insbesondere die vom Typ IV, voll in Gang kommen. In diesem Zeitpunkt ändert sich das Bild der geweblichen Läsionen im Primärherd, z. B. in der Lunge, vollständig: Die anfänglich entstandene *unspezifische lobuläre Pneumonie,* mit Auftreten von fibrinös-leukozytärem Exsudat in den Alveolen und einer fast unbegrenzten Bakterienvermehrung, schlägt um in eine *käsige Nekrose (lobuläre käsige Pneumonie),* bei der auch die interalveolären Septen zugrunde gehen, die Neutrophilen weitgehend verschwinden, in der Peripherie epitheloidzelliges Granulationsgewebe gebildet wird, und die Zahl der nachweisbaren Mykobakterien drastisch abnimmt. Offenbar gelingt es den nun aktivierten Makrophagen (»Epitheloidzellen«), eine große Zahl von Erregern zu vernichten. Andererseits ist mit diesem Vorgang ein erhebliches Maß von Zell- und Gewebeuntergang verbunden, der auch die Makrophagen selbst einbezieht. Eine ähnlich dramatische Wendung des Geschehens wie im Primärherd beobachtet man auch in den *regionären Lymphknoten,* die in der Regel verkäsen, sobald die zellgebundene Immunität voll in Gang gekommen ist. Manchmal finden sich zudem Herde von käsiger Nekrose längs der Lymphbahnen (sog. *verkäster tuberkulöser Primärkomplex*). Man darf annehmen, daß entsprechende Veränderungen im gleichen Zeitraum auch in allfällig entstandenen, *hämatogenen Streuherden,* die intra- oder extrapulmonal liegen können, stattfinden. *Der weitere Verlauf* dürfte zum guten Teil von der *Zahl und der Virulenz überlebender Tuberkulosebakterien* einerseits sowie dem Gleichgewicht zwischen *zellgebundener Immunität (d. h. deren protektivem Effekt)* und *Überempfindlichkeitsreaktionen vom Typ IV* (d. h. deren allenfalls *gewebeschädigenden Wirkung)* andererseits abhängen. Als günstige Zeichen gelten vor allem die Bildung eines kräftigen *epitheloidzelligen Saumes* um die Käsemassen herum, ferner das Auftreten vieler sog. *Resorptionstuberkel* in der weiteren Umgebung, beides Veränderungen, die mit der Bildung *mehrkerniger Riesenzellen* (*Langhans'sche Riesenzellen,* s. Abb. 35 (S. 120) und 185 (S. 1352)) sowie einer peripheren Infiltration vorwiegend von T-Lymphozyten (»*Lymphozytensaum*«) einhergehen und mit der Zeit über eine vermehrte Faserbildung schließlich in die Vernarbung überzuleiten pflegen. Ungünstig wirkt sich ein *Fortschreiten der Verkäsung* aus, in die z. B. auch bereits gebildetes epitheloidzelliges Granulationsgewebe oder gar Narbengewebe einbezogen werden kann; letzteres zeigt dann allerdings mehr das histologische Bild einer *fibrinoiden Nekrose.* Je nach Abwehrlage bzw. Zahl noch vorhandener Keime und deren Virulenz sowie Ausmaß »allergischer« Reaktionen kann der nekrotisierende Prozeß um sich greifen (sog. »*exsudative Tuberkulose*«), oder die Bildung epitheloidzelligen Granulationsgewebes nimmt überhand und leitet die Vernarbung ein (sog. *produktive* und schließlich *indurative Tuberkulose*). Man versteht auch, daß die eine Reaktionsweise in die andere übergehen kann, wenn sich die Immunitätslage ändert. Käseherde, die schließlich eine narbige Abkapselung erfahren und sich nicht mehr ausdehnen, zeigen in der Regel früher oder später eine dystrophische Verkalkung *(tuberkulöse Kalkherde).* Wie im Fall des *verkalkten tuberkulösen Primärkomplexes* oder der Vernarbung und Verkalkung anderer tuberkulöser Läsionen, die keine Progredienz mehr zeigen, ist der Prozeß – wenigstens vorläufig – zum Stillstand gekommen. Die Tuberkulosebakterien vermögen aber in solchen »alten« Herden über Jahre, wenn nicht lebenslänglich, infektionsfähig zu bleiben, so daß wir es in den meisten Fällen mit einer *latenten Infektion* zu tun haben, die noch nach jahrelangen Intervallen bei Verschlechterung der Immunität wieder »aktiv« werden können (sog. *endogene Reinfektion*): In solchen Fällen nimmt die Keimvermehrung wieder zu, und der nekrotisierende Prozeß greift von neuem um sich.

Die eingangs aufgeführten Lokalisationen, Arten, Ausbreitungstypen und weiteren Manifestationen der Tuberkulose sind besser verständlich, wenn man die eben geschilderten pathogenetischen Vorgänge mit gewissen *anatomischen Gegebenheiten* in Beziehung bringt. Es entspricht einer alten Erfahrung, daß die Mehrzahl *hämatogener Metastasen* im Rahmen der Tuberkulose in den *Lungenspitzen oder zumindest in den Obergeschossen dieses Organs* lokalisiert ist. Die Gründe hierfür liegen wahrscheinlich vor allem darin, daß in diesem Bereich ein *hoher* P_{O_2} herrscht, der das Wachstum der aeroben Mykobakterien in besonderem Maß begünstigt. Zudem spielt vermutlich auch die in den apikalen Teilen der Lungen im Vergleich zu den abhängigen Partien geringere Durchblutung eine Rolle. Der P_{O_2} hat offenbar auch für die Absiedelung von Tuberkulosebakterien in anderen Organen eine erhebliche Bedeutung, indem solche mit guter Sauerstoffversorgung, wie die Nieren, bevorzugt werden. Unabhängig von der Lokalisation haben die tuberkulösen Gewebeschäden gewisse Gemeinsamkeiten, die für das Verständnis der Progredienz bzw. Ausbreitung des Prozesses von großer Bedeutung sind. So mag das *Umsichgreifen einer käsigen Nekrose* verschiedene Folgen haben, je nachdem, auf welche Strukturen sie trifft. In Pleuranähe kann eine Verkäsung, gleichgültig, ob es sich um den Primärherd oder einen Streuherd handelt, eine *Pleuritis* nach sich ziehen. Je nach Immunitätslage und Ausdehnung eines solchen Prozesses kommt es dabei zur einer »*Pleuritis sicca*« oder einer »*Pleuritis exsudativa*«. Nähert sich die fortschreitende Front von Verkäsung einem größeren *Blutgefäß,* kann dieses *thrombosieren.* Kommt ein *Lumenverschluß* nicht rechtzeitig zustande, kann sich aus dem nekrotischen Bereich *erregerhaltiges Material in die Blutbahn* ergießen. Naturgemäß ist ein solcher Vorgang bei dünnwandigen Gefäßen bestimmter Größe (z. B. Lungenvenen, Ductus thoracicus) eher zu erwarten als bei den dickwandigen Arterien oder dünnwandigen Gefäßen kleinen Kalibers, die weit eher zu einer thrombotischen Obliteration als zur Ausbildung eines muralen Thrombus neigen. Eine akute Miliartuberkulose kann z. B. dadurch bedingt sein, daß das zu einem tuberkulösen Primärkomplex gehörende verkäste Lymphknotenpaket in den nahe gelegenen Ductus thoracicus einbricht. Solche Läsionen, die man anläßlich der Autopsie bei vorsichtiger Präparation des Ductus thoracicus an dessen Innenfläche nachweisen kann und die man etwas irreführend als »Intimatuberkel« bezeichnete, finden sich in der Tat in einem nicht unerheblichen Teil der Fälle von *akuter Miliartuberkulose.* Man kann sich vorstellen, daß kleinere Gefäßeinbrüche dieser Art zu hämatogenen Streuungen geringeren Ausmasses Anlaß geben (s. o.). Wird durch die um sich greifende Verkäsung im Lungenbereich ein *Bronchus* einbezogen, entleeren sich in manchen Fällen die nekrotischen Massen in dessen Lumen. Auf diese Weise entsteht eine *tuberkulöse Kaverne,* die – wie alle durch Gewebezerstörung im Lungenbereich entstandenen Hohlräume – wegen der Zugwirkung im Verspannsystem dieses Organs (s. Abb. 125, S. 636) kaum zum spontanen Kollaps neigt. Das Kavum bleibt solange luftgefüllt, als der Inhalt durch den – meist basal gelegenen – sog. *Drainagebronchus* (s. o.) abgehen kann. Nicht selten kommt es im Bereich tuberkulöser Kavernen zu einer Sekundärinfektion durch andere, bronchogen eingetretene Bakterien. Die »*offene Lungentuberkulose*« stellt einerseits eine große Ansteckungsgefahr für andere Personen dar, andererseits ist sie oft der Ausgangsort einer *kanalikulären Ausbreitung* erregerhaltigen Materials im Bronchialsystem. Diese Art von Streuung erfolgt in der Regel von oben nach unten, d. h. der Schwerkraft folgend, und verständlicherweise vorwiegend, aber nicht ausschließlich, auf derselben Seite, auf der sich die Kaverne(n) befindet (befinden). Die bronchogene Propagation der Infektion führt meistens zur Entwicklung sog. *azinös-nodöser Herde,* die einer käsig-nodösen Bronchopneumonie verglichen werden können. In diesen Herden können wegen Durchbruchs in Bronchien – vor allem in basaler Richtung – weitere Kavernen entstehen. Schreitet der hier skizzierte Prozeß fort, können schließlich große Teile des Lungengewebes zerstört werden *(Lungenphthise, »Lungenschwindsucht«).* Komplikationen dieses Geschehens umfassen vor allem die akute massive Lungenblutung *(Hämoptoe)* infolge Arrosion einer noch durchgängigen Arterie in einem Kavernenbereich sowie eine *respiratorische Insuffizienz* und allenfalls eine Überlastung der rechten Herzhälfte, mit Entwicklung eines chronischen *Cor pulmonale. Sequesterkavernen* entstehen z. T. durch thrombotischen Verschluß eines Lungenarterienastes im Bereich einer tuberkulösen Läsion, mit nachfolgender Infarzierung der zugehörigen Lungenteile sowie Demarkation derselben. Eine andere Entstehungsweise beruht auf einem Eindringen banaler Keime aus dem Bronchiallumen in die nekrotischen Bereiche und einer Verflüssigung im Randbereich der Käsemassen, an der z. T. auch Neutrophile beteiligt sind. *Tuberkulöses Granulationsgewebe* führt, wie gesagt, mit der Zeit zur *Vernarbung,* was das häufige Auftreten *narbiger Herde in den Lungenobergeschossen* verständlich macht (*Simon'sche Spitzenherde* bei nachgewiesener tuberkulöser Ätiologie, *Puhl'sche Herde* bei fragwürdiger Genese). Rezidivierende *fibrinöse Pleuritiden* im Rahmen einer Lungentuberkulose führen oft – nicht zuletzt wegen des relativen Mangels an neutrophilen Granulozyten im Exsudat – zur Entstehung dicker Fibrinbeläge, die zu Verklebungen des Pleuraspaltes, bindegewebiger Obliteration desselben und recht häufig zur Ausbildung dicker »*Pleuraschwarten*« Anlaß geben. *Käseherde,* die lange Zeit bestehen bleiben, erfahren meistens eine *Verkalkung,* in Spätstadien u. U. sogar eine *Verknöcherung. Tuberkulöse Läsionen in extrapulmonaler Lokalisation* treten – je nach Organ/Gewebe – klinisch auf verschiedene Weise in Erscheinung. Im Vordergrund des pathogenetischen Geschehens stehen auch hier *Gewebezerstörungen durch käsige Nekrose,* z. B. in den Nieren, Nebennieren, Nebenhoden und Hoden, Wirbelkörpern u. a. m. In den Nieren, wo die Käsemassen durch die Harnwege abtransportiert werden können, entstehen nicht selten auch *Kavernen.* Führen die tuberkulösen Veränderungen zu einem weitgehenden Verlust von Gewebe bestimmter Art, kann sich dies in einer *Insuffizienz des (der) betreffenden Organs (Organe)* äußern, wie beim *Morbus Addison* infolge beidseitiger *käsiger Nebennierentuberkulose.* Im Fall der *Spondylitis tuberculosa* kommt es in manchen Fällen zu einem Zusammensintern der betroffenen Wirbelkörper, was zur Ausbildung eines sog. *Pott'schen Buckels* Anlaß geben kann. Zudem ist bei Gewebezerstörungen in dieser Lokalisation mit einer Gefährdung des Rückenmarks zu rechnen. Die in der Regel an der Hirnbasis ausgeprägte *Meningitis tuberculosa* bewirkt in einem Teil der Fälle über *vaskuläre Verschlüsse* auch Schäden im Gehirn; überdies kann sich infolge Verschlusses der Foramina Magendii und Luschkae ein *Hydrocephalus internus* entwickeln, und die im Bereich der Austrittsstelle der *Kopfnerven* liegenden tuberkulösen Veränderungen erzeugen dann und wann Ausfallserscheinungen von Seiten der letzteren. Schließlich kann es zu funktionellen Störungen wegen Einbezugs der *Hypophyse* kommen. *Tuberkulöse Arthritiden,* die auf hämatogenem Wege – direkt oder über einen Befall des benachbarten Knochens – entstehen, ziehen in der Regel eine *Funktionseinbuße oder gar eine Versteifung der betroffenen Gelenke* nach sich. Tuberkulös bedingte *Abflußbehinderungen* kennt man z. B. bei *Cystitis tuberculosa,* die auf die Ureterenmündungen übergreifen und diese zu stenosieren oder gar zu verschließen vermögen. Ähnliches gilt für die samenableitenden Wege bei *Epididymitis tuberculosa* und die – oft käsige – *Salpingitis tuberculosa.* Ein Befall seröser Höhlen hat nicht selten Verwachsungen zur Folge: Im Fall der *Peritonitis tuberculosa* entwickeln sich auf dieser Grundlage u. U. Passagestörungen im Darmbereich, im besonderen ein Subileus. Das z. T. auf eine *Pericarditis tuberculosa* zurückgehende *»äußere Panzerherz«* bewirkt oft eine Einflußstauung (S. 569). Eine *Uveitis tuberculosa* kann u. U. zu schweren Sehstörungen führen. *Tuberkulöse Ulzera im Larynxbereich,* die meist Folge einer offenen Lungentuberkulose sind, beeinträchtigen die Stimmbildung und gefährden u. U. – besonders bei Sekundärinfektion z. B. durch Anaerobier – die äußere Atmung; ferner besteht hier die Gefahr einer Aspirationspneumonie, die u. U. eine Lungengangrän zur Folge haben kann. *Geschwüre im Darmgebiet* (vor allem Ileum) bewirken dann und wann eine gewisse Stenosierung; zudem besteht die Gefahr eines Übergreifens des Prozesses auf das Peritonaeum. Vereinzelt kommt es auch zu Blutungen. Die hier aufgeführten Beispiele von Störungen infolge tuberkulöser Veränderungen in verschiedenen Geweben/Organen ließen sich durch viele weitere ergänzen.

Folgen und **Symptome:** Die *tuberkulöse Primoinfektion* verursacht in manchen Fällen kein erhebliches Krankheitsgefühl, so daß sie *häufig unbeachtet* bleibt. Die *Inkubationsperiode* schwankte in Fällen, die sich diesbezüglich kontrollieren ließen, zwischen 3 und 8 Wochen. Treten fühlbare *Symptome* auf, bestehen diese am ehesten in leichtem Fieber (z. B. *subfebrile Temperaturen*), einem gewissen Unwohlsein sowie – bei starker Beteiligung der bronchialen Lymphknoten – einem wechselhaften Reizhusten. Findet eine massive hämatogene Streuung statt, treten die Allgemeinerscheinungen deutlicher zutage; mit einem derartigen Verlauf ist in erster Linie bei Kindern im Alter bis zu 3 Jahren zu rechnen. Je nach Lokalisation und Ausdehnung manifestiert sich die tuberkulöse Primärinfektion innerhalb kürzerer Zeit nach Beginn der oben erwähnten Störungen manchmal in einer *Pleuritis,* die oft einseitig lokalisiert ist und mit dem Auftreten eines serösen, z. T. leicht sanguinolenten Ergusses einhergehen kann. Besonders bei jüngeren Individuen entwickeln sich dann und wann ein *Erythema nodosum* und/oder eine *phlyktänuläre Konjunktivitis,* beides offenbar Folgen von Überempfindlichkeitsreaktionen (s. o.). Bei Primoinfektion im *Oropharynx* fällt in der Regel zuerst die – meist einseitige – Lymphknotenvergrößerung auf; in schweren Fällen und bei Ausbleiben einer wirksamen Therapie können sich daraus u. U. eine Verkäsung in den Kieferwinkel-Weichteilen und ein *Skrofuloderm* entwickeln. Liegt der Primärherd bei zahnenden Kindern im Gingivabereich, mag dies mit der Dentition interferieren. Nicht selten treten schon frühzeitig eine *Miliartuberkulose* und/oder eine *Meningitis tuberculosa* in Erscheinung (s. u.). Eine *Primärinfektion im Darmbereich* simuliert dann und wann eine Appendizitis; öfters bleibt sie unerkannt. Die *Inokulationstuberkulose der Haut* äußert sich in der Regel in einer etwas livide verfärbten knotigen Verdickung, die u. U. ulzerieren kann, verbunden mit regionärer Lymphknotenvergrößerung.

Die *Lungentuberkulose,* bei weitem die häufigste Form, kann sich unmittelbar nach der Primärinfektion oder nach einer längeren – u. U. viele Jahre dauernden – Latenzzeit manifestieren. Im letztgenannten Fall besteht eine besondere Neigung zur Ausbildung von Kavernen und reichlich Narbengewebe. Die *Symptomatik* der (chronischen) Lungentuberkulose ist sehr unterschiedlich. Am regelmäßigsten treten *leicht fieberhafte Zustände* auf, mit erhöhten Temperaturen am späten Nachmittag und abends, verbunden mit *Schwitzen während der Nacht.* Manchmal machen sich lediglich eine gewisse Ermüdbarkeit, Gereiztheit und/oder psychische Depression bemerkbar. Ein Gewichtsverlust wird nicht selten beobachtet, gehört aber nicht zu den obligaten Erscheinungen. Dasselbe gilt für Kopfschmerzen. Relativ oft *hustet* – oder hüstelt – der Patient, wobei man u. U. eine *Hämoptyse* notiert. In selteneren Fällen beginnt die Lungentuberkulose ziemlich heftig, mit pleuritischen Zeichen und höherem Fieber, ähnlich wie bei einer banalen Pneumonie. Die Frühveränderungen in den Lungen lassen sich selten auskultatorisch erfassen; Aufschluß gibt aber in der Regel das *Thoraxröntgenbild.* Bei Bestehen einer Pleuritis kann man versuchen, die Tuberkulosebakterien im Exsudat nachzuweisen. Dies gelingt aber in der Mehrzahl der Fälle nicht oder höchstens mit Hilfe eines *Tierversuches.* Heute wird mehr und mehr die Durchführung einer *Pleurabiopsie* empfohlen, die bei Vorliegen epitheloidzelliger Tuberkel (in etwa 65% der Fälle von Pleuritis tuberculosa nachweisbar) eine Wahrscheinlichkeitsdiagnose gestattet. Wußte man, daß vorher die *Tuberkulinprobe* negativ ausgefallen war, ist ein positives Resultat derselben ein wichtiger diagnostischer Hinweis. Dabei verwendet man am besten PPD in mittlerer Dosis. Bei *fortschreitender käsiger Pneumonie,* die z. B. bei Diabetikern und älteren Leuten relativ oft beobachtet wird, und bei der in besonderem Maß die Gefahr einer Kavernenbildung besteht, entspricht das klinische Bild mehr dem eines akuten Geschehens. Dasselbe gilt für Kinder mit progredienter, käsiger Lungentuberkulose. Kommt es zur *Kavernenbildung (kavernöse Lungentuberkulose),* nimmt z. T. die Menge des Sputums merklich zu; in Ausstrichen desselben lassen sich oft zahlreiche Tuberkulosebakterien nachweisen. Bei längerem Bestehen einer chronischen kavernösen Lungentuberkulose macht der Erregernachweis größere Schwierigkeiten. Man wird dann u. a. auch den Magensaft auf die Anwesenheit säurefester Stäbchen untersuchen. Ein »*tuberkulöses Pleuraempyem*« beruht in der Regel auf der Ruptur eines subpleuralen Käseherdes in den Pleuraraum und der Entstehung einer bronchopleuralen Fistel: Hier handelt es sich um eine der gefürchteten Komplikationen der Lungentuberkulose. Eine *Bronchitis tuberculosa* findet sich am ehesten bei offener kavernöser Lungentuberkulose, was im übrigen auch für die oft ulzeröse *Laryngitis tuberculosa* und die *geschwürige Tuberkulose im Mundhöhlenbereich* zutrifft. Die Bronchialwand erleidet durch den tuberkulösen Prozeß z. T. eine Schwächung und/oder sie wird durch Narbengewebe ausgezogen, sodaß sich manchmal *Bronchiektasen* entwickeln. Eine Kompression größerer Bronchien durch voluminöse, tuberkulös veränderte Lymphknoten beobachtet man am ehesten bei Kindern (s. *Epituberkulose*). *Narbige Bronchialstenosen* im Anschluß an einen Einbezug dieses kanalikulären Systems in den spezifischen Prozeß kommen nicht selten vor, erreichen aber mehrheitlich nur einen mäßigen Grad. *Tuberkulome,* gleichgültig welcher Genese (s. o.), werden heute oft chirurgisch entfernt. *Differentialdiagnostisch* ist die chronische Lungentuberkulose u. a. gegen Bronchial- bzw. Lungenkarzinome, mykotische Infektionen, Aktinomykose oder Nokardiose, Morbus Boeck, Lungenabszesse bzw. Aspirationspneumonie, andere Formen von Pneumonie, Pneumokoniosen, Bronchiektasen u. a. m. abzugrenzen. Hie und da verursachen auch Lungenmetastasen maligner Prozeße extrapulmonaler Herkunft ein klinisches Bild, das dem bei Tuberkulose ähnlich sieht. Die Allgemeinsymptome bei chronischer Lungentuberkulose lassen manchmal an einen Hyperthyeoidismus, einen Diabetes mellitus u. a. m. denken.

Tuberkulöse Prozesse, die vorwiegend oder ausschließlich *extrapulmonal* lokalisiert sind, können ähnliche Allgemeinsymptome hervorrufen wie die Lungentuberkulose. Dazu gesellen sich aber meistens noch örtlich bedingte strukturelle und/oder funktionelle Störungen, die sich klinisch auf die verschiedenste Art manifestieren. Die *Halslymphknotentuberkulose (Scrofula),* die meistens durch Mycobacterium bovis verursacht wird, kann spontan oder nach leichteren Traumen in die Weichteile und in die Haut durchbrechen sowie fistulieren. In solchen Fällen ist die Möglichkeit einer Sekundärinfektion durch andere Keime in Betracht zu ziehen. Beim *Skrofuloderm* erscheinen die Hautveränderungen besonders deutlich ausgeprägt. Die *Nierentuberkulose* beruht in vielen Fällen auf einer frühzeitigen hämatogenen Streuung, kann aber über Jahre latent bleiben. Häufig ist nur die eine Seite befallen. Verdachtsmomente liefert u. a. das Bestehen einer Mikrohämaturie bei »Sterilität« des Urins. Zum Nachweis der Erreger müssen manchmal Tierversuche angelegt werden; im übrigen ist meistens auch der radiologische Befund recht typisch, wenn auch nicht pathognomonisch. Auf kanalikulärem Weg kann es bei Männern zu einer Ausbreitung der Infektion auf die *Samenblasen,* die *Prostata* und die *Nebenhoden* kommen, wobei das Auftreten einer *Orchiepididymitis tuberculosa* nicht selten als erstes zu Symptomen Anlaß gibt. Die *Salpingitis tuberculosa* entsteht fast immer aufgrund einer hämatogenen Ausbreitung der Erreger. Auf die mögliche weitere Ausdehnung des Prozesses einerseits in den Uterus *(Endometritis tuberculosa),* andererseits in den Peritonealraum *(Peritonitis tuberculosa)* wurde schon hingewiesen. Bei bilateralem Befall der Tuben resultiert in der Regel eine Sterilität. Der *Knochentuberkulose* begegnen wir am ehesten bei Patienten, die in der Kindheit eine tuberkulöse Primärinfektion erleiden (erlitten). Die Läsionen sitzen mit Vorliebe in Nähe der Epiphysenplatten (gute Sauerstoffversorgung!). Die »Aktivierung« der Herde erfolgt manchmal erst nach Jahren. Abgesehen von der Wirbelsäule stellen Knochen im Bereich der Hüft-, Knie-, Ellbogen- und Handgelenke bevorzugte Lokalisationen dar. In einem Teil der Fälle greift der Prozeß auf die *Gelenke* über. Die letzteren können aber auch direkt von der Blutbahn her mit Tuberkulosebakterien besiedelt werden, vor allem im Bereich der Synovialmembran. Je nach Virulenz und Zahl der Erreger sowie Immunitätslage entwickelt sich eine *Arthritis »sicca« (»caseosa«), granulomatosa (»fungöse Arthritis«)* oder *exsudativa.* Die *Spondylitis tuberculosa (Pott'sche Krankheit)* ist meistens ebenfalls hämatogenen Ursprungs, wenn auch Fälle mit Übergreifen einer käsigen Tuberkulose paravertebraler Lymphknoten auf die Wirbelsäule bekannt sind. Die klinischen Manifestationen zeigen sich z.T. schon in der Kindheit, z. T. später. Eine *Peritonitis tuberculosa* (s. o.) verursacht – neben unbestimmten Allgemeinerscheinungen – nicht selten Diarrhoe und/oder Obstipation, z. T. verbunden mit Bauchschmerzen. Im Vergleich zur Kontrollpopulation wird sie bei Alkoholikern gehäuft angetroffen. Die *Pericarditis tuberculosa,* die durch Übergreifen des tuberkulösen Prozesses von Seiten der Pleura und/oder mediastinaler Lymphknoten, u. U. auch hämatogen, zustande kommt, kann sich unter dem Bild einer »chronischen Herzbeuteltamponade« mit Hepatomegalie, und wechselnden Stauungserscheinungen im großen Kreislauf sowie schließlich im Sinn des äußeren Panzerherzens mit schwerer Einflußstauung manifestieren (S. 569). Die

Diagnose stützt sich z. T. auf den Erregernachweis, z. T. auf den bioptischen Befund. Ein Morbus Addison aufgrund einer hämatogen entstandenen *bilateralen Nebennierentuberkulose* ist hierzulande zur Seltenheit geworden. Die *Meningitis tuberculosa,* der man relativ häufig bei Kleinkindern begegnet, die aber auch bei Erwachsenen vorkommt, kann isoliert oder im Rahmen einer Miliartuberkulose auftreten. In vereinzelten Fällen handelt es sich um die Ausbreitung *intrazerebraler »Konglomerattuberkel«,* die an sich ähnliche Symptome hervorrufen wie Hirntumoren bzw. -metastasen. Besonders bei älteren Patienten mit tuberkulöser Hirnhautentzündung kann es zu einem Diabetes insipidus kommen. Die *akute Miliartuberkulose* tritt z. T. schon kurze Zeit nach der Primärinfektion in Erscheinung, z. B. bei Kleinkindern. In anderen Fällen, zumal bei älteren Leuten oder Personen, die aus anderen Gründen in ihrer Abwehr geschwächt sind, ist sie Ausdruck einer Spätstreuung aus einem reaktivierten latenten Infektionsherd heraus. Dieser kann an sich irgendwo lokalisiert sein, meistens handelt es sich aber um einen verkäsenden Prozeß im Lungenbereich. Diese schwere Erkrankung geht in der Regel mit hohem Fieber, ferner mit anderen Allgemeinerscheinungen, wie Schwächegefühl, gastrointestinalen Störungen, Gewichtsverlust, Schwitzen u. a. m. einher. Bei Befall der Leptomeningen stellen sich die Symptome und Zeichen der basalen Meningitis ein. Eine sog. *»subakute oder chronische Miliartuberkulose«,* die sich durch eine über einige Zeit anhaltende Streuung einer relativ geringeren Zahl von Erregern auf dem Blutweg charakterisiert, zeigt einen weniger dramatischen Verlauf: Hier notiert man eine ganze Zahl verschiedenartiger Störungen, die in wechselnden Kombinationen vorkommen und u. a. eine hyporegeneratorische Anämie bzw. Hämozytopenie, Lymphknotenvergrößerungen, Ergüsse in serösen Höhlen, Splenomegalie, Läsionen in Haut und knöchernem Skelett sowie leichtes Fieber umfassen. Die Diagnose eines solchen generalisierten Prozesses, den man vor allem bei älteren Leuten antrifft, beruht auf bioptischen Befunden und/oder dem Erregernachweis. Die sog. *Tuberkulosepsis (»Landouzy-Sepsis«)* entspricht einer generalisierten hämatogenen Streuung von Tuberkulosebakterien, wobei es infolge weitgehenden Versagens des Immunapparates an Orten der Keimabsiedelung nicht mehr zur Ausbildung eigentlicher Tuberkel mit zentraler Verkäsung, sondern zur Entstehung histologisch »unspezifischer« Nekroseherde mit geringer entzündlicher Reaktion, jedoch Ablagerung von Fibrin, kommt. Bei Ziehl-Neelsen-Färbung kann man in derartigen Läsionen massenhaft säurefeste Stäbchen nachweisen.

Die *Diagnose einer Tuberkulose* geht immer vom klinischen Bild aus. In Populationen mit geringem Durchseuchungsgrad kommt dem positiven Ausfall der *Tuberkulinprobe* eine gewisse Bedeutung zu. Es muß indessen hervorgehoben werden, daß nur das nachgewiesene »Umschlagen« einer negativen in eine positive Reaktion für eine frisch erworbene Tuberkulose spricht. Zudem fällt der Test z. B. bei der Landouzy-Sepsis in der Regel negativ aus. Von großer praktischer Bedeutung sind *radiologische Befunde* und/oder *bioptische Untersuchungsergebnisse.* Nicht selten gelingt es, in histologischen Präparaten säurefeste Stäbchen im Bereich relativ typischer Veränderungen, d. h. Verkäsung und zentral verkäster Epitheloidzellentuberkel zu erkennen. Allerdings muß man diese oft längere Zeit suchen; am ehesten findet man sie im Randgebiet zwischen Käsemassen und epitheloidzelligem Saum, z. T. auch innerhalb des Zytoplasmas Langhans'scher Riesenzellen. Der *mikroskopische Nachweis* säurefester Stäbchen, der im übrigen nur eine erhebliche Aussicht auf Erfolg hat, wenn pro ml Untersuchungsgut ungefähr 10^5 Tuberkulosebakterien vorhanden sind, genügt zur sicheren Diagnosestellung nicht. Im besonderen lassen sich – je nach Art des Materials – saprophytäre Mykobakterien nicht ausschließen. Die *Kultur* der Keime auf festen Nährböden ist aus verschiedenen Gründen wichtig, u. a. wegen der vorläufigen Typendiagnose und der Resistenzprüfung inbezug auf Antibiotika. *Tierversuche* (Meerschweinchen) gelten als ebenso zuverlässig wie die Züchtung in vitro; allerdings sind sie aufwendig. In zweifelhaften Fällen wird man nicht selten beide Methoden anwenden.

Therapeutische Überlegungen umfassen u. a. folgende Prinzipien: Anwendung eines chemotherapeutischen Mittels, gegenüber dem die betreffenden Tuberkulosebakterien empfindlich sind (daher Wichtigkeit der Resistenzprüfung); Bestreben, die Keime durch Agentien mit verschiedener Wirkungsweise gleichzeitig zu treffen, d. h. ihnen mehrere biochemische Läsionen zuzufügen; bei Versagen eines bestimmten therapeutischen Planes nicht einfach ein weiteres Mittel hinzufügen, sondern das ganze Prozedere ändern; Fortsetzung der Therapie über eine Zeitspanne, die eine Zerstörung fast aller Tuberkulosebakterien im Körper zur Folge hat (im Mittel 1½–2 Jahre); einmal täglich verabreichte Dosen mit entsprechend hoher Konzentration des Agens im Blut während beschränkter Zeit sind einer weiteren Aufteilung der Dosen vorzuziehen. Von den *antituberkulösen Mitteln* ist an erster Stelle Isonikotinsäurehydrazid (INH) zu nennen, das als wirksamstes Agens gilt, jedoch z. T. toxische Effekte hat (s. Leberschäden, S. 1553); treten die letzteren zutage, muß die Substanz abgesetzt werden. Gute Wirkungen erzielt man ferner mit Rifampizin (Rifampin), das oft mit INH zusammen als Initialtherapie eingesetzt wird. Bewährt haben sich ferner Kombinationen, wie INH, Ethambutol und Streptomyzin, gefolgt von INH und Ethambutol, z. B. sobald das Sputum frei von Tuberkulosebakterien ist. Weitere Mittel mit antituberkulöser Wirkung sind u. a. Paraaminosalizylsäure (PAS), Myambutol, Kapreomyzin, Pyrazinamid, ferner Neomyzin, Viomyzin, Zykloserin und Kanamyzin. Penizilline haben keine nennenswerte Wirkung. Im Verlauf einer chemotherapeutischen

Behandlung dieser Art sollte von Zeit zu Zeit eine Resistenzprüfung vorgenommen werden, da die Keime u. U. gegen die benützten Substanzen resistent werden können.
Die *chirurgische Entfernung tuberkulöser Herde* wird heute wesentlich weniger praktiziert als noch vor 10–20 Jahren. *Glukokortikosteroide* benützt man nur noch in unmittelbar lebensgefährlichen Situationen, z. B. bei schwer exsudativen Reaktionen, bei bedrohlich progredienter Meningitis tuberculosa u. a. m.
Prophylaktische Maßnahmen umfassen u. a. die *BCG-Impfung,* die an sich die Infektion durch Tuberkulosebakterien oft nicht zu verhindern vermag, die Wahrscheinlichkeit einer hämatogenen Aussaat jedoch auf ungefähr 5% derjenigen bei Nichtgeimpften herabsetzt. Dementsprechend ist seit der Einführung dieser Art von Vakzination vor allem in europäischen Ländern die Morbidität hinsichtlich Tuberkulose stark zurückgegangen, ganz abgesehen von der Mortalität. Seit der Einführung wirksamer *antituberkulöser Chemotherapeutika* hat sich die Situation noch weiter verbessert. Dies geht u. a. daraus hervor, daß ums Jahr 1900 die Durchseuchungsquote in Westeuropa bei jugendlichen Erwachsenen annähernd 100%, heute aber nur mehr etwa 20% beträgt. Durch systematische *Erfassung und Isolierung von Tuberkulosestreuern,* solange diese eine Infektionsgefahr darstellen, könnte es schließlich möglich sein, der Tuberkulose Herr zu werden. Eine gewisse Schwierigkeit bietet hierzulande die Infektion mit Mycobacterium bovis, die da und dort immer wieder auftaucht.

Beispiele:

- Bei aufrechter Körperhaltung beträgt der P_{O_2} im Obergeschoß der Lungen 120–130 mm Hg, im Bereich wachsender Knochenenden und in der Nierenrinde etwa 100 mm Hg, während die betreffenden Werte für Leber und Milz wesentlich tiefer liegen. Diese Unterschiede spielen wahrscheinlich inbezug auf *bevorzugte Lokalisationen der Absiedelung hämatogen verstreuter Tuberkulosebakterien,* die ausgesprochene Aerobier sind, eine erhebliche Rolle.
- Bei der *Abwehr der Infektion durch Mycobacterium tuberculosis* spielt das System der *T-Lymphozyten* eine entscheidende Rolle, vor allem wegen der durch spezifisch sensibilisierte Zellen dieser Art bewirkten *Aktivierung der Makrophagen. Die Rolle der humoralen Antikörper* bleibt weiterhin unklar, im besonderen auch die Bedeutung des Anstiegs der Konzentration von *IgA* im Serum im Rahmen einer aktiven Tuberkulose.
- Eine *positive Tuberkulinreaktion* sagt im wesentlichen nur aus, daß das betreffende Individuum gegen Tuberkuloproteine im Sinn der zellgebundenen Immunreaktion sensibilisiert ist. Sehr kräftige Reaktionen werden allerdings besonders bei aktiver Tuberkulose beobachtet. Man glaubt annehmen zu können, daß die Persistenz einer positiven Tuberkulinreaktion auf im Körper noch erhaltene Tuberkulosebakterien hinweist, in der Regel im Sinn einer latenten Infektion.
- Bei der *Züchtung von Tuberkulosebakterien in vitro* muß u. a. zwischen den rauhen Kolonien des humanen und den kleineren, glatten Kolonien des bovinen Typs unterschieden werden. Apathogene Mykobakterien wachsen in der Regel rascher und bilden große, feuchte und z. T. pigmentierte Kolonien.
- In feuchter *Hitze* ertragen *Tuberkulosebakterien* 60 °C während etwa 20 min, 80 °C während 5 min und 100 °C höchstens während weniger Sekunden.
- Infektionen des Menschen durch *Mycobacterium avium* stellen eine Seltenheit dar. Sie kommen am ehesten dort vor, wo das Geflügel einen hohen Durchseuchungsgrad inbezug auf diesen Keim aufweist.

Einige schematische Skizzen und Angaben über die Tuberkulose finden sich in Abb. 227 und Tabelle 119.

196.3. Lepra

Definitionen: Die *Lepra (Hansen'sche Krankheit, »Aussatz«)* ist eine durch *Mycobacterium leprae* verursachte, chronische, z. T. granulomatöse Krankheit des Menschen, die – in verschiedenen klinischen Erscheinungsformen – vor allem mit Veränderungen der Haut, der peripheren Nerven und der Nasenschleimhaut einhergeht. Je nach Immunitätslage, insbesondere hinsichtlich zellgebundener Immunreaktionen, nimmt der Prozeß einen verschiedenartigen Verlauf. Bei weitgehend fehlender zellgebundener Immunität entwickelt sich das Krankheitsbild der *Lepra lepromatosa.* Trifft das Gegenteil zu und kommt es zu ausgesprochen granulomatösen Veränderungen, haben wir es mit der *Lepra tuberculoidea* zu tun. In der Mehrzahl der Fälle finden sich Zwischenformen, die man als *dimorphe (»borderline leprosy«) oder indeterminierte Lepra* bezeichnet. Man kennt auch eine *»frühe indeterminierte Form«,* die sich später entsprechend einer der genannten Varianten verhalten kann. Öfters beobachten wir im Verlauf des Leidens einen Wechsel der Immunitätslage und des klinischen Bildes, der sich im günstigen *(»reversal reaction«)* oder im ungünstigen Sinn *(»downgrading reaction«)* auswirken kann. Das *Erythema nodosum leprosum* entspricht einer Vaskulitis und Pannikulitis, die pathogenetisch dem Arthus-Phänomen entsprechen dürfte. Beim *Erythema necroticans (Lucio-Phänomen)* kommt es auf ähnlicher Basis zu ausgedehnten Hautulzerationen. Eine bekannte Komplikation der Lepra ist die bei einem Teil der Patienten (vor allem solchen der kaukasischen Rasse) auftretende *Amyloidose.* Eine lange dauernde, unbehandelte Lepra führt in vielen Fällen zu Verstümmelungen, nicht zuletzt wegen der Schädigung peripherer Nerven: Diese hat z. B. zur Folge, daß Verbrennungen und Traumen anderer Art kein warnendes Schmerzsignal auslösen.

Ätiologie: *Mycobacterium leprae (Leprabakterium),* ein schlankes, säurefestes, etwa 0,2–0,3 × 2–4 µm messendes Stäbchenbakterium, darf als alleiniger Erreger der Lepra angesehen werden, obschon sich dieser Keim in vitro bisher nicht kultivieren ließ. Über die biochemischen Eigenschaften der Leprabakterien ist man daher nur lückenhaft unterrichtet. Es handelt sich offensichtlich um Mikroorganismen, die vor allem bei kühlerer Temperatur als 37°C gedeihen. So deutet man jedenfalls den bevorzugten Befall der Haut und der Nasenschleimhaut. Allerdings ist, wie wir sehen werden, eine massive Bakteriämie durchaus möglich. Die Vorliebe der Leprabakterien für ein Milieu mit mäßiger Wärme zeigt sich u. a. darin, daß man sie *in vivo* in den *Pfoten von Mäusen* züchten kann; die Vermehrung der Keime geht hier allerdings sehr langsam vor sich, so daß die Mäuse-

Tabelle 119. Infektionen durch Mykobakterien, Aktinomyzeten, Nokardien und verwandte Mikroorganismen sowie durch Spirochäten und Spiralbakterien

Erreger	Inkubationszeit	Krankheitsbild(er)	Bemerkungen
Mycobacterium tuberculosis, var. hominis (Mycobacterium tuberculosis i. e. S.)	3–8 Wochen	Tuberkulose, in der Regel Lungentuberkulose (tuberkulöser Primärkomplex, der meist verkalkt; u. U. chronische, z. T. kavernöse Lungentuberkulose, die bis zur »Lungenphthise« führen kann); bei Dissemination u. U. Miliartuberkulose, ferner chronische Nierentuberkulose, Salpingitis tuberculosa, Tuberkulose der Nebennieren, des knöchernen Skeletts (z. B. Spondylitis tuberculosa), der Gelenke, der Augen, der Leptomeningen, des Larynx, des Darms u. a. m.	Je nach Zahl und Virulenz der Erreger sowie Immunstatus des Wirtorganismus stehen mehr exsudative (oft käsige Nekrose) oder »produktive« Veränderungen im Vordergrund. Letzere leiten meistens in eine »indurative« Tuberkulose über. Oft jahrelang latente Infektion, die »reaktiviert« werden kann. Tuberkulosebakterien besitzen eine schwer abbaubare, u. a. wachshaltige Hülle, was wesentlich zur Chronizität beiträgt. Die Keime können in Makrophagen z. T. überleben. Meistens Tröpfcheninfektion.
Mycobacterium tuberculosis, var. bovis (Mycobacterium bovis)	3–8 Wochen	Tuberkulöser Primärkomplex nicht selten im Darm, da die Erreger z. T. durch kontaminierte Milchprodukte übertragen werden. Sonst ähnlich wie bei der klassischen Tuberkulose.	In USA sehr selten.
Mycobacterium marinum	Wochen	Knotige, z. T. ulzerierende Hautläsionen mit Beteiligung der regionären Lymphknoten.	»Swimming pool- oder Fischtank-Bazillus«.
Mycobacterium ulcerans	Wochen	Hautknoten und -geschwüre.	In Afrika bekannt als »Buruli«-, »Kaferiku«-, »Bairnsdale«- und andere Geschwüre.
Mycobacterium avium Mycobacterium intracellulare Mycobacterium kansasii Mycobacterium xenopi Mycobacterium szulgai Mycobacterium scrofulaceum	Wochen	U. U. chronische pulmonale Infektion, die große Ähnlichkeit mit der Lungentuberkulose hat (in Europa seltener beobachtet als z. B. in USA).	Am häufigsten werden Mycobacterium (M.) intracellulare, M. avium und M. scrofulaceum isoliert. Letzteres erzeugt u. U. eine zervikale Lymphadenitis.
Mycobacterium fortuitum-chelonei-Komplex	Wochen	Mitunter Infektionen durch kontaminierte Nadeln, Spritzen u. a. m.	
Mycobacterium leprae	Wahrscheinlich mehrere Monate bis mehr als ein Jahr	Lepra (Hansen'sche Krankheit), die in zwei Extremformen auftritt: Lepra lepromatosa bei weitgehend fehlender zellgebundener Immunreaktion; Lepra tuberculoidea bei kräftiger zellgebundener Immunreaktion. Die dimorphe bzw. indeterminierte Lepra nimmt eine Zwischenstellung ein. Nervenschäden sind bei der tuberkuloiden Lepra stärker ausgeprägt (Lepra maculoanaesthetica). Gefahr von Verstümmelungen, Erblindung, Amyloidose, Glomerulonephritis, Sekundärinfektionen u. a.	Hauptverbreitungsgebiete sind subtropische bis tropische Länder mit schlechten hygienischen Verhältnissen (»crowding«). Wichtigste Infektionsquelle: Nasenschleimhaut von Patienten mit lepromatöser Lepra. Leprabakterien können in Makrophagen lange überleben, besonders bei der lepromatösen Form.
Actinomyces israelii	Variabel	Aktinomykose, wahrscheinlich fast immer eine endogene Infektion, häufig kombiniert mit einer Infektion durch eine anaerobe Mischflora. Je nach Lokalisation: zervikofaziale (häufigste), Tränensack-, Lungen-, Mediastinal- und Abdominal-Aktinomykose. Typische Abszedierung, Fistelbildung und oft »brettharte Infiltration«.	Actinomyces israelii wächst nur unter weitgehend anaeroben Bedingungen. Die Keime bilden meist charakteristische Kolonien in Form von »Drusen« (Granula, »Schwefelkörner«), die man im flüssigen Eiter makroskopisch erkennen kann. Actinobacillus actinomycetemcomitans oft in Begleitflora.
Actinomyces naeslundii Arachnia propionica	Variabel	Ähnlich wie bei Infektionen durch Actinomyces israelii.	Seltener als Actinomyces israelii.

Tabelle 119 (Fortsetzung)

Erreger	Inkubationszeit	Krankheitsbild(er)	Bemerkungen
Nocardia asteroides	?	Nokardiose, insbesondere pulmonale Form; selten Hirnmetastasen oder disseminierte Nokardiose.	Im Gegensatz zu Actinomyces israelii wächst Nocardia asteroides unter aeroben Bedingungen.
Nocardia brasiliensis	?	»Aktinomykotisches Myzetom« (Madurafuß).	Prognose günstiger als bei dem durch echte Pilze (z. B. Monosporium apiospermum) verursachten mykotischen Madura-Myzetom.
Streptomyces madurae Streptomyces pelletieri Streptomyces paraguayensis	?	»Aktinomykotisches Myzetom«.	
»Nocardia minutissima« (Microsporum minutissimum)	?	Erythrasma (kann auch durch andere Keime verursacht sein).	Bei Erythrasma finden sich oft auch Corynebakterien und/oder andere Mikroorganismen.
Treponema pallidum	3–4 Wochen (1–8) Wochen	Lues (Syphilis), die unter Erwachsenen fast immer durch Sexualkontakt übertragen wird. Luischer Primäraffekt (Ulcus durum) mit regionärer Lymphknotenschwellung = luischer Primärkomplex. Sekundärstadium mit Exanthem, Enanthem (»Plaques muqueuses«) und Lymphadenopathie. Lues latens oft von jahrelanger Dauer. Tertiärlues in Form von Gummata, einer kardiovaskulären Lues III und/oder einer Neurolues. Bei intrauteriner Infektion sog. pränatale Lues bzw. Lues connata, die sich früh oder später manifestieren kann.	Die kardiovaskuläre Lues umfaßt in erster Linie die Mesaortitis luica, die zur Aneurysmabildung, zur Stenosierung der Koronarostien und/oder zu einer Aorteninsuffizienz führen kann. Gefäßveränderungen stehen auch bei der meningovaskulären Lues im Vordergrund. Die Neurolues manifestiert sich als progressive Paralyse, Tabes dorsalis u. a. m. Bei intrauterin erworbener Lues findet sich eine Vielzahl von Veränderungen. Gummen treten in den verschiedensten Lokalisationen auf.
Treponema pertenue	3–4 Wochen	Frambösie (»Buba«, »Pian«), mit vorwiegendem Befall von Haut und Knochen.	Weltweit in tropischen und subtropischen Gebieten. Übertragung meist durch nicht sexuellen Kontakt (ev. auch Arthropoden).
Treponema carateum	7–30 Tage	Pinta (»Mal del Pinto«, »Carate«, »Azul«, »Purupuru«) mit Befall vor allem der Haut.	Vor allem im zentralen und nördlichen Südamerika. Ebenfalls nicht venerisch.
»Treponema pallidum endemicum«	Wochen?	Endemische Syphilis (Bejel, »Siti«, »Dichuchwa«, »Njowera«, »Belesh«, »Skerljewo«) mit häufigem Betroffensein von Haut, Knochen und Schleimhäuten. Es erkranken vor allem Kinder.	In eher trockenen subtropischen Gebieten Afrikas, des Mittleren Ostens, Zentralasiens und Australiens. Erreger wahrscheinlich mit Treponema pallidum identisch. Übertragung meist nicht venerisch.
Leptospira interrogans mit 16 Serogruppen: Leptospira icterohaemorrhagiae Leptospira hebdomadis Leptospira autumnalis Leptospira canicola Leptospira australis Leptospira tarassovi or hyos Leptospira pyrogenes Leptospira bataviae Leptospira javanica Leptospira pomona Leptospira ballum Leptospira cynopteri Leptospira celledoni Leptospira grippotyphosa Leptospira panama Leptospira shermani	Etwa 10 Tage (2–26 Tage)	Leptospirosen, die sich klinisch als verschiedenartige Syndrome manifestieren können, u. a. als »aseptische Meningitis«, ferner als »Weil'sches Syndrom« (Ikterus, Hämorrhagien, Urämie, Anämie, Bewußtseinsstörungen und Fieber), als »Prätibial-Fieber«, als Myokarditis u. a. m.	Leptospiren sind weltweit verbreitet. Als Wirte stehen Ratten und Mäuse im Vordergrund, ferner viele weitere, wildlebende oder domestizierte Tiere. Infektion vorwiegend durch kontaminierten tierischen Urin. Häufung in warmen Jahreszeiten und bei bestimmten Berufen (Schweinehüter, Reisfeldarbeiter, Landwirte, Metzger u. a.); u. U. erwirbt man eine Leptospirose beim Schwimmen. Verlauf der Krankheit: zweigipflige Fieberkurve (1. leptospirämisch. 2. Immunreaktionen?).

Tabelle 119 (Fortsetzung)

Erreger	Inkubationszeit	Krankheitsbild(er)	Bemerkungen
Borrelia recurrentis	4–18 Tage	Läuserückfallfieber (epidemisches Rückfallfieber), übertragen durch die menschliche Kleiderlaus. Fieberattacken von 3–6 Tagen Dauer, unterbrochen von fieberfreien Intervallen (7–10 Tage). U. U. Störungen der Herzfunktionen und Symptome von Seiten anderer Organe. Oft makulopapulöse Exantheme.	Die Fieberschübe stehen mit der Spirochätämie in Beziehung. Bei neuen Attacken finden sich antigenisch differente Borrelien. Die Episoden können sich bis mehr als zweimal wiederholen. Vorkommen: Nordafrika, Südamerika, Ferner Osten.
Borrelia duttoni Seltener: Borrelia turicatae Borrelia parkeri Borrelia hermsii u. a.	4–18 Tage	Zeckenrückfallfieber (endemisches Rückfallfieber), übertragen durch Zecken vor allem der Spezies Ornithodorus. Klinisch ähnlich wie Läuserückfallfieber, jedoch häufiger Iridozyklitis (u. U. Gefahr der Erblindung).	Die Fieberattacken können sich bis mehr als zehnmal wiederholen. Geographische Ausbreitung: Afrika, Naher Osten, Indien und Amerika.
Spirillum minus	1–4 Wochen	Rattenbiß-Fieber (»Sodoku«), mit lokaler Schwellung und Beteiligung der regionären Lymphknoten sowie zyklischen Fieberschüben. Nicht selten Kombination mit einer Infektion durch Streptobacillus moniliformis. Morphologisch finden sich u. a. Schäden im Zentralnervensystem, ferner in Leber, Nieren u. a. m.	Gefährdet sind vor allem Individuen (Kinder!), die in rattenverseuchten Gebieten leben. Die Tiere beißen z. T. auch schlafende Personen.

versuche 6–12 Monate in Anspruch nehmen. Eine Thymektomie der Versuchstiere scheint das Angehen solcher »in vivo-Kulturen« zu begünstigen. Wahrscheinlich eignen sich zu diesem Zwecke auch sog. »nude« Mäuse (S. 1190). Ein weiteres Tier, das nach Inokulation von Leprabakterien eine disseminierte Infektion erleidet, ist der *Armadillo* (Gürteltier); hier bedarf es keiner immunsuppressiven Maßnahme. Toxine von Mycobacterium leprae sind nicht bekannt. Hinsichtlich der Oberflächeneigenschaften der Keime dürfen ähnliche Überlegungen angestellt werden wie im Fall der Tuberkulosebakterien (S. 1967); jedenfalls sind die Keime bei der lepromatösen Form der Krankheit exquisit zur intramakrophagozytären Vermehrung fähig.

Epidemiologie: Alle bisherigen Erfahrungen mit der Lepra deuten darauf hin, daß es eines intimen und langdauernden Kontaktes bedarf, um von Leprakranken angesteckt zu werden. Allerdings stützt sich diese Beobachtung nur auf erkrankte Individuen. Wie häufig der Keim in der Tat übertragen wird, ohne beim Empfänger »anzugehen«, ist nicht bekannt. In einzelnen Fällen konnte festgestellt werden, daß die Transmission relativ rasch vor sich ging, so daß man annehmen darf, es bestünden inbezug auf die Anfälligkeit erhebliche individuelle Unterschiede. Vermutlich hängt dies mit der Funktionstüchtigkeit des T-Lymphozyten-Systems zusammen (s. u.). Als *hauptsächliche Infektionsquelle* kommt die *bakterienreiche Nasenschleimhaut von Patienten mit lepromatöser Lepra* in Betracht. Im Gegensatz zur lepromatösen Form gilt die tuberkuloide Lepra im allgemeinen nicht als ansteckend. Früher war die Lepra weltweit verbreitet, auch in gemäßigten Zonen. Heute beschränkt sie sich vor allem auf die *tropischen und subtropischen Gebiete.* Die Krankheit ist aber auch im Mittelmeerraum noch zuhause, ferner in gewissen Ländern mit an sich kühlerem Klima, wie Korea, China und Zentral-Mexiko. Man schätzt die Gesamtzahl von Leprakranken heute immer noch auf 10–20 Millionen Menschen. Das Verteilungsmuster der bekannten Fälle spricht dafür, daß das Leiden innerhalb von *Familien* gehäuft auftritt, wahrscheinlich wegen des engen Kontaktes. Ehepartner zeigen eine durchschnittliche Transmissionsrate von 5–10%, Kinder innerhalb derselben Familie gar eine solche von 10–50%. Natürlicherweise kommt die Lepra *nur beim Menschen* vor.

Pathogenese: Die Leprabakterien treten wahrscheinlich durch kleine Hautläsionen und/oder die Nasenschleimhaut in den Körper ein. Allerdings wissen wir über diese Phase der Infektion wenig. Abgesehen von der nur langsam vor sich gehenden Keimvermehrung, gilt Mycobacterium leprae auch als ein nur schwach pathogener Keim. Wie gesagt, besteht eine seiner Haupteigenschaften darin, *in Makrophagen überleben* und sich in diesen Zellen vermehren zu können, sofern die zellgebundene Immunität für die Elimination der Erreger nicht ausreicht. Neuere elektronenmikroskopische Befunde sprechen dafür, daß sich die Leprabakterien den makrophagozytären Phagolysosomen gleichsam »entziehen« können; jedenfalls findet man die Keime nicht selten frei in der zytoplasmatischen Matrix liegen. Eine weitere Besonderheit von Mycobacterium leprae liegt in seiner *Tendenz, sich in peripheren Nerven anzusiedeln.* Auf die Vorliebe der Keime für eine *relativ niedrige Temperatur* wurde schon hingewiesen. Wahrscheinlich liegt vor allem darin die Erklärung für die Tatsache, daß die inneren Organe bei Lepra weitgehend verschont bleiben. Wie schon erwähnt wurde, spielen die *Immunreaktionen* für Art und Verlauf der Lepra eine entscheidende Rolle. Bei der *lepromatösen Form,* die sich durch ein *weitgehendes Fehlen zellgebundener Immunreaktionen* – auch gegenüber anderen Antigenen – kennzeichnet, findet eine fast unbegrenzte Vermehrung der Erreger vor allem in Haut- und Nasenschleimhaut-Makrophagen statt, ohne daß damit ein nennenswerter Gewebeschaden verbunden wäre, zumindest über viele Jahre nicht. Man gewinnt den Eindruck, daß das Immunsystem in diesen Fällen die Keime nicht oder kaum »erkennt«. Vermutlich handelt es sich um einen *Mangel an T-Lymphozyten-Funktionen,* und/oder es liegt vielleicht auch an *Störungen der Makrophagenfunktion.* Die Besiedlung des Organismus durch Leprabakterien, die in solchen Fällen auch mit einer massiven *Bakteriämie* (Keime oft intrazellulär in Monozyten) verbunden ist, kann enorme Grade erreichen, z. B. bis 10^9 Bakterien/g Haut, 10^5–10^6 Bakterien/ml Blut und 10^{11} Bakterien im ganzen Körper! Diese *Überladung des Organismus mit Antigen (»antigen overload«)* könnte an sich am Zusammenbrechen der T-Zellen-Funktionen ursächlich beteiligt sein (s. »Immunparalyse«, S. 1132); jedenfalls kehrt nach erfolgreicher antilepröser Chemotherapie zumindest ein erhebliches Maß von zellgebundener Immunität wieder zurück. Mit der Antigenüberladung werden zudem die bei Lepra oft nachweisbare *polyklonale Hypergammaglobulinämie* und/oder *Kryoglobulinämie* sowie das Auftreten von *»Rheumafaktor«* und die z. T. positiv ausfallende *Wassermann'sche Reaktion* in Beziehung gebracht, z. B. im Sinn einer übermäßigen Stimulation des B-Zellen-Systems. In diesen Rahmen gehören auch die nicht selten – vor allem in Spätstadien – auftretende, *Hyperglobulinämie-verbundene latente distale renal-tubuläre Azidose* sowie die bereits aufgeführte *Amyloidose* und das *Erythema nodosum leprosum,* das einem Immunkomplex-induzierten Schaden zu entsprechen scheint. Diese Störung, ebenso wie das *Erythema necroticans,* treten am ehesten nach Beginn der chemotherapeutischen Behandlung auf; man gewinnt den Eindruck, derartige Exazerbationen könnten u. a. auf einen vermehrten Antigenanfall infolge Keimuntergangs zurückgehen. Bei voll ausgebildeter lepromatöser Lepra sind die sog. T-Zonen in lymphoretikulären Organen sehr arm an Lymphozyten, was verständlich macht, daß eine »Anergie« auch gegenüber anderen Antigenen sowie z. B. gegenüber Allotransplantaten besteht. Auch die Stimulierbarkeit von Blutlymphozyten in vitro erscheint deutlich vermindert.

Ganz anders verhält es sich mit der *tuberkuloiden Lepra,* bei der die zellgebundenen Immunreaktionen weitgehend intakt oder gar gesteigert sind: Dies hat einerseits eine starke *Makrophagenaktivierung* zur Folge, mit Bildung *epitheloidzelligen Granulationsgewebes* und *Zerstörung der meisten Erreger,* andererseits kommt es im Rahmen dieses Geschehens auch zu *stärkeren Gewebeschäden.* Die Parallelen dieser Form von Lepra mit der Tuberkulose sind augenfällig, indem dort mit kräftigen zellgebundenen Immunreaktionen ebenfalls eine verstärkte Keimabtötung und eine vermehrter Gewebeschaden verbunden sein können. Wegen der Vorliebe der Leprabakterien für periphere Nerven findet ein großer Teil der *granulomatösen Entzündung peri- und intraneural* statt. Diese Schäden sind auch für das klinisch wichtige Symptom der Hypästhesie bzw. Anästhesie verantwortlich. *Dimorphe Formen der Lepra* nehmen zwischen der lepromatösen und der tuberkuloiden Lepra eine Intermediärstellung ein, die bald mehr der einen, bald der anderen näher steht. Mit der *indeterminierten Variante der Lepra* verhält es sich ähnlich; der Name stammt von dem ziemlich uncharakteristischen morphologischen Bild. Auch bei einem und demselben Kranken kann das Bild sich verändern. Der Hauttest mit *Lepromin,* einer Suspension abgetöteter Leprabakterien, die von Patienten mit lepromatöser Lepra stammen, kann nach 2–3 Tagen *(Fernandez'sche Reaktion)* oder – zuverlässiger – nach 4 Wochen *(Mitsuda-Reaktion)* »abgelesen« werden. Die Mitsuda-Reaktion fällt bei Patienten mit tuberkuloider Lepra meist positiv aus; dasselbe trifft aber auch für viele nicht Lepröse zu, so daß diesem Hauttest keine diagnostische Bedeutung zukommt. Er ist lediglich nützlich, um in Fällen von bekannter Lepra das Ausmaß der zellgebundenen Immunreaktion abzuschätzen. Bei der lepromatösen Form fallen die Hautteste negativ aus. Die klinischen Erscheinungen der Lepra richten sich nach Art, Ausmaß und Lokalisation der Gewebeschäden (s. u.).

Morphologie: Die *lepromatöse Lepra* manifestiert sich auf verschiedene Weise. Die Veränderungen reichen von erythematösen Maculae über Papeln, Knötchen und Plaques bis zu diffusen Infiltrationen der betroffenen Hautgebiete. Die Läsionen sind typischerweise nicht scharf begrenzt, und schließlich kann das Integument flächenhaft betroffen sein. Mikroskopisch erkennt man in den Frühstadien eine Anhäufung von Makrophagen um kleine Blutgefäße, Hautanhangsgebilde und – typischerweise – Nerven herum. Mit der Zeit dehnen sich diese Infiltrate aus und nehmen schließlich den Großteil der Dermis ein. Lymphozyten sind bei der klassischen Lepra lepromatosa nur in geringer Zahl vorhanden, wenn überhaupt. Typischerweise reichen die Infiltrate nicht bis an die Epidermis heran, sondern werden von dieser durch eine dünne Zone mit nur wenigen Zellen getrennt. Die Epidermis erscheint in den veränderten Gebieten ausgestreckt, z. T. atrophisch und ohne erhaltene Reteleisten, was die relativ häufigen Ulzerationen verständlich macht. Die Makrophagen nehmen mit der Zeit einen zunehmend »schaumigen« bis »feinblasigen« Aspekt an, indem das Zytoplasma mehr und mehr Leprabakterien aufweist, z. T. aber auch lipide Einschlüsse zeigt (sog. *Virchow'sche Lepra-Zellen*). Bei Ziehl-Neelsen-Färbung lassen sich die intrazellulär gelegenen säurefesten Stäbchen in großer Zahl darstellen. Die Keime sind zunächst ähnlich Zigaretten in einer Schachtel angeordnet; später bilden sie rundliche, kompakte Massen *(Globi).* Diese findet man hie und da auch in mehrkernigen Zellen. Besonders zahlreich sind die Virchow-Zellen *im Bereich peripherer Nerven* zu sehen. Man begegnet ihnen zudem in der Wand von Blutgefäßen und in der Umgebung von Haarfollikeln, kaum aber im Gebiet von Schweiß- oder Talgdrüsen. Bei Befall der *Nasenschleimhaut* erkennen wir ein ähnliches histologisches Bild. Die Läsionen neigen hier schon relativ früh zur Ulzeration. Die *tuberkuloide Lepra* unterscheidet sich grundsätzlich von dem Bild der lepromatösen Variante, indem bei der ersteren eine *granulomatöse Reaktion* mit Bildung von *Epitheloidzellen* im Vordergrund steht. *Riesenzellen vom Langhans-Typ* sind ebenfalls keine Seltenheit, und manchmal ähnelt der Befund dem bei Boeck'schem Sarkoid. Das Granulationsgewebe zeigt ebenfalls eine *peri- und intraneurale Lokalisation,* wobei die Nerven z. T. zugrunde gehen. Im subepidermalen Gebiet reichen die granulomatösen Veränderungen meist bis an die Epidermis heran. Lymphozyten sind in den Infiltraten in wechselnder, z. T. erheblicher Zahl vertreten. In fortgeschrittenen Stadien lassen sich oft überhaupt keine erhaltenen Nerven mehr nachweisen. Leprabakterien findet man bei der tuberkuloiden Form der Krankheit nur selten, am ehesten in noch erhaltenen Nervenresten. Bei der *indeterminierten Gruppe* von Lepra-Varianten i. w. S. kommen verschiedene Zwischenformen der oben geschilderten Veränderungen vor. Manchmal ist der Befund so wenig charakteristisch, daß der Pathologe nicht einmal an die Möglichkeit einer Lepra denkt. Wichtige Hinweise geben in jedem Fall die erwähnten »schaumigen« Histiozyten/Makrophagen: Bei solchen Befunden sollte immer die Ziehl-Neelsen-Färbung durchgeführt werden. Manchmal haben wir es jedoch nur mit lymphohistiozytären Infiltraten zu tun, die sich von banalen Veränderungen überhaupt nicht unterscheiden (indeterminierte Gruppe i. e. S.). In solchen Fällen sollte der Kliniker dem Pathologen den Verdacht auf Lepra unbedingt mitteilen, weil sonst u. U. keine Erregerfärbung vorgenommen wird. Ganz vereinzelt beobachtet man noch weitere histologische Spielarten der Lepra, so z. B. die sog. *histioide Variante der lepromatösen Form,* die einem Dermatofibrom ähnlich sieht. Es wurde vermutet, es könnte sich hier um die Folgen einer Infektion durch therapieresistente Varianten der Erreger handeln. Da sich der pathologische Prozeß weitgehend auf die Haut beschränkt, können zusätzlich zu den fast immer betroffenen kleinen Nerven auch *hautnahe größere Nerven* befallen sein, im besonderen der N. ulnaris im Ellbogenbereich, der N. auricularis magnus im Nackengebiet, der N. peronaeus und die Äste der Nn. radialis und ulnaris am Handgelenk. Bei der lepromatösen Lepra liegen erregerhaltige Makrophagen vor allem perineural und nur z. T. innerhalb des Nervenstammes. Demgegenüber kommt es bei der tuberkuloiden Form relativ rasch zu einer intraneuralen Ausbreitung des granulomatösen Prozesses. Hie und da beobachtet man im Bereich der Nervenläsionen eine zentrale käsige Nekrose, so daß das histologische Bild dem der Tuberkulose gleicht; solche Befunde wurden u. a. bei Leprösen in Indien erhoben. Verschiedene *schwere Deformitäten,* die sich bei langdauernder progressiver Lepra einstellen, beruhen auf den Nervenschädigungen, u. a. das maskenartige Gesicht, Augenveränderungen, die auf der Unfähigkeit beruhen, diese zu schließen, Folgen unbeachteter Verbrennungen oder anderer Traumen, wobei sich häufig Sekundärinfektionen einstellen, die sog. konzentrische Atrophie der Finger, die schließlich in deren Spontanamputation ausmünden kann, u. a. m. Die *viszeralen Veränderungen bei Lepra* sind, wie erwähnt, immer diskret, falls überhaupt nachweisbar. In Makrophagen von Leber, Milz, Knochenmark, Nebennieren u. a. können hie und da Aggregate von Leprabakterien gefunden werden. In einem kleineren Teil der Fälle greift der Prozeß vom Nasenbereich auf den *Larynx* über; die Bronchien und die Lungen bleiben aber fast immer ausgespart. Nicht selten entwikkelt sich bei fortschreitender Lepra eine *Orchitis.* Weitere Läsionen umfassen einen Einbezug von *Knochen,* z. B. an Händen und Füßen, in das destruktive Geschehen, einen Befall von *Kornea, Iris* und *Ziliarkörper,* der mit Blindheit enden kann, u. a. m. Die *regionären Lymphknoten* im Bereich lepröser Haut- oder Schleimhautveränderungen zeigen – je nach der Art der Lepra – ein unterschiedliches Bild. Bei der lepromatösen Lepra sind die sog. T-Zonen weitgehend von Lymphozyten entvölkert und durch zahlreiche »schaumige« Makrophagen mit reichlich Erregern ersetzt. Bei der tuberkuloiden Variante dagegen hält sich der Lymphozytenbestand im Rahmen der Norm, und die tiefen kortikalen Bereiche weisen da und dort epitheloidzellige Granulome auf, die z. T. denen bei Sarkoidose gleichen. Die im Spätstadium der Lepra nicht selten auftretende *Amyloidose* schädigt in erster Linie die Nieren. *Glomerulonephritiden* werden ebenfalls gehäuft angetroffen.

Folgen und **Symptome:** Über die *Inkubationsperiode* der Lepra können keine allgemein gültigen Angaben gemacht werden; wahrscheinlich dauert sie oft mehrere Monate oder noch länger. Die sog. *»frühe Lepra«* manifestiert sich in der Regel an der Haut, insbesondere bei Kindern. Als erstes notiert man in der Mehrzahl der Fälle hypo- oder hyperpigmentierte *Maculae oder Plaques* in Ein- oder Mehrzahl, die durch *Hypästhesie* auffallen (sog. *hypästhetische Macula*).

Im Fall der *tuberkuloiden Lepra* oder dieser nahestehender Varianten der Krankheit erscheint die Läsion meistens als scharf begrenzte, hypopigmentierte Macula, die vor allem zentral eine deutliche Hypästhesie erkennen läßt und zentrifugal um sich greift, während die mittleren, älteren Partien der Herde eine Heilungstendenz aufweisen (sog. *Lepra maculo-anaesthetica*). Diese Veränderungen treten zunächst einzeln oder in geringer Zahl auf und zeigen meist keine symmetrische Verteilung. Schon frühzeitig sind die Nerven beteiligt, die man in typischen Fällen als zunehmend verdickte Stränge palpieren kann. Nicht selten bestehen erhebliche *neuritische Schmerzen.* Die betroffene Muskulatur erfährt eine progressive Atrophie, und mit der Zeit kommt es nicht selten zur Ausbildung einer *Fallhand* und/oder eines *Fallfußes*. Wegen Nichtbeachtens (Nichtspürens) von Verbrennungen, Traumen u. a. stellen sich öfters *Sekundärinfektionen* ein, vor allem an Händen und Füßen. Gut bekannt sind die *Plantarulzera* bei tuberkuloider Lepra. In fortgeschrittenen Stadien *gehen häufig Phalangen verloren.* Bei Befall der Gesichtsnerven beobachtet man u. a. einen *Lagophthalmus* und *Kornealulzera,* die schließlich zur Erblindung führen können.

Bei der *lepromatösen Lepra* nehmen die Hautläsionen in der Regel die Form unscharf begrenzter Flecken, Knötchen oder Papeln an, ebenfalls mit wechselnder Hypopigmentation. Das Zentrum dieser Herde ist im Gegensatz zur tuberkuloiden Form meist nicht eingesunken, sondern erhaben. Zwischen den einzelnen prominenten Herden erscheint die Haut oft mehr oder weniger diffus infiltriert. Zu den bevorzugten Lokalisationen derartiger Veränderungen gehören u. a. das Gesicht, im besonderen die Wangen-, Nasen- und Augenbrauengegend sowie die Ohren, ferner die Handgelenke, Ellbogen, Hüften und Knie. Mit der Zeit gehen die Augenbrauen in den seitlichen Partien verloren, und in Spätstadien zeigt das Gesicht oft eine typische, durch Verdickungen an den genannten Stellen und Runzelung gekennzeichnete Deformation *(Facies leonina).* Die Ohrläppchen erscheinen oft verlängert und verdickt, pendulierend. Die von *lepromatösen Veränderungen im Nasenbereich* verursachten Symptome umfassen in wechselnder Kombination eine Behinderung der Nasenatmung, Schübe von Rhinitiden sowie gehäuft Epistaxis; schließlich kommt es in manchen Fällen zu Destruktionen im Septumbereich sowie zur Ausbildung einer Sattelnase. Eine lepromatöse *Laryngitis* zieht eine progressive Heiserkeit nach sich. Bei Männern sind *Orchitiden* mit konsekutiver Sterilität keine Seltenheit, ebenso eine *Gynäkomastie. Keratitiden* und *Iridozyklitiden* entwickeln sich bei einem erheblichen Teil der Patienten, und öfters stellt man eine *Lymphknotenvergrößerung* fest, z. B. in den Achseln. Die *neurologische Symptomatik* ist bei der lepromatösen Form jedoch weniger ausgeprägt als bei der tuberkuloiden Variante. Oft beschränkt sie sich auf eine mehr oder weniger diffuse Hypästhesie. Das *Erythema nodosum leprosum* beobachtet man bei Patienten mit lepromatöser Lepra, vor allem ungefähr ein Jahr nach Beginn der Behandlung. Die Veränderungen bestehen vor allem im Auftreten von Knötchen in der Haut, die je ungefähr 1–2 Wochen bestehen bleiben und dann wieder verschwinden, während an anderen Stellen neue auftreten. Die Dauer dieses Geschehens ist sehr variabel und kann wenige Wochen bis Monate betragen. Meistens besteht eine Lymphadenopathie, und in der Mehrzahl der Fälle treten Arthralgien und ein mäßiges Fieber auf. Die sog. *»borderline reaction«* macht sich mehrheitlich auch im Verlauf der Therapie bemerkbar. Es handelt sich hier im wesentlichen um einen Umschlag der lepromatösen in die mehr tuberkuloide Form der Lepra. Das *Lucio-Phänomen,* das vor allem bei nicht nodulärer, sondern diffuser lepromatöser Lepra in Erscheinung tritt und hauptsächlich auf der Ausbildung einer disseminierten nekrotisierenden Arteriitis im Hautbereich beruht, wird – aus unbekannten Gründen – in Zentralamerika gehäuft festgestellt. Als relativ typisch gelten winkelförmige Ulzerationen.

Zu den wichtigsten *Komplikationen* der Lepra gehören die oben erwähnten *Verkrüppelungen,* u. a. der Hände, die *Erblindung,* die vor allem bei Patienten der kaukasischen Rasse in Spätstadien auftretende *Amyloidose,* allenfalls auch *Glomerulonephritiden,* sowie *Sekundärinfektionen,* u. a. auch *Tuberkulose.* Die *Diagnosestellung* beruht in den meisten Fällen auf dem Nachweis *säurefester Stäbchen* in *Ausstrichpräparaten* und/oder *Biopsiestücken* von Hautläsionen und/oder der veränderten Nasenschleimhaut. Dies gelingt im Fall der lepromatösen Lepra und der meisten Intermediärformen ohne Schwierigkeit. Bei der typischen tuberkuloiden Lepra sind die Erreger nur mit Mühe oder überhaupt nicht zu finden, sodaß in diesen Fällen dem histopathologischen Befund, im besonderen dem Befall der peripheren Nerven, besonderes Gewicht zukommt. Wie gesagt, hat der Lepromin-Test eine geringe diagnostische Bedeutung. Die übrigen Befunde, wie milde Anämie, erhöhte Blutsenkungsgeschwindigkeit und Hyperglobulinämie, sind zu wenig zuverlässig, als daß ihnen eine diagnostische Bedeutung zukäme. *Differentialdiagnostisch* hat man u. a. den Lupus erythematodes disseminatus, den Lupus vulgaris, die Boeck'sche Krankheit, eine Hautleishmaniose und eine Reihe weiterer, u. a. banaler Infektionskrankheiten in Betracht zu ziehen. Zur *Therapie* der Lepra benützt man heute in erster Linie 4,4'-Diamino-Diphenyl-Sulfon (DDS), das über Jahre gegeben werden sollte. Zur Zeit befindet sich ein anderes Mittel, Azedapson (Dapson = DDS) in Erprobung. Hie und da, z. B. im Fall toxischer Erscheinungen von Seiten des DDS (u. U. Dermatitis, Hepatitis, Anämie, Methämoglobinämie u. a.) können auch andere Sulfone, wie Sulfoxon oder Sulphetron, zur Anwendung gelangen, ferner Isonikotinsäurepräparate. Verschiedentlich wurde versucht, den Immunstatus bei lepromatöser Lepra zu verbessern, z. B. durch Injektion von Transfer-Faktor (S. 1064), BCG oder allogener Lymphozyten, doch waren die Resultate offenbar wenig überzeugend. Die symptomatische Therapie konzentriert sich auf die Behandlung von Geschwüren und allfällige chirurgische Korrekturen, ferner auf die Vermeidung bzw. Bekämpfung von Sekundärinfektionen. Die Schonung der Fußsohlen durch Tragen geeigneter Schuhe oder zumindest Sandalen verdient besonders hervorgehoben zu werden. *Prophylaktische Maßnahmen* umfassen u. a. die Hebung der allgemeinen Lebensbedingungen, die Chemoprophylaxe u. a. m.

Beispiele:

- In verschiedenen Studien sollen sich systematische *BCG-Impfungen* als prophylaktische Maßnahme zur Verhütung von Lepra günstig ausgewirkt haben; in anderen Studien fand sich keine positive Korrelation.

- Neuere Untersuchungen sprechen dafür, daß *Rifampin* bei Lepra zu empfehlen wäre. Ähnliches gilt für Klofazimid.
- Fälle von *lepromatöser Lepra,* bei denen eine *»Anergie«* bestehen bleibt, sollten wenn möglich lebenslänglich chemotherapeutisch behandelt werden.
- Beim *Erythema nodosum leprosum* hat sich vor allem Thalidomid bewährt; Glukokortikosteroide sind hier weniger wirksam und sollten auch wegen der Gefahr einer Sekundärinfektion nur in Sonderfällen verabreicht werden.

196.4. Infektionen durch sog. atypische Mykobakterien

Man kennt eine erhebliche Zahl von Mykobakterien, die als *Saprophyten* und/oder als *Keime mit pathogener Wirkung für niedere Tierklassen* eine Rolle spielen. Einige dieser Mikroorganismen, die man als *»atypische Mykobakterien«* bezeichnet, können u. U. auch beim Menschen krankhafte Veränderungen hervorrufen, im besonderen solche der Haut, der Lymphknoten und/oder der Lungen.

Mycobacterium marinum (Mycobacterium balnei, »swimming pool«- oder »Fischtank -Bazillus«) kommt vor allem in Schwimmbassins, Aquarien und stehenden Gewässern vor. Die Infektion des Menschen erfolgt meistens durch kleine Hautläsionen und äußert sich in der Entstehung eines im Verlauf von Wochen größer werdenden Knötchens (Knotens), das (der) schließlich zur Ulzeration neigt. Die regionalen Lymphknoten werden in der Regel nicht befallen, und eine Dissemination der Keime ist bisher nicht nachgewiesen worden. Dies hängt vermutlich damit zusammen, daß diese Mykobakterien vor allem bei relativ niedriger Temperatur (25–35 °C) am besten gedeihen und sich vermehren. Histologisch kennzeichnen sich die Läsionen durch epitheloidzelliges Granulationsgewebe mit Langhans'schen Riesenzellen. Die *Diagnose* stützt sich vor allem auf den kulturellen Nachweis der Erreger, da diese im Gewebe nur in geringer Zahl vorhanden zu sein pflegen.

Mycobacterium ulcerans ist ein weiterer Keim, der Hautgeschwüre hervorzurufen vermag. Solche Veränderungen werden u. a. in Afrika (z. B. Uganda), Südostasien und den tropischen Teilen Amerikas beobachtet, z. T. auch in Australien, und tragen die verschiedensten Namen (Buruli-, Kaferiku-, Bairnsdale- u. a. Geschwüre). Meistens handelt es sich um ziemlich große und tiefgreifende Geschwüre, vor allem an den Streckseiten der Extremitäten. Histologisch steht in diesen Fällen die käsige Nekrose mehr im Vordergrund als bei den durch Mycobacterium marinum erzeugten Läsionen. Die Diagnose stützt sich auch hier auf den kulturellen Nachweis der Keime, die einen Temperaturbereich von 30–33 °C benötigen, um sich optimal vermehren zu können. Die Kultur dauert meistens mehrere Wochen.

Chronische, z. T. kavernöse, granulomatöse und/oder indurative Lungenprozesse können, abgesehen von Mycobacterium tuberculosis, auch von anderen Keimen dieser Gattung erzeugt werden. In diesem Zusammenhang sind u. a. *Mycobacterium avium* und das nah verwandte *Mycobacterium intracellulare, Mycobacterium kansasii, Mycobacterium xenopi* und *Mycobacterium szulgai* zu nennen, alles Mikroorganismen, die bei chronischen Lungenaffektionen der oben erwähnten Art isoliert wurden. *Mycobacterium scrofulaceum* verursacht neben Lungenläsionen auch Lymphknotenveränderungen, und *Mycobacterium fortuitum-chelonei* ist dafür bekannt, daß es nicht nur für pulmonale Prozeße, sondern auch für Hautgeschwüre verantwortlich sein kann. Der Übertragungsmodus dieser Infektionskrankheiten ist noch nicht befriedigend geklärt. Verschiedene Befunde sprechen dafür, daß in gewissen Gebieten, wie im Süden der USA, asymptomatische Infektionen durch derartige Mikroorganismen ein relativ häufiges Ereignis darstellen. Klinisch äußern sich die Lungenveränderungen aufgrund einer Infektion durch atypische Mykobakterien ähnlich wie eine Lungentuberkulose. Ältere Männer scheinen häufiger als andere Individuen betroffen zu sein. Die wichtigsten Erreger solcher Affektionen sind *Mycobacterium avium-intracellulare,* gefolgt von *Mycobacterium scrofulaceum.* Das letztere erzeugt bei Kindern nicht selten eine *zervikale Lymphadenitis,* die histologisch von der Tuberkulose kaum zu unterscheiden ist. Infektionen durch den *Mycobacterium fortuitum-chelonei-Komplex* ereignen sich z. B. bei Injektionen mit Hilfe kontaminierter Nadeln bzw. Spritzen, ferner bei der offenen Herzchirurgie. *Knochenläsionen,* z. T. mit Übergreifen auf Gelenke, wurden vereinzelt ebenfalls nachgewiesen. *Therapeutisch* empfehlen sich z. T. ähnliche Mittel wie im Fall der Tuberkulose, *Mycobacterium avium-intracellulare* und *Mycobacterium scrofulaceum* erweisen sich indessen oft als resistent.

196.5. Aktinomykose

Definitionen: Die *Aktinomykose* ist eine chronische, nicht ansteckende Infektionskrankheit mit/bei Besiedelung des Gewebes durch menschenpathogene Spezies der Gattung Actinomyces. Diese im allgemeinen nur unter anaeroben Bedingungen gedeihenden Mikroorganismen sind öfters Bestandteil der normalen Mundflora. Die menschliche Aktinomykose, die vor allem durch eine chronische, eitrige, granulierende und vernarbende Entzündung gekennzeichnet ist und zur Fistelbildung neigt, wird am häufigsten durch *Actinomyces israelii,* seltener durch *Actinomyces naeslundii* bzw. *Arachnia propionica* verursacht. Der für Rinder pathogene Actinomyces bovis gilt meist nicht als menschenpathogen. Je nach der Lokalisation unterscheiden wir eine *zervikofaziale,* eine *Tränensack-,* eine *Lungen-* und eine *Abdominal-Aktinomykose.* Bei der Aktinomykose findet sich in der Regel eine Mischinfektion, an der verschiedene andere Anaerobier beteiligt sein können. Die relative Bedeutung der letzteren in ätiologischer und pathogenetischer Hinsicht ist noch nicht geklärt. Im meist ziemlich dünnflüssigen Aktinomykose-Eiter lassen sich oft sog. *Aktinomyzesdrusen (Granula)* nachweisen, die diagnostisch wichtig sind.

Ätiologie: Die Gattung *Actinomyces* wird der Familie der *Actinomycetaceae* zugerechnet. Es handelt sich um Gram-positive bis Gramlabile, oft etwa gebogene, verschieden lange, vereinzelt echt verzweigte, ungefähr 1 µm dicke Stäbchen bis Fäden. Hie und da kann man kolbenartige Verdickungen erkennen. In Eitermassen bei Aktinomykose bilden diese Mikroorganismen meist dichte Knäuel von 1–2 mm Durchmesser, die man makroskopisch erkennen kann (z. T. gelbe Farbe). Diese *Aktinomyzesdrusen (Granula)* entsprechen Kolonien von Keimen und zeigen bei Hämalaun-Eosin-Färbung ein violettes Zentrum und eine rötliche Peripherie. In der Mitte der Granula erscheinen die Aktinomyzeten mehr oder weniger wirr angeordnet, in der Peripherie sind sie meist radiär gestellt (»Strahlenpilz«) und zeigen keulenförmige Verdickungen. Die Aktinomyzeten lassen sich in vitro nur unter *anaeroben Bedingungen* züchten. *Actinomyces israelii* und *Actinomyces bovis* unterscheiden sich durch Intoleranz gegenüber Sauerstoff und Unfähigkeit, im Sabouraud-Medium zu wachsen, von Vertretern der Gattung Nocardia und anderen Aktinomyzeten. Auf Blutagar wachsen die menschenpathogenen Aktinomyzeten unter anaeroben Bedingungen und bei einer Temperatur von 37 °C in ungefähr 4–6 Tagen zu 1–2 mm messenden Kolonien aus. *Arachnia propionica* verhält sich ähnlich, unterscheidet sich jedoch von Actinomyces israelii durch die Produktion großer Mengen von Propionsäure und die Anwesenheit von Diaminopimelinsäure in der Zellwand.

Epidemiologie: *Actinomyces israelii* wurde nie außerhalb des menschlichen oder tierischen Habitats gefunden. Übertragungen der Aktinomykose von Mensch zu Mensch sind nicht bekannt. Die neueren Befunde sind mit der schon vor langer Zeit vorgebrachten Meinung voll im Einklang, wonach es sich bei der Aktinomykose um eine sog. *endogene Infektion* handelt.

Pathogenese: Normalerweise sind P_{O_2} bzw. Redox-Potential der durchbluteten Gewebe zu hoch, um eine Vermehrung von Actinomyces israelii oder anderer menschenpathogener Keime dieser Art zu gestatten. Voraussetzung für eine Aktinomykose ist die Entstehung weitgehend *anaerober Bedingungen* im Gewebe, wie dies bei anderen Anaerobier-Infektionen der Fall ist (S. 1937). Es ist daher nicht verwunderlich, daß man der *zervikofazialen Aktinomykose,* die ihren Ausgang von nekrotisierenden Prozessen im Bereich von Zähnen, Gingiva, Tonsillen, Traumen anderswo in der Mundhöhle u. a. m. nehmen dürfte, am häufigsten begegnet. Wie gesagt, spielen hierbei andere Anaerobier wahrscheinlich eine wichtige Rolle, z. T. als Wegbereiter. Wachstumsmöglichkeiten finden die menschenpathogenen Aktinomyzeten ferner in *atelektatischen oder sonstwie luftleeren Bezirken der Lunge.* Es ist auch möglich, daß die Keime auf hämatogenem Weg die Lungen erreichen. Eine *mediastinale Aktinomykose* beruht am ehesten auf traumatisch bedingten oder anderswie entstandenen Läsionen des Ösophagus. Vom Mediastinum aus kann der Prozeß auf benachbarte Wirbelkörper und/oder Rippen übergreifen. Die *ileozökale Aktinomykose* kommt u. a. durch nekrotisierende Vorgänge im Appendixbereich zustande (z. B. eine Appendizitis zunächst anderer Ätiologie), worauf sich in dieser Gegend eine eiternde und granulierende Entzündung entwickelt. Aktinomyzeten werden hie und da auf dem *Blutweg* in weitere Organe getragen und können dort unter bestimmten Bedingungen *metastatische Herde* erzeugen. Am ehesten eignet sich hierzu die Leber, manchmal findet man aber andere Gewebe/Organe betroffen, z. B. die Wirbelsäule, das Gehirn, die Nieren, die Genitalorgane, die Milz und das subkutane Gewebe. Im allgemeinen neigt die Aktinomykose nicht zur lymphogenen Ausbreitung, dagegen führt sie immer zu *fortgesetzter Eiterung,* die mit der Produktion von reichlich *Granulationsgewebe* einhergeht. Das letztere geht dann in *Vernarbung* über. Bezeichnend ist die Neigung der Aktinomykose zur *Fistelbildung.*

Morphologisch handelt es sich um einen chronischen abszedierenden Prozeß mit Bildung von Granulationsgewebe in der Umgebung der – meist ziemlich dünnflüssigen – Eitermassen. In der Peripherie geht das Granulationsgewebe zunehmend in Vernarbung über, wobei u. a. Angiektasien entstehen. Diese sind mit ein Grund für die oft livide Verfärbung der Haut z. B. in der Umgebung einer von Narbengewebe umgebenen Fistel im Wangen-Hals-Bereich. Die typischen Aktinomyzesdrusen mit den Gram-positiven, an der Peripherie strahlig ausgerichteten und kolbig aufgetriebenen, eosinophilen Keimen sehen makroskopisch wie *»Schwefelkörner«* aus. Im Eiter finden sich neben zahlreichen neutrophilen Granulozyten und Zelltrümmern meist viele anaerobe Bakterien anderer Art (S. 1945, 1947).

Folgen und **Symptome:** Die Hauptsymptome der Aktinomykose sind lokaler Art und durch Schmerzen gekennzeichnet. Manchmal kann eine *zervikofaziale Aktinomykose* schon im Verlauf von wenig mehr als einer Woche nach Traumen, wie Zahnextraktion oder Kieferfraktur, klinisch manifest werden. Bei chronischer Aktinomykose in dieser Lokalisation, die häufig fistuliert, zeigt sich oft eine bläuliche Verfärbung der Haut in der Umgebung des Orts, wo der dünnflüssige, z. T. »Schwefelkörner« enthaltende Eiter austritt. Die *pulmonale Aktinomykose* ist am häufigsten in den Unterlappen der Lungen lokalisiert. Manchmal manifestiert sich der Prozeß erst, wenn es zur Ausbildung eines Pleuraempyems oder gar einer Fistel im Thoraxbereich kommt. Die meisten Patienten zeigen aber vorher schon Husten und Auswurf, verbunden mit wechselndem Fieber. Die *abdominale Aktinomykose* führt zu einer ähnlichen Symptomatik wie eine Appendizitis, ein Zökumkarzinom, eine Tuberkulose des unteren Ileums, eine Amöbenruhr u. a. Auch hier sind Fistelbildungen keine Seltenheit. *Analfisteln* gehen hie und da auf eine Aktinomykose im Bereich des Enddarms zurück. Eine *hämatogen-metastatische* Aktinomykose äußert sich in der Regel durch lokale Symptome am Ort der Absiedelung. Das Blutbild zeigt in allen diesen Fällen wechselnde Zeichen einer chronischen eitrigen Entzündung. Die *Diagnose* stützt sich auf den Nachweis von *Aktinomyzesdrusen* innerhalb der Läsionen (z. B. auch bioptisch) und/oder im Fisteleiter sowie den kulturellen Nachweis der Keime. Dabei findet man nicht selten eine ganze Zahl von Spezies, u. a. *Actinobacillus actinomycetemcomitans,* einem Gram-negativen Stäbchenbakterium, das oft mit Actinomyces israelii vergesellschaftet ist, ferner *Bacteroides sp.* und anderen Anaerobiern. Bei histologischen Untersuchungen müssen oft zahlreiche Schnittpräparate hergestellt werden, bis man auf die Aktinomyzesdrusen stößt. *Therapeutisch* haben sich vor allem Tetrazykline als so wirksam erwiesen, daß man fortgeschrittene Formen von Aktinomykose kaum mehr zu Gesicht bekommt. Ein weiterer Grund für den deutlichen Rückgang der Morbidität dieser Krankheit dürfte in der verbesserten Mundhygiene liegen. Manchmal empfiehlt es sich, durch chirurgische Eingriffe dem Eiter freie Bahn zu schaffen und die Chemotherapie auf diese Weise zu unterstützen.

Beispiele:
- Aktinomyzeten besitzen u. a. speziesspezifische *Antigene,* die man serologisch nachweisen kann; wenigstens teilweise handelt es sich hierbei um Polysaccharide. Von Actinomyces israelii kennt man mindestens 2 Serotypen. Über ein unterschiedliches Verhalten derselben in vivo ist wenig bekannt.
- Die meisten *Varianten von Actinomyces israelii* wachsen in vitro in Rauhform, während man die Bildung glatter Kolonien eher bei Actinomyces bovis findet.

196.6. Nokardiose und verwandte Infektionskrankheiten

Definitionen: *Nokardiose* ist ein Sammelname für die durch Nokardien verursachten Infektionskrankheiten. *Nocardia asteroides* verursacht in seltenen Fällen eine *pulmonale und/oder disseminierte Nokardiose. Nocardia brasiliensis* und einige *Streptomyzeten* gehören zu den Erregern des *»aktinomykotischen Myzetoms«,* einer Variante des sog. *Madurafußes.*

Ätiologie: Nokardien sind Gram-positive, ziemlich feine Stäbchen und Fäden, die z. T. echte Verzweigungen aufweisen und säurefest sein können. Man rechnet sie heute der Familie der *Nocardiaceae* zu, während man sie früher »aerobe Aktinomyzeten« nannte. Die Keime vermehren sich sehr langsam auf verschiedenen einfachen Medien, allerdings nur unter aeroben Bedingungen. Ähnlich wie die Aktinomyzeten können sie auch körnchenförmige Kolonien bilden. Hie und da zerfallen die Keime in kokkenartige Bruchstücke. Von den bekannten Nokardien haben vor allem *Nocardia asteroides* und *Nocardia brasiliensis* klinische Bedeutung.
Eng mit den Nocardiaceae verwandt sind die *Streptomycetaceae,* die z. T. Antibiotika produzieren. Von klinischem Interesse sind u. a. *Streptomyces madurae, Streptomyces pelletieri* und *Streptomyces paraguayensis.*

Epidemiologie: *Nocardia asteroides* und andere Keime dieser Gruppe finden sich vor allem als *Saprophyten,* z. B. im Boden. Es scheint sich demnach bei der Nokardiose um eine *exogene Infektion* zu handeln. Die *pulmonale Nokardiose* beruht vermutlich z. T. auf Inhalation von erregerhaltigem Staub. Die *Beininfektionen* im Sinn des Madurafußes kommen durch direkten Eintritt der Keime durch lädierte Hautstellen zustande.

Pathogenese: Die *pulmonale Nokardiose* tritt in der Mehrzahl der Fälle als Komplikation einer vorbestehenden chronischen Lungenerkrankung auf (z. B. Alveolarproteinose, Karzinome u. a.), ferner bei malignen Lymphomen, Leukämien und im Rahmen einer zytostatischen Behandlung. Diese Beobachtungen deuten darauf hin, daß eine Herabsetzung des Abwehrpotentials des Körpers das Zustandekommen der Infektion begünstigt. Den *Madurafuß* beobachtet man vor allem in Ländern, in denen gewöhnlich keine Schuhe getragen werden: Die Füße dieser Leute zeigen oft eine schwere Hyperkeratose mit Rhagadenbildung. Die letztere dürfte beim Eintritt von Nokardien und Streptomyzeten eine wichtige Rolle spielen. Die in den betroffenen Geweben *hervorgerufenen Läsionen* zeichnen sich in der Regel durch Eiterung aus, wobei im Fall der pulmonalen Nokardiose perifokal z. T. auffallend wenig Granulationsgewebe zu finden ist. Man hat vermutet, daß die Neigung zur hämatogenen Aussaat, z. B. ins Gehirn, mit diesem Phänomen in Beziehung stehen könnte.

Morphologisch bietet die *pulmonale Nokardiose* das Bild einer chronischen lobulären Eiterung, z. T. mit Kavernenbildung. Die hämatogenen Streuherde, die mit Vorliebe im Gehirn lokalisiert sind, können in Ein- oder Mehrzahl auftreten. Hie und da entwickelt sich eine eigentliche Pyämie, in deren Rahmen z. B. paravertebrale, renale u. a. Abszesse entstehen. Der durch Nokardien oder Streptomyzeten bzw. weitere Keime verursachte *Madurafuß* entspricht ebenfalls einem chronischen purulenten Geschehen, das sich zunächst auf den Haut-Unterhaut-Bereich beschränkt, später aber z. T. auch tiefer greift und die Knochen befällt. Während Nocardia asteroides vorwiegend in Lungenläsionen nachgewiesen wird, herrschen bei den Fußinfektionen – neben anderen Keimen – Nocardia brasiliensis und Streptomyces sp. vor.

Folgen und **Symptome:** Bei der *pulmonalen Nokardiose* steht vor allem der Husten im Vordergrund der Symptome. Meistens wird dabei ziemlich reichlich Sputum nach oben befördert. Hie und da stellt man eine Hämoptyse fest. In fortgeschrittenen Stadien gehören Thoraxschmerzen und Dyspnoe zu den häufigen Beschwerden. Allgemeinerscheinungen umfassen u. a. Fieber, Schwitzen, Schwächegefühl und Gewichtsverlust. Im Blutbild zeigt sich in der Regel eine Neutrozytose. Im Fall von *Nokardioseherden im Gehirn* entsprechen Symptome und Zeichen denen bei Hirnabszessen anderer Genese. Die Letalität der pulmonalen Nokardiose ist hoch. Die *Diagnose* beruht auf dem Erregernachweis, der oft Schwierigkeiten bereitet (siehe Spezialliteratur). Die *Therapie* besteht vornehmlich in der Gabe von Sulfonamiden, im besonderen Sulfadiazin oder Trisulfapyrimidinen, und/oder von Antibiotika, wie Erythromyzin und Ampizillin. Die Erfolge einer solchen Behandlung lassen aber oft zu wünschen übrig. Die für *Madurafuß* relativ typischen, chronischen, eitrigen und destruktiven entzündlichen Veränderungen, die öfters auch mit Fistulierungen einhergehen, können zu bakteriellen Sekundärinfektionen, u. U. mit Sepsis, Lymphödem und Elephantiasis, sowie schließlich zum Verlust von Extremitätenteilen führen. Beruht der Madurafuß auf einer Infektion vor allem durch Nokardien und/oder Streptomyzeten, darf eine günstigere Prognose gestellt werden als beim echten, d. h. mykotisch bedingten Madura-Myzetom (*Maduromykose i. e. S.*, z. B. verursacht durch *Monosporium apiospermum,* S. 2024).

196.7. Weitere, den Aktinomyzeten verwandte Mikroorganismen von medizinischem Interesse

Aus der Familie der *Dermatophilaceae* ist *Dermatophilus congolensis* erwähnenswert, der bei herbivoren Tieren die sog. *Streptotrichose* hervorrufen kann. Beim Menschen sind entsprechende Veränderungen nur ausnahmsweise beobachtet worden.

Micropolyspora faeni, die der Familie der Micromonosporaceae angehört, ist in vielen Fällen von *Farmer-Lunge* als Antigenquelle beteiligt (S. 639), führt aber unseres Wissens nicht zu Infektionen.

Nocardia minutissima, deren taxonomische Stellung offenbar umstritten ist (sie wurde z. T. auch *Microsporum minutissimum* genannt), gehört zu den Erregern des *Erythrasma,* einer oberflächlichen Hautaffektion. Diese ist vor allem an der Innenseite der Oberschenkel und in den Achselhöhlen lokalisiert. Ätiologisch sind häufig *Corynebakterien* mitbeteiligt; möglicherweise spielen sie sogar die wichtigere Rolle. Die Keime sitzen in der oberflächlichen Hornschicht der Epidermis. Die Haut ist hyperämisch und kann perivenoläre Lymphozyteninfiltrate aufweisen (zellgebundene Immunreaktion?).

Literatur

Advisory Committee on Immunization Practices: BCG vaccines. Morbid Mortal Wkly Rep. *24,* 69 (1975) — *Barker, D. J. P.:* Epidemiology of Mycobacterium ulcerans infections. Trans. R. Soc. Trop. Med. Hyg. *67,* 43 (1973) — *Bates, J. S.:* Treatment of tuberculosis. Adv. Intern. Med. *20,* 1 (1975) — *Brewer, N., Spencer, R., Nichols, D.:* Primary anorectal actinomycosis. JAMA *228,* 1397 (1974) — *Bullock, W. E., Carlson, E. M., Gershon, R. K.:* The evolution on immunosuppressive cell populations in experimental mycobacterial infection. J. Immunol. *120,* 1709 (1978) — *East African and British Medical Research Councils:* Controlled clinical trial of five short-course (4-month) chemotherapy regimes in pulmonary tuberculosis. Lancet 1978 II, 334 — *Fasal, P.:* A primer in leprosy. Cutis *7,* 525 (1971) — *Gordon, S., Cohn, Z. A.:* Bacille Calmette-Guérin infection in the mouse. Regulation of macrophage plasminogen activator by T lymphocytes and specific antigen. J. Exp. Med. *147,* 1175 (1978) — *Kubica, G. P.:* Differential identification of mycobacteria. VII. Key features for identification of clinically significant mycobacteria. Am. Rev. Resp. Dis. *107,* 9 (1973) — *WHO: Expert Committee on Leprosy:* 4th Report. WHO Techn. Rep. Ser. *459* (1970) — *Wolinsky, E.:* Nontuberculous mycobacterial infections of man. Med. Clin. North Am. *58,* 639 (1974)

197. Durch Spirochäten und Spirillen verursachte Infektionskrankheiten

197.1. Einige allgemeine Bemerkungen zu den Spirochätosen

Die *Klassifizierung der Spirochäten,* d. h. spiralig strukturierter, langer, dünner, beweglicher, bakterienähnlicher Mikroorganismen, wird nicht einheitlich gehandhabt. Nach der hierzulande noch geläufigen Einteilung unterscheidet man innerhalb der *Ordnung denen Spirochaetales* zwei Familien, die medizinisch belanglosen Spirochaetaceae und die Treponemataceae, zu denen die bekannten menschenpathogenen Spirochäten gehören. Bei den Spirochaetaceae handelt es sich um Saprophyten, die nach dem bisher bekannten beim Menschen kaum krankheitserregend wirken. Demgegenüber umfaßt die Familie der Treponemataceae die bekannten *menschenpathogenen Gattungen Borrelia, Treponema und Leptospira.* Nach einer anderen Taxonomie (Bergey's Manual of Determinative Bacteriology, 1974) werden die letztgenannten Genera auch der Familie der Spirochaetaceae zugerechnet.

Bei allen *Spirochätosen,* d. h. durch Spirochäten verursachten Infektionskrankheiten, kommt es zu einer *Generalisation der Keime im Wirtsorganismus.* Dies trifft sowohl für die *Lues und ihr verwandte Krankheiten* (Erreger: Treponemen) als auch für die *Rückfallfieber* (Erreger: Borrelien) und die *Leptospirosen* (Erreger: Leptospiren) zu.

Bei allen menschenpathogenen Spirochäten haben wir es mit dünnen, höchstens 1,5 μm im Durchmesser messenden, maximal 30 μm (meist 4–16 μm) langen, spiralig geformten Mikroorganismen zu tun, von denen sich die meisten färberisch nur mit Hilfe von Spezialmethoden nachweisen lassen. Der *Mikroskopie bei Dunkelfeldbeleuchtung* kommt daher besondere Bedeutung zu, umso mehr, als man hier lebende Spirochäten auch aufgrund ihrer Bewegungen von anderen Gebilden abgrenzen kann.

Die einzelnen Vertreter der verschiedenen Genera von Spirochäten lassen sich vor allem aufgrund ihrer pathogenen Wirkung, d. h. des von ihnen erzeugten Krankheitsbildes, und ihrer antigenischen Eigenschaften auseinanderhalten. Die drei Gattungen menschenpathogener Spirochäten rufen Krankheitszustände hervor, die sich wesentlich voneinander unterscheiden und im nachfolgenden Text getrennt behandelt werden sollen.

197.2. Lues (Syphilis)

Definitionen: Die *Lues (Syphilis)* ist eine in der Regel durch Geschlechtsverkehr übertragene, durch *Treponema pallidum* verursachte, chronische, generalisierte Infektionskrankheit, deren klinischer Verlauf sich im wesentlichen in drei Stadien unterteilen läßt: Im *Primärstadium* kommt es am Ort des Erregereintritts zum sog. *luischen (luetischen) Primäraffekt*, der sich in der Regel in der Ausbildung eines *Ulcus durum (»harter Schanker«)* manifestiert. Als *luischen Primärkomplex* bezeichnet man diese Läsion im Zusammenhang mit der regionären Lymphknotenschwellung, was nicht darüber hinwegtäuschen sollte, daß die Treponemen schon in diesem Stadium der Krankheit im ganzen Körper verbreitet sind. Unter dem *Sekundärstadium* versteht man jene Phase der Lues, in der die *Generalisation* des Prozesses durch Auftreten an vielen Stellen erkennbarer *mukokutaner Läsionen und einer allgemeinen Lymphknotenvergrößerung* auch klinisch deutlich erkennbar wird: Neben einer *Haut-Roseola* und/oder einem *papulösen Exanthem*, z. T. auch sog. *papulosquamösen, u. U. pustulösen Syphiliden,* verbunden mit *Polyadenopathie,* treten ferner *Enantheme* auf, im besondern in Form der hochinfektiösen »*Plaques muqueuses*« und *Condylomata lata.* Nach einem oft viele Jahre dauernden latenten Stadium ohne nennenswerte klinische Symptomatik *(Lues latens)* treten in einem erheblichen Teil unbehandelter Fälle im *Tertiärstadium* sog. *tertiärluische Organmanifestationen* in Erscheinung. In einem kleineren Teil der Fälle findet sich da und dort ein sog. *Gumma (»knotiges Syphilom«),* d. h. ein granulomatöser Herd mit zentraler Nekrose. Bekannte Lokalisationen derartiger luischer Granulome sind u. a. die Leber, das knöcherne Skelett, das Herz, das Zentralnervensystem und die Hoden. In der Mehrzahl der Fälle von klinisch manifester Lues III haben wir es indessen mit kleinherdigen luischen Veränderungen zu tun, die verschiedene Gewebestrukturen betreffen können. Die *Spätsyphilis des kardiovaskulären Systems (»kardiovaskuläre Lues III«)* äußert sich in erster Linie in einer *Mesaortitis luica (syphilitica),* die zu einem Aneurysma des aufsteigenden Teils der Aorta thoracica, einer narbigen Einengung der Koronarostien und/oder einer Aorteninsuffizienz führen kann. Die sog. »*Neurolues*« (»*Neurosyphilis*«) kann inapperzept verlaufen (»*asymptomatische Neurolues*« mit lediglich der Lues III entsprechenden Veränderungen im Liquor cerebrospinalis); manifeste Formen umfassen die sog. *meningovaskuläre Lues,* die vor allem die Hinterstränge des Rückenmarks betreffende *Tabes dorsalis* sowie die hauptsächlich im Hirnrindenbereich frontal lokalisierte enzephale Variante, die unter dem klinischen Begriff einer *progressiven Paralyse* bekannt ist. Es kommen auch *Augenveränderungen* vor. Werdende Mütter mit Lues im treponemämischen Stadium der Erkrankung können die Infektion auf die Frucht übertragen, allerdings erst nach dem 4. Schwangerschaftsmonat. In einem Teil der Fälle kommt es zum intrauterinen Tod des Fetus (»*pränatale Lues*«). Kommt das infizierte Kind lebend zur Welt, spricht man von *Lues connata (congenita),* die sich auf verschiedene Weise äußert. Die sog. *frühmanifesten Veränderungen* der konnatalen Syphilis umfassen u. a. die sog. *Coryza luica (syphilitica), Haut- und Schleimhautveränderungen* (s. o., u. U. auch einen »*Pemphigus syphiliticus*«), *Osteochondritis, Ostitis* und *Periostitis syphilitica* sowie einen verschiedenartigen, z. T. schweren Befall innerer Organe, wie das Auftreten zahlreicher *miliarer Syphilome,* die *kleinherdige (»monozelluläre«) Leberzirrhose,* die sog. *Pneumonia alba* u. a. m. Die sog. *späte Lues connata* betrifft Kinder, die über das Alter von 2 Jahren hinaus unbehandelt blieben; in den Fällen, die klinisch manifest werden, beobachtet man u. U. eine sog. *Hutchinson'sche Trias,* d. h. die Kombination von »*Tonnenzähnen*« und anderen Störungen der Dentogenese mit einer *Keratitis parenchymatosa (interstitialis)* und *labyrinthärer Taubheit.* Außerdem kommen in wechselnden Kombinationen viele weitere Veränderungen vor, u. a. rekurrierende Arthropathien, z. T. mit Gelenksergüssen (in den Knieen: »*Clutton's joints*«), *Gummen* (z. B. im Periostbereich), *Gesichtsveränderungen,* wie Frontalhöcker, Sattelnase und Hypoplasie der Maxilla, *Rhagaden* in den Mundwinkeln, ferner Deformitäten, wie die »*Säbelscheidentibia*« u. a. m. Die Läsionen der späten Lues connata gelten als nicht infektiös. Ein Teil der erwähnten Schäden kann später als sog. *Residualstigmata der Lues connata* erkennbar bleiben, z. B. eine *neural bedingte Taubheit,* eine alte *Chorioretinitis,* eine *Optikusatrophie* und *Hornhauttrübungen.*

Ätiologie: *Treponema pallidum,* der Erreger der Lues, ist ein korkzieherartig gewundener Mikroorganismus mit 6–14 Windungen, einem mittleren Durchmesser von 0,2 µm und einer Länge von 6–15 µm. Die Dicke des Keimes ist ziemlich einheitlich, nur an den Enden ist sie reduziert. Das Zytoplasma wird von einer trilaminaren Membran umgeben, an deren Oberfläche sich eine innere Mukopeptidschicht befindet. Dieser sog. Periplast setzt sich vermutlich alternierend aus Molekülen von N-Azetylglukosamin und N-Azetyl-Muraminsäure zusammen; wahrscheinlich ist diese Hülle in erster Linie für die relative Rigidität der Treponemen verantwortlich. Zuäußerst findet sich eine Lipoprotein-Membran. Die spiralige Struktur beruht auf der Anwesenheit von 6 Fibrillen, von denen je 3 an jedem Ende ihren Anfang nehmen, und die in einer Rinne zwischen der trilaminaren Membran und der äußeren Zellmembran verlaufen. Man darf annehmen, daß die erwähnten Fibrillen kontraktile Elemente darstellen, die dem Keim eine Eigenbeweglichkeit verleihen. Hierbei rotieren die Treponemen um ihre eigene Längsachse, in deren Zentrum sich eine Art von starrem Achsenfaden befindet. *Färberisch* sind die Keime nur schwer darzustellen, am ehesten noch mit der Romanowsky-Giemsa-Färbung. Silberimprägnations-Methoden kommen vor allem an Gewebeschnitten zur Anwendung (s. u.). Am besten erkennt man die Spirochäten *im lebenden Zustand bei Dunkelfeldbeleuchtung.* Eine weitere Möglichkeit besteht in der Anfertigung von *Tuschepräparaten,* in denen sie ausgespart bleiben. Bisher ließen sich die menschenpathogenen Treponemen nicht in vitro züchten, und zwischen Treponema pallidum, pertenue und caratum konnten auch keine biochemischen, strukturellen oder antigenischen Differenzen festgestellt werden: Die *Unterscheidung dieser Erreger* beruht vielmehr auf dem *klinischen Krankheitsbild,* das sie hervorrufen. Allerdings kennt man Stämme von Treponema pallidum, die eine ungleiche Virulenz aufweisen. Als tierische Wirte für die Lues-Erreger eignen sich u. a. höhere Affen und Kaninchen, aber eine Infektion gelingt auch bei vielen anderen Warmblütlern. Zur Haltung von Treponemen-Stämmen werden hauptsächlich *Kaninchen* benützt. Gegenüber Umwelteinflüssen, insbesondere Trockenheit, sind die Treponemen äußerst empfindlich, was verständlich macht, daß sie fast nur von Schleimhaut auf Schleimhaut übertragen werden können. Die *Antigene* der Treponemen lösen im Wirtsorganismus fast immer eine humorale, mit der Zeit wahrscheinlich auch eine zellgebundene Immunreaktion aus.

Epidemiologie: Die Lues ist in allen Erdteilen verbreitet. Als *Infektionsquellen* kommen in erster Linie Schleimhautläsionen im Rahmen der beiden ersten Krankheitsstadien in Betracht. Bluttransfusionen können bei Treponemämie des Spenders zu einer »*Lues d'emblée*« Anlaß geben; dies ist heute jedoch nur mehr ausnahmsweise der Fall. Fast immer erfolgt die *Übertragung* der Syphilis durch *Geschlechtsverkehr,* wenn man von der *diaplazentaren Transmission von Mutter auf Kind* absieht. Sehr selten wird die Krankheit durch nicht sexuelle persönliche Kontakte (Küsse u. a.) oder durch kontaminierte Sekrete erworben. Die Häufigkeit von Infektionen ist u. a. eine Funktion des Grades von Promiskuität, weshalb Prostituierte und deren Besucher besonders häufig erkranken. Unter den Patienten finden sich auch viele Homosexuelle. Da der luische Primäraffekt bei Männern meist leicht, bei Frauen dagegen oft kaum erkennbar ist (u. a. auch wegen Vergrößerung der lumbalen, nicht der inguinalen Lymphknoten), spielen die letzteren in epidemiologischer Beziehung eine besonders wichtige Rolle. Bei der Bekämpfung der Lues als Volksseuche müssen daher bei jedem neu entdeckten Fall einer frischen Erkrankung die vorausgegangenen Kontakte nach Möglichkeit geklärt, und die betreffenden Personen einer wirkungsvollen Therapie zugeführt werden. Bei homosexuellen Männern ist – woran der Arzt zu denken hat – u. a. auch die Analgegend zu untersuchen. Die Wahrscheinlichkeit, daß ein Patient mit Lues I oder vor allem II die Krankheit auf einen Geschlechtspartner überträgt, wird auf ungefähr 30–50% geschätzt. Der *Durchseuchungsgrad* beträgt in westlichen Ländern zur Zeit ungefähr 0,1–2%, wobei sich starke örtliche Schwankungen zeigen. In gewissen Endemiegebieten, u. a. in Entwicklungsländern, können bis 80% der Bevölkerung seropositiv sein. Bei intensiven Nachforschungen nach vorhandenen Infektionsquellen und wirksamer Behandlung der Erkrankten kann die Inzidenz der Lues stark reduziert werden.

Pathogenese: *Treponema pallidum* vermag Schleimhäute – im Gegensatz zur Haut – offenbar ohne Vorhandensein nennenswerter Läsionen zu durchdringen. Schon wenige Stunden nach der Infektion lassen sich Keime in den Lymphgefäßen nachweisen, und in kürzester Zeit befinden sich Erreger im Blut, d. h. lange bevor sich ein Ulcus durum entwickelt. Aus diesem Grund ist das Blut eines Individuums mit inkubierender Lues bereits infektiös. Die Keimvermehrung geht allerdings ziemlich langsam vor sich, indem die Generationszeit von Treponema pallidum ungefähr 30–33 Std beträgt. Man versteht daher auch, daß sich die Inkubationszeit umgekehrt proportional zur Infektionsdosis verhält. Beim Auftreten eines klinisch erkennbaren Primäraffektes finden sich an dieser Stelle im Gewebe im Durchschnitt etwa 10^7 Treponemen pro g Gewebe. Spirochäten gehören zu den exquisit *extrazellulären Parasiten.* Über Spirochätentoxine ist unseres Wissens kaum etwas bekannt, was nicht heißen will, die Keime könnten – vor allem anläßlich ihres Untergangs – nicht schädliche Substanzen in die Umgebung freisetzen. Verschiedene Befunde sprechen dafür, daß *Immunreaktionen* zwar eine wichtige protektive Funktion erfüllen, an der Ausbildung von Gewebeschäden aber mitbeteiligt sind. Hier ergeben sich vermutlich gewisse Parallelen zu anderen Infektionskrankheiten. Neuere Beobachtungen ließen erkennen, daß die Immunität bei Lues auf einer komplexen Wechselwirkung zwischen humoralen und zellgebundenen Reaktionen beruht. Seit langem ist die Beteiligung *humoraler Antikörper* bekannt; diese sind einerseits erregerspezifisch, andererseits z. T. insofern »unspezifisch«, als sie sich mit gewissen Gewebekomponenten (u. a. sog. Kardiolipin, das u. a. in Mitochondrienmembranen vorhanden ist) verbinden. Etwas mißverständlich hat man die letztgenannten Antikörper »reaginisch« genannt, obschon sie mit den echten Reaginen der IgE-Klasse nichts zu tun haben. Spezifische Antikörper führen u. a. zur Immobilisation und Agglutination von Treponemen. Diese Art von Antikörpern nimmt an Menge im Verlauf der Lues II–III zu. *Immunkomplex-induzierte Schäden* sind keine Seltenheit; sie können u. a. eine chronische Glomerulonephritis zur Folge haben. Durch passive Übertragung von Seren infizierter, »immuner« Kaninchen auf nicht infizierte Empfängertiere läßt sich bei den letzteren ein gewisser Schutzeffekt erkennen; dieser ist aber nur beschränkt. Neuere Beobachtungen an Treponemen-infizierten Tieren haben deutlich gemacht, daß der *zellgebundenen Immunität* eine größere Bedeutung zukommt als der humoralen. Hinweise auf diese Erkenntnis hätten eigentlich schon früher bestanden, indem ja der infektiöse Prozeß in den Stadien I und II – trotz Vorhandenseins von reichlich spezifischen Antikörpern – fortschreitet. Eine zellgebundene Immunität von erkennbarer Wirkung entwickelt sich in der Regel erst gegen Ende des Stadiums II, bleibt dann aber bestehen, zumindest in unbehandelten Fällen. Mit anderen Worten ausgedrückt: Der Rückgang der floriden Manifestationen der Lues II, die mit einer erheblichen Treponemämie einhergeht, fällt zeitlich mit dem Auftreten der zellgebundenen Immunität zusammen. Gleichzeitig geht auch die Zahl nachweisbarer Spirochäten drastisch zurück. Diese Feststellungen sowie die bekannten epitheloidzelligen Reaktionen im Stadium III sprechen in hohem Maß für die wichtige

Rolle zellgebundener Immunreaktionen im latenten und tertiären Stadium der Syphilis. Während der Stadien I und II ist demgegenüber die Reaktivität der Patientenlymphozyten gegenüber Treponemen- und anderen Antigenen im Vergleich zu Kontrollen in vitro deutlich herabgesetzt. Wie im Fall der Tuberkulose darf vermutet werden, daß die zellgebundenen Immunreaktionen *sowohl protektive Funktionen erfüllen als auch Gewebeschäden setzen können.* Ungeklärt ist die Frage, weshalb es so lange dauert, bis die zellgebundene Immunität bei Lues in Erscheinung tritt. Die einen Autoren vermuten, die Mukoidhülle der Spirochäten verleihe den Keimen eine Resistenz gegenüber Phagozytose durch Phagozyten, und diese Hülle werde erst nach längerem Aufenthalt der Erreger im Wirtsorganismus abgebaut. Damit könnten die Endozytose und der Abbau der Treponemen wirksam werden, und der nun zu erwartende massive Antigenanfall würde zu einer »Antigenüberladung« des Körpers und einer sekundären Immunsuppression führen. Nach einer anderen Hypothese soll die Stimulation des Immunapparates mit Treponemen-Antigenen zunächst zu einer Produktion von Antikörpern führen, die eine »periphere Blockade« von Erregerantigenen zur Folge hätten (s. Abb. 161, S. 1110): Auf diese Weise würden die Keime dem Zugriff des efferenten Schenkels der zellgebundenen Immunreaktionen entzogen. Eine Änderung dieser Sachlage wäre dann erst bei Rückgang der Antikörperbildung möglich. Die beiden hier erwähnten und andere Theorien sind noch weitgehend spekulativer Natur. Bisher konnte beispielsweise nicht gezeigt werden, daß die Treponemen eine antiphagozytäre Wirkung entfalten.

Morphologisch imponiert der *Primäraffekt,* der – wie gesagt – meistens im Schleimhautbereich der Genitalien lokalisiert ist, zunächst als knotige Verdickung mit leichter Rötung, dann als ziemlich derbes Geschwür mit scharfem, »wie ausgestanztem« Rand *(Ulcus durum).* Mikroskopisch finden sich am Geschwürsgrund neutrophile Granulozyten; in der Tiefe macht sich neben endarteriitischen Veränderungen eine deutliche Kapillarproliferation bemerkbar, und in deren Bereich sowie in den benachbarten Bezirken finden sich wechselnde Infiltrate von Lymphozyten, Plasmazellen und Histiozyten/Makrophagen. Im Bereich des »harten Schankers« lassen sich massenhaft Treponemen nachweisen, im Pressaft wie in Gewebeschnitten, die mit geeigneten Silberimprägnationsverfahren behandelt worden waren. Die *regionären Lymphknoten* zeigen vor allem zahlreiche und große Keimzentren, eine zunehmende Zahl von Plasmazellen und andere Zeichen einer humoralen Immunreaktion. Auch hier kann man zahlreiche Erreger nachweisen. In den für *Lues II* typischen Veränderungen, im besonderen in »Plaques muqueuses«, erkennen wir ein ähnliches histologisches Bild wie im Bereich eines Ulcus durum, nur steht hier der auf die Kapillarproliferation folgende Schaden der Endstrombahn noch deutlicher im Vordergrund. Lymphozyten, Plasmazellen und Makrophagen sind auch hier in wechselnder Zahl vorhanden. Vereinzelt treten, zumal gegen Ende von Stadium II, mehrkernige Riesenzellen vom Langhans-Typ und epitheloide Zellen in Erscheinung. Bis die letztgenannte Veränderung ein gewisses Maß erreicht, enthalten die Läsionen immer noch massenhaft Spirochäten; später geht ihre Zahl deutlich zurück. Im *Stadium III* haben die luischen Gewebeveränderungen einen andersartigen Aspekt: In wechselndem Maß erkennt man eine nekrotisierende Wirkung, die zum Bild der käsigen Nekrose führen kann (vor allem im Bereich eines *Gumma*), verbunden mit epitheloidzelligen Reaktionen, Bildung mehrkerniger Riesenzellen vom Langhans-Typ sowie Infiltraten vor allem auch von Plasmazellen, abgesehen von Lymphozyten sowie anderen Elementen. Granulozyten gehören nicht zum typischen Bild der tertiärluischen Läsionen, es sei denn, es handle sich um Geschwüre, oder es sei eine Sekundärinfektion hinzugetreten. Im Gegensatz zu tuberkulösen Herden findet man in Gummen und kleinherdigen syphilitischen Veränderungen recht viele Kapillaren und Übergangsgefäße. Auch das Vorhandensein ziemlich vieler Plasmazellen und das seltene Auftreten rundlicher kleiner Granulome (Tuberkel) lassen tertiär-luische Veränderungen mit einiger Wahrscheinlichkeit von der Tuberkulose abgrenzen. Bei Vorherrschen einer käsigen Nekrose, wie dies innerhalb von Gummen die Regel ist, bereitet die Deutung des histologischen Befundes jedoch einige Schwierigkeiten. Gummen, deren Größe von mikroskopischen Ausmaßen bis mehr als 10 cm reichen kann, findet man in den verschiedensten Lokalisationen, u. a. in Haut, Leber, Hoden, Knochen, oberem Respirationstrakt, Mundbereich, Magen und knöchernem Skelett (z. B. Vomer, Schädelknochen, Tibia u. a.). Die *Mesaortitis luica,* die wichtigste Veränderung im Rahmen der *kardiovaskulären Lues III,* beruht vor allem auf einer Endarteriitis der Vasa vasorum, die z. T. obliterieren. Dieser Prozeß hat eine kleinherdige Nekrotisierung bzw. einen Schwund des Mediagewebes zur Folge, was sich auch in Spätstadien bei Elastin-Färbung zeigen läßt: Größere und kleinere Wandteile sehen dann »wie vom Mottenfraß« zerstört aus. Im Bereich der endarteriitischen Veränderungen finden sich in der Regel plasmazelluläre und z. T. lymphozytäre Infiltrate, vermengt mit Histiozyten und einigen epitheloiden Zellen. Die durch diesen Prozeß bedingte Wandschwächung führt mit der Zeit zur Entstehung eines *Aneurysmas der Aorta thoracica* (s. Abb. 102, S. 458, und 107, S. 498), das rupturieren und/oder durch Kompressionswirkung auf die Umgebung Schaden anrichten kann. Mit der Mesaortitis luica hängt auch die sog. *»syphilitische Herzkrankheit«* zusammen, indem der Vernarbungsprozeß einerseits die Ostien der Kranzgefäße einengen und so schwere Formen von *Koronarinsuffizienz* bewirken, andererseits auf die Aortenklappen übergreifen und eine *Aorteninsuffizienz* zur Folge haben kann. Abgesehen von der

Aorta und kleinen Blutgefäßen, beobachtet man bei Lues III öfters auch einen *Befall mittelgroßer und kleiner Arterien,* die eine Intimamyofibrose aufweisen und besonders in der Adventitia Infiltrate von Lymphozyten, Plasmazellen und Histiozyten erkennen lassen. Derartige Veränderungen stehen u. a. bei der *meningovaskulären Lues III* im Vordergrund; sie können – ebenso wie entsprechende Gefäßschäden im Innern des Gehirns – u. a. kleine bis mittelgroße Infarkte des zentralnervösen Gewebes bewirken. Sind vor allem kleinere *Lungenarterien* betroffen, bildet sich meist eine pulmonal-arterielle Hypertonie aus. Die *Neurolues* kennt, abgesehen von den bereits erwähnten Störungen, noch weitere Varianten. Bei der *progressiven Paralyse* (früher: *Dementia paralytica*) erscheint das Gehirn gesamthaft atrophisch, vor allem im Frontalbereich, und weist deutliche regressive Veränderungen in der Rinde auf. Die Leptomeningen über den veränderten Gebieten erscheinen in der Regel etwas verdickt (sog. *Leptomeningitis chronica fibrosa,* besonders frontal). Bei mikroskopischer Betrachtung fallen, abgesehen vom Schwund von Ganglienzellen im Cortex, gliösen Reaktionen, teilweisem Markscheiden- und Achsenzylinder-Untergang sowie perivaskulären, vorwiegend lymphozytären Infiltraten, um die Blutgefäße herum gelagerte hämosiderinhaltige Zellen auf (sog. »*Paralyse-Eisen*«). Die Hirnatrophie zieht in der Regel einen Hydrocephalus internus et externus (e vacuo) nach sich. Nicht selten finden sich sog. *Ependymgranulationen,* vor allem im Bereich des 4. Ventrikels. Im Rückenmark sind in solchen Fällen neben den Hintersträngen oft auch die Pyramidenbahnen teilweise zugrunde gegangen. Bei der *Tabes dorsalis,* die vermutlich z. T. auf endarteriitisch bedingten Schäden der hintern Wurzeln beruht, sind in erster Linie die Hinterstränge befallen: Diese zeigen einen Markscheiden- und Achsenzylinderschwund, vor allem im Bereich des Thorakalmarks. Manchmal steigt der Prozeß bis auf die Höhe des N. acusticus, N. trigeminus u. a. auf. Bei der sog. *gutartigen Lues III* handelt es sich in der Regel um Patienten, die früher schon infiziert waren und eine Reinfektion erfuhren. In solchen Fällen zeigt die Haut u. U. knötchenförmige, papulöse und/oder psoriasiforme Veränderungen, ferner eine Plantar- und Palmar-Hyperkeratose, verbunden mit einem fleckförmigen Leukoderm. Die sog. *Glossitis luica (»Lingua geographica«),* Augenveränderungen, die bis zur Erblindung führen können, und Gummen in verschiedenen Lokalisationen gehören vermutlich zum guten Teil auch in diese Gruppe.

Bei *Lues praenatalis oder connata,* vor allem in unbehandelten Fällen, ist die *Plazenta* in der Regel deutlich vergrößert, sowie konsistenter und weniger brüchig als üblich. Mikroskopisch notieren wir eine Verdickung der Zotten, verbunden mit Vermehrung des Bindegewebes und gehäuftem Auftreten sog. Hofbauer-Zellen. Hie und da finden sich zudem lockere Infiltrate von Lymphozyten, z. T. vermengt mit Plasmazellen. Die Wand der kleineren Arterien erscheint durch Endothelvermehrung und eine Intimamyofibrose verdickt, das Lumen eingeengt. In Schnittpräparaten lassen sich die Treponemen meistens nachweisen. Bei *intrauterinem Fruchttod* bzw. bei *Totgeburt* infolge *Lues praenatalis* notieren wir eine Reihe von Veränderungen, u. a. bullöse und ulzeröse Veränderungen der *Haut,* eine Vergrößerung der *Leber,* die blaß erscheint und eine »*kleinherdige (»monozelluläre«) Zirrhose*« sowie zahlreiche erythropoietische Inseln aufweist, eine diffuse Lungenfibrose mit vermehrtem Auftreten von Lymphozyten und Makrophagen (sog. *Pneumonia alba*) und ähnliche fibrosierende Prozesse in anderen Organen, wie Pankreas, Milz und Herz. Die *vergrößerte Milz* ist Sitz einer lebhaften Hämopoiese und enthält reichlich Spirochäten. Diese lassen sich aber auch in den andern Organen meistens nachweisen. Für die *luische Osteochondritis* ist u. a. das Auftreten von Granulationsgewebe in den primären Markräumen der Metaphyse typisch. Da und dort begegnen wir zudem Gummen, z. B. im Bereich des knöchernen Schädels. Die *infantile Lues connata,* von der man nur bei Kindern im Alter bis zu zwei Jahren spricht, manifestiert sich – abgesehen von mukokutanen und knöchernen Veränderungen – manchmal durch eine Rhinitis *(Coryza syphilitica), Rhagaden* im Mund- und Analbereich, eine *Meningitis,* u. U. auch zerebrale Störungen u. a. m. Weitere Befunde umfassen z. B. eine Anämie, eine Nephrose, eine allgemeine Lymphadenopathie, eine luische Chorioiditis, eine Sattelnase, eine Periostitis mit dem Bild einer »*Säbelscheiden-Tibia*« u. a. m. Bei der sog. *späten Lues connata* werden die Störungen erst nach Ablauf von Jahren deutlich manifest. Die dabei z. T. auftretende *Taubheit* beruht auf *neuralen Schäden.* Die Kornea erscheint wegen einer *Keratitis parenchymatosa (interstitialis)* z. T. getrübt, wobei man eine Vaskularisation der Hornhaut ohne wesentliche Narbenbildung feststellt. Die sog. *Hutchinson'schen Zähne,* die klein, tonnenförmig und weiter voneinander entfernt sind als üblich, gehen auf eine Behinderung u. a. der Schmelzbildung zurück. Weitere Stigmata wurden schon eingangs erwähnt.

Folgen und **Symptome:** Je nach Eintrittspforte und Infektionsdosis beträgt die *Inkubationsperiode* der Lues 1–8 Wochen; im Durchschnitt beläuft sie sich auf 3–4 Wochen. Der *luische Primärkomplex,* d. h. das Ulcus durum und die regionäre Lymphknotenvergrößerung, wird bei Frauen wesentlich häufiger übersehen als bei Männern (s. o.). Der Primäraffekt verursacht in vielen Fällen keine nennenswerten Schmerzen. Das Geschwür heilt in der Regel im Verlauf von ungefähr 4–6 Wochen, während die Lymphadenopathie über Monate bestehen bleiben kann. Die Manifestationen der *sekundären Lues (Lues II)* machen sich im Durchschnitt etwa 2–3 Wochen nach Auftreten der Primärläsion, d. h. ungefähr 7–10 Wochen nach der Ansteckung bemerkbar. Im wesentlichen handelt es sich um mehr oder weniger generalisierte Exantheme und Enantheme verschiedener Art. An der *Haut* äußern sich diese Veränderungen in Form *makulöser,* dann meist *papulöser, papulosquamöser* und schließlich u. U. *pustulöser sog. Syphilide.* Die Verteilung der Läsionen ist ziemlich symmetrisch, und meistens sind Handflächen und Fußsohlen ebenfalls beteiligt. Aufgrund sog. *follikulärer Syphilide* kommt es nicht selten zu einem fleckförmigen Haarausfall *(Alopecia syphilitica),* der sich besonders am behaarten Kopf bemerkbar macht. An *Schleimhäuten* entwickeln sich die hochinfektiösen *»Plaques muqueuses«;* allerdings sind sie nur in etwa einem Drittel der Fälle deutlich erkennbar, z. B. im Oropharynx und/oder an Schleimhäuten der Genitalorgane. In wechselndem Maß werden die sichtbaren luischen Veränderungen von Allgemeinsymptomen, wie Fieber, Gewichtsverlust, Unwohlsein, Anorexie, Kopfschmerzen und leichtem Meningismus, begleitet. Eine klinisch ins Gewicht fallende akute Hirnhautentzündung beobachtet man aber nur bei ungefähr 1–2% der Patienten. Bei einem kleineren Teil der Patienten treten Störungen, wie *Hepatitis, Nephropathie, Arthritiden, Periostitiden* und *Iridozyklitiden,* auf. Die renale Beteiligung erkennt man am ehesten am Bestehen einer *Proteinurie.* Ungefähr 5–10% der Patienten entwickeln eine *Uveitis anterior.* Mit dem Abklingen der Lues II ist – bei einem Teil der Kranken – die Bildung von *Condylomata lata* festzustellen, und die übrigen Schleimhaut- und Hautveränderungen kennzeichnen sich durch eine zunehmende Asymmetrie. Die *Seroreaktionen* werden in der Regel etwa 1–2 Wochen nach der Entwicklung des Primäraffektes deutlich positiv. Die *Lues latens,* d. h. das relativ symptomenarme, oft viele Jahre anhaltende Stadium zwischen manifester Lues II und Lues III, unterteilt man aus klinischen Gründen in eine Frühphase (erste 2 Jahre) und eine Spätphase. Die Erreger, die man während des Primär- und Sekundärstadiums vor allem in den Schleimhautläsionen in großer Zahl nachweisen kann, und die auch im Blut vorhanden sind, lassen sich in vielen Fällen zumindest in der Frühphase der Lues latens immer noch nachweisen. Dies bedeutet u. a., daß unbehandelte Frauen, die im Zeitraum von ungefähr 2–3 Jahren nach luischer Primoinfektion gravid werden, die Krankheit immer noch auf die Kinder übertragen können. Im übrigen ist es möglich, daß bei fehlender oder ungenügender Therapie *Rückfälle* vorkommen, die klinisch der Lues II ähnlich sehen, wenn sie auch meist weniger ausgeprägt erscheinen. Die *Lues III (Tertiärstadium der Lues, »late syphilis«)* kann nach einem fast beliebigen, d. h. kurzen oder manchmal viele Jahre betragenden Zeitintervall auf die Lues II folgen. Ungefähr 50–70% der unbehandelten Patienten lassen keine klinisch faßbaren Symptome einer Tertiärlues erkennen. Die Tatsache aber, daß selbst in diesen Fällen Anti-Treponemen-Antikörper noch über Jahre bis Jahrzehnte nachgewiesen werden können, läßt an einer eigentlichen Überwindung der Infektionskrankheit zweifeln. Die sog. *asymptomatische Neurolues* kennzeichnet sich in erster Linie durch pathologische Befunde im Liquor cerebrospinalis (Pleozytose, erhöhte Proteinkonzentration, Anwesenheit von Anti-Treponemen-Antikörpern u. a.). Solche Befunde erhebt man in annähernd einem Drittel der Fälle von asymptomatischer Lues III, und die Möglichkeit einer späteren Entwicklung einer klinisch manifesten Erkrankung des Zentralnervensystems ist weiterhin gegeben, vor allem bei Individuen der kaukasischen Rasse und beim männlichen Geschlecht. Die sog. *symptomatische Neurolues* kann sich auf verschiedene Weise manifestieren. Bei der sog. *meningovaskulären Lues* notiert man stark wechselnde Herdsymptome, ähnlich wie bei vaskulär bedingten Schäden des Gehirns anderer Ätiologie, u. a. auch unregelmäßige Störungen der Pupillen- und anderer Reflexe. Bei der *progressiven Paralyse (P. P., Dementia paralytica, »general paresis«)* stehen Störungen der Persönlichkeit, der Affekte, der Reflexe, des Sensoriums (u. a. Illusionen, Delusionen, Halluzinationen), des Intellektes und der Sprache im Vordergrund der Symptomatik. Auffällig sind u. a. Gedächtnisschwäche, gestörte Orientierung in Raum und Zeit, Einbuße an Urteilskraft, Konfabulationen und Wichtigtuerei. Häufig stellt man das *Argyll-Robertson-Phänomen* fest, d. h. asymmetrisch enge Pupillen, die auf Akkommodation, nicht aber auf Licht reagieren. Dasselbe Zeichen findet sich auch in manchen Fällen von *Tabes dorsalis,* der ein breiter, ataktischer Gang, Nachziehen der Füße, Parästhesien, Störungen der Harnblasenfunktion, Impotenz, teilweiser Verlust der Reflextätigkeit und Störungen der Sensorik (Tiefensensibilität, Tiefenschmerz und Temperatur) das Gepräge geben. Teilweise wegen der damit zusammenhängenden, ausfahrenden Bewegungen, teilweise angeblich infolge trophischer Störungen entwickeln sich arthrotische Veränderungen *(Charcot'sche Gelenke,* z. B. Kniegelenke). Der Verlust der Schmerzempfindung führt nicht selten zum Auftreten penetrierender Geschwüre, besonders an den Füßen (Nichtbeachten von Traumen, Infektionen, u. U. Verbrennungen u. a.). Die *kardiovaskuläre Lues III* tritt mehrheitlich nicht vor Ablauf von 10 Jahren nach der Primoinfektion klinisch in Erscheinung; manchmal dauert es sogar 20–40 Jahre. Männer sind im allgemeinen mehr betroffen als Frauen, Individuen afrikanischer Rasse relativ häufiger als solche der kaukasischen Rasse. Ungefähr 10% der Patienten mit unbehandelter Lues zeigen früher oder später eine Aorteninsuffizienz, 2–5% weisen ein klinisch ins Gewicht fallendes Aneurysma des aufsteigenden Teils der Aorta thoracica auf. Die Inzidenz dieser Veränderung ist aber um ein mehrfaches größer, wenn man alle autoptischen Befunde einbezieht. Als Hinweis – keineswegs aber als pathognomonisches Zeichen – kann eine relativ frühzeitig auftretende »Kalksichel« am Aortenbogen im Thorax-Röntgenbild dienen. Zeichen einer Koronarinsuffizienz finden sich bei ungefähr 3–8% der Patienten mit unbehandelter Spätlues. Es wurde oft hervorgehoben, daß zwischen der Neurolues und der kardiovaskulären Lues ein gewisses Ausschließungsverhältnis bestehe. Dies trifft nur in sehr beschränktem Maße zu, zeigen doch – je nach Statistik – 30–40% der Kranken mit kardiovaskulärer Lues III auch Störungen von Seiten des Zentralnervensystems. *Spätveränderungen der Augen im Rahmen einer Lues III* umfassen u. a. eine chronische Iritis, z. T. mit Adhäsionen zwischen Regenbogenhaut und Linse, eine Chorioretinitis u. a. m. *Gummen* können einzeln oder in Mehrzahl in den verschiedensten Lokalisationen zustande kommen. Bevorzugt sind u. a. die Haut, das knöcherne Skelett (besonders in langen Röhrenknochen), der Oropharynx, der obere Respirationstrakt, im besonderen auch die Larynxgegend, ferner Leber, Magen, Hoden und viele weitere Organe/Gewebe. Die klinische Symptomatik richtet sich nach örtlichen Gewebeschäden. Gesamthaft betrachtet kann damit gerechnet werden, daß mindestens ungefähr 16% der Patienten mit unbehandelter Lues im Stadium III gummöse Veränderungen aufweisen, während – wie gesagt – ungefähr 10% eine kardiovaskuläre Symptomatik und 6–7% eine klinisch ins Gewicht fallende Neurolues zeigen. Diese Zahlen, die von einer in Oslo durchgeführten Studie stammen, stellen indessen Minimalwerte dar. Auf autoptische Befunde gestützte Serienuntersuchungen ergaben wesentlich höhere Prozentzahlen (z. B. 35% der Männer und 22% der Frauen mit unbehandelter Lues III zeigten faßbare Veränderungen vom kardiovaskulären Typ). Besonders anfällig scheint in dieser Beziehung die afrikanische Rasse zu sein. Die Angaben über *tödliche Komplikationen der Lues III* gehen erheblich auseinander und variieren zwischen 8 und mehr als 30%; mehrheitlich handelt es sich um Folgen kardiovaskulärer Veränderungen.

Eine *intrauterine Infektion der Frucht* ist in mehr als 80% der Fälle von mütterlicher Frühlues zu erwarten; 4 Jahre später beträgt nach gewissen Statistiken die Wahrscheinlichkeit einer diaplazentaren Übertragung der Erreger sowie einer Schädigung des Kindes immer noch 70%, vorausgesetzt, daß keine Therapie betrieben worden war. Der Keimling erleidet dabei in der Regel erst nach dem 4. Schwangerschaftsmonat einen Schaden. Vermutlich hängt dies mit der in dieser Entwicklungsphase auftretenden Immunreaktivität zusammen, die ja erheblich an den zustande kommenden Gewebeschäden beteiligt ist. Vielleicht spielt zudem die Tatsache eine Rolle, daß die Langhans'sche Zellschicht um diese Zeit der Kyematogenese verschwindet. Jedenfalls scheint eine Therapie der Mutter während der ersten 16 Graviditätswochen eine *Lues praenatalis* oder connata zu verhindern. Zur Zeit zählt man im Durchschnitt auf 100 gemeldete Fälle von Lues bei schwangeren Frauen 6 Kinder mit nachweisbaren Schäden. In ungefähr 40% dieser Fälle kommt es zum intrauterinen Fruchttod, wobei Totgeburten verständlicherweise wesentlich häufiger sind als Spätaborte. Lebend geborene syphilitische Kinder zeigen nur bei fulminanter Infektion eine deutliche Symptomatik (s. o.). Man schätzt, daß nur ungefähr 25% der Kinder mit *Lues connata* innerhalb des ersten Jahres nach Geburt als solche erkannt werden. Die vielfachen Manifestationen der Lues connata wurden im Abschnitt über die Morphologie der Veränderungen erläutert (s. o.).

Die *Diagnose der Lues* bei Erwachsenen stützt sich auf das klinische Bild, das starke Verdachtsmomente liefern kann, und den *Erregernachweis*. Dieser erfolgt bei Lues I und II vor allem mit Hilfe der *mikroskopischen Erkennung der Treponemen bei Dunkelfeldbeleuchtung*. Als Ausgangsmaterial dienen z. B. Preßsaft aus dem Ulcus durum, Exsudat nässender Läsionen (z. B. Plaques muqueuses oder Condylomata lata) oder ein in physiologischer Salzlösung aufgenommenes Punktat aus vergrößerten regionären Lymphknoten. Der Vorteil der Dunkelfeldmikroskopie liegt u. a. darin, daß wir die Spirochäten lebend, d. h. in Bewegung sehen können, und damit Artefakte weitgehend außer Betracht fallen. In *histologischen Schnittpräparaten* erkennt man die Treponemen am besten nach vorausgegangener *Silberimprägnation;* zu diesem Zweck hat sich u. a. die *Methode nach Warthin und Faulkner* bewährt. Spirochätenhaltiges Gewebe kann auch zerkleinert und mit *Thedanblau* gefärbt werden: Bei Dunkelfeldmikroskopie fallen dann die Treponemen rasch auf. Für praktische Zwecke kommt dem *Antikörpernachweis* große Bedeutung zu, indem ungefähr 10 Tage nach Auftreten des Primäraffektes die Lues-Diagnose auch serologisch gestellt werden kann. Die übliche, gegen Kardiolipin-Cholesterin-Lezithin-Antigen gerichtete Komplementbindungsreaktion (modifizierte »*Wassermann'sche Reaktion*«) hat vor allem eine orientierende Bedeutung, ist aber nicht spezifisch. Die an sich hochspezifische *Treponema-Agglutinationsreaktion* nach Nelson (»*T*reponema *p*allidum *i*mmobilization« = *TPI-Test*) gilt als aufwendig und wird daher nicht oft angewandt. Auch die – an sich spezifische – *Hämagglutinationsreaktion* (»*T*reponema *p*allidum *h*emagglutination *a*ssay« = *TPHA-Test*) wird heute weniger als früher benützt, vor allem weil sie durch die *Immunfluoreszenz-Methode* (»*F*luorescent *t*reponemal *a*ntibody-*abs*orption« = *FTA-ABS-Test*) abgelöst wurde. Die unspezifischen *Flokkungsreaktionen* (Kahn, Meinicke u. a.) sowie weitere Methoden gelten als weitgehend überholt. Als »screening test« wird u. a. in USA der sog. »*rapid plasma reagin*« *(RPR)-Test* gebraucht, vor allem, weil sich das Prozedere automatisieren läßt. Eine ähnliche Verwendung findet der *VDRL (Venereal Diasease Research Laboratory) -Flockungstest* auf Objektträgern, der eine halbquantitative Aussage über den Titer reagierender Antikörper gestattet, aber ebenfalls nur unspezifische »reaginische« Antikörper erfaßt. Zum serologischen Nachweis einer *Lues connata* empfiehlt sich der *IgM-FTA-ABS-Test,* da nur die spezifischen Antikörper der IgM-Klasse vom Kind stammen. Allerdings kann sich die Spezifität des IgM in solchen Fällen gegen mütterliche IgG-Antikörper richten, die an die Oberfläche von Treponema pallidum gebunden sind.

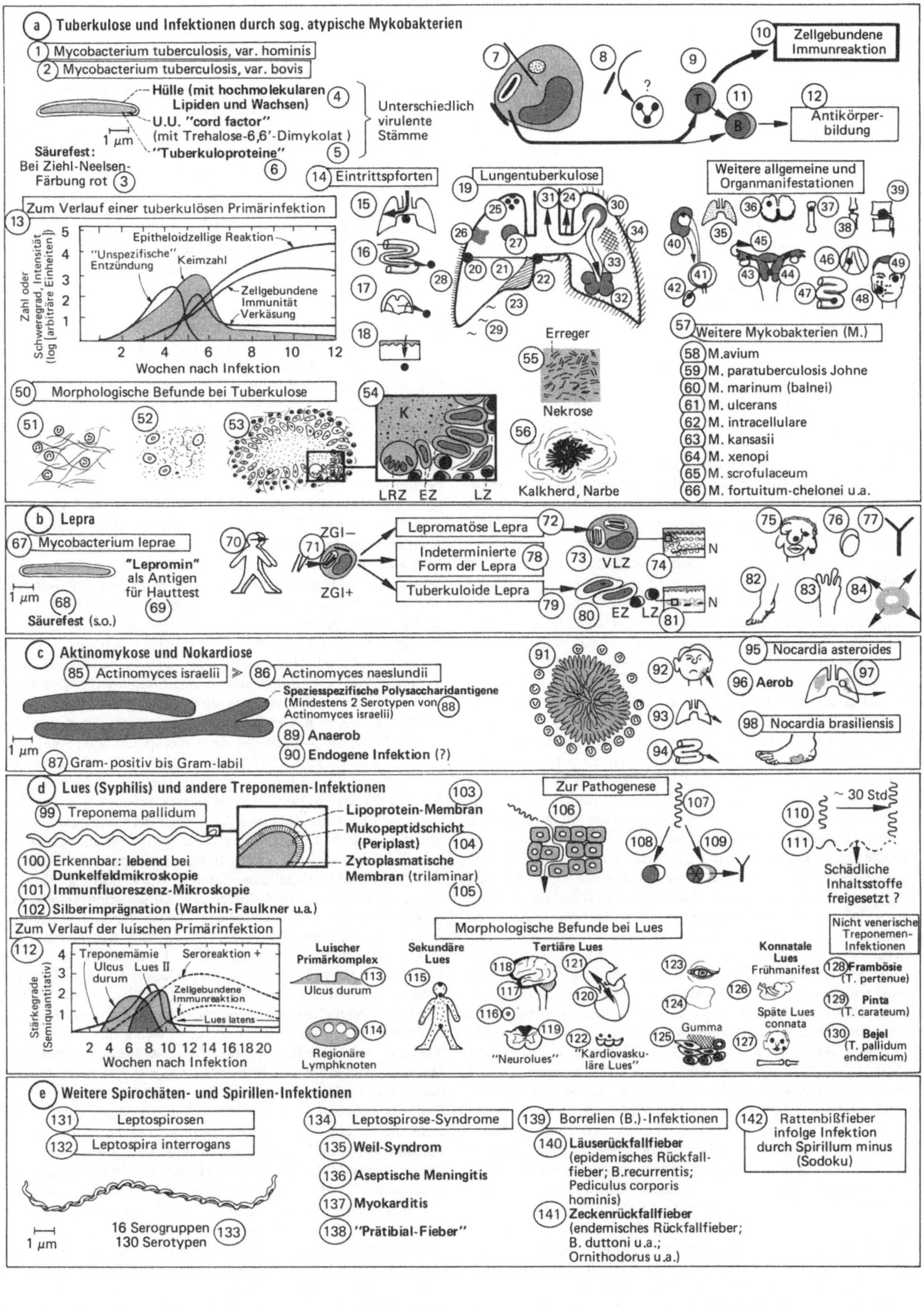
a Tuberkulose und Infektionen durch sog. atypische Mykobakterien
1 Mycobacterium tuberculosis, var. hominis
2 Mycobacterium tuberculosis, var. bovis
Hülle (mit hochmolekularen Lipiden und Wachsen) 4
U.U. "cord factor" (mit Trehalose-6,6'-Dimykolat)
"Tuberkuloproteine" 5
Unterschiedlich virulente Stämme
1 µm
Säurefest: Bei Ziehl-Neelsen-Färbung rot 3
6
7
8
9
10 Zellgebundene Immunreaktion
11
12 Antikörper-bildung
T
B
14 Eintrittspforten
15
16
17
18
19 Lungentuberkulose
20 21 22 23 24 25 26 27 28 29 30 31 32 33 34
Weitere allgemeine und Organmanifestationen
35 36 37 38 39 40 41 42 43 44 45 46 47 48 49
13 Zum Verlauf einer tuberkulösen Primärinfektion
Epitheloidzellige Reaktion
"Unspezifische" Entzündung
Keimzahl
Zellgebundene Immunität
Verkäsung
Zahl oder Schweregrad, Intensität (log [arbiträre Einheiten])
Wochen nach Infektion
Erreger
55
Nekrose
56
Kalkherd, Narbe
57 Weitere Mykobakterien (M.)
58 M.avium
59 M. paratuberculosis Johne
60 M. marinum (balnei)
61 M. ulcerans
62 M. intracellulare
63 M. kansasii
64 M. xenopi
65 M. scrofulaceum
66 M. fortuitum-chelonei u.a.
50 Morphologische Befunde bei Tuberkulose
51 52 53 54
K
LRZ EZ LZ
b Lepra
67 Mycobacterium leprae
"Lepromin" als Antigen für Hauttest 69
1 µm 68
Säurefest (s.o.)
70
71
ZGI–
ZGI+
Lepromatöse Lepra 72
Indeterminierte Form der Lepra 78
Tuberkuloide Lepra
73 VLZ 74
N
79 80 EZ LZ 81
75 76 77
82 83 84
c Aktinomykose und Nokardiose
85 Actinomyces israelii ≥ 86 Actinomyces naeslundii
Speziesspezifische Polysaccharidantigene (Mindestens 2 Serotypen von Actinomyces israelii) 88
89 Anaerob
90 Endogene Infektion (?)
1 µm
87 Gram-positiv bis Gram-labil
91 92 93 94
95 Nocardia asteroides
96 Aerob 97
98 Nocardia brasiliensis
d Lues (Syphilis) und andere Treponemen-Infektionen
99 Treponema pallidum
103
Lipoprotein-Membran
Mukopeptidschicht (Periplast) 104
Zytoplasmatische Membran (trilaminar)
105
100 Erkennbar: lebend bei Dunkelfeldmikroskopie
101 Immunfluoreszenz-Mikroskopie
102 Silberimprägnation (Warthin-Faulkner u.a.)
Zur Pathogenese
106 107 108 109
~ 30 Std
110 111
Schädliche Inhaltsstoffe freigesetzt ?
Zum Verlauf der luischen Primärinfektion
112
Treponemämie
Ulcus durum
Lues II
Seroreaktion +
Zellgebundene Immunreaktion
Lues latens
Stärkegrade (Semiquantitativ)
2 4 6 8 10 12 14 16 18 20
Wochen nach Infektion
Morphologische Befunde bei Lues
Luischer Primärkomplex
113
Ulcus durum
114
Regionäre Lymphknoten
Sekundäre Lues
115
Tertiäre Lues
116 117 118 119 120 121
"Neurolues"
122 "Kardiovaskuläre Lues"
123 124 125
Gumma
Konnatale Lues
Frühmanifest
126
Späte Lues connata
127
Nicht venerische Treponemen-Infektionen
128 Frambösie (T. pertenue)
129 Pinta (T. carateum)
130 Bejel (T. pallidum endemicum)
e Weitere Spirochäten- und Spirillen-Infektionen
131 Leptospirosen
132 Leptospira interrogans
1 µm
16 Serogruppen 130 Serotypen 133
134 Leptospirose-Syndrome
135 Weil-Syndrom
136 Aseptische Meningitis
137 Myokarditis
138 "Prätibial-Fieber"
139 Borrelien (B.)-Infektionen
140 Läuserückfallfieber (epidemisches Rückfallfieber; B.recurrentis; Pediculus corporis hominis)
141 Zeckenrückfallfieber (endemisches Rückfallfieber; B. duttoni u.a.; Ornithodorus u.a.)
142 Rattenbißfieber infolge Infektion durch Spirillum minus (Sodoku)

Abb. 227 a–e. *Infektionen durch Mykobakterien, Aktionomyzeten, Spirochäten und Spirillen.* **a** *Tuberkulose und Infektionen durch sog. atypische Mykobakterien.* Die meisten Fälle von menschlicher Tuberkulose beruhen auf einer *Tröpfcheninfektion* durch Individuen mit *offener Lugentuberkulose* (30, 31), wobei als Erreger *Mycobacterium tuberculosis, var. hominis* (1), wesentlich häufiger isoliert wird als das *Mycobacterium tuberculosis, var. bovis* (2). Die *Säurefestigkeit* (3) der Mykobakterien hängt vor allem mit ihrer *lipid- und wachsreichen Hülle* zusammen (4); diese ist innerhalb von Makrophagen zumindest schwer katabolisierbar, was wesentlich zum langen Fortbestehen epitheloidzelliger Reaktionen beiträgt. Die Bedeutung des *»cord factor«* (5), der im allgemeinen mit einer höheren Virulenz des betreffenden Stammes verbunden ist, steht noch nicht fest. Möglicherweise hemmt er die Leukozytenemigration (8) und/oder fördert das Überleben der Tuberkulosebakterien im Zytoplasma von Makrophagen, was offenbar mit einer Störung der Fusion von Phago- und Lysosomen zusammenhängt (7). *Tuberkuloproteine* (6), die man heute zur Auslösung einer »Tuberkulin-Reaktion« benützt, stellen nur einen Teil der Antigene dieser Keime dar. Art, Schweregrad und Verlauf der Tuberkulose hängen einerseits von der *Zahl und der Virulenz der Erreger,* andererseits von den Abwehrleistungen des Wirtsorganismus ab. Von den letzteren ist in erster Linie die *zellgebundene Immunität* zu nennen (9, 10), die hauptsächlich protektive Funktionen erfüllt, bei »Überschießen« aber im Sinn einer Überempfindlichkeitsreaktion vom Typ IV (s. Abb. 164, S. 1128) zusätzliche Zell- und Gewebeschäden verursachen kann: Diese äußern sich in der Regel als verstärkte »exsudative« Reaktionen, nicht selten im Sinn einer Verkäsung. Über die Rolle spezifischer *Antikörper* im Rahmen der Tuberkulose wissen wir wenig; über eine opsonisierende Wirkung derselben finden sich keine übereinstimmenden Angaben, und intrazellulär lokalisierten Mykobakterien vermögen sie kaum etwas anzuhaben. Jedenfalls ist von einer protektiven Wirkung von Antikörpern bei Tuberkulose nichts zuverläßiges bekannt (11, 12). Das hie und da auftretende Erythema nodosum geht sehr wahrscheinlich auf Immunkomplex-induzierte vaskulitische Veränderungen zurück. Beim *Verlauf einer tuberkulösen Primärinfektion* (13) zeigt sich, daß die anfänglich unspezifische Entzündung mit dem Auftreten der zellgebundenen Immunität sowohl in epitheloidzellige Reaktionen als auch in Verkäsung umschlägt, wobei die Keimzahl deutlich zurückgeht. Hinsichtlich der *Eintrittspforten* (14) der Tuberkulosebakterien (»Tuberkelbakterien«) spielen die Lungen (15) bei weitem die größte Rolle (Lymphknoten: •). Primärkomplexe im *Darm* (16) oder *Oropharynx* (17) beruhen nicht selten auf einer Infektion durch den bovinen Typ von Mycobacterium tuberculosis, meistens infolge peroraler Einnahme erregerhaltiger Milch bzw. Milchprodukte (z. B. Weichkäse, Rahm u. a.). *Kutane Primärherde* (18) treten selten auf, am ehesten bei bestimmten Berufsarten (Veterinäre, Pathologen u. a.). Die Möglichkeiten der *Ausbreitung von Tuberkelbakterien* sei hier am Beispiel der pulmonalen Primärinfektion kurz skizziert: Vieles spricht dafür, daß eine *hämatogene Streuung der Erreger* – oftmals innerhalb von Makrophagen – z. T. schon kurze Zeit nach der Infektion einsetzt (24), d. h. bevor der *tuberkulöse Primärkomplex* (20–22) verkäst. Manchmal, vor allem bei Kindern, nehmen die regionalen Lymphknoten dermaßen an Größe zu, daß es infolge Bronchialkompression zur Ausbildung einer ausgedehnten Atelektase kommt (23, *eine* Form von sog. *Epituberkulose*). Hämatogene Streuherde sind mit Vorliebe in den Lungenspitzen (25, später als *Simon'sche Spitzenherde* (bekannte tuberkulöse Ätiologie) oder *Puhl'sche Herde* (unbekannte Ätiologie) erkennbar) oder zum mindesten im *Obergeschoß der Lungen* lokalisiert (z. B. sog. *Assmann'sches Frühinfiltrat,* 26). Die Bevorzugung der oberen Lungenanteile hängt wahrscheinlich damit zusammen, daß die Erreger am besten bei einem P_{O_2} von ungefähr 140 mm Hg gedeihen, vielleicht auch mit der in den Lungenspitzen relativ geringeren Durchblutung. Sog. *»trockene« (28) oder »nasse« (29) Pleuritiden* können ihren Ausgang vom Primärherd (20) und/oder von hämatogen entstandenen Streuherden in den Lungen (z. B. 26) nehmen. Eine *kavernöse Lungentuberkulose* (30) entsteht durch Einbruch von Käsemassen in einen Bronchus *(Drainagebronchus),* was der Entstehung einer *offenen Lungentuberkulose* mit entsprechender Infektionsgefahr gleichkommt (31). Die *chronische »Lungenphthise«* breitet sich bronchogen – in der Regel kaudalwärts – aus, wobei sog. *azinösnodöse Herde* (32) und oft auch eine *Bronchitis tuberculosa* zustande kommen. Nachträglich treten u. U. auch in solchen Käseherden Kavernen auf. Die letzteren sind in erster Linie mit der Gefahr einer *Hämoptoe* infolge Arrosion einer Arterie verbunden. Schreitet der tuberkulöse Prozeß weiter, wird schließlich ein großer Teil des Lungengewebes zerstört: Neben Hohlräumen findet sich in solchen Fällen auch reichlich *Narbengewebe* (33), z. T. kombiniert mit einer Pleuraschwarte (34). Vor allem bei der *chronischen sog. indurativen Lungentuberkulose* erfahren die von einem Narbenmantel umgebenen Käseherde schließlich eine *Verkalkung. Tuberkulome* (27) sind kugelige, oft solitäre tuberkulöse Herde bestimmter Größe; sie entstehen durch schichtweises Größerwerden zunächst kleinerer Läsionen, Narbenschrumpfung um einen größeren Käseherd oder Auffüllen einer Kaverne durch Exsudat nach Verschluß des Drainagebronchus (*Typ Häflinger*). *Extrapulmonale Streuherde bzw. Organmanifestationen der Tuberkulose* umfassen u. a. folgendes: *Miliartuberkulose* (35, je nach Dauer des Erregereinbruchs in die Blutbahn und Keimzahl: akut, subakut oder chronisch); *Meningitis tuberculosa* (36), z. T. im Rahmen einer Miliaris; *Solitär- und Konglomerattuberkel* im Gehirn (36, relativ selten); *Tuberkulose langer Röhrenknochen* (37, Kinder!); *Arthritis tuberculosa* (38); *Spondylitis tuberculosa* (39, *Pott'sche Krankheit,* oft mit sog. *»Senkungsabszeß«); chronische Nierentuberkulose* (40, z. T. käsig-kavernöse Form, u. U. sog. Mörtelniere oder tuberkulöse Schrumpfniere), oft kombiniert mit *Cystitis tuberculosa* (41), bei Männern u. U. mit *Orchiepididymitis tuberculosa* (42); *Salpingitis tuberculosa* (43), die absteigend eine *Endometritis tuberculosa* (44), u. U. auch eine *Peritonitis tuberculosa* (45) nach sich ziehen kann; *Laryngitis tuberculosa* (46, oft ulzerös) und *ulzeröse Darmtuberkulose* (47), beides meist Komplikationen einer offenen Lungentuberkulose; Hauttuberkulose, z. B. *»Lupus vulgaris«* (48); und *Uveitis tuberculosa* (49). Die *morphologischen Befunde bei Tuberkulose* (50) entsprechen nur in den ersten Wochen nach Primärinfektion, d. h. solange die zellgebundene Immunität noch nicht zustande gekommen ist, einer »unspezifischen« Entzündung (51, relativ fibrinreich); später findet sich in charakteristischen Fällen eine Tendenz zur *Verkäsung* (52), wobei in der Peripherie epitheloidzelliges Granulationsgewebe den Nekroseherd zu umsäumen pflegt. Relativ typisch sind *zentral verkäste Epitheloidzellentuberkel* (53, 54; K = Käsemasse, LRZ = Langhans'sche Riesenzelle; EZ = Epitheloidzellen; LZ = Lymphozyten), z. T. in Form sog. *»Resorptionstuberkel«* um größere Käseherde herum. Bei der *Tuberkulosepsis* mit weitgehendem Fehlen einer zellgebundenen Immunität (sog. *Landouzy-Sepsis)* zeigen die Streuherde eine wenig charakteristische Nekrose und massenhaft Erreger (55). »Geheilte« tuberkulöse Herde erscheinen in der Regel als *vernarbte Kalkherde* (56), in denen aber noch jahrelang vitale Erreger vorhanden sein können *(»latente Tuberkulose«).* Bei Schwächung der Körperabwehr besteht die Gefahr einer *Reaktivierung* solcher Herde. Häufiger, als man früher dachte, führen *weitere Mykobakterien* (57, z. T. sog. *atypische Mykobakterien)* zu klinisch manifesten Infektionskrankheiten, z. B. *Hautgeschwüren* (60, 61) und *chronischen, z. T. kavernösen Lungenprozessen* (58, 62–64), seltener anderen Affektionen (59, 65, 66). **b** *Lepra.* Da der Erreger der *Lepra (Hansen'sche Krankheit), Mycobacterium leprae* (67, 68), bisher nicht in vitro kultiviert werden konnte, weiß man über dessen Eigenschaften weniger als beispielsweise über die von Mycobacterium tuberculosis, das ein gleiches färberisches Verhalten und eine fast identische Form zeigt. *»Lepromin«* (69), das man zur

Abb. 227 a–e (Fortsetzung)

Durchführung von Hauttesten benützt, entspricht im wesentlichen einer Suspension abgetöteter Leprabakterien. Soweit bekannt, kommt die Lepra nur beim Menschen vor und wird erst bei längerem engerem Kontakt (z. B. beisammen lebende *Familienmitglieder)* in erheblichem Maß übertragen; als Infektionsquellen stehen Individuen mit lepromatöser Lepra der Nasenschleimhaut im Vordergrund (70). Leprabakterien vermögen in Makrophagen (auch Monozyten) nicht immunisierter Menschen ohne weiteres zu überleben; teilweise liegen die Keime sogar frei in der zytoplasmatischen Matrix (71). Die Lepraerreger sind offenbar thermolabil, weshalb sie fast nur den Hautbereich besiedeln. Eine weitere Eigenschaft besteht in ihrer Tendenz, sich in (oder in der Nachbarschaft von) Nerven zu lokalisieren. Die *lepromatöse Form der Lepra* (72) ist durch einen weitgehenden Mangel an zellgebundener Immunität (ZGI) gekennzeichnet. Es besteht in der Regel eine *massive Bakteriämie,* wobei die Mikroorganismen hauptsächlich innerhalb von Monozyten zirkulieren. Die Hautveränderungen sind durch ein massenhaftes Auftreten sog. *Virchow'scher Leprazellen* (VLZ) charakterisiert, d. h. aufgetriebene, »helle« Makrophagen mit zahlreichen Leprabakterien im Zytoplasma (73), z. T. in Form von »Globi«. Die Nerven (N) erscheinen wohl befallen, erleiden aber einen relativ geringen Schaden (74). Durch die Infiltration der *Haut* kommt es zu unscharf begrenzten Verdickungen (u. a. *»Facies leonina«*, 75); zudem sind öfters auch die *Augen* und die Schleimhäute des *oberen Respirationstraktes* betroffen. Wegen der relativ geringen Temperatur erweisen sich zudem die Hoden als anfällig (76: *Orchitis,* u. U. sterilisierend), ferner oberflächlich gelegene Lymphknoten. Vermutlich infolge Antigenüberladung entwickelt sich in den meisten Fällen eine *polyklonale Hypergammaglobulinämie* (77), die die verschiedensten Folgen haben kann (s. Abb. 162, S. 1114). Bei der *tuberkuloiden Lepra* (79) bestimmt eine ausgeprägte zellgebundene Immunität das Geschehen: Es bildet sich epitheloidzelliges Granulationsgewebe (EZ) mit spärlichen erhaltenen Erregern, verbunden mit lymphozytärer Infiltration (LZ = Lymphozyten, 80), und die *Nerven* erleiden eine zunehmende Destruktion (81). Als Folge davon stellen sich – neben neuritischen Schmerzen – Störungen, wie Fallfuß (82), Verlust der Schmerz- und Temperaturempfindlichkeit mit *Verstümmelungen* (83) und zentripetal sich ausbreitende Hautveränderungen im Sinn der *»Lepra maculoanaesthetica«*, ein (84). Die *»indeterminierte Form« der Lepra* (78) nimmt eine Zwischenstellung zwischen lepromatöser und tuberkuloider Lepra ein. **c** *Aktinomykose und Nokardiose.* Bei *Aktionomykose* wird meistens *Actinomyces israelii* (85) isoliert, selten *Actinomyces naeslundii* (86). Die anaerob wachsenden Keime (89) lassen sich färberisch gut darstellen (87) und in mindestens zwei verschiedene Serotypen von Actinomyces israelii unterteilen (88). Vieles spricht dafür, daß es sich bei der Aktinomykose – im Gegensatz zu der Nokardiose (95–98) – meistens um eine endogene Infektion handelt (90), bei der auch andere Anaerobier eine wichtige Rolle spielen. Diagnostisch steht der Nachweis von *Aktinomyzesdrusen* (91), die meist in eiterhaltigen Abszeß- oder Fistelhöhlen liegen, im Vordergrund. Hinsichtlich Inzidenz steht die *zervikofaziale Form* der Aktinomykose (92) an erster Stelle; *Tränensack-, Lungen* (93)- und *Abdominalformen* (94) dieser Infektion begegnet man hierzulande selten. *Nocardia asteroides* (95), ein Aerobier, kann – meist im Sinn einer Sekundärinfektion – zum schweren Bild der *Lungen-Nokardiose* (96, 97) oder sogar zu einem disseminierten Prozeß führen. *Nocardia brasiliensis* (98) stellt *einen* der Erreger des *»aktinomykotischen Myzetoms«* dar (98). **d** *Lues (Syphilis) und andere Treponemen-Infektionen. Treponema pallidum* (99), den Erreger der Lues, kann man mikroskopisch nur mit Hilfe besonderer Methoden (100–102) gut erkennen. Die Tatsache, daß diese Spirochäten fast nur bei sexuellem Kontakt übertragen werden, hängt mit ihrer äußerst geringen Resistenz gegenüber Umwelteinflüssen, wie Trockenheit, zusammen. Die *antigenischen Eigenschaften* von Treponema pallidum werden vor allem durch die Hülle bestimmt (103, z. T. 104). Die Zellmembran (105) umschließt ein Fibrillenbündel, das eine aktive, durch korkzieherartige Bewegungen charakterisierte Fortbewegung ermöglicht. Diese Spirochäten vermögen Schleimhautepithelien offenbar in *Interzellulärspalten* zu durchdringen (106). Über Treponementoxine ist nichts zuverlässiges bekannt, wie man überhaupt über biochemische Leistungen dieser, in vitro bisher nicht kultivierbaren Erreger wenig weiß. Im Wirtsorganismus lösen die letzteren *Immunreaktionen* aus, zunächst offenbar vor allem solche humoraler Art (107, 109, 112), während eine zellgebundene Immunität (108, s. auch 112) erst später bemerkbar wird. Treponemen weisen eine ziemlich lange Generationszeit auf, was – je nach Infektionsdosis – die erheblichen Differenzen in der Inkubationszeit verständlich macht (110). Die gewebeschädigende Wirkung von Treponema pallidum geht – abgesehen von nachteiligen Folgen des »Effektorschenkels« von Immunreaktionen – vermutlich auf die Freisetzung lokal mehr oder weniger toxisch wirkender Inhaltsstoffe zurück (111). Der in (112) skizzierte *Verlauf einer luischen Primärinfektion* läßt u. a. erkennen, daß eine Treponemämie schon frühzeitig einsetzt, die Erregerzahl im Blut vor allem gegen Ende der Lues II absinkt (aber oft nicht auf Null zurück), und Seroreaktionen (u. a. IgM-FTA-ABS-Test (*»fluo*rescent *t*reponemal *a*ntibody *abs*orption«)) früher deutlich positiv werden als Zeichen zellgebundener Immunität. Der *luische Primärkomplex* besteht typischerweise aus dem *Ulcus durum* (113, »wie ausgestanzt«) und *vergrößerten regionären Lymphknoten* (114), die oft eine mächtige Keimzentrenbildung zeigen. Die *»Lues II«* kennzeichnet sich u. a. durch ein disseminiertes Auftreten sog. *»Syphilide«* an der Haut und von *»plaques muqueuses«* an Schleimhäuten (115), beides Veränderungen, die sowohl durch Anwesenheit zahlreicher Erreger als auch durch Zeichen von Immunreaktionen gekennzeichnet sind. Die *»Lues III«*, die oft erst viele Jahre später klinisch manifest wird, umfaßt eine sog. *symptomatische Neurolues* (*»meningovaskuläre Lues«* mit wechselnden Herdsymptomen (116, 117), *progressive Paralyse* (118) und/oder *Tabes dorsalis* (119)), eine *kardiovaskuläre Lues (Mesaoritits luica* mit *Aneurysma* des aufsteigenden Teils der Brustaorta (121), *Aortenklappeninsuffizienz* (120) und/oder *Koronarostienstenose* (122)), ferner z. T. weitere Veränderungen, wie *Augenschäden* (u. a. chronische Iritis, Chorioretinitis, 123) und *Gummata* in verschiedenen Lokalisationen (124). Die letzteren kennzeichnen sich histologisch v. a. durch die Kombination von käsiger Nekrose, epitheloidzelligem Granulationsgewebe, relativem Gefäßreichtum und Infiltraten, die u. a. Plasmazellen enthalten (125). Eine von der Mutter auf das Kind übertragene *pränatale Lues* endet nicht selten mit dem intrauterinen Fruchttod. Die *»frühmanifeste konnatale Lues«* äußert sich schon vor Ablauf von 2 Jahren z. B. in einer Coryza syphilitica, Rhagaden an den Mundwinkeln, Meningitis, »Säbelscheiden-Tibia« und/oder anderen Veränderungen (126, sog. *infantile Lues connata).* Die *»späte Lues connata«* ist oft mit einer *Hutchinson'schen Trias* (Taubheit, Keratitis parenchymatosa, kleine »Tonnenzähne«), z. T. auch mit Knochen-Gelenk-Veränderungen verbunden (127). Die *nicht venerischen Treponemen-Infektionen* bewirken in wechselndem Maß granulomatöse Veränderungen, die hauptsächlich in der Haut (129), in Haut und benachbarten Knochen (128) oder in Haut, Knochen und Schleimhäuten lokalisiert sind (130) und oberflächlich ulzerieren können. **e** *Weitere Spirochäten- und Spirillen-Infektionen. Leptospirosen* (131) beruhen auf einer Infektion durch *Leptospira (L.) interrogans* (132), von der man 16 Serogruppen (133) und 130 Serotypen kennt. Bezeichnungen, wie »Leptospira pomona« beziehen sich somit nicht auf eine Spezies, sondern auf eine Serogruppe. Man kennt verschiedene *Syndrome* bzw. *Krankheiten,* die durch einen oder mehrere Serotypen bzw. Serogruppen von L. interrogans verursacht sein können (134), z. B.: *Weil'sches Syndrom* (135, u. a. Ikterus, Blutungen, Anämie, Azotämie, Störungen des Be-

Der *IgM-FTA-ABS-Test* eignet sich auch zur Beurteilung der Aktivität einer Lues bei Erwachsenen, da spezifische IgM-Antikörper nur in floriden Phasen der Infektionskrankheit in größeren Mengen gebildet werden. In der latenten Phase herrschen Antikörper der IgG-Klasse vor.

Therapeutisch stehen *Penizilline* weit im Vordergrund. Wegen der langen Generationszeit der Treponemen muß ein Behandlungsschema gewählt werden, das die Penizillinkonzentration im Blut nie unter einen gewissen »Spiegel« abfällen läßt. Besteht eine Penizillinallergie, können Tetrazykline, Erythromyzin, Zephalosporine oder Chloramphenikol eingesetzt werden.

Vorbeugende Maßnahmen betreffen in erster Linie Aufklärung und Warnung der Bevölkerung sowie die korrekte Frühdiagnose durch den Arzt, die dann ihrerseits die Erfassung möglicher Infektionsquellen gestattet. Als prophylaktische Maßnahme bei Prostituierten wird u. a. die wiederholte Injektion von Depotpenizillin empfohlen, die in der Regel die Ausbildung infektiöser Läsionen zu verhindern vermag.

Beispiele:

- Verschiedentlich wird behauptet, die *Lues* sei nach der Entdeckung Amerikas durch Kolumbus von dort nach Europa eingeführt worden. Verschiedene Historiker glauben indessen, schon in den Schriften von Hippokrates Hinweise auf diese Krankheit gefunden zu haben.
- *Arsphenamin (Salvarsan, Verbindung 606)* war eines der ersten wirksamen antiinfektiösen Agentien überhaupt. Die Behandlung der Lues mit Salvarsan hat auch zur Erkennung der *Herxheimer-Reaktion (Jarisch-Herxheimer-Reaktion)* geführt. Diese charakterisiert sich u. a. durch Fieber, Kopfschmerzen, Myalgien und ein Aufflammen der Exantheme und Enantheme. Ihre Ursache liegt im Anfall großer Mengen von Treponemen-Substanzen wegen der eingeleiteten Therapie. Die Herxheimer-Reaktion tritt auch in manchen Fällen von Penizillin-Therapie der Syphilis auf.
- Seit 1940 ist in USA die jährliche Zahl von luisch bedingten *Kindertodesfällen* um 98% gesunken. Ähnlich verhält es sich mit den auf *Neurolues* beruhenden Fällen von Psychose.
- Das Verhältnis der Zahl gemeldeter Luesfälle bei Frauen zu der bei Männern gibt ein ungefähres Maß der Wirksamkeit von *Maßnahmen zur Erfassung der Infektionsquellen.* In England beträgt dieser Quotient ungefähr 30%, in USA nur etwa 16%.
- Durch systematisches Untersuchen von *Blutproben* mit Hilfe der erwähnten »Screening«-Teste lassen sich ebenfalls viele Fälle von unerkannter Lues aufdecken. Allerdings muß hervorgehoben werden, daß z. B. die *»Wassermann'sche Reaktion«* bei vielen anderen Krankheiten ein *»falsch positives« Resultat* ergibt, z. B. bei Mycoplasma-Pneumonien, Malaria, verschiedenen weiteren Infektionskrankheiten, nach Pockenimpfung, ferner bei Autoimmunkrankheiten und im hohen Alter. Besonders antinukleäre, antithyreoidale und antimitochondriale Antikörper, der Rheuma-Faktor, Donath-Landsteiner-Antikörper und Autoantikörper im Rahmen eines disseminierten Lupus erythematodes sind als Ursachen »falsch positiver« Ergebnisse bekannt.
- *Elektronenmikroskopische Untersuchungen* haben gezeigt, daß bei Primoinfektion *Treponemen* u. a. zwischen Epithelzellen, in Invaginationen oder Phagosomen derselben, innerhalb von Neutrophilen und Makrophagen sowie in endozytotischen Vakuolen zahlreicher weiterer Zellarten nachgewiesen werden können.
- *Differentialdiagnostisch* ist ein *Ulcus durum* u. a. gegen eine Infektion durch Herpesvirus hominis Typ II, traumatische, superinfizierte Läsionen anderer Art, u. U. auch gegen den weichen Schanker und andere Geschwüre abzugrenzen.
- Individuen, die im *Alter von weniger als 14 Jahren* eine Lues erwerben, entwickeln später fast nie eine kardiovaskuläre Tertiärform des Leidens. Offenbar ist die Aorta thoracica der Kinder und Adoleszenten der Besiedelung durch Treponemen gegenüber resistent.
- Bei bekannten Fällen von *Lues III* ergibt der *FTA-ABS-Test* von allen serologischen Methoden die höchste Ausbeute an positiven Resultaten (98%).
- Während bei *Lues III* die kardiovaskulären Veränderungen durch eine Penizillin-Therapie kaum beeinflußt werden, erlebt man bei einer solchen Behandlung von Fällen mit meningovaskulärer und/oder gummöser Lues z. T. dramatische Verbesserungen. Patienten mit progressiver Paralyse oder Tabes dorsalis reagieren unterschiedlich auf Penizillin.
- Die Wirksamkeit *intravaginaler kontrazeptiver Gele* zum *Schutz vor venerischen Infektionskrankheiten* ist umstritten.
- Nachdem die *Inzidenz der Lues* hierzulande in den Fünfziger- und Sechziger-Jahren stark zurückgegangen war, ist sie heute wieder im Steigen begriffen.

Einige Merkpunkte zur Lues sind in Abb. 227 und Tabelle 119 zusammengestellt.

197.3. Sog. nicht venerische Treponematosen

Allgemeine Bemerkungen zu den nicht venerischen Treponematosen

Definitionen: *Treponema pertenue,* der Erreger der *Frambösie* (»Yaws«), *Treponema carateum,* der Erreger der *Pinta* und das sog. *Treponema pallidum endemicum,* das vermutlich mit Treponema pallidum identisch ist und die sog. *endemische Syphilis (Bejel)* erzeugt, lassen sich – wenigstens zur Zeit – weder morphologisch noch hinsichtlich der Antigeneigenschaften voneinander und von Treponema pallidum unterscheiden. Der Grund, weshalb diese Mikroorganismen verschiedene Spezies-Na-

Abb. 227 a–e (Fortsetzung)

wußtseins und kontinuierliches Fieber (L. icterohaemorrhagiae u. a.)); *aseptische Meningits* (136, u. a. L. pomona und viele andere); *Myokarditis* (137, u. a. L. icterohaemorrhagiae, L. pomona, L. grippothyphosa u. a.); *Prätibial (»Fort Bragg«)-Fieber* (138, u. a. L. autumnalis, L. pomona); *Sieben-Tage-Fieber* (L. hebdomadis); *»cane field fever«* (L. australis); *»Hasami«-Fieber* (L. autumnalis); *»mud fever«* (L. grippotyphosa) u. a. m. Von den *Borrelien-Infektionen* (139) sind zwei durch Arthropoden übertragene Formen von *»Febris recurrens«* wichtig: Das *Läuserückfallfieber* (140) und das *Zeckenrückfallfieber* (141). Die wiederholten Fieberschübe, die z. T. auf Gefäßschäden beruhen, entsprechen in der Regel einem konsekutiven Auftreten antigenisch differenter Mutanten. Ein rekurrierendes Fieber gehört auch zum typischen Bild des durch *Spirillum minus* (z. T. in Kombination mit Streptobacillus moniliformis) hervorgerufenen *Rattenbiß-Fiebers* (*Sodoku,* 142)

men tragen, liegt in den besonderen Krankheitsbildern, die sie hervorrufen; dies weist auf ein differentes biologisches Verhalten hin. Die *Pinta* befällt im wesentlichen nur die Haut, die *Frambösie* Haut und Knochen, und die *endemische Syphilis* Haut, Knochen und Schleimhäute. Die Krankheiten werden fast ausschließlich in warmen bis tropischen Gebieten angetroffen. *Treponema cuniculi,* der Erreger der Kaninchen-Treponematose, ist nach allem bekannten nicht menschenpathogen, hat aber eine erhebliche Bedeutung für die experimentelle Spirochätenforschung.

Man ist sich bis heute nicht im klaren darüber, ob die oben erwähnten Treponemen tatsächlich besondere Spezies darstellen, oder ob Umgebungsfaktoren und/oder besondere Wirtseigenschaften für die unterschiedliche Symptomatik dieser Leiden ausschlaggebend sind. In gewissen Gegenden Afrikas, in denen die Frambösie und die endemische Syphilis vorkommen, weisen viele nicht menschliche Primaten Anti-Treponemen-Antikörper auf, so daß u. a. spekuliert wird, Treponema pertenue könnte schon Vorläufer von Homo sapiens infiziert haben.

Epidemiologie: Die *Frambösie* ist in den meisten tropischen und subtropischen Gebieten der Erde zuhause und tritt vor allem bei Kindern auf, die – wenig angezogen – unter schlechten hygienischen Verhältnissen leben und öfters kleinere Hauttraumen erfahren. Die Übertragung erfolgt wahrscheinlich in erster Linie durch direkten Kontakt, u. U. auch durch Vermittlung von Arthropoden als Vektoren. Die von der WHO und der UNICEF durchgeführten Maßnahmen zur Bekämpfung dieses Leidens hat soweit zum Erfolg geführt, als die Inzidenz einer aktiven Frambösie in Endemiegebieten von früher ungefähr 20% auf heute 1% gesunken ist. Allerdings sind z. B. in Ghana seit 1970 wieder vermehrte Fälle aufgetreten. Der *endemischen Syphilis* begegnen wir am ehesten in ziemlich trockenen bzw. gemäßigten subtropischen Gebieten des afrikanischen Kontinents, im östlichen Mittelmeerraum, auf der arabischen Halbinsel, in Zentralasien und in Australien. Die Transmission der Treponemen scheint hier weniger von Haut zu Haut, sondern vielmehr von Schleimhaut zu Schleimhaut zu erfolgen, insbesondere von Mund zu Mund, jedenfalls nicht in erster Linie durch sexuellen Kontakt. Die *Pinta* entspricht einer ziemlich gutartigen Variante solcher Krankheiten; man trifft sie nur in Zentral- und im nördlichen Südamerika gehäuft an, vor allem unter den Indianern. Auch hier ist die Morbidität im Rückgang begriffen.

Zur **Pathogenese** der nicht venerischen Treponematosen: Alle bisher bekannten *serologischen Teste* ergeben für die Lues wie für die erwähnten nicht venerischen Treponematosen identische Resultate. Das *biologische Verhalten* der Keime scheint aber nicht dasselbe zu sein. So konnte bei Schimpansen durch Treponema carateum ein Krankheitsbild erzeugt werden, das der menschlichen Pinta gleicht. Ferner wurde berichtet, daß Treponema pallidum und Treponema pertenue bei Kaninchen und Goldhamstern verschiedenartige Läsionen erzeugen. Man gewinnt indessen den Eindruck, daß diese Unterschiede nicht größer sind, als jene zwischen einzelnen Stämmen von Treponema pallidum. Individuen, die eine Pinta durchgemacht haben, verhalten sich der Lues gegenüber in beschränktem Maß immun. Nachfolgend sollen die wesentlichsten Merkmale der einzelnen nicht venerischen Treponematosen kurz skizziert werden.

Frambösie

Diese Krankheit, die auch unter Namen, wie »*Buba*« oder »*Pian*«, bekannt ist, manifestiert sich nach einer *Inkubationsperiode* von ungefähr 3–4 Wochen. Meistens am Ort einer vorbestehenden kleinen Hautläsion (Schürfung, Insektenstich u. a.) bildet sich eine Papel, die sich vergrößert und schließlich z. T. aus vorragendem, von eingetrocknetem Exsudat bedecktem Granulationsgewebe besteht, das der Läsion einen himbeerartigen Aspekt verleiht (daher: Frambösie). Diese *Primärläsion* (»mother yaw«), die mehrheitlich an den unteren Extremitäten lokalisiert ist, verursacht in der Regel Jucken und eine regionäre Lymphknotenvergrößerung; meistens heilt sie im Verlauf von ungefähr einem halben Jahr wieder ab. Vorher oder u. U. auch nachher machen sich aber meist Zeichen einer *Treponemämie* bemerkbar, die zu mehr oder weniger *generalisierten Hautveränderungen* ähnlicher Art Anlaß gibt. Man kennt verschiedene Varianten von Hautläsionen, makulöse, papulöse und pseudopapillomatöse bzw. papillomatöse, die z. B. an den Füßen erhebliche Schmerzen bereiten (»crab yaws«). *Histologisch* findet man u. a. eine Hypertrophie, Hyperkeratose und Akanthose, verbunden mit herdweiser Atrophie der Epidermis, darunter z. T. Bildung von Granulationsgewebe mit Infiltraten von Granulozyten, Lymphozyten, Plasmazellen und Histiozyten. Treponemen findet man in diesen Herden in großer Zahl. Die Veränderungen im Generalisationsstadium gleichen denen im Primärherd. In einem Teil der Fälle notiert man auch eine Periostitis, vor allem im Bereich der Phalangen *(»Polydaktylitis).* In *Spätstadien* der Frambösie treten oft Schäden auf, die weitgehend denen bei gummöser Lues III entsprechen und zu ausgedehnten *Zerstörungen* u. a. im Nasen-Pharynxbereich (sog. »*Gangosa*« = »*Rhinopharyngitis mutilans*«), am knöchernen Skelett (z. B. Tibia, Radius u. a.) und in anderen Lokalisationen führen. Hie und da tritt eine »*hypertrophische paranasale Ostitis maxillaris*« in Erscheinung, die unter dem Namen »*Goundou*« bekannt ist. Für die *Diagnose* ist in den Frühstadien der Erregernachweis, in den Spätstadien der Ausfall serologischer Untersuchungen maßgebend, abgesehen vom klinischen und allenfalls histologischen Bild der Läsionen.

Endemische Syphilis (Bejel)

Diese Krankheit trägt viele Namen, u. a. auch »*Siti*«, »*Dichuchwa*«, »*Njovera*«, »*Belesh*« und »*Skerljewo*«, je nach dem Gebiet des endemischen Vorkommens. Mehrheitlich sind *Kinder* betroffen. Die *Primärläsion*, die meistens im Mundbereich gelegen ist, gleicht z. T. einer »Plaque muqueuse« bei Lues, z. T. eher einem Condyloma latum. Später treten ähnliche Veränderungen mehr oder weniger *generalisiert an Schleimhäuten und Haut* in Erscheinung, vergleichbar einer Lues II. Die *Spätveränderungen* umfassen u. a. Gummen in Haut und knöchernem Skelett, ferner im Nasen-Pharynxbereich. Überdies kommt es z. T. zur Ausbildung von Periostitiden und Ostitiden.

Mütter, die früher eine Lues oder eine andere Treponematose durchgemacht hatten, und ein Kind mit Bejel an der Brust nähren, erwerben sich u. U. eine *Mastitis gummosa*.

Pinta

Je nach Gegend heißt diese Affektion auch »*Mal del Pinto*«, »*Carate*«, *Azul*« oder »*Purupuru*«. Die Krankheit wird weit überwiegend bei Indianern oder allenfalls Schwarzen gesehen, am ehesten im Alter von 10–25 Jahren. Nach einer *Inkubationsperiode* von ungefähr 7–30 Tagen kommt es zur Ausbildung des *Primärherdes*, in der Regel einer Papel, die in der Haut der Extremitäten, des Gesichts, des Nackens, der Hüfte oder anderswo lokalisiert sein kann. Der Knoten vergrößert sich mit der Zeit und verbindet sich z. T. mit kleineren Satellitenpapeln, die nachträglich entstanden sind. Nach einem Zeitraum, der von einem Monat bis zu mehr als einem Jahr reichen kann, stellen sich *generalisierte Hautveränderungen* ein (sog. »*Pintide*«), die meistens einem makulopapulösen Charakter haben und z. T. der Psoriasis ähneln. Diese Herde erfahren mit der Zeit eine Hyperpigmentation (»*dyschromische Maculae*«), dann eine Depigmentation, so daß sie schließlich, nach mehreren Monaten, weißlich aussehen können. In diesem Stadium ist die Epidermis im Bereich der Hautherde oft deutlich atrophisch. Mikroskopisch erkennt man – abgesehen von den Pigmentverschiebungen – eine chronische Entzündung, an der sich u. a. Lymphozyten und Plasmazellen beteiligen.

Therapeutisch hat sich vor allem Penizillin bewährt.

197.4. Leptospirosen

Begriffe und allgemeine Hinweise auf die durch Leptospiren hervorgerufenen Krankheiten

Definitionen: Unter dem Begriff »*Leptospirosen*« faßt man eine Reihe von Infektionskrankheiten zusammen, die durch verschiedene Serotypen der Gattung *Leptospira* verursacht werden. Es handelt sich um Anthropozoonosen, bei denen die Erreger durch den Urin von Tieren zur Ausbreitung gelangen, und der Mensch nur hie und da als Endwirt einbezogen wird. Ein einzelner Serotyp von Leptospiren kann für verschiedene klinische Krankheitsbilder verantwortlich sein. Ebenso weiß man, daß eine bestimmte klinische Manifestation, z. B. eine »*aseptische Meningitis*«, nicht nur auf der Infektion durch einen einheitlichen Serotyp von Leptospira beruht. Aus diesem Grund zieht man die generelle Bezeichnung »Leptospirose« bisher üblichen Krankheitsnamen, die sich auf einzelne »Spezies« von Leptospira beziehen, vor. Leptospirosen verlaufen oft in zwei Phasen, einer *ersten, leptospirämischen Phase* und einer zweiten »*Immunphase*«, während der es u. a. zu Meningismus kommen kann. Besondere Verlaufsarten umfassen das sog. *Weil'sche Syndrom*, das durch die Kombination von Ikterus, Hämorrhagien, Urämie und Anämie sowie Bewußtseinsstörungen und Fieber gekennzeichnet ist, ferner eine *aseptische Meningitis*, das sog. »*Prätibial-Fieber*« (»*Fort Bragg-Fieber*«) und eine *Myokarditis*. Nach neueren Angaben besteht die Gattung Leptospira nur aus einer Spezies, der *Leptospira interrogans*, die ihrerseits in die Komplexe »interrogans« und »biflexa« unterteilt wird. Der letztgenannte Komplex ist humanmedizinisch ohne Bedeutung, während der *Interrogans-Komplex* alle pathogenen Typen und Subtypen umfaßt (Total etwa 130 *Serotypen* und 16 *Serogruppen*).

Ätiologie: Die antigenisch verwandten Serotypen von Leptospiren werden in folgenden Serogruppen zusammengefaßt (Die Zahl in Klammer bezieht sich auf die Zahl von Serotypen innerhalb der betreffenden Serogruppe): *Leptospira icterohaemorrhagiae* (13), *Leptospira hebdomadis* (28), *Leptospira autumnalis* (13), *Leptospira canicola* (11), *Leptospira australis* (10), *Leptospira tarassovi or hyos* (10), *Leptospira pyrogenes* (9), *Leptospira bataviae* (8), *Leptospira javanica* (6), *Leptospira pomona* (6), *Leptospira ballum* (3), *Leptospira cynopteri* (3), *Leptospira celledoni* (2), *Leptospira grippotyphosa* (2), *Leptospira panama* (2) und *Leptospira shermani* (1).

Morphologisch erscheinen Leptospiren als feine Spirochäten mit einem Durchmesser von ungefähr 0,1 µm und einer Länge von 10–20 µm. Sie weisen 12–24 Primärwindungen auf, deren Amplitude nur etwa 0,15 µm und deren Länge nicht ganz 0,5 µm betragen. Die Dicke der Leptospiren ist nicht einheitlich, sondern nimmt gegen die Enden zu ab. Im Bereich der letzteren finden sich beidseits »kleiderbügelartige« Abbiegungen. Geißeln sind nicht vorhanden, dagegen zeigen die Keime, wie die Treponemen, eine feine periphere Hülle, eine Zytoplasmamembran und einen rigiden Achsenzylinder. Leptospiren werden von 12–15 Einzelfasern umwunden, die kontraktil erscheinen und eine intensive rotierende Eigenbewegung ermöglichen. Morphologisch lassen sich die verschiedenen Leptospiren nicht voneinander unterscheiden. Die *Färbung* gelingt nur mit Mühe (s. Treponemen). Am besten sieht man die Leptospiren im *Dunkelfeldmikroskop* und in *lebendem Zustand*. Dies bedingt eine sofortige Untersuchung, da die Keime in der Außenwelt wenig resistent sind und insbesondere bei Trockenheit rasch zugrunde gehen. Im Gegensatz zu den Treponemen und den Borrelien kann man die Leptospiren unter aeroben Bedingungen in vitro in *Kultur* bringen. Allerdings sind Spezialnährböden erforderlich, und die Temperatur wird am besten bei 27–30 °C gehalten. So gelingt es, z. B. im Korhof'schen oder Fleter'schen Medium im Verlauf von etwa 3–4 Wochen Leptospirenkulturen zu erhalten und diese mit Hilfe von Antiseren zu typisieren. Für *Tierversuche* benützt man in erster Linie Meerschweinchen; diese sterben in der Regel nicht, zeigen aber bald eine Leptospirämie, sodaß dann erregerreiches Material für die Kultur zu Verfügung steht. Man kann auch die im Versuchstier aufgetretenen spezifischen Antikörper bestimmen. Über *Leptospirentoxine* besitzen wir nur wenige Kenntnisse. Bei Kultur von Leptospiren in vitro konnten *hämolytisch wirksame Substanzen* nachgewiesen werden, die auch in vivo aktiv zu sein scheinen.

Epidemiologie: Leptospiren sind in allen Kontinenten der Erde verbreitet. Als Wirte spielen vor allem Ratten und Mäuse eine große Rolle, aber auch viele andere, z. T. wildlebende, z. T. domestizierte Tiere kommen als Wirte in Frage. Hierzulande spielt in dieser Hinsicht das Schwein eine relativ wichtige Rolle. Eine Infektionsübertragung ist nur in feuchtem Milieu möglich, da die Keime die Trockenheit nicht überleben. Wie erwähnt, werden die letzteren von infizierten Tieren oft über längere Zeit mit dem Urin ausgeschieden, sodaß Leute, die mit tierischem Urin oft in Berührung kommen, besonders gefährdet sind. Die meisten Leptospirosen treten demnach im Sinn einer *Berufskrankheit* in Erscheinung (z. B. Schweinehüter, Reisfeld- und Abwasser-Arbeiter, Landwirte, Metzger u. a.). Die Infektion erfolgt in der Regel über kleine Hautläsionen, aber die Konjunktiven sowie die Nasen- und Mundschleimhäute kommen als Eintrittspforte ebenfalls in Betracht. Fälle von Leptospirose zeigen in den *warmen Jahreszeiten* eine Häufung. Betroffen sind in erster Linie *jugendliche Erwachsene* (s. o.), je nach Umständen aber auch Pubertierende oder gar ältere Kinder. In dieser Hinsicht spielen auch die hygienischen Verhältnisse eine große Rolle. Eine besondere Infektionsart besteht im *Schwimmen in kontaminierten Gewässern.*

Pathogenese: Wie erwähnt, ist die Eintrittspforte für Leptospiren oft in kleinen Hautläsionen zu suchen. Während die Keime die intakte Epidermis offenbar nicht zu durchdringen vermögen, ist dies im Bereich von Schleimhäuten möglich (s. Infektion von Schwimmern). Die Keime lösen in der Regel am Ort der Primärinfektion keine nennenswerte entzündliche Reaktion aus. Vielmehr erreichen sie über die Lymphbahnen bald das zirkulierende Blut. Hat die Vermehrung der Leptospiren ein gewisses Maß erreicht, kommt es zur klinischen Manifestation der *ersten, sog. leptospirämischen Phase* der Krankheit, die durch hohes Fieber sowie wechselnde Symptome und Zeichen von Seiten verschiedener Gewebe/Organe gekennzeichnet ist (s. u.). In diesem Stadium enthält in der Regel auch der Liquor cerebrospinalis zahlreiche Erreger. Nach ungefähr einer Woche, vermutlich mit dem Erscheinen der ersten spezifischen Antikörper und der damit verbesserten Opsonisierung der Leptospiren, sinkt die Zahl der im Blut vorhandenen Keime rasch ab, und die Situation normalisiert sich annähernd. In einer *zweiten, sog. »Immunphase«,* die zeitlich mit dem Nachweis einer höheren Konzentration spezifischer Antikörper der IgM-Klasse zusammenfällt, kommt es wieder zu einer fieberhaften Allgemeinreaktion, die z. T. mit Meningismus und weiteren Veränderungen einhergeht. Die Deutung dieses *zweigipfligen Verlaufs* ist noch umstritten. Die meisten Autoren sind der Meinung, die erste Phase beruhe auf einer direkten toxischen Wirkung *(u. a. intravasale Hyperhämolyse),* während die zweite Phase vor allem durch Immunreaktionen gegen die Leptospiren-Antigene bedingt sei. Die Möglichkeit, daß schon anläßlich der ersten fiebrigen Phase Immunreaktionen im Spiel sein könnten, wird aber von verschiedenen Autoren nicht ausgeschlossen. Die *klinisch abgrenzbaren Syndrome* (s. u.) zeichnen sich vor allem durch einen mehr oder weniger ausgeprägten Befall von Leber, Nieren, Lungen und/oder Meningen aus.

Morphologisch findet man bei Individuen, die unter dem Bild eines *Weil'schen Syndroms* starben, vor allem schwere *Leberveränderungen:* Diese bestehen u. a. in einer u. U. ziemlich ausgedehnten Leberparenchymnekrose, die dem Organ makroskopisch eine schmutzig-gelbe Farbe verleiht, verbunden mit Cholestase und Blutungen. Die *Nieren* lassen in schweren Fällen von Leptospirose ebenfalls deutliche Schäden erkennen: Diese Organe sind vergrößert, ödematös bzw. geschwollen und zeigen erhebliche tubuläre Schäden, besonders im Bereich der Hauptstükke, die partiell nekrotisch sein können. Zudem finden sich hie und da auch glomeruläre Veränderungen, z. B. im Sinn einer Zellvermehrung im Mesangium, manchmal auch in Form eines Verstreichens der Pedizellen. Das Interstitium ist öfters von Lymphozyten, neutrophilen Granulozyten, Histiozyten und Plasmazellen infiltriert, vor allem dort, wo tubuläre Basalmembranen unterbrochen erscheinen. Die quergestreifte *Skelettmuskulatur* fällt da und dort durch eine vakuoläre Veränderung auf; herdweise kommt es auch zur Nekrose der Myozyten, mit entsprechender entzündlicher Reaktion. Die Heilung geht in solchen Fällen mit geringfügiger Fibrose einher. Bei Befall der *Meningen* und/oder des *Gehirns* erkennt man in der Regel nur diskrete entzündliche Reaktionen sowie z. T. Zeichen von Neuronophagie. Entwickelt sich eine *Myokarditis,* findet man mikroskopisch z. B. eine wechselnde Kombination von interstitiellem Oedem, herdförmigen Infiltraten von Lymphozyten und Plasmazellen sowie Blutungen. Die *Lungen* fallen manchmal durch das Auftreten einer herdförmigen hämorrhagischen Pneumonitis auf. Mit Hilfe von Silberimprägnationstechniken (u. a. Methode nach Warthin und Faulkner) kann man die Leptospiren vor allem in Tubuluslumina der Nieren nachweisen, seltener in anderen Organen.

Folgen und **Symptome:** Die *Inkubationsperiode* variiert – wahrscheinlich vor allem in Abhängigkeit von der Infektionsdosis – zwischen 2 und 26 Tagen; im Mittel beträgt sie 10 Tage. Die Manifestationen der *leptospirämischen (ersten) Phase* beginnen in typischen Fällen ziemlich abrupt und umfassen u. a. Kopfschmerzen, Myalgien, Druckschmerzhaftigkeit der Muskeln und kutane Hyperästhesie. Nicht selten verursachen die hohen Fieberzacken starkes Frösteln, seltener Schüttelfröste. In schweren Fällen bestehen zudem eine Anorexie und Übelkeit, z. T. verbunden mit Erbrechen. Sind die Lungen betroffen, klagen die Patienten oft über Thoraxschmerzen und husten meistens. Hämoptyse kommt hie und da vor. Konjunktivale Suffusionen treten in einem Teil der Fälle ungefähr 3–4 Tage nach Beginn der Erkrankung auf. Meistens ist damit eine deutliche Photophobie verbunden. Enantheme (z. B. im Pharynx) und flüchtige Exantheme sind keine Seltenheit. Objektiv stellen wir ferner eine relative Bradykardie fest. Die erste Phase klingt in den meisten Fällen nach 4–9 Tagen ab, und es schließt sich eine kurze, etwa 1–3 Tage dauernde, relativ asymptomatische Periode an. Danach steigt bei den meisten Patienten das Fieber wieder an, aber die Symptomatik weicht von derjenigen der ersten Phase teilweise ab: Nun zeigen sich oft Veränderungen, wie Meningismus, Iridozyklitis, »Optikus-Neuritis« sowie andere Störungen von Seiten des Zentralnervensystems, z. T. verbunden mit peripherer Neuropathie. Diese *zweite fieberhafte Phase* dauert im Durchschnitt ungefähr 1–3 Tage; wie gesagt, kann ein Wiederanstieg der Körpertemperatur auch ausbleiben. Vereinzelt treten im Rahmen der *Rekonvaleszenz* noch einmal Fieber und Myalgien auf. Die *Laboratoriumsbefunde* bei schweren Formen von Leptospirose umfassen u. a. Änderungen der Blutleukozytenzahl, die von einer mäßigen Leukopenie bis zur schweren Neutrozytose reichen können, letzteres vor allem bei Lebernekrose. Ferner notiert man Zeichen einer intravasalen Hyperhämolyse, zum mindesten in schweren Fällen. Diese und die Blutungen können eine Anämie zur Folge haben. Die erwähnten Nierenschäden gehen in einem Teil der Fälle mit Azotämie einher. Eine Thrombozytopenie schweren Grades gehört zu den Ausnahmen. Die *Diagnose* einer Leptospirose stützt sich auf den *Erregernachweis,* der am ehesten während der ersten Phase aus Blut- und/oder Liquor cerebrospinalis-Proben, im Verlauf der zweiten Phase aus dem Urin gelingt. Die Patienten scheiden manchmal noch monatelang Leptospiren mit dem Harn aus. Tierversuche (Meerschweinchen, Goldhamster u. a.) dienen vor allem zur Kultur der Leptospiren in vivo, um sie dann in größerer Zahl zur Züchtung in vitro zu erhalten. *Serologische Methoden* geben frühestens vom 6. Tag der Erkrankung an ein positives Resultat. Am ehesten eignet sich hierzu der mikroskopische Agglutinationstest. Komplementbindungsreaktionen können auch zur Anwendung kommen, ferner ein sog. »hämolytischer Test«. Die *Therapie* stützt sich in erster Linie auf die Gabe von Penizillin. Dazu sind die verschiedensten unterstützenden Maßnahmen notwendig, u. a. Korrekturen des allenfalls gestörten Wasser-, Säuren/Basen- und Elektrolythaushaltes.
Die Leptospirosen manifestieren sich z. T. in Form mehr oder weniger charakteristischer *Syndrome,* die nachstehend kurz geschildert werden sollen.

Weil'sches Syndrom

In der klassischen Form äußert sich dieses in der Kombination von *Ikterus, Blutungen, Anämie, Azotämie, Störungen des Bewußtseins und kontinuierlichem Fieber.* Als Erreger findet man nicht nur Leptospira icterohaemorrhagiae, sondern auch andere Typen. Die Pathogenese dieser schweren Störung ist noch ungewiß; vermutlich stehen toxische Wirkungen von Seiten der Leptospiren im Vordergrund. Die typische Symptomatik entwickelt sich zwischen dem 3. und 6. Krankheitstag, aber die schwersten Störungen notiert man zu einem Zeitpunkt, der sonst der zweiten Phase entspräche. Je nachdem können die Leber- oder die Nierenschäden das klinische Bild beherrschen. Im ersteren Fall scheint, abgesehen von Leberzellnekrosen, eine weitgehende Blockierung der Ausscheidungsfunktionen der Hepatozyten im Vordergrund zu stehen. Die renalen Schäden äußern sich u. a. in Proteinurie, u. U. Pyurie, ferner Hämaturie und Azotämie. Oft fallen bei Patienten mit deutlichen Zeichen von Nierenbeteiligung besonders schwere Blutungen auf. Man versucht, dieses Phänomen mit diffusen Kapillarschäden bzw. einer »Vaskulitis« in Beziehung zu bringen. Die Prognose ist mit Vorsicht zu stellen. Bei schwerem Ikterus wird z. T. eine *Letalität* von 15–40% beobachtet. Gefährdet sind vor allem ältere Leute.

Aseptische Meningitis

In ungefähr 5–12% der Fälle von sporadischer aseptischer Meningitis konnten z. B. in USA Leptospiren nachgewiesen werden. Eine Pleozytose im Liquor cerebrospinalis tritt in der Regel erst in der zweiten Phase der Erkrankung auf; in wechselndem Maß sind Neutrophile und Lymphozyten sowie Makrophagen beteiligt. Meistens notiert man eine Hypoglykorrhachie. Zu den Serotypen, die man in solchen Fällen besonders häufig isolieren kann, gehören u. a. Leptospira pomona, Leptospira canicola und Leptospira icterohaemorrhagiae.

Myokarditis

In einem Teil der Fälle äußert sich der Befall des Herzmuskels in Arrhythmien; meistens sind diese von geringer Bedeutung. Vereinzelt wurde eine akute Dilatation des Herzens beobachtet. Serotypen, die in solchen Fällen nachgewiesen wurden, sind u. a. Leptospira icterohaemorrhagiae, Leptospira pomona und Leptospira grippotyphosa.

»Prätibial-Fieber« (»Fort Bragg-Fieber«)
Diese Variante, die sich u. a. durch das Auftreten symmetrischer erythematöser Veränderungen an der Vorderseite beider Unterschenkel und eine mäßige Splenomegalie kundtut, kann u. a. durch Leptospira autumnalis und Leptospira pomona verursacht sein.

Beispiele:
- *Leptospiren* lassen sich bei vielen *wild lebenden Tieren* und *Haustieren* nachweisen, z. B. Leptospira pomona bei Schweinen, Hunden und zahlreichen weiteren Spezies.
- In der *Umwelt* halten sich die mit dem Urin ausgeschiedenen Leptospiren am ehesten, wenn das *pH* nicht im sauren Bereich liegt, die *Temperatur* über etwa 20 °C liegt, und die feuchte Erde bzw. das Wasser nicht zu sehr durch andere Mikroorganismen, Detergentien u. a. kontaminiert sind.
- Eine hierzulande dann und wann auftretende Leptospirose ist z. B. die sog. *Schweinehüterkrankheit,* die u. a. durch Leptospira pomona verursacht sein kann.
- Seit der Einführung besserer *hygienischer Maßnahmen* (Tragen von Gummihandschuhen, Schutzkleidern u. a.) ist die Inzidenz der Leptospirose bei verschiedenen *Berufsklassen* deutlich gesunken. Dies trifft nicht nur für Landwirte, Kanalisationsarbeiter, Veterinäre, Schlachthausangestellte u. a. zu, sondern z. B. auch für Kohlenbergwerk-Arbeiter, unter denen die Leptospirose früher nicht allzu selten verbreitet war.
- Mit Leptospiren *kontaminierte stehende Gewässer* sind nicht ungefährlich (Schwimmen, »Moto-Cross« durch solche Tümpel u. a.).
- Das sog. *Canicola-Fieber* wurde früher ausschließlich auf eine Infektion durch *Leptospira canicola,* die u. a. bei Hunden vorkommt, zurückgeführt. Ähnliche Zustände können aber auch durch andere, z. T. ebenfalls von Kaniden stammende Leptospiren verursacht werden.
- Leptospirosen sind unter den verschiedensten Namen bekannt, je nach der Örtlichkeit, wo sie auftreten, z. B.: *»Sieben-Tage-Fieber«* (u. a. verursacht durch Leptospira hebdomadis, z. B. in Japan); *»cane field fever«* (u. a. Leptospira australis B); *»Hasami-Fieber«* (u. a. Leptospira autumnalis); *»mud fever«* (u. a. Leptospira grippotyphosa); *»rice field fever«* (u. a. Leptospira bataviae, z. B. in Ostasien).

197.5. Rückfallfieber und andere durch Borrelien verursachte Infektionskrankheiten

---

Definitionen: Unter der Bezeichnung *»Rückfallfieber« (Febris recurrens, »relapsing fever«)* faßt man eine Gruppe akuter Infektionskrankheiten zusammen, die sich klinisch durch zyklische Fieberschübe mit Intervallen von Apyrexie kennzeichnen. Sie werden durch Spirochäten der Gattung *Borrelia* verursacht, wobei Arthropoden als Vektoren dienen. Man unterscheidet zwei Varianten, das *Läuserückfallfieber (epidemisches Rückfallfieber,* verursacht durch *Borrelia recurrentis)* und das *Zeckenrückfallfieber* (*endemisches Rückfallfieber; Borrelia duttoni* u. a.).

Ätiologie: *Borrelien* sind 10–30 μm lange, 0,3–0,6 μm dicke Spirochäten mit wechselndem Kaliber und 4–10 unregelmäßigen Windungen. An beiden Enden sind die Keime dünner als in der Mitte. An der Oberfläche der Borrelien befindet sich eine Schleimhülle, die der Zellmembran aufliegt. Der im wesentlichen zylindrische, korkzieherartig gewundene Leib der Mikroorganismen wird von einem Fibrillenbündel mit 7–10 Fibrillen umwunden, die für die Eigenbeweglichkeit verantwortlich sind. Die Keime sind unbegeißelt und lassen sich – im Gegensatz zu den Treponemen und Leptospiren – mit Anilinfarbstoffen und vor allem mit der Giemsa-Färbung gut darstellen. Trotzdem erfolgt der Nachweis am besten an lebenden Borrelien bei *Dunkelfeldbeleuchtung.* Auf gewissen Spezialnährböden ist eine *Kultur* in vitro möglich, für diagnostische Zwecke sind die Ergebnisse jedoch zu wenig zuverlässig. Gut gelingt dagegen die Züchtung im *Hühnerembryo.* Beim *Zeckenrückfallfieber* findet man nicht nur *Borrelia duttoni,* sondern u. U. auch andere Spezies, z. B. *Borrelia turicatae, Borrelia parkeri* und *Borrelia hermsii.* Demgegenüber beruht das *Läuserückfallfieber* – soweit bekannt – immer auf einer Infektion durch *Borrelia recurrentis.* Es sind verschiedene *Borrelienantigene* bekannt.

Epidemiologie: Die Übertragung der Borrelien erfolgt ausschließlich durch blutsaugende Arthropoden. Im Fall des *Läuserückfallfiebers* ist die menschliche *Kleiderlaus (Pediculus humanus corporis)* der Vektor. Bei der Blutmahlzeit an einem infiziertem Wirt mit Spirochätämie gelangen die Keime in den Verdauungstrakt der Laus und vermehren sich – nach Penetration durch das Darmepithel – in deren Körperhöhle. Der Mensch infiziert sich vor allem beim Zerdrücken infizierter Vektoren auf der Haut. Weitere Tierreservoirs sind nicht bekannt, so daß sich der Übertragungszyklus im wesentlichen auf den Kreis »Mensch-Laus-Mensch« beschränkt. Noch zu Beginn des 20. Jahrhunderts war das Läuserückfallfieber weltweit verbreitet, in Europa vor allem in Polen und in den Balkanländern. Heute ist die Krankheit noch in Nordafrika, Südamerika und im Fernen Osten zuhause. Sie tritt fast immer *in epidemischer Form* auf, gehäuft bei Hungersnot, Kriegen und anderen Katastrophen. Das *Zeckenrückfallfieber* kommt demgegenüber *in endemischer Form* in Afrika, im Nahen Osten, in Indien und in Amerika vor. Als Reservoir dienen in erster Linie die Zecken selbst, vor allem solche der Gattung *Ornithodorus,* bei denen die Borrelien transoveriell von einer Generation auf die nächste übertragen werden können. Als Reservoirs dienen vermutlich auch verschiedene wild lebende Tiere, im besonderen Nager. Der Mensch wird vor allem in Gebieten mit zahlreichen infizierten Zecken angesteckt. Diese Vektoren enthalten Erreger z. T. in ihrem Speichel, weshalb Infektionen des Menschen anläßlich von Blutmahlzeiten möglich sind, ohne daß die Zecke zerdrückt zu werden braucht. Die hier geschilderte Übertragungsart macht das sporadische, d. h. nicht epidemische Auftreten des Zeckenrückfallfiebers verständlich.

Pathogenese: Es wird vermutet, daß Borrelien nicht nur durch Hautläsionen, sondern u. U. auch durch die an sich intakte Epidermis ins Gewebe eindringen können. Diese Auffassung blieb aber nicht unwidersprochen. Nach erfolgtem Eintritt ins subepidermale Gewebe gelangen die Keime relativ rasch in die Lymph- und Blutbahn. Sobald die *Spirochätämie* ein gewisses Maß erreicht hat, stellen sich Fieber und andere Allgemeinerscheinungen ein. Ob hierfür Borrelientoxine verantwortlich sind, ist umstritten. Nach ungefähr einer Woche oder noch später kommen die *Immunreaktionen* richtig in Gang, und die Spirochätämie geht infolge der Wirkung agglutinierender und/oder allenfalls opsonisierender bzw. über eine Komplementaktivierung spirochätolytisch wirkender, spezifischer Antikörper zurück. Über die Bedeutung zellgebundener Immunreaktionen im Rahmen dieses Geschehens ist wenig bekannt. In der Regel treten dann *antigenisch differente Mutanten* in Erscheinung, die sich – von der Immunreaktion unbehelligt – wieder vermehren und erneut zu einer Spirochätämie führen können. Auf diese Weise kommt es 4–10 Tage später wieder zu einem Fieberschub, der anhält, bis die Immunreaktionen gegen die neu aufgetretenen Borrelienantigene wirksam werden. Dieses zyklische Geschehen kann sich mehrere Male wiederholen, u. U. bis mehr als 10-mal. Die Fieberattacken nehmen allerdings mit der Zeit an Intensität ab. Die Gewebe- bzw. Organschäden bei Rückfallfieber erklären sich vorwiegend durch die Keimbesiedelung, wobei beim Untergang der Borrelien vermutlich schädliche Stoffe freigesetzt werden. Die Immunreaktionen tragen wahrscheinlich ihrerseits zum Auftreten von Läsionen bei, doch ist diese Frage noch wenig erforscht.

Morphologisch fand man in Fällen von Rückfallfieber mit tödlichem Ausgang anläßlich der Autopsie folgende Veränderungen: Die *Milz* ist oft mäßig vergrößert und zeigt zahlreiche kleine Nekroseherde, worin sich mit Hilfe von Silberimprägnations-Methoden die Borrelien in großer Zahl nachweisen lassen. Die *Leber* zeigt nicht selten einen Parenchymuntergang vor allem in den intermediären und zentralen Anteilen der Läppchen; hier liegen die Erreger vor allem in den Sinusoiden. Die *Nieren* lassen in der Regel eine Schwellung erkennen, und mikroskopisch finden wir oft eine Verfettung und einen teilweisen Untergang der Hauptstückepithelien, ferner u. a. Blutungen im Bereich der Glomeruli. Petechiale Hämorrhagien kommen auch an anderer Stelle vor, so z. B. im Myokard, im Gehirn, an serösen Häuten und an Schleimhäuten. Bei tödlichem Verlauf des Rückfallfiebers entwickelt sich in der Regel ein deutlicher Ikterus.

Folgen und **Symptome:** Die Krankheitszeichen setzen nach einer *Inkubationsperiode* von 4–18 Tagen in der Regel ziemlich abrupt ein, mit Fieber, Kopfschmerzen, Myalgien und Arthralgien sowie Anorexie, z. T. mit Übelkeit und Erbrechen. Die Körpertemperatur steigt in der Regel auf 39–40 °C und bleibt während der *Attacke* auf dieser Höhe. Oft entwickelt sich ein makulo-papulöses Exanthem, und z. T. kommt es zu konjunktivalen Suffusionen. Weitere Symptome und Zeichen sind Husten, Tachypnoe und eine wechselnde Splenomegalie. Störungen der Herzfunktionen, im besonderen Gallopprhythmus und verschiedene Formen von Arrhythmie, kommen beim Läuserückfallfieber häufiger vor als beim Zeckenrückfallfieber. Dasselbe gilt für schwerere Leberschäden mit Ikterus. Petechien scheinen z. T. auf Schäden der Kapillarendothelien zu beruhen, die durch Borrelien bzw. Borrelienklümpchen verursacht werden können. Größere Blutungen, z. B. im Gastrointestinaltrakt, im Harntrakt oder allenfalls im Gehirn, treten am ehesten bei schwerem Leberschaden auf. Beim Zeckenrückfallfieber entwickelt sich z. T. eine Iritis bzw. Iridozyklitis, die zu bleibenden Sehstörungen Anlaß geben mag. Die typische Attacke dauert ungefähr 3–6 Tage; dann kommt es in der Regel zu einem kurzdauernden, noch höheren Fieberanstieg, bevor die Patienten unter Schwitzen entfiebern. In dieser Phase notiert man nicht selten eine arterielle Hypotonie, die bis zum kardiovaskulären Kollaps führen kann. Nach einem *fieberfreien Intervall* von 7–10 Tagen tritt meistens eine weitere Attacke auf, die der ersten gleicht, auch wenn sie oft mildere Formen annimmt. Beim Läuserückfallfieber bleibt es häufig bei zwei Fieberperioden, beim Zeckenrückfallfieber wiederholen sich diese meist mehrmals. Die Laboratoriumsbefunde umfassen eine Leukopenie während der Krisen, eine Konsumptions-Thrombozytopenie und eine Verminderung der Konzentration verschiedener Gerinnungsfaktoren im Blutplasma. Leberfunktionsproben ergeben oft ein pathologisches Resultat. Mitunter werden Antikörper produziert, die mit Treponemen bzw. Kardiolipin kreuzreagieren. Häufig treten zudem Agglutinine auf, die gegen Proteus OXK-Antigene gerichtet sind. Die *Diagnosestellung* geht vom klinischen Bild und den epidemiologischen Gegebenheiten aus, die in manchen Fällen wichtige Verdachtsmomente liefern. Die Bestätigung erfolgt durch den Borreliennachweis im Patientenblut. Beim Läuserückfallfieber gelingt dies meist direkt im »dicken Tropfen«, sofern die Probe während des Fieberanfalls entnommen wird. Beim Zeckenrückfallfieber ist dies weniger der Fall. Hier greift man z. T. zum Zeckentest (S. 1716) und/oder zum Tierversuch, wobei Mäusen Patientenblut intraperitoneal injiziert wird: Nach 3–4 Tagen findet man dann die Borrelien im Mäuseblut. Serologische Methoden haben in der Rückfallfieber-Diagnostik noch keinen festen Platz. *Differentialdiagnostisch* sind u. a. Malaria, Salmonellosen, Flecktyphus, Dengue, Rattenbiß-Fieber, Weil-Syndrom u. a. m. auszuschließen. Die *Therapie* stützt sich in erster Linie auf Penizillin (z. B. Depotpenizillin), u. U. auch auf Tetrazykline und Chloramphenikol. Die *Prognose* hängt von verschiedenen Faktoren ab. Nicht immune Populationen, die von einer Läuserückfallfieber-Epidemie getroffen werden, zeigen eine ziemlich hohe Letalität, sofern nicht frühzeitig mit einer wirksamen Behandlung begonnen wird. Ungünstige Vorzeichen sind eine große Blutungsneigung, ein starker Ikterus und eine verlängerte Q-T-Zeit im Elektrokardiogramm.

Infektionen durch Borrelia vincenti

Dieser Keim, dessen pathogene Bedeutung keineswegs klar ist, tritt u. a. bei Anaerobier-Infektionen auf, die man früher unter der Bezeichnung einer »*Fusospirochätose*« kannte.

197.6. Rattenbiß-Fieber infolge Infektion durch Spirillum minus (»Sodoku«)

Ätiologie: *Spirillum minus,* ein 0,5×3–5 μm messendes, gebogenes, Gram-negatives Stäbchen mit 2–3 Windungen und bipolar je einer Geißel, gehört zur Familie der *Spirillaceae,* nicht zu den Spirochäten i. e. S. Besser als die Gramfärbung eignet sich zur Darstellung der Keime die Giemsa-Färbung. Eine Kultur auf künstlichen Nährböden ist bisher nicht gelungen. Dagegen empfehlen sich Tierversuche, vor allem mit Mäusen, die nach intraperitonealer Injektion von Blut infizierter Patienten in der fieberhaften Phase innerhalb von etwa 10 Tagen eine deutliche Spirillämie entwickeln. Zum Nachweis eignen sich am besten Lebendpräparate, die man im Dunkelfeld absucht.

Epidemiologie und **Pathogenese:** Die Ansteckung des Menschen erfolgt fast immer durch einen Rattenbiß, wobei es nicht selten zu einer Mischinfektion unter Mitbeteiligung von Streptobacillus moniliformis (S. 1934) kommt. Besonders gefährdet sind Individuen, die in rattenverseuchter Umgebung leben, ferner Laboratoriumsarbeiter. Schließlich ist daran zu denken, daß Ratten Kleinkinder oder schlafende Personen (z. B. Greise oder Leute in schlechtem Allgemeinzustand) beißen können, ohne daß man dieses Ereignisses gewahr wird. Je nach Örtlichkeit, wurde Spirillum minus bei 0–30% der Rattenpopulation nachgewiesen. Nach lokaler Infektion im Bereich der Bißstelle kommt es über eine lymphogene Ausbreitung in der Regel zu einer Spirillämie. Über Spirillentoxine ist wenig bekannt.

Morphologisch findet man am Ort des Rattenbisses mehr oder weniger uncharakteristische entzündliche Veränderungen, hie und da mit kleinen Nekroseherden. Die systemischen Läsionen umfassen u. a. regressive Prozesse und/oder Nekroseherde in der Leber und in den Nieren (vor allem Hauptstücke), ferner Zeichen von Neuronenschäden im Gehirn und im Rückenmark.

Folgen und **Symptome:** Die *Inkubationsperiode* variiert zwischen ungefähr 1 und 4 Wochen. Die Wundstelle zeigt dann eine zunehmende Schwellung, und die regionären Lymphknoten erfahren eine Vergrößerung. Bald kommt es zur ersten Fieberattacke, die im Mittel 2–4 Tage dauert und mit unbestimmten Allgemeinerscheinungen einhergeht, in ungefähr der Hälfte der Fälle auch mit einem Hautexanthem, vor allem an den Extremitäten. Die Hautveränderungen sind oft asymmetrisch. Nach der fieberhaften Phase folgt eine Periode von Apyrexie, die im Durchschnitt ebenfalls 2–4 Tage anhält, bis der nächste Fieberschub auftritt. Dieses zyklische Geschehen kann 1–2 Monate währen, manchmal auch länger. Die Blutleukozytenzahl schwankt zwischen Normalwerten und 20000/mm^3. Die *Diagnose* kann in fiebrigen Phasen mit Hilfe der Giemsa-Färbung von Blut (u. a. »dicker Tropfen«) und eines Tierversuches (s. o.) gestellt werden. Bei Mischinfektion unter Mitbeteiligung von Streptobacillus moniliformis sind afebrile Intervalle weniger deutlich ausgeprägt als bei reiner Spirillum minus-Infektion. Differentialdiagnostisch muß u. a. an Malaria, Meningokokkensepsis und Rückfallfieber gedacht werden. *Therapeutisch* haben sich vor allem Penizilline bewährt. Vor Einführung der antibiotischen Therapie belief sich die Letalität von »Sodoku« auf ungefähr 2–10%; heute ist sie annähernd auf Null gesunken, sofern die Behandlung rechtzeitig einsetzt.

Literatur

Babudieri, B.: The agglutination-absorption test of leptospira. Bull. WHO *44,* 795 (1971) — *Basemann, J. B.:* From the National Institus of Health. Summary ot the workshop on the biology of Treponema pallidum: Cultivation ad vaccine development. J. Infect. Dis. *136,* 308 (1977) — *Clark, E. G., Danbolt, N.:* The Oslo study of the natural course of untreated syphilis. Med. Clin. North Am. *48,* 613 (1964) — *Felsenfeld, O.:* Borrelia: Strains, vectors, human an animal borreliasis. St. Louis: W. H. Green 1971 — *Heath, C. W. Jr., Alexander, A. D.:* Leptospirosis in the United States: Analysis of 483 cases in man, 1949–1961. N. Engl. J. Med. *273,* 857, 915, 1965 — *Jaffe, H. W., Larsen, S. A., Jones, O. G., Dans, P. E.:* Hemagglutination tests for syphilis antibody. Amer. J. Clin. Path. *70,* 230 (1978) — *O'Neill, P., Nicol, C. S.:* IgM class antitreponemal antibody in treated an untreted syphilis. Br. J. Vener. Dis. *48,* 460 (1972) — *Rufli, Th.:* Venerologie im internistischen Alltag. Schweiz. med. Wschr. *107,* 627 (1977) — *Soltani, K., Aronson, I. K., Brickman, F., Lorincz, A. L.:* Detection by direct immunofluorescence of antibodies to Treponema pallicum in the cutaneous infiltrates of rabbit syphilomas. J. Infect. Dis. *138,* 222 (1978) — *Southern, P. M., Sanford, J. P.:* Relapsing fever. Medicine (Baltimore) *48,* 129 (1969) — Sparling, P. F.: Diagnosis and treatment of syphilis. N. Engl. J. Med. *284,* 642 (1971) — *Turner, L. H.:* Leptospirosis. Br. med. J. 1973 I, 537 — *Turner, T. B.: Syphilis and the Treponematoses, Infectious Agents and Host Reaction (S. Mudd, ed.). Philadelphia: Saunders 1970* — *Wilcox, R. R.:* Changing patterns of treponemal disease. Br. J. Vener. Dis. *50,* 169 (1974) — *World Health Organization:* Treponematosis research: Report of a WHO scientific group. WHO Tech. Rept. Ser. *455,* 1970

198. Pilzinfektionen (Mykosen)

198.1. Einleitende Bemerkungen zu den Mykosen

Die wesentlichen *Eigenschaften der Pilze* sind schon in einem früheren Kapitel zur Sprache gekommen (S. 1702). Es handelt sich um chlorophyllose, d. h. zur Photosynthese nicht befähigte, inbezug auf den C-Stoffwechsel heterotroph sich verhaltende Thallophyten, die wesentliche Substrate für ihren Metabolismus aus organischen Verbindungen beziehen. Die meisten Pilze gedeihen ubiquitär am Boden bzw. auf lebenden oder abgestorbenen Pflanzen, und nur wenige Spezies können für Menschen und/oder Tiere pathogen werden. Es wurde ebenfalls schon erwähnt, daß Pilze durch *Hyphenwachstum* und/oder durch *Sprossung* wachsen. Sog. *hefeartige Pilze* vermehren sich vorwiegend durch Sprossung. *Dimorphe Pilze* bilden z. B. als Saprophyten nur Myzelien, als Parasiten nur Hefeformen. Viele Spezies können sich sowohl *sexuell* als auch *asexuell* fortpflanzen, d. h. in einer sog. Hauptfruchtform oder in einer Nebenfruchtform in Erscheinung treten. Im menschlichen Körper parasitierende Pilze produzieren in der Regel weder sexuelle noch asexuelle Fruktifikationsorgane, während die letzteren in der Kultur in vitro meist in großer Zahl erscheinen und für die Identifizierung der Keime Bedeutung haben. Bei den *Fungi imperfecti,* zu denen die meisten *menschenpathogenen Pilze* gehören, sind sexuelle Fruktifikationsorgane überhaupt kaum bekannt. Die *Diagnose einer Mykose* stützt sich einerseits auf den *mikroskopischen Nachweis der Keime* im Bereich von Läsionen (z. B. in Schnittpräparaten oder Geschabseln aus oberflächlichen Veränderungen), andererseits auf die *Kultur* in vitro. Zuverlässige Auskunft über die Identität eines Pilzes kann nur die letztere geben, in beschränktem Maß ferner die *Immunfluoreszenzmikroskopie.*

Mykosen werden – außer Dermatophytosen – kaum von Mensch zu Mensch übertragen. Bei einem Teil der Mykosen erfolgt die Infektion durch *Inhalation von Sporen,* die frei in der Natur leben, bei anderen kommt es zu einer *Inokulation* derselben in die *Haut.* Bei einer kleineren Gruppe von Pilzkrankheiten haben wir es mit einer *endogenen Infektion* zu tun (z. B. Infektionen durch Candida albicans). Die Mechanismen der *Gewebeschädigung durch Pilze* sind noch wenig erforscht. Bei einzelnen Keimen, wie bei Cryptococcus neoformans, scheint die Polysaccharidkapsel vor einer Phagozytose durch Phagozyten zu schützen, und die Gewebeschäden beruhen z. T. auf einer mechanischen Kompression durch die Pilzkolonien. Eine *antiphagozytäre Wirkung* scheinen noch weitere Pilze auszuüben, besonders solche mit dicken Zellwänden, wie Blastomyces dermatitidis oder Coccidioides immitis. Wiederum andere werden offenbar von *Makrophagen* mit Leichtigkeit endozytiert, scheinen sich aber *in diesen Zellen* ohne große Behinderung *vermehren* zu können (z. B. Histoplasma capsulatum). Eine weitere Möglichkeit der Erzeugung von Läsionen besteht in der *Abgabe toxischer Produkte,* z. B. beim Untergang von Pilzen; darüber weiß man aber, wie gesagt, nur wenig. Ein wichtiger pathogenetischer Mechanismus liegt in den *schädlichen Folgen von Überempfindlichkeitsreaktionen,* wie sie z. B. im Rahmen der Tuberkulose oder der Lepra vorkommen. In dieser Hinsicht ergeben sich ähnliche Probleme, wie sie bei der Besprechung des Verhältnisses zwischen Wirtsorganismus und pathogenen Bakterien diskutiert wurden. Eine Übersicht über Pilzkrankheiten geben Abb. 228 und Tabelle 120.

Beispiele:

- Das Phänomen des *Dimorphismus von Pilzen* hängt weitgehend von Umgebungsfaktoren ab und äußert sich von Spezies zu Spezies in verschiedener Weise. Die Erreger der *Blastomykose,* der *Sporotrichose* und der *Histoplasmose* nehmen in den Geweben in der Regel eine Hefeform an, wachsen aber auf Sabouraud-Agar als Myzelien, wobei auch sexuelle Sporen entstehen. Bei *Candida albicans* verhält es sich gerade umgekehrt, indem Myzelien vor allem in vivo zu sehen sind. Der Erreger der *Coccidioidomycosis* produziert in vivo sackartige Strukturen, die mit Sporen gefüllt sind, während er auf Agar in Form segmentierter Myzelien wächst.
- Viele Pilze mit pathogener Bedeutung müssen als *Opportunisten* betrachtet werden, da sie nur unter bestimmten Bedingungen eine krankmachende Wirkung entfalten. Viele dieser Keime kommen bei Gesunden auf Haut und Schleimhäuten vor (z. B. *Candida, Aspergillus, Mukorazeen* u. a.). *Pathogene Saprophyten,* wie *Histoplasma, Coccidioides, Paracoccidioides* und *Blastomyces,* führen in der Umwelt ein saprophytäres Dasein, sind aber für den Menschen immer oder fast immer pathogen. *Cryptococcus neoformans* nimmt in dieser Hinsicht eine Mittelstellung ein. *Obligate Parasiten,* die nur auf bzw. im Wirtsorganismus leben können, in der Regel aber gewisse Gewebeschäden verursachen, sind z. B. die meisten *anthropophilen Dermatophyten.*

198.2. Candidiasis (Moniliasis, Soor)

Definitionen: Die *Candidiasis (Candidamykose, Moniliasis, Soor)* ist eine in der Regel milde mukokutane Infektion durch *Candida (Monilia), insbesondere Candida albicans.* Unter besonderen Bedingungen, vor allem bei starker Herabsetzung der wirtseigenen Abwehr, kann es zu einer hämatogenen Aussaat der Keime mit septisch-metastatischen Herden in verschiedenen Organen kommen *(Candida-Sepsis, Soor-Sepsis).* Eine ausgedehnte, aber im wesentlichen auf Haut- und Schleimhautoberflächen beschränkte sog. *mukokutane Candidiasis* entwickelt sich hie und da bei Immundefizienz, vor allem bei einem Mangel an spezifischen T-Zell-Funktionen, z. T. auch bei Störungen der granulozytären Abwehr. Die sog. *chronische mukokutane Candidiasis* ist ein Leiden, das auf andauernden Störungen der Körperabwehr beruht und z. T. bei einzelnen oder mehreren *Endokrinopathien* beobachtet wird (z. B. Hypoparathyreoidismus).

Ätiologie: Von den vielen Spezies der *Gattung Candida* ist in mehr als 90% der Fälle von menschlichem Soor *Candida albicans* ursächlich beteiligt. *Candida parapsilosis* spielt höchstens als möglicher Erreger einer Endokarditis eine Rolle. Noch seltener trifft dies für *Candida guilliermondii* und *Candida tropicalis* zu. In der saprophytären Form erscheint Candida meist als *sprossende »Hefe«* mit ovoiden oder allenfalls rundlichen Pilzzellen von ungefähr 4–6 μm Durchmesser. Im Gewebe dagegen wächst der Pilz häufig unter Bildung von *Fadenformen* (Pseudomyzelien oder allenfalls Myzelien). Zur *Färbung* der meist Gram-positiven Candida in Gewebeschnitten eignen sich u. a. die PAS-Reaktion und die Silber-Methenamin-Methode. Ausstriche von oberflächlich entnommenem Material können ohne Färbung mikroskopisch betrachtet werden (S. 1708). Zur *Kultur* empfiehlt sich u. a. der Sabouraud-Agar, auf dem der Pilz in der Regel innerhalb von 2 Tagen zuckergußartige, weißliche Kolonien bildet. Zur weiteren Differenzierung bedient man sich u. a. *biochemischer Methoden.* So vergärt z. B. Candida albicans Glukose und Maltose unter Säurebildung. Säure wird auch aus Saccharose produziert, nicht aber aus Laktose. Durch diese sowie morphologische und kulturelle Besonderheiten läßt sich Candida albicans von anderen Spezies, wie Candida krusei, Candida stellatoidea, Candida pseudotropicalis u. a., die praktisch keine humanmedizinische Bedeutung haben, abgrenzen. Aufgrund von *Agglutinationsreaktionen* mit absorbierten Seren lassen sich alle Stämme von Candida albicans in zwei Gruppen, A und B, unterteilen. Insgesamt kennt man aber sehr zahlreiche antigenisch unterschiedliche Typen, was nicht verwundern kann, lassen sich doch aus den Pilzen annähernd 80 differente, wasserlösliche Antigene extrahieren.

Pathogenese: *Candida albicans* ist normalerweise ein Schleimhautsaprophyt zahlreicher Warmblütler. Ab-

Abb. 228a–e. *Pilzinfektionen.* **a** *Allgemeine Hinweise.* Die *Fungi imperfecti,* zu denen die meisten menschenpathogenen Pilze gehören, vermehren sich in vivo durch *Sprossung (Hefeform)* und/ oder durch *Hyphenwachstum* (s. Abb. 210, S. 1704). Dimorphe Pilze (1) bilden in der Regel als Saprophyten in der Außenwelt Myzelien (3), im Wirtsorganismus dagegen Hefeformen (2); dies trifft beispielsweise für die Erreger der Histoplasmose, der Blastomykose und der Sporotrichose sowie verschiedener weiterer Pilzkrankheiten zu. Umgekehrt verhält es sich dagegen bei Candida albicans, während Cryptococcus neoformans in vitro *und* in vivo eine Sprossung zeigt. Coccidioides immitis zählt zu den wenigen menschenpathogenen Pilzen, die im Körper Sporangien produzieren (s. auch Rhinosporidium seeberi). Der *Nachweis von Pilzen* (4) erfolgt einesteils lichmikroskopisch (5; Aufhellung des Materials durch 10%-ige KOH oder Färbung nach der PAS-, Gridley-, Silber-Methenamin- oder allenfalls Gram-Methode u. a.), andernteils durch Kultur, die allein eine Spezies-Bestimmung gestattet (6); allerdings gelangt heute mehr und mehr auch die Immunfluoreszenz-Mikroskopie zur Anwendung. Das Vorfinden (z. B. im Sputum) von Pilzen, die als Opportunisten bekannt sind (s. **b**), darf nur unter Berücksichtigung aller klinischen Befunde im Sinn einer Pilz*krankheit* gedeutet werden. Diagnostisch läßt sich ein Befund verwerten, wenn solche Keime inmitten von Läsionen festgestellt werden (z. B. in bioptisch entnommenem Gewebe), oder wenn es sich um pathogene saprophytäre Pilze handelt (s. **d**). Zur *Art der Infektion* (7) kann bemerkt werden, daß mit Ausnahme der Dermatophytosen (s. **e**) fast nie eine Übertragung *von Mensch zu Mensch* (10) vorkommt. Opportunistische Infektionen entstehen meistens *endogen* (8), während pathogene saprophytäre Pilze durch *Inhalation* oder kleine *Haut- bzw. Schleimhautläsionen* ins Gewebe gelangen können (9). Die Haut spielt als Eintrittspforte in der Regel eine wesentlich größere Rolle als Schleimhäute. Über die *Schädigungsmechanismen* (11), die den Pilzkrankheiten zugrunde liegen, besitzen wir nur lückenhafte Kenntnisse. Wenigstens in einem Teil der Fälle dürfen wir annehmen, daß beim Untergang der Keime Inhaltsstoffe freigesetzt werden (12), die lokal toxisch wirken können (z. B. Histoplasma capsulatum u. a.). Zell- und Gewebeläsionen kommen z. T. über entzündliche Reaktionen zustande, bei denen bekanntlich u. a. Neutrophile und Makrophagen schädliche Substanzen an die Umgebung abgeben (13). Zumindest ein Teil der Pilze (z. B. Cryptococcus neoformans) wirkt antiphagozytär (14). Von erheblicher Bedeutung sind die Gewebeveränderungen, die als Ausdruck einer zellgebundenen Immunreaktion aufzufassen sind (15; Ag = Antigen; u. a. Bildung epitheloidzelligen Granulationsgewebes). Wahrscheinlich spielen auch durch Antikörper vermittelte Effektormechanismen eine Rolle (16, z. B. Immunkomplex-induzierte Schäden). Schließlich vermögen einzelne Pilze (u. a. Histoplasma capsulatum) in Makrophagen zu überleben und diese durch intrazelluläres Wachstum zum Untergang zu bringen (17). **b** *Vorwiegend opportunistische Pilzinfektionen.* Inbezug auf die sog. *»tiefen Mykosen«* spielen hierzulande die opportunistischen Formen die größte Rolle. Die unter (27) aufgeführten *begünstigenden Faktoren* gelten nicht nur für die *Candidiasis* (18), sondern z. T. auch für die Aspergillose (33) und die Mucormykose (45). Prozesse, die den Allgemeinzustand und damit die Körperabwehr in besonderem Maß herabsetzen, umfassen – abgesehen von zytostatischen Mitteln bzw. Immunosuppressiva – schwere maligne neoplastische Leiden und hochgradige Mangelzustände. *Candida (C.) albicans* (19) ist bei weitem der wichtigste Erreger der Candidiasis; andere Spezies, wie *C. parapsilosis* und *C. guilliermondii,* wurden hie und da – z. T. in Form von Pilzballen – bei Endokarditis isoliert (u. a. nach offenen Herzoperationen), und *C. tropicalis* kommt hierzulande kaum vor. Im Gewebe vermehrt sich die Gram-positive Candida (Monilia) albicans wohl teilweise durch Sprossung (20), oft werden aber Pseudomyzelien (21) oder echte, septierte Myzelien (22) gebildet. Der *Soor innerer Organe* entspricht in der Regel einer endogenen Infektion (23). Am häufigsten begegnen wir einem *Candida-Befall des Oropharynx* und der sog. *membranösen Soor-Oesophagitis* (24); seltener sind auch distale Teile des Verdauungstraktes befallen. Diabetiker leiden häufiger unter Soor als andere. Eine *bronchopulmonale Candidiasis* (26) beobachten wir am ehesten bei Kindern mit herabgesetzter zellgebundener Immunität. Die *Soor-Vaginitis* tritt u. a. während der Gravidität etwas gehäuft auf. Eine *kutane Candidiasis* (25) bevorzugt Hautfalten (u. a. im Rahmen einer Intertrigo bei Adipositas); *schwere Formen von mukokutaner Candidiasis* stehen z. B. mit Defektimmunopathien in Beziehung und begleiten den – seltenen – hochgradigen *Hypoparathyreoidismus.* In solchen Fällen sowie nach Behandlung mit Immunosuppressiva bzw. Zytostatika entwickelt sich recht häufig eine *Soor-Sepsis* (26), die mit einer bakteriellen Sepsis kombiniert sein kann. Die *morphologischen Befunde* bei Candidiasis (28) umfassen bei *»oberflächlichem Soor«* die Anwesenheit eines dikken Pilzrasens auf der Epitheloberfläche, die nur wenig geschädigt erscheint (29). Bei schwerem Befall und Abwehrschwäche des Organismus (Immunmangel-Zustände, Myeloperoxidase-Mangel der Neutrophilen u. a.) wachsen die Pseudomyzelien und Myzelien jedoch ins Gewebe ein (30), oft ohne eine erhebliche entzündliche Reaktion hervorzurufen. Metastatische Herde bei Candida-Sepsis sind meistens von entzündlichen Infiltraten umgeben und zeigen z. T. eine zentrale Nekrose; allerdings findet sich in solchen Fällen nicht selten zusätzlich eine bakterielle Infektion (31). Sog. *Pilzballen* (32) finden sich dann und wann in Hohlräumen (Nierenbecken, Bronchien u. a.), abgesehen von den erwähnten Fällen vor Endokarditis. Die vor allem durch *Aspergillus fumigatus* (34) verursachte *Aspergillose* (33) gehört hierzulande zu den häufigeren tiefen Mykosen, vor allem, wenn begünstigende Faktoren im Spiel sind (27). Der Pilz zeigt in Gewebeschnitten typischerweise septierte, Y-förmig verzweigte, ziemlich gleichkalibrige Hyphen (35). Relativ oft haben wir es mit einer *bronchopulmonalen Aspergillose* (36) zu tun, ohne oder mit Bildung von Pilzballen in den Bronchien (37) bzw. Vorhandensein eines mehr oder weniger solitären rundlichen *»Aspergilloms«.* Der Pilz wird ferner dann und wann bei *Otitis externa* (38), *Sinusitis, posttraumatischer Keratitis* (39), *Ösophagitis* (40). u. a. m. isoliert. Es kann überdies zu einer *disseminierten Aspergillose* kommen, u. U. kombiniert mit einer Endokarditis (41). Die *morphologischen Befunde* bei schwerem Lungenbefall entsprechen im wesentlichen einer *nekrotisierenden und granulomatösen Bronchopneumonie* (42), wobei nicht selten Blutgefäße befallen werden (43). Klinisch als Aspergillome imponierende Veränderungen entsprechen mehrheitlich größeren *Pilzballen* in z. T. epithelausgekleideten bronchialen Hohlräumen (44). Andere Spezies von Aspergillus (A.), wie A. niger, A. flavus und A. nidulans, spielen in der Medizin eine geringe Rolle. Die *Mucormykose* (45), insbesondere die durch Mucor verursachte *pulmonale Form* (46, 48–50) tritt hierzulande unter ähnlichen Bedingungen auf wie die Aspergillose (s. o.). Auch die morphologischen Veränderungen haben manches gemein (55–58), wenn auch Mucor noch mehr als Aspergillus zur Entstehung von *»Pilzthromben«* (57) Anlaß gibt; recht häufig kommt es dabei zur Ausbildung von Infarkten. Im Schnittpräparat läßt Mucor dicke, nicht oder kaum septierte, sehr unterschiedlich kalibrierte, meist fast rechtwinklig verzweigte Hyphen erkennen (47, 55). Nekroseherde (N) im Bereich der granulomatösen Veränderungen sind keine Seltenheit. *Sinusitiden, Keratitiden* sowie die *rhinozerebrale Form* der Mucormykose beruhen z. T. auch auf einer Infektion durch *Rhizopus,* seltener *Absidia* (51, 54). *Enterale Varianten* der Mucormykose (52) beobachtet man hie und da bei Ernährungsstörungen, z. B. in Afrika. *Subkutane mucorbedingte Läsionen* werden vor allem in tropischen und subtropischen Gebieten angetroffen. Ähnliches gilt für *weitere,* mit Vorliebe im Haut- und Unterhautbereich lokalisierte *Phykomykosen* (59–61). **c** *Cryptococcosis (Torulosis). Cryptococcus neoformans* (62, s. auch Abb. 210, S. 1704) ist ein ubiquitärer Sproßpilz, wenn er auch besonders oft in Vogelexkrementen gefunden

Abb. 228 a–e (Fortsetzung)

wird (63). Die *Cryptococcosis* wird fast nur bei schweren, mit einer erheblichen Verminderung vor allem der zellgebundenen Immunität verbundenen Leiden (64) beobachtet. Die Primärinfektion scheint vor allem aerogen zu erfolgen, wobei sich die Pilze in der Lunge anzusiedeln pflegen (65). Schwere Fälle von Cryptococcosis zeigen mehrheitlich das Bild einer *Basalmeningitis* (66), manchmal einer *Meningoenzephalitis* (67), wobei im Innern das Gehirn fast reine, fadenziehende Pilzkolonien auftreten können (70). Die *morphologischen Befunde* lassen im übrigen in erster Linie eine makrophagozytäre Reaktion erkennen, wobei es oft zur Phagozytose der Keime kommt (68), und sich vereinzelt mehrkernige Riesenzellen bilden. Die Lymphozyten-Infiltrate (69) halten sich meist in bescheidenem Rahmen. **d** *Infektionen durch pathogene saprophytäre Pilze.* Die unter (71–109) aufgeführten Pilzkrankheiten werden in Europa selten angetroffen; in gewißen Teilen Afrikas, Amerikas und Asiens sind sie indessen z. T. weit verbreitet. Die hier genannten Erreger gelten als *weitgehend obligat pathogen,* jedenfalls nicht als Opportunisten, und fast immer handelt es sich um eine *exogene Infektion.* Die *klassische Histoplasmosis* (71) wird durch *Histoplasma capsulatum* verursacht (72, 74). Als Infektionsquellen scheinen u. a. Exkremente von Vögeln und Fledermäusen eine gewisse Rolle zu spielen. Die *Infektion* kommt meistens *aerogen* zustande. Relativ typisch ist die mehrheitlich *intrazelluläre Lokalisation* (75) der kleinen Sproßpilze, die in Makrophagen zu überleben vermögen. Je nach Lokalisation der Läsionen, Schweregrad und Verlauf der Erkrankung unterscheidet man I) eine *gutartige akute pulmonale Histoplasmose,* die – ähnlich wie eine leichtere Tuberkulose – Verkalkungen zurückläßt (77); II) *schwere Formen von pulmonaler Histoplasmose,* die mit ausgedehnter Pleuritis (76), u. U. Kavernenbildung (78) und/oder erheblicher Fibrosierung der Lungen (79) einhergehen und in III) eine *chronische lokalisierte Lungenhistoplasmose übergehen* oder allenfalls in IV) eine *disseminierte Histoplasmose* (81) ausmünden kann; und V) *chronische mukokutane Formen von Histoplasmose* (80; E = Epithel). Hautläsionen stehen auch bei der *afrikanischen Histoplasmose* (73) im Vordergrund. Morphologisch ähnelt die Histoplasmose bei gut ausgebildeter zellgebundener Immunität der Tuberkulose, während bei schwerer Abwehrschwäche massenhaft erregerbeladene Makrophagen (u. a. Kupffer'sche Sternzellen) gefunden werden. Die *Coccidioidomycosis* (82) ist vor allem in wüstenähnlichen Gebieten zuhause, wo die Arthrosporen von Coccidioides immitis (83) vom Wind über weite Strecken getragen werden können. Die *Infektion* erfolgt mehrheitlich durch *Inhalation,* wonach sich in den Lungen u. a. große Sporangien bilden (83). Meistens verläuft die Affektion unter dem Bild eines gutartigen *»desert fever«,* manchmal entwickelt sich aber ein *chronischer Lungenprozeß,* z. T. mit Kavernenbildung (84). Man kennt auch eine *disseminierte Form.* Die *kutane Coccidioidomycosis* (85) kann lange dauern und mit epidermalen Wucherungen verbunden sein. Die *Paracoccidioidomycosis* (86, *südamerikanische Blastomykose),* die auf einer Infektion durch *Paracoccidioides brasiliensis* beruht (87), kann in einer *oropharyngealen* (88), einer *pulmonalen* (89) und einer *disseminierten Form* auftreten. Ein akuter oder progredienter Befall der *Lungen* gehört auch zum Bild eines Teils der Fälle von *Blastomycosis* (90, *nordamerikanische Blastomykose),* die durch *Blastomyces dermatitidis* (91) hervorgerufen wird und z. T. in Form einer chronischen, hyperplastischen und ulzerösen Hautveränderung (92, *Gilchrist'sche Krankheit)* in Erscheinung tritt. Die *Sporotrichosis* (93), verursacht durch *Sporothrix schenckii* (94), ist eine vor allem bei Gärtnern und Floristen verschiedener wärmerer Gegenden (z. B. Tal des Mississippi) bekannte, granulierende und ulzerierende Hautaffektion, die lange Zeit bestehen kann (95). Die Infektion erfolgt durch kleine Hautläsionen (96); der Pilz wächst mit Vorliebe auf Flechten, wie Sphagnum. Bei der auf einer Infektion durch *Geotrichum candidum* (98) beruhenden *Geotrichosis* (97) handelt es sich mehrheitlich um ulzeröse Veränderungen im Oropharynx (99) und/oder Dickdarm (100). Für die Entstehung einer durch Pilze hervorgerufenen *Maduromycosis (Myzetom,* 101) können verschiedene Pilzarten verantwortlich sein, in Amerika z. B. *Monosporium apiospermum* (102), in Afrika *Madurella mycetomii* (103). Meistens sind an dem Prozeß aber auch Bakterien beteiligt. Die *Chromomycosis* (104) ist eine hauptsächlich bei Landarbeitern in tropischen und subtropischen Gebieten beobachtete, durch *Fonseca (F.) pedrosoi* (105), *F. compactum, Phialophora verrucosa* u. a. erzeugte Mykose, die in erster Linie durch eine kutane Infektion gekennzeichnet ist: Bei der sog. verrukösen Form bilden sich granulomatöse, z. T. blumenkohlartige Wucherungen, oft verbunden mit epidermaler pseudoepitheliomatöser Hyperplasie (106), in denen man histologisch die dunkelbraunen Sproßpilze nachweisen kann. Nicht selten entwickelt sich ein Lymphödem. Metastasen (z. B. im Gehirn) kommen nur selten vor. Die *Rhinosporidiosis* (107) beobachtet man am häufigsten bei Männern in Indien, die sich in mit *Rhinosporidium seeberi* (108) kontaminiertem Wasser waschen oder darin baden (unter Frauen ist dies dort nicht üblich). Klinisch manifestiert sich die Affektion durch eine schwere Rhinitis, wobei man histologisch große Sporangien erkennen kann (108); diese rupturieren offenbar öfters durch die Schleimhautoberfläche nach außen. Seltener begegnet man einer Infektion von Augen oder Genitalorganen. Eine Dissemination des Prozesses bildet die Ausnahme. Die *Lôbo'sche Krankheit* (109) kennt man in erster Linie in Lateinamerika. Sie äußert sich in z. T. entstellenden granulomatösen Prozessen in der Haut und Unterhaut der unteren Extremitäten, z. T. auch des Gesichts oder des Rumpfes. Die Identität der z. T. in Ketten auftretenden kleinen Pilzzellen steht noch nicht fest. **e** *Dermatophytosen (Dermatophytien).* Bei den *Dermatophytosen i. e. S.* handelt es sich um oberflächliche Hautmykosen, die zum größten Teil durch Vertreter der Gattungen *Trichophyton* (T., 110), *Microsporon* (M., 111) oder *Epidermophyton* (E., 112) hervorgerufen werden. Die gewundenen, septierten, dünnen Hyphen und Massen kleinster Sporen finden sich in der Regel in und unter dem Stratum corneum der Epidermis (113). Im Sinn einer – nicht streng gültigen – Faustregel kann man sich merken, daß *Trichophyton* oft Haut (114), Haarbälge (115) und Nägel (116), *Microsporon* Haut (114) sowie Haarbälge (115) und *Epidermophyton* Haut (114) und *Nägel* (116) befallen. Je nach *Lokalisation* des Prozesses reden wir von *Tinea pedis, Tinea cruris, Tinea corporis, Tinea capitis* (117) u. a. Die durch konzentrische Ringbildung charakterisierte *Tinea imbricata* beobachtet man vor allem in den Tropen. Die *Tinea barbae (»Sycosis parasitica«)* wird oft durch eine bakterielle Sekundärinfektion kompliziert. Die vor allem durch *T. schoenleinii* hervorgerufene *Tinea favosa* kennzeichnet sich durch Bildung einer harten Kruste (»Scutula«). Die *Tinea unguium* entspricht einer durch Dermatophyten erzeugten Onychomykose. Bei der durch *Pityrosporon (Malassezia) furfur* verursachten *Tinea versicolor* liegen die Pilze fast nur im Stratum corneum der Epidermis. Je nach den *histologischen und inspektorischen Befunden* sprechen wir z. B. von *Epidermomycosis vesiculosquamosa, Epidermomycosis squamopustulosa, Trichomycosis* (acuta superficialis, acuta profunda, subacuta, granulomatosa u. a.), *Onychomycosis, Pityriasis versicolor* u. a. m. *Dermatophytide* (z. B. Trichophytide) beruhen vor allem auf einer Überempfindlichkeitsreaktion und treten auch außerhalb der Stellen mit primärer Infektion auf; meistens finden man in ihnen keine Pilze. Dermatophyten sind *mehrheitlich anthropophile, obligate Parasiten,* die oft *von Mensch zu Mensch* übertragen werden (118), allerdings oft indirekt (Böden von Badeanstalten u. a. m.), im Sinn z. B. des *»athlete's foot«.* Fast ausschließlich *anthropohil* sind z. B. *T. rubrum, T. schoenleinii, T. tonsurans, M. audouinii, E. floccosum* u. a., während *T. mentagrophytes* z. T. auch eine gewiße Zoophilie zeigt. Als vorwiegend *zoophil* gilt u. a. *M. canis,* als *geophil M. gypseum. T. verrucosum* kann u. U. auch beim Menschen eine Tinea verursachen (119)

Tabelle 120. Menschenpathogene Pilze

Pilzspezies	Krankheitsbild(er)	Geographische Verbreitung	Bemerkungen
Candida albicans (Monilia albicans)	Candidiasis (Candidamykose, Moniliasis, Soor), in der Regel eine harmlose mukokutane Affektion, z. B. als »gewöhnlicher Soor« in Hautfalten, im Oropharynx-Oesophagus-Bereich und vulvovaginal (u. a. bei Diabetes mellitus). Bei Störung der wirtseigenen Abwehr z. T. ausgedehntere bzw. tiefere mukokutane Candidiasis, u. U. auch Candida-Sepsis. Chronische mukokutane Candidiasis u. a. bei schwerem Hypoparathyreoidismus.	Weltweit.	Schwere Formen von Candidiasis finden sich am ehesten bei Störungen der granulozytären Abwehr und/oder bei Insuffizienz des T-Lymphozyten-Systems (z. B. bei Defektimmunopathien, nach zytostatischer Behandlung u. a. m.). Mehr als 90% der menschlichen Fälle von Soor sind durch Candida albicans verursacht.
Candida parapsilosis	Hie und da Erreger einer Endokarditis (»Pilzballen«).		
Candida guilliermondii Candida tropicalis	Wie Candida parapsilosis-Infektionen, aber noch seltener.		
Cryptococcus neoformans (Torulopsis neoformans, Torula histolytica)	Cryptococcosis (Torulose), die meistens aerogen erworben wird und zunächst zu einem Befall der Lungen führt. Klinisch am besten bekannt sind die Kryptokokken-Basalmeningitis und -Meningoenzephalitis bei Patienten mit stark herabgesetzter zellgebundener Immunreaktivität (z. B. Lymphoma malignum Hodgkin in fortgeschrittenen Stadien).	Weltweit verbreiteter Saprophyt, der u. a. in Vogelmist gehäuft vorkommt.	Kryptokokken, die eine dicke »Schleimkapsel« besitzen, sind wenig immunogen und entfalten eine antiphagozytäre Wirkung. Antikörper und Komplement spielen bei der Abwehr ebenfalls eine gewisse Rolle. Fälle von Kryptokokken-Sepsis sind selten.
Paracoccidioides brasiliensis (Blastomyces brasiliensis)	Paracoccidioidomycosis (südamerikanische Blastomykose), die in einer pulmonalen und einer disseminierten Form auftritt. Ohne Behandlung hohe Letalität.	Vor allem im Amazonasbecken und umliegenden Ländern verbreitet.	Obligat menschenpathogener Saprophyt. Nicht selten kommt es auch zur Ausbildung von Geschwüren im Oropharynx.
Blastomyces dermatitidis (Zymonema dermatitidis)	Blastomycosis i. e. S. (nordamerikanische Blastomykose), die sich u. a. in einer pulmonalen und einer disseminierten Form manifestiert. Hautinfektionen durch diesen Pilz heißen Gilchrist'sche Krankheit. Die progressive pulmonale Blastomykose gleicht klinisch der chronischen Lungentuberkulose.	USA, vor allem Täler des Mississippi und Ohio River; besonders bei Landarbeitern bekannt. Infektion aerogen oder perkutan.	Die meisten Individuen scheinen diesem Pilz gegenüber ziemlich resistent zu sein (große Zahl gesunder Blastomyzin-positiver Menschen in jenen Gegenden). Blastomyces dermatitidis gilt ebenfalls als obligat menschenpathogener Saprophyt.
Coccidioides immitis	Coccidioidomycosis, die in den meisten Fällen als harmloses »desert fever« verläuft, bei einzelnen Individuen jedoch zu schweren, z. T. kavernösen Lungenveränderungen und/oder zu einer Dissemination in zahlreiche Organe führen kann (u. a. Meningitis). Man kennt auch eine isolierte Haut-Kokzidioidomykose.	Der Pilz wächst in wüstenähnlichen Gebieten, z. B. im Südwesten der USA, in Mexiko und in Argentinien.	Das in der freien Natur wachsende Myzel setzt zahlreiche Arthrosporen frei, die bei Wind über weite Strecken getragen werden. Infektion aerogen oder allenfalls perkutan. In vivo bilden sich Sphaerulae mit Endosporen. Hie und da hyperergische Reaktionen, wie Erythema nodosum, Pleuraergüsse u. a. Coccidioides immitis zählt man auch zu den obligat menschenpathogenen Saprophyten.
Histoplasma capsulatum	Histoplasmosis, die meistens aerogen erworben wird und mehrheitlich einen milden Verlauf nimmt: Verkalkte Lungenherde sind in solchen Fällen oft zu sehen. Hie und da progressive pulmonale Histoplasmose, z. T. mit Kavernenbildung und/oder Dissemination, mit Befall zahlreicher Organe (Nebennieren, Nieren, Leber, Milz, Knochen, Herz, Darmtrakt u. a. m.).	Mittelwesten der USA, große Täler Südamerikas, Afrika, Südostasien	Der als obligat menschenpathogener Saprophyt geltende Pilz gedeiht besonders gut in Exkrementen von Vögeln und Fledermäusen. Für die körpereigene Abwehr sind vor allem zellgebundene Immunreaktionen maßgebend. Die Läsionen gleichen z. T. denen bei Tuberkulose.
Histoplasma capsulatum, var. duboisii	Afrikanische Histoplasmose, die sich vor allem durch Haut- und Knochenläsionen kennzeichnet. Selten disseminiert.	Afrika	Hyperergische Reaktionen im Sinn eines Erythema nodosum seltener als bei der klassischen Histoplasmose.

Tabelle 120 (Fortsetzung)

Pilzspezies	Krankheitsbild(er)	Geographische Verbreitung	Bemerkungen
Sporothrix schenckii	Sporotrichosis, die in erster Linie bei Floristen und Gärtnern auftritt und vor allem einer Infektion von Haut und Unterhaut entspricht, oft mit Beteiligung der Lymphbahnen und -knoten. Selten Dissemination.	Vor allem in USA (Tal des Mississippi u. a.), jedoch weltweit verbreitet.	Der Pilz wächst mit Vorliebe auf Pflanzen, u. a. Flechten von der Gattung Sphagnum. Infektion wahrscheinlich durch kleine Hautverletzungen.
Mucor sp.	Mucormycosis, die hierzulande am ehesten bei Patienten mit geschwächter Abwehr in pulmonaler Form auftritt. Ihre Ausbildung wird auch durch eine metabolische Azidose gefördert. Nicht selten Pilzthromben, Vorkommen in Bronchiektasen. Außerdem kennt man auch rhinozerebrale, enterale und korneale Formen von Mucormycosis.	Ubiquitär	Mukorazeen wachsen vor allem auf Humus, Kompost, Heu, Stroh u. a. Eintrittspforten sind der Respirationstrakt, allenfalls der Verdauungstrakt oder die Haut, hie und da auch die Konjunktiva.
Rhizopus oryzae	Häufigster Erreger einer Phykomykose der Nasennebenhöhlen.	Weltweit	Mucor wird bei Pilz-Sinusitiden seltener isoliert als Rhizopus oryzae.
Absidia	Seltener Erreger einer phykomykotischen Sinusitis.	Weltweit	
Entomophthora coronata	Rhinoentomophthoromycosis, die im afrikanischen Tropengebiet bekannte Form von nasaler Phykomykose.	Afrika u. a.	
Basidiobolus ranarum	Subkutane Phycomycosis.	Afrika u. a.	Septierte Hyphen, im Gegensatz zu anderen Phykomyzeten.
Aspergillus fumigatus	Aspergillosis, die nur bei sehr hoher Infektionsdosis und/oder starker Einschränkung der wirtseigenen Abwehr zustande kommt. Am häufigsten begegnen wir hierzulande der bronchopulmonalen Aspergillose, ferner Otitiden, Sinusitiden und Orbitainfektionen durch diesen Opportunisten. Disseminierte Formen von Aspergillose bilden die Ausnahme.	Ubiquitär.	Hie und da Bildung von Pilzballen (»Aspergillome«), z. B. im Lumen erweiterter Bronchien. Die Aspergillus-Pneumonie ist oft nekrotisierend. Aspergillus-Endokarditis am ehesten nach offenen Herzoperationen. Bei Asthmatikern u. U. sog. allergische Aspergillose.
Aspergillus niger Aspergillus flavus Aspergillus nidulans u. a.	Seltene Urheber mykotischer Läsionen.	Ubiquitär	
Geotrichum candidum	»Geotrichosis«?, eine umstrittene Krankheit mit geschwürigen Veränderungen u. a. im Oropharynx und im Dickdarm, u. U. auch Kavernenbildung in den Lungen.		Die Menschenpathogenität von Geotrichum candidum steht noch im Zweifel.
Monosporium apiospermum	Echte Maduromycosis.	u. a. USA	Manchmal werden beim »Eumyzeten-Myzetom« auch Aspergillus, Penicillium, Acremonium, Phialophora u. a. isoliert: Die pathogenetische Bedeutung dieser Pilze ist indessen noch unklar.
Madurella mycetomii	Echte Maduromycosis.	Afrika	
Fonseca pedrosoi Fonseca compactum Phialophora verrucosa Cladosporium bantianum	Chromomycosis, vorwiegend eine Hautmykose mit teils verrukösen Veränderungen (»Chromoblastomycosis«), teils zystischen Läsionen. Selten Dissemination, z. B. ins Gehirn (am ehesten Cladosporium).	Tropische und subtropische Gebiete, u. a. in Afrika.	Nicht selten Lymphödem.
Rhinosporidium seeberi	Rhinosporidiosis, die sich meist als tumorförmige Veränderung im Bereich der Nase bzw. des Nasopharynx, selten an den Augen, manifestiert. Dissemination nur ausnahmsweise.	Vor allem in Indien.	Infektion hauptsächlich beim Baden bzw. Waschen in öffentlichen Gewässern. Im Gewebe Bildung sehr großer Sporangien.
? (Ketten kleiner Pilzzellen)	Lôbo'sche Krankheit, mit Ausbildung von Hautknötchen in verschiedener Lokalisation, auch im Gesicht.	Lateinamerika	

Tabelle 120 (Fortsetzung)

Pilzspezies	Krankheitsbild(er)	Geographische Verbreitung	Bemerkungen
Trichophyton mentagrophytes (Mehrere Varianten)	Tinea pedis (»Sportlerfuß«), oft auch Tinea capitis und Tinea unguium.	Ubiquitär	Häufige Dermatomykose (je nach Variante anthrophophil und/oder zoophil).
Trichophyton rubrum	Neigung zur Bildung einer chronischen Tinea pedis, Tinea unguium und allenfalls Tinea corporis	Weltweit, aber vor allem in den Tropen.	Anthropophil
Trichophyton tonsurans	Oft Tinea capitis.	In Zentralamerika und Mexiko, z. T. auch USA, eher häufiger als in Zentraleuropa.	Anthropophil
Trichophyton schoenleinii	Sog. Tinea favosa, vor allem am behaarten Kopf, mit Bildung sog. »Scutulae« (Favus der Kopfhaut).	Europa, Naher Osten u. a., selten in USA.	Anthropophil
Trichophyton concentricum	Tinea imbricata.	Nur in tropischen Ländern.	
Trichophyton violaceum Trichophyton ferrugineum	Sog. »Ringelflechte«	Vor allem in Osteuropa und Asien.	
Trichophyton verrucosum	Sog. »Kälberflechte«, die auch den Menschen befallen kann; u. a. Tinea capitis.	Weltweit	Zoophil
Microsporon audouini	Sog. »epidemische Ringelflechte« der Kopfhaut (Mikrosporie); nur beim Menschen.	Weltweit	»Trichomycosis diffusa capillitii«, »Tinea microsporica«. Anthropophil.
Microsporon canis	»Ringelflechte« (Mikrosporie).	In USA eher häufiger als in Europa	Befallen sind vor allem Hunde, ferner Katzen, Pferde u. a. (zoophil).
Microsporon gypseum	»Ringelflechte« (Mikrosporie).	Weltweit.	Der Pilz wird nicht selten aus der Erde isoliert (geophil).
Epidermophyton floccosum	Tinea capitis, Tinea corporis und/oder Tinea unguium.		
Pityrosporon furfur (Malassezia furfur)	Pityriasis (Tinea) versicolor.	Weltweit	Anthropophil

gesehen von der – an sich häufigen – Übertragung des Pilzes von der Mutter auf das Neugeborene und Transmissionen anläßlich sexueller Kontakte (z. B. Soor-Balanitis), handelt es sich daher bei der Candidiasis meistens um eine *endogene Infektion*. Besonders bei *herabgesetztem Allgemeinzustand* und damit verbundener *Reduktion der Körperabwehr* breitet sich öfters ein Rasen von Candida auf *Schleimhäuten*, seltener auf der Haut, aus. Am meisten ist der *Oropharynx* betroffen, wo es bei längerdauerndem Befall zu mehr oder weniger ausgeprägten entzündlichen Reaktionen und z. T. hyperplastischen Veränderungen kommen kann, die an eine Leukoplakie erinnern. Eine *bronchopulmonale Candidiasis* kommt am ehesten bei Kindern vor. Bei Graviden, Diabetikerinnen u. a. beobachten wir öfters eine *Soor-Vaginitis (Kolpitis)*; begünstigend wirkt hier vermutlich der hohe Glykogengehalt des Vaginalepithels bzw. die erhebliche Zuckerkonzentration bei Diabetes mellitus. Ein *Überwuchern von Candida* im Mund-Rachen-Bereich, aber auch im Oesophagus und im übrigen Verdauungskanal, beobachten wir oft im Zusammenhang mit der Verwendung von *Antibiotika* (besonders Breispektrum-Antibiotika). Aber auch in anderen Fällen kann der Digestionstrakt betroffen sein, am häufigsten in Form einer *»membranösen Soor-Oesophagitis«*. Bei chronischer Candidiasis der Schleimhäute können die Pilze u. U. in Fadenform ins Gewebe eindringen, ohne daß ein Immundefekt oder eine Abwehrschwäche anderer Art vorzuliegen braucht; die letztgenannten Zustände begünstigen allerdings ein solches Geschehen in hohem Maß, vor allem ein *Mangel an spezifischer, zellgebundener Immunreaktivität*. Experimentelle Befunde haben überdies deutlich gemacht, daß für die Abtötung von Sproßpilzen der Gattung Candida dem Myeloperoxidase-Peroxid-Halid-System der *neutrophilen Granulozyten* eine besonders wichtige Bedeutung zukommt. Störungen dieses Zellsystems dürften sich daher auch nachteilig auswirken. Die Benützung medizinischer Instrumente kann die Ausbreitung eines Soor ebenfalls begünstigen; so ist die *Candida-Zystitis (Soor-Zystitis)* bei Patienten mit Dauerkatheter keine Seltenheit. Beim Einlegen *intravenöser Katheter* bzw. bei wiederholten *Injektionen unter Verwendung kontaminierter Nadeln* (z. B. Drogensüchtige) kann es direkt zu einer *Candida-Sepsis (Soor-Sepsis)* kommen.

Diese kann sich aber auch aus einem Fortschreiten der oben genannten lokalen Prozesse und einem Einbruch der Pilze in die Blutbahn ergeben, ferner tritt sie hie und da bei Soor der Körperoberfläche im Anschluß an *Hautverbrennungen oder -verletzungen* auf. Bei offenen Herzoperationen, im besonderen bei *Herzklappenersatz,* ist eine Besiedelung durch Candida ebenfalls möglich. Bei Candida-Sepsis werden mit Vorliebe die Nieren und z. T. auch das Zentralnervensystem befallen, aber auch andere Gewebe/Organe, wie Leber, Pankreas, Myokard, Endokard, Nebennieren, Schilddrüse u. a., beherbergen in solchen Fällen nicht selten septisch-metastatische Herde. Hie und da bilden sich sog. *Pilzballen,* die dann ein Gefäß oder ein kanalikuläres System (z. B. Ureteren) obturieren können. Die sog. *mukokutane Candidiasis* beobachten wir in erster Linie bei Kindern mit stark reduzierter zellgebundener Immunreaktivität. In solchen Fällen notiert man eine allgemeine Unterfunktion des T-Lymphozyten-Systems, auch gegenüber anderen Antigenen. Oft besteht eine Lymphozytopenie, wobei sich verschiedentlich im Serum sog. *Lymphozytotoxine,* Faktoren, die die Lymphozytenaktivierung hemmen, und/oder andere Inhibitoren nachweisen ließen. Hautteste fallen bei diesen Kindern oft negativ aus, und in vitro zeigen die T-Zellen eine weitgehende Unfähigkeit, durch allogene Zellen, andere Antigene oder Mitogene, wie PHA (S. 1068), in normaler Weise stimuliert zu werden und z. B. MIF (S. 1124) zu produzieren. In einem Teil der Fälle fanden sich Hinweise auf eine Störung der Granulozyten-Chemotaxis. Derartige Beobachtungen gehören allerdings zu den Seltenheiten; am ehesten stehen sie im Zusammenhang mit einer schweren, vor allem das T-Zellen-System betreffenden *Defektimmunopathie* (S. 1197). Etwas besonderes stellt die sog. *chronische mukokutane Candidiasis* dar, die mit einer oder mehreren *Endokrinopathien* einhergehen kann. Auch diese Störungen gehören vor allem ins Gebiet der Pädiatrie und werden nicht oft gesehen. Knaben und Mädchen scheinen ungefähr mit gleicher Häufigkeit betroffen zu sein. In einzelnen Fällen lagen Hinweise auf eine mögliche autosomal-rezessive Vererbung vor, doch ist diese Frage noch nicht geklärt. Man notiert bei diesen Kindern ebenfalls eine tiefgehende Störung der T-Lymphozyten-Funktionen, nur bezieht sich diese in erster Linie auf Candida und deren Antigene. In einem erheblichen Teil der Fälle geht das Leiden mit einem *Hypoparathyreoidismus,* u. U. auch mit einem Hypoadrenokortizismus und/oder einem Hypothyreoidismus einher. Es sind auch Formen mit Diabetes mellitus und/oder einer Störung der Vitamin B_{12}-Resorption bekannt. Bei manchen dieser Kinder stellt man *Autoantikörper* fest, die z. T. gegen die genannten endokrinen oder anderen Strukturen gerichtet sind und die sich mehrheitlich schon nachweisen lassen, bevor das betreffende Organ eine Unterfunktion aufweist. Man denkt daher an die Möglichkeit eines *Autoimmunprozesses* bei gestörter T-Zellen-Funktion, in dessen Rahmen die endokrinen Organe zu den Zielstrukturen gehören könnten. Vielleicht spielen auch Störungen in der Produktion thymischer humoraler Faktoren eine Rolle. Von einer Klärung dieser Zusammenhänge kann jedenfalls noch nicht gesprochen werden. Man versteht auch noch nicht, weshalb das T-Zellen-System besonders schwer betroffen zu sein scheint, während die humoralen Immunantworten in der Regel ungehindert erfolgen oder sogar gesteigert sind.

Morphologisch äußert sich der Soor im Rachen- und Oesophagusbereich zunächst in Form gelblich-weißer bis grauer membranöser Auflagerungen, die sich – zumindest in Frühphasen und in unkomplizierten Fällen – ziemlich leicht abziehen lassen. Mikroskopisch erkennen wir ein dichtes Geflecht von Pseudomyzelien (Pseudohyphen), z. T. auch anscheinend echten Myzelien, die z. T. in das Epithel einwachsen. Subepithelial finden sich in solchen Fällen von *oberflächlicher Candidiasis* wechselnde, in der Regel lockere Infiltrate von neutrophilen und einigen eosinophilen Granulozyten, mit der Zeit auch ziemlich zahlreichen Lymphozyten, ferner Histiozyten und Plasmazellen. In *schwereren Fällen* durchdringt das Pilzgeflecht die Epithelschicht, die z. T. gänzlich zugrunde geht, und die fadenförmigen Erreger stoßen in das subepitheliale Gewebe vor. Dabei scheinen sie sich kaum an Gewebelücken oder -spalten zu halten, sondern wachsen oft senkrecht durch die verschiedensten strukturellen Schranken vor. Öfters erkennt man in der Umgebung der Pilze ziemlich dichte entzündliche Infiltrate wechselnder Zusammensetzung, an anderen Stellen gewinnt man den Eindruck, die Pseuomyzelien lösten am Ort überhaupt keine Reaktion aus. Die hier geschilderten Veränderungen gleichen stark denen bei Befall anderer Schleimhäute, z. T. auch der Haut. Bei *Soor-Sepsis* liegen im Zentrum der metastatischen Herde in der Regel dichtere Pilzgeflechte, von denen Pseudomyzelien radiär ausstrahlen. In der Umgebung besteht meistens ein entzündliches Infiltrat, dessen Zusammensetzung – je nach dem Alter der Läsion und der Abwehrlage – variieren kann. Im Bereich von Herzklappen, im Nierenbecken oder im Lumen von Bronchien sowie anderen Hohlräumen können sich eigentliche Pilzballen bilden. Nicht selten finden sich im Bereich der mykotisch veränderten Gebiete zahlreiche Zelltrümmer, was mit einer toxischen Wirkung der Erreger und/oder gewebeschädigenden Immunreaktion in Beziehung stehen könnte. Bei Soorsepsis lassen sich oft noch andere Mikroorganismen in Blut und Geweben nachweisen; wahrscheinlich haben wir es recht oft mit Mischinfektionen zu tun.

Folgen und **Symptome:** Bei *»gewöhnlichem« Soor* der *Haut* (z. B. in Hautfalten, perianal bei Kindern u. a.) und/oder von *Schleimhäuten* (Oropharynx, Oesophagus, gastrointestinal, vulvovaginal u. a.) treten in der Regel keine systemischen Krankheitserscheinungen auf. Die Soorbeläge – z. B. auf der Zunge oder an den Tonsillen – kann man meistens ohne Schwierigkeit abstreifen, worauf darunter eine mäßig gerötete Schleimhaut erkennbar wird. In *Hautfalten* mit erheblicher Feuchtigkeit und *Intertrigo* erkennt man z. T. nässende, ekzematoide Veränderungen und kleine, oberflächliche Beläge, weniger eigentliche Membranen. Die *vulvovaginale Candidiasis (Moniliasis)* zeigt ähnliche Veränderungen wie diejenige des Oropharynx. Bei Befall der Harnblase besteht fast immer ein gewisser Grad von *Zystitis*. Die *Soor-Balanitis* die, wie gesagt, durch Geschlechtsverkehr erworben sein kann, manifestiert sich ebenfalls im Auftreten weißlicher bis schmutziger Beläge und einer mäßigen Begleitentzündung. Bei *tiefergreifendem Soor des Oesophagus* klagen die Patienten z. T. über Schmerzen beim Schlukken und »tiefe« Thoraxschmerzen, so daß der Arzt zuerst an einen Myokardschaden denken könnte. Besonders oft handelt es sich hierbei um Kranke, die immunsuppressive Medikamente und/oder Antibiotika erhalten, manchmal auch um Fälle von myeloproliferativem Syndrom, bei denen der Soor der Speiseröhre immer in Betracht zu ziehen ist. Eine *Soor-Sepsis* tritt vor allem bei schwer reduzierter Immunabwehr auf, d. h. bei Kindern mit Defektimmunopathien, bei immunsuppressiv bzw. zytostatisch behandelten Individuen und/oder bei Greisen. Klinisch äußern sich solche Zustände u. a. durch Fieber, manchmal eine Azotämie, ferner z. T. eine Bewußtseinstrübung sowie – in fortgeschrittenen Stadien – Schock: Dieser wird von einigen Autoren mit der Freisetzung von Candida-Endotoxinen in Beziehung gebracht; die letzteren sind aber nicht genau definiert. Die *Diagnose* läßt sich meistens mit großer Wahrscheinlichkeit schon vom klinischen Bild her stellen. Beim Soor des Oesophagus findet man ziemlich typische, radiologisch faßbare Veränderungen. Wesentlich ist der Nachweis des Pilzes mit Hilfe der mikroskopischen Untersuchung von Direktausstrichen (S. 2007). Kulturen von Material, das z. B. aus dem Oropharynx stammt, haben einen geringen diagnostischen Wert, da Candida schon normalerweise bei 10–20% der Bevölkerung nachgewiesen werden kann. Bei Fungämie mag es gelingen, den Erreger aus dem Blut zu züchten; oft sind dazu jedoch wiederholte Probenentnahmen nötig. In Schnittpräparaten von Geweben, in denen man das Vordringen des Prozesses am besten beurteilen kann, lassen sich die Pilze leicht darstellen, z. B. mit Hilfe der PAS-, Silber-Methenamin-, Humberstone-, Brown und Brenn- und/oder Gridley-Färbung. *Therapeutisch* empfehlen sich bei Soor der Mundhöhle oder der Vagina lokale Applikationen von Nystatin; dieses Mittel beeinflußt auch den Soor des Oesophagus und/oder übrigen Verdauungstraktes in günstigem Sinn. Bei tiefgreifendem Befall oder Soor-Sepsis gelangen u. a. Amphoterizin B oder 5-Fluorozytosin zur Anwendung.

Beispiele:

- Fälle von *aktuer Soorsepsis* werden u. a. bei Patienten mit malignen neplastischen Prozessen beobachtet, vor allem bei solchen mit *Leukämie* und entsprechender *zytostatischer Behandlung*. *Glukokortikosteroide* in hohen Dosen führen manchmal auch zu einer derartigen Komplikation. Nicht selten bewirkt eine sog. *intravenöse Hyperalimentation* eine generalisierte Candidiasis.
- Chronische Formen von *Candidiasis im Fingerbereich* haben nicht selten eine *Paronychie* zur Folge.
- Bei *Soor-Endokarditis* mit Bildung großer *Pilzballen* kommt es dann und wann zu *embolischen Verschlüssen* großer Arterien, z. B. der A. femoralis. In mehr als der Hälfte solcher Fälle soll es sich allerdings nicht um Candida albicans, sondern um *Candida parapsilosis, Candida guillermondii* u. a. gehandelt haben.
- Bei *mukokutaner Candidiasis von Kindern* haben wiederholte Injektionen von *Transfer-Faktor* z. T. eine dramatische Besserung gebracht.

Beobachtungen an Mäusen sprechen dafür, daß humorale Antikörper im Rahmen der Wirtsabwehr gegenüber *Candida* ebenfalls eine Rolle spielen.

198.3. Cryptococcosis (Kryptokokkose, Torulose)

Definitionen: Die *Cryptococcosis (Kryptokokkose, Torulose)* wird durch *Cryptococcus neoformans* (früher: *Torulopsis neoformans, Torula histolytica*), einen in der Umwelt saphrophytär gedeihenden, meist mit einer Schleimkapsel versehenen Sproßpilz, verursacht. Meistens handelt es sich um eine aerogene Infektion mit Befall der *Lungen*. Klinisch manifestiert sich die Kryptokokkose jedoch vorwiegend in Form einer *Meningoenzephalitis* oder *Meningitis*, die vor allem an der Hirnbasis lokalisiert ist.

Ätiologie: *Cryptococcus neoformans* mißt ohne Kapsel im Durchmesser ungefähr 4–8 µm und zeigt eine »doppeltkonturierte« Wand. Meistens bildet dieser Sproßpilz (Hefe) eine *dicke Polysaccharidkapsel* (»Schleimkapsel«). Aufgrund dieser besonderen Eigenschaft lassen sich Kryptokokken besonders gut mit Hilfe eines *Negativdarstellungsverfahrens* erkennen (z. B. Tusche- oder Nigrosinpräparate von Liquorsedimenten). Myzelbildungen werden weder in vivo noch in vitro beobachtet. Bei Gram-Färbung erscheinen die Keime in der Regel blau angefärbt. In histologischen Schnittpräparaten erkennt man diesen Pilz in der Regel schon bei Hämalaun-Eosin-Färbung, indem er von einem ziemlich breiten hellen Hof umgeben ist. Die Zellwand zeigt häufig eine leichte Doppeltbrechung, die durch Akridinorange oder Bismarckbraun noch verstärkt werden kann (dichroitische Färbung nach Molnar). Im übrigen eignen sich zur Darstellung dieser Hefe auch die übrigen, für Pilze brauchbaren *Färbeverfahren*, u. a. die Methoden nach Gridley, Bauer, Hotchkiss u. a. Die dicke Polysaccharidkapsel kann durch Muzikarmin, die Methode von Rinehart und Abul-Haj, Toluidinblau und Alzianblau koloriert werden: In Paraffinschnittpräparaten sieht sie meist – infolge Schrumpfung – sternförmig aus. Kryptokokken lassen sich auf verschiedenen Pilznährböden in *Kultur* bringen; dabei entstehen innerhalb von 3–4 Tagen schleimige Kolonien von leicht gelblicher Farbe. Bei *biochemischen Untersuchungen* zeigt sich, daß Kryptokokken aus Kohlenhydraten kein Gas bilden, jedoch Glukose, Maltose, Saccharose und Galaktose – nicht aber Laktose – abzubauen vermögen. Harnstoff wird ebenfalls katabolisiert. Im Gegensatz zu apathogenen Kryptokokken wächst Cryptococcus neoformans leicht bei *37 °C*. Ein selektiver Nährboden enthält Kreatinin als Stickstoff-Quelle und Chloramphenikol sowie Diphenyl als Hemmstoffe für Bakterien und andere Pilze. Hinsichtlich der *Antigenstruktur* der Polysaccharidkapsel hält man mindestens drei hauptsächliche Serotypen auseinander, A, B und C, wobei in der Humanmedizin Typ A am wichtigsten ist. Zu *Tierversuchen* eignen sich u. a. Mäuse, die nach intraperitonealer oder intrazerebraler Injektion erregerhaltigen Materials eine tödliche Infektion erleiden: Dies gestattet dann in besonderem Maß, Keime für die Reinkultur zu gewinnen. Oft ist dies schon nach 2 Tagen möglich. Über Kryptokokkentoxine weiß man wenig. Eine pathogenetische Rolle wird vor allem gewissen Kapsel-Polysacchariden zugeschrieben, die u. a. eine erhebliche Menge von Hexose und Pentose enthalten.

Epidemiologie: Kryptokokken sind in der Natur weit verbreitet. Als Infektionsquelle kommt u. a. *Vogelmist* in Frage, im besonderen solcher von Tauben und Staren. Diese scheiden in ihren Fäzes z. T. sehr große Mengen dieses Sproßpilzes aus, was verständlich macht, daß viele Taubenzüchter auf einen Hauttest mit Extrakten von Cryptococcus neoformans positiv reagieren. Die Infektion des Menschen erfolgt wahrscheinlich vor allem *aerogen (Staubinfektion)*. Übertragungen der Keime von Mensch zu Mensch spielen kaum eine Rolle. Wahrscheinlich werden viel mehr Leute mit Kryptokokken infiziert als aus der Zahl von Erkrankungen hervorgehen könnte. Abgesehen von der Infektionsdosis spielt in dieser Hinsicht offenbar die Wirtsabwehr eine große Rolle (s. u.).

Pathogenese: Das Kapselpolysaccharid von Cryptococcus neoformans ist *wenig immunogen;* andererseits scheint es für die pathogene Wirkung der Keime u. a. deshalb wichtig zu sein, weil es *antiphagozytäre Wirkungen* entfaltet. Kryptokokken-Mutanten, die keine Schleimkapsel tragen, sind für Mäuse nicht pathogen, im Gegensatz zu den klassischen Varianten von Cryptococcus neoformans. Vom Wirt gebildete *Antikörper* scheinen eine gewisse protektive Rolle spielen zu können, indem sie die Keime zu opsonisieren vermögen. *Komplement* hat offenbar für die Abwehr eine beträchtliche Bedeutung; jedenfalls sind dekomplementierte Mäuse auf Kryptokokken besonders anfällig. Man nimmt an, daß Komplement u. a. über den alternativen Weg aktiviert wird. Am wichtigsten scheint für die Körperabwehr die *zellgebundene Immunreaktion* zu sein. Dafür sprechen sowohl tierexperimentelle Befunde als auch die humanmedizinische Erfahrung, daß Patienten mit *Lymphoma malignum Hodgkin,* deren T-Zellen-Funktionen bekanntlich gestört sind (s. Abb. 169, S. 1216), relativ häufig an einer Kryptokokken-Meningoenzephalitis erkranken. Die Frage, ob das annähernd reaktionslose Wachstum von Kryptokokken im Innern des Gehirns mit der Schwierigkeit der Ingangsetzung zellgebundener Effektormechanismen in dieser Lokalisation zusammenhängt, wird unterschiedlich beurteilt. In den Lungen und in den Leptomeningen zeigen die geweblichen Reaktionen in der Regel alle Kennzeichen einer zellgebundenen Immunreaktion. Aus diesen kurzen Bemerkungen darf entnommen werden, daß Patienten mit einer *herabgesetzten zellgebundenen Immunreaktivität* – möglicherweise verschiedener Genese – in besonderem Maß für Infektionen durch Cryptococcus neoformans *anfällig sind.* Der Trockenheit ausgesetzte Kryptokokken zeigen z. T. keine Kapsel, entwickeln diese jedoch in vivo innerhalb kürzerer Zeit. Man kann sich daher vorstellen, daß die Keime bei Staubinfektion als »nicht schleimige« Partikel bis in die Alveolen der Lungen gelangen können und sich dort festsetzen. Es ist zudem denkbar, daß diese Hefen im Verdauungskanal überleben können, und daß sie von dort aus – fast im Sinn einer endogenen Infektion – ins Gewebe und dann in die Blutbahn gelangen könnten. Diese Möglichkeiten hält man für durchaus gegeben; die meisten Autoren nehmen aber nicht an, daß dieser Infektionsweg eine wesentliche Rolle spielt.

Morphologische Befunde über Frühveränderungen nach Infektion fehlen fast gänzlich. Aus Tierversuchen wissen wir, daß die Immunreaktion gegenüber Cryptococcus neoformans nur langsam in Gang kommt. Aufgrund autoptischer Feststellungen ergibt sich folgendes Bild: Bei gründlicher Durchmusterung der *Lungen* finden sich zum mindesten in einem Teil der Fälle ein oder mehrere, oft subpleural gelegene, etwa 1–8 cm messende Herde, die fadenziehendes Material enthalten, verschiedene Konsistenz aufweisen und zentral zerfallen sein können: Hier haben wir es meistens mit dem (den) *Primärherd(en)* zu tun. Deutlicher erkennbar ist in der Regel der Befund bei *Kryptokokken-Meningoenzephalitis* bzw. *-Meningitis,* indem vor allem an der Hirnbasis die weichen Hirnhäute verdickt und grauweißlich erscheinen. Im Subarachnoidalraum findet sich schleimähnliches Material. Bei Befall des Gehirns erkennen wir Herde verschiedener Größe, die eine ähnliche, dickflüssige, fadenziehende, transparente Masse enthalten. Hier handelt es sich fast ausschließlich um Kolonien von Cryptococcus neoformans, während das mikroskopische Bild in Lungen und Leptomeningen einen mehr granulomatösen Charakter hat. Die Pilze liegen an diesen Stellen einzeln oder in Gruppen innerhalb großer Makrophagen, z. T. auch mehrkerniger Riesenzellen. Das Granulationsgewebe entspricht meist nicht der klassischen epitheloidzelligen Variante, sondern ist eher durch Anhäufung erregerhaltiger und daher aufgetriebener Makrophagen gekennzeichnet. Typische Langhans'sche Riesenzellen sind kaum vorhanden. Da und dort liegen lokkere Infiltrate von Lymphozyten; diese Zellen sind jedoch meist nur in geringer Zahl vertreten, und neutrophile Granulozyten fehlen fast gänzlich. Die Pilze lassen sich mit Hilfe der eingangs erwähnten Färbemethoden deutlich darstellen. Nekroseherde erkennt man nur selten. In einem kleineren Teil der Fälle beschränkt sich der Prozeß nicht auf Lungen und weiche Hirnhäute bzw. Gehirn, sondern erfaßt noch weitere Organe/Gewebe, wie *Leber, Knochen* u. a. Hie und da kommt es zur Ausbildung einer *disseminierten miliaren Cryptococcosis,* bei der in den verschiedensten Organen, auch in den Lungen, zahlreiche kleine Herde erkennbar sind.

Folgen und **Symptome:** Wie erwähnt, müssen wir die Möglichkeit einer Kryptokokkose vor allem bei Patienten mit *Lymphoma malignum Hodgkin,* ferner bei solchen mit malignen sog. »Nicht-Hogdkin-Lymphomen«, Leukämien oder allenfalls anderen bösartigen neoplastischen Prozessen ins Auge fassen. Die *meningoenzephalitische Form* ist hierzulande die vorherrschende Manifestation dieser Pilzinfektion. Dementsprechend stehen neurologische Symptome und Zeichen weit im Vordergrund. Sie äußern sich zunächst auf verschiedene Weise, u. a. in Kopfschmerzen, Meningismus, dann Diplopie, Ataxie, Tinnitus u. a. m. Oft bestehen Nausea und Erbrechen. Mit der Zeit kommt es oft auch zu Jackson-Anfällen. Die Affektion kann sich über Monate hinziehen; ganz vereinzelt ist sogar über einen jahrelangen Verlauf berichtet worden. Die *Lungenherde* erkennt man am ehesten radiologisch; Symptome von ihrer Seite umfassen allenfalls Husten. Bei der *disseminierten Form* zeigt das Thorax-Röntgenbild u. U. zahlreiche miliare Herde, ferner kann in solchen Fällen auch die Haut betroffen sein. Die *Diagnosestellung* besteht in erster Linie im Erregernachweis, der mit Hilfe von Tuschepräparaten des Liquorsedimentes rasch möglich ist. Zudem wird man eine Kultur anlegen. Tierversuche sind in der Regel nicht notwendig. *Therapeutisch* kommen in erster Linie Amphoterizin B und 5-Fluorzytosin in Frage. Mit Hilfe dieser Substanzen, die auch kombiniert zur Anwendung kommen können, soll die Kryptokokken-Meningitis in mehr als der Hälfte der Fälle geheilt worden sein.

Beispiel:

- Bei Patienten mit *Kryptokokken-Sepsis* wurde verschiedentlich eine Hypokomplementämie beobachtet. Man vermutet, daß es sich hier um eine direkte Folge der Anwesenheit dieser Hefen im Blutstrom handeln könnte.

198.4. Paracoccidioidomycosis (Südamerikanische Blastomykose)

Definitionen: Die *Paracoccidioidomycosis (Parakokzidioidomykose, südamerikanische Blastomykose)* wird durch *Paracoccidioides brasiliensis* (früher: *Blastomyces brasiliensis),* einen dimorphen Pilz, verursacht und tritt in einer pulmonalen und/ oder disseminierten Form auf. In unbehandelten Fällen führt sie z. T. im Verlauf von Monaten bis Jahren zum Tod.

Ätiologie: *Paracoccidioides brasilienses* ist ein dimorpher Pilz, der unter natürlichen Bedingungen in der Umwelt Hyphen bildet, im Wirtsorganismus jedoch in Hefeform auftritt und dickwandige, 10–60 µm im Durchmesser messende Zellen bildet. Typischerweise zeigt er multilaterale Sprossungen, die ihm einen rosettenartigen Aspekt verleihen. In Kultur bei Zimmertemperatur produziert der Keim ein Luftmyzel.

Epidemiologie: Die Paracoccidioidomycosis ist vor allem im Amazonasbecken, ferner im übrigen Brasilien sowie in Venezuela und Kolumbien verbreitet, wo sie besonders bei Landarbeitern auftritt. Über das natürliche Vorkommen des Pilzes weiß man wenig genaues; man findet ihn u. a. auf pflanzlichem Material, ferner im Boden. Die Infektion scheint meist per os oder aerogen zu erfolgen. Über Transmissionen von Mensch zu Mensch ist nichts bekannt. Tiere scheinen epidemiologisch ohne wesentliche Bedeutung zu sein.

Pathogenese: In der Mehrzahl der Fälle liegt die Eintrittspforte für den Pilz im Bereich des Oropharynx und/oder des Respirationstraktes. Vereinzelt soll die Infektion auch über die Analschleimhaut zustande kommen. Die entzündliche Reaktion hat in der Regel granulomatösen Charakter, wobei es im Mundbereich mit der Zeit zu Ulzerationen kommen kann. In ungefähr der Hälfte der Fälle sind die Lungen betroffen, z. T. auf hämatogenem Weg.

Morphologisch zeigen die Parakokzidioidalgranulome vereinzelt eitrige Zentren. An Schleimhautoberflächen neigen sie zu Geschwürsbildung. Die regionären Lymphknoten sind mehrheitlich mitbeteiligt; besonders bei hämatogener Streuung erscheinen sie z. T. ausgesprochen voluminös. Bei der disseminierten Form der südamerikanischen Blastomykose finden sich Herde in den verschiedensten Organen: Abgesehen von Oropharynx und Lungen, den häufigsten Lokalisationen der Läsionen, findet man Streuherde in Milz, Leber, Nebennieren, Urogenitaltrakt und Darm, manchmal auch im Hirnbereich. Die Erreger mit den multiplen Sprossungen sind im mikroskopischen Bild meist leicht zu erkennen.

Folgen und **Symptome:** Die Geschwüre im Gebiet des *Oropharynx* und der *Nase* bereiten oft erhebliche Schmerzen und können eine Sekundärinfektion erfahren. Nicht selten bestehen Heiserkeit und Dysphagie sowie eine zervikale Lymphadenopathie. Hie und da kommt es zur Fistelbildung. Die *pulmonale Form* manifestiert sich u. a. durch Husten, Fieber, Müdigkeit, Malaise und Gewichtsverlust, manchmal auch durch Hämoptyse sowie – in fortgeschrittenen Stadien – Dyspnoe. Liegt eine *Dissemination* vor, gesellen sich weitere, von Lokalisation und Größe der Herde abhängige Symptome und Zeichen hinzu. Unbehandelt sterben solche Patienten im Verlauf von Monaten bis Jahren. Die *Diagnosestellung* beruht auf dem Pilznachweis. Für die Kultur eignet sich u. a. Blutagar; allerdings dauert es manchmal einen Monat, bis die Kolonien sichtbar sind. Bioptische Untersuchungen bringen oft ein rasches Resultat; ferner gelingt es z. T., den Erreger in Sputum oder Eiter nachzuweisen. Auf das typische Bild mit multiplen Sprossungen wurde schon hingewiesen. *Therapeutisch* empfiehlt sich Amphoterizin B während kürzerer Intervalle, verbunden mit einer Langzeitbehandlung mit Sulfonamiden. Auf diese Weise lassen sich eindrückliche Erfolge erzielen. Die Therapie sollte allerdings fortgesetzt werden, da mit Rückfällen zu rechnen ist.

198.5. Blastomycosis (nordamerikanische Blastomykose)

Definitionen: Die *Blastomycosis i. e. S. (nordamerikanische Blastomykose)* beruht auf einer Infektion durch *Blastomyces dermatitidis* (früher: *Zymonema dermatitidis*), einen dimorphen Pilz, und äußert sich in einer pulmonalen, z. T. auch in einer disseminierten Form. Die Hautinfektion durch diesen Pilz heißt *Gilchrist'sche Krankheit.*

Ätiologie: *Blastomyces (Ajellomyces, Zymonema) dermatitidis* ist ebenfalls ein dimorpher Pilz, der in Geweben, Eiter oder Exsudat als 8–20 µm messende, dickwandige (»doppelkonturierte«) Kugel, und in *Kultur* (z. B. Blutagar) in Hyphenform wächst. In der Hefeform zeigt er meistens nur eine einzige Sprossung und bildet u. a. ein Hämolysin. Die Antigeneigenschaften beruhen vor allem auf Kohlenhydraten und Proteinen der Sproßpilzform, die auch den wesentlichen Bestandteil des für Hautteste benützten »Blastomyzins« darstellen.

Epidemiologie: Obschon es nur selten gelang, Blastomyces dermatitidis aus dem Boden zu züchten, ist dies wahrscheinlich doch sein hauptsächliches natürliches Habitat. Jedenfalls finden sich die meisten Fälle von nordamerikanischer Blastomykose, die vor allem im Tal des Mississippi und des Ohio River auftritt, bei Leuten, die auf dem Land arbeiten oder sonst Erdstaub ausgesetzt sind. Die Infektion erfolgt teils aerogen, teils perkutan.

Pathogenese: Wie im Fall der südamerikanischen Blastomykose, scheinen die meisten Individuen gegenüber Blastomyces dermatitidis ziemlich resistent zu sein; jedenfalls ergibt der Hauttest mit Blastomyzin bei vielen Leuten der erwähnten Gebiete ein positives Resultat, sodaß man annehmen darf, sie hätten eine subklinische Infektion durchgemacht. Meistens dürfte es sich dabei um *pulmonale Herde* handeln, die spontan abheilen. In besonderen Fällen schreitet der Prozeß in den Lungen jedoch fort, vermutlich wegen einer großen Infektionsdosis und/oder einer reduzierten Abwehrkapazität des Wirtsorganismus. Wesentlich für die Überwindung der Infektion scheint vor allem die zellgebundene Immunität zu sein. Bei progredientem Verlauf kommt es nicht selten zur Dissemination, wobei – neben der Haut – u. a. das knöcherne Skelett und verschiedene Organe Streuherde aufweisen können. Außerdem kennt man auch eine *perkutane Infektion,* bei der die Keime wahrscheinlich durch vorbestehende Hautläsionen eindringen. In solchen Fällen entwickelt sich in der Regel auch eine regionale granulomatöse Lymphadenitis.

Morphologisch zeichnet sich die nordamerikanische – wie im übrigen auch die südamerikanische – Blastomykose durch die Bildung epitheloidzelliger Eiterherde aus. In den letzteren lassen sich histologisch öfters einzelne oder in Gruppen zusammengelagerte Pilze erkennen. Im Bereich von Haut- und Schleimhautläsionen beobachten wir zudem nicht selten eine pseudoepitheliomatöse Hyperplasie des bedeckenden Epithels. Mit dem Fortschreiten des Prozesses – z. B. in den Lungen – entstehen mehr und mehr granulomatöse Herde mit einem wechselnden Maß von Eiterung, ferner Fibrosierung und z. T. Kavernenbildung.

Folgen und **Symptome:** Die an sich seltene *akute pulmonale Form der nordamerikanischen Blastomykose* tritt in zwei Hauptformen in Erscheinung: Bei der einen stehen Fieber, Husten, Auswurf sowie Myalgien und Arthralgien im Vordergrund, verbunden mit radiologisch nachweisbaren Herden und dem Auftreten von Erregern im Sputum. Bei der anderen bestimmen pleuritische Schmerzen das Krankheitsbild. Beide Varianten nehmen meistens einen gutartigen Verlauf, auch ohne medikamentöse Therapie. Anders verhält es sich mit der *progressiven pulmonalen Form der nordamerikanischen Balstomykose,* deren Symptomatik eine große Ähnlichkeit mit einer fortschreitenden Lungentuberkulose hat (S. 1967), und die auch mit einer *hämatogenen Streuung* in Haut, Knochen, Gelenke und innere Organe verbunden sein kann. In unbehandelten Fällen dauert dieser Prozeß ungefähr ½–2 Jahre, und die *Letalität* beläuft sich auf mehr als 90%. *Hautinfektionen* durch Blastomyces dermatitidis *(Gilchrist'sche Krankheit)* kommen am ehesten an exponierten Körperstellen zustande. Die hyperplastischen Veränderungen der Epidermis geben den Läsionen z. T. ein warzenartiges Aussehen. Nicht selten ulzerieren die Hautherde. Die regionären Lymphknoten sind meistens palpabel. Die *Diagnosestellung* stützt sich auf den Erregernachweis. Die Pilze können u. a. im Sputum, in aspiriertem Eiter und in Biopsiematerial gefunden werden. Die Kultur der Erreger erfolgt z. B. auf Sabouraud-Agar bei Zimmertemperatur oder auf Blutagar bei 37 °C. *Hautteste* haben eine beschränkte diagnostische Bedeutung, da sie ja in jenen Gegenden bei vielen gesunden Personen positiv ausfallen. Die *Komplementbindungsreaktion* läßt vor allem bei Patienten mit fortschreitender Blastomykose hohe Titer erkennen. Kräftige zellgebundene Immunreaktionen, wie sie sich u. a. mit Hilfe des Hauttests (»Blastomyzinprobe«) zeigen lassen, korrelieren in der Regel mit einer günstigeren Prognose. *Therapeutisch* steht bei der nordamerikanischen Blastomykose Amphoterizin B im Vordergrund. Hie und da empfiehlt sich die chirurgische Entfernung umschriebener Lungenherde.

198.6. Coccidioidomycosis (Kokzidioidomykose)

Definitionen: Die *Coccidioidomycosis (Kokzidioidomykose)* ist eine Pilzinfektionskrankheit, die durch Inhalation von *Coccidioides immitis,* einem in der freien Natur in Myzelform, im Körperinneren jedoch als Sphaerula vorkommenden Keim, verursacht wird. Die meisten Infektionen durch diese Mikroorganismen verlaufen harmlos *(»Desert fever«).* In einem kleinen Teil der Fälle kommt es aber zu einer *Dissemination* der Pilze im Körper, mit Streuherden bzw. destruktiven Läsionen in vielen Organen/Geweben, u. a. in Lunge, Lymphknoten, Leber, Milz, Nieren, Gehirn und Knochen. Die Krankheit ist vor allem in den trockenen Gebieten im Südwesten der USA sowie in Mexiko und Argentinien zuhause.

Ätiologie: *Coccidioides immitis* wächst in vitro bei Zimmertemperatur auf gewöhnlichen Nährböden oder auf Sabouraud-Glukose-Agar in Form flaumiger, weißlicher Kolonien, deren *Hyphen* rechteckige, etwa 2 × 4 µm messende *Arthrosporen* enthalten. Mit dem

Altern der Kolonie werden die letzteren durch Fragmentation freigesetzt. Dieser Vorgang spielt sich auch in der freien Natur ab. Gelangen die Arthrosporen ins Gewebe bzw. in Makrophagen, verwandeln sie sich in kurzer Zeit in *Sphaerulae*. Diese vergrößern sich während der nächsten 4–7 Tage bis zu einem Durchmesser von mehr als 30 μm und bilden im Inneren zahlreiche Endosporen: Es handelt sich somit um Sporangien. Die äußere Wand der letzteren kann bis 2 μm dick sein und enthält Chitin, ein Polymer von $\beta(1 \rightarrow 4)$ -verbundenem N-Azetylglukosamin. Mit der Zeit verdünnt sich die Wand, rupturiert und läßt die Endosporen frei. Arthrosporen verwandeln sich auch im Dottersack von Hühnerembryonen zu Sphaerulae. Die Keime weisen eine ganze Zahl von *Antigenen* auf. »*Kokzidioidin*« wird aus dem Filtrat einer Bouillonkultur von Coccidioides immitis gewonnen. »*Sphärulin*« entstammt den oben erwähnten Sphaerulae. Im Kokzidioidin finden sich Polysaccharidanteile, die selbst positive Haut- und Präzipitationsreaktionen ergeben können. *Kreuzreaktionen* mit Histoplasma capsulatum (s. u.) und anderen Pilzen sind bekannt.

Epidemiologie: Coccidioides immitis ist ein Pilz, der offenbar gut an wüstenähnliche Verhältnisse adaptiert ist, unter denen er – am Boden bzw. auf pflanzlichem Material – als hochfragiles Myzel wächst. Bei der leichtesten Störung, z. B. bei Luftzug, zerbrechen die Myzelien in *zahllose Arthrosporen,* die wegen ihres geringen Gewichts mit dem Wind über weite Strecken getragen werden. Die *Infektion* erfolgt durch *Inhalation der Arthrosporen.* Außer dem Menschen können auch Tiere erkranken, u. a. Nager, Hunde und Rinder. Eine Übertragung von Mensch zu Mensch oder von Tier zu Mensch spielt, falls sie überhaupt vorkommt, eine geringe Rolle. Die Kokzidioidomykose ist u. a. in trockenen Gebieten von Kalifornien, Nevada, Arizona, Texas, Mexiko und Argentinien ziemlich weit verbreitet.

Pathogenese: Nach Inhalation von *Arthrosporen* gelangen diese z. T. bis in die Alveolen und werden dort wahrscheinlich zum guten Teil von Makrophagen endozytiert. Die Umwandlung in *Sphaerulae* erfolgt teilweise intrazellulär, wobei die Phagozyten zugrunde gehen, sobald das Sporangium eine gewisse Größe erreicht hat. Die freigesetzten *Endosporen* wirken u. a. chemotaktisch auf neutrophile Granulozyten, die sich in den Alveolen ansammeln und beim Versuch der Phagozytose von Endosporen in größerer Zahl zerstört werden. Falls der Prozeß nicht unter Kontrolle gebracht wird (s. u.), entwickelt sich auf dieser Basis eine *nekrotisierende Pneumonie.* Kommt es indessen zur Ausbildung einer wirksamen *zellgebundenen Immunität,* d. h. einer durch sensibiliserte Lymphozyten ausglösten Aktivierung der Makrophagen, erfährt die Pilzvermehrung eine starke Hemmung. Offenbar entwickeln aktivierte Makrophagen eine beträchtliche fungizide Aktivität. Diese Art von Reaktion geht mit der Bildung von Granulomen einher und führt in der Mehrzahl der Fälle zu einer Eindämmung und schließlichen Kontrolle des infektiösen Prozesses. Vereinzelt scheint aber auch die granulomatöse Reaktion dem Geschehen nicht Herr werden zu können. Die Gründe hierfür sind nur lückenhaft bekannt. Man denkt u. a. an partielle *Defekte des T-Lymphozyten-Systems.* Hie und da kommt es – gemessen am Resultat des Hauttests – zu einer eigentlichen »*Anergie*«, deren Natur umstritten ist. Dabei ist zu beachten, daß die Antigene, die für den *Hauttest* benützt werden (*Kokzidioidin,* das vorwiegend Myzelienantigene enthält, und *Sphärulin,* das von Sphaerulae stammt), nicht notwendigerweise dem Antigenmuster entspricht, das bei Infektion in vivo anfällt. Sphärulin-Hautteste erfassen z. T. auch Individuen, die mit Coccidoides immitis Kontakt hatten und bei dem mit Kokzidioidin durchgeführten Hauttest eine negative Reaktion zeigen. Als wertvoll hat sich zudem die *Stimulation von Patienten-Lymphozyten durch solche Pilzantigene* in vitro erwiesen, wobei die Produktion von MIF (S. 1124) als relativ zuverlässiger Parameter gilt. Vereinzelt ließen sich bei Patienten mit progredienter Kokzidioidomykose im Serum blockierende Antikörper nachweisen; wir haben aber keine Anhaltspunkte für die Annahme, daß ein solcher Mechanismus ganz allgemein für die Progression der Infektion verantwortlich sein könnte. Die bei herabgesetzter oder fast fehlender zellgebundener Immunität oft nachweisbare erhöhte Konzentration komplementbindender spezifischer Antikörper im Blut beruht vielleicht auf einer vermehrten Inanspruchnahme des B-Zellensystems *wegen* der reduzierten zellgebundenen Immunität. Schließlich ist, ähnlich wie bei der Tuberkulose, daran zu denken, daß sehr kräftige zellgebundene Immunreaktionen ihrerseits erheblich zum Gewebeschaden beitragen dürften. Viele dieser Fragen harren einer weiteren Klärung.

Morphologisch charakterisiert sich die *pulmonale Primärinfektion,* wie gesagt, durch das Auftreten eines fibrinös-leukozytären Exsudates in den Alveolen. Neutrophile finden sich auch in den kleinen Bronchien und Bronchiolen. Hie und da kommt es zur Bildung kleiner Nekroseherde im Zusammenhang mit massiven Ansammlungen von Granulozyten. Sobald die zellgebundene Immunreaktion in Gang gekommen ist, wandelt sich das Bild: Die bisher sehr zahlreich nachweisbaren Pilze finden sich nur noch in beschränkter Zahl, oft inmitten kleiner Eiterherde, die von einem Saum epitheloidzelligen Granulationsgewebes mit Langhans'schen Riesenzellen umgeben sind. Die großen Sphaerulae mit den Endosporen sind für die Kokzidioidomykose annähernd pathognomonisch. Man gewinnt den Eindruck, daß die eitrige Reaktion vor allem mit der Freisetzung von Endosporen aus den Sphaerulae korreliert, während die letzteren, solange sie intakt sind, eher ein Auftreten epitheloidzelliger Makrophagen begünstigen. Die tracheobronchialen und mediastinalen Lymphknoten beteiligen sich an dem Geschehen ebenfalls. In den meisten Fällen dürfte die granulomatöse Reaktion innerhalb kürzerer Zeit zur Vernarbung und schließlich Heilung überleiten. Bei der *progressiven Kokzidioidomykose* greift die granulomatöse und eitrige Entzündung jedoch um sich, und es entstehen z. T. größere Abszesse und schließlich Kavitäten, die von Granulations- und Narbengewebe umgeben sind. Die *disseminierte Kokzidioidomykose* erkennt man am Vorhandensein zahlreicher, meist kleinerer granulomatöser und oft zentral eitriger Herde in den verschiedensten Lokalisationen (s. u.). Bei der *kutanen Kokzidioidomykose,* die durch Eintritt der Erreger in die Haut verursacht wird, spielen sich als Funktion der Zeit ähnliche entzündliche Reaktionen ab wie in den Lungen. Schließlich kann daraus ein langdauernder granulomatöser Prozeß hervorgehen. In einem Teil der Fälle von Kokzidioidomykose entwickelt sich ein *Erythema nodosum,* wahrscheinlich als Folge einer Immunkomplex-induzierten Vaskulitis. Auch die hie und da zu beobachtenden *Pleuraergüsse* könnten z. T. auf Überempfindlichkeitsreaktionen beruhen.

In Fällen von *Dissemination der Infektion* finden wir z. B. Lymphknoten, Milz, Leber, Nieren, Nebennieren, Perikard, Meningen, Knochen und andere Organe/Gewebe befallen, ganz abgesehen von Streuherden in der Haut. Vorwiegend handelt es sich bei diesen Metastasen ebenfalls um granulomatös-eitrige Veränderungen. In den weichen Hirnhäuten kann entweder die granulomatöse Komponente vorherrschen oder wir haben es mit einem mehr eitrigen Prozeß zu tun. Vor allem im ersteren Fall besteht die Gefahr der Ausbildung eines Hydrocephalus.

Folgen und **Symptome:** Das meist gutartig verlaufende sog. »*Desert fever*« *(primäre pulmonale Kokzidioidomykose)* macht höchstens Influenza-ähnliche Symtpome, z. T. verbunden mit Pleuraergüssen. Diese Veränderungen treten nach einer *Inkubationsperiode* von etwa 1–3 Wochen in Erscheinung und stehen mit ihrer Milde in einem gewissen Kontrast zu dem oft eindrücklichen radiologischen Befund. Arthralgien, Erythema nodosum, andere Hautveränderungen hyperergischer Art u. a. m. treten etwas häufiger bei Frauen als bei Männern in Erscheinung. In ungefähr 2% der Fälle bleiben *chronische Lungenkavernen* zurück, vor allem in den Oberlappen, wie bei der Tuberkulose. Eine *disseminierte Kokzidioidomykose* beobachtet man bei weniger als 0,2% der Individuen, die eine klinisch faßbare Primoinfektion hinter sich haben. Dunkelhäutige Rassen scheinen in dieser Hinsicht empfindlicher zu sein als die weiße Rasse. Die klinischen Symptome und Zeichen sind die eines schweren progredienten Leidens mit Fieber, Gewichtsverlust, pulmonalen Störungen verschiedener Art und weiteren krankhaften Erscheinungen, die durch die Lokalisation der Streuherde gegeben sind (z. B. *Meningitis,* die fast immer tödlichen Verlauf nimmt). Die *isolierte Hautkokzidioidomykose* ist meist gut als solche zu erkennen. Die *Diagnosestellung* bei *Kokzidioidomykose* gestaltet sich nicht immer leicht. Klinische Verdachtsmomente ergeben sich – abgesehen von epidemiologischen Überlegungen – aus dem Thorax-Röntgenbild mit multiplen Verschattungen und u. U. dünnwandigen Kavitäten, ferner aus einer oftmals vorhandenen Eosinophilie sowie allenfalls dem Resultat serologischer Untersuchungen und der Hautteste; die beschränkte Bedeutung der letzteren wurde schon hervorgehoben. Die sichere Diagnose stützt sich jedoch auf den Erregernachweis in Biopsiematerial oder Exsudat, wobei die typischen Sphaerulae gesucht werden müssen. In eitrigem Exsudat findet man die letzteren am besten nach Vorbehandlung des Materials mit 20%-igem KOH. Die Kultur der Pilze gelingt in vielen Fällen. *Therapeutisch* empfiehlt sich am ehesten Amphoterizin B, doch sind die Erfolge oft unbefriedigend.

198.7. Histoplasmosis (Histoplasmose)

Definitionen: Die durch den dimorphen Pilz *Histoplasma capsulatum* hervorgerufene *Histoplasmosis (Histoplasmose)* ist eine außerhalb von Europa weit verbreitete Infektionskrankheit, die unbeachtet bleiben kann oder von milden respiratorischen Symptomen bis zu einem disseminierten, oft tödlich endenden Prozeß verschieden schweren Krankheitserscheinungen entspricht. Die Erreger finden sich meist als zahlreiche kleinste Keime innerhalb von Makrophagen. Die durch *Histoplasma capsulatum var. duboisii* verursachte *afrikanische Histoplasmose* kennzeichnet sich im Gegensatz zu der klassischen Form der Krankheit nicht in erster Linie durch Lungenschäden, sondern durch Haut- und Knochenläsionen.

Ätiologie: *Histoplasma capsulatum* ist ein dimorpher Pilz, der unter natürlichen Bedingungen, d. h. als ein in der Außenwelt lebender Saprophyt, fast ausschließlich in Myzelform wächst, im Wirtsgewebe jedoch Sproßpilz-Formen annimmt. Bei den letzteren handelt es sich um kleine, 2–3 µm messende, ovaläre Zellen ohne Kapsel, deren Inhalt bei Giemsa- oder Gram-Färbung den Farbstoff aufnimmt. Die Bezeichnung »capsulatum« stammt von dem hellen Hof (»Halo«), den man in Ausstrich- und vor allem Schnittpräparaten um die Keime herum liegen sieht, und der früher fälschlicherweise als Kapsel gedeutet wurde. Meistens handelt es sich um einen Schrumpfungsartefakt. Bei Zimmertemperatur gelingt die *Kultur* z. B. auf Cytosinhaltigen Sabouraud-Medien, wo der Pilz Myzelform zeigt, ferner bei 37 °C auf Blutagar, auf dem er in Hefeform sproßt. In der letztgenannten Phase sind die Keime wenig stabil, und zur erfolgreichen Züchtung bedarf es in der Regel eines ziemlich großen Inokulums. Dazu kommt, daß die Vermehrung in vitro bis zur sichtbaren Koloniebildung mindestens etwa 2–3 Wochen in Anspruch nimmt. Es verwundert daher nicht, daß die Isolierung dieses *für den Menschen obligat pathogenen Pilzes* aus Untersuchungsmaterial oft nicht gelingt. Zur Identifizierung eignen sich Myzelformen, die typische, 10 × 20 µm messende, rundliche *Chlamydosporen mit warzenförmigen Vorragungen* aufweisen. *Histoplasma capsulatum var. duboisii (Histoplasma duboisii)* sieht in Kultur ganz ähnlich aus, im Wirtsgewebe dagegen gleicht es mehr Blastomyces dermatitidis. Sowohl die Mikrokonidien wie die erwähnten Chlamydosporen sind hochinfektiös, welhalb bei Laboratoriumsarbeiten mit diesem Material Vorsicht geboten ist. Histoplasma capsulatum besitzt eine ganze Zahl von *Antigenen,* von denen wenigstens ein Teil im sog. »*Histoplasmin*« enthalten ist. Beim letzteren handelt es sich um ein Filtrat aus einer Nährbouillon, in der Histoplasma gezüchtet worden war. Sowohl aus Hefeformen als auch aus Myzelien hat man u. a. Polysaccharide isoliert, die – in Gegenwart spezifischer Antikörper – eine präzipitierende und komplementbindende Aktivität zeigen. Über *Histoplasma-Toxine* ist nichts zuverlässiges bekannt.

Epidemiologie: Die Histoplasmose kommt u. a. in den großen Tälern Südamerikas, im Mittelwesten der USA, in Afrika sowie in Südostasien vor, kaum jedoch in Europa. Der Pilz gedeiht besonders gut in *Vogelmist,* ferner auch auf *Exkrementen von Fleder-*

mäusen, weshalb in Höhlen, die von den letzteren bewohnt werden, Infektionsgefahr besteht (sog. »*cave fever*«). In Städten findet man Histoplasma capsulatum u. a. unter Bäumen oder an anderen Orten, wo Vogelexkremente in größeren Mengen vorhanden sind. Die *Infektion* erfolgt fast immer durch *Inhalation von Sporen.*

Pathogenese: Die im Bereich der *Lungenalveolen* deponierten Sporen von Histoplasma capsulatum werden wahrscheinlich zum größten Teil von Makrophagen endozytiert, in denen sich die Keime zu vermehren vermögen. Neutrophile Granulozyten sind offenbar außerstande, diese Pilze zu zerstören. *Zellgebundene Immunreaktionen* dürften das Hauptgewicht der Körperabwehr ausmachen, jedenfalls scheinen spezifische Antikörper weder die Phagozytose der Keime noch deren intrazelluläre Vermehrung wesentlich zu beeinflussen. Für die Immunisierung in vivo haben vermutlich pilzeigene Glykoproteine eine besonders wichtige Bedeutung. Je nach Infektionsdosis und Immunitätslage des Wirtsorganismus kann die Infektion durch Histoplasma capsulatum einen unterschiedlichen Verlauf nehmen. In den meisten Fällen heilt eine sog. *primäre Histoplasmose* spontan, ohne sich weiter auszubreiten. Ist dies nicht der Fall, kann der Prozeß um sich greifen und u. U. eine sog. *akute disseminierte Histoplasmose* zur Folge haben, die in unbehandelten Fällen (vor allem Kinder) sehr häufig tödlich endet. Bei der sog. *akuten »Reaktivierungs-Histoplasmose«,* die vorsensibilisierte Individuen betrifft, kommt es aufgrund von Überempfindlichkeitsreaktionen manchmal zu schweren pulmonalen Entzündungen. Die *chronische Lungen-Histoplasmose* zeigt demgegenüber eine große Ähnlichkeit mit der chronischen pulmonalen Tuberkulose und geht vorwiegend mit granulomatösen Prozessen, u. U. auch mit einer ausgedehnten Fibrosierung und/oder der Bildung von Kavernen einher. In solchen Fällen findet sich oft kein Hinweis auf defiziente T-Zellen-Funktionen; vielmehr scheinen vorher schon bestehende Störungen der Lungenstrukturen und/oder -funktionen eine wichtige Rolle zu spielen. Man begegnet dieser Variante der Histoplasmose z. B. gehäuft bei schweren Rauchern im mittleren Alter. Im Gegensatz hierzu finden wir bei Patienten mit *chronischer disseminierter Histoplasmose* öfters Hinweise auf eine eingeschränkte zellgebundene Immunreaktivität. Zu dieser Form des Leidens neigen z. B. Hodgkin-Kranke. Während bei der chronischen pulmonalen Histoplasmose die Hauptgefahr in einer respiratorischen Insuffizienz und/oder einer bakteriellen Sekundärinfektion liegt, kommen bei der chronischen disseminierten Histoplasmose die verschiedensten Komplikationen in Frage (s. u.).
Die Eintrittspforte der Erreger, die die *afrikanische Histoplasmose* erzeugen, ist offenbar nicht oder selten in den Lungen gelegen. Vermutlich spielt u. a. das Eindringen von Sporen durch kleine *Hautläsionen* eine wichtige Rolle.

Morphologisch kennzeichnet sich die Histoplasmose vor allem durch das Vorhandensein von *Makrophagen, die in ihrem Zytoplasma zahlreiche kleine Histoplasmen in Hefeform enthalten.* Diesen Befund, der differentialdiagnostisch u. a. gegen eine viszerale Leishmaniasis oder allenfalls eine generalisierte Toxoplasmose abzugrenzen ist, erheben wir allerdings in seiner reinen Form nur, wenn die zellgebundene, gegen den Pilz gerichtet Immunität (noch) nicht zustande gekommen oder weitgehend zusammengebrochen ist. Dies ist z. B. in den Frühstadien nach Primärinfektion und bei der *disseminierten Histoplasmose* (z. B. bei Kindern) der Fall. Sind dagegen *zellgebundene Immunreaktionen* erheblichen Ausmaßes in Gang gekommen, findet sich in der Regel ein anderes Bild, nämlich das Auftreten *epitheloidzelligen Granulationsgewebes mit Langhans'schen Riesenzellen* und zentraler *käsiger Nekrose,* ganz ähnlich wie bei der Tuberkulose. Dies trifft beispielsweise für die meisten Fälle von sog. *gutartiger akuter Histoplasmose der Lungen (»Histoplasma-Pneumonitis«)* im fortgeschrittenen Stadium zu. Bei dieser Art von Gewebeveränderung sind die Erreger nur in geringer Zahl vorhanden und müssen im histologischen Schnitt oft längere Zeit gesucht werden, besonders, wenn die granulomatöse Reaktion gegenüber der Verkäsung überwiegt. Abgesehen von den erwähnten, intrazellulär gelegenen, kleinen Histoplasmen, die man u. a. mit der Giemsa- oder der Gridley-Färbung darstellen kann, finden sich da und dort extrazellulär größere Hefeformen von Histoplasma capsulatum. Zentral verkäsende Granulome neigen mit der Zeit zur Vernarbung und schließlich zur *Verkalkung.* Es ergeben sich somit verschiedene Parallelen zur Tuberkulose. Wie bei der letzteren entsteht bei gesunden, nicht sensibilisierten Individuen bei pulmonaler Primärinfektion ein *Primärkomplex,* an dem sich die regionären Lymphknoten mitbeteiligen. Der Primärherd imponiert auf dem Thorax-Röntgenbild z. T. als sog. »Münzen-Läsion«. Nicht selten finden sich mehrere solche umschriebene Verschattungen. In den meisten Fällen heilt der Prozeß in dieser Phase ab und hinterläßt dann lediglich kleine Kalkherde. Je nach der Größe der Infektionsdosis und/oder der Immunitätslage des Wirtes kann sich aber eine *progressive pulmonale Histoplasmose* entwickeln, u. a. mit ausgedehnter *Fibrosierung* und *Kavernenbildung.* Man nimmt an, daß in solchen Fällen zellgebundene Überempfindlichkeitsreaktionen eine wichtige Rolle spielen, die an der Entstehung des Gewebeschadens beteiligt sein dürften. Bei der chronischen Histoplasmose der Lungen dieser Art vermutet man z. T. wiederholte Expositionen bzw. Reinfektionen. Kommt es zu einer *hämatogenen Streuung,* treten granulomatöse, zentral mehr oder weniger verkäste Herde in den verschiedensten Geweben/Organen auf. Relativ häufig sind die *Nebennieren befallen,* was zur Ausbildung einer Addison'schen Krankheit führen mag. In den *Nieren* entsteht u. U. eine nekrotisierende Papillitis. Weitere Streuherd-Lokalisationen sind die

Leber, die *Milz,* das *knöcherne Skelett,* u. U. auch das *Gehirn* und die *Meningen,* die Wand des *Verdauungstraktes, Herzklappen, Perikard* u. a. m. Diese Art von Streuung ist nicht mit der oben erwähnten *disseminierten Histoplasmose* bei weitgehender »Anergie« des Wirtes zu verwechseln. Bei der letzteren, der man am ehesten bei kleinen Kindern und älteren Leuten bzw. Patienten mit herabgesetzter zellgebundener Immunreaktivität begegnet, finden sich in Leber (Kupffer'sche Zellen), Milz, Lymphknoten, Lungen, Nebennieren, Knochenmark, Darm u. a. zahlreiche, mit kleinen Histoplasmen angefüllte Makrophagen.

Folgen und **Symptome:** Weitaus die meisten Fälle von Infektion durch Histoplasma capsulatum zeigen einen sehr milden Verlauf oder werden überhaupt *nicht beachtet.* Die sog. *gutartige akute pulmonale Histoplasmose* verursacht in der Regel nur ein kurzdauerndes Kranksein (1–2 Wochen), das einem grippalen Infekt gleicht. In Spätstadien weisen dann kleine Kalkherde in den Lungen bei positivem Ausfall des Histoplasmin-Hauttests auf die Natur einer derartigen krankhaften Episode hin. Ein solcher Befund berechtigt besonders dann zum Verdacht auf Histoplasmose, wenn mit den Kalkherden in den Lungen keine positive Reaktion auf den Tuberkulin-Hauttest verbunden ist. *Schwere Formen von Histoplasmose,* insbesondere der Lungen, gehen in der Regel mit fortdauerndem Fieber, Gewichtsverlust, Dyspnoe, Pleuraschmerzen u. a. einher, und auf dem Thorax-Röntgenbild erkennt man ausgedehnte pulmonale Infiltrate. Die letzteren zeigen erst nach längerer Zeit eine erkennbare Kalkeinlagerung. Die *chronischen lokalisierten Formen von Histoplasmose* gleichen in ihren klinischen Manifestationen stark der Organtuberkulose. Dies gilt nicht nur für die *Lungen,* wo u. a. Kavernen auftreten können, sondern auch für andere Organe/Gewebe (vgl. Morbus Addison). Bei der *chronischen mukokutanen Histoplasmose* treten u. a. Geschwüre auf, z. B. im Bereich der Mundhöhle (Zunge u. a.), des Larynx, der Genitalorgane oder der Harnblase. Während diese z. T. über Jahre sich hinziehenden Leiden vor allem bei Erwachsenen – insbesondere bei Männern – beobachtet werden, begegnen wir der progredient verlaufenden *disseminierten Histoplasmose* in erster Linie bei kleinen Kindern und älteren Individuen bzw. bei Patienten, die aus irgend einem Grund in ihrer Abwehr stark geschwächt sind. Bei *Kindern* äußert sich diese Form der Krankheit in einem schweren fieberhaften Zustand, der mit Anämie, Leukopenie, Hepatosplenomegalie und Symptomen von Seiten der verschiedensten Organe einhergeht. Bei *Erwachsenen* ist der Ausbreitungsgrad in der Regel geringer; man notiert z. B. Geschwüre im Lippen-, Oropharynx- und Larynxbereich, ferner besteht nicht selten eine massive Lymphadenopathie, u. U. eine mediastinale Fibrose mit einem Vena-cava-superior-Syndrom, zudem verschiedene Varianten von Pneumonie, zerebrale Störungen, Basalmeningitis u. a. m. Die *Diagnosestellung* ist bei der disseminierten Histoplasmose nicht schwierig, da hier Erreger in großer Zahl vorhanden sind, die man mikroskopisch erkennen und in Kultur bringen kann. Bei chronischen lokalisierten Formen von Histoplasmose gestaltet sich der Pilznachweis schon schwieriger. Hier helfen oft Biopsien weiter. Zudem kann man mit bioptisch gewonnenem Material oder z. B. Sputum Tierversuche einleiten (Mäuse), die dann, nach ungefähr einem Monat, den Erregernachweis gestatten. Gelingt keiner dieser Versuche, ist man auf eine Wahrscheinlichkeitsdiagnose angewiesen. Diese stützt sich u. a. auf die Expositionsanamnese, das positive Resultat der Komplementbindungsreaktion und des Immundiffusionstests, den positiven Ausfall des Histoplasmin-Hauttests und den Nachweis kleiner, oft nur miliarer Verkalkungen in Lungen und Milz. *Differentialdiagnostisch* müssen u. a. Tuberkulose, Morbus Boeck, Leukämie, infektiöse Mononukleose, Lymphoma malignum Hodgkin, Bruzellosen, generalisierte Toxoplasmose und Kala-Azár abgegrenzt werden, letztere vor allem im Hinblick auf den täuschend ähnlichen Befund erregerbeladener Makrophagen. *Therapeutisch* ist Amphoterizin B das Mittel der Wahl.

Bei der *afrikanischen Histoplasmose* befinden sich die Hauptläsionen im *Hautbereich,* von wo sie u. U. auf benachbarte Knochen übergreifen und/oder an die Oberfläche durchbrechen können. Hie und da sind die Lymphknoten befallen. Man kennt auch disseminierte Formen, doch bleiben hier die Lungen oft ausgespart.

Beispiele:

- Im östlichen Teil des *mittleren Westens der USA* ist die Zahl der Individuen mit positivem Histoplasmin-Test, kleinen Lungenverkalkungen und negativer Tuberkulinreaktion außerordentlich groß. Trotzdem werden in diesem Land seit der Einführung der Chemotherapie jährlich nur mehr etwa 50 tödliche Fälle von Histoplasmose gemeldet.
- Verschiedentlich beobachtet man bei akuter Histoplasmose das Auftreten eines *Erythema nodosum* und/oder eines *Erythema multiforme,* beides wahrscheinlich in erster Linie Immunkomplex-induzierte Veränderungen mit/bei Vaskulitis.

198.8. Sporotrichosis

Definitionen: Die *Sporotrichosis (Sporotrichose)* ist eine durch *Sporothrix schenckii* verursachte, u. a. bei Floristen und Gärtnern auftretende, chronische Infektion im Haut-Unterhautbereich, die mit der Bildung eiternder Knötchen längs der Lymphbahnen einhergeht und nur selten zu einer Dissemination des Erregers führt.

Ätiologie: *Sporothrix schenckii* ist ein dimorpher Pilz, der auf Sabouraud-Agar bei Zimmertemperatur in Form von Myzelien mit traubenartig angeordneten, birnenförmigen Konidien wächst, im Gewebe jedoch ganz kleine, zigarrenähnliche, Gram-positive Hefezellen bildet. Der Keim läßt sich bei 37 °C auch auf mit Zystin angereichertem Blutagar züchten. Die Kolonien auf Sabouraud-Agar bilden sich im Verlauf von 3–5 Wochen nach Beimpfung, sind gelbbräunlich bis schwärzlich und haben ein lederartiges Aussehen. Die Pilze besitzen zahlreiche Antigene und können – in Form abgetöteter

Keime in Suspension – zur Auslösung von Hautreaktionen benützt werden. Zu diesem Zweck eignen sich auch Kohlenhydratfraktionen derselben.

Epidemiologie: Sporothrix schenckii wächst saprophytär auf den verschiedensten pflanzlichen Materialien bzw. *Pflanzen* (u. a. Sphagnum, einer Flechte). Die Infektion erfolgt mehrheitlich durch Verletzungen, z. B. durch Dorne. In gewissen Gegenden, wie dem Tal des Mississippi in USA, kommt der Pilz gehäuft vor; er ist jedoch weltweit verbreitet. Verständlicherweise haben wir es hier zum guten Teil mit einer Berufskrankheit zu tun, indem vor allem *Gärtner, Floristen* u. a. erkranken.

Pathogenese: Der Keim dringt durch Hautläsionen ein; am häufigsten dürften der Infektion Dornenverletzungen zugrunde liegen. Nach längerer Zeit erzeugen die Pilze eine eitrige und granulomatöse Entzündung, die vor allem längs der Lymphbahnen fortschreitet, aber auch in die Tiefe vordringen und/oder an die Oberfläche durchbrechen kann. Eine klinisch ins Gewicht fallende hämatogene Aussaat bildet die Ausnahme.

Morphologisch finden sich im Zentrum der Herde meist eine Nekrose bzw. ein Abszess, darum herum z. T. epitheloidzelliges Granulationsgewebe mit einigen mehrkernigen Riesenzellen sowie – je nach Alter – Narbengewebe. Oft kommt es zur *Ulzeration.* Von diesem »*sporotrichotischen Schanker*« ausgehend, bilden sich längs der Lymphwege mit der Zeit ähnliche Herde. Manchmal greift der Prozess auf in der Tiefe liegende Faszien, Muskeln, Gelenke und Knochen über. In Fällen von hämatogener Streuung fanden sich Herde u. a. in Leber, Nieren, Knochen und Hoden. Vereinzelt soll es nach Inhalation dieser Pilze zur Ausbildung von Lungenkavernen gekommen sein.

Folgen und **Symptome:** Die Primärläsion wird in der Regel nach einer längeren *Inkubationsperiode* (7–20 Wochen) deutlich sichtbar. Die knotigen Verdickungen und Geschwüre schmerzen in der Regel nicht und verursachen auch keine Allgemeinerscheinungen, wie Fieber, es sei denn, es trete eine Sekundärinfektion hinzu. Die Läsionen neigen zur Fistelbildung und bleiben sehr lange bestehen, indem fast keine spontane Heilungstendenz erkennbar ist. Bei Dissemination droht die Gefahr eines tödlichen Ausgangs. Die *Diagnosestellung* beruht vorwiegend auf der kulturellen Isolation von Sporothrix schenckii, z. T. nach vorheriger Anreicherung der Keime im Tierversuch. MikroskopischeUntersuchungen der Läsionen lassen hie und da die Gram-positiven, plump-stäbchenförmigen Hefen erkennen, die Ausbeute ist aber eher gering. Kutanteste und serologische Untersuchungen sind zur Zeit noch wenig zuverlässig. Die *Therapie* besteht vor allem in der peroralen Verabreichung von Kaliumjodid, bei der disseminierten Form von Amphoterizin B.

198.9. Phycomycosis, mit besonderer Betonung der Mucormycosis

Definitionen: Unter dem Sammelbegriff einer *Phycomycosis (Phykomykose)* faßt man Infektionskrankheiten zusammen, die durch Vertreter verschiedener Ordnungen der Pilzklasse der Phycomycetes verursacht werden. Die *Mycormycosis* beruht auf einer Infektion durch *Mucoraceae,* im besonderen Pilze der Gattungen *Mucor, Absidia* und *Rhizopus.* Mukormykosen treten in verschiedener Lokalisation in Erscheinung; man kennt u. a. eine *rhinozerebrale,* eine *pulmonale,* eine *enterale* und eine *korneale* Form. Bei der sog. *tropischen Phycomycosis* haben wir es mit zwei hauptsächlichen Krankheitsbildern zu tun, nämlich mit der *Rhinoentomophthoromycosis,* verursacht durch *Entomophthora coronata,* und der sog. *subkutanen Phycomycosis,* hervorgerufen durch *Basidiobolus ranarum bzw. haptosporus.*

Ätiologie: *Mukorazeen (Köpfchenschimmel)* sind Schimmelpilze, die unterschiedlich dicke, wenig septierte Hyphen produzieren. Die verzweigten und vor allem im Gewebe in ihrem Kaliber schwankenden (6–25 µm Durchmesser) Myzelien lassen Septierungen manchmal gänzlich vermissen. Die *Kultur* dieser anspruchslosen Mikroorganismen ist leicht zu erreichen, indem sie auf allen kohlenhydrathaltigen Nährböden in kurzer Zeit ein ziemlich hohes, hellgraues bis bräunliches Luftmyzel bilden. An den Endigungen des letzteren erkennt man kugelförmige Sporangien. Im Gegensatz zu den Mukorazeen bildet *Basidiobolus ranarum* ein septiertes Myzel. Die Pilze weisen verschiedene Antigene auf. Über die chemische Beschaffenheit von Mukortoxinen ist wenig bekannt.

Epidemiologie: Mukorazeen kommen ubiquitär vor und wachsen z. B. auf Humus, ferner auf Heu, Stroh, Kompost u. a. Wegen ihrer weiten Verbreitung darf angenommen werden, daß der Mensch häufig mit ihnen in Kontakt gerät. Durch diese Pilze verursachte Infektionskrankheiten kommen aber nur relativ selten, d. h. unter besonderen Bedingungen, zustande (s. u.). Als Eintrittspforten sind der Oropharynx, der Respirationstrakt, der Verdauungstrakt und allenfalls die Haut zu nennen.

Pathogenese: Begünstigend für die Vermehrung der Keime im menschlichen Körper wirken sich u. a. eine erhebliche *metabolische Azidose* (häufiger diabetische als urämische Azidose), schwere *Störungen der Abwehrmechanismen,* wie sie bei Leukämie, malignen Lymphomen, anderen neoplastischen Prozessen, bei Verbrennungen und im Anschluß an Bestrahlungen oder zytostatische Behandlungen vorkommen, sowie *anatomisch bedingte Veränderungen* (Bronchiektasen), die dem Pilzwachstum förderlich sind, aus. Diese Faktoren spielen allerdings bei der hierzulande bekannten Mukormykose eine größere Rolle als etwa bei der tropischen Phykomykose. In den Geweben zeigen die Mukorazeen aus unbekannten Gründen eine starke *Affinität zu Blutgefäßen,* in die sie einzuwachsen pflegen und die sie daher öfters verschließen, z. T. in Form sog. »*Pilzthromben*«. Je nach der Art des betroffenen Gefäßes kann es u. U. zur Ausbildung von Infarkten kommen. In Hohlräumen, wie *Nasennebenhöhlen,* ausgeweiteten *Bronchien* u. a., bilden die Keime z. B. sog. *Pilzballen,* die obturierend wirken können. Man vermutet, daß Mucor aus der Nasengegend längs der befallenen Gefäße in den *Retroorbitalraum* und ins Schädelinnere gelangen können, wo sie u. U. – wiederum vor allem durch Gefäßverschlüsse – erhebliche *Hirnschäden* anrichten. Hie und da kommt es zur hämatogenen Aussaat, wobei z. T. die verschiedensten Gewebe/Organe betroffen werden. *Pulmonale Formen vn Mucormycosis,* die nicht selten zur Entstehung septischer Infarkte Anlaß geben, beobachten wir etwas gehäuft bei Patienten mit Leukämie. Der *enteralen Mucormycosis* begegnet man vor allem in Afrika, meistens in Zusammenhang mit Ernährungsstörungen. Eine *korneale Mycormycosis* entwickelt sich in seltenen Fällen von Hornhautverletzung. Die vor allem in tropischen Gebieten bekannte *subkutane Phykomykose* führt in der Regel nur zu einem lokalen granulomatösen Prozeß; in erster Linie sind Kinder betroffen. Bei der durch *Entomophthora coronata* hervorgerufenen Form der nasalen Phykomykose, die man vor allem in Afrika antrifft, kommt es u. U. zu ausgedehnten Zerstörungen im Nasenbereich. Eine auffällige Beteiligung der Blutgefäße ist in diesen Fällen nicht zu erkennen.

Morphologisch zeigt das *Myzel von Phykomyzeten,* im besonderen von *Mucor,* wie man es *in Gewebeläsionen* findet, gewisse Besonderheiten: Die Hyphen sind z. T. ungewöhnlich dick (bis 25 μm im Durchmesser) und variieren hinsichtlich des Kalibers ganz erheblich. Septierungen sind fast nicht zu finden. Mit Hilfe besonderer Färbungen (z. B. die Grocott'sche Modifikation der Silber-Methenamin-Färbung) kann man die zarten Myzelienwände, die z. T. zerknittertem Papier ähneln, deutlich zur Darstellung bringen. Die Verzweigungen gehen öfters in einem ziemlich weiten Winkel ab, z. T. sogar rechtwinklig. Die entzündlichen Veränderungen sind in der Regel uncharakteristisch und können von Neutrophilen-haltigen Exsudaten/Infiltraten bis zur Bildung von typischem Granulationsgewebe mit schließlicher Vernarbung reichen. Charakteristisch ist das häufige *Einwachsen der Pilze in Gefäße,* im besonderen in Venen, u. U. aber auch in Arterien, die durch einen solchen Prozeß z. T. verschlossen werden. Ein erheblicher Teil der Gewebeläsionen wird durch derartige vaskuläre Störungen verursacht, z. B. Oedem, Blutungen, Nekrose u. a. m. Eigentliche Infarkte (z. B. in Lungen, Gehirn, u. U. Myokard, Darm (mit nachfolgender Gangrän)) sind keine Seltenheit. Im *Hautbereich* kommt es dann und wann zu Ulzerationen. Epitheloidzelliges Granulationsgewebe mit mehrkernigen Riesenzellen vom Langhans-Typ treffen wir nicht häufig an.

Folgen und **Symptome:** Bei Befall des *Nasenbereiches* durch *Mucor* oder – was häufiger zutrifft – *Rhizopus* finden sich bei lokaler Inspektion nicht selten größere, dunkelbraune Massen, die Pilzballen entsprechen. Der Prozeß ist in der Regel mit der Bildung eines dunklen, z. T. mit Blut vermengten Exsudates verbunden. Bei der klassischen *zerebralen Mukormykose,* die mehrheitlich bei Diabetikern mit unkontrollierter Azidose beobachtet wird, herrschen Symptome und Zeichen eines multifokalen vaskulären Geschehens vor. Oft kommt es auch zur Ophthalmoplegie, verbunden mit Oedem von Augenliedern und Retina, Proptosis u. a. Meningitische Störungen sind in wechselndem Maß ebenfalls vorhanden. Kopfschmerzen und Fieber fehlen selten. Die *pulmonale Mucormycosis* kann allmählich sich verstärkende oder plötzlich auftretende Krankheitserscheinungen verursachen. Die letzteren umfassen u. a. Thoraxschmerzen, Fieber, Hämoptyse und umschriebene pleuritische Zeichen. Bei der *afrikanischen Form der nasalen Phykomykose* stehen unregelmäßige Schwellungen im Gesichtsbereich im Vordergrund; wie erwähnt, kommt es dann und wann zu destruktiven Prozessen im Nasengebiet. Die *subkutane Phykomykose,* die ebenfalls in erster Linie in Afrika bekannt ist, geht in der Regel nicht mit nennenswerten Allgemeinsymptomen einher.
Ein seltenes Krankheitsbild, das sog. »*Sassoon Hospital syndrome*«, das sich u. a. durch eine epidemische Polyurie und Polydipsie auszeichnet, soll – wie man annimmt – auf der Wirkung von Toxinen von *Rhizopus nigricans* beruhen. Weitere Krankheitserscheinungen bei Phykomykosen erklären sich aus den oben erläuterten pathogenetischen und morphologischen Gegebenheiten. Die *Diagnose* wird durch den Nachweis der Pilze im Bereich der Läsionen und deren kulturelle Identifizierung gestellt. Nativpräparate z. B. von Nasennebenhöhleninhalt können nach Aufhellung durch KOH nützliche Dienste leisten. Die *Prognose* ist unterschiedlich: Die unbehandelte zerebrale und pulmonale Mukormykose nimmt fast immer einen tödlichen Verlauf. Dasselbe trifft für die seltenen disseminierten Formen zu, ferner für Fälle mit ausgedehntem Darmbefall. *Therapeutisch* kann Amphoterizin B u. U. eine Besserung bringen. Wichtig ist in Fällen von Diabetes die Korrektur der Azidose. Bei den afrikanischen Phykomykosen hat sich z. T. die perorale Gabe von Kaliumjodid bewährt.

Beispiele:

- Bei der vor allem in Afrika und Lateinamerika verbreiteten *Rhinoentomophthoromycosis* findet man um die in den Geweben liegenden Hyphen herum z. T. hyalines Material liegen, das meist Immunglobuline enthält. Ähnlich verhält es sich mit der *subkutanen Phykomykose,* die z. T. mit einer erheblichen Eosinophilie sowie schließlich einer Vernarbung verbunden ist.
- Von allen opportunistischen Mukorazeen wird am häufigsten *Rhizopus oryzae* von medizinisch-mikrobiologischen Laboratorien isoliert. Wie der Name sagt, handelt es sich meistens um einen Befall des Nasenbereichs, u. a. von Nebenhöhlen. *Mucor* wird seltener nachgewiesen, und *Absidia* nur in wenigen Fällen.
- *Mukorazeen* sind wichtige nosokomiale Krankheitserreger: In

Spitälern sind vor allem immunsuppressiv behandelte Patienten gefährdet. Die Pilze wachsen z. T. auf verderbenden Früchten oder können sonstwie verbreitet werden.

198.10. Aspergillosis

Definitionen: Die *Aspergillosis (Aspergillose)* beruht auf einer Infektion durch *Aspergillus fumigatus* oder u. U. andere Spezies von Aspergillus. Diese Pilze sind ausgesprochene Opportunisten und führen nur bei sehr hoher Infektionsdosis und/oder starker Einschränkung der wirtseigenen Abwehrkräfte zu einer krankmachenden Infektion. Am häufigsten handelt es sich hierbei um eine *bronchopulmonale Aspergillose,* d. h. eine Organmykose. Auch die *Ohren,* die *Orbita* und die *Nasennebenhöhlen* können betroffen sein. In seltenen Fällen kommt es zu einer *disseminierten Aspergillose.*

Ätiologie: Außer *Aspergillus fumigatus,* der für mehr als 90% der organgebundenen Formen der Aspergillose verantwortlich ist, isoliert man hie und da aus mykotischen Läsionen auch andere Spezies, z. B. *Aspergillus niger, Aspergillus flavus* oder *Aspergillus nidulans.* Aspergillus (sog. Kolben- und Gießkannenschimmel) wächst in vitro wie in vivo in Form von Myzelien, die eine ziemlich gleichmäßige Dicke von ungefähr 3–4 μm aufweisen und im Gewebe septierte, typischerweise Y-förmige Verzweigungen erkennen lassen. In *Kultur* wächst Aspergillus auf den meisten zuckerhaltigen Nährböden und bildet dabei ein Luftmyzel. An den Hyphenenden des letzteren finden sich oft komplexe Konidiophoren, die in Form eines »Köpfchens« mit Vesikeln, Sterigmata und Kondidien dem Sporenträger aufsitzen. Die Kulturen sind oft farbig, bei Aspergillus fumigatus je nach Alter bläulich-grün oder grau, bei Aspergillus niger schwarz, bei Aspergillus flavus grüngelb und bei Aspergillus nidulans braunrot bis grün. Die Aspergillusarten lassen sich auch aufgrund ihrer Sterigmata unterscheiden. Ferner weisen die Pilze eine ganze Zahl von *Antigenen* auf. Zu den bekannten Toxinen von Aspergillus gehören die *Aflatoxine.*

Epidemiologie: Aspergillus gedeiht ubiquitär.

Pathogenese: Pathogene Aspergillusarten vermögen im Bereich des Respirations – und/oder Verdauungstraktes die Oberfläche von Schleimhäuten zu besiedeln oder in diese sowie in darunter liegende Strukturen einzuwachsen. Bei der *Aspergillus-Bronchitis* kommt es in der Regel nur zu einer entzündlichen Reizung der Schleimhaut, die Pilze dringen aber in solchen Fällen kaum ins Gewebe ein. Invasive Formen von Aspergillose kommen vor allem bei *Verminderung der Wirtsabwehr* vor, z. B. bei Lymphoma malignum Hodgkin, nach zytostatischer bzw. immunsuppressiver Behandlung und nach Bestrahlung. Wahrscheinlich ist in dieser Hinsicht die *zellgebundene Immunität* von großer Bedeutung. Vor allem in vorbestehenden Kavitäten (Bronchiektasen oder allenfalls Kavernen anderer Art) können sich Pilzballen bilden, die als *Aspergillome* bekannt sind. In seltenen Fällen werden die letzteren u. U. durch die Mykose selbst verursacht. *Invasive Formen von pulmonaler Aspergillose* bewirken in der Regel eine granulomatöse Reaktion, die klinisch große Ähnlichkeit mit der Tuberkulose hat. Wie im Fall der Mukormykose kann es auch bei der Aspergillose zu einem Eindringen der Myzelien in *Blutgefäße* kommen, wobei sich die früher schon erwähnten Komplikationen ergeben. Ausgedehnte Zerstörungen im Lungenbereich infolge Aspergillose beobachten wir vor allem bei Patienten mit malignen Lymphomen oder Leukämie: Hier treten nicht selten *nekrotisierende Bronchopneumonien* auf. Bei hämatogener Streuung können die verschiedensten Organe/Gewebe befallen sein, u. a. das Gehirn, ferner Leber, Nieren, Milz, Herz, Thyreoidea u. a. m. Die durch Aspergillus verursachte *Otitis externa* wird in seltenen Fällen ebenfalls invasiv. Dasselbe gilt für *Aspergillus-Sinusitiden.* Im Verdauungskanal ist es vor allem die *Aspergillus-Oesophagitis,* die klinisch ins Gewicht fällt: Hier kann es u. U. zu Ulzerationen und zur Perforation kommen, mit nachfolgender Mediastinitis. *Aspergillus-Endokarditiden* treten am ehesten nach offenen Herzoperationen in Erscheinung. Posttraumatische *Aspergillus-Keratitiden* sind selten.

Morphologisch finden sich in wechselnder Kombination Abszessbildungen, Nekroseherde, Pilzthrombosen mit zugehörigen Veränderungen, Infarkte und Granulationsgewebe, das in Vernarbung ausmündet. In chronischen Fällen bildet sich z. T. auch epitheloidzelliges Granulationsgewebe mit einigen Langhans'schen Riesenzellen.

Folgen und **Symptome:** Beim Vorliegen *pulmonaler Aspergillome* besteht oft eine Neigung zu Hämoptyse. Liegt eine *nekrotisierende Aspergillus-Bronchopneumonie* ohne oder mit Infarkten vor, beobachten wir in der Regel Fieber, Dyspnoe und Tachypnoe. Bei fulminanter *disseminierte Aspergillose* finden sich neben Zeichen der Generalisation, wie dem Auftreten von Hautherden, vor allem zentralnervöse Störungen, die bis zum Koma reichen. Die sog. *allergische Aspergillose* macht sich in erster Linie bei Asthmatikern bemerkbar, die eine Überempfindlichkeit vom anaphylaktischen Typ gegen Aspergillus-Antigene entwickeln. Neben üblichen Symptomen und Zeichen des Asthma bronchiale bzw. der asthmoiden Bronchitis bestehen in solchen Fällen meist auch Husten, Fieber, Pleuraschmerzen und eine ausgesprochene Eosinophilie. Die Aspergillose an Augen, Ohren, in Nasennebenhöhlen u. a. äußert sich ähnlich wie Phykomykosen in diesen Lokalisationen, wenn auch meist etwas milder. Die *Diagnosestellung* stützt sich auf den Nachweis und die Kultur von Aspergillus. In Gewebeschnitten erkennt man die Myzelien von Aspergillus vor allem bei PAS- und Silbermethenaminfärbung sehr gut. Annähernd pathognomonisch sind die septierten, ziemlich gleichmäßig kalibrierten Hyphen mit Y-förmigen Verzweigung. Gelingt der Erregernachweis nicht, können u. a. serologische Methoden benützt werden, z. B. die Agargel-Präzipitationstechnik. *Therapeutisch* gelangt in erster Linie Amphoterizin B zu Anwendung.

Beispiele:

- Bei der Diagnose einer *Aspergillose* ist nach Möglichkeit eine bioptisch entnommene Gewebeprobe histologisch zu untersuchen, da Kulturergebnisse, in gewissem Sinn auch der Nachweis von Aspergillus in Sputum oder Exsudaten, nicht denselben Aussagewert hat wie der *Nachweis des Pilzes im Bereich einer Läsion.*
- Die allergische Aspergillose ist z. B. in *Großbritannien* die Hauptursache flüchtiger Lungeninfiltrate mit Eosinophilie. Allergische Formen von Aspergillose kommen auch bei bestimmten Berufen gehäuft vor, z. B. bei Kürschnern, Müllern und Landwirten.
- Durch eine *intrakutane Injektion von Aspergillus-Antigenen* kann man bei Patienten mit invasiver Aspergillose oft eine Sofortreaktion im Sinn des Arthus'schen Phänomens auslösen.
- Abgesehen von Bronchiektasen und chronischer Lungentuberkulose, kommen *Aspergillome* gehäuft auch bei anderen Krankheiten vor, z. B. bei Bronchialkarzinomen, Boeck'scher Krankheit und Spondylitis ankylopoietica (Bechterew).
- Pilzballen ähnlich einem Aspergillom treten nicht selten auch in *Nasennebenhöhlen* in Erscheinung.

198.11. Geotrichosis

Die Dignität dieser Krankheit, die u. a. mit ulzerösen Veränderungen im Oropharynx und im Dickdarm, ferner mit Kavernenbildung in den Lungen einhergehen soll, ist noch umstritten. Der angeschuldigte Pilz, *Geotrichum candidum,* wurde wohl aus solchen Läsionen verschiedentlich isoliert, seine Meenschenpathogenität steht aber noch im Zweifel. In vitro hat der Keim eine gewisse Ähnlichkeit mit Coccidioides immitis, indem er ebenfalls rechteckförmige Arthrosporen produziert. Zur lokalen Therapie werden u. a. Lösungen von Gentianaviolett empfohlen, systemisch soll sich u. a. Kaliumjodid bewährt haben.

198.12. Echte, d. h. durch Pilze verursachte Maduromycosis (Myzetom)

Definitionen: Als *echte Maduromycosis (Eumyzeten-Myzetom)* bezeichnet man jene Formen von Myzetom, die durch *Pilze* verursacht werden. Im wesentlichen handelt es sich um destruktive Läsionen an den Füßen, z. T. aber auch an anderen Körperstellen, die sich durch Schwellungen, Fistelbildungen und eitrig-granulomatöse Prozesse in der Tiefe der Weichteile, z. T. auch im benachbarten Knochen, auszeichnen. Zu den echten Pilzen, die aus solchen Läsionen isoliert werden können, gehören u. a. *Monosporium apiospermum* (USA), ferner *Madurella mycetomii* (Äquatorial-Afrika) u. a. m.

Ätiologie: Die Pilze, die man bei Maduromycosis isoliert, sind nicht überall dieselben. In Amerika, insbesondere auch in USA, handelt es sich oft um *Monosporium apiospermum,* die imperfekte Form des Askomyzeten Allescheria boydii, die auf Sabouraud-Agar ein wolliges Myzel bildet. Die Hyphen tragen einzeln oder in kleinen Gruppen asexuelle Sporen an den Spitzen oder Seiten der Konidiophoren. Andere in USA bei Myzetom isolierte Pilze sind *Aspergillus, Penicillium, Madurella, Acremonium* und *Phialophora,* deren pathogenetische Bedeutung weniger klar ist. In Äquatorialafrika spielt *Madurella mycetomii* eine große Rolle, neben anderen Spezies. Auf die Bedeutung der Nokardien bei Myzetom wurde schon hingewiesen (S. 1986).

Pathogenese: Die Pilze, die man beim Myzetom finden kann, gedeihen normalerweise im Boden und dringen durch Rhagaden, die sich bei barfüßig gehenden Individuen mit starker Plantar-Hyperkeratose öfters finden, in das Gewebe ein. Als Eintrittspforten kommen zudem Verletzungen verschiedenster Art in Frage, auch an anderen Körperstellen. Myzetome im Bereich der Schultern und des Nackens beispielsweise rühren nicht selten vom Sacktragen her.

Morphologisch handelt es sich im wesentlichen um eitrige Entzündungen mit Bildung von Granulationsgewebe, Auftreten von Abszessen und Fisteln sowie Übergreifen des Prozesses aus dem Haut-Unterhaut-Bereich auf tiefer liegende Weichteile und Knochen. Mit der Zeit kommt es zu ausgedehnten Vernarbungen. Aus den Fisteln entleert sich Exsudat bzw. dünnflüssiger Eiter, in dem die Pilzklumpen z. T. als »Granula« erkennbar sind. Die Keime können auch in histologischen Präparaten nachgewiesen werden. In vielen Fällen entwickelt sich ein chronisches Lymphödem. Sekundärinfektionen durch andere Mikroorganismen, insbesondere auch pyogene Kokken, stellen keine Seltenheit dar.

Folgen und **Symptome:** Beim »*Madurafuß*« gehört die Schwellung des Fußrückens zu den frühesten Veränderungen. Das Geschehen zieht sich dann in Perioden zu- und abnehmender Entzündung über Monate und Jahre hin, wobei Abszesse auftreten, Fisteln entstehen, und sich z. T. ein deutliches Sklerödem entwikkelt. Schließlich resultieren schwere Zerstümmelungen, die oft eine Amputation nötig machen. Sekundärinfektionen können zu einer Sepsis führen. Die *Diagnosestellung* hängt vom mikroskopischen und kulturellen Erregernachweis ab, wobei öfters Mischinfektionen festgestellt werden. Bei reinen Eumyzeten-Myzetomen empfiehlt sich zur *Therapie* Amphoterizin B. Da es sich aber oft um eine Mischflora handelt, werden meist auch antibakterielle Chemotherapeutika verabreicht, z. B. Sulfonamide.

198.13. Chromomycosis (Chromomykose)

Definitionen: Die *Chromomycosis (Chromomykose)* stellt in erster Linie eine chronische Infektion im Hautbereich dar, die durch verschiedene, normalerweise im Boden lebende Pilze der Familie der *Dematiaceae* verursacht wird z. T. durch *Fonseca* und *Phialophora sp.* Die Läsionen haben einen z. T. *verrukösen,* z. T. *zystischen* Charakter. Vereinzelt kann der Prozess hämatogen ins Gehirn streuen, am ehesten bei Infektion durch *Cladosporium bantianum.* Die Chromomykose mit pseudoverrukösen Hautveränderungen kennt man auch als »*Chromoblastomykose*«. Die genannten Formen der Erkrankung beobachtet man am häufigsten bei Landarbeitern in tropischen und subtropischen Gebieten, vor allem in Afrika.

Ätiologie: Zu den Erregern der »*Chromoblastomykose*«, d. h. der »*verrukösen*« *Form der Chromomykose,* gehören u. a. *Fonseca pedrosoi, Fonseca compactum* und *Phialophora verrucosa. Mikroskopisch* kann man diese Spezies, sofern es sich um Material aus infiziertem Gewebe handelt, nicht auseinanderhalten. Sie imponieren alle als kleine Gruppen von Sporen mit dicker, dunkelbrauner Wand (daher der Name). Auf Sabouraud-Agar wachsen diese Keime nur langsam und bilden dunkle, teils braune, teils olivgrüne bis schwärzliche Kolonien. Die *zystische Form der Chromomykose* geht am häufigsten auf eine Infektion durch *Phialophora gougerottii* zurück.

Epidemiologie: Die Pilze wachsen in tropischen und subtropischen Gebieten im Boden und gelangen durch Hautläsionen ins Wirtsgewebe. Am häufigsten sind Landarbeiter betroffen.

Pathogenese und **Morphologie:** Entsprechend den Eintrittspforten finden sich die Hautveränderungen am ehesten an den Füßen, seltener an den oberen Extremitäten oder am Rumpf. Die entzündliche Reaktion besteht meistens in Eiterbildung und Produktion von Granulationsgewebe, das mit der Zeit vernarbt. Neben *Mikroabszessen,* die oft in der Dermis liegen und z. T. massenhaft Keime enthalten, beobachtet man daher eine ausgedehnte *Fibrosierung,* ferner eine mehr oder weniger ausgeprägte *epidermale Hyperplasie* und *Hyperkeratose,* die für das u. U. »*warzenähnliche*« Aussehen der Läsionen verantwortlich sind. Der Prozeß ergreift manchmal die Lymphgefäße und regionären Lymphknoten, selten jedoch tiefer liegende Strukturen. Bei der *zystischen Form,* die z. B. nach Stichverletzungen durch kontaminierte Instrumente oder Waffen auftreten, findet man in der Tiefe erregergefüllte Hohlräume. *Hirnabszesse* kommen meist hämatogen zustande, vor allem bei Individuen in stark herabgesetztem Allgemeinzustand.

Folgen und **Symptome:** Bei der *verrukösen Form* entsteht in der Regel zunächst eine Papel, die sich allmählich bläulich verfärbt und von einem warzenartigen Hof umgeben wird. Mit der Zeit bilden sich z. T. blumenkohlartige Veränderungen. Die Hauptkomplikationen bestehen in der Entwicklung eines *Lymphödems* (u. U. mit Elephantiasis) und dem Auftreten einer bakteriellen Sekundärinfektion, die die Gefahr septischer Komplikationen mit sich bringt. Die Symptome der umschriebenen oder multifokalen *Cladosporiosis des Gehirns* entsprechen denen bei Hirnabszessen anderer Ätiologie. Die *Diagnosestellung* beruht auf dem Nachweis der dunkelbraunen Gebilde in bioptisch entnommenem Material. In Krusten erkennt man da und dort Bildung septierter Hyphen. Die Identifizierung der Keime erfolgt durch Kultur. *Therapeutisch* hat sich in Frühstadien die chirurgische oder andersartige Entfernung der Primärläsion bewährt. Lokal kann ferner Amphoterizin B appliziert werden; systemisch scheint sich Kaliumjodid z. T. günstig auszuwirken. Bei Befall des Gehirns ist die Prognose infaust.

198.14. Rhinosporidiosis

Definitionen: Die durch *Rhinosporidium seeberi* verursachte *Rhinosporidiosis (Rhinosporidiose)* äußert sich in der Regel in Form einer tumorösen Veränderung mäßiger Ausdehnung im Bereich der Nase bzw. des Nasopharynx, selten an den Augen.

Ätiologie: *Rhinosporidium seeberi,* das sich bisher auf künstlichen Nährböden nicht oder nicht regelmäßig züchten ließ, wird der Familie der Coccidioidaceae zugerechnet, weil in den Geweben sehr große *Sporangien* auftreten: Diese sporengefüllten, sackartigen Gebilde ähneln denen von Coccidioides immitis.

Epidemiologie: Die Affektion ist vor allem in *Indien* bekannt, wo besonders Männer erkranken. Vieles spricht dafür, daß sich diese in kontaminiertem Wasser beim Baden bzw. Waschen infizieren. Da in diesem Land den Frauen das öffentliche Baden bzw. sich Waschen in der Regel nicht erlaubt ist, bildet die Rhinosporidiose dort beim weiblichen Geschlecht die Ausnahme.

Pathogenese und **Morphologie:** Am Ort des Pilzeintrittes, d. h. meist im *Nasopharynxbereich,* bildet sich mit der Zeit eine stark vaskularisierte, grobpapilläre Veränderung der Schleimhaut, in der sich zahlreiche Sporangien in verschiedenen Stadien der Entwicklung nachweisen lassen. Zwischen den letzteren kann man in der entzündlich veränderten und z. T. durch die Bildung von Granulationsgewebe gekennzeichneten Mukosa freie Sporen erkennen. Sporangien rupturieren nicht selten durch die Schleimhautoberfläche hindurch, so daß die Infektion örtlich um sich greifen kann. *Augeninfektionen* kommen am ehesten in trokkenen Gebieten vor, z. B. anläßlich von Sandstürmen (u. a. auch in Texas).

Folgen und **Symptome:** Die oben geschilderten Veränderungen im Bereich der *Nasen- und Nasopharynx-Schleimhaut* geben in der Regel zu Rhinitis, Obstruktion der oberen Luftwege und Epistaxis Anlaß. Ist der Kehlkopf mitbetroffen, stellt sich Heiserkeit ein. Die Rhinosporidiose der *Augen* ist meistens einseitig lokalisiert. Die erwähnten Läsionen erzeugen, falls keine Sekundärinfektion hinzutritt, keine nennenswerten Schmerzen. Ausnahmsweise kann es zu einer Infektion im Bereich der *Genitalorgane* kommen. Fälle von *generalisierter Rhinosporidiose* bilden eine große Seltenheit. Die *Diagnose* stellt man aufgrund der histologischen Untersuchung bioptisch entnommenen Materials, in dem sich die großen Sporangien erkennen lassen. Die *Therapie* besteht in der Regel in der Entfernung der Läsionen mit Hilfe eines Elektrokauters.

198.15. Lôbo'sche Krankheit

Diese Affektion ist vor allem in Lateinamerika bekannt. Sie äußert sich in der Bildung von Knötchen, die über Monate und Jahre bestehen bleiben oder sich vergrößern. Bekannte Lokalisationen sind die unteren Extremitäten, seltener die oberen, das Gesicht oder der Rumpf. In vereinzelten Fällen kann es zur Generalisation kommen. In histologischen Schnittpräparaten erkennt man Ketten kleiner Pilzzellen. Über die Identität der letzteren weiß man wenig, da sie sich bisher nicht züchten ließen.

198.16. Dermatophytosen (Dermatophytien) und andere oberflächliche Hautmykosen

Definitionen: *Dermatophytosen (Dermatophytien) i. e. S.* sind oberflächliche Mykosen der Haut, die in erster Linie durch Vertreter der Gattungen *Trichophyton, Microsporon* und *Epidermophyton* verursacht werden. Diese Keime neigen dazu, sich in den äußeren Schichten der Epidermis anzusiedeln, und wachsen z. T. auch im Bereich der Haare und Nägel. Mehrheitlich handelt es sich um *anthropophile,* z. T. aber auch um *zoophile,* vereinzelt um *geophile Mikroorganismen.* Der Begriff »*Dermatomykose*« ist dem der Dermatophytose übergeordnet, indem er auch andere oberflächliche Pilzaffektionen der Haut einschließt, z. B. die Candidiasis der Haut. Dermatophytosen sind – je nach der Lokalisation – unter Namen, wie *Tinea pedis, Tinea cruris, Tinea corporis,* und *Tinea capitis,* bekannt. Hautveränderungen, die durch Überempfindlichkeitsreaktionen des Wirtes auf Dermatophyten-Antigene bedingt sind, jedoch keine nachweisbaren Erreger enthalten, bezeichnen wir als *Dermatophytide* (z. B. auch »*Trichophytide*« u. a.). Verschiedene Dermatophytosen und verwandte Affektionen sind unter besonderen Namen bekannt: Die *Tinea imbricata* entspricht einer Sonderform der Tinea corporis; sie kommt vor allem in den Tropen vor und kennzeichnet sich u. a. durch konzentrisch angeordnete Ringe papulosquamöser Effloreszenzen mit wechselnder Hyperkeratose und milder chronischer Entzündung der Haut. Die *Tinea barbae (»Sycosis parasitica«)* betrifft den Bartbereich bei Männern; nicht selten kompliziert sie sich durch Sekundärinfektionen (pyogene Keime u. a.). Die *Tinea favosa,* die vor allem den behaarten Kopf, aber auch andere Körperteile befällt und – zumindest mehrheitlich – durch Trichophyton schoenleinii verursacht wird, charakterisiert sich durch das Auftreten einer Kruste *(Scutula),* die einer umschriebenen Hauteinsenkung aufsitzt. *Onychomycosis* heißt jede im Bereich der Nägel lokalisierte oberflächliche Pilzinfektion; im Fall der Dermatophytosen spricht man auch von *Tinea unguium.* Die *Tinea versicolor* ist eine ganz oberflächliche Pilzinfektion der Epidermis, die praktisch nur das Stratum corneum betrifft, und durch *Pityrosporon (Malassezia) furfur* verursacht wird. Obschon die einzelnen Formen von Tinea durch verschiedene Gattungen von Dermatophyten hervorgerufen sein können, zeigen sich im Sinn einer Faustregel doch gewisse Zusammenhänge zwischen Genus des Pilzes einerseits und Art der Läsionen andererseits: *Trichophyton* neigt dazu, Haut, Haarbälge und Nägel zu infizieren; *Microsporon* bewirkt mehrheitlich Veränderungen von Haut und Haarbälgen, kaum aber von Nägeln; *Epidermophyton* infiziert häufig Haut und Nägel, weniger die Haarbälge.

Ätiologie: *Dermatophyten* sind einander verwandte *Fadenpilze.* Ihre Unterscheidung erfolgt *kulturell,* wobei u. a. auf Art, Wachstumsgeschwindigkeit und Farbe der Kolonien sowie die Form der Konidien geachtet wird. Zur Züchtung eignen sich fast alle zuckerhaltigen Nährböden, und in einem breiten Temperaturbereich bilden sich die Kolonien in der Regel im Verlauf von 1–2 Wochen. Die letzteren haben oft einen wolligen Charakter, der auf der Bildung eines Luftmyzels beruht. Der *mikroskopische Nachweis* einer oberflächlichen Hautmykose, im besonderen einer Dermatophytose, geschieht z. B. durch die Untersuchung von Hautschuppen, die durch Behandlung mit 10%-iger KOH aufgehellt worden waren. Man kann die Hautschuppen u. a. durch ein transparentes Klebeband (»Scotch tape«) sammeln. Zudem lassen sich die Keime mit Hilfe der üblichen Pilzfärbungen nachweisen, die man auch für histologische Schnittpräparate benützt. Meistens imponieren die Pilze als flußlaufartig gewundene, hie und da verzweigte, in unregelmäßigen Abständen septierte, schlauchartige Gebilde von 1–2 µm Durchmesser. Bei Sproßpilzmykosen, wie der *Pityriasis versicolor,* erkennt man z. T. in Massen angehäufte kleinste Sporen von ungefähr 1 µm Durchmesser sowie kurze, plumpe, an den Enden kolbig aufgetriebene, leicht torquierte Myzelfragmente. Zu den wichtigsten *menschenpathogenen Dermatophyten* gehören die folgenden Spezies: Von dem anthropophilen und z. T. auch *zoophilen,* d. h. für Mensch wie für Tiere pathogenen *Trichophyton mentagrophytes* kennt man mehrere Varianten. *Anthropophil,* d. h. fast ausschließlich menschenpathogen sind u. a. *Trichophyton rubrum, Trichophyton schoenleinii, Trichophyton tonsurans, Microsporon audouinii* und *Epidermophyton floccosum. Microsporon canis* ist tier- und menschenpathogen, *Microsporon gypseum geophil.* Bei der Tinea imbricata isoliert man oft *Trichophyton concentricum,* bei der in Asien und Osteuropa bekannten Ringelflechte *Trichophyton violaceum* oder *Trichophyton ferrugineum.* Das bei der Kälberflechte oft isolierte *Trichophyton verrucosum* kann auch menschenpathogen sein.

Epidemiologie: Dermatomykosen und im besonderen Dermatophytosen sind die einzigen bekannten *kontagiösen Pilzinfektionen* des Menschen. Sie werden durch Kontakt von Mensch zu Mensch, z. T. auch von Tier zu Mensch übertragen,wobei häufig *indirekte Ansteckungen* vorkommen: Besonders gut bekannt sind die Fußmykosen, die unter der Bezeichnung eines »*athlete's foot*« laufen und die oft in Badeanstalten, Sporthallen u. a. erworben werden.

Pathogenese: Bei den meisten Dermatophyten handelt es sich um *obligate Parasiten,* die vorwiegend auf der Körperoberfläche von Mensch und/oder Tier gefunden werden. In der Regel entsprechen die *primären Veränderungen* den *Kontaktstellen,* z. B. an Füßen, Händen, behaarter Kopfhaut, Gesicht und anderen exponierten Stellen. Von den Primärherden aus können die Pilze mechanisch auf andere Gebiete der Körperoberfläche verschleppt werden. z. B. mit den Händen. Die besondere Lokalisation der Dermatophyten in den oberflächlichen Schichten der Epidermis hängt offenbar mit dem dort herrschenden Mikromilieu zusammen, wobei eine gewisse Feuchtigkeit, wie sie oft in Hautfalten und interphalangeal besteht, dem Wachstum der Mikroorganismen förderlich zu sein scheint. Die biochemischen Ursachen einer Bevorzugung der Hornschicht durch Dermatophyten sind noch wenig erforscht. Auch die Gründe dafür, daß die Pilze nicht in die Tiefe wachsen, bedürfen einer weiteren Klärung. Die Temperatur spielt wahrscheinlich eine erhebliche Rolle. Verschiedene Beobachtungen sprechen ferner dafür, daß im Blutplasma ein dialysierbarer Faktor vorhanden ist, der das Wachstum der Dermatophyten hemmt. Außerdem ist zu bedenken, daß Pilzantigene durch die Epidermis eindringen und eine *Immunreaktion* auslösen. Vor allem tierexperimentelle Befunde haben deutlich gemacht, daß *zellgebundene Immunreaktionen* für Ausbreitung, Intensität und Verlauf der Dermatophytosen eine große Bedeutung haben. Bei nicht immunisierten Individuen scheinen sich die Pilze fast ungehemmt auszubreiten, die Besiedelung geht aber mit einer kaum merkbaren entzündlichen Reaktion unter der Epidermis einher; manchmal bilden sich ekzematoide Veränderungen aus. Innerhalb weniger Tage nach Infektion setzt die zellgebundene Immunreaktion aber ein und beeinflußt das Geschehen: Einerseits verstärkt sich die entzündliche Reaktion, was sich am Ausmaß von Rötung und Schwellung abschätzen läßt, andererseits wird die Ausbreitung der Veränderung auf die Umgebung eingedämmt. Ähnliche Beobachtungen wurden auch am Menschen gemacht. Bei starker Schwächung der zellgebundenen Immunreaktivität, wie sie z. B. bei Patienten mit Lymphoma malignum Hodgkin vorkommt, kann es u. U. zu einer generalisierten Ausbreitung der Keime auf der Hautoberfläche kommen. Man hat ferner festgestellt, daß zoophile Dermatophyten auf der menschlichen Haut oft eine stärkere entzündliche Reaktion auslösen als rein anthropophile, daß aber rascher eine Heilung eintritt, und das Individuum gegenüber einer erneuten Infektion durch denselben Keim relativ resistent erscheint. Bei rein anthropophilen Dermatophyten, die zu langanhaltender Besiedelung bei eher geringer entzündlicher Reaktion neigen, handelt es sich möglicherweise um schwache Immunogene. Die Tatsache, daß verschiedene Trichophyton- und Microsporonarten im Vergleich zu Epidermophyton sp. eher zu infiltrierenden Prozessen führen, hängt vor allem mit deren Eigenschaft zusammen, oft auch in Haarbälgen zu wachsen. Sekundärinfektionen durch Bakterien spielen hier mit eine Rolle. Umgekehrt kann es aber auch bei Besiedelung durch Trichophyton-Spezies bei einer rein oberflächlichen Epidermisinfektion bleiben.

Morphologisch beobachtet man bei der oberflächlich epidermalen Form der Dermatophytose verschiedene Erscheinungsformen. Die sog. *Epidermomycosis vesiculosquamosa,* wie sie z. B. an den Füßen oft beobachtet wird, zeichnet sich durch eine Ansammlung von Pilzhyphen und Interzellularflüssigkeit im Stratum corneum aus, verbunden mit Veränderungen, die einer subakuten Dermatitis mit Spongiose, Zellschwellung (intrazellulärem Ödem) sowie vor allem perivenolär lokalisierten Infiltraten von Lymphozyten, Histiozyten und einer wechselnden Zahl von neutrophilen, z. T. auch eosinophilen Granulozyten sowie einigen Plasmazellen entsprechen. Die Granulozyten-Infiltrate, ebenso wie die z. T. erkennbaren vaskulitischen Prozesse stehen möglicherweise mit einer humoralen Immunreaktion in Beziehung. Bei der *Epidermomycosis squamopustulosa,* wie sie z. B. durch Trichophyton mentagrophytes hervorgerufen werden kann, beobachten wir nach einiger Zeit eine Hyperkeratose, umschriebene oberflächliche Krusten, eine herdförmige Parakeratose, Spongiose, Exozytose und Akanthose sowie da und dort intraepidermale Mikroabszesse. Die subepidermalen Veränderungen gleichen den oben beschriebenen, nur sind die entzündlichen Infiltrate und die angiitischen Veränderungen z. T. stärker ausgeprägt. Dermatophytosen im Bereich der behaarten Haut werden auch *Trichomykosen* genannt. Je nach zeitlichem Verlauf, Art und Intensität der entzündlichen Reaktion sowie Tiefe derselben unterscheidet man z. T. eine *Trichomycosis acuta superficialis* (z. B. Herpes tonsurans, Folliculitis agminata u. a.), eine *Trichomycosis acuta profunda* (z. B. Sycosis barbae, »Kerion celsi«), zudem subakute Formen, wie die *Trichomycosis scutularis* (s. o.) und die *Trichomycosis diffusa capillitii* (z. B. Tinea microsporica), ferner chronische, oft granulierende Trichomykosen, z. B. die *Trichomycosis granulomatosa* (z. B. follikuläre Trichophytie der Unterschenkel oder »Granuloma trichophyticum Majocchi« u. a. m.). Bei der *Onychomykose* finden sich die Myzelien z. T. in tunnelartigen Hohlräumen innerhalb der Nagelsubstanz (»boring hyphae«). Oft ist zunächst nur das unterste Drittel mykotisch, schließlich aber die ganze Nagelplatte. Im Übergangsbereich zum Hyponychium finden sich entzündliche Veränderungen, wie zelluläre Infiltrate, Ödem, u. U. auch sog. hyponychiale Mikroabszesse. Die Veränderungen bei *Pityriasis versicolor* umfassen u. a. Hyperkeratose, Hypergranulose und Akanthose der Epidermis, die im Stratum corneum zahlreiche kurze Hyphen aufweist. Im oberen Corium beobachten wir lockere perivaskuläre Infiltrate von Lymphozyten und Histiozyten.

Folgen und **Symptome:** Die *Tinea pedis (»athlete's foot«)* kann eine außerordentlich hartnäckige Affektion sein. Betroffen sind in erster Linie Erwachsene, Männer häufiger als Frauen. Begünstigend wirkt der Fußschweiß. Diese Dermatophytose erwirbt man sich vor allem in öffentlichen Badeanstalten, Ankleideräumen von Sportanlagen, Hotelzimmern u. a. In westlichen Ländern ist sie sehr verbreitet. Zu Beginn beschränken sich die Veränderungen oft auf die Bildung kleiner Fissuren zwischen den kleineren Zehen. Später kann sich der Prozeß ausdehnen und u. a. auch die Fußsohlen ergreifen. Meistens sind kleine Bläschen vorhanden, die in der Regel bald bersten. Die Tinea pedis geht häufig mit Juckreiz einher. Vereinzelt kann es zu Sekundärinfektionen kommen, u. a. durch Streptokokken oder Staphylokokken. Bei Überempfindlichkeit entwickeln sich dann und wann papulovesikulöse Dermatophytide, z. B. an den Händen oder an anderer Stelle. Die *Tinea cruris* ist periskrotal ausgebreitet *(Tinea inguinalis)* und zeigt peripher stärker gerötete, erhabene, polyzyklisch begrenzte Bereiche, während der zentrale Anteil z. T. leicht hyperpigmentiert erscheint. Bei der *Tinea corporis* kann der Rumpf in größeren Gebieten befallen sein; auch hier erscheinen die zentralen Bezirke der Läsionen weniger gerötet und erhaben als die peripheren. Selten kommt es zu Ulzerationen. Bei der *Tinea imbricata* finden sich u. a. konzentrisch angeordnete Ringe von papulosquamösen Veränderungen. Bei der *Tinea capitis,* die mehrheitlich durch Microsporon sp. und Trichophyton sp. verursacht wird und die besonders bei Kindern vor Erreichen der Pubertät auftritt, handelt es sich meist um rundliche, graue, schuppende sowie zentral »kahle« Stellen. Sind die Haare von Microsporon befallen, zeigen sie im Wood (UV)-Licht eine leuchtende Fluoreszenz. Das *Kerion celsi,* eine knotige, von Eiterherden durchsetzte »Beule«, beruht in der Regel z. T. auf einer Superinfektion durch pyogene Keime, zeigt granulomatösen Charakter und heilt unter Narbenbildung ab. Die Tinea capitis kann sehr therapieresistent sein. Bei Infektion durch zoophile Dermatophyten (z. B. Microsporon sp.) ist dies weniger der Fall: hier neigen die Läsionen zur Spontanheilung. Die Tinea unguium (Onychomykose) erkennt man an den glanzlosen, brüchigen, z. T. hypertrophischen und bröckeligen Nägeln. Die *Tinea versicolor (Pityriasis versicolor)* kennzeichnet sich u. a. durch blasse Flecken, die die Sonnenbräune nicht annehmen, daneben samtartige, chamoisfarbene Herde, die beim Kratzen zum Abschilfern neigen. Die Veränderungen sind in erster Linie am Stamm lokalisiert. *Dermatophytide* verschiedenster Art imponieren oft als juckende Bläschengruppen z. B. an Seitenflächen und Beugeseiten der Finger und Handflächen. Meistens besteht hier eine Tinea pedis. Die *Diagnosestellung* geht vom klinischen Befund aus und stützt sich auf den Pilznachweis, der direkt mikroskopisch (s. o.) und kulturell erfolgt. *Therapeutisch* kommen lokal die verschiedensten antimykotisch wirkenden Präparate in Tinktur-, Puder- und Salbenform zur Anwendung. Peroral verabreichtes Griseofulvin wirkt besonders gegen Dermatophyten. Die *Prophylaxe* der Dermatophytosen besteht in erster Linie in der Vermeidung direkter Kontakte mit erkrankten Körperstellen, in einer Hebung der hygienischen Verhältnisse, vor allem auch in öffentlichen Anstalten, und in einer fungostatischen Behandlung der Patienten.

Eine schematische Übersicht über die wichtigsten Pilzinfektionen ist in Abb. 228 und Tabelle 120 zu finden.

Beispiel:

- Patienten mit *Pityriasis versicolor* scheinen – wenigstens z. T. – gegenüber Pilzantigenen nur relativ schwache zellgebundene Immunreaktionen zu vollziehen.

Literatur

Ajello, L.: Coccidioidomycosis. Tucson: Univ. Arizona Press 1967 — *Al-Doory, Y.:* Chromomycosis. Missoula/Mont.: Press Publ. 1972 — *Ambramson, E., Arky, R.:* Rhinocerebral phycomycosis in association with diabetic ketoacidosis. Ann. Intern. Med. *66,* 735 (1967) — *Baker, R. D. (ed.):* Human infection with fungi, actinomycetes, and algae. Berlin-Heidelberg-New York: Springer 1971 — *Belcher, R. W. Carney, J. F., Monahan, F. G.:* An electron microscopic study of phagocytosis of Candida albicans by polymorphonuclear leukocytes. Lab. Invest. *29,* 620 (1973) — *Bennett, J. E.:* Chemotherapy of systemic mycoses (2 parts). N. Engl. J. Med. *290,* 30, 320 (1974) — *Bodey, G., Luna, M.:* Skin lesions associated with disseminated candidiasis. JAMA *229,* 1464 (1974) — *Chick, E. W.:* Blastomycosis – the enigma of systemic mycoses. Chest *60,* 2 (1971) — *Diamond, R., Bennett, J.:* Prognostic factors in cryptococcal meningitis. Ann. Intern. Med. *80,* 176 (1974) — *Emmons, C. W., Binford, C. H., Utz, J. P., Kwon-Chung, K. J.* (eds.): Medical mycology, 3rd ed. Philadelphia: Lea & Febiger 1977 — *Felsenfeld, O.:* Borrelia: Strains, vectors, human and animal borreliasis. St. Louis: Warren H. Green 1971 — *Grcevic, N., Mathews, W. F.:* Pathologic changes in acute disseminated aspergillosis. Am. J. Clin. Path. *35,* 536 (1959) — *Kammer, R. B., Utz, J. P.:* Aspergillus species endocarditis: The new face of a not so rare disease. Am. J. Med. *56,* 506 (1974) — *Lontero, A. T., Ramos, C. D.:* Paracoccidioidomycosis. Am. J. Med. *52,* 771 (1972) — *Olin, R. R.:* Pulmonary geotrichosis and candidiasis. Minn. Med. *54,* 881 (1971) — *O'Neill, P., Nicol, C. S.:* IgM class antitreponemal antibody in treated and untreated syphilis. Br. J. Vener. Dis. *48,* 460 (1972) — *Purandare, N. M., Deoras, S. M.:* Rhinosporidiosis in Bombay. Indian J. Med. Sci. *7,* 603 (1953) — *Ramirez, M.:* Treatment of chromomycosis with liquid nitrogen. Int. J. Dermatol. *12,* 250 (1973) — *Sohnle, P. G., Collins-Lech, C.:* Cell-mediated immunity to Pityrosporum orbiculare in tinea versicolor. J. Clin. Invest. *62,* 45 (1978) — *Turner, L. H.:* Leptospirosis. Br. Med. J. *1973 I,* 537 — *Webster, B.* (ed.): Symposium on veneral diseases. Med. Clin. North Am. *56,* 1055 (1972) — *Willcox, R. R.:* Changing patterns of treponemal disease. Br. J. Vener. Dis. *50,* 169 (1974) — *World Health Organization:* Treponematosis research: Report of a WHO scientific group. WHO Techn. Rep. Ser. *455* (1970)

199. Infektionen durch Algen, mit besonderer Betonung der Protothecosis

Ätiologie: Algeninfektionen des Menschen sind erst seit 1964 bekannt. Die erste Beobachtung betraf Keime der Algengattung *Prototheca,* im besonderen die Spezies *Prototheca segbwema,* die von den Algologen als eine chlorophyllose Alge angesehen wird.

Epidemiologie: Über die Häufigkeit solcher Erkrankungen weiß man noch wenig Bescheid. Soweit beurteilbar, scheinen gewisse Berufe (z. B. Reisbauern) am ehesten mit derartigen Veränderungen verbunden zu sein.

Morphologisch handelte es sich in den bisher bekannten Fällen mehrheitlich um *Hautpapeln,* die langsam an Größe zunahmen und im Verlauf von Jahren zu umfangreichen Hautveränderungen führten, im besonderen am Fuß. Es kam auch zu einer Beteiligung der regionären Lymphknoten. Mikroskopisch zeigte sich eine Tendenz zur

Bildung epitheloidzelligen Granulationsgewebes um Herde von käsiger Nekrose herum. Es fanden sich auch Langhans'sche Riesenzellen. Die Keime ließen sich mit den für Pilzfärbungen üblichen Methoden darstellen, wobei charakteristische Septierungen infolge Bildung von Autosporen zu erkennen waren. Vermutlich gehören solche Beobachtungen zu den großen Seltenheiten.

200. Einige Krankheiten unbekannter, möglicherweise infektiöser Ätiologie

200.1. Sarkoidose (Boeck'sche Krankheit)

Definitionen: Die *Sarkoidose* (Boeck'sche Krankheit) kann man als eine mehr oder weniger generalisierte, vor allem die Lungen und die tracheobronchialen Lymphknoten befallende, granulomatöse Affektion bezeichnen, die in der Regel mit einem *positiven Ausfall der Kveim'schen Hautreaktion,* einer *polyklonalen Hypergammaglobulinämie* und einer deutlichen *Verminderung zellgebundener Immunreaktionen* gegenüber verschiedenen Antigenen einhergeht. Histologisch finden sich zahlreiche, meist unverkäste Epitheloidzellentuberkel mit spärlicher oder fehlender Infiltration durch Lymphozyten in der Umgebung sowie deutlicher Vernarbungstendenz. Zur Definition der Boeck'schen Krankheit gehört zur Zeit, daß man ihre *Ätiologie nicht kennt.*

Hypothesen zur **Ätiologie:** Verschiedentlich wurde berichtet, bei der Sarkoidose sei ein übertragbares Agens beteiligt. Diese Befunde konnten indessen von einem Teil der Autoren nicht bestätigt werden, zumindest nicht in den von ihnen gewählten tierexperimentellen Systemen. Das ziemlich langdauernde und wiederholte Auftreten von Epitheloidzellentuberkeln wäre an sich mit der Annahme vereinbar, es handle sich bei dem auslösenden Agens um ein von den Patienten-Makrophagen nur schwer abbaubares Material. Man hat daher z. B. an Mykobakterien gedacht, doch gelang bisher keine regelmäßige Keimisolation. Seit langem kennt man die Hypothese, mindestens ein Teil der Fälle von Morbus Boeck entsprächen einer besonderen Form von Tuberkulose. Aber auch hierfür fanden sich bisher keine überzeugenden Argumente. Eine weitere Möglichkeit besteht darin, daß die Boeck'sche Krankheit nicht einer einheitlichen, durch einen besonderen Mikroorganismus hervorgerufenen Infektion, sondern einem gestörten Reaktionstyp des Wirtsorganismus gegenüber verschiedenen Agentien entsprechen könnte (s. unter Pathogenese). Alle diese Fragen sind zur Zeit noch unbeantwortet.

Epidemiologie: Die Sarkoidose ist weltweit verbreitet, allerdings mit örtlichen und rassemäßig bedingten Unterschieden. In USA beispielsweise sind Schwarze ungefähr 10mal häufiger betroffen als andere Rassen, und in Europa scheint die Boeck'sche Krankheit in Skandinavien mehr verbreitet zu sein als beispielsweise im Süden. Die Patienten stehen mehrheitlich in der dritten bis vierten Lebensdekade. Die Inzidenz der Sarkoidose beim weiblichen Geschlecht ist etwa doppelt so groß wie beim männlichen. Kinder und ältere Leute erkranken hie und da auch an Morbus Boeck, jedoch wesentlich seltener als jugendliche Erwachsene. Vereinzelt wurde ein familiär gehäuftes Vorkommen beobachtet.

Zur **Pathogenese:** Zu den merkwürdigen Eigenheiten der Sarkoidose gehört die Kombination von Epitheloidzellentuberkeln, die sonst einen Hinweis auf eine *kräftige Makrophagen-Aktivierung* geben, mit einem weitgehenden *Darniederliegen der zellgebundenen Immunreaktionen* auf verschiedene Antigene; üblicherweise sind es ja im Rahmen solcher Immunantworten vor allem die sensibilisierten (aktivierten) Lymphozyten, die – über die Freisetzung von Lymphokinen – die Makrophagenaktivierung in Gang bringen. Neuere Befunde lassen an die Möglichkeit denken, es könnte sich bei der Boeck'schen Krankheit um eine virusbedingte Störung der T-Zellen-Funktionen handeln. Wenigstens in den meisten daraufhin geprüften Fällen fanden sich bei Sarkoidose-Patienten *Anti-T-Lymphozyten-Antikörper der IgG- und IgM-Klassen,* was mit der erwähnten Annahme in Einklang zu bringen wäre. Zudem zeigen bis 6% der Blutlymphozyten bündelartige tubuläre Einschlüsse, die mit der Hypothese einer Besiedelung dieser Zellen durch Viren vereinbar wären. Träfen diese Vermutungen zu, müßte immer noch erklärt werden, weshalb und wie es beim Morbus Boeck zu einer derartig ausgeprägten Makrophagenaktivierung kommt. Vielleicht haben wir es hier mit einem mehr oder weniger direkten Effekt des auslösenden Agens zu tun. Die häufig festzustellende *Hypergammaglobulinämie* wird versuchsweise im Sinn einer Überbeanspruchung des B-Zellen-Systems bei Unterfunktion der T-Lymphozyten gedeutet. Die Tatsache, daß beim Morbus Boeck primär meistens die *Lungen* bzw. die tracheobronchialen Lymphknoten befallen sind, spricht dafür, daß das auslösende Agens in der Regel *aerogen* in den Körper gelangt. Die mehr oder weniger ausgeprägte *Generalisation des Prozesses* läßt sich am ehesten mit einer *hämatogenen Aussaat* des betreffenden Agens in Beziehung bringen. Alle diese Phänomene kennen wir von anderen Krankheiten mit bekannter infektiöser Ätiologie. Über einen primären Defekt der Makrophagen – etwa im Sinn einer Störung der Bakterizidie oder des Abbaus aufgenommenen Materials – ist unseres Wissens bisher nichts schlüssiges bekannt geworden. Organe/Gewebe, die von reichlich Epitheloidzellentuberkeln besetzt sind, erfahren mit der Zeit eine mehr oder weniger starke *Fibrosierung,* die für manche Symptome dieser Affektion verantwortlich sein dürfte.

Morphologisch kennzeichnet sich die Sarkoidose vor allem durch das Auftreten einer großen Zahl *epitheloidzelliger Granulome,* die denen bei Tuberkulose sehr ähnlich sehen, oft aber voluminösere Zellen aufweisen und typische »Schuhsohlenkerne« weniger häufig zeigen als tuberkulös bedingte Tuberkel. Diese Unterschiede sind indessen diskret und diagnostisch kaum verwertbar. Die öfters vorhandenen mehrkernigen Riesenzellen entsprechen z. T. dem Langhans-Typ, z. T. gleichen sie eher Fremdkörperriesenzellen. Die in ihrem Zytoplasma z. T. vorhandenen Schaumann- und Asteroid-Körper (S. 1355) stellen keinen pathognomonischen Befund dar. Obwohl die Boeck-Granulome meistens unverkäst sind, beobachtet man doch dann und wann im Zentrum einen kleinen eosinophilen Nekroseherd. Lymphozytäre Infiltrate in der Umgebung solcher Herde sind – falls überhaupt vorhanden – in der Regel locker. Hie und da finden sich auch Plasmazellen. Mit der Zeit erfahren die epitheloidzelligen Knötchen eine zunehmende *Fibrosierung,* die in der Regel von außen nach innen fortschreitet. Nach längerer Dauer einer sarkoidotischen Veränderung finden wir daher zwischen noch erhaltenen oder neu entstandenen Granulomen oft zellarmes, hyalines Narbengewebe. Boeck-Knötchen bilden nicht selten kleine Gruppen mit polyzyklischer Begrenzung, so daß die Größe der einzelnen Herde zwischen einem mm und etwa 2 cm variieren kann. Die hier geschilderten histologischen Besonderheiten der Boeck'schen Krankheit machen den *makroskopischen Befund* verständlich: In der Regel sind in den Frühstadien der Erkrankung vor allem die tracheobronchialen und mediastinalen Lymphknoten befallen, die stark vergrößert sein können und auf der Schnittfläche eine körnige Beschaffenheit zeigen *(»körniges Lymphom«). Mit dem Fortschreiten des Prozesses nimmt die Vernarbung in den Lymphknoten zu, sie werden derber. Der meist mehr oder weniger diffuse Befall der Lungen* macht den Eindruck einer miliaren bis kleinknotigen Veränderung, wobei im Verlauf der Zeit ebenfalls eine mehr oder weniger ausgeprägte Fibrose zum Ausdruck kommen kann. Die einzelnen Knötchen liegen z. T. im Bereich der interalveolären Septen, z. T. peribronchial und um die Lungengefäße herum. In schweren Fällen kann es infolge Vernarbung und Atelektase-Induration zum Bild einer angedeuteten Honigwabenlunge kommen. *Die Boeck'sche Krankheit kann fast alle Gewebe/Organe erfassen.* Nachfolgend einige bekannte Beispiele (in Klammern: ungefähre relative Häufigkeit des Befalls): *Augen,* z. T. in Form einer Uveoparotitis (*Heerfordt-Syndrom,* 5–20%); *Haut,* z. B. als typisches, tumoröses *»Boeck'sches Sarkoid«* (30%); *Leber* (20%, u. U. bei bioptischer Untersuchung diagnostisch wichtig); *Milz* (20–30%); *Nieren* (relativ selten); *Herz* (selten?); *Speicheldrüsen* (etwa 6%); *Skelettmuskulatur* (relativ häufig: zur Diagnose eignet sich u. a. die bioptische Untersuchung von Stükken des M. gastrocnemius); *Gelenke* (etwa 10%); *Knochen,* u. a. in Form einer *»Ostitis cystoides (Jüngling)«* (auch ungefähr 10%); *Zentralnervensystem, Meningen und Nerven* (vermutlich weniger als 10%); *endokrine Organe und Gonaden* (selten); *Verdauungstrakt* (eher selten).

Folgen und **Symptome:** Diese richten sich weitgehend nach Aktivität, Ausmaß der Generalisation bzw. Lokalisation sowie Grad der Fibrosierung des granulomatösen Prozesses. Die *Allgemeinerscheinungen* umfassen in wechselnder Kombination und in unterschiedlichem Maß Fieber, Gewichtsverlust und leichte Ermüdbarkeit. Täglich auftretende Fieberzacken deuten auf einen aktiven Prozeß hin. In einem Teil der Fälle beobachtet man das Erscheinen eines *Erythema nodosum und/oder von Arthalgien,* die vermutlich Immunkomplex-induziert sind und mit der Hyperglobulinämie in Beziehung stehen dürften. In vielen Fällen ist die Symptomatik jedoch so geringfügig, daß das Bestehen eines Morbus Boeck zufällig entdeckt wird, z. B. im Rahmen einer *radiologischen Thoraxuntersuchung:* Bei typischem Verlauf zeigt sich hier zuerst eine erhebliche *Vergrößerung der hilären Lymphknoten,* und erst später erkennt man ein mehr oder weniger deutliches *miliares Lungenbild.* In Spätstadien kann sich das letztere – zumal bei schwerem Befall – dem einer *diffusen Lungenfibrose* nähern; dies ist aber nur bei einer Minderzahl von Patienten der Fall. Bei erheblicher pulmonaler Beteiligung besteht oft ein langdauernder, z. T. quälender Husten, u. U. auch eine Dyspnoe wechselnden Grades. Vereinzelt beobachtet man eine transitorische Atelektase infolge Bronchuskompression durch sehr große Lymphome (u. U. Mittellappensyndrom). Bei einem kleinen Teil der Patienten entwickelt sich ein pulmonal-arterieller Hochdruck, der schließlich ein chronisches Cor pulmonale entstehen läßt. Bei anderen Kranken mit erheblichen Lungenschäden bilden sich im Rahmen der Vernarbungsprozesse Bronchusstenosen und -ektasien; in den letzteren treten hie und da Pilzballen auf, z. B. im Sinn eines Aspergilloms. Bei Befall der *Augen,* vor allem im Sinn einer granulomatösen Uveitis anterior, kann es u. U. zu schweren Schäden kommen, die in seltenen Fällen zur Erblindung führen. Sind die Tränendrüsen schwer betroffen, stellt sich eine Keratoconjunctivitis sicca ein. *Haut- und Schleimhautveränderungen* sind nicht selten im Gesichtsbereich ausgeprägt, können aber auch sonstwo lokalisiert sein. Finden sich in der *Leber* zahlreiche Granulome, entstehen manchmal erhebliche Fibrosierungen, u. U. mit Cholestase und/oder Einengung der Blutstrombahn; einen klinisch ins Gewicht fallenden portalen Hochdruck beobachtet man allerdings nur ausnahmsweise. Weist die *Milz* erhebliche Veränderungen auf, notieren wir u. U. Veränderungen im Sinn eines Hypersplenismus. Die *Nieren* zeigen bei Morbus Boeck nicht selten Verkalkungen, die mit der – bei dieser Krankheit manchmal auftretenden – *Hyperkalzämie* in Beziehung stehen (S. 825); es treten auch etwas gehäuft Nierensteine auf. Störungen der Nierenfunktionen bei Sarkoidose beruhen in der Regel auf solchen Veränderungen, kaum auf einem direkten Befall der Organe durch den granulomatösen Prozeß. Bilden sich im *Herzen* Granulome, stellen sich u. U. Arrhythmien ein. Beim *Heerfordt-Syndrom* machen sich u. U. Störungen ähnlich denen bei Sicca-Syndrom bemerkbar. *Knochenherde* bleiben z. T. asymptomatisch, während ein *Gelenkbefall* eher funktionelle Störungen bewirkt. Finden sich granulomatöse Veränderungen im Bereich des *Nervensystems,* können die verschiedensten neurologischen Ausfälle zustande kommen; Lähmungen z. B. des N. facialis, anderer Kopfnerven oder peripherer Nerven werden dann und wann beobachtet. Vereinzelt kommt es im Bereich des *Gesichtes* zu klinisch manifesten Veränderungen, die sich z. B. im Sinn einer Verlegung der oberen Luftwege bemerkbar machen. Das periphere *Blut* weist – abgesehen von der u. U. vorhandenen Hyperkalzämie – nicht selten eine leichte Anämie, eine wechselnde Leukopenie, u. U. eine Eosinophilie und eine Hyperglobulinämie mit entsprechend erhöhter Senkungsgeschwindigkeit auf. Bei einem Teil der Patienten ist auch die Harnsäurekonzentration im Blutplasma erhöht. Die Lysozymkonzentration im Serum ist in der Regel entsprechend dem Ausmaß des granulomatösen Prozesses erhöht. Noch mehr gilt dies für die Konzentration von »angiotensin-converting enzyme (ACE)«, dessen Herkunft man ebenfalls in den Epitheloidzellen (Makrophagen) vermutet. Die *Tuberkulinprobe* fällt in ungefähr ⅔ der Fälle negativ aus; dasselbe gilt für Hautteste anderer Art (Candida, Trichophyton u. a.). Der sog. *Kveim-Test,* bei dem man zur Auslösung einer Überempfindlichkeitsreaktion vom verzögerten Typ einen salinen Extrakt von bekanntem Sarkoidose-Gewebe in die Haut injiziert, ergibt in mehr als 80% der Fälle von aktivem Morbus Boeck ein positives Resultat, vorausgesetzt, daß es sich um gut geprüftes Ausgangsmaterial handelt. Bei diesem Test entstehen am Ort der Injektion im Verlauf von 4–7 Wochen epitheloidzellige Granulome, die man dann bioptisch nachweist. Falsch positive Resultate kommen in ungefähr 2% der Fälle vor. Die *Diagnosestellung* beruht auf dem klinischen Befund, dem Nachweis epitheloidzelliger Granulome, dem positiven Ausfall des Kveim-Tests und auf weiteren Befunden (s. o.). Die *Prognose ist in der überwiegenden Mehrzahl der Fälle günstig zu stellen,* indem die oben erwähnten Komplikationen im Vergleich zur Häufigkeit des Morbus Boeck als seltene Verlaufsformen bezeichnet werden können. Kommt es zu einer progressiven Verschlechterung des Zustandes, beruht dies meistens auf einer Fibrosierung der Lunge mit zugehörigem chronischem Cor pulmonale. Die Häufigkeit einer derartigen Entwicklung wird auf 5–10% der Fälle geschätzt. *Therapeutisch* stehen Glukokortikosteroide im Vordergrund.

Beispiele:

- Der histologische Nachweis *epitheloidzelliger Granulome* von der Art, wie sie bei Morbus Boeck vorkommen, gestattet an sich keine Diagnose. Solche Veränderungen können im Rahmen der verschiedensten Prozesse auftreten, z. B. bei Tuberkulose, tuberkuloider Lepra, Histoplasmose, Karzinomen, Fremdkörperreaktionen (u. a. Silikon- oder Zirkonium- (z. B. in Desodorantien vorhanden) -Granulome) u. a. m. Pollen von Pinus-Bäumen können eine ähnliche Reaktion hervorrufen.
- »Falsch positive« Resultate des *Kveim-Testes* finden sich u. U. bei Patienten mit chronischer lymphatischer Leukämie, Tuberkulose, infektiöser Mononukleose und unspezifischer zervikaler Lymphadenitis (z. B. infolge Toxoplasmose).
- Nach *BCG-Impfung* sind vereinzelt Krankheitsbilder entstanden, die sich von einem Morbus Boeck nicht unterscheiden ließen. Zusammenhänge zwischen Morbus Boeck und Tuberkulose wurden auch aufgrund von Beobachtungen vermutet, wonach sich bei Boeck-Kranken eine Tuberkulose entwickelte, und umgekehrt.

200.2. Sog. familiäres Mittelmeer-Fieber (»familiäre paroxysmale Polyserositis«)

Definitionen: Das *familiäre Mittelmeer-Fieber (FMF; »familiäre paroxysmale Polyserositis«)* ist eine erbliche Störung unbekannter Ätiologie, die sich durch das Auftreten rekurrierender Fieberzustände, verbunden mit Peritonitis und/oder Pleuritis, Arthritis und Hautveränderungen charakterisiert. In einem Teil der Fälle entwickelt sich eine *Amyloidose.* Als mögliche ätiologische Faktoren wurden u. a. infektiöse Agentien verschiedener Art in Betracht gezogen; ein auslösendes Agens ließ sich aber bisher nicht nachweisen.

Zur Frage der **Ätiologie:** Offensichtlich handelt es sich bei dieser Krankheit um den Ausdruck eines *Erbleidens.* Betroffen sind vor allem sephardische Juden, Armenier und Araber; vereinzelt tritt die Affektion aber auch bei andersrassigen Individuen auf. Wie erwähnt, kennt man die Ätiologie nicht; im besonderen besteht völlige Unklarheit darüber, ob beispielsweise eine hereditäre Störung mit erhöhter Anfälligkeit gegenüber bestimmten infektiösen Agentien vorliegen könnte. In diesem Zusammenhang wurde beispielsweise an Mykobakterien, Bruzellen, Viren u. a. gedacht. Auch Autoimmunprozesse zog man in Erwägung. Da das FMF autosomal rezessiv vererbt zu werden scheint, vermutet man einen »inborn error of metabolism«: Ein solcher ließ sich aber bis heute nicht nachweisen. Die Zusammenhänge zwischen dem FMF und der Amyloidose sind ungeklärt.

Morphologisch finden sich keine »spezifischen« Veränderungen. Während einer fieberhaften polyserositischen Attacke enthält das Exsudat vor allem neutrophile Granulozyten. Ziemlich viele Patienten zeigen Cholezystitiden ohne oder mit Cholelithiasis; kausale Zusammenhänge zwischen dem Gallenblasenleiden und den übrigen Symptomen konnten leider nicht aufgedeckt werden. Die relativ oft auftretende Amyloidose befällt vor allem die inneren und mittleren Wandschichten der Arteriolen, ferner subendotheliale Zonen kleiner Venen, die Nierenglomeruli und die Milz, während z. B. die Leber und das Herz ausgespart bleiben.

Folgen und **Symptome:** Die ersten Manifestationen der Störung treten in der Regel im Alter zwischen 5 und 15 Jahren in Erscheinung, manchmal aber auch früher oder später. Die akuten *Attacken* dauern meistens 1–2 Tage, z. T. aber länger, und folgen sich im Mittel in Abständen von 2–4 Wochen. Eine eigentliche Periodizität ist jedoch nicht feststellbar. Die Symptomatik umfaßt u. a. *Fieber* bis 40 °C, *Abdominalschmerzen,* verbunden mit Auftreibung der Darmschlingen, u. U. im Sinn eines Subileus, *pleuritische Schmerzen, Arthralgien* an den großen Gelenken, schmerzhafte *Hautveränderungen* (Erytheme u. a.) u. a. m. Hie und da stellt man auch Zeichen einer Perikarditis, eine Hämaturie, eine Splenomegalie und Augenveränderungen im Sinn sog. Kolloidkörper im

Fundusbereich fest. In den serösen Höhlen treten in wechselndem Maß Ergüsse auf. Je nachdem, ob die febrilen Attacken oder die Amyloidose zuerst in Erscheinung treten, spricht man von »Phänotyp I oder II«. Die Laboratoriumsuntersuchungen zeigen eine während der Attacke deutliche Neutrozytose, verbunden mit größerer Senkungsgeschwindigkeit sowie erhöhten Konzentrationen von Fibrinogen, Haptoglobin, Zöruloplasmin und C-reaktivem Protein. In manchen Fällen entwickelt sich ein *nephrotisches Syndrom,* das schließlich in eine chronische Niereninsuffizienz überleiten kann. Die *Diagnosestellung* beruht größtenteils auf dem klinischen Befund, wobei die Herkunft der Patienten mit zu berücksichtigen ist. Besteht eine Amyloidose, ist deren Nachweis von entscheidender Bedeutung. Die *Therapie* konzentriert sich in schweren Fällen auf die Gabe von Kolchizin. Dieses Mittel sollte indessen wegen der Gefahr einer Erzeugung chromosomaler Aberrationen, von Azoospermie u. a., nur bei strenger Indikation verabreicht werden. Die *Prognose* wird stark davon abhängen, ob eine Amyloidose erheblichen Ausmaßes auftritt oder nicht. In vielen Fällen ohne diese Komplikation gestaltet sich der Verlauf durchaus günstig.

200.3. Sog. »midline granuloma«

Definitionen: Beim *»midline granuloma«* (frühere Bezeichnungen: *Granuloma gangraenescens, Granuloma malignum* u. a.) handelt es sich um einen lokalen, entzündlichen, in manchen Fällen destruierenden und mutilierenden Prozeß im oberen Respirationstrakt, im besonderen im Nasen-Oropharynx-Bereich, über dessen Ätiologie man nichts weiß.

Zur **Ätiologie:** Wie gesagt, kennen wir die Ursache dieser schwerwiegenden Affektion nicht. An sich läge es nahe, eine bakterielle Ätiologie (u. a. Anaerobier?) zu vermuten, doch fand sich bisher kein Mikroorganismus, der regelmäßig bei dieser Veränderung vorkommt. Andere Prozesse, wie maligne Lymphome (z. B. »malignes histiozytäres Lymphom«) können ein ähnliches klinisches Bild verursachen, gehören aber definitionsgemäß nicht in die Gruppe des »midline granuloma«.

Morphologisch steht die Kombination von Nekrose und angedeutet epitheloidzelligem Granulationsgewebe im Vordergrund. Finden sich deutliche vaskulitische Veränderungen, muß differentialdiagnostisch u. a. an eine Wegener'sche Granulomatose (S. 1120) gedacht werden. Nicht selten kommt es zu Sekundärinfektionen u. a. durch pyogene Keime, so daß das histologische Bild uncharakteristisch ist.

Folgen und **Symptome:** An sich kann der Prozeß in jedem Alter auftreten, bevorzugt sind jedoch Individuen im Alter von 40–60 Jahren, Frauen mehr als Männer. Die Symptome umfassen in den Anfängen u. a. eine »verstopfte Nase«, dazu nicht selten ulzeröse Veränderungen an Schleimhäuten im Oropharynx (u. a. an der Gingiva) und im Nasenbereich. Ein Lokkerwerden der Zahnhalterung wird nicht selten notiert. In unbehandelten Fällen schreitet der Prozeß oft weiter und führt zu ziemlich ausgedehnten Zerstörungen, u. a. Septumperforation im Nasenbereich, Durchbrüche durch den harten und/oder weichen Gaumen, Sattelnase u. a. m. In diesem Stadium besteht ein ausgesprochen übler Geruch. Eine regionale Lymphknotenvergrößerung beobachtet man am ehesten nach Sekundärinfektionen durch pyogene Erreger. Meistens weisen die Patienten eine leichte Leukozytose, eine erhöhte Blutsenkungsgeschwindigkeit und z. T. eine mäßige Anämie auf. Öfters kompliziert sich das Geschehen durch eine Pansinusitis. Die *Diagnose* kann nur unter Berücksichtigung aller Gegebenheiten und oft nur mit Wahrscheinlichkeit gestellt werden. Der histologische Befund gilt als wichtig, aber nicht als pathognomonisch. *Therapeutisch* kommt am ehesten eine ionisierende Lokalbestrahlung in Frage. Sekundärinfektionen bekämpft man – je nach den beteiligten Keimen – mit chemotherapeutischen Mitteln.

Literatur

Daniele, R. P., Rowlands, D. T., jr.: Immunologic studies in sarcoidosis. Am. J. Path. *82,* 76a (1976) — *Hedfors, E.:* Immunological aspects of sarcoidosis. Scand. J. Resp. Dis. *56,* 1 (1975) — *Lieberman, J.:* Elevation of serum angiotensin-converting-enzyme (ACE) level in sarcoidosis. Am. J. Med. *59,* 365 (1975) — *Mitchell, D. N., Scadding, J. G., Heard, B. E., Hinson, K. F. W.:* Sarcoidosis: Histopathological definition and clinical diagnosis. J. Clin. Path. *30,* 395 (1977) — *Mitchell, D. N., Sutherland, I., Bradstreet, C. M. P., Dighero, M. W.:* Validation and standardization of Kveim test suspensions prepared from two human sarcoid spleens. J. Clin. Path. *29,* 203 (1976) — *Sharma, O. P.:* Sarcoidosis – A clinical approach. Springfield Ill.: Thomas 1975 — *Schwabe, A. D., Peters, R. S.:* Familial mediterranean fever in Armenians. Analysis of 100 cases. Medicine *53,* 453 (1974)

201. Durch Protozoen verursachte Krankheiten

201.1. Einleitende Bemerkungen zu den Protozoonosen

In einem früheren Kapitel wurden bereits allgemeine Angaben über die *durch Protozoen hervorgerufenen Krankheiten (Protozoonosen)* gemacht (S. 1710). Im besonderen wurden die strukturellen Besonderheiten dieser Mikroorganismen, ihre Klassifikation, ihre Vermehrungsweise und Lebenszyklen sowie die Art ihrer Übertragung im Sinn einer generellen Übersicht kurz erläutert. Auch das wesentlichste der Keim-Wirts-Beziehungen sowie Grundsätze der Diagnostik und Therapie kamen schon zur Sprache. In vielen Fällen genügt das *klinische Bild* der verschiedenen Protozoonosen nicht, um zu einer Diagnose zu gelangen, und auch

allgemeine Laboratoriumsbefunde, wie Eosinophilie im Blut, lassen in der Regel keine verwertbaren Schlüsse zu. Öfters wird die *Expositionsanamnese,* insbesondere Reisen in Gebiete, in denen die eine oder andere Krankheit endemisch vorkommt, den Verdacht auf eine solche Affektion lenken. *Serologische Teste* stehen seit kürzerer Zeit für einen Teil der Protozoonosen zur Verfügung, im besonderen für Malaria, Amoebiasis, Leishmaniasis, südamerikanische Trypanosomiasis und Toxoplasmosis. Die endgültige Diagnose einer aktiven Protozoonose hängt indessen in den meisten Fällen immer noch vom *Nachweis des Parasiten* bzw. dessen *Larven* oder *Eier* in den Fäzes, im Urogenitaltrakt, in Gewebeproben und/oder im Blut ab.
Im nachfolgenden Text geht es darum, das wesentlichste der einzelnen Protozoonosen in Bezug auf die ihnen zugrunde liegenden Krankheitsmechanismen kurz zu erläutern (Abb. 229 und 230 sowie Tabelle 121).

201.2. Amoebiasis

Definitionen: Die klinisch wichtige Form der *Amoebiasis* (bei Befall des Dickdarms und erheblicher Kolitis = *»Amöbenruhr«) wird durch Entamoeba histolytica* verursacht; diese gilt es von den fast immer apathogenen anderen im Darm des Menschen vorkommenden Amöben, wie Entamoeba coli, Entamoeba hartmannii, Iodamoeba bütschlii, Endolimax nana und Dientamoeba fragilis, abzugrenzen. Entamoeba histolytica kommt in drei verschiedenen Formen vor: als *Zyste,* die einem resistenten Dauerstadium entspricht und die Übertragungsform darstellt, als *Minutaform,* in der die Amöbe ein apathogener Darmkommensale ist, und in der pathogenen *Magnaform.* Die beiden letztgenannten Formen, die eine deutliche Eigenmotilität aufweisen, nennt man Trophozoiten. In der Mehrzahl der Fälle verläuft die Amoebiasis ohne nennenswerte krankhafte Erscheinungen: Man spricht hier von *asymptomatischen Zysten-Trägern bzw. -Ausscheidern,* die epidemiologisch große Bedeutung haben. Die *symptomatische intestinale Amoebiasis* äußert sich meistens in einer mehr oder weniger schweren *Amöben-Kolitis (»Amöben-Ruhr«, »amebic colitis«). Hie und da entstehen im Darmbereich, u. a. im Gebiet des Zökums, umschriebene Herde von granulierender Entzündung, die tumoröse Ausmaße annehmen können, und die man »Amöbome«* nennt. In Spätstadien einer schweren Amöbenruhr kann eine ulzeröse Dickdarmentzündung fortbestehen, ohne daß sich noch Amöben in nennenswerter Zahl nachweisen ließen (sog. *ulzerative postdysenterische Kolitis).* Auf hämatogenem Weg werden die pathogenen Amöben nicht selten in die Leber verschleppt, wo sie größere Nekrose- und Zerfallsherde hervorrufen können (sog. *hepatische Amoebiasis, »Amöben-Abszess(e) der Leber«* (kein echter Abszeß, sondern eine Kolliquationsnekrose), *»tropische(r) Leberabszess(e)«).* Diese brechen manchmal durch das Diaphragma durch, vor allem auf der rechten Seite *(pleuropulmonale Amoebiasis);* vereinzelt kommt es zur Ausbildung einer *Amöben-Peritonitis* (nach Darmperforation) oder allenfalls einer *Amöben-Perikarditis* (per continuitatem). Hämatogene Fernmetastasen, wie *Amöben-Abszesse in Gehirn, Milz* u. a., werden nur selten beobachtet.

Ätiologie: Abgesehen von den oben erwähnten apathogenen Amöbenarten im Darmbereich, gibt es noch solche z. B. im Oropharynx, wie die Entamoeba gingivalis, die medizinisch ebenfalls keine nennenswerte Rolle spielt. Die taxonomische Klassierung der Amöben wurde bereits erörtert (S. 1715), ebenso kamen die wichtigsten strukturellen Besonderheiten der Protozoen schon zur Sprache (S. 1712). Die Infektion durch *Entamoeba histolytica* erfolgt fast immer über die *Zystenform,* die aus der Minutaform hervorgeht und allein oder zusammen mit Trophozoitenformen in den Fäzes ausgeschieden wird. Die kugelförmigen Zysten messen etwa 10–16 μm im Durchmesser, besitzen eine widerstandsfähige Hülle, zunächst nur einen Kern, als kleine Vakuolen imponierendes Glykogen und zigarrenähnliche sog. Chromidialkörper. Durch Karyokinese entstehen dann zweikernige und schließlich die infektionsfähigen vierkernigen Zysten, die in der Regel das Glykogen aufgebraucht haben und auch keine Chromidialkörper mehr erkennen lassen. Die *Minutaform,* die sich im Darmlumen bzw. an der Oberfläche der Schleimhaut sowie besonders oft in Krypten der Kolon-Mukosa befindet, entspricht einem mäßig beweglichen Trophozoiten, der im Durchmesser ungefähr 10–20 μm mißt und im Endoplasma leere oder z. T. bakterienhaltige Vakuolen aufweist. Diese Form herrscht bei asymptomatischer Amoebiasis vor. Die eigentliche zell- und gewebeschädigende *Magnaform,* die sich unter besonderen Bedingungen (s. u.) aus der Minutaform entwickelt, weist einen Durchmesser von 20–60 μm auf, zeigt in geeignetem Milieu und bei Körpertemperatur lebhafte amöboide Bewegungen, mit deutlicher Unterscheidung des Ektoplasmas und des Endoplasmas, und enthält in den Vakuolen des letzteren nicht selten Erythrozyten: Dies ist ein diagnostisch wichtiges Phänomen. Der im Endoplasma liegende Kern läßt sich nur nach Anfärbung deutlich erkennen; er zeigt eine runde Form und enthält einen zentralen »Binnenkörper« (»Karyosom«) sowie ziemlich regelmäßig der Kernmembran anliegende Chromatinschollen (»Granula«). Die Magnaform bezeichnet man auch als *Gewebeform,* da sie die Schleimhaut zu durchdringen und sich im Interzellularraum verschiedener Organe/Gewebe zu vermehren vermag. Entamoeba histolytica läßt sich in vitro *züchten.*

Epidemiologie: Die durch Entamoeba histolytica verursachte Amoebiasis ist weltweit verbreitet, allerdings vor allem in warmen Gebieten und in Ländern mit ungenügenden hygienischen Verhältnissen. Stark durchseucht sind z. B. Zentralamerika (u. a. Mexiko), das westliche Südamerika, Südostasien sowie Afrika, insbesondere im Westen und Südwesten. In verschiedenen Ländern sind mehr als 50% der Bevölkerung Träger von Entamoeba histolytica. Immerhin hat sich die Situation in den letzten 20 Jahren erheblich verbessert. Obschon Entamoeba histolytica hie und da auch bei Hunden, Katzen, Ratten, Primaten und anderen Tieren gefunden werden kann, bildet doch der Mensch das einzige wesentliche Erregerreservoir. Da Trophozoiten kurze Zeit nach Verlassen des Darms zugrunde gehen, stellen *Zysten* die *einzige wichtige Übertragungsform* der Amoebiasis dar. Aus diesem Grund spielen die Patienten mit florider Amöben-Kolitis, bei der Trophozoiten vorherrschen, epidemiolo-

Abb. 229 a–f. *Amoebiasis und andere, vorwiegend intestinale Protozoonosen sowie Trichomoniasis.* **a** Die *Entamoeba histolytica,* ein Rhizopode aus der Ordnung der Amoebida, ist der Erreger der menschlichen *Amoebiasis* (s. auch Abb. 211, S. 1712). Dieser Einzeller, der sich in vitro züchten läßt, kommt in verschiedenen Formen vor; letztere haben biologisch eine ganz unterschiedliche Bedeutung (s. u.). Die Amoebiasis tritt weltweit vor allem in warmen Gebieten mit ungenügenden hygienischen Verhältnissen auf, u. a. in Zentralamerika (Mexiko!), im westlichen Südamerika, in Südostasien und in Afrika, insbesondere im West- und Südwestteil dieses Kontinents. Das *Hauptreservoir* für diese Parasiten stellt der *Mensch,* wenn auch Entamoeba histolytica dann und wann bei Tieren gefunden wird. *Infektionsquellen* sind vor allem Individuen, die mit den Fäzes *Amöben in Zystenform* (1) ausscheiden: Diese bleiben in der Außenwelt bis mehr als einen Monat infektionsfähig (z. B. bei 10° C in feuchtem Milieu), während die *Trophozoiten* außerhalb des Körpers rasch zugrunde gehen (5). Die Ausbreitung der Infektion kann wohl z. T. über direkten Kontakt erfolgen (4), in den weitaus meisten Fällen haben wir es indessen mit einer *indirekten fäkal-oralen Transmission* zu tun. Da schon eine geringe Infektionsdosis genügt, um eine Amoebiasis hervorzurufen, spielt bei der Übertragung der Affektion *kontaminiertes Wasser* (2) eine besonders große Rolle. Aber auch *zystenhaltige Nahrungsmittel* aller Art (3) sind öfters für die Erwerbung einer Amoebiasis verantwortlich. Die peroral aufgenommenen Zysten erweisen sich als soweit säureresistent, daß sie den Magen in der Regel unbeschädigt passieren (6). Im oberen Dünndarm (7, 8) wird die Zystenwand aufgebrochen (15), sodaß die Parasiten den unteren Dünndarm (9) meist schon als freie Trophozoiten (z. B. 4-kernige, allenfalls aber auch 8-kernige Minutaformen, 16) erreichen. Im Dickdarm, vor allem im *Zäkalbereich* (10), setzt dann in der Regel eine erhebliche Zellteilungstätigkeit ein, die in der überwiegenden Mehrzahl der Fälle in die Produktion zahlreicher *Minutaformen* mit meist einem Kern (17, 18) ausmündet. Die letzteren ernähren sich normalerweise u. a. von Bakterien und lokalisieren sich mit Vorliebe in *Dickdarmkrypten;* eine pathogene Wirkung entfalten sie, soweit bekannt, nicht (18, 22). Ein Teil der Minutaformen wandelt sich in der Regel in *Zysten* um (19) und wird auf diese Weise ausgeschieden: Dies ist deshalb von großer Wichtigkeit, weil die *asymptomatischen Zystenausscheider* als Infektionsquellen weit im Vordergrund stehen. In der Umwelt, d. h. in feuchtem Milieu, entwickeln sich zumindest manche Zysten über das zwei- (24) in das infektionsfähige 4-Kernestadium (25). Der letzte Teil dieser Reifung kann allerdings u. U. noch nach peroraler Aufnahme im Verdauungstrakt des Wirtes erfolgen. Unter *besonderen Bedingungen* (zahlenmäßige Reduktion der für die Ernährung der Minutaformen wichtigen Darmbakterien? Verminderung des intraluminalen Redox-Potentials? Änderungen des Cholesterinstoffwechsels der Parasiten? Bakterielle episomenartige Faktoren?) kommt es zu einer Transformation der Minutaformen in *Magnaformen* (20), die sich wesentlich lebhafter bewegen, eine Größenzunahme erkennen lassen, vermehrt Lysosomen bilden und einen erhöhten Stoffwechsel zeigen: In dieser Form vermögen die Amöben die Darmepithelien zu zerstören und in die Schleimhaut einzudringen (21). Es ist noch nicht klar, mit Hilfe welcher Mechanismen die Parasiten Zellen und andere Gewebeanteile zerstören. Elektronenmikroskopische Befunde deuten darauf hin, daß ein Vorstrecken von Pseudopodien und die Freisetzung von Inhaltsstoffen, u. a. von lysosomalen Enzymen, mit diesem Prozeß verbunden sein könnten. Die Läsionen, die die Magnaformen auf diese Weise erzeugen, entsprechen zunächst kleinen *Ulzera in »Flaschenform«* (23), wobei man eine auffallend geringe entzündliche Reaktion und nur kleinste Blutungen notiert. *Immunreaktionen* gegen Amöbenantigene treten verständlicherweise erst in nennenswertem Maß auf, wenn die Parasiten ins Gewebe eindringen. In akuten Phasen des Geschehens finden sich in der Regel u. a. ziemlich viele Antikörper der IgM-Klasse, während solche der IgG-Klasse auch nachher noch über längere Zeit produziert werden. In einem Teil der Fälle treten auch IgE-Antikörper auf. Über die Bedeutung der zellgebundenen Immunität im Rahmen der Amoebiasis wissen wir noch wenig. Bei schweren Verlaufsformen sind die T-Zell-Funktionen oft deutlich herabgesetzt. Von *Amöben-Kolitis (»Amöbenruhr«)* sprechen wir nur, wenn die Amöbiasis die geschilderten Veränderungen im Kolon hervorruft. Die *relative Häufigkeit der Lokalisation* derartiger Läsionen ist unter (10–14) durch die Dicke des Punktes vor der Ziffer angegeben. Fällen mit Einbezug des Ileums *(»Amöben-Ileitis«)* begegnet man nicht oft. Die Amoebiasis stellt vor allem wegen der möglichen *Komplikationen* eine ernstzunehmende Affektion dar. Manchmal erreicht der *kolitische Prozeß* ein Ausmaß, daß der ganze Dickdarm wie »zerfranst« aussieht, und aus diesem Grund eine gefährliche Situation entstehen kann, nicht zuletzt wegen *bakterieller Sekundärinfektionen.* Auf diese Weise entwickelt sich dann und wann eine akute Appendizitis (26). Da die Penetration der Amöben in die Darmwand meistens an der Muskularis Halt macht, gehören freie *Perforationen mit nachfolgender Peritonitis* (28) nicht zu den häufigen Ereignissen. Eher bilden sich *Fisteln,* wie eine abdominokolische (29) oder eine Anorektal-Fistel (30). Im Zusammenhang mit der letzteren oder auch ohne Fistulierung kann sich eine *perianale Amöben-Dermatitis* (31) entwickeln. *»Amöbome«* sind tumorartige, vorwiegend aus Granulations – und Narbengewebe mit eingeschlossenen Nekroseherden und Erregern bestehende Gebilde (27), die sich klinisch manchmal ähnlich wie eine Dickdarmgeschwulst manifestieren. Die wichtigste Komplikation der Amoebiasis liegt dagegen im Auftreten eines oder mehrerer *»Leberabszesse« (»tropische Abszesse«,* 33), die auf hämatogenem Weg über die Verzweigungen der Pfortader zustande kommen (32). Hierbei handelt es sich nicht um echte Abszesse, sondern um die Folgen einer herdförmigen Kolliquationsnekrose mit Bildung eines oft schokoladebraunen, mäßig dickflüßigen Inhaltes. Amöben lassen sich in diesen Herden nicht mit Leichtigkeit nachweisen; am ehesten findet man sie im Bereich der Pseudokapsel. Per continuitatem entstehen u. U. subhepatische (34) und/oder subdiaphragmatische »Abszesse« (35). Vor allem von den letzteren ausgehend kann der Prozeß durch das Zwerchfell durchbrechen und eine *pleuropulmonale Amoebiasis* nach sich ziehen, im Sinn einer Pleuritis (36), eines »Lungenabszesses« (37) und/oder eines Einbruchs in das Bronchialsystem (38). Vereinzelt kommt es auch zur Ausbildung einer *Amöben-Perikarditis* (39), die in einem Teil der Fälle eine Herzbeuteltamponade bewirkt. Leber-»Abszesse« fistulieren hie und da nach außen (41) oder führen zur Entstehung einer *hepatokolischen Fistel* (40). Auf hämatogenem Weg entwickelt sich manchmal ein *Hirn-»Abszeß«* (42). Weitere Streuherde gehören zu den Seltenheiten. Die sog. *ulzeröse postenteritische Kolitis* infolge Amoebiasis, bei der man im Stuhl fast keine Parasiten nachweisen kann, beruht wahrscheinlich zu einem guten Teil auf Immunreaktionen. Nach durchgemachter Amoebiasis reicht die erworbene Immunität in der Regel nicht aus, um Reinfektionen zu verhindern. **b** *Primäre Amöben-Meningoenzephalitis (PAME).* In den letzten zehn Jahren sind aus verschiedenen Ländern, auch aus Mitteleuropa, Großbritannien und den USA, Berichte über diese früher unbekannte Affektion veröffentlicht worden. Wenigstens in einem Teil der Fälle scheint es sich um eine Infektion durch *Naegleria fowleri* (43) gehandelt zu haben. Man rechnet aber damit, daß weitere »Wasseramöben« im Spiel sein könnten (44). Die Infektion wird offenbar vor allem beim Schwimmen zur warmen Jahreszeit erworben (45). Der Eintritt der Amöben erfolgt durch Nase und/oder Mundhöhle (46), und verschiedene Autoren vermuten, die Parasiten könnten durch die Lamina cribrosa direkt in die Hirnbasis durchwandern (47); vereinzelt wurden auch intrazerebrale Zerfallshöhlen (»Abszesse«) gefunden (48). **c** *Balantidiasis.* Die durch *Balantidium coli* (49), den einzigen bekannten menschenpathogenen Ziliaten und zugleich größten einzelligen Parasiten (50), verursachte *Balantidiasis* kommt weltweit in

gisch eine geringere Rolle als die asymptomatischen Zysten-Ausscheider, ganz abgesehen von der größeren Zahl der letzteren. Infektionsfähig sind die reifen, d. h. vierkernigen Zysten. Weitaus am häufigsten erfolgt die Transmission durch *kontaminiertes Wasser* und *zystenhaltige Nahrungsmittel.* Direkte Übertragungen sind wohl möglich, stehen aber an Bedeutung stark zurück. In der Mehrzahl der Fälle tritt die Amoebiasis sporadisch auf, aber Epidemien – z. B. bei massiver Kontamination des Trinkwassers durch infektionsfähige Zysten – sind auch möglich. Die symptomatische intestinale und hepatische Amoebiasis kommt am häufigsten bei erwachsenen Individuen männlichen Geschlechts vor. In der Umwelt zeigen die Zysten eine erhebliche Widerstandskraft. In feuchter Umgebung halten sie sich bei 28–34 °C mehr als eine Woche, und bei 10 °C ungefähr einen Monat. Ein gewöhnlicher Chlorzusatz zum Trinkwasser genügt in der Regel nicht zum Abtöten der Zysten; dasselbe gilt für das Einfrieren (Eiswürfel beispielsweise können infektiöse Zysten enthalten!). Am schlechtesten ertragen die Zysten das Austrocknen und Temperaturen über 50 °C, die sie nur während kurzer Zeit überleben.

Pathogenese: Nach peroraler Aufnahme von *Zysten,* die u. U. noch im menschlichen Verdauungstrakte die letzten Kernteilungen bis zur Reifung vollziehen können, erfolgt im Dünndarm die Zerstörung der Zystenwand. Die freigesetzten Trophozoiten lassen durch Teilung je 4 oder 8 einkernige *Minutaformen* entstehen, die sich weiter vermehren können. Aus ihnen werden mehrheitlich wiederum Zysten, die mit den Fäzes abgehen. Parasiten, die in der Minutaform verbleiben, halten sich entweder im Darmlumen oder – mit Vorliebe – in Darmkrypten auf, besonders im Dickdarm. Verschiedene Beobachtungen sprechen dafür, daß diese Amöbenformen hier nur leben können, wenn gewisse Bakterien anwesend sind, die den Parasiten u. a. als Nahrung dienen. Die Gründe, weshalb es in einem kleineren Teil der Fälle zur Umwandlung der Minutaform in die *Magnaform* kommt, sind nur lückenhaft bekannt. Möglicherweise hängt dieser Wechsel mit einer Änderung der Mikroflora im Darmlumen zusammen. Aufgrund neuerer Beobachtungen nimmt man an, daß Darmbakterien an der Aufrechterhaltung eines für die Amöben in Minutaform wichtigen, niedrigen Redoxpotentials beteiligt sind. Bei der Umwandlung der Minuta- in die Magnaform spielt vermutlich auch die Aufnahme von Cholesterin durch die Parasiten eine Rolle. Einzelheiten über diese Mechanismen sind indessen nicht bekannt. Bakterielle episomenartige Faktoren werden ebenfalls diskutiert. Die Magnaform der Entamoeba histolytica vermag die wirtseigenen Zellen, auch die Darmepithelien, mit Hilfe eines besonderen Mechanismus zu zerstören: Die Amöben strecken hierbei mehrere Pseudopodien aus, unter denen sich Lysosomen befinden. Bei Kontakt mit einer Zelle scheint der Inhalt der Lysosomen

---

Abb. 229 a–f (Fortsetzung)

warmen bis tropischen Gebieten vor. Der Mensch infiziert sich in der Regel mit der Zystenform des Erregers (51), die mit den Fäzes von Tieren (vor allem Schweine, 52) und Menschen ausgeschieden werden. Ähnlich wie bei der Amoebiasis gibt es viele asymptomatische Balantidienträger. Kommt es zu klinischen Symptomen, bestehen diese in der Regel in einer Kolitis, mit Hauptlokalisationen im Anfangsteil des Dickdarms (53). Histologisch finden sich in akuten Fällen kleine bis ausgedehntere Geschwüre. Im Gegensatz zu Entamoeba histolytica findet eine hämatogene Verschleppung der Balantidien fast nie statt. **d** *Giardiasis (Lambliasis). Giardia lamblia* (54), ein pathogener intestinaler Flagellat, tritt in der für die krankhaften Erscheinungen verantwortlichen Trophozoitenform (55) oder in Zystenform (56) auf. Der Parasit ist in erster Linie in subtropischen und tropischen Ländern verbreitet. Die Infektion erfolgt auf fäkal-oralem Weg (57), wobei Individuen mit Achlorhydrie und/oder Immundefizienz in erhöhtem Maß zur Ausbildung einer symptomatischen Giardiasis neigen als andere. Als Infektionsquellen kommen in erster Linie asymptomatische Zystenausscheider in Frage, die die Mehrzahl der Infizierten ausmachen. Der Mechanismus der Dünndarmschädigung, die vor allem im Duodenum und oberen Jejunum lokalisiert ist (58), steht noch zur Diskussion (59: Mechanische Blockade der Mikrovilli? Kompetition um Nahrungsstoffe? Störungen der Darmmotilität? und/oder eigentliche Epithelschäden, z. T. unter Mitwirkung von Immunreaktionen? Eindringen in die Schleimhaut?). In schweren Fällen von Giardiasis stellt sich ein mehr oder weniger ausgeprägtes *Malabsorptionssyndrom* ein. Mikroskopisch erkennt man Veränderungen, die denen bei Zöliakie/Sprue gleichen. **e** *Sarcosporidiosis (früher: »Coccidiosis« des Menschen). Sarcocystis bovihominis* (60) und *Sarcocystis suihominis* (61) sind in der Veterinärmedizin seit langer Zeit als sog. *»Miescher'sche Schläuche«,* d. h. in der quergestreiften Muskulatur u. a. lokalisierte Zysten mit zahlreichen Merozoiten, bekannt (62). Herbivore, wie Rinder und Schweine, dienen hier als Zwischenwirte. Als Endwirte kommen Karnivore (63) und z. T. auch der Mensch in Frage (64): Im Darm der letzteren macht der Parasit eine geschlechtliche Vermehrung durch und wird in Form von *sporozoitenhaltigen Sporozysten* (65, früher bekannt als *»Isospora hominis«*), seltener als *sporulierte Oozysten* (66, wahrscheinlich identisch mit *»Isospora belli«*) mit den Fäzes ausgeschieden. Die intestinale Sarkosporidiose kann fieberhafte Diarrhoeen verursachen. **f** *Trichomoniasis. Trichomonas vaginalis* (67), ein genitaler Flagellat, der als normaler Trophozoit (68), in Rundform nach Teilung (69) und in einer – offenbar funktionell minderwertigen – größeren Rundform (70) auftritt, ist außerordentlich weit verbreitet: Man schätzt, daß er bei ungefähr einem Viertel der geschlechtsreifen Bevölkerung parasitiert. Die Übertragung erfolgt fast immer durch Sexualkontakt (71). Während infizierte Männer meistens symptomlos bleiben, kann sich bei Frauen ein akutes bis chronisches entzündliches Geschehen entwickeln (*Trichomonaden-Vaginitis, -Vulvovaginitis, -Urethritis,* 72, 73), das mit Juckreiz, Fluorrhoe und weiteren Beschwerden verbunden zu sein pflegt. Bei chronischer Trichomoniasis entstehen im Genitaltrakt z. T. Epithelatypien, die es von neoplastischen Prozessen abzugrenzen gilt. Hinsichtlich weiterer Einzelheiten über die hier genannten Protozoen sei auf Abb. 211 (S. 1712) verwiesen

Tabelle 121. Kurze Übersicht über die durch Protozoen verursachten Krankheiten

Protozoen-Spezies	Krankheitsbild(er)	Hauptsächliche geographische Verbreitung	Bemerkungen
Entamoeba histolytica	Amoebiasis, mehrheitlich asymptomatisch. Bei Bestehen einer Kolitis: »Amöbenruhr« (symptomatische intestinale Amoebiasis, vor allem im Zäkum). Wichtigste Komplikationen: Hepatische Amoebiasis (»tropische Leberabszesse« = Zerfallshöhlen infolge Kolliquationsnekrose), u. U. pleuropulmonale Amoebiasis, selten Amöben-Peritonitis, -Perikarditis und Metastasen in anderen Organen (Gehirn, Milz). Hie und da Bildung von Amöbomen im Darm. U. U. sog. ulzerative postdysenterische Kolitis.	Warme Zonen, u. a. Mexiko, Zentralamerika, westliches Südamerika, Südostasien, Afrika (vor allem im Westen und Südwesten)	Infektion durch Zysten, die sich in Trinkwasser, Nahrungsmitteln u. a. längere Zeit halten können. Hauptinfektionsquelle: Asymptomatische Zystenausscheider. Umwandlung von Minuta- in pathogene Magnaform (vor allem im Zäkum) wahrscheinlich unter bestimmten Bedingungen (Änderung der bakteriellen Darmflora u. a.?).
Naegleria fowleri	U. U. Primäre Amöben-Meningoenzephalitis (PAME)	Wahrscheinlich weltweit	Infektion möglich beim Schwimmen in kontaminiertem Wasser.
Hartmanella-Arten?	Fraglich PAME.		
Balantidium coli	Balantidiasis, oft asymptomatisch. Bei schwerem Befall ähnliche kolitische Veränderungen wie bei Amöbenruhr (Hauptlokalisation im Zäkum). Fast nie Dissemination.	Weltweit, aber mehrheitlich in warmen bis tropischen Gebieten	Im Gegensatz zur Amoebiasis ist das Rektum selten betroffen.
Giardia lamblia (Lamblia intestinalis)	Giardiasis (Lambliasis), die vor allem den oberen Dünndarm betrifft und bei schwerem Befall u. U. ein Malabsorptions-Syndrom erzeugen kann. Meist verläuft die Affektion asymptomatisch.	Weltweit, aber vornehmlich in warmen bis tropischen Gebieten	Infektionsmodus: Fäkal-oral, wobei die infektiösen Zysten in Trinkwasser und Nahrungsmitteln oft längere Zeit überleben.
Trichomonas vaginalis	Trichomoniasis, die oft asymptomatisch bleibt, bei Frauen jedoch z. T. mit einer Kolpitis (Vaginitis) einhergeht. Hie und da Urethritis u. a.	Weltweit	Übertragung meistens durch Sexualkontakt. Man schätzt, daß ¼ der geschlechtsreifen Bevölkerung diese Protozoen beherbergt.
(Trichomonas tenax) (Mundhöhle) (Pentatrichomonas hominis) (Darm)	Sehr wahrscheinlich apathogen.		
Sarcocystis bovihominis Sarcocystis suihominis	Sarcosporidiosis, bei der der Mensch Endwirt sein kann; asymptomatisch oder allenfalls Fieber, Diarrhoe und Abdominalbeschwerden.	Vermutlich weltweit	Die früher beschriebene »Isospora hominis« entspricht wahrscheinlich einer Sporozyste von Sarcocystis.
Sarcocystis lindemannii?	Sehr selten scheint der Mensch als Zwischenwirt dienen zu können (intramuskuläre Zysten).		
Plasmodium vivax Plasmodium ovale	Malaria tertiana, mit Fieberattacken (»Malaria-Paroxysmen«) alle 48 Std. Relativ gutartige Variante der Malaria.	Tropische und subtropische Gebiete Afrikas, des Nahen und Fernen Ostens, des Südwest-Pazifik sowie von Zentral- und Südamerika, wo Stechmücken der Gattung Anopheles (Zischenwirte und Vektoren) vorhanden sind	Inkubationszeit ungefähr 14 Tage (8–20 Tage).
Plasmodium malariae	Malaria quartana, mit Fieberattacken alle 72 Std. Hinsichtlich Schweregrad der Erkrankung zwischen der Malaria tertiana und der Malaria tropica liegend.		Inkubationsperiode 3–6 Wochen.
Plasmodium falciparum	Malaria tropica, ohne deutlich periodische Paroxysmen. Schwerste Form der Malaria, u. U. mit »perniziösem Malaria-Syndrom«, d. h. schwerwiegenden Komplikationen, wie zerebraler Malaria, pulmonalen Störungen, Abdominalsymptomen, »algider Malaria« und/oder Schwarzwasserfieber (mit Hämoglobinämie und Hämoglobinurie sowie oft akuter Niereninsuffizienz) verbunden.		Inkubationszeit 7–15 Tage Man kennt auch Mischformen von Malaria, indem sich zwei (oder allenfalls mehrere) Populationen derselben oder verschiedener Spezies von Plasmodien überlagern können.

Tabelle 121 (Fortsetzung)

Protozoen-Spezies	Krankheitsbild(er)	Hauptsächliche geographische Verbreitung	Bemerkungen
Plasmodium knowlesi	Malaria-artiges Krankheitsbild.	Malaysia	Erst kürzlich nachgewiesen.
Plasmodium cynomolgi	Ähnlich wie Malaria tertiana.		Bei nicht menschlichen Primaten festgestellt, nur selten beim Menschen.
Plasmodium brasilianum	Malaria-artiges Krankheitsbild.	Brasilien u. a.	Selten.
Leishmania donovani	»Kala-Azár« (viszerale Leishmaniasis), der in verschiedenen Varianten auftritt: »Mittelmeer-Kala-Azár« (infantiler »Kala-Azár«); »Indischer Kala-Azár« bei Jugendlichen; »Afrikanischer Kala-Azár« ebenfalls vorwiegend bei Jugendlichen Klinische Hauptbefunde: Allgemeinerscheinungen, Fieber, Hepatosplenomegalie, Lymphadenopathie, schließlich Kachexie. Hie und da Hämaturie und Proteinurie. Öfters terminale bakterielle Sekundärinfektionen bei Panzytopenie.	Mittelmeerländer, China, UdSSR, Lateinamerika Indien Ostteil Afrikas zwischen Sudan und Äquator	Inkubationszeit: 2 Wochen bis mehrere Monate. Die geographische Verbreitung erklärt sich durch die Anwesenheit von Reservoirs (Tiere, mit Ausnahme des indischen Kala-Azár-(Mensch)) sowie von geeigneten Zwischenwirten/Vektoren, d. h. Mücken der Gattungen Phlebotomus oder Lutzomyia. Die Parasiten halten sich vor allem in Makrophagen auf, wo sie mikroskopisch als »Leishman-Donovan (LD)-Körper« erkennbar sind.
Leishmania brasiliensis brasiliensis	Mukokutane Leishmaniasis (»Espundia«), z. T. mit Zerstörungen im Nasen-Mundbereich und bakteriellen Sekundärinfektionen.	Brasilien u. a.	
Leishmania brasiliensis peruviana	Primäre kutane Leishmaniasis (»Uta«), mit einzelnen oder mehreren Hautgeschwüren, z. B. im Bereich der Lippen.	Peru, Kolumbien, Bolivien, Ecuador	Die geographische Verbreitung dieser Leiden hängt von örtlichen Reservoirs (vor allem Nager und Karnivoren) sowie der Anwesenheit geeigneter Zwischenwirte (Wenige Arten von Schmetterlingsmücken der Genera Phlebotomus und Lutzomyia) ab.
Leishmania mexicana mexicana	»Chiclero-Ulkus«, eine relativ harmlose Hautaffektion (Kopf, Hände).	Zentralamerika	
Leishmania mexicana pifanoi	Diffuse kutane Leishmaniasis, offenbar bei Individuen mit einem Immundefekt gegenüber Leishmania-Antigenen.	Venezuela	
Leishmania tropica maior	»Feuchte« oder »ländliche« Form der kutanen Leishmaniasis (Orientbeule, Aleppo-Beule, »Delhi sore«), die sich in der Regel in Form eines chronischen, wie »ausgestanzten« Hautulkus manifestiert.	Südosteuropa, Mittlerer Osten, Kleinasien, Afrika, Indien, Südwestasien	Inkubationsperiode 6–10 Wochen. Heilung in der Regel im Verlauf von ungefähr 6 Monaten. Als Reservoir dienen vor allem Nagetiere.
Leishmania tropica minor	»Trockene« oder »städtische« Form der kutanen Leishmaniasis (Orientbeule).	Ähnlich wie bei »feuchter Form« der Orientbeule	Inkubationsperiode 6–10 Monate. Heilung entsprechend langsamer. Als Reservoir dienen hauptsächlich Hunde.
Leishmania tropica aethiopica	Orientbeule oder diffuse kutane Leishmaniasis.		
Trypanosoma rhodesiense (dem Trypanosoma brucei nah verwandt)	Ostafrikanische Schlafkrankheit, die bösartigere der beiden Formen von afrikanischer Trypanosomiasis, die oft mit der Ausbildung eines »Trypanosomen-Schankers« beginnt, eine »febril-glanduläre Phase« (»hämolymphatische Phase«) mit sich wiederholenden Fieberschüben durchläuft und schließlich in eine chronische »meningoenzephalitische Phase« übergeht.	Tropischer Teil Ostafrikas, zwischen Äthiopien im Norden und Natal im Süden	Inkubationsperiode ungefähr 2 Wochen. Übertragung durch Tsetse-Fliegen, vor allem Glossina (G.) morsitans, G. pallipides und G. longipalpis. Hohe Letalität. Hauptreservoir: Antilopen, Rinder, Löwen u. a. m. Mit jedem Fieberschub erscheinen Trypanosomen mit neuen Oberflächen-Antigenen.
Trypanosoma gambiense (dem Trpynosoma brucei nah verwandt)	Mittel- oder westafrikanische Schlafkrankheit, die einen ähnlichen, aber weniger bösartigen Verlauf nimmt wie die ostafrikanische Variante der afrikanischen Trypanosomiasis.	Tropischer Teil Westafrikas, zwischen Sahara im Norden und Kalahari-Wüste im Süden	Inkubationsperiode auch etwa 2 Wochen. Übertragung durch Tsetse-Fliegen der Spezies Glossina (G.) palpalis, G. fuscipes, G. tachinoides u. a. Hauptreservoir scheint der Mensch zu sein.
Trypanosoma rangeli	Weitgehend apathogen.	Amerika	

Tabelle 121 (Fortsetzung)

Protozoen-Sezies	Krankheitsbild(er)	Hauptsächliche geographische Verbreitung	Bemerkungen
Trypanosoma cruzi	»Chagas«-Krankheit (amerikanische Trypanosomiasis), die oft mit der Bildung eines »Chagoms« beginnt und in Allgemeinsymptome mit rekurrierendem Fieber, generalisierter Lymphadenopathie, Hepatosplenomegalie sowie u. U. Oedemen überleitet. Nicht selten Myokarditis und/oder Meningoenzephalitis. Bei der chronischen Chagas-Krankheit stehen Megacor (Herzschäden), u. U. mit thromboembolischen Komplikationen, z. T. auch Megaoesophagus und/oder Megacolon im Vordergrund.	Lateinamerika von Chile und Argentinien bis Mexiko	»Chagom« oft schon wenige Tage nach Infektion. Eigentliche Inkubationsperiode bis zum Erscheinen von Allgemeinsymptomen: ungefähr 1–2 Wochen. Übertragung der Krankheit durch Raubwanzen (Reduviidae), im besonderen Triatoma festans, Rhodnius prolixus und Panstrongylus megistus. Die Parasiten befallen oft Herz-, Skelett- und glatte Muskelzellen, z. T. auch Neuronen.
Babesia sp.	Babesiosis (Piroplasmosis, »Rotwasser-Fieber«), eine Malaria-ähnliche Erkrankung vor allem der Rinder, wurde vereinzelt beim Menschen festgestellt (z. B. nach Splenektomie).		
Toxoplasma gondii	Toxoplasmosis, die bei postnataler Infektion zum Bild der akuten oder subakuten Toxoplasmose führen kann, mit fieberhaften Allgemeinerscheinungen, z. T. auch einem kurzdauernden Hautexanthem. Oft länger bestehende Lymphadenitis in der Zervikonuchalgegend. Viele Infektionen durch Toxoplasmanen verlaufen asymptomatisch. Bei starker Herabsetzung der wirtseigenen Abwehr u. U. disseminierte Toxoplasmose. Besonders wichtig ist die pränantale Infektion, die den Fruchttod oder eine Toxoplasmosis connata zur Folge zu haben pflegt, u. a. mit zentralnervösen Schäden.	Weltweit	Über die Inkubationsperiode bei postnatal erworbener Toxoplasmose ist nichts zuverlässiges bekannt (Wochen?). Der Mensch dient, neben zahlreichen Tierarten, als Zwischenwirt. Eine wichtige Rolle spielen als Hauptwirte die Katzen. Infektion durch zystenhaltiges, zu wenig gekochtes Fleisch (z. B. von Schweinen oder Schafen) oder durch perorale Einnahme von Oozysten (vor allem von Katzen). Vögel sind ebenfalls oft von Toxoplasma gondii infiziert.
Pneumocystis carinii (Taxonomische Klassierung nicht klar)	Pneumocystis carinii-Pneumonie (z. B. bei Frühgeborenen als »plasmazelluläre interstitielle Pneumonie« oder bei zytostatisch bzw. immunsuppressiv behandelten Individuen).	Weltweit	Inkubationsperiode schätzt man auf 3–4 Wochen. Fast immer aerogene Infektion.

austreten und die Oberfläche der Zielzelle schädigen zu können. Kleine Zellen, wie Erythrozyten, werden auch phagozytiert und so vernichtet. Auf diese Weise können die Magnaformen in die Darmschleimhaut eindringen und schließlich u. U. auch den Blutstrom erreichen. Die *Immunabwehr* von Seiten des Wirtes scheint im allgemeinen keine erhebliche protektive Rolle zu spielen. Wohl werden *spezifische Antikörper* gebildet, vor allem nach Eindringen der Magnaformen ins Gewebe, doch erfüllen diese offenbar keine wesentlichen amöbolytischen Funktionen. In akuten (kolitischen) Phasen der Infektion kommt es vor allem zur Produktion von Antikörpern der IgM-Klasse, später zu einer solchen von IgG-Antikörpern, die dann über lange Zeit weiter gebildet werden. Diese Antikörper haben u. a. diagnostische Bedeutung (s. u.). In wechselnden Mengen werden auch IgE-Antikörper produziert. Ob diese – ähnlich wie im Fall gewisser Wurminfestationen – eine Schutzfunktion ausüben, ist unseres Wissens nicht bekannt. *Zellgebundene Immunreaktionen* kommen, wie der in akuten und postakuten Fällen von Amoebiasis nachweisbare positive Ausfall der Hautreaktion vom verzögerten Typ zeigt, oft auch in Gang. Ihre Bedeutung im Rahmen der wirtseigenen Abwehr kann ebenfalls noch nicht abschließend beurteilt werden. In Fällen mit großen »Amöben-Abszessen« scheint die zellgebundene Immunreaktivität z. T. stark reduziert zu sein. Die *zyto- und histolytische Wirkung* der Amöben in Magnaform hat in der Regel die Entstehung einer Nekrose in unmittelbarer Nachbarschaft der Erreger zur Folge, meistens ohne schwere entzündliche Reaktion. Die letztere ist beispielsweise bei Sekundärinfektion durch Bakterien wesentlich stärker ausgeprägt. Über die Möglichkeit einer gegenseitigen Zerstörung von Amöben, z. B. innerhalb sog. »Amöben-Abszesse«, ist kaum etwas bekannt.

Morphologisch zeigen die durch Entamoeba histolytica im *Dickdarm* verursachten *Ulzera* im Frühstadium ein ziemlich typisches Bild: In der Regel kommt es in einem kleinen Bereich zur Epithelnekrose, durch die die Erreger in die Schleimhaut eintreten. Subepithelial dehnt sich der nekrotisierende Prozeß etwas aus, so daß die kleinen Geschwüre eine Art »Flaschenform« aufweisen. In den Anfängen erweist sich, wie gesagt, die entzündliche Reaktion auf die kleinen Nekroseherde als sehr geringfügig; oft entsteht auch kaum eine erhebliche entzündliche Hyperämie, weshalb die Läsionen von der Darminnenseite her meist als kleine rötliche Defekte in einer makroskopisch sonst wenig veränderten Schleimhaut imponieren. Stärkere entzündliche Reaktionen deuten meistens auf eine bakterielle Sekundärinfektion hin. In schweren Fällen von *Amöben-Kolitis* schreitet der nekrobiotische Prozeß unter dem Einfluß einer großen Zahl von Amöben fort, was schließlich zu einer weitgehenden »Zerfransung« der Mukosa führen kann. Die Trophozoiten zeigen dabei eine Neigung, an der Innenfläche der Muskularis Halt zu machen bzw. sich dort in der Längsrichtung des Darms fortzubewegen. In der Reihenfolge der Häufigkeit und des Schweregrades der Veränderungen sind Zökum, Colon ascendens, Rektum, Sigmoid, Appendix *(Amöben-Appendizitis)* und terminales Ileum *(Amöben-Ileitis)* betroffen. Die chronische Entzündung mag in einzelnen Fällen zur Bildung von reichlich Granulationsgewebe Anlaß geben, so daß sich tumorförmige Massen bilden, sog. *Amöbome.* Diese können z. B. im Zökumbereich lokalisiert sein. Eine Perforation des Darms stellt keine häufige Komplikation dar, kann aber vorkommen; in solchen Fällen entwickelt sich eine – in der Regel umschriebene – *Amöben-Peritonitis.* In einem Teil der Fälle treten Amöben in die Blutbahn über und können in der *Leber* metastatische Herde setzen. Obschon man hier von »*Amöben-Abszessen*« redet, handelt es sich um die Folgen einer durch Amöben hervorgerufenen Kolliquationsnekrose. Diese meist von einer dunkelbraunen, etwas dickflüssigen Masse gefüllten Hohlräume werden von Granulationsgewebe, später auch von Narbengewebe umgeben. Sie können in Ein- oder Mehrzahl auftreten. In annähernd ⅔ der Fälle ist der rechte Leberlappen betroffen, wo die Zerfallshöhlen eine Größe von mehr als 15 cm im Durchmesser erreichen können (im Mittel 8–12 cm). Manchmal liegen die »Amöbenabszesse« mehr an der Unterseite des Organs, öfters aber im Kuppenbereich, so daß es zu Rupturen in den rechten Pleuraraum kommen mag; nicht selten wird dabei auch die Lunge in Mitleidenschaft gezogen *(pleuropulmonale Amoebiasis).* Die Zahl der Amöben in den genannten »tropischen Leberabszessen« ist meistens nicht erheblich; oft lassen sie sich nicht ohne weiteres nachweisen. Am ehesten finden wir sie im Bereich der »Pseudokapsel«, die den Hohlraum umgibt. Hämatogen entstandene »Amöbenabszesse« in anderen Organen finden sich nur bei einem kleinen Teil der Patienten, beispielsweise in Form von *Hirnmetastasen.* Es besteht auch die Möglichkeit, daß Gruppen von Amöben oder nekrotisches Material aus den Leberherden in Äste der V. hepatica geraten und dann zum Verschluß kleiner Lungenarterien führen, mit anschließender Entwicklung einzelner oder multipler Läsionen in verschiedenen Lokalisationen des Organs. Eine *kutane Amoebiasis* entsteht am ehesten im Perianalbereich, wohin die Parasiten aus dem Rektum gelangen können; vereinzelt beobachtet man auch hämatogene Streuherde in der Haut.

Folgen und **Symptome:** Die *ersten krankhaften Manifestationen* einer Amoebiasis treten manchmal schon 2–4 Wochen nach der Infektion auf; in anderen Fällen bleibt der Prozeß monate- bis jahrelang *asymptomatisch,* um dann schließlich doch in Erscheinung zu treten. In der Tat sind die meisten Träger von Entamoeba histolytica *asymptomatische Zysten-Ausscheider,* was naturgemäß von großer epidemiologischer Bedeutung ist. Die *symptomatische intestinale Amoebiasis* äußert sich auf verschiedene Weise. *Akute Formen* der *Amöben-Kolitis* beobachtet man am häufigsten in warmen Ländern. Oft machen sich zuerst krampfartige Bauchschmerzen bemerkbar, z. T. verbunden mit Nausea und Diarrhoe vom Kolon-Typ. Der meist schleimig-blutige (»himbeergeleeartige«) Stuhl weist in solchen Fällen reichlich Amöben in Magnaform auf, die man bei sofortiger Direktuntersuchung von Stuhlproben – wenn möglich auf dem Wärmetisch – im Mikroskop aufgrund ihrer Eigenmotilität relativ leicht erkennt. Fulminanten Attacken von Amöben-Kolitis begegnen wir weniger oft als Formen mit *intermittierender* Diarrhoe, mit 1–4 schleimigen oder fast wässerigen Stühlen pro Tag, die sich durch einen besonderen Geruch auszeichnen. Zwischen den diarrhoischen Phasen können Tage, Wochen oder Monate, manchmal sogar Jahre von relativer Normalität liegen. Allerdings klagen die Patienten auch in diesen Zeiten nicht selten über Meteorismus, dann und wann eintretende Krämpfe und andere Abominalbeschwerden. Dabei kann eine mäßige Hepatosplenomegalie bestehen, ohne daß diese Organe von Amöben befallen zu sein brauchen. Erneute akute Attacken sind in der Regel mit einem fieberhaften Zustand verbunden; solche Exazerbationen werden bei Frauen u. U. durch eine Gravidität ausgelöst. Die sog. *ulzeröse postdysenterische Kolitis,* bei der es kaum gelingt, im Stuhl Amöben nachzuweisen, geht oft mit einem besonders stark positiven Ausfall der Seroreaktionen auf Amoebiasis einher; vermutlich sind hier immunologisch bedingte Überempfindlichkeitsreaktionen im Spiel. Wird die Appendix von Amöben besiedelt, kann sich das klinische Bild einer *Appendizitis* ergeben, z. T.

mitbedingt durch eine bakterielle Sekundärinfektion. Große Amöbome bewirken eine Symptomatik, die der bei Dickdarmtumoren zu vergleichen ist: Nicht selten beobachtet man in diesen Fällen einen »tiefen« Subileus. Bei Bestehen eines oder mehrerer *»Amöben-Abszesse« in der Leber* stellen wir objektiv in der Regel eine Druckschmerzhaftigkeit unter dem rechten Rippenbogen fest; allerdings ist dies bei im Kuppelbereich des rechten Lappens liegenden Herden weniger der Fall, als wenn sich die »Abszesse« nahe an der Unterseite befinden. In einem Teil der Fälle zeigt sich ein kleiner Pleuraerguß auf der rechten Seite, und die Lunge kann dort Atelektaseherde aufweisen. Früher waren Leberabszesse nicht leicht zu diagnostizieren; heute kann man sie mit Hilfe der Computer-assistierten Tomographie (CAT) meist ohne Schwierigkeit lokalisieren. Bei Punktion der Höhle gewinnt man in der Regel eine dicke Flüssigkeit von brauner Farbe, die einem »Schokolade-Sirup« verglichen werden kann. Amöbenabszessen der Leber begegnen wir in der Mehrzahl der Fälle bei Patienten, die keine symptomatische intestinale Amoebiasis durchgemacht hatten, bzw. sich dessen nicht bewußt sind. Bei ungefähr 10–20% der Kranken mit »tropischem Leberabszeß« entwickelt sich eine *pleuropulmonale Amoebiasis* auf der rechten Seite, selten links (entsprechend der Lokalisation subdiaphragmatisch gelegener Amöbenabszesse der Leber). In solchen Fällen notieren wir oft einen massiven Pleuraerguß, bei dessen Punktion ebenfalls dunkelbraune Flüssigkeit gewonnen wird. Bricht der Prozeß in einen Bronchus durch, erscheint solches Material auch im Sputum. In den seltenen Fällen von *Amöben-Perikarditis* kann es zu einer Herzbeuteltamponade kommen. *Peritonitiden, Hirn-»Abszesse«* und weitere Manifestationen einer hämatogen ausgebreiteten Amoebiasis verursachen dem Schweregrad und der Lokalisation der Läsionen entsprechende Symptome. Derartige extraintestinale Formen der Krankheit kommen, wie gesagt, auch vor, ohne daß man im Stuhl Amöben nachzuweisen vermag. Nach durchgemachter Amoebiasis sind *Reinfektionen* möglich, denn es entsteht kein genügender Immunitätsschutz. Die *Diagnose* einer Amoebiasis basiert in erster Linie auf dem Erregernachweis, in zweiter Linie auf dem Resultat immunologischer Untersuchungen. Besteht ein Verdacht auf intestinale Amoebiasis, sollten frischer Stuhl bzw. Schleimflocken innerhalb von höchstens 10 min nach Defäkation im Nativpräparat auf bewegliche Amöben untersucht werden, wobei besonders auf Magnaformen mit eingeschlossenen Erythrozyten zu achten ist. Mit Vorteil benützt man zu diesem Zweck ein Mikroskop mit Wärmetisch. Ein Teil der Stuhlprobe wird mit einer Merthiolat-Jod-Formaldehyd (MIF)-Lösung fixiert und allenfalls an ein mikrobiologisches Laboratorium eingesandt. Zur Färbung eignen sich u. a. die Heidenhain- und die PAS-Trichrom-Methode. Entamoeba histolytica muß vor allem gegen apathogene Amöben abgegrenzt werden (s. o.). Bei negativem Befund empfehlen sich wiederholte Untersuchungen, wobei eine vorherige Verabreichung eines salinischen Abführmittels die Ausbeute erhöhen kann. Ferner besteht die Möglichkeit einer endoskopischen Biopsie aus dem Rektosigmoidbereich; Amöbengeschwüre haben, wie erwähnt, ein ziemlich typisches Aussehen. Finden sich klinische Hinweise auf das Bestehen einer invasiven Amoebiasis, empfehlen sich zusätzlich serologische Untersuchungen auf die Anwesenheit spezifischer Antikörper, z. B. der indirekte Immunfluoreszenz-Test oder die indirekte Hämagglutinations-Methode. Hautteste, bei denen man Sofort- und verzögerte Reaktionen zu unterscheiden hat, eignen sich allenfalls für epidemiologische Studien. Das Vorhandensein spezifischer Antikörper der IgM-Klasse spricht für einen aktiven Prozeß. Nicht selten finden sich Antikörper der IgE-Klasse, die für anaphylaktische Reaktionen verantwortlich sind. Serologische Methoden sind immer dann von besonderem Wert, wenn es nicht gelingt, die Erreger nachzuweisen. Dies ist beispielsweise bei der hepatischen Amoebiasis nicht selten der Fall. *Therapeutisch* empfehlen sich verschiedene Behandlungsschemen, je nach der Art der Amoebiasis. Für asymptomatische Zystenträger eignet sich die über längere Zeit erfolgende Verabreichung z. B. von Diloxanidfuorat. Patienten mit akuter Amöbenruhr reagieren in der Regel gut auf Metronidazol oder Ornidazol; diese beiden Mittel – vor allem das erstere – werden auch zur Therapie der chronischen intestinalen Amoebiasis vorgeschlagen, z. T. in Kombination mit weiteren Medikamenten (u. a. Antibiotika). Bei extraintestinaler Amoebiasis, z. B. bei der hepatischen Form, soll sich u. a. Dehydroemetin günstig auswirken. Manchmal drängen sich auch chirurgische Eingriffe auf; diese müssen mit großer Vorsicht durchgeführt werden. Die *Prognose* der intestinalen Amoebiasis kann heute, dank der vorhandenen therapeutischen Möglichkeiten, als gut beurteilt werden, obwohl mit Rückfällen zu rechnen ist. Die hepatische, die pleuropulmonale und weitere extraintestinale Formen der Krankheit sind aber immer noch mit einer erheblichen *Letalität* verbunden, genaue Zahlen sind indessen kaum erhältlich.

Beispiele:

- Zur *Identifizierung von Trophozoiten* kann man sich z. B. an folgende Angaben halten: Wenn mehr als die Hälfte der Trophozoiten zwei Kerne aufweisen, handelt es sich um *Dientamoeba fragilis* (Größe etwa 5–15 µm im Durchmesser). Einkernige Trophozoiten mit Kernen ohne periphere »Granula«, jedoch einem kugeligen Endosom, das größer ist als der Kernradius und von deutlichen hellen Granula umgeben wird, entsprechen der *Iodamoeba bütschlii.* Zeigen die Kerne der Trophozoiten spärliche und unregelmäßig angeordnete periphere »Granula« sowie ein ungleichmäßig geformtes Endosom, das viel größer ist als der Kernradius, haben wir es mit der *Endolimax nana* zu tun, die z. T. bei 15–20% der Bevölkerung nachzuweisen ist. Die Trophozoiten von *Entamoeba histolytica* zeichnen sich u. a. durch ein nicht grob granulär angeordnetes Zytoplasma, eine deutliche Abgrenzbarkeit der Kerne in Kochsalzaufschemmungen, eine kontinuierliche, meist in einer Richtung vor sich gehende, durch plumpe »Strömungen«

von Pseudopodien charakterisierte Bewegungsart, oft das Vorhandensein intrazellulär gelagerter Erythrozyten (nicht Bakterien), bei Eisenhämatoxylinfärbung feine Chromatingranula, die der dünnen Zellkernmembran anliegen, sowie ein kleines, zentral liegendes Karyosom und Ausmaße von 20–60 µm Durchmesser aus. Die Trophozoiten von *Entamoeba hartmannii* besitzen ähnliche strukturelle Eigenschaften, sind aber kleiner (8–15 µm Durchmesser). Die Trophozoiten von *Entamoeba coli,* einem apathogenen Kommensalen im Dickdarm, sehen ähnlich aus wie die von Entamoeba histolytica, nur enthalten sie so gut wie nie Erythrozyten.

- Zur *Identifizierung von Amöbenzysten* dienen u. a. folgende Kriterien: Zysten von *Idoamoeba bütschlii* enthalten einen oder zwei Kerne mit einem großen, exzentrisch gelagerten Kernkörperchen, ferner haufenweise angeordnete Granula und eine große, mit Jod färbbare »Vakuole« im Zytoplasma. Reife Zysten mit 8 Kernen entsprechen der *Entamoeba coli.* Vierkernige Zysten von ovaler oder elliptischer Form sowie mit großen Chromatinmassen in den Kernen gehören zu *Endolimax nana.* Reife rundliche Zysten mit 4 Kernen, die regelmäßig angeordnete, periphere Chromatinkörnchen und ein kleines Kernkörperchen erkennen lassen, entsprechen der *Entamoeba histolytica* (Durchmesser weniger als 10 µm). Die verschiedenen Erscheinungsformen der Amoeben sind z. T. in Abb. 229 dargestellt.
- Negative Ergebnisse *serologischer Untersuchungen auf Amoebiasis* schließen das Bestehen einer solchen nicht aus.
- Zur *Prophylaxe* empfiehlt sich Tropenreisenden, in endemischen Gebieten Trinkwasser durch Abkochen oder Filtration zu entkeimen, Nahrungsmittel, wie Salate, zu meiden und bei der Nahrungsumstellung vorsichtig zu sein. Schälbares Obst bietet in der Regel keine Gefahr (»Cook it, peal it or leave it«!)

Anhang: Primäre Amöben-Meningoenzephalitis

Die *primäre Amöben-Meningoenzephalitis (PAME),* die man erst seit 1968 kennt, wird vor allem durch die freilebende Amöbe *Naegleria fowleri* verursacht. Vielleicht spielt die *Acanthamoeba* eine ähnliche Rolle. Hier handelt es sich zum guten Teil um »*Wasseramöben*«, die zum fakultativen Parasitismus überzugehen und eine z. T. tödlich verlaufende Meningoenzephalitis hervorzurufen vermögen. Die bisherigen Beobachtungen stammen z. B. aus Australien, Mitteleuropa, Großbritannien, Neuseeland und den USA. Die Krankheit tritt besonders in den Sommermonaten in Erscheinung und wird vor allem beim Schwimmen in frischem warmem Wasser erworben. Kinder und Jugendliche sind häufiger als andere betroffen. Vieles spricht dafür, daß die Amöben den Meningealbereich von der Nasenschleimhaut her über die Lamina cribrosa erreichen. Der Verlauf gestaltete sich in der Mehrzahl der Fälle ungünstig. Seit der Einführung von Amphoterizin B scheint die Prognose etwas günstiger zu sein. Ob *Hartmanella-Arten* ebenfalls eine PAME erzeugen können, ist noch ungewiß. Verschiedentlich wurde berichtet, Fälle von Kopfschmerzen und Nasenbluten seien mit dem Vorhandensein dieser Amöben auf der Nasenschleimhaut verbunden gewesen.

201.3. Balantidiasis

Definitionen: *Balantidium coli,* das größte beim Menschen vorkommende Protozoon, kann dann und wann bei *asymptomatischen Trägern* im Dickdarm nachgewiesen werden. Bei einem Teil der Individuen wirkt es krankmachend. Die Symptomatik der klinisch manifesten *Balantidiasis* reicht von milden, sich wiederholenden Episoden von Durchfall vom Dickdarmtyp bis zur schwersten *Kolitis,* die mit Ulzerationen einhergehen kann und u. U. sogar eine Darmperforation nach sich zieht.

Ätiologie: *Balantidium coli* ist ein großer, 30–150 µm messender Ziliat, dessen Oberfläche von Wimperreihen bedeckt ist. Die Nahrung wird durch ein Zytostom aufgenommen und in Vakuolen verdaut. Im Zellinnern befindet sich ein Makronukleus, dem ein kaum erkennbarer Mikronukleus angelagert ist. Die Vermehrung der Balantidien erfolgt durch Querteilung. Es werden u. a. auch 40–60 µm messende Zysten gebildet, die – neben vegetativen Formen – mit den Fäzes abgehen. Reife, infektionstüchtige Zysten weisen je 2 Makro- und Mikronuklei auf. Bei einer Temperatur von wenig mehr als 20 °C und in feuchtem Milieu überleben die Trophozoiten mehr als eine Woche, Zysten oft mehr als einen Monat.

Epidemiologie: Balantidium coli ist weltweit verbreitet, die Balantidiasis als Krankheit tritt aber vor allem in warmen bis tropischen Gebieten auf. Außer beim Menschen kann das Protozoon auch bei Tieren, z. B. bei Schweinen, ferner bei Ratten, Affen u. a. nachgewiesen werden. Als Infektionsquellen spielen Schweine wahrscheinlich eine größere Rolle als der Mensch. Mangelhafte Hygiene erhöht die Infektionsgefahr.

Pathogenese: Balantidium coli besiedelt vor allem den Zäkum-Appendix-Bereich bzw. die *erste Hälfte des Dickdarms,* selten den Enddarm. Unter besonderen Bedingungen (s. Amoebiasis) dringen die Balantidien in die Schleimhaut ein und verursachen ähnliche Schäden wie im Fall der intestinalen Amoebiasis. Hämatogene Verschleppungen von Balantidien sind kaum bekannt.

Symptome und **Folgen:** Die Manifestationen einer klinisch manifesten Balantidiasis gleichen denen bei Amöbenruhr; sie können von einer milden, rekurrierenden Dickdarm-Diarrhoe bis zur schweren *Kolitis* alle Zwischengrade zeigen. Man kennt akute und chronische Verlaufsformen. *Diagnostisch* steht der Erregernachweis im Vordergrund. *Therapeutisch* sollen sich u. a. Tetrazykline günstig ausgewirkt haben.

201.4. Giardiasis

Definitionen: Die *Giardiasis (Lambliasis),* die durch den Flagellaten *Giardia lamblia* hervorgerufen wird, kommt vor allem in tropischen Gebieten vor, wird aber auch hierzulande dann und wann beobachtet. Der Parasit hält sich vor allem im oberen Dünndarm auf, wo er erhebliche Schleimhautschäden bewirken kann. Diese haben mitunter ein Malabsorptions-Syndrom zur Folge.

Ätiologie: Die *Trophozoiten* von *Giardia lamblia* messen ungefähr 5–12 × 9–21 µm, haben die Form einer längs geschnittenen Birne, weisen zwei beidseits der Längsachse liegende Kerne (sehen wie »Augen« aus) auf, besitzen zwei gebogene sog. Mediankörper und sind mit 8 Geißeln bewehrt. Im Gegensatz zur gewölbten Dorsalseite befindet sich an der Ventralseite eine Sauggrube. Die Lamblien vermehren sich durch longitudinale Fission und bilden *Zysten* von etwa 7–10 × 8–14 µm Größe, die 4 Kerne, sichelförmige Mediankörper und Geißeln enthalten. Die Zysten, die mit den Fäzes ausgeschieden werden, bleiben in feuchtem Milieu bis zu 3 Monaten infektionsfähig.

Epidemiologie: Giardia lamblia ist weltweit verbreitet, vor allem in warmen bis tropischen Gebieten. Die Infektion erfolgt fäkal-oral, oft über eine Kontamination von Wasser und Nahrungsmitteln. Als Wirte können – abgesehen vom Menschen – auch Tiere in Frage kommen. Kinder sind etwa dreimal häufiger betroffen als Erwachsene und weisen in der Regel auch deutlichere klinische Manifestationen auf. Allgemein sind Individuen mit Achlorhydrie des Magens oder Immundefizienz in erhöhtem Maß gefährdet. Die Giardiasis gehört zu den bekannten Reisekrankheiten nach Besuch von Gebieten, wo sie besonders verbreitet ist. Als Infektionsquelle spielen asymptomatische Zysten-Ausscheider eine wichtige Rolle.

Pathogenese: Über die Entstehungsweise der Dünndarmveränderungen bei Giardiasis wissen wir wenig. Man diskutiert u. a. eine mechanische Blockade der Mikrovilli durch die Parasiten, eine Kompetition zwischen Lamblien und dem Wirt um die Nahrungsstoffe, Störungen der Darmmotilität und Epithelschäden durch Einwirkung der Protozoen, u. U. im Zusammenhang mit Immunreaktionen von Seiten des Makroorganismus.

Morphologisch kann man in Fällen von symptomatischer Giardiasis – wie Dünndarmbiopsien erkennen ließen – u. U. eine Abflachung der Villi sowie der epithelialen Mikrovilli und eine Verstärkung der entzündlichen Infiltrate feststellen, vor allem im *Duodenum* und *Jejunum.* In schwereren Fällen gleicht das histologische Bild dem bei Zöliakie (S. 691). Bei akuter Giardiasis findet man nicht selten im Bereich des Kryptenepithels, u. U. auch an den Villi, umschriebene Nekroseherde mit dichten Infiltraten von neutrophilen Granulozyten. Epithelveränderungen, wie Vakuolisierungen, Schwellung oder Atrophie, gehören zu den üblichen Feststellungen. Die Frage, ob die Lamblien in die Schleimhaut eindringen können, wird unterschiedlich beurteilt. Sichere Anhaltspunkte für diese Annahme finden sich nicht.

Folgen und **Symptome:** In den meisten Fällen bleibt der Lamblienbefall *asymptomatisch.* Treten Krankheitserscheinungen auf, umfassen diese in wechselnder Kombination u. a. Nausea, Meteorismus mit Flatulenz, Oberbauchschmerzen, hie und da Bauchkrämpfe und/oder Diarrhoe. Dabei entleeren sich halbflüssige, z. T. sehr übel riechende Massen. Selten kommt es zu einer akuten Ulzeration im Duodenalbereich. Bei chronischer Giardiasis stehen vor allem Malabsorptionssymptome verschiedenen Grades im Vordergrund, auch Störungen, wie Laktase-Intoleranz, Disaccharidase-Mangel und Vitamin B_{12}-Mangel sind beschrieben worden. Cholezystitiden sind ebenfalls keine Seltenheit. Die *Diagnose* wird durch den Nachweis der Trophozoiten im Duodenalsaft und/oder der Zysten im Stuhl gestellt. *Therapeutisch* empfiehlt sich in erster Linie Atabrin-Hydrochlorid. Metronidazol gilt als weniger wirksam.

Beispiel:

- »*Nude mice*«, die einen Mangel an T-Lymphozyten-Funktionen aufweisen, sind nicht imstande, eine Infektion durch *Giardia muris* zu überwinden und eine auch nur einigermaßen protektive Immunität zu entwickeln. Dies spricht für eine wichtige Rolle der zellgebundenen Immunreaktionen im Rahmen dieser Art von Protozoonose.

201.5. Trichomoniasis

Definitionen: Unter *Trichomoniasis* versteht man eine meist durch Geschlechtsverkehr übertragene Infektion durch *Trichomonas vaginalis.* Andere beim Menschen vorkommende Trichomonaden, wie Trichomonas tenax in der Mundhöhle oder Pentatrichomonas (Trichomonas) hominis im Darm, gelten als apathogen. Klinisch äußert sich die Affektion in erster Linie in Form einer *Trichomonas-Kolpitis (-Vaginitis),* während sie bei Männern seltener Symptome erzeugt.

Ätiologie: *Trichomonas vaginalis* ist ein ungefähr 2–14 × 8–45 µm messender, birnenförmiger Flagellat, von dessen vorderem Ende 5 in einem Parabasalapparat verankerte Geißeln entspringen. Von diesen Geißeln sind 4 frei, während eine den Randfaden der undulierenden Membran bildet, die bis etwa zur Mitte des Parasiten dorsal nach unten zieht. Das Axostyl (Achsenstab) ragt am hinteren Ende hervor. Der ovale Kern liegt im vorderen Teil des Zelleibes. Die Vermehrung erfolgt durch longitudinale Fission. Die sog. »Rundformen« der Trichomonaden stellen regressive Stadien dar, nicht Zysten: letztere werden von Trichomonas vaginalis nicht gebildet. Es ist daher auch verständlich, daß dieser Flagellat außerhalb des Körpers nicht lange überlebt (in nicht chlorierten Thermalbädern einige Stunden, in leicht chloriertem Leitungswasser einige Minuten bis höchstens etwa einen Tag).

Epidemiologie: *Trichomonas vaginalis* wird in erster Linie durch Sexualkontakte übertragen; allerdings sind indirekte Transmissionswege, wie über kontaminierte Badeschwämme, Handtücher u. a., nicht ausgeschlossen. Vereinzelt gehen die Protozoen von der Mutter auf das Neugeborene über. Trichomonas vaginalis ist weltweit verbreitet, und man schätzt, daß annähernd ¼ der geschlechtsreifen Bevölkerung diesen Flagellaten beherbergt. Allerdings zeigt nur ein kleiner Teil dieser Individuen klinisch nennenswerte Symptome.

Pathogenese: Trichomonas vaginalis hat in vitro einen toxischen Effekt auf Zellkulturen. Dieser ist von einer Reihe von Faktoren, wie pH, Nährmedium u. a., abhängig. Vieles spricht dafür, daß der Parasit in vivo im normalen pH der Vagina (3,8–4,4) nicht überlebt. Man vermutet ferner, daß Störungen des physiologischen Zustandes der Epithelien und Veränderungen in der Zusammensetzung der bakteriellen Mikroflora die Besiedelung durch Trichomonaden begünstigen können. Bei Frauen beschränkt sich die Trichomoniasis in der Regel auf Vulva, Vagina und Cervixkanal; das Corpus uteri wird in der Regel verschont. Bei Männern können die Flagellaten u. a. die Prostata, Samenblasen und Urethra infizieren. Obwohl über die Pathogenese der Gewebeschäden in vivo wenig bekannt ist, darf vermutet werden, daß sie u. a. auf leichteren Epithelschäden beruhen dürfte.

Morphologisch finden sich bei *akuter Trichomoniasis* uncharakteristische entzündliche Veränderungen, z. T. verbunden mit Erosionen am Epithel und vermehrter Schleimsekretion. Die *chronische Trichomoniasis* geht, besonders, wenn auch der Zervikalkanal betroffen ist, nicht selten mit dem Auftreten *epithelialer Zellatypien* einher, die es zytologisch und histologisch von malignen neoplastischen Prozessen abzugrenzen gilt.

Folgen und **Symptome:** Beim *weiblichen Geschlecht* manifestiert sich die Trichomoniasis mehrheitlich in Form einer länger dauernden *Vaginitis* bzw. *Vulvovaginitis (Trichomonaden-Kolpitis),* wobei u. a. Juckreiz und Leukorrhoe, mit Bildung eines gelblich-weißen, teils crème-artigen, teils dünnflüssigen Ausflusses, im Vordergrund stehen. In etwa ¾ der Fälle gelangen die Flagellaten auch in die Urethra und erzeugen dort eine mehr oder weniger ausgeprägte Entzündung *(Trichomonaden-Urethritis).* Bei *Männern* verursacht der Trichomonaden-Befall in der Regel keine Symptome; hie und da kommt es zur Ausbildung einer Urethritis; noch seltener beobachten wir eine Prostatitis, eine Vesiculitis seminalis u. a. Die *Diagnose* wird durch den Nachweis der Erreger gestellt, die man u. a. im Nativpräparat gut erkennen kann, vor allem an der typischen Form und den taumelnden Bewegungen. In Zweifelsfällen können die Trichomonaden auf Spezialnährböden in vitro gezüchtet werden. Differentialdiagnostisch sind u. a. nicht pathogene intestinale Flagellaten, wie Retortamonas intestinalis, Enteromonas hominis und Chilomastix mesnili, abzugrenzen, die u. U. im Untersuchungsmaterial vorhanden sein können. *Therapeutisch* gelten Metronidazol, Tinidazol und Ornidazol als besonders wirksam. Allerdings muß erwähnt werden, daß Metronidazol bei Nagern einen kanzerogenen Effekt zeigt, weshalb das Mittel nicht bedenkenlos verabreicht werden sollte. Hinsichtlich der *Prophylaxe* gelten ähnliche Überlegungen wie im Fall anderer, durch Sexualkontakt übertragener Affektionen.

201.6. »Coccidiosis« und Sarcosporidiosis

Bis vor kürzerer Zeit galt es als »erwiesen«, »daß die Kokzidien *Isospora hominis, Isospora belli* und *Isospora natalensis,* die man bei verschiedenen Tierspezies häufig nachweisen kann, auch beim Menschen dann und wann als Darmparasiten pathogen werden«. Die meisten Beobachtungen dieser Art stammen von *Kindern* in warmen bis *tropischen Gebieten.* Nach der bisher vorherrschenden Deutung »erfolgt die Infektion in solchen Fällen durch Ingestion von Oozysten, die dann im Darmkanal Sporozoiten freisetzen. Die letzteren dringen ins Schleimhautepithel ein und verwandeln sich in Trophozoiten. Durch asexuelle Vermehrung entstehen zahlreiche Merozoiten, die wiederum Epithelien besiedeln. Hie und da werden geschlechtliche Gametozyten gebildet. Die Oozysten gehen mit den Fäzes ab, so daß es auf *fäkal-oralem Weg* zur Infektion weiterer Wirtsorganismen kommen kann«. Klinisch äußert sich die Kokzidiose z. T. in Form eines *Malabsorptionssyndroms,* da in erster Linie der Dünndarm befallen wird. In der Mehrzahl der Fälle scheinen die asexuellen Zyklen im Darm mit der Zeit einen Abschluß zu finden, und die Krankheit klingt ab. Vereinzelt kann der Prozeß aber offenbar jahrelang anhalten und sogar zum Tod führen. Die *Diagnose* stellt man aufgrund des Nachweises von Oozysten im Stuhl.

Nach neueren Beobachtungen steht der Genus Isospora in enger Beziehung zur Gattung *Sarcocystis,* die zur Bildung der in der Veterinärpathologie seit langem bekannten *Sarkosporidien (»Miescher'sche Schläuche«)* in Muskelzellen führt. Zu den *Endwirten* der Sarkosporidien gehört neben Karnivoren auch der Mensch; die befallenen Individuen scheiden mit den Fäzes vor allem sporozoitenhaltige Sporozysten aus, seltener sporulierte Oozysten. Nach Ingestion dieser infektiösen Formen durch geeignete *Zwischenwirte,* d. h. Herbivore, wie Rind und Schaf, z. T. auch Schwein, kommt es in verschiedenen Organen der letzteren zur Vermehrung durch Schizogonie. Nach einiger Zeit treten die Parasiten auch in quergestreifte Muskelzellen ein, wo sie Zysten mit runden Teilungsformen (Merozoiten) entstehen lassen. Aus diesen gehen interzellulär liegende, bis 1,5 cm lange, schlauchförmige, gekammerte Gebilde hervor: Diese reifen Zysten *(»Miescher'sche Schläuche«)* enthalten viele bananenförmige, ungefähr 15 μm lange Zystozoiten. Nach peroraler Aufnahme zystenhaltigen Fleisches durch Karnivore (Katzen, Hunde, u. U. Mensch) penetrieren die freigesetzten Zystozoiten in Darmepithelien und gelangen schließlich in die Mukosa, wo u. a. geschlechtlich differenzierte Mikro- und Makrogameten gebildet werden. Die aus der Kopulation hervorgehenden Oozysten sporulieren schon in der Darmwand, weshalb im Stuhl sporulierte Oozysten oder bereits freie Sporozysten ausgeschieden werden. Heute weiß man, daß der *Mensch Endwirt für* die Sarcocystis-Spezies aus dem Rind, *Sarcocystis bovihominis,* und dem Schwein, *Sarcocystis suihominis,* sein kann. Vieles spricht dafür, daß *»Isospora hominis«,* von der oben die Rede war, tatsächlich Sporozysten der genannten beiden Sarcocystis-Spezies darstellen dürfte, d. h. gar keiner eigenen Spezies entspricht. Ob für »Isospora belli« und »Isospora natalensis« ähnliches zutrifft, bleibt noch zu prüfen. Ganz vereinzelt finden sich beim Menschen intramuskuläre Zysten, die *Sarcocystis lindemannii* zugeschrieben werden; in diesen Fällen dient der Mensch offenbar als Zwischenwirt. Der Endwirt ist noch nicht ermittelt. *Klinisch* äußert sich die *intestinale Sarkosporidiose* des Menschen u. a. in Fieber, Abdominalbeschwerden und Durchfall oder sie bleibt allenfalls asymptomatisch. Die *Diagnosestellung* beruht auf dem Nachweis der Parasiten. Im Fall von Sarcocystis bovihominis bzw. suihominis finden sich vorwiegend freie Sporozysten, die ungefähr 9 × 14 µm messen und 4 Sporozoiten enthalten, selten dünnwandige Oozysten. Bei Befall durch »Isospora belli« herrschen in den Fäzes 20–30 µm lange, eiförmige Oozysten vor. *Therapeutisch* sollen Sulfonamide geeignet sein. Die Prophylaxe besteht u. a. im Kochen oder Tiefgefrieren des Fleisches, letzteres bei −20 °C während mindestens 3 Tagen.

201.7. Malaria

Definitionen: Die durch Hämosporidien der Gattung *Plasmodium* verursachte Malaria tritt – je nach der Spezies der Erreger – in verschiedenen Formen auf. Die *Malaria tertiana* beruht auf einer Infektion durch *Plasmodium vivax* oder *Plasmodium ovale,* kennzeichnet sich durch Fieberanfälle ungefähr alle 48 Std und nimmt selten einen tödlichen Verlauf. Die *Malaria quartana* wird durch *Plasmodium malariae* hervorgerufen, zeigt febrile Attacken etwa alle 72 Std, nimmt in der Regel einen schwereren Verlauf als die Malaria tertiana und kann u. U. mit Störungen von Seiten der Nieren, wie Proteinurie und Hämaturie (nicht Hämoglobinurie), einhergehen. Das *Plasmodium falciparum* ist der Erreger der *Malaria tropica,* der ernstesten aller Formen von *»Paludismus«* (französische Bezeichnung für Malaria), die keine regelmäßige Periodizität der *»Malaria-Paroxysmen«* (Fieberanfälle) zeigt und die – je nach dem hauptsächlich geschädigten Organ(system) – zum Auftreten verschiedener sog. *perniziöser Malaria-Syndrome* führen kann: Die sog. *zerebrale Malaria,* die mit schweren zentralnervösen Störungen einhergehen und u. U. rasch zum Tode führen kann; schwere *pulmonale Störungen,* die z. T. denen bei einer sog. Schocklunge gleichen; *Abdominalsymptome* bei Befall der splanchnischen Endstrombahn; die sog. *»algide Malaria«,* die mit kalter Haut, arterieller Hypotonie und wiederholten Synkopen verbunden zu sein pflegt, u. a. m.. Das sog. *Schwarzwasser-Fieber* beruht auf einer intravasalen Hyperhämolyse mit Hämoglobinurie, oft kombiniert mit akutem Nierenversagen und Urämie, und kommt vor allem im Rahmen der Malaria tropica vor. Alle Formen von Malaria werden unter natürlichen Bedingungen durch den Stich infizierter weiblicher Stechmücken des Genus *Anopheles* von Mensch zu Mensch übertragen. Der Entwicklungszyklus der *Malariaplasmodien* charakterisiert sich durch einen *Generationenwechsel* mit asexueller Vermehrung durch *Schizogonie* und *Bildung von Gameten* im menschlichen Körper sowie *Befruchtung* und *Sporogonie* in den Anophelen. Die Plasmodieninfektion des Menschen verläuft im wesentlichen in zwei Phasen, der *Gewebsinfektion,* bei der die Sporozoiten in der Leber zu Schizonten werden (sog. *primäre Gewebsformen),* und der *Blutinfektion,* bei der es z. T. zu einer Synchronisierung des *Schizogoniezyklus* kommt (sog. *erythrozytäre Phase der Infektion*). Die Fieberanfälle stimmen zeitlich mit dem Zerfall parasitenhaltiger roter Blutkörperchen und der Freisetzung von Merozoiten überein. Klinisch manifestiert sich die Malaria in der Regel in Form febriler Paroxysmen bzw. eines unregelmäßigen Fiebers im Fall der Malaria tropica, Splenomegalie *(»tropische Splenomegalie«),* vor allem bei Chronizität, Anämie und eines länger dauernden, zu Rückfällen neigenden Verlaufs.

Zur **Ätiologie:** Bei den verschiedenen Formen von *Malaria* (»mala aria« = schlechte Luft) spielen sich zeitlich voneinander abweichende, aber dem Wesen nach vergleichbare *Entwicklungszyklen der Plasmodien* ab, in deren Rahmen der *Mensch* den Hauptwirt, und die *weiblichen Stechmücken der Gattung Anopheles* den Zwischenwirt darstellen. Beim Stich durch die letzteren gelangen sog. *Sporozoiten* in die *Blutbahn* des Menschen, aus der sie innerhalb von ungefähr 30 min verschwinden und sich in Hepatozyten ansiedeln. In der Leber entwickeln sich die Parasiten zu sog. *Schizonten* (primäre Gewebsformen), aus denen aufgrund einer fortgesetzten Kern- und dann Zytoplasmateilung zahlreiche sog. *Merozoiten* hervorgehen. Im Verlauf dieses *präerythrozytären Zyklus,* der ungefähr 5–16 Tage dauert, nimmt die Zahl der im Körper befindlichen Parasiten bis um mehr als 10^4-fach zu. Die Plasmodienvermehrung in den Leberzellen kann in Form eines sog. *exoerythrozytären Zyklus,* unter Bildung sog. sekundärer Gewebsformen, bei Malaria tertiana und quartana – nicht aber bei Malaria tropica – auch dann andauern, wenn die roten Blutkörperchen schon befallen sind: Auf diese Weise kommt es dann und wann zu Rückfällen, indem die in den Hepatozyten trotz Therapie überlebenden Parasiten wieder ins Blut gelangen. Die *erythrozytäre Phase* der Malaria ist durch den Befall der roten Blutkörperchen durch die Plasmodien gekennzeichnet. Die frisch eingedrungenen *Merozoiten* weisen zunächst eine Ringform auf, mit randständigem Kern und einer Nahrungsvakuole. Unter Verwendung von Nahrungsstoffen (Glukose, Hämoglobin u. a.) wachsen die intraerythrozytären Merozoiten zu sog. *Schizonten* heran, wobei ein dunkelbraunes Pigment, *»Hämozoin«,* gebildet und abgelagert wird. Nach mehreren Kernteilungen zerfällt der Schizont in Merozoiten, die nach Untergang des Wirts-Erythrozyten ins freie Blutplasma gelangen und in noch intakte rote Blutkörperchen eindringen können. Bei Synchronisation dieses Prozesses, d. h. bei allen Malariaformen außer der Malaria tropica, resultiert aus dem mehr oder weniger massiven Zerfall der Erythrozyten eine Fieberattacke. Die bisher genannten Vermehrungsformen in den roten Blutkörperchen entsprechen einem *asexuellen Zyklus.* Hat der letztere mehrere Male stattgefunden, bilden sich in einigen Erythrozyten anstelle der Schizonten sog. *Geschlechtsformen der Plasmodien,* nämlich die *weiblichen Makrogameten* und die *männlichen Mikrogametozyten:* Nur diese Zellen sind in der Lage, innerhalb der *Stechmücke* eine weitere Parasitenvermehrung einzuleiten, da die ungeschlechtlichen Formen in den Anopheles-Weibchen rasch zugrunde gehen. Innerhalb des Zwischenwirtes gehen aus den Mikrogametozyten 4–8 *Mikrogameten* hervor, die zur *Befruchtung der Makrogameten* fähig sind. Wahrscheinlich wird dieser Vorgang durch chemotaktische Faktoren, die von reifen Makrogameten ausgehen, ermöglicht bzw. erleichtert. Die befruchteten Makrogameten differenzieren sich zu *Ookineten,* die sich in Magenwandzellen der Mücke weiter in *Oozysten* verwandeln. Im Inneren der letzteren findet eine lebhafte Karyokinese statt, so daß in dem sackartigen Gebilde schließlich tausende von *Sporozoiten* entstehen. Diese machen dann eine Wanderung in das Zölom, in die Hämolymphe und in die Speicheldrüsen des Zwischenwirtes durch. Die Dauer dieser *geschlechtlichen (sexuellen) Zyklen* der Parasiten innerhalb der weiblichen Mücken variiert von Plasmodienart zu Plasmodienart und hängt auch von der Außentemperatur ab; sie kann etwa 8 Tage bis mehr als einen Monat betragen. In kühler bis kalter Umgebung, d. h. bei weniger als etwa 16 °C, bleibt der sexuelle Zyklus innerhalb der

Mücken gänzlich aus. Abgesehen von zeitlichen und anderen Unterschieden im Zyklus der einzelnen Plasmodien-Spezies, zeigen die letzteren beim asexuellen Zyklus *innerhalb der menschlichen Erythrozyten differente Formen,* die große diagnostische Bedeutung haben (s. u.). Dasselbe gilt auch für Makrogameten, z. T. ferner für Mikrogametozyten. Abgesehen von den bereits erwähnten Plasmodienarten, kennt man noch *Plasmodium knowlesi,* dessen natürliche Übertragung auf den Menschen vor einiger Zeit in Malaysia nachgewiesen wurde, ferner das bei nicht menschlichen Primaten beobachtete *Plasmodium cynomolgi,* das in seinem Verhalten dem Plasmodium vivax gleicht, und *Plasmodium brasilianum.* Möglicherweise werden auch die beiden letztgenannten hie und da auf Menschen transmittiert. Eine *Kultur* menschlicher Malariaparasiten in vitro ist mit beschränktem Erfolg in flüssigen Medien, die Serum, Erythrozyten, anorganische Salze, Wachstumsfaktoren (u. a. Methionin, Riboflavin, Askorbinsäure, Pantothensäure und Paraaminobenzoesäure) und Aminosäuren enthalten, möglich. In solchem Milieu vermögen die Plasmodien z. T. einige Schizogonie-Zyklen zu vollziehen. Man stellt dabei fest, daß die Parasiten innerhalb der Erythrozyten Hämoglobin in Globin und *Hämatin* (»Hämozoin«), das typische Malariapigment, spalten und Globin mit Hilfe proteolytischer Enzyme abbauen. Außerdem verwenden die intraerythrozytären Formen der Plasmodien Sauerstoff, Glukose, Laktose und Erythrozytenproteine anderer Art sowie Fette. Von allen bekannten menschenpathogenen Plasmodien-Spezies kennt man *Varianten,* die sich u. a. durch besondere antigenische Eigenschaften, z. T. auch in bezug auf Morphologie, Pathogenität, Resistenz gegenüber Chemotherapeutika, Infektiosität für Mücken u. a. m., auseinanderhalten lassen. Es sei hier hervorgehoben, daß eine wirksame *Immunität* beim Menschen nicht nur spezies- sondern weitgehend auch *stammesspezifisch* ist.

Epidemiologie: Ungefähr die Hälfte der Menschheit lebt in Malaria-verseuchten Gebieten, und im Jahr 1974 wurde geschätzt, daß jährlich ungefähr 120 Millionen Erkrankungsfälle auftreten. Die Zahl der Todesfälle infolge Malaria mag sich auf etwa 2 Millionen pro Jahr belaufen. Die *Malaria als endemische Krankheit* stellt vor allem in den tropischen und subtropischen Gebieten Afrikas, des Nahen und Fernen Ostens, des Südwest-Pazifik sowie von Zentral- und Südamerika ein großes Problem dar. Europa gilt – abgesehen von einem kleinen Herd in Griechenland – als weitgehend Malaria-frei. Allerdings ist bei dem lebhaften Reiseverkehr stets mit Fällen von sog. *»eingeführter (importierter) Malaria«* zu rechnen. In Endemiegebieten, in denen hie und da auch ein epidemisches Auftreten der Malaria beobachtet wird, hängt die Häufigkeit neuer Fälle von verschiedenen *Faktoren* ab: Entscheidend ist die Dichte der Besiedelung durch infizierte Menschen einerseits und Anopheles-Mücken andererseits. Abgesehen von diesem Infektionsreservoir spielt auch der Gesundheitszustand der Bevölkerung, im besonderen deren mittlere Immunitätslage, eine wesentliche Rolle. Innerhalb der Gattung *Anopheles* kennt man fast 400 Spezies, von denen ungefähr 50 als Überträger der Malaria in Frage kommen. Wichtig ist die Tatsache, daß sich die Larven und Puppen dieser Mücken in *stehenden Gewässern* mit gutem Sauerstoffzutritt entwickeln. Gefährlich sind in erster Linie *Tümpel und kleine Seen in der Nähe von Behausungen,* da die Mücken, die nicht allzu weit zu fliegen vermögen, von dort aus in die Gebäude eindringen und – meistens nachts – ihre Blutmahlzeit beim Menschen nehmen können. *Epidemiologische Kontrollmaßnahmen,* die u. a. von der WHO stark gefördert werden, umfassen z. B. die Reduktion der Zahl von Wirten mit für Stechmücken infektionsfähigem Blut (d. h. durch Malaria-Therapie) sowie die Verminderung der Mückenpopulation. Letzteres kann z. B. durch Drainage von Sümpfen bzw. Auffüllen von Teichen in der Nähe von Behausungen, die Anwendung von Insektiziden, allenfalls auch das Belegen der Wasseroberfläche mit öliger Flüssigkeit u. a. m., erreicht werden. Außerdem kommt Vorkehrungen, die gegen Mückenstiche an sich gerichtet sind, eine erhebliche Bedeutung zu (z. B. Tragen von Kleidern, Benützung von Insekten-abstoßenden Mitteln zum Einreiben der Hautoberfläche, Anbringen von Moskito-Netzen u. a. m.). Nach anfänglichen Erfolgen auf dem Gebiet der Malariabekämpfung ist heute eher wieder eine Verschlechterung der Situation zu vermerken. Abgesehen von Kriegen, anderen Unruhen und einem Versagen der behördlichen Maßnahmen zur Kontrolle der Krankheit, spielen auch gegen Insektizide resistente Anophelen und gegen chemotherapeutische Mittel widerstandsfähige Plasmodienstämme eine Rolle.

Pathogenese: Soweit bekannt, dringen *Plasmodium vivax* und *Plasmodium ovale* nur in junge, *Plasmodium malariae* nur in alte Erythrozyten ein, während *Plasmodium falciparum* rote Blutkörperchen jeden Alters angreift. Dies macht verständlich, daß man bei Malaria tropica extreme Grade von Parasitämie beobachten kann, während sich bei den übrigen Malariaformen meistens nicht mehr als etwa 2% der Erythrozyten als von Plasmodien befallen erweisen. Die *Mechanismen des Eindringens* der Parasiten in die Erythrozyten (bzw. Hepatozyten) kennt man nur lückenhaft. Offenbar ist mit diesem Vorgang ein Erkennungsphänomen verbunden; jedenfalls nehmen die Plasmodien mit Hilfe eines konusartig vorgewölbten Endes Kontakt mit der Oberfläche der roten Blutkörperchen, worauf sie gleichsam durch die Membran der letzteren »durchzuschlüpfen« scheinen. Eine eigentliche Endozytose findet nicht statt, und die Erythrozytenmembran schließt sich nach dem Eindringen des Parasiten wieder. Innerhalb der Wirtszelle finden die Plasmodien offensichtlich günstige *Ernährungsbedingungen* (s. o.). Lediglich bei Vorhandensein abnormer Hämoglobine, wie Hämoglobin S (s. Sichelzellenanämie, S. 429) oder Hämoglobinen C, D und E (s. Thalassämie, S. 427), ferner bei Enzymdefekten, wie dem erblichen Glukose-6-Phosphat-Dehydrogenase-Mangel, ist das intrazelluläre Wachstum der Parasiten gestört. Man versteht, daß solche metabolische Defekte dem Träger einen erheblichen Schutz vor Malaria gewähren. Parasitierte Erythrozyten zeigen u. a. eine erhöhte Permeabilität für Glukose. Innerhalb der roten Blutkörperchen sind die Plasmodien gegenüber im Blutplasma vorhandenen Antikörpern sowie gegenüber Phagozyten und allenfalls spezifisch sensibilisierten zytotoxischen Lymphozyten weitgehend geschützt. Allerdings spricht vieles dafür, daß die Erythrozytenlyse anläßlich des Zerfalls von Schizonten in Merozoiten zu einem Teil durch Immunreaktionen von Seiten des Wirtes mitbedingt ist: Diesem, vor allem auf der

Anwesenheit spezifischer Antikörper beruhenden »immunologischen Angriff« fallen z. T. auch Erythrozyten zum Opfer, die nicht von Plasmodien besiedelt sind. Bevor es zum Untergang der parasitierten roten Blutkörperchen kommt, zeigen diese gewisse Veränderungen, wie erhöhte Deformierbarkeit und die Bereitschaft, an vaskulären Endothelien zu adhärieren sowie – im Fall von Plasmodium falciparum – ein »sludge«-Phänomen (S. 581) zu erzeugen. Innerhalb von Leberparenchymzellen genießen die Parasiten ebenfalls einen erheblichen Schutz; mindestens Plasmodium vivax kann in dieser Lokalisation jahrelang weitgehend unbehelligt existieren. Die *protektive Wirkung humoraler Antikörper* (vor allem IgG) für den Wirtsorganismus beruht vor allem auf einer Bindung derselben an frei im Blutplasma vorhandene Merozoiten. Offenbar haben wir es hier mit einer von Komplement gänzlich oder zumindest teilweise unabhängigen Hemmung des Eintritts von Merozoiten in noch nicht befallene Erythrozyten zu tun, am ehesten über ein »coating« der Parasiten. Möglicherweise spielt zudem eine opsonisierende Wirkung eine Rolle; jedenfalls korreliert die gesteigerte Clearance des Blutes von Parasiten durch die vergrößerte Milz einigermaßen mit dem Serumantikörpertiter. Allerdings findet man nicht selten eine fortbestehende Parasitämie, trotz hoher Antikörpertiter. Vielleicht handelt es sich hierbei um Immunglobulin-Moleküle, deren Spezifität z. T. gegen irrelevante Epitope der Plasmodien gerichtet sind. Über die Bedeutung der *zellgebundenen spezifischen Immunität* im Rahmen der Malaria wissen wir wenig. Man könnte sich z. B. vorstellen, daß auf diesem Weg eine Makrophagenaktivierung zustande käme. In schwereren Fällen von Malaria bemerkt man nicht selten einen *immunsuppressiven Effekt*, der im Verlauf der Heilung zurückgeht, und den man den Parasiten zuschreibt. Ob es sich dabei um die Folgen einer Überladung des Wirtsorganismus mit Antigenen oder die Wirkung eines spezifischen Produktes mit hemmendem Effekt auf Lymphozyten und/oder Makrophagen handelt, ist nicht bekannt. Das Auftreten von reichlich Antikörpern und Antigenen begünstigt im übrigen die Entstehung *Immunkomplex-induzierter Schäden* im Wirtsorganismus, z. B. im Sinn einer Glomerulonephritis (S. 772) oder einer allgemeinen Vaskulitis. Solche Komplikationen beobachtet man u. a. bei Kindern im Alter von etwa 4–8 Jahren. Die *nicht immunologischen Folgen eines Plasmodienbefalls* sind verschiedener Art. Das *Fieber* erklärt sich in erster Linie durch die Freisetzung von Pyrogenen anläßlich des Erythrozytenuntergangs. Die Neigung parasitierter Erythrozyten zur Zusammenballung in der Endstrombahn, z. T. unter Bildung von *sludge-Phänomenen* oder im Sinn einer *Plasmodien-Agglutination in Kapillaren* sowie örtlichen *Gerinnungsvorgängen*, bewirkt in den betroffenen Gebieten eine *ungenügende Sauerstoffversorgung der Gewebe*. Diese wird in der Regel durch die, infolge intravasaler und intraphagozytärer Hyperhämolyse entstehende *Anämie* noch zusätzlich im ungünstigen Sinn beeinflußt. Es wurde im übrigen postuliert, bei Plasmodienbefall der Erythrozyten würde eine – nicht näher definierte – Substanz gebildet, die in Zellen und Geweben die Zellatmung hemme. Diese Frage steht aber noch offen. Besonders gefährlich wirkt sich eine Gewebehypoxie im *Gehirn* aus (s. u.). Die zerfallenen oder zerfallenden Erythrozyten, z. T. wahrscheinlich auch Parasiten, werden in großen Mengen von intravasalen Makrophagen phagozytiert und abgebaut; dies geschieht – abgesehen von den Kupffer'schen Sternzellen der Leber, den Knochenmarksmakrophagen und anderen Phagozyten – vor allem in der *Milz*, die eine deutliche Aktivierung und zahlenmäßige Vermehrung des histiozytären Systems aufweist. Dabei fällt auch reichlich Malariapigment an. Bei massivem, innerhalb kurzer Zeit auftretendem intravasalem Erythrozytenuntergang kommt es zu einer deutlichen *Hämoglobinämie* und *Hämoglobinurie* mit entsprechenden Folgen (S. 753): Dies ist in besonderem Maß beim sog. *Schwarzwasser-Fieber* der Fall (s. u.). Im Rahmen der Immunreaktionen des Wirtes gegen die Parasiten stellt sich dann und wann auch eine *Thrombozytopenie* ein; diese kann andererseits auch auf einer vermehrten Plättchenkonsumption infolge von Gerinnungsvorgängen beruhen.

Morphologisch kennzeichnen sich die *mehr gutartigen Varianten der Malaria* – soweit man aufgrund akzidenteller Todesfälle darüber Bescheid weiß – in erster Linie durch eine *Aktivierung* und *numerische Zunahme von Makrophagen* vor allem in der *Milz*, ferner in Leber, Knochenmark und anderen Organen aus. Diese Zellen enthalten meist ziemlich reichlich *Malariapigment*, das z. B. der *vergrößerten Milz* einen dunklen, graubraunen Farbton verleiht. Hie und da kann man in den Makrophagen auch Parasiten feststellen. Im Knochenmark notieren wir eine Hyperplasie des erythropoietischen Gewebes wechselnden Maßes. Überdies besteht in den meisten Fällen eine verstärkte *Hämosiderose* des makrophagozytären Systems. In Blutausstrichen erkennt man die Parasiten (s. u.). Bei den sog. *perniziösen Formen der Malaria*, insbesondere bei der Malaria tropica, erhebt man zusätzliche, besondere Befunde. Es fallen u. a. *Anhäufungen parasitierter Erythrozyten in der Endstrombahn innerer Organe auf*, die mit der relativen Seltenheit erregerhaltiger roter Blutkörperchen im strömenden (peripheren) Blut kontrastieren. Mit dieser »Verlagerung« der befallenen Erythrozyten in die kleinen Blutgefäße verschiedener Gewebe (»visceral tide«) ist in der Regel auch eine Hämokonzentration in den letzteren verbunden, z. T. kombiniert mit *Sludge-Phänomenen* oder gar dem Auftreten *hyaliner Thromben*. Letztere sind allerdings nicht häufig anzutreffen. Als Folge dieser Art von Störungen erkennt man in verschiedenen Organen *Zeichen einer hypoxischen Schädigung*. Besonders deutlich ist dies bei schwerem Verlauf im *Gehirn* erkennbar: Hier finden sich da und dort – neben vereinzelten Punktblutungen – kleinste Herde mit Markscheidenzerfall und Ganglienzelluntergang, verbunden mit nachträglicher Vermehrung der Glia (sog. »*Dürck'sche Gliaknötchen*«). Die *Lungenkapillaren* zeigen oft ähnliche Veränderungen wie die Hirnendstrombahn, wobei es auch hier da und dort zum Austritt von Erythrozyten aus den Gefäßen kommt. Die Endothelzellen erscheinen z. T. geschwollen, das Lumen entsprechend eingeengt. Hie und da erkennt man Ödemflüssigkeit in den Alveolen. In der *Leber* beobachten wir nicht selten eine Schwellung der Hepatozyten, ganz abgesehen von den schon oben erwähnten Veränderungen der Kupffer'schen Sternzellen, die reichlich Malariapigment, z. T. aber auch Hämosiderin enthalten. Eine große Zahl gleichartiger Makrophagen enthält die deutlich vergrößerte *Milz,* die hie und da auch eine Faservermehrung zu erkennen gibt. Das *Knochenmark* weist reichlich erythropoietische Zellen auf, neben Makrophagen mit Malariapigment und Hämosiderin. Meistens ist zudem die myeloische Reihe recht gut vertreten, was gesamthaft zur Entwicklung eines »vollen Markes« führt. Die Makrophagen enthalten manchmal auch Erythrozyten, die man als solche noch erkennen kann (sog. globulifere Zellen). Bei *Schwarzwasserfieber* finden sich in den Nieren Hämoglobinzylinder und weitere für intravasale Hyperhämolyse typische Veränderungen, meist verbunden mit Zeichen einer Nephroblaptose (S. 752), d. h. ähnlich den Befunden bei »Crush-Nieren«.

Folgen und **Symptome:** Allen Varianten von Malaria sind gewisse Symptome – in mehr oder weniger ausgeprägtem Maß – gemein. Dazu gehören u. a. die *Fieberattacken,* die in der Regel mit *Frösteln* oder gar *Schüttelfrösten* einhergehen und oft von *Kopfschmerzen, Myalgien* und anderen Erscheinungen begleitet sind. Das Fieber, das im klassischen Anfall 40–41 °C erreicht, dauert – je nach Art der Malaria – Stunden bis einen Tag an und fällt dann ab, manchmal auf unternormale Körpertemperaturen. Die *Entfieberung* führt in der Regel zu erheblichen *Schweißausbrüchen.* Öfters tritt ein *Herpes labialis* in Erscheinung. Bei Patienten mit *chronischer Malaria* bestehen, abgesehen von der meist nachweisbaren *Splenomegalie,* nicht selten ein *leichter Ikterus, Ödeme* und/oder eine *Urtikaria.* Die ersten Attacken nach Infektion sind meistens ernsthafter als die nachfolgenden. Mit zunehmender Dauer und in schweren Fällen kann es dennoch zu einer *progressiven Störung zentralnervöser Funktionen* kommen. Neben diesen allgemeinen, mehr oder weniger deutlich zutage tretenden Symptomen zeigen die einzelnen Formen von Malaria sowohl hinsichtlich des Krankheitsbildes als auch inbezug auf diagnostische Probleme gewisse Besonderheiten, die nachfolgend kurz zusammengefaßt werden sollen.

Malaria tertiana

Die *Inkubationszeit* beträgt bei dieser Form 8–20, im Mittel 14 Tage. Die *Malaria-Paroxysmen* folgen sich – nach anfänglichen Unregelmäßigkeiten – in einem *Abstand von 48 Std* (die Bezeichnung »tertiana« beruht auf der römischen Zeitrechnung, wonach der »heutige« als »erster« Tag bezeichnet wurde). Die Fieberanfälle dauern im Durchschnitt etwa 3–4 Std. Oft klingt ihre Intensität nach ungefähr einem Dutzend Attacken allmählich ab; allerdings treten nicht selten und z. T. nach längerer Zeit (bis mehr als 2 Jahre) Rückfälle auf. *Diagnostisch* ist der Befund an Blutausstrichen: Das jüngste *Plasmodium vivax* innerhalb eines Erythrozyten imponiert als blauer Ring mit randständigem rotem Kern und einer Nahrungsvakuole, wobei der Ringdurchmesser ungefähr ⅓–½ des Durchmessers des roten Blutkörperchens entspricht. Die sich differenzierenden und heranwachsenden Trophozoiten nehmen die Form großer Ringe oder unregelmäßig zerklüfteter Gebilde mit diffus verteilten Pigmentgranula an. Die reifen Schizonten werden größer als normale Erythrozyten, dehnen also die Zelle aus; sie enthalten 16 Kerne und sehen maulbeerförmig aus, mit zentral zusammengehäuftem Pigment. Die Gametozyten sind länger als der Erythrozytendurchmesser, d. h. 10–14 μm, einkernig und mit diffus verteiltem Pigment versehen. Die von Tertiana-Parasiten befallenen Erythrozyten zeigen typischerweise – abgesehen von ihrer Vergrößerung – eine feine rötliche Tüpfelung (»*Schüffner'sche Tüpfelung*«). *Plasmodium ovale,* das in der Regel eine noch mildere Verlaufsform von Malaria erzeugt als Plasmodium vivax, gleicht in seiner intraerythrozytären Entwicklung dem letzteren. Allerdings bilden die reifen Schizonten nur 8–10 Merozoiten, und die Gametozytenlänge beträgt nur ungefähr ¾ des Durchmessers des roten Blutkörperchens. Bei dieser Form der Malaria tertiana erscheinen die von älteren Entwicklungsstadien der Plasmodien befallenen Erythrozyten ovalär verformt und oberflächlich wie »gezahnt«.

Malaria quartana

Bei dieser Form der Malaria rechnet man mit einer *Inkubationsperiode* von 3–6 Wochen. Der Beginn der Krankheit ist oft ziemlich abrupt. Die *Fieberanfälle* erfolgen *alle 72 Std* und dauern jeweils etwa 4–5 Std. In der Regel zählt man ungefähr 20 solcher Attacken, bevor deren Intensität abzuklingen beginnt. Die Auswirkungen für den Patienten sind meistens unangenehmer als die der Malaria tertiana. Manchmal treten mit der Zeit Ödeme, Proteinurie und Hämaturie auf, d. h. das Bild einer Nephrose bzw. Glomerulonephritis. Rezidive, eingeschlossen Spätrückfälle, sind auch bei der Quartana keine Seltenheit. Die *Diagnose* stützt sich auf die Befunde an Blutausstrichen: Während sich die ringförmigen Jugendstadien von *Plasmodium malariae* von denen des Plasmodium vivax kaum unterscheiden lassen, erscheinen die etwas älteren Trophozoiten schärfer abgegrenzt und kompakter; recht oft nehmen sie schließlich bandförmig den ganzen Erythrozytendurchmesser ein. Die reifen Schizonten sind ungefähr gleich groß wie die roten Blutkörperchen; sie bilden 6–12 Merozoiten, die rosettenförmig um den pigmenthaltigen Restkörper herum angeordnet sind. Die Gametozyten sind meist kugelig und füllen den Leib der Wirtszelle nicht ganz aus. Im Gegensatz zur Malaria tertiana zeigen die parasitierten Erythrozyten keine Schüffner'sche Tüpfelung, erscheinen kaum abgeblaßt und sind auch nicht vergrößert.

Malaria tropica

Bei dieser schwersten Form der Malaria beträgt die *Inkubationsperiode* meist nur 7–15 Tage, im Durchschnitt 12 Tage. Nach oft deutlichen *Prodromalerscheinungen* setzt der erste Fieberanfall meist plötzlich ein, wird dann aber nicht von zeitlich streng periodischen Attacken gefolgt. Als Ausdruck der meist progredient zunehmenden Parasitämie entwickelt sich ziemlich rasch eine erhebliche Anämie. In unbehandelten Fällen schreitet der Prozeß oft unablässig weiter, und unter dem Bild zentralnervöser Störungen, einer deutlichen Leukozytose (u. a. auch relative Monozytose), Hepatosplenomegalie mit Druckempfindlichkeit vor allem der Milz, Ödemen sowie zeitweiligen Kreislaufkollapsen entsteht z. T. in Kürze ein lebensbedrohlicher Zustand. Deliröse Zustände sind keine Seltenheit, und mit jeder Attacke können sich zusätzliche zerebrale Schäden einstellen. Rückfälle sind auch hier möglich; sie nehmen oft einen ebenso schweren Verlauf wie die ersten Attacken. Im Gegensatz zu den oben genannten Formen von Malaria gehen sie indessen nicht auf ein Überleben der Parasiten in den Hepatozyten, sondern auf eine Persistenz intraerythrozytärer Zyklen zurück. Die Unregelmäßigkeit der Fieberzacken hängt damit zusammen, daß die Dauer des intraerythrozytären Zyklus 36–48 Std betragen kann, und eine klare Synchronisierung meist nicht zustande kommt. Die *Diagnose* beruht auf den Befunden an parasitierten Erythrozyten: Die jüngsten Ringformen sind deutlich kleiner als die der anderen Malaria-Plasmodien, indem ihr Durchmesser nur ungefähr ⅕ des Erythrozytendiameters beträgt. Zudem findet sich nicht selten mehr als ein Ring in einem roten Blutkörperchen. Mit der Zeit erreichen die Ringe eine ähnliche Größe wie die der anderen Malariaparasiten, lassen sich aber auch dann noch – anhand des Vorhandenseins zweier deutlich getrennter Chromatinmassen – als Tropica-Erreger erkennen. Wie schon erwähnt wurde, bleiben viele parasitierte Erythrozyten, vor allem solche mit reiferen Formen, in den kleinen Blutgefäßen innerer Organe liegen, so daß man im Kapillarblut des Fingers manchmal heranwachsende und reife Schizonten kaum findet. Gametozyten, die meist erst nach ungefähr einer Woche im Anschluß an die erste Fieberattacke nachgewiesen werden können, fallen durch ihre »Halbmond«-Form auf.

Schwarzwasserfieber

Diese gefürchtete Komplikation beobachten wir vorwiegend – wenn nicht ausschließlich – im Rahmen einer Malaria tropica. Es handelt sich um die Folgen einer akuten, möglicherweise auf autoimmun-hämolytischen Prozessen beruhenden, intravasalen Hyperhämolyse mit Auftreten einer z. T. massiven *Hämoglobinämie* und *Hämoglobinurie.* Es wird u. a. vermutet, die verabreichten Medikamente (als Haptene) und/oder die Parasiten hätten in solchen Fällen die Oberfläche der Erythrozyten in einer Weise verändert, daß sie als Autoantigen (Autoimmunogen) wirkt. Wie in allen Fällen von akuter massiver intravasaler Erythrozytenzerstörung kommt es auch beim Schwarzwasserfieber zu erheblichen Nierenschäden, die oft eine *akute Niereninsuffizienz* bewirken (S. 752).

Mischformen von Malaria

Die »*Tertiana duplicata*« oder »*Tertiana quotidiana*« kennzeichnet sich durch tägliche Fieberanfälle infolge Überlagerung von zwei Plasmodienpopulationen vom Tertiana-Typ. Unregelmäßige oder nur schwach erkennbar periodische Fieberattacken finden sich bei der relativ häufigen Kombination von *Malaria tertiana und Malaria tropica.*

Die *Therapie* der Malaria setzt besondere Kenntnisse voraus. Gegen erythrozytäre Schizogonieformen wirken u. a. 4-Aminochinoline (im besonderen Chloroquin) oder – sollten die Parasiten gegen letztere resistent sein – Chinin (Chinin-Hydrochlorid oder Chinin-Sulfat). Die 8-Amino-Chinoline (u. a. Primaquin) eignen sich u. a. zur radikalen Heilung bzw. Rezidivverhütung im Falle einer Malaria tertiana oder quartana, ferner zur Bekämpfung von Gametozyten von Plasmodium falciparum sowie der Sporogonie in den Stechmücken und von primären Gewebsformen. Mittel, wie Proguanil und Pyrimethamin, beides Dihydrofolat-Reduktase-Hemmer, werden u. a. zur kausalen Prophylaxe gegen Malaria tropica eingesetzt; ferner entfalten sie eine, wenn auch eher langsame, Wirkung gegen erythrozytäre Schizogonieformen. Zur Zerstörung von Gametozyten bei Malaria tertiana oder quartana benützt man u. a. 4-Aminochinoline oder Chinin. Seltener gelangen Sulfonamide oder Sulfone zur Anwendung, ferner 9-Amino-Akridin (Atebrin). Bei erstmals Erkrankten, im besonderen auch bei Europäern mit »importierter« Malaria, muß schnell gehandelt werden. Neben der erwähnten kausalen Therapie drängen sich in manchen Fällen zusätzliche Maßnahmen, wie Bluttransfusionen, Flüssigkeitszufuhr und u. U. eine Dialyse auf. Ein Problem von zunehmender Wichtigkeit stellt das *Auftreten therapieresistenter Malaria-Erreger* dar. Je nach der geographischen Lage ist mit einem besonderen Muster solcher Plasmodien-Stämme zu rechnen. Die *Chemoprophylaxe* ist bei erstmaligem Besuch von Malaria-Endemie-Gebieten dringend zu empfehlen. Für hochendemische Zonen empfehlen sich beispielsweise Chloroquin und/oder Amodiaquin, im tropischen Afrika auch Proguanil u. a. m. In Ländern mit Vorhandensein von 4-Aminochinolin-resistenten Stämmen von Plasmodium falciparum empfiehlt sich eine Kombination von Sulfadoxin und Pyrimethamin.

Beispiele:

- Patienten mit erblichem *Glukose-6-Phosphat-Dehydrogenase-Mangel* zeigen wohl gegenüber Malaria eine erhöhte Resistenz, reagieren aber andererseits empfindlicher gegen bestimmte Malariamittel, wie Chinin, 8-Aminochinoline, Mekaprin u. a.
- Eine durchgemachte Malaria hinterläßt keinen absoluten, sondern nur einen *relativen Schutz aufgrund spezifischer Immunmechanismen.* Bei der Bevölkerung stark durchseuchter Gebiete nimmt daher die Krankheit im Durchschnitt einen wesentlich milderen Verlauf als bei erstmals Exponierten. Säuglinge von Müttern, die Anti-Plasmodien-Antikörper der IgG-Klasse besitzen, erkranken in den ersten Lebensmonaten meist nicht an Malaria, da sie infolge diaplazentarer Übertragung dieser Immunglobuline einigermaßen geschützt sind und zudem wegen der Milchdiät, die den Parasiten offenbar wenig behagt, eine erhöhte Resistenz aufweisen.
- *Spezifische Antikörper* treten im Verlauf einer erstmalig erworbenen Malaria frühestens etwa eine Woche nach Krankheitsbeginn in nennenswerter Menge auf (zuerst IgM-, dann IgG-Antikörper). Zur Diagnose eines akuten Malariaanfalls sind sie daher nicht geeignet; dagegen stellt ihr Nachweis ein wertvolles Mittel zur Prüfung des Therapieerfolges dar, da die Immunität nach dem Verschwinden der Erreger aus dem Körper bald zurückgeht.
- Zu den bekannten *Komplikationen der Malaria* gehören u. a. *besonders schwere Formen von Anämie, Debilität* und *Kachexie,* Störungen, die man z. B. bei Kindern im Alter unter 3 Jahren und Graviden mit Malaria tropica nicht allzu selten antrifft. Weitere Zwischenfälle von Bedeutung sind *Milzrupturen,* z. B. spontan oder im Anschluß an leichtere Traumen, sowie *Zusatzinfektionen,* wie bazilläre Dysenterie, Cholera, Pneumonien u. a.. Recht oft kommt es im Verlauf einer Malaria zur *Reaktivierung vorbestehender tuberkulöser Herde.*
- *Splenektomierte Individuen* zeigen gegenüber Malaria eine deutlich erhöhte Anfälligkeit.
- Bei *chronischer Hepatosplenomegalie* von Individuen, die in Endemiegebieten leben, zeigt die Leberbiopsie hie und da die Existenz einer Sinuslymphozytose, vermutlich als Ausdruck einer besonders starken oder abnormen Immunreaktion.
- Verschiedene Beobachtungen deuten darauf hin, daß die Malaria die Entwicklung eines *Burkitt-Lymphoms* begünstigen könnte, vielleicht u. a. über den Weg einer parasitenbedingten Immunsuppression (s. o.).
- Für den Arzt kann es nützlich sein, die *Anopheles-Mücken,* die als Überträger der Malaria in Frage kommen, von anderen Stechmücken, im besonderen von solchen der Gattung *Culex,* unterscheiden zu können. Bei den *Anophelen* (z. B. *Anopheles (A.)* maculipennis, A. bifurcatus, A. albimanus, A. albitarsus u. a.), die in der Regel nur abends (nicht tags) und fast ohne Geräusch fliegen, fällt u. a. auf, daß sie beim »Absitzen« den Hinterleib in einem Winkel von ungefähr 45 ° hochhalten, z. T. gefleckte Flügel aufweisen und Palpen besitzen, die gleich lang sind wie der Rüssel (Weibchen). Die Anopheles-Larven liegen im Wasser im wesentlichen parallel zur Oberfläche, nicht, wie die Culex-Larven, in einem Winkel von ungefähr 45 °. Die Eier von Anopheles bilden im Gegensatz zu denen von Culex keine »Schiffchen« und streng geordnete Verbände.

201.8. Die verschiedenen Formen von Leishmaniasis (sog. Leishmaniosen)

Begriffe und einleitende Angaben über die Leishmaniosen

Definitionen: *Leishmaniasis (Leishmaniose)* ist ein Sammelname für Krankheiten, die durch geißeltragende Gewebsprotozoen der Gattung Leishmania verursacht werden. Die Übertragung der Erreger von Tier zu Mensch oder manchmal von Mensch zu Mensch erfolgt durch Weibchen der Schmetterlingmücken-Gattungen *Phlebotomus* und/oder *Lutzomyia* (auch Sandmücken genannt (»sand flies«)). *Leishmania donovani* ruft eine *viszerale Leishmaniasis* hervor, die allgemein unter der Bezeichnung *»Kala-Azár«* (= schwarze Krankheit) bekannt ist. Man kennt verschiedene Varianten dieser Affektion, u. a. den *»Mittelmeer-Kala-Azár« (»infantiler Kala-Azár«),* der vor allem bei Kindern im Alter von weniger als 4 Jahren beobachtet und durch besondere Stämme von Leishmania donovani verursacht wird, im besonderen *Leishmania donovani infantum* oder *Leishmania donovani chagasi.* Es gibt außerdem einen *»indischen Kala-Azár«* und einen *«afrikanischen Kala-Azár«.* Sog. *»Leishmanoide«* sind erregerhaltige Hautknötchen, die u. a. im Rahmen einer sog. *»Post-Kala-Azár-Leishmaniasis der Haut«* auftreten.
Die *amerikanische Haut- und Schleimhaut-Leishmaniose* umfaßt eine Gruppe von Erkrankungen: *Mukokutane Leishmaniose (»Espundia«),* hervorgerufen durch *Leishmania brasiliensis brasiliensis; primäre kutane Leishmaniose von Peru (»Uta«),* verursacht durch *Leishmania brasiliensis peruviana; »Chiclero-Ulkus«,* beruhend auf einer Infektion durch *Leishmania mexicana mexicana; diffuse kutane Leishmaniasis,* erzeugt durch *Leishmania mexicana pifanoi.*
Die vor allem in der alten Welt verbreitete *kutane Leishmaniasis (Orientbeule, Aleppo-Beule, »Delhi sore«)* umfaßt die durch *Leishmania tropica maior* hervorgerufene *»feuchte« oder »ländliche Form«* und die durch *Leishmania tropica minor* verursachte *»trockene« oder »städtische Variante«. Außerdem kennt man eine durch Leishmania tropica bewirkte Leishmaniasis tegumentaria diffusa,* die weitgehend der oben erwähnten diffusen kutanen Leishmaniasis ähnelt. Die sog. *Leishmaniasis recidiva* entspricht einer nicht zur Heilung gelangenden Orientbeule. Ein besonderer Stamm von Leishmanien, die *Leishmania tropica aethiopica,* kann sowohl eine Orientbeule als auch eine diffuse kutane Leishmaniasis erzeugen.
Die *klinischen Manifestationen* der verschiedenen Formen von Leishmaniasis hängen von den befallenen Strukturen/Organen ab: Beim *Kala-Azár,* bei dem verschiedene innere Organe befallen sein kön-

nen, und der z. T. mit einer hohen Letalität verbunden ist, stehen rekurrierende Fieber, Splenomegalie, Panzytopenie und Gewichtsverlust im Vordergrund der Symptome. Die *kutanen bzw. mukokutanen Leishmaniosen* äußern sich in Form einzelner oder multipler chronischer Hautgeschwüre, destruktiver mukokutaner Läsionen oder einer disseminierten Affektion, die klinisch der lepromatösen Lepra gleicht. Leishmanien finden sich vor allem in Zellen des *Monozyten/Histiozyten/Makrophagen-Systems,* in denen sie z. T. überleben und sich vermehren können.

Zur **Ätiologie:** Die Unklarheiten, die hinsichtlich der Klassifizierung dieser, der *Familie der Trypanosomatidae (Ordnung der Kinetoplastida)* angehörenden *Blut- und Gewebeflagellaten* bestehen, rühren vor allem daher, daß die Leishmanien morphologisch nicht unterschieden werden können. Ihre Einteilung beruht in erster Linie auf serologischen, immunologischen, nosologischen und Verhaltens-Differenzen. Im allgemeinen hält man 4 Gruppen auseinander: *Leishmania donovani, Leishmania tropica, Leishmania mexicana* und *Leishmania brasiliensis,* wobei die einzelnen Stämme noch mit zusätzlichen Namen belegt sind (s. o.).
Leishmanien zeigen – je nach dem Wirt, in dem sie sich befinden – eine besondere Struktur: Im Menschen und in Wirbeltieren ganz allgemein haben sie einen rundlich-ovalen Zelleib mit einem Durchmesser von ungefähr 2–4 µm, einem exzentrisch gelagerten Kern und einem kleinen, stäbchenförmigen Kinetoplasten: Hier sprechen wir von *Amastigoten,* die vor allem in Makrophagen anzutreffen sind, und die man seit langem als *»Leishman-Donovan(LD)-Körper«* kennt. Im Rahmen des Formwechsels von Leishmanien benützt man für die unbegeißelte Variante des Protozoons auch die Bezeichnung eines *»Leishmanien-Stadiums«,* das dem *»Leptomonas-Stadium«* mit Ausbildung einer Flagelle gegenübergestellt wird *(Promastigoten).* Bei der Blutmahlzeit gelangen Amastigoten des infizierten Vertebraten in den Darm der *Sandmückenweibchen (Phlebotomus* und *Lutzomyia),* wo sie sich in die ungefähr 10–20 µm langen, schlanken, mit einer, am Basalkörper verankerten Geißel bewehrten Promastigoten umwandeln. Diese Transformation nimmt bei tropischen Temperaturen ungefähr 5–8 Tage in Anspruch und führt zu Störungen der Nahrungsaufnahme durch die Mücken. Offenbar wegen Hungers versuchen die Vektoren in dieser Phase immer wieder, eine Blutmahlzeit zu erhalten und stechen dementsprechend häufig. Dabei werden die Parasiten in den Stechrüssel transloziert und gelangen in der infektiösen Promastigotenform in den Endwirt. Dies geschieht vor allem durch Einführen der Stechrüssel ins subepidermale Gewebe – allenfalls sogar direkt in Blutgefäße – eine Infektion kann aber auch durch Zerdrücken der Mücken im Bereich der Stichwunde zustande kommen. Andere Hautläsionen dienen wahrscheinlich hie und da ebenfalls als Eintrittspforte. Leishmanien lassen sich in vitro in *Kultur* bringen, beispielsweise in Agarmedien mit einem Zusatz von etwa ⅓ Kaninchenblut. Ihr Nachweis in solchen Systemen gelingt am besten im Kondenswasser und mit Hilfe der *Giemsa-Färbung.* In flüssigen Medien bilden die Promastigoten oft kleine Rosetten. Leishmanien weisen zahlreiche *Antigene* auf, die zu ihrer Identifizierung dienen können; allerdings kommen Kreuzreaktionen mit Trypanosomen-Antigenen vor. Über Leishmanientoxine ist wenig bekannt.

Epidemiologie: Nur wenige Arten von *Schmetterlingmücken,* im besonderen Vertreter der Genera *Phlebotomus* und *Lutzomyia,* sind zur Übertragung menschenpathogener Leishmanien geeignet. Die Verbreitung der Leishmaniosen hängt daher vom Vorkommen dieser Vektoren ab. Abgesehen vom Menschen, sind auch zahlreiche Tierspezies als Endwirte in Betracht zu ziehen, vor allem Karnivoren und Nager. Die Verbreitung der einzelnen Formen von Leishmaniasis kommt später zur Sprache. Es sei hier lediglich vorausgeschickt, daß es sich meistens um warme bis tropische Gebiete handelt.

Pathogenese: Es gehört zu den Besonderheiten der Leishmanien, daß sie im menschlichen Körper fast ausschließlich *in Zellen der Monozyten/Histiozyten/Makrophagen-Reihe* parasitieren. Vermutlich haben wir es hier mit einem Erkennungsmechanismus zu tun, dessen Einzelheiten noch wenig erforscht sind. Die durch den Mückenstich übertragenen Promastigoten verlieren im menschlichen Körper bald ihre Begeißelung; allerdings nehmen einige Autoren an, die Flagellen-tragenden Formen spielten in den ersten Phasen der Infektion eine entscheidende Rolle, indem sie z. T. »aktiv« die entsprechenden Wirtszellen »aufzusuchen« vermögen. Jedenfalls scheinen die Promastigoten an der Oberfläche von Makrophagen haften und dann durch Phagozytose aufgenommen werden zu können. Der Geißelverlust kommt vermutlich kurze Zeit nach diesem Vorgang zustande. Im Zellinnern sind pathogene Leishmanien imstande, wenigstens z. T. zu überleben und sich zu vermehren. Es wurde z. B. festgestellt, daß sich die Parasiten in der Amastigotenform nicht nur in Phagosomen, sondern auch in Phagolysosomen zu halten vermögen. Die Gründe für dieses Phänomen sind noch nicht befriedigend geklärt. *Leishmania donovani,* der Erreger von Kala-Azár, findet sich auch öfters im zytokavitären System von *Blutmonozyten,* die gleichsam als Vehikel dienen und so wesentlich zur Ausbreitung der Protozoen im Körper beitragen können. Überdies sind innerhalb intakter Monozyten gelegene Leishmanien z. B. dem Zugriff von Makrophagen, wie den Kupffer'schen Sternzellen, weitgehend entzogen. Anderen Leishmanien, insbesondere *Leishmania tropica,* gelingt es dagegen fast nie, sich im ganzen Wirtsorganismus auszubreiten; vielmehr bleiben diese Erreger im wesentlichen auf *Haut* und *Schleimhäute* beschränkt, wo sie öfters umschriebene Läsionen erzeugen. Dieses unterschiedliche Verhalten hängt offensichtlich zum guten Teil mit besonderen Eigenschaften der Protozoen zusammen, man ist jedoch im unklaren darüber, in welchem Maß diese auf besonderen antigenischen Charakteristika beruhen, und wieweit andere Faktoren, wie metabolische Gegebenheiten, Temperaturabhängigkeit u. a., mit im Spiel sind. Die Unterschiede zwischen pathogenen und apathogenen Leishmanien liegen – soweit sich dies aufgrund von Tierversuchen beurteilen läßt – vor allem darin, daß die ersteren im Gegensatz zu den letzteren von aktivierten Makrophagen oft nicht abgetötet werden können. Es wäre durchaus denkbar, daß in dieser Hinsicht auch unter den pathogenen Formen Differenzen bestehen. So oder so spielt aber auch der *Immunzustand des Wirtsorganismus* eine entscheidende Rolle. Bei der *kutanen Leishmaniasis* findet sich in der Regel eine deutliche *zellgebundene Immunität,* während humorale Antikörper nur in geringer Menge oder überhaupt nicht gebildet werden. Die besten Aussichten auf eine Heilung des Prozesses scheinen dann gegeben zu sein, wenn die Intensität der zellgebundenen Immunreaktion ungefähr »das richtige Maß« erreicht. Ist sie zu schwach, kann sich eine diffuse kutane Leishmaniose entwickeln. Fällt sie dagegen zu kräftig aus, besteht offenbar die Möglichkeit der Ausbildung einer sog. *lupoiden Leishmaniasis,* bei der sich in der unmittelbaren Umgebung der Primärläsion nicht ulzerierende Knoten erkennen lassen; diese bleiben oft sehr lange bestehen, obschon man in den Geweben fast keine Erreger nachzuweisen vermag. Im Verlauf einer Infektion durch Leishmanien tritt die zellgebundene Immunität relativ früh in Erscheinung. Trotzdem können Sekundärläsionen entstehen, allerdings mit ähnlichem histologischem Bild wie in den Primärherden (sog. isophasische Reaktion). Kommt es in solchen Fällen zu einer spontanen Heilung, bleibt die Immunität in der Regel jahrelang erhalten. Lediglich bei endo- oder exogener Herabsetzung der Immunkapazität des Organismus sind *Reinfektionen wieder* eher möglich. Kommen solche zustande, notiert man meistens ein längeres Andauern der Überempfindlichkeitsreaktion vom verzögerten Typ, jedoch selten eine Ulzeration. Bei den verschiedenen Formen von *amerikanischer Leishmaniasis* verhält es sich insofern anders, als neben einer deutlichen *zellgebundenen Immunität* meistens auch reichlich *humorale Antikörper* gebildet werden. Überzeugende Hinweise auf eine protektive Funktion der letzteren stehen aus. Bei der Schleimhaut-Leishmaniose – z. B. im Nasen- und Oropharynxbereich – besteht zudem die Möglichkeit, daß sich die Erreger fast unbehelligt im Knorpel aufhalten und vermehren können. Schwere und/oder langdauernde Formen amerikanischer Leishmaniose deuten im allgemeinen auf eine Unzulänglichkeit der zellgebundenen Immunreaktionen hin; möglicherweise haben wir es hier z. T. mit unerkannten erblichen Defekten der Lymphozyten und/oder Makrophagenreihe zu tun. Eine besondere Situation besteht beim *Kala-Azár, der viszeralen Leishmaniose:* Bei diesen Patienten lassen sich oft keine oder *fast keine Zeichnen einer zellgebundenen Immunität* nachweisen, während *reichlich spezifische und offenbar auch viele »unspezifische« Antikörper* produziert werden. Im Falle einer durch Chemotherapeutika herbeigeführten Heilung kehren sich die Verhältnisse um, die zellgebundene Immunität wird deutlich erkennbar, und die polyklonale Hyperglobulinämie nimmt ab. Dies läßt vermuten, daß die Infektion an sich einen immunsuppressiven Effekt haben könnte, daß die Antikörper offenbar eine geringe oder überhaupt keine Schutzfunktionen erfüllen, und daß die zellgebundene Immunität am ehesten mit der Überwindung der Leishmaniasis korreliert. Reichen die zellgebundenen Immunreaktionen zur Heilung nicht aus, bleiben manchmal Knötchen mit ziemlich vielen erhaltenen Parasiten bestehen (s. *»Post-Kala-Azár-Leishmanoid«,* s. o.). Bei allen Formen von Leishmaniose scheint dem *Untergang von Makrophagen,* die von den sich intrazellulär vermehrenden Parasiten gleichsam zum »bersten« gebracht werden, hinsichtlich der *Gewebeschädigung* eine wichtige Bedeutung zuzukommen: Bei einem solchen Vorgang werden ja bekanntlich alle möglichen Inhaltsstoffe freigesetzt, die u. a. eine entzündungsauslösende Wirkung haben und zudem »innocent bystander«-Zellen zerstören können. Ob bei diesem Vorgang auch die Abgabe allenfalls toxischer metabolischer Produkte der Leishmanien eine Rolle spielt, ist nicht bekannt.

Die morphologischen Befunde, die Folgen und die Symptome der einzelnen Formen von Leishmaniasis unterscheiden sich erheblich voneinander, so daß wir sie nachstehend gesondert besprechen.

Kala-Azár

Epidemiologie: Diese durch *Leishmania donovani* verursachte Krankheit und ihre Varianten kommt auf allen Kontinenten mit Ausnahme Australiens vor. Besonders betroffen sind u. a. Ostafrika, Ägypten und der Sudan, der Mittlere Osten, Indien, China, Rußland (wärmere Gebiete) sowie Zentral- und Südamerika. Im Mittelmeerraum kommt der Kala-Azár u. a. noch in Griechenland, Kreta und Malta vor. Die unterschiedliche Inzidenz hängt – abgesehen vom Klima – vom Vorhandensein eines Tierreservoirs und der Sandmücken als Vektoren ab. Der *Mittelmeer-Kala Azár (infantiler Kala-Azár)* wird außer in mediterranen Ländern auch in China, Rußland und Latein-Amerika angetroffen, wobei es sich oft um Kinder im Alter von weniger als 4 Jahren handelt. Als Tierreservoir dienen u. a. Hunde, Füchse, Schakale und andere Karnivoren. Den *indischen Kala-Azár* beobachten wir mehr bei älteren Kindern und jüngeren Erwachsenen. Der Mensch scheint hier offenbar das wichtigste oder sogar einzige Reservoir darzustellen. Als Vektoren kommen besonders anthropophile Schmetterlingmükken in Frage. Beim *afrikanischen Kala-Azár,* der im östlichen Teil Afrikas zwischen Sahara im Norden und Äquator im Süden verbreitet ist und sich hinsichtlich Prävalenz für bestimmte Altersgruppen ähnlich verhält wie die indische Krankheitsform, scheinen vor allem Nagetiere das Reservoir zu bilden.

Morphologisch fällt u. a. die *Splenomegalie* auf. Die Milz, die in besonderem Maß betroffen ist, erscheint völlig durchsetzt von Makrophagen, die *reichlich Leishman-Donovan-Körper* enthalten. In der *Leber* zeigen die Kupffer'schen Zellen dasselbe Bild. Zahlreiche Makrophagen mit Parasiten finden sich außerdem im *Knochenmark,* in den *Lymphknoten* und in anderen Lokalisationen. Das blutbildende Gewebe ist teilweise reduziert, was die oft beobachtete *Anämie, Leukopenie* und *Thrombozytopenie* allerdings nur z. T. erklären vermag. Wahrscheinlich sind hier noch autoimmunzytopenische Mechanismen beteiligt. Hie und da entwickelt sich eine *portale Hypertonie* mit zugehörigen Veränderungen. Bei schwerer Hypergammaglobulinämie beobachtet man nicht selten eine *Immunkomplex-induzierte Glomerulonephritis.* Die Haut zeigt bei weißrassigen Individuen öfters eine wechselnde Hyperpigmentation. Die kutanen *Leishmanoide,* denen man z. B. bei nicht ganz erfolgreich behandelten Patienten begegnet, und die u. a. im Mittelmeerraum und in China nur sehr selten vorkommen, treten in der Regel mit einer Latenz von 1–2 oder mehr Jahren in Erscheinung. Histologisch enthalten auch sie reichlich Makrophagen mit Erregern. Bei schwerer Granulozytopenie entwickelt sich u. U. eine Anaerobier-Infektion im Mundbereich (cancrum oris, Noma).

Folgen und **Symptome:** Die *Inkubationszeit* beträgt 2 Wochen bis mehrere Monate. Der *Primärherd* an der Inokulationsstelle ist meistens unauffällig; hie und da entwickelt er sich zu einer juckenden Papel und/oder ulzeriert *(»Leishmaniom«)*. Die *allgemeinen Krankheitserscheinungen* treten oft schleichend zutage und umfassen wechselnde Fieberschübe, Symptome von Seiten der *Hepatosplenomegalie* und der *Anämie*. In fortgeschrittenen Fällen wird die *Haut* mehr und mehr trocken und nimmt einen dunkleren Farbton an (kala = schwarz); zudem bilden sich oft *Papeln*. Nicht selten klagen die Patienten über Gastrointestinalbeschwerden und/oder Bronchitiden. Das Blutbild zeigt die oben erwähnten Veränderungen. Eine Eosinophilie gehört nicht zu den typischen Zeichen. Bei schwerer Verlaufsform und ohne geeignete Behandlung stellt sich früher oder später eine *Kachexie* ein. Die *Lymphknoten* lassen sich dann besonders gut als vergrößert erkennen. Vereinzelt beobachten wir eine *Hämaturie* und *Proteinurie* (s. o.). *Terminale Komplikationen,* umfassen, wie gesagt, *bakterielle Sekundärinfektionen,* u. a. Pneumonien und u. U. ein Noma. Die *Diagnosestellung* stützt sich auf den Erregernachweis. Dieser läßt sich u. U. aufgrund von Blutausstrichen erbringen, was am ehesten beim indischen Kala-Azár gelingt. Ansonsten empfehlen sich Knochenmarkpunktate, u. U. auch Lymphknotenpunktate oder -biopsien, abgesehen von Leberbiopsien. Milzpunktionen sollten nur bei der Möglichkeit einer sofortigen chirurgischen Intervention durchgeführt werden (Rupturgefahr). Zur Kultur der Parasiten eignet sich das *N*icolle-*N*ovy-Mac*N*eal (NNN)-Medium, zum Tierversuch der Goldhamster. Eine Komplementbindungsreaktion unter Benützung von Antigenen von Mycobacterium phlei gibt in ungefähr 95% der Fälle ein positives Resultat; der Test ist indessen nicht spezifisch, da er auch bei Tuberkulose positiv ausfallen kann. An sich wären Leishmanien-Antigene vorzuziehen; diese sind aber nicht leicht erhältlich. Zur *Therapie* benützt man vor allem fünfwertige Antimonverbindungen, z. B. Natrium-Antimon-Glukonat (Pentostam). Bei Resistenz der Parasiten können z. B. Pentamidin oder Amphoterizin B zur Anwendung kommen. Die *Letalität* des Kala-Azár beläuft sich in unbehandelten Fällen auf 95% bei Erwachsenen und 80% bei Kindern. Dies hat sich seit Einführung einer wirksamen Therapie stark gebessert. Mit Rückfällen ist allerdings zu rechnen (5–15% der Fälle). Zur *Prophylaxe* empfehlen sich das Abtun infizierter Hunde, die Benützung von DDT gegen Sandmücken und der Schutz vor Mückenstichen (s. bei Malaria). Eine brauchbare Vakzine steht zur Zeit noch nicht zur Verfügung.

Amerikanische Haut- und Schleimhaut-Leishmaniosen

Epidemiologie: Das *Chiclero-Ulkus* ist vor allem in Zentralamerika zu Hause, die *diffuse kutane Leishmaniasis* in Venezuela, die *Uta* in höheren Lagen von Lateinamerika (Peru, Kolumbien, Bolivien, Ecuador) und die *Espundia* in tropischen Gebieten, vor allem in Brasilien.

Morphologisch zeigen auch diese Formen in erster Linie eine Anhäufung von Makrophagen mit zahlreichen Leishman-Donovan-Körpern. Sekundär können sich Ulzerationen und destruktive Veränderungen verschiedener Art ergeben.

Folgen und **Symptome:** Das *Chiclero-Ulkus,* vorwiegend eine Zoonose, ist eine relativ milde Affektion. Meistens findet man eine einzelne Hautläsion an Ohren, Gesicht oder Händen, die in der Regel im Verlauf eines halben Jahres heilt. Zur Therapie hat sich u. a. Zykloguanil-Pamoat bewährt. Die *diffuse kutane Leishmaniasis* tritt offenbar bei Individuen mit einem Immundefekt gegenüber Leishmanien-Antigenen auf. Die Hautveränderungen sind stark ausgedehnt, die Zahl der Erreger sehr groß; trotzdem kommt es in der Regel nicht zu einem Befall innerer Organe. Im Gegensatz zum Chiclero-Ulkus fällt der Hauttest meist negativ aus.
Bei der *Uta* handelt es sich um einzelne oder mehrere Hautgeschwüre, z. B. im Bereich von Lippen und/oder Nase. Die Veränderung heilt oft im Verlauf von 3–6 Monaten spontan ab.
Eine ernsthafte Krankheit ist die *Espundia,* ebenfalls eine Zoonose, mit wild lebenden Nagern als Hauptreservoir. Die meist im Gesichtsbereich liegende Primärläsion breitet sich oft aus, so daß es zu Zerstörungen im Nasen-Mundbereich kommen kann (»Kamel«- oder »Tapir-Nase«). Sekundärinfektionen durch Bakterien sind hier keine Seltenheit und können zum Tod führen. Die Therapie gestaltet sich ähnlich wie bei Kala-Azár.

Kutane Leishmaniasis (Orientbeule, Aleppo-Beule, kutane Leishmaniasis der alten Welt)

Die durch *Leishmania tropica* hervorgerufene *Orientbeule* ist u. a. in südöstlichen europäischen Ländern, im Mittleren Osten, in Kleinasien, in Afrika, in Süd-west-Asien und in Indien verbreitet. Infektionen durch *Leishmania tropica maior* schützen vor solchen durch *Leishmania tropica minor,* nicht aber umgekehrt. Die sog. *»feuchte« oder »ländliche« Form der Orientbeule* (Leishmania tropica maior) geht meistens von Nagetieren aus. Die Inkubationsperiode beträgt 6–10 Wochen. Die Läsion bleibt in der Regel auf den Infektionsort in der Haut beschränkt, wo sich die Leishmanien innerhalb von Makrophagen vermehren. Die zunächst papulöse Veränderung vergrößert sich während einiger Zeit und gelangt schließlich in manchen Fällen zur Ulzeration. Die Heilung erfolgt in der

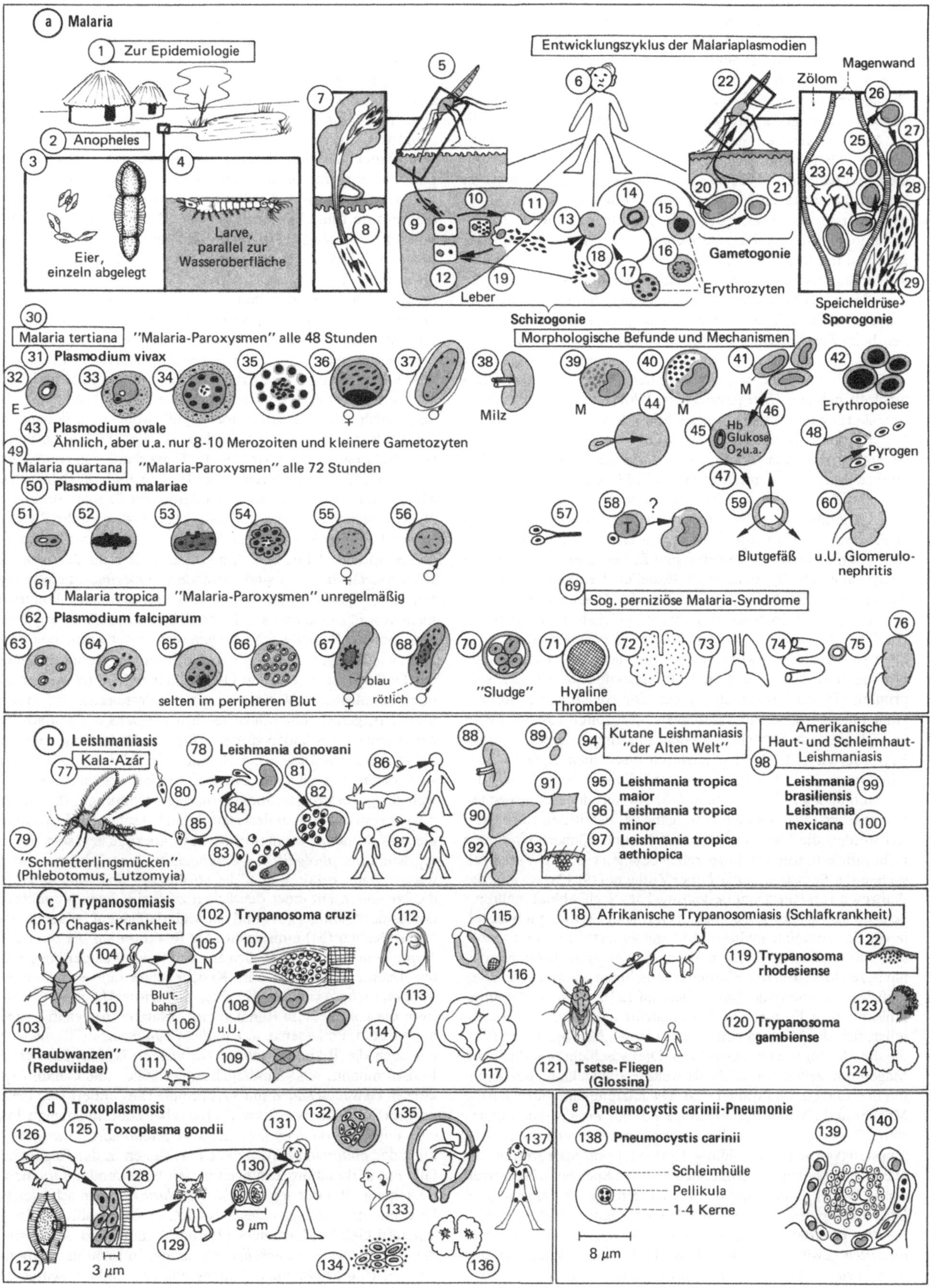
a Malaria
1 Zur Epidemiologie
2 Anopheles
3
Eier, einzeln abgelegt
4
Larve, parallel zur Wasseroberfläche
5
6
7
8
9
10
11
12
13
14
15
16
17
18
19
Leber
Schizogonie
Entwicklungszyklus der Malariaplasmodien
20
21
22
Gametogonie
Erythrozyten
Zölom
Magenwand
23 24 25 26 27 28 29
Speicheldrüse
Sporogonie
30
Malaria tertiana
"Malaria-Paroxysmen" alle 48 Stunden
31 Plasmodium vivax
32 33 34 35 36 37 38
E
♀ ♂
Milz
Morphologische Befunde und Mechanismen
39 40 41 42
M M M
Erythropoiese
43 Plasmodium ovale
Ähnlich, aber u.a. nur 8-10 Merozoiten und kleinere Gametozyten
44 45 46
Hb Glukose O2u.a.
47
48
Pyrogen
49
Malaria quartana
"Malaria-Paroxysmen" alle 72 Stunden
50 Plasmodium malariae
51 52 53 54 55 56
♀ ♂
57 58 ?
T
59 60
Blutgefäß
u.U. Glomerulonephritis
61
Malaria tropica
"Malaria-Paroxysmen" unregelmäßig
62 Plasmodium falciparum
63 64 65 66 67 68
selten im peripheren Blut
blau
rötlich
♀ ♂
69
Sog. perniziöse Malaria-Syndrome
70 71 72 73 74 75 76
"Sludge"
Hyaline Thromben
b Leishmaniasis
Kala-Azár
77
78 Leishmania donovani
79
"Schmetterlingsmücken"
(Phlebotomus, Lutzomyia)
80 81 82 83 84 85 86 87
88 89 90 91 92 93
94
Kutane Leishmaniasis "der Alten Welt"
95 Leishmania tropica maior
96 Leishmania tropica minor
97 Leishmania tropica aethiopica
Amerikanische Haut- und Schleimhaut-Leishmaniasis
98
Leishmania brasiliensis 99
Leishmania mexicana 100
c Trypanosomiasis
101 Chagas-Krankheit
102 Trypanosoma cruzi
103
"Raubwanzen"
(Reduviidae)
104 105 106 107 108 109 110 111
LN
Blutbahn
u.U.
112 113 114 115 116 117
118 Afrikanische Trypanosomiasis (Schlafkrankheit)
119 Trypanosoma rhodesiense
120 Trypanosoma gambiense
121 Tsetse-Fliegen (Glossina)
122 123 124
d Toxoplasmosis
125 Toxoplasma gondii
126 127 128 129 130 131 132 133 134 135 136 137
3 µm
9 µm
e Pneumocystis carinii-Pneumonie
138 Pneumocystis carinii
Schleimhülle
Pellikula
1-4 Kerne
8 µm
139 140

Abb. 230 a–e. *Malaria, Leishmaniasis, Trypanosomiasis, Toxoplasmosis und Pneumocystis carinii-Pneumonie.* **a** *Malaria.* Die *Malaria* ist eine in warmen bis tropischen Gebieten weltweit verbreitete, *meist endemisch auftretende Krankheit.* Als »*importierte Malaria*« wird sie vor allem bei Reisenden, die aus solchen Ländern zurückkehren, auch bei uns angetroffen. In verseuchten Gegenden erweisen sich in der Nähe von Behausungen liegende Tümpel (1), mögliche Brutstätten für die Vektoren, d. h. weibliche Stechmücken der Gattung *Anopheles* (2), als besonders ungünstig. Man kennt ungefähr 60 Anopheles (A.)-Arten, die menschenpathogene Malaria-Plasmodien übertragen können: In Nordafrika sowie im Mittleren und Vorderen Orient u. a. A. maculipennis und A. atroparvus, im Mittelmeergebiet A. superpictus und A. sergentii, im tropischen Afrika A. gambiae und A. funestus, in Indien A. stephensi, in Südostasien A. sinensis und in Nordamerika A. quadrimaculatus. Anopheles erkennt man u. a. daran, daß die Eier einzeln abgelegt werden (3), daß die Larven parallel zu Wasseroberfläche liegen (4) und daß die Mükken beim Stechen ihren Körper in einem Winkel von ungefähr 45° zur Oberfläche halten (5, 22). Die Anophelen fliegen mit Vorliebe in Gebäude ein, wo sie in der Regel nachts ihre Blutmahlzeit nehmen. *Erregerreservoirs* bildet nur die menschliche Bevölkerung (6), was die Bekämpfung der Malaria stark erleichtert: Europa z. B. soll außer eines kleinen Herdes in Griechenland malariafrei sein (WHO, 1976). Insgesamt rechnet man aber jährlich immer noch mit ungefähr 120 Millionen Neuerkrankungen. Der *Entwicklungszyklus der Malaria-Plasmodien* zeigt einen Generationenwechsel mit asexueller Vermehrung durch *Schizogonie* (9–19) sowie Bildung von Gameten (*Gametogonie:* 20, 21) im menschlichen Körper und *Befruchtung* (23, 24) sowie *Sporogonie* (25–29), d. h. einer sexuellen Vermehrung, in den Anophelen. Die *Plasmodieninfektion des Menschen* nimmt mit dem Einspritzen Sporozoiten-haltigen Speichels in die Blutbahn (7, 8) ihren Anfang. Zunächst kommt es auf dem Blutweg zu einer sog. *Gewebsinfektion,* wobei vor allem in der Leber eine Umwandlung von Sporozoiten in Schizonten (9, 10, 12), sog. primäre Gewebsformen, stattfindet. Die sog. *Blutinfektion* beginnt mit dem Übertritt zahlreicher Merozoiten aus der Leber ins zirkulierende Blut (11) und dem Eindringen der Parasiten in Erythrozyten (13). In den letzteren erscheinen zunächst sog. Ringformen (14), d. h. einzelne Plasmodien mit Nahrungsvakuole, dann bilden sich Schizonten (15, 16), aus denen Merozoiten hervorgehen (17). Mit dem Untergang des befallenen Erythrozyten werden die Merozoiten freigesetzt und können dann noch nicht infizierte rote Blutkörperchen befallen (18, 13). Vereinzelt suchen die Parasiten in der Leber Zuflucht (19, 12), was für das Auftreten von Rezidiven Bedeutung hat. Nach Ablauf mehrerer Schizogonie-Zyklen bilden sich in einzelnen Erythrozyten anstelle von Schizonten männliche Mikrogametozyten (20) und weibliche Makrogameten (21), ein Vorgang, den man als Gametogonie bezeichnet. Bei der Blutmahlzeit nehmen die *Mücken* in den Gefäßen zirkulierende Plasmodien auf (22); während die ungeschlechtlichen Formen im Zwischenwirt bald zugrunde gehen, teilen sich die Mikrogametozyten in je 4–8 Mikrogameten (23), die die Makrogameten befruchten. Dies geschieht innerhalb von Magenwandzellen, wo auch die weitere Entwicklung der Zygoten in Ookineten stattfindet (25). Die letzteren durchdringen die Magenwand (26) und gelangen ins Zölom, wo aus ihnen Oozysten (27) hervorgehen. In den letzeren setzt eine lebhafte Zellteilungstätigkeit ein, mit Bildung Tausender von Sporozoiten, die über die Hämolymphe schließlich u. a. die Speicheldrüsen erreichen (28, 29): Damit sind die Voraussetzungen für eine weitere Übertragung der Malaria durch den betreffenden Vektor erfüllt. Im Blut des Malaria-Kranken zeigen die *verschiedenen Plasmodienarten* gewiße Besonderheiten, die für die Diagnosestellung wichtig sind. Man achtet u. a. auf folgendes: Größe, Form und Zahl der sog. *Ringformen* (32, 33, 51, 63, 64); Auftreten sog. *Bandformen* (52, 53); Verteilung der *Pigmentgranula* (33–35, 52, 54, 64–66); Vorhandensein einer sog. *Schüffner'schen Tüpfelung* (33, 34); *Form der Schizonten* und *Anzahl der Merozoiten* (34, 35, 53, 54, 65, 66); und Beschaffenheit der *Makrogameten* (36, 55, 67) sowie der *Mikrogametozyten* (37, 56, 68). *Plasmodium vivax* (31) und *Plasmodium ovale* (43), die Erreger der *Malaria tertiana* (30), befallen im wesentlichen nur junge Erythrozyten; *Plasmodium malariae* (50), das die *Malaria quartana* (49) erzeugt, besiedelt bevorzugt alte rote Blutkörperchen. *Plasmodium falciparum* (62), das die *Malaria tropica* (61) hervorruft, penetriert dagegen in Erythrozyten aller Altersklassen: Man versteht daher, daß diese Variante die schwersten klinischen Symptome verursacht. Die *Mechanismen,* die den letzteren zugrunde liegen, kennen wir nur teilweise. Das Eindringen von Plasmodien in rote Blutkörperchen (44) ist offenbar mit einem Erkennungsmechanismus verbunden und geschieht im Sinn eines »Durchschlüpfens« des Parasiten durch die Zellmembran, nicht etwa durch Endozytose. Im Innern der roten Blutkörperchen ernährt sich das Plasmodium u. a. vom Proteinanteil des Hämoglobins, wobei »*Malariapigment*« (Hämozoin = Hämatin) anfällt, und von Glukose; der Parasit benötigt außerdem Sauerstoff (45). Aufgrund des durch den Parasiten gestörten Zellstoffwechsels stellen sich u. a. eine Erhöhung der Permeabilität und weitere Veränderungen der erythrozytären Membran ein (46). Schließlich kommt es zur Zytolyse (48), wobei u. a. fiebererzeugende *Pyrogene* freigesetzt werden. Solange die Plasmodien intrazellulär parasitieren, sind sie der Einwirkung von *Antikörpern* entzogen (47); die letzteren verbinden sich aber mit freigesetzten Merozoiten (57), was deren Wiedereintritt in rote Blutkörperchen zu hemmen scheint und möglicherweise auch die Phagozytose z. B. durch Kupffer'sche Sternzellen der Leber begünstigt. Vieles spricht dafür, daß Antikörper zudem an der Lyse von Erythrozyten beteiligt sind (veränderte Oberflächeneigenschaften? angelagerte Immunkomplexe?) und sogar den Untergang nicht von Plasmodien besiedelter Zellen herbeizuführen vermögen. Gewiße Begleiterscheinungen schwererer Formen von Malaria, wie eine auf vaskulitischen Prozessen beruhende Erhöhung der Gefäßpermeabilität mit Ödembildung (59) und mäßige glomerulonephritische Veränderungen mit Proteinurie und Hämaturie (60), gehen sehr wahrscheinlich meistens auf Immunkomplex-induzierte Schäden zurück. Über die Bedeutung *zellgebundener Immunreaktionen* im Rahmen der Malaria (58) ist man sich noch nicht im Klaren. Einerseits notiert man eine mehr oder weniger generalisierte Stimulierung (Aktivierung?) des Makrophagensystems (41), andererseits kann bei schwerer Erkrankung die zellgebundene Immunreaktivität stark reduziert sein. Zu den typischen *morphologischen Befunden* bei einer Malaria von gewisser Dauer gehören u. a. die »*tropische*« *Splenomegalie* (38), die vor allem mit einer deutlichen zahlenmäßigen Vermehrung hämosiderinhaltiger (39) und mit Malariapigment beladener (40) Makrophagen (M) einhergeht. Als Reaktion auf die *intravasale Hyperhämolyse* mit zugehöriger, mehr oder weniger ausgeprägter *Anämie* erkennt man im Knochenmark eine *verstärkte erythropoietische Aktivität.* (42). Sog. *perniziöse Malaria-Syndrome* (69), die vor allem im Rahmen einer Malaria tropica in Erscheinung treten, umfassen u. a. »*Sludge-Phänomene*« (70), nicht selten auch die Bildung *hyaliner Thromben* (71), im Bereich der Endstrombahn, was – zusätzlich zur Anämie – die Gefahr *hypoxischer Gewebeschäden* mit sich bringt. Dies äußert sich besonders im *Zentralnervensystem* (72), das bei Todesfällen manchmal eine Purpura erkennen läßt. Schwere *pulmonale Störungen* (73) und/oder *abdominale Symptome* (74) stehen in der Regel ebenfalls mit Zirkulationsstörungen in den betreffenden Organen in Beziehung. Bei der sog. »*algiden Malaria*« stehen schockartige Erscheinungen infolge eines teilweisen Zusammenbruchs des peripheren Gefäßwiderstandes (75) im Vordergrund der Symptome. Das *Schwarzwasserfieber,* mit akuter intravasaler Hyperhämolyse, Hämoglobinämie, Hämoglobinurie und oft akuter Niereninsuffizienz (76), wird von den meisten Autoren mit Immunprozessen bzw. »Autoimmunvorgängen« in Zusammenhang gebracht. **b** *Leishmaniasis.* Leishmanien und Trypanosomen wur-

Abb. 230 a–e (Fortsetzung)

den bereits in Abb. 211 (S. 1712) dargestellt. Der *Kala-Azár (»viszerale Leishmaniasis«,* 77), der durch *Leishmania donovani* (78) verursacht wird, kommt in den warmen Zonen aller Kontinente außer Australien vor. Als Zwischenwirte dienen Schmetterlingmücken (Sandmücken) der Gattungen *Phlebotomus* oder *Lutzomyia* (79). Mit dem Stich infizierter Mücken gelangen die infektiösen Promastigoten (80) ins subepidermale Gewebe oder allenfalls direkt in Blutgefäße. So oder so erreichen viele Parasiten den Blutstrom und treten vorwiegend – vermutlich aufgrund eines Erkennungsmechanismus – in *Zellen der Monozyten/Makrophagen-Linie* ein. Dies geschieht durch Endozytose, wobei die Geißel verloren geht, und eine amastigote Form entsteht (81). Die kleinen Leishmanien vermögen offenbar nicht nur in Phagosomen und in anderen Teilen des zytokavitären Systems, sondern auch in Phagolysosomen von Makrophagen zu überleben und sich in diesen Zellen zu vermehren (82). Überdies spielen die Monozyten/Makrophagen die Rolle eines Vehikels bei der Ausbreitung der Infektion. Die Parasitenvermehrung führt schließlich zum Untergang der betroffenen Zelle (83), womit die Leishmanien freigesetzt werden und neue Wirtszellen besiedeln (84) oder allenfalls anläßlich einer Blutmahlzeit von Mücken wieder in den Zwischenwirt gelangen können (85). Im Darm der letzteren erfolgt dann im Verlauf von einigen Tagen die Transformation in die infektiöse Promastigotenform, was mit einer Vermehrung der Parasitenzahl verbunden ist. Patienten mit fortgeschrittenem Kala-Azár zeigen häufig eine erhebliche Herabsetzung der zellgebundenen Immunreaktivität, dagegen eine kräftige Antikörperbildung. Im Verlauf der Therapie ändert sich dies oft wieder, wobei z. T. sog. *»Post-Kala-Azár-Leishmanoide«* der Haut in Erscheinung treten. Beim *»Mittelmeer-Kala-Azár« (»infantiler Kala-Azár«)* bilden Tiere, wie Hunde, Füchse und andere Karnivoren, das Hauptreservoir (86). Ähnliches gilt für den *afrikanischen Kala-Azár,* während beim *»indischen Kala-Azár«* der Mensch selbst die wichtigste Infektionsquelle darstellt (87). Die *Inkubationszeit* variiert zwischen 2 Wochen und mehreren Monaten. Im Verlauf der Zeit fallen vor allem folgende Veränderungen auf: *Splenomegalie* (88) und *Lymphadenopathie* (89), mit zahlreichen sog. *Leishman-Donovan (LD)-Körperchen* in den zahlenmäßig stark vermehrten Makrophagen (82). In entsprechender Weise sind auch viele *Kupffer'sche Sternzellen der Leber* (90) und Knochenmark-Makrophagen (91) verändert. Meistens bestehen eine mehr oder weniger ausgeprägte Anämie, Leukopenie und Thrombozytopenie. Hie und da entwickelt sich eine Immunkomplex-induzierte Glomerulonephritis (92). *Leishmanoide* (93) treten, wie schon erwähnt, am ehesten im Verlauf einer nicht ganz erfolgreichen Therapie auf. Bei der *kutanen Leishmaniose »der Alten Welt«* (94, Orientbeule, Aleppobeule), die u. a. im Mittelmeergebiet sowie im Nahen und Mittleren Osten zuhause ist, beschränkt sich die Infektion fast immer auf den Hautbereich am Ort der Infektion. Bei der sog. *»feuchten« oder »ländlichen« Form* (95) beträgt die Inkubationsperiode 6–10 Wochen, bei der *»trockenen« oder »städtischen« Form* manchmal 6–10 Monate (96). Die äthiopische Variante nimmt eine Mittelstellung ein (97). Morphologisch imponieren die Orientbeulen, die nicht selten im Kopfbereich lokalisiert sind, in der Regel als knotenförmige Verdickungen mit einem »wie ausgestanzten« zentralen Ulkus. Histologisch finden sich anfänglich wenig spezifische entzündliche Infiltrate mit zahlreichen Makrophagen, die LD-Körperchen enthalten, sowie gewöhnliches Granulationsgewebe. Später nimmt letzteres oft einen epitheloidzelligen Charakter an, und die Zahl der Erreger geht zurück. Diese Befunde stimmen mit der Erfahrung überein, daß bei der Orientbeule meist eine kräftige zellgebundene Immunität zustande kommt, während fast keine Antikörper gebildet werden, die sich gegen Leishmanien richten. Die beiden Arten von Immunreaktion sind demgegenüber bei der *amerikanischen Haut- und Schleimhaut-Leishmaniose* (98), insbesondere bei der *»Espundia«* und der *»Uta«* (99) sowie beim *»Chiclero-Ulkus«* (100) meist deutlich nachweisbar. Lediglich bei der *diffusen kutanen Leishmaniose* (100, Leishmania mexicana pifanoi) fällt der Hauttest öfters negativ aus. **c** *Trypanosomiasis.* Die auf einer Infektion durch *Trypanosoma cruzi* (102) beruhende *Chagas-Krankheit* (101, *»amerikanische Trypanosomiasis«)* wird durch Raubwanzen *(Reduviidae,* 103), z. B. Triatoma festans, Rhodnius prolixus oder Panstrongylus megistus, übertragen. Die Vektoren scheiden die infektiösen trypomastigoten Formen mit den Fäzes aus, sodaß die Parasiten z. T. durch die Bißstelle in den Subepidermalbereich gelangen können (104). Am Ort des Eintritts bilden sich manchmal schon im Verlauf von Stunden eine Schwellung *(»Chagom«,* 112). Über Lymphknoten (105, z. B. präaurikulär) oder direkt gelangen die Parasiten bald in die *Blutbahn* (106) und siedeln sich im *Interstitium* zahlreicher Organe an. In gewißen Zellarten, wie *Myokardiozyten,* bilden sich z. T. *intrazelluläre amastigote Kolonien von Parasiten* (107); dies führt früher oder später zum Untergang der betroffenen Zellen, was mit einer entzündlichen Reaktion verbunden ist (108). *Ganglienzellen* z. B. der muralen Plexus des Verdauungstraktes können ebenfalls geschädigt werden (109). Die vor allem in Lateinamerika verbreitete Chagas-Krankheit (schätzungsweise sind etwa 7 Millionen Menschen betroffen) wird nicht nur von Mensch zu Mensch (110), sondern z. T. von Tieren auf den Menschen übertragen (111, z. B. Katzen, Hunde, Armadillos u. a.). Zu den klassischen Veränderungen der *chronischen Chagas-Krankheit* gehören u. a. eine Herzdilatation *(Megacor,* 115, oft mit apikalem muralem Thrombus (116) und der Gefahr von Thromboembolien verbunden) – und -hypertrophie bzw. -fibrose, ein *Megaösophagus* (113), selten ein *Megagaster* (114), ferner ein *Megacolon* (117). Eine Hepatosplenomegalie wird ebenfalls öfters beobachtet. Die Chagas-Krankheit, die sich nach einer Inkubationsperiode von 1–2 Wochen im Sinn von Allgemeinsymptomen manifestiert, kann schon im akuten Stadium zum Tode führen (Herzarrhythmien, ferner Meningoenzephalitis); später stehen kardiale Störungen und Thromboembolien im Vordergrund. Die *afrikanische Trypanosomiasis* (Schlafkrankheit, 118) kommt in zwei Hauptvarianten vor: Bei der *ostafrikanischen Schlafkrankheit,* die durch *Trypanosoma rhodesiense* (119) verursacht und durch *Tsetse-Fliegen* der Arten *Glossina* (G.) morsitans, G. pallipides und G. longipalpis (121) in der Regel von Tieren auf den Menschen übertragen wird, handelt es sich um die schwerere der beiden Formen: Ungefähr 1–3 Wochen nach Infektion bildet sich in der Regel ein sog. *Trypanosomen-Schanker* (122), verbunden mit Lymphknotenvergrößerung, vor allem retroaurikulär (123). Nach dieser *febril-glandulären (hämolymphatischen) Phase,* die mit wiederholten Fieberschüben, Splenomegalie und trypanosomämischen Allgemeinsymptomen einhergeht, kann sich schon nach einigen Wochen bis wenigen Monaten die – unbehandelt – rasch progrediente *meningoenzephalitische Phase* (124) anschließen. Der Verlauf der *mittel- und westafrikanischen Schlafkrankheit,* bei der Menschen das Hauptreservoir für *Trypanosoma gambiense* (120) bilden, gestaltet sich langsamer und weniger bösartig. Die wiederholten fieberhaften Episoden bei der afrikanischen Schlafkrankheit hängen weitgehend damit zusammen, daß nacheinander Trypanosomenpopulationen mit neuen Antigenen auftreten. **d** *Toxoplasmosis. Postnatale Infektionen* durch *Toxoplasma gondii* (125) erwirbt sich der Mensch (131) u. a. durch Genuß nicht oder ungenügend gekochten, zystenhaltigen Fleisches z. B. von Schweinen oder Schafen (126), die als Zwischenwirte dienen können. Die Zysten (127) enthalten Tausende von Zystozoiten (128). Eine weitere Infektionsmöglichkeit (Kinder!) besteht in der peroralen Einnahme von Oozysten (130), die von den wichtigsten Hauptwirten, den Katzen (129), mit den Fäzes ausgeschieden werden. Im menschlichen Körper erreichen die Parasiten – oft innerhalb von Monozyten/Makrophagen – wahrscheinlich öfters die Blutbahn. In vielen Fällen verläuft die Infektion inapperzept, z. T. tritt ein vorübergehender fieberhafter Zustand auf, der mit einem makulo-papulösen Exanthem

Regel im Verlauf von ungefähr 6 Monaten. Bei der *»trockenen« oder »städtischen« Form der Orientbeule* (Leishmania tropica minor) dienen in erster Linie Hunde als Reservoir. Die Inkubationsperiode dauert 6–10 Monate. Der ganze Verlauf gestaltet sich langsamer als bei der feuchten Variante, auch die Heilung tritt später ein. Hie und da entstehen Rezidive, oder der Prozeß kommt lange Zeit überhaupt nicht zum Stillstand *(Leishmaniasis recidiva).*

Morphologisch kennzeichnet sich die ausgebildete, typische Orientbeule durch ein etwa 0,5–3 cm im Durchmesser messendes, z. T. wie gestanzt aussehendes Ulkus, das von einem erhabenen, geröteten Rand umgeben ist. Nicht selten finden sich Satelliten-Herde, die mit der Primärläsion verschmelzen können. Im Zentrum des Ulkusgrundes erkennt man oft eine etwas konsistentere, erhabene Partie, unter der sich mikroskopisch besonders viele Erreger nachweisen lassen (Montpellier-Zeichen). Mikroskopisch finden wir in der *Frühphase* das Corium mehr oder weniger diffus von Histiozyten/Makrophagen mit reichlich Leishman-Donovan-Körpern sowie wechselnden Infiltraten von Lymphozyten, später auch Plasmazellen durchsetzt. In *Spätstadien* beobachten wir – abgesehen von den Veränderungen im Geschwürsbereich – epitheloidzelliges Granulationsgewebe, u. U. auch tuberkuloide Granulome mit leichter zentraler Nekrose. Die Zahl von Makrophagen mit erhaltenen Leishman-Donovan-Körpern ist in diesem Stadium nicht mehr groß. Schließlich kommt es zur Vernarbung.

Beispiele:

- Zu den wichtigsten, oft tödlich endenden *Komplikationen des Kala-Azár* gehören, wie gesagt, Pneumonien und Noma, ferner Tuberkulose, Amoebiasis, bazilläre Dysenterie u. a., die man entsprechend behandeln muß.
- Die *Anämie* im Rahmen eines *Kala-Azár* ist infolge Auftretens antierythrozytärer Antikörper öfters Coombs-positiv. Die genauen Hintergründe dieses »Autoimmunphänomens« sind nicht bekannt.
- Beobachtungen in vitro haben erkennen lassen, daß *Leishmanien innerhalb von Makrophagen* in drei verschiedenen Typen von Vakuolen vorhanden sein und überleben können: in sog. »weiten«, »eng anliegenden« und besonderen Vakuolen, in denen die Parasiten z. T. mit der Wand des Bläschens in Kontakt stehen. Die letzteren scheinen besonders oft vorzukommen. Kinetische Untersuchungen haben gezeigt, daß die Amastigoten über das zytokavitäre System der Makrophagen von der Umgebung Nahrungsstoffe beziehen können.
- In gewissen Gebieten von *Zentral- und Südamerika* weisen 10–20% der Bevölkerung eine *amerikanische kutane Leishmaniose* auf.

Eine Übersicht über einige Merkpunkte der Malaria und Leishmaniosen sowie der Trypanosomiasis findet sich in Abb. 230 und Tabelle 121.

201.9. Trypanosomiasis (afrikanische Schlafkrankheiten und Chagas-Krankheit)

Allgemeine Bemerkungen zu den verschiedenen Formen von Trypanosomiasis

Definitionen: *»Trypanosomiasis«* ist der übergeordnete Begriff für verschiedene, durch Hämoflagellaten der *Gattung Trypanosoma* verursachte Krankheiten. Die *afrikanische Trypanosomiasis (Schlafkrankheit)* kommt in zwei Varianten vor: Die *mittel- und westafrikanische Schlafkrankheit (»Gambian sleeping sickness«)* beruht auf einer Infektion durch *»Trypanosoma gambiense«*, während die *ostafrikanische Schlafkrankheit (»Rhodesian sleeping sickness«)*, die in der Regel einen schwereren Verlauf nimmt, durch *»Trypanosoma rhodesiense«* hervorgerufen wird. Beide Erreger sind dem *Trypanosoma brucei,* das für die Nagana-Krankheit der Haustiere verantwortlich ist, nahe verwandt oder entsprechen sogar Varianten bzw. besonderen Stämmen des letzteren. Beide Formen der afrikanischen Schlafkrankheit werden durch Spezies von *Tsetse-Fliegen* der Gattung *Glossina* übertragen. Klinisch verläuft die Infektionskrankheit in zwei hautsächlichen Phasen, a) einer *akuten febrilen Lymphadenopathie (febril-glanduläre* oder *hämolymphatische Phase)* und – nach einer Zwischenperiode von wechselnder Dauer – b) einer *chronischen meningoenzephalitischen Phase,* die in unbehandelten Fällen tödlich endet. Die Fieberschübe bei der afrikanischen Schlafkrankheit stehen mit sich folgenden Wellen von Parasitämie in Beziehung, wobei die Trypanosomen mit jedem Schub neue Oberflächenantigene aufweisen. Das

---

Abb. 230 a–e (Fortsetzung)

verbunden sein kann. Gut bekannt ist die *Toxoplasmosis lymphonodosa,* die mehrheitlich unter dem Bild einer *Lymphadenitis subacuta cerviconuchalis* (Piringer-Kuchinka, 133) in Erscheinung tritt und histologisch u. a. durch eine kleinherdige epitheloidzellige Reaktion gekennzeichnet ist (134). Auf die *diaplazentare Übertragung von Toxoplasma gondii* (135) wurde schon früher eingegangen (Tabelle 18, S. 284): Manchmal kommt es zum intrauterinen Fruchttod, oder der Keimling erleidet sonst schwere Schäden, vor allem im Zentralnervensystem (136) und/oder an den Augen. Eine *disseminierte Toxoplasmose* (137) entwickelt sich hie und da bei starker Einschränkung der Immunreaktivität, z. B. unter immunsuppressiver bzw. zytostatischer Behandlung. **e** *Pneumocystis carinii-Pneumonie.* Wie schon früher erwähnt wurde, ist die taxonomische Stellung von *Pneumocystis carinii* (138) noch nicht geklärt. *Pneumocystis carinii-Pneumonien* (139) mit Kolonien dieser Keime in den Lungenalveolen waren früher vor allem bei Frühgeborenen unter der Bezeichnung einer *interstitiellen plasmazellulären Pneumonie* bekannt. Heute begegnet man ihnen am ehesten bei immunsuppressiv bzw. zytostatischen behandelten Patienten verschiedenen Alters (140: kollabierte Zystenhülle)

hauptsächliche Erregerreservoir bei der Trypanosoma rhodesiense-Infektion wird von Wild- und Haustieren gebildet, bei der Trypanosoma gambiense-Infektion vom Menschen.
Die *Chagas-Krankheit (amerikanische Trypanosomiasis)* kommt aufgrund einer Infektion durch *Trypanosoma cruzi* zustande, das durch verschiedene Arten von Raubwanzen *(Reduviidae)* von Tieren auf den Menschen übertragen wird. An der Eintrittspforte der Erreger bildet sich oft schon nach wenigen Stunden eine Hautschwellung (sog. *»Chagom«*), und auch die regionären Lymphknoten zeigen entzündliche Veränderungen. Die Chagas-Krankheit charakterisiert sich in ihrer klassischen Erscheinungsform durch eine initiale *akute Phase,* gefolgt von einem *chronischen Stadium* mit vor allem kardialen und gastrointestinalen Störungen. Diese beruhen in erster Linie auf einer Besiedelung der Muskulatur durch die Parasiten, mit nachfolgender Herzdilatation *(Megacor)* und Ausweitungen im Verdauungstrakt (u. a. *Megaoesophagus, Megagaster, Megacolon*).

Zur **Ätiologie**: Wie die Leishmanien gehört die Gattung *Trypanosoma* zur *Familie der Trypanosomatidae* (trypanon: »Bohrer«), die der *Ordnung der Kinetoplastida* zugerechnet wird. Die Trypanosomen zeigen *Entwicklungszyklen,* deren einzelne Phasen sich durch eine unterschiedliche Morphologie der Protozoen kennzeichnen: Vom amastigoten »Leishmanien«-Stadium über das promastigote oder »Leptomonas«-Stadium, das epimastigote »Crithidia«-Stadium und das opisthomastigote Stadium bis zum eigentlichen trypomastigoten »Trypanosoma«-Stadium, in dem die Geißel z. T. als Randfaden der undulierenden Membran wirkt, kann man alle Zwischenformen finden. Generell kommt das amastigote Stadium extrazellulär in Wirbellosen und z. T. intrazellulär bei Vertebraten vor, während sich Parasiten im promastigoten und epimastigoten Stadium vor allem im Extrazellulärraum von Wirbellosen nachweisen lassen. Die opisthomastigoten und trypomastigoten Stadien der Trypanosomen finden wir im Extrazellulärraum (besonders im Blut) von Vertebraten, d. h. auch des Menschen. Bei voll differenzierten Trypanosomen finden sich in dem schlanken, spindelförmigen Zelleib ungefähr zentral ein Kern, ferner ein Kinetoplast, der in dem der Geißel gegenüberliegenden Ende sitzt, sowie eine, aus einem Basalkörper entspringende Geißel, deren proximaler Anteil den Randfaden der undulierenden Membran bildet. Im promastigoten Stadium liegen Kinetoplast und Basalkörper in dem Parasitenende, aus dem die Flagelle hervorgeht, im epimastigoten Stadium rücken diese beiden Strukturen in die Nähe des Kerns, und erst in den beiden letzten Entwicklungsphasen verlagern sie sich in den der Geißel entgegengesetzten Pol des Flagellaten. Die Vermehrung der Trypanosomen erfolgt durch longitudinale Zweiteilung. *Rein morphologisch lassen sich die verschiedenen Arten von Trypanosomen nicht ohne weiteres auseinanderhalten.* Ihre *Unterscheidung* basiert vielmehr auf ihrer *Pathogenität* für bestimmte Wirte, auf *differenten biochemischen Gegebenheiten* und auf ihrer *Fähigkeit, in gewissen Arthropoden zu überleben und sich in diesen zu vermehren* (s. u.). Man kennt sehr viele tierpathogene Trypanosomenarten, die hier nicht erwähnt werden sollen. Außer den bereits genannten Spezies kommen beim Menschen auch weitgehend apathogene Arten vor, wie *Trypanosoma rangeli,* der zweiten im Menschen nachgewiesenen Trypanosomenart der Neuen Welt. Die *mikroskopische Erkennung* typischer Trypanosomen bereitet im allgemeinen keine Schwierigkeiten: Am besten sieht man sie im Nativpräparat, in dem die aktiv sich bewegenden Parasiten rasch auffallen. Zur Färbung eignen sich sog. dicke Tropfen und die Giemsa-Technik, wobei es bei dieser Methode vor allem um eine gewisse Anreicherung der Trypanosomen geht. Im dünnen Ausstrich lassen sich naturgemäß die Einzelheiten der Erreger besser beurteilen. Befinden sich im Blut nur wenige Parasiten, kann das heparinisierte Blut zentrifugiert werden: Die Trypanosomen finden sich dann vor allem in der Grenzschicht zwischen »buffy layer« und Plasma. Für die Darstellung amastigoter Formen in Geweben gelten die gleichen Überlegungen wie im Fall der Leishmaniosen (S. 2050). Ein Teil der Trypanosomen kann in *Kultur* gezüchtet werden, sowohl in flüssigen als auch in biphasischen Medien. Von Trypanosoma cruzi ist bekannt, daß es u. a. Hämin, Askorbinsäure und einige nicht definierte, dialysierbare Substanzen aus dem Serum zum Wachstum nötig hat. Dasselbe gilt für die Erreger der afrikanischen Schlafkrankheit, doch sind hier zur Ausbildung infektiöser Parasiten noch zusätzliche Faktoren erforderlich, die noch nicht identifiziert werden konnten. Im Blut einiger nicht infizierter Menschen scheinen Substanzen vorhanden zu sein, die das Wachstum von »Trypanosoma gambiense« und »Trypanosoma rhodesiense« hemmen. *Tierversuche* mit Trypanosomen sind ebenfalls möglich. Besondere Bedeutung hat die sog. *Xenodiagnose,* d. h. die experimentelle Fütterung parasitenfreier Triatomen an infizierten Patienten: hier kann man beispielsweise feststellen, daß Trypanosoma cruzi nur im Enddarm vorkommt, während Trypanosoma rangeli in der Regel auch in Speicheldrüsen vorhanden ist. *Trypanosomen* bilden eine Reihe von *Oberflächenantigenen,* die offenbar teils spezies-, teils stammesspezifisch sind und überdies mit Antikörpern kreuzreagieren, die von Patienten mit Leishmaniasis stammen. Bei den Erregern der afrikanischen Schlafkrankheit können die aufeinanderfolgenden Parasitengenerationen unterschiedliche antigenische Eigenschaften besitzen, was die wiederholten Schübe von Parasitämie verständlich macht. Die Mechanismen, die diesem Wechseln von Oberflächenantigenen zugrunde liegen, sind noch wenig erforscht. Man denkt u. a. an eine bestimmte genetisch bedingte »Programmierung« desselben, und/oder die wirtseigenen Antikörper spielen bei diesem Geschehen möglicherweise eine wesentliche Rolle. Die äußere Hülle der Trypanosomen weist u. a. eine kohlenhydratreiche Schicht auf, die für einen Teil der Antigenstrukturen verantwortlich sein dürfte; außerdem ist ein Glykoprotein mit einem Molekulargewicht von ungefähr 65000 vorhanden.
Die Krankheitsmechanismen, die der afrikanischen Schlafkrankheit einerseits und der Chagas-Krankheit andererseits zugrunde liegen, sind ziemlich verschieden, so daß wir sie nachfolgend getrennt besprechen wollen.

Afrikanische Schlafkrankheit (afrikanische Trypanosomiasis)

Ätiologie: Ob es sich bei *»Trypanosoma gambiense«* und *»Trypanosoma rhodesiense«,* den Erregern der *mittel- und westafrikanischen* bzw. der *ostafrikanischen Schlafkrankheit,* tatsächlich um zwei verschiedene Spezies handelt, oder ob wir es hier mit Varianten von *Trypanosoma brucei* zu tun haben, ist nicht endgültig entschieden. Mehrere Autoren neigen der zweitgenannten Auffassung zu. Im Blut des Endwirtes, z. B. des Menschen, treten diese Parasiten in *polymorpher Form* auf: In Phasen intensiver Vermehrung herrschen schlanke Trypanosomen von 20–35 µm Länge vor, mit einem das Vorderende überragenden Geißelende, während zu Zeiten geringer Parasiten-Teilungstätigkeit (z. B. unter dem Einfluß der Wirtsabwehr) kürzere, plumpere, ungefähr 12–27 µm lange Formen ohne freies Geißelende überwiegen. Diese Protozoen lassen sich in vitro in einfachen Nährmedien (z. B. Zitratblut und Ringerlösung zu gleichen Teilen) in *Kultur* bringen und in flüssigem Stickstoff eingefroren lange Zeit konservieren.
Der *Entwicklungszyklus* der Erreger der afrikanischen Trypanosomiasis läßt sich wie folgt zusammenfassen: Im Hauptwirt leben die Parasiten im Extrazellulärraum, d. h. in Blut, Gewebsflüssigkeit und Lymphe. Bei der *mittel- und westafrikanischen Schlafkrankheit* wirken Tsetse-Fliegen der Spezies *Glossina palpalis, Glossina fuscipes* und *Glossina tachinoides* als hauptsächliche Überräger: Die von diesen Insekten anläßlich der Blutmahlzeit aufgenommenen Trypanosomen *(»Trypanosoma gambiense«)* vermehren sich zunächst in trypomastigoter Form im Mitteldarm. Mit der Zeit treten schlankere Trypanosomen auf, die in die Speicheldrüsen wandern und sich hier in die epimastigote Form verwandeln. Nach einigen Tagen kommt es zur Transformation in die plumptrypomastigote Form, die infektiös ist und beim Stechen anläßlich der Blutmahlzeit auf einem Vertebraten (v. a. Mensch) in das subepidermale Gewebe oder allenfalls in Blutgefäße eingeführt wird. Der ganze Zyklus innerhalb der Glossinen dauert – je nach Temperatur – etwa 15–35 Tage. Zwischenwirte bleiben bis zu ihrem Tod von den Parasiten besiedelt. Eine Übertragung von Trypanosomen unter Umgehung dieses Zyklus im Zwischenwirt ist u. U. rein mechanisch möglich, indem blutsaugende Arthropoden die Parasiten anläßlich zweier aufeinanderfolgender Blutmahlzeiten vom infizierten Hauptwirt auf einen anderen transmittieren können, z. B. im Sinn einer Stechrüssel-Kontamination. Ein solcher Mechanismus der Übertragung spielt möglicherweise bei epidemischem Auftreten der Krankheit eine Rolle. Bei der *ostafrikanischen Schlafkrankheit* gestaltet sich der Entwicklungszyklus der Trypanosomen *(»Trypanosoma rhodesiense«)* ganz ähnlich, nur wirken hier vor allem *Glossina morsitans, Glossina pallidipes* und *Glossina longipalpis* als Überträger (Zwischenwirte). Die *Glossinen* sind

ungefähr 6–12 mm lange Stechfliegen, deren Name daher rührt, daß die Konturen der über dem Hinterleib zusammengelegten Flügel einer »Zunge« (glossa) ähnlich sehen. Als relativ typisch gilt auch der waagrecht vorgestreckte Stechrüssel.

Epidemiologie: Die afrikanische Schlafkrankheit tritt fast ausschließlich zwischen dem 20. nördlichen und 20. südlichen Breitengrad auf. Infektionen durch *»Trypanosoma gambiense«* finden sich im Gebiet zwischen der Sahara im Norden und der Kalahari-Wüste im Süden sowie dem Rift Valley im Osten. Nach allem bekannten bildet der *Mensch* das Hauptreservoir. Die durch *»Trypanosoma rhodesiense«* verursachte Schlafkrankheit, der man hauptsächlich im tropischen Teil Ostafrikas, zwischen Äthiopien im Norden und Natal im Süden begegnet, stellt demgegenüber im wesentlichen eine *Zoonose* dar, wobei Kuhantilopen, Buschböcke, Löwen, Hyänen und Rinder als Hauptwirte gelten. Allerdings können auch infizierte Menschen als Infektionsquellen dienen. Die Ausbreitung der Schlafkrankheit in diesen Gebieten hängt in erster Linie von der Dichte der Besiedelung durch infizierte Vertebraten einerseits und Glossinen andererseits ab. Die letzteren bevorzugen schattige Brutplätze, wo sie die verpuppungsreifen Larven in den Boden ablegen (z. B. Ufer- oder Savannenglossinen). Die Stechfliegen sind vor allem am Tag aktiv, öfters im Freien; offenbar werden sie durch dunkle Stellen angelockt und dringen daher auch in Fahrzeuge ein. Eine Ausbreitung der Schlafkrankheit ist dort in besonderem Maß möglich, wo in Abständen, die kleiner als die maximale Flugstrecke der Glossinen sind, Buschhekken oder -gruppen aufeinander folgen.

Pathogenese: Das *erste Stadium* der afrikanischen Schlafkrankheit, die sog. *febril-glanduläre oder hämolymphatische Phase,* dauert von der Infektion bis zum Auftreten meningoenzephalitischer Störungen. Nach dem Eindringen der Trypanosomen im Bereich der Stichstelle vermehren sich die Parasiten zunächst lokal, und im Verlauf von 1–3 Wochen entwickelt sich an dieser Stelle eine Schwellung *(»Trypanosomen-Schanker«).* Die Erreger halten sich weitgehend im Extrazellulärraum auf und gelangen schließlich über die *Lymphwege bzw. Lymphknoten,* die ebenfalls entzündliche Reaktionen erkennen lassen, in die *Blutbahn.* In dieser Zeit geht die Vermehrung der Trypanosomen weiter. Wie schon erwähnt, *erfolgt die Parasitämie in Schüben,* wobei jeweils Trypanosomen mit anderen Oberflächenantigenen in Erscheinung treten. Wahrscheinlich steht dieses Phänomen auch mit den wirtseigenen *Immunreaktionen* in Beziehung, ganz abgesehen von einer möglicherweise inhärenten Eigenschaft der Trypanosomenpopulation. Jede antigenische Variante der Parasiten löst u. a. die Bildung *spezifischer Antikörper* aus, die sich nur gegen diese und nicht oder nur in geringem Maß gegen die nächstfolgende »Welle« antigenisch differenter Trypanosomen richtet. Die Wirkung der spezifischen Antikörper besteht offenbar in erster Linie in einer Verklumpung der Parasiten zu kleineren Gruppen, die dann von Makrophagen in Leber, Milz, Knochenmark und z. T. auch Lymphknoten phagozytiert und zerstört werden. Der protektive Wert dieses Mechanismus kann allerdings nicht als hoch bezeichnet werden, da in unbehandelten Fällen Spontanheilungen kaum vorkommen. Außer den spezifischen werden auch reichlich *»unspezifische«, d. h. nicht gegen Trypanosomen gerichtete Antikörper* produziert, vor allem solche der IgM-Klasse. Man vermutet, daß diesem Phänomen ein – noch schlecht definierter – mitogener Effekt von Seiten der Parasiten zugrunde liegt. Zumindest in einem Teil der Fälle scheint die afrikanische Trypanosomiasis eine allgemein *immunsuppressive Wirkung* zu haben, doch wissen wir darüber noch wenig. Ebenso lükkenhaft sind unsere Kenntnisse hinsichtlich der Bedeutung *zellgebundener Immunreaktionen* bei diesen Leiden.

Das *zweite Stadium,* die sog. *meningoenzephalitische Phase,* beginnt mit dem Eindringen der Trypanosomen in den Bereich des Zentralnervensystems: Hier erzeugen die Parasiten – möglicherweise im Zusammenhang mit Immunreaktionen – zunächst eine diffuse Meningitis, dann eine Enzephalitis, bei der es zu verschiedenen Hirnschäden kommt (s. u.). In diesem Stadium der Krankheit herrschen oft die kleineren, etwas plumperen Formen von Trypanosomen vor. Die meningoenzephalitische Phase der Schlafkrankheit tritt bei Infektion durch *»Trypanosoma rhodesiense«* früher auf als bei einer solchen durch *»Trypanosoma gambiense«.* Bei der westafrikanischen Trypanosomiasis ist dies oft erst mehrere Monate bis 2 Jahre nach Infektion der Fall, bei der ostafrikanischen wesentlich früher. Außer dem Zentralnervensystem werden von dem Prozeß auch andere Organe/Gewebe in Mitleidenschaft gezogen, u. a. das Herz und die Nieren. Zudem treten Ödeme, Anämie und andere Störungen in Erscheinung (s. u.). Die *Mechanismen, die der Gewebeschädigung zugrunde liegen,* sind wenig erforscht. Vieles spricht dafür, daß Stoffwechselprodukte der Trypanosomen eine toxische Wirkung auf Zellen haben können. Man denkt zudem an nachteilige Folgen von Antigen-Antikörper-Reaktionen und/oder einer Produktion von Kininen. Außerdem könnte die Freisetzung von Inhaltsstoffen der Phagozyten zum Auftreten von Gewebeläsionen beitragen. Die reichlich vorhandenen Antikörper (besonders IgM) stehen vielleicht mit der Entwicklung einer Anämie und/oder Thrombozytopenie in Beziehung.

Morphologisch zeigt der *»Trypanosomen-Schanker«* uncharakteristische entzündliche Veränderungen mit Ödem. Die Trypanosomen lassen sich schon in dieser Phase im Interzellulärraum nachweisen; selten finden sich Zeichen einer erfolgreichen Phagozytose und Parasitozidie. Hie und da treten kurzdauernde allgemeine Hautveränderungen auf, z. B. in Form von Ödemen oder eines Erythems. Die *regionären Lymphknoten* erscheinen deutlich vergrößert, entsprechend dem häufigsten Sitz der Stichstelle vor allem im *hinteren Zervikalbereich* (Winterbottom-Zeichen). Mikroskopisch zeigen sie Veränderungen im Sinn einer verstärkten humoralen Immunreaktion, d. h. u. a. eine vermehrte Bildung von Keimzentren und Plasmazellen. Die Lymphknoten enthalten in der ersten Phase reichlich Parasiten, die man z. B. durch Punktion nachweisen kann. Im *2. Stadium* finden wir im Fall der *ostafrikanischen Schlafkrankheit* die verschiedensten Veränderungen, u. a. seröse Ergüsse, Zeichen einer Pankarditis, eine Hyperplasie des Histiozyten- und Makrophagensystems in Leber, Milz, Knochenmark und anderen Organen, perivaskuläre entzündliche Infiltrate in allen möglichen Lokalisationen. Das *Zentralnervensystem* läßt histologisch im Fall der ostafrikanischen Schlafkrankheit weniger fortgeschrittene Veränderungen erkennen als bei der westafrikanischen Variante, vor allem deshalb, weil die Patienten bei der ersteren schon früher ad exitum kommen. In wechselndem Maß findet sich eine Hirnschwellung, z. T. verbunden mit kleinen Blutungen. Mikroskopisch erkennt man vorwiegend lympho-histiozytäre und plasmazelluläre Infiltrate in den Leptomeningen und perivaskulär im Gehirn, z. T. sogar innerhalb der Hirnsubstanz. Häufig erkennt man zahlreiche Russell-Körperchen.

Folgen und **Symptome:** Der *Trypanosomen-Schanker* ist manchmal schon drei Tage nach dem Insektenstich erkennbar, und kurze Zeit danach palpiert man auch die vergrößerten *regionären Lymphknoten.* Die *Inkubationsperiode,* d. h. der Zeitraum zwischen der Infektion und dem Auftreten schwerer Allgemeinsymptome, beträgt im Durchschnitt ungefähr 2 Wochen; bei der westafrikanischen Schlafkrankheit kann sie allerdings u. U. ein bis mehrere Jahre dauern. Die typische Symptomatik umfaßt *Schübe von hohem Fieber,* verbunden mit Kopfschmerzen, Schlaflosigkeit und leichteren Verwirrungszuständen. Bei Patienten der weißen Rasse macht sich nicht selten ein Hautexanthem bemerkbar, das dem Erythema marginatum gleicht. Febrile Perioden wechseln mit Intervallen relativer Symptomarmut ab. Meistens beobachtet man eine zunehmende Splenomegalie; auf das Winterbottom-Zeichen, d. h. die Lymphknotenvergrößerung im hinteren Zervikalbereich, wurde schon aufmerksam gemacht. Das 2. Stadium der Krankheit, die sog. *meningoenzephalitische Phase,* kann z. T. einen sehr rasch progredienten Verlauf nehmen, vor allem bei Infektion durch »Trypanosoma rhodesiense«. In anderen Fällen, insbesondere bei der westafrikanischen Schlafkrankheit, nehmen die zentralnervösen Störungen langsam zu. Sie sind u. a. durch eine Apathie, eine mehr und mehr verwaschene Sprache, Tremor z. B. an Händen und an der Zunge, choreiforme Bewegungen, Krämpfe und transitorische Lähmungen, Ophthalmoplegie u. a. m. charakterisiert. Der Tod tritt z. T. im Koma ein, manchmal auch unter dem Bild eines Status epilepticus oder einer Hyperpyrexie. Öfters treten sekundäre Infektionen hinzu, z. B. eine bazilläre oder Amöben-Dysenterie, Malaria und/oder bakterielle Komplikationen anderer Art. Die *Laboratoriumsbefunde* zeigen in der Mehrzahl der Fälle eine Anämie, eine Hypermakroglobulinämie, eine erhöhte Senkungsgeschwindigkeit des Blutes, eine vorwiegend-lymphozytäre Pleozytose und die – annährend pathognomonische – Anwesenheit von IgM im Liquor cerebrospinalis u. a. m. Die *Diagnosestellung* stützt sich hauptsächlich auf den Nachweis der Erreger im Blut, im Lymphknotenpunktat und/oder, bei Vorliegen meningoenzephalitischer Symptome, im Liquor cerebrospinalis. Durch fraktionierte Zentrifugation lassen sich die Parasiten anreichern (s. o.). Außerdem besteht die Möglichkeit eines Tierversuches (z. B. Mäuse und Ratten). In Endemiegebieten können auch serologische Methoden, wie Komplementbindungsreaktion, indirekte Fluoreszenz-Methode, der Farbtest nach Sabin-Feldman u. a., von Nutzen sein. Das oben skizzierte klinische Bild berechtigt manchmal an sich schon zu einem starken Verdacht auf afrikanische Trypanosomiasis. *Therapeutisch* hat sich bei Patienten im *1. Stadium* der afrikanischen Schlafkrankheit vor allem Suramin bewährt. Andere Mittel, wie Pentamidin, wirken besonders bei Infektionen durch »Trypanosoma gambiense«. Im *2. Stadium,* d. h. nach Befall des Zentralnervensystems durch die Parasiten, gelangen Arsenverbindungen (z. B. Melasoprol) oder Nitrofurazon zur Anwendung. Ohne Behandlung beträgt die Letalität annähernd 100%. Durch Früh-Therapie mit Suramin lassen sich in vielen Fällen rasche und vollständige Heilungen erzielen. Patienten im 2. Stadium haben eine weniger günstige Prognose, z. T. auch nur deshalb, weil zentralnervöse Schäden zurückbleiben können. Im Sinn einer *Prophylaxe* ist zunächst an einen Schutz vor Insektenstichen zu denken (s. unter Malaria, S. 2045). Zur chemischen Prophylaxe empfiehlt sich Pentamidin. Die Bekämpfung der Glossinen konzentriert sich auf Beseitigung von Brutstätten, Anwendung von Insektiziden u. a. m.

Chagas-Krankheit (amerikanische Trypanosomiasis)

Ätiologie: Der Erreger dieser Krankheit, *Trypanosoma cruzi,* zirkuliert im Blut des *Menschen* als schlanke, fusiforme Trypomastigotenform von ungefähr 15–20 µm Länge. In gefärbten Präparaten erkennt man u. a. eine eher schmale undulierende Membran, einen großen Kinetoplasten und eine angedeutete C-Form. Im Gegensatz zu den Erregern der afrikanischen Schlafkrankheit vermehrt sich Trypanosoma cruzi nicht im Blut, sondern in amastigoter Form im Gewebe, in das die Parasiten eindringen (s. u.). Die Amastigoten messen ungefähr 1,5 × 4 µm, sind also wesentlich kleiner als die Trypanosomen im Blut. Die im Gewebe neugebildeten Parasiten wandeln sich dann wieder in die trypomastigote Form um und treten erneut im Blutstrom auf. Die Vermehrungszyklen in den Geweben dauern jeweils ungefähr 5–6 Tage. Verschiedene Stämme von Trypanosoma cruzi unterscheiden sich in bezug auf Virulenz und Gewebetropismus ganz erheblich.

Die *Überträger* der Krankheit sind Raubwanzen *(Reduviidae),* im besonderen *Triatoma festans, Rhodnius prolixus* und *Panstrongylus megistus.* Anläßlich einer Blutmahlzeit an einem infizierten parasitämischen Wirt gelangen die Trypanosomen in den Mittel- und Enddarm, wo sie sich nach Umwandlung in Epimastigoten stark vermehren; nach ungefähr einer Woche gehen die Parasiten in die metazyklische trypomastigote Form über, die mit den Fäzes nach außen gelangt. Die letzteren werden oft anläßlich einer Blutmahlzeit auf die Haut deponiert, so daß es zur Infektion durch den Stichkanal oder durch andere Hautläsionen kommen kann.

Epidemiologie: Die amerikanische Trypanosomiasis kommt in Lateinamerika von Chile und Argentinien bis Mexiko vor, wo man mit einer Gesamtzahl von ungefähr 7 Millionen Infizierten rechnet. Die beflügelten hämatophagen Raubwanzen finden sich tagsüber z. B. im Pelz von Tieren oder in Schlupfwinkeln, u. a. auch von Behausungen, und beißen den Menschen nachts, vor allem im Gesichtsbereich (Mundgegend, äußerer Teil des Kanthus u. a.). Außer dem Menschen sind auch Tiere, z. B. Katzen und Hunde, ferner wild lebende Spezies, wie Opossum, Armadillo u. a., Teil des Infektionsreservoirs. Vereinzelt kommen zudem diaplazentare Transmissionen der Parasiten von der Mutter auf den Keimling vor.

Pathogenese: Eine lokale Entzündung am Eintrittsort der Trypanosomen entwickelt sich oft schon nach wenigen Tagen. Häufig sind besonders die Augendeckel geschwollen, in Form eines sog. *»Chagoms«*. Dementsprechend findet man vielfach die präaurikulären Lymphknoten vergrößert *(Romaña-Zeichen)*. Dieser Primärkomplex, der naturgemäß auch anders lokalisiert sein kann, bleibt in vielen Fällen 1–2 Monate bestehen; mit Leichtigkeit kann man darin Erreger nachweisen. Wahrscheinlich gelangen schon relativ früh Trypanosomen über die Lymphbahnen in den Blutkreislauf und dann in verschiedene Gewebe (s. o.). Verschiedene Beobachtungen sprechen dafür, daß die trypomastigoten Formen die Wände der Endstrombahn aktiv penetrieren und auf ähnliche Weise, mit dem geißeltragenden Ende nach hinten, in Gewebezellen eindringen. *Herz-, Skelett- und glatte Muskelzellen* dienen besonders oft als Zielstrukturen; die Gründe dieser Art von Gewebetropismus sind wenig erforscht. Nach der intrazellulären Vermehrung in amastigoter (Leishmanien-) Form gehen sowohl Wirtszellen als auch viele freigesetzte Parasiten zugrunde, was eine erhebliche lokale entzündliche Reaktion zur Folge hat, wahrscheinlich in erster Linie durch die schädliche Wirkung von Stoffwechselprodukten der Erreger und Inhaltsstoffen der zugrunde gehenden Zellen. In geringerem Maß können auch *Neurone* als Wirtszellen der Parasiten wirken. Das Geschehen wird durch *Immunreaktionen* von Seiten des Wirts in erheblichem Maß beeinflußt. Spezifische *Antikörper,* die man z. B. mit Hilfe der Komplementbindungsreaktion nachweisen kann, treten z. T. bereits 1–2 Wochen nach Infektion auf. Beobachtungen in vitro zeigen, daß diese Antikörper eine Komplement-Lyse von Trypanosoma cruzi herbeiführen können. Man vermutet, daß dies auch in vivo der Fall ist; ein solcher Mechanismus scheint aber nicht zur Überwindung der Infektion auszureichen, denn die letztere geht trotz hoher Antikörper-Titer weiter. Vieles spricht dafür, daß *zellgebundene Immunreaktionen* dem Wirt einen besseren Schutz gewähren. Jedenfalls gelang es in Tierversuchen, durch Übertragung sensibilisierter Lymphozyten nicht immunisierte Empfängertiere vor einer krankmachenden Infektion zu bewahren. Auch beim Menschen läßt sich zeigen, daß im Rahmen einer Infektion durch Trypanosoma cruzi Überempfindlichkeitsreaktionen vom verzögerten Typ zustande kommen. Die zellgebundene Immunität kann man zudem in vitro mit Hilfe einer Aktivierung der Patienten-Lymphozyten durch Trypanosomen-Antigene sowie MIF-Produktion nachweisen. Nach neueren Beobachtungen an Trypanosomen-infizierten Kaninchen scheinen die Immunreaktionen des Wirts infolge Kreuzreaktivität u. a. auch Herzmuskelzellen und Nervenzellen zu schädigen. Diese auf *Autoimmunprozesse* hinweisenden Befunde sind deshalb von Bedeutung, weil bei der Chagas-Krankheit im chronischen Stadium *Muskel-und allenfalls Nervenläsionen* mit Herzdilatation sowie Ausweitungen verschiedene Teile des Verdauungstraktes mit zu den führenden Schäden gehören. Die amerikanische Trypanosomiasis führt nur in den Anfangsstadien zu einer erheblichen Parasitämie. Später sitzen die Erreger mehr in den Geweben oder sind überhaupt nur mehr in geringer Zahl zu finden.

Morphologisch kennzeichnet sich die makroskopisch vor allem als Schwellung imponierende Primärläsion *(»Chagom«)* u. a. durch das Auftreten zahlreicher Histiozyten, vereinzelter mehrkerniger Riesenzellen, hie und da auch neutrophiler Granulozyten sowie mit der Zeit Lymphozyten in dem ödematös veränderten Gewebe. Herdweise kann es zur Fettgewebsnekrose kommen. Im Interstitium finden sich zahlreiche Trypanosomen. Nach erfolgter Parasitämie lassen sich die letzteren – in allerdings wesentlich geringerer Zahl – *in fast allen Organen* nachweisen. Die Parasiten dringen vor allem in quergestreifte und glatte Muskelfasern, ferner in Nerven- und Gliazellen sowie in Fettzellen und viele weitere Elemente ein. Ihre Anwesenheit führt zu einer entzündlichen Reaktion mit vorwiegend histiozytären Infiltraten. Selten bildet sich eigentliches Granulationsgewebe. Milz, Leber, Knochenmark und Lymphknoten enthalten reichlich Makrophagen, was – abgesehen von zusätzlichen Veränderungen im Zusammenhang mit Immunreaktionen – den Hauptgrund für die Hepatosplenomegalie und die Lymphadenopathie darstellt. Nach einem *akuten Verlauf* der Chagas-Krankheit mit tödlichem Ausgang beobachten wir u. a. eine *Myokarditis*, eine *Meningoenzephalitis* und/oder *pneumonische Komplikationen.* An den entzündlichen Infiltraten beteiligen sich vor allem Histiozyten und Lymphozyten, ferner einige Plasmazellen sowie herdweise vereinzelte eosinophile Granulozyten. Da und dort erkennt man *intrazelluläre Kolonien amastigoter, kleiner Parasiten,* z. B. innerhalb von Myokardiozyten. Nicht selten finden sich Zeichen von Muskelzellen-Untergang, wobei auch neutrophile Granulozyten auftreten. Andere Muskelzellen erscheinen »hyalin« oder zeigen quer zur Längsrichtung verlaufende, dunkel gefärbte Balken verklumpter Fibrillen, die sich besonders gut durch die Eisenhämatoxylin-Färbung oder Silberimprägnations-Methoden darstellen lassen und als ziemlich typisch für die akute Chagas-Myokarditis gelten (sog. *Magarinos Torres-Läsion*). Die entzündlichen Veränderungen ergreifen z. T. auch das Reizleitungssystem. Bei der *chronischen Chagas-Krankheit* zeigt das *Herz* in der Regel eine kleinherdige bis diffuse Myokardfibrose, verbunden mit ausgesprochener *Dilatation. Murale Thromben* stellen einen häufigen Befund dar, vor allem im Spitzenbereich des linken Ventrikels, ferner im rechten Herzohr. Man versteht daher, daß *thromboembolische Komplikationen* überaus häufig auftreten. Mikroskopisch erkennen wir ein wechselnd dichtes Infiltrat von Histiozyten, Lymphozyten, einigen Plasmazellen, ferner da und dort eosinophilen Granulozyten. Neben fibrosierten Herden finden sich hypertrophische Myokardzellen, vereinzelt kleine Nekroseherde oder eine »granuläre Degeneration« der Muskulatur. Außerdem bestehen oft ein Ödem und Hämangiektasien. In ungefähr einem Drittel der Fälle lassen sich in ausgeweiteten Myokardiozyten (»Pseudozysten«) immer noch Gruppen amastigoter Parasiten erkennen. Als relativ typisch gilt die starke Verdünnung der Wand des linken Herzventrikels, besonders im Spitzenbereich, wo sich eine hernienähnliche Ausstülpung der inneren Schichten nach außen und oft wandständige Thromben finden können. Bei der sog. *chronischen »digestiven« Form der Chagas-Krankheit,* die sich vor allem durch das Bestehen eines *Megaoesophagus* und/oder eines *Megacolon* auszeichnet, erkennt man ebenfalls ein gewisses Maß von Wandfibrose, ferner einen teilweisen Mangel an Ganglienzellen z. B. des Plexus myentericus, die offenbar infolge Parasitenbefall zugrunde gegangen sind. Autonome Ganglien können entsprechende Veränderungen aufweisen. Die *kongenitale Chagas-Krankheit* infolge Übertragung von Trypanosomen von Mutter auf Kind geht oft mit einer chronischen Plazentitis einher, die zum Absterben des Keimlings oder zu einer Frühgeburt Anlaß geben kann. Die Villi erscheinen in solchen Fällen deutlich verdickt. Amastigote Parasiten finden sich – wie im übrigen auch bei anderen Formen von Chagas-Krankheit – nicht selten im Zytoplasma von Makrophagen.

Folgen und **Symptome:** Während, wie erwähnt, das *Chagom* schon wenige Tage nach Infektion erkennbar sein kann, dauert es in der Regel 1–2 Wochen (eigentliche *Inkubationszeit*), bis es zu *Allgemeinerscheinungen* kommt. Diese bestehen in erster Linie in einem kontinuierlichen oder rekurrierenden Fieber, einer allgemeinen Lymphadenopathie, einer Hepatosplenomegalie sowie in einigen Fällen erheblichen Ödemen, z. B. an Gesicht und Rumpf. Nicht selten tritt auch eine Urtikaria auf. In typischen Fällen stehen klinisch während der akuten Phase der Erkrankung, d. h. in den ersten Tagen bis Wochen, eine *Myokarditis*, die oft zu Arrhythmien, Herzdilatation, thromboembolischen Komplikationen und/oder Herzinsuffizienz führt, und/oder eine u. U. tödliche *Meningoenzephalitis* im Vordergrund. Bei der Mehrzahl der Patienten klingt der Prozeß jedoch wieder etwas ab, und nach 1–2 Jahren tritt zunehmend die Symptomatik der *chronischen Chagas-Krankheit* zutage. Viele dieser Patienten erinnern sich nicht einmal an eine frühere, akute Phase der Infektion. Die wichtigsten Spätstörungen gehen ebenfalls vom *Herzen* aus: Die Befunde reichen von Arrhytmien bzw. Herzblockierungen bis zur chronischen Herzinsuffizienz, wobei häufig als erster der rechte Ventrikel seine Funktion nicht mehr voll erfüllt. Relativ oft stellen sich thromboembolische Komplikationen ein, oder es kommt zu einem Herzstillstand. *Megaösophagus* und *Megacolon* mit zugehörigen Störungen (S. 670) sind Veränderungen, die aus unbekannten Gründen häufiger in Süd- als in Zentralamerika beobachtet werden.

Die *Diagnosestellung* bei der Chagas-Krankheit beruht auf dem Nachweis der Erreger und serologischen Befunden. In der *akuten Phase* können die *Trypanosomen u. U. im Blut* gesehen werden; dies ist allerdings viel seltener der Fall als bei der afrikanischen Schlafkrankheit. Man empfiehlt daher, Kulturen anzulegen (z. B. sog. NNN-Medium) und das Blut Mäusen, Ratten oder Meerschweinchen zu injizieren. In endemischen Gebieten bedient man sich oft der sog. *Xenodiagnose,* wobei trypanosomenfreie Raubwanzen dem zu untersuchenden Patienten zum Blutsaugen angesetzt und einige Wochen später untersucht werden: Im positiven Fall finden sich die Parasiten dann im Enddarm und/oder in den Wanzenfäzes. Nützlich sind in manchen Fällen auch *bioptische Untersuchungen,* wozu sich vor allem regionäre Lymphknoten im Gebiet des Chagoms und z. B. Quadriceps-Muskulatur eignen. Bei chronischer Chagas-Krankheit hat sich die Komplementbindungsreaktion *(Machado-Guerreiro-Test)* gut bewährt. Außerdem gelangen ein Latex- oder Hämagglutinations-Test und Immunfluoreszenz-Methoden zur Anwendung. *Therapeutisch* standen bis vor kurzem keine befriedigenden Mittel zur Verfügung. Neuerdings sollen sich Nitrofurfuryliden-Derivate, im besonderen Lampit, bewährt haben. Allerdings lassen sich chronische Läsionen kaum mehr beeinflussen. *Prophylaktisch* steht die Bekämpfung der Überträger, d. h. der Arthropoden, im Vordergrund.

Beispiele zu den Trypanosomen-Infektionen:

- In vitro mit Trypanosomen-Antigen stimulierte Milzlymphozyten immunisierter Mäuse können Peritonealmakrophagen – offenbar durch Abgabe von Lymphokinen – soweit aktivieren, daß sie gegenüber trypomastigoten Formen von *Trypanosoma cruzi* eine deutliche parasitozide Aktivität entfalten. Dasselbe kann auch mit Hilfe von Concanavalin A- oder LPS-stimulierten Milzlymphozyten normaler, d. h. nicht immunisierter Tiere erreicht werden. Diese Befunde sprechen für die *Wichtigkeit der zellgebundenen Immunreaktionen* im Rahmen der Abwehr dieser Parasiten.
- Bei der *Abtötung der Erreger der afrikanischen Schlafkrankheit durch Makrophagen* kommt offenbar der Bildung von H_2O_2 sowie der daraus hervorgehenden *Hydroxy(HO·)- und Hydroperoxy(HOO·)-Radikale* eine erhebliche Bedeutung zu.

- Bei der *afrikanischen Schlafkrankheit* scheint das B-Lymphozyten-System über lange Zeit normal oder sogar gesteigert zu funktionieren; erst terminal kommt es zu einem weitgehenden funktionellen Zusammenbruch dieser Zellinien. Man vermutet, daß an diesen Störungen der B-Zell-Aktivität u. a. ein teilweiser Verlust der Aktivität des Makrophagen- und/oder T-Zellen-Systems beteiligt ist.

201.10. Babesiosis

Die *Babesiosis (Babesiose,* früher: *Piroplasmosis),* auch als *»Rotwasser-Fieber«* bekannt, ist eine bei Rindern vorkommende, Malaria-ähnliche Erkrankung, die durch Protozoen der Familie der *Babesiidae* verursacht wird. *Babesia* besiedelt in Form von Trophozoiten die Erythrozyten, wobei kein braunes Pigment anfällt. Vereinzelte Fälle von menschlicher Babesiose wurden bei Patienten nach Splenektomie festgestellt.

201.11. Toxoplasmosis

Definitionen: Die *Toxoplasmosis (Toxoplasmose),* die durch das bei Säugern und Vögeln weit verbreitete, vorwiegend intrazellulär lebende Protozoon *Toxoplasma gondii* verursacht wird, tritt beim Menschen vor allem in zwei Formen auf: a) als *erworbene, sehr häufig asymptomatisch verlaufende Toxoplasmose,* die mit lokalen Lymphknotenveränderungen einhergeht, und b) als *konnatale bzw. intrauterin acquirierte Toxoplasmose,* die mit schweren Hirnschäden verbunden sein kann. Neuerdings finden sich Berichte über das Auftreten einer *disseminierten Toxoplasmose* bei Individuen verschiedenen Alters mit – iatrogener oder endogener – Herabsetzung der spezifischen Immunreaktivität.

Ätiologie: Man hält es heute für gesichert, daß *Toxoplasma gondii* den *Sporozoa* angehört und nähere Beziehungen zu Sarcocystis, Isospora und anderen, verwandten Spezies hat. Im Laufe ihres Entwicklungszyklus erscheinen die Parasiten in unterschiedlichen Formen: a) *Endozoiten* (Trophozoiten, Tachyzoiten) entsprechen dem Stadium, in dem sich Toxoplasmen intrazellulär asexuell vermehren (Endodyogenie). In einer Mutterzelle entstehen dabei je zwei Tochterzellen. Die Endozoiten zeigen eine relativ typische Bogenform (toxon = Bogen), messen ungefähr 1,5–4 × 2–7 µm und weisen am einen Ende (»vorderer Pol«) ein aus spiralig angeordneten Fibrillen zusammengesetztes »Konoid« sowie einen »Polring« auf. Die beiden letztgenannten Gebilde sind Bestandteile des sog. Apikomplexes, dem man eine wesentliche Rolle im Rahmen des Eindringens der Protozoen in Wirtszellen (vor allem Makrophagen) zuschreibt. Vom Apikomplex strahlen Toxonemen (Mikronemen), d. h. längliche Strukturen, ins Zellinnere aus. Im »hinteren« Teil des Parasiten befindet sich der Kern. Endozoiten können in Gewebekulturen gehalten und zur Vermehrung gebracht werden. In der Umwelt gehen sie rasch zugrunde, und im Magensaft werden sie in kurzer Zeit zerstört. b) *Zystozoiten* (Zoiten, Bradyzoiten) nennt man die Parasiten im Stadium der – allerdings ziemlich langsamen – Vermehrung innerhalb von Zysten. Die letzteren können im Durchmesser bis 300 µm messen, sind von einer Membran umgeben und vermögen z. B. im Fleisch infizierter Tiere lange Zeit zu überleben. Im Inneren befinden sich z. T. mehrere Tausend Zystozoiten; diese sind etwas kleiner als die Endozoiten. c) *Oozysten* gehen aus einem z. B. im Katzendarm ablaufenden geschlechtlichen Zyklus hervor; sie weisen eine ziemlich resistente Hülle auf, messen ungefähr 9 × 14 µm und werden in der Regel mit den Fäzes ausgeschieden. Nach wenigen Tagen folgt dann die Sporulation, bei der je zwei *Sporozysten* mit 4 *Sporozoiten* gebildet werden. Die *Kultur* von Toxoplasma gondii gelingt nur in Anwesenheit lebender Zellen, z. B. in Gewebekulturen oder im embryonierten Hühnerei, wo man typische Endozoiten und z. T. auch extrazelluläre Formen erkennen kann. Das Temperaturoptimum liegt bei 37–39 °C. Die Parasiten bilden verschiedene *Oberflächenantigene,* die mehr oder weniger konstant zu bleiben scheinen. Allerdings kennt man verschiedene Varianten von Toxoplasma gondii, die sich u. a. hinsichtlich Infektiosität und Virulenz unterscheiden. Die verschiedenen *Entwicklungsstadien von Toxoplasma gondii* lassen sich im wesentlichen drei Phasen zuordnen: a) Die sog. *enteroepitheliale Phase* betrifft die Infektion von Hauptwirten, d. h. vor allem Katzen. Ungefähr 3 Tage nach peroraler Infektion durch Toxoplasmazysten beobachtet man vor allem im Dünndarm eine ungeschlechtliche Vermehrung mit Produktion von *Schizonten,* wobei innerhalb der Mutterzelle mehrere Tochterindividuen gebildet werden (sog. Endopolygenie). Schließlich treten auch *Gamonten* in Erscheinung, und nach der Befruchtung finden sich *Oozysten* im Kot. b) In der sog. *exogenen Phase* kommt es, wie erwähnt, zunächst zur Sporulation der Oozysten, die bei Zimmertemperatur etwa 3–4 Tage in Anspruch nimmt. Die *versporten Oozysten* zeichnen sich durch große Widerstandskraft aus und bleiben z. B. in feuchter Umgebung bis mehr als ein Jahr infektionsfähig. Zu ihrer Abtötung genügen viele gewöhnliche Desinfektionsmittel nicht, lediglich eine 4%-ige Formaldehydlösung, während 24 Std einwirkend, oder Temperaturen von weniger als −20 °C oder mehr als 45 °C führen im Verlauf von einem Tag ihren Untergang herbei. c) Die *extraintestinale Phase* geht von einer peroralen Infektion durch Sporozysten oder Zysten aus und betrifft viele Tierarten, Vögel wie Säuger, ferner auch den *Menschen.* Im Darm dringen die Parasiten in die Schleimhaut ein und gelangen über den Lymphweg z. T. in die Blutbahn, von wo aus die verschiedensten Gewebe/Organe besiedelt werden können. Bevorzugt sind *Makrophagen,* ferner u. U. die *Muskulatur* und das *Zentralnervensystem.* Intrazellulär bilden sich durch Endodyogenie oft 16–32 Tochterparasiten. Diese Endozoiten werden beim Untergang der Wirtszelle frei und können benachbarte Zellen infizieren. Die Bildung von *Zysten* mit Zystozoiten erfolgt, wie man vermutet, als Antwort auf wirtseigene Immunreaktionen (s. u.), unter deren Einfluß die Vermehrung der Endozoiten stark abnimmt. Zysten können, wie gesagt, jahrelang bestehen bleiben, ohne nennenwerten Schaden anzurichten.

Epidemiologie: Offenbar mit Ausnahme der Antarktis sind die Erreger der Toxoplasmose weltweit verbreitet. Die Durchseuchungsrate der Bevölkerung variiert zwischen 2 und mehr als 60%, wobei Individuen in der Altersgruppe von 20–40 Jahren besonders oft seropositiv sind, und die relative Häufigkeit positiver serologischer Befunde bei der Landbevölkerung größer zu sein pflegt als bei Stadtbewohnern. Außer dem Menschen dienen zahlreiche Tierarten als *Zwischenwirte,* Haustiere (Rinder, Schafe, Schweine, Hunde, Katzen u. a.) wie Wildtiere, ferner auch Vögel. Die Rolle von *Hauptwirten,* in denen sich die enteroepitheliale Phase ereignet, spielen in erster Linie *Katzen* bzw. katzenartige Tiere. Tiere infizieren sich gegenseitig durch Fressen z. B. zystenhaltigen Fleisches oder allenfalls durch perorale Aufnahme von Sporozysten (sporulierten Oozysten). Der *Mensch* erwirbt die Toxoplasmose z. B. durch Einnahme ungenügend erhitzten bzw. gekochten infizierten (meist zystenhaltigen) Fleisches; aber auch er kann – z. B. im Umgang mit frisch infizierten Katzen – durch perorale Einnahme von Oozysten angesteckt werden. Vermutlich ist dies bei Kindern noch häufiger der Fall als bei Erwachsenen, doch weiß man darüber wenig genaues. Übertragungen der Erreger von Mensch zu Mensch spielen vor allem im Sinn einer diaplazentaren Transmission eine wichtige Rolle, in vereinzelten Fällen vielleicht über eine Transfusion parasitenhaltigen Blutes oder bei Organtransplantationen.

Pathogenese: Beobachtungen in vitro haben erkennen lassen, daß *Endozoiten* die Zelle, die sie besiedeln, in der Regel zerstören. Dies trifft sehr wahrscheinlich auch für die Verhältnisse in vivo zu, wobei die kleinherdige Nekrose umschriebene entzündliche Reaktionen auslösen dürfte. Nach Penetration der Parasiten in die Darmschleimhaut und lympho- sowie hämatogener Verschleppung derselben in verschiedene Gewebe/Organe setzen in der Regel wirtseigene *Immunreaktionen* ein. Diese umfassen u. a. die Bildung humoraler Antikörper, zunächst vor allem der IgM-, dann auch der IgG-Klasse. Verschiedene Beobachtungen sprechen dafür, daß die Anwesenheit der spezifischen Antikörper die Fähigkeit von Makrophagen, die Parasiten intrazellulär abzutöten, stark steigert. Dabei spielen vermutlich verschiedene Faktoren eine Rolle. Abgesehen von der Möglichkeit einer »Armierung« von Makrophagen scheint auch eine Opsonisierung von Toxoplasmen, ferner eine humoral bedingte und in ihrem Wesen noch wenig erforschte Aktivierung der Makrophagen im Spiel zu sein. Zweifellos kommt in dieser Hinsicht der *zellgebundenen Immunität* eine große Bedeutung zu, in deren Rahmen die Makrophagen durch freigesetzte Lymphokine, möglicherweise auch auf anderem Weg, eine starke Stimulierung erfahren. Die Funktion von Interferon, das ebenfalls vermehrt produziert wird, ist in diesem Zusammenhang noch wenig erforscht. Die aktivierten Makrophagen hemmen das Wachstum der Parasiten sowohl durch vermehrte Aufnahme derselben als auch über eine wirksamere Mikrobizidie. Tatsache ist, daß nach Ingangsetzung des Immunapparates des Wirtes die Zahl intrazellulärer Trophozoiten so stark abnimmt, daß man sie in Gewebeschnitten kaum mehr findet. Umgekehrt entstehen unter diesen Bedingungen eher Zysten, die – je nach Lokalisation – oft keine klinisch faßbaren Störungen bewirken. *In utero* ist die Immunkapazität des Individuums noch so gering, daß eine wirksame Unterdrückung der Parasitenvermehrung oft ausbleibt, was zu den schweren Folgen der pränatalen Infektion führen kann (s. u.). In erhöhtem Maß sind ferner Individuen gefährdet, die unter *immunsuppressiver bzw. zytostatischer Behandlung* stehen oder aus einem anderen Grund eine deutlich beeinträchtigte Immunabwehr aufweisen (s. u.): Hier können aus Zysten freigesetzte Toxoplasmen sich wieder vermehren und zu einer Generalisation des Prozesses führen.

Morphologisch findet man bei der *postnatal erworbenen akuten oder subakuten Toxoplasmose,* die sehr häufig unerkannt verläuft, vor allem Lymphknotenveränderungen *(Toxoplasmosis lymphonodosa).* Besonders gut bekannt ist die sog. *Lymphadenitis subacuta cervico-nuchalis (Piringer-Kuchinka),* die sich durch kleinherdige epitheloidzellige Reaktionen und andere Zeichen einer verstärkten zellgebundenen, z. T. auch einer deutlichen humoralen Immunreaktion (u. a. vermehrte und große Keimzentren), charakterisiert. Parasiten finden wir bei derartigen Befunden nur sehr selten. Bei der *Toxoplasmosis exanthematica* tritt ein makulopapulöses Exanthem in Erscheinung. In vereinzelten Fällen werden in wechselnden Kombinationen eine *interstitielle Pneumonie,* eine *Myokarditis,* eine *Toxoplasmosis cerebrospinalis,* eine *Toxoplasmosis ophthalmica,* meistens bei Vorliegen einer *granulomatösen Chorioretinitis,* u. a. m. beobachtet. In den meisten dieser Fälle gelingt der Erregernachweis nicht, oder man stößt auf *Zysten* in Zentralnervensystem, Augen, Muskulatur, Uterus und anderen Lokalisationen, die kaum von einer entzündlichen Reaktion begleitet sind. Bei der *chronischen Toxoplasmose* infolge postnataler Infektion bleiben z. B. kleine *Kalkherde* und *umschriebene Sklerosierungen* in den genannten Geweben/Organen zurück. Der Verkalkung geht in der Regel eine kleinherdige Nekrose voraus. Die *pränatal erworbene Toxoplasmose,* die bei Parasitämie der Mutter, d. h. in der Regel im Rahmen einer frischen Infektion, zustande kommen kann, hat nicht selten schwere Schäden am Keimling zur Folge, insbesondere im Bereich des *Zentralnervensystems* und der *Augen.* Man findet in verschiedenen Lokalisationen des Gehirns, vor allem aber auch periventrikulär, gliareiche Knötchen, z. T. in der Umgebung von Nekroseherden, vorwiegend perivaskuläre Infiltrate von Lymphozyten und Histiozyten sowie z. T. vereinzelten Plasmazellen, ferner – je nach Zeitdauer des Geschehens – Kalkherde in den entsprechenden Gebieten. Nicht selten begegnen wir einem Hydro- und/oder Mikrozephalus. Zu den häufigsten Befunden gehört eine bilaterale Chorioretinitis. Vereinzelt erkennt man auch kleine, zentral z. T. nekrotische oder mit der Zeit verkalkte, granulomatöse bis vernarbende Herde in anderen Organen.

Folgen und **Symptome:** Bei der *postnatal erworbenen akuten oder subakuten Toxoplasmose* tritt u. U. Fieber auf, verbunden mit gewissen Allgemeinerscheinungen, wie Myalgien. Makulopapulöse Hautexantheme von wenigen Tagen Dauer gehören, falls sie zustande kommen, zu den Frühsymptomen. Relativ oft besteht eine nicht eitrige Lymphadenopathie, vor allem im Zervikonuchalbereich. Vereinzelt begegnen wir auch einer Uveitis granulomatosa posterior, allerdings wesentlich seltener als im Fall der konnatalen Toxoplasmose. Eine *disseminierte Toxoplasmose* mit reichlich, vorwiegend in Makrophagen gelegenen Endozoiten in den verschiedensten Organen (u. a. Gehirn, Myokard, Lungen, Lymphknoten, Leber, Milz u. a.), stellt eine der möglichen Komplikationen einer *immunsuppressiven Behandlung* dar. Manchmal ist damit eine generalisierte Infektion durch Herpesviren, Zytomegaloviren, Varizellen-Zoster-Viren, Pilzen und/oder Bakterien verbunden, hie und da auch eine Pneumocystis-Pneumonie (s. u.). Im Anschluß an eine *pränatale Infektion* kann es zum intrauterinen Fruchttod kommen, oder das Kind wird mit einer *Toxoplasmosis connata* lebend zur Welt gebracht. Im letztgenannten Fall umfaßt die Symptomatik u. a. Fieber, Hautexantheme, Ikterus, Hepatosplenomegalie und weitere Störungen. Ferner notiert man nicht selten das Auftreten von Krämpfen. Der Liquor cerebrospinalis ist mehrheit-

lich xanthochrom. Mit der Zeit macht sich die psychomotorische Retardation in wechselndem Maß bemerkbar, und die Beeinträchtigung der Sehkraft kann deutlich werden.
Die *Diagnosestellung* stützt sich – abgesehen vom klinischen Bild – auf den Erregernachweis und das Resultat serologischer Untersuchungen. Toxoplasmen können im Fall postnatal erworbener Infektionen am ehesten während der febrilen Periode und in Lymphknoten gefunden werden, sei es durch direkte mikroskopische Beobachtung von Trophozoiten, sei es durch Züchtung der Erreger in vitro (Gewebekultur oder Hühnerembryonen) und/oder im Tierversuch (Mäuse). Serologische Methoden, die man mit Vorteil auf paarige Seren anwendet, umfassen den Farbtest nach Sabin und Feldman (schlechte Anfärbung der Parasiten nach Vorbehandlung mit spezifischen Antikörpern), die Komplementbindungsreaktion, die indirekte Hämaglutinations-Technik und die indirekte Immunfluoreszenz-Methode. Beim Sabin-Feldman-Test sprechen nur sicher ansteigende oder hohe Antikörpertiter (Verdünnung mehr als 1:1000) für eine aktive Toxoplasmose. Für die letztere spricht auch das Vorhandensein von Anti-Toxoplasmen-Antikörpern der IgM-Klasse. Hautteste haben sich bisher nicht bewährt. Für die *Therapie* einer akuten Toxoplasmose werden Sulfonamide, z. T. in Kombination mit Pyrimethamin, empfohlen. Letzteres ist mit Vorsicht zu handhaben, da es zu Thrombozytopenie und/oder Leukopenie führen kann. Möglicherweise wirkt auch Klindamyzin günstig. Hinsichtlich der *Prophylaxe* ist vor allem die Überwachung des Fleischkonsums hervorzuheben. Als wichtige Infektionsquellen wird heute infiziertes *Schweine- oder Schaffleisch* angesehen. Gründliches Erhitzen desselben bewahrt vor Ansteckungen. Ferner ist ein zu naher Kontakt mit *Katzen* zu vermeiden, und diese Tiere sind nach Möglichkeit mit kontrollierten Fleischkonserven zu ernähren, nicht mit ungekochten Fleischabfällen.

Beispiele:

- Die *postnatal erworbene Toxoplasmose,* eine Zoonose, die bei Tieren wie beim Menschen außerordentlich weit verbreitet ist, geht in der Regel mit einer *sehr geringen Morbidität* einher.
- Bei *konnataler Toxoplasmose* finden sich nicht immer Anti-Toxoplasmen-Antikörper der IgM-Klasse. Deren Fehlen läßt demnach diese Krankheit nicht ausschließen.
- Bei *akuter Toxoplasmose* zeigen die Blutlymphozyten, die in erhöhter Zahl vorhanden sind, z. T. atypische Formen. Dieser Befund, zusammen mit dem Bestehen einer Lymphadenopathie, läßt *differentialdiagnostisch* u. a. an eine Mononucleosis infectiosa oder eine Zytomegalie denken.
- Neuere Untersuchungen haben gezeigt, daß eine *Toxoplasma-Infektion von Frauen während der Gravidität* nur in etwa 20% der Fälle zu erkennbaren Schäden des Keimlings führt.
- Beobachtungen an *Mäusen* mit experimentell erzeugter chronischer Toxoplasmose sprechen dafür, daß die im *Alter* herabgesetzte Immunreaktivität des Wirtes eine stärkere Vermehrung der Parasiten gestattet. Dies zeigt sich später am gehäuften Auftreten von Zysten in verschiedenen Organen.
- Bei *konnataler Toxoplasmose* beobachtet man nicht selten Zysten in den verschiedensten Lokalisationen, u. a. auch im Knochenmark.

201.12. Pneumocystis carinii-Pneumonie

Definitionen: Die *Pneumocystis carinii-Pneumonie* beobachtet man vor allem bei Individuen mit stark herabgesetzter Immunkapazität. Früher kannte man diese Infektionskrankheit hauptsächlich bei Frühgeborenen als sog. *plasmazelluläre interstitielle Pneumonie.* Während diese Erscheinungsform der Pneumocystis carinii-Pneumonie hierzulande nicht mehr oft gesehen wird, begegnet man der letzteren nicht selten bei Patienten verschiedenen Alters, die immunsuppressiv bzw. zytostatisch behandelt worden waren, ferner bei schwerer Protein-Kalorien-Mangelernährung. Klinisch manifestiert sich die Affektion in erster Linie in einer progressiven respiratorischen Insuffizienz. Über die taxonomische Einteilung von Pneumocystis carinii (Protozoon? Pilz?) gehen die Meinungen noch auseinander.

Zur **Ätiologie:** Die systematische Eingruppierung von *Pneumocystis carinii* bereitet Schwierigkeiten, da nicht einmal der Protozoencharakter dieser Mikroorganismen sicher bewiesen ist. Verschiedene Autoren sehen Beziehungen zu den Pilzen. Vorläufig wird von einer *Klasse der »Haplospora«* (?) gesprochen. Bei dem in Alveolen und Bronchiolen nachweisbaren Parasiten haben wir es mit einem etwa 1,5–2 μm messenden, rundlich-ovalen Gebilde zu tun, das in frühen Stadien der Entwicklung 1–4 Kerne aufweist und von einer schleimähnlichen Hülle umgeben ist. Die letztere eingerechnet, beträgt der Durchmesser dieser Gebilde ungefähr 7–10 μm. Unter der Schleimhülle liegt eine ziemlich rigide Pellicula. Die Vermehrung erfolgt durch Zweiteilung, wobei je zwei kleinere »Schleimkugeln« entstehen, oder durch sog. *Sporogonie,* mit der Bildung von Zysten, die 8 Tochterzellen enthalten. Versuchsweise bezeichnet man die kleinen, einkernigen Gebilde als *»Merozoiten«,* die in Zysten von 7–10 μm Durchmesser liegen. Nach erfolgter Reifung der Merozoiten soll dann die Zyste bersten und reife *»Trophozoiten« (s. o.)* entlassen. Die hie und da erkennbare Halbmond-Form der Zysten wird im Sinn eines partiellen Kollapses derselben gedeutet. Die Pneumozysten lassen sich u. a. mit Hilfe der Giemsa-, der PAS- und der Silber-Methenamin-Methoden färben, wobei die beiden letztgenannten vor allem die »Schleimhülle« kolorieren. Bei Hämalaun-Eosin-Färbung erkennt man fast nur die Kerne. Neuerdings ist es zudem möglich, Pneumocystis carinii mit Hilfe der Immunfluoreszenz zu erkennen. *Kulturen* gelangen bisher fast nur auf der Chorionallantois des Hühnerembryos. Für *Tierversuche* kommen Mäuse und Ratten in Betracht, die unter Kortisonbehandlung stehen. Pneumocystis carinii bildet verschiedene *Antigene,* die im Wirtsorganismus Immunreaktionen hervorrufen.

Epidemiologie: Die Pneumocystis carinii-Pneumonie tritt weltweit in Erscheinung, so daß man annehmen darf, diese Mikroorganismen seien vielerorts verbreitet. Latente Infektionen scheinen bei Mensch und Tier keine Seltenheit darzustellen. Epidemiologisch von Interesse sind die vor allem früher gemachten Beobachtungen über das gehäufte Auftreten dieser Affektion in Frühgeborenen-Stationen und der fast schlagartige Rückgang der Inzidenz, als man mit UV-Bestrahlung der Luft begann. Diese Feststellungen und auch weitere Hinweise sprechen dafür, daß wir es fast immer mit einer *aerogenen Infektion* zu tun haben. Im gleichen Sinn kann die Häufung der Pneumocystis-Pneumonie in Krebsspitälern und z. T. innerhalb von Familien in schlechtem Ernährungszustand verstanden werden. Wahrscheinlich kommen auch Übertragungen von Mensch zu Mensch vor. Über allfällige Lokalisationen der Mikroorganismen in der Umwelt besteht keine Klarheit.

Pathogenese: Die Pneumocystis-Pneumonie findet sich fast nur bei Individuen mit *herabgesetzter Immunkapazität.* Neuere Beobachtungen in vitro unter Zuhilfenahme aus den Bronchien infizierter Ratten ausgewaschener »Trophozoiten«, verschiedener Ratten-Zellarten und Anti-Pneumocystis-Antiserum ließen folgendes erkennen: Die Mikroorganismen haften u. a. an *Alveolarmakrophagen,* Peritonealmakrophagen und L-Zellen. Eine Phagozytose der Keime kam aber nur in Anwesenheit *spezifischer Antikörper* zustande, allerdings mit Ausnahme der L-Zellen, die eine geringe endozytotische Aktivität zeigen. Die Mikroorganismen wurden von den Alveolarmakrophagen rasch zerstört; intrazellulär überlebende oder gar sich vermehrende Pneumocystis-Trophozoiten fanden sich nicht. Aufgrund dieser experimentellen Befunde darf angenommen werden, daß spezifische Antikörper und Alveolarmakrophagen in der Abwehr der Parasiten eine wichtige Rolle spielen. Über zellgebundene Immunreaktionen weiß man wenig. Es sei hier in Erinnerung gerufen, daß Glukokortikosteroide, ebenso wie *zystostatische* bzw. *immunsuppressive Agentien* nicht nur die primäre humorale und zellgebundene Immunreaktivität, sondern auch die Produktion von Monozyten/Makrophagen reduzieren.

Morphologisch fällt vor allem der »schummerige« Inhalt der *Lungenalveolen* auf. Bei PAS- oder Silber-Methenamin-Färbung färben sich diese *Kolonien von Pneumocystis carinii,* die die verschiedensten oben erwähnten Formen enthalten, deutlich an. Vor allem bei der *interstitiellen plasmazellulären Pneumonie der Säuglinge* erscheinen die interalveolären Septen verdickt und von Lymphozyten, Histiozyten sowie – in fortgeschrittenen Stadien – auch Plasmazellen infiltriert. Bei *immunsuppressiv behandelten Individuen* sind die erwähnten Infiltrate z. T. kaum erkennbar. Makroskopisch erscheinen die befallenen Lungenteile konsolidiert, z. T. braunweißlich und durchsetzt von Bezirken mit Überblähung. Eine hämatogene Streuung in andere Organe wurde unseres Wissens bisher nicht beobachtet.

Folgen und Symptome: Als *Inkubationsperiode* nimmt man im allgemeinen einen Zeitraum von 3–4 Wochen an. Säuglinge mit dieser Art von Pneumonie zeigen oft weder Fieber noch Husten, sondern lediglich eine Dyspnoe und Tachypnoe, je nach dem Ausmaß des Lungenbefalls. Bei Erwachsenen kann ein trockener Husten bestehen. Bei Progredienz der Affektion machen sich zunehmend Zyanose und Atemnot bemerkbar. Hie und da kommt es zur Ausbildung eines Pneumothorax und/oder eines interstitiellen Emphysems im Lungen-Mediastinalbereich. Die Thoraxröntgenbilder lassen eine herdförmige bis diffuse, schleierartige Verschattung erkennen. Die *Diagnose* beruht auf dem klinischen Bild, dem Nachweis der Erreger im Sputum und/oder in Lungenbiopsiematerial. Zudem ist heute ein serologischer Nachweis spezifischer Antikörper möglich (Komplementbindungsreaktion, Immunfluoreszenz-Test u. a.), doch sind diese offenbar nur in einem Teil der Fälle vorhanden. Zur *Therapie* werden u. a. Pentamidinverbindungen und Pyrimethamin empfohlen. Die *Letalität* hängt stark vom Ausmaß des Lungenbefalls ab und schwankt zwischen 20 und 60%.

Beispiel:
- *Differentialdiagnostisch* sind bei *Pneumocystis carinii-Pneumonie* u. a. eine Zytomegalie, eine disseminierte pulmonale Aspergillose oder andere Mykose, bakterielle Pneumonien, die pulmonale Alveolarproteinose, die »desquamative« interstitielle Pneumonie, Lungenblutungen und Lungenfibrosen (u. a. nach Behandlung mit Bleomyzin) in Betracht zu ziehen.

Einige Merkpunkte zu den Protozoonosen sind in den Abb. 229 und 230 festgehalten.
Tabelle 122 vermittelt eine kleine Übersicht über die relative Häufigkeit von Infektionserregern verschiedener Art, die aus einzelnen Körperteilen isoliert werden können.

Literatur

Barbour, G. L., Jumper, K., jr.: A clinical comparison of amebic and pyogenic abscess of the liver in sixty-six patients. Am. J. Med. *53,* 323 (1972) — *Bray, R. S.:* Leishmaniasis in the Old World. Br. Med. Bull. *28,* 39 (1972) — *Brown, H. W.:* Basic clinical parasitology, 4th ed. New York: Appleton Century Crofts 1975 — *Burke, B. A., Good, R. A.:* Pneumocystis carinii infection. Medicine *57,* 23 (1973) — *Carter, R. F.:* Primary amoebic meningoencephalitis: An appraisal of present knowledge. Trans. R. Soc. Trop. Med. Hyg. *67,* 193 (1972) — *Chang, K. P., Dwyer, D. M.:* Leishmania donovani. J. Exp. Med. *147,* 515 (1978) — *Ciba* Foundation Symposium 20: Trypanosomiasis and leishmaniasis with special reference to Chagas' disease. Assoc. Scientific Publishers 1974 — *Fuchs, P.:* Therapie der Amöbiasis. Dtsch. med. Wschr. *103,* 97 (1978) — *Hunter, G. W., Frye, W. W., Swartzwelder, J. C.:* A manual of tropical medicine, 5th ed. Philadelphia : Saunders 1976 — *James, M. T., Harwood, R. F.:* Herms's Medical Entomology, 6th ed. New York-London: Macmillan 1969 — *Jirovec, O., Petru, M.:* Trichomonas vaginalis and trichomonas. In: Advances in clinical parasitology (B. Daves, ed.), vol. 6, p. 117. London: Academic Press 1968 — *Kamath, K. R., Murugasu, R.:* A comparative study of four methods for detecting Giardia lamblia in children with diarrheal disease and malabsorption. Gastroenterology *66,* 16 (1974) — *Mansfield, J. M., Bagasra, O.:* Lymphocyte function in experimental African trypanosomiasis. I. B cell responses to helper T cell-independent and -dependent antigens. J. Immunol. *120,* 759 (1978) — *Masur, H., Jones, Th. C.:* The interaction in vitro of pneumocystis carinii with macrophages and L-cells. J. Exp. Med. *147,* 157 (1978) — *Mauel, J., Behin, R.:* Cell mediated and humoral immunity to protozoan infections. Transplant. Rev. *19,* 121 (1974) — *Meshnick, St. R., Blobstein, St. H., Grady, R. W., Cerami, A.:* An approach to the development of new drugs for African trypanosomiasis. J. Exp. Med. *148,* 569 (1978) — *Mulligan, H. W.* (ed.): The African Trypanosomiasis. London: Allen & Irwin 1970 — *Nogueira, N., Cohn, Z. A.:* Trypanosoma cruzi: In vitro induction of macrophage microbicidal activity. J. Exp. Med. *148,* 288 (1978) —

Tabelle 122. Einige Beispiele von Mikroorganismen, die man bei Infektionen verschiedener Lokalisation mehr oder weniger häufig nachweisen kann (Europa und USA)

Art der Infektion (Lokalisation)	Häufig nachweisbar	Relativ oft isoliert	Selten, aber wichtig
Pharyngitis Rhinitis	Viren, im besonderen Rhinoviren RS-Viren Coronaviren Adenoviren Coxsackie-Viren ECHO-Viren u. a. Streptococcus pyogenes (u. a. Lancefield Gruppe A)	Neisseria gonorrhoeae	Corynebacterium diphtheriae
Otitis media, Mastoiditis	Streptococcus pneumoniae Haemophilus influenzae (Kinder!)	Staphylococcus aureus Streptococcus pyogenes	Pseudomonas aeruginosa Proteus mirabilis
Sinusitis maxillaris, frontalis, ethmoidalis	Streptococcus pneumoniae Staphylococcus aureus	Streptococcus pyogenes Haemophilus influenzae (Kinder!)	Rhizopus oryzae Mucor Candida albicans
Epiglottitis	Haemophilus influenzae		
Pneumonie (alveolär und interstitiell)	Streptococcus pneumoniae Mycoplasma pneumoniae	Staphylococcus aureus Klebsiella »pneumoniae«-Enterobacter Influenzaviren (Epidemien) Parainfluenzaviren Adenoviren RS-Viren u. a. Mycobacterium tuberculosis Haemophilus influenzae	Streptococcus pyogenes Gram-negative enterische Bakterien Chlamydia psittaci Aspergillus fumigatus Mucor Andere Pilze Pasteurella multocida Legionella pneumophila Pneumocystis carinii Morbillivirus u. a.
Lungenabszess Pleuraempyem	Staphylococcus aureus Anaerobe Streptokokken Bacteroides sp. Fusobacterium	Klebsiella Streptococcus pneumoniae	
Gastroenteritis	Salmonella sp. Shigella sp. Enterische Viren Rotaviren u. a.	Escherichia coli (enterotoxische Stämme) Clostridium sp. Staphylococcus aureus	Pseudomonas aeruginosa Vibrio cholerae Vibrio parahaemolyticus Entamoeba histolytica
Peritonitis Intraabdominale Abszesse Cholangiitis	Escherichia coli Bacteroides sp. Anaerobe Streptokokken Fusobacterium sp.	Klebsiella-Enterobacter Proteus sp.	Clostridium sp. Staphylococcus aureus
Harnwegsinfektionen (Zystitis) (Pyelonephritis) (exkl. isolierte Urethritis)	Escherichia coli Klebsiella-Enterobacter Arizona Edwardsiella Citrobacter Providencia Mima-Herellea Proteus mirabilis Streptococcus faecalis	Pseudomonas aeruginosa	Staphylococcus aureus
Urethritis	Neisseria gonorrhoeae Mycoplasma sp.? Chlamydia sp.? Mima-Herellea	Treponema pallidum	
Infektionen des kleinen Beckens (vor allem beim weiblichen Geschlecht)	Neisseria gonorrhoeae Escherichia coli Bacteroides sp. Anaerobe Streptokokken	Klebsiella-Enterobacter Streptococcus faecalis Fusobacterium	Clostridium sp. Staphylococcus aureus

Tabelle 122 (Fortsetzung)

Art der Infektion (Lokalisation)	Häufig nachweisbar	Relativ oft isoliert	Selten, aber wichtig
Bakterielle Arthritis	Staphylococcus aureus Neisseria gonorrhoeae Streptococcus pneumoniae Haemophilus influenzae	Streptococcus pyogenes Neisseria meningitidis	
Osteomyelitis	Staphylococcus aureus	Salmonella sp.	Streptococcus pyogenes
Meningitis	Streptococcus pneumoniae Haemophilus influenzae Neisseria meningitidis ECHO-Viren Coxsackie-Viren Mumpsvirus	Escherichia coli Klebsiella-Enterobacter Proteus mirabilis Pseudomonas aeruginosa	Streptococcus pyogenes Mycobacterium tuberculosis Cryptococcus neoformans Staphylococcus aureus Listeria monocytogenes
Bakterielle Endokarditis	Streptococcus viridans Staphylococcus aureus Streptococcus faecalis	Streptococcus pneumoniae Anaerobe Streptokokken	Pseudomonas aeruginosa Candida sp.

Stevens, D. P., Frank, D. M., Mahmoud, A. A. F.: Thymus dependency of host resistance to Giardia muris infection: Studies in nude mice. J. Immunol. *120*, 680 (1978) — *WHO Memoranda:* Immunology of Chagas' disease. Bull. WHO *50*, 549 (1974) — *Wilcox, C., Manson-Bahr, P. E. C.* (eds.): Manson's tropical diseases, 17th ed. Baltimore: Williams & Wilkins 1972

202. Durch Würmer hervorgerufene Krankheiten

202.1. Einführende Bemerkungen zu den verschiedenen Formen von Helminthiasis

Die Bezeichnung »*helminthos*« bedeutet ursprünglich nur »Wurm«, bezieht sich aber heute vor allem auf jene Formen, die als *Parasiten* in Tier und/oder Mensch leben. Die Würmer lassen sich in zwei große Gruppen unterteilen: a) Der Stamm der *Parenchymia (azölomatische Würmer)* umfaßt die wesentlichen menschenpathogenen Unterstämme der *Plathelminthes (Plattwürmer),* zu denen u. a. die Klassen der *Trematodes (Saugwürmer)* und der *Cestodes (Bandwürmer)* zu zählen sind, und der *Nemathelminthes (Rundwürmer)* mit u. a. der Klasse der *Nematodes (Fadenwürmer).* b) Vom Stamm der *Annelida* (Ringel- oder Borstenwürmer) spielen in der Humanmedizin nur vereinzelte temporäre Ektoparasiten eine Rolle.

Würmer sind *multizelluläre Organismen* mit digestiven, exkretorischen, nervösen und reproduktiven Organen. Die am weitesten differenzierten Trematoden beispielsweise besitzen voll ausgebildete männliche und weibliche Geschlechtsorgane und vermögen – in Form von *Eiern* oder *Larven* – eine sehr *große Nachkommenschaft* zu erzeugen. Mit wenigen Ausnahmen muß die letztere den *Hauptwirt,* der die geschlechtsreifen Formen beherbergt, verlassen und *außerhalb des Körpers* einen Differenzierungsprozeß durchmachen, bevor sie »infektiös« sind, d. h. den nächsten Hauptwirt besiedeln können. Zu den erwähnten Ausnahmen gehört der *Nematode* Enterobius vermicularis, dessen Eier in der Perianalgegend nur wenige Stunden zur Embryonierung benötigen, bevor sie infektiös sind. Die Eier der übrigen Nematoden brauchen demgegenüber eine gewisse Zeit des Aufenthaltes in geeignetem, feuchtem und nicht zu kaltem Boden, um sich in infektiöse Formen zu verwandeln. Noch komplizierter gestaltet sich der Zyklus bei den *Zestoden* und *Trematoden,* deren Nachkommenschaft in einem oder mehreren *Zwischenwirten* eine bestimmte Entwicklung zu durchlaufen haben, bevor sie im Hauptwirt ihren Lebenszyklus beenden können.

Die hier skizzierten Besonderheiten der Lebensweise verschiedener Wurmklassen und -arten bestimmen weitgehend die *epidemiologischen Charakteristika* der einzelnen Formen von Helminthiasis. So versteht man, daß z. B. Enterobius vermicularis, der direkt von *Hauptwirt* zu Hauptwirt übertragen werden und sogar eine Autoinfektion vollziehen kann, weltweit verbreitet ist. Bei den übrigen *Nematoden* hängt das Ausmaß des Wurmbefalls der Bevölkerung weitgehend von hygienischen Gegebenheiten ab, indem überall dort, wo menschliche oder andere Hauptwirt-Exkremente öfters den Boden und damit auch Nahrungsmittel u. a. kontaminieren, die Voraussetzungen für eine Ausbreitung der Helminthiasis besonders günstig sind. Alle Würmer, deren Nachkommenschaft zur Weiterentwicklung *Zwischenwirte* benötigt, haben nur bei Anwesenheit der letzteren eine Chance, einen weiteren Hauptwirt zur Vollendung ihres Lebenszyklus besiedeln zu können. Dies trifft in besonderem Maß für *Trematoden* und *Zestoden,* ferner für vereinzelte Nematoden zu.

Die *Manifestationen der Helminthiasis* beim Menschen richten sich zum guten Teil danach, ob der letztere als *Hauptwirt* (z. B. im Fall von Taenia saginata), als *Zwischenwirt* (z. B. bei Echinococcosis) oder allenfalls als beides (z. B. für Taenia solium im Darm und deren Larvenstadium in den Geweben (Cysticercosis)) dient. Die letztgenannte Möglichkeit bildet, wie gesagt, die Ausnahme. Die Symptome bei Wurmbefall hängen im übrigen stark von der *Zahl der Parasiten im Körper* ab. Ist diese gering, ergeben sich in der Regel keine krankhaften Erscheinungen, es sei denn, die Würmer oder deren Larven besiedelten Organ(teil)e, deren Schädigung notwendigerweise zum Auftreten von Symptomen führen muß. Da die Würmer in der Regel ziemlich *lange leben,* und die *Immunreaktionen* von Seiten des Wirtsorganismus öfters zur Überwindung der Infestation bzw. zur Verhinderung einer Neubesiedelung nicht ausreichen, gehören *Reinfektionen* zu den häufigen Ereignissen, vor allem in Endemiegebieten: Auf diese Weise kann das Maß des Wurmbefalls eines Individuums verständlicherweise stark zunehmen.

Die *Mechanismen der Wirtsschädigung bei Helminthiasis* sind nicht einheitlich. Im *Darmlumen* kann der Parasit dem Wirt kompetitiv *Nahrungsstoffe* und weitere wichtige Bestandteile *entziehen* (z. B. Diphyllobothrium latum), *mit der Resorption intestinaler Inhaltsstoffe* durch die Darmschleimhaut *interferieren* (z. B. Strongyloides stercoralis oder Capillaria philippinensis), zu *Mukosablutungen* und damit zu einer sideropenischen Anämie führen (z. B. Ancylostoma duodenale) und/oder *obturativ* wirken (z. B. Askaridenknäuel im Darm mit Ileus, Komplikationen nach Eindringen eines Ascaris lumbricoides in den Pankreasgang, in den Ductus choledochus oder in die Appendix). Würmer, die *in Blutgefäßen* zu residieren pflegen (u. a. Schistosomen), bewirken v. a. durch Eiablage und -embolien eine *vaskuläre Obstruktion (Obliteration),* verbunden mit z. T. erheblichen lokalen entzündlichen Reaktionen und schließlicher Narbenbildung. In *Lymphgefäßen* liegende Würmer (z. B. Makrofilarien) ziehen in manchen Fällen ein *Lymphödem* nach sich, ganz abgesehen von den erheblichen entzündlichen Reaktionen in der Umgebung; manchmal dringen die Parasiten *durch die Haut nach außen* (z. B. Dracunculus medinensis). In allen Fällen mit erheblichen entzündlichen Veränderungen in der Nachbarschaft der Parasiten darf angenommen werden, daß *Immunreaktionen* von Seiten des Wirtes an der Entstehung des Gewebeschadens beteiligt sind. *Wurmlarven in den Geweben* rufen einerseits *entzündliche Reaktionen* wechselnden Grades hervor, andererseits können sie, falls es sich um *zystische Gebilde* handelt, lokal im Sinn eines *raumfordernden Prozesses* (z. B. Echinococcus hydatidosus) oder einer *infiltrativ um sich greifenden Parasitenkolonie* (z. B. Echinococcus alveolaris) u. U. schwere Läsionen setzen.

Die *Diagnose von Wurmkrankheiten* beruht auf dem *Nachweis des Parasiten* bzw. dessen *Eier* oder *Larven. Serologische Methoden* spielen nur bei einzelnen Formen von Helminthiasis eine wichtige Rolle. Eine deutliche *Bluteosinophilie* wird in vielen Fällen beobachtet, vor allem in den Anfangsstadien der Wurmkrankheit; sie ist aber nicht immer vorhanden und stellt somit kein ganz zuverlässiges Zeichen dar. Die *Therapie* der durch Würmer verursachten Krankheiten zielt in erster Linie auf eine *Verminderung der Zahl der im Wirt lebenden Parasiten.* In Anbetracht der Toxizität verschiedener Antihelminthika wird man oft davon absehen, eine vollständige Elimination der Würmer bzw. deren Larven erreichen zu wollen.

202.2. Durch intestinale Nematoden verursachte Krankheiten

Allgemeine Hinweise auf die Nematoden

Die *Entwicklung* der Nematoden führt von einer befruchteten Eizelle über Furchungen zu Jugendstadien, die man allgemein als *Larven* bezeichnet. Diese sind den erwachsenen Würmern in ihrer Gestalt sehr ähnlich. Schon in einem frühen Stadium des Wachstums eines einzelnen Nematoden ist die endgültige Zellzahl bereits vorhanden; später erfolgt nur mehr eine Vergrößerung der einzelnen Zellen, jedoch keine Zellteilung. Reife Nematoden sind daher auch nicht zu Regenerations- bzw. Reparaturvorgängen befähigt. Aus den Larven bilden sich über 4 sog. Häutungen die *getrenntgeschlechtlichen, erwachsenen Individuen. Infektiös ist meistens das 3. Larvenstadium,* aus dem nach Eintritt in den Wirt die adulten Formen hervorgehen. Die letzteren sind – je nach Spezies – ganz verschieden groß. Ihre *Länge* kann von wenigen mm (z. B. Trichinella spiralis oder Strongyloides stercoralis) bis zu mehr als einem Meter reichen (z. B. Dracunculus medinensis). Der *Körperbau* der reifen Nematoden zeigt u. a. folgende Besonderheiten: Die Körperbedeckung wird durch die *Kutikula,* einer vor allem aus Skleroproteinen bestehenden Abscheidung der darunter liegenden *Hypodermis,* gebildet. Diese Schichten und die unter der Hypodermis befindlichen *Längsmuskelzellen* bilden den sog. *Hautmuskelschlauch.* Durch die beiden lateral durchziehenden *Exkretionskanäle* sowie die dorsal und ventral lokalisierten *Nervenstränge* wird die Muskulatur in der Regel in 4 Längsstränge unterteilt. Die letzteren bestehen je aus 2–4 (Meromyarier) oder vielen (Polymyarier) Muskelzellen, die in die Leibeshöhle vorragen und in diesem Bereich von Nervenfasern versorgt werden. Das neuromuskuläre System der Nematoden gestattet diesen Parasiten eine schlängelnde Bewegung. Der Verdauungstrakt beginnt vorn mit der *Mundhöhle,* an deren Eingang sich lippen-, borsten-, zähnchen- oder plattenartige, härtere Gebilde (»chitinoide« Strukturen, die chemisch jedoch nicht Chitin entsprechen) befinden. Bei gewissen Ordnungen von Nematoden, z. B. bei den Rhabditida, erkennt man am vorderen Ende des Mitteldarms einen Bulbus (»Kauapparat«); *Larven* mit einer ähnlichen Struktur nennt man daher *rhabditiform.* Bei vielen Nematodenarten streckt sich dann der Ösophagus in einer Weise, daß der Bulbus nicht mehr deutlich ist: Diese Form ist u. a. den Filariida eigen, und Larven mit einem solchen Bau des Verdauungsschlauches nennt man *filariform.* Am hinteren Ende befindet sich der *Anus,* der bei *männlichen Individuen* in eine Art *Kloake* mündet, da hierin auch die unpaaren Geschlechtskanäle münden. Diese umfassen einen blind endenden Hodenteil, einen Samenleiter und eine Samenblase. Zum Zweck der Kopulation, d. h. zum Festhalten des Weibchens, besitzen die Männchen einiger Nematodenarten eine sog. *Bursa copulatrix* (vor allem die Strongylida), andere weisen *Spiculae* und/oder ein *Gubernaculum* auf; zudem wird bei der Kopulation ein stark klebender Stoff abgegeben, der das Fixieren der Geschlechtspartner aneinander zusätzlich fördert. Die *weiblichen Nematoden* lassen paarig angelegte Ovarienteile (Germaria), Ovidukte und Uterushöhlen erkennen, die mit einem muskulösen, der Austreibung der beschalten Eier in die Vagina dienenden Ovojektor versehen sind. Nematoden besitzen zahlreiche *Oberflächen-Antigene* (s. u.). Ihr *Stoffwechsel* kann sich weitgehend anaerob vollziehen.

Die Männchen der *adulten Nematoden* sind in der Regel kleiner als die Weibchen und besitzen meistens ein gekrümmtes Hinterende. Die mittlere *Lebensdauer* variiert zwischen 1–2 Monaten (z. B. Trichinella spiralis und Enterobius vermicularis) und 10 Jahren oder mehr (z. B. Hakenwürmer). Die Zeit, die die mit den Fäzes abgegangenen *Eier* benötigen, um zu einem infektiösen Stadium zu gelangen, ist unterschiedlich: Wie erwähnt, beträgt sie für Enterobius vermicularis nur wenige Stunden, für Trichuris trichiura dagegen mehrere Wochen (Aufenthalt im *Boden* u. a.). Dasselbe gilt für Ascaris lumbricoides, der sich aber vom ersteren durch eine – offenbar für die Entwicklung des Parasiten wichtige – Wanderung der im Darm freigesetzten *Larven* durch die Mukosa auf dem Blutweg in die Lungen und von dort *über die Luftwege,* den Larynx und Ösophagus wieder in den Darm unterscheidet. Noch anders verhält es sich bei Strongyloides und Ancylostoma: Bei diesen treten die Larven z. T. vor, z. T. nach Austritt aus dem Darm aus den Eiern aus und entwickeln sich im Boden aus der rhabditiformen in die infektiöse filariforme Differenzierungsstufe. Die filariformen Larven penetrieren durch die Haut des Menschen und erreichen – nach einer Wanderung durch die Lungen (wie im Fall von Ascaris) – den Darm. Bei Strongyloides können sich zudem aus den Larven im Boden frei lebende adulte Würmer entwickeln, die durch Kopulation und Eierablage weitere Larven produzieren. Außerdem kann es bei der Strongyloidiasis vorkommen, daß sich schon im Darmlumen aus rhabditiformen filariforme Larven entwickeln, die die »Lungenwanderung« direkt von hier aus unternehmen (sog. *Autoinfektion*). Eine weitere Variante der Larvenentwicklung findet sich bei Filarien und Dracunculus, bei denen eine *Entwicklungsphase in einem wirbellosen Zwischenwirt* erforderlich ist, bevor die Parasiten die Reifung im Menschen vollziehen können.

Definitionen: Als *»intestinale Nematoden«* bezeichnen wir jene, die vor allem aufgrund ihrer Anwesenheit im Darm Symptome verursachen. In diese Gruppe gehören u. a. *Enterobius vermicularis, Trichuris trichiura, Ascaris lumbricoides, Ancylostoma duodenale, Necator americanus* und *Strongyloidesarten.* Meistens zählt man auch Nematoden, wie *Toxacara nana* und *Ancylostoma brasiliense,* die den Menschen besiedeln, in ihm aber z. T. nicht auszureifen vermögen, zu den intestinalen Nematoden.

Eine Übersicht über die durch Nematoden verursachten Krankheiten findet sich in Abb. 231 und Tabelle 123.

Enterobiasis (Oxyuriasis)

Definitionen: Die Besiedelung des Darms durch *Enterobius (früher: Oxyuris) vermicularis (Madenwurm),* der sich vor allem im oberen Dickdarm und unteren Dünndarm aufhält, nennt man *Enterobiasis (Oxyuriasis).* Diese außerordentlich weit verbreitete Form von Helminthiasis verläuft oft *asymptomatisch* oder verursacht einen *Pruritus ani.* Ausnahmsweise kommt es zu granulomatösen Veränderungen im Cavum uteri, in den Tuben und/oder im Bereich des kleinen Beckens, noch seltener in anderen Organen. Häufig sind Kinder befallen.

Ätiologie: Die Männchen von *Enterobius vermicularis* messen ungefähr 2–5 mm, die Weibchen 8–13 mm in der Länge. Die auffallend weißlichen, dünnen Würmer zeigen einen spitzen Schwanz (*»Pfriemenschwänze«* = Oxyuren) und weisen einen deutlichen Endbulbus am Ösophagus auf. Nach der Kopulation im Dickdarm oder unteren Dünndarm sterben die Männchen bald ab. Die Weibchen wandern in die Analgegend, wo sie – größtenteils auf der Analhaut – je bis mehr als 10000 *Eier* ablegen. Diese messen ungefähr 30 × 50 μm, sind längsoval bis leicht asymmetrisch und weisen eine dünne Wand auf. An der Oberfläche befindet sich eine klebrige Proteinschicht, die das Festhaften an Haut und verschiedenen Materialien begünstigt. Im Zeitpunkt der Eiablage enthalten die Eier einen Embryo, der sich bei Hauttemperatur im Verlauf von 4–6 Std zur infektionsfähigen 1. Larve entwickelt. In feuchter Umgebung bleiben die Eier bis mehr als 2 Wochen erhalten.

Epidemiologie: Man schätzt, daß insgesamt ungefähr 200 Millionen Menschen von Enterobius vermicularis besiedelt sind, 18 Millionen allein in USA und Kanada. Bevorzugt sind vor allem *gemäßigte Zonen.* Die Enterobiasis ist bei *Kindern* weit mehr verbreitet als bei Erwachsenen. Mangelhafte Hygiene begünstigt die *Übertragung.* Diese erfolgt vorwiegend auf oralem Weg, bei Kleinkindern in erster Linie digital, wobei der Juckreiz in der Analgegend einen wesentlichen Faktor darstellt. Neben der Ansteckung Anderer kommt es oft auch zur *»Autoreinfektion«.* Bei älteren Kindern und Erwachsenen spielt die Kontaktübertragung eine relativ wichtigere Rolle, wobei kontaminierte Spielzeuge, Gegenstände und allenfalls Staub nicht selten als Infektionsquellen dienen. Schließlich besteht die Möglichkeit einer *»Retroinfektion«,* bei der die im Bereich der Analhaut geschlüpften Larven in den Darm zurückwandern.

Pathogenese: Aus den peroral aufgenommenen Eiern schlüpfen im Darm Larven aus, die sich im Verlauf von 4–6 Wochen über mehrere Häutungen zu adulten Würmern entwickeln. Die Parasiten leben in der Regel, das Vorderende mit der Schleimhautoberfläche verbunden, im Zäkum, in der Appendix und in den benachbarten Darmabschnitten, z. T. auch im distalen Ileum. Die Hauptsymptome stammen vom Befall der *Analhaut,* wohin die Weibchen zur Eiablage wandern. Der dadurch bewirkte Juckreiz führt zu gewissen Allgemeinsymptomen, wie Schlaflosigkeit, Gereiztheit, vor allem bei Kindern auch Enuresis, ferner – infolge Kratzens – manchmal zu Hautinfektionen. In einem kleinen Teil der Fälle wandern die Larven bei Mädchen oder u. U. Frauen den Genitaltrakt hinauf und bewirken lokale, z. T. leicht granulomatöse Veränderungen (u. a. an der Ovarialoberfläche). Die Parasiten in diesen Lokalisationen sterben in der Regel ab und können später verkalken.

Morphologisch finden sich, abgesehen vom Wurm- bzw. Eiernachweis und z. T. einer verstärkten entzündlichen Infiltration in der Darmmukosa sowie den erwähnten granulomatösen bzw. verkalkten Herden im Genitaltrakt der Frau, keine Besonderheiten.

Folgen und **Symptome:** Diese sind oben schon erwähnt worden. Durch Kratzen können sich im Perianalbereich u. U. ekzematoide Veränderungen ein-

Tabelle 123. Durch Würmer hervorgerufene Krankheiten

Krankheit	Parasit(en)	Lokalisation der Parasiten im menschlichen Körper	Übertragungsart, Infektionsart	Bemerkungen
1. Infestationen durch Nematoden				
Enterobiasis (Oxyuriasis)	Enterobius vermicularis (Oxyuris vermicularis) (Pfriemenschwänze)	Zäkum. Weibchen wandern zur Eiablage in die Analgegend.	Anal-oral. Selbstinfektion oder interne Infektion möglich.	Meistens asymptomatisch, z. T. Pruritus ani.
Trichuriasis (Trichocephaliasis)	Trichuris trichiura (Trichocephalus trichiura) (Trichocephalus dispar) (Peitschenwurm)	Vor allem Zäkalgegend, ferner übriger Dickdarm, u. U. Ileum.	Perorale Aufnahme von Eiern (kontaminierte Nahrung, Trinkwasser, direkt).	Bei schwerem Befall können die blutsaugenden adulten Würmer eine Anämie erzeugen.
Ascaridiasis	Ascaris lumbricoides (Spulwurm) Selten: Ascaris suum	Dünndarm. Larvenwanderung durch die Lunge.	Perorale Aufnahme von Eiern (kontaminierte Nahrung, direkt).	U. U. eosinophile Pneumonie (Loeffler-Syndrom) bei Larvenwanderung. Komplikationen: Askaridenileus, Obturation von Gallengang, Pankreasgang oder Appendix.
Toxocariasis	Toxocara canis (Hunde) Toxocara mystax (cati) (Katzen)	Larvenwanderung auf dem Blutweg (»Larva migrans visceralis«) und Untergang der Parasiten in verschiedenen Organen/Geweben.	Perorale Aufnahme von Eiern (oft durch Kinder), die von Tierfäzes stammen.	Beim Larvenuntergang Granulombildung, Eosinophilie. U. U. Myokard-, Augen- und zentralnervöse Störungen.
Anisakiasis	Verschiedene Vertreter der Familie der Anisakidae	Dünndarm; u. U. Bildung eosinophiler Granulationstumoren.	Genuß parasitenhaltigen rohen Fleisches von Meerfischen oder schwimmenden Säugern.	»Heringswurmkrankheit«.
Micronemiasis	Micronema deletrix u. a.	Verschiedene Organe/Gewebe.	Perorale Aufnahme der z. T. freilebenden kleinen Würmer.	Es sind Fälle von Meningoenzephalitis bekannt.
Gnathostomiasis (»Yangtze-Oedem«) (»Choko-Fushu«)	Gnathostoma spinigerum	Larven in Haut/Unterhaut und Schleimhäuten verschiedener Lokalisation.	Genuß ungekochten rohen Fleisches von Fischen (Zwischenwirte). Hauptwirte: Hunde, Katzen u. a.	»Larva mirgans mucocutanea«. Im Fernen Osten bekannt.
»Hakenwurmkrankheit der Alten Welt« (Ancylostomiasis)	Ancylostoma duodenale	Dünndarm; Larvenwanderung durch die Lungen.	Perkutanes Eindringen der Larven (Boden), z. T. mit einem »ground itch« einhergehend. U. U. perorale Aufnahme.	Bei Larvenwanderung u. U. Loeffler-Syndrom. Blutsaugende adulte Würmer verursachen bei schwerem Befall eine Anämie. Vor allem im Mittleren Osten, in Indien und im Fernen Osten verbreitet.
»Hakenwurmkrankheit der Neuen Welt«	Necator americanus	Wie Ancylostoma.	Wie Ancylostoma.	Wie Ancylostoma, aber selten Anämie. Hauptsächlich in Afrika, Asien und Amerika.
»Larva migrans cutanea« (»creeping eruption«)	Ancylostoma brasiliense	Subkutan »kriechende Larven«.	Perkutan (mit Eiern bzw. Larven kontaminierter Boden). Hauptwirte: Hunde, Katzen.	Bei Lungenwanderung der Larven u. U. Loeffler-Syndrom. Vor allem an Westküste Südamerikas.
	Ancylostoma caninum Uncinaria stenocephala Strongyloides stercoralis (s. u.) Necator americanus (s. o.)	U. U. wie Ancylostoma brasiliense.	U. U. wie Ancylostoma brasiliense.	Eine »Larva migrans cutanea« wird z. T. auch durch diese Würmer verursacht.

Tabelle 123 (Fortsetzung)

Krankheit	Parasit(en)	Lokalisation der Parasiten im menschlichen Körper	Übertragungsart, Infektionsart	Bemerkungen
Oesophagostomiasis	Nematoden der Gattung Oesophagostomum	Larvenwanderung im Körper endet oft mit dem Tod der Parasiten in verschiedenen Lokalisationen.	Ähnlich wie Ancylostoma duodenale.	U. U. wurmhaltige Granulationstumoren, u. a. im Kolon (»Helminthom«), ähnlich wie in einzelnen Fällen von Ancylostomiasis.
Ternidensiasis	Ternidens deminutus	Wie Oesophagostomum.	Wie Oesophagostomum.	Selten.
Trichostrongyliasis	Trichostrongylus orientalis	Dünndarm.	Perorale Aufnahme infektiöser Larven (fäkal kontaminierter Boden u. a.). Hauptwirt: Mensch.	Anämie höchstens bei massivem Wurmbefall. Vor allem in Osteuropa, UdSSR, Mittlerem Osten, Iran und Südamerika.
Trichostrongyliasis	Trichostrongylus axei Trichostrongylus colubriformis		Hauptwirte: Herbivore Tiere.	
Strongyloidiasis	Strongyloides stercoralis (Zwergfadenwurm)	Larvenwanderung durch Haut, Lungen. Adulte Würmer vor allem im Jejunum (nur Weibchen).	Perkutanes Eindringen der Larven, die in der Außenwelt (Boden) durch exogene Vermehrung entstehen können. Selten interne Reinfektion.	U. U. Larva migrans externa und/oder Loeffler-Syndrom. Gastrointestinale Symptome oder asymptomatisch.
Capillariasis intestinalis (philippinensis)	Capillaria philippinensis	Dünndarm.	Peroral, wahrscheinlich durch Genuß larvenhaltigen rohen Fischfleisches.	Diarrhoe, u. U. proteinverlierende Enteropathie und/oder Malabsorptions-Syndrom. Vor allem auf der Insel Luzon.
Capillariasis hepatica	Capillaria hepatica (Hepaticola)	Larvenwanderung und -untergang u. a. in der Leber.	Perorale Aufnahme embryonierter Eier. Hauptwirte: Nagetiere.	Selten.
Angiostrongyliasis cantonensis	Angiostrongylus cantonensis	Larven in Meningen.	Peroral (Genuß roher Schnecken, Krebse u. a.).	U. U. »eosinophile Meningitis«.
Angiostrongyliasis costaricensis	Angiostrongylus costaricensis	Larven u. a. in Blutgefäßen, im Darmbereich.	Perorale Aufnahme u. a. kontaminierten Gemüses. Hauptwirte: Ratten.	Kinder sind besonders oft befallen. U. U. Mesenterialinfarkt, eosinophile Granulationstumoren des Darms.
Trichinosis (Trichinellosis) (Trichiniasis)	Trichinella spiralis	Nach einer »intestinalen Phase« wandern die Larven in verschiedene Gewebe/Organe (u. a. Muskulatur, Meningen).	Perorale Aufnahme u. a. von ungekochtem, trichinenhaltigem Schweinefleisch.	Während Wanderung der Larven Fieber, Lidödeme, Konjunktivitis u. a. Später Myalgien, u. U. Myokarditis, Meningitis, u. a. Bluteosinophilie.
Lymphatische Filariasis: Filariasis bancrofti	Wuchereria bancrofti	Adulte Würmer in Lymphgefäßen bzw. Lymphknoten. Mikrofilarien im Blut (nachtperiodisch, -tag- oder nachtsubperiodisch).	Übertragung durch Mükken der Genera Culex, Aedes und Anopheles (Afrika, Pazifik, Südostasien, Indien u. a.). Reservoir: Mensch.	Akut: Lymphangiitis, Lymphadenitis. Chronisch: Lymphödem, u. U. Elephantiasis. Mikrofilarien im Blut: oft erst 1–2 Jahre nach Infektion.
Filariasis malayi	Brugia malayi	Ähnlich wie Wuchereria bancrofti. Mikrofilarien im Blut (nachtperiodisch oder -subperiodisch).	Übertragung durch Mükken der Genera Mansonia und Anopheles (Südostasien, Indien u. a.). Reservoir vermutlich nicht nur der Mensch.	Ähnlich wie Filariasis bancrofti. Mikrofilarien im Blut: ungefähr 3 Monate nach Infektion.
Filariasis lewisi	Wuchereria lewisi	Ähnlich wie Wuchereria bancrofti.	Noch wenig geklärt. Vorkommen in Brasilien.	Seltene Filariasis.

Tabelle 123 (Fortsetzung)

Krankheit	Parasit(en)	Lokalisation der Parasiten im menschlichen Körper	Übertragungsart, Infektionsart	Bemerkungen
Dirofilariasis (Okkulte Filariasis)	Dirofilaria immitis (»Herzwurm« des Hundes) u. a.	Lunge (Larven).	Infizierte Stechmücken?	Vorkommen u. a. in Südostasien und Indien.
Loiasis	Loa loa (»Augenwurm«)	Kutan-subkutan, »kriechend«, z. T. im Augenbereich. Mikrofilarien im Blut (tagperiodisch).	Bremsen der Gattung Chrysops als Überträger (Äquatorialafrika).	»Calabar«- und »Kamerun«-Schwellungen, oft im Augenbereich. Konjuntivitis.
Dipetalonemiasis	Dipetalonema perstans (Acanthocheilonema perstans)	Peritoneal- und andere Körperhöhlen. Mikrofilarien im Blut (nacht-subperiodisch).	Mücken der Gattung Culicoides als Überträger (Äquatorialafrika, Südamerika u. a.).	Meist asymptomatisch.
	Dipetalonema streptocera.	Haut und Unterhaut. Mikrofilarien in der Haut (nicht periodisch).	Übertragung durch Mükken der Gattung Culicoides (Zentral- und Südamerika).	Oft Hautödem und Dermatitis.
Mansonelliasis ozzardi	Mansonella ozzardi	Peritonealhöhle, vor allem Mesenterium. Mikrofilarien im Blut (nicht periodisch).	Übertragung durch Fliegen der Gattung Simulium oder Mücken der Gattung Culicoides.	Meistens asymptomatisch.
Onchocerciasis (»kutane Filariasis«)	Onchocerca volvulus	Subkutanes Binde- und Fettgewebe, z. T. im Bekkenbereich (vor allem in Afrika), z. T. eher im Kopfgebiet (Zentralamerika). Mikrofilarien im Hautbereich (nicht periodisch).	Übertragung durch Mükken der Gattung Simulium.	Bildung von »Onchozerkomen«. Bei Augennähe Gefahr der Erblindung. Reaktionen in regionären Lymphknoten.
Dracunculiasis (»Dracontiasis«)	Dracunculus medinensis (Dracuncula medinensis) (Medinawurm, »guinea worm«)	Gravide Weibchen im Subkutan-Kutanbereich vor allem der unteren Extremitäten, insbesondere des Fußes.	Einnahme von Wasser mit infizierten Flohkrebschen (Cyclops). Mittlerer Osten bis Pakistan, z. T. in Asien.	Bei Kältereiz Durchbruch durch die Haut und Eiablage, oft mit Geschwürsbildung.
2. Durch Trematoden hervorgerufene Krankheiten				
Schistosomiasis mansoni (Bilharziasis mansoni)	Schistosoma mansoni (Bilharzia mansoni) (Manson'scher Pärchenegel)	Reifung der Würmer in mittelgroßen Ästen der Pfortader, intrahepatisch. Wanderung der adulten Pärchenegel in das Einzugsgebiet der V. mesenterica caudalis. Eiablage im Rektum und übrigen distalen Kolon. Eiembolien in die Leber, allenfalls in die Lunge.	Zwischenwirte: Wasserschnecken der Genera Biomphalaria und Tropicorbis. Die aus diesen freigesetzten Zerkarien dringen in die Haut des Menschen ein. Vorkommen: Afrika, Naher Osten, Teile von Lateinamerika. Karibische Inseln u. a.	U. U. fieberhaftes Katayama-Syndrom. Bei schwererem Befall u. U. Schisosomen-Dysenterie, hepatolienale Schistosomiasis, selten kardiopulmonale Schistosomiasis oder ektopische granulomatöse Schistosomiasis. Viele Fälle verlaufen asymptomatisch.
Schistosomiasis japonica (Bilharziasis japonica) (Katayama-Krankheit)	Schistosoma japonicum (Bilharzia japonica)	Ähnlich wie bei Schistosomiasis mansoni, nur wandern die Pärchenegel ins Einzugsgebiet der V. mesenterica cranialis. Eiablage im Dünndarm und proximalen Dickdarm. Eiembolien (s. o.) relativ häufig.	Zwischenwirte: Amphibische Schnecken der Gattung Oncomelania. Vorkommen: China, Japan, Philippinen u. a.	Oft schwererer Verlauf (s. o.). Nicht selten erhebliche Dünndarmschäden. Hauptsymptome wegen Fibrosierung der Leber mit portalem Hochdruck sowie z. T. Cor pulmonale und zentralnervösen Störungen.

Tabelle 123 (Fortsetzung)

Krankheit	Parasit(en)	Lokalisation der Parasiten im menschlichen Körper	Übertragungsart, Infektionsart	Bemerkungen
Schistosomiasis haematobia (Bilharziasis-haematobia) (Urogenitale Schistosomiasis) (»Endemische Hämaturie«)	Schistosoma haematobium (Bilharzia haematobia)	Reifung s. o. Eiablage vor allem im Harnblasenbereich.	Zwischenwirte: Schnekken der Gattungen Bulinus, Physopsis und Biomphalaria: Vorkommen: Afrika, Madagaskar, Mittlerer Osten u. a.	Zystitis mit Bilharzien-Granulomen. Sekundär Harnwegsinfektionen, oft mit Pyelonephritis. Nicht selten Harnblasenkarzinom.
Schistosomen-Dermatitis (»swimmer's itch«)	Schistosoma sp., deren Hauptwirt nicht der Mensch ist.	Eindringen der Zerkarien in die Haut, dann Untergang der Parasiten.	Zwischenwirte: Verschiedene Süß- und Salzwassermollusken. Vorkommen: ubiquitär, auch in Europa.	Deutliche Reaktionen beruhen vor allem auf Immunvorgängen.
Schistosomiasis (seltene Formen)	Schistosoma intercalatum, Schistosoma mattheei, Schistosoma bovis, Schistosoma spindale			Selten.
Paragonimiasis (Distomiasis pulmonalis) (Lungenegel-Befall) (Endemische Hämoptyse)	Paragonimus westermani (Lungenegel); Selten (China): Paragonimus heterotremus	Lungen.	Perorale Einnahme Metazerkarien-haltiger Krebse bzw. Krabben. Larven wandern durch das Zwerchfell in die Lungen, wo sie ausreifen. Hauptwirte: z. B. Haustiere, Ratten u. a. Vorkommen: Ost- und Südostasien.	Chronische Bronchitis mit bräunlichem Sputum sowie Hämoptyse. Bei Abdominalbefall u. U. Bauchbeschwerden. Selten neurologische Ausfälle.
	Paragonimus africanus, Paragonimus uterobilateralis	Lungen.	Ähnlich. Afrika.	Selten.
	Paragonimus mexicanus, Paragonimus peruvianus, Paragonimus caliensis	Lungen.	Ähnlich. Lateinamerika.	Selten.
Clonorchiasis	Clonorchis sinensis	Leber, mittlere Gallengänge.	Infektion durch Verzehr ungekochter, Metazerkarien-haltiger Süßwasserfische (China, Japan, Korea, Vietnam u. a.).	Wechselnde Cholangiitis und Cholestase. Eosinophilie. Nicht selten Cholleithiasis. Adenomatoide und papilläre Wucherungen des Gallengangsepithels. U. U. Leberzirrhose, Cholangiokarzinome.
Opisthorchiasis	Opisthorchis felineus	Wie Clonorchis.	Ähnlich wie bei Clonorchiasis. Vorkommen: UdSSR, Europa, Asien.	Milderer Verlauf als bei Clonorchiasis. Selten Gallensteine.
	Opisthorchis viverrini		Südostasien, Thailand.	
Fascioliasis	Fasciola hepatica	Ähnlich wie Clonorchis.	Infestation durch Genuß Metazerkarien-haltiger Wasserpflanzen (Wasserkressen u. a.). Hauptwirte: Wiederkäuer, im besonderen Rinder und Schafe.	U. U. hyperergische Reaktionen (akute Phase). Z. T. chronische Cholangiohepatitis. Selten ektôpische Lokalisation. U. U. »Halzoun« nach Verzehr parasitenhaltiger roher Leber, z. B. von Rindern und Schafen.
Dicrocoeliasis	Dicrocoelium dendriticum (Kleiner Leberegel) (Lanzettegel)	Ähnlich wie Clonorchis, nur noch mehr in der Peripherie der Gallengänge.	Infestation z. B. durch perorale Einnahme Metazerkarienhaltiger Ameisen (in Salaten, Früchten) u. a. Vorkommen: Nördliche Hemisphäre, auch Zentraleuropa.	Oft asymptomatisch. U. U. milde Abdominalbeschwerden.

Tabelle 123 (Fortsetzung)

Krankheit	Parasit(en)	Lokalisation der Parasiten im menschlichen Körper	Übertragungsart, Infektionsart	Bemerkungen
Fasciolopsiasis	Fasciolopsis buski	Adulte Trematoden im Dünndarm.	Infestation z. B. durch perorale Einnahme Metazerkarien-haltiger Wasserpflanzen, z. B. Wasserkastanien (Ost- und Südostasien, Indien u. a.).	U. U. Ulzerationen im Dünndarm, z. T. mit Diarrhoe. Selten schwere Formen mit Anasarka.
Heterophyiasis	Heterophyes heterophyes (Zwergdarmegel)	Dünndarm.	Genuß ungekochter roher Fische (Seebarbe). Vorkommen im Mittleren und Fernen Osten, z. T. in Israel.	U. U. intestinale Störungen.
Metagonimiasis	Metagonimus yokogawai	Dünndarm.	Genuß ungekochter Fische. Vorkommen wie Heterophyes, zudem UdSSR, Balkan, Spanien.	Ähnlich wie bei Heterophysiasis.
3. Durch Zestoden verursachte Krankheiten				
Taeniasis saginata	Taenia saginata (»Rinderbandwurm«: Rinder sind indessen Zwischenwirte)	Dünndarm (Mensch als Hauptwirt).	Ungekochtes Rindfleisch mit Cysticercus bovis. Vorkommen weltweit.	Meist asymptomatisch. U. U. Gastrointestinal-Beschwerden.
Taeniasis »solium«	Taenia solium (»Schweinebandwurm«: Schweine sind indessen Zwischenwirte)	Adulter Wurm im Dünndarm (Mensch als Hauptwirt).	Ungekochtes Schweinefleisch mit Zystizerken. Vorkommen: weltweit.	Meist asymptomatisch. U. U. Obstruktion von Gangsystemen.
Cysticercosis	Larve von Taenia solium (Cysticercus cellulosae, u. U. Cysticercus racemosus)	In verschiedenen Geweben/Organen. Gefährlich bei Lokalisation im Bereich der Augen, des Zentralnervensystems und der Meningen.	Perorale Einnahme von Eiern oder allenfalls Autoinfektion bzw. Retroautoinfektion.	Symptome je nach Lokalisation der Zystizerken: U. U. schwere zentralnervöse Störungen, Erblindung eines Auges u. a. m.
Coenurosis	Larve von Multiceps multiceps (ein Hundebandwurm)	Zönuren in verschiedenen Geweben/Organen.	Perorale Einnahme infektiöser Eier.	Selten.
Hymenolepiasis nana	Hymenolepis nana (Zwergbandwurm); adulte Würmer und Larven im gleichen Wirt (Mensch, Mäuse, Ratten u. a.).	Adulte Zestoden im Dünndarmlumen, Zystizerkoide in der Mukosa.	Anal-oraler Transfer der Eier. Vorkommen: ubiquitär, aber z. B. in USA weiter verbreitet als in Europa.	Meistens asymptomatisch, u. U. Abdominalbeschwerden bei sehr schwerem Befall.
Hymenolepiasis diminuta	Hymenolepis diminuta (Rattenbandwurm)	Ähnlich wie bei Hymenolepsiasis nana.	Oft indirekt durch infizierte Insekten. Verbreitung weltweit.	Meistens asymptomatisch.
Dipylidiasis	Dipylidium caninum (»Gurkenkernbandwurm«)	Dünndarm.	Perorale Aufnahme infestierter Insekten. Der Mensch kann als Hauptwirt dienen (vor allem Kinder). In USA besser bekannt als in Europa.	Meistens asymptomatisch. Die wichtigsten Hauptwirte sind Katzen und Hunde. Proglottiden an der orangenen Farbe erkennbar.
Diphyllobotriasis »latum«	Diphyllobotrium latum (Fischbandwurm) (Breiter Grubenkopfbandwurm)	Dünndarm, vor allem im Ileum.	Genuß ungekochten, Plerozerkoid (Sparganum)-haltigen Fleisches von Süßwasserfischen. Vorkommen: Baltikum, Skandinavien, Binnenseegebiete des übrigen Europas, Asien, Amerika.	Meistens asymptomatisch. Bei schwerem Befall Störung der Resorption von Vitamin B_{12}, mit konsekutiver makrozytärer Anämie.

Tabelle 123 (Fortsetzung)

Krankheit	Parasit(en)	Lokalisation der Parasiten im menschlichen Körper	Übertragungsart, Infektionsart	Bemerkungen
Sparganosis	Diphyllobotrium mansoni	Larven als Plerozerkoide in verschiedenen Geweben, insbesondere in Haut und Unterhaut, u. U. retroorbital u. a.	Perorale Einnahme Prozerkoid-haltiger Krebschen; ortsübliche »Umschläge« mit infiziertem rohem Froschfleisch. Vorkommen: Orient, u. U. auch in Amerika, selten in Europa.	Hauptwirte sind in erster Linie Hunde und Katzen. Symptome je nach Lokalisation der Plerozerkoide. U. U. hyperergische Reaktionen.
Echinococciasis (Echinococcosis)	Echinococcus cysticus (Echinococcus hydatidosus) (Echinococcus unilocularis) (»Hülsenwurm«) (Hydatide) = Finne von: Echinococcus granulosus (Hauptwirt: vor allem der Hund) (Wichtigste Zwischenwirte: Rinder, Schafe)	Leber, Lungen, seltener auch andere Gewebe/Organe, wie Peritonealbereich, Gehirn, Augen, knöchernes Skelett, Herz u. a. m.	Perorale Aufnahme infektiöser Eier, z. B. im Kontakt mit Hunden in landwirtschaftlichen Betrieben. Endemiegebiete: Zentraleuropa, Mittlerer Osten, Ost- und Südafrika, Südamerika, Australien, Neuseeland. Echinococcus granulosus var. canadiensis in Kanada (vor allem Lungen-Hydatiden).	Infektion mehrheitlich im Kindesalter. Manifestation oft 20 und mehr Jahre später. Die Symptomatik richtet sich nach der Lokalisation der Hydatiden. Häufigste Lokalisation (etwa 70%) in der Leber, vor allem rechts, etwa 20% in der Lunge. Hydatidenruptur: Gefahr des anaphylaktischen Schocks.
	Echinococcus alveolaris = Finne von: Echinococcus multilocularis (Hauptwirt: Fuchs) (Wichtigste Zwischenwirte: Wildlebende Nager)	Meistens Leber (vor allem rechts, bis ins Gebiet des Leberhilus); infiltratives Wachstum. Selten in anderen Organen.	Perorale Aufnahme infektiöser Eier, wobei auch Hunde und Katzen eine wesentliche Rolle spielen können (u. a. Kontamination des Felles durch Echinococcuseier). Endemiegebiete: Europa (z. B. waldreiche Alpen- und Jurazonen), UdSSR, Türkei, Iran, Japan, Nordamerika.	Infektion wahrscheinlich vor allem im Kindesalter. Manifestation oft erst bei etwa 50–60-Jährigen. Hohe Letalität.

stellen. Im allgemeinen handelt es sich um eine sehr milde Affektion, die oft inapperzept bleibt. Eine Verschleppung der Larven an ektopische Lokalisationen, wie Lungen, Leber u. a., stellt eine große Seltenheit dar. Die *Diagnose* beruht auf dem Nachweis der mit den Fäzes abgehenden Madenwürmer sowie der auf der Analhaut abgelegten Eier. Zur Gewinnung der letzteren empfiehlt sich besonders die Klebband-(»scotch tape«)-Methode. *Therapeutisch* eignen sich u. a. Pyrantelpamoat, Mebendazol und Pyrvinium-pamoat. Hinsichtlich der *Prophylaxe* empfehlen sich Maßnahmen, wie Abdecken der Analhaut durch Salben, häufiges Händewaschen, Auskochen der Wäsche, Reinigung kontaminierter Spielwaren und anderer Gegenstände, Tragen dicht schließender Unterhosen u. a. m.

Beispiel:
- Bei Verdacht auf Enterobiasis lohnt es sich, u. a. auch das unter den *Fingernägeln* der Kinder vorhandene Material auf Eier zu untersuchen.

Trichuriasis (Trichocephaliasis)

Definitionen: *Trichuris trichiura* (früher: *Trichocephalus trichiura, Trichocephalus dispar, Peitschenwurm*) verursacht durch Eindringen mit dem dünnen Vorderende in die Schleimhaut des Dickdarms und die Aufnahme von Blut als Nahrung ein Krankheitsbild, die *Trichuriasis (Trichocephaliasis),* die in schweren Fällen mit einer *Anämie* einhergehen kann. Die Affektion ist vor allem bei Kindern in tropischen Gebieten verbreitet, kommt aber u. U. auch in gemäßigten Zonen vor.

Ätiologie: *Trichuris trichiura* ist als *adulter Wurm* ungefähr 3–5 cm lang und zeigt einen haardünnen, etwa ⅔ der Länge ausmachenden Vorderteil sowie einen peitschenstielartigen Hinterteil. Die Weibchen produzieren täglich je etwa 5000 *Eier.* Diese messen ungefähr 20 × 50 μm und zeigen typische Tonnenform mit je einem hyalinen Polpfropf an beiden Enden (»Zitronenform«). Die Schalen sind ziemlich dick und leicht gelbbraun gefärbt. Innerhalb von ungefähr 3 Wochen entwickelt sich im Ei eine infektiöse »2. Larve«: Diese Entwicklung geht fast immer außerhalb des Körpers, im feuchten Boden, vor sich, wo die Eier im übrigen Monate bis Jahre erhalten und infektionsfähig bleiben können. Nach peroraler Aufnahme schlüpfen die Larven im Darm aus und dringen in die Schleimhaut des Dünndarms ein, wo sie die ungefähr 10 Tage dauernde sog. histotrope Phase durchlaufen. Die nach mehreren Häutungen entstandenen adulten Würmer halten sich vor allem im Dickdarm auf. Die Parasiten werden in der Regel einige Jahre alt.

Epidemiologie: Man schätzt, daß weltweit ungefähr 500 Millionen Menschen Trichuris trichiura beherbergen. Die Trichuriasis findet man vor allem in *feuchtwarmen Gebieten* und bei ungünstigen hygienischen Verhältnissen verbreitet. Die Ansteckung erfolgt hauptsächlich peroral über kontaminierte Nahrung, Trinkwasser und auf direktem Weg. Es wurde schon erwähnt, daß die Eier etwa 3 Wochen in der Erde gelegen haben müssen, bevor sie infektionsfähig werden. *Kinder* werden besonders oft betroffen.

Pathogenese: Die sog. *Präpatenzzeit,* d. h. der Zeitraum zwischen Einnahme der Eier und dem Auftreten adulter Würmer, beträgt ungefähr 2–3 Monate. Klinische Symptome sind erst dann zu erwarten, wenn zahlreiche Peitschenwürmer im Darm vorhanden sind. Ihre Hauptlokalisationen bilden das Zäkum, eingeschlossen die Appendix, ferner der übrige Dickdarm und bei starkem Befall auch das untere Ileum. Die in die Schleimhaut eindringenden Parasiten konsumieren, wie man schätzt, *je ungefähr 0,005 ml Blut pro Tag.* Eine Anämie tritt in der Regel ein, wenn pro Wirt mehr als ungefähr 800 Würmer vorhanden sind. Bei starker Infestation des Rektums kann es zum Rektumprolaps kommen. Einzelne Autoren vermuten, daß die Trichuriasis das Auftreten einer Amöben-Dysenterie und/oder einer bakteriellen Gastroenteritis fördern könnte. Schwere Formen der Krankheit beobachten wir fast nur bei Kindern, vor allem in den Tropen.

Morphologisch erkennt man, daß der adulte Wurm mit seinem Vorderteil bis unter die Muscularis mucosae eindringt, wo er in der Submukosa reichlich Blutgefäße vorfindet. In vielen Fällen scheint die entzündliche Reaktion geringfügig zu sein; bei Vorhandensein sehr zahlreicher Parasiten allerdings treten Hyperämie, Ödem und vereinzelt Ulzerationen auf.

Folgen und **Symptome:** Abgesehen von der *Anämie,* die meist sideropenischen Charakter hat, kann es in schweren Fällen zum Auftreten einer *hämorrhagischen Diarrhoe* kommen, die die Anämie verstärkt und überdies Störungen des Wasser-, Elektrolyt- und Säuren/Basen-Haushaltes mit sich bringen kann. Eine Bluteosinophilie wird nicht selten vermißt. Die *Diagnosestellung* beruht auf dem Nachweis der Eier im Stuhl: Finden sich weniger als 10^4 Eier pro g Fäzes, haben wir es in der Regel mit einem leichten oder gar asymptomatischen Fall zu tun. Zur *Therapie* empfiehlt sich Mebendazol, das in ungefähr ⅔ der Fälle gut wirkt. Je nach dem klinischen Bild sind u. U. zusätzliche, unterstützende Maßnahmen erforderlich.

Beispiel:
- Abgesehen von den *Tropen,* wo die Trichuriasis sehr häufig vorkommt, kennt man die Krankheit auch in einigen westlichen Ländern, z. B. im Südosten der USA. In Stationen für geistig unterentwickelte Kinder kann die Inzidenz besonders groß sein.

Ascaridiasis

Definitionen: Als *Ascaridiasis* bezeichnen wir die Infestation des Menschen durch *Ascaris lumbricoides* (Spulwurm). Der Befall durch diese Parasiten verläuft oft inapperzept. In ihrer klassischen Verlaufsform zeigt die Askaridiasis zwei Phasen: a) eine *pulmonale Frühphase,* die der Wanderung der Larven durch die Lungen entspricht, und b) eine *intestinale Phase,* die lange dauern kann. Hie und da verursacht *Ascaris suum,* der Schweinespulwurm, ähnliche Symptome auch beim Menschen. Zu den schwerwiegenden Komplikationen der Ascaridiasis gehören u. a. ein *Ileus durch Askaridenknäuel,* ferner Folgen eines Eindringens der Würmer in die Appendix (u. U. *Appendizitis),* in die Gallengänge (u. U. *Cholangiohepatitis)* oder in die Pankreasgänge (u. U. *Pankreasnekrose):* Solche Ereignisse sind allerdings im Vergleich zur Häufigkeit der Ascaridiasis sehr selten.

Ätiologie: Die adulten Formen von *Ascaris lumbricoides* sind 15–40 cm lang, höchstens ungefähr so dick wie ein Bleistift und von gelbrötlicher Farbe. Die deutlich größeren Weibchen zeigen ein gerades, die Männchen ein gekrümmtes, mit 2 Spiculae ausgerüstetes Hinterende. Am Eingang der Mundhöhle befinden sich drei »Lippen«. Jeder geschlechtsreife weibliche Parasit gibt pro Tag ungefähr 2×10^5 *Eier* ab. Diese sind plump-elliptisch, messen 45×60 µm und haben eine dicke, braun gefärbte Schale mit unregelmäßiger bis welliger Oberfläche. Die Schale mit der äußeren Proteinhülle, der mittleren Chitinschicht und der inneren lipidhaltigen Schicht bewirkt, daß die Eier in der Umwelt gegen verschiedene schädliche Einflüsse sehr widerstandsfähig sind; in feuchter Erde, auch bei kühler bis kalter Temperatur von 20–25 °C und Anwesenheit von Sauerstoff entwickelt sich – fast immer außerhalb des Wirtsorganismus, d. h. im feuchten Boden – innerhalb des Eis das infektionsfähige 2. Larvenstadium.

Epidemiologie: Man nimmt an, daß etwa ein Viertel der Menschheit Askariden beherbergt. Allerdings ist die Inzidenz von Gebiet zu Gebiet und von Land zu Land sehr unterschiedlich und kann z. B. von weniger als 1% in USA bis über 90% in ländlichen tropischen Gebieten mit unhygienischen Lebensverhältnissen reichen. Ein warmes feuchtes Klima ebenso wie eine unkontrollierte Kontamination des Bodens mit menschlichen Exkrementen begünstigen die Ausbreitung dieser Form von Helminthiasis. Hierzulande sind autochthone Infektionen selten geworden. Die Übertragung erfolgt in der Regel durch Kontamination von Nahrungsmitteln (Salat, Gemüse u. a.), Erde, ausnahmsweise auch von Trinkwasser, ferner durch Kleben der Eier an Gegenständen (Spielwaren u. a.) sowie u. U. aufgrund einer mechanischen Verschleppung durch Mäuse, Ratten, Vögel u. a., u. U. auch durch Staub. Wie bei anderen Nematoden-Infestationen sind in erster Linie Kinder betroffen. Im Fall der Askariden mag dies z. T. mit dem Partialschutz zusammenhängen, den Immunreaktionen dem Wirtsorganismus verleihen, und der bei älteren Individuen offenbar stärker ausgeprägt ist. Schwere Formen von Ascaridiasis beruhen in der Regel auf wiederholten Infektionen.

Pathogenese: Nach *peroraler Aufnahme infektionsfähiger Askarideneier* schlüpfen aus diesen im *oberen Dünndarm* die *Larven* aus, dringen durch die Schleimhaut in Blutgefäße ein und werden zunächst zum guten Teil in die Leber transportiert. Zahlreiche Parasiten machen hier für kurze Zeit (bis mehrere Tage) Station, um dann schließlich in die *Lungen* zu gelangen und im Bereich der Endstrombahn dieses Organs in die Alveolen auszuwandern. Diese Durchwanderung ist von einer entzündlichen Reaktion wechselnden Ausmaßes begleitet: Handelt es sich um eine erstmalige Infestation, sind die Immunreaktionen zum Zeitpunkt der Transgression der Larven aus den Lungenkapillaren in die Luftwege oft noch nicht so weit in Gang gekommen, daß klinisch ins Gewicht fallende Störungen zustande kommen. Allerdings notiert man meistens schon in dieser Phase eine deutliche Eosinophilie; neuere Beobachtungen lassen an die Möglichkeit denken, daß an diesem Phänomen nicht nur spezifische Immunreaktionen vom anaphylaktischen Typ, sondern auch auf Eosinophile wirkende, positiv chemotaktisch aktive Substanzen, die von den Larven abgegeben werden, im Spiel sein könnten. Bei massivem Larvenbefall kann daher schon die erste Welle von Parasiten auf ihrem *pulmonotrachealen Wanderweg* erhebliche entzündliche Reaktionen auslösen. In weit stärkerem Maß trifft dies jedoch zu, wenn es sich um Individuen handelt, die bereits gegen Askariden gerichtete spezifische Antikörper in größerer Menge aufweisen: Hier kann es zu flüchtigen *Bronchopneumonien mit ausgesprochener Eosinophilie* kommen, die auch klinisch deutlich zutage treten *(Loeffler-Syndrom)*. Neben spezifischen Antikörpern verschiedener Ig-Klassen treten dabei besonders reichlich solche der IgE-Klasse in Erscheinung, was für ein Ingangkommen *kräftiger humoraler Immunreaktionen vom anaphylaktischen Typ* (Typ I nach Coombs und Gell) spricht. Man notiert zudem ein vermehrtes Auftreten von Antikörpern anderer Spezifität, ein Phänomen, das bei Verwendung von Ascaris- und anderen Wurmantigenen in vivo verschiedentlich beobachtet wurde (»*Ascaris potentiators*«) und das z. B. das Aufflammen eines vorbestehenden Asthma bronchiale oder die heftige Reaktion auf eine Impfung bei Askaridenbefall erklären könnte. Auf der Migration durch die Lungen erfahren die Askaridenlarven eine weitere Differenzierung, indem sie sich zu den 3. und 4. Stadien häuten; dieser Vorgang der Abstoßung oberflächlicher Schichten der Parasiten dürfte im Sinn eines vermehrten Antigenbefalls wesentlich am Zustandekommen der geschilderten Immunreaktionen beteiligt sein. Über eine Mitbeteiligung von Überempfindlichkeitsreaktionen vom verzögerten Typ an diesem Geschehen ist wenig bekannt. Von den Lungenalveolen gelangen die meisten Larven über Bronchien und Trachea wieder in den Verdauungskanal, wo sie – im Dünndarm – die Häutung zum 5. Stadium vollziehen. Die *Präpatenzzeit,* d. h. der Zeitraum zwischen Verschlucken infektiöser Askarideneier und dem Auftreten geschlechtsreifer Würmer im Darm, beträgt ungefähr 7–9 Wochen. Die Auswirkungen der *intestinalen Besiedelung durch Askariden* hängen in erster Linie von der Zahl der vorhandenen Spulwürmer sowie von allfälligen Komplikationen ab. Bei sehr schwerem Wurmbefall – es sind Fälle bekannt, in denen bei einem einzelnen Kind mehr als 2000 adulte Askariden im Darm gefunden wurden – ist u. a. mit einer Kompetition zwischen Parasiten und Wirt um *Nahrungsstoffe* zu rechnen. Dies dürfte besonders in Gebieten von Bedeutung sein, wo an sich die Mangelernährung häufig vorkommt. Meistens ist der Askaridenbefall jedoch nicht so schwerwiegend; man schätzt, daß bei Kindern mit dieser Art von Helminthiasis im Mittel weniger als 50 adulte Würmer im Darm leben. Aber selbst bei dieser Zahl kann es zu Komplikationen kommen. Ein *Askariden-Ileus,* der hie und da infolge Knäuelbildung der Würmer vor allem im kindlichen Darm beobachtet wird, scheint im Rahmen einer febrilen Affektion oder nach Verabreichung von Medikamenten etwas häufiger als sonst vorzukommen. Offenbar erhöht sich unter den genannten Bedingungen die Motilität der Parasiten. Selten finden ein oder wenige Askariden den Weg in die *Appendix,* die *Gallengänge* oder die *Pankreasausführungsgänge,* mit der Möglichkeit akut entzündlicher Komplikationen in den betreffenden Strukturen/Organen. Chirurgische Eingriffe am Darm bei Bestehen einer Ascaridiasis können u. U. dazu führen, daß Würmer durch die Nahtstellen in die Bauchhöhle austreten. Gelangen Askariden – z. B. anläßlich von Erbrechen – in den Oropharynx-Larynx-Bereich, besteht z. T. Erstikkungsgefahr. Da die Lebensdauer adulter Askariden ungefähr 1–1½ Jahre beträgt, beruht eine länger dauernde Askaridiasis meisten auf erneuten Infektionen. Die bei der Erstinfestation sich entwickelnde *Immunität* vermag in dieser Hinsicht nur partiellen Schutz zu gewähren. Die *Mechanismen der Immunabwehr* sind im einzelnen noch wenig geklärt. Man denkt z. B. an eine Präzipitation von Antigen-Antikörperkomplexen im Bereich der Mundhöhle der Parasiten, im besonderen der Larven, so daß deren Ernährung in Frage gestellt ist. Neuere Beobachtungen sprechen ferner dafür, daß u. a. eosinophile Granulozyten im Verein mit spezifischen Antikörpern an der Abwehr der Parasiten beteiligt sein könnten. Über eine wurmschädigende Wirkung zellgebundener Immunreaktionen im Rahmen der Ascaridiasis weiß man wenig. Verschiedene Helminthen scheinen mit Hilfe einer Oberflächensubstanz (polysulfatierte Proteoglykane?) benachbartes Komplement fixieren zu können. Ob daraus ein Schutz für den Wirt oder für den Parasiten resultieren könnte, läßt sich zur Zeit noch nicht beurteilen. Verschiedene Autoren vermuten das letztere, indem auf diese Weise z. B. das Maß der entzündlichen Reaktionen und/oder der spezifischen »Immunattacke« von

Seiten des Makroorganismus eine Reduktion erfahren könnte.

Morphologisch finden sich in den *Lungen* bei einer *Larvenwanderung* erheblichen Ausmaßes Veränderungen, wie umschriebene Blutungen, fokale Ödeme, herdförmige Pneumonien mit Beteiligung neutrophiler und einer größeren Zahl eosinophiler Granulozyten sowie Veränderungen, die dem Asthma bronchiale ähnlich sehen (S. 619). Bei vorimmunisierten Individuen erreichen die letzteren, d. h. Folgen einer vor allem anaphylaktischen Art von Überempfindlichkeit, oft einen besonders hohen Intensitätsgrad. Hie und da erkennt man zudem Zeichen einer Vaskulitis, die am ehesten Immunkomplex-induziert sein dürfte. Die Befunde bei Vorhandensein zahlreicher adulter *Würmer im Darmlumen* sind in der Regel schon makroskopisch erkennbar. Dies gilt im besonderen für Fälle von Ileus infolge Bildung von Askaridenknäueln, Eindringen der Parasiten in Gallengänge (u. U. mit konsekutiver Cholangiitis, Cholezystitis u. a.), Pankreasgänge (u. U. mit nachfolgender Pankreasnekrose) oder Appendix (hie und da mit Ausbildung einer akuten Appendizitis) und weitere Komplikationen. Die Darmmukosa zeigt bei starker intestinaler Ascaridiasis nicht selten Zeichen einer chronischen Entzündung, wobei eosinophile Granulozyten in erhöhter Zahl vorhanden sind.

Folgen und **Symptome:** Leichte Fälle von Ascaridiasis bleiben oft *asymptomatisch* bzw. unerkannt. Bei schwereren Graden von Larvenwanderung durch die *Lungen* machen sich z. T. Erscheinungen wie bei Bronchopneumonie und/oder Asthma bronchiale bemerkbar, hie und da verbunden mit leichtem Blutabgang im Sputum. Radiologisch können sich solche Episoden im Sinn wolkiger Verschattungen kundtun. Im Sputum finden sich ziemlich reichlich eosinophile Granulozyten; hie und da lassen sich auch Ascaris-Larven nachweisen. Im Blut ist ebenfalls eine Eosinophilie erkennbar. Vereinzelt kommt es zu bakteriellen Sekundärinfektionen. Bei *Darmbefall* durch Askariden können sich uncharakteristische gastrointestinale Symptome einstellen, wie Nausea, u. U. Erbrechen, ferner Bauchschmerzen und allenfalls Diarrhoe. Teilweise beruhen solche Störungen wahrscheinlich auf Sekundärinfektionen. Die Symptome der Cholangiitis (u. U. Cholangiohepatitis abscedens), Pankreatitis und Appendizitis wurden schon früher geschildert (S. 701). Die *Diagnosestellung* stützt sich in erster Linie auf den Nachweis von Eiern im Stuhl. Wandernde Askaridenlarven lassen sich, wie erwähnt, hie und da im Sputum feststellen; dies gelingt jedoch relativ selten. Von der Möglichkeit des Nachweises von Anti-Askariden-Antikörpern wird in der Praxis wenig Gebrauch gemacht. Die wichtigsten Laboratoriumsbefunde wurden oben schon erwähnt. Eine Bluteosinophilie beobachten wir vor allem während der Larvenwanderung; nachher kann sie weitgehend verschwinden. *Therapeutisch* empfiehlt man heute vor allem Pyrantelpamoat und Mebendazol, die wirksamer sein sollen als die früher üblichen Piperazin-Derivate. Die *Prognose* der Ascaridiasis darf im allgemeinen – wenn man von den genannten Komplikationen absieht – als gut bezeichnet werden. Zur *Prophylaxe* gehören Maßnahmen allgemein hygienischer Art, wie Abwasserreinigung, Waschen von Salaten und Gemüsen, Kochen der Nahrungsmittel, Pflege der körperlichen Sauberkeit u. a. m. Patienten mit Ascaridiasis sollten antihelminthisch behandelt werden.

Beispiele:
- Eine Ascaridiasis ohne Eier im Stuhl ist in den seltenen Fällen von *unisexueller Infektion* möglich.
- Ein erheblicher Teil von *Pneumonien bei Kindern in tropischen Gebieten* beruht auf einer Lungenschädigung durch *Ascaris-Larven,* wobei bakterielle Sekundärinfektionen eine wichtige Rolle spielen.
- Bei Laboratoriumspersonal, das mit *Askariden-Antigenen* zu tun hat, entwickeln sich oft schwere Zustände von anaphylaktischer Überempfindlichkeit.

Toxocariasis

Definitionen: Die *Toxocariasis* wird durch Larven der von Hunden *(Toxocara canis)* oder allenfalls Katzen (*Toxocara mystax* u. a.) stammenden Spulwürmer der Gattung *Toxocara* verursacht. Nach der peroralen Eiaufnahme durch den Menschen – im besonderen Kinder – kommt es im Darm zur Freisetzung von Larven, die nach Penetration durch die Mukosa auf dem Blutweg verschiedene Gewebe/Organe besiedeln und eine vielfältige Symptomatik hervorrufen können. Man spricht hier von »*Larva migrans visceralis*«, die im übrigen auch von Nematoden der Gattung Anisakis (S. 2080) verursacht werden kann. Die Larven, die ein solches Krankheitsbild erzeugen, sind in der Regel nicht imstande, im Menschen den Lebenszyklus bis zur Ausbildung adulter Spulwürmer im Darm zu beenden.

Ätiologie: *Toxocara canis* kommt bei Hunden, ferner bei Füchsen, Wölfen, Schakalen und Katzen vor, *Toxocara mystax (cati)* vor allem bei Hauskatzen und wild lebenden Feliden. Der Hundespulwurm mißt im adulten Stadium ungefähr 18 cm (Weibchen) bzw. 12 cm (Männchen); die entsprechenden Werte für Toxocara mystax betragen 10 bzw. 6–7 cm. Die *Eier* sehen denen von Ascaris ähnlich, die migrierenden Larven sind kleiner (ungefähr 20 × 400 μm).

Epidemiologie: Die Eier werden von den genannten Tieren mit den Fäzes ausgeschieden; in feuchtem, relativ warmem Boden müssen sie 2–3 Wochen inkubieren, bevor sie infektionsfähig werden. Eine bekannte Infektionsquelle ist der Boden von Parkanlagen, in denen Hunde »zur Besorgung ihres Geschäfts« spazieren geführt werden, und wo dann Kinder am Boden spielen. Aufgrund von Hauttest-Ergebnissen hat sich beispielsweise gezeigt, daß in Großbritannien bis 4% der Kinder, die sich in solchen Anlagen aufhalten, eine Toxocara-Infektion durchgemacht haben.

Pathogenese: Die im Dünndarm aus peroral aufgenommenen infektiösen Eiern freigesetzten *Larven* durchdringen die Mukosa und gelangen *auf dem Blutweg in die verschiedensten Organe,* z. B. Leber, Lungen, Gehirn, Augen, Muskulatur u. a. m. Im Rahmen dieses Geschehens kommt es zu Immunreaktionen, die möglicherweise am Absterben der Parasiten mitbeteiligt sind und in z. T. ziemlich heftigen entzündlichen Reaktionen resultieren.

Morphologisch findet man in der Regel zentral nekrotische Herde, die oft von Parasitenresten durchsetzt sind. In Frühstadien der Infektion sehen wir da und dort auch lebende Larven, u. a. in kleinen Blutgefäßen. In späteren Phasen herrschen zentral nekrotische, z. T. von Larvenresten durchsetzte *Granulome* vor, die mit der Zeit vernarben. In der Phase der stärksten entzündlichen Reaktion finden sich sehr zahlreiche *eosinophile Granulozyten.*

Folgen und **Symptome:** Die Patienten – oft Kinder im Alter von 2–5 Jahren – zeigen z. T. Fieber und eine mäßige Hepatomegalie; in schwereren Fällen bestehen auch eine Splenomegalie, Hautveränderungen, Zeichen von Pneumonitis und andere, von der Lokalisation der entzündlichen Herde abhängige Störungen. Meistens notiert man eine deutliche Bluteosinophilie, u. U. bis zu 60% aller Leukozyten, sowie – im späteren Verlauf – eine Hypergammaglobulinämie. Die *Diagnosestellung* stützt sich vor allem auf die klinischen Befunde und die Anamnese; ferner können Sero- und Hautreaktionen Anwendung finden, sofern die Reagentien zur Verfügung stehen. In einem Teil der Fälle führt die Leberbiopsie zur Klärung, allerdings muß man durch Serien- bis Stufenschnitte die Larven suchen. *Therapeutisch* erweist sich u. U. Diäthylkarbamazin als nützlich. Zudem empfehlen sich oft Mittel zur Dämpfung der entzündlichen Reaktion. Hinsichtlich der *Prophylaxe* sind hygienische Maßnahmen in Parkanlagen (Hunde-WC u. a.) sowie Aufklärung der Eltern an erster Stelle zu nennen.

Beispiele:

- Bei Larva migrans visceralis können u. U. *Anti-IgG-Antikörper* auftreten.
- In einem kleinen Teil der Fälle von Toxacariasis finden sich eine *granulomatöse Endophthalmitis,* eine herdförmige *Myokarditis* und/oder *neurologische Ausfälle* verschiedener Art.

Anisakiasis

Spulwürmer der *Familie der Anisakidae* kommen vor allem in Meerfischen und schwimmenden Säugern vor. Der Mensch infiziert sich durch Genuß rohen infizierten Fleisches, wobei die darin enthaltenen Larven die Magenpassage überleben können. Die Parasiten dringen nicht selten in die inneren Wandschichten von *Magen* und/oder *Dünndarm* ein und erzeugen hier *eosinophile Granulationstumoren* oder entzündliche Reaktionen anderer Art. *Klinisch* äußert sich die Krankheit vor allem durch Erbrechen innerhalb weniger Stunden nach Infektion, mit nachfolgenden gastrointestinalen Symptomen, die schließlich abklingen. In Holland ist die Anisakiasis z. B. unter dem Namen der »Heringswurmkrankheit« bekannt.

Micronemiasis

Diese Krankheit wird durch Nematoden des Genus *Micronema* (u. a. *Micronema deletrix)* verursacht, die normalerweise in der Erde, in Kompost und pflanzlichen Abfällen gedeihen. Es handelt sich um sehr kleine, weniger als 0,5 mm lange Würmchen. Die Weibchen enthalten meist nur *ein* Ei, das vermutlich parthenogenetisch eine Embryonierung erfahren kann. Beim Menschen sind vereinzelte Fälle von tödlich endender *Meningoenzephalomyelitis* bekannt geworden, wobei sich weibliche Würmer mit je einem Ei in entzündlich veränderten Herden des Zentralnervensystems fanden.

Gnathostomiasis

Die auch als »*Yangtze-Ödem*«, »*Choko-Fushu*« (Japan) oder »*Tua Chid*« (Thailand) bekannte Krankheit ist eine Form von *Larva migrans,* verursacht durch den Nematoden *Gnathostoma spinigerum.* Dieser lebt vor allem im Magen katzenartiger Tiere und von Hunden und macht einen Entwicklungszyklus in zwei Zwischenwirten, Cyclops und Fischen, durch. Die Infektion des Menschen erfolgt in der Regel durch den Genuß ungekochten, infizierten Fischfleisches. Das klinische Bild entspricht einer *Larva migrans mucocutanea* (s. u.).

Hakenwurmkrankheiten

Definitionen: Unter der Bezeichnung *Hakenwurmkrankheit* werden zwei nah verwandte Formen von Helminthiasis zusammengefaßt: Die durch *Ancylostoma* duodenale verursachte *Ancylostomiasis* (»*Hakenwurmkrankheit der Alten Welt*«) und die durch *Necator americanus* hervorgerufene, weniger gefährliche »*Hakenwurmkrankheit der Neuen Welt*«. In asymptomatischen Fällen spricht man von *Hakenwurminfektion* und von *Hakenwurm-Trägern.* Bei schwerem Wurmbefall stehen klinisch eine *sideropenische Anämie* und *gastrointestinale Symptome* im Vordergrund. Im Fernen Osten beobachtet man dann und wann eine Infektion des Menschen durch *Ancylostoma cylonicum,* den Hakenwurm von Katzen.

Ätiologie: Die *Hakenwürmer* sind im adulten Stadium ungefähr 0,7–1,8 cm lang und besitzen ein hakenförmig (ankylos = krumm) nach dorsal abgebogenes Vorderende. Die ausladende Mundkapsel (Stoma = Mund) weist am Eingang bei Ancylostoma zahnähnliche Gebilde, bei Necator (= Töter) scharfe Platten auf. Bei den Männchen findet sich am Hinterende eine Bursa copulatrix, die bei Ancylostoma duodenale und Necator americanus in ähnlicher Weise ausgebildet ist. Die *Eier* haben eine ovale Form, messen ungefähr 55–60 μm in der Länge und enthalten in der Regel wenige Furchungszellen. Nach Abgang der Eier mit den Fäzes bildet sich im Verlauf von ungefähr 1–2 Tagen die 1. (rhabditiforme) Larve, die die Eihülle verläßt und sich über zwei Häutungen zur infektiösen 3. (filariformen) Larve entwickelt. Die letztere weist, da die Kutikula anläßlich der zweiten Häutung meist nicht abgestoßen wird, eine sog. »Scheide« auf. Die Larven der Hakenwürmer sind in der Umwelt, d. h. vor allem im Boden, auf ein Mindestmaß von Feuchtigkeit angewiesen, können dann aber wochenlang infektionsfähig bleiben.

Epidemiologie: Man schätzt, daß insgesamt ungefähr 700 Millionen Menschen von Hakenwürmern besiedelt sind, vor allem zwischen dem 45. nördlichen und 30. südlichen Breitengrad. Die Entwicklung der Larven in feuchtem oder nassem Boden erfolgt am besten bei einer Temperatur von 20–30 °C, weshalb die Hakenwurmkrankheit hauptsächlich in tropischen und subtropischen Gebieten verbreitet ist. Infektionen durch *Necator americanus* beobachtet man in erster Linie in Afrika, Asien und Amerika, während *Ancylostoma duodenale-Infestationen* vor allem im Bereich des Mittelmeeres, im Mittleren Osten, im nördlichen Indien sowie in China und Japan zu Hause sind. Betroffen werden meistens Individuen, die barfüßig auf kontaminierter feuchter Erde herumgehen, denn die Infektion findet in der Regel *perkutan* statt. In Europa sind verschiedentlich zahlreiche Fälle bei Tunnel- und Bergwerksarbeitern beobachtet worden, weshalb man hier auch vom *»Grubenwurm«* spricht. In besonderem Maß findet sich die Hakenwurmkrankheit zudem bei Leuten, die auf Reisfeldern beschäftigt sind. Nach ergiebigen Regenfällen ist die Ansteckungsgefahr naturgemäß erhöht. Verständlicherweise hängt die Inzidenz der Hakenwurmkrankheit vom Ausmaß unkontrollierter Defäkationen und einer entsprechenden Eiablage am Boden ab. Wegen der erhöhten Exposition ist das männliche Geschlecht meistens stärker betroffen als das weibliche. Besonders in geschlossenen Arbeitsgemeinschaften, wie auf Kaffee- oder Teeplantagen, kann der Durchseuchungsgrad annähernd 100% erreichen. Hie und da kommen auch *perorale Infektionen* vor. Der Befall durch Ancylostoma duodenale hat wegen der im Durchschnitt wesentlich schwereren Schädigung des Wirtsorganismus sozialmedizinisch eine viel größere Bedeutung als die »Hakenwurm-Krankheit der Neuen Welt«.

Pathogenese: Die *perkutane Infektion* erfolgt wahrscheinlich oft durch kleine Hautläsionen, vielleicht aber auch durch die intakte Epidermis, vor allem, wenn diese durch Stehen im Wasser aufgeweicht ist. Anläßlich der Invasion der Larven entwickelt sich am Eintrittsort nicht selten eine lokale Entzündung, z. T. verbunden mit einem *makulopapulösen Hautexanthem,* das juckt und einige Tage anhält. Wahrscheinlich handelt es sich hierbei vor allem, wenn nicht ausschließlich, um Reaktionen vorimmunisierter Individuen, die schon früher eine Infektion durchgemacht hatten oder die Parasiten immer noch beherbergen. Solche Hautausschläge werden besonders bei Befall durch Necator americanus beobachtet, kommen aber auch bei der Hakenwurmkrankheit der Alten Welt vor (sog. *»ground itch«*). Von der Haut aus gewinnen die Larven über *Lymph- und Blutweg* bald Zutritt zu verschiedenen Organen, zunächst z. T. zur Leber, dann vor allem zu den *Lungen,* wo sie eine ähnliche Wanderung vollziehen wie die Askariden und auch entsprechende Veränderungen dieses Organs erzeugen können. Nach Durchlaufen des »trachealen Wanderweges« gelangen die Larven in den *oberen Dünndarm,* d. h. vor allem das Jejunum. Die hier skizzierte Migration dauert ungefähr eine Woche. Die Reifung zu adulten Würmern nimmt etwa 5 Wochen in Anspruch. Die Parasiten haften sich mit ihrem Mundteil an die Schleimhaut, die sie mit Hilfe ihrer Mundwerkzeuge und durch kräftiges Saugen zum Zweck der Blutmahlzeit eröffnen. Jeder erwachsene Parasit der Spezies *Ancylostoma duodenale* saugt im Mittel etwa *0,2 ml Blut/Tag,* während es *Necator americanus* nur auf etwa *0,03 ml/Tag* bringt. Dieser Unterschied bildet den Hauptgrund für den beträchtlich schwereren klinischen Verlauf der Hakenwurmkrankheit der Alten im Vergleich zu der der Neuen Welt. Nach der Kopulation setzt das Weibchen täglich ungefähr 20000 Eier frei, die mit den Fäzes abgehen. Die adulten Würmer bleiben lange Zeit im Darm, Ancylostoma duodenale bis etwa 6–8 Jahre (ausnahmsweise mehr als 10 Jahre), Necator americanus ungefähr 2–4 Jahre. Wiederholte Infektionen durch Hakenwürmer führen schließlich zu einem erheblichen Grad von *Immunität.* In Anlehnung an Beobachtungen an Hunde-Hakenwürmern vermuten verschiedene Autoren, auch beim Menschen sei schließlich eine »Immunelimination« der Parasiten möglich. Die Wirtsschädigung besteht in erster Linie in dem *fortwährenden Blutverlust,* der zu einer Eisenmangelanämie führen kann und zudem eine Hypalbuminämie wechselnden Grades bewirken mag. Bei starkem Wurmbefall in der intestinalen Phase stellen sich überdies *chronische entzündliche Veränderungen der Dünndarmschleimhaut* ein. Entgegen früheren Berichten erreichen diese jedoch in der Regel nicht ein Maß, das ein Malabsorptions-Syndrom nach sich ziehen würde.

Morphologisch finden sich am *Ort des Eintritts* der Larven, d. h. meistens im Fußbereich, entzündliche Veränderungen, die bei nicht Immunisierten ein geringes Maß erreichen. Sensibilisierte Individuen können deutliche Zeichen anaphylaktischer Reaktionen aufweisen (S. 1098). In den *Lungen* erhebt man während der *pulmonalen Wanderphase* ähnliche Befunde wie im Fall der Ascaridiasis. Die *intestinale Phase* der Ancylostomiasis kennzeichnet sich einerseits durch die von den blutsaugenden Nematoden erzeugten Läsionen, die auch nach Beendigung der Blutmahlzeit und Wegtransport des Wurmes noch eine Weile weiter bluten können. Makroskopisch kann man diese Stellen als kleine *»Blutpunkte«* erkennen. Andererseits erfährt die Jejunalschleimhaut bei schwerem chronischem Wurmbefall Veränderungen im Sinn einer Entzündung, doch sind diese meistens diskreter Natur. Die *sideropenische Anämie* und alle zugehörigen Störungen (S. 423) erreicht manchmal – vor allem bei Kindern – ein extremes Maß, so daß verschiedene Organe einen hypoxischen Schaden erleiden, u. a. auch das Herz.

Folgen und **Symptome:** Der sog. *»ground itch«* wurde oben erwähnt. Die Symptome von Seiten der Lungen können während der Larvenwanderung u. U. die Form eigentlicher herdförmiger *Pneumonitiden* bzw. *Pneumonien* annehmen. Im Vordergrund der klinischen Befunde steht die *sideropenische Anämie,* die schwere Grade aufweisen kann (S. 835). Bei Kindern beobachtet man in diesem Zusammenhang nicht selten eine Herzinsuffizienz. Manchmal stellt sich eine Anasarka ein, an deren Zustandekommen vermutlich auch die *Hypalbuminämie* beteiligt ist. Eine Kombination der Ancylostomiasis mit Kwashiorkor wirkt sich bei Kindern z. T. fatal aus: In solchen Fällen ist mit einem Rückstand der physischen, mentalen und sexuellen Entwicklung zu rechnen. Zeichen von Malabsorption mit Steatorrhoe bilden indessen die Ausnahme. Es sei nochmals hervorgehoben, daß *Infektionen durch Ancylostoma duodenale* wesentlich ernster zu nehmen sind als solche durch *Necator americanus*. Ferner muß unterstrichen werden, daß die hier geschilderten krankhaften Erscheinungen in endemischen Gebieten nur etwa 2–5% der Hakenwurmträger betreffen; die Mehrzahl der Infizierten ist weitgehend *asymptomatisch*. Allerdings beobachtet man bei Laboratoriumsuntersuchungen öfters ein gewisses Maß von Eisenmangelanämie und eine gewisse Bluteosinophilie, ferner findet sich im Stuhl in der Regel etwas okkultes Blut. Die *Diagnosestellung* beruht auf dem Nachweis der Eier, die meistens reichlich genug anfallen, um leicht gefunden zu werden. Manchmal – vor allem im Anschluß an den Therapiebeginn – gehen mit den Fäzes auch adulte Würmer ab. Vereinzelt gelingt während der pulmonalen Phase der Nachweis von Larven im Sputum. *Differentialdiagnostisch* ist bei positivem Eiernachweis an *Trichostrongylus* zu denken, vor allem, wenn es sich um ältere Stuhlproben handelt, in denen auch Hakenwurmeier mehr als 2–8 Furchungszellen aufweisen können: In solchen Fällen empfiehlt sich eine Kultur der Eier bis zum Auftreten der filariformen Larven, die sich dann identifizieren lassen. *Therapeutisch* stehen zur Zeit Pyrantelpamoat und Mebendazol im Vordergrund. Auch Biphenium-Hydroxynaphthoat gelangt zur Anwendung. Großes Gewicht ist auf die Behebung der Eisenmangelanämie zu legen, ganz abgesehen von der Behandlung allfällig bestehender Zeichen von Malnutrition. Die unmittelbare *Prognose* ist im allgemeinen gut; bei chronischem schwerem Befall entstehen aber u. U. irreparable Schäden. Zur *Prophylaxe* gehören die Behandlung der Infizierten, das Vermeiden von Defäkation auf den Boden durch Errichten von Aborten, die Regelung der Kanalisationen zur Entfernung der Abwässer, die Zerstörung infektiöser Larven (z. B. durch Streuen von Rohsalz) und das Tragen von Schuhen.

Larva migrans cutanea

Definitionen: Die *Larva migrans cutanea (»creeping eruption«)* kann durch Larven verschiedener Nematoden, im besonderen Hakenwürmer, verursacht werden, vor allem durch solche von *Ancylostoma brasiliense*, einem bei Hunden und Katzen vorkommenden Hakenwurm. Ein Teil der Fälle beruht auf einer Infektion durch Larven von *Ancylostoma caninum* oder *Uncinaria stenocephala*, beides ebenfalls Hunde-Hakenwürmer. Die Larven von *Strongyloides stercoralis* und von *Necator americanus* rufen manchmal auch eine »creeping eruption« hervor, ebenso z. B. diejenigen von *Gnathostoma spinigerum* oder *Gasterophilus*, der Magenbremse bzw. -fliege.

Zur **Ätiologie:** *Ancylostoma brasiliense* tritt als adulter Hakenwurm vor allem in Hunden und Katzen auf, die mit ihren Fäzes die Eier deponieren. Die weitere Entwicklung der Larven im Boden entspricht weitgehend derjenigen von Ancylostoma duodenale. Nach perkutaner Infektion des Menschen bleiben die Parasiten jedoch z. T. auf den Hautbereich beschränkt oder vermögen höchstens noch eine pulmonale Wanderung zu vollziehen, ohne ein adultes Stadium im Darm zu erreichen. Die übrigen oben genannten Erreger der Larva migrans cutanea sind an anderer Stelle erwähnt.

Epidemiologie: Mit Eiern bzw. Larven von *Ancylostoma brasiliense* kontaminierten Boden kann man u. a. an warmen Sandstränden des atlantischen Ufers von Südamerika antreffen, wo verwurmte Hunde frei herumlaufen.

Pathogenese und **Morphologie:** Die *Eintrittsstelle* zeigt in der Regel schon wenige Stunden nach Infektion eine leichte Schwellung und Rötung der Haut, die meistens juckt. Im Verlauf von ungefähr 1 Woche geht aus der ursprünglichen rötlichen Papel eine unregelmäßige, gewundene, aber lineare Läsion hervor, die mit Erythem verbunden ist. Mikroskopisch erkennt man die Larven in *tunnelförmigen Hohlräumen,* die meistens in den *tieferen Schichten der Epidermis* gelegen sind. Die benachbarten Papillarkörper zeigen eine deutliche Hyperämie und sind z. T. locker von neutrophilen Granulozyten infiltriert. Manchmal – möglicherweise bei Vorimmunisierten – finden sich auch einige eosionophile Granulozyten, ferner nach gewisser Zeit Lymphozyten und Histiozyten. Im Fall einer Larvenwanderung in andere Organe, insbesondere die *Lungen,* treten dort in der Regel entzündliche Reaktionen auf; bei Larvenuntergang kommt es z. T. zur Bildung kleiner Granulome.

Folgen und **Symptome:** Die oben geschilderten *Hautveränderungen* können längere Zeit bestehen bleiben und zu Juckreiz Anlaß geben. Zeichen eines *Loeffler-Syndroms,* d. h. einer vorübergehenden Pneumonitis mit Bluteosinophilie, fanden sich in gewissen Studien in ungefähr der Hälfte der Fälle. Die *Diagnosestellung* gelingt am ehesten mit Hilfe einer Biopsie; doch sind die Larven nicht öfters nachzuweisen, es sei denn, man fertige zahlreiche Stufenschnitte an. *Therapeutisch* hat sich vor allem Thiabendazol bewährt. Die *Prognose* ist im allgemeinen gut; allerdings können unbehandelte Hautveränderungen Monate lang bestehen bleiben und sich allenfalls sekundär bakteriell infizieren, z. T. wegen des Kratzeffektes.

Oesophagostomiasis

Bei dieser Affektion, die auch unter dem Namen *»Helminthom«* bekannt ist, wird durch Nematoden der Gattung *Oesophagostomum* verursacht. Die adulten Formen finden sich u. a. im Dickdarm von Rindern, Schweinen und Affen, vor allem in tropischen und subtropischen Gebieten. Diese Würmer weisen einen Lebenszyklus auf, der stark dem der menschlichen Hakenwürmer gleicht. In der Regel vermögen die Parasiten im Menschen ihre Entwicklung nicht zu vollenden. Gelegentlich gelingt es ihnen jedoch; in solchen Fällen beobachtet man wurmhaltige Granulationstumoren u. a. im Kolonbereich, die sich klinisch ähnlich wie Tumoren anderer Art manifestieren. Entsprechende Veränderungen beobachtet man auch in seltenen Fällen von *Ancylostomiasis* oder bei Befall durch *Ternidens deminutus,* eine andere Nematoden-Spezies.

Trichostrongyliasis

Definitionen: Die *Trichostrongyliasis,* die bei Tieren und beim Menschen bekannt ist, wird durch Nematoden der Gattung Trichostrongylus hervorgerufen. Hauptreservoir für *Trichostrongylus orientalis* ist überwiegend der Mensch, während *Trichostrongylus axei, Trichostrongylus colubriformis* u. a. vor allem bei herbivoren Tieren vorkommen und z. T. auf den Menschen übergehen können. Die vor allem in Iran sowie anderen Ländern des Mittleren Ostens und in Südamerika bekannte Wurminfektion verläuft *meistens asymptomatisch;* sie hat vor allem deswegen eine Bedeutung, weil die Eier dieser Nematoden mit denen von Hakenwürmern verwechselt werden können.

Zur **Ätiologie:** Die zu den oben erwähnten *Trichostrongylus-Spezies* gehörenden Nematoden sind ungefähr 4–8 mm lang und haardünn. Ihre Entwicklung in der Außenwelt entspricht weitgehend der der Hakenwürmer.

Pathogenese: Nach peroraler Infektion siedeln sich die Larven im Dünndarm an, wo sie sich zu reifen Formen entwickeln, ohne eine Wanderung über die Blutbahn zu vollziehen. Die adulten Würmer sind auch Blutsauger, doch entsteht selten eine schwere Anämie.

Die **Morphologie** der Trichostrongyliasis entspricht – in milder Form – der der Hakenwurmkrankheit in der intestinalen Phase (s. o.).

Folgen und **Symptome:** Eine klinisch ins Gewicht fallende *Anämie* wird nur bei massivem Wurmbefall beobachtet. Die *Diagnose* wird durch Identifikation der Eier gestellt, die von jenen der Hakenwürmer schwer zu unterscheiden sind (s. o.) *Therapeutisch* empfiehlt sich Thiabendazol. Zur *Prophylaxe* sollte in endemischen Gebieten u. a. das Gemüse gekocht werden.

Strongyloidiasis

Definitionen: Die durch den bei Mensch, Hund und Affen vorkommenden Nematoden *Strongyloides stercoralis* verursachte *Strongyloidiasis* ist vor allem in feuchtwarmen Gebieten bekannt. Meistens äußert sich dieser *»Zwergfadenwurm-Befall«* – wenn überhaupt – in gastrointestinalen Störungen. Extraintestinale Manifestationen, z. B. im Sinn einer *transitorischen Pneumonitis* und/oder einer *Larva migrans cutanea (externa),* kommen aber auch vor.

Ätiologie: Im Menschen parasitieren nur die *Weibchen von Strongyloides stercoralis;* sie sind lediglich ungefähr 2–3 mm lang und besiedeln vor allem die Wand des oberen Dünndarms, wo sie parthenogenetisch die Eiablage besorgen. Die rhabditiformen Larven schlüpfen schon im Darmlumen aus und werden mit den Fäzes ausgeschieden. Die Entwicklung zu den infektiösen filariformen Larven (3. Stadium) geschieht im feuchtwarmen Boden. Unter günstigen Bedingungen – vor allem in den Tropen – geht die Differenzierung in der Außenwelt noch weiter, indem freilebende adulte Männchen und Weibchen entstehen, die durch Kopulation, Ablage von Eiern und erneute Entwicklung über das Larvenstadium eine weitere Generation reifer Würmer hervorbringen können. Durch diese *exogene Vermehrung* kann es zu einer erheblichen Kontamination des Bodens durch infektiöse Larven vom filariformen Typ kommen. Diese sind gegenüber Trockenheit sehr empfindlich; in der feuchten Wärme halten sie sich aber bis zu 3 Wochen. Der *Lebenszyklus innerhalb des Menschen* gleicht z. T. dem der Hakenwürmer (s. o.), indem die Larven ebenfalls eine Wanderung auf dem Blutweg vollziehen und die Lunge passieren, bevor sie den Darm erreichen; männliche Larven gehen dabei offenbar zugrunde, falls ihnen der Eintritt durch die Haut überhaupt gelang. Als Besonderheit der Strongyloidiasis ist die Möglichkeit einer *Autoinfektion* zu erwähnen, indem sich rhabditiforme, aus den Eiern hervorgegangene Larven u. U. schon im Darm in filariforme Stadien weiterdifferenzieren und dann z. B. im Kolon oder im Gebiet der Perianalhaut in denselben Wirt wieder eindringen können. Auf diese Weise kommt es manchmal zu einer massiven allgemeinen Aussaat der Parasiten, bei der z. B. auch in den Lungen oder – seltener – in anderen Organen geschlechtsreife Weibchen entstehen mögen.

Epidemiologie: Der *Mensch* gilt als Hauptwirt von Strongyloides stercoralis. Hie und da kann die Affektion auch von Hunden ausgehen. Die feucht-warmen Bodenverhältnisse, die zur exogenen Vermehrung von Strongyloides stercoralis notwendig sind, beschränken diese Form von Helminthiasis auf tropische oder subtropische Gebiete mit ausreichendem Regenfall. Diese Bedingungen sind beispielsweise in Brasilien erfüllt.

Pathogenese: Die *Präpatenzzeit* beträgt mindestens 2–3 Wochen. Vor allem bei sensibilisierten Individuen können schon am *Ort des Eintritts* klinisch erkennbare entzündliche Reaktionen auftreten. Die *Lungenveränderungen* entsprechen zum guten Teil denen infolge Larvenwanderung auf dem »trachealen Weg«, wie sie andere Spezies vollziehen (s. o.). Entstehen z. B. im Rahmen einer Autoinfektion oder aus anderen Gründen schon in den Lungen oder in anderen Organen reife Weibchen, die zur Eiablage befähigt sind, können sich u. U. granulomatöse Prozesse einstellen; dies ist besonders bei Parasitenuntergang der Fall. Die *intestinale Phase der Infektion* kennzeichnet sich vor allem durch Besiedelung des oberen Dünndarms, wobei die adulten Weibchen mit Vorliebe im Bereich des Kryptenepithels leben. Hier findet auch die Ablage von Eiern statt, die durch Epitheldefekte hindurch leicht ins Darmlumen gelangen können.

Morphologisch findet man am *Ort des Larveneintritts in die Haut* entzündliche Veränderungen, die vor allem bei Vorsensibilisierten deutlich ausgeprägt sind und Infiltrate durch neutrophile und ziemlich viele eosinophile Granulozyten umfassen können. Die Lungenveränderungen ähneln denen bei anderen Formen von Helminthiasis, die mit Larvenwanderungen durch dieses Organ verbunden sind. Die deutlichsten Veränderungen erkennen wir jedoch im Bereich des *oberen Dünndarms.* Makroskopisch erscheint die Schleimhaut hyperämisch und ödematös, in schweren Fällen auch von Ulzera durchsetzt. Mikroskopisch finden sich adulte Weibchen und Eier mit Vorliebe innerhalb der Epithelschicht der Krypten, manchmal auch in der Schleimhaut oder am Grund von Geschwüren. Bei sog. *Autoinfektion* bzw. *»Hyperinfektion«* bemerkt man in den verschiedensten Organen, u. a. auch in Leber, Herz und anderen Geweben, entzündliche

Herde, die Larven oder u. U. sogar reife Würmchen enthalten. Besonders heftig ist die entzündliche Reaktion um zugrunde gehende Parasitenteile herum: Hauptsächlich bei stark sensibilisierten Individuen können an solchen Stellen u. a. zahlreiche eosinophile Granulozyten in den Infiltraten vorhanden sein. Nicht selten kommt es auch zu granulomatösen Prozessen, die dann schließlich vernarben.

Folgen und **Symptome:** Anläßlich der Erstinfektion bleibt die entzündliche Reaktion am *Ort des Eintrittes durch die Haut* so beschränkt, daß sie meistens nicht auffällt. Anders verhält es sich mit Vorimmunisierten, die z. T. eine deutliche Schwellung und Rötung an der Penetrationsstelle erkennen lassen. Manchmal treten zudem vorübergehende Hautexantheme auf, z. T. in Form von Urtikaria oder Erythemen. Serpiginöse Läsionen an der Eintrittspforte werden dann und wann beobachtet. Die *pneumonitischen Veränderungen,* die durch die Larvenwanderung bedingt sind und z. T. einem Loeffler-Syndrom entsprechen, gehen in der Regel mit Fieber einher, wenn sie ein bestimmtes Maß überschreiten. In schweren Fällen notiert man Husten, Dyspnoe, Hämoptyse und z. T. Bronchospasmen. Die *intestinale Phase der Infektion* bleibt oft *asymptomatisch.* Je nach Anzahl der Würmer und Ausmaß der Läsionen können sich aber erhebliche Störungen einstellen, u. a. Meteorismus, Nausea, z. T. mit Erbrechen, Konstipation und/oder Symptomen ähnlich denen bei Ulcus pepticum im Magen-Duodenal-Bereich. Manchmal bestehen auch Malabsorptionssyndrome mäßigen Grades, oder es stellt sich ein Subileus, u. U. sogar ein Ileus ein. Die Strongyloidiasis kann lange Zeit inapperzept bleiben und dann – z. B. bei *Herabsetzung der Immunkapazität* – klinisch manifest werden. Bei disseminiertem Wurmbefall treten die verschiedensten Störungen auf, u. U. auch zentralnervöse Symptome, wenn diese Strukturen betroffen sind. Die *Diagnosestellung* stützt sich auf den Nachweis von – meist rhabditiformen – Larven im frischen Stuhl. Gelegentlich treten während der pulmonalen Phase filariforme Larven im Sputum auf. Neuerdings hat sich die Dünndarmbiopsie diagnostisch gut bewährt, ferner stehen serologische Methoden zur Verfügung. Blutveränderungen, wie Eosinophilie, Hypalbuminämie sowie Störungen des Wasser-, Elektrolyt- und Säure/Basen-Haushaltes werden bei schwereren Formen der Krankheit oft festgestellt. Zur *Therapie* wird ebenfalls Thiabendazol empfohlen. Im Fall bakterieller Sekundärinfektionen sind geeignete zusätzliche Chemotherapeutika anzuwenden. Die *Prognose* gilt in den meisten Fällen als gut; eine relativ hohe Letalität stellt man in Fällen von »Hyperinfektion« (s. o.) fest.

Intestinale Capillariasis

Definitionen: Die *Capillariasis intestinalis (philippinensis)* ist eine vor allem im Bereich der Philippinen bekannte, durch den Nematoden *Capillaria philippinensis* hervorgerufene Krankheit, die sich bei schwerem Befall vor allem durch profuse Diarrhoe, proteinverlierende Enteropathie und Zeichen von Malabsorption charakterisiert. In unbehandelten Fällen ist mit einer hohen Letalität zu rechnen.

Zur **Ätiologie:** Die zur Familie der *Trichuroidea* gehörende Gattung der *Capillaria* umfaßt u. a. *Capillaria philippinensis,* die im adulten Stadium nur etwa 2–4 mm lang ist. Die erdnußförmigen *Eier* messen etwa 20 × 42 μm und weisen an beiden Polen Pfröpfe auf. Im Stuhl finden sich sowohl adulte Würmer als auch Larven und Eier.

Epidemiologie: Die intestinale Capillariasis kommt vor allem im Nordwestteil von Luzon auf den Philippinen vor. Der Übertragungsmodus ist noch nicht befriedigend geklärt. Man vermutet, daß sich der Mensch durch Genuß larvenhaltigen rohen Fischfleisches infiziert. Auch eine Übertragung von Mensch zu Mensch erscheint nicht ausgeschlossen. Schwere Formen mit massivem Wurmbefall beruhen offenbar auf wiederholter Autoinfektion.

Pathogenese: Nach Reifung der Larven im Dünndarm dringen die adulten Kapillarien – z. T. in großer Zahl – in die Schleimhaut ein. Es resultiert eine chronische Entzündung mit z. T. einer ziemlich schwerwiegenden proteinverlierenden Enteropathie, einer Malabsorption wechselnden Grades und einer Diarrhoe.

Morphologisch erscheinen vor allem das Jejunum, z. T. aber auch der übrige Dünndarmabschnitt und weitere Teile des Verdauungstraktes, ödematös und hyperämisch. Mikroskopisch erkennt man die adulten Kapillarien z. T. in großer Zahl und mit dem Mundteil voran gleichsam in die Mukosa eingebohrt. Die Eiabgabe erfolgt demnach nach hinten, Richtung Darmlumen. Die entzündlichen Veränderungen der Darmwand erweisen sich oft als nur mäßig ausgeprägt; die Infiltrate bestehen vorwiegend aus Lymphozyten, Histiozyten und Plasmazellen, ferner wechselnd zahlreichen eosinophilen Granulozyten. Die Villi erscheinen in schweren Fällen abgeflacht, ähnlich wie beim Zöliakie-Syndrom. Die Gründe hierfür sind noch nicht befriedigend geklärt. Wahrscheinlich spielen – neben direkten Schädigungen durch die Parasiten – Immunreaktionen beim Zustandekommen dieser Veränderungen mit eine Rolle. Selten finden sich Larven im Extraintestinalbereich.

Folgen und **Symptome:** Im Vordergrund des klinischen Bildes stehen *Diarrhoe, proteinverlierende Enteropathie* mit entsprechender *Hypoproteinämie,* u. U. auch mit Ödemen, ferner wechselnde Zeichen von *Malabsorption.* Die chronische Diarrhoe führt u. U. zu Hypokaliämie und metabolischer Azidose. Meistens notiert man auch eine Hypokalzämie. Bauchschmerzen werden öfters angegeben. Die *Diagnosestellung* hängt vom Nachweis der Eier in den Fäzes ab. Dabei ist vor Verwechslungen mit Eiern von Trichuris trichiura zu warnen, die ganz ähnlich aussehen. Zur

Behandlung hat sich Thiabendazol besonders bewährt; großes Gewicht ist zudem auf die Kontrolle des Wasser-, Elektrolyt- und Säure/Basen-Haushaltes zu legen. In unbehandelten Fällen führt die Capillariasis intestinalis oft im Verlauf von 2–3 Monaten zum Tod.

Capillariasis hepatica

Diese durch den Nager-Nematoden *Capillaria (Hepaticola) hepatica* hervorgerufene Krankheit wird beim Menschen nur selten beobachtet. Der letztere infiziert sich in der Regel durch Nahrungsmittel oder anderes Material, das durch embryonenhaltige Eier kontaminiert ist. Die freien Larven penetrieren in die Darmwand und gelangen schließlich in die Leber, wo sie z. T. erhebliche granulomatöse Veränderungen und wechselnde Vernarbungen hervorrufen. Dabei finden sich auch adulte Würmer und Eier, die in epitheloidzellige, peripher fibrosierende Herde eingeschlossen sind. Die klinischen Manifestationen bestehen in der Regel in einer chronischen granulomatösen Hepatitis, ähnlich wie u. a. bei gewissen Formen von Larva migrans visceralis. Ein portaler Hochdruck entwickelt sich anscheinend kaum. Eine Entwicklung reifer Würmer im Menschendarm wird unseres Wissens nicht beobachtet, im Gegensatz zu einer ganzen Zahl von Nager-Spezies.

202.3. Weitere Krankheiten aufgrund einer Infektion durch Nematoden, mit besonderer Betonung der sog. Gewebs-Nematoden

Definitionen: »*Gewebs-Nematoden*« nennt man jene, die vor allem durch die Migration der Würmer oder Larven in/durch die Gewebe des Wirtsorganismus Schäden verursachen. Abgesehen von einigen bereits genannten Beispielen von Larvenwanderungen auf dem Blutweg, sind hier in erster Linie die *Trichinosis,* die verschiedenen Formen von *Filariasis,* die *Onchocerciasis* und die *Dracunculiasis* zu erwähnen, abgesehen von selteneren Affektionen, wie den Varianten von *Angiostrongyliasis.*

Angiostrongyliasis cantonensis und andere Formen von eosinophiler Meningitis

Ätiologie: Die ungefähr 2 cm langen, filariformen adulten Würmer der Spezies *Angiostrongylus cantonensis* besiedeln hauptsächlich die kleinen Äste der Lungenarterien von Nagern, u. a. von Ratten, wo die Weibchen die Eier deponieren. Die daraus hervorgehenden Larven treten in die Alveolen über und gelangen über Trachea und Larynx in den Verdauungstrakt, aus dem sie mit den Fäzes abgehen. Das infektiöse Stadium erreichen sie u. a. in Schnecken; schließlich erscheinen sie in verschiedenen Wassertieren. Bei den Nagern wandern die Larven ins Gehirn, wo sie zu jungen erwachsenen Nematoden heranreifen, um dann die erwähnten Lungengefäße aufzusuchen.

Epidemiologie: Die Angiostrongyliasis cantonensis ist vor allem in Südostasien (Indochina), auf den Philippinen, auf Taiwan sowie auf anderen Inseln des Pazifik bekannt. Sie tritt z. T. auch in angrenzenden Ländern in Erscheinung. Der Mensch infiziert sich durch Genuß ungekochter, larvenhaltiger Wassertiere, wie Krabben u. a.

Pathogenese: Nach peroraler Aufnahme der Larven durch den Menschen dringen diese in die Darmwand ein und erreichen auf dem Blutweg den Hirn- und Meningealbereich, wo sie – im Gegensatz zum Verhalten in Nagern – absterben und z. T. heftige entzündliche Reaktionen hervorrufen.

Morphologisch findet sich das Bild der sog. *eosinophilen Meningitis,* verbunden mit dem Vorhandensein sog. »Wurmspuren«, die z. T. durch das Gehirn (u. a. Hirnstamm) und das Rückenmark führen und oft von einem hämorrhagischen Saum umgeben sind. Im Meningealbereich rufen die absterbenden Parasiten granulomatöse Reaktionen hervor. Überdies finden sich viele Blutgefäße, vor allem Meningealvenen, von Parasiten ausgefüllt, was zu umschriebenen venösen Stauungen führt. Teilweise aufgrund immunologischer Reaktionen entwickelt sich da und dort im Bereich der weichen Hirnhäute und des Gehirns auch eine nekrotisierende Arteriitis. Die entzündlichen Infiltrate umfassen neben Lymphozyten, Histiozyten, Plasmazellen und neutrophilen Granulozyten eine erhebliche Zahl von Eosinophilen.

Folgen und **Symptome:** Im Vordergrund der klinischen Symptome stehen jene einer *Meningoenzephalitis,* verbunden mit einer deutlichen Eosinophilie im Liquor cerebrospinalis und im Blut. In den meisten Fällen heilt der Prozeß spontan ab, kann aber gewisse Schäden hinterlassen. Die *Diagnose* wird vor allem aufgrund der klinischen Befunde und der epidemiologischen Gegebenheiten gestellt. *Differentialdiagnostisch* sind bei Vorliegen einer eosinophilen Meningitis u. a. die Paragonimiasis, die Echinococcosis, die Schistosomiasis (japonica), die Trichinosis, die Cysticercosis, die Toxocariasis und die Gnathostomiasis in Erwägung zu ziehen. Eine wirksame *Therapie* ist nicht bekannt. Thiabendazol leistet u. U. im Stadium der Dissemination von Larven gute Dienste.

Angiostrongyliasis costaricensis

Der Nematode *Angiostrongylus costaricensis* hält sich in seiner adulten Form vor allem in Mesenterialarterien von Ratten auf. Die Larven gelangen in die Darmlichtung und werden mit den Fäzes abgegeben. Die Weiterentwicklung zu infektiösen Larven erfolgt z. B. in Schnecken. Der Mensch infiziert sich akzidentell durch Genuß u. a. kontaminierten Gemüses. Kinder sind in besonderem Maß betroffen. Die Hauptschäden bestehen im Auftreten von *Verschlüssen mesenterialer Arterien,* mit nachfolgender, partieller oder vollständiger Infarzierung des Darms, sowie in der Ausbildung *eosinophiler Granulationstumoren* im Intestinalbereich. Die Krankheit ist hauptsächlich in Zentralamerika zu Hause.

Trichinosis

Definitionen: Die *Trichinosis (Trichinose, Trichinellosis, Trichiniasis)* des Menschen wird durch den kleinen Nematoden *Trichinella spiralis* verursacht. Nach einer *intestinalen Phase* der Infektion, die bereits wenige Tage nach peroraler Einnahme larvenhaltigen Fleisches (z. B. rohes »trichinöses« Schweinefleisch) klinisch manifest werden kann, folgt die *extraintestinale Phase,* die durch die nachfolgende hämatogene Dissemination von Larven in Muskulatur und andere Gewebe/Organe charakterisiert ist. Zu den wichtigsten Symptomen in diesem Stadium der Krankheit gehören u. a. Myalgien, Lid- und Gesichtsödeme und allenfalls Hautexantheme. Ernsthafte Komplikationen ergeben sich manchmal beim Zustandekommen einer *Trichinen-Myokarditis* und/oder *-Meningoenzephalitis*. In der Regel besteht eine *Blut-Eosinophilie*.

Ätiologie: Die Weibchen von *Trichinella spiralis* sind ungefähr 3–4 mm, die Männchen 1,4–2 mm lang. Der Ösophagus dieser Nematoden zeigt im vorderen Anteil eine ziemlich muskelstarke Wand, während hinten das Lumen von Drüsenzellen, sog. »Stichozyten«, umgeben ist. Wie alle metazoischen Parasiten besitzen auch die Trichinen (Trichinellen) an der Oberfläche zahlreiche *Antigene*. Verschiedene Beobachtungen sprechen dafür, daß es sich hierbei nicht nur um Strukturbestandteile handelt, sondern daß antigenisch und immunogenisch wirksames Material auch in die Umgebung freigesetzt wird. Der *Lebenszyklus* der Trichinen läßt sich wie folgt zusammenfassen: Hauptwirte dieser Parasiten sind verschiedene karnivore und omnivore Säugetiere, in Europa z. B. Wildschweine, Füchse und Hund, jedoch nur sehr selten das Hausschwein, in Nordamerika u. a. Bären. Die Infektion erfolgt durch perorale Einnahme von ungekochtem Fleisch, das eingekapselte, infektionsfähige Larven enthält. Die letzteren werden unter dem Einfluß der Verdauungssäfte im Dünndarmlumen freigesetzt und dringen in die Schleimhaut ein. Hier entwickeln sie sich im Verlauf von 4 Häutungen in *geschlechtsreife Parasiten*. Nach der Kopulation sterben die Männchen ab, und die viviparen Weibchen setzen im Verlauf der nächsten 4–6 Wochen (u. U. noch länger) je etwa 500–1000 Larven von 6×100 µm Größe ab. Diese gelangen auf dem Blutweg in die verschiedensten Gewebe/Organe. Ein Überleben der Parasiten ist jedoch – soweit bekannt – nur in *quergestreifter Muskulatur* möglich: Die Larven dringen frühestens ungefähr 5–7 Tage nach Infektion in Myozyten ein. Die letzteren scheinen zum guten Teil nicht zugrunde zu gehen; vielmehr kommt es innerhalb des Sarkolemms im Verlauf von 2–6 Wochen zu einer Abkapselung der Parasiten durch hyalines, bei elektronenmikroskopischer Betrachtung feinfibrilläres Material. Die Trichinen-Kapseln sind oval bis zitronenförmig und messen in der Länge ungefähr 0,4–0,7 mm. In Spätstadien der Kapselbildung gehen die Wirts-Myozyten in vermehrtem Maß zugrunde, so daß die Kapseln frei ins Gewebe zu liegen kommen. Im Verlauf der Einkapselung rollen sich die anfänglich gestreckten Larven ein und werden aufgrund weiterer Differenzierungsvorgänge infektionsfähig. In dieser Form sind die Parasiten sehr lange lebensfähig; beim Menschen kennt man Fälle, in denen die Muskeltrichinen mehr als 30 Jahre am Leben blieben!

Epidemiologie: Die Trichinose findet man im Gegensatz zu manchen anderen Nematoden-Infektionen vor allem – aber nicht ausschließlich – in der nördlichen Hemisphäre. Lediglich in Australien soll sie nicht bekannt sein. Die Häufigkeit dieser Krankheit hängt stark von den örtlichen Gesetzen über Fleischkontrollen ab. Man schätzt, daß im Mittel etwa 2% aller Menschen Trichinellen-Träger sind. In Europa stehen hinsichtlich Inzidenz der Trichinose Länder wie Polen und westliches Rußland an der Spitze. Hierzulande ist die Krankheit wesentlich seltener zu sehen, am ehesten noch dort, wo allenfalls zu wenig gebratenes Wildschweinfleisch verzehrt wird. In der Schweiz sind etwa 0,1–0,5% der Hausschweine von Trichinen infiziert, trotzdem kommen in westlichen Ländern Infektionen des Menschen nicht öfters vor, vor allem wegen der relativ zuverlässigen Fleischkontrolle. Man kennt allerdings Ausnahmen: So wurde im Jahr 1967 eine Epidemie beobachtet, von der fast 500 Individuen betroffen waren. Abgesehen von Schweinen sind auch andere Omnivoren (z. B. Ratten) und Karnivoren (Hunde, Katzen, Bären, Marder, Füchse, Schakale u. a.) sowie Meersäuger (Delphine, Wale, Seehunde u. a.) öfters Trichinellen-Träger. Die Transmission der Trichinose von Tier zu Tier geschieht ebenfalls in erster Linie durch Verzehren larvenhaltigen Fleisches, selten durch Vermittlung sog. Transport-Vektoren (Arthropoden, Fische) oder fäkal-oral. Die Muskeltrichinen gelten als außerordentlich resistent, indem sie in faulendem Fleisch noch monatelang infektiös bleiben können und beispielsweise im Kühlschrank (4 °C) z. T. mehr als ein Jahr lang erhalten bleiben mögen. Bei Temperaturen von −15 °C sterben sie erst nach ungefähr 1–3 Wochen. Im Trockenfleisch und in Gepökeltem ist ihre Lebensdauer wenig eingeschränkt. Eine sichere Abtötung erreicht man indessen durch ausreichendes Erhitzen. Als wichtigste *Infektionsquellen* kennt man bei uns ungenügend gebratene bzw. gekochte Fleischgerichte von Wild-und Hausschweinen, seltener von anderen Tierarten (s. o.).

Pathogenese: Die *gewebeschädigende Wirkung* der Trichinella spiralis beruht einerseits auf direkten, andererseits auf immunbiologisch vermittelten Effekten. Während der *intestinalen Phase*, d. h. kurze Zeit nach der ersten Infektion, ist mit Immunreaktionen noch kaum zu rechnen. Die hier hervorgerufenen Läsionen beruhen z. B. auf der entzündungsauslösenden Wirkung absterbender Männchen, ferner auf Epithelläsionen und deren Komplikationen, die anläßlich des Eintritts der Larven in die Mukosa zustande kommen können. *Immunreaktionen* sind ungefähr von der 2.–3. Woche an nachweisbar. Beim Menschen kommt es sowohl zu zellgebundenen als auch zu humoralen spezifischen Immunantworten. Die letzteren bestehen zunächst vor allem in der Produktion von Antikörpern der IgM-Klasse. Später treten vermehrt IgG-Antikörper auf (kaum aber IgA-Antikörper) und auch die Bildung von Antikörpern der IgE-Klasse ist erheblich. Letzteres wird neuerdings in besonderem Maß mit einer *protektiven Wirkung* in Beziehung gebracht, indem IgE allein oder in Kombination mit sog. mononukleären Zellen einen gewissen Schutz gewähren soll. Es wurde schon früher erwähnt, daß auch die eosinophilen Granulozyten in dieser Hinsicht eine wesentliche Rolle spielen könnten. Über allenfalls protektive Funktionen zellgebundener Immunreaktionen wissen wir noch wenig. Zweifellos tragen aber die erwähnten Immunantworten im Sinn von *Überempfindlichkeitsreaktionen* auch zur Schädigung der Gewebe bei. Wahrscheinlich trifft dies für den zweiten Teil der intestinalen Phase sowie vor allem für die *extraintestinale Phase* zu. Soweit beurteilbar, scheinen hierbei die humoralen Immunantworten, insbesondere anaphylaktische Reaktionen, eine führende Rolle zu spielen. Eine Trichinelleninfektion kann umgekehrt eine gewisse *immunsuppressive Wirkung* haben. Aus anderen Beobachtungen geht hervor, daß z. B. die zellgebundene Immunreaktion auf BCG bei Trichinosis gesteigert ausfallen mag. Die vielfältigen und sich z. T. widersprechenden Angaben über Immunvorgänge im Rahmen der Trichinose finden ihre Erklärung z. T. wahrscheinlich darin, daß die Trichinen sehr zahlreiche Antigene besitzen, und daß nur ein Teil der gegen diese gerichteten Antikörper bzw. spezifisch sensibilisierten Lymphozyten protektive Bedeutung haben. Ob und in welchem Ausmaß die Immunreaktionen zum Absterben der Muskeltrichinen beitragen, ist umstritten.

Morphologisch erkennt man vor allem in der zweiten Hälfte der *intestinalen Phase* der Infektion Darmveränderungen, wie Hyperämie, Ödem, kleine Blutungen und eine zunehmende entzündliche Infiltration, an der auch zahlreiche eosinophile Granulozyten teilnehmen. Abgestorbene adulte Nematoden erzeugen dann und wann geringfügige, herdförmige granulomatöse Reaktionen. In der *extraintestinalen Phase* wird in erster Linie die *quergestreifte Skelettmuskulatur* betroffen; zu den häufigsten Lokalisationen gehören das Zwerchfell sowie die Mm. gastrocnemius, intercostales, deltoides, glutaei, pectorales u. a. In den frisch von Parasiten besiedelten Muskelzellen liegen die Larven in der Längsrichtung gestreckt, und die Wirtszelle zeigt in wechselndem Maß eine sog. »basophile granuläre Degeneration«. Mit der Zeit finden sich herdförmige Infiltrate von neutrophilen und eosinophilen Granulozyten, Lymphozyten und Histiozyten, selten auch Plasmazellen. Öfters treten zudem Ödem und kleine Blutungen auf. Während der akuten Phase der Erkrankung sind die Muskeln hyperämisch. Muskelfasern in der Nachbarschaft befallener Myozyten lassen z. T. eine hyaline Umwandlung erkennen. Im Lauf der Einkapselung der Larven geht mindestens ein Teil der befallenen Muskelzellen zugrunde, und in der Umgebung wird vermehrt Bindegewebe gebildet. Ein erheblicher Prozentsatz der Muskeltrichinen stirbt im Verlauf von ½–2 Jahren ab und verkalkt öfters. Im *Myokard* kommt es nicht zur Besiedelung erhaltener Myokardiozyten durch die Larven, vielmehr gehen die meisten Parasiten in dieser Lokalisation zugrunde, was eine heftige entzündliche Reaktion auslösen kann, wiederum mit Beteiligung u. a. von Eosinophilen. Herdweise notiert man einen Untergang von Muskelzellen. Die Veränderungen sind subepikardial stärker ausgeprägt als in den inneren Wandschichten des Herzmuskels. Ähnliches kann sich im Bereich der weichen Hirnhäute abspielen, wo die *Leptomeningitis* z. T. granulomatösen Charakter annimmt. Vereinzelt finden sich auch kleine entzündliche Herde im Gehirn, die mit der Bildung von Glianarben ausheilen. In einem Teil der Fälle geht die Trichinosis im Hirn-Hirnhaut-Bereich mit vaskulitischen Veränderungen einher.

Folgen und **Symptome:** Die *ersten Symptome* treten oft schon etwa 1–2 Tage nach Infektion auf und bestehen u. a. in Übelkeit, Bauchschmerzen und Diarrhoe. Hie und da tritt Fieber auf. Die Manifestationen der *extraintestinalen Phase,* d. h. im wesentlichen der Invasion von Larven in die Muskulatur, setzen in der Mehrzahl der Fälle gegen Ende der ersten Woche nach Beginn der Erkrankung ein und können u. U. 5–6 Wochen andauern. Zu den häufigsten Erscheinungen dieses Stadiums der Trichinose gehören u. a. *Fieber, Lidödeme, Konjunktivitis, z. T. mit subkonjunktivalen Blutungen, Myalgien und Druckschmerzhaftigkeit der befallenen Muskulatur* sowie z. T. Schwäche derselben. In einem erheblichen Teil der Fälle kommt es zur Ausbildung eines makulopapulösen Hautexanthems, das meist mehrere Tage anhält und z. T. mit kleinen subungualen Blutungen verbunden ist. Sind die weichen Hirnhäute bzw. das Zentralnervensystem betroffen, treten Symptome und *Zeichen einer Meningitis* in Erscheinung; ferner beobachtet man dann und wann Veränderungen im Sinn einer Polyneuritis, einer Poliomyelitis, von Lähmungen oder Paresen u. a. m. In schweren Fällen entwickelt sich mitunter ein Delir, das in ein Koma übergehen kann. Kommt es zur Ausbildung einer *Myokarditis,* macht sich in der Regel eine Tachykardie bemerkbar, und es besteht die Gefahr eines Herzversagens. Von den Laboratoriumsbefunden ist in erster Linie die *Bluteosinophilie* hervorzuheben. Die *Diagnosestellung* geht von den klinischen Befunden und der Anamnese aus; sie beruht einerseits auf dem Nachweis der Larven in der Muskulatur mit Hilfe einer Biopsie (Mm. deltoides oder gastrocnemius, am besten in der 3.–4. Woche), andererseits auf immunologischen Methoden. Zum Larvennachweis in der exzidierten Muskulatur eignen sich am ehesten native Quetschpräparate. Die serologischen Teste ergeben in der Regel von der 3. Woche an ein positives Resultat. Am besten hat sich der sog. Bentonit-Flokkulationstest bewährt; es stehen aber auch andere Methoden, wie der Präzipitations-Test, die Komplementbindungsreaktion und die indirekte Immunfluoreszenz-Technik, zur Verfügung. Hautteste gelten, zumindest zur Zeit, als eher unzuverlässig. *Differentialdiagnostisch* sind u. a. ein Lymphoma malignum Hodgkin, eine Polyarteriitis nodosa, eine Dermatomyositis und eine sog. eosinophile Leukämie in Betracht zu ziehen. *Therapeutisch* bringt Thiabendazol einen gewissen Nutzen; die Erfolge sind aber z. T. nicht überzeugend. Hat man Hinweise auf eine starke Beteiligung von Überempfindlichkeitsreaktionen, empfiehlt sich die Verabreichung von Prednison. Dank solcher Maßnahmen ist die *Letalität von Fällen mit Meningoenzephalitis und/oder Myokarditis* von früher 10% auf ungefähr 2% gesunken. Es sei aber hervorgehoben, daß weitaus die meisten Fälle von Trichinosis einen gutartigen Verlauf nehmen; viele Individuen mit Trichinenbefall bleiben sogar *asymptomatisch.* Hinsichtlich der *Prophylaxe* empfiehlt sich vor allem das Kochen bzw. ausreichende Braten von Schweinefleisch, ganz abgesehen von einer behördlich geregelten Fleischkontrolle.

Beispiele:

- In den USA ist die *Häufigkeit* eines anläßlich von Autopsien erkennbaren Befalls des Zwerchfells durch Trichinenzysten bzw. daraus entstandenen Kalkherden in den letzten 30 Jahren von ungefähr 16% auf 4% gesunken.
- Bevölkerungsteile, die mit Vorliebe *Schweinswürste aus unzureichend oder nicht gekochtem Fleisch* essen, zeigen eine höhere Inzidenz des Trichinenbefalls als die Gesamtpopulation.

- In schweren Fällen von Trichinose stellt sich dann und wann eine *Hypalbuminämie* ein, wahrscheinlich wegen einer erhöhten Permeabilität der Wand geschädigter Kapillaren.
- Je nach dem Ausmaß der *Muskelschädigung* bei Trichinose notiert man eine erhöhte Aktivität der Laktatdehydrogenase, der Myokinase und der Kreatinphosphokinase im Serum; zudem besteht z. T. eine Kreatinurie.
- *Todesfälle* infolge schwerer Trichinose ereignen sich am ehesten in der 4.–6. Woche, vor allem bei Myokarditis und/oder Meningoenzephalitis.
- Weitaus die meisten Fälle von Trichinose heilen spontan ab; manchmal bleiben aber *rheumatoide Beschwerden* noch längere Zeit bestehen.

Einleitende Bemerkungen zu den verschiedenen Formen von Filariasis

Definitionen: Krankheiten, die durch *Filarien,* d. h. fadenförmige Nematoden, verursacht werden, faßt man unter der Bezeichnung *»Filariasis« (»Filariose«)* zusammen. Diese Würmer dringen u. a. in Lymphgefäße und Subkutis sowie tiefer liegende Weichteile ein, wo sie in der Regel entzündliche Reaktionen und schließlich Vernarbungen erzeugen. Die viviparen Weibchen setzen *Mikrofilarien* ins Blut und/oder subkutane Gewebe frei, wo diese sich Wochen oder Monate aufhalten können, bis sie von einem *hämatophagen Arthropoden* aufgenommen werden. In diesem Zwischenwirt erfahren die Mikrofilarien eine Differenzierung in *infektionsfähige filariforme Larven,* die anläßlich einer weiteren Blutmahlzeit auf einen neuen Wirt übertragen werden können. Die sog. *lymphatische Filariasis* beruht auf einer Infestation durch *Wuchereria bancrofti* oder *Brugia malayi,* die über eine Blockade von Lymphgefäßen eine *Elephantiasis* herbeizuführen vermögen. Die durch *Loa loa* verursachte *Loiasis* charakterisiert sich klinisch durch vorübergehende Schwellung von Haut und Unterhaut *(»Calabar-Schwellungen«).* Die *Onchocerciasis,* hervorgerufen durch *Onchocerca volvulus,* geht oft mit der Bildung vernarbender Knoten *(»Onchozerkome«)* sowie juckenden Hautausschlägen einher und ist vor allem wegen der Gefahr der Erblindung gefürchtet. Man kennt ferner Infestationen des Menschen durch *Mansonella ozzardi* und *Dipetalonema streptocerca,* doch ist ihre klinische Bedeutung relativ gering. Die Identifizierung der verschiedenen Nematoden erfolgt aufgrund ihrer Lokalisation, des mehrheitlich periodischen Erscheinens der Mikrofilarien im Blut sowie der Morphologie der letzteren. Mikrofilarien von Onchocerca volvulus und Dipetalonema streptocera halten sich vor allem im subkutanten/kutanen Gewebe auf, ohne in dieser Hinsicht nennenswerte tageszeitliche Schwankungen erkennen zu lassen. Die Mikrofilarien der übrigen oben genannten Nematoden finden sich alle im Blut und zeigen – mit Ausnahme derjenigen von Mansonella ozzardi – hinsichtlich ihres Erscheinens in Hautgefäßen eine deutliche Abhängigkeit von der Tageszeit. Diese *»periodischen Filarienarten«* lassen sich weiter in *»nachtperiodische«* und *»tagperiodische«* unterscheiden (s. u.). Mansonella ozzardi ist, wie erwähnt, eine *»nicht periodische Filarien-Spezies«.*

Die *Filarien* heißen »fadenförmig«, weil sie alle viel länger als dick sind, was nicht heißt, daß jede Gattung in der erwachsenen Form tatsächlich einem Faden gleicht (vgl. dazu Dracunculus). Die Mundorgane dieser Nematoden erscheinen im allgemeinen wenig entwickelt. Die Länge der adulten Formen variiert zwischen 2 und mehr als 50 cm; bei den Weibchen ist sie größer als bei den Männchen. Die letzteren kennzeichnen sich im übrigen durch den Besitz von 2 gleich langen Spiculae, die der Kopulation dienen. Die Weibchen, deren Geschlechtsöffnung im vorderen Körperteil liegt, setzen embryonierte Eier ab oder gebären z. T. geschlüpfte Larven, die *»Mikrofilarien«* heißen. Diese sind ungefähr 0,2–0,3 mm lang, haben eine schlangenähnliche Form und bleiben z. T. von einer ziemlich dicken Eihülle umgeben *(bescheidete Mikrofilarien);* aus der Eihülle ausgeschlüpfte Mikrofilarien nennt man *»unbescheidet«.* Die *Identifizierung der Mikrofilarien,* der große diagnostische Bedeutung zukommt, gründet sich im wesentlichen auf folgende Besonderheiten: An- oder Abwesenheit einer *Eihülle* und Verteilung der *Kerne,* die reihenförmig angeordnet sind, im Körper. Die Eihülle sieht man bei den Mikrofilarien von Wuchereria bancrofti, Brugia malayi und Loa loa über das Kopf- und Schwanzende hinausragen; bei den anderen Spezies ist dies nicht der Fall. Die sog. Kernsäule reicht bei den Mikrofilarien von Brugia malayi, Loa loa sowie den beiden Spezies von Dipetalonema bis ins äußerste Ende des Körpers, was für andere Formen nicht zutrifft.

Bei sog. *periodischen Filarienarten* finden sich die Mikrofilarien, wie gesagt, nur während einer bestimmten Periode, tags oder nachts, im peripheren Blut, d. h. u. a. in den Gefäßen von Haut und Unterhaut; während der restlichen Zeit des Tages halten sie sich vor allem in den Lungen auf und treten höchstens ganz vereinzelt in kleinen Hautgefäßen in Erscheinung. Diese Periodizität bestimmt die Art von *Arthropoden,* die als *Zwischenwirte* dienen: *Nachtaktive Insekten* infizieren sich naturgemäß mit nachtperiodischen Mikrofilarien; für *tagaktive Vektoren* gilt das umgekehrte. Die Arthropoden nehmen während der Blutmahlzeit Mikrofilarien auf, die sich in der Thoraxmuskulatur über zwei Häutungen zu infektionsfähigen Larven weiter differenzieren. Diese migrieren in die Mundorgane der Insekten und bei einem späteren Saugakt gelangen sie in den Stichkanal. Die weitere Entwicklung der Filarien erfolgt dann im Hauptwirt, d. h. u. a. im Menschen. Bei *nicht periodischen Filarienarten* spielt die Tageszeit keine wesentliche Rolle, so daß hier tages- wie nachtaktive Zwischenwirte die Mikrofilarien aufnehmen können. Dasselbe gilt für die oben

erwähnten Formen von Filariasis, bei denen sich die Mikrofilarien vor allem im kutan-subkutanen Gewebe, nicht oder weniger aber im Blut aufhalten.
Die *Hautteste* und *serologischen Methoden,* die bei Filariasis zur Anwendung gelangen können, ergeben nur *gruppenspezifische Resultate.* Zudem erhält man z. T. *»falsch negative« Befunde.* Diese Techniken gelten daher in diagnostischer Hinsicht als wenig zuverlässig. Lediglich bei Fehlen von Mikrofilarien und anderer Nematoden-Krankheiten können sie nützlich sein.

Die sog. lymphatische Filariasis

Definitionen: Unter der Bezeichnung einer *»lymphatischen Filariasis«* faßt man im wesentlichen die *Filariasis bancrofti* und die *Filariasis malayi* zusammen. Als Zwischenwirte für *Wuchereria bancrofti* dienen in erster Linie Mücken der Genera *Culex* (u. a. *Culex pipiens fatigans*), *Aedes und Anopheles,* während *Brugia malayi* vor allem durch *Mansonia* und *Anopheles* übertragen wird. Die Krankheit äußert sich im *akuten Stadium* u. a. in Lymphangiitiden und Lymphadenitiden, verbunden mit fieberhaften Allgemeinerscheinungen und manchmal gesteigerten hyperergischen Reaktionen, die in der Regel als *»tropische Eosinophilie«* bezeichnet werden. Im *chronischen Stadium* stehen Behinderungen des Lymphabflusses im Vordergrund der klinischen Symptome; diese führen hie und da zum Bild der *»Elephantiasis«.*

Zur **Ätiologie:** Die fadenförmigen adulten Nematoden der Spezies *Wuchereria bancrofti* messen 35 mm (Männchen) oder 80–100 mm (Weibchen), diejenigen von *Brugia malayi* sind ungefähr halb so lang. Die erwachsenen Parasiten halten sich – z. T. umeinander verschlungen und/oder aufgeknäuelt – in menschlichen Lymphgefäßen auf, in die die viviparen Weibchen zahlreiche Mikrofilarien von ungefähr 0,2–0,3 mm Länge gebären. Die letzteren gelangen schließlich in den Blutstrohm, wo sie sich tagsüber vor allem in die Lungenendstrombahn »zurückziehen«. Im peripheren Blut, d. h. auch in den Hautgefäßen, finden sich die Mikrofilarien in der Zeit zwischen 2100 und 0200 Uhr in größter Zahl. Neben diesen typischen *nachtperiodischen Formen* kennt man auch sog. *subperiodische Varianten,* wie die *Wuchereria pacifica* (u. a. in Polynesien), deren Mikrofilarien vor allem am frühen Abend im peripheren Blut auftreten. Man nimmt an, daß diese Periodizitäten hauptsächlich mit dem P_{O_2} im Blut zusammenhängen. Im *Zwischenwirt,* der während einer Blutmahlzeit Mikrofilarien von einem infizierten Menschen aufnimmt, entwickeln sich, wie erwähnt, infektiöse Larven, die durch Stich auf einen nächsten Hauptwirten übertragen werden können. Die Differenzierung der Parasiten in den Stechmücken *(Culex, Anopheles* und *Aedes* für *Wuchereria bancrofti; Anopheles, Aedes* und *Mansonia* für *Brugia malayi)* ist nur bei relativ hoher Temperatur und ausreichender Luftfeuchtigkeit möglich; bei 28 °C dauert dieser Prozeß ungefähr 12 Tage. Nach der Infektion eines neuen Wirtes siedeln sich die Larven in den Lymphgefäßen an, wo sie über eine längere Entwicklung geschlechtsreif werden. Bei Brugia malayi vergehen nach erfolgter Infektion ungefähr 3 Monate, bei Wuchereria bancrofti öfters 1–2 Jahre, bis Mikrofilarien im Blut erscheinen. Falls es nicht zur Reinfektion kommt, kann ein infizierter Mensch 5–10 Jahre lang Mikrofilarien im Blut aufweisen; dies entspricht ungefähr der Dauer der Geschlechtsreife der adulten Würmer. Hinsichtlich der *Antigene* dieser Parasiten gelten ähnliche Überlegungen wie im Fall anderer Nematoden (s. o.). Dasselbe trifft für allenfalls schädliche Stoffe zu, die von lebenden oder absterbenden Filarien abgegeben werden.

Epidemiologie: Soweit bekannt, ist der Mensch der einzige Vertebraten-Wirt für Wuchereria bancrofti, während im Fall von Brugia malayi an die Existenz tierischer Reservoirs gedacht wird. Das Auftreten der Krankheit hängt verständlicherweise von der Anwesenheit infizierter Wirte und nachtaktiver Mücken ab, die die Rolle von Zwischenwirten spielen können. Man schätzt, daß zur Zeit ungefähr 250 Millionen Menschen von diesen Filarien infiziert sind. Die *Filariasis bancrofti* tritt zwischen dem 41. nördlichen und dem 30. südlichen Breitengrad vor allem in Afrika, ferner auf den pazifischen Inseln, in Südostasien von Indien bis Korea, ferner in geringerem Maß auf den karibischen Inseln, in Zentralamerika und an der Ostküste Südamerikas in Erscheinung. Die *Filariasis malayi* ist demgegenüber hauptsächlich in Südostasien zu Hause, Indien, Indonesien, Japan und China eingeschlossen. Neuerdings ist in Brasilien ein weiterer Typ von Filariasis beobachtet worden, der durch *Wuchereria lewisi* hervorgerufen wird. Die *Entwicklung der oben erwähnten Mückenarten* hängt von der Anwesenheit stehender, permanenter oder temporärer Gewässer ab. Manchmal genügen dazu die kleinsten Tümpel.

Pathogenese: Die krankhaften Veränderungen der Gewebe bei Filariasis beruhen in erster Linie auf der Anwesenheit *adulter Würmer* in den *Lymphgefäßen.* Einerseits handelt es sich hierbei um *entzündliche Prozesse,* die z. B. durch sich häutende Larven und/oder zugrunde gehende Parasiten in besonderem Maß hervorgerufen werden. Andererseits haben wir es mit *Lymphwegsobstruktionen* zu tun, die ein chronisches Lymphödem und damit u. U. eine Elephantiasis mit/bei sog. Lymphsklerem zur Folge haben können. Hie und da kommt es auch zu Lymphgefäßrupturen. Eine wichtige Rolle spielen bei Filariasis *Sekundärinfektionen,* z. B. durch pyogene Kokken, wie Streptokokken.

Morphologisch erkennt man u. a. folgendes: Am häufigsten betroffen sind die Lymphgefäße der unteren Extremitäten, ferner solche im Retroperitonealraum, im Bereich des Samenstranges und der Mammae. Solange die im Gefäßlumen liegenden Parasiten am Leben sind und sich nicht häuten, beschränkt sich die entzündliche Reaktion auf sehr lockere Infiltrate von Granulozyten, Histiozyten und Lymphozyten sowie einigen Plasmazellen. Häutet sich ein in Entwicklung begriffener Nematode oder gehen Würmer zugrunde, stellen sich z. T. heftige Reaktionen ein, mit dichten Infiltraten u. a. besonders vieler eosinophiler Granulozyten sowie u. U. herdförmiger hyaliner Nekrose. Diese Art von *akuter Lymphangiitis,* manchmal auch von *Lymphadenitis,* geht mit der Zeit in eine mehr *granulomatöse Reaktion* über, an der sich epitheloide Zellen und mehrkernige Riesenzellen beteiligen, Veränderungen, die auf eine zellgebundene Immunreaktion hinweisen. Außerdem nimmt die Zahl von Lymphozyten und Plasmazellen in den entzündlichen Infiltraten mit der Zeit deutlich zu. Schließlich kommt es in der Peripherie der Läsionen mehr und mehr zur *Vernarbung,* und nekrotische Massen erfahren eine *Verkalkung* (z. B. recht typisch im Bereich des Vas deferens). Als Folge der Lymphwegsobstruktion entwickelt sich in wechselndem Maß ein *Lymphödem,* das mehr und mehr in eine *Sklerödem* übergeht und den Hauptgrund für die Ausbildung einer *Elephantiasis* an Extremitäten, im Bereich der Genitalien, an den Mammae u. a. darstellt. *Sekundärinfektionen* finden in den ödematösen Geweben einen guten Boden und können den Prozeß verschlimmern und/oder beschleunigen. Manchmal treten zudem Abszesse und Ulzerationen der Haut auf. Bakterielle Infekte sind auch für einen guten Teil der bei Filariasis beobachteten Lymphadenitiden verantwortlich. Die *Mikrofilarien* verursachen wenig faßbare Körperschäden. Hie und da finden sich *kleine Granulome* in den verschiedensten Lokalisationen, die zunächst von Eosinophilen infiltriert sind und schließlich vernarben; Hier haben wir es offenbar mit einer Reaktion auf zugrunde gegangene Mikrofilarien zu tun.

Folgen und **Symptome:** Die klinischen Manifestationen variieren je nach geographischer Lage, Art der Parasiten, Ausmaß des Wurmbefalls und Rasse bzw. Alter des Wirtsorganismus. Geringe Infestationen können völlig *asymptomatisch* bleiben. Bei der klassischen Filariasis beträgt die *»Inkubationszeit«* ungefähr 8–12 Monate; erste Symptome können aber u. U. schon nach 2–3 Monaten in Erscheinung treten. Im *akuten Stadium der Erkrankung* gehören Fieber, das über Wochen anhalten oder in Form von Attacken wiederkehren kann, meist aber nicht sehr hoch ist, ferner *Allgemeinerscheinungen,* wie Kopfschmerzen, Photophobie, Übelkeit und Erbrechen sowie Myalgien zu den häufigen Klagen der Patienten. Im Vordergrund der objektiven Befunde stehen *Lymphangiitiden* und oft auch Lymphadenitiden, die schmerzhaft sein und zu lokalen Schwellungen Anlaß geben können, insbesondere an den unteren Extremitäten (oft im Malleolarbereich). Lymphangiitiden im Peritoneal- und Retroperitonealbereich führen nicht selten zum Bild des *akuten Abdomens;* solche im Gebiet des Samenstranges können mit einer *schmerzhaften Orchiepididymitis* verbunden sein. Bei *Sekundärinfektionen* bilden sich dann und wann Phlegmonen, ferner Abszesse, die u. U. fistulieren. Solche Symptome und Komplikationen können in *Schüben* wiederkehren, von *Ergüssen* in Hohlräumen (Aszites, Pleuraergüsse u. a.) begleitet sein, erhebliche Beschwerden und Schmerzen verursachen und dann wieder abklingen. Bei Ruptur eines größeren Lymphgefäßes im Bauchraum entwickelt sich hie und da ein chylöser Erguß. In der Mehrzahl der Fälle klingt die Symptomatik mit der Zeit ab. In Fällen von sog. *»tropischer Eosinophilie« (»Hypereosinophilie«)* haben wir es wahrscheinlich mit einer besonderen Reaktionsweise des Wirtsorganismus zu tun, die u. a. auch durch das Auftreten von reichlich komplementbindenden Anti-Filarien-Antikörpern und einem Erscheinen der Mikrofilarien mehr in den Geweben als im Blut gekennzeichnet ist. Diese Variante der Krankheit beobachtet man am ehesten nach erstmaliger Infektion durch Filarien; sie nimmt in der Regel einen chronischen Verlauf, kann aber durch Antifilarien-Mittel meist gut beeinflußt werden. Klinisch notiert man neben der auffälligen Eosinophilie u. a. auch eine deutliche Splenomegalie und Lymphadenopathie *(Meyers-Kouwenaar-Syndrom),* wechselnde Bronchospasmen und miliare pulmonale Infiltrate. Offenbar spielen hier hyperergische Reaktionen eine wichtige Rolle, vor allem solche des anaphylaktischen Typs, vielleicht zudem Immunkomplex-induzierte Störungen. Obschon der Begriff der *Elephantiasis* allgemein eng mit der Filariasis in Verbindung gebracht wird, müssen wir die *relative Seltenheit* dieser Spätfolge hervorheben. In der Regel beobachtet man sie vor allem in Endemiegebieten mit hohem Durchseuchungsgrad, was auf Reinfektionen und einen schweren Wurmbefall hinweist. Fast nie tritt sie bei Individuen im Alter von weniger als 20 Jahren auf. Die *Diagnosestellung* geht von anamnestischen und klinischen Gegebenheiten aus und gründet sich auf den Nachweis der typischen Mikrofilarien im Blut. Dabei muß nötigenfalls Blut in der Nacht entnommen werden. Mit Vorteil reichert man die Mikrofilarien nach der Methode von Knott an (Hämolyse des Venenblutes in einer 5-fachen Menge von 1–2%iger Formalinlösung und anschließende Färbung des Zentrifugates). Früh oder sehr spät im Verlauf der Erkrankung gelingt der Parasitennachweis oft nicht. Eine vorherige Gabe von Diäthylkarbamazin kann u. U. eine Mikrofilarämie auslösen, was diagnostisch genutzt wird. Mitunter findet man Mikrofilarien auch in anderen Körperflüssigkeiten (Ergüsse u. a.). Bei negativem Resultat können Hautteste und serologische Untersuchungen (u. a. der Bentonit-Flokkulations-Test) bestärkende Hinweise auf das Vorliegen einer Filariasis geben; allerdings muß an die eingangs schon erwähnten Kreuzreaktionen gegen andere Nematoden gedacht werden. *Therapeutisch* hat sich vor allem Diäthylkarbamazin bewährt. Der durch dieses Mittel hervorgerufene, z. T. ziemlich massive Parasitenuntergang führt nicht selten zu heftigen hyperergischen Reaktionen von Seiten des Wirtes. Es wird daher empfohlen, gleichzeitig mit Aspirin, Antihistaminika und Glukokortikosteroiden zu behandeln. In bezug auf die *Prophylaxe* drängt sich eine Bekämpfung der Mücken auf, ferner kommt der Chemotherapie der Bevölkerung in endemischen Gebieten eine erhebliche Bedeutung zu.

Loiasis

Definitionen: Die durch *Loa loa,* eine sog. »Wanderfilarie«, verursachte *Loiasis (Loa loa-Infektion)* wird durch Bremsen der Gattung *Chrysops* übertragen und kommt vor allem in den tropischen Regenwaldgebieten Afrikas vor. Klinisch äußert sich die Krankheit u. a. in Hautschwellungen (sog. *»Calabar«- und »Kamerun-Schwellungen«)* und Konjunktivitis.

Ätiologie: Die adulten Würmer messen 50–70 mm (Weibchen) oder 30–35 mm (Männchen). Die Mikrofilarien von *Loa loa* treten tagsüber im peripheren Blut auf.

Epidemiologie: Als *Zwischenwirte* dienen vor allem *Chrysops silacea* und *Chrysops dimidiata,* d. h. Bremsen, deren Larven sich im Schlamm von Fluß- und Seeufern sowie anderen ähnlichen Stellen entwickeln. Die Weibchen von Chrysops stechen mit Vorliebe am Schatten, d. h. z. B. in Behausungen.

Pathogenese: Die nahezu reifen und adulten Formen von Loa loa halten sich vor allem im *Haut-Unterhaut-Bindegewebe* auf, wo sie herumwandern. Manchmal befallen sie auch die *Konjunktiva der Augen.* Die Gewebeveränderungen sind in erster Linie durch hyperergische Reaktionen des Wirtes bedingt.

Morphologisch erkennt man wechselnde, z. T. dichte Infiltrate durch eosinophile Granulozyten sowie andere Zellen; mit der Zeit stellt sich z. T. auch eine Obstruktion von Lymphgefäßen ein, verbunden mit schleichender Fibrosierung. In akuten Phasen stehen Ödeme im Vordergrund. Die Schwellungen sind vor allem bei Untergang von Parasiten ausgeprägt.

Folgen und **Symptome:** Das klinische Bild wird von den oben erwähnten *Schwellungen* und allenfalls eine damit verbundene *Konjunktivitis* geprägt. Wegen der letztgenannten Lokalisation spricht man u. a. vom »Augenwurm«. In vielen Fällen verläuft die Infektion asymptomatisch, in anderen erreichen die Symptome – je nach Ausmaß des Wurmbefalls – erhebliche Grade. Störend wirken u. a. der Juckreiz und der Tränenfluß. Hie und da kommt es zu Sekundärinfektionen. Die *Diagnosestellung* kann schon aufgrund des klinischen Befundes mit Wahrscheinlichkeit erfolgen, zumindest in Endemiegebieten. Der Nachweis der Mikrofilarien im Blut hat tags zu geschehen. Adulte Würmer kann man manchmal bioptisch identifizieren. Zur *Therapie* wird ebenfalls Diäthylkarbamazin empfohlen.

Dipetalonemiasis

Dipetalonema perstans (Acanthocheilonema perstans) ist eine Filarie, die in den tropischen Gebieten von Afrika und Lateinamerika Menschen und Affen befällt. Die reifen Würmer leben hauptsächlich enzystiert in serösen Häuten *(Pleura, Peritonaeum, Perikard).* Die unbescheideten Mikrofilarien findet man vor allem abends (subperiodisch) im peripheren Blut. Als Zwischenwirte dienen Mücken der Gattung *Culicoides.* Die Infektion verläuft meistens *asymptomatisch;* hie und da notiert man Schwellungen, Abdominalbeschwerden und leichte Hautausschläge.
Dipetalonema streptocera, die in Äquatorialafrika in Haut und Unterhaut von Menschen und höheren Affen, wie Schimpansen, gefunden wird, benützt als Zwischenwirt und Vektor ebenfalls Mücken des Genus *Culicoides.* Klinisch äußert sich die Affektion in entzündlichen Veränderungen, Lymphödem sowie papulösen Hautexanthemen. Mit der Zeit stellt sich eine gewisse Fibrosierung ein, und die Haut zeigt pigmentarme Bezirke. Die Behandlung der Dipetalonemiasis besteht vor allem in der Gabe von Diäthylkarbamazin.

Mansonelliasis ozzardi

Dieser Krankheit begegnet man am ehesten in den tropischen Gebieten von Lateinamerika. *Mansonella ozzardi* hält sich in der adulten Form hauptsächlich im Fettgewebe des Mesenteriums auf. Die »nicht periodischen« Mikrofilarien zirkulieren im Blut. Die Übertragung der Mansonelliasis geschieht durch Fliegen der Gattung *Simulium* oder Mücken des Genus *Culicoides,* in denen sich infektiöse Larven entwickeln. In manchen Fällen bleiben die Infizierten asymptomatisch, bei anderen zeigen sich Fieber, Lymphadenopathie, Hydrozelen u. a. m.

Dirofilariasis

Dirofilaria immitis ist ein weltweit verbreiteter *»Herzwurm« des Hundes,* der sich vor allem im rechten Ventrikel sowie in den Pulmonalarterien aufhält und Mikrofilarien ins strömende Blut freisetzt. Vereinzelt kann auch der Mensch befallen werden: allerdings kommt es hier nicht zur Vollendung des Dirofilarien-Zyklus. Die wenigen untersuchten Fälle ließen zahlreiche granulomatöse und schließlich vernarbende Knötchen in den Lungen erkennen. Die klinischen Symptome bestanden u. a. in Husten, Thoraxschmerzen, u. U. auch Hämoptyse, Fieber und Myalgien.
Andere Dirofilarien erzeugen beim Menschen subkutane Granulome, z. B. im Augenbereich, am Rumpf und an den Extremitäten. In USA findet man vor allem *Dirofilaria tenuis,* normalerweise ein Parasit von Waschbären.

Onchocerciasis

Definitionen: Die *Onchocerciasis (Onchozerkose)* ist eine durch *Onchocerca volvulus* hervorgerufene, vor allem *kutane Filariose.* Klinisch manifestiert sie sich durch das Auftreten von Knoten im Haut-Unterhaut-Bereich *(»Onchozerkome«),* Lymphadenopathie, juckende Hautausschläge und *Augenschäden,* die in der Erblindung enden können. Die Übertragung der Onchozerkose erfolgt in erster Linie durch Kriebelmücken der Gattung *Simulium.*

Ätiologie: Adulte Männchen von *Onchocerca volvulus* messen 0,125–0,2 × 16–42 mm, Weibchen 0,25–0,45 × 23–50 mm. Die ausgereiften Würmer leben meistens knäuelartig aufgewunden im Binde- und Fettgewebe von Haut und Unterhaut, wo sie – zusammen mit der entzündlichen Reaktion von Seiten des Wirtes – Knoten bilden. Die Lebensdauer dieser Parasiten kann mehr als 15 Jahre betragen. Die Weibchen setzen embryonierte Eier ab oder gebären Mikrofilarien, die in den Gewebslücken migrieren, andere Gebiete erreichen und auch in die Blutbahn übertreten können. In einem Teil der Fälle treten die Mikrofilarien zudem in den Urin über (Mikrofilarurie), ferner erreichen sie hie und da den Liquor cerebrospinalis. Die *Mikrofilarien* von Onchocerca volvulus sind ziemlich groß (5–9 × 220–360 μm), unbescheidet und »nicht periodisch«. Allerdings ist ihr Auftreten in der Haut gewissen Schwankungen unterworfen. Ihre Lebensdauer schätzt man auf ½ bis ungefähr 3 Jahre. Die Mikrofilarien werden beim Blutsaugen von Simuliden aufgenommen, in denen sie im Verlauf von 1–2 Wochen eine Entwicklung zu infektionsfähigen 3. Larven erfahren. Diese können dann bei einer nächsten Blutmahlzeit aus den Mundwerkzeugen des Insekts durch den Stichkanal in den neuen Wirt eindringen. Die *Differenzierung der Parasiten* vom Augenblick der Infektion an bis zur Erreichung der Geschlechtsreife nimmt mindestens 3 Monate in Anspruch. Mikrofilarien in größerer Zahl finden sich jedoch meist erst nach 1–1½ Jahren.

Epidemiologie: Man schätzt, daß zur Zeit ungefähr 20 Millionen Menschen Onchocerca volvulus beherbergen. Zu den Endemiegebieten zählt ein erheblicher Teil des tropischen Afrikas, Gebiete des Nahen und Mittleren Orients (u. a. Jemen), ferner Brasilien, Mexiko und benachbarte lateinamerikanische Länder. Als Überträger und Zwischenwirte dienen in Afrika u. a. *Simulium damnosum* und *Simulium neavei,* in Lateinamerika *Simulium ochraceum, Simulium metallicum* und *Simulium callidum.* Die Larven und Puppen dieser Mücken entwickeln sich in Fließgewässern. Die ausgewachsenen Mücken fliegen am Tag und vermögen Strecken von mehreren Kilometern zurückzulegen. Die weiblichen Simuliden nehmen ihre Blutmahlzeiten am Menschen öfters im Freien, wobei angeblich einzelne Spezies die eine oder andere Körperregion zum Stechen bevorzugen (s. Lokalisation der Onchozerkome, unten). Männer bis zu einem Alter von 50 Jahren sind häufiger von der Onchozerkose betroffen als die weibliche Vergleichspopulation; dies hängt wahrscheinlich mit einer unterschiedlichen Exposition zusammen. In gewissen Endemiegebieten erreicht die Infektionsrate nahezu 100%.

Pathogenese: Da sich die Larven im menschlichen Körper nicht weiter vermehren, ist ein schwerer Befall durch Onchocerca volvulus das Resultat *wiederholter Infektionen.* Die Onchozerkome stellen Herde zusammengeknäuelter reifer Würmer dar, in deren Umgebung es zur Bildung von Granulations- und schließlich von Narbengewebe kommt. *Immunreaktionen* des humoralen (u. a. anaphylaktischen) und zellgebundenen Typs spielen ebenfalls eine wichtige Rolle, sowohl im Rahmen der Bildung der genannten *Granulationstumoren (»Onchozerkome«)* als auch beim Auftreten von *Exanthemen.* Auslösend wirken wahrscheinlich zu einem guten Teil zugrunde gehende Mikrofilarien, die eine Vielzahl von Antigenen freisetzen und damit Überempfindlichkeitsreaktionen auslösen können. Episoden dieser Art sind offenbar für die Erysipelähnlichen Hautveränderungen im Gesichtsbereich oder papulöse Exantheme im befallenen Gebiet verantwortlich. Vom Ansiedlungsort der reifen Würmer, d. h. der graviden Weibchen, wandern die Mikrofilarien in die Umgebung aus. Dies macht verständlich, daß nach einer Infektion im Kopfbereich nicht selten die *Augen* in Mitleidenschaft gezogen werden. Ausdehnung und Intensität der entzündlichen Reaktionen infolge Mikrofilarienbefalls und -untergangs hängen von der Zahl der Parasiten und der Reaktionslage im Wirtsorganismus ab. Die relative Häufigkeit einer *Erblindung* infolge Onchocerciasis steht mit der Frequenz von Insektenstichen am Kopf im Vergleich zu übrigen Körperteilen in Beziehung. In Mexiko und Guatemala werden Augenschäden im Zusammenhang mit einer Wurmabsiedelung im Kopfbereich wesentlich häufiger beobachtet als in Afrika, wo Onchozerkome oft am Rumpf und/oder an den Extremitäten entstehen. Diese Unterschiede stehen bestimmt auch mit der ungleichen Bekleidung in Beziehung, da die Eingeborenen Afrikas in der Regel mit nackten Extremitäten und Oberkörper herumgehen. Im Rahmen eines Wurmbefalls kommt es oft auch zu entzündlichen Reaktionen in *regionären Lymphknoten.*

Morphologisch stellt man zunächst die erwähnten Differenzen in der Lokalisation der *Onchozerkome* fest: In *Afrika* finden sich diese mit Vorliebe in Haut und Unterhaut über den Knochen des Beckens und der unteren Extremitäten, während in *Zentralamerika* mehr der Kopf-, Hals-und Nackenbereich befallen ist. Allerdings gibt es viele Ausnahmen und Zwischenformen. Innerhalb der Onchozerkome liegen zentral die aufgeknäuelten adulten Würmer, wobei auf ein Weibchen meistens zwei oder mehrere Männchen entfallen. Entzündliche Veränderungen sind vor allem um abgestorbene Parasiten herum deutlich ausgeprägt. Man erkennt eine Anhäufung von Histiozyten, die z. T. epitheloidzelligen Charakter annehmen, ferner da und dort mehrkernige Riesenzellen. In wechselndem Ausmaß beteiligen sich neutrophile sowie z. T. ziemlich viele eosinophile Granulozyten an den Infiltraten. Mit der Zeit kommt es in der Peripherie der Knoten zur Vernarbung. Die Onchozerkome nehmen oft langsam an Größe zu; liegt in der Tiefe Knochen, kann dieser arrodiert werden. Die *Mikrofilarien* wandern aus den Knoten aus und suchen mehrheitlich die benachbarte Haut auf, wo es ebenfalls zu entzündlichen Reaktionen kommt, vor allem bei Parasitenuntergang. Da und dort treten Blutungen auf. Nicht selten entwickelt sich ein erhebliches Ödem, was z. B. zur Ausbildung einer Facies leonina führen kann. Die *Augenveränderungen* bei Wurmbefall im Kopfbereich bestehen häufig in einer Keratitis punctata, die als »schneeflockenartige« Hornhauttrübung imponiert und mit der Zeit in eine Keratitis sclerosans übergeht: Dies ist die häufigste Ursache der Erblindung. Außerdem kann es zur Entwicklung einer Chorioretinitis, Neuritis und/oder Atrophie des N. opticus u. a. m. kommen. Die genannten Veränderungen treten recht oft bilateral auf. Glaskörpertrübungen sind auch keine Seltenheit.

Folgen und **Symptome:** *Onchozerkome* treten in der Regel erst etwa 1–2 Jahre nach der Infektion in Erscheinung. Es handelt sich dabei mehrheitlich um Knoten von 1–3 cm Durchmesser, die sich ziemlich derb anfühlen und teils frei beweglich, teils mit Haut und/oder Unterlage verwachsen sind. Meistens finden sich bei einem Patienten weniger als 10 derartige Gebilde, es sind aber Fälle mit 100 und mehr solcher vernarbender Wurmgranulome pro Patient bekannt. Die *Hautveränderungen,* die – wie gesagt – hauptsächlich auf Immunreaktionen und anderen entzündlichen Veränderungen im Anschluß an den Untergang von Mikrofilarien beruhen, bestehen in Frühstadien oft aus juckenden Papeln, z. T. vom urtikariellen Typ. Mit der Zeit entwickelt sich eine chronische Dermatitis mit Hautverdickung und/oder -atrophie, Hyperpigmentation oder Depigmentation (»Leopardenfell-Haut«). Die Befunde entsprechen oft einer chronischen Lichenifizierung. Manchmal bilden sich groteske Hautfalten mit chronischem Lymphödem *(»hanging groins«),* vor allem bei Afrikanern. Eine eigentliche Elephantiasis gehört nicht zum typischen Bild der Onchozerkose; sie kann aber vorkommen. Weitere Befunde sind Hydrocele testis, starke Schwellung der äußeren Genitalien u. a. m. Die regionären *Lymphknoten* erscheinen häufig vergrößert, verursachen aber meist keine Schmerzen, sofern es nicht zu einer sekundären bakteriellen Infektion gekommen ist. Schwerwiegend können die *Augenveränderungen* sein, indem die oben erwähnte Keratitis und/oder eine Iridozyklitis bzw. Chorioretinitis u. U. zur *Erblindung* führen. Die *Diagnosestellung* geschieht in manchen Fällen durch die histologische Untersuchung von Onchozerkomen. Mikrofilarien in der Haut lassen sich mit Hilfe der sog. »skin-snip« Methode nachweisen: Dabei wird z. B. mit Hilfe einer Rasierklinge ein kleines Hautstück entfernt (möglichst ohne Blutung), in eine physiologische Kochsalzlösung gebracht und mit scharfen Nadeln aufgetrennt. Im Verlauf einer Stunde treten dann Mikrofilarien aus. Das Resultat sollte als Anzahl Mikrofilarien pro mg Gewebe ausgedrückt werden. Der Mikrofilarien-Nachweis gelingt manchmal auch im Urin, ferner – z. B. mit Hilfe einer Spaltlampe oder eines Ophthalmoskopes – im Augenbereich. Auf die beschränkten Möglichkeiten immunologischer Methoden bei Filariasis wurde schon hingewiesen (S. 2090). Die *Therapie* besteht einesteils in der operativen Entfernung von Onchozerkomen, andererseits gelangen Chemotherapeutika zur Anwendung. Besonders wirkungsvoll ist Diäthylkarbamazin, das vor allem Mikrofilarien vernichtet. Dies hat oft ein Aufschießen allergischer Reaktionen zur Folge, die u. U. lebensbedrohliche Grade erreichen: Solche heftige Immunantworten nach Gabe des Mittels sprechen für das Vorhandensein lebender Mikrofilarien im Körper (sog. Mazzotti-Test); als diagnostisches Mittel sollte dieses Phänomen allerdings höchstens dann in Betracht gezogen werden, wenn die Patienten dauernd unter ärztlicher Kontrolle stehen. Hie und da wird auch Suramin benützt; diese Substanz erzeugt indessen eher toxische Nebenwirkungen als Diäthylkarbamazin. Zum Zweck der *Prophylaxe* steht die Mückenbekämpfung im Vordergrund (s. unter Malaria, S. 2045).

Beispiele:
- Man schätzt, daß insgesamt etwa 250000 Menschen infolge Onchocerciasis *erblindet* sind.
- In *Afrika* erstrecken sich die Endemiegebiete der Onchocerciasis von Angola und Malawi im Süden sowie Tansania im Osten bis zum Sudan und Senegal im Norden.
- Da die Mücken der Gattung *Simulium* vor allem längs fließender Gewässer zuhause sind, nennt man die Onchozerkose auch »*Flußblindheit*« (»river blindness«).

Dracunculiasis

Definitionen: Die *Dracunculiasis* wird durch *Dracunculus (Dracuncula) medinensis (Medinawurm, Drachenwurm, »guinea worm«)* hervorgerufen. Sie kennzeichnet sich vor allem dadurch, daß die im Haut-Unterhaut-Gewebe z. B. der unteren Extremitäten lebenden, bis 1 m langen graviden Weibchen dieser Nematoden-Spezies die Haut durchbrechen und ihre Larven – insbesondere aufgrund eines Kältereizes durch Wasser – nach außen abgeben. Als Zwischenwirte dienen im Wasser lebende Flohkrebschen der Gattung *Cyclops*.

Zur **Ätiologie:** Während die *adulten Männchen* von *Dracunculus medinensis* in der Länge nur 1,5–4 cm messen, sind die *Weibchen* 50–100 cm lang. Die Medinawürmer halten sich mit Vorliebe im Haut-Unterhautgewebe der unteren Extremitäten auf, können aber auch anderswo in Nähe der Körperoberfläche lokalisiert sein. Die graviden Weibchen brechen mit dem Vorderende durch die Haut durch, bilden somit ein Geschwür und setzen – vor allem bei Kältereiz durch Wasser – zahlreiche bewegliche *rhabditiforme Larven* aus dem vorgestülpten Uterus nach außen ab. Als Zwischenwirte dienen verschiedene Spezies von Flohkrebschen der Gattung *Cyclops*, in denen die Parasiten im Verlauf von 10–12 Tagen eine Weiterentwicklung zu infektiösen Larven erfahren. Die Infektion des Menschen erfolgt vor allem durch perorale Aufnahme parasitenhaltiger Krebschen. Diese werden im Magen und oberen Dünndarm durch Verdauungssäfte eröffnet, und die freigesetzten Larven durchdringen die Darmschleimhaut, um sich schließlich im retroperitonealen Gewebe abzusiedeln. Hier erfolgt die Reifung zu adulten Nematoden. Nach der Kopulation scheinen die Männchen abzusterben, während die graviden Weibchen längs der Bindegewebsschichten in der Regel in die unteren Extremitäten wandern, wo sie, wie gesagt, die Haut eröffnen.

Epidemiologie: Insgesamt sind ungefähr 50 Millionen Menschen von Dracunculus befallen. Die Hauptendemiegebiete umfassen West-, Zentral- und Nordostafrika, den Mittleren Osten, Pakistan, Indien und Iran, ferner das nordöstliche Südamerika und die vorgelagerten Inseln. Die parasitenhaltigen Krebschen finden sich hauptsächlich in Weihern, Zisternen und Quellen; die Larvenabgabe durch Hautgeschwüre hindurch erfolgt offenbar in erster Linie von Seiten infizierter Individuen, die in diesen oder zuführenden Wässern baden bzw. darin herumgehen. Soweit bekannt, ist der Mensch der wichtigste Hauptwirt. Allerdings können andere Säuger auch angesteckt werden; ihre Bedeutung als Reservoir läßt sich jedoch zur Zeit kaum abschätzen. Als Infektionsquelle steht *Trinkwasser* mit parasitenhaltigen Krebschen weit im Vordergrund.

Pathogenese: Die Infestation durch Dracunculus medinensis bleibt oft asymptomatisch, bis das gravide Weibchen mit dem Durchbrechen der Haut beginnt. In diesem Zeitpunkt treten bei einem Teil der Patienten Fieber, eine allgemeine Urtikaria sowie u. U. Periorbitalödeme und andere Äußerungen einer *allergischen Reaktion* auf. Vor dem *Wurmdurchbruch an der Haut* bilden sich in der Regel *Blasen*, z. T. verbunden mit Rötung.

Morphologisch zeigen die oft an Füßen und Knöcheln gelegenen *Geschwüre* entzündliche Reaktionen wechselnden Grades, an denen auch eosinophile Granulozyten teilnehmen. Mit der Zeit bildet sich Granulationsgewebe, das in Vernarbung übergehen kann. Nicht selten treten zudem mehrkernige Riesenzellen in Erscheinung. Würmer, die vorzeitig absterben, rufen besonders starke entzündliche Reaktionen hervor und geben schließlich zu *Verkalkungen* Anlaß. Recht oft kommt es zu bakteriellen *Sekundärinfektionen*.

Folgen und **Symptome:** Die oben geschilderten Veränderungen ergeben ein recht typisches klinisches Bild. Nicht selten ist ein Patient von mehreren Medinawürmern befallen. Die allergisch (u. a. anaphylaktisch) bedingten Allgemeinerscheinungen klingen in der Regel etwas ab, sobald die oben erwähnte Blase am Ort des Wurmdurchtrittes platzt und die Abgabe von Lar-

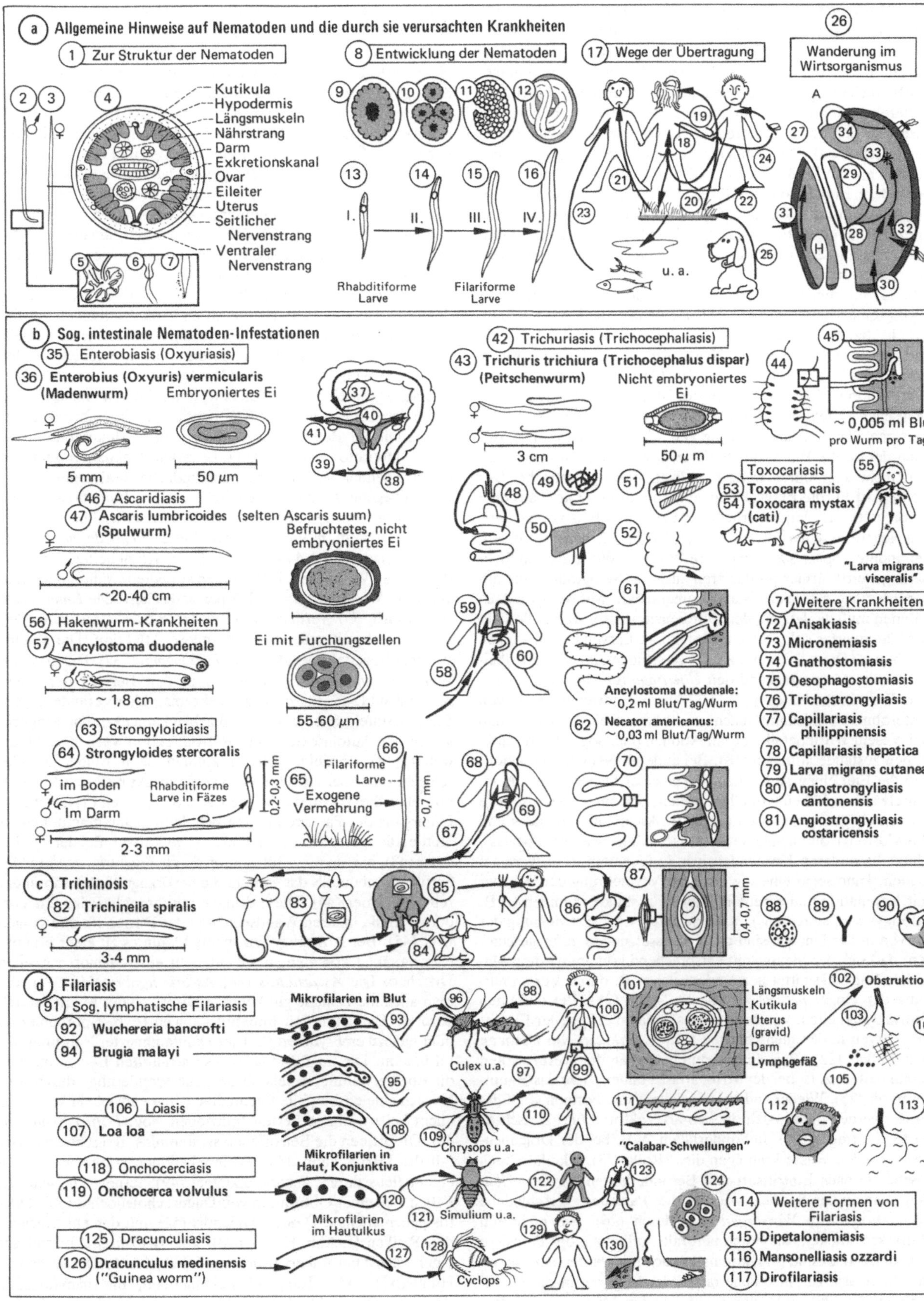
a Allgemeine Hinweise auf Nematoden und die durch sie verursachten Krankheiten
1 Zur Struktur der Nematoden
2 3 4
Kutikula
Hypodermis
Längsmuskeln
Nährstrang
Darm
Exkretionskanal
Ovar
Eileiter
Uterus
Seitlicher Nervenstrang
Ventraler Nervenstrang
5 6 7
8 Entwicklung der Nematoden
9 10 11 12
13 14 15 16
I. II. III. IV.
Rhabditiforme Larve
Filariforme Larve
17 Wege der Übertragung
18 19 20 21 22 23 24 25
u. a.
26
Wanderung im Wirtsorganismus
A
27 28 29 30 31 32 33 34
L H D
b Sog. intestinale Nematoden-Infestationen
35 Enterobiasis (Oxyuriasis)
36 Enterobius (Oxyuris) vermicularis (Madenwurm)
Embryoniertes Ei
5 mm
50 µm
37 38 39 40 41
42 Trichuriasis (Trichocephaliasis)
43 Trichuris trichiura (Trichocephalus dispar) (Peitschenwurm)
Nicht embryoniertes Ei
3 cm
50 µ m
44 45
~ 0,005 ml Blut pro Wurm pro Tag
46 Ascaridiasis
47 Ascaris lumbricoides (Spulwurm) (selten Ascaris suum)
Befruchtetes, nicht embryoniertes Ei
~20-40 cm
48 49 50 51 52
Toxocariasis
53 Toxocara canis
54 Toxocara mystax (cati)
55
"Larva migrans visceralis"
56 Hakenwurm-Krankheiten
57 Ancylostoma duodenale
Ei mit Furchungszellen
~ 1,8 cm
55-60 µm
58 59 60 61
62
Ancylostoma duodenale: ~ 0,2 ml Blut/Tag/Wurm
Necator americanus: ~ 0,03 ml Blut/Tag/Wurm
71 Weitere Krankheiten
72 Anisakiasis
73 Micronemiasis
74 Gnathostomiasis
75 Oesophagostomiasis
76 Trichostrongyliasis
77 Capillariasis philippinensis
78 Capillariasis hepatica
79 Larva migrans cutanea
80 Angiostrongyliasis cantonensis
81 Angiostrongyliasis costaricensis
63 Strongyloidiasis
64 Strongyloides stercoralis
im Boden
Im Darm
Rhabditiforme Larve in Fäzes
0,2-0,3 mm
65 Exogene Vermehrung
66 Filariforme Larve
~0,7 mm
2-3 mm
67 68 69 70
c Trichinosis
82 Trichinella spiralis
3-4 mm
83 84 85 86 87
0,4-0,7 mm
88 89 90
d Filariasis
91 Sog. lymphatische Filariasis
92 Wuchereria bancrofti
94 Brugia malayi
Mikrofilarien im Blut
93 95 96 97 98
Culex u.a.
99 100 101
Längsmuskeln
Kutikula
Uterus (gravid)
Darm
Lymphgefäß
102 Obstruktion
103 104 105
106 Loiasis
107 Loa loa
108 109 110
Chrysops u.a.
111
"Calabar-Schwellungen"
112 113
118 Onchocerciasis
119 Onchocerca volvulus
Mikrofilarien in Haut, Konjunktiva
120 121 122 123 124
Simulium u.a.
114 Weitere Formen von Filariasis
115 Dipetalonemiasis
116 Mansonelliasis ozzardi
117 Dirofilariasis
125 Dracunculiasis
126 Dracunculus medinensis ("Guinea worm")
Mikrofilarien im Hautulkus
127 128 129 130
Cyclops

Abb. 231 a–d. *Krankheiten infolge Infestation durch Fadenwürmer (Nematoden).* **a** *Allgemeine Hinweise auf die Nematoden und die durch diese verursachten Krankheiten.* Die Klasse der *Nematoden* umfaßt fast alle menschenpathogenen Rundwürmer (Unterstamm *Nemathelminthes).* Es handelt sich um getrenntgeschlechtliche Organismen, deren adulte Formen eine erhebliche Differenzierung mit Ausbildung digestiver, exkretorischer, nervöser, muskulärer und reproduktiver *Organe/Strukturen* erkennen lassen (1, 4). Die Männchen (2) sind in der Regel erheblich kleiner als die Weibchen (3) und weisen am Hinterende z. T. besondere Kopulationsstrukturen wie die Bursa copulatrix (5, bei Ancylostoma duodenale, 57), Spiculae (6, bei verschiedenen Spezies) und/oder Drüsen auf, die eine klebrige Substanz absondern (7). Die *Entwicklung der Nematoden* (8) führt zunächst vom befruchteten Ei (9) über verschiedene Furchungsstadien (10, 11) bis zum fertigen, von der Eihülle umschlossenen Embryo (»embryoniertes Ei«, 12). Die geschlüpften Larven sind im sog. I. Stadium meistens rhabditiform (13) und erfahren dann in geeignetem Milieu eine mit Häutungen verbundene Umwandlung in das II. (14) sowie in das III., filariforme Larvenstadium (15). Bei der Mehrzahl der Spezies ist nur das letztere für den Menschen »infektiös«. Meistens kommt es anschließend zu einer weiteren Häutung und Reifung (IV. Larvenstadium, 16), wonach der adulte Wurm durch Vergrößerung der einzelnen Zellen, nicht aber durch weitere Zellvermehrung, entsteht. Der Zeitbedarf für die Entwicklung einer infektiösen Larve aus dem befruchteten Ei variiert erheblich: Bei Enterobius vermicularis beispielsweise dauert diese Differenzierung nur einige Stunden, bei anderen Spezies z. T. mehrere Wochen. Wie alle menschenpathogenen Würmer produzieren auch die Nematoden eine außerordentlich zahlreiche Nachkommenschaft. Mit wenigen Ausnahmen muß die letztere den Differenzierungsprozeß außerhalb des Hauptwirtes vollziehen, um infektiöse Larven hervorbringen zu können. Diese – von Art zu Art verschiedenen – Gegebenheiten bestimmen weitgehend den *Übertragungsmodus* der einzelnen Wurmkrankheiten (17). Die kurze Entwicklungszeit von Enterobius vermicularis macht es beispielsweise möglich, daß bei diesem Wurmbefall Autoinfektionen oder sogar Retroinfektionen zustande kommen (18). Bei anderen Nematoden benötigen die Eier einen Aufenthalt von gewißer Dauer in feuchtem, mittelwarmen Milieu (vor allem Boden, 20), um infektionsfähige Larven entstehen zu lassen (19, z. B. Ascaris lumbricoides und Ancylostoma duodenale sowie verschiedene weitere Spezies). Unter besonderen Umständen, wie in feuchtem, sehr warmem Boden, kann sogar eine sog. exogene Vermehrung der Würmer mit Kopulation und erneuter Eiablage zustande kommen (z. B. Strongyloides stercoralis). Nach ausreichender Entwicklung der Larven in der Umwelt sind die Voraussetzungen dafür geschaffen, daß sich der Mensch mit entsprechend kontaminiertem Material (Nahrungsmittel u. a.) oder auch z. B. durch Verschmutzung der Finger *peroral* »infizieren« kann (21). Bei einzelnen Wurmkrankheiten, wie der Ancylostomiasis, erfolgt der Eintritt der Larven in den menschlichen Körper *perkutan,* vor allem an den Füßen (22). Bei einigen durch Nematoden verursachten Krankheiten, z. B. bei der Toxocariasis, bilden *Tiere* das Hauptreservoir (25). Wieder andere, wie die meisten Formen von Filariasis, werden durch Arthropoden als Vektoren und Zwischenwirte übertragen (24). In Sonderfällen, z. B. bei der Dracunculiasis, spielen Wasserkrebschen diese Rolle (23), allenfalls auch Fische. Je nach Eintrittsort und Besonderheiten der betreffenden Nematoden-Spezies machen die Parasiten verschiedene *Wanderungen im Wirtsorganismus* durch (26). Bei mehreren Wurmkrankheiten, die durch perorale Aufnahme der Parasiten gekennzeichnet sind (27), kommt es nach Freiwerden der Larven im Dünndarm zu einer Penetration der letzteren in die Darmschleimhaut (28) und einer nachfolgenden Migration auf dem Blutweg in die Lungen (29), wo die Larven die Gefäßbahn verlassen und über Bronchien-Trachea-Oesophagus wieder in den Darm gelangen (z. B. Askaridenlarven u. a. m.). Hakenwurmlarven erreichen nach Penetration durch die Haut (30) auf dem Lymph- und Blutweg ebenfalls die Lungen, um auf ähnliche Weise wie die Askariden in den Darm zurückzukehren. Bei der Larva migrans cutanea (z. B. Ancylostoma brasiliense, dessen Hauptwirte Hunde und Katzen sind), beschränkt sich die Wanderung der eingedrungenen Parasiten auf den Hautbereich (31). Bei der Larva migrans visceralis (z. B. Toxocara canis) vermögen die nach peroraler Aufnahme im Darm freigesetzten Larven noch in die Darmschleimhaut einzudringen und eine hämatogene »Wanderung« anzutreten, gehen dann aber meist – unter entzündlichen Reaktionen und nachfolgender Granulombildung – zugrunde (33, Parasitenuntergang durch Stern bezeichnet). Die Larven der meisten Filarien werden durch hämatophage Arthropoden übertragen (32), wonach die Differenzierung zu reifen Würmern mehr oder weniger lokal vor sich geht. Die von den adulten viviparen Weibchen geborenen Mikrofilarien treten dann bei der Mehrzahl der Filariosen in die Blutbahn über. Bei der Onchocerciasis bleiben aber auch die Mikrofilarien zumeist im Bereich der Stichstelle: Liegt diese im Kopfgebiet, werden u. a. die Augen (A) gefährdet (34). Die *Mechanismen der Wirtsschädigung* durch Nematoden bzw. deren Larven umfassen u. a. folgendes: Im Darmlumen: Kompetition um die Nahrung, Interferenz mit der Resorption, Blutentzug bzw. Mukosablutungen, u. U. Obturation des Darms (z. B. Askaridenknäuel) oder darein mündender Gangsysteme; entzündliche Reaktionen infolge Zugrundegehens von Larven im Gewebe; Immunreaktionen; Obturation von Lymphgefäßen (z. B. Filarien); allgemeine Reaktionen u. a. m. **b** *Sog. intestinale Nematoden-Infestationen.* Es sei vorausgeschickt, daß sich bei diesen Krankheiten vor allem die adulten Würmer im Darmlumen aufhalten, während die Larven z. T. Wanderungen im Körper vollziehen. Die *Enterobiasis (Oxyuriasis, 35),* verursacht durch *Enterobius vermicularis* (36), ist eine weltweit verbreitete, harmlose Affektion. Die adulten Würmer besiedeln vor allem die Zäkalgegend (37). Die graviden Weibchen wandern zur Eiablage in den Bereich der Analschleimhaut (38), was zu Jucken, ekzematoiden Veränderungen, Sekundärinfektionen u. a. Anlaß geben kann (39). Die Möglichkeiten der Autoinfektion und Retroinfektion wurden schon erwähnt (18). Einzelne Larven können beim weiblichen Geschlecht (vor allem Kinder!) den Genitaltrakt hochwandern (40) und über die Tuben das kleine Becken erreichen (41); mit dem Untergang der Parasiten bilden sich dann kleine granulomatöse Herde, die später vernarben und z. T. verkalken. Bei der *Trichuriasis* (42), die auf einer Infestation durch *Trichuris trichiura* (43) beruht, ist ebenfalls das Zäkum die bevorzugte Lokalisation der reifen Würmer (44). Diese dringen mit ihrem haardünnen Vorderteil in die inneren Wandschichten des Darms ein und saugen Blut (45). Bei schwerem Wurmbefall kann es zu einer erheblichen *Anämie* kommen, u. U. auch zu einer hämorrhagischen Diarrhoe. Die *Ascaridiasis* (46; *Ascaris lumbricoides,* 47), die man auch hierzulande gut kennt, erwirbt sich der Mensch durch perorale Einnahme mit infektionsfähigen (d. h. embryonierten oder nahezu embryonierten) Eiern kontaminierter Nahrungsmittel u. a. m. Die im Dünndarm ausgeschlüpften Larven machen die oben erwähnte »tracheobronchiale Wanderung« durch, wobei sich eine eosinophile Pneumonie (-itis) entwickeln kann, vor allem bei vorimmunisierten Individuen (sog. *Löffler-Syndrom,* 48). Oft bleiben die Betroffenen symptomlos. Bei schwerem Befall des Darms kann es zu Komplikationen kommen, u. a. zu einem Ileus durch Askaridenknäuel (49), ferner – in seltenen Fällen – zu einer Obturation von Ductus choledochus (50), Ductus pancreaticus (51) oder Appendix (52), mit den entsprechenden Risiken (s. Abb. 130, S. 698). Die *Toxocariasis* beruht auf einer – meist peroral erworbenen – Infestation durch Larven von Hunde(53)- oder Katzen(54)-Nematoden, mit hämatogener Aussaat und anschließendem Untergang der Parasiten in den verschiedensten Geweben/Organen. Letzteres ist meist mit der Bildung von Granulomen und Immunreaktionen verbunden, die sich auch klinisch manifestieren mögen. Betroffen sind in erster

Abb. 231 a–d (Fortsetzung)

Linie Kinder von 2–5 Jahren, die in kontaminierten Parkanlagen u. a. spielen. Zu den wichtigsten Befunden bei schwerer Toxocariais gehören u. a. eine Hepatosplenomegalie, Hautveränderungen, pneumonische Herde, eine Bluteosinophilie, sowie u. U. eine granulomatöse Endophthalmitis, eine Mykokarditis, meningoenzephalitische Symptome u. a. m. *Hakenwurmkrankheiten* (56), vor allem die *Ancylostomiasis* (57), sind außerordentlich weit verbreitet, indem in warmen bis tropischen Gebieten der Erde insgesamt etwa 700 Millionen Menschen mit diesen Parasiten behaftet sind. Die Infektion kommt meist perkutan an den Füßen zustande (58), vor allem dort, wo Parasitenträger defäkiert hatten. Anläßlich der »Lungenwanderung« der Larven (59) können ähnliche Symptome auftreten wie im Fall der Ascaridiasis. Die Hauptgefahr der Ancylostomiasis besteht im Blutverlust, den die im oberen Dünndarm blutsaugenden adulten Würmer erzeugen (61). Schwere *sideropenische Anämien* sind bei Befall durch *Necator americanus* (62) kaum bekannt und werden auch bei Ancylostomiasis nur im Fall einer erheblichen Infestation beobachtet. Teilweise konstatiert man zudem eine Hypalbuminämie infolge enteralen Proteinverlustes und/oder eine chronische Jejunitis. Die *Strongyloidiasis* (63, 64) ist vor allem in den tropischen Regenwäldern Brasiliens zuhause, wo sich die Würmer am Boden vermehren können (65). Die Infektion erfolgt meistens perkutan (67) durch filariforme Larven (66), die vor der Besiedelung des Darms eine »Lungenwanderung« vollziehen (68). Typischerweise parasitieren im menschlichen Darm nur weibliche reife Formen, die offenbar parthenogenetisch Eier ablegen. Manchmal schlüpfen die rhabditiformen Larven schon im Darmlumen aus; bei rechtzeitiger Entwicklung ins filariforme Stadium kann es daher zu einer Autoinfektion kommen (69). Die adulten Weibchen besiedeln vor allem die inneren Wandschichten des oberen Dünndarms (70) und geben die Eier durch Mukosadefekte hindurch ins Lumen ab. Klinisch manifestieren sich in erster Linie die pneumonischen Veränderungen anläßlich der Larvenpassage durch die Luftwege (Loeffler-Syndrom). Die intestinale Phase verläuft oft asymptomatisch. Man kennt noch eine ganze Zahl *weiterer, durch Nematoden verursachter Krankheiten,* die mit einem Parasitenbefall u. a. des Darms einhergehen (71): Die *Anisakiasis (»Heringswurmkrankheit«),* verursacht durch Würmer der Familie der *Anisakidae,* ist z. T. mit Magendarm-Beschwerden und der Bildung eosinophiler Granulationstumoren im Verdauungstrakt verbunden (72). Bei der *Micronemiasis* (73, z. B. *Micronema deletrix)* kann es u. U. zu meningoenzephalitischen Störungen kommen. Die *Gnathostomiasis* (74, z. B. *Gnathostoma spinigerum)* kennt man im Fernen Osten u. a. als »Yangtze-Ödem«. Bei der *Oesophagostomiasis* (Nematoden der Gattung Oesophagostomum, 75), die – wie die voraus genannten Krankheiten – von Tieren erworben wird, bildet sich hie und da z. B. im Kolonbereich ein *»Helminthom«.* Die *Trichostrongyliasis* (76, z. B. *Trichostrongylus orientalis)* präsentiert sich u. U. wie eine milde Hakenwurminfestation. Die *Capillariasis philippinensis* (77) führt nicht selten zu einem Malabsorptions-Syndrom, während man bei der *Capillariasis hepatica* (78) dann und wann durch adulte Würmer hervorgerufene granulomatöse Veränderungen in der Leber beobachtet. Die *Larva migrans cutanea* (79) manifestiert sich vor allem durch larvenbedingte Hautveränderungen *(»creeping eruption«),* z. B. infolge Infestation durch *Ancylostoma brasiliense. Angiostrongylus cantonensis* (80), dessen Larven sich u. a. in Schnecken und anderen Wassertieren entwickeln, führt – z. B. nach Genuß infizierten Krabbenfleisches – u. U. zu einer »eosinophilen Meningitis«, z. T. verbunden mit nekrotisierender Arteriitis. Demgegenüber verursacht *Angiostrongylus costaricensis* (81), der z. B. mit kontaminiertem Gemüse in den Menschen gelangt, eher Mesenterialarterienverschlüße und eosinophile Granulationstumoren im Intestinalbereich. **c** *Trichinosis. Trichinella spiralis* (82) hat als Hauptwirte die verschiedensten Omnivoren und Karnivoren (83, 84), die z. T. auch als Zwischenwirte dienen. Der Mensch infiziert sich beispielsweise durch Genuß ungekochten trichinenhaltigen Schweinefleisches (85); allerdings sind hierzulande die Hausschweine nur dann eine Gefahr, wenn sich ein »synanthroper Zyklus« bildet, indem diese Tiere eine zentrale Rolle spielen können. Die im Magendarmkanal freigesetzten Larven durchdringen die Schleimhaut und gelangen auf dem Blutweg in die verschiedensten Gewebe bzw. Organe, vor allem aber in die quergestreifte Muskulatur (87), z. B. des Zwerchfells. Mit diesem Prozeß sind in der Regel Allgemeinerscheinungen mit Eosinophilie (88) und Zeichen von Immunreaktionen (89) verbunden. Gefährlich ist u. U. ein Herzbefall (90), obschon die Larven nicht – wie im Fall der Skelettmuskulatur – in die Myozyten eindringen, sondern im Myokard nur eine interstitielle Entzündung hervorrufen. Selten tritt eine Meningitis in Erscheinung. **d** *Filariasis* Die meisten Formen von Filariasis werden durch *hämatophage Arthropoden* übertragen (96, 109, 121), wobei man *»nachtperiodische«, »tagperiodische«, »subperiodische«* (am späten Nachmittag im peripheren Blut erscheinende Mikrofilarien) und *nicht-periodische Filarienarten* auseinanderhält. Einzig die Dracunculiasis (125) wird durch Wasserkrebschen (128) bzw. damit kontaminiertes Trinkwasser u. a. transmittiert. Bei der sog. *lymphatischen Filariasis* (91), die vor allem die *Filariasis bancrofti* (92) und die *Filariasis malayi* (94) umfaßt, entwickeln sich die durch die Mückenstiche injizierten Larven (97) innerhalb von *Lymphgefäßen* im Verlauf von etwa 3 Monaten (Brugia malayi) bis mehr als einem Jahr (Wuchereria bancrofti) zu den langen, fadenförmigen, geschlechtsreifen Formen. Hier finden auch die Kopulation und die Freisetzung zahlreicher Mikrofilarien durch die viviparen Weibchen statt (99, 101). Im *akuten Stadium* der Erkrankung treten – vor allem im Zusammenhang mit Parasitenuntergang – Lymphangiitiden, z. T. zudem Lymphadenitiden, fieberhafte, mit hyperergischen Reaktionen in Beziehung stehende Allgemeinerscheinungen und eine sog. *»tropische Eosinophilie«* auf. Im *chronischen Stadium* der Erkrankung stehen Lymphgefäßobstruktionen (102) mit entsprechendem Lymphödem im Vordergrund (103). Letzteres geht schleichend in ein Lymphsklerem und schließlich in eine Fibrosierung (F) über (104), jedoch selten in eine typische Elephantiasis. Recht oft wird das Geschehen durch Sekundärinfektionen (105) kompliziert. Soweit bekannt, ist für Wuchereria brancrofti der Mensch der einzige Hauptwirt, während Brugia malayi vielleicht auch ein tierisches Reservoir kennt. Die von den Weibchen abgelegten Mikrofilarien treten zum guten Teil in die Blutbahn über, wo sie sich »nachtperiodisch« verhalten, d. h. von ca. 2100–0200 in die Peripherie ausschwärmen und sich tagsüber in die Lungen »zurückziehen« (100). Dementsprechend findet die Infektion der Zwischenwirte auch nachts statt (98). Bei der durch *Loa loa* (107) verursachten *Loiasis* (106) besteht eine Tagperiodizität, und als Überträger wirken Bremsen (109, 110). Die adulten Würmer wandern im Bereich der ehemaligen Stichstelle umher (111), wo sie – z. B. im Augenbereich – Schwellungen hervorrufen (112), z. T. auch eine Konjunktivitis. Lymphödeme spielen auch bei der Loiasis eine Rolle (113). Die auf einer Infestation durch *Onchocerca volvulus* (119) beruhende *Onchocerciasis* (118) kennzeichnet sich u. a. durch das Auftreten von *»Onchozerkomen«,* die in Afrika vorwiegend im Beckenbereich, in Zentralamerika (wegen des Kleidertragens) mehr im Kopf-Nakkengebiet lokalisiert sind (122, 123). Es handelt sich um Knoten mit eingeschlossenen adulten Würmern (124) sowie entzündlichen, z. T. granulomatösen Veränderungen und Vernarbung in der Umgebung. Die Mikrofilarien schwärmen vor allem lokal auf einige Distanz aus, weshalb bei Lokalisation von Onchozerkomen am Kopf die Gefahr einer Erblindung besteht. Die durch den *»Guinea worm«* (126) verursachte *Dracunculiasis* (125) charakterisiert sich in erster Linie durch eine Wanderung des graviden Weibchens in die subepidermalen Weichteile der unteren Extremitäten, wo – unter dem Kältereiz von Wasser – die Haut durchstoßen und die rhabditiformen Larven nach außen abgege-

ven beginnt. Der Wurm wird in den meisten Fällen im Verlauf von 4–5 Wochen langsam ausgestoßen. Die *Diagnose* läßt sich meist schon aufgrund des klinischen Befundes stellen. Durch Auftropfen einer kleinen Menge Wasser auf den aus der Haut ragenden Wurmteil wird in der Regel eine Larvenabgabe ausgelöst, sodaß sich die letzteren dann mikroskopisch untersuchen und identifizieren lassen. Schon seit langem ist es in Endemiegebieten üblich, den Parasiten durch langsames Aufwickeln auf ein Holzstäbchen zu entfernen (wenige cm pro Tag!). Manchmal ist auch eine chirurgische *Therapie* möglich, indem es bei aufgeknäuelten Weibchen möglich ist, diese durch eine einfache Inzision zu entfernen. Zur Chemotherapie eignen sich u. a. Niridazol, Thiabendazol oder Metronidazol. Zur *Prophylaxe* empfehlen sich Abkochen oder Filtrieren des Trinkwassers.

202.4. Schistosomiasis (Bilharziasis, Bilharziose)

Begriffe und einleitende Angaben

Definitionen: Die Bezeichnung *Schistosomiasis (Bilharziasis, Bilharziose)* umfaßt eine Gruppe von Krankheiten, die durch nah verwandte Trematoden der *Familie der Schistosomatidae* verursacht werden, insbesondere durch solche der *Gattung Schistosoma* (früher: *Bilharzia*, *»Pärchenegel«*). Diese »Blut-Saugwürmer« besiedeln verschiedene Gebiete des Blutgefäßsystems von Menschen und Tieren, die in subtropischen und tropischen Gebieten leben. Intravaskulär werden zahlreiche *Eier* abgesetzt, die zu entzündlichen Reaktionen von Seiten des Wirtsorganismus Anlaß geben. Der *Entwicklungszyklus* der getrenntgeschlechtlichen (digenen) Schistosomen ist für das Verständnis der epidemiologischen und klinischen Besonderheiten der Schistosomiasis von großer Bedeutung: Die mit dem Stuhl und/oder Urin ausgeschiedenen Eier setzen im Wasser freischwimmende *Mirazidien* frei, die einen *Zwischenwirt* (in der Regel eine Schneckenart) aufsuchen, in diesen eindringen und sich in ihm in *Sporozysten* verwandeln. Aus den letzteren gehen *Tochtersporozysten* mit vielen *Zerkarien* hervor. Die ins Wasser abgegebenen Zerkarien dringen in der sog. *Penetrationsphase* durch die Haut ins Gefäßsystem des Menschen ein. Die jungen Schistosomen *(Schistosomula)* entwickeln sich vor allem im Verzweigungsgebiet der Pfortader zu adulten Würmern. Kurz vor Erreichen der Geschlechtsreife vereinigen sich Männchen und Weibchen zu Paaren, die in die Darm- und/oder Harnblasenvenen migrieren; hier erfolgt nach der Kopulation die Eiablage. Dieser Prozeß geht bei schwerem Befall mit fieberhaften Allgemeinerscheinungen, Bluteosinophile und lokalen Störungen einher (sog. *akute Phase*). Die deponierten Eier werden danach mit dem Blutstrom z. T. in entfernt gelegene Gewebe/Organe getragen, insbesondere in die Leber, z. T. auch in die Lungen und andere Lokalisationen. Sowohl am ursprünglichen Ort der Eiablage (u. a. Rektum und Harnblase), als auch z. B. in der Leber kommt es dann in der *chronischen Phase* der Erkrankung zu *granulomatösen Reaktionen*, insbesondere im Bereich zugrunde gehender Eier, sowie anschließend zu *Fibrosierungen* wechselnden Grades. Bei der *Schistosomiasis mansoni (Bilharziasis intestinalis, Schistosomen-Dysenterie)*, die durch *Schistosoma mansoni* verursacht wird, und bei der die Wasserschnecken der Genera *Biomphalaria* und *Tropicorbis* als Zwischenwirte dienen, stehen in schwereren Fällen Dysenterieähnliche Darmsymptome und z. T. eine Zirrhoseartige Leberfibrose mit vorwiegend präsinusoidal bedingter portaler Hypertonie im Vordergrund der Symptomatik, letzteres vor allem in Spätstadien. Die *Schistosomiasis japonica (Katayama-Krankheit)* zeigt ähnliche Störungen, nur nimmt sie in der Regel einen schwereren Verlauf, wobei v. a. auch der Dünndarm mitbetroffen ist. Sie wird durch *Schistosoma japonicum* hervorgerufen, das als Zwischenwirt vor allem amphibische Schnecken der Gattung *Oncomelania* benützt. Die *Schistosomiasis haematobia (urogenitale Schistosomiasis, »endemische Hämaturie«)* beruht auf einer Infektion durch *Schistosoma haematobium*, das als Zwischenwirte Schnecken der Genera *Bulinus, Physopsis* und *Biomphalaria* besiedelt. Die Hauptstörungen bei dieser Krankheit betreffen die Harnblase, die schwere Narbenschäden erleiden kann und nicht

Abb. 231 a–d (Fortsetzung)

ben werden (130). Dabei entstehen oft Geschwüre. Wie schon erwähnt, erwirbt der Mensch die Dracunculiasis meistens durch kontaminiertes Trinkwasser (129). Die *Diagnose bei Filariasis* beruht u. a. auf dem Nachweis und der Identifikation der Mikrofilarien. Zur Erkennung der Art achtet man einerseits auf die Beschaffenheit des Schwanzendes bzw. der dort lokalisierten »Kernsäule« (93, 95, 108, 120, 127), andererseits prüfen wir, ob die Mikrofilarien bescheidet sind (93, 95, 108) oder nicht (120, 127). Ferner kann man auch die adulten Würmer untersuchen (z. B. chirurgische Entfernung eines Onchozerkoms, »Herausdrehen« des Medinawurms u. a. m.). Von den *weiteren Formen von Filariasis* (114) ist z. B. die *Dipetalonemiasis* (115) zu erwähnen, bei der die adulten Würmer mit Vorliebe seröse Höhlen (Bauchraum, Pleuraraum, Perikardhöhle) aufsuchen. Bei der *Mansonelliasis ozzardi* (116) besiedeln die reifen Formen der Nematoden hauptsächlich das mesenteriale Fettgewebe. *Dirofilaria immitis* (117), der »Herzwurm« des Hundes, verursacht beim Menschen in seltenen Fällen eine »Larva migrans visceralis«

selten in Spätstadien ein Karzinom aufweist. Je nach den Hauptveränderungen bei den verschiedenen Formen von Schistosomiasis spricht man auch von »*Schistosomiasis des Darmes*«, »*hepatolienaler Schistosomiasis*«, »*Schistosomiasis der Lunge*«, »*Schistosomiasis des Zentralnervensystems*« u. a. m. *Schistosomen-Dermatitiden* werden z. T. auch durch Zerkarien von Schistosomen-Spezies hervorgerufen, deren Hauptwirt nicht der Mensch ist.

Allgemeines zur **Ätiologie:** Die *adulten Schistosomen* sind getrenntgeschlechtliche Egel von schlankem Körperbau. Die Weibchen sind im Querschnitt rund; die Männchen zeigen zwar einen dorsoventral abgeflachten Körper, doch rollen sie die lateralen Partien ein, sodaß auch ihr Querschnitt rundlich erscheint. Wie andere Trematoden besitzen sie – stets vorne – einen Mundsaugnapf, dessen zentrale Öffnung mit einem zweiteiligen, blind endenden Darm kommuniziert. Außerdem findet sich ein ventraler Saugnapf. Die Männchen, die etwas kürzer und gedrungener sind als die Weibchen, weisen multiple Testes auf, die dicht hinter dem ventralen Saugnapf liegen. Typisch und namengebend (Schistosoma = »gespaltener Körper«) ist der Canalis gynaecophorus, in dem das Weibchen liegt. Das letztere besitzt *ein* Ovar, das dicht hinter der Wurmmitte liegt. Die Vulva findet sich im Vorderteil, neben dem ventralen Saugnapf. Die Vitellarien erkennt man im hinteren Körperabschnitt. Die Oberfläche der adulten Würmer wird nicht durch eine Kutikula, sondern durch ein Synzytium lebender Zellen gebildet. Ein Zölom ist nicht vorhanden, vielmehr verbindet ein netzartiges »Parenchym« die einzelnen Organe. Schistosomen messen in der Länge zwischen 6 und 26 mm (s. u.). Ihre *Eier* sind unbedeckelt und unreif, wenn sie abgelegt werden; teilweise besitzen sie einen Stachel, dessen Lokalisation und Größe für die Identifikation der Spezies wichtig sind. *Mirazidien* bewegen sich im Wasser durch Wimperschlag fort und vermögen in *Wasserschnecken* einzudringen. In den letzeren entwickeln sich die Parasiten in *Muttersporozysten*, aus denen dann asexuell *Tochtersporozysten* und schließlich sehr zahlreiche Zerkarien hervorgehen. Diese beginnen ungefähr 5–6 Wochen nach Infektion des Zwischenwirtes ins Wasser auszuschwärmen, wobei sie sich ihres gegabelten Ruderschwanzes bedienen. Sie sind fähig, innerhalb weniger Minuten in die *Haut des Menschen* einzudringen; dabei entledigen sie sich des Schwanzes und penetrieren in kleine Blutgefäße, vor allem Venolen und kleine Venen. Auf dem Blutweg, direkt oder auf Umwegen, gelangt der junge Parasit, die *Schistosomula*, schließlich ins Verzweigungsgebiet der Pfortader, wo die Ausreifung zu adulten Trematoden stattfindet. Tierexperimentelle Beobachtungen sprechen dafür, daß dieses Ziel z. T. auf verschiedene Weise erreicht werden kann, z. B. aus der Lunge über den Pleuraraum und durch das Zwerchfell ins Leberparenchym und von dort in die intrahepatischen Venen.

Epidemiologie: Wahrscheinlich ist die Schistosomiasis die wichtigste Form von Helminthiasis überhaupt. Man schätzt, daß in mehr als 70 Ländern insgesamt über 200 Millionen Menschen betroffen sind. Infektionen sind allerdings nur dort möglich, wo die oben erwähnten Zwischenwirte zu lokalen Fauna gehören. Fälle, die wir bei uns zu Gesicht bekommen, sind fast immer »importiert«. Weitaus die meisten durch Schistosomen infizierten Individuen weisen einen geringen Wurmbefall auf, d. h. wahrscheinlich weniger als 10 »Egelpärchen« pro Person, und sind daher mehrheitlich symptomfrei. Schwere Fälle beruhen auf wiederholten Reinfektionen und werden dementsprechend in erster Linie in Endemiegebieten beobachtet. Damit in den letzteren die Schistosomiasis verschwände, müßten verschiedene Bedingungen erfüllt sein: a) Verhinderung einer Kontamination von Gewässern durch menschliche Fäzes und Urin; und/oder b) Eliminierung der als Zwischenwirte wirkenden Wasserschnekken, z. B. durch Molluskizide; und/oder c) Vermeiden der Exposition; und/oder d) Therapie der Infizierten. Die Anwendung der Punkte b) und d) wäre an sich rasch möglich, kostet aber viel Geld. Die Infektion erfolgt vor allem beim Besorgen der Wäsche, Baden, Gehen oder Arbeiten in kontaminierten Gewässern. Die in den letzten Jahrzehnten in Endemiegebieten errichteten Staudämme haben die Ausbreitung der Schistosomiasis z. T. deutlich gefördert. In Abhängigkeit vom Alter zeigt sich ein Häufigkeitsgipfel in der zweiten Lebensdekade, dann sinkt die Inzidenz ab. Letzteres hat z. T. mit einer verminderten Exposition, z. T. mit dem Auftreten einer Immunität (s. u.) zu tun. Am weitesten verbreitet ist die Schistosomiasis mansoni. Hinsichtlich zusätzlicher epidemiologischer Angaben sei auf die nachfolgenden Unterabschnitte verwiesen.

Zur **Pathogenese:** Je nach der Immunitätslage des Wirtes kann das *Eindringen der Zerkarien in die Haut* fast reaktionslos verlaufen oder mit hyperergischen Reaktionen von Seiten des Wirtes verbunden sein. Die *Immunreaktionen* umfassen einerseits die Produktion von Antikörpern gegen die zahlreichen Parasitenantigene, andererseits kommt auch eine zellgebundene Immunität zustande. Wahrscheinlich spielen beide Reaktionsformen sowohl eine protektive als auch u. U. eine gewebeschädigende Rolle. Das erstere geht u. a. daraus hervor, daß wiederholte Infektionen durch Zerkarien zoophiler, d. h. nicht zur vollen Entwicklung im Menschen geeigneter Spezies von Schistosomen, den betreffenden Individuen einen weitgehenden Schutz gegen Infektionen bzw. Reinfektionen durch menschenpathogene Spezies von Schistosoma verleihen können. Dasselbe gilt wahrscheinlich auch für mehrmalige Infestationen durch die letzeren. Jedenfalls entspricht es einer alten Erfahrung, daß viele Leute in Endemiegebieten mit der Zeit gegen Reinfektionen durch Schistosomen immun werden. In experimentellen Wirten – und vermutlich auch im Menschen – vermögen sich die reifen Trematoden von Schistosoma mansoni mit einer *Hülle wirtseigenen Materials* zu umgeben, das u. a. auch Blutgruppensubstanzen enthält, und so dem »Immunangriff« häufig zu entgehen (s. u.). Neueintretende Parasiten, die sich noch keine derartige »Maske« angelegt haben, werden dagegen rasch getötet. Die Mechanismen der Parasitozidie sind noch nicht in allen Einzelheiten bekannt. In vitro konnte gezeigt werden, daß spezifische *Antikörper der IgG-Klasse* die Schistosomulae zu immobilisieren und schließlich zu zerstören vermögen. Durch passiven Transfer dieser Art von Antikörpern gelang es indessen nicht, Empfänger gegen Reinfektion zu schützen. Möglicherweise haben *Antikörper der IgE-Klasse, die Makrophagen* nicht immunisierter Tiere dazu bringen können, Schistosomulae in vitro zu vernichten, eine größere Bedeutung. Neuerdings wird auch den *eosinophilen Granulozyten* eine wichtige Rolle bei der Abwehr von Schistosomulae zuerkannt; diese Zellen adhärieren an IgG-bedeckten Schistosomulae über eine Bindung an Fc-Rezeptoren, und offenbar lassen sie daraufhin aus den Granula Peroxidase an die Parasitenoberfläche austreten. Eine weitere Möglichkeit besteht darin, daß Schistosomulae, die Komplement über den alternativen Weg zu aktivieren vermögen, durch Bindung an C 3 der Eosinophilen einen Schaden erleiden. Wahrscheinlich spielen zudem *zellgebundene Immunreaktionen* eine *protektive Rolle*, vermutlich über eine Lymphokin-vermittelte Aktivierung der Makrophagen. Umgekehrt tragen solche Prozesse auch zum *Gewebeschaden* wesentlich bei, da *granulomatöse Veränderungen* um Schistosomen-Eier herum zu den führenden pathologischen Befunden gehören und z. B. für die Fibrosierungsvorgänge in der Leber hauptsächlich verantwortlich sind. Verschiedentlich, z. B. bei Schistosomiasis haematobia, nimmt die Tendenz zu granulomatösen Reaktionen im Verlauf der Erkrankung ab, und es wird vermutet, dieses Phänomen könnte mit dem Auftreten blockierender Antikörper bzw. Immunkomplexe zu tun haben. Im übrigen wurde verschiedentlich festgestellt, daß die Schistosomen-Infektion an sich eine gewisse *immunsuppressive Wirkung* hat, z. T. offenbar über eine Induktion von Suppressor-Zell-Aktivität. Das Gesamtbild, das sich aus diesen Beobachtungen ergibt, ist ziemlich komplex. Tatsache bleibt, daß trotz eines erheblichen Grades von Immunität und eines weitgehenden Schutzes vor Reinfektion die *adulten Würmer lange überleben und fortgesetzt Eier produzieren* können, im Durchschnitt 2–5 Jahre, in Einzelfällen 20–30 Jahre. Das oben erwähnte *Katayama-Fieber* beruht sehr wahrscheinlich auf besonders starken Immunreaktionen; in welchem Ausmaß daran anaphylaktische und/oder Immunkomplex-vermittelte Reaktionen beteiligt sind, bleibt allerdings noch umstritten. In diesem Zusammenhang ist daran zu erinnern, daß – wie bei vielen Wurminfektionen – zahlreiche Antikörper gebildet werden, die sich gegen »irrelevante«, d. h. inbezug auf die protektive Wirkung der Immunreaktion unwesentliche Epitope der Parasiten richten: Solche »Arme« der Immunreaktion dürften eher schädliche als nützliche Funktionen ausüben. Der *Schweregrad der Schistosomiasis* hängt – abgesehen von den eben diskutierten Immunreaktionen – vom Ausmaß und der Art des Wurmbefalls ab. Die erheblichen klinischen Symptome, die man im Vergleich zu anderen Formen bei der japanischen Schistosomiasis beobachtet, hängen zum guten Teil damit zusammen, daß das adulte Weibchen von Schistosoma japonicum täglich ungefähr 3000 Eier absetzt, während der entsprechende Wert für Schistosoma mansoni nur 300 beträgt. Die Eier, die im Mittel ungefähr 3 Wochen am Leben bleiben, setzen verschiedene (wahrscheinlich z. T. Enzym-artige) Substanzen frei, die umgebendes Gewebe zu zerstören vermögen. Dies ist auch der Grund dafür, daß die Eier aus dem Schleimhautbereich ausbrechen und mit den Fäzes bzw. im Urin ausgeschieden werden können. Die *Lokalisation der Organ- bzw. Gewebeschäden* bei Schistosomiasis steht in erster Linie mit den Wanderungsgewohnheiten der adulten Männchen, die die Weibchen mitführen, in Beziehung. Schistostoma mansoni tritt in der Regel in die V. mesenterica caudalis, Schistostoma japonicum in die V. mesenterica cranialis ein, und beide erreichen schließlich die venöse Seite der Endstrombahn. *Schistosoma mansoni* liegt dann in den kleineren Venen des Colon descendens und des Rektums, *Schistosoma haematobium* gelangt z. T. durch die Anastomosen des Plexus haemorrhoidalis ins Gefäßsystem der Harnblase und anderer Organe des kleinen Beckens, und *Schistosoma japonicum* findet sich vor allem in muralen Venen des Dünndarms und des Colon ascendens. Sobald die Würmer nicht mehr weiter »stromaufwärts« vorankommen, beginnen die Weibchen mit der Eiablage. Diese erfolgt z. T. gruppenweise oder – im Fall von Schistosoma mansoni – Ei um Ei. Weitere Einzelheiten über die verschiedenen Arten von Schistosomiasis sind in den später folgenden Unterabschnitten enthalten.

Morphologisch bieten die verschiedenen Formen von Schistosomiasis, was die Art der Reaktionen anbelangt, ein ähnliches Bild; lediglich inbezug auf die Lokalisation der Veränderungen und damit die Schädigung einzelner Organe/Gewebe sowie das Ausmaß der Schäden unterscheiden sie sich. Unsere Kenntnisse über die Histopathologie der *akuten Schistosomiasis* sind beschränkt, da die Patienten kaum je in dieser Phase der Erkrankung sterben, es sei denn an einer anderen Affektion oder akzidentell. Soweit bekannt, wird der Eintritt der Zerkarien anläßlich einer *Erstinfektion* nur von sehr geringfügigen örtlichen entzündlichen Reaktionen begleitet. Anders verhält es sich mit *Reinfektionen:* Hier beobachtet man öfters ein Ödem und/oder eine Hyperämie, verbunden mit Infiltraten von Lymphozyten und Histiozyten, ferner von neutrophilen und z. T. ziemlich zahlreichen eosinophilen Granulozyten. Vereinzelt wurde in dieser Phase der Schistosomiasis auch eine Hepatomegalie mit u. a. ziemlich dichten Infiltraten von Eosinophilen in den portalen Feldern der Leber beobachtet. Nicht selten bestehen eine *Splenomegalie* und eine *Lymphknotenvergrößerung* mit Infiltraten wechselnder, aber z. T. ähnlicher Zusammensetzung, zudem einer Vermehrung und Aktivierung von Makrophagen. Die klassischen *Bilharzia-Pseudotuberkel* am Ort der Eiablage (u. a. Rektum, Harnblase, s. o.), mit zentral gelegenen, z. T. abgestorbenen, oft aber noch lebenden embryonierten Eiern sowie einer umschriebenen Infiltration durch eosinophile und z. T. neutrophile Granulozyten, Histiozyten, allenfalls auch einigen Lymphozyten und Plasmazellen, ferner einem schmalen Saum von angedeutet epitheloidzelligem Granulationsgewebe, kann man bioptisch ungefähr vom 80. Tag nach Infektion weg finden. Bei der *chronischen Schistosomiasis* nimmt die entzündliche Reaktion mehr granulomatösen und vernarbenden Charakter an. Dabei kommt es im Bereich von Schleimhäuten nicht selten zur Ulzeration. Die Leber zeigt bei schwerem Eibefall eine zunehmende, z. T. septale Fibrose. Weitere Angaben über Gewebeveränderungen folgen später, anläßlich der Besprechung der einzelnen Formen der Krankheit.

Die **Folgen** und **Symptome** der Schistosomiasis hängen in erster Linie von der Lokalisation und dem Schweregrad der Läsionen ab; sie werden daher weiter unten gesondert erläutert.

Schistosomiasis mansoni (intestinale Bilharziose, Schistosomen-Dysenterie)

Ätiologie: Die *adulten Männchen* von *Schistosoma mansoni* sind 6–10 mm lang, die *Weibchen* 7–15 mm. Die *Eier* messen im Mittel 68×159 µm, haben eine plump-spindelige Form und besitzen einen Seitenstachel. Sie können vor allem im Stuhl und nur ausnahmsweise im Urin nachgewiesen werden. Als Zwischenwirte dienen Wasserschnecken der Gattungen *Biomphalaria* und *Tropicorbis*.

Epidemiologie: Dies ist die am weitesten verbreitete Form von Schistosomiasis. Die wichtigsten Endemiegebiete umfassen verschiedene Gebiete Afrikas, im besonderen das Nildelta, die tropischen Zonen sowie Ost- und Südafrika, zudem den Mittleren Osten (Jemen, Saudiarabien, Israel u. a.), ferner – in der westlichen Hemisphäre, wohin die Krankheit durch Sklaven importiert wurde – z. B. einige Antilleninseln, Venezuela u. a. m.. Vieles spricht dafür, daß der Mensch den Hauptwirt darstellt; allerdings fand man z. B. in Kenya Schistosoma mansoni auch bei Pavianen. Die Frage nach der Existenz eines Tierreservoirs ist noch nicht entschieden.

Zur **Pathogenese:** Der Entwicklungszyklus von Schistosoma mansoni wurden oben schon erörtert. Bei Erstinfektionen halten sich die entzündlichen Veränderungen am *Ort des Zerkarieneintritts* in sehr beschränktem Rahmen, im Gegensatz zu Reinfektionen. Dasselbe gilt für Allgemeinreaktionen und Hautausschläge anläßlich der *Migration von Schistosomulae* in verschiedene Teile des Körpers, u. a. in die Leber. Ungefähr 1–2 Monate nach der Infektion kann es zum Auftreten einer akuten fieberhaften Erkrankung kommen (*Katayama-Syndrom*), die große Ähnlichkeit mit der Serumkrankheit hat und mit Lymphadenopathie, einer mäßigen Hepatomegalie, urtikariellen und/oder andersartigen Exanthemen, Eosinophilie u. a. m. einhergeht: Vor allem nach Erstinfektion tritt dieses Syndrom in seiner vollen Stärke in Erscheinung. Im *chronischen Stadium* stehen vor allem Dysenterie-artige Störungen von Seiten des *distalen Dickdarms*, im besonderen auch des Rektums, im Vordergrund (s. u.). In schweren Fällen kommt es zur *Dislokation von Eiern zurück ins Verzweigungsgebiet der Pfortader*, mit entsprechenden granulomatösen und fibrosierenden Prozessen. Diese können soweit gehen, daß eine *zirrhoseähnliche Leberfibrose* mit einem – vorwiegend durch präsinusoidale Blockierung bedingtem – *portalen Hochdruck* entsteht (vgl. dazu Abb. 113 (S. 548). Die möglichen Folgen und Komplikationen der Leberzirrhose wurden schon früher erörtert (s. Abb. 132 (S. 716)). Die hier geschilderte Entwicklung der Krankheit gilt, wie gesagt, nur für schwere Fälle mit einer erheblichen Zahl von Schistosomen, wie sie in der Regel nur nach wiederholten Reinfektionen beobachtet werden.

Morphologische Befunde bei *akuter Schistosomiasis mansoni* liegen, wie schon erwähnt wurde, nur in geringer Zahl vor (s. o.). Im *chronischen Stadium* zeigen die distalen Anteile des Dickdarms nur bei schwerem Eibefall makroskopisch deutliche Veränderungen. In typischen fortgeschrittenen Fällen von *Schistosomen-Dysenterie* erkennt man eine wechselnde Fibrosierung der inneren Wandschichten, verbunden mit dem Auftreten z. T. ziemlich großer „entzündlicher Pseudopolypen", die an der Oberfläche ulzeriert sein und bluten können. Hie und da kommt es zur Stenosierung des Kolons. Mikroskopisch erkennt man noch lange Zeit (oft Jahre) da und dort Granulome mit zentral gelegenen Eiern. Beim Zustandekommen einer chronischen *hepatolienalen Schistosomiasis* finden sich die »Pseudotuberkel« mit zentral lokalisierten Eiern vor allem im Bereich kleiner Äste der Pfortader, d. h. in portalen Feldern. Dabei kommt es in der Regel zur Gefäßobliteration. Wiederholte granulomatöse Prozesse dieser Art führen zu einer zunehmenden Einengung des portalen Strombahnquerschnittes. Nicht selten kompliziert sich das Geschehen durch Thrombosen von Pfortaderästen. Die Ausbildung intrahepatischer Kollateralen führt zum Bild von Teleangiektasien. Die progressive Fibrose der portalen Felder (»pipestem fibrosis«) ist mit einer mäßigen knotigen Hyperplasie des Leberparenchyms verbunden, nicht aber mit einem eigentlichen Läppchenumbau. Der portale Hochdruck führt zu einer Splenomegalie (z. T. mit Bildung von Gandy-Gamna-Körperchen) und zum Auftreten u. a. von Ösophagusvarizen (S. 544). Einer sog. *kardiopulmonalen Schistosomiasis* mit zahlreichen Ei-Emboli in kleinen Lungenarterien begegnen wir nur bei ausgebildetem portalem Hochdruck und erheblichem extrahepatischem Shunt. Die Arterienwände sind z. T. durch den granulomatösen Prozeß zerstört und können schließlich zu kleinen Aneurysmen ausgebuchtet sein. Öfters bilden sich sog. »Angiomatoide« infolge Rekanalisation innerhalb des ursprünglichen Arterienquerschnittes oder – im Sinn der klassischen Angiomatoide – aufgrund einer Gefäßneubildung im Granulombereich, wobei es zu arteriovenösen Anastomosen kommen kann. Die hier genannten Veränderungen gelten als annähernd pathognomonisch für kardiopulmonale Schistosomiasis. In fortgeschrittenen Stadien entwickelt sich ein chronisches Cor pulmonale. Abgesehen von embolisch-granulomatös bedingten Gefäßveränderungen kommen bei Schistosomiasis dann und wann auch nekrotisierende Arteriitiden vor, die wahrscheinlich Immunkomplex-induziert sind. Dies trifft u. U. auch für die Lungen zu. Eine sog. *ektopische granulomatöse Schistosomiasis* kann man gelegentlich in irgend einem Gewebe/Organ antreffen.

Die Herde setzen sich meist aus erhaltenen oder zugrunde gegangenen Eiern (selten Schistosomulae) sowie Granulationsgewebe zusammen, das in der Peripherie zu vernarben beginnt. In der Regel finden sich im Bereich dieser »Pseudotuberkel« oder Granulome auch eosinophile Granulozyten. Hie und da beobachtet man solche Veränderungen im Bereich des Rükkenmarks, vermutlich deshalb, weil sie hier Symptome erzeugen können, und man deshalb danach sucht.

Folgen und **Symptome:** Wie schon erwähnt, verläuft die Mehrzahl der Fälle von Schistosomiasis mansoni weitgehend *asymptomatisch.* Bei *Erstinfektionen* kann das sog. *Katayama-Syndrom* auftreten, d. h. ein fieberhafter, der Serumkrankheit ähnlicher, aber mit deutlicher Eosinophile verbundener Zustand, der 1–2 Monate nach Eintritt der Zerkarien in den Körper ziemlich akut eintritt und Wochen bis Monate andauern kann (Differentialdiagnose: u. a. Typhus abdominalis, bei dem aber die Eosinophilie fehlt). Ein tödlicher Ausgang dieser Störung bildet die Ausnahme. Die Oviposition wird zu späteren Stadien der Erkrankung bzw. bei Reinfektionen vom Wirtsorganismus kaum mehr so heftig beantwortet wie nach Erstinfektion. *Reinfektionen* rufen am Ort des Zerkarieneintritts klinisch faßbare hyperergische Reaktionen hervor, die sich beispielsweise im Sinn einer umschriebenen oder weiter ausgedehnten *Dermatitis* mit papulösem Exanthem manifestiert. Manchmal wird dieser Prozeß von Kopfschmerzen, Myalgien, Abdominalbeschwerden, Diarrhoe u. a. begleitet, vermutlich als Ausdruck der Schistosomula-Migration. Die *Schistosomen-Dysenterie* beginnt ungefähr zur gleichen Zeit wie der Abgang von Eiern mit den Fäzes. Vermutlich mehr als die Hälfte der deponierten Eier bleiben aber in der Darmwand zurück und verursacht die oben geschilderten Veränderungen. Klinisch äußern sich diese in wechselnden Abdominalbeschwerden, manchmal Diarrhoe vom Dickdarmtyp (S. 653), dann und wann Abgang von Blut mit dem Stuhl sowie – vereinzelt – einer leichten proteinverlierenden Enteropathie. Sehr selten kommt es zu Subileus oder gar Ileus. Fälle mit Rektalprolaps bilden ebenfalls die Ausnahme. Die Hauptgefahr der Schistosomiasis mansoni bildet – bei schwerem Wurmbefall infolge Reinfektionen – die Entwicklung einer *hepatolienalen Form des Leidens:* In diesen Fällen ist mit den bekannten Komplikationen des portalen Hochdrucks zu rechnen, u. a. mit Ösophagusvarizen-Blutungen (S. 544). Die *kardiopulmonale Form der Schistosomiasis mansoni* beobachten wir, wie gesagt, erst bei bereits bestehenden hepatolienalen Veränderungen und portalem Hochdruck. Die klinischen Manifestationen dieser Variante der Krankheit, die man radiologisch u. a. aufgrund eines miliaren Lungenbildes vermuten kann, entsprechen im wesentlichen denen bei chronischem Cor pulmonale (S. 542). Bei einem nicht unerheblichen Teil der Patienten beobachtet man ein *nephrotisches Syndrom,* das auf Immunkomplex-induzierten glomerulären Schäden beruht; diese können u. U. bis zur chronischen Niereninsuffizienz führen. Die *Diagnosestellung* bei Schistosomiasis mansoni geht von der Anamnese, den epidemiologischen Gegebenheiten und dem klinischen Bild aus, die bereits einen Verdacht erlauben. Gesichert wird die Diagnose durch den *Nachweis der Eier:* Im Stuhl sind diese oft nicht leicht zu finden, am ehesten noch bei Anwendung besonderer Konzentrierungs-Verfahren, wie Differentialsedimentation oder Formol-Äther-Zentrifugierung. Mit Hilfe des dicken Ausstrichs (z. B. nach Kato) läßt sich die Eiabgabe quantifizieren. Die zuverlässigste Methode ist wahrscheinlich die Rektalbiopsie, wobei man mit Vorteil Schleimhautkuppen an der Houston'schen Klappe abknipst und dieses Material dann nativ, zwischen Objektträger und dickem Deckglas gepreßt, bei schwacher Vergrößerung mikroskopisch untersucht. Die Diagnose einer aktiven Schistosomiasis darf nur gestellt werden, wenn noch lebende Eier vorhanden sind. Dies läßt sich u. a. an deren Bewegungen erkennen oder durch Ausschlüpfen-Lassen der Larven in vitro belegen. Die Eiausscheidung ist, wie gesagt, nicht vor Ablauf von 5–12 Wochen nach Infektion zu erwarten. *Immundiagnostische Verfahren,* vor allem die Komplementbindungsreaktion, können u. U. vor Beginn der Eiausscheidung nützlich sein. Die Antikörper richten sich in erster Linie gegen Antigene der adulten Schistosomen, z. T. aber auch gegen die der Zerkarien bzw. Schistosomulae und Eier. Der Hauttest wird im Verlauf von ungefähr 1–2 Monaten positiv und bleibt es über Jahre, auch wenn der Patient im parasitologischen Sinn als geheilt gilt. Zudem ergibt er Kreuzreaktionen, z. B. gegen Antigene zoophiler Schistosomen. Eine voll befriedigende *Therapie* ist noch nicht gefunden worden. Bei Verwendung von Antimon-Präparaten (z. B. Astiban) ist wegen der Toxizität dieser Mittel Vorsicht geboten. Niridazol (»Ambilhar«) scheint neurologische Störungen hervorrufen zu können. Neuere Mittel, wie Praziquantel (Bayer), befinden sich noch in der Erprobung. Die *Prognose* der Schistosomiasis mansoni kann – trotz der oben erwähnten Komplikationen in den relativ wenigen schweren Fällen – im allgemeinen als gut bezeichnet werden.

Schistosomiasis japonica (Katayama-Krankheit)

Zur **Ätiologie:** Die adulten *Männchen* von *Schistosoma japonicum* messen in der Länge 7–20 mm, die *Weibchen* 10–26 mm. Die *Eier* sind kürzer, plumper und kleiner als die der anderen Schistosomen (Ausmaße: 67×89 µm) und weisen nur einen winzigen, lateral sitzenden Stachel auf, den man leicht übersieht. Ihre Ausscheidung erfolgt nur mit den Fäzes. Der *Lebenszyklus* der Parasiten gleicht dem von Schistosoma mansoni, nur daß Wasserschnecken des Genus *Oncomelania*, die auch außerhalb des Wassers längere Zeit überleben können, als Zwischenwirte dienen. Zudem wirken als Hauptwirte nicht nur der Mensch, sondern auch verschiedene Tierarten, wie Wasserbüffel, Pferde, Rinder, Schweine, Hunde und Katzen. Schließlich wurde schon erwähnt, daß die Eiablage durch das gravide Weibchen im Einzugsgebiet der oberen Mesenterialvene vor sich zu gehen pflegt; allerdings migrieren die Würmer recht oft in Venen des Dickdarmbereichs.

Zur **Epidemiologie:** Die *Schistosomiasis japonica* beobachtet man vor allem bei der in der Landwirtschaft tätigen Bevölkerung von Japan, China, Thailand, Laos, den Philippinen, Celebes u. a. m. Das männliche Geschlecht ist häufiger befallen als das weibliche. Ein wichtiger Grund für die Ausbreitung der Krankheit ist die im Fernen Osten z. T. immer noch übliche Düngung mit menschlichen Exkrementen. Zudem dürfte das Leiden wegen der Tatsache schwerer zu kontrollieren sein, daß neben dem Menschen noch zahlreiche Tiere Schistosomenträger sind.

Zur **Pathogenese:** Diese gleicht in vielen Belangen derjenigen von Schistosomiasis mansoni, allerdings mit zwei wichtigen Unterschieden, die die japanische Form wesentlich schwerer gestalten: a) Die graviden Weibchen legen pro Zeiteinheit ungefähr 10-mal mehr Eier als die von Schistosoma mansoni; b) dies und ihre Hauptlokalisation näher an der Leber haben zur Folge, daß schwere Leberschäden die Regel darstellen. Die massive Oviposition geht überdies mit heftigeren hyperergischen Reaktionen von Seiten des Wirtes einher.

Morphologisch zeigen die Veränderungen dem Wesen nach eine große Ähnlichkeit mit denen bei Schistosomiasis mansoni, nur sind sie meist wesentlich *stärker ausgeprägt* und – was den Intestinalbefall anbelangt – oft auch im *Dünndarm* lokalisiert. Stenosierungen aufgrund von Narbenbildung, Auftreten großer, z. T. ulzerierender und blutender Pseudopolypen sowie die oben geschilderten Schäden an Leber und Lunge beobachtet man bei der japanischen Schistosomiasis viel häufiger und früher als bei Schistosomiasis mansoni. Anläßlich der Autopsie stellt man in der Regel einen schweren Körperabbau, eine Anämie, eine Narbenleber mit/bei periportaler Fibrose, eine Splenomegalie mit »Fibroadenie« der Pulpa, Aszites, fibröse Knötchen auf der Dickdarmserosa, bindegewebige Verdikkung (»Starre«) des Kolons, z. T. auch des Dünndarms, und eine Fibrose des Omentums sowie des Mesenteriums fest. Dazu findet man häufiger die erwähnten Lungenveränderungen und ektopische Schistosomen-Granulome, z. B. im Bereich des Gehirns und/oder des Rückenmarks, wo sie sich wie ein raumfordernder Prozeß auswirken können.

Folgen und **Symptome:** Klinisch sind folgende Besonderheiten hervorzuheben: Das *Katayama-Fieber* nach Erstinfektion nimmt oft besonders schwere Formen an. Die *Dünndarmschäden* gehen nicht selten mit Zeichen von Unter- bzw. Mangelernährung einher, wobei eine schwere Anämie, Leukopenie und Thrombozytopenie, ferner eine Hypoproteinämie, keine Seltenheit darstellen. Die Hauptsymptome beruhen indessen auf der *Fibrosierung der Leber* und dem daraus resultierenden *portalen Hochdruck*. Kachexie mit interkurrenten Infektionen und massive Blutungen, z. B. aus Ösophagusvarizen, bilden häufige Todesursachen. Dazu kommen allenfalls ein chronisches *Cor pulmonale* und *zentralnervöse Störungen*. Die *Diagnosestellung* hängt vom Nachweis der Eier im Stuhl ab (s. o.), die man u. U. lange suchen muß. Zur *Therapie* werden u. a. Kalium-Antimon-Tartrat sowie neuerdings Niridazol empfohlen. Falls nicht frühzeitig mit der Behandlung eingesetzt wird, ist die *Letalität* der Schistosomiasis japonica relativ hoch.

Schistosomiasis haematobia (urogenitale Schistosomiasis, »endemische Hämaturie«)

Ätiologie: Die ausgewachsenen *Männchen* von *Schistosoma haematobium* messen in der Länge 7–15 mm, die *Weibchen* 9–20 mm. Die 60 × 143 µm großen, plump-spindelförmigen *Eier* weisen einen endständigen Stachel auf. Die Ausscheidung der Eier erfolgt vor allem im Urin, hie und da aber auch im Stuhl. Als *Zwischenwirte* dienen Wasserschnecken der Gattungen *Bulinus, Physopsis* und *Biomphalaria*.

Epidemiologie: Die Schistosomiasis haematobia ist in einem großen Teil von Afrika und im Mittleren Osten verbreitet. Besonders häufig begegnet man ihr bei der in der Landwirtschaft tätigen Bevölkerung des Niltales. In weit geringerem Maß ist die Krankheit auch in einigen Ländern Südwestasiens und in einem beschränkten Gebiet an der Westküste Indiens bekannt.

Pathogenese: Entsprechend der oben erwähnten Bevorzugung von Venen im Gebiet des Harntraktes durch die adulten Formen von Schistosoma haematobium findet die Eiablage vor allem in der Schleimhaut der *Harnblase* statt. Die granulomatösen, ulzerösen und vernarbenden Prozesse in diesem Organ führen in schweren Fällen über das Auftreten eines vesikoureteralen Refluxes und/oder eine Stenosierung der Ureteren im Ostiumbereich relativ oft zur Ausbildung von Hydroureteren, *Harnstauungsnieren* bzw. Hydronephrose sowie chronischen Harnwegsinfekten mit *Pyelonephritis*. Außerdem begünstigt das Leiden die Entstehung einer *Urolithiasis*. Nicht selten kommt es zu Wandverkalkungen, ferner zum Auftreten von Lymphödemen, u. U. mit konsekutiver Elephantiasis der äußeren Genitalien. In Spätstadien entsteht in einem erheblichen Teil der Fälle eine *Harnblasenkarzinom*. Vereinzelt werden Eier über die V. cava in die *Lungen* getragen, wo sie miliare Granulome hervorrufen.

Morphologisch zeigen die entzündlichen Reaktionen einen ähnlichen Charakter wie bei den anderen Formen von Schistosomiasis. Die in der Tunica propria der *Harnblase* abgesetzten Eier führen zur Ausbildung von *»Bilharzien-Granulomen«* oder größeren *»Bilharzien-Knoten«*, d. h. im wesentlichen vernarbenden, eosinophilen Granulationstumoren. Die Schleimhautoberfläche zeigt dementsprechend eine wechselnd *polypoide Veränderung*, z. T. verbunden mit *Ulzeration*. Der Prozeß beginnt in der Regel im Trigonumgebiet, um sich dann weiter auszubreiten. Recht oft entwikkelt sich eine *Cystitis glandularis*, und einer *Plattenepithelmetaplasie* des Urothels begegnen wir ebenfalls häufig. Mit der Zeit erscheint die ganze Harnblasenwand verdickt, fibrös und geschrumpft, z. T. durchsetzt von dystrophisch entstandenen Kalkherden, die von verkalkten Eiern zu unterscheiden sind. Die letzeren können in größerer Zahl in umschriebenen Bezirken vorhanden sein (»sandy patch«). Die weiteren Veränderungen wurden oben schon erwähnt, z. B. das *Harnblasenkarzinom.*

Folgen und **Symptome:** Die Präpatenzzeit dauert bei der Schistosomiasis haematobia mit 10–12 Wochen länger als bei den anderen Formen. Die wichtigsten Symptome umfassen Zeichen einer *Zystitis*, im besonderen Dysurie, Pollakisurie und zeitweilige sog. terminale Hämaturie. Häufig kommt es zu einer *bakteriellen Sekundärinfektion des Harntraktes*. Bei erheblichem Blutverlust kann sich eine Anämie einstellen. Die Folgen der *Harnstauung* und der – öfters beobachteten – *chronischen Pyelonephritis* wurden schon an anderer Stelle geschildert (s. Abb. 138, S. 778, und 139, S. 796). Mit zunehmender Harnstauung kommt es schließlich zur chronischen Niereninsuffizienz mit Urämie. Die *Diagnosestellung* beruht auf dem Einachweis im Urinsediment und/oder in bioptisch entnommenen Stücken der Harnblasenschleimhaut. In der Mitte des Vormittags ist erfahrungsgemäß der Eiabgang mit dem Harn größer als zu anderen Tageszeiten. Der zystoskopische Befund gestattet an sich eine an Sicherheit grenzende Verdachtsdiagnose. *Therapeutisch* hat sich Niridazol in den Frühstadien der Affektion als sehr wirksam erwiesen. Sofern die Behandlung rechtzeitig begonnen wird, darf die Prognose als günstig bezeichnet werden. Trifft dies nicht zu, besteht eine hohe *Letalität.*

Schistosomen-Dermatitis

Zerkarien verschiedener Schistosomen-Arten, die üblicherweise den Menschen nicht besiedeln, vermögen in die Haut des letzeren einzudringen und entzündliche Reaktionen hervorzurufen. Diese sind – vor allem bei wiederholter Exposition – hauptsächlich durch Immunreaktionen bedingt (s. o.). Die Hautveränderungen, die z. T. ziemlich stark jucken, sind unter dem Namen *»swimmer's itch«* bekannt. Solche Beobachtungen sind nicht selten und können in allen Erdteilen gemacht werden. Auch in der Schweiz tritt die Schistosomen-Dermatitis in Erscheinung. Als Hauptwirte dieser Schistosomen kommen u. a. Nager und Vögel in Betracht, als Zwischenwirte Süß- und Salzwasser-Mollusken. Die Zerkarien vermögen im menschlichen Körper nicht lange zu überleben, was verständlicherweise die Antigenfreisetzung fördert. Die Therapie beschränkt sich auf symptomatische Maßnahmen.

Weitere Formen von Schistosomiasis

Vor allem in Afrika sind noch weitere Arten von Schistosomiasis bekannt geworden, die allerdings an Bedeutung weit hinter den genannten zurückstehen. Als Erreger konnten u. a. *Schistosoma intercalatum, Schistosoma matthei, Schistosoma bovis* und *Schistosoma spindale* identifiziert werden.

Beispiele:

- Die *Präpatenzzeit* beträgt für *Schistosoma japonicum* 5–6 Wochen, für *Schistosoma mansoni* 7–8 Wochen und für *Schistosoma haematobium* 10–12 Wochen.
- Einige Kennzeichen von *Zwischenwirten:* Lungenschneckenarten der Gattung *Bolinus* weisen ein linksgewundenes kegelförmiges Gehäuse auf (Zwischenwirt für Schistosoma haematobium und Schistosoma intercalatum); *Biomphalaria*-Arten zeigen eine flache, posthornförmige Schale (Zwischenwirt für Schistosoma mansoni); die amphibisch lebenden Kiemenschnecken des Genus *Oncomelania* besitzen ein spitz-konisches, durch einen Deckel verschließbares Gehäuse (Zwischenwirte für Schistosoma japonicum).
- *Mirazidien* haben eine Lebensdauer von ungefähr 6–8 Std, während der sie – mit Hilfe chemotaktischer Mechanismen? – einen Zwischenwirt finden müssen oder dann zugrunde gehen. Die aus den Zwischenwirten zu Tausenden freigesetzten *Zerkarien* leben mindestens 2 Tage; gelingt es ihnen in dieser Zeit nicht, menschliche Haut zu kontaktieren, sterben sie.
- Wegen der erheblichen *Toxizität* der gegen Schistosomiasis eingesetzten, bekannten *Chemotherapeutika* ist es in der Regel nicht sinnvoll, eine völlige Eliminierung der Parasiten anzustreben. Zur klinischen Heilung genügt meist eine erhebliche Reduktion der Zahl derselben.

Eine Übersicht über die verschiedenen Formen von Schistosomiasis sowie andere, durch Trematoden hervorgerufene Krankheiten finden sich in Abb. 232 und Tabelle 123.

202.5. Weitere, durch Trematoden verursachte Krankheiten

Paragonimiasis

Definitionen: Die *Paragonimiasis (Distomiasis pulmonalis, Lungenegel-Befall)* wird durch *Paragonimus-Arten* hervorgerufen. Die auch unter dem Namen einer *»endemischen Hämoptyse«* bekannte Krankheit nimmt in der Regel einen chronischen Verlauf und ist durch Husten sowie Abgang kleiner Blutmengen mit dem Sputum gekennzeichnet. Nicht selten kommt es zur Ausbildung von Bronchiektasen. Man kennt auch dysenterische Symptome und Störungen von Seiten des Zentralnervensystems. In Ost- und Südostasien ist vor allem *Paragonimus westermani* verbreitet, in Afrika herrschen Infestationen durch *Paragonimus africanus* und *Paragonimus uterobilateralis* vor. *Paragonimus scrjabini* verursacht »migrierende« subkutane Knötchen, die adulte Saugwürmer enthalten. Von allen Krankheiten, die durch hermaphroditische Trematoden verursacht werden, ist die Paragonimiasis wahrscheinlich die häufigste und am weitesten verbreitete.

Zur **Ätiologie:** Die adulten Formen der *Paragonimus-Arten* haben eine kaffeebohnenartige Gestalt und messen ungefähr 7–12 mm in der Länge sowie 4–6 mm in der Breite. Außer den oben erwähnten Spezies kennt man noch weitere, im besonderen *Paragonimus heterotremus* (China), *Paragonimus mexicanus, Paragonimus peruvianus* und *Paragonimus caliensis* (Zentral- und Südamerika). Dicht hinter dem ventralen Saugnapf finden sich ein Ovar und ein daneben lie-

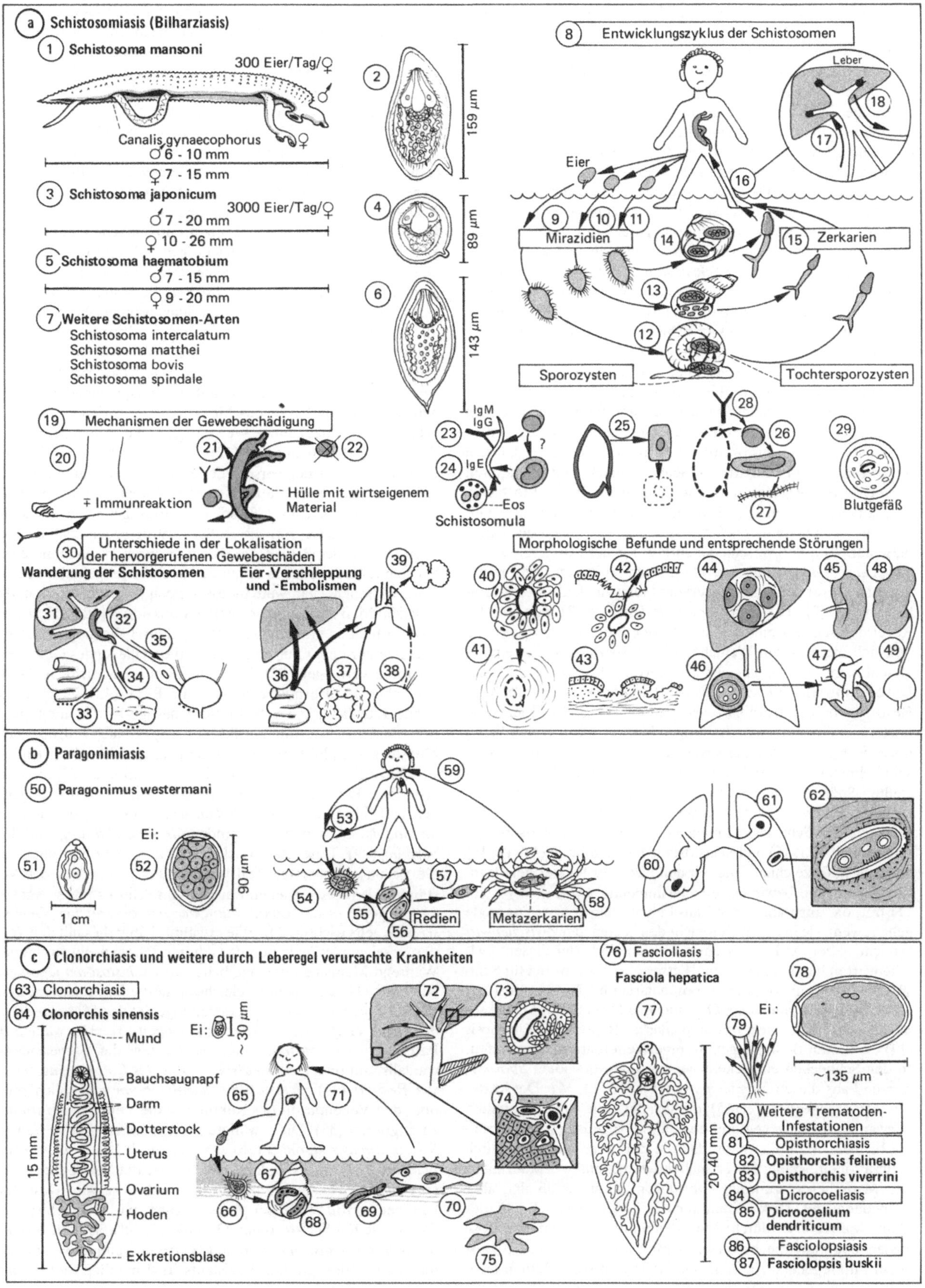
a Schistosomiasis (Bilharziasis)
1 Schistosoma mansoni
300 Eier/Tag/♀
Canalis gynaecophorus
♂ 6 - 10 mm
♀ 7 - 15 mm
3 Schistosoma japonicum
3000 Eier/Tag/♀
♂ 7 - 20 mm
♀ 10 - 26 mm
5 Schistosoma haematobium
♂ 7 - 15 mm
♀ 9 - 20 mm
7 Weitere Schistosomen-Arten
Schistosoma intercalatum
Schistosoma matthei
Schistosoma bovis
Schistosoma spindale
159 µm
89 µm
143 µm
8 Entwicklungszyklus der Schistosomen
Leber
Eier
Mirazidien
Zerkarien
Sporozysten
Tochtersporozysten
19 Mechanismen der Gewebeschädigung
∓ Immunreaktion
Hülle mit wirtseigenem Material
IgM
IgG
IgE
Eos
Schistosomula
Blutgefäß
30 Unterschiede in der Lokalisation der hervorgerufenen Gewebeschäden
Wanderung der Schistosomen
Eier-Verschleppung und -Embolismen
Morphologische Befunde und entsprechende Störungen
b Paragonimiasis
50 Paragonimus westermani
Ei:
90 µm
1 cm
Redien
Metazerkarien
c Clonorchiasis und weitere durch Leberegel verursachte Krankheiten
63 Clonorchiasis
64 Clonorchis sinensis
Ei:
~ 30 µm
Mund
Bauchsaugnapf
Darm
Dotterstock
Uterus
Ovarium
Hoden
Exkretionsblase
15 mm
76 Fascioliasis
Fasciola hepatica
20-40 mm
Ei:
~135 µm
80 Weitere Trematoden-Infestationen
81 Opisthorchiasis
82 Opisthorchis felineus
83 Opisthorchis viverrini
84 Dicrocoeliasis
85 Dicrocoelium dendriticum
86 Fasciolopsiasis
87 Fasciolopsis buskii

Abb. 232a–c. *Durch Trematoden verursachte Krankheiten.* Mit Ausnahme der fadenförmigen weiblichen Schistostomen ist die Gestalt der beim Menschen parasitierenden *Trematoden (Saugwürmer)* lanzett-bis birnförmig und dorsoventral abgeplattet. Dem Festhaften an Schleimhäuten oder – im Fall der Schistosomen – der Innenfläche von Venen dienen ein Mund- und ein ventral gelegener Bauchsaugnapf. Bei den meisten Trematoden handelt es sich um Hermaphroditen (Zwitter), nur die Schistosomen sind getrenntgeschlechtlich (digen). Zur Vollendung ihres Entwicklungszyklus benötigen die hier aufgeführten Trematoden Zwischenwirte. Deren Anwesenheit und die für sie geeigneten Biotope (Binnengewässer, feuchte Zonen) bestimmen weitgehend die geographische Verbreitung der Trematoden-Infestationen, ganz abgesehen von unkontrollierten Defäkationen in die genannten Gewässer. **a** *Schistosomiasis (Bilharziasis, Bilharziose).* Hier haben wir es mit der wahrscheinlich *wichtigsten Helminthiasis* zu tun, schätzt man doch, daß mehr als 200 Millionen Menschen in über 70 Ländern Schistosomen beherbergen. Die zur *Familie der Schistostomatidae* gehörende *Gattung Schistosoma* (»Pärchenegel«) kennzeichnet sich u. a. dadurch, daß das dorsoventral abgeplattete, kleinere Männchen zur Zeit der Kopulation das mehr fadenförmige, längere Weibchen in einem »*Canalis gynaecophorus*« eingeschlungen hält (1). Für die menschenpathogenen Schistosomen ist ferner bezeichnend, daß sich die in Entwicklung begriffenen Schistosomulae und die adulten Formen *in Blutgefäßen,* d. h. vor allem in Venen des Pfortaderkreislaufes aufhalten. Zur Eiablage suchen die graviden Weibchen die Peripherie dieses Gefäßsystems bzw. Venen der Harnblase auf. Von den verschiedenen Formen der »Bilharziose« ist die *Schistosomiasis mansoni* (1) die am weitesten verbreitete. Die Eier dieser Schistosomen erkennt man am deutlichen lateralen Stachel (2). Die *Schistosomiasis japonica* (3) weist in der Regel den schwersten klinischen Verlauf auf; dies hat damit zu tun, daß die graviden Weibchen dieser Spezies pro Zeiteinheit 10-mal mehr Eier (4) ablegen als die von Schistosoma mansoni. Die *Schistosomiasis haematobia* (6) charakterisiert sich durch die Bevorzugung der Harnblase als Ort der Ablage von Eiern; die letzteren weisen einen endständigen Stachel auf (6). Man kennt noch weitere Schistosomenarten, die u. U. menschenpathogen sein können (7); die Bedeutung dieser vor allem in Afrika festgestellten Spezies steht aber weit hinter der der genannten Arten zurück. Der *Entwicklungszyklus der Schistosomen* (8) ist in dieser Skizze für Schistosoma mansoni (9, 12, 15), Schistosoma japonicum (10, 13, 15) und Schistosoma haematobium (11, 14, 15) getrennt aufgezeichnet. Die mit den Fäzes ins Wasser gelangenden Eier geben bewimperte, schwimmende *Mirazidien* (9, 10, 11) frei, die ungefähr 6–8 Std am Leben bleiben bzw. zugrunde gehen, wenn sie in dieser Zeit nicht den geeigneten *Zwischenwirt* erreicht haben und in ihn eingedrungen sind. Bei diesen Zwischenwirten handelt es sich um *Wasserschnecken,* wobei für Schistosoma mansoni vor allem Biomphalaria und Tropicorbis (12), für Schistosoma japonicum Oncomelania (13) und für Schistosoma haematobium – neben Biomphalaria – Bulinus und Physopsis (14) die besten Bedingungen für eine Weiterentwicklung bieten. In den Schnecken entwickeln sich aus den Mirazidien *Sporozysten* und aus diesen *Tochtersporozysten* (12, 13, 14). Die letzteren setzen *Zerkarien* frei (15), die sich mit Hilfe eines gegabelten Schwanzes fortbewegen und ungefähr 2 Tage lang infektionsfähig bleiben. Man nimmt an, daß die Zerkarien nicht nur durch Hautläsionen, sondern z. T. auch durch die intakte Epidermis in den Menschen einzudringen vermögen. Naturgemäß sind aber Individuen mit Diskontinuitäten im epidermalen Belag der Haut, wie sie z. B. durch Rhagadenbildung bei Hyperkeratose zustande kommen, in besonderem Maß gefährdet. Dies trifft vor allem für Gegenden zu, in denen das Tragen von Schuhen nicht üblich ist. Nach Eintritt ins subepidemale Gewebe verlieren die Zerkarien ihren Gabelschwanz, und danach gelangt, wie man annehmen darf, öfters wenigstens ein Teil der Parasiten ins Gefäßsystem (16) des Menschen. Die heranreifenden *Schistosomulae* besiedeln mit Vorliebe das intrahepatische Verzweigungsgebiet der Pfortader (17). Kurz vor Erreichen der *Geschlechtsreife* vereinigen sich die männlichen und weiblichen Schistosomen (s. o.) und wandern gleichsam stromaufwärts, in Richtung Darmvenen (18), wobei die einzelnen Spezies verschiedene Gebiete aufzusuchen pflegen (30). Die *Kopulation* findet meist in diesen extrahepatischen Venen statt. Für die *Eiablage* migrieren die graviden Weibchen z. T. noch weiter peripherwärts, bis in Venen der Darm-Submukosa bzw. der Harnblasenschleimhaut (s. u.). Die *Mechanismen der Gewebeschädigung* durch Schistosomen lassen sich wie folgt zusammenfassen (19): Anläßlich der *Penetration* der Zerkarien durch die Haut (20) kommt es bei der Erstinfektion kaum zu erheblichen entzündlichen Veränderungen; bei Vorimmunisierten macht sich indessen in kurzer Zeit eine *hyperergische Reaktion* bemerkbar. Etwas entsprechendes geschieht bei der sog. *Schistosomen-Dermatitis (»Swimmer's itch«),* wobei es sich hier oft um Schistosomen-Arten handelt, die wohl die Haut des Menschen zu durchdringen, im letzteren jedoch nicht zu überleben vermögen. Während sich die *reifen Würmer* offenbar durch eine wenigstens teilweise Bedeckung mit wirtseigenem Material (und damit mit entsprechenden Antigenen) der *Immunabwehr* des Menschen zu entziehen vermögen (21) und auf unbekannte Weise sogar eine immunsuppressive Wirkung entfalten können (22), sind die *Schistosomulae* dem Effektorschenkel der verschiedenen Arten von Immunreaktionen in erheblichem Maß ausgesetzt. Neben Antikörpern der IgM- und IgG-Klassen (23) spielen vermutlich auch solche der IgE-Klasse eine wesentliche Rolle; letztere sollen nach neueren Berichten an der Parasitenschädigung durch Eosinophile beteiligt sein (24). Zweifellos kommt es auch zu zellgebundenen Immunreaktionen; man weiß indessen noch nicht sicher, ob und in welchem Maß diese eine protektive Funktion erfüllen. *Schistosomeneier* bleiben im Durchschnitt ungefähr 3 Wochen am Leben. Sie setzen offenbar Substanzen frei, die umliegendes Gewebe zu zerstören vermögen (25). Dies spielt beim Eiaustritt ins Darm- oder allenfalls Harnblasenlumen eine Rolle (42). Zugrundegehende Eier bewirken eine ziemlich heftige lokale Immunreaktion, an der sich sowohl Antikörper (28) als auch zellgebundene Mechanismen (26) beteiligen, und die entscheidend zur Bildung von Granulomen mit schließlicher Vernarbung (27) beiträgt. Abgelegte Eier werden nicht selten mit dem Blutstrom fortgetragen und führen zu *Eier-Embolien* in der *Leber* (vor allem *Vv. interlobulares),* mit nachfolgender *Granulombildung und Vernarbung* (29). Teilweise erreichen Eier auch die Lungenarterien, die sie im periphersten Teil verschließen (s. u.). Für das Verständnis der verschiedenen Formen von Schistosomiasis sind die *Unterschiede in der Lokalisation der hervorgerufenen Gewebeschäden* sehr wichtig (30). Wie erwähnt, hängt dies mit den Wanderungseigentümlichkeiten der adulten Pärchenegel zusammen: Während Männchen und Weibchen von *Schistosoma japonicum* auf ihrer »Hochzeitsreise« gleichsam in die V. mesenterica cranialis »abbiegen« und so in das Venengebiet des *Dünndarms und der ersten Hälfte des Dickdarms* gelangen (31, 33), wählen die Pärchen von *Schistosoma mansoni* meistens die V. mesenterica caudalis, mit dem Endziel *distale Hälfte des Kolons, eingeschlossen Rektum* (34). *Schistosoma haematobium* schließlich pflegt über den Venenplexus des Rektums in die Venen der *Harnblase* zu migrieren (35). Die erwähnten *Ei-Embolien* sind im Fall von *Schistosomiasis japonica* (36) zahlreicher als bei *Schistosomiasis mansoni* (37). Verständlicherweise erleidet die Leber einen schwereren Schaden als die Lunge, und diese wird wesentlich häufiger betroffen als periphere Organe, wie das Gehirn (39), das nur selten Schistosomen-Granulome aufweist. Im Rahmen der *Schistosomiasis haematobia* (38) treten dann und wann über die Venen des großen Kreislaufs Ei-Embolien der kleinen Lungenarterien auf. Aus dem bisher gesagten versteht man die wichtigsten *morphologischen Befunde und zugehörigen Störungen* bei Schistosomiasis: Im Gewebe (bzw. im Lumen kleiner Venen) sitzende Eier bewirken – hauptsächlich bei ihrem Unter-

gender Uterus; etwas weiter kaudal sitzen die beiden Hoden. Die *adulten Würmer* leben ungefähr 4–5 Jahre. Während dieser Zeit halten sie sich in der Regel in zystenartigen Erweiterungen im Lungenparenchym auf, die mit Bronchien kommunizieren. Die ungefähr 50 × 90 μm messenden *Eier* sind bedeckelt und zeigen eine goldbraune Farbe. Sie gelangen häufig über den Weg von Bronchiolen bzw. Bronchien ins Sputum und werden dann ausgehustet oder geschluckt, wonach sie in den Fäzes erscheinen. Zur Embryonierung in frischem Wasser benötigen die Eier mehrere Wochen, dann setzt jedes Ei ein *Mirazidium* frei, das als *ersten Zwischenwirt* Wasserschnecken der Gattungen *Semisulcospira, Melania* u. a. aufsucht und besiedelt. Die daraus hervorgehenden eiförmigen *Zerkarien* mit kurzem Schwanz dringen in den zweiten *Zwischenwirt*, nämlich Krebse oder Krabben, ein, wo sie sich zu infektionsfähigen *Metazerkarien* entwickeln. Nach peroraler Aufnahme exzystieren die Metazerkarien im Duodenum und oberen Jejunum, dringen durch die Darmwand in die Peritonealhöhle durch und erreichen von dort aus durch das Zwerchfell die Lungen, wo sie ausreifen.

Epidemiologie: Die Infektion erfolgt in der Regel durch *Verzehr roher Krebse* bzw. *Krabben*. Als häufigste Hauptwirte dienen krebsfressende Säugetiere, wie Feliden, Kaniden, Schweine, Mangusten, Ratten u. a. Der *Mensch wird nur akzidentell infiziert.*

Pathogenese: Die *Präpatenzzeit* beträgt ungefähr 2½–3 Monate. Abgesehen von dem oben geschilderten klassischen Weg der jungen Parasiten vom Darm in die *Lungen*, gelangen einzelne z. T. auch in *andere Organe/Gewebe*, u. a. Leber, Pankreas, Nieren, Skelettmuskulatur, subkutane Gewebe und Zentralnervensystem. Am Ort der Wurmabsiedelung (d. h. vor allem in den Lungen) bildet sich ein an eosinophilen

---

Abb. 232 a–c (Fortsetzung)

gang – die Bildung von »*Schistosomen-Pseudotuberkeln*« (40), die schließlich vernarben (41). Durch die austretenden Eier und die erwähnten Entzündungs- und Vernarbungsprozesse im Bereich und unterhalb der Schleimhaut werden bei schwerer Infestation oft *ulzeröse Veränderungen* hervorgerufen (42, 43: z. B. »*Schistosomen-Dysenterie*« bei Schistosomiasis mansoni, *Ileocolitis ulcerosa et sclerosans* bei massivem Befall durch *Schistosoma japonicum* und eine z. T. *pseudopolypöse Cystitis ulcerosa* ohne oder mit *Cystitis glandularis* sowie *Plattenepithelmetaplasie* bei *Schistosomiasis haematobia,* die deswegen auch »endemische Hämaturie« genannt wird). Gut bekannt sind *Harnblasenkarzinome* im Spätstadium einer schweren Schistosomiasis haematobia. Die *Leberveränderungen* (s. o.), die ebenfalls bei Schistosomiasis japonica die schwersten Grade erreichen, bestehen in einer ausgeprägten *septalen (»zirrhose-ähnlichen«) Fibrose* (44), verbunden mit *portalem Hochdruck* und *Splenomegalie* mit »Fibroadenie« dieses Organs (45). Die Verschlüße der kleinen Lungenarterien und die entsprechende Granulombildung geben zum Auftreten sog. »*Angiomatoide*« Anlaß, die für eine schwere Schistosomiasis sehr typisch sind (46). Ist ein großer Teil der Lungenarterien obliteriert, entwickelt sich ein *Cor pulmonale chronicum* (47). Die Nieren zeigen hie und da Proteinurie, verbunden mit »*nephrotischem Syndrom*«, was am ehesten mit Immunkomplex-induzierten Schäden in Beziehung zu bringen ist (48). Bei der *Schistosomiasis haematobia* schweren Grades kommt es verständlicherweise oft zu bakteriellen *Harnwegsinfekten* und *Pyelonephritis.* Die hier genannten Organ- bzw. Gewebeschäden fallen, wie gesagt, nur bei schwerer Schistosomiasis klinisch stark ins Gewicht. Meistens handelt es sich hierbei um *Reinfektionen.* Die letzteren scheinen allerdings mit der Zeit infolge zunehmender Immunität weniger oft vorzukommen. Allgemeinerscheinungen aufgrund heftiger, gegen migrierende Schistosomulae gerichteter Immunreaktionen sind als *Katayama-Fieber* bekannt. Der Name stammt von der Schistosomiasis japonica (= Katayama-Krankheit), bei der solche Reaktionen relativ oft beobachtet werden. **b** *Paragonimiasis (Distomiasis pulmonalis, »endemische Hämoptyse«).* Der »*Lungenegel-Befall*« ist in erster Linie in Ost- und Südostasien *(Paragonimus westermani,* 50–52), ferner in Afrika zuhause *(Paragonimus africanus, Paragonimus uterobilateralis).* Die mit dem Sputum und allenfalls den Fäzes abgehenden Eier (52, 53) verwandeln sich im Wasser in Mirazidien (54), die mehrere Wochen am Leben bleiben können und als 1. Zwischenwirt Wasserschnecken der Genera Semisulcospira, Melania u. a. aufsuchen. In diesen bilden sich plumpe Redien (55, 56), dann Zerkarien, die ausschwärmen (57) und sich in Krabben, dem 2. Zwischenwirt, zu den infektionsfähigen Metazerkarien enzystieren (58). Der Mensch infiziert sich in der Regel durch Genuß von rohem Krabbenfleisch (59). Die Parasiten exzystieren im oberen Dünndarm, penetrieren durch Darmwand sowie Zwerchfell und siedeln sich in den Lungen an, selten auch in anderen Organen/Geweben. Zu den typischen Folgen gehören chronische Bronchitiden (61), Bronchiektasen (60), ein bräunliches Sputum und Hämoptyse. Mikroskopisch erkennt man in den meist in der Peripherie der Lungen gelegenen Herden den wurmhaltigen Hohlraum mit bräunlichem Inhalt, umgeben von Granulationsgewebe, das später vernarbt (62). **c** *Clonorchiasis und weitere durch Leberegel verursachte Krankheiten.* Die *Clonorchiasis* (63), hervorgerufen durch *Clonorchis sinensis* (64), kommt hauptsächlich im Fernen Osten vor, wo Fischteiche z. T. noch mit menschlichen Exkrementen gedüngt werden (65). Die Entwicklung im Wasser führt ebenfalls über Mirazidien (66), einen ersten Zwischenwirt (Wasserschnekken der Familie Bithyniidae, 67, 68) zur Bildung zahlreicher Zerkarien (69), die in Süßwasserfische als 2. Zwischenwirt eindringen (70) und sich in deren Muskelfleisch zu infektionsfähigen Metazerkarien enzystieren. Der Mensch erwirbt die Clonorchiasis durch Genuß rohen oder zu wenig gekochten Fischfleisches (71). Hierzulande begegnen man ausnahmsweise einer »importierten Clonorchiasis«. Die reifenden und adulten Würmer besiedeln vor allem die mittelgroßen Gallengänge (72), wobei es in der Regel zu einer chronischen Cholangiitis mit papillomähnlichen Epithelwucherungen (73) sowie – je nach Schweregrad des Befalls – zu Gallenstauung mit Ikterus kommen kann (74). In Spätstadien entwickeln sich dann und wann Cholangiokarzinome (75). Die *Fascioliasis* (76), die durch *Fasciola hepatica* (77, 78) verursacht wird, hat manches mit der Clonorchiasis gemein, verläuft aber wesentlich langsamer und milder. Zudem ist der Entwicklungszyklus anders, indem die Zerkarien sich an *Wasserpflanzen* (Wasserkressen u. a.) fixieren und sich hier enzystieren (79). Von den übrigen Trematoden-Infestationen (80) ist u. a. die *Opisthorchiasis* (81) zu nennen, die einerseits in Ost- und Zentraleuropa (82), andererseits in Südostasien (83) auftritt (besonders in Thailand). Beim Verzehr von roher Leber mit zahlreichen adulten Würmern können sich die jüngeren Formen an die Rachenschleimhaut festheften und so u. a. die Atmung behindern *(»Halzoun«-Syndrom).* Der *Dicrocoeliasis* (84, 85) begegnen wir am ehesten in der nördlichen Hemisphäre; als 2. Zwischenwirte dienen Ameisen, weshalb diese Affektion u. a. beim Genuß ameisenhaltiger Früchte oder Salate erworben werden kann. Die *Fasciolopsiasis* (86, 87) des Menschen ist eine seltene Affektion; am ehesten kommt sie im Fernen Osten vor. Die unter (81–87) genannten Krankheiten gleichen in mancher Hinsicht der Fascioliasis

Granulozyten reiches Granulationsgewebe, das sich in Bindegewebe umwandelt und schließlich in Form einer fibrösen Kapsel die wurmhaltige Zyste umgibt. Manchmal entstehen um abgelegte Eier herum vernarbende Knötchen. Diese verschiedenen Läsionen begünstigen die Unterhaltung einer chronischen Bronchitis sowie die Ausbildung von Bronchiektasen.

Morphologisch erkennt man die erwähnten Zysten vor allem in der Peripherie der Lungen. In der unmittelbaren Umgebung der Würmer findet sich ein ziemlich dichtes Infiltrat mit eosinophilen und neutrophilen Granulozyten, später auch Lymphozyten und Histiozyten sowie Plasmazellen. In Frühstadien besteht die Kapsel vorwiegend aus Granulationsgewebe, später beginnt dieses in der Peripherie zu vernarben. Innerhalb der *Zysten* befindet sich eine bräunliche, z. T. ziemlich visköse Flüssigkeit. Bei erheblichem Befall finden sich vielerorts Zeichen von chronischer Bronchitis sowie Bronchiektasen. Sekundäre Infektionen mit Abszeßbildung treten hie und da hinzu. Mit der Zeit nimmt die herdförmige *Fibrosierung* im Bereich der Lungenherde zu. Würmer, die andere Organe/Gewebe erreichen, führen dort zu ähnlichen Reaktionen wie in der Lunge.

Folgen und **Symptome:** In klassischen Fällen stehen die Symptome der *chronischen Bronchitis* im Vordergrund, z. T. verbunden mit solchen von *Bronchiektasen.* Recht bezeichnend sind das *bräunliche Sputum* sowie das häufige Auftreten von *Hämoptyse.* Bakterielle Sekundärinfektionen können schwere Komplikationen nach sich ziehen, u. a. die Ausbildung von Lungenabszessen. Die Zysten in den Lungen erfahren, zumal nach Absterben der Parasiten, eine Verkalkung, so daß differentialdiagnostisch an eine Lungentuberkulose gedacht werden muß. Bei Befall von *Abdominalorganen* stellen sich z. T. Bauchbeschwerden und Dysenterie-ähnliche Störungen ein. Kommt es zu einer Lokalisation der Parasiten im Zentralnervensystem, beobachtet man entsprechende *neurologische Ausfälle.* Paragonimus scrjabini erzeugt, wie erwähnt, mit Vorliebe subkutane Knoten. Dabei können sich die Saugwürmer örtlich verschieben. Die Laboratoriumsbefunde umfassen u. a. eine *Bluteosinophilie.* Die *Diagnose* hängt vom Nachweis der typischen bedeckelten Eier in Sputum, Fäzes, Pleuraflüssigkeit und/oder Gewebe ab. Zudem ist es möglich, Antikörper mit Hilfe einer Komplementbindungsreaktion nachzuweisen. Hautteste gelangen höchstens bei epidemiologischen Untersuchungen zur Anwendung. *Therapeutisch* bewährt sich vor allem Bithionol. Die *Prophylaxe* besteht im Vermeiden ungekochter Krustazeen.

Clonorchiasis

Definitionen: Die durch *Clonorchis sinensis* hervorgerufene *Clonorchiasis* verläuft in vielen Fällen asymptomatisch. Treten Störungen auf, stehen sie meist im Zusammenhang mit dem Befall der *Gallengänge* durch die Parasiten. Schwere Verlaufsformen können mit der Ausbildung einer *biliären Zirrhose* enden.

Zur **Ätiologie:** *Clonorchis sinensis*, ebenfalls ein Hermaphrodit, mißt lediglich 5 × 15 mm. Er kann in den Gallengängen des Hauptwirtes bis 25 Jahre alt werden. Die Ernährung erfolgt offenbar aus den Sekreten der Gallenwege. Die bedeckelten *Eier* zeigen plumpe Flaschenform, sind etwas asymmetrisch ovoid und messen 12–20 × 27–35 μm. Bei seitlicher Ansicht lassen sich am Rand des Operculum sog. »Schultern« erkennen. Die Eier gelangen mit den Fäzes nach außen. Im Wasser werden die Eier vom *ersten Zwischenwirt*, häufig Wasserschnecken der Familie *Bithyniidae*, aufgenommen. Nach Vermehrung und Differenzierung treten aus den Schnecken zahlreiche *Zerkarien* aus. Als *zweiter Zwischenwirt* dienen Süßwasserfische verschiedener Art, wobei sich die infektionsfähigen *Metazerkarien* im Muskelfleisch absiedeln und enzystieren. Nach peroraler Einnahme infektiösen Fischfleisches durch den Hauptwirt, wandern die jungen Parasiten in den Ductus choledochus und von dort in mittelgroße Gallengänge.

Epidemiologie: Die Clonorchiasis sinensis ist vor allem in Ostasien, d. h. in Japan, Korea, Vietnam und China, verbreitet. Als Hauptwirte kommen viele fischfressende Säuger in Frage, u. a. Hunde und Katzen, ferner auch der Mensch. In Ostasien ist die Clonorchiasis vor allem dort anzutreffen, wo immer noch Fischteiche mit menschlichen Exkrementen »gedüngt« werden. Ferner besteht die Möglichkeit einer »importierten« Clonorchiasis, indem rohes Fleisch gekühlter infizierter Fische, die z. B. versandt werden, die Krankheit übertragen kann.

Pathogenese: Während der Wanderung der Larven kann es zu hyperergischen Reaktionen wechselnden Grades kommen. Die reifen Trematoden rufen in den Gallengängen ebenfalls durch Immunreaktionen mitbedingte entzündliche Veränderungen hervor, wobei mit der Zeit eine *Proliferation von Gangepithelien* zu papillomartigen bzw. adenomatoiden Gebilden deutlich wird. Diese und die *chronische Cholangiitis* können mit der Zeit eine intrahepatische *Cholestase* zur Folge haben, mit allen entsprechenden Komplikationsmöglichkeiten (s. Abb. 134, S. 740).

Morphologisch finden wir in schweren Fällen das Lumen zahlreicher mittelgroßer Gallengänge durch *adenomatoide oder plump-papilläre Gebilde* weitgehend ausgefüllt. In den subepithelialen Gewebebezirken liegen ziemlich dichte Infiltrate, die neben Lymphozyten, Histiozyten und Plasmazellen eine wechselnde Zahl von neutrophilen und vor allem eosinophilen Granulozyten aufweisen. Zudem erkennt man öfters eine periduktale Fibrose. Als Folge stellt sich bei schwerem Wurmbefall eine chronische *Cholestase* mit Gallengangserweiterungen ein, die in eine *biliäre Zirrhose* ausmünden kann. Hie und da komplizieren bakterielle Sekundärinfektionen mit *Cholangiitis* purulenta bzw. Cholangiohepatitis abscedens das Bild. Als Spätkomplikation tritt dann und wann ein *Cholangiokarzinom* auf, während zwischen der Clonorchiasis einerseits und der Inzidenz hepatozellulärer Karzinome andererseits keine sichere Korrelation besteht.

Folgen und **Symptome:** Während der Wanderung der Larven treten hie und da Fieber, eine leichte Hepatomegalie, ein wechselnder Ikterus und eine Eosinophilie auf. Schwere Formen von *Cholestase* notiert man in der Regel bei Befall der Gallengänge durch insgesamt 500–1000 Egel. Episoden mit Zeichen einer bakteriellen Cholangiitis sind keine Seltenheit. In einem Teil der Fälle tritt eine intrahepatische *Cholelithiasis* in Erscheinung. Nach einigen Jahren stellen sich bei schwerem Verlauf Zeichen einer *biliären Leberzirrhose* ein. Akute Exazerbationen hängen z. T. mit dem Untergang adulter Parasiten zusammen. Vereinzelt mag es zum Eindringen von Egeln in die Pankreasgänge kommen, wobei die Gefahr einer akuten *Pankreasnekrose* besteht. *Gallengangskarzinome* nehmen meistens einen progredient fatalen Verlauf. Die Laboratoriumsuntersuchungen ergeben in der Regel eine Hyperbilirubinämie (überwiegend konjugiertes Bilirubin), eine Erhöhung der alkalischen Phosphatase-Aktivität im Serum und eine Bluteosinophilie. Die *Diagnose* beruht auf dem Nachweis der Eier in den Fäzes oder im Duodenalinhalt. Da die Eier denen von Opisthorchis, Heterophyses und Metafonimus stark gleichen, sind u. U. Spezialisten beizuziehen. Komplementbindungsreaktionen mögen eine diagnostische Hilfe sein, wenn keine Eier gefunden werden. Auch Hautteste sind oft nützlich. In *therapeutischer* Hinsicht hat sich am ehesten Chloroquin-Diphosphat als brauchbar erwiesen. Die Ergebnisse der Behandlung lassen aber oft zu wünschen übrig.

Opisthorchiasis

Definitionen: Die *Opisthorchiasis* wird durch Trematoden der Gattung *Opisthorchis* hervorgerufen und kennzeichnet sich im wesentlichen durch Veränderungen an den großen Gallenwegen, die schließlich zu Leberschäden führen können, insbesondere aufgrund einer Cholestase. *Opisthorchis felineus* ist u. a. in Ost- und Zentraleuropa endemisch, ferner in Asien. *Opisthorchis viverrini*-Infestationen kennt man vor allem in Südostasien, u. a. in Thailand.

Zur **Ätiologie:** *Opisthorchis* unterscheidet sich von Clonorchis vor allem durch die Lage und Anordnung der Hoden: beim ersteren liegen sie hinten (opisthen = hinten, orchis = Hoden), bei Clonorchis sind sie mehrfach verzweigt (klon = Zweig). Die *Eier* gleichen stark denen von Clonorchis, und auch der *Lebenszyklus* verläuft ganz ähnlich.

Epidemiologie: Als Hauptwirte dienen vor allem karnivore Wildtiere und Katzen. Die Krankheit tritt hauptsächlich im Bereich fischreicher Seen und Flüsse in Erscheinung.

Pathogenese, Morphologie, Folgen und **Symptome:** Diese stimmen zum guten Teil mit denen bei Clonorchiasis überein, nur sind bei der Opisthorchiasis selten Gallensteine vorhanden, und der Verlauf ist in der Regel milder. Demgegenüber kommt es etwas häufiger zu pankreatischen Komplikationen. Die Prophylaxe besteht auch hier im ausreichenden Backen oder Kochen der Fische.

Fascioliasis

Definitionen: Die *Fascioliasis (Fasziolose)* wird durch den großen Leberegel, *Fasciola hepatica*, verursacht, der sich in seiner adulten Form ebenfalls in den Gallengängen aufhält. Die Fascioliasis verläuft nicht selten asymptomatisch. Treten Störungen auf, hängen diese in der Regel mit hyperergischen Reaktionen (vor allem sog. *akute Phase*) oder *cholangiohepatitischen Erscheinungen* (chronische Phase) zusammen. Der Verlauf gestaltet sich wesentlich langsamer und gutartiger als im Fall der Clonorchiasis. *Extrahepatische Lokalisationen der Parasiten* kommen selten vor; folgenschwer sind diejenigen im Zentralnervensystem. Die *pharyngitische Form*, die sog. »*Halzoun*«, beruht auf dem Genuß von roher Leber mit adulten Würmern, von denen sich vor allem jüngere Formen an der Rachenschleimhaut festhaften und so die Atmung behindern können.

Zur **Ätiologie:** Die *adulten Formen von Fasciola hepatica* messen 8–13 × 20–40 mm und besitzen einen typischen zephalischen Konus (Kopfzapfen). Der ventrale Saugnapf (Acetabulum) ist ungefähr doppelt so groß wie der orale. Das stark verzweigte Ovarium befinden sich im vorderen Körperteil, ebenso der Uterus. Die gleichfalls ramifizierten beiden Testes sind im mittleren Wurmabschnitt lokalisiert. Auffällig sind ferner ein doppelt angelegtes, vielfach sich aufteilendes Caecum. Die Vitellarien sind seitlich angeordnet. Das Tegument weist Stacheln auf, deren Größe und Verteilung variieren. Die *Eier* sind, wenn sie gelegt werden, nicht embryoniert; sie haben ungefähr die Form eines Hühnereis, mit einem Operculum am einen Ende, und messen 65–90 × 130–140 μm. Die mit den Fäzes abgegangenen Eier entwickeln sich in der Außenwelt bei ausreichender Feuchtigkeit und Temperatur (mehr als 10 °C) sowie bei genügendem Sauerstoffzutritt soweit, daß die *Mirazidien* – unter Einwirkung von Licht – ausschlüpfen. Als *Zwischenwirt* dient die amphibische Süßwasserschnecke *Lymnea truncatula* (Zwergschlammschnecke). Nach asexueller Vermehrung über *Sporozysten, Redien* und *Zerkarien* schwärmen die letzeren in großer Zahl aus der Schnecke ins Wasser aus, wo sie sich nach kurzer Zeit an *Pflanzenteilen* (vor allem auch Wasserkressen) festhaften, *enzystieren* und zu den infektionsfähigen *Metazerkarien* entwickeln. Im Hauptwirt wandern die jungen Leberegel durch die Darmwand und über die Peritonealhöhle in die Leber, wo sie sich in Gallengängen niederlassen.

Epidemiologie: Die Fascioliasis ist in allen Kontinenten verbreitet. Als Hauptwirte dienen in erster Linie Wiederkäuer, vor allem *Rinder* und *Schafe*, durch deren Befall sie erheblichen wirtschaftlichen Schaden anrichten kann. Der Mensch wird nur selten infiziert, am ehesten durch Genuß kontaminierter *Wasserkressen.*

Pathogenese: Nach peroraler Aufnahme werden die Larven vor allem im Duodenum freigesetzt, durchwandern die Darmwand, gelangen in den Peritonealraum und erreichen schließlich nach Penetration durch die Leberkapsel die *Gallengänge*, wo die Reifung stattfindet. Hie und da lokalisieren sich die Parasiten »*ektopisch*«, u. U. im Gehirn, etwas häufiger im Pleura-Lungenbereich oder subkutan. Wie bei allen Larvenwanderungen werden auch hier *Immunreaktionen* in Gang gesetzt, die sich klinisch manifestieren können. Die hauptsächlichen Störungen bestehen in *Obturationen der Gallenwege* durch die adulten Trematoden und die chronische *Cholangiitis*. Der Prozeß verläuft indessen weniger progredient als im Fall der Clonorchiasis. Verzehrt der Mensch rohe Rinder- oder Schafleber, kann es sein, daß lebende Würmer im Rachen austreten und sich an die Schleimhaut haften. Diese als »*Halzoun*« bekannte Komplikation führt manchmal zu einer Verlegung der oberen Atemwege.

Morphologisch findet sich ebenfalls eine *epitheliale Hyperplasie der befallenen Gallengänge*, verbunden mit *Cholangiitis*, u. U. kompliziert durch Cholangiohepatitis (s. o.). Chronische *Cholezystitiden* sind ebenfalls keine Seltenheit. Wenn sich auch mit der Zeit eine septale Fibrose der Leber entwickelt, kommt es doch nur ausnahmsweise zur Ausbildung einer biliären Leberzirrhose. Wohl als Ausdruck der in Gang gebrachten Immunreaktionen erscheinen Milz und Lymphknoten oft etwas vergrößert. Eosinophile Granulozyten sind sowohl im Bereich der Parasiten als auch in Lymphknoten und Milz zu erkennen. In »ektopischen« Lokalisationen entstehen wurmhaltige Zysten, ähnlich wie im Fall der Paragonimiasis (s. dort).

Folgen und **Symptome:** *Frühzeitig* nach Infektion, d. h. zur Zeit der Larvenwanderung, treten nicht selten Oberbauchbeschwerden, Fieber, Diarrhoe, ein Ikterus wechselnden Grades, Urtikaria, Arthralgien und eine deutliche Bluteosinophilie auf. Die klinischen Manifestationen des *chronischen Stadiums* können einer milderen Form von Clonorchiasis bzw. Opisthorchiasis verglichen werden. Die *Diagnosestellung* geht von den klinischen und epidemiologischen Gegebenheiten aus. In der akuten Phase gelten die Kombination von Leukozytose, Bluteosinophilie und Erhöhung der leberspezifischen Enzymaktivitäten im Serum als wichtiger Hinweis. Die Diagnose selbst hängt vom Nachweis der Eier im Stuhl ab, der frühestens etwa 2–3 Monate nach der Infektion positiv sein kann. Die Eier lassen sich nur mit Schwierigkeit von denen von Fasciolopsis buski unterscheiden. An serologischen Methoden stehen Komplementbindungsreaktion, Hämagglutinations- und Präzipitin-Teste zur Verfügung. *Therapeutisch* kommt am ehesten Dehydroemetin in Betracht; die Erfolge sind indessen beschränkt. Zur *Prophylaxe* empfiehlt sich das Vermeiden von Wasserkressen und anderer Wasserpflanzen, die zur Zubereitung von Salaten benützt werden.

Dicrocoeliasis

Diese durch *Dicrocoelium dendriticum* verursachte Form von Helminthiasis ist bei verschiedenen Tierarten, wie Schafen, Rindern und Ziegen, ziemlich verbreitet. Der Mensch infiziert sich nur selten, am ehesten durch Genuß Metazerkarien-haltiger Ameisen in Salaten oder Früchten. Dicrocoelium ist kleiner als Fasciola, weshalb man auch vom »*kleinen Leberegel*« (»*Lanzettegel*«) spricht. Im allgemeinen findet man diesen Trematoden vor allem in der nördlichen Hemisphäre. Er ist auch in der Schweiz und in Süddeutschland bekannt. Als *Zwischenwirte* dienen gehäusetragende Landschnecken der Genera *Zebrina*, *Helicella* und *Cochlipa* und dann Ameisen (*Formica-Arten*). An sich gestaltet sich der Entwicklungszyklus im Menschen ähnlich wie bei der Fascioliasis, doch verläuft die Infestation meistens *asymptomatisch* oder geht höchstens mit *milden Abdominalbeschwerden*, wie Blähungen, einher. *Therapeutisch* wurde u. a. Chloroquin angewandt, allerdings nicht immer mit Erfolg.

Fasciolopsiasis

Diese Form von Helminthiasis beruht auf einer Besiedlung durch den großen Darm-Trematoden *Fasciolopsis buski*, der sich in seiner adulten Form im oberen Dünndarm aufhält. Seine Ausmaße betragen 0,5–3 × 8–20 × 20–75 mm. Als Hauptwirt ist das Schwein bekannt. Der Mensch wird nicht sehr oft befallen, am häufigsten noch im Fernen Osten, u. a. in China und in Indien. Die Infektion erfolgt in der Regel durch Einnahme metazerkarienhaltiger Wasserpflanzen bzw. beim Schälen derselben (z. B. Wasserkastanien) mit den Zähnen. Die großen Trematoden saugen sich an die *Dünndarmschleimhaut* an, die öfters *ulzeriert*. Bei schwerem Befall treten u. a. Diarrhoe und andere Abdominalstörungen auf, später u. U. eine Asthenie, verbunden mit Aszites und Anasarka. Die *Diagnose* beruht auf dem Einachweis. Zur *Therapie* eignet sich u. a. Tetrachloräthylen oder Hexylresorzinol. In unbehandelten Fällen muß die Prognose als ernst bezeichnet werden, vor allem bei Kindern.

Beispiele:

- *Metazerkarien* vermögen z. B. in Essig oder nur leicht »Gepökeltem« wenigstens teilweise zu überleben. Dies dürfte eine relativ häufige Infektionsweise sein.
- Im Nordosten Thailands sollen ungefähr 25% der Bevölkerung Träger von *Opisthorchis* sein.

202.6. Durch Zestoden (Bandwürmer) hervorgerufene Krankheiten

Einführende Angaben über die Zestoden

Die Klasse der *Zestoden* (*Bandwürmer*; kestos = Band) tritt in zwei Unterklassen auf, den medizinisch unwichtigen, eingliedrigen Cestodaria und den *Eucestodes*, die man im ärztlichen Sprachgebrauch oft mit den Cestodes identifiziert. Der *Aufbau* der Zestoden, im besonderen also der Euzestoden, kann wie folgt zusammengefaßt werden: Ihre Organisation entspricht im wesentlichen den zwitterigen (hermaphroditischen) Trematoden, doch fehlen Mund und Darmtrakt, und der Körper ist in Proglottiden gegliedert, von denen jede einen männlichen und einen weiblichen Geschlechtsapparat besitzt. Die *Größe* der Euzestoden schwankt zwischen 1 mm und etwa 30 m, wobei nur insofern eine deutliche Beziehung zwischen den Ausmaßen des Wurms und denen des Hauptwirtes besteht, als es sich um dieselbe Art in verschiedenen Wirten handelt. Im übrigen beeinflussen sich die Bandwürmer gegenseitig, indem z. B. bei massivem Wurmbefall in einem Wirt eine große Zahl von Euzestoden auftreten kann, die keine Geschlechtsreife erreicht. Der *Körper* der Euzestoden ist dorso-ventral abgeplattet und langgestreckt. Er besitzt wenige bis zahlreiche, kontinuierlich heranwachsende *Proglottiden (Glieder):* Diese weisen kein eigentliches Zölom auf und stellen keine Segmente, sondern Teile ein- und desselben Wurmkörpers dar. Es ist nämlich daran zu erinnern, daß das Nerven- und das Exkretionssystem durch alle Proglottiden ziehen. Die meist *weißliche Farbe* der Bandwürmer hängt mit der Anwesenheit massenhaft im Parenchym eingelagerter, geschichteter Kalkkörnchen zusammen. Durch Darminhalt des Wirtes kann die Hülle der Euzestoden allerdings verfärbt werden. Der Euzestodenkörper läßt drei Abschnitte erkennen: Der sog. *Skolex* (*Scolex*, Kopf- oder Festhalteregion) dient nicht etwa der Nahrungsaufnahme, sondern – mit Hilfe von Saugnäpfen bzw. -gruben und/oder z. T. Haken – dem Festhaften des Wurms an der Darmwand; zudem beherbergt er eine Art Zentrum des Nervensystems. Die *Halsregion* ist meist schmaler als der Scolex und ungegliedert; sie stellt eine Proliferationszone dar, von der die Proglottiden abgeschnürt werden. Zudem findet hier bei einzelnen Spezies ein guter Teil der Nahrungsaufnahme statt (z. B. Echinococcus). Die Geschlechtsorgane sind in diesem Bereich erst angelegt, aber noch nicht differenziert. Die Zervikalgegend kennzeichnet sich ferner durch eine besonders deutliche Ausbildung der – vor allem elektronenmikroskopisch erkennbaren – Mikrotrichen, die ein Element des Integuments darstellen. Weitaus der größte Teil des Bandwurmkörpers wird von der *Proglottidenregion* eingenommen. Es gibt Spezies mit mehr als 4000 Einzelgliedern, während andere (z. B. Echinococcus) nur wenige aufweisen. Die Ausbildung der Geschlechtsorgane schreitet von vorn nach hinten fort, wobei die männlichen Gonaden zuerst reif sind (Protandrie): Dies ermöglicht eine Selbstbefruchtung der in weiter hinten gelegenen, weiblichen Geschlechtsorganen vorhandenen Eier. Außerdem kommt aber auch eine Begattung zwischen zwei verschiedenen Bandwurmindividuen vor; diese stellt bei kleinen Formen wahrscheinlich sogar die Regel dar. Die ganze Proglottidenkette nennt man *Strobila*. Bei langen Bandwürmern erfolgt der Stoffaustausch, d. h. auch die Ernährung, im wesentlichen an der gesamten Strobilaoberfläche. Von den ziemlich zahlreichen Ordnungen von Euzestoden sind medizinisch nur zwei wichtig, die Pseudophyllidea und die Cyclophyllidea. Bei beiden schließt die Entwicklung des Bandwurms fast immer einen, meist aber zwei oder mehrere *Zwischenwirte* ein, in denen bestimmte Larvalstadien durchlaufen werden müssen, bevor geschlechtsreife Zestoden entstehen können. Bei einzelnen Formen (z. B. Hymenolepis nana) kann der Endwirt zugleich als Zwischenwirt dienen, bei der großen Mehrzahl der Spezies sind aber verschiedenartige Zwischen- und Endwirte erforderlich.

Die *Pseudophyllidea* produzieren *Eier*, die weitgehend mit denen von Trematoden ähnlich sind. Bei der Ablage enthalten sie in der Regel eine ungefurchte Eizelle und eine Anzahl Dotterzellen, die von einer, mit einem Deckel versehenen Eischale umgeben werden. Bei der Furchung entsteht ein *Korazidium*, d. h. eine bewimperte Onkosphäre, die als typisches Merkmal 3 Paare von je zwei mit Muskelfasern verbundene Häkchen besitzt. Diese 1. Larve vermag im Wasser herumzuschwimmen, wird aber oft eine Beute von *Kleinkrebsen* der Gattungen *Cyclops, Diaptomus* u. a. Im Darm der letzteren durchbricht die Onkosphäre nach Verdauung der flimmertragenden Hülle mit Hilfe der Haken und besonderer »Bohrdrüsen« die Darmwand des Zwischenwirtes und siedelt sich in der Leibeshöhle an. Hier entwickelt sie sich zur 2. Larve, dem *Prozerkoid*, das auch als Übergangslarve bezeichnet wird. Die Häkchen bleiben z. T. in Form eines Zerkomers am Körperende erhalten, z. T. gehen sie verloren. Die 2. Zwischenwirte sind in der Regel Fische, Amphibien oder Reptilien, denen die Krebschen als Nahrung dienen. Auch hier durchbrechen die Parasiten, in diesem Fall die Prozerkoide, die Darmwand, nur siedeln sie sich jetzt in der Skelettmuskulatur an, in der sie sich zu *Plerozerkoiden* weiterentwickeln. Dieses Stadium nannte man früher *Sparganum* (vgl. dazu Sparganosis, unten). Gelangen im Muskelfleisch gelegene Plerozerkoide in einen geeigneten Endwirt, entsteht in dessen Darm innerhalb relativ kurzer Zeit ein geschlechtsreifer *Bandwurm*. Handelt es sich um einen »ungeeigneten« Wirt, können die Plerozerkoide erneut die Darmwand durchbrechen und sie in der Muskulatur des neuen Wirts absiedeln: Man spricht hier von »Sammel-« oder »Stapelwirten«.

Bei den *Cyclophyllidea* gestaltet sich der Entwicklungszyklus in verschiedener Hinsicht etwas anders. Die *Eier* enthalten bei der Abtrennung der reifsten – und z. T. schon in Regression begriffenen – Proglottiden bereits eine voll ausgebildete *Onkosphäre*. Diese 1. Larve kann entweder in einem 1. Zwischenwirt (Avertebrat oder Vertebrat) direkt zu einer »Invasionslarve« (z. B. Zystizerkoid, Zystizerkus) werden, oder dieses Stadium stellt eine Übergangslarve dar, die sich in einem 2. Zwischenwirt weiterdifferenzieren muß, bevor sie zur »Invasionslarve« wird (z. B. Tetrathyridium).

Von den Larven der Cyclophyllidea mit *1 Zwischenwirt* ist der *Zystizerkus (Cysticercus)* die bekannteste Form. Man spricht hier auch von *»Finne«*, obgleich dieser Ausdruck grundsätzlich für alle Zestodenlarven benützt werden kann. Beim Zystizerkus, der von vielen Taenia-Arten gebildet wird, handelt es sich um eine erbsengroße bis mehrere cm im Durchmesser messende, flüssigkeitsgefüllte Blase, in die der Skolex eingestülpt ist. Er entsteht aus der Onkosphäre durch vermehrte Zellproliferation an der den Häkchenpaaren gegenüberliegenden Seite. Die verschiedenartige *Namengebung* für die Zystizerken muß man historisch verstehen: Früher wußte man noch nicht, daß es sich hier um Entwicklungsstadien eines und desselben Bandwurmes handelt. Zu den Larven von Cyclophyllidea, die auf vegetativem Weg durch Knospung eine Vermehrung der Zahl von Individuen erreichen, gehören u. a. der Zönurus (Coenurus) und die Hydatide. Der *Zönurus* entspricht einem Invasionsstadium, bei dem aus der Blasenwand zahlreiche Skolizes sprossen, so daß schließlich aus 1 Onkosphäre mehrere Dutzend Nachkommen hervorgehen. Dabei stellt jeder Skolex seiner Entstehung nach einen mikroskopisch kleinen Zystizerkus ohne flüssigkeitsgefüllte Blase dar (vgl. dazu Coenuriasis, unten). Bei den *Hydatiden*, wie sie typischerweise durch Echinococcus granulosus gebildet werden, können durch Sprossung aus der Keimschicht der Onkosphäre bzw. jungen Larve mehr als 10^5 Skolizes (Protoscolices) als direkte Ausstülpungen oder sekundär in sog. *Brutknospen* entstehen. Biologisch gesehen, ist damit ein Ausgleich für die geringe Zahl von Eiern (weniger als 10^3 pro Glied und nur wenige Proglottiden) geschaffen, die der adulte Bandwurm produziert. Vergleichsweise sei daran erinnert, daß große Taenien mit ihren zahlreichen Gliedern pro reife Proglottide 100000–150000 Eier enthalten. Eine Abwandlung der Hydatide ist die Wuchsform des entsprechenden Larventyps bei Echinococcus multilocularis, der kleinblasig, mit Abschnürung der Blasen nach außen, wächst (s. u.). Bandwürmer, die für ihre Entwicklung *2 Zwischenwirte* benötigen, gibt es in erheblicher Zahl, allerdings spielen sie in der Humanmedizin eine geringere Rolle (s. bei Diphyllobotrium latum, unten).

Ein besonderes Problem betrifft die *Prädilektion für die Ansiedelung von Taeniiden-Larven in Vertebraten*. So bevorzugt die Larve von Taenia saginata (Cysticercus bovis) die Muskulatur von Rindern, während die von Taenia hydatigena (Cysticercus tenuicollis) vor allem in Leber und Mesenterium von Schweinen und Schafen zu finden ist. Die Gründe für dieses unterschiedliche Verhalten sind wahrscheinlich in mehreren Gegebenheiten zu suchen. Zunächst düfte der *Zerfall der aus Keratinprismen aufgebauten Embryophore im Dünndarm* des Zwischenwirtes nicht immer gleich gut bzw. rasch zustande kommen. Ferner dürfte die *aktivierende Wirkung der Galle auf Onkosphären* von Spezies zu Spezies verschieden sein; ein Durchdringen der Darmwand ist nämlich nur bei aktiver Bewegung der Häkchenpaare und bei guter Funktion der Bohrdrüsen der Parasiten möglich. Weiter ist zu bedenken, daß viele Larven, die auf dem Blutweg abtransportiert werden, zunächst im *Kapillarfilter der Leber* stecken bleiben, und sich hier nur ein Teil weiterentwickeln kann. Es ist anzunehmen, daß einzelne Onkosphären die Leber zu passieren und beispielsweise die *Lunge* zu erreichen vermögen (z. B. Echinococcus hydatidosus). Die Frage, ob sich eine in einem Kapillarfilter steckengebliebene Onkosphäre zu behaupten vermag und eine Weiterdifferenzierung erfährt, hängt sowohl von der Zestodenart als auch von der Wirtsspezies ab: Neben metabolischen Besonderheiten spielen hier vielleicht auch Abwehrmechanismen von Seiten des Makroorganismus eine Rolle. Was die rein mechanische Wirkung des Leberfilters anbelangt, kann man leicht einsehen, daß eine große Zahl von Onkosphären eher zu einer Verschleppung der Parasiten über dieses Organ hinaus führt als eine kleine.

Allgemeine Bemerkungen zu den durch Zestoden verursachten Krankheiten

Zur **Aetiologie** und **Pathogenese:** Wie oben ausgeführt wurde, sind die *Euzestoden* gegliederte, *zwittrige (hermaphroditische) Würmer*, die den Darmtrakt u. a. vieler Vertebraten bewohnen. Es handelt sich um *obligate Parasiten*, die sich mit Hilfe von *Saugnäpfen bzw. -gruben* und – bei einigen Spezies – einem *Hakenkranz* an der Darmschleimhaut festhaften. Die Bandwürmer besitzen keinen Verdauungstrakt, vielmehr erfolgt der Stoffaustausch in den meisten Fällen an der ganzen Oberfläche des Wurmkörpers, d. h. im Bereich der *Halsregion* und der z. T. sehr langen und aus vielen *Proglottiden* (Gliedern) bestehenden *Strobila* des Zestoden. Die zwittrig angelegten Proglottiden werden vom Halsbereich aus nachgebildet und verschieben sich mit der Zeit nach hinten. Im Verlauf dieses Prozesses erreichen sie die Geschlechtsreife, indem zuerst die männlichen, dann die weiblichen Gonaden eine volle Differenzierung erfahren. Die Befruchtung der Eier erfolgt durch Autofertilisation und von Wurm zu Wurm. Die graviden Proglottiden setzen die Eier durch einen Porus uterinus oder dadurch frei, daß sie zugrunde gehen.

Außer *Hymenolepis nana* (s. u.) benötigen die im Menschen parasitierenden Bandwürmer einen oder allenfalls zwei *Zwischenwirte*, in denen sich die Larven entwickeln müssen, um infektionsfähig zu werden. Die große Gruppe der *Taeniiden* benötigt nur *1 Zwischenwirt*. Die *Eier* oder *Onkosphären*, die mit den Fäzes abgehen, werden vom Zwischenwirt aufgenommen und im oberen Dünndarm zu penetrationsfähigen Larven »aktiviert«. Die letzteren durchdringen die

Darmwand und gelangen auf dem Blutweg in die Leber und allenfalls weitere Gewebe/Organe, in denen sie sich zu zystischen Gebilden entwickeln. Weisen die Zysten einen einzelnen Skolex auf, sprechen wir von *Zystizerkus (Cysticercus)*, oder *Zystizerkoid* im Fall von Hymenolepis nana. Enthält die Zyste mehrere Skolizes, liegt ein sog. *Zönurus* (Coenurus) vor. *Hydatiden*, wie sie bei der Echinococcosis vorkommen, kennzeichnen sich dadurch, daß *Tochterzysten* gebildet werden, die je mehrere Skolizes erkennen lassen. Vertreter der Gattung *Diphyllobotrium* brauchen für ihren Entwicklungszyklus *2 Zwischenwirte*. Ihre Eier sind, im Gegensatz zu denen der Taenien-Gruppe, bedeckelt und müssen in Süßwasser gelangen, um frei schwimmende *Korazidien* ausschlüpfen lassen zu können. Die letzteren werden durch geeignete Krustazeen aufgenommen, in denen sich die Larven zu *Prozerkoiden* weiterdifferenzieren. Wird der 1. Zwischenwirt vom 2. Zwischenwirt – in der Regel ein Fisch – gefressen, dringen die Parasiten in den letzteren ein (vor allem in die Muskulatur) und erreichen hier das Stadium des *Plerozerkoids* oder *Sparganums*. Im Fall der Tänien wie von Diphyllobotrium gelangen die infektionsfähigen Larven in den Hauptwirt, d. h. auch den Menschen, indem dieser Fleisch von Zwischenwirten mit infektionsfähigen Parasiten verzehrt.

Die für die Humanmedizin wichtigen Vertreter der *Unterklasse der Euzestoden* umfaßt zwei Ordnungen: Zu den niederen *Pseudophyllida* gehören u. a. Diphyllobotrium- und Spirometra-Arten. Die höher organisierten *Cyclophyllida* machen den Großteil der menschenpathogenen Zestoden aus; hier finden wir die verschiedenen Taenien-Spezies, Echinococcus-Arten und Hymenolepis nana.

In *pathogenetischer Hinsicht* ist hervorzuheben, daß die zystischen Larvenstadien der Zestoden für den Menschen im allgemeinen wesentlich gefährlicher sind als die Darmstadien; im besonderen ist hier an die Echinococcosis zu erinnern. Dementsprechend kann man vom klinischen Standpunkt aus die Zestodeninfestationen in *drei Gruppen* einteilen: a) Bei der ersten, die dem Typ der *Taeniasis saginata* entspricht, dient der *Mensch als Hauptwirt*, indem er den ausgewachsenen Bandwurm im Darm beherbergt. b) Bei Krankheiten, wie der *Sparganosis*, der *Coenurosis* und vor allem der *Echinococcosis* wirkt der Mensch als *Zwischenwirt*, der in verschiedenen Geweben/Organen zystische Larvenstadien aufweisen kann. c) Die *Taeniasis solium* nimmt insofern eine Sonderstellung ein, als der Mensch hier sowohl als Hauptwirt wie auch als Zwischenwirt in Frage kommt.

Die *Mechanismen der Wirtsschädigung* bei Zestoden-Infestationen sind verschiedener Art. Larvenstadien, die das Gewebe durchdringen, rufen in der Regel eine *Immunantwort* hervor, insbesondere die Bildung spezifischer Antikörper. Im hyperimmunisierten Wirt sind die letzteren z. T. imstande, eine Neuinfektion zu verhindern, zumindest, was die Penetration von Larven in die Gewebe anbelangt. Umgekehrt beteiligen sich humorale Immunreaktionen an sog. *»allergischen« Phänomenen*, die für den Wirt schädlich sein können. Lebensbedrohliche Zustände entwickeln sich im wesentlichen nur, wenn der Mensch als Zwischenwirt dient: Die meist zystischen Larven wirken dabei z. T. im Sinn eines expansiven *raumfordernden Prozesses*, der – je nach Lokalisation – an sich lebenswichtige Strukturen gefährden mag. Beim Echinococcus »alveolaris« benehmen sich die Larven als Population im Zwischenwirt fast wie eine bösartige, *infiltrativ wachsende Geschwulst*. Immer wenn im Gewebe gelegene Larven zugrunde gehen, oder Zysteninhalt in größerer Menge frei wird (z. B. beim Platzen einer Hydatide), ist mit erheblichen, u. U. lebensgefährlichen *Immunreaktionen vor allem vom anaphylaktischen Typ* zu rechnen. Absterbende Parasiten in Geweben rufen im übrigen auch eine gewöhnliche *entzündliche Reaktion* hervor. Diese nimmt manchmal, z. B. im Zusammenwirken mit *spezifischen zellgebundenen Immunreaktionen*, einen granulomatösen Charakter an und leitet *Fibrosierungsvorgänge* wechselnden Grades ein. *Im Darm lebende Zestoden* verursachen mehrheitlich keine nennenswerten Schäden. Eine Ausnahme macht Diphyllobotrium latum, der *mit der Resorption von Vitamin B_{12} interferiert*. Bei schwerem Bandwurmbefall und gleichzeitiger Mangel und/oder Unterernährung kann der *kompetitive Nahrungsentzug* u. U. nachteilige Folgen für den Wirt haben.

Taeniasis saginata

Definitionen: Die *Taeniasis saginata* ist eine Infestation durch den *»Rinderbandwurm«*, *Taenia saginata* (taenia = Band, saginatus = gemästet). Abgesehen von ganz vereinzelten Fällen, in denen der Parasit eine Obstruktion besonderer Gangsysteme (Gallengänge, Pankreasgänge, Appendix) hervorruft, und geringfügigen Gastrointestinal- und Allgemeinsymptomen, die dann und wann auftreten, ist der Verlauf meist *asymptomatisch*.

Zur **Ätiologie:** Die ausgewachsene *Taenia saginata*, die 20 und mehr Jahre alt werden kann, mißt in der Länge 5–10 m und besitzt eine Strobila mit 1000–2000 Proglottiden. Der Skolex weist 4 Saugnäpfe auf, jedoch kein Rostellum und keine Haken. Die graviden End-Proglottiden sind länger als breit; der Uterus zeigt einen medianen Längsstamm, von dem lateral je 15–30 Äste in ungefähr rechtem Winkel abzweigen. Jedes gravide Glied enthält ungefähr 10^5 Eier, die anläßlich der Abtrennung des Gliedes von der Strobila oder erst nach erfolgtem Abgang mit den Fäzes freigesetzt werden. Die *Eier* haben eine rundliche Gestalt und messen nur 30–40 µm im Durchmesser. An der Oberfläche findet sich eine ziemlich dicke, bräunliche, radiär gestreifte Embryophore (äußere Hülle). Im Inneren erkennt man die mit 3 Hakenpaaren versehene Onkosphäre. Die Eier von Taenia saginata zeichnen sich durch eine hohe Widerstandskraft gegenüber verschiedenen Außenwelteinflüssen aus. Meistens gelangen sie mit Abwasser oder Dünger, der menschliche Exkremente enthält, auf die Weiden, wo sie von *Rindern*, den hauptsächlichen Zwischenwirten, aufgenommen werden. In den Zwischenwirten, vor allem in der Skelettmuskulatur, entwickeln sich die Parasitenlarven zu erbsengroßen oder noch voluminöseren Finnen *(Cysticercus bovis)*. Diese Differenzierung nimmt ungefähr 3–4 Monate in Anspruch. Der *Mensch* infiziert sich durch Genuß rohen oder fast rohen, finnenhaltigen Rindfleisches. Im oberen Dünndarm stülpt die Larve den Skolex aus, der sich an die Schleimhaut heftet. Die Entwicklung zum ausgewachsenen Bandwurm dauert etwa 2–3 Monate: Um diese Zeit werden in der Regel die ersten Proglottiden abgestoßen und mit den Fäzes ausgeschieden. Meistens sind diese Glieder noch beweglich, so daß sie den Stuhl verlassen können.

Epidemiologie: Die Taeniasis saginata ist weltweit verbreitet. Man schätzt die Zahl der Infestierten auf ungefähr 40 Millionen. Die Inzidenz dieser Form von Helminthiasis ist vor allem dort noch hoch, wo die Rinderweiden mit menschlichen Exkrementen gedüngt werden, und wo der Verzehr von rohem Fleisch zu den Gewohnheiten gehört.

Pathogenese: Wie erwähnt, verursacht Taenia saginata im menschlichen Darm höchst selten klinisch ins Gewicht fallende Schäden. Die in Ausnahmefällen beobachtete Obturation von Gallenwegen, Ductus pancreaticus und Appendix wurde schon erwähnt. Bei schwerem Befall können die Parasiten dem Wirt Nahrungsstoffe entziehen, was vor allem bei Kindern und bei gleichzeitiger Unter- und/oder Mangelernährung Bedeutung haben kann. Eine Hypazidität des Magens scheint die Infestation zu begünstigen. Die Immunreaktionen sind in der Regel geringfügig und vermögen jedenfalls Reinfektionen nicht zu verhindern. Immerhin wird u. a. »reaginischer« Antikörper festgestellt, und meistens entwickelt sich auch eine gewisse Bluteosinophilie.

Morphologisch finden sich, abgesehen von einer etwas verstärkten entzündlichen Infiltration der Dünndarmschleimhaut und einer Vermehrung der Zahl eosinophiler Granulozyten in dieser Lokalisation, keine Besonderheiten. In der Mehrzahl der Fälle findet man – z. B. anläßlich einer Autopsie wegen Todeseintritt aus anderen Gründen – nur einen Wurm im Darm. Aber hie und da sind zahlreiche Taenien vorhanden.

Folgen und **Symptome:** In weitaus den meisten Fällen verläuft die Taeniasis saginata *asymptomatisch*. Vor allem bei stärkerem Wurmbefall können unangenehme Sensationen im Oberbauch, u. U. Diarrhoe, Gewichtsverlust, Hungergefühle, manchmal Übelkeit u. a. in Erscheinung treten. Das Austreten von Proglottiden durch den Anus ist für manchen Taenien-Träger ein besonders »erschreckendes« Ereignis. Auf die Möglichkeit von Gangverschlüssen wurde oben schon hingewiesen. Die *Diagnose* wird meistens aufgrund des Nachweises von Proglottiden im Stuhl gestellt. Überdies findet man Eier, z. B. zusammen mit Enterobius-Eiern auf der Haut bzw. Schleimhaut der Analgegend. Es bleibt hervorzuheben, daß sich die Eier der Taenia saginata von denen der Taenia solium nicht unterscheiden, so daß besonders Gewicht auf die Untersuchung der Proglottiden gelegt werden muß. Manchmal, nach gelungener Therapie, gelingt es auch, diese Unterscheidung anhand des Skolex zu machen. Zur *Therapie* verwendet man heute vor allem Niklosamid, allenfalls Quinakrin. *Prophylaktische Maßnahmen* umfassen Verzicht auf den Genuß rohen Rindfleisches (Hackfleisch für Beefsteak »tartare« sollte mindestens 24 Std tiefgefroren werden, was die Finnen meist nicht überleben), Abwasserreinigung, Einrichten von Aborten, die eine Verwendung menschlicher Exkremente für das Düngen weitgehend verhindern können, ferner Erfassung der Finnenträger bei der Schlachttierkontrolle. Stark finniges Fleisch muß als genußuntauglich erklärt werden.

Beispiel:
- Die *Taeniasis saginata* war früher auch hierzulande ziemlich verbreitet; heute sehen wir sie wesentlich seltener. Eine relativ hohe Inzidenz findet sich noch in einzelnen Ländern Afrikas (Äthiopien, Kenya u. a.), im Mittleren Osten, in Jugoslawien, ferner in Lateinamerika und in Rußland.

Taeniasis solium und Cysticercosis

Definitionen: *Taenia solium* (»sosl« auf arabisch = Kette), etwas irreführend »*Schweinbandwurm*« genannt, bewohnt in seiner adulten Form den *Darm des Menschen, seines einzigen Hauptwirtes*. Als *Zwischenwirt* dient mehrheitlich das *Schwein*. Unter besonderen Umständen können sich indessen die Larvenstadien, insbesondere auch die Zystizerken, auch im Menschen entwickeln, eine gefährliche Krankheit, die man *Cysticercosis (Zystizerkose)* nennt. Besonders verhängnisvoll ist die Lokalisation dieser Finnen im Bereich des *Zentralnervensystems* und/oder der *Augen*. Neben dem typischen *Cysticercus cellulosae*, der im übrigen auch andere Organe befallen kann, tritt u. a. im Gehirn manchmal ein *Cysticercus racemosus* auf, ein Finnenkonglomerat ohne Skolizes. Die Zystizerkose verursacht auch durch Immunreaktionen bedingte Störungen.

Zur **Ätiologie:** Die adulte *Taenia solium*, die ebenfalls ein Alter von mehr als 20 Jahren erreichen kann, mißt im Durchschnitt ungefähr 3 m. Sie besitzt selten mehr als 1000 Proglottiden. Der *Skolex* weist neben 4 Saugnäpfen ein mit einem *doppelten Hakenkranz* bewehrtes *Rostellum* auf. Die gravide Proglottide ist ebenfalls länger als breit, mißt ungefähr 6 × 12 mm und enthält einen etwas plumperen Uterus, der jedoch nur 7–13 seitliche Abzweigungen erkennen läßt. Die *Eier* gleichen denen von Taenia saginata, sind aber sowohl für das Schwein als auch für den Menschen infektiös. Die gefährliche *Autoinfektion* des Menschen durch Eier von Taenia solium erfolgt wahrscheinlich in der Mehrzahl der Fälle fäkal-oral, d. h. unter ungenügenden hygienischen Verhältnissen. Andererseits kann es vorkommen, daß durch rückläufige Peristaltik Eier in den oberen Dünndarm bzw. Proglottiden in den Magenbereich befördert werden, und die aktivierten Onkosphären durch die Darmwand penetrieren, in die Blutbahn gelangen und eine *Zystizerkose* hervorrufen können. Der *Entwicklungszyklus* von Taenia solium gleicht im übrigen stark dem von Taenia saginata.

Epidemiologie: Die Taeniasis solium ist weltweit verbreitet, vor allem an Orten, wo Schweinezucht getrieben wird, und menschliche Exkremente von den Tieren aufgenommen werden können. In den westlichen Ländern ist die Krankheit nur mehr selten anzutreffen. Mehr Fälle werden aus Rußland, einigen osteuropäischen Ländern, ferner aus Asien, Afrika und Lateinamerika gemeldet.

Pathogenese: Der *intestinale Befall* des Menschen durch Taenia solium *(Taeniasis solium i. e. S.)* ist mit ähnlich geringen Störungen verbunden wie die Taeniasis saginata (s. o.). Schwerwiegend ist dagegen die *Zystizerkose*, bei der sich die Finnen nicht selten im *Großhirn*, im Bereich der Ventrikel und im Subarachnoidalraum ansiedeln, z. T. als echte Formen von *Cysticercus cellulosae* (d. h. mit je einem Skolex pro Finne), z. T. als *Cysticercus racemosus* (d. h. als Konglomerat von Finnen ohne erhaltene Skolizes). Unglücklicherweise zeigen die Larven auch eine Neigung, sich im Bereich der *Augen* weiterzuentwickeln. Andere, nicht allzu seltene Lokalisationen der Finnen umfassen die Haut, das Herz und die Skelettmuskulatur. Da die Larven bei der Zystizerkose das Gewebe durchdringen, sind die Voraussetzungen für stärkere *Immunreaktionen* gegeben, die sich, wie weiter oben erläutert wurde, sowohl im Sinn einer gewissen Protektion gegen weitere Gewebeinfektionen als auch schädigend auswirken können, in Form hyperergischer Reaktionen.

Morphologisch erkennt man bei der *intestinalen Taeniasis solium*, wie im Fall der Taeniasis saginata, nur geringfügige Veränderungen, u. a. eine gewisse Eosinophilie. Bei der *Zystizerkose* zeigen die Finnen – in der Reihenfolge der Häufigkeit – folgende Lokalisationen: Subkutis, Gehirn, Skelettmuskulatur, Herz, Leber, Lunge, Peritonealbereich, Augen und andere Gewebe/Organe. Solange ein Cysticercus cellulosae am Leben ist, finden sich in der Umgebung nur geringe entzündliche Reaktionen, vor allem lockere Infiltrate von Lymphozyten. Sobald der Parasit jedoch stirbt, stellt sich eine heftige entzündliche Reaktion ein, an der sich neutrophile und eine wechselnde Zahl eosinophiler Granulozyten beteiligen, und bei der es schließlich zur Bildung von epitheloidzelligem Granulationsgewebe mit Auftreten mehrkerniger Riesenzellen kommen kann. In Spätstadien notiert man dann eine zunehmende Sklerosierung in der Umgebung (im Hirnbereich eine Gliavermehrung) sowie allenfalls eine Verkalkung des abgestorbenen Zystizerken. Im Gehirn wirken die Finnen z. T. wie expansiv wachsende Tumoren; z. T. führen sie zur Obstruktion des Liquorabstromes, so daß sich ein Hydrocephalus internus ausbilden kann. Bei Lokalisation im Subarachnoidalraum ist mit epileptischen Anfällen zu rechnen. An den Augen findet man dann und wann subretinale Finnen, z. T. verbunden mit einer Iridozyklitis und/oder schließlich einem sekundären Glaukom. Im Herzen können die Zystizerken innerhalb des Myokards (z. B. verbunden mit Arrhythmien) und/oder im Klappenbereich liegen; letzteres führt u. U. zu Klappenfehlern. Die Zahl der Finnen im ganzen Körper ist manchmal ganz beträchtlich. So sind Fälle bekannt, bei denen das Gehirn von zahlreichen Zysten durchsetzt war. Bei schwerer Zystizerkose treten dann und wann Überempfindlichkeitsreaktionen auf, z. B. in Form von Vaskulitiden.

Folgen und **Symptome:** Die intestinale *Taeniasis solium* verläuft meistens *asymptomatisch*. Die *Zystizerkose* ist u. U. eine schwere bis fatale Erkrankung, je nach Lokalisation und Zahl der Finnen. Von besonderer klinischer Bedeutung sind jene Fälle, in denen sich die Larven im *Gehirn* und/oder *Augenbereich* abgesiedelt haben: Hier notiert man alle möglichen neurologischen Ausfälle und Sehstörungen. Exazerbationen des Leidens deuten jeweils auf einen Zystizerken-Untergang hin. Die neurologische Symptomatik gleicht teilweise der bei Hirntumoren, z. T. tritt eine Epilepsie auf, oder es finden sich meningoenzephalitische Zeichen, psychische Alterationen u. a. m. Die *Diagnosestellung* beruht auf dem Nachweis der Proglottiden, da sich die Eier ja nicht von denen bei Taeniasis saginata unterscheiden. Die *Zystizerkose* kann in endemischen Gebieten vermutet werden, wenn sich neurologische Symptome entwickeln. Weitere Hinweise liefern Verkalkungen sowie Herde, die sich neuerdings mit Hilfe der Computer-assistierten Tomographie nachweisen lassen. Liegen subkutane Zystizerken vor, empfiehlt sich die Exzision »im Gesunden«, mit nachfolgender mikroskopischer Untersuchung. Nützlich sind ferner serologische Methoden, wie der Zystizerkose-Hämagglutinations- und der Komplementbindungs-Test. Zur *Therapie* der *intestinalen Taeniasis* solium zieht man Quinakrin vor, da Niklosamid und Paromomyzin, die an sich noch wirksamer wären, über eine Mazeration der Proglottiden die Freisetzung von Eiern im Darm und damit u. U. die Autoinfektion begünstigen könnten. Bei *Zystizerkose* bleibt, sofern lebenswichtige Organe/Zentren in Gefahr sind, als therapeutische Maßnahme oft nur die chirurgische Entfernung der Finnen übrig. Zur *Prophylaxe* gelten ähnliche Überlegungen wie im Fall der Taeniasis saginata, nur sind sie mit noch größerem Nachdruck in die Tat umzusetzen. Vor allem der zuverlässigen Schlachttieruntersuchung, gehobenen hygienischen Verhältnissen (u. a. Unterlassen des Gebrauchs menschlicher Exkremente zum Düngen) und dem Vermeiden von rohem Schweinefleisch ist besondere Beachtung zu schenken.

Beispiele:
- Bei *serologischen Untersuchungen* auf Zystizerkose ist an Kreuzreaktionen mit Echinococcus-Antigenen zu denken.
- Die *chirurgische Entfernung von Cysticercus cellulosae* bzw. von *Cysticercus racemosus* hat mit Vorsicht zu erfolgen, da bei Übertritt von reichlich Zysteninhalt ins Gewebe mit erheblichen hyperergischen Reaktionen zu rechnen ist (vor allem anaphylaktische Reaktionen).

Coenurosis

Bei dieser sehr seltenen Krankheit handelt es sich um den Befall des Menschen durch das Larvenstadium des Hundebandwurms *Multiceps multiceps*. Wie im Fall der Zystizerkose können die zystischen Larven u. a. das Zentralnervensystem und die Augen befallen. Hierbei erscheinen die Parasiten in Form eines sog. *Coenurus*, d. h. einem blasigen Gebilde, aus dessen Wand mehrere Skolizes – nicht aber, wie bei der Hydatide, eigentliche Brutkapseln mit Skolizes – sprossen.

Hymenolepiasis nana

Definitionen: Die *Hymenolepiasis nana (Zwergbandwurmbefall)* ist eine intestinale Infestation von Menschen, Mäusen und Ratten durch *Hymenolepis nana.* Dieser Euzestode weist einen besonderen Entwicklungszyklus auf, indem adulte Würmer und Larven – ohne eigentliche Finnen zu bilden – im gleichen Wirt ihre Differenzierung erfahren (können). Die vorwiegend den Darm betreffende Hymenolepiasis nana ist vor allem bei Kindern (z. B. in USA) verbreitet und verläuft in der Mehrzahl der Fälle *asymptomatisch.*

Zur **Ätiologie:** Die adulten Formen von *Hymenolepis nana* sind nur etwa 1–3 cm lang und 1 mm breit. Sie besitzen ungefähr 100–200 *Proglottiden*, die breiter sind als lang. Die Strobila wirkt wie »gesägt«, da der Hinterrand der Proglottiden schmaler ist als der Vorderrand. Relativ typisch ist die Anwesenheit von 3 Hoden pro Glied. Der *Skolex* besitzt einen einfachen Hakenkranz mit 24–30 Häkchen, die auf einem rückziehbaren Rostellum sitzen. Die *Eier* sind plumpoval und messen ungefähr 30 × 44 µm. Sie lassen eine doppeltkonturierte Membran erkennen, die den Embryo, der 6 Häkchen aufweist, umschließt. Zwischen der Onkosphäre und der äußeren Hülle liegt eine Kapsel, von deren Polen je 4–8 fadenartige Gebilde ausgehen. Die *Eier werden z. T. bereits im Darm frei und sind unmittelbar infektionsfähig.* Werden sie von einem neuen Wirt aufgenommen, kommt es im oberen Dünndarm zur Freisetzung der Onkosphären. Diese dringen in die *Villi intestinales* ein und verwandeln sich in *Zystizerkoide.* Etwa 2 Wochen später wandern die Larven zurück ins Darmlumen, heften sich an der Schleimhaut an und wachsen zum adulten Wurm aus. In gewissen Fällen ist eine Autoinfektion anzunehmen.

Epidemiologie: Die Hymenolepiasis nana ist weltweit verbreitet, vor allem in gemäßigten bis tropischen Breitengraden. In den USA ist es die häufigste Zestoden-Infestation überhaupt; vor allem sind Kinder und Insassen von Heimen bzw. Anstalten betroffen. Wirte sind auch Nager und Hunde.

Pathogenese: In beschränktem Maß wirkt sich die Wanderung der Parasiten in die Dünndarmzotten und zurück ins Darmlumen schädigend aus. Bei dieser Gelegenheit, d. h. während deren Aufenthalt im Gewebe, werden zudem Immunreaktionen in Gang gesetzt, die sich klinisch bemerkbar machen können, vor allem bei starkem Befall. Es kommt nicht selten vor, daß man im Dünndarm des Menschen 100–1000 adulte Parasiten zählt. Die reifen Würmer leben nur einige Wochen. Eine Einschaltung von Zwischenwirten (Insekten) ist möglich.

Die **Morphologischen** Befunde beschränken sich auf den Nachweis der Larven in Dünndarmzotten, den man z. B. bioptisch – meist als Nebenbefund – erbringen kann. Zudem ist die Schleimhaut etwas dichter entzündlich infiltriert als üblich.

Folgen und **Symptome:** Meistens verläuft die Hymenolepiasis nana *asymptomatisch.* Bei sehr schwerem Befall stellen sich u. U. Abdominalbeschwerden und eine Diarrhoe ein, vermutlich z. T. infolge hyperergischer Reaktionen. Die *Diagnosestellung* beruht auf dem Nachweis der Eier. *Therapeutisch* hat sich vor allem Niklosamid bewährt, das in etwa 90% der Fälle wurmfrei macht. Die *Prophylaxe* gestaltet sich schwierig und muß bei der persönlichen Hygiene anfangen.

Hymenolepiasis diminuta

Hymenolepis diminuta ist ein relativ kurzlebiger, kleiner Zestode, der normalerweise in Mäusen und Ratten lebt. Die Entwicklung der Larven erfolgt in verschiedenartigen Insekten, u. a. Fliegen. Der Mensch infiziert sich am ehesten durch ungekochte Nahrung, die mit diesen Insekten kontaminiert ist. Am meisten sind kleine Kinder betroffen. Die Infestation verläuft in der Regel asymptomatisch. Die Eier gleichen denen von Hymenolepis nana, doch sind sie größer (58 × 86 µm) und weisen keine polaren Filamente auf. Therapeutisch empfiehlt sich auch Niklosamid.

Dipylidiasis

Bei *Dipylidium caninum* handelt es sich um einen häufigen Bandwurm von Katzen und Hunden. Die Proglottiden haben eine typische orangene Farbe und gleichen Melonenkernen. Infestierte Tiere suchen sich der aus dem Anus austretenden Proglottiden zu entledigen, indem sie das Gesäß dem Boden nach abstreifen. Hierbei kommt es oft zum Ausstoßen der Eier, die dann von Fliegen und anderen Insekten aufgenommen werden können. Die letzteren dienen als Zwischenwirte, in denen sich die Larven in ein infektionsfähiges Stadium entwickeln. Die Infektion des Hauptwirtes erfolgt meist durch perorale Aufnahme infestierter Insekten. Auch in diesem Fall sind Kinder häufiger betroffen als Erwachsene. Die Diagnose stellt man durch den Nachweis der typischen Proglottiden oder der – meist in Paketen abgelegten – Eier. Die Therapie gestaltet sich gleich wie bei Taeniasis saginata; allerdings verursacht die Dipylidiasis in der Mehrzahl der Fälle keine Symptome, so daß sie oft übersehen wird. In USA ist diese Art von Helminthiasis besser bekannt als hierzulande. Über deren Häufigkeit in Europa besitzen wir wenig Angaben.

Diphyllobotriasis »latum«

Definitionen: Die *Diphyllobotriasis »latum«* beruht auf einer Infestation durch *Diphyllobotrium latum (»Fischbandwurm«, »breiter Grubenkopfbandwurm«)*, der im Darm des Menschen und anderer Hauptwirte parasitieren und u. a. durch Störung der Vitamin B_{12}-Resorption eine Anämie hervorrufen kann. Als 1. Zwischenwirte für die Larven dienen Kleinkrebse der Gattungen Cyclops und Diaptomus, als 2. Zwischenwirte gewisse Süßwasserfische.

Zur **Ätiologie:** Der adulte Wurm, *Diphyllobotrium latum,* mißt in der Länge 2–15 m und kann bis 4000 Proglottiden aufweisen. Am Kopf finden sich zwei schlitzförmige Sauggruben. Die Proglottiden sind im distalen Teil des Wurmes breiter als lang und kennzeichnen sich u. a. durch einen ziemlich zentral gelegenen, rosettenförmig aufgewundenen Uterusschlauch. Im Gegensatz zu Taenia werden die graviden Glieder nicht abgestoßen. Jeden Tag werden ungefähr 10^6 *Eier* freigesetzt, die mit den Fäzes abgehen. Die Eier zeigen eine ovale Form und goldgelbe Farbe, besitzen einen Deckel und messen ungefähr 50 × 70 µm. Gelangen die Eier in Süßwasser, schlüpfen bewimperte *Korazidien* aus, die zur Weiterentwicklung vom *1. Zwischenwirt,* einem Kleinkrebs der Gattungen *Cyclops* oder *Diaptomus*, aufgenommen werden müssen. In diesen Krustazeen entsteht das *Prozerkoid.* Wenn infizierte Krebschen von *Fischen* gefressen werden, wandern die Larven in die Muskulatur dieser *2. Zwischenwirte*, wo sie sich in *Plerozerkoide* weiterdifferenzieren. Die letztgenannte Larvenform nennt man auch *Sparganum.* Der *Mensch* infiziert sich durch Genuß rohen oder ungenügend erhitzten, plerozerkoidhaltigen Fischfleisches. Die Parasiten heften sich in der Regel an der Schleimhaut des *Ileums*, selten auch des Jejunums, an und reifen innerhalb von etwa 3 Wochen zur adulten Form, die mit der Eiabgabe beginnt. Der Wurm kann im Dünndarm des Hauptwirtes bis etwa 20 Jahre lang leben.

Epidemiologie: Die Diphyllobotriasis ist vor allem im Baltikum und in Skandinavien bekannt, z. T. auch in anderen Binnenseegebieten Europas (u. a. Schweiz, Italien) sowie in Asien und Amerika. Die Krankheit tritt vor allem dort noch auf, wo Abwässer direkt in Süßwasser-Seen geleitet werden. Mancherorts sind Frauen häufiger befallen als Männer, offenbar deshalb, weil sie sich beim Zubereiten von Fischen infizieren. Die Affektion kann auch durch Genuß gesalzener roher Fische erworben werden.

Pathogenese: Chemische Analysen haben gezeigt, daß Diphyllobotrium latum ungefähr 50-mal mehr Vitamin B_{12} enthält als Taenia saginata. Man nimmt daher an, daß der »Fischbandwurm« dem Hauptwirt kompetitiv Vitamin B_{12} entzieht, und daß darin der Hauptgrund für die Entwicklung einer *makrozytären Anämie* – ähnlich derjenigen bei der Biermer'schen Krankheit – liegt. Überdies ist es möglich, daß die Parasiten mit der Produktion und/oder Funktion von »intrinsic factor« interferieren. Nach neueren Befunden soll der Wurm ein Enzym produzieren, das die Verbindung zwischen Vitamin B_{12} und dem »intrinsic factor« behindert bzw. löst.

Morphologisch finden sich in schweren Fällen Veränderungen von Knochenmark, Blut und Organen, insbesondere des Zentralnervensystems, wie sie für die perniziöse Anämie typisch sind. Einzig die Atrophie der Magenschleimhaut ist nicht vorhanden.

Folgen und **Symptome:** In den meisten Fällen verläuft die Diphyllobotriasis *asymptomatisch* oder geht höchstens mit leichten Gastrointestinalbeschwerden einher. Ausnahmsweise stellen sich Bauchkrämpfe ein, oder es kommt zur Ausbildung eines Ileus infolge Knäuelung des Wurmes. Bei einem kleinen Prozentsatz der Patienten entwickelt sich eine *makrozytäre Anämie* mit denselben Auswirkungen, wie sie für die perniziöse Anämie typisch sind, d. h. mitsamt gewissen zentralnervösen Störungen. Eine Achlorhydrie des Magens besteht indessen nicht, was diagnostisch von Bedeutung ist. Die *Diagnosestellung* beruht auf dem Nachweis der typischen *Eier*, die in großer Zahl anfallen. Bezeichnend ist vor allem der Deckel am einen und die knotenförmige Verdickung am andern Pol des Eies. Das Bestehen einer Bluteosinophilie und einer makrozytären Anämie gibt einen wichtigen klinischen Hinweis. Zur *Therapie* kann man u. a. Mebendazol benützen. Serologische Methoden stehen ebenfalls zur Verfügung, nur ist mit Kreuzreaktionen z. B. mit Echinococcus-Antigenen zu rechnen. Die *prophylaktischen Maßnahmen* umfassen u. a. eine Regelung der Kanalisationssysteme in dem Sinn, daß menschliche Exkremente nicht unverändert in Süßwasserseen geleitet werden; ferner ist auf ein ausreichendes Durchkochen oder -backen der Fische zu achten.

Sparganosis

Bei dieser seltenen Affektion dient der Mensch als 2. Zwischenwirt für Larven von *Diphyllobotrium mansoni*, dessen adulte Form vor allem bei Hunden und Katzen vorkommt. Der Mensch infiziert sich durch perorale Aufnahme prozerkoidhaltiger Krebschen (z. B. Cyclops), manchmal auch nach Genuß infizierter Frösche. Nach Freisetzung der Prozerkoide im menschlichen Darm gelangen die Parasiten in verschiedene Gewebe, u. a. auch Haut und Unterhaut, wo sie sich in *Plerozerkoide* weiterentwickeln. Die Symptomatik hängt weitgehend von der Lokalisation der Parasiten ab. Überdies kommt es zu deutlichen Immunreaktionen, die sich u. a. in Form schmerzhafter Schwellungen (meist im Haut-Unterhaut-Bereich, z. B. periorbital) manifestieren können. Hie und da drängt sich eine chirurgische Intervention auf, oder man versucht die Parasiten lokal durch Injektion von Äthylalkohol und Adrenalin-freiem Prokain zu töten.

Echinococciasis

Definitionen: Die *Echinococciasis (Echinococcosis)*, die wichtigste von allen durch Bandwürmer hervorgerufene Krankheit des Menschen, beruht auf einer Infektion durch Larvenstadien verschiedener Spezies von Echinococcus. 1) *Echinococcus cysticus (Echinococcus hydatidosus, Echinococcus »unilocularis«, »Hülsenwurm«, »Hydatide«* (hydatis = Wasserblase)) ist die Finne von *Echinococcus granulosus*, der in seiner adulten Form vor allem den Darm von *Hunden (Hauptwirt)* besiedelt und als *Zwischenwirte* – abgesehen vom Menschen – hauptsächlich *Hauswiederkäuer*, das Schwein, das Pferd und andere Herbivore benützt. 2) *Echinococcus alveolaris (Echinococcus »multilocularis«)* entspricht dem Finnenstadium von *Echinococcus multilocularis*, dem als *Hauptwirte* vor allem *Füchse*, u. U. auch Hunde und Katzen, dienen, und für den in erster Linie *kleine Nagetiere* (Feldmaus, Rötelmaus u. a.) die Rolle von *Zwischenwirten* spielen.
Echinococcus cysticus produziert in der Mehrzahl der Fälle große, flüssigkeitsgefüllte, expansiv wachsende Zysten in Leber, Lungen und allenfalls weiteren Lokalisationen, während *Echinococcus alveolaris* hauptsächlich in der Leber infiltrativ-destruktiv, in From kleiner, aussprossender Bläschen um sich greift, ähnlich wie ein malignes Neoplasma.

Zur **Ätiologie:** Die *adulten Würmer von Echinococcus* messen in der Länge nur etwa 5 mm. Sie besitzen einen *Skolex* mit 4 Saugnäpfen sowie einem Rostellum mit doppeltem Hakenkranz, ferner in der Regel 3 Proglottiden, die erste unreif, die zweite reif und die dritte gravid. Im Darm des Hauptwirtes bleiben diese kleinen Zestoden im Durchschnitt ungefähr 6 Monate (Bereich 5–20 Monate) am Leben. Es kommt nicht selten vor, daß sich im Darm des *Hauptwirtes* Tausende adulter Echinokokken vorfinden. Die graviden Glieder öffnen sich vor oder allenfalls nach Abgang mit den Fäzes und setzen je ungefähr 500 *Eier* frei. Diese haben eine kugelige Gestalt mit einem Durchmesser von ungefähr 30–40 µm sowie eine radiär gestreifte Hülle: Von Eiern der Taenia-Arten lassen sie sich mikroskopisch nicht unterscheiden. Nach peroraler Einnahme der Eier durch den Menschen oder einen anderen empfänglichen Zwischenwirt schlüpfen im Dünndarm die *Onkosphären* aus den Eiern aus, durchdringen die Mukosa und gelangen auf dem Blutweg in die Leber. Ziemlich viele Larven passieren dieses Organ bzw. umgehen es auf dem Lymphweg und erreichen die Lungen, seltener auch Organe/Gewebe des großen Kreislaufs, wo sie sich allmählich zu *Finnen* entwickeln (s. unten). Gesamthaft betrachtet, kann damit gerechnet werden, daß ungefähr 60% der Parasiten in der Leber »stecken bleiben«, 25% die Lungen besiedeln, und der Rest – nach Passage des kleinen Kreislaufs – in weiteren Organen, wie Gehirn, Nieren, Knochen u. a. Halt macht. Wahrscheinlich gelingt es nur einem kleinen Teil dieser Larven, ins Finnenstadium auszuwachsen; genaue Zahlen darüber sind jedoch nicht erhältlich. Ein Großteil der Parasiten dürfte nach der hämatogenen Verschleppung zugrunde gehen, vermutlich vor allem durch Phagozytose. Überlebende Larven von *Echinococcus granu-*

losus können sich im Verlauf von ungefähr 5 Monaten zu einer Finne mit einem Durchmesser von 1 cm entwickeln. Die letztere ist unilokulär, besitzt eine äußere, geschichtete Kutikula und eine innere Keimschicht. Von der letzteren gehen sog. *Brutkapseln* mit je einem *Protoskolex (Brutknospen)* sowie 2. und 3. Generationen von Tochterzysten aus. Ein solcher *Echinococcus cysticus* ist mit Flüssigkeit gefüllt, die sog. »*Hydatidensand*« enthält, d. h. losgetrennte Brutkapseln mit Protoskolizes, einzelne Häkchen u. a. m. Vereinzelt beobachtet man auch bei Echinococcus cysticus eine Ausbuchtung (Evagination) der Hydatidenwand, so daß multilokuläre bzw. »alveoläre« Wuchsformen zustande kommen. Der Entwicklungszyklus geht weiter, wenn *Fleisch mit Hydatiden von Karnivoren verschlungen* wird: Im Darm des *Hauptwirtes* werden enorme Zahlen von Skolizes freigesetzt; die letzteren heften sich an die Darmschleimhaut und entwickeln sich in reife Zestoden.
Die Entwicklung von *Echinococcus multilocularis* ist ganz ähnlich, nur wachsen die jungen Finnen immer durch Ausstülpung kleiner Bläschen nach außen weiter; die letzteren können sich dann abschnüren: Auf diese Weise entsteht das »alveoläre« Bild des Echinococcus alveolaris (multilocularis). Zudem fehlen meist Brutkapseln und Protoskolizes.

Epidemiologie: *Echinococcus granulosus* ist weltweit verbreitet, allerdings mit erheblichen örtlichen Unterschieden der Inzidenz. Von großer Bedeutung für diese Art von Echinocciasis ist der *Zyklus Haushunde-Haushuftiere*. Von den letzteren sind vor allem Schafe und Rinder zu nennen, aber auch das Schwein, das Pferd und andere Herbivore kommen als Zwischenwirte in Betracht. Bekannte Endemiegebiet sind u. a. Zentraleuropa (u. a. auch die Schweiz und Süddeutschland), der Mittlere Osten, Ost- und Südafrika, Südamerika, Australien und Neuseeland. Eine besondere Variante *(Echinococcus granulosus* var. *canadiensis)* findet sich u. a. im nordwestlichen Teil der USA und von Kanada.
Anders liegen die epidemiologischen Verhältnisse hinsichtlich der Infestationen durch *Echinococcus multilocularis:* Hier spielt der *silvatische Zyklus zwischen Füchsen und Nagern* die größte Rolle. Als Hauptwirte fungieren vor allem Rot- und Polarfüchse, u. U. aber auch Hunde und Katzen. Die Verbreitung dieser Art von Echinococciasis zeigt mehr das Muster herdförmiger Endemiegebiete; solche finden sich u. a. in Europa (in der Schweiz u. a. gewisse Alpengebiete, der Jura und andere waldreiche Zonen), Asien (Rußland, Türkei, Iran, Japan) und Nordamerika. Verschiedenerorts, auch in der Schweiz und in Süddeutschland, finden sich beide Formen von Echinococciasis.
Der *Mensch* erwirbt die Echinococciasis durch Aufnahme von Eiern der Parasiten, sei es aufgrund eines direkten Kontaktes mit den Wurmträgern, sei es indirekt, d. h. über kontaminierte Nahrungsmittel, Trinkwasser u. a. Verschiedene Beobachtungen sprechen dafür, daß die Wurmeier auch durch Insekten verschleppt werden können. Die Eier sind in feuchter Umgebung u. U. monatelang infektionsfähig, erweisen sich aber der Trockenheit gegenüber als wenig resistent. Auch Hitze über 75 °C tötet sie rasch ab. Die Infektion erfolgt oft im *Kindesalter*. Besondere Beachtung ist dem Vermeiden eines zu engen Kontaktes zwischen Kindern und Hunden auf Bauernhöfen oder Alpen zu schenken. Zudem ist in solcher Umgebung besonderes Gewicht auf sauberes Händewaschen und andere hygienische Maßnahmen zu legen. Weitere prophylaktische Maßnahmen kommen weiter unten zur Sprache.

Pathogenese: In pathogenetischer Hinsicht sind zum mindesten drei Arten von Mechanismen auseinanderzuhalten: a) Der *Echinococcus cysticus* kann vor allem durch *Kompression* benachbarter Strukturen Gewebeschäden hervorrufen. Je nach Lokalisation kann dies nur geringe Folgen haben oder aber, falls lebenswichtige Strukturen betroffen sind, gefährliche Situationen herbeiführen (z. B. Hydatiden im Hirnbereich). Leberechinokokken, die expansiv größer werden, bewirken nicht selten Störungen der Blutzirkulation und des Gallenabflusses, während in den Lungen gelegene Hydatiden oft keine erheblichen Symptome verursachen, solange sie nicht rupturieren (s. u.). b) Vor allem der *Echinococcus alveolaris*, den man fast nur in der Leber antrifft, schädigt den Wirt durch *invasiv-destruktives Wachstum*, das durch Aussprossen der kleinen Tochterbläschen zustande kommt. Häufig ist mit diesem Geschehen eine intensive entzündliche Reaktion verbunden, wahrscheinlich in erster Linie als Antwort auf zugrunde gehende Bläschen. Dieser Prozeß wirkt sich wie ein lokal infiltrierendes malignes Neoplasma aus. Da der Echinococcus alveolaris nicht selten in der Leberpforte lokalisiert ist, können daraus schwerwiegende Komplikationen resultieren, u. a. eine Behinderung des Gallenabflusses, das Auftreten von Thrombosen in der Pfortader bzw. ihren Ästen u. a. m. c) Eine *Ruptur von Hydatiden*, im besonderen bei Echinococcus cysticus, kann durch die plötzliche massive Freisetzung von Wurmantigenen zu einem *anaphylaktischen Schock* und anderen schwerwiegenden Folgen gesteigerter Immunreaktionen Anlaß geben. Zudem besteht in solchen Fällen die Gefahr einer Metastasierung von Tochterblasen, die anläßlich des Platzens der Zyste ausgeschwemmt werden und sich an anderer Stelle absiedeln können. Umgekehrt ist bekannt, daß eine Zystenruptur u. U. zu einer Spontanheilung führen mag, vermutlich infolge Untergangs des (der) Parasiten.
Die *Immunreaktionen* von Seiten des Wirtsorganismus gegen Echinokokkenantigene spielen eine beträchtliche Rolle. Besonders Hydatiden wirken ausgesprochen immunogen und rufen u. a. die Produktion von reichlich Antikörper der IgE-Klasse hervor. Aber auch andere Immunglobuline, im besonderen solche der IgG-Klasse, werden in großen Mengen gebildet. Dies macht verständlich, daß die Ruptur einer Hydatide größeren Kalibers einen u. U. tödlichen anaphylaktischen Schock auszulösen vermag. Die protektive Wirkung der Antikörper scheint sehr beschränkt zu sein, da die Parasiten trotz Anwesenheit der letzteren in der Regel weiterwachsen. Im Fall des Echinococcus alveolaris steht zur Diskussion, ob Immunreaktionen an der Zerstörung der aussprossenden Tochterbläschen beteiligt sein könnten. Dies würde heißen, daß sie zum guten Teil für die oft schwere entzündliche Reaktion verantwortlich wären, die man im Bereich

dieser Parasitenform beobachtet und die wirtsschädigend wirken. Ob und in welchem Ausmaß an diesen Vorgängen auch zellgebundene Immunreaktionen mitmachen, wird unterschiedlich beurteilt. Das Auftreten epitheloidzelligen Granulationsgewebes in der Umgebung abgestorbener kleiner Zysten spricht im Sinn einer Mitbeteiligung der ersteren. Die Überempfindlichkeit vom verzögerten wie auch vom Sofort-Typ erkennt man am positiven Ausfall des *Casoni-Testes*, bei dem Hydatidenflüssigkeit intradermal injiziert wird. Dieser Test gilt allerdings nicht als streng spezifisch, da Kreuzreaktionen mit anderen Helminthen-Antigenen vorkommen. *Serologische Methoden* (s. unten) ergeben in der Regel ein zuverlässigeres und diagnostisch brauchbareres Resultat. Von verschiedenen Autoren wird vermutet, der Tatsache, daß die Zeit der Echinococcus-Infektion vor allem ins Kindesalter fällt, liege eine mit dem Alter zunehmende *Immunisierung* vieler Individuen gegen Wurmantigene aller Art zugrunde. Nach dieser Vorstellung würden dann bei Erwachsenen die Onkosphären von Echinococcus schon kurz nach ihrem Eintritt in die Darmschleimhaut vernichtet. Diese Annahme bedarf indessen einer weiteren Bestätigung.

Morphologisch findet man ungefähr 70% aller *primären Echinococcus-Zysten* in der *Leber*, ⅘ davon im rechten Lappen, was der passiven hämatogenen Verschleppung der Larven aus dem Darmbereich entspricht. Bei Vorliegen eines *Echinococcus cysticus (hydatidosus)* erhebt man u. a. folgende Befunde: Die Hydatidenwand zeigt zunächst eine ziemlich dünne und homogene, später geschichtete, mäßig doppelbrechende *Chitinkapsel*, die sich mit Hilfe der PAS-Reaktion gut darstellen läßt. An ihrer Innenseite findet sich die lebende, durch glykogenreiche Zellen gebildete und von kleinen Kalkkörnchen durchsetzte *Parenchymschicht (Keimschicht)*. Aus Verdickungen der letzteren gehen *Brutkapseln* mit je einem eingestülpten *Protoskolex* hervor. Außerdem bilden sich *Tochterblasen*, die sich mehrheitlich nach innen, z. T. aber nach außen entwickeln. Im letztgenannten Fall können sie sich abschnüren und allenfalls Metastasen setzen. Im Innern der Hydatiden findet sich neben der an Antigenen, Kochsalz und Bernsteinsäure reichen, aber ziemlich eiweißarmen *Flüssigkeit* auch sog. *Hydatidensand*, der aus abgelösten Brutkapseln bzw. Skolizes, Häkchen, Kalkpartikeln und Detritus besteht. In der Umgebung der Hydatide erkennen wir eine *bindegewebige Kapsel*, die bei großen Zysten verständlicherweise dicker ist als bei kleinen. Nicht selten grenzt an die Hydatide *Granulationsgewebe*, das z. T. epitheloidzelligen Charakter hat und mehrkernige Riesenzellen aufweisen kann: Dieser nicht obligate Befund hängt vielleicht mit einer verstärkten Reaktion auf lokal vermehrt anfallende Antigen- bzw. Fremdkörperreize zusammen, z. B. im Rahmen einer abortiven Aussprossung. Die zystischen Gebilde werden ferner von wechselnden *entzündlichen Infiltraten* umgeben, an denen sich neben Lymphozyten, Histiozyten, z. T. recht vielen Plasmazellen und einigen Neutrophilen oft zahlreiche *eosinophile Granulozyten* beteiligen. Weiter peripher folgt oft ein unterschiedlich dicker Mantel von Narbengewebe. *Platzt eine lebende Hydatide*, kann es – abgesehen von der meist heftigen *anaphylaktischen Reaktion* (s. u.) – zum Austritt von Brutkapseln kommen. Gelangen diese z. B. in die Peritonealhöhle, kann sich hier die sekundäre *Echinococciasis des Bauchfells* entwickeln. Ähnliches kann in seltenen Fällen im *Pleuraraum* geschehen, wenn in der Lunge gelegene Hydatiden platzen. In vielen Fällen gelangen die Hydatiden nicht zur vollen Entwicklung, d. h. sie bleiben akephal (ohne Bildung von Brutkapseln und Protoskolizes). Recht oft sterben sie ab und hinterlassen nekrotische und bald *verkalkte Herde*, in deren Inneren man mit der PAS-Färbung noch die Reste der Chitinkutikula darstellen kann. Hie und da bildet sich auch ein Konglomerat steriler Blasen: Einen solchen *Echinococcus multicysticus* findet man am ehesten bei Haustieren; er ist nicht mit dem unten geschilderten Echinococcus alveolaris zu verwechseln. Beim Menschen tritt er nur selten in Erscheinung.

Beim *Echinococcus alveolaris*, den wir fast nur in der Leber finden, bietet sich ein anderes histologisches Bild: Man erkennt ein verzweigtes *feinkammeriges Hohlraumsystem* und einzelne *kleine Bläschen*, die von einer *PAS-positiven Kutikula* umzogen sind und an deren Innenfläche z. T. eine dünne Parenchymschicht aufweisen. Brutkapseln und Protoskolizes sind oft nicht zu finden,d. h. viele dieser Zystchen sind *»akephal«*. Ein Teil der parasitären Strukturen kann nekrotisch sein und u. U. verkalken. Bei frischem Untergang von Bläschen finden sich besonders kräftige entzündliche Reaktionen mit Bildung epitheloidzelligen *Granulationsgewebes* sowie einigen mehrkernigen Riesenzellen und wechselnden Infiltraten, wie sie oben im Fall des Echinococcus cysticus beschrieben wurden. Da und dort sind Granulations- und Narbengewebe in der Umgebung der Bläschen *nekrotisch*. Die Bildung von *Narbengewebe* ist manchmal sehr ausgeprägt. Je nach Lokalisation kann es u. U. zur Thrombenbildung in größeren Pfortaderästen und/oder zu einer erheblichen Cholestase kommen. Dies ist aber bei vielen Patienten nicht der Fall. Manchmal entstehen größere *Zerfallshöhlen*. *Echinococcus-Zysten in anderen Geweben/Organen* zeigen in der Regel ähnliche Umgebungsreaktionen wie in der Leber. Es bleibt hier hervorzuheben, daß in ungefähr 80% der Fälle nur *ein* Organ befallen ist. Echinococcus cysticus in der *Lunge*, bei dem u. U. Hydatiden mit einem Durchmesser bis zu 30 cm entstehen können, erscheint im allgemeinen dünnwandiger als in der Leber. Dasselbe gilt für Hydatiden im *Gehirn*, wo sich in der Umgebung sowohl Reaktionen von Seiten des Gefäß-Bindegewebsapparates als auch eine Vermehrung der Faserglia einstellen. Im *Knochen* bleiben die Echinokokken eher klein, können aber auch zu Knochenabbau und Spontanfrakturen Anlaß geben. Hie und da

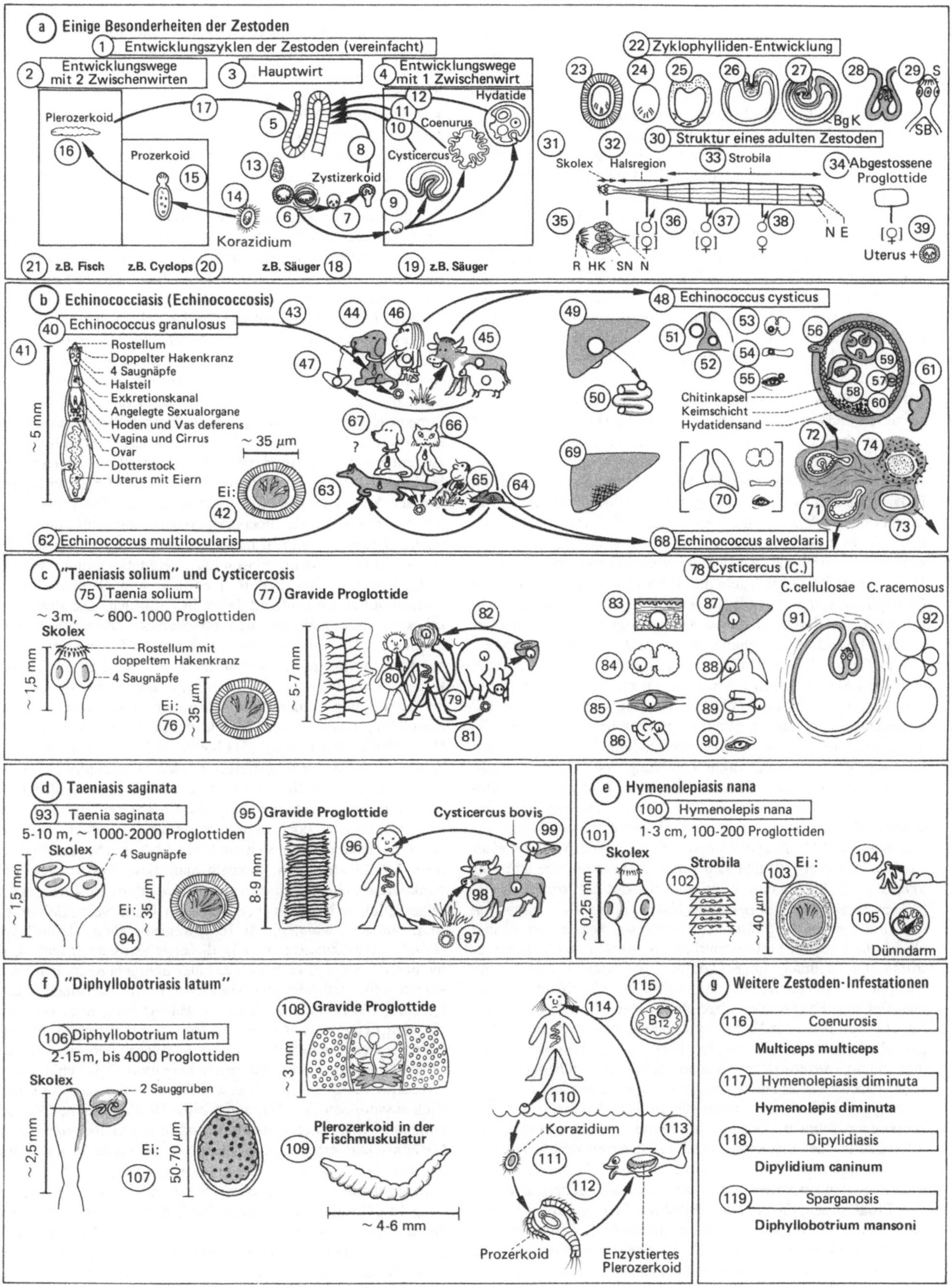
a Einige Besonderheiten der Zestoden
1 Entwicklungszyklen der Zestoden (vereinfacht)
2 Entwicklungswege mit 2 Zwischenwirten
3 Hauptwirt
4 Entwicklungswege mit 1 Zwischenwirt
Plerozerkoid
Prozerkoid
Hydatide
Coenurus
Cysticercus
Zystizerkoid
Korazidium
z.B. Fisch
z.B. Cyclops
z.B. Säuger
z.B. Säuger
22 Zyklophylliden-Entwicklung
BgK
S
SB
30 Struktur eines adulten Zestoden
31 Skolex
32 Halsregion
33 Strobila
34 Abgestossene Proglottide
N E
R HK SN N
Uterus +
b Echinococciasis (Echinococcosis)
40 Echinococcus granulosus
Rostellum
Doppelter Hakenkranz
4 Saugnäpfe
Halsteil
Exkretionskanal
Angelegte Sexualorgane
Hoden und Vas deferens
Vagina und Cirrus
Ovar
Dotterstock
Uterus mit Eiern
~ 5 mm
~ 35 µm
Ei:
62 Echinococcus multilocularis
48 Echinococcus cysticus
Chitinkapsel
Keimschicht
Hydatidensand
68 Echinococcus alveolaris
c "Taeniasis solium" und Cysticercosis
75 Taenia solium
~ 3 m, ~ 600-1000 Proglottiden
Skolex
Rostellum mit doppeltem Hakenkranz
4 Saugnäpfe
~ 1,5 mm
Ei:
~ 35 µm
77 Gravide Proglottide
~ 5-7 mm
78 Cysticercus (C.)
C. cellulosae
C. racemosus
d Taeniasis saginata
93 Taenia saginata
5-10 m, ~ 1000-2000 Proglottiden
Skolex
4 Saugnäpfe
~ 1,5 mm
Ei:
~ 35 µm
95 Gravide Proglottide
~ 8-9 mm
Cysticercus bovis
e Hymenolepiasis nana
100 Hymenolepis nana
1-3 cm, 100-200 Proglottiden
Skolex
Strobila
Ei :
~ 0,25 mm
~ 40 µm
Dünndarm
f "Diphyllobotriasis latum"
106 Diphyllobotrium latum
2-15 m, bis 4000 Proglottiden
Skolex
2 Sauggruben
~ 2,5 mm
Ei:
50-70 µm
108 Gravide Proglottide
~ 3 mm
109 Plerozerkoid in der Fischmuskulatur
~ 4-6 mm
B12
Korazidium
Prozerkoid
Enzystiertes Plerozerkoid
g Weitere Zestoden-Infestationen
116 Coenurosis
Multiceps multiceps
117 Hymenolepiasis diminuta
Hymenolepis diminuta
118 Dipylidiasis
Dipylidium caninum
119 Sparganosis
Diphyllobotrium mansoni

Abb. 233a–g. *Infestationen durch Zestoden (Bandwürmer).* **a** *Einige Besonderheiten der Zestoden.* Die *Zestoden (Bandwürmer)* umfassen zwei Unterklassen, von denen medizinisch die *Euzestoden* interessieren. Es handelt sich um dorsoventral abgeplattete Organismen ohne Mund und Darmtrakt und einem langgestreckten Körper, der in Proglottiden mit je einem männlichen und weiblichen Geschlechtsapparat gegliedert ist. Die *Entwicklungszyklen der Zestoden* (1) kennzeichnen sich u. a. dadurch, daß für die meisten Spezies verschiedene Zwischen- und Hauptwirte (Endwirte, 18) erforderlich sind. Eine Ausnahme macht z. B. Hymenolepis nana, für die der Endwirt auch als Zwischenwirt dienen kann. Diphyllobotrium latum, das zu den *Pseudophyllida* gehört, benötigt zur Vollendung des Zyklus 2 Zwischenwirte (2): Der im Hauptwirt (3) lebende Bandwurm (5) legt Eier mit zunächst ungefurchten Eizellen ab, ähnlich wie die Trematoden (13). In feuchter bzw. wässeriger Umgebung entwickeln sich daraus *Korazidien,* d. h. bewimperte *Onkosphären* (14), die sich im 1. Zwischenwirt (Wasserkrebschen Cyclops, 20) in Prozerkoide verwandeln (15). Da die Zyklopen häufig von Fischen (21) gefressen werden, gelangen die Parasiten in die letzteren, wo sie sich – vor allem im Muskelfleisch – zu *Plerozerkoiden* (16) differenzieren und enzystieren. Die Infektion des Hauptwirtes erfolgt dann durch Verzehr rohen Fischfleisches (17). Bei den *Cyclophyllida,* zu denen die Mehrzahl der menschenpathogenen Zestoden zählt, enthalten die Eier bei der Abtrennung der reifsten Proglottide bereits eine voll ausgebildete Onkosphäre mit 3 Hakenpaaren (6). Wie schon erwähnt, kann bei Hymenolepsis nana u. a. die weitere Entwicklung über die Freisetzung der Onkosphären (7) und die Ausbildung von *Zystizerkoiden* (8) im Hauptwirt selbst vor sich gehen. Die übrigen unten aufgeführten Cyclophyllida, d. h. vor allem Taenia und Echinococcus, charakterisieren sich durch einen Entwicklungsweg mit 1 Zwischenwirt (4, 19). Im letzteren können sich – je nach Spezies – die freigesetzten Onkosphären (9) in einen Cysticercus (10), mit je einem einzelnen Skolex, einen *Coenurus* (11), mit je mehreren Skolizes, oder eine *Hydatide* (12), mit Bildung von Tochterzysten, weiterentwickeln. Im einzelnen kennt man bei der *Zyklophylliden-Entwicklung* (22) u. a. folgende Stadien: Ei (23); freie Onkosphäre (24); zentrale Vakuolenbildung und vermehrte Zellproliferation gegenüber dem ursprünglichen Hakenpol (25); Differenzierung der Skolexanlage (26); Cysticercus, von einer Bindegewebskapsel (BgK) umgeben (27); beginnende (28) und abgeschlossene (29) Evagination des Skolex. Die *Struktur eines adulten Zestoden* (30) läßt sich wie folgt zusammenfassen: Der *Skolex* (31), der bei den wichtigsten Spezies ein *Rostellum* (R, 35) mit einem – z. T. doppelten – *Hakenkranz* (HK), *Saugnäpfe* (SN) und *neuronale Strukturen* (N) aufweist, dient in erster Linie als Festhalteregion und vermutlich als primitives »Nervenzentrum«. Die schmale, ungegliederte *Halsregion* (32) stellt eine wichtige Proliferationszone dar, wobei die Geschlechtsorgane angelegt und Proglottiden abgeschnürt werden (36); außerdem findet schon hier eine Nahrungsaufnahme statt. Die ganze Proglottidenkette nennt man *Strobila* (33): Sie wird von Nerven (N) und einem exkretorischen Kanalsystem (E) durchzogen, was zeigt, daß die einzelnen Glieder des Bandwurms nicht etwa unabhängige Gebilde sind. Im vorderen Teil der Strobila reifen zuerst die männlichen Geschlechtsorgane aus (37), was eine Autofertilisation der erst später ausdifferenzierten weiblichen Geschlechtsorgane (38) möglich macht; die Befruchtung kann aber auch zwischen verschiedenen Zestoden vor sich gehen. Die reifsten Proglottiden, die vor allem einen mit Eiern gefüllten Uterus aufweisen (39), werden jeweils abgestoßen (34). *Lebensbedrohliche Erkrankungen ergeben sich für den Menschen vor allem dann, wenn er als Zwischenwirt für Zestoden dient,* d. h. wenn sich in ihm Zystizerken, Zönuren oder – vor allem – Hydatiden entwickeln. **b** *Echinococciasis (Echinococcosis).* Medizinisch gesehen, ist hierzulande die Echinokokkose die wichtigste Zestodeninfestation. Echinococcus, in seiner adulten Form ein kleiner Bandwurm (41, 42), kommt als verschiedene Spezies vor, die sich durch ein besonderes Verhalten auszeichnen: *Echinococcus granulosus* (40) besiedelt als Hauptwirte vor allem Hunde (44) und als Zwischenwirte Wiederkäuer, wie *Rinder und Schafe* (45), z. T. aber auch Schweine, Pferde und andere Tiere. *Hunde* infizieren sich durch Verzehr hydatidenhaltigen Fleisches der Zwischenwirte (47). Der *Mensch* kann ebenfalls als Zwischenwirt dienen; die Infektion durch perorale Einnahme von Eiern geschieht mehrheitlich im Kindesalter (46). In Endemiegebieten besonders gefährdet sind Menschen in bäuerlichen Heimwesen, in denen die genannten Haustiere und Hütehunde zusammenleben, und wo die letzteren Zutritt zu Schlachtabfällen haben. Echinococcuseier können beispielsweise am Hundefell kleben. Im Dünndarm des Zwischenwirtes schlüpfen die Onkosphären aus, dringen in die Schleimhaut ein und gelangen auf dem Blutweg in die Leber, z. T. auch in die Lungen und andere Organe. Wahrscheinlich geht der Großteil der Larven danach zugrunde. Einzelne Onkosphären entwickeln sich jedoch zu *Hydatiden,* die im Verlauf der Jahre an Größe zunehmen. Ungefähr 70% der letzteren, die man als *Echinococcus cysticus* (48, auch *Echinococcus hydatidosus* oder *Echinococcus unilocularis* genannt) bezeichnet, sind in der Leber (49, vor allem rechts), 25% in den Lungen (51), und die restlichen in übrigen Organen/Geweben lokalisiert, z. B. im Gehirn (53), im knöchernen Skelett (54), im Augenbereich (55), im Herzen (52) u. a. m. Beim Platzen einer Hydatide – etwa infolge Trauma – kann es zu Implantationsmetastasen kommen (z. B. im Peritoneum, 50). Die Entwicklung reifer Formen von Echinococcus cysticus, mit Ausbildung zahlreicher Brutkapseln (57), meist mit eingestülptem Skolex (58), Auftreten freier Tochterblasen (59), »Hydatidensand« (60), der u. a. abgelöste Zähnchen (61) enthält, und allenfalls kleinen Evaginationen (56), nimmt Jahre in Anspruch. Die Präpatenzzeit kennt man nicht genau; wahrscheinlich beläuft sie sich auf mindestens 10–20 Jahre. Die *Symptome* des Echinococcus cysticus hängen von dessen *Lokalisation* ab. Bei Leberbefall (49) kann es schließlich zu Störungen des Gallenabflußes und/oder der hepatischen Blutzirkulation kommen, in seltenen Fällen mit Ausbildung eines portalen Hochdruckes. Eine Lokalisation der Hydatiden in den Lungen (51) bleibt oft lange asymptomatisch. Zysten im Gehirn manifestieren sich wie Hirntumoren (53), solche im knöchernen Skelett verursachen u. U. Spontanfrakturen (54), und ein Augenbefall bringt die Gefahr der Erblindung mit sich (55). Es gäbe noch weitere Beispiele anzuführen. Bei *Ruptur einer Hydatide* kann sich ein lebensbedrohlicher *anaphylaktischer Schock* ausbilden, weshalb man diese Zysten auch nicht punktieren sollte. *Echinococcus multilocularis* (62) hält sich in seiner adulten Form hauptsächlich im Darm von *Füchsen* auf (63), und als Zwischenwirte fungieren vor allem kleine Nager *(Rötel- und Feldmaus* u. a., 64); dieser »silvatische Zyklus« kann hie und da in einen »urbanen Zyklus« übergehen, an dem Hauskatzen (66), vielleicht auch Hunde (67), und Hausmäuse beteiligt sind. Die Präpatenzzeit bis zur Entwicklung eines krankmachenden *Echinococcus alveolaris* (68), der in ungefähr 98% der Fälle die Leber befällt (69), kann 40–50 Jahre betragen. Andere Organe sind, wie gesagt, nur selten betroffen (70). Echinococcus alveolaris wächst in Form kleiner Bläschen, die aus Mutterbläschen aussprossen (71, 72), meist keine Brutkapseln mit Skolizes enthalten (d. h. »akephal« sind) und *infiltrativ-destruktiv* in die Nachbarschaft eindringen. Gehen die Keimschicht und damit das Bläschen zugrunde (73), kommt es zu einer z. T. ziemlich heftigen lokalen entzündlichen Reaktion (74), die mit der Bildung von Granulations- und schließlich Narbengewebe verbunden ist. Die *Symptomatik* des Echinococcus alveolaris der Leber umfaßt u. a. Oberbauchschmerzen, z. T. eine Hepatomegalie, u. U. Zeichen einer portalen Hypertonie, schließlich oft einen zunehmenden Ikertus. Terminal kann es bei diesem Leiden, das eine hohe Letalität aufweist, u. a. zu einer Pfortaderthrombose kommen. Die Diagnosestellung stützt sich in solchen Fällen z. T. auf serologische Untersuchungen (Kreuzreaktionen mit Antigenen von Cysticercus!), z. T. auf bioptische Befunde. **c** »*Taeniasis*

kommt es zu einer *bakteriellen Sekundärinfektion* der Parasitenherde, vor allem im Zusammenhang mit nekrobiotischen Vorgängen und/oder Ruptur von Zysten.

Folgen und **Symptome:** Ein *Echinococcus cysticus* bleibt bei einem erheblichen Teil der Infizierten jahrelang inapperzept, so daß über die *Präpatenzzeit* höchstens Vermutungen angestellt werden können. Infektionen werden in allen Altersgruppen diagnostitiert, am häufigsten jedoch bei Erwachsenen im Alter von 20–30 Jahren, selten auch bei Kindern unter 10 Jahren. Dies spricht dafür, daß die Affektion jahrelang, wenn nicht 10–20 Jahre oder mehr, latent bleiben kann, bevor *Symptome* auftreten. Die letzteren hängen von Lokalisation und Größe der Zysten ab. Die Hydatiden von Echinococcus granularis var. canadensis, die meistens in der Lunge lokalisiert sind, wachsen sehr langsam und verursachen kaum Symptome, diejenigen anderer Stämme von Echinococcus granularis rascher, mit einer Zunahme des Zystendurchmessers pro Jahr um 0,25–1 cm. Vor allem in der *Lunge* erreichen die Zysten z. T. enorme Maße, ohne notwendigerweise krankhafte Erscheinungen hervorzurufen. Hie und da stellt sich ein Husten ein, oder es kommt zur zeitweisen Hämoptyse. Oft stellt man die Hydatiden zufällig bei einer radiologischen Thoraxuntersuchung fest. Ein Echinococcus cysticus der *Leber*, der, wie gesagt, etwa 5–20 Jahre asymptomatisch bleiben kann, manifestiert sich auf verschiedene Weise:

Abb. 233 a–g (Fortsetzung)

solium« und Cysticercosis. Taenia solium (75) besiedelt in ihrer adulten Form den *Darm des Menschen,* des *einzigen Hauptwirtes.* Der Name »Schweinebandwurm« ist irreführend, da diese Tiere als *Zwischenwirte* die Hauptrolle spielen (81). Die Diagnosestellung stützt sich auf den Nachweis von Proglottiden im Stuhl (77), während die Eier (76) denen von Taenia saginata zum verwechseln ähnlich sehen (s. **d**, 94). Hie und da findet man auch einen Skolex, der eine klare Differenzierung erlaubt. Die Gefahr der Taeniasis solium besteht darin, daß der Mensch auch als Zwischenwirt dienen kann, indem *Autoinfektionen* (79) und *Übertragungen von Mensch zu Mensch* (80) vorkommen. Die Primärinfestation durch den adulten Bandwurm beruht in der Regel auf Genuß rohen, »finnigen« Schweinefleisches (82). Während die adulten Bandwürmer praktisch keine Symptome verursachen, kann sich die *Cysticercosis* – je nach Lokalisation und Zahl der Zysten – u. U. fatal auswirken. In der ungefähren Reihenfolge der Häufigkeit finden sich Zystizerken im Unterhaut-Haut-Bereich (83), Gehirn (84), Skelettmuskelgewebe (85), Herzen (86), ferner in der Leber (87), in den Lungen (88), im Peritonealgebiet (89), in den Augen (90) u. a. m. Neben typischen Formen von *Cysticercus cellulosae* mit je einem einzelnen Skolex (91, hier mit beginnender Evagination gezeigt) finden sich u. U. auch Finnenkonglomerate ohne Skolizes (92, sog. *Cysticercus racemosus).* Die *Symptomatik* richtet sich nach der oben angegebenen Lokalisation. Gehen Zystizerken im Gewebe zugrunde, stellt sich in der Regel eine starke entzündliche Reaktion ein, an der u. a. eosinophile Granulozyten teilnehmen. **d** *Taeniasis saginata.* Eine Infestation durch *Taenia saginata* (93), die man auch in erster Linie aufgrund des Nachweises typischer gravider Proglottiden (95) diagnostiziert, erwirbt sich der Mensch am ehesten durch Genuß rohen »finnigen« Fleisches von Rindern (99). Die Tiere (98) infizieren sich ihrerseits durch perorale Aufnahme von Eiern, die beispielsweise infolge Düngung der Weiden mit menschlichen Exkrementen ins Gras zu liegen kommen (97). Im Gegensatz zu Taenia solium ist der Mensch als Zwischenwirt von Taenia saginata nicht geeignet. Die Affektion bleibt meistens asymptomatisch; ausnahmsweise kommt es zu Obturationen von Gallengängen, Pankreasgang oder Appendix durch den Wurm, ferner kann der letztere bei Kindern mit Mangel- und/oder Unterernährung aufgrund eines kompetitiven Nahrungsentzuges zusätzlichen Schaden anrichten (96). **e** *Hymenolepiasis nana. Hymenolepis nana* (100), die ein rückziehbares Rostellum mit Hakenkranz (101) und eine typische, sägeartige Strobila (102) aufweist, läßt sich auch anhand der besonders strukturierten Eier (103) erkennen. Die Hymenolepiasis nana stellt insofern etwas besonderes dar, als die Onkosphären z. T. schon im Darm freigesetzt werden und damit eine Autoinfektion möglich machen (104), und die Entwicklung der Onkosphären zu Zystizerkoiden in den innersten Dünndarmwandschichten stattfindet; dieser Prozeß dauert ungefähr 2 Monate, wonach die Parasiten wieder ins Darmlumen zurückkehren und sich zu adulten Bandwürmern entwickeln (105). Die u. a. in den USA weit verbreitete Hymenolepiasis nana verursacht meistens keine Symptome. Bei schwerem Befall kann es zu Diarrhoe und weiteren Abdominalbeschwerden kommen. **f** *»Diphyllobotriasis latum«. Diphyllobotrium latum* (106), ein Pseudophyllide, unterscheidet sich von den andern menschenpathogenen Bandwürmern u. a. durch die besondere Struktur von Skolex (Sauggruben, kein Rostellum), Ei (107) und Proglottiden (108). Die Infestation des Menschen kommt in der Regel durch Genuß rohen Fischfleisches zustande, das Plerozerkoide (109) enthält (114). Besonders exponiert sind auch Hausfrauen, die rohe Fische für die Mahlzeit zubereiten. Der Entwicklungszyklus von Diphyllobotrium latum (110–114) wurde schon oben geschildert (s. **a**, 13–17). Die Affektion kennt man u. a. im Bereich der Binnenseen Skandinaviens, des Baltikums, z. T. aber auch der Schweiz, Oberitaliens, Asiens, Amerika und anderer Gebiete. Meistens verläuft sie asymptomatisch; in einem kleinen Teil der Fälle interferiert der Bandwurm jedoch soweit mit der Resorption von Vitamin B_{12} (Freigabe eines Enzyms, das den Vitamin B_{12}-»intrinsic factor«-Komplex löst? Andere Mechanismen, wie exzessive Aufnahme von Vitamin B_{12}?), daß sich eine makrozytäre Anämie und allenfalls zentralnervöse Störungen ergeben, ähnlich wie im Fall der perniziösen Anämie i. e. S. (115). **g** *Weitere Zestoden-Infestationen.* Die sehr seltene *Coenurosis* (116), die von einem Hundebandwurm ausgeht, gleicht klinisch der Cysticercosis. Die *Hymenolepis diminuta (117),* deren adulte Formen vor allem Mäuse und Ratten besiedeln, und deren Larvenentwicklung z. T. in Insekten stattfindet, kann über die letzteren auch in den Menschen gelangen. Meistens sind kleine Kinder betroffen. Symptome treten selten zutage. *Dipylidium caninum* (118) ist ein bei Katzen und Hunden weit verbreiteter Bandwurm mit typischen, orangefarbenen Proglottiden. Die u. a. in USA gut bekannte Dipylidiasis wird vor allem bei Kindern beobachtet; in der Regel verläuft auch sie asymptomatisch. Bei der *Sparganosis* (119) dient der Mensch als 2. Zwischenwirt für Diphyllobotrium mansoni, dessen adulte Form insbesondere bei Hunden und Katzen auftritt. Die Infestation kommt u. a. durch den Verzehr prozerkoidhaltiger Krebschen zustande, wonach sich in verschiedenen Geweben (z. B. Unterhaut-Haut-Bereich) Plerozerkoide entwickeln. Die Affektion geht vor allem mit schmerzhaften Schwellungen einher

Manchmal stellt man die palpable Masse fest, in anderen Fällen treten unbestimmte Oberbauchbeschwerden auf, oder es stellt sich ein leichter Ikterus ein. Seltener beobachtet man schwerere Komplikationen, wie erhebliche Zirkulationsstörungen in der Leber, z. T. mit Parenchymuntergang. *Knochen-Echinokokken* führen dann und wann eine Spontanfraktur herbei. Im *Zentralnervensystem* liegende Zysten verursachen neurologische Ausfälle verschiedener Art, ferner u. a. epileptische Anfälle. Bei Befall der *Augen* kann Erblindung eintreten. Hydatiden im *Herzbereich* bewirken manchmal Parasiten-Embolien, selten auch Arrhythmien oder gar eine Myokardschwäche. Die wichtigsten *Komplikationen* bei Echinococcus cysticus betreffen die *Ruptur einer Hydatide*, mit u. U. schwerem anaphylaktischem Schock, ferner eine *Sekundärinfektion* der Herde, u. U. mit Abszeßbildung. Anläßlich des Platzens einer Zyste kann es auch zur *Dissemination der Echinococciasis* kommen, z. B. im Bauchraum oder in einer Pleurahöhle. Die Ruptur mag im günstigsten Fall eine Sterilisation der Hydatide(n) zur Folge haben. Die *Letalität* bei Befall durch Echinococcus cysticus beträgt ungefähr 3–4%.

Anders verhält es sich bei einer Infektion durch *Echinococcus multilocularis*, die – falls es zur Ausbildung von Finnenstadien kommt – in ungefähr 98% der Fälle die Entwicklung eines *Echinococcus alveolaris der Leber* nach sich zieht. Allerdings kann auch hier eine »Metastasierung« in die Lungen oder anderswohin zustande kommen. Die *Präpatenzzeit* ist bei dieser Variante offenbar sehr lang, wird die Diagnose doch meistens erst im Alter von 50–60 Jahren gestellt, obschon man auch hier eine Infektion im Kindesalter als das wahrscheinlichste ansehen darf. Die Symptome sind zunächst meist wenig charakteristisch und beschränken sich z. T. auf Oberbauchschmerzen. Mit der Zeit notiert man oft eine Hepatomegalie, die schließlich mit einem Ikterus, einer portalen Hypertonie und anderen Komplikationen verbunden sein kann. Die *Letalität* ist in diesen Fällen sehr hoch, indem das Leiden in der Regel im Verlauf von Monaten bis Jahren zum Tode führt.

Die *Diagnose* eines *Ecchinococcus cysticus* kann bei darauf verdächtigen klinischen Befunden durch serologische Methoden, wie indirekte Hämagglutination oder Immunfluoreszenz, bekräftigt werden. Allerdings muß man an mögliche Kreuzreaktionen gegen Zystizerkus-Antigene denken. Der Casoni-Test ist, wie erwähnt wurde, ebenfalls nicht streng spezifisch, doch fällt er manchmal bei negativem Ergebnis der serologischen Untersuchungen positiv aus. Der *Echinococcus alveolaris* der Leber wird nicht selten durch Biopsie und histologische Untersuchung diagnostiziert. Bei *Lungen-Echinococciasis* lassen sich hie und da im Sputum mit Hilfe der Ziehl-Neelsen-Färbung Skolizes oder einzelne Häkchen nachweisen. Eine Punktion von Hydatiden zu diagnostischem Zweck sollte man unterlassen (s. o.). Weitere klinische Hinweise auf das Vorliegen einer Echinoccociasis liefern z. B. das kombinierte Vorhandensein einer Bluteosinophilie, entsprechender radiologischer oder CAT-Befunde (CAT = »*c*omputer-*a*ssisted *t*omography«), und allenfalls kleiner Verkalkungen.

Als wesentliche *therapeutische Maßnahme* steht bis heute die chirurgische Entfernung der parasitenhaltigen Teile im Vordergrund. Handelt es sich um inoperable Fälle, kann Mebendazol verabreicht werden; die Erfolge sind aber anscheinend beschränkt.

Zur *Prophylaxe* kann man sich an folgende Richtlinien halten: Beim Umgang mit Hunden, Katzen und Füchsen ist hinsichtlich Kontakt und persönlicher Hygiene besondere Vorsicht am Platz, vor allem in Endemiegebieten. Hunde und Katzen sind regelmäßig zu entwurmen. Bei Schlachtungen von Haushuftieren sollten Hunde und andere Karnivore keinen Zutritt haben, auch nicht zu den Eingeweiden. Erweisen sich letztere makroskopisch als infiziert, sollten sie verbrannt oder tief in die Erde vergraben werden. Bei exponierten Individuen sollten vorsichtshalber serologische Untersuchungen durchgeführt werden.

Einige Angaben über Echinococciasis und weitere durch Zestoden verursachte Krankheiten finden sich in Abb. 233 und Tabelle 123.

202.7. Anhang: Pentastomiasis

Die *Pentastomiasis* (»*Zungenwurminfektion*«, »*Porocephaliasis*«, »*Linguatuliasis*«) ist eine Infestation durch Vertreter des Stammes der *Pentastomida*. Die taxonomische Stellung dieser Parasiten ist noch unklar; einzelne Autoren zählen sie zu den Anneliden, andere halten sie für Larven von Arthropoden. Vorläufig bilden sie einen selbständigen Stamm. Der Name (Penta = fünf, Stoma = Mund) stammt von der Anwesenheit einer Mundöffnung und von Paaren von Haken im Mundbereich, so daß der Kopf wie mit »fünf Mäulern« angetan aussieht. Für die Humanmedizin haben nur zwei Familien der Pentastomiden eine gewisse Bedeutung, die *Porocephali* und die *Linguatuli*. Zwei Spezies, *Armillifer armillatus* und *Linguatula serrata*, sind für 99% der Infektionen des Menschen durch Pentastomiden verantwortlich. Die *adulten Parasiten* messen in der Länge 1–10 cm und zeigen eine Unterteilung des Körpers in einen Zephalothorax und ein Abdomen. Das letzere erscheint annelidenähnlich und ist nicht segmentiert.

Armillifer armillatus, ein weitverbreiteter Porozephalide in Zentralafrika, besiedelt in seiner adulten Form u. a. den Respirationstrakt von Schlangen. Als Zwischenwirte dienen vor allem Nager, selten auch der Mensch. Wenn Eier peroral aufgenommen werden, kommt es im Dünndarm zur Freisetzung von Larven, die die Darmwand durchdringen und sich u. a. am Peritoneum festhaften, z. B. an der Leberoberfläche. Die Parasiten sterben dann bald ab, werden eingekapselt und können verkalken. *Linguatula serrata-Larven* (früher = *Pentastomum denticulatum*) können beim Menschen ähnliche Veränderungen hervorrufen. Die adulten Formen dieser Spezies besiedeln in der Regel die Nasengänge von Säugern, u. a. von Ziegen und Schafen. Nach Einnahme von Eiern von Linguatula serrata (»rhinaria«) erleiden die Larven ein ähnliches Schicksal wie die von Armillifer. Noch heute findet man anläßlich von Autopsien in der Schweiz dann und wann kleine verkalkte Herde an der Leberoberfläche, die Fragmente der Kutikula enthalten. Vereinzelt stößt man bei der histologischen Untersuchung zudem auf Haken. In selteneren Fällen dient der Mensch auch als Hauptwirt von Linguatula serrata, z. B. nach Verzehr von Schaf- oder Ziegenfleisch mit infektionsfähigen Larven: Unter solchen Bedingungen wandern die jungen Parasiten u. U. in die Nasopharyngealgegend, wo sie zu reifen Formen auswachsen und ein »*Halzoun*«-*Syndrom* verursachen können. Dieses ist durch ein unangenehmes Gefühl im Rachenbereich, Hustenanfälle, Niesen sowie z. T. Dysphagie und Erbrechen gekennzeichnet. Selten kommt es zum Ersticken.

Literatur

Binford, Ch. H., Connor, D. H. (eds.): Pathology of Tropical and Extraordinary diseases, vol. 2. Washington: Armed Forces Institute of Pathology 1976 — *Brown, H. W.*: Basic Clinical Parasitology, 4th ed. New York: Appleton-Century-Crofts 1975 — *Civil, R. H., Mahmoud, A. A. F.*: Genetic differences in BCG-induced resistance to Schistosoma mansoni are not controlled by genes within the major histocompatibility complex of the mouse. J. Immunol. *120,* 1070 (1978) — *Colley, D. G., Lewis, F. A., Goodgame, R. W.*: Immune responses during human schistosomiasis mansoni. IV. Induction of suppressor cell activity by schistosome antigen preparations and concanavalin A. J. Immunol. *120,* 1225 (1978) — *Coulis, P. A., Lewert, R. M., Fitch, F. W.*: Splenic suppressor cells and cell-mediated cytotoxicity in murine schistosomiasis. J. Immunol. *120,* 1074 (1978) — *Falcao, H. A., Gould, D. B.*: Immune complex nephropathy in schistosomiasis. Ann. Intern. Med. *83,* 148 (1975) — *Farcey, R. V., Marsden P. D.*: Fascioliasis in man: An outbreak in Hampshire. Br. Med. J. *1960 II,* 619 — *Gemmel, M. A., MacNamara, R. N.*: Immune response to tissue parasites II: Cestodes. In: Immunity to Animal Parasites (E. J. L. Soulsby, ed.), p. 235. London: Academic Press 1972 — *Hammerberg, B., Williams J. F.*: Interaction between Taenia taeniaformis and the complement system. J. Immunol. *120,* 1033 (1978) — *Hammerberg, B., Williams, J. F.*: Physiochemical characterization of complement-interacting factors from Taenia taeniaeformis. J. Immunol. *120,* 1039 (1978) — *Hang, L. M., Warren, K. S., Boros, D. L.*: Schistosoma mansoni: Antigenic secretions and the etiology of egg granulomas in mice. Exp. Parasitol. *35,* 288 (1974) — *Kagan, I. G.*: Current status of serologic testing for parasitic diseases. Hosp. Pract., Sept. (1974) — *Kanani, S. R., Reese, P. H.*: The diagnosis of strongyloidiasis with special reference to the value of the filarial complement fixation test as a screening test. Trans. R. Soc. Trop. Med. Hyg. *64,* 246 (1970) — *Keller, R., Cottier, H., Hess, M. W.*: Mast cell responses in mesenteric lymph nodes to infection of rats with the nematode, Nippostrongylus brasiliensis. Immunology *27,* 1039 (1974) — *Muller, R.*: Dracunculus and dracunculiasis. In: Advances in Parasitology (B. Daves, ed.), vol. 9, p. 73. London: Academic Press 1971 — *Neafie, R. C., Piggatt, J.*: Human pulmonary dirofilariasis. Arch. Pathol. *92,* 342 (1971) — *Neva, F. S.*: Parasitic diseases of the GI tract in the United States. DM, June 1972 — *Ogilvie, B. M., Jones, V. E.*: Immunity in the parasitic relationship between helminths and hosts. Prog. Allergy *17,* 93 (1973) — *Pawlowski, Z., Schultz, M. G.*: Taeniasis and cysticercosis Taenia (Taenia saginata). Adv. Parasitol. *10,* 269 (1972) — *Ramalho-Pinto, F. J., McLaren, D. J., Smithers, S. R.*: Complement-mediated killing of schistosomula of Schistosoma mansoni by rat eosinophils in vitro. J. Exp. Med. *147,* 147 (1978) — *Rausch, R. L.*: Echinococcosis. Bull. WHO *39,* 1 (1968) — *Self, J. T.*: Pentastomiasis: Host responses to larval and nymphal infections. Trans. Am. Microsc. Soc. *91,* 2 (1972) — *Self, J. T., Hopps, H. C., Williams, A. O.*: Porocephaliasis in man and experimental mice. Exp. Parasitol. *32,* 117 (1972) — *Tanaka, J., Torisu, M.*: Anisakis and eosinophil. I. Detection of a soluble factor selectively chemotactic for eosinophils in the extract from anisakis larvae. J. Immunol. *120,* 745 (1978) — *WHO Expert Committee:* Schistosomiasis control. WHO Techn. Rep. Ser. 1973 — *Zimmerman, W. J.*: Prevalence of Trichinella spiralis in commercial pork sausage. Pub. Hlth. Rep. *85,* 717 (1970)

203. Besiedelung der menschlichen Haut und z. T. anderer Gewebe durch Arthropoden

Die durch *Arthropodengifte* hervorgerufenen Veränderungen wurden schon in einem früheren Abschnitt erläutert (S. 1643). Nachstehend finden sich lediglich einige Angaben über Infestationen der menschlichen Haut und z. T. weiterer Gewebe durch Arthropoden bzw. deren Larven. Mit »Infestation« i. w. S. meinen wir u. a. auch die Besiedelung der Hautoberfläche (Tabelle 124).

Scabies

Die *Scabies (Krätze)* ist eine Hautaffektion, die durch Vertreter der Milbengattung Sarcoptes, im besonderen *Sarcoptes scabiei*, verursacht wird. Die Krätze ist auch unter dem Namen *Akariasis* bekannt. Sie kommt weltweit vor, vor allem in kälteren Gegenden, im Winter häufiger als im Sommer. Die Übertragung erfolgt in erster Linie durch kontaminierte Kleider. Die weibliche Krätzmilbe mißt ungefähr 250–350 × 330–450 μm, die männliche die Hälfte davon. Auf dem Rücken finden sich Querleisten, Stacheln und Haare. Die beiden vorderen und die beiden hinteren Paare von kurzen Beinen erscheinen deutlich getrennt. Die Eier sind 100–150 μm groß. Die Parasiten bohren sich vor allem zwischen der Stratum spinosum und dem Stratum corneum der Epidermis tunnelartige Hohlräume *(Milbengänge)*, in denen auch die Eier deponiert werden. Diese Veränderungen finden sich an den verschiedensten Körperstellen, meistens aber unterhalb der Halslinie; einzig Kinder weisen nicht selten Milbengänge am Kopf auf. Eine Variante der Scabies ist der *»Norvegian itch« (Scabies norvegica (crustosa))*, bei dem es zu akanthotischen und hyperkeratotischen Veränderungen der Epidermis kommt. Zu den möglichen Komplikationen der Scabies zählen *bakterielle Sekundärinfektionen*, u. U. auch eine *chronische Nephritis*, deren Pathogenese noch zu klären bleibt. Die *Diagnose* stellt man durch mikroskopische Untersuchung von Geschabseln aus dem Bereich der Milbengänge, wobei man mit 10%-iger Kalilauge oder mit Mineralöl das Material aufhellen kann.

Demodex folliculorum in Haarfollikeln

Demodex folliculorum, wie Sarcoptes ein Akaride, findet sich nicht selten im Inneren von Haarfollikeln. Hie und da erzeugt er leichte Follikulitiden, im allgemeinen gilt er aber als harmlos. Neuerdings wurden allerdings Fälle von Blepharitis mit diesem Hautparasiten in Beziehung gebracht.

Durch Nahrungsmittel-Milben hervorgerufene Dermatitis

Man kennt eine große Zahl von Milbenarten, die in Nahrungsmitteln vorkommen und beim Menschen u. U. eine Hautentzündung hervorrufen können, z. B. *Pediculoides ventricosus* (Getreide), *Acarus rhyzoglypticus hyacinthi* (Zwiebeln), *Tyroglyphus longior* (Kopra), *andere Tyroglyphus-Arten* (Käse), *Rhizoglyphus parasiticus* (Tee), *Tyroglyphus farinae* (Mehl) u. a. m. Diese Akariden bleiben im Gegensatz zu Sarcoptes auf der Hautoberfläche, rufen indessen Hautveränderungen durch »Einspritzen« u. a. von Histamin hervor. Ähnliches gilt im übrigen auch für Milben, die von Tieren (z. B. Ratten, Mäuse u. a.) stammen.

Tabelle 124. Besiedelung der menschlichen Haut und anderer Gewebe durch Arthropoden

Parasit/Kommensale	Affektion/Krankheit	Bemerkungen
Sarcoptes scabiei	Scabies (Akariasis, »Krätze«).	Vor allem in kälteren Gegenden. »Milbengänge« zwischen Stratum corneum und Stratum spinosum. In manchen Fällen von Scabies kann es zu bakteriellen Sekundärinfektionen kommen, u. U. auch zu nephritischen Komplikationen.
Scabies norvegica (Scabies crustosa)	»Norvegian itch«.	
Demodex folliculorum	Meist harmloser Insasse von Haarfollikeln.	Vereinzelt Vorkommen von Blepharitis.
Pediculoides ventricosus (oft im Getreide) Acarus rhyzoglypticus (oft auf Zwiebeln) Tyroglyphus longior (z. B. auf Kopra) Tyroglyphus sp. (auf Käse) Rhizoglyphus parasiticus (Tee) Tyroglyphus farinae (Mehl)	Diese Milbenarten können von der Hautoberfläche her entzündungsauslösendes Material (u. a. Histamin) »einspritzen«.	Ähnliches gilt für Milben, die von Ratten oder Mäusen stammen.
Larve von Leptus irritans	Milbenaffektion mit entzündlicher Hautreaktion.	Auch in Europa bekannt.
Larve von Trombicula akamushi	Ähnlich wie Larve von Leptus irritans.	Im Fernen Osten verbreitet.
Pulex penetrans (Tunga penetrans)	Tungiasis, durch die von Sandflöhen u. a. unter die Fußnägel deponierten Eier verursachte entzündliche Veränderung.	Vor allem in Zentralamerika zu beobachten.
Pediculus humanus capitis (Kopflaus)	Pediculosis capitis (Verlausung der Haare), erkennbar an den zahlreichen »Nissen«.	Hautsächlich bei verwahrlosten Individuen bzw. Kindern anzutreffen.
Pediculus humanus humanus (Pediculus humanus corporis = Kleiderlaus)	Pediculosis corporis (Körperverlausung).	Kratzspuren, u. U. bakterielle Sekundärinfektion und/oder Überempfindlichkeitsreaktionen. Wichtige Überträger u. a. des Flecktyphus.
Phthirus pubis (Phthirius pubis)	Pediculosis pubis, u. a. bei Sexualkontakt übertragen.	U. U. bakterielle Sekundärinfektionen infolge Kratzens.
Cymothoidea sp. (Meerläuse)	Cymothoidismus	Dermatitis, z. T. in Form kleinster Ulzera; u. a. an der Küste von Kalifornien bekannt.
Cimex lectularius (Bettwanze) Cimex hemipterus (Tropen)	Cimicosis	Rötliche Schwellungen, die sich in Papeln verwandeln, oft in Reihen angeordnet (»Marschhalte« der Wanzen mit Blutmahlzeiten).
Pulex irritans (Menschenfloh)	Pulicosis	Flohstiche: Schwellungen, danach Papeln, mit kleinem hämorrhagischem Zentrum.
Zecken: Familie der Argasidae (Lederzecken): Argas sp., Ornithodorus sp., Otobius sp. Familie der Ixodidae (Schildzecken): Boophilus sp., Dermatocenter sp., Hyalomma sp., Rhipicephalus sp., Haemophysalis sp., Amblyomma sp. u. a.	Ixodidiasis	Die Entwicklung der Zecken führt vom Ei über ein 6-beiniges Larven- und ein Nymphenstadium zum Imaginalstadium. Zecken sind »Pool«-sauger, d. h. sie ernähren sich von einem Gemisch aus Gewebsflüssigkeit, Blut und eigenem Speichel. Am Ort von Zeckenbissen oft ein über langere Zeit bestehendes Erythem, verbunden mit Schwellung, z. T. in Ringform (Erythema chronicum migrans) Wichtige Rolle der Zecken u. a. bei der Übertragung der »tick paralysis« und der Rickettsiosen.
Raupen von: Ochrogaster contraria Megalopyge opercularis	Raupen-Dermatitis Raupen-Keratitis	Stark irritierende Substanzen und/oder mechanische Schäden durch Raupenhaare (Hornhautschäden!).
Eier und/oder Larven von Fliegen (Brachycera): Sog. Obligate Diptera: Dermatobia hominis Sog. fakultative Diptera: Chryomyia bezziana Cochliomyia hominivorax	Myiasis	Die Ablage von Eiern ins Gewebe und die Entwicklung der Larven bewirken z. T. erhebliche Schäden. Nasenbereich, Kopfwunden (tropisch-subtropische Gebiete Afrikas, Asiens und des Pazifik). Äußerer Gehörgang u. a.

Tabelle 124 (Fortsetzung)

Parasit/Kommensale	Affektion/Krankheit	Bemerkungen
Oestrus sp. Sarcophagidae		U. U. Gefährdung der Augen (u. a. Afrika).
Blaesoxipha plintophyga		Besiedelung z. B. offener Wunden (z. B. Frambösie-Läsionen, Lateinamerika).
Cordylobia anthropophaga		Tumbu-Krankheit in Afrika (Karbunkel-ähnliche Läsionen)
Gastrophilus sp. Oestromyia leporina Hypoderma bovis Hypoderma lineata		
Armillifer armillatus Linguatula serrata (»Linguatula rhinaria«), mit der Larve »Pentastomum denticulatum«. Taxonomische Stellung der Pentastomidae noch unklar: Anneliden? Larven von Arthropoden?)	Pentastomiasis (»Zungenwurminfektion«) (»Porocephaliasis«) (»Linguatuliasis«)	Larven durchdringen nach ihrer Freisetzung im Dünndarm dessen Wand und gelangen meist an die Leberoberfläche, wo sie sich implantieren. Nach ihrem Untergang entstehen Granulome, die vernarben und verkalken können. Die adulten Formen von Armillifer armillatus besiedeln den Respirationstrakt von Schlangen (Zentralafrika), diejenigen der Linguatula serrata die Nasengänge von Säugern (u. a. Schafe und Ziegen; auch in Europa gut bekannt).

Trombidiosis

Hier handelt es sich um eine Infestation der Haut durch die ungefähr 300–500 µm großen Larven der Milbe *Leptus irritans*. Die z. T. ziemlich heftigen Hautreaktionen beruhen auf der Freisetzung histaminartiger und/oder anderer gefäßaktiver Substanzen durch die Milbenlarven. Im Fernen Osten kennt man vor allem *Trombicula akamushi-Larven*, die ein entsprechendes Krankheitsbild erzeugen können.

Tungiasis

Diese vor allem in Zentralamerika bekannte Affektion beruht darauf, daß das Weibchen des Sandflohs *Pulex (Tunga) penetrans* vor allem unter den Fußnägeln die Eier deponiert und damit in dieser Lokalisation entzündlich bedingte Knötchen entstehen läßt.

Pediculosis

Die *Pediculosis capitis*, verursacht durch *Pediculus humanus capitis*, erkennt man meistens am Vorhandensein sog. »*Nissen*«, d. h. bedeckelter Eier der Kopfläuse, die diese mit Hilfe einer klebrigen Substanz an die Haarschäfte heften. Der Hinterkopf ist oft stärker befallen als der vordere Teil. Der Juckreiz und das dadurch bedingte Kratzen führen z. T. zum Auftreten sekundärer bakterieller Infektionen, die mit Eiterbildung und regionärer Lymphadenitis einhergehen können.

Pediculus humanus humanus ist für die *Pediculosis corporis*, die »Vagabundenkrankheit«, verantwortlich. Typisch sind Kratzspuren in linearer Anordnung, die ebenfalls auf Juckreiz beruhen. Die Läuse selbst verursachen hie und da kleine hämorrhagische Papeln sowie Schwellungen am Ort, wo sie gebissen haben. Selten treten auch Blasen in Erscheinung, alles Veränderungen, die mit Überempfindlichkeitsreaktionen von Seiten des Wirtes zu tun haben. Vermutlich spielen hierbei die Läusefäzes ebenfalls eine wichtige Rolle. Die Läuse findet man häufiger in den Unterkleidern als auf der Haut; man nennt sie daher auch *Kleiderlaus*. Auf ihre Bedeutung im Rahmen der Übertragung z. B. des Flecktyphus wurde schon hingewiesen. Die *Pediculosis pubis* wird durch *Phthirus pubis* hervorgerufen, der sich vor allem in den Schamhaaren, u. U. aber zudem in anderen Lokalisationen aufhält. Die Übertragung erfolgt in der Regel durch sexuellen Kontakt. Die Läuse stecken oft den Kopf in Haarfollikel hinein. Wie bei anderen Arten von Verlausung besteht auch hier Juckreiz mit möglichen Komplikationen durch Kratzen. Die bräunliche Verfärbung der Haut beruht u. a. auf Hyperpigmentation; einige Autoren vermuten, daß sie z. T. durch Einwirkung von Läusesaliva (u. a. auf Hämoglobin?) zustande kommt. Dies ist jedoch nicht sicher.

Cymothoidismus nennt man eine durch »*Meerläuse*« der Ordnung Cymothoidea hervorgerufene Form von Dermatitis. Die kleinen Meereskrustazeen, die man z. B. an der Küste von Kalifornien findet, verursachen u. U. punktförmige Geschwürchen.

In taxonomischer Hinsicht bilden die *Läuse (Anoplura)*, die die Haut mit Hilfe der Mundwerkzeuge verletzen können, eine eigene Ordnung. Sie besitzen 6 Beine, und ihre Oberfläche ist z. T. behaart.

Cimicosis

Hierunter versteht man Hautveränderungen, die durch die Bettwanze, vor allem *Cimex lectularius*, erzeugt werden. Es handelt sich um stark juckende, zentral blasse, peripher rötliche, umschriebene Schwellungen der Haut, die sich mit der Zeit in Papeln verwandeln. Typischerweise sind diese Läsionen in Reihen angeordnet, da die Bettwanze auf ihrer – langsamen – Wanderung wiederholte Blutmahlzeiten genießt. Die *Bettwanzen* bilden eine eigene Familie, die *Cimicidae*, die sich ausschließlich von Blut ernähren. Die Mundwerkzeuge der *Wanzen (Heteroptera)* umfassen eine Mandibel, 2 Maxillen, wovon eine als Unterlippe dient, eine Oberlippe, ein Nahrungsrohr und ein Speichelrohr; die beiden letzteren werden von der 1. Maxille umschlossen. Die Bettwanzen besitzen Stinkdrüsen.

In tropischen Gebieten beruht die Cimicosis z. T. auf Bissen/Stichen durch *Cimex hemipterus*.

Pulicosis

Dies ist der wissenschaftliche Ausdruck für den Befall des Menschen durch *Flöhe*, im besonderen *Pulex irritans*, den Menschenfloh. Dieser mißt in der Länge 2–3,5 mm und besitzt keine Flügel, obwohl er – wie alle Vertreter der Ordnung *Aphaniptera (Flöhe)* – den Insekten zugehört. Die Imagines ernähren sich ausschließlich von Blut, während die Larven nicht parasitisch leben. Der latero-lateral »zusammengedrückte« Körper gestattet den Flöhen ein ungeniertes Zirkulieren im Haarwald der Wirte. Im Gegensatz zu den Läusen – aber ähnlich wie die Bettwanzen – vermögen die Flöhe lange Zeit, bei niederer Temperatur sogar Wochen, zu hungern. Als auffälligstes Merkmal der Flöhe gilt die kräftige Ausbildung des 3. Beinpaares, die ihnen weite Sprünge gestattet. *Flohstiche* imponieren als Schwellungen, dann Papeln mit einem kleinen hämorrhagischen Zentrum. Die entzündliche Reaktion wird z. T. durch gefäßaktive und andere Substanzen aus dem Flohspeichel, z. T. durch Immunreaktionen von Seiten des Wirtes ausgelöst, letzteres bei Vorimmunisierten. Hierbei ist mit Kreuzreaktionen mit Antigenen von Produkten anderer Insekten zu rechnen. Auf die Bedeutung von Flöhen besonderer Art bei der Übertragung u. a. der *Pest* wurde schon hingewiesen (S. 1930).

Ixodidiasis

So benennt man Hautveränderungen, die durch Bisse von *Zecken* ausgelöst werden. Die Überfamilie der *Ixodidae* umfaßt zwei Familien, die *Argasidae (Lederzecken)*, deren Bisse sehr heftige Reaktionen bewirken können (z. B. die Genera *Argas*, *Ornithodorus* und *Otobius*), und die *Ixodidae (Schildzecken)*. Alle Vertreter der letzteren, die medizinisch z. T. eine wichtige Rolle spielen (S. 2123 u. a.), haben eine gleichartige Entwicklung, die vom Ei über ein 6-beiniges Larvenstadium zu *einem* Nymphenstadium führt, dem das Imaginalstadium folgt. Diese Entwicklung spielt sich in *einem* (u. a. *Boophilus, Dermatocentor nitens*), *zwei* (z. B. *Hyalomma tetritum, Rhipicephalus evertsi* u. a.) oder *drei Wirten* ab (z. B. die Gattungen *Ixodes* (Waldzecken), *Haemophysalis, Amblyomma, Dermatocentor* (außer dem oben genannten) u. a. m.). Alle Zecken sind sog. »Poolsauger«, d. h. ihre Nahrung besteht aus einem Gemisch von Gewebeflüssigkeit, Blut und eigenem Speichel. Im Speichel sind u. a. gerinnungshemmende Substanzen enthalten. Die Wirtspezifität der Zecken ist im allgemeinen eher gering. Zecken besitzen in der Regel einen dehnbaren Leib, der sich beim Poolsaugen vergrößert. Am Ort eines Zeckenbisses kann sich ein über längere Zeit bestehen bleibendes, ringförmiges, erhabenes Erythem bilden (sog. *Erythema chronicum migrans* (Afzelius)). Die *»tick paralysis«* (S. 1840) und die durch Zecken übertragene Formen von *Rickettsiosen* (S. 1848) wurden schon erörtert.

Raupen-Dermatitis

Die Haare von Raupen rufen u. U. kräftige entzündliche Reaktionen in Haut oder anderen Geweben (z. B. Augen) hervor, die mit ihnen in Berührung kommen. Bekannte Beispiele sind derartige Formen von Dermatitis bzw. Keratitis und/oder Konjunktivitis nach Kontakt mit *Ochrogaster contraria-* oder *Megalopyge opercularis*-Raupen. Die stark irritierende Substanz in den Raupenhaaren läßt sich offenbar durch Erhitzen inaktivieren oder extrahieren. Zudem wirken die Haare mechanisch reizend.

Myiasis

Unter diesem Namen versteht man Störungen, die durch *Fliegen (Brachycera)*, ihre Eier und/oder ihre Larven verursacht werden, wobei die Läsionen durch direkte Invasion, Wachstum und/oder sekundäre Infestation von Wunden oder intakter Haut bzw. Schleimhaut zustande kommen. Man kennt im wesentlichen zwei Typen von Dipteren-Infestationen: a) sog. *obligate Diptera*, wie *Dermatobia hominis*, die einen Wirt besiedeln müssen, um ihre Entwicklung zu vollenden, und b) sog. *fakultative Diptera*, die nur bei Gelegenheit Eier und/oder Larven auf dem Wirt (u. a. auch dem Menschen) deponieren. Zu den letzteren gehören u. a. Vertreter der Gattungen *Sarcophaga* und *Cochliomyia*, die z. T. Körperöffnungen oder freiliegendes nekrotisches Gewebe bzw. Exsudat zur Ablage der Eier bzw. Larven benützen. In tropischen und subtropischen Gebieten von Afrika, Asien und den Inseln des Pazifik kennt man z. B. *Chryomyia bezziana*, die ihre Eier z. B. im Nasenbereich (vor allem bei bestehender Sinusitis oder gar Ozaena) und/oder auf Kopfwunden ablegt; das Larvenwachstum führt dann u. U. zu ziemlich schweren Zerstörungen. In der Neuen Welt spielt *Cochliomyia hominivorax* eine ähnliche Rolle, zudem finden sich dessen Eier/Larven nicht allzu selten im äußeren Gehörgang. Die Gattung *Oestrus* (»Thim-ni«), die sich normalerweise auf Schafen aufhält und vor allem in Afrika bekannt ist, kann durch Eiablage u. a. die Augen des Menschen gefährden. Ähnliches gilt für Larven von *Sarcophagidae*. In offenen Wunden findet man u. U. ebenfalls Fliegenlarven (z. B. *Blaesoxipha plinthopyga* in Lateinamerika, die sich mit Vorliebe auf Frambösie-Läsionen einnistet). Fliegenlarven können sich selbst in die Tiefe der Gewebe einfressen. Es sind Fälle bekannt (vermutlich Larven von Dermatobia hominis), in denen von der Kopfoberfläche bis ins Innere des Gehirns reichende Defekte entstanden. In Afrika begegnet man u. U. der sog. *Tumbu-Krankheit*, die durch die Larven von *Cordylobia anthropophaga* hervorgerufen wird und die u. a. mit dem Auftreten Karbunkel-ähnlicher Läsionen verbunden ist. Man kennt ferner Formen von *Larva migrans cutanea*, die durch Fliegenlarven erzeugt werden, z. B. durch solche der Gattung *Gastrophilus*, ferner durch die Spezies *Oestromyia leporina, Hypoderma bovis, Hypoderma lineata* u. a. m.

Allgemeine Reaktionen auf Arthropoden-bedingte Läsionen

Zu den häufigen Reaktionsformen, die man bei *akuten Störungen* infolge Stich/Biß/Infestation von/durch Arthropoden beobachtet, gehören u. a. die Urtikaria, die Bildung von Papeln mit einem zentralen Punkt, das Auftreten von Vesikeln oder Bullae, das hämorrhagische Erythem, die Nekrose sowie – nicht selten – Lymphangiitiden und Lymphadenitis. *Subakute bis chronische Veränderungen* umfassen u. a. *Pseudolymphome* der Haut, die es von malignen Lymphomen abzugrenzen gilt, ferner *pseudoepitheliomatöse Veränderungen* und erhebliche *Zellatypien auch im Binde- bzw. Gra-*

nulationsgewebe. In den meisten Fällen klingen diese Veränderungen nach Wegfall des Reizes allmählich wieder ab.

Literatur

Harves, A. D., Millikan, L. E.: Current concepts of therapy and pathophysiology in arthropod bites and stings. Part I: Arthropods, Part II: Insects. Int. J. Dermatol. *14,* 543, 621 (1975) — *Keegan, H. L.*: Some medical problems from direct injury by arthropods. Int. Pathol. *10,* 35 (1969) — *Parish, L. C.*: Scabies again. Int. J. Dermatol. *14,* 115 (1975) — *Paterson, W. D., Allen, B. R., Beveridge, G. W.*: Norwegian scabies during immunosuppression therapy. Br. Med. J. *1973 IV,* 211 — *Reiss, F.*: Tungiasis in New York City. Arch. Dermatol. *93,* 404 (1966) — *Zumpt, F.*: Myiasis in man and animals in the old world; a textbook for physicians, veterinarians and zoologists. London: Butterworth 1965

Nachtrag

Campylobacter-Enteritis

Definition: Erst in neuester Zeit wurde deutlich, daß durch *Campylobacter fetus subsp. jejuni (»Campylobacter jejuni«)* hervorgerufene Enteritiden zu den häufigsten Ursachen einer *akuten Diarrhoe* gehören. Die Infektion kann in schweren Fällen unter dem Bild eines »akuten Abdomens« in Erscheinung treten.

Ätiologie: *Campylobacter fetus subsp. jejuni (»Campylobacter jejuni«)* ist ein feines, gekrümmtes oder S-förmiges, Gram-negatives Stäbchen, das 0,3–0,4 × 1,5–3 µm mißt. Der Keim zeichnet sich durch eine uni- oder bipolare Besetzung mit je einer Geißel aus, weshalb man ihn früher zu den Vibrionen zählte. Auf besonderen Selektivmedien (u. a. »Trypticase soy«-Agar mit 7% Schafblut) bilden die Bakterien im Verlauf von 2 Tagen 1–2 mm im Durchmesser betragende Kolonien grauglänzender Art. Campylobacter gehört zu den fakultativen Anaerobiern und bildet oft korkzieherartige Spiralen mit bis zu 15 Einheiten.

Epidemiologie: Über die Ausbreitungsweise von Campylobacter jejuni weiß man erst lückenhaft Bescheid. Wahrscheinlich handelt es sich um eine *Zoonose,* wobei Haustiere und Vögel als Infektionsquellen dienen. Die Infektion erfolgt offenbar durch Genuß kontaminierter Nahrungsmittel (u. a. auch Milch) oder durch direkten Kontakt. Jüngere erwachsene Individuen scheinen am häufigsten betroffen zu sein, vermutlich wegen erhöhter Exposition und nicht selten im Anschluß an Auslandsreisen, z. B. in die Tropen.

Pathogenese: Der Schädigungsmechanismus ist noch nicht befriedigend geklärt, im besonderen, was Toxine anbelangt. Eine Bakteriämie nennenswerten Ausmaßes kommt in der Regel nicht zustande, im Gegensatz zu dem seltener isolierten *Campylobacter fetus subsp. intestinalis,* der am ehesten bei Individuen mit geschwächter Abwehr zu einer krankmachenden Infektion Anlaß gibt.

Morphologisch bietet sich, soweit aufgrund von Rektumbiopsien beurteilt werden kann, das Bild einer unspezifischen, z. T. erosiven und hämorrhagischen Entzündung, die bei schwerem Verlauf auch den Dickdarm ergreift (Enterokoloitis).

Folgen und **Symptome:** Die Inkubationszeit scheint zwischen 2 und mehr als 10 Tagen zu variieren. Die Symptomatik umfaßt *Fieber* und *Abdominalbeschwerden*, die dem Einsetzen der *Diarrhoe* Stunden bis Tage vorausgehen. Blutige Stühle weisen auf einen Dickdarmbefall hin. Der Durchfall hält im Mittel etwa 2–5 Tage an, kann aber länger dauern. Therapeutisch wird Erythromyzin empfohlen; allerdings kennt man Stämme, die gegen dieses – und auch andere – Antibiotikum resistent sind.

Beispiel:
- In der Zeit vom Herbst 1979 bis Januar 1980 wurde in der Schweiz Campylobacter jejuni in 5,7% der untersuchten Fälle von akuter Diarrhoe aus dem Stuhl isoliert (Zum Vergleich: Salmonellen 12,6%, Shigellen 0,9%).

Literatur

Graf, J., Schär, G., Heinzer, I.: Campylobacter-jejuni-Enteritis in der Schweiz. Schweiz. med. Wschr. *110,* 590 (1980)

Altern und Tod: Einige abschließende Bemerkungen

204. Vom Wesen des »natürlichen Alterns«

204.1. Begriffe und allgemeine Hinweise

Definitionen: *Im weitesten Sinn des Begriffs* kann das *Altern* als die Summe der Veränderungen im Verlauf des Lebens eines einzelnen Individuums verstanden werden, die bei *allen* Vertretern derselben Spezies bzw. desselben Stammes als Funktion der Zeit auftreten. Eine derart weitgreifende Umschreibung schließt naturgemäß die Kyematogenese, das postnatale Wachstum und das Erlangen der Geschlechtsreife ebenso ein wie die Vorgänge, die den letzten Lebensabschnitt kennzeichnen. In der *Gerontologie (Alternsforschung),* die zum guten Teil experimentell betrieben wird und die wissenschaftliche Basis für die *Geriatrie* (Lehre von den medizinischen Problemen im Zusammenhang mit hohem Alter) liefert, ist die oben gegebene Definition nicht üblich. In der Tat würde sie ja fast die gesamte Biologie und Medizin umfassen. Man hat sich daher in breiten Kreisen der gerontologisch tätigen Wissenschafter auf eine Einschränkung des Begriffes geeinigt, wenn auch die Unterscheidung zwischen »älter werden« (was auch ein junges Individuum kann) und »alt werden« im Sinn hochbetagter Individuen nach wie vor unterstrichen wird. *Im engeren Sinn* wird heute das *Altern* als »jede zeitabhängige Veränderung bezeichnet, die nach Erreichen der vollen Reife hinsichtlich Größe, Form und Funktionen des Körpers bei allen Individuen einer Spezies bzw. eines Stammes auftritt und zwar unabhängig von täglichen, jahreszeitlichen oder anderen biologischen Rhythmen«. Demgegenüber ist der Begriff des *Seniums (»senescense«)* auf jenen Zustand zu beziehen, in dem sich Individuen im hohen Alter befinden: Mit dem *»Vergreisen« (»senil werden«)* meint der Wissenschaftler »die Manifestationen einer strukturellen und funktionellen Reduktion der Integrität des Körpers, die in der Phase der beschleunigten Mortalitätsrate einer Population zutage treten«. Die Hauptprobleme der Gerontologie und der Geriatrie beziehen sich auf diese Phase des Alterns. Populationen einer gegebenen Spezies oder eines Stammes erreichen in der Regel nur eine bestimmte, *mittlere bzw. mediane, Lebensdauer*; dabei ist zu berücksichtigen, daß weitaus die meisten – wenn nicht alle – Individuen an den Folgen einer *Krankheit* sterben, die sich auf den Alterungsvorgang aufpropft. Mit anderen Worten ausgedrückt: Zumindest in der Humanmedizin hängt der Begriff der Seneszenz aufs engste mit einem gehäuften Auftreten krankhafter Störungen verschiedener Art zusammen. Einem wahrhaft »natürlichen Alterstod« begegnet der Arzt fast nie (wenn überhaupt). Am ehesten ist ein derartiges »Erlöschen« des Lebens bei Individuen zu erwarten, die nahezu die *maximale Lebensdauer* der betreffenden Population erreicht haben. Aber selbst in diesen Fällen findet sich in der Regel ein krankhaftes Geschehen, das dem Tod zugrunde liegt. Es kann daher nicht verwundern, daß sich die mittlere bzw. mediane Lebensdauer einer Spezies bzw. eines Stammes durch verschiedene Faktoren im günstigen oder im ungünstigen Sinn beeinflussen läßt, was für die maximale Lebensdauer zum mindesten fraglich erscheint. *Überlebenskurven (»Mortalitätskurven«)* einer Population geben graphisch den Anteil Überlebender als Funktion des Alters an. Aus ihnen läßt sich u. a. die *altersspezifische Mortalitätsrate* ableiten, d. h. die Todesrate in einem bestimmten Altersintervall und unter Bezug auf die zu Beginn dieses Intervalls noch lebenden Individuen. Unter diesen Bedingungen kann von einer *altersgebundenen Mortalitätstendenz (»force of mortality«)* gesprochen werden. Der Logarithmus der altersabhängigen Mortalitätsrate, die sog. *Gompertz'sche Funktion*, spielt in der Alternsforschung eine wichtige Rolle. Schließt man besondere Todesursachen, wie frühzeitig auftretende Leukämien, tödliche Unfälle, gewisse Infektionskrankheiten u. a. m., aus, ergibt die Gompertz'sche Funktion im allgemeinen eine gerade Linie, die vom Alter von 30 Jahren an als Funktion des Alters ansteigt. Diese Zusammenhänge lassen sich z. B. aufgrund der Annahme verstehen, daß a) die *»Vulnerabilität«* des Makroorganismus gegenüber den verschiedensten Einflüssen im Lauf des Lebens der Sterberate proportional ist, und daß b) eine Krankheit die Vulnerabilität zusätzlich erhöht. Genauere Angaben bzw. Voraussagen über die Sterberate einer bestimmten Population (»Kohorte«) lassen sich aufgrund einer sog. *Lebenstafel (»life table«)* machen, die auch Hinweise auf die *mittlere bzw. mediane Lebenserwartung* einer bestimmten Altersgruppe innerhalb der erwähnten Kohorte liefert. Verständlicherweise ist die Erstellung einer Lebenstafel (Lebenstabelle) für die – genetisch sehr unterschiedlichen – menschlichen Populationen viel schwieriger als etwa im Fall eines Mäuse-Inzuchtstammes.

Aufgrund der hier gegebenen Definitionen erkennen wir, daß Altern im eigentlichen Sinn des Wortes nicht Krankheit bedeutet. Dies ist auch der Grund, weshalb wir die damit zusammenhängende Problematik im Rahmen dieses Buches, das von Krankheitsmechanismen handelt, nicht in aller Gründlichkeit darlegen wollen. Immerhin hat der *Alternsprozeß* im Rahmen der Pathologie insofern seinen Platz, als er a) *zum Auftreten von Krankheiten prädisponiert* und b) *durch Krankheiten selbst beeinflußt werden kann.* Trifft letzteres zu, geschieht dies meist im beschleunigenden Sinn.

Gewisse *Äußerungen des Alterns* und im besonderen der *Seneszenz* hat der Mensch mit zahlreichen *Tierspezies* gemein. Im besonderen fallen bestimmte Veränderungen von Haut und Haaren (u. a. Ergrauen der letzteren), die allgemeine Haltung, das veränderte Benehmen, die herabgesetzte Reaktionsfähigkeit inbezug auf verschiedene einwirkende Stimuli, die Verminderung von Geschwindigkeit und Kraft von Bewegungen u. a. m. auf. Allerdings kennt man von Spezies zu Spezies erhebliche Unterschiede.

Beispiele aus der *vergleichenden Alternsforschung:*

- Bei *Mäusen* und *Kaninchen* nimmt das Wachstum der Nägel mit dem Alter etwas zu, während das der Haare z. B. bei nicht menschlichen Primaten und CBA-Mäusen zurückgeht.
- *Kahlheit (Alopezie)* beruht vor allem auf genetisch bedingten Faktoren und ist außer beim Menschen (vor allem Männer) auch bei gewissen Primaten bekannt (z. B. *Cacajao rubicundus* in Südamerika). Besteht eine genetische Disposition zu Kahlheit, schreitet diese mit zunehmendem Alter voran.
- Ein altersabhängiges *Ergrauen der Haare*, das ebenfalls durch die genetische Information mitbestimmt wird, beobachtet man außer beim Menschen auch bei einer erheblichen Zahl von Tieren (z. B. Hunde, Schafe, Pferde, kleine Nager u. a.).
- Bei verschiedenen Spezies gibt der *Zustand der Zähne* einen recht zuverlässigen Hinweis auf das Alter des Individuums.
- Veränderungen der *Augenlinse* gehören zu den regelmäßigsten Manifestationen des Alterns (Gewichtszunahme, Trübungen, Elastizitätsverlust u. a.).
- Das *Körpergewicht* nimmt mit dem Alter bei einzelnen Spezies zu (z. B. männliche Katzen, Ratten), bei andern, wie bei der Maus, geht es gegen das Senium zu deutlich zurück.
- Der Anteil von *Lipofuszin* an verschiedenen Geweben (z. B. Myokard) nimmt z. B. bei Hunden – ähnlich wie beim Menschen – ungefähr proportional mit dem Alter zu.
- Bei vielen Tierspezies mit *multiparen Weibchen* reduziert sich die *Wurfgröße* (Zahl der Neugeborenen) als Funktion des Mutteralters.
- Die *Männchen* mancher Spezies (u. a. *Ratten, Kaninchen*) zeigen im höheren Alter eine Abnahme der Sexualfunktionen, im besonderen auch der *Fertilität.*
- Hinsichtlich der *metabolischen Leistungen* als Funktion des Alters lassen sich keine allgemein gültigen Angaben machen. So nimmt z. B. bei weiblichen Ratten die *minimale Sauerstoffkonsumption* ungefähr als lineare Funktion des Alters ab, während die *Wärmeproduktion pro Einheit der Körperoberfläche* ansteigt. Einem *Kältestreß* gegenüber erweisen sich alte Tiere jedoch als wesentlich weniger resistent und adaptationsfähig als junge (Kriterium: Abfall der Kernkörpertemperatur).
- Bei verschiedenen Säugerspezies hängt die *Langlebigkeit* wenigstens zu einem guten Teil von genetischen Faktoren ab. Allerdings scheint beim Menschen der *mütterliche Einfluß* in dieser Hinsicht größer zu sein als der väterliche, was vielleicht mit einer extrachromosomalen Vererbung zu tun haben könnte.
- Bei verschiedenen Säugern findet sich eine positive Korrelation zwischen der *Lebensdauer* der Spezies einerseits und dem *Pubertätsalter* sowie der *Graviditätsdauer* andererseits.
- Tiere mit großem *relativem Hirngewicht (»Zephalisationsindex«)* altern in der Regel langsamer als solche mit einem kleinen Zephalisationsindex.

Zusammenfassend läßt sich folgern, daß wir es beim Altern mit einem *universellen Phänomen* zu tun haben, das sich bei allen bisher untersuchten Tierspezies nachweisen ließ. Offensichtlich handelt es sich um einen *überaus komplexen Vorgang*, der von Spezies zu Spezies und von Gewebe zu Gewebe variiert: Aus diesem Grund erscheint es auch nicht gerechtfertigt, einen einzelnen Prozeß oder eine verallgemeinernde Theorie dem Altern zugrunde zu legen. Vielmehr macht es den Anschein, daß sich mit zunehmendem Alter biologische Veränderungen kumulieren, die schließlich das Überleben des Individuums in seiner Umgebung zunehmend erschweren. Dies äußert sich u. a. im ungefähr *exponentiellen Anstieg der altersspezifischen Sterberate* (Gompertz'sche Funktion). Während die *maximale Lebensdauer* einer gegebenen Spezies bzw. eines Stammes wahrscheinlich genetisch festgelegt und kaum oder wenig beeinflußbar ist, untersteht die *mediane Lebensdauer* den verschiedensten äußeren Einflüssen. *Experimentelle gerontologische Studien* an langlebigen Spezies laufen Gefahr daran zu scheitern, daß das Versuchstier »den Untersucher überlebt«. Man verfügt daher nur über wenige derartige Daten. Vermehrte Aufmerksamkeit wird in neuerer Zeit der Benützung kurzlebiger Invertebraten für experimentell-gerontologische Zwecke geschenkt. Vermutlich eignen sich solche Modellsysteme, um wenigstens einige grundlegende Fragen (s. nächsten Abschnitt) besser angehen zu können.

Der *Vorgang des Alterns* läßt sich *auf verschiedenen Ebenen biologischer Systeme* studieren, im Sinn molekularer Veränderungen, als ein Prozeß, der Zellen und Zellinien betrifft, als zunehmende Störungen auf der Gewebe- und Organstufe und schließlich bezogen auf den Makroorganismus.

Einige schematische Skizzen zum Problem des Alterns finden sich in Abb. 234.

204.2. Molekulare Grundlagen des Alterns: Tatsachen und Hypothesen

Zur genetischen Determination des Alterns

Die zahlreichen bekannten *Erbleiden* (s. Tabelle 1 (S. 24), 60 (S. 876ff.), 61 (S. 878), 62 (S. 884–887), 66 (S. 960), 67 (S. 964), 68 (S. 977ff.), 69 (S. 1014), 70 und 71 (beide S. 1027)) liefern gute Beispiele dafür, daß genetisch bedingte Störungen die mediane und maximale Lebensdauer der Betroffenen entscheidend beeinflussen können. Allerdings haben wir es hier mit manifest krankhaften Zuständen zu tun, für die der Begriff des »natürlichen Alterns« verständlicherweise keine Anwendung findet. Man spricht in diesen Fällen z. T. von einem *»genetisch bedingten pathophysiologischen Altern«* und stellt es dem *»genetisch bedingten physiologischen Altern«* gegenüber. Im Hinblick auf die schätzungsweise 100000 Strukturgene des menschlichen Genoms ist allerdings damit zu rechnen, daß eine enorme Zahl wenig folgenschwerer genetischer Veränderungen klinisch inapperzept bleibt, und daß auch das »natürliche Altern« solchen Einflüssen untersteht. In diesem Zusammenhang ist zudem auf die Assoziation von HLA-Antigenen und bestimmten Krankheiten hinzuweisen (s. Tabelle 59, S. 871), ebenso auf die genetisch determinierte Resistenz gegenüber Infektionserregern. *Syndrome einer »frühzeitigen Alterung«* sind bekannt. Neben der klassischen *Progerie (Hutchinson-Gilford-Syndrom)* mit greisenartiger Verkümmerung schon im Kindesalter haben verschiedene *Stoffwechselkrankheiten* Veränderungen zur Folge, die einem »beschleunigten Altern« verglichen werden können, z. B. der juvenile *Diabetes mellitus*, mehrere Thesaurismosen (Speicherungskrankheiten), *Chromosomeninstabilitäts-Syndrome* (u. a. Bloom-Syndrom), *Chromosomenaberrations-Syndrome* (z. B. Down-Syndrom), *Defektimmunopathien, degenerative Erkrankungen des Zentralvervensystems*, wie die Alzheimer-Krankheit, u. a. m.

Eindrückliche Beispiele für eine genetische Regulation des sog. *organismischen Alterns* (d. h. des Alterns des Gesamtorganismus) ergeben sich vor allem aus Beobachtungen an *Inzuchtstämmen* von Mäusen und Ratten, die je einem mehr oder weniger »vorprogrammierten« Lebenslauf mit einer bestimmten maximalen Lebensdauer zu folgen scheinen. Ähnliche Beobachtungen machte man z. T. bei *identischen menschlichen Zwillingen.*

Alternsabhängige Veränderungen informationstragender Makromoleküle, im besonderen der DNA

Informationstragende Makromoleküle, im besonderen die nukleäre *DNA*, können mit Gliedern einer programmierten Synthesekette verglichen werden. Die Information umfaßt u. a. »Weisungen« für die DNA-Replikation, DNA-Reparationsvorgänge, die Transskription von »Subprogrammen« und den Translationsapparat. In der Sprache der Computer-Fachleute wären die verschiedenen Programme der »soft ware«, und die Replikations-, Transskriptions- und Translationsmaschinerie der »hard ware« gleichzusetzen. Die DNA von Eukaryontenkernen, d. h. der Informationsspeicher, kann – verglichen mit anderen biologisch wichtigen Makromolekülen – als außerordentlich stabil bezeichnet werden. Immerhin können auch an diesem System Schäden nicht ganz vermieden werden. Abgesehen von spontanen *Punktmutationen* z. B. vom Typ der Transition durch Basenpaarung zwischen der – nur selten – auftretenden Enolform des Thymins und Guanin (s. Abb. 2, S. 20), können Veränderungen der DNA durch die verschiedensten Einflüsse herbeigeführt werden. Zu den letzteren gehören z. B. die *natürliche ionisierende Strahlung*, der der Mensch ausgesetzt ist, und die schätzungsweise 2×10^{-8} Mutationen pro Lokus pro Jahr erzeugen dürfte. Aber auch andere Faktoren, wie *Temperatur*, lokale Fluktuationen des *pH*, Agentien mit *vernetzender Wirkung* u. a. m., vermögen die informationstragenden Makromoleküle zu schädigen. Wie schon früher erwähnt wurde, verfügen die Zellen jedoch über Mechanismen, die in vielen Fällen eine *Reparation der erlittenen DNA-Läsionen* gestatten (s. Abb. 193, S. 1434). Theoretisch wäre nun denkbar, daß die im Verlauf des Lebens in den verschiedensten Zellinien des Körpers stattfindenden und aus irgend einem Grund nicht reparierten DNA-Veränderungen (Mutationen) auch die einen oder anderen Gene mitbetreffen, die für den Reparationsmechanismus selbst die notwendige Information enthalten. Trifft diese Überlegung zu, ergibt sich ein Circulus vitiosus, der mit zunehmendem Alter zu einer progredient ansteigenden Zahl von *»Irrtümern (errors)«* führt. Im besonderen würde dann die Zahl der noch intakten, für Enzyme kodierenden Gene in steigendem Maß abnehmen. Von solchen Vorgängen dürften in erster Linie Ruhegewebe betroffen sein, während für das Altern stabiler Gewebe und von Wechselgeweben noch keine befriedigenden Erklärungen vorliegen. Denn Schäden, wie Vernetzungen im Bereich der DNA-Doppelstränge behindern oder verunmöglichen nicht nur die DNA-Replikation, sondern auch die Transskription. Solche Betrachtungen haben naturgemäß weitgehend *hypothetischen Charakter*, doch erscheint vielen Autoren diese Theorie die vielfältigen Störungen, die mit hohem Alter eintreten, am ehesten verständlich machen zu können. Es wird u. a. spekuliert, die oben erwähnten »Irrtümer« könnten schließlich zu einer »error catastrophy« Anlaß geben, die zeitlich etwa mit der maximalen Lebensdauer zusammenfiele. Die *bisher gemachten Beobachtungen über alternsabhängige Veränderungen der DNA* verschiedenster Zellarten widersprechen diesem Konzept nicht: In der Tat hat man feststellen können, daß die nukleäre DNA zahlreicher daraufhin untersuchter Gewebe im hohen Alter des Individuums eine *zunehmende Verringerung der Molekülgröße* erkennen läßt. In postmitotischen Zellen wurde überdies z. T. ein Verlust an nukleärer DNA nachgewiesen.

Beispiele:

- Untersuchungen an *Kernen von Augenlinsenfasern* von Tieren führten zu Ergebnissen, die mit den oben gemachten Überlegungen weitgehend im Einklang stehen. Im besonderen konnte gezeigt werden, daß Kerne von Zellen im terminalen Stadium der Differenzierung bzw. von alternden postmitotischen Fasern DNA-Läsionen akkumulieren, offenbar in erster Linie wegen Störungen der Reparationsmechanismen. Dabei besteht die Möglichkeit, daß Änderungen in der Struktur des Kernchromatins (u. a. Verdichtung) insofern eine Rolle spielen könnten, als sie den Zugang der DNA-Reparations-Enzyme zur geschädigten DNA behindern. Bei den ältesten Augenlinsenzellen notiert man schließlich das Auftreten zahlreicher DNA-Fragmente, die meist mit Histonen verbunden sind.
- Untersuchungen an *Fibroblasten in vitro* haben gezeigt, daß zwischen der Wirksamkeit der Reparationsmechanismen einerseits und der Lebensdauer der Spezies, von der die Zellen stammen, eine Korrelation besteht.
- Zahlreiche Chemikalien kommen als potentielle *Vernetzer* von DNA in Frage, u. a. Formaldehyd, Azetaldehyd, Glyoxal, Glykolaldehyd, Glyzerinaldehyd, Pyruvaldehyd, Krotonaldehyd, Malat, Zitrat, Sukzinat, Fumarat, Chinone, Silizium, Kupfer, Aluminium, Mangan, Derivate ungesättigter Fettsäuren bzw. Lipide, die relativ reichlich Aldehyde, Peroxide und freie Radikale bilden, u. a. m.
- Bei *Hunden* wurden in verschiedenen Geweben, vor allem auch in der Muskulatur, im höheren Alter Stückverluste repetitiver DNA nachgewiesen.

Die hier geschilderte Theorie zunehmender DNA-Schäden als eines wesentlichen, wenn nicht des wichtigsten Mechanismus im Rahmen des Alterns steht verständlicherweise nicht allein da. Man kennt *eine Reihe alternativer oder zusätzlicher Hypothesen*, die wir hier nicht im einzelnen besprechen wollen. Es sei lediglich auf die von verschiedenen Autoren geäußerte Vermutung hingewiesen, der *Alternsvorgang* selbst könnte *vorprogrammiert* sein. Diese Vorstellung, die der »Anhäufung von Irrtümern« nicht zu widersprechen braucht, kommt weiter unten, im Rahmen der Behandlung von Alternsprozessen auf zellulärer Ebene, noch zur Diskussion.
Die zelluläre RNA, insbesondere die *mRNA* und die *rRNA*, können theoretisch ähnliche Veränderungen erfahren wie die DNA. Nur ist zu bedenken, daß diese Moleküle einem steten Umsatz unterworfen sind, und schadhafte »Exemplare« in der Regel rasch durch neue ersetzt werden können.

Die mögliche Bedeutung Alterns-assoziierter Veränderungen der Synthese und/oder Struktur von Enzymen sowie des Zellstoffwechsels

Die meisten enzymbiochemischen Untersuchungen an Geweben haben ein im höheren Alter zunehmendes Auftreten veränderter, *inaktiver oder nur mehr vermindert aktiver Enzyme* erkennen lassen. Der Verlust an Aktivität schwankt zwischen 30 und 70%. Diese Modifikationen gehen z. T. mit einer Veränderung der antigenischen Eigenschaften und der Hitzestabilität einher, lassen sich aber mit Hilfe chemischer Analysen nicht oder nur in Einzelfällen ermitteln. Man darf somit annehmen, daß es sich um subtile Alterationen handelt. Verschiedene Untersucher nehmen an, daß man es hier nicht nur mit Folgen von DNA-Schäden zu tun hat, sondern daß Störungen vorliegen, die wenigstens teilweise posttranslationellen Ursprungs sind. Diese Frage kann indessen noch nicht ausreichend beurteilt werden. Bei alten Tieren zeigt der zelluläre Proteinumsatz in der Regel eine deutliche Reduktion, und es wurde spekuliert, dies könnte z. T. mit einem verminderten Abbau alterierter Proteinmoleküle in den Lysosomen in Beziehung stehen. Auch diese Frage bedarf einer weiteren Klärung.
Von großer Wichtigkeit ist die Beobachtung, daß alte Tiere im Vergleich zu jungen eine *eingeschränkte Fähigkeit zur Enzymadaptation* erkennen lassen. Dabei stellt man fest, daß die adaptive Enzymproduktion z. B. in Leberzellen alter Ratten im Anschluß an eine geeignete Stimulation später und/oder in geringerem Maß erfolgt als bei jungen Kontrollen. Man kennt allerdings eine ganze Zahl von Ausnahmen zu dieser Regel, indem eine Störung der Enzymadaptation auch vermißt werden kann, und bestimmte Enzyme sogar in größeren Mengen nachgeliefert werden, als dies bei jungen Tieren der Fall ist. Letzteres hängt vermutlich mit *Kompensationsmechanismen* zusammen. Man ist versucht, auch diese Phänomene mit Schäden an den Haupttträgern der Information, der DNA, in Beziehung zu bringen. Allerdings gestatten die vorliegenden Daten noch keine Beantwortung dieser Frage. Naturgemäß vermögen Störungen der Enzymadaptation in der Leber alternder Individuen u. a. die *Pharmakokinetik* zu beeinflussen. Ähnliches gilt für die *Toxokinetik* (S. 1496). Allerdings spielen hier noch weitere Faktoren eine Rolle, wie z. B. die im höheren Alter in der Regel *geringere Bindung von Xenobiotika an Plasmaproteine*, ferner die *herabgesetzte renale Ausscheidung solcher Substanzen*.
Alternsbedingte enzymbiochemische Veränderungen bringen in mehr oder weniger ausgeprägtem Maß *Umstellungen des zellulären Stoffwechsels* mit sich. Diese können sowohl auf einer verminderten – oder allenfalls erhöhten – Konzentration von Enzymen als auch auf einer herabgesetzten Aktivität derselben beruhen. Zudem ist denkbar, daß die Kompartementalisation und/oder der intrazelluläre Transport der Enzyme alternsbedingten Modifikationen unterworfen sind. Darüber weiß man allerdings noch wenig. Tatsache ist, daß z. B. die respiratorische Aktivität myokardiozytärer Mitochondrien alter Ratten deutlich unter derjenigen junger Tiere liegt. Ähnliche Beispiele kennt man in großer Zahl. Verschiedene Beobachtungen sprechen ferner dafür, daß in Zellen und Geweben alternder Individuen vermehrt *freie Radikale* anfallen, und daß die *Peroxidation von Lipiden* eine größere Rolle spielt als bei jungen Kontrollen, alles Faktoren, die sich auf den zellulären Metabolismus mehr oder weniger nachteilig auswirken dürften.
Neben Enzymen werden wahrscheinlich auch *andere zelluläre Proteine* vom Alternsprozeß beeinflußt. Dies

gilt im besonderen für *Strukturproteine*, doch sind unsere Kenntnisse auf diesem Gebiet noch lückenhaft. Neuere Beobachtungen sprechen dafür, daß im wesentlichen aus Eiweißkörpern bestehende *Rezeptoren im Bereich der äußeren Membran* vieler Zellarten eine alternsbedingte zahlenmäßige Reduktion und/oder Alteration erfahren. Dies dürfte sich in erster Linie im Sinn einer herabgesetzten Hormonwirkung äußern.

Beobachtungen an interzellulären Makromolekülen alter Individuen

Zahlreiche Gewebe alter Individuen zeigen einen relativ und z. T. auch absolut höheren Gehalt an Interzellulärsubstanz, im besonderen Kollagen, während die relative Menge von Proteoglykanen mit dem Alter im allgemeinen zurückgeht. Kollagen befindet sich in einem steten, wenn auch relativ langsamen Umbau (S. 102). Seine Biosynthese durch Fibroblasten (S. 108) und die extrazelluläre Verbindung mit Proteoglykanen sowie die Vernetzung der Subfibrillen durch eine Vielzahl kovalent gebundener sog. Vernetzungspeptide erfolgt unter Mithilfe zahlreicher Enzyme, von denen ein Teil extrazellulär wirkt. Aus dem bisher bekannten gewinnt man den Eindruck, daß der *Vernetzungsgrad des Kollagens* mit zunehmendem Alter *ansteigt*. Die Gründe hierfür konnten indessen bisher nicht befriedigend geklärt werden. Teilweise dürfte dies mit der *alternsabhängigen Veränderung des Proteoglykanumsatzes* in Beziehung stehen, der ja für den Aufbau von Kollagen große Bedeutung hat. Im besonderen liegen Angaben über eine Herabsetzung der Proteoglykansynthese, eine Alteration der Struktur dieser Makromoleküle, Verschiebungen des Molekulargewichts, Modifikationen hinsichtlich des relativen Anteils der einzelnen Typen von Proteoglykanen und eine verminderte Neigung derselben zur Aggregation vor. Aber auch auf diesem Gebiet bleiben manche Fragen unbeantwortet.

204.3. »Altern« von Zellen und Zellinien

Eine attraktive Hypothese des Alterns besteht darin, daß die Zellinien, die die verschiedenen *Wechselgewebe* und *stabilen Gewebe* durch fortwährende Teilungen von Seiten des Vorläufer (»Stammzellen«)-Pools stetig erneuern, ihre mitotische Tätigkeit nicht unbegrenzt fortzusetzen vermögen. Vieles spricht dafür, daß die Zellteilungstätigkeit ihrerseits durch Vorgänge, wie den Übergang aus der G_1 (bzw. G_0)-Phase in die S-Phase (DNA-Replikation), die der Mitose vorausgehen, zum mindesten mitbestimmt wird. Die sog. S-Phase (S. 140) untersteht einer Reihe von Regulationsmechanismen, die normalerweise in geordneter Reihenfolge wirksam werden. Das früheste Ereignis – oder eines der frühesten Ereignisse –, das ruhende, aber noch teilungsfähige Zellen (G_0-Zellen) auf die DNA-Synthese vorbereitet, ist offenbar eine entsprechende *Genaktivierung*, verbunden mit der Synthese chromosomaler Nicht-Histon-Proteine. Im Verlauf des *Alterns des Makroorganismus* lassen viele proliferierende Zellinien eine Verlängerung der Zellzyklusdauer erkennen, vor allem infolge einer Ausdehnung der G_1-Phase, und mehr Zeit wird benötigt, um G_0-Zellen zum Beginn der DNA-Synthese zu bringen. Parallel dazu beobachtet man Veränderungen in der »template«-Aktivität des Chromatins sowie in der Synthese und Speicherung von Nicht-Histon-Proteinen. Man gewinnt aus diesen Feststellungen den Eindruck, mit zunehmendem Alter einer Zellinie träten die nicht proliferierenden Zellen immer tiefer in einen »G_0-Zustand«, aus dem sie dann immer weniger leicht zur DNA-Synthese gebracht werden können. Auf diese Weise wäre es verständlich, daß eine Zellinie mit der Zeit mehr und mehr von ihrer Proliferationskapazität einbüßt, bis schließlich eine kritische Phase des »Alterns« erreicht ist, in der das System zusammenbricht. Selbstverständlich handelt es sich bei diesen Überlegungen um *Hypothesen*, die nur zu einem kleinen Teil eine experimentelle Bekräftigung erfahren haben. Im besonderen bleibt ungeklärt, ob der *Rückgang der Proliferationskapazität* eines Zellsystems als Funktion des Alterns durch sich anhäufende Schäden im Bereich der DNA allein bedingt ist, oder ob zusätzliche Faktoren, wie eine Art »genetisch prädeterminierter Alterung« der Zellinie, mit im Spiel sind. Diese Fragen sind sowohl in vitro als auch in vivo angegangen worden, und die Resultate der Versuche regen zum mindesten dazu an, im Sinne dieser Betrachtungen weiter zu suchen.

Beobachtungen an Zellinien in vitro

Seit längerer Zeit hat man Kenntnis von den Hayflick'schen Versuchen, deren wichtigste Ergebnisse wie folgt zusammengefaßt werden können: In vitro gezüchtete normale menschliche embryonale Fibroblasten vermögen selbst unter den besten Kulturbedingungen offenbar nicht mehr als ungefähr 50 aufeinanderfolgende Verdoppelungen der Population zu verwirklichen; danach stirbt die Kultur ab. Dieses sog. »*Phase III-Phänomen*« (so genannt nach der letzten, d. h. III. Phase der Kultur, in der die Proliferation aufhört) scheint eine, normalen – d. h. nicht neoplastischen – diploiden Zellstämmen innewohnende Eigenschaft zu sein, die vom Autor als »cell aging« bezeichnet wird. Man spricht neuerdings auch von »*Zytogerontologie*«. Nach den heute zur Verfügung stehenden Daten scheint es so zu sein, daß Fibroblastenkulturen, die nicht von embryonalen, sondern von erwachsenen Individuen stammen, nur mehr eine entsprechend kleinere Zahl von Verdoppelungen zu vollziehen imstande sind. Mit anderen Worten ausgedrückt: Offenbar besteht eine inverse Relation zwischen dem Alter des Donors und der proliferativen Kapazität der von ihm gewonnenen Fibroblasten in vitro. Ähnliches wurde auch für Zellen gefunden, die aus der Leber stammen. Überträgt man die Zahl von 50 Zellteilungen auf die Verhältnisse in vivo, müssen bestimmte Proliferationsmuster postuliert werden, damit sich eine Übereinstimmung mit der fortgesetzten Zellproduktion im Verlauf des Lebens ergibt. Zellteilungen können im Rahmen einer Zellinie auf verschiedene Weise erfolgen: a) Bei sog. *Tangentialteilungen* bildet eine Stammzelle eine weitere Stammzelle sowie eine Tochterzelle, die sich auf den Weg der Differenzierung begibt. Bei einem solchen Teilungsmodus wären insgesamt ungefähr 12000 konsekutive Mitosen erforderlich, um z. B. die im Verlauf eines durchschnittlichen Menschenlebens produzierte Masse von Blutzellen hervorzubringen. b) Bei Annahme fortgesetzer Zellteilungen mit jeweils der Bildung zweier wiederum teilungsfähiger Tochterzellen (sog. *logarithmische Teilungen*) käme man mit 50 aufeinanderfolgenden Mitosen auf die ansehnliche Masse von 2×10^6 metrische Tonnen! Treffen die Annahmen der Autoren zu, käme für die Verhältnisse in vivo am ehesten ein Proliferationsmodus der »Stammzellen« in Betracht, den man als *»clonal succession«* bezeichnete, und der ein Zwischending zwischen den beiden genannten Extremfällen a) und b) darstellt.

Menschliche Fibroblasten brauchen eine gewisse Zeit, um in vitro in Proliferation überzugehen. Diese *Latenzperiode* ist bei höherem Alter des Spenders länger als bei geringem. Im weiteren Verlauf der Kultur bildet sich zunächst ein konfluierender Monolayer (*Phase I*, sog. Primärkultur). Die *Phase II* kennzeichnet sich durch fortgesetztes Wachstum, das mehrere Monate dauert und das Anlegen zahlreicher Subkulturen notwendig macht. Gegen Ende der Phase II machen sich ein Erlahmen der proliferativen Tätigkeit und verschiedene funktionelle Störungen bemerkbar, und in der *Phase III* kommt es zum Sistieren der Mitoseaktivität. Diese Beobachtungen in vitro können selbstverständlich nicht einfach dem Altern in vivo gleichgesetzt werden; aber sie geben den Anstoß zu verschiedenen Arbeitshypothesen, die es dann zu prüfen gilt. Es wäre beispielsweise denkbar, daß eine oder wenige lebenswichtige Zellinien (z. B. Endothelzellen von Blutgefäßen) wegen eines etwas besonderen Proliferationsmodus früher in ihrer Proliferationskapazität erschöpft wären als andere Linien (z. B. Hämopoiese, die noch im hohen Alter recht gut funktioniert): Auf diese oder eine ähnliche Weise ließen sich *Modelle des Alterns in vivo* erstellen, die dann mit den gemachten Beobachtungen verglichen werden könnten. Wir sind indessen noch weit davon entfernt, diese komplexen Vorgänge zu überblicken.

Die *»Uhr«* für die Beschränkung der Zahl von Fibroblastenteilungen in vitro scheint im *Zellkern*, nicht im Zytoplasma, lokalisiert zu sein. In diesem Zusammenhang ist es von Interesse, daß eine der regelmäßigsten Veränderungen, die sich im Verlauf der Phase III erkennen lassen, in bestimmten *Strukturveränderungen der Kerne* liegt. Ungefähr 10% von ihnen zeigen Lappungen und die Bildung von zwei Kernregionen; mit der Zeit treten auch vermehrt mehrkernige Elemente auf. Zudem finden sich vermehrt Polyploidie und G_0-Zellen. Diese und andere Störungen erinnern in der Tat an Befunde, die man in Geweben ganz alter Individuen erheben kann (was natürlich nicht heißt, daß die dazu führenden Prozesse identisch sein müssen). *Zellinien*, die sich in vitro *unbegrenzt fortzüchten lassen*, erweisen sich in vivo fast immer (unter geeigneten Bedingungen wahrscheinlich immer) als *neoplastisch*.

Feststellungen bei fortgesetzter Transplantation von Zellinien und Geweben auf jugendliche erwachsene Empfänger

An sich könnte man vermuten, im Alter gehäuft auftretende Veränderungen, wie Arteriolosklerose, Arteriosklerose, Zunahme des interstitiellen Bindegewebes u. a. m., zögen an sich eine zunehmende Involution anderer, z. B. parenchymatöser Zellinien nach sich, und hierin liege der Hauptgrund für das schließliche Versagen der letzeren. Um die *ungünstigen »Mikromilieu«-Bedingungen des alternden Organismus* zu vermeiden, wurden daher in »syngeneischen« Systemen verschiedene Zellarten bzw. Gewebe – im besonderen hämopoietisches Gewebe, Haut und Mammagewebe – fortgesetzt auf jüngere Empfänger überpflanzt. Die meisten solchen Versuche wurden an Mäusen durchgeführt. Dabei zeigte sich, daß die transplantierten Gewebe/Zellinien z. T. erheblich länger überlebten, als es der maximalen Lebensdauer der entsprechenden Spezies entspräche. Bei Säugern – im Gegensatz zu imaginalen Diskus-Zellen von Drosophila u. a. – wurde jedoch nie ein unbegrenztes Erhaltenbleiben der Transplantate beobachtet. Die letzteren zeigten in der Regel nach einer bestimmten Zahl von Transplantationen ein Nachlassen der Proliferationstätigkeit, die angeblich dem Gewebe selbst innewohnend zu sein schien. Ein Einfluß des Donoralters auf die Lebensdauer der serienmäßig übertragenen Transplantate ließ sich allerdings nicht deutlich feststellen, vielleicht deshalb nicht, weil die Transplantate an sich so lange erhalten blieben, und die Lebensdauer des Spenders – damit verglichen – relativ kurz war. Durch Veränderung der hormonalen Situation konnten aber selbst »alte« Transplantate wieder zu vermehrter Mitosetätigkeit gebracht werden (z. B. Mammagewebe). Auch in vivo ließ sich feststellen, daß der Übergang einzelner Zellinien der Transplantate zur »Unsterblichkeit« immer mit einer Transformation, d. h. zumindest einer frühneoplastischen Veränderung verbunden war.

Die hier geschilderten Experimente schließen, wohl vermerkt, nachteilige Einflüsse von Seiten des Gefäßbindegewebsapparates als wesentlichen Faktor beim Altern keineswegs aus. Im Gegenteil: es konnte zum Beispiel gezeigt werden, daß bei Mammatransplantationen die peripheren Anteile, die offenbar etwas Vernarbung zeigten, weniger lang überlebten als die zentralen Partien des überpflanzten Gewebsstückes.

Zur Frage einer »Alterung« hämopoietischen Gewebes

Die serienmäßigen Transplantationen hämopoietischen Gewebes haben, wie gesagt, bisher keinen Beweis für eine zeitlich unbegrenzte Proliferationskapazität der hämopoietischen Stammzellen erbracht. Umgekehrt darf nicht unbeachtet bleiben, daß selbst in syngeneischen Systemen mit geringfügigen Differenzen des Genotyps gerechnet werden muß, und daß daher Immunreaktionen als Ursache oder Teilursache eines schließlichen Versagens der transplantierten Zellmassen im Bereich des Möglichen liegen. Bei Laboratoriumstieren, wie Mäusen und Ratten, konnte gezeigt werden, daß die Stammzellinie wesentlich mehr als 100 konsekutive Teilungen zu vollziehen vermag, ohne ihre Mitoseaktivität einzustellen. In der Tat sind die Hayflick'schen Versuche unseres Wissens noch nie mit Vorläufern von Blutzellen durchgeführt worden. Diese Frage muß demnach offen bleiben. Verschiedene Beobachtungen sprechen indessen dafür, daß das hämopoietische Gewebe durch ein *verändertes Mikromilieu* bzw. eine *Modifikation der Regulationsmechanismen*, denen es normalerweise untersteht, in seiner Proliferationstätigkeit beeinträchtigt werden kann. Gefäßveränderungen mögen hier eine wesentliche Rolle spielen, doch gestatten die vorliegenden Daten noch keine endgültige Aussage.

Die Alterung langlebiger postmitotischer Zellen, im besonderen der Neuronen und der Eizellen

Alle bisher gemachten Feststellungen über Veränderungen des Zentralnervensystems als Funktion des Alterns stimmen darin überein, daß die *Zahl der Ganglienzellen* – allerdings in regional unterschiedlichem Maß – in unkomplizierten Fällen erst im Alter über 80 Jahren deutlich abnimmt. Diese Frage wird uns später noch beschäftigen (S. 2134). Abgesehen von der numerischen Reduktion der Neuronen zeigen diese auch strukturelle Veränderungen, im besonderen eine zunehmende Einlagerung von *Lipofuszin* im Zytoplasma (S. 98). *Eizellen des Ovarium,* ebenfalls eine langlebige und – vielleicht mit einigen Ausnahmen – postmitotische Zellpopulation, verschwinden ungefähr um die Zeit der Menopause und zeigen schon vorher einen erheblichen zahlenmäßigen Rückgang.

Abgesehen von Zelluntergang und Lipofuszinanhäufung – die im übrigen auch in vielen anderen Zellarten frühzeitig einsetzt und als Funktion des Alters zunimmt – kennt man noch mancherlei weitere regressive Veränderungen langlebiger Zellen, die mit der Seneszenz immer deutlicher zutage treten. Diese sollen in den späteren Abschnitten noch zur Sprache kommen (vgl. dazu auch *Atrophie*, S. 163).

Die *Lipofuszinose* von Zellen kann, wie schon früher hervorgehoben wurden, nicht als reine Folge des Alterns bezeichnet werden. Andere Einflüsse, wie Katalysatoren von Oxidationsvorgängen, ein Mangel an Antioxidantien und eine lokale Vermehrung ungesättigter Fettsäuren, können die Bildung von Lipofuszingranula ebenfalls begünstigen. Die letzteren gehen vor allem aus autophagischen Vakuolen hervor, in denen Reste intrazellulärer Membranen z. T. nicht weiter abgebaut werden. Das Pigment selbst formiert sich offenbar durch autokatalytische Peroxidation nicht gesättigter Fette. In den sich bildenden Polymeren finden sich auch sog. »Radikal-Abfänger«, z. B. Aminosäuren und/oder Peptide/Proteine. Mit zunehmendem Alter weisen die Lipofuszinmassen eine vermehrte innere Vernetzung auf. Strukturell äußert sich dies in einem Übergang von mehr filamentösen in granuläre Ultrastrukturen und im Schärferwerden der Granulakonturen.

204.4. Das Altern auf der Stufe von Geweben und Organen bzw. Organsystemen

Das »Altern« von Geweben, Organen und Organsystemen stellt uns insofern vor zusätzliche Probleme, als wir es hier mit höheren biologischen Strukturen zu tun haben, die eine *Vielzahl verschiedenartiger Zellinien* umfassen, in der Regel ein *Parenchym* und einen *Gefäßbindegewebsapparat* aufweisen und zudem *nervös versorgt* sind. Damit erhebt sich u. a. die Frage, ob im Rahmen des überaus komplexen Involutionsvorganges, den das Altern darstellt, die numerische, strukturelle und funktionelle Reduktion der einen oder anderen Zellinie besonders Gewicht erhält. Mit anderen Worten ausgedrückt: *Gibt es Zellinien, die für das ausreichende Funktionieren eines Gewebes bzw. Organs oder Organsystems durch ihren Abbau schließlich limitierend wirken?* In dieser Hinsicht wurden die verschiedensten Meinungen vertreten. Die einen betrachten beispielsweise den *Thymus* als »time clock«, die anderen sehen in der numerischen und strukturell-funktionellen Rückbildung des *neuronalen Systems* die entscheidende Veränderung des Alterns, und nach einer weiteren Hypothese sind es vor allem die *Blutgefäße*, deren alternsbedingte Veränderungen den Organismus schließlich in eine kritische Situation bringen. Es gibt auch Autoren, die im Hinblick auf Beobachtungen aus der Tierwelt der Involution der *Gonaden* eine besondere Bedeutung beimessen. Angesichts dieser komplexen Verhältnisse wird es nützlich sein, zunächst die wichtigsten Manifestationen des Alterns von Seiten der verschiedenen Gewebe, Organe und Organsysteme zu betrachten, bevor wir auf diese Probleme zurückkommen.

Literatur

Abu-Erreish, G. M., Wohlrab, H., Sanadi, D. R.: In vitro and in vivo changes of mitochondria from hearts of senescent rats. Fed. Proc. *33,* 1518 (1974) — *Appleby, D. W., Modak, S. P.:* DNA degradation in terminally differentiating lens fiber cells from chick embryos. Proc. Natl. Acad. Sci. (USA) *74,* 5589 (1977) — *Brues, A. M., Sacher, G. A.* (eds.): Aging and Levels of Biological Organization. Chicago–London: Univ. Chicago Press 1965 — *Carter, D. B., Chae, C.:* Composition of liver histones in aging rat and mouse. J. Gerontol. *30,* 28 (1975) — *Cherkin, A., Finch, C. E., Kharasch, N., Makinodan, T., Scott, F. L., Strehler, B. (eds.):* Aging, vol. 8: Physiology and Cell Biology of Aging. New York: Raven Press 1979 — *Cutler, R.:* Transcription of unique and reiterated DNA sequences in mouse liver and brain tissues as a function of age. Exp. Gerontol. *10,* 37 (1975) — *Daniel, C. W.*: Finite growth span of mouse mammary gland serially propagated in vivo. Experientia *29,* 1422 (1973) — *Dhom, G.* (Hrsg.): Verhandlungen der Deutschen Gesellschaft für Pathologie. Stuttgart: Fischer 1975 — *Ewing, L., Johnson, B., Desjardins, C., Clegg, R.*: Effect of age upon spermatogenic and steroidgeneic elements of rabbit testes. Proc. Exp. Biol. Med. *140,* 907 (1972) — *Finch, C.*: Retardation of hair regrowth, a phenomenon of senescence in C57BL/6J male mice. J. Gerontol. *28,* 13 (1973) — *Finch, C., Foster, J., Mirsky, A.*: Ageing and the regulation of cell activities during exposure to cold. J. Gen. Physiol. *54,* 690 (1969) — *Finch, C. E., Hayflick, L.*: Handbook of the biology of aging. New York: van Nostrand Reinhold Co. 1977 — *Fliedner, T. M., Heit, H.*: Alterungsvorgänge in Zellerneuerungssystemen. Verh. Dtsch. Ges. Path. *59,* 71 (1975) — *Ford, D. H.* (ed.): Neurobiological Aspects of Maturation and Aging. Progress in Brain Research, vol. 40. Amsterdam: Elsevier (1973) — *Goss, R. J.*: Aging versus growth. Perspect. Biol. Med. *17,* 485 (1974) — *Harrison, D. E.*: Normal function of transplanted marrow cell lines from aged mice. J. Gerontol. *30,* 279 (1975) — *Kirby, G. C.*: Greying with age: A coat-color variant in wild Autralian populations of mice. J. Heredity *65,* 126 (1974) — *Lindop, P.*: Growth rate, life span, and causes of death in SAS/4 mice. Gerontologia *5,* 193 (1961) — *Martin, E., Junod, J.-P.*: Abrégé de Gérontologie, 2ème ed. Bern: Huber 1977 — *Mühlbock, O.*: Factors influencing life span of inbred mice. Gerontologia *3,* 177 (1959) — *Rockstein, M.*: Preface. In: Theoretical Aspects of Aging (M. Rockstein, M. L. Sussman, J. Chesky, eds.). New York: Academic Press 1974 — *Strehler, B., Johnson, R.*: A 30 percent decrease in DNA dosage during aging of dog brain. Fed. Proc. *31* A, 910 (1972) — *Strehler, B. L., Mark, D., Mildvan, A., Gee, M.*: Rate and magnitude of age pigment accumulation in the human myocardium. J. Gerontol. *14,* 430 (1959) — *Webb, S., Tribe, M. A.*: Are there major degenerative changes in the flight muscle of aging Diptera? Exp. Gerontol. *9,* 43 (1974) — *Wilson, D. L.*: The programmed theory of aging. In: Theoretical Aspects of Aging (M. Rockstein, M. L. Sussman, J. Chesky, eds.), p. 11. New York: Academic Press 1974 — *Wilson, P.*: Enzyme changes in aging mammals. Gerontologia *19,* 79 (1973) — *Wolman, M.*: Die biologische Bedeutung der Ablagerung von Lipopigmenten. Verh. Dtsch. Ges. Path. *59,* 66 (1975)

205. Manifestationen des Alterns auf der Stufe der Gewebe, Organe und Organsysteme

205.1. Veränderungen des Nervensystems, im besonderen des Gehirns, im hohen Alter

Morphologisch stellt man fest, daß das *Gehirngewicht* bei *Gesunden* bis in die 7. Lebensdekade annähernd konstant bleibt (im Mittel ungefähr 1300 g), um dann in den Achtziger- und vor allem Neunziger-Jahren abzusinken (10–20%). In Anlehnung an Befunde bei kleinen Laboratoriumstieren und im Hinblick auf die – vor allem durch *Arteriosklerose* bedingte – Involution des Gehirns, mit entsprechendem Gewichtsverlust, bei einem erheblichen Teil älterer Leute galt es lange Zeit als erwiesen, daß mit dem Altern ein deutlicher Verlust an neuronalen Zellen verbunden sei. Nach neueren Beobachtungen bedarf diese Annahme einer Revision. Zunächst ist festzuhalten, daß die Beobachtungen an Ratten und Mäusen nicht einfach auf den Menschen extrapoliert werden dürfen. Bei den kleinen Laboratoriumstieren scheint die *Ganglienzellzahl im Gehirn* nach verschiedenen Angaben im Alter von mehr als 3 Jahren auf 50% abzusinken, was beim gesunden Menschen selbst in sehr hohem Alter nicht der Fall ist. Neuere morphometrische Untersuchungen haben deutlich gemacht, daß der Bestand an neuronalen Zellen des menschlichen Gehirns bei Fehlen einer erheblichen Arteriosklerose oder anderer krankhafter Veränderungen bis ins hohe Alter ziemlich konstant bleibt. Erst in der 9. und 10. Lebensdekade findet sich eine Reduktion der Zahl der Ganglienzellen; mit durchschnittlich etwa 3–3,5% Verlust an neuronalen Zellen hält sich diese numerische Atrophie jedoch in bescheidenem Rahmen. Die *histologischen Befunde* an Gehirnen von Individuen hohen Alters kann man als uncharakteristisch bezeichnen. In wechselndem Maß finden sich regressive Erscheinungen an Neurofibrillen, sog. *Hirano-Körper*, faserige Gebilde innerhalb von Astrozyten, *»granulovakuoläre Degeneration«* u. a. m. Solche Befunde zeigen – wie im übrigen der oben erwähnte, leichte Rückgang der Ganglienzellzahl – erhebliche *regionale Unterschiede*, weshalb nicht von einer allgemeinen Hirnatrophie gesprochen werden sollte. Die verschiedenen Kerne und Rindenareale scheinen vielmehr je besondere Involutionsmuster aufzuweisen. Histochemisch stellt man an verschiedenen Stellen eine Reduktion von Enzymaktivitäten fest (vor allem Azetylcholinesterase, ferner Bernsteinsäure-Dehydrogenase und manche andere), die sich auch biochemisch bestätigen läßt. Zu den regelmäßigsten Befunden gehört die Anhäufung von *Lipofuszin*, die besonders in großen Ganglienzellen auffällt. Verschiedene Autoren halten die zunehmende Einlagerung dieses Pigments, die im übrigen schon im ersten Lebensjahr beginnen kann, für den Parameter, der mit Älterwerden am besten korreliert. Über alternsbedingte Veränderungen des neuroendokrinen Systems sowie des autonomen Nervensystems ist noch wenig bekannt.

Funktionelle Manifestationen von Hirnveränderungen im hohen Alter umfassen u. a. eine Verminderung der elektrischen Aktivität (Elektroenzephalogramm), gewisse neurophysiologische Dysfunktionen, eine Einschränkung des Kurzzeitgedächtnisses, eine allgemeine Verlangsamung, Umstellungen im Verhalten, Schlafstörungen sowie manche weitere Phänomene, die dem Arzt aus der Geriatrie wohlvertraut sind. Es wird vermutet, daß ein erheblicher Teil der genannten Einbuße an zentralnervöser Leistungsfähigkeit auf einer verminderten »template«-Aktivität der neuronalen Zellen beruht, ganz abgesehen von anderen Einflüssen, wie verminderter Hirndurchblutung u. a. m.

Beispiele:

- Ganz allgemein stellt man bei Individuen in hohem Alter – beim Menschen wie bei Tieren –, eine *Verlängerung der Reaktionszeit* in Beantwortung eines Stimulus fest, während z. B.

der Bewegungsablauf, der dem Erreichen eines gewissen Zieles dient, z. T. fast normal sein kann.

- Die *Alzheimer'sche Krankheit* ist ein pathologischer Prozeß, dessen Ursache man noch nicht kennt (Virusinfektion? Defektenzymopathie?). Sie darf nicht einem »vorzeitigen Altern« gleichgesetzt werden.
- Die *Erkennungsfähigkeit* ist im hohen Alter weniger gestört als die *Erinnerungsfähigkeit*.
- *Morphometrische Studien* aus neuerer Zeit lassen erkennen, daß es sich beim *»Altern« des Zentralnervensystems* um einen *dissoziierten Prozeß* handelt: Nicht nur einzelne Kerne oder Areale des Gehirns zeigen eine ihnen eigene Involution als Funktion des Alters, sondern auch die verschiedenen Typen von Ganglienzellen sowie das Neuropil der letzteren, das in der Regel stärker abgebaut wird als der Zellkörper.
- Der *Plexus chorioideus* zeigt keine streng alternsabhängige Veränderungen. Immerhin treten gewisse Befunde, wie intrazytoplasmatische Filamente (Biondi'sche Silberringe) im Plexusepithel im hohen Alter gehäuft auf.
- *Tierversuche* haben deutlich gemacht, daß die *reaktive Synaptogenese*, d. h. das Aussprossen neuronaler Fasern nach Schädigung, mit dem Alter abnimmt.
- Verschiedene Befunde sprechen dafür, daß Individuen mit einem großen *Erfahrungsreichtum* bzw. fortgesetzter *intellektueller Tätigkeit* im hohen Alter in der Regel einen geringeren Abbau der entsprechenden zentralnervösen Funktionen zeigen als die übrige Population. Wahrscheinlich hat dies mit Gedächtnisbildung zu tun, die – wie man vermutet – mit der Produktion besonderer Proteine in bestimmten Lokalisationen des Gehirns einhergeht.

205.2. Mit hohem Alter vermehrt auftretende Veränderungen an den Augen und anderen Sinnesorganen

Augen

Das Auftreten eines sog. *»Arcus senilis«*, d. h. einer ringförmigen Einlagerung von Lipoproteinen am Kornealrand, korreliert vor allem mit dem Ausmaß der Sklerose von, und Lipideinlagerung in, Retinalarterien (kaum aber der allgemeinen Atherosklerose der größeren Körperarterien) sowie der Art und dem Grad der Hyperlipidämie. Außerdem spielen wahrscheinlich Veränderungen der Endstrombahn in Kornealnähe eine Rolle. *Pupillen und Ziliarkörper* erfahren mit zunehmendem Alter offenbar ziemlich regelmäßig eine Veränderung (Verlust an Kontraktilität der glatten Muskulatur, z. T. wegen Atrophie, »bindegewebiger Fixierung« u. a.?), die die *Reaktion auf Lichteinfall* zunehmend einschränkt. Noch mehr trifft dies für die *Akkommodation* zu: Hier spielt die progressive Abnahme der Elastizität der *Augenlinse* die wichtigste Rolle. Die Alterung der Linse folgt einem mehr oder weniger allgemeinen Involutionsmuster, wobei die relative Menge der unlöslichen Proteinfraktion zunimmt, und die Zellteilungstätigkeit absinkt. Störungen der Akkommodation beginnen schon in den 40-er Jahren; bei Hundertjährigen ist die Verformbarkeit der Linse in der Regel gänzlich verloren gegangen. Die regressiven Veränderungen in ihrem Inneren können bis zur Verflüssigung führen *(»hypermature Katarakt« (Katarakt vom Morgagni-Typ))*, was mit einer Schwellung und der Gefahr eines Glaukoms verbunden ist. Schließlich kann die Linse schrumpfen. Diese Komplikationen sind jedoch nur bei einem relativ kleinen Teil der Hochbetagten festzustellen. *Linsentrübungen* können schon im mittleren Erwachsenenalter in Erscheinung treten (S. 343). Der *Glaskörper*, der in seinem Bau einem avaskulären frühembryonalen Bindegewebe verglichen werden kann, erfährt beim Menschen mit zunehmendem Alter eine Verflüssigung der interfibrillären Grundsubstanz. Schließlich kommt es zum Zusammenbruch des fibrillären Netzwerkes und zur Lochbildung, was eine Netzhautablösung begünstigen mag. Bei vielen senilen Individuen zeigt die *Retina* ebenfalls regressive Veränderungen, die aber zum guten Teil auf eine ungenügende Blutversorgung zurückzuführen sein dürften (u. a. zystoide ischämische Degeneration, verkalkte »Drusen« u. a. m.).

Statoakustischer Apparat

Es entspricht einer alten Erfahrung, daß die Hörfähigkeit bei vielen Leuten im höheren Alter progressiv abnimmt. Die strukturellen und funktionellen Hintergründe dieser Involution sind noch nicht befriedigend geklärt. Im besonderen ist es schwierig, vaskulär bedingte Schäden auszuschließen. Einem eigentlichen Alternsprozeß dürften also nur diejenigen Störungen gleichgesetzt werden, die sich im Senium mehr oder weniger bei allen Individuen bemerkbar machen.

Weitere Sinnesempfindungen

Die Fähigkeit zur Wahrnehmung von Geruch und Geschmack scheint bei Greisen ebenfalls häufig abzunehmen; dasselbe gilt für die Taktilität sowie die Temperatur- und Schmerzempfindung. Die Hintergründe dieses Phänomens sind – wie im Fall des Gehörs – noch nicht befriedigend geklärt.

205.3. Die Muskulatur bei alternden Individuen

Die Masse der *Skelettmuskulatur* nimmt im Senium in der Regel beträchtlich ab. Der Grund hierfür liegt zum guten Teil in einer erheblichen Immobilität der alten Leute. Wahrscheinlich ist aber auch die Fähigkeit der *Myozyten*, bei fortgesetzter Belastung zu hypertrophieren, geringer als bei jüngeren Individuen. Histologisch finden wir verschiedene Grade von Atrophie, die allerdings wiederum z. T. auf vaskulären Störungen beruhen könnten. Bei *alternden Ratten* beobachtet man u. a. an den normalerweise hoch aktiven Fasern (Typ II) eine Verminderung der Aktinomyosin-ATPase-Aktivität; zudem nimmt die Zahl autophagischer Vakuolen und von Lipofuszingranula zu. Ribosomen sind in wechselnder Menge vorhanden, und die Fähigkeit zur Neubildung von Myofilamenten scheint z. T. nicht erheblich eingeschränkt zu sein. Mitunter begegnen wir einer vermehrten Zahl paralleler terminaler Zisternen. Im Bereich der motorischen Endplatte zeigt das terminale Axon meistens dicht gepackte synaptische Vesikeln, der primäre Spaltraum der neuromuskulären Verbindung erscheint häufig erweitert, die Basalmembranen sind oft verdickt, und man erkennt unregelmäßige Invaginationen. Diesen Befunden entspricht funktionell eine Verminderung der spontanen Transmitter-Freisetzung. Beim *Menschen* im Senium finden sich in der quergestreiften Skelettmuskulatur ebenfalls die verschiedensten Enzymaktivitäten vermindert, während andere – vermutlich kompensatorisch – erhöht sind. Funktionelle Messungen der Muskelkraft lassen im Durchschnitt im Altersintervall von 35–65 Jahren eine Reduktion um 20–45% nachweisen, wobei allerdings erhebliche Unterschiede zutage treten: Körperlich schwer arbeitende alte Männer weisen selbst im Alter von 70–79 Jahren z. T. noch eine Muskelleistung auf, die 60–70% derjenigen jüngerer Individuen entspricht.

205.4. Zur Involution der Gonaden und von diesen abhängiger Strukturen im höheren Alter

Die *reproduktiven Organe von Säugern* zeigen mit zunehmendem Alter verschiedene Veränderungen, denen man auch in anderen Geweben begegnet. Dieses System nimmt aber insofern eine Sonderstellung ein, als es in hohem Maß von komplexen hormonalen Wechselwirkungen abhängt. Dabei spielen sowohl die neuroendokrinen Strukturen des Hypothalamus als auch der Hypophysenvorderlappen und die Gonaden eine Rolle. Die Veränderungen, die sich in diesem Bereich als Funktion des Alterns ergeben, sind erst lückenhaft bekannt; dies gilt in erster Linie für die Funktionen der hypothalamischen Zentren. Demgegenüber ist es heute möglich, die Konzentration entsprechender Hormone im Blut zu bestimmen, sodaß unsere Kenntnisse auf diesem Gebiet erweitert werden konnten. Da inbezug auf die Gonaden, ihre Regulationsmechanismen und ihre Erfolgsorgane erhebliche Speziesunterschiede bestehen, wollen wir uns auf die Verhältnisse beim *Menschen* beschränken. Bei *Frauen* geht die *Menopause* der eigentlichen Seneszenz zeitlich weit voraus; im Durchschnitt tritt sie im Alter von ungefähr 50 Jahren ein. Die Hintergründe dieses Geschehens sind immer noch nicht befriedigend geklärt. Vermutlich spielt die progressive Verarmung der Ovarien an Eizellen und die Reduktion der von den letzteren auf Granulosa- und Thekazellen ausgeübten induktiven Wirkung eine wichtige Rolle. Mit der Verminderung der ovariellen Hormonproduktion scheint der Feed back-Effekt auf den Hypothalamus und/oder den Hypophysenvorderlappen nicht mehr zu genügen, und die Gonadotropinausschüttung erfolgt zunehmend unkoordiniert. Erhöhte Blutkonzentrationen von FSH sind in diesem Alter der Frau fast pathognomonisch für eine Hypofunktion der Ovarien. Beim *männlichen Geschlecht* zeigt sich eine gewisse Reduktion der *Spermiogenese* im Verlauf der 5. Lebensdekade; die Samenbildung bleibt aber danach im Durchschnitt bis ins Alter von ungefähr 70 Jahren recht gut erhalten. Auch bei noch mehr betagten Männern geht sie oft weiter. Allerdings finden sich in zunehmenden Maß Herde mit vaskulär bedingter Atrophie und Sklerosierung. Die *Leydig'schen Zwischenzellen* zeigen im hohen Alter wohl Veränderungen im Sinn einer verminderten Aktivität. Es fehlt hier jedoch offenbar weniger an der Fähigkeit Testosteron zu bilden als vielmehr an der Ansprechbarkeit auf ICSH. Im Blut nimmt die Konzentration von Testosteron im Altersintervall von 50–90 Jahren um mehr als die Hälfte ab, nicht in demselben Ausmaß allerdings die Konzentration des freien Plasma-Testosterons. Die Bindungskapazität des Testosteron-bindenden Globulins nimmt im hohen Alter zu. Sowohl bei der Frau wie beim Mann hängen die Ausbildung und die Erhaltung der *Zielorgane* von Geschlechtshormonen offenbar von a) der Konzentration des freien Hormons in der Interstitialflüssigkeit und b) der Ansprechbarkeit der Erfolgsstrukturen auf das betreffende Hormon ab. Hinsichtlich a) sei u. a. vermerkt, daß eine interstitielle Fibrose und/oder eine Verdickung von Basalmembranen den Zugang des Hormons zu den Zielzellen behindern könnten. Was b) anbelangt, bestehen heute verschiedene Gründe zur Annahme, daß die Zahl und/oder die »Qualität« der Hormonrezeptoren der meisten Erfolgszellen im hohen Alter abnehmen. Die Rolle von Prostaglandinen und zyklischem AMP in diesem Wechselspiel bedarf einer weiteren Klärung. Schließlich sei daran erinnert, daß das *Alter der Mutter* für die Entwicklung des Keimlings von erheblicher Bedeutung ist, wahrscheinlich im Sinn eines »Alterns« bzw. einer vermehrten Anhäufung von Störungen des Genoms von Eizellen. Jedenfalls zeigen sowohl der Mongolismus (S. 276) als auch Mißbildungen des Zentralnervensystems u. a. m. hinsichtlich Inzidenz eine deutliche Abhängigkeit vom Mutteralter (S. 30). Das *Alter des Vaters* spielt inbezug auf die Häufigkeit von Störungen der Kyematogenese auch eine gewisse Rolle, jedoch nicht in demselben Maß wie das der Mutter.

Die *histologischen Befunde an Erfolgsorganen* der Geschlechtsorgane von Greisen sind in der Regel durch ein wechselndes Maß von *Atrophie* gekennzeichnet. Von Interesse ist die Feststellung, daß bei *Männern* mit knotiger *Prostatahyperplasie* das Hodengewicht mehrheitlich eine deutliche alternsabhängige Reduktion erkennen läßt, verbunden mit einer numerischen Reduktion der Leydig'schen Zwischenzellen. Bei *Frauen* im hohen Alter erscheinen die Schleimhäute und übrigen Anteile des *Genitaltraktes* stark zurückgebildet. Die Zervixmukosa weist oft mit Schleim überladene Epithelzellen auf, was mit der Annahme einer Sekretionsbehinderung vereinbar ist. Die »*Mamma senilis*« charakterisiert sich oft durch verschiedene Kombinationen von Läppchenatrophie, Gangektasie, periduktaler »Elastosis«, fibröser Wandverdickung der größeren Ausführungsgänge, intrakanalikulärer epithelialer Hyperplasie (relativ selten mit gesteiger-

ten Zellatypien) mit teilweiser Polyploidisierung der Kerne, herdförmigen Verkalkungen (wahrscheinlich oft vaskulär bedingt) u. a. m.
Offensichtlich handelt es sich bei den Veränderungen an Gonaden und ihren Erfolgsorganen, wie man sie bei senilen Individuen beobachten kann, um das Resultat sehr komplexer Vorgänge, an denen neben der eigentlichen Alterung hormonale Einflüsse verschiedenster Art – bzw. deren Wegfall – eine maßgebende Rolle spielen. Bei verschiedenen Tierspezies ist das relative Altersintervall zwischen Abschluß der Reproduktionsfähigkeit der Weibchen und Lebensdauer wesentlich geringer als beim Menschen. Vom pazifischen Lachs ist bekannt, daß die Männchen kurze Zeit nach dem Laichen mit schweren regressiven Organveränderungen zugrunde gehen, offenbar infolge einer Kortikosteroidtoxikose. Kastration verhindert dieses Phänomen. Die Beziehungen zwischen Reproduktionsfähigkeit und deren Abschluß einerseits sowie den Alterungsprozessen andererseits sind beim Menschen noch wenig erforscht.

Beispiele:
- Im Altersintervall von 45–50 Jahren nimmt die *Fertilität der Frau* rasch ab, vermutlich u. a. wegen zunehmend schlechter Eignung des Uterus für eine Implantation des Kyemas.
- Die *Menopause* wird von vielen Autoren als Ausdruck des Alterns angesehen, wobei dem Untergang von Eizellen eine führende Bedeutung zugeschrieben wird. In endokrinologischer Hinsicht stehen ein Verschwinden der periodischen Progesteronproduktion, ein schrittweises Absinken der Östrogenbildung (beides infolge Involution der Ovarien) und eine Zunahme der Gonadotropinsekretion durch die Hypophyse im Vordergrund.
- Die Frage nach der Existenz eines *»männlichen Klimakteriums«* ist sehr umstritten. Wenn der Begriff überhaupt Verwendung findet, sollte damit ein sehr langsam fortschreitender und physiologischerweise erst in sehr hohem Alter voll zum Ausdruck kommendes Geschehen gemeint sein.
- Bei ungefähr einem Drittel der Männer im Alter von 76–90 Jahren findet sich eine *umschriebene Amyloidose der Samenblasen*, über deren Entstehungsweise man wenig weiß.
- Das *Gewicht beider Hoden* beträgt im Alter von 30–39 Jahren durchschnittlich etwa 36 g, bei 80-Jährigen immer noch mehr als 30 g.

205.5. Bemerkungen zu weiteren endokrinen Funktionen in der Seneszenz

Rein alternsbedingte Veränderungen der nicht mit den Gonaden in direkter Beziehung stehenden endokrinen Funktionen scheinen zumindest nicht ein Maß zu erreichen, das klinisch schwer ins Gewicht fällt. Was den *Hypophysenvorderlappen* anbelangt, erkennt man morphologisch wohl gewisse, mit zunehmendem Alter etwas vermehrt auftretende Umstellungen, wie eine leichte interstitielle Fibrose, eine Neigung zu angedeutet knotiger bzw. regional etwas unterschiedlicher Gestaltung des Drüsengewebes, eine mäßige Atrophie zumindest eines Teils der endokrinen Zellen, z. T. eine sog. »basophile Invasion« des Hinterlappens u. a. m. Im allgemeinen halten sich diese Veränderungen jedoch in beschränktem Rahmen. Bei Ratten und Mäusen zeigen die alternden Weibchen deutlichere Abweichungen vom Bild der jugendlichen Hypophyse als die Männchen; entsprechende Differenzen sind beim Menschen jedoch höchstens angedeutet. Verschiedene Zellarten, wie die *Gonadotropin*-produzierenden Elemente, erscheinen allerdings bei der Frau im postklimakterischen Alter »aktiver« als beim Mann, die Unterschiede treten aber erst bei morphometrischen Untersuchungen deutlich hervor. Soweit bekannt, scheint *STH* in kaum verminderter Menge produziert zu werden. Bei Ratten hat sich allerdings gezeigt, daß die Ansprechbarkeit der Erfolgsstrukturen auf das Wachstumshormon im hohen Alter reduziert ist. Über alternsbedingte Modifikationen des *Somatostatin*-Umsatzes wissen wir noch wenig. *ACTH* scheint in annähernd normalen Mengen produziert zu werden, und auch die Regulierung der *Nebennierenrinden*-Funktionen durch dieses Hormon wird im Senium nicht tiefgreifend gestört. *Kortikosteroide* sollen nach verschiedenen Angaben in nur mäßig verminderten Mengen synthetisiert und freigesetzt werden; allerdings ist diese Frage noch nicht endgültig geklärt, da genaue Daten über den Hormonumsatz noch fehlen. Mit zunehmendem Alter verlängert sich z. B. die Halbwertszeit von Kortisol im zirkulierenden Blut, und die Ansprechbarkeit der Zielzellen auf dieses Hormon ist vermutlich herabgesetzt. Von der Nebennierenrinde werden überdies im Senium weniger *Androgene* (u. a. Dehydroepiandrosteron) gebildet als bei jüngeren Individuen. Einen häufigen Befund stellt ein mit dem Alter zunehmend knotiger Bau der Nebennierenrinde dar, verbunden mit Unregelmäßigkeiten in der Lipidspeicherung und einer vermehrten Einlagerung von Lipofuszin. Gesamthaft betrachtet, erfüllt aber die Hypophysenvorderlappen-Nebennierenrinden-Achse ihre Aufgaben bis ins hohe Alter in befriedigendem Maß. Im besonderen bleiben die Regulationsmechanismen im wesentlichen intakt, wenn sie auch erhöhten Ansprüchen weniger gewachsen sind und zur Wiederherstellung der Homöostase in der Regel mehr Zeit benötigen als bei jungen Individuen. In der *Schilddrüse* erkennt man mit zunehmendem Alter des Individuums ein gewisses Maß von Atrophie, oft verbunden mit Eindickung des Kolloids und Bildung von Kalziumoxalat-Monohydratkristallen in dessen Inneren, eine Neigung zur Produktion leicht knotiger Strukturen und eine mäßige interstitielle Fibrose. Hervorzuheben ist auch, daß der histologische Aspekt der Glandula thyreoidea bei betagten Leuten eine größere Variabilität zu erkennen gibt als im jugendlichen Erwachsenenalter. Funktionell äußern sich die genannten Veränderungen im allgemeinen in einer verminderten Ansprechbarkeit der Schilddrüsenepithelien auf TSH; allerdings liegen hierüber z. T. widersprechende Angaben vor. Die TSH-Konzentration im Blut und im Thyreoideagewebe scheint oft im Rahmen der Norm zu liegen. Obwohl Fälle von Hypothyreoidismus im hohen Alter häufiger vorkommen als bei jün-

geren Individuen, kann eine Schilddrüseninsuffizienz nicht als Kennzeichen der Seneszenz angesehen werden. Es ist zu berücksichtigen, daß der Grundumsatz im Senium deutlich reduziert ist, vor allem wegen der Verminderung der gesamten Zellmasse im Körper, und daß daher der Bedarf an Schilddrüsenhormonen (T_3 und T_4) auch geringer sein dürfte. Über die Konzentrationen der letzteren im Blut als Funktion des Alters lassen sich noch keine endgültigen Angaben machen. Es scheint, daß sie etwas vermindert sind, insbesondere, was T_3 anbelangt. Über alternsabhängige Veränderungen der Bindungsverhältnisse dieser Hormone an Transportproteine (Thyroxin-bindendes Präalbumin (TBPA)) wissen wir noch wenig.
Gesamthaft betrachtet, gewinnt man den Eindruck, das endokrine System zeige in der Seneszenz wohl eine Verminderung der Syntheserate und des Umsatzes verschiedener Hormone, dies hätte aber im Hinblick auf den reduzierten Bedarf keine tiefgreifenden Folgen. Ausnahmen bilden die weiblichen Geschlechtshormone, die in der Menopause in deutlich verringertem Maß gebildet werden, und eine Anzahl Hormone aus dem Hypophysenvorderlappen. Abgesehen von STH, für das Feed back-Mechanismen nicht sicher erwiesen sind, scheint die relativ erhebliche Aktivität der pituitären Drüsenzellen mindestens z. T. eine Folge der herabgesetzten Hormonproduktion in der Peripherie zu sein. Über alternsabhängige Veränderungen von Synthese und Umsatz der verschiedenen *Gewebshormone* ist noch wenig bekannt. Die *Epiphyse* nimmt, nachdem das Individuum das Alter von ungefähr 30 Jahren überschritten hat, an Gewicht etwas zu. Jedenfalls notiert man bei Hochbetagten keine selektive Atrophie der Zirbeldrüse. Die *Pankreasinseln* scheinen ins geschilderte allgemeine Bild zu passen, indem z. B. der Glukosetoleranztest bei Greisen eine mäßig verzögerte und verringerte Reaktion des B-Zellen-Systems erkennen läßt.

Beispiele:

- Die Frage nach einer alternsbedingten Verminderung der Zahl und/oder Veränderung der peripheren *Hormonrezeptoren* läßt sich vorläufig noch nicht in allgemein gültiger Weise beantworten. Beurteilt an der Adenylzyklase-Aktivität der verschiedenen Gewebe als Antwort auf eine hormonale Stimulation, scheinen von System zu System differente Verhältnisse vorzuliegen.
- Die Tatsache, daß das *endokrine System im Senium* im allgemeinen seinen Aufgaben gerecht wird, heißt nicht notwendigerweise, daß es als limitierender Faktor für die Lebensdauer außer Betracht fällt. Es sei hier auf besondere *Streß*-Situationen hingewiesen, in denen der Greis offensichtlich zu einer weniger wirksamen Adaptation fähig ist als der Jugendliche.
- Bei *Tieren* wurde festgestellt, daß wenigstens bis ins höhere Alter z. B. die Induktion der hepatischen Tyrosin-Transaminase durch *Glukokortikosteroide*, die Kortikosteronsekretion durch Nebennierenrindenzellen als Antwort auf eine *ACTH-Stimulation* (in vitro geprüft) und die Testosteronproduktion durch die Hoden im Anschluß an eine *LH-Einwirkung* in vitro keine signifikante Einbuße erleiden.
- Senile männliche und weibliche *Ratten* bilden im allgemeinen weniger *Gonadotropine* als jugendliche Tiere, dafür mehr *Prolaktin*. An diese Beobachtung wurde die Vermutung geknüpft, die hypothalamische Katecholamin-Aktivität könnte im höheren Alter auf Kosten der Serotonin-Aktivität abnehmen.

205.6. Veränderungen am Herzen im hohen Alter

Morphologisch stellt man aufgrund verschiedener Statistiken u. a. folgendes fest: In der Gesamtbevölkerung beträgt das durchschnittliche *Herzgewicht* im Alter von 20–30 Jahren 345 g. Dieser Wert steigt in der Folge an und erreicht bei Individuen in den Siebzigerjahren 463 g, um dann wieder abzusinken (Achtzigerjahre: 369 g). Diese Zahlen geben selbstverständlich nicht den Gewichtsverlauf bei Gesunden wieder, da Fälle mit – bekanntem oder nicht bekanntem – arteriellem Hochdruck oder einem anderen, das Herz betreffenden Leiden mit eingeschlossen sind. Subtrahiert man Individuen mit derartigen krankhaften kardialen Befunden, liegen die Werte um einiges tiefer, und die Herzgewichts-Kurve beginnt schon im Alter von wenig mehr als 60 Jahren abzusinken. Bei normalen wie bei *»(alters)atrophischen« Herzen* ist der totale DNA-Gehalt des Organs ungefähr gleich, und die Myokardiozyten zeigen ein Vorherrschen tetraploider Kerne. Es sei hier in Erinnerung gerufen, daß hypertrophische Herzen eine Polyploidisierung der Kerne erkennen lassen, deren Ausmaß ungefähr dem Herzgewicht parallel geht, und überdies eine absolute Zunahme des interstitiellen Bindegewebes aufweisen. Fallen hypertrophische Herzen einer alternsbedingten Involution anheim, verringert sich vor allem die Zytoplasmamasse der Myokardiozyten, während der absolute DNA-Gehalt des Organs und der Grad der Polyploidisierung der Kerne noch längere Zeit annähernd konstant bleiben. Aber selbst alte Herzen vermögen auf eine – z. B. spät einsetzende – Dauerbelastung hin zu hypertrophieren, eine vermehrte Polyploidisierung der Kerne zu vollziehen und sogar die Zahl der Einzelzellen zu erhöhen (Hypertrophie/Hyperplasie). Mit zunehmendem Alter weisen die Myokardiozyten an den Kernpolen vermehrt *Lipofuszin* auf; soweit beurteilbar, steigt der Gesamtgehalt des Organs an diesem Pigment ungefähr als lineare Funktion des Alters an. Überdies nimmt auch die Gesamtmenge an *interstitiellem Bindegewebe* etwas zu, allerdings nicht in demselben Maß wie bei Herzhypertrophie. Der relative Gehalt des Organs an Elektrolyten, wie Na^+, K^+, Ca^{++} und Mg^{++}, ändert sich im Verlauf des Alterns nicht signifikant, sofern keine dystrophische Verkalkung vorliegt. Im sehr hohen Alter nimmt die Häufigkeit einer *kardialen bzw. kardiovaskulären Amyloidose* stark zu: An *Herzen mit »brauner Atrophie«* erkennt man die interstiellen Amyloiddepots meist schon makroskopisch in Form einer kleinfleckigen weißlichen Zeichnung.

Funktionell manifestieren sich die genannten Veränderungen u. a. in einer *Reduktion der kardialen Förderleistung* (»cardiac output«), die bei 80-Jährigen in

der Regel weniger als die Hälfte derjenigen bei jugendlichen Erwachsenen beträgt. Entsprechend verhält es sich mit der eigentlichen *Herzarbeit*, vor allem wegen *Nachlassens der Herzkraft* (»cardiac power«). Bei *Ratten* konnte gezeigt werden, daß sich die Dehnbarkeit des Myokards im hohen Alter *vermindert*.
Die hier geschilderten Veränderungen sind allerdings nur bei einem kleineren Teil hochbetagter Individuen in mehr oder weniger reiner Form anzutreffen. Oft erhebt man zusätzliche Befunde, vor allem solche, die auf vaskulärer Grundlage entstanden.

Beispiele:

- Bei Menschen im Alter von 20 Jahren beträgt der *Durchmesser* der Myokardiozyten 16–27 μm, bei solchen im Alter von 75–78 Jahren 12–25 μm (Bereich).
- Unter den *80-Jährigen* sterben 20–30% an einer manifesten *Herzinsuffizienz*, und bei 70% werden *Veränderungen des Elektrokardiogramms* festgestellt; es besteht indessen kein Grund zur Annahme, es handle sich hierbei um eine Folge des Alterns des Herzmuskels an sich. Vielmehr beruhen solche Störungen in der Regel auf anderen, pathologischen Prozessen, wie Koronarsklerose, allenfalls kardialer Amyloidose u. a. m.
- Ausgedehnte Untersuchungen am Menschen haben erkennen lassen, daß das *mittlere Herzgewicht* bis zum 80. Lebensjahr ungefähr dem *mittleren arteriellen Blutdruck* proportional ist. Man ist daher berechtigt zu fragen, ob es eine Altersatrophie des Herzens überhaupt gibt. Man darf indessen nicht übersehen, daß der arterielle Blutdruck seinerseits von der Herzleistung abhängt.
- Oft läßt sich zeigen, daß *Störungen der Herztätigkeit* nicht auf einem, sondern auf *mehreren pathologischen Prozessen* beruhen: Man spricht hier von *Polypathie*. Im Fall der kardialen Veränderungen besteht eine statistisch hochsignifikante *lineare Abhängigkeit vom Lebensalter*.

205.7. Zum Problem alternsbedingter Gefäßveränderungen

Die Wichtigkeit von Gefäßveränderungen, insbesondere der *Arteriosklerose*, als Krankheits- und Todesursachen wurde schon früher hervorgehoben (S. 481, s. auch Abb. 105, S. 488)). Vor allem die *Komplikationen der arteriellen Atherosklerose* stehen im mittleren und höheren Erwachsenenalter im Vordergrund der medizinischen Probleme. Obwohl eine Zunahme derartiger, z. T. tödlich endender Krankheiten mit dem Alter unverkennbar ist, wäre es zweifellos falsch, sie einfach dem Altern an sich zuzuschreiben. Die zahlreichen sog. *Risikofaktoren*, die die Atherombildung begünstigen, sind früher schon diskutiert worden (S. 482); *das Altern der Gefäßwand stellt dabei nur einen von zahlreichen Mechanismen dar, die der Atherogenese zugrunde liegen.* Die Entstehung von Atheromen ist ihrem Wesen nach ein zeitlich und örtlich diskontinuierlicher Vorgang, der selbst schon als »Komplikation« bezeichnet werden könnte. Die nachstehend zusammengefaßten Angaben über Alterungserscheinungen an Blutgefäßen beziehen sich nicht auf die Atherogenese als solche, sondern auf Veränderungen, die mehr oder weniger stetig – als Funktion des Alters – in Erscheinung treten und die in der Regel nicht nur umschriebene, sondern alle Gefäßstrecken betreffen. Zudem werden auch einige Angaben über die kleinen Blutgefäße sowie die Venen gemacht.

Sog. Arterien vom elastischen Typ
In diese Kategorie fallen in erster Linie die *Aorta* und ihre größeren Abzweigungen, in gewissem Sinn aber auch die *Koronararterien.*

Morphologisch erkennt man u. a. eine mehr oder weniger ausgeprägte *Dilatation* der Arterien, teilweise verbunden mit einer *Schlängelung*, d. h. eine *Volumenzunahme.* Diese kann am ehesten im Sinn einer, im Verlauf der Jahre allmählich eintretenden Ausdehnung der Wand unter der ständigen Druckbelastung verstanden werden. Dabei ist zu berücksichtigen, daß sich die Wandbestandteile im Verlauf des Lebens erneuern, und daher eine Adapation auch aus diesem Grund erfolgen kann. Wir haben es somit nicht nur mit einer zunehmenden Schwächung vorbestehender Strukturen, sondern wenigstens teilweise mit einer Umstrukturierung zu tun. Morphometrische, histochemische und biochemische Untersuchungen haben u. a. folgende *Besonderheiten der alternden Arterien* dieser – und z. T. auch der muskulären – Art erkennen lassen: Verminderung der Zahl glatter Muskelzellen und des Gehalts an Glykosaminoglykanen, bei reduziertem Umsatz und z. T. auch Abbau der letzteren, teilweise Lockerung (bzw. mikroskopisch kleine Zerreißungen) des elastischen Faserbündelsystems, z. T. mit reparativer Neubildung elastischer Fasern sowie eine relative und absolute Vermehrung des Kollagengehaltes. Der letztere ist in der Intima relativ stärker ausgeprägt als in der Media. Es sei hier daran erinnert, daß bei der Atherosklerose der Gehalt an Glykosaminoglykanen sowie deren Umsatz wenigstens z. T., d. h. in Frühphasen der Atherombildung, erhöht sind; erst später, bei der »Abheilung«, tritt auch in den Polstern gehäuft Kollagen auf. In der Regel nimmt zudem der Kalziumgehalt der Arterienwand zu, und der Lipideinbau in der letzteren ist meistens erhöht, im Sinn einer diffusen Ablagerung im Faserbereich aller Wandschichten u. a. auch der Media. Wandteile von Arterien alter Individuen binden auch in vitro mehr Kalzium als solche junger Menschen.

Funktionell beobachten wir an den derart veränderten Arterien u. a. eine relativ geringe Volumenzunahme des Gefäßes bei einem Innendruck von 100 mm Hg, eine Verminderung der elastischen Wandeigenschaften, eine entsprechend erhöhte Blutdruckamplitude in vivo und eine Herabsetzung der Baroreflex-Empfindlichkeit.

Sog. Arterien vom muskulären Typ
Qualitativ zeigen sich oft ähnliche Veränderungen als Funktion des Alters wie in den elastischen Arterien, nur stehen hier die erwähnten Alterationen der elasti-

schen Faserbündel weniger im Vordergrund, und die Kalkeinlagerung in der Media erscheint in der Regel etwas stärker ausgeprägt. Die früher erwähnte Mönckeberg'sche Mediasklerose stellt eine krankhafte Steigerung des letztgenannten Vorganges dar, wobei nekrobiotische Vorgänge in der Media mitbeteiligt sein dürften.

Arteriolen

Diese zeigen in höherem Alter fast immer ein gewisses Maß von *Arteriolosklerose bzw. -hyalinose* (S. 529), was mit einer verminderten Kontraktilität und Dehnbarkeit verbunden sein dürfte. Damit steht die Beobachtung im Einklang, daß der *periphere Widerstand* im Blutgefäßsystem mit dem Alter in der Regel ungefähr linear *zunimmt*, auch bei Individuen, die klinisch nicht als Hypertoniker bezeichnet werden können. Alternde Individuen zeigen meistens eine stärker progrediente Zunahme des systolischen arteriellen Blutdrukkes als des diastolischen. Hinsichtlich der Ansprechbarkeit der Arteriolen auf nervöse Reize und hormonale Einflüsse als Funktion des Alters besitzen wir nur lückenhafte Kenntnisse. Vermutlich ist sie reduziert.

Präkapillaren und Kapillaren

Am Beispiel der *Basalmembranen* von Glomeruluskapillaren, aber auch von kleinen Gefäßen in anderer Lokalisation, läßt sich deutlich zeigen, daß im Alter die *Dicke dieser Strukturen zunimmt*. Besonders augenfällig sind diese Veränderungen an kleinen Gefäßen der abhängigen Partien des Körpers zu sehen, die meistens unter höherem Innendruck stehen. Umsatzstudien an solchen Gefäßen lassen annehmen, daß die Verdickung der Basalmembranen in erster Linie Folge eines reduzierten Abbaus dieses Materials ist. Die Synthese von Basalmembrankomponenten erfolgt bei alternden Individuen ebenfalls mit einer – im Vergleich zu Jugendlichen – verminderten Rate, doch überwiegt sie leicht über den Katabolismus. Verschiedene Beobachtungen sprechen dafür, daß der *Gesamtquerschnitt der Endstrombahn* verschiedener Gewebe mit dem Alter *abnimmt*. Wahrscheinlich kommt es auch zur Obliteration einer erheblichen Zahl dieser kleinen Gefäße, doch sind darüber keine quantitativen Angaben erhältlich. Im übrigen kann argumentiert werden, der Verschluß eines kleinen Gefäßes an sich stelle einen Zwischenfall und somit eine Komplikation der Alternsvorgänge dar. Ähnliche Überlegungen sind im Fall der *Teleangiektasien* gestattet, die im hohen Alter mit erheblicher Regelmäßigkeit in Erscheinung treten, nicht nur in Haut und Schleimhäuten. Die erwähnten Veränderungen der Endstrombahn dürften sich im allgemeinen im Sinn einer mehr oder weniger ausgeprägten *Behinderung des Stoffaustausches in den Geweben* auswirken. Der letztere kann zudem durch eine Vermehrung des interstitiellen Bindegewebes und eine Verdichtung desselben in Mitleidenschaft gezogen werden (s. u.).

Venen

Über alternsbedingte Veränderungen an diesen Gefäßen wissen wir nur wenig. In der Regel findet sich eine gewisse Wandverdickung, verbunden mit einer Verminderung des relativen (u. U. absoluten) Gehalts an glatten Muskelfasern sowie einer Vermehrung von Kollagen. Nicht selten beobachten wir kleinste Kalkablagerungen in der Intima; diese sind aber möglicherweise dystrophischer Natur. Vereinzelt begegnet man hypertrophischen glatten Muskelfaserbündeln, die, zusammen mit einer Bindegewebsvermehrung, unregelmäßige Einengungen des Lumens bewirken, wobei man in der Matrix u. U. Lakunen und Vakuolen feststellt: Ein Teil dieser Veränderungen könnte Spätfolgen muraler Thromben und somit keine eigentliche Altersveränderung sein. Venenklappen zeigen – wie im übrigen auch die Herzklappen – mit dem Alter eine Verdickung, z. T. verbunden mit der Neubildung elastischer Faserbündel und kollagenen Materials. An der Innenseite der Venenklappen bemerkt man dann und wann Lipideinlagerungen. Ob und in welchem Maß die hier genannten Veränderungen das Auftreten von Venenthromben begünstigen, ist schwer zu beurteilen. Venolen zeigen oft kleine Ausbuchtungen, ähnlich wie die Kapillaren. In funktioneller Hinsicht scheint das Venensystem mit dem Alter weniger leistungsfähig zu sein, z. B. was Kontraktilität und Dehnbarkeit anbelangt.

Beispiele:

- Zu den frühesten Veränderungen der Aortenwand gehört ein gewisses Maß von *Nigrosinophilie* der elastischen Faserbündel der Media. Wahrscheinlich beruht dieser Befund auf der Anwesenheit veränderter Lipoproteine im Bereich der elastischen Fasern.
- Die *Aortenklappen* alter Individuen weisen z. T. *Verkalkungen* auf, die nicht endokarditischer bzw. thrombendokardialer Genese zu sein scheinen. Vielleicht handelt es sich hier z. T. um die Folge alternsbedingter Zelluntergänge und ihrer Auswirkungen.
- Die *Aorta von Kaninchen* zeigt bis zum Erreichen der Geschlechtsreife eine relativ hohe Kollagen-Synthese-Rate, danach sinkt die letztere deutlich ab.
- Bei *alternden Individuen* findet sich eine relativ größere Zahl von *Hypertonikern* als bei jungen. Dies dürfte aber höchstens z. T. mit Alternsvorgängen zu tun haben.
- Noch im hohen Alter können an der Innenfläche von Arterien sog. *»fatty streaks«* entstehen. Nicht selten werden diese von muralen Thromben bedeckt, die dann mit der Zeit kondensieren und zunehmend Lipide enthalten.
- Menschliche *myokardiale Arteriolen* zeigen eine alternsabhängige Verdickung der subendothelialen Lamina (12,5% der Wanddicke bei 16–31 Jahre alten Individuen, 37% der Wanddicke bei Vertretern der Altergruppe von 57–64 Jahren).
- Die postmortale *Dehnbarkeit von Koronararterien* ist bei alten Individuen deutlich geringer als bei jungen.

205.8. Beobachtungen über das Binde- und Stützgewebe bei Individuen im höheren Alter

In einem früheren Abschnitt wurden bereits einige Grundzüge der *Kollagen- und Proteoglykanveränderungen* gestreift, die als Funktionen des Alters des betreffenden Individuums in Erscheinung treten (S. 2131). Ebenso kam verschiedentlich die *relative oder gar absolute Vermehrung von Bindegewebe in verschiedenen Organen* zur Sprache, die man in der Seneszenz beobachtet. Im nachfolgenden Text werden noch einige zusätzliche Angaben über weitgehend oder ausschließlich alternsabhängige Umstellungen im Binde- und Stützgewebssystem gemacht.

Bindegewebe im allgemeinen

Wie schon früher erörtert wurde (S. 103), kennt man verschiedene *Kollagentypen*, die in besonderen Lokalisationen gehäuft auftreten, z. B. Typ I in Haut und Knochen (oft auch in Narben), Typ II im Knorpel, Typ III in fetalem Bindegewebe, in der Umgebung von Retikulumzellen sowie in Blutgefäßwänden und Typ IV in Basalmembranen. Nach neueren Beobachtungen scheint es sich dabei oft nur um ein Vorherrschen des einen oder anderen Typs zu handeln. Im Verlauf des Alterns können sich diese Verhältnisse etwas ändern, ganz abgesehen von sog. »heterotoper Kollagenbildung« (z. B. Granulationsgewebe mit Kollagen Typ III oder Narbengewebe mit Kollagen Typ I an Orten, wo sonst ein anderer Typ vorherrscht). Hinsichtlich der sog. *»Altersfibrose«*, wie sie in verschiedenen Geweben/Organen in Erscheinung tritt, lassen sich diese Fragen noch nicht zuverlässig beurteilen. Die Bindegewebszunahme scheint in solchen Fällen wenigstens teilweise auf einem verminderten Abbau der Kollagenfasern zu beruhen, vielleicht im Zusammenhang mit deren verstärkten Vernetzung. Über die absolute Zahl von Bindegewebszellen im Rahmen der »Altersfibrose« liegen nur lückenhafte Berichte vor. *Granulationsgewebe*, das sich in alten Individuen z. B. als Antwort auf eine Verletzung oder einen Fremdkörperreiz bildet, zeigt im Vergleich zu den Verhältnissen bei Jüngeren ein mengenmäßiges Defizit, eine reduzierte Proliferationstätigkeit und eine Verlängerung der Generationszeiten der Fibroblasten. Pathologische Kollagentypen (S. 103) konnten bisher bei alternden Menschen noch nicht bzw. nicht regelmäßig nachgewiesen werden. Die *Proteoglykansynthese* nimmt im Alter meist ab.

Faserknorpel

Dieser spielt u. a. für die Integrität von Struktur und Funktionen der *Menisken* und *Zwischenwirbelscheiden* eine große Rolle, abgesehen von *Sehneninsertionen*. Vor allem die »Alterung« der Nuclei pulposi der Disci intervertebrales spielt in der Geriatrie eine wesentliche Rolle. Diese, normalerweise als flüssigkeitsreiche »Kissen« dienenden Gebilde erfahren im Alter eine relative Exsikkation und eine weitgehende Degradation. Zudem wechselt der vorherrschende Kollagentyp von I zu II. Mit zunehmender Insuffizienz der Zwischenwirbelscheiben bilden sich an den Wirbelkanten infolge reaktiver Knochenbildung lippenartige Vorragungen *(»vertebral lipping«)*, die vor allem in der Halswirbelsäule (besonders C4–C7), ferner in der Lumbalgegend (vor allem L2–L4), weniger auch im Thoraxbereich (am ehesten Th1 und Th11–12) in Erscheinung treten. Nicht selten kommt es zu *dystrophischer Verkalkung*.

Hyaliner Knorpel

Beim jugendlichen *Gelenkknorpel* befinden sich Erneuerung und Abbau der Knorpelbestandteile im Gleichgewicht. Im höheren Alter – vermutlich z. T. unter dem Einfluß der Druckbelastung – produzieren die Chondrozyten z. T. mehr Matrix, andererseits geraten sie in nutritive Schwierigkeiten und können schließlich zugrunde gehen. Letzteres geschieht nicht selten unter dem Bild einer hydropischen Degeneration. Eine eigentliche Arthrosis deformans (S. 127, s. auch Abb. 39, S. 128) gehört indessen nicht zu den obligaten Spätfolgen dieses regressiven Prozesses. Daß hyaliner Knorpel auch ohne Druckeinwirkung mit dem Alter Involutionserscheinungen aufweist, zeigt sich u. a. an den *Knorpelspangen und -platten des Respirationstraktes*, die mit dem Alter fast regelmäßig zentral nekrobiotische Veränderungen und ein wechselndes Maß von Verkalkung erkennen lassen. Im sehr hohen Alter werden diese Strukturen nicht selten von der Peripherie her abgebaut. Deutliche regressive Veränderungen, z. T. in Form einer sog. *»asbestartigen Degeneration«*, weisen mit zunehmendem Alter auch die *knorpligen Anteile der Rippen und des Sternums* auf.

Die *Synovia* (Gelenkschmiere) sehr alter Individuen (z. B. 80-Jährige) enthält nur etwa halb soviel Hyaluronsäure wie diejenige junger Leute (ungefähr 2 mg/ml anstatt 4 mg/ml). Dies mag die degenerativen Veränderungen des hyalinen Gelenkknorpels zusätzlich fördern.

Knöchernes Skelett

Junger metaphysärer Knochen enthält vor allem Kollagen Typ II, während in der älteren Spongiosa und Kompakta Typ I vorherrscht. Im höheren Alter weist der Knochen in der Regel folgende Veränderungen auf: Mäßiger Rückgang des Knochenumbaus mit leichtem Überwiegen des Abbaus, sodaß schließlich – im Verlauf von Jahren – in manchen Teilen des Skeletts eine gewisse Rarefizierung des Knochens resultiert. Allerdings spielt hier u. a. die Druckbelastung eine erhebliche Rolle, indem Zeichen von *»seniler Osteoporose«* z. B. an den *Femora* weniger deutlich zutage treten als an Knochen, die wesentlich weniger beansprucht werden. Die Dichte dieses Knochens nimmt mit dem Alter offenbar nur mäßig ab, und diejenige der Mineralien (»mineral density«) bleibt bis ins höhere Alter ungefähr konstant. Im gleichen Knochen steigt der sog. Nordin-Index (Kortikalis-Dicke) bei Individuen im Alter von mehr als 70 Jahren leicht an, und auch das Volumen der Femora wird etwas größer. Körpergewicht und Femurgewicht zeigen selbst bei betagten Leuten eine hochgradige Korrelation. Viel stärker als das Alter an sich wirken sich

Einflüsse, wie mehrwöchige Immobilisierung oder hormonale Störungen, auf die Struktur der Femora aus. In vorwiegend spongiösen Knochen, wie den *Wirbelkörpern*, tritt eine alternsabhängige Osteoporose deutlicher zutage als an den langen Röhrenknochen der unteren Extremitäten. Dasselbe gilt für die *Dornfortsätze*, die der Biopsie leicht zugänglich sind. Von den verschiedenen *Methoden*, die der Messung des *Osteopororosegrades* dienen (u. a. Absorption von Gammastrahlen von Radioisotopen (2-Punkt-Einenergiemethode mit ^{125}I) und von Röntgenstrahlen (2-Spektren-Röntgenmethode und Morphometrie)), hat sich vor allem die *Mineralanalyse* als aussagekräftig erwiesen. Die Bestimmung des Hydroxyprolingehaltes des bioptisch entnommenen Gewebes läßt demgegenüber z. T. keine sicheren Schlüsse zu.

Gesamthaft betrachtet, ist im Gebrauch der Bezeichnung »senile Osteoporose« eine gewisse Zurückhaltung geboten. Zumindest gilt es im Einzelfall Einflüsse, wie Immobilisierung und hormonale Störungen, auszuschließen. Letztere spielen vor allem beim weiblichen Geschlecht eine erhebliche Rolle (S. 2137).

Die *Ausmaße des Skeletts* erfahren im Laufe des Lebens gewisse Veränderungen, die z. T. mit dem Altern in Beziehung stehen. Abgesehen von den bekannten Geschlechtsunterschieden nimmt bei der Frau wie beim Mann die *Beckenbreite* bis ins höhere Erwachsenenalter zu; im Senium reduziert sie sich beim männlichen Geschlecht wieder, während das weibliche Becken in der Regel eine fortgesetzte Ausweitung zeigt. Von diesem durchschnittlichen Verlauf gibt es natürlich Ausnahmen. Die *Körpergröße* erreicht ihr Maximum im Mittel im Alter von 35 Jahren und geht danach leicht progressiv zurück, im Mittel bis ins Alter von 80 Jahren um 5–6 cm. Der *Thorax* ist bei betagten Leuten tiefer als bei jugendlichen Erwachsenen. Der *Schädelumfang* geht im Erwachsenenalter etwas zurück, steigt aber im Senium im Mittel wieder etwas an (Differenzen von ungefähr 4 mm). Man kennt noch manche weiteren Parameter der Skelettveränderungen als Funktion des Alters.

Beispiele:

- Experimentell erzeugte *Granulome* bei 12 Monate alten *Ratten* weisen im Durchschnitt weniger als die Hälfte Kollagen und DNA auf als solche bei 1-monatigen Tieren.
- *Tierversuche* haben erkennen lassen, daß im *alternden Rippenknorpel* Synthese, Umsatz und Gesamtmenge der Chondroitinsulfate abnehmen, während die Bildung von (bzw. der Gehalt an) Keratansulfat leicht vermehrt ist. Die Halbwertszeit dieser Stoffe scheint im allgemeinen mit dem Alter anzusteigen. Letzteres gilt auch für das Knorpelkollagen, dessen Syntheserate als Funktion des Alters absinkt.
- Die *Inkorporation von* ^{35}*S* in die *Rückenhaut von Ratten* sinkt vor allem in den ersten 10 Lebenswochen deutlich ab, danach weniger. Der Gehalt der Dermis an löslichem Kollagen reduziert sich mit dem Altern etwas zugunsten von unlöslichem Kollagen.
- Beim Menschen ließen *morphometrische Untersuchungen an der Beckenkamm-Spongiosa alternder Individuen* u. a. folgendes erkennen: Verminderung der »Spongiosadichte«, vor allem nach dem 50. Lebensjahr, von ungefähr 20% auf etwas weniger als 10% im Alter von 85 Jahren; ein relatives Überwiegen von Osteoidoberflächen ohne Osteoblasten über solche mit Osteoblasten (ungefähre Verdoppelung dieses Quotienten im Altersintervall von 60–85 Jahren von etwa 5 auf 10); eine schon im Alter von weniger als 20 Jahren starke Abnahme der relativen Osteoblastentätigkeit, die danach kaum merkbar absinkt; eine Zunahme der Gesamtosteoidoberfläche im Alter über 60 Jahren; eine im Alter kaum verminderte Oberflächenausdehnung der Howship'schen Lakunen u. a. m.
- *Degenerative Veränderungen am menschlichen Kniegelenk* setzen an den Kondylen schon in der Jugend ein und nehmen danach ungefähr als lineare Funktion des Alters zu, während sie an der interkondulären Eminenz erst im Alter von mehr als 60 Jahren deutlich werden.

205.9. Zur Frage einer Alterung der Zähne und des Zahnhalteapparates

Beim Menschen wie bei Tieren beobachtet man eine Reihe von Veränderungen, die mit zunehmendem Alter gehäuft auftreten, im besonderen: Rückbildung der Gingiva; teilweise Resorption des Alveolarknochens; Involution des Zahnhalteapparates; Anhäufung von Zement, besonders im Bereich der Wurzelspitzen und interradikulär, z. T. mit Bildung von Zementikeln; Dilatation der periapikalen Blutgefäße; Einengung des apikalen Foramens; Verkleinerung des Zahnpulpa-Raumes; Erscheinen von Odontoblasten im Bereich der Dentinkanälchen; vermehrte Bildung von Sekundär- und Reparatur-Dentin u. a. m.

Obwohl theoretisch damit zu rechnen ist, daß auch die Zähne und der Zahnhalteapparat einem »natürlichen Altern« unterworfen sind, dürfen die oben genannten Veränderungen nicht oder nicht ohne weiteres mit dem letzteren in Beziehung gebracht oder gar mit Folgen der Alterung identifiziert werden. Vor allem die Fragen im Zusammenhang mit einer chronischen Gingivitis marginalis, Periodontitis, Parodontitis und »Parodontose« (s. Abb. 127, S. 668) gilt es hier mit zu berücksichtigen.

205.10. Mit zunehmendem Alter im Thymus und in peripheren lymphoretikulären Organen (»Immunapparat«) auftretende Veränderungen

Die mit dem Altern verbundenen *Involutionsvorgänge* und weitere Prozesse im *Immunapparat* des Körpers wurden schon früher erörtert (S. 1209 und Abb. 168, S. 1200, sowie 169, S. 1216). Hier seien lediglich noch einige zusätzliche Angaben gemacht.

Die *Involution des Thymus*, die schon vor der Pubertät einsetzt, wird von verschiedenen Autoren als ein führendes Phänomen im Rahmen des Alterns angesehen. Einzelne gehen soweit zu postulieren, dieses Organ und seine Rückbildung bestimmten den Rhythmus des Alterns (»thymus clock«). Zweifellos kommt der Reduktion der Immunkapazität des Organismus im Verlauf des späteren Lebens eine große Bedeutung zu.

Dies läßt sich vielfach durch tierexperimentelle Beobachtungen wie auch durch Erfahrungen aus der Humanmedizin belegen. Sowohl die *T-Zellen-Funktionen* als auch die *Produktion humoraler Antikörper* in Beantwortung einer antigenischen Stimulation gehen mit dem Alter deutlich zurück, vor allem, was Reaktionen auf eine erstmalige Antigengabe anbelangt. Dabei scheint die Fähigkeit zur Bildung von IgG-Antikörpern früher eingeschränkt zu sein als die von IgM-Antikörpern. Gleichzeitig mit der *Herabsetzung der Immunkapazität* und der *Verminderung der Heterogenität der noch möglichen Immunreaktionen* macht sich im hohen Alter eine deutliche Tendenz zum Vollzug von *Autoimmunreaktionen* bemerkbar. Es wird spekuliert, dies hätte mit einer Verringerung der »Selbst-Toleranz« zu tun. Diese Frage muß indessen noch offen bleiben, da wir über die Rolle von (latenten? »slow«?) Viren im Zusammenhang mit Autoimmunvorgängen noch zu wenig wissen. Bestimmte Krankheiten, die im sehr hohen Alter gehäuft in Erscheinung treten, wie die *Amyloidose* und sog. *benigne monoklonale Gammopathien* (S. 1224), stehen vermutlich ebenfalls mit der alternsabhängigen Regression der verschiedensten Immunfunktionen in Beziehung, doch dürfte es sich hier um komplizierende Krankheiten und nicht um den Ausdruck des Alterns an sich handeln. Auf die mögliche Bedeutung der im hohen Alter reduzierten Immunkapazität für das in diesem Lebensabschnitt gehäufte Auftreten *neoplastischer Prozesse* wurde schon früher hingewiesen (S. 1195). Tierexperimentelle Befunde machen deutlich, daß bei allen diesen Prozessen dem *Genotypus* des Individuums großes Gewicht zukommt.

Beispiele:

- Bei der *Thymusinvolution*, die im übrigen erst im Alter von 50–60 Jahren ein hohes Maß erreicht, wird der Kortex mehr und mehr durch Fettgewebe ersetzt, und auch die Medulla bildet sich zurück. Aber selbst bei sehr alten Individuen findet sich in diesem Organ immer noch ein Mindestmaß von Lymphozytopoiese.
- Beim Menschen wurde mit zunehmendem Alter eine inverse Korrelation zwischen dem Serumtiter *»natürlicher« Antiflagellin-Antikörper* einerseits und dem Auftreten *antinukleärer Antikörper* andererseits festgestellt.
- *Lympozyten* von alten Mäusen lassen sich durch Concanavalin A und Phythämagglutinin wesentlich weniger gut stimulieren als solche von jungen Individuen. Im Gegensatz zu diesem Verhalten der T-Zellen sprechen die B-Lymphozyten älterer Tiere immer noch gut auf bakterielles Lipopolysaccharid (LPS) an.
- *Splenektomierte Menschen* sind u. a. gegenüber Malaria und Pneumokokken-Infektionen anfälliger als die nicht splenektomierte Kontrollpopulation.
- *Alte Mäuse* reagieren auf eine *erstmalige Stimulation* mit Schaferythrozyten wesentlich weniger mit der Produktion antikörperproduzierender Zellen als junge. Nach der *Zweitinjektion* dieses Antigens fällt die Immunantwort aber fast gleich stark aus, und die regionären Lymphknoten erfahren eine erhebliche Vergrößerung, so daß sie denen jugendlicher Kontrollen gleichen.
- Eine verminderte Produktion von *T-Suppressor-Zellen* durch den Thymus alternder Mäuse vermag nicht alle sog. Autoimmunphänomene zu erklären. In verschiedenen Systemen bleibt nämlich die Suppressor-Aktivität der Thymuszellen im Alter erhalten.
- Eine durch Anti-Ig-Antikörper induzierte Stimulation von *B-Lymphozyten* läßt sich besonders gut mit Zellen alternder, nicht junger, Mäuse erzielen.
- Bei *senilen Menschen* fallen Teste zellgebundener Immunreaktionen oft schwach oder gar negativ aus. Ähnliches gilt – trotz der relativ *hohen Ig-Konzentrationen im Blut* – für echt *primäre humorale Immunantworten.*

205.11. Gibt es eine alternsbedingte Involution des blutbildenden Gewebes?

Untersuchungen über das hämopoietische Gewebe als Funktion des Alters ergaben z. T. widersprüchliche Resultate. Dies trifft in besonderem Maß für Beobachtungen an *Tieren* zu. So wurde z. B. bei Beagle-Hunden und bei Mäusen ein alternsabhängiges Absinken der Erythrozytenzahl, des Hämatokritwertes und der Hämoglobinkonzentration im Blut festgestellt, während Wistarraten gerade das Gegenteil zeigten. Offenbar bestehen erhebliche Speziesunterschiede. Beim *Menschen* scheint, soweit sich aus vorliegenden Daten entnehmen läßt, die Masse des blutbildenden Gewebes im hohen Alter deutlich abzunehmen. Dementsprechend findet sich bei Greisen im Knochenmark, z. B. der Crista iliaca, eine relativ größere Zahl von Fettzellen als bei jüngeren Erwachsenen. Die myeloische Reihe ist von dieser mäßigen Involution nach allem bekannten ebenfalls betroffen. Genaue kinetische Daten liegen indessen noch nicht vor.

205.12. Struktur und Funktion des Verdauungstraktes im höheren Alter

Über dieses an sich wichtige Gebiet sind in der Literatur erstaunlich wenig quantitative Angaben zu finden. Bei *Mäusen* zeigt sich im hohen Alter eine deutliche *Schleimhautatrophie* in den meisten – wenn nicht allen – Abschnitten des Verdauungstraktes, insbesondere auch im Dünndarm. Die Krypten enthalten weniger Zellen, und die Proliferationstätigkeit an deren Grund erscheint weniger lebhaft als bei jungen erwachsenen Tieren. Beim *Menschen* gewinnt man den Eindruck eines ähnlichen Involutionsvorganges. Allerdings sind die Darmepithelien bei autoptischen Untersuchungen oft nicht mehr gut erhalten, und quantitative Angaben über bioptische Befunde bei hochbetagten, gesunden Individuen fehlen verständlicherweise. Die Dünndarmzotten zeigen aber eine erhebliche Verkürzung, vor allem im Alter von mehr als 70–80 Jahren. Über funktionelle Veränderungen besitzen wir ebenfalls keine zuverläßigen Daten. Die Darmmotilität erfährt im Senium wahrscheinlich eine gewisse Drosselung, doch liegen auch darüber keine eingehenden Studien vor. Die Dickdarmdivertikulose wird wohl im höheren Alter gehäuft angetroffen; sie kann aber nicht als eigentliche Alternsveränderung angesehen werden.

205.13. Einflüsse des Alterns auf die Leber und andere Anhangsorgane des Digestionstraktes

Bei allen daraufhin untersuchten Säugern erleidet die *Leber* im fortgeschrittenen Alter eine erhebliche Involution, vor allem infolge Zellverlusts; eine funktionell stark ins Gewicht fallende Störung wird aber – abgesehen von krankhaften Veränderungen – selbst im Senium nicht beobachtet. Die Hepatozyten lassen eine alternsabhängige, zunehmende *Polyploidisierung der Kerne* erkennen, und chemische Studien haben gezeigt, daß die *DNA* der Leberzellkerne bei verschiedenen Spezies im Verlauf des Lebens mehr und mehr *Strangbrüche* aufweist. Führt man bei alten *Tieren* eine ⅔ Teilhepatektomie durch, treten relativ viele Chromosomenaberrationen bzw. pathologische Mitosefiguren auf. Vermutlich sind – ähnlich wie im Fall der Augenlinse – die Reparationsmechanismen im höheren Alter nicht mehr im gleichen Maß wirksam wie bei jugendlichen erwachsenen Tieren. Die *proliferative Reizantwort des Lebergewebes auf Teilhepatektomie* fällt bei alten Tieren leicht verzögert und geringer aus als bei jungen; dafür scheinen die Zellen eine etwas größere Zahl von Teilungen zu durchlaufen. Im übrigen haben wiederholte Teilhepatektomien zur Folge, daß sich die Fähigkeit zur Zellteilungstätigkeit im verbleibenden Lebergewebe verbessert. Dies trifft auch für die *adaptive Enzyminduktion* zu. Bei alten Ratten fällt die Kortison-induzierte *Proteinsynthese* deutlich geringer aus als bei jungen. Die *Enzymaktivität*, bezogen auf den einzelnen Hepatozyten, nimmt mit dem Alter nicht generell ab: Bei einzelnen Enzymen ist die Reduktion erheblich, bei anderen kann man sie nicht nachweisen, oder es besteht sogar eine – vermutlich kompensatorische – Erhöhung der Aktivität.

Beim *Menschen* kennt man die alternsbedingte Gewichtsabnahme der Leber: Je nach Statistik variiert sie für das Alterintervall von 40–80 Jahren zwischen 6% und annähernd 30% (der letztgenannte Wert stammt aus amerikanischen Quellen, der erste aus deutschen); beim weiblichen Geschlecht ist die Altersinvolution des Organs im allgemeinen deutlicher ausgeprägt als beim männlichen. Mit der Verminderung der Parenchymmasse geht meistens eine relative – u. U. auch absolute – Vermehrung des kollagenen Bindegewebes einher. In den meisten Fällen findet sich in den zentrolobulären Anteilen des Leberparenchyms eine mit dem Alter zunehmende Lipofuszinose, die – falls sie mit einer Atrophie des Organs verbunden ist – zum Begriff der *»braunen Atrophie«* geführt hat. Auch beim Menschen zeigt sich im hohen Alter eine deutlich *herabgesetzte Fähigkeit der Leber* zur *adaptiven Enzyminduktion*. Die im Senium recht oft erkennbare Herabsetzung der Albuminkonzentration im Blutserum hängt wahrscheinlich – wenigstens teilweise – mit einer reduzierten Syntheseleistung der Hepatozyten zusammen.

Der exokrine Anteil des *Pankreas* läßt im hohen Alter keine erhebliche funktionelle Insuffizienz erkennen, sofern nicht krankhafte Prozesse vorliegen. Morphologisch bemerkt man jedoch häufig ein wechselndes Maß von Atrophie mit/bei Hyperplasie des Epithels in den Ausführungsgängen, einer periduktalen Fibrose, gelegentlichen Ausweitungen des Gangsystems und einer wechselnden Lipomatose. Andere *Speicheldrüsen* (z. B. Glandula parotis) zeigen ebenfalls eine mäßige Involution. Eine klinisch ins Gewicht fallende Xerostomie gehört indessen nicht zu den reinen Alternserscheinungen. Die *Gallenblase* weist im Senium auch ein gewisses Maß von Atrophie auf. Eine Cholelithiasis gehört nicht zum reinen Altern; sie ist immer als krankhaft anzusehen.

Beispiele:

- Nach *⅔-Teilhepatektomie* treten bei jugendlichen *Ratten* 99,8% der Hepatozyten in *Proliferation*, bei senilen Ratten jedoch nur 77%. Offenbar nimmt mit dem Alter die sog. »non growth fraction« zu.
- Bei *Laboratoriumstieren läßt sich die mit zunehmendem Alter verminderte Fähigkeit der Leber zur adaptiven Enzyminduktion* durch viele Beispiele belegen (z. B. Glukose-stimulierte Adaptation der hepatischen Glukokinase-Aktivität, Hunger-stimulierte Adaptation der hepatischen Tyrosin-Aminotransferase-Aktivität u. a. m.).

205.14. Die sog. Alterslunge

Morphologisch erkennt man an Lungen hochbetagter Individuen als mehr oder weniger regelmäßigen Befund eine *gewisse Dilatation der Azini und Ductus alveolares*, wobei eine *mäßige Rarefizierung der interalveolären Septen* und eine deutlich vermehrte Fenestration zwischen den Alveolen *(Ausweitung der Kohn'schen Poren)* mit eine Rolle spielen. Die Veränderungen sind indessen nicht so ausgeprägt, daß man berechtigt wäre, von einem diffus-atrophischen, panazinären senilen Lungenemphysem zu sprechen. In den interalveolären Septen stellt man überdies einen *etwas erhöhten Gehalt an feinen kollagenen Fasern* fest, und die Basalmembranen erscheinen z. T. leicht verdickt. Herde von Atelektase-Induration treten im hohen Alter gehäuft auf, können aber nicht als Bestandteil des natürlichen Alterns bezeichnet werden. Dasselbe gilt für die Amyloidose der Lungen, die bei etwa 30% der mehr als 85 Jahre alten Personen in Erscheinung tritt. Das *elastische Fasernetz* der Lungen ist im hohen Alter offensichtlich nicht mehr gleich wirksam wie bei jungen Individuen. Quantitative morphologische Angaben zu dieser Frage konnten wir indessen nicht finden. Gesamthaft betrachtet, *nimmt die respiratorische Oberfläche der Lungen mit dem Alter ab*, nicht zuletzt auch wegen der erwähnten Dilatation der Kohn'schen Poren.

Funktionell äußern sich die alternsbedingten Veränderungen des pulmonalen Gewebes in einer annähernd linearen *Verminderung der Vitalkapazität*, einer weniger deutlich ausgeprägten *Reduktion des respiratorischen Reservevolumens* und einer *Erhöhung des Resi-*

dualvolumens, während die inspiratorische Kapazität nur eine geringe Änderung zeigt. Die sigmoide Kurve, die sich aus den *statischen Volumen-Lungeninnendruck-Beziehungen* ergibt, erfährt mit dem Alter eine mehr oder weniger ausgeprägte Verschiebung nach rechts. Von besonderem Interesse ist die Feststellung, daß die *durchschnittliche maximale Sauerstoffaufnahme* durch die Lungen ungefähr als lineare Funktion des Alters zurückgeht.

Beispiele:
- Die *Vitalkapazität der Lungen* reduziert sich bei Männern im Alter von 20–60 Jahren von im Mittel 4,8 Litern auf 4 Liter, bei Frauen von 4 Litern auf 3,4 Liter.
- Die *durchschnittliche maximale Sauerstoffaufnahme* durch die Lungen beträgt bei Männern im Alter von 23,5 Jahren 47,9 ml/(kg · min), bei Greisen im Alter von 81,3 Jahren nur mehr 21,2 ml/(kg · min).
- Eine Zunahme der *Intima(myo)fibrose* sog. *muskulärer Lungenarterien* als Funktion des Alters beobachtet man nur bei ungefähr der Hälfte der Population.
- Je nach Exposition wird in den Lungen mit der Zeit mehr und mehr *partikuläres, unlösliches Material* (u. a. anthrakotisches »Pigment«, andere Staubarten) angehäuft und zum guten Teil in die regionären Lymphknoten transloziert: Diese Veränderung ist selbstverständlich nicht im engeren Sinn »alternsbedingt«, nimmt aber als Funktion des Alters zu.

205.15. Beobachtungen über Struktur und Funktionen der Nieren bei alternden Individuen

Morphologisch zeigt sich deutlich, daß ein erheblicher Teil der alternsbedingten Veränderungen *vaskulärer Genese* ist (S. 481). Die Grenze zwischen »natürlicher« und krankhafter Arteriolosklerose läßt sich kaum scharf ziehen. Tatsache ist, daß die Nieren bei hochbetagten Individuen fast immer einen mehr oder weniger ausgeprägten, herdförmigen Schwund intakter *Glomeruli* erkennen lassen. Diese fallen in der Regel der Vernarbung *(Hyalinose)* anheim. Streng genommen, muß man diese Veränderungen dem »pathophysiologischen Altern« zuordnen, man begegnet ihnen aber so häufig, daß sie hier Erwähnung finden müssen. In noch erhaltenen Glomeruli zeigt sich mit zunehmendem Alter eine *Vermehrung der mesangialen Matrix*, eine *Verdickung der Basalmembran* der Präkapillarschlingen, eine *Verminderung der Zell- und damit Kernzahl pro Glomerulus* in der Mehrzahl der Nierenkörperchen und eine gewisse Verkleinerung der Kerne. Hie und da treten vergrößerte Glomeruli auf. Das *interstitielle Bindegewebe* zeigt einen relativen, vermutlich mehrheitlich auch einen absoluten *Zuwachs*. Die *tubulären Epithelien* weisen, sofern das betreffende Nephron im wesentlichen noch intakt ist, keine auffällige Atrophie auf. Quantitative Angaben zu dieser Frage stehen jedoch aus. Wahrscheinlich haben wir es z. T. mit einer gewissen kompensatorischen Hypertrophie der erhaltenen Nephronen zu tun. Die *Arterien* lassen die früher schon erwähnten Veränderungen erkennen (S. 481) und nehmen mit dem Alter einen mehr und mehr spiraligen Verlauf, besonders die Aa. interlobulares. Das *Gewicht beider Nieren*, das bei Individuen im Alter von 25 Jahren ungefähr 330 g beträgt, beläuft sich bei Greisen in den Neunziger-Jahren nur mehr auf durchschnittlich 215 g.

Funktionell äußern sich die genannten Veränderungen u. a. in einer graduellen, ab 45 Jahren dem Alter ungefähr proportionalen *Verminderung des effektiven renalen Plasmaflusses* auf weniger als die Hälfte des bei Jugendlichen gefundenen Wertes, einer *Reduktion der glomerulären Filtration* annähernd desselben Ausmaßes, einer *Herabsetzung der Harnstoffclearance* auf etwa 60% (80–90-jährige Greise) und einer ungefähr gleich starken *Einschränkung der Fähigkeit zur tubulären Resorption* verschiedenster Substanzen. Die Anpassungskapazität der Nieren hinsichtlich Verdünnung oder Konzentrierung sowie Veränderungen des pH, Elektrolytgehaltes des Urins u. a. m. erleiden im hohen Alter eine entsprechende Einbuße. Allerdings zeigt sich dies nur bei besonders schwerer Belastung des renalen Ausscheidungsapparates.

Beispiele:
- Bei der *Hyalinisierung kortikaler Glomeruli* kommt es oft zu einer Obliteration des zugehörigen Vas afferens; im Gegensatz dazu beobachtet man bei *vernarbenden juxtamedullären Glomeruli* häufig die Bildung durchgängiger »Shunts« zwischen Vas afferens und Vas efferens.
- Die *glomeruläre Filtrationsrate* nimmt im Mittel bis ins Alter von etwa 50 Jahren nur leicht, danach stärker ab.
- Die *Kreatininclearance* bleibt bei Erwachsenen bis ins Alter von ungefähr 30 Jahren relativ konstant, danach sinkt sie einigermaßen linear ab und beträgt bei 80-Jährigen nur mehr 65% des früheren Wertes.
- Mit zunehmendem Alter machen die *Glomeruli* einen immer kleineren Teil des Nierengewebes aus. Abgesehen von Vernarbungen und einer mäßigen Zunahme des interstitiellen Bindegewebes, beruht dies auf einer relativen (selten absoluten) Zunahme des tubulären Gesamtvolumens.
- Das Ausmaß der *glomerulären Hyalinisierung* ist *subkapsulär* am größten.

205.16. Die »alternde« Haut

Epidermis und ihre Anhangsgebilde

Die *epidermale Atrophie* als Funktion des Alterns ist aus der Humanmedizin gut bekannt. Tierversuche haben deutlich gemacht, daß im höheren Alter sowohl die *Proliferationstätigkeit* als auch die *Regenerationskapazität* der Epidermis eine Einbuße erleiden, allerdings mit erheblichen regionalen Unterschieden. Der *RNA-Gehalt* der Epidermiszellen nimmt im Senium ebenfalls erheblich ab. Das *Ergrauen der Haare* ebenso wie der *Haarausfall* im Kopfbereich hängen, wie schon erwähnt wurde, in erster Linie von genetischen Faktoren ab, die Alopezie zudem von endokrinen Einflüssen. Besteht eine Disposition zu Grauwerden der Haare und Haarausfall, nehmen die beiden Veränderungen – allerdings oft in ungleichem Maß – mit dem Alter zu. Die relative und absolute Zahl von *Pigmentzellen (Melanozyten)* pro Flächeneinheit der

Haut erfährt an den meisten Stellen eine Reduktion. Umgekehrt tritt die sog. *Lentigo senilis* vermehrt in Erscheinung, vor allem auch an lichtexponierten Stellen, so daß wir hier von einer »Pigmentverschiebung« reden können. Man unterscheidet die klein- und die großfleckige Form der Lentigo senilis sowie ein sog. *Leukomelanoderm*. Die *Talgdrüsen* erscheinen teils etwas atrophisch, teils nehmen sie an Größe zu. *Schweißdrüsen* und *apokrine Drüsen* lassen eine mehr oder weniger deutliche altersabhängige Involution erkennen, wobei an diesen Strukturen z. T. eine vermehrte Lipofuszineinlagerung auffällt. Das Wachstum der *Nägel* geht mit dem Alter nur teilweise zurück; neben individuellen Unterschieden in dieser Hinsicht beobachtet man auch zyklische Variationen.

Dermis

Die *Lederhaut (Corium cutis)* weist die früher schon erwähnten Veränderungen auf, im besonderen eine zumindest relative Verminderung der Fibroblasten (Fibrozyten)-Zahl; das Auftreten dicker Kollagenbündel; eine vermehrte Vernetzung des Kollagens, verbunden – vor allem an exponierten Stellen – mit einer Reduktion des löslichen Anteils; eine relative und absolute Verarmung an Proteoglykanen, im besonderen Hyaluronsäure und Dermatansulfat, in geringem Maß auch Chondroitinsulfaten u. a. m. Typischerweise zeigt die Altershaut eine *erhöhte Stabilität des Kollagens*, verbunden mit einer deutlich *verminderten Verformbarkeit und Elastizität*, was sich z. B. an Hautfalten beobachten läßt. Die sog. Elastose der Haut finden wir in erster Linie an lichtexponierten Stellen, was auf aktinische Einflüsse hinweist (S. 1438). Die Zahl *Meissner'schen Körperchen* reduziert sich mit dem Alter; zudem lassen diese Gebilde eine weniger geordnete Strukturierung erkennen. Andere Nervenendigungen scheinen ebenfalls regressive Veränderungen zu erfahren. Die *kleinen Blutgefäße* sind in hohem Alter *in geringerer Zahl* erkennbar als bei jungen Individuen; offenbar kommt es da und dort zur Rückbildung bzw. Obliteration. Zudem besteht eine Neigung zur Bildung von *Teleangiektasien*.

Beispiele:

- Zu den »*typischen Altersveränderungen der Haut*« gehören u. a. Faltenbildung, ein vermehrtes Auftreten der verschiedensten – überwiegend gutartigen – umschriebenen *epithelialen Wucherungen, Teleangiektasien* und *Hämangiom-ähnliche Bildungen, senile Lentigines*, herdweise eine »*senile Talgdrüsenhyperplasie*« u. a. m. Auf das vermehrte Auftreten von Hautkarzinomen an lichtexponierten Stellen wurde schon aufmerksam gemacht (S. 1438).
- Besondere, dem »Altern der Haut« ähnliche, aber wesensmäßig getrennt zu betrachtende Veränderungen finden sich u. a. bei der *Progerie der Kinder (Hutchinson-Gilford-Syndrom)*, der *Progerie der Erwachsenen (Werner-Syndrom)* u. a. m.

Literatur

Åstrand, I., Åstrand, P. O., Hallbäck I., Kilbom, A.: Reduction in maximal oxygen uptake with age. J. Appl. Physiol. *35*, 649 (1973) — *Bistrian, B. R., Sherman, M., Blackburn, G. L., Marshall, R., Shaw, C.:* Cellular immunity in adult marasmus. Arch. Intern. Med. *137*, 1408 (1977) — *Bourne, G. H.:* Lipofuscin. In: Neurobiological aspects of maturation and aging (D. H. Ford, ed.). Progress in brain research, p. 187. New York: Elsevier 1973 — *Brody, H.:* Aging of the vertebrate brain. In: Development and aging in the nervous system (M. Rockstein, M. Sussman, eds.), p. 121. New York: Academic Press 1973 — *Bürgi, H., Hedinger, C.:* Histologische Hodenveränderungen im hohen Alter. Schweiz. Med. Wschr. *89*, 1236 (1959) — *Davis, P. J., Davis, F. B.:* Hyperthyroidism in patients over the age of 60 years; clinical features in 85 patients. Medicine *53*, 161 (1974) — *de Estable-Puig, R. F., de Estable-Puig, J. F.:* Vacuolar degeneration in neurons of aging rats. Virchows Arch. B. Cell Path. *17*, 337 (1975) — *Delling, G.:* Altersabhängige Skelettveränderungen. Klin. Wschr. *52*, 318 (1974) — *Denckla, W. D.:* Role of the pituitary and thyroid glands in the decline of minimal O_2 consumption with age. J. Clin. Invest. *53*, 572 (1974) — *Finch, C. E.:* Physiolocigal changes of aging in mammals. Quart. Rev. Biol. *51*, 49 (1976) — *Finch, C. E.:* Neuroendocrine and autonomic aspects of aging. In: Handbook of the biology of aging (J. E. Birren, ed.), chap. 11. New York: van Nostrand Reinhold 1976 — *Finch, C. E., Potter, D. E., Kenny, A. D.* (eds.): Parkinson's disease – II: aging and neuroendocrine relationships. New York: Plenum Press 1978 — *Fox, R. H., MacGibbon, R., Davies, L., Woodward, P. M.:* Problem of the old and the cold. Br. Med. J. *1973 I*, 21 — *Gershon, S., Raskin, A.* (eds.): Aging, vol. 2: Genesis and treatment of psychologic disorders in the elderly. New York: Raven Press 1975 — *Girard, J. P., Paychere, M., Fernandes, B.:* Cell-mediated immunity in old patients. Tentative immunological stimulation with various agents. Allergol. Immunopathol. (Madr.) *4*, 185 (1976) — *Gusseck, D. J.:* Endocrine mechanisms and aging. In: Advances in gerontological research (B. L. Strehler, ed.), vol. 4, p. 105. New York: Academic Press 1972 — *Hall, D. A.:* The ageing of connective tissue. London: Academic Press 1976 — *Hanley, T:* »*Neuronal Fall-out« in aging brain: A critical review of the quantitative data. Age and Ageing 3*, 133 (1974) — *Harbitz, Th. B.:* Morphometric studies of the Leydig cells in elderly men with special reference to the histology of the prostate. Acta Path. Microbiol. Scand. Sect. A *81*, 301 (1973) — *Harbitz, Th. B.:* Morphometric studies of the seminiferous tubules in elderly men with special reference to the histology of the prostate. Acta Path. Microbiol. Scand. Sect. A *81*, 843 (1973) — *Holle, G.* (red.): Altern. In: Hdb. der Allgemeinen Pathologie, Bd. VI, Teil 4 (Altmann et al., Hrsg.). Berlin-Heidelberg-New York: Springer 1972 — *Kistner, R. W.:* The menopause. Clin. Obstet. Gynecol. *16*, 106 (1973) — *Leith, J. T.:* Comparison of the effects of epidermal chalone in young and aging mice. Cell Tissue Kinet. *11*, 433 (1978) — *Lillie, R. D., Pizzolato, Ph., Strong, J. P.:* Elastin VII: Aging effects on vascular elastica staining by oil soluble nigrosin dyes. Virchows Arch. A Path. Anat. *371*, 323 (1976) — *Makinodan, T.:* Prevention and restoration of age-associated impaired normal immune functions. In: Aging, vol. 8 (A. Cherkin et al., eds.). New York: Raven Press 1979 — *McLachlan, M. S. F., Guthrie, J. C., Anderson, C. K., Fulker, M. J.:* Vascular and glomerular changes in the ageing kidney. J. Path. *121*, 65 (1977) — *Meier-Ruge, W., Gygax, P., Hunziker, O., Schieweck, Ch.:* Contribution à la physiopathologie du cerveau âgé. Rev. Méd. Fonct. *8*, 177 (1974) — *Meier-Ruge, W., Enz, A., Gygax, P., Hunziker, O., Iwangoff, P., Reichlmeier, K.:* Experimental pathology in basic research of the aging brain. In: Aging, vol. 2 (S. Gershon, A. Raskin, eds.). New York: Raven Press 1975 — *Platt, D.:* Altern – Zentralnervensystem – Pharmaka – Stoffwechsel. Stuttgart: Schattauer 1974 — *Roth, G. S.:* Age-related changes in specific glucocorticoid binding by steroid-responsive tissues of rats. Endocrinology *94*, 82 (1974) — *Roth, G. S.:* Altered hormone binding and responsiveness during aging. Proc. 10th Intern. Congr. Gerontology *1*, 44 (1975) — *Rubens, R., Dhont, M., Vermeulen, A.:* Further studies on

Leydig cell function in old age. J. Clin. Endocrinol. Metab. *39*, 40 (1974) — *Sacher, G. A.*: Life table modification and prolongation. In: Handbook of the biology of aging (J. E. Birren, ed.), chap. 24. New York: Van Nostrand Reinhold 1976 — *Sherman, B. M., West, J. H., Korenman, S. G.*: The menopausal transition: Analysis of LH, FSH, estradiol and progesterone concentrations during menstrual cycles of older women. J. Clin. Endocrinol. Metab. *42*, 629 (1976) — *Spencer, S. K., Kierland, R. R.*: The aging skin: Problems and their causes. Geriatrics *24*, 81 (1970) — *Schroder, U., Tougaard, L.*: Age changes in the quantity of hematopoietic tissue. Acta Path. Microbiol. Scand. Sect. A *85*, 559 (1977) — *Tonna, E. A.*: Assessment of skeletal aging using the ^{3}H-proline topographic labeling method. Lab. Invest. *35*, 221 (1976) — *Vermeulen, A.*: The hormonal activity of the postmenopausal ovary. J. Clin. Endocrinol. Metab. *42*, 247 (1976) — *Walford, R. L.*: The immunologic theory of aging: Current status. Fed. Proc. *33* 2020 (1974) — *Walton, K. W.*: Studies on the pathogenesis of corneal arcus formation. I. The human corneal arcus and its relation to atherosclerosis as studied by immunofluorescence. J. Path. *111*, 263 (1973) — *Warren, A.*: The anatomy of aging in man and animals. New York: Grune & Stratton 1971

206. Altern des Gesamtorganismus: Einige Betrachtungen

Die alternsabhängigen Veränderungen auf der Stufe von Geweben/Organen ergeben – wie aus den oben gemachten, nur skizzenhaften Angaben hervorgeht – ein sehr vielfältiges Bild. Inbezug auf den Gesamtorganismus treten neue Gesichtspunkte hinzu, indem die verschiedenen Körperteile, Gewebe, Organe und Organsysteme ein hohes Maß von Interdependenz aufweisen. Anscheinend leichte Veränderungen im einen können u. U. schwere Folgen in einem anderen System nach sich ziehen. Das Altern des Gesamtorganismus stellt uns somit vor eine Problematik, die über die Summierung von Alterationen einzelner Gewebe und Organe hinausgeht. Im wesentlichen geht es darum zu erfahren, ob, auf welche Weise und in welchem Ausmaß der Körper als Funktion des Alterns die Fähigkeit verliert, den Anforderungen des Lebens zu genügen, d. h. auch ohne Hinzutreten eines krankhaften Prozesses i. e. S. In diesem Zusammenhang kommt der Aufrechterhaltung der Homöostase und der Regulationsmechanismen, von der diese abhängt, besondere Bedeutung zu. Die alternsabhängigen Veränderungen des Organismus kann man daher als das Resultat einer komplexen Folge von Veränderungen auf verschiedenen Stufen der biologischen Organisation verstehen, wobei die einzelnen Störungen zusammen offenbar eine superadditive Wirkung erzielen.

206.1. Bemerkungen zur Lebenserwartung

Bei den meisten Spezies fluktuiert die altersspezifische Mortalitätsrate bis zu einem gewissen Alter, von dem an die Wahrscheinlichkeit zu sterben mit der Zeit progressiv zunimmt. Dies trifft auch für den Menschen zu, indem hier nach dem Alter von 30 Jahren die sog. »force of mortality« ungefähr alle 8 Jahre eine Verdoppelung erfährt. Es ist von Interesse, daß diese sog. *Gompertz'sche Funktion* (bzw. Modifikationen derselben), wenn man von interkurrenten Krankheiten, Unfällen und anderen, mit dem Altern in keiner Beziehung stehenden Ereignissen absieht, im Verlauf des letzten Jahrhunderts erstaunlich konstant blieb. Ebenso auffällig – und nicht ohne weiteres verständlich – erscheint die Feststellung, daß die Gompertz'schen Kurven für verschiedene Spezies, z. B. Menschen und Mäuse, ungefähr parallel laufen. Die altersspezifischen Mortalitätsraten divergieren in erster Linie in der Kindheit und im frühen Erwachsenenalter. Dies kann an sich nicht verwundern, denn medizinisch-hygienische Verbesserungen, die Bekämpfung und/oder Vermeidung von Infektionskrankheiten, die Hebung der Ernährungsqualität u. a. m. wirken sich vor allem im ersten Lebensabschnitt günstig aus. Umgekehrt darf man aus diesen Beobachtungen die Vermutung entnehmen, die Fortschritte, die wir in den letzten hundert Jahren in sozialer und medizinischer Hinsicht gemacht haben, seien inbezug auf den Alternsprozeß und die mit ihm zusammenhängenden Krankheiten, wie z. B. Arteriosklerose und den Großteil der bösartigen Neoplasien, ohne tiefgreifenden Einfluß geblieben. Es besteht natürlich die Möglichkeit, daß erfolgreiche Entwicklungen auf dem einen Gebiet (z. B. Ernährung) durch gegensinnige Modifikationen in anderen Bereichen (z. B. die Rauchergewohnheiten oder andere, nachteilige exogene Faktoren, die mit der Industrialisierung und veränderten Lebensgewohnheiten zu tun haben) ungefähr kompensiert werden. Aber selbst dort, wo in der Population im Verlauf der Jahrzehnte eine Verlängerung der medialen Lebensdauer beobachtet wurde, zeigt die Gompertz'sche Kurve im wesentlichen nur eine Verlagerung nach rechts, nicht aber eine deutliche Abflachung. Dies wird von vielen Gerontologen als Hinweis auf die Existenz eines *»gemeinsamen Faktors«* betrachtet, welcher der mit dem Alter exponentiell ansteigenden Mortalitätstendenz zugrunde liegt. Die Annahme liegt nahe, hier hätten wir es mit einem Vorgang zu tun, der durch Umweltfaktoren relativ wenig beeinflußt wird, d. h. einem Prozeß, der dem *»physiologischen Altern«* entspräche.

206.2. Homöostase und Altern

Durch alle Beobachtungen zum Prozeß des Alterns zieht sich die Feststellung, daß im Verlauf des späteren Lebens die *Fähigkeit des Organismus zur Adaptation* an die verschiedensten Situationen, die durch eine vorübergehende Störung der Homöostase gekennzeichnet sind, *abnimmt*. Diese Reduktion von Anpassungsvorgängen bezieht sich sowohl auf die Geschwindigkeit als auch auf das Ausmaß, z. T. sogar auf die

Qualität der letzteren. Untersuchungen, die auf die Erfassung dieser Zusammenhänge hinzielen, müssen sich einer »standardisierten Störung« bedienen, um den zeitlichen Ablauf und die Angemessenheit der Antwort des Organismus prüfen zu können. Im Rahmen solcher Studien konnte beispielsweise gezeigt werden, daß mit dem Alter nicht alle Körperfunktionen und deren Kontrollmechanismen im gleichen Maß eine Einschränkung zeigen.

Beispiel:

- In der Reihenfolge zunehmender, *alternsbedingter Verminderungen der Leistungs- und Adaptationsfähigkeit einzelner Systeme* sind für den *Menschen* u. a. zu nennen (in Klammer: prozentualer Abfall im Alter von 30–80 Jahren): *Nüchternblutzucker* (0%); *Geschwindigkeit der Erregungsleitung an Nerven* und *allgemeine zelluläre Enzymaktivität* (– 15%); kardialer Index bei Ruhe (– 30%); *Vitalkapazität der Lungen* und *effektiver renaler Plasmafluß* (– 50%); *maximale Atmungskapazität* (– 60%) sowie *maximale Arbeitsrate* und *maximale Sauerstoffaufnahme-Rate* (– 70%).

Diese Beispiele zeigen, daß *im Senium die Atmung relativ am stärksten eingeschränkt* ist. Von den *Kontrollmechanismen*, die bei den verschiedenen Körperfunktionen im Spiel sind, werden ebenfalls nicht alle in gleichem Maß vom Altern beeinflußt. Die *neuromuskuläre Koordination* beginnt schon im Alter von 40 Jahren an Wirksamkeit zu verlieren, während beispielsweise die rohe Muskelkraft bis ins Alter von 65–70 Jahren annähernd konstant bleibt. Die *Temperaturregulation* erweist sich bei Greisen als wesentlich weniger effizient als bei jüngeren Erwachsenen. *Ein* Grund hierfür liegt darin, daß die Gesamtmasse wärmeerzeugender Zellen mit der Zeit abnimmt; vor allem deswegen geht mit dem Alter auch der *Grundumsatz* zurück. Allerdings bleibt hervorzuheben, daß zudem die *Ansprechbarkeit* der Erfolgszellen auf *hormonale Stimulation* im Senium deutlich *vermindert* sein kann. Über die Frage einer alternsbedingten Verringerung der Leistungsfähigkeit des *autonomen Nervensystems* liegen keine schlüssigen Berichte vor, im besonderen nicht, was die regulatorischen Aufgaben des Sympathikus und Parasympathikus anbelangt. Die *metabolischen Vorgänge* im alternden Organismus können nicht ohne Berücksichtigung der *veränderten Zusammensetzung von Geweben bzw. Organen* beurteilt werden. So zeigt sich beispielsweise, daß der Grundumsatz von Greisen, bezogen auf die Einheit *Körperwasser*, ungefähr gleich groß ist wie der junger Individuen. Der relative Gehalt an *Fett* nimmt im Altersintervall von 25–70 Jahren durchschnittlich von 14% auf 30% zu, während der des Wassers von 61% auf 53% absinkt, und die *soliden Zellanteile* eine Reduktion von 19% auf 12% erkennen lassen. Der Anteil der *im Knochen eingebauten Mineralien* vermindert sich in dieser Zeit von 6% auf 5%. Das Verhältnis des *Körper-Kaliums* zum fettfreien Körpergewicht verringert sich im Altersintervall von 20–85 Jahren bei Männern von ungefähr 73 mAeq/kg auf etwas weniger als 50 mAeq/kg; Frauen zeigen in dieser Hinsicht schon in jüngeren Jahren geringere Werte. Bei Greisen finden sich keine sicheren Geschlechtsunterschiede mehr, was diesen Quotienten anbelangt. Von Interesse ist die Beobachtung, daß in einer wohlernährten Population (männliche Individuen aus Paris) die *Dicke iliakaler Hautfalten* im Alter von 45 Jahren ein Maximum erreicht (12 mm), um dann abzunehmen (etwa 8 mm im Alter von 75 Jahren), während bei den ebenfalls der kaukasischen Rasse angehörenden Kabylen der entsprechende Wert im Verlauf des Lebens von ungefähr 5 mm auf 6 mm zunimmt. Hier ist daran zu erinnern, daß man mit der Hautfalte die Dicke der Dermis und eines Teils des subkutanen Fettgewebes mißt. Am *Handrücken* nimmt die Hautfaltendicke relativ stärker ab.

Das, was die Amerikaner als »*vigor*« (»Lebenskraft«) bezeichnen und im wesentlichen eine Reihe von Eigenschaften, wie Arbeitskapazität, psychomotorische Leistungsfähigkeit, Kreativität und Durchhaltevermögen, umfaßt, nimmt im Alter nach Angaben der meisten Autoren ab, ungefähr parallel zur Gompertz'schen Kurve. Bei vielen Greisen reduziert sich zudem die *Eßlust*, was eine herabgesetzte Kalorienzufuhr bedeutet. Wesentlich ist die mit dem Altern verbundene Verminderung der Fähigkeit, einem erheblichen Temperaturwechsel in der Außenwelt zu begegnen. In besonderem Maß trifft dies für die *Kälte* zu: Im Senium besteht eine erhöhte *Hypothermie-Gefahr*. Aber auch Fälle von *Hyperthermie (Hitzschlag)* werden bei Leuten im Alter von mehr als 60 Jahren gehäuft beobachtet. Die Veränderungen im *Wasser-, Elektrolyt- und Säuren-Basen-Haushalt*, die man als Funktion des Alterns feststellen kann, wurden schon anläßlich der Besprechung der »Altersniere« erwähnt.

206.3. Das gehäufte Auftreten von Krankheiten im höheren Alter

Obwohl eine große Zahl von Krankheiten mit zunehmendem Alter relativ vermehrt auftritt, zeichnen sich doch einige Unterschiede ab. Im wesentlichen lassen sich drei Gruppen von Leiden auseinanderhalten, die sich je durch bestimmte Besonderheiten kennzeichnen:

a) Prozesse, die in mehr oder weniger ausgeprägter Form *bei allen alternden Individuen* zu beobachten sind, und die im allgemeinen einen progressiven Verlauf nehmen, umfassen u. a. die *Arteriosklerose*, der wichtigsten Krankheit des Menschen überhaupt. Wahrscheinlich würden die meisten Individuen im hohen Alter – sofern sie nicht vorher einer andersartigen Störung erliegen – an den Folgen dieser fortschreitenden Gefäßveränderung zugrunde gehen. In gewissem Maß, wenn auch nicht mit denselben, potentiell fatalen Folgen wie im Fall der Arteriosklerose, gehören ferner progressive Veränderungen bradytropher Gewebe in diese Gruppe, im besonderen die *Arthro(no)se*, die manchem Greisen das Leben erschwert.

b) Die zweite Kategorie bezieht sich auf *Krankheiten*, die im Alter in der Regel mit zunehmender Häufigkeit auftreten, die jedoch *nicht alle Individuen* befallen. Hier sind in erster Linie gutartige und – noch viel wichtiger – *maligne neoplastische Prozesse* zu nennen, zum mindesten solche einer bestimmten Art (viele Karzinome, besondere Leukämieformen u. a. m.). Es wurde schon früher erwähnt, daß gewisse Neubildungen, wie der Wilms-Tumor im Kindesalter, Osteosarkome bei Jugendlichen u. a. m., keine mit dem Alter progredient zunehmende Inzidenz erkennen lassen, sondern ihren Häufigkeitsgipfel früher zeigen. Dies gilt auch für einige Leukämietypen. Für die große Mehrzahl der bösartigen Geschwülste gilt indessen die Erfahrung, daß sie – bezogen auf die in einem bestimmten Altersintervall noch lebende Population – in der Seneszenz gehäuft in Erscheinung treten. Weitere Leiden der Gruppe b) sind z. B. der *Diabetes mellitus* (Erwachsenen-Typ), die *arterielle Hypertonie*, *mit Schrumpfungen verbundene Nierenkrankheiten*, die *Amyloidose, benigne monoklonale Gammopathien, Autoimmunkrankheiten* u. a. m.
c) Eine dritte Gruppe von Krankheiten entspricht *interkurrenten Affektionen*, die an sich mit dem Altern nichts zu tun haben, die aber vom senilen Individuum u. U. weniger leicht überwunden werden als vom Jugendlichen. Hierhin gehören die zahlreichen *Infektionskrankheiten*, im besonderen *Pneumonien, Influenza* u. a., ferner *Intoxikationen* und *traumatisch bedingte Schäden*.
Hinsichtlich Häufigkeit stehen *kardiovaskuläre Komplikationen* deutlich an der Spitze, gefolgt von *malignen neoplastischen Prozessen* und weiteren Affektionen. Was die bösartigen Neubildungen anbelangt, findet man bei Greisen nicht selten mehr als eine Primärgeschwulst. Auch Kombinationen z. B. von chronischer lymphatischer Leukämie und einem malignen Tumor begegnen wir recht oft. Zudem entdeckt man anläßlich der Autopsie bei gründlicher Untersuchung der Organe wesentlich häufiger, als dies aus den klinischen Daten hervorzugehen scheint, infiltrativ wachsende Neoplasmen im Anfangsstadium ihrer Entwicklung. So fand sich im Rahmen einer schwedischen Studie bei annähernd der Hälfte von Männern im Alter von 80–90 Jahren in Stufenschnitten der Prostata ein Karzinom; klinisch manifestierte sich nur ein Teil dieser Neoplasmen.

206.4. Umwelteinflüsse auf das Altern

Die *Ernährungsweise* kann einen erheblichen Einfluß auf die mittlere Lebensdauer einer Population haben. Nachteilig wirken sich offenbar sowohl eine *kalorische Überernährung* als auch eine *Mangelernährung* bzw. *Unterernährung* aus, während eine *kalorisch etwas beschränkte, aber inbezug auf vollwertige Proteine, Vitamine und Spurenelemente ausreichende Kost* eine günstige Wirkung ausübt. Die letztgenannten Bedingungen werden am ehesten von Individuen erfüllt, die Einsicht in die Notwendigkeit einer gewissen Zurückhaltung haben und dazu auch imstande sind. Ferner begreift man, daß eine qualitativ optimal zusammengesetzte Nahrung im allgemeinen nur in wohlorganisierten Gemeinwesen zur Verfügung steht und von Leuten beschafft werden kann, die es sich leisten können: *Sozio-ökonomische Bedingungen* bestimmen nach der Ansicht der meisten Autoren den *Ernährungszustand* in weit stärkerem Maß als das Altern an sich. Mortalitätsstatistiken bestätigen diese Auffassung weitgehend.
Einen weiteren, wichtigen Faktor bildet die *Güte der ärztlichen Versorgung einer Population*. Es hat sich in verschiedenen Studien gezeigt, daß die relative Zahl von Arztpraxen (vorausgesetzt, daß es sich um gut ausgebildete Mediziner handelt) die Lage der Gompertz'schen Mortalitätskurve erheblich mitbestimmt: Stehen genügend Mediziner und Behandlungsmöglichkeiten zur Verfügung, rückt die Kurve nach rechts. Wahrscheinlich gibt es in dieser Hinsicht ein optimales Verhältnis.
Neuere Studien haben deutlich gemacht, daß der sog. *zirkadiane Rhythmus*, der mindestens zum guten Teil endogener Natur ist, den Alternsprozeß mit beeinflußt. Im besonderen sprechen verschiedene Beobachtungen dafür, daß Störungen dieser mehr oder weniger tageszeitlichen Fluktuationen metabolischer Vorgänge im Körper (z. B. zu starke Diskrepanz zwischen dem endogenen und dem tageszeitlichen Rhythmus) das Altern beschleunigen könnten.
Auf *chronisch-toxische Einwirkungen* aus der Umwelt wurde schon früher hingewiesen (S. 1489). Abgesehen von *Chemikalien* verschiedenster Art ist in diesem Zusammenhang auch die *ionisierende Strahlung* zu erwähnen. Aus Tierversuchen weiß man, daß – zumindest bei Einwirkung einer bestimmten minimalen Dosisrate und Dosis – die mittlere Lebensdauer einer Population eine dosisabhängige Verkürzung erfährt.
Über *lebensverlängernde Mittel* – abgesehen von solchen, die sich gegen bestimmte Krankheiten richten – weiß man noch wenig. Bei Mäusen konnte gezeigt werden, daß hohe Dosen von L-Dopa einen solchen Effekt haben können. Über die Mechanismen ist man sich weitgehend im Unklaren.
Einige zusammenfassende Hinweise auf das Altern finden sich in Abb. 234.

207. Der Tod

Die Begriffe »*Agonie*«, »*Sterben*« und »*Tod*« wurden schon in der Einleitung zu diesem Buch umschrieben (S. 2 und 3). Ebenso kamen dort der »*partielle Tod von Geweben*« und der »*allgemeine Tod des Gesamtorganismus*«, ferner das sog. »*intermediäre Leben*«, die »*Apnoe*«, die »*Asystolie*«, der »*klinische Tod*« und der »*absolute biologische Tod*« des Menschen zur

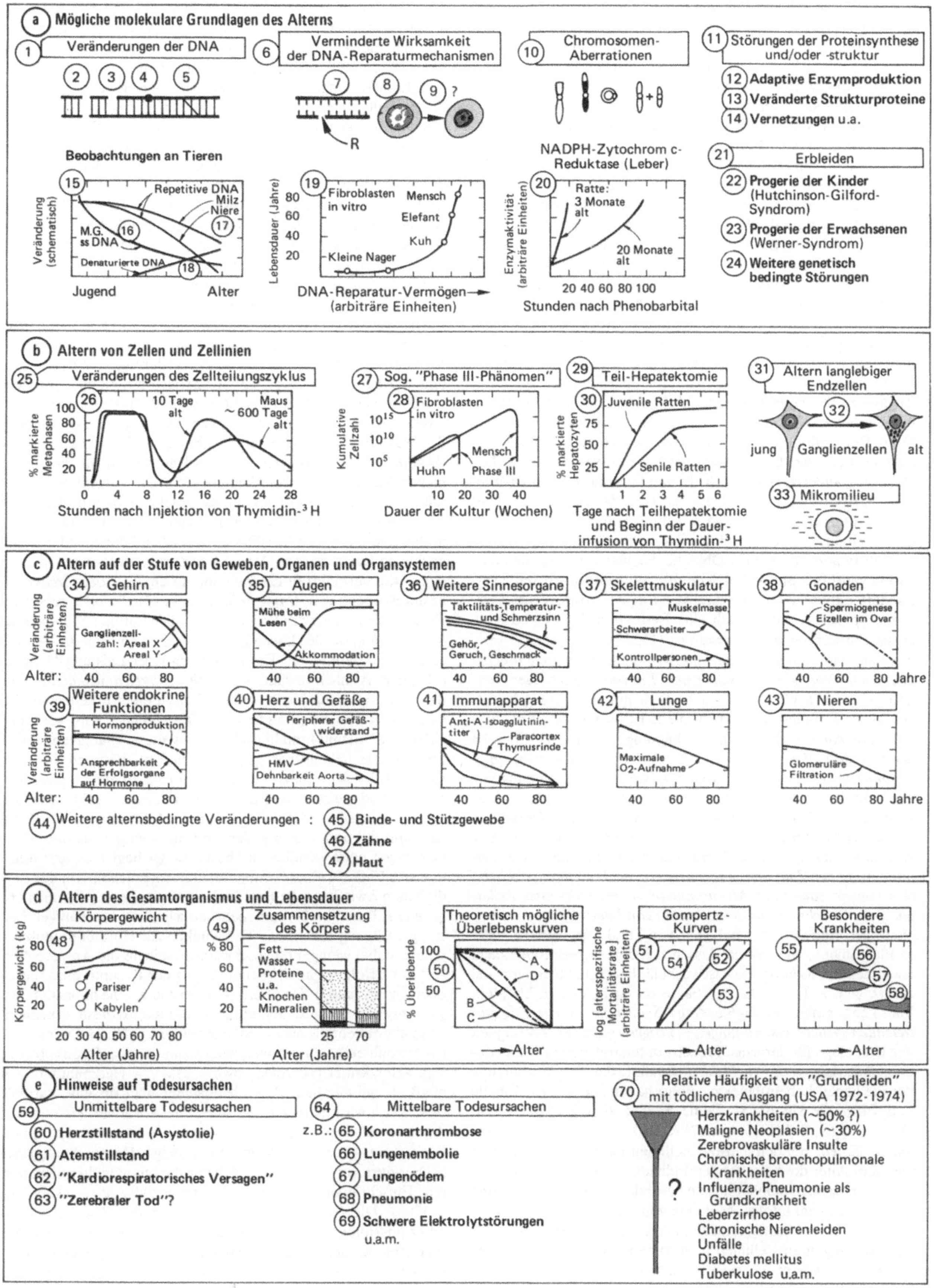

a Mögliche molekulare Grundlagen des Alterns
1 Veränderungen der DNA
2 3 4 5
6 Verminderte Wirksamkeit der DNA-Reparaturmechanismen
7 8 9 ?
R
10 Chromosomen-Aberrationen
11 Störungen der Proteinsynthese und/oder -struktur
12 Adaptive Enzymproduktion
13 Veränderte Strukturproteine
14 Vernetzungen u.a.
Beobachtungen an Tieren
15 Repetitive DNA
Milz
Niere
M.G. ss DNA 16
17
Denaturierte DNA 18
Veränderung (schematisch)
Jugend
Alter
19 Fibroblasten in vitro
Mensch
Elefant
Kuh
Kleine Nager
Lebensdauer (Jahre)
80
60
40
20
DNA-Reparatur-Vermögen (arbiträre Einheiten)
NADPH-Zytochrom c-Reduktase (Leber)
20 Ratte: 3 Monate alt
20 Monate alt
Enzymaktivität (arbiträre Einheiten)
20 40 60 80 100
Stunden nach Phenobarbital
21 Erbleiden
22 Progerie der Kinder (Hutchinson-Gilford-Syndrom)
23 Progerie der Erwachsenen (Werner-Syndrom)
24 Weitere genetisch bedingte Störungen
b Altern von Zellen und Zellinien
25 Veränderungen des Zellteilungszyklus
26 10 Tage alt
Maus ~600 Tage alt
% markierte Metaphasen
100 80 60 40 20
0 4 8 12 16 20 24 28
Stunden nach Injektion von Thymidin-³H
27 Sog. "Phase III-Phänomen"
28 Fibroblasten in vitro
Kumulative Zellzahl
10¹⁵ 10¹⁰ 10⁵
Mensch
Huhn
Phase III
10 20 30 40
Dauer der Kultur (Wochen)
29 Teil-Hepatektomie
30 Juvenile Ratten
Senile Ratten
% markierte Hepatozyten
75 50 25
1 2 3 4 5 6
Tage nach Teilhepatektomie und Beginn der Dauer-infusion von Thymidin-³H
31 Altern langlebiger Endzellen
32
jung
Ganglienzellen
alt
33 Mikromilieu
c Altern auf der Stufe von Geweben, Organen und Organsystemen
34 Gehirn
Veränderung (arbiträre Einheiten)
Ganglienzell-zahl: Areal X Areal Y
35 Augen
Mühe beim Lesen
Akkommodation
36 Weitere Sinnesorgane
Taktilitäts-, Temperatur- und Schmerzsinn
Gehör, Geruch, Geschmack
37 Skelettmuskulatur
Muskelmasse
Schwerarbeiter
Kontrollpersonen
38 Gonaden
Spermiogenese
Eizellen im Ovar
Alter: 40 60 80
40 60 80 Jahre
39 Weitere endokrine Funktionen
Hormonproduktion
Ansprechbarkeit der Erfolgsorgane auf Hormone
40 Herz und Gefäße
Peripherer Gefäß-widerstand
HMV
Dehnbarkeit Aorta
41 Immunapparat
Anti-A-Isoagglutinin-titer
Paracortex Thymusrinde
42 Lunge
Maximale O2-Aufnahme
43 Nieren
Glomeruläre Filtration
44 Weitere alternsbedingte Veränderungen:
45 Binde- und Stützgewebe
46 Zähne
47 Haut
d Altern des Gesamtorganismus und Lebensdauer
Körpergewicht
48
Körpergewicht (kg)
80 60 40 20
Pariser
Kabylen
20 30 40 50 60 70 80
Alter (Jahre)
49 Zusammensetzung des Körpers
% 80 60 40 20
Fett
Wasser
Proteine u.a.
Knochen Mineralien
25 70
Alter (Jahre)
Theoretisch mögliche Überlebenskurven
50
% Überlebende
100 50
A D B C
Alter
Gompertz-Kurven
51 52 53 54
log [altersspezifische Mortalitätsrate] (arbiträre Einheiten)
Alter
Besondere Krankheiten
55 56 57 58
Alter
e Hinweise auf Todesursachen
59 Unmittelbare Todesursachen
60 Herzstillstand (Asystolie)
61 Atemstillstand
62 "Kardiorespiratorisches Versagen"
63 "Zerebraler Tod"?
64 Mittelbare Todesursachen
z.B.: 65 Koronarthrombose
66 Lungenembolie
67 Lungenödem
68 Pneumonie
69 Schwere Elektrolytstörungen
u.a.m.
70 Relative Häufigkeit von "Grundleiden" mit tödlichem Ausgang (USA 1972-1974)
Herzkrankheiten (~50% ?)
Maligne Neoplasien (~30%)
Zerebrovaskuläre Insulte
Chronische bronchopulmonale Krankheiten
Influenza, Pneumonie als Grundkrankheit
Leberzirrhose
Chronische Nierenleiden
Unfälle
Diabetes mellitus
Tuberkulose u.a.m.
?

Abb. 234a–e. *Einige Angaben über das Altern und den Tod.* **a** *Mögliche molekulare Grundlagen des Alters.* Vieles spricht dafür, daß das *Altern* weitgehend *genetisch determiniert* ist, und daß viele – wenn nicht die meisten – Manifestationen dieses an sich physiologischen Prozesses mit *Änderungen informationstragender Makromoleküle, d. h. insbesondere der DNA,* einhergehen bzw. auf den letzteren beruhen (1). Diese Alterationen können verschiedener Natur sein und u. a. Doppelstrangbrüche (2), Einzelstrangbrüche (3), Punktmutationen (4), Vernetzungen (5) u. a. m. umfassen. Beobachtungen an Tieren verschiedenen Alters (15) haben z. B. deutlich gemacht, daß – je nach Zellart bzw. Organ – im höheren Alter eine Abnahme des Molekulargewichts (M. G.) aus der Leber isolierter, nativer und einstrangig gemachter DNA (ssDNA, 16), zunehmende Verluste an repetitiver DNA (17), ein vermehrtes Auftreten denaturierter DNA (18) u. a. m. zu den üblichen Befunden gehören. Eine erhebliche Bedeutung scheint der mit zunehmendem Alter *verminderten Fähigkeit* verschiedener Zellarten und -systeme zuzukommen, *DNA-Schäden zu reparieren* (6, 7; R = Reparation). Teilweise hängt dies vielleicht damit zusammen, daß die Reparationsenzyme in herdweise verdichteten Chromatinpartien weniger leicht Zugang zu den beschädigten DNA-Molekülen finden (8, 9). Interessanterweise besteht eine gewiße Korrelation zwischen dem DNA-Reparationsvermögen in vitro gezüchteter Fibroblasten einerseits und der Lebensdauer der Spezies, von der die Zellen stammen, andererseits (19). Sichtbare Chromosomenaberrationen (10) scheinen in verschiedenen Geweben im hohen Alter vermehrt vorzukommen. Wahrscheinlich zum guten Teil – wenn nicht weit überwiegend – infolge der erwähnten Veränderungen der informationstragenden DNA beobachtet man bei allen daraufhin geprüften Spezies im Senium ein gehäuftes Auftreten vermindert aktiver oder gar inaktiver *Enzyme* sowie *veränderter Strukturproteine,* wobei auch eine Reduktion der Syntheserate dieser Substanzen zu vermerken ist (11, 13). In diesem Zusammenhang muß zudem auf eine alternsabhängige *Verzögerung der adaptiven Produktion verschiedener Enzyme* hingewiesen werden (12, 20). Schließlich ist u. a. auch mit *Vernetzung* bereits gebildeter Proteine zu rechnen, die z. B. im Fall des *Kollagens* mit dem Alter vermehrt in Erscheinung treten (14). Es gäbe noch weitere Besonderheiten anzuführen, wie *alternsbedingte Veränderungen der Pharmakokinetik* (verminderte Bindung von Xenobiotika an Proteine des Blutplasmas, herabgesetzte Ausscheidung solcher Stoffe durch die Nieren u. a. m.), *Umstellungen im zellulären Stoffwechsel,* ein *vermehrtes Auftreten freier Radikale,* eine *gesteigerte Peroxidation von Lipiden,* eine *Verminderung der Zahl und möglicherweise auch qualitative Alteration von Rezeptoren im Membranbereich verschiedenster Zellarten,* eine *Einschränkung des Umsatzes von Interzelluärsubstanzen* (faseriges Material, Proteoglykane u. a.) und verschiedene andere Phänomene. Naturgemäß lassen sich derartige Befunde nicht leicht deuten, da beispielsweise vaskulär bedingte Störungen und zusätzliche, z. T. unbekannte Faktoren im Spiel sein könnten. Man kennt einige *genetisch bedingte Syndrome mit vorzeitig auftretenden »Alternserscheinungen« (Progerie),* die die Wichtigkeit der Erbanlage für derartige Prozeße unterstreichen (21–23). Zudem sind viele *weitere Erbleiden* bekannt, die eine Verkürzung der medianen Lebensdauer zur Folge haben (24, s. dazu Tabelle 1, S. 24; 60, S. 876; 61, S. 878; 62, S. 884; 66, S. 960; 67, S. 964; 68, S. 977; 69, S. 1014; 70 und 71, S. 1027). **b** *Altern von Zellen und Zellinien.* Bei den meisten Zellinien macht sich mit zunehmendem Alter des betreffenden Individuums eine *Änderung der Zellteilungszyklen* bemerkbar, im besonderen eine Verlängerung von t_g, vor allem infolge Zunahme von t_{G1}, ferner eine erhöhte Variation in der Zeitdauer der letztgenannten Phase (25, 26). Beobachtungen an Zellinien in vitro haben wiederholt das sog. *»Phase III-Phänomen«* erkennen lassen, d. h. die Tatsache, daß nicht neoplastische Elemente nur eine mehr oder weniger feststehende Zahl konsekutiver Teilungen durchzuführen imstande sind, um dann in der sog. Phase III die Proliferation einzustellen (27). Interessanterweise wurde eine gewiße Korrelation zwischen der Zahl in vitro produzierbarer, aufeinanderfolgender Zellgenerationen einerseits und der Lebensdauer der Spezies, von der die Kultur stammt, andererseits festgestellt (28). Die eingeschränkte Proliferationskapazität von Geweben alter im Vergleich zu jungen Tieren zeigt sich beispielsweise am Modell der partiellen Hepatektomie (29, 30). Langlebige postmitotische Zellen *(Endzellen),* wie die *Ganglienzellen* (31, 32), zeigen mit zunehmendem Alter eine – gebietsweise unterschiedlich – vermehrte *Lipofuszineinlagerung,* abgesehen von möglichen weiteren Veränderungen. Von vielen Autoren wird die Frage diskutiert, ob und in welchem Ausmaß das *Mikromilieu* alternder Individuen auf Zellen einen nachteiligen Einfluß haben könnte (33). **c** *Altern auf der Stufe von Geweben, Organen und Organsystemen.* Das menschliche *Gehirn* (34) weist bei Fehlen erheblicher arteriosklerotischer Veränderungen bis ins höhere Alter eine ziemlich konstante *Ganglienzellzahl* auf; bei mehr als 80-Jährigen zeigt sich dann eine *zahlenmäßige Reduktion* dieser Elemente, allerdings mit erheblichen regionären Unterschieden. Von den weiteren nachweisbaren Veränderungen ist u. a. die im hohen Alter *verminderte reaktive Synaptogenese* zu erwähnen. Intellektueller Erfahrungsreichtum wirkt dem Abbau zentralnervöser Funktionen offenbar entgegen. Die *Augen* zeigen mit großer Regelmäßigkeit eine alternsabhängige *Einschränkung der Akkommodationsfähigkeit,* die den Hauptgrund für die zunehmende Mühe beim Lesen darstellt (35). Die Augenlinse als gefäßloses Gebilde ist ein bekanntes Objekt der gerontologischen Forschung: Sie zeigt eine Vielzahl regressiver Alterationen, die im Extremfall bis zur Verflüssigung reichen können. Man kennt noch eine Reihe weiterer Veränderungen an den Augen, die mit dem Alter vermehrt in Erscheinung treten, u. a. den *Arcus senilis* am Kornealrand, *Umwandlungen des Glaskörpers, regressive Prozeße im Bereich der Retina* u. a. m. Die übrigen *Sinnesorgane bzw. -strukturen* (36) lassen in der Regel eine gegen das Senium zu graduell deutlichere Einschränkung ihrer Leistungsfähigkeit erkennen. Ähnlich verhält es sich mit der *Skelettmuskulatur* (37), die allerdings noch bis ins hohe Alter zu einer erheblichen Arbeitshypertrophie befähigt bleibt. Die *Gonaden* (38) verhalten sich bei Mann und Frau hinsichtlich des altersabhängigen Involutionsmusters bekanntlich ganz verschieden: Während das Ovarium mit der *Menopause* seine Funktionen zu einem guten Teil einstellt und meist keine Eizellen mehr aufweist, geht im Hoden die *Spermiogenese* oft noch bis ins hohe Alter weiter. Die Testosteronproduktion fällt mit der Zeit auf weniger als die Hälfte derjenigen bei Jugendlichen ab; allerdings liegt dies vermutlich in erster Linie an einer herabgesetzten Ansprechbarkeit der Leydig'schen Zwischenzellen auf ISCH. Die übrigen *endokrinen Organe* (39) lassen im Senium mehrheitlich einen nur mäßigen Leistungsrückgang erkennen; die Fähigkeit zur Hormonproduktion scheint dabei weniger eingeschränkt zu sein als die Ansprechbarkeit der Erfolgsorgane (Verminderung der Rezeptorenzahl und/oder -funktionen?). Das *Herz* (40) weist u. a. eine altersabhängige, ungefähr lineare Zunahme der *Lipofuszinose* erkennen, kann aber ebenfalls bis ins hohe Alter bei erhöhtem Druck noch hypertrophieren. Funktionell zeigt sich u. a. eine Reduktion der sog. »Herzkraft« (»cardiac power«; HMV = Herzminutenvolumen). In sehr hohem Alter beobachtet man oft eine kardiale bzw. kardiovaskuläre Amyloidose. Die *Aorta* verliert mit dem Alter an »elastance« und dehnt sich aus, während der *periphere Widerstand* in der Regel allmählich steigt. Der *Immunapparat* (41) erfährt mit zunehmendem Alter die schon früher diskutierten Einschränkungen seiner Leistungsfähigkeit (s. Abb. 168, S. 1200). Die Gesamtmaße des *blutbildenden Gewebes* scheint unter physiologischen Bedingungen erst im hohen Alter deutlich erkennbar zurückzugehen. Ähnlich verhält es sich mit der »senilen Atrophie« einer Reihe von Organen, u. a. der *Leber,* des *Pankreas,* des *Magendarmtraktes* u. a. m. Die sog. *»Alterslunge«* (42), die sich u. a. durch eine mäßige Dilatation der Azini und der Ductus alveolares sowie eine gewiße Rarefizierung der inter-

Sprache. In diesem Kapitel geht es darum, noch mehrere zusätzliche Begriffe zu erläutern, einige Fragen im Zusammenhang mit dem Verhältnis zwischen Arzt und Sterbenden zu streifen sowie kurz zusammenfassend über Todesursachen, das Problem des »Hirntodes«, die Möglichkeiten, den Tod festzustellen, den Sinn der Durchführung von Obduktionen und postmortale Veränderungen des Körpers zu berichten.

207.1. Zusätzliche Begriffe und Bemerkungen zum Tod

Definitionen: Die sog. »*Vita minima*«, wie sie z. B. bei Unterkühlung, Sauerstoffmangel und Schlafmittelintoxikationen beobachtet werden kann, entspricht einem Zustand herabgesetzter Lebensäuße-

Abb. 234 a–e (Fortsetzung)

alveolären Septen, mit Ausweitung der Kohn'schen Poren, einen etwas erhöhten Gehalt der Septen an feinen kollagenen Fasern, eine verminderte »elastance« des faserigen Verspannungsgerüstes und eine recht erhebliche Reduktion der respiratorischen Oberfläche kennzeichnet, gehört zu den Organen, die die auffälligsten alternsbedingten Veränderungen aufweisen: Besonders die *durchschnittliche maximale O_2-Aufnahme durch die Lungen* erleidet eine erhebliche Einschränkung. Die *Nierenfunktionen* (43) bleiben in unkomplizierten Fällen bis ins Alter von ungefähr 50 Jahren annähernd erhalten, um dann abzusinken. Weitere, mit höherem Alter mehr und mehr hervortretende Veränderungen (44) betreffen u. a. das *Binde- und Stützgewebssystem* (45). Abgesehen von der bereits erwähnten verstärkten Vernetzung von Kollagen und dem Rückgang von Proteoglykansynthese und -umsatz, reduziert sich mit dem Alter u. a. auch die Fähigkeit zur Bildung von Granulationsgewebe. *Faser- und hyaliner Knorpel* erleiden zunehmend regressive Veränderungen; allerdings gehört die Arthrose nicht zu den obligaten Alterserscheinungen. Die »*senile Osteoporose*« macht sich vor allem an wenig belasteten Knochen bemerkbar; wahrscheinlich hängt sie zu einem guten Teil mit einer relativen Immobilisation und/oder mit einer Umstellung der hormonalen Einflüße zusammen. Veränderungen der Blutgefäße, im besonderen auch die *Arteriolosklerose* und die *Verdickung der Basalmembranen im Kapillarbereich,* stehen z. T. ebenfalls mit alternsbedingten Störungen des Stützgewebsumsatzes in Beziehung. Dasselbe gilt für die *Zähne* (46), wenn auch hier die Abgrenzung gegen infektiöse, durch Immunreaktionen vermittelte und vaskuläre Einflüße besonders schwer fällt. Die »*Altershaut*« (47) zeigt eine Reihe von Besonderheiten, die z. T. auf Alterationen des Bindegewebes beruhen. Die sog. Elastose entwickelt sich zum guten Teil unter aktinischen Einflüßen. Das Corium cutis weist z. T. ein erhebliches Maß von Vernetzung des Kollagens auf, verbunden mit einem Rückgang des Gehalts an löslichem Kollagen und an Proteoglykanen (besonders Hyaluronsäure und Dermatansulfat sind vermindert, weniger auch Chondroitinsulfat u. a.). Die *Epidermis* läßt in der Regel eine deutliche Atrophie erkennen, die sehr wahrscheinlich mit der tierexperimentell nachgewiesenen Einschränkung der Proliferations- und Regenerationskapazität in Beziehung steht. Das *Ergrauen der Haare* ist teils genetisch determiniert, teils altersabhängig und/oder durch weitere Faktoren bestimmt. Öfters begegnen wir der *Lentigo senilis* bzw. dem *Leukomelanoderm,* allerdings auch mehr an lichtexponierten als an anderen Stellen der Körperoberfläche. *Teleangiektasien* gehören – nicht nur in der Haut – zu den typischen Erscheinungen des hohen Alters. **d** *Altern des Gesamtorganismus und Lebensdauer.* Die auf der Stufe des Gesamtorganismus im Senium auftretenden Veränderungen können nicht einfach als Summe der Gewebe- und Organalterationen verstanden werden, da sich die letzteren gegenseitig beeinflußen und *potenzieren* können. Besondere Beachtung verdienen die Zeichen einer zunehmenden Störung von Homöostase und Regulationsmechanismen. Das *Körpergewicht* läßt bei mehr oder weniger gut ernährten Populationen einen jeweils recht typischen Verlauf als Funktion des Alters erkennen (48). Im allgemeinen nimmt die Gesamtmenge von *Körperwasser,* in geringerem Grad auch die von *Proteinen* und *Knochenmineralien,* im höheren Alter ab, während die Fettmenge ansteigt (49). Hinsichtlich der *Lebensdauer* bestimmter Populationen lassen sich verschiedene theoretische Überlegungen anstellen. Eine ideale und für alle Individuen gleiche, durch einen sog. Alterstod abgeschlossene Lebensspanne (Linie A) wird höchstens bei Insekten, nicht aber bei Säugern beobachtet. Wenn zahlreiche, vom Alter mehr oder weniger unabhängige, zusätzliche Faktoren zu einer Lebensverkürzung beitragen, nähert sich die Überlebenskurve einer Geraden (B) oder sogar einer einfachen negativen exponentiellen Funktion (C). Die bei Inzuchtstämmen von Säugern gemachten Beobachtungen stimmen mit keiner dieser theoretischen Möglichkeiten überein, vielmehr erhält man in der Regel eine sigmoide Überlebenskurve (D, gestrichelt), was auf eine ungefähr normale Häufigkeitsverteilung der Todesfälle als Funktion des Alters hindeutet. Trägt man den *Logarithmus der altersspezifischen Mortalitätsrate als Funktion des Alters (Gompertz'sche Funktion)* auf, erhält man für die meisten – wenn nicht alle – Säugerspezies ungefähr gerade Kurven von vergleichbarer Steilheit (51, 52). Durch besonders günstige Umweltbedingungen können diese Kurven z. T. nach rechts verlagert werden (53). Ein steileres Ansteigen der Gompertz-Kurven wurde beispielsweise bei Mäusen beobachtet, die einer dauernden ionisierenden Bestrahlung ausgesetzt waren (54; z. B. 12 R/Tag, beginnend im Alter von 100 Tagen). Die Gompertz-Kurven erfahren bei jenen Inzuchtstämmen erhebliche Abweichungen von einer Geraden, die durch das Auftreten zahlreicher Todesfälle infolge besonderer Krankheiten in jüngerem Alter (z. B. Leukämien und maligne Lymphome (55–57) gekennzeichnet sind: Solche Leiden scheinen mit dem Alternsprozeß nichts oder wenig zu tun zu haben, während z. B. die Häufung bösartiger Geschwülste im hohen Alter (58) durchaus in den Rahmen der Gompertz-Kurven paßt. **e** *Hinweise auf Todesursachen.* Sichere unmittelbare Todesursachen (59) sind der *Herzstillstand (Asystolie,* 60) und allenfalls der *Atemstillstand* (61). Läßt sich nachträglich nicht ermitteln, welches der beiden genannten Ereignisse für den Todeseintritt schlußendlich verantwortlich war, spricht man z. T. von einem »*kardiorespiratorischen Versagen*« (62). Die Frage nach der Existenz eines unmittelbaren »*zerebralen Todes*« (63) ist umstritten; meistens – wenn nicht immer – dürften sich Hirnschäden mit tödlichem Ausgang auch in einem Herz- und/oder Atemstillstand äußern, was bedeutet, daß der »zerebrale Tod« besser zu den *mittelbaren Todesursachen* (64) paßt. Von den letzteren kennt man eine große Zahl (65–69). Von den unmittelbaren und mittelbaren Todesursachen ist das *Grundleiden* abzugrenzen, das schließlich zu den tödlichen Komplikationen geführt hat. Über die relative Häufigkeit der Grundleiden als primärer Ursache einer Lebensverkürzung existieren zahlreiche *Statistiken* (z. B. 70). Die Zuverläßigkeit dieser Angaben steht allerdings z. T. im Zweifel, weil sie meistens nicht durch eine autoptische Untersuchung bestätigt sind. Umgekehrt ergeben Obduktions-Statistiken kein repräsentatives Bild, da sie sich in der Regel auf eine selektionierte Gruppe von Verstorbenen beziehen

rungen in einem Maß, daß Atem- und Kreislauffunktionen mit einfachen Mitteln nicht oder kaum wahrnehmbar sind. Manche Fälle, die im Volksmund als »*Scheintod*« aufgefaßt wurden, gehören in diesen Begriffskreis. Unter dem »*apallischen Syndrom*« *(Coma vigile, akinetischer Mutismus)* verstehen wir eine andauernde schwere Bewußtseinsstörung, die zur Folge hat, daß der Patient keinerlei Kommunikationen mit der Umwelt hat. Als *Koma (Coma)* im weitesten Sinn bezeichnet man eine Störung, in der das Individuum zu schlafen scheint, äußere Stimuli verschiedenster Art weder empfindet noch beantwortet und auch keine Zeichen eigener Bedürfnisse von sich gibt. Ein solcher Zustand kann in verschiedenem Maß (Grad) ausgeprägt sein, und im »*tiefsten Koma*« sind Korneal-, Pupillen-, Pharyngeal-, Sehnen- und Plantarreflexe nicht mehr auslösbar. Im *Koma geringeren Grades* bleiben Pupillenreflexe, Augenbewegungen und andere sog. Hirnstammreflexe erhalten. Eine Rigidität der Extremitäten-Extensoren und ein Opisthotonus kommen vor allem bei der sog. »*Dezerebration*« vor. Ein »*irreversibler Gehirntod (Hirntod)*« darf dann angenommen werden, wenn während mindestens 12 Std ein sog. *isoelektrisches Elektroenzephalogramm* (»*Null-EEG*«) erhalten wird, keine anderen Äußerungen zerebraler Funktionen nachzuweisen sind, motorische und vegetative Reflexe fehlen, eine Spontanatmung nicht besteht, und nach menschlichem Ermessen mit einem Wiedererlangen der verloren gegangenen Aktivitäten nicht mehr gerechnet werden kann. Der Hirntod ist in den meisten Fällen weitgehend identisch mit dem Beginn des biologischen Todes. *Unmittelbare Todesursachen* sind eine *Asystolie des Herzens*, ein *Atemstillstand* oder allenfalls ein Versagen der zentralen Regulationsmechanismen, insbesondere der Zentren im Hirnstamm. Der sog. *klinische Tod* kann durch die verschiedensten *mittelbaren Todesursachen* herbeigeführt werden, die ihrerseits in der Regel auf eine oder mehrere *Grundkrankheiten* mit Hinzutreten von *Komplikationen* zurückgehen. Den klinischen Tod, der sich nach herkömmlichen Definitionen durch das Bestehen einer Asystolie und einer Apnoe kennzeichnet, vermögen die modernen Methoden der *Reanimation* z. T. wieder rückgängig zu machen; dies gelingt beim sog. *biologischen Tod*, der immer mit einer irreversiblen Schädigung des Zentralnervensystems verbunden ist, nicht mehr.

Obwohl diese Umschreibungen an sich leicht verständlich und klar sind, ergeben sich in der ärztlichen Tätigkeit doch immer wieder Umstände, unter denen es sehr schwer fällt, Entscheidungen zu treffen. Vor allem die Frage der *zerebralen Schädigung* muß mit aller Umsicht geprüft werden. Es widerspricht der ärztlichen Sorgfaltspflicht und vor allem den einfachsten ethischen Grundsätzen, von einem »Hirntod« zu reden, wenn dieser nicht gut belegt ist. Aber gerade wegen dieses Grundsatzes werden heutzutage viele Individuen reanimiert, obschon es in Tat und Wahrheit dazu zu spät wäre. Letzteres kann aber der verantwortliche Mediziner im Augenblick, indem er den Patienten bzw. »klinisch Toten« zu Gesicht bekommt, nicht oder nicht mit ausreichenden Gründen wissen. Somit besteht in manchen derartigen Situationen der Zwang, ohne Verzug mit der Reanimation zu beginnen. Öfters muß dann der schwere Entscheid, die Bemühungen einzustellen, später getroffen werden. Über diese Fragen gehen die Meinungen z. T. auseinander, und es war sehr wichtig, aufgrund eingehender Gespräche zwischen Medizinern, Juristen, Theologen und anderen Vertretern der Öffentlichkeit oder besonderer menschlicher Bereiche zu *Richtlinien* zu gelangen, die sich vertreten lassen, und an die sich der Arzt in seinen täglichen Entscheiden halten kann.

207.2. Unheilbare Krankheiten und Tod: Einige Worte zu den Aufgaben des Arztes

Keine Aufgabe des Arztes ist schwerer, als einem Patienten beizustehen, der von einer – nach menschlichem Ermessen – unheilbaren und schließlich tödlich endenden Krankheit gezeichnet ist. Dies trifft in besonderem Maß für maligne Neoplasien zu. Für die Verhaltensweise des Mediziners unter solchen Umständen gibt es keine allgemein gültigen Regeln außer vielleicht der einen: Es ist nicht am Arzt, den Richter über Leben und Tod zu spielen. Dies gilt in besonderem Maß für das »wahrheitsgetreue« Äußern einer schlechten Prognose, u. U. noch mit Zeitangabe. Prognosen beruhen immer nur auf einer Beurteilung, die stets ein gewisses Maß von Unsicherheit in sich birgt. Dies bedeutet nicht, daß der Arzt dem Kranken nicht aufrichtig Auskunft geben soll; der Inhalt eines solchen Gespräches und die Art, in der es geführt wird, dürfen aber das letzte, was den Kranken noch erfüllt, Hoffnung und Mut, nicht zerstören. Die »*Richtlinien für die Sterbehilfe*«, die von der Schweizerischen Akademie der Medizinischen Wissenschaften formuliert und herausgegeben wurden, beginnen mit der folgenden allgemeinen Umschreibung des ärztlichen Auftrages Todkranken und Sterbenden gegenüber: »*Zu den Pflichten des Arztes, welche Heilen, Helfen und Lindern von Leiden als hohes Ziel umfassen, gehört auch, dem Sterbenden bis zu seinem Tode zu helfen. Diese Hilfe besteht in Behandlung, Beistand und Pflege*«. Was die *Therapie* anbelangt, ist der Wille *urteilsfähiger Patienten* zu respektieren. Bei bewußtlosen oder sonst *urteilsunfähigen Kranken*, liegt die letzte Entscheidung beim Arzt. Allerdings darf bei unmündigen oder entmündigten Patienten nicht gegen den Willen der Eltern oder des Vormundes gehandelt werden. Beim *Sterbenden* lindert der Arzt die Beschwerden; er ist aber nicht verpflichtet, alle der Lebensverlängerung dienenden therapeutischen Möglichkeiten auszuschöpfen. Der *Beistand* bezieht sich in erster Linie auf die seelische Not des Kranken. Selbstverständlich hat die sorgfältige *Pflege* bis zum Tod fortzudauern. *Aktive Sterbehilfe*, d. h. die gezielte Lebensverkürzung durch künstliche Eingriffe, gehört nach den gültigen Gesetzen – zumindest in den meisten Ländern – zu den strafbaren Handlungen im Sinn der vorsätzlichen Tötung. Demgegenüber steht die sog. *passive Sterbehilfe*, d. h. der Verzicht auf lebensverlängernde Maßnahmen bei Todkranken, im Bereich der legalen ärztlichen Entscheidungen. Dies gilt beispielsweise auch für *sehr schwere zerebrale Störungen des Neugeborenen.*

Die Überlegungen, die der Arzt seinem Verhalten und seinen Entschlüssen zugrunde legt, beziehen sich zudem in hohem Maß auf das *Recht jedes Menschen, in Würde sterben zu dürfen*. In dieser Hinsicht gilt es u. a. an die Persönlichkeit und/oder den ausgesprochenen oder mutmaßlichen Willen des Patienten, seine Belastbarkeit durch Schmerzen und/oder Verstümmelung, die Zumutbarkeit medizinischer Eingriffe, die Verfügbarkeit therapeutischer Mittel und die Einstellung der menschlichen und gesellschaftlichen Umgebung zu denken. *Dem Patienten nahestehende Personen*, auch nicht verwandte, sind vom Arzt anzuhören. Den *religiösen Belangen* muß der Arzt Rechnung tragen und im Sinn des Sterbenden handeln.

207.3. Todesursachen

Definitionen: Als *unmittelbare Todesursache* kommen der *Herzstillstand* (Asystolie, sog. »*Herztod*«) oder – in selteneren Fällen – der *Atemstillstand* in Frage. Oft ist es nicht leicht, die beiden auseinanderzuhalten: Hier spricht man von *kardiorespiratorischem Versagen*. Außerdem wird auch die Möglichkeit eines »*zerebralen Todes*« in Betracht gezogen; dieser dürfte sich aber, gleichgültig, welcher Mechanismus ihm zugrunde liegt, schließlich auch in einem Herztod und/oder einem Atemstillstand äußern. *Mittelbare Todesursachen* gibt es in großer Zahl (z. B. Koronarthrombose, massive Lungenembolie, Pneumonie, schwere Elektrolytstörungen u. a. m.). Vor allem in Mortalitätsstatistiken wird oft auch das *Grundleiden*, das über den Weg von Komplikationen schließlich zum Tode führt, als »Todesursache« (»cause of death«) bezeichnet. Vielerorts ist es außerdem üblich, die oben erwähnten mittelbaren Todesursachen »unmittelbare Todesursachen« zu nennen.

Die hier gemachten Angaben zeigen, daß mit »Todesursache« verschiedene Phasen des krankhaften Prozesses gemeint sein können, die schließlich zum Tode führen. In manchen Fällen, in denen z. B. keine fortgesetzte Registration von EKG und Atemtätigkeit stattfindet, dürfte eine Entscheidung der Frage, ob der Tod infolge *Herzstillstand bzw. Kammerflimmern* oder *Sistieren der Atmung* eintrat, schwierig sein. Das letztere kommt wesentlich seltener vor als der kardiale Tod. Noch weniger Anhaltspunkte finden sich in der Regel für die Diagnose eines »*zerebralen*« *Todes*. Sehr lückenhafte Kenntnisse besitzen wir verständlicherweise über *blutchemische Veränderungen*, die dem Tod unmittelbar vorausgehen können, sodaß man beispielsweise einen hyperkaliämisch bedingten Herztod oft nicht mit Sicherheit zu belegen vermag. Es gäbe noch viele derartige Beispiele aufzuführen.

Relative Häufigkeit von Grundleiden, die schließlich tödlich enden

Die Zuverlässigkeit der statistischen Angaben über die Häufigkeitsverteilung der verschiedenen Grundleiden mit fatalem Ausgang hängt naturgemäß u. a. davon ab, ob eine *Autopsie* durchgeführt wurde oder nicht. Da fast nirgends ein repräsentativer Anteil der Verstorbenen obduziert wird, ist man für derartige Vergleiche auf Studien angewiesen, bei denen die Diagnose hauptsächlich auf *klinischen Daten* beruht. Dabei müssen wir erfahrungsgemäß mit der Möglichkeit rechnen, daß z. B. recht häufig ein »Herzversagen« als Todesursache angegeben wird, ohne daß wir es mit einer Herzkrankheit i. e. S. zu tun hätten.

Unter Vorbehalt dieser Einschränkungen ergibt sich aus den verschiedenen Studien an Erwachsenen von mehr als etwa 35 Jahren ein Bild, das wir aufgrund einer amerikanischen Statistik wie folgt zusammenfassen können (Prozentzahlen in Klammer = Anteil der betreffenden Krankheitsgruppe an allen tödlich endenden Grundleiden): Im *Jahr 1967* standen hinsichtlich Inzidenz *Herzkrankheiten* deutlich an der Spitze (39%), wobei es sich zum größten Teil um koronare Störungen gehandelt haben dürfte. An zweiter Stelle folgten *maligne Neoplasmen* (17%, vor allem Karzinome). *Vaskulär bedingte Hirnschäden* (11%) stellten ebenfalls eine wichtige Gruppe dar, wobei durch arterielle Verschlüsse bedingte Erweichungen und – weniger häufig – Blutungen zu nennen sind. Der Anteil aller *Unfälle* (6%) dürfte vor 12 Jahren geringer gewesen sein als heute. *Pneumonien, Influenza u. a.* (4%) als selbständige Erkrankung mit tödlichem Ausgang scheinen heute nicht mehr sehr häufig beobachtet zu werden; dies sollte aber nicht über die Tatsache hinwegtäuschen, daß Lungenentzündungen im Sinn einer Komplikation anderer Leiden außerordentlich oft angetroffen werden. Statistiken aufgrund autoptischer Befunde geben hierüber klarere Auskunft. In der oben genannten Statistik folgten mit je wenigen % *Krankheiten des Säuglingsalters, allgemeine Arteriosklerose, Diabetes mellitus, weitere Störungen des Zirkulationssystems* (u. a. Lungenembolien ohne andere Grundkrankheit außer Phlebothrombose), zusätzliche *bronchopulmonale Erkrankungen, Leberzirrhose, Leukämien, akute Intoxikationen* (vor allem *Suizid*) u. a. m. Die hier wiedergegebenen Zahlen stammen aus den USA, und es steht durchaus zu erwarten, daß in anderen Ländern davon abweichende Beobachtungen gemacht werden, insbesondere, was *Entwicklungsländer* anbelangt, wo z. B. *parasitäre Erkrankungen* weit häufiger vorkommen als in Nordamerika und Westeuropa. In diesem Zusammenhang ist auf weitere Besonderheiten aufmerksam zu machen, z. B. auf die relative Häufigkeit von Todesfällen aufgrund eines *bronch(iol)o-obstruktiven Syndroms* in Industriegebieten Englands oder auf die ziemlich hohe Inzidenz der Leberzirrhose in Ländern wie Frankreich. Die erwähnte amerikanische Statistik verdient jedoch deshalb besonderes Interesse, weil sie sich mit einer ähnlichen Ermittlung aus dem *Jahr 1900* vergleichen läßt: Damals standen Krankheiten wie Pneumonie und Tuberkulose der Lungen sowie weitere Infektionskrankheiten hinsichtlich Häufigkeit vor den Herzkrankheiten, und die bösartigen Geschwülste wurden als wesentlich seltener angegeben. In welchem Maß diese Differenzen reell sind, und/oder inwiefern sie mit den damals weniger guten diagnostischen Möglichkeiten zu tun haben, bleibe dahingestellt.

Eine andere amerikanische Statistik aus den *Jahren 1972–1974* zeigt hinsichtlich Häufigkeit als Ursache tödlicher Komplikationen bei Erwachsenen über 34 Jahren die nachstehende Reihenfolge: Herzkrankheiten (mehr als 50%!), maligne Neoplasmen (annähernd 30%!), dann zerebrovaskuläre Krankheiten, chronische Affektionen des Respirationstraktes, Leberzirrhose, Influenza und Pneumonien, Selbstmord, Unfälle, Diabetes mellitus, Tuberkulose, Parkinsonismus u. a. m. Nach diesen Angaben scheinen die – vorwiegend koronaren – Herzkrankheiten »im Vormarsch« zu sein, ebenso die bösartigen Geschwülste. *Hinsichtlich der Zuverlässigkeit der Angaben ist aber auch hier eine gewisse Zurückhaltung gerechtfertigt.* Es wurde schon früher hervorgehoben, daß der Arzt recht oft bei der Todesbescheinigung ein »Herzversagen« angibt, auch wenn die Diagnose nicht sichersteht, und keine autoptische Kontrolle durchgeführt wird. Manche solche Fälle dürften dann in Mortalitätsstatistiken als »Herzkrankheiten« vermerkt sein.

Zweifellos trifft aber zu, daß die *Kindersterblichkeit* und die Zahl *tödlich ausgehender infektiöser Prozesse* bei Individuen verschiedenen Alters in den letzten 40 Jahren eine dramatische Reduktion erfahren haben.

Prämortale komatöse Zustände

In einem erheblichen Teil der Fälle bleibt der Patient bis kurze Zeit vor dem Exitus *bei Bewußtsein* oder stirbt sogar aus völliger geistiger Klarheit heraus. Öfters aber stellt sich rasch oder allmählich ein *Koma* ein, dem die verschiedensten Ursachen zugrunde liegen können. Der Arzt, der den Patienten in diesem Zustand zum ersten Mal sieht, muß rasch einige differentialdiagnostische Überlegungen treffen. Im Sinn einer ersten Faustregel lassen sich die komatösen Zustände in drei große Gruppen einteilen:

a) Bei *Fehlen fokaler oder lateralisierender neurologischer Zeichen sowie Abwesenheit einer Zellvermehrung im Liquor cerebrospinalis* kommen u. a. folgende Störungen in Frage: *Intoxikationen* (Alkohol, Barbiturate, Opiate u. a. m., S. 1489); akute *metabolische Entgleisungen* (u. a. diabetische Azidose (S. 949), Coma uraemicum (S. 764), Coma hepaticum (S. 714), hypoglykämisches Koma (S. 956), Laktatazidose (S. 808), u. U. Addison-Krise (S. 814) u. a. m.); *schwere systemische Infektionen* (ausgedehnte Pneumonie (S. 2067), Typhus abdominalis (S. 1900), Malaria (S. 2045), Waterhouse-Friderichsen-Syndrom (S. 1887) u. a.); *Schock* verschiedener Genese (S. 583), u. a. auch aus kardialen Gründen; *Epilepsie* (S. 355); *hypertonische Enzephalopathie* (S. 531); *Eklampsie* (S. 525); *Hyperthermie* (S. 1052) oder *Hypothermie* (S. 1054); schwere *Gehirnerschütterung* (S. 1391) u. a. m.

b) *Bei Vorliegen von Zeichen einer meningitischen Reizung sowie Vorhandensein von Blut oder zu vielen Leukozyten im Liquor cerebrospinalis, mit oder ohne fokale oder lateralisierende neurologische Zeichen* sucht man u. a. nach folgenden Störungen: *Subarachnoidale Blutung* (spontan z. B. infolge Ruptur eines Aneurysmas (S. 497), ferner wegen Trauma (S. 1386)); akute *bakterielle Meningitis* (S. 2068); gewisse Formen von *Virusenzephalitis* (S. 1796); *akute hämorrhagische Leukoenzephalitis* u. a. m.

c) *Bei Vorhandensein fokaler und/oder lateralisierender neurologischer Zeichen, mit oder ohne Veränderungen im Liquor cerebrospinalis* zieht man in erster Linie die nachstehenden Ereignisse/Störungen in Betracht: *Hirnblutung* (Apoplexia cerebri oder auch kleinere Blutungen (S. 327)); *Hirnerweichung* infolge Thrombose oder Embolie (S. 326); u. U. *Hirnabszeß* (S. 1341), *Hirntumor* (S. 264), *Hirnmetastase* (S. 228) oder andere raumfordernde Prozesse; *Hirnkontusion* ohne oder mit *Epiduralblutung* (S. 327), *Subduralblutung* (S. 327), besondere Formen von *Virusenzephalomyelitis* u. a. m.

Hinsichtlich der *Pathogenese* der Hirnschädigung bei den oben genannten Formen von Koma kann man verschiedene *Gruppen von Mechanismen* auseinanderhalten: 1) Weitaus am häufigsten haben wir es mit einer sog. *akuten hypoxischen Enzephalopathie* zu tun, bei der ein Sauerstoffmangel für die Läsionen verantwortlich ist. Hierzu gehören alle Formen von schwerer kardiorespiratorischer Störung, ferner z. B. ausgedehnte traumatische Hirnschäden, die akute CO-Vergiftung u. a. m. Zu den empfindlichsten Strukturen gehören z. B. der Globus pallidus, vaskuläre Grenzbereiche der Hirnrinde, im besonderen Hippocampus, die Parietookzipitalregion und die Kleinhirnrinde. 2) Bei der sog. *Hyperkapnie*, die oft mit Hypoxie kombiniert auftritt, steht eine respiratorische Azidose mit erhöhtem P_{CO_2} im Blut im Vordergrund des pathogenetischen Geschehens. Bei dieser Art von Störung, die – wie man annimmt – auf dem narkotisierenden Effekt der Kohlensäure beruht, stellt z. B. die Sauerstoffbeatmung, die den letzten Stimulus für das Atemzentrum (herabgesetztes P_{O_2}) beseitigt, eine Gefahr dar, und auch die Verabreichung von Morphin, das das Atemzentrum dämpft, ist mit großen Risiken verbunden. Schweren Formen von Hyperkapnie begegnen wir beispielsweise bei ausgedehnten diffusen Lungenveränderungen (S. 807). 3) Die *hypoglykämische Enzephalopathie*, ein eher seltenes Vorkommnis, geht auf einen Glukose-Mangel im Gehirn zurück. Man beobachtet diese Form der Hirnschädigung u. a. nach Überdosierung von Insulin, bei Insulin-produzierenden Inselzell-Tumoren, u. U. im Anschluß an einen alkoholischen Rausch, bei Glykogenspeicherkrankheiten und beim Reye-Syndrom (S. 994). 4) Das *hepatische Koma* wird möglicherweise in erster Linie durch Ammoniak, der über natürliche (Leberzirrhose!) oder allenfalls künstlich angelegte portokavale Shunts aus dem Darm – an der Leber vorbei – in den Kreislauf gelangt, hervorgerufen. 5) Weitere *metabolische Enzephalopathien* umfassen die metabolische Azidose (S. 808), die urämische Enzephalopathie (S. 764), die Addison-Krise (S. 814) u. a. m.

Sog. »zerebraler Tod«

Dieser darf nur diagnostiziert werden, wenn – in der Regel als Folge einer Hypoxie oder schweren, länger dauernden arteriellen Hypotonie – beim Patienten alle Zeichen von Ansprechbarkeit oder Reaktivität anderer Art fehlen, und die Hirnstamm- und Spinalreflexe (u. a. Pupillenreaktionen, Augenbewegungen, Blinzeln, Schlucken, Atmen, Sehnenreflexe u. a.) nicht mehr spielen. Zudem muß das Elektroenzephalogramm wiederholt über einen Zeitraum von mindestens 12 Std isoelektrisch bleiben (in USA z. T. 24 Std). Die klinischen und EEG-Befunde sollten von einem zweiten erfahrenen Arzt bestätigt werden, bevor der verantwortliche Mediziner die Diagnose auf »zerebralen Tod« stellt. Die Familienangehörigen und das Pflegepersonal muß der Arzt über den Zustand des Hirngeschädigten informieren; die Entscheidung über das Sistieren weiterer Reanimationsbemühungen liegt indessen bei ihm. Geplante Maßnahmen, wie die Sicherstellung von Organen (Nieren) des Dezerebrierten für Transplantationszwecke dürfen bei diesen Überlegungen selbstverständlich keine Rolle spielen. Der Arzt kann höchstens vor Sistieren der Herztätigkeit des Hirngeschädigten dessen Angehörige befragen um zu erfahren, ob diese Möglichkeit ihrem Wunsch entspreche. Die hier aufgeführten Richtlinien für das Verhalten der Ärzte in solchen Situationen stammen aus amerikanischer Quelle. In Europa liegen die Verhältnisse von Land zu Land etwas anders, auch was die rechtlichen Grundlagen anbelangt. Die einschlägigen Gesetze sollten jedenfalls von jedem Mediziner gründlich studiert werden.

207.4. Feststellung des eingetretenen Todes

Der Feststellung des sog. *klinischen Todes*, d. h. des Aufhörens der Herztätigkeit und der Atmung, dienen einfache sog. *Lebensproben*. Zur *Prüfung der Atmung* kann der praktische Arzt u. a. die Spiegelprobe, die Federprobe, die Seifenschaumprobe und die Wasserglasprobe anwenden, alles Behelfsmittel, die geeignet sind, eine noch vorhandene, ganz schwache Atmungstätigkeit zu erfassen. Das Existieren eines Mindestmaßes von *Kreislauffunktionen* zeigt sich in der Regel im Elektrokardiogramm. Steht ein solcher Apparat nicht zur Verfügung, kann allenfalls die sog. Röntgenprobe gemacht werden, bei der – mit langer Expositionszeit – unscharfe Herzränder dargestellt werden, falls Herzaktionen noch stattfinden. Weitere behelfsmäßige Verfahren sind z. B. die Fluoreszeinprobe (intravenöse Injektion dieses Farbstoffes mit rascher Gelbfärbung bzw. Fluoreszenz der Konjunktiven, solange das Blut noch zirkuliert; oder Elimination des auf die Bindehaut aufgeträufelten Fluoreszenzfarbstoffes innerhalb von 2–5 min bei Lebenden, während er beim »klinisch Toten« liegen bleibt), der Pulsaderschnitt oder die sog. Brennprobe. Die letztere besteht im Auftropfen von heißem Öl oder Siegellack auf die Haut, wonach beim noch Lebenden in kurzer Zeit eine Rötung und eine Blasenbildung in Erscheinung treten.

Der Nachweis eines sog. *Hirntodes* wurde oben erörtert.

Sog. *supravitale Reaktionen*, wie die Bildung eines sog. idiomuskulären Muskelwulstes nach Beklopfen, die elektrische Erregbarkeit der Skelettmuskulatur und die Pupillenreaktion, sind während einiger Zeit nach Eintreten des klinischen Todes noch auslösbar. Sie sollten den Arzt nicht davon abhalten, Reanimationsversuche so rasch wie möglich einzuleiten!

Reanimationsversuche haben vor allem Aussicht auf Erfolg, wenn sie innerhalb von 3, allenfalls 5 min nach Eintreten des klinischen Todes begonnen werden. Unter bestimmten Bedingungen, insbesondere bei Vita minima (bei schwerer Hypothermie, bei Intoxikationen u. a. m.) kann der klinische Tod schon längere Zeit vorher eingetreten sein, ohne daß nach Reanimation mit einer Dezerebrierung gerechnet werden muß.

207.5. Leichenschau und Obduktion (Autopsie, Sektion, Leicheneröffnung)

In verschiedenen Ländern, u. a. auch in der Bundesrepublik Deutschland, muß der Arzt bei jedem Verstorbenen eine sog. *äußere Leichenschau* vornehmen und den sog. *Totenschein* (Todesbescheinigung) ausstellen. Der letztere enthält Angaben über den Zeitpunkt des Todeseintrittes, die unmittelbare Todesursache (nach Urteil des Mediziners), das erwiesene oder vermutete ursächliche Grundleiden und die Frage, ob eine Ansteckungsgefahr besteht. Zudem wird angegeben, ob es sich allenfalls um einen sog. *nicht natürlichen Tod* (Unfall, Gewalteinwirkungen anderer Art, Vergiftung u. a.) handle. Im letztgenannten Fall werden durch die zuständigen behördlichen Instanzen Ermittlungen eingeleitet. Der *Leichenschauschein* enthält in manchen Ländern neben allgemeinen Angaben einen vertraulichen Teil, der über die medizinische Beurteilung des Falles Auskunft gibt. *Bestattungen* und *Kremationen* dürfen nur erfolgen, wenn dafür die behördliche Genehmigung vorliegt. Die Einzelheiten sind in den verschiedenen Ländern nicht einheitlich geregelt.

Die sog. *innere Leichenschau* erfordert in den meisten Ländern eine *Obduktion* (Autopsie, Sektion), die an sich jeder geschulte Mediziner vornehmen darf, die aber in der Regel von pathologisch geschulten Ärzten durchgeführt wird. Bei nicht natürlichen Todesfällen beauftragen die zuständigen Behörden meist Gerichtlich-medizinische Institute mit der inneren Leichenschau. Obduktionen dienen mehreren Zwecken. Gesetzlich können sog. *gerichtliche Obduktionen, Feuerbestattungsobduktionen* (z. B. zum Zweck der Feststellung, ob ein natürlicher oder nicht natürlicher Todesfall vorliegt, bevor die Leiche zur Kremation freigegeben wird) und *Obduktionen aus seuchenpolizeilichen Gründen* angeordnet werden. Überdies nimmt man oft *Obduktionen aus versicherungsrechtlichen Gründen* vor. Anträge hierzu können sowohl von den Angehörigen des (der) Verstorbenen als auch vom Versicherungsträger (z. B. Versicherungsgesellschaft) gestellt werden; besteht keine Einigkeit, entscheidet grundsätzlich die zuständige behördliche Instanz. Die entsprechenden gesetzlichen Regelungen sind von Land zu Land etwas verschieden und sollten dem Arzt bekannt sein.

Sog. *klinische Obduktionen* führt man – in Fällen von »natürlichem Tod« – zu medizinischen Zwecken durch, in der Regel in einem Spital. Es gibt mehrere Gründe, die die Vornahme einer Autopsie als wichtig erachten lassen, u. a. die *Überprüfung der Richtigkeit der klinischen Diagnose;* die *Bereitstellung zuverlässiger Daten für epidemiologische Untersuchungen bzw. Mortalitätsstatistiken;* die *Beurteilung einer günstigen oder nachteiligen Wirkung von Medikamenten bzw. anderen Behandlungsmethoden;* die *Förderung der medizinischen Erkenntnisse*, die ja keineswegs als etabliert gelten können und z. B. für das Ergreifen *prophylaktischer Maßnahmen* große Bedeutung haben; die Klärung von *Erbleiden* innerhalb einer Familie; und schließlich die *Ausbildung angehender Mediziner* in der Krankheitslehre. In diesem Sinn dient die Autopsie auch dem erfahrenen, älteren Arzt zur *Fortbildung*. Ohne fortgesetzte Kontrolle von Erfolgen und Mißerfolgen der medizinischen Bemühungen durch die Vornahme von Obduktionen besteht die Gefahr, daß sich der Arzt in seinem Urteilsvermögen zu sicher fühlt und aus diesem Grund z. B. diagnostische und therapeutische Alternativmöglichkeiten unbeachtet läßt.

207.6. Postmortale Veränderungen des Körpers

Die sog. *sicheren Zeichen des Todes* sind Leichenerscheinungen, die erst einige Zeit nach Eintritt des klinischen Todes auftreten; sie umfassen im wesentlichen Totenflecke, Totenstarre, Totenkälte, Autolyse und Fäulnis.

Die *Totenflecke (Livores)* finden sich an den abhängigen Partien des Körpers, wo sich das Blut nach Sistieren des Kreislaufes ansammelt. Einzelne Livores können bereits 30–60 min nach dem klinischen Todeseintritt erkennbar sein. Ungefähr 2 Std nach dem Exitus letalis neigen die Totenflecke zur Konfluenz, und während 5–12 Std bleiben sie meist umlagerbar. Bis zu 1½ Tagen nach dem Ableben lassen sich die Livores noch wegdrücken, d. h. das Blut befindet sich zum größten Teil in flüssigem Zustand innerhalb der Gefäße. Später sind sie weniger und schließlich überhaupt nicht mehr wegdrückbar, d. h. dann, wenn die postmortale Hämolyse zunimmt, und auch die Gewebe mit dem Blutfarbstoff imbibiert werden. Totenflecke finden sich verständlicherweise dort nicht, wo die Leiche längere Zeit auflag.

Die *Totenstarre (Rigor mortis)* kommt durch Aufbrauch von ATP in der Muskulatur sowie die Anhäufung von Metaboliten, im besonderen Laktat, zustande. Sie beginnt in der Regel innerhalb von 1–2 Std nach dem Tod am Kiefer, schreitet fort unter Einbezug der Muskulatur des Halses und der oberen Extremitäten, ergreift die Rumpfmuskulatur und schließlich diejenige der Beine. Innerhalb von 6–9 Std ist der Rigor mortis in der Regel voll ausgebildet. Die spontane Lösung der Totenstarre erfolgt meistens ungefähr 36–48 Std nach dem Todeseintritt und beginnt im Bereich der Hals- und Rumpfmuskulatur; später folgt diejenige der Beine und schließlich die der Arme (*Nysten'sche Regel* des Ablaufs und der Lösung der Totenstarre). Die spontane Rückbildung des Rigor mortis hat mit autolytischen Vorgängen in der Muskulatur zu tun. Sowohl Geschwindigkeit und Ausmaß des Eintritts als auch die Lösung der Totenstarre hängen von einer Reihe von Faktoren ab, u. a. Temperatur des Körpers beim Todeseintritt, Umgebungstemperatur, Muskelmasse, allenfalls Einfluß von Giften u. a. m. Bei schweren Schädeltraumen kann es schon vor dem Todeseintritt zu einer »Enthirnungsstarre« kommen, die dann direkt in eine »Enthirnungstotenstarre« (»kataleptische Totenstarre«) übergehen mag.

Die *Totenkälte (Algor mortis)* entspricht einer Angleichung der Leichentemperatur an die der Umgebung. Bei verschiedenen Prozessen, u. a. bei Fieber vor dem Tod, besteht die Möglichkeit einer postmortalen Temperatursteigerung im Innern des Leichnams, bevor sich der letztere abkühlt. Solchen Besonderheiten ist bei der Beurteilung eines Hyperthermie-Todes, der Schätzung des Zeitintervalls zwischen Todeseintritt und der Untersuchung der Leiche u. a. m. Rechnung zu tragen.

Die *Trübung der Hornhaut der Augen* stellt ein weiteres Todeszeichen dar. Sie beruht vor allem auf einer anoxisch bedingten Schwellung der in der Kornea vorhandenen Zellen.

Die *Autolyse* von Geweben post mortem entspricht dem Abbau der verschiedenen Strukturen durch körpereigene Enzyme, vor allem solche lysosomaler Herkunft. Auf die Aktivierung dieser Enzyme dürfte sich die Erniedrigung des pH durch Anhäufung u. a. von Milchsäure im positiven Sinn auswirken.

Die *Fäulnis* post mortem beruht demgegenüber auf einem Katabolismus von Zell- und Gewebekomponenten sowie Körperflüssigkeiten durch bakterielle Enzyme. Die Fäulnis schreitet umso rascher voran, je mehr Darmbakterien (v. a. auch Anaerobier) vor dem Todeseintritt in Zirkulation gelangten (sog. *präterminale Bakteriämie* z. B. infolge hypoxischer Schädigung des Darmepithels). Die mit der Zeit z. T. erkennbare graugrünliche Verfärbung z. B. des rechten, dann des linken Unterbauches (eingeschlossen die Haut) kommt u. a. durch Sulfhämoglobin-Bildung zustande, die braunschwarze Kolorierung z. B. an der Oberfläche innerer Organe (z. B. Leber) durch das Auftreten von Eisensulfid. Außerdem werden im Rahmen der Fäulnis auch Gase freigesetzt (u. a. H_2S, NH_3, CH_4, N_2, H_2 und CO_2), die u. U. zur postmortalen Bildung sog. »*Schaumorgane*« Anlaß geben. Der Fäulnisgeruch geht – abgesehen von den erwähnten Gasen – auch auf die Produktion von Substanzen, wie Ptomainen, Kadaverin, Putreszin und Tyramin, zurück.

Die intravasale Gerinnung des Blutes nach dem Tod bewirkt das Auftreten von *Cruor* und sog. »*Speckhaut*«, letzteres vor allem bei beschleunigter Blutsenkung.

Besondere lokale Veränderungen umfassen die *Gastro- und Oesophagomalacia acida* infolge Andauung oder gar Durchdauung durch Einwirkung des Magensaftes, die postmortal rasch fortschreitende *Zerstörung der Darmepithelien* infolge enzymatischer Einwirkung von Seiten des Darminhaltes, die *gallige Imbibition* von der Galle benachbarten Geweben und die mit der Zeit immer deutlicher erkennbare *blutige Imbibition* der Gewebe. Die »*Pseudomelanose*« entspricht der oben erwähnten Eisensulfidbildung. Nach langer Zeit kann es in Leichen, die in wasserreicher Umgebung verbleiben, zur Bildung von »*Fettwachs*« *(Adipocire)* kommen. Eine *Mumifikation* resultiert aus einer Austrocknung der Leiche, wobei der enzymatische Abbau u. U. schon frühzeitig ein Ende findet. »*Einbalsamierte*« *Leichen*, die kurze Zeit nach dem Todeseintritt durch intraaortale bzw. intraarterielle Injektion großer Mengen von Fixationsmitteln vor Autolyse und Fäulnis bewahrt werden, bleiben in geeigneter Umgebung (Feuchtigkeit) sehr lange konserviert. Die Einbalsamierung kann sich aus hygienischen Gründen aufdrängen, z. B. vor längeren Leichentransporten.

Literatur

Angrist, A.: Experimental research and the autopsy. Bull. N. Y. Acad. Med. *45*, 3 (1969) — *Barker, E. A.:* Postmortem loss of hepatic microsomal mixed function oxygenases. Lab. Invest. *30*, 370 (1974) — *Bohrod, M. G.:* Uses of the autopsy. J. Am. Med. Ass. *193*, 810 (1965) — *Davis, G. L., Leffert, R. L., Rantanen, N. W.:* Putrefactive ethanol sources in postmortem tissues of conventional and germ-free mice. Arch. Path. *94*, 71 (1972) — *Höpker, W.-W.:* Obduktionsgut des Pathologischen Institutes der Universität Heidelberg 1841–1972. Berlin-Heidelberg-New York: Springer 1976 — *Höpker, W.-W., Jacob, W.:* Zur Methodik der statistischen Sicherung epidemiologischer Aussagen in der Pathologie. Virchows Arch. Abt. A Path. Anat. *356*, 127 (1972) — *Karnow, G. F., Esterly, J. R.:* Acid hydrolase histochemistry in the lung at autopsy, Lab. Invest. *28*, 388 (1973) — *Laves, W., Berg, S.:* Agonie – Physiologisch-chemische Untersuchungen bei gewaltsamen Todesarten. Lübeck: Schmidt-Römhild 1965 — *Nehring, J. R., Sheridan, M. F., Funk, W. F.:* Possibility of postmortem bacterial transmigration. Arch. Path. *93*, 266 (1972) — *Poche, R.:* Die Bedeutung des Einzugsgebietes für die vergleichende Sektionstechnik. Beitr. Path. *146*, 292 (1972) — *Schweiz. Akademie der Medizinischen Wissenschaften:* Richtlinien für die Sterbehilfe. Basel: Schwabe 1976 — *Wilson, W. R., Dolan, T., Washington II, J. A., Brown, A. L., Ritts, R. E.:* Clinical significance of postmortem cultures. Arch. Path. *94*, 244 (1972)

Sachverzeichnis

Bei C-Schreibung siehe auch unter K- und Z-Schreibweise; Sch und St folgen nach S.
Kursiv gesetzte Seitenzahlen bedeuten Haupthinweise; Hinweise auf Abbildungen und Tabellen stehen in Klammern.

D

K

M

O

P

Q

S

T

U

W–Y

Z

GPSR Compliance

The European Union's (EU) General Product Safety Regulation (GPSR) is a set of rules that requires consumer products to be safe and our obligations to ensure this.

If you have any concerns about our products, you can contact us on ProductSafety@springernature.com

In case Publisher is established outside the EU, the EU authorized representative is:

Springer Nature Customer Service Center GmbH
Europaplatz 3
69115 Heidelberg, Germany

Batch number: 10684808

Printed by Printforce, the Netherlands

ALLE · ZEIT · WACH · 1842

Band 2

Immunität · Entzündungen · Reparation · Traumatologie · Radiobiologie · Toxikologie · Infektionen · Parasitologie · Gerontologie

Dieses Werk ist nach Inhalt und Form etwas völlig Neues. Bücher über Pathologie, Pathopsychologie, Pathobiochemie und Pathogenetik vermitteln jeweils nur Kenntnisse über funktionelle Aspekte, Reaktionsabläufe in Zellen oder strukturelle Veränderungen. Immer mehr aber spielen Fragen der Zellbiologie, Immunologie und Genetik eine bedeutende Rolle. In diesem Werk werden die aus den verschiedenen Fachgebieten stammenden Erkenntnisse zusammengefaßt.
In einer didaktisch hervorragend gelungenen Synopsis von zahlreichen instruktiven Skizzen und Tabellen, verbunden durch einen konzisen Text, findet der Arzt erschöpfende Angaben über pathogenetische Vorgänge aller Art.
Je nach Wichtigkeit werden biochemische, funktionelle oder strukturelle Belange in den Vordergrund gerückt, um die Grundlagen und die Zusammenhänge bei Krankheitsabläufen zu erkennen und zu verstehen.
Zahlreiche Beispiele aus der praktischen Medizin und ein umfangreiches Sachregister erleichtern dem Leser den Zugang zu den ihn interessierenden Fragen. Literaturhinweise neueren Datums gestatten es, besonderen Problemen weiter nachzugehen.
Dieses Werk richtet sich an den *Arzt* ganz allgemein, an den Assistenten, den Kliniker, den Praktiker und Spezialisten der verschiedensten Fachrichtungen, nicht zuletzt auch an den Pathologen, aber auch an interessierte Studenten, die es über das eigentliche Studium hinaus während der gesamten medizinischen, insbesondere klinischen Ausbildung und in der Praxis als Informationsquelle in pathogenetischen Fragen begleiten soll.

Hans Cottier

Pathogenese

Ein Handbuch für die ärztliche Fortbildung

Band 2

Unter Mitwirkung von
K. Bürki M.W. Hess H.U. Keller
B. Roos R. Schindler A. Zimmermann
und Spezialisten aus verschiedenen
Fachgebieten

Mit über 6000 Einzeldarstellungen in
234 Tafeln und 124 Tabellen

Springer-Verlag Berlin
Heidelberg GmbH 1980

Professor Dr. Hans Cottier
Pathologisches Institut der Universität
Freiburgstr. 30, CH-3010 Bern

Das Sachverzeichnis ist in beiden Bänden enthalten

CIP-Kurztitelaufnahme der Deutschen Bibliothek
Cottier, Hans:
Pathogenese : e. Handbuch für d. ärztl. Fortbildung / Hans Cottier. Unter Mitw. von K. Bürki . . . u. Spezialisten aus verschiedenen Fachgebieten. – Berlin, Heidelberg, New York : Springer.

ISBN 978-3-642-67214-9   ISBN 978-3-642-67213-2 (eBook)
DOI 10.1007/978-3-642-67213-2

Bd. 1. – 1980.

Softcover reprint of the hardcover 1st edition 1980

Zeichnungen: A. Drews, Wiesbaden
2122/3140-543210

Inhaltsverzeichnis

Band 1 Genetik, Zellpathologie, Binde- und Stützgewebe, Regeneration, Neoplasie, Mißbildungen, Entwicklungsstörungen, Neuroendokrines System, Blut, Kreislauf, Stoffwechsel

2. Teil

KRANKHAFTE VERÄNDERUNGEN DER ZELLEN . . . 37

3. Teil

ALLGEMEINE PATHOLOGIE DES BINDE- UND STÜTZGEWEBES . . . 101

6. Teil

9. Teil

STÖRUNGEN WEITERER HILFSMECHANISMEN DES STOFFWECHSELS UND STOFFWECHSELKRANKHEITEN 607

Band 2 Immunität, Entzündungen, Reparation, Verletzungen, Strahlenwirkung, Toxikologie, Infektionen, Parasitologie, Gerontologie

10. Teil

13. Teil

Resistenz und Immunität: Störungen und krankmachende Reaktionen

121. Kurze Bemerkungen zur Immunität und sog. unspezifischen Resistenz sowie ihren Störungen

Definitionen: Der Begriff »*Immunität*« (vom lateinischen »immunis« = derjenige, der im alten Rom keine Steuern zu zahlen hatte, also einen »Schutz« genoß!) stammt aus den Anfängen der Forschung über Infektionskrankheiten und bedeutet in seinem früheren, weiteren Sinn den – angeborenen oder erworbenen – Zustand des Organismus, der ihn befähigt, krankmachenden Agentien (besonders solchen mikrobieller Herkunft) zu widerstehen. Mit der Zeit hat sich die Bezeichnung »Immunität« im medizinischen Sprachgebrauch immer mehr auf jene Formen eingeengt, die sich auf die Erkennung von Antigenen (S. 1079) und Reaktionen des lymphohistiozytären Systems gegen dieselben gründet (*spezifische Immunität,* s. u.). Die Widerstandskraft des Körpers stützt sich aber – abgesehen von solchen spezifischen Immunantworten – auf eine große Zahl weiterer Mechanismen, die nicht an eine Erkennung von Antigenen gebunden sind: Für diese Art von »Immunität« im ursprünglichen Sinn benützt man heute, um Mißverständnisse auszuräumen, den Begriff der *unspezifischen Resistenz.* Sie ist das Resultat eines Zusammenwirkens zahlreicher Faktoren, wie einer intakten epidermalen bzw. mukoepithelialen Schranke gegen die äußere und innere Umwelt, einer ausreichenden Blutversorgung, eines funktionstüchtigen leukozytären (vor allem phagozytären) Systems sowie Komplementsystems, eines wirkungsvollen Gerinnungsmechanismus sowie einer Fülle metabolischer, endokriner und anderer Prozesse, die an der Aufrechterhaltung der Homöostase beteiligt sind.
Ist die Fähigkeit des Organismus, sich gegen krankmachende Agentien zu behaupten, infolge Einschränkung der unspezifischen Resistenz und/oder der spezifischen Immunität herabgesetzt, sprechen wir von *erhöhter Anfälligkeit (Suszeptibilität).* Dabei kann es sich um eine *allgemeine* oder um eine *lokale,* d. h. auf einzelne Organe oder Organsysteme beschränkte *Resistenzverminderung* handeln.
Reagiert der Körper auf potentiell aggressive exogene oder endogene Einflüsse in einer Weise überschießend, daß er durch eben diese – physiologischerweise als »Abwehrmaßnahmen« nützlichen – Vorgänge selbst Schaden erleidet, redet man von *Überempfindlichkeit (Hypersensitivität).* In der medizinischen Ausdrucksweise bezieht sich dieser Begriff meistens auf spezifische Immunreaktionen (S. 1080); manchmal wird er allerdings auch für andere Formen einer exzessiven Reaktionsweise benützt. Es sei hier hervorgehoben, daß die der Immunität und der Überempfindlichkeit zugrunde liegenden Mechanismen in vielen Fällen dem Wesen nach identisch sind, sich also nur in ihren Auswirkungen auf den Wirtsorganismus unterscheiden. Im übrigen ist es möglich, daß ein Individuum gegenüber einem bestimmten Agens in gewissem Sinn sowohl immun als auch überempfindlich ist, d. h. daß sich die beiden Zustände gegenseitig nicht ausschließen. Die Berechtigung für diese Aussage liegt darin, daß Überempfindlichkeitsreaktionen – trotz einer z. T. nachteiligen Wirkung auf den Organismus – die *direkt* schädlichen Effekte des betreffenden Agens auf Zellen und Gewebe doch öfters aufzuheben oder zum mindesten einzudämmen vermögen.

Aus diesen kurzen Erläuterungen geht u. a. hervor, daß sowohl die *unspezifische Resistenz* als auch die *spezifische Immunität* in den Dienst einer *Abwehr krankmachender Agentien* gestellt sind. Der Hauptunterschied liegt im Fehlen oder im Vorhandensein einer nachweisbar antigengerichteten Spezifität dieser Leistungen. Im übrigen bestehen zwischen den Zellsystemen, die spezifische Immunreaktionen zu vollziehen vermögen und denjenigen, die Träger der unspezifischen Resistenz sind, *enge, wechselseitige Beziehungen,* die sich in der Mehrzahl der Fälle im Sinn eines kooperativen Zusammenwirkens äußern (S. 1077). Die oben gegebenen Definitionen machen ferner klar, daß sich die *spezifische Immunität,* da sie antigenbezogen ist, ausschließlich *gegen chemisch definierbare Substanzen* richtet, während dies bei der unspezifischen Resistenz nicht immer der Fall ist: so ist es beispielsweise statthaft, von einer unspezifischen Resistenz gegen physikalische Einflüsse, wie Kälte, zu reden.
Unter den erwähnten *Agentien,* gegen die sich die spe-

zifische Immunität wie auch die unspezifische Resistenz wenden, haben *Infektionserreger und ihre Produkte* (S. 1651) bei weitem die größte Bedeutung. Die Abwehr kann sich aber auch gegen eukaryotische *Fremdzellen* und *Fremdgewebe* wenden (s. Transplantation, S. 1229), ferner gegen *neoplastisch transformierte körpereigene Zellen* (S. 1183).

Die Resistenz gegen *toxisch wirkende Chemikalien* beruht in der Regel auf den Möglichkeiten des Organismus, diese Substanzen zu metabolisieren und in eine unwirksame oder weniger wirksame Verbindung zu verwandeln. Umgekehrt kennt man aber auch Beispiele dafür, daß die chemische Transformation solcher Stoffe im Körper deren Toxizität erhöhen oder gar erst zum Ausdruck bringen mag. Eigenheiten des Stoffwechsels eines Individuums können auch zur Folge haben, daß bestimmte *Medikamente* schlecht ertragen werden (sog. *Idiosynkrasie,* S. 878). Änderungen in der Resistenz bzw. Empfindlichkeit des Organismus gegenüber einem bestimmten chemischen Agens kommen überdies auf dem Weg einer *Enzyminduktion* zustande (S. 22). Einfache chemische Substanzen können als sog. *Haptene* (S. 1072) wirken und – an größermolekulares Material, wie Proteine gebunden – spezifische Immunantworten auslösen, die sich mehrheitlich nachteilig, d. h. im Sinn einer *Überempfindlichkeitsreaktion* auswirken.

Die überragende Bedeutung *entzündlicher Reaktionen* für die Resistenz des Organismus wird an anderer Stelle eingehend erörtert (S. 1243). Dasselbe gilt für die *Schutzfunktionen der Haut* (S. 1720) und der *(muko)-epithelialen Barrieren* z. B. im Verdauungstrakt, im Bereich der Respirationsorgane und der Urogenitalorgane (S. 1723 sowie S. 1722 und S. 1727). Vielfältig sind die hereditären oder erworbenen *metabolischen Besonderheiten* eines Individuums, die die Resistenz im positiven oder negativen Sinn beeinflussen (S. 1765). Im besonderen ist hier auf Unter- und Mangelernährung, Überernährung, die zahlreichen hereditären Enzymopathien, die erworbenen Stoffwechselkrankheiten und die Beeinträchtigung metabolischer Vorgänge durch *äußere Einflüsse,* wie physikalische Faktoren (Kälte, Hitze, Strahlen u. a.), toxische Substanzen und gewisse Medikamente (z. B. Zytostatika, Kortikosteroide u. a.) hinzuweisen. Daß *Infektionskrankheiten* selbst eine Verminderung der Immunität bzw. der unspezifischen Resistenz erzeugen können, entspricht einer alten Erfahrung (S. 1751). Dasselbe gilt für *neoplastische Prozesse* (S. 239), wobei das Bestehen einer Tumorkachexie nur einen von mehreren Mechanismen darstellt, über den eine bösartige Geschwulst, ein malignes Lymphom oder eine Leukämie die Abwehrkraft des Körpers herabzusetzen vermag. *Mißbildungen* führen z. T. zu einer lokalen Resistenzverminderung (z. B. Stenosen, abnorme Kommunikationen u. a., S. 271).

Es braucht nicht betont zu werden, daß die unspezifische Resistenz ebenso wie die Fähigkeit, spezifische Immunreaktionen zu vollziehen, zu einem guten Teil *genetisch determiniert* sind (S. 9, ferner S. 866), und daß der Zustand des Organismus in dieser Hinsicht – abgesehen von *Alters- und Geschlechtseinflüssen* – von Wechselwirkungen zwischen den Erbanlagen und *Umwelteinflüssen* abhängt. Die letzteren stehen ihrerseits mit *sozio-ökonomischen Gegebenheiten* in Beziehung, die u. a. die Ernährungs- und Lebensweise mitbestimmen.

Beispiele:

- Der Einfluß des Genotyps auf Resistenz bzw. Immunität läßt sich an vielen Beispielen deutlich machen: Seit langem kennt man *Rassenunterschiede* in dieser Beziehung, z. B. die Anfälligkeit der dunkelhäutigen Menschen für Infektionskrankheiten, wie die Tuberkulose (S. 1967) oder die Kokzidioidomykose (S. 2016), bei ausgesprochener Resistenz gegen die durch Plasmodium vivax verursachte Form von Malaria. In diesem Zusammenhang kann erneut auf die relativ noch höhere Malariaresistenz der Patienten mit Sichelzellenanämie hingewiesen werden (S. 429).
- *Erbliche Defektimmunopathien* (S. 1199) sind ein weiteres Beispiel für die Bedeutung genetisch bedingter Faktoren beim Zustandekommen von Resistenz und Immunität. Ähnliches gilt für die Zusammenhänge zwischen dem Typ von *Transplantationsantigenen* einerseits und der Anfälligkeit gegenüber bestimmten Krankheiten andererseits (S. 871).
- Zu den häufigsten Stoffwechselkrankheiten, die mit einer erhöhten Infektanfälligkeit einhergehen, gehört der – wenigstens zum guten Teil erblich bedingte – *Diabetes mellitus* (S. 933).
- Die *Alterseinflüsse* auf die Resistenz gehen u. a. aus der Anfälligkeit von Kindern gegenüber bestimmten Infektionskrankheiten und der bekannten Abnahme der Widerstandskraft im hohen Alter hervor.
- *Endokrine Faktoren* üben auf die Abwehrmechanismen des Körpers vielfältige Wirkungen aus. Beispiele dafür sind u. a. die erhöhte Infektanfälligkeit bei chronischem Hyperadrenokortizismus (bzw. bei fortgesetzter Verabreichung von Glukokortikosteroiden) sowie die Häufung bestimmter Infektionen bei der schwangeren Frau.
- Über *nervöse Einflüsse* auf die Resistenz wissen wir erst lückenhaft Bescheid. Abgesehen von einer lokalen Erhöhung der Infektionsgefahr, z. B. bei Darmparalyse, Harnblasenlähmung oder ausgedehnten Lähmungen der Skelettmuskulatur, ist hier u. a. an die mögliche Bedeutung des autonomen Nervensystems zu denken. Ob und in welchem Ausmaß allerdings z. B. ein erhöhter Sympathikotonus die Resistenz zu erhöhen vermag, ist noch umstritten.
- *Jahreszeitliche Schwankungen der Resistenz* sind mit ein Grund für das gehäufte Auftreten z. B. von Erkältungskrankheiten im Winter.
- *Vermindert durchblutetes und/oder ödematöses Gewebe* bietet infektiösen Keimen gegenüber einen geringeren Widerstand als intaktes.
- *Unter- und Mangelernährung* (S. 654) sind vielerorts häufige Gründe einer erhöhten Infektanfälligkeit. Hierzulande finden sich solche Zustände vor allem in Form einer *Tumorkachexie.*
- Jede tiefergreifende *Störung der epithelialen Schrankenfunktionen* (z. B. Schädigung des Darmepithels durch Schock, Zytostatika, ionisierende Bestrahlung u. a. oder ausgedehnte Verbrennungen der Haut) bringt die Gefahr einer bakteriellen Invasion mit sich.
- *Chronisch-toxische Effekte,* wie die eines fortgesetzten *Alkoholabusus,* gehören zu den häufigen Ursachen einer Resistenzverminderung.
- *Mechanische Faktoren,* wie die Anwesenheit von Fremdkörpern oder Knochensplittern im Gewebe, Steinbildung in Hohlorganen (s. Nephrolithiasis, S. 793, Cholelithiasis, S. 735

u. a.) oder Stenosen in kanalikulären Systemen (z. B. Bronchusstenose, S. 621, Darmstenose, S. 670, Harnabflußhindernisse, S. 799), gehören zu den wichtigsten Mitursachen einer bakteriellen Infektioen.

- Bei *Virusinfekten* hängt die Resistenz u. a. von der Produktion von *Interferon* ab (S. 1733). Hier handelt es sich um Proteine, die verschiedene Molekulargewichte aufweisen (20000–30000, 40000–60000 und 90000–160000), sich jedoch in ihrer biologischen Aktivität nicht unterscheiden. Man vermutet, daß die Bildung von Interferon von virusinfizierten Zellen über eine Derepression entsprechender DNA-Abschnitte erfolgt. Hinsichtlich der Wirkung von Interferon besteht ebenfalls keine Klarheit. Möglicherweise induziert es in noch virusfreien Zellen die Produktion von Peptiden (»translation inhibitory protein«, TIP), die die Virusreplikation behindern. Der Interferonproduktion, die sich u. a. durch Poly-I:C (S. 1734) induzieren läßt, kommt wahrscheinlich deshalb eine besondere Bedeutung zu, weil sie in einem nicht vorimmunisierten Organismus rascher erfolgt als eine spezifische Immunreaktion.
- Viele Einzelkomponenten der *entzündlichen Reaktion,* wie die Chemotaxis von Phagozyten (S. 1262), die bakterizide Tätigkeit derselben (S. 1289), die Produktion von antibakteriell wirkenden Substanzen oder Systemen, wie Lysozym (S. 1289), lysosomalen Enzymen (S. 1267), Properdin (S. 1257), sog. Betalysinen, basischen Polypeptiden, oder Phagozytin (S. 1286) u. a., sowie vor allem Komplement (S. 1257), können durch Einflüsse verschiedenster Art (Anämie, Urämie, Cholämie, bakterielle Toxine, exogene toxische Substanzen bzw. Medikamente u. a.) nachteilige Modifikationen erfahren, die es von einem primären Defekt der betreffenden Funktionen zu unterscheiden gilt.
- *Schwere körperliche Anstrengungen,* die bis zur Erschöpfung reichen können (S. 1762), haben u. U. eine erhebliche Resistenzverminderung zur Folge.
- Bei bestehender – örtlicher oder allgemeiner – Herabsetzung der Resistenz entwickeln sich u. U. schwere Infekte nicht nur durch übliche pathogene Keime, sondern auch durch solche, die sonst kaum krankheitserregend sind (sog. *opportunistische Keime* (S. 1653), besondere Viren, wie *Herpes- und Zytomegalieviren* (S. 1788), und *Pilze* (S. 2004)).
- Das wahrscheinlich wichtigste Abwehrsystem überhaupt ist das der *neutrophilen Granulozyten:* Bei *Agranulozytose* besteht die größte Gefahr einer septischen Komplikation.
- *Viren* sind oft Wegbereiter einer bakteriellen Infektion, meistens aufgrund einer örtlichen Gewebeschädigung, z. B. im Respirationstrakt.
- Gewisse bakterielle Infekte, wie die durch BCG (S. 1784) oder Corynebacterium parvum verursachten, haben oft eine Steigerung der Resistenz zur Folge: Dieser *Adjuvans-Effekt* beruht nach dem bisher bekannten vor allem auf einer Aktivierung von Makrophagen.
- *Bakterielle Endotoxine* können – je nach Art und Dosis – die unspezifische Resistenz heraufsetzen oder einschränken (S. 1753).

Literatur

Bach, F. H., Good, R. A. (eds.): Clinical immunobiology, vols. 1–3. New York: Academic Press 1972–1976 — *Castro, J. E.* (ed.): Immunology for surgeons. Baltimore: University Park Press 1976 — *Dixon, F. J., Kunkel, H. G.* (eds.): Advances in immunology, vols. 23–26. New York: Academic Press 1976–1978 — *Fudenberg, H. H., Pink, J. R. L., Wang, A. C., Douglas, S. D.:* Basic immunogenetics, 2nd ed. New York: Oxford University Press 1978 — *Fudenberg, H. H., Stites, D. P., Caldwell, J. L., Wells, J. V.* (eds.): Basic and clinical immunology. Los Altos: Lange Medical Publications 1976 — *Gershwin, M. E., Cooper, E. L.* (eds.): Animal models of comparative and developmental aspects of immunity and disease. New York: Pergamon Press 1978 — *Hemmings, W. A.* (ed.): Antigen absorption by the gut. Baltimore: University Park Press 1978 — *Holborow, E. J., Reeves, W. G.* (eds.): Immunology in medicine. London: Academic Press 1977 — *Roitt, I. M.:* Leitfaden der Immunologie. Darmstadt: Steinkopff 1977 — *Sercarz, E. E., Williamson, A. R., Fox, C. F.* (eds.): The immune system. New York: Academic Press 1974 — *Schmidtke, J. R., Ferguson, R. M.* (eds.): Immunology for the practicing physician. New York: Plenum Press 1977

122. Erläuterungen zur spezifischen Immunität unter physiologischen Bedingungen

122.1. Begriffe im Zusammenhang mit spezifischen Immunreaktionen

Definitionen: Wie schon erwähnt wurde, zeichnet sich die *spezifische Immunität* im Gegensatz zur unspezifischen Resistenz dadurch aus, daß sie gegen Antigene gerichtet und damit durch einen hohen Grad von *Spezifität* gekennzeichnet ist. Die besondere Wirksamkeit spezifischer Immunreaktionen liegt aber nicht nur darin, sondern auch in der Fähigkeit des *immunbiologisch kompetenten Zellsystems* (Lymphozyten und ihre Abkömmlinge), bei erneutem Kontakt mit demselben Antigen eine beschleunigte und wesentlich verstärkte Immunantwort zu geben *(anamnestische Reaktion).* Diese *Gedächtnis(»memory«)-Funktion* ist neben der genannten Antigen-Spezifität ein weiteres wichtiges Kennzeichen dieses Abwehrsystems, das sich gegen die verschiedensten belebten und unbelebten krankmachenden Agentien zu richten vermag: Der Vielfalt möglicher Antigene kann nämlich eine ebenso große Zahl spezifischer Antikörper und spezifisch sensibilisierter Lymphozyten entgegengesetzt werden (*Heterogenität* bzw. *Diversität* des spezifischen Immunapparates, s. u.).
Antigene sind Substanzen, die in vivo nach Kontakt mit dem lymphohistiozytären System eine nachweisbare, spezifische, d. h. gegen sie selbst gerichtete Immunreaktion hervorzurufen vermögen. Substanzen, die dies als solche tun können, nennt man auch *Immunogene,* oder man redet von Agentien mit nachweisbarer *Immunogenizität.* Der Ausdruck »*Antigenizität*« wird oft im entsprechenden Sinn angewandt, besser benützt man ihn aber für die Eigenschaft der betreffenden Stoffe, Erreger oder Zellen, mit den induzierten Antikörpern bzw. sensibilisierten Lymphozyten spezifisch zu reagieren. Substanzen mit einem Molekulargewicht von weniger als 1000, die nur in Verbindung mit einem größermolekularen »Trägermolekül« (in der Regel Proteine, z. B. Eiweißkörper des Wirtsorganismus) immunogen wirken, nennt man *Haptene. Tolerogene* entsprechen Antigenen, die eine *spezifische Immuntoleranz* auslösen (S. 1131). Sog. *Vollantigene* sind im Gegensatz zu den univalenten Haptenen

---

multivalent: Sie besitzen eine Mehrzahl von *Antigendeterminanten (Epitope),* d. h. Struktureinheiten innerhalb der Moleküle, die von spezifischen Antigenbindungsstellen der Antikörper »erkannt« und ligiert werden können. Die meisten organischen Verbindungen und der Großteil der biologisch aktiven Substanzen und Strukturelemente besitzen antigenische Eigenschaften, im besonderen Proteine, Polypeptide, chemisch veränderte Eiweißkörper, Polysaccharide u. a., reine Lipide jedoch kaum oder nicht. Der Ausdruck »Antigen« wird z. T. auch auf mikrobielle Keime angewandt, besser ist aber eine nähere Bezeichnung der antigenisch wirksamen Substanz (oder Substanzen), die dafür verantwortlich ist (sind).
Antikörper sind Proteine von der Gruppe der *Immunglobuline* (s. u.), die mit Hilfe von *Antigenbindungsstellen* (Paratope) mit den ihnen entsprechenden Antigendeterminanten eine spezifische Bindung eingehen können.

Das immunbiologisch kompetente System, das zu spezifischen Immunreaktionen befähigt ist (kurz: *Immunsystem, Immunapparat),* besteht im wesentlichen aus den verschiedenen Arten von *Lymphozyten* sowie den antikörperbildenden *Plasmazellen,* die sich von B-Lymphozyten herleiten. Dazu kommen sog. *akzessorische Zellen,* insbesondere *Histiozyten/Makrophagen, Mastzellen, Granulozyten* u. a., die am sog. *afferenten Schenkel der Immunantwort* (Antigenerkennung und -verarbeitung), an der *»zentralen« Reaktion* (Auslösung der Immunantwort) und/oder am sog. *efferenten Schenkel der Immunreaktion* (Reaktion der Antikörper und/oder spezifisch gegen das Antigen gerichteter Lymphozyten mit dem letzteren) beteiligt sein können.

122.2. Kurzes Vokabular und Erklärungen immunologischer Ausdrücke (ausgenommen Bezeichnungen, die sich nur auf immunpathologische Vorgänge beziehen)

Aktivierte Lymphozyten: Lymphozyten, die durch spezifisches Antigen oder durch ein Mitogen stimuliert worden sind.

Adjuvans: Ein Material, das, zusammen mit dem Antigen oder kurz vorher injiziert, eine Verstärkung der Immunreaktion bewirkt.

Adoptive Übertragung: Passive Übertragung eines Zustandes von Immunität, z. B. durch einen Transfer von Zellen, Faktoren und/oder Serum, mit dem möglichen Resultat einer adoptiven Immunität oder adoptiven Toleranz.

Affinität: Maß der Bindungsstärke zwischen Antigen und Antikörper in einer Antigen-Antikörperreaktion.

Agglutination: Enge Zusammenlagerung partikulären Antigens (z. B. Erythrozyten) aufgrund einer Antigen-Antikörperreaktion, bei der es zur Bildung eines Molekülgitters zwischen den beiden kommt. Bei der *»umgekehrten Agglutination«* werden Partikeln mit Antikörper bedeckt und durch Antigen agglutiniert.

Allotypen: Genetisch bedingte Antigendeterminanten eines Serumprotein-Moleküls (z. B. sog. Serum-Isoantigene, Gm- und InV-Allotypen menschlicher Immunglobuline).

Am-»Marker«: Allotypische Determinante auf der H-Kette von menschlichem IgA.

Antigenbindungskapazität: Maß für die Gesamtmenge der Antikörper in einem Antiserum, die mit spezifischem Antigen gebunden werden kann.

Antigenbindungsstelle: Teil des Immunglobulinmoleküls, das Antigen bindet (s. Fab-Fragment).

Antigenerkennungsstelle: Rezeptorartige Membranstrukturen der Lymphozyten, die mit bestimmten Antigenen spezifisch reagieren (englisch: »antigen recognition site«).

Antigenreaktive Zelle: T-Zellen, die sich nach Antigenkontakt teilen (s. u.) bzw. in einen »aktiven« Zustand übergehen.

Antigensensitive Zelle: Lymphozyt (z. B. auch B-Lymphozyt), der nach Antigenkontakt »aktiviert« wird, ohne selbst Antikörper zu produzieren, aus dem aber schließlich Antikörper-bildende Zellen hervorgehen können.

Antiglobulin-(Konsumptions-)Test (Coombs-Test): Technik zum Nachweis zellständiger Immunglobuline. Ein (Coombs-)Antiglobulinserum mit bekanntem Titer wird mit Testzellen inkubiert und anschließend im *Coombs-Test* (s. u.) titriert. Ein Titerabfall (»Konsumption«) des Coombs-Serums dient als semiquantitatives Maß für die Anwesenheit von Immunglobulinen (Antikörper) auf den Testzellen.

Antikomplementär: Eigenschaft eines Antiserums, Antigengemisches oder einer anderen Substanz, ohne spezifische Antigen-Antikörperreaktion die Komplementaktivierung in Gang zu bringen.

Äquivalenzbereich: Relative Konzentrationsverhältnisse von Antigen und Antikörper, die ein Maximum von Reaktion zwischen Antigenbindungsstellen und Antigendeterminanten gestattet (s. Gitter-Theorie): Sog. *optimale Proportionen.*

Assoziationskonstante: Mathematischer Ausdruck für das Maß der Affinität (s. o.).

Autolog: Vom selben Individuum stammend (z. B. Zellen oder Gewebe, auch Antikörper u. a.).

Avidität: Maß der Geschwindigkeit, mit der ein Antikörper unter bestimmten Bedingungen mit dem Antigen reagiert, z. T. synonym mit Affinität benützt.

B-Lymphozyt: (»*B*ursa- or *b*one marrow-derived«) Lymphozyt, der membranständiges Immunglobulin produziert und sich – z. T. im Zuge proliferativer Vorgänge – in antikörperbildende Plasmazellen differenzieren kann.

»Capping«: Anhäufung an einem Zellpool – infolge Bewegung auf der Zelloberfläche – von membranständigem Antigen, nachdem dieses durch spezifischen Antikörper gitterartig verbunden wurde.

»Committed cell«: Lymphozyt, der durch Antigenkontakt so geprägt wurde, daß er nur mehr mit diesem Antigen oder einer beschränkten Zahl nah verwandter Antigene reagieren kann.

Concanavalin A (ConA): Lektin aus einer Bohne (»jack bean«), das vorwiegend T-Lymphozyten stimuliert.

Coombs-Test: Der *Antiglobulin-Test nach Coombs* beruht auf der Fähigkeit vor allem von tierischem Anti-Human-Ig-Antikörper, Erythrozyten zu agglutinieren, wenn sich auf ihrer Oberfläche entsprechende Eiweißkörper befinden. Beim *»direkten Coombs-Test«* vermögen die heterologen Anti-IgG (oder Anti-C3)-Antikörper (-Antiseren) die Erythrozyten des Patienten zu agglutinieren. Beim *»indirekten Coombs-Test«* werden ABO- und Rh-kompatible Erythrozyten mit dem Patientenserum inkubiert und dann einem »direkten Test« unterzogen: Auf diese Weise kann man im Blutplasma vorhandene, gegen (andere) menschliche Erythrozyten gerichtete Antikörper nachweisen. Die Agglutination der Erythrozyten beim direkten Coombs-Test beruht auf einem »bridging« membranständiger Antikörper über deren Fc-Anteile (als Epitop für Anti-Ig).

C-Region: Konstanter (»*c*onstant«) Abschnitt des C-terminalen Anteils der H- oder L-Kette eines Immunglobulins. Abgesehen von genetischem Polymorphismus sind die C-Regionen der einzelnen Klassen und Subklassen von Ketten identisch.

Direkte Agglutination: Agglutination von Erythrozyten, Mikroorganismen und anderen Substanzen durch (Serum-)Antikörper.

Direkte Immunfluoreszenz: Nachweis von Antigenen durch u. v.-Mikroskopie mit Hilfe fluorochromierter Antikörper, die sich während der vorausgegangenen Inkubation an die korrespondierenden Antigene fixiert hatten. Als Fluorochrome eignen sich u. a. Fluoreszein-Isothiozyanat (FITC) und Lissamin-Rhodamin.

»Domänen«: Sog. Homologie-Regionen der schweren (H-) und leichten (L-)Ketten der Immunglobuline, die durch Disulfidbrücken stabilisiert und dreidimensional gefaltet sind.

EAC-Rosetten: *E*rythrozyten- *A*ntikörper-*C*omplement-Rosetten an der Oberfläche menschlicher B-Lymphozyten, wobei für die Bindung der roten Blutkörperchen an die Zelloberfläche die dort befindlichen Fc (u. U. auch C3-)-Rezeptoren verantwortlich sind.

Effektor-Zelle: Damit meint man in der Regel eine T-Zelle (s. dort), die zytotoxisch wirkt bzw. Suppressions- oder »Helfer«-Funktionen ausübt.

Epitop: Einfachste Form einer Antigendeterminante auf einem komplexen, als Antigen wirkenden Molekül.

E-Rosette: Rosette z. B. von Schaferythrozyten um einen menschlichen T-Lymphozyten herum: Eine Eigenschaft der letzteren, die nicht an die Anwesenheit von Ig oder Komplement gebunden ist.

Euglobulin: Klasse von Globulinen, die in Wasser unlöslich, in Salzlösungen jedoch löslich sind.

Fab-Fragment: Fragment eines Immunglobulinmoleküls, das nach Spaltung desselben durch Papain gewonnen wird, aus einer leichten Kette (L-Kette) und dem N-terminalen Teil der mit dieser über Disulfidbrücken verbundenen schweren Kette (= *Fd-Fragment*) besteht und daher nur *eine* Antigenbindungsstelle aufweist. Kann als univalenter Antikörper wirken, jedoch nicht zur Präzipitatbildung führen.

$F(ab')_2$-Fragment: Fragment eines Immunglobulinmoleküls nach Pepsinspaltung, das aus dem ganzen N-terminalen Teil des Immunglobulinmoleküls (2 durch Disulfidbrükken verbundene Fab-Fragmente + ein kurzes Stück (»hinge-region«, s. u.) des Fc-Fragments) besteht und daher *zwei* Antigenbindungsstellen besitzt, was eine Präzipitatbildung gestattet. Wegen des Fehlens des Großteils des Fc-Fragments vermißt man die in diesem verankerten Eigenschaften, wie Komplementbindung, diaplazentare Passage u. a.

Farr-Test: Radioimmunoassay zur quantitativen Messung von Antikörpermengen.

Fc-Fragment: Fragment eines Immunglobulin-Moleküls nach Papainspaltung: Durch Disulfidbrücken verbundene C-terminale Abschnitte der beiden H-Ketten (schwere Ketten); das Fragment besitzt keine Antikörpereigenschaften, dagegen sind die für die Komplementaktivierung und diaplazentare Passage notwendigen Strukturen vorhanden. Die einzelnen Immunglobulinklassen und -subklassen zeigen hinsichtlich Primärstruktur und Antigendeterminanten unterschiedliche Fc-Fragmente.

Fd-Fragment: s. unter Fab-Fragment. Das Fd-Fragment enthält den variablen Bereich der H-Kette und ist wahrscheinlich am Aufbau der Antigenbindungsstelle beteiligt.

Fluoreszenz-Hemmtest: Immunofluoreszenztest (s. dort), bei dem die Reaktion des fluorochromierten Antikörpers mit dem entsprechenden Antigen durch vorherige Inkubation mit unmarkiertem Antikörper derselben Spezifität gehemmt wird.

Forssman-Antigen, -Antikörper: Sog. heterophiles Antigen, das auf Gewebszellen verschiedener Spezies (z. B. Pferd, Schaf, Maus u. a.) nachgewiesen werden kann, beim Menschen und Kaninchen jedoch fehlt. Forssman-Antikörper kommen als sog. *natürliche Antikörper* z. B. im Blutplasma (Serum) von Menschen vor; sie vermögen u. a. Schaferythrozyten zu agglutinieren.

Freund'sches inkomplettes Adjuvans (IFA): Wasser-in-Öl-Emulsion, u. a. geeignet zur Verstärkung der zellgebundenen Immunreaktion.

Freundsches komplettes Adjuvans (CFA): IFA (s. o.), in dem zusätzlich abgetötete, lyophilisierte Mykobakterien (meist M. tuberculosis) in der Ölphase eingeschlossen sind. Wirkung noch stärker als die von IFA.

Gewebetypisierung: Identifizierung der Transplantationsantigene, die Produkte der sog. Histokompatibilitäts-Gene darstellen (s. u.). Dieses »tissue typing« wird u. a. aufgrund des zytotoxischen Effekts spezifischer Antiseren auf Blutleukozyten der prospektiven Spender und Empfänger vorgenommen (S. 1229).

Gm-Allotypen: Allotypische (s. o.) Antigenstrukturen der γ-Ketten menschlicher IgG-Moleküle (mehr als 20, z. B. Gm(1), Gm(2) usw.).

Gnotobiotisch: Beschreibend für eine Milieu, in dem alle vorhandenen Organismen (mit Ausnahme von Viren) bekannt sind, z. B. »*keimfrei*«, »*monokontaminiert*« u. a. m.

H-Kette: Schwere Kette (»*h*eavy chain«) der Immunglobulin-Moleküle, benannt mit griechischen Buchstaben, entsprechend der Ig-Klasse (s. dort): μ, δ, γ, α, ε.

H-2-Locus: Hauptsächlicher, für die Transplantationsantigene kodierender Komplex von Histokompatibilitäts-Genen bei Mäusen.

Hämagglutinationstest: Agglutination von Erythrozyten durch Antikörper, die entweder mit *Membranantigenen* reagieren oder gegen Antigene gerichtet sind, die an die Erythrozytenoberfläche adsorbiert bzw. gebunden wurden *(passive Hämagglutination)*. Beim *Hämagglutinations-Hemmtest* werden Antikörper oder Antigene durch Agglutionationshemmung nachgewiesen. Zusätzlich zu diesen *direkten* Methoden kennt man noch eine *indirekte Hämagglutination*, bei der ein an Erythrozyten adsorbierter Antikörper durch ein *Antiglobulin* gebunden wird.
In der *Virologie* gibt es Hämagglutinatinsteste zur quantitativen Bestimmung hämagglutinierender Viren (z. B. Influenza-Viren), wobei Antikörper nicht im Spiele sind.

Hämolysin: Antikörper oder andere Substanzen, die Erythrozyten aufzulösen vermögen.

Helfer-T-Lymphozyten: Untergruppe von T-Zellen, die mit B-Lymphozyten im Rahmen der Antikörperbildung im fördernden Sinn kooperieren.

Hetero-: »zu einer anderen Spezies gehörend«: z. B. *Heteroantikörper, Heterotransplantat* u. a. (= »xeno-«).

Heterozytotrope Antikörper: Antikörper, die passiv Gewebe einer anderen Spezies sensibilisieren können.

Heterologes Antigen: Antigen, das an einer Kreuzreaktion über Speziesgrenzen hinaus teilnimmt.

»Hinge«-Bereich: Bereich der H-Ketten in der C-Region zwischen der ersten und zweiten C-Region-Domäne, wo die enzymatische Spaltung in $F(ab')_2$- und Fc-Fragmente stattfindet. So genannt, weil dieser Bereich Scharnier(»hinge«)-artige Funktionen erfüllt, z. B. bei der »Öffnung« des Moleküls zur Y-Form im Rahmen von Antigen-Antikörperreaktionen (S. 1072).

Histokompatibel: Individuen, Gewebe (oder Zellen), die hinsichtlich der Transplantationsantigene völlig oder weitgehend übereinstimmen.

Histokompatibilitäts-Gene: Beim Mensch ist das HLA-System (s. dort) am besten erforscht (s. auch MHC, unten).

Histokompatibilitätstest: s. Gewebetypisierung.

HLA (»Human leukocyte antigens«)-System: Gruppe von *Isoantigenen*, die als sog. *Transplantationsantigene* (z. T. etwas unkorrekt auch Histokompatibilitätsantigene genannt) vom hauptsächlichen Bereich der menschlichen Histokompatibilitätsgene (s. o.) kodiert werden. Der HLA-Gen-Komplex, der beim Menschen auf dem Chromosom 6 lokalisiert ist, umfaßt u. a. die Loci A (SD-1 oder LA), die nahe beisammen liegenden Loci B (SD-2 oder »vier«) und C (SD-3), die serologisch definierte Zelloberflächenantigene kodieren, sowie Locus D (MLR- (s. dort) oder LD-Locus), der offenbar die proliferative Antwort von Lymphozyten in der MLR (s. dort) kontrolliert bzw. dafür verantwortlich ist. Wahrscheinlich gibt es in diesem Bereich noch weitere SD-Loci und mindestens einen zusätzlichen, »schwachen« MLR(LD)-Locus.

SD = »*s*erologically *d*efined«, LD = »*l*ymphocyte *d*efined« antigens.
HLA-inkompatible Transplantate werden eher abgestoßen als HLA-kompatible.

Homozytotroper Antikörper: Antikörper, der sich an die Oberfläche von Zellen derselben Spezies bindet.

Homologes Antigen: Ein Antigen, das die Bildung eines Antikörpers induziert und mit diesem spezifisch reagiert. Man spricht auch von einem *korrespondierenden Antigen.*

Humoral: Bezieht sich auf Moleküle, die in extrazellulären Körperflüssigkeiten, vor allem auch im Blutplasma, vorhanden sind (z. B. *humorale Antikörper*).

Hypervariable Regionen: Mindestens 4 Regionen extremer Variabilität, die im Gebiet der V-Region von H- und L-Ketten liegen und die Antigenbindungsstelle bzw. den »antibody combining site« eines Antikörper-Moleküls enthalten.

Ia-Antigene: »*I* region *a*ssociated antigens«: Antigene, die durch Ir-Gene (s. dort) kontrolliert werden und in verschiedenen Geweben bzw. an Zelloberflächen vorkommen.

Idiotyp: Einzigartige antigenische Determinante, die sich u. a. in homogenen Antikörpern bzw. in Myelomproteinen nachweisen läßt und offenbar die Antigenizität der Antigenbindungsstelle eines Antikörpers ausmacht. Idiotypen sind in der V-Region der Ig-Moleküle lokalisiert. Idiotypische Varianten unterscheiden sich, obwohl sie demselben Iso- oder Allotyp angehören können, u. a. durch die Aminosäurensequenz.

Ig: Abkürzung für *I*mmun*g*lobulin. Die einzelnen Klassen und Subklassen der Ig werden später eingehender besprochen (s. *IgM, IgD, IgG, IgA* und *IgE,* S. 1070).

IgA: Hauptimmunglobulin in *Sekreten* (Colostrum, Darmflüssigkeit, Speichel, Bronchialsekret u. a.), wo es als *Dimer,* durch eine *sekretorische (Transport-) Komponente (SC)* verbunden, nachgewiesen werden kann. Im *Serum* kommt IgA als *Monomer* (150–400 mg/100 ml) oder polymerisiert vor. Das *Molekulargewicht* der Monomere beträgt ungefähr 160000, das des *sekretorischen IgA (sIgA),* d. h. des oben erwähnten Dimers und SC, 400000. IgA passiert die Plazenta nicht. Komplement fixiert es nur in Gegenwart von Lysozym. Man kennt mindestens 3 *Subklassen von IgA* (IgA 1–3).

IgD: Immunglobulin, das im Serum in geringen Konzentrationen gefunden wird (0,3–40 mg/100 ml) und ein *Molekulargewicht* von etwa 150000 aufweist. Die geringe Konzentration im Serum wird auf einen raschen Katabolismus zurückgeführt. IgD kommt *im Membranbereich vieler B-Lymphozyten* vor, *oft zusammen mit IgM.* Eine Antikörperspezifität von IgD ist oft nicht nachzuweisen.

IgE: Immunglobulin mit *Reagin-* (s. dort) bzw. *homozytotroper Antikörper-Aktivität* und einem *Molekulargewicht* von ungefähr 200000. Die geringe Konzentration von IgE im Serum (um 300 ng/ml) beruht vor allem auf einer hohen Gewebsaffinität. IgE enthält etwa 11% Kohlenhydrate und wird hauptsächlich im lymphatischen Gewebe des Gastrointestinal- und Respirationstrakts gebildet.

IgG: Von allen menschlichen Immunglobulinen zeigt IgG normalerweise die höchste Konzentration im Serum (800–1600 mg/100 ml). Das Molekulargewicht beträgt ungefähr 150000, der Sedimentationskoeffizient 7S. IgG kommt in Form der *Subklassen* IgG1, IgG2, IgG3 und IgG4 vor, die – mit Ausnahme von IgG4 – Komplement fixieren. IgG zeigt *Antikörperspezifität* gegen viele Antigene.

IgM: Ein normalerweise aus 5, durch ein sog. »joining piece« verbundenen, *monomeren (7S-) IgM-Molekülen* aufgebautes, *pentameres Immunglobulin,* d. h. ein Makroglobulin mit einem Molekulargewicht von ungefähr 900000. Phylogenetisch haben wir es hier mit dem primitivsten Ig zu tun. Die μ-Ketten sind größer als andere H-Ketten (Molekulargewicht der μ-Kette ungefähr 70000). IgM weist einen hohen Kohlenhydratanteil auf, zeigt in der pentameren Form einen Sedimentationskoeffizienten von 19S und passiert die menschliche Plazenta nicht. Komplement kann durch IgM aktiviert werden. Die Antikörper-Aktivität, die sich z. T. gegen verschiedene partikuläre Antigene (z. B. Fremderythrozyten bzw. mit Antigen bedeckte rote Blutkörperchen) richtet, wird durch Reduktion der Disulfidbindungen (z. B. mit Hilfe von 2-Merkaptoäthanol) aufgehoben. Die Konzentration von IgM im Serum beträgt ungefähr 50–200 mg/100 ml. IgM findet sich *membranständig an den meisten B-Lymphozyten.* Man kennt mindestens 2 *Subklassen* von IgM (IgM1, IgM2).

Immunadhärenz: Agglutinationsreaktion zwischen einer Zelle, die an der Oberfläche C423 trägt, und einer Indikatorzelle (meist ein menschlicher Erythrozyt), die einen Rezeptor für C3b aufweist (S. 1257).

Immunkomplex: Antigen-Antikörper-Komplex.

Immunelimination: Beschleunigte Clearance eines injizierten Antigens aus der Zirkulation infolge spezifischer Immunität gegen dieses Antigen. Meistens handelt es sich dabei um die Wegschaffung von Immunkomplexen durch Phagozyten.

Immun(o)adsorbens: Antigen in unlöslicher Form (z. B. kovalent an unlösliche Trägersubstanzen gebundene lösliche Antigene) zur Adsorption spezifischer Antikörper aus einem Gemisch; aus den dabei entstehenden Immunkomplexen lassen sich in einem zweiten Schritt, z. B. durch Senkung des pH, die Antikörper eluieren.

Immunelektrophorese: Methode, bei der Proteine zuerst elektrophoretisch aufgetrennt und dann mit Hilfe eines Antiserums präzipitiert werden.

Immunfluoreszenz-Methoden: Techniken, bei denen *Antigen* oder *Antikörper* mit einem Fluorochrom (s. o.) konjugiert und dann in Kontakt mit entsprechenden Antikörpern oder Antigenen in Gewebsschnitten oder Ausstrichen gebracht werden. Mit Hilfe des u. v.-Fluoreszenzmikroskopes gelingt es meistens, die gesuchten Antigene oder Antikörper zu lokalisieren. Bei der direkten *Immunfluoreszenz-Methode* werden die zu untersuchenden Präparate mit dem fluorochromierten Antiserum (besser: Antiglobulin oder Antikörper) oder Antigen inkubiert, gewaschen und dann im Fluoreszenzmikroskop untersucht. Falls dieses Vorgehen eine zu schwache Fluoreszenz ergibt, kann die sog. *indirekte Immunfluoreszenz-Methode (»Sandwich-Technik«)* angewandt werden, bei der zunächst mit nicht fluorochromiertem Antikörper oder Antigen inkubiert und gewaschen wird, und anschließend mit einem fluorochromierten Anti-Ig (gegen Ig der Spezies gerichtet, von der der Antikörper stammt) oder Antikörper erneut inkubiert und gewaschen wird.

Immun(o)kompetent: Fähigkeit einer Zelle oder eines Individuums mit einer spezifischen Immunantwort zu reagieren.

Immun(o)zytoadhärenz: Technik zur Identifizierung von Ig-tragenden Zellen aufgrund der Bildung von Rosetten durch dieselben mit Erythrozyten oder anderen Partikeln, die homologes Antigen enthalten bzw. an der Oberfläche zeigen.

Inkompletter Antikörper: Antikörper, der wohl mit der Zellmembran von Bakterien oder Erythrozyten reagiert, diese aber nicht zur Agglutination bringt (z. B. infolge zu niedriger Valenz der Antikörpers oder zu spärlichen Vorhandenseins homologer Antigendeterminanten an der Oberfläche der betreffenden Zellen) (vgl. indirekter Coombs-Test). Manchmal wird die Bezeichnung »inkompletter Antikörper« auch auf Fab-Fragmente angewandt.

InV-Allotypen (Inv-Gruppen): *Allotypische Antigenstrukturen* des menschlichen *IgG*-Moleküls (InV(1), InV(2) und InV(3)).

Ir-Gene: »*Immune response*«-Gene, die die Immunantwort auf spezifische Antigene kontrollieren. Wenigstens ein Teil dieser Gene sind in der sog. *I-Region* im Bereich des MHC (s. u.) gelegen.

Iso-: Bezeichnet genetisch determinierte Individualeigenschaften innerhalb einer Spezies (z. B. *Isoantigen, isolog,* u. a.).

Isoagglutinin: Antikörper, der Zellen anderer Individuen derselben Spezies, von der er stammt, zu agglutinieren vermag.

Isoallotypische Determinanten: Genetische »Marker«, die als allotypische Determinanten bestimmter Ig-Subklassen vorkommen und mindestens in einer anderen Subklasse von IgG auch vorhanden sind.

Isoantikörper: Antikörper, die mit Antigenen eines Individuums derselben Spezies reagieren können, von der sie stammen.

Isohämagglutinine: Gegen die hauptsächlichen Erythrozytenantigene eines Individuums einer bestimmten Spezies gerichtete, von einem anderen Individuum derselben Spezies stammende Antikörper.

Isotypische Variation: Strukturunterschiede von Antigenen, die allen Angehörigen einer Spezies gemeinsam sind (z. B. antigenische Unterschiede der Immunglobulinklassen).

J-Ketten: Polypeptidketten, die normalerweise als Verbindungsstücke (»Joining chains«) in polymerischen Ig (z. B. sIgA und pentameres IgM) vorkommen.

Kappa(ϰ)-Kette: Eine der beiden Haupttypen der L-Ketten.

KBR: Komplementbindungsreaktion.

Konstanter Anteil: C-terminaler Abschnitt der L- und H-Ketten mit weitgehend konstanten Aminosäurensequenzen (mit Ausnahme z. B. der InV-Allotypen, s. dort).

Kovalente Bindung: Bindung durch gemeinsame Elektronen benachbarter Atome, im Gegensatz z. B. zu elektrostatischen Bindungen durch physikochemische Auftrennmethoden in der Regel nicht auflösbar.

Kreuzreaktionen: *»Cross-reaction«:* Reaktion eines Antikörpers mit einem Antigen, das nicht mit dem identisch ist, welches die Antikörperbildung induziert hat *(»kreuzreagierende Antikörper«):* In solchen Fällen darf mit einer nahen strukturellen Verwandtschaft einzelner oder mehrerer Antigendeterminanten gerechnet werden.

Kryptodeterminante: = »hidden determinant«: Antigendeterminante, deren Position in einem Molekül oder auf (in) einer Zelle die Erkennung durch Lymphozyten oder Antikörper verunmöglicht, es sei denn, sie werde durch stereochemische Manipulationen freigelegt.

Lambda(λ)-Kette: Eine der beiden Haupttypen der L-Ketten.

»Lattice«-Hypothese: Hypothese, wonach sich divalente Antikörper mit Antigendeterminanten eines polyvalenten Antigens im *Äquivalenzbereich* (s. dort) zu einem unlöslichen Gitter(Netz)-Werk verbinden *(Präzipitat)*.

Lektin: Substanz pflanzlicher Herkunft, die u. a. auf Erythrozyten eine »panagglutinierende« Wirkung ausübt. Lektine sind meistens auch Mitogene (s. PHA, ConA, PWM u. a.).

L-Kette: Leichte Kette (»light chain«) eines Immunglobulin-Moleküls (ϰ- und λ-Ketten, s. dort).

LIF: *»Leukocyte inhibitory factor«,* ein Lymphokin, das die Migration von Granulozyten hemmt (S. 1124).

LMF: *»Leukocyte mitogenic factor«,* ein Lymphokin, das Lymphozyten zur blastischen Transformation bringt.

LPS: Bakterielles Lipopolysaccharid, u. a. benützt als B-Zellen-Aktivator.

Lymphokin: Bezeichnung für eine ganze Zahl löslicher Faktoren, die offenbar von sensibilisierten Lymphozyten nach Kontakt mit dem entsprechenden Antigen abgegeben werden. Lymphokine spielen wahrscheinlich vor allem bei zellgebundenen Immunreaktionen eine wichtige Rolle (S. 1125).

Lymphozytentransformation: Umwandlung von Lymphozyten, d. h. z. B. Übergang in Proliferation, nach Stimulation u. a. durch ein Mitogen oder ein Antigen, z. T. auch als *Lymphozytenaktivierung, Lymphozytenstimulation* oder *»Blastogenese«* bezeichnet.

MAF: *»Macrophage activation factor«:* Lymphokin, das Makrophagen aktiviert.

Mancini-Test: Geldiffusionstest zur quantitativen Bestimmung einzelner Serumproteine.

MCF: *»Macrophage chemotactic factor«:* Lymphokin, das offenbar selektiv Monozyten bzw. Makrophagen chemotaktisch anzieht.

MHC: *»Major histocompatibility complex«:* Beim Mensch HLA-System auf Chromosom 6 (s. dort), bei der Maus H-2-Locus auf Chromosom 17.

MIF: *»Migration inhibitory factor«:* Lymphokin, das die Migration von Makrophagen zu hemmen vermag.

Mitogene: Substanzen, die eine blastische Transformation, DNA-Synthese und schließlich Teilung insbesondere von Lymphozyten hervorrufen. Meistens handelt es sich um pflanzliche Stoffe *(Phytomitogene)*.

MLC: *»Mixed lymphocyte culture« (»mixed leukocyte culture«):* Ein in vitro-Test zum Nachweis einer zellgebundenen Immunität, wobei Lymphozyten (oder z. T. Leukozyten) genetisch differenter Individuen gemischt werden und sich einseitig (»one way«) oder gegenseitig (»two way«) stimulieren, bzw. die sonst unbehandelten Lymphozyten zur DNA-Synthese und Teilung bringen (s. o.).

MLR: *»Mixed lymphocyte reaction« (»mixed leukocyte reaction«):* die bei MLC auftretende Reaktion.

Monoklonale Proteine: Identische Proteine, die von einem Zellklon herzuleiten sind (u. a. *»monoklonale Immunglobuline«*).

Natürliche Antikörper: Im Serum nachweisbarer Antikörper ohne »offensichtlichen« vorherigen Kontakt des betreffenden Individuums mit dem entsprechenden Antigen (Anmerkung: dieser Kontakt hat aber sehr wahrscheinlich stattgefunden!).

Null-Zellen: Lymphoide Zellen, die weder typische T-Zelleneigenschaften noch B-Zellen-Charakteristika aufweisen.

Opsonine: *Antikörper,* die die Phagozytose eines von ihnen bedeckten Partikels erleichtern, oder *hitzelabile Opsonine* ohne Antikörperaktivität (wahrscheinlich u. a. Spaltprodukte aktivierter Komplementkomponenten, vor allem von C3).

OAF: *»Osteoclast activating factor«:* Lymphokin, das die Resorption von Knochen fördert.

Ouchterlony-Test: Geldiffusionstest, bei dem Antigen und Antikörper in einem halbfesten Gel (meistens Agar) radiär gegeneinander diffundieren und im Äquivalenzbereich Präzipitationslinien bilden *(Doppeldiffusionstest)*. Die Technik liefert nur semiquantitative Resultate.

Oudin-Test: Geldiffusionstest, wobei Antigen in ein Röhrchen mit Antikörper-haltigem Gel diffundiert und im Äquivalenzbereich präzipitiert *(eindimensionaler Diffusionstest)*. Mit dieser Methode ist eine annähernd quantitative Proteinbestimmung möglich.

Passiver Transfer: s. adoptive Übertragung.

PHA: *P*hyt*h*ämagglutinin, ein Lektin aus der Bohne Phaseolus vulgaris oder P. communis, wobei ein *p*roteinreiches *PHA-P* und ein *m*ukoproteinreiches *PHA-M* unterschieden werden. PHA stimuliert in erster Linie T-Lymphozyten, z. T. auch B-Zellen.

Phytomitogen: Glykoproteine aus Pflanzen mit mitogener Wirkung, u. a. auf Lymphozyten.

PFC: *»Plaque forming cell«:* Antikörper-bildende Zelle, die in Anwesenheit von Komplement in einem halbfesten Gel (z. B. Agar) Erythrozyten mit korrespondierenden Antigenen an der Oberfläche aufzulösen vermag und so einen »hämolytischen Hof« (»Plaque«) erzeugt.

PWM: *»Pokeweed mitogen«:* Ein aus Phytolacca americana stammendes Lektin, das sowohl B- wie T-Zellen stimuliert.

Polyklonale Mitogene: Mitogene, die große Subpopulationen von Lymphozyten zu stimulieren vermögen.

Primärantwort: »Primary response«: Auf Immunreaktionen bezogen, bedeutet dies die spezifische humorale und/oder zellgebundene Antwort auf einen erstmaligen Kontakt mit einem bestimmten Antigen.

»Radioimmunoassay«: Methode zur quantitativen Antigen- oder Antikörperbestimmung mit Hilfe radioaktiv markierter Reagentien (RIA).

Radioimmunodiffusion: Sog. Rowe-Methoden: Modifikation der oben erwähnten Immunodiffusion, wobei wenigstens einer der Reaktionspartner radioaktiv markiert ist. Dies verbessert die Möglichkeiten der quantitativen Bestimmung (z. B. durch Autoradiographie).

RAST: »*R*adio*a*llergo*s*orbent-*T*est«: Ein Radioimmunoassay, der es gestattet, Antikörper der IgE-Klasse mit gegen bestimmte Allergene gerichteter Spezifität nachzuweisen.

RIST: »*R*adio*i*mmuno*s*orbent-*T*est«: Radioimmunoassay in einer soliden Phase, der sich zum Nachweis z. B. kleinster Mengen von IgE (bis 1 ng/ml) eignet.

Reagin: s. IgE.

Sekundärantwort: »Secondary response«: Bezogen auf Immunreaktionen bedeutet dies eine nach zweitem (erneutem)

Antigenkontakt erfolgende humorale und/oder zellgebundene Immunantwort, in der Regel rascher erfolgend und stärker als die Primärantwort.

Sekretorische Komponente: »Secretory component(SC)«: s. sIgA oder IgA.

Sensibilisierung: 1) Verabreichung von Antigen zur Einleitung einer Immunantwort. Bereits »sensibilisierte« Individuen reagieren darauf mit einer Sekundärantwort bzw. einer »anamnestischen« Antwort (Reaktion). Der Begriff wird besonders im Zusammenhang mit zellgebundenen Immunreaktionen benützt.
2) Beladen von Zellen mit Antikörper (z. B. für Komplementfixation oder Agglutination).

Sensibilisierte Zelle: 1) *Sensibilisierte Lymphozyten* sind durch einen früher stattgehabten Antigenkontakt vorgeprägt.
2) »*Sensibilisiert*« nennt man ferner z. B. Erythrozyten, die mit Antikörper beladen sind.

»Sequestriertes« Antigen: Antigene, die physiologischerweise keinen Kontakt mit immunkompetenten Zellen haben und daher keine Immunantwort auslösen (z. B. Kryptodeterminanten (s. o.), Epithelien, die normalerweise nach außen abgestoßen werden u. a. m.).

SRF: »*Skin reactive factor*«: Lymphokin(e), das (die) man für die Vasodilatation und erhöhte vaskuläre Permeabilität mitverantwortlich macht.

»Suppressor«-T-Lymphozyten: Eine Subpopulation von T-Lymphozyten, die die von B-Zellen ausgehende Antikörperbildung und/oder Effektorfunktionen von T-Zellen hemmen bzw. unterdrücken.

Syngen (syngeneisch): Genetisch identisch. Der Ausdruck wird u. a. für Transplantationen von Gewebe oder Organen innerhalb eines Inzuchtstammes gebraucht.

Theta (θ)-Antigen: Alloantigen »Thy«, das sich bei Mäusen an der Oberfläche der meisten Thymozyten und T-Zellen nachweisen läßt.

»Thymus-abhängige Antigene«: Antigene, die nur bei Vorhandensein weitgehend intakter T-Zell-Funktionen eine Antikörperbildung zu induzieren vermögen (z. B. Fremderythrozyten, fremde Serumproteine, Hapten-Träger-Komplexe u. a.). »*Thymus-unabhängige Antigene*« sind offenbar in der Lage, ohne weitgehend normale T-Zell-Kooperation eine Antikörperbildung auszulösen. Diese Probleme sind noch umstritten.

TL-Antigen: »*T*hymic *l*eukemia antigen«: Membranständiges Antigen auf Thymoblasten von Mäusen, die ein TL+Gen besitzen; TL-Antigene gehen im Verlauf der Lymphozytenreifung im Thymus verloren.

Träger-Protein: »Carrier« (»Schlepper«), in der Regel ein Protein, das z. B. mit einem Hapten (s. dort) verbunden immunogen wirkt.

»Transport-Stück:« s. sekretorische Komponente.

Transfer-Faktor: Eine aus sensibilisierten Lymphozyten extrahierbare und dialysierbare Substanz, mit der in gewissen Fällen (S. 2013) eine zellgebundene Immunität auf ein nichtsensibilisiertes Individuum übertragen werden kann. Soweit bekannt, handelt es sich um eine Substanz mit einem Molekulargewicht von weniger als 4000, die der Behandlung durch DNAse und RNAse widersteht. Ob es sich um Bruchstücke von T-Zell-Rezeptoren, Einzelstrang-Polynukleotide mit allenfalls informatorischen Eigenschaften oder anderes Material handelt, ist noch nicht klargestellt worden.

Transplantationsantigene: Antigene, die an der Oberfläche fast aller Zellen exprimiert sind und von den Histokompatibilitätsgenen (s. dort) kodiert werden. Transplantations-Antigene spielen eine entscheidende Rolle bei der Abstoßung von Fremdgewebe.

T-Lymphozyten: Vom Thymus stammende periphere Lymphozyten mit entsprechenden Eigenschaften (z. B. Bildung von E-Rosetten).

Univalente Antikörper: Antikörper mit einer einzigen Antigenbindungsstelle: Sie vermögen keine Präzipitation zu bewirken, können jedoch eine Präzipitation durch divalente Antikörper mit dem betreffenden Antigen hemmen oder verhindern. Normalerweise kommen univalente Antikörper kaum oder überhaupt nicht vor, können aber z. B. in Form von *Fab-Fragmenten* hergestellt werden.

Valenz: Im immunologischen Sprachgebrauch versteht man darunter folgendes: 1) Die *Valenz eines Antikörpers* entspricht der Zahl von Antigendeterminanten, mit denen das Antikörpermolekül reagieren kann. Die meisten Antikörper sind *divalent*. Pentameres *IgM* wäre theoretisch dekavalent; möglicherweise ist es aber nur pentavalent. 2) Die *Valenz eines Antigens* läßt sich durch die Anzahl von Antigenbindungsstellen an Antikörpermolekülen, mit denen es reagieren kann, ausdrücken. Die meisten Antigene sind multivalent.

Variable (V-) Region: N-terminaler Anteil der leichten und schweren Ketten eines Immunglobulin-Moleküls. Die Aminosäurensequenz variiert in diesem Bereich von Molekül zu Molekül auch innerhalb einer bestimmten Ig-Klasse oder -Subklasse.

Zellgebundene Immunität: Jene Form von spezifischer Immunität, an der vor allem T-Lymphozyten und Makrophagen beteiligt sind.

»Zentrale lymphoide Organe«: Lymphatische Organe, die für die Entwicklung der spezifisch-immunbiologischen Kompetenz entscheidend sind, z. B. der Thymus, beim Huhn auch die Bursa Fabricii, die ein Analogon beim Säuger in Form des darmassoziierten lymphatischen Gewebes findet.

Zytophile Antikörper: Antikörper, die sich an die Oberfläche von Zellen binden, ohne daß ihre Antigenbindungsstellen besetzt werden (z. B. durch den Fc-Bereich, der sich an Fc-Rezeptoren der betreffenden Zellmembran fixiert). Zytophile Antikörper (z. B. IgE, s. dort) können daher mit korrespondierenden Antigenen noch reagieren.

122.3. Kurze Hinweise auf die phylogenetische Entwicklung des zu spezifischen Immunreaktionen fähigen Systems (»Immunapparates«)

Abwehrmechanismen bei den niederen Tierarten

Die Fähigkeit, Fremdmaterial durch *Phagozytose* und/oder *Pinozytose* (S. 1281) aufzunehmen und abzubauen, findet sich schon bei den einzelligen tierischen Lebewesen (Protozoen) und läßt sich bei allen Vertretern des Tierreichs nachweisen. Über *spezifische Erkennungsmechanismen* bei den primitivsten Invertebraten sind wir erst lückenhaft unterrichtet: Eine Art Immunantwort wurde z. B. bei Erdwürmern, mehreren Spezies von Insekten, Krustazeen und niederen Fischarten beobachtet, aber die für solche – z. T. offenbar spezifische – Reaktionen verantwortlichen Moleküle sind hinsichtlich Struktur (insbesondere auch die der Polypeptidketten), Molekulargewicht, Antigenizität und Stabilität nicht mit den Immunglobulinen der Säuger identisch. Gewisse Homologien scheinen z. B. zwischen der Aminosäurensequenz von C-reaktivem Protein (CRP) und dem C_{H3}-Bereich von Immunglobulinen zu bestehen; weitere phylogenetische Beziehungen ergeben sich zwischen den C-Regionen der Immunglobuline und dem β_2-Mikroglobulin, so daß vermutet wird, die ersteren seien stammesgeschichtlich aus primitiveren Proteinen hervorgegangen. Ob Tiere ohne Ig ein besonders leistungsfähiges Phagozytensystem besitzen, ist nicht entschieden.

Stammesgeschichtliche Entwicklung des Thymus und des übrigen Immunapparates

Vergleichende phylogenetische Untersuchungen über die schrittweise Ausbildung sog. *lymphoretikulären (lymphohistiozytären) Gewebes* einerseits und der Fähigkeit zur Bildung von *Antikörpern vom Ig-Typ* andererseits lassen die beherrschende Stellung des *Thymus* im Rahmen dieser Funktionen deutlich erkennen: Ein erstes Analogon dieses Organs findet sich bei den *Neunaugen* (Petromyzoniformes), die zu den primitivsten Wirbeltieren gehören und sich als Parasitenfische an andere, größere Fische anheften. Die »Urform« des Thymus besteht hier in einem Teil des Branchialepithels, das mit Lymphozyten besiedelt ist. Diese Tiere weisen zudem eine primitive, in den Blutkreislauf eingeschaltete *Milz* auf, besitzen jedoch kein lymphatisches Gewebe mit Bildung eigentlicher Lymphfollikel. Auch Lymphknoten fehlen. Neunaugen sind in der Lage, Hauttransplantate genetisch nicht verwandter Artgenossen abzustoßen und produzieren auch humorale Antikörper, d. h. Ig-Polymere mit geringer Affinität, die man als phylogenetischen Vorläufer von IgM betrachten kann. Die *höheren Fische* und die *Amphibien* besitzen einen wohlausgebildeten Thymus; dazu finden sich auf dieser Entwicklungsstufe erstmals klassische *Plasmazellen* vom Marschalko-Typ, die durch eine

hinsichtlich Menge und Affinität verbesserte Produktion humoraler Antikörper gekennzeichnet sind. Die Ausbildung organisierten peripheren lymphoretikulären Gewebes in Form primitiver *Lymphknoten* – anstelle des bei niederen Tierarten vorherrschenden lymphomyeloiden Gewebes (lymphomyeloiden Komplexes) – beobachten wir in der stammesgeschichtlichen Reihe erstmals bei gewissen Vertretern der Amphibien. Ebenso sind hier im Verdauungstrakt herdförmige Ansammlungen von Lymphozyten anzutreffen, die als *primitive Darmfollikel* angesehen werden können.
Tonsillen als klar abgegrenzten lymphoepithelialen Strukturen begegnet man bei *Reptilien* und noch höheren Tierarten.
Die Ausbildung der *Bursa Fabricii,* eines lymphoepithelialen Organs im Bereich der Kloake, stellt eine Besonderheit der *Vögel* dar. Der Bursa kommt inbezug auf die immunbiologische Entwicklung der Vögel insofern eine führende Rolle zu, als deren Entfernung *(Bursektomie)* in ovo bzw. kurz nach dem Schlüpfen oder eine experimentell induzierte Entwicklungshemmung durch Behandlung des Embryos mit Zytostatika (Zyklophosphamid) oder Hormonpräparaten (Testosteron) die Ausbildung einer normalen humoralen Immunität beeinträchtigt oder gar verhindert. Auf diesen Beobachtungen gründet die Hypothese, die Bursa Fabricii sei – neben dem Thymus, der die T-Lymphozyten liefert (s. u.) – ein zweites übergeordnetes, sog. »zentrales« lymphoides Organ, in dem eine weitgehend antigen-unabhängige Produktion von B-Lymphozyten, den Vorläufern antikörperbildender Plasmazellen, stattfände. Neuere Untersuchungsergebnisse lassen indessen keinen Zweifel daran, daß es sich bei der Bursa auch um ein hochspezialisiertes immunbiologisches *Kontaktorgan* handelt, in dem die Lymphozytenproduktion maßgeblich, wenn nicht entscheidend, durch aus dem Kloakallumen aufgenommenes, antigenisches Material gesteuert wird. Die Herkunft der ersten Bursalymphozyten sowie die Spezifität der im Bursa-Milieu entstandenen Zellen ist allerdings noch nicht in allen Teilen geklärt. Eine gewisse Analogie zum *Darm-assoziierten lymphatischen Gewebe* (*GALT* = »*g*ut *a*ssociated *l*ymphoid *t*issue«) der Säuger, die keine der Bursa direkt vergleichbaren Strukturen aufweisen (s. u.), liegt auf der Hand (sog. »Bursa-Äquivalent«, s. u.). In phylogenetischer Hinsicht wichtig ist außerdem die Feststellung, daß Lymphknoten und die lymphatischen Anteile der Milz von Vögeln deutlich ausgebildete *Keimzentren* enthalten. Diese Gebilde spielen offenbar bei der Produktion von Gedächtniszellen im Rahmen der humoralen Immunität eine wichtige Rolle (s. u.).
In der phylogenetischen Entwicklung des lymphoretikulären Systems von der Klasse der Vögel zu derjenigen der Säuger zeichnet sich eine zunehmende *Trennung des myeloischen vom lymphatischen Gewebe* ab. Diese Trennung ist jedoch weder vollständig (z. B. Mäusemilz) noch im Verlauf der Ontogenese zwangsläufig von Dauer (z. B. Blutbildungsherde in Milz und allenfalls Lymphknoten beim Menschen).

Bemerkungen zur phylogenetischen Evolution der Gene, die für Polypeptidketten der Immunglobuline und β_2-Mikroglobulin kodieren

Vergleichende Studien, im besonderen auch über gewisse Homologien von Aminosäurensequenzen einzelner Teile der Ig-Moleküle und anderer Proteine, haben in den letzten Jahren einen tieferen Einblick in die stammesgeschichtliche Entwicklung der für die Antikörpermoleküle kodierenden Gene ermöglicht. Die *paläozoischen Anfänge* dieser Evolution scheinen in der Produktion einer *Peptidkette mit etwas mehr als 100 Aminosäuren und einer Disulfidbindung* zu liegen, aus der einerseits die primitivsten *Vorläufer der C-Region,* andererseits die der *V-Region* hervorgegangen zu sein scheinen.
Mit der Entstehung der *Vertebraten,* d. h. vor ungefähr 4×10^8 Jahren, macht sich bereits eine *Trennung in L- und H-Ketten* bemerkbar: Aus dem erwähnten Vorläufer der C-Region entstanden offenbar konstante Anteile (C-Regionen) einer leichten sowie einer schweren, wahrscheinlich *μ-artigen Kette,* ferner das ursprüngliche *β_2-Mikroglobulin,* das in modifizierter Form beim Säuger immer noch vorhanden ist und Homologien mit der L-Kette des HLA-Antigens aufzuweisen scheint. Aus der primitiven *V-Region* gingen vermutlich ebenfalls *variable Anteile leichter und schwerer Ketten* hervor.
Das Erscheinen der *Amphibien* (vor ungefähr 2×10^8 Jahren) fällt zeitlich wahrscheinlich mit der Differenzierung der C-Regionen von leichten Ketten in *ϰ*- und *λ*-Ketten sowie derjenigen von primitiven μ-Ketten-C-Anteilen in die C-Regionen schwerer Ketten der verschiedenen Ig-Klassen zusammen. Aus μ-Ketten haben sich vermutlich *γ*-Ketten und aus diesen dann *α*-Ketten entwickelt. Über die phylogenetischen Anfänge der Bildung konstanter Regionen von *δ*- und *ε*-Ketten besteht Unklarheit; möglicherweise fand die »Abspaltung« von den primitiven μ-Ketten etwa zur selben Zeit wie die der C-Regionen von *γ*-Ketten statt. In dieser Entwicklungsphase zeichnet sich auch hinsichtlich der *V-Regionen* eine Auftrennung ab: Bei den leichten Ketten entstanden damals wahrscheinlich $V_\varkappa$- und V_λ-Regionen.
Im Zuge der phylogenetischen Entwicklung der *Säugetiere* kam es dann offensichtlich zu einer weiteren *Diversifikation. C-Regionen-Gene* umfassen mindestens jene, die für die Klassen und Subklassen der schweren Ketten, d. h. *γ*1–*γ*4, *α*1 und *α*2, μ1 und μ2 sowie *δ* und *ε*, kodieren. Hinsichtlich der C-Regionen leichter Ketten kennt man für *ϰ* noch keine sichere Diversifikation, während mehrere Varianten von *λ* beschrieben sind (*λ*Oz+; *λ*Oz-; *λ*Kern+; *λ*Kern-; *λ* Mcg+; *λ* Mcg-, s. u.). Die *Zahl der Gene, die für die V-Regionen* kodieren, ist nicht bekannt; offenbar ist sie groß. Vorläufige Unterteilungen sind: für die V-Regionen der schweren Ketten: V_HI–IV, für diejenigen der leichten Ketten $V_\varkappa$ I–IV und V_λ I–VI.

122.4. Ontogenetische Ausbildung des Immunapparates beim Menschen und anderen Säugern

Morphogenese der lymphatischen (lymphoretikulären) Organe in utero und nach der Geburt

Die im Verlauf der Phylogenese des lymphoretikulären Systems beobachtete, schrittweise Entstehung neuer Strukturelemente als Grundlage des allmählichen Erwerbs der vollen immunbiologischen Funktionsfähigkeit spiegelt sich z. T. in der *Ontogenese des Säugerorganismus* wieder. Beim Menschen beginnt die Entwicklung des *Makrophagensystems* spätestens von der vierten Schwangerschaftswoche an in enger Verbindung mit der Entstehung von Blut- und Lymphgefäßen sowie von Grundstrukturen lymphoretikulärer Organe und des blutbildenden Gewebes. Die ersten Zeichen einer *Blutbildung* finden sich beim Säugerembryo in sog. mesenchymalen Blutinseln, vor allem auch im Dottersack. *Lymphgefäße* treten erstmals beim menschlichen Embryo von 9–12 mm Scheitel-Steißlänge in Erscheinung. *Primäre Lymphknoten* entwickeln sich aus periarteriolärem Mesenchym, das in umschriebene Ausweitungen embryonaler Lymphspalten vorwächst. Zeitlebens bleibt zwischen dem Blutgefäß-System und dem Grundgerüst peripheren lymphatischen Gewebes eine sehr enge Beziehung bestehen. In der Entwicklung aller bisher untersuchten Säugerarten *zeigt der Thymus als erstes Organ Zeichen einer örtlich konzentrierten lebhaften Lymphozytenproduktion.* Dieses Organ wird beim Säuger als epitheliale Einsenkung der dritten und vierten Kiementasche – vermutlich auch unter dem Einfluß der Kiemenfurchen – paarig angelegt und erfährt später bei normaler Entwicklung einen Descensus in kaudaler Richtung. Die ersten embryonalen Thymuslymphozyten sind extrathymischen Ursprungs: Eine Reihe von Untersuchungen an Vogelembryonen zeigten, daß die Vorläufer der Thymozyten aus hämopoietischen Blutinseln des Embryos – und wahrscheinlich auch des Dottersackes – stammen und den Thymus auf dem Blutweg erreichen, insbesondere während zeitlich limitierten, sog. »Attraktivitätsperioden«. Vorläufig herrscht noch keine Klarheit darüber, ob diese Vorläuferzellen multipotent – im Sinne einer nicht-determinierten Entwicklungsmöglichkeit im Rahmen der Hämopoiese – oder zur Differenzierung in Thymozyten prädeterminiert sind. Das letztere gilt als wahrscheinlicher. Kurze Zeit nach Einsetzen der Lymphopoiese im Thymus – bei der Maus um den 14. Schwangerschaftstag – erscheinen Lymphozyten in größerer Zahl auch in Blut, Milz, Darmtrakt und Lymphknoten. Weit überwiegend handelt es sich dabei um ausgewanderte Thymuslymphozyten oder deren aus lokalen Proliferationsvorgängen hergeleitete Abkömmlinge. Das Ausmaß einer direkten Besiedlung peripherer lymphatischer Organe durch extrathymische lymphoide Zellen in den Anfängen der Organogenese ist unbekannt. Schon früh finden sich u. a. in der Leber Lymphozyten, die nach geeigneter Stimulation in typische B-Zellen (s. u.) übergehen können. Die Frage, ob und in welchem Ausmaß physiologischerweise ein Antigenkontakt als regulatorisches Prinzip in die frühesten Entwicklungsphasen des lymphatischen Systems eingreift, bleibt noch ungeklärt.
In der Fetalzeit und vor allem in der *frühen Neonatalperiode führt der Kontakt mit antigenischem Material* zu einer mächtig gesteigerten Weiterentwicklung des lymphatischen Apparates: Während der Absiedlung und Vermehrung der physiologischen Darmflora in den ersten Lebenstagen und -wochen wird im Darm-assoziierten lymphatischen Gewebe eine erheblich verstärkte Einwanderung und lokale Proliferation vor allem von Thymuslymphozyten beobachtet: als Folge eines transplazentären Übertritts von Mikroorganismen kann es allerdings schon im fetalen Organismus zu einer verstärkten Ausbildung des lymphatischen Parenchyms u. a. in Milz und Lymphknoten kommen, z. T. mit Ausbildung von Plasmazellen und Keimzentren.

Differenzierung von T- und B-Lymphozyten sowie Entwicklung der Antikörperproduktion in der Ontogenese

Die heutigen Vorstellungen über die Differenzierung immunokompetenter Zellen in der Ontogenese stammen in erster Linie von Beobachtungen an *Mäusen* und lassen sich wie folgt zusammenfassen: In einer ersten Phase, die man als *primäre Differenzierung* bezeichnen kann und die schon mit der Embryogenese einsetzt, werden die ersten T- und dann die ersten B-Lymphozyten gebildet. Vieles spricht dafür, daß die *Vorläufer dieser Zellen aus dem blutbildenden Gewebe hervorgehen,* möglicherweise so, daß die lymphozytäre Differenzierung schon bestimmt ist, bevor die betreffenden Elemente in den Thymus und andere lymphatische Organe einwandern (sog. *lymphozytäre Heterogenität oder Diversifizierung I. Ordnung).* Die Herkunft der sog. *Prä-T- und Prä-B-Zellen* darf somit in den frühesten Phasen der Ontogenese in den sog. Blutinseln innerhalb des Embryos und im Dottersack, später in der Leber und schließlich im Knochenmark vermutet werden, d. h. entsprechend der Reihenfolge, in der einzelne Organe oder Gewebe Hauptsitz der Hämopoiese werden.

Die Differenzierung der *Thymozyten,* der Vorläufer der peripheren *T-Zellen,* findet in der *Thymusrinde* statt: Hier scheint auch die Reifung dieser Zellen in zahlreichen Differenzierungsrichtungen vor sich zu gehen. Ein Großteil der Thymozyten zeigt noch keine Immunkompetenz (sog. Subpopulation *TH-1*). Eine kleinere, offenbar weiter differenzierte Subpopulation von Thymozyten *(TH-2)* scheint unter gewissen Bedingungen immunkompetent zu sein, bedarf aber beispielsweise in einer MLR mit allogenischen immunokompetenten Thymuszellen einer Helferzelle (wahrscheinlich B-Lymphozyten) oder kritischer Konzentrationen von IgG, um in Proliferation zu gehen. Die Subpopulation *TH-3* entspricht weitgehend differenzierten peripheren T-Zellen. Die hier kurz geschilderte *Heterogenität der Thymus-Lymphozyten und ihrer Abkömmlinge* bezieht sich auf den *Differenzierungsgrad.* Es besteht aber auch eine weit gefächerte Heterogenität hinsichtlich der *Differenzierungsrichtung.* Diese zeigt sich u. a. in der Vielzahl membranständiger Alloantigene, die z. T. durch Heteroantiseren (MSLA und G IX), z. T. durch Alloantiseren nachgewiesen werden können *(Heterogenität oder Diversifizierung II. Ordnung der T-Lymphozyten).* Die letzteren umfassen u. a. die Transplantationsantigene H-2, das Ia-Antigen und das TL (»*t*hymic *l*eukemia«)-Antigen bei TL-positiven Mäusestämmen, die alle vom »linkage group« IX kodiert werden, ferner das Thy-1 (θ = Theta-)-Antigen (»linkage group« II), das Ly-1-Antigen (»linkage group« XII) sowie Ly-2 und Ly-3 (»linkage group« XI). Die »linkage group« von Ly-5 ist noch nicht bekannt. Mehrheitlich sind diese Antigene auch auf peripheren T-Zellen nachzuweisen, jedoch in geringerer Konzentration. TL-Antigen geht den Thymozyten schon innerhalb des Thymus verloren. Wenigstens teilweise scheinen die nach Alloantigenen unterscheidbaren T-Zellen auch verschiedene *Funktionen* auszuüben: So sprechen verschiedene Befunde dafür, daß beispielsweise sog. Helfer-T-Zellen (s. u.) Ia- und Ly-1-positiv, jedoch Ly-2- und Ly-3-negativ sind, während Supressor-T-Zellen (s. u.) die H-2-Transplantationsantigene deutlich exprimieren und sich als Ly-2- und Ly-3-positiv, jedoch Ly-1-negativ erweisen.

Die *lymphozytäre Heterogenität bzw. Diversifikation III. Ordnung* bezieht sich auf *antigenbezogene Spezifität.* Die *Antigenreaktivität der T-Zellen* ist vermutlich fast (oder eben) so groß wie die Vielfältigkeit der Spezifitäten von Antikörpern (s. u.). Die für die Antigenerkennung durch die T-Zellen verantwortlichen, membranständigen *Antigen-Rezeptoren* (sog. *Paratope*) sind hinsichtlich ihrer chemischen Struktur noch nicht einwandfrei identifiziert worden. Möglicherweise handelt es sich um Peptide, die mit hypervariablen Regionen von Ig-Molekülen (leichten Ketten?) verwandt oder mit ihnen sogar identisch sind.

Die Mechanismen, die den Differenzierungsvorgängen, vor allem jenen im Thymus, zugrunde liegen, sind noch unklar. Verschiedene Autoren nehmen an, daß in diesem Organ gebildete Hormone (z. B. *Thymosin, THF* = »*thymic humoral factor*« oder *TF* = »*thymic factor*«) oder andere, durch das Mikromilieu bedingte Einflüsse in diesem Zusammenhang große Bedeutung haben (sog. »*thymische Erziehung*« *der Lymphozyten*). Die Mehrzahl der Untersucher neigt zur Auffassung, die Ausbildung der Heterogenität von Thymozyten erfolge ohne Antigeneinwirkung (daher wird der *Thymus als »primäres« lymphatisches Organ* bezeichnet); ein endgültiger Beweis für diese Annahme steht indessen noch aus. Es ist hier zu bedenken, daß die Thymusrinde einem Antigenzutritt wohl eine erhebliche, aber offenbar nicht absolute Schranke entgegenstellt.

Die sog. *sekundäre Differenzierung der T-Zellen* geschieht nach übereinstimmender Meinung der Immunologen unter der *Einwirkung von Antigenen:* Diese veranlassen in der Regel jene T-Zellen, die dank ihrem Rezeptor das korrespondierende Antigen zu erkennen vermögen, zu einer proliferativen und/oder mit vermehrter Differenzierung einhergehenden Reizantwort, wobei u. a. sog. Helfer-T-Zellen, Suppressor-T-Zellen und Effektor-Zellen (z. B. »Killer«-Zellen) in größerer Zahl hervorgebracht werden (s. u.).

Die *Differenzierung der B-Lymphozyten* erfolgt nach den zur Zeit vorherrschenden Hypothesen in ähnlicher Weise, nur daß viele Autoren als *»primäres« lymphatisches »Organ« für die B-Zellen-Produktion* ein – in Analogie zur Bursa Fabricii der Vögel so benanntes – *»Bursa-Äquivalent«* ansehen. Es ist indessen bisher nicht gelungen, dieses Bursa-Äquivalent beim Säuger einwandfrei zu identifizieren. Zuerst dachte man an die Darmfollikel, insbesondere die Peyer' schen Plaques: Diese werden aber in der frühen Ontogenese überwiegend, wenn nicht ausschließlich von T-Lymphozyten besiedelt (Beobachtungen an der neugeborenen Maus). Man vermutet daher neuerdings, daß das Knochenmark bzw. das hämopoietische Gewebe selbst eine solche Funktion ausübe. Da die *B*ursa wie das »*b*one marrow« mit B beginnen, konnte man die Bezeichnung B-Lymphozyten trotz wechselnder Interpretationen beibehalten! Ob Antigene bei der »primären« Differenzierung von B-Lymphozyten eine Rolle spielen, ist – obschon dies von den meisten Autoren verneint wird – nicht entschieden. Die *schrittweise Entwicklung der Immunglobulinklassen* in der Ontogenese beginnt beim Säuger mit der Produktion von *IgM* (s. dazu Phylogenese!). Später können Zellen, die membranständiges IgM aufweisen, zusätzlich auch *IgD* exprimieren. Die Entwicklung von *IgG-, IgA-* und schließlich *IgE*-positiven B-Zellen bzw. Plasmazellen scheint auf IgM-positive Elemente zurückzugehen, wobei man sich vorstellt, eine Zellinie »schalte« zu einem gegebenen Zeitpunkt von der IgM-Produktion auf diejenige einer anderen Ig-Klasse bzw. -Subklasse um (sog. »*switch*« der IgM-Bildung zur Herstellung einer anderen Ig-Klasse): Solche Beobachtungen sind an Zellen in vitro tatsächlich schon gemacht worden.

Die sog. *sekundäre Differenzierung von B-Lymphozyten* zu Antikörper-produzierenden und -exportierenden *Plasmazellen* findet nach Einwirkung eines Antigens auf diejenigen B-Zellen statt, deren Oberflächen-Ig eine entsprechende Antikörperspezifität aufweist. Normalerweise ist das Individuum schon in utero gewissen antigenischen Reizen ausgesetzt; die *menschliche* Plazenta beispielsweise stellt für den Übertritt solchen Materials von der Mutter auf den Keimling keine absolute Schranke dar (s. z. B. IgG, unten). Hauptsächlich – wenn nicht ausschließlich – auf diese Art von Stimulation dürfte es zurückzuführen sein, daß schon beim *Fetus* im Blutplasma von ihm produziertes Ig nachgewiesen werden kann. Meistens setzt als erste die Bildung von *IgM* ein, während das im Serum von Früh- und Neugeborenen vorhandene *IgG* zum größten Teil *von der Mutter* stammt (»humorale Leihimmunität«). Der Fetus weist in der Regel im zirkulierenden Blut nur sehr geringe Mengen von *IgA* und kein feststellbares *IgE* auf. *Nach der Geburt* sinkt die Konzentration des mütterlichen IgG verständlicherweise ab, und die IgG-Konzentration im Serum erreicht um die 13. Lebenswoche herum einen Tiefstand *(»physiologische Hypogammaglobulinämie des Säuglings«);* danach kommt es wegen zunehmender Eigenproduktion von IgG zu einem Wiederanstieg. Die Konzentration von *IgA* im Serum bleibt während des ersten Lebensjahres in der Regel ziemlich niedrig und gleicht sich erst gegen das 3.–4. Jahr derjenigen des Erwachsenen an. *IgE* tritt meistens erst nach dem ersten Lebensjahr in meßbaren Mengen in Erscheinung.

Die *Bedeutung der diaplazentaren Passage* von Antigenen und mütterlichem IgG geht u. a. aus Vergleichen mit anderen Säugerspezies hervor: Beim *Schwein* beispielsweise, das eine 6-schichtige, weitgehend undurchlässige Plazenta bildet, wird das Junge fast agammaglobulinämisch geboren, und die Entwicklung des B-Zellen-Systems, eingeschlossen die Plasmazellen, ist unmittelbar postnatal wesentlich spärlicher als beim menschlichen Neugeborenen. Alle von der Mutter bzw. vom Muttertier ernährten Säuger-Neonati empfangen – wenn auch in wechselndem Ausmaß – nach der Geburt *Immunglobuline mit dem Kolostrum,* das durch Pinozytose von den Enterozyten aufgenommen und in die Blutbahn abgegeben wird. Diese zusätzliche »passive Immunisierung« spielt für den Schutz des Neugeborenen wahrscheinlich eine erhebliche Rolle: Ohne sie ist die Gefahr bakterieller Infekte (z. B. durch E. coli) besonders groß.

122.5. Zum Aufbau der zum sog. lymphoretikulären (»lymphohistiozytären«, »lymphatischen«) System gehörenden Organe bzw. Strukturen

Das *lymphoretikuläre System* umfaßt alle jene Organe bzw. Strukturen im Körper, die durch eine örtliche Ansammlung von Lymphozyten, Plasmazellen und akzessorischen Zellen – vor allem Histiozyten/ Makrophagen – in einem Netzwerk retikulärer Zellen gekennzeichnet sind. Die letzteren entsprechen, mit Ausnahme der retikulären Epithelzellen im Thymus, mesenchymalen Retikulumzellen. Das *blutbildende Knochenmark* zählt nach der hier gegebenen Umschreibung nicht zu den lymphoretikulären Organen i. e. S., sollte jedoch funktionell in den Immunapparat einbezogen werden.

Thymus

Der Thymus nimmt unter den lymphoretikulären Organen – wie erwähnt wurde – eine Sonderstellung ein, indem er wenigstens in der frühontogenetischen Entwicklung der erste und wichtigste Lymphozytenproduzent ist. Dies zeigt sich auch im histologischen Bild, indem bei Kindern und jugendlichen Erwachsenen die *Rinde (Kortex)* der Läppchen, die ein weitmaschiges epitheliales, retikuläres Netzwerk aufweist und nach außen durch eine bindegewebige Kapsel abgeschlossen ist, massenhaft und z. T. in Proliferation begriffene Lymphozyten (in dieser Lokalisation = *Thymozyten*) enthält. Die lebhafte Zellteilungstätigkeit findet sich vor allem subkapsulär, wo man entsprechend vielen »Thymoblasten« (große = proliferierende Thymozyten) und Mitosefiguren begegnet. Gegen die kortiko-medulläre Grenzzone zu, d. h. in der Richtung, in der sich die Thymozyten verschieben, herrschen mehr und mehr kleine, d. h. nicht proliferierende Thymozyten vor: Diese zeigen in der Regel – wie sich aufgrund von Oberflächeneigenschaften (s. o.) und Enzymaktivitäten (z. B. saure α-Naphthylazetat-Esterase) erkennen läßt – einen höheren Differenzierungsgrad als die subkapsulär gelegenen Thymozyten. Die Thymusrinde wird von kleinen Blutgefäßen durchzogen, die eine einschichtige epitheliale Scheide umhüllt: Die letztere stellt den Hauptgrund dafür dar, daß intravenös injizierte Makromoleküle oder kleine Partikel meist nur in geringsten Mengen ins Rindenparenchym eindringen. In diesem begegnet man im übrigen Makrophagen, die u. a. PAS-positives Material enthalten können, und in deren Umgebung die relative Mitosezahl z. T. etwas erhöht erscheint. Der Kortex enthält – im Gegensatz zur Medulla des Thymus – keine Lymphgefäße. Solche finden sich aber in großer Zahl im perithymischen Bereich, wo sie z. T. mit parathymischen Lymphknoten in Verbindung stehen: Tierversuche haben gezeigt, daß dies ein Hauptabflußweg der Peritonealflüssigkeit ist. Die Lymphgefäße aus dem Thymusmark, die sich u. a. direkt an der kortikomedullären Grenzzone befinden, führen auf vielen Wegen die Lymphe in die großen Ductus im Venenwinkelbereich. Das *Thymusmark (Medulla)* weist normalerweise wesentlich weniger Lymphozyten auf als die Rinde und enthält oft auch einen kleinen Anteil an B-Lymphozyten und Plasmazellen, zeigt jedoch normalerweise keine Keimzentren. Die *Hassall'schen Körperchen* entsprechen konzentrisch geschichteten epithelialen Strukturen, z. T. mit Verhornung. Im Thymusgebiet, z. T. auch außerhalb des Organs, findet man oft reichlich junge Gewebsmastzellen. Ob diese von hier aus an andere Körperstellen gelangen, ist noch umstritten. Der Thymus fällt nach der Pubertät einer allmählichen Involution anheim, die beim weiblichen Geschlecht bis zur Menopause stärker ausgeprägt ist als beim männlichen; danach sind die Befunde vergleichbar. Die *physiologische Thymusatrophie* kennzeichnet sich u. a. durch eine Zunahme von Fettgewebe im subkapsulären Bereich. Entgegen früheren Angaben bleibt der Thymus noch lange ins Erwachsenenalter hinein lymphopoietisch, und selbst bei Greisen enthält er noch proliferierende Lymphozyten.

Milz

Die Milz ist beim Menschen – abgesehen von hie und da vorhandenen kleinen Nebenmilzen – das einzige direkt in die Blutbahn eingeschaltete lymphoretikuläre Organ; dies macht es verständlich, daß hier der Hauptort der sog. »Mauserung« alter oder geschädigter Blutzellen (vor allem Erythrozyten) sowie des »Abfangens« von (und Reagierens auf) zirkulierendem(s) Fremdmaterial verschiedenster Art zu suchen ist. Dementsprechend erreichen morphologisch nachweisbare, intrasplenische spezifische Immunreaktionen dann ein besonderes Maß, wenn das oder die Antigene vor allem in der Blutbahn zirkulieren (z. B. Malariaparasiten, S. 2045). Die Milz wird von einer ziemlich dünnen, aus kollagenem, mit reichlich elastischen Fasern ausgestattetem Bindegewebe bestehenden *Kapsel* umhüllt, von der gegen den Milzhilus zu immer dicker werdende *Trabekel* ins Innere abgehen. Dieses Bindegewebsgerüst der Milz weist beim Menschen nur spärliche glatte Muskelfasern auf. Zwischen Kapsel und Trabekel liegt die, durch ein lockeres Netzwerk von Retikulumzellen, Blutgefäßendothelien und Retikulinfasern zusammengehaltene Pulpa. Die *weiße Pulpa* fällt durch ihren hohen Lymphozytengehalt auf; sie besteht aus lymphozytären Scheiden (»periarterielle Lymphscheiden«) und primären sowie sekundären *Lymphfollikeln (Malpighi'sche Körperchen)*. Im Innern des zellreichen lymphatischen Parenchyms liegen die kleinen, aber ziemlich dickwandigen Zentralarterien, in deren näherem Umkreis vor allem T-Lymphozyten liegen. B-Lymphozyten befinden sich hauptsächlich in den Primärfollikeln und in dem lymphozytären Mantel der Sekundärfollikel. In den Gebieten zwischen der weißen Pulpa liegt die rote Pulpa, die zahlreiche, dünnwandige, im Sinn eines »spanischen Vorhangs« strukturierte, d. h. undichte *Sinus* (»Milzvenensinus«) zu erkennen gibt: Diese empfangen ihr Blut – wahrscheinlich als offenes System – über die Trabekel- und *Zentralarterien,* die unter sich nicht anastomosieren, sowie aus Pinselarterien; diese sind beim Menschen nur selten von einem dicken Mantel von Retikulumzellen (»Hülsenarterien«) umgeben. Der Blutabstrom erfolgt über die Pulpa- und Trabekelvenen hiluswärts. Lymphgefäße sind para- bzw. periarteriell vorzufinden. Zwischen den Sinus der roten Pulpa liegen die *Pulpastränge (Billroth'sche Stränge),* die in ihrem lockeren Retikulumzellennetz eine wechselnde Zahl von Blutzellen, vor allem auch Erythrozyten, enthalten. Hier findet sich zudem die Mehrzahl der Milzmakrophagen (»Pulpazellen«), abgesehen von der perifollikulären Marginalzone, die bei mehreren Säugerspezies einen deutlichen Marginalsinus umgibt und viele Histiozyten enthält.

Lymphknoten

Die Lymphknoten (Nodi lymphatici) lassen sich in *primäre* und *sekundäre Stationen* unterteilen: Die ersteren empfangen periphere Lymphe aus den Geweben, die letzteren sind – in die Lymphstrombahn eingeschaltet – weiter zentralwärts lokalisiert (S. 591). Die aus der ontogenetischen Entwicklung ersichtliche, enge Beziehung zwischen Blutgefäßen und dem retikulären Stützgewebe der Lymphknoten spiegelt sich u. a. im *läppchenartigen Aufbau* derselben wider: Jede Läppcheneinheit, die sowohl Rinden- wie Markanteile umfaßt, besitzt ein eigenes Vaskularisationssystem und drainiert einen ganz bestimmten Gewebsabschnitt bzw. empfängt Lymphe aus gewissen, beisammen liegenden Gruppen afferenter Lymphgefäße. Arterio-venöse Verbindungen, deren Durchströmung z. T. durch Sphinkterartige Gefäßabschnitte reguliert wird, gestatten örtliche Variationen in der Blutversorgung. Besonders wichtig sind die im »Parakortex« gelegenen sog. *postkapillären Venolen (»v. Schumacher'sche Venen«),* die ein kubisches, epithel-ähnliches Endothel aufweisen und den hauptsächlichen Ort des Übertritts von Blutlymphozyten ins lymphoretikuläre Gewebe darstellen. Die Lymphknoten sind von einer *Kapsel* aus straffem Bindegewebe umgeben, von der aus unvollständige, dünne Septen aus lockerem Bindegewebe gegen den *Lymphknotenhilus* hinziehen. Die Kapsel wird von *afferenten Lymphgefäßen* meist schräg durchzogen; die einströmende Lymphe gelangt in die *Lymphsinus,* die sich in *Rand(Marginal-)-, Intermediär- und Marksinus* unterteilen lassen. Die Sinus sind von »Endothelien« ausgekleidet, die ihrerseits z. T. mit quer durch das Lumen ausgestreckten retikulären Zellen und argyrophilen Fasern, z. T. mit dem Retikulumzellen- und Fasernetz des lymphoretikulären Gewebes von Rinde und Marksträngen in Verbindung stehen. Die Lymphknotenrinde kann in einen sog. *follikulären (äußeren) Kortex,* in dem vorwiegend aus B-Lymphozyten bestehende *Primär-* und *Sekundärfollikel* vorherrschen, und einen *tiefen (diffusen) Kortex (»Parakortex«, »thymus-abhängige Zone«)* gegliedert werden: Der letztere enthält überwiegend T-Lymphozyten. *Keimzentren,* die im Laufe einer humoralen Immunantwort entstehen und mit dem sog. immunologischen Gedächtnis zu tun haben (s. u.), gehen aus B-Lymphozyten hervor. Diese kugeligen und ovoiden Strukturen zeigen eine deutliche Polarität, indem die sog. Basalzone, mit dicht liegenden, großen, basophilen »Zentroblasten« (»Germinoblasten«), die viele Mitosefiguren erkennen lassen, und sog. Trümmerphagen (»tingible body macrophages«), der Richtung des hauptsächlichen Antigenanstroms entgegengesetzt ist (in Lymphknoten z. B. der Kapsel abgewandt). Besonders in Keimzentren begegnet man überdies sog. dendritischen (Retikulum-) Zellen, die weit verzweigte Ausläufer bilden und bei der Fixation von Antigenen und/oder Immunkomplexen eine Rolle zu spielen scheinen. Ähnlich verhält es sich mit den plumperen »interdigitierenden Retikulumzellen«, die man vor allem im diffusen Kortex antrifft. Makrophagen (Histiozyten) sind in größerer Zahl vor allem im Markbereich bzw. in den Lymphsinus anzutreffen, kommen aber z. B. auch im diffusen Kortex, innerhalb von Keimzentren und in anderer Lokalisation vor. Falls ein Lymphknoten Plasmazellen beherbergt, liegen diese hauptsächlich in den Marksträngen, wo sich außerdem B- und T-Lymphozyten sowie Makrophagen nachweisen lassen. Neben den oben erwähnten typischen Primär- und Sekundärfollikeln gibt es weitere rundliche Lymphozytenaggregate, die z. T. T-Lymphozyten, z. T. ein Gemisch von T- und B-Zellen enthalten. Die Lymphe verläßt den Lymphknoten im Hilusbereich durch ein oder wenige Vasa efferentia, die den dort liegenden Arterien und Venen (bzw. Arterie und Vene) parallel laufen.

Tonsillen und Darm-assoziiertes lymphatisches Gewebe

Die lymphoretikulären Strukturen des Nasopharynx und des Verdauungstraktes, d. h. vor allem *Tonsillen* sowie die unter der Bezeichnung eines *»Darm-assoziierten lymphatischen Gewebes« (GALT,* s. o.) zusammengefaßten *Solitärfollikel, Peyer'schen Plaques* und *Appendix,* nehmen wegen ihrer Lokalisation in der Wand bakterienhaltiger Hohlräume eine Sonderstellung ein: Wir haben es hier in erster Linie mit immunologischen *Kontaktstellen* zu tun, über die der Säugerorganismus fortwährend mit Bakterien, Bakterienprodukten und anderem antigenischem Material aus dem Nasopharynx und Verdauungsschlauch in Berührung kommt. Am Beispiel von Mäusen konnte gezeigt werden, daß die Peyer'schen Plaques und Darmfollikel wesentlich mehr als andere Gebiete der Darminnenfläche partikuläres Material ins lymphoretikuläre Gewebe eintreten lassen, was für die dauernde Immunisierung des Wirts gegen seine Darmflora von Bedeutung sein dürfte. Die Durchschleusung der Teilchen durch die bedeckende Epithelschicht erfolgt zum guten Teil durch sog. *»M-Zellen«,* die in besonderem Maß zur apikalen Endozytose verschiedenen Materials befähigt sind. In den verschiedenen Strukturen des »GALT« erkennt man schon wenige Wochen nach Geburt die Entwicklung großer Keimzentren, offenbar als Ausdruck der Ingangsetzung des Ig-produzierenden Systems, zu dem diese Strukturen gehören. In Appendix, Peyer'schen Plaques und Darmfollikeln kann man ebenfalls sog. T-Zonen mit postkapillären Venolen und Lymphfollikel, d. h. vorwiegend B-Zell-Areale, auseinanderhalten. Der Eintritt des partikulären Materials durch die Epithelschranke erfolgt vor allem am Apex der domartigen Kuppen, die an der Innenfläche dieser Gebilde zu erkennen sind. Hier finden sich Diskontinuitäten im Epithel und/oder sog. Tuft-Zellen, die Partikel aufnehmen und durchschleusen können. Es bestehen auch Gründe für die Annahme, daß Makrophagen aus dem Subepithelialbereich in intraepitheliale (interzelluläre) Positionen gelangen und dort an der Partikelaufnahme beteiligt sein könnten. Die Lymphgefäße der Darmfollikel vereinigen sich an der Peripherie derselben und führen über die Serosa in die mesenterialen Lymphknoten.

Weitere Teile des Immunapparates

Ähnlich wie im Darm kennt man – zumindest bei älteren Individuen – auch ein *mit dem Bronchialsystem assoziiertes lymphoretikuläres Gewebe (»bronchus-associated lymphoid tissue« = BALT).*
Neben den bisher erwähnten lymphoretikulären Organen und Strukturen kommt noch *ektopisches lymphatisches* Gewebe vor, das sich – allerdings meist unter pathologischen Bedingungen – in vielen Geweben bilden kann.
Wie schon erwähnt wurde, sprechen verschiedene experimentelle Befunde dafür, daß das *Knochenmark* bei der Bildung lymphoider Vorläuferzellen sowohl prä- wie postnatal eine wichtige Rolle spielt. Solche »Stammzellen« sind jedoch nicht leicht zu identifizieren; beispielsweise bedarf es gewisser Kunstgriffe, wie der Inkubation von Knochenmarkzellen mit Thymosin (s. o.), um einen »Prä-T«-Zellcharakter zum Ausdruck zu bringen.

Örtliche und altersbedingte Unterschiede im Aufbau peripherer lymphoretikulärer Organe

Die meisten peripheren lymphoretikulären Organe und Strukturen zeigen deutliche *altersabhängige Veränderungen* und sind auch *regional unterschiedlich strukturiert.* Dies hängt zum guten Teil mit einer – sowohl qualitativ wie quantitativ – ganz ungleichen antigenischen Stimulation zusammen, denen die einzelnen lymphatischen »Stationen« ausgesetzt sind. Die Keimzentrenentwicklung als Ausdruck einer humoralen Reizantwort (s. u.) ist beispielsweise bei 1- bis 4jährigen Kindern in den Mesenteriallymphknoten und Gaumenmandeln relativ am stärksten ausgeprägt. Solche, wegen der lebhaften Mitosetätigkeit und starken DNA-Synthese-Aktivität *»polysynthetisch«* genannten lymphoretikulären Strukturen kontrastieren mit *»oligosynthetischen«* Lymphknoten, wie z. B. in der Popliteal- oder Kubitalgegend, wo physiologischerweise ein geringer Antigenanstrom stattfindet: Diese letzteren sind meist klein, enthalten nur wenige oder überhaupt keine Keimzentren, zeigen eine geringe Zellteilungstätigkeit und weisen nur wenige Plasmazellen auf. Diese Situation kann sich indessen bei entzündlichen Prozessen verschiedenster Art rasch ändern. Somit ist festzuhalten, daß nicht alle Lymphknoten histologisch dasselbe Bild bieten: Zahlreiche Keimzentren können in der einen Lokalisation durchaus normal sein (z. B. Mesenteriallymphknoten oder Appendix bei Jugendlichen), an anderer Stelle jedoch einen Hinweis auf pathologische antigenische Reize liefern (z. B. in Kubitallymphknoten). Im Lauf des Lebens nimmt die Keimzentrenaktivität im allgemeinen ab, während die T-Zell-Masse eine geringere *altersabhängige Reduktion erkennen* läßt, schließlich aber – im hohen Senium – meist ebenfalls stark herabgesetzt ist: In solchen Fällen erkennt man in Lymphknoten einen zunehmenden Ersatz lymphatischen Gewebes durch Fettgewebe *(»lipomatöse Atrophie«).* Von Interesse ist die Tatsache, daß im hohen Alter die *relative Zahl von Plasmazellen* im Durchschnitt deutlich *zunimmt,* u. a. auch im Knochenmark.

122.6. Die Zellarten des lymphoplasmazellulären Systems (spezifischer Immunapparat i. e. S.)

Sog. Prothymozyten
Im Knochenmark finden sich kleine lymphoide Zellen, die weder die Eigenschaften von Thymozyten noch jene von T-Zellen aufweisen, unter Behandlung in vitro mit »thymischen Hormonen«, wie Thymopoietin, jedoch Eigenschaften thymischer Lymphozyten annehmen. Vieles spricht dafür, daß es sich hier um die Vorläufer der Thymozyten handelt, die möglicherweise bereits für eine Besiedelung der Thymusrinde »vorprogrammiert« sind.

Thymus-Lymphozyten

Über die Eigenschaften der Thymus-Lymphozyten beim Menschen besitzen wir erst wenige Angaben, im Gegensatz etwa zu den vielen Einzeldaten über Thymozyten bei *Mäusen.* Bei dieser Spezies lassen sich die im Thymus vorhandenen Lymphozyten u. a. in zwei große Gruppen unterteilen: a) Bei ungefähr 85% der thymischen Lymphozyten stellt man eine hohe Konzentration von Thy-1-Alloantigen, jedoch wenig H-2-Transplantationsantigene, eine TL-Positivität bei TL-positiven Stämmen und eine deutliche Kortikosteroid-Empfindlichkeit fest; hier handelt es sich überwiegend – wenn nicht ausschließlich – um *kortikale thymische Lymphozyten, d. h. um eigentliche Thymozyten.* b) Eine kleinere Population thymischer Lymphozyten (10–20%) zeigt an der Oberfläche reichlich H-2-Transplantationsantigene und wenig Thy-1-Antigen, ist auch bei TL-positiven Stämmen TL-negativ, zeichnet sich durch eine erhebliche Kortikosteroid-Resistenz aus und ist überwiegend im *Thymusmark* lokalisiert. Verschiedene Befunde sprechen dafür, daß Marklymphozyten des Thymus wohl weit überwiegend von Rindenlymphozyten (Thymozyten) abstammen, funktionell jedoch eher peripheren T-Zellen zu vergleichen sind.
Vereinzelte Beobachtungen an *menschlichen Thymus-Lymphozyten* deuten darauf hin, daß hier ähnliche Verhältnisse vorliegen, zum mindesten hinsichtlich der Kortikosteroid-Empfindlichkeit und der Konzentration von Transplantationsantigenen. PHA wirkt nur auf eine kleine Subpopulation von Thymuslymphozyten stimulierend, während ConA auch die größere – offenbar kortikale – Subpopulation zu einer gewissen Blastogenese zu bringen vermag. Lymphozyten aus dem Thymusmark sind ebenfalls imstande, in vitro auf allogene periphere Lymphozyten zu reagieren und eine zytotoxische Aktivität zu entfalten. Somit zeigen die Lymphozyten im Thymusmark viele – wenn nicht alle – Eigenschaften peripherer T-Zellen (s. u.). Das gilt auch hinsichtlich der Graft-versus-host-Reaktivität und der T-Helferfunktionen. Nur eine kleine Fraktion von Thymus-Lymphozyten läßt demgegenüber Suppressor-Aktivität erkennen. Nach der heute vorherrschenden Meinung vollendet ein Teil der Thymuslymphozyten seine Reifung zu T-Zellen innerhalb des Organs, während ein anderer Teil dies erst nach erfolgter Peripheralisation tut.
Über »Thymus-spezifische« Alloantigene beim Menschen ist – abgesehen von den Transplantationsantigenen – noch wenig bekannt. Verschiedentlich wird über eine befriedigende Spezifität von heterologem Anti-Thymozyten- (bzw. Anti-T-Zellen-) Antiserum berichtet, das z. B. nach Injektion von menschlichen Thymozyten oder Gehirnsubstanz in Tiere und nachfolgender Reinigung durch Absorption gewonnen wurde. Zuverlässige und allgemein anerkannte Methoden dieser Art sind jedoch zur Zeit noch nicht erhältlich. Am meisten benützt wird die Rosetten-Technik (s. u.), insbesondere im Zusammenhang mit dem Nachweis von Thymomen (S. 1207) und thymischen akuten lymphoidzelligen Leukämien (S. 258) sowie zur Feststellung der relativen Zahl von Thymozyten bzw. T-Zellen in Blut und Zellsuspensionen aus lymphatischen Geweben. Histochemische Analysen eignen sich zur Darstellung von Thymozyten weniger als für die der T-Zellen (s. u.).

T-Lymphozyten

T-Lymphozyten, d. h. vom Thymus hergeleitete Zellen in Blut, Lymphe und peripheren Organen, sind ebenfalls vor allem bei *Mäusen* untersucht worden. Abgesehen von den erwähnten Alloantigenen (S. 1066), zeigt ein Teil der T-Lymphozyten (vor allem ConA-responsive Zellen) Fc-Rezeptoren, die u. a. aggregiertes IgG und IgM-haltige Komplexe binden. Möglicherweise hat man IgMFc- und IgGFc-Rezeptoren zu unterscheiden. Vereinzelt wurde auch berichtet, T-Zellen könnten u. U. C-Rezeptoren besitzen, eine Eigenschaft, die sonst als typisch für B-Zellen und andere Elemente gilt. T-Zellen lassen sich ferner durch polyklonale Stimulatoren (sog. Lymphozyten-Mitogene) zur Proliferation bringen, insbesondere durch ConA und $NaIO_4$, die als mehr oder weniger T-Zell-spezifisch gelten, während PWM, PHA und *A*nti*l*ymphozyten*s*erum (ALS) sowohl T- wie B-Lymphozyten, bzw. Subpopulationen derselben aktivieren. ConA bindet sich an Glykoproteine der T-Zellenoberfläche, die u. a. α-Mannosyl- und α-Glukosylreste aufweisen: Dies hat zur Folge, daß die betroffenen T-Lymphozyten DNA zu synthetisieren beginnen, in Teilung gehen und Substanzen freisetzen, die T-Zellen in gewissen Immunreaktionen zu ersetzen vermögen. ConA und PHA werden z. T. dazu benützt, gewisse Subpopulationen von T-Zellen zu unterscheiden: Einen hohen sog. $\frac{\text{PHA}}{\text{ConA}}$-Quotienten zeigen periphere T-Zellen, die zum langlebigen, rezirkulierenden Pool (T_2-Zellen) gehören, während Thymusmark-Lymphozyten und kurzlebige splenische T-Zellen (T_1-Zellen) niedrigere Werte zeigen. Die letzteren zeichnen sich überdies durch eine geringere Dichte aus. Zu weiteren physikalischen Eigenschaften der T-Zellen gehören u. a. die im Vergleich zu den B-Lymphozyten größere »elektrophoretische Beweglichkeit« sowie Unterschiede in den Sedimentationseigenschaften. Zytochemisch zeichnen sich zumindest kleine T-Lymphozyten verschiedener Säugerspezies durch das Auftreten einiger punktförmiger Reaktionsprodukte bei Prüfung auf verschiedene lysosomale Enzyme aus: Am besten hat sich für die Erfassung der T-Lymphozyten deren Positivität hinsichtlich der sauren α-Naphthylazetat-Esterase bewährt, eine Methode, die es gestattet, auch lichtmikroskopisch in Gewebeschnitten kleine T-Zellen zu erkennen. Elektronenmikroskopisch faßbare Eigenschaften kleiner T-Zellen, wie ihre meist ziemlich glatte Oberfläche im Raster-elektronenmikroskopischen Bild (»bald lymphocytes«) sowie die – im Vergleich zu kleinen B-Zellen – geringere Zytoplasmamenge, kleineren Nukleolen und weniger zahlreichen bzw. kleineren Polyribosomen, können nicht als zuverlässige Merkmale Thymus-hergeleiteter Lymphozyten gelten, es sei denn, man benütze zeitraubende morphometrische Methoden.

Beim *Menschen* wird zum Nachweis von T-Zellen am häufigsten deren Eigenschaft zunutze gemacht, mit Schaferythrozyten spontan Rosetten zu bilden *(E-Rosetten);* dabei kann zwischen einer sehr schnellen und einer etwas langsameren Rosettierung unterschieden werden. Anti-T-Zellen-Antiseren, die z. B. zur immunofluoreszenzoptischen Untersuchung benützt werden können, sind ebenfalls im Gebrauch, doch steht die Spezifität dieser Methode für menschliche Zellen nicht außer Zweifel (s. o.). Gut eingeführt hat sich dagegen die *saure α-Naphthylazetat-Esterase-Aktivität in T-Zell-Lysosomen* als recht zuverlässiges Kennzeichen kleiner T-Zellen; ob diese Technik auch proliferierende Lymphozyten zu unterscheiden vermag, steht allerdings noch nicht fest. Für bestimmte Zwecke stützt man sich zum T-Zellen-Nachweis auch auf die positiven Ergebnisse einer Stimulation durch PHA und ConA (s. o.).

B-Lymphozyten

Die *B-Lymphozyten* der daraufhin untersuchten Säugerspezies zeichnen sich – wie erwähnt wurde – durch leicht nachweisbares Ig an der Zelloberfläche aus (Oberflächen-Ig, »*s*urface *Ig*« = SIg). Bei *Mäusen* zeigen bei üblicher Technik etwa 40–50% der splenischen B-Lymphozyten an der Oberfläche sowohl IgM als auch IgD, 30–40% nur IgD und 20–30% nur IgM. Mit besser gereinigten Antiseren fand man aber, daß bis 90% dieser Zellen sowohl IgM+ als auch IgD+ sind. Neugeborene Tiere lassen nur IgM-positive B-Zellen erkennen, da SIgD erst etwa 2 Wochen nach Geburt deutlich hervortritt, und erst bei Tieren im Alter von 3 Monaten B-Zellen mit SIgM *und* SIgD vorherrschen. Diese Befunde deuten auf eine Umschaltung der SIgM-Produktion auf eine solche von SIgM + SIgD hin. Ein solcher »switch« scheint auch später noch vorzukommen, indem proliferierende SIgM+ B-Zellen kleine Lymphozyten hervorbringen können, die sowohl SIgM+ als auch SIgD+ sind. Andere Ig-Klassen sind an der Oberfläche von B-Zellen nur selten nachzuweisen.

Die *Spezifitäten der SIg-Moleküle* entsprechen nach dem bisher bekannten derjenigen der Antikörpermoleküle, die später von plasmazellulär differenzierten Zellen derselben Linie produziert werden. Außer SIg finden sich im Membranbereich der B-Zellen auch *Rezeptoren für C3b und C4b* (S. 1258), die unabhängig voneinander lokalisiert sind. Bei 1½ Monate alten Mäusen tragen ungefähr 60% der splenischen B-Lymphozyten an der Oberfläche solche Komplementrezeptoren *(CR),* d. h. sind CR+. Die funktionelle Bedeutung der CR bedarf noch einer weiteren Klärung. Man denkt z. B. an die Möglichkeit einer direkten Aktivierung der Zellen durch C3b, ein passives Fokussieren von Antigen bei der Induktion einer polyklonalen humoralen Immunantwort und/oder an Unterschiede in der Stimulierbarkeit CR-negativer und -positiver Lymphozyten. So wurde u. a. berichtet, CR-negative Zellen seien nur durch Antigen mit repetitiven Determinanten stimulierbar, während CR-positive B-Lymphozyten sich – bei Vorhandensein von T-Zellen – durch alle geprüften Antigene aktivieren ließen. Schließlich scheinen CR für das Funktionieren der Vorläufer von Zellen, die 19S-Antikörper produzieren (19S-AFC = »*19S-a*ntibody *f*orming *c*ell), nötig zu sein, im Gegensatz zu 7S-AFC-Vorläufern. Bei mehreren Spezies besitzen B-Lymphozyten an ihrer Oberfläche zudem *Fc-Rezeptoren (FcR),* die nahe bei den Ia-Antigenen lokalisiert sind und besonders wirksam aggregiertes Ig, ferner monomeres Ig, Antikörper und Antigen-Antikörperkomplexe, nicht aber pentameres IgM zu binden vermögen. Bei der Maus finden sich allerdings für die einzelnen Ig-Klassen unterschiedliche Bindungsverhältnisse: Am besten wird IgG1 fixiert, weniger gut IgG2b und IgM, und andere Klassen und Subklassen zeigen eine geringe oder überhaupt keine Bindungsbereitschaft. In der murinen Milz sind ungefähr 80% der B-Zellen FcR-positiv, so daß man bei dieser Spezies hinsichtlich Rezeptoren B-Lymphozyten mit folgenden Eigenschaften unterscheiden kann: FcR+ und CR+, FcR+ und CR−, FcR− und CR+ sowie FcR− und CR−. Ein weiteres Unterscheidungsmerkmal der B-Lymphozyten liegt in ihrer *Reaktion auf verschiedene polyklonale B-Zellen-Aktivatoren,* die sich offenbar mit anderen als mit Antigen-Rezeptoren verbinden: *Dextransulfat* scheint vor allem B-Zell-Vorläufer zu stimulieren, *bakterielles Lipopolysaccharid von E. coli (LPS)* bringt sowohl wenig differenzierte B-Zellen in Proliferation als auch differenziertere zur Produktion von IgM-Antikörper, und *PPD* (»*p*urified *p*rotein *d*erivative« von Tuberkulose-Bakterien) hat vor allem die Ausdifferenzierung von B-Zellen zu IgM-Antikörper-sezernierenden Elementen zur Folge. Zur letztgenannten Reaktion bzw. Transformation sind offenbar B-Lymphozyten fähig, die als SIg sowohl IgM als auch IgD tragen. Man vermutet, daß B-Zellen, die nur IgD aufweisen, Gedächtniszellen sein könnten, die bei geeigneter Stimulation in IgG-produzierende Elemente übergehen. Diese Fragen bedürfen einer weiteren Prüfung. Antikörper gegen SIg der B-Lymphozyten, d. h. *Anti-Ig-Antiseren,* haben auf diese Zellen ebenfalls einen mitogenen Effekt: Hier allerdings scheint der Bindungsort mit den Antigenrezeptoren »identisch« zu sein, bzw. am gleichen membranständigen Molekül zu liegen. B-Lymphozyten unterscheiden sich auch in ihren *physikalischen Eigenschaften.* In unsensibilisierten Mäusen sind Vorläufer von Antikörper-bildenden Zellen rasch sedimentierende, nicht sehr dichte »atypische« B-Zellen mit erheblicher elektrophoretischer Mobilität, während »Gedächtnis«-B-Zellen für eine anamnestische IgG-Produktion eher den »typischen« dichten, langsam sedimentierenden, elektrophoretisch eher wenig bewegten B-Lymphozyten entsprechen. Vorläufer von IgM-Produzenten zeigen in dieser Hinsicht intermediäre Eigenschaften und scheinen z. B. an Glasperlen-Säulen mehr adhärent zu sein als B-Zellen mit IgG-Vorläufer-Eigenschaften. *Elektronenmikroskopisch* zeigen die B-Zellen reichlicher Polyribosomen als T-Zellen und bilden unter bestimmten Bedingungen z. T. viele zytoplasmatische Fortsätze (»hairy cells«, die jedoch nicht unbedingt B-Zellen zu sein brauchen!). *Histochemisch* zeigt sich höchstens bei proliferierenden B-Zellen eine – mehr diffuse – Aktivität einzelner lysosomaler Enzyme.

Beim *Menschen* finden sich an der Oberfläche von B-Zellen ebenfalls *Rezeptoren für C3b und C4b* sowie *Fc-Rezeptoren* (s. o.), auf deren Bindungseigenschaften ja u. a. die EAC-Rosetten-Bildung beruht. Humane B-Zellen, die im Blut des Erwachsenen etwa 20–30% der Lymphozyten ausmachen, zeigen in ihrer Mehrzahl an der *Oberfläche sowohl IgM als auch IgD,* während kleinere Fraktionen entweder *IgM oder IgD* aufweisen. Vereinzelt stellt man zudem Zellen mit Oberflächen-*IgG* fest. Ob und in welchem Ausmaß die für murine B-Zellen erwähnten weiteren Eigenschaften auch für menschliche Lymphozyten zutreffen, läßt sich noch nicht abschließend beurteilen. Tiefgreifende Unterschiede scheinen jedenfalls nicht zu bestehen.

Der gesunde jugendliche erwachsene menschliche Organismus enthält *je ungefähr 10^{12} T- und B-Lymphozyten,* was einem Gesamtgewicht von etwa 1 kg gleichkommt. Das Immunsystem kann daher auch gewichtsmäßig anderen wichtigen Systemen bzw. Organen, wie Gehirn und Leber, durchaus verglichen werden!

Plasmazellen

Diese gehen unter dem Einfluß einer spezifischen antigenischen Stimulation, u. U. auch unter der Einwirkung polyklonaler B-Zellen-Aktivatoren (s. o.), aus *B-Lymphozyten* mit entsprechender Spezifität der SIg hervor. Diese Transformation erfolgt in der Regel über den Weg einer *Proliferation* von B-Zellen, die sich – immer noch in Teilungstätigkeit begriffen – mehr und mehr zu Antikörper-sezernierenden Plasmazellen differenzieren. Im Verlauf dieses Geschehens gehen Fc-Rezeptoren und CR weitgehend oder völlig verloren, und auch SIg ist nur noch in geringer Konzentration oder überhaupt nicht mehr nachzuweisen. Dafür entwickelt sich im Innern der *Plasmoblasten,* d. h. der proliferierenden Plasmazellvorläufer, aus vesikelartigen Primitivstrukturen mit membranständigen Polyribosomen das *rauhe endoplasmatische Retikulum,* in dessen Bereich die Produktion der für den Aufbau von Immunglobulinmolekülen benötigten Peptidketten stattfindet (S. 48 und S. 900). Die stärkste Antikörpersekretion findet auf der Differenzierungsstufe statt, die man morphologisch als *»Proplasmozyt«* bezeichnet, während die *»reife« Plasmazelle* vom Marschalko-Typ oft wieder eine geringere sekretorische Aktivität erkennen läßt (Beobachtungen mit Hilfe radioaktiv markierter Aminosäuren und hämolytischer Plaque-Bildung). Mit Hilfe *immunhistochemischer Methoden* gelingt es ohne weiteres, sowohl das *intrazytoplasmatische Ig,* seine *Klasse* und *Subklasse,* die Art der *schweren* und *leichten Ketten* sowie die *Antikörperspezifität* nachzuweisen (letzteres allerdings nur, wenn das Antigen bekannt ist!). *Färberisch* fällt die starke Basophilie und Pyroninophilie des an rRNA reichen Anteils des Zytoplasmas auf, das para- oder perinukleär einen hellen, vor allem dem Golgi-Komplex entsprechenden »Hof« freiläßt. Eine Radspeichenstruktur des Kerns zeigen in der Regel nur die reifen Plasmazellen vom Marschalko-Typ. Bei PAS-Färbung ergibt sich – je nach dem Kohlenhydratgehalt der betreffenden Immunglobuline – z. T. eine deutlich positive Reaktion, z. B. bei Zellen, die pentameres IgM enthalten. *Elektronenmikroskopische Untersuchungen* haben klargemacht, daß Plasmazellen mit einem gut ausgebildeten rauhen endoplasmatischen Retikulum und allen Zeichen von Antikörpersekretion durchaus einem Lymphozyten ähnlich sehen können *(plasmozytoide Lymphozyten):* Dies ist vor allem bei IgM-Produzenten der Fall, während Zellen, die z. B. IgG, IgA oder IgE bilden, meistens typische Plasmazellformen aufweisen. Gesamthaft betrachtet, kann die *Differenzierung der Plasmazellen aus B-Lymphozyten* wie folgt zusammengefaßt werden: *Sog. B_0-Zelle* (Stammzelle, z. B. im Knochenmark, also z. T. hypothetisch), *B_1-Zelle* (»ungeprägter« B-Lymphozyt), *B_2-Zelle* (»Immunoblast«, d. h. proliferierende B-Zelle, die durch Antigen stimuliert worden war), *B_3-Zelle* (B-Gedächtniszelle, z. B. in Keimzentren gebildet) oder – ebenfalls direkt aus der B_2-Zelle hervorgegangene – *B_4-Zelle* (plamozytoider Lymphozyt, am ehesten ein IgM-Produzent) und *B_5-Zelle* (unreife und reife Plasmazelle, die aus einer B_4- oder einer B_3-Zelle hervorgehen kann). Aus B-Gedächtniszellen entstandene Plasmazellen produzieren in der Regel IgG-Antikörper (Abb. 159, S. 1092).

122.7. Struktur, Biosynthese und besondere Eigenschaften der Immunglobuline

Kurze allgemeine Angaben über die chemische Beschaffenheit der Immunglobuline

Alle Immunglobuline zeigen einen ähnlichen Aufbau. Das vollständige monomere Ig-Molekül besteht aus *zwei Paaren von je einer »leichten« (L) und einer »schweren« (H) Polypeptidkette,* die meist durch *Disulfidbrücken* sowie durch *nichtkovalente Bindungskräfte,* z. T. aber auch durch *weitere kovalente Bindungen* zu Molekülen gemäß der allgemeinen Formel (H_2L_2) verbunden sind (Abb. 157). H-Ketten enthalten je ungefähr 440, L-Ketten 214 Aminosäuren. Durch enzymatischen Abbau mit Pepsin oder Papain entstehen *Ig-Fragmente:* Das *Fab-Fragment* enthält die Antigenbindungsstelle bzw. die V-Regionen der H- und L-Ketten, während das Fc-Fragment (»cristallizeable fraction«) hauptsächlich der C-Region der H-Ketten entspricht (S. 1072). Jede Kette weist ihrerseits eine bestimmte Anzahl von Schleifen (sog. *Domänen*) auf. Abgesehen von geringen Schwankungen, ist jede Domäne aus 107 Aminosäuren aufgebaut und weist am Anfang wie am Ende der Sequenz (bei Position 22–24 und 88–96) Zysteinreste auf, deren SH-Gruppen sich zu einer intramolekularen Disulfidbrücke vereinigen: Aufgrund dieser besonderen Struktur bildet der Polypeptidfaden im Bereich jeder Domäne eine Schlinge. Im Fc-Teil z. B. von IgG folgen sich je zwei solche Domänen der H-Ketten (C_{H2} und C_{H3}), die sich gegenüber liegen, und im Fab-Segment finden sich je zwei Domänen der H- und der L-Ketten (V_H und C_{H1} sowie V_L und C_L), ebenfalls in entsprechender Lage. Das N-terminale Ende der H- und L-Ketten zeigt hinsichtlich der Aminosäuresequenz eine viel größere Variabilität *(variable Regionen = V-Regionen)* als die C-terminalen Teile *(konstante Regionen, C-Regionen).* Die N-terminalen, etwa 100 Aminosäuren der H- und L-Ketten sind im übrigen nicht im gleichen Maß variabel: Die *Antigenbindungsstelle* liegt in einem als *hypervariable Region* bezeichneten Bereich, der teilweise in enger Beziehung zu den Disulfidbrücken innerhalb der Polypeptidketten steht. Die *Spezifität der Antikörper* ist durch die chemische Beschaffenheit der hypervariablen Regionen gegeben. Antikörpermoleküle sind selbst auch gute Antigene, wobei die entsprechenden Determinanten nicht nur im Bereich der konstanten Domänen, sondern auch im variablen bzw. hypervariablen Anteil liegen. Epitope, die in variablen Domänen lokalisiert sind, nennt man *Idiotope,* und die Gesamtheit der Idiotope pro Antikörpermolekül heißt *Idiotyp.* Aus dem Gesagten geht hervor, daß der Diversität der Antikörper eine solche der Idiotypen zur Seite zu stellen ist, d. h. verschiedene Antikörper zeigen verschiedene Idiotypen. Verschiedentlich konnte gezeigt werden, daß idiotypische Determinanten vererbt werden. Man vermutet daher, die V-Regionen der Ig-Moleküle dürften von vielen Genen kodiert werden.

Von den beiden Typen von *L-Ketten* ($\varkappa$ und λ) ist in einem Ig-Molekül immer nur einer vertreten. Beim Menschen sind $\varkappa$-Ketten etwas häufiger zu finden als λ-Ketten. Man kennt auch Subtypen dieser Polypeptidketten (3 $\varkappa$, 5 λ) sowie Varianten (z. B. »Oz«- und »Kern«-Marker), über deren Bedeutung noch wenig zu erfahren ist (s. u.).

Bisher konnten zehn verschiedene menschliche *Ig-Klassen* gefunden werden, die wichtigsten sind IgM, IgD, IgG, IgA und IgE, deren H-Ketten, die eine ungleiche Länge aufweisen und auch in der Aminosäuresequenz voneinander abweichen, als μ, δ, γ, α und ε bezeichnet werden. Außerdem kennt man *Ig-Subklassen,* die sich sowohl in der Primärstruktur der H-Ketten als auch in der Art der Verbindung mit den leichten Ketten unterscheiden. So lassen sich für IgM die Subklassen IgM1–IgM3 (schwere Ketten μ_1–μ_3), für IgG die Subklassen IgG1–IgG4 (schwere Ketten γ_1–γ_4) und für IgA die Subklassen IgA1–IgA3 (schwere Ketten α_1–α_3) auseinanderhalten. Wie erwähnt, zeigen die einzelnen Ig-Subklassen-Moleküle z. T. auch eine verschiedene Zahl und Lage der Disulfid-Bindungen zwischen den H-Ketten (z. B. IgG1 und IgG4: 2 Disulfidbrücken, IgG2: $\geqq 3$ Disulfidbrücken und IgG3: mehr als 4 Disulfidbrücken). Ferner kann erwähnt werden, daß der Bauplan der einzelnen Ig-Subklassen insofern nicht ganz einheitlich ist, als z. B. bei IgA2 die L-Kette nicht – wie bei den meisten anderen Ig – an der »Außenseite«, sondern an der »Innenseite« der gespreizten »Gabel« des Moleküls liegen.

Das *Modell eines Immunglobulinmoleküls* in seiner dreidimensionalen Struktur gleicht somit einer Art Gabel mit vier Zinken, deren Spitzen verschiedenartig gestaltet sind: Bildlich gesprochen, ergibt sich daraus die Möglichkeit, Antigene nicht nur aufgrund der »passenden« Tertiärstruktur der Antigenbindungsstellen, sondern auch durch verschieden weites Spreizen der Gabel optimal zu binden. In diesem Zusammenhang wird der Verbindungsstelle zwischen »Griff« und »Zacken« der Gabel, der sog. *»hinge«-Region* (»Scharnier-Region«, »Angel«-Region) der H-Ketten, wo auch die enzymatische Spaltung in $F(ab')_2$- und Fc-Fragmente stattfindet, besondere Bedeutung zu. Genetisch bedingte Differenzen in der Immunreaktivität können zu einem gewissen Teil ihren Grund auch in Strukturunterschieden dieser »Angel-Region« haben.

J-Ketten (»J« von »joining«) sind Zystein-reiche Polypeptide, die keine strukturelle Verwandtschaft mit dem einfachen Ig-Molekül aufweisen, jedoch in Ig-Di- und Polymeren gefunden werden. Sowohl das IgA-Dimer wie das IgM-Pentamer besitzen je eine J-Kette. Diese wird in der Ig-synthetisierenden Zelle selbst gebildet und zwar z. T. auch von Plasmazellen, die monomere Immunglobuline, z. B. IgG, sezernieren.

Die IgA-Dimere, die in das Darmlumen, in den Speichel, in Bronchialsekrete und in die Milch abgegeben werden *(sekretorisches IgA, sIgA),* besitzen eine sekretorische Komponente *(»secretory component«).* Dieses Polypeptid entstammt nicht den Antikörper-produzierenden Zellen, sondern wird durch die Epithelzellen gebildet und während des Sekretionsprozesses in das Doppel-IgA-Molekül eingefügt. Die Funktion der sekretorischen Komponente ist nicht geklärt; es bestehen Hinweise darauf, daß seine Anwesenheit dem sezernierten IgA eine erhöhte Widerstandskraft gegen den Abbau im Außenmilieu – z. B. durch proteolytische Fermente – verleiht.

Weitere zusammenfassende Angaben über Ig-Klassen, Ig-Subklassen und Eigenschaften der Antikörpermoleküle finden sich im Vokabular immunologischer Bezeichnungen (S. 1060).

Ig-Allotypen sind Immunglobulin-Varianten, die durch Allele von Strukturgenen im Sinn von Alternativen determiniert werden. Die sog. *InV-Allotypen* menschlicher Ig beispielsweise beruhen auf vererbten Strukturdifferenzen der $\varkappa$-Ketten, die sich durch die Aminosäuren in den Positionen 153 und 191 der Polypeptidketten charakterisieren. Die *Gm-Allotypen* unterscheiden sich durch einzelne, hinsichtlich Lokalisation z. T. noch ungeklärte Aminosäurensubstitutionen in den γ-Ketten der IgG-Moleküle. Man kennt heute weit über 20 verschiedene Gm-Allotypen, die z. T. nur in bestimmten IgG-Subklassen vorkommen. Schließlich seien noch die *Am-Allotypen* erwähnt, die man als genetische Marker der IgA2-Subklasse bezeichnen kann.

Biosynthese der Immunglobuline

Ein großer Teil unserer Kenntnisse über die Biosynthese von Immunglobulinen stammt von Beobachtungen an neoplastischen *Plasmazellen* (Plasmozytom-Zellen, S. 1222) in vitro. Dies ist insofern zu berücksichtigen, als Variationen in der Art und Reihenfolge der Ig-Synthese z. T. auf Eigenheiten neoplastisch transformierter Zellen beruhen könnten.

Die Größe der *Polyribosomen,* die die einzelnen Peptidketten synthetisieren (S. 900), entspricht im wesentlichen der Länge der letzteren, d. h. die Bildung von H-Ketten erfolgt an Polysomen mit zahlreicheren Ribosomen (gesamthaft: ungefähr 270–300 S) als in Polysomen, die L-Ketten produzieren (etwa 190–200 S). *H- und L-Ketten* werden innerhalb einer einzelnen Plasmazelle im allgemeinen in äquimolaren Mengen hergestellt, u. U. mit einem leichten L-Ketten-Überschuß. Die Verbindung von L- und H-Ketten kann schon dann beginnen, wenn die letzteren sich noch in Synthese befinden. Mehrheitlich aber scheint die *Verknüpfung der einzelnen Ketten* erst in den Zisternen des rauhen endoplasmatischen Systems zu erfolgen. Dabei spielen Faktoren, wie das Zusammenpassen zufällig in benachbarte Lage geratener H- und L-Ketten, die relative Zahl und die absolute Konzentration derselben im Lumen des zytokavitären Systems sowie die Geschwindigkeit der Bildung von Disulfidbrücken, eine Rolle. Für die letztere ist – abgesehen von einer geeigneten gegenseitigen Lage der Ketten – u. a. die Aktivität der für die Entstehung von S-S-Bindungen verantwortlichen Enzyme und die Konzentration von aktiven Sulfhydrylgruppen maßgebend. Soweit bekannt, bedarf es für die Verbindung einer H- und einer L-Kette einer höheren Energie als für die Verknüpfung von zwei H-Ketten. Im allgemeinen scheint aber der Aufbau der Immunglobuline so zu erfolgen, daß zuerst H- und L-Ketten verbunden werden (z. B. H+L zu HL, HL+HL zu H_2L_2, HL+H zu H_2L, HL+L zu HL_2, H_2L+L zu H_2L_2 oder H_2+H zu H_2L_2). Eine primäre Vereinigung von zwei H-Ketten zu H_2 oder gar von zwei L-Ketten zu L_2 (was nicht der normalen Ig-Struktur entspräche) scheint die Ausnahme zu sein. Für die Bildung der benötigten Disulfidbrücken werden ungefähr 2–20 min benötigt.

IgM findet sich intrazellulär vorwiegend in der monomeren (7S) Form, d. h. als μ_2L_2, während das nach außen sezernierte IgM zum großen Teil eine pentamere (19S-)Form aufweist. Das deutet darauf hin, daß die J-Kette kurz vor der Ausschleusung der IgM-Moleküle eingefügt wird. *IgG* liegt sowohl intra- wie extrazellulär fast ausschließlich in der monomeren Form vor, d. h. als γ_2L_2. Dasselbe gilt für *IgA,* d. h. α_2L_2. Hier ist beizufügen, daß IgA_2 zwischen den einzelnen Ketten keine Disulfid- sondern andersartige kovalente Bindungen aufweist, und daß es auch nichtkovalent gebundene Moleküle von IgA gibt (d. h. $(\alpha L)_2$), die besonders denaturierungsanfällig sind. Die Verbindung von IgA-Molekülen zu Dimeren (sIgA) mit Hilfe der sekretorischen Komponente findet – wie erwähnt – im Bereich der Schleimhautepithelien statt. Für *IgD* und *IgE* kennt man die Synthesevarianten weniger gut.

Im Verlauf der Ig-Synthese wird den meist schon vereinigten Polypeptidketten in offenbar geordneter Weise der *Kohlenhydratanteil* angehängt: Dieser Vorgang wird durch N-Azetylglukosamin eingeleitet, mit dessen Hilfe das Oligosaccharid an geeignete Aminosäurenreste der Peptidketten geheftet wird, und führt unter der katalytischen Wirkung von Hexose-Transferasen zur Bildung von Kohlenhydrat-Seitenketten, die Mannose, Galaktose, Sialsäure-Gruppen und schließlich Fukose aufweisen. Obschon man annimmt, daß der Kohlenhydratanteil beim Sekretionsvorgang eine wesentliche Rolle spielt (z. B. Anheften des Ig-Moleküls an die Innenfläche der zur Exozytose bereiten Vesikel), scheint er dafür keine strikte Voraussetzung zu sein.

Unter pathologischen Bedingungen, insbesondere bei lymphoplasmazellulären Neoplasien (S. 1212), kommt es oft zur Freisetzung von Ig-Fragmenten, offenbar infolge unausgewogener intrazellulärer Synthese der einzelnen Ketten. Ferner sind Fälle bekannt, bei denen ein Sekretionsdefekt vorliegt.

Gesamthaft betrachtet, dauert es vom Beginn der Polypeptidsynthese weg ungefähr 30–40 min, bis ein Ig-Molekül ausgeschleust wird. Eine einzelne Plasmazelle vermag in der Sekunde ungefähr 2000 Antikörpermoleküle zu sezernieren. Diese *Sekretionsrate* ist indessen nicht als eine Konstante aufzufassen, sondern dürfte bei ganz jungen und alten Plasmazellen geringer sein als bei den in dieser Hinsicht aktivsten »Proplasmozyten«.

Man weiß, daß *im menschlichen Blut pro ml in der Regel mehr als* 10^{16} *Ig-Moleküle* vorhanden sind. Mit den empfindlichsten Nachweismethoden (z. B. »*Radioimmunoassay*« oder »*Enzyme-linked immunosorbent assay (ELISA)*«) gelingt es, im Serum spezifische Antikörper in einer Konzentration von mehr als etwa 10^9–10^{10} Molekülen/ml nachzuweisen, d. h. man ist imstande, unter 10^6 Ig-Molekülen eines mit einer bestimmten Spezifität zu erfassen. Das sog. *Antikörper-Repertoire* im menschlichen Blut wird auf ungefähr 10^7 geschätzt.

Membranständige Ig-Moleküle von B-Lymphozyten (s. o.) werden offenbar in sog. *freien, d. h. in der zytoplasmatischen Matrix liegenden Polyribosomen* gebildet und dann in den Membranbereich transloziert. Die Umsatzrate dieser SIg ist geringer als die der sezernierten Ig.

Zusätzliche Hinweise auf die Eigenschaften von Immunglobulinen

Die *biologische Aktivität* der Immunglobuline ist nicht auf ihre *spezifische Reaktion mit Antigendeterminanten* beschränkt. Während die Antigenbindung eine Eigenschaft der variablen Region des Moleküls darstellt, hängen andere biologische Eigenschaften mit den C-terminalen, konstanten Regionen der Polypeptidketten (etwa dem Fc-Fragment entsprechend) zusammen. Die Rolle der Ig-Moleküle bei der *Komplement-Aktivierung* (S. 1260) ist insofern schwierig zu beurteilen, als mindestens zwei Aktivierungsmöglichkeiten bestehen (S. 1258): 1) Der sog. *klassische Weg* der Komplement-Aktivierung wird durch die Fixierung von C1q an die C_{H2}-Domäne von IgM, IgG3 und/oder IgG1 ausgelöst; IgG2 bindet C1q nur schwach und IgG4, IgA, IgD sowie IgE scheinen in dieser Beziehung inaktiv zu sein. 2) Die Auslösung des sogenannten *alternativen Wegs* der Komplement-Aktivierung bleibt in ihren Mechanismen noch weitgehend ungeklärt. Jedenfalls scheint diese Fähigkeit nicht ausschließlich an die konstanten Regionen der Ig-Moleküle gebunden zu sein, und es sind Bedingungen bekannt, unter denen auch »nicht-Komplement-fixierende« IgG-Subklassen sowie IgA eine alternative Komplement-Aktivierung auslösen.

Der *Durchtritt von Ig-Molekülen durch Epithelien* ist eine wichtige Voraussetzung für eine spezifische Schutzfunktion in und auf den Grenzschichten zwischen dem Organismus und seiner Umgebung. Die *Sekrete* des Verdauungs-, Respirations- und Genitaltrakts sind reich an IgA-Dimeren mit einer SC; außer letzterem scheint für den Vorgang des Durchtritts auch dem konstanten Anteil des Moleküls eine besondere Bedeutung zuzukommen. Das *Kolostrum* der Wiederkäuer beispielsweise ist reich an IgG1 (aus dem zirkulierenden Blut): Da die Plazenta dieser Tiere für Makromoleküle nicht durchläßig ist, bildet hier das Kolostrum die Hauptquelle mütterlicher Antikörper für das Neugeborene, dessen Darm während einer gewissen Zeit unverdaute Ig-Moleküle aufnimmt. Der *diaplazentare Transfer* von Immunglobulinen beim Menschen ist Subklassen-spezifisch und beschränkt sich im wesentlichen auf IgG1. Schließlich vermögen sich Immunglobuline über eine Reihe von Mechanismen an *Zelloberflächen anzulagern.* Viele Zellen besitzen an ihrer Oberfläche eine oder mehr als eine Art von *Fc-Rezeptoren* (S. 1072), mit deren Hilfe an ihrer Membran Ig-Moleküle fixiert werden können, die in dieser Form als spezifische Antigenrezeptoren wirken. Beim Menschen ist IgE das Immunglobulin mit der höchsten Zellaffinität, vor allem für Mastzellen (S. 1098). Wahrscheinlich spielt bei allen diesen Vorgängen zunächst die Fixation von Teilen der C-Region (vor allem C_H3-Domäne) von Molekülen bestimmter Ig-Klassen oder Subklassen durch entsprechende Fc-Rezeptoren an der Oberfläche von Epithelien (oder anderen Zellarten) eine wichtige Rolle. Der Fc-Rezeptor der Makrophagen scheint beispielsweise für die IgG1- und IgG3-Subklassen mehr oder weniger spezifisch zu sein.

Heutige Vorstellungen über die Ausbildung der vielfältigen Antikörperspezifität der Immunglobuline

Die Frage der Spezifität von Antikörpermolekülen ist eng mit dem Problem der *Erkennung molekularer Strukturen durch Lymphozyten,* im besonderen auch *T-Zellen,* verbunden: Die dafür verantwortlichen *Rezeptoren* an der Oberfläche der Thymus-hergeleiteten Lymphozyten sind zur Zeit Gegenstand zahlreicher Untersuchungen. Wie schon erwähnt wurde, scheint es sich bei diesen membranständigen Molekülen nach Ansicht der meisten Autoren nicht um typische Immunglobuline zu handeln, sondern – im Sinn einer noch nicht erwiesenen Hypothese – allenfalls um Peptide, die eine teilweise oder u. U. völlige Homologie mit hypervariablen Regionen von L-Ketten der Antikörpermoleküle mit entsprechender Antigenspezifität zeigen. Verschiedene Untersucher vermuten die Anwesenheit auch weiterer Teile von Ig-Molekülen, im besonderen von μ- und L-Ketten, in der T-Zellen-Membran (sog. »IgT«). Die Affinität der Antigen-reaktiven T-Zellen für ein korrespondierendes Antigen scheint geringer zu sein als die entsprechend spezifischer B-Zellen oder gar sezernierter Antikörper. Die molekulare Basis für diese *zunehmende Affinität der Erkennungsmoleküle im Verlauf einer Immunreaktion* konnte noch nicht befriedigt geklärt werden. Ebenso unklar ist die Frage, warum zwei Zellinien, nämlich *T- und B-Lymphozyten,* die – nach den geltenden Vorstellungen – keine unmittelbar gemeinsamen Vorläufer haben sollen, wenigstens teilweise homologe Peptide produzieren: Vielleicht wird später die z. Z. allgemein übliche strenge

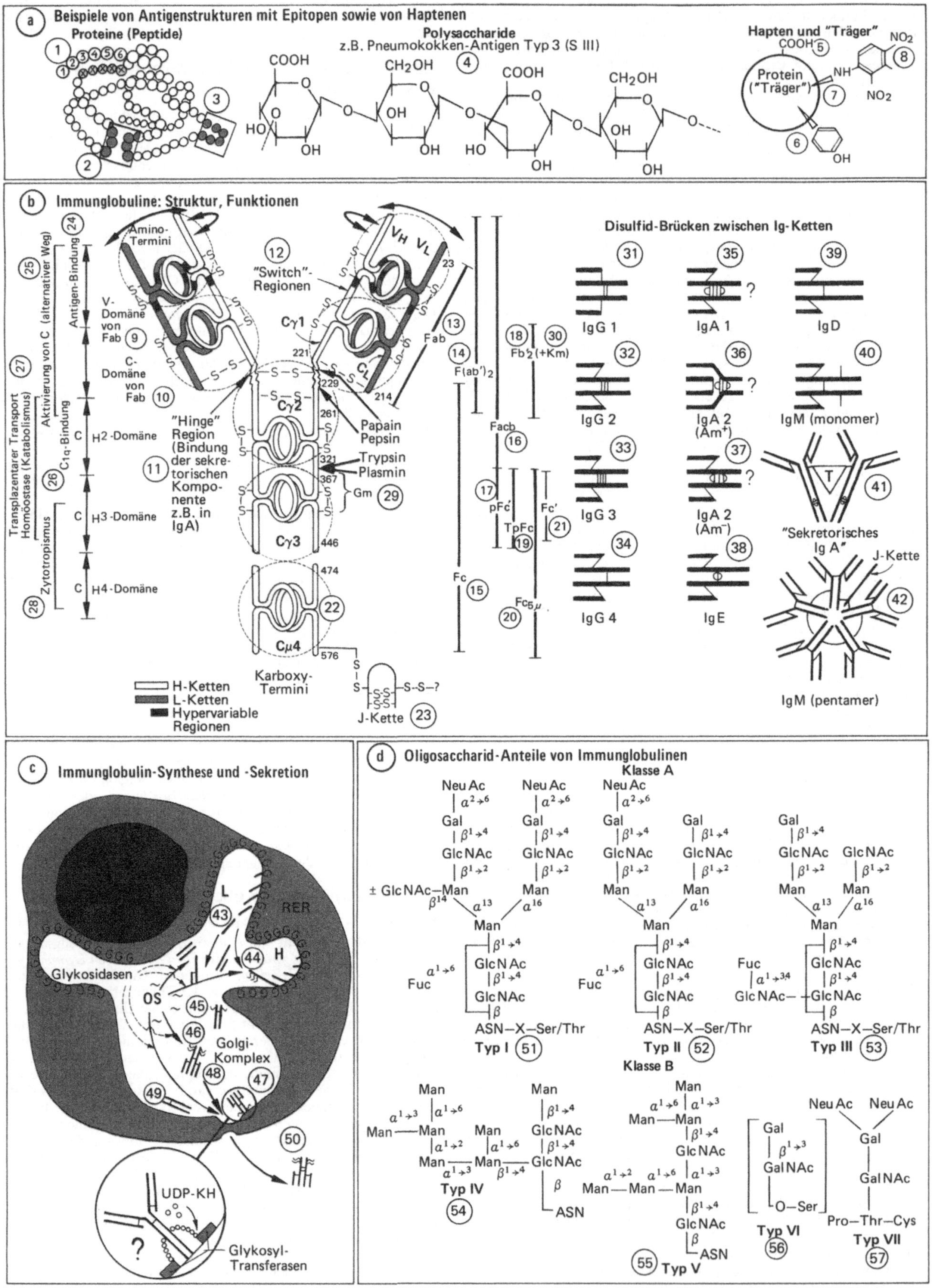
a Beispiele von Antigenstrukturen mit Epitopen sowie von Haptenen
Proteine (Peptide)
Polysaccharide
z.B. Pneumokokken-Antigen Typ 3 (S III)
COOH
CH2OH
OH
HO
Hapten und "Träger"
COOH
NO2
Protein ("Träger")
NH
b Immunglobuline: Struktur, Funktionen
Amino-Termini
"Switch"-Regionen
V-Domäne von Fab
C-Domäne von Fab
"Hinge" Region (Bindung der sekretorischen Komponente z.B. in IgA)
Antigen-Bindung
Aktivierung von C (alternativer Weg)
C1q-Bindung
Transplazentarer Transport
Homöostase (Katabolismus)
Zytotropismus
CH2-Domäne
CH3-Domäne
CH4-Domäne
Cγ1
Cγ2
Cγ3
Cμ4
VH VL
CL
Fab
F(ab')2
Fb'2(+Km)
Facb
pFc'
TpFc
Fc'
Fc
Fc5μ
Papain
Pepsin
Trypsin
Plasmin
Gm
Karboxy-Termini
J-Kette
H-Ketten
L-Ketten
Hypervariable Regionen
Disulfid-Brücken zwischen Ig-Ketten
IgG 1
IgG 2
IgG 3
IgG 4
IgA 1
IgA 2 (Am+)
IgA 2 (Am−)
IgE
IgD
IgM (monomer)
"Sekretorisches Ig A"
J-Kette
IgM (pentamer)
c Immunglobulin-Synthese und -Sekretion
RER
Glykosidasen
OS
Golgi-Komplex
UDP-KH
Glykosyl-Transferasen
d Oligosaccharid-Anteile von Immunglobulinen
Klasse A
NeuAc
Gal
GlcNAc
Man
Fuc
ASN—X—Ser/Thr
Typ I
Typ II
Typ III
Klasse B
Typ IV
Typ V
Typ VI
Typ VII
O—Ser
GalNAc
Pro—Thr—Cys
ASN

Abb. 157 a–d. *Einige Angaben zum besseren Verständnis der Antigene und Antikörper bzw. Immunglobuline (Ig).* **a** *Beispiele von Vollantigenen mit Epitopen sowie von Haptenen.* Viele Antigene haben *Proteincharakter,* wobei einzelne Teile des Moleküls mit einer gewissen Aminosäurensequenz bzw. Bezirke mit bestimmten Tertiär- und allenfalls Quartärstrukturen sog. *Antigendeterminanten (Epitope)* entsprechen (grau). Wichtige, sog. *immunodominante Epitope* liegen oft an der Moleküloberfläche, z. B. in Form einer Schlinge (3) oder von Teilen benachbarter Schlingen (2). Andere Epitope, die unter der Moleküloberfläche »verborgen« sind (XXXXX, »hidden determinants, immunosilent determinants«), werden erst nach Veränderung des Moleküls – z. B. durch Zerfall desselben in Fragmente oder Ablösen (Abheben) oberflächlicher Anteile (z. B. 1, 2, 3, 4, 5, 6) – exponiert (1). *Polysaccharidantigene* (z. B. Kapsel-Polysaccharid-Antigen vom Typ 3 (S III) von Pneumokokken (4)) bestehen in der Regel aus sich oftmals wiederholenden Untereinheiten, zeigen aber ebenfalls eine komplexe Gesamtstruktur. Polysaccharidantigene vermögen ihnen entsprechende B-Lymphozyten in der Regel direkt, d. h. ohne Hilfe von T-Zellen, zur Proliferation und Differenzierung in Plasmazellen zu bringen und werden daher – im Gegensatz zu den meisten Proteinantigenen – als »thymusunabhängig« bezeichnet. *Polynukleotide* können ebenfalls als Antigene wirken; sie sind aber als solche nur schwach immunogen. Lipide üben in der Regel nur eine geringe antigenische Wirkung aus. Proteinmoleküle besitzen verschiedene Oberflächengruppen (5–7), an die sich *Haptene* binden können: So entsteht ein aus »Träger« und Hapten bestehendes Vollantigen (hier z. B. Dinitrobenzol an Eiweiß gebunden, 8). Die chemischen Hintergründe für *Kreuzreaktionen* bilden z. B. an sich unterschiedliche Makromoleküle, die mindestens ein identisches Epitop (z. B. XXXXX in 1) oder Hapten (z. B. 8) aufweisen. **b** *Struktur und Funktionen von Immunglobulinen (Ig).* Das komplette monomere Immunglobulin-Molekül besteht aus zwei Paaren von *leichten (L)* und *schweren (H=»heavy«) Ketten,* die durch Disulfidbrükken und nicht kovalente Bindungskräfte verbunden sind, mehrere Schlingenbildungen zeigen und in wechselndem Maß an den H-Ketten kurze, verzweigte *Oligosaccharid-Seitenketten* tragen (s. **d**). Die Position der letzteren an den schweren Ketten (μ, δ, γ, α oder ε) ist für die einzelnen Ig-Klassen weitgehend konstant. Die leichten Ketten eines Moleküls gehören entweder dem $\varkappa$- oder dem λ-Typ an. Von beiden kennt man mehrere Subtypen. Die *Antigen-Bindungsstellen* (*Paratope,* 24) befinden sich – ebenso wie die sog. *Idiotypen* – in den *hypervariablen Regionen der V-Domäne* von *Fab* (9, 13), in dem zudem sog. »Switch«-Regionen (12) und je eine C (»constant«)-Domäne liegen (im Fall von IgG = Cγ1, 10). Die Fd-Anteile des Moleküls umfassen die V-Domänen und Cl-Domänen der schweren Ketten. Außerdem scheinen im Fab-Anteil die für die Komplementaktivierung über den alternativen Weg wesentlichen Strukturen vorhanden zu sein (25). Freie komplette Ig-Moleküle können einer Gabel verglichen werden, deren »Zacken« sich um eine Art Kugelgelenk in der »*Hinge*«-*Region* (11) sowohl seitlich »öffnen« oder »schließen« als auch um ihre eigene Achse drehen können (bis ungefähr 30°). Vieles spricht dafür, daß eine Antigenbindung an den Fab-Anteilen des Moleküls deren Beweglichkeit einschränkt, sie näher aneinander bringt, damit das Molekül »streckt« und Wechselwirkungen des für die Effektorfunktionen wichtigen *Fc-Anteils* mit Reaktionspartnern erleichtert (15, Bindung von Fc-Rezeptoren von Zelloberflächen (28), Bindung von C_{1q} (26), homöostatische Funktionen u. a., 27). Mit Antigenen verbundene Antikörper-Moleküle verhalten sich einer peptischen Spaltung gegenüber resistenter als freies Ig. Durch Behandlung mit proteolytischen Enzymen kann man nämlich freie Ig-Moleküle leicht in *Fragmente* auftrennen (z. B. 2 Fab und 1 Fc durch Papain (13,15), F(ab')$_2$ und Fc(−) durch Pepsin (14,15) u. a. m., 16–21). Man beachte, daß das hier gezeichnete Molekül einem IgG mit den Anteilen 2V_H, 2V_L, 2$C_\gamma1$ sowie je einem $C_\gamma2$ und $C_\gamma3$, entspricht, während z. B. IgM zusätzlich zu $C_\mu1$, $C_\mu2$ und $C_\mu3$ noch ein $C_\mu4$ aufweist (22), an das sich die als Verbindungsstück zu anderen IgM-Monomeren dienende J-Kette (23) anlagern kann. Die für *Ig-Allotypen* verantwortlichen Strukturen liegen an verschiedenen Stellen, z. B. »Km« an $\varkappa$-Ketten (30) und »Gm« im Fc-Anteil der γ-Ketten (29). *Ig-Klassen* und *-Subklassen* unterscheiden sich nicht nur durch die unterschiedliche Beschaffenheit und Länge ihrer H-Ketten, sondern u. a. auch durch Zahl und Positionen der *zwischenkettigen Disulfidbrücken* (31–40 dünne Striche; ⏀ = fragliche Disulfidbrücken) sowie Zahl, Art und Sitz der Oligosaccharid-Reste an den H-Ketten (s. **d**). *Sekretorisches IgA* (sIgA, 41) entspricht einem IgA-Dimer, das durch eine J-Kette verbunden ist und ein von Schleimhautepithelien gebildetes Glykoprotein, die sog. »sekretorische Komponente (SC)«, aufweist. Die meisten Schleimhautsekrete enthalten sIgA, das z. T. protektive Funktionen erfüllt. Wahrscheinlich beruht der transepitheliale Transport von sIgA (sog. »selektive Pinozytose«?) nicht nur auf Wechselwirkungen mit Fc-Rezeptoren, sondern auf komplexeren Vorgängen, die u. a. eine Beteiligung der J-Kette, eine Ansammlung von »Immunozyten«, die IgA produzieren, sowie eine lokale Stimulation der letzteren zur Freisetzung der Immunglobuline umfassen. Im Blut zirkuliert IgA z. T. in dimerer Form (mit J-Kette) und wird zu einem guten Teil von den Hepatozyten in Form von sIgA in die *Galle* ausgeschieden. *IgM* (42) kommt in monomerer Form im Bereich der Zellmembran von B-Lymphozyten vor (40, 7S–IgM), während sezerniertes und z. B. im Blut auftretendes IgM meist pentamer ist (42, 19 S–IgM). Das letztere tritt häufig als sog. »früher« Antikörper auf und zeichnet sich u. a. durch eine besonders wirksame Komplementfixation aus. *IgD* (39) findet man fast nur im äußeren Membranbereich von B-Lymphozyten. *IgG* (31–34) entspricht der Hauptmenge der im Blut vorhandenen Antikörper. *IgE* (38) ist der wichtigste, wenn nicht ausschließliche reaginische Antikörper des Menschen; er heftet sich vor allem an Fc-Rezeptoren von Mastzellen und basophilen Granulozyten. **c** u. **d** *Ig-Synthese und -Sekretion sowie deren Störungen.* Zur Ig-Synthese sind sowohl B-Lymphozyten als auch Plasmazellen befähigt, zur Sekretion von Ig jedoch nur die letzteren bzw. lymphoide Plasmazellen, die lichtmikroskopisch Lymphozyten ähnlich sehen können (vor allem IgM-Produzenten). Die heutigen Vorstellungen über die *Ig-Synthese und -Sekretion* lassen sich wie folgt zusammenfassen: H- und L-Ketten werden von verschiedenen, in ihrer Größe der Länge der Peptidkette entsprechenden Polyribosomen gebildet. In den Zisternen des rauhen endoplasmatischen Retikulums (RER) scheinen sich L-Ketten sowie Oligosaccharide z. T. schon mit naszierenden H-Ketten verbinden zu können (43, 44). Andernfalls erfolgt die Kombination der Ketten (vor allem über Disulfidbrücken) erst nach Ablösung der Einzelketten. Nicht selten wird – auch unter physiologischen Bedingungen – ein leichter L-Ketten-Überschuß gebildet. Die Anheftung von Oligosacchariden (OS) an die H-Ketten geschieht unter der katalytischen Wirkung spezifischer Glykosidasen (45), wobei offenbar in einer ersten Phase vor allem sog. »core«-Zucker (z. B. Typen IV, 54 und VI, 56) angehängt werden, die sich dann z. T. wieder ablösen und so eine intermediäre Form von Ig mit weniger Kohlenhydraten entstehen lassen. Die endgültige Verbindung der Ig-Moleküle mit Oligosacchariden findet im Bereich des Golgi-Komplexes (46) und/oder distal davon (Membranbereich?) statt (48). Dabei katalysieren u. a. spezifische Glykosyl-Transferasen die Verknüpfung der mit Uridin-Diphosphat gekoppelten Kohlenhydrat-Einheiten (UDP-KH) mit den schweren Ketten der Ig-Moleküle bzw. mit den »wachsenden« Oligosaccharid-Anteilen. H-Ketten ohne Kohlenhydratanteil werden offenbar weder intrazellulär normal transportiert noch in den Extrazellulärraum sezerniert. Neuere Befunde sprechen dafür, daß für die Sekretion bestimmtes, pentameres IgM schon intrazellulär polymerisiert wird. Dieser Vorgang ist – wie die Verbindung der H- und L-Ketten zu monomeren Ig-Molekülen – offenbar nicht auf Energiezufuhr angewiesen. Im Laufe der Ig-Synthese treten z. T. Fragmente (z. B. von

Trennung des T- und B-Lymphozytensystems eine gewisse Modifikation erfahren müssen. Dazu kommt, daß in verschiedenen Systemen T-Zellen durch entsprechende Antigene möglicherweise nur dann stimuliert (»primed«) und zur Proliferation gebracht werden, wenn das Antigen an einer Zelloberfläche in naher örtlicher Beziehung mit einem Produkt des MHC (»major histocompatibility complex«, S. 1229) präsentiert wird. Dazu müßte die T-Zelle vielleicht einen weiteren, zur Erkennung des MHC-Produkts geeigneten Rezeptor besitzen.

Die *Erkennung von Antigenen durch B-Lympozyten* erfolgt offensichtlich durch membranständige Ig mit entsprechender Antikörperspezifität. Dabei hat es sich gezeigt, daß *Antikörpermoleküle* identische hypervariable Regionen und L-Ketten besitzen, jedoch hinsichtlich der H-Ketten differieren, d. h. verschiedenen Ig-Klassen oder Subklassen zugehören können (z. B. IgM und IgD). Es sieht so aus, als ob eine einzelne, für ein bestimmtes Antigen spezifische Linie von B-Zellen und daraus hervorgehenden Plasmazellen die Bildung der hypervariablen Regionen beibehalten oder gar verbessern, diejenige der H-Ketten jedoch im Sinn eines *»switch«* von einer auf die andere Klasse zu ändern vermag (vgl. auch »switch« von der IgM- auf IgG-Produktion). Solche Vorgänge scheinen sich z. B. beim Übergang der Herstellung membranständiger auf diejenige humoraler, d. h. sezernierter Antikörpermoleküle abzuspielen.

Die molekularbiologischen Grundlagen der *enormen Heterogenität der Spezifitäten von Antigen-reaktiven T-Zellen und Antikörpermolekülen* sind bisher ebenfalls weitgehend ungeklärt geblieben. Neuere Befunde sprechen dafür, daß V- und C-Gene, die in embryonaler DNA getrennt voneinander lokalisiert sind, in Lymphozyten eng verbunden erscheinen, so daß die beiden u. U. als eine einzelne Polypeptidkette transkribiert werden können. Zusätzlich zu einem solchen *somatischen »rearrangement« von Genen* stellen sich noch weitere Probleme. Man hat berechnet, daß die Anzahl von V-Genen für *L-Ketten* vom λ-Typ bei der Maus bei weitem nicht ausreicht, um die überaus große und in einer unterschiedlichen Aminosäurensequenz verankerte Heterogenität der λ-L-Ketten, die ein Tier zu produzieren vermag, zu erklären. Es wird daher postuliert, daß die große Variabilität der Antigenbindungsstellen auf *somatische Mutationen* zurückzuführen sei. Man stellt sich solche somatische Mutationen nicht im Sinn einer episomalen Insertion in die Basensequenzen der V-Gene vor, da die letzteren schon in embryonalen Zellen vorhanden sind. Vielmehr vermuten die meisten Autoren eine Umgestaltung der DNA-Moleküle in einer Weise, daß Doppelhelix-Schlingen erheblicher Länge, sog. *»Introns«*, gebildet werden, die, obschon sie vielleicht transskribiert werden, nicht zu einer Translation Anlaß geben. Welche Mechanismen derartige Modifikationen der genetischen Information auslösen, entzieht sich unserer Kenntnis. Allgemein wird angenommen, Antigene spielten hier keine Rolle; ein Beweis für diese Hypothese steht indessen noch aus. Es wurde außerdem festgestellt, daß die Verbindung von V- und C-Genen, die für die ϰ-L-Kette kodieren, in beiden parentalen Chromosomen von B-Lymphozyten stattfindet. Dieser Befund verdient besonderes Interesse im Zusammenhang mit dem Phänomen der *allelischen Exklusion,* d. h. daß eine bestimmte B-Zelle oder Plasmazelle nur die von einem der beiden Allele eines Gens kodierte Peptidkette synthetisiert: Beobachtungen an Knochenmarkzellen, d. h. vermutlichen Vorläufern von B-Zellen, deuten darauf hin, daß in diesen die allelische Exklusion z. T. noch nicht stattgefunden haben könnte. In Bezug auf die *H-Ketten* weiß man noch wenig Bescheid, insbesondere was die chromosomale Lokalisation der dafür kodierenden Gene anbelangt. Die Mechanismen, die die erwähnten somatischen Mutationen ermöglichen, begünstigen und/oder kontrollieren, sind noch unbekannt. Nach den heute vorherrschenden Auffassungen über die Natur »primärer«, d. h. von Antigeneinflüssen unabhängiger lymphoretikulärer Organe, wie des Thymus, wären zum mindesten in diesen Antigen-bedingte Faktoren nicht im Spiele. Diese Frage bedarf indessen einer weiteren Prüfung. Die früher z. T. vertretene *»instruktive Theorie«* der Bildung von Antikörperspezifitäten, wonach Antigene die letzteren mitbestimmen sollen, wird in ihrer ursprünglichen Form kaum mehr vertreten. Es wäre daher denkbar, daß die heute allgemein in den Vordergrund gerückte *»selektive Theorie«*, gemäß der die Antikörperspezifität genetisch determiniert ist, im Sinn einer Bevorzugung und klonalen Expansion von Mutanten modifiziert werden könnte, die durch entsprechende Antigene – u. U. schon innerhalb »primärer« Organe – zur Proliferation bzw. in ihrer proliferativen Tätigkeit und Differenzierung gefördert werden.

122.8. Einige Bemerkungen zu sog. akzessorischen Zellarten, die bei Immunreaktionen mitwirken können

Sog. Null-Zellen

Unter die Kategorie von *»Null«-Zellen* fallen lymphoide Zellen, die unter bestimmten Bedingungen bei Immunreaktionen eine wesentliche Rolle spielen (insbesondere zytotoxische Aktivität), sich jedoch mit gegenwärtig zur Verfügung stehenden Mitteln weder dem T- noch dem B-Zellsystem oder dem Makrophagensystem eindeutig zuordnen lassen. Offenbar haben wir es hier mit einer heterogenen Gruppe von Elementen zu tun. Eine Untergruppe der »Null«-Zellen wurde kürzlich etwas besser charakterisiert: Es handelt sich um die sog. *»K«-Zellen* (k für »*k*iller«). Verschiedene Autoren verwenden die Begriffe »Null«- und »K«-Zellen als Synonyme, was aber kaum zutreffen kann, da ja z. B. hämopoietische Stammzellen auch als »Null«-Zellen registriert werden müßten, jedoch keine zytotoxischen Eigenschaften erkennen lassen. K-Zellen scheinen imstande zu sein, in vitro Zielzellen zu lysieren, sofern diese an ihrer Oberfläche spezifische, gegen Membranantigene gerichtete IgG-Moleküle tragen. Die zytotoxische Reaktion beruht offenbar z. T. auf der Kombination von Fc-Rezeptoren der K-Zellen mit dem Fc-Teil der sensibilisierenden Antikörper (S. 1072). K-Zellen besitzen keine nachweisbaren SIg, sind nach dem bisher bekannten nicht zur Phagozytose befähigt und weisen keine erkennbaren T-Zelleigenschaften auf. Die Frage, ob es sich bei diesen Zellen um unreife B-Lymphozyten, undifferenzierte Elemente des Monozyten/Makrophagen-Systems oder eine besondere Art differenzierter Vermittler zytotoxischer Reaktionen (S. 1105) handelt, ist noch ungeklärt.

Zellen des Monozyten/Makrophagen-Systems

Auf dieses Zellsystem wird andernorts näher eingegangen (S. 1248). Hier sei nur kurz auf die Bedeutung der Monozyten und Makrophagen bzw. Histiozyten in der Immunantwort hingewiesen. Solche Zellen vermögen partikuläres und lösliches Antigen durch *Endozytose* direkt aufzunehmen und abzubauen, was beispielsweise für die Verhinderung eines – u. U. schädlichen – Antigenüberschusses von Bedeutung ist. *Antigen* kann ferner an der *Oberfläche* von Makrophagen auch in nichtkomplexierter Form mehr oder weniger locker fixiert und so – zusammen mit MHC-Produkten (s. o.) – den antigenreaktiven T-Zellen oder entsprechenden, spezifischen B-Zellen »angeboten« werden. Neuerdings wird vermutet, daß *Ir-Genprodukte* bzw. *Ia* an der Oberfläche von Makrophagen gewisse Aminosäurensequenzen von *Antigenfragmenten,* die z. B. durch partiellen lysoso-

---

Abb. 157 a–d (Fortsetzung)

L-Ketten) auf, die nicht oder nicht notwendigerweise zur Ausscheidung gelangen. L-Ketten, z. T. in Form von Doppelketten (49) ohne Kohlenhydratanteil, können, – wie man annimmt – als solche ausgeschleust werden. J-Ketten stammen auch aus Plasmazellen. *Störungen der Ig-Synthese* entsprechen im wesentlichen denen der Protein-Synthese ganz allgemein (s. Abb. 17, S. 50, und Abb. 145, S. 900). Pathologische Formen von Ig-Synthese im Rahmen maligner B-Zellen- oder Plasmazellen-Neoplasien kommen später zur Sprache (s. Abb. 169, S. 1216). Über die *Funktionen der Kohlenhydratanteile der Ig* weiß man, abgesehen von ihrer Bedeutung bei der Ausschleusung aus Plasmazellen (50), noch wenig (51–57). *Störungen der Ig-Sekretion,* wie sie z. B. beim Auftreten Russell'scher Körperchen (s. Abb. 17, S. 50) oder bei »nicht-sekretorischem« Morbus Waldenström zu beobachten sind, beruhen wahrscheinlich z. T. auf einer mangelhaften Verbindung der Proteinanteile der Ig mit Oligosacchariden. In vitro verhindern z. B. 2-Deoxyglukose und Tunikamyzin sowohl die Verknüpfung von IgM mit Oligosacchariden als auch die Sekretion des IgM. Überdies dürften alle schädlichen Agenzien, die die Funktion der Mikrotubuli und/oder Mikrofilamente beeinträchtigen (s. Abb. 21, S. 62), auch die Exozytose von Ig in Mitleidenschaft ziehen (z. B. »ionische Perturbation« des Zytoplasmas durch Monensin, einen Karboxylionophoren)

malen Abbau entstanden sind, zu erkennen vermögen und so den T-Zellen gleichsam fixiert präsentieren können. Von Makrophagen stammende Antigenfragmente treten wahrscheinlich auch mit Ir-Genprodukten bzw. Ia an der Oberfläche von B-Zellen in Verbindung. Makrophagen besitzen ferner Fc-Rezeptoren (FcR I und II, S. 1110), die vor allem mit zwei der vier Subklassen menschlichen IgG's, nämlich mit IgG1 und IgG3, reagieren, sowie von den FcR unabhängige *Bindungsstellen für C3b*. Aufgrund dieser Eigenschaften vermögen Monozyten/Makrophagen Antigen und Antigen-Antikörper-Komplexe an ihrer Oberfläche zu fixieren. Diese werden z. T. phagozytiert, spielen aber in membrangebundener Form eine wichtige Rolle in der Induktion und Regulation der Immunantwort. Auf diese Mechanismen sowie auf die *durch Makrophagen vermittelte Zytotoxizität* wird in der Folge mehrmals eingegangen werden.

Sog. dendritische Zellen

Unter diese Bezeichnung fallen möglicherweise mehrere Zelltypen, deren gemeinsames Merkmal es ist, zahlreiche lange zytoplasmatische Ausläufer zu bilden, die sich untereinander umschlingen und/oder mit anderen Zellen in engen Kontakt treten. Nach übereinstimmenden Angaben verschiedener Autoren vermögen solche Zellen in vivo flüssiges und partikuläres inertes und antigenisches *Material an ihrer Oberfläche zum Haften zu bringen* sowie *aggregiertes Ig* und *Antigen-Antikörperkomplexe zu binden*. Aus Milz und Lymphknoten von Mäusen gewonnene dendritische Zellen (wahrscheinlich z. T. besonderer Art) zeichnen sich in vitro u. a. durch ein Festhaften an Glas und Plastik, das Fehlen einer nennenswerten endozytotischen Tätigkeit, eine hohe Empfindlichkeit gegenüber Kortikosteroiden und ionisierenden Strahlen sowie einen Mangel an proliferativer Tätigkeit aus. Unter Bedingungen in vitro binden diese Zellen an ihrer Oberfläche jedoch keine Immunkomplexe. Umsatzstudien ließen erkennen, daß die Vorläufer solcher Elemente aus dem Knochenmark stammen dürften, und daß die Umsatzrate bei erwachsenen Mäusen etwa 10%/Tag beträgt. Von Interesse ist ferner, daß diese Art von dendritischen Zellen bei Neugeborenen nicht gefunden wird, möglicherweise also erst postnatal zur Differenzierung gelangt. Ob es dazu eines antigenischen Reizes bedarf, ist nicht bekannt. Histologische, histochemische und immunohistochemische Untersuchungen zeigten, daß typische dendritische Zellen (*»dendritische Retikulum-Zellen«*) vor allem in B-Zell-Territorien der lymphoretikulären Organe (u. a. in Primärfollikeln und Keimzentren) vorkommen, schwach Esterase-positiv sind, jedoch eine ziemlich starke 5-Nukleotidase-Aktivität aufweisen und vermutlich für das Mikromilieu um B-Zellen herum von Bedeutung sind. Demgegenüber finden sich in den T-Zell-Zonen (z. B. Parakortex) sog. *interdigitierende Retikulumzellen*, die gröbere Zytoplasmafortsätze bilden, im Gegensatz zu den dendritischen Zellen i. e. S. (s. o.) keine desmosomalen Verknüpfungen erkennen lassen und eine starke ATPase-Aktivität zeigen. Man vermutet, daß diese Elemente für die Ausübung der T-Zell-Funktionen von Wichtigkeit sind. *Langerhans'sche Zellen* sind dendritische Elemente im Hautbereich, die z. T. Antigene zu binden vermögen.

Granulozyten

Segmentkernige Leukozyten gehören nicht zum regelmäßigen Zellbestand lymphoretikulärer Gewebe, sondern treten in der Regel erst im Verlauf entzündlicher Reaktionen in Erscheinung (s. Chemotaxis, S. 1249). *Neutrophile* wie *eosinophile Granulozyten* beteiligen sich u. a. an der *Endozytose antigenischen Materials* und von *Immunkomplexen*. In diesem Zusammenhang kann erwähnt werden, daß wenigstens ein Teil der Neutrophilen u. a. Fc-Rezeptoren aufweisen. Diese Zellen, die im übrigen als die wichtigsten Träger der unspezifischen Bakterienabwehr gelten können (S. 1729), häufen sich bei den verschiedensten entzündlichen Reaktionen (S. 1278) an, u. a. auch im Rahmen einer Komplementaktivierung durch Antigen-Antikörperkomplexe. Bei der Abstoßung von Allotransplantaten (S. 1231) spielen sie ebenfalls eine wichtige Rolle. *Eosinophile Granulozyten* treten oft im Zusammenhang mit anaphylaktischen bzw. allergischen Reaktionen in Erscheinung (S. 1098). *Basophile Granulozyten* üben ähnliche Funktionen aus wie die Mastzellen (s. u.).

Mastzellen (Gewebsmastzellen)

Diese verdienen im Rahmen der Immunologie vor allem Erwähnung als Zielzellen für IgE bei anaphylaktischen bzw. allergischen Reaktionen, bei denen es zu einer Degranulierung und Freisetzung vasoaktiver und anderswie wirksamer Substanzen, u. a. Histamin, kommen kann (S. 1286). Mastzellen und basophile Granulozyten binden durch besondere Fc-Rezeptoren IgE, weniger auch IgG bestimmter Subklassen, in Abwesenheit von Antigen. In der Regel genügt ein »bridging« von 2–3 IgE-Molekülen durch Antigen (oder Aggregation), um das Signal zur Exozytose von Granulainhalt zu geben. Die Mastzellen bleiben dabei oft erhalten.

Gefäßendothelien

Die Innenfläche von Blutgefäßen wird im Rahmen verschiedener krankmachender Immunreaktionen in Mitleidenschaft gezogen (S. 1119). Unter physiologischen Bedingungen spielen sie u. a. eine Rolle beim Durchtritt löslicher Antigene aus dem Blutstrom in die Gewebe und vermögen u. U. auch partikuläres Material aufzunehmen. Innerhalb peripherer lymphoretikulärer Organe, vor allem in Lymphknoten, hat das kubische Endothel postkapillärer Venolen eine besondere Bedeutung für den Übergang von Lymphozyten aus der Gefäßbahn ins lymphatische Parenchym, von wo sie über die Lymphgefäße wieder rezirkulieren können. Verschiedene Befunde sprechen dafür, daß sich in antigenisch stimulierten Strukturen, wie Tonsillen und Lymphknoten, an der Oberfläche der Endothelien postkapillärer Venolen Immunkomplexe bilden können (s. u.), die möglicherweise die Emigration von Lymphozyten aus dem Gefäßlumen und damit u. a. das Ausmaß des Eintritts dieser Zellen ins lymphoretikuläre Gewebe sowie deren Rezirkulation beeinflussen. Über die Bedeutung von Gefäßendothelien im Rahmen von Gerinnungsvorgängen wurde schon berichtet (S. 435 ff.).

Weitere Zellarten

Retikulumzellen vom sog. fibroblastischen Typ dienen im lymphoretikulären Gewebe vor allem als Stützelemente; allerdings weiß man über eine Kollagenbildung durch diese Elemente noch wenig Bescheid. Unter pathologischen Bedingungen sind sie möglicherweise am Aufbau von Granulations- und Binde- bzw. Narbengewebe beteiligt.

Glatte Muskelzellen in Gefäßwänden und z. B. in der Bronchialwand spielen eine wesentliche Rolle im Rahmen anaphylaktischer bzw. allergischer Reaktionen (S. 1102).

122.9. Bemerkungen zur Kinetik der dem Immunsystem angehörenden Zellinien

Bildungsstätten und Proliferationseigenschaften der Lymphozyten

Unsere Kenntnisse auf diesem Gebiet stützten sich in erster Linie auf *tierexperimentelle Befunde*. Es bestehen aber keine Gründe zur Annahme, beim Menschen lägen die Verhältnisse grundsätzlich anders. Die Bedeutung des *hämopoietischen Gewebes* als Bildungsstätten von Vorläuferzellen von Prä-T- und – möglicherweise – Prä-B-Zellen wurde schon erwähnt (S. 1069). Da diese Zellen nur einen geringen Prozentsatz der blutbildenden Zellmasse ausmachen, ist es verständlich, daß über Generationszeiten und weitere kinetische Verhaltensweisen dieser Zellen wenig bekannt ist (s. Stammzellen, S. 147). Im *Thymus* junger Mäuse beträgt die Intermitose-(Generations-)Zeit proliferierender Thymoblasten ungefähr 8–10 Std; entsprechende Werte für den menschlichen Thymus fehlen noch. Die Teilungstätigkeit im Thymus erfährt bei Mäusen ungefähr 3–4 Tage nach der Geburt, d. h. wenn der Darm bakteriell besiedelt wird, eine erhebliche Steigerung. Die Zelluntergangsrate in der Thymusrinde ist unter physiologischen Bedingungen gering: Schon hieraus läßt sich mit großer Wahrscheinlichkeit ableiten, daß der Großteil der Thymuslymphozyten auswandern dürfte. Im murinen Thymus dauert die Translokation der Thymozyten vom subkapsulären Bereich bis an die Grenze des Marks, die mit Differenzierungsvorgängen einhergeht (s. o.), etwa 2–3 Tage, was verständlich macht, daß das Organ nach lokaler Markierung mit z. B. ^{3}H-Thymidin oder ^{3}H-Deoxyzytidin (das von Thymozyten besser als das erstere inkorporiert wird) die Radioaktivität für diese Dauer im wesentlichen beibehält, dann aber rasch verliert. Der Thymus bleibt bis weit ins Erwachsenenalter lymphopoietisch (S. 1067).

In *peripheren lymphoretikulären Organen* finden sich Strukturen bzw. Areale mit geringer neben solchen mit hoher Mitosetätigkeit. Hinsichtlich der *T-Zellen-Teilungstätigkeit* sind besonders die sog. thymusabhängigen Zonen, d. h. der diffuse Kortex von Lymphknoten (»Parakortex«), die periarteriolären Gebiete der weißen Milzpulpa und die zwischen Darmfollikeln liegenden T-Zellenareale zu erwähnen, die bei entsprechender antigenischer Stimulation eine hohe Zellneubildungsrate aufweisen. Bei Kälbern beträgt – soweit sich aufgrund von Untersuchungen an der, vorwiegend aus T-Zellen bestehenden Lymphozytenpopulation des Ductus thoracicus beurteilen läßt – die Generationszeit proliferierender T-Zellen mehrheitlich et-

wa 5–6 Std. Daneben findet sich eine zweite, kleinere Population lymphoider Zellen mit einer Intermitosezeit von 10 Std. Beim Menschen scheinen die betreffenden Werte um einige Stunden höher zu liegen. *B-Lymphozyten* teilen sich mit Vorliebe in zwei Lokalisationen: Im Medullärbereich von Lymphknoten, in der Regel nahe der kortikomedullären Grenzzone, befindet sich eine der hauptsächlichen Proliferationsstätten von B-Lymphozyten (wahrscheinlich vor allem IgM- und IgD-positive Zellen) sowie der wichtigste Ort der *Plasmozytopoiese.* Hinsichtlich der letzteren ist beizufügen, daß grundsätzlich alle Ig-Klassen oder -Subklassen in hier lokalisierten Plasmazellen angetroffen werden können. Im Darm-, Urogenital- und Bronchialbereich begegnet man einer relativ größeren Zahl von IgA-positiven Plasmazellen, allgemein überwiegen indessen IgG-haltige Elemente. *Keimzentren,* die als Antwort auf einen antigenischen Reiz entstehen (s. u.), gehören nach dem bisher bekannten vor allem zu jenen B-Zellen-Linien, die bei späterer Differenzierung IgG-produzierende Plasmazellen hervorbringen. Die Generationszeit der Zentroblasten (Germinoblasten) dürfte sich – soweit man aus tierexperimentellen Befunden entnehmen kann – ebenfalls in der Größenordnung von 6 Std oder wenig mehr bewegen. In den Keimzentren findet sich nicht nur eine lebhafte proliferative Tätigkeit, sondern auch eine hohe Zelluntergangsrate (s. »tingible body macrophages«, S. 1067): Diese liegt aber in der Regel unter der Zellneubildungsrate. Die in vitro gemessene Verdoppelungszeit proliferierender B-Lymphozyten von 18 Std ist vermutlich z. T. auch wegen zytolytischer Vorgänge in der Kultur höher als die effektive Generationszeit. Solche Beobachtungen sind deshalb von Bedeutung, weil lymphoide Keimzentrenzellen offenbar im Rahmen des sog. *B-Zellen-Gedächtnisses* (S. 1089) eine wichtige Rolle spielen, vermutlich z. T. auswandern und sich in entfernten Lokalisationen absiedeln.
B-Zellen proliferieren im *Darm-assoziierten und Bronchus-assoziierten lymphoretikulären Gewebe* in ähnlichen Arealen. Proliferierenden T- und B-Lymphozyten sowie Plasmazellen begegnet man auch in *ektopischem lymphoretikulärem Gewebe.*

Wanderung und Rezirkulation von Lymphozyten

Es wurde schon erwähnt, daß sog. *»primäre« lymphatische Organe,* wie der Thymus, aller Wahrscheinlichkeit nach von Lymphozytenvorläufern besiedelt und vermutlich in gewissem Umfang dauernd nachbeliefert werden, die von *hämopoietischem Gewebe* auf dem Blutweg dort einwandern (S. 1065). Allerdings konnte bisher in Tierversuchen eine direkte Emigration nennenswerten Maßes von lymphoiden Zellen in postulierte »Primärorgane« der B-Zellen-Produktion (z. B. Darm-assoziiertes lymphatisches Gewebe) nicht nachgewiesen werden, so daß verschiedene Autoren heute das blutbildende Gewebe selbst als Hauptbildungsstätte der Vorläufer von B-Lymphozyten ansehen.
Thymus-Lymphozyten, insbesondere die in der Rinde lokalisierten Thymozyten, wandern zu einem guten Teil – wenn nicht weit überwiegend – auf dem Lymph- und dann Blutweg aus *(»Peripheralisation«,* S. 1068). Ein erheblicher Teil dieser Zellen erreicht innerhalb kurzer Zeit zunächst die Milz und – soweit sich aufgrund von Befunden an Mäusen beurteilen läßt – die lymphoretikulären Strukturen des Darmbereichs sowie, in geringerem Ausmaß, andere lymphoretikuläre Gewebe. Viele dieser Lymphozyten gehen offenbar nach kurzer Zeit zugrunde, und nur ein kleiner Teil (bei der Maus weniger als 5%) der vom Thymus ausgewanderten Zellen tritt in den sog. *Pool der rezirkulierenden T-Zellen* ein: Der Weg der Rezirkulation führt im wesentlichen vom Blut über die postkapillären Venolen, wo – abgesehen von der Milz – die Mehrzahl der rezirkulierenden Lymphozyten ins lymphatische Parenchym z. B. von Lymphknoten übertritt, in die Lymphwege und zurück in die Blutbahn. In der Milz erreicht ein Teil der aus den Pinselarterien in die rote Pulpa ausgetretenen Lymphozyten über die Marginalzone die weiße Pulpa. T-Zellen begeben sich dabei – aus unbekannten Gründen – vor allem in die periarterioläre »Thymus-abhängige Zone«, B-Zellen, die zahlenmäßig bei Wanderungsvorgängen dieser Art im Hintergrund stehen, in die Lymphfollikel. Die Rezirkulationszeit für einen einzelnen Lymphozyten beträgt minimal etwa eine Stunde, dauert aber auch für den Hauptanteil des rezirkulierenden Pools bei bisher daraufhin untersuchten Spezies weniger als einen Tag. Der rezirkulierende Pool vom Lymphozyten, dem im übrigen auch eine *kleine Fraktion von B-Zellen* angehört, macht es möglich, daß antigenische Reize, gleichgültig ob erstmalig oder wiederholt in Erscheinung tretend, fast in allen Körperregionen unmittelbar auf entsprechend antigenreaktive T-Zellen sowie auch B-Zellen treffen und somit irgendwo eine Immunreaktion auslösen können. Neuere Befunde sprechen dafür, daß die Rezirkulation nicht rein beliebig erfolgt, sondern daß zumindest ein Teil spezifisch reaktiver bzw. sensibilisierter Lymphozyten mit Vorliebe dort ins lymphoretikuläre Gewebe austreten, wo das entsprechende Antigen anfällt.

Bei Tieren läßt sich durch besondere Maßnahmen, wie die kontinuierliche Drainage der Thoracicus-Lymphe, Verwerfen der Zellen und Reinfusion der zellfreien Flüssigkeit, ferner durch extrakorporelle ionisierende Bestrahlung von Blut und/oder Thoracicus-Lymphe, der rezirkulierende Pool innerhalb von weniger als einem Tag weitgehend eliminieren. Dieser, vor allem aus T-Zellen bestehende *»mobile Pool«* macht beispielsweise bei Kälbern ungefähr 50% des ganzen Lymphozytenbestandes des Körpers aus. Der *»sessile Pool«,* d. h. die Population von Zellen, die über längere Zeit an Ort und Stelle verbleiben, besteht vorwiegend aus B-Lymphozyten, die zum größten Teil in B-Zell-Arealen, z. B. Lymphfollikeln, lokalisiert sind. Unmittelbare Plasmazellvorläufer und *Plasmazellen* gehören meist auch zum sessilen Pool, ebenso wie die Mehrzahl der *proliferierenden Lymphozyten,* gleichgültig, ob sie der T- oder der B-Zellenreihe angehören. *Blutlymphozyten* sind bei Kälbern zu etwa 60% rezirkulierende Zellen, solche des *Ductus thoracicus* zu ungefähr 90%. Die Anteile des mobilen und des sessilen Pools am lymphatischen Parenchym lymphoretikulärer Organe sind unterschiedlich, in der Milz z. B. finden sich relativ mehr mobile Lymphozyten als in Lymphknoten. Dabei ist zu bemerken, daß der mobile Pool nicht mit dem rezirkulierenden Pool identifiziert werden darf, da der erstere zusätzlich zum letzteren auch Zellen umfaßt, die sich nur für kurze Zeit im zirkulierenden Blut aufhalten, teils, weil sie kurzlebig sind (s. u.), teils, weil sie sich nach der Wanderung dem sessilen Pool anschließen.
Über die relative Zahl von Lymphozyten, die in Hohlorgane, wie Verdauungstrakt und Bronchialsystem, austreten und so verloren gehen, liegen noch keine quantitativen Angaben vor.

Bemerkungen zur »Lebensdauer« der Lymphozyten und Plasmazellen

Üblicherweise bezieht sich die Bezeichnung »Lebensdauer« auf Endzellen, die sich nicht mehr weiter teilen, und entspricht hier dem Zeitraum zwischen der letzten Teilung und dem Zelluntergang. Für Lymphozyten, die sich in der sog. G_0-Phase befinden und auf geeignete Stimulation hin wieder teilen können (z. B. »Gedächtniszellen«), trifft dieser Ausdruck daher nur beschränkt zu, denn hier haben wir es meistens nicht mit Endzellen zu tun.
Viele Autoren halten *»kurzlebige« und »langlebige« Lymphozyten* auseinander. Tatsächlich handelt es sich hierbei jedoch nur um Extreme einer *kontinuierlichen Häufigkeitsverteilung verschieden langer G_0- bzw. Lebenszeiten der kleinen Lymphozyten,* möglicherweise als Ausdruck eines mehr oder weniger zufälligen Zusammentreffens der Zellen mit ihrem korrespondierenden Antigen, das eine Proliferation und Differenzierung dieser Elemente auslösen und daher die Lebensdauer der betreffenden Zellinie abkürzen kann. Zudem wurde erwähnt, daß die Mehrzahl der aus dem Thymus ausgewanderten Lymphozyten nach kurzer Zeit vor allem im Darmbereich zugrunde geht, vielleicht intraluminal. Von einer generellen Langlebigkeit der T-Zellen kann daher nicht gesprochen werden. Bei Ratten beispielsweise ergibt die Häufigkeitsverteilung der Umsatzraten von *Blutlymphozyten* einen steilen Gipfel um einen Tag herum (sog. *T_1-Zellen,* die sich kaum an der Rezirkulation beteiligen und nach intravenöser Injektion vor allem in der Milz gefunden werden), an den sich – fast ohne obere Grenze – eine zuerst steil, dann flach abfallende Kurve anschließt. Betrachtet man indessen die Lymphozyten des Ductus thoracicus oder der diffusen kortikalen Zone von Lymphknoten, wo der *rezirkulierende Pool* den Hauptanteil ausmacht, ergibt sich eine *lange Lebensdauer,* deren obere Grenze man kaum kennt (sog. *T_2-Zellen,* die nach intravenöser Injektion mit Vorliebe rezirkulieren und sich dementsprechend vor allem im diffusen Kortex der Lymphknoten nachweisen lassen). Aufgrund von Beobachtungen an Opfern einzelner Reaktorzwischenfälle, bei denen Lymphozyten mit Satellitenkernen entstanden, darf angenommen werden, daß einzelne dieser Zellen jahrelang leben können. Der *sessile Pool von B-Zellen* zeigt – wie sich aus Versuchen mit öfters wiederholter Injektion von ^{3}H-Thymidin schließen läßt – zum großen Teil auch eine ziemlich *lange Lebensdauer.* Sehr wahrscheinlich befinden sich unter den *langlebigen* B- und T-Zellen ziemlich viele *Gedächtniszellen,* die gleichsam »auf den ihnen entsprechenden Antigenreiz« warten, um in Proliferation zu gehen. Beobachtungen an *T-Zellen* in vitro haben deutlich gemacht, daß sich innerhalb einer Lymphozytenlinie Phasen von Proliferation und Differenzierung, u. U. auch Differenzierung ohne Proliferation, mehr als einmal folgen können.
Werden demgegenüber *B-Lymphozyten oder B-Gedächtniszellen* durch einen entsprechenden antigenischen Reiz stimuliert, setzt häufig eine mit *plasmazellulärer Differenzierung* verbundene Proliferation ein. *Plasmazellen* von Säugern haben – soweit sich aus Tierversuchen entnehmen läßt – meistens eine *kurze Lebensdauer* (bei Mäusen z. B. in der Größenordnung von 2–4 Tagen); vereinzelt wurden indessen auch langlebige Plasmazellen beobachtet.

Zur Kinetik der akzessorischen Zellen

Histiozyten/Makrophagen stammen zumindest überwiegend von den im hämopoietischen Gewebe (beim erwachsenen Menschen im Knochenmark) gebildeten *Monozyten* ab. Diese gehen ihrerseits aus Promonozyten und noch weniger differenzierten Vorläufern hervor, die – wie man annimmt – enge Verwandtschaft mit den als »Promyelozyten« bezeichneten Zellen haben oder sogar mit ihnen identisch sind. Blutmonozyten und ein erheblicher Teil der Histiozyten/Makrophagen in den Geweben zeigen einen ziemlich raschen Umsatz, in der Größenordnung von wenigen Tagen. Eine kleinere Fraktion von Makrophagen scheint allerdings länger zu leben; die obere Grenze ihrer Lebensdauer ist noch nicht genau ermittelt. Die Generationszeit der Promonozyten scheint bei Mäusen bei 10 Std zu liegen. Ähnliche Werte erhielt man für proliferierende Makrophagen in peripheren Lokalisationen: Bei mindestens einem kleinen Teil dieser Zellen scheint es sich nämlich nicht um echte Endzellen zu handeln, die nicht mehr zu einer Teilung fähig wären. Aktivierte Makrophagen, z. B. Epitheloidzellen (S. 1351), werden allerdings sehr selten in DNA-Synthese angetroffen. Makrophagenvorläufer zirkulieren im Blut, scheinen aber kein nennenswertes Maß von Rezirkulation aufzuweisen. Dagegen gehört der Transport von Histiozyten von peripheren Lokalisationen in die regionären Lymphknoten und von dort zu weiter zentral gelegenen Stationen zu den physiologischen Vorgängen. Kupffer'sche Sternzellen der Leber stammen zum mindesten größtenteils auch von Blutmonozyten ab und können ebenfalls auf dem Lymphweg abwandern. Daß Alveolarmakrophagen Abkömmlinge der Blutmonozyten sind, wurde schon erwähnt (S. 608). Ob sich Elemente der Monozytenreihe zu Gefäßendothelien und/oder Fibroblasten differenzieren können, ist noch nicht entschieden.
Die Kinetik der *Granulozyten* wird eingehend an anderer Stelle besprochen (S. 1246).
Mastzellen gehen wenigstens z. T. aus ortständigen Vorläufern hervor. Ob und in welchem Ausmaß junge, im Thymusbereich oder allenfalls im Knochenmark vorhandene »basophil granulierte« Elemente auswandern und in der Peripherie (z. B. im Corium der Haut) zu reifen Mastzellen werden können, wissen wir noch nicht. Ein Teil von Mastzellvorläufern gleicht in verschiedener Hinsicht den T-Lymphozyten (z. B. im Darm). *Gefäßendothelien* haben in der Regel einen langsamen Umsatz und leiten sich wenigstens z. T. von ortständigen Zellen derselben Art ab. Über eine hämatogene Herkunft von Endothelzellenvorläufern gehen die Meinungen auseinander (s. o.). Dasselbe gilt für *Retikulumzellen*, die man als solche fast nie in DNA-Synthese findet; die strukturellen Eigenschaften und die Herkunft dieser Zellen bedürfen einer weiteren Prüfung. Daß wenigstens ein Teil der sog. *dendritischen Zellen* aus dem Knochenmark stammen soll, wurde schon gesagt.

122.10. Zwischenzellige Wechselwirkungen im Rahmen von Immunreaktionen

Die mögliche Bedeutung akzessorischer Zellen bei der Einleitung einer Immunreaktion

Bei verschiedenen Immunreaktionen, vor allem solchen, die sich gegen sog. thymusabhängige Antigene (z. B. Schaferythrozyten) richten, bedarf es zur Auslösung einer erheblichen bzw. meßbaren Antikörperproduktion der Anwesenheit von *Makrophagen* und/oder anderer *»adhärenter« Zellen* (u. U. *dendritische Zellen*, S. 1075). Es wurde schon erwähnt, daß Makrophagen u. a. Antigen aufzunehmen und abzubauen vermögen und auf diese Weise z. B. einen hemmenden Überschuß von *Antigen eliminieren* können. Darüber hinaus sind solche Zellen offenbar in der Lage, wie das z. B. an dendritischen Zellen in vivo gezeigt wurde, auch in nicht vorimmunisierten Tieren *Antigen oder Antigenfragmente an der Zelloberfläche* zu binden und so benachbarten Lymphozyten in geeigneter Form »anzubieten« (s. o.). Diese Fixation kann mit Hilfe von Ir-Genprodukten bzw. Ia oder u. U. in unspezifischer Weise geschehen. Außerdem sprechen verschiedene Befunde dafür, daß Makrophagen sog. *spezifische T-Zellprodukte*, d. h. von antigenreaktiven T-Lymphozyten abgelöste Komplexe von Antigen und dem auf T-Zellen vorhandenen Antigenrezeptor (s. o.) zu binden und in mehr oder weniger konzentrierter Form benachbarten Lymphozyten (z. B. B-Zellen) zu präsentieren vermögen. Für die Kontaktnahme zwischen Makrophagen und Lymphozyten spielen offenbar sowohl *Produkte des MHC (d. h. Transplantationsantigene)* als auch *solche der Ir-Gene* eine Rolle (s. u.). Wesentlich ist ferner die Anwesenheit Protease-empfindlicher *Fc-Rezeptoren I* an der Makrophagenoberfläche, die bei der Maus vor allem monomeres IgG2a stark binden, andere IgG-Subklassen jedoch nur schwach fixieren und mit IgM, IgA und IgG1 kaum eine Reaktion eingehen. Offensichtlich können auf diese Weise Antikörper verschiedener Immunglobulinklassen und -subklassen bevorzugt an der Makrophagenoberfläche fixiert werden (beim Menschen vor allem IgG1 und IgG3). Makrophagen aller Spezies weisen im übrigen Protease-resistente *Fc-Rezeptoren II* auf, die vor allem IgG-Antigen-Komplexe zu binden vermögen. Vieles spricht dafür, daß zwei verschiedene Makrophagenfunktionen, die Phagozytose und die Antikörper-abhängige, zellgebundene Zytolyse, durch IgG verschiedener Subklassen und durch nicht identische Fc-Rezeptoren an der Zelloberfläche vermittelt werden. Bei entzündlichen Reaktionen scheint die FcR-Aktivität der Makrophagen noch größer zu sein als sonst. Unabhängig von den FcR finden sich im Bereich der Makrophagenmembran zudem *Rezeptoren für C3b*, mit entsprechenden Bindungsmöglichkeiten (S. 1110). Gesamthaft betrachtet, wirken Makrophagen und/oder andere »adhärente Zellen« bei einer *Vielzahl immunbiologischer Vorgänge* mit, sei es direkt oder über die Abgabe löslicher Faktoren, so z. B. bei der Induktion einer Immunantwort sowohl als einer Toleranz, bei der Bildung von T-Helferzellen, bei der Aktivierung von T-Lymphozyten durch Mitogene oder Antigene u. a. In vitro modifizieren mit Latexpartikeln beladene Makrophagen z. B. die MLR menschlicher Lymphozyten, und bei bestimmten Spezies, wie dem Meerschweinchen, wirken sie u. a. als Stimulatoren der MLR. Umgekehrt zeigen diese Zellen in gewissen Systemen eine deutliche *Hemmwirkung*, z. B. im Bezug auf die Produktion von Antikörpern gegen Schaferythrozyten anläßlich einer Sekundärantwort von Kaninchen oder hinsichtlich der Reaktion von Milzzellen tumortragender Mäuse auf Mitogene. Die ebenso wichtigen *Effektorfunktionen* von Makrophagen, insbesondere deren zytotoxische Aktivität, kommen später zur Sprache (S. 1128).
Neutrophile und eosinophile Granulozyten gehören zu den ersten Zellen, die injiziertes lösliches Antigen aufnehmen und wenigstens z. T. abbauen können. Über ihre Rolle bei der Auslösung einer Immunantwort ist jedoch wenig bekannt, u. a. auch hinsichtlich der Bedeutung der membranständigen Rezeptoren für C3.
Gefäßwandzellen spielen bei Immunreaktionen eine erhebliche Rolle. Innerhalb von zwei Tagen nach Anbringen eines allogenen Hauttransplantats beispielsweise beobachtete man bei Mäusen in den regionären Lymphknoten eine Kontraktion venöser Sphinkteren, eine Dilatation segmentaler Venen und eine Erhöhung der Gefäßpermeabilität. Zudem traten mehr Lymphozyten durch das hohe Endothel der postkapillären Venolen über, das zunehmend proliferierte, sich nach der venösen Seite hin ausdehnte und eine vermehrte Aktivität lysosomaler Enzyme erkennen ließ.

Kooperation von T- und B-Lymphozyten

Zumindest die große Mehrzahl der *Antigene* ist ausgesprochen *»thymusabhängig«*, d. h. sie lösen nur in Anwesenheit von T-Zellen bzw. deren Produkten eine ins Gewicht fallende Antikörperproduktion aus. Sog. *»thymusunabhängige Antigene«*, die B-Lymphozyten direkt zu stimulieren vermögen (z. B. Lipopolysaccharid von E. coli, polymerisiertes Flagellin von Salmonella adelaide und Pneumokokken-Polysaccharid (S-III) ebenso wie Polyvinylpyrrolidon, Dextrane und Lävane) sind Polymere mit mehrfach wiederholten identischen Einheiten und gleichen somit z. T. den B-Zellen-Mitogenen. Der Bedarf an T-Lymphozyten für die Einleitung einer humoralen Immunreaktion hängt zudem von der *Ig-Klasse* ab, die gebildet wird: Die Bildung von IgM-Antikörpern scheint weniger »thymusabhängig« zu sein als die von IgG, und diese weniger als die Produktion von IgE-Antikörpern.
Antigenreaktive T-Zellen, d. h. T-Lymphozyten, die ein bestimmtes, erstmals angebotenes Antigen zu binden vermögen, sind nur in einer geringen Zahl vorhanden (z. B. eine auf 10^3–10^6 Zellen). Dennoch spielen diese Elemente bei der Auslösung einer Immunreaktion offenbar eine entscheidende Rolle. Die Bindung des Antigens erfolgt an *spezifische Antigen-Rezeptoren* der Oberfläche der T-Zellen, deren Natur, wie schon gesagt, noch nicht geklärt ist; die meisten Autoren vermuten, es handle sich um Fragmente im Sinn hypervariabler Regionen von L-Ketten. So oder so scheint die Bildung von *Komplexen zwischen Antigen und solchen Oberflächenrezeptoren* – die u. U. durch Makrophagen begünstigt wird (s. o.) – in der Regel ein Signal zur proliferativen Expansion der betreffenden Lymphozytenlinien zu geben; u. U. tritt dabei ein »capping« auf (S. 1110), und/oder die Komplexe lösen sich von der Zelloberfläche ab (sog. *spezifische T-Zell-Produkte*). Unter welchen Bedingungen es zu einer *Immunreaktion* kommen und wann eine *Toleranz* induziert werden soll, ist noch nicht befriedigend geklärt. Man vermutet, daß die proliferative Antwort antigenreaktiver T-Zellen mit einer vermehrten Produktion von zyklischem GMP (S. 377) zu tun hat, während zyklisches AMP die Teilungstätigkeit von Lymphozyten hemmen soll. Die Bindung von Antigen an die Lymphozytenoberfläche an sich genügt jedenfalls nicht, um die DNA-Synthese einzuleiten: Dazu bedarf es offenbar eines sog. »zweiten Signals« im Zellinnern.

Über die *funktionelle Bedeutung* der oben erwähnten *Subpopulationen von T-Lymphozyten* besteht zur Zeit noch wenig Klarheit. Einzig bei Mäusestämmen, die das Ly-Antigen besitzen, scheint eine deutliche Beziehung zwischen Ly-1^+ und einer *»Helfer-Funktion«* einerseits sowie Ly-2^+, 3^+ und einer *»Suppressor-Funktion«* und/oder *zytotoxischen Anktivität* andererseits nachgewiesen zu sein. Im übrigen ist zu bedenken, daß sich Oberflächeneigenschaften je nach Milieu und Aktivitätszustand der Zelle ändern können. Beispielsweise zeigen T-Zellen unter Antigeneinfluß (»aktivierte T-Lymphozyten«) oft leicht nachweisbare membranständige Fc-Rezeptoren und Ia-Antigen, die sonst als für B-Zellen typisch gelten. Bei den meisten Säugerspezies rekrutieren sich Helfer- und Suppressor-T-Lymphozyten aus sog. T_1-Zellen, die im allgemeinen besonders auf fremde Antigene bzw. starke Transplantationsantigene reagieren.

Helferfunktionen von T-Zellen, die im übrigen oft von der Anwesenheit von Makrophagen abhängig sind (s. o.), können *Antigen-spezifisch* oder *unspezifisch* sein. Ihre Auswirkung auf B-Lymphozyten besteht in der Regel darin, daß diese, meist SIgM-positiven Elemente unter dem Einfluß von Antigen auf die Produktion von sekretorischem Ig übergehen und schließlich den Weg der Proliferation und Differenzierung zur Plasmazelle beschreiten, meist verbunden mit IgG-Produktion. Die diesem Phänomen zugrunde liegenden Mechanismen sind noch nicht befriedigend geklärt. Man stellt sich z. B. vor, daß es in einem Drei-Zellen-Kooperationssystem zur Bindung und Konzentrierung von abgelöstem, spezifischem T-Zellenprodukt mit darin komplexiertem Antigen an der Oberfläche von Makrophagen komme. Wie diese Fixation allerdings erreicht wird, wo doch die meisten Autoren die Existenz eines T-Zellen-SIg (»TIg«) mit einer μ-artigen Kette, die als Ligand für die Fc-Rezeptoren der Makrophagen wirken könnte, ablehnen, ist unklar. Über die Möglichkeit einer Bindung von Antigenen oder Fragmenten derselben an Ir-Genprodukte bzw. Ia an der Oberfläche von Makrophagen wurde schon berichtet (S. 1077). Die *unspezifisch stimulierenden Faktoren,* die von aktivierten T-Lymphozyten an die Umgebung abgegeben werden, kommen weiter unten zur Sprache. Als Alternative oder zusätzliche Erklärungsmöglichkeit für die T-B-Zellen-Kooperation ist ein *direkter Kontakt zwischen diesen Lymphozyten* in Betracht zu ziehen, wobei die Anwesenheit identischer Ir- und MHC-Produkte im Bereich der sich anliegenden Plasmamembranen von Bedeutung sein könnte. Jedenfalls sprechen verschiedene Befunde für eine strenge genetische Kontrolle der T- und B-Zellen-Kooperation; dasselbe gilt – wie gesagt – auch für die Funktionen der Makrophagen in diesem Zusammenspiel.

Die Mechanismen, die der *T-Suppressor-Funktion* zugrunde liegen, gehören ebenfalls noch ins Gebiet des Spekulativen. Eine Möglichkeit von *»unspezifischer«,* kompetitiver Suppression bestände darin, daß die Makrophagenoberfläche bereits mit T-Zellprodukten (d. h. Komplexen von abgelösten Antigenrezeptoren von T-Zellen und Antigen) einer anderen Spezifität besetzt wären. Ferner ist an die Abgabe unspezifisch hemmend wirkender Faktoren durch die aktivierten Suppressor-T-Zellen zu denken. Man kennt aber auch eine hoch *spezifische* Art von Suppression, die z. B. so verstanden werden könnte, daß Antigen, an spezifisches T-Zell-Produkt gebunden, die Antigenbindungsstellen des SIg der B-Zellen abdecken könnte, ohne ein »zweites Signal« auszulösen. Für dessen Provokation postulieren nämlich einige Autoren die Besetzung von Fc-Rezeptoren oder C-Rezeptoren. T-Suppressor-Zellen vermögen auch selektiv B-Zellen zu hemmen, die ein SIg (Antikörper im Membranbereich) mit einem bestimmten antigenischen Muster der C- und/oder V-Regionen aufweisen. Vermutlich spielen die hier kurz gestreiften Suppressionsphänomene eine wichtige Rolle im Rahmen der *»Selbst-Toleranz«,* d. h. des Fehlens einer Immunreaktion gegen körpereigene Antigene. Folge einer Suppressorwirkung ist in der Regel das Ausbleiben einer Proliferation der betreffenden B-Zellen sowie das Fehlen eines Umschaltens von der IgM- auf die Produktion einer anderen Ig-Klasse.

Neuerdings wurde vermehrt auch über *T-T-Zell-Wechselwirkungen* im fördernden und hemmenden Sinn sowie *Helferfunktionen von B-Lymphozyten* auf T-Zell-Aktivitäten u. a. m. berichtet.

Die Bedeutung einer zwischenzelligen *idiotypischen Kontrolle* im Zusammenhang mit Helfer- oder Suppressorfunktionen läßt sich zur Zeit noch nicht klar umreißen. Verschiedene Beobachtungen deuten darauf hin, daß T-Zellen eine idiotypische Kontrolle von B-Zellen, vielleicht auch von anderen T-Zellen ausüben. Diese Kontrolle kann sich z. B. darin äußern, daß T-Lymphozyten an der Oberfläche von B-Zellen Idiotypen erkennen und die letzteren an der Beantwortung einer antigenischen Stimulation hindern, d. h. eine Suppressor-Wirkung entfalten. Umgekehrt ist es denkbar, daß – nach erfolgter Antigenbindung an die B-Zellenoberfläche – das Antigen auch von T-Zellen erkannt wird, die dann durch Abgabe eines mitogenen Faktors die B-Zelle(n) zur Proliferation bringen bzw. die letztere fördern und somit die plasmazelluläre Differenzierung einleiten.

Im übrigen sei erneut darauf hingewiesen, daß derartige Interaktionen offenbar nur dann optimal verlaufen, wenn die T-Zellen an der Oberfläche der Partnerzellen die »richtigen« *MHC-Produkte* erkennen.

Die *Verhältnisse in vivo* bieten für zwischenzellige Kontakte andere Bedingungen als in vitro. Im lymphoretikulären Gewebe ergäben sich, soweit die histologisch geprüfte Verteilung von T- und B-Zellen sowie von Makrophagen zeigt, verschiedene Möglichkeiten von enger Berührung dieser drei Zellarten, z. B. in der kortikomedullären Grenzzone, in der Medulla, in Lymphfollikeln und in Lymphsinus von Lymphknoten. Dasselbe trifft für die Milz und andere periphere lymphoretikuläre Organe zu. Man ist aber noch weit davon entfernt, die biologische Bedeutung der geschilderten, meist in vitro beobachteten Phänomene beurteilen zu können.

Die Bedeutung unspezifischer Faktoren, insbesondere der sog. Lymphokine, bei zwischenzelligen Wechselwirkungen im Rahmen von Immunreaktionen

Die Beobachtung, daß bei zellgebundenen Immunreaktionen, d. h. solchen vom verzögerten Typ (S. 1089), die relative Zahl tatsächlich antigenreaktiver T-Zellen im Hautinfiltrat sehr klein ist, war der Ausgangspunkt zum Nachweis einer *ganzen Reihe unspezifischer Faktoren, die von antigenisch stimulierten T-Lymphozyten, z. T. aber auch von B-Lymphozyten, abgegeben* werden. Solche lösliche Mediatoren, die man als *Lymphokine* bezeichnet, haben auf mehrere Zellarten (T-Zellen, B-Zellen, Makrophagen, Granulozyten und andere Elemente), die verschiedensten Effekte und bewirken z. B., daß sich an der Stätte ihrer Freisetzung ein gemischtzelliges entzündliches Infiltrat aufbaut, andere Zellen ebenfalls aktiviert werden und an Ort und Stelle verweilen.

Lymphokine werden in vitro u. a. aus dem Überstand von Kulturen von Lymphozyten gewonnen, die eine MLR vollzogen hatten (S. 1063), bzw. von solchen, die durch ein Mitogen (z. B. ConA) oder ein Antigen stimuliert worden waren. Die Molekulargewichte der dabei freigesetzten Mediatoren variieren zwischen mehr als 150000 und wenigen tausend, wobei oft nicht klar ist, ob es sich hierbei um den Ausdruck von Aggregationen, der Bildung proteolytischer Abbauprodukte und/oder der Anwesenheit verschiedener Typen von Lymphokinen handelt. Dies erklärt z. T. die Vielzahl in der Literatur beschriebener Substanzen dieser Art: In der Tat wird vermutet, daß es sich bei diesem oder jenem »Faktor« um identische Produkte bzw. Derivate derselben handeln könnte. Zudem wurde festgestellt, daß z. B. die aktivierende Wirkung von Lymphokinen auf B-Zellen durch LPS oder zyklisches GMP wenigstens teilweise nachgeahmt wird: Dieser Effekt der Mediatoren kann somit dem von B-Zell-Mitogenen zur Seite gestellt werden. Andere Faktoren zeigen eine T-Zell-stimulierende (-aktivierende) Wirkung, entsprechend beispielsweise chemisch reinen Komplexen von Polyadenylsäure und Polyuridylsäure (PolyA·U).

Zu den *Mediatoren, die Lymphozyten beeinflussen,* gehören u. a. *mitogene Faktoren,* z. B. »*l*eukocyte *m*itogenic *f*actor *(LMF)«* (s. auch oben), solche, die die *Antikörperbildung fördern oder hemmen, Transferfaktor* (S. 1064) sowie *Interleukine 1 und 2.*

Auf *Makrophagen* wirkt vor allem der *»migration inhibitory factor (MIF)«,* ein ziemlich hitzestabiles Protein mit einem Molekulargewicht von ungefähr 25000, das sich als Chymotrypsin-empfindlich und Neuraminidase-resistent erweist und wahrscheinlich mit dem *»macrophage activating factor (MAF)«* identisch ist. Außerdem wurde ein *chemotaktischer Faktor für Monozyten bzw. Makrophagen (»macrophage chemotactic factor (MCF)«)* beschrieben, so daß die makrophagenaktiven Lymphokine theoretisch die Eigenschaft hätten, Makrophagen anzulocken, sie zu aktivieren und in loco verweilen zu lassen. Dies erschiene z. B. bei zellgebundenen Immunreaktionen mit protektiver Wirkung durchaus sinnvoll. MIF soll, wie im übrigen der chemotaktische Faktor für Makrophagen, der »leukocyte inhibitory factor« und Interferon, nicht nur von aktivierten T-Zellen, sondern auch von B-Lymphozyten gebildet werden können.

Man kennt ferner *chemotaktische Faktoren für neutrophile, eosinophile und basophile Granulozyten* sowie *»leukocyte inhibitory factor (LIF)«,* eine Gruppe von Lymphokinen also, die ebenfalls einer Anhäufung dieser Zellen am Ort der T-Zell-Stimulation zur Folge haben dürfte.

Aktivierte Lymphozyten (vor allem T-Zellen) setzen ferner eine Reihe von *Substanzen frei, die noch weitere Zellarten beeinflussen bzw. schädigen.* An erster Stelle sind hier die sog. *Lymphotoxine (zytotoxische Faktoren)* zu nennen, die bestimmte Zielzellen aufzulösen vermögen. Es steht noch nicht fest, ob diese Substanzen bei der, durch direkten Kontakt einer zytotoxisch wirkenden T-Zelle mit der Zielzelle ausgelösten Lyse der letzteren *(»direct lymphocyte-mediated cytolysis«)* eine Rolle spielen. Wenigstens bei einem Teil der Lymphotoxine handelt es sich offenbar um relativ hitzestabile Proteine mit

einem Molekulargewicht von ungefähr 90000. Gewisse Lymphokine sind überdies imstande, in vitro das Wachstum von Zellen verschiedener Art zu hemmen: Diese *»growth inhibitory factors«* entfalten Wirkungen, die einerseits eine Herabsetzung der Klonbildungsfähigkeit *(»clonal inhibitory factor«)*, andererseits eine Einschränkung der Proliferation *(»proliferation inhibitory factor«)* umfassen.
Viral oder nichtviral stimulierte Lymphozyten sind – wie andere Zellen – zudem in der Lage, *Interferon* (S. 1733) zu bilden. Überdies wurde berichtet, daß durch Antigene oder Mitogene aktivierte Lymphozyten einen *Osteoklasten-aktivierenden Faktor (»osteoclast activating factor (OAF)«)* abgeben können; es scheint sich um ein Protein mit einem Molekulargewicht von ungefähr 13000–25000 zu handeln, das möglicherweise bei entzündlich oder neoplastisch bedingtem Knochenabbau und der damit z. T. verbundenen Hyperkalzämie eine Rolle spielt.
Stimulierte Lymphozyten, vor allem T-Zellen, produzieren u. U. ein *»procoagulant material«*, das die Wirkung von Faktor VIII (S. 436) zu ersetzen vermag, mit diesem aber offenbar nicht identisch sein, sondern dem »Gewebefaktor« (S. 437) entsprechen soll.
»Colony-stimulating factor (*CSF*«, S. 1247), der wahrscheinlich zur Hauptsache aus Monozyten/Makrophagen stammt, scheint nach neueren Berichten auch von aktivierten Lymphozyten gebildet werden zu können.
Aktivierte Makrophagen, insbesondere solche, die nach Kontakt mit spezifisch sensibilisierten T-Lymphozyten durch ein oder mehrere T-Zellen-Produkte stimuliert worden waren, sind ihrerseits imstande, *Substanzen mit lymphokinartigen Effekten* (u. U. auch chemotaktische Faktoren, s. dort) abzugeben. Dieser Vorgang scheint eine gewisse Ähnlichkeit mit der Antigen-induzierten Histaminfreisetzung durch IgE-tragende Mastzellen nach Antigenkontakt aufzuweisen.
Der *in vivo* nachgewiesene *»skin reactive factor«* entspricht wahrscheinlich einem Gemisch von oben genannten Mediatoren, u. a. von MIF, chemotaktischen Faktoren, Lymphotoxinen u. a. MIF und/oder verwandte Lymphokine sind vermutlich auch für die *»macrophage disappearance reaction«* verantwortlich, d. h. das Phänomen, daß eine Injektion von Mineralöl und Antigen in die Peritonealhöhle entsprechend sensibilisierter Meerschweinchen die – sonst auftretende – Ansammlung von Makrophagen in der Peritonealflüssigkeit ausbleiben läßt. Die *Bedeutung von Lymphokinen für Vorgänge im intakten Organismus* geht u. a. aus der Beobachtung hervor, daß eine Injektion solcher Mediatoren in regionären Lymphknoten eine Reaktion auslöst, die durchaus derjenigen einer zellgebundenen Immunreaktion verglichen werden kann (S. 1083). In nichtstimulierten und stimulierten Lymphknoten – im übrigen aber auch in anderen Geweben – findet sich ferner ein vasoaktiver *»lymph node permeability factor«*, der mit anderen bekannten Permeabilitäts-erhöhenden Substanzen, wie Histamin, 5-Hydroxytryptamin, Bradykinin und Kallikrein (S. 1256), nichts gemein hat und möglicherweise bei Immunreaktionen und anderen Veränderungen von Lymphknoten freigesetzt wird. Trotz dieser Hinweise, daß Lymphokine auch in vivo eine erhebliche Bedeutung haben dürften, besteht zur Zeit über diese vielfältigen Wechselwirkungen noch keine Klarheit. Immerhin ergeben sich aus solchen Studien interessante Ansätze zur Beeinflussung von Immunreaktionen durch *Pharmaka.* Beispielsweise wäre zu prüfen, in welchem Maß Substanzen, wie Isoproterenol, Adrenalin und Prostaglandin E_1, die eine Erhöhung der intrazellulären Konzentration von zyklischem AMP zur Folge zu haben pflegen, im Fall der Immunreaktionen einen hemmenden Einfluß ausüben. Ob die hemmende Wirkung z. B. von Histamin auf die Produktion von MIF ebenfalls über eine vermehrte Produktion von zyklischem AMP erfolgt, ist noch ungewiß.

122.11. Einflüsse von Art, Dosis und Eintrittspforten der Antigene sowie des Zustandes des Wirtsorganismus auf den Verlauf von Immunreaktionen

Die Bedeutung von Art und Dosis des Antigens

Auf die Unterschiede zwischen *Vollantigen* und *Hapten* wurde schon hingewiesen (S. 1059, s. auch Abb. 157, S. 1072), ebenso auf die Frage der *Antigenizität* und *Immunogenizität* eines Antigens (S. 1059).
Flüssige Antigene verteilen sich im Körper verständlicherweise zeitlich und räumlich anders als *partikuläre Antigene:* Die ersteren gelangen wesentlich rascher in Zirkulation und erreichen in kürzerer Zeit die verschiedensten Organe bzw. Gewebe, während Partikel – je nach Eintrittspforte (s. u.) – viel eher im Gewebe liegen bleiben oder, falls sie in die Lymph- oder Blutbahn gelangen, im nächsten »Filter« von Phagozyten abgefangen werden: für die mit der Lymphe transportierten Teilchen sind dies z. B. die Lymphknoten, für solche in der Blutbahn sind es die Kupffer'schen Sternzellen der Leber, ferner Makrophagen in Milz und Knochenmark. *An Partikel adsorbierte lösliche Antigene* (z. B. Aluminiumphosphat-adsorbiertes Tetanustoxoid) werden öfters benützt, um eine kräftige primäre humorale Immunreaktion auszulösen; der Hauptvorteil dieser Methode im Vergleich zur Verwendung von flüssigem Antigen zur Primärstimulation liegt u. a. in der längeren Verweildauer des injizierten Materials im Einzugsgebiet eines Lymphknotens – und damit eines mehr oder weniger fortgesetzten Antigenzustroms in diesen – sowie in einer »Verteilung der Dosis in der Zeit«. Wahrscheinlich aus ähnlichen Gründen sind auch *aggregierte Antigene* (z. B. Eiweißkörper) zur Primärstimulation oft besser geeignet als nicht aggregierte.
Von großer Wichtigkeit ist ferner die Frage, ob ein Antigen zugleich auch eine mehr oder weniger ausgeprägte *Toxizität* für Zellen, vor allem für antigenreaktive Lymphozyten, besitzt. Ist dies der Fall, kann die Wirksamkeit der Immunreaktion beeinträchtigt sein. Dies spielt besonders im Zusammenhang mit *belebten Antigenen* wie Viren, Bakterien und Protozoen, sowie deren Produkte eine Rolle. Hier kommt noch die Vermehrungsmöglichkeit dieser Agentien im Körper hinzu, so daß sowohl der Antigenanfall wie auch der Grad der Zell- und Gewebeschädigung nach erfolgter Infektion zunehmen können.
Wesentlich ist ferner, ob ein Antigen nach Eintritt in den Körper Antikörper vorfindet, die mit ihm *Kreuzreaktionen* eingehen. Trifft dies zu, darf die Immunreaktion einer anamnestischen Reizbeantwortung verglichen werden.
Eine große Bedeutung hat die *Antigendosis im Verhältnis zur Zahl antigenreaktiver Zellen* an Orten, wo sich das antigenische Material befindet. Die »Optimaldosis« läßt sich empirisch ermitteln. »Minimaldosen« wirken oft nicht oder nicht ausreichend immunisierend, »supraoptimale Dosen« können eine sog. »Immunparalyse« (s. auch »high dose tolerance«, S. 1132) nach sich ziehen. Aufgrund von Beobachtungen an sog. in vivo-Kulturen von Lymphozyten und Antigen wurden diese Verhältnisse in Bezug auf eine humorale Immunreaktion empirisch wie folgt ausgedrückt:

$$Ak = k \cdot N_o^{K_1} \cdot Ag^{K_2}$$

wobei Ak = gebildete Antikörpermenge
K = Konstanten je nach Spezies (K_1), Antigen (K_2) sowie Applikationsart
N_o = Zahl der antigenreaktiven bzw. antigenresponsiven Zellen (T- und/oder B-Zellen)
Ag = Antigenmenge.

Mit Hilfe von in vitro-Kulturen wurde gezeigt, daß es beispielsweise etwa 10^5 B-Lymphozyten bedarf, um auf einen gegebenen Antigenreiz hin (z. B. Schaferythrozyten) mit Antikörperbildung zu reagieren. Es wäre aber nicht richtig daraus zu schließen, nur eine von den 10^5 Zellen sei spezifisch antigenreaktiv gewesen, denn die meisten Antigene weisen mehrere Epitope auf, und eine Mehrzahl von B-Zellen könnte z. B. auf jede dieser Determinanten antworten. Zudem finden sich bei Verwendung z. B. von Schaferythrozyten oft vorbestehende kreuzreagierende Antikörper bzw. SIgM auf B-Zellen.

Einflüsse der Eintrittspforte von Antigenen sowie des Zustandes des Wirtsorganismus auf Ort, Art und Ausmaß der Immunreaktion

Bei *nichtimmunisierten Organismen* gelangt *intravenös* injiziertes, flüssiges Antigen rasch in Makrophagen der Leber und der Milz, in geringerem Ausmaß auch des Knochenmarks und anderer Gewebe, ferner in Monozyten, Granulozyten, Gefäßendothelien, Leberzellen und – je nach Molekülgröße und Nierengängigkeit – in Nierenepithelien, vor allem der Hauptstücke. Partikuläres Material wird von den erwähnten Phagozyten im Bereich der Blutstrombahn aufgenommen und gelangt nur in kleineren Mengen ins Gewebe. Hauptort der Immunreaktion sind in solchen Fällen die Milz, u. U. auch das Knochenmark, und in geringem Maß andere lymphoretikuläre Gewebe.
Subkutan injiziertes flüssiges Antigen erreicht sehr schnell die regionären Lymphknoten, wo es vor allem in Sinus sowie im Sinusbereich gelegenen Makrophagen, besonders der Medulla, z. T. aber auch im lymphatischen Parenchym, bis zu den Endothelzellen der postkapillären Venolen, zu finden ist. Vereinzelt kann es ferner in pinozytotischen Vesikeln und Lysosomen von Lymphozyten nachgewiesen werden. Ein meist kleinerer Teil der injizierten Dosis erreicht die allgemeine Zirkulation, wo sich das Antigen entsprechend verteilt (s. o.). Hie und da erkennt man im Zentrum von Primärfollikeln der regionären Lymphknoten (»sog. Zentron«) und innerhalb von Keimzentren geringe Antigenmengen, die aber nicht einem klassischen, auffälligen »follicular trapping« gleichkommen, wie es bei vorimmunisierten Individuen beobachtet wird (s. u.). Injizierte Immunkom-

plexe und aggregierte Antigene, ebenso wie partikuläre Antigene zeigen u. U. ebenfalls eine primäre follikuläre Lokalisation. Partikel, die irgendwo ins Gewebe injiziert wurden, bleiben zum großen Teil längere Zeit dort liegen, z. T. aber werden sie mit dem Lymphstrom abtransportiert, sowohl frei als auch innerhalb von Makrophagen. *Intramuskulär injizierte Antigene* zeigen einen Verteilungstyp, der zwischen dem intravenös und subkutan injizierter Antigene liegt. *Intradermal,* d. h. in die Lederhaut injiziertes Antigen wird oft lange in dieser Lokalisation zurückgehalten, wahrscheinlich, weil es sich um ein sehr straffes Gewebe mit geringem Säftestrom handelt. Die intradermale Injektion von Antigenen hat daher z. T. eine Immunisation an Ort und Stelle zur Folge. Sie ist oft auch von einer etwas verzögerten Immunisierung gefolgt; zellgebundene Immunreaktionen, die auf diese Weise ausgelöst werden, scheinen aber doch wirkungsvoll sein zu können. Antigene, die *epidermal* mit dem Körper in Berührung kommen, können u. U. ebenfalls eindringen und eine Immunreaktion auslösen. Verständlicherweise handelt es sich hierbei vor allem um Haptene (vgl. dazu Kontaktallergie, S. 1126). Im übrigen ist auf die Erfahrungstatsache hinzuweisen, daß epi- und intradermal applizierte Antigene eher als im Fall einer anderen Eintrittspforte zur Auslösung zellgebundener Immunreaktionen führen (S. 1128). Die intraepidermal gelegenen *Langerhans-Zellen,* die F_c- und C3-Rezeptoren besitzen, vermögen z. T. Antigene zu binden. *Inhalierte Antigene* setzen sich zum größten Teil auf Schleimhäuten bzw. dem mukoziliären Belag der *Luftwege* nieder, und nur wenige Prozent der eingeatmeten Dosis gelangen in die Alveolen. Dies hängt überdies in hohem Maß von der Größe der Partikel bzw. Tröpfchen ab (S. 609). An der Alveolarwand abgeschlagen, werden Tröpfchen bzw. Partikel von Alveolarmakrophagen und Pneumozyten I endozytiert. Stark beladene Alveolarmakrophagen scheinen – wenn überhaupt – nur in sehr geringer Zahl auf dem Lymphweg abtransportiert zu werden. Häufiger fand man einen direkten Übertritt von partikulärem Material durch die Alveolarwand in die Gefäßlücken der Septen, von wo dieses dann – frei oder intrazellulär, d. h. von dort vorhandenen Phagozyten endozytiert – über die Lymphwege abgehen kann. *Oral* aufgenommene Antigene können in die Tonsillen eintreten oder, falls sie ohne Verlust der Antigeneigenschaften den Magen passieren, im Darmbereich aufgenommen werden. Bevorzugte Stellen eines solchen Eintritts sind, wie erwähnt wurde, hauptsächlich die Peyer'schen Plaques und die Appendix, die im übrigen auch Bakterien, Bakterienprodukte und intraintestinal vorhandenes anderes Material in geringen Mengen aufnehmen. Die weitere Verteilung erfolgt dann vor allem über die Lymphbahnen, z. T. innerhalb von Makrophagen.

Bei *vorimmunisierten Individuen* bzw. bei solchen, die *kreuzreagierende Antikörper* besitzen, macht sich ein anderer Verteilungsmodus bemerkbar. Eines der auffälligsten Phänomene ist das sog. *»follicular trapping«* von Antigen in Keimzentren: Teilweise dürfte es sich hierbei um Keimzentren handeln, die sich als Antwort auf den früheren Kontakt mit dem betreffenden Antigen (bzw. kreuzreagierenden Antigenen) gebildet hatten. Vieles spricht aber dafür, daß ältere Keimzentren auch Antigene anderer Spezifität zu fixieren vermögen, vermutlich z. T. wegen Anwesenheit korrespondierender Antikörper in diesen Lokalisationen (vgl. dazu dendritische Zellen, S. 1075). *Intravenös* injiziertes Antigen findet sich – abgesehen von dem erwähnten »follicular trapping« in lymphoretikulären Organen, vor allem in der Milz – in besonderem Maß in den *Lungen* konzentriert. Lösliche Antigen-Antikörperkomplexe bleiben nach intravenöser Injektion ebenfalls mit Vorliebe in den Lungen liegen, wo man sie in der Wand kleiner peribronchialer Gefäße nachweisen kann. In dieser Lokalisation befinden sich in der Regel ziemlich dichte Mastzellansammlungen, was für das Verständnis anaphylaktischer Reaktionen (S. 1098) Bedeutung hat. Antigene und Immunkomplexe treten im übrigen an den verschiedensten Stellen des Körpers aus dem zirkulierenden Blut in Gefäßwände über. In besonderem Maß trifft dies für die *Glomeruluskapillaren der Nieren* zu (S. 766). *Subkutan* und *intramuskulär* injiziertes Antigen führt bei Vorimmunisierten – vor allem bei identischer Eintrittspforte – oft zu einem typischen »follicular trapping« in regionären Lymphknoten. Zudem erkennt man eine noch stärkere Anhäufung des injizierten Materials in Phagozyten, vor allem in Makrophagen im Bereich der medullären Sinus.

Wegen der Bildung von *Immunkomplexen,* die dann zum großen Teil von *Phagozyten* endozytiert und abgebaut werden, ist die Halbwertszeit von Antigen im Blut bei Vorimmunisierten kürzer als bei nicht Immunisierten. Diese *»Immunelimination«* läßt sich u. a. auch bei passiv immunisierten Individuen quantitativ verfolgen.

Literatur

Benacerraf, B.: A hypothesis to relate the specificity of T lymphocytes and the activity of I region-specific Ir genes in macrophages an B lymphocytes. J. Immunol. *120,* 1809 (1978) — *Brubaker, D. B., Whiteside, T. L.:* Localization of human T lymphocytes in tissue sections by a rosetting technique. Am. J. Pathol. *88,* 323 (1977) — *Cunningham, A. J.* (ed.): The generation of antibody diversity: A new look. New York: Academic Press 1976 — *Day, N. K., Good, R. A.* (eds.): Biological amplification systems in immunology. New York: Plenum Press 1977 — *Eijsvoogel, V. P., Roos, D., Zeijlemaker, W. P.* (eds.): Leukocyte membrane determinants regulating immune reactivity. New York: Academic Press 1976 — *Katz, D. H.:* Lymphocyte differentiation recognition and regulation. New York: Academic Press 1977 — *Katz, D. H., Benacerraf, B.* (eds.): The role of products of the histocompatibility gene complex in immune responses. New York: Academic Press 1976 — *Loor, F.:* Structure and dynamics of the lymphocyte surface, in relation to differentiation, recognition and activation. Prog. Allergy *23,* 1 (1977) — *Lucas, D. O.* (eds.): Regulatory mechanisms in lymphocyte activation. New York: Academic Press 1977 — *Nelson, D. S.* (ed.): Immunobiology of the macrophage. New York: Academic Press 1976 — *Nisonoff, A., Hopper, J. E., Spring, S. B.:* The antibody molecule. New York: Academic Press 1975 — *Oppenheim, J. J., Rosenstreich, D. L.* (eds.): Mitogens in immunobiology. New York: Academic Press 1976 — *Porter, R., Knight, J.* (eds.): Immunology of the gut. Ciba Foundation Symposium 46 (new series). Amsterdam: Excerpta Medica 1977 — *Rosenthal, A. S.* (ed.): Immune recognition. New York: Academic Press 1975 — *Sela, M.* (ed.): The antigens, vols. 1–4. New York: Academic Press 1973–1977 — *Smith, E. E., Ribbons, D. W.* (eds.): Molecular approaches to immunology. New York: Academic Press 1975 — *Weissman, I. L., Warnke, R., Butcher, E. C., Rouse, R., Levy, R.:* The lymphoid system. Hum. Pathol. *9,* 25 (1978) — *Williams, C. A., Chase, M. W.* (eds.): Methods in immunology and immunochemistry, vols. 1–5. New York: Academic Press 1968–1976 — *Yoffey, J. M., Courtice, F. C.:* Lymphatics, lymph, and the lymphomyeloid complex. New York: Academic Press 1970

123. Hauptformen spezifischer Immunreaktionen

123.1. Begriffe und allgemeine Hinweise

Definitionen: Die spezifische sog. *humorale Immunität* beruht auf einer immunbiologischen Reizbeantwortung, die in die Produktion von Antikörpern ausmündet, welche gegen das auslösende Antigen gerichtet sind und sich nach einiger Zeit meist im zirkulierenden Blut (bzw. Serum) nachweisen lassen (englisch: *»specific antibody response«*).

Die spezifische sog. *zellgebundene (zelluläre) Immunität* geht demgegenüber auf eine Immunreaktion zurück, die vor allem durch die Bildung spezifisch gegen das auslösende Antigen sensibilisierter T-Lymphozyten charakterisiert und meistens mit einer engen Kooperation zwischen Lymphozyten und Makrophagen sowie anderen Zellen, u. a. auch nicht sensibilisierten Lymphozyten, verbunden ist. Bei diesen zwischenzelligen Wechselwirkungen spielen u. a. Mittlersubstanzen vom Typ der Lymphokine (s. o.) eine wesentliche Rolle. Der Begriff »zellgebunden« leitet sich von der früheren Beob-

achtung her, daß sich diese Form von Immunität – unter Beibehaltung der antigengerichteten Spezifität – nur durch Zellen (T-Lymphozyten), nicht aber, wie im Fall der humoralen Immunität, durch zellfreies Blutplasma bzw. Serum von einem immunisierten auf ein nicht immunisiertes Individuum übertragen ließ. Einschränkend haben neuere Untersuchungsergebnisse allerdings gezeigt, daß gewisse, z. T. antigenspezifische Phänomene der zellgebundenen Immunität auch durch humorale T-Zellprodukte oder -extrakte vermittelt werden können.
Nach antigenischer Stimulation beobachtet man in den meisten Fällen das *Auftreten sowohl einer zellgebundenen als auch einer humoralen Immunreaktion bzw. Immunität:* Diese beiden Reaktionstypen gehen demnach oft Hand in Hand. Eine getrennte Besprechung rechtfertigt sich indessen aus didaktischen Gründen.

Naturgemäß sind diese beiden Hauptformen spezifischer Immunreaktionen öfters Ausdruck durchaus normaler, d. h. physiologischer Abwehrfunktionen des Organismus. Man kann sich daher die Frage vorlegen, ob ihre Besprechung überhaupt in den Rahmen der allgemeinen Pathologie gehört. Dies scheint uns aus verschiedenen Gründen berechtigt zu sein: 1) Viele krankhafte Prozesse, wie *Infektionen durch pathogene Keime* oder *neoplastische Veränderungen,* rufen eine Immunreaktion hervor, die ihrerseits als Hinweis auf Art und Ausmaß der Wechselwirkungen zwischen dem auslösenden, krankmachenden Agens und dem Körper dienen kann. 2) *Immunbiologische Reaktionsmuster* spielen in der Medizin in verschiedener Hinsicht eine große Rolle, z. B. in der Beurteilung lymphozytärer und/oder monozytärer Reaktionen, die sich u. a. im Blutbild widerspiegeln, oder geweblicher Veränderungen innerhalb eines vergrößerten Lymphknotens, die öfters durch immunologische Vorgänge bestimmt oder mitbestimmt sind (sog. *Immunmorphologie*), ferner bei der Analyse von Veränderungen der Serumproteine oder beim Nachweis bestimmter Antikörper. 3) *Immunreaktionen* können selbst *krankmachende Folgen* haben (s. u.), weshalb die Kenntnis ihrer Entstehung, ihres Ablaufs und ihrer Folgen eine Voraussetzung zum Verständnis dieser Art pathologischer Prozesse darstellt. 4) Ferner kommt der Arzt häufig in die Lage einschätzen zu müssen, ob die *spezifische Immunreaktivität eines Patienten* im Rahmen der Norm liegt, oder ob sie spontan bzw. infolge äußerer Einflüsse (z. B. Virusinfekte, gewisse bakterielle Infekte, ionisierende Bestrahlung, Anwendung zytostatischer Mittel u. a.) herabgesetzt ist: Auch hier ist ein ausreichendes Verständnis für das Wesen physiologischer Immunreaktionen nötig.
Zellgebundene Immunreaktionen liegen z. B. den verschiedenen Äußerungen einer Überempfindlichkeitsreaktion vom Spättyp (S. 1123) zugrunde, spielen in der Abwehr bakterieller und viraler Infekte eine wesentliche Rolle (S. 1651), haben für die sog. Tumorimmunität Bedeutung, sind an mehreren Autoimmunkrankheiten (S. 1137) beteiligt und nehmen in der Transplantationsimmunologie einen wichtigen Platz ein (S. 1225).
Humorale Immunreaktionen beteiligen sich an der Pathogenese der verschiedensten Krankheitsbilder, wie z. B. einer Vielzahl sog. »allergischer« Prozesse, zytotoxischer Reaktionen (z. B. mehrere Formen von hämolytischer Anämie oder »Immunzytopenie« anderer Art u. a. m.) sowie sog. Immunkomplex-induzierter Leiden (S. 1109). In diesem Sinn haben auch sie im Rahmen von Autoimmunkrankheiten, Transplantatabstoßungen, Infektabwehr u. a. m. eine große Bedeutung.
Schließlich ist auf die – an sich nicht sehr häufigen – angeborenen und die vielen Formen von erworbenen Immundefekten hinzuweisen, die den Patienten der Gefahr nicht mehr kontrollierbarer Infektionen und anderer Komplikationen aussetzen.

123.2. Bemerkungen zur Regulation von Immunreaktionen

Antigene als regulierende Faktoren

Da spezifische Immunreaktionen – gleichgültig welcher Art – von Antigenen ausgelöst, und die letzteren als Folge der Reizantwort von Seiten des Wirtsorganismus mit der Zeit oft teilweise oder gänzlich eliminiert werden, müssen wir unter den regulierend wirkenden Faktoren antigenische Einflüsse an erster Stelle nennen. Wie erwähnt, spielen *Art, Dosis und Eintrittspforte antigenisch wirkender Agentien* für Form und Ausmaß der Immunreaktion eine wichtige Rolle (S. 1079). Von besonderer Bedeutung dürfte in diesem Zusammenhang das *Verhältnis der Antigenmenge zur Zahl vorhandener antigenreaktiver Zellen* sein. Der entscheidende Einfluß von Antigenen auf Immunreaktionen geht u. a. auch aus Beobachtungen auf dem Gebiet der Autoimmunkrankheiten (S. 1137) hervor, wo die *Persistenz antigenisch wirkenden Materials,* z. B. von Viren, viralen Produkten oder körpereigenen Substanzen, die die »Selbsttoleranz durchbrochen« haben oder aus der physiologischen »anatomischen Sequestration« herausgetreten sind, mit zu den führenden pathogenetischen Momenten gehört. Ähnliches gilt für gewisse bakteriell verursachte Leiden, wie das rheumatische Fieber (S. 1158), wo das Vorhandensein β-hämolytischer Streptokokken über lange Zeit wahrscheinlich mit einen Hauptgrund der pathologischen Veränderungen bildet.

Regulation der Immunreaktionen durch genetische Einflüsse

Daß Immunreaktionen in hohem Maße auch von genetisch bedingten Faktoren abhängen, wurde ebenfalls schon hervorgehoben. Bedeutung haben in diesem Zusammenhang u. a. die sog. *Ir-Gene* (S. 1062), die bei bisher daraufhin untersuchten Säugern wie auch beim Menschen wenigstens teilweise im Bereich des MHC (S. 1063) liegen, und deren vermutliche Produkte, die sog. *Ia-Antigene* (S. 1062), nach dem bisher bekannten bei der gegenseitigen Kontaktnahme von Zellen, die an Immunreaktionen teilnehmen, eine wesentliche Rolle spielen. So wurde z. B. berichtet, daß in einer MLR die reaktiv proliferierenden Lymphoblasten an ihrer Oberfläche Antigene tragen, die Produkten des MHC der stimulierenden Zellen entsprechen: Ly-1^+(-Helfer)-Lymphozyten weisen an ihrer Oberfläche offenbar Ia-Antigene auf, während Ly-2^+, 3^+ (-Suppressor)-Zellen von der H2-Region kodierte Antigene an der Membranoberfläche tragen. Diese Befunde entsprechen der Hypothese, wonach T-Helferzellen fremde Antigene in Verbindung mit den Ia-Antigenen, T-Suppressorzellen jedoch solche in Verbindung mit Transplantationsantigenen erkennen. Nach einer neueren Hypothese wird vermutet, daß die Ir-Gene die Fähigkeit der Ia-Moleküle (z. B. an der Oberfläche von Makrophagen oder B-Zellen) festlegen, mit bestimmten Aminosäurensequenzen von Antigenen eine spezifische Bindung einzugehen. Verschiedene Befunde sprechen dafür, daß 3–4 Aminosäuren in einer gewissen Sequenz genügen, um mit passenden Ia-Molekülen in Wechselwirkung zu treten. Es wurde schon früher hervorgehoben, daß eine Fragmentierung von Antigen z. B. durch Makrophagen (Lysosomen!) und eine nachfolgende Bindung der Fragmente an der Zelloberfläche bei der Einleitung von Immunreaktionen eine wichtige Rolle spielen könnten.

Darüber hinaus ist anzunehmen, daß eine *Vielzahl weiterer, durch den Genotypus festgelegter Besonderheiten eines Individuums,* wie die Produktion von *Enzymvarianten* und *Faktoren* verschiedenster Art (s. u.) sowie die *Beschaffenheit von Strukturproteinen,* die Funktionstüchtigkeit des Immunapparates mitbestimmen. Sehr wahrscheinlich unterliegt auch die normale *Morphogenese der lymphoretikulären Organe,* z. B. die regelrechte Entwicklung des Thymus und peripherer lymphatischer Organe, einer genetischen Kontrolle (s. dazu Defektimmunopathien, S. 1197). Schließlich ist auf die *Strukturgene* hinzuweisen, *die für die antigenreaktiven Moleküle (Antigenrezeptoren von T-Lymphozyten, Immunglobuline) kodieren:* Ihre Zahl, Aufbau, Regulation und Repression oder Derepression sowie die heute viel diskutierten *somatischen Mutationen* dürften das Ergebnis einer antigenischen Stimulation direkt beeinflussen. Nach neueren Befunden vermutet man, daß die für Ig-Ketten kodierenden *V-* und *C-Gene,* ferner sog. *J-Segmente,* im DNA-Strang in der Regel ziemlich weit auseinander liegen, durch Umgruppierungen und Modifikationen (z. B. Schlingenbildung) im Verlauf der Lymphozytendifferenzierung jedoch z. T. zusammenrücken. Soweit aufgrund von Feststellungen an *Mäuse-Ig* angenommen werden kann, befinden sich die für einzelne Ig-Ketten kodierenden Gengruppen je auf einem besonderen Chromosom (z. B auf Chromosom (z. B. auf Chromosom 6 für die $\varkappa$-Kette).

Antikörper als regulierend wirkende Substanzen

Die Regulation der Ig-Bildung durch einzelne B-Zellen- bzw. Plasmazellenfamilien erfolgt wahrscheinlich zu einem guten Teil durch das Endprodukt selbst, d. h. durch *Antikörper mit entsprechender Spezifität,* die – sobald sie eine gewisse Konzentration erreicht haben – in vitro wie in vivo die Weiterproduktion dieser antigengerichteten Immunglobuline sowie u. U. zellgebundene Immunreaktionen gleicher Spezifität zu drosseln vermögen. Die biochemischen Vorgänge, die diesem Arrest von Proliferation und Differenzierung einer Zellinie zugrunde liegen, sind allerdings noch wenig erforscht. Man stellt sich vor, es handle sich hier um eine Art von negativer Rückkoppelung, bei der wahrscheinlich Fc-Rezeptoren der T-Zellen eine Rolle spielen. Andererseits wurde bereits erwähnt, daß heterologe Anti-Ig-Antiseren eine B-Zellen-, u. U. auch eine T-Zellen-Stimulation bewirken können.

Regulierend wirken nach neueren Hypothesen auch autologe *Anti-Idiotypen-Antikörper,* d. h. Immunglobuline, die gegen Idiotypen antigenspezifischer T-Zell-Rezeptoren (S. 1069) und/oder von Antikörpermolekülen gerichtet sind. Es scheint, daß die Produktion von Anti-Idiotypen-Antikörpern gegen neugebildete Antikörper bzw. Antigen-reaktive T-Zellen die Regel darstellt und damit einem sehr wichtigen regulatorischen Prinzip entsprechen könnte. In der Tat darf man annehmen, daß nach Stimulation mit einem gegebenen Antigen zunächst Antikörper gebildet werden, die gegen dessen Epitope gerichtet sind, daß der Körper danach aber Anti-Idiotypen-Antikörper gegen diese Antikörper produziert, die möglicherweise ihrerseits das Auftreten von Anti-Anti-Idiotypen-Antikörper nach sich ziehen usw. Falls in einem solchen System die Anti-Idiotypen-Antikörper die weitere Herstellung des betreffenden Antikörpers drosseln (was meistens der Fall ist), haben wir es mit einem wirksamen Kontrollmechanismus im Sinn des »*negativen feedback*« zu tun. Entfalten die Anti-Idiotypen-Antikörper dagegen – was unter bestimmten Bedingungen möglich zu sein scheint – einen stimulierenden Effekt auf die Antikörperproduktion, müßte sich diese Wechselwirkung als *Verstärkerprinzip* (»amplification system«) bemerkbar machen. Die Bedingungen, unter denen eine negative oder eine positive Rückkopelung zustande kommt, sind erst lückenhaft erforscht.

Über das Auftreten von *Anti-Allotypen-Antikörper* im Sinn regulatorischer Faktoren ist wenig bekannt.

Regulierende zwischenzellige Wechselwirkungen

Diese sind schon besprochen worden (S. 1077). Die sog. *Helfer- und Suppressor-Wirkungen* von *T-Zellen,* z. T. auch von *B-Lymphozyten,* und die mannigfaltigen Einflüsse *akzessorischer Zellen,* vor allem der *Makrophagen,* hängen naturgemäß sowohl von den Kontaktmöglichkeiten dieser Elemente, als auch von ihrer Fähigkeit ab, Mediatoren zu produzieren bzw. auf solche zu antworten. So wurde beispielsweise festgestellt, daß gewisse Mäusestämme u. a. deshalb schlechte Antikörperbildner sind, weil ihre B-Lymphozyten nicht imstande sind, den T-Helfer-Faktor zu akzeptieren. Diese Zusammenhänge scheinen sehr komplex zu sein, da z. B. bei Mäusen mindestens zwei Gene die Produktion von T-Helfer-Faktor und zwei weitere Gene deren Bindung bzw. Beantwortung durch B-Lymphozyten bestimmen sollen.

Fördernde Effekte von Adjuvantien und unspezifischen Mitogenen auf Immunreaktionen
Die verstärkende Wirkung von *Adjuvantien,* wie des inkompletten oder kompletten Freund'schen Adjuvans, auf Immunreaktionen wurde schon unterstrichen (S. 1061). Wahrscheinlich spielen solche Effekte, z. B. die Vermengung eines bestimmten Antigens mit partikulärem Material und/oder einer Emulsion von Lipiden in Wasser, unter bestimmten Bedingungen auch in vivo eine Rolle. Dasselbe gilt für bestimmte Erreger, wie BCG. Ob und in welchem Ausmaß natürliche *Mitogene* (S. 1063) stimulierend eingreifen könnten, ist nicht geklärt.

Endokrine Einflüsse auf die Immunreaktivität des Organismus
Seit längerer Zeit weiß man, daß höhere Dosen von *Kortikosteroiden* die Aktivität des lymphoretikulären Gewebes hemmen, andere Hormone, wie *Wachstumshormon, Östrogene* und *Schilddrüsenhormone* dagegen z. T. einen stimulierenden Effekt haben. Zudem ist mit Einwirkungen verschiedener *Neurohormone* (S. 351) und *Gewebehormone* (S. 405) zu rechnen. Thymuseigene humorale Faktoren, wie *Thymosin, Thymopoietin, THF* oder *TF* (S. 1066), vermögen in vitro Prä-T-Zellen zur weiteren Differenzierung zu bringen. Ob solche Mechanismen in vivo auch außerhalb des Thymus im Spiele sind, wissen wir jedoch nicht.

Weitere Faktoren, die den Immunapparat beeinflussen können
Über den Einfluß von *Temperaturänderungen* auf die Immunreaktivität des Organismus sind wenige Angaben erhältlich. Eine leichte Herabsetzung des *Ernährungszustandes* kann sich u. U. zugunsten der Immunitätslage auswirken, insbesondere hinsichtlich der zellgebundenen Immunität. Schwere Mangelzustände – insbesondere Proteinmangel – sind jedoch fast regelmäßig mit einer allgemeinen Einbuße an immunbiologischer Kapazität verbunden. Dasselbe gilt für *Stoffwechselstörungen* verschiedenster Art (S. 1210) und eine *Beeinträchtigung der Blut- und Lymphzirkulation* (S. 411). *Medikamente* und schädliche *exogene Einflüsse* kommen später zur Sprache.

123.3. Sog. zellgebundene Immunreaktionen

Definitionen: Die *zellgebundene Immunität,* wie sie oben definiert wurde (S. 1080), ist meistens – wie der Name sagt – mit einer *spezifischen Schutzwirkung* z. B. gegenüber Infektionserregern oder fremden, u. U. auch neoplastischen körpereigenen Zellen und Geweben verbunden. Ihre Existenz in vivo wird in der Regel mit Hilfe sog. *Hauttests* geprüft: Das klassische Beispiel hierfür ist die *Tuberkulinreaktion,* bei der ein Eiweißextrakt aus Tuberkulosebakterien (PPD, S. 1976) intradermal injiziert wird; darauf stellen sich mit der Zeit eine Rötung und Schwellung ein, die nach 24–48 Std ein Maximum erreichen, jedoch danach noch wochenlang persistieren können. Man spricht hier wegen der Latenzzeit von 1–2 Tagen, nach der die Reaktion deutlich zum Ausdruck kommt, von einer *spezifischen Immunreaktion »vom verzögerten Typ«* oder *»vom Tuberkulintyp«.* Es muß hier aber erneut hervorgehoben werden, daß der positive Ausfall einer solchen Probe an sich nicht der Existenz einer krankmachenden Überempfindlichkeit des Organismus gegenüber dem betreffenden Antigen gleichgesetzt werden darf; viele Individuen mit positiver Tuberkulinreaktion befinden sich vielmehr in einem Zustand, der durch eine weitgehende, zellgebundene Immunität, d. h. einen Schutz vor dem betreffenden Erreger, gekennzeichnet ist. Wie wir schon betont haben, schließen sich Immunität und Überempfindlichkeit dem Wesen nach nicht aus, sondern beruhen auf gleichartigen Vorgängen. Ob eine klinisch ins Gewicht fallende Überempfindlichkeit im Sinn krankmachender Begleiterscheinungen vorliegt, muß durch weitere Untersuchungen geprüft werden. Mit gewissen Antigenen, z. B. Pilzantigenen, solchen von Protozoen, einfachen Chemikalien u. a., verhält es sich insofern etwas anders, als hier ein positiver Ausfall der Hautprobe relativ häufiger als im Fall der Tuberkulose auf einen aktiven pathologischen Prozeß hinweist. Das Bestehen einer zellgebundenen Immunität läßt sich auch durch eine Reihe von *in vitro-Tests* prüfen, z. B. durch den MIF-Test (S. 1078), die Lymphozytentransformation nach Zugabe des betreffenden Antigens u. a. m. (S. 1077).

Ursachen: Wie schon erwähnt wurde, führt eine antigenische Stimulation in der Mehrzahl der Fälle sowohl zu einer humoralen als auch zu einer zellgebundenen Immunreaktion. Auslösend für die letztere können somit *sehr zahlreiche Antigene* sein. Hinsichtlich der Frage, unter welchen Umständen die eine oder andere Form von Immunreaktionen überwiegt, kann man sich an einige Erfahrungstatsachen halten, die allerdings nur im Sinn von Faustregeln zu verstehen sind. Von Bedeutung ist zunächst die *Eintrittspforte des Antigens: Intrakutan* injizierte Antigene scheinen, im Vergleich etwa zur subkutanen, intramuskulären, intraperitonealen oder intravenösen Applikation, zellgebundene Immunreaktionen stärker zu fördern als humorale (S. 1089). Dies ist wahrscheinlich mit ein Grund für den Umstand, daß *niedermolekulare Substanzen,* die

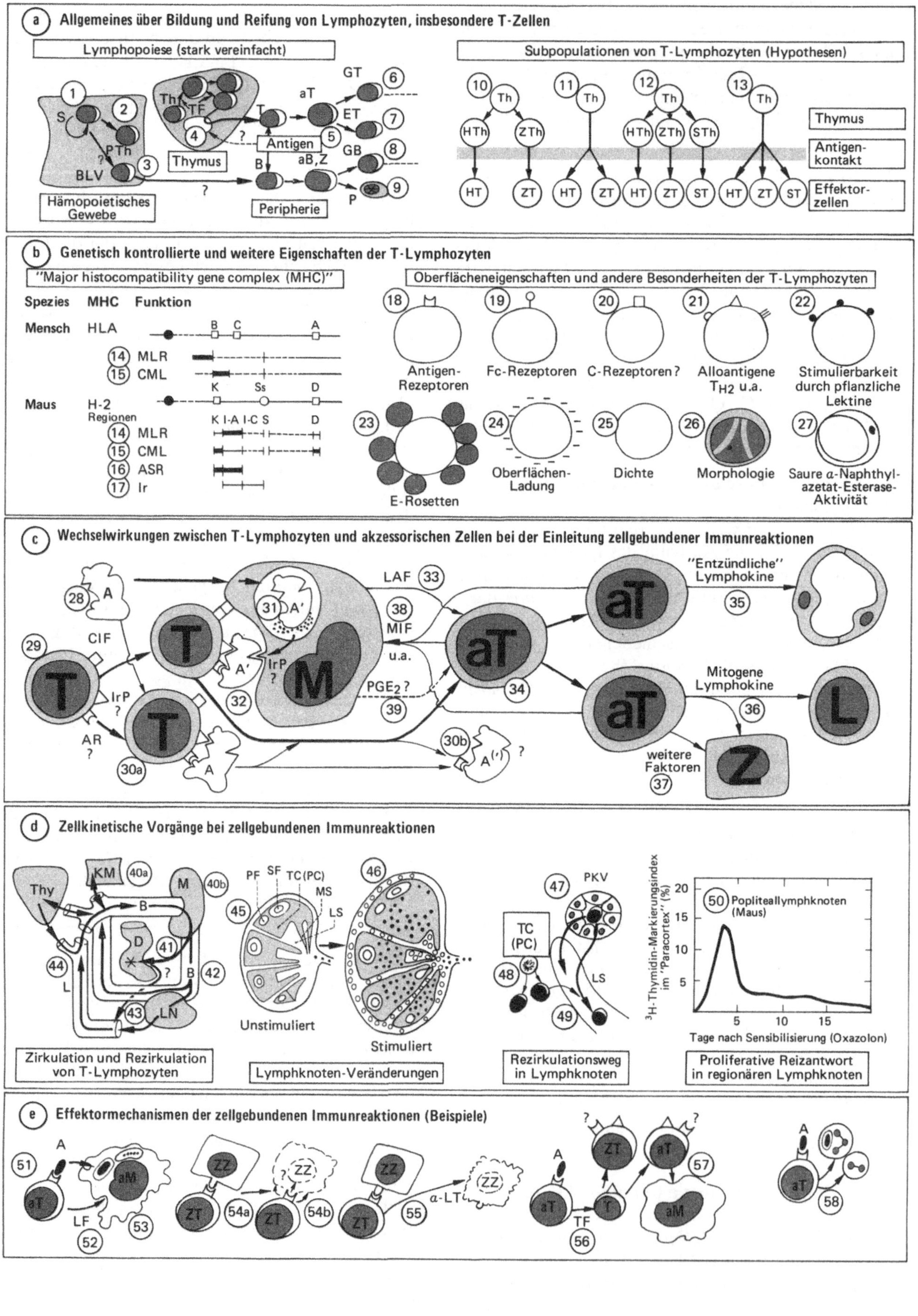
a Allgemeines über Bildung und Reifung von Lymphozyten, insbesondere T-Zellen
Lymphopoiese (stark vereinfacht)
Subpopulationen von T-Lymphozyten (Hypothesen)
Hämopoietisches Gewebe
Thymus
Antigen
Peripherie
BLV
PTh
Th
TF
aT
GT
ET
GB
aB,Z
Thymus
Antigen-kontakt
Effektor-zellen
b Genetisch kontrollierte und weitere Eigenschaften der T-Lymphozyten
"Major histocompatibility gene complex (MHC)"
Spezies MHC Funktion
Mensch HLA
MLR
CML
Maus H-2
Regionen
ASR
Ir
Oberflächeneigenschaften und andere Besonderheiten der T-Lymphozyten
Antigen-Rezeptoren
Fc-Rezeptoren
C-Rezeptoren?
Alloantigene
T_{H2} u.a.
Stimulierbarkeit durch pflanzliche Lektine
E-Rosetten
Oberflächen-Ladung
Dichte
Morphologie
Saure α-Naphthyl-azetat-Esterase-Aktivität
c Wechselwirkungen zwischen T-Lymphozyten und akzessorischen Zellen bei der Einleitung zellgebundener Immunreaktionen
LAF
MIF
u.a.
PGE_2?
CIF
IrP
AR
"Entzündliche" Lymphokine
Mitogene Lymphokine
weitere Faktoren
d Zellkinetische Vorgänge bei zellgebundenen Immunreaktionen
Zirkulation und Rezirkulation von T-Lymphozyten
Unstimuliert
Stimuliert
Lymphknoten-Veränderungen
PKV
TC (PC)
LS
Rezirkulationsweg in Lymphknoten
Popliteallymphknoten (Maus)
^{3}H-Thymidin-Markierungsindex im "Paracortex" (%)
Tage nach Sensibilisierung (Oxazolon)
Proliferative Reizantwort in regionären Lymphknoten
e Effektormechanismen der zellgebundenen Immunreaktionen (Beispiele)
LF
TF
α-LT

Abb. 158 a–e. *Zellgebundene Immunreaktionen und allgemeine Angaben über Lymphozyten.* **a** *Allgemeines über Bildung und Reifung von Lymphozyten, im besonderen T-Zellen.* Die heutigen Vorstellungen über die *Lymphopoiese* (»Hämolymphopoiese«) lassen sich wie folgt zusammenfassen: Stammzellen (S) der Lymphopoiese finden sich offenbar im blutbildenden Gewebe (1). Man nimmt an, daß aus ihnen einesteils Prothymozyten (PTh, 2), andernteils B-Lymphozyten-Vorläufer (BLV, 3) hervorgehen; endgültige Beweise für die Richtigkeit dieser Hypothese stehen aber noch aus. Die *Thymusrinde* wird von Vorläuferzellen aus dem hämopoietischen Gewebe, vermutlich den erwähnten Prothymozyten, besiedelt. Proliferation und Differenzierung der Thymozyten (Th) in der Thymusrinde erfolgen, wie man glaubt, unter dem Einfluß thymischer Faktoren (TF, 4; z. B. Thymopoietin, Thymosin, thymischer Faktor, thymischer humoraler Faktor, »thymic replacing factor«, Lymphozyten-stimulierendes Hormon u. a.) Ob die Thymusrinde physiologischerweise von Antigenen unbeeinflußt bleibt, läßt sich zur Zeit noch nicht entscheiden (5). Auf dem Lymph- und Blutweg aus dem Thymus ausgewanderte Lymphozyten heißen *T-Zellen (T)*; diese können – nach Stimulation durch ein korrespondierendes Antigen (5) – aktiviert (aT) werden, in Proliferation übergehen und zur Bildung zahlreicher sog. Effektor-T-Lymphozyten (ET, 7) sowie von Gedächtnis-T-Lymphozyten (GT, 6) Anlaß geben. In analoger Weise werden periphere *B-Lymphozyten (B)* unter antigenischer Reizung zu »aktivierten« B-Zellen (aB), die über eine Proliferation und Differenzierung Plasmazellen (P, 9) und/oder Gedächtnis-B-Zellen (GB, 8, Zentroblasten, Zentrozyten (Z) ?) in größerer Zahl entstehen lassen. Vieles spricht dafür, daß verschiedene *Subpopulationen von T-Lymphozyten* existieren, im besonderen sog. Helfer-Zellen (HT), zytotoxische T-Lymphozyten (ZT) und sog. Suppressor-Zellen (ST). Die Frage, ob die Vorläufer dieser Subpopulationen schon im Bereich der Thymusrinde getrennte Zellinien bilden (HTh, ZTh, STh ? 10,12) oder ob die Auftrennung erst nach Antigenkontakt in der Peripherie zustande kommt (11, 13), läßt sich noch nicht endgültig beantworten. Dasselbe gilt für die Zahl von Subpopulationen i. e. S., d. h. ohne Berücksichtigung der sehr großen Diversität der T-Zellen in Bezug auf Antigenspezifitäten. **b** *Genetisch kontrollierte und weitere Eigenschaften von T-Lymphozyten.* Der *»major histocompatibility gene complex (MHC)«* umfaßt Gene, die u. a. die »mixed lymphocyte reaction« (MLR, 14) und die »cell-mediated cytolysis« (CML, 15), bzw. die Erkennung entsprechender Antigene durch die Testzellen kontrollieren (dicke Striche = »starke«; dünne Striche = »schwache« und gestrichelte Abschnitte = fragliche Loci). T-Zellen erkennen fremde, nicht-MHC-Antigene in Verbindung mit »self«-MHC-Antigenen. Die Buchstaben über den Linien (z. B. B, C, A) bezeichnen bekannte Lokalisationen auf der »Genkarte«, im Fall des Menschen auf Chromosom 6. Bei Mäusen, die man aufgrund von Versuchen an Inzuchtstämmen in dieser Beziehung besonders gut kennt, befindet sich der MHC (H-2) auf Chromosom 17. In diesem Bereich liegen u. a. auch die Loci, die die »acute skin reaction« (ASR, 16), die »immune responsiveness« (Ir, 17) u. a. regulieren. Man nimmt an, daß diese Art genetischer Kontrolle über Genprodukte ausgeübt wird, die sich u. a. auch an der *Oberfläche von T-Lymphozyten* äußern. T-Zellen weisen im übrigen eine ganze Zahl *weiterer Besonderheiten* auf, vor allem Oberflächen-Rezeptoren bzw. -Antigene, die z. T. ihre Erkennung gestatten, z. T. in funktioneller Hinsicht große Bedeutung haben: *Antigenrezeptoren* (18) sind für die antigengerichtete Diversität der T-Lymphozyten verantwortlich; möglicherweise handelt es sich um Moleküle, die weitgehend den hypervariablen Regionen von Immunglobulinen entsprechen. *T-Zellen mit Fc-Rezeptoren* für IgG (T_γ) sind Kortisol gegenüber ziemlich resistent, im Gegensatz zu solchen mit Fc-Rezeptoren für IgM (T_μ) oder ohne Fc-Rezeptoren (19). Ob T-Lymphozyten Komplement (C)-Rezeptoren aufweisen können, ist ungewiß (20). Besonders bei Mäusen kennt man eine ganze Zahl von *Alloantigenen* bzw. sog. *Differenzierungsantigenen*, die sich an der Oberfläche von T-Lymphozyten, z. T. auch Thymozyten, nachweisen lassen (21, z. B. Thy, Ly, TL, PC u. a.). Im allgemeinen scheinen T_{H2+}-Zellen vor allem zytolytische Effektorfunktionen zu erfüllen, während T_{H2-}-T-Lymphozyten in erster Linie die Reaktivität in der MLR bestimmen und im übrigen die Wirksamkeit der T_{H2+}-Zellen im Rahmen der Zytotoxizität erhöhen können. Durch sog. *polyklonale Stimulatoren* (u. a. pflanzliche Lektine) lassen sich T-Zellen weitgehend unabhängig von ihrer Antigenspezifität zur Proliferation bringen (22). Als ziemlich T-Lymphozyten-spezifisch gelten Concanavalin A (ConA) und $NaIO_4$, während Phythämagglutinin (PHA), »pokeweed mitogen« (PWM) u. a. sowohl für T- als auch für B-Zellen mitogen wirken. Weitere, mehr oder weniger typische Eigenschaften von T-Lymphozyten umfassen die spontane *Rosettenbildung* mit Schaferythrozyten (E-Rosetten, 23), eine relativ *hohe elektrophoretische Beweglichkeit* (24, negative Oberflächenladung), eine größere *Dichte* als die B-Lymphozyten (25), gewisse *morphologische Besonderheiten* von allerdings fraglichem diagnostischem Wert (26, oft kleinere Nukleolen und eine andere Chromatinstruktur als die B-Lymphozyten, ferner relativ glatte Oberfläche), *punktförmige saure α-Naphthylazetat-Esterase-Aktivität* (27) u. a. m. **c** *Wechselwirkungen zwischen T-Lymphozyten und akzessorischen Zellen bei der Einleitung zellgebundener Immunreaktionen.* Sog. *»thymusabhängige Antigene«* (A, 28) können an sich direkt mit *Antigenrezeptoren* (AR) der T-Zellen (T, 29) in Verbindung treten und die letzteren zur Proliferation bringen (30a, 34). In vielen Fällen sind aber für eine optimale Immunisierung Makrophagen erforderlich (M, 31), die Antigen zu endozytieren, teilweise abzubauen und/oder – mit Hilfe von Ir-Genprodukten (IrP)? – an ihrer Oberfläche in vermehrt immunogener Form zu »präsentieren« vermögen (A', 32). Man nimmt zudem an, daß die Kontaktnahme zwischen Makrophagen und T-Lymphozyten durch einen »cell interaction factor« (CIF) an der Oberfläche beider Zellarten gefördert wird. Die durch Verbindung mit dem korrespondierenden Antigen *stimulierten (aktivierten) T-Zellen* (aT, 34) beginnen in der Regel mit einer *Zellteilungstätigkeit,* in deren Verlauf *Effektorzellen* (10–13) gebildet, *T-Gedächtniszellen* produziert (6) und sog. *Lymphokine* an die Umgebung abgegeben werden (35–37, s. Tabelle 76, S. 1124). Die letzteren umfassen u. a. chemotaktische und aktivierende Faktoren, z. B. MIF = »migration inhibitory factor« (38) für Monozyten/Makrophagen, chemotaktische Faktoren und andere Mediatoren, die Granulozyten betreffen, mitogene Faktoren für Lymphozyten, Transfer-Faktor (TF, 56), Mediatoren, die die Antikörperproduktion beeinflussen, Lymphotoxine (55), auf andere Zellarten (Z) wachstumshemmend wirkende Substanzen, einen Osteoklasten-aktivierenden Faktor, Interferon u. a. m. Die aktivierten Makrophagen geben ihrerseits einen Lymphozyten-aktivierenden Faktor (LAF, 33) ab und können – möglicherweise u. a. durch Freisetzung von Prostaglandin E_2 (PGE_2, 39) – auf die aktivierten Lymphozyten einen hemmenden Einfluß ausüben (gestrichelter Pfeil). Freies sog. »spezifisches T-Zellen-Produkt« besteht vermutlich aus einem Komplex mit Antigen und abgelöstem Antigenrezeptor (30b). **d** *Zellkinetische Vorgänge bei zellgebundenen Immunreaktionen.* Die aus dem *Thymus* (Thy) stammenden T-Lymphozyten gelangen über die Lymphwege oder direkt in die Blutbahn (B, 42) und finden sich daher nach kurzer Zeit z. T. auch in der *Milz* (M, 40b). Tierexperimentelle Ergebnisse sprechen dafür, daß die meisten (bei Jungmäusen ungefähr 95%) emigrierten Thymus-Lymphozyten nach kurzer Zeit zugrunde gehen (*), vor allem im *Darmbereich* (D, 41), und daß nur etwa 5% den über Blut, Lymphknoten (LN, 43) oder andere lymphoretikuläre Strukturen und Lymphe (L, 44) *rezirkulierenden Pool langlebiger T-Zellen* speisen. Die durch höhere Dosen von *Hydrokortison* erzeugte Lymphopenie beruht nicht nur auf einem lymphozytolytischen Effekt, sondern auch auf einer Verschiebung zirkulierender T-Zellen z. B. vom Blut ins Knochenmark (40a). Skizze 45 stellt grobschematisch einen

die Epidermis leicht durchdringen und als Haptene wirken können, nach *epikutanem Kontakt* besonders zellgebundene Immunreaktionen hervorrufen (s. allergisches Kontaktekzem, S. 1126). *Pilzinfektionen,* z. B. durch Candida albicans, Trichophyton, Coccidioides immitis, Histoplasma capsulatum u. a. (S. 2018), gehen mit humoralen, überwiegend aber mit zellgebundenen Immunreaktionen einher. Dasselbe gilt für gewisse *Protozoen,* wie Toxoplasma gondii und Leishmanien, sowie bestimmte *Viren,* z. B. Masern-, Röteln-, Mumps-, Herpesvirus, und Chlamydien u. a. Ganz allgemein scheinen *Erreger, die sich intrazellulär halten bzw. vermehren können* (z. B. Mykobakterien, Listerien, Bruzellen, Toxoplasmen u. a.), in besonderem Maß zu einer Immunreaktion dieser Art zu führen. Über die Bedeutung der zellgebundenen Immunität bei klinisch als Krankheit sich manifestierenden Formen von *Überempfindlichkeit vom verzögerten Typ* (S. 1123) sowie bei *Transplantatabstoßung* und im Rahmen der *Tumorimmunologie* (S. 1183) wird später noch einiges zuzufügen sein.

Entstehungsweise und **Verlauf** (Abb. 158): Die einzelnen Phasen einer *primären zellgebundenen Immunreaktion (»primary response«)* lassen sich – in Analogie zu einem nervösen Reflex – in einen »afferenten« Schenkel (Erkennungsvorgänge), einen zentralen Teil der Immunantwort (Proliferations- und Differenzierungsprozesse im Rahmen der antigenreaktiven Zellfamilien) und einen »efferenten« Schenkel (sog. Effektormechanismen) unterteilen. Zudem werden Gedächtniszellen gebildet.

Die *Antigenerkennung* erfolgt offenbar durch antigenreaktive T-Zellen, d. h. durch T-Lymphozyten, deren Antigenrezeptoren (Paratope) mit den Antigendeterminanten (Epitope) korrespondieren. Wie erwähnt wurde, ist in dieser Phase die Mithilfe akzessorischer Zellen, insbesondere die von Makrophagen und dendritischen Zellen bzw. Langerhans-Zellen der Haut, zur geeigneten »Präsentation« des Antigens nützlich oder zur Stimulation der homologen T-Lymphozyten (S. 1068) sogar erforderlich. Der Ort dieser Erkennungsvorgänge hängt weitgehend von der Eintrittspforte des Antigens ab: Meistens dürften dies in erster Linie die regionären Lymphknoten sein. Unter besonderen Bedingungen, wie nach epikutaner oder intradermaler Applikation des Antigens oder im Fall allogener Organtransplantate, kann aber ein Teil dieser Prozesse ebenso wie eine gewisse Proliferation und Differenzierung der antigenreaktiven T-Zellen an Ort und Stelle im Gewebe stattfinden. Die Zeit, deren es zur Auslösung der Immunantwort bedarf, wurde mit einer bis wenigen Stunden angegeben. Die Aktivierung der antigenreaktiven T-Zellen bringt wahrscheinlich eine Freisetzung von Lymphokinen (S. 1124) mit sich, die in der bereits geschilderten Weise weitere – auch nicht entsprechend antigenreaktive – Lymphozyten, Makrophagen und andere Zellen chemotaktisch anziehen, sie zum Verweilen an Ort veranlassen und teilweise aktivieren. Von besonderem Interesse sind in dieser Hinsicht vermutlich chemotaktische Faktoren und der MIF, der möglicherweise auch an der Aktivierung der Makrophagen beteiligt ist (S. 1078). Über die Rolle des Transfer-Faktors (S. 1064) im Rahmen die-

---

Abb. 158 a–e (Fortsetzung)

Lymphknoten dar, mit Primärfollikeln (PF) und Sekundärfollikeln (SF), die zusammen den äußeren (follikulären) Cortex ausmachen, ferner dem tiefen Cortex (TC = »Paracortex« (PC), »thymusabhängige Zone«), den Marksträngen (MS) und den Lymphsinus (LS). Nach primärer antigenischer Stimulation, die vor allem eine *zellgebundene Immunreaktion* auslöst (z. B. Bepinselung der Haut mit Oxazolon, 50), zeigen sich in den regionären Lymphknoten die folgenden hauptsächlichen Veränderungen (46): Volumenzunahme des Lymphknotens vor allem infolge stark erhöhtem Lymphozytengehalt der tiefen kortikalen Zone, vermehrte Mitosetätigkeit in derselben (48), Aktivierung und Zunahme der Zahl von Histiozyten/Makrophagen, vor allem in den Lymphsinus (»Sinushistiozytose«), aber auch im Paracortex und in anderen Gebieten, sowie gesteigerter Lymphozytentransit durch den Knoten nach kurzdauerndem anfänglichem Drosseln desselben. Nach wiederholter Stimulation kann der Paracortex an Volumen wieder verlieren, und die Zahl der aktivierten Makrophagen nimmt weiter zu, z. T. in Form einer sog. epitheloidzelligen Reaktion. Der Durchtritt zirkulierender Lymphozyten vom Blut ins Lymphknotengewebe erfolgt über die postkapillären Venolen (PKV, 47), deren Wand durchschritten wird, und von dort durch das lymphatische Parenchym in die Lymphsinus (49). Die proliferative Aktivität im Paracortex nach primärer Stimulation mit Oxazolon zeigt bei jungen erwachsenen Mäusen am 3.–4. Tag ein deutliches Maximum (50). Gedächtnis-T-Zellen treten nach 3–6 Tagen auf, verteilen sich im ganzen Organismus und lassen sich z. T. noch nach Monaten bis Jahren nachweisen. **e** *Effektormechanismen der zellgebundenen Immunreaktion (Beispiele).* Besonders im Rahmen der antibakteriellen Abwehr spielt die *Aktivierung von Makrophagen durch sensibilisierte T-Zellen* eine große Rolle (51, 53): Die Bakterizidie erfolgt hier vor allem durch intralysosomalen Abbau der Keime in den Phagozyten. Die Aktivierung der letzteren geschieht z. T. über einen von den T-Zellen abgegebenen löslichen Faktor (LF, 52). *Zytotoxische T-Lymphozyten* richten sich in erster Linie gegen Zielzellen (ZZ), die an ihrer Oberfläche korrespondierende Antigene tragen (z. B. körperfremde Zellen bei allogenen Transplantationen oder Bluttransfusionen und körpereigene Zellen im Rahmen von Virusinfekten, medikamentös veränderten Zelloberflächen, sog. Autoimmunkrankheiten oder malignen neoplastischen Prozessen). Der Effektormechanismus scheint zumindest in zwei Schritten zu erfolgen: 1) Bindung der zytotoxischen T-Zelle an die Zielzelle (54a) und 2) nachfolgende Zytolyse der letzteren (54b), oft nach Wiederablösen des T-Lymphozyten. Wie häufig die T-Zellen-Zytotoxizität auf der Freisetzung von *α-Lymphotoxin (α-LT)* beruht, steht noch nicht fest (55). Durch Abgabe von *Transfer-Faktor* (TF) können – zumindest bei gewissen Infektionskrankheiten – in nicht sensibilisierten Zellsystemen spezifische Effektormechanismen ausgelöst werden (56, 57). Die chemotaktische Anlockung von Granulozyten (58) spielt bei zellgebundenen Immunreaktionen meist eine untergeordnete Rolle

ser Vorgänge in vivo ist wenig bekannt. Auch die Frage, ob und unter welchen Umständen in vivo ein Transfer spezifischer Immunität durch RNA von einer Zelle auf eine andere erfolgen kann, steht noch offen.

Der »*zentrale Teil*« der primären zellgebundenen Immunreaktion kennzeichnet sich zunächst durch eine zahlenmäßige Vermehrung »antigenspezifischer« wie vor allem auch »unspezifischer« Lymphozyten (mehrheitlich T-Zellen) infolge Zellzustrom und Mitosetätigkeit. Zudem findet eine Differenzierung der Lymphozyten in Effektorzellen bzw. Gedächtniszellen statt. Diese Vorgänge spielen sich in der Regel in regionären Lymphknoten ab. Nach intravenöser Injektion des Antigens sind solche Prozesse naturgemäß in erster Linie in der Milz lokalisiert. In beiden Fällen lassen vor allem die sog. thymusabhängigen Zonen eine Zunahme des Lymphozytengehalts und der Teilungstätigkeit erkennen.

Die oben genannten *Effektormechanismen* setzen voraus, daß spezifisch sensibilisierte T-Zellen mit dem auslösenden Antigen in Berührung kommen. Dies geschieht wenigstens zum großen Teil so, daß die zu spezifischen Effektorleistungen befähigten T-Lymphozyten über den Lymphweg oder – im Fall einer primären Stimulation der Milz – direkt in die Blutbahn gelangen und dann am Ort der Antigenlokalisation z. T. ins Gewebe austreten. Ob hier chemotaktische Faktoren im Spiel sind, und/oder ob Gradienten in der Antigenkonzentration eine Bedeutung haben, ist noch nicht geklärt. An der Stelle der Antigenanhäufung eingetroffen, werden spezifisch sensibilisierte T-Zellen – die in der Zwischenzeit mehrheitlich in eine G_0-Phase eingetreten sein dürften – vermutlich z. T. wieder stimuliert, so daß es erneut zur Ansammlung sowie Aktivierung von Makrophagen und anderen Zelltypen, im besonderen auch von nicht sensibilisierten Lymphozyten, kommen kann. Man darf annehmen, daß bei diesen Vorgängen Lymphokine und andere Mediatoren (S. 1124) eine wesentliche Rolle spielen. Die Einzelheiten der Effektormechanismen im Sinn zellulärer und biochemischer Vorgänge sind im übrigen nur lückenhaft bekannt:

1) Wichtig ist zunächst die *Makrophagenaktivierung:* Die so veränderten Zellen zeigen in vitro u. a. eine erhöhte Adhärenz an Glas, eine verstärkte Aktivität der gefältelten, undulierenden Membran, eine größere Phago- und Pinozytoseleistung sowie eine gesteigerte bakteriostatische oder bakterizide und tumorizide Fähigkeit. Biochemisch findet in stimulierten im Vergleich zu nicht stimulierten Makrophagen u. a. eine Aktivierung des Hexose-Monophosphat-Shunts sowie eine Steigerung der Aktivität u. a. der Laktat-Dehydrogenase im Zytoplasma und der Adenylat-Zyklase im Membranbereich statt. Dazu kommen ein erhöhter Umsatz von Membranlipiden und -Glykoproteinen und eine vermehrte Produktion, jedoch infolge Abgabe nach außen verminderte Konzentration einzelner lysosomaler Enzyme (z. B. saure Phosphatase, Kathepsin-D, β-Glukuronidase, unspezifische Esterase u. a.). Diese Enzyme vermögen vermutlich Antigene verschiedener Art abzubauen. Im aktivierten Zustand weisen die Makrophagen eine Volumenzunahme auf, und die Zahl der zytoplasmatischen Organellen nimmt zu (s. epitheloide Zellen). Elektronenmikroskopisch erkennt man überdies eine Verdünnung der elektronendichten Oberflächenschicht. Es sei hier beigefügt, daß eine Makrophagenaktivierung nicht nur durch Lymphokine, sondern auch durch eine Reihe weiterer Substanzen erfolgen kann, z. B. durch bakterielle Endotoxine, proteolytische Enzyme, Adjuvantien, Doppelstrang-RNA u. a. m.: Im Rahmen der Effektormechanismen der zellgebundenen Immunreaktion scheint eine Aktivierung durch solche Stoffe jedoch – wenn überhaupt – eine untergeordnete Rolle zu spielen. Geht der Antigenreiz von Bakterien oder Protozoen aus, kann die Ansammlung von Makrophagen am Ort der Infektion wesentlich zur Elimination der Erreger beitragen. Aktivierte Makrophagen haben zudem eine ausgesprochen zytotoxische Wirkung (»angry macrophages«), die u. a. dann Bedeutung erlangt, wenn es sich beim antigenischen Material um »Fremdzellen« oder neoplastisch transformierte Elemente handelt (S. 232).

2) Wenn Effektor- und Zielzellen *histokompatibel* sind, d. h. ein *syngenes System* bilden (s. u. a. *Autoimmunkrankheiten,* S. 1137, *Tumorimmunologie,* S. 1183), beruht die zytotoxische Wirkung zu einem guten Teil auf einem Amplifikationsmechanismus, der T-Zellen und Makrophagen einschließt. In diesem System scheinen aktivierte T-Lymphozyten u. a. einen löslichen Faktor abzugeben, der Makrophagen eine erhöhte Zytotoxizität verleiht. Die Reaktion ist in ihren ersten Phasen Zielzellen-spezifisch, weshalb man vermutet, dieses als »*macrophage arming factor*« bezeichnete T-Zell-Produkt seien antigenspezifische T-Zell-Rezeptoren. Mit zunehmender Dauer dieses Geschehens zeigen »*armierte Makrophagen*« allerdings eine mehr oder weniger unspezifische Zytotoxizität (s. o.), die u. U. auch »innocent bystander«-Zellen in Mitleidenschaft ziehen könnte.

3) Eine durch »*zytotoxische T-Lymphozyten*« direkt vermittelte Zytotoxizität wurde bisher in vitro nur in *allogenen Systemen* überzeugend gezeigt. Wie erwähnt wurde, sind die Mechanismen, die diesem Phänomen zugrunde liegen, noch wenig bekannt. Man denkt an Schädigungen von Zielzellen durch »direkten Kontakt« (Übertritt eines zytotoxisch wirkenden Materials? Membranschädigung?) oder über die Abgabe von Lymphotoxinen, die auf kurze Distanz wirken. Der zytotoxische Effekt wird offenbar, wie Zeitrafferaufnahmen an in vitro-Systemen vermuten lassen, über einen Kontakt mit der Zielzelle (»lethal kiss«) erreicht.

4) Über eine durch *polyklonale T-Zell-Aktivatoren* bzw. *Mitogene* induzierte Zytotoxizität von T-Lymphozyten und durch diese stimulierte Makrophagen in vivo ist wenig bekannt. Es wird vermutet, daß ein Vorherrschen sog. »atypischer« Lymphozyten im zirkulie-

renden Blut z. T. auf polyklonalen Reizantworten beruhen könnten.
Bei der Beurteilung der *medizinischen Bedeutung dieser Effektormechanismen* sind u. a. folgende Überlegungen möglich: Mit Ausnahme von gewissen Virusinfekten (durch Viren veränderte körpereigene Zellen), Autoimmunkrankheiten (S. 1137), malignen neoplastischen Prozessen (S. 177) und Allotransplantaten richtet sich die zellgebundene Immunreaktion ja nicht gegen Säugerzellen, sondern weit häufiger gegen *mikrobielle Erreger,* vor allem solche mit fakultativ intrazellulärem Wachstum. Hier scheinen die *aktivierten Makrophagen* die wichtigste Rolle zu spielen, indem sie sowohl durch Phagozytose und intrazellulären Abbau als u. U. auch durch Abgabe Erreger-schädigender Substanzen (lysosomale Enzyme u. a.) nach außen eine erhebliche bakterizide Funktion ausüben können. Dasselbe gilt auch für Protozoen. Die Bedeutung der *spezifisch sensibilisierten Lymphozyten* darf in diesem Zusammenhang vor allem in ihrer »Lotsen«-Rolle gesehen werden, d. h. im Erkennen der Erreger und in der Auslösung einer örtlichen Ansammlung sowie Aktivierung von Makrophagen. Neben den Makrophagen kommen hier meistens auch die Granulozyten, insbesondere die Neutrophilen, ins Spiel. Über direkt bakterizide Effekte von Lymphozyten ist kaum etwas bekannt. Handelt es sich um eine zellgebundene Immunreaktion gegen *unbelebte Antigene,* liegt die physiologische Bedeutung derselben vermutlich u. a. in der Möglichkeit, diese durch Phagozyten – mit Hilfe lysosomaler Enzyme – abzubauen. Dies ist aber in manchen Fällen nicht möglich, weil die entsprechenden Enzyme fehlen (s. Verweildauer der Antigene im Körper, S. 1080).
Morphologisch und **zellkinetisch** zeichnen sich zellgebundene Immunreaktionen – kurz zusammengefaßt – durch folgende Besonderheiten aus: Am *Ort des Antigeneintritts* können schon innerhalb von Stunden neutrophile, z. T. auch eosinophile Granulozyten auftreten, die z. T. randständig in Blutgefäßen, z. T. bereits im Gewebe liegen. Histiozyten/Makrophagen folgen zeitlich nachhinkend und in zunächst relativ geringer Zahl. Lymphozyten finden sich in frühen Phasen nicht regelmäßig. Handelt es sich um partikuläres Antigen, ist die Verweildauer desselben länger, und damit auch die entzündliche Reaktion in der geschilderten Weise stärker ausgeprägt; u. a. tritt die Histiozytenansammlung oft deutlicher hervor.
In *regionären Lymphknoten* – bei primärem Eintritt des Antigens in die Blutbahn in der *Milz* – finden die hauptsächlichen lymphozytären Proliferations- und Differenzierungsvorgänge statt. Diese werden schon innerhalb der ersten 12 Std durch eine zahlenmäßige Zunahme der Lymphozyten eingeleitet: In Lymphknoten ist daran teils eine vorübergehende Einengung der efferenten Bahn (Zellschwellung, u. U. auch Kontraktion), teils wahrscheinlich ein vermehrter Zustrom von Lymphozyten aus dem Blut schuld. Jedenfalls erhöht sich in diesem Zeitraum die Zahl der pro Querschnitt einer postkapillären Venole vorhandenen Lymphozyten. Immun- und enzymhistochemische Untersuchungen in Kombination mit Autoradiographie ^{3}H-Thymidin-markierter Zellen ließen erkennen, daß sich an dieser zahlenmäßigen Zunahme der Lymphozyten nach einer regionalen epikutanen Stimulation mit Oxazolon wohl in erster Linie T-Zellen beteiligen, daß aber auch B-Lymphozyten und andere Zellen (u. a. Histiozyten) vermehrt in Erscheinung treten. Schon im Verlauf der ersten zwei Tage nach Stimulation setzt vor allem im diffusen Kortex (»Parakortex«, »thymusabhängige Zone«) eine vermehrte Zellteilungstätigkeit ein. Der initiale ^{3}H-Thymidin-Markierungsindex lymphoider Zellen erreicht in diesem Bereich am 3.–4. Tag nach Verabreichung des Antigens ein Maximum von annähernd 15% (Norm: 1–2%), fällt dann aber bis zum 7. Tag wieder steil ab. Entsprechend verhält sich die relative Zahl großer, pyroninophiler lymphoider Zellen im Parakortex, die überdies – wie elektronenmikroskopische Untersuchungen zeigen – eine Zunahme der Volumendichte von Polyribosomen im Zytoplasma und eine deutliche Vergrößerung der Nukleolen erkennen lassen. Neben den proliferierenden T-Zellen findet man, vor allem im Randbereich zwischen Kortex und Medulla, auch proliferierende B-Lymphozyten, doch beträgt ihr Anteil an dem gesamten Lymphozytenzuwachs nach Oxazolonstimulation weniger als die Hälfte: Zum guten Teil dürfte es sich hier um den Ausdruck einer parallel laufenden humoralen Reizbeantwortung handeln (s. u.). Am 4.–5. Tag nach Antigenreiz erscheinen in der efferenten Lymphe – meist neugebildete – kleine bis mittelgroße T-Zellen, die mit dem Immunogen spezifisch reagieren. Die Zahl der Histiozyten/Makrophagen in den Lymphsinus und in der diffusen kortikalen Zone nimmt innerhalb der ersten Woche nach Bepinselung der Haut mit Oxazolon ebenfalls erheblich zu. Diese Zellen zeigen – wie sich histochemisch nachweisen läßt – u. a. eine verstärkte Aktivität lysosomaler Enzyme, sind größer als normale Histiozyten und weisen voluminöse Kerne mit gelockertem Chromatingerüst und deutliche Nukleolen auf (»aktivierte Makrophagen«). Vereinzelt inkorporieren auch sie ^{3}H-Thymidin. Außerdem macht sich eine verstärkte Phagozytose von Zelltrümmern bemerkbar. Granulozyten treten im Verlauf der hier geschilderten Vorgänge meist nicht in erheblicher Zahl in Erscheinung. Ebenfalls als Ausdruck einer begleitenden humoralen Reizbeantwortung bilden sich im Medullarbereich einige Plasmoblasten und danach Plasmazellen, sowie wenig später auch Keimzentren.
Gesamthaft betrachtet, zeichnet sich das sog. immunomorphologische Bild regionärer Lymphknoten vor allem durch eine erhebliche *volumenmäßige Ausdehnung der »parakortikalen« Zone infolge Lymphozytenzustroms und -proliferation* sowie ein vermehrtes *Auftreten aktivierter Makrophagen* im gleichen Bereich und in den – medullären, z. T. auch übrigen – Lymphsinus aus.

Etwa 8–10 Tage nach Stimulation findet sich am Ort der Antigenverabreichung ein dichteres Infiltrat, das Lymphozyten (vor allem T-Zellen) mittlerer Größe und – meist aktivierte – Makrophagen umfaßt. Spezifisch antigenreaktive Lymphozyten, wahrscheinlich sog. *Gedächtniszellen,* werden ungefähr vom 5. Tag nach Stimulation an in zunehmender Zahl auch im Ductus thoracicus, im Blut und in den sog. thymusabhängigen Zonen anderer lymphoretikulärer Organe angetroffen: Vieles spricht dafür, daß ein erheblicher Teil dieser Elemente *rezirkuliert.*

Nach Anwendung – z. B. nach *subkutaner Injektion – partikulären* Antigens, das u. U. längere Zeit an Ort und Stelle verbleibt, kann die Reaktion im regionären Lymphknoten etwas verzögert, mit einem weniger steilen Proliferationsgipfel, dafür über eine längere Zeitspanne, ablaufen. Dasselbe gilt z. B. für die zellgebundene Immunreaktion nach Injektion von *Fremdzellen* oder nach allogener *Hauttransplantation.* Nach letzterer erfolgt die »first set«-Abstoßung oft um den 10.–11. Tag, wenigstens zu einem guten Teil aufgrund der spezifischen Zyto- bzw. Histotoxizität der Zellen des Effektorschenkels zellgebundener Immunreaktionen.

Nach *Sekundärstimulation* mit demselben Antigen findet sich am *Ort der Antigenapplikation* oft schon innerhalb von 1–2 Tagen ein ziemlich dichtes lymphohistiozytäres Infiltrat, mit Zeichen von Lymphozyten- und Makrophagenaktivierung (vgl. Tuberkulinreaktion, S. 1083). Diese raschere Antwort geht vornehmlich von zirkulierenden Gedächtniszellen aus, die dort, wo der Reiz gesetzt ist, z. T. ins Gewebe austreten und in der geschilderten Weise einen Amplifikationseffekt – bei Anwendung von Fremdzellen oder Fremdgewebe (*»second set«-Abstoßung,* S. 1232) auch zyto- und histotoxische Wirkungen – zur Folge haben. In *regionären Lymphknoten* spielen sich ähnliche Vorgänge ab wie nach Primärstimulation, nur ist der Verlauf in der Regel rascher, und das Ausmaß dieser sog. *anamnestischen Reizantwort* noch stärker.

Beim *Menschen* liegen nach allem bekannten die Verhältnisse ganz ähnlich wie bei der Maus: der zeitliche Verlauf der zellgebundenen Immunreaktionen ist vielleicht etwas langsamer.

Beispiele:

- Nach Überstehen der *Masern* oder nach einer erfolgreichen Masernimpfung ist der gesunde Organismus zeitlebens gegen die krankmachenden Folgen eines erneuten Kontaktes mit Masernvirus geschützt. Diese überwiegend zellgebundene Immunität ist ziemlich streng spezifisch und richtet sich z. B. nicht gegen Mumpsvirus.
- Die Spezifität, mit der *histoinkompatible Gewebs- oder Organtransplantate* abgestoßen werden, scheint zu einem guten Teil auf der zytotoxischen Wirkung spezifisch gegen das (die) Alloantigen(e) sensibilisierter T-Lymphozyten zu beruhen.
- Beim *Kalb* läßt sich die Abstoßung allogener *Hauttransplantate* auf der hintern Körperhälfte durch fortgesetzte Zerstörung der Ductus thoracicus-Lymphozyten (z. B. mit Hilfe ionisierender Strahlen oder eines Verwerfens der Zellen, verbunden mit Reinfusion der zellfreien Lymphe) lange Zeit hinausschieben. Sobald aber die normale Lymphozytenzirkulation und -rezirkulation wieder hergestellt sind, erfolgt die Abstoßung des Transplantats. Diese Versuche zeigen, daß in diesem System die Effektorzellen zumindest mehrheitlich auf dem Lymph- und Blutweg das Transplantat erreichen.
- Bei *Allotransplantation von Nieren* erfolgt die Sensibilisierung der T-Lymphozyten teilweise innerhalb des übertragenen Organs.

123.4. Sog. humorale Immunreaktionen

Definitionen: Die Bildung spezifischer, antigengerichteter humoraler Antikörper vom Ig-Typ ist eine Leistung des B-Lymphozyten-Plasmazell-Systems. Ist der Organismus mit einem bestimmten Antigen bzw. dessen Determinanten noch nicht in Berührung gekommen und weist er auch keine kreuzreagierenden Antikörper auf, antwortet er auf eine Stimulation durch das betreffende Immunogen mit einer sog. *primären humoralen Immunreaktion (»primary antibody response«,* kurz: *humorale Primärantwort oder Primärreaktion).* Ist der Körper jedoch aktiv vorimmunisiert (»sensibilisiert«), indem er mit dem entsprechenden Antigen schon früher in Kontakt geraten war, oder produziert er kreuzreagierende Antikörper, kommt es zu einer sog. *anamnestischen humoralen Immunreaktion (»anamnestic antibody response«).* Dabei unterscheiden wir zwischen einer *Sekundärantwort (»secondary antibody response«), Tertiärantwort* usw. Mehrere wiederholte Stimulationen durch dasselbe Antigen führen u. U. einen Zustand von sog. *Hyperimmunisation* herbei.

Der *Nachweis von Antikörpern* im Blutplasma (bzw. im Serum) oder in anderen Körperflüssigkeiten kann auf verschiedene Art erfolgen, z. B. in vitro durch Präzipitatbildung zwischen Antigen und Antikörper im Äquivalenzbereich und deren Anwendungen, wie Immunoelektrophorese, »Rokket«-Elektrophorese, Ouchterlony- und Oudin-Test sowie die Radioimmundiffusionstechnik. Häufig werden ferner direkte und passive Hämagglutinationsverfahren benützt. Quantitativ gute Resultate liefert die Messung der Antigenbindungskapazität, und in neuerer Zeit werden immer häufiger sog. »Radioimmunoassays« (s. auch RIST und RAST), d. h. verschiedene Spielarten des Farr-Tests benützt. Für einen Antikörpernachweis im Gewebe eignen sich Immunfluoreszenz-Methoden, verbunden mit Fluoreszenz-Hemmtest, ferner immunhistochemische Techniken, wie die Anwendung von mit Peroxidase gekoppelten Antigenen bzw. – in der Sandwich-Technik oder als »*e*nzyme-*l*inked *i*mmuno*s*orbent assay« (ELISA) – Antikörpern (S. 1773). Als sehr empfindlich erweisen sich gewisse Neutralisations-Methoden, bei denen ein Toxin (z. T. Tetanustoxin) oder andere Antigene durch vorherige Inkubation mit dem zu prüfenden Serum »neutralisiert«, und dann in vivo auf fehlen-

den, teilweisen oder gänzlichen Verlust der Toxizität geprüft werden.
Die *Einteilung der Antikörper* kann nach verschiedenen Gesichtspunkten vorgenommen werden. In *funktioneller Beziehung* unterscheidet man beispielsweise *Toxin- oder Virus-neutralisierende, Bakterien-immobilisierende* – mit Hilfe von Komplement – *lysierende,* ferner *opsonisierende* und *agglutinierende Antikörper.* Hinsichtlich ihrer Neigung, sich unspezifisch an Zelloberflächen anzulagern, hält man sog. *zytotrope bzw. zytophile Antikörper* (z. B. IgE auf Mastzellen) und andere auseinander, die diese Eigenschaft nicht oder wenig erkennen lassen. Teilweise hängen solche Charakteristika von der *Ig-Klasse und -Subklasse der Antikörper* ab, die ein weiteres Kriterium zu deren Unterscheidung darstellen. Schließlich läßt sich zwischen *kompletten* und »*inkompletten*« *Antikörpern* sowie solchen, die einem monomeren Ig oder einem polymeren Ig entsprechen, differenzieren (S. 1095).
Antikörper bilden mit korrespondierenden Antigenen *Immunkomplexe,* die löslich sein oder präzipitieren können, letzteres vor allem im sog. Äquivalenzbereich.

Ursachen: Wie schon hervorgehoben wurde, lösen die meisten Antigene bzw. Immunogene sowohl eine zellgebundene wie eine humorale Immunreaktion aus. Wir haben ebenfalls erwähnt, daß hinsichtlich der Frage, ob die erste oder zweite der genannten Formen von Immunreaktionen vorherrsche, zu einem gewissen Grad auch die *Eintrittspforte* von Bedeutung ist, da beispielsweise eine subkutane Injektion eher eine humorale Reizantwort hervorruft als eine intrakutane. Die meisten *Fremdproteine* (z. B. Exotoxine, S. 1753) führen vorwiegend zur Antikörperproduktion, weniger zu zellgebundenen Immunreaktionen. Dasselbe gilt für *Antigene mit sich wiederholender Grundstruktur,* wie bakterielle Polysaccharide und Lipopolysaccharide (s. sog. »thymusunabhängige Antigene, S. 1064). Von den mikrobiellen Antigenen sind es vor allem *Antigene extrazellulär wachsender Bakterien,* die überwiegend humorale Immunreaktionen erzeugen. Dies hat sich u. a. bei Patienten gezeigt, die an einem Antikörpermangelsyndrom ohne erhebliche Beeinträchtigung der zellgebundenen Immunität leiden: Hier herrschen bei den häufigen infektiösen Komplikationen pyogene Keime, wie Pneumokokken, Staphylokokken und Haemophilus influenzae, vor. *Transplantationsantigene auf körperfremden Zellen und Geweben* vermögen ebenfalls eine kräftige Antikörperproduktion im Wirtsorganismus herbeizuführen, und die Bedeutung der letzteren im Rahmen von Abstoßungsreaktionen wird heute nicht mehr – wie früher – unterschätzt. Ähnliches gilt möglicherweise für Immunreaktionen gegen *Tumor-assoziierte Antigene. Verschiedene Viren,* die im allgemeinen die Membran der Wirtszellen nicht verändern (z. B. Enteroviren, wie Polioviren, und Rhinoviren), verursachen – neben einer möglichen, allerdings noch schlecht bekannten zellulären – vor allem auch eine humorale Reizbeantwortung. Für die Verhinderung des Eintritts und damit eine Vermeidung bzw. Abwehr von Infektionen durch Viren dieser Art, spielt wahrscheinlich u. a. die Produktion von sekretorischem IgA eine besondere Rolle.

Entstehungsweise und **Verlauf** (Abb. 159): Wie im Fall der zellgebundenen Immunreaktionen, kann auch im Rahmen der *primären spezifischen humoralen Immunreaktion* von einer Erkennungsphase (»afferenter Schenkel«), einer zellulären Reaktions-, d. h. Proliferations- und Differenzierungsphase (»zentraler Teil der Reaktion«) und einer Effektorphase (»efferenter Schenkel«, d. h. hier Freisetzung von Antikörper in Zirkulation) gesprochen werden. Dazu kommt es ebenfalls zur Bildung eines »immunologischen Gedächtnisses« bzw. von »Gedächtniszellen«.
Die *Erkennungsphase* gleicht nach allem, was man weiß, in manchen Teilen derjenigen bei zellgebundenen Immunreaktionen, wenigstens dann, wenn es sich um sog. »*thymusabhängige*« *Antigene* handelt: Mit Hilfe akzessorischer Zellen (s. dort) scheinen hier die *antigenreaktiven T-Zellen* eine wesentliche Rolle zu spielen. Wie schon erwähnt, scheinen die Makrophagen in vielen Fällen – z. B. durch Endozytose von Antigen, Bildung von Antigenfragmenten und Exposition derselben an ihrer Oberfläche (an Ir-Genprodukte gebunden?) – die Antigenerkennung durch T-Lymphozyten zu fördern. Allgemein wird angenommen, es fänden sich in einem Organismus, der noch nie mit einem bestimmten Antigen bzw. dessen Determinanten in Kontakt gekommen sei, neben spezifisch Antigen-reaktiven T-Zellen auch B-Lymphozyten, die einen dem betreffenden Antigen korrespondierenden (homologen) Antikörper in Form von Oberflächen-Ig »bereithielten«. Diese Hypothese stützt sich indessen zum großen Teil auf Untersuchungen, bei denen Antigene wie Schaferythrozyten benützt wurden. Die letzteren tragen aber bekanntlich an ihrer Oberfläche Antigene, gegen die die meisten Säuger »natürliche« Antikörper schon gebildet haben: Von einem streng erstmaligen Kontakt kann in solchen Fällen nicht gesprochen werden. Im Fall einer sicher fehlenden Vorimmunisierung und bei Abwesenheit kreuzreagierender Antikörper sind B-Zellen, die das betreffende Antigen sogleich spezifisch an die Oberfläche binden, unseres Wissens bisher nicht regelmäßig nachgewiesen worden. Ob dies an der geringen Zahl solcher Elemente hängt, oder ob *Antigen-sensitive B-Lymphozyten* erst nach Antigen-Kontakt aus einem weniger differenzierten Vorläuferkompartiment hervorgehen, muß durch weitere Untersuchungen geprüft werden. So oder so gelingt es, zumindest einige Tage nach echter Primärstimulation B-Lymphozyten mit SIg aufzufinden, das die Eigenschaften eines membranständi-

gen, spezifischen Antikörpers zu haben scheint. Beispielsweise beim Menschen – wie im übrigen bei Mäusen und Ratten – handelt es sich bei diesem *B-Zell-Rezeptor* um *monomeres IgM und IgD,* d. h. IgG scheint hier keine bedeutende Rolle zu spielen. Sog. *»thymusunabhängige« Antigene* bzw. *Immunogene* (S. 1059) sollen nach heute vorherrschenden Meinungen entsprechend »antigensensitive« B-Zellen ohne Hilfe der T-Lymphozyten zur Proliferation und Differenzierung veranlassen können. Diese Frage ist jedoch noch nicht endgültig entschieden; insbesondere bedarf die teilweise Mitogen-ähnliche Wirkung dieser Substanzen einer weiteren Prüfung.

Der *»zentrale Teil« der primären humoralen Immunreaktion,* der zunächst weit überwiegend *in den lymphoretikulären Organen* stattfindet, welche dem »nächsten Filter entsprechen« (meistens primäre Lymphknotenstationen, nach intravenöser Antigeninjektion die Milz), umfaßt eine *Proliferation* der spezifischen, auf den Antigenreiz reagierenden B-Lymphozyten und deren schrittweise *Differenzierung* zu Plasmoblasten und schließlich Antikörper-sezernierenden Proplasmozyten und Plasmazellen. Wahrscheinlich greifen auch hier, d. h. nicht nur in der Erkennungsphase, zwischenzellige Wechselwirkungen (S. 1077) regulierend ein, insbesondere Helfer- und Suppressor-T-Zellen, Makrophagen und andere akzessorische Elemente. Im Rahmen von Primärantworten betrifft die Zellteilungstätigkeit zunächst meistens B-Lymphozyten, die als SIg *IgM* bzw. *IgM und IgD* tragen: Aus der Proliferation und Differenzierung dieser Elemente entwickeln sich schließlich IgM-sezernierende Plasmazellen, die oft ein lymphoides Aussehen haben. Im Verlauf dieses Geschehens kommt es in der Mehrzahl der Systeme mit der Zeit zu einer teilweisen *Umstellung* (*»switch«,* S. 1070) von der IgM-Produktion zur Bildung von Antikörpern einer oder mehrerer anderer Ig-Klassen und Subklassen, insbesondere IgG: Vorläufer dieser Elemente bilden sich wahrscheinlich u. a. in Keimzentren, die als Folge der antigenischen Stimulation im Rahmen humoraler Reizantworten entstehen, sich vergrößern und über längere Zeit eine starke Mitosetätigkeit erkennen lassen. Man vermutet, daß diese Strukturen Gedächtniszellen für humorale anamnestische Immunreaktionen bilden. Verfolgt man nach einer echten Primärstimulation das Erscheinen spezifischer Antikörper im Serum als Funktion der Zeit, zeigt sich in den meisten Systemen eine Latenzzeit von mehreren Tagen. Bei Mäusen, die mit flüssigem Tetanustoxoid durch Injektion in die Fußsohlen stimuliert worden waren, läßt sich mit Hilfe des sehr empfindlichen Ehrlich'schen Neutralisationstestes (Neutralisation von Tetanustoxin, Prüfung in vivo) oft erst nach 8–10 Tagen Serumantikörper nachweisen. Der *Antikörpertiter* steigt dann während 2–3 Wochen an, um schließlich ein flaches Plateau zu erreichen und später wieder etwas abzusinken. An diesem Rückgang der Antikörperkonzentration im Blut sind – abgesehen von den allfälligen Folgen einer Immunelimination (S. 1080) – wahrscheinlich Selbstregulationsmechanismen beteiligt, die u. a. eine hemmende Wirkung des produzierten Antikörpers auf die weitere Proliferation und Differenzierung der betreffenden Zellinie umfassen. Vermutlich sind auch Anti-Idiotypen-Antikörper an diesem Geschehen beteiligt (S. 1082). Sog. *Gedächtniszellen,* d. h. B-Lymphozyten, die bei einem weiteren Kontakt mit dem entsprechenden Antigen rasch in Proliferation, Differenzierung und Antikörperproduktion übergehen können, finden sich zu Beginn der humoralen Primärantwort vor allem im regionären Lymphknoten (nach intravenöser Verabreichung des Antigens in der Milz); nach mehreren Tagen setzt deren Ausbreitung im ganzen Körper ein, und man kann diese Elemente dann auch in entfernten lymphoretikulären Organen nachweisen. Wahrscheinlich sitzen sie hier vor allem in B-Zell-Arealen, und nur ein kleiner Teil befindet sich in Zirkulation oder Rezirkulation. Zur Primärstimulation eignet sich *partikuläres Antigen* (z. B. Aluminiumphosphat-adsorbiertes Tetanustoxoid) wesentlich besser als flüssiges, indem der Antikörperanstieg nach Anwendung des ersteren früher und höher ansteigt als nach Stimulation mit dem flüssigen Toxoid.

Die *Effektormechanismen* der humoralen Immunreaktion richten sich z. T. nach der Art des auslösenden Antigens, z. T. nach den Eigenschaften der produzierten spezifischen Antikörper. Zu den vielfältigen möglichen Wirkungen der letzteren gehören u. a. die folgenden: 1) *Neutralisation bakterieller Exotoxine* (z. B. Tetanustoxin) und freigesetzter Endotoxine: alle IgG-Klassen, IgA, IgM u. a.; 2) *Immobilisation beweglicher Keime,* die Geißeln, Flagellen oder einen Achsenfaden besitzen: wahrscheinlich mehrere Ig-Klassen, u. a. auch IgA; 3) *spezifische Opsonierung partikulären Antigens* (so daß dieses leichter phagozytiert wird): alle IgG-Klassen; 4) *Lyse z. B. von Fremdzellen* mit Hilfe einer Komplementaktivierung auf dem klassischen Weg: beim Menschen IgG1 und IgG3, weniger IgG2, ferner IgM, auf dem direkten Weg: alle Ig (vielleicht außer IgD); 5) *Haftung an Oberflächen von Zellen:* beim Menschen die u. a. für Lymphozyten und Makrophagen zytophilen (-tropen) IgG1 und IgG3, vielleicht auch IgE, ferner die für die Mastzellen zytophilen IgE und vielleicht IgG4, wobei die Bindung an die Membran dieser Elemente offenbar durch oberflächliche Fc-Rezeptoren erfolgt (vgl. dazu *anaphylaktische Reaktionen,* S. 1098); 6) sog. *Antikörper-vermittelte Zytotoxizität,* wobei es durch eine Komplexbildung zwischen Zielzellen und spezifischen Antikörpern – neben u. a. einer Makrophagenaktivierung – zu einer zytolytisch wirkenden Aktivität von sog. *K-Zellen* kommt (S. 1074); 7) Entstehung von *Immunkomplexen* zwischen Antigen und homologem Antikörper, wobei es – abgesehen von der erwähnten Komplementaktivierung und entzündlichen Reaktionen u. a. auch von Seiten der Granulozyten – zu einer *Ingangsetzung des Gerinnungssystems* (S. 439) kommen kann. Immunkomplexe werden z. T. durch Granulozyten und

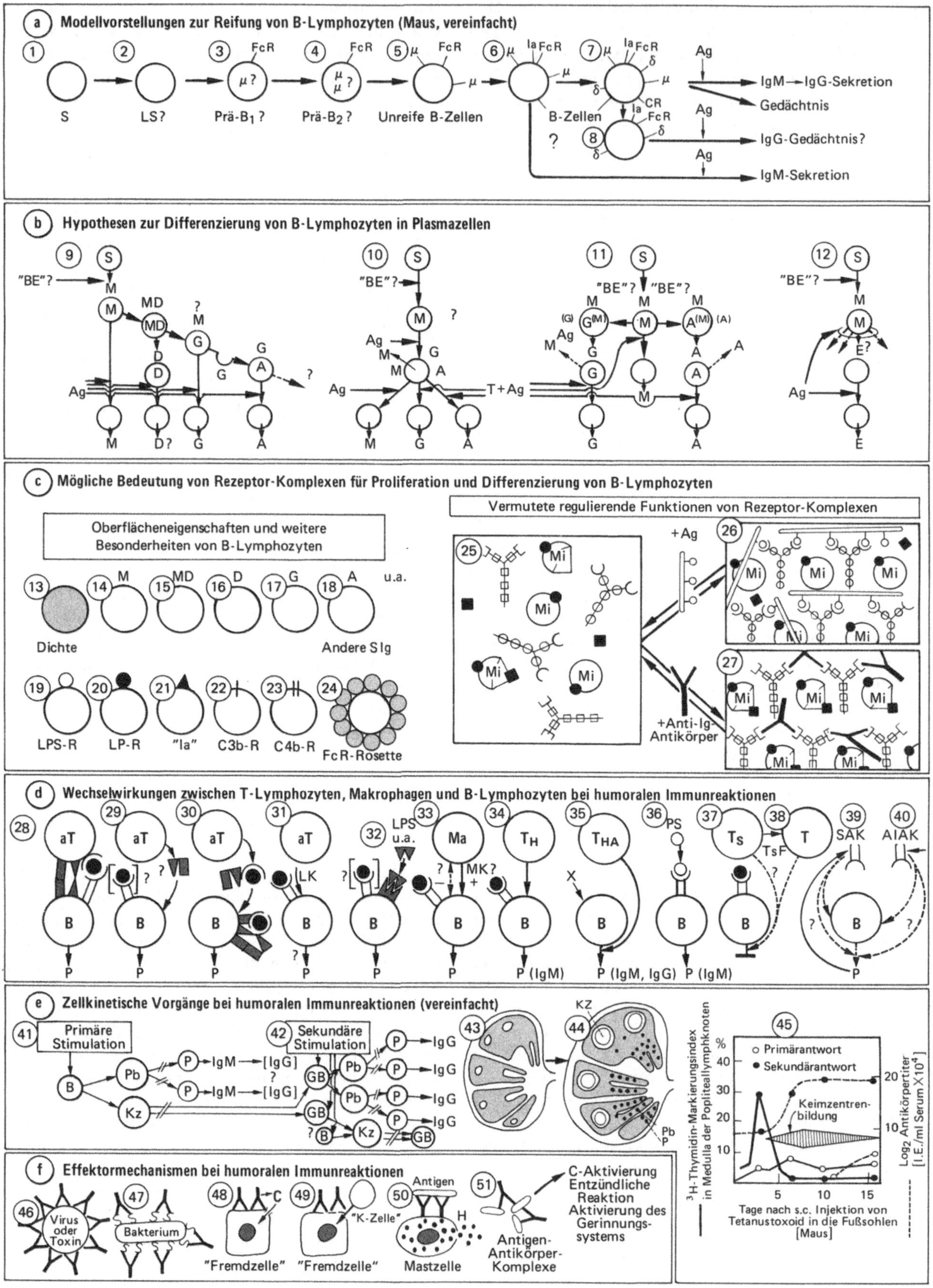
a Modellvorstellungen zur Reifung von B-Lymphozyten (Maus, vereinfacht)
S
LS?
Prä-B1 ?
Prä-B2 ?
Unreife B-Zellen
B-Zellen
IgM→IgG-Sekretion
Gedächtnis
IgG-Gedächtnis?
IgM-Sekretion
b Hypothesen zur Differenzierung von B-Lymphozyten in Plasmazellen
"BE"?
T+Ag
c Mögliche Bedeutung von Rezeptor-Komplexen für Proliferation und Differenzierung von B-Lymphozyten
Oberflächeneigenschaften und weitere Besonderheiten von B-Lymphozyten
Dichte
Andere SIg
u.a.
LPS-R
LP-R
"Ia"
C3b-R
C4b-R
FcR-Rosette
Vermutete regulierende Funktionen von Rezeptor-Komplexen
+Ag
+Anti-Ig-Antikörper
d Wechselwirkungen zwischen T-Lymphozyten, Makrophagen und B-Lymphozyten bei humoralen Immunreaktionen
LPS u.a.
LK
MK?
PS
TsF
SAK
AIAK
P (IgM)
P (IgM, IgG)
P (IgM)
e Zellkinetische Vorgänge bei humoralen Immunreaktionen (vereinfacht)
Primäre Stimulation
Sekundäre Stimulation
IgM→[IgG]
IgG
KZ
o Primärantwort
• Sekundärantwort
Keimzentrenbildung
^{3}H-Thymidin-Markierungsindex in Medulla der Popliteallymphknoten
Log$_2$ Antikörpertiter [I.E./ml Serum X10^4]
Tage nach s.c. Injektion von Tetanustoxoid in die Fußsohlen [Maus]
f Effektormechanismen bei humoralen Immunreaktionen
Virus oder Toxin
Bakterium
Antigen
"K-Zelle"
"Fremdzelle"
"Fremdzelle"
Mastzelle
Antigen-Antikörper-Komplexe
C-Aktivierung
Entzündliche Reaktion
Aktivierung des Gerinnungs-systems

Abb. 159 a–f. *Humorale Immunreaktionen: Einige Hinweise.* **a** *Modellvorstellungen zur Reifung von B-Lymphozyten (Maus).* Wie im Fall der T-Zellen wird auch für die B-Lymphozyten angenommen, daß sie aus *hämopoietischen Stammzellen* (S, 1) hervorgehen, die sich – möglicherweise über eine gemeinsame lymphozytäre Stammzelle (LS, 2) – durch schrittweise Differenzierung in Prä-B_1-(3, mit μ-Ketten (?) und Fc-Rezeptoren, FcR), Prä-B_2-(4, mit einem höheren Gehalt an μ-Ketten) und unreife B-Zellen (5, mit Oberflächen-IgM) in *typische B-Lymphozyten* (6, 7, zusätzlich mit Ia-Antigen) weiterentwickeln sollen. Vorläufig trägt dieses Schema jedoch z. T. noch hypothetischen Charakter. Verschiedene Beobachtungen in vitro sprechen dafür, daß B-Zellen, die an der Oberfläche als Vertreter von H-Ketten nur μ-Ketten aufweisen (6), durch antigenische Stimulation (Ag) zunächst lediglich zur Einleitung einer Immunreaktion mit Sekretion von IgM befähigt sind, während Lymphozyten, die membranständige μ- und δ-Ketten zeigen (7), offenbar IgM-, IgG- und andere Ig-Produzenten entstehen lassen sowie überdies B-Gedächtniszellen mit entsprechender Spezifität hervorbringen können. Von den B-Lymphozyten, die im Membranbereich nur δ-, nicht aber μ-Ketten nachweisen lassen, vermutet man, sie hätten mit der Ausbildung eines »IgG-Gedächtnisses« zu tun (8). Neuere Befunde sprechen dafür, daß sich unreife B-Zellen besser zur *Toleranzinduktion* eignen als reife. **b** *Hypothesen zur Differenzierung von B-Lymphozyten in Plasmazellen.* Verschiedene Autoren postulieren, daß die Reifung von B-Lymphozyten aus hämopoietischen Stammzellen von einem »microenvironment« abhängt, das einigermaßen der Bursa Fabricii der Vögel entspricht *(BE = »bursal environment«).* Wo ein derartiges Milieu beim Säuger verwirklicht ist, bleibt vorläufig noch ungewiß (hämopoietisches Gewebe? Darm-assoziiertes lymphatisches Gewebe? u. a.). Modellvorstellungen zur Reifung der B-Lymphozyten von der IgM-Klasse (M) in solche anderer Ig-Klassen (MD, G, A, E) sind in den Skizzen 9–12 veranschaulicht. Man erkennt, daß ein antigenischer Reiz im allgemeinen eine Sekretion von Immunglobulinen jener Klasse nach sich zieht, die auch im Membranbereich der spezifisch stimulierten B-Zellen vorlag. Dabei kann es im Verlauf der Reaktion – unter der Einwirkung von Antigenen und T-Lymphozyten (T + Ag) – zu einem »switch« von der Produktion von Ig der einen Klasse (z. B. IgM) zu einer solchen einer anderen Klasse (z. B. IgG) kommen. Ob aber IgM-B-Zellen direkt auch in IgA-Zellen oder IgE-Zellen übergehen können, ist noch unklar. Erste Hinweise auf die letztgenannte Möglichkeit sind jedenfalls vorhanden (12). **c** *Mögliche Bedeutung von Rezeptor-Komplexen für Proliferation und Differenzierung von B-Lymphozyten.* B-Lymphozyten, die in der Regel eine geringere Dichte aufweisen als T-Lymphozyten (13), kennzeichnen sich durch die Anwesenheit von der Zelle selbst produzierter Immunglobuline im äußeren Membranbereich (s. o.). Beim Menschen weisen die meisten B-Zellen des peripheren Blutes an der Oberfläche IgM und IgD (MD, 15), z. T. auch nur IgM (M, 14) auf, während man Blutlymphozyten mit *Oberflächen-Immunglobulinen* (*SIg* = *»surface immunoglobulin«*) der Klassen D, G u. a. nur in geringer Zahl antrifft (16–18). B-Lymphozyten besitzen ferner *Fc-Rezeptoren,* über die sie z. B. mit Ig bedeckte Erythrozyten zu binden vermögen (FcR-Rosetten, 24). Außerdem hat man gute Gründe für die Annahme einer Existenz von *Mitogen-Rezeptoren* (z. B. für bakterielles Lipopolysaccharid (LPS-R, 19) oder Lipoprotein (LP-R, 20). Abgesehen von einem *Ia-* (bzw. beim Menschen Ia-ähnlichen?) Antigen (21), dem bei Immunantworten große Bedeutung zukommt (s. **d**), finden sich an der B-Zellen-Oberfläche ferner z. T. *Rezeptoren für Komplementkomponenten* (C3b-R (22) und C4b-R, 23). Lymphozyten, die die letzteren besitzen (CR+), reagieren auf verschiedene Mitogene in der Regel mit einer rascheren proliferativen Antwort als die CR-negativen (CR−) Zellen. Neuere Beobachtungen in vitro deuten darauf hin, daß die *B-Zellen-Aktivierung,* die zu Proliferation und Differenzierung in Ig-sezernierende Plasmazellen führt, einem komplexen Geschehen entspricht, mit Einbezug nicht nur von Antigen und spezifischem, d. h. als Oberflächen-Antikörper wirkendem SIg, sondern auch von Mitogen-Rezeptoren (Mi), die z. T. mit der Adenylat-Zyklase (■) in enge Beziehung treten können (25, Aufsicht auf B-Zellen-Oberfläche). Offenbar bedarf es zur Auslösung der B-Zellen-Proliferation und -Differenzierung entweder einer T-Zellen-Hilfe oder eines anderen Mitogens (z. B. bakterieller Herkunft), an das sich das Antigen binden und somit zu einer Umlagerung (»kritischen Konzentration«) der Oberflächen-Rezeptoren der B-Zelle Anlaß geben kann. Nach einer neueren Hypothese (Melchers, F.: Receptors for the regulation of growth and differentiation of murine B-lymphocytes. Biol. Cellulaire *32*, 9 (1978)) scheinen die SIg zwei verschiedene Konformationen anzunehmen, je nachdem, ob sie mit Antigen (26) oder einem Anti-Ig-Antikörper (27, z. B. Anti-Idiotypen-Antikörper) in Wechselwirkung treten. Steigt als Folge derartiger Vorgänge in der Zelle der Quotient $\frac{cAMP}{cGMP}$ an, kann die Differenzierung in eine Ig-sezernierende Zelle oder Zellinie offenbar eingeleitet werden. Es gibt aber noch verschiedene weitere Modelle der B-Zellen-Stimulation. **d** *Wechselwirkungen zwischen T-Lymphozyten, Makrophagen und B-Lymphozyten bei humoralen Immunreaktionen.* Diese Prozesse sind vermutlich sehr komplex. Die meisten Informationen stammen aus Beobachtungen in vitro, über deren Bedeutung in vivo zur Zeit noch keine Klarheit besteht. Es ist bei der Einleitung der plasmazellulären Differenzierung (P) von B-Zellen u. a. mit folgenden Vorgängen zu rechnen: Stimulation eines B-Lymphozyten durch *direkten Kontakt mit einem aktivierten T-Lymphozyten* (aT), der an seinem Antigenrezeptor (∪) das korrespondierende Antigen (●) trägt, wobei »cell interaction factors« (▮) bzw. Produkte von »Ir«-Genen (▲) eine wichtige Rolle zu spielen scheinen (28); *unspezifische* (29) und *spezifische* (30) Stimulation von B-Zellen durch *lösliche T-Zellen-Faktoren* und *Lymphokine* (LK, 31); Auslösung von Proliferation und Differenzierung einer mit dem korrespondierenden Antigen verbundenen B-Zelle (mit oder ohne an der Oberfläche fixiertem Antigen) durch ein *Mitogen*, z. B. bakterielles Lipopolysaccharid (LPS, 32); stimulierende (oder hemmende?) Wirkung von – aus Makrophagen (Ma) stammenden – *Monokinen* (MK, 33) und/oder von *T-Helfer-Zellen* (T_H) auf mit Antigen verbundene B-Lymphozyten (34); Förderung der B-Zellen-Proliferation durch andere Helfer-T-Zellen (*»augmenter« cells*, T_{HA}, 35); direkte Stimulation von B-Lymphozyten durch *»thymusunabhängige« Antigene, z. B. Polysaccharid (PS)-Antigene* (36, Resultat: meist IgM-Produktion); Hemmwirkung von *Suppressor-T-Zellen* (T_S), z. T. über direkt oder von anderen T-Lymphozyten produzierte lösliche *»Suppressor-T-Zellen-Faktoren«* (TsF, 37, 38); hemmende Wirkung *spezifischer Antikörper* (SAK, 39) und/oder *antiidiotypischer Antikörper* (AIAK, 40) auf die Proliferation der betreffenden B-Zellen-Linie, vor allem auf Stufe der wenig differenzierten Elemente. **e** *Zellkinetische Vorgänge bei humoralen Immunreaktionen.* Bei einer echten humoralen *Primärantwort* ist die proliferative Tätigkeit im Medullärbereich regionärer Lymphknoten relativ gering, wird aber – vor allem im Fall einer »thymusabhängigen« Antigenstimulation – von einer erheblichen Keimzentrenbildung (KZ) begleitet. Der Antikörpertiter im Blut steigt relativ spät und nur wenig an (vor allem IgM, 41, 43–45). Die kräftige Keimzentrenentwicklung dient offenbar in erster Linie dem »B-Zellen-Gedächtnis« (GB = B-Gedächtniszellen, die nach erneuter Stimulation vorwiegend zu IgG- (allenfalls IgA- ?) Produzenten werden). Nach *Sekundärstimulation* kommt es in den regionären Lymphknoten zu einer frühen, mächtigen und kurzdauernden Proliferation vorsensibilisierter B (-Gedächtnis)-Zellen, die in Plasmoblasten (Pb) und Plasmazellen (P) übergehen. Der Antikörpertiter im Blut steigt früh und hoch an (42–45). Produziert wird vor allem IgG, u. U. auch IgA u. a.. Die Keimzentrenreaktion folgt der Plasmazellproliferation zeitlich nach. Bei *Hyperimmunisierung* verschwinden die Keimzentren weitgehend,

Makrophagen endozytiert und abgebaut; u. U. haben sie krankmachende Folgen (S. 1109).
Nach *Sekundärstimulation* mit demselben Antigen, das bei vorimmunisierten Individuen in *flüssiger Form* meist wirkungsvoller ist als in partikulärer, steigt der Antikörpertiter im Blutplasma (bzw. Serum) schon nach 2–3 Tagen steil an und erreicht innerhalb von ungefähr einer Woche Werte, die z. T. tausendfach über denen nach Primärstimulation liegen. Diese rasche Reaktion beruht vor allem auf dem Vorhandensein einer erheblichen Zahl spezifischer *Gedächtniszellen* in den lymphoretikulären Organen und im Blut, die nach erneutem Kontakt mit dem entsprechenden Antigen rasch in DNA-Synthese, Teilung, weitere Proliferation und Differenzierung gehen (s. u.). Die daraus resultierenden Plasmazellen produzieren bei der anamnestischen Reizbeantwortung vor allem Antikörper von der *IgG*-Klasse, z. T. aber auch von anderen Ig-Klassen, wie IgA (z. B. Darmbereich), IgE u. a. Nach erfolgter Sekundärantwort bleibt der Antikörpertiter in der Regel noch längere Zeit auf einem wesentlich höheren Niveau als nach Primärstimulation, wenn er auch allmählich absinkt.
Eine *Tertiärstimulation* hat meistens eine mindestens ebenso rasche, noch weitere Zunahme der Antikörperproduktion zur Folge wie die sekundäre Antigengabe. Allerdings steigt hier der Antikörpertiter nicht mehr im selben Maß weiter an wie nach Sekundärstimulation.

Morphologisch und **zellkinetisch** lassen spezifische humorale Immunreaktionen u. a. folgendes erkennen: Bei *Primärstimulation* finden sich am *Ort des Antigeneintritts* zunächst Veränderungen, die stark denen nach Injektion irgend eines Fremdmaterials gleichen. In *regionären Lymphknoten* (nach intravenöser Antigengabe in der *Milz*), d. h. der Hauptlokalisation der reaktiven zellkinetischen Vorgänge, zeigt sich der Verlauf der Primärantwort, wie er z. B. bei Mäusen mit Hilfe autoradiographischer und immunohistochemischer Methoden nach Injektion von Tetanustoxoid in die Subkutis der betreffenden Region studiert werden kann, in folgender Weise: Während der ersten Tage macht sich im Grenzbereich zwischen dem tiefen Kortex (»thymusabhängige« Zone) und der Medulla eine leicht vermehrte Zellteilungstätigkeit bemerkbar, die bis zum 5. Tag ein Maximum erreicht und sich vermehrt auch in den Marksträngen manifestiert. Die Mitosetätigkeit im Parakortex erscheint nur geringfügig verstärkt. Mit Beginn um den 4. Tag bilden sich im follikulären Kortex neue Keimzentren, die an Größe zunehmen und ungefähr am 8. Tag maximale Ausmaße erreichen. Während mindestens einer weiteren Woche behalten diese Strukturen eine lebhafte Mitosetätigkeit bei, dann werden sie kleiner und verschwinden z. T. wieder. Zur Zeit der einsetzenden und zunehmend deutlicheren Keimzentrenentwicklung gehen im Medullarbereich aus proliferierenden großen lymphoiden Zellen Plasmazellen hervor, die jedoch oft immer noch einen weitgehend lymphoiden Aspekt haben (IgM-Produzenten!) und zahlenmäßig keine eindrückliche Reaktion darstellen.
Ganz anders verhält es sich mit der Antwort auf eine *Sekundärstimulation,* die man z. B. 4 Wochen nach der Primärstimulation vornimmt: Hier kommt es im Medullärbereich, zunächst auch mehr an der Grenze gegen den tiefen Kortex, zu einer mächtigen, jedoch kurzdauernden Welle von Proliferation, die am 3. Tag Höchstwerte aufweist (bis über 30% der Zellen in DNA-Sythese), allmählich in eine Differenzierung zu Plasmoblasten überleitet und um den 5. Tag schon wieder weitgehend abgeklungen ist. Aus diesen Zellteilungs- und Differenzierungsvorgängen gehen zahlreiche Plasmazellen hervor, die – wie sich immunohistochemisch zeigen läßt – spezifischen Antikörper enthalten, d. h. offensichtlich produzieren. Die Neubildung von Keimzentren setzt erst etwa am 3. Tag richtig erkennbar ein und führt zu einer maximalen Entfaltung dieser Strukturen um den 5. Tag, also auch früher als nach Primärstimulation. Ein zweiter Gipfel von vermehrter Keimzentrenentwicklung notiert man ungefähr am 12. Tag. Verschiedene Befunde sprechen dafür, daß die auf einen antigenischen Reiz hin de novo entstandenen Keimzentren – wenn überhaupt – nur einen geringen Anteil an der Antikörperproduktion haben, die durch diese Stimulation direkt ausgelöst wird. Die Hauptfunktion der Keimzentren scheint in der Ausbildung des humoralen immunologischen Gedächtnisses zu liegen; unterzieht man nämlich in der geschilderten Art sekundär stimulierte Mäuse am 4. Tag, d. h. *nach* Ablauf der Hauptwelle der medullären Plasmozytopoiese, jedoch *vor* maximaler Keimzentrenentwicklung, einer ionisierenden Ganzkörperbestrahlung mit z. B. 600 rad, wird die in Gang befind-

Abb. 159 a–f (Fortsetzung)

und es treten immer mehr Plasmazellen, z. T. auch retikuläre Elemente, auf. **f** *Effektormechanismen bei humoralen Immunreaktionen.* Antikörper erfüllen vor allem *protektive Aufgaben*, wie die *Neutralisation von Viren oder Toxinen* (46), die *Immobilisierung* beweglicher und/oder die *Opsonisierung* verschiedenster *Mikroben* (vor allem Bakterien, 47), die *Zerstörung »fremder« Zellen* über eine *Komplementaktivierung* (48) und/oder unter Mithilfe sog. *»Killer« (K)-Zellen* (49) u. a. m. Antigen-Antikörper-Reaktionen können für den Organismus aber auch *schädliche Folgen* haben (s. Abb. 160–165, S. 1102 bis 1142), z. B. in Form *anaphylaktischer Reaktionen*, bei denen es zur Freisetzung von Wirkstoffen (u. a. Histamin = H) aus Mastzellen kommt (50), ferner bei sog. *Immunkomplex-induzierten Krankheiten* (51), gegen körpereigene, durch Veränderung der Oberfläche jedoch »fremd« gewordene Zellen gerichtete *zytotoxische Reaktionen* (48, 49) u. a. m.

liche Antikörperproduktion kaum eingeschränkt. Solche Tiere sind aber kaum in der Lage, eine Tertiärstimulation mit Antikörperbildung zu beantworten.
Eine *Tertiärstimulation* und weitere, nachfolgende entsprechende Antigenreize können zum Zustand der *Hyperimmunisation* führen, in dem die regionären Lymphknoten in der Regel relativ weniger Lymphozyten, jedoch eine große Zahl von Plasmazellen aufweisen. Außerdem erscheint oft die Zahl der Retikulumzellen und Makrophagen erhöht, und die Keimzentren sind nicht mehr scharf abgrenzbar; z. T. sind sie verschwunden und haben Gruppen aktivierter Makrophagen, z. T. auch Fibrindepots Platz gemacht. Ein weiteres Kennzeichen der Hyperimmunisation ist die Vermehrung der Zahl von Blutgefäßen, insbesondere auch von postkapillären Venolen (S. 1076).
Soweit beurteilbar, finden sich beim *Menschen* im Rahmen humoraler Immunantworten ganz ähnliche Veränderungen, vielleicht mit einem etwas anderen zeitlichen Ablauf.

Beispiele:

- Bei *Mäusen* wird im Rahmen einer spezifischen humoralen Immunreaktion zunächst IgM-Antikörper gebildet, dann IgG2a, gefolgt von IgG1. Diese Umstellung der Produktion von Ig einer Klasse bzw. Subklasse auf eine andere geht mit der Bildung zunehmend größerer Mengen von Antikörpern und meist auch einer erhöhten Affinität derselben zum korrespondierenden Antigen einher.
- *Immunkomplexe,* z. B. von Tetanustoxoid und Antitoxin, eignen sich, falls ein leichter Antigenüberschuß vorliegt, gut zur Primärstimulation, bei der sie sich als stärkere Immunogene erweisen als Antigen allein. Bei Sekundärstimulation trifft das umgekehrte zu.
- Die humorale Immunantwort auf sog. *thymusabhängige Antigene* hängt in erheblichem Maß von den T-Zell-Funktionen ab. Sind diese beeinträchtigt, leiden u. a. die IgG- (bei Mäusen IgG1-), z. T. auch IgM-Produktion sowie die Entstehung eines immunologischen Gedächtnisses.
- Echte primäre humorale Immunreaktionen sind ionisierender Bestrahlung und anderen *schädlichen Agentien* gegenüber in der Regel wesentlich empfindlicher als die anamnestische Antikörperbildung.
- Ein erfolgreich z. B. mit Tetanustoxoid geimpftes Individuum wird, auch wenn die *Impfung* Jahre zurückliegt, nach erneutem Kontakt mit dem entsprechenden Antigen eine raschere und kräftigere Immunantwort vollziehen als ein nicht geimpftes. Dies beruht auf dem sog. immunologischen Gedächtnis – im Fall der humoralen Immunität wahrscheinlich besonders sensibilisierte B-Lymphozyten –, das es auch gestattet, durch eine sog. »injection de rappel« (»booster«) die Immunität noch nach langer Zeit und für eine erhebliche Dauer wieder zu erhöhen.

Literatur

Ascher, M. S., Gottlieb, A. A., Kirkpatrick, C. H. (eds.): Transfer factor. Basic properties and clinical applications. New York: Academic Press 1976 — *Curtiss, L. K., Edgington, T. S.*: Identification of a lymphocyte surface receptor for low density lipoprotein inhibitor, an immunoregulatory species of normal human serum low density lipoprotein. J. clin. Invest. *61*, 1298 (1978) — *Dimitriu, A., Fauci, A. S.*: Activation of human B lymphocytes. IX. Modulation of antibody production by products of activated macrophages. J. Immunol. *120*, 1818 (1978) — *Dyminski, J. W., Smith, R. T.*: Generation of cytotoxic effector cells by immunocompetent thymus cell subpopulations. J. exp. Med. *146*, 412 (1977) — *Eardley, D. D., Hugenberger, J., McVay-Boudreau, L., Shen, F. W., Gershon, R. K., Cantor, H.*: Immunoregulatory circuits among T-cell sets. I. T-helper cells induce other T-cell sets to exert feedback inhibition. J. exp. Med. *147*, 1106 (1978) — *Evans, R. L., Lazarus, H., Penta, A. C., Schlossman, S. F.*: Two functionally distinct subpopulations of human T cells that collaborate in the generation of cytotoxic cells responsible for cell-mediated lympholysis. J. Immunol. *120*, 1423 (1978) — *Fishelson, Z., Berke, G.*: T lymphocyte-mediated cytolysis: Dissociation of the binding and lytic mechanisms of the effector cell. J. Immunol. *120*, 1121 (1978) — *Haynes, B. F., Fauci, A. S.*: The differential effect of in vivo hydrocortisone on the kinetics of subpopulations of human peripheral blood thymus-derived lymphocytes. J. clin. Invest. *61*, 703 (1978) — *Kindred, B., Corley, R. B.*: Specificity of helper T cells for different antigens. Eur. J. Immunol. *8*, 67 (1978) — *Ligler, F. S., Cambier, J. C., Vitetta, E. S., Kettman, J. R., Uhr, J. W.*: Inactivation of antigen-responsive clones with antisera specific for IgM or IgD. J. Immunol. *120*, 1139 (1978) — *Melchers, F.*: Receptors for the regulation of growth and differentiation of murine B-lymphocytes. Biol. Cellulaire *32*, 9 (1978) — *Natvig, J. B., Perlmann, P., Wigzell, H.* (eds.): Lymphocytes. Isolation, fractionation and characterization. Scandinavian J. Immunology, Supplement No. 5. Baltimore: University Park Press 1976 — *Newman, W., Gordon, S., Hämmerling, U., Senik, A., Bloom, B. R.*: Production of migration inhibition factor (MIF) and an inducer of plasminogen activator (IPA) by subsets of T cells in MLC. J. Immunol. *120*, 927 (1978) — *Putnam, F. W.* (ed.): The plasma proteins, 2nd. ed., vols. 1–3. New York: Academic Press 1975–1977 — *Schlesinger, M.* (ed.): Lymphocytes and their cell membranes. New York: Academic Press 1976 — *Trinchieri, G., Santoli, D., Koprowski, H.*: Spontaneous cell-mediated cytotoxicity in humans: Role of interferon and immunoglobulins. J. Immunol. *120*, 1849 (1978)

124. Sog. Überempfindlichkeitsreaktionen (»allergische Reaktionen«)

Bei allen nachfolgend aufgeführten Überempfindlichkeitsreaktionen muß vorausgesetzt werden, daß der Organismus – sei es aufgrund eines vorherigen Kontakts mit dem entsprechenden Antigen sowie einer bereits vollzogenen primären Immunreaktion, sei es durch passive Übertragung von Antikörpern und/oder spezifisch sensibilisierten Zellen – schon immunisiert (»sensibilisiert«, u. U. »allergisiert«) ist. Ein nicht sensibilisiertes Individuum wird nach erstmaligem Kontakt mit einem Antigen einen solchen Zustand nicht vor Ablauf von 1–2 Wochen erreichen.

124.1. Begriffe und allgemeine Hinweise

Definitionen: Wie schon kurz erwähnt wurde, bezieht sich die Bezeichnung *»Überempfindlichkeit«* (*»hypersensitivity«*) im medizinischen Sprachgebrauch meistens auf spezifische Immunreaktionen und umschreibt einen Zustand, in dem ein *bereits sensibilisierter (»immunisierter«) Organismus* einen erneuten Kontakt mit dem »sensibilisierenden« (»allergisierenden«) Antigen *(»Allergen«)* in einer übersteigerten und mitunter krankmachenden Weise beantwortet *(krankmachende Immunreaktionen).* Der Begriff der *»Allergie«*, der in seiner ursprünglichen Bedeutung ganz allgemein der nach Antigenkontakt »veränderten Reaktionslage« des Körpers entsprach, wird heute uneinheitlich und wahlweise als Synonym für Überempfindlichkeit, insbesondere vom sog. Soforttyp (s. u.), z. T. aber auch für Immunität an sich verwendet. Man ist daher bemüht, diesen Ausdruck nach Möglichkeit durch genauere Begriffe zu ersetzen.

Da bei humoralen Überempfindlichkeitsreaktionen spezifischer Antikörper im Organismus – infolge eigener Produktion oder allenfalls passiver Übertragung derselben – bereits vorhanden ist, kann es bei erneutem Antigenkontakt in kürzester Zeit zu Antigen-Antikörperreaktionen und somit innerhalb von Minuten zur Ausbildung entsprechender Veränderungen kommen: Man redet hier von *Überempfindlichkeitsreaktionen vom Soforttyp* (englisch: *»immediate type hypersensitivity«*). Dabei wird zwischen sog. *anaphylaktischen Reaktionen (Überempfindlichkeit(sreaktion) vom Soforttyp i. e. S. = Typ I-Reaktion nach der Nomenklatur von Gell und Coombs),* die im wesentlichen auf einer, durch Komplexbildung zwischen dem Antigen und zytophilen Antikörpern ausgelösten Mastzell-Degranulierung beruht, und *zytotoxischen (zytolytischen, histotoxischen)* Reaktionen *(»Antikörperbedingte Überempfindlichkeitsreaktionen« = »Typ II-Reaktionen«)* unterschieden. Bei den letzteren reagieren vorwiegend zellständige bzw. gewebeständige Antigene mit zirkulierendem oder in der Gewebeflüssigkeit frei vorhandenem Antikörper, wobei es oft – aber nicht immer – zu einer Komplementaktivierung kommt, und ein mehr oder weniger ausgeprägter Zell- und/oder Gewebeschaden resultiert. In selteneren Fällen kann eine Antigen-Antikörperreaktion dieser Art – anstatt zu einem Schaden zu führen – eine Leistungssteigerung der betroffenen Zellen zur Folge haben (sog. *zytostimulierende Reaktion = Typ V-Reaktion*).

Nicht – oder häufig nicht – zu den Sofortreaktionen i. e. S. gehören die *Immunkomplex-induzierten Überempfindlichkeitsreaktionen bzw. Krankheiten (»Überempfindlichkeitsreaktionen vom Arthus-Typ«; »Arthus«-ähnliche Überempfindlichkeit = Typ III-Reaktionen),* bei denen pathogenetisch die Bildung löslicher Antigen-Antikörper-Komplexe im Gewebe und/oder im zirkulierenden Blut – mit nachfolgender Ablagerung z. B. in Gefäßwänden – im Vordergrund steht. Die Gewebefixierung solcher Immunkomplexe löst oft eine lokale entzündliche Reaktion aus, die durch die Komplexe selbst, freigesetzte Phagozytenenzyme und/oder eine Komplementaktivierung vermittelt wird.

Zellgebundene Überempfindlichkeitsreaktionen (Synonyme: »zelluläre Überempfindlichkeitsreaktionen«; »Überempfindlichkeitsreaktionen vom verzögerten Typ« (»vom Spättyp«, »delayed type hypersensitivity«) = Typ IV-Reaktionen; Überempfindlichkeitsreaktionen vom Tuberkulintyp) entsprechen einer gesteigerten spezifischen zellgebundenen Immunreaktion (S. 1083).

Überempfindlichkeitsreaktionen verschiedener Art können *lokal* oder *allgemein* (generalisiert) in Erscheinung treten.

Besonders im Rahmen der anaphylaktischen Reaktionen (s. u.) beobachtet man bei einzelnen Individuen eine Neigung zu Überempfindlichkeitsreaktionen (z. B. im Sinn von Asthma, »Heuschnupfen«, Urtikaria und/oder ekzematöser Dermatitis), ohne daß eine über das gewöhnliche Maß hinausgehende Stimulation durch Antigene (Pollen, Nahrungsmittel, Kosmetika u. a.) zu deren Auslösung nötig wäre: Hier reden wir – vor allem bei chronischen Formen – von *»Atopie«* oder *»atopischer Allergie«*, die zu einem guten Teil familiär gehäuft auftritt und durch genetische Faktoren bedingt oder mitbedingt sein dürfte, z. B. im Sinn einer reichlichen Bildung zytophiler Antikörper (vor allem IgE) und/oder einer besonderen Reaktionsbereitschaft der Erfolgsorgane (-Zellen) (s. u.).

Die Gründe für die Entstehung einer spezifischen Überempfindlichkeit können sowohl beim *Antigen*, d. h. dessen Art, Konzentration und Häufigkeit bzw. Dauer der Einwirkung, als auch an *Besonderheiten des Kontakts* (z. B. Haut, Respirationstrakt oder Verdauungskanal) und/oder an einer *Hyper- bzw. Fehlreaktion des Organismus* liegen (s. u.). Daß es sich bei diesen Vorgängen meistens – wenn nicht immer – um Übersteigerungen an sich normaler Prozesse handelt, wurde schon hervorgehoben.

Die *Häufigkeit* von Überempfindlichkeiten dieser Art ist außerordentlich groß, vor allem was Zustände, wie Kontaktekzeme, »Heuschnupfen«, Asthma bronchiale und Lebensmittelallergien anbelangt. Zudem spielen immunpathologische Vorgänge bei vielen Infektionskrankheiten im Sinn übersteigerter Reaktionen eine Rolle und bilden das pathogenetische Hauptmoment bei der Entstehung und dem Unterhalt sog. Autoimmunkrankheiten.

Die *Unterscheidung der einzelnen Formen von Überempfindlichkeit* ist in der Klinik nicht immer einfach (Tabelle 74). Die meisten Antigene bewirken – gleichzeitig oder gestaffelt – Immunreaktionen von mehr als einer Art, so daß man beispielsweise häufig einer *Kombination* humoraler und zellgebundener Mechanismen begegnet. Auch der *Endeffekt* einer Reaktion läßt nicht ohne weiteres auf die Pathogenese schließen: So können beispielsweise zytotoxische Wirkun-

Tabelle 74. Haupttypen der sog. Überempfindlichkeitsreaktionen bzw. -krankheiten

Bezeichnung	Typ[a]	Auslösung durch	Mediatoren	Klinik (Beispiele)
1. Durch humorale Antikörper vermittelt				
Anaphylaktische Reaktion (»Sofortreaktion«) Maximale Hautreaktion innerhalb von 20 min[b]	I	IgE (IgG4) auf Gewebemastzellen, basophilen Granulozyten	Histamin, SRS-A, ECF-A, u. a.	Lokal: Allergische Rhinitis und Konjunktivitis Allergisches Asthma bronchiale Lokal und/oder systemisch: Insektenallergie Staub-, Pollen-, Nahrungsmittel-Allergie »Atopische« Dermatitis Urtikaria, Angioödeme Systemisch: Anaphylaktischer Schock
Zytotoxische (zytolytische, histotoxische) Reaktion	II	Komplement-aktivierende Antikörper (IgG, IgM, u. U. IgA), die gegen Antigene[c] von Zellmembranen oder Gewebekomponenten gerichtet sind	Komponenten des Komplementsystems, Granulozytenenzyme	Immunhämolytische Anämien (idiopathisch oder nach Immunisierung (Transfusion, Morbus haemolyticus neonatorum, medikamentös)) Immun-Granulozytopenien Immun-(»allergische«) Thrombozytopenien Goodpasture-Syndrom Autoimmunkrankheiten (z. B. Pemphigus, Pemphigoid) (Transplantatabstoßung) (Abtöten neoplastischer Zellen)
»Rezeptorkrankheiten« (zytostimulierende oder -blockierende Reaktion)	(V)	IgG (IgM, IgA?) mit einer gegen (Hormon-) Rezeptoren der Zellmembran gerichteten Spezifität	(keine?)	Stimulierend: Thyreotoxikose (Morbus Basedow) Blockierend: Myasthenia gravis Insulinresistenz mit Acanthosis nigricans
Durch *Immunkomplex-Ablagerung* verursachte Zell- und Gewebeschäden (*»Arthus-Typ-Reaktion«, »Immunkomplex-Krankheiten«*) Maximale Hautreaktion innerhalb von 3–8 Std[b]	III	Zirkulierende Antigen-Antikörper-Komplexe	Komponenten des Komplementsystems, Granulozytenenzyme	Lokal: Arthus-Reaktion (Allergisches Asthma bronchiale?) Überempfindlichkeits-Pneumonitis (»extrinsic allergic alveolitis«) Systemisch (Immunkomplex-Krankheiten i. e. S.): Serumkrankheit Vaskulitiden (s. Tabelle 75, S. 1118), inkl. Glomerulopathien und -nephritiden Arthritiden Autoimmunkrankheiten (z. B. Lupus erythematodes disseminatus, chronische rheumatoide Arthritis u. a.)
2. Durch Zellen vermittelt				
Zellgebundene Reaktion i. e. S. (verzögerter oder Spät-Typ der Überempfindlichkeit, »Tuberkulin-Typ-Reaktion«) Maximale Hautreaktion innerhalb von 24–48 Std[b]	IV	T-Lymphozyten	Lymphokine »Monokine« Makrophagenenzyme u. U. lösliche »Faktoren«	Kontaktallergien (Kontaktekzem, -dermatitis) Virale Exantheme Mit granulomatöser Entzündung einhergehende »Infektionsallergie« (Tuberkulose, Lepra, Lues, Bruzellose, u. a.) Sog. Organ-spezifische Autoimmunkrankheiten (Abstoßung von Allotransplantaten) (Immunreaktion gegen Tumor- bzw. Leukämie-assoziierte Antigene)
Durch »armierte« Makrophagen vermittelte Reaktionen	?	Makrophagen mit membranständigen Antikörpern oder Immunkomplexen	»Monokine« Makrophagenenzyme	
»Antikörper-vermittelte zellgebundene Zytotoxizität« (»antibody-dependent cell-mediated cytotoxicity, ADCMC«)	?	»K-Zellen« mit membranständigen Antikörpern	u. U. lösliche »Faktoren«	Krankmachende Bedeutung beim Menschen noch wenig geklärt

[a] Nach der von *Gell und Coombs* vorgeschlagenen Nomenklatur.
[b] Nach intradermaler Applikation des Antigens bei einem spezifisch vorimmunisierten (sensibilisierten) Individuum.
[c] Antigene = Bestandteil der Zellmembran oder Gewebekomponente, virales Produkt oder Hapten.

gen durch humorale und/oder zellgebundene Prozesse bedingt sein, und eine Freisetzung biologisch aktiver Substanzen aus Mastzellen kann auf eine anaphylaktische Sensibilisierung oder einen Anaphylatoxineffekt (z. B. als Folge einer Komplementaktivierung durch Immunkomplexe) zurückgehen; auch das beim Granulozytenzerfall freiwerdende Material, z. B. basische Proteine, kann eine Degranulierung von Mastzellen bewirken.

124.2. Anaphylaktische Reaktionen (»Überempfindlichkeitsreaktionen vom Typ I«)

Die Bezeichnung »*Anaphylaxis*« wurde seinerzeit für das Phänomen eingeführt, daß Hunde nach wiederholter Injektion von Gift der Seeanemone innerhalb kurzer Zeit unter den Zeichen eines schweren Schocks starben. Die immunpathologischen Hintergründe dieser Reaktion waren damals noch unbekannt. Die Feststellung, daß die Übertragung der Überempfindlichkeit von einem Atopiker auf einen umschriebenen Hautbezirk eines Nichtatopikers (*Prausnitz-Küstner-Test = passive kutane Anaphylaxie* beim Menschen) auf der Anwesenheit von relativ reichlich zytophilem Antikörper (insbesondere *IgE* = reaginische Antikörper) im Spenderserum beruht, stammt erst aus dem Jahre 1966. Seither hat die Forschung auf diesem Gebiet erhebliche Fortschritte erzielt; die neueren Befunde sollen nachfolgend kurz skizziert werden.

Definitionen: Der Begriff »*Anaphylaxie*« wird vielerorts einer *generalisierten anaphylaktischen Reaktion* gleichgesetzt, z. B. in Form eines *anaphylaktischen Schocks* (S. 590); er kann aber auch für *lokale anaphylaktische Reaktionen* Verwendung finden. Zu den im Hautbereich auftretenden anaphylaktischen Reaktionen zählen u. a. die typische Quaddelbildung nach intrakutaner Antigeninjektion, die innerhalb von 5–11 min ein Maximum erreicht, einen hyperämischen Hof zeigt und nach 1–2 Std wieder abklingt (*»positiver Hauttest«*), ferner durch Immunreaktion ausgelöste Formen von *Urtikaria* und *Angioödem* (s. u.). Unter dem Begriff der *»atopischen Allergie«* faßt man im allgemeinen anaphylaktische Reaktionen auf Umwelt-Antigene zusammen, die bei den betroffenen Individuen auch ohne ungewöhnliche Exposition zu wiederholten Schüben oder Chronizität von *Asthma bronchiale, »Heufieber« (»allergische Rhinitis und Konjunktivitis«), Urtikaria, exzematöser Dermatitis, seröser Otitis media, Konjunktivitis* und/oder gastrointestinalen Symptomen im Sinn der *Nahrungsmittelallergie* Anlaß geben. Zu den häufig beobachteten anaphylaktischen Reaktionen gehören u. a. auch die *Aspirin-Intoleranz* und die Allergie auf Insektenstiche bzw. Insektenteile im Staub (*»Insekten-Allergie«*).
Sog. *»anaphylaktoide Reaktionen«* ahmen das klinische Bild der immunologisch vermittelten anaphylaktischen Reaktionen nach, beruhen aber auf einer Freisetzung biologisch aktiver Substanzen aus Mastzellen und basophilen Granulozyten, die nicht durch zellständige Antikörper der IgE-Klasse vermittelt wird.

Ursachen und Formen: Klinische Äußerungen einer anaphylaktischen Reaktion können – je nach *Eintrittspforte* und *Rate der Antigenaufnahme – lokalisiert* oder *generalisiert* sein. Dies hängt z. T. auch mit der *Art des Antigens* zusammen: »Allergene«, die überwiegend eine Antikörperbildung im Sinn der IgE-Produktion induzieren, sind meistens *großmolekulare Substanzen,* wie Proteine oder Polysaccharide, wobei dazu auch die Verbindungen von Haptenen mit körpereigenen Makromolekülen (meistens Eiweißkörper) zu zählen sind. Sind Antigene vor allem in Form eines *Aerosols* vorhanden [z. B. *Pollen* verschiedenster Pflanzen, insbesondere von Gräsern (z. B. des Genus Ambrosia: »ragweed«)], wird sich die anaphylaktische Reaktion vor allem im Respirationstrakt und an der Konjunktiva abspielen (s. »Heufieber«, »Heuschnupfen«, »Asthma bronchiale«, S. 619). In *Nahrungsmitteln* enthaltene Allergene (z. B. Hülsenfrüchte, insbesondere Erd- und Baumnüsse, Beeren, Krustazeen, Hühnereiweiß u. a.) bewirken demgegenüber oft gastrointestinale und allgemeine Symptome, letztere vermutlich bei Persorption des antigenischen Materials in ausreichender Menge. Von den *Medikamenten,* die eine anaphylaktische Reaktion auszulösen vermögen und zu den häufigsten Ursachen eines schweren anaphylaktischen Schocks gehören, sind großmolekulare Substanzen, wie Fremdseren, Impfstoffe (die z. B. Kulturbestandteile enthalten), Allergenextrakte und Enzyme, zu nennen. Außerdem beobachtet man Haptenwirkungen durch zahlreiche Arzneimittel mit geringerem Molekulargewicht, wie Penizillin-Derivate bzw. -Abbauprodukte, andere Antibiotika, Sulfonamide, Lokalanästhetika, Salizylat-Präparate u. a. m. Dasselbe gilt für *diagnostisch benützte Substanzen,* wie Sulfobromphthalein, Jod-haltige Röntgenkontrastmittel, Natriumdehydrocholat u. a. Vorwiegend im Sinn einer *kutanen anaphylaktischen Reaktion* wirken sich bei entsprechend überempfindlichen Individuen u. U. *Kosmetika* aus, die der Haut aufgetragen werden. Über Autoantigene (S. 1137) als mögliche Ursache einer anaphylaktischen Reaktion ist noch wenig bekannt. Gewisse Antigene, wie z. B. solche von *Nematoden* (Askariden u. a., S. 2077), haben nicht nur eine verstärkte Synthese von spezifischen Anti-Nematoden-IgE-Antikörpern zur Folge, sondern verändern z. T. auch die Immunantwort gegenüber anderen Antigenen zugunsten einer vermehrten IgE-Produktion. Die Gründe hierfür sind nicht klar.

Pathogenese: Eine Schlüsselrolle spielt die *Bildung zytotroper Antikörper,* die wegen ihrer ausgesprochenen Neigung zur Fixierung an Zellen und anderen Gewebekomponenten verständlich machen, daß anaphylaktische Reaktionen weitgehend örtlich ablaufen können. Beim Menschen sind es vor allem *Antikörper der Klasse IgE,* die diese Eigenschaften aufweisen; allerdings können auch andere Ig-Klassen (z. B. alle *IgG-Subklassen außer* IgG_2) eine Gewebsaffinität zeigen, doch ist deren Bedeutung noch nicht befriedigend geklärt. Die Bindung dieser Antikörper an Mastzellen bleibt – soweit bekannt – z. T. auf wenige Stunden beschränkt, so daß nur die fortwährende Nachlieferung derselben eine anaphylaktische Überempfindlichkeit aufrecht zu erhalten vermag. Protein A aus Staphylococcus aureus, das mit dem Fc-Anteil von IgG gewisser Subklassen reagiert, kann aus mit IgG sensibilisierten Mastzellen und Basophilen ebenfalls Histamin freisetzen. IgG-Moleküle mit zytotropen Eigenschaften, besonders solche der Subklasse IgG4, haben auf die Zellfixierung von IgE z. T. einen kompetitiv hemmenden Effekt. Die Tatsache, daß sich eine Degranulierung von IgG-tragenden Mastzellen durch spezifische Antigene nur schwer oder überhaupt nicht auslösen läßt, wird therapeutisch genutzt.

Verständlicherweise läßt sich eine anaphylaktische Überempfindlichkeit von einem Individuum auf ein anderes passiv übertragen, z. B. innerhalb einer Spezies *(homozytotrope Antikörper)*, z. T. aber auch zwischen verschiedenen Spezies *(heterozytotrope Antikörper)*. Die letzteren haben allerdings fast nur experimentelle Bedeutung. Die zytotrope Eigenschaft dieser Immunglobuline besteht in ihrer Fähigkeit, sich mit dem – besonders strukturierten – Fc-Anteil an verschiedene Zellen und Gewebe zu fixieren, wo man sie beispielsweise nach passiver Übertragung noch nach Tagen und Wochen nachweisen kann. Für die zytotropen Charakteristika der IgE-Moleküle sind wahrscheinlich vor allem Teile der C3- und C4-Domänen der ε-Ketten verantwortlich, die auch andere Besonderheiten dieser Ig-Klasse, wie relative Wärmeempfindlichkeit, Unfähigkeit zur Komplementfixierung oder Passage durch die Plazenta, mitbestimmen. Die *genetischen Hintergründe der atopischen Reaktionsweise*, d. h. einer mit *vermehrter IgE-Produktion* einhergehenden Erkennungsreaktion gegenüber Substanzen, die sonst nicht pathogen wirken, scheinen – wenigstens zum Teil – in bestimmten Haplotypen des HLA-Systems zu liegen (z. B. Bildung von IgE-Antikörper gegen das Pollenantigen Ra5 gehäuft bei Angehörigen der HLA-Gruppe 7). In der Tat ist die IgE-Produktion bei Atopikern allgemein größer als bei der Kontrollpopulation. Ob zusätzlich genetisch bedingte Regulationsstörungen eine Rolle spielen, steht noch nicht fest. Im besonderen ist in diesem Zusammenhang auf die Empfindlichkeit der Erfolgsorgane und – damit zusammenhängend – das Vorherrschen eines *»Sympathiko- oder Parasympathikotonus«* hinzuweisen (s. u.). Auch die Beschaffenheit der *Epithelschranken* könnte individuell verschieden sein.

Unter den an der Auslösung einer klassischen anaphylaktischen Reaktion beteiligten Zellen kommt den *Gewebsmastzellen* und *basophilen Granulozyten* die größte Bedeutung zu. Diese Elemente besitzen u. a. Membranrezeptoren für die Fc-Region der IgE-Moleküle. Eine *»Brückenbildung«* (»bridging«) zwischen mindestens zwei benachbarten, zellständigen *IgE-Molekülen* durch das spezifische *Antigen* (oder z. B. Lektine) wirkt als *Signal* für die Auslösung einer Reihe biochemischer Reaktionen, die zur *Freisetzung biologisch aktiver Substanzen* aus der Zelle führen. Wahrscheinlich reicht beispielsweise die »Aktivierung« von weniger als 100 IgE-Molekülen an der Oberfläche einer Mastzelle aus, um deren Degranulierung zu erwirken. *IgG-Moleküle* in größerer Zahl vermögen die Bindung von IgE an der Mastzelloberfläche zu hemmen.

Über die *biochemischen Reaktionen*, die diese Vorgänge auslösen, macht man sich folgendes hypothetisches Bild: Die durch das »bridging« der IgE-Moleküle bedingte physikalische »Distorsion« scheint u. a. von der Aktivierung einer Proesterase zu einer Chymotrypsin-ähnlichen Esterase und von einem vermehrten Ca^{++}-Eintritt in die Zelle gefolgt zu sein. Möglicherweise katalysiert das erwähnte Esterase-System, das eine gewisse Ähnlichkeit mit dem Komplementsystem zeigt und u. a. durch die intrazellulären Konzentrationen von cAMP sowie cGMP (S. 377) moduliert wird, den Abbau eines Inhibitor-Proteins. Vergleichende Untersuchungen über die relative Konzentration dieser zyklischen Nukleotide einerseits und die durch Kolchizin z. T. hemmbare Degranulierung (Freisetzungs-Reaktion) andererseits deuten darauf hin, daß cAMP eine mikrotubuläre Dissoziation fördert und damit die Ausschleusung des Granulainhalts hemmt, während cGMP gegenteilige Wirkungen zeigt. Diese Vorgänge, die Energie verbrauchen und von Ca^{++} abhängig sind, scheinen mit Phosphorylierungen und Dephosphorylierungen der kontraktilen Proteine des Zytoskeletons zu tun zu haben.

Agentien mit einer Adenylzyklase-stimulierenden Wirkung (z. B. *β-adrenergische Stoffe*) hemmen – offenbar über eine Erhöhung der intrazellulären Konzentration von cAMP – die Ausschleusung der Mastzellengranula, während *α-adrenergische Substanzen* einen gegenteiligen Effekt erzeugen. Die *Degranulierung von Mastzellen* im Rahmen anaphylaktischer Reaktionen scheint u. a. über eine Fusion von Granula und eine anschließende Exozytose derselben vor sich zu gehen, ohne daß es zu einem Zelluntergang käme *(»nicht-lytische Freisetzungsreaktion«)*, wie z. B. bei anaphylaktoiden Reaktionen mit direktem Mastzellschaden *(»lytische Freisetzungsreaktion«)*.

Die *freigesetzten biologisch aktiven Substanzen* entsprechen zu einem guten Teil Mittlersubstanzen der akuten entzündlichen Reaktion (S. 1253): Im wesentlichen handelt es sich um *Histamin*, bei einzelnen Spezies auch um *Serotonin* sowie andere Stoffe (s. u.). Da beim Menschen die Mastzellen, soweit bekannt, kein Serotonin enthalten, dachte man, dieser Mediator spiele in dieser Spezies bei anaphylaktischen Reaktionen keine Rolle. Angesichts der Möglichkeit einer Serotoninfreisetzung aus Thrombozyten mit Hilfe des sog. *»platelet activating factor (PAF)«*, eines aus Lymphozyten isolierbaren Phospholipids mit einem Molekulargewicht von ungefähr 300–500, darf diese Ansicht jedoch nicht mehr in absoluter Form aufrecht erhalten werden. Für eine Beteiligung von *Heparin* an der anaphylaktischen Reaktion beim Menschen liegen bisher wenig Anhaltspunkte vor. Die Wirkung der gefäßaktiven Amine auf Endothelien und glatte Muskulatur ist nur von kurzer Dauer. Ein weiterer Mediator, die sog. *»slow reacting substance of anaphylaxis (SRS-A)«*, liegt in Mastzellen und basophilen Granulozyten nicht in vorgebildeter Form vor, sondern wird im Verlauf einer anaphylaktischen Reaktion – an bisher unbekanntem Ort – produziert. SRS-A entfaltet eine Histamin-ähnliche Wirkung, die sich jedoch durch Antihistaminika nicht hemmen läßt und länger anhält. Bedeutung hat ferner der sog. *»eosinophil chemotactic factor of anaphylaxis (ECF-A)«*, ein aus den Mastzellgranula stammendes, saures Peptid, das auf *eosinophile Granulozyten* chemotaktisch wirkt. Eosinophile haben auf anaphylaktische Reaktionen wahrscheinlich einen dämpfenden Effekt, möglicherweise über die Wirkung der ihnen – wie Neutrophilen – eigenen Histaminase, die Histamin abbaut, sowie über eine Inaktivierung von SRS-A (mit Hilfe der Arylsulfatase B) und PAF (mit Hilfe der Phospholipase D). Die beiden letztgenannten Enzyme sind in Eosinophilen, nicht aber in anderen Blutleukozyten enthalten. Wahrscheinlich kommt es zudem zu einer Endozytose von Mastzellgranula und/oder von Antigen-Antikörperkomplexen an Zelloberflächen. Besonders anaphylaktogen wirken Komplexe mit den Formeln Ag_3Ak_2 oder Ag_5Ak_3, d. h. solche mit einer bestimmten Größe und in leichtem Antigenüberschuß. Man nimmt ferner an, daß aus den Mastzellen auch ein hochmolekularer *»neutrophil chemotactic factor of anaphylaxis (NCF-A)«* freigesetzt wird, und daß es zur Aktivierung einer *Kinin-bildenden Protease* kommt. Diese Mediatoren sind aber im Rahmen anaphylaktischer Reaktionen noch nicht ausreichend untersucht worden. Dasselbe gilt für *Prostaglandine.* Im übrigen ist hervorzuheben, daß in bezug auf Mittlersubstanzen erhebliche Speziesunterschiede bestehen.

Die *hemmende Wirkung von Adrenalin auf anaphylaktische Reaktionen* beruht vermutlich auf einer Stimulation der β-Rezeptoren der Erfolgszellen, d. h. vor allem der glatten Muskulatur, die daraufhin eine Vermehrung der intrazellulären cAMP-Konzentration und – damit zusammenhängend – eine herabgesetzte Kontraktionsbereitschaft zeigen. Eine Stimulation der α-Rezeptoren hätte einen gegenteiligen Effekt. Wahrscheinlich greift somit das *autonome Nervensystem* in das Ausmaß der anaphylaktischen Reaktivität modifizierend ein. Wie erwähnt, könnte darin auch eine Ursache oder Mitursache der individuellen Überempfindlichkeit liegen.

Bei klassischer anaphylaktisch bedingter Mastzellyse sind Komplementkomponenten nicht primär beteiligt. Meistens beobachtet man auch keine erheblichen Gewebeschäden. Allerdings kennt man Ausnahmen von dieser Regel.

An dieser Stelle sei darauf hingewiesen, daß *ein von einer anaphylaktischen Reaktion nicht unterscheidbares klinisches Bild als Folge einer direkten Wirkung verschiedener Fremdsubstanzen* entstehen kann: Beispielsweise sind Schockzustände nach Insektenstichen oder Schlangenbissen z. T. auf den Gehalt der Gifte an Histamin, Phospholipasen und anderen Enzymen zurückzuführen. *»Anaphylaktoide Reaktionen«,* z. B. nach Injektion gewisser Röntgenkontrastmittel, beruhen z. T. auf einer direkten Aktivierung des Komplementsystems. Dabei wird als Nebenprodukt u. a. ein sog. *Anaphylatoxin* gebildet, das in Mastzellen und basophilen Granulozyten, unabhängig von der Sensibilisierung derselben durch IgE, eine Freisetzungsreaktion auszulösen vermag. Diese wenigen Beispiele mögen genügen um darzutun, daß die Grenzen zwischen klassischen anaphylaktischen Reaktionen und anderen Überempfindlichkeitsmechanismen nicht immer klar zu ziehen sind. Mit der Erhöhung der Gefäßwandpermeabilität im betroffenen Bereich und der Ansammlung von Granulozyten und allenfalls weiterer Zellarten sowie einem vermehrten Austritt gelöster Bestandteile des Blutplasmas, wie Komplement, Antikörper, Fibrinogen u. a., besteht die Möglichkeit einer, sich an die anaphylaktische Reaktion anschließenden Folge weiterer Prozesse, die entzündlichen Charakter tragen.

Morphologisch sind anaphylaktische Reaktionen u. a. durch *Degranulierung von Mastzellen, Ödembildung, wechselnde Hyperämie* (die z. B. bei schwerem Ödem verschwinden kann) sowie manchmal – zeitlich etwas nachhinkend – lockere *zellige Infiltrate* gekennzeichnet, die u. a. *eosinophile Granulozyten* und eine variable Zahl *neutrophiler Granulozyten* umfassen. Öfters ist das histologische Bild der typischen akuten anaphylaktischen Reaktion durch vorbestehende Veränderungen bzw. Infiltrate überlagert. Weitere morphologische Befunde kommen weiter unten zur Sprache. Die direkten Wirkungen der von Mastzellen freigesetzten Substanzen auf die hauptsächlichen Erfolgszellen, *glatte Muskelfasern* und *Endothelien,* lassen sich nur in unverzüglich fixierten Gewebsproben beurteilen: Vor allem mit Hilfe der Elektronenmikroskopie läßt sich die *Kontraktion dieser Elemente* deutlich darstellen. Die von Spezies zu Spezies unterschiedlichen Erscheinungsformen des anaphylaktischen Schocks hängen in hohem Maß mit dem ungleichen Gehalt der einzelnen Organe und Strukturen an glatten Muskelfasern zusammen (s. u.). Hinsichtlich weiterer Einzelheiten verweisen wir auf die nachfolgenden kurzen Schilderungen verschiedener Typen anaphylaktischer Reaktionen.

Folgen: *Generalisierte anaphylaktische Reaktionen (»generalisierte Anaphylaxie«)* zeigen eine starke *Speziesabhängigkeit,* indem beispielsweise der anaphylaktische Schock beim Meerschweinchen vor allem mit einem Bronchospasmus verbunden ist, der im Erstikkungstod enden kann, während Hunde in erster Linie schwere Stauungserscheinungen (u. a. in der Leber) zeigen. Beim *Menschen* finden sich in leichten Fällen ein leichter Bronchospasmus mit Dyspnoe, der bald wieder verschwindet, sowie oft eine ausgebreitete Urtikaria. In schweren Fällen gesellen sich – abgesehen von einer deutlichen Dyspnoe bei Bronchospasmen und Schleimhautödem im Respirationstrakt sowie noch stärker ausgeprägten Hautveränderungen – häufig weitere Symptome hinzu, wie Nausea, Bauchkrämpfe, Diarrhoe sowie eine arterielle Hypotonie. Außerdem notiert man in der Regel eine Leukopenie, einen Temperaturabfall, eine Bradykardie und manchmal eine verminderte Gerinnbarkeit des Blutes (Heparinfreisetzung?) sowie, vermutlich im Sinn einer Komplikation, einen Abfall der Konzentration von Serum-Komplement. Wird nicht rechtzeitig therapeutisch eingegriffen (z. B. durch Injektion von Adrenalin und Phenoxybenzamin, ferner von Antihistaminika), kann es, beginnend mit Schwindelgefühlen, rasch zu einem Kreislaufkollaps kommen: Dieser sog. *anaphylaktische Schock* endet nicht allzu selten mit dem Tod, in der Regel innerhalb von einer Viertelstunde bis 2 Std nach Antigeneinwirkung (Mittel: 1 Std). Anläßlich von Autopsien notiert man in solchen Fällen u. a. ein Schleimhautödem im Respirationstrakt (z. B. Larynxödem und Bronchialödem), manchmal verbunden mit vermehrter Schleimabsonderung; der wahrscheinlich mindestens so wichtige Bronchospasmus läßt sich naturgemäß post mortem nicht zuverlässig beurteilen. Oft fallen stark geblähte Lungen und eine Dilatation des rechten Herzventrikels auf. In anderen Organen finden sich eine akute venöse Stauung sowie manchmal eine Anhäufung eosinophiler Granulozyten, z. B. in Sinusoiden von Milz und Leber, seltener – je nach Zeitdauer des Schocks – auch perivaskulär im Gewebe. Mit Hilfe z. B. einer Färbung mit Hämatoxylin, basischem Fuchsin und Pikrinsäure läßt sich in einem hohen Prozentsatz dieser Fälle ein fleckförmiger bis diffuser Myokardschaden nachweisen (Rotfärbung der betroffenen Fasern). Ein tödlicher Verlauf des anaphylaktischen Schocks wird vor allem bei iatrogener Sensibilisierung, z. B. bei Penizillin-Schock, oder bei Bienen-, Wespen- und Hornissenstichen beobachtet.

Beim *Asthma bronchiale* (S. 619) handelt es sich in der Regel um öfters wiederholte Attacken von Dyspnoe infolge Verlegung der mittleren und kleineren Luftwege durch Bronchospasmen, Schleimhautödem sowie reichlichen, ziemlich viskösen Schleim. Vom anaphylaktisch bedingten *»allergischen Asthma bronchiale« (»extrinsic asthma«)* ist das sog. *»nicht allergische Asthma bronchiale« (»intrinsic asthma«)* abzugrenzen, dessen Entstehungsweise man noch schlecht kennt. Asthma kann u. U. einen akuten Erstickungstod zur Folge haben (*»akuter Asthmatod«*, S. 619).

Die zur Zeit der aerogenen *Pollenverbreitung* auftretenden *allergischen Rhinitis und Konjunktivitis (»Heufieber«, »seasonal allergic rhinitis«)* gehen mit Augenbrennen, Tränen und milder Bronchoobstruktion einher. Histologisch finden sich neben einem Schleimhautödem oft reichlich eosinophile Granulozyten im Sputum wie in der Mukosa der Luftwege und der Konjunktiva. Oft erkennt man Charcot-Leyden'sche Kristalle. Ob die Entwicklung von *Schleimhautpolypen* im Nasen- und Nasennebenhöhlenbereich mit wiederholten Schüben von allergischer Rhinitis in Beziehung steht, wird unterschiedlich beurteilt. Bei *Nahrungsmittelallergien* ist ein Zusammenhang mit atopischen Reaktionen oft nicht klar ersichtlich, indem manche Individuen mit einer positiven Hautreaktion auf ein bestimmtes Nahrungsmittel-Allergen keine deutlichen intestinalen Symptome erkennen lassen, und umgekehrt. Am häufigsten begegnen wir der Kuhmilch-Allergie. Ferner sind nicht selten Kontaminationen von Fleisch, z. B. mit Penizillin u. a., für solche Überempfindlichkeitsreaktionen verantwortlich. Andere Allergene wurden schon erwähnt (s. o.). Hauptsymptome sind in akuten Fällen Nausea, manchmal Erbrechen, und Diarrhoe. Die letztere kann längere Zeit anhalten und u. U. zu einem intestinalen Eiweißverlustsyndrom Anlaß geben (S. 710).

Besondere Erwähnung verdient die *Aspirin-Intoleranz*. Dieses wahrscheinlich am häufigsten benützte Medikament ruft u. U. anaphylaktische Reaktionen, wie Asthma, Rhinitis u. a., hervor und kann in seltenen Fällen sogar zu einer generalisierten Anaphylaxie Anlaß geben. Schleimhautpolypen der Nasengegend werden bei diesen Patienten häufiger als bei Kontrollpersonen gefunden. Aspirin scheint als Hapten wirken (Azetylierung von Serumproteinen, z. B. Albumin) und/oder im Sinn eines idiosynkrasischen Effekts die Schleimproduktion und die Funktionen der glatten Muskulatur im Bronchialbereich stören zu können.

Die sog. *»Insekten-Allergie«* spielt nicht nur bei Insektenstichen, die meistens anaphylaktische, z. T. aber auch anaphylaktoide Reaktionen (s. u.) erzeugen, sondern auch im Sinn einer Überempfindlichkeit auf Insektenteile in Staub und kontaminierter Luft eine Rolle (z. B. *»Hausstauballergie«* auf Milbenantigene).

Das sog. *»atopische Ekzem«* mit *»atopischer Dermatitis«* findet sich oft bei jungen Individuen, die später andere Äußerungen von Atopie aufweisen (z. B. Asthma). Auslösend können die verschiedensten Chemikalien sein: Die sog. *Kontaktdermatitis* entspricht allerdings oft nicht oder nicht nur einer anaphylaktischen Reaktion, sondern trägt in vielen Fällen, vor allem bei längerer Dauer, die Zeichen einer zellgebundenen Überempfindlichkeitsreaktion (S. 1123). In akuten bzw. Früh-Fällen zeigen sich oft erythematöse Veränderungen, Vesikeln und Papeln mit starkem Juckreiz. Später stehen mehr lympho-histiozytäre Infiltrate im Vordergrund (sog. *»lichenifiziertes Ekzem«*), verbunden mit Spongiose sowie Hyperparakeratose bzw. Hyperkeratose der Epidermis. In manchen Fällen von Ekzem steht die Pathogenese im Zweifel; ähnliche Veränderungen werden nämlich bei kombinierter Defektimmunopathie beobachtet (S. 1203).

Viele Formen von *Urtikaria* (»Nesselfieber«) beruhen auf einer anaphylaktischen Reaktion, wobei histologisch die Mastzelldegranulierung sowie ein intra- und subepidermales Ödem im Vordergrund stehen. Diese Veränderungen können aber auch durch eine nichtimmunologisch bedingte Mastzelldegranulierung im Sinn einer *anaphylaktoiden Reaktion* hervorgerufen werden, z. B. durch Hitze- oder Kälteeinwirkung (*Kälte-Urtikaria),* Besonnung, körperliche Beanspruchung oder sogar psychische Faktoren (sog. *cholinergische Urtikaria*). Auf den mechanisch ausgelösten *Dermographismus* ist schon hingewiesen worden (S. 502). Ähnliches gilt für *Angioödeme* z. B. im Gesichts-

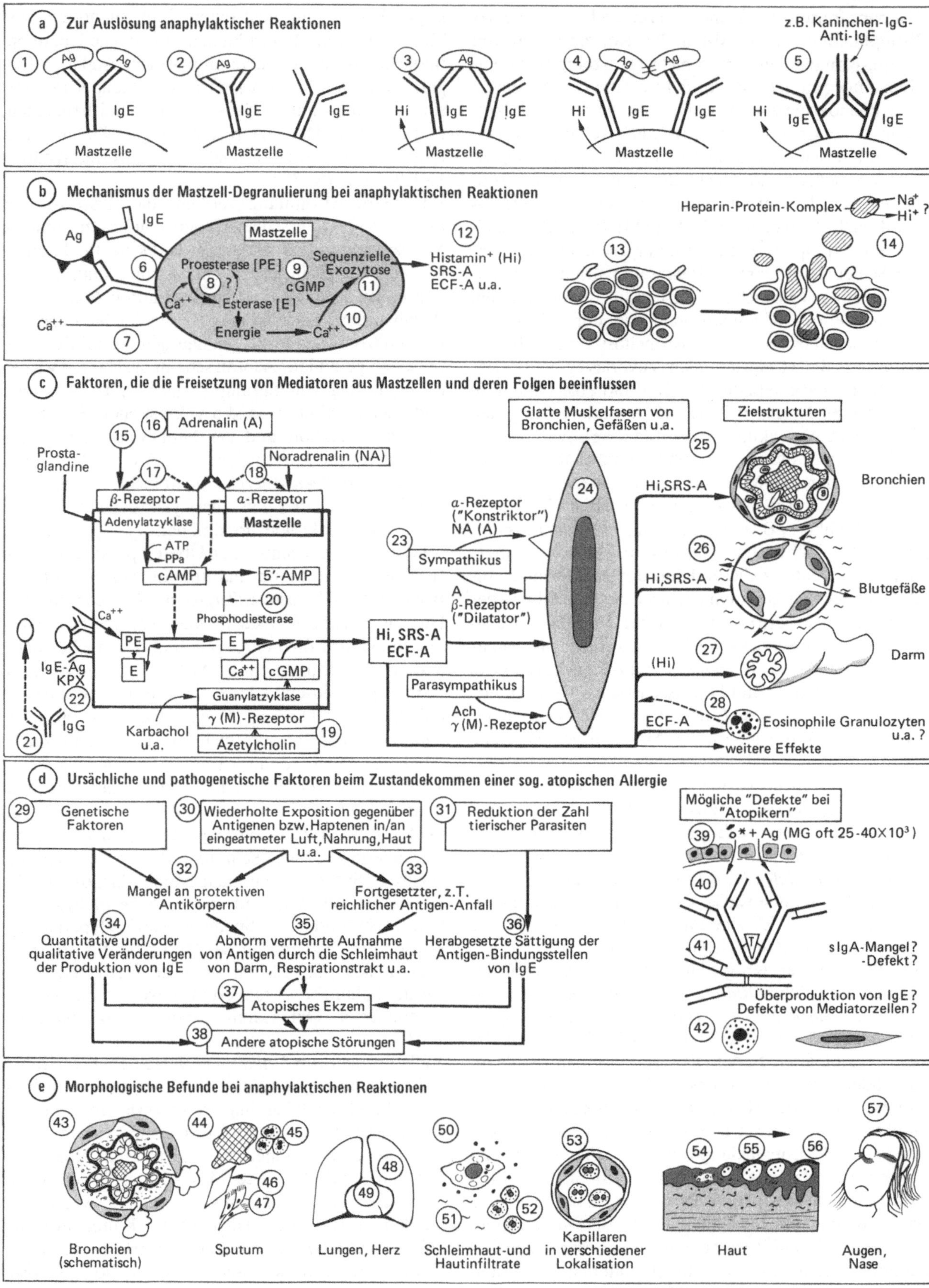
a Zur Auslösung anaphylaktischer Reaktionen
z.B. Kaninchen-IgG-Anti-IgE
Ag
IgE
Hi
Mastzelle
b Mechanismus der Mastzell-Degranulierung bei anaphylaktischen Reaktionen
Heparin-Protein-Komplex
Na+
Hi+ ?
Mastzelle
Proesterase [PE]
Sequenzielle Exozytose
Esterase [E]
cGMP
Energie
Ca++
Histamin+ (Hi)
SRS-A
ECF-A u.a.
c Faktoren, die die Freisetzung von Mediatoren aus Mastzellen und deren Folgen beeinflussen
Adrenalin (A)
Noradrenalin (NA)
Prosta-glandine
β-Rezeptor
α-Rezeptor
Adenylatzyklase
Mastzelle
ATP
PPa
cAMP
5'-AMP
Phosphodiesterase
PE
E
IgE-Ag
KPX
IgG
Ca++
cGMP
Guanylatzyklase
γ (M)-Rezeptor
Karbachol u.a.
Azetylcholin
Hi, SRS-A
ECF-A
Glatte Muskelfasern von Bronchien, Gefäßen u.a.
α-Rezeptor ("Konstriktor") NA (A)
Sympathikus
A
β-Rezeptor ("Dilatator")
Parasympathikus
Ach
γ (M)-Rezeptor
Zielstrukturen
Hi,SRS-A
Bronchien
Blutgefäße
(Hi)
Darm
ECF-A
Eosinophile Granulozyten u.a. ?
weitere Effekte
d Ursächliche und pathogenetische Faktoren beim Zustandekommen einer sog. atopischen Allergie
Genetische Faktoren
Wiederholte Exposition gegenüber Antigenen bzw. Haptenen in/an eingeatmeter Luft, Nahrung, Haut u.a.
Reduktion der Zahl tierischer Parasiten
Mangel an protektiven Antikörpern
Fortgesetzter, z.T. reichlicher Antigen-Anfall
Quantitative und/oder qualitative Veränderungen der Produktion von IgE
Abnorm vermehrte Aufnahme von Antigen durch die Schleimhaut von Darm, Respirationstrakt u.a.
Herabgesetzte Sättigung der Antigen-Bindungsstellen von IgE
Atopisches Ekzem
Andere atopische Störungen
Mögliche "Defekte" bei "Atopikern"
+ Ag (MG oft 25-40×10³)
sIgA-Mangel? -Defekt?
Überproduktion von IgE?
Defekte von Mediatorzellen?
e Morphologische Befunde bei anaphylaktischen Reaktionen
Bronchien (schematisch)
Sputum
Lungen, Herz
Schleimhaut- und Hautinfiltrate
Kapillaren in verschiedener Lokalisation
Haut
Augen, Nase

Abb. 160 a–e. *Sog. anaphylaktische Reaktionen (Überempfindlichkeitsreaktionen vom Typ I).* **a** *Zur Auslösung anaphylaktischer Reaktionen.* Die *homozytotrope (speziesspezifische) Bindung von IgE*, der weitaus wichtigsten sog. reaginischen Antikörper-Klasse, an *Gewebsmastzellen und basophile Granulozyten* erfolgt meist in Abwesenheit von Antigen. Der Fc-Rezeptor für IgE, ein Glykoprotein, an der Oberfläche der erwähnten Zellen besitzt nämlich für diese Ig-Klasse eine hohe Affinität. Während die Fixation von Antigen (Ag) an einzelne (1) oder zu weit auseinanderliegende (2) IgE-Moleküle an der Oberfläche von Mastzellen ohne Wirkung bleibt, genügt im allgemeinen ein »bridging« von 2–3 IgE-Molekülen durch ein einfaches (3) oder aggregiertes (4) Antigen bzw. ein bivalentes Hapten, um eine Degranulierung und Freisetzung u. a. von Histamin (Hi) auszulösen. Dasselbe kann z. B. durch ein »bridging« mit Hilfe von Anti-IgE-Antikörper (5) erreicht werden. Abgesehen von IgE vermögen Mastzellen – allerdings mit wesentlich geringerer Affinität – auch gewisse IgG-Subklassen-Moleküle zu binden (bei der Maus z. B. IgG2a); offenbar handelt es sich hierbei um eine Bindung durch besondere Fc-Rezeptoren im Bereich der Zellmembran. **b** *Mechanismus der Mastzell-Degranulierung bei anaphylaktischen Reaktionen.* Man vermutet, daß durch das »bridging« membranständiger IgE-Moleküle (6) die Zelloberfläche in einer Weise verändert wird, daß es u. a. zu einem vermehrten Einstrom von *Kalziumionen* ins Zellinnere kommt (7). Diese Kationen sind offenbar zur *Aktivierung einer Proesterase* notwendig (8), ein Reaktionsschritt, der mit einer *Kontraktion von Mikrofilamenten* einhergeht und z. B. durch Diisopropyl-Fluorphosphat gehemmt werden kann. Die durch Mikrofilamente besorgte Verschiebung von Granula läßt sich u. a. auch durch Entzug von Glukose (z. B. durch Verabreichung in vitro von 2-Deoxyglukose) hemmen. Ein weiterer Ca^{++}-abhängiger Reaktionsschritt kann durch Äthylendiamin-Tetraessigsäure behindert werden (10). Die Freisetzungsreaktion hängt im übrigen in hohem Maße von der intrazellulären Konzentration von *cGMP* (9, zyklisches Guanosin-5'-Phosphat) ab und wird bei hohem $\frac{\text{cAMP}}{\text{cGMP}}$-Quotient weitgehend unterbunden. Die Ausschleusung der Mastzellgranula erfolgt schrittweise (11, 13, 14), wobei nach neueren Befunden neben Histamin u. a. auch SRS-A (»slow-reacting substance of anaphylaxis«, aus Prä-SRS-A unter Esterasewirkung hervorgehend), ECF-A (»eosinophil chemotactic factor of anaphylaxis«), wahrscheinlich zudem Bradykinin und bei einzelnen Spezies (z. B. Maus) Serotonin freigesetzt werden (12). Möglicherweise werden die Amine im Austausch gegen Na^+ in den Interzellulärraum abgegeben (14). Die Mastzelle geht nach der Degranulierung oft nicht zugrunde, kann dann aber lichtmikroskopisch kaum mehr als solche erkannt werden. **c** *Weitere Faktoren, die die Freisetzung von Mediatoren aus Mastzellen und deren Folgen beeinflussen.* Mastzellen besitzen außer den bereits erwähnten Rezeptoren auch solche, die sich mit *Mediatoren des autonomen Nervensystems* verbinden können. Damit sind verschiedene Möglichkeiten einer *pharmakologischen Modulation anaphylaktischer Reaktionen* gegeben. So vermag z. B. *Isoproterenol* über eine Bindung mit β-Rezeptoren (15) die Adenylat-Zyklase zu aktivieren und damit – wegen einer Erhöhung der intrazellulären cAMP-Konzentration – die Freisetzungsreaktion zu hemmen. Einen ähnlichen Effekt hat *Phenoxybenzamin*, das die α-adrenergischen Rezeptoren blockiert (18). Eine umgekehrte Wirkung entfaltet *Propranolol*, das die β_2-adrenergischen Rezeptoren weitgehend ausschaltet (17; gestrichelte Pfeile = hemmender; durchgezogene Pfeile = fördernder Einfluß). Aus der Skizze wird überdies verständlich, daß ein erhöhter *Sympathikotonus* die Mastzellgranulierung hemmt, vor allem wegen der Wirkung von Noradrenalin, weniger wegen der von Adrenalin, das sowohl an α- wie an β-Rezeptoren angreift (16). Herrscht ein sog. *Parasympathikotonus* vor, ergibt sich das Gegenteil, indem über die muskarischen (M) γ-Rezeptoren die Guanylatzyklase aktiviert wird und damit die Degranulierung eine Förderung erfährt (19). *Methylxanthine*, wie Theophyllin, blockieren die Phosphodiesterase, z. T. über eine Hemmung der Adenosin-Bindung, und verzögern dadurch den Abbau von cAMP, was sich im Sinn einer Behinderung der Degranulierung auswirkt (20). Mit wechselndem Erfolg wird neuerdings versucht, durch spezifische Antikörper von der IgG-Klasse Antigene bzw. Haptene »abzufangen« (21), bevor sie sich mit den zellständigen IgE-Molekülen verbinden und damit eine anaphylaktische Reaktion auslösen können (22). Verständlicherweise beeinflußt das *autonome Nervensystem* ebenfalls die Reaktion der *Erfolgszellen*, d. h. vor allem *glatte Muskelzellen* (24) von Bronchien, Blutgefäßen u. a., auf die von Mastzellen freigesetzten Mediatoren: Wie Histamin, führt auch eine α-adrenergische Stimulation zu einer Kontraktion, eine β-adrenergische Reizung dagegen zu einer Erschlaffung dieser Elemente. Die cholinergische Stimulation über den Parasympathikus, die sich durch Atropin blockieren läßt, hat eine Kontraktion der glatten Muskelzellen und eine Erhöhung der Gefäßpermeabilität zur Folge. Die an sich kurzdauernde Wirkung von *Histamin* und der länger anhaltende Effekt von *SRS-A*, beides Substanzen, die u. a. durch Enzyme aus eosinophilen Granulozyten abgebaut werden können (28), umfassen u. a. eine Kontraktion der *Bronchien*, verbunden mit Schleimhautschwellung und vermehrter Schleimsekretion (25), eine Kontraktion von Gefäßendothelien und damit eine *erhöhte Permeabilität der Endstrombahn* in verschiedenen Lokalisationen (26) und u. U. Störungen der *Magen-Darm-Tätigkeit* (27, z. B. Krämpfe). **d** *Mögliche ursächliche und pathogenetische Faktoren beim Zustandekommen einer sog. atopischen Allergie.* Das hypothetische Blockschema (29–38) ist an sich selbsterklärend. Die Frage, ob und in welchem Ausmaß Störungen der Reaktivität des autonomen Nervensystems – beispielsweise auf genetischer Grundlage – mit eine Rolle spielen, ist hier nicht einbezogen. Folgende Defekte werden als mögliche Grundstörungen bei atopischer Allergie diskutiert: Eine erhöhte Durchlässigkeit der mukoepithelialen Barriere von Schleimhäuten (39); ein Mangel an protektiven Antikörpern, u. a. sIgA, das normalerweise den Schleimhäuten unter der Schleimschicht einen »antiseptischen bzw. antiantigenischen Anstrich« verleiht (40); eine Überproduktion von IgE (41); den Mediatorzellen (Mastzellen, basophile Granulozyten, glatte Muskelzellen u. a.) innewohnende Störungen, wie erhöhtes regeneratorisches Potential, zu enge Lagerung und/oder abnorme Struktur der Oberflächenrezeptoren, andere Membrandefekte, intrazelluläre metabolische Störungen, Besonderheiten hinsichtlich der Reaktivität auf Faktoren im Mikromilieu; Anomalien des Prostaglandin-Stoffwechsels u. a. m. (42). Diese Fragen sind noch nicht beantwortet. **e** *Morphologische Befunde bei anaphylaktischen Reaktionen.* Ein Teil der *bronchialen Veränderungen* wurde schon erwähnt (25, s. o.). Bei länger dauerndem Asthma bronchiale atopischer oder nicht atopischer Natur bestehen in der Regel eine Hyperplasie und Hypertrophie der Schleimzellen und Schleimdrüsen, eine Verdickung der subepithelialen Basalmembran, ein Schleimhautödem, übergehend in allmähliche Fibrose, oft dichte Infiltrate mit eosinophilen, z. T. auch neutrophilen Granulozyten, und eine Hypertrophie der glatten Muskelzellen (43). Im *Sputum* finden sich neben zähem Schleim (44) und – chemisch nachweisbar – darin enthaltener DNA in höherer Konzentration, Mastzell-Mediatoren u. a. häufig zahlreiche eosinophile Granulozyten (45) sowie die aus ihren Granula hervorgehenden Charcot-Leyden'schen Kristalle (46) und sog. Creola-Körper, d. h. Klumpen desquamierter Bronchialepithelien (47). Die *Lungen* sind bei akutem Asthma in der Regel gebläht (48); bei dem seltenen sog. *akuten Asthmatod* findet man die Bronchien in der Regel durch zähen Schleim weitgehend ausgefüllt, und das Herz läßt eine Rechtsdilatation erkennen (49). Die mikroskopischen Veränderungen im *subepithelialen Bindegewebe betroffener Organe/Strukturen* umfassen u. a. eine Mastzelldegranulierung (50), ein Ödem (51), Infiltrate mit meist reichlich eosinophilen Granulozyten (52), eine wechselnde Hyperämie sowie

bereich, die teils anaphylaktisch, teils auf anderer Grundlage entstehen. Das hereditäre angioneurotische Ödem kommt an anderer Stelle zur Sprache (S. 1313).
Eine Übersicht über die bei anaphylaktischen Reaktionen ins Spiel tretenden pathogenetischen Mechanismen liefert Abb. 160.

Beispiele:

- Zur *Diagnose* einer Überempfindlichkeit vom anaphylaktischen Typ bedient man sich heute – neben dem »*e*nzyme-*l*inked *i*mmuno-*s*orbent *a*ssay« (ELISA) – des sog. »*r*adio*i*m-muno*s*orbent *t*est« (RIST), mit dem die Konzentration von IgE im Blutserum bestimmt werden kann, sowie des »*r*adio*al*lergo*s*orbent *t*est« (RAST), der geeignet ist, die Spezifität kleinster Mengen von IgE aufzudecken. Der *Schultz-Dale-Test,* bei dem Serum eines sensibilisierten Individuums mit Meerschweinchen-Darm oder Ratten-Uterus inkubiert, und nach Antigengabe die Kontraktion dieser Organe gemessen wird, ist nicht mehr viel im Gebrauch. Ähnliches gilt für den *Mastzell-Histamin-Freisetzungs-Test* in vitro, der auf einem ähnlichen Prinzip beruht. Die *passive kutane Anaphylaxie* (S. 1098) kann u. a. am Meerschweinchen geprüft werden.
- *Iatrogene Formen von anaphylaktischem Schock* wurden u. a. nach Anwendung von Penizillin, Zephalosporinen, Streptomyzin, Dextranen, Prokain und Insulin beobachtet.
- Das sog. *allergische Asthma,* das – wie sog. »nicht allergische« Formen – vor allem bei Kindern und Jugendlichen in schwerem Grad auftritt, entspricht in vielen Fällen einer atopischen Reaktion auf *in der Luft enthaltene Antigene.* Saisonbedingte Exazerbationen geben hinsichtlich des auslösenden Antigens wichtige Hinweise (z. B. Pollen). Bei dauerndem allergischem Asthma sind oft ständig vorhandene Allergene, wie Hausstaub, Feder-, Haut- oder Haarantigene von Tieren, Staub und vertrocknetem Tierkot u. a. m., für die Sensibilisierung verantwortlich. Zu den *Medikamenten,* die u. U. Asthma erzeugen können, gehören Aspirin, Indomethazin, Aminopyrin und Propranolol, letzteres allerdings über eine Blockierung der β-Rezeptoren der glatten Bronchialmuskulatur.
- *Medikamentös ausgelöste urtikarielle Hautausschläge* werden u. a. nach Anwendung von Penizillin, Ampizillin, Sulfonamiden, Aspirin, Barbituraten und Opiaten gesehen.
- *Myokardiopathien* sind bei anaphylaktischen Reaktionen keine Seltenheit, wenn auch der histologische Befund aufgrund konventioneller lichtmikroskopischer Technik oft wenig zeigt.
- *Atopische ekzematöse Dermatitiden* gehören zu den häufigsten Hautveränderungen. Auslösende Agentien umfassen u. a. eine Vielzahl von Chemikalien, die z. B. zu Reinigungs- oder kosmetischen Zwecken benützt werden. Wie schon erwähnt wurde, ist bei Ekzemen oft eine Kombination von anaphylaktischer und zellgebundener Überempfindlichkeitsreaktion festzustellen.
- *Nahrungsmittel-Allergene,* wie Bohnen, Reis, Krustazeen, Fische, Milchprodukte, Zerealien, Kartoffeln, Nüsse und Früchte bzw. Beeren, bewirken – neben intestinalen Symptomen – u. U. generalisierte anaphylaktische Reaktionen, die bis zum anaphylaktischen Schock reichen können.
- Der modulierende Effekt, den das *autonome Nervensystem* auf anaphylaktische Reaktionen ausübt, geht unter anderem aus deren *Beeinflußbarkeit durch Pharmaka* hervor: Noradrenalin, das die α-Rezeptoren der Erfolgszellen (vor allem glatte Muskelzellen, z. B. der Bronchialmuskulatur) stimuliert, und Propranolol, das die β-Rezeptoren blockiert, führen zu einer Verminderung des intrazellulären cAMP zugunsten des cGMP, und damit zu einer erhöhten Empfindlichkeit gegenüber anaphylaktischen Reaktionen. Phenoxybenzamin, das die α-Rezeptoren blockiert, und Isoproterenol, das die β-Rezeptoren stimuliert, haben einen gegenteiligen Effekt. Adrenalin stimuliert sowohl α- wie β-Rezeptoren; aber eine selektive Stimulation von β-Rezeptoren kann durch gleichzeitige Gabe eines α-Blockers (z. B. Phenoxybenzamin) erzielt werden. Methylxanthine (z. B. Theophyllin) hemmen die Phosphodiesterase, die normalerweise den Abbau von cAMP katalysiert, so daß sich eine dämpfende Wirkung auf anaphylaktische Reaktionen ergibt.
- *Diäthylkarbamazin* und *Dinatrium-Chromglykolat hemmen* auf bisher nicht geklärte Weise die *Mastzell-Degranulierung* und wirken so der Manifestation anaphylaktischer Reaktionen entgegen.
- Bei Rattenversuchen wurde festgestellt, daß sich *Ig-Moleküle* (u. a. IgG) an bestimmte Komponenten von *Mastzellengranula binden:* Die Bedeutung dieses Befundes ist noch nicht klar; auch hinsichtlich möglicher therapeutischer Anwendungen bedarf dieses Phänomen einer weiteren Prüfung.
- Durch *polymerisierte Pollenantigene* läßt sich eine verstärkte Immunisierung im Sinn der IgG-Produktion (z. T. auf Kosten der IgE-Bildung) erreichen, was der anaphylaktischen Reaktionsbereitschaft entgegenwirkt (s. o.).
- Sog. *antiplasmatische Isoimmunisierungen* kommen u. U. posttransfusionell und nach Schwangerschaften vor. Dabei können sich z. B. Antikörper gegen Immunglobuline (IgG, IgA u. a.) und Lipoproteine (z. B. LDL, S. 998) bilden. IgA-inkompatible Transfusionen führen mitunter zu schweren anaphylaktischen Reaktionen.
- Verschiedene krankhafte Zustände, wie das *Lymphoma malignum Hodgkin,* das *eosinophile Granulom des Knochens* und *eosinophile Granulationstumoren des Magendarmtraktes,* sind

---

Abb. 160 a–e (Fortsetzung)

randständige Eosinophile im Lumen kleiner Gefäße (53). Die *Hautveränderungen* bei *anaphylaktisch bedingter Urtikaria* bzw. bei vorwiegend *atopisch bedingtem Ekzem* entwickeln sich wie folgt (Richtung des Pfeils): Mastzelldegranulierung, Ödem und Infiltrate wie erwähnt, unter Einbezug der Epidermis und Auftreten einer Spongiose (54), Bildung intraepidermaler spongiotischer Vesikeln mit/bei Auftreten einer leukozytär-spongiotischen subkornealen Zone (55), bei längerer Dauer – abgesehen vom »Nässen« der Haut infolge Ruptur der Bläschen – Akanthose sowie u. U. das sog. Sodbrunnenphänomen (Vesikeln unter etwas dickerer Hornschicht, 56). Bei »*Heufieber*« stehen oft die Rhinitis und Konjunktivitis im Vordergrund (57). Bei *Nahrungsmittel-Allergie* (z. B. Kuhmilch-Allergie), die mit Übelkeit, Erbrechen, Bauchkrämpfen und Durchfall einhergehen kann, finden sich in der Darmschleimhaut neben Mastzelldegranulierung, wechselnder Eosinophilie und Ödem z. T. auch vermehrt Lymphozyten innerhalb der Epithelschicht. Bei *anaphylaktischem Schock* des Menschen beobachten wir u. a. eine Dyspnoe mäßigen Grades, u. U. ein Larynxödem, ferner Urtikaria, u. U. Bauchkrämpfe und Diarrhoe, eine Leukopenie, eine Hypothermie, oft eine Bradykardie, eine wechselnde arterielle Hypotonie, Zeichen verminderter Gerinnbarkeit des Blutes (Heparinfreisetzung?) u. a. m. In schweren Fällen kommt es zum Kreislaufkollaps. Pathologisch-anatomisch sind die Befunde bei Todesfällen oft diskret (Eosinophile in Leber, Milz, u. a. vermehrt, Lungenödem, u. U. kleinfleckige Myokardnekrose u. a.). Solche Befunde sind z. B. nach Penizillin-Schock bekannt geworden. Differentialdiagnostisch sind »*anaphylaktoide Reaktionen*«, die nicht durch Immunreaktionen ausgelöst werden, in Betracht zu ziehen (mechanisch oder sonstwie nicht durch Immunreaktionen ausgelöste Mastzell-Degranulierung, Komplementaktivierung, Histaminreiches Schlangen- oder Insektengift u. a.)

durch eine Infiltration des veränderten Gewebes mit eosinophilen Granulozyten gekennzeichnet. Die Frage, ob hier örtliche anaphylaktische Reaktionen mit im Spiel sind, steht noch offen.

124.3. Durch humorale Antikörper vermittelte (sog. »zytotoxische«, »zytolytische«, »histotoxische« und andere) Immunreaktionen (»Überempfindlichkeitsreaktionen vom Typ II«)

Definitionen: *Humorale zytotoxische (histotoxische) Immunreaktionen* setzen die Gegenwart eines, gegen an Zelloberflächen oder anderen Gewebestrukturen vorhandenen Antigens gerichteten Antikörpers voraus. Aufgrund einer Komplementaktivierung, oder durch die Bindung der Antikörper an zell- bzw. gewebeständige Antigene an sich, kann es dann zu einer Schädigung der betroffenen Elemente kommen. Abgesehen von *humoralen Immunreaktionen gegen Allotransplantate* (S. 1231), *hämolytischen Transfusionszwischenfällen* bzw. *Blutgruppeninkompatibilität (isoimmun-hämolytische Reaktionen,* S. 430), dem *Morbus haemolyticus neonatorum* (S. 285), der Bildung von *Antikörpern gegen Tumor- bzw. Leukämie-assoziierte Antigene* (S. 1183) und humoralen Immunreaktionen bei sog. *organspezifischen Autoimmunkrankheiten* (S. 1141), begegnet man solchen Prozessen in der Medizin am häufigsten bei sog. *immun-hämolytischen Anämien.* Diese können auf der Bildung von »Autoantikörpern« gegen Erythrozyten *(autoimmunhämolytische Anämien)* oder auf humoralen Immunreaktionen gegen medikamentöse, allenfalls auch virale oder andere Antigene an der Oberfläche der roten Blutkörperchen beruhen *(medikamentös oder viral bedingte immun-hämolytische Anämien).* Im Rahmen sog. *immunhämatologischer Krankheiten* kennt man zudem durch zytotoxisch wirkende Antikörper bedingte Zytopenien anderer Art als der hämolytischen Anämie, nämlich z. B. *»immunologische« (»allergische«) Thrombozytopenien (»allergische thrombozytopenische Purpura«), seltener auch Leukopenien.* In diesem Zusammenhang ist ferner auf die Möglichkeit einer Produktion von Antikörpern hinzuweisen, die sich gegen Antigene an der Oberfläche von Gefäßendothelien richten *(»allergische vaskuläre Purpura«).*

In das Gebiet der humoral vermittelten *histotoxischen* Immunreaktionen gehören zudem u. a. jene Fälle, bei denen gegen Basalmembranen gerichtete Antikörper *(Anti-Basalmembran-Antikörper)* auftreten, wie z. B. beim *Goodpasture-Syndrom,* das sich durch eine Kombination von Glomerulonephritis und Schäden an kleinen Lungengefäßen auszeichnet.

In Tierversuchen wurde überdies eine *»Antikörpervermittelte Zytotoxizität«* beobachtet, bei der spezifische, gegen Membranantigene von Zielzellen gerichtete Antikörper offenbar als Brücke zu besonderen, mit Fc-Rezeptoren versehenen K (»*k*iller«)-Zellen dienen, die für die nachfolgende Zytolyse verantwortlich sein sollen. Die klinische Bedeutung dieses Phänomens ist noch unklar.

Humoral vermittelte Immunreaktionen sind schließlich auch jene, die durch den Effekt nicht eigentlich zytotoxisch, sondern *blockierend bzw. neutralisierend, opsonisierend oder stimulierend wirkender* Antikörper gekennzeichnet sind. Die meisten Autoren rechnen auch diese zu den Reaktionen vom Typ II.

Ursachen und **Formen:** Bei humoral, d. h. durch spezifische Antikörper vermittelten und mit Zell- bzw. Gewebeschäden verbundenen Immunreaktionen kommen als auslösende Agentien die verschiedensten *Antigene* in Betracht: Bei der Abstoßung von Allotransplantaten sind es vor allem *Transplantationsantigene* (S. 1229), bei hämolytischen Transfusionsreaktionen (-zwischenfällen) *Blutgruppen-Antigene,* bei humoralen Immunreaktionen gegen neoplastische Zellen und Gewebe u. a. *Tumor-assoziierte bzw. Leukämie-assoziierte Antigene* (S. 210) und bei humoralen Immunreaktionen gegen körpereigene Substrate sog. *Autoantigene* (S. 1137). Medikamentös bedingten immunhämolytischen Anämien und anderen Zytopenien liegt im wesentlichen die Wirkung von Antikörpern zugrunde, die gegen *Komplexe von Haptenen (Arzneimittel oder deren Metaboliten) und membranständigen Proteinen* an der Oberfläche der betreffenden Zellen gerichtet sind.

Zu den zahlreichen Medikamenten, die z. B. eine *immun-hämolytische Anämie* hervorrufen können, gehören u. a. Phenazetin, Chinin, Chinidin, Mesantoin, Paraaminosalizylsäure, Streptomyzin, Chlorpromazin, Melphalan, Alphamethyldopa, Zephalothin sowie Penizillin und seine Derivate. Eine *Immun-Granulozytopenie* beobachtet man dann und wann nach Verabreichung von Amidopyrin, Phenothiazin u. a., während eine *»allergische thrombozytopenische Purpura«* z. B. nach Einnahme von Chinidin und anderen Medikamenten zustande kommen kann. Diese unterschiedlichen Wirkungen hängen zum guten Teil mit einer mehr oder weniger ausgeprägten Affinität der einzelnen Arzneimittel zusammen, sich an die Oberfläche bestimmter Zelltypen zu binden. *Virale oder viral bedingte Antigene* als auslösende Agentien von Immunreaktionen des Typs II sind weniger gut erforscht; möglicherweise spielen sie eine erhebliche Rolle. So diskutiert man z. B. die Möglichkeit, daß das Auftreten von Anti-*Basalmembran*-Antikörpern, wie sie z. B. für das Goodpasture-Syndrom typisch sind, mit einer viral bedingten Veränderung dieser Strukturen zu tun haben könnte, die dann zu einer »Durchbrechung« der Toleranz gegenüber diesem Material führen würde (s. Autoimmunkrankheiten, S. 1137).

Pathogenese: Der Grundmechanismus bei humoral vermittelten zytotoxischen (bzw. spezifisch blockierenden, neutralisierenden oder opsonisierenden) Immunreaktionen besteht in der *Bildung humoraler Antikörper, deren Spezifität sich gegen eine oder mehrere an der Oberfläche von Zellen oder anderen Gewebskomponenten vorhandene Antigene richtet.* Die *Folgen* einer Bindung von Antikörpermolekülen an diese Epitope hängen von *verschiedenen Faktoren* ab: Einerseits spielt es eine wesentliche Rolle, um welchen Zelltyp oder Gewebsteil es sich handelt, wie dicht an seiner Oberfläche die antigenhaltigen Stellen liegen, wie stabil die Zellmembran oder andere Strukturen sind, und ob bei allfälliger Schädigung derselben wirksame Reparationsmechanismen einspringen können. Andererseits ist es von Bedeutung, in welcher Konzentration spezifisch gegen die genannten Determinanten gerichtete Antikörper im Blut oder in anderen Körperflüssigkeiten vorhanden sind, welche Zahl spezifischer Bindungsstellen die betreffenden Immunglobulinmoleküle aufweisen (z. B. 2 bei IgG, 5 oder allenfalls 10 bei IgM), und ob bzw. in welchem Ausmaß die letzteren Komplement aktivieren können.

Die spezifische *Fixierung von nicht-komplementbindendem bzw. -aktivierendem Antikörper an Zell- und Gewebsoberflächen-Antigene* hat möglicherweise z. T. keine nachteiligen Folgen; in wenigstens einem Teil solcher Vorgänge genügt die zellständige Antigen-Antikörperreaktion jedoch an sich, um ins Gewicht fallende Veränderungen an den betroffenen Strukturoberflächen hervorzurufen, z. B. eine Herabsetzung der Oberflächenladung und damit eine *Labilisierung der Zellmembran.* Dies reicht im Fall der Erythrozyten u. U. aus, daß diese Elemente vermehrt in Milz und Knochenmark abgefangen und intraphagozytär abgebaut werden, d. h. daß eine hämolytische Anämie entstehen kann. Eine *Opsonisierung* körpereigener Zellen bzw. Strukturen – ähnlich wie sie bei der spezifischen Immunabwehr von Mikroorganismen (besonders von solchen mit glatter Oberfläche) eine Rolle spielt – mit nachfolgender Phagozytose derselben z. B. durch Makrophagen könnte ebenfalls mitwirken, doch ist über solche Mechanismen im Zusammenhang mit gewebeständigen Vorgängen wenig bekannt. Eine *Blockierung bzw. Neutralisation oder Inaktivierung biologisch aktiver Moleküle durch spezifische Antikörper* ist im Fall von *Fremdmaterial* oder *neoplastisch transformierter Zellen* gut bekannt: z. B. blockierende Antikörper mit einer, gegen Transplantationsantigene eines Allotransplantats gerichteten Spezifität, die u. U. diejenigen Strukturen abdecken, die für die Antigenerkennung durch Effektorzellen der Abstoßung (u. a. T-Lymphozyten) wichtig sind; sog. »enhancing antibody«, der tumorassoziierte Antigene abdecken oder mit ihnen von den Tumorzellen abgelöste Komplexe bilden kann (S. 1110); Neutralisation von Diphtherietoxin; Antikörper mit neutralisierender Wirkung auf Schweine- oder Rinder-Insulin; Neutralisation von Faktor VIII (S. 436) oder anderer Gerinnungsfaktoren im Rahmen einer Substitutionstherapie bei Blutungsübeln u. a. m. Gegen *nicht-neoplastische körpereigene Substrate* gerichtete neutralisierende, blockierende oder sonstwie inaktivierende Antikörper spielen bei gewissen Autoimmunkrankheiten eine Rolle (z. B. gegen Azetylcholin-Rezeptoren an neuralen Synapsen gerichtete Antikörper bei Myasthenia gravis, ferner anti-»intrinsic factor«-Antikörper, die die Wirkung dieses Glykoproteins blockieren und einen funktionellen Vitamin B_{12}-Mangel erzeugen, Spermatozoen-immobilisierende Autoantikörper u. a. m.). Antikörper gegen biologisch aktive Moleküle werden überdies bei gestörten Immunreaktionen, wie dem Lupus erythematodes disseminatus, sog. immunproliferativen Krankheiten (maligne Lymphome, lymphatische Leukämien, Plasmozytom bzw. Morbus Waldenström) und medikamentös bedingten Allergien (z. B. gegen Penizillin), beobachtet. *Stimulierend wirkende Antikörper,* die sich gegen körpereigene Substrate richten, sind ebenfalls bekannt, so z. B. der »*l*ong-*a*cting *t*hyroid *s*timulator« (LATS, S. 1171), ein IgG, das bei den meisten Patienten mit Basedow'scher Krankheit gefunden wird, sich gegen noch nicht genau definierte Antigene des Schilddrüsenparenchyms richtet und dieses, falls der in normalem Serum vorhandene Inhibitor der LATS-Aktivität nicht oder nicht ausreichend wirksam ist, eine verstärkte Proliferation und Aktivität des endokrin aktiven Gewebes zur Folge hat (s. auch S. 1170).

Kommt es zu einer spezifischen *Bindung zwischen Antigenen an Zell- bzw. Strukturoberflächen und komplementbindenden Antikörpern* (IgM, IgG3, IgG1, weniger IgG2, S. 1260), wird in der Regel *Komplement aktiviert,* u. U. allerdings nur bis zur Bildung von Anaphylatoxin (S. 1263). Meistens läuft aber die Reaktionskette voll ab, wobei schließlich ein *lytisch wirkender Komplementkomplex* entsteht: Dieser vermag z. B. an Zelloberflächen *Membrandefekte* hervorzurufen, die oft den Untergang des betreffenden Elements zur Folge haben. Ob und wie rasch es zum Zelltod kommt, hängt u. a. von den Möglichkeiten einer Membranreparation ab. Bei Erythrozyten genügt oft ein einzelner Membrandefekt (elektronenmikroskopisch als wenig elektronendichtes, von Proteinen besetztes »Loch« erkennbar), um eine Zytolyse zur Folge zu haben. Kernhaltige Zellen verfügen in wechselndem Maß über Reparationsmechanismen, die hier korrigierend eingreifen und ein Überleben des betreffenden Elements ermöglichen können. Im Zuge der Komplementaktivierung finden sich – abgesehen von der Zellauflösung – noch weitere Phänomene, wie *Immunkonglutination (-agglutination), Immunadhärenz, Opsonisierung, Ablösung von Endo- oder Epithelien von ihrer Unterlage, Mastzell-Degranulierung, chemotaktische Anziehung neutrophiler Granulozyten* u. a. m. (S. 1263). Manchmal kommt es überdies zur *Aktivierung des Gerinnungssystems* mit Bildung u. a. von *Fibrin.*

Immunreaktionen vom Typ II komplizieren sich nicht

selten in der Weise, daß Fc-Anteile der an Zelloberflächen oder anderen Strukturen gebundenen Antikörpermoleküle mit Fc-Rezeptoren anderer Zellen, insbesondere *Makrophagen* und der – bisher allerdings nur bei Tieren gut untersuchten – *K-Zellen,* eine Bindung eingehen: Damit ergeben sich zusätzliche, durch die genannten Elemente vermittelte Möglichkeiten einer Zytolyse. Auf diese Weise, d. h. durch *Fixierung von Fc-Anteilen von Ig, die bereits Antigen gebunden* haben und imstande sind, Komplement zu aktivieren, können Zellen mit Fc-Rezeptoren selbst Schaden erleiden. Es bestehen keine Hinweise darauf, daß K-Zellen lösliche Faktoren abgäben, die für die zytotoxische Wirkung erforderlich wären.

Morphologisch bietet sich, je nach Art der betroffenen Zellen bzw. Strukturen (»Ziele« = »targets« der Effektormechanismen der Immunreaktion), ein unterschiedliches Bild. Mit Hilfe der *Immunfluoreszenzmikroskopie* und/oder *enzymhistochemischer Methoden* lassen sich in der Regel *Ig,* im Fall einer Fixation Komplement-bindender bzw. -aktivierenden Antikörper IgM und/oder IgG3 und IgG1, weniger IgG2, an der Oberfläche der Zielzellen oder anderer -strukturen und *Komplementkomponenten* (z. B. C3 bzw. β_{1C}-Globulin) nachweisen, manchmal auch *Fibrinogen/Fibrin.* Komplement und Fibrin fehlen dort, wo es sich um die Bindung *nicht-komplementfixierender Antikörper* an Strukturoberflächen handelt (S. 1260). Ig-Nachweise mit Hilfe der erwähnten Techniken setzen allerdings voraus, daß die zell- bzw. gewebsständigen Immunglobulinmoleküle in genügender Dichte vorhanden sind und mit den benützten Anti-Ig-Antikörpern (in »Antiseren« oder »Antiglobulinen« enthalten) Präzipitate bilden. Anstelle fluorochromierter können zum Nachweis von Ig, C und Fibrinogen/Fibrin auch radioaktiv markierte (^{125}I), mit Enzymen (z. B. Meerrettich-Peroxidase) gekoppelte oder mit Ferritin verbundene Antiseren oder Antiglobuline benützt werden, was eine lichtmikroskopische oder elektronenmikroskopische Betrachtung gestattet.

Unter gewissen Bedingungen lassen sich an Gewebeschnitten auch biologische Folgephänomene der Bindung von zytotoxischem Antikörper, wie Agglutination, Immunadhärenz und Komplementlyse sichtbar machen. Bei der *Untersuchung lebender Zellen* ist darauf zu achten, daß an der Oberfläche gebundene Antikörper bei 37 °C oder auch bei Zimmertemperatur innerhalb von ungefähr einer Viertelstunde ein »capping« zu zeigen beginnen und dann durch Endozytose aufgenommen oder abgestoßen werden. Das »capping« wirkt für betroffene Zellen z. T. als »Signal«.

Morphologisch läßt sich der Effekt zytolytischer Immunreaktionen im Sinn des *Zelluntergangs* oft nicht zuverlässig beurteilen, wenn man bloß auf Zeichen des Zelltodes, wie Karyopyknose und Karyorrhexis, abstellt. Allerdings findet sich in solchen Fällen, vor allem wenn es sich um ortsständiges Gewebe handelt, nicht selten ein signifikant erhöhter Pyknoseindex. Die verschiedenen makroskopischen und mikroskopischen Erscheinungsformen *immun-hämolytischer Anämien und anderer Zytopenien* wurden bereits behandelt (S. 424). Morphologische Befunde bei *Transplantatabstoßung* (S. 1230), *Transfusionsreaktionen bzw. -zwischenfällen* (S. 432), *Morbus haemolyticus neonatorum* (S. 285), *Immunreaktionen gegen neoplastisches Gewebe* (S. 1183) und *Autoimmunkrankheiten* (S. 1137) kamen oder kommen an anderer Stelle zur Sprache. Dasselbe gilt für die *allergische thrombozytopenische Purpura* (S. 446), die *vaskulären Formen von Purpura* (S. 454) und die *immunologisch bedingten Leukopenien* (S. 1309). Das *Goodpasture-Syndrom* wurde im Zusammenhang mit den Glomerulonephritiden beschrieben (S. 770).

Folgen: Die Symptome, Zeichen und möglichen Komplikationen der oben erwähnten Störungen wurden größtenteils in früheren Abschnitten aufgeführt und erläutert, andere folgen später (s. dort). Im folgenden sollen nur einzelne besondere Probleme im Zusammenhang mit humoralen zytotoxischen Immunreaktionen diskutiert werden.

Antierythrozytäre sog. »Isoimmunreaktionen« (bzw. Alloimmunreaktionen)

Es sei zunächst in Erinnerung gerufen, daß »*Iso-*« in der Blutgruppenserologie – im Gegensatz zur Nomenklatur in der Transplantationsimmunologie (s. dort) – eine Spezies-Identität und nicht etwa eine genetische Identität bedeutet: Man sollte daher besser von Alloimmunreaktion reden. Dies hat sich aber noch nicht überall eingebürgert. Bei »*Isoimmunreaktionen*« richtet sich die Spezifität der humoralen Reizantwort gegen Antigene auf der Oberfläche allogener roter Blutkörperchen derselben Spezies (z. B. A, B, AB, A_1, die auch die »Blutgruppenzugehörigkeit« im Rahmen des *ABO-Systems* bestimmen). Normalerweise besitzt der Mensch hochtitrige *Isoagglutinine* im Blutplasma bzw. Serum, die meistens der IgM-Klasse angehören und sich gegen jene Epitope des ABO-Systems richten, die sich nicht auf den eigenen Erythrozyten befinden. Man vermutet, daß die Produktion von Antikörpern des ABO-Systems auf eine Immunisierung durch kreuzreagierende Antigene der Darmflora beruht; möglicherweise haben die Produkte der hypothetischen Allelen A und B (z. B. Phänotyp A bei Genotyp AA AO, Phänotyp B bei Genotyp BB BO), die im Membranbereich der roten Blutkörperchen liegen, eine Ähnlichkeit mit gewissen Antigenen der intestinalen Flora. Ein Beweis für diese Hypothese steht indessen noch aus. A- und B-Antigene, die Teil eines genetischen Polymorphismus von Kohlenhydraten (ABH-Lewis-System) sind, finden sich überdies in Drüsensekreten (»Sekretorsubstanzen«). Das *Rhesus-Blutgruppensystem,* nach dem ABO-System das nächst wichtigste, umfaßt nach der Nomenklatur von Sanger und Rice u. a. die Antigene C, c, D, d, E und e, die in verschiedenen Kombinationen vorkommen und einem sehr komplexen Mosaik von Allelen entsprechen dürften (cDe = R^o, CDe = R^1, cDE = R^2, cde = r, Cde = r^1, cdE = r^{II}, CDE = R^z, CdE = r^y). Die Phänotypenbezeichnung lautet z. B. CcDEe, in welchem Fall ein Genotyp CDe/cDE angenommen wird. Es gibt aber noch zusätzliche, seltenere Rhesusantigene und -komplexantigene. Die Benennung der Antikörperspezifitäten im Rhesus-System lautet beispielsweise Anti-D, Anti-C, Anti-c, Anti-E, Anti-e, Anti-C^w u. a. m. *In der weißen Bevölkerung ist D weitaus am stärksten ausgeprägt:* in der Schweiz sind in dieser Hinsicht etwa 85% der Bevölkerung positiv (»*Rh+*«, z. B. bei Genotyp DD oder Dd). Rh-negativ (»*Rh−*«) entspricht einem Genotyp dd und findet sich bei den restlichen 15%. *Weitere Blutgruppensysteme* (MNSs, P, Lutheran, Kell, Duffy, Kidd, Ii, Diego, Xg, Auberger, Y+, Dombrock u. a.) spielen hinsichtlich der Isoimmunisierung z. T. auch eine wichtige Rolle (s. u.).

Die *antierythrozytäre* »*Isoimmunisierung*« ist zunächst beim *Morbus haemolyticus neonatorum* (S. 431) von Bedeutung. Die medizinische Wichtigkeit des *Rh-Blutgruppensystems* liegt vor allem darin, daß die roten Blutkörperchen eines »Rh-positiven« Feten eine »rh-negative« Mutter zur Produktion von Anti-Rhesus-Antikörpern [meist Anti-D (Rh_o)] bringen: Dies ist vor allem anläßlich der Geburt möglich, wenn kindliche Erythrozyten – z. B. bei plazentärer Blutung – in den mütterlichen Organismus gelangen. Im Gegensatz zu den natürlichen Isoagglutininen, die sich gegen A- und B-Antigene richten und der IgM-Klasse angehören, sind die durch feto-maternale Immunisierung entstehenden Anti-Rhesus-Antikörper überwiegend IgG-Moleküle, die die plazentare Schranke passieren können. Daher vermögen bei der nächsten Gravidität z. B. mütterliche Anti-D-Antikörper schon in utero das erythrozytäre System eines Rh-positiven Kindes zu schädigen. Diese wärmeaktiven Antikörper führen nach ihrer Fixation auf Rh-positiven Erythrozyten in der Regel nicht zu einer Komplementaktivierung, da die entsprechenden Epitope offenbar zu weit auseinander liegen, z. T. vielleicht auch wegen zu geringer Avidität der Antikörper (sog. *»inkomplette«* im Gegensatz zu den direkt agglutinierenden *»kompletten« Antikörpern*). Bei *AB0-Inkompatibilität zwischen Mutter und Kind* werden die in den mütterlichen Kreislauf gelangenden fetalen Erythrozyten durch die vorhandenen »natürlichen« Isoagglutinine ausgeschaltet, bevor es zu einer Sensibilisierung kommen kann. Es wurde schon erwähnt, daß IgM-Antikörper die Plazenta nicht passieren, den Feten daher normalerweise, d. h. wenn keine maternofetale »Lücke« besteht, nicht schädigen. Aus diesen Gegebenheiten geht ferner hervor, daß z. B. eine Mutter mit Blutgruppe [0, Rh-negativ] mit einem Kind mit Blutgruppe [A, Rh-positiv] die allenfalls in ihren Kreislauf übertretenden fetalen roten Blutkörperchen rasch eliminieren, d. h. nicht gegen Rh-Antigene sensibilisiert werden dürfte. Die Prophylaxe eines Morbus haemolyticus bei Rh-positiven Kindern Rh-negativer Mütter besteht heute im übrigen in einer Behandlung der letzteren mit geringen Mengen eines aviden IgG-Anti-D, das die kindlichen Erythrozyten rasch ausschaltet. Zum Nachweis der Rhesus-Antigene bedient man sich in der Regel des Antiglobulin-Tests nach Coombs.

Hämolytische Transfusionsreaktionen sind vor allem bei Vorhandensein von spezifischem Antikörper im Empfängerblut gefährlich (s. u.). Die typischen Allgemeinsymptome eines Transfusionszwischenfalles dieser Art bestehen in Fieber, Schüttelfrost und Schmerzempfindung, u. U. verbunden mit Schock und Nierenversagen und/oder einer Verbrauchskoagulopathie (S. 451). Bei Vorhandensein nicht hämolysierender Antikörper (z. B. Rhesus) treten die Symptome u. U. protrahiert auf.

Antileukozytäre und antithrombozytäre Isoimmunisierungen werden u. a. nach Transfusionen (vor allem von Frischblut) und Schwangerschaften gesehen; z. T. beruhen sie auf HLA-Inkompatibilität. Eine zytotoxische Leukozytolyse hat wegen der Freisetzung pyrogener Stoffe oft Fieberreaktionen zur Folge. Anti-Plättchen-Antikörper können eine Thrombozytopenie bewirken.

Medikamentös bedingte immun-hämolytische Anämien

Bei ungefähr 10% der Patienten, die täglich 2 g oder mehr *Alpha-Methyl-Dopa* erhalten, entwickelt sich eine immun-hämolytische Anämie mit teilweiser Sphärozytose. Komplement ist dabei offenbar nicht beteiligt. Der direkte Coombs-Test ergibt in diesen Fällen – im Gegensatz zu den nachfolgend aufgeführten – auch in Abwesenheit des Haptens ein positives Resultat, so daß an eine induzierte Autoimmunhämolyse gedacht wird. Die vor allem durch intravenös verabreichtes *Penizillin* in hohen Dosen induzierte Immunhämolyse gilt als typisches Beispiel einer *Haptenwirkung,* die sich 7–14 Tage nach Beginn der Therapie im Auftreten zytotoxischer Antikörper sowie Sphärozytose, Hyperhämolyse und Hyperbilirubinämie äußert, nach Sistieren der Medikation jedoch abrupt aufhört, obschon Antikörper noch längere Zeit nachzuweisen ist. Zur sog. *»innocent bystander«-Hämolyse* zählt man die – an sich relativ seltenen – immun-hämolytischen Prozesse nach Gabe von Medikamenten, wie Chinin und Chinidin, Isoniazid, Sulfonamiden, Phenazetin, Paraaminosalizylsäure, Amidopyrin u. a., sowie nach Einwirkung verschiedener Insektizide. Die Hapten-Träger-Antikörper-Komplexe finden sich offenbar in lockerer Bindung an der Erythrozytenoberfläche und können sich z. T. nach Komplementaktivierung ablösen. Die intraphagozytäre und/oder intravasale Hämolyse beruht in solchen Fällen mindestens überwiegend auf Komplementaktivierung. Auf den Erythrozyten läßt sich dann oft nur mehr Komplement nachweisen.

Weitere Formen von Antikörper-vermittelten zytotoxischen Immunreaktionen

Die Folgen humoraler Immunreaktionen im Rahmen von *Abstoßungsreaktionen gegen Allotransplantate* (S. 1230), solche gegen *neoplastische Zellen* (S. 1183) und bei *Autoimmunkrankheiten* (S. 1137) kommen später zur Sprache.

Beispiele:

- Antigene des *Rh-Systems* haben auch bei *Bluttransfusionen* eine erhebliche Bedeutung. Am stärksten immunogen wirkt das D(Rh°)-Antigen: Eine einmalige Transfusion von D(Rh°)-positiven Erythrozyten auf Rh-negative Empfänger genügt, um in 50% der Fälle die Produktion zytotoxischer Antikörper hervorzurufen. Besonders fatal kann sich dies bei geschlechtsreifen Frauen auswirken (s. Morbus haemolyticus neonatorum). Von den übrigen Rh-Antigenen, die wesentlich seltener Ursache von Transfusionsreaktionen sind, ist das *e-Antigen* hervorzuheben, weil es nur bei etwa 2% der Bevölkerung kaukasischer Abstammung fehlt: Patienten mit Anti-e-Antikörper geraten daher in Notfällen u. U. in Schwierigkeiten, weil kein e-negatives Blut zur Verfügung steht.
- Von *weiteren Blutgruppenantigenen,* die Transfusionsreaktionen verursachen können, sind *K* (aus dem Kell-System), Fy^a (aus dem Duffy-System) sowie vor allem Jk^a und Jk^b (aus dem Kidd-System) zu erwähnen. Da die Blutgruppen-Zugehörigkeit in dieser Hinsicht oft nicht bekannt ist, sollte vor jeder Bluttransfusion ein sog. »cross-match« durchgeführt werden.
- Die *postnatale* und die seltene *posttransfusionelle Thrombozytopenie* beruhen in der Regel auf Isoimmunisierung.

- Die Frage, wie häufig bei *Agranulozytose* humoral vermittelte zytotoxische Immunreaktionen im Spiel sind, kann zur Zeit noch nicht zuverlässig beantwortet werden.
- Ebenso ungewiß ist in vielen Fällen von sog. *vaskulärer Purpura,* ob zytotoxische, gegen Oberflächenantigene der Endothelzellen (z. B. Komplexe von Haptenen, wie Penizillin oder Sulfonamiden, und Membranproteinen) gerichtete Antikörper im Spiel sind.
- Beim *Goodpasture-Syndrom* (S. 771) diskutiert man die Möglichkeit, daß eingeatmete schädliche Agentien, wie Influenza- oder andere Viren, ferner andere infektiöse Agentien und Kohlenwasserstoffverbindungen, die Basalmembran der Lungenalveolen antigenisch verändern könnten: Dies würde eine gegen diese Strukturen und gegen die antigenisch verwandten glomerulären Basalmembranen gerichtete humorale Immunantwort mit histotoxischem Effekt verständlich machen (sog. *Anti-Basalmembran-Krankheit*). Mit Hilfe von Antiserum, das gegen wasserlösliches Glykoprotein aus glomerulären Basalmembranen gerichtet war, konnte gezeigt werden, das der nephrotoxische Effekt in vivo u. a. eine frühzeitige Ablösung glomerulärer Endothelzellen von der Basalmembran umfaßt, ohne daß diese Zellen notwendigerweise zugrunde gegangen sein mußten, und bevor es zu einer Anhäufung neutrophiler Granulozyten kam.
- Bei *Ratten* läßt sich durch Immunisierung mit heterologem Basalmembran-Material nicht nur eine *Glomerulonephritis,* sondern – zeitlich sogar vorausgehend – eine *tubulo-interstitielle Nephritis* erzeugen.
- Das *rheumatische Fieber* (S. 1158) beruht nach vorherrschenden Meinungen zum guten Teil ebenfalls auf einer Antikörper-vermittelten zyto- bzw. histotoxischen Immunreaktion: Man nimmt an, daß hier gegen kohlenhydratreiche Antigene von Streptokokken der Gruppe A gerichtete Antikörper mit kardialen und anderen Glykoproteinen kreuzreagieren (s. Autoantikörper, S. 1137).

Eine schematische Übersicht über Mechanismen bei Antikörper-vermittelten zytotoxischen Reaktionen findet sich in Abb. 161.

124.4. Durch Immunkomplexe verursachte Zell- und Gewebeschäden (»Immunkomplex-Krankheiten«, »Überempfindlichkeitsreaktionen vom Typ III«)

Begriffe und allgemeine Erläuterungen

Definitionen: »*Immunkomplex-Krankheiten*« sind durch die Ablagerung gewebeschädigender Antigen-Antikörper-Komplexe in Blutgefäßen (u. a. glomeruläre Kapillaren, andere kleine Gefäße und/oder Arterien), insbesondere auch im Bereich ihrer Basalmembranen, und durch die Anwesenheit löslicher solcher Komplexe im zirkulierenden Blut sowie in anderen Körperflüssigkeiten gekennzeichnet. Die deponierten Komplexe rufen im wechselnden Ausmaß eine, z. T. durch Komplementaktivierung vermittelte bzw. durch freigesetzte Granulozytenenzyme bedingte, u. U. aber auch durch die Immunkomplexe selbst verursachte, lokale entzündliche Reaktion hervor. Zudem kann es zu einer örtlichen Aktivierung des Gerinnungssystems kommen, wobei u. U. Mikrothromben entstehen, und sich Fibrin bildet, z. T. auch in der Wand und in der Umgebung der Gefäße. Der letztgenannte Prozeß zieht nicht selten granulierende und vernarbende Reaktionen nach sich.

Immunkomplexkrankheiten können transitorisch (z. B. *Serumkrankheit,* viele Formen von *postinfektiöser Vaskulitis* bzw. *Glomerulonephritis*), in *Schüben* oder *chronisch* in Erscheinung treten, letzteres dann, wenn das auslösende Antigen im Körper persistiert bzw. dauernd nachgeliefert wird.

Zirkulierende lösliche Immunkomplexe, die meistens einen Antigenüberschuß zeigen, bewirken oft *vaskulitische Veränderungen,* die sich mit Vorliebe am Ort der stärksten Plasmafiltration äußern (s. *Immunkomplex-induzierte Glomerulonephritiden*), aber auch andere Gefäße bevorzugen können: Die *Periarteriitis (Polyarteriitis, Panarteriitis) nodosa* (S. 1120) ist eine meist progredient verlaufende, nekrotisierende Entzündung vor allem kleiner und mittelgroßer Arterien, die sich in verschiedenen Organen bzw. Körperteilen manifestiert, die Gefäßwände diskontinuierlich, d. h. in Form von »Knötchen«, befällt und in den meisten Fällen tödlich endet. Ihr steht die sog. *allergische Granulomatose (Churg und Strauß)* nahe, die allerdings mehr als die Polyarteriitis nodosa die Lungen einbezieht, oft mit Asthma-artigen Beschwerden beginnt, u. a. auch paravaskuläre nekrotisierende Granulome bildet und durch dichte Infiltrate von eosinophilen Granulozyten auffällt. Die *Wegener'sche Granulomatose* (S. 1120) läßt sich aufgrund ihres klinischen Bildes und der pathologischen Befunde (u. a. mit nekrotisierender Vakulitis verbundene ulzeröse Läsionen im oberen Respirationstrakt, dazu granulomatöse Veränderungen in den Lungen und oft glomerulonephritische Prozesse, s. u.) von den übrigen Vaskulitiden abgrenzen. Die sog. *Überempfindlichkeits-Vaskulitis (»hypersensitivity-vasculitis«)* befällt vor allem die kleinen Gefäße, während die *Riesenzellenarteriitis* als sog. *Arteriitis temporalis* (Horton'sche Krankheit, S. 1121) mittelgroße Arterien des Kopfbereichs bevorzugt, aber auch in anderen Regionen auftreten kann; hier handelt es sich vor allem um eine Krankheit älterer Leute.

Bei Befall der Blutgefäße im Gelenkbereich steht klinisch bei verschiedenen Formen von Vaskulitis eine *Arthritis* mit im Vordergrund *(Immunkomplex-induzierte Arthritis).* In die Gruppe der Immunkomplex-Krankheiten gehören auch verschiedene Leiden, die mit sog. *Autoimmunreaktionen (Autosensibilisierung)* einhergehen (S. 1137), z. B. der *Lupus erythematodes disseminatus* (S. 1141), die *gemischte Kryoglobulinämie* (S. 1224), die *chronische rheumatoide Arthritis* (S. 1148), die *hypergammaglobulinämische Purpura* (Waldenström, S. 1223) und *Glomerulopathien* bei Vorhandensein zirkulierender Komplexe, die aus renal-tubulären

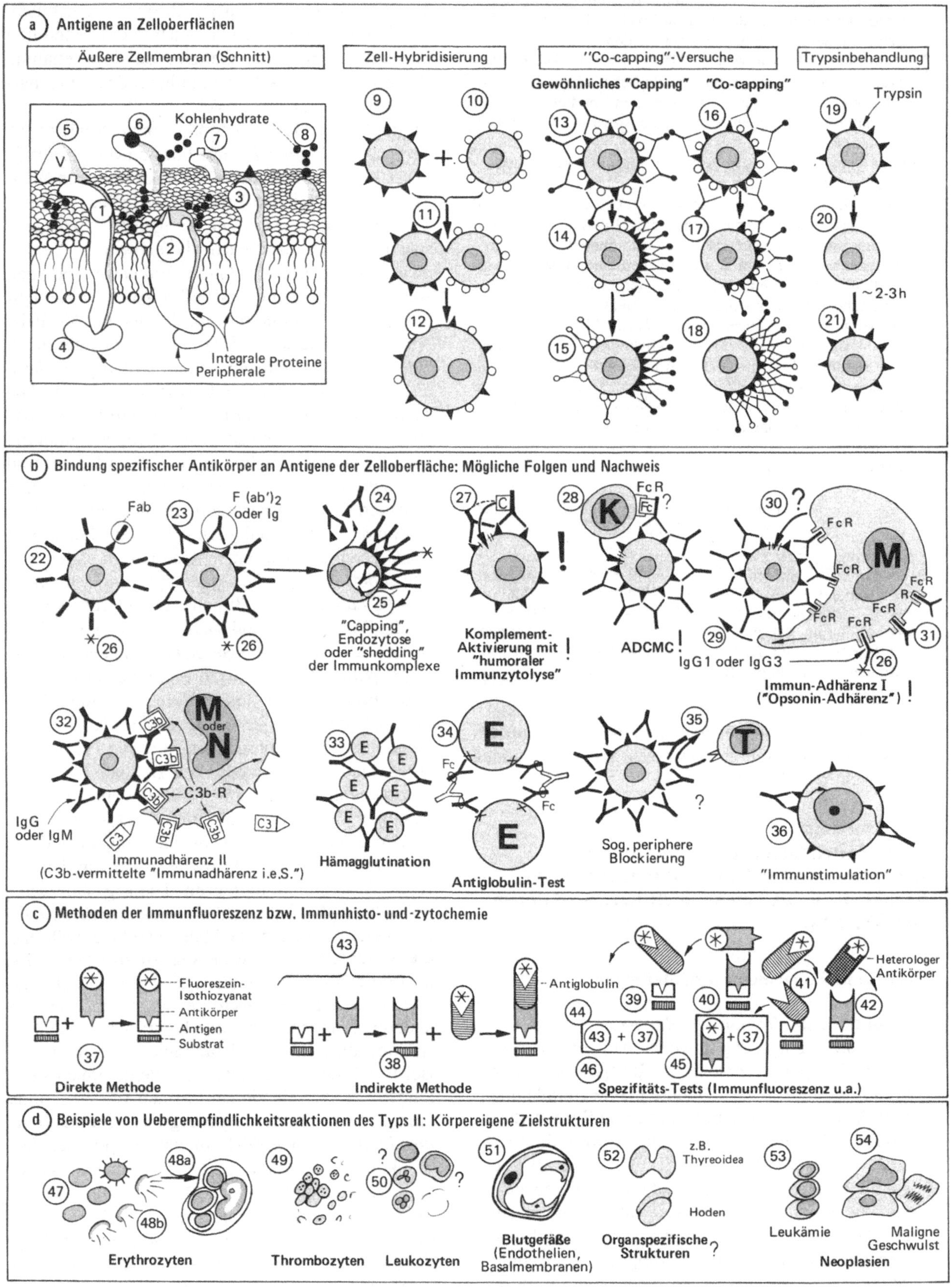
a Antigene an Zelloberflächen
Äußere Zellmembran (Schnitt)
Kohlenhydrate
V
Integrale
Peripherale
Proteine
Zell-Hybridisierung
"Co-capping"-Versuche
Gewöhnliches "Capping"
"Co-capping"
Trypsinbehandlung
Trypsin
~2-3h
b Bindung spezifischer Antikörper an Antigene der Zelloberfläche: Mögliche Folgen und Nachweis
Fab
F (ab')2
oder Ig
"Capping", Endozytose oder "shedding" der Immunkomplexe
C
Komplement-Aktivierung mit "humoraler Immunzytolyse"
FcR
K
Fc
ADCMC
M
IgG1 oder IgG3
Immun-Adhärenz I ("Opsonin-Adhärenz")
M oder N
C3b
C3b-R
C3
IgG oder IgM
Immunadhärenz II (C3b-vermittelte "Immunadhärenz i.e.S.")
E
Hämagglutination
Fc
Antiglobulin-Test
T
Sog. periphere Blockierung
"Immunstimulation"
c Methoden der Immunfluoreszenz bzw. Immunhisto- und -zytochemie
Fluoreszein-Isothiozyanat
Antikörper
Antigen
Substrat
Direkte Methode
Antiglobulin
Indirekte Methode
Heterologer Antikörper
Spezifitäts-Tests (Immunfluoreszenz u.a.)
d Beispiele von Ueberempfindlichkeitsreaktionen des Typs II: Körpereigene Zielstrukturen
Erythrozyten
Thrombozyten
Leukozyten
Blutgefäße (Endothelien, Basalmembranen)
z.B. Thyreoidea
Hoden
Organspezifische Strukturen
Leukämie
Maligne Geschwulst
Neoplasien

Abb. 161 a–d. *Durch humorale Antikörper vermittelte (u. a. »zytotoxische, zytolytische und histotoxische «) Überempfindlichkeitsreaktionen = Überempfindlichkeitsreaktionen vom Typ II.* Die krankmachenden Reaktionen (Überempfindlichkeitsreaktionen) dieses Typs werden von den verschiedensten Antigenen ausgelöst, z. B. von *Transplantationsantigenen* (S. Abb. 170, S. 1236), *Blutgruppenantigenen* (S. 430), *Tumor- bzw. Leukämie-assoziierten Antigenen* (s. Abb. 166, S. 1160), *viralen Antigenen, Komplexen von Haptenen und körpereigenen Proteinen,* sog. *Autoantigenen* (s. Abb. 165, S. 1142) u. a. m. Im Rahmen der hier zu erläuternden Probleme beschränken wir uns auf Typ II-Reaktionen, die sich gegen *körpereigene Zellen* richten. Humorale Immunreaktionen gegen Allotransplantate, hämolytische Transfusionszwischenfälle und der Morbus haemolyticus neonatorum kommen an anderer Stelle zur Sprache (s. Abb.-Angaben oben). **a** *Antigene und Zelloberflächen.* Im Bereich der äußeren Zellmembran finden sich verschiedene Strukturen, vor allem Proteine bzw. Glykoproteine, die als Antigene wirken können. Dies äußert sich z. B. bei der Übertragung von Zellen von einem auf ein anderes, genetisch nicht identisches Individuum. Gegenüber den körpereigenen Zellen – abgesehen von solchen, die physiologischerweise vom Immunapparat anatomisch »segregiert« sind – besteht unter normalen Bedingungen jedoch eine *Immuntoleranz.* Man kennt indessen verschiedene pathologische Prozesse, bei denen diese *»tolerance of self«* durchbrochen wird, sei es im Rahmen einer sog. *lymphoproliferativen Störung* (z. B. chronische lymphatische Leukämie bzw. andere maligne Lymphome oder Plasmozytome, s. Abb. 169, S. 1216), sei es wegen einer *Änderung der zellulären Oberflächenantigene* oder aufgrund einer teilweisen oder gänzlichen *Zerstörung der oben erwähnten anatomischen Segregation* der Zielstrukturen. Oberflächenantigene können einzeln (1) oder als mehrere Epitope (2) auf einem integralen Protein vorhanden sein. Die in der Regel die Zellmembran in ihrer ganzen Dicke durchquerenden integralen Proteine sind, wie man annimmt, z. T. mit peripheralen, intrazytoplasmatischen Proteinen verbunden, die vermutlich für die Lokalisation der ersteren Bedeutung haben (4). *Modifikationen der zellulären Oberflächenantigene,* die eine gegen körpereigene Strukturen gerichtete Immunreaktion auszulösen vermögen, können auf verschiedene Weise zustande kommen, z. B. durch *Adsorption oder Bindung von Medikamenten bzw. deren Metaboliten, die als Haptene wirken* (3, ▲, z. B. Penizilline, Zephalosporine), eine *durch Medikamente oder andere Chemikalien verursachte Veränderung des Proteinmoleküls* (•, 6 im Vergleich zu 1, z. B. durch Zephalosporine) oder *Umstrukturierungen anderer Art* (7, z. B. Methyldopa). Gut bekannt sind ferner *viral (V) bedingte Oberflächenantigene* (5), die häufig gegen körpereigene, infizierte Zellen gerichtete Immunreaktionen hervorrufen. In welchem Ausmaß der *Kohlenhydratanteil* (8) der Zellhülle, z. B. der Glykokalix, immunogen wirkt oder wirken kann, ist noch ungewiß. Durch *Hybridisierungsversuche*, z. B. im Sinn einer Fusion von Mäuse (9) - und menschlichen Zellen (10), konnte gezeigt werden, daß die betreffenden Oberflächenantigene nur kurze Zeit auf der jeweiligen Hälfte des Synkaryons lokalisiert bleiben (11); bald verteilen sie sich ziemlich gleichmäßig im Bereich der äußeren Zellmembran (12). Über die Mechanismen, die dieser Umgruppierung zugrunde liegen, weiß man wenig Bescheid. Die gegenseitigen Beziehungen von Oberflächen-Antigenen lassen sich u. a. durch sog. *»co-capping«-Versuche* prüfen: Verbindet sich ein bivalenter spezifischer Antikörper mit einem bestimmten Oberflächen-Antigen (13), kommt es bei Temperaturen über etwa 20 °C und bei intaktem Zellmetabolismus bald (z. B. innerhalb von 15 min) zu einer Konzentration der Antigen-Antikörper-Komplexe an einem Zellpol (sog. »capping«, 14). Lassen sich andere Oberflächen-Antigene nach erfolgtem »capping« immer noch außerhalb dieses Pols nachweisen (15), spricht dies für eine Lokalisation der Antigene auf verschiedenen Molekülen. Beim sog. »co-capping« (16–18) darf dagegen eine Assoziation der beiden Antigene angenommen werden. Nach leichtem *Trypsinisieren* der Zelloberfläche (19) lassen sich Oberflächen-Antigene immunfluoreszenzmikroskopisch oft nicht mehr nachweisen (20); nach einiger Zeit erscheinen sie meist wieder, offenbar infolge zelleigener Regeneration dieser Strukturen (21). **b** *Bindung spezifischer Antikörper an Antigene der Zelloberfläche: Mögliche Folgen und Nachweis.* Normalerweise sind, wie sich durch Markierung mit monovalenten Fab-Fragmenten spezifischer Antikörper-Moleküle nachweisen läßt (22, 26; * = Markiersubstanz), Oberflächenantigene von Zellen ziemlich gleichmäßig verteilt. Die Verbindung dieser Epitope mit typischen, d. h. bivalenten Antikörpern, die zu einem »bridging« der ersteren führen (23), hat in der Regel ein *»capping«* zur Folge, mit nachfolgender *Endozytose* (25) oder allenfalls *Abschilfern (24) der Antigen-Antikörperkomplexe.* Um bei fluoreszenzmikroskopischen Untersuchungen eine unspezifische Bindung von Ig an Fc-Rezeptoren an Zelloberflächen auszuschließen, empfiehlt sich die Verwendung von $F(ab')_2$-Fragmenten der Antikörpermoleküle (23). Die wichtigste Form einer *durch humorale Antikörper vermittelten Zytolyse* umfaßt eine *Komplementaktivierung* (C) mit anschließender Zellzerstörung durch $C\overline{5b}\,6789$ bzw. schließlich C89 (27, s. Abb. 172, S. 1258). Von erheblicher Bedeutung ist wahrscheinlich auch die *antikörperabhängige zellgebundene Zytolyse* (28, »antibody-dependent cell-mediated cytolysis« = ADCMC), offenbar durch Bindung von spezifischem Antikörper an Zelloberflächenantigene einerseits und an Fc-Rezeptoren von *»Killer«-Zellen* (K, vermutlich Abkömmlinge von T-Lymphozyten, aber ohne Oberflächeneigenschaften der letzteren) andererseits ausgelöst wird. Seit langem kennt man die sog. *Immunadhärenz* bzw. *Opsonisierung* als Vorbereitung einer *durch Makrophagen besorgten Zytolyse* bzw. *Phagozytose* (29, 30, 32). Die Immunadhärenz kann durch Ig, besonders IgGl oder IgG3, die an Fc-Rezeptoren der Makrophagen gebunden sind (30, 31), oder allenfalls durch Bindung an C3b – einerseits an IgG oder IgM, andererseits an C3b-Rezeptoren von Makrophagen oder z. B. neutrophilen Granulozyten (N) (32) – vermittelt werden. Bivalente Antikörper in ausreichender Konzentration vermögen Erythrozyten (die sich normalerweise u. a. wegen ihrer negativen Oberflächenladung gegenseitig abstoßen) mit korrespondierenden, genügend dicht gelagerten Oberflächenantigenen zur *Hämagglutination* zu bringen (33). Oft ist dazu die Dichte der Lagerung fixierter Antikörper zu gering. In solchen Fällen vermag ein heterologer Anti-Human-Ig-Antikörper die Agglutination durch »bridging« herbeizuführen (34). Dies geschieht bei positivem Ausfall des sog. direkten *Coombs-Tests*, der neuerdings auch unter Verwendung von Anti-Ig-Klassen- und Subklassen-Antikörpern sowie solchen, die gegen einzelne Kettentypen gerichtet sind, durchgeführt wird. Beim *»indirekten Coombs-Test«* werden zunächst Test-Erythrozyten im Patientenserum inkubiert, wobei sich die ersteren mit Antikörpern bedecken können; danach wird wie beim direkten Coombs-Test verfahren. Man benützt z. T. auch »nicht-Gamma-Coombs«-Reagenzien, wie Antikörper gegen C3 oder C4. Die Coombs-Teste leisten vor allem bei der *Typisierung von Erythrozyten in Blutbanken,* zur Beurteilung eines *hämolytischen Syndroms von Neugeborenen* und bei der Diagnose einer *autoimmun-hämolytischen Anämie* gute Dienste. Die sog. *»periphere Blockierung«* von Zielzellen (z. B. neoplastische Zellen) durch spezifische Antikörper, der z. B. zytotoxischen Lymphozyten den Zugriff »verwehren«, ist umstritten (35). Dasselbe gilt, wenn man von einigen Ausnahmen absieht (z. B. Wirkung von LATS, S. 1171, u. U. immunstimulatorische Wirkung auf neoplastisches Gewebe, S. 1130), auch für die Bedeutung der spezifischen *Immunstimulation* in vivo (36). **c** *Methoden der Immunfluoreszenz bzw. Immunhisto- und Zytochemie.* Die häufig gebrauchten Methoden der Immunfluoreszenz umfassen u. a. eine *direkte* (37) und eine *indirekte (38, »Sandwich«-) Methode*, wobei, wie erwähnt, zur Ausschließung unspezifischer Bindungen von Immunglobulinen an Fc-Rezeptoren u. a. anstelle ganzer Ig-Moleküle markierte $F(ab')_2$-Fragmente benützt werden können.

Antigenen und gegen diese gerichteten Antikörpern bestehen (z. B. bei *Sichelzellenanämie*). Das *auslösende Antigen* ist bei vielen Immunkomplex-Krankheiten *unbekannt*. Bei anderen läßt es sich nachweisen: z. B. *Medikamente*, die als Haptene wirken können, *Viren* (z. B. HB_S-Antigen, S. 713), *Bakterien* (z. B. postinfektiöse Glomerulonephritis bei Streptokokkeninfekt: »poststreptococcal glomerulonephritis«), *Pilze* (z. B. Kokzidioidomykose, S. 2016), *Protozoen* (z. B. Malaria-Plasmodien, Schistosomen u. a.) und *Tumor-assoziierte* bzw. *Leukämie-assoziierte* Antigene. Eingeatmete oder sonstwie aufgenommene *unbelebte exogene Antigene* können ebenfalls Immunkomplexkrankheiten erzeugen. In gewissen Fällen, wie bei der *»Überempfindlichkeits-Pneumonitis« (»hypersensitivity pneumonitis«*, z. B. *»farmer's lung«)* und Arthus-ähnlichen Veränderungen an Injektionsstellen von *Fremd-Insulin*, liegen oft *Immunkomplexe mit Antikörperüberschuß* vor, die zur Ausbildung mehr örtlich begrenzter Gewebeschädigungen neigen (s. u.: Arthus-Reaktion beim Kaninchen).

Ursachen: Bei den meisten Immunkomplex-Krankheiten scheint das auslösende *Antigen* mit dem *Immunogen* identisch zu sein; vor allem bei Autoimmunkrankheiten kann aber ein an sich als Antigen wirksames Agens körpereigene Substanzen in einer Weise verändern, daß das eigentliche Immunogen chemisch anders beschaffen ist als das primär verantwortliche Antigen. In vielen Fällen bleibt dem Arzt die Natur des zu einer Immunkomplex-Krankheit führenden Immunogens verborgen; streng genommen, dürfte man aber eine Immunkomplexkrankheit erst dann mit Sicherheit diagnostizieren, wenn sowohl Antigen als Antikörper in den Komplexen identifiziert ist. Dies ist in einer Reihe von Fällen gelungen, und das dabei beobachtete, klinische Bild, vor allem die Kombination von Vaskulitis und Glomerulonephritis, z. T. mit Arthritis, ist so bezeichnend, daß bei Vorliegen entsprechender Befunde ohne Antigennachweis von einer *»wahrscheinlichen Immunkomplex-Krankheit«* gesprochen werden darf. *Medikamente* können als solche antigenisch wirken oder – auf bisher nicht geklärte Weise – eine Produktion sog. Autoantikörper induzieren. Da niedermolekulare Medikamente oft als Haptene wirken, darf man annehmen, daß sie sich in der Regel an Trägersubstanzen (z. B. Proteine des Blutplasmas) binden, bevor sie immunogen werden (z. B. Penizillin, Sulfonamide u. a.). Fremdseren, wie Pferde-Tetanus-Antitoxin oder *A*nti-*H*uman-*L*ymphozyten-*S*erum (ALS), rufen als solche Immunreaktionen hervor und zählen daher mit zu den Agentien, die Immunkomplex-Krankheiten auslösen können (Serumkrankheit). Bei den erwähnten immun-hämolytischen Anämien und Immun-Thrombozytopenien, wie man sie nach Verabreichung von Chinin, Chinidin, Stibophen, Phenazetin u. a. dann und wann sieht, sind komplex-induzierte Mechanismen ebenfalls im Spiel. Eine Bildung sog. Autoantikörper, vor allem solcher mit antinukleärer Spezifität (s. Lupus erythematodes disseminatus, S. 1141), beobachten wir vereinzelt bei Patienten, die mit Hydantoinen, Hydralazin, Prokainamid u. a. über längere Zeit behandelt worden waren. Verschiedene *Virusinfekte* gehen – wenigstens vorübergehend – u. U. auch mit Symptomen und Zeichen einer Immunkomplex-Krankheit einher, so z. B. die Hepatitis B (S. 713), vor allem in der präikterischen Phase, ferner die Zytomegalie, die infektiöse Mononukleose u. a. m.

Abb. 161 a–d (Fortsetzung)

Die *Spezifitätsteste* (46) zur Kontrolle der Zuverlässigkeit eines Befundes lassen sich in direkte (39, 40), indirekte (41, 42), blokkierende (43, 44) und neutralisierende (45) Methoden unterteilen. Anstelle eines Fluorochroms verwendet man heute z. T. auch Enzyme (z. B. *Meerrettich-Peroxidase*), die an Antikörpermoleküle gekoppelt werden, sowie eine Markierung der letzteren durch *radioaktive Isotopen*. **d** *Beispiele von Überempfindlichkeitsreaktionen des Typs II: Körpereigene Zielstrukturen.* Im Vordergrund des klinischen Interesses hinsichtlich dieser Gruppe von Überempfindlichkeitsreaktionen stehen die *immunhämolytischen Anämien* (47), die zum guten Teil mit einem Abbau der Erythrozyten innerhalb von Makrophagen einhergehen (48a), u. U. aber auch eine intravasale Hyperhämolyse zur Folge haben können (48b). Solche Prozesse kommen im Rahmen einer *Autosensibilisierung* vor, mit Auftreten sog. *»Wärme«-Antikörper* (idiopathisch oder sekundär z. B. bei malignen Lymphomen, generalisierten Autoimmunkrankheiten, viralen Infekten) oder *»Kälte«-Antikörper* (z. B. Kälteagglutininkrankheit, idiopathisch oder sekundär bei Mononukleose, Mykoplasmeninfekten u. a.; paroxysmale Kältehämoglobinurie, idiopathisch oder sekundär bei Lues, viralen Infekten u. a.). Hyperhämolyse infolge *Allosensibilisierung*: s. Abb. 170, S. 1236. Relativ häufig beruhen immunhämolytische Anämien auf einer *Sensibilisierung gegen Medikamente* (u. a. Antibiotika, wie Penizilline und Zephalosporine, Chinin, Chinidin, Chlorpromazin, p-Aminosalizylsäure, Phenazetin, Methyldopa und viele weitere). *»Allergische« (Immun-)Thrombozytopenien* (49) treten z. T. idiopathisch (idiopathische thrombozytopenische Purpura), z. T. sekundär (maligne Lymphome, generalisierte Autoimmunkrankheiten, Infektionskrankheiten u. a.) in Erscheinung, ferner recht oft infolge Sensibilisierung gegen Medikamente (u. a. Sulfonamide, Chinin, Chinidin, Stibophen, Hydrochloroquin, Antikonvulsiva, Chlorothiazid, Azetazolamid, Methyldopa, Arsenpräparate, Digitoxin u. a.). *Immun-Leukopenien* (50), im besonderen *Granulozytopenien*, begegnen wir nur selten (chronische Granulozytopenie beim Kleinkind (?), medikamentös induziert (Antibiotika, Chinin, Chinidin u. a.)). Blutgefäßendothelien scheinen bei der *allergischen vaskulären Purpura* Zielstrukturen der Überempfindlichkeitsreaktion zu sein (51). Im Rahmen *organspezifischer Autoimmunkrankheiten*, wie der Struma lymphomatosa (Hashimoto) oder der Orchitis granulomatosa, scheinen Überempfindlichkeitsreaktionen vom Typ II mit im Spiel zu sein (52), ebenso bei Immunreaktionen, die sich gegen Leukämie (53)- oder Tumor-assoziierte Antigene richten (54, s. auch Abb. 166, S. 1166)

Bakterielle Antigene spielen für die Bildung löslicher Immunkomplexe nicht nur bei der sog. »Poststreptokokken-Glomerulonephritis« (S. 773) sowie bei glomerulonephritischen Prozessen im Rahmen einer bakteriellen Endokarditis oder bei Bestehen infizierter intrakardialer oder intravaskulärer Thromben, sondern z. T. auch bei anderen chronischen Infektionen eine Rolle (z. B. chronische Osteomyelitis, Lues, Lepra, chronischer Typhus abdominalis u. a.).
Ähnliches gilt für *Pilzinfektionen,* wie die Kokzidioidomykose u. a. sowie *Pilzantigene* (z. B. Sporen bzw. Enzyme aus thermophilen Aktinomyzeten und Micropolyspora faeni bei Farmerlungen, s. u.).
Protozoen-Antigene, wie die von Plasmodium malariae bei Malaria quartana (S. 2048), vermögen ebenfalls eine Immunkomplexkrankheit zu induzieren.
Von *Tieren stammende Antigene* in eingeatmetem Staub sind oft an der Ausbildung einer Überempfindlichkeits-Pneumonitis schuld, die – neben anderen Typen von Immunreaktionen – z. T. auch auf eine lokale Immunkomplexbildung zurückgeht (z. B. Taubenzüchter-Krankheit u. a.).
Maligne Neoplasien, bei denen Arthralgien und Hautausschläge auftreten, sind ebenfalls auf die Entwicklung einer Immunkomplex-Krankheit verdächtig, wobei u. a. Tumor- bzw. Leukämie-assoziierte Antigene und/oder komplizierende Infekte ursächlich beteiligt sein können.
Verschiedene sog. *Autoimmunkrankheiten* (S. 1137) sind vor allem durch Immunkomplex-induzierte Gewebeschäden gekennzeichnet, so der Lupus erythematodes disseminatus (S. 1141), bei dem sich die Antikörperspezifität in erster Linie gegen native DNA sowie Nukleoproteine verschiedener Art richtet, ferner die chronische rheumatoide Arthritis, die sich u. a. durch die Existenz von Anti-IgG-Antikörper z. T. vom IgM-Typ, z. T. vom IgG-Typ charakterisiert. Bei der gemischten Kryoglobulinämie finden sich u. a. IgG-anti-IgG-Komplexe, ebenso bei der hypergammaglobulinämischen Purpura (Waldenström).
Lokale Gewebeschäden im Sinn der Arthus'schen Reaktion, die oft durch Immunkomplexe im Antikörperüberschuß verursacht werden, können als Resultat einer kräftigen örtlichen und/oder allgemeinen Antikörperbildung in Erscheinung treten, deren Spezifität gegen die *verschiedensten mikrobiellen oder unbelebten Fremdantigene,* z. T. auch gegen »Autoantigene« bzw. *tumorassoziierte Antigene* gerichtet ist.

Pathogenese: Die meisten Kenntnisse über die Mechanismen, die Immunkomplex-induzierten Gefäß- und anderen Gewebeschäden zugrunde liegen, wurden aus *tierexperimentellen Beobachtungen* gewonnen, – abgesehen von der klassischen *Serumkrankheit* mit *generalisierten Läsionen* (s. u.) – in erster Linie anhand des sog. *Arthus-Phänomens,* das durch eine *lokalisierte Gewebeschädigung* gekennzeichnet ist.

Die ursprüngliche Feststellung von Arthus bestand in folgendem: Bei Kaninchen, die mit Pferdeserum hyperimmunisiert worden waren, entwickelte sich nach subkutaner Antigeninjektion an dieser Stelle im Verlauf von 30–60 min ein lokales, hämorrhagisches Ödem, das innerhalb von 6–8 Std ein Maximum erreichte und oft in eine Nekrose überging. Diese *Arthus-Reaktion i. e. S.* beruht darauf, daß zirkulierende Antikörper mit einem lokalen Depot verhältnismäßig großer Mengen von Antigen reagieren. Beim sog. *passiven Arthus-Phänomen* wird dieselbe Reaktion bei einem passiv immunisierten Tier ausgelöst. Die sog. *umgekehrte passive Arthus-Reaktion* folgt auf eine intravenöse Injektion von Antigen und subkutane Injektion von Antikörper. Bei solchen Versuchen wurde u. a. festgestellt, daß eine Agranulozytose und/oder das Fehlen von Komplement im Blutplasma die hämorrhagisch-nekrotische Läsion nicht zum Ausdruck kommen läßt, was auf die Wichtigkeit der beiden Faktoren bei der Entwicklung der Arthus-ähnlichen Läsionen hinweist. Ferner wurde an solchen Modellen die Bedeutung einer Aktivierung des Gerinnungssystems (insbesondere Hageman-Faktor, s. u.) und des Kininsystems studiert.

Die Vereinigung von Antigen und Antikörper zu *Immunkomplexen* kann in den Geweben oder im strömenden Blut erfolgen; so oder so finden sich Komplexe meist in Zirkulation. Für deren *Ablagerung in der Wand und Umgebung kleiner Blutgefäße* – u. U. auch in den innersten Schichten der Wand großer Arterien (S. 483) – sind verschiedene Faktoren maßgebend: *Größe, d. h. Molekulargewicht, und Zusammensetzung der Immunkomplexe* sind von besonderer Bedeutung, sowohl hinsichtlich ihrer biologischen Effekte als auch inbezug auf die Lokalisation ihrer Ablagerung. Pathogen sind vor allem, wie bereits unterstrichen wurde, *lösliche Komplexe,* d. h. solche in Antigen- oder Antikörperüberschuß. Im Äquivalenzbereich formierte, große Komplexe präzipitieren in der Regel rasch, werden von Phagozyten aufgenommen und verursachen daher meist keine nennenswerten pathologischen Veränderungen. Am Beispiel der Serumkrankheit konnte gezeigt werden, daß sich in der Frühphase des Erscheinens von Antikörper bei deutlichem bis mäßigem *Antigenüberschuß* lösliche Immunkomplexe mit der Zusammensetzung Ag_2Ak_1, Ag_3Ak_2, Ag_4Ak_3 u. a. bilden. Solche *kleine bis mittelgroße lösliche Komplexe,* die *Komplement binden* und mit erheblicher Leichtigkeit in die Wand kleiner Gefäße eindringen, sind die hauptsächlichen Vermittler *generalisierter vaskulitischer Veränderungen.* Verständlicherweise sind die *»Kapillaren« der Nierenglomeruli,* wo normalerweise eine starke Plasmafiltration stattfindet, ein Prädilektionsort der Komplexablagerung; die Häufigkeit erkennbarer Veränderungen in diesem Bereich hängt vor allem mit diesen *hämodynamischen Gegebenheiten* zusammen. Die letzteren spielen vermutlich auch bei Einlagerung von Immunkomplexen in die Wand größerer Arterien eine Rolle (s. begünstigenden Effekt der Serumkrankheit auf die Entwicklung einer Atheromatose bei Laboratoriumstieren, S. 486).
Am Beispiel der tierexperimentell ausgelösten, passiven Serumkrankheit konnten weitere Faktoren aufgedeckt werden, die die Lokalisation von Immunkomplexen im Bereich der Nierenglomeruli mitbestimmen: Komplexe aus Antigenen und Antikörpern mit hoher *Affinität für das Antigen* fanden sich vor allem im mesangialen Bereich niedergeschlagen, während solche mit mäßiger Affinität zu Depotbildung an der Kapillarperipherie neigten. Immunkomplexe mit geringer Affinität der Antikörper für das Antigen ließen

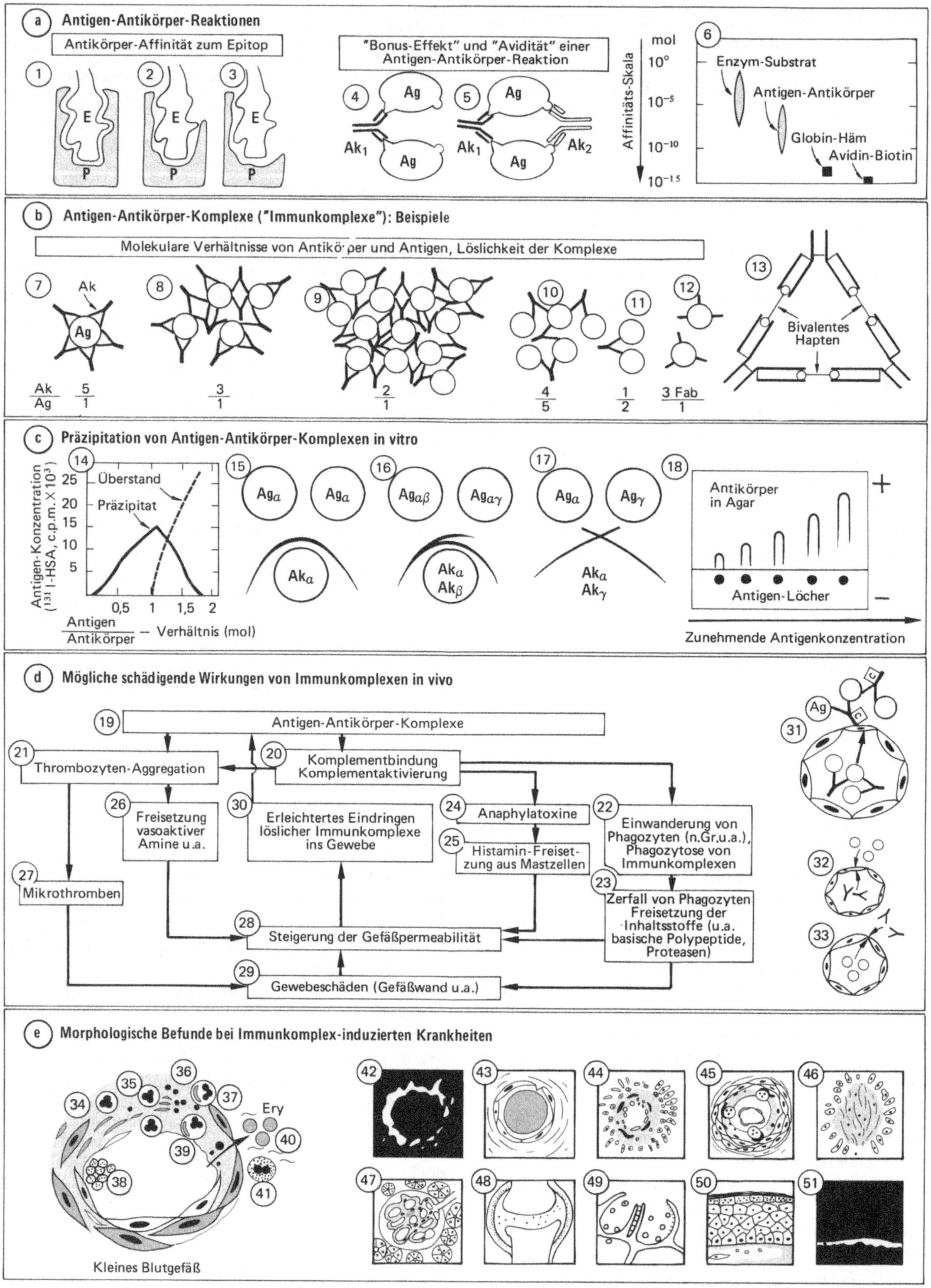
a Antigen-Antikörper-Reaktionen
Antikörper-Affinität zum Epitop
1 2 3
E E E
P P P
"Bonus-Effekt" und "Avidität" einer Antigen-Antikörper-Reaktion
4 Ag Ak1 Ag
5 Ag Ak1 Ak2 Ag
Affinitäts-Skala
mol
10°
10⁻⁵
10⁻¹⁰
10⁻¹⁵
6
Enzym-Substrat
Antigen-Antikörper
Globin-Häm
Avidin-Biotin
b Antigen-Antikörper-Komplexe ("Immunkomplexe"): Beispiele
Molekulare Verhältnisse von Antikörper und Antigen, Löslichkeit der Komplexe
7 Ak Ag
8
9
10
11
12
13
Bivalentes Hapten
Ak/Ag 5/1 3/1 2/1 4/5 1/2 3 Fab/1
c Präzipitation von Antigen-Antikörper-Komplexen in vitro
14
Antigen-Konzentration (131 I-HSA, c.p.m. X 10³)
25 20 15 10 5
Überstand
Präzipitat
0,5 1 1,5 2
Antigen/Antikörper — Verhältnis (mol)
15 Agα Agα Akα
16 Agαβ Agαγ Akα Akβ
17 Agα Agγ Akα Akγ
18
Antikörper in Agar
+
Antigen-Löcher
–
Zunehmende Antigenkonzentration
d Mögliche schädigende Wirkungen von Immunkomplexen in vivo
19 Antigen-Antikörper-Komplexe
20 Komplementbindung Komplementaktivierung
21 Thrombozyten-Aggregation
22 Einwanderung von Phagozyten (n.Gr.u.a.), Phagozytose von Immunkomplexen
23 Zerfall von Phagozyten Freisetzung der Inhaltsstoffe (u.a. basische Polypeptide, Proteasen)
24 Anaphylatoxine
25 Histamin-Freisetzung aus Mastzellen
26 Freisetzung vasoaktiver Amine u.a.
27 Mikrothromben
28 Steigerung der Gefäßpermeabilität
29 Gewebeschäden (Gefäßwand u.a.)
30 Erleichtertes Eindringen löslicher Immunkomplexe ins Gewebe
31 Ag C C
32
33
e Morphologische Befunde bei Immunkomplex-induzierten Krankheiten
34 35 36 37 Ery 38 39 40 41
Kleines Blutgefäß
42 43 44 45 46
47 48 49 50 51

Abb. 162a–e. *Durch Immunkomplexe verursachte Zell- und Gewebeschäden (»Immunkomplex-Krankheiten«, »Überempfindlichkeitsreaktionen vom Typ III«).* **a** *Einige Hinweise auf Antigen-Antikörperreaktionen.* Antikörper in einem und demselben Serum können verschiedene Affinitäten zum korrespondierenden Antigen aufweisen. Ist das Paratop (P) dem Epitop (E) weitgehend komplementär, besteht eine hohe *Affinität* (1). Bei nur teilweiser (2) oder noch geringerer (3) Komplementarität ergibt sich eine mäßige oder schwache Affinität. Für Antikörpergemische im Sinn verschiedener Ig-Klassen und Subklassen gleicher Spezifität, die sich mit vollständigen, polyvalenten Antigenen verbinden, benützen wir den Begriff der *Avidität*, die u. a. von Affinität und Zahl der Bindungen zwischen Para- und Epitopen abhängt. Die *Multivalenz der meisten Antigene* hat oft einen sog. »*Bonus-Effekt*« zur Folge, indem die Bindung zweier Antigenmoleküle durch Antikörper meist stärker ist als die Summe der individuellen Paratop-Epitop-Bindungen. Je nach der Zahl der »brückenbildenden« Antikörpermoleküle kann eine solche Bindung eher locker (4, Ak_1) oder fest (5, $Ak_1 + Ak_2$) sein. Im allgemeinen weisen Antigen-Antikörperbindungen eine höhere Affinität auf als z. B. Bindungen zwischen Enzymen und zugehörigen Substraten (6). **b** *Beispiele von Antigen-Antikörper-Komplexen (»Immunkomplexen«).* In einem Gemisch von Antigenen und korrespondierenden Antikörpern hängt die Art der gebildeten Komplexe weitgehend vom mengenmäßigen Verhältnis der beiden Reaktionspartner ab. *Lösliche kleinste Komplexe* finden sich sowohl bei starkem Antikörperüberschuß (7) als auch bei sehr deutlichem Überwiegen des Antigens (11), während im Äquivalenzbereich größere Komplexe auftreten (8–10), die bei sog. »optimalen Proportionen« maximale Volumina erreichen (sog. »lattice«-Bildung) und präzipitieren (z. B. 9). Nach dem bisher Bekannten sind bei *Immunkomplex-Krankheiten* vor allem mittelgroße Komplexe mit leichtem bis mäßigem Antigenüberschuß beteiligt (z. B. 10): diese sind größtenteils noch löslich. Verständlicherweise kommt es nur dank einer Bivalenz von Antikörpern zur Präzipitation; benützt man anstelle kompletter Antikörper (Ig)-Moleküle z. B. spezifische, monovalente Fab-Fragmente, die zu einem »bridging« nicht fähig sind, bleibt die Präzipitation aus, gleichgültig, in welchem Verhältnis die beiden Reaktionspartner vorliegen (12). Zu einer Brückenbildung sind aber nicht nur Antikörpermoleküle, sondern auch Antigene bzw. bivalente Haptene imstande (Beispiel: 13). **c** *Bemerkungen zur Präzipitation von Antigen-Antikörperkomplexen in vitro.* Die *Kinetik der Präzipitatbildung* läßt sich in vitro z. B. im Sinn der Bildung eines Niederschlages als Funktion des steigenden Antigen-Antikörper-Verhältnisses untersuchen (14, hier z. B. Human-Serumalbumin (HSA) als Antigen, das mit radioaktivem Jod markiert ist). Neuere Befunde sprechen dafür, daß bei solchen *Präzipitin-Reaktionen* in einem ersten Stadium Komplexe verschiedenster Zusammensetzung entstehen. In einer nachfolgenden Phase präzipitieren inhärent unlösliche Komplexe und bilden damit eine Art hydrophobe Phase, so daß die in Lösung verbleibenden Komplexe in der hydrophilen Phase und im Grenzbereich zwischen den beiden eine Neuverteilung entsprechend einem Verteilungskoeffizienten erfahren. Mit Hilfe eines Gels (z. B. Agar), in dem Antigen und Antikörper gegeneinander diffundieren können, lassen sich aus Art und Lage der Präzipitationslinien qualitative und quantitative Aussagen über Menge und Spezifität der Reaktionspartner machen. Bei der sog. *Ouchterlony-Technik* entsteht in der Agarschicht zwischen dem mit Antikörper gefüllten Loch (Ak_α, 15) und den beiden mit korrespondierendem Antigen gefüllten Löchern (Ag_α) eine durchgehende Linie. Diese entspricht der Zone, in der die aus den Dellen hinausdiffundierenden Reaktionspartner ein zur Präzipitation geeignetes (»optimales«) gegenseitiges Mengenverhältnis erreichen. Partiell verwandte Antigene, die nur einen Teil der Determinanten gemein haben, führen im Ouchterlony-Test zu einer »Spornbildung« (16), nicht verwandte zu sich kreuzenden Präzipitationslinien (17). Bei der sog. *einfachen radialen Immundiffusion* ist die Agarschicht mit Antikörper beschickt und das Loch wird mit Antigen gefüllt (oder umgekehrt), so daß der Durchmesser der gebildeten Präzipitationsringe von der Konzentration des letzteren abhängt. Die *Immunoelektrophorese* stellt eine Kombination von Elektrophorese mit Immunpräzipitation dar, ebenso die »*Rocket*«-*Elektrophorese* (18). Diese Methoden lassen sich in verschiedenster Weise modifizieren. **d** *Mögliche schädigende Wirkungen von Antigen-Antikörperkomplexen in vivo. In vivo* entstehen *Immunkomplexe* bei jeder humoralen »Antikörperantwort«, d. h. auch physiologischerweise. Pathologische Veränderungen sind aber nur zu erwarten, wenn sie in zu hoher Konzentration und/oder – wegen dauernden Antigenanfalls – über lange Zeit auftreten (19). Besteht im Blut ein starker Antigenüberschuß, läßt sich dieser (bei bekanntem Antigen!) z. B. durch den Hämagglutinations-Hemmungs-Test oder die sog. umgekehrte passive Hämagglutination mehr oder weniger quantitativ erfassen. In der Mehrzahl von Fällen mit »*Immunkomplexkrankheit*« ist das Antigen jedoch unbekannt: Unter diesen Umständen ist man darauf angewiesen, das Bestehen einer *Immunkomplexämie* mit anderen Methoden zu erfassen zu suchen (Mikro-Komplement-Konsumptions-Test (20), Thrombozyten-Aggregations-Test (21), Bindung von radioaktiv markiertem Clq (20), »Makrophagen-Aufnahme-Test«, Clq-Deviations-Test, »bovine conglutinin assay« und »Raji cell radioimmune assay«, alles Methoden, die auf einer Bindung von Immunkomplexen über Fc-Rezeptoren oder andere Strukturen an die betreffenden Substanzen oder Zellen beruhen). Die *Natur des Antigens* bei Immunkomplexkrankheiten gibt zu vielerlei Spekulationen Anlaß (Autoantigene? Virale Antigene? Durch Medikamente bedingte Antigenwirkungen? Kreuzreagierende Antigene (z. B. bakterieller Herkunft)? Exogene tierische Antigene? Antigene neoplastischer Zellen? u. a. m.), doch gelingt es nur in wenigen Fällen, diese Frage zu klären. Die *schädigende Wirkung von Immunkomplexen,* die schon als solche die Integrität der Gewebe zu beeinträchtigen vermögen (z. B. große Depots von Immunkomplexen in Glomerulus-Kapillarwänden), beruht in erster Linie auf einer *Komplementaktivierung* (31) mit chemotaktischer Wirkung auf Phagozyten (vor allem neutrophile Granulozyten, 22) sowie anschließender Freisetzung von Inhaltsstoffen dieser Elemente (23) und/oder – in wesentlich geringerem Maß – der Bildung von Anaphylatoxinen (24) mit nachfolgender Degranulierung von Mastzellen (25). Andererseits vermögen Immunkomplexe über eine *Thrombozyten-Aggregation* (21) die Freisetzung vaso- und gerinnungsaktiver Substanzen aus diesen Elementen hervorzurufen (26), wobei nicht selten auch Mikrothromben entstehen (27). Alle diese Vorgänge sind geeignet, einerseits direkt Zell- und Gewebeschäden zu erzeugen (29), andererseits über eine Steigerung der Gefäßpermeabilität (28) dem weiteren Eindringen von Immunkomplexen in Gefäßwände und Gewebe Vorschub zu leisten (30). Im *Tierversuch* lassen sich diese Vorgänge u. a. am sog. *Arthus-Phänomen* (aktive oder passive Immunisierung mit nachfolgender paravaskulärer Injektion von Antigen und Komplexbildung im Bereich der Gefäßwände, 32) bzw. an der umgekehrten passiven Arthus-Reaktion (33) untersuchen. **e** *Morphologische Befunde bei Immunkomplex -induzierten Krankheiten.* Aus dem oben Gesagten wird verständlich, daß das Hauptmerkmal Immunkomplex-induzierter Krankheiten in *vaskulitischen Veränderungen* liegt (z. B. sog. *Überempfindlichkeits-Vaskulitis* mit Befall kleiner Gefäße). Die abgelagerten Komplexe führen oft zu einer »*fibrinoiden Verquellung*« der Gefäßwand (34), verbunden mit Infiltration durch neutrophile Granulozyten (35), u. U. auch andere Zellen, Auftreten von Kerntrümmern (36, »*leukoklasische Vaskulitis*«), Phagozytose von Immunkomplexen durch Phagozyten (37), Endothelschäden und Bildung kleiner Plättchenthromben (38, 39), Gefäßwandschäden mit allfälligem Austritt von Erythrozyten (Ery) und – fast regelmäßig – Ödembildung (40). Das Auftreten eosinophiler Granulozyten (41) in wechselnder Zahl beruht wahrscheinlich auf der Bildung von Anaphylatoxinen (24). *Im-*

sich in den Glomeruli z. T. überhaupt nicht nachweisen. Einen ähnlichen Einfluß wie die Antigenaffinität der Antikörper hat die *Valenz der in den Immunkomplexen vorhandenen Antigene.*

Ein wesentlicher weiterer Faktor ist der *Zustand der Gefäßinnenfläche:* Intravenöse Injektionen präformierter Immunkomplexe bleiben nämlich im Tierversuch meist ohne faßbare Folgen, wenn nicht vorher gefäßaktive Substanzen, wie Histamin, 5-Hydroxytryptamin oder Adrenalin, verabreicht wurden. Diese Stoffe führen u. a. zu einer Kontraktion der Endothelzellen und einer Erhöhung der Gefäßpermeabilität, so daß zirkulierende Immunkomplexe leichter in die Wand eindringen können.

Obschon die Ablagerung von Immunkomplexen in Gefäßwänden und ihrer Umgebung u. U. an sich schädigend wirken können (s. sog. epimembranöse Glomerulopathie, S. 773), werden die bei Immunkomplex-Krankheiten beobachteten Gewebsläsionen doch weit überwiegend durch eine *Komplementaktivierung* vermittelt. Diese kann durch komplementbindende Ig innerhalb der Komplexe auf dem klassischen Weg (S. 1260) geschehen; überdies besteht die Möglichkeit einer direkten Aktivierung von C3 (sog. »alternate pathway activation«, S. 1258), z. B. durch IgA-Aggregate und IgG4, aber auch durch viele weitere Substanzen (z. B. Bakterienprodukte, sog. »nephritic factor«, der offenbar z. T. extrarenal produziert wird, lysosomale Enzyme u. a. m.). Die aus C3 und C5 entstehenden Spaltprodukte mit *Anaphylatoxineffekt* (S. 1263) setzen aus Mastzellen und basophilen Granulozyten Histamin und andere Mediatorsubstanzen frei, die eine Erhöhung der Gefäßpermeabilität nach sich ziehen. Damit wird einem weiteren Eindringen von Immunkomplexen Vorschub geleistet; zudem kommt dies auch der, durch *chemotaktische Faktoren* (C5a, $\overline{C5}$b67) hervorgerufenen Einwanderung vor allem von *neutrophilen Granulozyten* zugute. Diese Mikrophagen nehmen Immunkomplexe durch Endozytose auf, wobei sie oft selbst einen Schaden erleiden und zugrunde gehen, z. T. auch bei bloßem Kontakt mit Immunkomplexen, d. h. ohne diese phagozytiert zu haben. Die dabei frei werdenden Inhaltsstoffe, insbesondere Enzyme (Kathepsine, Kollagenase, Elastase u. a., S. 1285), sind in hohem Maß für die entstehenden Gewebeschäden verantwortlich. Zu einem kleineren Teil und zeitlich oft nachhinkend beteiligen sich an diesen Vorgängen manchmal auch Makrophagen; in anderen Situationen kommt es zu einer Ansammlung besonders vieler eosinophiler Granulozyten (S. 12).

Ferner muß die Möglichkeit in Betracht gezogen werden, daß Immunkomplexe die *Aktivität der T- und B-Lymphozyten sowie der Makrophagen beeinflussen.* In dieser Beziehung sehen wir uns allerdings einer Fülle z. T. widersprüchlicher experimenteller Daten gegenüber. Unbestritten ist die Vorstellung, daß eine Interaktion der Komplexe über den Fc-Rezeptor der Lymphozyten und/oder Makrophagen stattfindet. Ob dieser Kontakt schließlich zu einer Verstärkung oder Unterdrückung einer spezifischen Zelleistung im Rahmen der Immunantwort führt, hängt u. a. von der Konzentration und Zusammensetzung der Komplexe, dem Ort des Zusammentreffens sowie von der Art der beteiligten Zellen ab. Als Beispiel sei die Hemmwirkung von Immunkomplexen auf die zytotoxische Aktivität der T-Zellen im Rahmen der Tumorimmunologie erwähnt; andererseits scheinen Immunkomplexe die primäre Antikörperbildung sowie die Produktion anti-idiotypischer Antikörper zu fördern.

Sowohl intravaskulär als u. U. auch außerhalb der Blutgefäße kann es überdies zu einer *Aktivierung des Gerinnungssystems* kommen, wobei sich nicht selten *Mikrothromben* bilden. Diese begünstigen einerseits nekrobiotische Prozesse im Gewebe, andererseits werden dabei aus Blutplättchen zusätzliche gefäßaktive Substanzen freigesetzt, die die Gefäßpermeabilität steigern (S. 439). Über die Aktivierung des Hageman-Faktors kann ferner das Kininsystem (S. 1256) an dem Geschehen teilnehmen.

Eine schematische Übersicht über diese Vorgänge vermittelt Abb. 162.

Falls lösliche Immunkomplexe im leichten bis mäßigen

Abb. 162 a–e (Fortsetzung)

munfluoreszenzmikroskopisch lassen sich in der Wand veränderter Gefäße meist *Ig, C3* (β_{1C}-Globulin) und oft *Fibrinogen/Fibrin* nachweisen (42). *Mikrothromben* sind keine Seltenheit (43). Eine *nekrotisierende Arteriitis* (44), wie sie u. a. im Rahmen der klassischen *Polyarteriitis nodosa*, der *allergischen Granulomatose (Churg-Strauß)*, der *Wegener'schen Granulomatose* und der *Riesenzellen-Arteriitis* (45) auftritt, kennzeichnet sich in erster Linie durch eine fibrinoide Nekrose der Media, verbunden mit entzündlicher Infiltration, insbesondere im Bereich der Adventitia. *Rheumatische Knötchen* (46) finden sich vor allem bei *chronischer rheumatoider Arthritis*, weniger oft und kleiner sowie z. T. den Aschoff'schen Knötchen ähnlich bei *rheumatischem Fieber*, ferner paravaskulär u. a. bei allergischer Granulomatose; sie fallen im wesentlichen durch eine fibrinoide Nekrose des Bindegewebes, umgeben von einem Histiozytensaum, auf. Vermutlich liegen auch ihnen vaskulitische Prozesse zugrunde. Die Mehrzahl der *Glomerulonephritiden* (s. Abb. 137, S. 768) geht ebenfalls auf Immunkomplex-induzierte Schäden zurück (47). Dasselbe gilt für *Arthritiden* (48), die bei vielen dieser Leiden in Erscheinung treten. Die meisten sog. *Überempfindlichkeits-Pneumonitiden*, wie die Farmer-Lunge, mit – bei schwerem und chronischem Verlauf – *»fibrosierender Alveolitis«*, werden zu einem guten Teil auch durch Immunkomplexe hervorgerufen (49). An der *Haut* äußern sich Immunkomplexkrankheiten, wie der chronische *Lupus erythematodes disseminatus* oder das *bullöse Pemphigoid*, u. a. durch Ablagerung von Ig und Komponenten von Komplement im Bereich der epidermalen Basalmembran (50, 51), während man beim *Pemphigus vulgaris* positive Reaktionen im Bereich der Interzellularräume der Epidermis beobachten kann. Man kennt auch Immunkomplex-induzierte *Hämozytopenien* (Anämien, ferner Thrombozytopenien, seltener Granulozytopenien, s. Abb. 165, S. 1142)

Antigenüberschuß nur während kurzer Zeit gebildet werden (z. B. Serumkrankheit, postinfektiöse Zustände mit rascher Elimination des infektiösen Agens), resultiert eine *transitorische Immunkomplexkrankheit.* Wird dagegen fortdauernd oder in Schüben Antigen bzw. Immunogen in soweit ausreichenden Mengen nachgeliefert, daß stetig oder immer wieder Immunkomplexe in leichtem Antigenüberschuß entstehen können, sind die Voraussetzungen für die Entwicklung einer *chronischen Immunkomplexkrankheit* gegeben (s. u. a. chronische Glomerulonephritiden, andauernde Vaskulitiden, Immunkomplex-induzierte Arthritiden, Lupus erythematodes disseminatus). Dabei spielen vermutlich zusätzliche Faktoren eine Rolle: Ergebnisse verschiedener Tierversuche deuten darauf hin, daß *schlechte Antikörperbildner* in besonderem Maß zu Chronizität von Immunkomplexkrankheiten (z. B. chronische Glomerulonephritis) neigen, vermutlich u. a. deshalb, weil die produzierte Antikörpermenge zur Bildung von Präzipitaten im Äquivalenzbereich nicht genügt. Es besteht zudem die Möglichkeit, daß die produzierten Antikörper eine zu geringe Affinität zum korrespondierenden Antigen haben könnten. In diesem Zusammenhang ist auf die *genetische Regulation der Antikörperbildung* hinzuweisen (S. 1081). Wir haben ferner daran zu denken, daß auslösende Agentien, insbesondere *Infektionserreger,* selbst einen *immunsuppressiven Effekt* haben könnten. Auch in dieser Hinsicht ergeben sich Beziehungen zu hereditären Besonderheiten der betroffenen Individuen (z. B. mit Virusinfektion verbundene Immunkomplexkrankheit bei (NZB×NZW)F_1-Mäusen (S. 1142) oder die »Aleutian mink disease« (s. u.)).

Im Antikörperüberschuß gebildete Komplexe sind vor allem dann zu erwarten, wenn hochtitrige Antikörper, die sich in Zirkulation befinden oder lokal in stärkerer Konzentration anfallen, mit relativ geringen Antigenmengen eine Bindung eingehen. Das erwähnte *Arthus-Phänomen* ist dafür ein klassisches Beispiel. Der Ablauf der verschiedenen Sekundärreaktionen, wie Komplementaktivierung u. a., gestaltet sich im wesentlichen ähnlich wie bei generalisierten Immunkomplex-Krankheiten (s. o.), nur beschränken sich diese Prozesse meist auf einen *lokalen Bezirk oder ein Organ,* nämlich den Ort, wo Antigen eintritt bzw. anfällt. Beispiele hierfür sind die verschiedenen Formen von Überempfindlichkeits-Pneumonitis (z. B. *Farmerlunge*), die u. a. durch eingeatmeten Staub mit Pilzantigenen ausgelöst werden, ferner wahrscheinlich z. T. die *chronische Gingivitis bei Parodontopathien* (z. B. Parodontose, S. 668), die aber auch auf anderen Typen von Immunreaktionen beruhen kann (z. B. zellgebundene Immunreaktionen, S. 1083), und *Arthus-ähnliche Läsionen an Injektionsstellen von Fremd-Insulin* bei Vorhandensein von reichlich Anti-Insulin-Antikörpern. Eine örtliche Immunkomplexbildung spielt wahrscheinlich bei der *Struma lymphomatosa* (*Hashimoto,* S. 1168) ebenfalls eine gewisse Rolle. Immunkomplexe in Antikörperüberschuß treten zudem bei der *chronischen rheumatoiden Arthritis* im Bereich der Synovialmembran betroffener Gelenke auf, wo Antikörper durch ortständige Plasmazellen in höherer Konzentration produziert werden.

Morphologisch zeigt sich je nach Art, Lokalisation, Schweregrad und Dauer der Affektion ein unterschiedliches Bild, dessen Einzelkomponenten z. T. am Beispiel der *Arthus'schen Reaktion* geschildert werden können: Mit Hilfe der *Immunfluoreszenz* lassen sich in Gefäßwänden schon sehr kurze Zeit nach Injektion des Antigens (bei der umgekehrten passiven Arthus-Reaktion: des Antikörpers) sowohl *Antigen,* als auch *Antikörper* und auch *Komplement* nachweisen. Ein negatives Ergebnis schließt allerdings eine solche Affektion nicht aus, da die Immunkomplexe innerhalb von Stunden nach ihrer Ablagerung im Rahmen des entzündlichen Prozesses zerstört, d. h. vor allem durch lysosomale Enzyme der Neutrophilen abgebaut werden können. Im übrigen ist hervorzuheben, daß in klinischen Fällen von Immunkomplex-Krankheit der Nachweis des Antigens meist nicht gelingt, wenn man von Einzelfällen absieht (z. B. Nachweis von HB_S-Antigen bei einigen Formen von Glomerulonephritis u. a. m.). Das Endothel zeigt, wie elektronenmikroskopische Untersuchungen deutlich machten, u. a. eine Diskontinuität infolge Kontraktion der Einzelelemente, was mit ein wichtiger Grund der *erhöhten Gefäßpermeabilität* ist. Manchmal ist das Endothel auch geschwellt. Sehr früh findet sich eine Margination vor allem *neutrophiler Granulozyten,* die bald in die Gefäßwand austreten und z. T. das umliegende Gewebe erreichen. Mit diesem Geschehen ist ein vermehrter Ausstrom eiweißhaltiger Flüssigkeit aus dem Blut in den Extravaskulärraum verbunden, was sich in einem *Ödem* äußert. Vor allem im Bereich der Gefäßwände beobachtet man eine zunehmende Ablagerung *hyaliner Maßen (»fibrinoide Wandverquellung«),* die sich immunohistochemisch als Komplexe oder zumindest Aggregate von Antigen und Antikörper, oft verbunden mit der Anwesenheit von Komplementkomponenten, erweisen. Dieses Material wird in zunehmendem Maß von den eingewanderten Neutrophilen endozytiert, was häufig mit einem Granulozytenuntergang einhergeht (sog. *leukoklasische Vaskulitis*). Bei schweren Reaktionen entwickelt sich dann – offenbar vor allem infolge Freisetzung lysosomaler Enzyme aus den Granulozyten – eine sog. *»fibrinoide« Nekrose der Gefäßwand,* der nun auch ortständige Strukturen zum Opfer fallen *(nekrotisierende Vaskulitis).* Immunhistochemisch gelingt es in diesem Stadium meist, intramural auch *Fibrinogen/Fibrin* nachzuweisen. Infolge kleiner Wandläsionen treten im übrigen da und dort Erythrozyten aus, was zum *hämorrhagischen Ödem* bzw. zur *hämorrhagischen Nekrose* führt. Dauert der Prozeß länger an, finden sich mit der Zeit in zunehmender Zahl *Monozyten/Makrophagen,* die sich größtenteils perivaskulär lokalisieren, z. T. aber auch in inneren Wandschichten auftreten und an der Phagozytose des

– offenbar vorwiegend aus Komplexen bestehenden – hyalinen Materials und der Gewebstrümmer Anteil nehmen. Diese histiozytäre Reaktion kann ein Ausmaß erreichen, daß von einer *granulierenden Vaskulitis bzw. Perivaskulitis* gesprochen werden darf. Schließlich mündet das Geschehen, falls nicht neue akute Schübe hinzutreten, in eine zunehmende *Fibrosierung bzw. Vernarbung* aus, die die betroffene Gefäßwand und deren Umgebung einbezieht. Fast in jeder Phase dieses Reaktionsablaufes beobachtet man dann und wann eine *Gefäßthrombosierung,* die u. U. in der Obliteration endet. Kleine *Aneurysmen* infolge Wandschwächung bilden sich am ehesten in arteriellen Gefäßen aus.

Die hier geschilderten Veränderungen entsprechen im wesentlichen denen, die bei schweren *Überempfindlichkeits-Vaskulitiden* zutage treten, u. a. auch denen bei klassischer *Polyarteriitis nodosa* (S. 1120), sog. *allergischer Granulomatose, Wegener'scher Granulomatose* und *Riesenzellenarteriitis* (Tabelle 75). Leukoklasischen und/oder nekrotisierenden Vaskulitiden dieser Art begegnet man aber in mehr oder weniger ausgeprägtem Maß bei den vielen weiteren Immunkomplex-Krankheiten, bei generalisierten Formen ebenso wie bei lokalisierten. Wegen der besonderen strukturellen und funktionellen Eigenschaften der Nierenglomeruli

Tabelle 75. Beispiele menschlicher Krankheiten, die oft mit der Anwesenheit nachweisbarer Immunkomplexe im Blutplasma sowie in Geweben (vor allem Gefäßwänden) verbunden sind

1. Reaktionen auf tierische Antiseren und Medikamente

Serumkrankheit (tierische Antitoxine u. a.)
Penizillamin-Nephropathie
Medikamentös bedingte hämolytische Anämien und Thrombozytopenien, z. B. nach wiederholter Verabreichung von Stibophen, Chinin, Chinidin, Phenazetin u. a.

2. Rekationen auf inhalierte Antigene (z. B. von Pilzen stammender Staub oder Antigene anderer Mikroorganismen bzw. Pflanzen oder von Tieren)

Überempfindlichkeits-Pneumonitis (»extrinsic allergic alveolitis«, »hypersensitivity pneumonitis«)
  z. B. Farmer-Lunge
Mikrobiell verursachte Pneumonien
  z. B. Mycoplasma-Pneumonien

3. Immunkomplexämie bei Virusinfektionen

Chronische Hepatitis B bzw. HB_sAg-positive Zustände
  z. B. Polyarteriitis nodosa (ein Teil der Fälle), u. U. Arthritis, Glomerulonephritis u. a.
Guillain-Barré-Syndrom
Infektiöse Mononukleose

4. Durch Bakterien und Spirochäten verursachte Infektionskrankheiten

»Poststreptokokken«-Glomerulonephritis
Glomerulonephritiden bei anderen Infektionskrankheiten
  z. B. Lues, Lepra lepromatosa, Typhus abdominalis, subakute bakterielle Endokarditis, »Shunt-Nephritis« (infizierte ventrikulo-atriale Shunts u. a.)

Tabelle 75 (Fortsetzung)

5. Parasitäre Erkrankungen

Malaria quartana (z. B. nephrotisches Syndrom)
Tropisches Splenomegalie-Syndrom
Leishmaniasis
Trypanosomiasis
Schistosomiasis u. a.

6. Neoplastische Prozesse und dagegen gerichtete Immunreaktionen

Bösartige solide Geschwülste
  z. B. Karzinome von Lungen, Mamma und Dickdarm (u. a. Komplexe von karzinoembryonalem Antigen und dagegen gerichteten Antikörpern), maligne Melanome
Leukämien
  z. B. akute lymphoidzellige (»lymphoblastische«) Leukämie, chronische lymphatische Leukämie
Lymphoma malignum Hodgkin

7. Gemischte Kryoglobulinämie

8. Sog. Autoimmunkrankheiten

Generalisierte Autoimmunprozesse
  z. B. Lupus erythematodes disseminatus
Autoimmun-Arthritiden
  z. B. rheumatoide Arthritis
Organspezifische Autoimmunkrankheiten
  z. B. Hashimoto-Struma
  Nierenkrankheiten mit Auftreten tubulärer Antigene

9. Verschiedene weitere, ätiologisch z. T. nicht geklärte »Immunkomplex-Krankheiten« bzw. Leiden, die mit Immunkomplexämie einhergehen

Sog. »Immun-Vaskulitiden«
  mit Vorherrschen nekrotisierender bzw. leukoklasischer Formen:
    Polyarteriitis nodosa
    Purpura Schönlein-Henoch
    Vaskulitis bei Behçet'scher Krankheit
    Vaskulitis bei Dermatomyositis
    Generalisierte nekrotisierende Vaskulitis (»widespread necrotizing vasculitis«)
  mit einer wechselnden Kombination von nekrotisierender Vaskulitis und Granulombildung (in der Reihenfolge der abnehmenden Nekrotisierungstendenz)
    Allergische Granulomatose (Churg-Strauss-Syndrom, oft nach Asthma bronchiale)
    Andere granulomatöse Angiitiden
    Medikamentös bedingte allergische Vaskulitiden
    Vaskulitis bei Lupus erythematodes disseminatus
    Vaskulitis bei rheumatoider Arthritis
  mit Vorherrschen der Granulom-Bildung (in der Reihenfolge der zunehmenden granulomatösen Veränderungen)
    Riesenzellen-Arteriitis (z. B. Typus Horton, Takayasu-Krankheit u. a.)
    Wegener'sche Granulomatose
    Eosinophiles Granulom (?)
Darmerkrankungen, die mit einer Immunkomplexämie einhergehen können
    Zöliakie und sog. einheimische Sprue
    Dermatitis herpetiformis Duhring
    Idiopathische Proctocolitis haemorrhagica (»Colitis ulcerosa«)
    Crohn'sche Krankheit
Leberzirrhose, bei der recht oft zirkulierende Immunkomplexe nachzuweisen sind, Sichelzellenanämie u. a.

weicht das morphologische Bild der *Komplex-induzierten Glomerulonephritiden* und ihrer Spielarten in einigen Teilen von dem oben geschilderten Bild ab, besonders was die chronischen Formen betrifft (s. dazu S. 772).
Dasselbe gilt für Immunkomplex-induzierte *Arthritiden* (S. 1109). Weitere Hinweise auf morphologische Besonderheiten der verschiedenen Immunkomplex-Krankheiten finden sich in den entsprechenden Abschnitten (s. o.).

Folgen: Die meisten der durch Immunkomplexe hervorgerufenen Krankheiten wurden z. T. schon in früheren Abschnitten behandelt, so z. B. *Vaskulitiden* (S. 454), *Arteriitiden* (S. 492), *Arthritiden* (S. 130), die verschiedenen Formen von *Überempfindlichkeits-Pneumonitis* (S. 639), Immunkomplex-induzierte Schäden bei *Hepatitiden* (S. 712) und die *Glomerulonephritiden* (S. 772). Die zu »*Autoimmunkrankheiten*« zählenden Formen kommen weiter unten zur Sprache (S. 1137). Im folgenden wird lediglich auf einige besondere Krankheitsbilder eingegangen (s. Tabelle 75, S. 1118).

Serumkrankheit
Bereits nach *erstmaliger Injektion* größerer Mengen von Fremdserum (z. B. Pferdeserum mit Diphtherie-Antitoxin) kann sich beim Menschen die Symptomatologie der Serumkrankheit bemerkbar machen. Entsprechend der Dauer einer primären humoralen Immunantwort treten die ersten krankhaften Erscheinungen, wie Fieber, Albuminurie, urtikarielle oder andere Exantheme (z. T. anaphylaktoide Reaktionen, s. o.), schmerzhafte Gelenkschwellungen, gastrointestinale Beschwerden, u. U. Störungen im Sinn einer peripheren Neuropathie bei Vaskulitis, selten einer Meningoenzephalitis und Lymphknotenvergrößerung, aber erst nach Ablauf etwa einer Woche in Erscheinung, erreichen zwischen dem 10. und 14. Tag ihr Maximum und klingen danach wieder ab. Meistens kommt es zu einer vollständigen Restitution. Der zeitliche Ablauf der akuten Serumkrankheit in Abhängigkeit der Antigen- und Antikörperkonzentration – und somit der Bildung löslicher Immunkomplexe und des Komplementverbrauchs – im zirkulierenden Blut ist vereinfacht in Abb. 163 dargestellt.

Morphologisch erkennt man im Nierenbiopsiematerial von Patienten mit *akuter Serumkrankheit* eine Schwellung der glomerulären Endothelzellen und eine leichte Vermehrung der Zahl neutrophiler Granulozyten. Bei *chronischer Verabreichung von Fremdserum* kann es zu verschiedenen Formen von subakuter bis chronischer Glomerulonephritis kommen (u. U. Bildung von Halbmonden (S. 774) ferner chronische mesangioproliferative, fokal-proliferative, diffus proliferative oder membranöse Glomerulonephritiden, je nach Schweregrad und Typ der Immunreaktionen). Solche Befunde wurden beispielsweise nach wiederholten Injektionen von Anti-Lymphozyten-Serum (ALS) erhoben. Die

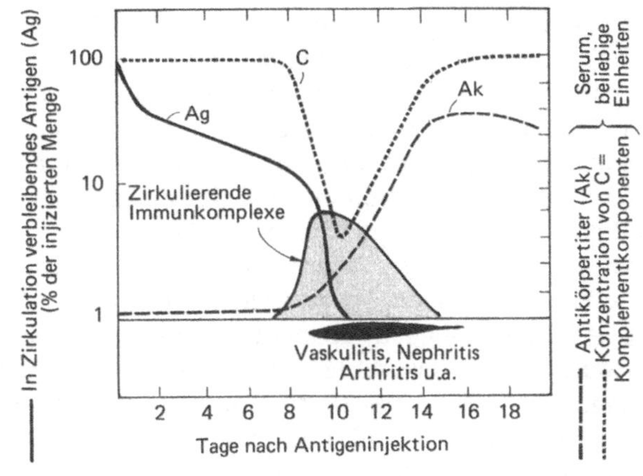

Abb. 163. *Schematische Darstellung des zeitlichen Verlaufs der akuten Serumkrankheit im Vergleich zu chronischen Immunkomplexkrankheiten.* Aus diesem Diagramm geht hervor, daß die *akuten krankhaften Erscheinungen*, wie Vaskulitis, Nephritis, Arthritis u. a., auftreten, nachdem der Körper gegen das Fremdeiweiß (z. B. Pferdeserum) Antikörper zu bilden begonnen hat, und sich im zirkulierenden Blut Immunkomplexe befinden. In dieser Phase wird auch vermehrt Komplement verbraucht. Da kein Antigen mehr nachgeliefert wird, klingt der Prozeß nach wenigen Tagen wieder ab. Bei den *chronischen Immunkomplex-Krankheiten* fallen offenbar über lange Zeit immer wieder Antigene an (»Autoantigene«, virale Antigene, bakterielle Antigene bei chronischen Infekten, Tumor- und Leukämie-assoziierte Antigene, Medikamente bzw. deren Metaboliten oder andere exogene Chemikalien, die über längere Zeit einwirken, u. a. m.) und/oder der Organismus vermag sie aus irgend einem Grund nicht zu eliminieren

vaskulitischen Veränderungen entsprechen dem oben geschilderten Bild, wobei sich die verschiedensten Ausmaße von Läsionen finden. Mit Hilfe der Immunfluoreszenz lassen sich im Bereich der betreffenden Gefäßwände meist Ig, Komplement und – falls das auslösende Fremdprotein bekannt ist – auch Antigen nachweisen. In Blut und Flüssigkeit geschwollener Gelenke findet sich eine deutliche Neutrozytose (u. U. auch Eosinophilie), und die Blutsenkungsreaktion ist beschleunigt. Bei *wiederholter Injektion von Fremdprotein* in bestimmten Mengen kann sich rasch eine lebensbedrohliche *anaphylaktoide Reaktion* (Anaphylatoxinbildung infolge Komplementaktivierung durch die gebildeten Immunkomplexe) einstellen (s. anaphylaktischer Schock, S. 590).

Der akuten Serumkrankheit vergleichbare, weitere Störungen
Gelegentlich führt die Verabreichung von *Medikamenten,* wie Penizillin oder Sulfonamide, nach 8–12 Tagen zu einem, der Serumkrankheit ähnlichen Bild. Dasselbe gilt für *bakterielle* und *Virus-Infektionen.* Urtikarielle Exantheme sprechen in solchen Fällen für die Mitbeteiligung einer anaphylaktoiden Reaktion.

Immunkomplex-induzierte Vaskulitiden
Wenn man von der Serumkrankheit und verwandten Reaktionen mit bekanntem auslösendem Antigen sowie von Einzelfällen, wie der Vaskulitis bei Lupus ery-

thematodes (Antigen: native DNA und Nukleoproteine), gemischter Kryoglobulinämie (Antigen: IgG), Hepatitis B u. a., absieht, ist bei den meisten Fällen von Immunkomplex-induzierter Vaskulitis das *auslösende Immunogen nicht bekannt.* Bei *chronischen Formen* muß postuliert werden, daß das entsprechende Antigen stets vorhanden bzw. nachgeliefert wird, was z. B. bei andauerndem Virusbefall, chronischen bakteriellen Infektionen, chronischen Protozoonosen, progressiven (malignen) neoplastischen Prozessen mit fortwährender Freisetzung von Tumor-assoziiertem Antigen, z. T. in komplexierter Form, sowie Autoimmunkrankheiten (S. 1137) zutreffen könnte. Durch Arzneimittel bewirkte Zell- und Gewebeveränderungen im Sinn der Autoimmunisierung sind ebenfalls nicht ausgeschlossen, wenn z. B. eine auf iatrogene Immunkomplex-Vaskulitis verdächtige Affektion trotz Absetzens des in Frage kommenden Medikamentes nicht sistiert.

Klinisch und morphologisch (Tabelle 75) am besten definiert ist die *Polyarteriitis (Periarteriitis, Panarteriitis) nodosa (Kussmaul-Maier-Syndrom,* Morphologie, S. 493). Das Leiden betrifft in der Mehrzahl der Fälle Männer im mittleren bis fortgeschrittenen Alter, kann aber auch Frauen, Kinder und Greise befallen. Recht oft wird in der Anamnese eine Infektion des oberen Respirationstrakts angegeben, oder es finden sich Zeichen von Überempfindlichkeit gegenüber Medikamenten. Die Störung macht sich zunächst in der Regel im Sinn von Allgemeinsymptomen bemerkbar, vor allem als Schwächegefühl, Appetitlosigkeit, Gewichtsverlust, Myalgien, Arthralgien sowie oft typische Hodenschmerzen. Fieber besteht nur in einem Teil der Fälle und oft nur zeitweise. Später treten u. U. herdförmige Hautveränderungen hinzu, die bis zur Nekrose reichen können, ferner eine Mononeuritis multiplex, Augenstörungen, perikarditische Zeichen, u. U. Myokardinfarkte, Abdominalsymptome (wegen Befalls mesenterialer Arterien), Cholezystitis sowie vor allem Krankheitszeichen von Seiten der Nieren. Zu den am häufigsten festgestellten klinischen Zeichen gehören eine stark beschleunigte Blutsenkung, eine Leukozytose (meist Neutrozytose) sowie wechselnde Hämaturie, Proteinurie und erhöhter arterieller Blutdruck. Die Diagnose wird histologisch gestellt, wobei blinde Exzisionen (z. B. aus der Wadenmuskulatur) wesentlich schlechtere Resultate bringen als »gezielte« Biopsien aus palpablen oder sichtbaren »Knötchen«. Trotz Therapie mit Kortikosteroiden und/oder Immunosuppressiva ist die Prognose sehr ernst: Mehr als ⅘ der Patienten sterben innerhalb von 5 Jahren nach Diagnosestellung. Zu den hauptsächlichen direkten Todesursachen zählen ein chronisches Nierenversagen, Myokardinfarkte, infektiöse Komplikationen, Herzinsuffizienz und gastrointestinale Blutungen. In einer großen Zahl von Fällen mit Polyarteriitis nodosa ließen sich immunfluoreszenzmikroskopisch HB_s-Antigen (S. 713), Ig, β_{1C}-Globulin und C1q in den Gefäßläsionen nachweisen, was die relativ häufige Assoziation dieser nekrotisierenden Gefäßentzündung mit einer chronischen Hepatitis B unterstreicht.

Die sog. *allergische Granulomatose* wird wegen morphologischer Besonderheiten, wie des relativ häufigen Befalls der Lungen und der deutlichen Vermehrung eosinophiler Granulozyten sowie klinischer Eigenheiten, von der Polyarteriitis nodosa abgegrenzt (S. 1118). In der Vorgeschichte dieser Patienten spielen Infektionen des Respirationstraktes und Asthma bronchiale häufig eine erhebliche Rolle. Die Lungen zeigen im Bereich der befallenen Gefäße granulomatöse Veränderungen, die zur Konsolidation des Gewebes führen können. Die vaskulitischen Prozesse in anderen Organen gleichen denen bei Polyarteriitis nodosa.

Die *Wegener'sche Granulomatose* wird ebenfalls aufgrund pathologisch-anatomischer Befunde und des klinischen Verlaufs von der Polyarteriitis nodosa unterschieden. In typischen Fällen bestehen 1) nekrotisierende, ulzeröse Veränderungen im oberen Respirationstrakt (oft im Bereich der Nasenhöhlen); 2) eine nekrotisierende Vaskulitis (vor allem auch Arteriitis) in den Lungen, verbunden mit herdförmigen Infarzierungen und granulomatösen Veränderungen, oft in den Unterlappen; 3) entsprechende Gefäßveränderungen in anderen Organen, vor allem auch eine z. T. nekrotisierende Glomerulonephritis. Aus abgestorbenen Lungenbezirken können Kavernen hervorgehen. Das Leiden befällt Frauen und Männer mit ungefähr gleicher Häufigkeit, manifestiert sich z. T. nach vorausgehender, jahrelanger Rhinitis und Otitis media und nimmt dann in der Regel einen ziemlich raschen, oft fatalen Verlauf: Der Tod tritt im Mittel ungefähr ein halbes Jahr nach Diagnosestellung ein. In mehreren Fällen hat sich die Behandlung mit Zyklophosphamid als wirksam erwiesen.

Überempfindlichkeits-Vaskulitiden (Vaskulitiden der kleinen Gefäße) umfassen eine Vielzahl von Prozessen, die mit z. T. nekrotisierender Entzündung von Arteriolen, Kapillaren und Venolen einhergehen, z. B. mikrobielle Infekte, medikamentös induzierte Immunkomplex-Krankheiten und Autoimmunleiden, wie den Lupus erythematodes disseminatus, die chronische rheumatoide Arthritis, die gemischte Kryoglobulinämie u. a. m. Morphologisch bieten diese Störungen, die Haut, Unterhaut und viele innere Organe befallen können, oft das Bild einer leukoklasischen Angiitis. Typischerweise befindet sich die letztere – im Gegensatz etwa zur klassischen Polyarteriitis – in der Regel im gleichen Entwicklungsstadium. Manchmal sind nur einzelne Organe betroffen, z. B. die Gallenblase oder die Appendix. Klinisch äußern sich diese Leiden, je nach Lokalisation und Schweregrad der Gefäßläsionen, in mannigfaltiger Weise. Oft zeigen sich mehr oder weniger symmetrische Hautveränderungen, die sich mit Vorliebe an den unteren Extremitäten lokalisieren und von Punktblutungen (Henoch-Schönlein-Syndrom) über Urtikaria, Vesikeln, Papeln, Knötchen und Ekchymosen bis zu Nekrosen mit Ulzeration reichen. Außerdem klagen die Kranken häufig über Myalgien und Arthralgien. Objektiv stellt man zudem in einem Teil der Fälle perikarditische und/oder myokarditische Zeichen, eine periphere Neuropathie, u. U. eine Enzephalopathie sowie Äußerungen einer renalen Beteiligung (Mikrohämaturie, Proteinurie, z. T. verminderte Nierenfunktion) fest. Gastrointestinale Blutungen sind ebenfalls keine Seltenheit. Hie und da sind die Hoden betroffen, was ein Grund männlicher Infertilität sein kann. Die Blutsenkung ist meistens erhöht, und man notiert bei manchen Patienten eine leichte Leukozytose und milde Anämie. Die Prognose gestaltet sich wesentlich besser als z. B. im Fall der Polyarteriitis nodosa; Kortikosteroide entfalten z. T. eine günstige Wirkung.

Der sog. *Riesenzellen-Arteriitis* (im Kopfbereich = *Arteriitis temporalis s. cranialis, Horton'sche Krankheit*, S. 493) begegnen wir in erster Linie bei älteren Personen bzw. Greisen. Betroffen sind vor allem mittelgroße Arterien, die Zeichen von Immunreaktionen sowohl des Typs III als auch des Typs IV aufweisen. Die Gründe für den auffälligen Zerfall elastischer Faserbündel und die darauffolgende riesenzellige Reaktion sind indessen nicht befriedigend geklärt. Die im floriden Stadium oft granulomatöse Arteriitis geht auch mit einer Ansammlung von Lymphozyten, Histiozyten und Plasmazellen einher. Schließlich kann es zur Obliteration und/oder Vernarbung kommen. Betroffen sind oft Kopfarterien, weshalb Blindheit zu den gefürchtetsten Komplikationen zählt; man kennt aber viele Fälle, in denen auch andere Körperteile und Organe entsprechende Gefäßveränderungen aufweisen. Die Symptome und Zeichen richten sich nach Lokalisation und Schweregrad der Störung; überdies klagen die Patienten über Allgemeinbeschwerden ähnlicher Art wie bei anderen Arteriitiden. Die Blutsenkungsgeschwindigkeit ist bei der Horton'schen Krankheit besonders hoch. Recht oft besteht ein Polymyalgie-Polyarthralgie-Syndrom, abgesehen von den typischen Kopfschmerzen. Bei Befall größerer Arterien kann ein disseziierendes Aneurysma auftreten. Örtliche ischämische Schäden in verschiedenen Körperteilen und Organen, u. a. auch Myokardinfarkte, werden nicht selten beobachtet. Im allgemeinen erweisen sich Kortikosteroide in der Therapie der Riesenzellen-Arteriitis als recht wirksam.

Sog. Überempfindlichkeits-Pneumonitiden (»farmer's lung« und verwandte Störungen)

Diese auch *»allergische Alveolitis«*, *»exogene allergische Pneumonie«* oder *»allergische interstitielle Pneumonitis«* genannte, heterogene Gruppe von Lungenerkrankungen beruht nach dem bisher bekannten nur z. T. auf Immunreaktionen des Typs III. Beste Beispiele für letztere bieten die *»Farmerlunge«* und ihr verwandte Zustände, die durch wiederholtes Einatmen von pilzhaltigem Staub hervorgerufen werden. Feuchtes Heu oder andere gelagerte Materialien pflanzlicher Herkunft bilden – mit einsetzender mikrobieller Fermentation und Wärmeerzeugung – einen idealen Nährboden z. B. für thermophile Aktinomyzeten und Pilze. Nach erfolgtem Trocknen kann der Staub aus solchem Material bis 10^9 Pilzsporen/g enthalten und einen stark »allergisierenden« Effekt haben. Besonders Produkte von Micropolyspora faeni (z. B. Enzym E) sind als starke Immunogene bekannt, aber viele andere Pilzarten zeigen ähnliche Eigenschaften (Tabelle 75). Dasselbe gilt für gewisse tierische Produkte, wie Vogelexkremente u. a. m. Entsprechend den Expositionsmöglichkeiten redet man in solchen Fällen von *»Käserlunge«* (Schimmel auf Käse, z. B. Penicillium casei), *»Malzarbeiterlunge«* (schimmlige Gerste oder Malz, Aspergillus clavatus u. a.), *»Luftbefeuchter«*- oder *»Air conditioning«-Pneumonitis* (u. a. thermophile Aktinomyzeten), *»maple bark disease«* (Cryptostroma corticale), *Vogel- bzw. Taubenzüchter-Lunge* (Tauben- und Sittichexkremente u. a.) usw. In diese Gruppe gehört ferner die sog. *»pituitary snuff lung«* (Schweine- und Rinderproteine aus der Hypophyse, die zu therapeutischen Zwecken benützt werden). Bei der *akuten Form* solcher Krankheiten entwickeln sich 4–6 Std nach Exposition Symptome, wie Unwohlsein, Frösteln, Fieber, Übelkeit, Husten und Dyspnoe, die sich im Verlauf von Stunden bis Tagen zurückbilden. Die Störung ist oft von einer Leukozytose mit Linksverschiebung begleitet, jedoch meist nicht von einer Eosinophilie. Die physikalische Untersuchung ergibt in klassischen Fällen eine leichte Zyanose, kombiniert mit Tachypnoe, Tachykardie und trockenen Rasselgeräuschen, vor allem über der Lungenbasis, jedoch ohne Giemen. Im Blutserum lassen sich in der Regel hochtitrige Antikörper nachweisen, die mit dem betreffenden Antigen Präzipitate bilden. Lungenfunktionsprüfungen lassen u. a. eine Reduktion der Diffusionskapazität und der Compliance sowie eine Einschränkung des forcierten Exspirationsvolumens erkennen. In *chronischen Fällen* läßt sich präzipitierender Antikörper nur z. T. nachweisen, und die funktionellen Störungen sind vor allem die einer progressiven interstitiellen Lungenfibrose (S. 641), z. T. verbunden mit Zeichen einer Luftwegsobstruktion und herabgesetzter Diffusionskapazität. Hautteste ergeben z. T. – neben vereinzelten Sofortreaktionen – Veränderungen, die dem Arthus-Typ entsprechen, während eine Überempfindlichkeit vom verzögerten Typ nicht zum typischen Bild gehört.

Die **Morphologie** der *Frühveränderungen* kennt man vor allem aus *Tierversuchen:* Sie entspricht weitgehend einer Überempfindlichkeits-Vaskulitis mit Ablagerung von Ig (IgG, dazu IgM) und Komplement im Bereich von Wänden kleiner Gefäße. Antigen ist schwieriger darzustellen, obschon es sich größtenteils um Immunkomplexe handeln dürfte. Die zellulären Reaktionen sind eher bescheiden und umfassen nach einem anfänglichen Erscheinen von Granulozyten u. a. eine Zunahme der Zahl von Alveolarmakrophagen, ferner hie und da Herde mit Fremdkörper-Reaktion. Obschon die Alveoleninnenfläche Schädigungen aufweisen mag, sind eigentliche hyaline Membranen kein häufiger Befund. Außerdem findet sich meist eine zentrolobuläre Bronchitis und Bronchiolitis. Mit der Zeit beteiligen sich an den vorwiegend interstitiell lokalisierten Infiltraten auch Lymphozyten und Plasmazellen. Mikrothromben sieht man da und dort, jedoch nur in akuten Phasen. Bei *chronischen Formen von Farmerlunge* herrschen eine septale Fibrose, die z. T. durch Atelektase-Induration entstanden sein dürfte, interstitielle Infiltrate von Lymphozyten und Histiozyten sowie Plasmazellen (»interstitielle lymphozytäre Pneumonitis«), ferner eine zahlenmäßige Vermehrung der Alveolarmakrophagen vor. In schweren, langdauernden Formen von Farmerlunge entwikkelt sich u. U. eine »Wabenlunge«.

In vielen Fällen von sog. *idiopathischer interstitieller Pneumonie* ließen sich zirkulierende Immunkomplexe nachweisen, und immunfluoreszenzmikroskopische Untersuchungen deckten im Bereich der kleinen Lungengefäße granuläre Ablagerungen von Ig (meistens IgG) auf, oft in Kombination mit C3.

Der sog. *allergischen bronchopulmonalen Aspergillose,* einer weitern Variante der Überempfindlichkeits-Pneumonitiden, liegt eine Sensibilisierung durch im Tracheobronchiallumen vorhandenen Aspergillus fumigatus, seltener andere Aspergillen, zugrunde, wobei mehrheitlich Asthmatiker betroffen sind. Außer Hinweisen auf Immunreaktionen vom Typ III bestehen auch solche vom Typ I sowie u. U. eine zellgebundene Überempfindlichkeit. Unter den in Komplexen abgelagerten Immunglobulinen finden sich in wechselnder Menge IgG, IgM und IgA, daneben auch Komplementkomponenten (vor allem C3). Befallen ist vor allem die Bronchialschleimhaut; dazu erkennt man herdförmige Atelektasen sowie granulomatöse Veränderungen im Lungenparenchym, z. T. mit Fremdkörperreaktion und dichteren lymphoplasmazellulären Infiltraten. Eosinophile Granulozyten sind meistens in erheblicher Zahl vorhanden. Ob Pseudomonas aeruginosa und Penicillium rubrum ähnliche Veränderungen hervorrufen können, ist noch nicht sicher erwiesen.

Medikamentös induzierte Formen von Überempfindlichkeits-Pneumonitis, denen man z. B. nach Verabreichung von Nitrofurantoin, ferner Penizillin, Hydrochlorothiazid, Paraaminosalizylsäure, Hydralazin, Chlorpropamid, Sulfadimethoxin, Mekamylamin, Mephenesin, Gold-Thioglukose, Methotrexat u. a. begegnet, gehen meist mit gesteigerten zellgebundenen Immunreaktionen gegen die betreffenden Agentien einher, während Immunkomplex-induzierte Schäden hier im Hintergrund stehen.

Die *eosinophilen pulmonalen Reaktionen,* die in *primären (»eosinophile Pneumonie«)* und *sekundären* Formen bekannt sind, kennt man hinsichtlich der Pathogenese noch wenig. Bei der *tropischen Eosinophilie (Weingarten-Syndrom)* bei Helminthiasis, die anläßlich der Larvenwanderung mit eosinophilen Lungeninfiltraten einhergeht, ist wahrscheinlich u. a. eine Immunreaktion vom Typ I im Spiel: Ursächlich kommen ein Befall durch verschiedene Würmer in Frage, z. B. Ascaris lumbricoides, Necator americanus, Ancylostoma brasiliense, Trichinella spiralis, Fasciola hepatica, Strongyloides stercoralis und Wuchereria bancrofti. Andere pulmonale Syndrome mit Eosinophilie umfassen – neben dem *Asthma bronchiale* – z. B. das sog. *Loeffler-Syndrom,* die *prolongierte pulmonale Eosinophilie* und die *allergische Granulomatose* (s. o.). Zumindest bei der letzteren, die mit nekrotisierender Vaskulitis verbunden ist, spielt eine Überempfindlichkeitsreaktion vom Typ III eine erhebliche Rolle.

Beispiele:

- *Tierexperimentelle Modelle* sog. Immunkomplex-induzierter Krankheiten sind u. a. die chronische Infektion von Mäusen mit dem Virus der lymphozytären Choriomeningitis, dem Milchsäure-Dehydrogenase-Virus und anderen Viren, ferner die gut untersuchte, dem Lupus erythematodes disseminatus ähnliche und vermutlich auch durch Viren mitbedingte Erkrankung der (NZB × NZW)F_1-Mäuse, die »Aleutian mink disease« u. a. m.
- Der *Nachweis zirkulierender Immunkomplexe* begegnet verschiedenen Schwierigkeiten. Die analytische *Ultrazentrifugierung* ist wenig empfindlich. *C1q,* das sich fest mit IgG bindet und große, präzipitierende Komplexe bildet, wird verschiedentlich zum Nachweis von Immunkomplexen benützt. Eine menschliche *lymphoblastoide Zellinie,* die *Raji-Linie* fixiert mit Hilfe eines C3b-Rezeptors komplementbindende Immunkomplexe, was u. U. diagnostisch nützlich sein kann. Dasselbe gilt für gewisse *monoklonale rheumatoide Faktoren,* die IgG-haltige Komplexe zur Präzipitation bringen können.
- Patienten mit *Dickdarmkarzinom* entwickeln u. U. eine Immunkomplex-Krankheit mit glomerulonephritischen Veränderungen, wobei sich in den abgelagerten Massen karzinoembryonales Antigen nachweisen läßt.
- Im Verlauf einer sog. blastischen Krise von *akuter Leukämie* treten mitunter zirkulierende Immunkomplexe auf, was als schlechtes prognostisches Zeichen gilt.
- Bei *konnataler Zytomegalie* beobachtet man u. U. Immunkomplex-induzierte Schäden der Nierenglomeruli.
- Die sog. *membranoproliferative (mesangiokapilläre) chronische Glomerulonephritis,* die in zwei Hauptformen auftritt (subendotheliale oder intramembranöse Depots von Immunkomplexen) und mit einer Komplementaktivierung auf dem klassischen und/ oder alternativen Weg einhergeht, entspricht vermutlich einem Immunkomplex-vermittelten Syndrom, das bei den verschiedensten Formen von chronischer Antigenämie vorkommt (z. B. chronische bakterielle Infektionen, chronische Virus-Hepatitis, parasitäre Infektionen, Leukämien u. a. m.).
- Neuere Befunde lassen an die Möglichkeit denken, daß im Tabakrauch vorhandene *Tabak-Glykoproteine* über die Bildung von Immunkomplexen und Arterienschädigung an der Ausbildung arteriosklerotischer Komplikationen (z. B. Myokardinfarkt) beteiligt sein könnten.
- *Lokale Immunkomplex-induzierte Gewebeschäden* treten wahrscheinlich bei zahlreichen örtlich beschränkten Infekten in Erscheinung (vgl. dazu nekrotisierende Begleit-Vaskulitis z. B. in der Nähe eitriger Entzündungen, die schon länger dauern und dichte plasmazelluläre Infiltrate aufweisen).
- *Hemmer der Chemotaxis* (z. B. *»chemotactic factor inactivator (CFI)«)* haben einen stark mildernden Effekt auf die entzündlichen Veränderungen vom Arthus-Typ.
- Substanzen, die zu einer erhöhten intrazellulären Konzentration von *zyklischem AMP* führen (S. 377) wirken sich nicht

nur auf anaphylaktische, sondern auch auf die Arthus-ähnlichen Überempfindlichkeitsreaktionen dämpfend aus.

- Im Tierversuch läßt sich am Beispiel der umgekehrten passiven Arthus-Reaktion zeigen, daß eine *Entkomplementierung* (z. B. Entfernung der Komplementkomponenten C3–C9) ebenso wie eine durch Ganzkörperbestrahlung herbeigeführte *Agranulozytose* die Ausbildung einer hämorrhagisch-nekrotischen Läsion verhindern.
- *Immunkomplex-vermittelte Zellschäden* können auch *ohne Komplementaktivierung* zustande kommen: Dies wurde beispielsweise an Granulozyten und Thrombozyten beobachtet. Die letzteren besitzen offenbar Rezeptoren für alle Ig-Klassen und werden daher bei Kontakt mit Immunkomplexen meist aggregiert und zu einer Freisetzungsreaktion gebracht.

Eine schematische Zusammenstellung der bei Immunkomplex-induzierten Zell- und Gewebeschäden findet sich in Abb. 162 (S. 1114).

124.5. Zellgebundene Überempfindlichkeitsreaktionen (»Überempfindlichkeitsreaktionen vom Typ IV«, »Überempfindlichkeitsreaktionen vom Spättyp«, »delayed type hypersensitivity«)

Begriffe und zusammenfassende Hinweise

Definitionen: *Zellgebundene (zelluläre) Überempfindlichkeitsreaktionen,* die durch spezifisch sensibilisierte T-Lymphozyten vermittelt werden und unter Beteiligung löslicher Mediatoren (Lymphokine), zahlreicher, nicht-spezifisch gegen das betreffende Antigen sensibilisierter anderer Lymphozyten sowie akzessorischer Zellen (vor allem Makrophagen) zum vollen Ausdruck kommen, entsprechen ihrem Wesen nach der klassischen *Tuberkulin-Reaktion* (S. 1970). Der positive Ausfall eines derartigen Hauttests zeigt, daß das betreffende Individuum gegen das untersuchte Antigen im Sinn der zellgebundenen Immunität spezifisch sensibilisiert ist, gestattet aber an sich nicht die Schlußfolgerung, diese »Überempfindlichkeitsreaktion« an sich hätte für den Patienten nachteilige Folgen: Oft haben wir es hier nur mit dem Ausdruck einer Abwehrleistung des Organismus zu tun, die gegenüber dem auslösenden Agens (z. B. Mykobakterien) durchaus protektiv wirkt. Das *Koch'sche Phänomen,* d. h. die gesteigerte entzündliche Reaktion auf einen Erreger, dem aufgrund einer bereits vorhandenen spezifischen zellgebundenen Immunität begegnet wird, beruht auf einem solchen Vorgang. Die sog. *»Jones-Mote«-Reaktion vom verzögerten Typ* entspricht einer gemilderten Form von spezifischer zellgebundener Immunreaktion, wie sie z. B. nach Sensibilisierung durch Fremdprotein beobachtet werden kann. Die sog. *»kutane basophile Überempfindlichkeitsreaktion«* stellt eine weitere Variante aus dieser Gruppe dar, die mit dem Auftreten zahlreicher »basophiler Zellen«, die nicht mit Mastzellen oder gewöhnlichen Blutbasophilen identisch sind und keine Degranulierung aufweisen, einhergeht. Besonders im Rahmen chronischer Prozesse, die man früher wegen des mehr oder weniger typischen histologischen Bildes als *»spezifische Entzündungen«* bezeichnete, spielt die sog. *»granulomatöse Überempfindlichkeitsreaktion«* eine wichtige Rolle. Das Kennzeichen dieses Typs von zellulärer Immunantwort ist die Anhäufung zahlreicher großer Histiozyten, die z. T. ein »epitheloidzelliges« Granulationsgewebe bilden, oft in Form tuberkuloider Granulome (S. 1351); vgl. dazu Tuberkulose (S. 1967), Morbus Boeck (S. 2029), Lues (S. 1988) u. a.

Zellgebundene spezifische Immunreaktionen können u. U. im Sinn einer überschießenden entzündlichen Reizantwort schädlich wirken. Bei Infektionskrankheiten kommt einem solchen pathogenetischen Moment möglicherweise oft eine erhebliche Bedeutung zu (sog. *»zellgebundene Infektallergie«*); eine zuverlässige Beurteilung dieser Fragen gestaltet sich jedoch schwierig. Deutlich krankmachend sind Überempfindlichkeitsreaktionen vom verzögerten Typ bei sog. *Kontaktallergien,* insbesondere beim sog. *Kontaktekzem (Dermatitis venenata),* bei manchen *viralen Exanthemen* und bei einer Reihe von *Autoimmunkrankheiten mit sog. Organspezifität* (S. 1166). Gut belegt ist ferner die Rolle dieser Form von Immunreaktion bei der *Abstoßung von Allotransplantaten* (S. 1230), bei der allerdings Antikörper-vermittelte Mechanismen auch mitspielen oder sogar führend beteiligt sein können. Ähnliches gilt für Immunreaktionen gegen *Tumor- bzw. Leukämie-assoziierte Antigene* (S. 1183).

Ursachen: Es wurde bereits hervorgehoben, daß spezifische zellgebundene Immunreaktionen bei den meisten – wenn nicht allen – Antworten des lymphohistiozytären Systems auf ein Immunogen in mehr oder weniger ausgeprägtem Maß eine Rolle spielen (S. 1081). Bei vielen *Infektionskrankheiten* viraler, bakterieller oder protozoonaler Ätiologie (S. 1651), vor allem bei solchen, die mit *intrazellulärer Keimansiedlung* einhergehen, stehen sie sogar im Vordergrund. Klassische Beispiele sind Infekte durch jene *Viren,* die sich durch Fusion der infizierten Zellen mit anderen, noch nicht infizierten ausbreiten und ein Hervortreten viraler Antigene an der Oberflächenmembran zur Folge haben (z. B. Pockenviren bei der Vaccinia, Herpesviren (z. B. Herpes simplex), Myxo- und Paramyxoviren (u. a. Influenza, Masern und Mumps) u. a. m.). Zu den *Bakterien,* die sich durch fakultativ intrazelluläres Wachstum auszeichnen und in besonderem Maße eine zellgebundene Immunreaktion auszulösen pflegen, gehören u. a. Mycobacterium tuberculosis und seine Varianten, Mycobacterium leprae, Listeria monocytogenes, Bruzellen, Spirochäten, wie Treponema pallidum u. a., sowie die neuerdings zur »Immunstimulation«

therapeutisch benützten Corynebacterium parvum und Corynebacterium granulosum. Gewisse *parasitäre Erkrankungen,* wie die kutane Leishmaniasis (verursacht durch Leishmania tropica), die Toxoplasmose (Toxoplasma gondii) u. a., sind in der Regel ebenfalls durch ein Überwiegen der zellulären über die humoralen Immunreaktionen charakterisiert. Wie gesagt, ist es sehr schwierig abzuschätzen, bis zu welchem Maß eine kräftige zellgebundene Immunreaktion gegen diese Agentien als nützlich gelten und wann sie allenfalls – im Sinn einer zu sehr gesteigerten Entzündung – für den Wirtsorganismus schädlich werden kann.

Eine *Kontaktallergie* im Sinn des Kontaktekzems vom verzögerten Typ beobachtet man nach wiederholter Exposition der Haut gegenüber sehr zahlreichen Agentien. Abgesehen von oberflächlich wachsenden Pilzen (S. 2026) handelt es sich häufig um ziemlich niedermolekulare Chemikalien, die – oft wegen ausgeprägter Fettlöslichkeit – in die Epidermis eindringen und sich dort als Haptene mit Proteinen zu Immunogenen (»Allergenen«) vereinigen können. Manchmal genügen ganz geringe Haptenmengen, wie z. B. bei Hautausschlägen, die durch »poison ivy«, einer in USA häufig vorkommenden Efeuart, verursacht werden. Sehr oft handelt es sich bei Kontaktekzemen um eine Überempfindlichkeit gegen Substanzen, die in

Tabelle 76. Einige »Lymphokine«, »Monokine« und ähnliche Faktoren (Stand 1979)

Bezeichnung	Akronym	Spezies	Eigenschaften
1. Lymphokine (= Produkte aktivierter Lymphozyten)			
»T-Zell-Rezeptoren«	IgT	Maus, Meerschweinchen	T-Helfer- bzw. Suppressor-Aktivität in vitro
(»Antigen-specific T-cell factor«)[a]			
(»Helper factor for IgE«)[a]			
(»Allogeneic effect factor«)[a]	(AEF)		
(»T-cell replacing factor«)	(TRF)		
(»T-cell growth factor«)[a]	(TCGF(IL2))		
(»Soluble suppressor of MLC«)[a]			
(»Allotype suppressor factor«)[a]	(ASF)		
(»Antibody inhibitory material«)	(AIM)		
(»Soluble immune response suppressor«)	(SIRS)		
(»Lymphocyte inhibiting factor thymus«)	(LIFT)		
(»Soluble suppressor of contact sensitivity«)			
»Migration inhibition factor«	MIF	Meerschweinchen Maus, Mensch	Hemmt Makrophagen-Wanderung in vitro
»Macrophage-activating factor«	MAF	Meerschweinchen Mensch	Induziert Makrophagen-Aktivierung in vitro
»Macrophage mitogenic factor«[b]	MMF	Meerschweinchen	Induziert Makrophagenproliferation in vitro
»Lymphocyte-derived chemotactic factor«	LDCF	Meerschweinchen Mensch	Induziert gerichtete Makrophagen-Wanderung in vitro
»Leukocyte inhibitory factor«	LIF	Meerschweinchen Mensch	Hemmt Granulozyten-Wanderung in vitro
»Chemotactic factor for polymorphonuclear leukocytes«	CFPL	Meerschweinchen Mensch	Induziert gerichtete Granulozyten-Wanderung in vitro
»Lymphotoxin«	LT	viele	Zytotoxische Wirkung auf Zell[kultur]en
»Skin reactive factor«	SRF	Meerschweinchen	Induziert akute Entzündung
»Lymph node activating factor«	LNAF	Meerschweinchen	Induziert Lymphozyten-Proliferation in vivo
2. Monokine (= Produkte aktivierter Makrophagen)			
»Lymphocyte-activating factor«[a]	LAF(IL1)	Nagetiere u. a.	Induziert T-Zell-Transformation in vitro
»B-cell activating factor«	BAF	Meerschweinchen	Induziert B- (und T-) Lymphozyten-Transformation in vitro
»Inhibitor(s) of DNA synthesis«		Meerschweinchen, Ratte	Zytostatische Wirkung auf Zellkulturen
»Macrophage cytotoxin(s)«		Meerschweinchen	Zytotoxische Wirkung auf Zellkulturen
»Macrophage dependent fibroblast stimulating activity«	MFSA	Meerschweinchen	Stimuliert Fibroblastenproliferation in vitro

[a] Antigen-spezifische Aktivitäten bzw. Aktivitäten. LAF = *»Interleukin 1(IL1)«,* dessen Produktion durch Stimulation der Freisetzung von *»T-cell growth factor (TCGF = »Interleukin 2 (IL2)«)* in Gang gebracht wird.

[b] Ähnlichkeit mit dem u. a. von Fibroblasten produzierten »macrophage growth factor« (MGF I und II?), der nur auf aktivierte, nicht aber auf »ruhende« Histiozyten wirken soll.

Salben, Sprays, Reinigungsmitteln, Farbstoffen, Klebemitteln (z. B. Klebepflaster), Kleidern u. a. enthalten sind.
Abstoßungen von Allotransplantaten (S. 1230) und die mögliche Bedeutung *zellgebundener Immunreaktionen gegen maligne neoplastische Zellen* (S. 1183) kommen später zur Sprache. Dasselbe gilt für sog. *Autoimmunkrankheiten* (S. 1137).

Pathogenese: Dem Wesen nach handelt es sich um zellgebundene Immunreaktionen, wie sie bereits geschildert wurden (S. 1083).
Ob spezifisch sensibilisierte T-Lymphozyten am Ort des Antigenanfalls chemotaktisch angelockt werden, und/oder ob es sich bei der Ansammlung solcher Zellen um den Ausdruck einer zufälligen Emigration aus der Blutbahn mit nachfolgender Verhinderung des Wiedereintritts in die Lymphwege handelt, ist noch nicht entschieden. Innerhalb von ungefähr 48 Std kommt es bei einem bereits sensibilisierten Individuum am Ort der Einwirkung des Allergens zu einer zunehmenden Ansammlung von Lymphozyten – u. a. auch von nicht-sensibilisierten T-Zellen –, Makrophagen und z. T. weiteren Elementen, die offensichtlich eine Aktivierung und, besonders im Falle der Lymphozyten, einen Proliferationsreiz erfahren. Obschon über die Bedeutung der *Lymphokine* (Tabelle 76) und *anderer Mediatoren,* die in vitro entdeckt und geprüft wurden, unter Verhältnissen in vivo noch wenig Klarheit besteht, darf doch vermutet werden, daß ein Großteil der genannten Veränderungen auf Effekte solcher Substanzen zurückgehen. So ist es denkbar, daß Transfer-Faktor eine Allergen-gerichtete Reaktivität von spezifisch sensibilisierten T-Zellen auf bisher nicht sensibilisierte Lymphozyten übertragen könnte. Der »lymphocyte permeability factor«, der die Gefäßpermeabilität erhöht, könnte den Zelleinstrom und den Austritt weiterer Blutbestandteile fördern. Dem »macrophage chemotactic factor« (MCF), dem »macrophage aggregation factor«, dem »migration inhibition factor« (MIF) und dem »macrophage activating factor« sind vielleicht die Anhäufung und Aktivierung der Histiozyten/Makrophagen zum guten Teil zuzuschreiben, während an der vermehrten Lymphozytenproliferation u. U. der »lymphocyte blastogenic factor« beteiligt sein könnte. Der »skin reactive factor«, der nach Injektion in die Haut ähnliche entzündliche Phänomene auslöst, entspricht vermutlich einem Gemisch mehrerer solcher Mediatoren. Vor allem bei zellgebundenen Immunreaktionen, die sich gegen Fremdzellen (vielleicht auch gegen Tumor- oder Leukämiezellen) richten, käme das Mitwirken des »cytotoxic factor« und des »proliferation inhibitory factor«, die sich gegen Zielzellen richten, in Frage. Zusätzlich spielen wahrscheinlich in vielen Fällen auch humorale Immunreaktionen mit, so daß sich die Vorgänge weiter komplizieren, ganz abgesehen von der Interferon-Bildung bei Virusinfekten. Im Fall viraler Infekte führt die zellgebundene Immunreaktion u. a. zur Zerstörung infizierter Zellen. Bei bakteriellen Infektionen leitet sie die Keimzerstörung ein, die in erster Linie innerhalb von Phagozyten stattfindet. Fremdzellen bzw. maligne neoplastische Zellen können offenbar durch eine direkte zytotoxische Wirkung der T-Lymphozyten, durch die von diesen freigesetzten Lymphotoxine und/oder durch aktivierte Makrophagen bzw. die von ihnen stammenden zytotoxisch wirkenden Substanzen vernichtet werden; überdies sind wahrscheinlich in den meisten Fällen zytophile und/oder zirkulierende Antikörper mehr oder weniger mitbeteiligt (S. 1098).
Granulomatöse Überempfindlichkeitsreaktionen, wie sie sich z. B. bei Infektionen durch Mykobakterien entwickeln, werden als besondere Immunreaktionen vom Spättyp angesehen, die sich vor allem gegen *schwer lösliches Material* richten (vgl. dazu Wachshülle der Mykobakterien). Epitheloidzellen, die bei dieser Entzündungsart typischerweise auftreten und z. T. durch Fusion mehrkernige »Langhans'sche« Riesenzellen bilden, stellen aktivierte Makrophagen dar, die ihre Phagozytosetätigkeit weitgehend abgeschlossen und die leicht verdaubaren Anteile des Antigens bereits abgebaut haben. Solche Elemente enthalten oft ziemlich reichlich Lipide und einen deutlichen Golgi-Komplex (Sekretion von Inhaltsstoffen?).

Morphologisch zeigt sich – am Beispiel des Hauttests (z. B. »patch test« bei Kontaktallergie) – eine lokale zellgebundene spezifische Überempfindlichkeitsreaktion als umschriebene Schwellung und Rötung, die nach 2–3 Tagen ein Maximum erreicht und dann als indurierte Stelle, z. T. mit oberflächlicher Bläschenbildung, imponiert. Mikroskopisch bemerkt man in der Haut eine typischerweise perivenoläre bis perivenöse Ansammlung von Lymphozyten und Histiozyten sowie einen gewissen Grad von Ödem, das sich z. T. bis in die Epidermis erstreckt und dort zum Bild der Spongiose mit teilweiser Vesikelbildung führt. Das zellige Infiltrat befällt das epitheliale Gewebe ebenfalls: Hier notiert man herdweise einen Untergang von Epidermiszellen, vermutlich vor allem deshalb, weil sie mit Immunogen beladen sind und daher zum Zielobjekt der immunologischen Effektorleistungen werden können.
Ähnliche Veränderungen, wenn auch weniger auf die Epidermis konzentriert, finden sich bei positiven *Tuberkulinreaktionen:* Entsprechend der meist intradermalen Injektion des Antigens ist hier das Höchstmaß entzündlicher Reaktionen subepidermal lokalisiert. Epitheloidzellige Reaktionen im Sinn der Bildung tuberkuloider Granulome sind in der Regel nicht vorhanden, wenn zur Auslösung der Reaktion PPD (S. 1970) benützt wurde. Sog. »spezifisches Granulationsgewebe« mit Tuberkelbildung findet sich dagegen nach Injektion abgetöteter Mykobakterien bzw. von Produkten derselben, falls das Individuum positiv reagiert. Die epitheloidzelligen Reaktionen, die u. a. auch bei positivem Ausfall des sog. *Kveim-Tests* auf-

treten (Injektion von Extrakten aus Gewebe mit »Boeck'schem Sarkoid«), benötigen jedoch bis zu ihrer vollen Ausbildung wesentlich mehr Zeit: Der Kveim-Test z. B. wird erst 6 Wochen nach Injektion des Materials »abgelesen«; man prüft dabei histologisch das Vorhandensein tuberkuloider Granulome. Die morphologischen Befunde bei vorwiegend zellgebundenen Immunreaktionen im Rahmen von *Autoimmunkrankheiten, malignen neoplastischen Prozessen* und der *Abstoßung von Allotransplantaten* werden weiter unten behandelt (s. dort).

Folgen: Im nachfolgenden beschränken wir uns auf eine kurze Besprechung möglicher krankmachender Folgen einer zellgebundenen spezifischen Immunreaktion im Rahmen von Infektionskrankheiten, bei Kontakt-Allergie und weiteren, ätiologisch meist nicht geklärten Affektionen.

Spezifische, zellgebundene sog. Infektallergie

Die Frage, ob, unter welchen Umständen und in welchem Ausmaß zellgebundene Immunreaktionen, die sich gegen infektiöse Agentien richten, über die mit ihnen verbundene Schutzwirkung hinaus gewebeschädigend und damit krankmachend wirken können, läßt sich zur Zeit noch nicht abschließend beantworten. Es betrifft dies nicht nur Infektionskrankheiten, bei denen T-Lymphozyten und Makrophagen in der Abwehr eine entscheidende Rolle spielen (z. B. Tuberkulose und Infektionen durch atypische Mykobakterien, ferner die Lepra) oder – unterstützt durch humorale Antikörper – an den Schutzfunktionen wesentlich beteiligt sind (z. B. Histoplasmose, Kokzidioidomykose, Bruzellosen und Tularämie), sondern viele weitere infektiöse Krankheiten. So weiß man, daß bei systemischen Salmonellosen, Candidiasis, Listeriose, Lues, Kryptokokkose u. a. humorale und zellgebundene Immunreaktionen gemeinsam protektiv wirken, indem die Antikörper einen wesentlichen opsonisierenden Effekt entfalten, der die Phagozytose und Zerstörung der Erreger durch Phagozyten, insbesondere Makrophagen, begünstigt.

In allen diesen Fällen stellt sich die Frage, ob eine gleichsam *»überschießende« zelluläre Immunreaktion* Gewebeläsionen erzeugen könnte, die – allein zur Abwehr der Keime – nicht notwendig wären. Praktische Erfahrungen aus der Humanmedizin und theoretische Überlegungen scheinen wenigstens in einem Teil der Fälle eine bejahende Antwort zu rechtfertigen. So ist vielfach darüber berichtet worden, daß sich z. B. eine »exsudative«, d. h. mit starker Verkäsung und/oder Fibrinbildung einhergehende Tuberkulose durch Dämpfung der entzündlichen Reaktionen (u. a. durch Kortikosteroide) günstig beeinflussen ließ. Das Ausmaß einer positiven Hautreaktion ist in dieser Hinsicht kein zuverlässiger Parameter; vielmehr hat man sich in der Beurteilung solcher Möglichkeiten an die klinischen Befunde zu halten. Was bei der Tuberkulose als Erfahrungstatsache gilt, könnte sehr wohl bei manchen anderen – insbesondere bakteriellen – Infektionskrankheiten ebenfalls zutreffen. Unsere Kenntnisse auf diesem Gebiet sind jedoch noch sehr lückenhaft.

Soweit bekannt, spielen zellgebundene Immunreaktionen auch bei *Mykosen* eine erhebliche Rolle. Dies gilt sowohl für die kutanen wie für die »inneren« Pilzinfektionen. An der Hautoberfläche finden sich verschiedene Formen von *Dermatophytosis,* die vor allem durch Microsporon (audouinii, canis), Epidermophyton (floccosum u. a.) und/oder Trichophyton (rubrum, mentagrophytes) verursacht sind. Auf stets feuchter Haut, wie bei Intertrigo, wird u. a. auch Candida albicans gefunden. So sehr eine intakte spezifische zellgebundene Immunabwehr für die Vermeidung einer lebensbedrohlichen »inneren« bzw. generalisierten Pilzinfektion wichtig ist (S. 2004), so muß bei immunologisch intakten Individuen doch mit der Möglichkeit einer überschießenden zellulären Allergie gegen diese Agentien gerechnet werden.

Ähnliches gilt für gewisse Infektionen durch *Protozoen,* wie die Toxoplasmose.

Besondere Probleme ergeben sich hinsichtlich jener *Viruskrankheiten,* die in besonderem Maß mit zellgebundenen Immunreaktionen einhergehen. Vieles spricht dafür, daß Hautausschläge, wie sie z. B. für Masern (Rubeola), Röteln (Rubella) und Varizellen typisch sind, zu einem guten Teil auf einer Allergie vom verzögerten Typ beruhen. Jedenfalls ist das histologische Bild dieser Läsionen, mit Hyperämie, Ödem und perivenolärer Anhäufung von Lymphozyten und Makrophagen gut mit dieser Annahme vereinbar. Allerdings sind andere Mechanismen, insbesondere die Besiedelung von Zellen durch die Viren und humorale Immunreaktionen, an den Schäden wahrscheinlich mitbeteiligt. Die relative Bedeutung dieser verschiedenen Faktoren im Rahmen des krankhaften Geschehens ist schwierig abzuschätzen. Früher dachte man beispielsweise, die bei Masern in einer Häufigkeit von ungefähr 1:1000 auftretende Enzephalomyelitis sei vor allem Ausdruck einer zellgebundenen allergischen Reaktion; neuere Befunde deuteten jedoch darauf hin, daß eine direkte Invasion des Zentralnervensystems durch die Viren mindestens mitverantwortlich sein dürfte. Bei anderen Virusinfektionen, z. B. solche durch Herpesviren oder bei der Mononucleosis infectiosa, kompliziert sich das Problem dadurch, daß viral induzierte Zelltransformationen vorkommen, die einesteils Reaktionen ähnlich denen bei Autoimmunkrankheiten auslösen, andernteils antineoplastische Immunantworten hervorrufen könnten (S. 1183).

Sog. Kontaktallergien

Die allergische *Kontakt-Dermatitis,* der sowohl anaphylaktische als auch zellgebundene Überempfindlichkeitsreaktionen zugrunde liegen können, gehört zu den häufigsten Hautveränderungen. Etwa ein Drittel der Patienten mit dermatologischen Affektionen leidet an solchen Störungen. Auslösend wirken u. a. *Me-*

dikamente: Von den Antibiotika ist u. a. *Penizillin* zu nennen, das als Hapten wirken kann und früher bei der – heute nicht mehr üblichen – epikutanen Anwendung nicht selten zu Kontakt-Dermatitis führte. Da diese Substanz (Benzyl-Penizillin = Penizillin G) und ihre Derivate mit Proteinen verschiedene Bindungen einzugehen vermögen, kommt es oft zu Immunreaktionen mit differenter Spezifität, d. h. die gegen mehrere Typen von Vollantigenen gerichtet sind. Dabei beobachtet man z. B. die Bildung vorwiegend zytophiler Antikörper gegen das eine Epitop, eine solche von humoralen Antikörpern gegen ein anderes und eine hauptsächlich zellgebundene Immunreaktion gegen ein drittes. Das Reaktionsmuster ist daher häufig komplex. Neben anderen Antibiotika, wie Neomyzin, können Kontakt-Dermatitiden mit vorwiegend zellulärer Allergie durch Antihistaminika (Diphenhydramin, Promethazin u. a.), Anästhetika (Benzokain u. a.), Antiseptika (Hexachlorophen, Thimerosal u. a.) und weitere, u. a. in Salben vorhandene Substanzen hervorgerufen werden. Von *pflanzlichen Allergenen* sind – neben dem erwähnten »poison ivy« – u. a. Primeln zu erwähnen. Viele *Chemikalien,* wie Gerbstoffe in Schuhen, Formaldehyd in »faltensicheren« Kleidern, Antioxidantien in Handschuhen, Schuhen und Kleidern, ferner metallische Verbindungen (z. B. Nickel, Chrom, Quecksilber), Farbstoffe (p-Phenylendiamin u. a.), Kosmetika (z. B. depilatorisch wirkende Substanzen, Nagellack, Deodorantien) u. a., können ebenfalls allergisierend wirken.

Die *Diagnose* einer allergischen Kontakt-Dermatitis stützt sich – abgesehen von klinischen Befunden und Angaben über mögliche Expositionen gegenüber Allergenen – u. a. auf den Ausfall des sog. »patch test«, bei dem in Frage kommende Substanzen während einiger Zeit epikutan in Kontakt gebracht werden. Ein positiver Ausfall dieser Probe an sich stellt allerdings noch keinen Beweis dafür dar, daß eine bestehende Kontakt-Allergie durch die betreffende Substanz ausgelöst wurde.

Sog. *photoallergische Kontakt-Dermatitiden* zeichnen sich dadurch aus, daß es nach lokaler Exposition gegenüber einer chemischen Substanz einer Belichtung der betreffenden Hautpartie bedarf, um die entzündlichen Veränderungen zum Ausdruck zu bringen. Solche Formen von Dermatitis beobachtet man beispielsweise nach Sensibilisierung durch halogenierte Salizylanilide und verwandte Substanzen, die antibakteriell wirken und oft Seifen bzw. Kosmetika beigemischt sind, ferner Sulfonamide.

Kontakt-Dermatitiden äußern sich in der Regel als Rötung der Haut, oft verbunden mit Schwellung und Juckreiz. In schweren Fällen bilden sich auch Blasen. Typischerweise sind die Veränderungen zunächst auf die Kontaktzonen beschränkt; später breiten sie sich z. T. weiter aus. Nach Elimination des ursächlichen Agens bilden sie sich meist ziemlich rasch zurück; bei andauernder Exposition kann sich eine chronische Dermatitis entwickeln.

Fragliche zellgebundene Immunreaktion bei ätiologisch ungeklärten Störungen

Entsprechend der Häufigkeit, mit der man in Schnittpräparaten mehr oder weniger dichten, perivaskulären, herdförmigen und/oder diffusen lymphozytären Infiltraten begegnet, darf vermutet werden, daß eine Mitbeteiligung spezifischer zellgebundener Überempfindlichkeitsreaktionen in örtlich begrenzten Gebieten sehr häufig sein dürfte. Der Pathologe ist gewohnt, in solchen Fällen von »*chronischer Entzündung*« zu reden. In den meisten Fällen gibt aber der histologische Befund an sich keinen Aufschluß hinsichtlich des auslösenden Agens bzw. Antigens. Veränderungen dieser Art reichen von banalen, z. B. bakteriell bedingten Entzündungen über vermutliche Virusinfekte, Reaktionen auf Gewebsnekrose und mögliche Autoimmunprozesse bis zu entzündlichen Reaktionen im Bereich neoplastischen Gewebes. Völlig ungeklärt ist die Pathogenese lymphozytärer Infiltrate, wie man sie z. B. beim Lichen simplex chronicus der Haut (S. 1128) und anderen dermatologischen Affektionen sieht.

Beispiele:

- *Morbilliforme Exantheme,* d. h. Hautausschläge, die denen bei Masern gleichen und im histologischen Bild perivenoläre lymphohistiozytäre Infiltrate zeigen, beruhen wahrscheinlich zu einem guten Teil auf einer zellulär-allergischen Reaktion.
- Zellgebundene Überempfindlichkeitsreaktionen sind vermutlich an verschiedenen Formen von *interstitieller Pneumonie,* wie man sie z. B. von der Influenza und anderen Virusinfektionen her kennt, mitbeteiligt (S. 1802).
- Bei den meisten *chronischen bakteriellen Infektionen* stellt sich mit der Zeit – oft in einigem Abstand vom Zentrum der entzündlich veränderten Herde – ein ziemlich dichtes Infiltrat ein, das neben Plasmazellen auch reichlich T-Lymphozyten und Makrophagen/Histiozyten aufweist. In solchen Fällen liegt die Annahme nahe, es liege eine kombinierte humorale und zellgebundene Immunreaktion vor. Ob und in welchem Ausmaß die letztere an sich gewebeschädigend wirkt, ist oft schwer zu beurteilen.
- Verschiedene Formen von sog. *Lymphadenosis benigna cutis (Bäfverstedt)* mit vorwiegend lympho-histiozytären Infiltraten deuten auf eine zellgebundene Überempfindlichkeitsreaktion hin, andere – mit großen Keimzentren – lassen an ein Vorherrschen humoraler Reaktionen denken. Meistens gelingt es in diesen Fällen nicht, das auslösende Agens zu identifizieren.
- Neben dem *Hauttest* (s. o.) benützt man heute zum Nachweis einer zellgebundenen Überempfindlichkeit auch verschiedene Methoden in vitro, z. B. den *MIF-Test* (S. 1078) und die sog. *Lymphozytentransformation,* wobei die in Frage kommenden Allergene mit Lymphozyten des Patienten in Kontakt gebracht, und die entsprechende Reaktion (MIF-Produktion oder Blastogenese) als Parameter gewählt wird.
- Tierexperimentelle Beobachtungen haben gezeigt, daß in *Lymphknoten, die den schwangeren Uterus drainieren,* nur dann MIF in meßbaren Mengen produziert wird, wenn es sich um allogene Keimlinge handelt. In syngenen Systemen findet offenbar keine solche Reaktion statt.
- Beobachtungen an *Blutlymphozyten,* die an mit *Masernvirus* infizierten Zellen haften, deuten darauf hin, daß eine erhöhte intrazelluläre Konzentration von *cAMP* und eine gesteigerte Produktion von *Prostaglandin* E_1 die Effektorleistungen von T-Zellen fördern.
- Verschiedene *Goldpräparate* (z. B. Gold-Natriumthiomalat) hemmen zellgebundene Immunreaktionen über eine Reduk-

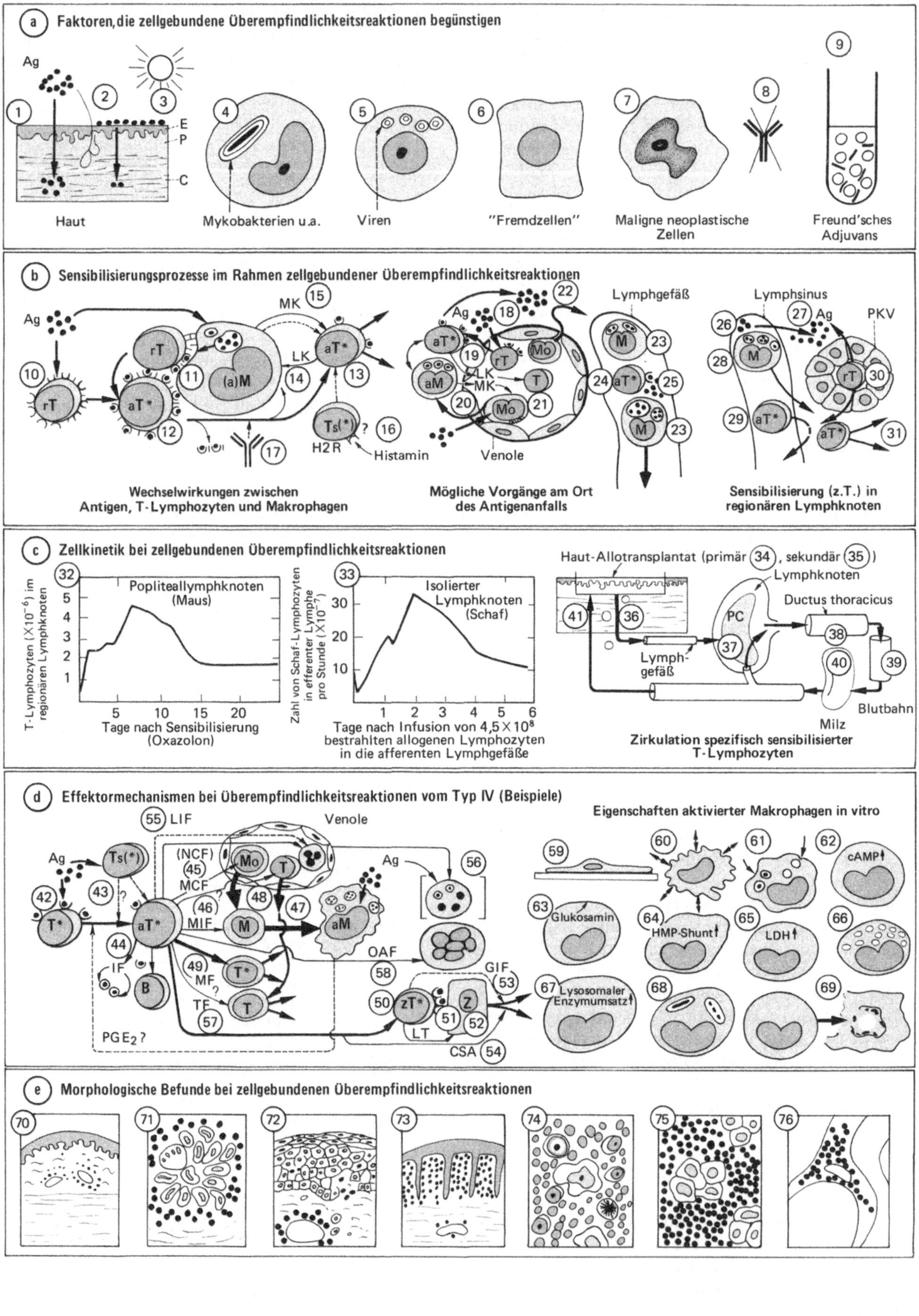
a Faktoren, die zellgebundene Überempfindlichkeitsreaktionen begünstigen
Ag
E
P
C
Haut
Mykobakterien u.a.
Viren
"Fremdzellen"
Maligne neoplastische Zellen
Freund'sches Adjuvans
b Sensibilisierungsprozesse im Rahmen zellgebundener Überempfindlichkeitsreaktionen
Ag
rT
aT*
(a)M
MK
LK
Ts(*) ?
H2R
Histamin
Wechselwirkungen zwischen Antigen, T-Lymphozyten und Makrophagen
aM
Mo
LK
MK
T
Venole
Mögliche Vorgänge am Ort des Antigenanfalls
Lymphgefäß
M
Lymphsinus
PKV
Sensibilisierung (z.T.) in regionären Lymphknoten
c Zellkinetik bei zellgebundenen Überempfindlichkeitsreaktionen
Popliteallymphknoten (Maus)
T-Lymphozyten (×10⁻⁶) im regionären Lymphknoten
Tage nach Sensibilisierung (Oxazolon)
Isolierter Lymphknoten (Schaf)
Zahl von Schaf-Lymphozyten in efferenter Lymphe pro Stunde (×10⁻⁷)
Tage nach Infusion von 4,5×10⁸ bestrahlten allogenen Lymphozyten in die afferenten Lymphgefäße
Haut-Allotransplantat (primär 34, sekundär 35)
Lymphknoten
PC
Ductus thoracicus
Lymphgefäß
Milz
Blutbahn
Zirkulation spezifisch sensibilisierter T-Lymphozyten
d Effektormechanismen bei Überempfindlichkeitsreaktionen vom Typ IV (Beispiele)
LIF
Venole
(NCF)
MCF
MIF
IF
MF
TF
OAF
GIF
LT
CSA
PGE₂ ?
Ts(*)
T*
aT*
B
zT*
Z
Eigenschaften aktivierter Makrophagen in vitro
cAMP↑
Glukosamin
HMP-Shunt↑
LDH↑
Lysosomaler Enzymumsatz↑
e Morphologische Befunde bei zellgebundenen Überempfindlichkeitsreaktionen

Abb. 164 a–e. *Zellgebundene Überempfindlichkeitsreaktionen (Überempfindlichkeitsreaktionen vom Typ IV, »vom verzögerten Typ« (»delayed type hypersensitivity«), »vom Tuberkulin-Typ«).* Die meisten Überempfindlichkeitsreaktionen sind nicht ausschließlich vom einen oder anderen Typ: Oft handelt es sich um Kombinationen zweier oder mehrerer Typen (z. B. vom Typ I und IV bei Kontakt-Dermatitiden u. a.). Die nachfolgend aufgeführten Reaktionsmuster lassen sich daher bei vielen Immunreaktionen als Begleiterscheinung feststellen, während sie bei anderen (z. B. Immunantwort auf Mykobakterien, Chemikalien wie Oxazolon u. a.) im Vordergrund stehen. Man spricht von einer »*verzögerten Reaktion*«, weil beim Typ IV die maximale Hautveränderung im Anschluß an eine lokale Antigen-Applikation bei vorsensibilisierten Individuen nicht wie beim Typ I nach ungefähr 30 min oder beim Typ III nach 3–8 Std, sondern erst nach etwa 24–48 Std in Erscheinung tritt. Makroskopisch stellt man ein Erythem, verbunden mit »Induration«, fest. **a** *Faktoren, die zellgebundene Überempfindlichkeitsreaktionen zu begünstigen pflegen.* Mit verschiedenen Antigenen (Ag) läßt sich zeigen, daß eine *intradermale Injektion* (1) bzw. eine länger dauernde *epidermale Applikation* (2) eher zu zellgebundenen Überempfindlichkeitsreaktionen Anlaß gibt als andere Wege der Antigenzufuhr. Bei *photoallergischen Kontaktdermatitiden* (3), die z. T. auch mit zellgebundenen Immunreaktionen einhergehen, spielt die Belichtung der Haut eine wichtige Rolle (E = Epidermis; P = Papillarkörper; C = Corium). Zu *zellgebundener Infektallergie* führen vor allem Infektionskrankheiten, die durch *Keime mit der Fähigkeit zu intrazellulärem Wachstum* verursacht sind, z. B. Mykobakterien, die eine schützende Wachshülle besitzen (4) oder Viren (5). Überempfindlichkeitsreaktionen vom Typ IV finden sich ferner gehäuft bei Immunreaktionen, die sich gegen »*Fremdzellen*« im weiteren Sinn richten (allogene Zellen bzw. Gewebe, durch Viren, Medikamente oder andere Chemikalien hinsichtlich der antigenischen Oberflächenstruktur »veränderte« Zellen u. a. (6), d. h. z. B. auch gegen *maligne neoplastische Zellen* (7). Beobachtungen z. B. an hypogammaglobulinämischen Hühnern lassen vermuten, daß eine *Beeinträchtigung der Antikörperbildung* u. U. mit einer verstärkten Neigung zu zellgebundenen Immunreaktionen verbunden sein kann (8). Aus Tierversuchen ist gut bekannt, daß *Freund'sches Adjuvans* (9) die Immunreaktivität im allgemeinen und die zellgebundenen Überempfindlichkeitsreaktionen im besonderen fördert, wenn es zusammen mit dem Antigen injiziert wird. Wahrscheinlich spielt hier eine unspezifische Makrophagen-Aktivierung eine erhebliche Rolle. **b** *Sensibilisierungsprozesse im Rahmen zellgebundener Überempfindlichkeitsreaktionen (vgl. dazu Abb. 158, S. 1084).* Mit guten Gründen darf angenommen werden, daß der erste Schritt einer derartigen Reaktion in der Verbindung von Antigen mit entsprechenden *antigen-reaktiven T-Lymphozyten* (rT) liegt, gleichgültig, ob diese direkt (10) oder mit Hilfe von *Makrophagen* ((a)M, 11) zustande kommt. Die durch den Antigenkontakt »*sensibilisierten*« *(*) und aktivierten (aT*) T-Lymphozyten* können dann in *Teilung* gehen (12, 13) und so eine erhebliche zahlenmäßige Vermehrung der entsprechend sensibilisierten T-Zellen bewirken. Bei diesem Vorgang entstehen auch *Gedächtnis-T-Zellen*, die bei einem erneuten Antigenkontakt noch rascher zu reagieren vermögen. Wie bei jeder T-Zellen- und Makrophagen-Aktivierung werden wahrscheinlich schon in dieser Phase, d. h. kurze Zeit nach Primärstimulation, geringe Mengen von Lymphokinen (LK, 14) und Monokinen (MK, 15) freigesetzt (s. u.), ferner treten möglicherweise freie, lösliche »spezifische T-Zellenprodukte« auf (12), die u. a. auf B-Zellen (B) einwirken können. Bei Vorhandensein eines gegen dasselbe Antigen gerichteten spezifischen Antikörpers (bzw. Antiidiotypen-Antikörpers) wird die T-Zellen-Reaktion u. U. gehemmt (17). Ähnliches gilt vermutlich für allenfalls vorhandene spezifische Suppressor-T-Lymphozyten, die u. a. über H2-Rezeptoren (H2R) von Histamin stimuliert werden können (16). Versucht man, diese Vorgänge im Gewebe zu lokalisieren, ergeben sich vor allem zwei Möglichkeiten: *Am Ort des Antigenanfalls* liegt Antigen zunächst meist extravaskulär (18), kann aber – dem Säftestrom folgend – in oder in die Nähe von Venolen gelangen: Hier, d. h. vor allem perivenolär, dürfte es zur geschilderten T-Zellen-Aktivierung kommen, die u. a. eine Emigration, Ansammlung und Aktivierung auch von Monozyten/Makrophagen (Mo, aM, 20) nach sich ziehen kann. Vermutlich durch Vermittlung von Lympho- und/oder Monokinen wird zudem eine vermehrte Auswanderung an sich nichtreaktiver T-Zellen herbeigeführt (T, 21). Der Abtransport von Antigen erfolgt, soweit dieses nicht in Makrophagen abgebaut wurde, u. U. frei (25) oder – vor allem im Fall von partikulärem Antigen – innerhalb der Phagozyten (23). Möglicherweise beteiligen sich auch Lymphozyten am Antigen-Transport (24). Intrakutan, d. h. ins Corium injiziertes bzw. diffundiertes Antigen bleibt dort oft lange liegen (straffes Gewebe, wenig Lymphspalten); man nimmt an, daß dies sowohl die ortständige Sensibilisierung als auch die zellgebundene gegenüber der humoralen Immunreaktion begünstigt. In *regionären Lymphknoten* treten bei Antigenanstrom über die afferenten Lymphgefäße und Lymphsinus (26, 27) bzw. bei Eintreten antigenbeladener Makrophagen (28) antigenreaktive T-Zellen vor allem aus den postkapillären Venolen (PKV) in vermehrtem Maße ins lymphatische Parenchym über (30). Die zusätzlichen Sensibilisierungsvorgänge sowie Proliferation und Differenzierung der stimulierten T-Zellen, ebenso eine weitere Aktivierung von Makrophagen, finden dann vor allem im diffusen Kortex (Parakortex) statt (31). Sensibilisierte T-Zellen, die auf dem Lymphweg herantransportiert worden waren, spielen bei diesem Geschehen in der ersten Lymphknotenstation wahrscheinlich eine geringere Rolle (29). **c** *Zellkinetik bei zellgebundenen Überempfindlichkeitsreaktionen.* Die durch den Antigenreiz ausgelöste *Proliferation von T-Lymphozyten* spielt sich in den meisten Fällen vor allem in regionären Lymphknoten ab, insbesondere im diffusen Kortex (Parakortex (PC), 37, s. Abb. 158, S. 1084). In diesen Zonen des lymphatischen Parenchyms nimmt die Zahl der T-Lymphozyten deutlich zu (32). Der Grund hierfür liegt aber nicht in erster Linie in der Produktion neuer Zellen, sondern in einem *vermehrten Zustrom zirkulierender Lymphozyten*, bzw. in einer schon frühzeitig nach Stimulation festzustellenden *Erhöhung der Zahl von Zellen, die den stimulierten Lymphknoten durchwandern und zum guten Teil wieder in den efferenten Lymphgefäßen erscheinen* (33. Modifiziert nach *Cahill, R.N.P., Frost, H., Trnka, Z.:* The effects of antigen on the migration of recirculating lymphocytes through single lymph nodes. J. exp. Med. *143*, 870 (1976)). Am Beispiel allogener Hauttransplantate am hinteren Körperteil des Kalbes (34, 35) konnte gezeigt werden, daß die durch den Antigenanstrom (36) in regionären Lymphknoten ausgelöste Reizantwort (37) nicht zu einer Transplantatabstoßung führt, solange die Zellen (nicht die zellfreie Lymphe) des Ductus thoracicus dauernd verworfen werden (38). Das heißt, daß die *Effektorzellen in dieser Situation das Transplantatbett (41) über die Blutbahn (39) erreichen,* und eine allfällige antigenische Stimulation der Milz (40) nicht genügt, um eine Abstoßung herbeizuführen. Bei anderen Transplantationen, wie der Nierentransplantation, liegen die Verhältnisse anders, da hier die Sensibilisierung zum guten Teil im transplantierten Organ selbst stattfindet. **d** *Effektormechanismen bei Überempfindlichkeitsreaktionen vom Typ IV.* Es darf angenommen werden, daß die Effektormechanismen durch *Kontakt spezifisch sensibilisierter T-Lymphozyten mit Antigen* (42) eingeleitet und über eine Aktivierung der ersteren (aT*, 44) ausgelöst werden. Vermutlich vermögen Suppressor-T-Zellen diesen Vorgang zu hemmen bzw. zu modulieren (43). Dasselbe gilt wahrscheinlich auch für spezifische Antikörper bzw. Anti-Idiotypen-Antikörper. Die *Aktivierung der spezifisch sensibilisierten T-Zellen* mit der zugehörigen Freisetzung von *Lymphokinen und anderen Mediatoren* zieht meist – zusätzlich zur Beeinflußung von B-Zellen (B) und zur Produktion von Interferon (IF) – eine ganze Reihe in wechselnder Kombination ablaufen-

tion sowohl der Monozyten/Makrophagen-Leistungen als auch der lymphozytären Reizantwort.

- Überempfindlichkeitsreaktionen vom verzögerten Typ lassen sich durch verschiedene *immunsuppressive Maßnahmen* hemmen oder fast ausschalten. In der *Humanmedizin* benützt man hierzu u. a. Kortikosteroide, manchmal auch zytostatische Mittel, wie Azathioprin (Imuran) und/oder Antilymphozytenserum (ALS) bzw. -globulin (ALG). Diese Mittel wirken z. T. auch hinsichtlich humoraler Immunreaktionen dämpfend. *Tierexperimentelle Maßnahmen* zur Unterdrükkung der T-Zell-Funktionen umfassen zudem u. a. die Thymektomie sowie die Drainage der Ductus thoracicus-Lymphozyten. Außerdem kennt man *Tiermodelle von Defektimmunopathie,* wie die »nude« Mäuse, die sich zum Studium solcher Reaktionen bzw. ihrer Hemmung oder Verhinderung eignen. In derartigen Versuchen konnte u. a. gezeigt werden, daß bei fehlender oder mangelhafter T-Lymphozyten- und/oder Monozyten/Makrophagen-Funktion zellgebundene Überempfindlichkeitsreaktionen stark reduziert oder aufgehoben sind. Dies gilt u. a. auch für sog. allergische granulomatöse Reaktionen, wie man sie bei der Tuberkulose und anderen »spezifischen« Infektionskrankheiten kennt.

Stark vereinfacht finden sich die bei zellgebundenen Überempfindlichkeitsreaktionen in Frage kommenden Mechanismen in Abb. 164 dargestellt.

124.6. Sog. stimulatorische Überempfindlichkeitsreaktionen (»Überempfindlichkeitsreaktionen vom Typ V«)

Man kennt verschiedene Beispiele für einen stimulatorischen Effekt humoraler Immunreaktionen, wie die Thyreoidea-stimulierende Wirkung von LATS (S. 1171), die Proliferation von B-Lymphozyten unter dem Einfluß von Anti-Ig-Antiserum, die Transformation von T-Lymphozyten nach Zusatz von ALS, die Induktion einer verstärkten pinozytotischen Tätigkeit von Makrophagen durch Anti-Makrophagenserum u. a. m. Man hat zudem z. B. festgestellt, daß Antikörper gegen Seeigeleier auf diese einen mitogenen Effekt ausüben. Stimulierende Einflüsse von Antikörper können sich u. U. auch an Enzymen zeigen, gegen die sie gerichtet sind (z. B. bestimmte Varianten von Penizillinase und β-Galaktosidase). Von verschiedenen Autoren wird überdies vermutet, daß gegen Tumor-assoziierte Antigene gerichtete Immunreaktionen das Wachstum der neoplastischen Zellen nicht nur hemmen, sondern u. U. auch fördern können. Über

---

Abb. 164 a–e (Fortsetzung)

der Ereignisse nach sich: Anziehung von Blutmonozyten mit Hilfe eines chemotaktischen Faktors für Makrophagen (MCF, 45), weniger auch eine solche von Granulozyten (z. B. Neutrophile, NCF); durch MIF (»migration inhibitory factor«, wahrscheinlich = MAF (»macrophage activating factor«)) vermittelte Anhäufung und Aktivierung von Makrophagen (aM, 46, 47); Zustrom weiterer Lymphozyten, vor allem T-Zellen (48, Mechanismus wenig geklärt); Förderung der Lymphozytenproliferation durch mitogene Faktoren (MF, 49); Bildung zytotoxischer T-Zellen (zT^*, 50), die die Zielzellen (Z) direkt (51) und/oder mit Hilfe von Lymphotoxinen (LT, 52) angreifen bzw. deren Proliferation durch einen »growth inhibitory factor« (GIF, 53) hemmen können. Aktivierte T-Zellen üben aber u. U. auch eine stimulierende Wirkung auf Zielzellen aus (z. B. »colony stimulating activity« = CSA, 54). Über die Bedeutung des »leukocyte inhibitory factors« (LIF, 55), der Granulozyten (56) und des Transfer-Faktors (TF, 57) im Rahmen zellgebundener Überempfindlichkeitsreaktionen in vivo, d. h. innerhalb eines und desselben Organismus, weiß man wenig. Die Bildung von Osteoklasten-aktivierendem Faktor (OAF, 58) spielt wahrscheinlich vor allem bei derartigen Prozessen im Knochenbereich eine Rolle. Die mögliche Hemmwirkung von aus Makrophagen freigesetzten Prostaglandinen (vor allem PGE_2) auf die T-Zell-Aktivierung bedarf weiterer Prüfung. *Aktivierte Makrophagen* zeichnen sich durch eine Reihe von Eigenschaften aus, die sich in vitro nachweisen lassen, u. a.: Erhöhte Adhärenz auf Glas (59); deutliche undulierende Membranbewegungen (60); Zunahme der Pino- und Phagozytosetätigkeit (61); Steigerung der Adenylatzyklase-Aktivität mit vermehrter Produktion von zyklischem AMP (62); verstärkter Einbau von Glukosamin in die Zellmembran (63), verbunden mit Verminderung des elektronendichten Materials in der Zellhülle; Oxidation von Glukose vermehrt über den Hexose-Monophosphat-Shunt (HMP-Shunt, 64); erhöhte Laktat-Dehydrogenase-Aktivität im Zytoplasma (LDH, 65); Zunahme der Zahl zytoplasmatischer Granula (66); gesteigerter lysosomaler Enzym-Umsatz (67); erhöhte bakteriostatische und bakterizide Eigenschaften (68); oft tumorizide Fähigkeiten (69). **e** *Morphologische Befunde bei zellgebundenen Überempfindlichkeitsreaktionen.* Bei der klassischen *Tuberkulin-Reaktion* (70) treten nach kurzdauernder Infiltration durch neutrophile Granulozyten vor allem Lymphozyten und Histiozyten in perivenolären Bereichen der Haut auf, verbunden mit Hyperämie und Ödem. Ein typisches Beispiel für Gruppen aktivierter Histiozyten/Makrophagen bietet der *Epitheloidzellen-Tuberkel* (71), wie er bei Tuberkulose und Morbus Boeck auftritt; tuberkuloide Granulome finden sich indessen bei vielen Krankheiten (z. B. tuberkuloide Lepra, Tularämie, u. U. Lues u. a.). Oft beruhen diese Veränderungen auf einer Stimulation durch unlösliche oder schlecht lösliche Antigene. Die durch zellgebundene Überempfindlichkeitsreaktionen bedingten Veränderungen bei *Kontakt-Dermatitis* (z. B. bei *allergischem Kontakt-Ekzem*) gleichen denen bei Tuberkulin-Reaktion; dazu gesellen sich aber in der Regel Veränderungen im Sinn der Überempfindlichkeitsreaktion von Typ I (72). Der *Lichen ruber*, mit dem bezeichnenden, auf den Papillarkörper beschränkten, dichten lymphozytären Infiltrat (73) beruht möglicherweise auch auf einer zellgebundenen Überempfindlichkeitsreaktion; die Ursache dieser Veränderung ist indessen unbekannt. Bei im Gang befindlichen zellgebundenen Immunreaktionen beobachtet man vor allem in Bereich des *Parakortex regionärer Lymphknoten* zahlreiche große lymphoide Zellen, z.T. in Mitose, ferner voluminöse Makrophagen (74). *Kleinherdigen epitheloidzelligen Reaktionen* (75) begegnen wir bei vielen Krankheiten (z. B. Toxoplasmose, als Reaktion auf nekrobiotische Prozesse oder maligne Geschwülste u. a. m.). Herdförmige bis diffuse *lymphozytäre Infiltrate* (z. B. lymphozytäre Pneumonitis, 76), die man in Geweben sehr häufig antrifft, sind wahrscheinlich oft Ausdruck einer zellgebundenen Überempfindlichkeitsreaktion. Durchgezogene Pfeile = Bewegung, Verwandlung oder fördernder Einfluß; gestrichelte Pfeile = hemmender Einfluß

diese Fragen besteht zur Zeit noch keine Klarheit. Stimulierend wirkende Antikörper benötigen zur Erzielung eines solchen Effekts kein Komplement.

124.7. Abschließende Bemerkungen zu kombinierten Überempfindlichkeitsreaktionen

Die oben gegebene Einteilung der Überempfindlichkeitsreaktionen in die Typen I–V wurde, der üblichen Klassierung folgend, vor allem aus didaktischen Gründen vorgenommen. *Die jeweils gegebenen Beispiele sollen jedoch lediglich besagen, welche Art von Überempfindlichkeitsreaktion bei dieser oder jener Immunantwort vorherrscht. Tatsächlich haben wir es aber in den meisten Fällen mit einer Kombination verschiedener Typen von Immunreaktion zu tun, die sich überdies gegenseitig beeinflussen können* (z. B. kann ein humoraler Antikörper u. U. eine Überempfindlichkeitsreaktion derselben Spezifität hemmen).

Literatur

Austen, K. F., Lichtenstein, L. M. (eds.): Asthma: Physiology, immunopharmacology, and treatment. New York: Academic Press 1974 — *Avella, J., Madsen, J. E., Binder, H. J., Askenase, P. W.*: Effect of histamine H_2-receptor antagonists on delayed hypersensitivity. Lancet *1978 I*, 624 — *Braley, J. F., Dawson, C. A., Moore, V. L., Cozzini, B. O.*: Absorption of inhaled antigen into the circulation of isolated lungs from normal and immunized rabbits. J. clin. Invest. *61*, 1240 (1978) — *Buisseret, P. D.*: Common manifestations of cow's milk allergy in children. Lancet *1978 I*, 304 — *Cohen, S.*: The role of cell-mediated immunity in the induction of inflammatory responses. Am. J. Pathol. *88*, 502 (1977) — *Dembo, M., Goldstein, B., Sobotka, A. K., Lichtenstein, L. M.*: Histamine release due to bivalent penicilloyl haptens: Control by the number of cross-linked IgE antibodies on the basophil plasma membrane. J. Immunol. *121*, 354 (1978) — *Dreisin, R. B., Schwarz, M. I., Theofilopoulos, A. N., Standford, R. E.*: Circulating immune complexes in the idiopathic interstitial pneumonias. N. Engl. J. Med. *298*, 353 (1978) — *Evans, R. L., Chess, L., Levine, H., Schlossman, S. F.*: Antibody-dependent cellular cytotoxicity by allosensitized human T cells. J. exp. Med. *147*, 605 (1978) — *Herxheimer, H.*: A guide to bronchial asthma. New York: Academic Press 1976 — *Kaliner, M.*: Human lung tissue and anaphylaxis. J. clin. Invest. *60*, 951 (1977) — *Koyama, A., Niwa, Y., Shigematsu, H., Taniguchi, M., Tada, T.*: Studies on passive serum sickness. II. Factors determining the localization of antigen-antibody complexes in the murine renal glomerulus. Lab. Invest. *38*, 253 (1978) — *Michalak, T.*: Immune complexes of hepatitis B surface antigen in the pathogenesis of periarteritis nodosa. Am. J. Pathol. *90*, 619 (1978) — *Miller, S. D., Sy, M.-S., Claman, H. N.*: Suppressor T cell mechanisms in contact sensitivity. I. Efferent blockade by syninduced suppressor T cells. II. Afferent blockade by alloinduced suppressor T cells. J. Immunol. *121*, 265 (1978) — *Rajka, E., Korossy, S.* (eds.): Immunological aspects of allergy and allergic diseases. New York: Plenum Publ. Corp. 1976 — *Tung, K. S. K., Woodroffe, A. J., Ahlin, T. D., Williams, R. C., Jr., Wilson, C. B.*: Application of the solid phase C1q and raji cell radioimmune assays for the detection of circulating immune complexes in glomerulonephritis. J. clin. Invest. *61*, 61 (1978) — *Wasserman, S. I., Soter, N. A., Center, D. M., Austen, K. F.*: Cold urticaria. Recognition and characterization of a neutrophil chemotactic factor which appears in serum during experimental cold challenge. J. clin. Invest. *60*, 189 (1977)

125. Immuntoleranz und ihre mögliche Bedeutung bei krankhaften Prozessen

125.1. Einleitende Bemerkungen zum Problem der Toleranz

Die Tatsache, daß körpereigene Substanzen (Proteine u. a.), die in genetisch nicht identischen Individuen kräftige Immunreaktionen auslösen, dies im Wirtsorganismus meistens nicht tun, hat schon früh zum Postulat einer »*Toleranz gegen Eigenantigene*« (»*Autoantigene*«, s. auch S. 1137) geführt. Ein wesentlicher Teil der heutigen Vorstellungen über Mechanismen, die dieser Unterscheidung zwischen körpereigenen und körperfremden Strukturen (»self« und »non-self«) zugrunde liegen, geht auf eine Beobachtung von Owen im Jahr 1945 zurück: Zweieiige Zwillingskälber, die in utero als Folge einer Plazentarfusion einen z. T. gemeinsamen Blutkreislauf aufwiesen, akzeptierten gegenseitig die Erythrozyten des Partners. Trotz unterschiedlicher Blutgruppen kam es bei diesen Tieren auch in der Postnatalzeit nicht zu einer Elimination der Fremdzellen, wie dies bei gleicher Blutgruppen-Konstellation nach einem Blutaustausch unter erwachsenen Tieren der Fall wäre. Es zeigte sich in der Folge, daß sich zwischen derartigen Chimären auch Hauttransplantate ohne Abstoßungsreaktion austauschen ließen, während »fremde« Haut aufgrund von Immunreaktionen in üblicher Weise verworfen wurde.

Später gelang es, an neugeborenen Mäusen dieses »Naturexperiment« in gewissem Sinn nachzuahmen: Durch Injektion einer Milzzellensuspension einer CBA-Maus in eine neonatale Maus des Stammes A wurde bei der letzteren eine spezifische Toleranz (s. u.) gegenüber CBA-Haut, nicht aber gegenüber Geweben eines anderen Inzuchtstammes induziert. Damit war der Weg zu vielerlei Versuchen geöffnet, auch nach der Geburt Toleranz zu erzeugen oder eine bestehende Toleranz zu unterbrechen.

Medizinisches Interesse verdienen diese Fragen vor allem im Hinblick auf *Autoimmunkrankheiten* (S. 1137), bei denen aus größtenteils unbekannten Gründen die »tolerance of self« gegenüber organspezifischen oder im ganzen Körper vorhandenen Autoantigenen mehr oder weniger durchbrochen ist. Von großer Bedeutung sind Fragen der Toleranz naturgemäß bei der therapeutischen Anwendung von *Allotransplantaten* (S. 1230), deren Abstoßung man vermeiden möchte, oder umgekehrt bei *neoplastischen Prozessen* (S. 1183), bei denen wirkungsvolle, d. h. zytotoxische Immunreaktionen z. B. gegen Tumor-assoziierte Transplantationsantigene erwünscht wären.

125.2. Begriffe und allgemeine Erläuterungen zur Immuntoleranz

Definitionen: Das Nicht-Ansprechen eines Individuums auf einen Antigenreiz, d. h. das Ausbleiben einer spezifischen Immunantwort trotz antigenischer Stimulation, kann die verschiedensten Ursachen haben.

Zustände mit *allgemeiner Reduktion der Immunreaktivität,* wie sie z. B. nach Ganzkörperbestrahlung, Behandlung mit zytostatischen Mitteln oder bei schweren Erkrankungen beobachtet werden, stellen im Grunde genommen auch eine Art von Immuntoleranz dar, werden aber im medizinischen Sprachgebrauch – zur Vermeidung von Mißverständnissen – nicht so benannt, sondern mit Bezeichnungen, wie *Immunsuppression, allgemeine immunologische Hypo- oder Areaktivität (»general immunologic unresponsiveness«)* u. a. m., belegt (S. 1210). Hereditäre oder andersartig bedingte Unter- und/oder Fehlentwicklungen des lymphoretikulären Systems heißt man in der medizinisch-immunologischen Terminologie ebenfalls nicht Immuntoleranz, sondern *»Defektimmunopathien«, »Immundefekte« (»angeborene Immunopathien«* und *»erworbene Immundefekte«), »immune deficiency diseases«* u. a. m. (S. 1197).

Unter einer *»spezifischen Immuntoleranz« (»specific immunologic unresponsiveness«),* oft auch nur kurz *»Immuntoleranz«* genannt, versteht man ein fehlendes oder zumindest stark herabgesetztes Ansprechen eines Individuums auf ein bestimmtes Antigen, bei weitgehend erhaltener Immunreaktivität gegenüber anderen Antigenen. Ein Antigen, das zur Ausbildung einer spezifischen Immuntoleranz führt, wird oft als *»Tolerogen«* bezeichnet, wobei allerdings festzuhalten ist, daß dies in der Regel nicht eine, der gegebenen Substanz innewohnende Eigenschaft darstellt, sondern u. a. von der Antigendosis und -anwendungsweise sowie anderen, z. T. durch das betroffene Individuum bedingten Faktoren abhängt.

Nach – vermuteten oder nachgewiesenen – pathogenetischen Mechanismen werden von mehreren Autoren verschiedene, z. T. allerdings hypothetische Typen von spezifischer Immuntoleranz auseinandergehalten: Bei der sog. *»irreversiblen Toleranz« (»klassische Toleranz«)* sind – nach dieser Theorie – die normalerweise auf das entsprechende Antigen reagierenden Klone von Lymphozyten (antigenreaktive oder -responsive Zellen) eliminiert und/oder in einer Weise inaktiviert, daß eine Immunantwort – schon, was den afferenten Schenkel anbelangt – nicht zustande kommt. Bei der sog. *»reversiblen Toleranz«* könnte es sich, soweit beurteilbar, z. T. um die Folgen einer Blockierung der Lymphozyten-Rezeptoren durch einen Überschuß an Antigen bzw. Hapten oder durch Antigen-Antikörperkomplexe handeln. Im letztgenannten Fall kann es zu einer Beteiligung von T- und/oder B-Zellprodukten kommen. Vielleicht bestehen zwischen der »irreversiblen« und der »reversiblen« Immuntoleranz jedoch nur quantitative Unterschiede.

Von einer *»peripheren Blockierung«* reden wir, wenn z. B. persistierendes Antigen homologe Antikörper neutralisiert bzw. eliminiert, oder wenn Zielstrukturen von nicht zytotoxischen Antikörpern (bzw. Antigen-Antikörperkomplexen) soweit »abgedeckt« sind, daß zytotoxische Effektormechanismen der spezifischen Immunantwort nicht wirksam werden.

Je nach den Antigendosen, die zur Induktion einer spezifischen Immuntoleranz notwendig sind, hält man eine *»high-dose«-Toleranz* und eine *»low-dose«-Toleranz* auseinander. Die meisten Formen von spezifischer Immuntoleranz gehören zu der erstgenannten Gruppe.

Neuere Beobachtungen hatten zur Folge, daß die frühere Unterscheidung zwischen dem Fehlen einer spezifischen Immunantwort und einer »Maskierung« derselben z. T. fragwürdig geworden ist. So lassen sich heute zwischen der »klassischen Immuntoleranz« mit Ausscheiden bzw. Inaktivierung sonst antigenreaktiver (-responsiver) Zellklone und der seinerzeit als »Immunparalyse« (»immunologic paralysis«) bezeichneten »Pseudotoleranz«, bei der eine im Gang befindliche spezifische Immunreaktion durch überwältigende Mengen von Antigen »maskiert« wird, nicht immer klare Grenzen ziehen. Dazu kommt, daß man oft über die genetisch bedingte Fähigkeit eines Individuums, auf ein bestimmtes Antigen mit einer Immunantwort zu reagieren, nicht Bescheid weiß. Aus Tierversuchen ist seit langem bekannt, daß es hinsichtlich bestimmter Antigene sog. »low responder«- oder gar »nonresponder«-Inzuchtstämme gibt.

125.3. Beobachtungen und Hypothesen zur Entstehung einer spezifischen Immuntoleranz

Einfluß des Alters auf die Induzierbarkeit einer spezifischen Immuntoleranz

Es wurde schon eingangs hervorgehoben, daß sich eine spezifische Immuntoleranz am leichtesten im *spätembryonalen* oder *fetalen Stadium der Ontogenese* induzieren läßt, und daß *Neugeborene* eher tolerant gemacht werden können als Erwachsene. Dies hat wahrscheinlich mit der graduellen Reifung des immunbiologisch aktiven Gewebes zu tun, die bei gewissen Spezies, wie z. B. Mäusen, Ratten und Hamstern, zur Zeit der Geburt wesentlich weniger fortgeschritten ist als bei anderen, wie Meerschweinchen, Schafen u. a. Der Mensch gehört in dieser Hinsicht eher zur letztgenannten Kategorie. Verschiedene Befunde sprechen dafür, daß Antigene – auch solche in aggregierter Form – *diaplazentar* von der Mutter auf den Fetus übergehen und bei diesem eine, auch postnatal anhaltende spezifische Immuntoleranz oder eine verminderte Immunreaktivität gegenüber dem betreffenden Material hervorrufen können. Die Frage, welche Zellarten in sog. »unreifem« lymphoretikulärem Gewebe hinsichtlich der Immunreaktivität am stärksten limitierend wirken, läßt sich zur Zeit noch nicht abschließend beantworten. Jedenfalls sind in dieser Hinsicht – neben T-Lymphozyten, vielleicht auch B-Zellen – z. B. die Monozyten/Makrophagen nicht außer Acht zu lassen, die bei der Verarbeitung und »Präsentation« von Antigen eine wesentliche Rolle spielen (S. 1077). Im erwachsenen Organismus läßt sich eine spezifische Toleranz wesentlich weniger leicht herbeiführen als bei Neugeborenen. Über die Verhältnisse in sehr hohem Alter weiß man noch wenig Bescheid. Bei Greisen beobachtet man eine zunehmende Beeinträchtigung der »Selbsttoleranz« (S. 2149).

Die Bedeutung der Antigendosis im Verhältnis zur Zahl antigenreaktiver (-responsiver) Zellen im Organismus

Verschiedene Befunde haben deutlich gemacht, daß eine spezifische Toleranz vor allem dann zustande kommt, wenn die *Antigendosis im Verhältnis zur Zahl antigenreaktiver Zellen sehr hoch* ist. Dies mag die verhältnismäßig leichte Induzierbarkeit der Immuntoleranz bei Feten und Neonaten teilweise erklären. Bei erwachsenen Tieren bedarf es u. U. sehr hoher Antigendosen, um eine auch nur teilweise spezifische Immuntoleranz zu erwirken. Dabei beobachtet man anfänglich nicht selten eine meßbare Immunantwort. Diese *»high-dose«-Toleranz* betrifft in der Regel *sowohl T- als auch B-Lymphozyten.* Wir wissen immer noch nicht, auf welche Weise an sich immunreaktive (-responsive) Zellen durch Kombination mit reichlich korrespondierendem Antigen inaktiviert werden können. Neuere Befunde sprechen dafür, daß unter solchen Bedingungen – zumindest im Fall der B-Lymphozyten – die Regeneration von Rezeptoren im Membranbereich herabgesetzt oder aufgehoben sein könnte. Dies scheint in besonderem Maß bei Neugeborenen möglich zu sein, so daß es in der frühen Ontogenese vielleicht zu einer *»clonal abortion«* derjenigen Lymphozytenlinien kommt, die mit reichlich korrespondierendem Antigen in Kontakt treten. Es wurde ferner berichtet, hohe Antigendosen hätten unter gewissen Bedingungen eine verstärkte Proliferation jener Thymozyten zur Folge, die Suppressor-Funktionen ausüben: Ob hierin ein weiterer, für die Toleranzinduktion wichtiger Mechanismus zu suchen ist, wissen wir noch nicht. Ebenso wenig ist geklärt, ob – wie postuliert wurde – sog. »Thymus-unabhängige« Antigene zu einer obligatorischen und dauernden Inaktivierung der potentiell antigenreaktiven T-Zellen Anlaß geben. Unbestritten bleibt, daß hohe Antigendosen im Verhältnis zur Zahl entsprechend reaktiver Lymphozyten die Herbeiführung eines spezifisch toleranten Zustandes begünstigen. Es ist daher verständlich, daß Maßnahmen, die die Zahl immunbiologisch aktiver bzw. kompetenter Zellen im Organismus herabsetzen (ionisierende Ganzkörperbestrahlung, Verabreichung zytostatischer Mittel und/oder von Antilymphozytenserum) die Toleranzinduktion erleichtern.

Eine *»low-dose«-Toleranz* ist in der Regel weniger ausgeprägt und von kürzerer Dauer als die oben genannte »high-dose«-Toleranz; sie kann durch wiederholte Gabe sehr kleiner, »subimmunogener« Dosen von Antigen im Verlauf von Tagen und Wochen u. U. erreicht werden. Die spätere Verabreichung einer sonst immunogenen Dosis hat dann in solchen Fällen eine nur schwache Immunantwort zur Folge. Diese Form von Toleranz läßt sich bei Neugeborenen ebenfalls mit einer viel größeren Zahl von Antigenen erzielen als bei Erwachsenen. Wiederum ist über die Verhältnisse im sehr hohen Alter wenig bekannt. Maßnahmen, die die Fähigkeit des Organismus zur primären Antikörperproduktion vermindern (s. o.), begünstigen die Induktion einer »low-dose«-Toleranz. Neuere Befunde sprechen dafür, daß die letztgenannte Form von Toleranz z. B. gegenüber Fremdproteinen vor allem die *T-Zellen-Population* betrifft, nicht oder kaum aber B-Lymphozyten.

Antigen-Persistenz als tolerogenes Prinzip

Nach allem Bekannten muß zur Beibehaltung einer spezifischen Immuntoleranz eine *Minimalmenge von Antigen* im Organismus vorhanden sein. Falls der Antigenträger zur Replikation befähigt ist (z. B. Fremdlymphozyten, Viren u. a.), läßt sich Antigen in manchen Fällen über lange Zeit oder – wie in Tierversuchen gezeigt wurde – sogar lebenslänglich nachweisen. Anders verhält es sich mit unbelebten Antigenen, wie Fremdproteinen, die in der Regel früher oder später katabolisiert werden, womit dann in der Regel auch die spezifische Toleranz aufhört. Verständlicherweise eignen sich *Antigene, die schlecht oder überhaupt nicht abgebaut werden können,* in besonderem Maß zur Induktion einer spezifischen Immuntoleranz. Dies gilt für viele Polymere mit wiederholten Strukturen. Beim Rückgang der Antigenkonzentration kann die tolerogene in eine immunogene Wirkung umschlagen. Ein langes Verbleiben von Antigen dieser Art läßt die Vermutung aufkommen, dieses sei irgendwo *»sequestriert«,* d. h. vor dem Katabolismus geschützt. Wo im Körper sich Antigen längere Zeit halten kann, ohne abgebaut zu werden, ist zur Zeit nicht bekannt. Man denkt u. a. auch an Lymphozyten (Endozytose?, S. 1281), da Milzzellen eines toleranten Tieres auf ein syngenes Tier übertragen werden können, ohne daß die transferierten Lymphozyten fähig würden, auf das betreffende Antigen zu antworten. In diesem Zusammenhang sei erwähnt, daß sich lösliche, *nicht aggregierte Fremdproteine* wesentlich besser zur Toleranzinduktion eignen als aggregierte. Die letzteren werden in der Regel rasch aus der Zirkulation entfernt und wirken erheblich mehr immunogen als monomere bzw. nicht aggregierte Fremdproteine. Durch Zugabe von *Adjuvantien* (S. 1083) – entweder vermengt mit dem Antigen oder in gleicher Lokalisation (wenn möglich zeitlich voraus) injiziert – läßt sich indessen die Immunogenizität löslicher Fremdproteine soweit steigern, daß sie derjenigen aggregierter Eiweißkörper gleichkommt.

Makrophagen bzw. andere akzessorische Zellen und ihre hemmende Wirkung auf die Toleranzinduktion

Ebenso wie aggregierte Fremdproteine wirken auch nicht-aggregierte, aber an Makrophagen oder dendritische Zellen gebundene Antigene dieser Art wesentlich mehr immunogen als tolerogen. So kann es sein, daß die Anwesenheit oder Abwesenheit dieser Zelltypen mitbestimmen, ob es bei einer Wechselwirkung zwischen Antigen und T-Lymphozyten zur Induktion einer Immunantwort oder einer spezifischen Immuntoleranz kommt.

Toleranzinduktion in T- und B-Lymphozyten

Tierexperimentelle Befunde haben deutlich gemacht, daß T-Lymphozyten weitgehend unabhängig von B-Lymphozyten spezifisch immuntolerant gemacht werden können. In gewissen Systemen benötigt man nämlich eine um ein vielfaches geringere Antigendosis, um eine T-Zellen-Toleranz herbeizuführen, als zur Induktion einer T- *und* B-Zellen-Toleranz. Überdies entwikkelt sich die T-Zellen-Toleranz rascher und dauert in der Regel länger als die der B-Lymphozyten. Man gewinnt den Eindruck, die *T-Lymphozyten* spielten bei den meisten spezifischen Toleranzphänomenen die führende Rolle. Dies spiegelt sich auch im *zeitlichen Verlauf der Toleranzinduktion* wieder, die sich zuerst (z. B. 24 Std nach Gabe des Tolerogens) in Thymus-, dann in Milz- (3 Tage) und erst später in Knochenmark-Lymphozyten manifestiert: Derartige Beobachtungen wurden aus Zell-Transfer-Studien gewonnen. Umgekehrt verlieren die B-Zellen die spezifische Toleranz früher, nämlich z. T. schon im Verlauf von Wochen bis wenigen Monaten, während beim gleichen Tier die T-Zellen-Toleranz entsprechender Spezifität mehrere Monate andauern kann. Die Möglichkeit, daß bei der Toleranzinduktion Suppressor-T-Zellen mit eine Rolle spielen, ist nicht ausgeschlossen; überzeugende Hinweise auf einen solchen Mechanismus fehlen jedoch zur Zeit.

Unter gewissen Bedingungen – insbesondere bei Abwesenheit spezifisch reaktiver T-Zellen – und bei Verwendung besonderer Antigene (z. B. DNP-D-GL = Dinitrophenol, konjugiert mit einem schlecht abbaubaren Kopolymer von D-Glutaminsäure und D-Lysin) scheint es gelungen zu sein, eine »isolierte« *B-Lymphozyten*-Toleranz zu induzieren. Es wird vermutet, daß in solchen Modellsystemen die B-Zellen dann zur Proliferation und Differenzierung in eine Antikörperproduzierende Plasmazell-Population gebracht werden, wenn sie innerhalb von 1–2 Tagen nach Antigenkontakt durch Helfer-T-Zellen und/oder andere Stimuli »aktiviert« werden. Fehlt es an T-Zell-Funktionen, soll nach dieser Vorstellung mit Wahrscheinlichkeit eine spezifische Immuntoleranz entstehen. In diesem Sinn könnte auch die Beobachtung verstanden werden, daß in bezug auf ein bestimmtes Antigen die B-Zellen-Toleranz zeitlich der T-Zellen-Toleranz nachfolgt. Bei Verwendung von Haptenen, wie DNP, entwickelt sich eine T-Zellen-Toleranz u. U. nur, wenn diese relativ kleinen Moleküle an einen – an sich immunogenen – Träger gekoppelt sind; andernfalls ist die Bindung des Hapten-Moleküls an die Rezeptoren der T-Lymphozyten vermutlich zu schwach, um eine spezifische Toleranz zu induzieren. Versuche mit Hilfe von DNP-Flagellin in verschiedenen Hapten: Träger-Verhältnissen ließen überdies erkennen, daß eine *hohe Epitopdichte,* d. h. eine Mehrzahl von DNP-Gruppen pro Flagellinmolekül, eine Toleranzinduktion begünstigt, während eine relativ geringe Epitopdichte mehr die Bildung von Anti-Hapten-Antikörper zur Folge hat. Gesamthaft gewinnt man den Eindruck, daß eine spezifische Immuntoleranz umso leichter induziert werden kann, je mehr Antigen an die Lymphozytenoberfläche gebunden wird und je größer die *Affinität der Antigen-Rezeptoren* für die betreffenden Epitope ist. Im übrigen deuten verschiedene Beobachtungen darauf hin, daß die *Spezifität der Immuntoleranz* bei T-Zellen-Toleranz geringer ist als bei B-Zellen-Toleranz, ähnlich wie dies auch für Immunreaktionen zutrifft.

Die Tatsache, daß eine Toleranz selten vollständig, sondern in der Mehrzahl der Fälle nur partiell ist, hängt vermutlich mit dem Anteil von T- und B-Lymphozyten zusammen, die durch ein bestimmtes Antigen tolerant gemacht worden waren. Lymphozyten besitzen oberflächliche Rezeptoren mit einem weiten Bereich von Affinitäten für ein bestimmtes Epitop, so daß es nicht verwundern kann, daß die einen – wahrscheinlich die mit der größten Affinität – zur spezifischen Toleranz, die andern jedoch zur Immunreaktion induziert werden. Bei einer sog. kompletten Toleranz wäre der letztgenannte Effekt des Antigenkontakts gleichsam ausgeschaltet. Daß dies besonders bei hohen Antigendosen eintreffen dürfte, wäre aufgrund der oben skizzierten Überlegungen verständlich.

Beendigung einer spezifischen Immuntoleranz

Die Beendigung eines spezifischen Toleranzzustandes dürfte somit – wie schon erwähnt wurde – nicht nur von der Persistenz des Antigens, sondern auch von der relativen Zahl von Lymphozyten abhängen, die nur noch so wenig entsprechende Epitope an ihrer Oberfläche gebunden haben, daß der tolerogene in den immunogenen Effekt umschlägt. Verständlicherweise wirken sich in dieser Beziehung Kreuzreaktionen mit anderen Antigenen im Sinn einer Verlängerung des Toleranzzustandes aus. Durch Injektion großer Mengen identischer oder kreuzreagierender Tolerogene

kann somit eine im Schwinden begriffene Toleranz oft wieder verstärkt und damit verlängert, u. U. aber auch durchbrochen werden.
Einen *beschleunigten Abschluß der spezifischen Toleranz* kann man durch verschiedene Maßnahmen zu erreichen versuchen, z. B. durch *Übertragung normaler Lymphozyten* aus einem nicht-toleranten syngenen Tier, durch Makrophagenstimulation, durch Agentien, die – wie B-Zellen-Mitogene – z. T. die Helferfunktionen der T-Zellen ersetzen sowie durch Produkte der letzteren (u. U. *Transfer-Faktor, Lymphokine* u. a. m.). In Tierversuchen läßt sich eine Toleranz z. T. auch durch Antigene unterbrechen, die mit dem Tolerogen gewisse *Antigengemeinschaften* aufweisen. So konnte gezeigt werden, daß ein gegenüber einem Hapten-Träger-Komplex toleranter Organismus durch Injektion des an einen anderen Träger gekoppelten Haptens zur aktiven Antikörperproduktion gegen die Haptengruppen gebracht werden konnte. Man nimmt an, daß die Toleranz, die auf der Unfähigkeit gegenüber dem Träger »toleranter« T-Zellen zur Kooperation mit vorhandenen Anti-Hapten-spezifischen B-Zellen beruhen soll, durch Kontakt mit einem »nicht tolerierten« Haptenträger aufgehoben wird. *Chemisch leicht veränderte Proteine* (z. B. bovines Serumalbumin mit arsanilischen oder sulfanilischen Haptenen) vermögen in gewissen Systemen ebenfalls die Toleranz gegenüber dem unveränderten Eiweißkörper (in diesem Fall BSA) zu durchbrechen, offenbar z. T. wegen Bildung kreuzreagierender Antikörper.

Heutige Vorstellungen zu den Mechanismen der Toleranzinduktion

Die biochemischen und zellbiologischen Vorgänge, die mit Toleranzinduktion einhergehen, sind *unbekannt.* Man denkt u. a. an die Möglichkeit, daß der direkte Kontakt eines Antigen-reaktiven Lymphozyten mit einer ausreichenden Menge von Antigen die Zelle zum *Untergang* oder zum *Unvermögen* bringen könnte, *sich zu teilen und/oder zu differenzieren.* Die zweitgenannte Alternative würde voraussetzen, daß *es an einem geeigneten Signal fehlt,* das bei Immunreaktionen gegeben würde; umgekehrt ist das betreffende, hypothetische Signal vielleicht zu stark und/oder anders geartet. Solche Signale könnten beispielsweise von anderen T-Zellen, Makrophagen, Vernetzungen von Epitopen an der Lymphozytenoberfläche, Antigen-Antikörperkomplexen, Störungen der Lymphozytenmembran bzw. ihres Umsatzes u. a. m. ausgehen.
Eine weitere Möglichkeit der Toleranzinduktion bestünde darin, daß die *tolerante Zelle kein Antigen zu binden vermöchte,* vielleicht infolge Elimination (Abstoßen) der Antigenrezeptoren, Sättigung der Rezeptoren durch Antigen u. a. m. Daß die Rolle von *Suppressor-T-Zellen* im Rahmen der Toleranzphänomene noch nicht geklärt ist, wurde schon erwähnt. Mehrere Autoren messen einem *gestörten Gleichgewicht zwischen Helfer- und Suppressor-Lymphozyten* sowohl bei der Toleranzinduktion als auch bei sog. Autoimmunprozessen eine große Bedeutung bei (S. 1137). Suppressor-T-Zellen scheinen am ehesten eine Stimulation zu erfahren, wenn Antigen-Antikörperkomplexe vorhanden sind: Diese enthalten in potentiell immunogener Form nicht nur Antigen, sondern auch Idiotypen-Moleküle, die sich mit dem ersteren verbinden können, vergleichbar Komplexen zwischen *Anti-Idiotypen-Antikörper* und *Idiotypen.* Man spekuliert z. B., daß unter den Suppressor-T-Zellen (»Regulatorzellen«) auch solche mit Anti-Idiotypen-Aktivität vorhanden sein könnten, die ausgesprochen antigenspezifisch wären. Da Idiotypen-Rezeptoren auf T- und B-Zellen identisch zu sein scheinen, wirken *Suppressor-B-Zellen* möglicherweise auf die gleiche Art. Die Rolle von Idiotypen und Anti-Idiotypen-Antikörpern im Rahmen von Toleranzerscheinungen ist im übrigen noch wenig erforscht (S. 1082).
Die zu Beginn dieses Abschnittes erwähnte Unterteilung der spezifischen Immuntoleranz in *»irreversible«* und *»reversible«* Formen ist im Hinblick auf die hier zusammengefaßten hypothetischen Vorstellungen über die Toleranzinduktion möglicherweise keine wesensmäßig berechtigte Klassierung, sondern nur ein Hinweis auf die z. T. relativ kurze, z. T. aber lange Dauer der immunologischen Unansprechbarkeit. Daß die letztere zu einem guten Teil von der *Antigenpersistenz (»Supertolerogen«)* abhängt, wurde mehrmals unterstrichen. In diesem Zusammenhang wäre die »tolerance of self« dann kein erstaunliches Phänomen, wenn sie auf der stetigen Anwesenheit sehr großer Antigenmengen, d. h. der Autoantigene, beruhen sollte.

125.4. Sog. periphere Blockierungen

Im vorherigen Abschnitt kam bereits zum Ausdruck, daß bestimmte Formen von *»Blockierung«* (z. B. zu reichlich Antigen auf antigenreaktiven bzw. -responsiven Lymphozyten, »Bedeckung« derselben durch Antigen-Antikörper-Komplexe, Bindung von B-Zell-Rezeptoren durch hochmolekulare Polysaccharide, wie Levane u. a. m.) schon den *afferenten Schenkel* der Immunreaktion betreffen können: Solche Arten von Blockade haben theoretisch einen ähnlichen Effekt wie die Elimination bestimmter Klone von Lymphozyten, bevor eine Immunreaktion in Gang kommt.
Dieser Gruppe von Mechanismen ist eine andere gegenüberzustellen, die in besonderem Maß die *Effektormechanismen der Immunreaktion* beeinträchtigt *(»periphere Blockade«),* vor allem die der zellgebundenen Zytotoxizität (S. 1087). Man spricht hier – im Hinblick auf die Bedeutung dieses Phänomens im Rahmen der Tumorimmunologie (S. 1183) – von *»immunologic enhancement«,* das sich für eine allfällige (zellgebundene oder andersartige) Immunabwehr ungünstig auswirken würde. Verschiedene Beobachtungen sprechen dafür, daß »blockierende Faktoren« häufig *Immunkomplexen im Antigenüberschuß* ent-

sprechen, z. B. im Fall von humoralen Immunreaktionen, die sich gegen Zellen mit ausgesprochener Neigung zur reichlichen fortwährenden Abstoßung von Oberflächenantigenen richten. Falls solche Komplexe zytotoxische Lymphozyten (oder allenfalls »armierte Makrophagen«) mit gleicher Spezifität an der Ausübung ihrer Effektorfunktionen hemmen, darf vermutet werden, daß sie noch genügend freie Antigendeterminanten aufweisen, um mit den korrespondierenden Antigenbindungsstellen der Effektorzellen eine Bindung einzugehen.
Reichlich gebildete Antikörper könnten die Immunreaktivität u. U. über verschiedene weitere Mechanismen beeinträchtigen: 1) Antikörper induzieren u. U. an Antigenen, die mit ihnen Immunkomplexe bilden, Konformationsänderungen, die mit den Wechselwirkungen zwischen Epitopen und Lymphozyten interferieren. 2) Antikörper – so wird vermutet – wirken vielleicht als Trägermoleküle, die Antigen auch Suppressor-Lymphozyten »anbieten« und eine Stimulation der letzteren zur Folge haben. 3) Eine Art Immuntoleranz wird möglicherweise z. T. dadurch bewirkt, daß es aufgrund allzu massiver Proliferations- und Differenzierungsvorgänge eines bestimmten B-Zellen-Klons schließlich zu dessen »Erschöpfung« kommt. 4) Antikörper könnten über die Produktion von Anti-Idiotypen-Antikörpern bewirken, daß sich die letzteren mit Oberflächen-Idiotypen entsprechender (T- und/oder B-)Lymphozyten verbinden und diese Zellen in ihren Funktionen beeinträchtigen, wenn nicht sogar – z. B. aufgrund einer Antikörper-abhängigen, zellgebundenen Zytolyse – zerstören. Die unter 1–4 skizzierten Vorstellungen haben vorläufig weitgehend spekulativen Charakter, zeigen aber, mit welch komplexen Wechselwirkungen u. U. zu rechnen ist.

125.5. Mögliche klinische Bedeutung spezifischer Immuntoleranzphänomene

Sog. *Autoimmunkrankheiten* (S. 1137) entsprechen pathologischen Prozessen, bei denen auf die eine oder andere Art die physiologische Toleranz gegenüber Autoantigenen durchbrochen wurde.
Das langdauernde oder gar *bleibende Einwachsen von Allotransplantaten* (z. B. Nierentransplantate) geht wahrscheinlich z. T. ebenfalls auf eine gewisse spezifische Immuntoleranz zurück, deren Induktion durch immunsuppressive Maßnahmen wahrscheinlich begünstigt wird.
Da immunologische Vorgänge an der Verhinderung eines *ungehemmten Wachstums neoplastischer Zelllinien* mitbeteiligt zu sein scheinen (S. 232), dürfte sich die Entwicklung einer Toleranz gegenüber Tumor-assoziierten Antigenen für den Patienten nachteilig auswirken.
Auch eine *unvollständige oder fehlende Immunelimination infektiöser Agenzien bzw. tierischer Parasiten* (S. 1758, vgl. dazu auch S. 1197) könnte z. T. auf der Basis einer induzierten Toleranz beruhen. Allerdings ist dieser Fragenkomplex noch wenig erforscht.
Eine spezifische Immuntoleranz kann sich u. U. im Rahmen einer sog. *»graft-versus-host«-Reaktion* ergeben (S. 1240), indem sich hier teilungsfähige Antigenträger (vor allem Lymphozyten) im Wirtsorganismus vermehren und daher einen zunehmenden Antigenanstrom zur Folge haben.

Beispiele:

- In vielen Fällen von sog. *spezifischer Immuntoleranz* handelt es sich nur um ein *partielles Erlöschen der Immunreaktivität* gegenüber einem bestimmten Antigen, das nicht mit der *klassischen Transplantationstoleranz mit Chimärismus* verwechselt werden sollte: Bei der letzteren, die z. B. in utero induziert werden kann (S. 1131), sind keinerlei Zeichen von allogenischer Reaktivität vorhanden, während eine Toleranzinduktion beim Erwachsenen fast immer mit einem gewissen Maß von Immunantwort verbunden ist.
- Sowohl *Allotransplantate* wie *maligne neoplastische Zellmassen* scheinen *Oberflächenantigene* in ganz unterschiedlicher Menge abzustoßen (z. B. Lebertransplantate: reichlich; Nierentransplantate: mäßig viel; Hauttransplantate: wenig). Blockierende Faktoren im zirkulierenden Blut sind vor allem dann zu erwarten, wenn der fortdauernde Antigenanfall groß ist.
- Bei *chronischen Virusinfekten* ist ebenfalls zwischen solchen zu unterscheiden, bei denen in großen Mengen Virusantigene bzw. Viruspartikel freigesetzt werden, und andern, bei denen dies nicht oder in geringem Maß der Fall ist.
- Während gegen *Plasmaproteine,* die in großer Menge vorliegen (z. B. Albumin), fast nie Antikörper gebildet werden, kommen »Autoantikörper«, die gegen in *geringer Konzentration* im Blut nachweisbare Peptide bzw. Eiweißkörper (z. B. Thyreoglobulin) gerichtet sind, hie und da vor, bei älteren Individuen häufiger als bei jungen.
- Die Tatsache, daß die meisten Individuen Kuhmilch gegenüber tolerant sind, obschon diese in kleinen Mengen in die Darmwand eintreten kann, hängt vielleicht mit der kontinuierlichen Exposition zusammen. Dasselbe gilt für andere *Nahrungsproteine* tierischer Herkunft.
- *Tierische Parasiten* scheinen sich auf verschiedene Weise der Immunreaktion des Wirtsorganismus entziehen zu können: z. B. Protozoen durch antigenische Variation, Schistosomen durch Erwerb wirtsähnlicher Antigene, Zestoden durch Produktion antikomplementärer Faktoren, adaptierte Nematoden durch Verminderung der Immunogenizität u. a. m. Außerdem können sich blockierende Faktoren bilden (s. o.), und gewisse Parasiten vermögen selbst Lymphozyten zu schädigen.

Literatur

Binz, H., Wigzell, H.: Induction of specific immune unresponsiveness with purified mixed leukocyte culture-activated T lymphoblasts as autoimmunogen. III. Proof for the existence of autoanti-idiotypic killer T cells and transfer of suppression to normal syngeneic recipients by T or B lymphocytes. J. exp. Med. *147*, 63 (1978) — *Dresser, D. W.* (ed.): Immunological tolerance. Brit. Med. Bull. *32*, 99 (1976) — *Fernandez, C., Möller, G.:* Immunological unresponsiveness to native dextran B512 in young animals of dextran high responder strains is due to lack of Ig receptor expression. Evidence for a nonrandom expression of V-genes. J. exp. Med. *147*, 645 (1978) — *Humphrey, J. H.:* Some reflections on principles and mechanisms of immunological tolerance. Brit. Med. Bull. *32*, 182 (1976) — *Katz, D. H., Benacerraf, B.:* Immunological tolerance. New York: Academic Press 1974 — *Moody, C. E., Innes, J. B., Siskind, G. W.,*

Weksler, M. E.: Tolerance induced by TNP-derivatized syngeneic erythrocytes: Evidence for cooperation between hapten-specific T and hapten-specific B lymphocytes in the immune response. J. Immunol. *120*, 844 (1978) — *Rotman, B.*: Genetic control of immunologic unresponsiveness to adjuvant-free solutions of β-D-galactosidase. I. Inheritance of the Ir-Z1 and Ir-Z2 loci in mice. J. Immunol. *120*, 1460 (1978) — *Slavin, S., Reitz, N., Bieber, C. P., Kaplan, H. S., Strober, S.*: Transplantation tolerance in adult rats using total lymphoid irradiation: Permanent survival of skin, heart, and marrow allografts. J. exp. Med. *147*, 700 (1978) — *Stuart, F. P., Fitch, F. W.* (eds.): Immunological tolerance and enhancement. Baltimore: University Park Press 1978 — *Waksman, B. H.*: Tolerance, the thymus, and suppressor T cells. Clin. exp. Immunol. *28*, 363 (1977)

126. Sog. »Autoimmunkrankheiten« (»Autosensibilisierungskrankheiten«, »Autoaggressionskrankheiten«) und »Autoimmunphänomene«

126.1. Begriffe und allgemeine Bemerkungen über Formen und Entstehungsweise von »Autoimmunkrankheiten«

Definitionen: Unter »*Autoimmunisierung*« (»*Autoimmunprozessen*«, »*Autosensibilisierung*«) versteht man nach der hergebrachten Begriffsbildung »Immunreaktionen humoraler und/oder zellgebundener Art, die sich spezifisch gegen körpereigene Substrate richten«. Diese Umschreibung stammt aus der Zeit, da man von Idiotypen und Anti-Idiotypen-Antikörpern, die an sich der hier gegebenen Definition auch entsprechen würden, noch nichts wußte. Heute wird die Produktion von Anti-Idiotypen-Antikörpern von den meisten Autoren nicht zu den Autoimmunisierungsvorgängen gezählt, da es sich vermutlich um einen physiologischen Prozeß handelt, der u. a. für die Regulation der Immunreaktionen von Bedeutung sein dürfte.
Antigene, gegen die sich Autosensibilisierungsvorgänge richten, werden oft als »*Autoantigene*« bezeichnet. Man muß sich aber bewußt bleiben, daß Epitope, gegen die sich die »Autosensibilisierung« wendet, wenigstens in einem Teil der Fälle durch virale Einflüsse, exogene Chemikalien u. a. bestimmt oder mitbestimmt sein dürften.
Autoimmunprozesse spielen wahrscheinlich bei sehr vielen pathologischen Vorgängen eine Rolle, indem man beispielsweise nach Untergang körpereigener Strukturen (u. a. Myokardinfarkt) oft, wenigstens vorübergehend, Antikörper gegen das zerstörte Gewebe bzw. dessen Abbauprodukte nachweisen kann. Von »*Autoimmunkrankheiten i. e. S.*« (»*Autoaggressionskrankheiten*«, »*Autosensibilisierungskrankheiten*«) reden wir aber erst, wenn gute Gründe für die Annahme bestehen, Autosensibilisierungsprozesse spielten in deren Pathogenese eine führende Rolle. Solche Leiden können *transitorisch,* d. h. *reversibel* sein oder aber einen *chronisch progredienten Verlauf* nehmen.
Neben »*generalisierten Autoimmunkrankheiten*«, die in der Regel durch zirkulierende Antikörper bzw. Antigen-Antikörper-Komplexe vermittelt werden, kennt man eine ganze Zahl sog. »*organspezifischer Autoimmunkrankheiten*«, bei denen sich der gewebeschädigende Prozeß auf ein oder wenige Organe bzw. Gewebe beschränkt. Diese Begrenzung der pathologischen Veränderungen auf bestimmte Lokalisationen hängt offenbar damit zusammen, daß das auslösende Antigen nur dort vorhanden ist bzw. anfällt (sog. »*organspezifische Autoantigene*«). Schließlich gibt es Autoimmunkrankheiten, bei denen *zirkulierende Blutzellen* betroffen sind.
Bei verschiedenen Leiden besteht bloß ein *Verdacht auf pathogenetisch wichtige Autoimmunprozesse,* ohne daß man zur Zeit schon berechtigt wäre, sie den Autoimmunkrankheiten i. e. S. zuzuordnen. Bei anderen, die man allgemein zu den Autoaggressionsleiden zählt, ist die krankmachende Wirkung der Immunreaktionen noch nicht befriedigend geklärt.

Autoimmunkrankheiten kennzeichnen sich durch eine *abnorme und/oder exzessive Aktivität von Effektorzellen des Immunapparates,* wobei es zur Bildung von »*Autoantikörpern*« durch die Linie der B-Lymphozyten/Plasmazellen und/oder zur *Infiltration sowie teilweisen Schädigung des Zielgewebes durch T-Lymphozyten und akzessorische Zellen* (Makrophagen, K-Zellen u. a.) kommt (s. Abb. 165, S. 1142). Die Effektorzellen scheinen bei diesen Prozessen in ihrer Funktion meistens – wenn nicht immer – nicht abnorm zu sein, vielmehr sprechen zahlreiche Befunde für eine *gestörte Regulation* der Immunantwort und/oder eine *ungewöhnliche Art, Menge bzw. Dauer der Einwirkung von Antigen.* Zu den weiteren Faktoren, die es im Zusammenhang mit Autoimmunkrankheiten zu erörtern gilt, gehören *Virusinfekte, genetische und altersbedingte Einflüsse* sowie *Störungen in der zwischenzelligen bzw. humoral vermittelten Regulation der Immunantwort.*

Genetische Einflüsse beim Zustandekommen von »Autoimmunkrankheiten«.

Die Bedeutung, die dem Genotypus bei Immunreaktionen im allgemeinen zukommt, wurde bereits erörtert (S. 1081). Verschiedene *tierexperimentelle Beobachtungen an Inzuchtstämmen* sowie Erfahrungen aus der Humanmedizin über Zusammenhänge zwischen *HLA-Antigenen* einerseits und bestimmten Krankheiten andererseits (Tabelle 59, S. 871) haben deutlich gemacht, daß dies auch für Autoimmunkrankheiten zutrifft. Die genetische Kontrolle scheint sich auf verschiedene Phasen der Immunreaktionen zu erstrekken. Soweit aus Tierversuchen hervorgeht, beeinflussen die *Ir-Gene* vor allem die Helfer-Funktionen von T-Lymphozyten, während *andere Gene* – u. a. über die Kodierung für Allotypen und Idiotypen – die Antikörper-bildenden Elemente (B-Lymphozyten und Plasmazellen) regulieren. Weitere genetische Faktoren scheinen immunologische Kontrollsysteme mitzubestimmen. So gilt es als erwiesen, daß die Leichtigkeit, mit der B-Lymphozyten stimuliert werden können, und die von B-Zellen abgegebenen, die Wechselwirkungen zwischen T-Zellen und Antigen beeinflussenden Faktoren ebenfalls genetisch bedingt oder mitbedingt sind. Hinsichtlich der Autoimmunkrankheiten hat es sich gezeigt, daß der Genotypus nicht nur prädisponierend wirkt, sondern auch die Art der krankhaften Manifestationen mit festlegt. Die Zusammenhänge zwischen Autoaggressionsphänomenen und Virusbefall versucht man sich im Sinn einer Hypothese u. a. so zu erklären, daß virale Antigene mit Transplantationsantigenen an der Zelloberfläche Komplexe bilden und so die Wahrscheinlichkeit einer Autosensibilisierung erhöhen könnten. Andere Gene dürften, wie oben erwähnt, die Immunantwort gegenüber Autoantigenen beeinflussen. Dabei ist denkbar, daß sich die genetische Kontrolle mehr in der Suppressor-Funktion des Thymus als in seiner Rolle als Quelle von Helferzellen manifestieren könnte. Diese Fragen haben aber vorläufig noch weitgehend theoretischen Wert und bedürfen einer weiteren Prüfung.

Die Bedeutung von Virusinfektionen bei »Autoimmunkrankheiten«

Vor allem aus Tiermodellen von Autoimmunkrankheiten (s. u.) geht hervor, daß Viren wenigstens bei einem Teil dieser Leiden eine entscheidende Rolle spielen dürften. *Virale Antigene bilden z. T., u. U. gemeinsam mit wirtseigenen Molekülen, an Zelloberflächen immunogene Einheiten,* ähnlich wie dies Haptene mit Trägermolekülen tun. Die Beobachtung, daß spezifisch sensibilisierte T-Zellen virusinfizierte syngene Zielzellen wirksamer zu zerstören vermögen als entsprechend infizierte allogene Zellen, wäre mit der Annahme vereinbar, daß T-Zellen *Komplexe von viralen und Transplantationsantigenen* (»Histokompatibilitätsantigenen«) »erkennen«.

Patienten, die sich in der Erholungsphase nach Virusinfektionen befinden, zeigen häufig Autoantikörper, die mit dem in vielen Zellen vorhandenen *Aktin* eine Bindung eingehen: Dieses kontraktile Protein tritt normalerweise höchstens im Rahmen des physiologischen Zelltodes mit Lymphozyten und Makrophagen in Berührung, während es z. B. bei Maserninfektion stark vermehrt exponiert wird. In solchen Prozessen liegt wahrscheinlich der Hauptgrund dafür, daß sowohl bei Autoimmunkrankheiten als auch nach Virusinfekten oft Autoantikörper gefunden werden, die mit *»glatten Muskelfasern«* reagieren. Dasselbe gilt für sog. Autoimmunzytopenien (s. u.), die nicht selten transitorisch auch nach banalen Virusinfekten in Erscheinung treten. Eine weitere Möglichkeit der Begünstigung von Autosensibilisierungsvorgängen liegt darin, daß *Virusinfekte den Bedarf an T-Zellen für die Induktion der Antikörperproduktion herabsetzen* könnten.

Bedeutung des Alters für die Manifestation von »Autoimmunphänomenen«

Sowohl bei Tieren wie beim Menschen treten mit zunehmendem Alter vermehrt *Autoantikörper* auf, die z. B. mit Thyreoglobulin, Nukleinsäuren und/oder anderen Antigenen reagieren. In der weit überwiegenden Mehrzahl solcher Fälle ergeben sich daraus keine krankhaften Manifestationen, aber es besteht kein Zweifel, daß auch eigentliche *Autoimmunkrankheiten mit dem Alter an Häufigkeit zunehmen.* Die Gründe hierfür sind noch nicht geklärt, aber man hat verschiedene Hinweise darauf, daß es sich um das Resultat eines Zusammenwirkens verschiedener Faktoren handeln könnte. Im besonderen sind bei Tieren mit zunehmendem Alter folgende Veränderungen festzustellen: a) Eine Beeinträchtigung anatomischer Schranken, die vorher »verborgene« Autoantigene vermehrt zur Exposition bringen dürften; b) eine progressive Reduktion der Thymusfunktionen, insbesondere, was die Suppressor (»Regulator«)-Rolle bei Immunreaktionen anbelangt; c) eine allgemeine Tendenz, mehr humorale als zellgebundene Immunreaktionen zu vollziehen; d) eine erhöhte Anfälligkeit gegenüber Virusinfektionen; e) vermehrt somatische Mutationen, die fehlgesteuerte bzw. abnorme Immunreaktionen mit sich bringen könnten; und f) weitere, weniger bekannte Störungen.

Durchbrechung der »Selbsttoleranz« und/oder anatomischer Schranken als möglicher pathogenetischer Faktor beim Zustandekommen einer »Autoimmunkrankheit«

Die ursprünglich von Burnet und anderen vorgebrachte Hypothese, wonach *Autoantigene (»Selbstantigene«)* deshalb keine Immunreaktionen auslösen, weil sie a) dem Zugriff des Immunapparates aufgrund einer anatomisch bedingten Seklusion entzogen sind (z. B. Thyreoglobulin, Speichel, Milch der Brustdrüse, ferner Hirn- und Augenlinsengewebe sowie die nicht vaskularisierte Kornea u. a.) oder b) in der frühen Ontogenese zu einer »Elimination« der Lymphozyten-Klone mit entsprechender Spezifität führen, findet in dieser absoluten Formulierung nicht mehr allgemeine Zustimmung.

Wie erinnerlich, spricht man im Rahmen der klonalen Selektionstheorie der Immunitätsbildung u. a. von *»forbidden clones«,* d. h. abnormen Lymphozytenlinien, die spezifisch mit Autoantigenen reagieren sollten. Mit der zunehmenden Verfeinerung der Nachweismethoden hat sich aber gezeigt, daß viele »normale« Individuen gegen Antigene, die man für »verborgen« hielt, geringe Mengen von Antikörper bilden (z. B. Anti-Thyreoglobulin u. a.). Es scheint sich hier z. T. *mehr um quantitative als um qualitative Unter-*

schiede zu handeln. Im übrigen ist hervorzuheben, daß nicht von Toleranz i. e. S. gesprochen werden kann, wenn aus Gründen einer *anatomisch bedingten Abschrankung einzelner Körpersubstrate bzw. -produkte* diese mit dem immunbiologisch aktiven System zunächst gar nicht in Kontakt treten können. Zu eigentlichen Tolerogenen werden solche Antigene erst, wenn die *anatomische Barriere durchbrochen* ist, und dennoch keine Immunantwort erfolgt. Daß es in diesen Fällen auch zu Autoimmunreaktionen kommen kann, ist gut belegt. Allerdings scheint ein kurzdauernder Kontakt derartiger, normalerweise abgeschränkter Substanzen mit Lymphozyten und Makrophagen, wie er beispielsweise bei Verletzungen oder operativen Eingriffen vorkommt, für die Auslösung eines länger dauernden, gewebeschädigenden Autoaggressionsprozesses nicht zu genügen. Dagegen ist es leicht möglich, in syngenen Systemen z. B. durch Injektion von Freund'schem Adjuvans und Thyreoglobulin eine sog. Immunthyreoiditis hervorzurufen.

Hinsichtlich des Postulates b) sei wiederholt, daß es außerordentlich schwierig ist, zwischen einem »eliminierten« und einem durch Antigen in hoher Konzentration »inaktivierten« Lymphozyten-Klon zu unterscheiden (vgl. dazu »high-dose«-Toleranz, S. 1132). Resultate von Untersuchungen über Toleranzphänomene (S. 1133) machen es wahrscheinlich, daß Autoantigene, die im Körper in geringer Menge vorkommen, und gegen die nur eine – vor allem die T-Zellen betreffende – *»low-dose«-Toleranz* besteht, eher eine Immunreaktion von Seiten der B-Zellen auszulösen vermögen als Antigene – wie Albumin – die fast überall in hohen Konzentrationen vorhanden sind. Vermutlich aus diesem Grund wird heute einer *Einschränkung der Suppressor-Wirkung von T-Zellen* auf die B-Zellenpopulation im Rahmen von Autoimmunprozessen besondere Bedeutung beigemessen.

Hemmung von Autoimmunantworten durch T-Lymphozyten und deren mögliche Durchbrechung

Es wurde schon auseinandergesetzt, daß Immunreaktionen durch mehrere Arten von Rückkoppelungskontrollen und zwischenzelligen Wechselwirkungen reguliert werden (S. 1081). So hemmt beispielsweise 7S-Antikörper die Produktion von 19S- und 7S-Antikörper derselben Spezifität. Regulatorische Funktionen werden zudem den Anti-Idiotypen-Antikörpern zugeschrieben (S. 1082). Obwohl Störungen solcher Züglermechanismen im Rahmen von Autoimmunkrankheiten möglicherweise eine erhebliche Bedeutung zukommt, scheint doch bei den letzteren oft ein *Versagen der auf Immunreaktionen dämpfend wirkenden T-Zellen (»Suppressor-T-Zellen«)* im Vordergrund des pathogenetischen Geschehens zu stehen. Diese Annahme stützt sich vor allem auf tierexperimentelle Beobachtungen: Bei *[NZB × NZW]F_1-Mäusen,* die bereits im Alter von wenigen Monaten an einer *progressiven autoimmun-hämolytischen Anämie* und anderen Autoaggressionsmanifestationen erkranken, zeigen sich schon vor Beginn einer nachweisbar »entgleisten« Antikörperbildung deutliche Zeichen einer verminderten Suppressor-Funktion von T-Zellen, die u. a. mit einer herabgesetzten Thymosinkonzentration im Thymus, dem Auftreten von, gegen Thymozyten gerichteten Lymphotoxinen, einem abnormen Proliferationsmuster der Thymuslymphozyten und einer verminderten Bereitschaft zur Toleranzinduktion einhergeht. Durch Transplantation eines noch weitgehend normalen Thymus lassen sich die Störungen zum guten Teil wieder korrigieren. Ähnliches gilt für die, dem *Lupus erythematodes disseminatus* vergleichbaren Veränderungen, die sich bei alternden *Mäusen des Stammes A* in zunehmendem Maße zeigen. Noch deutlicher gehen diese Zusammenhänge aus Beobachtungen an Inzucht-Hühnern *(»obese chicken«)* hervor, die mit der Zeit eine *Autoimmun-Thyreoiditis* entwikkeln: Während hier die neonatale Bursektomie die Erkrankung hinauszögert oder gar verhindert, wirkt sich eine neonatale Thymektomie im Sinne eines beschleunigten Verlaufs des Leidens aus.

Umgekehrt sprechen verschiedene Beobachtungen dafür, daß eine *Stimulation von Helfer-T-Lymphozyten* die Bildung von Autoantikörpern begünstigt. Diese Aktivierung kann spezifisch oder – in manchen Systemen – unspezifisch sein. So vermutet man, daß die Förderung von Autosensibilisierungsprozessen durch milde *»graft-versus-host«-Reaktionen* z. T. auf einer unspezifischen Stimulation der T-Zellen des Wirtsorganismus beruhen. Ähnliches gilt für die Wirkung von *Adjuvantien,* die in Tierversuchen die Induktion von Autoaggressionsvorgängen erheblich erleichtern oder gar erst ermöglichen. Die Helfer-Funktionen der T-Zellen äußern sich in solchen Fällen u. a. in einer verstärkten Antikörperproduktion.

Kreuzreagierende Antikörper als eines der pathogenetischen Prinzipien bei der Induktion von »Autoimmunkrankheiten«

Es wurde bereits erwähnt, daß *chemisch bzw. durch virale Einflüsse veränderte Autoantigene eine Durchbrechung der Toleranz herbeiführen können* (S. 1135), und daß dabei kreuzreagierende Antikörper, die sich auch gegen unveränderte Strukturen richten, an der Entstehung von Zell- und Gewebeschäden beteiligt sein dürften. Dieser Mechanismus spielt wahrscheinlich bei verschiedenen Autoimmunkrankheiten eine wesentliche Rolle. Abgesehen von *Medikamenten und anderen Chemikalien,* die sich als Haptene mit körpereigenen Substanzen – z. B. an *Zelloberflächen* – zu Immunogenen vereinigen können und so eine Immunantwort auch gegen das Trägermolekül auszulösen vermögen, sind noch weitere Möglichkeiten ins Auge zu fassen: So ist es denkbar, daß *Degradationsprodukte körpereigener Substrate* ebenfalls immunogen wirken, und die daraufhin gebildeten Antikörper mit intakten körpereigenen Substanzen kreuzreagieren könnten. Diese Fragen sind erst lückenhaft erforscht.

Das *Goodpasture-Syndrom* und andere Krankheiten, die durch das Auftreten von *Autoantikörpern mit Anti-Basalmembran-Spezifität* charakterisiert sind (S. 771), stellen einen besonderen Typ aus dieser Gruppe dar, da sich die Immunreaktion bei diesen Leiden nicht gegen Zelloberflächen, sondern gegen *interzelluläre Strukturen* richtet.
Ein weiteres Beispiel für die mögliche Bedeutung kreuzreagierender Antikörper stellt das *rheumatische Fieber* dar (S. 1158): Auslösend wirken hier *Streptokokkeninfekte,* wobei einerseits eine Kreuz-Reaktivität zwischen Kohlenhydraten von Streptokokken der Gruppe A und kardialen Glykoproteinen, andererseits Autoantikörper nachgewiesen wurden, die mit Herzgewebe *und* Streptokokkenantigenen (vor allem Protein M) reagieren.
Kreuzreagierende Antikörper sind vermutlich auch bei Autoimmunprozessen im Spiel, die man öfters im Rahmen *maligner neoplastischer Erkrankungen,* insbesondere bei malignen Lymphomen, beobachten kann. Man stellt sich hypothetisch den Vorgang so vor, daß sich Immunreaktionen gegen Tumorzellen oder Leukämiezellen u. a. auch gegen Epitope der Transplantationsantigene an der Oberfläche dieser Elemente richten und damit nicht-neoplastische Zellen ebenfalls in Mitleidenschaft ziehen könnten.

Typen von Immunreaktionen, die sich am Zustandekommen von »Autoimmunkrankheiten« beteiligen

Bei verschiedenen *generalisierten Autoimmunkrankheiten* (z. B. Lupus erythematodes disseminatus, Immunvaskulitiden, chronische rheumatische Arthritis u. a.) stehen *Immunkomplex-induzierte Zell- und Gewebeschäden* im Vordergrund (*Immunreaktion vom Typ III,* S. 1109), wobei allerdings andere Typen von Immunantwort mitspielen können. Immunkomplex-induzierte Schäden beschränken sich aber vermutlich nicht auf generalisierte Formen von Autoaggression, sondern sind durchaus auch bei *organspezifischen Autoimmunkrankheiten* denkbar: Solche Mechanismen kommen z. B. in Frage, wenn organspezifische Antigene örtlich in hoher Konzentration anfallen und sich mit ebenfalls lokal angehäuften – weil von ortständigen Plasmazellen produzierten – Antikörpern zu Komplexen verbinden.
Zytotoxische bzw. histotoxische humorale Immunreaktionen (Typ II) stehen, wie schon unterstrichen wurde – bei vielen Immun-Hämozytopenien und z. B. beim *Goodpasture-Syndrom* (S. 771) im Vordergrund. Außerdem ist in diesem Zusammenhang auch die *»Antikörper-vermittelte zellgebundene Zytotoxizität«* (*»antibody-dependent cell-mediated cytotoxicity«* = *ADCMC),* die bei Tieren wahrscheinlich durch K-Zellen vermittelt wird, aufzuführen; allerdings weiß man über deren Bedeutung im Rahmen menschlicher Autoimmunkrankheiten noch wenig Bescheid.
Blockierende humorale Antikörper, die meistens auch zu Typ II-Reaktionen gehören, spielen wahrscheinlich u. a. bei der Myasthenia gravis eine Rolle (S. 1174).
Stimulierende Autoantikörper (Typ V, S. 1130) werden z. B. für die Pathogenese der Basedow'schen Krankheit verantwortlich gemacht (S. 1170).
Zellgebundene Immunreaktionen (S. 1083) wirken offenbar beim Zustandekommen verschiedener organspezifischer Autoimmunkrankheiten mit (s. dort); allerdings ist ihre Bedeutung – ähnlich wie im Fall der Transplantatabstoßung (S. 1225) – früher überschätzt bzw. zu sehr in den Vordergrund geschoben worden. Hier ist beizufügen, daß man über die relative Wichtigkeit dieses Reaktionstyps im Rahmen von Autoimmunkrankheiten des Menschen noch wenig zuverlässige Auskunft hat. Dies liegt z. T. an den Testmethoden, die schwieriger zu handhaben sind als der Nachweis von Autoantikörpern.

Fortgesetzte »Autoimmunreaktionen« als Entzündungs-unterhaltender Faktor

Viele Autoimmunkrankheiten zeichnen sich durch *andauernde entzündliche Prozesse* aus, die mehr oder weniger generalisiert (z. B. Lupus erythematodes disseminatus) oder in bestimmten Organen (organspezifische Autoimmunkrankheiten) zum Ausdruck kommen. An diesem Geschehen sind *verschiedene pathogenetische Mechanismen* beteiligt, im besonderen humorale und oft auch zellgebundene Immunreaktionen (s. dort), Komplementaktivierung mit ihren verschiedenen Folgen (S. 1257), Zell- und Gewebeschäden, die ihrerseits entzündungsfördernd wirken, Bildung von Ödemen und Exsudat sowie eine Aktivierung des Gerinnungssystems, im besonderen die Bildung von Fibrin. Je nach dem Typ der Immunreaktion(en) und deren Folgen setzen sich die *entzündlichen Infiltrate* verschieden zusammen (S. 1243). Meistens kommt es im Bereich der entzündlich veränderten Gebiete (Organe) mit der Zeit zu einer *Parenchymatrophie,* verbunden mit *Fibrosierung* (Vernarbung, Sklerosierung). Eine Ausnahme bilden – wenigstens über lange Zeit – Immunreaktionen mit stimulierend wirkenden Autoantikörpern, wie bei der Basedow'schen Krankheit; aber auch hier kann sich schließlich eine Organinvolution einstellen.

Beispiele:

- In Tierversuchen induziert *Influenza-Virus,* das in Chorionallantois-Zellen kultiviert worden war, Autoantikörper, die gegen gemeinsame Antigene an Chorionallantois- und Leberzellen gerichtet sind.
- *Autoimmunphänomene,* wie Autoimmun-Thrombozytopenie und -hämolytische Anämie, beobachtet man vorübergehend nach verschiedenen *Virusinfekten,* z. B. solchen durch Influenza-, Masern-, Varizellen-, Coxsackie- und Herpes simplex-Viren. Organspezifische Veränderungen dieser Art findet man z. B. bei der Mumps-Orchitis.
- Wenigstens ein Teil der durch *»slow virus«* (S. 1812) verursachten Krankheiten zeigt Charakteristika von Autoimmunprozessen.
- In etwa einem Drittel der Fälle von *Polyarteriitis nodosa* wurde im Bereich der Gefäßläsionen *Hepatitis B-Antigen* – wahrscheinlich in komplexierter Form – nachgewiesen.
- Bei *NZB und (NZB × NZW)F_1-Mäusen,* deren generalisierte Autoimmunkrankheit mit Störungen der thymischen Regulationsfunktionen beginnt (s. o.), entwickeln sich Veränderun-

gen, die zum guten Teil mit dem menschlichen Lupus erythematodes disseminatus verglichen werden können: Antikörper gegen native DNA und RNA sowie – bei NZB-Mäusen – eine progressive autoimmun-hämolytische Anämie oder – bei den (NZB × NZW)F_1-Hybriden – vor allem eine Immunkomplex-induzierte Glomerulonephritis. Von Bedeutung ist die Feststellung, daß die Autoantikörper dieser Tiere auch gegen Antigene von Mäuse-Leukämie-Viren gerichtet sind.

- Nicht nur bei Tierstämmen mit Autoimmunkrankheiten, sondern auch bei Menschen mit solchen Leiden entwickeln sich wesentlich häufiger als bei Kontrollen *maligne Lymphome,* z. T. wahrscheinlich auf dem Boden einer exzessiven B-Zellenproliferation.
- Die »*Aleutian mink disease*«, bei der Immunkomplex-induzierte Vaskulitiden (ähnlich der Polyarteriitis nodosa) im Vordergrund der pathologischen Befunde stehen, läßt sich – offenbar über eine Virusinfektion – horizontal übertragen.
- Ähnlich gut belegt ist der Virusbefall des Organismus bei anderen *Tiermodellen von Autoimmunkrankheit,* wie bei der *infektiösen Anämie der Pferde,* dem *Lupus erythematodes der Hunde* u. a. m.
- Das Auftreten von *Kälte-Autoagglutininen* nach Infektionen durch *Mycoplasma pneumoniae* beruht wahrscheinlich z. T. ebenfalls auf Autoimmunvorgängen.
- Durch Injektion von autologem oder syngenem Hoden-, Schilddrüsen- oder Hirngewebe in Freund'schem Adjuvans lassen sich *organspezifische Autoimmunkrankheiten* erzeugen, d. h. eine *Orchitis, Thyreoiditis* oder *Enzephalomyelitis.*
- *Autoantikörper,* die z. B. gegen DNA, »glatte Muskelzellen« u. a. gerichtet, jedoch keineswegs immer krankmachend sind, finden sich bei *alten Leuten* viel häufiger als bei jüngeren.
- Wenigstens ein Teil der tierexperimentell erzeugten Autoimmunkrankheiten (z. B. *allergische Enzephalomyelitis, Autoimmun-Thyreoiditis* u. a.) lassen sich mittels Lymphozyten adoptiv auf normale Tiere übertragen, dürften also z. T. »*zellgebunden*« vermittelt werden. Eine durch K-Zellen verursachte »*Antikörper-vermittelte Zytotoxizität*« läßt sich aber vorläufig nicht ausschließen.

Einige wesentliche Aspekte heutiger Vorstellungen über die Pathogenese von Autoimmunkrankheiten sind in Abb. 165 schematisch dargestellt.

126.2. Mehr oder weniger generalisierte, gut belegte und wahrscheinliche sog. »Autoimmunkrankheiten« beim Menschen: Begriffe und einführende Bemerkungen

Definitionen: Im herkömmlichen klinischen Sprachgebrauch wird die – an sich unglücklich gewählte – Bezeichnung »*Kollagenose*« leider immer noch benützt: Man versteht darunter im Sinn eines übergeordneten Sammelnamens eine ganze Reihe verschiedenartiger Krankheiten, wie den *Lupus erythematodes disseminatus,* eingeschlossen die »*mixed connective tissue disease*«, die *Sklerodermie* und sog. *progressive systemische Sklerose,* die *Dermatomyositis* bzw. *Polymyositis,* verschiedene *Vaskulitiden,* insbesondere die *Polyarteriitis nodosa* und ihr verwandte Störungen, die *chronische rheumatoide Arthritis* (sog. *primär-chronischer Gelenkrheumatismus,* PCP), das *rheumatische Fieber* (sog. *akuter Gelenkrheumatismus,* S. 1158), das *Reiter-Syndrom,* z. T. auch das *Purpura-Arthralgie-Nephritis-Syndrom,* das *Sjögren-Syndrom* u. a. m. Diese – erst noch unvollständige – Liste macht deutlich, daß unter dem Begriff »Kollagenose« ganz verschiedenartige Leiden zusammengefaßt werden, die nur z. T. in erster Linie bindegewebige Strukturen betreffen. Man zieht es daher heute vor, in solchen Fällen, d. h. bei guten Gründen für die Annahme von Autosensibilisierungsprozessen als eines der pathogenetischen Hauptmerkmale der Krankheit, von einer mehr oder weniger »*generalisierten Autoimmunkrankheit*« zu sprechen. Noch besser ist es, bei klinischem Verdacht auf ein derartiges Leiden, die in Betracht kommenden nosologischen Einheiten oder Gruppen beim Namen zu nennen (s. u.). Hinsichtlich der Definition der einzelnen Krankheitsbilder verweisen wir auf die nachfolgenden Abschnitte und Unterabschnitte.

Bestehen klinische Anhaltspunkte für die Vermutung, es könnte eine »Autoimmunkrankheit« mit mehr oder weniger generalisierten Manifestationen vorliegen, wird zunächst oft ein sog. immunologisches »*Screening*« durchgeführt, das u. a. die Prüfung des Patientenserums auf Antikörper gegen Zellkerne, auf Komplementfaktoren C3 und C4, Kryoglobuline, andere Immunglobuline, Rheumafaktoren u. a. umfaßt. Bei Verdacht auf eine besondere, mit Autosensibilisierung einhergehende Affektion empfehlen sich von Fall zu Fall weitere Untersuchungen, z. T. auch Biopsien (s. u.).

Es sei hier nochmals hervorgehoben, daß der Nachweis von Antikörpern, die gegen körpereigene Substrate gerichtet sind, an sich noch nicht zur Annahme berechtigt, sie hätten krankmachende Folgen. Selbst wenn dies zutrifft, resultiert der Gewebeschaden oft nicht unmittelbar aus der Verbindung der Antikörper mit dem »Autoantigen«, sondern entspricht z. T. Immunkomplex-induzierten Läsionen (S. 1109). In anderen Fällen scheinen kreuzreagierende Antikörper im Spiel zu sein, die möglicherweise direkt zytotoxisch wirken (S. 1105). Über die Bedeutung zellgebundener Immunreaktionen im Rahmen menschlicher »Autoimmunreaktionen« weiß man noch wenig Bescheid (S. 1123). Die nachfolgend aufgeführten Krankheitsbilder werden häufig mit Autosensibilisierungs- und Autoaggressionsprozessen in Beziehung gebracht. Wir müssen uns aber der Tatsache bewußt bleiben, daß es sich hierbei in manchen Fällen nur um eine Hypothese handelt (Abb. 165).

126.3. Lupus erythematodes disseminatus (Systemischer Lupus erythematodes)

Definitionen: Der *Lupus erythematodes disseminatus (»systemic lupus erythematosus«, SLE)* ist eine mehr oder weniger generalisierte Krankheit unbe-

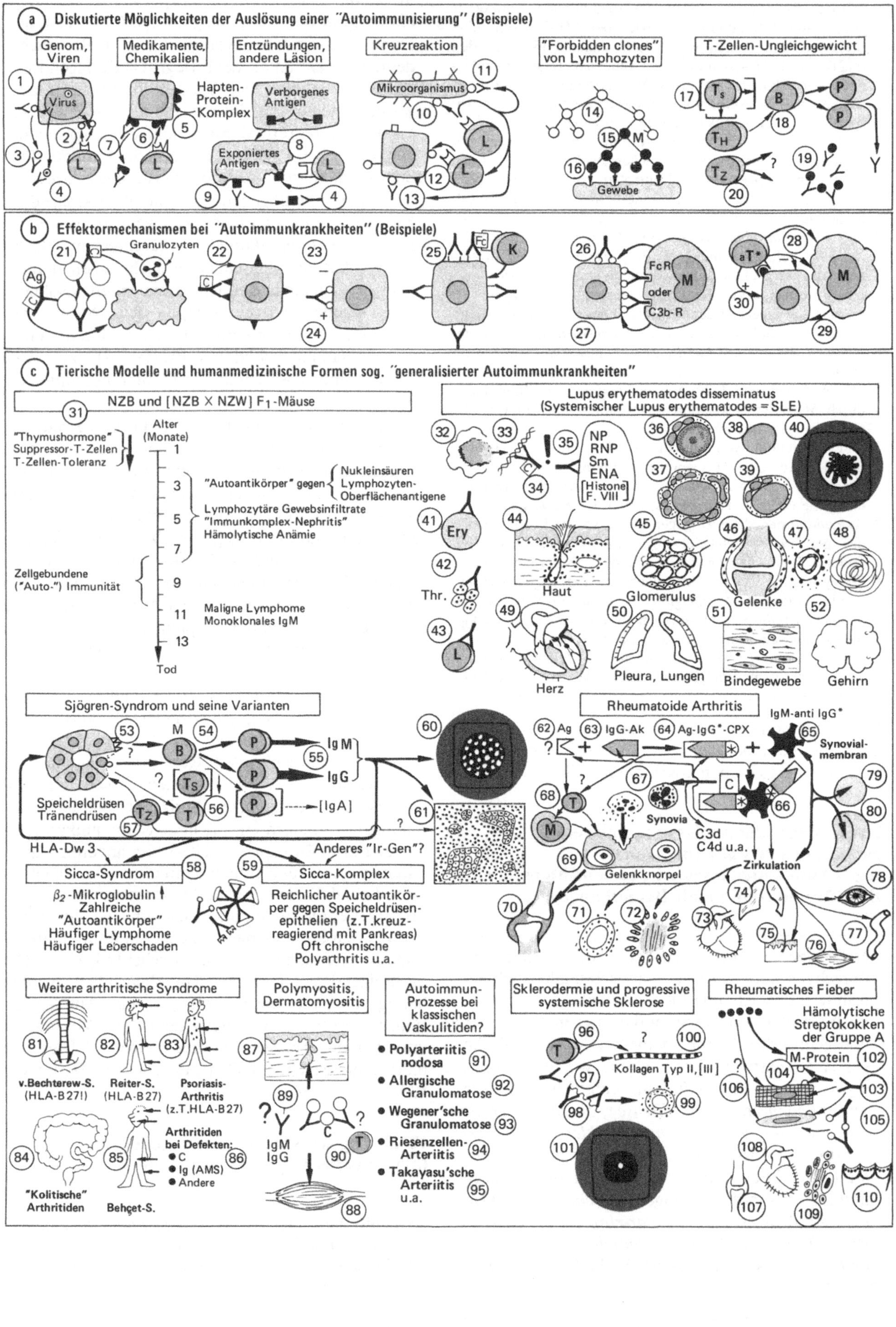
a Diskutierte Möglichkeiten der Auslösung einer "Autoimmunisierung" (Beispiele)
Genom, Viren
Medikamente, Chemikalien
Entzündungen, andere Läsion
Kreuzreaktion
"Forbidden clones" von Lymphozyten
T-Zellen-Ungleichgewicht
Virus
Hapten-Protein-Komplex
Verborgenes Antigen
Exponiertes Antigen
Mikroorganismus
Gewebe
b Effektormechanismen bei "Autoimmunkrankheiten" (Beispiele)
Granulozyten
FcR
oder
C3b-R
c Tierische Modelle und humanmedizinische Formen sog. "generalisierter Autoimmunkrankheiten"
NZB und [NZB X NZW] F1-Mäuse
"Thymushormone"
Suppressor-T-Zellen
T-Zellen-Toleranz
Alter (Monate)
"Autoantikörper" gegen
Nukleinsäuren
Lymphozyten-Oberflächenantigene
Lymphozytäre Gewebsinfiltrate
"Immunkomplex-Nephritis"
Hämolytische Anämie
Zellgebundene ("Auto-") Immunität
Maligne Lymphome
Monoklonales IgM
Tod
Lupus erythematodes disseminatus
(Systemischer Lupus erythematodes = SLE)
NP
RNP
Sm
ENA
Histone
F. VIII
Ery
Thr.
Haut
Glomerulus
Gelenke
Herz
Pleura, Lungen
Bindegewebe
Gehirn
Sjögren-Syndrom und seine Varianten
Speicheldrüsen
Tränendrüsen
IgM
IgG
[IgA]
HLA-Dw 3
Anderes "Ir-Gen"?
Sicca-Syndrom
β2-Mikroglobulin
Zahlreiche "Autoantikörper"
Häufiger Lymphome
Häufiger Leberschaden
Sicca-Komplex
Reichlicher Autoantikörper gegen Speicheldrüsenepithelien (z.T. kreuzreagierend mit Pankreas)
Oft chronische Polyarthritis u.a.
Rheumatoide Arthritis
Ag
IgG-Ak
Ag-IgG*-CPX
IgM-anti IgG*
Synovialmembran
Synovia
C3d
C4d u.a.
Gelenkknorpel
Zirkulation
Weitere arthritische Syndrome
v. Bechterew-S. (HLA-B27!)
Reiter-S. (HLA-B27)
Psoriasis-Arthritis (z.T. HLA-B27)
Arthritiden bei Defekten:
C
Ig (AMS)
Andere
"Kolitische" Arthritiden
Behçet-S.
Polymyositis, Dermatomyositis
Autoimmun-Prozesse bei klassischen Vaskulitiden?
Polyarteriitis nodosa
Allergische Granulomatose
Wegener'sche Granulomatose
Riesenzellen-Arteriitis
Takayasu'sche Arteriitis
u.a.
Sklerodermie und progressive systemische Sklerose
Kollagen Typ II, [III]
Rheumatisches Fieber
Hämolytische Streptokokken der Gruppe A
M-Protein

Abb. 165a–c. *Vorstellungen über das Zustandekommen einer »Autosensibilisierung« (»Autoimmunisierung«) und die Entstehungsweise mehr oder weniger generalisierter »Autoimmunkrankheiten«.* **a** *Diskutierte Möglichkeiten der Auslösung einer »Autoimmunisierung«.* Die *Ursache* der meisten »Autoimmunkrankheiten« ist *unbekannt.* In manchen Fällen liegt offenbar eine *Durchbrechung der Toleranz gegenüber körpereigenen Antigenen* vor. Diese Toleranz erwirbt das Individuum im Verlauf der frühen Ontogenese (intrauterin, z. T. noch postnatal); man unterscheidet im wesentlichen eine *»low zone«-Toleranz*, bei der in erster Linie T-Lymphozyten tolerant sind, und eine *»high zone«-Toleranz*, die meist sowohl T- als auch B-Zellen betrifft. Die für die Toleranzinduktion durch das »Tolerogen« verantwortlichen Mechanismen sind im einzelnen noch wenig geklärt. Wahrscheinlich spielen verschiedene Faktoren mit. Nicht zuletzt aufgrund von Beobachtungen an Tiermodellen (s. **c**, 31) hat man Gründe zur Vermutung, die *genetische Kontrolle* immunbiologischer Reizantworten und/oder die Besiedelung der Wirtzellen durch Viren (1) hätten bei diesen Prozessen eine große Bedeutung. Eine Durchbrechung der Toleranz könnte z. B. durch Änderungen der Zelloberfläche infolge *Auftretens viraler Produkte im Membranbereich* zustande kommen, mit nachfolgender spezifischer Stimulation von Lymphozyten (L) sowie Auslösung einer zellgebundenen (2) und/oder humoralen (3) Immunantwort. Im letztgenannten Fall könnten sich Antigen-Antikörper-Komplexe auch ablösen und in Zirkulation gelangen (4). Ähnliches gilt für Medikamente bzw. deren Metaboliten und andere Chemikalien, die u. a. als *Hapten-Proteinkomplexe* die Antigeneigenschaften der Zellhülle zu modifizieren vermögen (5–7). Verborgene bzw. anatomisch *»segregierte« Antigene* (»hidden determinants«) werden u. U. durch chronische entzündliche Prozesse (z. B. viraler Genese) oder andersartige Gewebeschädigung *»freigelegt«* (8), so daß der gegen diese Epitope (noch) nicht tolerante Immunapparat zur Reaktion gebracht wird (4, 9). Es besteht überdies die Möglichkeit, daß monomere Autoantigene, die als solche oft tolerogen sind, aggregieren bzw. polymerisieren und dann immunogen wirken. Verschiedene »Autoimmunkrankheiten« beruhen offenbar darauf, daß z. B. *Mikroorganismen* eine Immunantwort hervorrufen (10, 11), die mit einer *Kreuzreaktion* gegen körpereigene Antigene einhergeht (12, 13). Die Theorie der *»forbidden clones«* besagt im wesentlichen, daß durch Mutation (M) von Lymphozyten (14, 15) Zellpopulationen (●) entstehen könnten, die u. U. eine schädigende Immunreaktion gegen körpereigene Substrate vollziehen würden (16); Voraussetzung dafür ist allerdings, daß die mutierten Lymphozyten keine für den Immunapparat als »neu« erkennbare Oberflächen-Antigen-Eigenschaften aufweisen. Schließlich wird in neuerer Zeit viel davon gesprochen, ein *»T-Zellen-Ungleichgewicht«*, vor allem im Sinn einer *Verminderung der Suppressor-Aktivität von T-Lymphozyten* (T_S, 17), könnte zu einer verstärkten Wirkung von T-Helferzellen (T_H) bzw. einer abnormen Steigerung der humoralen Immunreaktion über B-Lymphozyten (B, 18) und die Bildung von Plasmazellen (P) sowie die Produktion von Antikörpern (19), möglicherweise auch der zellgebundenen Reizantwort mit Auftreten zytotoxischer T-Zellen (T_Z, 20) u. a., Anlaß geben. **b** *Effektormechanismen bei »Autoimmunkrankheiten«.* Diese umfassen in wechselnden Kombinationen die früher schon besprochenen Wirkungstypen, wobei besonders im Rahmen sog. generalisierter »Autoimmunkrankheiten« (s. unter **c**) *Immunkomplexe* eine große Rolle spielen (21; Ag = Antigen; C = Komplement). *Zytotoxisch bzw. histotoxisch wirkende Antikörper*, die über eine Komplementaktivierung Schaden anzurichten vermögen (22), haben möglicherweise z. B. im Rahmen von Kreuzreaktionen (s. 10–13 und 102–110) Bedeutung. Überzeugende Beweise dafür gibt es aber nur in geringer Zahl. *Blockierende »Autoantikörper«* (23, –) spielen z. B. bei der Myasthenia gravis, *stimulierende* (24, +) beim Morbus Basedow eine wesentliche Rolle. Viel diskutiert wird zur Zeit die *Antikörper-abhängige zellgebundene Zytolyse* (25), an der sich sog. *»Killer(K)-Zellen«* – durch Bindung über Fc-Rezeptoren an die konstante Region der Ig-Moleküle – zu beteiligen scheinen. Vermutlich kommt bei Autoimmunprozessen z. T. auch die *Antikörper-vermittelte Immunadhärenz* I (26) und/oder II (27) zum Zug (M = Makrophagen; FcR = Fc-Rezeptoren; C3b-R = Rezeptoren für C3b). Schließlich wird *zellgebundenen Immunreaktionen i. e. S.* mit Auftreten aktivierter T-Zellen (aT^*) sowie zytotoxischer Lymphozyten (30) und/oder aktivierter Makrophagen (29), bei verschiedenen – vor allem organspezifischen – Autoimmunkrankheiten vermutungsweise eine erhebliche Bedeutung zugemessen. Dieser Effektormechanismus, der theoretisch sowohl schädigend (–, 28) als u. U. auch stimulierend (+, 30, z. B. bei »milder« Reaktion) wirken könnte, läßt sich allerdings oft nicht zuverläßig beurteilen. **c** *Tierische Modelle und humanmedizinische Formen sog. »generalisierter Autoimmunkrankheiten«.* Klassisches Beispiel einer weitgehend genetisch bedingten und offenbar durch Virusinfektion ausgelösten Störung dieser Art ist die bei *(NZB × NZW)F_1- und z. T. auch NZB-Mäusen* auftretende »Autoimmunkrankheit« (31). Inbezug auf den *Menschen* ist an erster Stelle der *Lupus erythematodes disseminatus* zu erwähnen, bei dem typischerweise *gegen »native (doppelstrangige)« DNA gerichtete »Autoantikörper«* auftreten (33). Diese gelangen u. a. *in komplexierter Form* in Zirkulation und können Komplement binden (34). Man stellt bei diesem Leiden zudem oft Antikörper fest, die gegen Nukleoproteine (NP), Ribonukleoproteine (RNP), saures Nicht-Histon-Protein (Sm), »extractable nuclear antigens« (ENA), z. T. Histone, manchmal Gerinnungsfaktor VIII (F. VIII) u. a. gerichtet sind (35). Vieles spricht dafür, daß die antinukleären Antikörper an sich keine zytotoxische Wirkung entfalten. Offenbar werden die Kernantigene beim Zelluntergang aus anderen Gründen freigesetzt und wirken erst dann als »Autoimmunogene« (32). Eine gewiße diagnostische Bedeutung haben überdies – abgesehen von der Ablagerung von Ig und Komplement-Komponenten an der Grenze zwischen Epidermis und Papillarkörper (s. Abb. 162, S. 1114) – das auf Kernuntergang (z. T. mit Kernphagozytose, 36) beruhende *LE-Phänomen*, bei dem in Lyse begriffene rundliche Kerne von Granulozyten umgeben (37, sog. »Rosette«) oder phagozytiert (39) erscheinen, ferner freie sog. *Hämatoxylinkörper* (38) und der fluoreszenzmikroskopische Nachweis *antinukleärer Antikörper* mit Auftreten eines vorwiegend *»peripheren« Musters* (40). Zu den *klinischen Manifestationen* des SLE gehören, in wechselnder Kombination auftretend: hämolytische Anämie (41), Thrombozytopenien (Thr, 42), Leukopenien (L, 43), Hautveränderungen (44), Glomerulonephritiden (45), Arthritiden (46), Vaskulitiden (47, vgl. »Zwiebelschalenarterien«, z. B. in der Milz, 48), Perikarditiden, Endokarditiden (Libman-Sacks-Endokarditis, 49), Pleuritiden und andere Serositiden (50), Anlagerung von Immunkomplexen an Bindegewebe (51), vaskulär bedingte zentralnervöse Veränderungen (52) u. a. m. Auch bei den verschiedenen Varianten des *Sjögren-Syndroms*, das klinisch u. a. durch Xerophtalmie und Xerostomie auffällt, kennt man das auslösende Agens im Bereich der *Speichel- und Tränendrüsenepithelien* nicht (53). In pathogenetischer Hinsicht steht eine, möglicherweise durch verminderte T-Suppressorzellen-Aktivität begünstigte (56), starke B-Zellenstimulation mit Bildung zahlreicher Plasmazellen und reichlich »Autoantikörper« von der IgM- und IgG-Klasse im Vordergrund (55), während nur wenig IgA produziert wird. Über eine allfällige Beteiligung zellgebundener »Autoimmunreaktionen« (57) ist man sich nicht im klaren. Krankmachend wirken u. a. *zirkulierende Immunkomplexe*, sowohl beim *Sicca-Syndom* (58) als auch beim *Sicca-Komplex* (59); diese beiden Erscheinungsformen des Sjögren-Syndroms scheinen durch unterschiedliche genetische Faktoren bedingt oder begünstigt zu sein. Antinukleäre Antikörper erzeugen im *fluoreszenzmikroskopischen Bild* meist ein *»gesprenkeltes Muster«* (60). Histologisch zeigt sich z. B. in der Gl. parotis eine sog. *»gutartige lymphoepitheliale Läsion«* (61), mit Wucherungen der Gangepithelien, Atrophie des exokrinen Parenchyms und dichten

kannter Ätiologie, die vor allem durch Immunkomplex-induzierte Zell- und Gewebeschäden in verschiedenen Organen bzw. Körperteilen (u. a. verschiedene Formen von chronischer Glomerulonephritis, Hautveränderungen, Arthritiden, Vaskulitiden, Entzündung seröser Häute, hämolytische Anämie, Leukopenie, Thrombozytopenie und/oder zentralnervöse Störungen) gekennzeichnet ist. Das Leiden geht mit dem Auftreten von *Autoantikörpern u. a. gegen native DNA,* Zellkerne, nukleäres Ribonukleoprotein (RNP), z. T. auch *Sm-Antigen* (saures Nicht-Histon-Protein) und ENA (*e*xtractable *n*uclear *a*ntigen(s)), oft positivem Ausfall des LE-Zellen-Tests (s. u.), Ablagerung von Immunglobulinen an der Epidermis/Subepidermis-Grenze sowie verschiedenen weiteren Veränderungen (s. u.) einher. Häufig finden sich Antikörper, die sich gegen Erythrozyten richten (positiver Ausfall des Coombs-Test), z. T. auch solche mit Spezifität gegen Gerinnungsfaktoren (vor allem Faktor VIII) und Lymphozyten (Lymphozytotoxizität). Komplementkomponenten C3 und C4 sind im zirkulierenden Blut (Serum) oft in verminderter Konzentration vorhanden. Bei besonders auffälliger Manifestation des Leidens am einen oder andern Organsystem kann diese entsprechend benannt werden, z. B. als *»Lupus-Nephritis«, »Lupus-Glomerulonephritis«, »Lupus-Pneumonitis«* oder *»Lupus erythematodes visceralis«* u. a. m. Der *chronische Lupus erythematodes discoides* entspricht im wesentlichen einer charakteristischen, schmetterlingsförmig auf beiden Wangen ausge-

Abb. 165 a–c (Fortsetzung)

Lymphozyteninfiltraten (vor allem B-Zellen), z. T. mit Keimzentrenbildung. Das für die Entstehung der chronischen *rheumatoiden Arthritis* verantwortliche Antigen ist ebenfalls nicht bekannt (62). Man nimmt an, daß der gegen dieses Agens gerichtete Antikörper der IgG-Klasse (Ak, 63) irgendwie verändert ist (IgG*, 64), und daß es daher zu einer Bildung von IgM-»Autoantikörpern« (65, sog. *»Rheuma-Faktoren = Rheumatoid-Faktoren«)* kommt, die gegen IgG* bzw. die Ag-IgG*-Komplexe (CPX) gerichtet sind (66). Diese Vorgänge, die sich vor allem in der Membrana synovialis der Gelenke abspielen, führen u. a. zu einer Komplementaktivierung mit nachfolgender *Schädigung des Knorpels* (69), vor allem durch neutrophile Granulozyten (67) und deren Inhaltsstoffe. Ob eine zellgebundene Immunreaktion mitwirkt, ist nicht entschieden (68). Schließlich stellen sich schwere Gelenksdeformitäten ein, vor allem an proximalen Interphalangeal- und Metakarpophalangeal-Gelenken der Hände, z. T. verbunden mit *Subluxation* und bindegewebiger *Versteifung* (70). Andere Gelenke können ebenfalls betroffen sein, desgleichen *Bursen* und *Sehnenscheiden.* Wahrscheinlich durch zirkulierende Immunkomplexe bedingt, stellen sich häufig weitere Veränderungen ein, u. a. *Vaskulitiden* (71), ein *Rheumatismus nodosus*, oft in Gelenknähe (72), eine *Perikarditis*, z. T. verbunden mit herdförmiger *Myokarditis* (73), eine *Pneumonitis* und/oder *Pleuritis* (74), andere *Serositiden, Hautläsionen* (75), *Neuro- und Myopathien* (76), *Darmveränderungen* (77), eine *Uveitis* (78) u. a. m. *Lymphknoten* (79) und *Milz* (80) sind wegen der gesteigerten Immunreaktion meist *vergrößert.* Nicht selten finden sich Ablagerungen von *Amyloid.* Bei der *juvenilen rheumatoiden Arthritis* herrschen systemische Manifestationen vor, und es besteht oft eine Iridozyklitis (78), verbunden mit mono- oder oligoartikulärem Gelenkbefall (70) sowie Verminderung der zellgebundenen Immunreaktivität. Rheuma-Faktoren können hier fehlen, während nicht selten (andere?) Anti-IgG- und/oder IgA-Antikörper nachzuweisen sind. Die *Still'sche Krankheit* ist eine Sonderform der juvenilen rheumatoiden Arthritis, mit hohen Fieberzacken, Polyarthralgien (70), Myalgien (76), makulopapulösen Hautausschlägen (75), Lymphadenopathie (79), Splenomegalie (80), u. U. Perikarditis (73) und Pneumonitis (74), sowie Abdominalschmerzen (77). Unter dem *Felty-Syndrom* verstehen wir die Kombination von rheumatoider Arthritis (70), Splenomegalie (80) und Neutropenie. *Weitere arthritische Syndrome* mit fraglicher Beteiligung von »Autoantikörpern« umfassen die *Spondylitis ankylopoetica* (*v. Bechterew-v. Strümpell-Marie*, 81), das *Reiter-Syndrom* (*urethro-okulo-artikuläres Syndrom*, 82), die *Psoriasis-Arthritis* (83), *(entero -)»kolitische« Arthritiden* (84, z. B. Colitis ulcerosa, Enterocolitis regionalis, Morbus Whipple u. a.), das *Behçet-Syndrom* (*kutaneo-muko-uveales Syndrom*, 85) sowie *Arthritiden bei verschiedenen Defekten*, z. B. solchen einzelner Komplementkomponenten, von Immunglobulinen (Antikörpermangelsyndrome, AMS) und anderem (86). Die *Polymyositis* (88) und die *Dermatomyositis* (87 und 88) sind unklar definierte Störungen, die z. T. mit generalisierten Gefäß-Bindegewebsschäden einhergehen. Meistens scheinen IgM und IgG im Spiel zu sein, z. T. als solche (besondere antinukleäre »Autoantikörper«?), z. T. in Form von Komplexen (89). Die Bedeutung zellgebundener Immunreaktionen im Rahmen dieser Leiden steht noch offen (90). Die meisten *klassischen Vaskulitiden bzw. Arteriitiden* gehen auf Immunkomplex-induzierte Schäden zurück, wobei die Frage nach dem Vorhandensein von Autoantikörpern von Fall zu Fall beurteilt werden muß (91–95). Bei der *Sklerodermie* bzw. *progressiven systemischen Sklerose (PSS, »viszerale Sklerodermie«)* scheinen wenigstens in den Anfangsstadien und in einem Teil der Fälle Immunreaktionen mitzuwirken, z. B. in Form zellgebundener (96), vielleicht auch humoraler (97) Immunreaktionen »gegen Kollagen« (Typ II, weniger III, kaum aber I, 100). Wahrscheinlich kommt es in manchen Fällen zur Ausbildung einer Immunkomplex-Vaskulitis, wobei oft *»Autoantikörper« gegen Einzelstrang-RNA*, ferner Ribonukleoproteine und weiteres Kernmaterial nachgewiesen werden können. *Immunfluoreszenzmikroskopisch* zeigen die antinukleären Antikörper in klassischen Fällen ein deutlich *»nukleolä res Muster«* (101). Die Kombination von PSS, SLE und Polymyositis heißt *»mixed connective tissue disease (MCTD)«*. Das *rheumatische Fieber* geht in der Regel auf eine Infektion durch *hämolytische Streptokokken der Gruppe A* zurück. Diese bilden u. a. *M-Protein* (102), wobei es oft zu *Kreuzreaktionen* der gegen dieses Antigen gerichteten Antikörper (103) mit Sarkolemm-, z. T. auch Myofibrillen und anderen Antigenen der Herzmuskulatur, zudem glatten Muskelfasern u. a., kommt (104). Die schädigende Wirkung dieses Prozesses ist jedoch noch umstritten (vgl. dazu Infektionstheorie, Streptokokken-Toxin-Theorie, allergische Theorie mit Annahme Immunkomplex-induzierter Schäden, 105, 106). Zu den typischen Manifestationen gehören die *rheumatische Polyarthritis acuta* (107), die *Endo-(Myo-, Peri-, Pan-) carditis rheumatica* (108), mit u. a. einer *Endocarditis verrucosa recurrens*, der Hauptursache erworbener Klappenfehler (110), und dem Auftreten der nahezu pathognomonischen *Aschoff'schen Knötchen* (109), sowie weiteren Veränderungen

breiteten Veränderung der Gesichtshaut, die in einem kleinen Teil der Fälle (etwa 5%) in einen SLE überleitet. Bei SLE mit Endokarditis spricht man von »*Libman-Sacks-Syndrom*«.

Der Lupus erythematodes disseminatus gehört zu den ziemlich seltenen, aber differentialdiagnostisch oft in Betracht gezogenen Krankheiten. Die Inzidenz wird auf 2–5 Fälle/100000 Einwohner/Jahr geschätzt. Das weibliche Geschlecht ist gegenüber dem männlichen in einem Verhältnis von 9:1 bevorzugt. Das Leiden kann an sich in allen Altersstufen in Erscheinung treten, wird aber am häufigsten bei Patienten in der 2.–5. Lebensdekade gesehen.

Ursachen und **Pathogenese:** Wie erwähnt, *kennt man die Ätiologie des klassischen SLE nicht.* Medikamentös induzierte Immunkomplexkrankheiten (S. 1118) können dem SLE gleichen, zeigen aber selten einen schweren Befall von Nieren und Zentralnervensystem. Verschiedene Beobachtungen, wie das gehäufte Vorkommen subklinischer Veränderungen entsprechender Art innerhalb einer Familie und die hohe Konkordanz des SLE bei monozygoten Zwillingen, lassen an eine *genetisch bedingte Prädisposition* denken. Umgekehrt deutet die vermehrte Häufigkeit insbesondere von SLE-Formen mit Auftreten lymphozytotoxischer Antikörper in Menschengruppen, die häufigen Kontakt haben, aber sich genetisch nicht verwandt sind, auf die *Möglichkeit einer horizontalen Transmission* der Affektion: Dies ist an sich *auf eine Virusbeteiligung verdächtig.* Die tubuloretikulären Strukturen, die man mit Hilfe des Elektronenmikroskops z. B. in Nierenbiopsiematerial von Patienten mit SLE nachweisen kann, entsprechen indessen – entgegen früheren Vermutungen – nicht Viren, sondern wahrscheinlich einem früher nicht identifizierten Reaktionsprodukt nach Zellschaden. Die relativ hohe Inzidenz von SLE oder SLE-artigen Syndromen bei Individuen mit angeborenen *Komplementdefekten* (C1r, C1s, C4, C2 und C5) hat bisher noch keine befriedigende Erklärung gefunden.

Wie schon hervorgehoben wurde, ist der SLE das klassische Beispiel einer *chronischen Immunkomplex-Krankheit* (S. 1109). Da gegen native DNA und andere Kernbestandteile (Nukleoproteine, Histone, nukleäre RNA bzw. Ribonukleoproteine (RNP) sowie weitere Kernkomponenten) gerichtete Autoantikörper die Membran intakter Zellen nicht penetrieren, sind diese an sich, d. h. in unkomplexierter Form, harmlos: Sehr wahrscheinlich entstehen die schädlich wirkenden Immunkomplexe erst nach erfolgtem Zelluntergang. Ob die Rate des letzteren beim SLE im gesamten Körper immer erhöht ist, steht unseres Wissens nicht fest, obschon diese Annahme für viele Fälle zutreffen dürfte. Über die Genese eines allenfalls primär erhöhten Zelluntergangs ist kaum etwas bekannt.

Morphologisch bietet der SLE ein sehr variables Bild, das überdies von Stadium und Schweregrad der Affektion abhängt. Mit Hilfe *immunhistochemischer Methoden* gelingt es in den meisten Fällen, im Bereich der Läsionen – abgesehen von *Ig* (wahrscheinlich meist mit *DNA* u. a. komplexiert) sowie *C3 – Fibrinogen/Fibrin* nachzuweisen. Solche Depots finden sich z. B. in der *Wand von Blutgefäßen, entlang kollagener Fasern,* an der *Grenze zwischen Epidermis und subepidermalem Bindegewebe* (zunächst feingranulär, dann als durchgehende Schicht), an der *Oberfläche seröser Häute* u. a. m. In diesem Zusammenhang verweisen wir auf die bei SLE häufige *chronische Glomerulonephritis,* die in fokaler, fokal-segmentaler, diffuser und membranöser Form, manchmal auch unter Bildung von Halbmonden, in Erscheinung treten kann (S. 774). Als annähernd pathognomonisch gelten sog. *Hämatoxylinkörper,* d. h. ziemlich homogene, mit Hämatoxylin färbbare, rundlich oder unregelmäßig geformte Massen, die man meist im Bereich entzündlicher Herde (z. B. in der Milz) antrifft, u. U. auch innerhalb von Glomeruluskapillaren, und die degeneriertem Kernmaterial entsprechen, das mit antinukleären Antikörpern reagiert hat. Im Bereich SLE-bedingter Läsionen der *Haut* erkennen wir in der Regel eine epidermale Atrophie, oft verbunden mit einer, u. a. auch follikulären Hyperkeratose. In Frühfällen ist das Corium meist ödematös verquollen und enthält lockere Infiltrate, vorwiegend von Lymphozyten und Histiozyten, z. T. aber auch von Granulozyten. Die Blutgefäße sind in der Regel dilatiert und zeigen z. T. eine leicht fibrinoide Wandverquellung. Die Grenze zwischen Epidermis und darunter liegendem Gewebe erscheint vielerorts unscharf, und man stellt da und dort einen Zelluntergang in der Basalschicht des Epithels fest. Dies betrifft u. a. auch Melanozyten, worauf dann subepidermal Melanophoren auftreten. Die Ablagerung von Immunkomplexen *zwischen epidermalen und subepidermalen Strukturen* äußert sich in zunehmendem Maß in Form eines unregelmäßigen, z. T. granulären *eosinophilen »Bandes«,* das mit der Zeit an Dicke zunimmt und deutliche PAS-Positivität zeigt. In älteren Hautläsionen liegen vor allem subepidermal, perivaskulär und perifollikulär dichtere Rundzelleninfiltrate. *Vaskulitische Veränderungen* finden sich in vielen Körpergebieten, u. a. auch im Bereich der Synovialmembran von Gelenken, in den Lungen und im Zentralnervensystem, wo z. B. der Befall kleiner Arterien die Entwicklung von Mikroinfarkten nach sich ziehen kann. Erhebliche Depots von Immunkomplexen finden sich u. a. auch an der Basalmembran des Plexus chorioideus. Die Milz zeigt oft eine Verquellung, dann erhöhte Zellularität und schließlich zwiebelschalenförmige Verdickung der Wand kleiner Arterien (insbesondere der Zentralarterien). Am *Herzen* stellt man in einem Teil der Fälle wärzchenförmige Auflagerungen auf Klappen und Sehnenfäden fest (Libman-Sacks-Endokarditis). Hie und da bestehen *Augensymptome* infolge vaskulitischer Prozesse in der Chorioidea.

Im Bereich der vaskulitischen Veränderungen begegnet man – neben Histiozyten und Lymphozyten sowie einer wechselnden Zahl von Plasmazellen – nicht selten auch neutrophilen Granulozyten.

Folgen und **Komplikationen:** Patienten mit klassischem SLE klagen in der Regel über *Unwohlsein, Schwächegefühl, Anorexie* sowie *Gewichtsverlust* und weisen häufig *Fieber* auf. Oft suchen sie den Arzt wegen arthralgischen bzw. *arthritischen Beschwerden* auf. In ungefähr 40% der Fälle zeigen sich diskoide *Hautveränderungen* im Gesicht, die sich beidseits der Nase auf die Wangen erstrecken, sowie kutane Manifestationen an andern Körperstellen, z. T. in Form kleiner Infarkte. Nicht selten fällt ein gesteigerter Haarausfall auf, bei allgemeiner Haarfragilität. Wie erwähnt, entsprechen die Hautveränderungen nur in einem kleineren Teil der Fälle einem typischen chronischen Lupus erythematodes discoides, der mit erheblicher Rötung und Verdickung der Gesichtshaut einhergeht. Etwa ein Fünftel der Patienten weist ein Raynaud'sches Phänomen auf (S. 505). Eine *Nierenschädigung* läßt sich in ungefähr der Hälfte der Fälle nachweisen: Sie reicht von einer minimalen Proteinurie bis zu den Zeichen einer schweren chronischen Glomerulonephritis (S. 772), wobei Harnwegsinfekte komplizierend hinzutreten können. *Kardiale Symptome und Zeichen* machen sich ebenfalls bei etwa 50% der Patienten bemerkbar, z. T. in Form einer Perikarditis. *Pleuritische Veränderungen* werden in ungefähr gleicher Inzidenz nachgewiesen, während die vor allem auf einem vaskulitischen Prozeß beruhende *»Lupus-Pneumonitis«* selten schwere Grade erreicht. *Zentralnervöse Störungen,* die von psychischer Verstimmung bis zu erheblichen organischen Syndromen alle Zwischenformen umfassen können, sind keine Seltenheit. *Lymphknotenvergrößerungen* werden recht oft, eine deutliche Splenomegalie jedoch nur in einem kleinen Teil der Fälle notiert. Mehrheitlich besteht eine *mäßige normochrome Anämie* infolge Hyporegeneration der erythropoietischen Zellinie; hie und da liegt eine schwere autoimmun-hämolytische Anämie vor. *Leukopenische Zustände* und eine wechselnde *Thrombozytopenie* gehören zu den häufigen Beobachtungen, während sich *Antikörper gegen Gerinnungsfaktoren* (VIII, IX und/oder X) nur selten nachweisen lassen. Die *Blutsenkungsgeschwindigkeit* ist vor allem während aktiver Phasen der Krankheit deutlich erhöht.

Die *Diagnose* eines SLE stützt sich auf das oben kurz geschilderte klinische Bild und den Nachweis von *Antikörpern, die gegen Kernbestandteile gerichtet* sind, v. a. gegen *native (doppelstrangige) DNA;* hohe Titer mißt man besonders während Exazerbationen des Leidens.

Beim *immunhistochemischen Nachweis dieser Autoantikörper* (z. B. auf Kryostatschnitten von menschlichem oder allenfalls tierischem Lebergewebe) lassen sich verschiedene Muster von Positivität erkennen. Eine *»homogene Fluoreszenz«* über den Kernen weist

Tabelle 77. Spezifität antinukleärer Antikörper (»anti-nuclear antibodies«, ANA)

Antigen	Antigen-Determinanten (Epitope)	Vorkommen der Antikörper (Beispiele)
DNA: nativ (Doppelstrang, »double-strand«, dsDNA)	Doppelstrang der DNA (Desoxyribose-Phosphat-Determinanten)	Lupus erythematodes disseminatus (SLE); selten isoliert vorkommend, meist kombiniert mit Anti-ssDNA
»denaturiert« (Einzelstrang, »single-strand«, ssDNA)	Purin-Pyrimidin-, u. U. Desoxyribose-Determinanten	SLE (hohe Antikörper-Titer!); oft kombiniert mit Anti-dsDNA Rheumatoide Arthritis (RA) und andere Krankheiten des rheumatischen Formenkreises Verschiedene entzündliche (z. B. Hepatitis) und neoplastische (z. B. Leukämien) Krankheiten
Desoxyribonukleoprotein (DNP)	DNA-Histon-Komplex	SLE, auch medikamentös induzierte Form (»drug-induced SLE«)
RNA: Doppelstrang (dsRNA)	Doppelstrang der RNA (Ribose-Phosphat-Determinanten)	Sklerodermie, progressive systemische Sklerose (selten)
Einzelstrang (ssRNA)	Purin-Pyrimidin, u. U. Ribose-Determinanten	Sklerodermie, progressive systemische Sklerose (häufig), SLE
nukleolär	4-6S RNA	Sklerodermie, progressive systemische Sklerose
Ribonukleoprotein (RNP)[a]	RNA-Protein-Komplex	»Mixed connective tissue disease« (MCTD) (hohe Titer) SLE, Krankheiten des rheumatischen Formenkreises (niedrige Titer)
Histone	?	SLE (selten; niedrige Titer)
»Sm-Antigen«[a]	Glykoprotein	SLE (sehr spezifisch)
»Scl-1-Antigen«[a]	? (löslich, extrahierbar)	Sklerodermie, progressive systemische Sklerose
»SS-A-Antigen«	?	Sjögren- (»Sicca«-) Syndrom
»SS-B-Antigen«[a]	? (extrahierbar)	Sjögren- (»Sicca«-) Syndrom
»Ha-Antigen«[a]	? (Tyrosin- und Histidinfreies Protein)	Sjögren- (»Sicca«-) Syndrom, SLE
»RAP-Antigen«[a]	?	RA, Sjögren- (»Sicca«-) Syndrom mit Arthritis

[a] Diese Antigene sind auch Bestandteil des Komplexes sog. *»extrahierbarer nukleärer Antigene« (»extractable nuclear antigens«, ENA);* der ENA-Komplex enthält weitere, noch schlecht definierte Antigene.

auf die Anwesenheit von Anti-Deoxyribonukleoprotein-Antikörper in aggregierter bzw. unlöslicher Form hin. Eine »*periphere Fluoreszenz*« – entsprechend der DNA-Verteilung in bläschenförmigen Kernen – findet sich in der Regel bei Vorhandensein von Antikörpern gegen native DNA. Eine »*gesprenkelte Fluoreszenz*« beobachtet man am ehesten bei Vorhandensein von Antikörpern, die gegen verschiedene Kernbestandteile gerichtet sind. Die »*nukleoläre Fluoreszenz*«, wie man sie beispielsweise bei der Sklerodermie antrifft, läßt am ehesten auf Antikörper schließen, die sich mit nukleolärer RNA bzw. RNA-Proteinkomplexen verbinden. Nach dieser orientierenden Untersuchung geht es darum, z. B. mit Hilfe der radioimmunologischen Technik nach Farr, der Gegenstrom-Immunoelektrophorese oder Elektrosynerese, u. U. auch mit Hilfe einer indirekten Immunfluoreszenz unter Verwendung von Ausstrichen nativer DNA, die für SLE mehr oder weniger typischen Antikörper gegen doppelstrangige DNA und gegen Sm-Antigen nachzuweisen.

Andere Methoden, wie der Nachweis des »Lupus-Faktors« (Haserick-Faktor, LE-Faktor) mit Hilfe von Leukozyten-Nativpräparaten (Positivität sog. LE-Zellen = Hargraves-Zellen) oder die Prüfung auf Antikörper gegen »lösliche nukleäre Antigene« (z. B. löslicher Extrakt aus Thymuszellkernen neugeborener Kälber (ETC), die durch RNAse bzw. Trypsin abgebaut wurden), mit Hilfe der passiven Hämagglutination, der Ouchterlony-Methode oder der Komplementfixation, haben in bezug auf die Diagnosestellung einen geringeren Aussagewert. Außerdem finden sich Antikörper gegen viele weitere »Autoantigene« (Tabelle 77).

Bei schwerem Nierenschaden können Anti-DNA-Antikörper im Serum fehlen. In 60–80% der Fälle ergibt der *LE-Zellen-Test* ein positives Resultat, und bei ¾ der Patienten findet sich eine *Hypokomplementämie.* Ein kleinerer Teil der Kranken weist überdies Rheuma-Faktoren auf und/oder zeigt ein »falsch-positives« Resultat der Wassermann-Reaktion auf Lues.

Trotz palliativer *Therapie* (Kortikosteroide, u. U. Immunosuppressiva, Salizylate, Hydroxychloroquin, antibiotischem Schutz gegen komplizierende Infektionen u. a.) gestaltet sich der *Verlauf* des typischen SLE in der Regel progredient. Die 5-Jahres-Überlebensrate (gezählt vom Zeitpunkt der Diagnosestellung an) liegt bei ungefähr 75%. Zu den wichtigsten *Todesursachen* gehören Nierenversagen mit Urämie, Herzversagen, Blutungen, zentralnervöse Schäden und interkurrente Infekte.

Differentialdiagnostisch sind zahlreiche *Leiden mit Auftreten antinukleärer Antikörper* [u. a. medikamentös bedingte, SLE-artige Störungen, Sklerodermie bzw. progressive systemische Sklerose (S. 1156), diskoider LE, Dermatomyositis, Colitis ulcerosa, Myasthenia gravis, chronische »aggressive« Hepatitis, chronische rheumatoide Arthritis, Neoplasien u. a.], ferner solche mit *Antikörpern gegen das Ribonuklease-empfindliche ENA* (s. o.), wie die »mixed connective tissue disease«, die Sklerodermie und die chronische rheumatoide Arthritis, auszuschließen. Hochtitrige *Antikörper gegen doppelstrangige DNA* sind indessen in hohem Maß auf SLE verdächtig (Tabelle 77).

126.4. Sjögren-Syndrom

Definition: Das *Sjögren-Syndrom i. e. S. (Sicca-Syndrom, SS)* zeichnet sich in seiner klassischen Form durch eine Kombination von »trockenen Augen« *(Xerophthalmie, Keratoconjunctivitis sicca),* »trockenem Mund« *(Xerostomie)* und z. T. *chronischer Arthritis* aus. In einem Teil der Fälle findet sich auch eine Herabsetzung der Sekretion im Respirationstrakt, im Bereich der Genitalorgane und an der Haut. Autoantikörper mit Spezifität gegen Speicheldrüsenantigene (u. a. Zytoplasma der Ausführungsgangsepithelien) finden sich öfters, sind aber nicht pathognomonisch, da sie u. a. auch beim Lupus erythematodes disseminatus in Erscheinung treten können. Eine Variante des Sjögren-Syndroms (sog. *Sicca-Komplex*) zeichnet sich durch eine hohe Inzidenz von Polyarthritis aus, führt aber seltener als das Sicca-Syndrom zu Leberschäden und Auftreten maligner Lymphome.

Dieses Leiden tritt mehrheitlich im mittleren bis höheren Erwachsenenalter auf und zeigt eine deutliche Prädilektion für das weibliche Geschlecht (etwa 10mal häufiger als bei Männern). Die Häufigkeit der Krankheit liegt ungefähr im gleichen Bereich wie die des SLE.

Ursachen und **Pathogenese:** Die Ätiologie der Störung ist *nicht bekannt.* Neuere Befunde sprechen für eine Assoziation des Sicca-Syndroms (nicht aber des Sicca-Komplexes) mit gewissen Transplantationsantigenen des HLA-Systems *(HLA-Dw3).* HLA-D scheint für die Expression von Oberflächenantigenen von Lymphozyten wesentlich zu sein. Soweit bekannt, sind bei dieser Autoimmunkrankheit sowohl die zellgebundene als auch die humorale Immunreaktivität abnorm, insbesondere im Sinn einer herabgesetzten Regulatorfunktion von T-Zellen und einer exzessiven Antikörperbildung durch B-Zellen bzw. Plasmazellen, die gegen verschiedene Autoantigene gerichtet sein kann (z. B. gegen Kernbestandteile, gegen Schilddrüsenantigene u. a.). Die *verminderte Sekretionstätigkeit,* die sich vor allem an Speichel- und Tränendrüsen bemerkbar macht, beruht auf einer progressiven Atrophie des exokrinen Parenchyms infolge dichter lymphoplasmazellulärer Infiltrate als eines Ausdrucks von – wahrscheinlich zytotoxischen – Immunreaktionen. Obwohl zellgebundene Autoaggressionsvorgänge im Spiel sein können, scheint es sich hier doch in erster

Linie um eine Auswirkung der B-Zellenproliferation und -differenzierung zu handeln. Fast bei allen Patienten mit Sjögren-Syndrom finden sich sog. *Rheumatoidfaktoren (Rheuma-Faktoren);* offenbar bestehen Überschneidungen zwischen diesem Leiden und der chronischen rheumatoiden Arthritis. Bei beiden Krankheiten besteht eine *herabgesetzte proliferative Antwort der Lymphozyten auf Mitogene.* Wie bei der rheumatoiden Arthritis beobachtet man auch beim Sjögren-Syndrom nicht selten eine *Kryoglobulinämie* bzw. *Kryokristallglobulinämie.*

Morphologisch erkennt man frühzeitig in den Speicheldrüsen eine periduktale *lymphozytäre Infiltration,* die mit einer graduellen *Involution der Endstücke* einhergeht. Die vorwiegend aus B-Lymphozyten und Plasmazellen bestehenden Infiltrate nehmen an Ausdehnung und Dichte zu, und meistens bilden sich auch *Keimzentren.* Örtliche Proliferationen der Wandzellen von Ausführungsgängen führen zum Bild »myoepithelialer Inseln« (sog. »*gutartige myoepitheliale Läsion*«). Später kann das atrophische Drüsengewebe durch Fettgewebe ersetzt werden (lipomatöse Atrophie).
In einem Teil der Fälle zeigen sich voluminöse, dichte, lymphozytäre Infiltrate auch außerhalb der Drüsen, z. B. in Lymphknoten. Hie und da besteht zudem eine Splenomegalie. Man spricht hier u. a. von »*Pseudolymphomen*«, wobei die Gutartigkeit derartiger lymphoproliferativer Störungen nicht immer außer Zweifel steht. Zuverlässige Angaben über eine allfällige Monoklonalität der B-Zellen in solchen Fällen sind noch nicht erhältlich.
Die stark *verminderte Sekretionsleistung* hat an den Augen die Entwicklung einer *chronischen Keratokonjunktivitis* mit der Gefahr erosiver Hornhautschäden zur Folge. Die *Xerostomie* geht mit einer erhöhten Kariesanfälligkeit, Cheilosis, Schleimhautatrophie der Zunge u. a. einher.
Die *arthritischen Veränderungen* entsprechen weitgehend denen bei chronischer rheumatoider Arthritis. Zusätzlich finden sich oft zahlreiche weitere Veränderungen, die mit Autoimmunprozessen in Beziehung gebracht werden können, z. B. *Vaskulitiden,* ein *hyporegeneratorisches Knochenmark,* u. U. Neigung zu *Purpura,* eine *Magenschleimhautatrophie* u. a. m.

Folgen: Die Auswirkungen der weitgehend fehlenden Tränen- und Speichelsekretion sind oft sehr störend. Sie bewirken u. a. anhaltend brennende Augenschmerzen und Schluckstörungen. Gefürchtet ist der Einbezug der Kornea in den entzündlichen Prozeß. Im Nasenbereich besteht eine Neigung zu Epistaxis. Bronchitiden und rekurrierende Pneumonien sind keine Seltenheit. An übrigen Befunden sind anzuführen: Hypergammaglobulinämie, erhöhte Konzentration von β_2-Mikroglobulin im Serum, doppelseitige Vergrößerung vor allem der Gl. parotis, Lymphknotenvergrößerungen, insbesondere im Halsgebiet, Leukopenie, u. U. Purpura, Neuropathien, Vaskulitiden (z. T. mit Raynaud-Phänomen, vor allem bei Patienten mit »Pseudolymphomen« auch außerhalb der Drüsen), in einem Teil der Fälle Achlorhydrie des Magens, ferner u. U. eine renale tubuläre Azidose u. a. m.
Hie und da entwickelt sich auf der Grundlage der lymphoproliferativen Störung ein malignes Lymphom vom Nicht-Hodgkin-Typ (z. B. sog. gemischte maligne Lymphome, früher als Retikulosarkome bezeichnet).
In seltenen Fällen tritt das Sjögren-Syndrom *in Kombination mit anderen Leiden,* wie SLE, Polymyositis, Sklerodermie, Polyarteriitis nodosa, chronischer aktiver Hepatitis, primärer biliärer Zirrhose, kryptogener Leberzirrhose u. a., auf.
Die *Diagnose* des Sjögren-Syndroms stützt sich, abgesehen von dem in vielen Fällen bilateralen Befall der Parotisdrüsen, z. T. auch der Tränendrüsen, auf den Nachweis einer verminderten Sekretionstätigkeit derselben (sog. Schirmer-Test für die Tränensekretion, Messung des Speichelflusses für die Parotiden), das Vorhandensein von Autoantikörpern (vor allem gegen Speicheldrüsenantigene) sowie – in erster Linie – auf den typischen histologischen Befund, den man durch Biopsie erhält. Eine erhöhte Bindungskapazität für *Ha-Antigen,* vermutlich ein saures nukleäres Protein, wurde bei Seren von Patienten mit SS allein und mit SLE + SS festgestellt. Bei SS in Kombination mit rheumatoider Arthritis (s. u.) scheinen demgegenüber Anti-Ha-Antikörper selten aufzutreten.

126.5. Rheumatoide Arthritis [RA, primär-chronische Polyarthritis (PcP), kurz: chronische Polyarthritis]

Definitionen: Die *rheumatoide Arthritis i. e. S. (RA, primär-chronische Polyarthritis (PcP), chronische Polyarthritis)* ist eine chronische systemische Erkrankung *unbekannter Ätiologie,* die sich in erster Linie durch chronische bzw. in Schüben verlaufende Arthritiden an peripheren Gelenken, meist in symmetrischer Verteilung, charakterisiert, in der Mehrzahl der Fälle mit dem Auftreten sog. *Rheuma-Faktoren (Rheumatoid-Faktoren,* d. h. Anti-IgG-Autoantikörper, s. u.) verbunden ist und in wechselndem Maß mit hämatologischen, pulmonalen, neurologischen und/oder kardiovaskulären Störungen einhergehen kann. Die Kombination von rheumatoider Arthritis, Splenomegalie und Neutropenie, z. T. auch Anämie und Thrombozytopenie, läuft unter der Bezeichnung eines *Felty-Syndroms.* Die bei Kindern und Jugendlichen auftretende sog. *juvenile rheumatoide Arthritis* (juvenile PcP) unterscheidet sich von der klassischen PcP der Erwachsenen u. a. durch ein Vorherrschen systemischer Manifestationen, eine deutlich verminderte zellgebundene Immunreaktivität, mono- oder oligoartikulären Gelenkbefall, häufig Iridozyklitis und das Fehlen von Rheuma-Faktoren in vielen Fällen. Allerdings sind mit Hilfe besonderer Methoden oft Anti-Ig-Antikörper der Klassen IgG und IgA nachzuweisen. Die sog. *Still'sche Krankheit* gilt als eine Sonderform der juvenilen rheumatoiden Arthritis, die u. U. auch bei Erwachsenen beobachtet werden kann. Sie manifestiert sich hauptsächlich durch ungeklärtes hohes Fieber mit erheblichen, täglich wiederkehrenden Fieberzakken, oft verbunden mit Polyarthralgien, Myalgien, makulopapulösen Hautausschlägen, u. U. Perikarditis, Pneumonitis, Pharyngitis, ferner Lymphadenopathie und Splenomegalie. Bei diesem Leiden, das nicht selten mit Abdominalschmerzen einhergeht, finden sich in der Regel keine Rheuma-Faktoren und keine antinukleären Antikörper. *Rheumatismus nodosus* nennt man das Vorkommen von hirsekorn- bis taubeneigroßen, meist aber etwa erbsgroßen Knoten im Bereich von Gelenkkapseln, Sehnenscheiden, Periost, Bursen u. a., etwa am Ellbogen, mit relativ typischer Histologie (u. a. zentrale fibrinoide Nekrose des Bindegewebes). Mehrheitlich finden sich solche Knoten im Rahmen der klassischen rheumatoiden Arthritis (*»rheumatoide Knoten«*). Kleinere Knötchen mit z. T. unterschiedlichem Aufbau werden aber auch bei rheumatischem Fieber (s. u.) beobachtet. Der Rheumatismus nodosus tritt bei juveniler rheumatoider Arthritis wesentlich seltener auf als bei der klassischen Form von RA. Rheuma-Faktoren sind für rheumatoide Arthritis nicht pathognomonisch, sondern werden auch bei manchen anderen Krankheiten nachgewiesen (s. u.).

Die rheumatoide Arthritis zählt zu den *sehr häufigen Leiden:* Ihre Inzidenz variiert zwischen 0,5 und 4% beim weiblichen und zwischen 0,1 und 1,3% beim männlichen Geschlecht. In fast ¾ der Fälle sind Personen in der 3.–7. Lebensdekade betroffen, wobei die ersten Manifestationen oft ins Alter von 30–40 Jahren fallen. Der erwähnte Geschlechtsunterschied in der Morbidität gleicht sich erfahrungsgemäß mit dem Alter weitgehend aus. Bisher ließ sich kein genetischer Marker finden, der mit dem Auftreten dieser Affektion korrelieren würde. Wo sich lokale oder familiäre Häufungen abzeichnen, scheinen vor allem Umweltfaktoren im Spiel zu sein.

Ursachen und **Pathogenese:** Bei etwa 70% der Patienten mit rheumatoider Arthritis – im Vergleich zu 28% bei gesunden Kontrollpersonen – findet sich das B-Lymphozyten-Alloantigen DRw4, was darauf hinweist, daß *immungenetische Faktoren* im Zusammenhang mit einem *HLA-D-Typ, DW 4 (Dw4),* von Histokompatibilitätsgenen mit diesem Leiden assoziiert sind. Die im Serum und in der Gelenkflüssigkeit der meisten Patienten mit klassischer RA nachweisbaren *Rheuma-Faktoren* entsprechen *Anti-IgG-Antikörpern der Klassen IgM, ferner IgG und IgA.* Die Ursachen der chronischen antigenischen Stimulation, die hier vorzuliegen scheint, sind unbekannt. Da Rheuma-Faktoren z. T. bei verschiedenen chronischen Infektionen (subakute bakterielle Endokarditis, Tuberkulose, Lues, Lepra, chronische Hepatitis u. a.) in Erscheinung treten und im Tierversuch u. a. durch eine Hyperimmunisation durch Bakterien, wie E. coli, hervorgerufen werden können, denkt man u. a. an die *Möglichkeit einer infektiösen Ätiologie.* Im Sinn einer Hypothese wird z. B. vermutet, Komplexe zwischen – infektiösen – Antigenen und Antikörpern von der IgG-Klasse könnten immunogen wirken und die Produktion von Rheuma-Faktoren zur Folge haben. Da aber bei den erwähnten Infektionskrankheiten mit Auftreten von Rheuma-Faktoren arthritische Schäden meistens vermißt werden, nimmt man *zusätzliche Mechanismen* an, die die RA zum Ausdruck bringen. Vieles spricht dafür, daß es besonders *im Bereich von Synovialmembranen* – infolge Antikörperproduktion durch dort lokalisierte Plasmazellen – zur Bildung von *Immunkomplexen* kommt, die dann die bekannten schädigenden Wirkungen haben können (S. 1109). Dabei finden sich in der Synovialflüssigkeit (z. T. auch im Serum), abgesehen von Rheuma-Faktoren, oft *antinukleäre Antikörper* und *Degradationsprodukte von Komplement* (vor allem von C3 und C4). Der parallel laufende Anstieg von C3d, C4d und Properdin-Faktor Ba in der Synovialflüssigkeit spricht für eine *Komplementaktivierung* und gegen einen unspezifischen proteolytischen Abbau von Komplement, z. B. durch Granulozytenenzyme. Außerdem enthält die Synovia, vor allem während Schüben von aktiver Arthritis, zahlreiche *neutrophile Granulozyten,* die lysosomale und andere Enzyme freisetzen (z. B. *Kollagenase*). Gesamthaft betrachtet, entsprechen diese Veränderungen einer sich vor allem in Gelenkhöhlen, Sehnenscheiden und Bursen abspielenden, d. h. überwiegend lokalen, *Immunkomplex-induzierten Schädigung* (Typ III). Der Nachweis u. a. von MIF und die Anwesenheit von T-Lymphozyten und Makrophagen in der Synovialmembran lassen daran denken, daß auch *zellgebundene Immunreaktionen (Typ IV)* mitbeteiligt sein könnten, doch besteht darüber noch keine Klarheit. Die für die rheumatoide Arthritis charakteristischen *Knorpelschäden* werden möglicherweise in erster Linie durch die erwähnten *freigesetzten Enzyme* hervorgerufen; aber auch dieser Erklärungsversuch bedarf einer weiteren Prüfung.

Die *extraartikulären Manifestationen* der chronischen rheumatoiden Arthritis entsprechen sehr wahrscheinlich ebenfalls Immunkomplex-bedingten Schäden, insbesondere im Sinn von Vaskulitiden (S. 1119) Dabei ist hervorzuheben, daß die meisten z. Z. üblichen Teste zum *Nachweis von Rheuma-Faktoren* nur Anti-IgG-Antikörper von der IgM-Klasse erfassen, nicht jedoch solche von der IgG- oder IgA-Klasse. Dies gilt im besonderen für die geläufigen Latex-Agglutinationsteste, Bentonit-Flokkulationsteste oder Methoden, bei denen IgG-beladene Erythrozyten verwendet werden. Neuere Befunde sprechen dafür, daß es nicht nur intraartikulär, sondern – weitgehend unabhängig davon – auch systemisch zu einer Komplementaktivierung kommen kann, vor allem wahrscheinlich im Bereich kleiner Blutgefäße.

Morphologisch findet sich schon während der ersten arthritischen Schübe eine Anhäufung *neutrophiler Granulozyten* in der Synovialflüssigkeit. Diese Zellen sind ebenfalls in der Synovialmembran zu erkennen und enthalten oft hyalines Material, das sehr wahrscheinlich phagozytierten Komplexen entspricht. Häufig zeigen sich an diesen Elementen Zeichen von Zelluntergang. Da und dort läßt sich im Gelenkbereich *Fibrin* nachweisen. Die oberflächlichen *Knorpelschäden,* die u. U. z. T. mit der Enzymfreisetzung aus Granulozyten zusammenhängen, treten schon frühzeitig auf. Im rasterelektronenmikroskopischen Bild erweisen sie sich als *erosive Schäden.* Besonders in den Knorpelrandbezirken bildet sich z. T. zellreiches, »wucherndes« (»Dupuytren-ähnliches«) Bindegewebe, das sich über den Knorpel schiebt, diesen zu erodieren scheint *(Knorpel-Knochen-Defekte)* und über die Bildung eines *Pannus* schließlich zur bindegewebigen oder gar knöchernen *Ankylosierung* Anlaß geben kann. Dabei kommt es zu einer Lockerung der bindegewebigen Gelenkbänder. Dies kann, zusammen mit den erwähnten Knorpel-Knochenveränderungen, eine *Subluxation* der Gelenke nach sich ziehen. Am meisten betroffen sind an Händen, weniger an Füßen, die proximalen Interphalangeal-, Metakarpophalangeal- bzw. Metatarsophalangeal- und kleinen Hand- bzw. Fußgelenke, ferner Knie-, Ellbogen- und Knöchelgelenke. Man kennt aber viele Fälle mit zusätzlichen Lokalisationen, z. B. im Bereich der Wirbelsäule u. a. Die *Synovialmembran* erfährt mit der Zeit eine Verdickung, z. T. mit plumpzottigem Umbau und Infiltration durch B- und T-Lymphozyten, Histiozyten/Makrophagen und die erwähnten Granulozyten. Meistens finden sich da und dort Lymphfollikel, z. T. mit Keimzentren und ziemlich viele Plasmazellen. Immunhistochemische Untersuchungen haben gezeigt, daß bei rheumatoider Arthritis *IgM* nicht nur – wie dies normalerweise der Fall ist – innerhalb der Gefäße, sondern *auch im Interstitium* der Synovialmembran vorhanden ist. Häufig findet sich Fibrin, das von z. T. zellreichem Bindegewebe umschlossen wird. In Spätstadien macht sich eine progressive *Vernarbung* bemerkbar, die oft mit einer *Muskelatrophie* (z. T. Inaktivitätsatrophie) verbunden ist. Überdies besteht eine *juxtaartikuläre Osteoporose.*

Die Knoten bei *Rheumatismus nodosus,* der bei etwa 20% der Patienten mit RA vorliegt, gehen wahrscheinlich auf lokale vaskulitische Prozesse zurück. Sie zeichnen sich durch eine zentrale fibrinoide Nekrose des Bindegewebes aus, in deren Randbereich palisadenartig große Histiozyten liegen. Weiter in der Peripherie liegen meist locker verstreute Lymphozyteninfiltrate. Rheumatoide Knötchen sind mit Vorliebe in Gelenknähe lokalisiert, so am Ellbogen und dorsal an Fingern. Hie und da sind sie mit dem Periost verwachsen oder mit Sehnenscheiden oder gar Sehnen verbunden. Seltener finden sich rheumatoide Knötchen in anderer Lokalisation, wie in den Lungen, im Pleurabereich, an Herzklappen, im Myokardgebiet, u. U. sogar an Stimmbändern. Oft sind mit der rheumatoiden Arthritis *vaskulitische Veränderungen* in verschiedenen Organen bzw. Körperteilen verbunden. Sie umfassen zwischen leichten Formen mit lockeren perivaskulären Lymphozyteninfiltraten und nekrotisierenden Arteriitiden (entsprechend der *Polyarteriitis nodosa,* S. 1120) alle Zwischenformen. Die bei RA auftretenden *Arteriitiden* lassen sich in vier größere Gruppen unterteilen: 1) Makroskopisch erkennbare Formen, mit Befall von Gefäßen, die etwa 400 μm oder mehr im Durchmesser betragen. 2) Nur mikroskopisch feststellbare Typen (250 μm und weniger). 3) Granulomatöse Varianten, die auch in der Aorta und anderen großen Arterien vorkommen können. 4) Arteriitiden mit auffällig starker Infiltration durch eosinophile Granulozyten. Die *periphere Neuropathie* bei RA beruht zum guten Teil ebenfalls auf vaskulitischen Veränderungen. Die *quergestreifte Skelettmuskulatur* weist z. T. entfernt von den befallenen Gelenken eine gewisse *Atrophie* auf, z. T. mit herdförmiger Infiltration vor allem durch Lymphozyten. Die *Lymphknoten* zeigen vor allem im Einzugsgebiet der entzündlich veränderten Gelenke eine erhebliche Vergrößerung, oft mit Bildung mächtiger Keimzentren und deutlicher plasmazellulärer Infiltration vor allem der Markstränge.

Immunfluoreszenzmikroskopisch lassen sich bei einer Mehrzahl von Patienten mit rheumatoider Arthritis im *epidermal-dermalen Grenzbereich feingranuläre Ablagerungen von IgM (Rheumatoidfaktor)* nachweisen. Es ist daher wichtig festzuhalten, daß das Vorhandensein von Ig-haltigen Komplexen in dieser Grenzzone an sich nicht für SLE spezifisch ist; beim letzteren finden sich meistens IgG, was eine gewisse Abgrenzung gegen die rheumatoide Arthritis zu ermöglichen scheint.

Folgen: Die rheumatoide Arthritis zeigt in der Mehrzahl der Fälle einen *schleichenden Beginn.* Selten fängt sie mit einem auffälligen, akuten, schmerzhaften arthritischen Schub an. Bevor sich *Gelenkschwellungen und -schmerzen* einstellen, klagen die Patienten oft schon längere Zeit über unklare Beschwerden, wie Müdigkeit, Schwächegefühl und »Steifigkeit« der Glieder. Einmal befallene Gelenke pflegen immer wieder Symptome zu machen, im Gegensatz etwa zu migratorischen Arthritiden, wie beim rheumatischen Fieber. Der *Verlauf* ist sehr variabel: Von *leichter Behinderung* bis zur *schweren Verkrüppelung* kennt man alle Übergänge. Besonders nachteilig wirken sich *Flexionskontrakturen* aus, ganz abgesehen von den erwähnten *Subluxationen.* Diese können gefährlich werden, wenn sie das Atlantoaxialgelenk betreffen. Arthritische Veränderungen im Kiefergelenk führen zu der sog. *Temporomandibularkrankheit,* die eine Kaubehinderung bedeutet, solche im Krikoarytänoidgebiet zu *Heiserkeit.* Das sog. *Karpaltunnelsyndrom* beruht u. a. auf einer Kompression des N. medianus durch tendovaginitische Prozesse und entsprechende Vernarbungen. Mitunter entstehen Synovia-haltige Zysten (z. B. *Poplitealzysten*) infolge Herniation oder Ruptur der Synovialmembran.

Den meisten – wenn nicht allen – *extraartikulären Manifestationen* der rheumatoiden Arthritis liegt eine *Vaskulitis* zugrunde. Diese an *autonom-nervösen Störungen* (z. B. Akrozyanose bzw. Atrophie der Akren), der *peripheren Neuropathie,* der Entwicklung von *Thromben* in Nagelbett- und anderen Gefäßen, z. T. mit entsprechendem Gewebeuntergang (kleine Infarkte, u. U. Gangrän), der z. T. erkennbaren *Uveitis,* den *Lungenveränderungen* (interstitielle Fibrose und/oder rheumatoide Knötchen), der *rekurrierenden Entzündung seröser Häute* (Pleuritis, Perikarditis) u. a. maßgeblich beteiligten Gefäßveränderungen sind der Hauptgrund für die stark wechselnde Symptomatik dieses Leidens. Eine *Splenomegalie* – vor allem infolge gesteigerter humoraler Immunreaktionen – findet sich bei ungefähr 10% der Patienten. Hie und da kompliziert eine *Amyloidose* (S. 908) das Krankheitsbild. Die öfters nachweisbare *hypochrome Anämie* ist mehrheitlich hyporegeneratorischer Art; dabei macht sich u. a. eine gestörte Mobilisation der Eisenspeicher aus dem Makrophagensystem bemerkbar, wie dies auch bei anderen chronisch-entzündlichen Prozessen der Fall sein kann. Häufig findet sich eine leichte Leukozytose, seltener eine Neutropenie. Die relative Zahl der T-Lymphozyten ist – soweit bekannt – in der Regel erniedrigt. Die *Blutsenkungsgeschwindigkeit* liegt oft weit über der Norm, entsprechend der meist vorhandenen *Hypergammaglobulinämie.* Die *Diagnose* einer rheumatoiden Arthritis stützt sich in erster Linie auf das oben geschilderte klinische Bild, wobei den symmetrischen entzündlichen Veränderungen kleiner Gelenke, den rheumatoiden Knötchen, dem radiologischen Befund (Phalangen!) und dem Nachweis von *Rheuma-Faktoren* Beachtung zu schenken ist. Die Rheuma-Faktoren finden sich sowohl in der Synovialflüssigkeit wie im Serum. Die Konzentration von Komplement in der Gelenkflüssigkeit ist erniedrigt. Die Rheuma-Faktoren sind jedoch in keiner Weise pathognomonisch (Tabelle 78).

Die *Prognose* der chronischen rheumatoiden Arthritis ist wegen des oft unberechenbaren Verlaufs schwer zu stellen. Trotz physikalischer Therapie, Aufenthalt in warmem Klima (das den Verlauf in der Regel kaum

Tabelle 78. Serologie der chronischen Polyarthritis (Serum und Synovialflüssigkeit)

Antikörper gegen	Ig-Klasse des Antikörpers	Nachweismethode	Spezifität des Antikörper-Nachweises
IgG (»Rheumafaktor«)	IgM	Agglutination von Partikeln, die mit IgG beladen sind: – Erythrozyten (»Waaler-Rose«-Test, »SCAT« (= *s*heep *c*ell *a*gglutination *t*est), »HEAT« (= *h*uman *e*rythrocyte *a*gglutination *t*est), »DAT« (= *d*ifferential *a*gglutination *t*est) – Latex-Partikeln (»F II-Test« (= Beladung mit Cohn-Fraktion II))	Gering (hohe Titer auch beobachtet im Verlauf akuter (subakute bakterielle Endokarditis, Virushepatitis, Mononucleosis infectiosa) und chronischer Infektionskrankheiten (Lepra, Schistosomiasis, Trypanosomiasis), ferner bei monoklonalen Gammopathien sowie fibrosierenden Lungenkrankheiten (Pneumokoniosen, »fibrosierende Alveolitis«))
	IgG, IgA	Isolierung über Immunosorbens	Spezifischer als IgM-Antikörper (Nachweis positiv auch bei Fällen von juveniler rheumatoider Arthritis (inkl. Still'sche Krankheit), ankylosierender Spondylitis und psoriatischer Arthritis)
Kernbestandteile (v. a. ssDNA, RNP)	Meist IgM (manchmal IgG, selten IgA)	Immunfluoreszenz, Gegenstromelektrophorese, »RIA« (= *r*adio*i*mmuno*a*ssay)	Hoch bei Nachweis der IgM-Natur des Antikörpers, gering bei unbestimmter Ig-Klasse des Antikörpers (s. auch Tabelle 77, S. 1146)
Kollagen, Typen II und III (nativ, denaturiert (= Gelatine))	IgG	Antiglobulin-Konsumption	Unbekannt (wahrscheinlich erhöhte Titer bei allen sog. »Kollagenosen«; Glykosaminoglykane in Synovialflüssigkeit können spezifische Antikörperbindung »imitieren«!)

Dem *Nachweis von Immunkomplexen im Blut und in der Synovialflüssigkeit* (z. B. mit dem sog. C1q-Bindungs-Test) kommt insofern Bedeutung zu, als der positive Ausfall auf eine Generalisierung der Krankheit hinweist (Vaskulitis!) und das »Negativ-Werden« als Andeutung eines Therapieerfolgs gewertet wird.

ändert), antiphlogistischer Medikation (vor allem Azetylsalizylsäure, u. U. Goldsalze, Indomethazin, Kortikosteroide u. a.) kann es zu einer weitgehenden Invalidisierung kommen. In manchen Fällen drängen sich orthopädisch-chirurgische Eingriffe zur Korrektur von Gelenkdeformitäten oder zur Gelenkstabilisierung auf.

126.6. Polymyositis, Dermatomyositis und Kombinationen derselben mit Gefäß-Bindegewebsschäden

Definitionen: Diese nicht seltenen Affektionen sind z. Z. sowohl nosologisch wie in pathogenetischer Hinsicht nicht genau umschrieben. Von *Polymyositis (PM)* sprechen wir, wenn sich die – vermutlich durch Autoimmunprozesse vermittelten – Läsionen auf die quergestreifte Muskulatur beschränken, meistens im Sinn einer subakut auftretenden Schwäche der Rumpf- und proximalen Extremitätenmuskulatur. Bei der *Dermatomyositis (DM)* gesellen sich zu den Veränderungen der Polymyositis solche der Haut, insbesondere lilafarbene, makulopapulöse bis schuppende Ausschläge, vor allem an vorspringenden Teilen des Gesichts und der Extremitäten. Verschiedene, mit »Autoimmunvorgängen« und Gefäß-Bindegewebsläsionen verbundene Leiden anderer Art können die Skelettmuskulatur ebenfalls in Mitleidenschaft ziehen. Man spricht hier etwa von *Polymyalgia rheumatica* (s. rheumatisches Fieber, S. 1158), *Polymyositis oder Dermatomyositis bei rheumatoider Arthritis* (s. o), *Lupus erythematodes disseminatus* (s. o.), *Sklerodermie* (S. 1156), *Vaskulitiden* (S. 1119) *malignen Neoplasien* u. a. m.

Ursachen, Formen und **Pathogenese:** Die Ätiologie dieser Gruppe von Krankheiten ist *unbekannt.* Versuche, ein infektiöses Agens zu identifizieren, haben bisher zu keinem Erfolg geführt. Die Hypothese, die PM könnte durch eine *Infektion* ausgelöst werden, basiert z. T. auf der Erfahrung, daß der Manifestation des Leidens nicht selten eine infektiöse Affektion des Respirationstrakts oder ein Allgemeininfekt unklarer Ätiologie vorausgeht. Die tierexperimentelle Beobachtung, daß sich durch eine Injektion steriler Muskelextrakte in Freund'schem Adjuvans Veränderungen wie bei der PM erzeugen lassen, hat die *Vermutung* bestärkt, beim Menschen könnten *Autoimmunprozesse* in der Pathogenese dieser Leiden ebenfalls wichtig sein. Autoantikörper mit besonderer Spezifität gegen Muskelkomponenten konnten bei DM bzw. PM bisher nicht oder nur in besonderen Fällen festgestellt werden. Häufig finden sich hochtitrige Antikörper mit antinukleärer »Spezifität«. Die relative Bedeutung humoraler im Vergleich zu zellgebundenen Immunreaktionen ist bei diesen Krankheiten ebenfalls noch nicht ermittelt worden. Nach neueren Befunden soll es bei Inkubation von Patientenlymphozyten mit autologem Muskel zur Produktion von Lymphotoxin kommen. Der Nachweis von IgG-, IgM- und Komplementablagerungen in Gefäßwänden der betroffenen Gebiete spricht für die Mitbeteiligung humoraler Immunreaktionen, am ehesten im Sinn von Immunkomplex-induzierten Läsionen.

Polymyositiden und Dermatomyositiden kommen in verschiedenen *Varianten* vor: Die sog. *Gruppe I* umfaßt *akute und subakute Formen* von PM, die in verschiedenen Altersklassen auftreten können und manchmal mit Myoglobinurie einhergehen. Bei der *Gruppe II* steht die Muskelschwäche im Vordergrund, aber es finden sich zusätzlich Zeichen eines Befalls von Haut und/oder Bindegewebe anderer Lokalisation (*Dermatomyositis* mit mehr oder weniger ausgeprägten Hautveränderungen). In die *Gruppe III* werden *symptomatische Polymyositiden* eingeordnet, so im Rahmen einer rheumatoiden Arthritis, eines SLE, einer Sklerodermie und/oder eines rheumatischen Fiebers, z. T. auch bei Vaskulitiden. Die *Gruppe IV* umfaßt *Polymyositiden bei Karzinompatienten* (»karzinomatöse Myopathie«), deren Pathogenese ungeklärt ist (kreuzreagierende Immunreaktionen?).

Morphologisch bietet sich folgendes Bild: Die befallene *Muskulatur* zeigt bei PM schon makroskopisch deutliche Veränderungen, wie Schwellung, Transparenzminderung, einen gelblichen oder rötlich gefleckten Farbton, später eine Fibrosierung, Atrophie u. a. Mikroskopisch beobachtet man in *akuten,* z. T. auch in *subakuten Fällen* wechselnd dichte, herdförmige bis diffuse Infiltrate von Lymphozyten, Histiozyten sowie z. T. neutrophilen Granulozyten, später auch Plasmazellen. Die Muskelfasern können in allen Stadien der Degeneration bzw. des Untergangs angetroffen werden (S. 375). Nicht selten erreicht die vakuoläre Sarkolyse einen schweren Grad und geht z. T. mit einer Koagulationsnekrose des Muskelparenchyms einher. Zugrunde gegangene Muskelfaserteile werden oft von Makrophagen phagozytiert (Myophagen). Daneben findet man Zeichen von Muskelregeneration, wie basophile Zellen mit mehreren Kernen. Mit zunehmender Dauer des Leidens *(chronische Polymyositis)* macht sich immer mehr ein Schwund der Muskelzellen bemerkbar, oder sie erscheinen atrophisch, eingepackt vom vermehrten Bindegewebe im Endo- und Perimysium. Die entzündlichen Infiltrate bestehen in Spätstadien vorwiegend aus Lymphozyten, Histiozyten und Plasmazellen. Vaskulitische Veränderungen sind höchstens angedeutet, es sei denn, es handle sich um eine symptomatische Myositis bei Vaskulitis.

Die *Hautveränderungen bei DM,* die oft auf dem Nasenrücken auffallen, zeichnen sich u. a. durch ein wechselndes Erythem, herdweise Parakeratose, eine gewisse sog. Liquefaktionsdegeneration an der epidermal-subepidermalen Grenzzone, ein oberflächliches Ödem u. a. aus. Die Hautveränderungen treten nicht selten *vor* einer Manifestation myositischer Symptome auf. *Immunfluoreszenzmikroskopisch* ergibt sich in vielen dieser Fälle kein eindeutig positiver Befund. Am ehesten erkennt man globuläre Ablagerungen von IgG, IgM und z. T. IgA in den oberen Schichten der Dermis. Ihre Bedeutung ist indessen nicht klar.

Folgen: Die *Polymyositis,* die beim weiblichen Geschlecht ungefähr doppelt so häufig auftritt wie beim männlichen und fast in jeder Altersklasse beobachtet wird, beginnt meist schleichend, kann aber auch durch ein akutes Geschehen eingeleitet werden (s. o.). Im Vordergrund der Symptomatik steht eine *Schwäche der Rumpf- und rumpfnahen Muskulatur.* Schmerzen werden in der Regel nur bei akuten Schüben angegeben. Je nach der Lokalisation der Veränderungen treten Symptome, wie Einnicken des Kopfes, Dysphagie, Dysphonie u. a., in Erscheinung. Nicht selten zeigen sich *myokardiale Störungen.* Bei *Dermatomyositis* gesellen sich zu dieser Symptomatik die erwähnten Hautveränderungen, oft verbunden mit periorbitalem und/oder perioralem Ödem. Zudem notiert man bei DM häufiger als bei PM Zeichen einer Mitbeteiligung des Gefäß-Bindegewebsapparats, wie etwa das Raynaud-Phänomen.
Die *Prognose* der PM und DM ist seit der Einführung der Kortikosteroidtherapie (Prednison), unterstützt durch Verabreichung von Azetylsalizylsäure und Physikotherapie, wesentlich besser als früher. Immerhin bildet eine vollständige Wiederherstellung die Ausnahme. Rückfälle stellen sich manchmal noch nach Jahren ein. Unter den – an sich eher seltenen – tödlichen Komplikationen sind außer Infektionskrankheiten (z. B. Pneumonie) u. a. myokardiale Störungen zu nennen. *Differentialdiagnostisch* gilt es, zunächst die erwähnten symptomatischen Polymyositiden (bei RA, SLE, Sklerodermie, rheumatischem Fieber, Vaskulitiden (Polyarteriitis nodosa u. a., S. 1120) und maligner Neoplasie) auszuschließen. Die Abgrenzung gegen die sehr viel langsamer sich entwickelnden, verschiedenen Formen von progressiver Muskeldystrophie bereitet meist keine besonderen Schwierigkeiten. Eine Myopathie anderer Art (S. 368) und eine Trichinose (S. 2085) lassen sich oft durch bioptische Untersuchungen erkennen. Dasselbe gilt für die »sarkoide Polymyopathie« (M. Boeck). Die familiäre periodische Paralyse (S. 813) mit hypokaliämischen Lähmungen unterscheidet sich von den Polymyositiden sowohl hinsichtlich des klinischen Bildes als auch blutchemisch und histologisch.

126.7. Weitere, wahrscheinlich Immunkomplex-induzierte arthritische Syndrome mit fraglicher Beteiligung von »Autoimmunprozessen«

»Spondylitis« ankylopoetica

Definition: Die sog. *Spondylitis ankylopoetica* (besser: *Spondylarthritis ankylopoetica, v. Bechterew-v. Strümpell-Marie-Syndrom, ankylosierende Spondylitis*) ist eine chronische, meist progressiv verlaufende Entzündung, die vor allem die Gelenke im Wirbelsäulenbereich, insbesondere die Sakroiliakalgelenke, und die benachbarten Weichteile betrifft und in schweren Fällen zu einer Wirbelsäulenversteifung führen kann. In einem Teil der Fälle finden sich zudem u. a. kardiovaskuläre Veränderungen, wie Sklerosierung der Aortenklappen und Medianekrose der Aorta, verbunden mit Ausweitung des Aortenrings. Das Leiden ist in hohem Maß mit dem Transplantationsantigen *HLA-B27* assoziiert.

Das weltweit verbreitete Leiden befällt das männliche Geschlecht (Inzidenz etwa 0,5–4 Fälle auf 1000 Einwohner) ungefähr 10mal häufiger als das weibliche. Die ersten Manifestationen der Krankheit fallen oft ins jüngere Erwachsenenalter.

Ursachen und **Pathogenese:** Die *Ätiologie* dieser Affektion ist *unbekannt.* Neuere Untersuchungen haben gezeigt, daß bis *über 90% der Patienten das HLA B-27-Antigen aufweisen,* das in einfacher Mendel'scher Weise vererbt wird. In der Kontrollpopulation ist dieses Transplantationsantigen nur bei 7% der Patienten vertreten. Verschiedene Beobachtungen sprechen dafür, daß milde, z. T. fast inapperzept verlaufende Formen des Leidens bei Frauen häufiger vorkommen, als bisher bekannt war. Die *Pathogenese* der Bechterew'schen Krankheit, wie sie auch genannt wird, konnte bisher *nicht geklärt* werden. Man vermutet, daß das für HLA-B27 kodierende Gen eng mit einem dem Ir-Gen der Mäuse entsprechenden »immune response«-Gen verbunden ist und somit nur einen »Marker« für letzteres darstellt. Nach z. Z. verschiedenen Hypothesen wird postuliert, die Immunantwort dieser Kranken sei in einer Weise gestört, daß ein – bisher nicht identifiziertes – infektiöses Agens u. a. eine Spondylarthritis zur Folge habe. Ob Autoimmunvorgänge mitbeteiligt sind, ist nicht erwiesen. Autoantikörper konnten bisher nicht festgestellt werden.

Morphologisch gleicht die Synovitis der befallenen Gelenke z. T. der bei chronischer rheumatoider Arthritis (s. dort). Die synoviale Deckzellenschicht ist flach oder herdweise mehrstufig und überzieht Bezirke mit Fibroblastenvermehrung sowie Infiltration von Lymphozyten, Histiozyten und Plasmazellen. Keimzentren fehlen meistens. *Knorpeldefekte* stellen sich schon frühzeitig ein, z. T. in Form einer fibrinoiden Nekrose mit nachfolgendem Abbau des zugrundegegangenen Gewebes und Einwachsen eines *bindegewebigen Pannus,* der zunächst zur *Synchondrose,* später zur *Synostose (knöcherne Ankylosierung)* überleitet. Da und dort wächst Granulationsgewebe auch in den Faserknorpel, z. B. der Intervertebralscheiben, der manubriosternalen Verbindung und der Symphysis

pubis, ein, vereinzelt zudem in knöcherne Skelettanteile (Wirbelkörper, radiologisch z. T. als »Zysten« imponierend). Recht bezeichnend ist die graduelle Verknöcherung der äußeren Anteile des Anulus fibrosus, vor allem seitlich. Diese *Syndesmophyten,* die z. T. an der Innenseite des vorderen Längsbandes der Wirbelsäule entstehen, sind typischerweise parallel zur Wirbelsäule ausgerichtet, nicht schräg oder quer wie die Osteophyten bei Spondylose. Verknöcherungen finden sich hie und da auch im Bereich von Sehnen bzw. Sehnenansätzen am Knochen. Bei den *betroffenen Gelenken* handelt es sich in erster Linie um die Ileosakralgelenke, Wirbelbogen- und Rippenwirbelgelenke, abgesehen von den apophysären Verbindungen. In geringerem Maß kann der Prozeß periphere Gelenke einbeziehen, so Hüft-, Schulter- und Extremitätengelenke. Im Bereich der arthritischen Veränderungen macht sich in der Regel eine Osteoporose bemerkbar.
Am *Herzen* notiert man nicht selten eine Verdickung und Verkürzung der Aortenklappen, wobei der Anulus fibrosus dilatiert erscheint und fibröse Ausstrahlungen bis ins Myokard (z. B. des Septum interventriculare) reichen. So erklären sich vermutlich die dann und wann auftretenden Überleitungsstörungen. Die Aorta läßt in einem Teil der Fälle eine fleckförmige Medianekrose erkennen.

Folgen: Die ersten Manifestationen der Krankheit, die sich am häufigsten im Alter zwischen 15 und 40 Jahren bemerkbar machen, bestehen in der Regel in *Schmerzen* in den unteren Rückenpartien, verbunden mit »Morgensteifigkeit«. Arthritische Beschwerden in anderer Lokalisation, etwa in den Hüftgelenken, treten manchmal hinzu, und die graduelle Versteifung der Wirbelsäule kann in schweren Fällen bis zu ihrer Immobilisierung reichen. Der Einbezug des Thoraxgebiets bedingt u. a. Schmerzen bei tiefem Einatmen und eine zunehmende Einschränkung der Atemexkursionen. Selten kommt es zu einer Fibrose der oberen Lungenanteile, die von der Thoraxversteifung besonders betroffen werden. Eine valvuläre Aorteninsuffizienz erheblichen Grades entwickelt sich nur in einem kleinen Prozentsatz der Fälle, dagegen registriert man nicht selten *kardiale Überleitungsstörungen.* Bei ungefähr einem Viertel der Kranken tritt, wenigstens zeitweise, eine *Uveitis anterior* auf. An weiteren Störungen sind u. a. eine milde hyporegeneratorische *Anämie* und eine *erhöhte Blutsenkungsgeschwindigkeit* zu nennen.
Die *Diagnosestellung* macht in fortgeschrittenen Stadien keine besonderen Schwierigkeiten. In Frühphasen wird man bei unklaren arthritischen Beschwerden im Ileosakralbereich und Rückenschmerzen besonders dann an eine Bechterew'sche Krankheit denken, wenn es sich um junge Männer mit HLA-B27-Antigen, fehlenden Rheuma-Faktoren und transitorischer Uveitis handelt. Einen weiteren Hinweis liefert u. a. die Abwesenheit eines Rheumatismus nodosus.

Differentialdiagnostisch kommen u. a. Spondylitiden im Zusammenhang mit Colitis ulcerosa bzw. Enterocolitis regionalis, dem Reiter'schen Syndrom (s. u.), der psoriatrischen Arthritis, einem Hypoparathyreoidismus, der sog. ankylosierenden Hyperostose, u. U. Tuberkulose u. a. in Betracht. Eine Diskopathie oder Metastasen bösartiger Neoplasien können das klinische Bild ebenfalls imitieren.
Der Verlauf ist sehr unterschiedlich und schwer vorauszusagen. Therapeutische Maßnahmen (z. B. Phenylbutazon, Indomethazin, u. U. Salizylate u. a.) vermögen wohl die Beschwerden zu lindern, haben aber im allgemeinen auf den Verlauf des Leidens einen geringen Effekt.

Reiter'sches Syndrom

Definition: Unter dem *Reiter'schen Syndrom (urethro-okulo-artikuläres Syndrom)* verstehen wir ein ätiologisch und pathogenetisch nicht geklärtes Krankheitsbild, das sich durch die Trias Arthritis, Urethritis und Konjunktivitis charakterisiert. Oft sind zudem mukokutane Läsionen vorhanden. Die genannten Veränderungen brauchen nicht gleichzeitig zu bestehen. Die meisten Patienten mit Reiter'schem Syndrom weisen das Transplantationsantigen HLA-B27 auf.

Ursache und **Pathogenese:** Die *Ätiologie* des Reiter'schen Syndroms konnte *noch nicht ermittelt* werden. Berichte über eine kausale Rolle von Yersinien, Salmonellen, Mykoplasmen und Trachom-Agentien haben sich bisher nicht bestätigen lassen. *Pathogenetisch* scheint es sich in erster Linie um eine *Immunkomplex-induzierte Störung* zu handeln, wobei man nicht weiß, ob ein infektiöses Agens und/oder Autoantigen die länger dauernde Antikörperproduktion unterhalten. Betroffen sind vor allem jüngere Männer, wobei ein deutlicher Zusammenhang mit vorausgegangenem Sexualverkehr die Regel ist. Ungefähr 70–95% der Patienten sind *HLA-B27*-positiv, und – ähnlich wie bei der Bechterew'schen Krankheit – besteht eine gewisse Tendenz zur Lokalisation der arthritischen Veränderungen im Ileosakral- und Wirbelsäulenbereich.

Morphologisch findet sich in der Frühphase eine *Urethritis purulenta,* die z. T. mit einer Zystitis einhergehen kann, oft mit der Zeit wieder zurückgeht und höchstens Residuen, wie Strikturen, zurückläßt. Die eigentlichen Genitalorgane werden vom entzündlichen Prozess meistens verschont. Die *Konjunktivitis,* die sich Tage bis Wochen nach Auftreten der Urethritis entwickelt, ist mehrheitlich bilateral ausgeprägt und kann u. U. mit einer nicht-granulomatösen Uveitis anterior verbunden sein. *Mukokutane Veränderungen* im Sinn einer sog. *Keratodermia blennorrhagica* an der Haut (Hyperkeratose, Parakeratose, Akanthose, spongioforme Pusteln und Mikroabszesse mit Anhäufung von Neutrophilen in der Epidermis sowie Infiltraten mit Lymphozyten, Plasmazellen und einer wechselnden Zahl neutrophiler Granulozyten in der Dermis) und ähnlicher, aber nicht verhornender Prozesse an Schleimhäuten (im Bereich der Glans penis *(Balanitis circinata)*, ferner im Mundgebiet) sind öfters vorhanden. Die in betroffenen Gelenken (meist zwei bis mehrere Gelenke, vor allem an den unteren Extremitäten, z. B. Knöchel-, Knie- und Metatarsophalangealgelenke, seltener Handgelenke) auftretende *Synovitis* läßt u. a. ein oberflächliches Ödem, kleine Blutungen sowie Infiltrate von neutrophilen Granulozyten, später zunehmend Lymphozyten und Plasmazellen, erkennen. In Spätstadien gleichen die Befunde in schweren Fällen denen bei rheumatoider Arthritis, d. h. mit Pannusbildung im Bereich des geschädigten Knorpels. In einigen Fällen beobachtet man eine *Tendovaginitis,* etwa an der Achillessehne. Kardiale Veränderungen wie bei der Bechterew'schen Krankheit werden nur ausnahmsweise angetroffen.

Folgen: Abgesehen von den arthritischen Beschwerden und möglichen bleibenden Gelenkschäden, können die Augenveränderungen u. U. schwerere Folgen haben. Bei Vorhandensein der klassischen Trias und HLA-B27-Positivität bietet die Diagnosestellung keine besonderen Schwierigkeiten.

Psoriasis-Arthritis

Definition: Die *Psoriasis-Arthritis (Arthritis psoriatica)* ist eine chronische bzw. rekurrierende Arthritis, die im Mittel bei ungefähr 5–7% der Patienten mit Psoriasis (S. 871) auftritt. Eine signifikante Assoziation zwischen dem HLA-B27-Antigen und psoriatischer Arthritis findet sich bei Kranken, die einen Befall der Iliosakralgelenke und der Wirbelsäulengelenke aufweisen.

Ursache und **Pathogenese:** Diese sind, ebenso wie die Ätiologie und Entstehungsweise der Psoriasis selbst, *unbekannt.* In der Mehrzahl der Fälle machen sich Gelenkbeschwerden erst nach Auftreten der Hautausschläge bemerkbar. Zum guten Teil handelt es sich um oligosymptomatische Arthritiden, die vereinzelte Gelenke betreffen. Seltener entspricht das Bild einer »seronegativen« chronischen rheumatischen Polyarthritis mit symmetrischem Befall der kleinen Extremitätengelenke. Bei einer kleinen Gruppe von Patienten entwickelt sich dagegen eine schwer destruktive Polyarthritis, die sog. *Arthritis mutilans.*

Morphologisch zeigt sich in einem Teil der Fälle von Psoriasis-Arthritis eine zottige Synovialis mit Infiltraten – neben einer wechselnden Zahl neutrophiler Granulozyten – von Lymphozyten, Plasmazellen und Histiozyten sowie z. T. Lymphfollikeln (meist ohne Keimzentren). Gelenkzerstörende Prozesse (s. o.) bilden, wie gesagt, eine kleine Minderheit der Fälle.

Folgen: Abgesehen von Patienten mit Arthritis mutilans, ergibt sich aus den arthritischen Veränderungen bei Psoriasis in der Regel keine schwere Invalidität.

Arthritiden bei chronischer Colitis ulcerosa bzw. Enterocolitis regionalis und bei Whipple'scher Krankheit

Eine sog. *kolitische Arthritis* beobachtet man bei ungefähr 20% der Patienten mit chronischer Proctocolitis haemorrhagica (idiopathische Colitis ulcerosa, S. 686) und bei 10% der an Enterocolitis regionalis Erkrankten, während Gelenkbeschwerden bei M. Whipple fast regelmäßig bestehen (S. 687).

Pathogenese: Nach bisher gemachten Beobachtungen scheint es sich bei dieser Gruppe von Arthritiden ebenfalls in erster Linie um Immunkomplex-induzierte Schäden zu handeln. Die Frage, ob bakterielle Antigene oder allenfalls Autoantigene die überschießende Antikörperbildung unterhalten, läßt sich vorläufig noch nicht sicher beantworten. Wiederum zeigt es sich, daß Patienten mit *Spondyl*arthritis zum großen Teil HLA-B27-positiv sind.

Morphologisch zeigen die oft an den unteren Extremitäten gelegenen Gelenkveränderungen ein Bild, das dem der oben erwähnten Arthritiden ähnlich ist. Schwere destruktive Prozesse entwickeln sich fast nie. In Fällen mit Spondylarthritis gleicht der Befund dem bei leichteren Formen von Bechterew'scher Krankheit. Nicht selten sind diese Affektionen mit Erythema nodosum verbunden.

Folgen: Ohne oder mit medikamentöser Therapie (z. B. Salizylate oder Phenylbutazon) hängt die Prognose weitgehend vom Verlauf der Darmaffektion ab. Arthritische Schübe folgen zeitlich oft dicht den kolitischen bzw. enterokolitischen Exazerbationen. Nach Ausschaltung des Grundleidens (z. B. Kolektomie bei Colitis ulcerosa) klingen auch die arthritischen Symptome ab.

Behçet-Syndrom

Definition: Das *Behçet-Syndrom (kutaneo-mukouveales Syndrom)* ist eine meist chronische bzw. rekurrierende Affektion unbekannter Ätiologie, die durch Ulzerationen im Mund- und Genitalbereich sowie eine Augenentzündung gekennzeichnet ist und oft mit weiteren Manifestationen, wie Arthritiden, Vaskulitiden (Thrombophlebitiden u. a.), Meningomyelitiden, Enterokolitiden und Hautausschlägen, einhergeht.

Das beim männlichen Geschlecht häufiger als beim weiblichen beobachtete Leiden ist im Mittleren und Fernen Osten häufiger zu sehen als bei uns (Inzidenz in Japan ungefähr 1:10000). Die ersten Krankheitsmanifestationen zeigen sich oft in der dritten Lebensdekade.

Ursache und **Pathogenese:** Man vermutet eine virale Ätiologie. Ein auslösendes Agens ist bisher *nicht identifiziert* worden. Obschon gegen Schleimhautkomponenten gerichtete Autoantikörper (u. a. auch »antizytoplasmatische« Antikörper) in mehreren Fällen festgestellt wurden, und sich oft eine zellgebundene Überempfindlichkeit gegen Zellantigene von Schleimhäuten nachweisen läßt, steht nicht fest, daß Autosensibilisierungsprozesse an der Pathogenese führend beteiligt sind.

Morphologisch fallen – abgesehen von oralen und genitalen Geschwüren sowie Uveitis anterior (u. U. mit Hypopion) s. posterior, Konjunktivitis u. a., mit entsprechenden, möglichen Komplikationen, – vor allem *vaskulitische Veränderungen* auf, die hauptsächlich die *kleinen und mittleren Arterien und Venen* betreffen und meistens durch intramurale sowie adventitielle Infiltrate von Lymphozyten, z. T. auch Histiozyten, Plasmazellen und einigen neutrophilen Granulozyten charakterisiert sind. Die Endothelien erscheinen in der Regel geschwollen, z. T. zahlenmäßig vermehrt. Gefäßobliterationen sind keine Seltenheit. Eine fibrinoide Gefäßwandnekrose findet sich in einer Minderzahl der Fälle. Die beim Behçet-Syndrom bestehenden *Arthritiden* zeigen eine Synovitis mit Infiltration durch Neutrophile, weniger auch Plasmazellen und – perivaskulär – Lymphozyten.

Folgen: Während die Geschwüre im Mund- und Genitalbereich oft ohne Vernarbung abheilen, können die Augenentzündungen Komplikationen, wie Katarakt, Glaukom und sogar Blindheit, nach sich ziehen. Die Arthritiden, die bei ungefähr der Hälfte der Patienten beobachtet werden und in asymmetrischer Verteilung vor allem größere Gelenke betreffen, gehen u. U. in ein chronisches Stadium über und können invalidisierend wirken. Oft klingen sie aber wieder ab. Nicht selten besteht ein Erythema nodosum. Bei ungefähr 25% der Kranken stellen sich Thrombophlebitiden ein, jedoch ohne Neigung zu thromboembolischen Komplikationen. Ein Arterienbefall kann zu Infarkten, u. U. sogar zu gangränösen Veränderungen an den Extremitäten, Anlaß geben. Meningoenzephalitische Veränderungen notiert man ebenfalls in ungefähr einem Viertel der Fälle, wobei die Symptome von bloßen Verstimmungen bis zu – u. U. lebensbedrohlichen – Lähmungen reichen. Vereinzelt besteht eine Colitis ulcerosa, die sich von der idiopathischen Form nicht unterscheiden läßt. Die erwähnten Störungen sind vor allem während akuten Schüben von ziemlich hohem Fieber begleitet. Wie bei vielen chronisch-entzündlichen Prozessen findet man beim Behçet-Syndrom häufig eine milde hyporegeneratorische Anämie, eine mäßige Leukozytose im Blut und eine erhöhte Blutsenkungsgeschwindigkeit. Die *Diagnose* wird in erster Linie aufgrund des oben kurz geschilderten klinischen Bildes gestellt.
Therapeutisch ließ sich bisher das Leiden wenig beeinflussen. Bessere Resultate werden z. T. mit der Verabreichung zytostatischer Mittel erreicht. Vereinzelt wurde über günstige Wirkungen einer Injektion von Transfer-Faktor berichtet.

Arthritische Veränderungen bei hereditären Komplementdefekten

Bei verschiedenen erblichen Defekten des Komplementsystems (z. B. Clr-, C2-, C6-Mangel u. a., S. 1314) gehören Arthritiden zu den wichtigeren Symptomen. Die Pathogenese der Gelenkveränderungen ist noch nicht geklärt. Man vermutet, es bestehe bei Komplementdefekten eine erhöhte Anfälligkeit gegenüber infektösen Agentien, die als solche oder über die Bildung von »Autoantigenen« eine Immunkomplex-induzierte Synovitis hervorrufen könnten.

Arthritiden bei Antikörpermangelsyndromen

Hypogammaglobulinämien mit Antikörpermangelsyndrom (S. 1205) gehen nicht selten mit »seronegativen« Arthritiden einher, die gewisse Wesenszüge der rheumatoiden Arthritis aufweisen können. Man vermutet, daß sich auch hier ein Zusammenhang über eine erhöhte Infektanfälligkeit ergibt. Dasselbe gilt für erworbene schwerere Formen von Hypogammaglobulinämie, wie sie u. a. bei SLE, Sklerodermie, Sjögren-Syndrom und Polymyositis/Dermatomyositis, ferner bei chronischen Infektionskrankheiten verschiedener Ätiologie, chronischen Enterokolitiden sowie M. Boeck auftreten können.

Rekurrierende Polychondritis (»relapsing polychondritis«)

Dieses seltene, mit perichondritischen Prozessen in verschiedenen Lokalisationen (u. a. Ohr-, Nasen- und Bronchialknorpel) verbundene Leiden führt schließlich u. U. zu schweren Deformationen und zu rekurrierenden Bronchopneumonien infolge »Tracheobronchialkollapses«. Immunofluoreszenzmikroskopisch wurde in einzelnen Fällen das Vorhandensein von Antiknorpel-Antikörpern festgestellt, und Knorpelantigen bringt Patientenlymphozyten in vitro z. T. zur Produktion von MIF. Diese Befunde bedürfen indessen einer weiteren Bestätigung.

126.8. Fragliche Autoimmunprozesse im Rahmen klassischer Vaskulitiden

Es wurde schon erwähnt, daß die meisten – wenn nicht alle – Vaskulitiden vor allem durch *Immunkomplexe* hervorgerufen werden (S. 1119). Obschon in einem Teil dieser Fälle das auslösende Antigen identifiziert werden konnte (z. B. HB_s-Antigen, andere virale Antigene, u. U. Streptokokkenantigene u. a.), bleibt man doch in vielen Fällen diesbezüglich im unklaren. Die Frage, ob und in welcher Weise »Autoantigene« beim Zustandekommen von Vaskulitiden, wie der Polyarteriitis nodosa, der Wegener'schen Granulomatose, der Riesenzellarteriitis, der Überempfindlichkeitsangiitis, der allergischen Purpura (Henoch-Schönlein), der Takayasu'schen Arteriitis u. a., mitbeteiligt sein könnten, kann z. Z. noch nicht befriedigend beurteilt werden.

126.9. Sklerodermie und progressive systemische Sklerose

Definitionen: Die *progressive systemische Sklerose (PSS, diffuse progressive Sklerose)* ist ein chronisches, in der Regel progressiv verlaufendes Leiden unbekannter Ätiologie, das mit einer sklerosieren-

den Bindegewebsvermehrung in der Haut und z. T. in der Unterhaut *(Sklerodermie, »scleroderma«)*, später auch in zahlreichen inneren Organen, wie Verdauungstrakt, Lungen, Herz und Nieren *(progressive systemische Sklerose i. e. S.)* verbunden ist. Meistens geht die Sklerodermie der *progressiven viszeralen Sklerose* zeitlich voraus. In einem Teil der Fälle bleibt die Entwicklung der letzteren aus. Selten besteht eine Sklerose innerer Organe ohne Sklerodermie. Eine Sklerodermie der Finger, mit Atrophie der Epidermis und ihrer Anhangsgebilde sowie gradueller Rückbildung des darunterliegenden Weichteilgewebes, schließlich auch des Knochens, nennt man *Sklerodaktylie*. Allgemein über vorragenden Körperteilen vorkommende Veränderungen dieser Art werden unter der Bezeichnung *»Akrosklerose«* zusammengefaßt. Die Kombination von *C*alcinosis cutis, *R*aynaud-Phänomen (S. 505), *S*klerodaktylie und *T*eleangiektasien ist unter dem Namen eines *»CRST-Syndroms«* bekannt. Störungen, die durch das gemeinsame Bestehen von Kennzeichen der progressiven systemischen Sklerose, des Lupus erythematodes disseminatus (S. 1141) und einer Polymyositis (S. 1152) charakterisiert sind, nennt man neuerdings *»mixed connective tissue disease« (MCTD)*. Trotz hoher Titer antinukleärer Antikörper beobachtet man bei dieser Variante in der Regel keinen nennenswerten Befall der Nieren. Fast alle Patienten mit MCTD weisen im Serum reichlich Anti-RNP-Antikörper auf, während solche mit klassischer PSS allein vor allem Antikörper bilden, die gegen Einzelstrang-RNA gerichtet sind. Bei immunfluoreszenzmikroskopischer Untersuchung der Autoantikörper auf Kryostatschnitten zeigen sich – im Gegensatz zum »homogenen« oder »peripheren« Fluoreszenzbild über den Kernen bei SLE – bei MCTD ein »gesprenkeltes« und bei PSS ein »nukleoläres« Muster.
Die *zirkumskripte Sklerodermie (Morphea)* stellt wahrscheinlich eine Sonderform dar, die oft nicht zur Generalisation führt.

Die progressive systemische Sklerose kommt – mit Ausnahme gewisser Volksrassen, wie der Chinesen und Inder, bei denen sie selten gesehen wird – weltweit in ähnlicher Inzidenz vor. Das weibliche Geschlecht ist ungefähr doppelt so häufig betroffen als das männliche. Das Leiden beginnt sich in der Mehrzahl der Fälle zwischen der 3. und 5. Lebensdekade zu manifestieren.

Ursachen und **Pathogenese** der Affektion sind weitgehend *unbekannt*. Für die Annahme einer genetisch bedingten Prädisposition fehlen bisher Anhaltspunkte. Das Wesen der Störung scheint in einer *übermäßigen Produktion von Kollagen* zu liegen, die ihrerseits – wenigstens teilweise – auf einer vorübergehenden Vermehrung der Zahl und der synthetischen Aktivität der Fibroblasten in den entsprechenden Lokalisationen beruht. In vitro gezüchtete Fibroblasten von Patienten mit PSS bilden, zumindest während einiger Zeit, mehr Kollagen als solche von Kontrollpersonen. Qualitative Unterschiede im Kollagenaufbau ließen sich bisher nicht aufdecken. Die Tatsache, daß im Verlauf einer PSS, zumal in den Frühstadien oder bei aktiven Schüben des Leidens, zellige Infiltrate und z. T. eine Fibrinbildung beobachtet werden, spricht für eine *Mitbeteiligung entzündlicher Prozesse*. Die vorwiegend lymphohistiozytären, z. T. plasmazellulären Infiltrate um kleine Arterien, die man bei beginnender PSS da und dort erkennen kann, haben zur *Hypothese* geführt, der führende pathogenetische Mechanismus könnte in einer chronischen, ausgesprochen *schleichend verlaufenden Arteriolitis/Arteriitis* liegen, die mit der Zeit zu einer *Hypovaskularisation* des zu versorgenden Gewebes und damit – im Verein mit entzündlichen Veränderungen auch im Interstitium – zur Ausbildung einer *sekundären Fibrose/Hyalinose (Sklerose)* Anlaß gäbe. Ob die bei vielen Patienten mit PSS im Serum in erheblicher Konzentration nachweisbaren *Autoantikörper* (Anti-Einzelstrang-RNA-, ferner z. T. Anti-RNP- und andere »antinukleäre« Antikörper) im Sinn etwa einer Immunkomplex-induzierten Vaskulitis eine pathogene Rolle spielen, ist nicht bekannt. Ebenso bleibt *ungeklärt*, ob im Rahmen allfälliger *Autoimmunprozesse* zellgebundene Immunreaktionen von Bedeutung sein könnten.

Morphologisch fällt bei diesen Patienten vor allem die typisch veränderte *Haut* auf, die – oft beginnend an den *Fingern* und mit einem *Raynaud-Phänomen* verbunden – zunächst geschwollen erscheint, dann eine zunehmende Starre aufweist und sich gegen die Unterlage immer weniger verschieben läßt. Diese Schwellung und anschließend schleichende Sklerosierung breitet sich mit der Zeit z. T. proximalwärts aus und kann schließlich größere Teile des Rumpfs einbeziehen. Das *Gesicht* ist ebenfalls oft betroffen und maskenartig verändert, während die unteren Extremitäten weniger befallen werden. Mikroskopisch finden sich in Frühstadien ein mäßiges Ödem und lockere, vorwiegend periarterioläre bzw. periarterielle, aber auch interstitielle Infiltrate von Lymphozyten, ferner von Histiozyten und Mastzellen, seltener Plasmazellen und neutrophilen Granulozyten. Immunfluoreszenzmikroskopisch lassen sich im Bereich der betroffenen Gefäße, z. T. im Interstitium, nicht selten Immunglobuline, Komplement und/oder Fibrinogen/Fibrin nachweisen, allerdings weniger häufig als in einer durch PSS schwer veränderten Niere. Mit dem *Fortschreiten des Prozesses* kommt es zu einer Verdickung des Koriums durch breite Bündel z. T. hyalinen Bindegewebes, worin die elastischen Fasern teilweise aufgesplittert bzw. zusammengeschoben erscheinen, und zu einer entsprechenden septalen Fibrose, die tief in die Subkutis reicht. Die Epidermis wird zunehmend atrophisch, ebenso ihre Anhangsgebilde. Die Papillarkörper verstreichen

und lassen sich vom Korium nicht mehr deutlich abgrenzen. Auffällig ist die verminderte Vaskularisation. Besonders die Lumina der kleinen Arterien und Arteriolen sind oft deutlich eingeengt, und die Wände dieser Gefäße erscheinen vor allem in den inneren Schichten durch zellarmes Stützmaterial verdickt.
Die *Veränderungen an inneren Organen* entsprechen dem Wesen nach denen der Haut, nur sind sie oft weniger deutlich ausgeprägt. Zu den bevorzugten Lokalisationen einer Sklerosierung gehören u. a. die unteren zwei Drittel des *Ösophagus,* der hier eine Fibrose aller Wandschichten, vor allem der Submukosa, aufweist, z. T. dilatiert erscheint (u. a. infolge neuromuskulärer Störungen) und nicht selten Ulzerationen zeigt, sei es wegen Refluxösophagitis, sei es infolge der Wandschäden. Die *Lungen* zeigen in fortgeschrittenen Fällen von PSS eine mehr oder weniger diffuse interstitielle Fibrose, verbunden mit Atelektaseinduration, Bildung sog. Infundibulargänge, kompensatorischem Emphysem, Pleuraverdickung und Sklerose der kleinen Arterien. Mitunter entwickelt sich das Bild einer erworbenen Wabenlunge. Die *Synovialmembran von Gelenken und Sehnenscheiden* läßt in Frühstadien Veränderungen erkennen, die an jene der rheumatoiden Arthritis erinnern. Später kommt es meist zur progressiven Fibrosierung. In der *quergestreiften Skelettmuskulatur* bemerkt man ebenfalls bei Beginn des Leidens perivaskuläre und lockere herdförmige bis diffuse Infiltrate, vorwiegend von Lymphozyten. Später macht sich auch hier der Fibrosierungsprozeß in zunehmendem Maß bemerkbar, verbunden mit allmählichem Untergang bzw. Atrophie der Muskelzellen und Herabsetzung der Zahl erhaltener kleiner Blutgefäße. Ähnliche Läsionen notieren wir im *Myokard.* In aktiven Stadien des Leidens entwickelt sich dann und wann eine Pericarditis fibrinosa, seltener serofibrinosa. Die *Nieren* sind in mehr als der Hälfte der Fälle betroffen, wobei die Sklerose der kleinen Arterien und Arteriolen, z. T. kombiniert mit leukoklasischer Arteriolitis und Infarkten sowie einer Verdickung der Basalmembran der Glomeruluskapillaren, zu den häufigeren Befunden gehören. *Andere Organe,* wie Leber, endokrine Drüsen, können ebenfalls ein wechselndes Maß von Fibrose und Hypovaskularisation aufweisen, stehen aber im Rahmen des Gesamtbildes eher im Hintergrund.

Folgen: Bei vielen Patienten manifestiert sich das Leiden zuerst im Sinn einer Schwellung und *Steifigkeit der Finger,* verbunden mit arthritischen Beschwerden, an Knien oder anderen peripheren Gelenken. Häufig besteht ein Raynaud-Phänomen (S. 505). Mit der Progression des Prozesses treten in wechselndem Maß vielfältige weitere Symptome und Zeichen hinzu, insbesondere bei Befall innerer Organe. Zu den häufigeren Beschwerden zählen u. a. eine allgemeine *Muskelschwäche,* eine *Dysphagie,* z. T. kombiniert mit peptischer Ösophagitis, *Störungen der Magenentleerung,* u. U. ein *Malabsorptionssyndrom, Obstipation,* hie und da eine *Pneumatosis cystoides,* etwa des Dickdarms (S. 689), Zeichen einer zunehmenden *Lungenfibrose* (S. 634), eine *Kardiomyopathie,* oft mit Überleitungsstörungen bzw. Arrhythmien, *renale Funktionsverminderungen,* z. T. mit arterieller *Hypertonie* u. a. In fortgeschrittenen Stadien können die *Einschränkungen der Gelenkfunktionen* zusätzliche Schwierigkeiten bereiten. Nicht selten besteht ein *Karpaltunnelsyndrom.*
Bei der »*mixed connective tissue disease*« gesellen sich zu solchen Symptomen in wechselndem Maß Störungen im Sinn der chronischen Polyarthritis und des Lupus erythematodes disseminatus. Allerdings bleiben hier – wie erwähnt – die Nieren meist weitgehend verschont. Die *Diagnose* einer Sklerodermie mit progressiver systemischer Sklerose läßt sich in klassischen Fällen allein aufgrund des klinischen Bildes stellen, vor allem, wenn ein Raynaud-Phänomen mit typischen Hautveränderungen und Symptome von seiten der inneren Organe vorliegen. Rein viszerale Formen sind schwieriger zu erkennen. Die Laboratoriumsbefunde (u. a. erhöhte Blutsenkungsgeschwindigkeit bei Hypergammaglobulinämie (IgG!) in etwa der Hälfte der Fälle, Rheuma-Faktoren bei einem Viertel der Patienten, antinukleäre Antikörper bei 40–80% der Kranken u. a.) haben einen beschränkten Aussagewert, vielleicht mit Ausnahme des Nachweises von Antikörpern, die gegen einzelstrangige RNA gerichtet sind, und eines »nukleolären« Fluoreszenzmusters im Immunofluoreszenztest an Kryostatschnitten (s. o.). *Differentialdiagnostisch* sind in erster Linie ein Lupus erythematodes disseminatus, eine chronische rheumatoide Arthritis, eine Polymyositis und ein *sklerodermieähnliches Syndrom* mit Fasziitis, Myositis, Eosinophilie sowie Hypergammaglobulinämie abzugrenzen.
Die *Prognose* ist in klassischen Fällen als ernst zu bewerten, wenn sich das Leiden oft auch über Jahre erstrecken kann. Die Überlebensrate, die sich durch medikamentöse Therapie wenig beeinflussen läßt, beträgt nach 2 Jahren im Mittel 70–80%, nach 10 Jahren nur mehr 20%. Der Tod tritt am ehesten unter dem Bild einer Infektion (z. B. Pneumonie) bzw. eines kardialen, renalen und/oder pulmonalen Versagens ein.

126.10. Rheumatisches Fieber

Definitionen: Das *rheumatische Fieber (»akuter Gelenkrheumatismus«)* ist eine mit entzündlichen Veränderungen verbundene Erkrankung, die als Spätfolge einer – meistens pharyngealen – Infektion durch hämolytische Streptokokken der Gruppe A auftreten kann. Sie äußert sich in ihrem akuten Stadium vor allem als schmerzhafte, mit Fieber verbundene *Polyarthritis migrans,* die oft mit einer *Pankarditis* (S. 567), z. T. mit der Ausbildung kleiner *»rheumatischer«Knötchen,* etwa in der Subkutis, einem *Erythema marginatum* und – seltener und viel später – einer *Sydenham'schen Chorea* einhergeht. Die medizinische Bedeutung des rheumatischen Fiebers liegt vor allem in der Beteiligung des Herzens, die u. U. schon in der akuten Phase tödliche Folgen haben kann, viel häufiger aber – bei immer wiederkehrenden Schüben von Entzündung – mit Verwachsung, Vernarbung und Verkalkung von Herzklappen, d. h. *erworbenen Klappenfehlern*, endet *(rekurrierende rheumatische Endokarditis, Thromboendocarditis verrucosa rheumatica recurrens, Endocarditis verrucosa recurrens)*. Die übrigen Folgeerscheinungen einer *Pancarditis rheumatica (Myocarditis* und/oder *Pericarditis rheumatica recurrens s. chronica)* treten an Bedeutung hinter den Klappenveränderungen deutlich zurück. Als pathognomonisch für das rheumatische Fieber gelten die *Aschoff'schen Knötchen* im Myokard, während endokarditische Veränderungen und »rheumatische« Knötchen im Haut-Unterhautbereich u. U. eine andere Ursache haben könnten.

Das rheumatische Fieber gehört – wenigstens in Gebieten mit schlechten hygienischen Verhältnissen bzw. ungenügender ärztlicher Versorgung – noch heute zu den *häufigen Erkrankungen*. Vor 40 Jahren starben daran allein in England jährlich etwa 25000 Menschen. Dank der Zurückdrängung der Streptokokkeninfektionen durch Antibiotika sind in westlichen Ländern sowohl Morbidität als auch Mortalität stark zurückgegangen. Die *geographische Häufigkeitsverteilung* des Leidens entspricht der Inzidenz und dem mittleren Schweregrad von *Streptokokken-Pharyngitiden* in den betreffenden Gebieten und wird durch sozio-ökonomische und andere *Umweltfaktoren* stark beeinflußt. Obwohl die Krankheit in jedem Alter auftreten kann, machen sich die ersten Manifestationen meistens im Alter zwischen 5 und 15 Jahren bemerkbar. Auch hierin spiegelt sich eine Korrelation mit der Häufigkeit von Streptokokkenanginen wider. Im Mittel sind letztere in ungefähr 3% von akutem Gelenkrheumatismus mehr oder weniger schweren Grades gefolgt. Die Latenzzeit beträgt mehrheitlich 1–3 Wochen. Allerdings weist ein kleiner Teil der an akutem Gelenkrheumatismus Erkrankten später klinisch ins Gewicht fallende Symptome und Zeichen einer Herzschädigung auf.

Ursache und **Pathogenese:** Die kausale Rolle der *hämolytischen Streptokokken der Gruppe A* im Rahmen des rheumatischen Fiebers ist gut belegt, nicht zuletzt durch die Erfolge der antimikrobiellen Therapie. Die *Pathogenese* des Leidens hat aber noch keine Klärung gefunden.

Die *hämolytischen Streptokokken der Gruppe A* bilden als *Bestandteile ihrer Wand* u. a. M-Protein, Hyaluronsäure und C-Polysaccharid. Außerdem geben sie *nach außen Enzyme* ab, die für den Wirtsorganismus ebenfalls als Antigene wirken und verschiedene Substrate desselben angreifen, z. B. Streptolysin O das Hämoglobin, Streptokinase vor allem Fibrin, Streptohyaluronidase die Hyaluronsäure, Streptodornasen (Strepto-DNAsen) DNA und Streptonikotinamid-adeninnukleotidase NAD. Man kennt außerdem eine von Streptokokken geringerer Virulenz produzierte Proteinase. Streptolysin S, ein Hämolysin, scheint keine oder nur geringe Antigeneigenschaften zu haben. Bei einer Streptokokkeninfektion werden gegen verschiedene dieser Antigene Antikörper gebildet, nach erstmaligem Kontakt im Verlauf von ungefähr 7–10 Tagen, nach wiederholtem Kontakt (»anamnestische Immunantwort«) früher. Bei akutem Gelenkrheumatismus notiert man einen maximalen Anstieg des Antikörpertiters im Durchschnitt etwa 10–15 Tage nach der initialen Angina. Bis vor kurzem war es üblich, vor allem den *Anti-Streptolysin-O-Antikörpertiter* zu bestimmen. Dieser erfaßt aber nicht alle Fälle von akutem bzw. rekurrierendem Gelenkrheumatismus. Man verwendet daher neuerdings den sog. *Streptozymtest*, mit dem Antikörper gegen mehrere der oben genannten Antigene bestimmt werden. Der Test gilt als positiv ausgefallen, wenn Serumverdünnungen von 1:100 oder mehr zur Agglutination der mit Antigen beladenen Partikel (z. B. Latex) führen.

Zur Erklärung der Pathogenese des rheumatischen Fiebers wurden verschiedene *Hypothesen* vorgebracht: 1) Die *Infektionstheorie*, wonach Streptokokken oder deren L-Formen die geschädigten Gewebe direkt besiedeln sollen, ließ sich insofern nicht bestätigen, als aus den Läsionen keine Keime isoliert werden konnten. 2) Die *Streptokokkentoxin-Theorie* postuliert, daß die Gewebeläsionen durch Toxine der Erreger (u. a. Streptolysin S, Streptolysin O, Streptokokkenproteinase, C-Polysaccharid und/oder Proteinkomplexe) verursacht seien. 3) Nach der *allergischen Theorie* wären die Gewebeveränderungen Folge einer Überempfindlichkeitsreaktion (vor allem Typ III) auf Streptokokkenantigene. Verschiedene Beobachtungen sprechen eher gegen diesen Deutungsversuch. Allergische Reaktionen pflegen bei erneutem Kontakt mit kürzerer Latenzzeit aufzutreten und – im Fall von Immunreaktionen des Typs III – mit einer Verminderung der Komplementkonzentration im Blut einherzugehen. Beides trifft aber beim rheumatischen Fieber offenbar nicht zu. Überdies findet sich auf dieser Grundlage kaum eine Erklärung für die Entstehung der typischen Aschoff'schen Knötchen. 4) Am meisten Anhänger findet z. Z. die *Autoimmuntheorie:* Bei den meisten Patienten mit rheumatischem Fieber lassen sich Autoantikörper nachweisen, die mit dem Sarkolemm (z. T. auch Myofibrillen) von Herzmuskelzellen, glatten Muskelfasern (z. B. von Gefäßwänden), Endokard u. a. reagieren. Überdies läßt sich eine *Kreuzreaktivität* zwischen Streptokokken und Gewebekomponenten nachweisen, so zwischen Herzantigenen und Streptokokkenantigenen, die eng mit dem M-Protein verbunden sind, ferner zwischen Streptokokken-Polysacchariden und kardialen Glykoproteinen sowie zwischen Streptokokken-Hyaluronat und Protein-Polysaccharid-Komplexen von Knorpelgewebe. Bei Patienten mit aktiver rheumatischer Pankarditis ließen sich durch immunfluoreszenzmikroskopische Untersuchungen diffuse Ablagerungen von Immunglobulin im Myokard, ferner Depots von IgG (nicht aber IgA, IgM oder Komplement) an Herzklappen (vor allem Schließungsrändern) nachweisen. Ob es sich hier um Ig mit Autoantikörpereigenschaften handelt, ist allerdings nicht sicher erwiesen. Eine weitere Möglichkeit besteht darin, daß einzelne Streptokokkenprodukte, wie Streptolysin S, mitogene Eigenschaften haben und/oder, daß z. B. Streptokokkenprotein M eine zellgebundene Überempfindlichkeitsreaktion auslöst. Diese Probleme bedürfen einer weiteren Prüfung. Auch die kürzlich aufgeworfene Frage, ob die sog. *Aschoff'schen Knötchen* (s. u.) von Herznerven ausgehen könnten, muß weiter verfolgt werden. Ob die Veränderungen an serösen Häuten, an der Synovialmembran von Gelenken und – hie und da – im Hirnbereich, wie sie beim rheumatischen Fieber auftreten, ebenfalls auf lokal kreuzreagierende Antikörper oder auf andere Mechanismen zurückgehen, ist unbekannt. Von zwei Variablen weiß man, daß sie mit der Inzidenz eines rheumatischen Fiebers nach Streptokokken-Angina gut korrelieren: 1) Die *Dauer einer fortgesetzten Anwesenheit hämolytischer Streptokokken* der Gruppe A in der »Heilungsphase« und 2) das *Ausmaß der Immunreaktion* (schätzbar am Antikörpertiter) auf die vorausgehende Infektion. Ob bei der letzteren genetische Faktoren wesentlich mitspielen, ist fraglich. Jedenfalls finden sich, wie aus Studien an eineiigen Zwillingen hervorgeht, nur *geringe Hinweise auf eine erblich bedingte Prädisposition* gegenüber rheumatischem Fieber. Wesentlich wird der Schweregrad insbesondere der Herzveränderungen durch die *Häufigkeit und den Schweregrad der Attacken von Streptokokkenanginen* mitbestimmt, was auch die erheblich höhere Inzidenz von rheumatischem Fieber in Gemeinschaften mit schlechten hygienischen Verhältnissen im Vergleich zu normalen Bedingungen verständlich macht. Patienten, die bereits einen akuten Schub von rheumatischem Fieber durchgemacht haben, zeigen in der Regel eine erhöhte Bereitschaft, weitere derartige Schübe zu erfahren. Allerdings nimmt diese Tendenz mit zunehmendem Alter ab.

Morphologisch finden sich bei rheumatischem Fieber im ganzen Körper disseminierte Läsionen, die vor allem bindegewebige Strukturen betreffen und oft im Bereich kleiner Blutgefäße liegen. Medizinisch am wichtigsten sind die *kardiovaskulären Veränderungen,* insbesondere die *Pancarditis rheumatica* (S. 567). Als *pathognomonisch* für das rheumatische Fieber gelten die sog. *Aschoff'schen Knötchen,* die vor allem in der Nachbarschaft kleiner Myokardarterien bzw. -arteriolen in Erscheinung treten. In der frühen Phase ihrer Entwicklung, die bis in die 4. Woche der Erkrankung reichen kann, erkennt man eine fibrinoide Verquellung, verbunden mit Ablagerung von Ig, u. U. auch Fibrin, sowie Ödem im paravaskulär liegenden Gewebe *(exsudative Phase).* In einer darauffolgenden Intermediärphase, die u. U. bis über 3 Monate anhält, stehen neben einer weiteren Fragmentation und Verquellung der Kollagenbündel vor allem granulomatöse Veränderungen im Vordergrund *(granulomatöse Phase).* In diesem Zeitraum bilden sich kleine, submiliare, rundliche oder längliche Granulome um die Herde mit stärkster fibrinoider Degeneration des Kollagens, wobei morphologisch und färberisch verschiedenartige Zelltypen in Erscheinung treten: a) Die sog. *Anitschkow-Zellen* sind längliche, große Elemente mit schwach färbbarem Zytoplasma und bläschenförmigem Kern, der auf Querschnitten – wegen der zentronukleären Chromatinanhäufung – »Eulenaugen« gleicht, im Längsschnitt jedoch eine gezackte Kontur aufweist, vergleichbar einer »Leiter« oder einer »Raupe«. Ob es sich hier – wie meist angenommen wird – um Histiozyten handelt, steht nicht fest. Wie gesagt, besteht die Möglichkeit, daß wir es mit Bestandteilen von Herznerven (z. B. veränderte Schwann'sche Scheidenzellen) zu tun haben könnten. b) Die sog. *Aschoff-Zellen* sind große Elemente mit 1–4 bläschenförmigen Kernen, die eine gewisse Ähnlichkeit mit denen der Anitschkow-Zellen zeigen, und auffallend basophilem Zytoplasma. c) Außerdem erkennt man kleinere Zellen, die vermutlich Histiozyten entsprechen, sowie Infiltrate von Lymphozyten, einigen Plasmazellen und vereinzelten neutrophilen Granulozyten. In der Heilungsphase *(Vernarbungsphase)* nehmen die Aschoff'schen Knötchen eine zunehmend längliche Form an, der Zellgehalt geht zurück und schließlich resultiert eine kleine, peri- bzw. paravaskuläre Narbe (Schwiele), meist von spindeliger Gestalt.

Die *rheumatische Endocarditis verrucosa (Endocarditis rheumatica, Thromboendocarditis verrucosa rheumatica)* befällt vor allem die Klappen der linken Herzhälfte, die Mitralis etwas häufiger als die Aortenklappen, während die Trikuspidal- und Pulmonalklappen in der Regel nicht oder nur wenig betroffen sind. Die vor allem an den Schließungsrändern auftretenden, in Reihen angeordneten, »wärzchenförmigen« Auflagerungen entsprechen wandständigen Plättchenthromben, in die netzförmig verzweigtes Fibrin eingelagert ist. Unter den kleinen Abscheidungsthromben erscheint das Klappenbindegewebe aufgequollen, leicht ödematös, z. T. von spärlich Fibrin sowie wenigen Histiozyten durchsetzt. Die Fibroblasten sind zahlenmäßig etwas vermehrt und weisen z. T. ein basophiles Zytoplasma auf. In schweren Fällen können sich Granulome bilden, die eine gewisse Ähnlichkeit mit den Aschoff'schen Knötchen erkennen lassen. Vor allem bei rekurrierender Endokarditis kommt es zur Verklebung und bindegewebigen Verwachsung, Verdickung und schließlichen Vernarbung sowie Verkalkung der Klappen, oft verbunden mit funktionellem Klappenfehler (S. 560 und 565).

Die *rheumatische Perikarditis* geht mit leichter fibrinoider Bindegewebsverquellung des Epikards – seltener des parietalen Blattes – sowie Fibrinbildung an dessen Oberfläche einher. In wechselndem Ausmaß findet sich zudem ein seröser Erguß (Pericarditis serofibrinosa rheumatica). Hie und da resultiert eine Concretio pericardii, und/oder es bilden sich kleinere Kalkherde; eine funktionell ins Gewicht fallende Pericarditis constrictiva gehört indessen nicht zu den typischen Spätfolgen.

Die extrakardialen Manifestationen des rheumatischen Fiebers umfassen u. a. arthritische Veränderungen im Sinn einer *Synovitis serofibrinosa* mit anfänglichem Auftreten ziemlich vieler neutrophiler, z. T. eosinophiler Granulozyten, die dann zunehmend von Histiozyten und Lymphozyten, später auch einigen Plasmazellen abgelöst werden. Bevorzugte Lokalisationen sind Knöchel-, Knie- und Handgelenke. Typischerweise begegnet man im Bereich der Synovialmembran einer okklusiven Vaskulitis. Meistens heilen die arthritischen Schübe ohne nennenswerte Residuen ab. *»Rheumatische« Knötchen* von höchstens etwa Erbsengröße treten in vielen Fällen in Erscheinung, meistens kutan-subkutan in Gelenknähe. Ihr histologisches Bild mit fibrinoidem oder fibrinoid-nekrotischem Zentrum und einem Saum von Histiozyten erinnert z. T. an die Knötchen bei rheumatoider Arthritis, andererseits ähneln sie ein bißchen den Aschoff'schen Knötchen im Myokard. Solche Knötchen finden sich dann und wann in inneren Weichteilen des Körpers. Das für rheumatisches Fieber recht typische *Erythema marginatum (gyratum, circinatum)* ist histologisch vor allem durch fibrinoide Verquellungen der Wand kleiner Blutgefäße gekennzeichnet, verbunden mit Hyperämie und wechselnden Infiltraten, insbesondere von neutrophilen Granulozyten. Während akuter rheumatischer Schübe entwickelt sich zuweilen eine *Pleuritis fibrinosa s. serofibrinosa,* ferner beobachtet man wenig charakteristische Lungenveränderungen *(»rheumatische Pneumonitis«),* die mit Fibrinablagerung im Bereich der Interalveolarsepten und leichten reaktiven Prozessen verbunden sind, jedoch in der Regel keine typischen rheumatischen Knötchen erkennen lassen. Die Veränderungen, die der *Sydenham'schen Chorea (Chorea minor)* zugrundeliegen, entsprechen einem wenig spezifischen Bild und umfassen u. a. lockere lymphozytäre Infiltrate z. B. in Basalganglien und in der Leptomeninx sowie leichtere Grade von Ödem, hie und da auch kleine Blutungen.

Folgen: Die *rheumatische akute Polyarthritis migrans,* die in der Regel mehr als ein Gelenk einschließt, zeichnet sich durch einen fiebrigen Zustand aus, verbunden mit schmerzhafter Gelenkschwellung. Typischerweise sind in solchen Fällen die Anti-Streptozym-Titer hoch. Die *akute rheumatische Pankarditis* macht sich in vielen Fällen nicht bemerkbar. Bei einem kleineren Teil der Patienten notiert man eine Tachykardie, z. T. verbunden mit Galopprhythmus, zuweilen mit Arrhythmien. Im Elektrokardiogramm findet sich indessen oft eine Verlängerung des P-R-Intervalls. Ein perikardisches Reiben und abnorme Herzgeräusche sind nur bei einer Minderzahl der Patienten zu hören. Dasselbe gilt für eine radiologisch nachweisbare, deutliche Herzvergrößerung und Zeichen von Herzinsuffizienz. Ein tödlich endendes Herzversagen im akuten Stadium der Krankheit bildet die Ausnahme. Diagnostisch wichtig sind ferner das *Erythema marginatum,* das sich in Form serpiginös begrenzter, hyperämischer Bezirke mit oft blaßerem Zentrum an der Haut des Rumpfs und der proximalen Extremitätenteile transitorisch und migrierend auszubreiten pflegt, und die erwähnten *subkutanen Knötchen,* die man vor allem über den Extensorsehnen an Händen und Füßen, an Knie und Ellbogen, ferner am behaarten Kopf, über den Schulterblättern, im Bereich der Dornfortsätze der Wirbelsäule u. a. findet. Zeichen von *Chorea minor,* wie Nervosität, ausfahrende Bewegungen (»Saltus sancti Veiti«), Grimassieren, Muskelschwäche u. a. stellen sich – wenn überhaupt – erst mit einer erheblichen Latenz ein, jedenfalls meist nicht vor Abklingen der akuten Arthritis.

Die bisher genannten Veränderungen stellen die Hauptkriterien (»Jones major criteria«) zur *Diagnosestellung* dar. Zu den weniger wichtigen Symptomen und Zeichen gehören u. a. unklare Arthralgien, Abdominalschmerzen, Epistaxis, erhöhte Blutsenkungsgeschwindigkeit u. a. m. Ohne Ansteigen der *Anti-Streptolysin-O-Titer* auf mindestens 250 Todd-Einheiten (bei Kindern 300) bzw. der *Anti-Streptozym (ASTZ)-Titer* auf über 200 Einheiten/ml ist die Diagnose eines akuten rheumatischen Fiebers zum mindesten fragwürdig. Der Nachweis hämolytischer Streptokokken der Gruppe A leistet zur Unterscheidung einer gewöhnlichen Angina von einem rheumatischen Fieber geringe Dienste. Laboratoriumsbefunde, die bei akutem Gelenkrheumatismus oft erhoben werden, jedoch an sich keine nosologische Diagnose gestatten, umfassen u. a. eine Zunahme der Konzentration von C-reaktivem Protein (CRP), eine Leukozytose, eine erhöhte Konzentration von Komplement, Mukoproteinen sowie Alpha- und Gammaglobulinen im Serum, ferner eine leichte hyporegeneratorische Anämie.

Die *Prognose* des akuten rheumatischen Fiebers läßt sich nicht zuverlässig stellen. In ungefähr ¾ aller Fälle klingt das akute Geschehen in ungefähr 6 Wochen ab. Dauert die Störung länger, darf Verdacht auf eine rheumatische Karditis geschöpft werden. Diese läßt sich aber – falls vorhanden – mehrheitlich schon in den ersten Krankheitswochen erkennen, spätestens ein halbes Jahr danach. Kranke, die bereits einmal einen Schub von rheumatischem Fieber durchgemacht haben, sind hinsichtlich der Herzschäden im Verlauf einer weiteren akuten Episode – die immer nur durch einen Streptokokkeninfekt (vor allem Angina) hervorgerufen wird – besonders gefährdet. Finden sich jedoch etwa ein halbes Jahr nach durchgemachtem akutem rheumatischem Fieber keinerlei Zeichen einer Herzschädigung, darf die Prognose im allgemeinen als gut beurteilt werden. Anläßlich von Autopsien erkennt man oft geringe Vernarbungen an Herzklappen, die auf eine abgeheilte Endocarditis rheumatica hinweisen.

Die Auswirkungen der *chronischen bzw. rekurrierenden Pancarditis rheumatica,* vor allem die von *Klappenfehlern* (S. 560 und 565), eines *schwereren Myokardbefalls* (S. 567) und/oder *Störungen der Erregungsleitung* (S. 559) wurden schon besprochen.

Dank einer rechtzeitigen antimikrobiellen *Therapie* bei Streptokokkenangina (vor allem hohe Dosen von

Penizillin) werden Fälle von rheumatischem Fieber hierzulande bei weitem nicht mehr so häufig gesehen wie früher. Dementsprechend hat die Inzidenz rheumatisch bedingter Herzschäden erheblich abgenommen. Die Hauptsorge des Arztes muß daher weiterhin auf eine rasche und wirksame antibiotische Behandlung der Streptokokken-Angina bzw. -Pharyngitis gerichtet sein. Ist ein rheumatisches Fieber einmal ausgebrochen, versucht man in der Regel die Immunreaktion bzw. deren mögliche entzündliche und thromboendokarditische Folgen zu mildern, z. B. durch Salizylate, bei schwererem Herzbefall z. T. durch Kortikosteroide.

126.11. Pemphigus, bullöses Pemphigoid und andere, mit Blasenbildung einhergehende Hautveränderungen

Pemphigus

Definitionen: Der *Pemphigus vulgaris* ist eine ohne Behandlung durch Kortikosteroide und/oder Immunosuppressiva in der Regel progressiv verlaufende und mehrheitlich letal endende Affektion unbekannter Ätiologie, die sich durch einen primären Kohärenzverlust der Epidermiszellen *(Akantholyse)* und die Bildung großer, von seröser Flüssigkeit gefüllter Blasen auszeichnet und mit der Anwesenheit zirkulierender Antikörper zusammenhängt, die gegen Komponenten der epidermalen Interzellulärsubstanz gerichtet sind. Varianten dieser Krankheit umfassen den *Pemphigus erythematosus* und *foliaceus,* bei denen die zwischenzellige Kohärenz vor allem im Stratum granulosum verloren geht, und den *Pemphigus vegetans,* für den schwere entzündliche Veränderungen mit hochgradiger Verdickung der Epidermis, intraepidermale Abszeßbildung u. a. als bezeichnend gelten.

Die medizinische Bedeutung des Pemphigus, eines an sich seltenen Leidens, liegt hauptsächlich in der heute gegebenen Möglichkeit, durch medikamentöse Therapie den sonst meist fatalen Verlauf entscheidend zu bessern. Die Krankheit befällt vor allem Erwachsene im Alter zwischen 40 und 60 Jahren und wird fast nie vor dem Adoleszentenalter oder bei Greisen gesehen.

Ursache und **Pathogenese:** Die *Ätiologie* des Pemphigus konnte bisher *nicht geklärt* werden. *Pathogenetisch* spielen offenbar zirkulierende Antikörper, überwiegend von der IgG-Klasse, die gegen eine oder mehrere Komponenten (Glykoproteine?) der epidermalen Interzellulärsubstanz gerichtet sind, eine wesentliche Rolle (s. Abb. 166, S. 1166). Hier findet eine Ablagerung der »Autoantikörper« ebenso wie von C3, ferner C1, C4, Properdin-Faktor B (C3-Proaktivator) und – weniger regelmäßig – von Properdin selbst statt. Man nimmt an, daß es aufgrund einer Komplementaktivierung zu einer Auflösung der interzellulären Verbindungen kommt. Jedenfalls ist die Konzentration von Komplement in der Blasenflüssigkeit – verglichen mit derjenigen im Serum – deutlich vermindert. Da *Pemphigus-Autoantikörper* in vitro, d. h. an Kulturen von normaler menschlicher Haut, eine Akantholyse hervorzurufen vermögen, besteht guter Grund zur Annahme, dieser Mechanismus sei auch in vivo von Bedeutung.

Morphologisch macht sich die *Akantholyse* im ganzen Bereich der Epidermis bemerkbar; beginnend mit einer Spongiose, d. h. einem schwammartigen, teilweisen Auseinanderweichen der Epidermiszellen, entsteht zunächst ein *suprabasaler Spalt,* der sich durch Eintritt von Gewebsflüssigkeit zu einer Blase ausweitet. Infolge Kohärenzverlusts der Zellen in der bedekkenden Epidermis lösen sich die Epithelzellen oder Gruppen derselben ab und sind dann zytologisch in der Blasenflüssigkeit nachzuweisen *(Tzanck-Test).* Am Grund der Blase bleiben Basalzellen in der Regel »wie eine Reihe von Grabsteinen« mit der Unterlage verhaftet. Die *Diagnose* des Pemphigus vulgaris stützt sich heute auf den fluoreszenzmikroskopischen Nachweis von *Ig (vor allem IgG) und Komplementkomponenten im Interzellulärbereich der Epidermis* bzw. von mehrschichtigen Plattenepithelien anderer Lokalisation (z. B. in der Mundhöhle). Dieser Nachweis geschieht an Hautproben, die noch nicht bullös verändert sind, oder durch Inkubation des Patientenserums mit Kryostatschnitten von Haut.

Folgen: Die Veränderungen des Pemphigus entstehen oft zuerst im Mundbereich, dann in scheinbar unveränderter Haut des Gesichts und des übrigen Körpers. Durch seitlichen Druck läßt sich die Haut z. T. schon vor der bullösen Veränderung von der Unterlage, d. h. von den Basalzellen, abstreifen (sog. *Nikolski-Phänomen*). Mit zunehmender Blasenbildung und Aufbruch derselben entstehen denudierte Flächen, durch die Flüssigkeit verloren geht, und die sich infizieren können – eine Situation, die der nach ausgedehnter oberflächlicher Verbrennung verglichen werden kann. Durch palliative Therapie, vor allem aber durch systemische und lokale Verabreichung von Kortikosteroiden, z. T. in Kombination mit einer zytostatischen Therapie (Methotrexat, Azathioprin), läßt sich der Verlauf günstig beeinflussen.
Differentialdiagnostisch sind u. a. der – offenbar nicht durch Immunreaktionen vermittelte – hereditäre *Pemphigus familiaris benignus* sowie *Pemphigoide* (s. u.) abzugrenzen.

Bullöses Pemphigoid und andere bullöse Hautveränderungen

Definition: Das *bullöse Pemphigoid,* eine an sich relativ gutartige Affektion vor allem des höheren Lebensalters, wird durch das Auftreten zirzinärer

Erytheme und praller Blasen vor allem in der Haut charakterisiert, die auf einem Verlust der Kohärenz zwischen Epidermis und Korium *(Epidermolyse)* beruhen. Im Gegensatz zum Pemphigus vulgaris finden sich beim bullösen Pemphigoid zirkulierende Antikörper, deren Spezifität sich gegen Komponenten der Basalmembranzone am Grund der Basalzellen richtet.

Ursache(n) und **Pathogenese:** Die *Ätiologie* des bullösen Pemphigoids *kennt man nicht.* Da es nicht selten mit einem Karzinom der inneren Organe vergesellschaftet ist, fragt man sich, ob es sich z. T. um humorale Immunreaktionen im Zusammenhang mit neoplastischen Prozessen handeln könnte. Da im Basalmembranbereich der Epidermis, z. T. auch der mehrschichtigen Plattenepithelien anderer Lokalisation, neben Ig Komplementkomponenten gefunden werden, vermutet man, daß die Epidermisablösung auf einer Komplementaktivierung in dieser Grenzzone basieren könnte. Außerdem finden sich Zeichen von Mastzelldegranulierung.

Morphologisch stellt man eine Abhebung der Epidermis vom Korium – oder im Fall eines Schleimhautpemphigoids des mehrschichtigen Plattenepithels von seiner Unterlage – ohne »Zurücklassen« einer Basalzellenschicht fest. Die Bullae vergrößern sich infolge Einstroms von Gewebsflüssigkeit in den neu entstandenen Hohlraum. Im benachbarten Bindegewebe findet sich ein wechselnd dichtes entzündliches Infiltrat, an dem sich auch ziemlich viele eosinophile Granulozyten beteiligen. Diese Zellen lassen sich u. a. in der punktierten Blasenflüssigkeit nachweisen. Denudationen kommen ebenfalls vor, z. T. gefolgt von infektiösen Komplikationen.

Folgen: Das bullöse Pemphigoid nimmt in der Regel einen ziemlich gutartigen Verlauf, nicht zuletzt deshalb, weil der Prozeß oft zeitlich begrenzt ist und nicht – wie beim Pemphigus – stetig voranschreitet. Wie erwähnt, ist nach inneren Karzinomen zu suchen. *Differentialdiagnostisch* sind u. a. die nicht immunologisch bedingten, z. T. bullösen Hautveränderungen bei *Porphyria cutanea tarda* und der *Epidermolysis bullosa,* die genetisch bedingt ist und sowohl mit Epidermolyse als auch mit Akantholyse einhergeht, abzugrenzen. Die oft mit einer zöliakieähnlichen Darmerkrankung mit Glutenüberempfindlichkeit verbundene und bei Personen mit dem HLA-B8-Antigen gehäuft auftretende *Dermatitis herpetiformis (Duhring)* zeigt sowohl makroskopisch als auch mikroskopisch (dichte Infiltrate von neutrophilen und eosinophilen Granulozyten an den Papillenspitzen – »Papillenabszesse«) ein anderes Bild als das bullöse Pemphigoid. Allerdings kann man in diesen Fällen z. T. im Basalmembranbereich der Epidermis Ablagerungen von *IgA nachweisen.* Das *Erythema exsudativum multiforme* (S. 664), eine häufige, polyätiologisch bedingte Hautaffektion, zeichnet sich durch akut-entzündliche, vorwiegend perivaskuläre Infiltrate in den oberflächlichen Schichten des subepidermalen Bindegewebes aus, verbunden mit einem deutlichen Ödem, das sich z. T. in die Epidermis fortsetzt und dort – zusammen mit erheblichen nekrobiotischen Vorgängen im epithelialen Gebiet – zur Blasenbildung beiträgt. Beim sog. *Herpes gestationis* finden sich im Bereich der Basalmembran der Epidermis z. T. Immunglobulin und Komplementkomponenten, und im Serum läßt sich ein avid komplementfixierender Autoantikörper feststellen. Die Affektion klingt in der Regel im Verlauf von wenigen Monaten nach Beendigung der Gravidität ab; höchstens während der Regelblutungen oder bei Einnahme von Ovulationshemmern kommt es dann und wann zu Exazerbationen.

126.12. Sog. Autoimmun-Hämozytopenien

Diese Störungen wurden zum guten Teil bereits erwähnt (S. 433 und S. 1107). Nachstehend werden lediglich einige ergänzende Bemerkungen im Hinblick auf die möglichen Autoimmunmechanismen gemacht (Abb. 166, S. 1166).

Sog. »Autoimmun«-Neutropenien

Die sog. *chronische »Autoimmun«-Neutropenie* ist ein seltenes, bei Kleinkindern beobachtetes Leiden, das mit wiederholten Fieberschüben und Infektionen verbunden ist. Im Serum dieser Patienten wurden – möglicherweise von der Mutter stammende – Antikörper gefunden, die sich angeblich nur gegen die Neutrophilen des betreffenden Kindes gerichtet haben sollen. Von einer »Autoimmun-Krankheit« i. e. S. könnte in diesem Fall nicht gesprochen werden.

Medikamentös induzierte sog. »Autoimmun«-Neutropenien beruhen möglicherweise nicht nur auf der Anwesenheit zytotoxischer, gegen Komplexe von Medikamenten (bzw. deren Metaboliten) und Komponenten der Oberflächenmembran von Neutrophilen gerichtete Antikörper, sondern können vermutlich auch Folge einer Anlagerung von Komplexen aus haptenhaltigen Immunogenen und homologen Antikörpern an der Plasmamembran dieser Elemente sein. Einen solchen »innocent bystander«-Mechanismus postulieren verschiedene Autoren etwa für die Neutropenie, die man in ungefähr 0,1% der Fälle nach Behandlung mit Zephalothin beobachtet.

Sog. autoimmun-hämolytische Anämien

Meistens handelt es sich um eine sog. *Wärmeautoantikörper-Anämie* (S. 432), die entweder *idiopathisch* oder *sekundär (symptomatisch)* bei chronischer lymphatischer Leukämie, anderen malignen Lymphomen, systemischem Lupus erythematodes oder weiteren sog. Autoimmunkrankheiten auftreten kann. Am häufigsten ist der indirekte Coombs-Test (S. 1166) an Papain- oder Trypsin-behandelten Erythrozyten positiv (etwa 80% der Fälle). Die Spezifität der »Autoantikörper« bei Wärmeautoantikörper-Anämien ist sehr komplex. Am ehesten richten sie sich gegen Antigene des Rh-Systems, oft mit einer »unspezifischen« Komponente.

Kälteagglutinin-Syndrome (S. 433) kennt man ebenfalls in *idiopathischen* und *sekundären (symptomatischen)* Formen, letztere z. B. nach Infektionen durch Mykoplasmen (Pneumonie) oder Viren, etwa bei Mononuculeosis infectiosa. Im Fall von chronischen idiopathischen Kälteagglutinin-Syndromen oder solchen bei malignen Lymphomen handelt es sich bei den Kälteagglutininen oft um monoklonales IgM-$\varkappa$. Bei Verwendung von Antiserum gegen C3 ist der direkte Coombs-Test häufig positiv.

Medikamentös induzierte »immun«-hämolytische Anämien können auf verschiedene Weise zustande kommen, nämlich a) über eine Bildung zirkulierender Immunkomplexe (z. B. Chinin, Phenazetin); b) eine Adsorption des Medikaments (oder eines Metaboliten) an der Erythrozytenmembran, mit nachfolgender Verbindung mit zirkulierendem Antikörper (z. B. Penizillin, Zephalosporine); c) eine unspezifische Adsorption von Proteinen ohne Ig-Charakter an der Oberfläche der roten Blutkörperchen (z. B. Zephalosporine) oder d) andere bisher nicht geklärte Mechanismen (z. B. α-Methyldopa), aufgrund derer Immunglobuline ohne gegen das Medikament gerichtete Spezifität an die Erythrozytenoberfläche gelagert werden. Über die Mitbeteiligung körpereigener Substanzen an der Bildung von Immunogenen ist man sich in vielen Fällen von medikamentös induzierten »immun«-hämolytischen Anämien nicht im klaren.

Bei der *paroxysmalen Kältehämoglobinurie* (S. 433), die idiopathisch oder sekundär nach Virusinfekten, Lues u. a. auftreten kann, finden sich die klassischen, »biphasischen« *Donath-Landsteiner-Hämolysine,* d. h. Antikörper von der IgG-Klasse, die ein Bindungstemperaturoptimum bei 0° C aufweisen, bei Erwärmung keine Reversibilität der Bindung zeigen und ein Reaktionstemperaturoptimum (Hämolyse) bei über 27° C erkennen lassen. Komplement wird zur Lyse der roten Blutkörperchen möglicherweise nicht oder nicht immer benötigt. In vivo kommt es bei Kälte (besonders unter 15° C, z. B. an Händen und Füßen) zur Sensibilisierung der Erythrozyten, die dann im Innern des Körpers, wo die »Kerntemperatur« herrscht, z. T. lysiert werden und zur Hämoglobinurie Anlaß geben. Im Gegensatz zu dieser Form von Hämoglobinurie scheint die *paroxysmale nächtliche Hämoglobinurie* (S. 426), die idiopathisch oder sekundär – z. B. nach medikamentös induzierter Knochenmarkschädigung (»Aplasie«) – auftritt, nicht mit Immunreaktionen in Beziehung zu stehen. Die Erythrozyten dieser Patienten zeigen vielmehr eine auffällig geringe Azetylcholinesterase-Aktivität und sind gegenüber einer Komplementlyse sehr empfindlich.

Mögliche »Autoimmun«-Mechanismen beim Zustandekommen einer »Aplasie« der erythropoietischen Zellen

Eine reine aplastische Anämie, d. h. ohne gleichzeitige Verminderung der Myelopoiese, findet sich bei Kindern u. a. im Rahmen des *Diamond-Blackfan-Syndroms* (S. 420). Die meisten Fälle betreffen indessen Erwachsene, bei denen das Leiden *idiopathisch* oder *sekundär* bei *Thymom, malignen Lymphomen* (z. B. *M. Waldenström*), *multiplem Myelom, Autoimmunkrankheiten, nach Einwirkung von Medikamenten, im Anschluß an Infekte* u. a. in Erscheinung treten kann. Bei einem Teil der Kranken finden sich Autoantikörper der IgG-Klasse, die spezifisch mit Erythroblasten reagieren. Das Serum solcher Patienten vermag auch normales erythropoietisches Gewebe zu hemmen bzw. zu schädigen.

Sog. »Autoimmun«-Thrombozytopenien

Immunologisch bedingte Thrombozytopenien beruhen – soweit bekannt – fast immer oder ausschließlich auf einer vermehrten Zerstörung zirkulierender Plättchen. Die *Effektormechanismen* der durch Immunreaktionen bedingten Thrombozytenzerstörung sind nicht einheitlich und keineswegs immer durch eigentliche Autoimmunprozesse bedingt. *Antithrombozytäre Antikörper* werden u. a. bei der oft nach Virusinfekten auftretenden *idiopathischen thrombozytopenischen Purpura (M. Werlhof,* S. 446) gefunden, manchmal auch *nach anderen Infekten,* bei *Autoimmunkrankheiten,* wie dem Lupus erythematodes disseminatus, und bei *malignen Lymphomen* (z. B. chronische lymphatische Leukämie, u. U. auch bei *M. Waldenström*) und bei *multiplem Myelom.* Zum Nachweis der antithrombozytären Antikörper bedient man sich u. a. Testen, die die Freisetzung von radioaktiv markiertem Serotonin oder Plättchenfaktor 3 als Parameter haben, oder man mißt die Lymphozytentransformation nach Inkubation mit aus Thrombozyten und antithrombozytärem Antikörper bestehenden Komplexen.

Antikörper gegen körperfremde Antigene (bzw. Haptene), die *an der Plättchenoberfläche* adsorbiert wurden bzw. sich mit Membrankomponenten zu Vollantigenen verbunden haben, finden sich vor allem bei *medikamentös induzierten Thrombozytopenien* (früher: Sedormid-Purpura, heute: Sulfonamide, Chlorothiazid-Derivate, Chlorpropamid, Chinidin, Goldpräparate u. a.). Möglicherweise gehen auch infektiös bedingte Thrombozytopenien z. T. auf einen solchen Mechanismus zurück.

Zirkulierende Immunkomplexe (s. Immunkomplex-induzierte Krankheiten, S. 1109, insbesondere Lupus erythematodes disseminatus, S. 1141) vermögen Plättchen zu binden sowie deren Agglutination und Lyse einzuleiten.

Die Bedeutung der *zellgebundenen Immunreaktionen,* für deren Existenz man z. B. bei der Werlhofschen Krankheit Hinweise besitzt, im Rahmen von Immunthrombozytopenien ist noch nicht geklärt. Man könnte sich vorstellen, daß in der Milz ein solcher Mechanismus möglich wäre.

126.13. »Autoimmunprozesse« als mögliche Ursachen bzw. pathogenetische Faktoren bei der Entstehung endokriner Störungen

Kriterien für die Feststellung einer organspezifischen Autoimmunkrankheit bei Tieren umfassen u. a. a) den Nachweis von Autoantikörpern, die bei Körpertemperatur mit dem Autoantigen reagieren, und/oder einer spezifischen zellgebundenen Immunität gegen dieselben Antigene; b) die Isolierung und Reinigung des (der) organspezifischen Antigens (Antigene); c) Produktion von Autoantikörpern, die gegen analoge Antigene gerichtet sind, in Versuchstieren und d) Entwicklung entsprechender Organläsionen im autosensibilisierten Tier. Zu den besten tierexperimentellen Modellen gehören die Autoimmun-Thyreoiditis, -Orchitis und -Enzephalomyelitis. Hinsichtlich der *menschlichen Autoimmunkrankheiten* sind diese Postulate nur z. T. erfüllbar.

Mehrere endokrine Störungen gehören zu den bestbekannten Beispielen einer *organspezifischen Autoimmunkrankheit* (Abb. 166). Der Hauptgrund hierfür liegt darin, daß endokrine Gewebe in besonderem Maß organspezifische Antigene aufweisen, zudem z. T. solche, die physiologischerweise zu einem guten Teil »anatomisch sequestriert« sind, so daß theoretisch bei einer teilweisen oder gänzlichen Zerstörung dieser Schranken die Voraussetzungen für die Entwicklung eines Autoaggressionsprozesses gegeben wären. In Anbetracht der hohen Organspezifität gewisser Antigene endokriner Organe ist allerdings die Tatsache nicht leicht verständlich, daß mit Autoimmunphänomenen verbundene endokrine Störungen oft nicht nur eine einzelne Drüse betreffen, sondern mehrere, z. T. auch andere Strukturen, wie Drüsenzellen des Magens. Die Erklärung für diese Zusammenhänge steht noch aus. Im Sinn einer Hypothese denkt man an die Möglichkeit, es könnten – z. T. genetisch bedingte – immunologische Regulationsstörungen mit verminderter Suppressoraktivität von T-Zellen vorliegen. Es gäbe jedoch noch andere vorstellbare Mechanismen. Ein besonderes Problem betrifft die Tatsache, daß manche endokrine »Autoimmunkrankheiten« einen ausgesprochen chronischen, progressiven Verlauf nehmen. Dies spricht für einen fortgesetzten Antigenanfall. Ob hier durch Virusbefall oder andere Agentien veränderte Autoantigene vorliegen, ist noch nicht bekannt. Ein vorübergehendes Auftreten von »Autoantikörpern« gegen Komponenten endokriner Organe wird oft beobachtet (z. B. nach chirurgischen Eingriffen, infektionsbedingten Schädigungen der betreffenden Drüsen, örtlicher Bestrahlung u. a.), ohne daß diesen eine krankmachende Rolle zugeschrieben werden dürfte. Diesem Gesichtspunkt ist bei einem Nachweis derartiger »Autoantikörper« stets Beachtung zu schenken. Andererseits muß hervorgehoben werden, daß der fehlende Nachweis von Autoantikörpern im zirkulierenden Blut (Serum) eine Autoimmunkrankheit nicht ausschließt. Es könnte sein, daß diese Antikörper vor allem durch Plasmazellen innerhalb des erkrankten Organs produziert und zum größten Teil direkt an die dort vorhandenen Autoantigene gebunden werden könnten.

Bemerkungen zu den Schilddrüsenantigenen und den chronischen Thyreoiditiden, mit besonderer Berücksichtigung der Struma lymphomatosa (Hashimoto)

Thyreoglobulin, ein großes, jodierte Aminosäuren enthaltendes Glykoprotein mit einem Molekulargewicht von ungefähr 650000, ist ein wirksames Antigen, das – in andere Spezies injiziert – meistens eine kräftige Antikörperbildung von hoher Spezifität auslöst. Die anatomische Sequestration dieses Eiweißkörpers scheint – entgegen früheren Annahmen – nicht vollständig zu sein, da man in der Lymphe, die aus der Schilddrüse stammt, normalerweise ganz geringe Mengen von Thyreoglobulin nachweisen kann. Mit wenigen Ausnahmen lösen diese jedoch keine Immunantwort aus. Im *Tierversuch* konnte aber gezeigt werden, daß durch Injektion von autologem Thyreoglobulin in vollständigem Freundschem Adjuvans sowohl eine humorale wie eine zellgebundene Immunreaktion induziert werden kann, und daß man auf diese Weise eine lymphoplasmazelluläre Thyreoiditis hervorzurufen vermag. Ähnliche Resultate wurden unter Verwendung chemisch veränderter bzw. unvollständig proteolytisch abgebauter Thyreoglobulinpräparate auch ohne Beigabe von Freundschem Adjuvans erzielt. Transferstudien haben deutlich gemacht, daß hinsichtlich der relativen Bedeutung humoraler im Vergleich zu zellgebundenen Effektormechanismen beim Zustandekommen einer Immunthyreoiditis erhebliche Speziesunterschiede bestehen (z. B. vorwiegend zellgebunden beim Meerschweinchen, in erster Linie humoral beim Kaninchen). Der *Nachweis von Antithyreoglobulin-Antikörpern* kann mit Hilfe verschiedener Methoden erfolgen, so durch Präzipitation, passive Hämagglutination (u. a. »tanned cell«-Hämagglutination), Latexfixation, Bentonitagglutination u. a. Gut bewährt hat sich die indirekte Immunfluoreszenz-Technik an Methylalkoholfixierten Thyreoideaschnitten, bei der sich ein »flokkuliertes« Muster von Fluoreszenz über dem Kolloid ergibt.

Außer dem Thyreoglobulin sind – vor allem beim *Menschen* – noch *weitere Thyreoidea-Autoantigene* festgestellt worden, die mit homologen Autoantikörpern spezifisch reagieren können. Das sog. *mikrosomale Antigen,* das – wie sich fluoreszenzmikroskopisch nachweisen läßt – vor allem im apikalen Teil der Schilddrüsenepithelien lokalisiert ist, scheint mit Lipoproteinen zellinnerer Membranen assoziiert zu sein. Wie im Fall der Antithyreoglobulin-Antikörper finden sich bei etwa 60–70% der Patienten mit chronischer Thyreoiditis verschiedener Art antimikrosomale Autoantikörper.

Mit Vorteil werden beide Antikörper bestimmt. Damit gelingt es, in über 90% der Fälle von chronischer Thyreoiditis den einen oder anderen dieser Antikörper oder beide festzustellen. Als diagnostisch gilt für antimikrosomale Antikörper ein Titer von 8 (d. h. Serumverdünnung 1:8), für Antithyreoglobulin ein solcher von etwa 600 und mehr. Das sog. *zweite Kolloidantigen,* das sich antigenisch von Thyreoglobulin unterscheidet und immunofluoreszenzmikroskopisch eine homogene Kolloiddarstellung ergibt, enthält wenig oder kein nachweisbares Jod. Seine Bedeutung im Rahmen der Thyreoiditiden ist noch nicht geklärt. Wichtig ist wahrscheinlich das sog. *»Zytotoxizitätsantigen«,* das mit dem mikrosomalen Antigen nicht identisch ist, in vitro als Zielstruktur komplementaktivierender zytotoxischer Antikörper nachgewiesen werden kann und in einem hohen Prozentsatz der Fälle von Thyreotoxikose (s. u.) und juveniler Thyreoiditis zur Bildung zytotoxischer Antikörper Anlaß gibt. Das Schilddrüsenantigen, das als Zielstruktur von LATS (s. u.) in Frage kommt, ist wahrscheinlich in der Membran der Epithelzellen lokalisiert *(»Zelloberflächenantigen«).*

Definitionen: *Thyreoiditiden,* d. h. entzündliche Veränderungen der Schilddrüse, können eine nachweislich *infektiöse* Ätiologie haben (z. B. Thyreoiditis infolge Infektion durch pyogene Keime,

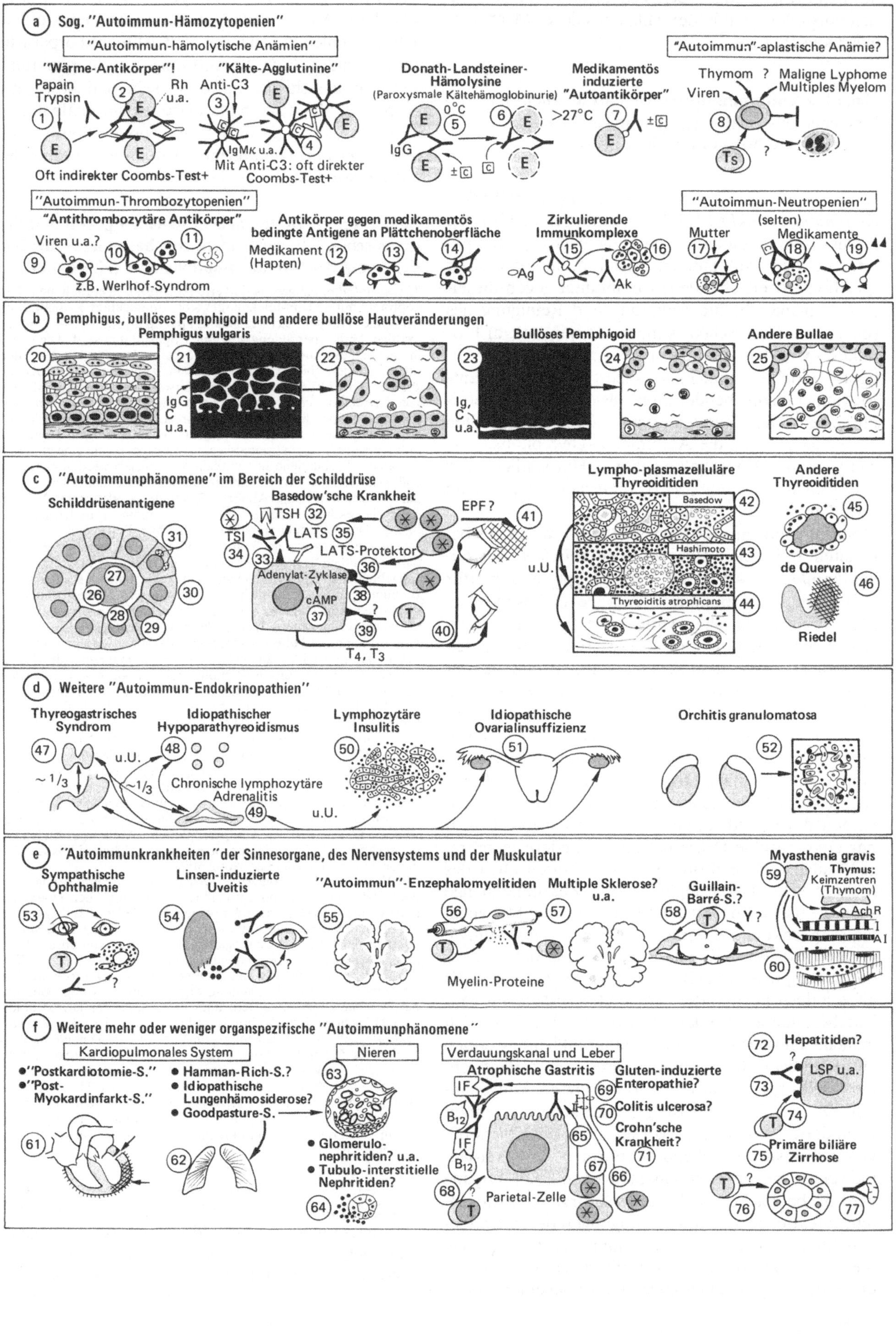
a Sog. "Autoimmun-Hämozytopenien"
"Autoimmun-hämolytische Anämien"
"Wärme-Antikörper"!
Papain
Trypsin
Rh
u.a.
"Kälte-Agglutinine"
Anti-C3
IgMκ u.a.
Mit Anti-C3: oft direkter Coombs-Test+
Oft indirekter Coombs-Test+
Donath-Landsteiner-Hämolysine
(Paroxysmale Kältehämoglobinurie)
0°C
>27°C
IgG
Medikamentös induzierte "Autoantikörper"
"Autoimmun"-aplastische Anämie?
Thymom ? Maligne Lyphome
Multiples Myelom
Viren
"Autoimmun-Thrombozytopenien"
"Antithrombozytäre Antikörper"
Viren u.a.?
z.B. Werlhof-Syndrom
Antikörper gegen medikamentös bedingte Antigene an Plättchenoberfläche
Medikament
(Hapten)
Zirkulierende Immunkomplexe
Ag
Ak
"Autoimmun-Neutropenien"
(selten)
Mutter
Medikamente
b Pemphigus, bullöses Pemphigoid und andere bullöse Hautveränderungen
Pemphigus vulgaris
IgG
C
u.a.
Bullöses Pemphigoid
Ig,
C
u.a.
Andere Bullae
c "Autoimmunphänomene" im Bereich der Schilddrüse
Schilddrüsenantigene
Basedow'sche Krankheit
TSH
TSI
LATS
LATS-Protektor
Adenylat-Zyklase
cAMP
EPF ?
T4, T3
Lympho-plasmazelluläre Thyreoiditiden
Basedow
Hashimoto
Thyreoiditis atrophicans
u.U.
Andere Thyreoiditiden
de Quervain
Riedel
d Weitere "Autoimmun-Endokrinopathien"
Thyreogastrisches Syndrom
~1/3
Idiopathischer Hypoparathyreoidismus
u.U.
Chronische lymphozytäre Adrenalitis
u.U.
Lymphozytäre Insulitis
Idiopathische Ovarialinsuffizienz
Orchitis granulomatosa
e "Autoimmunkrankheiten" der Sinnesorgane, des Nervensystems und der Muskulatur
Sympathische Ophthalmie
Linsen-induzierte Uveitis
"Autoimmun"-Enzephalomyelitiden
Myelin-Proteine
Multiple Sklerose? u.a.
Guillain-Barré-S.?
Myasthenia gravis
Thymus: Keimzentren (Thymom)
AchR
I
A I
f Weitere mehr oder weniger organspezifische "Autoimmunphänomene"
Kardiopulmonales System
•"Postkardiotomie-S."
•"Post-Myokardinfarkt-S."
• Hamman-Rich-S.?
• Idiopathische Lungenhämosiderose?
• Goodpasture-S.
Nieren
• Glomerulonephritiden? u.a.
• Tubulo-interstitielle Nephritiden?
Verdauungskanal und Leber
Atrophische Gastritis
IF
B12
Parietal-Zelle
Gluten-induzierte Enteropathie?
Colitis ulcerosa?
Crohn'sche Krankheit?
Hepatitiden?
LSP u.a.
Primäre biliäre Zirrhose

Abb. 166a–f. *»Autoimmunprozesse«, die sich vor allem gegen gewiße Zellarten und Gewebe bzw. Organe richten (sog. »Autoimmun-Hämozytopenien« und »organspezifische Autoimmunkrankheiten«).* **a** *Sog. »Autoimmun-Hämozytopenien«.* Sog. *»Wärme-Antikörper«*, die in vitro Erythrozyten (E) ohne vorherige enzymatische Behandlung zu zerstören vermögen, finden sich nur in seltenen und meist rasch tödlich endenden Fällen von sog. *»autoimmun-hämolytischer Anämie«*. Meistens zeigen Wärme-Antikörper in vitro erst nach Vorbehandlung der roten Blutkörperchen mit Enzymen (1) eine faßbare Wirkung: In solchen Fällen registriert man in vivo in der Regel einen leichten oder mäßigen Grad von hämolytischer Anämie (2). Die Spezifitäten der Wärme-Antikörper sind sehr vielfältig und umfassen neben bekannten Blutgruppensystemen (z. B. Rh, Wr^b, En^a u. a.) wahrscheinlich viele unbekannte Antigene. Die Bindung von Ig (IgG, IgM u. a.) an die Erythrozytenoberfläche an sich führt selten zu einer Hyperhämolyse. Damit ein verstärkter Erythrozytenuntergang zustande kommt, müssen einer oder mehrere der nachfolgenden Mechanismen aktiviert werden: 1) *»Komplement (C)-Lyse«* mit Aktivierung des gesamten Komplementsystems (C 1–9); 2) Immunadhärenz Ig-tragender Erythrozyten über *C3b- und/oder C4b-Rezeptoren* an der Oberfläche von *Phagozyten*; 3) Immunadhärenz roter Blutkörperchen, die mit IgG beladen sind, an *Fc-Rezeptoren* von *Phagozyten*. *»Niedertitrige Kälteagglutinine«* kommen normalerweise vor und bewirken in vivo meist keine Hyperhämolyse. Demgegenüber vermögen *»hochtitrige Kälteagglutinine«* (IgM $\varkappa$ u. a.), die z. B. bei Virusinfekten vorübergehend oder bei lymphoproliferativen Störungen verschiedener Art, Myelomen und benignen Gammopathien über längere Zeit in Erscheinung treten, Erythrozyten über den Weg einer Komplement-Lyse und/oder Immunadhärenz an Phagozyten zu zerstören (3, 4, sog. *Kälteagglutinin-Krankheiten*). Die sog. *paroxysmale Kältehämoglobinurie* wird oft durch Antikörper verursacht, die in vitro die biphasische hämolytische Reaktion nach *Donath-Landsteiner* (DL) ergeben: Diese, der IgG-Klasse zugehörigen »Autoantikörper« binden sich (mit oder ohne Komplement) am stärksten bei niedriger Temperatur an Erythrozyten (5) und erzeugen dann – bei Erwärmen – eine Hämolyse über den Weg einer Komplementaktivierung (6). Die DL-Hämolysine weisen oft eine Spezifität auf, die gegen P-Antigen, ein Glykolipid-Globosid an der Erythrozytenoberfläche, gerichtet ist. Medikamentös induzierte *»autoimmunhämolytische Anämien«* (7) wurden nach Behandlung mit verschiedenen Arzneimitteln beobachtet (z. B. α-Methyldopa u. a.). Autoimmunmechanismen sind wahrscheinlich auch bei gewissen *aplastischen Anämien* im Spiel, wie man sie bei Thymom sowie vor allem im Rahmen von Virusinfekten, malignen Lymphomen, multiplen Myelomen u. a. beobachten kann (8); manchmal handelt es sich um idiopathische Formen. Neuere Befunde sprechen dafür, daß in einem Teil der Fälle Suppressor-T-Zellen (T_s) von Bedeutung sein könnten, während bei anderen Patienten mit solchen Störungen »Autoimmun-Antikörper« von der IgG-Klasse nachgewiesen wurden. Sog. *»antithrombozytäre Antikörper«* gehen möglicherweise z. T. auf virusbedingte Veränderungen der Plättchenoberfläche und eine entsprechende immunogene Wirkung derselben zurück (9–11); ein solcher Mechanismus wird u. a. bei der *idiopathischen thrombozytopenischen Purpura (Werlhof-Syndrom)* diskutiert. Es kommen aber auch andere Infekte sowie Autoimmunprozesse verschiedener Art (z. B. Lupus erythematodes disseminatus), monoklonale Gammopathien u. a. als auslösende Faktoren in Frage. *Medikamentös induzierte Thrombozytopenien* (früher: sog. Sedormid-Purpura; heute: Sulfonamide, Chlorothiazid-Derivate, Chlorpropamid, Chinidin, Goldpräparate u. a.) sind keine Seltenheit (12–14), desgleichen ein Plättchenmangel bei sog. *»Immunkomplexkrankheiten«* (Antigen (Ag)-Antikörper(AK)-Komplexe; 15, 16), die nicht einem Autoimmunphänomen i. e. S. entsprechen. *»Autoimmun-Neutropenien«* begegnen wir nur in wenigen Fällen, z. B. bei Kindern mit mütterlichen Anti-Neutrophilen-Antikörpern (17) oder auf medikamentöser Grundlage (18, 19). **b** *Pemphigus, bullöses Pemphigoid und andere bullöse Hautveränderungen.* Beim *Pemphigus vulgaris* finden sich typischerweise IgG-Antikörper, die sich im Bereich der Interzellulärsubstanz der mittleren – nicht aber der basalen – Schichten der Epidermis bzw. mehrschichtiger Plattenepithelien binden und sich fluoreszenzmikroskopisch nachweisen lassen (meistens IgG und Komplement; 20, 21). Wahrscheinlich über den Weg einer Komplementaktivierung kommt es dann zur Spongiose, Akantholyse und anschließenden intraepidermalen Blasenbildung, wobei sich in der Flüssigkeit der Bullae abgelöste Epithelzellen nachweisen lassen (22, sog. Tzanck-Test). Das *bullöse Pemphigoid*, eine mehr gutartige Hautaffektion, die bei älteren Leuten vorkommt, kennzeichnet sich dem gegenüber durch Ablagerung von Immunglobulinen (Ig), Komplement u. a. an der Grenze zwischen Epidermis und Papillarkörper (23), so daß es nicht zu einer akantholytischen, sondern zu einer epidermolytischen Blasenbildung kommt (24). Wenigstens teilweise scheint es sich hier um eine anaphylaktische bzw. anaphylaktoide Reaktion zu handeln. Ein weiterer Grund für die Bildung solcher Bullae liegt in einem schweren Ödem des Papillarkörpers, verbunden mit granulozytärer Infiltration, wie sie z. B. bei der *Dermatitis herpetiformis Duhring*, beim *Erythema exsudativum multiforme* u. a. bekannt sind (25). **c** *Autoimmunphänomene im Bereich der Schilddrüse.* Zu den bekannten *»Autoantigenen« der Schilddrüse* gehören Thyreoglobulin (26), ein zweites Kolloidantigen ohne oder mit nur wenig Jod (27), mikrosomales Antigen, vermutlich Lipoproteine im apikalen Teil der Epithelzellen (28), das sog. Zytotoxizitätsantigen (29), ein Zelloberflächenantigen, das mit dem TSH-Rezeptor verbunden oder mit ihm identisch ist (30), und möglicherweise auch Mitochondrien (z. B. von Onkozyten, 31). Bei der *Basedow'schen Krankheit* findet sich in 60–80% der Fälle TSI (»*t*hyroid *s*timulating *i*mmunoglobulin«, 34), das, ähnlich wie LATS (»*l*ong *a*cting *t*hyroid *s*timulator«, 35), im Bereich des TSH-Rezeptors (32, 33) anzugreifen scheint. »LATS-Protektor«, auch ein IgG (36), hemmt die Bindung von LATS an die Epitheloberfläche, vermag aber u. U. selbst stimulierend zu wirken. Man vermutet, daß TSI und LATS über eine Aktivierung der Adenylatzyklase und eine vermehrte Bildung von zyklischem AMP (cAMP) die endokrine Aktivität der Epithelzellen zu steigern vermögen (37). Beim Morbus Basedow finden sich im übrigen noch Antikörper mit anderer Spezifität (38). Über die Bedeutung der T-Lymphozyten im Rahmen dieser Krankheit ist wenig bekannt (39). Die meisten Symptome des Leidens beruhen auf einer vermehrten Ausschüttung von Thyreoidea-Hormonen (T_4, T_3; 40), u. a. auch der »starre Blick«, während der Exophthalmus z. T. der Wirkung von EPF (»exophthalmus-*p*roducing *f*actor«, 41), anderen Ig (aus der Schilddrüse?) und/oder peptischen Abbauprodukten von TSH zugeschrieben wird. Die Struma diffusa basedowiana ist immer mit mehr oder weniger ausgeprägter lymphoplasmazellulärer Infiltration, z. T. auch mit Keimzentrenbildung, verbunden (42), und man kennt fließende Übergänge dieser Affektion zur *Struma lymphomatosa Hashimoto* (43). Beide können schließlich in eine *Thyreoiditis chronica atrophicans* ausmünden (44). Bei der – möglicherweise viral bedingten – *»Thyreoiditis subacuta (granulomatosa) de Quervain«*, die mit Riesenzellenbildung um Thyreoglobulinreste herum einhergeht, scheinen zellgebundene Immunreaktionen eine erhebliche Rolle zu spielen (45). Die *Thyreoiditis chronica Riedel* (46), die oft nur Teile des Organs betrifft und mit perithyreoiditischen Verwachsungen verbunden ist, stellt wahrscheinlich etwas besonderes dar. **d** *Weitere »Autoimmun-Endokrinopathien«.* Ein sog. *»thyreogastrisches Syndrom«* (*»thyreogastrische Krankheit«*, 47) findet sich bei ungefähr einem Drittel der Patienten mit perniziöser Anämie, indem hier neben einer – autoimmun bedingten? – Gastritis chronica atrophicans auch eine lymphoplasmazelluläre Thyreoiditis mit Auftreten entsprechender »Autoantikörper« beobachtet wird. Bei *chronischer lymphozytärer Adrenalitis*, die in schweren Fällen bis zum *Morbus Addison*

Mykobakterien, Bruzellen u. a.) oder aus unbekannter Ursache entstehen. Bei einzelnen Formen, wie der *Thyreoiditis subacuta s. granulomatosa (de Quervain; Riesenzellenthyreoiditis),* sprechen verschiedene Beobachtungen für eine mögliche virale Ätiologie. In der großen Mehrzahl der Fälle von *chronischer Thyreoiditis* kennt man indessen das auslösende Agens nicht. Dies trifft zu für alle Übergänge von geringfügiger *lymphozytärer (bzw. lymphoplasmazellulärer) Thyreoiditis,* die oft herdförmig ausgebreitet ist und nicht selten mit der Bildung von Lymphfollikeln und Keimzentren einhergeht, über die *Thyreoiditis lymphomatosa (Struma lymphomatosa Hashimoto, »lymphadenoid goiter«)* bis zu *Thyreoiditis chronica atrophicans,* die mit einem weitgehenden Parenchymschwund, starker Fibrosierung und lymphoplasmazellulären Infiltraten verbunden ist. Von einer »*eisenharten Struma (Riedel)*« sprechen wir, wenn ein ausgesprochen stark vernarbender entzündlicher Prozeß das Schilddrüsengewebe und darüber hinaus das umliegende Weichteilgewebe in einer Weise erfaßt, daß man klinisch den Eindruck einer bösartigen Geschwulst gewinnen könnte. Die Mehrzahl der chronischen

Abb. 166a–f (Fortsetzung)

führen kann (49), findet sich in ungefähr einem Drittel der Fälle zudem ein sog. *idiopathischer Hypoparathyreoidismus* (48), der im übrigen auch isoliert vorkommt. Eine *lymphozytäre Insulitis* (50) wurde bei *juvenilem Diabetes mellitus* verschiedentlich festgestellt; bei einem Teil dieser Patienten finden sich überdies gegen Insel-Antigene gerichtete »Autoantikörper«. Die *idiopathische Ovarialinsuffizienz* (51) geht manchmal mit anderen »Autoimmun-Endokrinopathien« (47–49) einher. Fällen mit *granulomatöser Orchitis,* bei der sich u. a. gegen samenbildende Zellen gerichtete Antikörper feststellen lassen, begegnen wir am ehesten bei Männern im mittleren Erwachsenenalter: Diese Affektion gilt als klassisches Beispiel einer organspezifischen Autoimmunkrankheit, für die es auch tierexperimentelle Modelle gibt (52). **e** *»Autoimmunkrankheiten« der Sinnesorgane, des Nervensystems und der Muskulatur.* Eine *sympathische Ophthalmie* kann – mit einer Latenz von Wochen bis Monaten – nach perforierender Verletzung des kontralateralen Auges in Erscheinung treten. Es scheint sich vor allem um eine zellgebundene Immunreaktion gegen melaninhaltige Zellen zu handeln; ob »Autoantikörper« mitbeteiligt sind, ist ungewiß (53). Bei den seltenen *Linsen-induzierten Uveitiden* (54) lassen sich in der Regel gegen Linsen-Proteine gerichtete »Autoantikörper« nachweisen; ob zellgebundene Immunreaktionen mitspielen, weiß man noch nicht sicher. Verschiedene *akute disseminierte Enzephalomyelitiden* mit Demyelinisierungserscheinungen und perivaskulären Lymphozyteninfiltraten gehen mit zellgebundenen Immunreaktionen einher, die sich gegen Myelinproteine (u. a. Glykoproteine) richten (55, 56). Möglicherweise trifft ähnliches für postinfektiöse und akute nekrotisierende Enzephalomyelitiden zu. Über die Rolle von »Autoantikörpern« bei diesen Affektionen weiß man wenig Bescheid. Dasselbe gilt für Autoimmunphänomene bei der *multiplen Sklerose* (57) sowie bei andersartigen Hirnschäden. Bei der *akuten idiopathischen Polyneuritis* (*Polyradikulitis, Guillain-Barré-Syndrom,* 58) scheinen zellgebundene Immunreaktionen vorzuherrschen; ob ein Virusinfekt dahinter steckt, konnte noch nicht geklärt werden. Die *Myasthenia gravis* ist in einem kleinen Teil der Fälle mit Thymom, mehrheitlich jedoch mit einer Bildung von Keimzentren im Thymusmark verbunden (59). Es treten bei diesem Leiden Antikörper auf, die die nikotinischen Azetylcholin-Rezeptoren (AchR) an motorischen Endplatten blockieren; ferner läßt sich immunfluoreszenzmikroskopisch eine Bindung von Ig des Patienten an I-Banden und/oder die Zwischenzone zwischen I- und A-Banden von Skelettmuskelzellen feststellen, und histologisch fallen da und dort Lymphozyteninfiltrate im Muskelgewebe auf (»Lymphorrhagien«, 60). **f** *Weitere mehr oder weniger organspezifische »Autoimmunphänomene«.* Beim *Postkardiotomie- bzw. Postmyokardinfarkt-Syndrom* (*Dressler-Syndrom,* 61) finden sich gegen kardiale Antigene gerichtete Antikörper, verbunden mit serofibrinöser Perikarditis und länger dauerndem Fieber. Während bei *Goodpasture-Syndrom* Anti-Basalmembran-Antikörper auftreten, die sich auch in Lungenkapillaren binden, besteht bei »*idiopathischer Lungenfibrose*« *(Hamman-Rich-Syndrom)* und bei der seltenen *idiopathischen Lungenhämosiderose* (62) keine Klarheit über die Beteiligung von Autoimmunprozessen. Meist finden sich in den letztgenannten Fällen zirkulierende Immunkomplexe. Dasselbe gilt für die meisten Formen von *Glomerulonephritis* (63, s. Abb. 137, S. 768), während mindestens bei einem Teil der sog. *tubulo-interstitiellen Nephritiden* Immunreaktionen gegen Antigene der Basalmembranen und/oder gegen Epithelantigene beteiligt sein könnten (64), ganz abgesehen von einer lokalen Bildung von Immunkomplexen mit Komplementaktivierung und Schädigung der benachbarten Strukturen. Bei der mit *perniziöser Anämie* einhergehenden *Gastritis atrophicans* werden offenbar verschiedene »Autoantikörper« gebildet: Solche, die sich gegen Lipoproteine im Bereich der Mikrovilli richten (65), andere, die die Bindung von Vitamin B_{12} an »intrinsic factor« (IF) blockieren (66, Typ I-Antikörper) und weitere, die sich sowohl an IF als auch an den IF-Vitamin B_{12}-Komplex fixieren (67, Typ II-Antikörper). Ob zudem zellgebundene Immunreaktionen die Parietalzellen schädigen, konnte noch nicht ermittelt werden (68). Die *Gluten-induzierten Enteropathien* (*Zöliakie* und *einheimische Sprue,* 69), bei denen möglicherweise zu wenig anti-Gluten-Antikörper der IgA-Klasse gebildet und daher – in »zweiter Linie« – vermehrt IgM-Antikörper produziert werden, gehen vielleicht auch mit zellgebundenen und/oder humoralen Autoimmunphänomenen einher. Im Rahmen der *idiopathischen Colitis ulcerosa* kommt vermutlich Immunantworten, die gegen das von Enterobacteriaceae gebildete Kunin-Antigen gerichtet sind und mit Antigenen des Kolonepithels Kreuzreaktionen erzeugen, eine gewisse Bedeutung zu (70). Bei der *Crohn'schen Krankheit* (71) wurden solche Zusammenhänge bisher nicht aufgedeckt. Im Fall von *Hepatitiden* (72) diskutiert man die Möglichkeit von Autoimmunreaktionen humoraler (73) und/oder zellgebundener Art (74), die sich gegen Antigene auf oder in Hepatozyten richten (z. B. »leberspezifisches Membran-Lipoprotein« (LSP), verändertes (?) Aktin, Kernantigene u. a.). Neuere Befunde sprechen dafür, daß eine zellschädigende Wirkung vor allem zellgebundenen Immunreaktionen zukommt. Bei der *primären biliären Zirrhose* (75) finden sich typischerweise antimitochondriale Antikörper (77), während das Eindringen von Lymphozyten in die Epithelschicht von Gallengängen am ehesten mit einer zellgebundenen Immunreaktion in Einklang zu bringen ist (76). In einem Teil dieser Fälle scheint eine Assoziation mit der Zöliakie bzw. einheimischen Sprue zu bestehen. Zusammenhänge zwischen Autoimmunkrankheiten und bestimmten *HLA-Antigenen* sind in Tabelle 59 (S. 871) im Sinn von Beispielen aufgeführt

Thyreoiditiden weist mehr oder weniger ausgeprägte *Zeichen von »Autoimmunisierung«* auf, zum mindesten, was den Nachweis antithyreoidaler Autoantikörper anbelangt. Aus diesem Grund und weil sich im Verlauf einer chronischen Thyreoiditis nicht selten *Übergänge* von lymphozytenreichen, wenig atrophisierenden zu fibrosierenden und atrophisierenden Veränderungen bemerkbar machen, wird diese Gruppe von Krankheiten heute vielerorts gemeinsam betrachtet. Es bestehen auch Intermediärformen zwischen chronischer lymphozytärer Thyreoiditis und der Basedow'schen Krankheit (s. u.), während die de Quervain-Thyreoiditis und die Riedel-Struma nosologisch offenbar als besondere Affektionen anzusehen sind. Chronische lymphozytäre und nur leicht fibrosierende Thyreoiditiden sind in vielen Fällen nicht mit einer klinisch ins Gewicht fallenden endokrinen Störung verbunden. Hie und da besteht ein Hyperthyreoidismus, häufiger aber treten, zumal bei deutlichen Organveränderungen und längerer Dauer, mehr oder weniger ausgeprägte Symptome und Zeichen von Hypothyreoidismus zutage. In schweren Fällen spricht man von »primärem Hypothyreoidismus« oder – weil dies meistens Erwachsene im mittleren oder höheren Lebensalter betrifft – von *»adultem Myxödem«*. In einer erheblichen Zahl von Fällen ist die chronische Thyreoiditis *mit entsprechenden Veränderungen in anderen endokrinen Organen vergesellschaftet,* und auch in der näheren Verwandtschaft finden sich gehäuft gewisse Störungen gleicher Art (s. u.). So kennt man eine Kombination von chronischer Thyreoiditis mit perniziöser Anämie *(»thyreogastrische Krankheit (Syndrom)«)* oder mit chronischer Adrenalitis mit Nebenniereninsuffizienz *(Schmidt'sches Syndrom).*

Chronische Thyreoiditiden mit klinisch wahrnehmbaren endokrinen Störungen treten in erster Linie bei Erwachsenen im Alter von 30–60 Jahren auf. Allerdings kennt man auch juvenile Formen. Das weibliche Geschlecht ist etwa 5mal häufiger betroffen als das männliche, was darauf hinweist, daß Geschlechtshormone den Ausdruck der Störung zu beeinflussen scheinen. Familienuntersuchungen und Studien an monozygoten Zwillingen deuten auf eine erhebliche genetisch bedingte Prädisposition hin.

Ursachen und **Pathogenese:** Wie erwähnt, ist es in den meisten Fällen von chronischer Thyreoiditis *nicht gelungen, das auslösende Agens ausfindig zu machen.* Selbst die virale Ätiologie der de Quervain'schen Thyreoiditis kann nicht als erwiesen gelten. *Antikörper gegen Schilddrüsenantigene* (insbesondere Autoantikörper, die gegen Thyreoglobulin und/oder mikrosomales Antigen gerichtet sind), lassen sich bei den meisten Formen von chronischer Thyreoiditis nachweisen. Vorübergehend treten solche u. U. sogar nach Strumektomie, bei akuter nachweislich infektiöser Thyreoiditis und bei Gewebeschäden verschiedener Art (Infarkte, ionisierende Bestrahlung u. a.) auf. Die Frage, was den Prozeß bei der chronischen Thyreoiditis unterhält, ist nicht gelöst. Die Häufigkeit, mit der antithyreoidale Autoantikörper im zirkulierenden Blut (Serum) festgestellt werden können, variiert von einer Form der Entzündung zur anderen. Am geringsten (etwa 35% der Fälle) ist sie bei der de Quervain'schen subakuten Thyreoiditis, höher bei der Riedel-Struma (etwa 50%) sowie bei der deutlich lymphozytären Form (»Hashimoto«-Krankheit: 60–75%) und am höchsten bei den gemischt lymphozytären und vernarbenden bzw. stark fibrosierenden Varianten, insbesondere beim adulten Myxödem. Antithyreoglobulin-Titer von mehr als 600–1000 sind in hohem Maß auf Autoimmun-Thyreoiditis verdächtig. Über die Art der Veränderung sagt ein solcher Befund an sich allerdings wenig aus. Es ist hier daran zu erinnern, daß gegen Thyreoglobulin und/oder Schilddrüsenmikrosomen gerichtete Antikörper auch bei einer Reihe anderer Affektionen als der chronischen Thyreoiditis vorkommen, so bei Schilddrüsenkarzinom (vor allem beim Adenocarcinoma papilliferum), bei anderen Krankheiten mit vermutlicher Autoimmunpathogenese (perniziöse Anämie, Sjögren-Syndrom, chronische aktive Hepatitis, Lupus erythematodes disseminatus, rheumatoide Arthritis u. a.) sowie bei der Basedow'schen Krankheit (¼ der Fälle).

Die *Effektormechanismen,* die bei chronischer Thyreoiditis mit Zeichen von Autoimmunphänomenen gewebeschädigend wirken, sind im einzelnen noch wenig erforscht; sie brauchen auch nicht einheitlich zu sein. Verschiedene Beobachtungen an *menschlichen* Thyreoideazellen und mit Hilfe von Patientenseren bzw. Immunglobulinen in vitro deuten darauf hin, daß eine *»Antikörper-abhängige zellgebundene Immunreaktion«* mit zytotoxischer Wirkung mitspielen könnte. Außerdem sind gegen besondere Antigene gerichtete *zytotoxische Antikörper* gefunden worden (s. o.). Zirkulierende *Immunkomplexe* kommen bei chronischer Thyreoiditis z. T. ebenfalls vor. Es ist daher denkbar, daß komplexinduzierte Schäden besonders am Ort der größten Konzentration von Antigen und homologem Antikörper, d. h. in der Schilddrüse, zum Ausdruck kommen könnten. Schließlich finden sich bei vielen Kranken mit chronischer Thyreoiditis Zeichen einer deutlichen *zellgebundenen Überempfindlichkeit* (z. B. Hauttest, Lymphozytentransformation in vitro, Produktion von MIF u. a.), so daß die Voraussetzungen für die Bildung zytotoxisch wirksamer T-Lymphozyten, eine unspezifische Aktivierung oder eine spezifische Armierung von Makrophagen im Bereich der Schilddrüse an sich oft erfüllt sein dürften. Bei der *tierexperimentellen autoallergischen Thyreoiditis,* die Gegenstand zahlreicher Untersuchungen war und ist, scheint die Autoimmunreaktion gegen Schilddrüsenantigene in hohem Maß Thymus-abhängig zu sein, wobei einem relativen Mangel an Suppressor-T-Zellen-

Funktionen erhebliche Bedeutung zukommen soll. Man versucht, sich auf diese Weise die überschießende Produktion von Anti-Thyreoidea-Antikörpern verständlich zu machen. Jedenfalls sprechen die bisherigen Versuchsresultate dafür, daß humorale Immunreaktionen beim Zustandekommen der Gewebeveränderungen eine größere Rolle spielen als zellgebundene im Sinn des Reaktionstyps IV.

Morphologisch finden sich von *herdförmigen lymphoplasmazellulären Infiltraten,* z. T. mit Bildung von Lymphfollikeln und Keimzentren, über die eigentliche *Struma lymphomatosa (Hashimoto),* mit sehr ausgedehnten Infiltraten derselben Zusammensetzung, bis zur *chronischen Thyreoiditis atrophicans,* mit weitgehendem Ersatz des Schilddrüsenparenchyms durch Narbengewebe und immer noch vorhandenen Lymphozyten und Plasmazellen, alle Übergänge. Die hier gegebene Reihenfolge der Veränderungen scheint in einem Teil der Fälle auch dem Verlauf des Leidens zu entsprechen. Befriedigende Korrelationen bestehen einerseits zwischen der Anzahl Plasmazellen und dem Titer von Autoantikörpern, andererseits zwischen dem Ausmaß der Parenchymzerstörung und dem Grad des Hypothyreoidismus. Über allfällige Zusammenhänge zwischen Zeichen von zellgebundener Immunreaktion (T-Lymphozyten, aktivierte Makrophagen u. a.) und Gewebeschädigung liegen noch keine zuverlässigen Angaben vor. Bei der *de Quervain'schen Thyreoiditis,* die möglicherweise etwas besonderes darstellt (s. o.), steht morphologisch die Bildung epitheloidzelliger Granulome mit mehrkernigen Riesenzellen im Vordergrund, die sich vor allem an Reste von Kolloid anlagern. Bei der *Riedel-Struma* erkennt man ausgedehnte narbige Veränderungen nicht nur in der Schilddrüse sondern auch in weiten Bereichen außerhalb derselben. Oft finden sich thrombosierte Venen.

Folgen: Wie schon erwähnt, haben wir es bei der *de Quervain'schen Thyreoiditis granulomatosa* wahrscheinlich mit etwas besonderem zu tun, indem hier dem Schilddrüsenbefall in der Regel eine Infektion des Respirationstrakts vorausgeht, und die vor allem mit lokalen Schmerzen verbundene Schilddrüsenentzündung meist im Verlauf von Wochen bis Monaten spontan abklingt. Durch Kortikosteroidbehandlung läßt sich der Heilungsprozeß noch beschleunigen. Von den lymphozytären Formen chronischer Thyreoiditis ist nach dem bisher Bekannten die *Riedel-Struma* abzugrenzen, die ebenfalls nicht einen chronisch-progressiven Verlauf nimmt, sondern vielmehr im Sinn einer krankhaften Episode abläuft.
Bei den *chronischen, vorwiegend lymphozytären Thyreoiditiden,* als deren Prototyp die *Struma lymphomatosa (Hashimoto)* gelten kann, stellt sich mit der Zeit, entsprechend dem Übergang in eine *Thyreoiditis chronica atrophicans,* nicht selten ein zunächst wenig, schließlich deutlich ausgeprägter Hypothyreoidismus ein. Da sich letzterer in der Regel allmählich entwickelt, sind sich die Kranken der Störung oft nicht richtig bewußt. Durch Substitutionstherapie (vor allem T_4, S. 388) läßt sich der Mangel an Schilddrüsenhormonen heute gut beheben. Es sei nochmals darauf hingewiesen, daß viele Kranke mit chronischer Thyreoiditis – trotz Anwesenheit von Antithyreoidea-Antikörpern – euthyreot sind. In einem kleinen Teil der Fälle notiert man eine – meist mäßige – Hyperthyreose.

Basedow'sche Krankheit

Definitionen: Die *Basedow'sche Krankheit (»Graves' disease«, »Parry's disease«)* ist eine Störung unbekannter Ätiologie, die sich durch die Trias *Hyperthyreoidismus* bei *Struma diffusa basedowiana, Ophthalmopathie* und *Hautveränderungen* charakterisiert. Die Symptome brauchen nicht gemeinsam aufzutreten. Besonders schwere Formen von Hyperthyreoidismus *(Hyperthyreose)* nennt man *Thyreotoxikose.* Die Ophthalmopathie entspricht in der klassischen Form des Leidens einem *Exophthalmus,* kann sich aber auf eine spastisch bedingte Lidretraktion beschränken.

Die Basedow'sche Krankheit ist ein ziemlich verbreitetes Leiden, das in jeder Altersgruppe vorkommen kann, jedoch einen deutlichen Häufigkeitsgipfel in der 3. und 4. Lebensdekade zeigt. In endemischen Kropfgebieten (S. 385) liegt die Inzidenz tiefer. Das weibliche Geschlecht wird ungefähr 7mal häufiger betroffen als das männliche, was wiederum auf eine bedeutende Rolle von Geschlechtshormonen beim Zustandekommen dieser Störung hinweist. Viele Beobachtungen sprechen für eine familiäre Prädisposition, wobei innerhalb einer Sippe neben der Basedow'schen Krankheit vermehrt Fälle von chronischer Thyreoiditis mit Hypothyreoidismus (u. a. Struma lymphomatosa Hashimoto) und perniziöser Anämie beobachtet werden. Offenbar haben wir es hier mit einer genetisch bedingten Neigung zu abnormen Immunreaktionen gegen gewisse Autoantigene zu tun.

Ursache(n) und **Pathogenese** der Basedow'schen Krankheit sind, wie erwähnt, *unbekannt.* Man gewinnt zudem den Eindruck, es sei nicht ein einzelner Faktor für die Auslösung dieses Leidens verantwortlich, sondern es handle sich um eine *komplexe Störung immunologischer und endokriner homeostatischer Mechanismen.* Würde nämlich z. B. die Rückkoppelungsregulation, die physiologischerweise die Schilddrüsentätigkeit kontrolliert, normal funktionieren, wäre die Basedow'sche Krankheit nicht verständlich. Die bisherigen Beobachtungen zeigen, daß die Konzentration von TSH im Blut von Basedowkranken nicht erhöht ist. Ob sie stets erniedrigt ist, läßt sich nicht sicher beurteilen, da die Methoden zur Bestimmung von TSH dazu zu wenig empfindlich sind. Jedenfalls stellt man nach Injektion von TRH (S. 386) keine vermehrte T_4-Produktion durch die Schilddrüse fest. Vieles spricht dafür, daß die Stimulation der Thyreoideaaktivität bei der Basedow'schen Krankheit durch Substanzen erfolgt, die im Organ selbst gebildet werden. In erster Linie ist hier der *»long-acting thyroid stimulator« (LATS)* zu nennen, ein Immunglobulin der IgG-Klasse (u. U. komplexiert mit dem korrespondierenden Thyreoideaantigen), das im Bioassay (Freisetzung von radioaktivem Jod durch die Schilddrüse von Ratten und Mäusen) eine wesentlich länger dauernde Stimulation der endokrin aktiven Zellen als TSH bewirkt. LATS wird durch die in der Thyreoidea vorhandenen Plasmazellen produziert, kann als IgG u. a. die Plazenta passieren, bindet sich in vitro an Komponenten von Schilddrüsenepithelien (Membranantigene?) und vermag auch die menschliche Thyreoidea zu vermehrter Hormonsekretion anzuregen. Der aktive Teil von LATS ist im Fab-Anteil des IgG-Moleküls lokalisiert, vermutlich in Antigenbindungsstellen. In den letzten Jahren wurde ein weiteres Immunglobulin von der IgG-Klasse festgestellt, der sog. *»LATS-Protektor«*, der ebenfalls von Plasmazellen im Schilddrüsenbereich hergestellt zu werden scheint, unter bestimmten Bedingungen auf menschliches, nicht aber auf Mäuse-Schilddrüsengewebe eine stimulierende Wirkung hat, umgekehrt aber in vitro die Bindung von LATS an partikuläres Material aus der Thyreoidea zu hemmen oder verhindern vermag und z. B. die durch LATS hervorgerufene Steigerung der T_4-Produktion unterdrücken kann. Ob es sich beim LATS-Protektor allenfalls um Anti-Idiotypen-Antikörper, deren Spezifität gegen Idiotypen von LATS gerichtet wären, handelt, ist unbekannt. Die Bedeutung von LATS selbst im Rahmen der Pathogenese der Basedow'schen Krankheit ist noch nicht befriedigend geklärt. Die Serumtiter von LATS – das sich im übrigen im Blut nur bei einem Viertel bis einer Hälfte der Basedowkranken in erhöhter Konzentration nachweisen läßt – korreliert nicht gut mit dem Schweregrad der Erkrankung. Überdies stellt man hie und da erhebliche LATS-Titer bei Personen fest, deren Schilddrüsenfunktion sich – im Gegensatz zur klassischen Basedow'schen Krankheit – normal unterdrücken läßt. Es gilt daher z. Z. als unwahrscheinlich, daß LATS allein die diffusen Veränderungen der Struma basedowiana auslöst. Über *zusätzliche Faktoren,* z. B. eine allenfalls stimulierende Wirkung von *Antithyreoidea-Antikörpern anderer Spezifität als LATS* (komplementfixierende Antikörper, die gegen Schilddrüsenmikrosomen gerichtet sind, Immunkomplexe von Thyreoglobulin-Antithyreoglobulin u. a.) oder eine mögliche aktivierende Wirkung *zellgebundener Immunreaktionen,* ist wenig bekannt. Die vor einiger Zeit vorgebrachte Hypothese, wonach LATS mit TSH Komplexe mit langdauernd stimulierender Wirkung auf die Schilddrüsenepithelien bilde, ist u. W. nicht durch weitere Befunde bekräftigt worden. In neuerer Zeit mißt man einem *»thyroid-stimulating immunoglobulin« (TSI),* das sich bei 60–80% der Basedowkranken nachweisen läßt, besondere Bedeutung zu. Dieses Immunglobulin vermag offenbar TSH, das sich normalerweise reversibel an TSH-Rezeptoren an der Oberfläche von Thyreoideaepithelien bindet, aus dem Rezeptorenbereich zu verdrängen bzw. selbst stimulierend zu wirken. Der fördernde Effekt scheint über eine erhöhte Adenylatzyklase-Aktivität vermittelt zu werden.

Über die Pathogenese der bei Basedow'scher Krankheit typischerweise auftretenden *Ophthalmopathie* ist wenig Sicheres bekannt. Die letztere läßt sich in eine *spastische* und *eine mechanische Komponente* unterteilen: Die erstere ist offenbar weitgehend, wenn nicht ausschließlich, funktionell bedingt und bewirkt u. a. den charakteristischen »starren Blick«, die Retraktion der Augenlider sowie andere Phänomene. Demgegenüber beruht der eigentliche *Exophthalmus* auf einer Volumenvermehrung des retrobulbären Gewebes und ist mit einer kongestiven Okulopathie mit Chemosis, Hyperämie der Konjunktiven und u. U. Kompressionserscheinungen im Bereich der Nn. optici verbunden. Im Serum der Patienten mit Basedow'scher Krankheit und Exophthalmus wurden einer oder mehrere Faktoren nachgewiesen, die z. B. an Tieren (Goldfisch u. a.) eine Proptosis erzeugen und u. a. einen vermehrten Einbau von radioaktivem Sulfat in die Harder'sche Drüse von Mäusen und Ratten induzieren. Möglicherweise handelt es sich bei diesen Exophthalmus-erzeugenden Faktoren *(exophthalmus producing factor(s) = EPF)* z. T. auch um Immunglobuline, die in der veränderten Schilddrüse produziert werden. Allerdings sind diese offenbar mit LATS nicht identisch. Ein *peptisches Abbauprodukt von TSH,* das sich u. a. an glatter Muskulatur fixiert, scheint ebenfalls Exophthalmus erzeugen zu können, doch ist seine Bedeutung in vivo noch nicht geklärt. Die Pathogenese der bei Basedow'scher Krankheit auftretenden *Dermopathie* (s. u.) ist unbekannt.

Morphologisch zeichnet sich die klassische Basedow'sche Krankheit in erster Linie durch eine sog. *Struma diffusa parenchymatosa basedowiana* (S. 1166) aus, d. h. eine allgemeine Schilddrüsenvergrößerung aufgrund hypertrophisch-hyperplastischer Veränderungen des Parenchyms, dessen erhöhte sekretorische Aktivität u. a. aus der geringen Menge und der nur schwachen Färbbarkeit des Kolloids, den sog. Resorptionsvakuolen in seinen Randbereichen, der lockeren Struktur und Vergrößerung der Epithelkerne, der Zytoplasmavermehrung der Parenchymzellen u. a. hervorgeht. Die Inkorporation von radioaktivem Jod ins endokrine Gewebe ist deutlich erhöht. Als Folge der Kolloidverminderung (erhöhter Umsatz!) und der verstärkten proliferativen Tätigkeit ergeben sich polymorph geformte Bläschen, in die z. T. epithelbedeckte Polster mit darunterliegenden, neugebildeten kleinen Bläschen vorragen (Sanderson'sche Polster). Das interstitielle Bindegewebe erscheint deutlich hyperämisch und wird herdweise bis diffus von Lymphozyten und Plasmazellen, z. T. auch Histiozyten infiltriert. Oft finden sich Lymphfollikel mit deutlich aus-

gebildeten Keimzentren. Nach Jodmedikation setzt wieder eine Kolloidspeicherung ein, die die Drüse weiter an Volumen zunehmen läßt. Die Basedow'sche Krankheit ist ferner mit einer deutlichen *Hyperplasie* bzw. einem *Lymphozytenreichtum lymphoretikulärer Organe,* wie Thymus, Milz und Lymphknoten, verbunden, deren Bedeutung noch wenig erforscht ist.
Die *Ophthalmopathie* bei Basedow'scher Krankheit, insbesondere der *Exophthalmus,* zeichnet sich in erster Linie durch Infiltrate von Lymphozyten aus, z. T. auch Plasmazellen und Mastzellen in den orbitalen Weichteilen, im besonderen in der Muskulatur, die eine deutliche Volumenzunahme zeigt. Das Bindegewebe ist teils ödematös aufgelockert, teils myxoid umgewandelt. Ferner bestehen Degenerationserscheinungen an den Muskelzellen, die bis zum Schwund und Ersatz derselben durch fibröses Gewebe reichen können. Die Basedow'sche *Dermopathie,* die vor allem am Fußrücken und an der Vorderseite der Unterschenkel lokalisiert ist *(»lokalisiertes prätibiales Myxödem«),* besteht im wesentlichen in einer Verdickung der Dermis infolge Infiltration durch Lymphozyten und Vermehrung Alzianblau-positiver (Protoglykan)-Massen im Interzellulärraum, die auch eine deutliche Metachromasie zeigen.
An *weiteren Befunden* bei Basedow'scher Krankheit sind zu nennen: Vereinzelter Untergang von Skelettmuskelfasern und Myokardzellen, z. T. verbunden mit fleckförmiger Fibrose, eine wechselnde Verfettung der Leber, u. U. kombiniert mit einer septalen Fibrose, eine Osteoporose und ein allgemeiner Substanzverlust (z. B. des Fett-, Muskel- und Knochengewebes).

Folgen: Die klinischen Manifestationen der Basedow'schen Krankheit sind – je nach Schweregrad, Dauer und Phase der Krankheit sowie Alter des Patienten – unterschiedlich. Die Kennzeichen des *Hyperthyreoidismus* sind z. T. geschildert worden (S. 557 und 567). Im allgemeinen herrschen bei jüngeren Patienten die *nervösen Symptome* und Zeichen vor, während bei älteren mehr *kardiovaskuläre und myopathische Störungen* auftreten. Die Veränderungen von seiten des Herzens können von einer Tachykardie über Arrhythmien bis zur kardialen Insuffizienz reichen. Die *Ophthalmopathie* gibt in Fällen mit schweren Exophthalmus mitunter Anlaß zu Komplikationen, wie Kornealulzeration, Optikusatrophie, exophthalmische Ophthalmoplegie (Muskelschwäche), z. T. mit Strabismus u. a. Bei rascher Progredienz der Proptosis spricht man von *»progressivem oder malignem Exophthalmus«.* Die *Dermopathie* ist hie und da mit Knochenveränderungen an den Akren kombiniert, die zur Ausbildung von Trommelschlegelfingern und -zehen führen *(thyreoidale Akropathie).*
Die *Diagnose* einer Basedow'schen Krankheit stützt sich in erster Linie auf das kurz geschilderte klinische Bild, wobei Laboratoriumsdaten, wie der erhöhte Einbau radioaktiven Jods in die Schilddrüse, erhöhte Konzentrationen von T_4 und T_3 im Serum, Steigerung des Grundumsatzes u. a., vor allem zur Planung der Therapie dienen. In einzelnen Fällen ist T_3 im zirkulierenden Blut isoliert vermehrt vorhanden *(T_3-Toxikose).* Bei Fehlen einer Ophthalmopathie gestaltet sich die Diagnosestellung schwieriger. Hier lohnt es sich oft, einen sog. Thyreoidea-Suppressionstest und/oder einen TRH-Stimulationstest durchzuführen, bei denen die mehr oder weniger »autonome« Hyperaktivität der Schilddrüse deutlich wird. Solche Untersuchungen empfehlen sich vor allem bei Patienten mit ungeklärter Herzinsuffizienz bzw. kardialen Arrhythmien.
Differentialdiagnostisch sind vor allem emotionell bedingte Zustände von Nervosität, Myopathien verschiedenster Art, kardiale Störungen anderer Genese, organische Veränderungen im Orbitabereich (insbesondere bei Asymmetrie des Exophthalmus), eine sog. Struma nodosa toxica bzw. ein toxisches Schilddrüsenadenom (das meist nicht mit Exophthalmus verbunden ist), und – selten – eine Thyreotoxikose anderer Genese (übermäßige Medikation von Schilddrüsenhormonen, Chorionepitheliom bzw. Blasenmole, TSH-produzierender Hypophysenvorderlappentumor u. a.) in Betracht zu ziehen. Der *Verlauf* der Basedow'schen Krankheit zeigt oft Phasen von Exazerbation, die mit Remissionen abwechseln. Bei sehr langer Dauer kann sich schließlich eine Hypothyreose einstellen (s. chronische Thyreoiditis, S. 1170). Je nach Befund und Umständen, wird das Leiden durch thyreostatische Medikamente (z. B. Propylthiourazil oder Methimazol), höhere Dosen von Jod (z. B. zum Erzielen eines raschen thyreostatischen Effekts vor Operationen), »Sterilisation« der Schilddrüse durch ^{131}J (vor allem bei älteren Patienten), eine subtotale Thyreoidektomie und/oder palliativ (z. B. adrenergische Antagonisten) behandelt. Die Ophthalmopathie spricht nicht selten auf Prednison gut an; andernfalls kann in schweren Fällen ein Teil des retrobulbären Gewebes chirurgisch entfernt werden.

Sog. thyreogastrische Krankheit (thyreogastrisches Syndrom)

Wie schon erwähnt, finden sich bei ⅓–¼ der Patienten mit perniziöser Anämie (S. 420) auch antithyreoidale Antikörper und umgekehrt. Unter den Verwandten von Patienten mit Biermer'scher Anämie zeigen bis zu 50% Antikörper gegen Parietalzellen der Magenfundusdrüsen, und über 60% solche gegen das eine oder andere Schilddrüsenantigen. Offenbar haben wir es hier mit einer genetisch bedingten Störung zu tun, die die Kontrolle der Immunreaktion gegen die entsprechenden Antigene betrifft. Beziehungen zu »Autoimmunkrankheiten«, die sich durch das Auftreten antinukleärer Antikörper auszeichnen (z. B. SLE), konnten indessen im Fall der chronischen Thyreoiditis und der Perniziosa nicht aufgedeckt werden.

Idiopathischer Hypoparathyreoidismus

Diese vor allem bei Kindern und Jugendlichen beobachtete Störung ist nicht selten mit einer lymphozytären Adrenalitis (s. u.) und Insuffizienz der Nebennierenrinde vergesellschaftet. Durch indirekte Immunfluoreszenz konnten bei einem Drittel der Patienten Antikörper nachgewiesen werden, die sich spezifisch gegen Epithelkörperchenparenchym-Antigene richten. Nicht selten stellt man in diesen Fällen antithyreoidale Antikörper fest. Eine recht bezeichnende Komplikation des idiopathischen Hypoparathyreoidismus ist das Auftreten einer refraktären *mukokutanen Candidiasis.* Ein Zusammenhang mit Störungen der Thymusfunktionen ist bisher nicht aufgedeckt worden.

Chronische »lymphozytäre Adrenalitis« mit Nebennierenrindeninsuffizienz

Tierexperimentell läßt sich bei verschiedenen Spezies durch die Injektion eines Homogenats autologen Nebennierenrindengewebes in Freundschem Adjuvans eine chronische Adrenalitis im Rindenbereich erzeugen, die man durch Lymphknotenzellen-Transfer passiv auf gesunde Kontrollen übertragen kann. Beim *Menschen* spielt eine – vermutlich auf Autoimmunprozessen beruhende – *chronische, lymphozytäre, kortikale Adrenalitis atrophicans* eine nicht unwichtige Rolle als eine der Hauptursachen einer *adrenokortikalen Insuffizienz (M. Addison,* S. 394). Das Leiden tritt mit einem Häufigkeitsgipfel in der 4. und 5. Lebensdekade mehr als doppelt so oft bei Frauen als bei Männern in Erscheinung. Mikroskopisch zeigt die Nebenniere im Rindenbereich herdförmige bis diffuse Infiltrate vom Lymphozyten, ferner Histiozyten und Plasmazellen, einen progressiven Verlust der kortikalen Architektur, eine fortschreitende Atrophie des Parenchyms und schließliche Vernarbung. Das Mark bleibt in der Regel ausgespart. Antikörper gegen Mikrosomen der Nebennierenrindenzellen finden sich in ungefähr der Hälfte der Fälle. Diese binden sich z. T. an endokrine Zellen aller drei Zonen, z. T. nur an solche der inneren Faszikulata und der Retikularis. Im letzteren Fall zeigen sich z. T. Kreuzreaktionen mit Zellen der Theca interna der Ovarialfollikel und den Leydig'schen Zwischenzellen des Hodens, was verständlich macht, daß die idiopathische Nebennierenrindeninsuffizienz nicht selten mit einer idiopathischen Gonadeninsuffizienz bzw. Infertilität verbunden ist.

Idiopathische Ovarialinsuffizienz (»ovarian failure«)

Eine Ovarialinsuffizienz ist bei verschiedenen sog. organspezifischen Autoimmunkrankheiten, wie der chronischen Thyreoiditis, dem M. Basedow, der idiopathischen Nebennierenrindeninsuffizienz, dem idiopathischen Hypoparathyreoidismus u. a., keine seltene Begleiterscheinung. Sie äußert sich u. a. in sekundärer Amenorrhoe oder vorzeitiger Menopause. Bei vielen dieser Patientinnen lassen sich Antikörper nachweisen, die u. a. mit Antigenen der Theca-interna-Zellen eine Bindung eingehen. Ob zellgebundene Immunreaktionen beteiligt sein können, ist nicht klar.

»Autoimmunprozesse« als mögliche Ursachen einer Infertilität des Mannes

Ursachen und **Pathogenese:** In *Tierversuchen* lassen sich in syngenischen Systemen durch Injektion von Spermiensuspensionen in Freundschem Adjuvans Antikörper erzeugen, die Spermien immobilisieren und/oder agglutinieren sowie in Suspensionen von Hodengewebe Komplement fixieren. Die wichtigsten organspezifischen Autoantigene sind im Akrosom der Spermien lokalisiert, andere finden sich im Kopf-, Schwanz- oder Schwanzspitzenbereich. Bei den erwähnten Tierexperimenten kommt es zu einer *Orchitis* und schließlich zu einer *Azoospermie.* Durch Injektion von humoralen Antikörpern, Lymphknotenzellen und Peritonealexsudatzellen derart erkrankter Tiere auf gesunde syngenische Kontrollen läßt sich dieselbe Störung übertragen. Allerdings wirken antitestikuläre bzw. Anti-Spermatozoen-Antikörper auch bei dieser Versuchsanordnung nur dann stark pathogen, wenn die Empfängertiere mit vollständigem Freund'schem Adjuvans behandelt werden. Die Wirkung des Adjuvans besteht wahrscheinlich vor allem in einer Permeabilitätserhöhung, so daß die Antikörper an ihre Zielstrukturen gelangen können. Intratestikuläre Injektionen von Anti-Spermatozoen-Antikörpern können direkt gewebeschädigend wirken. Die erkrankten Tiere zeigen auch eine Überempfindlichkeit vom Spättyp gegenüber Spermien, was sich u. a. im Hauttest zeigen läßt. Vermutlich sind an der Ausbildung einer »Autoimmunorchitis« sowohl humorale als auch zellgebundene Immunreaktionen beteiligt.

Das klassische Analogon der tierexperimentell erzeugten »Autoimmunkrankheit« der Hoden beim *Menschen* ist die *Orchitis granulomatosa.* Ursächlich scheinen nicht selten Traumen oder Stieldrehungen der Hoden von Bedeutung zu sein. Aber auch Infektionen im Hoden-Nebenhodenbereich (z. B. Mumps u. a.) kommen als initial schädigende Faktoren in Betracht. Die Störung betrifft vor allem Männer im mittleren Erwachsenenalter.

Morphologisch erscheinen die veränderten Hoden vergrößert. Mikroskopisch findet sich eine meist diffuse granulomatöse Veränderung, mit Anhäufung epitheloidzellig umgewandelter Histiozyten in und um zugrunde gehende(n) Samenkanälchen. Außerdem finden sich perikanalikulär und/oder in den granulomatös veränderten Tubuli Infiltrate von Lymphozyten, Plasmazellen, z. T. auch neutrophilen Granulozyten und gewöhnlichen Histiozyten. Nicht selten bilden sich mehrkernige Riesenzellen. Mit der Zeit kommt es zu einer zunehmenden Vernarbung des Hodengewebes.

Folgen: Bei – was oft der Fall ist – bilateralem Befall der Hoden und schwerer Gewebeschädigung resultiert in der Regel eine *Azoospermie. Differentialdiagnostisch* sind andere Störungen abzugrenzen, die mit einem Auftreten von Anti-Spermien-Antikörpern verbunden sind. So finden sich letztere bei ungefähr der

Hälfte *vasektomierter Männer,* ferner bei solchen, die durch *lokale Spermiengranulome* sensibilisiert wurden. Hier sei daran erinnert, daß die Spermien im Kanalsystem (Rete testis, Nebenhoden u. a.) weitere Antigene an der Oberfläche binden und damit zu einer Antikörperbildung mit einem größeren Spektrum von Spezifitäten führen können.
Von allen infertilen Männern haben mindestens etwa 10% im Serum oder in der Seminalflüssigkeit agglutinierende Antikörper, die gegen Antigene der eigenen Spermien gerichtet sind. Auf die Allosensibilisierung von Frauen gegen Spermienantigene des Partners als eine der möglichen Ursachen weiblicher Infertilität wurde schon hingewiesen (S. 404).

Mögliche Autoimmunprozesse im Rahmen des Diabetes mellitus
Bei Patienten mit *juvenilem Diabetes mellitus* (S. 942) finden sich etwa dreimal häufiger als bei Kontrollpersonen Antikörper, die gegen thyreoidale oder gastrische Mikrosomen gerichtet sind. Mit noch höherer Inzidenz stellt man gegen »intrinsic factor« gerichtete Antikörper fest. Solche *Assoziationen,* z. B. auch von juvenilem Diabetes und lymphozytärer Adrenalitis, sind beim weiblichen Geschlecht deutlicher zu erkennen als beim männlichen.
Während unbehandelte Diabetiker selten gegen Insulin gerichtete Antikörper aufweisen, notiert man bei ungefähr einem Drittel dieser Patienten Zeichen einer *zellgebundenen Immunität* gegen menschliches Pankreasantigen. Derartige Befunde und der Nachweis einer *lymphozytären Insulitis* in einigen Frühfällen von juvenilem Diabetes haben zur Vermutung geführt, diese Form der Zuckerkrankheit könnte mit Autoimmunprozessen in Beziehung stehen. Ein abschließendes Urteil ist noch nicht möglich, auch nicht hinsichtlich der Bedeutung einer Infektion durch Coxsackie B4-Viren beim Zustandekommen einer Schädigung der Pankreasinseln (S. 1793).

126.14. Myasthenia gravis

Definitionen: Unter der *Myasthenia gravis (Myasthenia gravis pseudoparalytica, Erb-Goldflam-Syndrom)* versteht man eine Störung, die durch Muskelschwäche und leichte Ermüdbarkeit charakterisiert ist, am häufigsten die Augen- und Gesichtsmuskeln, ferner die Larynx-, Pharynx- und Atmungsmuskeln sowie die proximalen Extremitätenmuskeln betrifft, nach kurzer Ruhe eine funktionelle Besserung erkennen läßt, durch Cholinesterase-hemmende Medikamente günstig beeinflußt wird und meistens mit morphologisch faßbaren *Thymusveränderungen* verbunden ist. Wahrscheinlich gibt es *2 Typen* des Leidens: a) eine am ehesten bei jüngeren Frauen auftretende Form, bei der im Thymus oft Lymphfollikel mit Keimzentren vorhanden sind, und b) eine Variante, die mehrheitlich ältere Männer betrifft und oft mit einem Thymom vergesellschaftet ist.

Ursache(n) und **Pathogenese:** Die Ursache der Myasthenia gravis ist *unbekannt.* In *pathogenetischer Hinsicht* sprechen verschiedene neuere Befunde dafür, daß die funktionelle Störung im Bereich der motorischen Endplatten der Muskulatur auf der Einwirkung von *Autoantikörpern* beruhen könnte, die sog. nikotinische *Azetylcholinrezeptoren blockieren* und damit eine *raschere Degradation dieser Strukturen* bewirken. Überdies wurden bei Patienten mit diesem Leiden Antikörper festgestellt, die gegen Antigene der quergestreiften Muskulatur gerichtet sind und mit Epithelzellenantigenen des Thymus kreuzreagieren. Außerdem liegen Berichte vor, wonach bei Myastheniekranken mit »rohen« Muskelantigenen und gereinigtem Muskelprotein zellgebundene Immunreaktionen ausgelöst werden konnten. In einem Teil der Fälle scheint eine gewisse Assoziation mit sog. Autoimmunkrankheiten, wie dem Lupus erythematodes disseminatus, der rheumatoiden Arthritis, dem Sjögren-Syndrom und/oder der chronischen Thyreoiditis zu bestehen. Hie und da finden sich im Serum der Patienten antinukleäre Antikörper. Die Bedeutung der letzteren, ebenso wie die der gegen Muskelantigene (nicht Azetylcholinrezeptoren) gerichteten Autoantikörper, die sich immunfluoreszenzoptisch durch eine Bindung vor allem an die I-Banden der Muskelzellen sowie an die Übergangszonen zwischen I- und A-Banden (nicht Endplatten) auszeichnen, ist ungeklärt. Ebenso weiß man über eine mögliche Beteiligung zellgebundener Immunmechanismen am krankhaften Geschehen nichts Schlüssiges.

Morphologisch ist der Befund an der Muskulatur bei lichtmikroskopischer Betrachtung der Schnittpräparate oft sehr diskret. Hie und da erkennt man lockere Ansammlungen von Lymphozyten längs den Muskelfasern und/oder perivaskulär (»Lymphorrhagien«), u. U. auch in anderen Geweben. Vor allem bei fatal endenden Fällen fanden sich zuweilen Zeichen von Muskelzellenuntergang. Bioptisch gewonnenes Material läßt aber eigentliche Degenerationszeichen, wie Verlust der Querstreifung u. a., nicht oft erkennen. Mit zunehmender Dauer und schwererem Grad des Muskelbefalls tritt ein allmählicher Ersatz von Muskelfasern durch kollagenes Bindegewebe, z. T. auch Fettgewebe, zutage. Die motorischen Endplatten zeigen histochemisch normale Azetylcholinesteraseaktivität, sind jedoch – wie elektronenmikroskopische Untersuchungen zeigten – meist ungewöhnlich dünn, z. T. länger als normal und kaum verzweigt. Die Gesamtoberfläche der Nervenfilamente ist um bis 40% reduziert, die synaptische Spalte erscheint etwas erweitert, und die Zahl der postsynaptischen Falten liegt unter dem Normbereich.

Der *Thymus* zeigt in der Mehrzahl der Fälle, vor allem bei der Form von Myasthenie, die häufiger jüngere Frauen als Männer betrifft, die Anwesenheit von *Lymphfollikeln mit Keimzentren* sowie eine vermehrte Zahl von B-Lymphozyten und Plasmazellen im Markbereich. In Fällen mit *Thymom,* d. h. vor allem bei älteren Männern, kann der Tumor einen mehr lymphoblastischen oder epithelialen Typ aufweisen.

Folgen: Das Leiden beginnt in der Regel schleichend, selten subakut oder akut. Zuerst machen sich oft Zeichen von Schwäche der Augenmuskulatur, wie eine wechselnde *Ptosis* und Episoden von *Doppeltsehen,* bemerkbar. In der Regel später, hie und da aber auch als erstes Symptom, treten myasthenische Phänomene der Pharynx- und/oder Larynxmuskulatur auf, die zu *Sprach- und Schluckstörungen* Anlaß geben können. Der Befall der Gesichtsmuskulatur verleiht dem Ausdruck etwas Maskenhaftes. Sind die Masseteren befallen, ergibt sich das diagnostisch brauchbare Symptom des »hängenden Unterkiefers«. In fortgeschrittenen Stadien zeigt sich oft eine zunehmende Schwäche vornehmlich der proximalen Extremitätenmuskulatur, so daß die Patienten oft Mühe haben, von der sitzenden in die stehende Position überzugehen oder sich die Haare zu kämmen. Typisch ist in allen Fällen, daß die Motorik nach einiger Ruhe besser funktioniert als bei mehrmaliger Wiederholung der entsprechenden Bewegungen. Diese charakteristische *myasthenische Ermüdbarkeit* ist von großer *diagnostischer Bedeutung,* ebenso wie die prompte Besserung, die sich nach Injektion etwa von Neostigmin – ohne oder mit vorausgehender Verabreichung von Atropin – einstellt. Der *Verlauf* des Leidens ist unterschiedlich. Die Letalität, die früher 2 Jahre nach Diagnosestellung ungefähr 20–30% betrug, ist heute dank der möglichen therapeutischen Beeinflussung (Cholinesterasehemmer, Thymektomie, ACTH und/oder Kortikosteroide) wesentlich geringer, indem ungefähr 90% der Patienten 5 Jahre überleben. *Tödliche Komplikationen* umfassen u. a. pulmonale Infektionen, allenfalls auch eine Überdosierung von Cholinesterasehemmern.
Differentialdiagnostisch sind u. a. das *myasthenische Syndrom (Eaton-Lambert-Syndrom),* das bei gewissen Karzinomatosen vorkommt und auf Guanidin anspricht, sowie die *periodische Paralyse* (S. 813), bei der Augensymptome meistens fehlen, abzugrenzen. Weitere Myopathien, wie die bei Hyper- oder Hypothyreoidismus, zeigen keine rasche Besserung nach Neostigmingabe.

126.15. Erkrankungen des Nervensystems, bei denen Autoimmunmechanismen diskutiert werden

Akute disseminierte Enzephalomyelitiden und verwandte Störungen

Definitionen: Die *akute disseminierte Enzephalomyelitis* (ADEM) ist ein entzündlicher Prozeß, der in wechselndem Maß vor allem die weiße Substanz des ZNS befällt, sich durch perivaskuläre Infiltrate u. a. von Lymphozyten sowie durch eine vorwiegend perivenöse Demyelinisierung kennzeichnet und wenigstens in einem Teil der Fälle mit einer zellgebundenen Immunreaktion u. a. gegen basisches Myelinprotein bzw. Myelin einhergeht. Autoantikörper gegen Hirnantigene wurden bisher meistens nicht gefunden. Die *eine* Variante der ADEM, die sog. *postinfektiöse Enzephalomyelitis* (z. T. auch als *parainfektiöse Enzephalomyelitis* in Erscheinung tretend) beobachtet man vor allem im Anschluß an Pocken, ferner nach Masern, seltener nach Varizellen und ausnahmsweise nach Röteln oder anderen Virusinfektionen. Die andere Variante, die *postvakzinale Enzephalomyelitis,* kann vor allem nach Tollwutimpfung entstehen, seltener nach Impfung gegen andere Viren (z. B. Pockenimpfung). Die *akute nekrotisierende hämorrhagische Enzephalomyelitis* entspricht einer fulminant verlaufenden, zu ausgedehntem Gewebsuntergang und zu Blutungen führenden Entzündung des ZNS, deren Ätiologie man in der Mehrzahl der Fälle nicht aufdecken konnte.

Klinisch manifeste Formen von *postinfektiöser Enzephalomyelitis* finden sich in etwa 2–3 von 1000 Pockenfällen und in ungefähr einem von 1000 Masernfällen. Die *Häufigkeit* neurologischer Komplikationen liegt bei Varizellen, Röteln, Mumps u. a. erheblich tiefer. Nach Tollwutimpfungen kann es bei bis zu 1‰ der Vakzinierten zu erheblichen zentralnervösen Schäden kommen.

Ursachen und **Pathogenese:** Bei para- und postinfektiöser ADEM, die oft 2–4 Tage nach Auftreten des Hautausschlags klinisch manifest wird, wirken offensichtlich *Viren* als auslösende Agentien. Nach neueren Befunden sind diese auch bei späterer Manifestation der Hirnschäden beteiligt. Die postvakzinale Enzephalomyelitis im Anschluß an Tollwutimpfung wird vermutlich durch das in der Vakzine enthaltene, *xenogene Hirnmaterial* bedingt oder mitbedingt. *Pathogenetisch* scheint eine *zellgebundene Immunreaktion gegen Antigene der weißen Hirnsubstanz,* insbesondere basische Myelinproteine, von Bedeutung zu sein. In diesem Zusammenhang ist auf die sog. *experimentelle allergische Enzephalomyelitis* hinzuweisen, die durch Injektion homologer oder heterologer Hirnextrakte, basischer Myelinproteine oder bestimmter Polypeptide derselben in komplettem Freund'schem Adjuvans erzeugt werden kann. Diese Modellenzephalitis läßt sich, obwohl Autoantikörper entsprechender Spezifität z. T. nachzuweisen sind, meist nur durch Lymphozyten, nicht aber durch Serum erkrankter Tiere auf gesunde Empfänger übertragen.

Morphologisch erkennt man in der ganzen weißen Substanz kleine, meist weniger als 1 mm im Durchmesser messende, in der Regel um Venolen und Venen gelegene Demyelinisierungsherde, in denen die Achsenzylinder zum guten Teil erhalten sind. Perivaskulär finden sich Infiltrate von Lymphozyten, Histiozyten, z. T. auch Plasmazellen. Der Prozeß kann mehr oder weniger um sich greifen und in schweren Fällen zu einer annähernd diffusen Erweichung der weißen Substanz führen. In Spätstadien stellt sich eine vorwiegend um kleine und mittlere Venen lokalisierte Gliose ein. Lymphohistiozytäre Infiltrate finden sich zudem in den Leptomeningen.

Folgen: Die klinischen Symptome und Zeichen entsprechen dem Schweregrad des Hirn- und Rückenmarkbefalls und reichen von meningitischen Symptomen mit leichten neurologischen Zeichen bis zum tiefen Koma. Bei der postvakzinalen Enzephalomyelitis kann die Mortalität bis 30–50% betragen. Wird der zentralnervöse Schaden überlebt, bleiben oft neurologische Ausfälle bestehen, z. T. mit erheblicher Einbuße an intellektuellen Fähigkeiten.
Bei der *akuten nekrotisierenden hämorrhagischen Enzephalitis* ist der Hirn- und Rückenmarkschaden noch ausgeprägter. Die Patienten sterben meistens im Verlauf von 2 Tagen nach Einsetzen der zentralnervösen Symptome.

Beispiele:

- Die Inzidenz schwerer Formen von *postvakzinaler Enzephalomyelitis* im Anschluß an *Tollwutimpfung* ist erheblich zurückgegangen, seitdem man zur Herstellung der Vakzine Entenembryonen benützt. Die klinischen Symptome setzen – in den heute relativ seltenen Fällen – in der Regel um den 10.–12. Tag ein, können aber auch früher oder wesentlich später auftreten. Die Letalität, die früher 30–50% betrug, liegt heute tiefer. Überlebt der Patient die zentralnervösen Störungen, kommt es mehrheitlich zu einer weitgehenden Wiederherstellung.
- *Postinfektiöse Enzephalomyelitiden,* deren Letalität zur Zeit bei ungefähr 10–20% liegt, ziehen in etwa 50% der Fälle dauernde, neurologisch nachweisbare zentralnervöse Schäden nach sich. Wahrscheinlich sind leichte Formen eines Befalls des ZNS wesentlich häufiger, als aus statistischen Angaben hervorgehen könnte. Vermutlich verlaufen diese zum guten Teil klinisch inapperzept.

Zur Frage von Autoimmunmechanismen bei der multiplen Sklerose

Definitionen: Die *multiple Sklerose (MS, Encephalitis disseminata, disseminierte Sklerose, »sclérose en plaques«)* ist eine durch verstreute Entmarkungsherde vor allem im Bereich der perivenösen weißen, z. T. aber auch der angrenzenden grauen Substanz des ZNS charakterisierte, oft über 20 und mehr Jahre sich hinziehende, in Schüben bzw. langsam progredient verlaufende Krankheit unbekannter Ätiologie.

Die MS ist in unseren Breitengraden die häufigste neurologische Erkrankung (in der Schweiz ungefähr 5 Fälle auf 10000 Einwohner). Im Norden liegt die Inzidenz noch höher, 30–35 Breitengrade nördlich und südlich des Äquators jedoch erheblich tiefer. Interessanterweise scheinen Personen, die aus Zonen mit hoher MS-Inzidenz in solche mit geringer Verbreitung des Leidens umsiedeln, den »Risikofaktor« mit sich zu tragen. Die Krankheit wird selten bei Kindern gesehen und macht sich auch bei Greisen nur ausnahmsweise erstmals bemerkbar. Der Häufigkeitsgipfel des Auftretens erster Symptome liegt etwa bei 30–35 Jahren. Frauen erkranken ungefähr doppelt so oft wie Männer.

Mögliche Ursachen und **Pathogenese:** Die MS zeigt eine deutliche *familiäre Häufung,* indem sie unter nah Verwandten eine ungefähr 8mal höhere Inzidenz zeigt als in der allgemeinen Bevölkerung. Etwa 85% der MS-Kranken weisen die Transplantationsantigene *HLA-A3* oder *HLA-B7* auf, was möglicherweise mit einer gestörten Regulation der Immunreaktionen in Beziehung stehen könnte. Patienten mit diesen »Markern« scheinen zu einer vermehrten Antikörperproduktion gegenüber verschiedenen Viren zu neigen. Nach der vorherrschenden Vermutung liegt dem Leiden vielleicht eine Virusinfektion zugrunde, die früh im Leben erworben werden und sich mit großer Latenz und lebenslänglich manifestieren könnte. Andere Autoren denken an eine Spirochätose. Diese Fragen sind nicht entschieden. Versuche, die MS der tierexperimentellen allergischen Enzephalomyelitis zu vergleichen, blieben nicht unwidersprochen. Abgesehen von der ganz unterschiedlichen lokalisatorischen Verteilung der Läsionen, weichen die beiden Affektionen auch in immunpathologischer Hinsicht z. T. auseinander. So läßt sich bei MS eine zellgebundene Überempfindlichkeit gegenüber basischem Myelinprotein oder einem Gemisch von Hirnantigenen höchstens bei schwerer Gewebszerstörung nachweisen. Gegen diese »Enzephalitogene« gerichtete Antikörper sind bei MS nur ausnahmsweise festgestellt worden. Häufiger findet man im Serum der Patienten – vermutlich antikörperartige – neurotoxische Faktoren, die in vitro sowohl entmyelinisierend als auch auf die synaptische Impulsübertragung hemmend wirken. Ein Urteil über die mögliche Bedeutung dieses Befundes wäre verfrüht. Die *Pathogenese* der MS und ihre mögliche Beziehung zu Autoimmunphänomenen bleiben daher *immer noch ungeklärt.* Dasselbe gilt für die Beobachtung, daß im Liquor von MS-Patienten in der Regel eine erhöhte Konzentration von Immunglobulinen,

z. T. mit Antimasernvirus-Spezifität, besteht. Verschiedene Befunde sprechen dafür, daß diese Antikörper im Zentralnervengewebe gebildet werden. Plasmazellen sind ja im Bereich der Plaques z. T. in geringer Zahl vorhanden.

Morphologisch zeigen die sog. »*Plaques*« bei MS, trotz weiter Verbreitung im ZNS, eine *Prädilektion für gewisse Lokalisationen,* insbesondere im Bereich kleiner bis mittelgroßer Venen in der Wand der Seitenventrikel, in der Umgebung des Aquädukts, am Boden des 4. Ventrikels und im Bereich von Längsbahnen des Rückenmarks, vor allem um Pialvenen. Außerdem ist die weiße Substanz des Gehirns in wechselnder Weise befallen, wobei die Läsionen auch auf die graue Substanz übergreifen können. In *Frühstadien* einer Plaquebildung bemerken wir eine vor allem perivenös ausgeprägte Demyelinisation, wobei die Achsenzylinder zunächst meist verschont bleiben, ferner ein leichtes lokales Ödem, eine Ansammlung von Fettkörnchenzellen und lockere perivaskuläre Infiltrate von Lymphozyten und Histiozyten (»Mikrogliazellen«). Die Oligodendrogliazellen lassen nicht selten Degenerationserscheinungen erkennen. Mit der Zeit vermehren sich im betroffenen Bereich die Astrozyten, die ziemlich groß erscheinen und ein zunehmend dichtes Fasernetz bilden. In *Spätstadien* finden sich *Glianarben* mit Durchmessern von weniger als 1 mm bis u. U. mehreren cm, die makroskopisch graurötlich und vermehrt transparent aussehen. In diesem Stadium sind viele der ursprünglich in der Läsion enthaltenen Achsenzylinder zugrunde gegangen. Noch lange Zeit erkennt man in den Plaques da und dort vereinzelt Lymphozyten und Plasmazellen, vor allem auch perivaskulär.

Folgen: Bei ungefähr 40% der Patienten äußert sich die MS zuerst im Sinn einer »*Neuritis optica*« mit visuellen Störungen, die von einem Skotom über Doppelbilder bis zu einem – oft nicht bleibenden – Verlust der Vision auf einem oder sogar beiden Augen reichen können und mit mäßigen Schmerzen einhergehen. Die restlichen 60% der MS-Kranken suchen den Arzt in der Regel wegen *ungewöhnlicher Sensationen und/oder Schwäche in den Extremitäten* auf. Klassischerweise treten im Verlauf der Zeit – oft schubweise – alle möglichen neurologischen Ausfälle hervor. Die *multiplen, zeitlich gestaffelten Episoden* und die *multiple topische Lokalisation der neurologischen Befunde* gelten als besonders typisch. Zu den häufigeren Symptomen und Zeichen gehören u. a. Schwindel, Nystagmus, doppelseitige Trigeminusneuralgie, vorübergehende Schwerhörigkeit, tonische Hirnstammanfälle, eine »skandierende« Sprache, Intentionstremor, Diadochokinese, Dysästhesien und Parästhesien an den Extremitäten, Stereognosestörungen, Miktionsstörungen u. a. Objektiv registriert man oft ein positives Babinskizeichen. Die Gangart wird häufig zunehmend spastisch, und schließlich sind viele Kranke an Gehhilfen oder den Rollstuhl gebunden. Oft bemerken wir eine im Verhältnis zur schweren Invalidisierung auffällige Euphorie, möglicherweise als Ausdruck von Frontalhirnläsionen. Der Prozeß zieht sich, wie gesagt, jahrelang hin und zeigt in der Regel eine deutliche Progredienz. Todesursache ist oft eine infektiöse Komplikation (Pneumonie, Harnwegsinfekt, u. U. mit Sepsis u. a.). Die *Diagnosestellung* bietet in fortgeschrittenen Fällen keine besonderen Schwierigkeiten. In Frühfällen ist vor allem den Augenstörungen besondere Aufmerksamkeit zu schenken. Als nahezu pathognomonisch gilt eine sog. internukleäre Ophthalmoplegie, bei der es wegen Befalls des Fasciculus longitudinalis medialis u. a. beim abduzierenden Auge zu einem stärkeren Nystagmus kommt als beim adduzierenden. *Therapeutisch* ist das Leiden wenig beeinflußbar. Kortikosteroide vermögen akute Schübe zu mildern, haben aber auf lange Sicht keinen erheblichen Effekt. Dasselbe gilt für Zytostatika.

Andere Formen von Enzephalitis und organische Hirnläsionen

Antikörper gegen Myelinkomponenten u. a. wurden bei den verschiedensten organischen Läsionen des ZNS nachgewiesen, u. a. bei viralen Enzephalitiden, vaskulär bedingter Hirnerweichung, Hirntumoren, nach Verletzungen u. a. In solchen Fällen kann man da und dort lymphozytäre und u. U. plasmazelluläre Reaktionen im Gewebe erkennen, vor allem perivaskulär. Diese Phänomene stellen vermutlich sekundäre Autoimmunvorgänge dar, die an sich keine pathogene Bedeutung zu haben brauchen.

Akute idiopathische Polyneuritis (Guillain-Barré-Syndrom)

Definitionen: Die *akute idiopathische Polyneuritis (Polyradikuloneuritis, Guillain-Barré-Syndrom)* ist eine demyelinisierende Entzündung hauptsächlich des peripheren Nervensystems, die sich in der Mehrzahl der Fälle 1–3 Wochen nach einem respiratorischen Infekt und/oder einer Magendarmerkrankung manifestiert, häufig die Vorderwurzeln bzw. Vorder- und Hinterwurzeln am Ort ihrer Vereinigung in besonderem Maß betrifft *(Polyradikulitis)* und mindestens in einem Teil der Fälle mit der Ausbildung einer zellgebundenen Immunreaktion einhergeht, die sich u. a. gegen Nervenproteine richtet.

Ursachen und **Pathogenese:** Ein einzelnes *kausales Agens* konnte bei diesem Syndrom *nicht aufgedeckt* werden. Oft scheint die vorausgehende Erkrankung einer nicht identifizierten *Virusinfektion* zu entsprechen, oder man diagnostiziert in einzelnen Fällen eine Mononucleosis infectiosa, einen Herpes zoster, einen Mumps u. a. Manchmal entwickelt sich eine Störung nach einer antiviralen Impfung, z. B. gegen Tollwut.

Man kennt indessen auch Fälle von Guillain-Barré-Syndrom im Zusammenhang mit einem Lymphoma malignum Hodgkin, anderen bösartigen neoplastischen Prozessen oder einem Lupus erythematodes disseminatus. Verschiedentlich ist über familiäre Häufungen der Affektion berichtet worden. Es besteht daher die Möglichkeit einer *Polyätiologie,* wobei den *pathogenetischen Mechanismen* vielleicht die größere Bedeutung zukommt als dem auslösenden Faktor. Zumindest bei einer erheblichen Zahl von Patienten wurden Zeichen einer *zellgebundenen Immunreaktion* (Lymphozytentransformation in vitro, MIF-Produktion u. a.) nachgewiesen, die sich *gegen Antigene in Extrakten peripherer Nerven bzw. Nervenproteine* richten. Letztere scheinen für periphere Nerven ziemlich spezifisch zu sein. Jedenfalls bleibt das zentralnervöse Gewebe meistens verschont. Über humorale Antikörperbildung beim Guillain-Barré-Syndrom ist wenig bekannt, obschon im Liquor oft eine Proteinvermehrung bei geringer Zunahme der Zellzahl notiert wird (»dissociation albumino-cytologique«). Ob die bei Polyradikulitis öfters erkennbare »Aktivierung« von Blutlymphozyten (Größenzunahme, vermehrtes und basophiles Zytoplasma) mit einer Virusinfektion und/oder allenfalls mit Immunreaktionen gegen körpereigene Antigene zusammenhängt, ist nicht bekannt.

Morphologisch finden sich in Frühstadien an den betroffenen Nerven bzw. Nervenwurzeln ein leichtes Ödem, verbunden mit teilweisem *Markscheidenzerfall* sowie vorwiegend *perivaskulären (perivenösen) Infiltraten von Lymphozyten und Histiozyten,* später auch Plasmazellen. An peripheren Nerven kommt es auf entsprechende Weise da und dort zu segmentaler Entmarkung. Die Achsenzylinder werden zum guten Teil ausgespart. In schweren Fällen gehen aber auch sie oft zugrunde. Ansammlungen neutrophiler Granulozyten begegnet man in der Regel nur an Orten mit gesteigertem Strukturzerfall. In der Heilungsphase wird öfters eine weitgehende Wiederherstellung erreicht. In schweren Fällen notiert man ungeordnete Sprossungen von Schwann'schen Scheidenzellen und etwa eine interstitielle Bindegewebsvermehrung.

Folgen: Die klinischen Äußerungen des Nerven- bzw. Wurzelbefalls umfassen in Frühstadien u. a. *Parästhesien* an Füßen, gelegentlich an Händen, z. T. verbunden mit Schmerzen, ferner eine *motorische Schwäche,* die innerhalb kurzer Zeit (u. U. nur einem Tag) in eine schwere Parese oder sogar Tetraplegie überleiten kann *(aszendierende Landry'sche Paralyse).* Gefürchtet sind Atemlähmungen bei Befall der Wurzeln C4. Werden Kopfnerven betroffen, entwickeln sich z. B. eine Schlucklähmung, eine Diplegia facialis u. a. Choreiforme und/oder athetotische Bewegungen treten selten auf. Offenbar ist in solchen Fällen eine Begleitenzephalitis vorhanden. Die *Letalität* beträgt im Mittel ungefähr 10–15%, wobei Atemlähmungen im Vordergrund stehen. Im manchen Fällen bleiben gewisse motorische oder sensible Ausfälle dauernd bestehen.

126.16. Autoimmunphänomene im Rahmen von Augenkrankheiten

Sympathische Ophthalmie und Vogt-Koyanagi-Harada-Syndrom

Definitionen: Die *sympathische Ophthalmie* entspricht einer z. T. granulierenden Uveitis, die sich 2 Wochen bis Jahre nach perforierender Verletzung am kontralateralen Auge entwickeln kann. Unter dem *Vogt-Koyanagi-Harada-Syndrom* versteht man eine einseitige oder bilaterale Uveitis, die sich durch eine mehr oder weniger akute Iridozyklitis, eine herdförmige Chorioiditis und z. T. eine mit seröser Exsudation verbundene Retinaablösung auszeichnet. Bei beiden Erkrankungen finden sich u. a. Zeichen einer zellgebundenen Immunreaktion gegen Komponenten des Augeninneren, so melaninhaltige Zellen und/oder Bestandteile der Retina.

Ursachen und **Pathogenese:** Eine *sympathische Ophthalmie* entwickelt sich vor allem, wenn Teile der Uvea für mindestens eine Stunde nach Augenperforation frei exponiert waren. Verschiedene Beobachtungen sprechen dafür, daß die chronische Uveitis, die sich danach am anderen Auge entwickeln kann, vorwiegend durch eine *zellgebundene Immunreaktion* vermittelt wird, die sich gegen freigesetzte und/oder veränderte *melaninhaltige Strukturen* richtet. Möglicherweise spielen Antigene der Photorezeptorzellen mit. Ob Infektionen am Zustandekommen dieses Autoimmunphänomens beteiligt sind, ist ungewiß. Das *Vogt-Koyanagi-Harada-Syndrom* entwickelt sich spontan vor allem bei Orientalen.
Mit den heutigen Methoden der sorgfältigen und raschen Wundversorgung nach Augenperforation ist die Inzidenz der sympathischen Ophthalmie erheblich zurückgegangen und beträgt z. Z. nur mehr etwa einen Fall auf 1000 Augenperforationen.

Morphologisch finden sich in der betroffenen Uvea dichte Infiltrate von Lymphozyten, verbunden mit epitheloidzelliger Reaktion, die da und dort kleinere Granulome entstehen läßt, z. T. mit Bildung mehrkerniger Riesenzellen. Die Choriokapillaris ist meistens nicht betroffen. Ophthalmoskopisch imponieren die kleinen Granulome, die die – an sich intakte – Retina leicht anheben, als kleine Knötchen (Dalen-Fuchs-Knötchen).

Folgen: Neben Schmerzen und Photophobie, die selten fehlen, sind vor allem vereinzelt auftretende Komplikationen, wie ein sekundäres Glaukom, zu erwähnen. Zuweilen zeigen sich an der behaarten Kopfhaut Areale mit Haarverlust und/oder Grauwerden der Haare.
Diagnostisch lassen sich Hautteste (z. B. Injektion von menschlichem oder bovinem Uvealgewebe) oder

Lymphozyten-Transformations-Methoden (Extrakte von Uvea oder äußeren Segmenten von Stäbchenzellen als Antigene) anwenden. Oft ergibt sich ein positives Resultat. Autoantikörper mit Anti-Uvea-Spezifität sind meistens ebenfalls vorhanden, doch finden sie sich auch bei chronischen Uveitiden anderer Genese. Eine nennenswerte pathogene Rolle kann ihnen z. Z. nicht zugeschrieben werden.

Weitere, vermutlich mit Autoimmunmechanismen verbundene Augenveränderungen
Augensymptome bei Krankheiten, wie Lupus erythematodes disseminatus, rheumatoider Arthritis, Spondylitis ankylopoetica, Pemphigus u. a., wurden schon erwähnt.
Die sog. *Linsen-induzierte Uveitis* ist eine seltene Affektion, bei der sich gegen Linsenproteine gerichtete zirkulierende Antikörper nachweisen lassen. Pathogenetisch steht wahrscheinlich eine entzündliche oder traumatische Schädigung der Linsenkapsel im Vordergrund, die vermehrt Linsenproteine austreten läßt. Die Antikörper werden z. T. von Plasmazellen im Ziliarkörper produziert.

126.17. Weitere Hinweise auf mögliche Autoimmunprozesse im kardiopulmonalen System

Sog. Post[peri]kardiotomie-Syndrom bzw. Postmyokardinfarkt-Syndrom (Dressler-Syndrom)
Nach verschiedenen Formen von Herzverletzung (traumatisch, chirurgisch) oder Herzschädigung (insbesondere Myokardinfarkt) kann sich innerhalb von ungefähr einer Woche bis mehreren Monaten eine Störung bemerkbar machen, die u. a. durch *Fieber* und *serofibrinöse Perikarditis* charakterisiert ist. Bei Patienten mit diesem sog. *Dressler-Syndrom,* das in etwa 10% der Fälle nach Thorakotomie und bei 1% der Individuen mit durchgemachtem Myokardinfarkt auftritt, finden sich meistens *zirkulierende Antikörper,* die gegen *kardiale Antigene* gerichtet sind. Wenigstens teilweise handelt es sich um *Immunkomplexe. Immunfluoreszenzmikroskopische Untersuchungen* lassen in solchen Fällen im wesentlichen 3 verschiedene Muster von Antikörperfixation an Herzschnitten erkennen: 1) diffus sarkoplasmatisch, 2) sarkolemmal-subsarkolemmal und 3) intermyofibrillär. Das unter 2) genannte Fixationsbild erhält man nicht nur mit Myokard- sondern auch mit Skelettmuskulatur als Antigenträger. Die *Pathogenese* des Dressler-Syndroms ist noch nicht befriedigend geklärt. Viele Patienten zeigen antikardiale Antikörper, ohne eine entsprechende Störung aufzuweisen. Auch korrelieren die Antikörpertiter nicht gut mit dem Schweregrad des Syndroms. Eine Komplementaktivierung scheint oft nicht im Vordergrund zu stehen. Möglicherweise kommt *zellgebundenen Immunreaktionen* eine größere Bedeutung zu als bisher angenommen wurde. Diese Frage bedarf indessen einer weiteren Prüfung.

Idiopathische interstitielle Lungenfibrose (Hamman-Rich-Syndrom)

Definitionen: Während es sich bei der ursprünglichen Beschreibung des Syndroms um Patienten handelte, die mit langsam progressiver Dyspnoe erkrankten und schließlich an den Folgen einer respiratorischen Insuffizienz bei Lungenfibrose starben, werden heute unter der Bezeichnung *»idiopathische (progressive) interstitielle Lungenfibrose (Hamman-Rich-Syndrom)«* die verschiedensten Formen von fortschreitender Lungenfibrosierung ungeklärter Ätiologie zusammengefaßt.

Ursachen und **Pathogenese:** Wie erwähnt, spricht man nur dann von einem Hamman-Rich-Syndrom, wenn die *Ursache unbekannt* ist. In *pathogenetischer Beziehung* spielen wahrscheinlich, zumindest bei einem Teil der Fälle, immunpathologische Vorgänge eine Rolle, an denen auch Autoantigene beteiligt sein können. Bei vielen dieser Patienten besteht eine Erhöhung der Immunglobulinkonzentration im Blut (Serum), und wiederholt wurden antinukleäre Antikörper, Rheumafaktor, Anti-Schilddrüsen-Antikörper u. a. festgestellt. Über die mögliche pathogene Bedeutung dieser Autoantikörper ist wenig bekannt. Die vorherrschende Meinung ist, daß vor allem *zirkulierende Immunkomplexe* – vermutlich verschiedenartiger Zusammensetzung – die Ausbildung einer interstitiellen Lungenfibrose begünstigen können. Komplexinduzierend könnten u. a. Viren sein.

Morphologisch erkennt man in *Frühstadien* ein septales und z. T. auch in Form von Membranen an der Innenfläche der Alveolen niedergeschlagenes, fibrinreiches Ödem, verbunden mit Zeichen einer Schädigung von Kapillarendothelien, z. T. von Alveolarwandzellen, ferner lymphohistiozytären, z. T. plasmazellulären Infiltraten im Bereich der Septen. Hie und da beobachtet man eine Regeneration von Alveolarwandzellen in Form ganzer Reihen von Pneumozyten II. *Mit der Zeit* kommt es vielfach in kleinen Herden zur Atelektaseinduration, ferner zur Proliferation von Bindegewebszellen, z. T. auch glatten Muskelfasern in größeren septalen Bereichen. Kompensatorisch entwickelt sich an manchen Stellen ein Emphysem, vor allem subpleural. In schweren Fällen kann sich allmählich das Bild einer Wabenlunge einstellen.

Folgen: Die Auswirkungen einer progressiven interstitiellen Lungenfibrose sind eingehend auf S. 634 geschildert worden, insbesondere was die allgemeine Hypoxie und die Entwicklung eines Cor pulmonale anbelangt. Trotz medikamentöser Therapie (z. B. Kortikosteroide) kommt es in manchen Fällen innerhalb von 2–3 Jahren zum Tod. Vereinzelt überlebten Patienten 10 und mehr Jahre.
Differentialdiagnostisch sind u. a. die Lungenfibrose bei progressiver systemischer Sklerose (S. 1156), Spät-

veränderungen bei Überempfindlichkeitspneumonitis, die Strahlenfibrose u. a. auszuschließen.

Goodpasture-Syndrom

Dieses wurde mehrmals erwähnt (S. 771 und 1105). Das mit wiederholten Lungenblutungen und Glomerulonephritis verbundene Leiden, das vor allem bei Kindern und jüngeren Erwachsenen beobachtet wird, ist u. a. durch das Auftreten von *Antikörpern der IgG- und IgA-Klasse, die gegen Basalmembranantigene der Nierenglomeruli gerichtet sind* und sich dort in linearer, meist subendothelialer Form anlagern, gekennzeichnet. Ig-Ablagerungen ähnlicher Art finden sich *auch an Lungenkapillaren.* Aus Nieren Erkrankter eluierte Antikörper banden sich wiederum an Basalmembran der Glomerulusschlingen, jedoch z. T. nicht an solche von Kapillaren normalen Lungengewebes. Andere Autoren fanden, daß aus Lungen von Patienten mit Goodpasture-Syndrom eluierte Antikörper sich prompt an glomeruläre Basalmembranen fixierten. Möglicherweise haben wir es mit *Kreuzreaktionen* zu tun, die nicht für beide Basalmembrantypen die gleichen Auswirkungen haben. Ob die Störung durch eine viral bedingte Modifikation der pulmonal-kapillären Basalmembranen ausgelöst wird, ist noch nicht entschieden.
Als Folge der Lungenblutungen entwickelt sich nicht selten eine hypochrome Anämie.

Essentielle (idiopathische) Lungenhämosiderose

Ob diesem seltenen, vor allem bei Kindern bekannten Leiden, das mit Lungenblutungen und konsekutiver -hämosiderose sowie einer schrittweisen Fibrosierung des Organs einhergeht, immunpathologische bzw. z. T. Autoimmunmechanismen zugrunde liegen, ist nicht bekannt.

126.18. Einige Bemerkungen zu Autoimmunphänomenen bei Erkrankungen des Verdauungskanals und der Leber

Das *Sjögren-Syndrom* kam bereits zur Sprache (S. 1147).

Immunologische Aspekte der atrophischen Gastritis und perniziösen Anämie

Bei *Hunden,* nicht aber bei Laboratoriumsnagetieren, gelang es, durch Injektion von Magenschleimhautmaterial und Freund'schem Adjuvans eine chronische Gastritis atrophicans mit Verlust der sekretorischen Funktionen zu induzieren. Dabei zeigte sich, daß die Veränderungen der Fundusschleimhaut mehr mit dem Ausmaß der zellgebundenen als der humoralen Immunität korrelierten. Allerdings ließ sich bei *Ratten* durch wiederholte Injektionen menschlicher, gegen gastrische Antigene gerichteter Antikörper im Verlauf von mehreren Wochen ebenfalls ein Schwund der sekretorischen Magenepithelien herbeiführen. Diese Befunde berechtigen zur Vermutung, an der Entwicklung einer chronischen Gastritis atrophicans dieser Art könnten *sowohl humorale als auch zellgebundene Immunmechanismen* beteiligt sein, wobei letzteren möglicherweise die größere Bedeutung zukommt.

Ursachen und **Pathogenese** der Gastritis chronica atrophicans, die zu Achylie und einer perniziösen Anämie führt, sind beim Menschen *nicht geklärt.* Die ziemlich deutliche familiäre Häufung solcher Störungen sprechen für eine Beteiligung *genetischer Faktoren.* Die Assoziation der Bildung antigastrischer und antithyreoidaler Antikörper kam schon zur Sprache (S. 1172). Bei perniziöser Anämie finden sich meistens *humorale Antikörper,* die gegen *2 Antigene der Parietalzellen* des Magens gerichtet sind: a) den Castle'schen »intrinsic factor«, ein Glykoprotein, und b) ein Lipoprotein, das im Bereich der Mikrovilli des kanalikulären Systems dieser Zellen lokalisiert ist. Autoantikörper gegen das letztere stellt man in ungefähr 90% der Fälle von Biermer'scher Krankheit fest, während solche gegen das erstere nur bei 60–70% der Kranken gefunden werden und bei Indern mit perniziöser Anämie z. T. überhaupt fehlen, somit zur Auslösung der Störung nicht unbedingt erforderlich sind. *Die gegen »intrinsic factor« gerichteten Autoantikörper* (vorwiegend IgG, ferner IgA, selten IgM) *kommen in 2 Varianten vor: Typ I* blockiert die Bindung von Vitamin B_{12} an das »intrinsic factor«-Molekül, und *Typ II* fixiert sich sowohl an »intrinsic factor« wie an Komplexe desselben mit Vitamin B_{12}. Die Antigenizität von »intrinsic factor« scheint für die Produktion von Typ I-(Auto)antikörpern größer zu sein als für die von Typ II. Soweit beurteilbar, scheinen Anti-»intrinsic factor«-Antikörper die intestinale Resorption von »intrinsic factor«-Vitamin B_{12}-Komplexen hemmen zu können. Über eine ursächliche Bedeutung dieser Autoantikörper bei der Entstehung der Gastritis atrophicans ist aber – zumindest hinsichtlich der Verhältnisse beim Menschen – wenig bekannt. Wie gesagt, könnte es durchaus sein, daß *zellgebundene Autoimmunmechanismen* in dieser Beziehung wichtiger sind als humorale. Jedenfalls gelingt es bei Patienten mit Biermer'scher Krankheit oft, Immunreaktionen vom verzögerten Typ gegen das kanalikuläre Antigen der Parietalzellen nachzuweisen. Durch Kortikosteroide lassen sich die Magenveränderungen häufig mildern, kaum jedoch die perniziöse Anämie. Vielleicht fehlt es an Möglichkeiten, die Parietalzellen zu regenerieren.

Immunreaktionen bei Zöliakie und einheimischer Sprue

Fälle mit glutensensitiver Enteropathie zeigen eine signifikante Assoziation mit den Transplantationsantigenen HLA-A1 und HLA-B8. Ferner besteht die Möglichkeit, daß es an der örtlichen Produktion von Anti-Gluten-Antikörpern von der IgA-Klasse mangelt, bei Mehrbildung von IgM. Ob bei diesen Leiden Autoimmunprozesse mitspielen, ist nicht bekannt. Die Beziehung dieser Störung mit der Dermatitis herpetiformis (Duhring) wurde schon erwähnt (S. 688).

Autoimmunphänomene bei idiopathischer Proctocolitis haemorrhagica (idiopathische Colitis ulcerosa) und Enterocolitis regionalis (Crohn)

Während bei der *Crohn'schen Krankheit* (S. 684) keine regelmäßig oder gehäuft nachweisbaren Anomalien der humoralen Immunität bekannt sind, und ein Teil der Störungen der zellgebundenen Immunität vielleicht sekundär entsteht, finden sich sowohl bei der Enterocolitis regionalis als auch bei der *idiopathischen Colitis ulcerosa* verschiedene Hinweise auf eine mögliche Mitbeteiligung *zellgebundener Autoimmunmechanismen.* Im besonderen wurden bei diesen Leiden *Lymphozyten* nachgewiesen, die *für Dickdarmepithelien zytotoxisch* sind. *Autoantikörper,* die sich gegen die gleichen Zellen richten und bei manchen Fällen von idiopathischer Colitis ulcerosa vorhanden sind, scheinen dagegen – soweit bekannt – *keine sichere pathogene Wirkung* zu entfalten. Dasselbe gilt für Antikörper mit Spezifität für E. coli O14, die mit einem intestinalen Lipopolysaccharid kreuzreagieren.

Zur Frage der Autoimmunphänomene bei Hepatitiden

Die möglichen Ursachen und die Pathogenese der verschiedenen Formen von Hepatitis (S. 712) und Leberzirrhose (S. 726) sind früher erörtert worden. Nachstehend werden lediglich einige zusätzliche Angaben über Immunreaktionen und Autoimmunphänomene im Rahmen dieser Krankheiten gemacht.

Bei den *akuten Virushepatitiden* kommt es offenbar sowohl zu humoralen wie zu zellgebundenen Immunreaktionen. In der akuten Phase stellt man eine polyklonale Hypergammaglobulinämie fest, wobei sowohl bei der Hepatitis A wie bei der Hepatitis B die Konzentration von IgG im Serum erhöht ist. Eine deutliche Vermehrung von IgM-Antikörpern in der Mehrzahl der Fälle findet sich indessen nur bei der Hepatitis A bzw. bei anderen HB_s-Antigen-negativen Formen. Bis 80% der Patienten mit Virushepatitis weisen *Antikörper* (öfters IgM) auf, die spezifisch mit *glatten Muskelzellen* von Säugern reagieren und offenbar vor allem gegen Aktin gerichtet sind. Dieses kontraktile Protein ist auch in Hepatozyten in Membrannähe vorhanden, so daß es bei Parenchymuntergang freigesetzt wird. Ob eine virusbedingte Modifikation von Aktin stattfindet, die zu einer erhöhten Immunogenizität desselben führen könnte, ist unbekannt. Es bestehen keine Anhaltspunkte für die Annahme, daß Anti-Aktin-Autoantikörper an sich eine pathogene Wirkung entfalten. Die mehr oder weniger generalisierten Gefäßschäden, die bei Hepatitiden nicht selten beobachtet werden, scheinen in erster Linie durch HB_s-Antigen enthaltende Immunkomplexe bedingt zu sein.

Über zellgebundene Immunreaktionen im Rahmen von Virushepatitiden weiß man noch wenig. HB_s-Antigen-positives Serum vermag in vitro Lymphozyten von vielen Individuen, die eine Hepatitis B durchgemacht und sich davon erholt haben, zur blastischen Transformation zu bringen. Auch der MIF-Test fällt oft positiv aus. Bei Patienten, deren Serum andauernd Hb_s-Antigen-positiv bleibt, geben diese in vitro-Teste dagegen oft ein negatives Resultat, so daß vermutet wird, der »carrier«-Status – und damit vielleicht auch die Neigung zur Ausbildung einer chronischen Hepatitis – hänge mit einer verminderten zellgebundenen Immunität des Organismus zusammen. Über Autoimmuneffekte zellgebundener Art weiß man noch nicht viel.

Während die Hepatitis A in der Regel eine lebenslängliche Immunität gegenüber dem entsprechenden Virus hinterläßt, entwickelt sich nach Hepatitis B nicht selten eine *chronische – persistierende oder aktive (»aggressive«) – Hepatitis.* Es wurde schon erwähnt (S. 716), daß man in solchen Fällen immunfluoreszenzmikroskopisch an Leberschnitten oft sowohl HB_c- als auch HB_s-Antigen (letzteres an Hepatozytenoberflächen) nachweisen kann (sog. HB_s/HB_c-Äquivalenzbereich). *Autoantikörper,* die mit *glatten Muskelzellen* und/oder *Kernantigenen* reagieren, finden sich bei vielen dieser Patienten; indessen besteht z. Z. kein Grund zur Vermutung, diese hätten eine pathogene Wirkung. Bei ungefähr 70% der Kranken mit chronischer Hepatitis B reagieren die Blutlymphozyten in vitro auf ein Leber-spezifisches Lipoprotein mit einer blastischen Transformation und z. T. einer Produktion von MIF. Es ist denkbar, daß wir es mit dem Ausdruck einer *zellgebundenen Autoimmunreaktion* zu tun haben. In diesem Sinn könnte auch die z. T. T-Zellen umfassende lymphozytäre Infiltration im Bereich der Läppchenperipherie des Lebergewebes gedeutet werden.

Leberzirrhosen, die sich aus einer chronischen Hepatitis dieser Art entwickeln, werfen in immunologischer Hinsicht ähnliche Fragen auf.

Primäre biliäre Leberzirrhose

Die primäre biliäre Leberzirrhose (S. 732) geht in ungefähr 90% der Fälle mit dem Auftreten *antimitochondrialer Antikörper* einher. Es steht jedoch keineswegs fest, daß diese eine pathogene Rolle spielen könnten. Bei der Mehrzahl von Patienten mit primärer biliärer Zirrhose finden sich *Kryoproteine,* die zu etwa 60% aus IgM, zu 25% aus IgG-IgM und zu 5% aus IgA-IgM bestehen und die Komplement zu aktivieren vermögen, z. T. auch über den alternativen Weg. Möglicherweise kommt *Immunkomplexen* besonderer Art bei der Entstehung dieses Leidens eine erhebliche Bedeutung zu. Die Infiltration von Gallengangepithelien durch Lymphozyten und die Bildung kleiner Granulome im Bereich dieser Strukturen wird z. T. als Hinweis auf eine *zellgebundene Autoimmunreaktion* gedeutet, die sich gegen Epithel-Antigene der Gallengänge richten soll. Ein Beweis dafür steht indessen noch aus.

126.19. Autoimmunprozesse bei Nierenerkrankungen

Autoimmunphänomene im Zusammenhang mit *Glomerulonephritiden* sind wiederholt hervorgehoben worden (S. 771, 1105 und 1144).

Sog. tubulo-interstitielle Nephritiden

Tubulo-interstitielle Nierenschäden (S. 780), die im weitesten Sinn den *interstitiellen Nephritiden* zugeord-

net werden können, beruhen auf ganz verschiedenen krankhaften Prozessen. Die *Ablagerung von Immunkomplexen im Niereninterstitium* (S. 789), wie sie u. a. bei Lupus erythematodes disseminatus und anderen Immunkomplexkrankheiten beobachtet werden, kann eine Schädigung der tubulointerstitiellen Strukturen zur Folge haben und eine chronische interstitielle Entzündung hervorrufen. Dies wird bei verschiedenen Typen von Glomerulonephritis beobachtet, jedoch nicht oder nur ausnahmsweise bei den membranösen und membranoproliferativen Formen. Bei ungefähr 80% der Fälle von Glomerulonephritis, die auf der Anwesenheit von *Anti-Basalmembran-Antikörpern* beruhen, richtet sich die Spezifität der letzteren *nicht nur gegen glomeruläre sondern auch gegen tubuläre Basalmembranen.* Dies ist in besonderem Maß beim Goodpasture-Syndrom mit Lungenschädigung der Fall, weniger bei rein glomerulonephritischen Varianten. In Tierversuchen konnte gezeigt werden, daß gegen tubuläre Basalmembranen gerichtete Antikörper (auch Autoantikörper) eine pathogene Wirkung haben können. Die Frage, ob und in welchem Ausmaß dies für den Menschen ebenfalls zutrifft, kann vorläufig noch nicht zuverlässig beantwortet werden. Möglicherweise spielen derartige Vorgänge eine wichtigere Rolle als bisher angenommen wurde, z. B. vielleicht bei der *chronischen Pyelonephritis.* Aber auch bei Patienten mit *medikamentös induzierter chronischer interstitieller Nephritis* (s. »*Phenazetinnephritis*«, S. 789) könnten derartige Prozesse von Bedeutung sein. Jedenfalls hat man in solchen Fällen verschiedentlich im Serum Antikörper nachweisen können, die sich mit tubulärem Basalmembranmaterial spezifisch verbinden. Zudem lassen sich bei diesen Patienten in der Niere u. U. Immunglobuline, Komplement und z. T. sogar Medikamentkomponenten längs der tubulären Basalmembranen lineär abgelagert finden. Von Penizillin und seinen Derivaten wird angenommen, daß sie vor allem im proximalen tubulären Abschnitt der Nieren ausgeschieden und daher in diesen Zonen in höherer Konzentration angehäuft werden. Diese Substanzen neigen offenbar zur Bildung stabiler Konjugate, die sich u. a. an die tubulären Basalmembranen anlagern. Einzelne Patienten scheinen gegen die Penizillin-Basalmembrankomplexe mit humoralen und/oder zellgebundenen Immunantworten zu reagieren und eine interstitielle Nephritis zu entwickeln. Man vermutet, daß das Medikament bzw. seine Derivate u. a. die Basalmembranen so modifizieren könnten, daß sie für den Wirtsorganismus immunogen werden.
Die bei verschiedenen sog. Autoimmunkrankheiten (z. B. Sjögren-Syndrom) und lymphoproliferativen Störungen, z. T. auch bei chronischer Hepatitis nachweisbare sog. *hypergammaglobulinämische renale tubuläre Azidose* scheint, wenigstens in einem Teil der Fälle, ebenfalls mit Autoimmunprozessen in Beziehung zu stehen. So wurden bei mehreren Patienten mit dieser Störung Autoantikörper festgestellt, deren Spezifität sich gegen *tubuläre Epithelantigene* richtet.

Lipoidnephrose
Neuere Befunde deuten darauf hin, daß bei diesem Leiden (S. 776), dessen Ursache(n) und Pathogenese immer noch ungeklärt sind, eine Dysfunktion der vom Thymus hergeleiteten Zellen, eine ungeklärte Erhöhung der Konzentration von IgM im Blut (Serum) und mögliche Immunkomplex-induzierte glomeruläre Schäden ohne Ablagerung von Komplexen eine Rolle spielen könnten. Für Autoimmunvorgänge im Rahmen dieser Störung fanden sich bisher keine Anhaltspunkte.

Nierenveränderungen bei Diabetes mellitus
Es bestehen verschiedene Gründe für die Annahme, daß die diabetische Angiopathie, die sich auch an den glomerulären Kapillaren äußert (S. 945), primär nicht auf immunologische Reaktionen zurückgeht. Immerhin ist es möglich, daß letztere an der Entwicklung diabetischer Nierenschäden mitbeteiligt sein könnten. Vereinzelt wurden bei Zuckerkranken, die Rinderinsulin erhalten hatten, Immunglobulinablagerungen im Bereich der glomerulären Basalmembranen festgestellt. Möglicherweise beruhen diese auf der Bildung von Insulin-Anti-Insulin-Komplexen. Bei Ratten mit experimentell induziertem Diabetes mellitus kommt es zuweilen, auch ohne Verabreichung von Fremdinsulin, zur Anhäufung von IgG und C3 in den Glomeruli, vor allem im mesangialen Bereich. Anhaltspunkte für die Vermutung, Autoimmunprozesse können beim Menschen an den diabetischen Nierenveränderungen mit eine Rolle spielen, sind bisher nicht gefunden worden.

Mitbeteiligung der Nieren bei verschiedenen sog. Autoimmunkrankheiten und weitere renale Autoimmunphänomene
Aus dem Vorangegangenen (S. 1181) geht hervor, daß die Nieren bei vielen Krankheiten, bei denen Autoimmunphänomene eine Rolle zu spielen scheinen, mitbetroffen sind. Ob und wie häufig Autoantigene bei Nierenschäden verschiedener Art (z. B. Schocknieren, akute Pyelonephritiden, Infarkte u. a.) Immunreaktionen auslösen, ist nicht sicher bekannt. Man weiß auch wenig über allfällige Auswirkungen derselben.

126.20. Zur Frage von Autoimmunreaktionen in exokrinen Drüsen

Am Beispiel des *Sjögren-Syndroms* (S. 1147) wurde gezeigt, daß Autoimmunkrankheiten exokrine Drüsen in besonderem Maß betreffen können. Wie wichtig solche Phänomene z. B. bei *chronischen Pankreatitiden* sind, bleibt abzuklären. Bei *Schädigungen der Brustdrüse* kann es zur Bildung von Autoantikörpern, z. B. gegen Milchproteine, kommen. Möglicherweise beruht die sog. *Komedomastitis,* die mit einer Stase des Milchgangsinhalts in Mamillennähe verbunden ist, z. T. auf Autoimmunisierungsvorgängen. Besonders schwere Formen von lymphoplasmazellulärer Infiltration der Mamma treten vereinzelt auf, ohne daß nachweislich eine abszedierende Mastitis vorausgegangen wäre. Auch hier erhebt sich die Frage nach Autoimmunisierungsprozessen. Eingehende Untersuchungen sind auf diesem Gebiet jedoch noch nicht erfolgt. Eine schematische Übersicht über Autoimmunkrankheiten findet sich in Abb. 165, S. 1142, und Abb. 166, S. 1166.

Literatur

Brooke, M. H., Kaplan, H.: Muscle pathology in rheumatoid arthritis, polymyalgia rheumatica, and polymyositis. Arch. Pathol. *94*, 101 (1972) — *Brown, R. S., Jackson, I. M. D., Pohl, S. L., Reichlin, S.*: Do thyroid-stimulating immunoglobulins cause non-toxic and toxic multinodular goitre? Lancet *1978 I*, 904 — *Bystryn, J.-C., Rodriguez, J.*: Absence of intercellular antigens in the deep layers of the epidermis in pemphigus foliaceus. J. clin. Infest. *61*. 339 (1978) — *Chused, T. M., Kassan, S. S., Opelz, G., Moutsopoulos, H. M., Terasaki, P. I.*: Sjögren's syndrome associated with HLA-Dw3. N. Engl. J. Med. *296*, 895 (1977) — *DeHoratius, R. J., Strickland, R. G., Miller, W. C., Volpicelli, N. A., Gaeke, R. F., Kirsner, J. B., Williams, R. C., Jr.*: Antibodies to synthetic polyribonucleotides in spouses of patients with inflammatory bowel disease. Lancet *1978 I*, 1116 — *Drachman, D. B., Angus, C. W., Adams, R. N., Michelson, J. D., Hoffman, G. J.*: Myasthenic antibodies cross-link acetylcholine receptors to accelerate degradation. N. Engl. J. Med. *298*, 1116 (1978) — *Ferguson, A., MacSween, R. N.*: Immunological aspects of the liver and gastrointestinal tract. Baltimore: University Park Press 1976 — *Jayson, M. I. V.* (ed.): Still's disease: Juvenile chronic polyarthritis. New York: Academic Press 1976 — *Jensen, D. M., McFarlane, I. G., Portmann, B. S., Eddleston, A. L. W. F., Williams, R.*: Detection of antibodies directed against a liver-specific membrane lipoprotein in patients with acute and chronic active hepatitis. N. Engl. J. Med. *299*, 1 (1978) — *Katz, D. H., Benacerraf, B.*: The role of products of the histocompatibility gene complex in immune responses. New York: Academic Press 1976 — *Klassen, J., Milgrom, F. M., McCluskey, R. T.*: Studies of the antigens involved in an immunologic renal tubular lesion in rabbits. Am. J. Pathol. *88*, 135 (1977) — *Kondo, H., Rabin, B. S., Rodnan, G. P.*: Cutaneous antigen-stimulating lymphokine production by lymphocytes of patients with progressive systemic sclerosis (scleroderma). J. clin. Invest. *58*, 1388 (1976) — *Logan, R. F. A., Ferguson, A., Finlayson, N. D. C., Weir, D. G.*: Primary biliary cirrhosis and coeliac disease. An association? Lancet *1978 I*, 230 — *Miescher, P. A., Müller-Eberhard, H. J.* (eds.): Textbook of immunopathology. New York: Grune & Stratton 1976 — *Nydegger, U. E., Zubler, R. H., Gabay, R., Joliat, G., Karagevrekis, Ch., Lambert, P. H., Miescher, P. A.*: Circulating complement breakdown products in patients with rheumatoid arthritis. Correlation between plasma C3d, circulating immune complexes and clinical activity. J. clin. Invest. *59*, 862 (1977) — *Raine, C. S., Diaz, M., Pakingan, M., Bornstein, M. B.*: Antiseruminduced dissociation of myelinogenesis in vitro. Lab. Invest. *38*, 397 (1978) — *Rees, A. J., Peters, D. K., Compston, D. A. S., Batchelor, J. R.*: Strong association between HLA-DRW2 and antibody-mediated goodpasture's syndrome. Lancet *1978 I*, 966 — *Reinertsen, J. L., Klippel, J. H., Johnson, A. H., Steinberg, A. D., Decker, J. L., Mann, D. L.*: B-lymphocyte alloantigens associated with systemic lupus erythematosus. N. Engl. J. Med. *299*, 515 (1978) — *Roelcke, D., Engelfriet, C. P., Holländer, L. P.* (Hrsg.): Erythrozyten-Autoantikörper und Autoantikörper-induzierte Mechanismen des Erythrozytenabbaues. Heidelberg: Dr. Molter 1978 — *Santoli, D., Moretta, L., Lisak, R., Gilden, D., Koprowski, H.*: Imbalances in T cell subpopulations in multiple sclerosis patients. J. Immunol. *120*, 1369 (1978) — *Sharp, G. C., Irvin, W. S., May, Ch. M., Holman, H. R., McDuffie, F. C., Hess, E. V., Schmid, F. R.*: Association of antibodies to ribonucleoprotein and Sm antigens with mixed connective-tissue disease, systemic lupus erythematosus and other rheumatic diseases. N. Engl. J. Med. *295*, 1149 (1976) — *Schocket, A. L., Weiner, H. L.*: Lymphocytotoxic antibodies in family members of patients with multiple sclerosis. Lancet *1978 I*, 571 — *Stastny, P.*: Association of the B-cell alloantigen DRw4 with rheumatoid arthritis. N. Engl. J. Med. *298*, 869 (1978) — *Talal, N.* (ed.): Autoimmunity: Genetic, immunologic, virologic and clinical aspects. New York: Academic Press 1977 — *Trentham, D. E., Dynesius, R. A., Rocklin, R. E., David, J. R.*: Cellular sensitivity to collagen in rheumatoid arthritis. N. Engl. J. Med. *299*, 327 (1978) — *Twomey, J. J., Laughter, A. H., Steinberg, A. D.*: A serum inhibitor of immune regulation in patients with systemic lupus erythematosus. J. clin. Invest. *62*, 713 (1978) — *Wands, J. R., Dienstag, J. L., Bhan, A. K., Feller, E. R., Isselbacher, K. J.*: Circulating immune complexes and complement activation in primary biliary cirrhosis. N. Engl. J. Med. *298*, 233 (1978) — *Weitzman, S. A., Stossel, Th. P., Desmond, M.*: Drug-induced immunological neutropenia. Lancet *1978 I*, 1068 — *Wekerle, H.*: Immunological T-cell memory in the in vitro-induced experimental autoimmune orchitis. J. exp. Med. *147*, 233 (1978) — *Wintroub, B. U., Mihm, M. C., Jr., Goetzl, E. J., Soter, N. A., Austen, K. F.*: Morphologic and functional evidence for release of mastcell products in bullous pemphigoid. N. Engl. J. Med. *298*, 417 (1978) — *Wolfe, J. F., Adelstein, E., Sharp, G. C.*: Antinuclear antibody with distinct specificity for polymyositis. J. clin. Invest. *59*, 176 (1977)

127. Immunreaktionen im Zusammenhang mit neoplastischen Prozessen

127.1. Einleitende Bemerkungen zu tumorimmunologischen Versuchsmodellen

Die Vermutung, Immunreaktionen könnten an der Abwehr maligner neoplastischer Zellinien bzw. Gewebe beteiligt sein, geht auf die Anfänge der Onkologie zurück. Schon in den 20er Jahren wurden Experimente unternommen, die zeigten, daß von einem Tier auf ein anderes übertragene Geschwülste abgestoßen werden, und daß dieser Eliminationsvorgang schneller verläuft, wenn der Empfänger vorher mit geringen Dosen von Tumorzellen immunisiert worden war. Spätere Untersuchungen an ingezüchteten, d. h. genetisch weitgehend identischen Tieren (vor allem Mäuse und Ratten), ließen indessen erkennen, daß die früher gemachten Beobachtungen für die Tumorimmunologie insofern nur von beschränkter Bedeutung waren, als die Tumorabstoßung auf der Anwesenheit von Transplantationsantigenen beruhte (bei der Maus vor allem H-2, das ungefähr dem HLA-System des Menschen entspricht). Diese sind Ausdruck der genetischen Unterschiede zwischen nicht ingezüchteten Tieren und haben mit antigenischen Differenzen zwischen einer im Wirtsorganismus selbst entstandenen Geschwulst und dem Träger nichts oder wenig zu tun. *Allogene Kombinationen* dieser Art haben aber, auch wenn sie den natürlichen Verhältnissen nicht entsprechen, einen gewissen Wert beibehalten, da sich an ihnen Teilaspekte von Effektormechanismen der Tumorabstoßung besonders leicht untersuchen lassen. Natürliche Verhältnisse, insbesondere die Induktion einer Immunreaktion im Wirtsorganismus durch neoplastische Zellen, die im Körper selbst entstanden sind, lassen sich nur in sog. *syngenen Systemen,* d. h. bei vollständiger oder fast vollständiger genetischer Identität der Tiere, von denen die Tumorzellen stammen und in denen ihr Wachstum geprüft wird, annähernd nachahmen. Dabei ist zu berücksichtigen, daß selbst in sog. Inzuchtstämmen geringfügige Unterschiede im Genom der einzelnen Individuen vorhanden sein können. Das ideale, den Verhältnissen beim Menschen entsprechende Modellsystem, d. h. *spontan entstandene neoplastische Prozesse* beim Tier, eignet sich aus praktischen Gründen – z. B. lange Versuchdauer, Individualität der entstehenden Tumoren, fehlende Kenntnis von deren antigenischen Eigenschaften u. a. – zum Studium besonderer Probleme der Tumorimmunologie oft weniger als die Verwendung von Inzuchttieren und aus dem betreffenden Stamm hervorgegangenen, wohl definierten neoplastischen Zelllinien. *Versuche in vivo* sind insofern unerläßlich, als sie die einzige Möglichkeit bieten, die Auseinandersetzung zwischen dem Wirtsorganismus und den neoplastischen Zellen in ihrer Gesamtheit zu studieren. Für die Beantwortung einzelner Fragen, d. h. die Analyse besonderer Vorgänge, wird man es jedoch oft vorziehen, gut kontrollierte *Experimente in vitro* durchzuführen.

127.2. Ergänzende Angaben über sog. tumorassoziierte Antigene

Die Tatsache, daß die meisten – wenn nicht alle – malignen neoplastischen Zellen *Tumor- bzw. Leukämieassoziierte Antigene* aufweisen, geht aus Beobachtungen an chemisch, durch Virusinfektion oder ionisierende Bestrahlung induzierten sowie spontan entstandenen Neoplasien *ingezüchteter Tiere* hervor (S. 210).

Durch *Viren* induzierte Tumoren oder Leukämien zeigen in der Regel an den – und z. T. in – transformierten Zellen u. a., d. h. neben sog. privaten, fetalen und/oder Tumortyp- bzw. gewebsspezifischen Antigenen (s. u.), sog. V-Antigene und T-Antigene. *V-Antigene* sind virusspezifisch und entsprechen wahrscheinlich der viralen Proteinhülle. Antikörper, die gegen V-Antigene gerichtet sind, reagieren sowohl mit dem Virus als auch mit der virusinfizierten bzw. -transformierten Zelle, unabhängig von Spezies, Stamm und Art der Neoplasie. V-Antigene sind z. T. im Bereich der Zellmembran lokalisiert. *T-Antigene* (T für Tumor) hält man für besondere Produkte des in das Wirtsgenom eingebauten viralen Genoms. Sie finden sich nur in oder an infizierten bzw. transformierten Zellen, nicht aber in nicht infizierten bzw. transformierten und auch nicht an isolierten Viren. Gegen T-Antigene gerichtete Antikörper kreuzreagieren mit allen Zellen, die dieses Virus enthalten. *RNA-Viren,* die sich vor allem im Zytoplasma der Wirtszellen vermehren und an der Zelloberfläche »aussprossen«, haben meistens die Bildung eines vor allem im Zytoplasma lokalisierten T-Antigens mit Proteincharakter zur Folge. *DNA-Viren,* wie die Adenoviren und SV40 (S. 187), bewirken die Produktion eines T-Antigens, das mehrheitlich im Kern, u. U. aber ebenfalls im Zytoplasma zu finden ist. Durch Viren transformierte Zellen weisen neben den V- und T-Antigenen, die man üblicherweise serologisch prüft, auch sog. *Tumor-assoziierte Transplantationsantigene (TATA)* auf. Diese Bezeichnung rührt daher, daß man diese Gruppe von Antigenen aufgrund der Fähigkeit des Wirtsorganismus, die virustransformierten Zellen abzustoßen, definiert. Die für die Auslösung einer spezifischen Immunreaktion wichtigen Oberflächenantigene werden von manchen Autoren zusammenfassend als *»tumor associated surface antigens« (TASA)* bezeichnet. *Chemisch* (z. B. durch 3-Methylcholanthren) *induzierte Geschwülste* lassen u. a. sog. private Antigene, kreuzreagierende Antigene und fetale Antigene erkennen. *»Private Antigene«,* die offenbar aus der Wechselwirkung zwischen dem Karzinogen und dem Genom der Wirtszelle hervorgehen, sind für den betreffenden Tumor spezifisch. Es zeigen sich z. B. keine Kreuzreaktionen mit privaten Antigenen anderer Neoplasmen, die durch dasselbe Karzinogen in syngenen Tieren induziert worden waren. Manches spricht dafür, daß wir es bei den privaten Antigenen mit Produkten stabiler Mutationen zu tun haben, die im betreffenden Zellklon über viele Generationen weitergegeben werden. Außerdem finden sich *»kreuzreagierende Antigene«,* die allen, durch dieselbe chemische Substanz induzierten Tumoren gemein sind. Nicht selten treten sog. *»fetale Antigene«* in Erscheinung, die einmal in der Embryonal- bzw. Fetalzeit exprimiert waren und somit nicht als tumorassoziierte Neoantigene i. e. S. bezeichnet werden können. Fetale Antigene von Geschwülsten desselben Muttergewebes zeigen oft Kreuzreaktionen. Man kann das Erscheinen dieser Antigene mit einer Art Entdifferenzierung der betreffenden Zellinie vergleichen. Außerdem kennt man sowohl bei den chemisch wie viral induzierten Neoplasmen *Antigene, die für einen bestimmten histologischen Tumortyp charakteristisch sind,* ferner solche, die das *Muttergewebe* kennzeichnen, aus denen der Tumor hervorgegangen ist. Allerdings zeigt sich, vor allem bei wenig differenzierten Geschwülsten, häufig ein *Verlust der normalen Gewebsantigene.*

Besondere Probleme ergeben sich bei der *Erkennung tumorassoziierter Antigene* durch den Effektorschenkel des wirtseigenen Immunapparats. Versuche an der Maus haben gezeigt, daß sensibiliserte (immune) T-Lymphozyten virusinfizierte oder durch Haptenkoppelung modifizierte Tumorzellen nur dann zu lysieren vermögen, wenn es sich um Zellen handelt, die in bezug auf *H-2K- oder H-2D-Alloantigene* mit den zur Immunisierung verwendeten identisch sind. Nach neueren Befunden scheint die Nachbarschaft von Produkten des MHC (S. 1084) und tumorassoziierter Antigene die Erkennung durch sensibilisierte T-Zellen sowie weitere Wechselwirkungen stark zu fördern, ohne aber eine unbedingte Voraussetzung für die Immunogenizität der Tumorzellen darzustellen. Man wird diese Fragen erst richtig beurteilen können, wenn es gelingt, vom MHC kodierte, eigentliche Transplantationsantigene und tumorassoziierte Antigene zu trennen.

Beim *Menschen* scheinen die Verhältnisse, zumindest was die tumorassoziierten Antigene anbelangt, ähnlich zu liegen. So zeigen sich öfters immunologisch *Kreuzreaktionen* humoraler und zellgebundener Art *zwischen histologisch definierten Neoplasmen,* was den Vorteil bietet, in vitro gezüchtete Zellinien entsprechender Tumortypen als Vergleichsmaterial benützen zu können. Außerdem werden meistens *private Antigene* nachgewiesen. Auch *fetale Antigene* (S. 212) und – bei einzelnen Formen von Neoplasie – *virusbedingte Antigene* kommen vor (s. u.).

Beispiele:

- Verschiedene Beobachtungen deuten darauf hin, daß wenigstens bei einem Teil der menschlichen *Mammakarzinome Oncorna-Viren* eine Rolle spielen könnten. Es wurde auch berichtet, daß bei Frauen mit Brustkrebs Antikörper nachgewiesen werden können, die mit intrazytoplasmatischen Typ A-Partikeln des murinen Mammatumorvirus (MuMTV) und B-Partikeln reagieren. Beim Mammakarzinom finden sich überdies im Serum der Patientinnen nicht selten erhöhte Konzentrationen von *karzinoembryonalem Antigen* (CEA, s. u.), während *private Antigene* und solche, die für bestimmte *histologische Typen* von Brustkrebs bezeichnend wären, weniger gut definiert sind.
- Karzinome des Gastrointestinaltrakts des Menschen lassen in wechselndem Maß verschiedene tumorassoziierte Antigene erkennen. Am häufigsten findet man – vor allem bei Dickdarmkarzinomen – das *karzinoembryonale Antigen (CEA* = »*c*arcino*e*mbryonic *a*ntigen«), ein Glykoprotein mit einem Molekulargewicht von ungefähr 200000 und einem Kohlenhydratanteil von etwa 45%, das mit der Plasmamembran der Tumorzellen assoziiert ist. In Extrakten von Kolonkarzinomen ist in manchen Fällen ferner das sog. *nicht spezifische kreuzreagierende Antigen* (*NCA* = »*n*onspecific *c*ross-reacting *a*ntigen«) vorhanden. Bei Magenkrebs wurde u. a. ein *»fetales Sulfoglykoprotein-Antigen«* (FSA) nachgewiesen. Sog. *membranassoziiertes Gewebsantigen* (MTA = »*m*embrane associated *t*issular *a*ntigen«) wurde u. a. aus Dickdarmkarzinomen isoliert. *Alpha-Fetoprotein* gehört ebenfalls zu den Antigenen, die man in manchen Geschwülsten des Verdauungskanals nachweisen kann, ganz abgesehen von Hepatomen bzw. Leberzellkarzinomen.
- *Epstein-Barr-Virus (EBV)* findet sich in Zellen des *Burkitt-Lymphoms,* z. T. auch in gewissen Karzinomen des Nasopharynx. Beim Menschen sind dies die bestbelegten Beispiele für eine wahrscheinliche Virusätiologie der Neoplasie. Bei den meisten übrigen Tumoren, malignen Lymphomen oder Leukämien kennt man keine oder höchstens indirekte Hinweise auf eine Mitbeteiligung von Viren.
- Kreuzreagierende, tumorassoziierte Antigene, die für ein bestimmtes *chemisches Karzinogen* (z. B. »Anilinkrebs der Harnblase«) typisch wären, sind bisher beim Menschen nicht regelmäßig nachgewiesen worden.
- Die Konzentration von *Transplantationsantigenen* und *tumorassoziierten Antigenen* auf neoplastischen Zellen zeigt oft eine inverse Korrelation: Solche mit einer hohen Konzentration von Tumorantigenen weisen häufig eine geringe Konzentration von Transplantationsantigenen auf und umgekehrt.
- *Tumorassoziierte membranständige Antigene* werden wahrscheinlich von Fall zu Fall in unterschiedlicher Menge an die Umgebung abgegeben (»antigen shedding«, s. u.).

127.3. Immunreaktionen des Wirtsorganismus gegen neoplastische Zellen und Gewebe

Mit ausreichend empfindlichen Methoden lassen sich in den meisten Fällen von maligner Neoplasie *sowohl zellgebundene als auch humorale Immunreaktionen gegen Tumor- bzw. Leukämiezellen* feststellen. Dabei rufen die verschiedenen, im Membranbereich der neoplastischen Zellen vorhandenen (somit »exponierten«) tumorassoziierten Antigene vermutlich Immunantworten mit mehreren Spezifitäten hervor.

Die Frage lautet daher nicht mehr, ob bösartige Geschwülste zur Produktion gegen sie gerichteter Antikörper und/oder spezifisch sensibilisierter Lymphozyten Anlaß geben (sie tun es!), sondern ob diese Immunreaktionen Wachstum und Ausbreitung der neoplastischen Zellinie hemmen bzw. verhindern oder ob sie diesen Prozeß unbeeinflußt lassen bzw. gar fördern können. Ähnlich wie im Fall von Autoimmunphänomenen stellt sich beim Nachweis einer gegen tumorassoziierte Antigene gerichteten Immunreaktion (Antikörper, spezifisch sensibilisierte Lymphozyten) die Frage, ob es sich allenfalls bloß um eine sog. »*Begleitimmunität*« handelt, der keine nennenswerte zellschädigende Wirkung zukommt. Es ist hier daran zu erinnern, daß viele Neoplasien mit einem ausgesprochen hohen Zelluntergang einhergehen, so daß auch im Zytoplasma oder im Kern lokalisierte Antigene in größerer Menge freigesetzt werden. Diese Antigene bieten naturgemäß dem Immunapparat keine Zielstruktur für den Angriff auf intakte neoplastische Zellen, wie das für die TASA angenommen werden darf.

Beobachtungen in vivo

In *Tierversuchen* ist vielfach gezeigt worden, daß eine *protektive Wirkung möglich* ist. So vermögen z. B. Mäuse, die mit einer relativ kleinen Zahl syngener Tumorzellen immunisiert worden waren, nachträglich eine große – bei nicht immunisierten Tieren tödlich wirkende – Dosis derselben neoplastischen Zellen wirksam zu eliminieren. Allerdings *spielt die Menge der injizierten Tumorzellen eine entscheidende Rolle,* indem es durch Injektion einer großen Dosis fast immer gelingt, die Immunabwehr zu überwältigen und den Tod des Tieres infolge ungehemmten neoplastischen Wachstums herbeizuführen. Eine weitere tierexperimentelle Beobachtung ist medizinisch von besonderem Interesse. Ein tumortragendes Tier ist meistens in der Lage, ein an anderer Stelle eingeführtes, bei nicht tumortragenden Kontrollen zur Entstehung einer Geschwulst führendes Test-Inokulum abzustoßen *»concomitant immunity«).*

Die hier an wenigen Beispielen dokumentierte *Immu-*

nität kann durch einen Transfer spezifisch sensibilisierter *Lymphozyten* (d. h. Lymphozyten z. B. tumortragender Tiere) auf nicht immunisierte syngene Empfänger passiv (adoptiv) *übertragen* werden. Ebenso vermögen solche Lymphozyten, wenn sie einem Tumor-Inokulum beigemischt werden, das »Angehen« und Wachstum des letzteren im vorher nicht sensibilisierten Empfänger zu verhindern. Durch eine einmalige Übertragung von Serum immunisierter Tiere läßt sich eine derartige Schutzwirkung in der Regel nicht erzielen.

Versuche in vitro

Obwohl die erwähnten Experimente in vivo wesentliche Hauptfragen der Tumorimmunologie zu beantworten vermögen, geben sie doch über die an den genannten Phänomenen beteiligten *Mechanismen* nur sehr beschränkt Auskunft. Aus diesem Grund hat man in zunehmendem Maß *in vitro-Systeme* ausgearbeitet, mit deren Hilfe die einzelnen Phasen bzw. Komponenten des Geschehens besser verfolgt werden können.
Am einfachsten läßt sich das Bestehen einer *humoralen Immunität* nachweisen, obwohl ihre Bedeutung in vivo keineswegs geklärt ist. Durch immunfluoreszenzmikroskopische Untersuchungen ließ sich z. B. zeigen, daß viele spontan entstandene Tumoren zur Produktion von Antikörpern führen, die Tumorzellen in vitro zu bedecken und – bei Anwesenheit von Komplement – z. T. zu zerstören vermögen. Solche Beobachtungen wurden bei menschlichen Leukämien wiederholt gemacht. Im übrigen kann man ein derartiges »antibody coating« auch in vivo feststellen, z. B. in den peripheren Bezirken eines Tumorknotens. Aber gerade in diesen Situationen finden sich für eine wirksame Zytotoxizität der an Tumorzellen fixierten Antikörper oft wenig überzeugende Hinweise. Offensichtlich muß das Problem der humoralen antitumoralen Immunität weiter verfolgt werden. Im besonderen gilt es zu prüfen, ob im Rahmen einer gegen neoplastische Zellen gerichteten »Abstoßungsreaktion« – ähnlich wie dies, entgegen früheren Annahmen, bei Immunantworten gegen Allotransplantate der Fall ist (S. 1230) – humorale Antikörper nicht doch eine wichtigere Rolle spielen, als z. Z. angenommen wird. Erhebliche Bedeutung hat wahrscheinlich die *antikörperabhängige zellgebundene Immunzytolyse* (S. 1107). Ob und in welchem Ausmaß *komplementaktivierende und/oder direkt zytotoxische Antikörper* neoplastische Zellen zerstören, kann noch nicht abschließend beurteilt werden. Über anaphylaktische Reaktionen im Zusammenhang mit neoplastischen Prozessen ist sehr wenig bekannt. Vereinzelte Beobachtungen, wie die Anwesenheit einer großen Zahl eosinophiler Granulozyten in den Randbereichen großer, aber wenig invasiver Karzinome, haben bisher keine Erklärung gefunden. Heute wird der Bildung antitumoraler humoraler Antikörper vor allem im Zusammenhang mit *»blockierenden«* und *»deblockierenden«* Faktoren im zirkulierenden Blut Beachtung geschenkt (s. u.).

Viele Untersucher befassen sich z. Z. mit der Prüfung *zellgebundener Immunreaktionen,* insbesondere der Effektormechanismen in vitro. Eine der gebräuchlichsten Methoden besteht darin, lymphoide Zellen eines immunisierten Tieres in vitro mit ^{51}Cr-markierten, entsprechenden Tumorzellen zu inkubieren und die Freisetzung des radioaktiven Chroms als Maß für die Tumorzellzerstörung zu nehmen. Der Effekt kann ferner so gemessen werden, daß die Zielzellen-Lymphozytenmischung in Kulturplatten inkubiert und die überlebenden neoplastischen Elemente z. B. aufgrund ihrer Fähigkeit, an Glas zu haften, erfaßt werden. Zum Nachweis tumorspezifischer zellgebundener Immunreaktionen eignen sich überdies die Lymphozytentransformation in vitro in Anwesenheit von Tumorantigen und die Bildung von MIF unter entsprechenden Bedingungen. Mit Hilfe solcher in vitro-Techniken konnte überzeugend sowohl das Bestehen einer zellgebundenen, tumorspezifischen Immunität als auch eine durch Zellen vermittelte Zytotoxizität nachgewiesen werden.

Mechanismen der durch Zellen vermittelten antitumoralen Zytotoxizität

Mehrere Beobachtungen sprechen dafür, daß bei der zellvermittelten Zerstörung von Tumorzellen mindestens 3 verschiedene Mechanismen beteiligt sein können.
Am besten untersucht ist die Wirkung *zytotoxischer T-Lymphozyten* (S. 1087), die auch bei der Abstoßung von Allotransplantaten eine bedeutende Rolle spielen. Diese T-Lymphozyten benötigen an sich für die Zerstörung der Zielzellen in vitro keiner weiteren Hilfe. Sie wirken in diesen Systemen unabhängig von antitumoralen Antikörpern, Komplement und Makrophagen. Man muß sich allerdings der Tatsache bewußt bleiben, daß diese Situation nicht den Verhältnissen in vivo zu vergleichen ist, bei denen vielerlei Wechselwirkungen ins Spiel kommen (S. 1077 und 1081). In Zirkulation oder in Suspension entsprechen zytotoxische T-Zellen kleinen Lymphozyten, die sich erst bei Antigenkontakt vergrößern und eine erhöhte Aktivität zeigen. Der zytotoxische Effekt auf Tumorzellen läuft – soweit sich aus mikrokinematographischen und anderen Beobachtungen in vitro beurteilen läßt – in *zwei Phasen* ab: a) Zuerst kommt es zu einem relativ kurze Zeit dauernden *Kontakt* (z. B. 5–10 min) zwischen dem T-Lymphozyten und der Zielzelle, offenbar im Sinn einer Verbindung von Oberflächenantigenen der letzteren mit Antigenrezeptoren der ersteren, vermutlich aber auch aufgrund zusätzlicher Adhärenzfaktoren. Bei diesem Kontakt, der auf breiter Fläche erfolgt, wird vom Lymphozyten Energie in Form von ATP verbraucht. Die Kontaktphase läßt sich durch Erhöhung der intrazellulären Konzentration von zyklischem AMP in der T-Zelle hemmen. b) Die zweite Phase, die *eigentliche Zytolyse,* kann in Abwesenheit der T-Zelle vor sich gehen. Sie dauert mitunter mehrere Stunden und scheint mit einer Erhöhung der Per-

meabilität der Zellmembran einherzugehen, so daß die Zielzelle schließlich aufgrund osmotischer Vorgänge schwillt und danach rupturiert. »Nach getaner Arbeit« können sich T-Zellen wieder verkleinern, um sich erst anläßlich des nächsten »Todeskusses« mit einer Zielzelle erneut vorübergehend zu vergrößern. Diese Folge kann sich mehrmals wiederholen. Es sei nochmals hervorgehoben, daß es sich bei dieser Schilderung um Beobachtungen in vitro handelt, die nicht notwendigerweise mit denen in vivo übereinzustimmen brauchen.

Eine weiterer »zellgebundener«, in der Tat aber von humoralen Immunreaktionen abhängiger Zytotoxizitätsmechanismus liegt in der sog. *antikörpervermittelten Zytotoxizität,* an der sich z. T. »*lymphoide*« Zellen, *ohne erkennbaren T-Zellencharakter (bei Tieren: Prä-T-Zellen? u. U. Prä-B-Zellen?* s. u.) mit Fc-Rezeptoren im Bereich der Plasmamembran beteiligen. Dank der letzteren vermögen sich diese Elemente an die Fc-Region bestimmter Immunglobulinmoleküle zu heften, die als »coating antibody« den Zielzellen aufliegen und im komplexierten Zustand eine solche Bindung eingehen können. Außer den erwähnten lymphoiden Zellen besitzen noch weitere Elemente oberflächliche Fc-Rezeptoren, z. B. Makrophagen und neutrophile Granulozyten. Es ist nicht ausgeschlossen, daß sie sich auch an solchen Prozessen beteiligen (s. u.). Eine Aktivierung von Komplement gilt bei diesen Vorgängen als nicht ausgeschlossen, obwohl man – vor allem im Fall der K-Zellen bei Tieren – in erster Linie an eine nicht näher bekannte, zellvermittelte Zytotoxizität denkt. Diese Form von Zytolyse gelingt am besten, wenn die Zielzelle von Antikörpern der Klasse IgG bedeckt ist.

»*Armierte Makrophagen*« (S. 1091), die entweder durch zytophile Antikörper (z. B. IgG oder IgM), deren Fc-Region durch Fc-Rezeptoren der Zelloberfläche gebunden werden kann, oder durch abgelöste T-Zellfaktoren spezifisch auf die Oberflächenantigene der Zielzellen »sensibilisiert« werden können, haben möglicherweise im Rahmen der Immunreaktionen gegen Tumorzellen eine erhebliche Bedeutung. Bei Kontakt mit dem korrespondierenden tumorassoziierten Antigen kommt es zu einer unspezifischen Aktivierung der Makrophagen, der u. U. auch andere als die neoplastischen Zellen zum Opfer fallen können. Nach Wegfall der antigenischen Reizung bleibt die zytotoxische Wirkung der Makrophagen nur mehr für kurze Zeit bestehen, während deren »Armierung« u. U. noch nach Tagen nachgewiesen werden kann.

Unspezifisch aktivierte Makrophagen ohne »Armierung« vermögen, wenn sie in engem Kontakt mit neoplastischen Zellen stehen, diese ebenfalls zu zerstören bzw. am Wachstum zu hindern. An solche Mechanismen ist zu denken, wenn gegen tumorassoziierte Antigene spezifisch sensibilisierte T-Lymphozyten nach Kontakt mit den Zielzellen Lymphokine abgeben, die u. a. Makrophagen herbeilocken und aktivieren. Überdies bestehen Hinweise auf die Möglichkeit, daß auch nicht armierte Makrophagen neoplastische Zellen als »fremd« erkennen und mit einer Aktivierung reagieren könnten. Diese Frage ist indessen noch nicht geklärt. Im besonderen weiß man nicht, ob das in vitro beobachtete Phänomen der »allogenen Inhibition« (S. 232) in diesem Zusammenhang eine gewisse Bedeutung hat.

Aufgrund tierexperimenteller Beobachtungen hat in letzter Zeit ein besonderer Zelltyp Beachtung gefunden, der »*natural killer cell*« genannt wird. Es wird z. T. vermutet, es könnte sich bei diesen mit membranständigen Fc-Rezeptoren versehenen Element um eine Prä-T-Zelle handeln; Schlüssiges ist aber noch nicht bekannt. Außerdem bestehen Anhaltspunkte für die Annahme, weitere akzessorische Zellen, wie *Granulozyten* u. a., die bei Komplementaktivierung und/oder aufgrund der chemotaktischen Wirkung von Lymphokinen in die Nähe von Tumorzellen gelockt werden können, vermöchten durch Freisetzung zellschädigender Enzyme auf die Tumorzellen ebenfalls einen zytotoxischen Effekt auszuüben.

Schließlich sei in Erinnerung gerufen, daß verschiedene *humorale Faktoren* beschrieben wurden, die eine schädigende Wirkung auf neoplastische Zellen haben können, ohne daß spezifische Immunreaktionen daran beteiligt zu sein scheinen. Teilweise handelt es sich um *Komplementkomponenten,* sog. »*natürliche Antikörper*«, teilweise um *niedermolekulare Lipide* bzw. *Lipoproteine* u. a. Die Rolle von *Interferon* im Rahmen der Tumorabwehr ist noch wenig geklärt. Man darf vermuten, es könnte virusinduzierten Transformationen entgegenwirken bzw. regulierend eingreifen (S. 1733).

Es wurde schon früher hervorgehoben, daß die *nicht spezifische Resistenz gegenüber neoplastischen Prozessen* von einer Reihe von Faktoren abhängt, u. a. vom Ausmaß einer genetisch bedingten Bereitschaft zur neoplastischen Transformation, möglicherweise auch von Phänomenen, die der »allogenen Inhibition« in vitro verglichen werden können, vom Mikromilieu, das sich für das Wachstum eines bestimmten Neoplasmas mehr oder weniger günstig auswirken mag, von der angiogenen Wirkung des Tumors, von hormonalen Einflüssen u. a. (S. 232).

Eine schematische Übersicht über heutige Vorstellungen zu den bei neoplastischen Prozessen ablaufenden Immunreaktionen und ihren möglichen Effektormechanismen findet sich in Abb. 167.

127.4. Das Problem der sog. »Immunüberwachung« (»immune surveillance«)

Die Theorie von der »Immunüberwachung« geht auf teleologische Überlegungen zurück, wonach die Abstoßung von »Fremdzellen« bzw. »Fremdgewebe« allogener Herkunft, wozu der Körper fähig ist, mit Ausnahme vielleicht von mütterlichen Abwehrmechanismen gegen den Trophoblasten des Keimlings, wenig sinnvoll, weil ungenutzt, sei. Es wurde daher die Hypothese aufgestellt, dieser Mechanismus diene vor al-

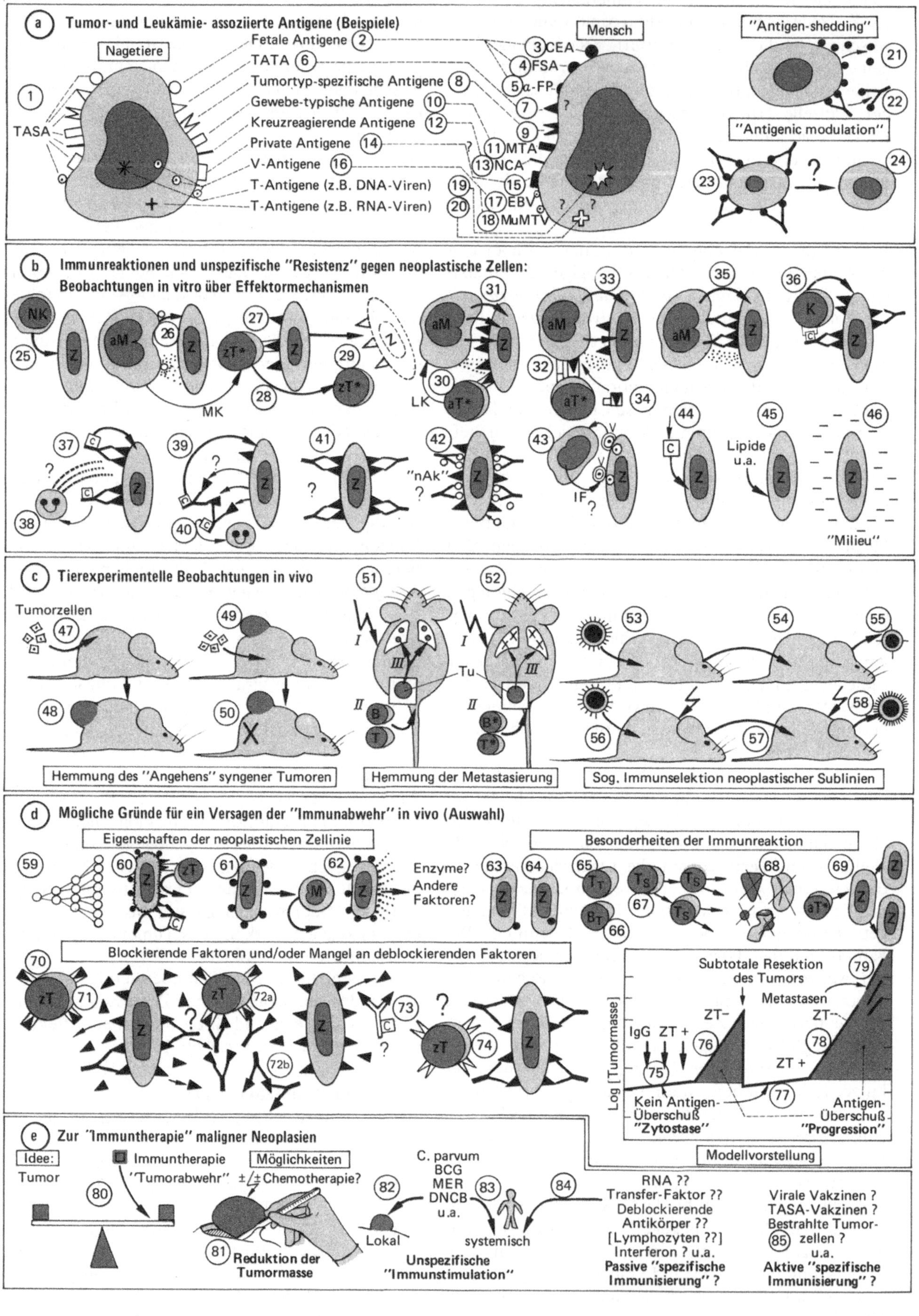
a Tumor- und Leukämie- assoziierte Antigene (Beispiele)
Nagetiere
Mensch
Fetale Antigene (2)
TATA (6)
Tumortyp-spezifische Antigene (8)
Gewebe-typische Antigene (10)
Kreuzreagierende Antigene (12)
Private Antigene (14)
V-Antigene (16)
T-Antigene (z.B. DNA-Viren) (19)
T-Antigene (z.B. RNA-Viren) (20)
TASA
(3) CEA
(4) FSA
(5) α-FP
(11) MTA
(13) NCA
(17) EBV
(18) MuMTV
"Antigen-shedding"
"Antigenic modulation"
b Immunreaktionen und unspezifische "Resistenz" gegen neoplastische Zellen: Beobachtungen in vitro über Effektormechanismen
NK
aM
zT*
aT*
K
MK
LK
"nAk"
IF
Lipide u.a.
"Milieu"
c Tierexperimentelle Beobachtungen in vivo
Tumorzellen
Tu
Hemmung des "Angehens" syngener Tumoren
Hemmung der Metastasierung
Sog. Immunselektion neoplastischer Sublinien
d Mögliche Gründe für ein Versagen der "Immunabwehr" in vivo (Auswahl)
Eigenschaften der neoplastischen Zellinie
Besonderheiten der Immunreaktion
Enzyme?
Andere Faktoren?
Blockierende Faktoren und/oder Mangel an deblockierenden Faktoren
Subtotale Resektion des Tumors
Metastasen
Log [Tumormasse]
IgG ZT +
ZT−
Kein Antigen-Überschuß
"Zytostase"
Antigen-Überschuß
"Progression"
Modellvorstellung
e Zur "Immuntherapie" maligner Neoplasien
Idee:
Tumor
Immuntherapie
"Tumorabwehr"
Möglichkeiten
±/± Chemotherapie?
Reduktion der Tumormasse
C. parvum
BCG
MER
DNCB
u.a.
Lokal
systemisch
Unspezifische "Immunstimulation"
RNA ??
Transfer-Faktor ??
Deblockierende Antikörper ??
[Lymphozyten ??]
Interferon ? u.a.
Passive "spezifische Immunisierung" ?
Virale Vakzinen ?
TASA-Vakzinen ?
Bestrahlte Tumorzellen ?
u.a.
Aktive "spezifische Immunisierung" ?

Abb. 167 a–e. *Immunreaktionen bei neoplastischen Prozessen.* **a** *Tumor- und Leukämie-assoziierte Antigene.* Voraussetzung für das Zustandekommen einer spezifischen Immunreaktion gegen maligne neoplastische Zellen ist das Vorhandensein *Tumor- oder Leukämie-assoziierter Antigene*, die *immunogen* (d. h. nicht tolerogen) wirken. Daß solche Immunantworten gegen die meisten – wenn nicht alle – bösartigen Geschwülste vollzogen werden, steht außer Zweifel. Die Frage ist nur, ob und in welchem Ausmaß diesen Immunreaktionen eine protektive Bedeutung zukommt. Wahrscheinlich sind für die Auslösung einer derartigen Immunantwort in erster Linie *Antigene an der Oberfläche der neoplastischen Zellen* verantwortlich (1, TASA: »*t*umor *a*ssociated *s*urface *a*ntigens«). Solche finden sich, wie man vor allem aus Beobachtungen an Mäuse-Inzuchtstämmen weiß, in erheblicher Zahl. Naturgemäß interessieren in diesem Zusammenhang vor allem TASA, die in syngenen Systemen (vergleichbar einem Spontantumor) an neoplastisch transformierten Zellen festgestellt werden. »*T*umor-*a*ssoziierte *T*ransplantations*a*ntigene« (TATA, 6) heißen so, weil sie im Tierversuch aufgrund einer Abstoßungsreaktion von seiten des Wirtsorganismus gegen die transformierten neoplastischen Zellen erkannt werden können. Beim Menschen (7) weiß man darüber nicht viel. Unter den *virusbedingten Antigenen* sind *V-Antigene* (16, virusspezifisch, wahrscheinlich virale Proteinhülle, beim Menschen z. B. Epstein-Barr-Virus (EBV)-Antigen, 17, möglicherweise auch »*mu*rine *m*ammary *t*umor *v*irus« (MuMT, 18 u. a.) und *T-Antigene* (19, 20, »T« für »*T*umor«, beim Menschen wenig erforscht) auseinanderzuhalten. Die letzteren können im Zellkern (z. B. bei Befall durch DNA-Viren) oder im Zytoplasma (mit Vorliebe bei Vorhandensein von RNA-Viren) lokalisiert sein. Die Erkennung dieser und der meisten nachfolgend aufgeführten Antigene erfolgt serologisch. In der Humanmedizin kennt man mehrere sog. *fetale Antigene*, die normalerweise nach der Fetalzeit kaum mehr exprimiert werden, bei (unreifen, d. h. »fetoiden«) Tumorzellen jedoch wieder in größerer Menge auftreten können (Beispiele beim Menschen: »*carcinoembryonic antigen*« (CEA, 3, z. B. bei Dickdarm-, Mamma- und anderen Karzinomen), »*fetales Sulfoglykoprotein-Antigen*« (FSA, 4, u. a. bei Magenkrebs) und *α-Fetoprotein* (= α-Fötoprotein, *α-FP*, 5, z. B. bei Leber- und Darmgeschwülsten). »*Private Antigene*« (14) gehen offenbar aus der Wechselwirkung zwischen Karzinogen und Wirtszellen hervor und sind für den betreffenden Tumor spezifisch; hinsichtlich menschlicher Geschwülste ist diese Frage wenig erforscht (15). Mehr weiß man über *Tumortyp-spezifische Antigene* (8), indem z. T. bei verhornenden Epidermoidkarzinomen oft Antikörper nachzuweisen sind, die sich gegen – möglicherweise verändertes – Keratin richten (9). Verschiedenes ist über *Gewebe-typische Antigene* bekannt (10), die Neoplasmen, welche aus demselben Muttergewebe hervorgehen, gemeinsam haben können (z. B. »*m*embrane-associated *t*issular *a*ntigen« (MTA, bei Dickdarmkarzinomen u. a., 11). Chemisch induzierte bösartige Geschwülste weisen z. T. *kreuzreagierende Antigene* auf (12), vergleichbar dem »*n*onspecific *c*ross-reacting *a*ntigen« (NCA, 13), das sich z. B. bei einem Teil menschlicher Dickdarmkarzinome nachweisen läßt. Von Bedeutung ist schließlich die Beobachtung an Mäusen, daß spezifisch sensibilisierte, zytotoxische T-Lymphozyten neoplastisch transformierte syngene Tumorzellen nur (oder vor allem) dann zu lysieren vermögen, wenn es sich um Elemente handelt, die in bezug auf *H-2K- oder H-2D-Alloantigene* (beim Menschen entsprechend dem HLA-System) identisch sind. Tumor-assoziierte Oberflächenantigene können »*abschilfern*« und so an die Umgebung abgegeben werden (21), z. T. auch in komplexierter Form (22). Ob die sog. *antigenische Modulation* (23, 24), d. h. das über Zellgenerationen anhaltende Verschwinden von TASA nach Verbindung derselben mit korrespondierenden Antikörpern, bei menschlichen Neoplasien Bedeutung hat, wissen wir nicht. **b** *Immunreaktionen und unspezifische »Resistenz« gegen neoplastische Zellen: Beobachtungen in vitro über Effektormechanismen.* Versuche in vitro haben erkennen lassen, daß neoplastische Zellen (Z = Zielzellen) über eine ganze Reihe von Mechanismen zerstört und/oder in ihrem Wachstum gehemmt werden können. Im besonderen sind zu erwähnen: »*Natural killer cells*« (NK, Lymphozyten?, 25); *unspezifisch aktivierte Makrophagen* (aM, 26), die über eine Freisetzung von Monokinen (MK) auch auf Lymphozyten aktivierend wirken können (27); *spezifisch sensibilisierte (*) zytotoxische T-Lymphozyten* (zT*), wobei sich eine Kontakt- und eine Lysephase auseinanderhalten lassen (28, 29); durch *spezifisch aktivierte T-Lymphozyten* (aT*) über eine Lymphokin-Wirkung (LK, 30) und/oder eine *direkte* (32) *bzw. durch spezifische T-Zellenprodukte* (34) *vermittelte Stimulation von Makrophagen* (31, 33); sog. *armierte Makrophagen*« (35); *antikörper-abhängige zellvermittelte Zytolyse durch »Killer-Zellen«* (K, 36; C = Komplement); *zytotoxische Antikörper*, die die Zielzellen über eine Komplement-Lyse (37) und/oder vielleicht durch Anlockung von *Granulozyten* (38) zu zerstören vermögen; möglicherweise *spezifische Immunkomplexe* (39, 40, über dieselben Mechanismen); vielleicht »*blockierende*«, *u. U. wachstumshemmende Antikörper* (41, ?); sog. »*natürliche Antikörper*« (nAk, 42) u. a. m. Über die Bedeutung von *Interferon* (IF, 43), z. B. in der Abwehr onkogener oder leukämogener Viren (V), einer *Komplementaktivierung* auf anderem als dem spezifisch immunologischen Weg (44), tumorhemmender *niedermolekularer Lipide* (45) und weiterer unspezifisch wirksamer Substanzen sowie über eine allenfalls inhibitive Wirkung des »*microenvironment*« (46) weiß man noch zu wenig, um sich ein Urteil zu bilden. Angesichts dieser Vielfalt in Betracht zu ziehender Faktoren kann es nicht verwundern, daß zur Zeit über die wichtigsten Mechanismen der Tumorabwehr in vivo noch große Ungewißheit herrscht. **c** *Tierexperimentelle Beobachtungen in vivo.* Von den vielen Erfahrungen, die auf diesem Gebiet gesammelt wurden, seien hier nur drei Versuchsgruppen (47–58) dargestellt, die zumindest an die Möglichkeit einer spezifischen Immunabwehr neoplastischer Zellen glauben lassen: A) Bei einem nicht vorimmunisierten Tier genügt die Injektion einer bestimmten Mindestzahl von Tumorzellen (47), um einen Tumor angehen zu lassen (48); wendet man dasselbe Prozedere auf ein Tier an, das denselben Tumor bereits trägt (49) und offenbar *immunisiert* ist, kommt es oft nicht zum »Angehen« einer zweiten Geschwulst (50), es sei denn, man injiziere eine viel größere Zahl neoplastischer Zellen. B) Wird eine Maus mit einem zur Metastasierung befähigten bösartigen Tumor (Tu) unter Abdeckung des letzteren ganzbestrahlt (I), läßt sich die Metastasierung in die Lungen durch Infusion nicht sensibilisierter T- und/oder B-Lymphozyten in der Regel nicht verhindern (51, I–III), dies im Gegensatz zu Versuchen, bei denen *sensibilisierte (*) – d. h. von einem Tumorträger stammende – Zellen* benützt werden (52). C) Bei fortgesetzter Passage leukämischer Zellen einer bestimmten Linie von einem syngenen Tier auf ein anderes (53, 54) entstehen z. T. Sublinien der neoplastischen Population, die eine geringere Antigenizität (darstellt durch Zahl der »Stacheln«) aufweisen als die ursprünglich gebrauchten Zellen (55). Benützt man für den Zelltransfer ganzbestrahlte, d. h. immunologisch fast areaktive Tiere, treten hie und da Sublinien mit erhöhter Antigenizität auf (56–58). Für eine derartige »*Immunselektion*« schwach antigenischer (bzw. immunogener) Tumorzellinien gibt es aber nur wenige tierexperimentelle Beispiele. **d** *Mögliche Gründe für ein Versagen der »Immunabwehr« in vivo.* Als Ursache(n) einer Unwirksamkeit der »Immunabwehr« neoplastischer Zellen in vivo kommen – einzeln oder in Kombination – verschiedene Gegebenheiten in Betracht: *Zu rasches Wachstum* der neoplastischen Zellpopulation, so daß die Immunabwehr »zu spät kommt« (59; vermutlich z. T. bei Tierversuchen zutreffend); *Resistenz* der Tumorzellen gegenüber der immunologischen »Attacke«, z. B. aufgrund besonderer Membraneigenschaften bzw. gesteigerter zellulärer Reparaturleistungen (60); *Freisetzung von negativ chemotaktisch wirkenden oder anderswie die Immunabwehr beeinträchtigenden Substanzen durch die neoplastischen Zellen* (61; M

lem der Ausschaltung neoplastisch transformierter Zellklone, die vom Körper als »fremd« erkannt werden. Diese Vorstellung weitete sich zur Vermutung aus, im Organismus entstünden dauernd neoplastische Zellinien, würden aber in den weitaus meisten Fällen dank der »immune surveillance«, d. h. einer wirkungsvollen, spezifischen, auf Erkennungsvorgängen beruhenden Abstoßungsreaktion, eliminiert. Träfe diese Theorie ganz allgemein zu, dürfte man annehmen, bei allen Individuen wäre stets ein gewisses Maß von Tumorimmunität vorhanden. Ferner müßte postuliert werden, daß vor allem jene neoplastischen Zellinien Aussicht auf progressives Wachstum und Metastasierung hätten, die sich durch eine geringe Antigenizität bzw. Immunogenizität auszeichnen (sog. *»Immunselektion«* von Leukämien oder Neoplasmen). Dafür finden sich in Tierversuchen einzelne Hinweise. Von einer allgemeinen Regel, Tumorzellen mit geringer Immunogenizität der Oberflächenantigene seien für den Organismus am gefährlichsten, kann jedoch nicht die Rede sein. Es bestehen auch keine Anhaltspunkte für die Annahme, die familiäre Häufung gewisser bösartiger Geschwülste beruhe auf einem genetisch bedingten Defekt des Immunsystems. Trotz diesen Einschränkungen könnte das *Konzept der »immune surveillance« in modifizierter Form* doch Richtiges an sich haben. In diesem Sinn ließen sich vielleicht die *Häufung bösartiger neoplastischer Prozesse in Fällen von andauernder Immunsuppression* (z. B. bei Patienten mit allogenen Nierentransplantaten) oder *Defektimmunopathie* (S. 1197) verstehen. Es fällt indessen auf, daß bei den genannten Störungen der allgemeinen Immunreaktivität des Organismus ungewöhnlich viele maligne Lymphome (»Retikulumzell-Sarkome« bzw. bösartige Histiozytenwucherungen) und Leukämien auftreten. Man denkt daher auch an alternative Erklärungsmöglichkeiten, wie hyperplasiogene Neoplasien in einem aufgrund mangelhafter Immunreaktionen vermehrt infektanfälligen bzw. in Anspruch genommenen lymphoretikulären und hämopoietischen Gewebe. Bei Defektimmunopathien könnte es überdies sein, daß die Bildung maligner Lymphome mit ein Ausdruck der Grundstörung sein könnte. Die Tatsache, daß *»nude«-Mäuse,* die einen schweren T-Zellenmangel aufweisen, sogar xenogene Transplantate, wie menschliche Karzinome, nicht abstoßen, bietet kein gutes Beispiel für die Richtigkeit der Theorie der »immune surveillance«, da es sich vielleicht – wenigstens teilweise – um den Ausdruck einer »high dose«-Toleranz handelt. Im übrigen bilden diese Tiere selten Spontantumoren oder Leukämien, möglicherweise, weil sie in der Regel nur einige Monate leben. Gesamthaft betrachtet, bleibt die Theorie der Immunüberwachung des Organismus in einzelnen Teilaspekten eine attraktive Vorstellung, die es vor allem in bezug auf die mögliche frühzeitige Elimination neoplastischer Zellen weiter zu verfolgen gilt.

127.5. Zur Frage der sog. Immunstimulation neoplastischer Zellinien

Die Idee, gegen tumorassoziierte Antigene gerichtete Immunreaktionen zellgebundener und/oder humoraler Art könnten u. U. – anstatt einer Schädigung der Zielzellen – eine Stimulation neoplastischer Zellinien

---

Abb. 167a–e (Fortsetzung)

= Makrophagen); von den letzteren an die Umgebung abgegebene Enzyme bzw. andere *zellschädigende Stoffe*, die z. B. lymphozytolytisch wirken könnten (62); *geringe Antigenizität der Tumorzellen* (63) bzw. das Vorhandensein *»verborgener Epitope«* im Bereich ihrer Membranen (64); *tolerogene Wirkung des TASA* (tolerante T(T_T)- und/oder B(B_T)-Zellen, 65, 66); Stimulation der Vermehrung von *Suppressor-T-Zellen* (T_s, 67); weitgehende *Zerstörung bzw. Defekte des lymphoretikulären Gewebes* (68); *»Immunstimulation«* der Tumorzellen (69), z. B. durch eine milde zellgebundene Immunreaktion (spezifisch aktivierte T-Zellen, aT*) u. a. m. Sog. *»blockierende Faktoren«* im Serum von Trägern progressiv wachsender bösartiger Neoplasien (*»Progressor-Seren«*) entsprechen in erster Linie zirkulierenden *Tumor-assoziierten Antigenen, die offenbar zytotoxische Lymphozyten blockieren* (zT, 70); in der unmittelbaren Umgebung der Geschwulst dürfte sich dies in besonderem Maß auswirken (»smoke screen« von Antigenen, 71). Als blockierende Faktoren kommen zudem Immunkomplexe (TASA-Antikörper-Komplexe) in Frage (72). Vielleicht fehlt es z. T. auch an sog. *»deblockierenden Faktoren«* (73), die Antikörpernatur besitzen und die hemmende Wirkung der blockierenden Faktoren in vitro z. T. aufzuheben vermögen. Ob eine *»Blockade«* der Tumorzellen durch nicht zytotoxische Antikörper diese vor dem Zugriff der zytotoxischen T-Lymphozyten bewahren kann (74), wird unterschiedlich beurteilt. Aus dem bisher erwähnten lassen sich *Modellvorstellungen* ableiten, wonach eine »Zytostase« mit Hemmwirkung des Immunapparates auf die Tumorzellen vor allem dann möglich erscheint, wenn die Zahl der Tumorzellen relativ gering ist, d. h. zu Beginn des Prozesses (75) oder nach Entfernung der Hauptmasse des Tumors (77). Bei starkem Antigenüberschuß, d. h. bei Vorhandensein reichlich abgeschilferter TASA, käme es nach dieser Hypothese zum progressiven Wachstum (76, 78) und schließlich zur Metastasierung (79). **e** *Zur »Immuntherapie« maligner Neoplasien.* Mit Hilfe der »Immuntherapie« versucht man, das *Gleichgewicht zwischen Neoplasie und Wirt zugunsten des letzteren zu verschieben* (80). Aus Gründen, die oben auseinandergesetzt wurden, ist es wahrscheinlich immer *richtig, soviel Tumormasse als nur möglich zu entfernen bzw. zu vernichten* (81). Dazu besteht die Möglichkeit, vor allem im Geschwulstbereich (82), vermutlich mit geringer Wirkung auch systemisch (83), durch Injektion z. B. von Corynebacterium parvum (C. parvum), BCG (Bacille Calmette-Guérin) bzw. MER (»*m*ethanol *e*xtract *r*esidue« von BCG), Stimulation durch DNCB (Dinitrochlorbenzol als Hapten) u. a. eine *unspezifische Stimulation des lymphohistiozytären Zellsystems*, d. h. hauptsächlich der *Makrophagen*, herbeizuführen. Hinsichtlich einer *passiven (84) oder aktiven (85) »spezifischen Immunisierung« gegen neoplastische Zellen* besitzt man noch wenig Erfahrung. Dasselbe gilt für die Verwendung antitumoraler Antikörper als Träger z. B. zytostatisch oder zytolytisch wirkender Substanzen

zur Folge haben, hat nicht nur theoretischen Wert. Am Beispiel der Basedow'schen Krankheit wurde erörtert, daß Immunglobuline mit wahrscheinlichem Antikörpercharakter Zielzellen zu vermehrter Proliferation und Aktivität zu veranlassen vermögen. Man vermutet ferner, daß eine *milde* zellgebundene Immunreaktion ebenfalls stimulierend wirken könnte, etwa anläßlich der Implantation des Trophoblasten im Endometrium des mütterlichen Uterus. Hinsichtlich tumorimmunologischer Fragen finden sich ebenfalls mehrere Hinweise darauf, daß besonders leichte Immunantworten vom verzögerten Typ das Wachstum der antigentragenden Zielzellen u. U. fördern. Solche Vorgänge haben vielleicht in der allerfrühesten Entwicklungsphase einer bösartigen Geschwulst Bedeutung, indem eine geringfügige zellgebundene Immunreaktion den neoplastischen Zellen beim *»Durchschlüpfen« (»sneaking through«, »escape«)* durch die »Kontrolle« von Seiten der spezifischen und unspezifischen Abwehrmechanismen des Körpers nicht hinderlich, sondern fördernd sein könnte. Obwohl beim *Menschen* für die Existenz einer Immunstimulation von Tumoren keine brauchbaren Hinweise bestehen, hat man dieser Möglichkeit schon aus praktischen Gründen Aufmerksamkeit zu schenken. Sollte diese Hypothese nämlich zutreffen, müßte man bei sog. immuntherapeutischen Maßnahmen in onkologischen Fällen sicherstellen, daß die künstlich erzeugte Steigerung der Immunreaktionen – insbesondere der zellgebundenen – stark genug ist, um eine Immunstimulation des Tumors auszuschließen. In diesem Sinn ist die Immuntherapie (s. u.) u. U. ein zweischneidiges Schwert.

127.6. Die Bedeutung sog. blockierender und deblockierender Faktoren im zirkulierenden Blut von Tumorträgern

Zu den wichtigen Beobachtungen tumorimmunologischer Art gehört die Feststellung, daß die meisten Individuen mit einer progressiv wachsenden bösartigen Geschwulst – im Gegensatz zu früheren Annahmen – kein erhebliches Darniederliegen der zellgebundenen Immunreaktivität erkennen lassen, wenigstens solange sich noch keine Kachexie eingestellt hat. Werden nämlich Lymphozyten und Tumorzellen eines Patienten in vitro gründlich gewaschen, zeigt sich in der Regel ein deutlicher Zytotoxizitätseffekt. Benützt man ungewaschene Zellsuspensionen, bleibt diese Wirkung zum guten Teil aus. Die Gründe für dieses Phänomen liegen darin, daß im Blut (Serum) von Individuen mit progressiv wachsenden bösartigen Geschwülsten (sog. »Progressor-Seren«) *»blockierende Faktoren«* vorhanden sind, die die zellgebundene Effektorleistung in vitro hemmen. Die vorhandenen Daten sprechen dafür, daß es sich bei diesen blockierenden Faktoren z. T. um freie Tumorantigene in erheblicher Konzentration und/oder um lösliche Komplexe von abgestoßenen Tumorantigenen und korrespondierenden Antikörpern handelt. Der Blockierungseffekt ist *tumorspezifisch* und beruht vermutlich auf einer »Maskierung« der Antigenrezeptoren an Effektor-T-Zellen durch »abgeschilfertes« Tumorantigen (neuerdings *»inhibition«* genannt). Man denkt zudem an die Möglichkeit einer Blockierung der Zielzellen vor allem durch den Antikörperanteil der Komplexe, u. U. auch durch freie Antikörper *(»blocking« i. e. S.)*. Es wurde schon früher hervorgehoben, daß derartige Phänomene im Rahmen der Toleranzinduktion eine große Rolle spielen (S. 1131). Die Freisetzung tumorassoziierter Antigene *(»antigen shedding«)* aus der äußeren Zellmembran neoplastischer Zellen kann auch in vitro nachgewiesen werden. Sie korreliert z. T. mit dem in vivo beobachteten progressiven Wachstum des betreffenden Tumors. Die Abstoßung solcher Antigene von der Zelloberfläche scheint z. T. mit einem raschen Umsatz der Glykokalyx zusammenzuhängen. Verschiedene Einflüsse, wie eine verstärkte entzündliche Reaktion (Enzymeinwirkung u. a.) und eine hohe Zelluntergangsrate (z. B. infolge lokaler Hypoxie, zytotoxische Effekte von Immunreaktionen, Infektion durch lytische Viren u. a.), führen zu einer Steigerung des »antigen shedding«. Man kann sich vorstellen, daß ein solcher Vorgang vor allem lokal zu einer Anhäufung von frei im Interstitium vorhandenen TASA Anlaß geben könnte, die am Ort des Tumorwachstums zu einer noch stärkeren »Inhibition« der spezifisch sensibilisierten T-Lymphozyten führen dürfte, als dies aus in vitro-Prüfungen des Serums des Tumorträgers hervorzugehen scheint. Diese Hypothese eines *»smoke screen«* abgeschilferter TASA um Herde neoplastischen Gewebes ist vielleicht der wichtigste Aspekt des Blokkierungsmechanismus in vivo. Blockierende Faktoren wurden sowohl bei Tieren wie beim Menschen bei einer Vielzahl maligner, in fortschreitendem Wachstum oder z. T. bereits in Metastasierung begriffener Neoplasmen nachgewiesen. Bei Tieren spielte es dabei keine Rolle, ob es sich um virusinduzierte, durch chemische Karzinogene erzeugte oder spontane Geschwülste handelte. Der *Nachweis blockierender Faktoren in vitro* erfolgt mit Hilfe verschiedener Methoden, wie des Mikrokolonie-Hemmungstests, des Mikro-Wachstums-Hemmungstests, des ^{51}Cr-Freisetzungstests (s. o.), ferner der Lymphozytentransformation in Anwesenheit von Tumorantigen und des MIF-Tests. Von großer Wichtigkeit ist die Feststellung, daß *nach chirurgischer Entfernung der Hauptmasse von Tumorgewebe die blockierenden Faktoren im Serum oft verschwanden* oder nur mehr in geringer Konzentration vorhanden waren (sog. »Regressor-Seren«). Offenbar hängt dies mit der reduzierten Abstoßung *(»Abschilferung«, »shedding«)* von tumorassoziierten Oberflächenantigenen zusammen, deren Ausmaß ja sehr wahrscheinlich eine direkte Funktion der Geschwulstmasse ist. Überdies hat es sich gezeigt, daß *verschiedene Tumortypen nicht in demselben Maß Oberflächenantigene abstoßen.* Es ist möglich, daß diese Eigenschaft den Grad der Malignität einer neoplastischen Zellinie wesentlich mitbestimmt. Ob sich die nach Entfernung der Tumorhauptmasse – und damit nach weitgehendem Verschwinden blockierender Faktoren – in der Regel weiterlaufende antitumorale Antikörperbildung im Sinn eines zytotoxischen Effekts auswirken kann, ist z. Z. noch nicht geklärt. Theoretisch könnte eine gewisse »Blockierung« der Zielzellen fortbestehen.

Ferner wurden im Serum von Tumorträgern sog. *»deblockierende Faktoren«* nachgewiesen. Hier handelt es sich um Antikörper, die in vitro bei Mischung mit blockierenden Faktoren die hemmende Wirkung der letzteren aufzuheben vermögen. Die Natur der deblockierenden Faktoren ist noch nicht gründlich erforscht. Vielleicht handelt es sich z. T. um Antitumor-Antikörper, die dem Überschuß an tumorassoziiertem Antigen entgegenwirken. Man vermutet ferner, es könnte sich z. T. um Antikörper handeln, deren Spezifität sich gegen die variable Region der blockierenden Antikörper richtet, also um eine Art Anti-Idiotypen-Antikörper. Die Entdeckung der deblockierenden Antikörper hatte zur Folge, daß man den möglichen protektiven Wirkungen humoraler Antikörper wieder vermehrt Beachtung schenkt. Von Wichtigkeit ist die Frage, ob und auf welche Weise die Produktion deblockierender auf Kosten blockierender Antikörper begünstigt werden könnte.

127.7. Mögliche Gründe für ein progressives Tumorwachstum trotz erhaltener Immunreaktivität des Wirtsorganismus (sog. »escape«-Phänomen)

Für die bereits erwähnte Tatsache, daß trotz eines intakten Immunapparats bösartige Neoplasien ein fortschreitendes Wachstum und schließlich eine ausgedehnte Metastasierung zeigen können, lassen sich theoretisch die verschiedensten Erklärungsmöglichkeiten anbieten. Die meisten der nachfolgend aufgeführten Überlegungen haben aber z. Z. noch weitgehend *spekulativen Charakter,* insbesondere was menschliche bösartige Geschwülste und Leukämien anbelangt.

Eigenschaften der neoplastischen Zellen, die ein progressives Wachstum fördern könnten

Man könnte sich vorstellen, daß eine *sehr rasch wachsende neoplastische Zellpopulation* (S. 222) in kurzer Zeit, d. h. bevor die Immunreaktion richtig in Gang gekommen ist, eine Tumormasse erzeugt, die durch zellgebundene – und/oder allenfalls humorale – Effektormechanismen nicht mehr wirkungsvoll eliminiert werden kann. Vielleicht mit Ausnahme einzelner Geschwulstarten (sehr rasch wachsende Sarkome u. a.) bzw. akuter Leukämien scheint es aufgrund der heutigen Kenntnisse über Generationszeiten und Verdoppelungszeiten bösartiger Neoplasien wenig wahrscheinlich, daß in diesem Mechanismus ein Hauptgrund für die Überwindung der Abwehrmechanismen durch den Tumor liegt.

Tumorassoziierte Antigene könnten zu wenig immunogen sein, um eine ausreichende Immunreaktion auszulösen. Möglicherweise entwickelt sich unter solchen Bedingungen sogar eine »low-dose«-Toleranz (S. 1132). Wie aber im Zusammenhang mit dem Problem der Immunselektion von Tumoren erwähnt wurde (s. o.), bestehen z. Z. nur wenige Hinweise tierexperimenteller Art darauf, daß eine geringe Antigenizität neoplastischer Zellen diesen im Wirtsorganismus einen Wachstumsvorteil bieten könnte. Dasselbe gilt für Tumorantigene besonderer Beschaffenheit, z. B. solche, die rasch abgebaut werden.

Tumorassoziierte Antigene könnten zum mindesten während des initialen Geschwulstwachstums in einer Weise *verborgen* bleiben, daß eine spezifische Immunantwort zunächst gar nicht hervorgerufen wird. Der Tumor könnte in dieser Zeit Ausmaße erreichen, die eine wirksame Abwehr nicht mehr gestatten. Für die Richtigkeit dieser Annahme gibt es wenig greifbare Anhaltspunkte. Die Verbergung der tumorassoziierten Antigene könnte theoretisch durch eine anatomische Abschrankung des im Entstehen begriffenen Primärtumors, ein Fehlen von Antigenen an der Tumorzelloberfläche, eine Bedeckung derselben durch nicht immunogene Strukturen bzw. Substanzen u. a. m. bedingt sein.

Ob das Phänomen der *antigenischen Modulation* (S. 1188), d. h. ein Verschwinden von Oberflächenantigenen an neoplastischen Zellen nach deren Kontakt mit spezifischem Antikörper, beim Menschen eine Rolle spielt, ist nicht bekannt.

Die als *tumorassoziierte Antigene* wirkenden Strukturen an der Oberfläche neoplastischer Zellen könnten u. U. Rezeptoren entsprechen, die nach Kontakt mit korrespondierenden Antikörpern – oder allenfalls spezifischen T-Zell-Faktoren – einen Proliferationsreiz auslösen (s. *Immunstimulation,* S. 1130).

Die Frage, ob sich *Tumorzellen* aufgrund besonderer Eigenschaften *den Effektormechanismus des Immunapparats gegenüber resistent* verhalten können, läßt sich z. Z. nicht sicher beantworten. Anhaltspunkte für eine solche Annahme fehlen weitgehend.

Veränderungen der Immunreaktivität des Wirtsorganismus als mögliche Ursachen eines progressiven Wachstums neoplastischer Zellinien

Die Erfahrung, daß sich bei den meisten Tumorträgern mit geeigneten Methoden zellgebundene und/oder humorale Immunreaktionen nachweisen lassen, deren Spezifität gegen tumorassoziierte Antigene gerichtet ist, spricht dagegen, daß wir es mit einem Zustand von *Toleranz i. e. S.* zu tun haben (S. 1131). Dagegen ist die Möglichkeit einer *erhöhten Suppressor-T-Zellen-Aktivität* nicht ausgeschlossen.

Eine *Immunstimulation* des Geschwulstwachstums in frühen Phasen des neoplastischen Prozesses, etwa durch milde zellgebundene Immunreaktionen, stellt eine theoretische Möglichkeit dar, deren Gültigkeit es noch zu prüfen gilt. Wie erwähnt, finden sich in der

Humanonkologie für die Existenz eines solchen Mechanismus keine verwertbaren Anhaltspunkte.
Eine *örtliche oder allgemeine Immunsuppression,* die durch chemische Karzinogene, onkogene Viren, »Graft-versus-host«-Reaktionen, ionisierende Strahlen u. a. bedingt sein könnte, wird als neoplasiefördernder Faktor öfters in Erwägung gezogen. Hinweise auf die Richtigkeit dieser Vermutung sind vorhanden, aber auch auf diesem Gebiet besteht noch keine befriedigende Klarheit. Dasselbe gilt für das Auftreten bösartiger Tumoren oder Leukämien bei *Defektimmunopathien* und im *hohen Alter* (S. 1197). Es ist ebenfalls nicht bekannt, ob eine *vorübergehende Beeinträchtigung der immunbiologischen Leistungsfähigkeit des Organismus* genügen könnte, das initiale Wachstum eines Tumors soweit zu ermöglichen, daß nachträglich einsetzende, stärkere Immunreaktionen zu spät kämen.

Sog. immunologisches »enhancement« als möglicher tumorfördernder Faktor

Der Begriff des *»immunologic enhancement«* stammt aus tierexperimentellen Beobachtungen, wonach es bei Tieren, die vorher mit entsprechenden tumorassoziierten Antigenen immunisiert worden waren, zu einer verstärkt progressiven Vermehrung der Tumorzellen kommen kann. Vieles spricht dafür, daß dem »enhancement« zu einem guten Teil *blockierende Faktoren* im zirkulierenden Blut zugrunde liegen dürften (s. o.). Es gibt viele Beobachtungen, die auf die Wichtigkeit dieses Phänomens sowohl im Tierexperiment als auch in der Humanmedizin hinweisen. Blockierende Faktoren werden oft Monate vor dem Auftreten erfaßbarer Metastasen nachgewiesen, und in Fällen von Tumorregression stellt man in der Regel eine deutliche Verminderung derselben im Serum oder sogar ihr Verschwinden fest. Ob eine *ungenügende Produktion deblockierender Faktoren* am Zustandekommen des »enhancement« wesentlich beteiligt ist, kann z. Z. noch nicht beurteilt werden.
Die Abb. 167 zeigt in stark vereinfachter Weise, wie man sich die Progression des Tumorwachstums trotz Immunreaktionen vorstellen könnte.

Beispiele:

- Durch SV40 (S. 187) induzierte Tumoren bei Hamstern zeigen eine ziemlich lange Latenzzeit zwischen Infektion und Erscheinen einer palpablen Masse. In dieser Zeitspanne lassen sich im Serum *Antikörper* nachweisen, die in vitro in Anwesenheit von Komplement *zytotoxisch* auf die betreffenden Tumorzellen wirken. Offensichtlich vermögen diese humoralen Abwehrreaktionen jedoch das progressive Wachstum der Geschwulst nicht zu verhindern.
- Werden thymektomierten, ganzkörperbestrahlten Tieren Tumorzellen, vermischt mit spezifisch sensibilisierten Lymphozyten, injiziert, kann es – vor allem bei geringer Zahl der letzteren – zu einem beschleunigten Tumorwachstum im Wirtsorganismus kommen (Hinweis auf eine sog. *Immunstimulation*). Mengt man der Tumorzellsuspension eine größere Zahl solcher Lymphozyten bei, ergibt sich in der Regel eine Hemmung der Tumorprogression.
- *Blockierende Faktoren* im Serum eines Individuums mit progressiv wachsendem malignem Melanom wirken in vitro nur auf den spezifischen zytotoxischen Effekt von T-Zellen auf Melanomzellen, nicht aber z. B. auf Mammakarzinomzellen, hemmend.
- Eines der wenigen möglichen Beispiele für eine *Immunselektion von Neoplasien* lieferte ein Versuch, bei dem intakten und ganzbestrahlten Empfängertieren Leukämiezellen (L 1210) injiziert wurden: Bei nicht bestrahlten Mäusen entwickelten sich häufiger als bei den bestrahlten Leukämiesublinien mit geringer Antigenizität der neoplastischen Zellen.

127.8. Beobachtungen über tumorimmunologische Vorgänge beim Menschen

Die bisherigen humanmedizinischen Erfahrungen auf dem Gebiet der Tumorimmunologie sind noch sehr lückenhaft. Dies hängt z. T. damit zusammen, daß verwertbare Befunde nur in gut kontrollierten, randomisierten, prospektiven Studien erhalten werden können, und die meisten derartigen Studien noch nicht abgeschlossen sind. Die Deutung der bisher gemachten Beobachtungen wird überdies dadurch erschwert, daß man es nicht verantworten kann, einem krebskranken Patienten eine Therapie (z. B. ionisierende Bestrahlung und/oder Chemotherapie), von der man sich eine Besserung erhoffen kann, vorzuenthalten. Dies hat zur Folge, daß ausschließlich immunologisch bedingte Veränderungen oft nur einmal, nämlich vor Beginn der Behandlung, untersucht werden können. Nachstehend seien wahllos einige Beispiele herausgegriffen.

Antigenische Gemeinsamkeiten histologisch verwandter Geschwülste

Es bestehen viele Hinweise darauf, daß *Neoplasmen desselben histologischen Typs* einzelne (sog. *gewebsspezifische oder tumortypspezifische)* Antigene gemeinsam haben. Das zeigt sich z. T. in der spezifischen Hemmwirkung blockierender Serumfaktoren in vitro. Aufgrund einer solchen Kreuzreaktivität ist es beispielsweise möglich, mit Hilfe einer einzigen, in vitro gezüchteten Tumorzellinie bestimmter Art Seren und Lymphozyten einer großen Zahl von Patienten mit einem Tumor entsprechender Histologie zu prüfen. Allerdings hat sich dabei gezeigt, daß in dieser Hinsicht zudem eine Kreuzreaktivität zwischen »gutartigen« und malignen Tumoren, die sich aus dem gleichen Muttergewebe entwickelt hatten, vorkommen kann. Zu diagnostischen Zwecken lassen sich demnach solche Teste nur beschränkt anwenden. Wichtiger sind sie für die Planung der Therapie und die Prüfung des Behandlungserfolgs (z. B. Verschwinden blockierender Faktoren u. a. m.).

Untersuchungen auf das Vorhandensein, Verschwinden und Wiedererscheinen blockierender Serumfaktoren

Vor allem am Beispiel des *malignen Melanoms* konnte gezeigt werden, daß – zum guten Teil unabhängig vom Ausmaß zellgebundener Immunreaktionen in vitro – die Prognose und die Anwesenheit blockierender Faktoren im Serum gut korrelieren: Erscheinen im Serum z. B. nach chirurgischer Entfernung des Primärtumors – nach vorübergehendem Verschwinden – blockierende Faktoren in zunehmendem Maß wieder, kann mit erheblicher Wahrscheinlichkeit eine Metastasierung angenommen werden.

Beobachtungen über deblockierende Serumfaktoren
Unsere Kenntnisse auf diesem Gebiet sind noch sehr beschränkt. Erste Beobachtungen an *Neuroblastomen* von Kindern deuten darauf hin, daß die *Tumorregression weitgehend mit dem Auftreten deblockierender Antikörper korrelierte.* Die zellgebundene Immunreaktivität, gemessen mit Hilfe gut gewaschener Patientenlymphozyten in vitro, war in diesen Fällen unabhängig vom Fortschreiten oder von der Rückbildung des neoplastischen Prozesses deutlich vorhanden, z. T. sogar bei der Mutter, was darauf hinweist, daß diese Geschwülste in utero entstanden sein dürften. Die zellgebundene Immunität gegenüber Neuroblastom-assoziierten Antigenen ließ sich z. T. noch nach vielen Jahren Tumorfreiheit nachweisen. Etwas anders als beim malignen Melanom und beim Neuroblastom scheint sich die zellgebundene Immunität bei *Karzinomen der Harnblase* und bei *osteogenen Sarkomen* zu verhalten. Die bisher mit diesen Tumoren gemachten Erfahrungen deuten darauf hin, daß in Frühstadien eine sehr ausgesprochene zellgebundene Immunität besteht, die dann nach chirurgischer Entfernung der Geschwulst wieder zurückgeht.

Hinweise auf die Bedeutung zellgebundener Immunreaktionen im Zusammenhang mit bösartigen Neoplasien des Menschen
Aus dem bisher Bekannten gewinnt man den Eindruck, blockierende und deblockierende Faktoren wirkten u. a. in einer Weise, daß zellgebundene Immunreaktionen insbesondere in ihren Effektorleistungen gehemmt oder »enthemmt« würden. Damit ist aber nichts über die Art der wirksamsten zytotoxischen Mechanismen ausgesagt, da durch blockierende Antikörper nicht nur zytotoxische T-Lymphozyten, deren Wirkung man vor allem in den in vitro-Testen als Parameter nimmt, sondern auch andere Effektormechanismen, wie armierte Makrophagen, durch T-Zellen aktivierte Makrophagen, antigenabhängige, zellgebundene Zytotoxizität u. a., beeinträchtigt werden können. Ob blockierende Faktoren die Wirkung zytotoxischer Antikörper hemmen, ist noch nicht befriedigend geklärt. Gesamthaft betrachtet, mehren sich in der Humanmedizin die Hinweise darauf, daß zellgebundene Immunreaktionen das Wachstum und die Ausbreitung neoplastischer Zellmassen einzuschränken vermögen.

Phasen der Tumorentwicklung und -ausbreitung, in denen Immunreaktionen von seiten des Wirtsorganismus am ehesten protektiv wirken könnten
Aus dem bisher Gesagten geht mit Wahrscheinlichkeit hervor, daß gegen tumorassoziierte Antigene gerichtete *Immunreaktionen vor allem dann Aussicht auf einen wirksamen zytotoxischen Effekt haben, wenn die örtlich angehäufte Zahl neoplastischer Zellen gering ist,* bzw. wenn die Effektorzellen zahlenmäßig über letztere überwiegen. Möglicherweise wirken sich zytotoxische, antitumorale Antikörper – falls sie in der Tumorabwehr eine Rolle spielen – eher im Sinn einer Zerstörung der Tumorzellen aus, wenn diese in relativ geringer Zahl vorhanden sind. Wenn man bedenkt, daß 1 cm^3 Tumorgewebe ungefähr 10^9 Zellen umfaßt, im Körper jedoch nur ungefähr 15×10^9 Lymphozyten vorhanden sind, erscheinen Situationen mit einem zahlenmäßigen Vorherrschen immunologischer Effektorzellen – wie sie etwa bei in vitro-Systemen zum Nachweis der Wirkung zytotoxischer T-Zellen gewählt werden – nur möglich, wenn es sich um kleine Tumorzellgruppen handelt. Die Annahme liegt daher nahe, derartige Verhältnisse bestünden *ganz zu Beginn der Tumorentstehung* oder aber *bei einsetzender Metastasierung,* die durch eine Verschleppung von Einzelzellen oder kleiner Gruppen neoplastischer Elemente gekennzeichnet ist. Verschiedene Befunde aus der Humanpathologie weisen darauf hin, daß diese mehr theoretisch abgeleitete Vermutung vielleicht zutrifft. Erhebungen über die absolute Häufigkeit des Carcinoma in situ und des invasiven Karzinoms der Portio vaginalis uteri lassen jedenfalls erkennen, daß hier kein erheblicher Unterschied besteht. Mit anderen Worten: Würden viele etablierte in situ-Karzinome aufgrund immunologischer oder anderer Mechanismen abgestoßen, müßte die Häufigkeit dieser präinvasiven Neoplasmen ein Mehrfaches derjenigen der invasiven Formen betragen. Offenbar gelingt (schon) die Abstoßung dieser kleinsten nachweisbaren Neoplasmen nicht (mehr) ohne weiteres. Über *hemmende Einflüsse kräftiger antitumoraler Immunreaktionen auf die Metastasierungsphase der Tumorausbreitung* wurde verschiedentlich berichtet, sowohl hinsichtlich tierexperimenteller Befunde wie in bezug auf Beobachtungen am Menschen. Allerdings sind weitere Studien nötig, um diese Zusammenhänge zu prüfen. Ob – wie dies von Befürwortern der »immune surveillance«-Theorie postuliert wird – im Körper fortwährend potentiell maligne neoplastische Zellen kurze Zeit nach ihrer Entstehung eliminiert werden, ist unbekannt. Man kann sich schwerlich eine Methode vorstellen, die geeignet wäre, diese Frage zu prüfen. Das Auftreten antitumoraler Antikörper, die gegen Neoplasmen eines und desselben Muttergewebes und von vergleichbarer Histologie gerichtet sind, hat sich in dieser Hinsicht als unzuverlässig erwiesen, da Kreuzreaktionen mit sog. benignen Tumor festgestellt wurden. *Über die Frage einer Frühabstoßung neoplastischer Zellgruppen weiß man daher nichts.* Es ist auch wenig darüber bekannt, ob ein sog. *Nidus,* d. h. das allerfrüheste Mehrzellenstadium einer Geschwulst, durch Immunreaktionen während einer gewissen Zeit an seiner Ausbreitung gehindert werden kann.

Sog. immunmorphologische Befunde als Hinweis auf die Wirksamkeit antitumoraler Immunreaktionen

Verschiedentlich wurde versucht, Art und Ausmaß *zelliger Infiltrate im Bereich einer bösartigen Primärgeschwulst* sowie das *histologische Bild der regionären Lymphknoten,* an dem man die Qualität und den Grad der vorherrschenden Immunreaktion ziemlich gut ablesen kann (S. 1080), als prognostische Parameter zu wählen. Die bis heute vorliegenden Daten ergeben ein widersprüchliches Bild. Frühere Angaben, wonach im Bereich eines primären Mammakarzinoms periduktale und perivenöse lymphoidzellige Infiltrate ebenso wie eine Ausdehnung und erhöhte proliferative Tätigkeit der parakortikalen Zone in regionalen Lymphknoten, verbunden mit einer Sinushistiozytose (alles Veränderungen, die auf eine zellgebundene Immunreaktion (Typ IV) hinweisen), mit einer erhöhten Überlebenserwartung korrelierten, wurden später nur teilweise bestätigt. Gemäß einer vor wenigen Jahren begonnenen prospektiven Studie über Mammakarzinome soll ein »parakortikales Reaktionsmuster« eher mit einer unregelmäßigen Begrenzung der Primärgeschwulst (»stellate borders«) und einem weitgehenden Fehlen zelliger Infiltrate im Tumorstroma sowie der Abwesenheit einer deutlichen Sinushistiozytose in den Lymphknoten vergesellschaftet gewesen sein. Demgegenüber bestand – nach diesen Angaben – eine Beziehung zwischen einer deutlichen Keimzentrenbildung in den regionären Lymphknoten sowie dichten lymphoidzelligen Infiltraten im Bereich des Tumors einerseits und dem Vorliegen glatter Begrenzungen (»circumscribed borders«), invasivem Duktuskarzinom und/oder medullärem Karzinom sowie einem Alter der Patienten von mehr als 55 Jahren andererseits. Bei Frauen im Alter von 45–54 Jahren fanden sich oft auffällig geringe Zeichen von Immunreaktion in den regionären Lymphknoten, verbunden mit einer deutlichen Sinushistiozytose, und ein weitgehendes Fehlen zelliger Infiltrate im Stroma des Primärtumors. In anderen Untersuchungen ergab sich eine leichte, aber signifikante Korrelation zwischen der Keimzentrenbildung in regionären Lymphknoten und dem Überleben von Mammakarzinompatientinnen. Gesamthaft beurteilt, gestatten diese Beobachtungen noch keine Rückschlüsse. Man gewinnt den Eindruck, daß das Reaktionsmuster in regionalen Lymphknoten eher mit der Art (d. h. dem histologischen Typ), dem sog. »nuclear grading« und dem Alter des Primärtumors in Beziehung steht als mit der Dauer des postoperativ symptomfreien Intervalls. Offensichtlich besteht ein Bedürfnis, durch größere, langfristige Studien, wobei Einzelheiten der Karzinombeschaffenheit Rechnung zu tragen wäre, mehr Klarheit in diese Fragen zu bringen.

Zum Problem allfälliger immunsuppressiver Wirkungen maligner neoplastischer Prozesse

Mit Ausnahme vereinzelter Beobachtungen, wonach maligne *neoplastische Zellen immunsuppressiv wirkende Faktoren produziert haben sollen,* scheint die Immunreaktivität der Tumorträger in der großen Mehrzahl der Fälle erst abzusinken, wenn der neoplastische Prozeß in sein *Terminalstadium* eingetreten ist. Wie schon hervorgehoben, schließt dies nicht aus, daß z. B. bei der Tumorinduktion oder interkurrent *Phasen mit herabgesetzter Immunkapazität* durchlaufen werden können. Darüber ist aber aus der Humanpathologie wenig zu erfahren.

Absinken der Immunreaktivität des Organismus im hohen Alter als möglicher neoplasiebegünstigender Faktor

Da im hohen Alter die Immunkapazität des Körpers absinkt, und – in ungefähr entsprechendem Maß – die Inzidenz bösartiger neoplastischer Prozesse zunimmt, lag es nahe, in dieser Korrelation einen ursächlichen Zusammenhang zu suchen. In der Tat ist schwer zu widerlegen, daß die verminderten Abwehrleistungen des senilen Organismus ein gehäuftes Auftreten maligner Geschwülste begünstigen könnten. Auch dieses an sich einleuchtende Konzept bedarf einer weiteren Prüfung (S. 2149).

Zunahme der Inzidenz neoplastischer Prozesse bei chronischer Immunsuppression

Auf diese Zusammenhänge wurde schon hingewiesen (s. o.), ebenso darauf, daß die Unterdrückung der Immunreaktivität nicht alle Phänomene zu erklären vermag. In diesem Zusammenhang sei erwähnt, daß Patienten, die wegen chronischer rheumatoider Arthritis oder anderen sog. Autoimmunkrankheiten über längere Zeit immunsuppressiv behandelt worden waren, nicht oder nicht in demselben Maß bösartige Tumoren oder Leukämien entwickelten, wie immunsuppressiv behandelte Träger allogener Nierentransplantate.

127.9. Bemerkungen zur sog. »Immuntherapie« maligner Neoplasien

Nach dem bisher Erwähnten scheint es nicht ausgeschlossen, durch therapeutische Maßnahmen immunologischer Art das *Gleichgewicht in der Auseinandersetzung zwischen malignen neoplastischen Zellinien und dem Wirtsorganismus zugunsten des letzteren zu verschieben.* Dies setzt nicht unbedingt die Annahme voraus, bösartige Geschwülste breiteten sich u. a. wegen mangelhafter Immunreaktivität des Körpers progressiv aus. Zweifellos ist man *bestrebt, zellgebundene Immunreaktionen mit antitumoraler Spezifität oder auch nur eine unspezifische Ansammlung und Aktivierung akzessorischer Zellen (insbesondere von Makrophagen, u. U. von Granulozyten) im Bereich des Tumorgewebes zu fördern.* Theoretisch von ebenso großem Interesse wäre die Frage, ob und wie es gelingen könnte, *blockierende Faktoren im Blut nach Möglichkeit auszuschalten* und/oder die *Bildung deblockierender Faktoren zu begünstigen.* Hinsichtlich der beiden letztgenannten Ziele liegen aus der Humanmedizin noch keine Erfahrungen vor. Dagegen sind schon verschiedene Untersuchungen über die Auswirkungen – örtlich oder allgemein – gesteigerter zellgebundener Immunreaktionen auf die Progression des neoplastischen Prozesses durchgeführt worden.

Unspezifische Immunisierungen

Zu den ersten Versuchen dieser Art gehört die Anwendung von *Dinitrochlorbenzol (DNCB),* von dem man weiß, daß es eine Kontaktdermatitis auszulösen vermag (S. 1126). Die Erfolge waren im Fall *kutaner Lymphome* z. T. erstaunlich gut, während die Wirkung auf maligne Melanome nicht überzeugte.

Eine weitere, seit längerer Zeit und auf verschiedene Weise angewandte Methode besteht in der Immunisierung mit *BCG.* Es war schon von früher bekannt, daß große, mit BCG geimpfte Populationen signifikant weniger maligne neoplastische Prozesse (insbesondere Leukämien) entwickelten als die nicht geimpfte Kontrollbevölkerung. Tierversuche machten deutlich, daß sich in dieser Hinsicht nicht alle Stämme von BCG in gleicher Weise eignen. Ferner wurde festgestellt, daß ein maximaler antitumoraler Effekt nur erzielt wurde, wenn die Versuchstiere sowohl gegen BCG als auch gegen die neoplastischen Zellen im Sinn einer spezifischen Immunantwort reagierten, und wenn eine genügende Zahl lebender Mykobakterien im und um den Tumor vorhanden waren. Es handelt sich somit vorwiegend – wenn nicht ausschließlich – um einen *lokalen Effekt.* Es mag z. T. damit zusammenhängen, daß bisher Erfolge der BCG-Anwendung fast nur im Fall des *malignen Melanoms* erzielt wurden, und auch nur, wenn es sich um einen noch nicht disseminierten Prozeß handelte. Wegen der Befürchtung, BCG-Impfungen könnten u. U. die Bildung blockierender Faktoren begünstigen, ist man mit ihrer Anwendung zurückhaltender geworden. Modifikationen dieser Technik umfassen u. a. den Gebrauch von *MER* (»*m*ethanol *e*xtract *r*esidue« des BCG), ferner Methylalkohol-lösliche Extrakte von *Mycobacterium butyricum* und *Bordetella pertussis.* In neuerer Zeit wird vermehrt *Corynebacterium parvum* zu diesen Zwecken benützt, entweder in Form attenuierter oder abgetöteter Keime. Es liegen Berichte vor, wonach mit dieser Methode die Dauer der Remission von Leukämiepatienten verlängert werden konnte. Mit Hilfe von C. parvum ließ sich nach vorläufigen Angaben z. T. auch bei Kranken mit soliden bösartigen Geschwülsten eine Verbesserung des Krankheitsverlaufs erzielen. Ein abschließendes Urteil ist hier noch nicht möglich. Dasselbe gilt für die Verwendung von *Phythämagglutinin,* das zum Zweck einer T-Zellenstimulation benützt wurde.

Versuche einer aktiven, spezifischen Immunisierung (Vakzination durch Tumorzellen oder Tumorzellantigene)

Mit einigen Ausnahmen, wie der Impfung Leukämiekranker mit Vakzinen *bestrahlter* und/oder *mit Neuraminidase behandelter neoplastischer* Zellen, ließen sich bisher mit diesen Techniken keine positiven Resultate erzielen. Vakzinen, die mehr oder weniger gereinigte *tumor- bzw. leukämieassoziierte Antigene* enthielten, sind am Menschen noch nicht in großem Umfang erprobt worden. Dasselbe trifft für Vakzinen mit *Tumorzellen* zu, die vorher durch *Zytostatika* bzw. Bestrahlung inaktiviert und dann mit *Haptenen* bzw. Jodazetamid gekoppelt worden waren. *Virusinfizierte neoplastische Zellen,* mit deren Hilfe im Tierversuch eine Immunisierung erzielt werden konnte, die sich auch gegen die nicht infizierten Zellen richtete, sind unseres Wissens in der Humanmedizin noch nicht geprüft worden.

Passive Immunisierung durch Übertragung sensibilisierter und/oder nicht sensibilisierter Lymphozyten

Unter Tieren eines Inzuchtstammes läßt sich – wie gesagt – die antitumorale Immunität durch Lymphozyten übertragen. Beim Menschen haben solche Versuche höchstens bei monozygoten Zwillingen Aussicht auf Erfolg. Die Benützung allogener Lymphozyten, die überdies im Empfängerorganismus entweder rasch eliminiert werden oder u. U. eine »graft-versus-host«-Reaktion auslösen, hat sich in der Humanmedizin aus begreiflichen Gründen nicht eingeführt.

Therapieversuche mit Hilfe von tumorspezifischem Transferfaktor

Untersuchungen mit Hilfe dieser Methode sind immer noch im Gang. Die ersten Berichte erwähnten ermutigende Resultate im Fall von malignen Melanomen, Mammakarzinomen, Osteosarkomen, Karzinomen des Nasopharynx u. a. Aber auch hier müssen die Resultate größerer Studien abgewartet werden, bevor man sich ein Urteil bilden kann.

Infektion bzw. Immunisation des Tumorträgers durch tumoradaptierte Viren

Diese im Tierversuch z. T. recht erfolgreiche Methode ist u. W. an menschlichen Krebspatienten noch nicht erprobt worden.

Kombination der Immuntherapie mit bisherigen Methoden der Tumor- bzw. Leukämiebehandlung

Zur Zeit sind verschiedene prospektive Studien im Gang, die die Resultate einer kombinierten Therapie prüfen sollen. In allen Fällen scheint es auch theoretisch erwünscht, die *neoplastische Zellmasse* chirurgisch, durch ionisierende Bestrahlung und/oder chemotherapeutisch soweit wie möglich zu *reduzieren,* so daß die Immunstimulation und die dadurch in vermehrtem Maß in Gang gesetzten Immunreaktionen eine bessere Chance haben, zytotoxische Effekte wirksam werden zu lassen.

Literatur

Bloom, B. R., David, J. R. (eds.): In vitro methods in cell-mediated and tumor immunity. New York: Academic Press 1976 — *Castro, J. E.* (ed.): Immunological aspects of cancer. Baltimore: University Park Press 1977 — *Crowell, R. L., Friedman, H., Prier, J. E.* (eds.): Tumor virus infections and immunity. Baltimore: University Park Press 1976 — *Fink, M. A.* (ed.): Immune RNA in neoplasia. New York: Academic Press 1976 — *Fink, M. A.* (ed.): The macrophage in neoplasia. New York: Academic Press 1976 — *Hanna, M. G., Jr., Peters, L. C.*: Immunotherapy of established micrometastases with Bacillus Calmette-Guérin tumor cell vaccine. Cancer Res. *38*, 204 (1978) — *Hannson, M., Bakacs, K. K. T., Kiessling, R., Klein G.*: Intra- and interspecies reactivity of human and mouse natural killer (NK) cells. J. Immunol. *121*, 6 (1978) — *Keller, R.*: Abrogation of antitumor effects of Corynebacterium parvum and BCG by antimacrophage agents: brief communication. J. Natl. Cancer Inst. *59*, 1751 (1977) — *Lee, S. K., Oliver, R. T. D.*: Autologous leukemia-specific T-cell-mediated lymphocytotoxicity in patients with acute myelogenous leukemia. J. exp. Med. *147*, 912 (1978) — *Mizuno, D., Chihara, G., Yamamoto, T., Yamamura, Y.* (eds.): Host defense against cancer and its potentiation. Baltimore: University Park Press 1976 — *Nakayama, M., Sendo, F., Miyake, T., Fuyama, S., Arai, S., Kobayashi, H.*: Nonspecific inhibition of tumor growth by allosensitized lymphocytes. I. Participation of polymorphonuclear leukocytes. J. Immunol. *120*, 619 (1978) — *Ninnemann, J. L.*: Melanoma-associated immunosuppression through B cell activation of suppressor T cells. J. Immunol. *120*, 1573 (1978) — *Nørgaard-Pedersen, B., Axelsen, N. H.*: Carcinoembryonic proteins. Scandinavian J. Immunol., Suppl. No. 8. Baltimore: University Park Press 1978 — *Pasternack, G. R., Johnson, R. J., Shin, H. S.*: Tumor cell cytostasis by macrophages and antibody in vitro. I. Resolution into contact-dependent and contact-independent steps. J. Immunol. *120*, 1560 (1978) — *Sell, St.*: Tumor immunity: Relevance of animal models to man. Hum. Pathol. *9*, 63 (1978) — *Sell, St., Mendelsohn, J.*: Transfer of specific immunity with RNA. Arch. Pathol. Lab. Med. *102*, 217 (1978) — *Smith, R. T., Landy, M.* (eds.): Immunobiology of the tumor-host relationship. New York: Academic Press 1975 — *Sofen, H., O'Toole, C.*: Anti-squamous tumor antibodies in patients with squamous cell carcinoma. Cancer Res. *38*, 199 (1978) — *Schlager, S. I., Ohanian, S. H., Borsos, T.*: Identification of lipids associated with the ability of tumor cells to resist humoral immune attack. J. Immunol. *120*, 472 (1978) — *Schultz, J., Leif, R. C.* (eds.): Critical factors in cancer immunology. New York: Academic Press 1975 — *Treves, A. J., Heidelberger, E., Feldman, M., Kaplan, H. S.*: In vitro sensitization of human lymphocytes against histiocytic lymphoma cell lines. II. Characterization of two different effector activities and of suppressor cells. J. Immunol. *121*, 86 (1978) — *Woods, A. E., Papadimitriou, J. M.*: The effect of inflammatory stimuli on the stroma of neoplasms: The involvement of mononuclear phagocytes. J. Pathol. *123*, 165 (1977)

128. Immunmangelzustände

128.1. Begriffe und allgemeine Erläuterungen zu den Störungen, die sich durch einen sog. Immunmangel auszeichnen

Definitionen: Im Gegensatz zur spezifischen Immuntoleranz (S. 1131) zeichnen sich *Immunmangelzustände* durch eine ungenügende oder gar fehlende Immunreaktivität des Organismus aus, die sich nicht nur auf ein bestimmtes Antigen bezieht, sondern bei Stimulation durch die verschiedensten Antigene zum Ausdruck kommt. Sog. *primäre (idiopathische) Immunmangelsyndrome* sind solche, die als z. T. ungeklärte Grundstörung in Erscheinung treten. Teilweise handelt es sich dabei um genetisch bedingte, vererbbare Leiden *(hereditäre Defektimmunopathien),* andererseits kennt man Formen, die in utero oder später erworben worden sein dürften *(erworbene Defektimmunopathien).* Bei den *sekundären Immunmangelzuständen* haben wir es mit erworbenen Schädigungen des Immunapparats zu tun, deren Ursache bekannt oder zum mindesten erklärbar ist, und die als Folge eines andersartigen Prozesses (z. B. Schädigung durch Zytostatika, ionisierende Bestrahlung, Virusinfekte, bakterielle Infektionen, Mangel- und/oder Unterernährung, Kachexie u. a.) auftreten. Unter der abgekürzten Bezeichnung »*Immunmangelsyndrom*« (IMS oder IDS = »*immune deficiency syndrome*«) meint man in der Regel die primäre Form. Allerdings sind hier die Grenzen nicht immer scharf zu ziehen, z. B. dort, wo ein zunächst ungeklärter Immunmangelzustand nachträglich – mit Sicherheit oder Wahrscheinlichkeit – auf eine Schädigung bestimmter Art zurückgeführt werden kann.

Begriffe, wie *Hypogammaglobulinämie, Agammaglobulinämie, IgA-Mangel* u. a. haben im Grunde genommen einen deskriptiven Charakter und bezeichnen eine mehr oder weniger stark verminderte Konzentration der betreffenden Immunglobuline im zirkulierenden Blut (Serum). In der Klinik werden sie aber z. T. einem Immunmangelsyndrom gleichgesetzt, insbesondere was die Agammaglobulinämie anbelangt, die – mit der seltenen Ausnahme von Neugeborenen agammaglobulinämischer Mütter – fast immer zu den primären IMS gehört. Da man Fälle mit normaler Konzentration von Gammaglobulinen im Serum, jedoch einer Unfähigkeit zur Antikörperantwort auf antigenische Stimulation kennt, wurde der Begriff des *Antikörpermangelsyndroms (AMS)* eingeführt. Meistens handelt es sich ebenfalls um primäre IMS, wenn auch – streng genommen – der Zustand nach höher dosierter ionisierender Ganzkörperbestrahlung, die zu einer weitgehenden Unfähigkeit zum Vollzug primärer Immunreaktionen führt, ohne daß eine Agammaglobulinämie bestünde, der Definition eines – transitorischen – Antikörpermangelsyndroms genügen würde.

Diese Umschreibungen sollen deutlich machen, daß Immunmangelzustände genetisch bedingt, in utero bzw. postnatal erworben oder iatrogen verursacht sein können. In manchen Fällen von sog. primären Immunmangelsyndromen ist es schwierig, frühontogenetische Schädigungen – insbesondere des Thymus – als Ursache auszuschließen. In diesem Zusammenhang sei daran erinnert, daß bei Kindern in Entwicklungsländern, die kurze Zeit nach der Geburt schwerwiegende Infektionen durch E. coli erleiden, Thymusschäden auftreten, die sich – soweit bekannt – nie mehr gänzlich verlieren und in schweren Fällen das Bild eines kombinierten Immundefekts hervorrufen können.

Überschneidungen und Zwischenformen zeigen sich auch zwischen verschiedenen Typen von Hypo- bzw. Agammaglobulinämie oder variablen Immunmangelsyndromen einerseits und lymphoproliferativen Störungen bzw. Plasmazellwucherungen andererseits. Es ist nicht ausgeschlossen, daß in einem Teil der Fälle die ersteren eine frühe Manifestation der letztgenannten Störungen sein könnten.

Immunmangelsyndrome können das T- und/oder das B-Zellensystem betreffen. Je nachdem, ob mehr zellgebundene oder humorale Immunreaktionen – oder beide – gestört sind, ergeben sich unterschiedliche klinische Krankheitsbilder, u. a. in bezug auf die Ätiologie der vorherrschenden infektiösen Komplikationen. Dabei spielt es keine Rolle, auf welche Weise der Immunmangel zustande kam. Nachfolgend werden daher einige Kennzeichen klinischer Art erläutert, die für Immunmangelzustände allgemeine Gültigkeit haben.

Klinische Äußerungen eines Immunmangels

Die meisten Immunmangelzustände gehen mit einer *deutlich erhöhten Infektanfälligkeit* einher. Patienten mit *Defekten der humoralen spezifischen Immunität* leiden häufig an *rekurrierenden Sinusitiden, Otitiden, Pneumonien, Meningitiden* und *transitorischen Bakteriämien,* seltener Pyodermien, wobei sog. *pyogene Keime,* wie *Pneumokokken, Staphylokokken, Haemophilus influenzae* u. a., vorherrschen. Diese, vor allem durch Keime mit extrazellulärer Vermehrung verursachten Infektionskrankheiten entsprechen demselben Spektrum, wie es z. B. bei *Neutropenie* und/oder *C3-Mangel* beobachtet wird. Offenbar kommt hier einem Zusammenwirken spezifischer humoraler Antikörper, neutrophiler Granulozyten und Komplement bei der Abwehr dieser Erreger eine entscheidende Bedeutung zu (S. 1759). Aus der Bindung der Antikörper an die Bakterienoberfläche resultiert eine Komplementaktivierung, in deren Verlauf neutrophile Granulozyten chemotaktisch herbeigelockt, und durch Fixation von C3b an die Erregerhülle die Phagozytose der Keime über eine Interaktion mit C3b-Rezeptoren der Neutrophilenmembran begünstigt werden. Gegenüber viralen Infekten, wie Röteln und Varizellen, verhalten sich Patienten mit Agammaglobulinämie dagegen fast wie normale Kontrollpersonen. Dies bedeutet, daß nicht die humorale, sondern die zellgebundene Immunität, die in manchen solchen Fällen nicht wesentlich beeinträchtigt ist, für die Abwehr dieser Infektionen ausschlaggebend ist. Hinsichtlich der Virusinfektionen macht allerdings das *Hepatitis B-Virus* eine Ausnahme: Der Agammaglobulinämiker vermag das Virus in der Regel nicht zu eliminieren. Bei gewissen Antikörpermangelsyndromen treten vermehrt Parasiten, wie die intestinale *Giardiasis,* in Erscheinung.

Immunmangelzustände, bei denen ein *Versagen der zellgebundenen Immunreaktionen* im Vordergrund steht, zeigen demgegenüber eine erhöhte Inzidenz von *Virusinfekten,* die oft in disseminierter Form auftreten, so als generalisierter *Herpes simplex, Varizellen-Zoster, Zytomegalie* u. a. Überdies erweisen sich die Patienten gegenüber *Pilzen* als vermindert resistent: Nicht selten leiden sie an einer *mukokutanen Candidiasis* oder sogar einer Pilzausbreitung im Innern des Körpers (terminal u. a. Pilzsepsis). Gehäuft treten ferner sonst so seltene Infektionen wie die *Pneumocystis carinii-Pneumonie* auf.

Bei *kombinierten T- und B-Zellendefekten* können alle genannten Infektionskrankheiten beobachtet werden,

Tabelle 79. Untersuchungen bei vermutetem Immunmangelzustand (»Immun-Status«)

Basisuntersuchungen	
Blut	Weißes Blutbild (Zahl und Differentialbild); Serum-Immunglobuline, qualitativ (Immunoelektrophorese) und quantitativ (z. B. nephelometrisch); Antikörper, wie Blutgruppen-Isoagglutinine, Antikörper gegen Viren, E. coli u. a. Globale Komplement-Bestimmung (CH_{50}, C3, C4)
Granulozyten	Phagozytose-Fähigkeit NBT-Test Intrazellulärer Erregerabbau (z. B. Candida)
Hautteste	PPD, Candida, Streptokinase-Streptodornase (SK-SD), Mumps-Virus
Erweiterte Untersuchungen (bei Vorliegen pathologischer Befunde im Rahmen der Basisuntersuchungen)	
Lymphozyten	Typisierung (T-, B-Zellen: Blut, u. U. Lymphknoten) Stimulierung bzw. Transformation in vitro durch Mitogene, Antigene, allogene Zellen (MLR)
Granulozyten	Wanderungsfähigkeit (ungerichtet und gerichtet, dh. Chemokinesis, Chemotaxis) Phagozytose und intrazellulärer Abbau potentiell pathogener Keime (z. B. E. coli, Staphylococcus aureus u. a.)
Blut	Bestimmung einzelner Komplement-Komponenten Nachweis von Antikörpern gegen Lymphozyten und/oder Granulozyten
Speichel	Bestimmung von sekretorischem IgA
Immunisierung	z. B. mit Tetanus-Toxoid (*keine* Lebendimpfstoffe!)
Lymphknoten-Biopsie	Histologische Beurteilung nach regionärer Immunisierung
Zusätzliche Untersuchungen	
Lymphokin-Bildung in vitro	
Immunhistologische Beurteilung von Biopsiematerial (Lymphknoten, Darm)	
Lymphozyten-Transformation durch bestimmte Antigenen	

z. T. mit Beteiligung mehrerer Erreger. Da ein Mangel an T-Lymphozyten-Funktionen sich häufig auch auf die Antikörperbildung nachteilig auswirkt, gilt dies – mutatis mutandis – in beschränktem Maß auch für sog. »isolierte« thymische Funktionsstörungen. Schwere Formen von kombinierten Immundefekten zeichnen sich durch derart geschwächte Abwehrleistungen aus, daß manchmal eine Frischblut-Transfusion genügt, um eine »graft-versus-host«-Reaktion auszulösen.

Patienten mit langdauernden Immunmangelzuständen scheinen mehr als üblich zur Ausbildung von Autoimmunprozessen verschiedener Art zu neigen. Gut bekannt ist schließlich die signifikant erhöhte Inzidenz von *malignen Lymphomen, Leukämien* und z. T. *Karzinomen* (S. 2149).

Klinische Beurteilung von Patienten mit Immunmangelzuständen

Abgesehen von wichtigen *anamnestischen Angaben* über Art und Häufigkeit infektiöser Komplikationen und vorhandenen *klinischen Symptomen und Zeichen,* ist es oft nützlich oder sogar notwendig, den sog. »*Immun-Status*« des Kranken zu ermitteln. Dazu stehen heute viele Methoden zur Verfügung, die in spezialisierten Laboratorien zur Anwendung kommen (Tabelle 79).

128.2. Sog. primäre Immunmangelsyndrome: Klassifikation und einleitende Hinweise

Definitionen: Die primären Immunmangelsyndrome lassen sich nach verschiedenen Kriterien einteilen. So kennt man *kongenitale* und *erworbene Immunmangelsyndrome (IMS),* ferner solche, die in erster Linie das *T-Zellensystem,* das *B-Zellensystem* oder *beide* betreffen. Innerhalb der Gruppe der *hereditären IMS* kann man überdies nach dem *Vererbungsmodus* klassieren (Erläuterungen s. u.).

Bei den *schweren kombinierten Immunmangelsyndromen (»severe combined immunodeficiency« (SCID)),* die als klassisches Beispiel die – wahrscheinlich autosomal rezessiv vererbbare – sog. *Schweizer Form von Agammaglobulinämie (»Swiss-type agammaglobulinemia«),* ferner *Varianten mit X-chromosomaler Vererbung (»thymic alymphoplasia«),* solche *mit Dysostose, mit Adenosin-Deaminase (ADA)-Mangel* oder *mit Hypoplasie der Hämopoiese* umfassen, finden sich tiefgreifende Defekte sowohl der zellgebundenen als auch der humoralen Immunität. Die sehr seltene *retikuläre Dysgenesie,* die mit Aleukozytose und thymischer Alymphoplasie einhergeht, zählt man ebenfalls zu den SCID.

Zu den Leiden mit vorherrschendem *T-Zellen-Defekt,* die im übrigen schwer zu definieren sind und sowohl kongenital wie erworben in Erscheinung treten können, gehören u. a. das *Di George-Syndrom* (kombinierte Thymus- und Parathyreoidea-Hypo- und -dysplasie), das *Nézelof-Syndrom* (»Thymushypoplasie«), teilweise die *Ataxia teleangiectatica (Louis-Bar-Syndrom)* und gewisse Fälle von *Thymom,* wenn auch bei den beiden letztgenannten Krankheiten Störungen der B-Zellenfunktionen ebenfalls mit im Spiel sind. Überdies wurde ein *X-chromosomal vererbbares IMS mit Thrombopenie und Ekzem* beschrieben, bei dem ein T-Zellenmangel (und/oder -defekt) angenommen wird *(Wiskott-Aldrich-Syndrom).*

Sog. *Immunglobulin-Mangelsyndrome (»immunoglobulin deficiency syndromes«)* zeichnen sich vor allem durch ein weitgehendes Fehlen oder eine abnorm geringe Konzentration aller oder einzelner Immunglobulinklassen (allenfalls Subklassen) im Blutplasma (Serum) aus. In diese Gruppe von IMS reihen wir u. a. die *Agammaglobulinämie der Knaben (»X-linked agammaglobulinemia«, »Bruton's agammaglobulinemia«),* das *transitorische Antikörpermangelsyndrom (AMS) der Säuglinge (»transient hypogammaglobulinemia of infancy«),* den *isolierten IgA-Mangel,* das *geschlechtsgebunden vererbbare IMS mit erhöhter Konzentration von IgM im Blutplasma (Serum) (Dysgammaglobulinämie Typ I)* und den *isolierten IgM-Mangel.*

Man kennt ferner ein *normo- oder hypergammaglobulinämisches AMS.* Unter der Bezeichnung von *»variablen IMS« (»common variable immunodeficiency«)* werden verschiedene, kongenitale oder erworbene, sporadische oder familiäre Störungen zusammengefaßt, die Zeichen eines AMS erkennen lassen und mit einer Panhypogammaglobulinämie, einem IgM- und IgA-Mangel oder – seltener – einem selektiven IgG-Mangel verbunden sind.

Ursachen und **Pathogenese:** Bei Formen mit nachgewiesener Heredität scheint die Grundstörung, wenigstens zum Teil, in einer *genetisch bedingten zellulären Differenzierungsstörung* zu liegen. Die Defekte, deren biochemische Hintergründe man noch nicht kennt, können z. B. auf verschiedenen Entwicklungsstufen des lymphoplasmazellulären Systems liegen (vgl. dazu Abb. 168, S. 1200). So ließe sich ein schweres *kombiniertes IMS* durch eine Differenzierungsstörung verständlich machen, die Vorläuferzellen sowohl der T- wie der B-Lymphozyten beträfe. Da man bei diesen Formen von IMS in der Regel eine schwere Hypo- und Dysplasie des Thymus feststellt, müßte man allerdings – sollte die erwähnte Hypothese zutreffen – annehmen, das Fehlen lymphozytärer Vorläuferzellen (von T- wie von B-Zellen) bedinge auch eine Entwicklungsstörung des Thymus, und/oder der Defekt der Stammzellen und derjenigen des Thymus seien beide Ausdruck einer noch komplexeren Fehlsteuerung. Als Alternative bliebe die Annahme, die Aplasie des Thymus sei das Primäre und das Ausbleiben einer lympho-

a Sog. "primäre Immunmangel-Syndrome"

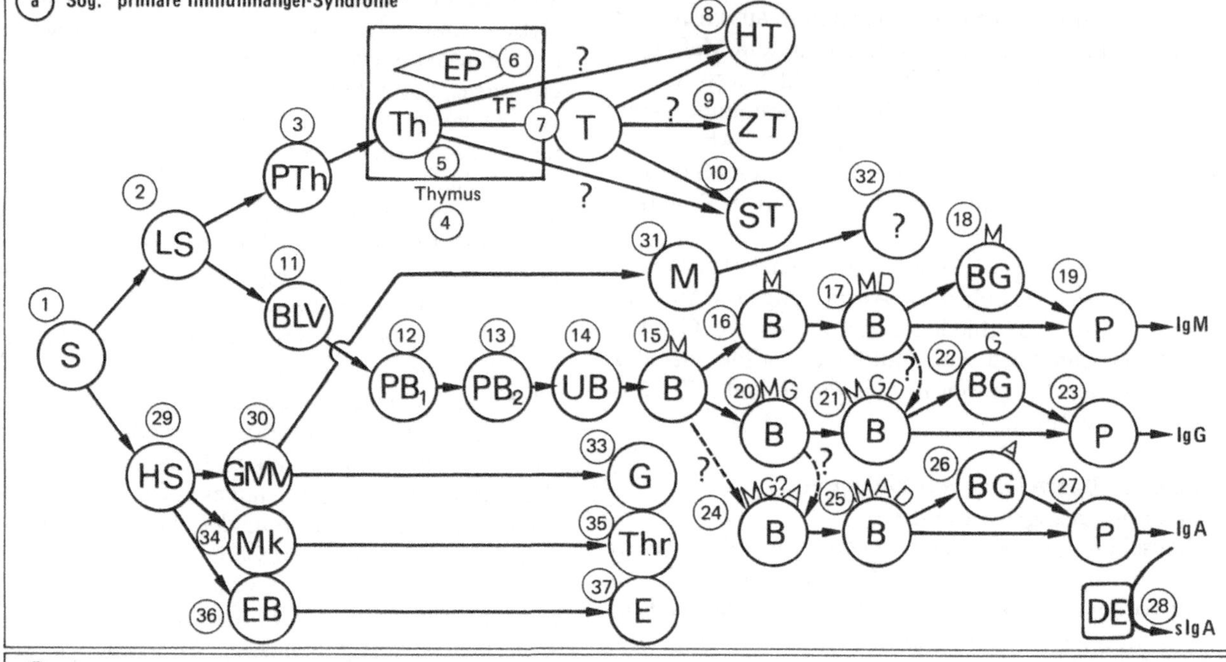

b Morphologische Befunde bei "primären Immunmangel-Syndromen" (Auswahl)

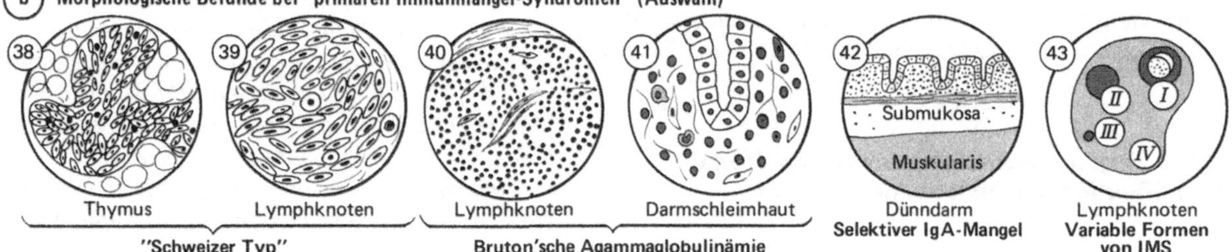

c "Immunsuppressiv" wirkende Medikamente

Wirkungen alkylierender Substanzen und von Antimetaboliten

(44)

Effekt	CP	AZ 6-MP	MT
Reduzierte primäre Immunantwort	++	++	++
Reduzierte sekundäre Immunantwort	++	±	+
Verminderung der Immunkomplexämie	++	○	○
Herabgesetzte verzögerte Überempfindlichkeit	++	+	+
Lymphozytopenie	++	±	±
Erleichterung der Toleranzinduktion	++	+	+

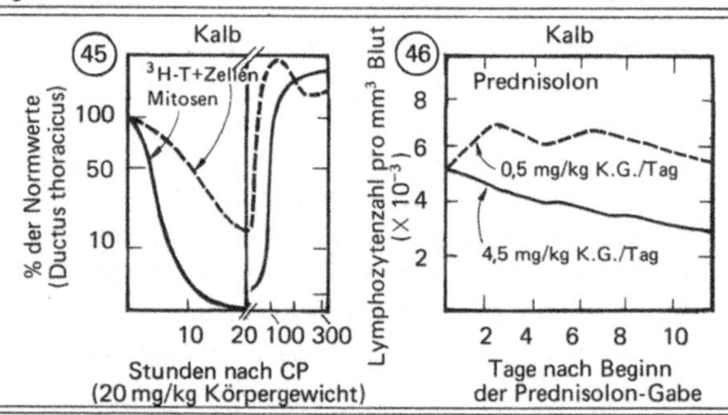

d Natürliche und weitere erworbene "Immunmangel"-Zustände

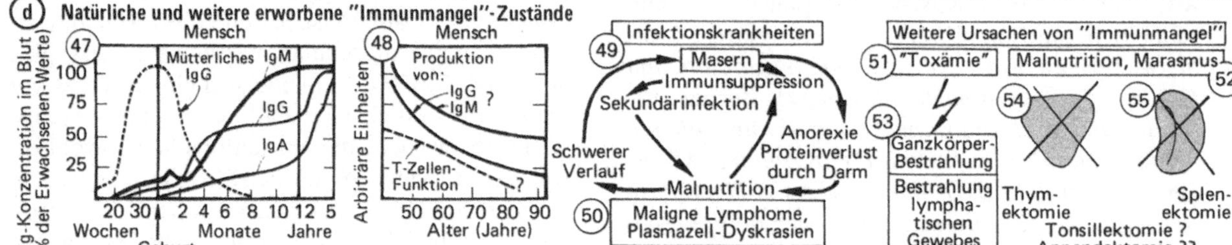

e Mögliche Folgen und Komplikationen eines "Immunmangel"-Zustandes (Beispiele)

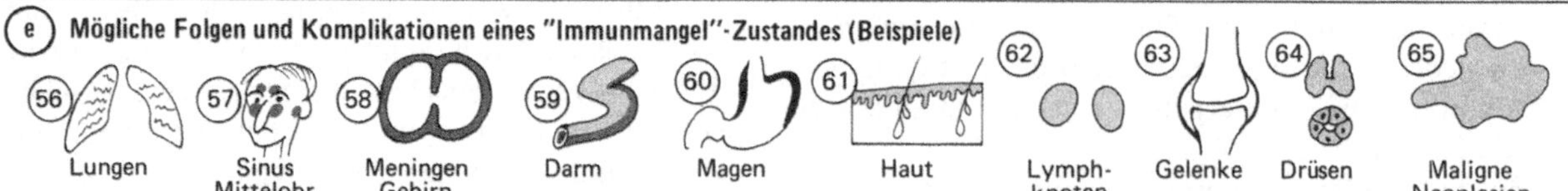

Abb. 168a–e. »*Immunmangel*«-*Zustände.* Immunmangel-Zustände sind in der Mehrzahl der Fälle erworben (s. **c** u. **d**). **a** *Sog.* »*primäre Immunmangel-Syndrome*« *(IMS).* Diese Gruppe von Leiden, die mindestens zum guten Teil Heredopathien darstellen (ar = autosomal-rezessiv, Xchr = X-chromosomal vererbt), umfaßt verschiedenartige Störungen: Von sehr schweren Defekten, die in der Regel kurze Zeit nach der Geburt zum Tod führen, bis zu milden Formen, die sich z. T. erst im späteren Erwachsenenalter bemerkbar machen, finden sich alle Grade von »Immunmangel«. Man nimmt an, daß Art und Ausmaß des *Immundefekts* in erster Linie davon abhängen, auf welcher *Stufe der zellulären Differenzierung* er liegt bzw. welche Zellarten – z. B. bei Enzymdefekt mit Anhäufung toxisch wirkender Metaboliten – besonders betroffen werden. Das hier skizzierte Schema (modifiziert nach »Immunodeficiency«, WHO Technical Report Series Nr. 630, Geneva: WHO 1978) gibt die zur Zeit vorherrschenden Meinungen wieder, ist aber *in manchen Teilen immer noch hypothetisch.* Nachstehend werden die mehr oder weniger bekannten Immunmangel-Syndrome kurz aufgeführt, und in Klammer findet sich eine Angabe über den Erbmodus sowie die vermutete Differenzierungsstufe, auf der sich der Defekt vor allem bemerkbar zu machen scheint. Die *schweren kombinierten IMS (»severe combined immunodeficiency«),* die sowohl die T- als auch die B-Lymphozyten und z. T. noch weitere Zellarten betreffen, machen etwa 10–25% aller Fälle mit primärem IMS aus und umfassen im wesentlichen die folgenden Leiden: *Retikuläre Dysgenesie* (1? ar, S = hämopoietische Stammzelle); »*Schweizer Typ*« (2 (?), vielleicht auch 4, ar, LS = postulierte lymphopoietische Stammzelle); *hereditärer Adenosin-Deaminase (ADA)-Defekt* (2 (?), wahrscheinlich auf 5 und 7, ar, möglicherweise toxische Wirkung von Deoxyadenosin auf LS, PTh (Prothymozyten), Th (Thymozyten) und vielleicht auch junge T-Zellen (T)); *schweres kombiniertes IMS mit Vorhandensein von B-Zellen* (z. T. 2 (?), vor allem aber 3 und 5 (?), ar oder Xchr) u. a. m. Beim *Di George-Syndrom* (thymische »Hypoplasie«, 4, 6, EP = epitheliale Thymuszellen, TF = vom Thymus produzierte humorale Faktoren) sind die T-Zellfunktionen, insbesondere zellgebundene Immunreaktionen, stärker gestört als die Antikörperbildung (7–10, HT = Helfer-T-Zellen, ZT = zytotoxische T-Zellen, ST = Suppressor-T-Zellen). Der *hereditäre Purinnukleosid-Phosphorylase (PNP)-Defekt* (5, 7, ar), geht hauptsächlich mit einer Beeinträchtigung der T-Lymphozyten-Funktionen einher; in der Regel besteht zudem eine hypoplastische Anämie (36, 37, EB = Erythroblasten; E = Erythrozyten). Als toxischer Metabolit wird u. a. Deoxyguanosin-Triphosphat in Betracht gezogen. Das *Louis-Bar-Syndrom (Ataxia teleangiectatica (-teleangiectasia),* 4–7 (?), dazu 25–27, weniger 17–19 und 21–23, B = B-Lymphozyten; BG = B-Gedächtniszellen; P = Plasmazellen) ist mit zerebellären Störungen, Teleangiektasien, ovarieller Dysgenesie, chromosomalen Anomalien u. a. verbunden; der Immunmangel äußert sich in einer partiellen Störung der T- und B-Zell-Funktionen. Bei gewissen *Thymomen* (4 (?), 1 (?), z. T. 29–37; HS = hämopoietische Stammzelle, GMV = Granulozyten-Monozyten-Vorläufer; M = Monozyten/Makrophagen; G = Granulozyten; Mk = Megakaryozyten; Thr = Thrombozyten) besteht eine Hypogammaglobulinämie, verbunden mit einer variablen Störung der B-Zellen und z. T. auch der T-Zellen-Funktionen. Überdies notiert man nicht selten eine Eosinopenie und eine hyporegeneratorische Anämie, ferner vereinzelt einen Plättchenmangel. Zu den sog. *Antikörpermangelsyndromen (AMS) i. e. S. (Immunglobulin-Mangel-Syndrome (IgMS),* »*Ig deficiency syndromes*«, etwa 50–75% aller Fälle von primärem IMS), bei denen die T-Zell-Funktionen ebenfalls gestört sein können, gehören die folgenden: *Agammaglobulinämie der Knaben (Bruton'sche Form der Agammaglobulinämie,* »X-linked agammaglobulinemia«, 11(?), 12–13; BLV = B-Lymphozyten-Vorläufer; PB = Prä-B-Lymphozyten); *IgMS bei Transkobalamin II-Mangel* (16–27, z. T. auch 29–37, insbesondere 31, 36, ar), verbunden mit Megaloblastose im Knochenmark, Panhämozytopenie und Villusatrophie im Dünndarm; *isolierter IgA-Mangel* (24–27, Erbgang unbekannt), z. T. verbunden mit Deletionen von Chromosom 18 und/oder Vorhandensein von Anti-IgA-Antikörpern; *isolierter Mangel einer andern Ig-Klasse oder Subklasse* (16–19(?), 20–23(?), IgD, IgE u. a.); *Defekt des* »*Transportstücks*« *von sekretorischem IgA* (sIgA, 28); *IgMS mit vermehrter Produktion von IgM* (20–23 (?), 24–27 (?), z. T. Xchr oder ar); *IgMS mit IgM-Produktion und Fehlen von B-Zellen mit γ- oder α-Ketten* (12–14 (?) und/oder 15, 20, 24 (?), ar oder unbekannt; UB = unreife B-Zellen); *normo- oder hypergammaglobulinämisches AMS* (12–14) mit Nicht-Ansprechen auf gewisse Antigene und verminderter »klonaler Vermehrung« bzw. Diversität der entsprechenden B-Zellen (?); z. T. ar); *κ-Ketten-Mangel* (12, 13 (?)); *Wiskott-Aldrich-Syndrom* (Mechanismus unbekannt, Xchr), mit AMS in bezug auf bestimmte Antigene (vor allem Polysaccharide) und progressivem Abfall der T-Zellen-Funktionen, oft verbunden mit Thrombozytopenie (35) und Ekzemen; *variable IMS* verschiedenster Art, die noch nicht klassiert sind, z. T. aber familiär gehäuft vorkommen: *Vorwiegend Ig-Mangel* (12–15 (?), vermehrte Suppressor-T-Zellen-Funktionen (10?), verminderte Helfer-T-Zellen-Funktionen (8?), Bildung von Autoantikörpern gegen B-Zellen u. a.) oder *Vorherrschen defekter T-Zellen-Funktionen* (3–7 (?), Auftreten von Autoantikörpern gegen T-Zellen ?). **b** *Morphologische Befunde bei primären* »*Immunmangel*«*-Syndromen (Auswahl).* Beim »*Schweizer Typ*« *des schweren kombinierten IMS* ist der Thymus z. T. nicht deszendiert und erscheint hochgradig hypo- und dysplastisch, d. h. u. a. ohne Ausbildung Hassall'scher Körperchen, ohne erkennbare Markrindengrenze und fast lymphozytenfrei (38). Milz und Lymphknoten (39) bieten das Bild dicht gelagerter Retikulumzellen mit einigen Makrophagen, jedoch fast keinem lymphatischen Parenchym. Lymphknoten von Knaben mit *Bruton'scher Agammaglobulinämie* fallen durch das weitgehende Fehlen von Keimzentren und Plasmazellen auf (40). Die letzteren sind auch in der bioptisch entnommenen Rektalschleimhaut nicht oder kaum vorhanden (41). Beim *isolierten (selektiven) IgA-Mangel* notiert man oft ein Verstreichen bzw. eine Atrophie der Dünndarmzotten, verbunden mit verstärkter zellulärer Infiltration der Mukosa; IgA-haltige Plasmazellen fehlen weitgehend (42). *Variable Formen von IMS* (43) bieten ganz unterschiedliche Bilder, die von einer nodulären Hyperplasie mit (I) oder ohne (II) Keimzentrenbildung in den Follikeln über eine Reduktion von Primärfollikeln (III) bis zu einem Bild ähnlich dem bei Bruton'scher Agammaglobulinämie, jedoch mit Vorhandensein von Plasmazellen (IV), führen kann. **c** »*Immunsuppressiv*« *wirkende Medikamente.* Die zur Dämpfung von Immunreaktionen eingesetzten Medikamente entsprechen z. T. *Hemmstoffen der DNA-, RNA- und/oder Proteinsynthese* (s. Tabelle 2, S. 36), d. h. alkylierenden Agentien, Antimetaboliten, Antibiotika, Vinca-Alkaloiden u. a. Überdies kommen *Glukokortikosteroide* sowie *Antilymphozytenserum (ALS) oder -globulin (ALG)* und *Antithymozytenglobulin (ATG)* zur Anwendung. Als Fremdeiweiße lösen jedoch die letzteren oft selbst eine Immunreaktion aus. Einige Wirkungen der heute gebräuchlichen Immunsuppressiva (CP = *Zyklophosphamid*, AZ = *Azathioprin (Imuran)*, 6-MP = *6-Merkaptopurin*, MT = *Methotrexat*) sind unter Ziffer 44 aufgeführt: Die Tabelle zeigt, daß die Effekte dieser Substanzen nicht identisch sind. Die *Hauptgefahren der Immunsuppression* liegen in der Ausbildung einer Panhämozytopenie mit erhöhter Infektanfälligkeit und Blutungsrisiko. Möglicherweise werden z. T. auch neoplastische Prozesse gefördert. Beim Kalb konnte gezeigt werden, daß Zyklophosphamid vor allem proliferierende Lymphozyten, u. U. auch Plasmoblasten, trifft (45, ^{3}H-T+ = Zellen, die ^{3}H-Thymidin inkorporieren und sich demnach in DNA-Synthese befinden). In demselben System haben mittlere bis höhere Dosen von *Prednisolon* auf die Blutlymphozytenzahl einen mäßig senkenden Effekt (46); geringe Dosen, die genügen, um einen faßbaren Thymozytenschwund in der Thymusrinde hervorzurufen, zeigen sogar eine gegenteilige

zytären Differenzierung bzw. der schwere Mangel an T- und B-Zellen stellten lediglich eine Folge der Morphogenesestörung des Thymus dar. Für die T-Lymphozyten wäre dies ohne weiteres verständlich, da sie in dem rudimentären Organ möglicherweise das für ihre Differenzierung und Proliferationstätigkeit notwendige Mikromilieu nicht finden. Hinsichtlich der B-Zellen ließe sich vorstellen, daß ein Fehlen von T-Zellen auch die Entwicklung der Ig-produzierenden Elemente weitgehend behindern könnte. Ob in der frühen Ontogenese unreife Vorläufer der B-Lymphozyten ebenfalls im Thymus eine Weiterdifferenzierung erfahren, ist nicht bekannt. Die zur Zeit vorherrschende Meinung läuft einem solchen Deutungsversuch entgegen, doch ist der Beweis für die Annahme, thymische Lymphozyten könnten sich zu keinem Zeitpunkt der ontogenetischen Entwicklung in B-Zellen transformieren, nicht erbracht. Diese Fragen müssen durch weitere Untersuchungen geprüft werden.

Immunmangelzustände komplexer Natur sind mit *hereditären Defekten* der *Adenosin-Deaminase* und der *Purin-Nukleosid-Phosphorylase* verbunden.

Die Formen von *IMS mit Vorherrschen eines T-Zellenmangels* lassen sich am ehesten auf der Grundlage einer *Störung der thymischen Funktionen und/oder der Differenzierung der T-Lymphozyten* verstehen. Die Strukturstörungen des Thymus sind in solchen Fällen nicht so ausgeprägt wie beim kombinierten IMS. Ob es in diesem Organ z. B. an der Bildung von Substanzen, wie Thymosin, fehlt, konnte noch nicht ermittelt werden. In diese Gruppe fallen vermutlich auch Störungen, die durch einen Thymusschaden in der frühen Ontogenese gekennzeichnet sind, etwa in der spätembryonalen oder fetalen Phase der Entwicklung.

Immunglobulinmangel-Syndrome mit mehr oder weniger erhaltener T-Zellenfunktion beruhen vermutlich auf *Störungen der lymphoplasmazellulären Differenzierung,* wobei die verschiedensten Entwicklungsstufen betroffen sein können. Dies trifft wahrscheinlich sowohl für die Produktion von Immunglobulinen an sich als auch für die Bildung einzelner Klassen und Subklassen der Ig zu. Die biochemische Natur der Defekte ist nicht geklärt. Ferner ist zu beachten, daß bei manchen dieser Formen von IMS die Funktion der T-Lymphozyten auch nicht der Norm entspricht.

Die Gruppe von Störungen, die man unter der Bezeichnung *»variable IMS«* zusammenfaßt, ist heterogen. Pathogenetische Mechanismen, die im Zusammenhang mit diesen Formen von Immunmangel diskutiert werden, umfassen u. a. eine Hemmung der B-

---

Abb. 168a–e (Fortsetzung)

Wirkung auf die Zahl zirkulierender Lymphozyten (K.G. = Körpergewicht). **d** *Natürliche und weitere erworbene »Immunmangel«-Zustände.* Die *transitorische Hypogammaglobulinämie des Kleinkindes* entspricht einer Akzentuierung der physiologischen Hypogammaglobulinämie in diesem Alter (47), möglicherweise wegen einer verzögerten B-Zellenreifung bei mangelhafter Helfer-T-Zellen-Funktion. Im *hohen Alter* geht die Immunkapazität des Organismus zurück (48): Die hier dargestellte Kurve soll lediglich einen Eindruck von dem wenigen bisher Bekannten auf diesem Gebiet vermitteln. Zahlreiche *Infektionskrankheiten*, vor allem auch solche *viraler Genese*, ziehen eine Schädigung des Immunapparates und z. T. einen Circulus vitiosus nach sich (z. B. Masern, 49). *Maligne Lymphome* und *Plasmazelldyskrasien* (multiples Myelom, Morbus Waldenström u. a.) gehen öfters mit einem IMS einher, wobei der Zusammenhang von Ursache und Wirkung nicht immer deutlich zutage tritt (50). Gut bekannt ist die verminderte Immunreaktivität des Körpers bei sog. *Toxämien* (51, z. B. Urämie, Cholämie), bei *Schock* sowie *Malnutrition* (Protein- und Kalorienmangel, z. T. auch Hypovitaminose (Vitamin B_6 u. a.) mit verminderter Funktion vor allem des T-Zellen-Systems) bzw. *Marasmus* verschiedenster Ursache (52), ebenso bei fortgeschrittener allgemeiner *Amyloidose. Ionisierende Ganzkörperbestrahlungen* (53) stellen die wirksamste Immunsuppression überhaupt dar; dabei werden Primärreaktionen in der Regel wesentlich stärker betroffen als anamnestische Reizantworten. *Bestrahlungen größerer Teile des Immunapparates* (z. B. Thymus bei Jugendlichen) können ebenfalls eine Reduktion der Immunreaktivität zur Folge haben. Im Tierversuch bewirkt eine *neonatale Thymektomie* ein erhebliches IMS (54). Beim Menschen führt die *Splenektomie* nicht selten zu einer erhöhten Infektanfälligkeit (55), insbesondere gegenüber Streptococcus pneumoniae und Blutparasiten, wie Malaria-Plasmodien; in einem Teil der Fälle bessert sich der Zustand wieder (Größerwerden von »Nebenmilzen«). Ob eine intra- und/oder extrahepatische *Cholestase* aufgrund des Unterbruchs der sIgA-Ausscheidung mit der Galle eine erhöhte Infektionsgefahr von Seiten pathogener Darmkeime nach sich zieht, ist noch unklar. **e** *Mögliche Folgen und Komplikationen eines »Immunmangel«-Zustandes (Beispiele). Schwere kombinierte IMS* werden öfters durch rekurrierende bakterielle Infektionen des oberen (57, Sinusitiden) und unteren Respirationstraktes (56) kompliziert, zudem durch Moniliasis, Pneumocystis carinii-Pneumonien, Diarrhoe und Malabsorption (59) sowie terminal generalisierte Virusinfektionen (Masern, Varizellen, Vaccinia generalisata, Zytomegalie u. a.). Leben die Kinder etwas länger, besteht eine erhöhte Neoplasiegefahr, insbesondere in bezug auf maligne Lymphome (65, histiozytäre Typen u. a.). Patienten mit *a- oder hypogammaglobulinämischen AMS* neigen u. a. zu wiederholten Bronchitiden und Bronchopneumonien, z. T. mit Ausbildung von Bronchiektasien (56), ferner zu Meningitiden (58), Sinusitiden und Otitiden (57), Malabsorption (59, Überwuchern der Bakterien, Giardiasis und/oder – selten – Sprue-ähnliche Veränderungen), u. U. Gastritis chronica atrophicans und Achlorhydrie (60, z. T. auch Mangel an »intrinsic factor«), Hautveränderungen (61, Pyodermien, »Ekzem«-artige Formen u. a., selten »Dermatomyositis«), Lymphknotenvergrößerung (62), Arthritiden (63, z. T. infektiös), Anämie (z. T. makrozytär, 60), »Slow virus«-Enzephalitiden (58), Hepatitiden, Ureaplasma-Zystitiden u. a. Auch diese Patienten zeigen eine im Vergleich zur Kontrollpopulation deutlich erhöhte Inzidenz maligner Neoplasien, insbesondere maligner Lymphome (65). Der *isolierte IgA-Mangel* ist z. T. ebenfalls mit rekurrierenden Bronchitiden bzw. Bronchopneumonien (56), Sinusitiden (57) und Otitiden verbunden, jedoch selten mit Malabsorption (59), Gastritis atrophicans (60), Lymphknotenvergrößerung (noduläre Hyperplasie) u. a. Zudem finden sich hier etwas gehäuft Fälle von Atopie und »Autoimmunkrankheiten«, wie Sjögren-Syndrom, Thyreoiditis (64) und rheumatoide Arthritis (63)

Zellendifferenzierung durch exzessive Suppressorwirkungen von T-Zellen, eine Beeinträchtigung der Helferfunktionen von T-Lymphozyten, inhärente Defekte der B-Zellen und Immunglobulin-Sekretionsstörungen.
Immundefekte bei *Thymomen,* das *Wiskott-Aldrich-Syndrom* und weitere Immunmangelzustände, wie die mit *chronischer mukokutaner Candidiasis,* bei Vorhandensein von *Lymphozytotoxinen im Blutplasma* und bei sog. *Ungleichgewicht der IgG-Subklassen* bieten besondere pathogenetische Probleme.
Eine Übersicht über heutige Vorstellungen hinsichtlich der Entstehungsweise primärer Immunmangelsyndrome findet sich in Abb. 168.

128.3. Schwere kombinierte Immunmangelsyndrome

Sog. retikuläre Dysgenesie

Dieses sehr seltene Syndrom zeichnet sich durch eine Kombination von schwerer Leukopenie, starker Herabsetzung der Konzentration – oder Fehlen – der Immunglobuline im Blutplasma (Serum), schwerer Hypoplasie lymphoretikulärer Organe mit ausgesprochenem Mangel an Lymphozyten und einer »Aplasie« des Thymus aus. Es trägt in der Literatur auch die Bezeichnung einer *kongenitalen Aleukozytose.*
Pathogenetisch vermutet man einen Stammzellendefekt, der sowohl die lymphozytären wie die granulozytären Zellinien einschließt.

Morphologisch fallen u. a. eine schwere Hypo- und Dysplasie des Thymus, u. a. mit Fehlen Hassall'scher Körperchen, ein ausgesprochener Mangel an lymphatischem Parenchym in allen lymphoretikulären Organen und Strukturen sowie eine hochgradige Hypoplasie myeloischer Vorstufen – insbesondere der Granulozyten – im Knochenmark auf.

Folgen: Die Kinder sterben – soweit aus den wenigen bekannten Fällen hervorgeht – in den ersten Tagen bis Monaten nach Geburt, meist an den Folgen einer Allgemeininfektion.

Sog. Schweizer Form der Agammaglobulinämie

Ursache(n) und **Pathogenese:** Soweit aufgrund der bisher bekannten, mehr als 200 Fälle beurteilt werden kann, haben wir es mit einem *autosomal-rezessiv vererbbaren Leiden* zu tun. Jedenfalls tritt es innerhalb von Familien bei Knaben *und* Mädchen gehäuft in Erscheinung, und wiederholt konnte eine Blutsverwandtschaft nachgewiesen werden. Die Pathogenese ist *unbekannt* (s. o.).

Morphologisch zeigt der oft nicht deszendierte und weniger als 1 g schwere Thymus eine ausgeprägte Hypo- und Dysplasie mit annäherndem Fehlen von Lymphozyten, einem ziemlich dicht gefügten Netz retikulärer Zellen, einer nicht oder kaum nachweisbaren Unterteilung in Rinde und Mark sowie einem Fehlen Hassall'scher Körperchen. Die periperen lymphoretikulären Organe weisen ebenfalls kein eigentliches lymphatisches Parenchym auf, wobei der Mangel sowohl T- wie B-Zellen betrifft. Da und dort – z. B. im Bereich der Peyer'schen Plaques – findet sich anstelle des lymphoretikulären Gewebes zellarmes, z. T. hyalines Bindegewebe. Keimzentren fehlen gänzlich, und Plasmazellen werden nur ausnahmsweise – wenn überhaupt – angetroffen. Milz und Lymphknoten bieten das Bild eines ziemlich dichten Gefüges von Retikulumzellen, worin sich da und dort Makrophagen/Histiozyten, vereinzelt Mastzellen und allenfalls Granulozyten erkennen lassen. Das Knochenmark weist in einem Teil der Fälle einen etwas reduzierten Zellgehalt auf, erscheint aber im wesentlichen intakt.

Folgen: Unbehandelt erreichen die Kinder nur selten ein Alter von mehr als etwa einem halben Jahr. Todesursache ist meistens eine schwere Allgemeininfektion, wobei die verschiedensten Keime und Viren nachgewiesen werden können. Das Spektrum der Erreger läßt erkennen, daß sowohl die zellgebundene wie die humorale Immunabwehr darniederliegen. Eine Inokulation normalerweise wenig schädlicher, lebender Keime, wie BCG, kann eine tödliche Sepsis zur Folge haben. Pockenimpfungen sollten ebenfalls unterlassen werden, da sich sonst oft eine generalisierte Vaccinia necroticans entwickelt. Mit Hilfe besonderer Maßnahmen, wie einer peinlichen Isolation zur Vermeidung von Infektionen (z. B. »laminar flow unit«), antibiotischer Prophylaxe und vor allem Knochenmarkstransplantationen, z. T. kombiniert mit einer Implantation von (möglichst HLA-kompatiblem) fetalem Lebergewebe und/oder Thymusgewebe, gelang es, einzelne dieser Kinder am Leben zu erhalten. Interessanterweise kam es dabei später z. T. zu einer allmählichen Besserung. In einem Teil der Fälle entwickelte sich nach einer derartigen Behandlung oder sogar schon nach einer Frischblut-Transfusion eine fatal endende »graft-versus-host«-Reaktion. Vereinzelt wurde über günstige Resultate einer Behandlung mit Transfer-Faktor berichtet.

Sog. thymische Alymphoplasie (X-chromosomal vererbbares schweres kombiniertes IMS)

Ursache und **Pathogenese** sind bei diesem Leiden nicht bekannt. Es finden sich in lymphoretikulären Organen und im Blut wesentlich mehr Lymphozyten als im Fall der Schweizer Agammaglobulinämie, allerdings waren es in den Fällen, die daraufhin untersucht wurden, fast ausschließlich B-Zellen. Man hat daher Gründe zur Vermutung, hier handle es sich in erster Linie um eine Differenzierungsstörung der T-Lymphozyten, möglicherweise im Zusammenhang mit einem mangel- bzw. fehlerhaft entwickelten Thymusepithelgewebe. Typischerweise sind Knaben betroffen.

Morphologisch läßt der deszendierte Thymus eine gewisse Unterteilung in Rinde und Mark erkennen, enthält aber nur relativ wenige Lymphozyten. Die peripheren lymphoretikulären Organe zeigen einen mäßigen Mangel an lymphatischem Parenchym, der vor allem im tiefen kortikalen Gebiet (»Parakortex«) deutlicher zum Ausdruck kommt. Keimzentren bilden sich fast nie, Plasmazellen finden sich höchstens in sehr geringer Zahl.

Folgen: Die Störung ist weniger schwerwiegend als im Fall der Schweizer Agammaglobulinämie, doch besteht auch bei diesem Leiden eine große Gefahr lebensbedrohlicher Infektionen.

Varianten von kombiniertem IMS
Bei einzelnen schweren kombinierten IMS wurde ein wahrscheinlich autosomal-rezessiv vererbbarer *Defekt der Adenosin-Deaminase (ADA),* eines in den Nukleinsäurestoffwechsel eingeschalteten Enzyms, festgestellt. Die Zusammenhänge zwischen diesem Befund einerseits und der thymischen Entwicklungsstörung sowie dem schweren Immunmangel-Syndrom andererseits sind noch nicht geklärt. In einem Teil dieser Fälle soll sich eine Enzym-Substitutionstherapie günstig ausgewirkt haben. Ähnlich verhält es sich mit dem hereditären Defekt der *Purin-Nukleosid-Phosphorylase.*
Man kennt ferner Formen von kombiniertem IMS, die mit einer *epiphysären Dysostose (»short-limbed dwarfism«)* verbunden sind und vermutlich autosomal-rezessiv vererbt werden. Bei einigen dieser Kinder bestand auch eine Neutropenie. Die Antikörperbildung war nur mäßig gestört.
Wahrscheinlich wird es mit der Zeit möglich sein, die kombinierten IMS aufgrund genetischer und/oder pathogenetischer Kriterien in klarer definierte Gruppen zu unterteilen.

Beispiele:
- Zu den schwer beeinflußbaren *Infektionen,* die man bei kombiniertem IMS antrifft, gehören die *Candidiasis* und die *Pneumocystis carinii-Pneumonie,* manchmal auch die generalisierte *Zytomegalie.*
- In einem Fall von schwerem kombiniertem IMS soll es nach *Transplantation eines fetalen Thymus* zu einer IgG-Produktion vom Spendertyp (Gm-Typisierung) gekommen sein. Die zellgebundene Immunreaktivität wurde indessen nicht wiederhergestellt. Wesentlich besser waren die Resultate mit Hilfe einer *Übertragung HLA-kompatiblen Knochenmarks* (am besten: monozygote Zwillinge!): In mindestens 20 Fällen gelangen hier dramatische Verbesserungen des Zustandes, und in anderen wurde die zellgebundene Immunreaktivität restauriert, die Patienten starben aber z. T. an einer bereits zu weit fortgeschrittenen Pneumocystis carinii-Pneumonie oder einer anderen schweren Infektion.
- Bei Geschlechtsverschiedenheit von Knochenmarksspender und -empfänger (mit kombiniertem IMS) konnte wiederholt gezeigt werden, daß das blutbildende Gewebe – eingeschlossen Erythroblasten – des Empfängers vollständig durch Spenderzellen ersetzt wurde: Solche *Chimären* leben z. T. längere Zeit bei relativem Wohlbefinden.
- Trotz HLA-»Matching« kann es bei Knochenmarksübertragungen zu schweren *»graft-versus-host«-Reaktionen* kommen, die sich klinisch u. a. durch eine noch größere Infektanfälligkeit, Hautausschläge, Diarrhoe, Störungen von Leberfunktionen und -struktur, Anämie und Leukopenie manifestieren. In manchen Fällen bildeten sich diese Symptome weitgehend wieder zurück.
- In einem Fall von schwerem kombiniertem IMS mit Infektion durch *ECHO-Viren* fand sich eine *mesangiolytische Glomerulonephritis:* Dies deutet darauf hin, daß Glomerulonephritiden u. U. auch ohne Beteiligung von Immunreaktionen, sondern aufgrund einer direkten schädigenden Wirkung durch das kausale Agens entstehen können.

128.4. Immunmangel-Syndrome mit vorherrschender T-Zellen-Defizienz

Di George-Syndrom (»pharyngeal pouch syndrome«, »thymic hypoplasia«)
Ursache und **Pathogenese:** Diesem Syndrom liegt eine Aplasie oder schwere Hypoplasie von Thymus und Epithelkörperchen, d. h. Herkömmlingen der 3. und 4. Schlundtasche, zugrunde. Vermutlich handelt es sich um eine Embryopathie, die durch einen Schaden in den kritischen Phasen der Morphogenese dieser Strukturen erfolgt. Hinweise auf eine Heredität der Störung fehlen bisher. Die Störung äußert sich klinisch in einer kongenitalen Tetanie (S. 821), typischen Gesichtsveränderungen mit Hypertelorismus, »antimongoloider« Augenstellung, Deformationen der Ohren, einer besonderen Mundstellung sowie einer erhöhten Infektanfälligkeit, vor allem wegen ungenügender T-Zellen-Funktionen. Häufig ist der Zustand durch das Bestehen kongenitaler Mißbildungen des Herzens und/oder der großen Gefäße kompliziert.

Morphologisch findet sich – abgesehen von einem Fehlen der Epithelkörperchen in typischer Lokalisation – bei gründlichem Suchen nicht selten ein ganz kleiner, z. T. ektopisch gelegener Thymus mit an sich ziemlich erhaltener Struktur. Die Lymphozytenzahl in Blut und lymphoretikulären Organen liegt nur wenig – wenn überhaupt – unter dem Normbereich; durch entsprechende Untersuchungen läßt sich zeigen, daß fast alle vorhandenen Lymphozyten B-Zellen sind.

Folgen: Abgesehen von nicht immunologischen Anomalien (z. B. Nephrokalzinose, Herzveränderungen), leiden die Kinder oft an Infektionen, z. B. Candidiasis, Pneumocystis carinii-Pneumonie u. a. m. Auch eine Diarrhoe ist oft vorhanden. Durch *Transplantation eines – nach Möglichkeit HLA-kompatiblen – fetalen Thymus* wurden in verschiedenen Fällen erstaunlich gute Resultate erzielt.

Sog. Nézelof-Syndrom (Autosomal-rezessiv vererbbare Defektimmunopathie mit Lymphopenie und »normalen« Immunglobulinen)
Ursache(n) und **Pathogenese:** Wahrscheinlich ist diese Störung gewissen Formen von kombiniertem IMS mit autosomal-rezessivem Erbgang nah verwandt. Als Besonderheit findet sich ein auffällig vorherrschender T-

Zellen-Mangel, während die Immunglobulin-Konzentration im Blutplasma annähernd normal sein kann. Allerdings zeigt sich, daß humorale Immunantworten dennoch meistens gestört sind. *Möglicherweise haben wir es hier nicht mit einer einheitlichen Krankheit zu tun.* In einem Fall fand sich ein *Defekt der Nukleosid-Phosphorylase,* eines Enzyms, das ebenfalls in den Nukleinsäurestoffwechsel eingeschaltet ist, ähnlich wie die Adenosin-Deaminase.

Morphologisch erkennt man ebenfalls einen kleinen dysplastischen Thymus und eine Lymphozytenarmut vor allem in den sog. thymus-abhängigen Zonen der peripheren lymphoretikulären Organe, während vereinzelt Follikel mit Keimzentren und auch ziemlich viele Plasmazellen gefunden werden können.

Folgen: Im Gegensatz zu den schweren kombinierten IMS macht sich die Störung bei Patienten mit Nezelof-Syndrom in der Regel etwas später bemerkbar, z. T. erst im Kleinkindesalter. Man kennt aber auch Ausnahmen, die einem schweren Defekt entsprechen und sich schon früh manifestieren. Die Hauptgefahr besteht ebenfalls in infektiösen Komplikationen, wobei z. B. eine generalisierte BCG-itis nach BCG-Impfung, eine Vaccinia generalisata nach Pockenimpfung, Pseudomonas-Infekte, Candidiasis, Pneumocystis carinii-Pneumonien u. a. beobachtet worden sind. Trotz antibiotischer Therapie, Behandlung mit Gammaglobulin u. a. kam es in der Mehrzahl der Fälle im Verlauf von 1–2 Jahren zum Exitus. Die Erfahrungen mit Thymus-Transplantaten und Transfer-Faktor sind noch zu gering, um sich darüber ein Urteil bilden zu können.

Ataxia teleangiectatica (Louis-Bar-Syndrom)

Ursachen und **Pathogenese:** Bei diesem autosomal-rezessiv vererbbaren Leiden, das sich u. a. durch eine zerebelläre Ataxie, okulokutane Teleangiektasien und ein komplexes Immunmangel-Syndrom kennzeichnet, haben wir es möglicherweise mit einem *mehr oder weniger generalisierten Defekt zellulärer Differenzierungsvorgänge* zu tun. Jedenfalls finden sich vielerlei Störungen, wie z. T. eine Agenesie der Ovarien, vorzeitiges Ergrauen der Haare, Progerie, frühe Entwicklung seniler Keratosen, Vitiligo, Teleangiektasien u. a., die man mit einer solchen Annahme in Einklang bringen könnte. Interessanterweise bemerkt man öfters auch eine Persistenz onkofetaler Proteine, insbesondere des karzinoembryonalen Antigens und des α-Fetoproteins im zirkulierenden Blut. Die Störungen der Immunreaktivität beim Louis-Bar-Syndrom hängen wenigstens teilweise mit einer Fehlentwicklung des Thymus zusammen, die offenbar eine deutliche *Verminderung der T-Zellen-Funktionen* nach sich zieht. Obschon die B-Lymphozyten oft in ungefähr normaler Zahl vorhanden sind, besteht doch meistens ein *erheblicher Mangel an IgE und IgA, teilweise auch an IgG,* während IgM und IgD meistens in normalen Konzentrationen vorliegen: Dieses Muster von Ig-Mangel, bei dem die ontogenetisch zuletzt erscheinenden Ig-Klassen am stärksten betroffen sind, paßt gut zur Hypothese einer Differenzierungsstörung der B-Zellen. Es wird allerdings vermutet, daß dieser Teil der Störung sekundärer Natur ist, indem er auf eine T-Zellen-Dysfunktion zurückgehen könnte.

Morphologisch zeigt der Thymus, der meistens deutlich kleiner ist als es dem Alter entsprechen würde, undeutliche Rinden-Mark-Grenzen, ein Fehlen Hassall'scher Körperchen und eine deutlich verminderte Zahl von Lymphozyten. In den peripheren lymphoretikulären Organen fallen vor allem die sog. thymusabhängigen Zonen durch einen Lymphozytenmangel auf. Keimzentren sind hie und da vorhanden, Plasmazellen finden sich in erheblicher Zahl; allerdings werden z. B. IgA-haltige Plasmazellen in der Schleimhaut des Verdauungs- und Respirationstrakts nur selten nachgewiesen.

Folgen: Im Vordergrund der infektiösen Komplikationen stehen u. a. rekurrierende Sinusitiden und Bronchitiden, oft verbunden mit Bronchopneumonien. Mit der Zeit entwickeln sich in vielen Fällen Bronchiektasien. Hervorzuheben ist die relativ hohe Inzidenz maligner Prozesse, insbesondere von Lymphomen, z. T. auch von Karzinomen. Bisher kennt man bei diesem Leiden nur eine symptomatische Therapie.

Beispiele von IMS mit Vorherrschen einer T-Zellen-Defizienz:

- Klassische Tiermodelle für vorwiegend thymische Defektimmunopathien bieten die sog. *»nude«-Mäuse:* Homozygote mit einem höchstens rudimentären oder gar fehlenden Thymus zeigen einen schweren Mangel an funktionstüchtigen T-Zellen. Als Folge davon sind sie in hohem Maß infektanfällig. Überdies sind diese Tiere oft nicht imstande, xenogene Tumortransplantate abzustoßen, ein Umstand, der auch zur Untersuchung menschlicher maligner Neoplasmen in einer »in vivo-Kultur« genutzt wird.
- *T-Zellen-Mangelzustände* sind sehr schwierig zu definieren, da diese Elemente mehrere, sich z. T. entgegenlaufende Funktionen erfüllen (z. B. Helfer- und Suppressor-Funktionen) und auch die Antikörperbildung u. U. tiefgreifend beeinflussen. Hinzu kommt, daß primäre und erworbene Thymusschäden oft nicht ohne weiteres auseinandergehalten werden können; ähnliches gilt in Einzelfällen für die Frage einer allfälligen Heredität.
- Patienten mit einem *T-Zellen-Defekt* zeigen in der Regel eine geringe oder keine blastische Transformation der Lymphozyten nach PHA-Stimulation in vitro, fallen durch eine kutane Anergie auf und stoßen allogene Hauttransplantate mit erheblicher Verspätung ab.

128.5. Sog. Immunglobulinmangel-Syndrome und weitere »primäre« Störungen mit Vorherrschen eines Antikörpermangels

Es sei hier nochmals hervorgehoben, daß ein Immunglobulinmangel nicht nur bei den nachstehend aufgeführten Störungen beobachtet wird, sondern – wie erwähnt – auch bei kombinierten IMS und z. T. sogar bei solchen mit Vorherrschen eines T-Zellen-Mangels in Erscheinung tritt. Umgekehrt sind bei den sog. Immunglobulinmangel-Syndromen die T-Zell-Funktionen keineswegs immer intakt. Die *Klassierung* richtet sich vorläufig nach dem *hauptsächlichen Defekt.*

»Agammaglobulinämie der Knaben« (»X-linked agammaglobulinemia«, »Bruton's agammaglobulinemia«)

Ursache(n) und **Pathogenese:** Bei diesem X-chromosomal vererbbaren Leiden, der ersten, schon 1952 entdeckten Defekt-Immunopathie, ist die Fähigkeit zur Ig-Produktion oft nicht gänzlich aufgehoben. Vielmehr wird im Serum dieser Patienten meistens eine geringe Konzentration von Immunglobulinen – am ehesten IgG – nachgewiesen; manchmal finden sich sogar IgM, IgG und IgA. »Hypogammaglobulinämie« wäre somit die korrektere Bezeichnung. Die meisten Träger dieser Anomalie weisen nur sehr wenige Lymphozyten auf, an deren Oberfläche man Ig nachweisen kann. Viele der vorhandenen lymphoiden Zellen – neben eigentlichen T-Zellen – tragen Rezeptoren für aggregierte Ig und C3, dagegen keine solchen für Epstein-Barr-Virus, wie es für normale B-Lymphozyten typisch wäre. Es finden sich auch keine typischen B-Zellen-Oberflächen-Antigene. Diese lymphoiden Elemente, die man bei der Bruton'schen Agammaglobulinämie in erheblicher Zahl findet, tragen demnach eher Kennzeichen von Monozyten als von B-Lymphozyten. Es scheint sich somit um einen *Differenzierungsdefekt* zu handeln, der vor allem die Reifung von *Vorläufern der B-Zellen* betrifft. Ob dabei eine Störung der T-Zell-Funktionen mit im Spiel ist, konnte noch nicht sicher ermittelt werden. Jedenfalls kennt man Fälle dieser Art von Agammaglobulinämie, bei denen auch die zellgebundenen Immunreaktionen mehr oder weniger deutlich gestört erscheinen. Ferner wurde festgestellt, daß Blutlymphozyten (vor allem T-Zellen) von Patienten mit dieser oder anderen Formen von primärer Hypo- bzw. Agammaglobulinämie in vitro auf die Ig-Synthese, z. T. auch auf die Ig-Sekretion, einen hemmenden Einfluß ausüben können.
Im übrigen gibt es Formen von *X-chromosomal vererbbarer Agammaglobulinämie,* bei denen sich eine *normale Zahl von B-Lymphozyten* fand: Wahrscheinlich haben wir es hier mit einer wesensmäßig *anderen Störung* zu tun.

Morphologisch zeigt der Thymus in diesen Fällen keine erheblichen Strukturstörungen. In den peripheren lymphoretikulären Organen fällt vor allem das weitgehende Fehlen von typischen Lymphfollikeln, Keimzentren und Plasmazellen auf, während die sog. thymusabhängigen Zonen annähernd normal ausgebildet sind. Das Vorhandensein vereinzelter Plasmazellen schließt, wie oben angedeutet, die Diagnose einer Bruton'schen Agammaglobulinämie nicht aus.

Folgen: Typischerweise leiden diese Knaben an immer wiederkehrenden Infektionen, insbesondere Bronchitiden, Bronchopneumonien, Sinusitiden, Otitiden, z. T. auch Meningitiden u. a. m. Mit der Zeit entwikkeln sich in manchen Fällen Bronchiektasen. Als Erreger finden sich oft Haemophilus influenzae, ferner Pneumokokken, andere Streptokokken und z. T. Pseudomonas aeruginosa. Die Prognose ist trotz günstiger Ergebnisse der Gammaglobulin-Therapie ernst, vor allem bei Entwicklung schwerer pneumonischer oder meningitischer Komplikationen. Eine Giardiasis wird selten beobachtet; auch Diarrhoen anderer Genese sind – im Gegensatz zu Agammaglobulinämien bei Erwachsenen – nicht die Regel. Die Tatsache, daß vereinzelt eine Pneumocystis carinii-Pneumonie beobachtet wurde, zeigt, daß die Begünstigung dieser sonst seltenen Komplikation komplexer Natur sein kann. Erwähnenswert bleibt das relativ häufige Auftreten einer Arthritis, die klinisch manche Ähnlichkeit mit der rheumatoiden Arthritis zeigt und sich durch Gammaglobulin-Therapie stark mildern läßt.

X-chromosomal vererbbare Immunmangel-Krankheit mit erhöhten Konzentrationen von IgM im Serum

Ursache(n) und **Pathogenese:** Die biochemischen Hintergründe der genetisch bedingten Störung, die offenbar vor allem in einer fehlenden oder *mangelhaften Ausreifung in den terminalen Stadien der B-Zellen-Differenzierung* liegt, sind unbekannt. Als bezeichnend gelten die sehr niedrigen Konzentrationen von IgG und IgA im Serum, während IgM oft in erhöhter Menge vorhanden ist.

Morphologisch erinnert das Bild z. T. an das bei Bruton'scher Agammaglobulinämie, doch sind B-Zellen und lymphoide Plasmazellen in erheblicher Zahl vorhanden, und ganz vereinzelt begegnet man auch Follikeln mit Keimzentren sowie Plasmazellen.

Folgen: Die Symptome gleichen stark denen bei Bruton'scher Agammaglobulinämie. Vereinzelt wurde auch bei diesem Leiden eine Pneumocystis carinii-Pneumonie diagnostiziert.

Isolierter IgM-Mangel

Dieses vor allem in Großbritannien bekannte Krankheitsbild kann in einem kleineren Teil der Fälle asymptomatisch verlaufen, geht aber mehrheitlich ebenfalls mit wiederholten Infektionen und sogar Bakteriämie einher (s. o.). Weitere Veränderungen umfassen eine Neigung zu Diarrhoe und erhöhte Inzidenz maligner Prozesse. Es sind manche familiäre Häufungen des Leidens beobachtet worden, wobei das männliche Geschlecht etwa 4mal mehr betroffen war als das weibliche. Die Zahl der B-Lymphozyten im Blut schwankt bei dieser Störung zwischen tiefen Werten und dem Normbereich.

Isolierter IgA-Mangel

Ursache(n) und **Pathogenese:** Von einem selektiven IgA-Mangel spricht man, wenn die Konzentration dieser Ig-Klasse – bei mormalen Werten für die anderen Ig-Klassen – weniger als 5 mg/100 ml Serum beträgt. Obwohl der selektive IgA-Mangel, das *weitaus häufigste primäre Immunmangel-Syndrom* (Inzidenz ungefähr 1:600), familiär gehäuft auftreten kann und verschiedene Patienten Anomalien am Chromosom 18 erkennen ließen, besteht zur Zeit noch kein klares Bild über die Möglichkeit eines genetischen Hintergrundes. Wiederholt wurden *intrauterine Infektionen,* wie Toxoplasmose, Röteln und Zytomegalie, für die Störung verantwortlich gemacht. Ein isolierter IgA-Mangel macht in den meisten Fällen den Eindruck eines *sporadischen Defekts,* der u. U. nur vorübergehend bestehen bleibt und/oder auch im späteren Leben erworben werden kann. Die pathogenetischen Hintergründe von Assoziationen eines selektiven IgA-Mangels mit Störungen des Zentralnervensystems (z. B. Ataxia teleangiectatica u. a.), Autoimmunkrankheiten, bösartigen neoplastischen Prozessen sowie chronischen pulmonalen und gastrointestinalen Leiden sind noch nicht geklärt. In manchen Fällen bleibt man hinsichtlich der Frage nach Ursache und Wirkung im Ungewissen.

Was die *Pathogenese* betrifft, sprechen verschiedene Befunde dafür, daß es sich z. T. um eine *Blockierung der terminalen B-Zellen-Differenzierung* handeln könnte, an der möglicherweise eine *Dysfunktion der T-Lymphozyten mitbeteiligt* ist; jedenfalls finden sich die letzteren nicht selten in verminderter Zahl. Durch künstliche Maßnahmen, wie die Inkubation in vitro von B-Lymphozyten der Patienten mit PWM (S. 1063), läßt sich nicht selten eine Differenzierung zu IgA-bildenden Plasmazellen erzwingen. Über Anti-IgA-Antikörper ist wenig bekannt.

Ein *Mangel an IgA-produzierenden Plasmazellen* kann u. U. *lokal* auftreten, z. B. bei gewissen Formen von idiopathischer Proktitis.

Morphologisch finden sich – abgesehen vom immunfluoreszenzoptisch nachweisbaren, weitgehenden Mangel an IgA-haltigen Plasmazellen z. B. in der Rektalschleimhaut – keine Veränderungen, die man als bezeichnend ansehen könnte.

Folgen: Obschon viele dieser Patienten über lange Zeit oder gar dauernd keine Krankheitszeichen aufweisen, können sich doch schwerwiegende Komplikationen ergeben. In einem Teil der Fälle bilden sich Anti-IgA-Antikörper, die z. B. bei Bluttransfusionen zu schweren anaphylaktischen Reaktionen Anlaß geben können. Allgemein stellt man auch eine gewisse Häufung von Infektionen des Respirationstrakts fest, und Bronchiektasen sind keine Seltenheit. Öfters bestehen ein Asthma bronchiale oder andere Zeichen einer Atopie, ein Symptomenbild, das bei kombiniertem Mangel von IgA und IgE vermißt wird. Schließlich neigen die Individuen mit isoliertem IgA-Mangel teilweise zu Diarrhoen, ferner zur Entwicklung sog. Autoimmunkrankheiten, wie Lupus erythematodes disseminatus und rheumatoide Arthritis. Hinsichtlich der Therapie ist darauf zu achten, daß nach Möglichkeit kein IgA (z. B. im Gammaglobulin, Bluttransfusaten u. a.) injiziert wird, da sich sonst die oben erwähnten, z. T. gefährlichen Reaktionen einstellen können.

Transitorische Hypogammaglobulinämie der Säuglinge

Hier handelt es sich lediglich um eine Verlängerung – und damit Verstärkung – der physiologischen Hypogammaglobulinämie der Säuglinge. Meistens wird dieses transitorische »Antikörpermangel-Syndrom« komplikationslos überstanden; in einem Teil der Fälle beobachtet man indessen eine erhöhte Infektanfälligkeit.

Sog. normogammaglobulinämisches Antikörper-Mangelsyndrom (»Immunodeficiency with normal or hypergammaglobulinemia«)

Bei diesen seltenen Störungen, die in ihren klinischen Symptomen durchaus den Immunglobulinmangel-Syndromen gleichen, besteht trotz annähernd oder völlig normalen Konzentrationen von IgM, IgG und IgA im Blutplasma (Serum) eine weitgehende Unfähigkeit, auf antigenische Stimulation hin humorale Antikörper zu produzieren. Ob sich dieser Antikörpermangel auf beliebige Antigenreize bezieht oder auf einzelne Typen von Antigenen bzw. Erregern beschränkt, ist noch nicht befriedigend geklärt.

Morphologisch stellt man wenig Charakteristisches fest. Die Keimzentrenbildung ist in der Regel reduziert.

Immunmangel-Syndrome bei Thymomen

Interessanterweise ist bei manchen Patienten mit Thymom die Zahl der T-Lymphozyten im Bereich der Norm, und auch zellgebundene Immunreaktionen scheinen häufig ungehindert abzulaufen. Demgegenüber besteht in vielen Fällen ein Mangel an B-Lymphozyten, der oft mit einer Hypogammaglobulinämie verbunden ist. Dazu gesellt sich hie und da eine Verminderung der Zahl anderer Blutzellen, offenbar infolge Hyporegeneration der betreffenden hämopoietischen Zellinie. Es wurde daher der Verdacht geäußert, Thymome könnten mit einem – bisher nicht geklärten – hämopoietischen Stammzellendefekt einhergehen, der auch die B-Lymphozyten beträfe. Man kennt indessen auch verschiedene Fälle von Thymom, bei denen deutliche Störungen der T-Zellen-Funktionen nachzuweisen waren, so daß sich hier ein komplexes, zur Zeit kaum erklärbares pathogenetisches Bild ergibt. Versuche, einzelne Funktionsstörungen mit einem besonderen histologischen Bild des Thymoms zu korrelieren, haben bisher zu keinen klaren Resultaten geführt. Der Tod tritt in der Mehrzahl der Fälle aufgrund eines lokal infiltrativen Wachstums des Thymoms ein; hie und da treten maligne Zweitlymphome in Lymphknoten u. a. hinzu.

Wiscott-Aldrich-Syndrom

Ursache(n) und **Pathogenese:** Dem Leiden liegt ein – bisher *nicht geklärter – Defekt* zugrunde, der X-chromosomal vererbt wird. Die absolute Zahl von T- und B-Zellen liegt z. T. im Bereich der Norm, indessen kennt man auch Fälle mit numerisch verminderten E-rosettierenden T-Lymphozyten. Die betroffenen Knaben zeigen eine gestörte T-Zellen-Reaktion gegenüber verschiedenen Antigenen und sind meist nicht oder kaum imstande, auf Stimulation mit Polysaccharid-Antigenen hin spezifische humorale Antikörper zu produzieren. Dieses letztgenannte Phänomen hat zur Vermutung geführt, es könnte sich primär um eine B-Zellen-Störung handeln. Es ist indessen nicht klar, ob die T-Lymphozyten, die in vitro weitgehend normal auf eine Stimulation mit PHA oder T-Zell-Mitogenen reagieren, nur sekundär in Mitleidenschaft gezogen sind oder nicht auch eine primäre Funktionsstörung aufweisen. Die Patienten zeigen in der Regel eine verminderte Konzentration von IgM im Serum, während IgG, IgA und IgE meistens in normalen oder sogar erhöhten Mengen vorhanden sind. Umsatzstudien haben deutlich gemacht, daß alle Ig-Klassen beschleunigt katabolisiert und nachgeliefert werden.

Morphologisch erscheint der Thymus z. T. wenig verändert; an anderen Fällen erscheint er deutlich verkleinert, mit unscharfen Rinden-Mark-Grenzen, einer verminderten Lymphozytenzahl und ziemlich vielen, oft dicht liegenden Hassall'schen Körperchen: Ein Bild, wie man es von der Thymusinvolution her kennt. Die peripheren lymphoretikulären Organe lassen in der Mehrzahl der Fälle zunächst einen mäßigen Lymphozytenmangel sowohl im follikulären Bereich als auch in den sog. thymusabhängigen Zonen erkennen. Mit der Zeit verstärkt sich der Lymphozytenmangel in beiden Gebieten, und Follikel sind kaum mehr zu erkennen. Plasmazellen lassen sich in der Regel nachweisen.

Folgen: Als klinisch bezeichnend gilt die Kombination eines *»Hautekzems«* mit *Thrombozytopenie* und *wiederholten Infekten,* vor allem im Bereich des Respirationstraktes. Oft ist die Blutungstendenz der Grund, weshalb die Kinder zum Arzt gebracht werden. Die Hautveränderungen stellen sich in der Mehrzahl der Fälle erst im Verlauf von mehreren Monaten nach Geburt ein und nehmen mit dem Alter an Schwere zu. Rekurrierende Infektionen im Respirationstrakt und Otitiden sind häufige Komplikationen. Nicht selten entwickelt sich, zumal in fortgeschrittenen Stadien, ein Herpes simplex, der sich generalisieren kann. Dagegen werden die BCG- und die Pockenimpfung in der Regel recht gut überstanden. Fälle mit Pneumocystis-Pneumonie bilden die Ausnahme. Zu weiteren Komplikationen gehören u. a. hämolytische Anämien, ein nephrotisches Syndrom und/oder das Auftreten bösartiger Tumoren bzw. maligner Lymphome. In einzelnen Fällen soll sich die Therapie mit Transfer-Faktor günstig ausgewirkt haben. In letzter Zeit sind bei diesen Patienten auch erfolgreiche Knochenmarkstransplantationen durchgeführt worden.

128.6. Sog. variable Immunmangel-Syndrome (»common variable (»acquired«, »unclassifiable«, immunodeficiency«)

Formen, Ursachen und **Pathogenese:** In dieser *heterogenen Gruppe* werden vorläufig verschiedene, kongenitale oder erworbene, sporadische oder familiäre Immunmangel-Syndrome zusammengefaßt, die sich oft erst im Alter von 15–35 Jahren zu manifestieren beginnen und sowohl beim weiblichen wie beim männlichen Geschlecht auftreten können. Als gemeinsames Kennzeichen lassen die Patienten klinische Manifestationen eines Antikörpermangel-Syndroms mit/bei Panhypogammaglobulinämie und einer Verminderung der Serumkonzentration von IgG und IgA, seltener auch IgG allein, erkennen. Die *Ursachen* der Störungen sind in den meisten Fällen *nicht bekannt.*

In *pathogenetischer Hinsicht* lassen sich verschiedene Untergruppen auseinanderhalten. Bei ungefähr einem Drittel dieser Patienten finden sich sehr wenige oder keine Lymphozyten mit nachweisbaren Oberflächen-Ig: In diesen Fällen vermutet man eine *zentrale Entwicklungsstörung der B-Zellen-Linie.* Bei den restlichen Formen liegt die Zahl der B-Lymphozyten, die sich im Blut nachweisen lassen, im Bereich der Norm oder wenig darunter, z. T. auch mit normaler Verteilung der Oberflächen-Ig-Klassen. Verschiedene Beobachtungen sprechen dafür, daß diese Zellen meistens auch imstande sind, Antigene zu erkennen und nach antigenischer Stimulation in Proliferation zu gehen: Offenbar haben wir es aber mit einer *fehlenden oder mangelhaften Differenzierung von B-Lymphozyten in Plasmazellen* zu tun. Bisherige Befunde lassen an die Möglichkeit denken, daß diesem Differenzierungsdefekt z. T. auch *abnorme T-Zell-Funktionen* zugrunde liegen könnten, z. B. eine stark überwiegende Suppressor-Funktion bzw. eine gestörte Helfer-Aktivität. Weitere pathogenetische Mechanismen, die in Einzelfällen mit Wahrscheinlichkeit bestanden haben dürften, umfassen einen *den B-Lymphozyten inhärenten Differenzierungsdefekt,* die Bildung von *Autoantikörpern gegen B-Zellen,* ferner *Sekretionsstörungen der Plasmazellen* bei erhaltener Ig-Synthesetätigkeit.

Morphologisch finden sich bei den variablen IMS verschiedenartige Veränderungen, die ihrerseits einen Hinweis auf die Art der Störung geben können. In Fällen mit wahrscheinlich *zentralen Entwicklungsdefekten der B-Lymphozyten* lassen sich diese kaum nachweisen; dementsprechend sind auch die sog. B-Zellen-Areale in der Regel nicht richtig ausgebildet, d. h. man erkennt keinen deutlichen follikulären Kortex in Lymphknoten und keine typischen Lymphfollikel in der Milz. *Sind B-Zellen vorhanden* und vermögen sich diese auf einen antigenischen Reiz hin zu teilen, *ohne aber eine plasmazelluläre Differenzierung erfahren zu können,* zeigen z. B. Lymphknoten eine deutliche Vergrößerung (Hyperplasie), mit zahlreichen B-Lymphozyten und z. T. verstärkter Bildung wenigstens sog. primärer Lymphfollikel. Man kennt Unterformen mit weitgehend erhaltener Keimzentrenbildung, jedoch ohne typische Plasmozytopoiese, ferner solche, die nur eine B-Zellenproliferation, jedoch keine deutliche Keimzentrenentwicklung erkennen lassen. Liegt der *Defekt in der Sekretion von Ig durch die Plasmazellen,* können die peripheren lymphoretikulären Organe ein weitgehend normales histologisches Bild bieten; jedenfalls sind in diesen Fällen oft Keimzentren und Plasmazellen vorhanden. Ob ein gehäuftes Auftreten von Russell-Körperchen (S. 90) in Plasmazellen als Hinweis auf eine Sekretionsstörung allgemeiner Art hinweisen kann, läßt sich zur Zeit noch nicht beantworten.

Folgen: Patienten mit variablem IMS zeigen in wechselndem Ausmaß Symptome, wie sie für Antikörpermangelsyndrome typisch sind, d. h. rekurrierende Infektionen, insbesondere des Respirationstrakts (s. o.). Außerdem besteht z. T. eine Neigung zur Entwicklung bestimmter Autoimmunreaktionen und zur Ausbildung eines Malabsorptionssyndroms. Die Tatsache, daß in einem Teil solcher Fälle B-Lymphozyten vorhanden sind, die in vitro auf PWM-Stimulation hin mit einer deutlichen Proliferation antworten, schließt, wie oben ausgeführt wurde, ein Antikörpermangelsyndrom dieser Art nicht aus. Die Prognose richtet sich nach dem Ausmaß des Defektes der humoralen Immunreaktivität, das mit der Häufigkeit und dem Schweregrad wiederholter Infekte einigermaßen korreliert. Durch geeignete therapeutische Maßnahmen, wie antibiotischen Schutz und Verabreichung von Gammaglobulin-Präparaten (heute z. T. intravenös möglich) läßt sich in manchen Fällen über lange Zeit ein gutes Resultat erzielen.

Beispiele sog. variabler Immunmangel-Syndrome:

- Die *Konzentration der Ig* beträgt bei variablen IMS in der Regel weniger als 300 mg/100 ml Serum, diejenige von IgG oft weniger als 250 mg/100 ml.
- Im Vordergrund der *klinischen Symptome* bei Patienten mit variablem IMS stehen wiederholte Infektionen, wie Sinusitiden, Bronchitiden (u. U. mit Bildung von Bronchiektasen), Bronchopneumonien, Konjunktivitiden und z. T. Otitiden, wobei häufig Pneumokokken und Haemophilus influenzae, z. T. auch andere pyogene Keime nachgewiesen werden können.
- Im Gegensatz zu vielen anderen Formen von IMS besteht zumindest bei einem Teil der Patienten mit variablem IMS eine mäßige bis erhebliche allgemeine *Lymphknotenvergrößerung* (Polylymphadenopathie), z. T. verbunden mit Splenomegalie.
- *Malabsorptionssyndrome* bei variablem IMS gehen manchmal mit einer deutlichen Vergrößerung der Darmfollikel und Peyer'schen Plaques einher.
- Sog. *Autoimmunkrankheiten,* die im Zusammenhang mit einem variablen IMS festgestellt wurden, umfassen u. a. der rheumatoiden Arthritis ähnliche Gelenkveränderungen, ferner Störungen, wie idiopathische thrombozytopenische Purpura, Dermatomyositis, hämolytische Anämie und perniziöse Anämie.
- In einem kleineren Teil der Fälle von variablem IMS, aber immerhin signifikant häufiger als in der allgemeinen Bevölkerung, entstehen mit der Zeit u. a. *maligne Lymphome.*
- Bei Antikörpermangelsyndromen, u. a. auch solchen der variablen Gruppe, werden nach neueren Angaben häufiger als bei der übrigen Bevölkerung *chronische Infektionen des Zentralnervensystems durch ECHO-Viren* beobachtet, was darauf hinweist, daß humorale Immunrekationen für die Abwehr dieser infektiösen Agentien wesentlich sind.

128.7. Immunmangel bei Früh- und Neugeborenen sowie im hohen Alter

Immunmangel bei sog. »Unreife« des Organismus

Es wurde schon hervorgehoben, daß *Neugeborene* – vor allem *Frühgeborene* – bei vielen Spezies, zu einem gewissen Grad auch beim Menschen, hinsichtlich der immunbiologischen Leistungsfähigkeit noch nicht voll entwickelt sind. In diesem Zusammenhang sei auch auf spezifische *Toleranzphänomene* hingewiesen, die sich kurze Zeit nach der Geburt leichter induzieren lassen als später. Wahrscheinlich aus ähnlichen Gründen ist der Neonatus den meisten *Infektionserregern* gegenüber anfälliger als das ältere Individuum. Abgesehen von der nur *schrittweisen Reifung des lymphoretikulären Gewebes* und seiner Expansion unter antigenischer – insbesondere mikrobieller – Stimulation in der Postnatalperiode, sind möglicherweise noch weitere Faktoren am relativen Immunmangel des Neugeborenen beteiligt. So wird beispielsweise *mütterlichen Antikörpern,* die auf das Kind übergegangen sind, z. T. ein immunsuppressiver Effekt auf die Antikörperproduktion des Kindes zugeschrieben. Ob hier auch Anti-Idiotypen-Antikörper beteiligt sind, ist noch nicht untersucht worden. Nachteilig wirkt sich offenbar auch die physiologische *Hyperbilirubinämie* kurze Zeit nach der Geburt aus. Gut bekannt ist die nach Geburt noch einige Zeit anhaltende *geringe zellgebundene Immunreaktivität.*

Die *transitorische Hypogammaglobulinämie* bei Neugeborenen wurde schon besprochen.

Immunmangel im hohen Alter

Die physiologische *Thymusinvolution* spielt wahrscheinlich bei der altersabhängigen Abnahme verschiedener immunbiologischer Leistungen des Organismus eine beträchtliche Rolle. Es wurde bereits hervorgehoben, daß dieses »Schrittmacherorgan« des Immunapparates bis weit ins Erwachsenenalter hinein noch lymphopoietisch tätig ist und erst gegen das Senium zu fast verschwindet.

Tierexperimentelle Befunde ließen erkennen, daß im hohen Alter sowohl die zellgebundene als auch die humorale Immunreaktivität des Organismus abnimmt. Bei Mäusen scheinen die *T-Zellen-Funktionen* früher abzusinken als die B-Zellen-Funktionen. Eine Extrapolation dieser Befunde auf andere Spezies ist aber nicht ohne weiteres statthaft, da man mit erheblichen Unterschieden von Tierart zu Tierart zu rechnen hat. Hinsichtlich der altersabhängigen Involution des *B-Zell-Systems* finden sich zwischen Mäusen und dem *Menschen* z. T. auffällige Parallelen, indem im höheren Alter sowohl die Fähigkeit der Tiere, Antikörper gegen Schaferythrozyten zu produzieren, als auch die Titer von Isoagglutininen beim Menschen ungefähr im Sinn einer einfachen negativen Exponentialfunktion abfallen. Dabei ist in der Regel die Produktion z. B. von IgG früher betroffen als die von IgM. Kinetische Untersuchungen an Mäusen haben gezeigt, daß die altersbedingte Verminderung der humoralen Immunreaktivität mit einer Reduktion, z. T. auch mit einer Verzögerung der proliferativen Tätigkeit der Plasmazellvorläufer verbunden ist.

Daß sich diese Verhältnisse u. a. im *morphologischen Bild der Milz und Lymphknoten* widerspiegelt, wurde schon gesagt (S. 1067). Wir haben ebenfalls gesehen, daß sich – möglicherweise im Zusammenhang mit einem zunehmenden Immunmangel – mit dem Alter eine erhöhte Bereitschaft zeigt, *Autoimmunkrankheiten* und/oder *maligne neoplastische Prozesse* zu entwikkeln. Sog. *monoklonale Gammopathien* (S. 1224) sind im höheren Alter gehäuft vorhanden.

128.8. Immunmangelzustände aufgrund endogener und/oder exogener schädigender Einflüsse

Grundsätzlich haben alle Prozesse, die zu einer *Lymphopenie (Lymphozytopenie)* führen, eine mehr oder weniger ausgeprägte Beeinträchtigung der immunbiologischen Leistungsfähigkeit des Organismus zur Folge. Dies gilt sowohl für *endogene* wie für *exogene schädigende Agentien.* Gut bekannt ist z. B. die Lymphopenie bei schweren Formen von Schock, Urämie und Cholämie, ferner bei hochgradiger Unter- bzw. Mangelernährung (vor allem Proteinmangel) bzw. Kachexie, fortgeschrittener Amyloidose u. a. m. Im Serum von Urämikern wurden überdies Faktoren nachgewiesen, die die MLR in vitro hemmten und die nach Splenektomie verschwanden. Über die Natur dieser nichtdialysierbaren *Hemmstoffe,* die offenbar in der Milz produziert werden, besteht noch keine Klarheit. Begleitlymphopenien und eine damit verbundene Herabsetzung der Immunabwehr finden sich bei einer Reihe von *Infektionskrankheiten,* wie bei Typhus abdominalis, der bakteriämischen Phase der Tuberkulose, z. T. bei Histoplasmose sowie bei einer Reihe von Virusinfekten (z. B. Masern) u. a. m. Ob bei der *mukokutanen Candidiasis,* die u. a. im Zusammenhang mit bestimmten Endokrinopathien (S. 835) oder Eisenmangel (S. 821) auftritt, die Pilzinfektion selbst am weitgehenden Zusammenbruch der zellgebundenen Immunität mitbeteiligt ist, weiß man noch nicht sicher. Bei verschiedenen bakteriellen und mykotischen Infektionen ließen sich im Serum *Lymphotoxine* nachweisen, die in diesen Fällen den erworbenen – zellgebundenen und humoralen – Immunmangel wenigstens teilweise zu erklären vermochten. In einzelnen Fällen von wiederholten Infektionen beobachtete man ein sog. *Ungleichgewicht der IgG-Subklassen,* wobei es hier die Zusammenhänge von Ursache und Wirkung noch zu prüfen gilt. Man kennt ferner infektionsanfällige Patienten mit einem *Mangel an leichten Ketten vom* $\varkappa$*-Typ,* über dessen Entstehung ebenfalls keine Klarheit besteht. Möglicherweise gehören diese Störungen ins Gebiet der *Wucherungen monoklonaler Zellinien* der lympho-plasmazellulären Reihe (S. 1222), bei denen Immunmangelsyndrome öfters nachzuweisen sind. *Lymphoma malignum Hodgkin,* S. 1215.

In zunehmendem Maß begegnet man *erworbenen Immunmangel-Zuständen* infolge *immunsuppressiver bzw. zytostatischer Therapie.* Von Azathioprin (Imuran), das häufig zu diesem Zweck Verwendung findet, weiß man, daß es vor allem proliferierende Zellen der Lymphozytenreihe in der S-Phase zerstört, daneben aber auch solche in der G_0- bzw. G_1-Phase zu schädigen vermag. Ein Absinken der Zahl von Blutmonozyten und -granulozyten erfolgt hier erst bei Verabreichung von Dosen, die über denen mit lymphozytotoxischer Wirkung liegen. Zyklophosphamid trifft ebenfalls in erster Linie proliferierende Lymphozyten, wobei – wenigstens im Tierversuch – in der Regenerationsphase vorübergehend ein erheblicher relativer Mangel an B-Zellen notiert wird. Kortikosteroide in geringen Dosen bewirken kaum eine nennenswerte Blut-Lymphopenie, während sie in höheren Dosen zu einer tiefgreifenden Zerstörung vor allem der größeren Fraktion der Thymozyten und der Keimzentrenzellen, weniger der zirkulierenden Lymphozyten, führt.

Antilymphozytenserum (ALS), Antilymphozytenglobulin (ALG) und – neuerdings – *Antithymozytenglobulin (ATG)* bewirken hauptsächlich eine Reduktion der Zahl des mobilen Lymphozytenpools bzw. der T-Zellen (S. 1076).

Vor allem *tierexperimentell* gut untersucht sind die immunsuppressorischen Effekte der *ionisierenden Bestrahlung:* Bei *Ganzkörperexposition* hat es sich gezeigt, daß die für die Beantwortung eines primären immunogenen Reizes verantwortlichen Zellsysteme wesentlich empfindlicher sind als diejenigen, die eine Sekundärantwort vollziehen: Zur Unterdrückung der letzteren auf die Hälfte (gemessen an den Antikörpertitern) bedarf es z. B. 3–4mal höherer Strahlendosen. Wesentlich ist dabei u. a. das zeitliche Verhältnis zwischen antigenischer Stimulation und Ganzkörperbestrahlung: Wird zuerst bestrahlt, bleibt die Immunreaktivität gegenüber einer Primärstimulation über Wochen stark reduziert, d. h. bis die Regeneration erfolgt ist. Vorimmunisierte Tiere sind in dieser Hinsicht weniger empfindlich. Erfolgt die Bestrahlung erst nach der antigenischen Stimulation, zeigt sich zum mindesten während einiger Tage eine erhebliche Strahlenempfindlichkeit des reagierenden lymphoplasmazellulären Systems, d. h. solange die Zellproliferation noch im Gang ist. Einmal gebildete Plasmazellen erweisen sich dagegen als ziemlich strahlenresistent. Beim *Menschen* gelangt eine ionisierende Ganzkörperbestrahlung aus therapeutischen Gründen nur selten zur Anwendung (z. B. bei Leukämien u. a.); man besitzt hier hinsichtlich der immunbiologischen Folgen noch wenig Erfahrung. Lokalbestrahlungen, z. B. des Thymus (u. a. bei Therapie von Mammakarzinomen) oder der Milz, können mitunter Lymphopenien nach sich ziehen, die über längere Zeit anhalten. Ob dadurch die antitumorale Immunabwehr und/oder die Resistenz gegenüber infektiösen Agentien in gefährlicher Weise beeinträchtigt wird, läßt sich zur Zeit noch nicht sicher entscheiden. Es ist auch möglich, durch extrakorporale Bestrahlung des zirkulierenden Blutes (u. U. auch der Lymphe des Ductus thoracicus) eine Lymphopenie hervorzurufen. Die immunsuppressorischen Wirkungen einer solchen Maßnahme sind indessen gering. Die Folgen einer *chirurgischen Entfernung lymphoretikulärer Organe* sind ebenfalls vor allem im *Tierversuch* studiert worden: Eine *neonatale Thymektomie* zieht eine erhebliche Herabsetzung nicht nur der zellgebundenen, sondern z. T. auch der humoralen Immunreaktivität nach sich. Wird die Thymektomie von einer ionisierenden Ganzkörperbestrahlung gefolgt, bleibt die Maus lange Zeit fast gänzlich unfähig, primäre Immunreaktionen zu vollziehen; dies gilt auch für ältere Tiere. Beim Hühnchen bewirkt, wie erwähnt wurde (S. 1065), die *Bursektomie* nach dem Schlüpfen vor allem eine Einbuße an humoraler Immunreaktivität. Beim *Menschen* hat man hinsichtlich der Folgen einer Thymektomie (z. B. wegen Thymom) noch wenig Erfahrung. Eine *Splenektomie* wirkt sich nachweisbar ungünstig aus, vor allem im Hinblick auf Infektionskrankheiten mit vorwiegend im Blut zirkulierenden Erregern (z. B. Malaria). *Tonsillektomien* und *Appendektomien* bedeuten eine Einbuße an immunologischen Kontaktstellen, die sich nach neueren Befunden u. U. nachteilig auswirken können.

Beispiele:

- Jede länger dauernde *immunsuppressive Therapie* bringt u. a. die Gefahr einer bedrohlichen *infektiösen Komplikation* mit sich. Bei mit Azathioprin behandelten Trägern allogener Nierentransplantate treten nicht selten Wundinfektionen durch Gram-negative Keime und ein Lungenbefall durch ungewöhnliche Keime, wie Candida, Aspergillus, Nocardia und Pneumocystis carinii auf. Es ist auch über eine gehäufte Inzidenz generalisierter Virusinfekte, wie Zytomegalie und Herpes generalisatus, berichtet worden.
- Komplikationen einer relativ hoch dosierten und/oder länger dauernden *Kortikosteroid-Therapie* umfassen – neben infektiösen Prozessen – u. a. Gastrointestinalblutungen, hämorrhagische Pankreatitiden, Anämie und Leukopenie, z. T. mit deutlich gestörter Wundheilung.
- Bei Verwendung xenogenen *Antilymphozytenserums oder -globulins* zum Zweck der Immunsuppression beobachtet man mit der Zeit recht oft Immunkomplex-induzierte Schäden, u. a. auch Glomerulonephritiden, wobei in den Ig-Ablagerungen im Bereich der kapillären Basalmembranen sowohl Träger- als auch Fremd-Ig nachgewiesen werden können.
- Bei *ionisierender Ganzkörperbestrahlung* besteht vor allem die Gefahr einer Bakteriämie bzw. Sepsis durch *intestinale Keime*, z. T. auch solche, die sonst nicht als pathogen gelten.
- *Neonatal thymektomierte Tiere*, die nicht sehr sauber gehalten werden, entwickeln oft schwere Allgemeininfektionen, die sich u. a. in einem Wachstumsrückstand, z. T. sogar einem schließlichen Gewichtsverlust, Sträuben der Haare, Inaktivität u. a. m. äußern, einem Zustand, den man als »runting« oder »wasting« bezeichnet.

Eine Übersicht über Immunmangelzustände findet sich in Abb. 168, S. 1200.

Literatur

Benacerraf, B. (ed.): Immunogenetics and immunodeficiency. Baltimore: University Park Press 1975 — *Friedman, H., Linna, J. T., Prier, J. E.* (eds.): Infection, immunity, and genetics. Baltimore: University Park Press 1978 — *Hayward, A. R.*: Hypoimmunoglobulinaemia with deficiency of pre-B cells. Lancet *1978 I*, 1014 — *Hillinger, S. M., Herzig, G. P.*: Impaired cell-mediated immunity in Hodgkin's disease mediated by suppressor lymphocytes and monocytes. J. clin. Invest. *62*, 1620 (1978) — *Iio, A., Strober, W., Broder, S., Polmar, S. H., Waldmann, Th. A.*: The metabolism of IgE in patients with immunodeficiency states and neoplastic conditions. J. clin. Invest. *59*, 743 (1977) — *Kobayashi, N.*: Immunodeficiency. Its nature and etiological significance in human diseases. Baltimore: University Park Press 1978 — *Koren, H. S., Amos, D. B., Buckley, R. H.*: Natural killing in immunodeficient patients. J. Immunol. *120*, 796 (1978) — *McCarthy, D. M., Katz, S. I., Gazze, L., Waldmann, T. A., Nelson, D. L., Strober, W.*: Selective IgA deficiency associated with total villous atrophy of the small intestine and an organ-specific antiepithelial cell antibody. J. Immunol. *120*, 932 (1978) — *Meuwissen, H. J., Pickering, R. J., Pollara, B., Porter, I. H.* (eds.): Combined immunodeficiency disease and adenosine deaminase deficiency. A molecular defect. New York: Academic Press 1975 — *Paglieroni, T., MacKenzie, M. R.*: Studies on the pathogenesis of an immune defect in multiple myeloma. J. clin. Invest. *59*, 1120 (1977) — *Parkman, R., Rappeport, J., Geha, R., Belli, J., Cassady, R., Levey, R., Nathan, D. G., Rosen, F. S.*: Complete correction of the Wiskott-Aldrich syndrome by allogeneic bone-marrow transplantation. N. Engl. J. Med. *298*, 921 (1978) — *Pearl, E. R., Vogler, L. B., Okos, A. J., Crist, W. M., Lawton III, A. R., Cooper, M. D.*: B lymphocyte precursors in human bone marrow: An analysis of normal individuals and patients with antibody-deficiency states. J. Immunol. *120*, 1169 (1978) — *Pearson, H. A., Johnston, D., Smith, K. A., Touloukian, R. J.*: The born-again spleen. Return on splenic function after splenectomy for trauma. N. Engl. J. Med. *298*, 1389 (1978) — *Sanal, S. O., Buckley, R. H.*: Antibody-dependent cellular cytotoxicity in primary immunodeficiency diseases and with normal leukocyte subpopulations. Importance of the type of target. J. clin. Invest. *61*, 1 (1978) — *Sibbitt, W. L., Jr., Bankhurst, A. D., Williams, R. C., Jr.*: Studies of cell subpopulations mediating mitogen hyporesponsiveness in patients with Hodgkin's disease. J. clin. Invest. *61*, 55 (1978) — *Siegal, F. P., Siegal, M., Good, R. A.*: Role of helper, suppressor and B-cell defects in the pathogenesis of the hypogammaglobulinemias. N. Engl. J. Med. *299*, 172 (1978) — *Simmonds, H. A., Panayi, G. S., Corrigall, V.*: A role for purine metabolism in the immune response: Adenosine-deaminase activity and deoxyadenosine catabolism. Lancet *1978 I*, 60 — *Sullivan, J. L., Ochs, H. D., Schiffman, G., Hammerschlag, M. R., Miser, J., Vichinsky, E., Wedgwood, R. J.*: Immune response after splenectomy. Lancet *1978 I*, 178 — *Summitt, R. L., Bergsma, D.* (eds.): Cell surface factors, immune deficiencies, twin studies. Part A of Annual Review of Birth Defects, 1977 — *Schwaber, J., Lazarus, H., Rosen, F. S.:* Bone marrow-derived lymphoid cell lines from patients with agammaglobulinemia. J. clin. Invest. *62*, 302 (1978) — *Stoop, J. W., Zegers, B. J. M., Hendrickx, G. F. M., Siegenbeek von Heukelom, L. H., Staal, G. E. J., DeBree, P. K., Wadman, S. K., Ballieux, R. E.:* Purine nucleoside phosphorylase deficiency associated with selective cellular immunodeficiency. N. Engl. J. Med. *296*, 651 (1977) — *WHO Scientific Group:* Immunodeficiency. World Health Organization Technical Report Series 630, Geneva 1978 — *Wilfert, C. M., Buckley, R. H., Mohanakumar, T., Griffith, J. F., Katz, S. L., Whisnant, J. K., Eggleston, P. A., Moore, M., Treadwell, E., Oxman, M. N., Rosen, F. S.:* Persistent and fatal central-nervous-system echovirus infections in patients with agammaglobulinemia. N. Engl. J. Med. *296*, 1485 (1977)

129. Immunologische Aspekte sog. lymphoproliferativer Störungen, mit besonderer Berücksichtigung maligner Lymphome und abnormer plasmazellulärer Wucherungen

129.1. Begriffe und allgemeine Hinweise

Definitionen: Unter »*monoklonalen Immunglobulinen (MIg)*« versteht man solche, die hinsichtlich ihrer physikalischen und chemischen Eigenschaften sowie – falls erkennbar – in bezug auf die Antigenspezifität identisch sind. Die Bezeichnung »monoklonal« stützt sich auf die – gut begründete – Annahme, diese Immunglobuline stammten von einem einzelnen Klon lympho-plasmazellulärer Zellen. Unter der Bezeichnung »*lymphoproliferative Störungen*« faßt man verschiedenartige pathologische Prozesse zusammen, die durch eine abnorme Proliferation und/oder Differenzierung lymphozytärer Zellinien gekennzeichnet sind. Definitionsgemäß umfaßt diese Gruppe von Krankheiten u. a. die *malignen lymphozytären Lymphome* (S. 259), die sich – entsprechend ihren Oberflächen- und anderen Eigenschaften – in »*undifferenzierte*« (»*undefinierte*«, »*non-T-non-B*«) *Typen, T-Zellen-Typen* und *B-Zellen-Typen* unterteilen lassen. Die letzteren charakterisieren sich u. a. durch leicht nachweisbares, *membranständiges monoklonales Ig,* wobei zahlenmäßig Formen mit Oberflächen-IgM weit überwiegen, und bei der Mehrzahl von B-Zellen-Wucherungen leichte Ketten vom κ-Typ gebildet werden. Man kennt aber auch solche, die leichte Ketten vom λ-Typ produzieren. Neben den bösartigen lymphoproliferativen Störungen gibt es solche, die in der Regel einen *gutartigen Verlauf* nehmen, wie die durch das Epstein-Barr-Virus verursachte Mononucleosis infectiosa (S. 1829), ferner andere, die meistens eine deutliche *Progredienz* zeigen, obschon sich an der Oberfläche der beteiligten B-Lymphozyten nicht mono-, sondern *polyklonales Ig* feststellen läßt (z. B. Lymphoma maligunum Hodgkin, dessen Mutter-Zellart noch nicht sicher bekannt ist, und die »*angioimmunoblastische Lymphadenopathie*«, s. u.).

Spricht man von »*lymphoretikulären Störungen*«, meint man damit – abgesehen von der Lymphozytenlinie – auch abnorme Wucherungen der Monozyten/Histiozyten-Linie, fraglich zudem der Retikulumzellen, die noch ungenau definiert sind.

Wird monoklonales Ig sezerniert und tritt dieses in nachweisbaren Mengen im Blutplasma (Serum) auf, reden wir von »*monoklonaler Gammopathie*« (früher: »*Paraproteinämie*«). Bei empfindlicher Untersuchungstechnik und Einbezug auch geringfügiger monoklonaler Gammopathien handelt es sich in ⅘–⁹⁄₁₀ dieser Fälle um gutartige Störungen *(benigne monoklonale Gammopathien),* wobei *transitorische* und *persistierende* Formen auseinandergehalten werden können. Findet sich MIg im Zusammenhang mit einem bekannten Grundleiden (z. B. Leberzirrhose mit MIg), und läßt sich eine bösartige Plasmazellwucherung mit Wahrscheinlichkeit ausschließen, kann der Ausdruck »*sekundäre monoklonale Gammopathie*« benützt werden. Bleibt die Ursache einer nicht progredienten, d. h. gutartigen Form von MIg-Produktion im Dunkeln, bezeichnen wir die Störung – wenigstens vorläufig – als »*idiopathische benigne monoklonale Gammopathie*«. Am besten bekannt sind die verschiedenen Varianten von »*maligner monoklonaler Gammopathie*«, die man bei bösartigen neoplastischen Prozessen der lympho-plasmazellulären Zellinien beobachtet. Dazu gehören u. a. die sog. *Makroglobulinämie (Morbus Waldenström),* bei der – mehr oder weniger progredient – monoklonales IgM produziert wird; läßt sich das letztere im Serum nicht nachweisen, ist allerdings eine Waldenström'sche Krankheit noch nicht mit Sicherheit ausgeschlossen, da man auch sog. »*nicht-sekretorische*« *Formen* kennt. Progressive, bösartige neoplastische Plasmazellwucherungen können in verschiedenen Varianten in Erscheinung treten: Beim *multiplen Myelom (multiplen plasmozytoiden Myelom)* liegen vor allem im Bereich des knöchernen Skeletts zahlreiche Knoten neoplastischen Gewebes vor, das fast ausschließlich aus atypischen Plasmazellen besteht. Die sog. *diffuse (plasmozytoide) Myelomatose (diffuses Myelom)* zeichnet sich demgegenüber durch eine diffuse Ausbreitung der neoplastischen Plasmazellen, vor allem im Knochenmark, aus. Man kennt zudem *extraossäre Plasmozytome,* z. T. in Form *solitärer Plasmozytome.* Die letzteren führen oft nicht zu einer, aufgrund der Serumanalyse deutlich nachweisbaren monoklonalen Gammopathie. Plasmazelluläre Neoplasien gehen in der Mehrzahl der Fälle mit einer Produktion von monoklonalem IgG einher; weniger häufig beobachtet man solche mit Bildung von MIgA. MIgD- und MIgE-synthetisierende Varianten gehören zu den

Seltenheiten. In der Mehrzahl der Fälle produzieren die neoplastischen Plasmazellen *komplette MIg,* z. T. aber auch *inkomplette MIg,* d. h. einzelne Ketten – vor allem L-Ketten – die aufgrund ihrer geringeren Molekülgröße nierengängig sind: Hier spricht man z. B. von *»multiplem Myelom mit Bence-Jones-Proteinurie«,* was in der Regel eine schlechtere Prognose zu stellen gestattet. Bei sog. *»Leicht-Ketten-Krankheiten« (»Bence-Jones- oder L-Ketten-Myelom«)* werden überwiegend oder ausschließlich leichte Ketten produziert, und bei den seltenen *»Schwer-Ketten-Krankheiten« (»heavy chain diseases«)* bilden die neoplastischen Plasmazellen fast nur schwere Ketten (γ-, μ- oder α-Ketten, letztere z. B. bei malignen intestinalen Lymphomen). Vieles spricht dafür, daß jene Formen von Plasmazellwucherungen, die in erheblichen Mengen L-Ketten oder gar Bruchstücke derselben sezernieren, zur Ablagerung von sog. *»Immunamyloid«* neigen (S. 915). Verschiedene Autoren rechnen daher *Amyloidosen,* die nachweislich mit einer Produktion von MIg verbunden sind, ebenfalls zu den malignen monoklonalen Gammopathien.

Sämtliche Formen einer ungeregelten (»unkontrollierten«) Plasmazellproliferation bzw. -differenzierung, d. h. bösartige wie gutartige, z. T. auch Amyloidosen u. a. m., werden unter dem Oberbegriff von *»Plasmazell-Dyskrasien«* zusammengefaßt. Diese sind indessen gegen B-Zell-Wucherungen nicht ganz scharf abzugrenzen, da man z. B. auch maligne lymphozytäre Lymphome mit monoklonaler Gammopathie, d. h. MIg im Serum, kennt.

Zur **Pathogenese** monoklonaler Gammopathien (s. Abb. 169, S. 1216): Eine *Monoklonalität von Immunglobulinen* läßt mit angenäherter Sicherheit darauf schließen, daß die Eiweißkörper von einem besonderen *Zellklon* stammen, gleichgültig, ob es sich dabei um B-Lymphozyten mit Produktion *membranständiger Ig* oder um lymphoplasmazellulär differenzierte Elemente handelt, die monoklonales Ig im rauhen endoplasmatischen Retikulum des *Zytoplasmas* synthetisieren und – in den meisten Fällen – durch Exozytose *sezernieren.* Da bei jeder *humoralen Immunreaktion* aus einer einzelnen Vorläufer-B-Zelle aufgrund der proliferativen Expansion der stimulierten Elemente eine ganze Zahl Antikörper-produzierender Plasmazellen hervorgehen dürfte, haben wir es hier mit einer Vielzahl sehr kleiner Klone zu tun, die wahrscheinlich – pro Klon – auch einheitliche Immunglobuline herstellen. Gesamthaft ergibt sich aber aus dem Gemisch der Produkte so zahlreicher »Mini-Klone« im Serum kein sog. *M-Gradient* (»M« für *M*yelom), d. h. eine ins Gewicht fallende Menge identischer Ig. Ein M-Gradient dürfte erst dann entstehen, wenn ein bestimmter lymphoplasmazellulärer Klon durch fortgesetzte Zellteilung eine starke Expansion erfahren hat: Dies ist bei *Myelomen* und beim *Morbus Waldenström* der Fall: Hier versagt offenbar die »Rückkoppelung«, die normalerweise eine überschießende Plasmazellproliferation verhindert. Bei den *benignen monoklonalen Gammopathien* haben wir es wahrscheinlich mit stark expandierten, aber nach Erreichen einer gewissen Zellmasse nicht mehr progredient weiterwachsenden Klonen lymphoplasmazellulärer Elemente zu tun. In diesem Sinn lassen sich die letztgenannten Störungen – im Sinn einer Hypothese – als »gutartige Neubildungen« verstehen. Ob die Tatsache, daß die Menge monoklonaler Ig, und damit offenbar auch der sie produzierenden Zellen, mit der Zeit nicht oder kaum zunimmt, mit z. T. erhaltenen Regulationsmechanismen (S. 1081) zusammenhängt, ist unbekannt. Sog. »steady state«-Neoplasien könnten u. a. auch darauf beruhen, daß die Zellgeburtsrate zufällig mit der Zelltodesrate übereinstimmt, ohne daß physiologische Regulationsmechanismen notwendigerweise im Spiel sein müssen.

Ähnliches gilt – mutatis mutandis – für *lymphozytäre Lymphome der B-Zellen-Linie:* Bei der chronischen lymphatischen Leukämie kennt man neben mehr oder weniger progredient verlaufenden Formen mit exponentieller Zunahme der Zellzahl auch solche, die über Jahre hinaus stationär bleiben, obschon es sich nachweislich um eine monoklonale Population von Zellen handelt.

Es wurde erwähnt, daß bei einem erheblichen Teil der Myelome nicht – oder nicht nur – komplette Immunglobulin-Moleküle synthetisiert und sezerniert werden, sondern in wechselndem Ausmaß auch *inkomplette Ig* (d. h. einzelne Ig-Ketten) oder sogar *Bruchstücke von Ig bzw. Ig-Ketten* auftreten (Paraproteine i. e. S.). Vieles spricht dafür, daß es sich hier um defekte Zelleistungen handelt, die ihrerseits auf einen geringeren Differenzierungsgrad bzw. eine durch neoplastische Transformation bedingte Synthesestörung der betreffenden Zellklone hinweisen. Mehrere Beobachtungen wurden dahingehend gedeutet, daß bei neoplastisch transformierten Zellen (durch Mutation?) der genetische Kode für die betreffenden Immunglobulin-Ketten nicht vollständig »abgelesen« wird, indem die Transskription z. B. im Bereich der für die »Angel« (»hinge«)-Region kodierenden DNA-Anteile abbricht. Myelome, die reichlich *inkomplette Ig,* z. B. L-Ketten, und/oder *Ig-Bruchstücke* produzieren, haben in der Regel eine schlechtere Prognose als solche, die überwiegend oder ausschließlich vollständige Ig-Moleküle bilden. Dies liegt wahrscheinlich nicht nur daran, daß die letzteren auf einen höheren *Differenzierungsgrad* hindeuten, sondern zum guten Teil auch an den *schädlichen Folgen, die inkomplette MIg bzw. Bruchstücke derselben für den Körper haben:* a) In diesen Fällen besteht eine besonders große Neigung zur Ablagerung von *Amyloid,* und b) die nierengängigen inkompletten MIg und Bruchstücke ziehen oft die Entwicklung erheblicher *renaler Veränderungen* nach sich, ganz abgesehen vom *Proteinverlust,* der damit verbunden sein kann.

Benigne monoklonale Gammopathien verursachen demgegenüber in manchen Fällen über viele Jahre keine schwerwiegenden Symptome.

Morphologisch bieten die einzelnen Formen *lymphozytärer und anderer Lymphome* in der Regel ein mehr oder weniger typisches Bild, so daß sich oft keine besonderen diagnostischen Schwierigkeiten ergeben (s. u.). Bei B-Zell-Neoplasien hilft in Zweifelsfällen meistens die Prüfung lebender Lymphomzellen in vitro auf die Anwesenheit monoklonaler Oberflächen-Ig weiter. Als recht zuverlässig hat sich in dieser Hinsicht die Bestimmung des Verhältnisses von $\varkappa$- zu λ-positiven Lymphozyten erwiesen, das bei reaktiven Prozessen in der Regel zwischen 1:3 und 3:1 liegt. *Plasmazelluläre Wucherungen* kann man immunfluoreszenzmikroskopisch auf Monoklonalität hin untersuchen, wobei außer der Ig-Klasse und Subklasse ebenfalls das $\frac{\varkappa}{\lambda}$-Verhältnis ermittelt wird. Aufgrund des oben Gesagten ist es verständlich, daß innerhalb kleiner, im Gewebe liegender Nester von Plasmazellen eine Monoklonalität u. U. auch im Rahmen reaktiver Prozesse vorkommen kann. Größere Bezirke mit monoklonalen Plasmazellen sind indessen auf ein *Plasmozytom* bzw. ein *Myelom* in hohem Maße verdächtig, wenn auch dafür nicht beweisend. Bei multiplen Myelomen mit Herden soliden plasmazellulären Gewebes besteht in der Regel an der Diagnose kein Zweifel. Schwieriger gestaltet sich u. U. die Erkennung eines diffusen Myeloms, indem dort neben diffus verstreuten monoklonalen Plasmazellen u. U. auch polyklonale Elemente vorkommen, sei es als Ausdruck einer noch verbleibenden humoralen Immunabwehr z. B. gegen mikrobielle Antigene, sei es im Sinn einer Antwort auf Tumor-assoziierte Antigene. Die *Waldenström'sche Krankheit* läßt sich, abgesehen von dem meist typischen serologischen Befund, histologisch (PAS-Positivität des Zytoplasma der lymphoiden Zellen u. a.) und immunfluoreszenzmikroskopisch (monoklonales IgM, oft intrazellulär) ziemlich leicht erkennen. Bei allen lymphoplasmazellulären Wucherungen deuten überdies gewisse zytologische Besonderheiten, wie das größere mittlere Volumen der Zellen und die gelockerte Chromatinstruktur der Kerne sowie die deutlichen Nukleolen mit einer gewissen Wahrscheinlichkeit auf eine Neoplasie hin.
Benigne monoklonale Gammopathien bieten demgegenüber histologisch und immunfluoreszenzmikroskopisch große Schwierigkeiten: Hier stützt sich die Diagnose auf den serologischen Nachweis der MIg. Findet sich z. B. bei älteren Individuen Gefäßamyloid, lohnt sich eine diesbezügliche Serumuntersuchung.

Folgen: Die Symptomatik der malignen Hodgkin- und nicht Hodgkin-Lymphome sowie der malignen monoklonalen Gammopathien ist sehr vielfältig und soll später, bei der Besprechung der einzelnen Formen, skizziert werden. An dieser Stelle soll lediglich kurz auf das Hyperviskositätssyndrom und die Bildung von Kryoglobulinen eingegangen werden.

Ein *Hyperviskositätssyndrom* erheblichen Grades stellt sich in der Regel ein, wenn die Serumviskosität, die normalerweise im Mittel 1,88 beträgt, einen Grenzwert von ungefähr 6–7 überschreitet. Eine solche Störung findet man in erster Linie im Rahmen der *Waldenström'schen Makroglobulinämie:* Hier können verschiedene Faktoren zur Erhöhung der Serumviskosität beitragen, insbesondere die Serumkonzentration von monomerem oder – vor allem – pentamerem *IgM,* Polymeren- bzw. Aggregatbildung derselben, abnorme Formen der IgM mit Neigung zu Aggregation und/oder Kryopräzipitation, Antikörperaktivität gegen Serumproteine sowie Erythrozyten und Gefäß-Veränderungen (S. 454). Gelegentlich findet sich aber auch bei *IgG-Myelomen* ein Hyperviskositäts-Syndrom, vor allem wenn eine Neigung zu Aggregatbildung besteht. Dies ist besonders bei IgG3-Myelomen der Fall; die für die Aggregatbildung verantwortliche Stelle der IgG3-Moleküle findet sich im Fd-Teil der schweren Kette. Andere IgG-Myelome sind wesentlich seltener mit einem Hyperviskositätssyndrom verbunden, höchstens bei sehr hohen MIgG-Konzentrationen im Blutplasma. Klinisch äußert sich ein Hyperviskositätssyndrom in allgemeinen *Symptomen,* wie Schwächegefühl, Malaise und Anorexie, ferner in Störungen des Nervensystems, die von Kopfschmerzen und Schwindel bis zu Koma und Krämpfen reichen können, in einer ausgesprochenen Blutungstendenz (z. B. Epistaxis, Gingivablutungen, Hämaturie, Hämatemesis, Meläna u. a. m.) mit konsekutiver Anämie, in kardiovaskulären Zeichen (u. a. Hypervolämie. u. U. Herzinsuffizienz) sowie Augenläsionen (Retinablutungen bei Tortuosität der Venen, Papillödem u. a., u. U. in Blindheit endend).
Kryoglobuline, d. h. Proteine (meistens Ig) mit der Eigenschaft, in der Kälte zu präzipitieren und zu gelieren, kommen – abgesehen von den idiopathischen Formen und solchen im Rahmen von Autoimmunkrankheiten – oft bei der *Makroglobulinämie Waldenström,* seltener bei *multiplem Myelom* vor. Die Kryogeleigenschaften liegen in diesen Fällen in den MIg. Teilweise ließ sich bei den MIg eine Antikörperspezifität nachweisen, die gegen andere Ig gerichtet war, z. B. gegen IgG. Unter den Myelomfällen mit Kryoglobulinämie finden sich wiederum relativ viele mit MIgG3. Die Folgen einer Kryoglobulinämie sind schon geschildert worden (S. 1164).
Zum *Nachweis monoklonaler Ig* im Serum bedient man sich u. a. der Elektrophorese (M-Gradient!), der Immunoelektrophorese unter Verwendung Klassen-, Subklassen- und Ketten-spezifischer Antiseren, der Densitometrie, der isoelektrischen Fokussierung, u. a. m. *Bence-Jones-Proteine* im Urin stellt man u. a. mit Hilfe der Zonen-Elektrophorese und der Immunoelektrophorese des konzentrierten Harns fest.
Zwecks *Vermeidung von MIg-Verlusten wegen Kryopräzipitation* sollten Blutproben mit vorgewärmten Nadeln und Spritzen entnommen, und die weitere Verarbeitung strikte bei *37° C* durchgeführt werden.

Eine schematische Übersicht über immunologische Aspekte lymphoproliferativer Störungen und sog. Plasmazell-Dyskrasien findet sich in Abb. 169.

129.2. Immunologische Besonderheiten maligner Lymphome und anderer lymphoproliferativer Störungen

Lymphoma malignum Hodgkin (Hodgkin'sche Krankheit)

Es ist wahrscheinlich, aber noch nicht ausreichend belegt, daß die relativ gute Prognose eines – zur Zeit der Diagnosestellung – *lymphozytenreichen Typs* der Hodgkin'schen Krankheit u. a. mit einer relativ besser erhaltenen Immunreaktivität des Organismus in Beziehung steht. Diese, mit der Anwesenheit nur einer kleinen Zahl von Sternberg-Reed-Zellen verbundene Variante findet sich relativ häufiger bei jüngeren Männern. Der *nodulär-sklerosierende Typ,* der mehr als 60% aller Hodgkin-Fälle ausmacht, sich eher häufiger bei jungen Frauen findet, durch das Vorhandensein ziemlich vieler Sternberg-Zellen und eine Untertrennung des Lymphomgewebes durch fibröse Septen in eigentliche Knoten gekennzeichnet ist, gestattet ebenfalls eine recht gute Prognose. Diese Variante geht wahrscheinlich in der Mehrzahl der Fälle mit einer kräftigen – zellgebundenen und vor allem auch humoralen – Immunreaktion des Wirts gegen das Hodgkin-Gewebe einher.

Beim *gemischtzelligen Typ,* dem man zur Zeit der Diagnosestellung vor allem bei älteren Idividuen begegnet, herrschen zahlreiche Sternbergzellen, atypische, Histiozyten-ähnliche Elemente und eine erhebliche Infiltration durch eosinophile Granulozyten vor. Vielfach finden sich hier Nekroseherde. Die relativ geringe Zahl von Lymphozyten korreliert einigermaßen mit einem Versagen der zellgebundenen Immunreaktivität. Die mittlere Überlebenszeit ist bei diesen Kranken deutlich kürzer als bei denen mit den beiden oben genannten Varianten.

Noch schlechter muß die Prognose beim *lymphozytenarmen Typ* gestellt werden, der wegen der oft sehr zahlreichen Sternbergzellen und anderen atypischen Elementen früher z. T. als »Hodgkin-Sarkom« bezeichnet wurde: Hier fällt der Lymphozytenmangel deutlich auf. Nicht selten geht diese, vor allem bei älteren Leuten auftretende Form mit einer mehr oder weniger diffusen Fibrosierung des Lymphomgewebes einher. Die zellgebundene Immunreaktivität ist bei diesen Patienten oft stark reduziert (vgl. dazu S. 1210).

Defekte der zellgebundenen Immunreaktivität kann man bei Hodgkin-Kranken oft schon im Stadium I und II nachweisen, z. B. mit Hilfe einer PHA-Stimulation von Lymphozyten in vitro oder einer MLC. Soweit beurteilbar, haben wir es hier nicht oder nicht nur mit dem Ausdruck eines Lymphozytenmangels zu tun; vielmehr sprechen mehrere Befunde für einen relativen *Überschuß an Lymphozyten mit Suppressor-Funktionen* bzw. an solchen, die zellgebundene Immunreaktionen in vitro auf andere Weise hemmen. Kommt es infolge der Behandlung zu einer Remission, fällt dieser Hemmeffekt in der Regel wieder weg.

Durch Immunisierung von Kaninchen mit einem oder mehreren Antigenen, die aus Hodgkin-Gewebe isoliert worden waren, läßt sich ein Antiserum gewinnen, das mit dem – oder den – erwähnten *Antigen(en),* nicht aber mit intaktem Hodgkin-Gewebe reagiert. Ob es sich bei diesen Antigenen um Viren oder virale Produkte handelt, ist noch ungewiß. Über 90% der Patienten mit Hodgkin'scher Krankheit lassen im veränderten Gewebe eine verstärkte IgG-Produktion erkennen (Messungen in vitro mit Einbau von radioaktiven Aminosäuren in IgG). Die synthetisierten Antikörper reagieren spezifisch mit Lymphozyten von Hodgkin-Patienten: Ob es sich bei diesem Lymphozyten-assoziierten Antigen um ein V-Antigen (s. o.), ein onkofetales oder ein anderes Tumor-assoziiertes Antigen handelt, oder ob wir es hier lediglich mit einer normalen Gewebskomponente zu tun haben, ist nicht geklärt.

Wie schon erwähnt wurde (Abb. 74), konnte die *Herkunft der Sternberg-Reed'schen Riesenzellen* noch nicht geklärt werden. Die Tatsache, daß sich in ihrem Zytoplasma »polyklonales« Ig nachweisen läßt, spricht an sich eher für eine Endozytose dieses Materials, d. h. z. B. für eine histiozytäre Zellinie. Elektronenmikroskopische Befunde schließen aber vorläufig die Möglichkeit nicht aus, daß diese Zellen u. U. selbst Ig produzieren. Diese Frage ist noch nicht geklärt.

Sog. undifferenzierte (»undefinierte«, »non-T-non-B«) maligne lymphoidzellige Lymphome

Da die lymphoiden Zellen bei solchen Neoplasien weder T- noch B-Zell-Charakteristika erkennen lassen, ist ihre Zuordnung noch ungewiß (Stammzellen? Prä-T-Zellen? u. U. Prä-B-Zellen?). Diese – wahrscheinlich heterogene – Gruppe umfaßt u. a. *»Non-T-non-B«-akute Leukämien bei Kindern,* ferner einige hochgradig maligne *»immunoblastische Lymphome«,* bei denen weder T- noch B-Zellen-Charakteristika nachzuweisen sind, und die in allen Altersgruppen vorkommen, am häufigsten aber bei Kindern und Jugendlichen. Histologisch erkennt man eine relativ monotone Infiltration durch ziemlich große rundliche Zellen mit spärlich bis mäßig viel basophilem Zytoplasma und rundlichen bis plump-ovalen Kernen mit zentral gelagertem Nukleolus. Die akute »lymphoblastische« (»non-T-non-B«-) Leukämie bei Kindern zeigt gewisse *histochemische Besonderheiten,* indem das Hexosaminidase-Isoenzymprofil ein Verhältnis der Hexosaminidase I-Aktivität zur Hexosaminidase A-Aktivität von 0,5 und mehr zeigt, während bei anderen Typen von Leukämie dieser Quotient in der Regel 0,2 nicht übersteigt.

Maligne sog. T-Zellen-Lymphome

In diese Gruppe gehören u. a. *einzelne,* als T-Zellen-Neoplasien erkennbare Formen der *akuten lymphoid-*

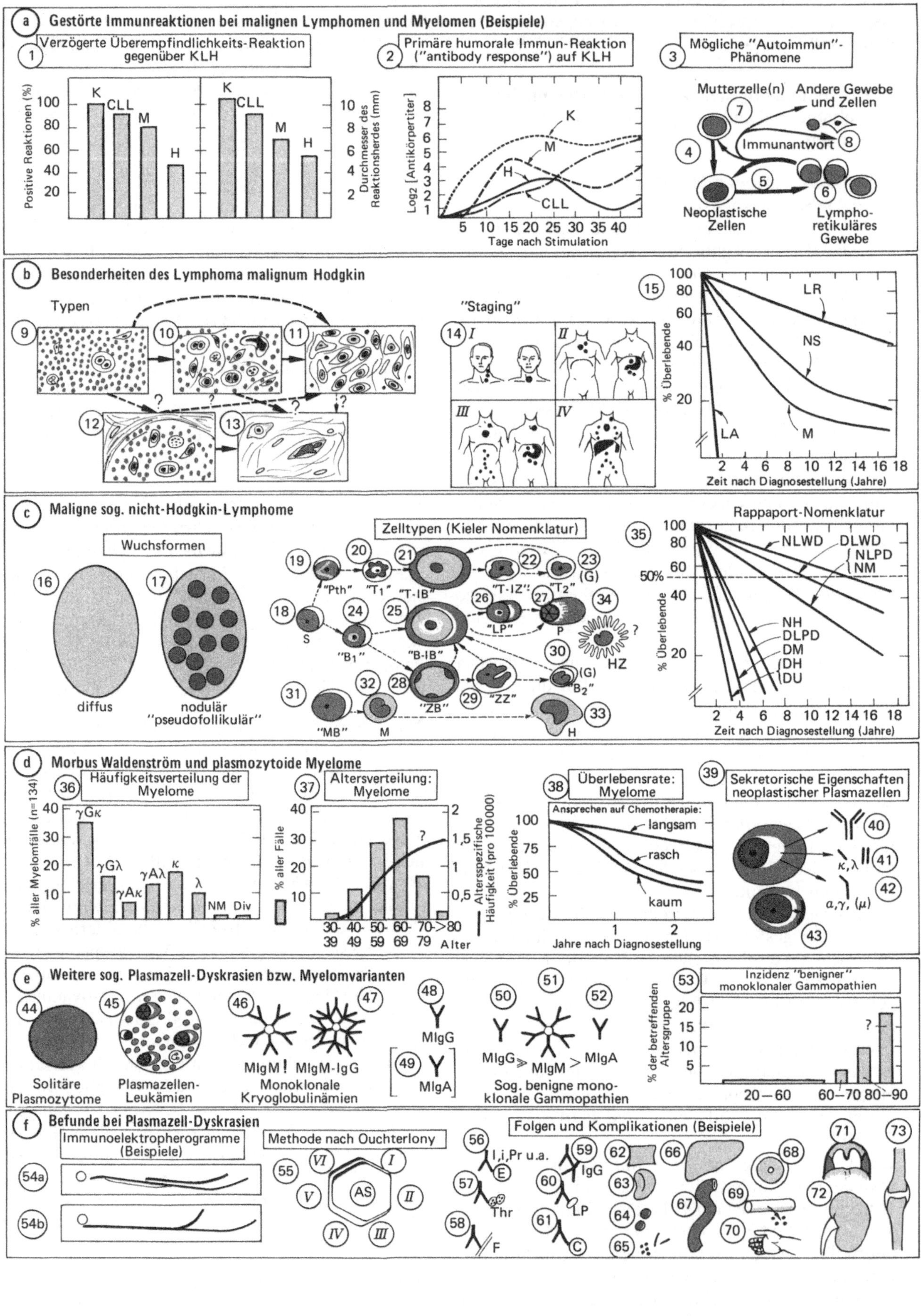
a Gestörte Immunreaktionen bei malignen Lymphomen und Myelomen (Beispiele)
1 Verzögerte Überempfindlichkeits-Reaktion gegenüber KLH
Positive Reaktionen (%)
Durchmesser des Reaktionsherdes (mm)
K CLL M H
2 Primäre humorale Immun-Reaktion ("antibody response") auf KLH
Log2 [Antikörpertiter]
Tage nach Stimulation
K M H CLL
3 Mögliche "Autoimmun"-Phänomene
Mutterzelle(n)
Andere Gewebe und Zellen
Immunantwort
Neoplastische Zellen
Lympho-retikuläres Gewebe
b Besonderheiten des Lymphoma malignum Hodgkin
Typen
"Staging"
% Überlebende
LR NS LA M
Zeit nach Diagnosestellung (Jahre)
c Maligne sog. nicht-Hodgkin-Lymphome
Wuchsformen
diffus
nodulär "pseudofollikulär"
Zelltypen (Kieler Nomenklatur)
"Pth" "T1" "T-IB" "T-IZ" "T2" (G)
S "B1" "B-IB" "LP" P HZ
"ZB" "ZZ" (G) "B2"
"MB" M H
Rappaport-Nomenklatur
% Überlebende
NLWD DLWD NLPD NM
NH DLPD DM DH DU
Zeit nach Diagnosestellung (Jahre)
d Morbus Waldenström und plasmozytoide Myelome
36 Häufigkeitsverteilung der Myelome
% aller Myelomfälle (n=134)
γGκ γGλ γAκ γAλ κ λ NM Div
37 Altersverteilung: Myelome
% aller Fälle
Altersspezifische Häufigkeit (pro 100000)
Alter
38 Überlebensrate: Myelome
Ansprechen auf Chemotherapie:
langsam
rasch
kaum
% Überlebende
Jahre nach Diagnosestellung
39 Sekretorische Eigenschaften neoplastischer Plasmazellen
κ,λ
α,γ, (μ)
e Weitere sog. Plasmazell-Dyskrasien bzw. Myelomvarianten
Solitäre Plasmozytome
Plasmazellen-Leukämien
MIgM! MIgM-IgG
Monoklonale Kryoglobulinämien
MIgG
MIgA
MIgG ⩾ MIgM > MIgA
Sog. benigne monoklonale Gammopathien
53 Inzidenz "benigner" monoklonaler Gammopathien
% der betreffenden Altersgruppe
20–60 60–70 80–90
f Befunde bei Plasmazell-Dyskrasien
Immunoelektropherogramme (Beispiele)
Methode nach Ouchterlony
AS
Folgen und Komplikationen (Beispiele)
I,i,Pr u.a.
E
Thr
F
IgG
LP
C

Abb. 169a–f. *Immunologische Aspekte maligner Lymphome und sog. Plasmazelldyskrasien.* **a** *Gestörte Immunreaktionen bei malignen Lymphomen und Myelomen.* Am Beispiel einer primären Stimulation mit KLH (»*k*eyhole *l*impet *h*emocyanin«) sind hier die *Verminderung der verzögerten Überempfindlichkeitsreaktion* hinsichtlich des Prozentsatzes positiver Reaktionen sowie der Ausdehnung des Reaktionsherdes in der Haut (1) und die *Beeinträchtigung der Antikörperbildung* (2) bei Patienten mit chronischer lymphatischer Leukämie (CLL), multiplem Myelom (M) und Lymphoma malignum Hodgkin (H) im Vergleich zum Verhalten gesunder Kontrollpersonen (K) dargestellt. Bei malignen Lymphomen und sog. Plasmazell-Dyskrasien treten gehäuft »*Autoimmunreaktionen*« in Erscheinung. Eine der möglichen Erklärungen für dieses Phänomen besteht darin, daß die transformierten lymphoiden Zellen (4) im noch erhaltenen immunbiologisch aktiven Gewebe eine Immunreaktion auslösen könnten (5, 6), die ihrerseits neben den neoplastischen Elementen – über Kreuzreaktionen – u. U. auch normale Körperzellen (z. B. Erythrozyten, Thrombozyten u. a., 8), ferner Teile des lymphoretikulären Apparates selbst trifft (6, 7). Im letztgenannten Fall entwickelt sich möglicherweise ein *Immunmangel-Syndrom.* Überdies weiß man, daß *monoklonale Immunglobuline (MIg)* u. U. eine *gegen körpereigene Substrate gerichtete Spezifität* aufweisen können (s. unter **f**). **b** *Besonderheiten des Lymphoma malignum Hodgkin.* Nach dem histologischen Bild unterscheidet man im wesentlichen *lymphozytenreiche* (9, LR), *nodulär-sklerosierende* (12, NS), *gemischtzellige (gemischte,* 10, M; »*mixed*«) und *lymphozytenarme Typen* (11, LA, früher: Hodgkin-Sarkom u. a.) von *Lymphoma malignum Hodgkin.* Die relative Häufigkeit der einzelnen Typen verhält sich bei uns wie folgt: LR etwa 10%, NS 50–60%, M 25–35%, LA um 5%. Der *Lymphozytenreichtum* eines Hodgkin-Lymphoms verhält sich, wenn man von weitgehend sklerosierten Läsionen absieht (13), ungefähr umgekehrt proportional zur relativen Zahl von *Sternberg-Reed-Riesenzellen* und korreliert – bei vergleichbarer örtlicher Ausdehnung (14) – auch einigermaßen mit der medianen *Überlebensdauer* (15). Heute sehen die Überlebenskurven dank verbesserter Therapiemöglichkeiten günstiger aus. Für die Prognose und die Wahl der geeigneten Therapie hat die *Stadieneinteilung* (»*staging*«, 14) große Bedeutung: *Stadium I* betrifft *eine* Lymphknotenstation bzw. *eine* extranodale Lokalisation. Im *Stadium II* beschränkt sich der Prozeß auf zwei oder mehrere Lymphknotenstationen bzw. eine extranodale Lokalisation mit Befall der zugehörigen Lymphknoten auf *einer* Seite des Zwerchfells, d. h. oberhalb oder unterhalb desselben. Das *Stadium III* kennzeichnet sich durch Betroffensein von Lymphknoten auf beiden Seiten des Diaphragmas bzw. je *einer* extranodalen Lokalisation mit Einbezug der zugehörigen Lymphknoten oberhalb und unterhalb des Zwerchfells. Im *Stadium IV* liegt eine Generalisation vor, die über das Stadium III hinausreicht und z. B. Lungen, Leber, Knochenmark, Zentralnervensystem, Haut u. a. betrifft. Wie in den Skizzen 9–13 dargestellt ist, kann die *eine Form von Hodgkin-Gewebe mit der Zeit in eine andere übergehen* (ausgezogene Pfeile: gut belegt; gestrichelte Pfeile: z. T. fraglich). Es ist zudem möglich, daß das histologische Bild von einer Lokalisation zur anderen variiert, u. a. wegen unterschiedlichen Alters der Veränderung. Der Zusammenhang zwischen Lymphozytengehalt des Lymphoma malignum Hodgkin und der medianen Überlebenschance wirft die Frage nach möglichen *immunologischen Hintergründen* der verschiedenen Verlaufsformen auf. **c** *Maligne sog. Nicht-Hodgkin-Lymphome.* Ganz allgemein gilt für *maligne T-, B- oder* »*Nicht-T-nicht-B*«*-Lymphome* die Faustregel, daß ein *diffuses Wachstum* (16) mit einer ungünstigeren Prognose verbunden ist als ein solches mit *Bildung nodulärer bzw. pseudofollikulärer Strukturen* (17). Neuere Klassifikationen (z. B. *Lukes und Collins,* 1974) tragen der Unterscheidung der lymphozytären Populationen in T- und B-Zellen Rechnung und berücksichtigen auch den proliferierenden Anteil (relative Zahl großer Zellen) sowie den Differenzierungsgrad. Da die T- oder B-Zellen-Natur neoplastischer Lymphozyten nicht regelmäßig nachgeprüft wird, benützt man u. a. die *Kieler-Nomenklatur,* die sich im wesentlichen auf morphologische Charakteristika gründet und u. a. folgende Formen auseinanderhält (in Klammer: Hinweis auf den (die) – nachgewiesenermaßen oder vermutlich – vorherrschenden Zelltyp(en)): *Geringgradig maligne lymphozytäre Lymphome: Chronische lymphatische Leukämie* (CLL, meist 24, u. U. 26, wahrscheinlich selten 30; B_1 = typischer B-Lymphozyt; LP = lymphoplasmozytoide Zellen (Übergang in Morbus Waldenström); B_2 = vermutlich Gedächtnis (G)-B-Zelle); *Sézary-Syndrom* bzw. *Mycosis fungoides* (20, T_1 = T-Zelle, und/oder 22 und 23, bei Neoplasie oft mit »gyrierter« Kernkontur); *malignes T-Zonen-Lymphom* (20–23??, T-IB = »T-Immunoblast«, T-IZ = »T-Immunozyt«, T_2 = T-Gedächtniszelle?); *nicht definierte Formen* (K-Zellen??, »Null-Zellen«?? u. a.). *Geringgradig maligne lymphoplasmozytoide (»immunozytische«) Lymphome (»CLL mit Paraproteinämie«* bzw. *Morbus Waldenström* und Varianten (26, s. **d**). *Ziemlich maligne zentrozytische Lymphome* (ZZ, 29, diffus). *Geringgradig maligne zentroblastisch-zentrozytische Lymphome* (ZB-ZZ, 28, 29) mit follikulären *(»großfollikuläres Lymphoblastom Brill-Symmers«),* follikulären + diffusen sowie den bösartigeren diffusen Varianten, wobei auch der sog. *Bennet-Typ* mit herdförmiger Sklerose zu dieser Gruppe zu zählen ist. *Hochgradig maligne Nicht-Hodgkin-Lymphome* umfassen *zentroblastische* (28, »ZB«), *lymphoblastische* (u. a. *Burkitt-Lymphom* und *Burkitt-artiges Lymphom),* solche mit *gyrierten Kernkonturen (»convoluted cell type«,* 20 und/oder 22) und *wenig definierte klein- bis mittelgroßzellige Formen: »Non-T-non-B«-Leukämien* (18, 19?, S = Stammzellen; Pth = Prothymozyten?), ferner die großzelligen, *hochgradig malignen immunoblastischen Lymphome (»B-immunoblastische« (»B-IB«,* 25) und *»T-immunoblastische« (»T-IB«,* 21) *maligne Lymphome). Plasmozytome in Lymphknoten* (27, P) sind in manchen Fällen nicht besonders bösartig. *Haarzellen (»hairy cell«)-Leukämien* (34, HZ) sind hinsichtlich ihrer Herkunft (Muttergewebe) noch nicht befriedigend geklärt. Sie charakterisieren sich – abgesehen von den zahlreichen Pseudopodien – u. a. durch eine positive Reaktion bei Prüfung auf Tartrat-resistente saure Phosphatase. Die Häufigkeit *monoblastisch-monozytärer* (MB-M, 31, 32) bzw. *histiozytärer* (H, 33) *maligner Lymphome* wird unterschiedlich beurteilt. Die *Rappaport-Nomenklatur* der malignen Nicht-Hodgkin-Lymphome ist an sich – was die Namengebung anbelangt – z. T. nicht mehr zutreffend, indem z. B. die kleinen Lymphozyten (die sich in Proliferationsruhe befinden) als »differenziert«, die großen proliferierenden dagegen als »undifferenziert« sowie Zentrozyten z. T. als histiozytär oder »gemischt« bezeichnet werden. Der Vorteil dieser Klassierung liegt indessen – abgesehen von ihrer Einfachheit – darin, daß man darauf gestützte Überlebensstatistiken aus der Zeit vor der »Chemotherapie-Aera« besitzt (35); NLWD = »nodular, lymphocytic, well differentiated«; DLWD = »diffuse, lymphocytic, well differentiated«; NLPD = »nodular, lymphocytic, poorly differentiated«; NM = »nodular, mixed, lymphocytic and histiocytic«; NH = »nodular, histiocytic«; DLPD = »diffuse, lymphocytic, poorly differentiated«; DM = »diffuse, mixed, lymphocytic and histiocytic«; DH = »diffuse, histiocytic« (wahrscheinlich z. T. dem früheren Retikulosarkom entsprechend); DU = »diffuse, undifferentiated«. **d** *Morbus Waldenström und plasmozytoide Myelome.* Bei ungefähr der Hälfte der multiplen und diffusen (plasmozytoiden) Myelome haben wir es mit der Produktion von *monoklonalem IgG* zu tun (36). Von diesen entfallen hierzulande schätzungsweise 80% auf IgG1 und je etwa 10% auf IgG2 bzw. IgG3 oder IgG4: IgG1 ist somit – im Vergleich zu dessen Konzentration im Serum von Normalpersonen – bei den Myelomen »übervertreten«. Das Histogramm zeigt im übrigen, daß zudem neben *IgA-Myelomen* recht häufig solche mit Produktion vorwiegend leichter Ketten vorkommen: Sog. »*Leichtketten-Krankheiten*«, die wesentlich häufiger auftreten als sog. »*Schwerketten-Krankheiten*« und in besonderem Maß

zelligen Leukämie bei Kindern, wobei sich nicht selten eine thymische Tumormasse nachweisen läßt, ferner vereinzelte Fälle von *chronischer lymphatischer Leukämie* bei älteren Leuten. Die Lymphozyten zeigen hier oft gyriforme Kerne. Wahrscheinlich hat man auch gewisse lymphozytenreiche *Thymome* in diese Kategorie einzureihen; über den neoplastischen Charakter der in der Geschwulst vorhandenen lymphoiden Zellen ist man allerdings nicht immer im klaren. Besser definiert ist *das durch konvolutierte Kernformen charakterisierte maligne lymphoblastische Lymphom,* das in ungefähr 70% der Fälle mit einem Thymom verbunden ist, in jedem Lebensalter, vor allem aber in der 1. und 2. Dekade auftritt und in der Regel einen ziemlich rasch progredienten Verlauf nimmt. Vereinzelt wurden bei Kindern akute T-Zellen-Leukämien mit Suppressorwirkung der neoplastischen Lymphozyten beschrieben.

Als klassisches Beispiel einer malignen T-Zellen-Neoplasie gilt die *Mycosis fungoides,* die sich primär meistens in der Haut manifestiert und dort von einem »ekzematösen« (prämykotischen) über ein infiltratives (Plaques) in ein tumoröses Stadium voranzuschreiten pflegt. Die Prognose ist in der Regel umso schlech-

---

Abb. 169a–f (Fortsetzung)

zur Ausbildung von »Myelomnieren« (72) und einer Paramyloidose (68) neigen. Auch bei Myelomen, die mehrheitlich komplette MIg-Moleküle produzieren (40), hängt das Ausmaß der Nierenschädigung u. a. von der Menge zusätzlich sezernierter Ig-Fragmente ab (41, 42 u. a.). Ähnliches gilt wahrscheinlich für die Ausbildung einer *Amyloidose (Paramyloidose,* 68) im Rahmen eines Myeloms bzw. einer Waldenström'schen Krankheit; über die allfällige Bedeutung sezernierter V-Anteile von Ig bei dieser Komplikation weiß man wenig. »Nicht monoklonale« (NM, z. B. bi- oder triklonale) Myelome bzw. solche, die keinen M-Gradienten zu erkennen geben, sind nicht häufig. Zu den Seltenheiten zählen auch diverse (Div) weitere Typen, wie IgE- und IgD-Myelome. Die absolute *Altersverteilung* der Myelome läßt einen Gipfel im Alter von 60–70 Jahren erkennen, während die altersspezifische Häufigkeit mit dem Alter vermutlich stetig zunimmt (37). Eine der Möglichkeiten, die *Überlebenschance* eines Myelompatienten zu beurteilen, besteht im Ansprechen des Prozesses auf Chemotherapie, indem »slow responders« im Mittel einen weniger progredienten Krankheitsverlauf zeigen als »fast responders« oder solche, die kaum auf Zytostatika ansprechen (38). Die Sekretionseigenschaften der Myelome (39) wurde schon erörtert (s. o.); *nicht sekretorische Formen* (43) finden sich bei Myelomen seltener als im Rahmen einer *Waldenström'schen Krankheit,* deren Inzidenz in ihrer klassischen Form etwa 5–10mal geringer ist als die des Myeloms. Allerdings gibt es alle Übergänge zur CLL mit Produktion von MIgM. **e** *Weitere sog. Plasmazell-Dyskrasien bzw. Myelomvarianten. Solitären Plasmozytomen* (44) begegnen wir sowohl im Knochen als auch extraossär (z. B. im Respirationstrakt); meistens findet sich in diesen Fällen nur wenig MIg in Zirkulation. Manchmal entwickelt sich daraus später ein multiples Myelom (Metastasen). *Plasmazell-Leukämien* (45) stellen einen besonders hohen Grad von Generalisation eines Myeloms dar, wobei Plasmazellen in größerer Zahl im Blut auftreten; in der Regel handelt es sich um IgG-Myelome. *Monoklonale Kryoglobulinämien* kommen bei verschiedenen Plasmazell-Dyskrasien vor; mehrheitlich handelt es sich um MIgM (46) oder MIgM-IgG-Komplexe (47), seltener um MIgG (48) oder gar MIgA (49). *Kälteagglutinin-Krankheiten* (s. Abb. 166, S. 1166), z. T. mit Anti-i-, Anti-I- oder anderen, gegen Erythrozyten gerichteten Spezifitäten, sind z. T. ebenfalls mit malignen Lymphomen bzw. Plasmazell-Dyskrasien verbunden. Sog. *benigne monoklonale Gammopathien* entsprechen vermutlich »steady state-Varianten von Myelomen« (50, oft MIgG), seltener eines Morbus Waldenström (51) und noch weniger häufig eines IgA-»Myeloms« (52). Die Inzidenz dieser Störungen nimmt im hohen Alter offenbar stark zu (53). **f** *Befunde bei Plasmazell-Dyskrasien.* Monoklonale Gammopathien erkennt man u. a. im *Immunoelektropherogramm,* in dem sich pathologisch deformierte Präzipitatlinien ergeben (z. B. MIgG $\varkappa$ + Bence-Jones-Protein (54a) oder MIgM λ, 54b). Eine halbquantitative Erfassung der MIg-Menge ist ferner mit Hilfe der »Doppellinien-Methode« bzw. der zweidimensionalen Immunodiffusion nach *Ouchterlony* möglich, wobei in die Zentraldelle spezifisches Antiserum (AS) mit Anti-$\varkappa$- und Anti-λ-Spezifität, und in die umgebenden Löcher Patientenseren (II, IV, VI) und Kontrollseren (I, III und V) mit normalem $\frac{\varkappa}{\lambda}$-Verhältnis von 2:1 eingebracht werden (55): II = MIg, das nur λ-Ketten enthält; IV = Relationsverschiebung zugunsten der $\varkappa$-Ketten; VI = polyklonale Vermehrung von Ig unter Wahrung der Relation von $\varkappa$- zu λ-Ketten (modifiziert nach *Hitzig, W.:* Plasmaproteine. Pathophysiologie und Klinik. Berlin, Heidelberg, New York: Springer 1977). Die *Folgen und Komplikationen* von Plasmazell-Dyskrasien umfassen eine Vielzahl von Veränderungen, die in verschiedenen Kombinationen auftreten können: *Antikörperwirkung* der MIg gegen *Erythrozyten* (E, 56, z. B. I, i, Pr- und andere Antigene), *Thrombozyten* (Thr. 57), *Fibrinogen* (F, 58), *IgG* (59), *Lipoproteine* (LP, 60), *Komplementkomponenten* (C, 61) u. a. m., mit konsekutiver Verminderung der Konzentration dieser Zielstrukturen im zirkulierenden Blut und möglichen Folgeerscheinungen, wie *chronischer hämolytischer Anämie* bzw. *Kälteagglutinin-Krankheit, Gerinnungsstörungen, »Immunkomplex-Krankheiten«* (z. B. *»rheumatoide Arthritis«,* 73) *Veränderungen des Lipidstoffwechsels* (Hyperlipidämie u. a.) und Störungen, wie sie bei *Mangel an gewissen Komplementkomponenten* beobachtet werden. Ein Teil der Symptome ist durch die *Tumormasse* bedingt, z. B. *Knochenschmerzen, Verdrängung des normalen hämopoietischen Gewebes* (62), u. U. *Splenomegalie* (63) bzw. *Hepatosplenomegalie* (63, 66), *Lymphadenopathie* (64) u. a. m. Häufig besteht eine *erhöhte Infektanfälligkeit* (65, s. auch 1, 2 und 62). Bei einem Teil der Kranken (z. B. α-Schwerketten-Krankheit u. a.) stehen eine chronische Diarrhoe, Steatorrhoe und Malabsorption im Vordergrund des klinischen Bildes (67). Eine *Paramyloidose* mit Befall u. a. der kleinen Arterien (68) tritt, wie erwähnt, vor allem bei Produktion von Ig-Fragmenten (L-Ketten u. a.) in Erscheinung. Die *Blutungsneigung* bei Morbus Waldenström beruht z. T. auf einer *»makroglobulinämischen Angiolopathie«* (69), verbunden mit Hyperviskositäts-Syndrom. Blutungen (z. B. Epistaxis) treten aber auch im Zusammenhang mit Thrombozytopenie, Fibrinogenmangel, anderen Gerinnungsstörungen, Gefäßamyloidose und/oder Kryoglobulinämie, d. h. auch bei Myelomen, gehäuft in Erscheinung. Nicht selten finden sich *Durchblutungsstörungen,* z. B. in Form eines *Raynaud-Syndroms* (70), *zentralnervösen Störungen* u. a. *Rötungen und Schwellungen im Rachenbereich* werden wiederholt gesehen, z. B. im Rahmen einer γ-Schwerketten-Krankheit (71), aber auch bei anderen Plasmazell-Dyskrasien. Bei Myelomen mit Bildung freier leichter Ketten bzw. anderer Ig-Fragmente stehen klinisch *Nierenschädigungen* im Vordergrund (*»Myelomniere«,* 72 (s. auch Abb. 138, S. 778)), z. T. verbunden mit Amyloidose (Paramyloidose)). Nicht selten treten Arthralgien auf (73)

ter, je zahlreicher die Hautveränderungen, je größer die Tumoren, je ausgesprochener der Befall der regionären Lymphknoten und je mehr ulzerative Läsionen vorhanden sind. Bei fortgeschrittenen Formen beträgt die Überlebenszeit im Mittel bloß ½–1½ Jahre. Als recht bezeichnend gilt die schon frühzeitig erkennbare Infiltration der Epidermis durch atypische Lymphozyten, deren Kerne eine merkwürdig unregelmäßige (»convoluted«) Kontur zeigen. Später verstärkt sich dieses Phänomen, wobei aus Lymphomzellen bestehende sog. Pautrier'sche »Mikroabszesse« in der Epidermis entstehen. Im tumorösen Stadium ist man von der Polymorphie der Zellen beeindruckt, wobei keulenförmige Ausziehungen der Kerne fast die Regel sind: sog. Mykosis-Zellen bzw. -Riesenzellen, bei extremer Polymorphie der gyriformen Kerne Lutzner-Zellen genannt. Kleinere, sog. Sézary-Zellen können auch vorhanden sein. Im Ausstrich zeigen die atypischen Zellen eine Tartrat-resistente saure Phosphatase-Aktivität. Oft besteht in den Läsionen eine erhebliche Eosinophilie.

Das *Sézary-Syndrom* ist in gewissem Sinn eine weniger bösartige, leukämische Variante der Mycosis fungoides: Auch hier zeigt sich zuerst meistens ein Hautbefall, der sich oft zu einem generalisierten Erythroderma ausweitet und mit einer chronischen Leukämie einhergeht. Die Sézary-Zellen weisen ebenfalls konvolutierte Kernkonturen auf (auch »gyrated« genannt). Öfters sind innere Organe und vor allem Lymphknoten befallen. Man kennt ferner Varianten mit ausgesprochener Generalisation, jedoch einer geringen Zahl abnormer Zellen im Blut.

Beim sog. *T-Zonen-Lymphom* handelt es sich um ein malignes Lymphom von beschränkter Bösartigkeit, das früher unter den verschiedensten Bezeichnungen, wie Lymphogranulomatose X, atypisches Lymphoma malignum Hodgkin u. a. m., lief. Die Lymphknoten sind vor allem im Bereich der sog. thymusabhängigen Zonen von polymorphen Lymphozyten mit oft unregelmäßigen Kernkonturen (»convoluted«) und erheblichen Größenvariationen besetzt. Das Bild erinnert entfernt an einen Lymphknotenbefall bei Mycosis fungoides oder Sézary-Syndrom. Erfahrungsgemäß lassen sich diese Lymphome, die erst im Erwachsenenalter aufzutreten pflegen, therapeutisch schlecht beeinflussen. Ob die in der Nähe der atypischen Lymphozyten nicht selten vorhandenen Plasmazellen Ausdruck einer humoralen Immunantwort gegen das Lymphomgewebe sind, ist nicht geklärt.

Die Bezeichnung der oben aufgeführten Störungen als *»T-Zellen-Lymphome«* stützt sich, was die Humanpathologie anbetrifft, vor allem auf die *Eigenschaft dieser Zellen, mit Schaferythrozyten spontan Rosetten zu bilden.* Daß es sich hier um einen indirekten Hinweis auf die T-Zellen-Natur der neoplastischen Elemente handeln kann, liegt auf der Hand; dieses spontane »Rosettieren« ist keine exklusive T-Zellen-Eigenschaft. In einigen Fällen wurde versucht, den T-Zellen-Typ durch sog. *Anti-T-Zellen-Seren* zu belegen. Da sich aber beim Menschen die Spezifität solcher Antiseren weniger gut kontrollieren läßt als an Inzuchtstämmen von Mäusen, kann man auch in diesen Befunden noch keinen endgültigen Beweis für die Richtigkeit dieser Namengebung erblicken. Immerhin spricht vieles dafür, daß man sich bei dieser Klassierung auf dem richtigen Weg befindet. Die Übereinstimmung einer konvolutierten Kernform maligner Lymphomzellen mit der Fähigkeit zur Bildung von E-Rosetten ist wiederholt bestätigt worden, so daß sich heute viele Pathologen im Rahmen der praktischen Diagnostik mit dem erstgenannten morphologischen »Kennzeichen neoplastischer T-Zellen« begnügen.

Über *immunbiologische Eigenschaften* maligner T-Zellen-Lymphome ist wenig bekannt. Verschiedentlich wurde über eine verminderte zellgebundene Immunreaktivität berichtet. Ob diese neoplastischen Lymphozyten u. U. Suppressor-Funktionen ausüben, bedarf einer weiteren Prüfung. Die bei verschiedenen malignen T-Zellen-Lymphomen – wie auch beim Morbus Hodgkin – nicht selten anzutreffende Infiltration durch eosinophile Granulozyten hat bisher keine befriedigende Erklärung gefunden.

Maligne B-Zellen-Lymphome

B-Zellen-Lymphome sind wesentlich leichter zu identifizieren als T-Zellen-Lymphome, da man an lebenden Zellen in vitro *immunofluoreszenzmikroskopisch* ohne Schwierigkeit die *Oberflächen-Ig* hinsichtlich Ig-Klasse (oder allenfalls -Subklasse) und Verhältnis der $\varkappa$- zu den λ-positiven Lymphozyten feststellen kann: Ist dieser Quotient stark zugunsten des einen oder anderen Typs von leichten Ketten verschoben ($>> 3:1$), darf man mit guten Gründen eine *Monoklonalität* annehmen.

Die *Klassifikation* der malignen B-Zellen-Lymphome wird zur Zeit verschieden gehandhabt (vgl. dazu S. 259). Eine Zuordnung entsprechend der Klasse oder Subklasse der Oberflächen-Ig, wie sie für die Myelome üblich ist, hat bisher in der Nomenklatur noch keinen Eingang gefunden. Vielerorts wird noch die Einteilung von *Rappaport* benützt, da sie zu einer Zeit entstand, als man ohne einschneidende Einflüsse der Chemotherapie Korrelationen zwischen dem histologischen Bild und der mittleren Überlebenszeit prüfen konnte. Die neueren Klassifikationen der malignen sog. Nicht-Hodgkin-Lymphome *(Lukes und Collins* oder *»Kieler Klassifikation« (Lennert),* beide aus dem Jahr 1974) richten sich weitgehend nach einer Aufteilung in *T- und B-Zellen-Lymphome* und umfassen zudem »nicht klassierbare« Formen. Zudem werden *»low-grade«* und *»high-grade malignant lymphomas«* auseinandergehalten, was allerdings nicht bedeutet, es gäbe keine Lymphomarten mit intermediärem Verhalten.

Morphologie: Da aus praktischen Gründen die histopathologische Diagnostik maligner Lymphome meistens an fixiertem Gewebe durchgeführt werden muß, wird bei den neueren Klassifikationen großes Gewicht auf *Kernkonturen bzw. -formen und -größe der einzelnen Zellen* gelegt: Die gyriformen Kerne neoplastischer T-Zellen wurden schon erwähnt. Bei den malignen B-Zellen-Lymphomen unterscheidet man solche, deren Zellen im wesentlichen runde bzw. kugelige Kerne aufweisen (»lymphozytäre«, »lymphoplasmozytoide«, »lymphoblastische«, »immunoblastische« u. a. Varianten) von andern, bei denen die Einzelzellen tief eingekerbte (»cleaved«) Kerne erkennen lassen: Die letzteren werden wegen ihrer Ähnlichkeit mit mittelgroßen Keimzentrenzellen als »Zentrozyten« (»cleaved follicular center cell«) bezeichnet. Bei großen lymphoiden Zellen wird zudem auf *Zahl, Größe und Lokalisation der Nukleolen* geachtet: Bei sog. »Immunoblasten« findet sich in der Regel ein großer, ziemlich zentral gelagerter Nukleolus, bei »Zentroblasten« erkennt man oft 3 oder mehr kleinere, in der Nähe der Kernmembran liegende Nukleolen. »Lymphoplasmozytoide« Zellen werden aufgrund der Menge sowie Basophilie des *Zytoplasmas* und der Anwesenheit einer Golgi-Zone identifiziert. IgM-haltige Zellen weisen oft eine deutliche zytoplasmatische PAS-Positivität auf. Neben diesen zytologischen Kriterien, die sich verständlicherweise leichter an sog. »semi-dünnen« Schnitten Methakrylat-eingebetteten Materials oder – noch besser – elektronenmikroskopisch erkennen lassen, beurteilt man auch die *histologische Struktur* der malignen B-Zellen-Lymphome. Im besonderen wird auf eine Unterscheidung *follikulärer (nodulärer)* von *diffusen* Wuchsformen Wert gelegt, wobei auch in dieser Hinsicht Zwischenformen bekannt sind.

Die mehr oder weniger ausgeprägte *Bösartigkeit* eines B-Zellen-Lymphoms, wie sie sich aus vergleichenden Untersuchungen ergab, korreliert einigermaßen mit dem zytologischen und histologischen Bild: Kriterien relativ geringerer Malignität sind u. a. ein Vorherrschen kleiner (nach Rappaport: »well differentiated«, tatsächlich aber z. Z. nicht proliferierender) lymphozytärer, zentrozytärer oder lymphoplasmozytoider Elemente über große Zellen, die sich in Proliferation befinden. Herrschen die letzteren vor, besteht fast immer eine hohe Zellneubildungsrate, was mit einer kürzeren Überlebenszeit zu korrelieren pflegt. In der Bildung follikulärer Strukturen kann ein Zeichen erhöhter »Gewebsdifferenzierung« erblickt werden; jedenfalls läßt sich in solchen Fällen eine bessere Prognose stellen als bei diffusem Wachstum. Diese und andere Hinweise sind höchstens als Faustregel zu verstehen, von der man verschiedene Ausnahmen kennt.

Die *chronische lymphatische Leukämie (CLL),* das klassische Beispiel eines »low grade malignant lymphoma« des B-Zellen-Typs, wird in der Mehrzahl der Fälle nicht vor dem 40. Altersjahr manifest. Wegen der großen Wanderungsbereitschaft der kleinen neoplastischen Lymphozyten, die in der Regel sehr langlebig sind (bis über 12 Jahre!), ist der Prozeß zur Zeit der Diagnosestellung fast immer generalisiert, was sich u. a. am Knochenmarksbefall erkennen läßt. In seltenen Fällen bleibt das Wachstum der Zellmasse örtlich beschränkt. Die Lymphknoten zeigen oft eine diffuse Ausbreitung der lymphozytären Zellmasse, doch kommen auch sog. pseudofollikuläre Typen vor. Proliferierende große lymphoide Zellen (»Lymphoblasten«, »Paraimmunoblasten«) finden sich meistens nur in kleiner Zahl, z. T. in Grüppchen zusammengelagert. Wahrscheinlich durch Mutation können auf der Grundlage einer CLL »sarkomatöse Umwandlungen« auftreten. Mit der Progression des Leidens nimmt die Immunreaktivität des Organismus in der Regel ab, was sich u. a. im *gehäuften Auftreten von Infektionen* kundtut. Soweit bekannt, ist dabei eine Beeinträchtigung sowohl der zellgebundenen als auch der humoralen Reizbeantwortung beteiligt. Allerdings reagieren die Patienten oft ungewöhnlich heftig auf Insektenstiche. In ungefähr einem Fünftel der Fälle entwickelt sich eine Coombs-positive *»autoimmun-hämolytische« Anämie,* seltener eine Thrombozytopenie (S. 445).

Ein Teil der Fälle von sog. *»Haarzellen-Leukämie« (»hairy cell leukemia«),* die sich durch das Auftreten sehr zahlreicher Pseudopodien an der Oberfläche der neoplastischen Zellen kennzeichnet, wurde von einigen Autoren den B-Zellen-Neoplasien zugeordnet; neuerdings vermutet man dahinter z. T. eher eine Monozyten-Neubildung, die in der Regel im Knochenmark beginnen dürfte und sich dann auf Milz und Lymphknoten (vor allem B-Zellen-Zonen) ausdehnt. An der Oberfläche dieser Zellen, die u. a. eine Tartrat-resistente saure Phosphatase-Aktivität zeigen, findet man z. T. Ig verschiedener Klassen. Wahrscheinlich handelt es sich dabei um eine Fixation von Antikörpern bzw. Immunglobulinen, die nicht von den Zellen selbst produziert wurden.

Die den »B-Zellen-Lymphomen« geringeren Malignitätsgrades zugeordneten *lymphoplasmozytären* (Typ I), *lymphoplasmozytoiden* (Typ II) und sog. *polymorphen immunozytären Lymphome* (Typ III) stellen wahrscheinlich zu einem guten Teil *Varianten der Waldenström'schen Krankheit* dar (s. u.). Klinisch unterscheidet man Lymphknoten-, splenomegale und okulokutane Typen. Wie bei der CLL kann es bei diesen Patienten zu einer autoimmun-hämolytischen Anämie und/oder Thrombozytopenie kommen. Diese »Immunozytome« treten manchmal – ebenso wie »Zentrozytome« – ubiquitär, d. h. auch extranodal auf.

Sog. *zentrozytäre maligne Lymphome* finden sich mehrheitlich bei älteren Leuten (60–70 Jahre alt). Sie kennzeichnen sich oft durch eine eher diffuse Wachstumsart, mit höchstens angedeuteten nodulären Strukturen. Die einzelnen Zellen zeigen typischerweise eingekerbte (»cleaved«) Kerne. In prognostischer Hinsicht liegen sie oft intermediär zwischen »low grade« und »high grade malignancy«. Über immunologische Besonderheiten dieser Form ist noch wenig bekannt.

Sog. *zentroblastisch-zentrozytäre maligne Lymphome* weisen in ungefähr ¾ der Fälle deutliche follikuläre Strukturen auf und entsprechen in dieser Form dem früheren *»großfollikulären Lymphoblastom« (Brill-*

Symmers); selbst in den übrigen Fällen besteht meistens eine gewisse Tendenz zu einer angedeuteten Follikelbildung. Auch hier haben wir es in der Mehrzahl der Fälle mit älteren Patienten zu tun, wobei – im Gegensatz zu den anderen malignen Lymphomen – Frauen häufiger betroffen sind. Die überwiegend in Lymphknoten, z. T. aber extranodal gelegenen Lymphome zeigen ein Überwiegen von Zentrozyten, während Zentroblasten in der Regel nur einen kleinen Anteil der Zellen ausmachen. Typisch ist die im Vergleich zu normalen Keimzentren geringe Mitosetätigkeit und das weitgehende Fehlen tingibler Körper. Bei der sog. *Bennet'schen Sonderform* der zentroblastisch-zentrozytären malignen Lymphome beobachtet man bandförmige Sklerosierungen. Das Leiden nimmt meistens einen sehr langsam progredienten Verlauf. Über immunologische Besonderheiten dieser Lymphomart wissen wir erst lückenhaft Bescheid. An der Oberfläche der Tumorzellen wurden vereinzelt monoklonales IgM, z. T. aber auch IgG nachgewiesen, in anderen Fällen gelang es nicht, SIg festzustellen. Die Beeinträchtigung der Immunkapazität des Organismus hält sich während langer Zeit in bescheidenem Rahmen.

In vereinzelten Fällen kann auf der Grundlage einer Brill-Symmer'schen Krankheit ein *sekundär zentroblastisches malignes Lymphom* entstehen, bei dem u. U. vermehrt tingible Körper auftreten, ähnlich wie beim Burkitt-Lymphom. Diese Lymphome zeigen mehrheitlich einen intermediären Malignitätsgrad. *Entstehen zentroblastische maligne Lymphome primär,* ist die Prognose schlechter.

Von einem *Burkitt-Tumor* i. e. S., der vor allem bei afrikanischen Kindern vorkommt und oft im Kiefer-Rachenbereich lokalisiert ist, sprechen wir dann, wenn bei typischer Histologie im Gewebe Epstein-Barr-Virus nachgewiesen werden kann. Außerhalb Afrikas, redet man z. B. von einem *malignen Lymphom vom Burkitt-Typ* (positiver Nachweis von Epstein-Barr-Virus (EBV)) bzw. von einem *Burkitt-ähnlichen Lymphom* (EBV nicht nachgewiesen). Bezeichnend für diese Lymphome sind das Vorherrschen großer, stark basophiler lymphoider Zellen, die oft in Mitose erscheinen, bläschenförmige Kerne mit meist mehreren, zentral gelagerten Nukleolen und oft zytoplasmatische Fettvakuolen aufweisen, sowie eine Vielzahl im Gewebe verstreuter Makrophagen, die zahlreiche tingible Körper enthalten. Dies verleiht dem histologischen Bild bei schwächerer Vergrößerung den Aspekt eines »Sternenhimmels«; dieser ist aber für Lymphome vom Burkitt-Typ nicht pathognomonisch, sondern kommt auch bei »Immunozytomen«, »Immunoblastomen« u. a. vor. Bei den Patienten handelt es sich mehrheitlich um Kinder und Jugendliche bis 20 Jahre. Echte Burkitt-Tumoren lassen sich therapeutisch (Methotrexat!) gut, Burkitt-ähnliche Typen wenig beeinflussen. An der Oberfläche von Burkitt-Zellen wurden z. T. monoklonales IgG, z. T. IgM, ferner Rezeptoren für den Fc-Anteil von IgG und Komplement nachgewiesen. Über ein Vorkommen von intrazytoplasmatischem monoklonalem Ig wurde selten berichtet. Über SIgD weiß man noch wenig.

»Immunoblastische« maligne Lymphome (»Immunoblastic sarcomas«) vom B-Zellen-Typ, die in allen Altersstufen beobachtet werden, insbesondere aber um das 70. Lebensjahr herum, zeichnen sich – wie die ohne T- oder B-Zellen-Charakter – durch ausgesprochene Bösartigkeit aus. An der Oberfläche dieser Zellen wurde verschiedentlich monoklonales Ig, insbesondere IgM, nachgewiesen.

Sog. angioimmunoblastische Lymphadenopathie

Diese erst kürzlich als klinische Entität erkannte Störung zeichnet sich histologisch durch a) eine deutliche Vermehrung verzweigter kleiner Blutgefäße, b) zahlreiche, z. T. in kleinen Gruppen liegende große, basophile »Immunoblasten« und c) die Anwesenheit amorphen azidophilen Materials im Interstitium aus. Ursache und Pathogenese sind nicht geklärt; man denkt – trotz des oft innerhalb 1–2 Jahren zum Tode führenden, progressiven Verlaufs – eher an eine abnorme Hyperimmunantwort von B-Zellen als an eine echte Neoplasie. Jedenfalls ließen sich bisher monoklonale Zellwucherungen nicht mit Sicherheit nachweisen. Im Serum findet sich charakteristischerweise – im Gegensatz zu anderen malignen lymphozytären Lymphomen, die in einem kleinen Teil der Fälle mit einer monoklonalen Gammopathie einhergehen können (meistens IgM) – eine polyklonale Hypergammaglobulinämie.

Bemerkungen zur Mononucleosis infectiosa

Die durch Epstein-Barr-Virus (EBV) verursachte Mononucleosis infectiosa geht in der Regel mit Lymphknotenvergrößerungen und -veränderungen einher, die histologisch gewisse diagnostische Schwierigkeiten verursachen können: Typischerweise finden sich vor allem in den sog. thymusabhängigen Zonen zahlreiche mittelgroße bis große lymphoide Zellen mit bläschenförmigen Kernen, deutlichen Nukleolen und spärlich basophilem Zytoplasma. Werden während der akuten Phase der Erkrankung Lymphozyten vom Patienten auf immunsuppressiv behandelte Tiere übertragen, entwickeln sich dort Lymphom-ähnliche Knoten. Zeichen einer monoklonalen Lymphozytenwucherung sind aber in der Regel nicht nachzuweisen, so daß man die Mononucleosis infectiosa am ehesten als eine Virus-induzierte, sich selbst limitierende lymphoproliferative Störung bezeichnen möchte. Die widersprüchlichen Berichte über einen B- oder T-Zellen-Charakter der atypischen Zellen im Blut haben insofern eine Klärung erfahren, als es während kurzer Zeit im Anschluß an den Eintritt von EBV in B-Lymphozyten zu einer Proliferation und Stimulation dieser Zellen kommt, woran sich eine mehrwöchige Phase mit vorwiegender T-Lymphozytenvermehrung anschließt. Die erwähnten Veränderungen im diffusen Kortex der Lymphknoten entsprechen dem letztgenannten Stadium der Erkrankung. In immunologischer Hinsicht findet sich in der akuten Phase eine mäßige Einschränkung der zellgebundenen Immunreaktivität, während in späteren Stadien eine polyklonale Hypergammaglobulinämie vorherrscht. Abgesehen von sog. heterophilen Antikörpern der IgM-Klasse (z. B. Agglutination von Schaferythrozyten (Paul-Bunnell-Test)), werden oft auch niedertitrige »Kälte«-Antikörper (IgM) gegen i-Blutgruppenantigene, z. T. verbunden mit autoimmun-hämolytischer Anämie, ferner solche (meistens IgG) u. a. gegen Kapsid-Antigen von EBV gebildet. Die letzteren lassen sich nach Überwindung der Krankheit – wenn auch in geringer Serumkonzentration – noch jahrelang nachweisen. Antikörper gegen andere EBV-assoziierte Antigene werden demgegenüber nur während beschränkter Zeit gebildet. Hie und da treten Rheumafaktoren, antinukleäre Antikörper, Antikörper gegen »Newcastle disease«-Virus und eine positive Kardiolipin-Reaktion auf; bei der letzteren ist differentialdiagnostisch eine Lues abzugrenzen.

Zusammenfassende Hinweise auf Störungen der Immunreaktivität des Organismus bei malignen Lymphomen bzw. lymphoproliferativen Störungen

Monoklonale Gammopathien (meistens IgM) finden sich in ungefähr 5% der Fälle mit chronischer lymphatischer Leukämie und anderen – vor allem diffusen – Formen von malignen B-Zellen-Lymphomen. Offensichtlich bestehen hier Übergänge zur Waldenström'schen Krankheit (s. u.). *Polyklonale Hypergammaglobulinämien* kommen – abgesehen von der erwähnten angioimmunoblastischen Lymphadenopathie – u. U. auch bei anderen Lymphomarten vor, insbesondere im Zusammenhang mit infektiösen Komplikationen. Eine progressive *Hypogammaglobulinämie,* z. B. bei CLL, gilt als ungünstiges prognostisches Zeichen; meist beobachtet man sie in fortgeschrittenen Stadien des Leidens.

Die *zellgebundene Immunreaktivität* ist bei vielen malignen Lymphomen reduziert, wenn auch eine weitgehende »Anergie«, wie sie beim Morbus Hodgkin nicht selten zutage tritt, nicht das übliche ist, es sei denn, man habe den Immunapparat durch therapeutische Maßnahmen zusätzlich stark geschädigt.

Zwischen malignen Lymphomen und *Autoimmunkrankheiten* bestehen offensichtlich Wechselbeziehungen, sei es, daß ein malignes Lymphom als »Spätkomplikation« einer Autoimmunkrankheit auftritt, sei es, daß das erstere zu Autoimmunphänomenen Anlaß gibt (z. B. autoimmunhämolytische Anämie und/oder Thrombozytopenie, rheumatoide Erscheinungen, Dermatomyositis u. a. m.). Solche Begleiterscheinungen sind vor allem von der chronischen lymphatischen Leukämie bekannt; aber auch andere maligne Lymphome und die angioimmunoblastische Lymphadenopathie neigen dazu.

Über immunbiologische Besonderheiten anderer als lymphozytärer bzw. lymphoplasmozytoider maligner Nicht-Hodgkin-Lymphome ist wenig bekannt. Die Existenz von »*Retikulumzell-Sarkomen*« wird, wie erwähnt, heute z. T. in Frage gestellt; möglicherweise handelt es sich hier z. T. um *histiozytäre Wucherungen* (»*malignant lymphoma, histiocytic type*« englischer Autoren). Maligne Histiozyten vermögen in der Regel C- oder IgG-bedeckte Schaferythrozyten zu phagozytieren und besitzen – wie die B-Lymphozyten – das Membranantigen HBLA. Die hier genannten Eigenschaften gehen den *Mesothelien* ab, was für die Differenzierung maligner histiozytärer Neoplasien und Mesotheliomen von Bedeutung ist. Es wurde schon darauf hingewiesen, daß solche maligne Lymphome nicht selten als Spätkomplikation bei Immunmangel-Syndromen bzw. bei langdauernder Immunsuppression auftreten.

129.3. Zusätzliche immunologische Aspekte der plasmozytoiden Myelome, der Makroglobulinämie Waldenström und weiterer sog. Plasmazell-Dyskrasien

Multiple und diffuse Myelome

Plasmozytoide Myelome können als progredient verlaufende Neoplasien der B-Zellen-Plasmazellreihe angesehen werden, bei denen zumindest der Großteil der Zellen die Differenzierungsstufe Ig-sezernierender Elemente erreicht. Maligne Erkrankungen mit Bildung monoklonaler Immunglobuline entsprechen in ihrer *Häufigkeit* ungefähr den Blutkonzentrationen der normalen *Ig-Klassen:* Bei mehr als 50% haben wir es mit IgG-Myelomen zu tun, danach folgen mit 20–25% die IgA-Myelome und, mit abnehmender Häufigkeit, IgM-(Waldenström'sche Krankheit, s. u.), IgD- und IgE-produzierende Neubildungen. Dasselbe gilt ungefähr für die Inzidenz von Myelomtypen, wenn man die *Subklassen von Ig* berücksichtigt. Allerdings sind bei den IgG-Myelomen etwa ⅘ aller Fälle IgGl-Myelome, was heißt, daß diese Subklasse stärker vertreten ist als aufgrund ihrer Konzentration im Normalserum zu erwarten wäre. Das Umgekehrte trifft für die IgG2-Myelome zu, die nur etwa 10% aller IgG-Myelome ausmachen, während IgG2 im Normalserum jedoch mit fast 30% an den IgG beteiligt ist. IgG3- und IgG4-Myelome machen zusammen ungefähr 10% aller IgG-Myelome aus. Myelome mit $\varkappa$-Ketten sind – mit Ausnahme der IgD-Myelome, bei denen λ-Ketten stark vorherrschen – fast doppelt so häufig wie die mit λ-Ketten. Die Einteilung der Myelome nach der Ig-Klasse (und allenfalls Subklasse) hat insofern eine Bedeutung, als die Prognose nicht für alle dieselbe ist, für IgG-Myelome z. B. besser als für IgA-Myelome. Von *IgD-Myelomen* weiß man, daß sie schon in einem jüngeren mittleren Alter manifest werden und zudem häufiger als andere zu einer extraossären Ausbreitung, zur Entstehung einer Paramyloidose, zu renalen Komplikationen und zu schwerer Anämie neigen, wahrscheinlich vor allem deshalb, weil hier Bence-Jones-Proteine besonders oft in größeren Mengen gebildet werden. Diese Patienten sterben im Mittel 14 Monate nach Diagnosestellung.

Bence-Jones-Proteine (BJP) finden sich in etwa 80% der Myelomfälle im Serum und in 50% im Urin. Bei ungefähr 10–20% der Patienten werden fast keine kompletten MIg, sondern vorwiegend oder ausschließlich BJP gebildet. Als Faustregel kann man sich merken, daß die Prognose umso schlechter ist, und eine umso größere Wahrscheinlichkeit der Amyloidablagerung (Paramyloidose, S. 915) und einer Nierenschädigung besteht, je mehr BJP ein gegebenes Myelom produziert. Für BJP vom λ-Typ trifft dies in noch höherem Maß zu als für solches vom $\varkappa$-Typ. *Nicht-sekretorische Myelome* bilden eine kleine Minderheit aller Fälle.

Die **Folgen** und Symptome plasmozytoider Myelome verstehen sich in erster Linie aus Art und Schweregrad des Prozesses und seiner Lokalisation. *Knochenschmerzen* sind besonders beim multiplen Myelom im Vordergrund, wobei es nicht selten zu *Spontanfrakturen* kommt. Häufig bestehen eine normozytäre, normochrome *Anämie* und eine *Hyperkalzämie.* Bei Nierenbefall, der bei BJP-Produktion selten ausbleibt, gesellen sich mit der Zeit Zeichen einer progressiven *Niereninsuffizienz* hinzu. *Radiologisch* erkennt man beim multiplen Myelom die typischen *»ausgestanzten« Knochenherde,* z. T. verbunden mit einer allgemeinen *Osteoporose.* Immunologisch von besonderem Interesse ist das *häufige Auftreten infektiöser Komplikationen,* z. B. in Form rekurrierender Sinusitiden und/oder Bronchitiden und Bronchopneumonien. In fortgeschrittenen Fällen sind *sowohl die zellgebundene wie die humorale Immunreaktivität vermindert.* Außerdem besteht z. T. eine Blut-Zytopenie. Im Gegensatz zur Waldenström'schen Krankheit werden Schleimhautblutungen, eine Hepatosplenomegalie, eine Lymphadenopathie, Neuropathien und Störungen des Visus nicht oft festgestellt. Zu den schwerwiegenden *Komplikationen* gehören – abgesehen von einer Verschlimmerung der oben erwähnten Folgen und Störungen – u. a. die *Kompression des Rückenmarks durch Tumormassen* im Wirbelsäulenbereich, die oft eine Laminektomie und/oder lokale Bestrahlung notwendig macht, seltener ein schweres *Hyperviskositätssyndrom* (s. o.) und, in einem kleinen Teil der Fälle, das Hinzutreten einer *akuten Leukämie,* mehrheitlich vom myelomonozytären oder monozytären Typ. Trotz Ansprechen auf *Chemotherapie* (Melphalan, multiple andere Zytostatika, wie eine Kombination von Melphalan, Zyklophosphamid, Karmustin, Prokarbazin, Vinkristin u. a.) überleben die Patienten im Mittel selten länger als 2½ Jahre nach Diagnosestellung, wobei sog. »slow responders«, d. h. Patienten mit deutlichem, aber nicht sehr raschem Ansprechen auf Chemotherapie, im Durchschnitt am längsten überleben.

Makroglobulinämie (Morbus Waldenström)

Wie schon hervorgehoben wurde (S. 581), beruhen verschiedene Symptome dieses Leidens, wie Schleimhautblutungen, Augenschäden u. a., auf einem *Hyperviskositätssyndrom.* Die *Generalisation der neoplastischen Zellinfiltrate* führt in manchen Fällen zu einer Hepatosplenomegalie und Lymphadenopathie, während eine eigentliche leukämische Zellausschwemmung eher selten notiert wird. Eine *Anämie* ist regelmäßig vorhanden. Das besonders in höherem Alter, bei Frauen häufiger als bei Männern, auftretende Leiden ist ebenfalls oft mit einem *Antikörpermangelsyndrom* verbunden. Auch die zellgebundene Immunreaktivität ist in vielen Fällen reduziert. Trotzdem stehen rekurrierende Infektionen im Bereich des Respirationstrakts nicht so im Vordergrund, wie dies in fortgeschrittenen Stadien des Myeloms der Fall ist. Eine *Bence-Jones-Proteinurie* stellt man bei etwa einem Zehntel der Patienten fest. Die *Therapie* richtet sich, abgesehen von der zytostatischen Behandlung, auf eine Bekämpfung des Hyperviskositäts-Syndroms, in erster Linie mit Hilfe wiederholter Plasmapheresen.

Solitäre Plasmozytome (Plasmazytome)

Diese im Knochen oder extraossär gelegenen solitären Tumoren bestehen, soweit sich aufgrund immunfluoreszenzmikroskopischer Untersuchungen beurteilen ließ, ebenfalls aus monoklonalen Plasmazellen. In einem Teil der Fälle besteht eine im Serum nachweisbare monoklonale Gammopathie; oft gelangt aber offenbar nur so wenig MIg in Zirkulation, daß man es nicht erfaßt. In ungefähr der Hälfte der Fälle entwickelt sich nach einiger Zeit ein multiples Myelom, vermutlich im Sinn einer Metastasierung. Wie häufig primär als multiple Myelome imponierende Neoplasien Metastasen eines solitären extraossären Plasmozytoms darstellen, ist nicht bekannt.

Plasmazell-Leukämien

Hier haben wir es mit einer Variante der multiplen oder diffusen Myelome zu tun, bei der auch im zirkulierenden Blut reichlich Plasmazellen vorhanden sind. In der Regel liegt darin der Ausdruck einer Generalisation, wobei meistens auch eine Hepatosplenomegalie, z. T. sogar eine Lymphadenopathie bestehen. Oft liegen eine schwere Anämie und Thrombozytopenie vor. Diese mehrheitlich MIgG-produzierenden Neoplasien sind in einzelnen Fällen primär leukämisch, in anderen entsprechen sie der terminalen Aussaat eines multiplen oder diffusen Myeloms.

Sog. »Schwere-Ketten-Krankheiten« (»heavy chain diseases«)

Diese relativ seltenen Leiden zeichnen sich durch ein progressives, neoplastisches Wachstum plasmozytoider Zellen aus, die monoklonale α-, γ- oder μ-Ketten produzieren (in dieser Reihenfolge der Inzidenz). In einem Teil der Fälle handelt es sich um Bruchstücke von H-Ketten, denen z. B. Teile der Fd- und/oder der »hinge«-Region fehlen. Bei der *α-Ketten-Krankheit,* die – entsprechend der hauptsächlichen Lokalisation IgA-produzierender Plasmazellen – vor allem im Darmbereich eine dichte Infiltration atypischer Plasmazellen zeigt, stehen klinisch vor allem Malabsorptionssyndrome, chronische Diarrhoen und allenfalls eine Lymphadenopathie im Vordergrund. Es besteht eine nahe Verwandtschaft mit vorwiegend intestinal gelegenen malignen lymphozytären Lymphomen, die z. B. im Mittelmeerraum gehäuft in Erscheinung treten. Die *γ-Ketten-Krankheit* bietet demgegenüber eher das Bild einer Hepatosplenomegalie und Lymphadenopathie, z. T. verbunden mit besonders lokalisierten Ödemen (Gaumen und Uvula u. a.), Anämie, Leukopenie und – vor allem – rekurrierenden Infektionen, denen die Patienten schließlich auch z. T. erliegen. Von der sehr seltenen *μ-Ketten-Krankheit* ist lediglich bekannt, daß sie dem Bild einer chronischen lymphatischen Leukämie mit progressiver Hepatosplenomegalie gleichen kann.

Notiz zu den monoklonalen Kryoglobulinämien

In etwa einem Viertel der Fälle von Kryoglobulinämie handelt es sich um *monoklonale Ig (Typ I),* mehrheitlich *IgM,* seltener IgG und nur ausnahmsweise IgA oder BJP. In einem weiteren Viertel der Fälle haben wir es mit einer *gemischten Kryoglobulinämie (Typ II)* zu tun, bei dem das *monoklonale Ig mit normalem IgG komplexiert* ist und bei Kälte präzipitiert. Die häufigste Form von Kryoglobulinämie entspricht einer *gemischten Form (Typ III),* an der nur polyklonale Ig (IgM und IgG) beteiligt sind (S. 432). Bei Typ I steht klinisch das Grundleiden (Morbus Waldenström, u. U. Myelom) im Vordergrund. Bei den Typen II und III, die oft zur Ausbildung einer *»Immunkomplex-Krankheit«* führen, ist die Prognose z. T. noch ungünstiger als bei Typ I.

Sog. biklonale und triklonale Gammopathien

Mehr und mehr wird über das gleichzeitige Vorkommen von zwei oder gar drei verschiedenen monoklonalen Gammopathien berichtet, z. B. zwei verschiedene MIgM, oder MIgM und MIgG. Die letztgenannte Kombination ist insofern von immunologischem Interesse, als z. T. identische Primärstrukturen nachgewiesen werden konnten.

Beziehungen zwischen Amyloidose und Plasmazell-Dyskrasien

Nicht nur bei der Paramyloidose, d. h. bei Amyloidablagerung im Rahmen eines bekannten Myeloms oder allenfalls einer Waldenström'schen Makroglobulinämie, sondern auch bei anderen Formen von generalisierter oder lokaler Amyloidose ohne nachgewiesene, progressive Plasmazellen-Neoplasie, werden im Serum der Patienten ungewöhnlich häufig monoklonale Ig oder Bruchstücke derselben nachgewiesen. In manchen Fällen konnte im Amyloid – neben anderen Komponenten (S. 915) – *Fragmente insbesondere der V-Region von L-Ketten* nachgewiesen werden. Dies mag erklären, daß man mit Hilfe von »Anti-L-Ketten«-Antiseren, die sich in der Regel gegen Epitope in der C-Region richten, bei der Untersuchung von Amyloid oft negative Resultate erzielte. Es wurde ferner in einigen Fällen gezeigt, daß die nachgewiesenen Fragmente der V-Region eine identische Aminosäurensequenz aufweisen. Die *Pathogenese* der Ablagerung solcher Ig-Fragmente im Amyloid ist immer noch ungeklärt. Man denkt u. a. an folgende Möglichkeiten: a) Katabolismus örtlich abgelagerter Immunkomplexe durch Makrophagen; b) lokale de novo-Synthese von Ig, oder Bruchstücken davon, mit geringer Lösliehkeit; c) genetische Störungen der Ig-produzierenden Plasmazellen (insbesondere Deletionen), so daß ein abnormes Protein (Peptid) mit verminderter Löslichkeit entsteht; d) getrennte Synthese einzelner Regionen der L-Ketten durch abnorme Plasmazellen; e) Neigung isolierter Fragmente (V-Region) von L-Ketten, sich mit anderen Amyloidkomponenten (s. dort) zu unlöslichen Komplexen zu vereinigen. Die Antworten auf diese und weitere Fragen stehen größtenteils immer noch aus. Die *hochsignifikante Assoziation von Amyloidablagerung und monoklonaler Gammopathie* läßt jedoch immer mehr jene Hypothesen in den Vordergrund rücken, die in der Amyloidbildung die Folge der Produktion eines abnormen Ig, bzw. eines Bruchstücks davon, erblicken.

Sog. benigne monoklonale Gammopathien

Diese weitverbreitete, oft nicht mit klinischen Symptomen verbundene Anomalie findet sich als *idiopathische Störung* bei etwa 5% aller Individuen über 50 Jahren und bei 8% derjenigen über 70 Jahren; bei hochbetagten Greisen liegen die Anteile z. T. über 10%. Hier besteht somit eine deutliche *Altersabhängigkeit,* die in der Regel mit derjenigen von *Amyloidablagerungen,* insbesondere in *kleinen Arterien und Arteriolen,* parallel geht. Es liegt nahe anzunehmen, es könnte sich hier um den Ausdruck einer Existenz monoklonaler Plasmazellpopulationen handeln, die sich nicht in nennenswertem Maß exponentiell vergrößern. Um diese Hypothese zu prüfen, sind allerdings weitere Untersuchungen notwendig. Differentialdiagnostisch sind vor allem echte, progredient verlaufende Myelome abzugrenzen.

Ähnliche Überlegungen ergeben sich hinsichtlich der *sekundären monoklonalen Gammopathien,* wie sie z. B. bei gewissen Karzinomatosen, monozytären Leukämien, hepatobiliären Erkrankungen, rheumatoiden Störungen, Immunmangel-Syndromen, der sog. papulären Muzinose, beim Kälteagglutinin-Syndrom und bei verschiedenen chronischen Entzündungen vorkommen können.

Einige wesentliche Aspekte der lymphoproliferativen Störungen, Plasmazelldyskrasien und malignen Lymphome im allgemeinen vermittelt Abb. 169 (S. 1216).

Beispiele zu den sog. Plasmazell-Dyskrasien:

- Die z. T. stark herabgesetzte Fähigkeit von *Myelom-Patienten,* einen antigenischen Reiz mit einer zellgebundenen und humoralen Immunreaktion zu beantworten, scheint nach neueren Beobachtungen auf einer Störung zu beruhen, die nicht oder nicht in erster Linie den Erkennungsmechanismus betrifft. Vielmehr soll nach diesen Beobachtungen eine *Hemmung der Proliferation Antigen-sensitiver Zellen und der Synthese normaler Immunglobuline* im Vordergrund stehen. Außerdem ist der *Katabolismus der normalen Ig erhöht.*

- *Monoklonale Immunglobuline* entfalten, abgesehen von ihrer Tendenz zu Polymerisation und Aggregation, Protein-Protein-Assoziation, einer teilweisen Temperatur-Labilität (vgl. Kryoglobuline, Pyroglobuline, Bence-Jones-Protein) und einer Depression der normalen Antikörperbildung, u. U. auch aufgrund ihrer Spezifität als Antikörper eine pathogene Wirkung: Auf diese Weise kann es u. a. zu hämolytischer Anämie, Thrombozytopenie, einer Hemmkörper-Hämophilie, Autoimmunprozessen und – infolge antikomplementärer Wirkung – zu Phagozytosestörungen u. a. kommen.
- Eine *polyklonale Ig-Vermehrung* mit selektiv verstärkter Produktion einer einzelnen Subklasse (z. B. IgG1 bei Kala-Azar) ist nicht mit einer monoklonalen Gammopathie zu verwechseln.

Literatur

Broder, S., Poplack, D., Whang-Peng, J., Durm, M., Goldman, C., Muul, L., Waldmann, T. A.: Characterization of a suppressor-cell leukemia. N. Engl. J. Med. *298*, 66 (1978) — *Fourteenth Annual Clinical Conference on Cancer,* 1969 at the University of Texas M. D. Anderson Hospital and Tumor Institute at Houston, Houston, Texas: Leukemia – Lymphoma. Chicago: Year Book Med. Publ. 1970 — *Izak, G.:* Proceedings of the international symposium on malignant neoplastic diseases. New York: Academic Press 1977 — *Jackson, J. R.:* The histopathology of lymphomas and pseudolymphomas. Baltimore: University Park Press 1979 — *Kay, N. E., Gordon, L. I., Douglas, S. D.:* Autoimmune hemolytic anemia in association with monoclonal IgM(κ) with anti-i activity. Am. J. Med. *64*, 845 (1978) — *Kyle, R. A.:* Monoclonal gammopathy of undetermined significance. Natural history in 241 cases. Am. J. Med. *64*, 814 (1978) — *Saxon, A., Stevens, R. H., Quan, S. G., Golde, D. W.:* Immunologic characterization of hairy cell leukemias in continuous culture. J. Immunol. *120*, 777 (1978) — *Siegal, F. P., Filippa, D. A., Koziner, B.:* Surface markers in leukemias and lymphomas. Am. J. Pathol. *90*, 451 (1978) — *Smith, B. A., Ware, B. R., Yankee, R. A.:* Electrophoretic mobility distributions of normal human T and B lymphocytes and of peripheral blood lymphoblasts in acute lymphocytic leukemia: effects of neuraminidase and of solvent ionic strength. J. Immunol. *120*, 921 (1978) — *Solomon, A.:* Bence Jones protein and light chains of immunoglobulins. XV. Effect of corticosteroids on synthesis and excretion of Bence Jones protein. J. clin. Invest. *61*, 97 (1978) — *Sonntag, R. W.:* Prognose und Therapie des multiplen Myeloms. Schweiz. med. Wochenschr. *108*, 1247 (1978) — *Twomey, J. J., Good, R. A.:* The immunopathology of lymphoreticular neoplasms. New York: Plenum Press 1978 — *Virelizier, J.-L., Lenoir, G., Griscelli, C.:* Persistent Epstein-Barr virus infection in a child with hypergammaglobulinaemia and immunoblastic proliferation associated with a selective defect in immune interferon secretion. Lancet *1978 II*, 231

130. Auto- und allogene Organ- und Gewebetransplantationen sowie Zellübertragungen: Möglichkeiten und Komplikationen

130.1. Einführende Bemerkungen und Begriffe

Die alte Idee eines Ersatzes fehlender Zellen oder geschädigter, d. h. dauernd funktionsuntüchtiger Gewebe bzw. Organe durch entsprechende, unversehrte sog. Allotransplantate (s. u.) hat vor allem wegen des Erfolgs der *Nierentransplantation,* die dank geeigneter *Immunsuppression* möglich wurde, in den letzten zwanzig Jahren mächtigen Auftrieb erhalten. Nach dem im Jahr 1977 veröffentlichten, letzten Bericht des »Human Renal Transplant Registry« sind seit 1963 insgesamt über 25000 Nierentransplantationen durchgeführt worden. Von den annähernd 20000 Patienten, von denen die katamnestischen Daten vorliegen, besitzen über 45% noch immer funktionierende Fremdnieren, und nur ungefähr 12% starben mit Transplantaten, die keine renalen Ausscheidungsleistungen mehr erbrachten. Auf diese Weise sind sehr vielen Kranken die Unannehmlichkeiten – und Gefahren – der fortgesetzten Hämodialyse erspart geblieben, ganz abgesehen von der weitgehend erhaltenen Lebensqualität bei einem Träger mit intakten Transplantatnieren. Die *chirurgischen Probleme,* die sich zu Beginn der Aera der Organtransplantationen stellten, sind heute weitgehend gelöst, so daß sich zur Zeit die Anstrengungen in erster Linie auf die *Vermeidung einer Transplantatabstoßung* konzentrieren. Einer der Vorteile der Nierentransplantation gegenüber z. B. der Herz- und Lebertransplantation liegt darin, daß wir es hier mit doppelt angelegten Organen zu tun haben, deren funktioneller Ausfall sich erst im Verlauf mehrerer Tage lebensbedrohend zu manifestieren beginnt: Wegen dieses Umstandes, und weil man mit Hilfe der Hämodialyse überbrückend einspringen kann, reicht die Zeit für eine gründliche Vorbereitung und Durchführung der Transplantation häufig aus. Man hofft, daß die bei Nierentransplantationen gewonnenen Erfahrungen mit der Zeit auch schwierigeren Operationen, wie der *Verpflanzung von Herz, Leber, Pankreas, Lungen, endokrinen Organen* u. a., zugute kommen werden: Die letztgenannten Eingriffe sind nicht nur z. T. chirurgisch schwieriger als die Nierentransplantation, sondern stellen auch hinsichtlich des Zeitraums, innerhalb dessen die Organübertragung glücken muß, größere Ansprüche. Immerhin ist vorauszusehen, daß auch auf diesem Gebiet – falls Fortschritte möglich sind – die Hauptsorge schließlich der Vermeidung der Organabstoßung gelten wird.

Autotransplantationen, d. h. eine Verpflanzung von Geweben von einer Stelle des Körpers an eine andere, werden seit langem praktiziert. Da Immunreaktionen hier keine oder keine nennenswerte Rolle spielen, beschränkt sich die Problematik dieser Techniken weitgehend auf chirurgische Fragen.

Definitionen: Mit dem Begriff »*Transplantation*« bezeichnet man die Übertragung von Geweben oder Organen, die aus ihrer natürlichen Umgebung ganz oder teilweise herausgelöst wurden, an (auf) eine andere Stelle desselben Körpers oder auf ein anderes Individuum. Übertragungen von Zellsuspensionen werden – obschon es sich z. T. auch um echte Transplantationen handelt – in der Regel nicht so bezeichnet, sondern man spricht von »*Zelltransfer*« oder »*Zelltransfusion*« (z. B. Bluttransfusion, Transfusion von Leukozyten, thrombozytenreichem Blutplasma u. a. m.). Eine Ausnahme macht die Übertragung einer Aufschwemmung blutbildenden Gewebes, die man »*Knochenmarkstransplantation*« nennt. Das Schicksal transplantierter Gewebe bzw. Organe sowie transfundierter Zellen, d. h. *Ein- bzw. Anheilung und Überleben* oder *Abstoßung,* hängt von verschiedenen Faktoren ab. Abgesehen von der sog. Vitalität des Transplantats und einer geeigneten Wiederherstellung der anatomischen Verhältnisse, insbesondere der Naht von Blutgefäßen und anderen Hohlstrukturen, wie der Ureteren, spielt die Wirksamkeit oder Unwirksamkeit gegen das Transplantat gerichteter spezifischer Immunreaktionen von Seiten des Wirtsorganismus eine entscheidende Rolle. In dieser Hinsicht sind *genetisch bedingte Individualspezifitäten,* die sich u. a. in Transplantationsantigenen manifestieren, maßgebend. Bei *Autotransplantationen* (früher: »*Autoplastiken*«) wird ein sog. *autogenes (autologes), d. h. vom Wirtsorganismus selbst stammendes Transplantat* von einer Stelle des Körpers an eine andere übertragen. Von einem *isogenen (isologen) Transplantat (Isotransplantat,* »*synograft*«) sprechen wir, wenn Gewebe oder ein Organ von einem Individuum auf ein genetisch identisches, anderes Individuum überpflanzt werden *(Isotransplantation).* Beim Menschen trifft dies nur für eine Transplantation zwischen monozygoten Zwillingen zu. Bei Tieren ist eine isologe Überpflanzung von Gewebe oder Organen auch zwischen zwei Individuen desselben Inzuchtstammes möglich; allerdings dürfte innerhalb des letzteren oft keine völlige genetische Identität bestehen, wie das bei identischen Zwillingen der Fall ist. Die Bezeichnung »*syngen*« wird verschieden gehandhabt: Ein Teil der Autoren verwenden sie für jede Art von Transplantation genetisch identischen Gewebes, also auch für die Autotransplantation. Im angelsächsischen Sprachgebiet wird »syngen« jedoch z. T. synonym mit »isolog« benützt, d. h. für eine Überpflanzung von Geweben oder Organen zwischen genetisch mehr oder weniger identischen Individuen. Ein *allogenes (früher: homologes) Transplantat (Allotransplantat, Homotransplantat,* »*allograft*«) stammt von einem genetisch differenten Individuum derselben Spezies. *Allo- bzw. Homotransplantationen* spielen in der Humanmedizin eine besonders wichtige Rolle, da verständlicherweise identische Spender nur in Ausnahmefällen zu finden sind. *Xenotransplantate (Heterotransplantate,* »*xenografts*«) werden Individuen einer anderen Spezies entnommen: Solche Versuche, wie z. B. die Überpflanzung eines Affenherzens auf den Menschen, sind bisher nur in Einzelfällen und ohne Erfolg unternommen worden *(Xeno- bzw. Heterotransplantation).*

Die genetischen Unterschiede zwischen Transplantat und Wirt äußern sich in Differenzen der sog. *Transplantationsantigene,* die von sog. *Histokompatibilitätsgenen,* beim Menschen vor allem dem *HLA-Komplex,* kodiert werden. *Histokompatibilitätsunterschiede* können stark bis schwach sein, je nach den genetisch bedingten Besonderheiten von Spender und Empfänger. In der Praxis prüft man diese Verhältnisse durch ein sog. »*matching*«, d. h. einen Vergleich verschiedener HLA-Antigene, z. T. auch Blutgruppenantigene, von Spender und Empfänger. Der Grad der Übereinstimmung beim »matching« korreliert jedoch nicht streng mit dem Erfolg von Allotransplantationen. Je nachdem, ob HLA-Antigene serologisch oder aufgrund einer blastischen Transformation von Blutlymphozyten des Empfängers in Anwesenheit bestimmter HLA-Antigene ermittelt werden, spricht man von *SD* (»*serologically defined*«) *– oder LD* (»*lymphocyte defined*«)*-Antigenen.* Allo- und Xenotransplantate werden, falls man keine immunsuppressiven Maßnahmen ergreift, und/oder der Empfängerorganismus nicht aus anderen Gründen zum Vollzug spezifischer Immunreaktionen unfähig oder kaum imstande ist, meistens aufgrund einer sog. *Abstoßungsreaktion* (»*host-versus-graft*« *reaction)* eliminiert. Art und zeitliche Verhältnisse einer solchen Abstoßungsreaktion variieren, je nach dem Gewebe oder Organ, das übertragen wird. Experimentell sind diese Vorgänge vor allem am Beispiel der *Hauttransplantation* untersucht worden. Dabei zeigte es sich, daß nicht vorimmunisierte Tiere allo- oder xenogene Hauttransplantate nach ungefähr 11–14 Tagen abstoßen: Hier spricht man von *Primär-Abstoßung* (»*first-set rejection*«). Wird dagegen Haut auf ein gegen Zell- bzw. Gewebsantigene des Spenders vorimmunisiertes Tier transplantiert, erfolgt die Abstoßung wesentlich heftiger und rascher, in der Regel innerhalb von 4–6 Tagen: Dies ist die sog. *Sekundär-Abstoßung* (»*second-set rejection*«), die sich in ihrer Verlaufsform nicht wesentlich von später wiederholten Abstoßungen (z. B. Dritt- oder Viert-Abstoßung) unterscheidet. Nach *Transplantation innerer Organe,* insbesondere von *Nieren,* die beim Menschen unter sog. »immunsuppressivem Schutz« vorgenommen wird, gestalten sich die Verhältnisse z. T. etwas anders: Man spricht hier, je nach dem Zeitraum zwischen der Organübertragung und dem Auftreten deutlicher

Zeichen von Abstoßung, z. B. von *perakuter (hyperakuter) Abstoßung* (fast immer bei vorimmunisierten Individuen), *beschleunigter (verzögerter perakuter) Abstoßung, akuter (intermediärer) Abstoßung,* die z. B. einer, trotz Immunsuppression stattfindenden Primärabstoßung entsprechen kann, ferner von *chronischer oder Spätabstoßung.* Unter »*Abstoßungskrise*« versteht der Kliniker eine kritische Verstärkung von Zeichen und Symptomen einer drohenden Abstoßung.
Bei erfolgreich verlaufender Transplantation unterscheiden einzelne Autoren zwischen »*Einheilung*« des Transplantats, bei der dieses am Ort des Empfangs mit dem Wundbett eine gewebliche Verbindung eingegangen ist, und »*Anheilung*«, die durch eine bestmögliche eigene Lebenstätigkeit des Transplantats gekennzeichnet ist.

130.2. Nicht-immunologische Voraussetzungen einer Transplantateinheilung

Lebensfähigkeit der zu übertragenden Zellen, Gewebe und Organe

Es wurde schon früher auseinandergesetzt, daß von der Blutzufuhr bzw. Sauerstoff- und Substratversorgung »abgeschnittene« Zellen, Gewebe und Organe – je nach Zell- und Gewebeart – eine unterschiedliche »*Überlebenszeit*« bzw. »*Wiederbelebungszeit*« aufweisen (S. 514). Maßgebend ist in dieser Hinsicht vor allem die Empfindlichkeit der verschiedenen Zell- und Gewebearten auf *Sauerstoffmangel.* Wäre es möglich, kurze Zeit post mortem entnommene Organe über Wochen oder noch länger lebens- und damit reimplantationsfähig zu halten, hätte man mit der Beschaffung geeigneter Organe weniger Mühe, als dies zur Zeit noch der Fall ist. Solche Möglichkeiten bestehen gegenwärtig, abgesehen von Erythrozyten-Konserven, lediglich für das blutbildende Knochenmark, das sich in einem entsprechenden Medium (u. a. mit Glyzerin) bei tiefer Temperatur lange konservieren läßt. In Bezug auf die *extrakorporelle Organkonservierung* ist man noch nicht so weit: In der Regel gelingt es, z. B. kurz vor oder nach dem Tod entnommene Nieren dank einer Durch- und Umspülung mit geeigneten Nährlösungen bei kühler Temperatur etwa 48 Std reimplantationsfähig zu erhalten. Allerdings weiß man, daß mit Nährlösungen durchströmte Nieren mit der Zeit einen Schaden erleiden können, was die Überlebenschancen in vivo, nach erfolgter Transplantation, herabsetzt (sog. *Perfusionsnephropathie*). Von verschiedenen Geweben kann man sog. *Überlebend-Kulturen* anlegen, was z. B. für Epithelien, Stützgewebearten und blutbildende Elemente in Frage kommt. Embryonales oder frühfetales Gewebe überlebt dabei erfahrungsgemäß besser als entsprechendes Material von Erwachsenen.

Zur Bedeutung des Transplantatbettes für Erfolg oder Mißerfolg einer Gewebe- oder Organüberpflanzung

Erfahrungsgemäß heilt Gewebe dort am besten ein, wo das *Milieu* (»*microenvironment*«) dem Herkunftsort am ehesten entspricht. Große Bedeutung kommt in jedem Fall einer *ausreichenden Durchblutung des Transplantationsbettes* bzw. einer *zeitgerechten Wiederherstellung der Vaskularisation des Transplantates* zu. Im Fall einer Transplantation innerer Organe wird das letztgenannte Postulat durch sorgfältige *Nahtverbindung der hauptsächlichen Arterien und Venen* des Transplantates mit entsprechenden Gefäßen im Transplantationsbett erfüllt. Handelt es sich um Transplantationen ohne Gefäßnähte, spielt das *Einsprossen von Blutgefäßen des Wirts* in das überpflanzte Gewebe eine wichtige Rolle (s. u.).
Schließlich hängt das Resultat einer Transplantation wesentlich von der *Unversehrtheit des Gewebes im Bereich des Transplantationsbetts* (d. h. keine Nekrose, keine Vernarbung, keine Infektion, keine vorherige Bestrahlung u. a. m.) sowie vom *Allgemeinzustand des Empfängers* ab, der die Wundheilungsvorgänge wesentlich beeinflußt (S. 1372).

130.3. Autotransplantationen (»Autoplastiken«)

Bei Autotransplantationen *spielen immunologische Vorgänge praktisch keine Rolle.* Die Einheilung des Transplantats folgt denselben Gesetzmäßigkeiten, die einer *sog. Organisation, d. h. einer granulierenden Entzündung* (S. 1298) und anschließenden Vernarbung bzw. *bindegewebigen Abheilung* zugrunde liegen. Die Zeit, deren es zur *vaskulären Überbrückung der Grenzschicht* zwischen Transplantat und Transplantatbett bedarf, hängt z. T. von örtlichen Bedingungen ab. Im Fall von Hauttransplantationen beginnen neugebildete Gefäße schon am 2.–3. Tag auszusprossen und können – je nach der Dicke des Transplantats – schon am 6.–7. Tag mehr als 1–2 mm in das Fremdgewebe eingedrungen sein.

Lappenplastiken und freie Autotransplantationen im Haut-Unterhautbereich

Bei sog. *Verschiebelappen* geht es darum, den ernährenden Blutgefäßstiel nach Möglichkeit beizubehalten und die »mobilisierten« Haut-Unterhautlappen auf Gebiete zu bringen, die es zu decken gilt. Besonders günstig ist die Situation, wenn ein größerer Bezirk von einer schmalen gefäßführenden Basis aus versorgt wird, so daß eine gute Beweglichkeit bei ungestörter Blutzufuhr in den Lappen erreicht wird.

Beispiele für Verschiebelappen:
- Z-, Y- und V-Plastiken, z. B. zur Entspannung einer Kontraktur.
- Dekubitusplastiken im Sakralgebiet.
- Verschiebeplastiken am Unterschenkel.
- Visierlappenplastik zur Wiederherstellung der Unterlippen bzw. Unterkieferhaut.
- Abbé-Plastik zur Korrektur einer Hasenscharte u. a. m.

Wanderlappen werden zur Deckung eines Defekts durch vaskularisiertes Haut-Unterhautgewebe aus anderen Körpergegenden oder -teilen wie folgt verwendet:
In einer *ersten Phase* wird am zukünftigen Entnahmeort mittels zweier parallel geführter Längsschnitte durch Haut und Unterhaut die Blutversorgung auf die beiden Lappenbasen beschränkt und umgestellt.
In einer *zweiten Phase,* d. h. nach ungefähr 3 Wochen, ligiert man die eine Lappenbasis und trennt sie danach ab, worauf sich die Blutversorgung auf die verbleibende Basis einstellt.
In einer *dritten Phase* wird der Lappen, mit Ausnahme der verbleibenden Basis, mobilisiert und mit seinem freien Ende am neuen Ort implantiert. Nach weiteren 3 Wochen ist die Anheilung in der Regel erfolgt. Die erste Lappenbasis läßt sich nach ihrer Abtrennung ebenfalls am neuen Ort einpassen.
Manchmal werden sog. *Rundstiellappen* benützt, bei denen der Lappen auf größerer Strecke ringsum von Haut umgeben und daher vor Infektionen besser geschützt ist.

Beispiele für Wanderlappen:
- Rundstiellappen unter Verwendung des Vorderarms als vorübergehender Durchblutungsquelle. So läßt sich ein Wanderlappen von der Bauch- und Brustgegend auf entfernte Körperteile übertragen.
- »Crossleg«-Plastiken an den unteren Extremitäten.
- »Crossfinger«-Plastiken an Fingern u. a. m.

Für die *freie Hauttransplantation* von einem Körperteil auf den anderen *(Autotransplantation)* bieten sich verschiedene Methoden an, die – je nach dem angestrebten Ziel – den oder jenen Vor- oder Nachteil haben.
Sog. *»composite grafts«* erhält man u. a. durch Entfernen eines Teils der Ohrmuschel in ihrer vollen Dicke, womit sich z. B. eine Nasenspitze rekonstruieren läßt.
Wolf-Krause-Lappen (»full thickness graft«) umfassen die volle Dicke der Haut, eingeschlossen die Haarfollikel und Schweißdrüsen, und geben besonders gute Resultate bei Narbenkorrekturen an Augenlidern oder an der Hand. Diese Technik stellt erhöhte Ansprüche an eine rasche Vaskularisation.
Thiersch-Lappen (½-Spalthautlappen) werden durch flache Abtrennung der oberflächlichen Hautschicht mit Epidermis sowie der gefäßreichen subepidermalen Zone gewonnen und ermöglichen gute, leicht anheilende Hauttransplantate.
Dünne ¼-Lappen, vorzugsweise in Form sog. *»meshgrafts«,* benützt man besonders zur Reepidermisierung großer granulierender Flächen, z. B. nach Verbrennung.
Die *kleinen* ¼- oder die ¾-Spaltlappen nach *Reverdin* bzw. *Davis* haben sich weniger bewährt und finden heute kaum mehr Anwendung.
In vielen Fällen werden verschiedene Techniken miteinander kombiniert, wobei als Faustregel gilt, daß tiefe, ungenügend vaskularisierte Defekte – etwa solche mit freiliegenden Sehnen, Faszien oder Knochen – mit einem Stiellappen, oberflächliche, gut durchblutete Granulationen dagegen durch freie Hauttransplantationen gedeckt werden. Verfeinerter Methoden bedient man sich in der *ästhetischen Chirurgie,* wobei Gesichts-, insbesondere Nasenkorrekturen, und Mammaplastiken vorgenommen werden.

Transplantationen von Faszien- und Sehnengewebe sowie von Knorpel und Knochen

Fasziengewebe findet recht oft Verwendung für den operativen Verschluß eines Defekts, so in der Herzchirurgie. Manchmal werden zu solchen Zwecken auch Allotransplantate benützt.
Sehnengewebe wird für Autoplastiken weniger häufig gebraucht; aber auch dieses läßt sich transplantieren.
Knorpelstücke, etwa Rippenknorpel, verwendet man dann und wann zum Ersatz gewisser Teile des knöchernen Skeletts. Mit Erfolg wurde diese Methode u. a. für die Deckung von Defekten des knöchernen Schädeldaches herangezogen. Mit der Zeit wird der implantierte Knorpel abgebaut und zum guten Teil durch Knochen ersetzt. Hierbei kann es sich um geflechtartigen wie – später – um lamellären Knochen handeln. Zertrümmerte Gelenke sind einer Transplantation von Knorpelstücken ebenfalls zugänglich.
Knochentransplantationen bieten in manchen Fällen traumatologischer, onkologischer oder anderer Art gewisse Vorteile. Besonders gut scheint sich frische autogene Spongiosa zu bewähren, deren Verwendung in der Regel bessere Resultate ergibt als autogene Kompakta oder gar homologe und heterologe Knochentransplantate. Die Folgen einer Knochentransplantation umfassen Vorgänge wie osteoklastischen Abbau, gefolgt von osteoplastischem Anbau ortsständigen Knochens, ferner die sog. schleichende Resorption, bei der implantierte und z. T. nekrotische Knochenstücke von einer Front neugebildeten Knochens bedeckt werden. Im Lauf der Zeit zeigen die knöchernen Strukturen eine erstaunliche Fähigkeit zum Umbau und zur Anpassung an die gegebenen statischen und mechanischen Verhältnisse.

Umgehung oder Ersatz von Arterien durch Venen

In neuerer Zeit werden mehr und mehr Operationen durchgeführt, die die Umgehung einer verschlossenen Arterienstrecke zum Ziel haben. Zur Ausbildung eines solchen *»shunts«* oder *»by-pass«* eignen sich Venen recht gut: Unter dem Einfluß des arteriellen Blutdrucks erfahren sie mit der Zeit einen Umbau und eine Verstärkung der Wand, so daß sie immer mehr Arterien gleichen. In gewissen Fällen drängen sich Maßnahmen auf, die eine allzu starke Dilatation der eingenähten Venen kurze Zeit nach der Transplantation verhindern oder verringern sollen. Selbstverständlich können Venen auch zum Ersatz verschlossener oder sonstwie geschädigter Venenstrecken verwendet werden.

Beispiel:
- Sog. *»by-pass«-Operationen* werden in letzter Zeit oft an Koronarien durchgeführt, die eine umschriebene Stenose aufweisen. Zur Herstellung der Umgehungskommunikation bedient

man sich in erster Linie Stücken der V. saphena, die dann nach anfänglichem Verlust glatter Muskelfasern und Fibrosierung – je länger der »by-pass« funktioniert – immer mehr »arterialisiert« werden. Kurze Zeit nach der Transplantation notiert man einen teilweisen Endothelverlust, verbunden mit der Bildung flacher, wandständiger Thromben. Im Verlauf von etwa 2 Monaten entwickelt sich eine Intimaverdickung, wobei zunächst glatte Muskelzellen bzw. Myofibroblasten vorherrschen, später aber Zellen vom Typ der Fibroblasten. Nach mehreren Jahren notiert man in den überpflanzten Venenstükken oft Atherome, die sich nicht wesentlich von denen in Arterien unterscheiden.

Autogene Transplantationen innerer Hohlorgane

Hier handelt es sich in der Regel um Methoden, bei denen die innere Verpflanzung von Teilen eines Hohlorgans mit intakter, zugehöriger Blutbahn andere, zerstörte oder unbrauchbar gewordene Hohlorgane ersetzen soll.

Beispiel:

- Ersatz der Speiseröhre, die z. B. wegen eines Karzinoms entfernt wurde, durch einen Darmteil samt seinem Gefäßstiel. Der Darm erfährt dabei mit der Zeit Strukturveränderungen (z. B. Auskleidung durch Pflasterepithel u. a.), die offenbar durch die neuartige Beanspruchung und den andersartigen Inhalt bedingt sind.

Autogene Transplantation von Knochenmark und lymphoretikulärem Gewebe

Maßnahmen dieser Art befinden sich erst im Experimentierstadium. Mögliche Anwendungen wären z. B. die folgenden: Entnahme von Knochenmark vor einer Ganzkörperbestrahlung oder zytostatischen Behandlung und Reinfusion desselben nach Abschluß der Therapie; Entfernung des Thymus und/oder von Lymphknoten vor einer immunosuppressiven Behandlung und allfällige Reimplantation derselben bei Bedarf. Diese Techniken sind in Tierversuchen schon geprüft worden. Sie bedingen eine gute Konservierung der Zellen und Organe in vitro. In der Medizin haben sie sich noch nicht eingebürgert.

130.4. Bemerkungen zur Frage der Histokompatibilität bei Allotransplantationen, mit besonderer Berücksichtigung des HLA-Komplexes

Ergänzende Angaben über den HLA-Komplex

Aufgrund bisheriger Untersuchungsergebnisse darf angenommen werden, daß bei den meisten – wenn nicht allen – Vertebraten ein einzelner chromosomaler Komplex für die wichtigsten Transplantationsantigene kodiert. Dem *H-2-Komplex der Maus* (S. 1084) entspricht beim *Menschen* im wesentlichen der auf *Chromosom 6* lokalisierte *HLA-Komplex* (HLA = »*h*uman *l*eukocyte *a*ntigen«). Nach neueren Modellvorstellungen umfaßt dieser im wesentlichen 4 Hauptregionen bzw. Loci, nämlich – in der Reihenfolge ihrer Lokalisation –: A (1. Locus, früher: LA oder SD-1), die näher beisammen liegenden C (3. Locus, früher: AJ oder SD-3) und B (2. Locus, früher: »four« oder SD-2) sowie der von den beiden letzteren wieder etwas entfernter liegende Locus D (früher: LAD_1), in dessen Nachbarschaft (d. h. zwischen D und B) möglicherweise die, den Ir-Genen der Maus entsprechenden Loci zu suchen sind. Die Loci A-C sind, soweit bekannt, für die serologisch definierten (SD-)Transplantationsantigene bestimmend, während Locus D als für die Reizantwort von Lymphozyten in einer MLC verantwortlich angesehen wird. Für die Bestimmung der SD-Antigene wurde früher vor allem die sog. *Leukoagglutination* benützt; diese ist aber heute weitgehend verlassen und durch die zuverlässigere Methode der *Lymphotoxizität* ersetzt worden, bei der die Zytotoxität entsprechend einer Typ II-Immunreaktion (S. 1105) gemessen wird. Neuerdings wird in vermehrtem Maße auch die *Thrombozyten-Komplement-Fixation* als Nachweistechnik herangezogen. Diese Methoden stützen sich u. a. auf die Tatsache, daß die wichtigsten Transplantationsantigene, die vom HLA-Komplex abhängen, nicht nur an Zelloberflächen der meisten Gewebearten vorkommen, sondern auch im Membranbereich von B- und T-Lymphozyten sowie von Plättchen exprimiert werden, nicht aber auf der Oberfläche von Erythrozyten. Die Zahl der *SD-HLA-Antigene* ist sehr groß: Wir haben es hier mit einem System zu tun, das den ausgeprägtesten *Polymorphismus* aller bekannten genetischen Systeme des Menschen aufweist, weshalb es z. B. auch für genealogische und ethnologische Studien große Bedeutung hat. Für den A- und den B-Locus sind bisher je über 35 Spezifitäten bekannt geworden, für den C-Locus über 5, so daß man für Leukozyten von Individuen z. B. der kaukasischen Rasse mit *ungefähr 90 serologisch definierten Spezifitäten* rechnen kann. Diese werden, wie schon erwähnt, durch Zahlen gekennzeichnet, z. B. »HLA-A10«. Antigene, die von der WHO als »vorläufig etabliert« angenommen werden, identifiziert man als solche durch Anfügen eines »W« an den Locus-Buchstaben, z. B. »HLA-BW17«.

Aus dem bisher Gesagten geht hervor, daß jeder *Haplotyp* für *3 serologisch definierte HLA-Antigene* kodiert (A, C und B) und nach dem einfachen Mendel'schen (kodominanten) Erbgang auf die Nachkommen übertragen wird. Im Mittel findet sich daher unter 4 Geschwistern eines mit mehr oder weniger identischen Haplotypen (vgl. dazu »genetic mixing« während der Meiose, S. 13): Transplantationen zwischen zwei solchen Individuen ergeben selbst bei mäßiger Immunsuppression des Empfängers sehr gute Langzeitresultate (bis 95% im Fall von Nierentransplantationen!).

Die *D-Locus-Antigene,* die man in einer *MLC* prüft, sind noch nicht so gut definiert wie die SD-Antigene. Diese, auch LD(»*l*ymphocyte-*d*efined«)- oder MLR-S (»*m*ixed *l*ymphocyte *r*eaction *s*timulating«)-Antigene genannt, lassen sich bisher nicht serologisch erkennen. Allerdings sind serologische Spezifitäten entdeckt worden, die mit dem D-Locus eng verbunden sind, doch fehlen offenbar die entsprechenden Antigene u. a. auf T-Lymphozyten und Thrombozyten. Die Rekombinationsrate unter allen diesen Loci ist meist niedrig genug, um beispielsweise die HL-S-Antigene (»*h*uman *l*eukocyte *s*timulating«) als Marker für den ganzen Haplotyp, eingeschlossen die D-Antigene, zu benützen, wenn es darum geht, die HLA-Antigene unter Geschwistern zu bestimmen. Für Vergleiche zwischen nicht eng verwandten Individuen genügt dieses Vorgehen jedoch nicht, um eine weitgehende Kompatibilität voraussagen zu können.

Gene innerhalb des HLA-Komplexes umfassen u. a. solche, die für die Komplementkomponenten C2 und C4 kodieren und Regulatorfunktionen bei Immunantworten (z. B. gegen Masernvirus) ausüben. Wahrscheinlich sind im Bereich zwischen den Loci B und D noch zahlreiche weitere, *den murinen Ir-Genen vergleichbare Gene* lokalisiert. Serologisch definierte *HLA-Antigene* wirken nicht nur *als Zielstrukturen für Effektormechanismen von Immunreaktionen allogener Immunsysteme,* sondern dienen, wie erwähnt wurde (S. 1077), auch als »Erkennungsmarken« für autologe zwischenzellige Beziehungen. Offensichtlich hat der HLA-Komplex eine weit über Probleme der Allotransplantation hinausgehende Bedeutung, was sich u. a. in der Assoziation bestimmter Leiden mit einzelnen HLA-Antigenen äußert (S. 871).

Einige Hinweise auf die Gewebetypisierung (»tissue typing«) im Hinblick auf eine allogene Organ- bzw. Gewebetransplantation oder Zellübertragungen

In der Mehrzahl der Fälle von *Transplantationen zwischen Geschwistern* besteht, falls eine Kompatibilität der wichtigen serologisch definierten *HLA-Antigene* festgestellt wurde, auch eine Verträglichkeit hinsichtlich des D-Locus. In den wenigen Fällen von A- und B-Locus-Identität, jedoch D-Locus-Inkompatibilität wurden die Transplantate mehrheitlich verworfen: Dies zeigt die erhebliche Bedeutung einer Typisierung auch in Bezug auf den *D-Locus,* und hat sich in besonderem Maß im Fall von Knochenmarkstransplantationen als wesentlich erwiesen.

Während die Gewebetypisierung für die – in USA häufiger als in Europa praktizierte – Organübertragung von einem freiwilligen Spender auf eines seiner Geschwister große Bedeutung hat, und hier Kompatibilitäten von Haplotypen für die Prognose der Transplantatheilung sehr wichtig sind, trifft dies für die *Überpflanzung von Leichennieren (»Kadavernieren«)*

– zumindest hinsichtlich der HLA-A- und HLA-B-Antigene – kaum zu: Hier liegen z. T. widersprüchliche Berichte vor. Hingegen weisen verschiedene Resultate auf eine erhebliche Bedeutung der Typisierung in Bezug auf den *D-Locus* hin. Da aber die Durchführung einer MLC mehrere Tage in Anspruch nimmt, kommt man mit dieser Art von »tissue typing« oft zu spät. Es besteht somit ein dringendes Bedürfnis nach einer Abkürzung der MLC-Test-Methode auf höchstens 24 Std.

Ist der prospektive Empfänger gegen HLA-Antigene eines möglichen Spenders *vorimmunisiert,* muß man mit erhöhter Gefahr einer »perakuten Abstoßung« (s. u.) rechnen. Solche Immunisierungen können z. B. bei Bluttransfusionen, bei Hämodialyse oder – bei Frauen – anläßlich von Schwangerschaften zustande kommen. Fällt eine Kreuzprobe zwischen dem Patientenserum und den Lymphozyten des prospektiven Spenders positiv aus, wird in der Regel auf eine Transplantation des betreffenden Spenderorgans(-gewebes) verzichtet. Hinsichtlich der Verpflanzung z. B. von Leichennieren ergeben sich hier erhebliche Schwierigkeiten, da der Test versagen kann. Ein zuverlässigeres Urteil ist möglich, wenn Patientenseren z. B. in monatlichen Abständen gesammelt und getrennt geprüft werden: Manchmal zeigt sich nur in einer dieser Proben, daß der prospektive Empfänger gegen die HLA-Antigene des einen oder anderen möglichen Spenders schon vorimmunisiert ist. Unter den positiven Reaktionen wird u. a. zwischen »low responders« und »high responders« unterschieden: Vor allem die letzteren, d. h. Vorimmunisierte mit Zeichen einer kräftigen Immunreaktion gegen HLA-Antigene eines möglichen Transplantats, laufen Gefahr, im Fall einer entsprechenden Transplantation eine perakute Abstoßungsreaktion zu vollziehen. In derartigen Fällen ist es besser, ein neues, u. U. sogar inkompatibles Spenderorgan zu wählen, vorausgesetzt, daß der prospektive Empfänger gegen die HLA-Antigene desselben nicht schon sensibilisiert ist. Primäre Immunreaktionen gegen das Transplantat lassen sich erfahrungsgemäß durch eine immunsuppressive Behandlung besser unter Kontrolle halten als anamnestische.

Außer dem HLA-System ist bei Transplantationen auch auf eine Kompatibilität hinsichtlich des *AB0-Blutgruppensystems* zu achten, wobei die Regeln bei Bluttransfusionen (z. B. Blutgruppe 0 = Universalspender, AB = Universalempfänger) einzuhalten sind.

Weitere Antigen-Systeme sollten vor allem dann geprüft werden, wenn es sich um die Übertragung immunologisch kompetenten Gewebes handelt, z. B. bei *Knochenmarks-, Thymus-* oder *Milztransplantationen,* da sonst die Gefahr einer lebensbedrohenden »graft-versus-host«-Reaktion besteht (s. u.).

Die *Transfusion von Thrombozyten,* die z. B. die HLA-Antigene A und B, nicht aber D tragen, gelingt bei HLA-A- und -B-kompatiblen Verhältnissen besser als bei Unverträglichkeit in dieser Beziehung.

130.5. Allogene Nierentransplantationen und ihre möglichen Komplikationen

Bemerkungen hinsichtlich der Indikationsstellung zur Nierentransplantation

Zu den anerkannten *absoluten Kontraindikationen* einer *Nierentransplantation* gehören u. a. renale Störungen, die Aussicht auf Reversibilität bieten oder einer medikamentösen Therapie zugänglich sind, ferner akute Infektionskrankheiten, floride Glomerulonephritiden und schwerwiegende Grundleiden anderer Art, wie bösartige Neoplasien, zerebrovaskuläre Insulte und ernsthafte Formen von Koronarinsuffizienz. Daß bei Vorimmunisierung des prospektiven Empfängers gegen Zell- und Gewebsantigene des in Frage kommenden Spenders nicht transplantiert werden soll, wurde schon hervorgehoben.

Relative Kontraindikationen sind z. B. hohes Alter, ein schwerer Diabetes mellitus, hochgradige Stenosen im Bereich der größeren Körperarterien, Harnabflußhindernisse und gewisse Autoimmunkrankheiten, wie ein mäßig aktiver Lupus erythematodes disseminatus. Die Erfolge allogener *Nierentransplantationen* rechtfertigen indessen den Grundsatz, daß diese Maßnahme ergriffen wird, *bevor der Patient schwer krank* ist, wenn möglich sogar, *bevor eine Hämodialyse von längerer Dauer ins Auge gefaßt werden müßte.* Allerdings ist einzuräumen, daß bei ungefähr 15% der Empfänger einer Kadaverniere nach deren Abstoßung die Rückkehr zu einer Hämodialyse nicht von Erfolg gekrönt war.

Auswahl des Nierentransplantats

Als Quellen von Transplantaten kommen, wie erwähnt, *nahe Blutsverwandte,* die freiwillig eine Niere hergeben wollen, und *Leichennieren (»Kadavernieren«)* in Frage. Auf die Voraussetzungen hinsichtlich der Gewebetypisierung wurde schon hingewiesen, ebenso darauf, daß bei Verwendung von Leichennieren das »matching« bezüglich HLA-Antigenen weniger wichtig ist als das Ausschließen einer Vorimmunisierung des Empfängers gegen spezifische Spenderantigene. Die Chancen, unter nicht verwandten Individuen einen in Bezug auf die HLA-A- und B-Antigene identischen Spender zu finden, variieren zwischen 1:300 und 1:1000. Falls dazu noch eine Kompatibilität in Bezug auf den D-Locus postuliert werden soll, ist das Verhältnis noch wesentlich ungünstiger. Man sucht daher, mit Hilfe des Computers, der Typisierung einer möglichst großen Zahl in Frage kommender Spender und geeigneter Entnahme-, Konservierungs- und Transportmaßnahmen die Verwendung von Leichennieren immer erfolgreicher zu gestalten. In dieser Hinsicht werden besonders aus Australien gute Resultate gemeldet.

Maßnahmen kurze Zeit vor und während der allogenen Nierentransplantation

Häufig – aber nicht ausschließlich – wird vor der Transplantation eine *bilaterale Nephrektomie* durchgeführt, und der Patient anschließend intermittierend hämodialysiert. Statistische Resultate zeigen, daß mit diesem Vorgehen bisher bessere Resultate erzielt wurden, als mit einseitiger Nephrektomie und Transplantation; die Gründe dafür sind allerdings unklar. Idealerweise wird man aber auch bei zweizeitigem Eingriff nur ein kurzes Zeitintervall verstreichen lassen, u. a. zur Vermeidung einer zunehmenden Anämie. Meistens führt man etwa 48 Std vor der Transplantation eine ausreichende Hämodialyse durch, wobei u. a. darauf zu achten ist, daß die Kalziumkonzentration im Blutplasma (Serum) nicht über den Normbereich ansteigt.

Sog. perakute (hyperakute) Abstoßung des allogenen Nierentransplantats

Definitionen: Als *perakute Abstoßung (»hyperacute rejection«, »violent, immediate rejection«, »highly accelerated rejection«)* bezeichnet man die irreversible Schädigung des Allotransplantats unmittelbar nach Herstellung der Gefäßverbindung zwischen dem übertragenen Organ und dem Wirtsorganismus und damit erfolgender Durchströmung durch Empfängerblut. Die Zeichen der Organschädigung können innerhalb von Minuten sichtbar werden.

Ursachen und **Pathogenese:** Diese überaus rasch erfolgende Abstoßung beobachtet man mehrheitlich – wenn nicht ausschließlich – bei Empfängern, die gegen Zell- bzw. Gewebsantigene des Transplantats *vorimmunisiert* waren. Die meisten Befunde sprechen dafür, daß die Transplantatschädigung vor allem durch *zirkulierende Antikörper im Wirtsorganismus* hervorgerufen wird. Im einzelnen handelt es sich wahrscheinlich in erster Linie um eine zyto- bzw. histotoxische Reaktion, die u. a. gegen Endothelzellen der Transplantatgefäße gerichtet ist, und bei der Komplement aktiviert wird (vgl. dazu Überempfindlichkeitsreaktion vom Typ II, S. 1105). Möglicherweise bilden sich örtlich auch Immunkomplexe (Typ III). Die Reaktion verläuft meist zu schnell, als daß zellgebundene Immunreaktionen vom Typ IV wesentlich mitbeteiligt sein könnten. Dazu kommt es oft auch zu einer *Aggregation von Thrombozyten* und einer *Aktivierung des Gerinnungssystems.* Im Zusammenhang mit dem Vorherrschen vaskulärer Schäden bei der perakuten Abstoßung ist es von Interesse, daß Endothelzellen an ihrer Oberfläche u. a. ein sog. E-Antigen aufzuweisen scheinen, das im übrigen auch im Plasmamembranbereich von Monozyten gefunden wurde.

Morphologisch macht sich die Veränderung oft innerhalb von Minuten bemerkbar: Die Niere schwillt an und spannt dabei die Kapsel, der Farbton des Organs wechselt und weicht einer auffälligen Fleckung mit kleineren blassen und ausgedehnten düster-roten Bezirken. Mikroskopisch erkennt man in schweren Fällen vor allem *in zahlreichen kleinen Gefäßen Thromben,* verbunden mit Endothelschäden und herdweiser Ansammlung neutrophiler Granulozyten u. a. im Bereich der Vasa afferentia und der Glomeruli sowie in kleineren Venen, im Kortex mehr als in der Medulla. Vieles spricht dafür, daß die Schäden dort am größten sind, wo sich besonders viele Neutrophile ansammeln, d. h. wo vermutlich Enzyme aus diesen Zellen freigesetzt werden. In einzelnen Fällen können auch größere Gefäße thrombosieren. Die intertubulären Kapillaren sind meist stark dilatiert und enthalten ziemlich viele Neutrophile und Monozyten. Elektronenmikroskopisch stellt man schwere Endothelschäden fest, die offenbar an der Entstehung der Gerinnsel entscheidend beteiligt sind. Außerdem machen sich mit der Zeit ischämische Veränderungen am Parenchym bemerkbar. Immunfluoreszenzmikroskopisch lassen sich in den geschädigten Gefäßen, vor allem längs der Innenfläche, Immunglobuline, Komplementkomponenten und Fibrinogen/Fibrin nachweisen.

Folgen: Hat man es schon während der Operation mit einer ausgedehnten Thrombosierung kleiner Gefäße zu tun – was sich durch Schnelluntersuchungen prüfen läßt –, wird das Transplantat in der Regel sogleich wieder entfernt. In den Fällen mit teilweise erhaltener Nierenfunktion gelingt es manchmal, u. a. auch mit Hilfe immunsuppressiver Maßnahmen, das Transplantat zu retten. Die renalen Leistungen zeigen aber noch während längerer Zeit eine deutliche Störung, u. a. oft eine schwere Polyurie, wie man sie in der Erholungsphase nach »Schockniere« beobachtet.
Differentialdiagnostisch sind bei frühem Verlust einer transplantierten Niere *nichtimmunologische Mechanismen* in Betracht zu ziehen. Am raschesten dürften sich auf Gefäßwandschädigung anderer Art (hypoxisch, mechanisch u. a.) beruhende, *thrombotische Verschlüsse* der Strombahn auswirken. *Vor der Organüberpflanzung vorhandene hypoxische Schäden des Nierentransplantats,* wie sie z. B. bei Leichennieren in der Agonie oder post mortem entstanden sein können, wirken sich in der Regel erst im Verlauf von einigen Tagen im Sinne einer Oligurie aus; diese braucht durchaus kein alarmierendes Zeichen zu bedeuten, da das Organ über eine erhebliche regeneratorische Kapazität verfügt (sog. *transitorische frühe (akute) Niereninsuffizienz).*

Sog. beschleunigte (verzögert perakute) Abstoßung

Definition: Bei der *beschleunigten (verzögert perakuten) Abstoßung (»accelerated rejection«, »delayed hyperacute rejection«, »acute and early rejection«)* dauert es 2 bis höchstens 10 Tage, bevor sich die Zeichen einer perakuten Abstoßung (s. o.) einstellen: Dann aber schreitet der Prozess ziemlich rasch voran und führt innerhalb kürzerer Zeit zu Veränderungen, die mit denen bei perakuter Abstoßung verglichen werden können.

Pathogenese: In der Mehrzahl der Fälle handelt es sich hier ebenfalls um vorimmunisierte Empfänger. Man nimmt auch in diesen Fällen an, daß in erster Linie – wenn nicht ausschließlich – humoral vermittelte spezifische Effektormechanismen im Spiel sind (wahrscheinlich Typ II-Reaktion). Der Grund für die Verzögerung des Geschehens ist in manchen Fällen nicht klar. Diskutierte Möglichkeiten umfassen z. B. eine erneute (vom Transplantat ausgehende) antigenetische Stimulation mit Wiederanstieg der Antikörpertiter im Empfängerblut, ferner einen vorübergehenden Mangel an Komplement und/oder neutrophilen Granulozyten bzw. eine Funktionsstörung derselben u. a. m. Vieles spricht dafür, daß diese Form von Abstoßung einer sog. *»second-set rejection« verglichen* werden kann, bei der die – rasch wieder zunehmende – Antikörperproduktion im Sinne einer anamnestischen Reaktion erst nach einigen Tagen zur Erzeugung schwerer Schäden ausreicht.

Sog. akute Abstoßung

Definitionen: Zumindest der Beginn der sog. *»akuten Abstoßung« (»acute rejection«, »intermediate rejection«)* gilt als die klassische primäre Abstoßungsreaktion des Wirtsorganismus gegen ein allogenes Nierentransplantat. Der Begriff ist im medizinischen Sprachgebrauch allerdings weiter gefaßt worden und schließt alle Zeichen einer spezifischen, gegen die Antigene des implantierten Organs gerichteten zellgebundenen und/oder humoralen Immunantwort ein, die zwischen 12 Tagen bis Wochen oder sogar 4 Monate nach der Verpflanzung in erheblichem und das Überleben des Transplantats bedrohendem Maß auftreten. Kommt es dabei – z. B. unter der immunsuppressiven Therapie – nicht zur Abstoßung, ist es besser, von einer »akuten Abstoßungs*reaktion*« zu reden. Streng genommen, ist bei der Ausdehnung des Begriffs der »akuten Abstoßungsreaktion« auf 4 Monate mit einer Überlappung der primären und der darauffolgenden sekundären bzw. anamnestischen Immunreaktion zu rechnen, die sich auch in einer Modifikation der hauptsächlichen pathogenetischen Mechanismen äußern dürfte (s. u.).

Pathogenese: In typischen Fällen haben wir es hier mit einer *»first-set rejection«* zu tun, der sich allerdings – wie oben erwähnt wurde – eine anamnestische Reaktion anschließen dürfte. Die *Sensibilisierung der Wirtslymphozyten* geschieht, soweit sich auf Grund von Tierversuchen beurteilen läßt, zu einem guten Teil innerhalb des Allotransplantats. Es konnte u. a. gezeigt werden, daß für eine antigenreaktive Zelle ungefähr 1 Std Aufenthalt in dem Fremdorgan genügt, um spezifisch stimuliert bzw. zur klonalen Vermehrung und Produktion von Gedächtniszellen gebracht zu werden. Wahrscheinlich erfolgt außerdem eine Sensibilisierung in regionären Lymphknoten, die – trotz der operationsbedingten Unterbrechung der Lymphbahnen – abströmende Transplantat-Antigene empfangen dürften. In Analogie zu Primärabstoßungen allogener Hauttransplantate bei Tieren wird die akute Abstoßungsreaktion nach allogener Nierentransplantation von vielen Autoren in erster Linie mit einer *zellgebundenen Immunreaktion vom Typ IV* (S. 1123) in Beziehung gebracht. Die Gründe für diese Annahme stützen sich auf gewisse tierexperimentelle Beobachtungen, z. T. aber auch auf Erfahrungen aus der Humanmedizin. Im besonderen wird angeführt, daß die Fähigkeit, ein solides Allotransplantat abzustoßen, durch einen Transfer lymphoider Zellen eines vorimmunisierten Tieres auf einen nicht sensibilisierten Empfänger vom letzteren passiv erworben werden kann, was bisher mit – einmaligen oder wenigen – Übertragungen von Serum nicht oder nur unter besonderen Bedingungen gelang. Ein öfters vorgebrachtes Argument bezieht sich auf die Feststellung, daß Individuen mit beeinträchtigter zellgebundener Immunreaktivität (z. B. infolge Behandlung mit Antilymphozyten-Globulin oder im Zusammenhang mit einem fortgeschrittenen Morbus Hodgkin), jedoch mehr oder weniger erhaltener Kapazität zur Produktion humoraler Antikörper meist eine deutliche Verzögerung in der Abstoßung von Allotransplantaten erkennen lassen. Dafür, daß T-Lymphozyten bei Abstoßungsreaktionen dieser Art eine wichtige Rolle spielen, sprechen zudem tierexperimentelle Befunde, wie das Ausbleiben einer *»first-set rejection«* bei fortwährender Zerstörung der – vor allem T-Zellen entsprechenden – Lymphozyten in der drainierenden Lymphe. Über die relative Wichtigkeit der T-Lymphozyten, die ja zunächst Hauptträger der immunologischen Erkennungsmechanismen sind, als Effektorzellen der Allotransplantat-Abstoßung ist damit aber nicht viel gesagt; man kann aus solchen Beobachtungen lediglich schließen, daß in der Lymphe vorhandene »lymphoide Zellen« für das Wirksamwerden einer primären Transplantatabstoßung notwendig sind. Daß nach Allotransplantation zellgebundene, gegen das Fremdgewebe gerichtete Immunreaktionen stattfinden, steht außer Zweifel: Dies läßt sich z. B. durch eine verzögerte Hautreaktion nach Injektion von Extrakten aus dem Allotransplantat belegen.

Obwohl die wichtige Rolle der zellgebundenen Immunreaktion bei primären Abstoßungsreaktionen von den meisten Autoren anerkannt wird, mehren sich doch Berichte, wonach *zirkulierende Antikörper* mit gegen die Fremdantigene gerichteten Spezifitäten ebenfalls eine große Bedeutung haben, vor allem dann, wenn das Transplantat etwas länger erhalten bleibt. Dafür sprechen verschiedene Befunde. Auf die offensichtlich Antikörper-vermittelte perakute Abstoßungsreaktion wurde schon eingegangen. In Tierversuchen konnte überdies gezeigt werden, daß die Injektion von Antiserum in den Bereich des Transplantatbettes zu einer raschen Abstoßung eines Haut-Allotransplantates führen kann; dabei scheint es vor allem

zu Gefäßverschlüssen zu kommen, die eine sog. »*white graft rejection*« zur Folge haben. Wesentlich ist ferner die Feststellung, daß im Augenblick der Abstoßung eines Hauttransplantates reichlich neutrophile Granulozyten, zusammen mit immunfluoreszenzmikroskopisch nachweisbarem Ig und Komplement, in der Demarkationszone nachweisbar sind. Neutrophile Infiltrate sind vor allem als Folge humoraler Immunreaktionen bekannt (S. 1091 und 1263). Im Rahmen von Abstoßungsreaktionen gegen Nieren-Allotransplantate scheinen beim Menschen humorale Antikörper umsomehr ins Spiel zu kommen, je länger die Organüberpflanzung zurückliegt.
Vermehrte Beachtung wird seit einigen Jahren der Möglichkeit geschenkt, *Antikörper-abhängige zellgebundene Zyto- bzw. Histotoxizitätsreaktionen* (S. 1107) könnten bei der Elimination von Allotransplantaten eine erhebliche Bedeutung haben. Man spricht in diesem Zusammenhang viel von sog. K-Zellen, die bei Tieren untersucht worden sind, über deren Vorhandensein und Identität beim Menschen jedoch noch wenig bekannt ist (S. 1074).
Zusammenfassend darf angenommen werden, daß an der akuten Abstoßungsreaktion *sowohl zellgebundene als auch humorale Immunreaktionen beteiligt* sein dürften, wobei die letzteren mit zunehmendem Zeitintervall nach der Organübertragung an Bedeutung gewinnen. Ob und in welchem Ausmaß zirkulierende *Immunkomplexe,* die aus »abgeschilferten« Transplantat-Antigenen und korrespondierenden Antikörpern bestehen, bei diesem Geschehen mitwirken, läßt sich nicht abschließend beurteilen. In diesem Zusammenhang ist die kürzlich gemachte Beobachtung von Interesse, daß injiziertes ^{125}I-markiertes C1q vor allem dann gebunden wird, d. h. aus der Zirkulation verschwindet, wenn im allogenen Nierentransplantat die Fibrinablagerung in den Gefäßen einsetzt und die akute Abstoßungsreaktion einleitet.

Morphologisch erkennt man unmittelbar nach erfolgter Allotransplantation auf ein nicht vorimmunisiertes Individuum, d. h. bei einer echten primären Überpflanzung einer Fremdniere, Veränderungen, die – wie aus Tierversuchen hervorgeht – sich von denen bei Autotransplantation kaum unterscheiden. Dies gilt insbesondere für die Vorgänge in der *Grenzschicht zwischen Transplantat und seinem Bett,* wo sich, abgesehen von Blutungen und Fibrinbildung, rasch neutrophile Granulozyten ansammeln, und innerhalb weniger Tage Gefäße aussprossen, vor allem von Seiten des Wirts. Ungefähr im gleichen Zeitraum sammeln sich auch Histiozyten/Makrophagen an, während lymphoidzellige Infiltrate erst später erscheinen. Die bindegewebige Organisation und Überbrückung im Bereich des Transplantatbetts ist je nach dort vorhandenen Mengen geronnenen Blutes, nach Ablauf von wenigen Tagen bereits voll im Gang.
Im Inneren der transplantierten Niere treten, falls das Organ nicht vorgeschädigt war, neutrophile Granulozyten zunächst nicht in erheblicher Zahl auf. Im Vordergrund der Veränderungen vor Eintritt einer eigentlichen »Abstoßung« stehen vielmehr lymphohistiozytäre sowie – später – plasmazelluläre Infiltrate und vaskuläre Läsionen. Art und Ausmaß solcher Befunde hängen, soweit bekannt, einigermaßen mit dem Grad der »Unverträglichkeit« (s. o.) zusammen, wobei auch die morphologischen Zeichen einer zellgebundenen und humoralen Immunreaktion von Fall zu Fall variieren können. Verständlicherweise haben immunsuppressive Maßnahmen auf das histologische Bild der akuten Abstoßungsreaktion ebenfalls einen wesentlichen Einfluß. Schon früh kann man da und dort Lymphozyten erkennen, die am Endothel von Venolen anhaften. Die *perivaskulären und interstitiellen Infiltrate sog. »mononukleärer« Zellen* (vor allem Lymphozyten und Histiozyten) machen sich zuerst meist um kleine dünnwandige Gefäße, vor allem Venolen, bemerkbar; später, d. h. nach wenigen Tagen, sind solche in zunehmendem Maß in der Umgebung von Arteriolen sowie kleinen Arterien, Kapillaren und Venen vorhanden, von wo sie sich mehr und mehr ausbreiten, so daß schließlich große Teile des Interstitiums infiltriert sind. Im Rindenbereich ist der Befund wesentlich stärker ausgeprägt als in der Medulla. Plasmazellen finden sich in der Regel erst später als 1 Woche nach Transplantation in nennenswerter Zahl. Während die Lymphozyten in den Frühstadien nach Überpflanzung meist klein sind, herrschen später mittelgroße, z. T. auch große Formen vor. Nicht selten erkennt man Lymphoidzellen in Mitose, vereinzelt auch histiozytoide Elemente.
In manchen Fällen geht die zellige Infiltration mit einem *interstitiellen Oedem* einher, wobei allerdings eine klare Beziehung dieses Befundes mit dem Ausmaß der renalen Funktionseinschränkungen nicht überzeugend gezeigt werden konnte.
Infiltrative und proliferative vaskuläre Veränderungen im Verlauf einer akuten Abstoßungsreaktion sind vielleicht weniger auffällig als die zelligen Infiltrate im Interstitium, dafür gelten sie als umso typischer: Vor allem in kleinen Venen und Arteriolen erkennt man, oft schon vor Ablauf der ersten Woche nach Transplantation, subendothelial gelegene lymphoide Zellen und Monozyten/Histiozyten, später u. U. auch Plasmazellen. Der Endothelbelag zeigt mehrfach Unterbrüche. Elektronenmikroskopische Befunde sprechen dafür, daß die erwähnten Elemente zwischen auseinandergewichenen Endothelzellen in die Wand der Gefäße eindringen. Hie und da finden sich zudem »Rundzellen«, die dem Endothel innen aufliegen. Im Bereich der Endothelschäden bilden sich da und dort kleine Thromben, die z. T. zur Obliteration kleiner Gefäße führen. Subendothelial setzt mit der Zeit eine Faservermehrung ein.
Nekrotisierende Gefäßveränderungen, in erster Linie an Arteriolen und kleinen Arterien, treten nicht immer und in der Regel nicht vor Ablauf einer Woche nach Transplantation in Erscheinung. Im Bereich der

Läsionen, die z. T. mit einem Untergang bzw. einer Unterbrechung der Membrana elastica interna verbunden sind und sich durch eine mehr oder weniger ausgeprägte fibrinoide Nekrose im Mediagebiet auszeichnen, lassen sich immunfluoreszenzmikroskopisch u. a. Ig, Komplementkomponenten sowie Fibrinogen/Fibrin nachweisen, was auf eine Antikörper-vermittelte Schädigung hinweist. Ob dabei Antikörper, deren Spezifität gegen glatte Muskelfasern gerichtet ist, eine besondere Rolle spielen, ist nicht entschieden.
Die Befunde an den *Nierentubuli* sind unterschiedlich und nicht ausschließlich durch Immunreaktionen zu erklären. So beruhen sehr frühzeitig vorhandene Schäden, wie teilweise Nekrose von Epithelzellen, am ehesten auf vorbestehenden, z. B. hypoxisch bedingten Läsionen. In späteren Stadien gehen manche tubuläre Veränderungen, wie eine hyalin-tropfige Umwandlung, eine starke Vakuolisierung und kleinherdige bis ausgedehnte Nekrosen, allerdings Hand in Hand mit den auf Immunreaktionen beruhenden Alterationen; im besonderen besteht eine Korrelation zwischen dem Ausmaß des Gefäßbefalls und dem der tubulären Nekrobiose.
Die *Glomeruli* zeigen in manchen Fällen von akuter Abstoßungsreaktion, außer einer Schwellung der Endothelien und z. T. von Mesangiumzellen, keine schweren Schäden. Hie und da treten – meist fokal und segmental – akute thrombotische und/oder »proliferative« Glomerulopathien auf, z. T. verbunden mit einer Anhäufung neutrophiler Granulozyten oder sogar nekrotisierenden Veränderungen. Obschon man in solchen Fällen örtlich z. T. kein Ig oder Komplement nachweisen kann, spricht das Bild doch für einen vor allem humoral vermittelten Zytotoxizitätseffekt. Ob dabei Anti-Basalmembran-Antikörper und/oder zirkulierende Immunkomplexe auch eine Rolle spielen, ist nicht entschieden.

Folgen: Die klinischen Symptome und Zeichen einer nahenden und sich verstärkenden akuten Abstoßungsreaktion (»Abstoßungskrise«) umfassen u. a. *Fieber, Schwellung* und *Druckempfindlichkeit* über dem Allotransplantat sowie eine starke Herabsetzung der Urinmenge (Oligurie), z. T. verbunden mit einer verminderten Natriumkonzentration im Urin. Zudem steigt die Konzentration des Rest-N im Serum an, und die Kreatinin-Clearance nimmt ab; ein noch zuverlässigeres Zeichen ist die Erhöhung der Kreatinin-Konzentration im Serum. Diagnostisch von Nutzen sind ferner die Erhöhung der Ausscheidung von Lysozym und Fibrinspaltprodukten im 24-Stunden-Harn sowie u. U. ein Anstieg des arteriellen Blutdrucks. Durch geeignete zusätzliche immunsuppressive Maßnahmen, wie die Gabe von Prednison in höheren Dosen, lassen sich akute Abstoßungsreaktionen oft soweit eindämmen und mildern, daß das Transplantat überlebt.
Differentialdiagnostisch sind, vor allem nach Transplantation von Leichennieren, nicht immunologisch bedingte Schäden des verpflanzten Organs, die sich mit einigen Tagen Latenz im Sinn einer transitorischen akuten Niereninsuffizienz äußern können, abzugrenzen: In solchen Fällen zeigt sich nach erfolgter Regeneration des Nierenparenchyms oft eine spontane Besserung.

Sog. chronische (späte) Abstoßung

Definitionen: Unter einer *»chronischen (späten) Abstoßung« bzw. Abstoßungsreaktion (»chronic (late) rejection«)* nach Nierenallotransplantation versteht man einen meist schleichend progredienten Schaden des verpflanzten Organs, der sich in der Regel Monate bis weit mehr als 1 Jahr nach dem Eingriff im Sinne einer zunehmenden Einschränkung der renalen Funktion manifestiert. In seltenen Fällen beobachtet man einen rasch progredienten Verlauf.

Pathogenese: In der Mehrzahl der Fälle beruht diese Form von »Abstoßungsreaktion« vor allem auf einer zunehmenden Einengung – oder sogar einem teilweisen Verschluß – der mittelgroßen, z. T. auch der kleineren Nierenarterien. Diese *obliterierende Arteriopathie (»obliterative arterial lesion«)* zeigt meistens eine ringsum und auf längeren Strecken erkennbare Einengung des Lumens durch eine sog. Intimamyofibrose, wobei in wechselndem Maß Lipide eingelagert sein können, hauptsächlich in Form von Schaumzellen. Die Entstehungsweise dieser Veränderung ist noch nicht befriedigend geklärt. Die Annahme, es handle sich ausschließlich um die Folgen einer immunologisch bedingten Schädigung des Arterienendothels, ist wahrscheinlich zu einfach und vermag, obschon dieser Mechanismus zweifellos mit eine wichtige Rolle spielt, nicht alle Phänomene zu erklären. Die von verschiedenen Autoren geäußerte Vermutung, es könnte sich um das fibröse Abheilungsstadium im Anschluß an eine floride »Immunarteriitis« mit teilweiser Nekrose von Wandteilen handeln, läßt sich mit verschiedenen Beobachtungen ebenfalls nicht oder nicht ganz in Einklang bringen. Vieles spricht dafür, daß es sich um einen komplexen Vorgang handelt, bei dem u. a. die immunsuppressive Therapie, die offenbar die Ausbildung einer akut nekrotisierenden Arteriitis vermeiden hilft, die Voraussetzung dafür bietet, daß sich der Prozeß langsam progredient anstatt innerhalb kurzer Zeit abspielt. Zudem ist zu bedenken, daß zytotoxische, gegen Antigene von Endothelzellen und anderen Wandkomponenten gerichtete Antikörper sowie möglicherweise Komplexe von Transplantationsantigenen und Wirtsantikörpern über den Weg einer Komplementaktivierung nicht nur die innerste Zellage der Intima, sondern – nach deren teilweisen Zerstörung – auch tiefer liegende Anteile der Arterienwand schädigen dürften. Bei diesen, durch humorale Immunreaktionen bedingten Vorgängen kommt möglicherweise einem relativen Überwiegen von IgM-Antikörpern, wie es unter Immunsuppression recht oft beobachtet wird, eine besondere Bedeutung zu. Es wurde auch an die Möglichkeit gedacht, die Spezifität von IgM-Antikörpern könnte z. T. gegen Komplexe von Transplantationsantigenen und wirtseigenen IgM-Antikörpern gerichtet sein. Diese Fragen lassen sich vorläufig noch nicht zuverlässig beantworten. Eine weitere Schwierigkeit liegt darin, daß über die Herkunft der an der Intimaverdickung beteiligten Zellen nicht Klarheit besteht. Verschiedene Beobachtungen machen es wahrscheinlich, daß hämatogene Wirtszellen – vor allem Monozyten – als Vorläufer wenigstens eines Teils dieser Elemente dienen. In diesem Fall könnten aber die betreffenden Zellen der Intima kaum als Zielstrukturen für einen »immunologischen Angriff« von Seiten der Wirtsantikörper wirken. Schließlich ist hervorzuheben, daß die Anhäufung von Schaumzellen, wie man sie in vielen Fällen vorfindet, weitgehend auch von der Lipidkonzentration (vor allem in LDL, S. 998) abhängen dürfte. Ob Anti-Heparin-Antikörper, die u. U. über eine Blockierung der Heparin-Lipasen eine Hyperlipidämie begünstigen könnten, mit eine Rolle spielen, ist nicht bekannt. Schließlich sind verschiedene morphologische Befunde mit der Annahme vereinbar, ein Teil der Intimaverdickung sei durch Ablagerung wandständiger Thromben mit nachfolgender bindegewebiger Organisation entstanden. Für eine wesentliche Beteiligung zellgebundener Immunreaktionen an der Entstehung dieser Arterienveränderungen finden sich wenig Anhaltspunkte.

Eine weitere Gruppe von Veränderungen, die sich bei der chronischen »Abstoßung« in wechselndem Maße bemerkbar machen dürfte, bezieht sich auf die *chronische interstitielle Entzündung und Fibrose* der transplantierten Nieren, die mit der Zeit ebenfalls eine progressive Entwicklung zeigen und mit einer zunehmenden *Atrophie des Parenchyms* einhergehen. Die entzündlichen Infiltrate umfassen vor allem kleine und mittelgroße, selten große Lymphozyten und Plasmazellen, ferner eine variable Zahl von Histiozyten, während Granulozyten in unkomplizierten Fällen wenig beteiligt sind. Obwohl eine zellgebundene Immunreaktion (Typ IV) an der Ausbildung der Infiltrate, der Fibrose und der Tubulusschäden beteiligt sein dürfte, wäre es wahrscheinlich falsch, in diesen Befunden nur den Ausdruck einer – durch Immunsuppression mitigierten – chronischen Abstoßungsreaktion solcher Art zu sehen. Gegen diese Deutung spricht schon die oft feststellbare Anwesenheit zahlreicher Plasmazellen. Ferner ist zu berücksichtigen, daß transplantierte Nieren, nicht zuletzt auch wegen der immunsuppressiven Therapie, in erhöhtem Maß infektanfällig sind, so daß mikrobiell bedingte Nephritiden bei der Entstehung der erwähnten Veränderungen mitbeteiligt sein könnten. Ferner müssen wir damit rechnen, daß ein Teil der Fibrosierung auf der Grundlage eines chronischen Oedems (s. o.) beruhen dürfte. In ihrem Endeffekt wirken sich die chronische entzündliche Infiltration und Fibrose sowie die tubuläre Parenchymatrophie wahrscheinlich ähnlich aus, wie dies von interstitiellen Nephritiden ganz allgemein bekannt ist (S. 787).

In einem Teil der Fälle mit Zeichen von »chronischer Abstoßungsreaktion« finden sich *glomeruläre Veränderungen (»chronic glomerulopathy«),* die *verschiedenen Formen von chronischer Glomerulonephritis* verglichen werden können. In pathogenetischer Hinsicht haben wir es hier nach dem bisher bekannten mit verschiedenen Mechanismen zu tun: 1) Zunächst kann es sich um ein Wiedererscheinen der Grundkrankheit, wegen der die Nierentransplantation vorgenommen werden mußte, handeln, d. h. vom Wirtsorganismus ausgehende chronische, Immunkomplex-induzierte Glomerulonephritiden oder solche, bei denen Anti-Basalmembran-Antikörper gebildet werden. 2) Die Glomerulonephritis ist möglicherweise in einem andern Teil der Fälle Ausdruck einer chronischen Abstoßungsreaktion, die sich gegen Transplantationsantigene richtet; in diesem Fall ist sowohl mit Anti-Basalmembran- als auch mit zytotoxischen Antikörpern zu rechnen, ferner u. U. mit dem Auftreten Immunkomplex-induzierter Schäden (z. B. Komplexe aus Transplantationsantigenen und korrespondierenden Antikörpern). Als Antigene können hier auch tubuläre Komponenten in Frage kommen. 3) Bei Verwendung von ALG können u. U. komplexinduzierte Glomerulopathien auftreten, wobei die Immunkomplexe Wirtsantikörper enthalten, deren Spezifität gegen das xenogene ALG gerichtet sind. 4) In einem kleinen Teil der Fälle hat man es möglicherweise mit einer de novo-Glomerulonephritis zu tun (z. B. durch HB_s-Antigen-Antikörper-Komplexe verursacht, s. u.).

Makroskopisch fallen Transplantatnieren mit sog. chronischer Abstoßungsreaktion u. a. durch zahlreiche kleine bis mittelgroße *Schrumpfungsherde* mit Einziehung der Oberfläche, eine Verminderung der Brüchigkeit sowie durch eine schon von bloßem Auge erkennbare, starke *konzentrische Einengung* mittelgroßer Arterien auf.

Mikroskopisch zeigen die *Arterien* meist eine zirkulär ausgeprägte, mächtige *Verdickung der Intima,* die vor allem auf einer sog. *Myofibrose* (S. 492) beruht und häufig zahlreiche, mit doppeltbrechenden Lipiden beladene *Schaumzellen,* oft auch Cholesterinkristalle mit angelagerten Fremdkörperriesenzellen, ferner z. T. lockere Infiltrate von Lymphozyten und Histiozyten, manchmal auch Plasmazellen, aufweist. Hie und da kommt es zum völligen Verschluß, z. T. aufgrund einer Thrombose, wobei sich ein ischämischer Infarkt ausbildet. Das *Nierengewebe* weist in der Regel eine mehr oder weniger ausgeprägte *interstitielle Fibrose* auf, vor allem auch im Bereich der Rinde, oft verbunden mit herdförmigen bis lockeren diffusen Infiltraten von Lymphozyten, z. T. zahlreichen Plasmazellen, ferner Histiozyten. Die Tubuli erscheinen häufig atrophisch und enthalten eingedickte Zylinder; die Basalmembranen der Tubuli können Aufsplitterungen er-

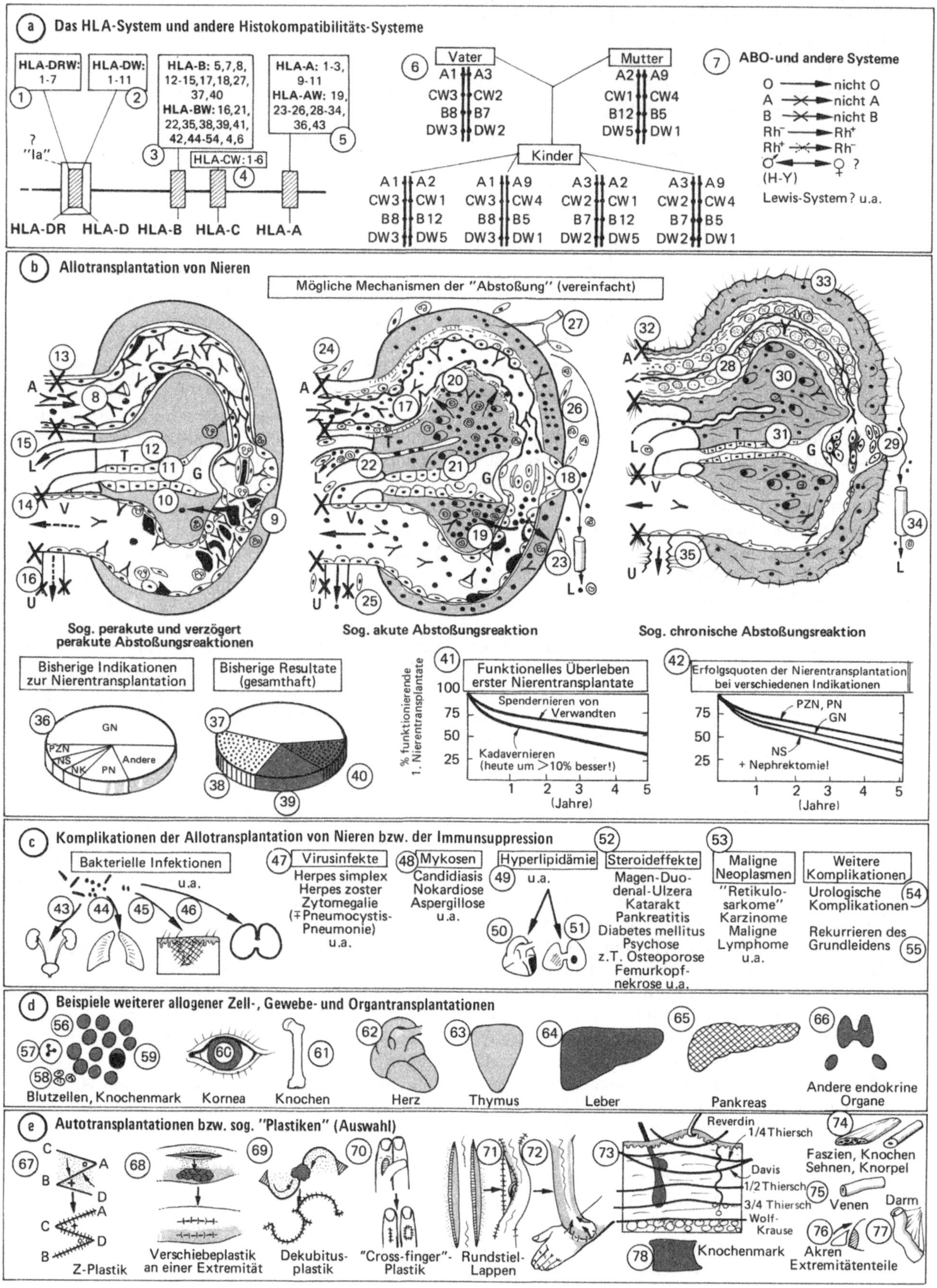
a Das HLA-System und andere Histokompatibilitäts-Systeme
HLA-DRW: 1-7
HLA-DW: 1-11
HLA-B: 5,7,8, 12-15,17,18,27, 37,40
HLA-BW: 16,21, 22,35,38,39,41, 42,44-54, 4,6
HLA-A: 1-3, 9-11
HLA-AW: 19, 23-26,28-34, 36,43
HLA-CW: 1-6
? "Ia"
HLA-DR HLA-D HLA-B HLA-C HLA-A
Vater
A1 A3 CW3 CW2 B8 B7 DW3 DW2
Mutter
A2 A9 CW1 CW4 B12 B5 DW5 DW1
Kinder
A1 A2 CW3 CW1 B8 B12 DW3 DW5
A1 A9 CW3 CW4 B8 B5 DW3 DW1
A3 A2 CW2 CW1 B7 B12 DW2 DW5
A3 A9 CW2 CW4 B7 B5 DW2 DW1
ABO-und andere Systeme
O → nicht O
A → nicht A
B → nicht B
Rh⁻ → Rh⁺
Rh⁺ → Rh⁻
♂ ↔ ♀ ?
(H-Y)
Lewis-System? u.a.
b Allotransplantation von Nieren
Mögliche Mechanismen der "Abstoßung" (vereinfacht)
A L V U T G
Sog. perakute und verzögert perakute Abstoßungsreaktionen
Sog. akute Abstoßungsreaktion
Sog. chronische Abstoßungsreaktion
Bisherige Indikationen zur Nierentransplantation
GN PZN NS NK PN Andere
Bisherige Resultate (gesamthaft)
% funktionierende 1. Nierentransplantate
Funktionelles Überleben erster Nierentransplantate
Spendernieren von Verwandten
Kadavernieren (heute um >10% besser!)
(Jahre)
Erfolgsquoten der Nierentransplantation bei verschiedenen Indikationen
PZN, PN
GN
NS + Nephrektomie!
c Komplikationen der Allotransplantation von Nieren bzw. der Immunsuppression
Bakterielle Infektionen
u.a.
Virusinfekte
Herpes simplex
Herpes zoster
Zytomegalie
(∓Pneumocystis-Pneumonie)
u.a.
Mykosen
Candidiasis
Nokardiose
Aspergillose
u.a.
Hyperlipidämie
u.a.
Steroideffekte
Magen-Duodenal-Ulzera
Katarakt
Pankreatitis
Diabetes mellitus
Psychose
z.T. Osteoporose
Femurkopfnekrose u.a.
Maligne Neoplasmen
"Retikulosarkome"
Karzinome
Maligne Lymphome
u.a.
Weitere Komplikationen
Urologische Komplikationen
Rekurrieren des Grundleidens
d Beispiele weiterer allogener Zell-, Gewebe- und Organtransplantationen
Blutzellen, Knochenmark
Kornea
Knochen
Herz
Thymus
Leber
Pankreas
Andere endokrine Organe
e Autotransplantationen bzw. sog. "Plastiken" (Auswahl)
Z-Plastik
Verschiebeplastik an einer Extremität
Dekubitusplastik
"Cross-finger"-Plastik
Rundstiel-Lappen
Reverdin
1/4 Thiersch
Davis
1/2 Thiersch
3/4 Thiersch
Wolf-Krause
Knochenmark
Faszien, Knochen Sehnen, Knorpel
Venen
Darm
Akren Extremitätenteile

Abb. 170a–e. *Hinweise auf Gewebe- und Organtransplantationen sowie sog. Autoplastiken.* Unter »*Transplantationen*« versteht man die Übertragung von Geweben oder Organen, die aus ihrer natürlichen Umgebung ganz oder teilweise herausgelöst wurden, an (auf) eine andere Stelle desselben Körpers *(Autotransplantation* bzw. »*Autoplastik*«*)* oder auf ein anderes Individuum (*Isotransplantation* im Fall identischer Zwillinge, *Allotransplantation* zwischen genetisch differenten Spendern und Empfängern). Im Fall von Zellübertragungen spricht man in der Regel von »*Zelltransfer*« oder »*Zelltransfusion*« (z. B. Bluttransfusion). Da die chirurgischen Probleme der Transplantation weitgehend gelöst sind, konzentrieren sich die heutigen Bestrebungen auf eine *Überwindung der Immunabwehr,* die der Empfänger dem Allotransplantat gegenüber normalerweise zu erkennen gibt. Diese Fragen haben vor allem im Rahmen der *Allotransplantation von Nieren* große Aktualität erlangt. Idealerweise wäre eine *Toleranzinduktion* anzustreben, doch gelang dies noch nicht überzeugend. Da für *Abstoßungsreaktionen* in erster Linie die von den sog. *Histokompatibilitätsgenen* kodierten Antigene maßgebend sind, seien nachstehend zunächst einige Bemerkungen zu den Möglichkeiten vorangestellt, einen solchen »mismatch« zu vermeiden. **a** *Das HLA-System und andere Histokompatibilitäts-Systeme des Menschen.* Die Entdeckung des *HLA-Systems geht auf den vor etwa 20 Jahren erfolgten Nachweis von Leukozytenantigenen* (»*h*uman *l*eukocyte *a*ntigen(s)«) zurück. Die *HLA-Antigene,* die Glykoproteincharakter besitzen, sind an der Oberfläche fast aller kernhaltigen Zellen des Körpers vorhanden. Sie werden vom sog. *HLA-Gen-Komplex* kodiert, der sich – zusammen mit Genen, die z. B. die Immunreaktivität gegenüber bestimmten Antigenen (vgl. dazu Ir bzw. Ia der Maus), die Komplementkomponenten C2 und C4, Bf, d. h. den Proaktivatoren von C3, Erythrozytenantigene und verschiedene Enzyme bestimmen, – auf dem Chromosom 6 befindet. Nach dem bisher bekannten umfaßt der HLA-Gen-Komplex mindestens 4 Loci, A, B, C und D (dazu »DR« = »*D*-related«), mit insgesamt 87 bekannten Allelen (1–5), die man z. B. als »HLA-B8« oder »HLA-DW5« bezeichnet (W = von der *W*HO registriert, aber noch nicht offiziell anerkannt). Ein Haplotyp besteht somit aus mindestens 4, ein Diplotyp aus 8 HLA-Genen. Haplotypen werden – wenn man von einem möglichen »genetic mixing« während der Meiose absieht – in der Regel »en bloc« vererbt, und die Allelen exprimieren sich kodominant (6). Statistisch betrachtet, besteht daher eine 25% Chance, daß Kinder derselben Eltern inbezug auf die Haplotypen des HLA-Komplexes identisch sind. Für eine Allotransplantation von Nieren verlangt man heute eine Übereinstimmung von mindestens 2 HLA-Antigenen bei Spender und Empfänger, wobei die Resultate bei Identität von 3–4 Antigenen signifikant besser sein sollen, zumindest, was die Übertragung von Nieren zwischen lebenden Verwandten anbelangt. Die HLA-Antigene werden aufgrund von Familienuntersuchungen einerseits serologisch (Lymphotoxizitäts-Test), andererseits durch eine »mixed lymphocyte culture« (MLC), die im besonderen die D-Antigene zu erkennen gibt, bestimmt. Es läßt sich zudem die »cell-mediated lymphocytotoxicity« (CML) erfassen. Kreuzreaktionen können vor allem die serologischen Befunde stören. Außer dem HLA-System ist bei Allotransplantationen auch auf *andere Systeme* zu achten, so das *ABO-System,* das *Rh-System,* möglicherweise zudem das Lewis-System und andere sowie u. U. geschlechtsspezifische Antigene (7; durchkreuzte Pfeile bedeuten nicht akzeptable Kombinationen, gestrichelt durchkreuzte fragliche »mismatches«). **b** *Allotransplantationen von Nieren.* Diese stark vereinfachten Skizzen zeigen Nieren mit Arterien (A), Venen (V), Glomeruli (G), Tubuli (T), Lymphgefäßen (L) und Ureteren (U). X = Nahtstellen; Y = gegen Spenderorgan-Antigene gerichtete Antikörper des Wirts; ● = Wirtslymphozyten. Die *Mechanismen von Abstoßungsreaktionen* sind komplex und variieren von Phase zu Phase. Eine *perakute (hyperakute) Abstoßung* des allogenen Nierentransplantats, die u. U. schon während der Operation einsetzen kann, beobachtet man bei Empfängern, die gegen Spenderantigene schon stark vorimmunisiert sind und *reichlich zirkulierende Antikörper* mit entsprechender Spezifität aufweisen (8). Wahrscheinlich handelt es sich hierbei in erster Linie um zytotoxische Antikörper, die über eine Komplementaktivierung an Blutgefäßendothelien Schäden setzen *(Typ II-Reaktion,* s. Abb. 161, S. 1110) und so *Thrombosierungen vor allem der kleinen Gefäße* hervorrufen (9). Vielleicht sind Immunkomplex-bedingte Schäden mitbeteiligt (*Typ III-Reaktionen,* s. Abb. 162, S. 1114), und Antikörper-abhängige zellgebundene Immunreaktionen lassen sich ebenfalls nicht ausschließen (10). Bei Verwendung von Kadavernieren können Tubulusschäden hypoxischer oder anderer Art eine vorübergehende Anurie bewirken, die nicht mit der Folge von Immunprozessen verwechselt werden sollte (11). Ebenfalls abzugrenzen sind Gefäßverschlüsse an Nahtstellen (13, 14), chirurgisch bedingte Ureterstenosen oder -verschlüsse (16) sowie ein gewisses Maß von Lymphödem der Nieren, das sich nach jeder Transplantation einstellt (15). Bei der sog. *beschleunigten (verzögert perakuten) Abstoßungsreaktion,* die im Verlauf von 2–10 Tagen nach dem Eingriff auftritt und rasch progressiv voranschreitet, liegen die Dinge wahrscheinlich ähnlich wie bei der perakuten Variante, nur daß der Wirtsorganismus Zeit hat, eine *anamnestische Reizantwort* zu vollziehen und damit innerhalb von Tagen die Konzentration der Antikörper im Blut ansteigen zu lassen. Vielleicht sind zudem zellgebundene Immunreaktionen bereits im Spiel (10). Die sog. »*akute*« *Abstoßungsreaktion,* für die man willkürlich den Zeitraum von 12 Tagen bis 4 Monaten nach der Transplantation festgelegt hat, beruht wahrscheinlich auf einer *Kombination zellgebundener Reaktionen* (Typ IV-Reaktion, s. Abb. 164, S. 1128) und *humoraler Effektormechanismen* (Typ II-, wahrscheinlich auch Typ III-Reaktionen). Im Blut finden sich sowohl Antikörper mit Anti-Transplantat-Spezifität als auch spezifisch sensibilisierte Lymphozyten (17). Die Glomeruli zeigen in der Regel eine Schwellung von Endothelien und Mesangialzellen, jedoch kaum »proliferative« Veränderungen (18). Besonders auffällig sind die interstitiellen, oft perivenolär akzentuierten Infiltrate von Lymphozyten, Histiozyten und – in zunehmender Zahl – auch Plasmazellen (19), die vor allem die Rinde betreffen und mit tubulären Schäden (21), nekrotisierenden Vaskulitiden (20 u. a.), einem interstitiellen Ödem u. a. m. einherzugehen pflegen. Die Nierenlymphe enthält vermehrt Lymphozyten und Makrophagen (22). Intimaschäden der Arterien (fibrinoide Verquellung, Infiltrate durch Lymphozyten und Histiozyten, Schaumzellenbildung, Ödem, schleichend progressive Myofibrose u. a.) lassen sich wohl schon in dieser Phase erkennen, sie stehen aber selten im Vordergrund (20). Narbige Stenosen, z. B. an der arteriellen (24), venösen oder ureteralen Nahtstelle (25) finden sich dank Verbesserung der chirurgischen Technik nicht mehr oft. Die transplantierte Niere wird von Granulationsgewebe umgeben (26), das eine zunehmende Vaskularisierung von außen her mit sich bringt (27), umgekehrt aber auch zu einem wechselnden Grad von Vernarbung führt. Die letztere bewirkt hie und da renalen Hochdruck. Der Lymphabfluß aus dem Transplantationsbett kommt erst allmählich in Gang (23). Bei der sog. »*chronischen Abstoßungsreaktion*« spielt die progressive und u. a. mit Schaumzellenansammlung sowie Myofibrose in der Intima verbundene *obliterierende Arteriopathie* meist die wichtigste Rolle (28). Nur in einem kleinen Teil der Fälle beobachtet man glomeruläre Veränderungen (29), die klinisch ins Gewicht fallen. Eindrücklich gestaltet sich die diffuse interstitielle Fibrose, die als Folge fortgesetzter zellgebundener und humoraler Immunreaktionen, Lymphödem u. a. m. angesehen werden kann und stets mit einem gewissen Grad von lymphoplasmazellulärer und histiozytärer Infiltration verbunden ist (30). Teilweise damit im Zusammenhang steht die wechselnde tubuläre Atrophie (31). Gefäß- und Ureterenstenosen (32, 35) können sich u. U. in dieser Phase verstärkt bemerkbar machen, ebenso die perirenale Vernarbung (33) sowie Störungen der Lymphdrainage aus dem Transplantatbett (34).

kennen lassen. Nicht selten findet man pyelonephritische Komplikationen. Die *Glomeruli* sind z. T. nicht stark betroffen und zeigen bloß diskrete Verwachsungen und eine Verdickung, z. T. auch angedeutete Aufsplitterung der Basalmembranen. In anderen Fällen notiert man eine massive Basalmembranverdickung und/oder eine partielle Hyalinisierung der Schlingen. Periglomerulär sind lymphozytäre und plasmazelluläre Infiltrate manchmal dichter als anderswo. Elektronenmikroskopisch erscheint die Basalmembran in der Regel unregelmäßig aufgelockert. Hat sich im Transplantat eine – z. B. membranoproliferative – chronische Glomerulonephritis entwickelt, stehen entsprechende Veränderungen im Vordergrund (S. 773).

Folgen und **Komplikationen:** Kommt es nicht zur oben erwähnten akuten Abstoßung des Transplantats, ist bei Nierentransplantierten mit einer Reihe anderer Folgen und Komplikationen zu rechnen: Eine *Urinfistel* beobachtet man u. a. bei Abstoßungsreaktionen im Ureterbereich, ungenügender Blutversorgung desselben und/oder Infektion des Gebiets. Klinisch ins

---

Abb. 170a–e (Fortsetzung)

Chronische Glomerulonephritiden (GN) stellten bisher bei weitem die häufigste *Indikation zur Nierentransplantation* (36) dar, gefolgt von Pyelonephritis (PN), anderen Nierenkrankheiten (NK), maligner Nephrosklerose (NS), Zystennieren (PZN) und anderen Leiden (Andere), wie kongenitalen Mißbildungen, obstruktiven Uropathien, hämolytisch-urämischem Syndrom, Zystinose, diabetischer Nephropathie, Oxalose, Gichtnephropathie, Wegener'scher Granulomatose, Alport-Syndrom, Morbus Fabry u. a. m. Manchmal war auch bei Amyloidose ein länger andauernder günstiger Effekt der Transplantation zu verzeichnen. Ein Wiederauftreten von Läsionen entsprechend der Grundkrankheit (z. B. chronische Glomerulonephritis) wurde nicht sehr oft beobachtet. Skizze 42 macht deutlich, daß der Erfolg der Nierentransplantation z. T. auch vom Grundleiden abhängt. Die *bisherigen,* (d. h. unter Einbezug der früheren) *Resultate* allogener Nierentransplantationen sind wahrscheinlich weniger günstig als die – dank zunehmender Erfahrung – zur Zeit erreichten (37 = lebend, mit funktionierendem Transplantat; 38 = lebend, Transplantat aber nicht mehr funktionierend; 39 = mit funktionierendem Transplantat gestorben; 40 = mit nicht funktionierendem Transplantat gestorben). Vor allem in USA erwiesen sich *Spendernieren naher Verwandter* als den *Kadavernieren* überlegen (41). Mit den letzteren macht man aber immer bessere Erfahrungen, vor allem in Ländern mit gut ausgebauter Organisation der Transplantatvermittlung, so daß Nierentransplantationen zwischen Lebenden nicht mehr häufig vorgenommen werden. Aus unbekannten Gründen (partielle Toleranzinduktion??) wirken sich 5–10, vor der Transplantation vorgenommene Bluttransfusionen auf das Überleben der übertragenen Niere offenbar günstig aus. **c** *Komplikationen der Allotransplantation von Nieren bzw. der immunsuppressiven Therapie.* Zu den häufigsten Komplikationen der Immunsuppression zählen bakterielle *Infektionen,* z. B. von Nieren und Harnwegen (43), Respirationstrakt, besonders Lungen (44), Haut (z. B. Bauchdecken, 45), Meningen (46) u. a. m. Aber auch mehr oder weniger generalisierte *Virusinfekte* (47) und *Mykosen* (48) werden gehäuft beobachtet. Wahrscheinlich z. T. wegen *Hyperlipidämie* (49) treten bei Nierentransplantierten im Vergleich zur Kontrollpopulation vermehrt *Myokardinfarkte* (50), *zerebrovaskuläre Insulte* (51) und andere *atherosklerotisch bedingte Zwischenfälle* auf. Gut bekannt sind die nachteiligen *Nebenwirkungen einer fortgesetzten Glukokortikosteroid-Therapie* (52). Das z. T. deutlich gehäufte Auftreten *maligner neoplastischer Prozesse* (53) hängt offenbar mit der Immunsuppression zusammen (Risiko hinsichtlich »Retikulosarkomen« z. B. 350mal größer als für Kontrollpersonen). *Urologische Komplikationen* (54), wie obstruktive Uropathie, Ureteren- und/oder Harnblasenfisteln u. a., sind mit der Verbesserung der chirurgischen Technik seltener geworden. Daß ein *Rekurrieren des Grundleidens nach Nierentransplantation* nicht die Regel darstellt, wurde schon erwähnt.

d *Beispiele weiterer allogener Zell-, Gewebe- und Organtransplantationen. Hämolytische Transfusionsreaktionen* nach Bluttransfusion (56) sind seit langem bekannt. Immunisierungen kommen auch bei wiederholten *Transfusionen von Granulozyten (57)-und/oder Thrombozyten (58)-reichen Suspensionen* vor. Ein allogener Transfer lebender *Lymphozyten* (Knochenmarkssuspensionen, u. U. auch Vollblut) kann bei Patienten mit Immunmangel-Syndrom eine schwere »*Graft-versus-host*«-Reaktion mit tödlichem Ausgang zur Folge haben (59). *Knochenmarkstransplantationen* befinden sich zur Zeit noch im Experimentierstadium; das »matching« ist hier besonders schwierig, und oft kommt es zur »Graft-versus-host«-Reaktion. Seit langem und mit gutem Erfolg wird die Transplantation der – nicht vaskularisierten – *Kornea* von Leichen auf Patienten mit Hornhauttrübung geübt (60). Allogener *Knochen* (61) kann, wenn auch nicht in vitaler Form, als Stützmaterial dienen. *Herztransplantationen* (62) werden an dafür gut geschulten Zentren immer noch durchgeführt, z. T. mit beachtlichem Erfolg; limitierend wirkt auch hier hauptsächlich die obliterierende Arteriopathie. *Thymustransplantationen* (63), z. T. verbunden mit Übertragung blutbildenden Gewebes, führten in vereinzelten Fällen von schwerem kombiniertem Immunmangel-Syndrom zu einem guten Resultat. *Lebertransplantationen* (64), ebenso wie solche des *Pankreas* (65), haben sich, großer Schwierigkeiten wegen, noch nicht durchgesetzt. Dasselbe gilt für Allotransplantationen *endokriner Organe,* wie Schilddrüse, Epithelkörperchen, Nebennieren, Gonaden u. a. (66). **e** *Autotransplantationen bzw. sog. »Plastiken« (»Autoplastiken«).* Hier bieten sich wegen des Fehlens spezifischer Immunreaktionen vor allem chirurgisch zu lösende Probleme. Beispiele: *Z-Plastik* (67) u. a. zum Beheben von Kontrakturen (punktierte Flächen werden »mobilisiert«); *Verschiebeplastiken,* z. B. an Extremitäten zum Decken eines Defektes (68) oder als Dekubitusplastik (69); *»Crossfinger«-Plastiken* (70), Wanderplastiken im kleinen; *Rundstiel-Lappen* (70–72), die – zwecks Erreichens einer genügenden Vaskularisation – in Abständen von ungefähr 4 Wochen im Sinn von *Wanderlappen* benützt werden können; *freie Hautplastiken* (73), die heute vor allem als »½-Thiersch-Lappen« (½-Spalthautlappen) zur Anwendung gelangen; Plastiken unter Zuhilfenahme autogenen *Faszien-,* u. U. auch *Sehnen-,* ferner *Knorpel-* und *Knochengewebes* (74); *Venenplastiken* (75), z. B. zur Herstellung eines koronariellen *»bypass«* (75); Plastiken frisch *abgetrennter Akren* (z. B. Nasenspitze, Fingerkuppe u. a.) oder gar ganzer *Extremitäten* (76); Plastiken unter Zuhilfenahme eines an seinem Gefäßbaum verbleibenden *Darmteils* (77, z. B. zum Zweck eines Ösophagus-Ersatzes bei Speiseröhrenkrebs); *autogene Knochenmarktransplantationen* (z. B. Entnahme vor einer Ganzkörperbestrahlung, mit nachträglicher Reinfusion, 78), die zur Zeit in verschiedenen Zentren versuchsweise angewandt werden, u. a. m.

Gewicht fallende *glomeruläre Funktionsstörungen* (s. o.) finden sich bei ungefähr 10–15% der Transplantierten. Besonders oft neigen chronische membranoproliferative Glomerulonephritiden, deretwegen man zum Organersatz geschritten war, zum Wiederauftreten im Transplantat. Die Auswirkungen der *chronischen Abstoßungsreaktion,* die, wie gesagt, vor allem eine schwere arterielle Minderdurchblutung und eine chronische interstitielle Nephritis umfassen, entsprechen denen einer schleichend sich verstärkenden Reduktion verschiedener renaler Funktionen, entsprechend der *chronischen Niereninsuffizienz* (S. 758).
Die Gefahren der *Immunsuppression* sind schon erwähnt worden (S. 1210). Neben einer Häufung von Infekten, z. T. ungewöhnlicher Art (z. B. Candidiasis innerer Organe, insbesondere auch der Lungen, Aspergillus- oder Nocardia-Befall derselben, Pneumocystis-Pneumonie, Zytomegalie u. a.), wird auch das *gehäufte Auftreten maligner neoplastischer Prozesse* z. T. mit einer Herabsetzung der Immunreaktivität in Beziehung gebracht. Besonders oft finden sich Karzinome von Haut und Lippen, ferner in situ-Karzinome der Cervix uteri sowie besonders maligne Lymphome (z. B. »Retikulumzell-Sarkom«), u. a. In vereinzelten Fällen wurde unabsichtlich bösartiges neoplastisches Gewebe mit dem Transplantat auf den Empfänger übertragen, wo es sich unter der Immunsuppression ausbreitete (z. B. Hautmetastasen), nach deren Absetzen aber wieder zurückbildete. Ein wichtiges Problem stellt der *sekundäre Hyperparathyreoidismus* (S. 826) dar, in dessen Gefolge, d. h. aufgrund der Hyperkalzämie, u. a. Verkalkungen in Nieren und Blutgefäßen auftreten sowie mehr oder weniger ausgeprägte Knochenveränderungen entstehen. In 10–20% der Fälle kommt es zu *aseptischen Nekrosen* im Bereich des Femurkopfes, eine Komplikation, die u. a. auf hochdosierte Kortikosteroidtherapie und/oder Urämie zurückgeführt wird. *Myokardinfarkte* ereignen sich bei Patienten mit allogenen Nierentransplantaten signifikant häufiger als bei Kontrollpersonen: Als begünstigende Faktoren wirken u. a. ein *arterieller Hochdruck* (z. T. renaler Genese), eine mit Urämie assoziierte *Hypertriglyzeridämie* u. a. m. *Gastrointestinale Blutungen* zählen ebenfalls zu den nicht seltenen Komplikationen. Ein besonderes Problem bilden *psychische Schwierigkeiten,* die sich bei einem Teil der Transplantatträgern einstellen.
Die bisher gemachten Erfahrungen haben zur Auffassung geführt, daß die *immunsuppressive Therapie* (Azathioprin, Kortikosteroide, Anti-Thymozyten-Globulin (ATG) u. a.) nicht über ein vernünftiges Maß hinaus betrieben werden sollte. Viel wichtiger als das Erhalten eines mühsam funktionierenden Transplantats ist das Überleben des Patienten, den man nicht durch exzessive Dosen von Zytostatika in die Gefahr lebensbedrohlicher Infekte bringen sollte. Heute wird in solchen Fällen weit eher eine erneute Transplantation vorgenommen, als daß man die erwähnten Risiken eingeht.

Beispiele:

- Die *Nierenveränderungen,* die *Anlaß* zu einer Entnahme der Organe und einen Ersatz durch *Nierentransplantation* geben, sind von Altersgruppe zu Altersgruppe etwas verschieden: Bei Kleinkindern sind es etwa gleich häufig kongenitale Mißbildungen und Glomerulonephritiden, bei Erwachsenen vor allem die letzteren. An weiteren Krankheiten, die eine Indikation zur Nierentransplantation darstellen können, sind zu erwähnen: pyelonephritische Schrumpfnieren, polyzystische Nieren, Nierenschäden bei malignem arteriellem Hochdruck, hämolytisch-urämische Syndrome mit schweren renalen Läsionen, u. a. m.
- *Fünf Jahre nach Allotransplantation von Nieren* waren gemäß größeren Statistiken folgende Prozentsätze der verpflanzten *Organe noch funktionstüchtig:* Nieren von Geschwistern: 61,9%, von Eltern: 50,5%, von Leichen nicht verwandter Individuen: 28,6%. Hinsichtlich der *Blutgruppen* zeigten sich die besten Resultate, wenn der Spender der Gruppe A, der Empfänger der Gruppe AB angehörte. Die geringsten Erfolge wurden erzielt, wenn beide die Blutgruppe AB aufwiesen.
- Mit *Leichennieren* als Transplantaten wurden in Australien erheblich bessere Resultate erzielt als in Europa, was darauf hinweisen könnte, daß sich die technischen Belange dieses Vorgehens wahrscheinlich noch verbessern lassen.

Die wichtigsten Folgen und Komplikationen von Allotransplantationen sind schematisch in Abb. 170 dargestellt.

130.6. Bemerkungen zur Allotransplantation anderer Organe als der Nieren

Die Abstoßungsreaktionen, wie sie im vorausgegangenen Abschnitt geschildert wurden, finden sich – mit Ausnahme einiger organgebundener Besonderheiten – auch bei Allotransplantationen anderer Organe.

Allogene Herztransplantationen

Neuere Statistiken deuten an, daß sich in spezialisierten Zentren die – zumindest über 1–3 Jahre andauernden – Erfolge dieser Technik mit denen einer Allotransplantation von Leichennieren vergleichen lassen. Zu den besten Resultaten gehören eine Überlebensrate von 70% 1 Jahr nach der Operation und eine solche von annähernd 50% 3 Jahre nach dem Eingriff. Indikationen zur Herztransplantation liefern in erster Linie schwere koronare Leiden bzw. ausgedehnte schwielige oder andersartige Veränderungen des Myokards. Als Quelle werden in der Regel Herzen jüngerer Individuen benützt, die innerhalb sehr kurzer Zeit – durch Trauma oder Suizid – ad exitum kamen. Teilweise wurde das Herz auch völlig Dezerebrierten entnommen. Neuere Techniken, wie die Implantation eines »Hilfsherzens« unter Belassung des patienteneigenen Organs, können hinsichtlich der Erfolgsaussichten noch nicht abschließend beurteilt werden. Die Komplikationen der Herzverpflanzung scheinen in erster Linie ebenfalls auf schweren Veränderungen der Koronararterien zu beruhen. Durch die Immunsuppression begünstigte Infektionen spielen auch hier eine wichtige Rolle. So wurden u. a. generalisierte Herpes-Infektionen und Hepatitiden B beobachtet.

Allogene Lebertransplantationen
Die Überpflanzung dieses Organs bietet z. T. erhebliche technische Schwierigkeiten: Bei der sog. orthotopen Methode wird die Patientenleber entfernt und durch das Transplantat am gleichen Ort ersetzt, während man eine sog. »Hilfsleber« z. B. im kleinen Bekken implantiert. Die Erfahrungen mit der Lebertransplantation sind noch sehr beschränkt. Als Komplikationen stellte sich in mehreren Fällen eine früh auftretende hämorrhagische Diathese mit/bei verstärkter Fibrinolyse ein, gefolgt von einer Phase erhöhter Koagulabilität des Blutes. Infektionen scheinen eine größere Rolle zu spielen als bei Nierentransplantierten. In mehreren Fällen gelang es, die transplantierte Leber über zwei Jahre funktionstüchtig zu erhalten.

Transplantation endokriner Organe
Allotransplantationen endokriner Organe hatten bisher nur vorübergehend Erfolg, insbesondere, was die Verpflanzung von Schilddrüsen-, Epithelkörperchen- und Nebennierengewebe anbelangt.

Allotransplantation des Pankreas
Die relativ wenigen Fälle von Pankreastransplantation (z. B. wegen Diabetes mellitus) lassen noch kein abschließendes Urteil zu. Die Erfolge waren bisher nur passager. Da sich die Zuckerkrankheit ebenso wie das Fehlen einer exokrinen Pankreasfunktion durch medikamentöse Substitutionstherapie recht gut kontrollieren lassen, besteht auf diesem Gebiet kein dringendes Bedürfnis nach Vervollkommnung der Transplantationstechnik.

130.7. Die Allotransplantation von Knochenmark und/oder lymphoretikulärer Organe, mit Bemerkungen zur sog. »Graft-versus-host«-Reaktion

Sog. »Graft-versus-host«-Reaktion und -Krankheit

Definitionen: Sog. *»graft-versus-host« (GHV)-Reaktionen* beruhen auf zyto- und histotoxisch wirkenden Immunreaktionen von Seiten infundierter oder implantierter immunkompetenter Zellen, d. h. vor allem Lymphozyten, gegen einen, in seiner Immunabwehr geschwächten histoinkompatiblen Empfängerorganismus. Leiten sich daraus krankhafte Symptome ab, spricht man von *»graft-versus-host«-Krankheit.* Diese kann in einer *perakuten* (hyperakuten), meist rasch zum Tode führenden, einer *akuten* oder einer *chronischen* Form in Erscheinung treten.

Ursachen und **Pathogenese:** Voraussetzungen für die Entwicklung einer »graft-versus-host«-Reaktion sind a) Histokompatibilitätsunterschiede zwischen den Spenderzellen und dem Empfängerorganismus, b) die Anwesenheit lebensfähiger Lymphozyten bzw. immunkompetenter Zellen im Inokulat bzw. Implantat, das auf den Empfänger übertragen wird, und c) ein angeborener oder erworbener Immunmangel des Empfängerorganismus. Auslösend kann jeder Transfer histoinkompatibler, vitaler Lymphozyten wirken, z. B. materno-fetale Blutübertritte, Vollbluttransfusionen bzw. Transfusionen von Erythrozytenkonserven, Plättchen-reichem Blutplasma u. a. sowie die Transplantation von fetalem Thymus – und/oder Lebergewebe und von Knochenmark (s. u.). Der *Mechanismus* der GHV-Reaktion ist nicht genau erklärt; meistens scheinen zellgebundene Immunreaktionen gegen den Wirtsorganismus im Vordergrund zu stehen, wobei es zu einer starken Makrophagenaktivierung kommt. Ob und in welchem Ausmaß überdies humorale Immunreaktionen im Spiel sind, wird unterschiedlich beurteilt. Es darf angenommen werden, daß sich die GVH in erster Linie gegen die wichtigsten Transplantationsantigene des Wirts richten, die er mit den Spenderlymphozyten nicht gemein hat. Solche Transplantationsantigene finden sich auf fast allen Körperzellen, mit Ausnahme der Erythrozyten. Die *viele Organe und Zellsysteme betreffenden Veränderungen,* wie sie für die GVH-Krankheit bezeichnend sind, verstehen sich am ehesten im Sinn eines durch zyto- bzw. histotoxische Immunreaktionen gegen jene Elemente bedingten Schadens, die besonders dicht gelagerte, inkompatible Transplantationsantigene an ihrer Oberfläche tragen und/oder den Fremdlymphozyten in besonderem Maß ausgesetzt sind.

Morphologisch fallen in den lymphoretikulären Organen u. a. eine starke *Verminderung der Zahl kleiner Lymphozyten* sowie eine *numerische Zunahme von Histiozyten/Makrophagen* auf, die oft Zeichen von Aktivierung erkennen lassen. Meistens entsteht in kurzer Zeit eine schwere Thymusatrophie, die den Immunmangel des Wirtsorganismus zusätzlich verstärkt. Außerdem finden sich in wechselndem Maß Zellschäden in den verschiedensten Organen, verbunden mit lymphohistiozytären, z. T. plasmazellulären Infiltraten (z. T. von Spenderzellen). Leber und Milz sind mit zunehmender Dauer der Reaktion meistens deutlich vergrößert; die erstere zeigt nicht selten Parenchymveränderungen erheblichen Ausmaßes, verbunden mit einem wechselnden Grad von Cholestase. Im Magendarmtrakt erkennt man Schäden am bedeckenden Epithel und eine besondere Form von Gastroenteritis mit Anhäufung vieler Histiozyten. Infiltrate und vereinzelter Parenchymuntergang sind ebenfalls im Myokard vorhanden, ferner – vor allem perivenolär und perivenös – im Zentralnervensystem, sowie in den Lungen. Hautinfiltrate und -schäden fehlen fast nie.

Folgen und **Komplikationen:** Bei der *perakuten Form* von GVH-Krankheit machen sich in der Regel zuerst makulopapulöse Hautveränderungen bemerkbar, die sich rasch ausdehnen und in eine Nekrose überleiten, ähnlich einer toxischen epidermalen Nekrolyse. Meistens tritt in Kürze der Tod ein. Die *akute* Form zeichnet sich ebenfalls durch Hautausschläge aus, doch gehen diese meistens nicht in Nekrose über, sondern führen zu verstärkter Desquamation. Im Vordergrund der klinischen Symptome stehen im übrigen eine Diarrhoe, eine Hepatosplenomegalie, oft ein Ikterus, Herzrythmusstörungen, zentral-nervöse Symptome, wie Reizbarkeit, pulmonale Zeichen und eine stark erhöhte Infektanfälligkeit. Die *chronische* Form weist dieselben Veränderungen in gemilderter Form auf. Zum mindesten im Fall der perakuten und akuten Form ist die *Letalität hoch.* Immer wirksame Gegenmaßnahmen sind bisher noch nicht bekannt geworden; mit Methotrexat, Zyklophosphamid und Anti-Thymozyten-Globulin wurden allerdings wiederholt Verbesserungen des Zustandes erreicht.

Wesentlich ist die *Prophylaxe* der GVH-Krankheit, z. B. in Form einer ionisierenden Bestrahlung von Blut oder Blutprodukten mit ungefähr 3000–6000 R vor der Infusion.

Differentialdiagnostisch muß das klinische und histologische Bild manchmal von einer Abt-Letterer-Siwe-Krankheit (S. 261) abgegrenzt werden oder man hat eine Akrodermatitis enteropathica auszuschließen.

Allotransplantation lymphoretikulärer Organe

Verschiedentlich wurde versucht, durch die allogene Transplantation eines *Thymus* eine bestehende Immunmangel-Krankheit günstig zu beeinflussen. Die Erfolge waren meistens vorübergehender Natur. In einem Teil der Fälle entwickelten sich fatal verlaufende GVH-Krankheiten. Eine *Milztransplantation* die u. a. wegen der splenischen Produktion von antihämophilem Globulin bei Hämophilikern versucht wurde, hat sich ebenfalls nicht eingebürgert.

Transplantation allogenen Knochenmarks

Indikationen zur Transplantation von Knochenmark sind u. a. Fälle von *aplastischer Anämie, Leukämie* und *schwerem Immunmangel-Syndrom* (S. 1197). Bei der Übertragung von allogenem blutbildendem Gewebe ist in besonderem Maße auf eine Übereinstimmung der wichtigsten HLA-Transplantationsantigene zu achten, wobei die Verhältnisse immer auch in der MLC geprüft werden müssen (S. 1063). Am besten eignen sich als Spender – abgesehen von identischen Zwillingen – nahe Blutsverwandte (Geschwister, Eltern), die hinsichtlich der wichtigsten HLA-Antigene identisch sind und auch im MLC-Test keine positive Reaktion zeigen. In solchen Fällen wird der Empfänger in der Regel durch eine ionisierende Ganzkörperbestrahlung und Verabreichung von Zyklophosphamid vorbereitet, während nach der Knochenmarktransplantation (ungefähr 5–30 $\times 10^9$ kernhaltige Knochenmarkszellen, innerhalb etwa 1 Stunde infundiert) meistens Methotrexat gegeben wird. Unter solchen Bedingungen wurden z. T. gute Resultate erreicht. Die Gefahr der allogenen Knochenmarktransplantation besteht vor allem in der Entwicklung einer GVH-Krankheit (s. o.). Ausnahmsweise entstanden aus den übertragenen Zellen maligne Neoplasien. Auch unabhängig von immunsuppressiven Maßnahmen zeigt der Thymus nach Allotransplantation von Knochenmark eine deutliche kortikale Involution, was wahrscheinlich mit einem vorübergehenden Immunmangelsyndrom verbunden sein dürfte.

Bluttransfusionen

Die wichtigsten Komplikationen von Bluttransfusionen, wie *hämolytische Transfusionsreaktion* (S. 432), *Transfusion bakteriell verkeimter Blutprodukte* (S. 1748) und die *posttransfusionelle Hepatitis* (S. 713) wurden schon behandelt. Auf die Gefahr der GVH-Reaktionen sind wir oben eingegangen.

Literatur

Advisory Committee to the Renal Transplant Registry: The 13th report of the human renal transplant registry. Transplant. Proc. *IX*, 9 (1977) — *Beschorner, W. E., Hutchins, G. M., Elfenbein, G. J., Santos, G. W.:* The thymus in patients with allogeneic bone marrow transplants. Am. J. Pathol. *92*, 173 (1978) — *Bulkley, B. H., Hutchins, G. M.:* Pathology of coronary artery bypass graft surgery. Arch. Pathol. Lab. Med. *102*, 273 (1978) — *Carpenter, Ch. B., Miller, W. V.* (eds.): Clinical histocompatibility testing, vol. 1. New York: Grune & Stratton 1977 — *Clift, R. A., Sanders, J. E., Thomas, E. D., Williams, B., Buckner, C. D.:* Granulocyte transfusions for the prevention of infection in patients receiving bone-marrow transplants. N. Engl. J. Med. *298*, 1052 (1978) — *Combined report* of the european dialysis and transplant association, V, 1974. Proc. Eur. Dial. Transpl. Assoc. *12*, 3, (1976) — *Dupont, B., Good, R. A.:* Immunobiology of bone marrow transplantation, vol. 1. New York: Grune & Stratton 1977 — *Frischknecht, H., Binz, H., Wigzell, H.:* Induction of specific transplantation immune reactions using anti-idiotypic antibodies. J. exp. Med. *147*, 500 (1978) — *Gale, R. P., Fitchen, J. H., Cahan, M., Opelz, G., Cline, M. J.:* Pretransplant lymphocytotoxins and bone-marrow graft rejection. Lancet *1978 I*, 170 — *Gale, R. P., Opelz, G.* (eds.): Immunobiology of bone marrow transplantation, vol. 2. New York: Grune & Stratton 1978 — *Kent, K. M., Borer, J. S., Green, M. V., Bacharach, St. L., McIntosh, C. L., Conkle, D. M., Epstein, St. E.:* Effects of coronary-artery bypass on global and regional left ventricular function during exercise. N. Engl. J. Med. *298*, 1434 (1978) — *Linas, S. L., Miller, P. D., McDonald, K. M., Stables, D. P., Katz, F., Weil, R., Schrier, R. W.:* Role of the renin-angiotensin system in post-transplantation hypertension in patients with multiple kidneys. N. Engl. J. Med. *298*, 1440 (1978) — *Moraes, J. R., Stastny, P.:* A new antigen system expressed in human endothelial cells. J. clin. Invest. *60*, 449 (1977) — *Naeim, F., Smith, G. S., Gale, R. P.:* Morphologic aspects of bone marrow transplantation in patients with aplastic anemia. Hum. Pathol. *9*, 295 (1978) — *Ooi, Y. M., Ooi, B. S., Vallota, E. H., First, M. R., Pollak, V. E.:* Circulating immune complexes after renal transplantation. Correlation of increased ^{125}I-Clq binding activity with acute rejection characterized by fibrin deposition in the kidney. J. clin. Invest. *60*, 611 (1977) — *Opelz, G., Terasaki, P. J.:* Absence of immunization effect in human-kidney retransplantation. N. Engl. J. Med. *299*, 369 (1978) — *Oriol, R., Cartron, J., Yvart, J., Bedrossian, J., Duboust, A., Bariety, J., Gluckman, J. C., Gagnadoux, M. F.:* The Lewis system: new histocompatibility antigens in renal transplantation. Lancet *1978 I*, 574 — *Pintar, K., Barboriak, J. J. John-*

son, W. D., Co, E. D.: Atherosclerotic aneurysm in aortocoronary vein graft. Arch. Pathol. Lab. Med. *102*, 287 (1978) — *Rand, K. H., Rasmussen, L. E., Pollard, R. B., Arvin, A., Merigan, Th. C.:* Cellular immunity and herpesvirus infections in cardiac transplant patients. N. Engl. J. Med. *296*, 1372 (1977) — *Rapaport, F. T., Converse, J. M.* (eds.): Transplantation today, vol. 4. New York: Grune & Stratton 1977 — *Riede, U. N., Mihatsch, J. M.:* Zellen und Matrix in orthotophomotransplantierten Epiphysenknorpel. Beitr. Pathol. *149*, 336 (1973) — *Roessner, A., Fasske, E., Lie, T. S., Kolloch, R., v. Bassewitz, D. B., Themann, H.:* Zur Feinstruktur der hyperakuten Abstoßung xenogener Lebertransplantate. Beitr. Pathol. *147*, 119 (1972) — *Seides, S. F., Borer, J. S., Kent, K. M., Rosing, D. R., McIntosh, Ch. L., Epstein, S. E.:* Long-term anatomic fate of coronary-artery bypass grafts and functional status of patients five years after operation. N. Engl. J. Med. *298*, 1213 (1978) — *Silver, M. D., Trimble, A. S.:* Structure of autologous fascia lata heart valve protheses. Arch. Pathol. *93*, 109 (1972) — *Snell, G. D., Dausset, J., Nathenson, St.* (eds.): Histocompatibility. New York: Academic Press 1976 — *Spector, D., Limas, C., Frost, J. L., Zachary, J. B., Sterioff, S., Williams, G. M., Rolley, R. T. Sadler, J. H.:* Perfusion nephropathy in human transplants. N. Engl. J. Med. *295*, 1217 (1976) — *Stiller, C. R., Dossetor, J. B., Sinclair, N. R. StC., Rapaport, F. T.* (eds.): Immunologic monitoring of the transplant patient. New York: Grune & Stratton 1978 — *Stiller, C. R., Lockwood, B. L., Sinclair, N. R., Ulan, R. A., Sheppard, R. R., Sharpe, J. A., Hayman, P.:* Beneficial effect of operation day blood-transfusions on human renal-allograft survival. Lancet *1978 I*, 169 — *Storb, R., Prentice, R. L., Thomas, E. D.:* Marrow transplantation for treatment of aplastic anemia. N. Engl. J. Med. *296*, 61 (1977) — *Wilson, R. E.:* Transplantation in patients with unusual causes of renal failure. Clin. Nephrol. *2*, 51 (1967) — *Yunis, E. J., Gatti, R. A., Amos, D. B.* (eds.): Tissue typing and organ transplantation. New York: Academic Press 1973

11. Teil

Entzündliche Reaktionen

131. Einleitende Erläuterungen und Begriffe zum Wesen der Entzündung

131.1. Entzündung als Reaktion auf lokale Reize bzw. Schäden

Wenn Gewebe durch eine lokale Einwirkung mikrobieller Agentien (Viren, Bakterien, Protozoen u. a.) bzw. durch mechanische, thermische, elektrische, aktinische oder – endogene oder exogene – chemische Reize geschädigt wird, beobachtet man am Ort der »Alteration« eine Reihe von Vorgängen, die zum guten Teil darauf gerichtet sind, die Wirkungen des schädlichen Agens zu begrenzen, allenfalls das leztere (z. B. Bakterien) selbst auszuschalten und schließlich die erlittenen Läsionen zu heilen oder zumindest zu »reparieren«: Man spricht hier von *entzündlicher Reaktion* mit nachfolgender *Reparation* und schließlicher – teilweiser oder vollständiger – Wiederherstellung des vorherigen Zustandes, d. h. einer *Heilung (Sanatio)*.
An der entzündlichen Reaktion sind in erster Linie *Blutgefäße* beteiligt, ferner *gelöste Bestandteile des Blutplasmas, Blutzellen, Mastzellen* und verschiedene Elemente des ortsständigen *Bindegewebes*. Die *Lymphe* und die *Lymphgefäße* sind ebenfalls in das Geschehen einbezogen.
Wurden bei der entzündungsauslösenden Schädigung auch *Epithelien* und/oder Anteile des *Parenchyms* verletzt bzw. zerstört, können diese in den meisten Fällen durch *Regeneration* wenigstens teilweise wieder ersetzt werden (S. 146). Obschon es sich hier um Vorgänge handelt, die mit der entzündlichen Reaktion Hand in Hand gehen, wird eine solche Epithel- und Parenchymregeneration – aus didaktischen Gründen – nicht als Bestandteil der Entzündung bezeichnet, sondern zur Reparation gerechnet.

131.2. Entzündung und Reparation: Begriffe

Definitionen: Unter »*Entzündung*« (»*Inflammatio*«) versteht man einen örtlich begrenzten Vorgang im Sinn einer komplexen Reaktion *(entzündliche Reaktion)* von Seiten der Blutgefäße, gelöster Bestandteile des Blutplasmas, Blutzellen, Gewebsmastzellen und/oder Elemente des Stützgewebes bzw. Mesenchyms auf eine lokale Schädigung oder andersartige, exogene oder endogene »*Alteration*« des Gewebes.
Die – in der Regel schädlichen – Einflüsse, die ein derartiges Geschehen hervorrufen, nennt man »*entzündungsauslösende Agentien bzw. Faktoren*«.
Entzündungen können nach den verschiedensten *Einteilungsprinzipien* geordnet werden, z. B. nach dem *zeitlichen Ablauf* (s. u.), nach der *Ursache* (z. B. bakteriell oder viral bedingte Entzündung), nach dem vorherrschenden *Exsudatcharakter* (z. B. serös, fibrinös oder eitrig), nach der *Pathogenese* (z. B. durch spezifische Immunreaktionen bedingte Entzündungen) und nach der *örtlichen Ausbreitung* des Prozesses (z. B. entzündlicher Primärherd mit zugehöriger Lymphangiitis und Lymphadenitis).
Einzelne Autoren sprechen – z. B. bei allgemeiner Ausbreitung einer Infektion – auch von »generalisierter Entzündung«: Meistens zieht man es indessen vor, von »*generalisierter Infektion*« bzw. von einem generalisierten Prozeß anderer Art (z. B. »*generalisierte Boeck'sche Krankheit*«) zu reden.
Von einer *perakuten Entzündung* sprechen wir, wenn der Beginn sehr rasch und die entzündlichen Symptome heftig (»fulminant«) in Erscheinung treten. *Akute Entzündungen* bzw. *akute Schübe einer chronischen Entzündung* haben in der Regel einen sog. »*exsudativen*« *Charakter* (vom lateinischen »exsudatio«: »Ausschwitzung«), d. h. sie sind vor allem durch den Austritt gelöster und zellulärer Blutbestandteile aus der Gefäßbahn ins Gewebe gekennzeichnet (sog. *exsudative Reaktion*). Dabei entsteht besonders an Gewebsoberflächen bzw. an der Innenfläche von Hohlräumen oft »*fibrinös-leukozytäres Exsudat*«.
Entzündlich bedingte Anhäufungen von Blutzellen bzw. von diesen hergeleiteten Elementen im Gewebe nennt man »*entzündliche Infiltrate*«. Bei diesen Vorgängen spielen sog. *Entzündungsmediatoren*, d. h. aus dem Blutplasma oder aus Zellen stammende Substanzen mit verschiedener biologischer Aktivität, eine wichtige Rolle.
Daß *Immunreaktionen* entzündliche Veränderungen erzeugen können, wurde bereits hervorgehoben: Während immunologisch bedingte Überempfindlichkeitsreaktionen als »*allergische Entzündun-*

gen« bezeichnet werden können (S. 1095), spricht man bei den hier behandelten Reaktionsformen von *»normergischer Entzündung«*; bei den letzteren spielen Immunreaktionen keine oder keine entscheidende Rolle.

Ebenso kam wiederholt zur Sprache, daß Zerfallsstoffe aus *nekrotischen Gewebebezirken* (S. 170), eine krankhafte lokale *Anreicherung körpereigener Stoffe* (z. B. bei Urämie oder bei Gicht) oft entzündungsauslösend wirken.

Die akute Entzündung kann abklingen und eine *Heilung (Sanatio)* einleiten, wobei es zu einer *Reparation* erlittener Gewebeschäden kommt. Diese Wiederherstellung kann praktisch vollständig sein *(»Restitutio ad integrum«)* oder einer sog. *Defektheilung* entsprechen.

Von einer *subakuten Entzündung* redet man, wenn der Beginn nicht so plötzlich ist wie bei den akuten oder gar perakuten Varianten, der Verlauf milder erscheint und/oder der Prozess verzögert abklingt. Eine subakute Entzündung kann demnach primär milder erscheinen als die akute oder aus der letzteren hervorgehen. Dauert der Heilungsvorgang noch länger, sprechen wir u. U. auch von einer *subchronischen Entzündung.*

Die *chronische Entzündung,* die meistens mit proliferativen Prozessen, in erster Linie von Seiten des Stützgewebes, der Histiozyten/Makrophagen und/oder der Blutgefäße, einhergeht und öfters – als Ausdruck begleitender Immunreaktionen – lymphoplasmozelluläre Infiltrate entstehen läßt, kann aus einer akuten Entzündung hervorgehen *(sekundär chronische Entzündung)* oder von Anfang an einen schleichenden Verlauf nehmen *(primär chronische Entzündung).* Chronische Entzündungen sind oft mit einer *Fibrosierung* verbunden, die über den Weg der *proliferativen Entzündung,* d. h. infolge Bildung von Granulationsgewebe *(granulierende Entzündung,* z. T. in Form einer *granulomatösen Entzündung,* (S. 1298)) oder schleichend zustande kommen kann.

Je nach dem klinischen, makroskopischen und/oder histologischen Bild sowie der Verlaufsweise werden *verschiedene Formen von Entzündung* auseinandergehalten, die später zur Sprache kommen werden (S. 1320).

131.3. Auffassungen zur biologischen Bedeutung entzündlicher Prozesse

Mit der Fähigkeit zur Entzündungsreaktion verfügt der Organismus über ein phylogenetisch und ontogenetisch altes Prinzip der Erhaltung seiner morphologischen und funktionellen Integrität. Diese Abwehrreaktion im weitesten Sinn ist für das Überleben des Makroorganismus von grundlegender Bedeutung, beispielsweise in der Auseinandersetzung mit Mikroorganismen. Die *Schutzfunktion* der meisten entzündlichen Vorgänge steht außer Zweifel. Man denke nur an die lebensgefährdende Infektanfälligkeit bei Agranulozytose, d. h. bei Wegfall eines Zelltyps, der sich sonst bei akuten Entzündungen in erster Linie an der Phagozytose und Abtötung gewisser Erreger beteiligt. Zweckmäßig ist beispielsweise auch der Austritt von Fibrinogen mit nachfolgender Fibrinbildung im Gewebe oder an geschädigten Gewebeoberflächen, indem dadurch eine gewisse Abschirmung des entzündlich veränderten Gebiets erzielt und das Vorwachsen des zu Reparationsleistungen fähigen Granulationsgewebes begünstigt werden kann. Angesichts der Nützlichkeit, die manchen entzündlichen Vorgängen eigen ist, wäre man vielleicht geneigt, einer *teleologischen Betrachtungsweise* zuzustimmen und die Entzündung nur als Ausdruck einer komplexen Defensivreaktion zu verstehen. Abgesehen davon, daß das Utilitätsprinzip in der Biologie fast nur auf der Basis einer evolutiven Selektion verstanden werden kann, genügt in der Pathologie die Auffassung von der Entzündung als etwas nur zweckmäßigem nicht. Mechanismen, die der Elimination von fremdem oder geschädigtem eigenem Material dienen, umfassen sowohl unspezifische Reaktionen als auch immunbiologische Vorgänge (vgl. dazu S. 1057). Es wurde wiederholt hervorgehoben, daß es dabei auch zur Schädigung körpereigener Strukturen kommen kann. Es liegt in der Natur der dem Körper zur Verfügung stehenden Reaktionsmuster, daß sich Auftreten und Ausmaß der Entzündungsvorgänge nicht unbedingt nach der potentiellen Schädlichkeit des auslösenden Agens richten. Auch andere Eigenschaften, wie beispielsweise die Immunogenizität, spielen eine wichtige Rolle. So ist es möglich, daß an sich harmlose Substanzen eine schwere, entzündungsbedingte Schädigung des Organismus bewirken können (vgl. dazu z. B. die Überempfindlichkeitsreaktionen, S. 1095).

Aus diesen und anderen Gründen wurde immer wieder von einzelnen Autoren empfohlen, auf den Begriff der Entzündung als etwas Einheitlichem zu verzichten. Diese *streng analytische Betrachtungsweise* hat sich aber bisher nicht allgemein durchgesetzt, wenn man ihr auch eine gewisse Berechtigung nicht absprechen möchte. Besonders auf dem Gebiet der experimentellen Pathologie werden sich die Untersucher öfters darauf beschränken müssen, Einzelphänomene der Entzündung, wie lokale vaskuläre Reaktionen, den Mechanismus der zellulären Infiltration, die Funktionen der einzelnen am Entzündungsvorgang beteiligten Zellarten, die mit der Entzündung einhergehenden Stoffwechselstörungen, Ursachen und Entstehungsweise der entzündungsbedingten Gewebsnekrose, proliferative Vorgänge u. a. m., gesondert zu verfolgen. Trotz der experimentell bedingten Notwendigkeit, den Entzündungsvorgang in mehrere Mechanismen zu unterteilen, empfiehlt sich vorläufig, den gesamten Komplex dieses Geschehens im Zusammenhang zu erörtern. Mit dem Begriff »*Histion*« ist eine gewebliche Einheit, bestehend aus Parenchymzellen, Bindegewebe, Gefäßen und versorgenden Nerven, gemeint. Es gibt auch gefäßlose Histionen, wie beispielsweise die Cornea. Diese Namengebung entstand aus der Einsicht, daß jede Gewebsart lokale Schädigungen z. T. auf eigene Art mitbeantwortet.

131.4. Phylogenetische Aspekte der Entzündung

Einzellige Organismen, wie die Amöben, verfügen in der Phagozytose, d. h. in der Aufnahme und im intrazellulären Abbau von Teilchen, über eines der phylogenetisch ältesten Prinzipien der Selbsterhaltung, das sowohl der Ernährung und Verdauung als auch der Abwehr dienen kann. Mehrzellige Organismen ohne Blut- und Lymphgefäßsystem, z. B. marine Würmer von der Gattung der Sipunkuliden, besitzen schon mehrere spezialisierte Zellarten, die einerseits für Funktion in der Ernährung, andererseits für die Abwehr von Fremdmaterial besonders befähigt sind, nämlich trephozytenähnliche Elemente, phagozytierende Amöbozyten, Granulozyten und mehrkernige Riesenzellen sowie sog. »Urnen«. Letztere sind zilientragende Zellhaufen, die sich in der Zölomhöhle fortbewegen können und zu phagozytieren vermögen. Mit der phylogenetischen Entwicklung eines kardiovaskulären Systems, das mit dem zirkulierenden Blut Phagozyten an irgendeine Körperstelle heranbringen kann, verschwinden auch die zilientragenden Phagozyten, die sich in flüssigkeitsgefüllten Hohlräumen selbst fortbewegen können. Mit zunehmender Differenzierung des Makroorganismus in der stammesgeschichtlichen Entwicklung macht sich eine weitere zelluläre Spezialisierung bemerkbar, und es treten verschiedene humorale Mechanismen hinzu, die bei den primitiven Avertebraten fehlen. Auf die Phylogenese von Blutgefäßen und Plasmaproteinen, die sich an Entzündungsvorgängen beteiligen, wurde z. T. schon hingewiesen (S. 411 und 1071). Aus phylogenetischer Sicht versteht man, daß die Entzündung u. a. auch als »*parenterale Verdauung*«, als Mechanismus zur »*Gewebereinigung*«, als Mittel zum *Gewebeumbau* (z. B. bei Übergängen vom Larven- in das Puppen- und schließlich das Imagostadium von Insekten) und als Instrument der *Reparation* angesprochen wurde.

131.5. Ontogenese der für den Vollzug entzündlicher Reaktionen verantwortlichen Systeme

In mancher Hinsicht gleicht die *schrittweise ontogenetische Ausbildung besonderer Strukturen,* z. B. der *Gefäße* (vgl. dazu S. 411) und *spezialisierter Zellsysteme* (vgl. dazu u. a. S. 1064), sowie die Produktion von *Plasmaproteinen* (S. 884 und 1070) den phylogenetischen Entwicklungsvorgängen. Aus experimentellen Untersuchungen an Säugerorganismen geht hervor, daß *histiozytoide Zellen* mit der Fähigkeit zu amöboider Beweglichkeit und Phagozytose schon zu Beginn der Embryogenese vorhanden sind. Diese Elemente sind wesentlich an der *Organogenese* beteiligt, indem sie u. a. Trümmer sich rückbildender Strukturen wegschaffen (S. 217). Auch *fibroblastische Reaktionen* mit Bildung eines primitiven Granulationsgewebes sind schon früh in der Ontogenese möglich, ebenso *Narbenbildungen.* An Hühnerkeimlingen wurde festgestellt, das *Granulozyten,* die Kohlepartikeln zu phagozytieren imstande sind, zwischen dem 12. und 17. Tag der Kyematogenese erscheinen. Bei älteren Säugerkeimlingen (z. B. Ratten) scheint die Fähigkeit des Phagozytensystems, Kohlepartikeln aus dem Blut abzufangen und zu endozytieren, im Verlauf der Fetalzeit stark zuzunehmen. An der wirkungsvollen Aufnahme von Mikroorganismen und deren intrazellulärem Abbau scheinen schon in der zweiten Hälfte der Fetalzeit gewisse Serumfaktoren beteiligt zu sein. Bis zum Zeitpunkt, in dem das lymphoretikuläre Gewebe ausgebildet ist, bleibt der Keimling zur Infektabwehr weitgehend auf Phagozytensysteme angewiesen, wobei zuerst das mono-histiozytäre, dann das granulozytäre System einen Ausbau und eine zunehmende Differenzierung erfahren. Die letztere betrifft u. a. den in der Ontogenese schrittweise erfolgenden *Ausbau des Enzymbestandes* der Monozyten/Histiozyten, der Granulozyten und anderer, an entzündlichen Prozessen beteiligter Zellarten. Bei der Geburt sind diese Zellen oft noch nicht in der gleichen Weise leistungsfähig, wie dies kurze Zeit später der Fall ist. Ob hier die bakterielle Besiedlung des Darms sowie andere exogene Einflüsse wesentlich mitbeteiligt sind, entzieht sich unseren Kenntnissen. Wie schon erwähnt wurde (S. 1065), ist der Fetus durchaus schon in der Lage, gewisse spezifische *Immunreaktionen* zu vollziehen, falls ein entsprechender antigenischer Reiz anfällt (z. B. intrauterine Infektion durch Toxoplasmen, die zur Bildung von Plasmazellen schon in utero führt). Physiologischerweise ist dies jedoch kaum der Fall, so daß das Neugeborene in der Regel kaum typische Plasmazellen aufweist. Sog. »*fetale Entzündungen*« zeichnen sich vor allem durch eine Beteiligung von Makrophagen, später auch von Granulozyten, aus, während die Bildung von Plasmazellen meist nur in beschränktem Maß möglich ist.

131.6. Die sog. Kardinalsymptome der Entzündung und die geschichtliche Entwicklung der Entzündungslehre

Verschiedene Begriffe der Entzündungslehre werden dem angehenden Mediziner besser verständlich, wenn er die geschichtliche Entwicklung dieses Forschungszweiges berücksichtigt. Aus diesem Grund soll einleitend ein kurzer Überblick über die Entstehung einiger z. T. immer noch im Gebrauch stehender Ausdrücke und Bezeichnungen entzündlicher Veränderungen sowie über den Wandel der Auffassungen im Lauf der Zeit gegeben werden. Begriffen, wie »Eiter«, »Geschwür« (Ulkus), »Oedem« und »Erysipel«, begegnen wir schon in den Schriften des Altertums. Aus den Anfängen der Medizin, nämlich von *Celsus* (30 vor bis 38 nach Ch.) und von *Galen* (130–200 nach Chr.), stammt auch das Konzept der sog. *5 Kardinalsysmptome der Entzündung,* nämlich:

- *Rubor* (Rötung), wegen Hyperämie,
- *Tumor* (umschriebene Volumenzunahme), infolge entzündlichem Oedem, zelligen Infiltraten, Bindegewebsvermehrung u. a.,
- *Calor* (Überwärmung), vor allem aufgrund der Mehrdurchblutung,
- *Dolor* (Schmerz), wegen Reizung von Schmerzfasern, und
- *Functio laesa* (gestörte Funktion).

Alle diese Symptome sind beispielsweise bei einem Hautfurunkel oder bei Wundinfektionen vorhanden. Man erkennt aber sogleich, daß *mancherlei Arten von Entzündung dieser Umschreibung nicht entsprechen:* Bei chronischen Formen fehlen häufig die Rötung, die Überwärmung und der Schmerz; bei atrophisierenden Entzündungen beobachtet man eine Volumenabnahme statt eines -zuwachses. Es ließen sich noch viele Beispiele anführen, die zeigen, daß die sog. Kardinalsymptome nur für eine bestimmte Gruppe von Entzündungen zutreffen, insbesondere solche im akuten oder akut-rezidivierenden Zustand. Was wir jedoch aus den frühen Vorstellungen unverändert übernehmen dürfen, ist die Feststellung, daß *entzündliche Prozesse ein lokales, d. h. örtlich beschränktes Geschehen* darstellen.

Im Mittelalter erfuhr die Entzündungslehre keine wesentlichen Änderungen, wenn auch das Eröffnen von Abszessen und Ausfließenlassen des »Pus bonum et laudabile« zur täglichen Praxis gehörten und schon damals bekannt war, daß der Entzündungsschmerz zum guten Teil ein Spannungsschmerz ist. Als nächstes zog die vermehrte Durchblutung der Gefäße im Entzündungsbereich die Aufmerksamkeit der Untersucher auf sich. Bereits im 17. und 18. Jahrhundert veröffentlichten *Cowper, Spallanzani* und *von Haller* Arbeiten darüber, daß der »Rubor« auf einer Dilatation der kleinen Blutgefäße beruhe. *John Hunter* (1728–1793) verdanken wir die Erkenntnis, daß der Entzündungsvorgang durch verschiedenerlei Schädigungen der Gewebe ausgelöst werden kann, z. B. auch durch Hitze, Kälte, Druck und Reibung, und daß er, wenigstens teilweise, der Wiederherstellung der funktionellen und – soweit möglich – der strukturellen Integrität des betroffenen Körperteils oder Gewebes dient. Die erste Beobachtung eines Haftenbleibens von Blutleukozyten an der Innenwand der Gefäße im entzündlich veränderten Gebiet sowie ihre Auswanderung ins Gewebe wird *Dutrochet* und *William Addison* (1843) zugeschrieben. Addison benützte für seine Untersuchungen die ausgespannten Schwimmhäute von Froschfüßen, an denen er auch entzündungsbedingte Veränderungen des Blutstroms bemerkte. Ähnliche Feststellungen machte kurze Zeit später *Waller* (1846) an der ausgebreiteten Froschzunge, während die Bestätigung gleichartiger Phänomene an Säugern auf *Thoma* (1878) zurückgeht. Die Methoden zur mikroskopischen Verfolgung der Entzündungsvorgänge in vivo wurden weiter verbessert und erreichten mit der Entwicklung der *Sandison-Clark-Kammer* am Kaninchenohr eine erste technische Vervollkommnung. Modifikationen der Ohrkammer, in der lebendes, gefäßführendes Bindegewebe in einer 20–30 μm dicken Schicht phasenkontrastmikroskopisch mit Vergrößerungen bis zu 1000fach betrachtet werden kann, stehen heute noch im Gebrauch. Seit vielen Jahren besteht überdies die Möglichkeit, die entzündlichen Vorgänge *mikrokinematographisch* festzuhalten. In mancher Hinsicht sind diese Techniken unersetzlich geblieben, selbst nach Einführung der Elektronenmikroskopie, der Histochemie, der Autoradiographie und der immunfluoreszenzoptischen Untersuchungen. Rückblickend stellen wir fest, daß insbesondere *Cohnheim* im Jahr 1882 auf dem Gebiet der entzündungsbedingten Veränderungen der Gefäßspermeabilität und *Metschnikoff* im Jahr 1893 über die Bedeutung der Phagozytose Vorstellungen entwickelt haben, die zum guten Teil noch heute Geltung besitzen. Allerdings wurde in der Zwischenzeit vieles hinzugelernt, vor allem hinsichtlich der biochemischen Hintergründe des Entzündungsvorganges. *Lewis* (1927) verwies auf die Bedeutung der *Histamin*-Freisetzung bei Entzündungsvorgängen hin. Der Nachweis einer permeabilitätssteigernden Wirkung von Polypeptiden, die im Verlauf einer akuten Entzündung durch die Wirkung von Proteasen gebildet werden, geht auf *Menkin* (1940) zurück. Seither wurde eine Reihe weiterer chemischer Mediatoren entdeckt, die die Durchlässigkeit der Gefäßwände erhöhen und damit die für ein akutes entzündliches Geschehen bezeichnende *Exsudatbildung* bedingen oder fördern.

Literatur

Ackerman, A. B.: Histiologic diagnosis of inflammatory skin diseases. Philadelphia: Lea & Febiger 1978 — *Lepow, I. H., Ward, P. A.* (eds.): Inflammation: Mechanisms and control. New York: Academic Press 1972 — *Movat, H. Z.* (ed.): Inflammation, immunity and hypersensitivity, 2nd ed. Hagerstown, Md.: Harper & Row 1979 — *Zweifach, B. W., Grant, L., McCluskey, R. T.* (eds.): The inflammatory procress, vols. 1–3, 2nd ed. New York: Academic Press 1973–1974

132. Einige physiologische Grundlagen zum besseren Verständnis der entzündlichen Reaktionen

132.1. Bau und Funktionen der Endstrombahn des Blutkreislaufs und der Lymphgefäße

Angaben über diese wichtigen Aspekte der Entzündung wurden schon früher gemacht (S. 575 und 591).

132.2. Hinweise auf die physiologische Kinetik der myeloischen Zellen und der Monozyten

Umsatz der Granulozyten

Die Bestimmung der »*Leukozytenzahl im Blut*« und die Ermittlung des sog. »*Differentialblutbildes*« gehören in der Medizin zu den einfachsten und den am häufigsten benützten diagnostischen Maßnahmen. Dem praktischen Arzt liefern derartige Informationen die ersten Hinweise darauf, ob ein entzündlicher Prozeß vorliegt oder ob das Blutzellensystem Zeichen anderer krankhafter Zustände erkennen läßt. Wichtig ist ferner die Kenntnis der *normalen Zusammensetzung des Knochenmarks;* der physiologische »*Neutrophil/Erythroid-Quotient*« z. B. beträgt bei Erwachsenen 1.5 ± 0.07.
Um die bei entzündlichen Vorgängen häufig beobachteten Verschiebungen in der relativen und absoluten Zahl von Blutleukozyten besser zu verstehen, ist es notwendig, einige neuere Erkenntnisse über die *Kinetik der Myelopoiese und ihre Regulation, ferner über Wanderungen, Funktionen und Schicksal der Leukozyten* zu berücksichtigen. Die Kinetik der Lymphozyten/Plasmazellenfamilien und teilweise der Monozyten wurde schon besprochen (S. 1075).
Zahlreiche experimentelle Beobachtungen deuten darauf hin, daß sich das *hämopoietische System in vier große Kompartemente* mit verschiedenen Entwicklungs- und Differenzierungsmöglichkeiten oder -eigenschaften unterteilen läßt (vgl. S. 256):

a) Die in ihrer Differenzierungsrichtung noch nicht festgelegten Stammzellen (»pluripotential, non-committed stem cells«);
b) die in ihrer Differenzierungsrichtung festgelegten Stammzellen (»committed stem cells«);
c) die sich auf dem Weg der Differenzierung befindlichen, meist proliferierenden Zellen; und
d) die bereits differenzierten, nicht mehr proliferierenden Zellen.

Vieles spricht dafür, daß die Differenzierung durch humorale »feedback«-Mechanismen, die an den hinsichtlich Differenzierungsrichtung bereits festgelegten Stammzellen angreifen, eingeleitet wird. Im *physiologischen Fließgleichgewicht* sorgen die oben erwähnten Kompartemente b) und c) weitgehend selbst für ihren Zellnachschub. Bei *erhöhter Beanspruchung* vermögen dieselben Kompartemente zunächst – z. T. durch *Verkürzung der Generationszeit* der gleichzeitig in Proliferation und Differenzierung befindlichen Zellen – eine Zusatzleistung beschränkten Ausmaßes zu erzielen. Kurzfristige Bedürfnisse können überdies durch *verstärkte Ausschwemmung* bereits differenzierter Elemente gedeckt werden. Bei *größerem Nachschubbedarf* wird aber auch das oben erwähnte Stammzellenkompartiment a) in Anspruch genommen. Die Beziehungen zwischen den Stammzellkompartimenten a) und b) scheinen überwiegend – wenn nicht ausschließlich – durch zellnachbarliche Kontakte bzw. humorale Wirkungen auf kurze Distanz reguliert zu werden. So stellt man sich vor, daß bei vermehrtem Übertritt von »committed stem cells« in das Kompartement der sich differenzierenden Zellen ein gesteigerter »Einstrom« von Elementen aus dem Stammzellenpool a) in den Stammzellenpool b), ebenso wie eine vermehrte Proliferation im ersteren, ausgelöst werden kann. Schließlich hat man Gründe für die Annahme, daß es im Stammzellenpool a) zu einem »Wettstreit« um die einzuschlagende Differenzierungsrichtung kommen kann. Unreife Vorläufer, die man als »non-committed stem cells« bezeichnet, vermögen nach allem, was man weiß, sowohl den erythropoietischen wie den myeloischen Entwicklungsweg einzuschlagen, je nachdem, wie das entsprechende Signal lautet. Über die Natur, im besonderen die biochemischen Hintergründe dieser Vorgänge besitzen wir noch keine zuverlässigen Kenntnisse. Immerhin darf man annehmen, daß Bedürfnisse der Peripherie in irgend einer Weise den Stammzellenpool a) im Sinn eines vermehrten Nachschubs auf der entsprechenden Differenzierungslinie beeinflussen.

Als mögliche *Faktoren oder Mechanismen, über die eine vermehrte Ausschwemmung von Granulozyten aus dem Knochemark und/oder eine gesteigerte Produktion derselben eingeleitet werden können,* kommen u. a. folgende in Betracht:

- Ein die *Leukozytose induzierender Faktor* (LIF) im Blutplasma normaler, hypophysektomierter oder adrenalektomierter Ratten, die durch wiederholte Leukozytapherese leukopenisch gemacht worden waren, scheint eine *beschleunigte Entleerung der postmitotischen Zellen* aus dem Knochenmark herbeiführen zu können. Von diesem Faktor ist eine direkte Wirkung auf die Stammzellenpools nicht bekannt.
- Der Leukozytenaustritt aus dem Knochenmark kann u. a. auch durch *Nukleoproteine* gefördert werden.
- Eine vermehrte Ausschwemmung von Endzellen läßt sich tierexperimentell ferner durch Infusion *granulozytenarmen Blutes* in ein isoliertes Femurpräparat in vivo erzielen.
- Über die Mediatoren, die eine *vermehrte Myelozytenproduktion* herbeiführen, besteht keine Klarheit. Man weiß nicht, ob hier humorale Faktoren im Spiel sind und/oder ob im Knochenmark – auf kurze Distanz wirkende – Substanzen einen positiven »feed back«-Effekt vermitteln, sobald sich dort der Speicher reifer Granulozyten entleert (s. u.). Man spricht in diesen Fällen hypothetisch von einem *Hämopoiese-induzierenden Mikromilieu (»hemopoietic inductive microenvironment« = HIM)* bzw. vom *Wegfall einer hemmenden Wirkung z. B. granulozytärer Chalone* (s. u.).
- Die intravenöse Injektion verschiedener bakterieller *Endotoxine* und *Vakzinen* (z. B. Typhus-Paratyphus-Vakzine) hat eine kurzfristige, von der Hypophyse und der Nebenniere abhängige Leukopenie mit nachfolgender, von endokrinen Einflüßen weitgehend unabhängiger Leukozytose im peripheren Blut zur Folge. Es hat sich gezeigt, daß nach Injektion einer gewissen Minimaldosis von Vakzine mit einer bestimmten Latenz im Blutplasma ein *leukozytotischer Faktor (LF)* auftritt, der eine ähnliche, jedoch noch stärkere Wirkung als LIF entfaltet. Blutplasma, das kurze Zeit nach Injektion der Vakzine auf seinen leukozytoseinduzierenden Effekt geprüft wurde, erwies sich als unwirksam. Diese Befunde deuten darauf hin, daß LF und nicht die Vakzine selbst die Leukozytose auslöste.
- Eine gewisse Vermehrung der Granulozytenausschwemmung aus dem Knochenmark sowie eine verminderte Abwanderung dieser Zellen aus der Blutbahn können durch Verabreichung von *Kortikosteroiden* erzielt werden. Dieser Effekt steht jedoch demjenigen von LIF hinsichtlich Intensität und Dauer deutlich nach. Dasselbe gilt im übrigen auch für verschiedene Pyrogene, Adrenalin, Noradrenalin, 5-Hydroxytryptamin, Histamin und Azetylcholin.
- *Aetiocholanolon,* ein natürlicherweise vorkommendes Androgen, führt ebenfalls zu einer Ausschwemmung von Granulozyten aus dem Reifungspool des Knochenmarks.
- Vor längerer Zeit konnte insbesondere aus Rindernieren eine Substanz, *Leukopoietin G,* gewonnen werden, die bei verschiedenen Spezies eine Leukozytose auszulösen vermag. Es handelt sich nach den Angaben der Autoren um einen wasserlöslichen, nicht pyrogenen, hitzestabilen Stoff, der ein eher niedriges Molekulargewicht zu haben scheint und keinen Proteincharakter aufweist. Es ist nicht bekannt, ob und in welcher Weise dieser Faktor in die Regulation der Granulopoiese eingreift.
- Versuche in vitro haben erkennen lassen, daß aus Mäuseknochenmark Zellen gewonnen werden, die auf Agar granulopoietische, Makrophagen- oder gemischte Kolonien zu bilden vermögen. Dazu benötigen sie einen *»koloniestimulierenden Faktor* (»colony stimulating factor« = CSF«), der sich physiologischerweise im Serum und im Urin von Mäusen wie von Menschen nachweisen läßt. Ein abschließendes Urteil über die Bedeutung dieser wichtigen Befunde für in vivo-Verhältnisse ist zur Zeit noch nicht möglich.
- Ferner wurde ein Regulationssystem mit *Chalonen* und *Antichalonen* beschrieben. Das Granulozyten betreffende Chalon ist früheren Angaben zufolge ein Faktor mit einem Molekulargewicht von ungefähr 4000, der spezifisch eine überschießende Proliferation von Granulozytenvorläufern im Knochenmark verhindern soll. Er ist angeblich in reifen Granulozyten enthalten und wird wahrscheinlich auch durch diese Zellen produziert. Bei einer Granulozytopenie wird – nach den Angaben der Autoren – die Proliferation durch ein Granulozyten-Antichalon (Molekulargewicht 30–35000) stimuliert. Die Wirkung dieser Mediatoren soll sofort eintreten, kurz dauern und zumindest beim Chalon von einer überschießenden Erholungsphase gefolgt sein.

Diese wenigen Angaben sollen genügen, um darzutun, daß wir über die Regulation der Myelopoiese erst wenig gesichertes wissen. Abgesehen von der Art des Signals oder der Signale, die einen vermehrten Granulozytennachschub einleiten, spricht vieles dafür, daß ein vermehrter Bedarf an diesen Leukozyten in der Peripherie meistens durch die folgenden, *zeitlich gestaffelten Vorgänge* gedeckt wird:

a) *Ausschwemmung* der Mehrzahl der im Knochenmark vorhandenen reifen oder fast *reifen Granulozyten.*
b) Zahlenmäßig *gesteigerter Übertritt von Stammzellen in den Pool der proliferierenden und sich differenzierenden Zellen* (mitotischer Proliferationspool).
c) *Vermehrung der Zellproduktion auf der Stufe der Myeloblasten/Promyeloblasten/Myelozyten,* die sich naturgemäß erst nach einer obligatorischen, minimalen Transitzeit im Sinn einer Erhöhung der Zahl von Blutleukozyten auswirken kann. Die Zahl von Zellteilungen, die physiologischerweise im Rahmen des Proliferationspools durchlaufen werden, ist nicht genau bekannt. Man vermutet eine Mitose auf der Stufe der Myeloblasten, eine Promyelozytenmitose und zwei Teilungen der Myelozyten.

Über den *zeitlichen Ablauf der Granulopoiese (Granulozytopoiese)* beim *Menschen* besitzen wir heute, dank zahlreichen kinetischen Untersuchungen, ziemlich genaue Daten. Die *mittlere »Verweildauer«* der Vertreter einer bestimmten granulozytären Linie in den verschiedenen Kompartementen beläuft sich unter physiologischen »steady state«-Bedingungen im Mittel auf folgende Werte:

Kompartement	*Transitzeit in Stunden* (in Klammern: Bereich, z. T. unter pathologischen Bedingungen)
Proliferationspool	
Myeloblasten	25 (–?)
Promyelozyten	47 (26–78)
Myelozyten	82 (37–126)
Total für den Proliferationspool	157 (87–228)
Postmitotischer Reifungspool	
Metamyelozyten	33 (8–108)
jugendliche Granulozyten	24 (?–72)
stabkernige Granulozyten	34 (12–96)
segmentkernige Granulozyten	59 (?–120)
Total für den Reifungspool	150 (46–396)
Total für die Entwicklung vom Myeloblasten bis zum segmentkernigen Granulozyten	305 (133–624)

Die *totale Produktion neutrophiler Granulozyten* bei gesunden Erwachsenen wird auf 85×10^7/Tag/kg Körpergewicht geschätzt.

Diese Zahlen zeigen, daß ein rasch erfolgender Anstieg der Leukozytenzahl im Blut nicht auf einer vermehrten Produktionsleistung der Granulopoiese beruhen kann. Die letztere macht sich frühestens nach wenigen Tagen in nennenswertem Maß bemerkbar, selbst dann, wenn durch Verkürzung der G_1-Zeiten im Proliferationspool, vielleicht auch durch eine sog. ineffektive Granulopoiese, d. h. eine Differenzierung von Vorläuferzellen ohne oder mit beschränkter Teilungstätigkeit, Zeit gewonnen würde. Kurzfristige Veränderungen der Zahl der Blutgranulozyten beruhen demnach auf *Verschiebungen zwischen den Kompartementen, die verfügbare reife Granulozyten (GZ) enthalten,* nämlich beim erwachsenen Menschen:

Kompartement (topologisch)	*Mittelwert* (GZ/kg Körpergewicht)
Knochenmark	770×10^7 (davon 560×10^7 postmitotische Zellen)
Blut a) zirkulierender Pool	31×10^7
b) marginaler Pool	39×10^7
Gewebe	unbekannt

Aus diesen Werten entnehmen wir, daß eine innerhalb kurzer Zeit auftretende Vermehrung der Blutgranulozytenzahl auf das Doppelte theoretisch allein aufgrund einer *Mobilisierung des marginalen Pools* zustande kommen könnte. Man geht kaum fehl in der Annahme, daß eine Blutgranulozytose in den meisten Fällen vor allem durch *vermehrte Ausschwemmung dieser Zellen aus dem Knochenmark* eingeleitet wird. Umgekehrt ist es möglich, daß sich der zirkulierende Pool sehr rasch zugunsten des marginalen Pools, d. h. derjenigen Leukozyten, die randständig irgendwo im Strombett (meistens terminale Strombahn) sitzen, verkleinert. Wahrscheinlich beruht die *kurzdauernde Leukopenie* nach Injektion von bakteriellem Endotoxin auf einer derartigen sog. *»Margination«*.

Die in der Blutbahn vorhandenen Granulozyten werden auch als *Funktionspool* bezeichnet. Die Aufenthaltsdauer (Transitzeit) der Granulozyten im Blut ist kurz. Im Mittel beträgt sie ungefähr 7 Std. Die Häufigkeitsverteilung der Transitzeit ist mit einer sog. *Kollisionskinetik* vereinbar. Es scheint, daß diese Zellen die Strombahn dort verlassen, wo örtliche Verhältnisse eine Auswanderung aus dem Blutgefäß ins Gewebe oder in einen Hohlraum bedingen. Einzelne Granulozyten können sich bis über 30 Std im Blutkreislauf befinden. Die *Lebensdauer der Granulozyten im Gewebe* hängt stark von den dort herrschenden Umständen ab. Bei akuten entzündlichen Prozessen dürfte sie ziemlich kurz sein. In anderen Fällen mag sie mehrere Tage bis über eine Woche betragen. Den *Granulozytenumsatz* pro Tag schätzt man bei gesunden Erwachsenen im Mittel auf 163×10^7 Zellen/kg Körpergewicht. Es ist nicht bekannt, daß Granulozyten oder Monozyten in nennenswertem Ausmaß rezirkulieren.
Die hier geschilderten Vorgänge und Beobachtungen beziehen sich vor allem auf die »*neutrophilen Granulozyten*, die ja physiologischerweise den größten Anteil der Blutleukozyten ausmachen und bei akuten entzündlichen Prozessen in erster Linie beteiligt sind.
Soweit uns bekannt ist, ergeben sich für die *eosinophilen* und basophilen *Granulozyten* ähnliche Überlegungen, wenn auch diese Zellen in geringerer Zahl vorhanden sind und andere Funktionen erfüllen. Die Reifung der Eosinophilen und ihre Ausschüttung aus dem Knochenmark kam durch Eosinophilopoietin, ein im Plasma auftretendes, niedermolekulares Peptid, dessen Wirkung für eosinophile Granulozyten spezifisch ist, stimuliert werden. Nach Gabe von Kortikosteroiden sinkt die Zahl der Eosinophilen im zirkulierenden Blut, nicht aber im Knochenmark. Die eosinophilen Granulozyten verbleiben längere Zeit in der Blutbahn als die Neutrophilen. Die Halbwertszeit der ersteren beträgt nach früheren Berichten unter physiologischen Bedingungen angeblich etwa 6–7 Tage. Nach neueren Angaben soll die mittlere Halbwertszeit allerdings wesentlich tiefer liegen, nämlich bei ungefähr 8 Std. Neuere Befunde lassen vermuten, daß unter den Vorläuferzellen der Eosinophilen möglicherweise zwei Pools mit rascherem bzw. langsamerem Umsatz auseinandergehalten werden können. Erste Berechnungen gaben für eosinophile Myelozyten eine Generationszeit von ungefähr 34 Std, bei einer DNA-Synthesezeit von 13 Std.
Alte Eosinophile enthalten z. T. einen besonderen Typ kleiner Granula, die formolresistente saure Phosphatase- und Arylsulfatase-Aktivität aufweisen und keine Kristalloide enthalten.

Angaben über die Kinetik der Monozyten

Die Monozyten entstehen ebenfalls im Knochenmark, wo sich sog. Promonozyten nachweisen lassen, die sich in Proliferation befinden und in vitro an Glas haften können. Die noch weniger differenzierten Vorläufer sind noch nicht gut bekannt. In vitro-Versuche mit Hilfe der Agar-Gel-Methode haben zur Annahme geführt, daß die Monozytopoiese und die Granulopoiese – wenigstens teilweise und unter bestimmten Bedingungen – gemeinsame Stammzellen haben. Andere Befunde sprechen eher für eine von der granulozytären völlig getrennte Zellinie. Diese Probleme sind noch nicht gelöst. Die Frage, was eine Stammzelle dazu führt, die Differenzierungsrichtung entweder der Monozyten oder der Granulozyten einzuschlagen, kann z. Z. nicht beantwortet werden. Abgesehen vom CSF, gelingt es in vitro, auch mit Antigenen, wie Flagellin von Salmonella adelaide, Schaferythrozyten, Immunkomplexen und Endotoxin, das Wachstum von Monozyten/Histiozyten zu fördern. Möglicherweise spielt hier das sog. »microenvironment« eine wichtige Rolle, ähnlich wie dies für die Erythropoiese und die Granulopoiese wahrscheinlich gemacht werden konnte.
Über den *Proliferationspool der Monozytenvorläufer im Knochenmark* ist noch wenig bekannt. Bei *kleinen Laboratoriumstieren* scheinen die Promonozyten eine den Myelozyten ähnliche DNA-Synthese- und Generationszeit aufzuweisen. Beim *Menschen* liegt die Zeit zwischen der letzten DNA-Synthesephase und dem Austritt aus dem Knochenmark erheblich unter derjenigen für eine entsprechende Entwicklungsphase der Granulozyten: Spätestens 24 Std, bei Vorliegen entzündlicher Prozesse aber bereits innerhalb von 12 Std nach Injektion von ^{3}H-Thymidin finden sich im peripheren Blut markierte Monozyten. Bekanntlich dauert es mindestens 2–3 Tage, meistens aber noch länger, bis nach Verabreichung eines radioaktiv markierten DNA-Vorläufers markierte Granulozyten im Blut erscheinen. Die gesamte Monozytenpopulation des peripheren Bluts scheint sich unter physiologischen Bedingungen in spätestens 3–6 Tagen zu erneuern. Täglich werden beim gesunden Erwachsenen ungefähr 10^8 Monozyten umgesetzt. Die Tatsache, daß der Blutpool der Monozyten schätzungsweise 7×10^7 Zellen/kg Körpergewicht beträgt, steht dazu nicht im Widerspruch, da ein erheblicher Teil der Blutmonozyten rasch umgesetzt wird, und die Halbwertszeit für den intravaskulären Aufenthalt bei 10 Std liegt.

In der normalen *Maus* verteilen sich die Blutmonozyten wie folgt: durchschnittlich 56% siedeln sich in der Leber an (vor allem als Kupffer'sche Sternzellen), 15–20% werden zu alveolären Makrophagen in der Lunge und etwa 8% begeben sich in die Peritonealhöhle. Neuere Beobachtungen lassen an die Möglichkeit denken, daß bei der Reifung von Monozyten zu Makrophagen u. a. die Adenosin-Deaminase eine Rolle spielen könnte.
Im Gegensatz zu den Granulozyten sind die Makrophagen wenigstens z. T. keine Endzellen, und z. T. überleben sie wesentlich länger (bis Monate).
Über die Kinetik der *basophilen Granulozyten* ist wenig bekannt. *Gewebsmastzellen* haben z. T. eine lange Lebenszeit (bei Ratten bis über 10 Monate!), können aber nach Zerstörung schon innerhalb von Tagen durch örtliche Proliferation z. T. nachgeliefert werden.

132.3. Deformierbarkeit und Adhäsion der Phagozyten an Unterlagen

Deformierbarkeit

Neutrophile Granulozyten deformieren sich sowohl bei der Wanderung wie bei der Phagozytose. Insbesondere der Durchtritt durch enge Poren im Gefäßendothel bedingt, daß sich die Zellen in ihrer Form stark verändern. Neuere Untersuchungen haben gezeigt, daß die Deformierbarkeit der neutrophilen Granulozyten, gemessen an der Kraft, die nötig ist, eine Zelle oder Teile davon durch kleine Poren einer Glaskapillare zu saugen, mit der Reifung im Knochenmark zunimmt. Myeloblasten und Promyelozyten sind sehr schlecht deformierbar, Myelozyten etwas besser, während reifere Formen hochgradig deformierbar sind. Reife Granulozyten treten leicht durch Poren mit einem Durchmesser von 3,5 μm. Diese Lochgröße soll ungefähr dem Durchmesser der Poren entsprechen, die die Leukozyten beim Austritt aus dem Knochenmark benutzen. Man glaubt, daß durch die Deformierbarkeit auch der Übertritt der Zellen vom Knochenmark ins Blut reguliert wird.
Neutrophile Granulozyten aus dem peripheren Blut normaler Neugeborener weisen eine geringere Deformierbarkeit auf als die der Erwachsenen.
Grundsätzlich ist damit zu rechnen, daß sowohl der Kern wie auch das Zytoplasma und die Zellmembran die Deformierbarkeit der Zelle beeinflußen können. Die bisherigen Untersuchungen an neutrophilen Granulozyten haben gezeigt, daß der Kern auf die Deformierbarkeit keinen wesentlichen direkten Einfluß hat, so daß diese in erster Linie durch die Zellmembran und/oder das Zytoplasma der Leukozyten bestimmt wird.

Adhäsion von Leukozyten an Unterlagen

Die Fähigkeit, an Oberflächen zu haften, ist für die Margination der Zellen und ihren Verbleib auf dem Gefäßendothel sowie für die Lokomotion (s. u.) von wesentlicher Bedeutung. Adhäsionsvorgänge spielen auch in der ersten Phase der Phagozytose (Haften der Partikel) und bei Zellaggregationen eine wichtige Rolle.
Ganz allgemein hängen solche Adhäsionsphänomene von der Natur der beteiligten Oberflächen ab, also der Zellmembran, insbesondere auch dem Zelltyp, ferner der Unterlage und dem Medium, vor allem der Konzentration an divalenten Kationen sowie der Natur und Konzentration verschiedener Proteine. Es scheint, daß eine enge Korrelation zwischen der Adhäsion, der Ausbreitung der Zellen auf den entsprechenden Oberflächen und der Benetzbarkeit besteht. Je höher die Benetzbarkeit, desto größer die Adhäsion, und umsomehr breiten sich die Zellen aus, so daß mit gesteigerter Benetzbarkeit nicht nur mehr Zellen haften, sondern diese auch eine größere Fläche abdecken können. Sehr oft macht nur ein beschränkter Teil der Unterfläche einer Zelle Kontakt mit dem Substrat. Die Haftflächen sind dann fleckförmig verteilt und vor allem an der Zellperipherie, insbesondere den Pseudopodien, zu finden. Auch eine relativ homogene Adhäsion an der ganzen Zellunterfläche kann vorkommen. Bei einer haftenden Zelle kann also die Distanz zwischen Substrat und Zellmembran variieren. Normalerweise beträgt sie im Mittel 200 Å und schwankt zwischen 100 und 500 Å.
Nach der heutigen Auffassung wird die Adhäsion von Zellen einerseits durch abstoßende elektrostatische Kräfte, andererseits durch anziehende Einflüsse bestimmt. Zu den letzteren gehören u. a. van der Waals'sche wie auch elektrostatische Kräfte.
Alle systematischen Untersuchungen zu dieser Frage wurden aber in vitro mit unphysiologischen Kontaktflächen und Medien durchgeführt, so daß man sich immer wieder die Frage stellen muß, wieweit solche Beobachtungen z. B. auf die Geschehnisse bei entzündlichen Prozessen extrapoliert werden können. Die Haftfähigkeit variiert in

vivo und in vitro je nach Zelltyp. Untersuchungen in vitro haben gezeigt, daß Monozyten deutlich stärker an Glas haften als neutrophile Granulozyten. Die Adhäsion von Lymphozyten ist relativ gering, wobei Unterschiede zwischen B und T Lymphozyten bestehen. Die B Lymphozyten haften stärker an Glas als T Lymphozyten, was u. a. zur Zelltrennung angewandt wird. Makrophagen sollen noch stärker haften als Monozyten. Auch junge und alte Granulozyten aus dem peripheren Blut sollen sich in ihrem Adhäsionsverhalten an Glas unterscheiden, indem die jungen Zellen weniger stark haften.

132.4. Die Lokomotion von Leukozyten und ihre Regulation in Bezug auf Fortbewegungsrate und Fortbewegungsrichtung

Die Lokomotion von Zellen ist nicht nur während der Morphogenese sondern auch beim Erwachsenen von beträchtlicher Bedeutung. Dies ist schon daraus zu ersehen, daß zum Beispiel beim normalen Schaf etwa 10^6 Lymphozyten/min allein in die poplitealen Lymphknoten durch aktive Wanderung übertreten. Bei einer akuten entzündlichen Reaktion treten etwa 100000 Neutrophile/sec vom Blut in die Peritonealhöhle über.

Mechanismus der Lokomotion

Granulozyten wandern besonders aktiv. Der Fortbewegungsmechanismus bei diesen und auch anderen Säugerzellen ist zum großen Teil nicht geklärt. Eine Vielzahl von Einzelbeobachtungen, vor allem in vitro, bildet die Grundlage zahlreicher Hypothesen; die folgende Zusammenfassung ist in diesem Sinne zu verstehen.

Der Zellkern spielt für die Wanderung offenbar keine direkte Rolle, denn kernlose Zytoplasmateile können aktiv wandern und sogar chemotaktisch reagieren. Somit dürften die für die Lokomotion wesentlichen Mechanismen in der Zellmembran und/oder im Zytoplasma lokalisiert sein.

Die Zellmembran hat wahrscheinlich schon deshalb eine große Bedeutung, weil sich die Zellen laufend, nicht aber schwimmend, aktiv fortbewegen. Dies setzt einen minimalen Kontakt zwischen Wanderungssubstrat und Zellmembran voraus. Andererseits führt eine zu starke Haftung und Ausbreitung dieser Zellen zu einer Immobilisierung. Stark haftende Zellen lassen beim Versuch sich fortzubewegen – wenigstens unter artifiziellen Bedingungen in vitro – Membranbestandteile als Fußspur hinter sich, vermutlich deshalb, weil unter diesen Bedingungen die Kohärenz innerhalb der Membran kleiner ist als die Adhäsionskräfte zwischen Membran und Substrat.

Man beobachtet, daß bei der Vorwärtsbewegung *Pseudopodien* zuerst frei ins Medium ausgestreckt werden und später einen Kontakt mit dem Substrat finden. In der Regel adhäriert eine sich fortbewegende Zelle nur schwach und punktuell, während die restliche Unterfläche der Zelle mehr oder weniger weit vom Wanderungssubstrat entfernt bleibt. Offensichtlich bildet der sich fortbewegende Leukozyt eine Anzahl *»Füße«*, deren Lokalisation und Ausmaß der Bildung schnell wechseln. Die Zellmembran könnte noch in anderer Beziehung von Bedeutung sein: Entsprechend einfachen physikalischen Modellen, die im letzten Jahrhundert erarbeitet wurden, betrachtete man die Fortbewegung von Zellen und auch die Phagozytose weitgehend als eine Frage der Oberflächenspannung. Eine einseitige Herabsetzung der *Oberflächenspannung*, z. B. eines Öltropfens durch Kalilauge, führt zu Pseudopodienbildung und in einem Gradienten sogar zu einer »gerichteten« Wanderung. Derartige Vorstellungen sind zweifellos zu einfach, erfordert doch die Lokomotion von Zellen z. B. einen intakten Stoffwechsel. Trotzdem ist die Frage in einem gewissen Sinne immer noch aktuell. Zwischen *Oberflächenspannung und Adhäsion besteht eine enge Beziehung.* Nach der Hypothese von Carter, die im Zusammenhang mit der Chemotaxis (vgl. S. 1262) noch eingehend diskutiert werden soll, *kann durch Adhäsionsgradienten eine Zellansammlung ausgelöst werden.* Ferner stellt sich die Frage, wieweit Pseudopodienbildung und Wanderungsrichtung durch lokale Unterschiede in der *Mikroviskosität der Membran* bedingt sein könnten. Verschiedene Autoren haben beobachtet, daß Partikel, die außen an der Membran anhaften oder ihr aufliegen, im Verlauf der Lokomotion nach hinten befördert werden. Daraus wollte man folgern, daß die Membran hinten endozytiert und vorne neu synthetisiert werde, und die Membranbewegung die Lokomotion bewirke. Berechnungen ergaben aber, daß bei bestimmten Zellen pro Minute nur etwa 0,2% der Membran umgesetzt werden: Dies ist wesentlich weniger, als aufgrund der Fortbewegungsrate erforderlich wäre.

Die meisten Modellvorstellungen über die Lokomotion von Zellen gehen von der Voraussetzung aus, daß das Zytoplasma ebenfalls eine wesentliche Funktion in der Lokomotion erfüllt. Aufgrund von Untersuchungen an Amoeben wurden folgende *Hypothesen* entwickelt: Das Zytoplasma kann in ein im *Gelzustand* befindliches *Ektoplasma* und ein im *Solzustand* befindliches *Endoplasma* unterteilt werden. Das Endoplasma wird durch Scherkräfte entlang dem Ektoplasma in der Bewegungsrichtung vorgetrieben, wodurch eine Ausbuchtung der Membran und Vorwärtsbewegung erzielt wird. Der Ort des Übergangs vom Gel zum Solzustand, der eigentliche Motor des Prozesses, wurde von verschiedenen Autoren vorn, in der Mitte oder im hinteren Teil der Zelle vermutet. Nachdem in Leukozyten und anderen lokomotorischen Einzelzellen Aktin und Myosin, d. h. kontraktile Proteine wie im Skelettmuskel, nachgewiesen worden sind, hat dieses an Amoeben erarbeitete Konzept auch eine biochemische Grundlage erhalten. Man geht von der Voraussetzung aus, daß diese kontraktilen Systeme ähnlich funktionieren wie der Skelettmuskel und postuliert, daß der eine Partner (z. B. Aktin) der stationären, mit der Zellmembran verbundenen, kortikalen Schicht entspricht, während die andere Komponente (z. B. Myosin) in der Gelphase an der kortikalen Schicht angreift, und so durch Scherkräfte Zytoplasmaströme hervorgerufen werden. Wenn die Zelle an einer Unterlage haftet, resultiert daraus eine Fortbewegung. Allerdings sind unsere Kenntnisse über die Anordnung kontraktiler Elemente innerhalb der Zelle noch lückenhaft; im besonderen ist unklar, ob konstante Strukturen vorhanden sind, oder ob das kontraktile Grundgerüst – entsprechend den Bedürfnissen – ständig verändert wird. Aufgrund von Untersuchungen in vitro muß diese Möglichkeit zumindest in Betracht gezogen werden, denn die Rekonstruktion kontraktiler Filamente kann, ausgehend von einzelnen Komponenten, spontan erfolgen. Es bleibt ferner zu klären, wie die einzelnen kontraktilen Filamente in der Membran verankert sind und ob sie sich ebenfalls durch die Membran bis zur Zelloberfläche erstrecken: In diesem Fall hätten sie vielleicht auch für die Adhäsion eine Bedeutung. Jedenfalls haben Beobachtungen an Fibroblasten deutlich gemacht, daß Bündel von Mikrofilamenten – soweit dies elektronenmikroskopisch sichtbar gemacht werden kann – vor allem dort in die Membran einstrahlen, wo Kontaktstellen zwischen Zelle und Substrat vorhanden sind. Die Lokomotion i. e. S. scheint im wesentlichen unabhängig von den Mikrotubuli vor sich zu gehen. Die für die Lokomotion nötige Energie stammt in erster Linie aus der anaeroben Glykolyse.

Regulation der Lokomotion inbezug auf Wanderungsrate und Wanderungsrichtung

Die gezielte Einwanderung der mobilen Phagozyten in einen umschriebenen Entzündungsherd setzt einerseits eine wirksame Fortbewegung, andererseits ein beträchtliches Orientierungs- und Erkennungsvermögen voraus. Wie aus den nachstehenden Erläuterungen hervorgeht, bezeichnet man eine Reaktion, die ausschließlich die Fortbewegungsrate betrifft, als *Kinesis*, eine solche die sich nur auf die Orientierung der Zellen im Raum bezieht, als *Taxis*. Werden diese Reaktionen durch chemische Reize hervorgerufen, so spricht man sinngemäß von *Chemokinesis* bzw. *Chemotaxis:*

Chemokinesis ist eine Reaktion, bei der die *Fortbewegungsgeschwindigkeit*, die Häufigkeit *lokomotorischer Aktivität* und/oder die *Häufigkeit und der Umfang von Richtungsänderungen* von Zellen, die ihre Wanderungsrichtung frei bzw. nach den Gesetzen des Zufalls wählen, durch chemische Substanzen in der Umgebung bestimmt wird.

Chemotaxis ist eine Reaktion, bei der chemische Substanzen in der Umgebung die Richtung der wandernden Zellen festlegen. Wenn sich die Zelle in einem Konzentrationsgradienten zum Ort der höchsten Konzentration einer chemotaktisch wirksamen Substanz hin bewegt, wird die Chemotaxis als *positiv* bezeichnet. Erfolgt die Bewegung in entgegengesetzter Richtung, d. h. in das Gebiet mit geringerer Konzentration des betreffenden Stoffes, sprechen wir von *negativer* Chemotaxis. Wird die Wanderungsrichtung nicht verändert, ist die Chemotaxis *»indifferent« bzw. nicht vorhanden.* Möglicherweise werden Fortbewegungsrate und Richtungsfindung der Phagozyten auch durch andere Zellen, wie die Fibroblasten beeinflußt.

Substanzen mit chemokinetischer Wirkung werden als *Chemokinesine* oder *chemokinetische Faktoren* bezeichnet, solche mit chemotaktischer Wirkung als *chemotaktische Faktoren* oder *Zytotaxine*.

Zellen die sich fortbewegen können, wählen ohne chemotaktische Einflüße die Wanderungsrichtung mehr oder weniger nach den Gesetzen des Zufalls: Man redet hier von einer *ungerichteten Wanderung* (»random locomotion«).

Damit eine Zelle sich so orientiert, daß sie gezielt an einen bestimmten Ort wandert, muß sie eine Kombination von Fortbewegung und Orientierung aufweisen, d. h. eine *gerichtete Wanderung:* Sie ist während der Fortbewegung morphologisch in Bezug auf den Ort der Stimulation hin *orientiert.*

Aus diesen Umschreibungen entnehmen wir u. a., daß zwischen der *Motorik* und der *Orientierung* der Zelle unterschieden wird. Es gibt

tatsächlich gute Hinweise darauf, daß bei Granulozyten, ähnlich wie bei einem Auto, »Motor« und »Steuerung« weitgehend unabhängig voneinander funktionieren.
Die »Deplazierungsrate (»deplacement rate«)« der Zellen hängt, wie aus der Definition hervorgeht, davon ab, wie schnell sich die Zellen vorwärtsbewegen, wie häufig und wie lange sie anhalten und wie oft und wie stark die Richtung gewechselt wird. Aus der Beschreibung der für die Lokomotion verantwortlichen Mechanismen kann man ableiten, welche Faktoren die Wanderungsrate beeinflussen:

a) *Adhäsion:* Die Beziehung zwischen der Adhäsionsintensität und der Wanderungsgeschwindigkeit sind bereits erwähnt worden. Eine minimale Adhäsion ist nötig, damit sich die Zelle vorwärtsbewegen kann. Die Adhäsion muß aber so gering bleiben, daß sich die fortbewegende Zelle auch wieder leicht vom Substrat lösen kann, sonst wird die Fortbewegung gehemmt. Möglicherweise entstehen die sog. Retraktionsfasern, die man in vitro unter gewissen Bedingungen am Hinterende der Zelle beobachten kann, dadurch, daß die Loslösung von der Unterlage an bestimmten Zellen nicht oder nur beschränkt erfolgt. Schließlich ist in Betracht zu ziehen, daß die Lokomotion durch Adhäsion an anderen Zellen eingeschränkt sein kann. Dies dürfte insbesondere bei Fibroblasten und anderen Zellen, die eine Kontakthemmung aufweisen, von Bedeutung sein. Es besteht bei diesen Zellen eine deutliche Korrelation zwischen der Anzahl von Kontakten mit Nachbarzellen und der Verlangsamung der Wanderung.
b) *Kontraktile Elemente:* Bei der Amoebe Dictyostelium discoideum wechselt die Fortbewegungsrate im Verlauf der Differenzierung. Dabei ließ sich eine direkte Korrelation zwischen der extrahierbaren Aktinmenge und der Motilität feststellen. Auf Zusammenhänge zwischen Störungen in der Aktinpolymerisation und der Wanderungsfähigkeit von Granulozyten wird in einem späteren Abschnitt noch eingegangen.
c) *Intakter Stoffwechsel:* Die aktive Wanderung ist unter experimentellen Bedingungen an einen intakten Stoffwechsel gebunden. Sie erfährt z. B. bei Unterernährung und unter dem Einfluß verschiedener Inhibitoren, wie Deoxyglukose oder Iodazetat, eine Störung.
d) Über andere Faktoren wie z. B. die *Rigidität der »Zellmembran«* ist noch kaum etwas bekannt.

Wanderungsarten, die zu Zellansammlungen führen können

Eine Ansammlung wandernder Zellen kann grundsätzlich auf ganz unterschiedliche Weise zustande kommen.

a) *Kinesis* d. h. Veränderungen in der Geschwindigkeit und/oder der Häufigkeit des Richtungswechsels: Als auslösende Faktoren kommen gelöste chemische Stoffe (Chemokinesis) oder Adhäsionsgradienten in Frage. Granulozyten zeigen in *Adhäsionsgradienten* eine ungerichtete Wanderung, bei der die Zellen in Gebieten mit starker Adhäsion langsamer laufen und schließlich immobilisiert werden. Eine Anlockung durch eine *chemokinetische Reaktion* von Granulozyten in einem Gradienten (schnellere Wanderung, falls die Wanderung gegen die höchste Konzentration hin führt, und langsamere Wanderung in der entgegengesetzten Richtung) wurde bisher nicht beobachtet, muß aber als Möglichkeit weiterhin in Betracht gezogen werden. Hingegen kann eine negativ chemokinetisch wirkende Substanz auch ohne Bestehen eines Gradienten eine lokale Immobilisierung bewirken.
b) *Taxis:* Eine Orientierungsreaktion könnte theoretisch durch verschiedene Faktoren, z. B. Adhäsionsvorgänge, chemische Substanzen in Lösung, Licht, Ladung u. a., bedingt sein. Bei den Leukozyten (Granulozyten, Eosinophilen, Basophilen und Monozyten/Makrophagen) ist bisher eine ausgeprägte Ansammlung nur aufgrund einer chemotaktischen Stimulierung dieser Zellen nachgewiesen worden, wobei der Konzentrationsgradient des(der) Taxins(Taxine) den Ausschlag gibt. Die Zellen werden durch den Gradienten zum Ort der höchsten Konzentration angelockt und dort zurückgehalten. Ohne Gradient bleibt die chemotaktische Stimulation auf Richtung und Geschwindigkeit ohne Effekt.
c) Bei der sog. *»contact guidance«* wird die Zelle durch die strukturellen Eigenschaften des Wanderungssubstrates geleitet, also z. B. durch parallele Faserstrukturen (Fibrin, Kollagen, Oberflächen länglicher Zellen u. a.). Dadurch wird der Bewegungsspielraum auf zwei einander diametral entgegengesetzte Richtungen eingeschränkt.
d) *Kontakthemmung (»contact inhibition«):* Bestimmte Zelltypen, wie die Fibroblasten, nicht aber Leukozyten und nur wenige Typen von Tumorzellen, zeigen beim Zusammentreffen eine Kontakthemmung: Die lokomotorische Aktivität sistiert hier nur am Kollisionspunkt, nicht aber im kontaktfreien Bereich. Dadurch kommt es zu einer bevorzugten Wanderung in jene Richtung, wo weniger Zellen vorhanden sind. Allerdings resultiert daraus nicht eine Ansammlung auf einem Punkt, sondern eher eine Invasion des freien Raumes auf breiter Front.

Mit diesen zusammenfassenden Bemerkungen sollte gezeigt werden, daß die einzelnen Mechanismen bei verschiedenen Zelltypen eine ungleiche Bedeutung haben. Leukozyten sind zu ausgeprägten chemokinetischen und chemotaktischen Reaktionen befähigt, zeigen aber keine Kontakthemmung. Bei Fibroblasten ist demgegenüber die Kontakthemmung ausgeprägt, während nach wie vor nicht feststeht, ob diese Zellen chemotaktisch reagieren können.
Die verschiedenen Mechanismen unterscheiden sich z. T. auch in ihren Effekten. Die Chemotaxis ist der bei weitem wirksamste Mechanismus, um eine Ansammlung von Zellen an einem bestimmten Ort zu erzeugen. Die Zellanhäufung in einem chemokinetischen Gradienten erfolgt wesentlich langsamer und weniger gezielt. Bei der Kontakthemmung besteht das Resultat vor allem in einer Invasion eines »freien« Raumes auf breiter Front. Der wirkungsvollste Weg zu einer umschriebenen Zellansammlung besteht wohl in einer Kombination von kinetischen und taktischen Vorgängen, nämlich einer Anlockung z. B. durch chemotaktische Mechanismen, mit nachfolgender Immobilisierung der eingewanderten Zellen. Es gibt auch gute Hinweise darauf, daß bei der Phagozytenansammlung in vivo chemokinetische wie auch chemotaktische Mechanismen eine Rolle spielen. Hingegen bestehen keine Anhaltspunkte für die Annahme, daß Zellakkumulationen aufgrund von Adhäsionsgradienten zustande kommen.
Mechanismen der Chemotaxis: Chemotaxis ist bei Neutrophilen, Eosinophilen, Monozyten/Makrophagen und Basophilen nachgewiesen worden, während entsprechende Reaktionen von Lymphozyten und Fibroblasten umstritten sind. Die Auslösung der Reaktion erfolgt durch *chemotaktische Mediatoren,* die z. T. zellspezifisch wirken, z. B. nur auf Eosinophilie, nicht aber auf Neutrophile oder Monozyten/Makrophagen. Dies kann zum Teil die unterschiedliche zelluläre Zusammensetzung eines Exsudats erklären. Ein Konzentrationsgradient bewirkt eine gerichtete Wanderung, was erfordert, daß die Zellen imstande sind, Konzentrationsunterschiede entlang der Membran wahrzunehmen. Erste Untersuchungen mit Hilfe chemotaktisch wirksamer Peptide weisen darauf hin, daß auf der Zelloberfläche pro Granulozyt ungefähr 2000 Rezeptoren vorhanden sind. Wie die Information weiter verarbeitet wird, ist noch nicht klar. Fast alle bisher geprüften chemotaktischen Substanzen induzieren einen tachyphylaktischen Zustand, d. h. ein zweiter Reiz gleicher Intensität wird nicht mehr beantwortet. Somit kann durch eine einmalige chemotaktische Stimulation die Fähigkeit der Zellen zur Reizbeantwortung entscheidend vermindert oder bei genügender Intensität sogar aufgehoben werden. Grundsätzlich läuft jedoch die Reaktion nach dem Weber-Fechner'schen Gesetz ab. Der Kern spielt bei diesem Vorgang keine direkte Rolle. Hingegen glauben einige Autoren, daß bei der Chemotaxis – wie bei anderen Vorgängen die mit einer Polarisierung der Zelle einhergehen – vermehrt Mikrotubuli organisiert werden.

132.5. Phagozytose

Unter dem Begriff »Phagozytose« (S. 1281) versteht man eine Zellleistung, die darin besteht, daß partikuläres Material mit Hilfe eines energieverbrauchenden Mechanismus ins Zellinnere aufgenommen und – sofern es sich um abbaubare Substanzen handelt – unter der Wirkung eines zelleigenen Enzymsystems katabolisiert wird.
Von *»frustrierter Phagozytose« (»frustrated phagocytosis«)* wird gesprochen, wenn die Partikel zu groß sind, um in die Zelle aufgenommen werden zu können, und der Abbau des Materials deshalb durch Anlagerung und Freisetzung der lysosomalen Enzyme an der Grenzfläche erreicht wird. Die phagozytosestimulierende Wirkung spezifischer Antikörper und anderer unspezifischer Serumfaktoren wird auf eine Veränderung der Partikeloberfläche durch diese Stoffe zurückgeführt. Sie machen – bildhaft ausgedrückt – die Partikel für die Phagozytose »schmackhafter« und werden deshalb *Opsonine* (opson = Leckerbissen) genannt. Je nach der Größe der Partikel, die von der Zelle aufgenommen werden können, nennt man die phagozytierenden Elemente Mikro- oder Makrophagen. Die neutrophilen und eosinophilen Granulozyten vermögen meist nur kleine Teilchen zu endozytieren und werden deshalb als *Mikrophagen* bezeichnet. Zu den Makrophagen gehören vorwiegend Zellen der Monozyten-Histiozytenfamilie in verschiedenster Lokalisation, z. B. Alveolar-, Peritoneal- oder Hirnmakrophagen. In ihrer Gesamtheit werden sie unter dem Begriff des *Makrophagensystems* zusammengefaßt.

Ältere Begriffe, wie »retikuloendotheliales (RES)« oder »retikulohistiozytäres System (RHS)«, die geschaffen wurden, um die funktionelle Einheit phagozytierender Zellen in verschiedenen Organen hervorzuheben, können heute nicht mehr befriedigen. Verschiedene, früher diesem System zugerechnete Elemente sollten nämlich weder herkunftmäßig noch funktionell den Makrophagen gleichgesetzt werden. So fallen unter die Bezeichnung »Retikulumzellen« im engeren Sinn netzartig untereinander verbundene Zellen des Knochenmarks und der lymphoretikulären Organe, die Retikulinfasern zu bilden vermögen. Ihre Phagozytosefähigkeit ist aber beschränkt. Endothelzellen in Kapillaren, Venen und Arterien phagozytieren in der Regel nur unter pathologischen Bedingungen, z. B. nach Überladung des Organismus mit partikulärem Material. Die Kupffer'schen Sternzellen der Leber stammen wenigstens zum guten Teil von Blutmonozyten ab und können das Organ auf dem Lymphweg wieder verlassen. Ihre Eigenschaften decken sich mit denjenigen von Makrophagen, nicht von Endothelzellen.

Der *Phagozytosevorgang* läßt sich in 3 Phasen teilen:

a) Haften von Partikeln an der Zelloberfläche.

b) Aufnahme der Partikel ins Zellinnere.

c) Intrazellulärer Abbau des phagozytierten Materials, soweit dieses verdaubar ist.

Die *Fähigkeit zur Phagozytose* entwickelt sich allmählich im Verlauf der *Zelldifferenzierung.* Nur etwa 15–30% der Monoblasten zeigen pinozytotische und phagozytotische Aktivität, während diese bereits bei 70–80% der Promonozyten und Monozyten und 99% der Makrophagen nachweisbar ist. Auch der Anteil der Zellen, die *Oberflächenbindungsstellen für opsonisierende Faktoren* (z. B. Rezeptoren für C3b, C4b sowie den Fc-Anteil von Immunglobulin) aufweisen, steigt im Verlauf der Differenzierung. Die Tatsache, daß bestimmte Partikel aufgenommen werden und andere nicht, kann teleologisch so ausgedrückt werden, daß die Zellen *zwischen eigenem und »fremdem« Material diskriminieren* können. Dabei spielen einerseits *immunologisch spezifische Erkennungsmechanismen* eine Rolle, andererseits wahrscheinlich auch *unspezifische Mechanismen,* deren Natur im Wesentlichen noch nicht geklärt ist. Ferner sind *divalente Kationen* vor allem für die erste Phase, also das Haften an der Zelloberfläche, von Bedeutung. Auch IgG steigert die Bindungsaffinität von Partikeln an die Phagozyten, während C3b die Aufnahme ins Zellinnere stimuliert. Dies zeigt deutlich, daß sogenannte opsonisierende Faktoren unterschiedlich wirken. Ferner geht daraus hervor, daß nach dem Haften nicht zwingend die Aufnahme ins Zellinnere folgen muß. Bringt man einen Partikel A, der so opsoniert ist, daß er nur haftet, ohne aufgenommen zu werden, und einen Partikel B, der so verändert wurde, daß er haftet und später auch endozytiert wird, auf die gleiche Zelle, so kann man feststellen, daß beide Partikel haften und dann nur Partikel B ins Zellinnere aufgenommen wird. Dies zeigt zugleich, wie selektiv die Membran bei der Phagozytose funktioniert.

Partikel, die an der Membran haften, können entlang der Oberfläche transportiert werden, so daß es zur »Kappenbildung« kommt. Untersuchungen aus jüngerer Zeit haben gezeigt, daß dafür Aktin-haltige Mikrofilamente verantwortlich sind, die sich im Gebiet der »Kappe« konzentrieren. Die Rolle der Mikrotubuli bei diesem Vorgang ist noch wenig geklärt. Es wird postuliert, daß die aktinhaltigen Mikrofilamente für die Membranbewegungen, die bei der Endozytose zur Bildung des Phagosoms führen, wesentlich sind. Der Membranumsatz bei der Phagozytose muß beträchtlich sein. Es wurde errechnet, daß Makrophagen bereits bei der Pinozytose innerhalb von 33–125 Minuten das totale Aequivalent ihrer ganzen Membranoberfläche in sich aufnehmen.

Dementsprechend ist auch die Zahl der Rezeptoren erheblichen Schwankungen unterworfen. Es ist eindrücklich festzustellen, wie gezielt sich die Lysosomen (S. 54) auf das Phagosom zubewegen können. Dafür sollen ebenfalls Aktin-haltige Mikrofilamente verantwortlich sein.

Die Aufnahme, ja sogar die bloße Anlagerung von Partikeln bewirkt bestimmte *Veränderungen des Intermediärstoffwechsels.* Der Hexosemonophosphatshunt wird aktiviert, der Sauerstoffverbrauch und die Bildung von H_2O_2 bzw. Superoxid-Anionen (O_2^-) gesteigert. Diese Vorgänge sind vor allem im Zusammenhang mit der bakteriziden Funktion der Phagozyten von Bedeutung (S. 1289). Neuere Beobachtungen sprechen dafür, daß die Steigerung des oxidativen Stoffwechsels bei Einsetzen der Phagozytose zumindest bei neutrophilen Granulozyten vom Bereich der Zellmembran ausgelöst wird. Man denkt in diesem Zusammenhang auch an die Möglichkeit, daß ein membranständiges »Ektoenzym« die Produktion von O_2^- katalysiert. Abgesehen von Granulozyten und Monozyten/Histiozyten sind noch *weitere Zellarten* zur Phagozytose befähigt (u. a. Endothelien, Mastzellen u. a.). Thrombozyten zeigen meistens keine echte Phagozytose, sondern lassen Partikel (z. B. Latex) in das offene kanalikuläre System eintreten.

Literatur

Clark, R. A., Johnson, F. L., Klebanoff, S. J., Thomas, E. D.: Defective neutrophil chemotaxis in bone marrow transplant patients. J. clin. Invest. *58*, 22 (1976) — *Gallin, J. I., Sandler, J. A., Clyman, R. I., Manganiello, V. C., Vaughan, M.:* Agents that increase cyclic AMP inhibit accumulation of cGMP and depress human monocyte locomotion. J. Immunol. *120*, 492 (1978) — *Goetzl, E., Gorman, R. R.:* Chemotactic and chemokinetic stimulation of human eosinophil and neutrophil polymorphonuclear leukocytes by 12-L-hydroxy-5,8,10-heptadecatrienoic acid (HHT). J. Immunol. *120*, 526 (1978) — *Goldman, J. M., Lowenthal, R. M.* (eds.): Leucocytes. Separation, collection and transfusion. New York: Academic Press 1975 — *Götze, O., Bianco, C., Cohn, Z. A.:* The induction of macrophage spreading by factor B of the properdin system. J. exp. Med. *149*, 372 (1979) — *Keller, H.-U., Hess, M. W., Cottier, H.:* The assessment of chemokinesis and chemotaxis. *In:* Clinical aspects of the complement system. Opferkuch, W., Rother, K., Schultz, D. R., (eds.), p. 32. Stuttgart: Thieme 1978 — *Keller, H.-U., Hess, M. W., Roos, B., Deubelbeiss, K., Cottier, H.:* Experimental and clinical pathology of mononuclear phagocytes in acute and chronic inflammation. *In:* Proc. of the 16th International Congress of Hematology, Kyoto, September 1976, p. 950. Amsterdam: Excerpta Medica 1978 — *Keller, H.-U., Wilkinson, P. C., Abercrombie, M., Becker, E. L., Hirsch, J. G., Miller, M. E., Ramsey, W. S., Zigmond, S. H.:* A proposal for the definition of terms related to locomotion of leucocytes and other cells. Clin. exp. Immunol. *27*, 377 (1977) — *Nelson, D. S.* (ed.): Immunobiology of the macrophage. New York: Academic Press 1976 — *O'Flaherty, J. T., Kreutzer, D. L., Ward, P. A.:* Chemotactic factor influences on the aggregation, swelling, and foreign surface adhesiveness of human leukocytes. Am. J. Pathol. *90*, 537 (1978) — *O'Flaherty, J. T., Showell, H. J., Kreutzer, D. L., Ward, P. A., Becker, E. L.:* Inhibition of in vivo and in vitro neutrophil responses to chemotactic factors by a competitive antagonist. J. Immunol. *120*, 1326 (1978) — *Spilberg, I., Gallacher, A., Mehta, J. M., Mandell, B.:* Urate crystal-induced chemotactic factor. J. clin. Invest. *58*, 815 (1976) — *Spilberg, I., Rosenberg, D., Mandell, B.:* Induction of arthritis by purified cell-derived chemotactic factor. J. clin. Invest. *59*, 582 (1977) — *Ward, P. A.:* Leukotaxis and leukotactic disorders. Am. J. Pathol. *77*, 519 (1974) — *Ward, P. A., Johnson, K. J., Kreutzer, D. L.:* Regulatory dysfunction in leukotaxis. Am. J. Pathol. *88*, 701 (1977) — *Ward, P. A., Ozols, J.:* Characterization of the protease activity in the chemotactic factor inactivator. J. clin. Invest. *58*, 123 (1976)

133. Entzündungsauslösende Agentien bzw. Faktoren

Alle Faktoren, die Zellen und Gewebe zu schädigen vermögen, und Veränderungen, die mit einem Untergang lebender Marterie einhergehen, können eine Entzündung auslösen. Einzelne Besonderheiten des Schädigungsmusters und der Reaktionsweise verschiedener Gewebe auf exogene Agentien werden Gegenstand der Besprechung in einem späteren Teil des Buches sein (S. 1375ff., 1385ff., 1489ff. und 1651ff.).

Im Folgenden soll eine kurze Übersicht über die als Ursache einer Entzündung in Frage kommenden Arten von Schäden und/oder Reizen gegeben werden.

Mechanisch-traumatische Noxen
Jede äußere oder innere *Verletzung der Gewebe* durch mechanische Einwirkungen zieht eine entzündliche Reaktion nach sich (S. 1385).

Beispiele:
- Schnittwunden, beispielsweise nach Operationen
- Gewebezerreißungen
- Quetschwunden
- Stichwunden
- Schußwunden
- Grobe Gewebezertrümmerung
- Wiederholte stumpfe Traumen
- Friktionsläsionen, z. B. an Herzklappen, u. a. m.

Thermische Noxen
Hitzeschäden, die bis zur Verbrennung von Gewebe führen können, ebenso wie *kältebedingte Läsionen,* wie die Erfrierung von Extremitäten und Akren, sind meistens von heftigen entzündlichen Reaktionen begleitet (1411).

Aktinische Schäden
Ionisierende und/oder anregende Strahlen, wie die Röntgen- und UV-Strahlen, bewirken bei Überschreitung einer gewissen Dosis nachweisbare Zell- und Gewebeveränderungen, die bis zur Nekrose überleiten können. Ähnliches gilt für andere elektromagnetische Strahlen, wie solche im Mikrowellen- oder Infrarotbereich.

Beispiele:
- sog. Röntgendermatitis (S. 1465).
- Sonnenbrand (Erythema solare).

Unbelebte Fremdkörper
Gewisse Partikel, wie Kohlenstaub, führen nur zu geringen Gewebeveränderungen und werden deshalb als »*inert*« bezeichnet. Bei Eindringen von Kohlenstaub ins Gewebe beobachtet man höchstens eine Zunahme der Zahl von Makrophagen, die diese Teilchen aufnehmen.
Anderes partikuläres Material, wie Wolle, Talk, Holz, gewisse Kunststoffe (z. B. PVP), Quarz und Silikate, Asbest, Beryllium u. a., ziehen stärkere entzündliche Reaktionen nach sich. Meistens handelt es sich dabei um die Ansammlung von Histiozyten/Makrophagen und die Entstehung sog. *Fremdkörpergranulome* (S. 1375), die mit der Zeit vernarben können.

Chemische Reize und chemisch-toxische Noxen
Gewisse Pflanzen, wie die Brennessel, und Tiere, wie Ameisen, Bienen und Schlangen, enthalten in dem durch Stich oder Biß auf den Menschen übertragbaren Material Substanzen, die mit gewissen *Entzündungsmediatoren* identisch sind. Vor allem geht es hier um Stoffe, wie Histamin und 5-Hydroxytryptamin (Serotonin), die im menschlichen Gewebe direkt, d. h. unter Umgehung der allerersten Schritte des entzündlichen Prozesses, entsprechende lokale Gefäßreaktionen auszulösen vermögen.
Eine weitere Gruppe von Giften umfaßt besondere *Enzyme,* die z. B. durch Biße von Schlangen oder Stiche von Insekten, Spinnentieren u. a. ins Körperinnere gelangen und dort eine toxische, entzündungsauslösende Wirkung entfalten.
Zahlreich sind die *Chemikalien,* die in höherer Konzentration das Gewebe schädigen und so entzündliche Reaktionen hervorrufen (S. 1598); z. B. verdienen Säuren, Laugen, Alkohol, Phenol, Kresol, Formaldehyd, Quecksilber, Aetzgifte u. a. Erwähnung. Zur tierexperimentellen Auslösung einer sterilen akuten Entzündung in Weichteilen oder serösen Höhlen werden oft Kroton- oder Terpentinöl benützt. Auch Präparate von isländischem Moos (Carrageenan) kommen häufig zur Anwendung.
Viele chemisch definierte Substanzen können als *Antigene* oder *Haptene* wirken und über den Weg einer Immunreaktion eine phlogistische Wirkung entfalten (S. 1059).

Belebte Erreger (Infektionserreger)
Die entzündungsauslösenden und krankmachenden Eigenschaften der pathogenen Mikroorganismen bzw. Parasiten sind eng mit ihrer Fähigkeit verbunden, sich im Wirt zu vermehren und Stoffwechselprodukte freizusetzen (S. 1751). Während bei den *Viren* die direkte Einwirkung auf die Körperzellen im Vordergrund steht, spielt bei den *Bakterien* zusätzlich die Freisetzung von biologisch aktiven Substanzen, wie chemotaktischen Mediatoren (vgl. dazu S. 1263), Endotoxinen und Exotoxinen (S. 1753), eine wichtige Rolle. Auch *Pilze* (z. B. Candida albicans, Aspergillus fumigatus u. a.), *Protozoen* (Entamoeba histolytica, Toxoplasma gondii u. a.) und *mehrzellige tierische Parasiten* (z. B. bestimmte Würmer) rufen entzündliche Reaktionen der befallenen Gewebe hervor.

Ischämische und durch Blutung bedingte Schäden
Jede *Gewebenekrose,* insbesondere auch der durch Ischämie bedingte Infarkt, stellt einen Entzündungsreiz dar (vgl. dazu S. 170 und 456). In der Umgebung einer *Blutung* stellt sich ebenfalls innerhalb kurzer Zeit eine entzündliche Reaktion ein, die schließlich zur partiellen oder vollständigen bindegewebigen Organisation des geronnenen Bluts überleiten kann. Ähnliches gilt für *thrombotisches Material,* das der Gefäß- oder Herzinnenwand anliegt (S. 471).

Sog. endogene Intoxikationen
Bei Anhäufung giftiger Substanzen im Körper, wie bei *Urämie,* kann es in verschiedenen Geweben zu Schäden kommen, die entzündliche Reaktionen nach sich ziehen.

Beispiele:
- Urämische Perikarditis und
- Kolitis.

Autoimmunkrankheiten
Hier liegt möglicherweise eine weitere endogene Ursache für entzündliche Vorgänge vor (S. 1137). Allerdings muß hervorgehoben werden, daß bei einer Reihe sog. Autoimmunkrankheiten die Mitbeteiligung ei-

nes exogenen Faktors (z. B. Viren!) nicht ausgeschlossen werden kann.

Neoplastische Prozesse
Wegen des Vorhandenseins Tumor-assoziierter Antigene in malignem neoplastischem Gewebe werden recht häufig immunbiologische Reaktionen gegen diese bösartigen Zellen ausgelöst (S. 232). Damit stehen beispielsweise die lympho-plasmazellulären Infiltrate in der Umgebung infiltrativ wachsender Primärkarzinome in Beziehung. Außerdem beteiligen sich auch unspezifische entzündliche Vorgänge an diesem Geschehen.

134. Mediatoren der Entzündung

134.1. Sog. gefäßaktive oder vasoaktive Amine

Die vasoaktiven Amine Histamin und 5-Hydroxytryptamin (= Serotonin) sind im Säugerorganismus zum größten Teil in gespeicherter Form bereitgestellt. *Serotonin* scheint allerdings beim Menschen in der Pathogenese entzündlicher Reaktionen keine erhebliche Rolle zu spielen. Es bewirkt im wesentlichen nur eine Vasodilatation ohne Steigerung der Gefäßpermeabilität. Ein Beispiel dafür bietet der sog. »Flush« bei einem Enteramin(= Serotonin)-produzierenden Dünnarmkarzinoid mit Lebermetastasen (sog. *Karzinoid-Syndrom*). Menschliche Mastzellen enthalten, im Gegensatz zu denen der Nagetiere, kein Serotonin. Die folgenden Ausführungen beschränken sich deshalb auf eine Besprechung des Histamins.
Der Mensch kann wahrscheinlich *Histamin* nicht aus exogenen Quellen aufnehmen. Es wird vor allem von Mastzellen und basophilen Granulozyten mit Hilfe der katalytischen Wirkung der Histidin-Dekarboxylase produziert und in Granula gelagert; möglicherweise kann überdies auch anderswo »freies Histamin« gebildet werden. Histamin ist in den meisten – wenn nicht allen – Organen nachweisbar, wobei eine enge Korrelation zwischen dem Mastzellgehalt dieser Organe und der Histaminmenge besteht. Mastzellen sind vor allem längs der Venolen zu finden. Mehr als die Hälfte des Histamins im peripheren Blut stammt aus den Basophilen, der Rest offenbar aus eosinophilen Granulozyten. In Mastzellen und Basophilen wird Histamin in Form eines Komplexes mit Protein und sauren Glykanen, insbesondere Heparin, gelagert. Dabei soll es elektrostatisch an die Karboxylgruppen des Proteins gebunden sein und durch basische Gruppen wieder freigesetzt werden können. Die Mastzellen enthalten überdies verschiedene Enzyme, wie saure Phosphatase, β-Glukuronidase und Esterasen. Die Freisetzung von Histamin erfolgt durch *Degranulierung der Mastzellen,* insbesondere im Rahmen anaphylaktischer Reaktionen (S. 1098), aber auch nach Einwirkung von Substanzen, wie Nukleotiden, Peptidasen, basischen Polypeptiden aus Granulozyten, Anaphylatoxin, Cl-Esterase des hämolytischen Komplements oder Streptolysin. Die Histaminfreisetzung ist energieabhängig und wird, wie auch andere zelluläre Freisetzungsreaktionen, durch zyklisches AMP beeinflußt: Eine Anreicherung dieser Substanz bewirkt beim Menschen eine Hemmung der IgE-abhängigen Freisetzung von Histamin und von »slow reacting substance« (SRS, vgl. dazu S. 1255). Durch eine Stimulation β-adrenergischer Rezeptoren, z. B. durch Isoproterenol oder Adrenalin, wird die für die Bildung des zyklischen AMP verantwortliche Adenylzyklase aktiviert. Eine α-adrenergische Stimulation hat gegenteilige Effekte (S. 365). Ferner wurde festgestellt, daß die Adenylatzyklase peripherer Leukozyten durch physiologische Konzentrationen von Histamin aktiviert, und so die IgE-abhängige Freisetzung von Histamin aus diesen Zellen gehemmt wird. Diese Zusammenhänge weisen auf einen Selbstregulationsmechanismus hin. Die Wirkung des Histamins ist von kurzer Dauer, da es in vivo innerhalb von 15–30 min abgebaut wird. Der Abbau erfolgt zum Teil über eine Deaminierung, zum Teil über eine Methylierung. Aus menschlichen neutrophilen und eosinophilen Granulozyten wird z. B. nach erfolgter Phagozytose eine Histaminase mit deaminierender Wirkung freigesetzt, während die Monozyten ein anderes Histamin-katabolisierendes Enzym enthalten, nämlich eine Methyltransferase.
Histamin bewirkt eine Erweiterung der Arteriolen und der Venolen, die sich über einen sog. Axonreflex auch auf das umgebende Gewebe überträgt, sowie eine *Permeabilitätssteigerung der Venolen mit einem Durchmesser von 10–30* µm. Die letztere beruht auf einer Lückenbildung zwischen den *Endothelzellen,* die sich auf der intakten Basalmembran *kontrahieren.* Für die Vasodilatation und Permeabilitätssteigerung in der ersten Phase der vaskulären entzündlichen Reaktion und bei anaphylaktischen Vorgängen scheint in erster Linie Histamin verantwortlich zu sein (S. 502). Die beim Dermographismus beobachtete Vasodilatation, die sich über die Läsion hinaus auf das benachbarte Gewebe erstreckt, sowie die lokale Permeabilitätssteigerung bei diesem Phänomen illustrieren auf einfache Weise die gefäßaktive Komponente der Histaminwirkung. Zusätzlich zum vasoaktiven Effekt entfaltet Histamin eine *Pruritus-erzeugende* und eine *Magensekretions-steigernde Wirkung.*
Wie verschiedene andere vasoaktive Substanzen wirken die vasoaktiven Amine nicht nur auf die *glatte Muskulatur* der *Gefäße,* sondern auch auf diejenige des *Darms* und der *Bronchiolen* (S. 1102).
Histamin entfaltet somit eine ganze Reihe verschiedener Wirkungen. *Antihistaminika* vermögen diese z. T. zu blockieren, wahrscheinlich über die – unterschiedlichen – H_1- und H_2-Rezeptoren. Die Regulation der Magensekretion oder die Hemmung der Effektorfunktion von T-Zellen erfolgt über die mit der Adenylatzyklase gekoppelten *H_2-Rezeptoren.* Die Steigerung der Gefäßpermeabilität, die Kontraktion der glatten Muskulatur und die Beeinflußung cholinergischer Reflexe wird dagegen durch *H_1-Rezeptoren* vermittelt.

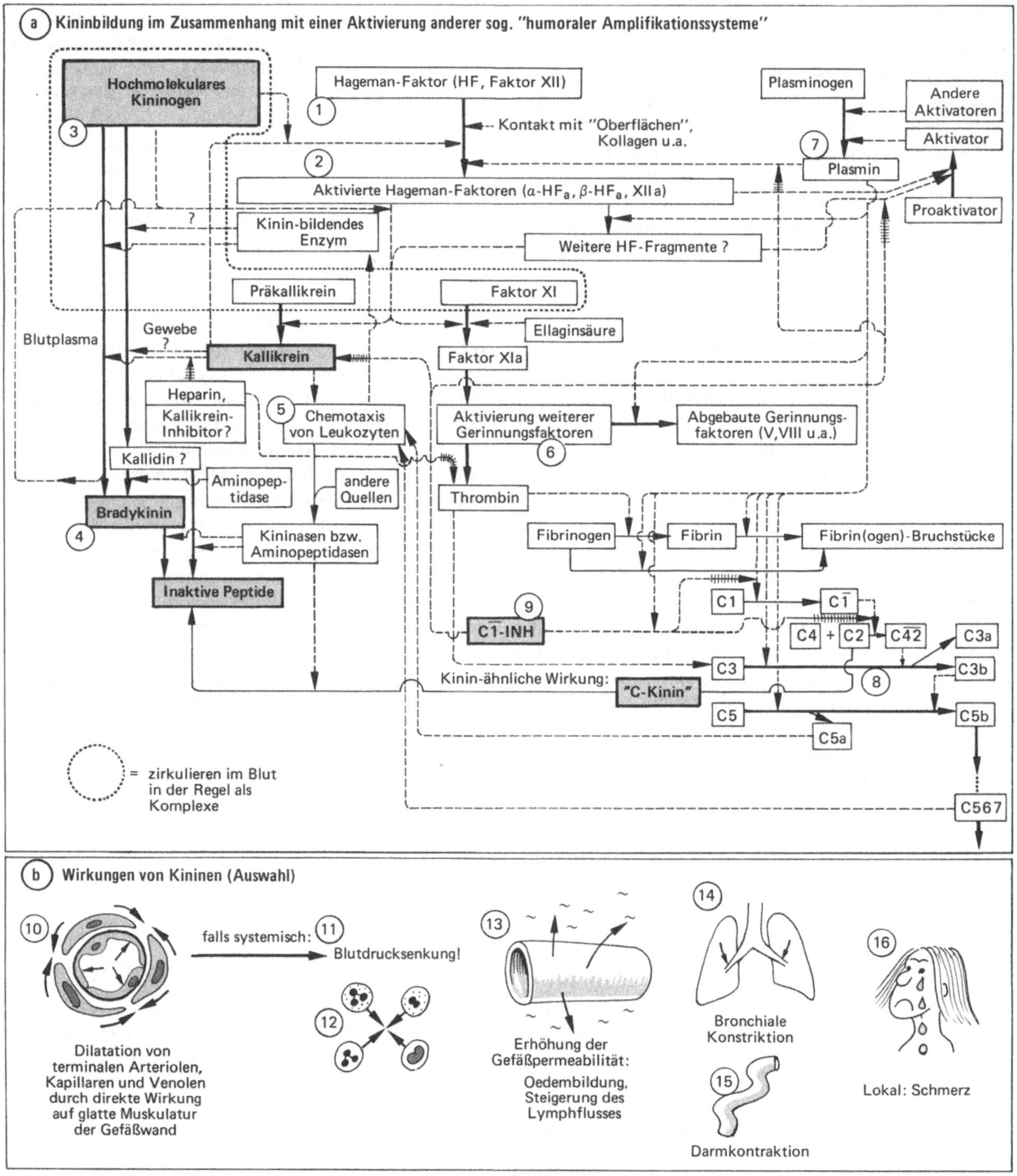

Abb. 171 a u. b. *Zur Regulation und Wirkung des sog. Kininsystems.* **a** *Vereinfachte Übersicht über heutige Vorstellungen zum Kininsystem und seinen Beziehungen zu den anderen sog. »humoralen Amplifikationssystemen«.* Dieses Blockschema soll deutlich machen, daß zwischen dem *Kininsystem,* dem *Komplementsystem* (s. Abb. 172, S. 1258), dem *Gerinnungssystem* (s. Abb. 100, S. 442) und dem *fibrinolytischen System* (s. Abb. 101, S. 444) vielerlei Wechselwirkungen bestehen. Man darf annehmen, daß diese – in unterschiedlichem Ausmaß und in vielerlei Kombinationen – bei den meisten *entzündlichen Prozessen* eine Rolle spielen. Aus der Zusammenstellung geht ebenfalls hervor, daß *Immunreaktionen,* die oft mit einer Aktivierung des Komplementsystems, z. T. auch einer solchen des Gerinnungssystems, einhergehen, ebenso wie *Gerinnungsvorgänge* und *fibrinolytische Prozesse* aufs engste mit entzündlichen Veränderungen verbunden sind. So wurde z. B. berichtet, daß die Intensität eines entzündlichen Prozesses u. a. mit der lokalen Konzentration von Fibrinopeptid korreliert. Die *Ingangsetzung des Kininsystems,* das auch als *Kallikreinsystem* bekannt ist, kann auf verschiedene Weise erfolgen: *Aktivierung von Hageman-Faktor (Faktor XII, 1, 2),* die schließlich in die Bildung von Kallikrein ausmündet: Dieses wirkt auf das α-Globulin-Substrat Kininogen (3), von dem Kinine, im besonderen *Bradykinin* (4), ein Nonapeptid (Arg-Pro-Pro-Gly-Phe-Ser-Pro-Phe-Arg), abgespalten

134.2. »Slow reacting substance«

Die »*slow reacting substance (SRS)*« ist ein saurer schwefelhaltiger Mediator mit einem Molekulargewicht von weniger als 500. Er bewirkt u. a. eine Kontraktion des Meerschweinchenileums, wird durch Antihistaminica nicht gehemmt und durch Arylsulfatase B inaktiviert. »*Slow reacting substance of anaphylaxis*« *(SRS-A)* nennt man die Substanz, wenn sie im Verlauf einer anaphylaktischen Reaktion auftritt. Der wesentlichste Effekt der SRS beim Menschen ist wahrscheinlich eine *Bronchokonstriktion* (S. 619). Weiter ist auch eine *Steigerung der Gefäßpermeabilität im Bereich der Venolen* beobachtet worden. Wie der Name dieser Mittlersubstanz andeutet, setzt ihre Wirkung langsamer ein und hält länger an als diejenige des Histamins. Über den Ort der *Produktion von SRS* ist wenig bekannt. Bisher wurde angenommen, daß SRS-A nicht vorgebildet sei, sondern daß die Produktion erst durch immunologische Vorgänge eingeleitet werde. Neuerdings wird aber berichtet, die Substanz finde sich normalerweise in menschlichem Lungengewebe. Als Hauptquellen gelten die *Mastzellen*. Die Freisetzung von SRS-A aus Mastzellen unter dem Einfluß eines Antigenkontaktes mit zytophilem IgE wurde schon erörtert (S. 1098). Einen grundsätzlich anderen Mechanismus der SRS-Freisetzung beobachtet man bei der Ratte unter Einwirkung von IgGa-Antikörpern. An der Bildung von SRS sind unter diesen Verhältnissen *neutrophile Granulozyten* und Komponenten des hämolytischen Komplementsystems, nicht aber Mastzellen, beteiligt. Man nimmt an, daß in den Granulozyten die Bildung von SRS durch die Phagozytose von Immunkomplexen induziert wird. Die *Inaktivierung der SRS-A durch Eosinophile* erfolgt insbesondere mittels der darin enthaltenen Arylsulfatase und der basischen Proteine.

134.3. Prostaglandine

Die Prostaglandine (S. 406) liegen nicht in gespeicherter Form vor, sondern werden nach Bedarf synthetisiert. Sie haben in der Regel einen lokalen oder auf die nächste Umgebung beschränkten Effekt. Die Halbwertszeit im Blut beträgt für die meisten dieser Mediatoren nur 1–3 min.

Die Wirkung der Prostaglandine ist vielfältig und unterschiedlich. Allen gemeinsam ist die Fähigkeit, die glatte Muskulatur des Darmes oder des Uterus zur Kontraktion zu bringen. Ferner beeinflussen sie die Bildung von zyklischem AMP und GMP. Bei *entzündlichen Prozessen* sind vor allem während der zweiten Phase der *Permeabilitätssteigerung* erhöhte Prostaglandinmengen nachgewiesen worden. Man vermutet deshalb, diese zweite Phase könnte durch Prostaglandine bedingt sein. Es wurde gezeigt, daß Prostaglandine vom E-Typ eine stärkere vasodilatatorisch bedingte Hyperämie hervorrufen als Histamin und Bradykinin. Vor allem *PGE_1* fördert zudem in synergistischer Weise die gefäßpermeabilitätssteigernde Wirkung von Histamin und den Kininen. Ferner steigern PGE_1 und *PGE_2* die Wirkung permeabilitätssteigernder Lymphokine (S. 1124), während die Freisetzung anderer Lymphokine (MIF, mitogener Faktor u. a.) durch die gleichen Mediatoren offenbar gehemmt wird. Thrombozytenaggregation und Thrombusbildung werden durch PGE_1 gehemmt, durch PGE_2 gefördert. Prostaglandine können auch Schmerzen bewirken. Ferner wird angegeben, daß Prostaglandin E_1 die Lysosomen stabilisiert und die Freisetzung von lysosomalen Enzymen aus neutrophilen Granulozyten hemmt. PGE_1 und PGE_2 haben eine starke dilatatorische Wirkung auf Trachea und Bronchien, während $PGF_{2\alpha}$ und $PGF_{1\alpha}$ bronchokonstriktorisch wirken. Die Prostaglandine entfalten offenbar vielerlei Wirkungen, und ihre Bedeutung ist noch keineswegs befriedigend geklärt.

Abb. 171 a u. b (Fortsetzung)

werden. Bradykinin geht u. U. auch aus Kallidin (Lysyl-Bradykinin) hervor, das eher innerhalb der Gewebe und nicht im Blutplasma zu entstehen scheint. Weitere, beim Menschen festgestellte Kinine sind Methionyl-Lysyl-Bradykinin und Glyzyl-Bradykinin. Hageman-Faktor kann zudem durch *Plasmin* (7) aktiviert werden, das als proteolytisches Enzym mit breitem Wirkungsspektrum überdies – abgesehen von Fibrinogen und Fibrin – Faktor XIIa, die Gerinnungsfaktoren V und VIII, Prothrombin, Cl-Inaktivator, C1, C3, C5 u. a. anzugreifen vermag. Es ergeben sich somit Beziehungen des fibrinolytischen Systems sowohl zum Gerinnungssystem (6) als auch zum Kinin- und Komplementsystem (8). Von Interesse ist die Tatsache, daß polymorphonukleäre Leukozyten, die u. a. durch Kallikrein chemotaktisch angelockt werden, nicht nur – über freigesetzte Kininasen bzw. Aminopeptidasen – wesentlich am Abbau von Kininen beteiligt sind, sondern mit Hilfe eines Kininbildenden Enzyms auch deren Neuentstehung begünstigen können (5). Von den verschiedenen weiteren Möglichkeiten einer Beeinflussung der Kininbildung verdient die Wirkung von »*$C\bar{1}$-Inhibitor*« ($C\bar{1}$-INH, »$C\bar{1}$-Inaktivator«, »C1-Esterase-Inhibitor«, 9) Erwähnung, der normalerweise C1 inaktiviert, darüber hinaus aber auf mindestens drei Stufen die Bildung von Bradykinin hemmt. Dieses α_2-Globulin fehlt bei Patienten mit *hereditärem angio-neurotischem Oedem*, was u. a. in einer verstärkten Aktivität des Kininsystems während der akuten Phase dieses Leidens resultieren mag. **b** *Hauptwirkungen von Kininen*. Die Kinine zeigen eine Reihe von Effekten, u. a. eine *Dilatation der kleinen Blutgefäße* (10), die bis zur *Blutdrucksenkung* führen kann (11) und – im Gegensatz zu der Wirkung von Histamin – offenbar nicht mit der Auslösung von Axonreflexen verbunden ist. Kinine zeigen ferner *chemotaktische Eigenschaften* (12), *erhöhen die Gefäßpermabilität* (13), rufen eine *Verengerung vor allem der kleinen Bronchien* hervor (14) und erzeugen *Kontraktionen der glatten Darmmuskulatur* (15). Lokal angehäuft, rufen sie *Schmerzen* hervor (16). Am Abbau von Bradykinin soll sich u. a. das »converting enzyme« (Abb. 110, S. 520) beteiligen (Beziehungen zur Blutdruckregelung?).

Durchgezogene Pfeile = Umwandlung in; gestrichelte Pfeile = Wirkung auf; quergestrichelte Pfeile = erwiesene Hemmwirkung

134.4. Das Kallikrein-Kinin-System

Kinine sind niedermolekulare, vasoaktive Peptide, die – im Gegensatz zu den vasoaktiven Aminen – im Organismus nicht in gespeicherter Form vorliegen. Sie entstehen vielmehr im Verlauf einer entzündlichen Reaktion durch enzymatische Spaltung inaktiver Vorstufen, der sog. *Kininogene;* meistens wird die Reaktion durch Esterasen katalysiert. Die bisher beim Menschen nachgewiesenen Kinine sind: *Bradykinin* (Nonapeptid mit der Sequenz Arg-Pro-Pro-Gly-Phe-Ser-Pro-Phe-Arg), *Lysyl-Bradykinin* oder *Kallidin* (Dekapeptid), *Methionyl-Lysyl-Bradykinin* und *Glyzyl-Bradykinin.* Eine verwandte Substanz ist ein Fragment der Komplementkomponente C2, das sog. *C-Kinin.*

Die *Bildung der Kinine* erfolgt über verschiedene komplexe Enzymreaktionen, wobei enge Beziehungen zum Gerinnungssystem und zum fibrinolytischen System bestehen (Abb. 171). Die Abspaltung aktiver Kinine aus dem inaktiven Kininogen geschieht unter Einwirkung von *Kallikrein:* Dies ist eine Esterase, die in aktiver Form im Blutplasma, in exokrinen Drüsen (Pankreas), in neutrophilen Granulozyten und im Urin gefunden wurde.

Bei der Aktivierung dieses Enzyms kommt dem *Hageman-Faktor* (S. 436) eine zentrale Bedeutung zu. Es sei daran erinnert, daß dieser in inaktiver Form vorhandene Gerinnungsfaktor auf verschiedene Weise in eine aktivierte Form überführt werden kann, nämlich durch a) Kontakt mit negativ geladenen Oberflächen, b) Verdünnung des Blutplasmas, c) Herabsetzung des pH, d) eine Reihe von Substanzen, z. B. Talk, Asbest, Uratkristalle, Kalziumpyrophosphat, Kollagen, isolierte Basalmembranen der Nierenglomerula, e) in geringem Maß auch durch Immunkomplexe, z. B. IgM-IgG-Komplexe (Rheumafaktor), bei chronischer rheumatoider Arthritis, f) Kallikrein und g) Plasmin.

Aktivierter Hageman-Faktor vermag Kallikrein auf mindestens zwei verschiedenen Wegen zur Kininbildung anzuregen: a) In beschränktem Maß handelt es sich um eine *direkte Wirkung,* nämlich die Überführung von Präkallikrein in Kallikrein. b) Aktivierter Hageman-Faktor ist aber, zusammen mit einem Kofaktor, an der *Aktivierung des Plasminsystems* beteiligt. Aktivierter Hageman-Faktor wie auch das durch Plasmineinwirkung entstandene Fragment des Hageman-Faktors aktivieren Kallikrein, wobei die direkte Wirkung des Hageman-Faktors fünfmal schwächer ist als diejenige über die Abspaltung eines *Hageman-Faktor-Fragments.* Das Hageman-Faktor-Fragment ist identisch mit dem früher als *»globulin permeability factor«* bezeichneten Mediator. Der Beteiligung des Plasminsystems an der Kininbildung kommt eine besondere Bedeutung zu, wenn man sich vor Augen hält, daß Plasmin – und damit indirekt Kallikrein – durch die bakteriellen Enzyme *Streptokinase* und *Staphylokinase* sowie durch die körpereigene *Urokinase* aktiviert wird. Die Kinine werden in vivo in kürzester Zeit, im zirkulierenden Blut innerhalb von Sekunden, durch Peptidasen und Esterasen, die man *Kininasen* nennt, abgebaut[1]. Bei tiefem pH, beispielsweise in einem Entzündungsherd, ist nur die Kininase der neutrophilen Granulozyten wirksam, während die Plasma-Karboxy-peptidase gehemmt wird. Die Bildung der Kinine hingegen läuft auch bei saurem pH ab. Ihr können der C1-Esteraseinhibitor des Komplementsystems und α-2-Makroglobin entgegenwirken.

Die Wirkung der *Kinine* beim Menschen besteht u. a. in einer ausgeprägten *Vasodilatation der Kapillaren Arteriolen und Venolen,* die durch einen direkten, länger dauernden Effekt auf die glatte Gefäßmuskulatur zustande kommt. In der Folge kann der Blutdruck absinken. Die glatte Muskulatur des Darms und der Bronchiolen wird durch Kinine zur Kontraktion gebracht. Die durch Bradykinin induzierte Vasodilatation unterscheidet sich von der durch Histamin bedingten dadurch, daß sie nicht durch einen Axonreflex auf das benachbarte Gewebe übertragen wird. Die Kinine *steigern überdies die Gefäßpermeabilität,* wobei Angriffsort (Venolen) und Wirkungsmechanismus (Lückenbildung zwischen Endothelzellen) weitgehend denjenigen von Histamin entsprechen. Auf einer molaren Basis berechnet, ist Bradykinin allerdings 15mal aktiver als Histamin. Kallidin bewirkt eine noch deutlichere Steigerung der Gefäßpermeabilität als Bradykinin. Das letztere hat andererseits einen stärkeren hypotensiven und bronchokonstriktorischen Effekt. Parallel zur Steigerung der Gefäßpermeabilität bewirken Kinine eine *Vermehrung des Lymphflusses.* Sowohl Kallidin wie Bradykinin zeichnen sich durch ausgeprägte *Schmerzerzeugung* aus. Die Kinine gehören somit zu den wirkungsvollsten Entzündungsmediatoren. Nach intradermaler Injektion von weniger als 0,1 µg wird die Gefäßpermeabilität gesteigert, und es treten Schmerzen auf.

In *Tierversuchen* wurde die Bildung von Kininen im Verlauf anaphylaktischer Reaktion nachgewiesen. Beim *Menschen* scheinen Kinine bei verschiedenen entzündlichen Prozessen eine Rolle zu spielen. Diese Stoffe lassen sich in der Synovialflüssigkeit von Patienten mit Gicht oder primär-chronischer Polyarthritis, im Inhalt von Hautblasen bei Verbrennungen, im Nasensekret von Patienten mit Heuschnupfen, in urtikariellen Läsionen und im Plasma von Individuen, die eine Attacke von angioneurotischem Oedem durchmachen, nachweisen. Das Kallikrein-Kininsystem ist auch für die Granulombildung durch oberflächenaktivierende Partikel, wie Uratkristalle oder Plastik, von wesentlicher Bedeutung (S. 1375). Hingegen weiß man nicht, ob dieses System chemotaktische Mediatoren bildet.

1 Am Abbau von Bradykinin soll sich nach neueren Berichten auch das »converting enzyme« beteiligen, unter dessen katalytischen Wirkung Angiotensin I in Angiotensin II überführt wird (Abb. 110, S. 520): Es ergeben sich hier interessante neue Aspekte der Blutdruckregulation, da Bradykinin eine arterielle Hypotonie bewirken kann.

134.5. Das Komplementsystem und der sog. alternative Aktivierungsweg (Properdinsystem)

Das *Komplementsystem (»hämolytisches Komplementsystem«, »C«)* ist ein System von Proteinen, die in geordneter Sequenz im Sinne einer Kaskadenreaktion miteinander reagieren, so daß letztlich Produkte entstehen, die zur Lyse von Zellen führen. Zwei Reaktionswege werden unterschieden. Beim *klassischen Aktivierungsweg* läuft die Reaktion folgendermaßen ab: Immunkomplexe, C142356789. Beim *alternativen Aktivierungsmechanismus* wird durch verschiedene Substanzen das Properdinsystem aktiviert, worauf folgende Sequenz zu beobachten ist: C356789 (Abb. 172).

Unter der *Komplementfixation* versteht man eine Bindung von Komplementkomponenten, Fragmenten oder Komplexen an Oberflächen. Beim auslösenden Agens kann es sich dabei um Immunkomplexe handeln, so daß der Begriff der Komplementfixation oft als Synonym für eine Komplementaktivierung verwendet wird. Der Großteil des fixierten Komplements wird wieder in Lösung freigesetzt und kann z. T. sekundär auch an Zellen gebunden werden, die mit der Aktivierung primär nichts zu tun haben.

Die Interaktion der frühen Komplementkomponenten C14235 ist enzymatischer Natur, während C5b, C6, C7, C8 und C9 auf nichtenzymatischer Basis miteinander reagieren, wahrscheinlich durch nichtkovalente, möglicherweise hydrophobe Bindungen.

Die Komponenten wurden nach der Reihenfolge ihrer Entdeckung nummeriert. Dieses entspricht weitge-

Tabelle 80. Biosynthese, »Serumspiegel« und Molekulargewicht von Komponenten des Komplementsystems und des Nebenschlusses (»alternative pathway«, Properdinsystem) sowie deren Störungen

Komponenente	Ungefähre Serumkonzentration (μg/ml)	MG (Dalton)	Syntheseort	Vererbungsgang bei hereditärem Defekt	HLA-Beziehung	Symptome bei hereditärem Defekt
Clq	100	400'000	Epithelzellen des Darmes, Urogenitaltrakt außer Niere			
Clr	?	170'000	Unbekannt	Autosomal-rezessiv	–	SLE-ähnliche Syndrome
Cls	120	80'000	Epithelzellen des Darmes, Urogenitaltrakt außer Niere			
C2	30	100'000	Makrophagen/ Monozyten (viele Organe)	Autosomal-rezessiv	+	SLE-ähnliche Syndrome, Vaskulitis, Arthritis, Polymyositis
C3	1'200	185'000	Parenchymzellen der Leber, aber auch außerhalb der Leber (in Makrophagen?)	Autosomal-rezessiv	–	Rezidivierende pyogene Infektionen
C4	250	240'000	Makrophagen (weitverbreitet)	Autosomal-rezessiv	+	SLE-ähnliche Syndrome
C5	100	170'000	Makrophagen (weitverbreitet)	Autosomal-rezessiv	–	SLE-ähnliche Syndrome
C6	20	100'000	In der Leber von einer noch nicht identifizierten Zelle produziert	Autosomal-rezessiv	?	Neisseria-Infektionen
C7	?	110'000	Unbekannt	Autosomal-rezessiv	–	Neisseria-Infektionen
C8	10	160'000	In vielen Organen, Zelltyp nicht identifiziert	Autosomal-rezessiv	–	Neisseria-Infektionen
C9	2	70'000	Leber, möglicherweise Parenchymzelle			
Cl-Inhibitor	200	90'000	Parenchymzellen der Leber	Autosomal-dominant	–	Hereditäres angioneurotisches Ödem
C3b-Inaktivator	?	100'000		Autosomal-rezessiv	–	Rezidivierende pyogene Infektionen
Properdin	10–20	223'000	?	?	?	?
B	225	100'000	?	?	?	?
D	Spur	22'000	?	?	?	?

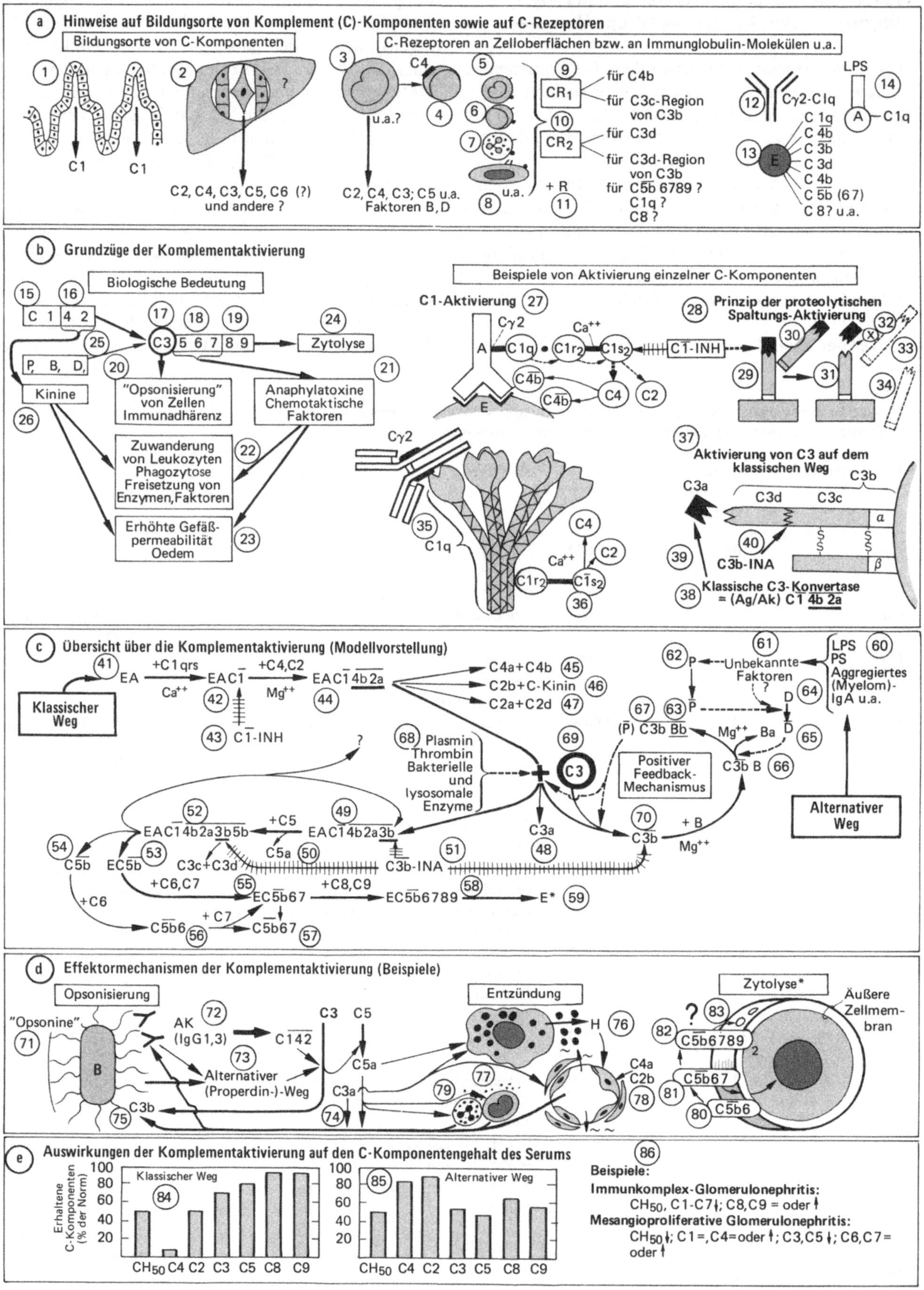

a Hinweise auf Bildungsorte von Komplement (C)-Komponenten sowie auf C-Rezeptoren
Bildungsorte von C-Komponenten
C-Rezeptoren an Zelloberflächen bzw. an Immunglobulin-Molekülen u.a.
C1
C1
C2, C4, C3, C5, C6 (?) und andere ?
C2, C4, C3; C5 u.a. Faktoren B, D
u.a.?
C4
u.a.
CR1
CR2
+ R
für C4b
für C3c-Region von C3b
für C3d
für C3d-Region von C3b
für C5b 6789 ? C1q ? C8 ?
LPS
Cγ2-C1q
C1q
C 1q
C 4b
C 3b
C 3d
C 4b
C 5b (67)
C 8? u.a.
b Grundzüge der Komplementaktivierung
Biologische Bedeutung
C 1 4 2
C3 5 6 7 8 9
Zytolyse
P, B, D,
Kinine
"Opsonisierung" von Zellen Immunadhärenz
Anaphylatoxine Chemotaktische Faktoren
Zuwanderung von Leukozyten Phagozytose Freisetzung von Enzymen, Faktoren
Erhöhte Gefäßpermeabilität Oedem
Beispiele von Aktivierung einzelner C-Komponenten
C1-Aktivierung
Cγ2
Ca++
C1q
C1r2
C1s2
C1-INH
C4b
C4
C2
Prinzip der proteolytischen Spaltungs-Aktivierung
Aktivierung von C3 auf dem klassischen Weg
C3a
C3b
C3d
C3c
C3b-INA
Klassische C3-Konvertase = (Ag/Ak) C1 4b 2a
C1q
c Übersicht über die Komplementaktivierung (Modellvorstellung)
Klassischer Weg
EA
+C1qrs
EAC1
+C4,C2
EAC1 4b 2a
Mg++
C1-INH
C4a+C4b
C2b+C-Kinin
C2a+C2d
Unbekannte Faktoren
LPS PS Aggregiertes (Myelom)-IgA u.a.
(P) C3b Bb
Ba
C3b B
Plasmin Thrombin Bakterielle und lysosomale Enzyme
Positiver Feedback-Mechanismus
Alternativer Weg
EAC14b2a3b5b
+C5
EAC14b2a3b
C5b
EC5b
C3c+C3d
C5a
C3b-INA
C3a
+ B
+C6,C7
EC5b67
+C8,C9
EC5b6789
E*
+C6
C5b6
+ C7
C5b67
d Effektormechanismen der Komplementaktivierung (Beispiele)
Opsonisierung
"Opsonine"
AK (IgG1,3)
C142
C3 C5
Alternativer (Properdin-)-Weg
C5a
C3a
C3b
Entzündung
H
C4a C2b
Zytolyse*
Äußere Zellmembran
C5b6789
C5b67
C5b6
e Auswirkungen der Komplementaktivierung auf den C-Komponentengehalt des Serums
Erhaltene C-Komponenten (% der Norm)
Klassischer Weg
Alternativer Weg
CH50 C4 C2 C3 C5 C8 C9
Beispiele:
Immunkomplex-Glomerulonephritis:
CH50, C1-C7↓; C8,C9 = oder ↑
Mesangioproliferative Glomerulonephritis:
CH50↓; C1 =, C4= oder ↑; C3,C5 ↓; C6,C7= oder ↑

Abb. 172a–e. *Vereinfachte Übersicht über das Komplementsystem.* Das *Komplement (C)* ist das komplizierteste der Systeme, die durch eine sequentielle Aktivierung einer Serie proteolytischer Enzyme im Extrazellulärraum (Blut, Gewebeflüssigkeit und Lymphe) gekennzeichnet sind (vgl. dazu Gerinnungssystem, s. Abb. 100, S. 442, fibrinolytisches System, s. Abb. 101, S. 444, und Kininsystem, s. Abb. 171, S. 1254). Das C-System steht u. a. im Dienste der *Zerstörung und Elimination fremden Materials,* wie *Bakterien und Viren,* wobei es z. B. durch bakterielle Polysaccharide aktiviert werden kann, bevor die spezifischen Immunreaktionen in Gang kommen (s. u.). Über die Bindung von C-Rezeptoren (CR) an der Oberfläche von Lymphozyten, Makrophagen und anderen Zellen spielt Komplement im Rahmen *immunologischer und entzündlicher Vorgänge* eine zentrale Rolle. Daß mehrere Komplementkomponenten durch Strukturgene kodiert werden, die sich im Bereich des HLA-Gen-Komplexes befinden, könnte bedeuten, daß diese Proteine z. T. als *Bestandteile von Zellmembranen* in Frage kommen. Das C-System umfaßt etwa 20 verschiedenartige Eiweißkörper, von denen die meisten in die *kaskadenförmige Aktivierungsreihe* gehören, andere jedoch die Funktion von *Inhibitoren* bzw. *Inaktivatoren* ausüben. Zu den entscheidenden Merkmalen der Komplementaktivierung gehört es, daß sie – *örtlich beschränkt* – rasch abläuft, durch eine Reihe von Sicherungen in der Regel jedoch vor einer beliebigen Ingangsetzung bewahrt bleibt und wegen eines sehr schnellen Abbaus freigesetzter Komponenten meist nicht zu systemischen Symptomen bzw. Schäden Anlaß gibt. **a** *Hinweise auf Bildungsorte von C-Komponenten sowie auf C-Rezeptoren.* Etwa ⅘ von *C1* scheinen in der Darmwand gebildet zu werden (1), während zumindest *C2–5,* wahrscheinlich auch *C6* sowie die *Faktoren B und D des Properdinsystems* aus Monozyten/Histiozyten/Makrophagen hervorgehen (3); die Kupffer'schen Sternzellen der Leber spielen in dieser Beziehung eine wesentliche Rolle (2). *C4,* vielleicht auch andere Komponenten, können in die äußere Membran z. B. von Lymphozyten eingebaut sein (4). Blutleukozyten (5–7), vermutlich auch Fibroblasten (8) und weitere Zellarten, besitzen verschiedenartige *C-Rezeptoren* (CR, 9–11). Komplement wird zudem von – *komplexiertem bzw. aggregiertem – Ig* gebunden, und zwar im Bereich der konstanten Region 2 der schweren Ketten vor allem von IgG (12). In dieser Beziehung sind vor allem IgG3, etwas weniger auch IgG1 und IgG2 wirksam, während IgM zu Clq eine mäßige Affinität zeigt, und übrige Ig-Klassen bzw. -Subklassen C kaum binden. *Bakterielle Lipopolysaccharide* (LPS) fixieren Clq in erster Linie im Bereich der Lipid A-Komponente (A), weshalb z. B. sog. rauhe Stämme von Bakterien den klassischen Weg der C-Aktivierung direkt, d. h. ohne Anwesenheit von Antikörpern, in Gang zu setzen vermögen (14): Hier liegt vermutlich eine wesentliche Schutzfunktion des Komplementsystem (s. o.). *Erythrozyten* (E, 13) binden verschiedene C-Komponenten. **b** *Grundzüge der Komplementaktivierung.* Man kann das Komplement als ein System betrachten, das in mehreren Schritten über den *klassischen Weg,* d. h. eine C1-Aktivierung (15) und die Bildung der *C3-Konvertase* (16, 44), *C3 aktiviert* (17) und auf diese Weise die unter (18)–(24) sowie (26) erwähnten Prozesse bzw. Veränderungen hervorzurufen vermag. In geringerem Maß ist dazu auch der sog. *alternative Weg* der C-Aktivierung (25, sog. *Properdin(P)*-System mit den Faktoren P, B und D, s. auch 60–67) geeignet, doch ist die Ausbeute an biologisch aktiven Mediatoren in diesem Fall geringer, und möglicherweise sind dazu Antikörper erforderlich. Die *Aktivierung von C1* (27), z. B. durch IgG-Antikörper (A), die mit Antigenen auf der Erythrozytenoberfläche verbunden sind, geschieht durch Anlagerung von Clq an Cγ2 des Fc-Anteils, wonach Clr und durch dieses Cls aktiviert werden. Das letztere vermag seinerseits C4 und C2 zu aktivieren, wird daran aber in wechselndem Maß durch den *$\overline{C1}$-Inhibitor* (C1-INH) gehindert. $\overline{C4b}$ kann sich am Fab-Teil von Ig oder an der Erythrozytenhülle anlagern. Clq besteht aus 6 Untereinheiten; diese weisen je einen Kollagen-artigen Anteil auf, an dessen Ende sich – Blüten eines Tulpenstraußes vergleichbar – globuläre C-terminale Regionen befinden: Diese sind es offenbar, die sich – u. U. losgelöst vom $[Clr]_2$-Ca^{++}-$[Cls]_2$-Komplex – mit der H2-Region der schweren Ig-Kette verbinden (35) und auf diese Weise die Aktivierung von Cl einleiten (36). Die Aktivierung von C-Komponenten durch *proteolytische Abspaltung eines kleineren Fragmentes geschieht in der Regel dort, wo die betreffenden Moleküle an Zellen bzw. Mikroorganismen oder Partikeln angelagert sind* (28, 29, 31). Freie (30) oder von den genannten Partikeln losgelöste Komponenten fallen meist rasch dem Abbau anheim (33, 34; gestrichelt), während fixierte aktivierte Komponenten die beste Chancen haben, mit ihrem Substrat, d. h. z. B. einer nachfolgenden C-Komponente, in Beziehung zu treten und eine enzymatische Spaltung derselben zu katalysieren (X, 32). Kleine Fragmente (dunkel gezeichnet, 39, 48, 74 sowie 50, 77 und 79) haben z. T. eine etwas längere Halbwertszeit als größere. Im Fall der *C3-Aktivierung* (37) sitzt das Molekül mit seinen hydrophoben Enden (α, β, hell gezeichnet) der Membran bzw. der Oberfläche der betreffenden Zelle bzw. des Partikels auf, während die enzymatische Spaltung mit Hilfe der C3-Konvertase im hydrophilen Bereich stattfindet (40); aus der Skizze geht überdies der Angriffsort des $\overline{C3b}$-Inaktivators ($\overline{C3b}$-INA) hervor (Ag/Ak = Antigen-Antikörper-Komplex). **c** u. **d** *Übersicht über die Komplementaktivierung (Modellvorstellung).* In diesem vereinfachten Schema sind der *klassische* (41–48, 72) und der *alternative Weg der Komplementaktivierung* (Properdin(P)-System, 60–67, 69, 73) dargestellt. „EA" bedeutet, daß der betreffende Komplex – mit spezifischem Antikörper (A) verbunden – an der Oberfläche eines Erythrozyten (E) oder einer anderen Zelle bzw. Partikel fixiert ist (s. o.). Querbalken über Zahlen und/oder Buchstaben (z. B. EAC $\overline{1}\,\overline{4b2a}$, 44) zeigen an, daß es sich hier um größere Anteile von C-Komponenten handelt, die durch enzymatische Abspaltung eines oder mehrerer kleiner Fragmente „aktiviert" worden waren, während das Fehlen eines solchen Querbalkens auf eine Verbindung ohne ein derartiges »cleavage« hinweist (z. B. 6789 in 58). Dicke durchgezogene Pfeile geben den wirkungsvollsten Weg der C-Aktivierung an, dünne Pfeile weniger effiziente Reaktionsschritte, gestrichelte Pfeile aktivierende, eng quergestrichelte Pfeile hemmende bzw. inaktivierende Einflüsse. Neben EA gibt es noch vielerlei weitere Möglichkeiten einer *Aktivierung von C1* (41), nämlich Antigen-Antikörper (A oder AK)-Komplexe (z. B. 72), IgG-Aggregate, Lipid A von LPS, oberflächlich veränderte Zellen (z. B. trinitrophenylierte rote Blutkörperchen), Liposomen-CRP (»C reactives Protein«)-Komplexe, isolierte Mitochondrien u. a. m. Bei jeder *Gewebsnekrose* spielt die C-Aktivierung wahrscheinlich eine wichtige, den Schaden zusätzlich verstärkende Rolle (z. B. *Myokardinfarkt). C4* (42, 44) findet sich im Blut größtenteils an ein C4-bindendes Protein gekoppelt. Bei der *C3-Konvertase* (44) scheint der enzymatisch aktive Bereich in der Komponente $\overline{2a}$ zu liegen. Die bei der Bildung dieses Enzyms entstehenden kleinen Fragmente (45–47) entfalten z. T. eine nachweisbare biologische Aktivität, vor allem auf Gefäßwände (78). Abgesehen von der C3-Konvertase, kann *C3* (69) in vitro auch durch andere Enzyme aktiviert werden (68); allerdings weiß man nicht recht, welche Bedeutung einem solchen Geschehen in vivo zukommt. Über die Freisetzung von *$\overline{C3b}$* und den Einbezug von Komponenten des alternativen Weges kommt ein *positiver »Feedback«-Mechanismus* zustande (70, 66, 67). $\overline{C3b}$ spielt außerdem – neben anderen Opsoninen (71, 72) – eine wichtige Rolle bei der Phagozytose von Mikroorganismen (75, s. *Immunadhärenz,* Abb. 161, S. 1110). *C3a* (48) wirkt vielleicht chemotaktisch auf Blutphagozyten (74), fördert die Mastzell-Degranulierung (76), mit Freisetzung von Histamin (H), SRS sowie anderen Stoffen (s. Abb. 160, S. 1102), und scheint zudem die Gefäßpermeabilität zu erhöhen (77). Die *C5-Konvertase* (52) spaltet C5 in C5a und *C5b;* das letztere verbindet sich z. T. vorübergehend mit dem Enzymkomplex (52) und weist – frei (54) oder locker an eine Zelloberfläche gebunden (53) – Peptidase-Aktivität auf. *C5a*

hend, aber nicht durchwegs, der Reihenfolge im Reaktionsablauf. Aktivierte Komponenten werden durch einen Strich über der Zahl gekennzeichnet.
Die *Gene,* die beim Menschen die Synthese von Faktor B, von C2, C4 und C8 kontrollieren, liegen auf dem gleichen Chromosom 6 wie die Gene, die die hauptsächlichen Histokompatibilitätsantigene kodieren (S. 1081).
Die *Biosynthese der Komplementkomponenten* ist z. T. beim Menschen, z. T. bei verschiedenen Versuchstieren untersucht worden: Die Resultate sind in Tabelle 80, S. 1257, zusammengefaßt. Daraus geht hervor, daß für die Synthese der einzelnen Komponenten verschiedene Organe bzw. Zelltypen verantwortlich sind, wobei offensichtlich den Epithelzellen des Darmes (für C1q, C1s) und den Makrophagen (für C2, C4, C5 und wahrscheinlich C3) besondere Bedeutung zukommt.
Die *Komponenten des alternativen Aktivierungswegs des Komplements (Properdinsystem)* sind bisher nur teilweise charakterisiert worden. Man bezeichnet sie durch große Buchstaben (P, B, D) und fügt darüber einen Strich an, wenn es sich um aktivierte Komponenten handelt. Faktor B ist der C3-Proaktivator, ein β_2-Globulin (= glyzinreiches β-Globulin (GBG)). Der Faktor D wird auch als C3PA-Konvertase, C3PAase oder GBGase bezeichnet. Weitere Eigenschaften sind aus Tabelle 80 ersichtlich.
Die *Aktivierung des klassischen Reaktionsweges des Komplementsystems* erfolgt im wesentlichen *durch Immunkomplexe* (S. 1109) und zwar in erster Linie durch IgG3, ferner IgG1 und IgG2, während IgM eine geringere und IgA sowie IgG4 keine nennenswerte Wirkung haben. Zudem besitzen auch *Komplexe von bakteriellen Polysacchariden mit C-reaktivem Protein* (S. 906) sowie *Bestandteile nekrotischer Zellen* (subzelluläre Membrankomponenten?) die Fähigkeit, die klassische Sequenz des Komplementsystems zu aktivieren.
Die *Aktivierung des Komplementsystems über den Nebenschluß (Properdinsystem)* wird durch Substanzen wie *Lipopolysaccharide* (Endotoxin, Zymosan) und *Aggregate von IgA oder IgG* eingeleitet. Das Properdinsystem funktioniert nicht nur als primärer Aktivierungsmechanismus des Komplementsystems, sondern auch als Verstärker- und Rückkoppelungsmechanismus (Abb. 172).
Verschiedene aktivierte Komponenten des Komplement- und Properdinsystems haben *enzymatische Aktivität.* Ihre Funktion kann durch verschiedene Enzyme entsprechender Spezifität ausgeübt werden. C1q kann durch Plasmin aktiviert werden, C3 durch Plasmin, Trypsin, Thrombin, neutrale Proteasen aus neutrophilen Granulozyten wie auch durch bakterielle Enzyme und Cobragift. D kann durch verschiedene Enzyme wie Trypsin, Plasmin und Kallikrein in seiner Wirkung auf B ersetzt werden. Dies zeigt auch die engen Zusammenhänge zwischen dem Komplement- und Properdinsystem einerseits sowie der Blutgerinnung (S. 100) und dem Kinin-bildenden System (S. 1254) anderseits auf.
In diesem Zusammenhang ist zu erwähnen, daß sich Komplementkomponenten unter bestimmten Bedingungen auch ohne Beteiligung nachweisbarer humoraler Antikörper – in allerdings sehr beschränktem Maß – an Zellen, besonders Erythrozyten, fixieren können. Wahrscheinlich werden die Erythrozyten von Patienten mit einer paroxysmalen nächtlichen Hämoglobinurie, die gegenüber einer Komplement-bedingten Lyse etwa 30mal empfindlicher sind als die roten Blutkörperchen von Normalpersonen, auf diese Weise aufgelöst.

Abb. 172 a–e (Fortsetzung)

(50) ruft u. a. eine Degranulierung von Mastzellen hervor (76), wirkt chemotaktisch auf Blutphagozyten (74) und stimuliert die Freisetzung von Inhaltsstoffen der Granulozyten und Monozyten/Makrophagen (79). *C$\overline{5b6}$* (56) bildet mit C7 einen Komplex, der eine große Affinität für Zelloberflächen aufweist (55, 80), in freier Form *(C$\overline{5b67}$,* 57) jedoch chemotaktisch Blutphagozyten anlockt. Das an Zellmembranen gebundene *EC$\overline{5b67}$* (55, 81) besitzt überdies Rezeptorstellen für C8 und C9, die sich anlagern können (58, 82): Nach dem Einfügen von C9 kommt es dann – offenbar in einem weiteren Schritt und nach Bildung eines Dimers von C$\overline{5b}$–9 – zur Entstehung eines »Kanals« (»Lochs«) in der Zellmembran, der in manchen Fällen zur *Zytolyse* (*) überleitet (83). Die Rolle von Lysolezithin bei diesem Vorgang ist noch umstritten. Neuere Befunde lassen erkennen, daß Zellen mit Cholesterin-angereicherter Membran der *»C-Attacke«* größeren Widerstand entgegensetzen als an diesem Lipid verarmte Elemente. Der hier in verkürzter Form geschilderte Ablauf der Komplementaktivierung entspricht, wie erwähnt, Vorstellungen, die man sich aufgrund von Beobachtungen hinsichtlich einzelner Reaktionsschritte in vitro macht. Die Vorgänge in vivo sind aus verständlichen Gründen in ihrer Gesamtheit kaum zu analysieren. Zu den wichtigen *Hemmern der C-Aktivierung* gehören der *C$\overline{1}$-Inhibitor* (C$\overline{1}$-INH, 43), zu den Inaktivatoren der *C$\overline{3b}$-Inaktivator* (C$\overline{3b}$-INA, 51). Das im Schema nicht gezeichnete β_{1H}-Globulin wirkt vor allem durch Bindung an C$\overline{3b}$-bedeckte Partikel bzw. Zellen kompetitiv inhibitorisch (49, 71). Von kommerziellem *Heparin* weiß man, daß es antikomplementäre Effekte hat, vermutlich über eine Hemmung der Aktivierung u. a. von C3 und Properdinfaktor B (69, 70 und 66, 67). Der sog. *»C3-nephritische Faktor (C3NeF)«* bewirkt – wahrscheinlich über einen stabilisierenden Effekt auf die zellgebundene C3-Konvertase (44) – einen Hyperkatabolismus von C3. **e** *Auswirkungen der Komplementaktivierung auf den Gehalt des Serums an C-Komponenten.* Bei verschiedenen Krankheiten werden C-Komponenten in ungleichem Maß nachgeliefert und/oder verbraucht, so daß in der Klinik sog. *»Komplement-Muster« (-»Profile«)* von beschränktem diagnostischem Wert sein können (Beispiele: 86). Bei Aktivierung von C vorwiegend über den klassischen Weg ist beispielsweise die Konzentration von C4 deutlich vermindert (84), während bei Aktivierung über den alternativen Weg hauptsächlich ein herabgesetzter Gehalt des Serums an C5, C8 und C9 auffällt (84, CH_{50} = stärkste Verdünnung von Serum, die noch ausreicht, um im Testserum 50% der Erythrozyten zur Lyse zu bringen). *Hereditäre Defekte von C-Komponenten bzw. hemmenden Faktoren* sind in der Abb. 179 (S. 1314) dargestellt

Der *Ablauf der Komplementaktivierung* sei im folgenden kurz zusammengefaßt (Abb. 172). Sie beginnt mit der Bildung der *aktiven C1-Esterase* ($C\bar{1}$), die aus den Untereinheiten C1q, C1r und C1s besteht, und von denen C1q für die Fixation an 2 benachbarte Ig-Moleküle (Fc-Ende; vgl dazu S. 1072) verantwortlich ist. Die durch Fixation aktivierte C1-Esterase spaltet vorerst C4 und anschließend C2. Das kleinere C2-Fragment geht in Lösung und wird wegen seiner Kininaktivität als »*C-Kinin*« bezeichnet (S. 1258).
Aus den größeren Fragmenten von C4 und C2 entsteht ein Enzym, das als *C3-Konvertase* ($C\overline{14b2a}$) bezeichnet wird. Die C4-Untereinheit der C3-Konvertase enthält eine weitere Bindungsstelle für Zellmembranen oder Immunglobuline, die C2-Untereinheit die enzymatische Aktivität. Die C3-Konvertase spaltet sich in ein kleineres Fragment, das lösliche *Anaphylatoxin C3a*, und in das größere C3b. C3b bindet sich an die C3-Konvertase und modifiziert ihre Aktivität so, daß der *Komplex* $C\overline{14b2a}$ nun die Fähigkeit hat, C5 zu spalten. Das größere Fragment (C5b) wird ebenfalls an diesen Komplex gebunden, an den sich in der Folge die Komponenten C6 und C7 anlagern. Das freiwerdende *kleinere Fragment C5a* soll sowohl anaphylaktisch wie auch chemotaktisch wirksam sein. Nach der Fixation von C7 kommt es wahrscheinlich zur Dissoziation des *Komplexes* $C\overline{5b67}$ und zu seiner Bindung an die Oberfläche der Zellmembran, wobei diese Anlagerung auch an Zellen erfolgen kann, die primär nicht beteiligt waren. Durch die Anlagerung dieses trimolekularen Komplexes werden die *Zellen zur Lyse durch die Komponenten C8 und C9 oder durch Lymphozyten bzw. »K«-Zellen vorbereitet.* Der Mechanismus, der der Schädigung der Zellmembran zugrunde liegt, ist noch nicht geklärt. Verschiedene Inhibitoren oder Inaktivatoren üben eine wichtige regulierende Funktion aus. Der *C1-Esterase-Inhibitor*, ein Alpha-2-Globulin des menschlichen Serums, ist wesentlich, um ein spontanes Ablaufen der Komplementsequenz zu verhindern. Die Abb. 172 zeigt ferner, daß der *C3b-Inaktivator* sowohl im Komplementsystem wie auch im Nebenschluß eine regulierende Wirkung ausübt. Zudem ist ein *C6-Inaktivator* beschrieben worden. Die Faktoren C3a und C5a werden in Bezug auf ihre Anaphylatoxinaktivität innerhalb weniger Sekunden vollständig inaktiviert und sind beim Menschen im zirkulierenden Blut nie nachweisbar. Beim inaktivierenden Enzym handelt es sich um eine *Karboxypeptidase B*, die das terminale Arginin abspaltet. Auch andere Faktoren sind sehr unstabil. C2 hat eine Halbwertszeit von etwa 8 Minuten. Allgemein läßt sich feststellen, daß der Aktivierung des Komplements eine sofortige Inaktivierung der Produkte folgt, daß sich die Fähigkeit der in Lösung gegangenen Komponenten sich an Zellen zu binden, rasch verliert, und daß eine Regeneration nur durch Neusynthese bzw. Freisetzung der Komponenten erfolgen kann. Der Komplementspiegel ist entsprechenden Schwankungen unterworfen.
Die *Wirkungen der Komplementkomponenten* bzw. ihrer Spaltprodukte und der Komplexe sind vielfältig. $C\overline{14b2a3b}$ u. a. bewirken eine *gesteigerte Neutralisation von Antikörper-bedeckten Viren.* Wenn die Antikörperkonzentration niedrig ist, soll auch noch *C3b* für eine gute antivirale Wirkung des Antikörpers nötig sein, was vor allem in der Anfangsphase einer viralen Infektion, wenn die Antikörperkonzentration gering ist, von Interesse sein dürfte. Es kommt dann zur Lyse dieser Viren. Das *C-Kinin*, ein Bruchstück des C2 wirkt ähnlich wie Bradykinin und *steigert die Gefäßpermeabilität.* Die Anaphylatoxine C3a und C5a lösen im Tierversuch nach intravenöser Injektion einen *anaphylaktischen Schock* aus. Sie entfalten neben einem bronchospastischen Effekt eine permeabilitätssteigernde Wirkung auf die Gefäße der Mikrozirkulation, deren Mechanismus noch nicht restlos geklärt ist. Möglicherweise erfolgt diese Permeabilitätssteigerung sowohl durch die IgE-unabhängige Freisetzung von Histamin aus Mastzellen als auch durch direkte Wirkung auf die Gefäße. Dem *Fragment C5a*, z. T. auch C3a, werden zudem *chemotaktische Eigenschaften* zugeschrieben.
Grundsätzlich muß man sich die Frage stellen, wieweit solche vor allem in Tierversuchen gewonnene Vorstellungen auf den Menschen übertragen werden können. Beim *Menschen* sind komplementabhängige Anaphylatoxinaktivitäten im Blut nie nachgewiesen worden, was nicht weiter erstaunt, wenn man weiß, daß diese Substanzen innerhalb weniger Sekunden inaktiviert werden. Die Problematik wird noch insofern kompliziert, als man in neuerer Zeit postuliert, daß es sich weder bei C5a noch bei C3a um einheitliches Material handelt, sondern daß C3 wie auch C5-Fragmente mit unterschiedlichen chemischen und biologischen Eigenschaften gebildet werden. Dies wäre insofern einleuchtend, als auch Enzyme außerhalb der Komplementsequenz (wie Plasmin, Leukozytenproteasen u. a.) C3 und/oder C5 zu spalten vermögen. Andererseits stellt sich die Frage, welches Bruchstück unter welchen Bedingungen biologisch relevant sei. Verschiedene Zellen, insbesondere Makrophagen und B-Lymphozyten, haben Bindungsstellen für C3b an ihrer Oberfläche. *C3b* hat eine *opsonierende Wirkung,* die wahrscheinlich primär auf einer Steigerung des Haftens der Partikel an der Zelloberfläche beruht, nicht aber auf einer Begünstigung der nachfolgenden Aufnahme ins Zellinnere. Spaltung von zellgebundenem C3b unter Bildung von C3d ist in der Regel mit einem Verlust der opsonisierenden Aktivität verbunden. Schließlich wird auch postuliert, daß verschiedene Komplementkomponenten für die *Regulation der spezifischen Immunreaktion von Bedeutung* seien. Mit C3b und C3d beschichtete Partikel binden sich an B-Lymphozyten, was zur Erklärung dafür herangezogen wird, daß eine Antikörperbildung gegen gewisse Antigene die Anwesenheit von Komplement erfordert. Bindung von C3b an Lymphozyten *stimuliert* ihre *Lymphokinproduktion.* Die antikörperabhängige *Lyse von Zielzellen* durch sog. K-Lymphozyten soll eben-

falls durch C3b gesteigert werden. Es wird zudem angegeben, daß sich *C4 an Lymphozyten bindet* und für den *Erkennungsmechanismus* dieser Zellen von Bedeutung sei. Ein bisher nicht näher charakterisiertes Bruchstück von *C3* hat die Fähigkeit, eine *Granulozytose* zu induzieren, ferner soll die Aktivierung von C3 die Ausbreitung und die *Phagozytose-Tätigkeit von Makrophagen* fördern. Die Bedeutung von C5 für die Phagozytoseförderung ist umstritten.

Die Komplementaktivierung *hebt die Endotoxinwirkung* in vitro und in vivo wenigstens teilweise auf und schützt insbesondere vor deren letalem Effekt. Durch Aktivierung der gesamten Komplementsequenz kommen *lytische Effekte* zustande. Viren, Virus-infizierte Zellen, Tumorzellen, Protozoen, Spirochäten und viele andere Bakterien sollen lysiert werden können. Dieses Konzept ist allerdings in verschiedener Hinsicht in Zweifel gezogen worden, insbesondere die Bedeutung des Komplements für die Lyse von Bakterien. Welche Komponenten bzw. Bruchstücke für die Lyse verantwortlich sind, steht ebenfalls zur Diskussion. Für die Lyse von Erythrozyten sind wahrscheinlich vor allem die terminalen Komponenten maßgebend. Für andere Zellen werden Bruchstücke von C5, die durch Proteasen entstehen, in Betracht gezogen.

Es wurde eingangs erwähnt, daß ein Teil der *Komplementkomponenten von Makrophagen synthetisiert* werden kann. Diese Zellen sammeln sich unter dem Einfluß entzündlicher Reize im Gewebe an, und die Biosynthese von Komplementkomponenten durch diese Zellen kann bis aufs 10-fache gesteigert werden. Gleichzeitig werden auch andere Enzyme, u. a. Proteasen, ausgeschüttet, die die Komplementkomponenten zu aktivieren vermögen. Schließlich können auch vom Entzündungsherd weit entfernte Makrophagen zu vermehrter Synthese von Komplementkomponenten angeregt werden.

Beispiele:

- Bei der *rheumatoiden Arthritis* beobachtet man eine beträchtliche lokale Synthese von Komplementkomponenten durch Makrophagen in der Synovialmembran. Ungefähr die Hälfte des intraartikulären C3 wird lokal produziert, während es bei degenerativen und traumatischen Gelenkserkrankungen im Gelenksbereich kaum zur lokalen C3-Bildung kommt. Versuche mit Synovialmembranen von Patienten mit rheumatoider Arthritis haben in vitro den Nachweis dafür erbracht, daß neben C3 und C2 C4 und C5 sowie Faktor B des Properdinsystems lokal gebildet werden.
- *Klinisch* beobachtet man häufig *Veränderungen der Komplement-Konzentration im Serum,* insbesondere bei Immunkomplex-bedingten Erkrankungen (S. 1116), ferner u. a. bei akuten oder chronischen Lebererkrankungen. Die diagnostische Bedeutung solcher Befunde ist aber beschränkt.
- Eine pathogenetische Rolle des Komplements steht vor allem bei folgenden Gruppen von Krankheitsbildern im Vordergrund: *Immunkomplexbedingte Erkrankungen* (S. 1109 und 1114), *immunhämolytische Anämien* (S. 433), *paroxysmale nächtliche Hämoglobinurie* (S. 426), *chronische Polyarthritis* (S. 1148) u. a. m.
- Beobachtungen beim Menschen machen es wahrscheinlich, daß z. B. bei *Myokardinfarkt* subzelluläre Membrankomponenten, die bei der Nekrose freigesetzt werden, auch ohne Anwesenheit von Anti-Herz-Autoantikörpern Komplement zu aktivieren vermögen: Dieser Mechanismus könnte zu einem guten Teil für die mit dem Gewebsuntergang verbundene akute Entzündung verantwortlich sein. Ähnliche Überlegungen gelten vermutlich für andere Formen von Gewebszerstörung, z. B. die *akute Pankreasnekrose.*

134.6. Chemokinetische Faktoren und chemotaktische Mediatoren

Eine wirkungsvolle Regulation der *Leukozytenwanderung* erfordert das Zusammenspiel chemokinetischer und chemotaktischer Faktoren (S. 1264). Physiologischerweise ist eine gute Wanderung durch reichlich vorhandene positiv chemokinetische Faktoren gewährleistet, so daß bei entzündlichen Prozessen einerseits chemotaktische Faktoren, die den Erkennungsmechanismus in Gang bringen und die Richtung bestimmen, andererseits negativ chemokinetische Faktoren, die die Wanderungsrate herabsetzen und damit eine lokale Zellanhäufung ermöglichen, von großer Bedeutung sind. Dieses komplexe Zusammenspiel ist in Abb. 173 schematisch zusammengefaßt. Alle bisher untersuchten wesentlichen chemokinetischen Faktoren haben keine chemotaktische Wirkung, wie auch umgekehrt bestimmte chemotaktische Faktoren, z. B. Anaphylatoxin, keine chemokinetische Aktivität aufweisen. Dies schließt nicht aus, daß gelegentlich beide Aktivitäten auf dem gleichen Molekül vorkommen könnten.

Chemokinetische und chemotaktische Faktoren sind erst in den letzten Jahren systematisch untersucht worden und deshalb oft noch unvollständig charakterisiert. Da zudem eine große Zahl solcher Faktoren beschrieben worden ist, hat man Mühe, die relative Bedeutung jedes einzelnen zu beurteilen, wenn auch gesamthaft gesehen eine gute Korrelation zwischen Leukozytenwanderung in vitro und der biologisch nachweisbaren Aktivität in vivo besteht. Spezifische Methoden zum quantitativen Nachweis einzelner Faktoren fehlen, abgesehen von wenigen Ausnahmen (C5a, C3a, ECF-A). Da sich die meisten Faktoren im Entzündungsherd nicht quantitativ bestimmen lassen, sind nicht alle Kriterien für die Einstufung dieser Substanzen als Mediatoren erfüllt. Dementsprechend bleibt die Annahme, daß bestimmte Faktoren bei einer gegebenen Form von Entzündung wichtig seien, zumindest teilweise hypothetisch. Aus diesen Gründen beschränken wir uns in der nachstehenden Zusammenfassung auf eine Erwähnung von Faktoren mit chemokinetischer oder chemotaktischer Aktivität, ohne in der Regel auf deren Bedeutung bei bestimmten Formen der Entzündung im einzelnen einzugehen.

Chemokinetische Faktoren

Diese sind bisher noch wenig untersucht worden, obwohl ihre praktische Bedeutung möglicherweise ebenso groß ist wie die der weit besser bekannten Zytotaxine. Positiv chemokinetische Faktoren, wie *Albumin* und *Fibrinogen,* sind normalerweise in vivo in ausreichender Menge vorhanden und sollten eine gute Wanderung der Zellen gewährleisten. Es gibt indirekte Anhaltspunkte für die Annahme, daß *bei entzündlichen Prozessen negativ chemokinetische Faktoren* aktiv werden und die Wanderungsgeschwindigkeit herabsetzen. Faktoren, die neutrophile Granulozyten immobilisieren *(»neutrophil immobilizing factor«; NIF),* werden z. B. nach Phagozytose von Partikeln oder Aufnahme von Endotoxin aus neutrophilen Granulozyten oder Monozyten/Makrophagen freigesetzt. Das Molekulargewicht des NIF wird mit 4000–5000 angegeben. Andere »neutrophil immobilizing factors« werden über einen noch unbekannten Mechanismus im Blutplasma gebildet.

Chemotaktische Mediatoren (Zytotaxine)

Zumindest ein Teil der Zytotoxine hat *eine zellspezifische Wirkung,* indem entweder nur Neutrophile, Eosinophile oder Monozyten/Makrophagen chemotaktisch beeinflußt werden. Wie diese spezifische Antwort zustande kommt, ist noch nicht befriedigend geklärt. Beim klassischen *Anaphylatoxin* wird die Wirkung durch ein zweites Peptid, ein sog. *Kozytotaxin* mit einem Molekulargewicht von 8500, modifiziert. Je nach dem relativen Verhältnis von Anaphylatoxin und Kozytotaxin werden entweder Neutrophile oder Eosinophile angelockt. Bei den meisten Zytotaxinen ist jedoch die Zellspezifität ungenügend untersucht. In der folgenden Zusammenstellung wird ohne Rücksicht auf die Spezifität angegeben, welche Faktoren einen bestimmten Zelltyp anlocken.

Verschiedene Zytotaxine zeigen in ihrer Aktivität sehr große quantitative Unterschiede. Auch ihre Struktur scheint sehr unterschiedlich zu sein. In der Regel handelt es sich um Peptide bzw. Proteine mit einem Molekulargewicht zwischen 500 und 300000. Wieweit sie primär durch Synthese und/oder Spaltung größerer Einheiten (z. B. Bildung von C5a durch Spaltung von C5) gebildet werden, ist ebenfalls noch unklar. Einzelne Autoren schreiben zudem gewissen Fettsäuren eine chemotaktische Wirkung zu.

Es sind auch Faktoren beschrieben worden, die die chemotaktische Wirkung einzelner Leukotaxine aufzuheben vermögen. Der sog. *»chemotactic factor inactivator (CFI)«,* der sich aus menschlichem Serum isolieren läßt, weist – neben einer Kininase-Aktivität mit hydrolytischer Wirkung auf Bradykinin – auch einen katalytischen Effekt auf die Hydrolyse synthetischer Leukotaxine, wie Met-Leu-Phe, auf. Diese Wirkung beruht wahrscheinlich auf einer Aminopeptidase-Aktivität.

Auf neutrophile Granulozyten wirkende Zytotaxine

Verschiedene Bakterien setzen Zytotaxine ins Kulturfiltrat frei. Es handelt sich, soweit dies heute bekannt ist, um Peptide mit unterschiedlichem Molekulargewicht.

Im *Plasma oder Serum* kann eine hohe chemotaktische Aktivität gebildet werden. Das Auftreten dieser Aktivität wurde bis jetzt vor allem mit einer *Komplementaktivierung* in Verbindung gebracht. Dabei ist die chemotaktische Wirkung des Fragments *C5a* in vivo und in vitro gut dokumentiert. Es hat sich insbesondere auch gezeigt, daß die Wanderung von Granulozyten in ein entzündliches Exsudat bei Tieren mit einem C5-Mangel gestört ist. Man weiß aber noch nicht, ob das *klassische Anaphylatoxin* mit C5a identisch ist. Die chemotaktische Wirkung von *C3a* ist umstritten, was möglicherweise damit zusammenhängt, daß biochemisch unterschiedliche Spaltprodukte unter der Bezeichnung C3a laufen. Während das Kininsystem keinen wesentlichen direkten Beitrag an die im Plasma oder Serum auftretende chemotaktische Aktivität leistet, werden bei der Blutgerinnung und der Fibrinolyse Zytotaxine gebildet. Im Verlauf der Gerinnung sollen durch Thrombin das *chemotaktische Fibrinopeptid B* abgespalten, und bei der Fibrinolyse unter der Einwirkung von Plasmin *chemotaktisch aktive Peptide* frei werden.

Viele Zelltypen können chemotaktisch aktives Material freisetzen, insbesondere wenn sie zugrunde gehen. Damit wird eine wirkungsvolle *Beseitigung des nekrotischen Materials durch Phagozyten* erreicht. Im Zusammenhang mit entzündlichen Prozessen ist die Freisetzung von Zytotaxinen aus neutrophilen Granulozyten und Monozyten/Makrophagen nach Phagozytose von Partikeln von besonderem Interesse. Auf diese Weise könnten diese Zellen vermehrt in den Entzündungsherd angelockt werden. Beispiele hierfür sind z. B. ein aus Alveolarmakrophagen der Lungen hergeleiteter chemotaktischer Faktor, der vor allem auf neutrophile Granulozyten wirkt, ferner ein aus Lysosomen Neutrophiler gewonnenes Leukotaxin, das offenbar diese Zellen selbst sowie Monozyten/Histiozyten zu gerichteter Wanderung bringt, und sog. »Leukoegresin« aus Brandwunden, das polymorphkernige Leukozyten anlockt. Unter den von Lymphozyten nach Stimulation freigesetzten Lymphokinen sind auch solche mit chemotaktischer Aktivität für neutrophile Granulozyten (S. 1124). Ferner wurde festgestellt, daß zugrundegehende Erythrozyten chemotaktische Aktivitäten freisetzen. Bei den aus aggregierenden Plättchen freiwerdenden Zytotaxinen handelt es sich wahrscheinlich um Fettsäuren, wie Arachidonsäure u. a.

Zytotaxine mit Aktivität für eosinophile Granulozyten

Bei anaphylaktischen Reaktionen tritt ein chemotaktischer Faktor (»eosinophil chemotactic factor of anaphylaxis« (ECF-A)) mit weitgehender Spezifität für Eosinophile auf (vgl. dazu S. 1100). Der Faktor wird aus Mastzellen und basophilen Granulozyten freigesetzt und hat die Struktur (Val-Gly-Ser-Glu) bzw. (Ala-Gly-Ser-Glu). Ferner sollen C5a wie auch Gemische von klassischem Anaphylatoxin und Kozytotaxin chemotaktisch auf Eosinophile wirken. Nicht näher charakterisierte chemotaktische Faktoren für Eosino-

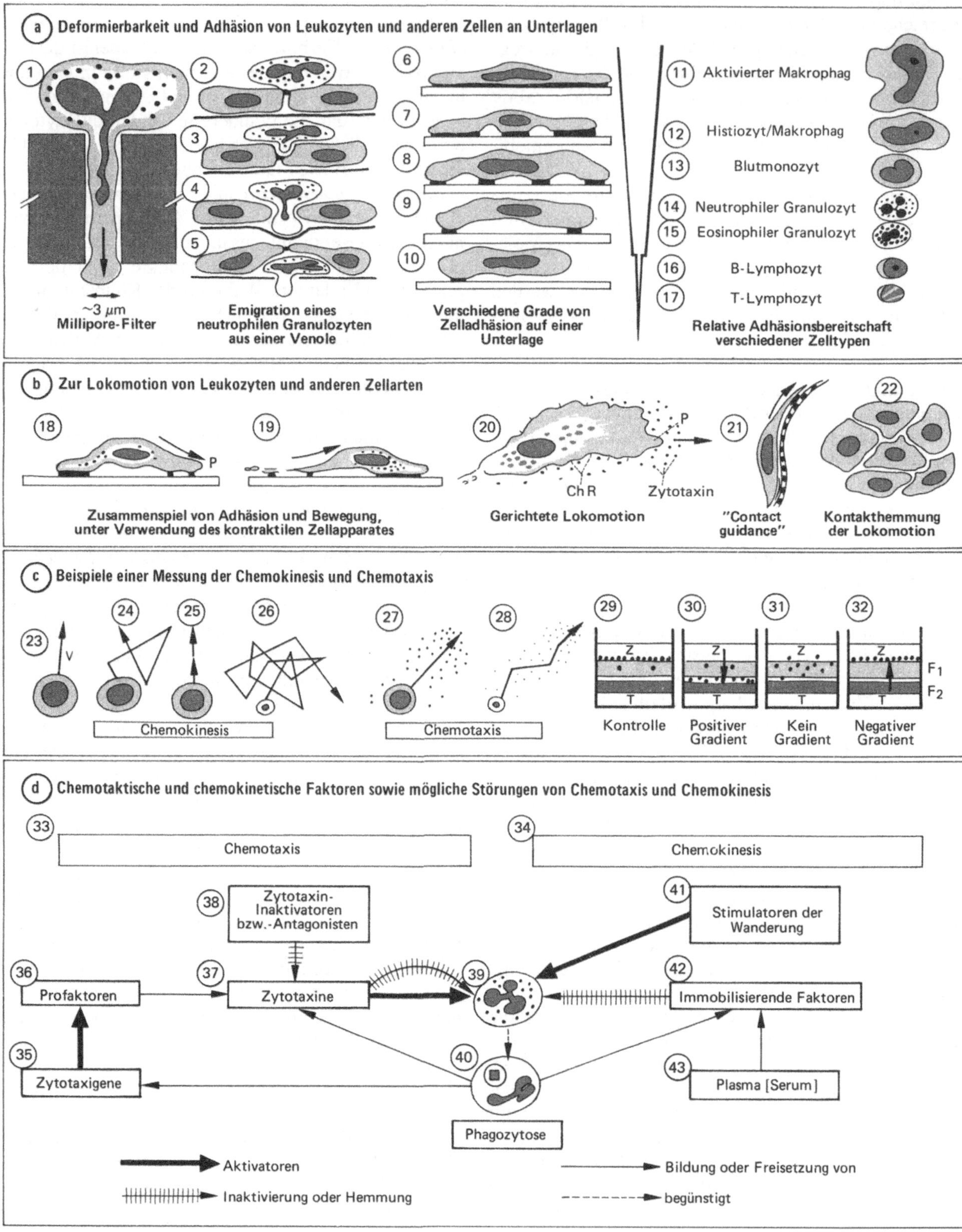

Abb. 173a–d. *Hinweise auf die Wanderung von Zellen, die an entzündlichen Vorgängen beteiligt sind, mit besonderer Berücksichtigung der Chemokinesis und Chemotaxis von Leukozyten bzw. Makrophagen.* **a** *Deformierbarkeit und Adhäsion von Leukozyten an Unterlagen.* Die einzelnen Typen von Leukozyten sind offenbar in unterschiedlichem Maß *deformierbar.* Während z. B. reife neutrophile Granulozyten durch Millipore-Filter mit einem Porendurchmesser von etwa 3 µm ohne weiteres durchzutreten vermögen (1), brauchen unreife Granulozyten oder Makrophagen weitere Poren um zu passieren, vermutlich nicht nur wegen ihres größeren Volumens. In vivo haben diese Fragen vor allem in bezug auf den *Leukozytendurchtritt durch die Wand*

Abb. 173a–d (Fortsetzung)

kleiner Blutgefäße (am häufigsten Venolen) Bedeutung: Bei akuten entzündlichen Prozessen erweisen sich die Granulozyten in dieser Hinsicht als die schnellsten, was – abgesehen von anderen Gegebenheiten, wie der Leistungsfähigkeit des kontraktilen Zellapparates, der Geschwindigkeit der Fortbewegung bzw. dem Maß der chemokinetischen und/oder chemotaktischen Stimuli, – möglicherweise auch mit der Deformierbarkeit zu tun hat. Schranken, wie interzelluläre Verbindungen zwischen Endothelzellen (2, 3) oder die Basalmembran (4, 5), bilden dabei nur ein relatives Hindernis, das die Leukozyten, allerdings mit einem gewissen Zeitaufwand, zu überwinden vermögen. Versuche in vitro haben erkennen lassen, daß Phagozyten in ganz unterschiedlichem Maß an einer Unterlage wie Glas haften können: von einer fast vollständigen *Adhäsion* auf breiter Fläche (6, z. B. aktivierter Makrophag), die in der Regel auch mit einer verstärkten Ausbreitung der Zelle einhergeht, über verschiedene Grade von partieller Adhäsion (7–9) bis zum Anhaften an nur einer kleinen Stelle (10) kennt man alle Übergänge. Dabei zeigen sich sowohl zwischen den einzelnen Zellarten (11–17, von oben nach unten abnehmende mittlere Adhäsionsbereitschaft auf Glas) als auch zwischen ein und demselben Zelltyp in ungleichem Funktionszustand erhebliche Unterschiede. Verständlicherweise bieten weder eine starke, breitflächige Adhäsion (6) noch eine ganz lose Verbindung (10) für die Lokomotion auf der Unterlage günstige Voraussetzungen; am besten scheint die Fortbewegung zu gelingen, wenn mehrere, aber in ihrer Ausdehnung beschränkte Haftflächen zwischen Zelle und Unterlage bestehen bzw. benützt werden (z. B. 8 und 9). Elektronenmikroskopisch findet sich zwischen der Zellmembran und der Unterlage im Bereich von Haftstellen eine im Mittel etwa 200 Å dicke Schicht (100–500 Å), die wahrscheinlich von der Glykokalix und der Medium-Flüssigkeit ausgefüllt ist. Über die Einzelheiten des Haftmechanismus bestehen noch keine klaren Vorstellungen. Offenbar hat auch die Beschaffenheit der Unterlage eine wichtige Bedeutung, indem z. B. Zellkulturen an Glas wesentlich besser adhärieren als an Materialien wie Teflon. Über derartige Zusammenhänge in vivo weiß man noch wenig Bescheid. Wahrscheinlich spielen bivalente Kationen, wie Ca^{++}, vielleicht auch Mg^{++} und andere, beim Haften der Zellen auf Unterlagen eine erhebliche Rolle. Jedenfalls lassen sich z. B. Glas-adhärente Makrophagen durch EDTA (3mM) ablösen. Zudem fördert *aktivierter Faktor B des Properdin-Systems* das Haften von Makrophagen auf Glas. *Fibronektin,* ein z. B. von Endothelzellen und Fibroblasten gebildeter Eiweißkörper, scheint sich in vitro für die Ausbreitung und das Anhaften von Zellen (z. B. Endothelkulturen) besser zu eignen als etwa ein Fibrinnetz. Fibronektin, das sich auch im Blutplasma nachweisen läßt, spielt vermutlich bei nicht spezifischen Opsonisierungen eine Rolle, zeigt eine Affinität für verschiedene Kollagentypen und scheint sich in den Endphasen des Gerinnungsvorganges mit Fibrin zu vernetzen. Die Bedeutung dieses erst kürzlich genauer definierten Proteins für Haftmechanismen und andere Vorgänge im Rahmen entzündlicher Prozesse bedarf einer weiteren Prüfung. In vitro hemmt *Äthylalkohol* in nicht zelltötender Konzentration die Adhärenz von Granulozyten auf Glas sowie die Freisetzung von Inhaltsstoffen aus diesen Zellen, ein Effekt, der durch Propranolol weitgehend verhindert werden kann. **b** *Zur Lokomotion von Leukozyten und anderen Zellarten.* Hinsichtlich der aktiven Fortbewegung auf Unterlagen oder innerhalb eines netzförmigen bzw. porösen Systems sind die Granulozyten (vor allem Neutrophile!) besonders leistungsfähig. Der Zellkern scheint in dieser Beziehung keine nennenswerte Rolle zu spielen, zum mindesten, was kurzfristige Bewegungen anbelangt; Zytoplasmafragmente vermögen sich nämlich als solche ebenso schnell fortzubewegen wie ganze Zellen. Die aktive Lokomotion dieser Elemente erfolgt in der Regel auf mehreren »Füßchen«, d. h. *Haftstellen,* die sich nacheinander bilden und dann wieder lösen, und die Dislokation wird durch *Pseudopodien* (P) erreicht, die der Leukozyt bzw. Makrophag ausstreckt, sich damit an einer neuen Stelle festhaftet und somit den Zelleib »nachziehen« kann (18, 19). Die *Kontraktions- und Relaxationsprozesse* im Zellinnern gehen mit einem Wechselspiel zwischen »Ektoplasma« (Gelzustand) und »Endoplasma« (Solzustand) einher. Elektronenmikroskopische Untersuchungen haben gezeigt, daß Bündel von Mikrofilamenten vor allem dort in die Membran einstrahlen, wo sich eine Kontaktstelle mit dem Substrat gebildet hat (s. Abb. 21, S. 62). Die Energie für Zellbewegungen wird hauptsächlich über die anaerobe Glykolyse freigesetzt. Im Falle einer *chemotaktisch gerichteten Lokomotion* darf angenommen werden, daß chemotaktische Rezeptoren an der Zelloberfläche (ChR, vermutlich bis über 2000 pro Zelle) den Konzentrationsunterschied von Zytotaxinen auf Strecken, die einem Bruchteil der Zellänge entsprechen, zu registrieren vermögen (20; Zytotaxinmoleküle hier als Punkte eingezeichnet). Von einer *»contact guidance«* sprechen wir, wenn eine Zelle (z. B. ein Fibroblast) längs eines fadenförmigen Gebildes (z. B. Fibrinfäden, Kollagenfasern) vorrückt, das ihr den Weg gleichsam vorschreibt (21). Das Phänomen der *Kontakthemmung der Migration* (22) wurde schon früher erörtert (s. Abb. 59, S. 209). **c** *Beispiele einer Messung der Chemokinesis und Chemotaxis.* Steigern chemische Agentien die Fortbewegungsrate von Zellen, ohne die Richtung der Bewegung zu beeinflussen, sprechen wir von *Chemokinesis* (23–26). Ob es sich bei der sog. *»random migration«* (24, 26) um völlig beliebige Kehrtwendungen handelt, oder ob hier chemotaktische Einflüsse auf sehr kurze Distanz im Spiele sind, die wir nicht registrieren können, weiß man nicht. Physikalische Besonderheiten, wie ein »Adhäsionsgradient« auf unterschiedlich »rauher« (bzw. »klebriger«?) Unterlage, vermögen jedenfalls die Richtung der Zellbewegung zu bestimmen, ohne daß Zytotaxine vorhanden zu sein brauchen. Die Chemokinesis wie die *Chemotaxis* (27, 28), bei der die Zelle gegen eine steigende Konzentration von Zytotaxinen wandert *(positive Chemotaxis)* oder sich davon wegbegibt *(negative Chemotaxis),* lassen sich am genauesten *mikrokinematographisch* verfolgen (23–28). Eine weit verbreitete Technik zur Messung solcher Vorgänge beruht auf der Verwendung sog. *Boyden-Kammern,* von denen ein nach *Keller* modifiziertes Modell hier dargestellt ist: Z = zu prüfende Zellen im Nährmedium; F_1 = 1. Filter (Millipore u. a.), der für Zellen, wie z. B. Granulozyten, passierbar ist; F_2 = 2. Filter, der wegen zu geringer Porenweite von Zellen nicht mehr passiert werden kann; T = auf ihre chemotaktische Wirkung zu prüfende Testflüssigkeit (29–32). *Chemotaktisch wirksame Substanzen (Zytotaxine = chemotaktische Faktoren,* s. auch Abb. 160, S. 1102, 162, S. 1114, und 172, S. 1258, sowie Tabelle 76, S. 1124, 81, S. 1285, und 82, S. 1289) wirken z. T. zelltypenspezifisch. Von *chemokinetischen Faktoren (Chemokinesinen),* deren Wirkung sich in der Boyden-Kammer nicht ohne weiteres von derjenigen der Zytotaxine unterscheiden läßt, ist noch wenig bekannt. Bei der Chemotaxis scheinen die Reiz-Effekt-Verhältnisse dem *Weber-Fechnerschen Gesetz* zu folgen (Proportionalität von Empfindungs- bzw. Reaktionsstärke und Logarithmus der Reizstärke). Über Chemotaxis und Chemokinesis der Lymphozyten wissen wir sehr wenig. Erste Beobachtungen sprechen dafür, daß vor allem aktivierte Lymphozyten eine gerichtete Wanderung zeigen können. **d** *Chemotaktische und chemokinetische Faktoren sowie mögliche Störungen von Chemotaxis und Chemokinesis.* In diesem Blockschema sind – vereinfacht – Faktoren und Gegebenheiten aufgeführt, die Chemotaxis (33) und Chemokinesis (34) zu beeinflussen vermögen. Zu den bekannten *Zytotaxigenen* (35) gehören u. a. Antigen-Antikörperkomplexe, aggregierte Immunglobuline, Endotoxin, Substrate aus neutrophilen Granulozyten sowie die Komplementkomponenten, die C3 und C5 aktivieren (s. Abb. 172, S. 1258). Von den *Profaktoren* (36) verdienen u. a. C3 und C5 sowie Fibrin und Fibrinogen erwähnt zu werden, deren Spaltprodukte z. T. chemotaktisch wirken. Die Frage, ob Kinin-Vorläufer eine ähnliche Rolle spielen können, ist ungeklärt. Eigentliche

phile werden nach Phagozytose sowohl von neutrophilen wie von eosinophilen Granulozyten abgegeben. Ferner wirken die aus Plättchen stammenden Fettsäuren nicht nur für neutrophile sondern auch für eosinophile Granulozyten chemotaktisch. Histamin hat offenbar einen regulierenden Einfluß auf die Eosinophilenwanderung, die z. T. gefördert, z. T. gehemmt wird, entfaltet aber wahrscheinlich selbst keinen chemotaktischen Effekt.

Zytotaxine mit Aktivität für Monozyten/ Makrophagen

Stimulierte Lymphozyten setzen Lymphokine frei, darunter eine Substanz mit chemotaktischer Aktivität für Monozyten, die ein Molekulargewicht von 12500 aufweist. Chemotaktische Faktoren für Makrophagen können auch im Serum oder Plasma nach Aktivierung durch Produkte aus Neutrophilen oder Makrophagen beobachtet werden. Die Natur der Faktoren ist noch nicht geklärt. Möglicherweise spielt wiederum C5a, das ebenfalls auf Makrophagen wirken soll, eine Rolle. Schließlich sei erwähnt, daß Makrophagen durch Tumorzellen chemotaktisch beeinflußt werden. Die dafür verantwortlichen Faktoren konnten allerdings noch nicht identifiziert werden.

Entzündungsauslösende Wirkung von Leukotaxinen

Durch lokale Injektion chemotaktisch wirksamer Substanzen lassen sich verständlicherweise entzündliche Veränderungen hervorrufen (z. B. Arthritis nach intraartikulärer Injektion).

Abb. 173 a–d (Fortsetzung)

Zytotaxine (37), d. h. direkt chemotaktisch wirksame Substanzen, sind z. B. bakterielle chemotaktische Faktoren, deren chemische Zusammensetzung teilweise unbekannt, z. T. aber geklärt ist (kleine Peptide, s. u.), ferner C3a und C5a, Spaltprodukte von Fibrin oder Fibrinogen, chemotaktische Faktoren aus neutrophilen Granulozyten (s. Tabelle 81, S. 1285), Monozyten/ Makrophagen (s. Tabelle 82, S. 1289), und Mastzellen (s. Abb. 160, S. 1102), gewisse Lymphokine (s. Tabelle 76, S. 1124), Zytotaxine aus Tumorzellen u. a. m. Man kennt auch synthetisch hergestellte Zytotaxine, wie Formyl-Met-Leu-Phe oder Formyl-Met-Met-Met, die außerdem die Zellaggregation fördern, eine vermehrte Freisetzung von Inhaltsstoffen der Neutrophilen induzieren und in vivo eine Neutropenie bewirken. *Zytotaxine mit negativer chemotaktischer Wirkung* sind durch den quer gestrichelten Pfeil angedeutet (37, 39). Der bekannteste *Zytotaxin-Inaktivator* (38) ist der *»chemotactic factor inactivator (CFI)«*, der die Aktivität chemotaktischer Substrate aufgrund einer Aminopeptidase-Wirkung hemmt, als wirksames antiphlogistisches Prinzip gilt und u. a. auch die Permeabilität der Gefäße in vivo herabsetzt. Zu den Zytotaxin-Inaktivatoren sind im übrigen verschiedene proteolytische Enzyme zu zählen, ferner die C3a- und C5a-Inaktivatoren, die eine Dekarboxylase-Aktivität aufweisen. In einem entzündlich veränderten Gewebebezirk notiert man in der Regel einen gesteigerten Effekt solcher Inaktivatoren; dasselbe gilt für die im Blut zirkulierenden Faktoren bzw. Enzyme mit entsprechender Wirkung. Als *Antagonisten gewisser chemotaktischer Faktoren,* im besonderen kleiner Peptide, wirken – im Sinn einer kompetitiven Hemmung – Verbindungen wie Karbobenzoxy-Phe-Met. Über *Chemokinesine* (41) weiß man noch wenig Bescheid: in vitro entfalten u. a. Albumin und Fibrinogen eine entsprechende Wirkung, ferner besondere Verbindungen, wie 12-L-Hydroxy-5,8,10-Heptadekatrienonsäure (HHT), die auch einen chemotaktischen Einfluß auszuüben scheint. Dieser Metabolit von Arachidonsäure, der über den Zyklooxygenase-Weg gebildet wird, tritt im Rahmen entzündlicher Prozesse offenbar in vermehrter Konzentration auf. Leukozyten bzw. Makrophagen-*immobilisierende Faktoren* (42) umfassen u. a. die sog. *„neutrophil immobility factors (NIF)“*, die z. T. aus dem Serum (43), z. T. aus Phagozyten (40) stammen. Im übrigen ist in diesem Zusammenhang der *MIF* (s. Abb. 158, S. 1084) zu erwähnen. Schließlich sei hervorgehoben, daß wahrscheinlich die meisten – wenn nicht alle – Agentien, die die Phagozytose fördern (z. B. Immunkomplexe, Zymosan, Endotoxin u. a.) in mehr oder weniger ausgeprägtem Maß die Wanderung dieser Zellen hemmen. Dasselbe gilt für Substanzen, die eine Erhöhung der intrazellulären Konzentration von cAMP hervorrufen (z. B. Prostaglandin E_1, gewisse Ionophore u. a. m., 40). Eine besonders auffällige Störung der Infektabwehr liegt in der Regel dann vor, *wenn die Phagozyten selbst einen Defekt aufweisen* oder sonstwie eine *Beeinträchtigung ihres Stoffwechsels* erfahren (39). *Störungen der gerichteten Wanderung von Leukozyten, insbesondere von Granulozyten,* sind *bei zahlreichen Krankheiten* beobachtet worden. Mehrheitlich handelt es sich um *erworbene Affektionen,* vor allem *akute entzündliche Vorgänge* (z. B. akute bakterielle oder virale Infektionen), ferner gewisse *maligne neoplastische Prozesse, chronische rheumatoide Arthritis, Glomerulonephritis, Hypergammaglobulinämie E* (offenbar (Beeinträchtigung der Chemotaxis), *Urämie, Unterernähung bzw. Kachexie, Alkoholabusus, Diabetes mellitus* u. a. m. Auch verschiedene Medikamente (z. B. D-Penizillamin) werden als Chemotaxishemmend bezeichnet. In den meisten Fällen wurde indessen nicht untersucht, ob es sich um eine Störung der Chemotaxis i. e. S. und/oder um eine solche der Chemokinesis handelte, so daß in dieser Hinsicht noch Unklarheit herrscht. Grundsätzlich ist anzunehmen, daß jede Beeinträchtigung des zellulären Stoffwechsels (z. B. Verarmung an Glykogen) zu einer herabgesetzten Mobilität der Leukozyten führen kann. Man hat zudem Gründe zur Annahme, daß eine verminderte intrazelluläre Konzentration von cGMP die Ansprechbarkeit auf chemotaktische wie chemokinetische Stimuli reduziert, ein Zustand, der sich z. B. durch Askorbinsäure wenigstens teilweise korrigieren läßt. In vereinzelten Fällen mit gestörter gerichteter Wanderung der Leukozyten haben wir es mit – sicheren oder wahrscheinlichen – *primären Defekten* zu tun. Dies trifft wahrscheinlich für einige der Beobachtungen eines *»lazy leukocyte«-Syndroms,* besondere *familiäre Störungen der »Chemotaxis«,* die *Shwachmann'sche Krankheit* (autosomal-rezessiv vererbt, mit Pankreasinsuffizienz, Knochen- und endokrinen Störungen sowie Infektanfälligkeit, besonders im Respirationstrakt, bei Neutropenie und geringer leukozytärer Mobilität), das *»Hiob(Job)«-Syndrom* (Neutropenie mit Infektanfälligkeit, vermutlich mit/bei Störung der Emigration des marginierenden Leukozytenpools ins Gewebe), den autosomal-rezessiv vererbbaren *Mangel an Aktin-bindendem Protein* u. a. m. zu. Auch beim *Chédiak-Higashi-Syndrom* und bei der *septischen Granulomatose* wird oft eine Störung der gerichteten Bewegung von Leukozyten festgestellt, vor allem in Phasen der Exazerbation des Leidens

134.7. Mediatoren aus Mastzellen, eosinophilen und neutrophilen Granulozyten sowie Monozyten/ Makrophagen und Lymphozyten

Diese Zelltypen unterscheiden sich u. a. in bezug auf Qualität und Quantität der in ihnen enthaltenen bzw. von ihnen produzierten Mediatoren. Sie spielen daher bei entzündlichen Vorgängen auch in dieser Hinsicht eine ungleiche Rolle. Stoffe aus Mastzellen und eosinophilen Granulozyten bestimmen wesentlich das Bild der akuten Entzündung im Sinne der Sofortreaktion (S. 1098). Neutrophile Granulozyten sind bei anderen Formen der akuten Entzündung, vor allem bakteriellen Infekten oder Immunkomplex-bedingten Läsionen, von entscheidender Bedeutung, während die aus den Makrophagen stammenden Enzyme das Bild der chronischen Entzündung wesentlich beeinflussen.

Mediatoren aus Mastzellen

Die Mediatoren der Mastzellen beteiligen sich wesentlich an der Entstehung der akuten serösen Entzündung. Vor allem die anaphylaktische Reaktion kann weitgehend durch die in den Mastzellen vorhandenen Mediatoren erklärt werden. Der Übersicht halber soll diese Gruppe von Mediatoren, die an anderer Stelle besprochen wurde (S. 1099), kurz erwähnt werden:
Die Mastzellen sind die Hauptproduzenten von Histamin und eine wesentliche Quelle von SRS-A. Der aus Mastzellen freigesetzte chemotaktische Faktor (ECF-A) soll für die bei anaphylaktischen Reaktionen auffällige Ansammlung von Eosinophilen verantwortlich sein. Ferner bilden Mastzellen und Basophile einen Plättchen-aggregierenden Faktor (»platelet aggregating factor«; PAF) mit einem Molekulargewicht von 500–1000 Dalton, der die Aggregation von Blutplättchen einleitet und zur Freisetzung der darin enthaltenen vasoaktiven Amine führt. Ferner werden Heparin, verschiedene Proteasen mit u. a. kollagenolytischer Aktivität sowie lysosomale saure Hydrolasen (z. B. saure Phosphatase, β-Glukuronidase und N-azetyl-β-glukosaminidase) freigesetzt.

Mediatoren aus eosinophilen Granulozyten

Die Degranulierung der Mastzellen bewirkt eine Ansammlung von Eosinophilen; diese enthalten ihrerseits eine ganze Reihe von Substanzen, welche aus Mastzellen stammende Mediatoren inaktivieren. Offensichtlich bestehen hier enge funktionelle Wechselwirkungen.
Histamin wird durch die in Eosinophilen enthaltene Histaminase katabolisiert. Überdies enthalten die Eosinophilen etwa 10mal mehr Arylsulfatase IIB als andere Zellen und vermögen somit die »slow reacting substance« wirkungsvoll zu inaktivieren. Dazu kommt, daß das in den Granula der Eosinophilen vorhandene basische Protein SRS-A bindet und neutralisiert, während die Phospholipase D den Plättchen-aggregierenden Faktor (PAF) zerstört. Schließlich geben die Eosinophilen auch Faktoren an die Umgebung ab, die die weitere Histaminfreisetzung aus Mastzellen hemmen; es ist noch nicht klar, ob es sich dabei um Prostaglandine handelt. Die in den Eosinophilen ebenfalls nachweisbare Peroxidase erfüllt nach dem heutigen Stand des Wissens u. a. parasitotoxische Funktionen (S. 2098).

Substanzen aus neutrophilen Granulozyten

Die *Granula* der Neutrophilen zeigen eine deutliche *Heterogenität:* Sie sind von unterschiedlicher Größe und Dichte; durch verschiedene Trennungsmethoden läßt sich überdies zeigen, daß sie auch hinsichtlich der *Enzymaktivität* (s. Tabelle 81) Differenzen aufweisen: *Myeloperoxidase-positive Granula (azurophile Granula),* die u. U. in verschiedenen Formen vorkommen, weisen z. T. auch lysosomale Enzyme, wie β-Glukuronidase, auf. *Peroxidase-negative Granula (»spezifische Granula«)* zeigen u. a. Muramidase-Aktivität. Proteasen (z. B. Hämoglobinase, Kollagenase, die – vermutlich auch bei der intrazellulären Bakterientötung eingeschaltete – Elastase u. a. m.) sind offenbar in beiden Granulatypen vorhanden. Alkalische Phosphatase-Aktivität wird z. B. auch Granula-gebunden nachgewiesen; vermutlich ist sie in deren Membranen lokalisiert.

Die neutrophilen Granulozyten sammeln sich bei bestimmten entzündlichen Reaktionen in sehr großer Zahl im Gewebe an. Lokal kann durch diese Zelle soviel *Milchsäure* produziert werden, daß allein auf diese Weise eine starke Vasodilatation und eine Senkung des pH resultiert; zudem wird für freigesetzte lysosomale Enzyme ein günstiges Wirkungsmilieu geschaffen. Ferner werden im Verlauf der Phagozytose oder – noch gezielter – bei der »frustrierten Phagozytose« Enzyme aus den Granula teils – über eine Fusion der Vesikeln – in Phagosomen, teils nach außen abgegeben. Auf diese Weise können verschiedene Gewebekomponenten der Umgebung abgebaut werden, u. U. auch extrazelluläre Mikroorganismen. Eine solche »*Degranulierung*« von Neutrophilen, die nicht mit dem Tod der Zellen einherzugehen braucht, kann durch verschiedene Einflüsse ausgelöst werden, z. B. durch aggregierte Ig, die sich mit den Fc-Rezeptoren der Granulozyten verbinden, durch aktivierte Komplementkomponenten u. a. m. Degranulierte reife Neutrophile vermögen die verlorenen Granula nicht mehr zu ersetzen. Eine zusätzliche Erhöhung der Enzymkonzentration am Ort der Entzündung setzt daher eine Einwanderung weiterer Zellen voraus: Dies kann durch Ausschüttung von Zytotaxinen erreicht werden. Eine Liste von *Enzymen bzw. Faktoren,* die in *Neutrophilen* bereitgestellt sind oder werden können, findet sich in Tabelle 81, S. 1285.
Bei den sog. *basischen Proteinen und Polypeptiden* handelt es sich um eine heterogene Gruppe von Substanzen, die in ihrer Gesamtheit bakterizide, Gefäßpermeabilitäts-steigernde und opsonisierende Eigenschaften aufweisen, die Blutgerinnung beeinflussen, aber beim Menschen keine Mastzell-lysierenden Eigenschaften besitzen. Die basischen Proteine sind in der lysosomalen Fraktion zu finden und weisen beim Menschen Chymotrypsin-ähnliche Enzymaktivität auf. Die chemische Struktur der basischen Proteine scheint die Spezifität ihrer antibakteriellen Aktivität zu bestimmen. Die Bedeutung der letzteren beim Menschen ist umstritten; jedenfalls ist sie unabhängig

von der ebenfalls vorhandenen Chymotrypsin-ähnlichen Enzymaktivität. Als natürliches Substrat dieser Enzyme kommen Fibrinogen, C1s, C4, C3 und C5 in Frage. Die Wirkungsweise dieser basischen Stoffe, die eine Permeabilitätssteigerung ohne gleichzeitige Histaminfreisetzung hervorrufen, ist unbekannt. Die Einflüsse der basischen Proteine auf die Blutgerinnung sind komplex. Neben einem gerinnungshemmenden kann ein der Heparinwirkung entgegengesetzter Effekt beobachtet werden, ferner wurde eine Förderung der Präzipitation löslicher Fibrinmonomere beobachtet. Obwohl in vitro keine chemotaktische Aktivität nachgewiesen werden konnte, führen diese basischen Proteine in vivo eine Ansammlung von Granulozyten herbei.

Die in den Lysosomen enthaltenen *neutralen Proteasen* menschlicher neutrophiler Granulozyten vermögen u. a. die Basalmembran von Gefäßen abzubauen und interzelluläre Verbindungen aufzulösen. Die in den Lysosomen vorhandene *Kollagenase* ist bei neutralem und alkalischem pH aktiv und spaltet spezifisch Kollagen, dessen erste Bruchstücke darauf durch unspezifische Proteasen weiter abgebaut werden können. Die lysosomale sog. *Elastase* zeigt in einem breiten pH-Bereich Aktivität. Sie ist ebenfalls imstande, die Basalmembran der Gefäße aufzulösen, wobei sie in Zusammenarbeit mit der Kollagenase die stärkste Wirkung entfaltet. Ferner setzt sie aus menschlichem Knorpel Chondroitinsulfat und Protein frei, spaltet C5 bzw. C3 und steigert die bakterizide Wirkung der Myeloproxidase sowie der kationischen Proteine. Die subzelluläre Lokalisation des *leukozytären Kallikreins* ist nicht geklärt. Die Aktivität dieses Enzyms ist an intakte Granulozyten mit ungestörtem Stoffwechsel gebunden. Die *leukozytäre Kininase* hingegen läßt sich auch in Extrakten menschlicher neutrophiler Granulozyten nachweisen. Die letzteren enthalten ferner *Plasminogen,* einen *Plasminogenaktivator* sowie weitere *fibrinolytische Enzyme.* Von den letztgenannten liegt das eine in aktiver Form vor und wird durch einen Inhibitor im Leukozytenhomogenat gehemmt; das andere ist in einer inaktiven Form vorhanden und entspricht in seinen Eigenschaften dem gelösten Profibrinolysin des Blutplasmas.

Die *Proteasen* der neutrophilen Granulozyten werden durch natürlich vorkommende *Inhibitoren,* vor allem α-2-Makroglobulin und zum Teil offenbar α-1-Antitrypsin, infolge Komplexbildung gehemmt. Im Schleim fehlen diese beiden Hemmer, hingegen ist ein niedermolekularer Proteaseinhibitor bekannt. In Abszessen konnten freie Elastase und Kollagenase sowie auch Komplexe mit Proteasehemmern nachgewiesen werden. Fehlen die natürlichen Inhibitoren, so kommt die schädigende Wirkung der Granulozytenenzyme voll zum Ausdruck.

Neutrophile, die phagozytieren, setzen überdies *Superoxid*-Anionen (O_2^-) und H_2O_2 in die Umgebung frei. Diese beiden Substanzen können in einer Weise reagieren, daß *Hydroxylradikale* entstehen, die stark zytotoxisch wirken und somit die Ursprungszelle selbst zu zerstören vermögen. Der Bildung von Hydroxylradikalen wirken vor allem die Superoxid-Dismutase und die Katalase entgegen. Die Superoxid-Dismustase entfernt O_2^-, indem es dessen Verbindung mit Wasserstoffionen zu O_2 und H_2O_2 katalysiert. Kommt es in der Umgebung der Neutrophilen zu einer erheblichen Konzentration von Superoxid und H_2O_2, kann sich – abgesehen von zytotoxischen Effekten – auch eine extrazelluläre bakterizide Wirkung ergeben (s. Abb. 177, S. 1290).

Beispiel:

- Bei einer Gruppe von Patienten mit chronischem Lungenemphysem fehlt im Serum das α_1-Antitrypsin und die Anti-Elastaseaktivität (*α_1-Antitrypsinmangel,* S. 899). Die Entwicklung des Emphysems versucht man sich in diesen Fällen dadurch zu erklären, daß die bei gelegentlichen Infektionen aus den eingewanderten Leukozyten freiwerdenden Enzyme nicht genügend gehemmt werden und daher eine Schädigung des Gewebes bewirken können.

Aus Monozyten/Makrophagen freigesetzte Mediatoren

Wie die neutrophilen Granulozyten enthalten auch die Monozyten und Makrophagen viele aktive Substanzen und Enzyme, die zum Teil in den Lysosomen lokalisiert sind (s. Tabelle 82, S. 1289). Ein Teil dieser Mediatoren wird dauernd freigesetzt, während andere nur nach entsprechender Stimulation aus der Zelle austreten. Im Gegensatz zu den neutrophilen Granulozyten ist eine adaptive Steigerung der Enzymsynthese mit nachfolgend vermehrter Freisetzung möglich. Die Makrophagen überleben im Gewebe z. T. sehr lange und können sich z. B. zu Epitheloidzellen weiterdifferenzieren. Die Enzymaktivitäten in diesen Zellen zeigen daher erhebliche Unterschiede. Epitheloidzellen sind besonders reich an lysosomalen Enzymen. Bei einer lokalen Ansammlung von Makrophagen im Entzündungsherd werden Entzündungsmediatoren bzw. deren Vorläufer in hoher Konzentration freigesetzt. Die Anhäufung dieser Zellen z. B. in der Synovialmembran von Patienten mit rheumatoider Arthritis bewirkt nicht nur die bereits erwähnte erhöhte lokale Produktion von Komplementkomponenten, wie C2, C4, C5 und vielleicht C3, sondern auch von Kollagenase, die bei der Gewebszerstörung eine wesentliche Rolle spielen dürfte. Die Kollagenaseproduktion kann durch lösliche Faktoren aus Lymphozyten bis auf das 400-fache gesteigert werden. Neben Kollagenase werden weitere Enzyme gebildet, die in der Lage sind, extrazelluläre Proteine abzubauen. Dazu gehören u. a. die Elastase, lysosomale Proteasen und der Plasminogenaktivator. Während Lysozym auch ohne offensichtliche Stimulation von Makrophagen kontinuierlich freigesetzt wird, kommt es zur Abgabe der meisten übrigen Faktoren, wie zum Beispiel der neutralen Proteasen, der Elastase, des Plasminogenaktivators und der sauren Hydrolasen, erst nach geeigneter Stimulation. Dieser Reiz kann unspezifisch sein oder nach einer spezifischen immunologischen

Reaktion durch Immunkomplexe oder Lymphokine vermittelt werden. Je nach dem Stimulans stellt man unterschiedliche Muster in bezug auf die freigesetzten Enzyme fest: Während die nach Phagozytose von Quarzpartikeln beobachtete Freisetzung saurer Hydrolasen vom Untergang der Zelle abhängt, beobachtet man nach Aufnahme von Asbestteilchen, Immunkomplexen, Zymosan oder Streptokokken bzw. unter der Einwirkung von Lymphokinen eine selektive Abgabe dieser lysosomalen Enzyme in den Extrazellulärraum durch lebende Makrophagen. Im Gegensatz dazu bewirkt bakterielles Endotoxin offenbar keine wesentliche Freisetzung saurer Hydrolasen aus Makrophagen, wohl aber eine solche neutraler Proteasen, wie Kollagenase oder Plasminogenaktivator sowie von pyrogenen Stoffen. Auch andere schwer verdaubare Stoffe, wie BCG oder Latex-Partikel, bewirken die Freisetzung von Plasminogenaktivator, während leichter verdaubares Material, z. B. Immunkomplexe, eine geringe stimulierende Wirkung ausüben.

Wie aus der Tabelle 82, S. 1289, hervorgeht, ist die Zahl der aus Makrophagen freigesetzten biologisch aktiven Substanzen außerordentlich groß. Die in dieser Übersicht zusammengefaßte Information stammt vorwiegend aus Versuchen in vitro. Damit stellt sich die Frage nach der Bedeutung dieser Faktoren in vivo, dies um so mehr, als Makrophagen für gewisse Reaktionen (Zellproliferation, Leukozytenwanderung) sowohl Hemmer als auch Stimulatoren enthalten. Diese Fragen sind im einzelnen noch nicht ganz geklärt. Hingegen bestehen gute Hinweise darauf, daß ganz allgemein die aus Makrophagen freigesetzten Produkte für die Entwicklung einer chronischen Entzündung wesentlich sind. Es besteht z. B. eine enge Korrelation zwischen der Fähigkeit bestimmter Agentien, einerseits in vivo eine chronische Entzündung auszulösen und andererseits in vitro eine Enzymfreisetzung aus Makrophagen zu induzieren. Ferner findet sich ein Zusammenhang zwischen der Eigenschaft von Pharmaka, in vitro die Freisetzung von Makrophagen-Enzymen und in vivo eine chronische Entzündung zu hemmen.

Lymphokine

Es besteht kein Zweifel, daß Lymphokin-haltige Überstände (S. 1086 und 1124) stimulierter Lymphozyten entzündliche Reaktionen auslösen. Nach intradermaler Injektion entwickelt sich eine exsudative Entzündung mit deutlich gesteigerter Gefäßpermeabilität und einem Infiltrat, das vorwiegend aus neutrophilen Granulozyten und aus Makrophagen besteht. Nach Verabreichung solcher Stoffe in die afferente Lymphe findet man in den entsprechenden Lymphknoten eine Sinushistiozytose, die Zellproliferation in den Keimzentren ist gesteigert, und die parakortikale Zone vergößert sich. Durch Lymphozytenansammlung im Entzündungsherd wird eine lokale Steigerung der Lymphokinproduktion bewirkt, zum Beispiel in befallenen Gelenken von Rheumatikern.

Analysen in vitro lassen eine Reihe unterschiedlicher biologischer Aktivitäten erkennen. Die Wirkung der Lymphokine auf Makrophagen umfaßt einerseits eine Wanderungshemmung (macrophage inhibition factor; MIF), eine Aggregation dieser Zellen und andererseits soll auch chemotaktische Aktivität nachweisbar sein. Ferner werden die Makrophagen aktiviert, d. h. die Spreizfähigkeit der Zellen ist gesteigert, die Zellmembran zeigt eine verstärkte Bewegung, die Zahl der Mitochondrien nimmt zu, die Phagozytosebereitschaft und die Fähigkeit Mikroorganismen abzutöten sind erhöht, und es werden vermehrt Kollagenase und saure Hydrolasen freigesetzt.

Die Lymphokine haben auf neutrophile Granulozyten einerseits eine chemotaktische Wirkung, andererseits bewirken sie wie bei den Makrophagen eine Wanderungshemmung. Auf Lymphozyten üben sie eine mitogene Wirkung aus. Schließlich wird in verschiedenen Zelltypen die Interferonproduktion gesteigert und es sind auch sogenannte Lymphotoxine nachgewiesen worden, die Fibroblasten und andere Zellen zu töten oder zumindest die Proliferation zu hemmen vermögen.

Wieweit diese verschiedenen biologischen Aktivitäten an verschiedene Lymphokine gebunden sind, läßt sich zur Zeit noch nicht abschließend beurteilen. Immerhin ist eine teilweise biochemische Unterscheidung möglich. Für den Makrophagenwanderungs-Hemmfaktor (MIF) beim Menschen wurde ein Molekulargewicht von 25000 bestimmt. Die entsprechenden Werte für das Lymphotoxin und den chemotaktischen Faktor für Monozyten betragen 80000–90000 und 12500.

134.8. Beziehung zwischen Entzündung, Blutgerinnung und Fibrinolyse

Zwischen der Entzündung einerseits und der Blutgerinnung sowie der Fibrinolyse (S. 443) andererseits bestehen vielfache Beziehungen, die am deutlichsten bei der *fibrinösen Entzündung* zum Ausdruck kommen.

Ein wesentlicher gemeinschaftlicher Bezugspunkt ist die Aktivierung des *Hageman-Faktors (Faktor XII)*, der für die Blutgerinnung wie auch für die Aktivierung des Kallikrein-Kininsystems (S. 1256) des Plasminogen-Plasminsystems (S. 444) und indirekt zudem für die Aktivierung des Komplementsystems (S. 1258) von Bedeutung ist (s. Abb. 171, S. 1254). Die gerinnungsaktivierende Fähigkeit des durch Plasminspaltung aus aktiviertem Hageman-Faktor entstandenen Fragments beträgt nur etwa 2% derjenigen des aktivierten, intakten Hageman-Faktors, während seine Fähigkeit zur Aktivierung des Kallikreins 5mal größer ist. Durch die Spaltung des Hageman-Faktors wird demnach die Kininbildung auf Kosten der Aktivierung des Gerinnungssystems gesteigert. Die Aktivierung des Hageman-Faktors scheint überdies wesentlich an der Bildung der durch Talk, Plastikpartikel und andere Fremdkörper hervorgerufenen Granulome beteiligt zu sein.

Beispiel:

- Bei Drogensüchtigen entsteht nach intravenöser Applikation zerriebener und suspendierter Pyribenzamintabletten (»blue velvet«) ein Krankheitsbild, das durch eine generalisierte Thrombenbildung sowie eine Granulomatose der Lunge charakterisiert ist und u. a. auf eine Aktivierung des Hageman-Faktors durch den in den Tabletten enthaltenden Talk zurückgeführt wird.

Ferner spaltet Plasmin eine Reihe von Proteinen und Polypeptiden, wie z. B. Immunglobuline, Glukagon, ACTH und die Komplementkomponenten C1, C4 und C3 sowie natürlich auch Fibrin und Fibrinogen. Bei der Fibrinolyse entstehen mehrere *phlogistisch aktive Peptide,* die die bronchospastische Wirkung der Kinine verstärken und möglicherweise auch eine chemotaktische Wirkung auf neutrophile und eosinophile Granulozyten entfalten. Plasmin spaltet außerdem den Proteinanteil von Chondromukoproteinen, was beim Abbau der Knorpelsubstanz von Bedeutung sein dürfte.

Weiter ist zu erwähnen, daß die im Fibrinnetz eingeschlossenen Leukozyten ein chemotaktisches Prinzip freisetzen können. Dieser Prozeß dürfte die Anlokkung weiterer Granulozyten und den Abbau des Fibrins durch diese Zellen, die selbst Plasminogen und Fibrinolysin enthalten, beschleunigen. *Heparin,* das vor allem als Inhibitor der Blutgerinnung bekannt ist, hemmt oder blockiert auch die Aktivierung von Kallikrein. Dem *Thrombin* wird eine kontrahierende Wirkung auf die Endothelzellen der Gefäße zugeschrieben, die zu einer Permeabilitätssteigerung und sogar zum Verlust von Endothelzellen führen kann.

Die Analyse der Vorgänge beim angioneurotischen Oedem (S. 1313) zeigt deutlich, wie komplex sich das Zusammenspiel der verschiedenen Enzymsysteme gestaltet: Sie können bei der Entzündung kaum als getrennte Einheiten betrachtet werden.

Die verschiedenen Enzymsysteme haben nicht nur gewisse Aktivierungsmechanismen, sondern auch natürliche *Hemmsubstanzen* gemeinsam. Das wurde bereits am Beispiel des angioneurotischen Oedems ($C\bar{1}$-Inhibitor-Mangel) deutlich. Weitere Hemmer sind in Enzymkaskaden wirksam. *α_1-Antitrypsin* hemmt Elastase, Kollagenase und Chymotrypsin-ähnliche kationische Proteine aus Leukozyten, Thrombin, Plasmin und den aktivierten Faktor XI (Plasma-Thromboplastin-Antecedent). *α_2-Makroglobulin* hemmt Elastase, Kollagenase und Chymotrypsin-ähnliche kationische Proteine aus Leukozyten, Kallikrein, Plasminogenaktivator, Plasmin, den aktivierten Faktor X (Stuart-Faktor) und Thrombin. Der *$C\bar{1}$-Esterase-Inhibitor* hemmt die $C\bar{1}$-Esterase des Komplements, aktivierten Hageman-Faktor, aktivierten Faktor XI (Plasma-Thromboplastin-Anticedent), Kallikrein und Plasmin. Das Hemmprofil von *Antithrombin III* umfaßt u. a. folgende Enzyme: aktivierter Faktor XI (PTA), Plasmin, Thrombin und aktivierter Stuart-Faktor. Schließlich wären noch Gemeinsamkeiten in bezug auf *inaktivierende Enzyme* zu erwähnen. Die Kininase I (Karboxypeptidase N), die das Bradykinin durch Abspaltung des C-terminalen Arginins inaktiviert, ist mit dem

Anaphylatoxin-Inaktivator, der C3a und C5a spaltet, identisch.

Wie am Beispiel der *Sanarelli-Shwartzmann-Reaktion* (S. 452) gezeigt werden kann, sind Thrombozyten für die Auslösung der generalisierten intravasalen Gerinnung nicht unbedingt erforderlich, wohl aber neutrophile Granulozyten. Dies zeigt, daß diese Zellen bei der Endotoxin-vermittelten Aktivierung des Gerinnungssystems eine entscheidende Rolle spielen, abgesehen von anderen Faktoren, wie der Komplementaktivierung, der bei akuter Entzündung im Gefäßbereich deutlich verminderten Konzentration von Plasminogen-Aktivator, der Schädigung von Endothelzellen u. a. m.

Eosinophilen Granulozyten, die oft Granulainhalt in fibrinreiches Material hinein abgeben, wird von verschiedenen Autoren u. a. eine Funktion im Rahmen der Fibrinolyse zugeschrieben.

Literatur

Ballow, M., Shira, J. E., Harden, L., Yang, S. Y., Day, N. K.: Complete absence of the third component of complement in man. J. clin. Invest. *56,* 703 (1975) — *Biesecker, G., Podack, E. R., Halverson, C. A., Müller-Eberhard, H. J.:* C5b-9 dimer: Isolation from complement lysed cells and ultrastructural identification with complement-dependent membrane lesions. J. exp. Med. *149,* 448 (1979) — *Boyer, J. T., Gall, E. P., Norman, M. E., Nilsson, U. R., Zimmerman, T. S.:* Hereditary deficiency of the seventh component of complement. J. clin. Invest. *56,* 905 (1975) — *Boyle, M. D. P., Langone, J. J., Borsos, T.:* Studies on the terminal stages of immune hemolysis. III. Distinction between the insertion of C9 and the formation of a transmembrane channel. J. Immunol. *120,* 1721 (1978) — *Clark, R. A., Klebanoff, S. J.:* Role of the classical and alternative complement pathways in chemotaxis and opsonization: studies of human serum deficient in C4. J. Immunol. *120,* 1102 (1978) — *Colman, R. W., Edelman, R., Scott, C. F., Gilman, R. H.:* Plasma kallikrein activation and inhibition during typhoid fever. J. clin. Invest. *61,* 287 (1978) — *Cooper, N. R., Morrison, D. C.:* Binding and activation of the first component of human complement by the lipid A region of lipopolysaccharides. J. Immunol. *120,* 1862 (1978) — *Engvall, E., Ruoslahti, E., Miller, E. J.:* Affinity of fibronectin to collagens of different genetic types and to fibrinogen. J. exp. Med. *147,* 1584 (1978) — *Glass, D., Raum D., Balavitch, D., Kagan, E., Rabson, A., Schur, P. H., Alper, C. A.:* Inherited deficiency of the sixth component of complement: a silent or null gene. J. Immunol. *120,* 538 (1978) — *Glass, D., Raum, D., Gibson, D., Stillman, J. S., Schur, P. H.:* Inherited deficiency of the second component of complement. J. clin. Invest. *58,* 853 (1976) — *Glasser, R. J., Michael, A. F.:* Urinary kallikrein in experimental renal disease. Lab. Invest. *34,* 616 (1976) — *Goldstein, I. M., Roos, D., Kaplan, H. B., Weissmann, G.:* Complement and immunoglobulins stimulate superoxide production by human leukocytes independently of phagocytosis. J. clin. Invest. *56,* 1155 (1975) — *Gross, G. N., Rehm, S. R., Pierce, A. K.:* The effect of complement depletion on lung clearance of bacteria. J. clin. Invest. *62,* 373 (1978) — *Jaffe, E. A., Mosher, D. F.:* Synthesis of fibronectin by cultured human endothelial cells. J. exp. Med. *147,* 1779 (1978) — *MacGregor, R. R., Macarak, E. J., Kefalides, N. A.:* Comparative adherence of granulocytes to endothelial monolayers and nylon fiber. J. clin. Invest. *61*, 697 (1978) — *Movat, H. Z., Steinberg, S. G., Habal, F. M., Ranadive, N. S.:* Demonstration of a kinin-generating enzyme in the lysosomes of human polymorphonuclear leukocytes. Lab. Invest. *29*, 669 (1973) — *Nydegger, U. E., Fearon, D. T., Austen, K. F.:* The modulation of the alternative pathway of complement in C2-deficient human serum by changes in concentration of the component and control proteins. J. Immunol. *120*, 1404 (1978) — *Ole-Moiyoi, O., Spragg, J., Austen, K. F.:* Inhibition of human urinary kallikrein (urokallikrein) by anti-enzyme Fab. J. Immunol. *121*, 66 (1978) — *Opferkuch, W., Rother, K., Schultz, D. R.* (eds.): Clinical aspects of the complement system. Stuttgart: Thieme 1978 — *Polley, M. J., Nachman, R.:* The human complement system in thrombin-mediated platelet function. J. exp. Med. *147*, 1713 (1978) — *Porter, R. R., Reid, K. B. M.:* The biochemistry of complement. Nature *275*, 699 (1978) — *Raum, D., Glass, D., Carpenter, C. B., Alper, C. A., Schur, P. H.:* The chromosomal order of genes controlling the major histocompatibility complex, properdin factor B, and deficiency of the second component of complement. J. clin. Invest. *58*, 1240 (1976) — *Revak, S. D., Cochrane, Ch. G., Bouma, B. N., Griffin, J. H.:* Surface and fluid phase activities of two forms of activated Hageman factor produced during contact activation of plasma. J. exp. Med. *147*, 719 (1978) — *Sundsmo, J. S., Kolb, W. P., Müller-Eberhard, H. J.:* Leukocyte complement: Neoantigens of the membrane attack complex on the surface of human leukocytes prepared from defibrinated blood. J. Immunol. *120*, 850 (1978) — *Thompson, R. E., Mandle, R., Jr., Kaplan, A. P.:* Characterization of human high molecular weight kininogen. J. exp. Med. *147*, 488 (1978)

135. Initialereignisse und Grundreaktionen bei der akuten Entzündung

135.1. Alteration

Definition: Unter der »*Alteration*«, die ein Gewebe zu Beginn einer entzündlichen Reaktion erleidet, verstehen wir eine Veränderung – meistens eine Schädigung –, die durch eine Vielzahl verschiedenartiger Initialereignisse und über differente Wirkungsmechanismen herbeigeführt werden kann und die geeignet ist, eine entzündliche Reaktion in Gang zu bringen.

Es wurde schon dargelegt, daß eine große Zahl verschiedener *kausaler Faktoren* eine Entzündung auszulösen vermag (S. 1251). Neben mechanischen, thermischen, aktinischen, chemischen und infektiösen Einwirkungen oder Agentien wurden dabei auch endogene Einflüsse erwähnt. Aus dieser Aufzählung darf geschlossen werden, daß das *Initialereignis*, das den entzündlichen Prozeß in Gang setzt, sehr ungleicher Natur sein kann und auch unterschiedliche *Primärwirkungen* nach sich zieht. Ionisierende Strahlen führen beispielsweise zu Ionisationsereignissen im Gewebe, die ihrerseits zur Bildung von sog. Radikalen überleiten. Ein mechanisches Ereignis kann demgegenüber sofort durch Gewebedurchtrennung oder -quetschung Läsionen von Zellen und Geweben herbeiführen, die anderer Art sind als die radiogenen Schäden. Von den beiden bisher genannten Beispielen unterscheiden sich mikrobiell bedingte Noxen, die ihrerseits auf ganz differente Weise zustande kommen können.

Das Wesen der Alteration ist sehr wahrscheinlich überaus komplex und uneinheitlich (vgl. dazu S. 1271). Über die biochemischen Hintergründe dieser ersten Vorgänge haben wir nur lückenhafte Kenntnisse. Manches spricht dafür, daß Permeabilitätsstörungen an Zellmembranen und die Freisetzung von Zellinhalten, u. a. auch von Enzymen, bei diesem Geschehen eine wichtige Rolle spielen, ganz abgesehen von einer allfälligen direkten Zell- und Gewebezerstörung, wie sie z. B. durch große Hitze erzielt werden kann. Es darf zudem damit gerechnet werden, daß im alterierten Bereich hypoxidotische Zustände mitspielen.

135.2. Veränderungen am Blutgefäßsystem und Exsudation gelöster Blutplasmabestandteile zu Beginn einer akuten entzündlichen Reaktion

Ein erheblicher Teil der klassischen Kardinalsymptome der Entzündung (vgl. dazu S. 1245) wird durch Reaktionen von Seiten des Gefäßsystems bestimmt oder mitbedingt (Abb. 174, S. 1274). Nach erfolgter Alteration machen sich in einer ersten Phase der Entzündung, unabhängig vom auslösenden Agens, zeitlich aufeinanderfolgende, verschiedenartige Veränderungen in der Gewebedurchblutung bemerkbar, die aufgrund von Beobachtungen an der Haut als »*Dreifachreaktion*« (»*triple reaction*«, S. 502) bekannt sind. Abweichungen im Ablauf sind in erster Linie auf eine unterschiedliche Intensität des Reizes zurückzuführen (S. 1243 und 1251). Im folgenden beschränken wir uns auf die Beschreibung von *zwei Phasen,* weil sich die in diesen stattfindenden Permeabilitätsveränderungen an verschiedenen Gefäßabschnitten abspielen, und wahrscheinlich auch verschiedene Mediatoren dafür verantwortlich sind. Grundsätzlich kann man aber über die Einteilung der Gefäßmanifestationen in zwei, drei, vier oder mehr Stadien geteilter Meinung sein. Wesentlich ist die Kenntnis des Ablaufs dieser Reaktionen und der sie beherrschenden Faktoren. Wir werden diese Vorgänge zunächst anhand eines einfachen Modellversuchs, nämlich der durch einen mit Druck auf die Haut ausgeübten Strichs mit einem Lineal ausgelösten, leichten entzündlichen Reaktion verfolgen.

Initiale Kontraktion der Arteriolen und präkapillären Sphinkteren

Unmittelbar im Anschluß an die Ausübung des erwähnten mechanischen Reizes zeigt das beschriebene Hautgebiet eine auffallende Blässe, die durch Kontraktion der Arteriolen und präkapillären Sphinkteren bedingt ist. Sehr wahrscheinlich haben wir es hier mit einer direkten Reaktion der kontraktilen Elemente der Gefäßwände zu tun, da die blasse Zone ziemlich genau dem berührten Gebiet entspricht. Daneben besteht aber auch ein wichtiger steuernder Einfluß der Gefäßnerven auf den Tonus der glatten Muskulatur der Gefäße. Dieser steht insbesondere bei großen Gefäßen (Arterien) im Vordergrund. Der zeitliche Verlauf der Konstriktion variiert je nach Gefäßabschnitt. Kleine arterio-venöse Anastomosen erreichen das Kontraktionsmaximum schneller (ca. 0,5 sec) als größere Gefäße. Größere Arterien benötigen dazu etwa 6 sec. Die ischämische Phase kann bis 30 sec und mehr andauern. Zuerst tritt dann eine Erweiterung der Arterien und Arteriolen ein, während die arterio-venösen Anastomosen noch längere Zeit kontrahiert bleiben oder sich rhythmisch kontrahieren und dilatieren. Es muß hervorgehoben werden, daß eine initiale ischämische Phase nicht bei allen Arten der Entzündungsauslösung auftritt, sondern nur bei solchen mit plötzlich und sehr kurzfristig wirksamen Reizen, wie dem hier besprochenen.

Beispiele:
- Eine durch *UV-Strahlen* ausgelöste Entzündung verläuft ohne ischämische Reaktion. Bei intensiver *Hitzeeinwirkung* (lokale Verbrennung) kann eine vollständige Ischämie als Folge einer ausgeprägten Vasokonstriktion beobachtet werden.
- Nicht nur *taktile* sondern auch *akustische Reize* können eine Vasokonstriktion auslösen (Latenzzeit 1–10 sec).
- *Lokalanästhetika* oder *Narkotika* hemmen die durch Entzündungsreize ausgelöste Vasokonstriktion.

Frühe Hyperämie des alterierten Gebietes und seiner Umgebung, mit Dilatation der Venolen

In der Folge *werden die präkapillären Sphinkteren gegenüber vasokonstriktorischen Reizen refraktär.* Es wird diskutiert, daß dafür möglicherweise eine Hemmung der adrenergischen Neurotransmission durch die *Prostaglandine E_1 und E_2* verantwortlich ist. Als dilatierende Faktoren werden auch die *Kohlensäure,* die *Milchsäure,* eine *Erniedrigung des pH, ATP* sowie möglicherweise *Histamin* erwähnt. Nach Lösung der Kontraktion der Arteriolen und präkapillären Sphinkteren stellt sich in dem mit dem Lineal bestrichenen Gebiet eine deutliche, etwas dunkle Rötung der Haut ein, die von einem weiteren blaßroten Hof umgeben wird. Diese Veränderung beruht auf einer lokalen Vermehrung der Durchblutung, mit Beschleunigung des Blutstroms im arteriolären und kapillären Gebiet. Es wurden, je nach Art der Entzündungsauslösung, Steigerungen des Durchflußvolumens bis auf das Zehnfache gemessen! Zuerst wird vermehrt Blut unter Umgehung des Kapillarnetzes durch die arterio-venösen Anastomosen geschleust, dann werden zusätzlich stillgelegte Kapillaren geöffnet. In Tierversuchen konnte gezeigt werden, daß durch eine Durchtrennung der peripheren sensorischen Hautnerven einige Tage vor Auslösung der Entzündung das Auftreten des leicht hellroten Hofs um die bestrichene Hautpartie unterdrückt werden kann, und daß dann nur die im direkt betroffenen Gebiet entstehende, etwas dunklere Rötung zustande kommt. Es wird daher angenommen, daß die Hyperämie der Umgebung – eine echt aktive Hyperämie, wie sich aus der hellroten Farbe entnehmen läßt – vorwiegend durch nervöse Reflexe vermittelt wird. Da eine mehr zentrale Durchtrennung der sensorischen Nerven die reizbedingte Umgebungsrötung kaum beeinflußt, darf angenommen werden, daß letztere vorwiegend, wenn nicht ausschließlich, durch sog. *Axonreflexe* vermittelt wird. Die zentrale, etwas dunklere Rötung entwickelt sich unabhängig von nervösen Einflüssen und beruht nach allem, was man bisher weiß, auf der Wirkung von *Histamin, Kininen oder ähnlichen Substanzen* (S. 1253). Sie läßt sich durch vorherige Anwendung von Antihistaminika weitgehend unterdrücken. Histologische und elektronenmikroskopische Untersuchungen in Kombination mit Experimenten in vivo haben erkennen lassen, daß die Hyperämie in dieser Phase und im direkt betroffenen Bereich vor allem durch eine *Dilatation der Venolen,* nicht oder weniger der Kapillaren, bedingt ist.

Überlagerung der zentralen Hyperämie durch eine zentrale Schwellung

Im Verlauf von ein bis drei Minuten nach Setzen des Reizes beginnt der zentrale, direkt bestrichene Teil der Haut zu schwellen. Zunächst bleibt die etwas dunkle Rötung erhalten. Später und bei besonders ausgeprägter *ödematöser Schwellung* kann diese Partie allmählich blasser werden. Ultrastrukturelle Untersuchungen in dieser Phase haben gezeigt, daß die – vorwiegend oder ausschließlich durch *Histamin* bedingte – *Dilatation der Venolen* mit einer vermehrten Durchlässigkeit dieser Gefäße einhergeht, und daß ein Hauptgrund der Permeabilitätserhöhung in der Bildung von Lücken zwischen *auseinanderweichenden Endothelzellen* liegt. Letztere zeigen unter Histamineinfluß eine deutliche Kontraktion, was die Ursache des gegenseitigen Kontaktverlusts sein dürfte. Diese Phase dauert in der Regel Minuten bis weniger als eine Stunde. Die erwähnten Vorgänge werden heute oft als *»1. Phase« der entzündlichen Gefäßveränderungen bezeichnet.* Die Histamin-bedingten Veränderungen können durch jede Art von *Mastzell-Degranulierung* hervorgerufen werden, z. B. auch durch die *Substanz »48/80«.*

Beispiel:
- An *Schafen* konnte gezeigt werden, daß das Histamin-bedingte Lungenödem durch *H_1-Antihistaminika* (z. B. Diphenhydramin), nicht aber durch H_2-Antihistaminika (z. B. Metiamid) gehemmt oder verhindert werden kann.

Phase der Dilatation und Permeabilitätserhöhung auch der Kapillaren, verbunden mit Prästase oder Stase

Diese *»2. Phase«* der entzündlichen Gefäßveränderungen beginnt eine oder mehrere Stunden nach Setzen des Reizes und dauert mehrere Stunden. Sie zeigt, zusammengefaßt, folgenden Ablauf: *Vasodilatation, gesteigertes Durchflußvolumen in den Kapillaren, ungenügender Abfluß im venösen Schenkel, verminderte Durchströmung der Kapillaren, Stase in den Kapillaren und Venolen.* Zudem beobachtet man eine *erneute*

Steigerung der Gefäßpermeabilität und eine *Auswanderung von Leukozyten.* Die Permeabilitätssteigerung betrifft fast ausschließlich die Kapillaren. Sie wird durch Antihistaminika nicht beeinflußt. Unsere Kenntnisse über die für die Gefäßveränderungen in diesem Stadium der Entzündung verantwortlichen Mediatoren sind sehr lückenhaft. Es wird diskutiert, daß *Lysolezithin* oder *Prostaglandine* (PGE_1) eine Rolle spielen könnten (vgl. dazu S. 1253; Biochemie der Entzündung).

Durch den Shunt über die arterio-venösen Anastomosen steigt der Druck in den ableitenden Venolen und der Abfluß aus den Kapillaren ist gestört. Es ist dann auch trotz Füllung der Kapillaren die optimale Ernährung des Gewebes nicht mehr sichergestellt. Schließlich nimmt im direkt betroffenen Gebiet bei fortbestehender Vasodilatation der Widerstand in den Sammelvenen zu, so daß der Abfluß vermindert wird und der intrakapilläre Druck steigt. Kapillaren und Venen sind erweitert. Die Durchflußgeschwindigkeit in der terminalen Strombahn ist deutlich vermindert *(Prästase).* Es kann sich bei großer Reizintensität eine *reversible Stase* entwickeln, die zwischen 10 und 60 min dauert. Es ist noch nicht klar, welche Faktoren für das Zustandekommen der Stase verantwortlich sind. Es scheint jedoch, daß Veränderungen der kleinen Gefäße, insbesondere der Endothelzellen, eine wesentliche pathogenetische Rolle spielen. Die prästatische Strömungsverlangsamung ist von der Gefäßweite grundsätzlich unabhängig, und eine Strömungsverlangsamung allein genügt nicht zur Ausbildung einer Stase mit Erhöhung des lokalen Hämatokrits. Eine Strömungsbeschleunigung wirkt der Stase entgegen. Schließlich kann es zu *petechialen Blutungen* kommen: Diese entstehen in erster Linie im Bereich der Venolen und Kapillaren, die von der Stase betroffen waren, aber erst wenn das Blut wieder zu fließen beginnt. Die Blutplättchen spielen in der Regel bei der Entstehung solcher entzündlich bedingten Mikrohämorrhagien keine primäre Rolle. Sekundär können allerdings *Thrombosen* und anschließend Gewebsnekrosen auftreten. Die Venolen sind in erster Linie betroffen. Möglicherweise sind dafür, neben nutritiven Faktoren, der hohe Gehalt des venösen Blutes an Produkten aus dem entzündeten Gewebe und eine Freisetzung gewebeabbauender Enzyme aus beschädigten oder zerstörten Zellen mitverantwortlich.

Beispiele:

- Bei einer experimentellen Infektion von Tieren mit *Tuberkulose-Bakterien* beobachtet man einen deutlichen Tonusverlust der kleinen Arterien und Arteriolen. Dieser wird durch Verabreichung von Kortison verhindert.
- *Antigen-Antikörperreaktionen* oder die Verabreichung von *Endotoxin* bewirken ausgeprägte Spasmen der kleinen Venen und eine entsprechende venospastische Strömungsverlangsamung. Injiziert man mit Endotoxin zusätzlich Adrenalin, so kommt noch eine maximale Erweiterung der Arteriolen dazu, die wiederum durch Kortison verhindert werden kann. Dieses Beispiel zeigt u. a., daß Nebennierenhormone einen wesentlichen regulatorischen Einfluß auszuüben vermögen.

Die Entstehung eines entzündlichen Exsudats

Infolge der Permeabilitätssteigerung entwickelt sich ein entzündliches Exsudat in Form von *Oedemen* und/oder *Ergüssen.* Unter physiologischen Bedingungen wird der Flüssigkeitsaustausch zwischen dem zirkulierenden Blut und dem Gewebe durch die Differenz zwischen hydrostatischem und osmotischem Druck mitbestimmt, wobei die intakten Gefäße der terminalen Strombahn normalerweise nur sehr wenig und bevorzugt niedermolekulare Proteine durchtreten lassen. Eine Ansammlung eiweißhaltiger Flüssigkeit als Oedem im Interstitialraum der Gewebe oder als Erguß in serösen Höhlen kann auch auf nicht-entzündlicher Grundlage zustande kommen. Von einem solchen Transsudat (S. 599) unterscheidet sich das *entzündliche Exsudat* (exsudere = ausschwitzen) meistens durch seinen stets hohen Proteingehalt. Es gibt allerdings auch Transsudate mit erheblicher Eiweißkonzentration (vgl. dazu die Leberlymphe u. a., S. 592). Als Faustregel darf man sich merken, daß Ergüsse mit einem *spezifischen Gewicht von mehr als 1018* häufig eine entzündliche Genese haben, also Exsudate sind. Am *Zustandekommen des entzündlichen Oedems* sind *verschiedene Faktoren* beteiligt (s. Abb. 180, S. 1322):

a) Die Hauptursache liegt in einer *Lückenbildung zwischen den Endothelzellen der kleinen Gefäße (Venolen bzw. Kapillaren),* während der Transport durch die Endothelzellen keine nachweisbare Rolle spielt. Die Lückenbildung wird nicht nur durch Mediatoren wie *Histamin* oder die *Kinine* gefördert, sondern auch beispielsweise durch *Kalziummangel* oder eine *Azidose.*

b) *Eine Vasodilatation* steigert die Filtrationsrate, solange die Durchflußrate hoch ist; eine Reduktion des Durchflusses durch das Gefäß vermindert die Exsudation.

c) Ferner wird das Ausmaß der Exsudation auch durch die *Anzahl gut durchströmter Kapillaren* mitbestimmt.

d) Tierexperimentelle Untersuchungen haben gezeigt, daß der *Blutdruck in den Kapillaren und Venolen* im Verlauf einer akuten Entzündung höher ist als der kolloidosmotische Druck des Plasmas, so daß die Exsudation begünstigt wird. Dies allein würde allerdings für eine gesteigerte Exsudatbildung nicht genügen, was aus der Beobachtung hervorgeht, daß eine vergleichbare Steigerung des Drucks in Venolen und Kapillaren vorkommen kann, ohne daß dies eine ausgeprägte Permeabilitätssteigerung zur Folge hätte. Auch die Plättchen scheinen bei der Entzündung die Permeabilität nicht wesentlich zu beeinflussen.

e) *Im Entzündungsherd werden aus geschädigten Zellen Proteine, andere Makromoleküle und niedermolekuläre Abbaustoffe frei,* deren *onkotische Wirkung* die Ansammlung von Flüssigkeit im Interstitium fördert. Dazu kommt, daß Proteine wie Albumin z. T. an verschiedene Gewebestrukturen gebunden

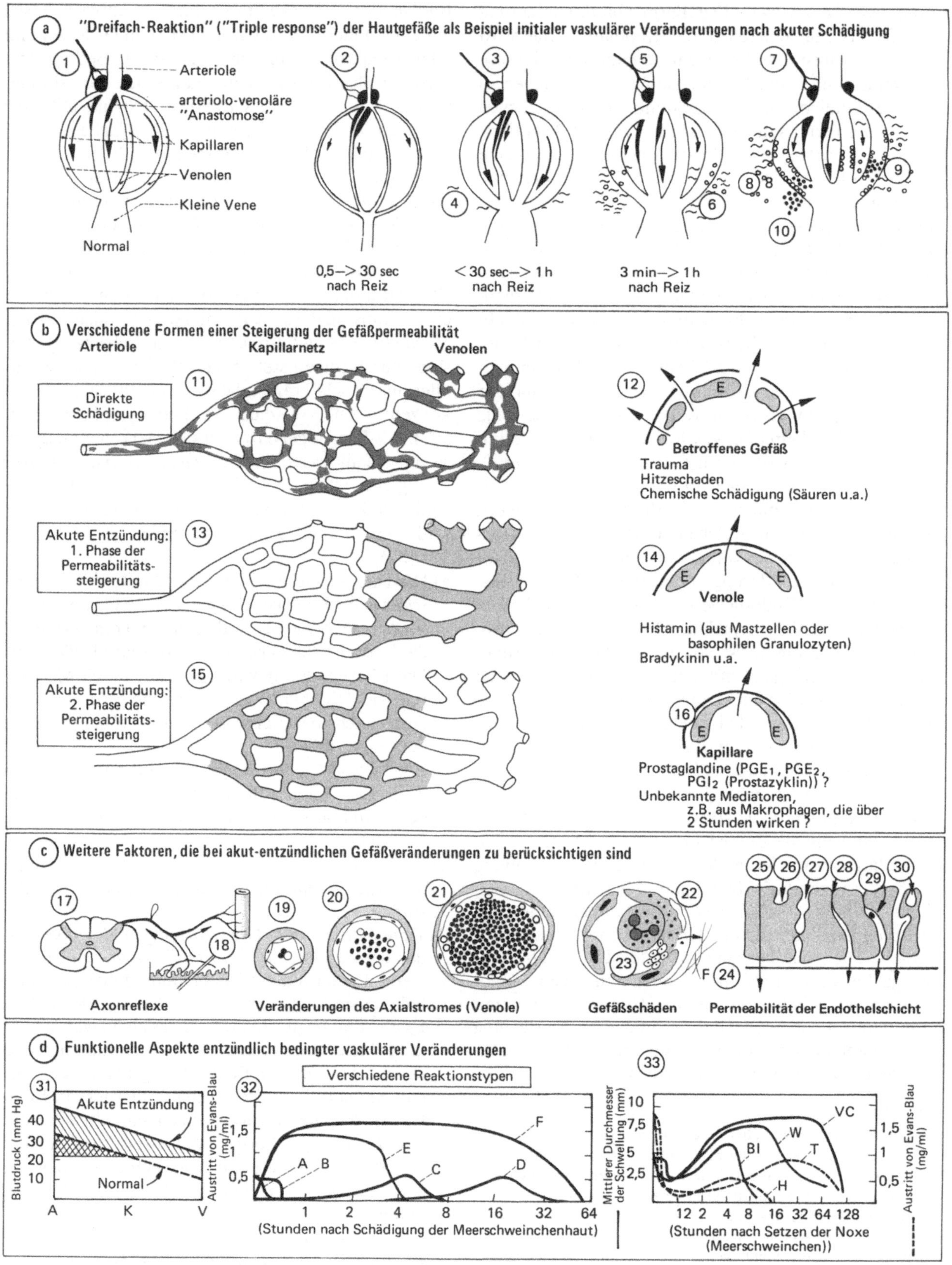
a "Dreifach-Reaktion" ("Triple response") der Hautgefäße als Beispiel initialer vaskulärer Veränderungen nach akuter Schädigung
Arteriole
arteriolo-venoläre "Anastomose"
Kapillaren
Venolen
Kleine Vene
Normal
0,5–> 30 sec nach Reiz
< 30 sec–> 1 h nach Reiz
3 min–> 1 h nach Reiz
b Verschiedene Formen einer Steigerung der Gefäßpermeabilität
Arteriole
Kapillarnetz
Venolen
Direkte Schädigung
Betroffenes Gefäß
Trauma
Hitzeschaden
Chemische Schädigung (Säuren u.a.)
Akute Entzündung: 1. Phase der Permeabilitätssteigerung
Venole
Histamin (aus Mastzellen oder basophilen Granulozyten)
Bradykinin u.a.
Akute Entzündung: 2. Phase der Permeabilitätssteigerung
Kapillare
Prostaglandine (PGE_1, PGE_2, PGI_2 (Prostazyklin)) ?
Unbekannte Mediatoren, z.B. aus Makrophagen, die über 2 Stunden wirken ?
c Weitere Faktoren, die bei akut-entzündlichen Gefäßveränderungen zu berücksichtigen sind
Axonreflexe
Veränderungen des Axialstromes (Venole)
Gefäßschäden
Permeabilität der Endothelschicht
d Funktionelle Aspekte entzündlich bedingter vaskulärer Veränderungen
Akute Entzündung
Normal
Blutdruck (mm Hg)
A K V
Verschiedene Reaktionstypen
Austritt von Evans-Blau (mg/ml)
(Stunden nach Schädigung der Meerschweinchenhaut)
Mittlerer Durchmesser der Schwellung (mm)
(Stunden nach Setzen der Noxe (Meerschweinchen))
VC W T Bl H

Abb. 174a–d. *Gefäßveränderungen bei akuter Entzündung.* **a** *Sog. „Dreifach-Reaktion" („triple response") der Hautgefäße als Beispiel initialer vaskulärer Veränderungen nach akuter Schädigung.* Dieses stark vereinfachte Schema stellt die Endstrombahn mit »Sphinkteren« (schwarz) im Bereich der Arteriolen und der Anfangsstrecke arteriolo-venolärer Anastomosen dar (1). Setzt man – z. B. durch kräftiges mechanisches Bestreichen der Haut mit einem spitzen Gegenstand – einen »Reiz«, kommt es in kürzester Zeit zu einer Kontraktion der Arteriolen bzw. der genannten präkapillären »Sphinkteren« (2). Diese, wahrscheinlich auf einer direkten Reaktion der kontraktilen Wandelemente auf den Reiz beruhende und möglicherweise durch Axonreflexe (s. **c**, 17) modulierte Reizantwort führt zu einer Blutarmut im betroffenen Gebiet *(Dermographismus albus).* Innerhalb von weniger als 30 sec löst sich die arterioläre (z. T. auch arterielle) Kontraktion, während die arteriolo-venolären Anastomosen noch einige Zeit enggestellt bleiben können: Die Folge ist eine *aktive Hyperämie* (3), wobei das Blut über einen Großteil des Kapillarbettes fließt *(Dermographismus ruber),* und es im venolären Bereich – wahrscheinlich vor allem wegen des erhöhten intravaskulären hydrostatischen Druckes – bereits zu einem leicht vermehrten Flüssigkeitsaustritt kommen kann (4). Nach Einwirkung von Reizen, wie starker u. v.-Strahlung, Hitze u. a., kann die vasokonstriktive Phase fehlen, und somit die Gefäßreaktion direkt mit einer Dilatation beginnen. In dieser frühen Hyperämiephase sind die Arteriolen gegenüber weiteren vasokonstriktiven Einflüssen annähernd refraktär. Mit der Zeit lösen sich dann auch die »Sphinkteren« der arteriolo-venolären Anastomosen, und es stellt sich eine starke Dilatation der Venolen, verbunden mit Permeabilitätserhöhung infolge Freisetzung von *Histamin,* dessen Wirkung z. B. durch bakterielles Endotoxin noch gesteigert wird, ein (5): Damit ist die Voraussetzung für die Überlagerung der Hyperämie durch eine zentrale, *ödematös bedingte Schwellung* gegeben (6, 1. Phase). Antihistaminika vermögen diesen Prozeß zu behindern. Etwas später beteiligen sich z. T. auch *Kinine* (s. Abb. 171, S. 1254) an diesem Geschehen. Öfters beobachtet man in der weiteren Umgebung der bestrichenen Stelle einen rötlichen Hof, der, wie vermutet wird, durch Axonreflexe vermittelt sein könnte; jedenfalls wirken Lokalanästhetika nicht nur auf die initiale Gefäßkonstriktion, sondern auch auf dieses letztgenannte Phänomen hemmend. Je nach Schwere der initialen Reizung bzw. Schädigung nimmt im weiteren Verlauf (2. Phase) auch die Permeabilität der Kapillaren zu, und es kann – bei Verlagerung des Blutstromes vor allem in die arteriolovenolären Anastomosen – zu einer *Prästase oder sogar Stase (9) im Kapillarbereich kommen* (7). Solange noch keine völlige Stase erreicht ist, fördert dies die Exsudation. Zudem beobachtet man eine vermehrte *Margination vor allem von neutrophilen Granulozyten,* die ihrerseits endothelschädigend wirken kann (8, Granulozyten durch kleine Kreise angedeutet). Nach schwerer Reizung bzw. Schädigung treten zudem u. U. *kleine Blutungen* auf, besonders an Verzweigungsstellen (10, Erythrozyten durch schwarze Punkte dargestellt). Das Exsudat im Gewebe enthält in dieser Phase bereits vermehrt *Inhaltsstoffe von Phagozyten,* wie spezifische Proteasen, ferner Proteasehemmende Komplexe. Ist die Permeabilität der kleinen Gefäße dermaßen gesteigert, daß auch große Moleküle, wie Fibrinogen, austreten, kann es perivaskulär zur *Fibrinbildung* kommen. Der *Lymphabfluß* nimmt in der Regel entsprechend der Oedembildung zu; für eine rasche, wirksame Oedemdrainage reicht er indessen meist nicht aus. Überdies besteht die Möglichkeit einer Behinderung des Abtransports von Lymphe z. B. durch ein perivaskulär gebildetes Fibrinnetz. **b** *Verschiedene Formen einer Steigerung der Gefäßpermeabilität.* Die Skizzen (11–16) zeigen schematisch verschiedene lokalisatorische und funktionelle Typen von Permeabiltitätserhöhung (Orte der Permeabilitätszunahme dunkelgrau dargestellt) im Rahmen akuter entzündlicher Prozesse. Nach einer schweren *direkten Schädigung* der Endstrombahn (11, 12), wie sie nach Traumen, schweren Verbrennungen, Einwirkung stark schädigender Chemikalien (z. B. Säuren) oder höherer Konzentration mikrobieller Toxine (z. B. Endotoxin) u. a. beobachtet werden, finden sich zahlreiche Gebiete mit erhöhter Durchlässigkeit der kleinen Gefäße, von den Arteriolen bis zu den kleinen Venen. Mikroskopisch sehen wir in solchen Fällen nicht selten untergehende Endothelzellen, z. T. auch Lücken in den Basalmembranen (12). In der *ersten Phase der akuten Entzündung* betrifft die Permeabilitätssteigerung hauptsächlich den venolären Bereich (13), wobei sich mikroskopisch eine Kontraktion von Endothelzellen – ein bekannter, kurzdauernder *Histamineffekt* –, mit Entblößung von Teilen der Basalmembran kundtut. *Bradykinin* u. a. scheinen ähnlich zu wirken (14). Überdies kann eine *Komplementaktivierung* mit im Spiel sein (s. Abb. 172, S. 1258). Die *zweite Phase der akuten Entzündung* kennzeichnet sich vor allem durch eine Zunahme der Kapillardurchlässigkeit (15). Die für diesen Entzündungseffekt verantwortlichen Mediatoren sind im einzelnen noch nicht genau ermittelt worden. Man denkt an Prostaglandine, Lysolezithin u. a.; die Freisetzung von PGE_1 und PGE_2, vielleicht auch PGI_2, korreliert einigermaßen mit der Zahl örtlich vorhandener Neutrophiler. Ob SRS (s. Abb. 160, S. 1102) in dieser Phase eine Rolle spielt, ist ungewiß. Elektronenmikroskopisch erkennt man eine Lückenbildung zwischen Endothelzellen der Kapillaren, nicht – oder kaum – aber, wie in der ersten Phase, der Venolen. **c** *Weitere Faktoren, die bei akut-entzündlichen Gefäßveränderungen zu berücksichtigen sind.* Akute Entzündungen (hier z. B. in der Haut) führen in der Regel zu *Schmerzempfindungen,* die über die sog. Schmerzfasern (s. Abb. 86, S. 341) vermittelt werden (17). Die Vorstellung, daß *Axonreflexe* (18) die Motorik der Blutgefäße in der Nachbarschaft oder – im Fall akuter Entzündungen im Körperinnern – im entsprechenden »Dermatom« beeinflussen, stützt sich auf indirekte Hinweise, wie die Dämpfung entzündlicher Reaktionen durch Lokalanästhetika. Bei Gefäßdilatationen im Endstrombahnbereich und zugehörigen Veränderungen der Durchströmungsgeschwindigkeit beobachtet man (z. B. an der Ohrkammer des Kaninchens) wichtige *Störungen rheologischer Art:* Während bei normaler Blutzirkulation (19) meist ein ziemlich dünner axialer Strom von Erythrozyten und – damit vermischt – Leukozyten festzustellen ist, finden sich im dilatierten Gefäß und bei verminderter Strömungsgeschwindigkeit die Leukozyten mehr im peripheren Bereich des Axialstromes (20), und bei starker Dilatation, die oft einer Prästase entspricht, treten viele Leukozyten (vor allem Neutrophile) mit dem Endothel in einen mehr oder weniger lange dauernden Kontakt (21): Mikrokinematographisch erkennt man ein »Abrollen« oder gelegentliches Festhaften dieser Elemente an der Gefäßinnenwand, als ob sie sich auf »klebriger« Unterlage bewegten. Elektronenmikroskopisch zeigen in solchen Situationen Blutphagozyten und Thrombozyten ebenso wie Endothelzellen eine deutlich vermehrte Pseudopodienbildung, wobei sich diese Fortsätze gegenseitig berühren. Durch Freisetzung von Inhaltsstoffen vermögen marginierende *Granulozyten* und andere Phagozyten Endothelzellen sowie allenfalls weitere Wandanteile u. U. zu schädigen (22), wobei es nicht selten zur Bildung von *Mikrothromben* (23) kommt, und sich die Gefäßdurchlässigkeit noch mehr erhöht. *Extravaskuläre Fibrinbildung* (F, 24) ist in solchen Fällen keine Seltenheit. Verständlicherweise leidet unter diesen Veränderungen u. a. die Freisetzung des vaskulären Plasminogen-Aktivators. Über die Bedeutung einer Schädigung von Fibronektin im Rahmen solcher Prozesse weiß man noch wenig. Die *Durchlässigkeit der kleinen Gefäße* für verschiedene Substanzen kann aber auch erhöht sein, ohne daß ein erheblicher *Endothelschaden* oder *Endothelkontraktionen* vorzuliegen brauchen: Für kleine Moleküle (Wasser u. a.) über eine transendotheliale Passage (25); für Moleküle verschiedener Größe und kleine Partikel durch Endozytose auf der Innenseite und Exozytose auf der Basalmembranseite, d. h. Zytopempsis (26, 27); vorübergehende Öffnung der Zonulae occludentes (28) oder Umgehung derselben durch Diffusion (29) oder Zytopempsis

werden und sie langsamer wieder über die Lymphe verlassen als zum Beispiel Wasser oder Elektrolyte.

f) Überdies kann die *Fibrinbildung im Gewebe und in den Lymphwegen* den Abfluß der Exsudatflüssigkeit beeinträchtigen.

g) Bei einem stark ausgeprägten interstitiellen Ödem kommt es mitunter zu einer *Kompression kleiner Gefäße,* die sich dann ihrerseits im Sinne einer *Verstärkung der ischämischen Schäden* auswirkt.

Bei einer *leichten Permeabilitätserhöhung* passieren eher kleinere Proteinmoleküle, wie *Albumin,* Komponenten des hämolytischen *Komplements* und *IgG,* die Kapillarwand. Bei einer weiteren *Vermehrung der Durchlässigkeit der Gefäßwände* kommt es auch zur *verstärkten Exsudation von Eiweißkörpern mit höherem Molekulargewicht,* wie z. B. *IgM* oder – was besonders wichtig ist – *Fibrinogen.* Fibrinogen, das als Bestandteil des austretenden Plasmas mit Gewebeoberflächen in Berührung kommt, wird manchmal schon im Bereich der Basalmembran in *Fibrin* umgewandelt und dort niedergeschlagen. Lichtmikroskopisch imponiert dies u. U. als *fibrinoide Verquellung.*

Über die verschiedenen Formen einer Steigerung der Gefäßpermeabilität bei akut-entzündlichen vaskulären Reaktionen orientiert schematisch Abb. 174.

135.3. Durchtritt partikulären Materials durch die entzündlich geschädigte Gefäßwand

Grundsätzlich ist zu sagen, daß die Endothelzellen, nicht aber die Basalmembran, die wesentliche Schranke für Flüssigkeit und darin gelöste Bestandteile darstellt. Hingegen spielt die *Basalmembran* eine Rolle als *zusätzliches Hindernis für partikuläres Material,* wie z. B. Immunkomplexe, Erythrozyten und Leukozyten. Aus diesem Grund läßt sich eine Permeabilitätssteigerung anhand der Ablagerung von Kohlepartikeln an der Basalmembran leicht darstellen. Pathologisch spielt dieser Vorgang bei der Lokalisation von zirkulierenden *Immunkomplexen* an den Basalmembranen der Glomerula eine Rolle und man kann auch gelegentlich beobachten, daß *Erythrozyten* oder – seltener – *Leukozyten* von der Basalmembran am Übertritt ins Gewebe gehindert werden. Der Durchtritt größerer Partikel, wie z. B. Erythrozyten, wird durch eine *Schädigung der Endothelien und der Basalmembran durch granulozytäre, lysosomale Enzyme* begünstigt, so daß sich eine *hämorrhagische Entzündung* entwickeln kann. Schließlich wäre daran zu denken, daß verschiedene bei der Entzündung freiwerdende Stoffe ebenso wie Verschiebungen im pH und in der Elektrolytenkonzentration eine *Quellung der als Schranke dienenden Basalmembran* und dadurch eine weitere Permeabilitätserhöhung der Gefäßwand zur Folge haben können.

Zwischen *Leukozytenemigration* und der Steigerung der Kapillarpermeabilität besteht offenbar keine direkte bzw. strenge Korrelation. Beide Vorgänge können unabhängig voneinander ablaufen.

135.4. Entzündliche Veränderungen der Lymphe, des Lymphflusses und des Lymphgefäßsystems

Die wesentlichen Grundlagen sind bereits früher dargelegt worden (S. 591). Im Verlauf einer akuten Entzündung *steigen der Lymphfluß* oft um das 10- bis 20-fache und die *Proteinkonzentration der Lymphe* bis auf das 5-fache an. Zudem enthält die Lymphe *vermehrt Zellen,* wie Leukozyten und u. U. Erythrozyten. Ferner sind wichtige *qualitative Veränderungen* festzustellen: die aus dem Entzündungsherd abfließende Lymphe enthält hohe Konzentrationen von *Entzündungsmediatoren, Enzymen,* wie zum Beispiel Milchsäuredehydrogenase, alkalische Phosphatase und Proteasen, z. T. auch *Abbauprodukte* aus dem Gewebe und Zelltrümmer, unter Umständen zudem *Mikroorganismen.* Die Gesamtheit dieser Veränderungen führt zu einer *verstärkten Durchspülung des Gewebes mit Exsudatflüssigkeit.* Teleologisch betrachtet, wird dadurch einerseits der Entzündungsherd wirkungsvoll mit Antikörpern, Komponenten des hämolytischen Komplements, Fibrinogen und anderen Serumfaktoren versorgt und andererseits schädliches Material entfernt. Der vermehrte Durchfluß ist einerseits durch die ge-

Abb. 174 a–d (Fortsetzung)

(30). **d** *Funktionelle Aspekte entzündlich bedingter vaskulärer Veränderungen.* Bei der akut-entzündlich bedingten aktiven Hyperämie, d. h. bei Öffnung der arteriolären »Sphinkteren«, nimmt der effektive *hydrostatische Druck im Kapillarlumen* zu (vgl. dazu Abb. 118, S. 578), was einen verstärkten Flüssigkeitsaustritt bis in den venolären Bereich zur Folge hat (31; A = Arteriole; K = Kapillare; V = Venole). Bei schweren akuten Entzündungen kann sich sogar der Arteriolenpuls auf die kleinen Gefäße »übertragen«. Die Diagramme (32) und (33), die aus Beobachtungen an der Haut von *Meerschweinchen* stammen, machen deutlich, daß die *akut-entzündliche Gefäßreaktion in hohem Maß von der Art des entzündungsauslösenden Agens abhängt,* auch wenn meistens 2 Phasen der Permeabilitätssteigerung zu erkennen sind: (32) A = Erhitzen auf 54 °C während 5 sec; B = Intrakutane Injektion von 48/80, einer Substanz, die zur Mastzelldegranulierung führt; C = Erhitzen auf 54 °C während 20 sec; D = u. v.-Bestrahlung hoher Intensität während 20 sec; E = Erhitzen auf 58 °C während 20 sec; F = Erhitzen auf 60 °C während 60 sec. (33) H = Hitze (54 °C) während 20 sec (zum Vergleich, 32); BI = akute bakterielle Infektion; T = Tuberkulin-Reaktion; W = Clostridium welchii-Toxin (Typ E); VC = Vibrio cholerae-Toxin (modifiziert nach *Wilhelm, D. L.* in: Zweifach, B. L., Grant, L., McCluskey, R. T. (eds.): The inflammatory process, 2nd edition, New York: Academic Press 1973)

steigerte Exsudation aus den Blutgefäßen, andererseits auch durch strukturelle Veränderungen an den Lymphgefäßen bedingt. Zwischen den Endothelzellen der Lymphkapillaren treten Poren mit einem Durchmesser von etwa 100 mμ auf. Während physiologischerweise nur etwa 1–2% dieser Lücken geöffnet sind, steigt der Anteil im Verlauf der Entzündung auf 20–50%. Der Durchtritt von Zellen und Partikeln wird dadurch erleichtert, daß die Basalmembran nur unvollständig ausgebildet ist.

Im Verlauf einer Entzündung mit gesteigerter Gefäßpermeabilität *kontrahieren sich die Endothelzellen der Lymphkapillaren* in ähnlicher Weise wie diejenigen der entsprechenden Blutgefäße und schwellen an. Im ödematösen Gewebe üben die an den Lymphkapillaren verankerten Fasern eine Zugwirkung auf diese Gefäße aus und bewirken so deren Dilatation, obschon der Druck im ödematösen Gewebe erhöht ist.

Einige Faktoren können den Abfluß von Flüssigkeit aus dem entzündlichen Gewebe über die Lymphbahnen behindern: a) *Fibrinbildung* im Entzündungsherd *um die Lymphbahnen,* b) ein *Spasmus der Sammelgefäße,* der allerdings durch Sympathikusblockade gehemmt werden kann. Ein solcher Spasmus wird bei der septischen, nicht aber bei der aseptischen Thrombophlebitis beobachtet.

Der Entzündungsprozeß kann sich schließlich entlang den drainierenden Lymphwegen ausbreiten und zu einer *Lymphangiitis* und einer *Lymphadenitis* führen. Dabei gehen die lymphatischen Gefäße u. U. zugrunde bzw. obliterieren. Eine Regeneration ist möglich, erfolgt aber langsamer als diejenige der Blutkapillaren. Dies kann nach Ansicht einiger Forscher zur Folge haben, daß während dieser Zeit *vermehrt Protein im Gewebe liegen bleibt* und dadurch die *Fibrosierung* und vielleicht die Entstehung hyalinen Bindegewebes begünstigt wird. Im Lymphknoten sind Veränderungen vorerst vor allem im Randsinus, später auch in den zentralen Sinus festzustellen, oft in Form einer Sinushistiozytose und/oder -neutrozytose.

Die *Beseitigung von Material auf dem Lymphweg* hat unterschiedliche Folgen. So werden auf diese Art u. a. *Mikroorganismen* und verschiedene *entzündungsfördernde Substanzen* weiterverbreitet. Die z. B. bei einer schweren Verbrennung oder einer akuten Pankreatitis auftretende Allgemeinreaktion kann abgeschwächt werden, wenn durch eine Drainage des Ductus thoracicus nach außen verhindert wird, daß die mit der Lymphe abgeleiteten Substanzen ins Blut gelangen. Anderseits ist ein Transport von *Antigen* und/oder *sensibilisierten Lymphozyten* aus dem Entzündungsherd für eine erfolgreiche Immunisierung von großer Bedeutung. Ferner ist bei einer *Störung des Lymphabflusses* der entzündliche Prozeß in der Regel protrahiert, und Nekrosen, Fibrose sowie Verkalkungen treten häufiger auf.

135.5. Bedeutung der Fibrinbildung und der Fibrinolyse im Rahmen akuter entzündlicher Prozesse

Durch Kontakt von fibrinogenhaltiger Exsudatflüssigkeit mit geschädigtem Gewebe kommt es häufig zur Bildung von *Fibrin* (vgl. S. 442 und 1326). In den Gefäßen wird dieser Prozeß durch eine entzündungsbedingte Schädigung und/oder Kontraktion der Endothelzellen und den dadurch ermöglichten Kontakt von Plasma und Thrombozyten mit subendothelialen Gewebekomponenten begünstigt. Blutplättchen sind für die entzündlich bedingte intravaskuläre Gerinnung nicht unbedingt erforderlich; wichtiger in dieser Hinsicht scheint die Anwesenheit von Neutrophilen zu sein. In diesem Zusammenhang kann auch die gerinnungsfördernde Wirkung etwa der Staphylokokkenkoagulase erwähnt werden, die nicht von der Gegenwart der Gerinnungsfaktoren V, VII und von Kalziumionen abhängt. Die Bedeutung der Fibrinbildung im Rahmen entzündlicher Prozesse ist nicht restlos geklärt. Ein *Fibrinmantel um die Blut- und Lymphgefäße* vermindert naturgemäß ihre Durchlässigkeit. Fibrinniederschläge im Gewebe behindern überdies auch die Ausbreitung schädlicher Agentien, wie belebter Erreger oder bakterieller Toxine, sowie von Entzündungsstoffen. Ein Beispiel für die abgrenzende Wirkung des Fibrins liefert die *pyogene Membran eines Abszesses.* Verschiedene Autoren nehmen an, daß das Fibrinnetz die Ausbreitung von Mikroorganismen behindert. Ferner wurde berichtet, daß die im Fibrinnetz gefangenen Infektionserreger oft besser phagozytiert werden können als freiliegende. Dies scheint jedoch nur dann zuzutreffen, wenn sich die Mikroorganismen nicht durch eine ausgeprägte Bildung von Toxinen, wie z. B. Leukozidin, auszeichnen. Sonst steigt infolge der im Fibrinnetz zusammengehaltenen Erreger die lokale Toxinkonzentration dermaßen an, daß die Phagozyten selbst Schaden erleiden, und eine wirkungsvolle Phagozytose verhindert wird. Der weitere Verlauf einer fibrinösen Entzündung hängt wesentlich davon ab, ob das Fibrin abgebaut werden kann, bevor es *durch Granulationsgewebe organisiert* wird. Die lokale *Fibrinolyse* wird wahrscheinlich durch einen aus dem geschädigten Gewebe und/oder aus Leukozyten freigesetzten Plasminogenaktivator in Gang gesetzt. Die entscheidende Rolle der Leukozyten in diesem Prozeß zeigt sich u. a. im Verlauf einer lobären Pneumonie, indem die Lyse von der Einwanderung dieser Zellen, insbesondere auch der Monozyten/Makrophagen, abhängt. Leukozyten enthalten neben dem Plasminogenaktivator auch noch Plasminogen sowie einen vom Profibrinolysin des Plasma bisher nicht unterscheidbaren Faktor. Der fibrinolytische Prozeß wird möglicherweise zudem durch die in seinem Verlauf gebildeten chemotaktischen Mediatoren, die die Einwanderung weiterer Leukozyten bewirken können, unterhalten. Möglicherweise haben auch Eosinophile einen fibrinolytischen Effekt. Ferner besitzen gewisse bakterielle

Exotoxine, wie die Staphylokinase und die Streptokinase, eine fibrinolytische Wirkung. Bei akuten entzündlichen Reaktionen kann die – vor allem perivaskulär nachweisbare – fibrinolytische Aktivität vorübergehend erheblich absinken.

135.6. Die zellulären Reaktionen bei entzündlichen Prozessen, mit besonderer Berücksichtigung der frühen Ereignisse

Das Haften von Blutzellen an der Gefäßwand

Während der im Verlauf der Entzündung eintretenden Verlangsamung des Blutstroms kommt es zur *Margination von Leukozyten,* insbesondere neutrophilen Granulozyten, in Gefäßen der terminalen Strombahn. Weniger häufig sind in diesen frühen Phasen auch Monozyten beteiligt. Wandständige Lymphozyten findet man bei akuten Entzündungen, wenn wir von den postkapillären Venolen in lymphoretikulären Organen absehen, nur in geringer Zahl.

Das Haften der Blutleukozyten an der Gefäßinnenseite wird vor allem im Bereich der Venolen, weniger in Kapillaren oder in Arteriolen beobachtet.

Beim Einsetzen der *aktiven Hyperämie* erkennt man in den Venolen, nicht aber in den Kapillaren, eine Unterteilung der strömenden Blutsäule in eine periphere, »plasmatische« Marginalzone ohne Erythrozyten oder Leukozyten und eine zentrale Strömungsachse, in der sich die Blutzellen fortbewegen. Mit der Zeit *verlangsamt sich der Strom.* In den immer noch stark *dilatierten Venolen* erscheinen nun Blutleukozyten auch in der Marginalzone und bleiben dort zeitweise an der Innenwand der Gefäße haften. Viele dieser Zellen werden zunächst vom Blutstrom wieder mitgerissen. Später aber scheint die Adhärenz fester zu werden, und die randständigen Leukozyten, in der Regel neutrophile Granulozyten, rollen »wie auf zähflüssiger Unterlage« der Gefäßinnenfläche entlang oder bleiben sogar an Ort und Stelle fixiert. Viele dieser Elemente flachen sich ab, und der Blutstrom vermag sie nicht mehr wegzuschleppen. Es werden auch Erythrozyten, einzeln oder in Gruppen, im Bereich endothelialer sog. »Spikes« zurückgehalten.

Das sog. *Marginieren der Blutleukozyten,* d. h. ihr Übertritt aus der zentralen Strömungsachse in die Marginalzone, bleibt teilweise noch ungeklärt. Aufgrund physikalischer Überlegungen kann vermutet werden, daß die Partikelgröße dabei eine Rolle spielt, indem die größten Teilchen in der strömenden Blutsäule die mittleren, die kleinen mehr periphere Positionen einnehmen. Wenn sich die Strömungsgeschwindigkeit verringert, und die Gefäßlichtung sich erweitert, neigen die Erythrozyten vermehrt zur Bildung kleiner Aggregate. Damit bilden sich größere Einheiten und verlagern sich vielleicht aus diesem Grund in die zentrale Strömungsachse. Es steht aber nicht fest, daß die Leukozyten auf diese Weise in die Peripherie der Strombahn gedrängt werden. Wir haben bereits erwähnt, daß sich im entzündlich veränderten Gebiet an der Oberfläche sowohl der Leukozyten als auch der Endothelien morphologische Veränderungen bemerkbar machen, die ihrerseits – wenigstens zum Teil – am Zustandekommen der Margination beteiligt sein dürften. Immerhin kann hier vermerkt werden, daß bei entzündlichen Prozessen, wie der Pneumonie, die Neigung der Erythrozyten zur Aggregation oft deutlich erhöht ist. Durch eine Maßnahme, die eine Erythrozytenaggregation im Blut begünstigt, beispielsweise durch Beimengung einer Gelatinelösung zum strömenden Blut, läßt sich ebenfalls eine Margination der Leukozyten erzeugen. Das Haften und die Auswanderung von Leukozyten kann bei völlig normalen Strömungsverhältnissen stattfinden. Trotzdem muß in Betracht gezogen werden, daß die Strömungsverhältnisse in der Endstrombahn einen gewissen sekundären Einfluß auf das Haften und damit die Auswanderung haben. Wenn die Strömung völlig sistiert, wird auch die Leukozytenauswanderung unterbrochen. Eine beschränkte Strömungsverlangsamung begünstigt die Margination (ohne sie jedoch auszulösen!), eine Strömungsbeschleunigung wirkt ihr etwas entgegen. Obwohl derartigen Veränderungen innerhalb des strömenden Blutes eine gewisse Bedeutung zukommen mag, gewann man aus in vivo-Beobachtungen doch den Eindruck, der Hauptgrund der entzündlich bedingten Margination und des Haftenbleibens der Leukozyten liege in einer *Veränderung der Gefäßwand.*

Aufgrund elektronenmikroskopischer Untersuchungen wurde die Ansicht vertreten, eine »klebrige Substanz« sei für das *Haften der Leukozyten an den Endothelzellen* verantwortlich. Diese Deutung wurde in der Folge wieder in Frage gestellt, weil tatsächlich keine überzeugenden Beweise für die Existenz einer solchen Substanz vorliegen. Der für das Haften verantwortliche Mechanismus bleibt weiterhin zum guten Teil ungeklärt. Durch eine gezielte Schädigung von Endothelzellen mit Hilfe eines Laserstrahls konnte wahrscheinlich gemacht werden, daß gewisse Veränderungen dieser Zellen für das wandständige Haften der Blutleukozyten von Bedeutung sein dürften. Injizierte Kohle, Alzianblau und Evansblau bleiben auch vermehrt an die geschädigten Endothelzellen gebunden. Hingegen zeigen Erythrozyten keine nennenswerte Tendenz, an dieser Fläche zu haften, obwohl sie in Bezug auf ihre Oberflächenladung ähnliche Eigenschaften haben wie die Leukozyten. Neben *Oberflächenveränderungen der Endothelzellen, wie das Aussenden von Zytoplasmafortsätzen,* spielen wahrscheinlich auch *lösliche Faktoren* eine Rolle. Die Leukozyten setzen sich nämlich nicht nur vermehrt auf veränderte Endothelzellen, sondern auch auf bereits haftende Leukozyten ab, die ihrerseits ebenfalls deutliche Pseudopodien ausstrecken. Die Beobachtung, daß die Blutleukozyten vor allem »stromabwärts« von der Läsion in wandständiger Position zu beobachten sind, spricht ebenfalls für die Vermutung, daß lösliche Faktoren mitspielen. In diesem Zusammenhang fällt auf, daß das wandständige Haften der Leukozyten bei geringer Reizintensität vor allem auf der der Läsion zugewandten Seite des Gefäßes in Erscheinung tritt, bei größerer Reizintensität aber den ganzen Gefäßquerschnitt betrifft.

Die an der Gefäßwand sitzenden Granulozyten sind offenbar in der Lage, intravaskulär zirkulierende Mikroorganismen besonders wirksam abzufangen und zu phagozytieren. Haftende Zellen können sich wieder von der Gefäßwand ablösen und in die Zirkulation zurückkehren oder aber zwischen den Endothelzellen ins Gewebe auswandern. Unter bestimmten Bedingungen kann es bei den marginierenden Granulozyten zu einer Degranulierung und Freisetzung von Enzymen kommen, die u. a. auch *Endothelzellen* und *Basalmembranen* der betreffenden Gefäße zu *schädigen* vermögen.

Auswanderung von Blutzellen und lokale Proliferation

Die Auswanderung von Leukozyten kann nicht – oder nur zu einem kleinen Teil – mit einer Permeabilitätssteigerung der Venolen und/oder Kapillaren in Beziehung gebracht werden. Es besteht weder ein zeitlicher noch ein primärer kausaler Zusammenhang. Die Leukozytenauswanderung setzt erst nach dem Abklingen der 1. Phase der Permeabilitätssteigerung ein, und permeabilitätssteigernde Mediatoren, wie Histamin oder die Kinine, bewirken keine nennenswerte Leukozytenansammlung im Gewebe. Ferner besteht keine Korrelation zwischen dem Ausmaß der Permeabilitätssteigerung und der Leukozytenemigration im Verlauf von klinisch zu beobachtenden entzündlichen Prozessen.

Die *Auswanderung von Granulozyten und Monozyten aus den Blutgefäßen ins umliegende Gewebe beginnt etwa 10–15 min nach Setzen des Reizes und erfolgt durch Lücken zwischen den Endothelzellen.* Berichte, wonach Lymphozyten nicht zwischen, sondern durch die Endothelzellen hindurch nach außen gelangen sollen, werden neuerdings in Frage gestellt.

Bei der Auswanderung wird der Anteil des Leukozyten, der sich zwischen den Endothelzellen befindet, zu einem dünnen Faden ausgestreckt. Dies deutet an, daß die Zellen eine beträchtliche Deformierbarkeit aufweisen müssen, damit sie durch diese Lücken durchtreten können. Es ist noch nicht genügend untersucht, wieweit sich diese Deformierbarkeit als selektionierender Faktor auswirken kann (vgl. S. 1248). Die Migranten halten sich vor der *Basalmembran* einige Zeit auf. Hier scheint sich der Auswanderung der größte Widerstand entgegenzustellen. Vereinzelte Zellen bewegen sich auf kurzer Strecke zwischen Endothellage und Basalmembran, bis sie die letztere passieren. Manchmal folgen hinter dem ersten durchtretenden Granulozyten gleich mehrere weitere nach, als ob eine Art »Bresche« in die Wand geschlagen wäre. In der überwiegenden Mehrzahl derartiger Beobachtungen scheint sich aber die durch den Durchtritt von Granulozyten geschaffene »Lücke« rasch wieder zu schließen. Es ist nicht geklärt, welche Mechanismen für das Passieren durch die Basalmembran von Bedeutung sind. Der *Durchtritt durch die Gefäßwand dauert etwa 2–10 min.* Nachher bewegen sich die Zellen im Gewebe anfänglich mit einer Geschwindigkeit von 10–40 μm pro min fort. Dies zeigt, daß genügend chemokinetische Faktoren vorhanden sind, um eine wirksame Fortbewegung zu ermöglichen. Es bestehen aber heute gute Anhaltspunkte für die Annahme, daß der *wesentliche Anstoß für die Auswanderung in einer chemotaktischen Stimulation besteht.* Chemotaktische Mediatoren (vgl. S. 1262) können im Entzündungsherd nachgewiesen werden, und es besteht eine gute Korrelation zwischen dem Auftreten solcher Mediatoren und dem Ausmaß der Leukozytenemigration. Nach der Auswanderung kann allerdings die Fortbewegungsgeschwindigkeit abnehmen. So ist in vivo eine *Immobilisierung ausgewanderter Monozyten nach Phagozytose von Partikeln* beobachtet worden. Die Wanderungsrichtung geht fast ausnahmslos vom Lumen ins Gewebe. Immerhin soll in Einzelfällen auch eine Rückwanderung weniger Zellen vom Gewebe ins Lumen beobachtet worden sein.

Neutrophile und eosinophile Granulozyten ebenso wie Makrophagen sind chemotaktiscch stimulierbar und wandern dabei einem Gradienten folgend zum Ort der höchsten Konzentration der chemotaktisch wirksamen Substanz. Diese Feststellung stützt sich vor allem auf Befunde, die mit Hilfe einer sog. Boyden-Kammer in vitro erhoben wurden. Demgegenüber ist eine chemotaktische Beeinflußung von Lymphozyten, wenn man von Antigenwirkungen in vivo absieht, bis heute nicht mit Sicherheit nachgewiesen worden. Ein direkter Nachweis des chemotaktischen Verhaltens in vivo ist aus verschiedenen Gründen außerordentlich schwierig. Insbesondere gelingt es kaum, im gut durchströmten Entzündungsgewebe stabile und steile Gradienten im ganzen Beobachtungsfeld zu erhalten. Trotzdem geht aus Direktbeobachtungen hervor, daß das Bewegungsverhalten der Granulozyten im Entzündungsherd am besten mit einer Reaktion auf chemotaktische Reize vereinbar ist. Eine gerichtete Wanderung ist vor allem in den Randzonen der Läsion zu beobachten. Die chemotaktischen Mediatoren *(Zytotaxine)* sind wahrscheinlich nicht nur für das Anlocken von Leukozyten in den Entzündungsherd verantwortlich, sondern fördern die Ansammlung dieser Zellen auch dadurch, daß die eingewanderten Zellen am Verlassen des Orts mit höherer Konzentration chemotaktischer Substanzen hindern. Es besteht vorläufig noch keine klare Vorstellung über den Wirkungsbereich der chemotaktischen Mediatoren. Möglicherweise vermögen sie bereits die am Endothel der Blutgefäße haftenden Leukozyten zu stimulieren. Ob sie auch das Haften dieser Zellen beeinflußen, ist nicht bekannt. Viele Zytotaxine wirken spezifisch nur auf einen bestimmten Zelltyp. Die unterschiedliche zelluläre Zusammensetzung eines durch Auswanderung von Blutzellen entstandenen entzündlichen Infiltrats im Gewebe erklärt sich somit zum Teil durch örtliche Freisetzung von Zytotaxinen unterschiedlicher Zellspezifität. Dies macht auch verständlich, daß zwischen dem Blutbild und der *zellulären Zusammensetzung eines akuten entzündlichen Infiltrats im Gewebe* oft keine direkte Korrelation besteht. Offensichtlich machen die Leukozyten im Entzündungsherd eine mehr oder weniger ausgeprägte Veränderung in ihrem Wanderungsverhalten durch. Im Vergleich zu Blutleukozyten zeigen die Zellen aus einem entzündlichen Infiltrat eine herabgesetzte Wanderungsgeschwindigkeit und auch eine verminderte chemotaktische Reizbeantwortung. Dies dürfte darauf zurückzuführen sein, daß die Leukozyten im Entzündungsherd mit chemotaktischen Substanzen, die die Wanderungsgeschwindigkeit herabsetzen, und mit chemotaktischen Mediatoren, die gegenüber späteren chemotaktischen Stimulationen einen tachyphylaktischen Zustand hervorrufen, in Kontakt kommen. Die chemokinetischen Einflüße können soweit gehen, daß die Phagozyten zeitweise im Entzündungsherd völlig immobilisiert werden. Solche Vorgänge wurden insbesondere nach Phagozytose in vivo beobachtet. *Zusammenfassend läßt sich sagen, daß für die Anlockung der Zellen in den Entzündungsherd positive chemokinetische Faktoren bzw. lokal gebildete Zytotaxine von Bedeutung sind. Negative chemokinetische Faktoren und bis zu einem gewissen Grade auch chemotaktische Faktoren tragen dazu bei, daß die Zellen im Entzündungsherd zurückgehalten werden.* Dies ist insofern von Interesse, als die Möglichkeit, daß die eingewanderten Zellen den Entzündungsherd in größerer Zahl wieder verlassen, nicht völlig außer acht gelassen werden kann. Die Sinushistiozytose im Lymphknoten ist ein Hinweis darauf. Vor allem haben aber neuere Untersuchungen beim Schaf gezeigt, daß neutrophile und eosinophile Granulozyten im Verlauf einer akuten Lymphadenitis den Lymphknoten über die efferente Lymphe in sehr großer Zahl wieder verlassen.

In der Regel stellt man fest, daß in der *frühen Phase einer Entzündung* vorwiegend *Granulozyten, später* dagegen mehrheitlich sog. *»mononukleäre Zellen«*, d. h. Monozyten/Histiozyten und lymphoide Elemente in den Entzündungsherd auswandern. *Eine strenge Trennung zwischen einzelnen Phasen ist in dieser Hinsicht allerdings kaum möglich.* Lymphozyten und auch Monozyten können, zusammen mit Granulozyten, bereits in einem frühen Stadium der Entzündung aus den Blutgefäßen auswandern. In der Regel geht die Einwanderung von Blutleukozyten so lange weiter, bis die auslösende Noxe (z. B. Immunkomplexe bei der Arthus-Reaktion) entfernt oder inaktiviert ist. Bei einem chronischen Verlauf kann – mutatis mutandis – die Einwanderung von Granulozyten unter bestimmten Bedingungen aufrecht erhalten werden. Man spricht dann von *»akuter rezidivierender Entzündung«*.

Die *zelluläre Zusammensetzung des entzündlichen Infiltrates* wird bei akuten Prozessen vor allem durch die Art der eingewanderten Zellen bestimmt. Im weiteren spielen aber auch die Überlebenszeit – oder besser – die Verweildauer der Zellen im Entzündungsherd eine wichtige Rolle. Im Gegensatz zu den Makrophagen oder den lymphoiden Elementen sind neutrophile und eosinophile *Granulozyten* sog. Endzellen, die sich nicht mehr teilen können. Zudem haben sie eine eher kurze Lebensdauer, nämlich von Stunden bis wenigen Tagen. Gegenüber toxischen Einflüßen, z. B. bakteriellen Toxinen, zeigen sie sich besonders empfindlich. Die Anwesenheit zahlreicher Neutrophiler in regionären Lymphknoten, u. a. auch in den Lymphsinus, bieten den hauptsächlichen histologischen Hinweis auf die Mitbeteiligung derselben im Sinn der Lymphadenitis acuta. Wir besitzen nur wenige quantitative Angaben darüber, welcher Anteil von Infiltratzellen diesen Weg geht. Eine Rückwanderung solcher Elemente in die Blutbahn stellt offenbar eine Seltenheit dar. Ein erheblicher Teil der am Infiltrat beteiligten Zellen geht im Entzündungsgebiet selbst zugrunde, wobei die Zelltrümmer vorab durch Makrophagen aufgenommen und abgebaut werden können. Die Halbwertszeit der Granulozyten im Entzündungsherd dürfte wesentlich von der Natur und der Konzentration derjenigen entzündungsauslösenden oder im Verlauf des Prozesses freiwerdenden Stoffe abhängen, die diese Zellen direkt oder indirekt zu schädigen vermögen. Bei einem schon längere Zeit bestehenden entzündlichen Prozeß, der im histologischen Bild durch das Vorherrschen von Granulozyten auffällt, findet demnach eine fortgesetzte Einwanderung von Granulozyten statt. Im Gegensatz zu den Granulozyten haben viele *Histiozyten/Makrophagen* eine ziemlich lange Lebensdauer und behalten zudem – wenigstens z. T. – die Fähigkeit bei, sich wieder zu teilen. Bei akuten Prozessen im Gewebe entsprechen die angesammelten Histiozyten/Makrophagen zum größten Teil eingewanderten Blutmonozyten, während bei chronischen Entzündungen ein Teil derselben durch lokale Proliferation entsteht. Wahrscheinlich sind überdies undifferenzierte, aus dem Knochenmark stammende, lymphoide Zellen als zirkulierende Vorläufer von Monozyten und Histiozyten vorhanden. Die Histiozyten können sich im Entzündungsherd durch Aufnahme partikulären Materials in eigentliche Makrophagen im engeren Sinne umwandeln und durch Fusion *mehrkernige Riesenzellen (mehrkernige Synzytien)* bilden. Eine andere, vermutlich seltenere Entstehungsweise mehrkerniger Riesenzellen vom Histiozytentyp besteht in Kernteilungen ohne entsprechende Zytoplasmateilungen. Einzelne eingewanderte Makrophagen sind über eine Zeitspanne von 75 Tagen im Gewebe beobachtet worden, woraus wir schließen dürfen, daß ihre Verweildauer im Entzündungsherd z. T. wesentlich länger ist als diejenige der Granulozyten. Ziemlich viele Histiozyten verlassen das Gewebe über die Lymphwege und erscheinen, z. T. mit phagozytiertem Material beladen, in *regionären Lymphknoten.* Dort erzeugen sie u. a. das Bild der sog. *Sinushistiozytose.*

Zusammenfassend läßt sich sagen, daß folgende Faktoren die Zahl und Zusammensetzung der Zellen des entzündlichen Exsudats wesentlich beeinflußen:

1. Die Anzahl der eingewanderten Zellen jedes Typs pro Zeiteinheit.
2. Die Anzahl über die Lymphe ausgewanderter Zellen jedes Typs.
3. Die Todesrate der betreffenden Zelltypen.
4. Die Proliferationsrate der verschiedenen Zellarten.

Bei der Aufrechterhaltung des Entzündungsprozesses spielen die aus Granulozyten, z. T. auch aus Histiozyten, *freigesetzten Enzyme und anderen Substanzen* eine wichtige Rolle, indem sie ihrerseits Gewebeläsionen hervorrufen können. Dies trifft in erster Linie für gewisse nekrotisierende Prozesse zu, wie etwa die Arthus-Reaktion, aber auch für viele Formen der chronischen Entzündung. Bei gewissen akuten nekrotisierenden Entzündungen sind vor allem die Granulozytenprodukte wesentlich, bei chronischen Entzündungen die aus Monozyten/Makrophagen freigesetzten Inhaltstoffe. Die letzteren werden später noch im Einzelnen diskutiert werden (S. 1286). An dieser Stelle sei nur erwähnt, daß diese aus Phagozyten stammenden Substanzen im wesentlichen folgende Teilveränderungen des Entzündungsvorganges beeinflußen können: Steigerung der Gefäßpermeabilität, Anlockung weiterer Phagozyten durch chemotaktische Faktoren, Abbau des Gewebes, Beeinflußung der Gerinnung, Beeinflußung der Zellproliferation. Anderseits werden durch die freigesetzten Substanzen auch gewisse Entzündungsmediatoren inaktiviert.

Herkunft, Funktionen und Schicksal der lymphoiden und plasmazytoiden Zellen wurden auf S. 1075 besprochen. Wie erwähnt, können bei entzündlichen Reaktionen auch Erythrozyten die Blutgefäße verlassen *(hämorrhagische Entzündung)*. Dieser Austritt erfolgt naturgemäß passiv, da diese Elemente zu keiner aktiven Lokomotion befähigt sind. Als Faustregel gilt, daß bei einer akuten Entzündung umsomehr rote Blutkörperchen ins Gewebe gelangen, je heftiger die Reaktion ist. Ob es sich hier um besonders zahlreiche und/ oder große, durch Granulozyten geschaffene Gefäßwandlücken, um eigentliche Mikrorupturen der Gefäße oder um eine verminderte Abdichtung der Gefäße aus anderen Gründen handelt, läßt sich im Einzelfall kaum zuverläßig beurteilen. Man denkt u. a. an die Möglichkeit, daß lysosomale Enzyme der Granulozyten an der Erzeugung von Gefäßwandläsionen beteiligt sind. Ein Teil der zellulären Frühereignisse bei Entzündung ist schematisch in Abb. 175 wiedergegeben.

135.7. Allgemeine Bemerkungen zu Phagozytose und Abbau intrazellulären sowie extrazellulären Materials bei entzündlichen Vorgängen

Während die meisten – wenn nicht alle – Körperzellen die Fähigkeit haben, gelöste Stoffe durch Pinozytose aufzunehmen, vermögen nur bestimmte spezialisierte Zelltypen partikuläres Material einer gewissen Größe zu phagozytieren. Diese sog. *Phagozyten* sind zudem in besonderem Maße dafür ausgerüstet, aufgenommenes Material im Zellinnern abzubauen. Ihre Hauptfunktion besteht in der intrazellulären Auflösung fremder Stoffe, z. B. in der Lyse von Bakterien und geschädigter Zellen. Während Aufnahme und Abbau der außerhalb des Gefäßsystems vorhandenen *Infektionserregern* und/oder des anfallenden *Detritus* vor allem durch eingewanderte Zellen besorgt wird, erfolgt die Phagozytose von Bakterien und anderen Partikeln, die in der Lymphe oder im Blut zirkulieren, überwiegend durch Makrophagen in den sog. *Filterorganen* (Lymphknoten, Leber, Milz, Knochenmark). Diese Makrophagen stammen wenigstens zum großen Teil von eingewanderten Blutmonozyten ab, zum anderen können sie aus einer lokalen Proliferation hervorgehen. Eine Filterwirkung entfalten unter gewissen Bedingungen auch die an der Gefäßinnenwand haftenden Blutleukozyten, z. B. in der Lunge. Thrombozyten beteiligen sich an diesem Geschehen ebenfalls, indem sie z. B. partikuläres Material an der Oberfläche und/oder im offenen kanalikulären System »fixieren« und z. B. in Lunge, Leber, Milz und Knochenmark zu transportieren helfen.

Das Haften an der Zelloberfläche und die nachfolgende Aufnahme werden wesentlich durch *die Oberflächeneigenschaften der vorliegenden Partikel* bestimmt. Dies äußert sich z. B. darin, daß die mit einer Kapsel versehenen Bakterien nicht oder wesentlich schlechter als solche ohne Kapsel phagozytiert werden können. Verschiedene divalente Kationen, u. a. auch Mn^{++}, fördern das Anhaften. Humorale wie auch zellgebundene Immunreaktionen begünstigen die Aufnahme von Partikeln in verschiedener Weise. Die biochemischen Grundlagen des an der Phagozytose vermutlich beteiligten »Erkennungsmechanismus« sind nicht geklärt. Eine an Kaninchen durchgeführte, systematische Untersuchung über die Wirkung verschiedener spezifischer und unspezifischer *»Serumfaktoren«* auf den Vorgang der Phagozytose hat ergeben, daß ihr Einfluß von der Art der Partikel, insbesondere der Bakterien, abhängt. Während z. B. Streptokokken auch in Abwesenheit von Serum durch Phagozyten aufgenommen wurden, kam es zur Phagozytose von E. coli nur in Gegenwart von frischem »Normalserum«. Wenn wir hier von »Normalserum« sprechen, ist zu berücksichtigen, daß dieses natürlicherweise oft Antikörper gegen E. coli enthält. Die Aufnahme von Pneumokokken des Typs III wurde demgegenüber durch spezifische Antikörper, nicht aber durch frisches »Normalserum« gefördert. Die Phagozytose von Klebsiellen schließlich erfolgte nur dann, wenn zu ihrer Opsonisierung sowohl spezifische Antikörper als auch frisches Normalserum zur Verfügung standen.

Es wurde gezeigt, daß für die *Opsonisierung* in erster Linie *Antikörper* und/oder *Komplement*, insbesondere C3 bzw. C3b, von Bedeutung sind. Bei Antikörpermangelsyndromen oder bei genetisch bedingtem C3-Defekt ist die Opsonisierung gestört. Von den Anti-

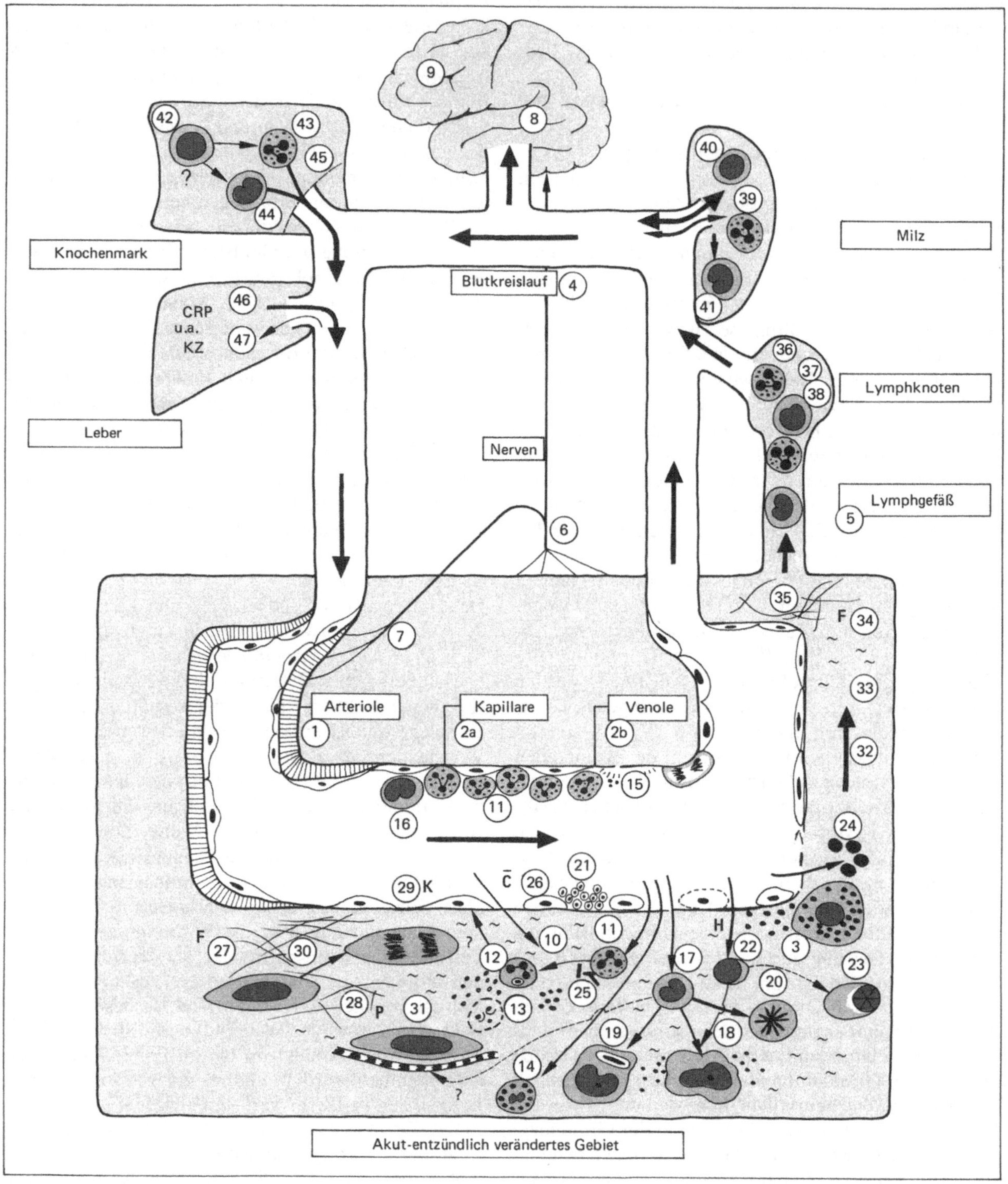

Abb. 175. *Vereinfachte Synopsis der Vorgänge bei akuter Entzündung.* Initialereignis der akuten Entzündung ist die *Alteration,* d. h. eine durch verschiedene kausale Faktoren, wie Mikroorganismen, Traumen, ischämisch bedingte Gewebsnekrose, toxisch wirkende Chemikalien, Hitze, Immunreaktionen u. a., herbeigeführte, lokale »Veränderung«. Die letztere entspricht in der Mehrzahl der Fälle einem *örtlichen Schaden.* Die mit *aktiver Hyperämie* und *Exsudation* verbundenen *Gefäßveränderungen,* die vor allem die Arteriolen (1), Venolen (2b) und Kapillaren (2a) betreffen, sind größtenteils in Abb. 174 (S. 1274) erläutert worden, ebenso die Bedeutung einer frühzeitigen Mastzelldegranulation (3) mit Freisetzung von Histamin und anderen vasoaktiven Substanzen. *Histamin (H),* dessen Wirkung sich durch H_2-Antihistaminika (z. B. Metiamid) weitgehend blockieren läßt, entfaltet außer seinem Effekt auf die Endstrombahn noch weitere Aktivitäten, u. a. induziert es in neutrophilen Granulozyten eine Vermehrung des intrazellulären cAMP, was die Freisetzung von Inhaltsstoffen durch diese Zellen hindert (12). Die Neutrophilen scheinen ebenfalls eine vasodilatatorische Funktion ausüben zu können, möglicherweise über die Freisetzung von Pro-

Abb. 175 (Fortsetzung)

staglandinen. Neben Histamin beteiligen sich an der Permeabilitätserhöhung auch das *Kininsystem* (K, 29, s. Abb. 171, S. 1254) sowie einige Komponenten des *Komplementsystems* ($\overline{C}$, 26), im besonderen C4a, C2b und C3a (Abb. 172, S. 1258). Über eine Aktivierung des Kininsystems schaltet sich zudem *Plasmin* (P, 28) fördernd in diesen Prozeß ein. Je nach dem Grad der Permeabilitätserhöhung der Gefäßwände tritt mehr oder weniger *eiweißreiche Flüssigkeit* ins Gewebe aus (10); ist reichlich Fibrinogen dabei, kann sich im Interstitium *Fibrin* bilden (F, 27, 34), das, wie in Abb. 174 (S. 1274) erwähnt, die Drainage des *entzündlichen Ödems* über den Lymphweg (32, 33, 35) behindern mag. Am Abbau der Ödemproteine beteiligen sich im übrigen die Phagozyten, besonders die Makrophagen, die lebhaft pinozytieren bzw. phagozytieren und die aufgenommenen Eiweißkörper intralysosomal katabolisieren (19). Bleibt Fibrin längere Zeit im entzündlich veränderten Gebiet liegen, scheint es die Bildung von Kollagen durch Fibroblasten zu fördern (31). Als nützlich kann sich ein Fibrinnetz zur Abschrankung von Mikroorganismen (25) erweisen. Nimmt der interstitielle Ödemdruck zu, kommt es u. U. zur Kompression kleiner Blutgefäße, z. T. auch von Lymphgefäßen, was ischämische Schäden nach sich zieht (Circulus vitiosus). Fibrin bildet sich manchmal schon im Bereich der Basalmembranen kleiner Blutgefäße (»*fibrinoide Verquellung*« der Wand). Die *Blutzellen* beteiligen sich auf verschiedene Weise am akut-entzündlichen Geschehen. Kleinste *Plättchenthromben* (21) entstehen oft schon sehr früh, d. h. wenn wegen der Histamin-bedingten Kontraktion von Endothelzellen Teile der Basalmembran denudiert werden; durch Gerinnsel bedingte Gefäßverschlüsse fallen jedoch nur bei gewissen Formen von schwerer akuter Entzündung pathogenetisch ins Gewicht (s. nekrotisierende Entzündung, S. 1343). Bereits im Verlauf von Minuten nach erfolgter Alteration beobachtet man eine *Margination vor allem von neutrophilen Granulozyten* (11), vereinzelt auch von Monozyten (16). Werden in dieser Lokalisation granulozytäre Enzyme in größeren Mengen freigesetzt, kann es zu einer Schädigung von Endothelzellen, z. T. sogar der Basalmembran, kommen (15). *Mikroblutungen* (24) sind dann keine Seltenheit. Die Zahl der marginierenden Granulozyten ist manchmal so groß, daß sich eine *kurzdauernde Neutropenie* im Blut (4) einstellt; meistens beobachtet man indessen schon nach Stunden eine *Neutrozytose,* bedingt durch eine vermehrte Ausschleusung dieser Zellen aus dem Knochenmark (43, 45, s. Abb. 178, S. 1306). Da sich die neutrophilen Granulozyten nur relativ kurze Zeit im Blut aufhalten (Größenordnung 12 Std) und im Gewebe oft ziemlich rasch zugrunde gehen, entspricht die Dichte der Neutrophilen-Infiltration im Entzündungsherde oft mehr oder weniger der Zahl dieser Zellen im Blut. Vor Ablauf von ungefähr 1–2 Tagen setzt dann in der Regel eine verstärkte *Granulo- und Monozytopoiese* ein, die der Förderung des Nachschubs an Phagozyten dient (42–45); bei einzelnen Spezies, wie den kleinen Nagern, wird auch die Milz in dieses Geschehen eingeschaltet (39–41). Beim Menschen notiert man bei einem ausgedehnten akut-entzündlichen Prozeß eine mit Schwellung des Organs verbundene *Splenitis acuta,* wobei zuerst vor allem Neutrophile vorherrschen. Die *Vorgänge im Entzündungsherd* selbst sind sehr komplexer Natur und lassen sich nur aufgrund tierexperimenteller Ablaufstudien, verbunden mit Kenntnissen aus Versuchen in vitro, einigermaßen deuten. Vermutlich sind bei der *Emigration neutrophiler Granulozyten* (11), die in der Regel ungefähr 10–15 min nach Setzen des Reizes beginnt und keine enge Korrelation mit der Steigerung der Gefäßpermeabilität zu erkennen gibt, verschiedene *chemotaktische Faktoren* (*Zytotaxine,* s. Abb. 173, S. 1264) im Spiel. Mikrokinematographische Untersuchungen am Rattenmesenterium oder am Kaninchenohr haben gezeigt, daß die Durchwanderung dieser Zellen durch die Wand von Venolen oder Kapillaren ungefähr 2–10 min in Anspruch nimmt. Danach bewegt sich der Neutrophile im Gewebe mit einer Geschwindigkeit von 10–40 μm/min, oft in der Art einer gerichteten Fortbewegung auf das Zentrum des Entzündungsherdes zu, wo sich die Migration verlangsamt oder sistiert. Die Hauptfunktionen der Neutrophilen liegen in der *Mikrophagie,* insbesondere von Mikroorganismen (25, 12), z. T. auch von anderem Material, wie Zell- und Gewebedébris, Immunkomplexen u. a. m. Nicht selten gehen die Granulozyten dabei zugrunde (13), sei es durch toxische Wirkungen von Keimen, sei es durch Komplementlyse oder auf anderem Weg. Vielleicht werden sie auch von freigesetzten Phagozyten-Enzymen (s. Abb. 176, S. 1286) geschädigt. Der Phagozytenuntergang wirkt – über eine Freisetzung seiner Enzyme und anderen Inhaltsstoffen – zusätzlich entzündungsfördernd. *Eosinophile Granulozyten* (14) verlassen die Blutstrombahn fast ebenso rasch wie die Neutrophilen. Meistens halten sie sich jedoch – in »vorsichtigem Abstand« – im peripheren Bereich des Entzündungsherdes auf. Ihre Funktionen umfassen u. a. eine Inaktivierung von Mediatoren aus Mastzellen und eine Förderung der Fibrinolyse, abgesehen von ihrer allfälligen Rolle im Rahmen von Immunreaktionen (s. Abb. 160, S. 1102). Die *Monozyten* (44, 16) zeigen in verschiedener Hinsicht ein von den Granulozyten abweichendes Verhalten. Im Tierversuch steigt ihre Zahl im Blut nach subkutaner Terpentinöl-Injektion später an als die der Neutrophilen, nämlich etwa 6–12 Std nach Setzen des Reizes; danach bleibt sie aber über einige Zeit auf einem höheren Niveau. Für die Passage der Gefäßwände benötigen die Monozyten ebenfalls mehr Zeit als die Granulozyten, und die Zahl der im Entzündungsherd nachweisbaren Histiozyten (so heißen die Monozyten nach Verlassen der Blutbahn, 17) steht meist in keinem engen Verhältnis zum Ausmaß der Blutmonozytose. In entzündlich verändertem Gewebe erfahren die *Histiozyten/Makrophagen* in der Regel eine Aktivierung, die sie in verstärktem Maß zur Phagozytose von Mikroorganismen und deren intrazellulärem Abbau (19) sowie zur Abgabe von Enzymen und anderen Inhaltsstoffen an die Umgebung (18) befähigt (vgl. dazu Abb. 176, S. 1286); sie können überdies, wie die Granulozyten, Zytotaxine freisetzen, u. a. solche, die auf Neutrophile chemotaktisch wirken. Schließlich ist hervorzuheben, daß Histiozyten – wenigstens zum Teil – keine Endzellen sind, sondern in entzündlich verändertem Gewebe oft vermehrt in Proliferation übergehen (20). Bei der Aktivierung von Histiozyten spielt z. T. bakterielles Lipopolysaccharid (LPS) eine wichtige Rolle, wobei das Differenzierungssignal von Lipid A und einer proteinreichen LPS-Fraktion ausgeht. Makrophagen erweisen sich im Wegräumen von Débris, Fibrin u. a. als besonders wirksam und beteiligen sich (wie die Neutrophilen) zudem an der Fibrinolyse durch Abgabe von Plasminogen-Aktivator sowie weiteren Proteasen (z. B. Elastase-ähnliches Enzym). Ob sich Histiozyten in *Fibroblasten* (31) umwandeln können, ist nicht entschieden. Die letzteren zeigen in der Regel schon kurze Zeit nach Beginn einer akuten Entzündung eine erhöhte Zellteilungstätigkeit (30) und produzieren zudem in vermehrtem Maß Kollagen und Proteoglykane (31, s. dazu Abb. 185, S. 1352). Eine proliferative Reizantwort lassen in manchen Fällen – vor allem nach schwereren Alterationen – auch die *Endothelzellen* erkennen (15): Diese kann zum Auswachsen von Gefäßsprossen überleiten. *Lymphozyten* (22) beteiligen sich in der Regel erst in einer späteren Phase der akuten Entzündung in größerer Zahl, es sei denn, es handle sich bei der Entzündung in erster Linie um eine anamnestische und daher beschleunigt ablaufende *Immunreaktion* (s. dort). In solchen Fällen können im Entzündungsherd auch schon recht früh, d. h. nach wenigen Tagen, *Plasmazellen* erscheinen (23). Jede akute Entzündung führt zu einem Abtransport besonderer gelöster Substanzen, von Partikeln (z. B. Mikroorganismen) und an den Infiltraten beteiligten Zellen über den Lymphweg (5) in die regionären Lymphknoten (36–38). Je nach dem Ausmaß entzündlicher Veränderungen in diesen Lokalisationen spricht man von *Lymphangiitis* und *Lymphadenitis,* deren Grad von leichten zellulären Veränderungen bis zur Abszedierung und Nekrose reichen kann. Akute Entzündungen

körpern haben beim Menschen vor allem IgG1 und IgG3, weniger IgM, eine opsonisierende Wirkung, während IgA in der Regel inaktiv ist. Antikörper bzw. Komplement können für sich allein opsonisierend wirken, sind aber kombiniert stärker aktiv. Die Komplementaktivierung kann über den klassischen oder den alternativen Aktivierungsweg erfolgen (S. 1258). Nach heutigen Erkenntnissen ist vor allem C3b für die opsonisierende Wirkung verantwortlich, während eine ebenfalls postulierte Rolle von C5a noch ungenügend gesichert ist. Eingehende Analysen haben gezeigt, daß durch die Opsonisierung das Haften und/oder die Aufnahme von Partikeln gefördert wird. Die Wirkung opsonisierender Substanzen kann dementsprechend unterschiedlich sein. Spezifische Antikörper begünstigen nicht nur die Aufnahme, sondern darüber hinaus auch den nachfolgenden intrazellulären Abbau bestimmter Keime, wie z. B. von E. coli. Ob und inwieweit dieser Wirkung eine verstärkte Aktivierung der lysosomalen Enzyme zugrunde liegt, ist noch nicht geklärt.

Mit Beginn der Phagozytose macht sich in den Phagozyten eine rasche *Steigerung des zellulären Stoffwechsels* bemerkbar. Steht genügend Sauerstoff zur Verfügung, kommt es u. a. auch zu einer deutlichen Zunahme des oxidativen Metabolismus. Neuere Befunde sprechen dafür, daß diese Veränderungen durch eine Aktivitätssteigerung der NADPH-Oxidase eingeleitet werden könnte (Beobachtungen an menschlichen *Granulozyten*). Die NADH-Oxidase scheint in dieser Hinsicht weniger wichtig zu sein. Unter hypoxischen Bedingungen stellen sich zumindest die Monozyten/Histiozyten (Makrophagen) vermehrt auf Glykolyse um. Dies äußert sich u. a. darin, daß unter solchen Verhältnissen Schlüsselenzyme der oxidativen Phosphorylierung, wie die Zytochrom-Oxidase, eine verminderte Aktivität zeigen, während solche der Glykolyse, z. B. die Pyruvat-Kinase, eine Aktivitätssteigerung erkennen lassen (vgl. dazu S. 934).

Die für den *intrazellulären Abbau* des phagozytierten Materials notwendigen *Enzyme* werden im rauhen endoplasmatischen Retikulum gebildet und vom Golgiapparat in Form kleiner Vakuolen, die als »Golgi-Vesikeln« oder »primäre Lysosomen« bezeichnet werden, bereitgehalten (s. auch S. 48 und 54). Die Bildung von Enzymen und Granula untersteht auch Einflüßen von seiten pinozytotischer Vorgänge. Die Enzymaktivität wird durch die Phagozytose von Partikeln meistens, aber nicht immer, gesteigert. Die Verdauung der aufgenommenen Stoffe findet erst nach Verschmelzung der enzymhaltigen primären Lysosomen mit Phagosomen zu sog. Phagolysosomen (sekundären Lysosomen) statt. Verdaubares Material wird dort durch die lysosomalen Enzyme in kleine Bruchstücke abgebaut. Überdies kann es zur Autophagie von Zytoplasmateilen kommen. Die Bildung von Phagosomen bedingt, daß die Zellmembran über den endozytierten Partikeln wieder fusioniert. Falls die Partikel groß sind, und/oder sich mehrere Makrophagen um die gleichen Partikel lagern, wird eine Fusion der Membranen verschiedener Zellen gefördert, und es bilden sich z. T. mehrkernige Riesenzellen.

Die Ausschwemmung *nicht ausgereifter Granulozyten* aus dem Knochenmark wirft die Frage auf, ob und in welchem Ausmaß diese Zellen in der Peripherie eine nützliche Funktion erfüllen können. *Zytochemische Untersuchungen* haben gezeigt, daß im Verlauf der Differenzierung mit einem abnehmenden RNA-Gehalt des Zytoplasmas eine zunehmende Bildung von Granula einhergeht, die die verschiedenen Enzyme enthalten. Auf der Stufe der Myeloblasten findet sich keine nennenswerte Aktivität lysosomaler Enzyme. Positive Reaktionen für Chlorazetatesterase und – in beschränktem Maß – Peroxidase sowie saure Phosphatase kommen auf der Stufe der Promyelozyten/Myelozyten zustande. Erst im späteren Verlauf der Differenzierung, nämlich bei Metamyelozyten und reifen Granulozyten, notiert man eine zunehmende Aminopeptidase- und alkalische Phosphataseaktivität. Es konnte überdies gezeigt werden, daß granulopoietische Elemente zum mindesten von der Myelozytenstufe weg zu einer recht wirksamen Phagozytose und Bakterizidie

---

Abb. 175 (Fortsetzung)

sind öfters *schmerzhaft:* Die entsprechenden Sensationen werden durch Schmerzfasern vermittelt und vor allem über den Thalamus den höheren integrativen Zentren zugeleitet (6, 8, 9). Die mögliche Bedeutung von *Axonreflexen* (7) wurde schon in Abb. 174 (S. 1274) erörtert. Häufig gehen akute entzündliche Prozesse mit *Fieber* einher. Man nimmt an, daß dieses vor allem durch – z. T. exogene (z. B. mikrobielle), z. T. endogene (aus Phagozyten stammende) – *Pyrogene* verursacht wird. Die letztgenannten Substanzen scheinen den »Stellwert« der Wärmeregulationszentren zu verschieben (s. Abb. 156, S. 1046). Von den »*Proteinen der akuten Phase*« (s. Abb. 145, S. 900) ist u. a. das C-reaktive Protein (CRP, 46) zu nennen, das von der Leber meistens innerhalb kurzer Zeit nach Beginn einer akuten Entzündung in vermehrtem Maß produziert und freigesetzt wird. Diesem Eiweißkörper wird eine Entzündungs-modulierende Eigenschaft zugeschrieben, indem er u. a. – durch Bildung von Komplexen mit verschiedenen Substanzen – Komplement aktivieren kann, Thrombozytenfunktionen zu hemmen vermag, sich an T-Lymphozyten bindet und möglicherweise verschiedene Teilphasen von Immunreaktionen beeinflußt. *Mikroorganismen* (25), die nicht lokal zerstört werden, sondern auf dem Lymph- (oder allenfalls Blut-)Weg in Zirkulation (4) gelangen, werden zur Hauptsache durch Makrophagen in der Leber (Kupffer'sche Sternzellen, KZ, 47), in der Milz (41) oder anderswo abgefangen und nach Möglichkeit abgebaut. Der Ablauf entzündlicher Prozesse wird im übrigen von einer Reihe *weiterer Faktoren* beeinflußt, so von *genetisch bedingten Besonderheiten* (s. Abb. 168, S. 1200, 177, S. 1290, 179, S. 1314 sowie Tabelle 80, S. 1257, 81, S. 1285, und 82, S. 1289), *Alter* (S. 2127), *Geschlecht, Ernährungszustand, endokrinen Einflüssen, Temperatur, Natur und Intensität des entzündungsauslösenden Agens, Art des betroffenen Gewebes,* gleichzeitig bestehenden *Krankheiten,* dem *autonomen Nervensystem* und der Einwirkung von *Pharmaka* (s. Tabelle 83, S. 1302)

befähigt sind. Eine weitere proliferative Tätigkeit solcher Zellen in den peripheren Geweben wird hie und da beobachtet, dürfte aber im Sinne einer zusätzlichen Bereitstellung reifer Granulozyten kaum ins Gewicht fallen.
Bei schweren Infektionen oder andersartigen Schädigungen zeigen die Granulozyten oft eine sog. *toxische Granulation,* deren Natur noch nicht befriedigend geklärt ist, sowie *Doehle-Körperchen,* die aus lamellären Aggregaten von rauhem endoplastischem Retikulum bestehen.
Monozyten zeigen eine für sie recht charakteristische Aktivität der NaF-sensitiven Esterase. Treten Blutmonozyten ins Gewebe über und wandeln sich in Histiozyten/Makrophagen um, läßt sich zytochemisch eine Verstärkung der Aktivität u. a. folgender Enzyme nachweisen: saure Phosphatase, Naphthylamidase, unspezifische Esterase sowie andere hydrolytische und oxidative Enzyme.
Gewisse Erreger, wie Mycobacterium (M.) tuberculosis, M. leprae, Bruzellen oder Listerien, werden zwar phagozytiert, aber nicht oder nur in ungenügendem Maße intrazellulär vernichtet. Dadurch kommt es zu einer Anreicherung dieser Erreger in den phagozytischen Vakuolen vor allem der Makrophagen. Solche Erreger werden deshalb als »*fakultativ oder obligat intrazelluläre Mikroorganismen*« bezeichnet. Die wirkungsvolle Abwehr derartiger Erreger erfolgt aufgrund einer zellgebundenen Immunreaktion. Durch Kontakt spezifisch sensibilisierter Zellen mit dem entsprechenden Antigen kommt es zu einer Mobilisierung und Aktivierung von Makrophagen. Über bisher unbekannte Mechanismen werden zudem Proliferation und Ausschleusung von Makrophagenvorläufern im Knochenmark stimuliert. Die Einwanderung von Makrophagen ins Gewebe wird möglicherweise durch die Freisetzung chemotaktischer Mediatoren aus sensibilisierten Lymphozyten hervorgerufen oder begünstigt. Die Aktivierung der Makrophagen äußert sich morphologisch in einer Vermehrung der Mitochondrien und Lysosomen, funktionell u. a. in einer gesteigerten Phagozytose- und Abbaufähigkeit für Mikroorganismen. Die Auslösung dieser Reaktion über die Lymphozyten erfolgt spezifisch. Die erhöhte bakterizide Leistung aktivierter Makrophagen ist jedoch unspezifisch, d. h. sie betrifft auch Erreger, gegen die der Makroorganismus nicht sensibilisiert ist. Wegen ihrer unspezifischen Wirkung werden sie auch »*zornige Makrophagen*« (»angry macrophages«) genannt, wobei sich dieser aggressive Unmut – was nicht überrascht – auf die Umgebung auswirkt. Gewisse Autoren vermuten, daß MIF für diese Aktivierung der Makrophagen verantwortlich sei (S. 1086). Aktivierte Makrophagen scheinen auch für die Immunität gegenüber Viren von Bedeutung zu sein. Im histologischen Präparat bieten in Gruppen zusammengelagerte »zornige Makrophagen« oft das bekannte Bild *epitheloider Zellen. Epitheloidzellige Granulome* treten charakteristischerweise bei bestimmten Erkrankungen, wie der Boeck'schen Krankheit, der Tuberkulose, der tuberkuloiden Form der Lepra u. a., auf. Epitheloidzellen überleben etwa 1 bis 4 Wochen und produzieren große Mengen lysosomaler Enzyme (z. T. Freisetzung).
Die Unterscheidung zwischen Epitheloidzellen einerseits und *Makrophagen mit ausgeprägter Phagozytose-Aktivität* anderseits ist von diagnostischem Interesse, weil eine enge Beziehung zwischen zellgebundener Immunität und der Differenzierung der Makrophagen

Tabelle 81. Mediatoren und Enzyme in neutrophilen Granulozyten

Lysosomale Enzyme
β-Glyzerophosphatase[A]
N-Azetyl-β-Glukosaminidase[A]
β-Glukuronidase[A]
α-Mannosidase[A]
Kathepsin D[A]
Kathepsin B[A]
Saure Ribonuklease
Saure Deoxyribonuklease
β-Galaktosidase
α-L-Fukosidase
α-1,4-Glukosidase
Dextranase
Laminarinase
α-Amylase
Elastase[A]
Kathepsin G[A]
Proteinase 3[A]
Kollagenase [S]
Zweite kollagenolytische Metallo-Proteinase [S]
Hyaluronidase
Kininogenase
Kininase
Aryl-Sulfatase
Phospholipase A (Lezithinase A)
Lipase
Phospholipase B (Lysolezithinase)
Mikrobizide lysosomale Enzyme
Myeloperoxidase [A]
Lysozym [A,S]
Chymotrypsin-ähnliche basische Proteine
Enzyme mit anderer oder unbekannter Lokalisation
Plasminogenaktivator
Prolidase
Kathepsin A (Karboxypeptidase)
p-Nitrophenyl-Phosphatase (Membranfraktion)
Iminodipeptidase
Leuzinaminopeptidase
Aminodipeptidase
Aminotripeptidase
Andere Substanzen
Laktoferrin [S]
Vit B_{12}-bindende Proteine [S]
Zytotaxine
»Slow-reacting substance« (SRS)
Pyrogene

A = in menschlichen azurophilen Granula nachgewiesen.
S = in menschlichen spezifischen Granula nachgewiesen.

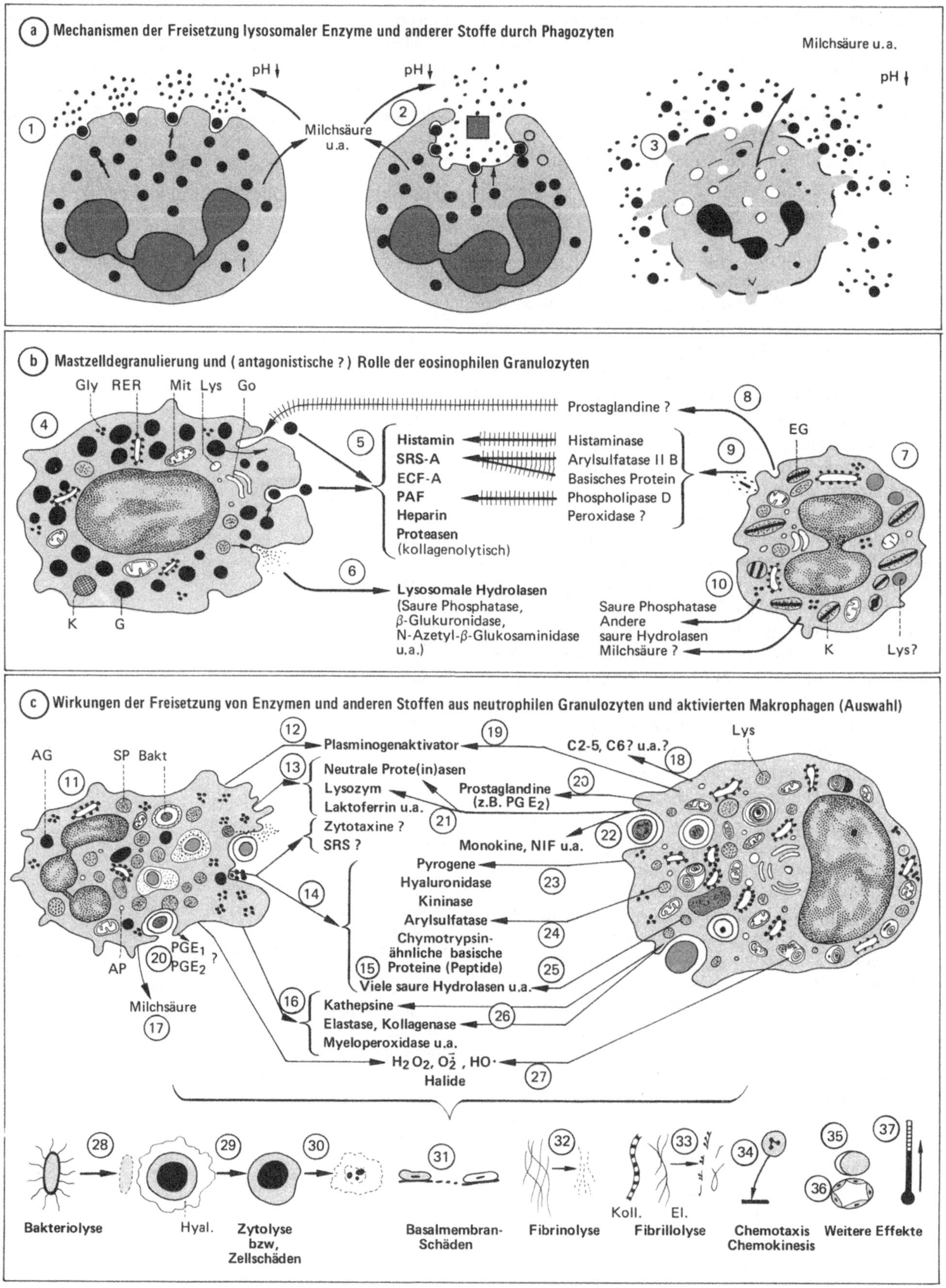
a Mechanismen der Freisetzung lysosomaler Enzyme und anderer Stoffe durch Phagozyten
Milchsäure u.a.
pH
Milchsäure u.a.
b Mastzelldegranulierung und (antagonistische?) Rolle der eosinophilen Granulozyten
Gly RER Mit Lys Go
Prostaglandine ?
EG
Histamin
SRS-A
ECF-A
PAF
Heparin
Proteasen (kollagenolytisch)
Histaminase
Arylsulfatase II B
Basisches Protein
Phospholipase D
Peroxidase ?
Lysosomale Hydrolasen (Saure Phosphatase, β-Glukuronidase, N-Azetyl-β-Glukosaminidase u.a.)
Saure Phosphatase
Andere saure Hydrolasen
Milchsäure ?
K G
K Lys?
c Wirkungen der Freisetzung von Enzymen und anderen Stoffen aus neutrophilen Granulozyten und aktivierten Makrophagen (Auswahl)
AG SP Bakt
Lys
Plasminogenaktivator
C2-5, C6? u.a.?
Neutrale Prote(in)asen
Lysozym
Laktoferrin u.a.
Prostaglandine (z.B. PG E2)
Zytotaxine ?
SRS ?
Monokine, NIF u.a.
Pyrogene
Hyaluronidase
Kininase
Arylsulfatase
Chymotrypsin-ähnliche basische Proteine (Peptide)
Viele saure Hydrolasen u.a.
PGE1 PGE2 ?
AP
Milchsäure
Kathepsine
Elastase, Kollagenase
Myeloperoxidase u.a.
H2O2, O2-, HO·
Halide
Bakteriolyse
Hyal.
Zytolyse bzw. Zellschäden
Basalmembran-Schäden
Fibrinolyse
Koll. El.
Fibrillolyse
Chemotaxis Chemokinesis
Weitere Effekte

Abb. 176a–c. *Freisetzung von Enzymen und anderen Stoffen aus Mastzellen, Granulozyten und Histiozyten/Makrophagen: Mechanismen und mögliche Folgen.* **a** *Mechanismen der Freisetzung lysosomaler Enzyme und anderer Stoffe durch Phagozyten.* Die Abgabe von Inhaltstoffen aus Phagozyten an die Umgebung kann auf verschiedene Weise geschehen: In geringem Ausmaß setzt auch die nicht phagozytierende Zelle durch *umgekehrte Endozytose* (Exozytose) Substanzen frei (1), z. B. Lysozym. Dieser Vorgang erfährt eine starke Steigerung, wenn die *Phagozytose* einsetzt (2). Allerdings hängen Art und Ausmaß der exozytotischen Ausschleusung von Enzymen und weiteren Substanzen in hohem Maße von der *Natur des phagozytierten Materials* ab: Inerte Partikel, wie Latex-Kügelchen, haben in dieser Beziehung keine große Wirkung, während z. B. Bakterien oder partikuläres Zymosan eine starke Freisetzungs-Reaktion auslösen. Die meisten *ausgeschleusten lysosomalen Enzyme* vermögen ihre Wirkung naturgemäß vor allem dann in erheblichem Umfang auszuüben, wenn das *pH im Extrazellulärraum* genügend niedrig ist. Dies mag dann der Fall sein, wenn z. B. dichtgelagerte neutrophile Granulozyten an die Umgebung soviel Milchsäure abgeben, daß das für die lysosomalen Hydrolasen erforderliche saure Milieu – in allerdings eng umschriebenem Raum – geschaffen wird. *Geht ein Phagozyt zugrunde* (3), ergießen sich verständlicherweise auch seine Enzyme und anderen biologisch wirksamen Substanzen in den Interzellulärraum. **b** *Mastzelldegranulierung und die mögliche antagonistische Wirkung der eosinophilen Granulozyten.* Die große Bedeutung der *Degranulierung von Mastzellen* wurde schon anläßlich der Besprechung anaphylaktischer bzw. anaphylaktoider Reaktionen hervorgehoben (s. Abb. 160, S. 1102). Dieser Vorgang wird indessen nicht nur durch reaginische Antikörper ausgelöst, sondern kann durch eine Vielzahl von Stimuli in Gang gesetzt werden, u. a. auch durch eine zu entzündlicher Reaktion führende Alteration bzw. den *entzündlichen Prozeß* selbst. In der Skizze (4) ist – stark vereinfacht – die Ultrastruktur einer *Gewebsmastzelle* dargestellt (Gly = Glykogen, meist in β-Form; RER = rauhes endoplasmatisches Retikulum; Mit = Mitochondrien; Lys = Lysosomen; Go = Golgi-Apparat; K = kristalline Strukturen, die sich in den Mastzellgranula z. T. erkennen lassen; G = Mastzellgranula). Die *basophilen Granulozyten* ähneln den Mastzellen sowohl in struktureller als auch in funktioneller Hinsicht; allerdings halten es viele Autoren für wahrscheinlich, daß wir es hier mit zwei getrennten Zellinien zu tun haben. Bei Freisetzung von Mastzellgranula werden vor allem die unter (5) aufgeführten Substanzen an die Umgebung abgegeben (SRS-A = »slow-reacting substance of anaphylaxis«; ECF-A = »eosinophilic chemotactic factor of anaphylaxis«; PAF = »platelet aggregating factor«). Im Text zu Abb. 160 (S. 1102) ist erwähnt, daß das *autonome Nervensystem* über Veränderungen der intrazellulären $\frac{\text{cAMP}}{\text{cGMP}}$ -Relation die Mastzelldegranulierung zu beeinflussen und damit auch entzündliche Vorgänge zu modulieren vermag. Über die Bedeutung der *Freisetzung mastozytärer lysosomaler Enzyme* (6) bei entzündlichen Vorgängen in vivo weiß man noch wenig Bescheid. Die *eosinophilen Granulozyten* (7), die ja zum guten Teil durch ECF-A herbeigelockt werden, spielen wahrscheinlich u. a. die Rolle von Antagonisten zu den Mastzellen (8, 9; quer gestrichelte Pfeile = Hemmung, Inaktivierung oder Neutralisation). Außerdem können auch sie lysosomale Enzyme nach außen abgeben (10), besonders während der Phagozytose (z. B. von Immunkomplexen u. a.; EG = eosinophile Granula; K = kristalloides Material, das chemisch weitgehend den großen Charcot-Leyden'schen Kristallen entspricht, die nach Untergang zahlreicher Eosinophiler auftreten (z. B. im Sputum bei Asthma bronchiale)). Über die Bedeutung der in eosinophilen Granulozyten enthaltenen Peroxidase ist man sich noch nicht im klaren. **c** *Wirkungen der Freisetzung von Enzymen und anderen Stoffen aus neutrophilen Granulozyten und aktivierten Makrophagen (Auswahl).* Die *Granula* der *neutrophilen Granulozyten* (11) sind heterogen (AG = azurophile Granula (Peroxidase-negativ); SP = spezifische Granula (Peroxidase-positiv); AP = alkalische Phosphatase-Aktivität, ebenfalls Granula-gebunden; dazu bestehen möglicherweise noch gewöhnliche Lysosomen). Eine Liste von *Enzymen und Mediatoren,* die in neutrophilen Granulozyten nachgewiesen wurden, findet sich in Tabelle 81 (S. 1285). Hier sind nur einige davon herausgegriffen: Plasminogen-Aktivator (12) stammt offenbar nicht aus Granula, sondern aus dem Membranbereich. Die Lokalisation der in menschlichen Neutrophilen vorhandenen Inhaltsstoffe, insbesondere Enzyme, in azurophilen (AG) und/oder spezifischen (SP) bzw. anderen Granula ist nur lückenhaft bekannt (13–16; vgl. dazu Tabelle 81, S. 1285). Von manchen Enzymen und Mediatoren ist die intrazelluläre Lokalisation noch umstritten. Für die volle Wirkung der sauren Hydrolasen (15) bedarf es im Interzellulärraum, wie erwähnt, eines sauren Milieus (17). Die *Histiozyten/Makrophagen* können z. T. dieselben oder ähnliche Enzyme bzw. Substanzen freisetzen wie die Neutrophilen (19, 21, 23, 24–27), während ihnen andere fehlen (z. B. Myeloperoxidase). Umgekehrt produzieren sie Substanzen bzw. Mediatoren, die von den Granulozyten nicht oder nicht im gleichen Ausmaß gebildet werden (18, 20, 22; C = Komplement-Komponenten; NIF = »neutrophil immobilizing factors«). Ein weiterer wesentlicher Unterschied zwischen diesen beiden Zellarten – abgesehen von der Fähigkeit zu *Mikro- und/oder Makrophagie* – liegt darin, daß die Makrophagen freigesetzte Enzyme und Mediatoren wirksam nachzubilden imstande sind, während die Granulozyten im wesentlichen nur über diejenigen Inhaltsstoffe verfügen, die in den Granula »verpackt« wurden. Vermutlich gehen Granulozyten nach Freisetzungsreaktionen auch häufiger zugrunde als Makrophagen. Hinsichtlich der *Auswirkungen einer Freisetzung von Enzymen und Mediatoren durch Phagozyten* verdienen einige Gesichtspunkte besonders hervorgehoben zu werden. Für die extrazelluläre – im Vergleich zur intrazellulären (s. Abb. 177, S. 1290) wahrscheinlich sehr viel weniger wichtigen – *Bakterizidie* (28) und die *Zytolyse* (30), d. h. die Zerstörung benachbarter Zellen (z. B. Endothelien), scheint nach neueren Erkenntnissen dem $O_2^{\overline{\cdot}}$ (*Superoxid-Anion,* durch Übertragung eines Elektrons auf Sauerstoff entstanden), dem H_2O_2 (27), dem aus einer Reaktion von Wasserstoffsuperoxid und dem Superoxid-Anion gebildeten Hydroxylradikal $OH\cdot$ sowie möglicherweise dem Singlet-Sauerstoff ($^1O_2$) eine besondere Bedeutung zuzukommen. H_2O_2 wird offenbar sowohl von gewissen Bakterien, die z. B. phagozytiert wurden, als auch von der Zelle selbst (Katalyse z. B. durch Xanthin-Oxidase?) produziert und wirkt in vitro stark zellschädigend. Diese Art von zytotoxischer Wirkung, die sowohl Neutrophile wie aktivierte Makrophagen auszuüben vermögen, hängt u. a. vom Sauerstoffangebot und der Vorsorgung der Zellen durch Substrate, wie Glukose, ab. *Myeloperoxidase* (16) und *Halide* (27) sind dazu nicht unbedingt erforderlich, verstärken aber den Effekt. Mikrobizide Effekte haben überdies u. a. *Lysozym* (13), z. T. auch *Laktoferrin* (13) und die *Chymotrypsin-ähnlichen basischen Proteine* (14). Die letzteren erhöhen im übrigen die *Gefäßpermeabilität* (36), vermögen zu *opsonisieren* (28), hemmen die Heparinwirkung ebenso wie die *Gerinnung,* fördern die Präzipitation von Fibrin-Monomeren und können *Fibrinogen, Cls, C4 und C5 aktivieren bzw. spalten.* Außerdem begünstigen sie, ohne einen nachgewiesenen chemotaktischen Einfluß auszuüben, die *Ansammlung von Neutrophilen* (34). *Hyaluronidase* (14) spielt vielleicht beim *Abbau des schützenden Hyaluronsäuremantels,* der nach neueren Befunden viele Zellarten umgibt, eine Rolle (29; Hyal = Hyaluronsäure); der »spreading effect«, den dieses Enzym hinsichtlich der Ausbreitung von Bakterien haben kann, ist, was die Leukozyten-Hyaluronidase anbelangt, nicht geklärt. *Kollagenase* (Koll. = kollagene Fasern) und *Elastase,* die auch im neutralen oder leicht alkalischen Milieu aktiv sind, haben wahrscheinlich bei *Abbau von Bindegewebsfasern* (33, El. = elastische Fasern), bei der *Zerstörung von Basalmembranen* (31),

besteht. Dies wurde insbesondere bei der Lepra nachgewiesen. Bei der lepromatösen Form sind die Histiozyten mit Mykobakterien gefüllt, weil sie unfähig sind, diese Erreger zu eliminieren. Mit steigender Resistenz gegen die Infektion differenzieren sich die Makrophagen in Epitheloidzellen, und es bilden sich epitheloidzellige Granulome.

Während der Phagozytose kommt es häufig zur *Freisetzung von Enzymen,* vor allem solchen lysosomalen Ursprungs, aus der Zelle (Tabelle 81 und 82 sowie Abb. 176). Ausmaß und Art des Prozesses hängen stark von der Natur der aufgenommenen Partikeln ab. So beobachtet man z. B. eine ausgeprägte Mobilisierung von Enzymen aus Phagozyten nach Aufnahme von Latexpartikeln oder Immunkomplexen, kaum aber nach Phagozytose von Schaferythrozyten. Eine *Freisetzung lysosomaler Enzyme* im Verlauf der Phagozytose kann theoretisch auf verschiedene Weise zustande kommen.

Beim *Untergang von Phagozyten* tritt der Zellinhalt aus: Dieser Vorgang spielt sich etwa nach der Aufnahme von Natriumuratkristallen und wahrscheinlich auch anderen Partikeln mit membranolytischer Wirkung ab. Dabei werden aus den zugrundegehenden Zellen nicht nur lysosomale, sondern auch andere zytoplasmatische Enzyme abgegeben. Die Freisetzung lysosomaler Enzyme ist jedoch oft nicht an den Untergang der phagozytierenden Zellen gebunden. Beispielsweise werden nach der Aufnahme von Immunkomplexen, Latex oder Zymosan nur lysosomale, nicht aber andere zytoplasmatische Enzyme freigesetzt: Man nennt dieses Phänomen »*selektive Enzymfreisetzung*«. Sie könnte u. a. dadurch zustande kommen, daß Lysosome mit phagozytären Kaveolen verschmelzen, die gegen die Zelloberfläche zu offen sind. Diese Vorstellung scheint durch elektronenmikroskopische Befunde gestützt zu werden.

Ferner stellt man sich vor, die lysosomale Membran werde durch das aufgenommene Material in einer Weise verändert, daß sie selektiv mit der Zellmembran eine Fusion eingeht. Dieser Vorgang, der z. B. bei Osteoklasten von Bedeutung zu sein scheint, wird als *umgekehrte Endozytose* bezeichnet.

Aufgrund neuerer Untersuchungen wird angenommen, daß die Ausschüttung lysosomaler Enzyme, ähnlich wie die Freisetzung anderer Stoffe, durch *zyklisches AMP* (S. 377) reguliert wird und zwar über eine Beeinflußung des Zustroms der primären Lysosomen zur Zellperipherie und ihrer Verschmelzung mit den Phagosomen. Substanzen, die eine starke Vermehrung des intrazellulären zyklischen AMP's bewirken (Prostaglandin E1, Theophyllin u. a.) hemmen die selektive Freisetzung lysosomaler Enzyme. Die Aufnahme der Partikel in die Zelle wird dabei offenbar nicht beeinträchtigt.

Zusammenfassend kann gesagt werden, daß die Ausschüttung von Enzymen und anderen phlogistisch aktiven Substanzen durch Phagozyten den Ablauf der Entzündung in vielfacher Weise beeinflußt (vgl. dazu S. 1267). Substanzen aus *eosinophilen Granulozyten* haben eine hemmende Wirkung auf die akute Entzündung, insbesondere auf die aus Mastzellen freigesetzten Substanzen. Bei den *neutrophilen Granulozyten* scheint das Hauptgewicht einerseits auf dem Abbau

---

Abb. 176 a–c (Fortsetzung)

bei der *Auflösung von Knorpelsubstanz* u. a. m. Bedeutung. Die Elastase beteiligt sich ferner, zusammen mit dem *Plasminogen-Aktivator* (12, 19) und *Plasminogen,* an der *Fibrinolyse* (32), spaltet C3 und C5, stimuliert B-Lymphozyten (35) und scheint die bakteriziden Effekte anderer Substanzen bzw. Enzyme zu unterstützen (28). Die *Kininase* (14) spielt beim Abbau von Kininen eine wichtige Rolle und wirkt somit der Erhöhung der Gefäßpermeabilität (36) entgegen. Man hat aber auch Gründe, die Existenz von leukozytärem *Kallikrein* zu vermuten, das die Kininbildung katalysiert. *Leukozytäre Proteasen* werden *durch natürlich vorkommende Inhibitoren gehemmt,* z. B. durch α_2-Makroglobulin und α_1-Antitrypsin; diese Hemmung entfällt weitgehend in bestimmten Milieus, wie dem Schleim. Wie erwähnt, sind die *Histiozyten/Makrophagen* imstande, eine *adaptive Steigerung der Enzymsynthese* zu vollziehen, sobald sie aktiviert werden. Dieser Umstand bringt es mit sich, daß sie zum Erreichen ihrer vollen Wirksamkeit einige Zeit benötigen. Während *Lysozym* von diesen Zellen mehr oder weniger dauernd abgegeben wird, kommt es zu einer starken Vermehrung von Enzymen, wie *Elastase, Kollagenase* (26), *sauren Hydrolasen* (25), *neutralen Proteasen* (21) u. a. sowie von *Plasminogen-Aktivator* (19) erst nach geeigneter Stimulation, z. B. durch Lymphokine (s. Abb. 158, S. 1084 und 164, S. 1128 sowie Tabelle 76, S. 1124). Es wurde ebenfalls hervorgehoben, daß die Art des von Makrophagen endozytierten Materials großen Einfluß auf die *Qualität der Freisetzungsreaktion* haben: Asbest, Immunkomplexe, Zymosan und Streptokokken z. B. bewirken eine fast selektive Abgabe lysosomaler Enzyme (saure Hydrolasen), während bakterielles Endotoxin, BCG u. a. mehr die Ausschleusung neutraler Proteasen, von Plasminogen-Aktivator und *pyrogenen Stoffen* (23, Erzeugung von Fieber, 37) hervorrufen. Quarzpartikel bewirken oft den Untergang der Zelle, die sie aufgenommen hat, und auf diese Weise eine Freisetzung zahlreicher Inhaltstoffe von Makrophagen. *Stimulatoren und Hemmer der Lymphozytentransformation* (35) *und der Zellproliferation* haben vor allem im Rahmen von Immunreaktionen und einer so erzeugten Entzündung Bedeutung, während der *CSF (»colony stimulating factor«)* möglicherweise die Myelopoiese und Monozytopoiese stimuliert, und *Zytotaxine,* vielleicht auch *Chemokinesine* sowie *NIF* (s. o.), die Ansammlung von Neutrophilen im Entzündungsherd begünstigen (34). Die Freisetzung von *Prostaglandinen* (8, z. B. PGE_2 und PGD_2) erfolgt vermutlich vor allem dann, wenn die intrazelluläre Kompartementalisierung zum guten Teil aufgehoben ist (z. B. nach Beladung der Zelle mit Zymosan). Abgesehen von der Erzeugung von *Schmerz,* der durch Indomethazin gelindert wird, weiß man über die Rolle der Prostaglandine im Rahmen der akuten Entzündung noch wenig. Die hier genannten Wirkungen freigesetzter Mediatoren und Enzyme wurden in erster Linie *in vitro* geprüft. In mancher Hinsicht bleiben unsere Vorstellungen über entsprechende Prozesse in vivo spekulativ. Zudem ist mit erheblichen Spezies-Unterschieden zu rechnen. Die Abgabe von *Interferon* durch Leukozyten kommt an anderer Stelle zur Sprache (S. 1733)

Tabelle 82. Mediatoren, die von Monozyten/Histiozyten freigesetzt werden können

Komplement-komponenten	C2 C4 C5 C3?
Substanzen ohne nachgewiesene Enzymaktivität[a]	Prostaglandine Pyrogene Stimulator der Lymphozytentransformation Hemmer der Lymphozytentransformation Hemmer der Zellproliferation Stimulator der Zellproliferation Kolonien-stimulierender Faktor (»colony stimulating factor, CSF«) Stimulator der Neutrophilenwanderung Zytotoxische Faktoren Chemotaktische Aktivität für neutrophile Granulozyten Faktoren, die neutrophile Granulozyten immobilisieren (»neutrophil immobilizing factors«)
Substanzen mit enzymatischer Aktivität	β-Glukuronidase α-Mannosidase Arylsulfatase saure Phosphatase N-Azetyl-β-D-Glukosaminidase β-Galaktosidase Lysozym Kollagenase Elastase Plasminogenaktivator Kathepsin D Kathepsin B u. a.

[a] vgl. dazu »*Monokine*« (Tabelle 76, S. 1124).

von Fibrin, Gewebstrümmern und Bakterien zu liegen, anderseits auf dem Katabolismus von Kollagen und elastischen Fasern. Da sich neutrophile Granulozyten kurzfristig in großer Zahl ansammeln können und zugrunde gehen, ist die Konzentration der freigesetzten Substanzen oft sehr hoch, und es kommt zu Nekrosen. Akute nekrotisierende Prozesse werden dagegen mit der Freisetzung von Enzymen aus *Makrophagen* selten in Zusammenhang gebracht, obwohl auch hier die für den Abbau des Gewebes nötigen Proteasen vorhanden wären.

135.8. Abtötung von Mikroorganismen und Parasiten durch Phagozyten

Neben den bereits erwähnten humoralen Faktoren, wie Serumantikörpern und Komplement (S. 1257), sind für das Abtöten von Mikroorganismen und Parasiten vor allem Phagozyten von Bedeutung. Zum Teil üben die Zellen diese Funktion auch als Effektorzellen spezifischer Immunreaktionen aus. Die im Rahmen humoraler Immunreaktionen gebildeten *Antikörper* sind für das Abtöten nur indirekt von Bedeutung, indem die Aufnahme von Erregern, insbesondere das Anhaften an die Zelle, gefördert wird. Bei *zellgebundenen Immunreaktionen* werden sowohl die Aufnahme wie auch das Abtöten von Mikroorganismen durch Makrophagen gesteigert. Ferner ist zu erwähnen, daß Komplement auch das intrazelluläre Abtöten von Bakterien fördert.

Die Mechanismen, die für die Keimabtötung durch Phagozyten eine Rolle spielen, sind in den meisten Fällen nicht oder nur teilweise geklärt. Eine Ausnahme bildet die Wirkung von *Lysozym*, das Peptidoglykane bestimmter Erreger spaltet und diese dadurch vernichtet. Allerdings sind nur wenige Erreger lysozymempfindlich, und diese Keime haben für die Entstehung von Infektionskrankheiten ohnehin wenig Bedeutung. Im übrigen bestehen Anhaltspunkte für die Annahme, daß eine *Vielzahl verschiedener Abtötungsmechanismen* besteht, die zum Teil synergistisch wirken (Abb. 177). Die relative Bedeutung der einzelnen Mechanismen, die nachstehend kurz diskutiert werden, ist noch wenig erforscht und dürfte auch je nach der Art des Mikroorganismus variieren. Dies äußert sich unter anderm darin, daß bei der septischen Granulomatose (S. 318) ein ganz bestimmtes Erregerspektrum (Organismen, die kein H_2O_2 produzieren bzw. Katalasepositive Erreger) für die Infektionen wesentlich verantwortlich sind.

Schließlich sei erwähnt, daß die Abwehrfunktion der Phagozyten durch bakterielle Toxine, beispielsweise *Leukozidin* (S. 1753), beeinträchtigt werden kann. Wasserstoffionen und organische Säuren, insbesondere Milchsäure, können durch Phagozyten freigesetzt werden und sollen gegen einige Keime, wie Pneumokokken oder Tuberkulosebakterien, direkt wirksam sein. Zudem sind bei *saurem pH* einige Enzyme aus den Granula der Zellen besonders aktiv. Das pH in Phagolysosomen soll zwischen 3.0 und 6.5 liegen. Nicht nur die Zelle, sondern auch die Mikroorganismen tragen zur Säurebildung bei. Das saure Milieu begünstigt auch den Wirkungsgrad anderer bakterizider Mechanismen wie des Myeloperoxidase-abhängigen Systems.

Bei der Phagozytose bzw. bei Oberflächenkontakten werden der oxidative Stoffwechsel und insbesondere der Hexosemonophosphatshunt der neutrophilen Granulozyten und – in geringerem Grad – der Makrophagen stimuliert. Dabei entstehen verschiedene *hochaktive Sauerstoffverbindungen*, die für die Keimabtötung von Bedeutung sind, nämlich *H_2O_2*, *Superoxid-Anionen (O_2^-)*, der *Hydroperoxidrest (HO_2)* und *Sauerstoff im Singulett-Zustand*. Neutrophile und Makrophagen scheinen überdies *Hydroxyl-Radikale ($OH^{\cdot}$)* zu bilden, hochaktive Intermediärprodukte, zu deren Produktion wahrscheinlich u. a. O_2^- benötigt wird. Die Bildung von H_2O_2 kann durch direkte Umwandlung

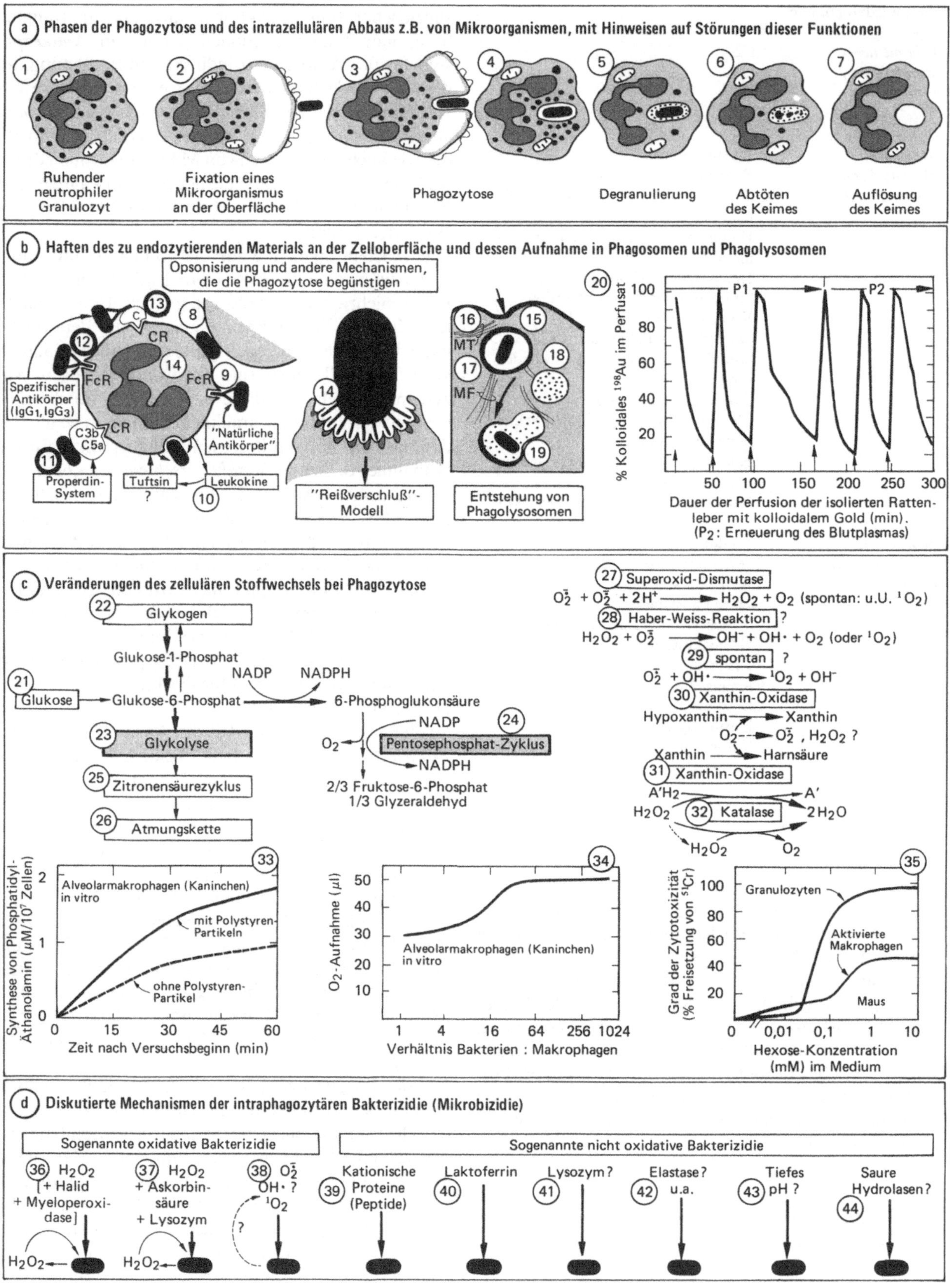
a Phasen der Phagozytose und des intrazellulären Abbaus z.B. von Mikroorganismen, mit Hinweisen auf Störungen dieser Funktionen
Ruhender neutrophiler Granulozyt
Fixation eines Mikroorganismus an der Oberfläche
Phagozytose
Degranulierung
Abtöten des Keimes
Auflösung des Keimes
b Haften des zu endozytierenden Materials an der Zelloberfläche und dessen Aufnahme in Phagosomen und Phagolysosomen
Opsonisierung und andere Mechanismen, die die Phagozytose begünstigen
CR
FcR
Spezifischer Antikörper (IgG1, IgG3)
C3b
C5a
"Natürliche Antikörper"
Properdin-System
Tuftsin ?
Leukokine
"Reißverschluß"-Modell
MT
MF
Entstehung von Phagolysosomen
% Kolloidales 198Au im Perfusat
P1
P2
Dauer der Perfusion der isolierten Rattenleber mit kolloidalem Gold (min). (P2: Erneuerung des Blutplasmas)
c Veränderungen des zellulären Stoffwechsels bei Phagozytose
Glykogen
Glukose-1-Phosphat
Glukose
Glukose-6-Phosphat
NADP
NADPH
6-Phosphoglukonsäure
Glykolyse
Pentosephosphat-Zyklus
Zitronensäurezyklus
Atmungskette
2/3 Fruktose-6-Phosphat
1/3 Glyzeraldehyd
Superoxid-Dismutase
$O_2^- + O_2^- + 2H^+ \rightarrow H_2O_2 + O_2$ (spontan: u.U. $^1O_2$)
Haber-Weiss-Reaktion ?
$H_2O_2 + O_2^- \rightarrow OH^- + OH\cdot + O_2$ (oder $^1O_2$)
spontan ?
$O_2^- + OH\cdot \rightarrow {}^1O_2 + OH^-$
Xanthin-Oxidase
Hypoxanthin → Xanthin
$O_2 \rightarrow O_2^-$, H_2O_2 ?
Xanthin → Harnsäure
Xanthin-Oxidase
A'H2 → A'
Katalase
$H_2O_2 \rightarrow 2H_2O$
$H_2O_2 \rightarrow O_2$
Synthese von Phosphatidyl-Äthanolamin (µM/10^7 Zellen)
Alveolarmakrophagen (Kaninchen) in vitro
mit Polystyren-Partikeln
ohne Polystyren-Partikel
Zeit nach Versuchsbeginn (min)
O2-Aufnahme (µl)
Alveolarmakrophagen (Kaninchen) in vitro
Verhältnis Bakterien : Makrophagen
Grad der Zytotoxizität (% Freisetzung von 51Cr)
Granulozyten
Aktivierte Makrophagen
Maus
Hexose-Konzentration (mM) im Medium
d Diskutierte Mechanismen der intraphagozytären Bakterizidie (Mikrobizidie)
Sogenannte oxidative Bakterizidie
Sogenannte nicht oxidative Bakterizidie
H2O2 [+ Halid + Myeloperoxidase]
H2O2 + Askorbinsäure + Lysozym
O2- OH· ? 1O2
Kationische Proteine (Peptide)
Laktoferrin
Lysozym?
Elastase? u.a.
Tiefes pH ?
Saure Hydrolasen?

Abb. 177 a–d. *Phagozytose und intrazelluläre Abtötung von Mikroorganismen: Einige Beobachtungen und Hypothesen.* **a** *Phasen der Phagozytose und des intrazellulären Abbaus von Mikroorganismen, mit Hinweisen auf Störungen dieser Funktionen.* Am Beispiel eines *neutrophilen Granulozyten* (1) ist hier der Vorgang der Phagozytose und des anschließenden Abbaus eines Mikroorganismus skizziert. Der Prozeß der Endozytose eines Bakteriums kann in ungefähr einer Minute abgeschlossen sein; die Abtötung und vor allem der Abbau des Keims nehmen längere Zeit in Anspruch. Bei *Kontaktnahme* des Phagozyten mit dem Mikroorganismus beobachtet man in der Regel, daß der erstere eine breite, vorwiegend aus *sog. Ektoplasma* bestehende Front von Zytoplasma vorschiebt (2). Anschließend setzt die *Endozytose* mit Bildung einer sog. *digestiven Tasche* ein (3), und der Keim wird in ein *Phagosom* aufgenommen (4). Die Energie für diese Vorgänge stammt weitgehend aus der Glykolyse. Anschließend kommt es offenbar zu einer Fusion zahlreicher Granula (azurophile Granula groß, spezifische Granula und allenfalls weitere lysosomale Granula klein) mit dem Phagosom, wodurch ein *Phagolysosom* entsteht: Diese Phase imponiert als »*Degranulierung*« (5) und geht mit einer Reihe metabolischer Umstellungen einher, u. a. mit einer vermehrten Inanspruchnahme des Pentosephosphat-Zyklus (s. **c**, 24), einer gesteigerten O_2-Aufnahme und einer erhöhten Produktion von H_2O_2. Wahrscheinlich stehen diese Veränderungen des zellulären Stoffwechsels u. a. mit dem *Abtöten und/oder der anschließenden Verdauung der phagozytierten Keime* bzw. anderen aufgenommenen Materials in Beziehung (6, 7). Die hier kurz geschilderten Vorgänge können wahrscheinlich auf verschiedene Weise eine Steigerung oder eine Beeinträchtigung erfahren. Für Granulozyten wie für Makrophagen darf angenommen werden, daß ein mehr oder weniger intakter *Energiestoffwechsel der Zelle* (s. Abb. 147, S. 934) Voraussetzung für eine wirksame Bakterizidie ist. Abgesehen vom *Glykogengehalt der Phagozyten* ist in diesem Zusammenhang auch an die *Sauerstoffversorgung* zu denken, die offenbar in einem Mindestmaß gewährleistet sein muß, um den mit dem Abtöten der Keime verbundenen »respiratory burst« zu ermöglichen (s. **c**). Über derartige Einflüsse *in vivo* ist wenig bekannt. Dasselbe gilt für die Auswirkungen endogener oder exogener *Intoxikationen* auf die Phagozytenfunktionen sowie *Stoffwechselstörungen* verschiedenster Art. Besser bekannt sind sog. *primäre Phagozytendefekte,* die auf einer erblichen Störung beruhen (X-chr = X-chromosomal; ar = autosomal rezessiv vererbt; ? = Erbgang nicht geklärt; N = Neutrophile; M = Makrophagen betroffen). Diese – an sich seltenen – Affektionen verdienen ein allgemeines Interesse u. a. deshalb, weil sie einen Einblick in die Bedeutung normaler Phagozytenfunktionen gestatten. Eine *mangelhafte Peroxid- und Superoxid-Produktion,* die offenbar mit einer *gestörten Abtötung wenigstens gewisser Infektionserreger* verbunden ist, beobachtet man bei der *septischen Granulomatose (»chronic granulomatous disease« (CGD),* z. T. wegen eines Defekts des Zytochroms b?) der Kinder, von der man mindestens zwei Varianten kennt (X-chr und ar, beide N, M), ferner beim sog. *Myeloperoxidase-Mangel* (N, ar) und beim *leukozytären Glukose-6-Phosphat-Dehydrogenase-Defekt* (N, ?). Beim *leukozytären Pyruvat-Kinase-Mangel* (N, ?) scheint die Bakterizidie ebenfalls gestört zu sein. Dasselbe trifft für das *Chédiak-Higashi-Syndrom* zu (N, M und andere Zellarten, ?), bei dem man die Bildung abnorm großer Granula im Zelleib feststellt. Möglicherweise besteht hier u. a. eine Störung der Fusion von Phago- und Lysosomen. Außerdem wird berichtet, bei diesem Leiden finde sich ein Elastasedefekt. Daß es sich nicht nur um eine phagozytäre Störung handelt, geht daraus hervor, daß u. a. auch Melanozyten betroffen sind, und Pigmentierungsstörungen vorliegen. Beim *Aktin-Bindungsdefekt* und bei der *Shwachman'schen Krankheit* (s. Abb. 173, S. 1264) fehlt es den Phagozyten vor allem an Motilität; ob zusätzlich auch Phagozytosestörungen vorliegen, ist ungewiß. Man kennt noch weitere phagozytäre Störungen, die z. T. polygenisch vererbt zu werden scheinen. Eine *Stimulation der phagozytären Funktionen und der Bakterizidie* ist vor allem beim *Makrophagensystem* möglich, das durch die verschiedensten Agentien sowohl hinsichtlich der Zahl beteiligter Zellen, d. h. der Proliferation, als auch inbezug auf die Leistungsfähigkeit des einzelnen Phagozyten *aktiviert* werden kann. Für die Verhältnisse *in vivo* ist in dieser Hinsicht vor allem die *spezifische Immunisierung* hervorzuheben. Aber es gibt zudem zahlreiche *unspezifische Stimulatoren* des histiozytären Systems, wie gewisse Bakterien (Mykobakterien, Corynebacterium parvum u. a.), Endotoxine, Substanzen pflanzlicher bzw. mikrobieller Herkunft (Zymosan, Glukan u. a.), Lipide, Hormone (z. B. Östrogene) u. a. m. Tierexperimentell haben sich überdies Verbindungen, wie Polylysine, Polynukleotide u. a., bewährt. Das Spektrum der Stoffe, die *in vitro* als Makrophagen-stimulierend bekannt sind, ist noch viel größer. **b** *Haften des zu endozytierenden Materials (z. B. Mikroorganismen) an der Phagozytenoberfläche und dessen Aufnahme in Phagosomen und Phagolysosomen.* Die sog. *Opsonine* reagieren mit der Oberfläche z. B. von Bakterien und erleichtern dadurch deren Aufnahme in die Phagozyten. Die Virulenz verschiedener *pathogener Keime* beruht z. T. darauf, daß sie *antiphagozytäre Oberflächen-Faktoren* aufweisen: z. B. Streptococcus pneumoniae, Klebsiella pneumoniae, Haemophilus influenzae, Neisseria meningitidis und Pseudomonas aeruginosa, die Kapsel-Polysaccharide mit entsprechender Wirkung besitzen, ferner Bacillus anthracis, der ein Kapselpolypeptid mit ähnlichem Effekt besitzt, Neisseria gonorrhoeae, die antiphagozytär funktionierende Pili zeigt, sowie Streptococcus pyogenes, der im Kapselbereich Hyaluronsäure und M-Protein trägt. In diesen und anderen Fällen sind die Phagozytose der Keime und deren intrazelluläre Abtötung weitgehend von einer wirksamen Opsonisierung abhängig. Man kennt verschiedene *Mechanismen, die die Phagozytose von Mikroorganismen begünstigen:* Bei der sog. *Oberflächen-Phagozytose* spielt das Einschließen des Keimes zwischen zwei Phagozyten eine große Rolle: Die Aufnahme kann dann oft auch ohne Opsoninwirkung erfolgen (8). Sog. *natürliche Antikörper,* die mit Antigenen der Keimoberfläche kreuzreagieren, spielen wahrscheinlich eine wichtige Rolle (9, FcR = Rezeptor für Fc-Anteil der Immunglobuline). *Tuftsin* ist möglicherweise ein Phagozytose-stimulierendes Oligopeptid (Thr-Lys-Pro-Arg), das von Leukokinen abgespalten werden kann, u. a. durch Leukozyten selbst (10). Eine *unspezifische Opsonisierung durch* $C\overline{3b}$ *und wahrscheinlich auch C5a* kann durch Aktivierung des Komplementsystems über den alternativen Weg erreicht werden (11, CR = Komplementrezeptoren). Die unter (8–11) aufgeführten Mechanismen sind vor allem in den Anfangsstadien einer Infektion von Bedeutung (z. B. bei Beginn einer Pneumokokken-Pneumonie), wenn noch keine oder noch nicht genügend spezifische Antikörper vorhanden sind. *Spezifische Antikörper allein* (12, besonders Subklassen IgGl und IgG3) wirken vor allem bei hoher Antikörperkonzentration gut opsonisierend (z. B. bei Pneumokokkeninfektionen). Noch günstiger dürfte allerdings eine *Kombination von spezifischen Antikörpern mit* – auf dem klassischen Weg aktiviertem – *Komplement* (C) sein (13). Vieles spricht dafür, daß es im Anschluß an das Haften des Keims an die Zelloberfläche zu einer »Reißverschluß«-artigen Verbindung der opsonisierenden Substanzen mit den Oberflächenrezeptoren der Phagozyten kommt, ein Vorgang, der möglicherweise die Bildung der digestiven Tasche einleitet (14). Der Prozeß der Endozytose wurde schon früher geschildert (s. Abb. 19, S. 57 und Abb. 21, S. 62). An der Entstehung der *Phagosomen* (15) beteiligen sich offenbar – im Zusammenhang mit α-Aktinin, Tropomyosin und Myosin – vor allem *Mikrofilamente* (MF, 17), deren Funktion durch Stoffe wie Zytochalasin B gestört werden kann, während die Kolchizin- bzw. Vinkristin-sensiblen Mikrotubuli (MT, 16) in diesem Zusammenhang wahrscheinlich eine geringere Rolle spielen. Ähnliches gilt vermutlich für die Fusion zwischen Lysosomen (18) und Phagosomen, aus deren Vereinigung die *Phagolysosomen* (19) hervorgehen. An der isolierten Rattenleber ließ sich zeigen, daß

von Sauerstoff oder durch Interaktion von Superoxidanionen unter dem Einfluß der *Superoxid-Dismutase* entstehen; dieses im Zytosol der Leukozyten nachgewiesene Enzym kommt in zwei Formen vor. Bestimmte Mikroorganismen bilden sowohl H_2O_2 als auch O_2, was u. U. zum »Suizid« der Erreger führt (s. septische Granulomatose, S. 1318).
Für die *Myeloperoxidase*-vermittelte antimikrobielle Aktivität der Neutrophilen spielen – neben diesem Enzym, einer Peroxidase, – offenbar auch das bereits erwähnte H_2O_2 und oxidierbare Kofaktoren, wie Halogenide (Chlorid, Iodid, Bromid), Thiozyanat, Thyroxin, Triiodothyronin und saures pH eine Rolle. Die Myeloperoxidase, auf der die grünliche Farbe des Eiters beruht, macht etwa 1–5% des Trockengewichts der Granulozyten aus. In ruhenden Zellen ist das Enzym ausschließlich in den azurophilen Granula lokalisiert. Die Bildung von H_2O_2 erfolgt zum Teil durch die Leukozyten, z. T. durch Bakterien. Von den Halogenen findet sich intrazellulär Chlorid in ausreichender Konzentration. Iodid ist im Rahmen der Myeloperoxidase-vermittelten antimikrobiellen Aktivität wesentlich wirksamer als Chlorid, aber man fragt sich, ob es in den Leukozyten in genügender Konzentration vorliegt. Die Wirksamkeit des Systems ist bei saurem pH (4.5–5.0) am größten. Die Myeloperoxidase-vermittelte antibakterielle Aktivität wird in der Regel durch *Katalase* gehemmt, was vor allem bei Katalase-positiven Erregern, wie z. B. Staphylococcus aureus, von Bedeutung ist. Allzu hohe Konzentrationen von H_2O_2 hemmen die Myeloperoxidase ebenfalls.
Am Beispiel der Alveolarmakrophagen konnte wahrscheinlich gemacht werden, daß diese Zellen keine nennenswerte Peroxidase-Aktivität aufweisen, so daß man vermuten darf, die Bedeutung des peroxidativen Stoffwechsels für die Bakterizidie sei hier – im Gegensatz zu den neutrophilen Granulozyten – gering. Andererseits scheinen Alveolarmakrophagen durch lipidhaltiges Material der Alveolarwand in ihrer bakteriziden Tätigkeit gefördert zu werden.

Abb. 177 a–d (Fortsetzung)

auch die *Phagozytose inerter Goldpartikel* (^{198}Au) von Bestandteilen im Blutplasma abhängt, die mit der Zeit verbraucht werden (20): Nach wiederholter Infusion der Suspension, ohne Wechseln des Blutplasmas, nimmt nämlich die Clearance von ^{198}Au allmählich ab (P1), wird aber nach Erneuerung des Blutplasmas wieder normal (P2) (modifiziert nach *Jeunet, F. S., Good, R. A.*: Reticuloendothelial function in the isolated perfused liver. J. reticuloendoth. Soc. *4*, 351 (1967)). **c** *Veränderungen des zellulären Stoffwechsels bei Phagozytose.* Wie erwähnt, wird die für die *Phagozytose* benötigte Energie vor allem über die *Glykolyse* freigesetzt (22, 23), während bei der *Degranulierung* der Neutrophilen vermehrt der *Pentosephosphat-Zyklus* in Anspruch genommen wird (24), und auch ein *»respiratory burst«* (25, 26, 34) auftritt. Phagozyten *in vivo* verfügen wahrscheinlich in der Regel über *Glykogenreserven* (22), die ausreichen, um nicht stets auf eine Glukosezufuhr angewiesen zu sein (21). *In vitro* läßt sich allerdings zeigen, daß die zytotoxische Wirkung von Phagozyten auf benachbarte Zellen – zum mindesten auf längere Sicht – auf eine *Hexosezufuhr* angewiesen ist (35). Aus den hier genannten Gegebenheiten wird verständlich, daß sich die endozytotische Tätigkeit z. B. von Peritonealmakrophagen durch Substanzen, wie Jodazetat und Natriumfluorid (hemmen 23), reduzieren läßt. Aber auch Zyanid, ein Inhibitor der Zytochromoxidasen (26) und 2,4-Dinitrophenol, das die oxidative Phosphorylierung blockiert, bewirken eine beträchtliche Herabsetzung der Endozytose-Aktivität. Hemmstoffe der Proteinsynthese, wie Puromyzin und p-Fluorphenylalanin, schränken die Endozytose mit einer gewissen Latenz, d. h. im Verlauf von 1–2 Std nach Verabreichung, ein. Bei der Phagozytose werden auch vermehrt Membranlipide synthetisiert und nachgeliefert (33). Die Skizzen (27–31) zeigen – vereinfacht – einige zur Zeit diskutierte Reaktionen, die bei der Entstehung und/oder Umsetzung von *freien Radikalen* bzw. *Superoxiden* von Bedeutung sein könnten. Diese hoch-aktiven Substanzen, die offenbar z. T. von Bakterien, z. T. von den Phagozyten gebildet werden, spielen vermutlich bei der *Bakterienabtötung* eine wichtige Rolle (s. **d**): $O_2^{\overline{\cdot}}$ = *Superoxid-Anion,* das wahrscheinlich bakterizid wirken und mit Hilfe der Superoxid-Dismutase, die die Bakterientötung zu hemmen vermag, und unter Verwendung von H^+ in H_2O_2 und O_2 überführt werden kann; *H_2O_2* scheint selbst einen erheblichen bakteriziden Effekt zu haben und bildet u. U. – spontan bzw. oder unter der katalytischen Wirkung von Metallionen – OH^- und *OH ·*, das *Hydroxylradikal,* mitunter auch *»singlet«-Sauerstoff* ($^1O_2$). Hinsichtlich der Produktion dieser Radikale, Superoxide und angeregten Sauerstoffmoleküle wird u. a. dem Xanthin-Xanthinoxidase-System (30, 31) eine große Bedeutung zugeschrieben. H_2O_2 kann durch *Katalase* unschädlich gemacht werden (32), was u. a. dem Zellschutz dienen dürfte; umgekehrt bieten Katalase-positive Keime der schädigenden Wirkung von H_2O_2 größeren Widerstand als Katalase-negative Mikroorganismen. Die vor allem bei Neutrophilen nachzuweisende *Chemilumineszenz* beruht nach allem bekannten auf der Wirkung der genannten, hochaktiven Substanzen. **d** *Diskutierte Mechanismen der intraphagozytären Bakterizidie (Mikrobizidie).* Es sei vorausgeschickt, daß über die der intraphagozytären Abtötung von Mikroorganismen zugrunde liegenden Mechanismen *noch keine Klarheit* besteht. *H_2O_2* und/oder *$O_2^{\overline{\cdot}}$*, im Verein mit *Haliden* (z. B. Chlorid oder Jodid, aus membranständigem $T_4/_3$?) und unter Mitwirkung der *Myeloperoxidase* (36), scheinen u. a. die Bakterienwand halogenieren, *bakterizide Aldehyde* bilden und membranständige Peptide der Keime abspalten zu können. *H_2O_2*, das als solches keimtötend sein mag, ist offenbar zusammen mit *Askorbinsäure,* eventuell auch *Lysozym,* besonders wirksam, wobei dem Lysozym, das nur gewisse Erreger anzugreifen scheint (41), vermutlich mehr die Aufgabe des Abbaus getöteter Keime zukommt. Vielleicht spielt das mikrobizid wirkende *Malonyldialdehyd,* das z. T. unter Einwirkung der Myeloperoxidase und H_2O_2 aus ungesättigten Fettsäuren von Membranlipiden gebildet wird, eine gewisse Rolle. Die oben erwähnten *freien Radikale* und *»singlet«-Sauerstoff* (38) betrachten viele Autoren als wesentliche keimtötende Agentien. Die aus azurophilen Granula der Neutrophilen stammenden *kationischen Proteine (Peptide)* binden sich angeblich an die Wand bestimmter Bakterien und lädieren sie (39). *Laktoferrin* scheint den Keimen Eisen zu entziehen bzw. vorzuenthalten und dadurch schädigend wirken zu können. Enzyme, wie die *Elastase* (42) haben vermutlich mehr eine abbauende als eine mikrobizide Funktion. Ob ein *tiefes pH* (z. B. wegen Milchsäure-Anhäufung im Phagolysosom) an sich zum intraphagozytären Untergang von Erregern Anlaß geben kann, ist fraglich. Über die mögliche bakterizide Rolle der Vielzahl *lysosomaler saurer Hydrolasen* (44, s. Tabelle 81, S. 1285, und 82, S. 1289) ist wenig bekannt. Man könnte sich vorstellen, daß auch sie Bestandteile der bakteriellen Zellwand, wie Polysaccharide und Proteine, anzugreifen vermöchten

Zu den in Phagozyten enthaltenen Substanzen mit mikrobiostatischen Eigenschaften gehört ferner *Laktoferrin:* Dieses vermag das für mikrobielles Wachstum nötige Eisen zu binden.
Kationische Proteine (»*Phagozytin*«, »*Leukin*« u. a.) entfalten ebenfalls eine mikrobizide Wirkung und zwar unabhängig vom peroxidativem Stoffwechsel. Diese Proteine haben z. T. Enzymwirkung. So ist u. a. eine *Phospholipase A-Wirkung* nachgewiesen worden, und man nimmt an, daß dadurch die Membran gewisser Bakterien geschädigt werden kann.
Schließlich ist auch auf die *Interferonproduktion* durch Phagozyten, insbesondere durch Makrophagen, hinzuweisen. Die Frage, ob eosinophile Granulozyten in besonderem Maße befähigt sind, gewisse Parasiten, insbesondere Würmer, zu eliminieren, ist umstritten.
Die *relative Wichtigkeit der verschiedenen Abtötungsmechanismen* ist, wie gesagt, nicht befriedigend geklärt. Die Bedeutung der Myeloperoxidase-abhängigen Keimtötung ist z. B. in Frage gestellt worden, weil unter guten hygienischen Bedingungen nicht alle Individuen mit einem genetischen Myeloperoxidasedefekt eine erhöhte Infektanfälligkeit zeigen. Dem halten andere Autoren entgegen, daß solche Beobachtungen nicht schlüssig seien, da die Zellen gesamthaft eine übermäßige Keimabtötungs-Kapazität aufweisen. Auch das Problem, wo in der Zelle der Abtötungsprozeß stattfindet, ist umstritten. Dies betrifft u. a. die Frage, ob die Fusion zwischen Phagosom und Lysosom eine Folge oder die Voraussetzung für den Abtötungsprozeß sei. Neuere Untersuchungen deuten darauf hin, daß *bestimmte Erreger* z. T. deshalb intrazellulär überleben können, weil sie *gegenüber den lytischen Mechanismen resistent* sind (z. B. Mycobacterium leprae), z. T. auch, weil sie die Fusion von Phagosom und Lysosom hemmen sollen (Mycobacterium tuberculosis, Toxoplasma gondii). Anderen Keimen soll es gelingen, in die zytoplasmatische Matrix überzutreten und dort zu überleben (z. B. Leishamania brasiliensis). Zweifellos zeigen sich zwischen *verschiedenen Zelltypen Unterschiede in Bezug auf ihre Ausrüstung mit antimikrobiellen Faktoren.* So verfügen die Makrophagen weder über basische Polypeptide, noch über eine nennenswerte Myeloperoxidase-Aktivität. Auch die H_2O_2-Produktion wird bei der Aktivierung von Makrophagen nur geringgradig gesteigert.
Im Zusammenhang mit der Entzündung ist von Bedeutung, daß *gewisse Erreger,* wie Streptokokken, intrazellulär nicht *vollständig abgebaut* werden können, so daß die nicht verdauten Zellwände u. U. einen fortgesetzten entzündlichen Reiz ausüben. Man nimmt an, daß diese Zellwände in Phagozyten aus dem Infektionsherd u. U. an andere Orte im Organismus verschleppt werden, wo sie erneut entzündliche Reaktionen auszulösen vermögen.

Morphologisch zeigen die Phagozyten bei der Phagozytose und dem nachfolgenden intrazellulären Abbau von Partikeln eine Reihe von Veränderungen, wie die Aussendung von Filopodien bei erstem Kontakt, die Bildung dünner und dicker Lamellipodien im Augenblick der Endozytose und den weitgehenden Verlust von Oberflächenleisten nach erfolgter Aufnahme des Materials (Beobachtungen an Peritonealmakrophagen, die Staphylokokken, Bacillus cereus oder Hefe endozytieren). Partikelhaltige Phagosomen oder Phagolysosomen erscheinen lichtmikroskopisch meist als Vakuolen mit entsprechendem Inhalt. Neutrophile, die – wie bei der chronischen rheumatoiden Arthritis u. a. – mit homogenem, lipidhaltigem Material beladen sind, heißen »*Rhagozyten*«. Teilweise handelt es sich hier wahrscheinlich um endozytierten Detritus, u. U. auch um Immunkomplexe.

135.9. Proliferative Vorgänge im Rahmen entzündlicher Prozesse

Bisher haben uns vorwiegend entzündliche Prozesse beschäftigt, die durch Gefäßveränderungen sowie den Austritt gelöster Plasmabestandteile und kernhaltiger Zellen aus den Blutgefäßen ins Gewebe gekennzeichnet sind. Diese öfters mit »*Exsudation*« benannten Vorgänge werden nach der hergebrachten Einteilung der Entzündungsvorgänge häufig den *proliferativen Prozessen* gegenübergestellt, die sich in mehr oder weniger ausgeprägtem Maß daran anschließen können. Mit »Proliferation« meint man in diesem Zusammenhang eine durch die Entzündung in Gang gebrachte Vermehrung der Zellteilungstätigkeit im Entzündungsfeld. In der Pathologie ist es öfters auch Brauch, eine mehr exsudative von einer überwiegend proliferativen Entzündung abzugrenzen (vgl. dazu S. 1349). Dies sollte aber nicht so verstanden werden, daß bei exsudativen Entzündungen keine Proliferation und bei proliferativen Entzündungen keine Exsudation vorkomme. Vielmehr gehen diese beiden Arten von Gefäß-, Gewebe- und Zellreaktion häufig Hand in Hand, und die Nomenklatur richtet sich lediglich nach dem vorherrschenden Typ der entzündlichen Reaktionen. Überdies wird in der Semantik der allgemeinen Pathologie der Begriff einer proliferativen Entzündung oft mit einem mehr chronischen Prozeß verbunden, was aber ebenfalls nicht bedeuten soll, daß eine vermehrte Mitosetätigkeit in entzündlich veränderten Bezirken nicht auch bei akuten Geschehnissen beobachtet wird. Die Mechanismen, die vom Beginn der entzündlichen Reaktion zur Proliferation bestimmter Zellarten überleiten, sind weitgehend unbekannt. Ein Teil der Probleme, die sich in diesem Zusammenhang stellen, wird auf S. 1350 zur Sprache kommen. Bei entzündlichen Prozessen scheint u. a. das Vorhandensein von Fibrin mit dem Einsetzen einer vermehrten Teilungstätigkeit gewisser Zellarten, wie z. B. der Fibroblasten, in Beziehung zu stehen. Es ist aber unwahrscheinlich, daß wir es hier nur mit einer einzigen mitogenen Substanz zu tun haben. Über die biochemischen Hintergründe dieser Vorgänge besteht noch keine Klarheit.

Bei entzündlichen Vorgängen kann man u. a. folgende *Zelltypen in Proliferation* finden:

- *»Lymphoide Zellen« (Lymphozyten, »Lymphoblasten«, »Immunoblasten«, »Plasmoblasten« u. a.):* Wahrscheinlich ist es richtig anzunehmen, daß der Großteil der bei entzündlichen Reaktionen in Proliferation tretenden lymphoiden Zellen immunbiologische Funktionen erfüllt (vgl. dazu S. 1080). Möglicherweise zeigen aber auch unreife Vorläufer anderer Zellinien einen lymphoiden Aspekt. So wissen wir noch nicht, ob undifferenzierte Vorstufen der Histiozyten/Makrophagen-Linie morphologisch Zellen mit rundem Kern und spärlich Zytoplasma entsprechen.
- Mit Hilfe von Markierungsversuchen konnte gezeigt werden, daß sich die undifferenzierten *Histiozyten/Makrophagen* zu Beginn einer entzündlichen Reaktion meistens nicht im Zustand der DNA-Synthese befinden. Setzt man bei Ratten eine oberflächliche Hautwunde und belegt den Defekt mit einem Glasplättchen (»Hautfenstermethode« nach Rebuck und Crowley), inkorporieren die daran haftenden Histiozyten/Makrophagen während mindestens 24–48 Std kein ^{3}H-Thymidin. Wartet man indessen längere Zeit, etwa 3 Wochen, finden sich im Hautfensterbereich zahlreiche Zellen dieser Art in DNA-Synthese oder in Mitose. Es ist indessen nicht klar, ob sich die proliferierenden Elemente aus bereits differenzierten Histiozyten und/oder unreifen Vorläufern herleiten. In anderen Systemen, wie bei der Auslösung einer entzündlichen Reaktion in der Peritonealflüssigkeit von Mäusen durch Injektion einer Suspension von Polystyren-Latex-Partikeln, findet sich gleich zu Beginn der Reaktion eine kleine Fraktion von Makrophagen, die sich durch ^{3}H-Thymidin markieren läßt.

  Ein kleiner Teil der in einem histiozytären bzw. epitheloidzelligen *Granulom* vorhandenen Makrophagen entsteht durch *lokale Proliferation.* Frisch eingewanderte Monozyten können sich innerhalb von wenigen Stunden teilen. Dann folgt in der Regel eine Ruhepause von mehreren Tagen, bis eine weitere Teilung erfolgt. Die Natur des auslösenden Reizes beeinflußt die Proliferationsrate: Nach Einwirken relativ *inerter Partikel* haben die Makrophagen eine relativ lange Überlebenszeit und teilen sich nur nach längeren Zeitintervallen. Die medizinisch wichtigen Granulome, die sich z. B. im Rahmen zellgebundener Immunreaktionen entwickeln, werden meist durch *stärkere Phlogistika* ausgelöst und zeigen einen *höheren Mitoseindex:* Zu jedem Zeitpunkt befinden sich hier mindestens etwa 4% der Makrophagen in DNA-Synthese, d. h. offenbar in Vorbereitung einer Teilung. Werden die an Glas haftenden Zellen in einer Diffusionskammer in vivo mit Flüssigkeit aus einem entzündlichen Exsudat behandelt, steigt der Anteil der DNA-synthetisierenden Makrophagen oft bis auf 90%. Auch in vitro konnte der Anteil DNA-synthetisierender Makrophagen durch Zugabe von Flüssigkeit aus entzündlichen Peritonealexsudaten bis aufs 10-fache gesteigert werden.
- *Epitheloidzellen,* wie sie sich z. B. in tuberkuloiden Granulomen finden, stammen nach allem bisher Bekannten von Histiozyten ab, die durch bestimmte Einflüße »aktiviert« worden waren. Sie können sich, ebenso wie Histiozyten/Makrophagen in älteren Granulomen, u. U. in Proliferation befinden.
- *Mehrkernige Riesenzellen* vom Typ der Fremdkörper-Riesenzellen bzw. Langhans'schen Riesenzellen entstehen zum guten Teil, wenn nicht ausschließlich, durch Fusion von Histiozyten. Meistens gelingt es nicht, diese Zellen durch ^{3}H-Thymidin zu markieren. Hat der entzündliche Prozeß jedoch länger gedauert, d. h. mehr als etwa 3 Wochen nach Anlegen eines Hautfensters, trifft man da und dort mehrkernige Riesenzellen in DNA-Synthese. Die Kerne solcher Synzytien durchlaufen den Zellzyklus in weitgehender Synchronie. Abortive Teilungen mehrkerniger Riesenzellen gehen mit einer Häufung schwerer Chromosomenanomalien einher. Dies deutet darauf hin, daß die Zellen danach wahrscheinlich nicht lange überleben. Riesenzellen in Granulomen, die durch Plastikpartikel induziert worden waren, zeigten eine Überlebenszeit von wenigen Tagen.
- *Mesothelien* sind ebenfalls teilungsfähig, was sich besonders bei entzündlichen Prozessen in serösen Höhlen nachweisen läßt.
- Dasselbe gilt für *Deckzellen der Synovialmembran* von Gelenken, Bursen und Sehnenscheiden.
- *Fibroblasten* stellen den wesentlichsten Bestandteil bestimmter Arten von Granulationsgewebe dar (vgl. dazu S. 119) und werden dort öfters in DNA-Synthese oder in Mitose angetroffen. Eine vermehrte Proliferation von Fibroblasten kommt aber im Bereich entzündlicher Veränderungen auch vor, ohne daß sich ein Granulationsgewebe im engeren Sinne zu bilden braucht. Über die Mechanismen, die der Auslösung einer Fibroblastenproliferation im Rahmen entzündlicher Vorgänge zugrunde liegt, weiß man noch wenig Bescheid. Untersuchungen an Meerschweinchen ließen erkennen, daß Histiozyten/Makrophagen eine wichtige Rolle spielen, indem sie eine *»macrophage-dependent, fibroblast-stimulating activity (MFSA)«* entfalten: das dafür verantwortliche Agens ist offenbar in beschränktem Maß hitzestabil (30 min bei 56°) und läßt sich nicht dialysieren; in Makrophagenkulturen in vitro tritt es erst nach einiger Zeit in Erscheinung. Wahrscheinlich beteiligen sich aber an der Auslösung der Fibroblastenproliferation noch weitere, bisher nicht identifizierte Mediatoren.
- *Kapillaren* und andere Blutgefäße der terminalen Strombahn sind Bestandteile des klassischen sog. unspezifischen Granulationsgewebes (vgl. dazu S. 119 und 1298). Es fehlen bisher zellkinetische Untersuchungen, die es gestatten würden, eine endgül-

tige Aussage über die Mutterzellen der *Kapillarsprossen* zu machen: Sehr wahrscheinlich jedoch gehen sie aus *Gefäßendothelien* hervor. Die Gefäßsprossen wachsen innerhalb des Granulationsgewebes, wie die Fibroblasten, überwiegend in Richtung auf das Zentrum (oder die Oberfläche) der Läsion zu, sind zunächst solid und werden später kanalisiert (»kalibriert«). Nach neueren Berichten vermögen u. a. neutrophile Granulozyten, aktivierte Makrophagen und vielleicht auch andere Zellen die Gefäßproliferation in Gang zu setzen. Markierungsversuche mit Hilfe von ^{3}H-Thymidin zeigten, daß bei der Ratte die DNA-Synthese in Endothelien benachbarter Gefäße schon 1 Tag nach Setzen einer Nekrose deutlich wird; den höchsten Markierungsindex notiert man unter diesen Bedingungen zwischen dem 2. und 3. Tag, danach sinkt er wieder ab. In diesen Versuchen sprachen alle Befunde dafür, daß die Neovaskularisation von Endothelien ausging. Neuere Befunde sprechen dafür, daß *Insulin* und/oder *»insulin-like growth factor (IGF)«* die Gefäßproliferation im Rahmen entzündlicher Vorgänge fördern.

- Die *proliferativen Eigenschaften der übrigen Elemente des Stütz- und Bindegewebes* wurden bereits auf S. 101 ff. erwähnt.
- Die Zellteilungstätigkeit der in einem Entzündungsfeld vorhandenen *Parenchymzellen* ist im Zusammenhang mit Problemen der Regeneration besprochen worden (S. 146).
- In entzündlichen Infiltraten findet man dann und wann auch *unreife Vorstufen von Plasmazellen* in Proliferation (S. 1094).
- Zur Zellteilung sind ferner *Mastzellvorläufer* befähigt.
- Die *übrigen Zellarten,* die sich an einem entzündlichen Infiltrat beteiligen, sind – von wenigen Ausnahmen abgesehen – nicht in Proliferation begriffen. Dies gilt insbesondere für die Granulozyten, die im Knochenmark gebildet werden und den alterierten Gewebebezirk auf dem Blutweg erreichen.

Über den *zeitlichen Ablauf proliferativer Vorgänge bei Entzündungen* können wegen der von Fall zu Fall zu beobachtenden Unterschiede keine allgemein gültigen Angaben gemacht werden. In der Regel findet sich zum mindesten bei einem Teil der oben erwähnten, proliferationsfähigen Zellarten schon innerhalb einiger Stunden nach Beginn der Gewebealternation eine verstärkte Inkorporation von Vorläufern der RNA, z. B. von ^{3}H-Adenosin. Morphologisch und färberisch äußert sich der *vermehrte RNA-Gehalt* in einer *deutlicheren Basophilie des Zytoplasmas,* und es finden sich eine *Vergrößerung von Zellkern, Nukleolen und Zelleib.* Eine *erhöhte Zahl DNA-synthetisierender Zellen* verschiedener Linien läßt sich in der Regel schon *während des ersten Tages* nach Beginn der entzündlichen Reaktion feststellen. Der weitere Verlauf der Zellteilungs- und Differenzierungsvorgänge hängt stark von der Art des auslösenden Agens, des betroffenen Gewebes, von der Schwere des Prozesses, von dem Fortbestand der Reizwirkung und anderen Faktoren ab. Eine verstärkte Mitosetätigkeit kann öfters noch über viele Wochen bis Monate nach Einsetzen der Entzündung weitergehen.

Die *Generationszeiten* mehrerer oben erwähnter Zellarten sind beim Menschen noch nicht mit zuverlässigen Methoden ermittelt worden.

Eine schematische Übersicht über proliferative Vorgänge im Rahmen entzündlicher Prozesse ist in Abb. 185 (S. 1352) enthalten.

Literatur

Askin, F. B., McCann, B. G., Kuhn, Ch.: Reactive eosinophilic pleuritis. Arch. Pathol. Lab. Med. *101,* 187 (1977) — *Bass, D. A.:* Behavior of eosinophil leukocytes in acute inflammation. II. Eosinophil dynamics during acute inflammation. J. clin. Invest. *56,* 870 (1975) — *Bass, D. A., Dechatelet, L. R., McCall, Ch. E.:* Independent stimulation of motility and the oxidative metabolic burst of human polymorphonuclear leukocytes. J. Immunol. *121,* 172 (1978) — *Bergman, M. J., Guerrant, R. L., Murad, F., Richardson, S. H., Weaver, D., Mandell, G. L.:* Interaction of polymorphonuclear neutrophils with Escherichia coli. J. clin. Invest. *61,* 227 (1978) — *Blondin, J., Janoff, A.:* The role of lysosomal elastase in the digestion of Escherichia coli proteins by human polymorphonuclear leukocytes. J. clin. Invest. *58,* 971 (1976) — *Bodel, Ph., Wenc, K.:* Spontaneous pyrogen production by mouse histiocytic and myelomonocytic tumor cell lines in vitro. J. exp. Med. *147,* 1503 (1978) — *Bowden, D. H., Adamson, I. Y. R.:* The alveolar macrophage delivery system. Am. J. Pathol. *83,* 123 (1976) — *Boxer, L. A., Watanabe, A. M., Rister, M., Besch, H. R., Jr., Allen, J., Baehner, R. L.:* Correction of leukocyte function in Chediak-Higashi syndrome by ascorbate. N. Engl. J. Med. *295,* 1041 (1976) — *Breton-Gorius, J., Coquin, Y., Guichard, J.:* Cytochemical distinction between azurophils and catalase-containing granules in leukocytes. I. Studies in developing neutrophils and monocytes from patients with myeloperoxidase deficiency: Comparison with peroxidase-deficient chicken heterophils. Lab. Invest. *38,* 21 (1978) — *Briggs, R. T., Karnovsky, M. L., Karnovsky, M. J.:* Hydrogen peroxide production in chronic granulomatous disease. J. clin. Invest. *59,* 1088 (1977) — *Buckley, R. M., Ventura, E. S., MacGregor, R. R.:* Propranolol antagonizes the anti-inflammatory effect of alcohol and improves survival of infected intoxicated rabbits. J. clin. Invest. *62,* 554 (1978) — *Czop, J. K., Fearon, D. T., Austen, K. F.:* Opsonin-independent phagocytosis of activators of the alternative complement pathway by human monocytes. J. Immunol. *120,* 1132 (1978) — *Deporter, D. A.:* Cyclic AMP and the mechanism of leucocyte lysosomal enzyme release during an immediate hypersensitivity reaction in vivo. J. Pathol. *123,* 129 (1977) — *Doe, W. F., Yang, S. T., Morrison, D. C., Betz, S. J., Henson, P. M.:* Macrophage stimulation by bacterial lipopolysaccharides. II. Evidence for differentiation signals delivered by lipid A and by a protein rich fraction of lipopolysaccharides. J. exp. Med. *148,* 557 (1978) — *Gemsa, D., Seitz, M., Kramer, W., Till, G., Resch, K.:* The effects of phagocytosis, dextran sulfate, and cell damage on PGE_1 sensitivity and PGE_1 production of macrophages. J. Immunol. *120,* 1187 (1978) — *Gramse, M., Bingenhei mer, Ch., Schmidt, W., Egbring, R., Havemann, K.:* Degradation products of fibrinogen by elastase-like neutral protease from human granulocytes. J. clin. Invest. *61,* 1027 (1978) — *Greenwalt, T. J., Jamieson, G. A.* (eds.): The granulocyte: Function, and clinical utilization. Progress in clinical and biological research, vol. 13.

New York: Liss 1977 — *Hamburg, S. I., Manejias, R. E., Rabinovitch, M.*: Macrophage activation: increased ingestion of IgG-coated erythrocytes after administration of interferon inducers to mice. J. exp. Med. *147*, 593 (1978) — *Hatch, G. E., Gardner, D. E., Menzel, D. B.*: Chemiluminescence of phagocytic cells caused by N-formylmethionyl peptides. J. exp. Med. *147*, 182 (1978) — *Kariniemi, A.-L.*: Effect of human leucocyte interferon on DNA synthesis in human psoriatic skin cultured in diffusion chambers. Acta path. microbiol. scand. Sect. A. *85*, 270 (1977) — *Klebanoff, S. J., Rosen, H.*: Ethylene formation by polymorphonuclear leukocytes. Role of myeloperoxidase. J. exp. Med. *148*, 490 (1978) — *Klempner, M. S., Dinarello, Ch. A., Gallin, J. I.*: Human leukocytic pyrogen induces release of specific granule contents from human neutrophils. J. clin. Invest. *61*, 1330 (1978) — *Kurland, J. I., Bockman, R.*: Prostaglandin E production by human blood monocytes and mouse peritoneal macrophages. J. exp. Med. *147*, 952 (1978) — *Kushner, I., Feldmann, G.*: Control of the acute phase response. Demonstration of C-reactive protein synthesis and secretion by hepatocytes during acute inflammation in the rabbit. J. exp. Med. *148*, 466 (1978) — *Leak, L. V., Kato, F.*: Electron microscopic studies of lymphatic capillaries during early inflammation. I. Mild and severe thermal injuries. Lab. Invest. *26*, 572 (1972) — *Maurer, H. R., Weiß, G., Laerum, O. D.*: Evaluation of a short term in vitro test for granulocyte chalone activity. Virchows Arch. B Cell Path. *20*, 229 (1976) — *Nathan, C. F., Silverstein, S. C., Brukner, L. H., Cohn, Z. A.*: Extracellular cytolysis by activated macrophages and granulocytes. II. Hydrogen peroxidase as a mediator of cytotoxicity. J. exp. Med. *149*, 100 (1979) — *O'Flaherty, J. T., Showell, H. J., Becker, E. L., Ward, P. A.*: Substances which aggregate neutrophils. Am. J. Pathol. *92*, 155 (1978) — *Olsson, I., Venge, P., Spitznagel, J. K., Lehrer, R. I.*: Argininerich cationic proteins of human eosinophil granules. Lab. Invest. *36*, 493 (1977) — *Page, R. C., Schröder, H. E.*: Pathogenesis of inflammatory periodontal disease. Lab. Invest. *33*, 235 (1976) — *Robertson, T. A., Papadimitriou, J. M., Walters, M. N.-I., Wolman, M.*: Effects of exposure of murine peritoneal exudate and resident macrophages to high molecular levan: A morphological study. J. Pathol. *123*, 157 (1977) — *Rossi, F., Patriarca, P., Romeo, D.* (eds.): Movement, metabolism and bactericidal mechanisms of phagocyte. Padua & London: Piccin Medical Books 1976 — *Roy, S., Bhawan, J.*: Ultrastructure of articular cartilage in pyogenic arthritis. Arch. Pathol. *99*, 44 (1975) — *Ryan, G. B.*: Inflammation. Mediators of inflammation. Beitr. Pathol. *152*, 272 (1974) — *Ryan, G. B., Grobéty, J., Majno, G.*: Mesothelial injury and recovery. Am. J. Pathol. *71*, 93 (1973) — *Sajnani, A. N., Ranadive, N. S., Movat, H. Z.*: Redistribution of immunoglobulin receptors on human neutrophils and its relationship to the release of lysosomal enzymes. Lab. Invest. *35*, 143 (1976) — *Segal, A. W., Jones, O. T. G., Webster, D., Allison, A. C.*: Absence of a newly described cytochrome b from neutrophils of patients with chronic granulomatous disease. Lancet 1978 II, 446 — *Segal, A. W., Peters, T. J.*: Characterisation of the enzyme defect in chronic granulomatous disease. Lancet 1976 I, 1363 — *Sholley, M. M., Gimbrone, M. A., Cotran, R. S.*: The effects of leukocyte depletion on corneal neovascularization. Lab. Invest. *38*, 32 (1978) — *Slonecker, Ch. E., Lim, W. C.*: Effects of hydrocortisone on the cells in an acute inflammatory exudate. Lab. Invest. *27*, 123 (1972) — *Stossel, Th. P.*: Phagocytosis. Clinical disorders of recognition and ingestion. Am. J. Pathol. *88*, 741 (1977) — *Vassalli, J.-D., Granelli-Piperno, A., Griscelli, C., Reich, E.*: Specific protease deficiency in polymorphonuclear leukocytes of Chédiak-Higashi syndrome and beige mice. J. exp. Med. *147*, 1285 (1978) — *Vischer, T. L., Bretz, U., Baggiolini, M.*: In vitro stimulation of lymphocytes by neutral proteinases from human polymorphonuclear leukocyte granules. J. exp. Med. *144*, 863 (1976) — *Weiß, St. J., Rustagi, P. K., LoBuglio, A. F.*: Human granulocyte generation of hydroxyl radical. J. exp. Med. *147*, 316 (1978) — *Werb, Z., Foley, R., Munck, A.*: Glucocorticoid receptors and glucocorticoid-sensitive secretion of neutral proteinases in a macrophage line. J. Immunol. *121*, 115 (1978) — *Wiener, St. L., Wiener, R., Urivetzky, M., Shafer, S., Isenberg, H. D., Janov, C., Meilman, E.*: The mechanism of action of a single dose of methylprednisolone on acute inflammation in vivo. J. clin. Invest. *56*, 679 (1975) — *Williams, D. M., Johnson, N. W.*: Early conlonisation of a local inflammatory lesion and its relationship to changes in systemic leucocyte availability: A study of turpentine-induced lesions in the rat. J. Pathol. *125*, 139 (1978)

136. Subakute und chronische Entzündungen

136.1. Allgemeine Bemerkungen über Wesen und Entstehung subakuter und chronischer Entzündungen

Definitionen: Die Bezeichnungen *»subakut«, »subchronisch«* oder *»chronisch«* (lateinische Ausdrucksweise: – *itis subacuta, subchronica, chronica*) berücksichtigen in erster Linie den Zeitfaktor, d. h. die Dauer des entzündlichen Prozesses, gleichgültig, ob dieser mit einer akuten Episode begonnen hat oder nicht. Allerdings benützt man z. B. den Ausdruck »subakut« u. U. auch für eine mildere, weniger heftige Entzündung als es die akute Form in der Regel ist. Kommt es im Rahmen chronischer Entzündungen zu akuten Exazerbationen, redet man – je nachdem, welche Komponente vorherrscht – von *»chronischer Entzündung mit akutem Schub«, »rezidivierender« oder »rekurrierender« akuter oder chronischer Entzündung* (lateinisch: – *»itis acuta recidiva«, »acuta recurrens«, »chronica recidiva«, »chronica recurrens«* u. a. m.) etc.

Chronische Entzündungen können *»granulierend«* (s. u.), *»fibrosierend«* (lateinisch: -itis *fibrosa*), *»sklerosierend« (»sclerosans«), »atrophisierend« (»atrophicans«), »destruierend« (»destruens«) »ankylosierend« (»ankylopoetica«)* u. a. genannt werden, je nach dem vorherrschenden Effekt.

Entzündliche Prozesse, die vor allem durch lymphozytäre oder lymphoplasmazelluläre Infiltrate gekennzeichnet sind (z. B. *»lymphozytäre«* Adrenalitis, *»lymphoplasmazelluläre«* Pneumonie oder Pneumonitis) werden in der Regel zu den chronischen Entzündungen gezählt.

Es liegt in der Natur der entzündlichen Vorgänge, daß sie nur so lange anhalten, als der Entzündungsreiz fortbesteht. Fällt der Reiz weg, klingen sie ab und enden in der Regel in Heilung, gleichgültig, ob es sich dabei um eine Restitutio ad integrum oder um eine Defektheilung handelt (vgl. dazu S. 1244).

Pathogenese subakuter und chronischer Entzündungen:

Ein *Fortbestehen der zur entzündlichen Reaktion führenden Noxe* kann verschiedene Gründe haben:
- Unfähigkeit des Organismus, das entzündungsauslösende Agens auszuschalten,
- stets wiederholte Einwirkung des die Entzündung bewirkenden Faktors von außen,
- anatomische Veränderungen und anhaltende pathologische Prozesse, die einer fortdauernden Infektion Vorschub leisten,
- Autosensibilisierungsprozesse (vgl. dazu S. 1137).

Es gibt verschiedene mögliche Gründe für eine *Unfähigkeit des Organismus, das entzündungsauslösende Agens auszuschalten.*

Beispiele:
- Verschiedentlich konnte im Tierversuch gezeigt werden, daß die *Verweildauer bestimmter Antigene im Körper* wesentlich länger ist als früher angenommen wurde (S. 1080). Es ist wahrscheinlich, daß eine Vielzahl chronischer Entzündungen durch noch vorhandenes Antigen unterhalten wird. Dabei kann es sich auch um Abbauprodukte eines ursprünglich belebten Gebildes handeln, z. B. um Bakterienbestandteile oder um freigelegte körpereigene Substrate. Die Angaben über die Geschwindigkeit des Katabolismus verschiedenartiger Antigene sind sehr beschränkt.
- Wir kennen eine ganze Zahl von Infektionskrankheiten, bei denen der *Körper offensichtlich Mühe hat, die Erreger abzutöten.* Ein gutes Beispiel dafür bietet die lepromatöse Form der *Lepra,* bei der im Bereich der Läsion massenhaft Makrophagen mit zahlreichen Mykobakterien (M. leprae) vorgefunden werden. Vieles spricht dafür, daß in diesen Fällen eine *ungenügende zellgebundene Immunität* zustande gekommen ist. Ähnliche Probleme wirft die chronische *Tuberkulose* auf. Man ist berechtigt, in diesem Zusammenhang auch auf die *chronische Pyelonephritis* hinzuweisen. Diese wird öfters durch gramnegative Erreger erzeugt, die sich über Monate und Jahre in den Nieren aufhalten können. Einen chronischen Verlauf nimmt häufig auch der *Morbus Bang,* hervorgerufen durch Brucella abortus. Es ließen sich noch viele weitere bakterielle Infektionskrankheiten nennen, deren Chronizität auf einem besonders langen Verweilen der Mikroorganismen im Körper beruht, *ohne daß eine allgemeine Resistenzverminderung zu bestehen braucht.* Erfahrungsgemäß neigen auch verschiedene *Mykosen* zu einem langdauernden und oft progredienten Verlauf, etwa die Aspergillose oder die Mukormykose der Lungen, außerdem auch die *Aktinomykose. Tierische Parasiten,* die in den Körper eingedrungen sind, können häufig auch nicht wirksam eliminiert werden und unterhalten aus diesem Grund chronische entzündliche Prozesse. Dies gilt für die Toxoplasmose, die Amoebiasis, gewisse Leishmaniosen und Wurminfestationen, wie die Trichinose, die Filariose, die Schistosomiasis und die Echinokokkose. In allen diesen Fällen darf damit gerechnet werden, daß der Körper nicht über Abwehrmechanismen verfügt, die geeignet wären, die entzündungsauslösenden Erreger in kürzerer Frist – wenn überhaupt – auszuschalten. Die Unzulänglichkeit der Mechanismen, die einer Entwicklung und Ausbreitung von Infektionskrankheiten physiologischerweise entgegenstehen, macht sich u. a. bei *Defektimmunopathien* (vgl. dazu S. 1197) besonders eindrücklich bemerkbar. Wir dürfen vermuten, daß viele Enzymdefekte, die sich im Sinn einer Verminderung der Resistenz gegenüber belebten Krankheitserregern auswirken, z. Z. noch gar nicht bekannt sind.
- Probleme von großer Tragweite ergeben sich aus der Frage, bei welchen Zuständen mit chronischer Entzündung *Virusinfekte* im Spiel sind. Unsere Kenntnisse auf diesem Gebiet sind noch dürftig. Als Beispiel sei nur die chronische Hepatitis unbekannter Ätiologie genannt (S. 718).

Als weiterer möglicher Grund einer chronischen Entzündung wurde die *fortgesetzte Einwirkung eines kausalen Agens von außen* genannt:

Beispiele:
- Reagiert der Organismus auf die *in seiner Umgebung stets oder oft vorkommenden Antigene* im Sinne einer *Überempfindlichkeit,* kann dies der Grund für chronische entzündliche Prozesse sein. Beispiele dafür bieten das *Asthma bronchiale* sowie Berufskrankheiten, wie die *Kontaktdermatitis* und die *»Farmer's lung«* (S. 639).
- Chronische Entzündungen infolge *fortgesetzter neuer Infektion durch pathogene Mikroorganismen* stehen in der Humanmedizin meistens nicht im Vordergrund. Immerhin ist denkbar, daß z. B. durch Trinken bakteriell kontaminierten Wassers *chronische Enteritiden* über längere Zeit unterhalten werden. Weitere Möglichkeiten dieser Art kommen im Rahmen der Epidemiologie der Infektionskrankheiten zur Sprache (S. 1662).
- Der *andauernde Eintritt entzündungsauslösender unbelebter Agentien ohne Antigeneigenschaften* muß in diesem Zusammenhang ebenfalls erwähnt werden. Bei der *Silikose* im Sinne einer Berufskrankheit treten z. B. immer wieder Quarzkristalle in die Lunge ein, erzeugen dort längs der Lymphbahnen granulomatöse Veränderungen und führen schließlich zur Vernarbung großer Teile des Parenchyms. Auch die *chronische exogene Ölpneumonie* verdient hier Erwähnung. Es ließen sich noch viele Beispiele anführen. In gewissem Sinn kann ferner die *alkoholische Leberzirrhose* als Folge eines chronischen, durch fortgesetzte Einwirkung eines hepatotoxisch wirksamen Genußmittels bedingten und durch Leberzelluntergang vermittelten entzündlichen Geschehens verstanden werden.
- Komplex gestalten sich die Verhältnisse von Ursache und Wirkung dort, wo ein *exogenes, als Reiz wirkendes Agens zu vermehrter Infektion durch Viren und Bakterien führt.* Beim sog. *Raucherhusten* handelt es sich wahrscheinlich z. T. um einen nicht infektiösen Reizhusten, z. T. aber um eine Superinfektion mit entsprechender chronischer Bronchitis.

Wir haben außerdem erwähnt, daß gewisse *anatomische Veränderungen* und anhaltende *pathologische Prozesse* einer chronischen, meistens durch bakterielle Infekte verursachten Entzündung Vorschub leisten:

Beispiele:
- *Abflußhindernisse in kanalikulären Systemen bzw. Hohlorganen,* die entweder selbst Bakterien enthalten oder schließlich in bakterienhaltige Gebiete führen, sind ein bekannter und in der Humanmedizin wichtiger Grund chronischer Entzündungen. Es sei hier u. a. an die *chronische Zystitis und Pyelonephritis,* vor allem bei *glandulär-zystischer Hyperplasie der Prostata,* die *poststenotische Pneumonie bei Bronchialkarzinom,* die *Cholangiohepatitis bei Choledocholithiasis* und die *chronische Enteritis bei Subileus* gedacht. Auch die *chronische Sinusitis* bei Patienten mit *Septumdeviation* im *Nasenbereich* gehört zu dieser Gruppe.
- Ist ein *Gewebe* durch *vorausgehende entzündliche Prozesse, ischämische Schädigung oder andere pathologische Vorgänge verändert,* kann es für eine Besiedlung durch Bakterien anfälliger werden. Ein Beispiel hierfür ist die erhöhte Neigung zu Pyelonephritis bei Patienten, deren Nieren bereits lädiert sind. Man spricht hier von einem *»locus minoris resistentiae«.*

Schließlich wurde erwähnt, daß man chronische entzündliche Vorgänge öfters bei sog. *Autosensibilisie-*

rungsprozessen antrifft. Die Problematik dieses Phänomens wurde bereits auf S. 1137 besprochen.

Folgen einer chronischen Entzündung umfassen u. a.:
- Zunahme des ortständigen Stütz- und Bindegewebes *(Fibrose),* womit u. U. die Diffusionsverhältnisse erschwert und auch andere Funktionen behindert werden.
- *Verminderung der relativen Zahl kleiner Blutgefäße,* was einer reduzierten Durchblutung gleichkommt.
- *Atrophie des im Entzündungsbereich liegenden Parenchyms und Epithels,* was einen Funktionsabfall mit sich bringt, u. U. *Destruktion* vorbestehender Strukturen.
- *Erhöhte Anfälligkeit* gegenüber verschiedensten Noxen.
- *Störungen im Lymphabfluß,* die ihrerseits ein Lymphödem und eine weitere Vermehrung des interstitiellen Bindegewebes begünstigen (S. 598).

Es wurde schon betont, daß eine *Narbe* – damit auch eine entzündungsbedingte *Fibrose* – teilweise wieder abgebaut werden kann (vgl. dazu S. 102). Erfahrungsgemäß ist dies jedoch nur in einem beschränktem Maß möglich, so daß ein gewisser Grad von Fibrose fortbesteht. Man spricht hier von einem *irreversiblen Anteil der Narbenbildung oder Fibrosierung.*

136.2. Granulierende und granulomatöse Entzündungen

Definitionen: Unter einer »*granulierenden Entzündung i. e. S.*« versteht man in der Regel einen, mit der Bildung von reichlich Fibroblasten und Kapillaren, also von typischem Granulationsgewebe, einhergehenden Prozeß. »*Granulomatöse Entzündungen*« werden demgegenüber oft solche genannt, die in erster Linie durch eine histiozytäre Reaktion gekennzeichnet sind, u. a. in Form epitheloidzelliger Granulome. Überdies verbindet man mit dem Ausdruck »*Granulom*« im allgemeinen die Vorstellung eines proliferativen entzündlichen Prozesses, der mit einer Volumenzunahme des betreffenden Herdes einhergeht. Die Begriffe »granulierend« und »granulomatös« werden aber von vielen Autoren nicht scharf getrennt, was u. a. darin zum Ausdruck kommt, daß oft für beide Formen die lateinische Bezeichnung »*-itis granulomatosa*« benützt wird. Ein lateinischer Ausdruck für »granulierend« existiert unseres Wissens nicht. Granulome werden im übrigen auch nach ihrer *histologischen Beschaffenheit* benannt, z. B. Granulome vom *Sarkoidosetyp, Tuberkulosetyp, Pseudotuberkulosetyp,* ferner *rheumatische* und *rheumatoide* Granulome. Schließlich unterscheidet man nach der *Entstehungsweise,* z. B. »*infektiöse Granulome*« »*immunologisch bedingte*« und »*nicht immunologisch bedingte*« *Granulome,* ferner *Fremdkörpergranulome u. a. m.*

Zur **Pathogenese** der Granulome:
Im Gegensatz zum klassischen Granulationsgewebe, an dessen Aufbau in erster Linie Fibroblasten und Kapillaren beteiligt sind, entstehen viele Granulome durch Anhäufung, Aktivierung und teilweise Proliferation von *Histiozyten/Makrophagen.* Diese stammen, wie schon erwähnt wurde, von Blutmononzyten ab. Am Beispiel von BCG-induzierten Granulomen bei Kaninchen konnte gezeigt werden, daß in der ersten Woche nach Reizsetzung vor kurzem entstandene, neu eingetroffene Monozyten und Lymphozyten das Geschehen einleiten. Diese Zellen werden zum guten Teil im Verlauf von ungefähr 8 Tagen durch neue ersetzt. Vom 12. Tag an nimmt dieser Zellumsatz deutlich ab. Eine ortsständige Proliferation von Histiozyten erreicht in solchen Herden keinen hohen Grad und ist am ehesten noch in der Peripherie der Granulome zu erkennen (Markierung mit ^{3}H-Thymidin); ihr Ausmaß hängt im übrigen von der Aktivität des entzündlichen Prozesses ab. Deutlich epitheloid umgewandelte Histiozyten zeigen nur einen geringen Markierungsindex. Die Vernarbung der Granulome beginnt in der Peripherie und geht vermutlich von Fibroblasten aus, die Proteoglykane und Kollagen produzieren.
Nach *zellkinetischen Kriterien* kann man zwischen *Granulomen mit hohem Zellumsatz* und *solchen mit niederem Umsatz unterscheiden.* Diese Differenzierung erlaubt vor allem eine Beurteilung der Aktivität des entzündlichen Prozesses. In den Granulomen mit geringem Zellumsatz überleben die Zellen relativ lange, Mitosen sind eher selten und die Einwanderungsrate gering. Sie treten vor allem bei schlechtverdaulichen Agentien mit geringer Toxität auf. Phlogistische Substanzen von erheblicher Toxität erzeugen Granulome mit hohem Zellumsatz, starker Neueinwanderung von Zellen und höherer Mitoserate. Dabei hat die Einwanderung die größere Bedeutung als die lokale Proliferation. Wird der Zuzug weiterer Monozyten/Histiozyten unterbunden, verschwinden die Granulome in kürzerer Zeit.
Immunologisch, d. h. vor allem durch zellgebundene Immunreaktionen (Typ IV) bedingte Granulome zeigen folgende Charakteristika: Die Reaktivität, d. h. Ausmaß und Zeitablauf der Granulombildung, wird bei dem zweiten und dritten Kontakt mit dem auslösenden Agens verstärkt, und die Reaktion tritt schneller auf. Die Reaktivität kann durch Zellen, nicht aber durch Serum übertragen werden. Die Antwort ist Antigen-spezifisch und kann durch immunosuppressive Maßnahmen oder durch Erzeugung einer Toleranz gehemmt werden. Auch die zelluläre Zusammensetzung des entzündlichen Exsudates gibt wertvolle Hinweise. Initial findet man viele Lymphozyten, wahrscheinlich in erster Linie T-Zellen. Aus lymphozytenhaltigen Granulomen wurde in vitro die Freisetzung von MIF und einem Stimulator für Eosinophile nachgewiesen. Tatsächlich treten nach den Lymphozyten in vermehrtem Maße Makrophagen und z. T. Eosinophile in Erscheinung.

Die *nicht spezifisch immunologisch induzierten Granulome weisen* folgende Kennzeichen auf: Eine anamnestische Antwort auf wiederholte Exposition läßt sich nicht feststellen, d. h. die Granulome werden bei erneutem Kontakt mit dem auslösenden Agens nicht größer und treten nicht schneller auf als bei erstmaliger Stimulation. Es gibt gute Hinweise dafür, daß in diesen Fällen der *Aktivierung des Hageman-Faktors* eine wesentliche Rolle zukommt. Im akuten Stadium findet man im Infiltrat vor allem neutrophile Granulozyten, später Makrophagen.
Unter gewissen Umständen kommen *beide Mechanismen kombiniert* vor. Zirkonium oder Beryllium z. B. bewirken in der Regel nur eine kurzdauernde, nicht spezifische Entzündungsreaktion. Ein kleiner Prozentsatz der Exponierten immunisiert sich aber, und es entstehen immunologisch spezifische Granulome.

Morphologisch unterscheidet sich das *klassische Granulationsgewebe* (S. 119) mit seinem Kapillarreichtum und dem Vorherrschen von Fibroblasten deutlich von den meist gefäßarmen oder gefäßfreien *histiozytären Granulomen* (s. Abb. 183, S. 1338). Die letzteren zeigen oft einen knötchenförmigen Bau, wobei eng aneinander-liegende Epitheloidzellen (d. h. aktivierte Histiozyten/Makrophagen) mehr oder weniger scharf begrenzte Herde bilden, die vor allem bei Mitspielen zellgebundener, spezifischer Immunreaktionen einen Saum von Lymphozyten aufweisen. Manchmal begegnet man in der Umgebung auch Plasmazellen, was auf eine Beteiligung humoraler Immunreaktionen hinweist. Bei *Granulomen von Sarkoidosetyp* (S. 2029) bestehen meist kein deutlicher Lymphozytensaum und keine zentrale Nekrose; die Epitheloidzellen sind oft ausgesprochen voluminös, eher rundlich als länglich. Auch die mehrkernigen Riesenzellen zeichnen sich durch eine erhebliche Größe und – manchmal – einen Kernreichtum aus. *Granulome vom Tuberkulosetyp* sind häufig zentral nekrotisch. Die Epitheloidzellen weisen in der Regel »Schuhsohlenform« auf. In der Regel findet sich in der Peripherie eine lymphozytäre Infiltration. *Elektronenmikroskopische Untersuchungen* lassen u. a. erkennen, daß die Epitheloidzellen und mehrkernigen Riesenzellen in Granulomen vom Sarkoidose- und Tuberkulosetyp in Vesikeln elektronendichtes Material enthalten und auch Zeichen von Autophagie aufweisen. Zwischen den Zellen finden sich da und dort interdigitierende Fortsätze (Pseudopodien). *Granulome vom Pseudotuberkulosetyp* fallen durch zentrale Abszedierung und Kollaps auf; sie enthalten selten mehrkernige Riesenzellen. Die *rheumatischen Granulome* (Aschoff'sche Knötchen, S. 1160) und die *rheumatoiden Granulome* (»Rheumatismus nodosus, S. 1150) wurden schon geschildert.

Am Beispiel der epitheloidzelligen Granulome bei Boeck'scher Krankheit konnte histochemisch ein relativ typisches *Muster* von *Enzymaktivitäten* im Bereich eines Granuloms nachgewiesen werden: Während die Aktivität der alkalischen Phosphatase vor allem in der fibrösen Peripherie der »Tuberkel« und in den Wänden kleiner Blutgefäße deutlich hervortrat, zeigten die epitheloiden Zellen und mehrkernigen Riesenzellen vor allem eine starke Aktivität lysosomaler Enzyme, wie der sauren Phosphatase, sowie der Laktat- und Malat-Dehydrogenase. ATPase- und 5'-Nukleotidase-Aktivitäten mäßiger Intensität waren in allen Bereichen des Granuloms zu erkennen, während die Reaktion für die Leuzin-Aminopeptidase und Glutamat-Dehydrogenase nur schwach positive Resultate ergab.

Beispiele:

- Zu den *»immunologisch bedingten« Granulomen* gehört wahrscheinlich die Mehrzahl solcher Bildungen; Beispiele sind die nodöse Tuberkulose, die Lepra maculo-anaesthetica, die Lues III, die Phenylhydantoin-Lymphadenopathie u. a. m.
- *»Nicht immunologisch« bedingte Granulome* beobachtet man z. B. im Zusammenhang mit Fremdkörperreaktionen verschiedenster Art (Talk, Plastik, u. a., S. 1375).
- *Granulome vom »Sarkoidosetyp«* kommen u. a. – abgesehen vom Morbus Boeck – bei der nichtverkäsenden Tuberkulose, in regionären Lymphknoten bei bösartigen Geschwülsten, bei der Enterocolitis (Crohn, S. 684) und bei der Toxoplasmose vor.
- *Granulome »vom Tuberkulosetyp«* finden sich nicht nur bei Tuberkulose, sondern u. a. auch bei der tuberkuloiden Form von Lepra, bei Lues III u. a. m.
- *Granulome »vom Pseudotuberkulosetyp«* sind z. B. bei der Pseudotuberkulose, bei Tularämie, beim Lymphogranuloma inguinale und bei der Katzenkratzkrankheit bekannt.

Folgen: Granulierende Entzündungen und Granulome heilen meist mit einer mehr oder weniger ausgeprägten *Vernarbung* aus. Besonders bei zentral nekrotischen Granulomen kommt es später oft zur Verkalkung.

137. Bemerkungen zur Heilung nach Entzündungen

Da die Entzündung als Reaktion auf eine Noxe aufgefaßt werden darf, ist es verständlich, daß dieser Prozeß abklingt, wenn einmal das entzündungsauslösende Agens wegfällt. Von einer abgeschlossenen *Heilung* (*sanatio*, vgl. dazu S. 2) in diesem Zusammenhang kann dann gesprochen werden, wenn sich die verschiedenen Äußerungen entzündlicher Vorgänge, insbesondere Störungen der Durchblutung, Exsudation, zelluläre Infiltrate und proliferative Vorgänge im Interstitium, nicht mehr nachweisen lassen.
Wenn es auch richtig erscheint, den Heilungsvorgang chronologisch hinter die Entzündung zu setzen, so ist doch eine klare Trennung der beiden Prozesse nicht möglich. Vielmehr weiß man, daß zahlreiche Vorgänge, die zur Entzündung gehören, bereits als erste Schritte der Heilung betrachtet werden dürfen. Wir haben es somit mit einer *wesensmäßigen und zeitlichen Überschneidung des Entzündungs- und Heilungsvorgangs* zu tun. Der Heilungsprozeß beginnt eigentlich schon dann, wenn die entzündlich bedingte lokale Kreislaufstörung aus der Phase der Praestase und/oder Stase in eine solche mit aktiver *Hyperämie* übergeht. Damit sind die Voraussetzungen für einen Herbeitransport einer ausreichenden Zahl von Blutzellen, Antikörpern und anderen, an der entzündlichen Reaktion beteiligten Elementen geschaffen, und es werden auch verbesserte Versorgungsverhältnisse für das

Entzündungsfeld erreicht. Auf diese Weise erfahren die *Auflösung irreversibel geschädigter Gewebeteile,* die Phagozytose und der *Abbau von Bakterien* sowie die meist auf dem Lymphweg erfolgende *Ausschwemmung von Zellen und unbelebten Substanzen* aus dem entzündlich veränderten Gebiet eine Belebung. Auch die *Fibrinolyse* kann unter diesen Bedingungen rascher vor sich gehen.

Die Heilung nach Entzündung braucht nicht eine Wiederherstellung der anatomischen und funktionellen Integrität des Gewebes zu bedeuten. Entstanden im Verlauf der Entzündung keine wesentlichen Gewebeverluste und/oder kein Bindegewebszuwachs, wie z. B. im Fall einer Bildung von Granulationsgewebe, kann der Prozeß in eine *Restitutio ad integrum* ausmünden. In solchen Fällen sieht man nach erfolgter Heilung dem Gewebe die durchgemachte Entzündung kaum mehr an.

Wurden im Verlauf des entzündlichen Prozesses größere Gewebeteile zerstört, und kam es zu erheblichen reparativen Reaktionen im Sinn der Entstehung von *Granulations- und Narbengewebe,* dann bleibt meistens ein mehr oder weniger ins Gewicht fallender Restschaden bestehen *(Defektheilung).*

Beispiele:

- Eine kurzfristige akute Entzündung ohne nennenswerte Gewebezerstörung, wie sie nach einem unkomplizierten *Insektenstich* zustande kommt, heilt in der Regel ohne Defekt ab.
- Eine *Pleuritis fibrinosa* von kurzer Dauer kann bei rechtzeitig und wirksam eingreifender Fibrinolyse ohne Zurücklassen einer nennenswerten Vernarbung abheilen. Hält der Prozeß längere Zeit an, und kann das abgelagerte Fibrin nicht ausreichend aufgelöst und abgebaut werden, resultieren mitunter schwere Vernarbungen und/oder Adhäsionen.
- *Abszesse,* d. h. Ansammlungen von Eiter in einem durch Gewebeeinschmelzung neu entstandenen Hohlraum, können, je nach ihrer Größe und der Dicke der sie umgebenden pyogenen Membran nach Ablauf des entzündlichen Prozesses geringe oder deutliche Narben zurücklassen.
- Ein *Ulkus,* d. h. ein tieferreichender Defekt an der Oberfläche von Schleimhäuten oder der Haut, heilt, im Gegensatz zu sog. *Erosionen,* immer mit einer mehr oder weniger ausgeprägten Narbenbildung ab. Das Ausmaß der Ulkusnarbe hängt zum guten Teil von der Zeit ab, während der am Geschwürgrund eine granulierende Entzündung unterhalten wurde.

Parenchym oder Epithel, das im Verlauf des entzündlichen Vorgangs verloren ging, kann durch *Regeneration* wieder ersetzt werden (vgl. dazu S. 146), falls es sich um regenerationsfähiges Gewebe handelt. Allerdings ziehen größere Gewebeverluste mit nachfolgender Reparation durch Narbengewebe öfters erhebliche *grobstrukturelle Umgestaltungen* nach sich, und die regenerierten Parenchym- oder Epithelanteile stoßen in dem narbig verändertem Gebiet – bildhaft ausgedrückt – auf Widerstand und/oder »kargen Boden«. In der Tat sind im Bereich von Narben die Blutversorgung und die Diffusion der interstitiellen Flüssigkeit – damit auch der Stoffaustausch – derart erschwert, daß die regenerierten Parenchymteile öfters eine verminderte Leistungsfähigkeit besitzen. Dies mag sich morphologisch in einer *Atrophie* äußern (vgl. dazu S. 163).

138. Faktoren, die den Ablauf der Entzündung beeinflussen

Hereditäre Faktoren

Am Beispiel mehrerer Immun-Mangel-Syndrome (vgl. dazu S. 1197) ebenso wie gewisser familiär gehäuft auftretender Autosensibilisierungsleiden (vgl. dazu allergische Reaktion (Atopie, S. 1096), angioneurotisches Ödem (S. 1313), Antitrypsinmangel (S. 899) u. a.) kann gezeigt oder wahrscheinlich gemacht werden, daß die genetische Information für den Ablauf entzündlicher Prozesse eine ausschlaggebende Rolle spielt. Viele Hinweise dafür ergeben sich auch aus tierexperimentellen Beobachtungen. Seit langem weiß man, daß sich einzelne Spezies, wie Hund und Pferd, durch eine eher proliferative Form der entzündlichen Reizantwort auszeichnen, während andere – wie Meerschweinchen – überwiegend exsudative Reaktionen zeigen.

Geschlecht

Es wurde schon anläßlich der Besprechung der unspezifischen Resistenz (S. 1057) darauf hingewiesen, daß weibliche Individuen im geschlechtsreifen Alter zu einem höheren Maß an – zumindest humoraler – spezifischer Immunität befähigt zu sein scheinen als männliche. Geschlechtsunterschiede finden sich aber auch hinsichtlich der entzündlichen Reaktionsweise, indem Frauen mehrheitlich stärker exsudative Entzündungsformen aufweisen als Männer.

Alter

Kinder fallen häufiger durch eine kräftige exsudative Entzündungsart auf als Erwachsene. Im Greisenalter sind öfters abgeschwächte Reaktionen zu beobachten. Es scheint hier eine gewisse Parallele zu altersabhängigen Veränderungen der spezifischen Immunität und der unspezifischen Resistenz zu bestehen.

Endokrine Einflüsse

Erwähnenswert sind der phlogistische Effekt der Mineralkortikoide und die entzündungshemmende Wirkung von ACTH und Glukokortikoiden. Ob gewisse konstitutionelle Besonderheiten, wie die bei Rothaarigen offenbar bestehende Neigung zu exsudativen Entzündungen, teilweise über hormonale Wirkungen vermittelt werden, kann noch nicht abschließend beurteilt werden. Endokrine Einflüsse dürften bei Streß-Situationen eine Rolle spielen. Unter experimentellen Bedingungen wurde die Bedeutung endokriner Faktoren vor allem am Modell des Sanarelli-Shwartzman-Phänomens eindrucksvoll dargestellt, wo eine der beiden Endotoxingaben u. a. durch Hormone substituiert werden kann: Folgt auf eine Endotoxininjektion innerhalb von 4 Stunden eine intradermale Gabe von Adrenalin, beobachtet man lokal hämorrhagische Hautnekrosen. Erfolgt die Verabreichung von Endotoxin 4 Std. nach Injektion von ACTH, sind die hämorrhagischen Nekrosen vor allem in der Nebennierenrinde lokalisiert. Kortikosteroide scheinen die Entwicklung dieser hämorrhagischen Läsionen zu hemmen.

Ernährungszustand
Kräftige entzündliche Reaktionen finden sich vor allem bei Patienten in gutem Ernährungszustand, während Unter- und Mangelernährung in der Regel zu Reaktionen geringerer Intensität führen.

Temperatur
Eine Abkühlung vermag in der Regel die Stärke einer entzündlichen Reaktion herabzusetzen. Umgekehrt wirkt sich eine lokale Überwärmung aus.

Art und Intensität des auslösenden Reizes
Der Verlauf der Entzündung wird wesentlich von der Qualität und dem Schweregrad der auslösenden Noxe beeinflußt. Virale Infekte sind weniger als bakterielle von exsudativen Reaktionen begleitet. Die Stärke der Entzündung hängt überdies von Art und Zahl der Erreger ab. Es ließen sich viele Beispiele dieser Art anführen (vgl. 1651 ff.).

Art des betroffenen Gewebes
Die Natur des auslösenden Agens kann unter bestimmten Umständen die Art des betroffenen Gewebes mitbestimmen. So zeigen verschiedene Viren einen sog. »Tropismus«, d. h. eine Vorliebe zur Besiedlung gewisser Zell- und Gewebetypen. Bei anaphylaktischen Reaktionen besteht eine Prädilektion für Organe, die sich durch einen besonders hohen Gehalt an Mastzellen auszeichnen. Gewisse Organe neigen im Vergleich zu anderen mehr zur exsudativen als zur proliferativen Reaktion. Ein Beispiel dafür ist die Lunge; innerhalb dieses Organs zeigen sich zudem regionale Unterschiede, indem die Obergeschoße eher zu exsudativer Entzündung bereit sind als die kaudal gelegenen Teile. Wesentlich sind auch die Abflußmöglichkeiten für das bei Entzündung entstehende Exsudat. An Schleimhäuten wirkt sich der Exsudat- und Zellaustritt ins Lumen so aus, daß im Gewebe selbst oft nur eine mäßige Schwellung zustande kommt. Dies trifft für entsprechende Entzündungstypen im Inneren der Gewebe nicht zu, da hier der Abstrom im wesentlichen über die Lymphgefäße erfolgt. Entzündliche Prozesse an serösen Häuten können zur Auflagerung von Fibrinmassen, fibrinös-eitrigem Exsudat und/oder zur Entstehung eines Ergusses in den betreffenden serösen Höhlen Anlaß geben. In den letzteren haben Infektionserreger die Möglichkeit einer raschen Ausbreitung, falls es nicht zu fibrinösen Verklebungen und zur Abkapselung des Ergusses kommt. Entzündliche Prozesse im Inneren der Gewebe breiten sich mit Vorliebe längs locker gebauten Strukturen aus, ebenso in Gebieten, die reichlich Lymphgefäße enthalten. Auf die entzündlich bedingten Gefäßthrombosen wurde schon hingewiesen (vgl. dazu S. 464). Die Gewebe besitzen auch in unterschiedlichem Maß die Fähigkeit, nekrotisches Material und seine Abbauprodukte resorbieren bzw. abfließen zu lassen. Das Liegenbleiben nekrotischer Knochensequester bei eitriger Osteomyelitis bietet ein gutes Beispiel für die entzündungsunterhaltende Wirkung einer nur langsam abbaubaren nekrotischen Gewebemasse.

Krankheiten
Vor allem bei stark konsumierenden Leiden beobachtet man häufig eine Verminderung der Entzündungsintensität. Besondere Formen der Reaktion mit Neigung zur Gewebsnekrose kennzeichnen beispielsweise die Agranulozytose (S. 1315).

Einflüsse von Seiten des vegetativen Nervensystems
Das autonome Nervensystem vermag vor allem über die Regulation der Gefäßreaktionen in den Entzündungsvorgang einzugreifen: Hirnstammnarkotika haben z. B. einen dämpfenden Effekt, ebenso Anästhetika, die im entzündlich veränderten Gebiet angewandt werden. Durch Ausschaltung des sympatischen Nervensystems kann das Auftreten hämorrhagischer Nekrosen nach Verabreichung von bakteriellem Endotoxin gehemmt werden. Ferner sei daran erinnert, daß der Ausfall der »triple response« geradezu als Maß für die Lage des vegetativen Nervensystems herangezogen wird (S. 502). Die Einflüsse des autonomen Nervensystems auf Immunreaktionen kamen schon zur Sprache (S. 1099). Schließlich sei auch auf die Bedeutung des Vagotonus bei der Bronchokonstriktion hingewiesen.

Wirkungen von Pharmaka auf den Entzündungsvorgang
Man kennt eine große Zahl sog. *antiphlogistischer Substanzen,* die – auf verschiedene Weise – entzündliche Reaktionen zu mildern oder gar zu unterdrücken vermögen. Über den Wirkungsmechanismus der einzelnen Medikamente dieser Art weiß man nur lückenhaft Bescheid (Tabelle 83).

139. Reaktionen des Gesamtorganismus bei entzündlichen Prozessen

139.1. Einleitende Bemerkungen

Vom entzündlich veränderten Gewebe können Reize ausgehen, die sich auf den Gesamtorganismus auswirken:

a) Eine *Erregung der Schmerzfasern* führt zur Weiterleitung von Impulsen in die *vegetativen Zentren* des Rückenmarks und des Zwischenhirns sowie in höhere sensorische und integrative Zentren, ferner wahrscheinlich über hypothalamische Zentren in die *Hypophyse.*
b) Erregungswellen, die sowohl über Schmerzfasern als auch über andere nervöse Bahnen zentripetal

verlaufen, erreichen allenfalls verschiedene Zentren und Verbindungen des *autonomen Nervensystems,* das seinerseits zügelnd und modulierend in die Geschehnisse eingreifen kann.

c) Aus dem Entzündungsgebiet gelangen die verschiedensten *Entzündungsstoffe* sowie *Abbauprodukte* der im veränderten Bezirk zugrunde gegangenen Zellen und andere katabolisierte Substanzen auf humoralem Weg in *Zirkulation.* Auch sie vermögen nervöse Zentren zu beeinflussen, vor allem das Zwischenhirn. Wahrscheinlich haben solche Stoffe zudem Auswirkungen auf andere Organsysteme, z. B. das Knochenmark.

d) *Immunreaktionen* ziehen fast immer Veränderungen im Gesamtorganismus nach sich (S. 1080): In das zirkulierende Blut treten z. B. Antikörper und immunkompetente und -aktive Zellen über. Letztere können sich in vielen Organen niederlassen.

Tabelle 83. Wirkungen und Nebenwirkungen antiphlogistischer Medikamente, mit Hinweisen auf Antipyretika, Antihistaminika und Analgetika (Auswahl)[a]

Gruppe von Pharmaka und einzelne Medikamente	Hauptwirkungen und besondere Wirkungen	Nebenwirkungen und Komplikationen (meist nur in einem kleinen Teil der Fälle)
1. Peripher wirksame antiphlogistische und antipyretische Analgetika	Schmerzhemmung, Entzündungshemmung, Fiebersenkung.	Mitunter Gastrointestinalsymptome, wie Übelkeit, »Magenschmerzen«, Diarrhoe oder Obstipation, Ulzerationen und Blutungen. Seltener: H_2O- und Salzretention, Schäden des Nierenmarks, Hemmung der Plättchenaggregation, Knochenmarksschäden, Leberveränderungen. Hie und da Überempfindlichkeits-Reaktionen.
1.1. Salizylate		
Azetylsalizylsäure (Aspirin)	Herabsetzung der Thrombozytenaggregation u. a.	Manchmal Hörstörungen. Funktionelle Veränderungen der Plättchen fallen klinisch kaum ins Gewicht. Selten »Aspirin-Ulkus« bei längerem Liegenbleiben von Tabletten auf Schleimhäuten.
Weitere Salizylate: Phenylsalizylat, Salizylamid, Methylsalizylat		Ähnlich wie Azetylsalizylsäure.
1.2. Pyrazolon-Derivate		
Phenylbutazon (Butazolidin)	Verstärkt und verlängert die Wirkung von Antikoagulanzien, oralen Antidiabetika und Phenytoin.	Überempfindlichkeits-Reaktionen möglich. Dyspeptische Beschwerden, epigastrische Schmerzen, u. U. leichte Ödeme, allergische Hautreaktionen, hie und da Knochenmarkschaden und Leberveränderungen. Gefahr bei Bestehen von Magen-Duodenalulzera.
Sulfinyrazon (Anturan)	Wird bei Gicht und zur Prophylaxe arterieller Thrombosen benützt.	Magen-Darm-Störungen, selten -Blutungen, Überempfindlichkeitsreaktionen (u. a. Knochenmarkschaden und Exantheme) möglich.
Weitere, z. T. nicht mehr gebrauchte Pyrazolon-Derivate:		
Aminopyrin (Pyramidon), Antipyrin (Phenazon)		Überempfindlichkeitsreaktionen, u. U. mit Agranulozytose u. a.
Oxyphenbutazon (Tanderil), Dichlorphenazon (Midrin), Dipyron (Novaldin)		Ähnlich wie andere Pyrazolone.
1.3. Aminophenole		
Azetophenetidin (Phenazetin)	Oft in Kombinationspräparaten, z. B. zusammen mit Salizylaten. In vivo nach peroraler Einnahme zum großen Teil von Azetaminophen umgewandelt.	Bei forgesetztem Gebrauch Gefahr einer chronischen interstitiellen Nephritis, u. U. Leber- und weitere Organschäden.
Azetaminophen (Parazetamol)		Wie Azetophenetidin.
1.4. Indomethazin (Indozin)	Starke entzündungshemmende Wirkung, Herabsetzung der Prostaglandin-Synthese.	Gastrointestinale Beschwerden, u. U. zentralnervöse Symptome, Seh- und Gehörstörungen, selten Nasen- und Genitalblutungen (bei Frauen). Stomatitiden, ausnahmsweise Leber- und Knochenmarkschäden u. a.

Tabelle 83 (Fortsetzung)

Gruppe von Pharmaka und einzelne Medikamente	Hauptwirkungen und besondere Wirkungen	Nebenwirkungen und Komplikationen (meist nur in einem kleinen Teil der Fälle)
1.5. Goldpräparate Aurothioglukose (Solganal) Gold-Natriumthiosulfat Gold-Natriumthiomalat (Myochrysin)	Entzündungshemmung, u. a. über eine störende Wirkung auf das Makrophagensystem. Verminderung von Zellwanderung und Phagozytose.	Manchmal Überempfindlichkeits-Reaktionen, Photosensibilität, selten Nierenschäden und Panhämozytopenie.
2. Glukokortikosteroide (Glukokortikoide) Kortison Hydrokortison (Kortisol) 1,2-Dehydrokortison (Prednison) 1,2-Dehydrokortisol (Prednisolon) Triamzinolon Dexamethason Methylprednisolon u. a.	Vermutlich Stabilisierung von Zellmembranen, Lysosomen u. a.. Hemmung der entzündlich bedingten Permeabilitätserhöhung der Gefäße, der Margination und Emigration von Leukozyten, der Bildung und Ausschüttung lysosomaler Enzyme (u. U. auch der intrazellulären Bakterizidie) und der Antikörperbildung sowie zellgebundener Immunreaktionen. Herabgesetzte Bildung von Granulationsgewebe. Verminderung der Konzentration von Kollagenase, Prostaglandinen, Histamin, Serotonin, Lymphokinen u. a. im entzündlich veränderten Gewebe.	Infektanfälligkeit (Viren, Bakterien, Pilze, Protozoen). Metabolische Störungen, wie diabetische Stoffwechsellage, Lipidämie mit Begünstigung der Bildung arterieller Atherome, Natriumretention, negative Stickstoff- und Kaliumbilanz. Gastrointestinale Komplikationen, wie Ulzerationen und Pankreatitis. Beeinträchtigung der Wundheilung. Schäden am lokomotorischen System, z. B. Myopathie, Osteoporose, aseptische Knochennekrose. Augenveränderungen, u. a. Katarakte, Glaukom, Exophthalmus. Weitere Störungen, wie Wachstumsrückstand (Kinder), Cushingoide Erscheinung (u. a. Stammfettsucht, Mondgesicht).
3. Hemmstoffe der DNA-, RNA- und Proteinsynthese	s. Tabelle 2 (S. 36)	Schäden des Knochenmarks, des Darmepithels, des Immunapparates u. a. m.
4. Hemmer der Freisetzung bzw. Wirkung anaphylaktischer Mediatoren		
Antihistaminika Diphenhydramin (Benadryl) Dimenhydrinat (Dramamin) Antazolin-Hydrochlorid Tripelenamin-Hydrochlorid Chlorpyramin-Hydrochlorid Chlorpheniramin Triprolidin Mepyramin Promethazin Chlorzyklizin u. a. m.	Hemmung der entzündlichen und anaphylaktischen Wirkung von Histamin durch Blockade der H_1-Rezeptoren u. a.	Schläfrigkeit. Die meisten neueren Präparate dieser Art sind indessen gut verträglich. Dramamin u. a. werden z. T. zur Behandlung der Reisekrankheit benützt.
Kromoglykat und ähnliche Verbindungen Kromoglykat Kynurensäure und ihre Derivate Xanthone Doxanthraxole	Hemmung der Freisetzung von Mediatoren, wie Histamin und »slow reacting substance of anaphylaxis (SRS-A)«, d. h. Dämpfung von Sofortreaktionen, die durch Reagine und Mastzelldegranulierung bedingt sind.	Manchmal Überempfindlichkeits-Reaktionen.
Theophyllin und dessen Derivate Theophyllin 8-Azaxanthin 8-Azapurinon	Hemmung u. a. des anaphylaktischen Bronchospasmus, im Tierversuch der passiven kutanen Anaphylaxie.	Blutdrucksenkung, Tonusverminderung im Magen-Darm-Kanal u. a.
5. Weitere »entzündungshemmende Pharmaka«		
Levamisol	Wirkungsmechanismus unklar. Immunmodulation?	Hie und da Überempfindlichkeits-Reaktionen, z. T. mit Knochenmarkschäden.
D-Penizillamin	Hemmung der Kollagenvernetzung.	Wundheilung u. U. gestört. Ferner dann und wann Überempfindlichkeits-Reaktionen, Nierenschädigung (Immunkomplex-Nephritis), lupusähnliche Störungen, Thrombozytopenie, Verlust des Geschmacksinnes u. a.

[a] Toxische Wirkungen infolge Überdosierung werden hier nicht berücksichtigt.

e) Schließlich können sich das *entzündungsauslösende Agens* oder seine Reaktionsprodukte auf den ganzen Körper auswirken. Ein Beispiel dafür bieten Fälle von Sepsis oder solche mit Auftreten bakterieller Toxine im strömenden Blut.
f) Das *Fieber* ist eine der häufigsten Allgemeinreaktionen. Die damit verbundenen Fragen wurden schon besprochen (S. 1045).
g) Bei rasch auftretenden, ausgedehnten entzündlichen Prozessen, z. B. nach elektrischen Unfällen mit nachfolgender steriler Entzündung im Bereich von Nekroseherden, kann in kurzer Zeit soviel Blutflüssigkeit in die Gewebe sequestriert werden, daß die Gefahr eines hypovolämischen *Schocks* besteht. Noch bedrohlicher ist der Verlust von Plasmaflüssigkeit nach außen, wie nach ausgedehnten, schweren Verbrennungen.

Nachfolgend werden einige der wichtigsten Reaktionen des Gesamtorganismus auf entzündliche Prozesse kurz erörtert.

139.2. Auswirkungen entzündlicher Prozesse auf den Nachschub, die örtliche Verschiebung, den Umsatz und die funktionellen Leistungen der Leukozyten, mit Bemerkungen über Störungen dieser Vorgänge

Um die bei entzündlichen Vorgängen häufig beobachteten Verschiebungen in der relativen und absoluten Zahl von Blutleukozyten besser zu verstehen, ist es notwendig, einige neuere Erkenntnisse über die *Kinetik der Granulo- und Monozytopoiese und ihre Regulation, ferner über Wanderungen, Funktionen und Schicksal der Leukozyten* zu berücksichtigen. Die Kinetik der Lymphozyten/Plasmazellenfamilien wurde schon besprochen (S. 1075).

Granulozyten

Ein entzündlicher Prozeß in der Peripherie macht sich meist innerhalb von 1–6 Std auch im Knochenmark bemerkbar: Zuerst werden die *gespeicherten segment- und z. T. stabkernigen* Granulozyten *vermehrt in die Blutbahn ausgeschleust,* die Durchgangszeit durch den nicht proliferierenden Pool wird – je nach Stärke des entzündlich bedingten Reizes – von 60–70 u. U. auf etwa 24 Std verkürzt, und schließlich sind oft eine *gesteigerte Myelozytenproliferation* und eine Verkürzung der Zellzykluszeit zu beobachten. Versuche an Hunden haben gezeigt, daß der Gipfel der myelozytären Mitosetätigkeit ungefähr 24 Std nach Auslösung einer sterilen akuten Entzündung in der Peripherie (z. B. durch Krotonöl erzeugter Abszeß) erreicht wird. Während viele Befunde dafür sprechen, daß die unter solchen Bedingungen rasch erfolgende Ausschleusung reifer Granulozyten aus dem Knochenmark auf humoralem Weg, vor allem durch den *Leukozytose-induzierenden Faktor (LIF),* vermittelt wird, besteht über die Mechanismen, die die verstärkte Myelozytenproliferation in Gang setzen, noch keine Klarheit. Wahrscheinlich spielen auf kurze Distanz wirksame »feed-back«-Mechanismen eine wichtige Rolle (S. 147), möglicherweise u. a. der *Wegfall eines granulozytären Chalon-Effekts.*

Bei *zahlreichen akuten Infektionskrankheiten* wird zunächst die *Transitzeit der Granulozyten im Blut verkürzt.* Überdies kommt es häufig zu einer *Vergrößerung des marginalen Pools (»Margination«).* Wahrscheinlich beruht die kurzdauernde Granulozytopenie nach Injektion von bakteriellem Endotoxin vor allem auf einem solchen Mechanismus. Auf diese Veränderungen reagiert das granulozytäre System mit einer vermehrten Ausschwemmung reifer oder fast reifer Granulozyten aus dem Knochenmark, wobei allerdings auch eine Entleerung (»Erschöpfung«) des Granulozyten-Pools im Knochenmark mit eine Rolle spielen kann. Die Mobilisierung vorhandener Speicher hat nämlich gewisse Grenzen: Nimmt der Umsatz der Blutgranulozyten im Vergleich zu den physiologischen Verhältnissen um mehr als das Vierfache zu, resultiert eine Verminderung ihrer Zahl im Blut. Es ist hier beizufügen, daß bei akuten infektiösen Prozessen die Verkürzung der Bluttransitzeit der Granulozyten in der Regel nicht lange anhält; danach notiert man oft eine normale oder sogar verlängerte Aufenthaltsdauer dieser Zellen in der Strombahn. Da angenommen werden darf, daß der Verbrauch von Granulozyten im Entzündungsfeld z. T. trotzdem weitergeht, bestehen Gründe zur Vermutung, daß bei Leukozytose die Emigration von Leukozyten in anderen Bezirken des Körpers relativ herabgesetzt sei. Diese Fragen sind indessen noch nicht geklärt. Bei vermehrter Ausschwemmung aus dem Reifungspool des Knochenmarks können, je nach der Intensität des Reizes, auch unvollständig differenzierte Elemente der Granulozytenreihe im Blut erscheinen. Dieses Phänomen nennt man in der klinischen Medizin eine *»Linksverschiebung« des granulozytären Blutbildes.* Verständlicherweise hat eine kurzfristig auftretende Vermehrung der Granulozytenausschwemmung aus dem *Knochenmark* im letzteren zunächst auch eine *»Linksverschiebung«* zur Folge. Erst später, wenn die oben erwähnte Vermehrung der proliferativen Tätigkeit auf der Stufe der Myeloblasten/Promyelozyten und schließlich der zunehmende Einstrom von Stammzellen in den Proliferationspool den Verlust reifer Elemente wieder wettgemacht hat, normalisiert sich das Differentialzellbild der granulopoietischen Reihe im Myelogramm wieder. Bei überschießender Produktion von Granulozytenvorläufern und Rückgang der Ausschleusung ins zirkulierende Blut kann später im Knochenmark eine sog. *»Rechtsverschiebung«* zustande kommen. »Links« bedeutet in diesem Zusammenhang »unreif«, »rechts« »reif«!

Eine weitgehende Entleerung des Knochenmarkspeichers an neutrophilen Granulozyten kann durch Substanzen, wie bakterielles Endotoxin, Ätiocholanolon und Glukokortikosteroide, herbeigeführt werden. Die nach Einsetzen einer akuten Entzündung im Knochenmark beobachteten kinetischen Veränderungen der granulopoietischen Zellinie sind schematisch in Abb. 178 dargestellt.

Eosinophile Granulozyten
Eine *Eosinophilie* läßt sich durch bestimmte Antigene und spezifische IgE-Antikörper, nicht aber durch IgG und IgM auslösen. Dies entspricht den klinischen Beobachtungen, wonach man eine Eosinophilie vor allem bei anaphylaktischen Reaktionen beobachtet. Bei akuten entzündlichen Prozessen beobachtet man oft – im Gegensatz zum Verhalten der Neutrophilen – eine verminderte Ausschleusung von Eosinophilen aus dem Knochenmark, eine Anhäufung dieser Zellen in der Peripherie des Entzündungsherdes und eine Blut-Eosionopenie. Dauert die Entzündung längere Zeit an, stellt sich in der Regel auch eine Reduktion der Eosinophilenproduktion im Knochenmark ein.

Monozyten
Bei einer großen Zahl von *Infektionskrankheiten* stellt man eine *Blutmonozytose* fest. In solchen Situationen scheint sich das kinetische Verhalten der Monozytenfamilie zu ändern. In Bezug auf die Blutmonozyten stellt man dabei mit Hilfe einer in vitro-Markierung der Zellen durch ^{3}H-Diisopropylfluorphosphat und nachträglicher Reinfusion u. a. folgendes fest: a) Eine Vergrößerung des Blutmonozytenpools; b) in fortgeschrittenen Stadien eine Verlängerung der Halbwertzeit für den Aufenthalt der Monozyten im Blut; c) eine Erhöhung des Monozytenumsatzes; d) eine Veränderung der strukturellen und färberischen Eigenschaften der Blutmonozyten, mit deutlicher Basophilie und geringerer Eindellung der Kerne sowie einer verstärkten Aktivität u. a. der Naphthyl-AS-D-Chlorazetat-Esterase und der Peroxidase, bei verminderter Aktivität der Naphthyl-Azetat-Esterase in diesen Zellen; und e) u. U. eine Zunahme der Zahl DNA-synthetisierender Monozyten im Blut.
Von Bedeutung ist die Feststellung, daß die Reaktion von seiten der Granulopoiese und der Monozytenpoiese keineswegs parallel laufen. Bei chronischen bakteriellen Infekten können beide Systeme einen erhöhten Umsatz der Blutzellen aufweisen, oder es kann eine isolierte Umsatzsteigerung einer der beiden Zellfamilien vorliegen.
Bei Nagetieren sind verschiedene Faktoren im Serum nachgewiesen worden, die spezifisch die Zahl der Monozyten im peripheren Blut steigern. Sie wurden als »Monopoietin«, »monozytogener Faktor« oder *»factor inducing monocytopoiesis« (FIM)* bezeichnet. Der letztere scheint am besten charakterisiert zu sein: Es handelt sich um ein Protein mit einem Molekulargewicht von 18000–24000. Es wird aus noch nicht identifizierten Zellen im Entzündungsherd freigesetzt, ist im Serum nachweisbar und hat dort eine Halbwertzeit von nur 20 min. Der Faktor steigert die Monozytopoiese im Knochenmark sowie die Ausschüttung dieser Zellen ins periphere Blut und bewirkt eine vermehrte Ansammlung von Makrophagen in entzündlichen Läsionen. Der Effekt ist offenbar für Zellen der Monozyten/Makrophagen-Reihe spezifisch.

139.3. Leukozytose und Leukopenie

Die *Normalwerte* für die Zahl von Leukozyten pro mm^3 »Kapillarblut« (»Schnepperblut«) betragen (in Klammer: 95%-ige Vertrauensgrenze):

Neutrophile Granulozyten:	3650 (1830–7250)
Eosinophile Granulozyten:	150 (0– 700)
Basophile Granulozyten:	30 (0– 150)
Monozyten:	430 (200– 950)
Lymphozyten:	2500 (1500–4000)

Diese Zahlen gelten für gesunde Erwachsene. Bei Kindern und Jugendlichen besteht oft physiologischerweise eine gewisse »Lymphozytose«, bei alten Leuten liegt die Zahl dieser Zellen oft unter dem oben angegebenen Bereich.

Definition: Unter einer *»reaktiven Blutleukozytose«* (kurz: Leukozytose) versteht man eine über die Grenzen der physiologischen Schwankungen hinausgehende Vermehrung der Leukozytenzahl im Blut, die – im Gegensatz zur Leukämie – einem reaktiven Geschehen entspricht und nach Wegfall des auslösenden Agens zurückgeht. In der überwiegenden Zahl der Fälle finden sich bei reaktiver Leukozytose des erwachsenen Menschen Werte zwischen 10000 und 30000 Leukozyten/mm^3 Blut. Selten werden bis 100000/mm^3 gezählt. Bei Neugeborenen spricht man erst dann von Leukozytose, wenn in mm^3 Blut mehr als 15000 Leukozyten vorhanden sind. Diese Zahlen beziehen sich im klinischen Gebrauch auf »Kapillarblut«, das durch Schnepperstich gewonnen wurde.
»Neutrozytose« (»Neutrophilie«) nennt man eine Erhöhung der Zahl neutrophiler Granulozyten im zirkulierenden Blut; dabei wird zwischen der echten *»absoluten Neutrozytose«*, bei der eine effektive numerische Vermehrung dieser Zellen pro mm^3 Blut besteht, und einer *»relativen Neutrozytose«* unterschieden, die nur vorgetäuscht ist, d. h. auf einer Herabsetzung der Zahl der übrigen Leukozyten beruht und daher nur im Differentialblutbild zum Ausdruck kommt. Entsprechende Überlegungen gelten für die Begriffe *»Neutropenie«*, d. h. eine Verminderung der Zahl neutrophiler Granulozyten, sowie – mutatis mutandis – Bezeichnungen, wie *»Eosinophilie«*, *»Eosinophilopenie«*, *»Lymphozytose«*, *»Lymphozytopenie«* (*»Lymphopenie«*), *»Monozytose«*, *»Monozytopenie«* u. a. m.

Leukozytosen
Ursachen und **Pathogenese:** Die meisten *Infekte* und die Mehrzahl der eigentlichen *Infektionskrankheiten* führen zu einer Leukozytose, ebenso Prozesse, die mit

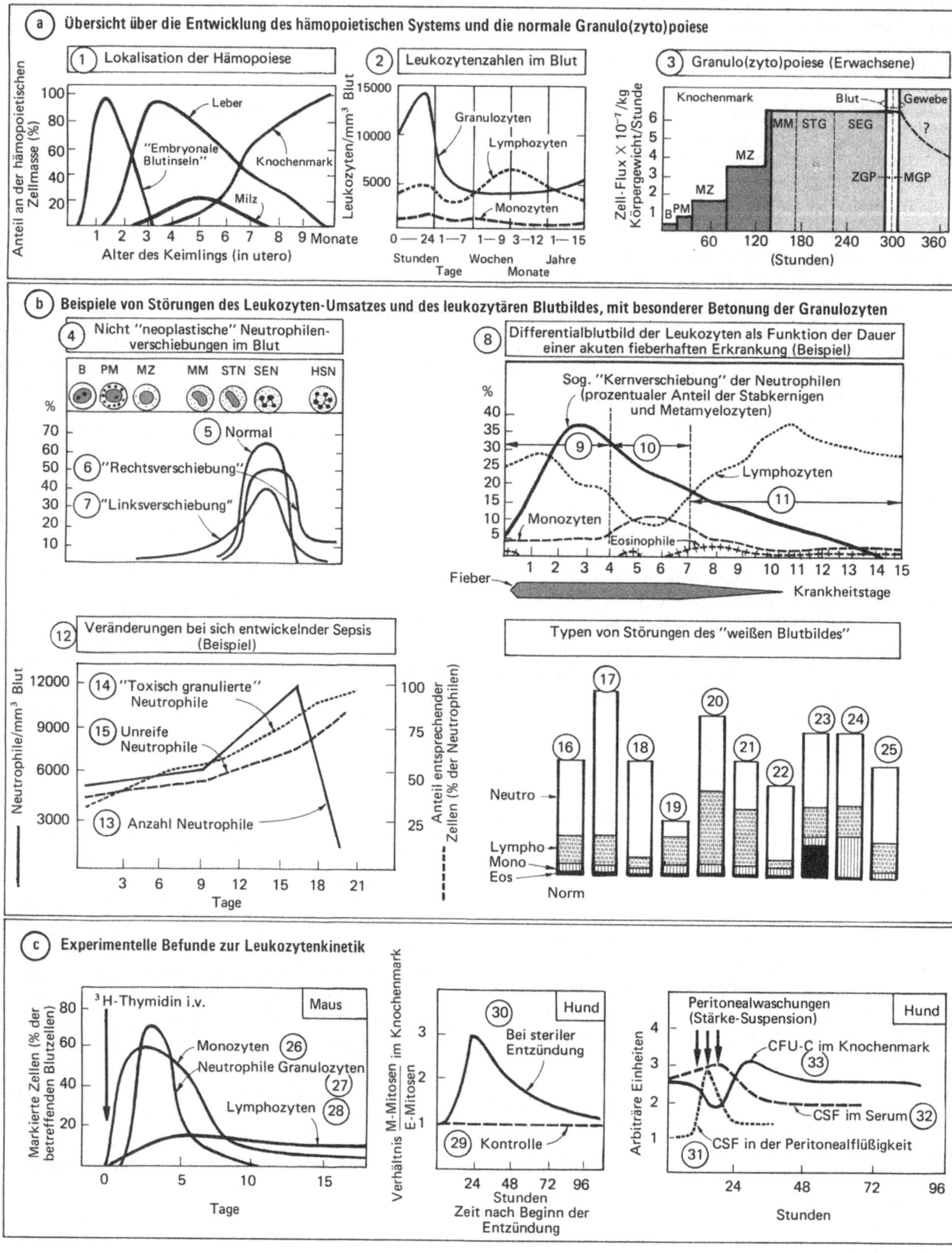

Abb. 178a–c. *Leukozytäre Reaktionen auf entzündliche Prozesse, mit besonderer Berücksichtigung der Granulozyten.* **a** *Übersicht über die Entwicklung des hämopoietischen Systems und die normale Granulo(zyto)poiese.* Während des *intrauterinen Lebens* verlagert sich die Hauptmasse des hämopoietischen Gewebes von den embryonalen Blutinseln über Leber und Milz ins Knochenmark (1). An diese Gegebenheiten ist beispielsweise bei der Beurteilung hämatologischer Befunde bei Frühgeborenen und/oder prä- bzw. perinatal auftretenden entzündlichen Prozessen zu denken. *Nach der Geburt* zeigen sich erhebliche

Abb. 178 a–c (Fortsetzung)

Veränderungen der Blutzellzahl, und auch im Kleinkindes- bis Kindesalter weicht das Blutbild normalerweise – besonders, was die Lymphozytenzahl anbelangt – ziemlich deutlich von dem Erwachsener ab (2). Beim *jugendlichen Erwachsenen* umfaßt das *granulozytäre System* (3) im *Knochenmark* einen sog. *Proliferationspool* (dunkleres Grau; B = Blasten bzw. »Myeloblasten«; PM = Promyelozyten; MZ = Myelozyten; total etwa 2,8 × 10^9 Zellen pro kg Körpergewicht) und einen nicht proliferierenden *Differenzierungs- und Reservepool* (helleres Grau; MM = Metamyelozyten; STG = stabkernige Granulozyten; SEG = segmentkernige Granulozyten; total ungefähr 8,8 × 10^9 Zellen pro kg Körpergewicht). In der *Blutbahn* unterscheidet man einen *zirkulierenden Granulozytenpool* (ZGP; total etwa 0,5 × 10^9 Zellen pro kg Körpergewicht) und einen ungefähr gleich großen *marginalen Granulozytenpool* (MGP). Die Größe des *Gewebepools von Granulozyten* ist nicht bekannt; vermutlich kann er erheblich variieren und u. U. größer sein als der Reservepool im Knochenmark. Die hier angegebenen Transitzeiten und Fluxvolumina (3) gelten für eine »steady state«-Situation unter physiologischen Bedingungen. Bei Auftreten (irgendwo im Körper) eines *akuten entzündlichen Prozesses* von gewisser Intensität werden zunächst, d. h. im Verlauf von etwa 1–6 Std, vermehrt segmentkernige und stabkernige *Neutrophile* aus dem Knochenmark ausgeschleust, wahrscheinlich z. T. aufgrund der Wirkung eines *»Leukozytose-induzierenden Faktors« (LIF)*. Einen ähnlichen Effekt erzielt man im Tierversuch z. B. durch Injektion von bakteriellem Lipopolysaccharid (LPS) bzw. Lipid A, Komplexen von Lipid A und Proteinen, Polysaccharid vom Freeman-Typ (nicht toxisch), Peptidoglukan, Ätiocholanolon, höheren Dosen von Glukokortikosteroiden u. a. m. Verschiedene Beobachtungen sprechen dafür, daß unter solchen Bedingungen *Eosinophile* – im Gegensatz zu den Neutrophilen – in verminderter Zahl vom Knochenmark ins Blut übertreten. Die Gründe hierfür sind unbekannt. Wie erwähnt, kann es im Laufe dieses Geschehens wegen vermehrter Margination der Neutrophilen zu einer kurzdauernden Neutropenie kommen, bevor die für akute entzündliche Prozesse ziemlich typische *Blutneutrozytose* in Erscheinung tritt. In der Regel schließen sich daran eine *Verkürzung der Transitzeit im Proliferationspool*, z. T. auf weniger als die Hälfte (u. a. Verkürzung auch der Intermitosezeit) und eine *verstärkte Proliferationstätigkeit vor allem der Myelozyten* (s. **c**, 30) an. Der vermehrte Übertritt z. T. unreifer Neutrophiler vom Knochenmark ins Blut bewirkt im letzteren eine sog. *»Linksverschiebung«* (s. **b**, 7), im hämopoietischen Gewebe u. U. eine vorübergehende »Rechtsverschiebung«. Durch Substanzen, wie *Myleran*, werden offenbar bevorzugt Vorläufer der Granulozytenreihe geschädigt. *Kortikosteroide* in höheren Dosen scheinen – neben manchen anderen Effekten – die Emigration von Leukozyten (auch Granulozyten) aus der Blutbahn ins Gewebe hindern zu können. Das *System der Monozyten* reagiert auf einen entzündlichen Reiz nicht in gleicher Weise wie das der Neutrophilen, indem sowohl Blutmonozytose als auch Umsatzsteigerung mit vermehrter Monozytopoiese im Knochenmark erst mit einigen Tagen Latenz deutlich werden (s. **b**, 10). Für die vermehrte Monozytenproduktion und -ausschwemmung scheint u. a. ein *»factor inducing monocytopoiesis« (FIM)* von Bedeutung zu sein. Im Verlauf eines akuten entzündlichen Geschehens zeigen die Monozyten auch *qualitative Veränderungen*, wie eine vermehrte Aktivität der NaF-sensiblen Naphthyl-AS-D-Chlorazetat-Esterase und der Peroxidase sowie eine Verminderung der Naphthyl-Azetat-Esterase-Aktivität. Überdies nimmt die Zahl DNA-synthetisierender Monozyten im Blut zu. Die Zahl der *Blutlymphozyten* verändert sich entsprechend dem Gang von Immunreaktionen (s. Abb. 158, S. 1084 und 159, S. 1092). **b** *Beispiele von Störungen des Leukozyten-Umsatzes und des leukozytären Blutbildes, mit besonderer Betonung der Granulozyten.* Im normalen »weißen Blutbild« (5) herrschen segmentkernige Neutrophile (SEN) mit 3–4 Kernlappen bei weitem vor. Eine durch nicht neoplastische Störungen der Myelopoiese (4) bedingte (»physiologische«) *Linksverschiebung* (7), d. h. ein vermehrtes Auftreten von stabkernigen Neutrophilen (STN), Metamyelozyten und z. T. auch Myelozyten im Blut, beobachtet man vor allem bei akuten Infekten bzw. Infektionskrankheiten, ferner u. a. bei azidotischen und komatösen Zuständen und – in einem gewissen Grad – bei schweren körperlichen Belastungen. Linksverschiebungen, die das hier gezeigte Maß deutlich überschreiten, sind auf neoplastische Prozesse, wie chronische myeloische Leukämie, Osteomyelosklerose, Erythroleukämie, multiples Myelom und Knochenmetastasen bei anderen malignen Neoplasmen verdächtig; die Marmorknochenkrankheit ist eine der wenigen nicht neoplastischen Störungen, die mit einer starken Linksverschiebung einhergehen. Eine *Rechtsverschiebung* (6), die man vor allem am vermehrten Auftreten hypersegmentierter Neutrophiler (HSN) erkennt, gehört zu den üblichen Befunden bei nicht behandelter perniziöser Anämie, Hungerzuständen sowie nach Transfusion oder Reizung des Zentralnervensystems. Man kennt auch eine konstitutionelle Hochsegmentierung (Hypersegmentierung), ebenso wie eine konstitutionelle Hyposegmentation, die klinisch harmlose *Pelger-Huët-Kernanomalie:* Bei Homozygoten besitzen die reifen Neutrophilen einen eingebuchteten, den Stabkernigen ähnlichen Kern, was dem Ungeschulten eine schwere Linksverschiebung vortäuschen mag. Heterozygote zeigen in der Regel Neutrophile mit zweilappigem Kern. Bei einer *akuten, mit entzündlichen Veränderungen verbundenen, fieberhaften Erkrankung* zeigen die Veränderungen des »weißen Blutbildes« häufig den hier gezeigten Verlauf (8). Früher sprach man von »neutrophiler Kampfphase« (9), »monozytärer Überwindungsphase« (10) und »lymphozytärer Heilphase«, z. T. mit »postinfektiöser Eosinophilie« (11). Diese Bezeichnungen sind heute – da sie teleologisch geprägt sind – nicht mehr »à la mode«, haben aber doch eine gewisse Berechtigung. Kommt es z. B. bei einer Infektion nicht zur Heilung, d. h. schreitet die Vermehrung und Ausbreitung der Krankheitserreger fort, besteht in manchen Fällen die Gefahr einer *Sepsis* (12): Bei in der Regel zunehmender Linksverschiebung (15) und Vermehrung der toxischen Granulation der Neutrophilen (14) steigt in solchen Fällen die Neutrozytose stark an, um präterminal oft in eine Neutropenie umzuschlagen (13). Im Sinn einer *Faustregel* lassen sich *verschiedene Typen von Störungen des »weißen Blutbildes«* auseinanderhalten und mit gewissen Infektionskrankheiten, Phasen derselben und/oder anderen Leiden in Beziehung bringen, was diagnostisch nützlich sein kann: *Normalerweise* (16) finden sich bei gesunden Erwachsenen im mm^3 »Schnepperblut« folgende Zellzahlen (95%-ige Vertrauensgrenze in Klammer): Neutrophile Granulozyten: 3650 (1830–7250); eosinophile Granulozyten: 150 (0–700); basophile Granulozyten: 30 (0–150); Monozyten: 430 (200–950); Lymphozyten: 2500 (1500–4000). Bei einer *reaktiven Leukozytose* notiert man Leukozytenwerte von mehr als 10000/mm^3 Blut (Neugeborene: 15000), in der Regel 10000–30000. Eine *Leukozytose mit/bei absoluter und relativer Neutrozytose* (17) beobachten wir bei zahlreichen infektiösen Prozessen, wie Angina, Appendizitis, anderen eitrigen Entzündungen, Virusinfekten während der Inkubationsperiode (z. B. Masern), Immunkomplex-induzieren Leiden, wie der rheumatoiden Arthritis, Frühinfiltration von Tuberkulose u. a. m.: Hier haben wir es häufig mit der oben (9) erwähnten »neutrophilen Kampfphase« zu tun. Eine *absolute und relative Neutrozytose bei normaler Leukozytenzahl* (18), d. h. vorwiegend eine Lymphozytopenie (Lymphopenie), sehen wir hie und da z. B. bei tuberkulöser Meningitis, Pleuritis und/oder Peritonitis, Dysenterie (Typ E), Sepsis lenta, Lues II u. a. Eine *Leukopenie infolge absoluter Neutropenie* (19) ist u. U. ein ungünstiges Zeichen. Abgesehen von einer beginnenden Agranulozytose bzw. einer aplastischen Anämie, trifft man ein derartiges Blutbild nicht selten z. B. bei schwerer Grippe und anderen Virusinfekten, Malaria zwischen den Anfällen, Morbus Bang, Thyphus abdominalis

Nekrose von Gewebsteilen einhergehen (Tabelle 84). Es wäre falsch, bei Bestehen einer Leukozytose immer auf einen Infekt oder sonst einen entzündlichen Prozeß zu schließen. Wir kennen eine Reihe von *Zuständen nicht entzündlicher Natur,* die mit einer Vermehrung der Leukozyten im Blut einhergehen. Ein Teil dieser Formen von Leukozytose scheint durch Adrenalin vermittelt zu werden, das in bestimmter Konzentration eine Vergrößerung des zirkulierenden auf Kosten des marginalen Pools bewirken kann:

Beispiele:
- *Nahrungsaufnahme*
- anstrengende *körperliche Arbeit*
- *Gravidität* und *Menstruation* (für die die Bezeichnung »Entzündung« nicht üblich ist!)
- *Endokrine Störungen,* wie Hyperthyreose, Hyperparathyreoidismus, Hyperadenokortizismus und Krankheitszustände, die mit einer vermehrten Ausschüttung von Adrenalin aus dem Nebennierenmark verbunden sind.
- *Zentralnervös verursachte Leukozytosen* sind ebenfalls bekannt, beispielsweise bei krankhaften Veränderungen im Gebiet des Dienzephalon. Eine starke Zunahme der Leukozytenzahl im Blut wird auch bei Ventrikelblutung im Gehirn notiert. Hier handelt es sich wahrscheinlich mehr um die Folge des örtlichen Einflusses auf die nahe gelegenen Zentren als um den Ausdruck einer »Resorptionsleukozytose«, wie man sie nach Blutungen in anderen Körperorganen in einem gewissen Maß auch beobachten kann.
- *Coma diabeticum* u. a. m.

Trotz dieser Einschränkungen gehört die Leukozytose zu den wichtigsten Hinweisen darauf, daß im Körper ein entzündlicher Prozeß im Gang sein könnte. Dabei braucht es sich keineswegs nur um infektiöse Geschehnisse zu handeln. Wir haben schon hervorgehoben, daß verschiedene andere Prozesse auch zu entzündlichen Reaktionen führen.

Bei der Beurteilung eines Blutbildes in der klinischen Medizin wird nicht nur der Leukozytenzahl Bedeutung geschenkt, sondern man prüft auch, welchen Anteil die einzelnen Typen weißer Blutkörperchen an allfälligen Veränderungen haben. Aus diesen Befunden lassen sich im Sinne einer *Faustregel* wichtige diagnostische Hinweise gewinnen.

Beispiele verschiedener *Formen von Leukozytose:*
- *Leukozytose bei relativer und absoluter Vermehrung der neutrophilen Granulozyten (»Neutrozytose«, »Neutrophilie«): Infektiöse Leiden:* Akute Sepsis, Abszesse, Eiterungen anderer Art, z. B. Empyeme, Angina, Appendicitis acuta, Masern während der Inkubationsperiode, Meningitis epidemica, Osteomyelitis im Schub, Pneumonie, Peritonitis fibrinopurulenta, akutes rheumatisches Fieber, akute Schübe der rheumatoiden Arthritis, Scharlach, Frühstadium der Tuberkulose, ferner Aktinomykose, gonorrhoische Arthritis, Colitis ulcerosa, Diphtherie, Erysipel, Erythema nodosum, Fleckfieber, Malaria im Anfall, Weil'sche Krankheit u. a. m.
  Nicht infektiöse Leiden: Anämischer Myokardinfarkt, akute Blutungsanämie, viele maligne neoplastische Prozesse, diabetisches und urämisches Koma, Gichtanfälle u. a.
  Differentialdiagnostisch ist an die chronische Myelose zu denken.
- *Normale Leukozytenzahl bei relativer Neutrophilie:* u. a. Pleuritis, Meningitis und Peritonitis tuberculosa, Lues (Syphilis) im Stadium II, Poliomyelitis acuta anterior, gewisse Formen von Ruhr, Sepsis lenta.

Abb. 178 a–c (Fortsetzung)

und anderen Salmonellosen. Eine *Leukozytose aufgrund einer absoluten und relativen Lymphozytose* (20) kann u. U. einer beginnenden chronischen lymphatischen Leukämie entsprechen. Als reaktive Veränderung finden wir sie in mittleren und späteren Phasen zahlreicher Virusinfekte, wie Mononucleosis infectiosa (Drüsenfieber, mit Auftreten von »Reizformen« von Lymphozyten), Röteln, Viruspneumonie, Pertussis, Variola u. a. m. Einer *relativen und absoluten Lymphozytose bei normaler Leukozytenzahl,* d. h. Neutropenie (21), begegnet man nicht selten u. a. bei Hepatitis A, gutartigem Verlauf der Tuberkulose, in späteren Stadien eines infektiösen Prozesses, bei Virusinfekten (z. B. Varizellen) u. a. m. Eine *Leukopenie bei absoluter Lymphozytopenie* (22) tritt oft bei Masern, Parotitis epidemica, Miliartuberkulose u. a. in Erscheinung. Eine *relative und absolute Eosinophilie* (23) kommt bei zahlreichen »allergischen« Affektionen vor (Asthma bronchiale, Granulomatose von Churg und Strauss u. a.), ferner bei Wurminfestationen u. a. m. Man kennt auch Fälle von familiärer Eosinophilie. Nicht selten sind Krankheiten, wie Sepsis lenta, Leberzirrhose, Tuberkulose, Malaria mit einer *relativen und absoluten Monozytose* verbunden (24). Eine *Eosinopenie* (25) besteht u. a. bei vielen akuten entzündlichen Prozessen (9, 10). **c** *Experimentelle Befunde zur Leukozytenkinetik (Auswahl).* Nach intravenöser Injektion der DNA-Vorläufersubstanz *^{3}H-Thymidin* ergeben sich z. B. bei der Maus für die einzelnen Blutleukozyten unterschiedliche Markierungsindexkurven, die sich aus der verschiedenartigen Kinetik dieser Zellinien erklären: Langsamer *Umsatz* des zirkulierenden und rezirkulierenden Lymphozytenpools (28); kurze Transitzeit vom Stadium des DNA-synthetisierenden Promonozyten bis zum meist nicht proliferierenden Blutmonozyten (26); längere Transitzeit vom Myelozyten- bis zum stab- und segmentkernigen Stadium der Neutrophilen, verbunden mit einer relativ kurzen Transitzeit dieser Zellen im Blut (27). Beim Menschen liegen die Verhältnisse ähnlich, nur sind die Zeiten länger. Schon 24 Std nach Auflösung einer akuten Entzündung erreicht die Zahl der in Mitose befindlichen Myelozyten (M), verglichen mit der Zahl erythropoietischer Mitosefiguren (E), ein Maximum (29, 30), möglicherweise wegen des Wegfalls eines im Knochenmark wirkenden granulozytären Chalon-Effekts, der Wirkung von CSF (32) und/oder anderer, noch nicht bekannter Mechanismen. Diese *proliferative Reizantwort* klingt danach, im Verlauf von wenigen Tagen, wieder ab. Versuche an Hunden, die zur Erzeugung einer sterilen Entzündung wiederholte Peritonealwaschungen mit einer Stärke-Suspension erhielten, zeigten u. a. folgendes: Schon kurze Zeit nach Beginn dieser Reizung enthielt die Peritonealflüssigkeit vermehrt *CSF* (»colony stimulating factor«, 31), der auch im Serum in etwas erhöhter Konzentration erschien (32), dann aber wieder an Menge bzw. Aktivität abnahm. Die Zahl der *CFU-C* (»colony forming units in culture« für Mono- und/oder Granulopoiese) im Knochenmark erfuhr – nach einer anfänglichen Senkung – eine kürzer dauernde Erhöhung (33). Diese Beobachtungen weisen auf Regulationen und Gegenregulationen hin, die wir zur Zeit erst lückenhaft kennen und die – je nach Art des entzündungsauslösenden Agens, Spezies und anderen Gegebenheiten – erheblich variieren können. Ob leukozytäre Chalone, Prostaglandine u. a. als CSF-Hemmer in vivo wirken, bleibt noch zu klären. Die Bedeutung des *Komplements,* insbesondere von *C3,* für das Zustandekommen einer reaktiven Leukozytose, ist noch ungewiß (vgl. dazu Abb. 179, S. 1314)

- *Leukozytose bei relativer und absoluter Lymphozytose:* Mononucleosis infectiosa (Pfeiffer'sches Drüsenfieber), weitere virale Infektionskrankheiten, wie Röteln, Viruspneumonien, Variola u. a.
  Differentialdiagnostisch denkt man an eine lymphatische Leukämie.
- *Normale Leukozytenzahl bei relativer und absoluter Lymphozytose:* Tuberkulose mit gutartigem Verlauf, Spätstadien (Heilungsphasen) nach zahlreichen Infektionskrankheiten, Hepatitis epidemica, Varizellen.
- *Relative und absolute Eosinophilie:* Zahlreiche allergische Leiden, wie Asthma bronchiale, eosinophiles Lungeninfiltrat; dazu Parasitosen, insbesondere Helminthiasis (u. a. auch Trichinose und Echinokokkose), ferner ein Teil der Fälle von Polyarteriitis nodosa.
  Differentialdiagnostisch kommen u. a. auch eine chronische Myelose und eine konstitutionelle, u. U. familiäre Eosinophilie in Betracht.
- *Relative und absolute Monozytose:* Häufig bei Tuberkulose und bei Leberzirrhose, ferner bei Malaria, Sepsis lenta u. a. m.

Leukopenien

Ursachen und **Pathogenese:** Bei einer Reihe von Krankheiten findet sich in der Mehrzahl der Fälle eine Neigung zu *Leukopenie* (Tabelle 84). Die Gründe hierfür sind nur lückenhaft bekannt. Teilweise scheint

Tabelle 84. Veränderungen der Leukozytenzahl im Blut bei entzündlichen und anderen krankhaften Prozessen

1. Neutrozytose (Neutrophilie): Mögliche Ursachen

Akute Infektionen (vor allem durch pyogene Kokken, ferner auch gewisse weitere Bakterien, Viren, Spirochäten, Pilze und Parasiten)
Lokalisierte Infektionen
Generalisierte Infektionen
»*Sterile Entzündungen*« (z. B. Myokardinfarkt, Lungeninfarkt, Überempfindlichkeitsreaktionen)
Akute Blutung
Postoperativ
Rasch eintretende Hyperhämolyse
Intoxikationen und direkte Medikamentenwirkungen
»Endogene«: Urämie, diabetische Azidose, Gicht, Eklampsie, möglicherweise bei Verbrennungen u. a.
Exogene: Medikamente (Digitalis, Quecksilberverbindungen, Adrenalin, Kortikosteroide, Lithium u. a.)
Andere Chemikalien (Blei-, Quecksilberverbindungen, Insektengifte u. a.)
Maligne Neoplasmen, vor allem bei raschem Wachstum (Magendarmtrakt, Leber, Knochenmark u. a.)
Bei Störungen, wie wiederholtem Erbrechen, Konvulsionen, paroxysmaler Tachykardie, Hyperthyreose, Hyperparathyreoidismus u. a.
Myeloproliferative Störungen: Chronische myeloische Leukämie, Erythrämie, Osteomyelofibrose
»*Physiologisch*«: bei Neugeborenen, während der Geburt, bei Anstrengungen u. a.

2. Neutropenie: Störungen, die ihr zugrunde liegen können

Infektionen
durch Bakterien: Typhus abdominalis, Paratyphus, Bruzellosen u. a.
durch Viren bzw. Rickettsien: Influenza, Masern, Röteln, Virushepatitis, Colorado-Zecken-Fieber u. a.

Tabelle 84 (Fortsetzung)

durch Protozoen: Malaria, Kala-Azár u. a.
weitere Infektionskrankheiten bei schwerem Verlauf: Miliartuberkulose, Septikämie im Terminalstadium
Medikamentös bedingte Schäden
Regelmäßig auftretende Neutropenie bei Behandlung mit zytostatischen Mitteln: Alkylierende Substanzen (Senfgas, Busulfan, Chlorambuzil, Zyklophosphamid u. a.), Antibiotika (Daunomyzin u. a.), Antimetaboliten (Methotrexat, 6-Merkaptopurin, 5-Fluorurazil u. a.)
Gelegentlich entstehende Neutropenie bei/nach Behandlung mit Analgetika (Aminopyrin, Dipyron, Salizylate u. a.), Antikonvulsiva (Dilantin, Karbamazepin u. a.), Antiphlogistika (Phenylbutazin u. a.), antimikrobielle Substanzen (Chloramphenikol, Penizilline, Sulfonamide, organische Arsenverbindungen u. a.), Thyreostatika (Prophylthiourazil, Methimazol u. a.), Phenothiazine (Chlorpromazin, Promazin u. a.), Tranquilizers (Meprobamat u. a.) sowie zahlreichen weiteren Pharmaka
Folge einer ionisierenden Bestrahlung blutbildenden Knochenmarks
Bei Teilkörperbestrahlung weniger schwerwiegend als bei Ganzkörperbestrahlung
Hämatologische Störungen (z. T. hereditär)
Chronische idiopathische Neutropenie, zyklische Neutropenie, »lazy leukocyte syndrome«, Chédiak-Higashi-Syndrom, aplastische Anämie
Mangelerscheinungen
Mangel an Vitamin B_{12} und/oder Folsäure (letzteres z. B. bei Alkoholikern), Kupfer u. a.
Verschiedene weitere Erkrankungen
Anaphylaktischer Schock, Leberzirrhose, Felty-Syndrom, Lupus erythematodes disseminatus, Hypersplenismus u. a.

3. Eosinophilie: mögliche kausale Faktoren

Überempfindlichkeitsreaktionen, im besonderen vom anaphylaktischen Typ,
gegen unbelebte bzw. nicht infektiöse Antigene: Asthma bronchiale, Urtikaria, angioneurotisches Ödem, Heufieber, Überempfindlichkeit gegen Medikamente (Iodide, Aspirin, Sulfonamide, Nitrofurantoin u. a.), Serumkrankheit, Ekzeme
gegen tierische Parsiten: Askaridiasis, Trichinose, Echinokokkose, Ankylostomiasis (Hackenwurm-Infestation), Strongyloidiasis, Toxokariasis, Trichiuriasis, Schistosomiasis, Zystizerkose, Filariasis, Clonorchiasis, u. U. Malaria u. a.
gegen/bei infektiöse(n) Agentien/Infektionskrankheiten: Scharlach, Chorea (Sydenham), Erythema multiforme u. a.
gegen tumorassoziierte Antigene (?): bei Geschwülsten des Ovars, Knochentumoren u. a.
gegen meist unbekannte Antigene: Polyarteriitis nodosa, allergische Vaskulitis, allergische Granulomatose (Churg-Strauss), rheumatoide Arthritis, Dermatomyositis, Pemphigus vulgaris, Dermatitis herpetiformis (Duhring), Loeffler-Syndrom, Loeffler'sche Endokarditis, Morbus Boeck, tropische Eosinophilie u. a.
Störungen des hämopoietischen Systems
Chronische myeloische Leukämie, eosinophile Leukämie, Erythrämie, perniziöse Anämie, nach Splenektomie u. a.
Lymphoma malignum Hodgkin und Mycosis fungoides
Im Anschluß an ionisierende Bestrahlung
Intoxikationen: Kupfersulfat, Kampfer, Pilokarpin, Phosphor u. a.
Als familiäre Anomalie

4. Eosinopenie

Eine Eosinopenie findet sich bei *Streß-Zuständen* verschiedenster Art (schwere Erkrankungen u. a.) und im Zusammenhang mit *Kortikosteroid-Therapie*

Tabelle 84 (Fortsetzung)

5. Basophilie

Bei myeloproliferativen Störungen: oft ein Frühzeichen. Chronische myeloische Leukämie, Osteomyelofibrose, Polycythaemia vera

Hie und da bei *chronischen entzündlichen Prozessen*

(Über die Bedeutung eines *Mangels an Basophilen* ist wenig bekannt)

6. Lymphozytose: mögliche Ursachen

Bestimmte aktue Infektionskrankheiten

Pertussis, infektiöse Mononukleose, akute infektiöse Lymphozytose, im weiteren Verlauf von Mumps u. a.

Im Anschluß an das Initialstadium des Exanthems bei Röteln u. a.

Im Stadium der Rekonvaleszenz nach akuten Infektionen

Chronische Infektionskrankheiten

Tuberkulose bei relativ günstigem Verlauf, Lues (vor allem Lues connata), Febris undulans, z. T. Virushepatitiden u. a.

Thyreotoxikose

»Physiologisch« bei Kindern, besonders bei Vorliegen von Mangelerscheinungen, wie Rachitis, Unterernährung, Mangelernährung

Chronische lymphatische Leukämie

Werte von mehr als 10000 Lymphozyten/mm^3 Blut bei älteren Individuen sind verdächtig auf dieses Leiden

Relative Lymphozytose: meist bei Neutropenie (s. dort).

7. Lymphozytopenie (Lymphopenie): mögliche kausale Faktoren

Schwere Erkrankungen verschiedener Art

Urämie, chronische Herzinsuffizienz u. a.

Neoplastische bzw. maligne Prozesse

Karzinomatose, Sarkomatose, maligne Lymphome (besonders Lymphoma malignum Hodgkin)

Aplastische Anämie

Intestinale Lymphangiektasie bzw. Lymphfisteln (selten)

Autoimmunkrankheiten

Lupus erythematodes disseminatus und ähnliche Störungen

Defektimmunopathien (s. Abb. 168, S. 1200)

Behandlung mit Kortikosteroiden und/oder Antilymphozytenserum (ALS) bzw. -globulin (ALG), Zytostatika u. a.

8. Monozytose: Zugrunde liegende Störungen

Gewisse bakterielle Infektionen

Tuberkulose bei relativ günstiger Abwehrlage, subakute bakterielle Endokarditis, Bruzellosen, selten Typhus abdominalis u. a.

Erholungsphase nach akuten Infektionen, Agranulozytose u. a.

Rickettsiosen

»Rocky Mountain spotted fever«, Flecktyphus u. a.

Parasitäre Erkrankungen

Malaria, Kala-Azár, Trypanosomiasis, Orientbeule u. a.

Stoffwechselkrankheiten

Störungen des Lipid- bzw. Lipoproteinstoffwechsels, Gaucher'sche Krankheit und ähnliche Zustände

Intoxikationen

Tetrachlorkohlenstoff-Vergiftung u. a.

Monozyten-Leukämie

9. Monozytopenie: Mögliche Ursachen

Streß-Zustände verschiedenster Art

Zahlreiche akute Infektionskrankheiten

Aplastische Anämie

Behandlung mit Kortikosteroiden und/oder zytostatischen Mitteln

es sich um Zustände zu handeln, die durch einen *vermehrten Leukozytenuntergang* charakterisiert sind. Die Blutleukopenie dürfte dann besonders schwerwiegend sein, wenn eine *verkürzte sog. Transitzeit im Blutkreislauf* mit einer *verminderten Produktion und/oder Ausschleusung von Leukozyten* im Bereich des Knochenmarks verbunden ist. Vorübergehende Leukopenien beobachtet man bei verstärkter sog. *Margination* dieser Zellen (s. o.). Eine weitere pathogenetische Möglichkeit besteht darin, daß bei gewissen Krankheiten die *Mechanismen, die sonst eine reaktive Leukozytose vermitteln, ausfallen* oder nicht ausreichend wirksam sind. Schließlich ist daran zu denken, daß der Vorgang der Chemotaxis von Krankheit zu Krankheit verschiedenen Gesetzmäßigkeiten unterliegt und auf diese Weise die Blutleukozytenzahl beeinflussen könnte. Mechanismen, wie eine toxische Leukozytenschädigung – z. T. auch der unreifen Vorstufen – und Besonderheiten oder *Störungen der Chemotaxis* spielen vermutlich bei einer ganzen Zahl von Infektionskrankheiten eine Rolle. Weitere, besondere Formen von Leukopenie, in erster Linie Neutropenie, kommen später zur Sprache (S. 1315).

Beispiele verschiedener *Formen von Leukopenie:*

- *Leukopenie bei absoluter Neutropenie:*
  Infektiöse Leiden: gewisse Fälle von Influenza, Typhus abdominalis, Paratyphus, Varizellen, Bruzellosen (Bang'sche Krankheit, Maltafieber), manche Fälle von schwerer infektionsbedingter Knochenmarkschädigung, Malaria zwischen den Anfällen u. a.
  Nicht infektiöse Krankheiten: durch Medikamente oder andere chemische Substanzen ausgelöste Agranulozytose (S. 1315) oder Panmyelozytopenie (»Panmyelophtise«, S. 151), Morbus Addison, gewisse Fälle von Morbus Basedow, perniziöse Anämie u. a.
- *Leukopenie bei absoluter Lymphopenie:* Fortgeschrittene Stadien von Masern, akute Miliar-Tbc, Parotitis epidemica u. a. m.
- Leukopenien werden im übrigen auch bei gewissen *Autoimmunkrankheiten,* wie dem Lupus erythematodes disseminatus, bei *Hypersplenismus* infolge Milzvergrößerung und verstärkter Sequestration von Blutzellen, bei einer Reihe eigentlicher *Blutkrankheiten* (Leukämie, multiple Myelome und andere das Knochenmark betreffende maligne neoplastische Prozesse), möglicherweise bei *nervös-endokrinen Störungen* und nach *Aufnahme bestimmter Nahrungsmittel (Vaughan-Krisen)* beobachtet. Die zuletzt genannten Beispiele sind allerdings umstritten und haben keine wesentliche klinische Bedeutung.

139.4. Entzündlich bedingte Veränderungen in der Zusammensetzung der Plasmaproteine und anderer gelöster Blutbestandteile

Bei einer Vielzahl entzündlicher Prozesse stellt man Verschiebungen in der relativen und absoluten Konzentration gewisser Eiweißkörper und anderer gelöster Blutbestandteile fest, die mit einer gewissen Gesetzmäßigkeit als Funktion der Zeit stattfinden. Diese Befunde werden vom Arzt häufig in seine Beurteilung einbezogen, obgleich sie in ätiologischer und nosologischer Hinsicht meistens keine Aussage gestatten. Der

Wert derartiger Laboratoriumsuntersuchungen liegt vielmehr darin aufzuzeigen, daß »etwas nicht in Ordnung« ist, ferner darin, daß wir aus den Ergebnissen der Blutanalyse bestimmte Hinweise auf die Gesamtsituation und den voraussichtlichen Verlauf erhalten. Bei einem entzündlichen Vorgang spiegeln die im Blutplasma feststellbaren Veränderungen in der Regel zwei unterscheidbare Phasen wieder:

Akute Phase des entzündlichen Prozesses

Sie zeichnet sich in der Mehrzahl der Fälle durch eine Reihe von Verschiebungen im Bluteiweißbild aus, die einzeln für sich wenig bedeuten, in ihrer Gesamtheit jedoch eine Beurteilung erleichtern.

Die *Blutsenkungsgeschwindigkeit* (*»Senkungsreaktion«*) ist deutlich beschleunigt.

Die *Fibrinogenkonzentrationen*, die in dieser Phase z. T. mit der Senkungsreaktion korreliert, steigt schon im Verlauf von einigen Tagen an. Es bestehen Gründe für die Annahme, daß der Verbrauch von Fibrinogen im Entzündungsfeld die vermehrte Produktion dieses Eiweißkörpers durch die Leber über eine initiale Senkung der Fibrinogenkonzentration im Blut auslösen könnte. Die biochemischen Hintergründe eines solchen Rückkoppelungsmechanismus sind jedoch noch nicht befriedigend geklärt.

Die *α_2-Globuline* erscheinen in mäßig bis stark erhöhter Konzentration. An diesem Anstieg ist vor allem das *Haptoglobin* beteiligt, in erheblichem Maß auch das *Zöruloplasmin*, während die wichtigste Fraktion der Alpha2-Globuline, das Alpha2-Makroglobulin, in der Regel nur in wenig veränderter Konzentration auftritt. Die bekannte Zunahme der *Kupferkonzentration* bei Entzündung darf zum guten Teil als Ausdruck der Verschiebung im Zöruloplasmingehalt des Bluts verstanden werden.

Im Gegensatz zum Transportprotein für Kupfer findet sich bei akuten entzündlichen Prozessen meistens eine Erniedrigung der Konzentration von *Transferrin (Siderophilin)* im Blut, wobei der Prozentsatz der Eisensättigung fast unverändert bleibt. Mit diesen Veränderungen steht die bei akuten Geschehnissen öfters nachweisbare *Hyposiderämie* in Beziehung.

Das *C-reaktive Protein* (S. 906), das sich im Serum gesunder Personen oft nicht nachweisen läßt, wird schon kurze Zeit nach Beginn einer akuten entzündlichen Raktion in vermehrter Menge nachgewiesen. Diesem Verhalten ist es zuzuschreiben, daß man hier vom *»Protein der akuten Phase«* spricht, obschon über die Natur dieses Eiweißes und seine Bedeutung bisher wenig bekannt geworden ist. Besonders eindrücklich ist der Konzentrationsanstieg bei nekrotisierenden Prozessen.

Bei akuten entzündlichen Vorgängen notiert man häufig auch eine erhöhte Serumkonzentration von *α_1-Seromukoid* sowie einer Reihe weiterer Glykoproteine. Abgesehen von diesen Eiweißkörpern findet sich, je nach Art des entzündlich veränderten Gewebes, auch ein Anstieg der Konzentration bestimmter *Enzyme* im Serum, vor allem, wenn es zu erheblichen Gewebeläsionen gekommen ist (vgl. dazu S. 519 und 712).

Veränderungen im Gehalt des Blutes an *Immunglobulinen* gehören nicht zu den charakteristischen Zeichen einer akuten Entzündung. Immerhin kann bei anamnestischen Reaktionen gegen bestimmte – insbesondere auch mikrobielle – Antigene schon innerhalb von Tagen eine Vermehrung der *humoralen Antikörper* nachgewiesen werden. Diese zeigt sich aber nur bei entsprechender Antikörpertitration und wirkt sich zunächst noch nicht im Sinne einer, auch im Elektrophoresediagramm deutlichen Vermehrung der Immunglobuline aus. Die Bildung sog. *Schockkugeln* (»globules«), d. h. etwa 7–30 μm im Durchmesser messender globuliformer Gebilde, die sich im zirkulierenden Blut nachweisen lassen, beobachtet man u. a. innerhalb der ersten 1–2 Std nach einer durch Verbrennung ausgelösten akuten Entzündung. Ihre Entstehungsweise und Herkunft sind noch nicht geklärt (abgelöste Thromben?).

Chronische Phase des entzündlichen Prozesses

Mit dem Übergang der akuten in eine chronische Entzündung bilden sich die für die erste Phase bezeichnenden Veränderungen des Bluteiweißbildes teilweise oder gänzlich wieder zurück. Bei einzelnen Proteinen macht sich sogar eine gegenläufige Verschiebung bemerkbar.

Zu den hervorstechenden Kennzeichen der meisten chronischen Entzündungen gehört die Vermehrung der *Gammaglobuline*. Häufig sind die verschiedenen Ig-Klassen in ähnlichem Ausmaß beteiligt. Diese Verschiebung zeigt, daß die Antikörperproduktion im Körper zugenommen hat, ein Vorgang, der mehrere Wochen in Anspruch nehmen kann.

Die *Senkungsreaktion* erweist sich als wechselnd und oft nur mäßig erhöht. Sie wird in diesem Stadium des Geschehens vor allem durch die Konzentration der Gammaglobuline, weniger des Fibrinogens, bestimmt. Der sog. *α_2-Gradient* bildet sich in vielen Fällen wieder zurück, insbesondere dann, wenn die mit der Entzündung verbundene Gewebeschädigung nicht anhält. Bleibt dieses Zeichen bestehen, ist man berechtigt, eine »subakute« oder »akut-rezidivierende« Entzündung bzw. einen mit fortgesetzter Lädierung des Gewebes einhergehenden Prozeß zu vermuten.

139.5. Neuroendokrine Reaktionen des Organismus auf entzündliche Prozesse, in besonderen Streßreaktionen

Viele entzündliche Vorgänge, vor allem aber auch die Alteration der Gewebe, die die ersteren auslöst, stellen für den Organismus belastende Faktoren, sog. *»Stressoren«*, dar. Der daraus resultierende Zustand der »Anspannung« wird nach dem Vorschlag von Selye als *»Streß«* bezeichnet, falls die auslösenden Reize stark genug sind, um über nervöse und neuroendokrine Reaktionen (*»Streßreaktion«*, *»Notfallreaktion«*)

eine kurzfristig eintretende Inanspruchnahme der verschiedensten vegetativen Funktionen herbeizuführen. Teleologisch betrachtet, ist wenigstens ein Teil dieser Vorgänge sinnvoll, d. h. sie dienen einer Anpassung des Organismus an die neue Lage: Man spricht daher auch von *zwei aufeinanderfolgenden Phasen der Streßreaktion:*

a) *Die sog. Alarmreaktion:*
Sie zeichnet sich in der Mehrzahl der Fälle aus durch:
- Sympathikotonus
- vermehrte Ausschüttung u. a. von ACTH und Kortisol sowie von TSH und Thyreoideahormonen
- Steigerung des Gesamtstoffwechsels
- öfters Fieber
- Anstieg der Blutzuckerkonzentration
- Neigung zu Azidose
- Neutrophilie (Neutrozytose)
- Eosinopenie
- Lymphopenie

b) *Die sog. Erholungsphase:*
In diesem sich anschließenden Stadium beobachtet man meistens einen Rückgang der oben erwähnten Veränderungen, z. T. mit gegenteiliger Verschiebung, nämlich:
- Parasympathikotonus
- Rückgang der Ausschüttung von ACTH und Kortisol sowie von TSH und Thyreoideahormonen
- teilweise eine vermehrte Produktion von STH
- Normalisierung oder leichte Reduktion des Gesamtstoffwechsels
- Abfall des Fiebers
- Absinken der Blutzuckerkonzentration
- Wiederanstieg der Alkalireserve
- Rückgang der Neutrophilie (Neutrozytose)
- Wiederanstieg der Zahl der Eosinophilen im Blut
- Erholung des lymphatischen Parenchyms mit langsamem Wiederanstieg der Blutlymphozytenzahl, später u. U. leichter Lymphozytose.

Die Gesamtheit dieser Vorgänge, vor allem aber die in der ersten Phase des Geschehens hervortretende Einschaltung des Hypophysenvorderlappens sowie der Erfolgsorgane Nebennierenrinde und Schilddrüse, wird nach Selye auch »*allgemeines Adaptionssyndrom*« benannt (S. 376ff.).

139.6. Versuche einer teleologischen Deutung der Körperreaktionen bei entzündlichen Vorgängen

Überlegungen, die eine teleologische, d. h. sinnbezogene Deutung dieser Allgemeinreaktionen bezwecken, haben weitgehend spekulativen Charakter. Hinsichtlich der *zellulären entzündlichen Reaktionen* wurde versucht, die Beurteilung des Blutbildes durch eine Einteilung des Verlaufs in drei Phasen zu erleichtern:

a) eine neutrophile »Kampfphase«,
b) eine monozytäre »Überwindungsphase« und
c) eine lymphozytär-eosinophile »Heilungsphase«.

Es wurde ferner geprüft, ob einzelne Charakteristika der Blutzellveränderungen mit *Verschiebungen in den Konzentrationen von Plasmaproteinen* übereinstimmen. Es wurde berichtet, es bestünde in vielen Fällen eine Korrelation zwischen der Neutrophilie und der Alpha-Globulinvermehrung einerseits und der Monozytose sowie der Lymphozytose und/oder der Eosinophilie mit dem Anstieg der Konzentration der Gammaglobuline andererseits. Man muß sich aber bewußt bleiben, daß eine solche Faustregel viele Ausnahmen kennt, und daß die tatsächlichen Vorgänge nach allem, was wir heute wissen, sehr viel komplexer sein dürften als aus derartigen vereinfachten Schemen hervorgeht. Dasselbe gilt auch für die früher oftmals erwähnte Unterteilung allgemeiner Körperreaktionen in

a) eine »sympathikotone Kampfphase« und
b) eine »parasympathikotone Erholungsphase«.

Bei dieser Betrachtungsweise steht die Beziehung der vielfältigen Reaktionsformen zum *autonomen Nervensystem* im Vordergrund. Tatsächlich kennen wir viele Beispiele dafür, daß bei entzündlichen Reaktionen die verschiedenen Systeme ungleich reagieren können.

Literatur

Abdou, N. I., NaPombejara, C., Balentine, L., Abdou, N. L.: Suppressor cell-mediated neutropenia in Felty's syndrome. J. clin. Invest. *61*, 738 (1968) — *Crofton, R. W., Diesselhoff-den Dulk, M. M. C., van Furth, R.:* The origin, kinetics, and characteristics of the Kupffer cells in the normal steady state. J. exp. Med. *148*, 1 (1978) — *Dale, D. C., Fauci, A. S., Guerry, D., Wolff, S. M.:* Comparison of agents producing a neutrophilic leukocytosis in man. Hydrocortisone, prednisone, endotoxin and etiocholanolone. J. clin. Invest. *56*, 808 (1975) — *Dancey, J. T., Deubelbeiss, K. A., Harker, L. A., Finch, C. A.:* Neutrophil kinetics in man. J. clin. Invest. *58*, 705 (1976) — *Delmonte, L.:* Effect of myleran on murine hemopoiesis. I. Granulocytic cell line specificity of action on progenitor cells. Cell Tiss. Kinet. *11*, 347 (1978) — *Hays, E. F., Craddock, Ch. G.:* Colony-stimulating activity. Arch. Pathol. Lab. Med. *102*, 165 (1978) — *McCullogh, J.:* Leukapheresis and granolocyte transfusion. Arch. Pathol. Lab. Med. *102*, 53 (1978) — *Padawer, J.:* Mast cells: Extended lifespan and lack of granule turnover under normal in vivo conditions. Exp. Molec. Path. *20*, 269 (1974) — *Parwaresch, M. R., Walle, A. J., Arndt, D.:* The peripheral kinetics of human radiolabelled eosinophils. Virchows Arch. B Cell Path. *21*, 57 (1976) — *Queisser, W.* (Hrsg.): Das Knochenmark. Morphologie, Funktion, Diagnostik. Stuttgart: Thieme 1978 — *Ross, G. D., Jarowski, Ch. I., Rabellino, E. M., Winchester, R. J.:* The sequential appearance of Ia-like antigens and two different complement receptors during the maturation of human neutrophils. J. exp. Med. *147*, 730 (1978) — *Ts'ao, Ch., Lin, Ch.-Y., Glagov, S., Replogle, R. L.:* Disseminated leukocyte injury during open-heart surgery. Arch. Pathol. *95*, 357 (1973) — *Williams, D. M., Johnson, N. W.:* Alterations in peripheral blood leucocyte distribution in response to local inflammatory stimuli in the rat. J. Pathol. *118*, 129 (1976) — *Wright, D. G., Fauci, A. S., Dale, D. C., Wolff, S. M.:* Correction of human cyclic neutropenia with prednisolone. N. Engl. J. Med.

298, 295 (1978) — *Zalman, F., Maloney, M. A., Patt, H. M.*: Differential response of early erythtropoietic and granulopoietic progenitors to dexamethasone and cortisone. J. exp. Med. *149*, 67 (1979)

140. Defektbedingte und andere Störungen der entzündlichen Reaktion

140.1. Defekte des Komplementsystems

Die meisten *genetisch bedingten Defekte des Komplementsystems* sind – soweit bekannt – sehr selten. Mit Ausnahme des C1-Inhibitor-Mangels wurden jeweils nur einer oder einige wenige Fälle beschrieben. Ihre hauptsächliche Bedeutung liegt darin, daß sie wesentliche Hinweise auf die normale Funktion des Komplementsystems geben. Es zeigt sich dabei, daß die Mehrzahl der Komponenten physiologischerweise in großem Überschuß vorhanden ist, und erst bei einem Absinken der Konzentration auf 5% oder weniger Störungen manifest werden.

Mangel an $C\bar{1}$-Inhibitor
Als Folge dieses Defekts kommt es zum klinischen Bild des *hereditären angioneurotischen Ödems*. Es ist durch spontane, oft schwerwiegende, 2–3 Tage dauernde Ödeme in Haut und Schleimhäuten sowie Ergüsse in serösen Höhlen (z. B. Bauchraum) gekennzeichnet. Bei einer Verlegung der Atemwege (Stimmbandschwellung!) kann der Ausgang u. U. tödlich sein; sonst verschwinden die Symptome in der Regel innerhalb von 2–3 Tagen. Der komplexe Mechanismus, der der Ödembildung zugrunde liegt, ist noch nicht befriedigend geklärt. Die Frage ist sehr schwierig zu prüfen, weil der $C\bar{1}$-Inhibitor nicht nur die C1-Esterase hemmt, sondern auch verschiedene andere Enzyme, die mehr oder weniger direkt an der Bildung permeabilitätssteigender Mediatoren beteiligt sind, z. B. Plasma-Kallikrein und Plasmin. Angesichts dieser Vielzahl von Mechanismen ist es kaum möglich, einen einzelnen Mediator für die Permeabilitätssteigerung beim angioneurotischen Ödem verantwortlich zu machen (Abb. 179).
Aktivierter Hageman-Faktor kann im Plasma gesunder Individuen die Bildung von aktivem Kallikrein und Plasmin auslösen. Diese Substanzen lassen sich während einer Attacke auch im Blutplasma von Patienten mit hereditärem angioneurotischem Ödem in erhöhter Konzentration nachweisen. Für eine Beteiligung des *Kallikrein-Kininogen-Kinin-Systems* an der Ödembildung spricht die Beobachtung, daß imVerlauf einer Attacke der Spiegel des Plasmakininogens sinkt, während die Kininaktivität steigt. Da ε-Aminokapronsäure die Attacken bei einigen – aber nicht bei allen – Patienten zu verhindern vermag, vermutet man, daß auch *Plasmin* bei der Entstehung des Ödems eine direkte Rolle spielt. Andererseits ist zu erwähnen, daß die plasmainaktivierenden Enzyme Urokinase und Streptokinase die Aktivierung von C1 ebenfalls fördern können. Für eine *Beteiligung des Komplementsystems* spricht die gesteigerte Tendenz zur spontanen C1-Aktivierung, die besonders im Zeitpunkt einer Attacke auffällt. Beim Menschen kann die Erhöhung der Gefäßpermeabilität durch die $C\bar{1}$-Esterase unabhängig von einer Histaminfreisetzung erfolgen. Sie ist allerdings vom Vorhandensein der Komplementkomponente C2, nicht aber von C3, abhängig. Dementsprechend beobachtet man im Verlauf einer Attacke eine Verminderung des C2-Spiegels im Plasma. Das durch die $C\bar{1}$-Esterase von C2 abgespaltene, hochaktive Peptid wird als »*C-Kinin*« bezeichnet und bewirkt eine Kontraktion der glatten Muskulatur sowie eine Zunahme der Gefäßpermeabilität. Seine Wirkung wird durch Antihistaminika nicht gehemmt und unterscheidet sich von derjenigen des Bradykinins nur durch seine Empfindlichkeit gegenüber Trypsin. Antihistaminika vermögen das angioneurotische Ödem nicht zu beeinflussen. Da die Patienten besonders während der Attacke vermehrt Histamin im Urin ausscheiden, nehmen einige Autoren an, die Histaminfreisetzung sei ein sekundäres Phänomen, das über die Bindung des Anaphylatoxins C3a zustande komme. Dabei müssen wir allerdings bedenken, daß beim angioneurotischen Ödem die C3-Konzentration im Blutplasma normal sein soll.
Das Beispiel des angioneurotischen Ödems zeigt deutlich, wie komplex die Entstehung von Permeabilitätsstörungen sein kann, und daß es in den meisten Fällen nicht möglich sein wird, diese auf einen einzelnen Mechanismus zurückzuführen.

Mangel an $C\overline{3b}$-Inaktivator
Bis heute ist nur ein einziger Fall bekannt. Der Mangel war mit einem Klinefelter-Syndrom assoziiert, und der Patient zeigte schwere rekurrierende Infekte, die auf eine Störung der Opsonisierung und des intrazellulären Abtötens von Bakterien zurückgeführt werden kann.

Defekte verschiedener Komplementkomponenten
Die bisher beschriebenen Störungen betreffen jede einzelne Komplementkomponente mit Ausnahme von C9. Zusammenfassend läßt sich sagen, daß bei *Defekten von C3–C8* sowie *Defekten von Komponenten des Properdinsystems* eine *gesteigerte Infektionsanfälligkeit* im Vordergrund der klinischen Symptome steht (Abb. 179).

140.2. Defekte und Störungen weiterer Mediatoren der Entzündung

Zytotaxine
Störungen der Zytotaxinbildung scheinen nicht sehr häufig zu sein, und die Bedeutung von Hemmern und Inaktivatoren ist nicht geklärt. Eine verminderte Zytotaxinbildung wurde bei C5-Mangel, beim systemischen Lupus erythematodes, bei starker Erhöhung der Konzentration freier Fettsäuren im Blut, bei Patienten

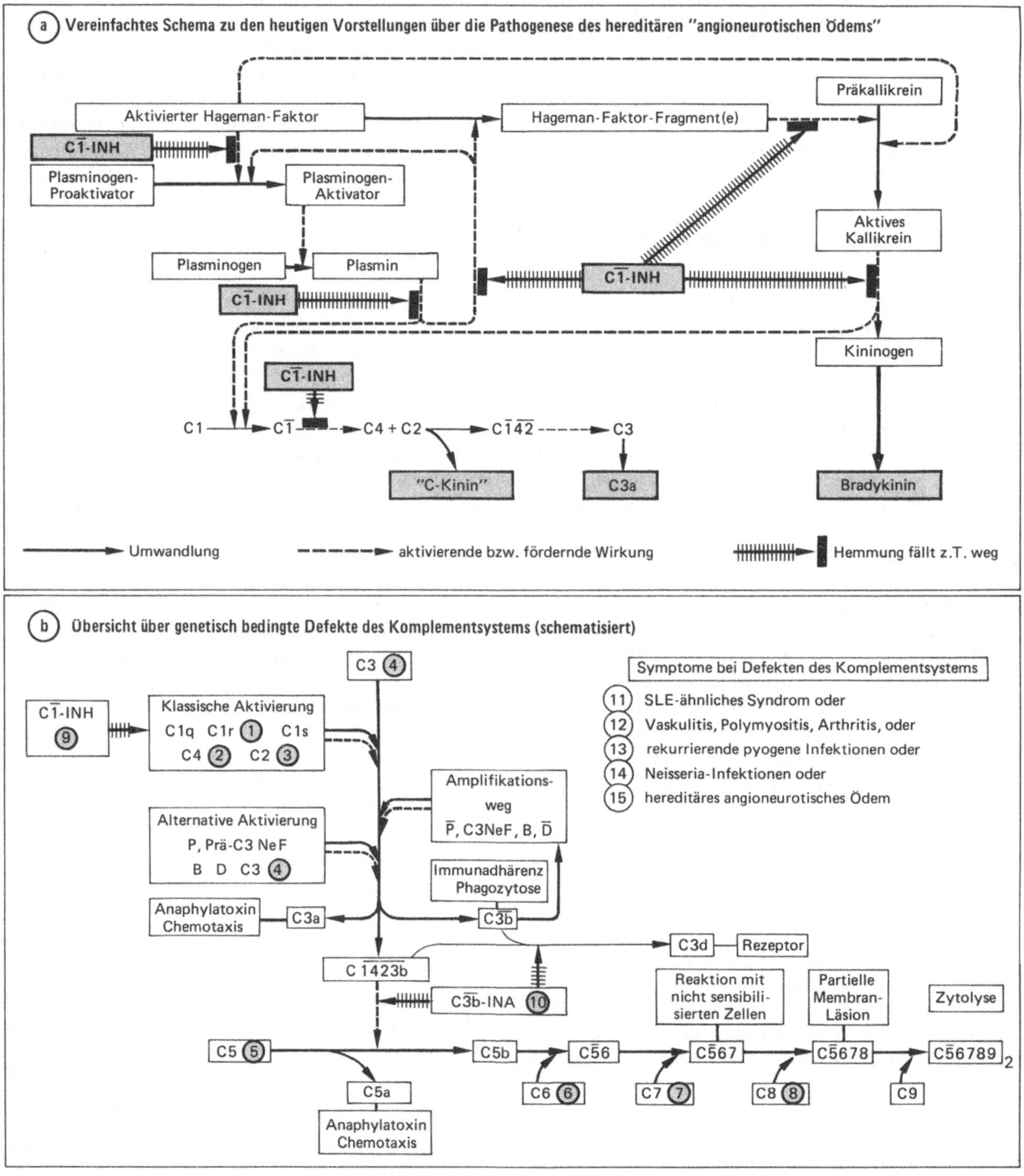

Abb. 179a u. b. *Hinweise auf genetisch bedingte Defekte von Komplement-Komponenten.* **a** *Vereinfachtes Schema zu den heutigen Vorstellungen über die Pathogenese des hereditären »angioneurotischen Ödems«.* Aus dem Blockschema wird verständlich, daß es bei ungenügender hemmender Wirkung infolge *Defekts des C1̄*-Inhibitors (C1̄-INH, C1̄-Esterase-Inhibitor) zu einem erhöhten Anfall der gefäßaktiven, d. h. vor allem Permeabilitätssteigernden Kinine Bradykinin und »C-Kinin« kommt. Außerdem bilden sich vermehrt C3a (Anaphylatoxin, chemotaktische Wirkung), das auch Histamin freisetzt, sowie möglicherweise weitere biologisch aktive Komplementkomponenten des »klassischen Weges«. **b** *Übersicht über genetisch bedingte Defekte des Komplementsystems (schematisch).* In der Skizze sind die bisher bekannt gewordenen Defekte von Komplement-Komponenten durch kräftig gezeichnete Kreise mit darin enthaltenen Zahlen vermerkt. Die rechts angegebenen Symptomgruppen gehören einzeln zu dem einen oder anderen Defekt (s. u.; *Abkürzungen* s. Abb. 172, S. 1258; ar = autosomal-rezessiv vererbt; ad = autosomal-dominant vererbt). Diese an sich sehr seltenen Störungen sind u. a. deshalb von Interesse, weil sie wesentlich mithalfen, die Funktionen des Komplementsystems in vivo sowie die genetischen Hintergründe der »Komplement-Kaskade« besser zu verstehen. Beim *hereditären angioneurotischen Ödem* (9, 15, ad) weisen die betroffenen Individuen nur 5–30% der normalen

mit transplantiertem Knochenmark sowie bei chronischem Nierenversagen und Hämodialyse beobachtet. Gewisse maligne Geschwülste produzieren einen »chemotactic factor inactivator (CFI)«, der entzündungshemmend wirkt.

Störungen der Kininbildung
Darüber ist noch sehr wenig bekannt. Patienten mit hereditärem Mangel an Hageman-Faktor-Aktivität sind klinisch – soweit bekannt – unauffällig.
Ob und in welcher Weise sich eine gestörte Plasminbildung auf entzündliche Vorgänge auswirkt, ist ebenfalls noch wenig geklärt.

140.3. Numerischer Mangel an Phagozyten

Neutropenie und Agranulozytose

Definitionen: Als *Neutropenie* bezeichnet man im allgemeinen einen Zustand, bei dem im Blut weniger als etwa 2000 neutrophile Granulozyten/mm^3 gezählt werden. Mit diesem Begriff ist über das Infektionsrisiko an sich nicht viel ausgesagt, da man individuelle und rassisch bedingte Formen von Neutropenie kennt, die mit keinen klinischen Symptomen verbunden sind. In der Mehrzahl der Fälle besteht aber bei einer Zahl von Neutrophilen unter 1000/mm^3 die Gefahr infektiöser Komplikationen, vor allem, wenn gleichzeitig eine akute Leukämie oder eine aplastische Anämie bestehen.
Unter »*Agranulozytose*« versteht man eine schwere, mehr oder weniger selektive Neutropenie, die meistens im Verlauf einer medikamentösen Therapie in Erscheinung tritt: In diesen Fällen können Neutrophile in Blut und Knochenmark fast fehlen.

Formen, Ursachen und **Pathogenese:** Bei der z. T. familiär auftretenden sog. *chronischen Neutropenie ohne Splenomegalie (chronische idiopathische Neutropenie bzw. Granulozytopenie, familiäre benigne Neutropenie, chronische hypoplastische Neutropenie, chronische benigne Neutropenie der Kinder)* handelt es sich vielleicht in einem Teil der Fälle um eine Immun-Neutropenie; im übrigen ist über Ursache und Pathogenese dieser Störung wenig bekannt. Die Neutropenie bzw. Granulozytopenie zeigt sich sowohl im Knochenmark als auch im zirkulierenden Blut, das manchmal nur 50–200 Neutrophile/mm^3 enthält. Interessanterweise leiden diese Patienten nicht häufig an infektiösen Komplikationen; am ehesten beobachtet man eine gewisse Häufung von Infektionen des oberen Respirationstraktes. *Differentialdiagnostisch* sind Sonderformen von Neutropenie ohne Splenomegalie abzugrenzen, wie die autosomal-rezessiv vererbte sog. *infantile genetische Agranulozytose,* die *mit Hypogammaglobulinämie verbundene Neutropenie,* die oft frühzeitig zum Tod an infektiösen Komplikationen führt, ferner die *zyklische Neutropenie,* das sog. »*lazy leukocyte*«-*Syndrom* und das *Chédiak-Higashi-Syndrom* (s. u.). Außerdem kennt man eine Reihe weiterer Fälle mit ungewöhnlicher Neutropenie, die nicht klassiert sind. Die z. T. autosomal dominant vererbte *zyklische Neutropenie* macht sich meistens ebenfalls schon in der Kindheit bemerkbar und zeichnet sich in der Regel

Abb. 179 a u. b (Fortsetzung)
Konzentration von C$\bar{1}$-Inhibitor im Serum auf (Norm: 180 mg/l). Die sich wiederholenden *Attacken von Ödembildung,* die u. a. durch Streß ausgelöst werden können, betreffen u. U. den Larynx, was Erstickungsgefahr bedeutet. Im übrigen notiert man Erbrechen, Bauchkrämpfe und/oder Diarrhoe bei Befall des Darms, z. T. Erythema marginatum-ähnliche Hautveränderungen (Kinder!) und – in schweren Fällen u. U. ein Lungenödem. Obwohl die Patienten offenbar Heterozygote sind, fanden sich im Leberbiopsiematerial immunfluoreszenzmikroskopisch bisher keine C$\bar{1}$-INH-produzierenden Hapatozyten (Norm: 3–5%). Von den übrigen Komplementkomponenten sind vor allem C4 und C2 im Serum in verminderter Konzentration vorhanden, während C3 und die später wirksamen Komponenten keine Abweichung von der Norm erkennen lassen. Therapeutisch bewährten sich Methyltestosteron und andere Androgene sowie ε-Aminokapronsäure u. a. Der äußerst selten beobachtete *C1r-Defekt* (1, ar) scheint z. T. mit einem Krankheitsbild einherzugehen, das dem Lupus erythematodes disseminatus (SLE) gleicht (11). Ähnliches gilt für den hereditären *C4-Defekt* (2, 11, ar), der HLA-assoziiert zu sein scheint. Dasselbe trifft für den hereditären *C2-Defekt* (3, ar) zu, von dem verschiedene, in der Regel von Sippe zu Sippe variierende Formen bekannt sind, und der u. a. mit SLE-ähnlichen Erscheinungen (11, z. T. mit einer Henoch-Schönlein'schen Purpura oder mit Polymyositis/Polyarthritis, 12) einhergehen kann. Die Störung ist offenbar nicht sehr selten, hat man doch z. B. in Boston unter den Blutspendern 1% Heterozygote inbezug auf diesen Defekt festgestellt. Die vereinzelten bisher bekannten Fälle mit *C3-Defekt* (4, ar) zeichneten sich durch wiederholte Infektionen durch pyogene Keime (13) und z. T. durch das Ausbleiben einer reaktiven Leukozytose bei schweren, generalisierten Infektionen durch Gram-positive Erreger aus. Eine ausgesprochene Anfälligkeit gegenüber Infektionen durch pyogene Bakterien (13), im besonderen auch Pneumokokken (Streptococcus pneumoniae), Haemophilus influenzae und β-hämolytische Streptokokken, fand sich bei einem Patienten mit einem offenbar erblichen *Defekt des C$\overline{3b}$-Inaktivators* (C$\overline{3b}$-INA, 10, ar). Zudem wurden Veränderungen festgestellt, die auf eine vermehrte Inanspruchnahme des alternativen Wegs der Komplementaktivierung hinwiesen. Der *C5-Defekt* (5, ar), der bisher nur bei Mitgliedern einer einzelnen Sippe beobachtet wurde, scheint mit einem SLE-artigen Krankheitsbild verbunden zu sein (11). Patienten mit erblichem *C6-Defekt* (6, ar), ebenso wie diejenigen mit *C7-Defekt* (7, ar) zeigen u. a. eine erhöhte Anfälligkeit gegenüber Infektionen durch Neißserien (14), d. h. Gonokokken und Meningokokken. Ähnliches gilt für den *C8-Defekt* (8, ar). Es ist damit zu rechnen, daß über den *genetischen Polymorphismus von Komplementkomponenten* (z. B. C3, C6 u. a.) und *Faktoren des Properdin-Systems* (z. B. Faktor B) in näherer Zukunft mehr in Erfahrung gebracht wird

durch eine, in 3-wöchigem Intervall auftretende, einige Tage dauernde Neutropenie aus, die in dieser Zeit zu Fieber, Malaise, ulzerösen Veränderungen im Mundbereich und Lymphknotenvergrößerungen am Hals Anlaß gibt. In der Zwischenzeit fühlen sich die Patienten gut. Die Ursache ist unbekannt; man vermutet einen Defekt der hämopoietischen Regulation, da auch die Zahl der Retikulozyten und Thrombozyten ähnliche Schwankungen erkennen läßt. In verschiedenen Fällen hat sich eine fortgesetzte Verabreichung von Prednisolon günstig ausgewirkt.
Besonders gefürchtet sind Neutropenien im Rahmen *akuter Leukämien* und *Panhämozytopenien* bzw. der *aplastischen Anämie:* Wenn hier die Neutrophilenzahl im Blut unter 500/mm^3 fällt, besteht große Infektionsgefahr. Vieles spricht dafür, daß in solchen Fällen zur numerischen Verminderung der Granulozyten z. T. noch eine mit der Grundkrankheit zusammenhängende Funktionsstörung hinzukommt. Die *medikamentös ausgelöste Agranulozytose (Schultz-Syndrom,* vgl. dazu Tabelle 83, S. 1302) beruht wahrscheinlich z. T. auf direkt toxischen Wirkungen, z. T. auf immunologischen Mechanismen (S. 1095). Einzelne Medikamente, wie Chloramphenikol, Phenothiazine, Karbamazepin und Propylthiourazil, führen zu einer graduellen Abnahme der Granulozytenzahl im Blut, vermutlich wegen einer zunehmenden Unterdrückung der Granulopoiese.
Zytostatische Mittel, wie sie bei der Chemotherapie von Leukämie- und Krebskranken sowie bei der Immunsuppression benützt werden, und *ionisierende Teil- oder Ganzkörperbestrahlungen* setzen die Produktion nicht nur von Neutrophilen, sondern auch von anderen Blutzellen sowie von epithelialen und weiteren Wechselgeweben herab. Fällt die Neutrophilenzahl in solchen Fällen unter 1000–2000/mm^3 Blut, besteht erhöhte Infektionsgefahr, u. a. auch wegen epithelialer Läsionen.
Neutropenien, z. T. verbunden mit Hypersegmentation der Granulozyten, begleiten nicht selten eine *Vitamin B_{12}- oder Folsäure-Mangelkrankheit*, vor allem wenn z. B. die letztere mit Alkoholismus kombiniert ist. *Kupfermangel* kann ähnliche Folgen haben. Die neutropenischen Zustände im Rahmen von *Infektionskrankheiten* wurden schon erwähnt (S. 1309).
Neutropenische Zustände infolge *Hypersplenismus* (S. 1309), wie sie z. B. beim Felty-Syndrom, bei Speicherkrankheiten und bei der Boeck'schen Krankheit vorkommen, sind meistens auch mit einer leichten Hypersequestrations-Thrombozytopenie und -Anämie verbunden. Die Infektionsgefahr ist in solchen Fällen oft nicht hoch.
Die Granulozytopenie nach *offenen Herzoperationen* ist meist von kurzer Dauer; man vermutet eine Sequestration dieser Zellen in den Geweben.

Morphologisch erkennt man die Neutropenie im Differentialbild des Blutes und im Knochenmark (s. o.), ferner am Fehlen von Granulozyten in akut-entzündlich veränderten Geweben (z. B. sog. *neutropenische Pneumonie*).

Folgen: Im Vordergrund steht die *erhöhte Infektanfälligkeit.* Schwere Formen von Neutropenie und die Agranulozytose äußern sich klinisch oft durch ausgedehnte ulzeröse Veränderungen an Gingiva, Tonsillen, Mundschleimhaut, Pharynx, Lippen sowie z. T. auch im Analgebiet. Treten weitere Infektionen hinzu, zeichnen sich diese durch rasche Nekrotisierung des Gewebes aus. Die Sepsisgefahr ist in solchen Fällen sehr groß. Bei Neutropenien findet man als Erreger komplizierender Infektionen am häufigsten Staphylokokken, E. coli, Pseudomonas, Klebsiellen oder anaerobe Keime. Granulozyteninfusionen können in solchen Fällen einen günstigen Effekt haben.

Monozytopenie

Diese beobachtet man oft im Rahmen einer *Panhämozytopenie* verschiedener Genese (siehe oben). Ein besonders ausgeprägter Mangel an Blutmonozyten ist beim *Streß-Syndrom* bzw. bei hochdosierter *Kortikosteroidtherapie* bekannt. Außerdem gehen viele akute Infektionskrankheiten mit einer Monozytopenie einher.

140.4. Störungen der Phagozytenfunktionen

Ursachen und **Pathogenese:** Meistens sind Dysfunktionen von Neutrophilen und Makrophagen nicht primärer, sondern *sekundärer Natur,* z. B. bei *Infektionen, Alkoholismus, Diabetes mellitus, Urämie rheumatoider Arthritis, Lupus erythematodes disseminatus* u. a. m. Außerdem kennt man eine beschränkte Zahl seltener Leiden, bei denen es sich um *primäre Phagozytendefekte* handelt (s. u.). Aufgeteilt nach Funktionen, kann man *Störungen der Adhäsion, der Wanderungsfähigkeit und Chemotaxis,* der *Phagozytose* und des *intrazellulären Abtötens von Mikroorganismen* unterscheiden. Über *Veränderungen der Deformierbarkeit der Phagozyten* ist noch wenig bekannt. Über die *Mechanismen* der sekundär-gestörten Phagozytenfunktionen ist man noch weitgehend im Unklaren.

Störungen der Adhäsion von Phagozyten an Unterlagen

Beispiele:

- Bei *hämodialysierten Patienten* oder nach *fortgesetzter Filtrationsleukapherese* zur Gewinnung von Granulozyten entwickelt sich bei Verwendung bestimmter Filter beim Patienten bzw. Spender eine Neutropenie, bedingt durch eine Vergrößerung des marginalen auf Kosten des zirkulierenden Pools und u. U., mit der Leukostase in den Lymphgefäßen, ein interstitielles Ödem. Nach den gegenwärtigen Kenntnissen ist dafür ein durch *Kontakt mit dem Filtermaterial* entstandener *Plasmafaktor* mit einem Molekulargewicht von 10'000–30'000 verantwortlich, der durch *Komplementaktivierung* entsteht. Dieser Faktor steigert auch die Adhäsion der Granulozyten an Plastik in vitro. Möglicherweise sind ähnliche Vorgänge beim

Abdecken von Defekten im Gefäßendothel durch Leukozyten, insbesondere Monozyten, und/oder Plättchen von Bedeutung, da auch eine direkte Korrelation zwischen dem Adhäsionsgrad und dem Ausbreitungsgrad der Zellen besteht. Ganz allgemein ist bei *akuten entzündlichen Prozessen* eine *gesteigerte Adhäsivität der Granulozyten zu beobachten.*

- Bei einem Kind mit *schweren rezidivierenden bakteriellen Infekten* wurden auch Granulozyten mit einer *Störung der Aktinpolymerisation* festgestellt. Diese Zellen adhärieren schlecht an Glas und zeigen eine verminderte Wanderung und Phagozytoseleistung in vitro und in vivo.
- Auch die *Hemmung der Makrophagenwanderung durch Lymphokine* soll auf einer Steigerung der Adhäsionen wie auch der Ausbreitung der Zellen durch solche Substanzen zurückzuführen sein.

Störungen der Wanderungsfähigkeit und Chemotaxis

Ursachen und **Pathogenese:** Abweichungen des Wanderungsverhaltens von der Norm werden in vivo mit der Granulozytenmobilisationskammer oder dem Rebuck'schen Hautfenster untersucht, in vitro in der sogenannten Boydenkammer bzw. mit Hilfe kinematographischer Analysen. Zwischen diesen Methoden besteht insofern ein wesentlicher Unterschied, als man durch in vitro-Teste nur das Wanderungsverhalten im engeren Sinne analysiert, während in vivo-Untersuchungen auch Phänomene wie Margination, Veränderungen des Gefäßendothels u. a. miteinschließen.
Physiologischerweise zeigen die Leukozyten in vivo eine hohe Wanderungsgeschwindigkeit, was darauf zurückzuführen ist, daß positiv chemokinetische Substanzen wie Albumin oder Fibrinogen in genügender Konzentration vorhanden sind.
Hingegen weisen Beobachtungen in vivo und in vitro darauf hin, daß bei entzündlichen Prozessen häufig Substanzen mit negativ chemokinetischer Wirkung entstehen und die Wanderungsgeschwindigkeit der Zellen bis zu deren völligen Immobilisierung herabsetzen können.
Bei den meisten Berichten über angebliche *»Defekte der Chemotaxis«* handelt es sich eigentlich um *Störungen der gerichteten Wanderung* und nicht der Chemotaxis im engeren Sinne (Orientierungsreaktion).
Das Wanderungsverhalten der Leukozyten kann durch die verschiedensten Einflüsse abnorm gestaltet werden. So soll die gerichtete Migration von Granulozyten von Patienten mit *akuten bakteriellen Infekten, Neoplasien, rheumatoider Arthritis, Glomerulonephritiden,* nach *Hämodialyse,* bei *Unterernährung, Diabetes mellitus* und anderen Erkrankungen beeinträchtigt sein. Allerdings wurde in den meisten Fällen nicht geprüft, ob die Störungen die *Motorik der Zellen* und/oder die *Chemotaxis* betreffen.

Beispiele:
Störungen der Motorik der Phagozyten:

- *Nach Phagozytose* ist die Wanderungsgeschwindigkeit der Zellen stark vermindert.
- Vorübergehende Störungen in der Wanderungsfähigkeit neutrophiler Granulozyten findet man bei verschiedenen *akuten Infektionen.* Es handelt sich hier vielleicht um einen Gegenregulationsmechanismus, der verhindert, daß die Zellen lokal in allzugroßer Zahl auftreten.
- Beim *»lazy leukocyte«-Syndrom* ist die Wanderungsgeschwindigkeit der Zellen dauernd herabgesetzt. Da gleichzeitig auch eine Neutropenie vorliegt, besteht eine große Infektanfälligkeit.
- Die Monozyten/Makrophagenwanderung soll bei gewissen *Virusinfekten* oder *Neoplasien* herabgesetzt sein.

Störungen der Chemotaxis

- Es gibt eine *familiäre Störung der Chemotaxis von Granulozyten.* Die Patienten zeigen zudem eine *kongenitale Ichthyosis* und rekurrierende Infektionen, vor allem durch Trichophyton rubrum.
- Eine Störung der chemotaktischen Reaktion infolge ungenügender Zytotaxinbildung wurde auch bei Patienten mit *kongenitalem Mangel von C5* festgestellt.
- *Hiob(Job)-Syndrom:* dieses ist durch Staphylokokkenabszesse, chronisches Ekzem, einen hohen IgE-Spiegel im Serum und eine gestörte Wanderung der neutrophilen Granulozyten charakterisiert. Phagozytose und Bakterizidie sind normal.

Störungen der Phagozytose (Partikelaufnahme)

Ursache und **Pathogenese:** Eine Beeinträchtigung der Fähigkeit von Phagozyten, partikuläres Material zu endozytieren, kann verschiedene Ursachen haben. In manchen Fällen handelt es sich nicht eigentlich um eine zelluläre Leistungsminderung, sondern um die Folge einer *ungenügenden Opsonisierung,* wie z. B. bei *Antikörpermangelsyndrom* (S. 1205) und *Mangel an der Komplementkomponente C3.* Es ist allerdings anzunehmen, daß z. B. unter dem Einfluß einer Hypoxie, bakterieller Toxine, einer hohen extrazellulären Cholesterinkonzentration und anderer schädlicher Einflüsse auch ein *erworbener zellulärer Funktionsabfall* vorkommt. Über die Bedeutung solcher Mechanismen in vivo weiß man jedoch wenig. Bei akuten Entzündungen wurde z. B. festgestellt, daß Neutrophile im Vergleich zu Kontrollzellen weniger Thorotrastpartikel an ihre Oberfläche binden, vermutlich wegen einer Verminderung der Dichte ionogener Gruppen im Membranbereich.

Störungen der intrazellulären Abtötung von Keimen durch Phagozyten

Ursachen und **Pathogenese:** Wahrscheinlich handelt es sich bei den meisten Fällen dieser Art um erworbene, zum guten Teil vorübergehende Dysfunktionen. Eine vorübergehend gestörte Bakterizidie findet man regelmäßig bei Patienten als Folge von *akuten bakteriellen Infekten,* ferner z. T. bei *Schock* bzw. *Streß.* Bei *Neugeborenen* weisen die Neutrophilen innerhalb der ersten 24 Std nach der Geburt eine normale Phagozytosetätigkeit, aber ein verzögertes intrazelluläres Abtöten von Bakterien auf. Bei Patienten mit *Neoplasien* wird oft eine verminderte Bakterizidie nachgewiesen, so z. B. bei akuter lymphoblastischer Leukämie, bei Monozytenleukämie und Lymphomen. Bei der Hodgkin'schen Krankheit finden sich z. T. abnorme Eosinophile mit »Überalterungszeichen« und verminderter Exozytosefähigkeit.
Unterernährung führt nicht nur zu einer verminderten gerichteten Wanderung der Neutrophilen, sondern

auch zu einer herabgesetzten Bakterizidie ungeklärter Ursache. Verschiedene Untersuchungen zeigen, daß eine *hohe Eisenkonzentration im Blut* die Infektanfälligkeit steigert. Dies dürfte z. B. im Zusammenhang mit schweren Salmonelleninfektionen bei Patienten mit Sichelzellanämie, Malaria oder akuter Bartonellose von Bedeutung sein.
Schließlich ist zu erwähnen, daß verschiedene *Pharmaka* die bakterizide Funktion der Neutrophilen hemmen. Dazu gehören Hydrokortison und Phenylbutazon. Sulfonamide vermindern u. a. die fungiziden Eigenschaften der Neutrophilen. Auf *seltene Syndrome mit Dysfunktion der Phagozyten* wird im nächsten Abschnitt eingegangen.

140.5. Besondere phagozytäre Dysfunktionssyndrome

Man kennt eine Reihe von Störungen, die durch eine Beeinträchtigung von Phagozytenfunktionen gekennzeichnet sind. Soweit bekannt, handelt es sich in der Mehrzahl dieser Fälle um genetisch bedingte Defekte; die biochemischen Hintergründe konnten allerdings bisher nur teilweise geklärt werden. Diese Affektionen verdienen u. a. deshalb Interesse, weil sie zum Verständnis der physiologischen Phagozytentätigkeit, insbesondere des intrazellulären Abtötens von Keimen, wesentlich beitragen.

Progressive septische Granulomatose (»chronic granulomatous disease«, CGD)

Formen, Ursachen und **Pathogenese:** Wahrscheinlich handelt es sich bei diesem Leiden, das meistens in der Kindheit manifest wird, von dem man aber auch Erwachsenen-Varianten kennt, nicht um ein einheitliches Krankheitsbild. Bei der *klassischen Form* erkranken nur *Knaben,* da die Vererbung X-chromosomal rezessiv erfolgt. Vieles spricht dafür, daß es sich hier um einen *Defekt der membranständigen NADH-Oxidase* bzw. ein Unvermögen, dieses Enzym zu aktivieren, handelt. Als Folge davon bleiben die normalerweise mit der Phagozytose verbundene Aktivierung des Hexosemonophosphat-Shunts, die Steigerung des O_2-Verbrauchs sowie die vermehrte Bildung mikrobizider Faktoren, wie H_2O_2 oder O_2^{-}, aus. Dies wirkt sich in einer stark verminderten Fähigkeit der Phagozyten aus, gewisse Keime abzutöten. Zu den Erregern, die bei CGD gehäuft auftreten, gehören vor allem Staphylococcus aureus, ferner Klebsiellen und eine Reihe von Mikroorganismen, die sonst wenig pathogen sind, wie E. coli, Staphylococcus albus, Serratia marcescens u. a. m. Andere Bakterien, wie Streptokokken, Pneumokokken und Meningokokken scheinen dagegen von den Phagozyten dieser Patienten annähernd normal zerstört zu werden, wenn sich auch eine Beeinträchtigung von deren weiterem Abbau zeigt. Die Unterschiede in der Anfälligkeit gegenüber verschiedenen Keimen beruhen offenbar darauf, daß einzelne Mikroorganismen (wie Pneumo-, Strepto- und Meningokokken) in den Phagosomen bzw. Phagolysosomen soviel H_2O_2 produzieren, daß sie daran zugrunde gehen. Dieser Suizidmechanismus spielt aber bei jenen Erregern nicht oder in ungenügendem Maß, die mit Hilfe ihrer eigenen Katalase H_2O_2 zu spalten vermögen.
Bei *weiblichen,* nicht aber bei männlichen Individuen, wurde ein *Defekt der phagozytären Glutathionperoxidase* nachgewiesen, der ebenfalls mit einer septischen Granulomatose einherging. Ferner sind Fälle beobachtet worden, in denen die *NADPH-Oxidase* eine deutlich herabgesetzte Aktivität zeigten: Möglicherweise bildet diese Gruppe den Großteil der Beobachtungen von CGD. Es ist damit zu rechnen, daß noch weitere Enzymdefekte ein ähnliches Bild erzeugen können (vgl. den Defekt der leukozytären Glukose-6-Dehydrogenase, unten).
Neutrophile und Monozyten von Patienten mit CGD weisen nach erfolgter Phagozytose (die nicht gestört ist) eine im Vergleich zu Kontrollen herabgesetzte O_2-Konsumption, Glukose C-1-Oxidation und Iodierungsreaktion auf. Die Gesamtheit dieser Befunde deutet darauf hin, daß physiologischerweise die Anwesenheit von H_2O_2 innerhalb der Phagolysosomen für die Abtötung von Keimen große Bedeutung haben dürfte.

Morphologisch findet man in verschiedenen Geweben, vor allem aber in Lymphknoten und Milz, granulomatöse Veränderungen mit zahlreichen lipidgefüllten Makrophagen und multiplen kleinen Abszessen. Das lymphatische Parenchym kann sekundär etwas schwinden; primär scheint indessen keine Störung der Immunreaktivität vorzuliegen. Mit der Zeit kommt es in manchen Fällen zu einer vermehrten Produktion polyklonaler Plasmazellen, was sich auch in einer Hypergammaglobulinämie äußern kann.

Folgen: Klinisch beobachtet man bereits in den ersten Lebensmonaten chronische Infektionen mit rezidivierenden akuten Schüben. Das eigenartige Erregerspektrum wurde bereits erwähnt. Die spezifischen Immunreaktionen (Antikörperbildung, zellgebundene Immunität) sind intakt. Die Neutrophilenzahl im zirkulierenden Blut ist in der Regel deutlich erhöht. Die Infekte machen sich u. a. in Form von abszedierenden Lymphadenitiden, Hautabszessen, ekzematoiden Dermatitiden, Bronchopneumonien, Osteomyelitiden und Leberabszessen bemerkbar, während Infektionen des Urogenitaltraktes selten auftreten. Die mittlere Lebenserwartung wurde früher mit 7 Jahren angegeben, sollte sich aber in neuerer Zeit dank der Therapie mit Antibiotika, insbesondere Sulfonamiden, deutlich verlängert haben.

Myeloperoxidase-Mangel

Es sind mehrere Familien mit einem *autosomal rezessiv vererbten Mangel der Myeloperoxidase neutrophiler Granulozyten* beschrieben worden. Die Peroxidase der Eosinophilen, Basophilen und Thrombozyten zeigte in solchen Fällen meist eine normale Aktivität. Nur ein Teil dieser Individuen wies eine gesteigerte Infektanfälligkeit auf. Diese macht sich insbesondere dann bemerkbar, wenn noch andere Zusatzfaktoren, wie Diabetes mellitus, ins Spiel kommen. Untersuchungen in vitro zeigen, daß die Fähigkeit, Candida albicans sowie Gram-negative und Gram-positive Erreger abzutöten, gestört ist. Dieser Defekt äußert sich in einer verzögerten Keimabtötung innerhalb der ersten 30 min nach Phagozytose. Später wird eine gleiche Abtötungsrate erreicht wie bei den Kontrollen. Vereinzelt wurde auch über einen *»erworbenen« Myeloperoxidase-Mangel* berichtet.

Glucose-6-Phosphat-Dehydrogenase-Mangel der Neutrophilen

Patienten mit fehlender Glucose-6-Phosphat-Dehydrogenase-Aktivität in den Neutrophilen und gesteigerter Infektanfälligkeit sind verschiedentlich beobachtet worden. Im einzelnen zeigte sich, daß das Enzym in den Neutrophilen der Patienten labiler ist und möglicherweise schneller katabolisiert wird als in Kontrollzellen. Die meisten – aber nicht alle – Patienten mit einem Mangel der Glucose-6-Phosphat-Dehydrogenase in den Erythrozyten besitzen genügend Enzymaktivität in den Neutrophilen, um eine normale Abtötungsrate zu erreichen.

Chédiak-Higashi-Syndrom

Ursache und **Pathogenese:** Dieses autosomal-rezessiv vererbbare Leiden kennzeichnet sich durch die Anwesenheit von *Riesengranula* in allen phago- und pinozytierenden Zellen, d. h. u. a. in neutrophilen Granulozyten, Monozyten/Histiozyten, Hepatozyten, Tubulusepithelien der Niere, Epidermiszellen (Melanin-Phagozytose, S. 98) u. a. m. Man kennt auch tierexperimentelle Modelle dieser oder einer ähnlichen Affektion (z. B. sog. »beige« Mäuse). Neuere Untersuchungen weisen darauf hin, daß sich die Veränderungen durch Askorbinsäure – wenigstens teilweise und vorübergehend – zum Verschwinden bringen lassen. Die biochemischen Hintergründe dieses Korrektureffekts sind noch nicht geklärt. Die Phagozyten von Patienten mit Chédiak-Higashi-Syndrom zeigen eine normale phagozytäre Aufnahme von Mikroorganismen, aber die *intrazelluläre Bakterizidie* insbesondere von Staphylococcus aureus, z. T. auch von Streptokokken, Pneumokokken und anderen Keimen ist stark herabgesetzt. Diese Zellen zeigen einen gesteigerten Stoffwechsel und eine normale Aktivierung des Hexosemonophosphat-Shunts nach Phagozytose. Man vermutet, es könnte sich vor allem um *Bildungs- und/oder Fusionsstörungen der Phago- und Lysosomen* handeln; jedenfalls erfolgt nach Keimaufnahme eine verzögerte Degranulation von Neutrophilen. Im übrigen bestehen Gründe zur Annahme, daß noch weitere Funktionen, wie Phagozytenproliferation bzw. -nachschub, Leukozytenwanderung und Chemotaxis, gestört sein dürften. Neuere Beobachtungen deuten darauf hin, daß dem mehr oder weniger generalisierten Defekt bei Chédiak-Higashi-Syndrom *Membrananomalien* und/oder *Störungen der mikrotubulären bzw. mikrofilamentösen Systeme* zugrunde liegen könnten.

Morphologisch erkennt man die Riesengranula schon in Blutausstrichen. In schwereren Fällen beobachten wir – abgesehen von entzündlichen Komplikationen anderer Art – u. a. eine lymphohistiozytäre Infiltration in Leber, Nerven und anderen Geweben, die die Symptomatik von Seiten dieser Strukturen erklären könnten.

Folgen: Das Leiden charakterisiert sich durch die Kombination von *partiellem Albinismus* und einer *erhöhten Infektanfälligkeit.*

Weitere Anomalien von Phagozyten

In wenigen Fällen ließ sich zeigen, daß die verminderte Bakterizidie auf einem *isolierten Lysozymmangel* u. a. in neutrophilen Granulozyten beruhte. Die sehr seltene Beobachtung eines völligen *Fehlens von Sekundärgranula* in den Neutrophilen war auch mit einer reduzierten Bakterizidie vergesellschaftet.

Demgegenüber findet sich bei verschiedenen, *morphologisch nachweisbaren Anomalien der Neutrophilen,* wie der *hereditären Hyposegmentation (Pelger-Huët-Anomalie),* der *hereditären Hypersegmentation,* der *May-Hegglin-Anomalie* und dem Auftreten von *Doehle-Körpern* (Verbleiben von Resten von RNA-haltigem endoplasmatischem Retikulum im Zytoplasma der Zellen) sowie der *Alder-Reilly-Anomalie* (abnorm große azurophile Granula), keine oder keine nennenswerte funktionelle Störung.

Verschiedene Autoren vermuten, daß bei der *Whipple'schen Krankheit* ein lysosomaler Defekt der Makrophagen vorliege. Eine biochemische Klärung der Störung ist indessen noch nicht erreicht worden.

Verschiedene Befunde lassen an die Möglichkeit denken, daß auch bei der sog. *Malakoplakie* eine lysosomale Störung von Makrophagen bestehe. Diese vor allem in Harnblase und Nieren, z. T. aber auch im Gastrointestinaltrakt und in anderen Lokalisationen auftretende Veränderung ist durch eine massenhafte Ansammlung von Histiozyten gekennzeichnet, die im Zytoplasma oft 2–10 μm messende, kugelige, z. T. konzentrisch geschichtete, PAS-positive, z. T. verkalkte, sog. *Michaelis-Gutmann-Körper* enthalten. Teilweise liegen diese Gebilde auch extrazellulär; falls sie reichlich Kalk (u. a. $CaHPO_4$) aufweisen, spricht man von Kalzisphäriten. Die glykolipidreichen Körperchen enthalten z. T. Débris von Bakterien und Zellen; u. a. wurden auch Antigene von E. coli nachgewiesen. Es wird vermutet, daß der Störung eine *ungenügende Azidifikation in den Phagolysosomen* zugrunde liegen könnte. Die Natur der biochemischen Anomalie ebenso wie die Frage, ob Medikamente eine Malakoplakie hervorrufen könnten, sind noch nicht geklärt.

141. Allgemeine Hinweise auf die verschiedenen Formen von Entzündung

141.1. Bemerkungen zur Nomenklatur

Definitionen: Die Kennzeichnung eines pathologischen Prozesses als »entzündlich« erfolgt in der Regel durch Beifügung von »*-itis*« an die griechische oder lateinische Benennung des betroffenen *Organs oder Gewebes,* z. B.

- Pharyngitis, Tonsillitis, Laryngitis, Tracheitis, Bronchitis
- Gastritis, Enteritis, Kolitis
- Hepatitis, Cholezystitis, Cholangitis
- Nephritis, Zystitis
- Enzephalitis, Meningitis
- Osteomyelitis
- Dermatitis u. a.

Eine der wenigen Ausnahmen in dieser Namengebung ist die Lungenentzündung, die »Pneumonie«, die meistens – mit Ausnahme besonderer Formen (S. 1329) – nicht »Pneumonitis« genannt wird.
Sind mehrere Teile eines Organs oder Organsystems vom entzündlichen Prozeß ergriffen, werden die entsprechenden anatomischen Namen aneinandergehängt, z. B.:

- Tracheobronchitis
- Gastroenterokolitis
- Cholangiohepatitis
- Meningoenzephalomyelitis u. a. m.

Die Verwendung der deutschen oder jeder anderen neuzeitlichen Sprache zur näheren Bezeichnung eines entzündlichen Prozesses ist durchaus statthaft. Im angelsächsischen Sprachgebiet ist dies die Regel. Im deutschsprachigen Raum hat sich diese Gewohnheit ebenfalls vielerorts durchgesetzt, z. B.:

- Akute, ausgedehnte, eitrige Meningitis = »acute diffuse purulent meningitis«
- Chronische, z. T. granulierende und abszedierende Lymphadenitis = »chronic granulomatous lymphadenitis with abscess formation«, u. a. m.

Aus Gründen einer einheitlichen Ausdrucksweise, die international verständlich ist, wird von vielen Pathologen immer noch die *griechisch-lateinische Ausdrucksweise* benützt. Diese bietet u. a. den Vorteil, daß das Hauptwort an erster Stelle steht, daß eine allgemein anerkannte Nomenklatur vorliegt und daß sich die einzelnen, den Prozeß näher beschreibenden Kennworte in bestimmter Reihenfolge anschließen.

In der *griechisch-lateinischen Nomenklatur der entzündlichen Vorgänge* hält man sich in der Regel an die nachstehende Reihenfolge:

1. Bezeichnung der Entzündung hinsichtlich *Lokalisation,* z. B. Sinusitis.
2. Allfällige *weitere Umschreibung des Orts* der Entzündung, z. B. Sinusitis maxillaris, Peritonitis diffusa.
3. Kennzeichnung der Entzündung in bezug auf *zeitliche Dauer* und/oder *Heftigkeit* (vgl. dazu S. 1271 und 1296), z. B. Sinusitis maxillaris acuta, Peritonitis diffusa subacuta.
4. Beschreibung der *Art der Entzündung,* (s. u.), z. B. Sinusitis maxillaris acuta mucopurulenta, Peritonitis diffusa subacuta serofibrinosa.

Weist ein entzündlicher Prozeß mehrere verschiedenartige Besonderheiten auf, können diese in der lateinischen Ausdrucksweise durch das Verbindungswort »et« aneinandergehängt werden, z. B.: Appendicitis acuta ulcerophlegmonosa et abscedens.

141.2. Bemerkungen zu den verschiedenen Formen von Entzündung

In Anbetracht der Vielfalt entzündlicher Reaktionsmöglichkeiten ist es verständlich, daß man einzelne *Reaktionstypen* auseinanderzuhalten versucht. Die nachstehend aufgeführte *Klassierung verschiedener Entzündungsformen* folgt nicht nur allgemein-pathologischen Überlegungen, sondern berücksichtigt auch die Tatsache, daß bestimmte ätiologisch definierte Infektionskrankheiten in der Regel zu der einen oder anderen Reaktionsform neigen. Diese Erfahrung gibt uns die Möglichkeit, bei unbekannter Ätiologie eines Prozesses das Spektrum der *Differentialdiagnose* einzuengen und gezielter nach dem auslösenden Agens zu suchen. Im weiteren zeichnen sich die einzelnen Entzündungstypen durch einen ungleichen *Verlauf* aus, was prognostische Überlegungen mitbestimmt. Häufig stellt man auch fest, daß sich der Reaktionstyp bei ein und derselben Krankheit als Funktion der Zeit ändert, was uns Hinweise auf das *Alter einer Läsion* liefert. Die Einteilung entzündlicher Prozesse in einzelne Formen richtet sich nach dem *vorherrschenden Reaktionsbild.* Damit ist keineswegs gemeint, andere Äußerungen des entzündlichen Geschehens seien nicht vorhanden.

142. Sog. alterative Entzündung

Definitionen: Unter einer »*alterativen Entzündung*« verstehen wir eine Entzündung, bei der die Zeichen der initialen Alteration (vgl. dazu S. 1251) im Vordergrund stehen, während sich die übrigen entzündlichen Veränderungen nur in geringem und teilweise kaum erkennbarem Maß bemerkbar machen. Bestehen eine schwere Leukopenie oder gar eine Agranulozytose, fehlt es in entzündlich veränderten Gebieten oft an der zelligen Infiltration: Hier sprechen wir von »*areaktiver Entzündung*« oder »*neutropenischer Entzündung*«. Entzündungsformen, die vor allem durch eine Gewebsnekrose gekennzeichnet sind, nennt man »*nekrotisierende Entzündungen*« (z. B. »*Pancreatitis necroticans*«); diese werden aber nur solange zu den areaktiven bzw. alterativen Entzündungen gezählt, als keine erheblichen zelligen Infiltrate vorhanden sind.

Pathogenese: Das Ausbleiben der Mehrzahl leicht erkennbarer entzündlicher Veränderungen bei dieser Form kann verschiedene Gründe haben. Das Gewebe ist vielleicht in kürzester Zeit derart geschädigt worden, etwa durch Hitze oder durch Säuren, daß der Ablauf entzündlicher Reaktionen nur noch in sehr beschränktem Maß möglich ist. Allerdings stellt sich in solchen Fällen mit der Zeit eine sog. entzündliche Demarkation in den Randgebieten nekrotischer Gewebebezirke ein, so daß eine alterative Entzündung im engeren Sinn oft nur während beschränkter Zeit besteht. Bei *Panzytopenie* und *Agranulozytose* fehlt es an der Voraussetzung für die Bildung entzündlicher zelliger Infiltrate im üblichen Ausmaß. Ferner haben wir an die Möglichkeit zu denken, daß ein *Unterbruch der Blutzirkulation* u. U. die Entwicklung der entzündlichen Hyperämie und Exsudation behindert oder verhindert.

Mikroskopisch: Die oben gegebene Umschreibung der alterativen Entzündung bezieht sich auf die lichtmikroskopische Betrachtung konventionell gefärbter Schnittpräparate, in denen die Ablagerung kleiner Fibrinmengen im Gewebe nur vermutungsweise oder überhaupt nicht erkennbar ist. Die für andere Entzündungsformen charakteristischen zellulären Infiltrate, bedeutende Fibrinabscheidungen und/oder proliferative Veränderungen fehlen fast gänzlich. Dagegen erkennt man Fibrin mit Hilfe besonderer Methoden, u. a. immunfluoreszenzmikroskopischer Techniken. Recht bezeichnend für die alterative Entzündung sind degenerative Vorgänge am autochthonen Gewebe, insbesondere auch an den Parenchymzellen, die bis zur Nekrose gehen können.

Beispiele alterativer Entzündungen:

- Bei *beginnender Infarzierung* von Gewebe infolge eines rasch eingetretenen, vollständigen oder fast gänzlichen Verschlusses der zuführenden Arterie, können während einiger Zeit die Zeichen von Zelluntergang vorherrschen, ohne daß mit konventionellen Mitteln eine deutliche Fibrinablagerung oder eine zellige Infiltration nachweisbar wäre.
- Nach kurzfristiger *Verbrennung* der Haut kann eine Koagulation des Gewebes beobachtet werden, bei vorübergehend nur sehr geringfügigen entzündlichen Veränderungen in den Randbezirken. Ähnliches gilt für *Verätzungen,* wie sie nach versehentlicher oder suizidaler Einnahme konzentrierter Säuren oder anderer Chemikalien im Ösophagus vorkommen. Später kommt es in der Regel zur Demarkation mit Auftreten sehr zahlreicher neutrophiler Granulozyten.
- Bei *Panmyelophthise* bzw. nach weitgehender *Zerstörung des blutbildenden Knochenmarks* (z. B. durch ionisierende Ganzkörperbestrahlung) und bei *Agranulozytose* fehlen bei entzündlichen Prozessen weitgehend die zelligen Infiltrate. In solchen Fällen führen der Fibrinnachweis sowie das Bestehen von Zell- und Gewebeuntergang zur Erkennung der alterativen Entzündung. Oft führen hier Ansammlungen von Erregern direkt zur Gewebenekrose.
- Die *Tuberculosepsis acutissima (Landouzy)* ist durch ein Versagen der zellgebundenen Immunreaktion gegen Tuberkulose-Bakterien gekennzeichnet. Die Erreger treten in großer Zahl auf und rufen dort, wo sie sich metastatisch absiedeln, eine Gewebsnekrose hervor. Die entzündlichen Veränderungen, insbesondere die zelligen Infiltrate, lassen sich in diesen Läsionen mit Hilfe der konventionellen histologischen Technik kaum erkennen. Durch Spezialmethoden können allerdings Fibrinablagerungen und meistens auch eine Anhäufung spezifischer Antikörper nachgewiesen werden.
- Bei der *diphtherischen Myokarditis* kommt es zunächst infolge Toxineinwirkung zu einer Schädigung der Herzmuskelzellen. Im Anschluß an diese Primärläsion entwickelt sich eine entzündliche Reaktion. In den Frühstadien ist diese aber noch kaum erkennbar.

143. Entzündungsformen mit Vorherrschen der Hyperämie (hyperämische Entzündung)

Definitionen: Die *»hyperämische Entzündung«* zeigt – wie andere Formen von akuter Entzündung – eine aktive Hyperämie, läßt aber im Gegensatz zu den letzteren höchstens eine geringe zellige Infiltration erkennen. Spielt sich der Prozeß an der *Haut* ab, spricht man von *Erythem,* während man die infolge aktiver Hyperämie hochrot verfärbten *Schleimhäute* als *»injiziert«* bezeichnet *(»Injektion«).*

Pathogenese und **Morphologie:** Es wurde schon hervorgehoben, daß die Hyperämie zu den frühesten Erscheinungen des akuten entzündlichen Geschehens gehört. Es ist daher möglich, daß man zu Beginn einer akuten Entzündung histologisch fast nur die vermehrte Blutfülle, jedoch noch keine nennenswerten zelligen Infiltrate oder Fibrinablagerungen bemerkt. Allerdings werden in manchen solchen Fällen in den erweiterten Blutgefäßen vermehrt randständige neutrophile Granulozyten festgestellt. Bei einer Reihe akuter entzündlicher Prozesse, vor allem solchen *von erst kurzer Dauer,* kann die gewebliche Veränderung überwiegend durch die aktive Hyperämie gekennzeichnet sein.

Beispiele:

- *Exantheme,* u. a. bei Scharlach (Scarlatina) und Röteln (Rubeola).
- *Sonnenbrand* (Erythema solare).
- Gewisse *Arzneimittelexantheme.*

144. Sog. exsudative Formen der Entzündung: Einleitende Angaben

---

Definitionen: Als *»exsudative Entzündungen«* bezeichnen wir Formen, bei denen ein Austritt von Flüssigkeit, gelösten Bestandteilen des Blutplasmas und/oder Zellen ins Gewebe oder in Hohlräume dem Geschehen das Hauptgepräge gibt.
Die nachfolgende *Einteilung* stützt sich in erster Linie auf die *Zusammensetzung des entzündlichen Exsudats,* unter besonderer Berücksichtigung des vorherrschenden Anteils in dem letzteren. Wir lehnen uns bei dieser Klassierung an die im pathologischen Schrifttum üblichen Bezeichnungen an und unterscheiden *8 Gruppen exsudativer Entzündungstypen:*

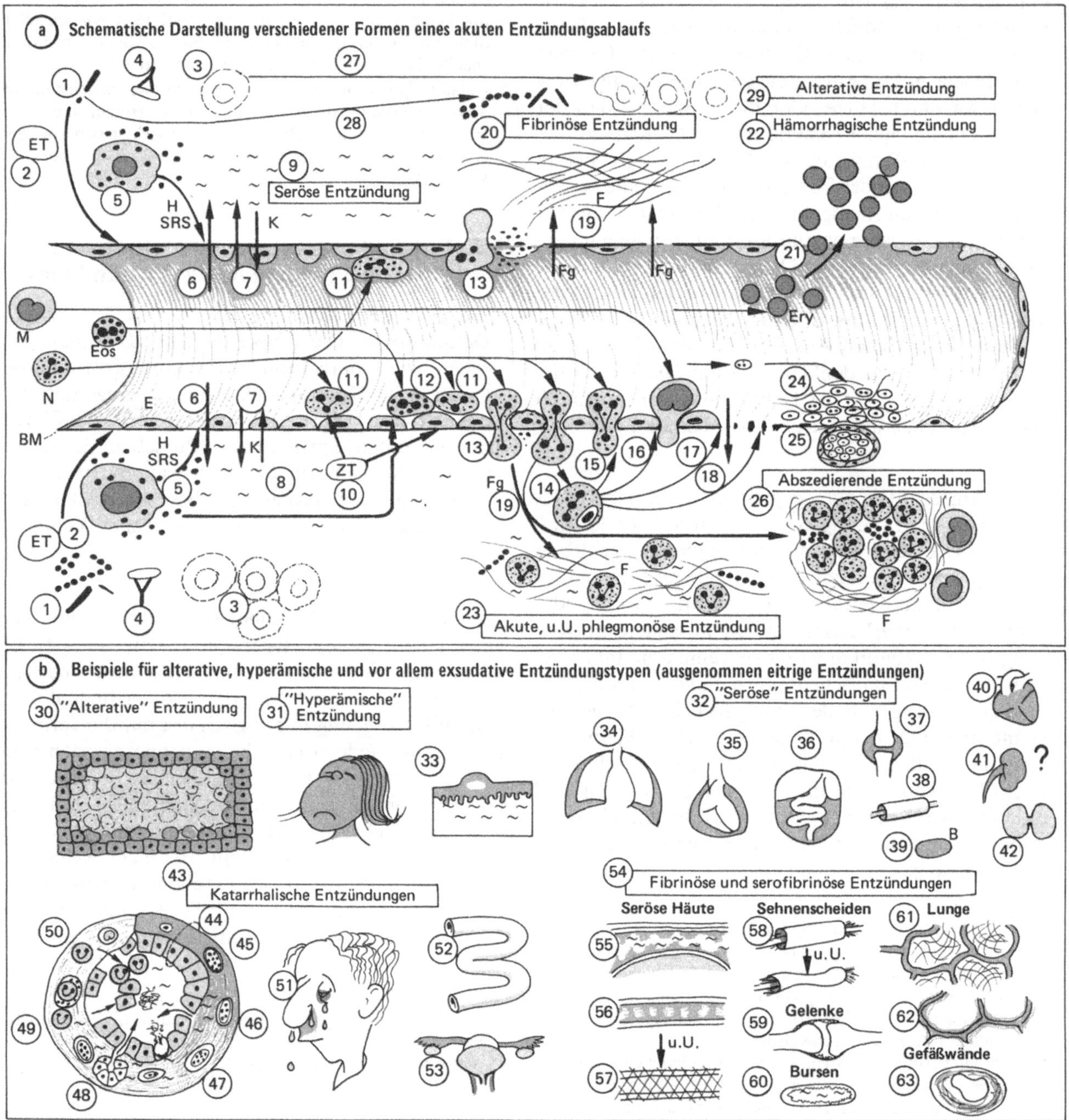

Abb. 180a–c. *Kurze Übersicht über exsudative Entzündungstypen.* **a** *Schematische Darstellung verschiedener Formen eines akuten Entzündungsablaufs.* Das *entzündungsauslösende Agens,* z. B. Mikroorganismen (1), bakterielles Endotoxin (ET, 2), Gewebeschäden verschiedenster Art (3), Immunkomplexe (4) u. a. m., führt in der Regel zu einer reaktiven *Hyperämie (»aktive Hyperämie«)* und – u. U. direkt sowie vor allem über den Weg einer *Mastzelldegranulierung* (5) mit entsprechender Freisetzung von Histamin (H, 6) bzw. »slow reacting substance« (SRS) und der Bildung von Kininen (K, 7) – zu einer *Erhöhung der Gefäß-*

Abb. 180 a–c (Fortsetzung)

permeabilität. Überdies kommt es, wahrscheinlich u. a. durch die Wirkung rasch gebildeter Zytotaxine (ZT, 8, 10), zu einem *»Marginieren« von Granulozyten* (N = neutrophile; Eos = eosinophile Granulozyten, 11, 12). Ist der entzündliche Reiz nicht sehr stark, und hält sich dementsprechend die Permeabilität der Gefäßwände in einem beschränkten Rahmen, tritt eine eiweißreiche Flüssigkeit ins Gewebe über, die vor allem Albumin und Globuline, kaum jedoch das großmolekulare Fibrinogen (Fg) enthält: Hier haben wir es vorwiegend mit der Bildung eines *entzündlichen Ödems* zu tun, das, wenn es im Vordergrund der Veränderungen steht, die Bezeichnung *»seröse Entzündung«* rechtfertigt (9). Je nach dem Ausmaß der Neutrophilen-Degranulierung im Gefäßwandbereich (13) und/oder direkter Schäden der Endothelien bzw. der Basalmembran (BM, z. B. durch Toxine), kann die Durchlässigkeit der Venolen- und Kapillarwände so groß werden, daß nun auch reichlich Fibrinogen austritt (19). Marginierende *Neutrophile* wandern – sehr wahrscheinlich unter dem Einfluß von Zytotaxinen – innerhalb kürzerer Zeit (s. Abb. 173, S. 1264) ins Gewebe aus und sammeln sich im Entzündungsherd an, wo sie oft eine *Phagozytosetätigkeit* aufnehmen (14). Die dabei freigesetzten Enzyme und andere Inhaltstoffe wirken u. a. chemotaktisch auf weitere Neutrophile (15) sowie Monozyten (M, 16) und haben – z. B. durch direkte Effekte von Mediatoren, wie den basischen Polypeptiden, ferner durch Schädigung der Gefäßwand – einen zusätzlich Permeabilitäts-steigernden Einfluß (17, 18). Akute entzündliche Prozesse sind meistens durch ein *Infiltrat vorwiegend von neutrophilen Granulozyten gekennzeichnet* (23); bei dichter diffuser Ausbreitung dieser Zellen nähert sich der Zustand dem einer phlegmonösen Entzündung (s. Abb. 182, S. 1334). *Monozyten/Histiozyten* werden mit der Zeit ebenfalls in vermehrter Zahl angetroffen. Bei erheblicher Gefäßwandschädigung bilden sich mitunter *»entzündliche Thromben«* (24). Werden dadurch erhebliche Teile der Endstrombahn verschlossen (25), stellen sich im Gewebe oft zusätzlich Schäden infolge Ischämie ein; dieser Vorgang, der die durch Mikroorganismen und Inhaltsstoffe von Phagozyten verursachte lokale Gewebeschädigung fördert oder gar erst zur Nekrose kommen läßt, spielt bei der *Abszeßbildung* (26, s. Abb. 182, S. 1334) eine erhebliche Rolle. Umschriebene schwerere Gefäßwandschäden (Mikrorupturen?) leisten dem *Austritt von Erythrozyten* (21) Vorschub; steht dieser Prozeß im Vordergrund des Geschehens, redet man von *»hämorrhagischer Entzündung«* (22). *Rein »fibrinösen Entzündungen«* begegnen wir, wenn aus irgend einem Grund (Mangelhafte chemotaktische Einflüsse? Mäßige entzündliche Veränderungen?) ein nennenswerter Übertritt von Phagozyten ins Gewebe nicht stattfindet oder wenn eine Agranulozytose bzw. eine schwere Leukopenie besteht. In solchen Fällen führen toxische Einflüsse z. B. von Seiten der Mikroorganismen (28) nicht selten zu einer Gewebenekrose ohne eigentliche zellige Infiltrate: Hier sprechen wir von *»alterativer Entzündung«* (27–29). Was hier für akut-entzündliche Infiltrate kurz geschildert wurde, gilt – mutatis mutandis – auch für *Exsudate* (s. u.). Der bei akut-entzündlichen Prozessen oft über einige Zeit anhaltenden Fibrinbildung wirken die Mechanismen der *Fibrinolyse* entgegen (s. Abb. 101, S. 444), an der sich im übrigen auch Phagozyten beteiligen. Bleibt Fibrin in größeren Mengen liegen, entsteht in der Regel ein Granulationsgewebe (s. Abb. 185, S. 1352), das später in ein Narbengewebe übergehen kann. Beim *Abbau von Gewebebestandteilen* durch phagozytäre Inhaltstoffe entstehen wahrscheinlich Produkte, die ihrerseits wieder chemotaktisch wirken und so den entzündlichen Vorgang unterhalten. Entzündliche Infiltrate mit Vorherrschen *eosinophiler Granulozyten* finden sich vor allem bei anaphylaktischen bzw. anaphylaktoiden Reaktionen (s. Abb. 160, S. 1102). **b** *Beispiele für alterative, hyperämische und vor allem exsudative Entzündungstypen (ausgenommen eitrige Entzündungen, s. Abb. 182, S. 1334 und 183, S. 1338).* Bei der *alterativen Entzündung* (30, s. auch **a**, 27–29) fehlen entzündliche Infiltrate weitgehend, und Fibrin ist meist ebenfalls nur in beschränkter Menge vorhanden; man spricht hier z. T. auch von *»areaktiver«* oder *»neutropenischer Entzündung«*, vor allem im Zusammenhang mit *Agranulozytose* bzw. *Panzytopenie.* Alterative Entzündungen beobachtet man mitunter auch in Gebieten mit weitgehendem Unterbruch der Blutzirkulation. Mikroskopisch stehen degenerative Veränderungen des ortständigen Parenchmys im Vordergrund, die oft in eine partielle bzw. herdförmige Gewebenekrose ausmünden (z. B. Tuberculosepsis acutissima (Landouzy), diphtherische »Myokarditis« (»Myokardose«)). Von der alterativen Entzündung i. e. S. sind Gewebenekrosen abzugrenzen, die erst vor kurzer Zeit entstanden sind (z. B. frischer Infarkt, Hitzeeinwirkung, Verätzung u. a. m.). Zu den *hyperämischen Entzündungen,* bei denen die aktive Hyperämie im Vordergrund steht, gehören u. a. der Sonnenbrand (31), ferner Hauterytheme z. B. bei Scharlach oder Röteln und gewissen Arzneimittelexanthemen. *Seröse Entzündungen* umfassen u. a. die akute Urticaria bzw. akute vesikulöse Hautveränderungen (33, Dermatitis vesiculosa, bullosa u. a.), seröse Entzündungen seröser Höhlen (z. B. Pleuritis (34) und/oder Peritonitis (36) serosa bei Tuberkulose, Pericarditis serosa (oder sero-fibrinosa, 35) bei Urämie oder rheumatischem Fieber u. a. m.), seröse Arthritiden (37), Tendovaginitiden (38) und Bursitiden (39), z. B. auf mechanischer Grundlage oder bei rheumatischem Fieber, ferner seröse Entzündungen innerer Organe, z. B. des Myokards (40), der Nieren (41), vielleicht auch der Leber, des Gehirns (42) und anderer Gewebe. Die letztgenannten Formen von Entzündungen sind allerdings umstritten. *Katarrhalische Entzündungen* (43) gehören zu den häufigsten überhaupt; sie spielen sich an Schleimhäuten ab und zeigen meistens – in der zeitlichen Reihenfolge – die nachstehenden Veränderungen: In kurzer Zeit wird die Schleimhaut (44) hyperämisch (45); dann entsteht ein Schleimhautödem, z. T. verbunden mit Austritt seröser Flüssigkeit ins Lumen (46). Vermehrte Schleimsekretion aus Becherzellen (47) und – falls vorhanden – Schleimdrüsen (48). Epitheldesquamation (49). Schließlich vermehrtes Auftreten neutrophiler Granulozyten (50), was zum mukopurulenten Katarrh überleiten kann; diese Veränderung ist indessen nicht obligater Bestandteil der katarrhalischen Entzündung. Beispiele katarrhalischer Entzündungen sind die Rhinitis bei Erkältung (51), z. T. verbunden mit Conjunctivitis catarrhalis, ferner gewisse Enterokolitiden (52, z. B. bei Dyspepsien, »Cholera nostras« und – mit Vorherrschen des Schleimaustritts ins Lumen – der Colica mucosa), ferner Urogenitalkatarrhe (Salpingitis, Vaginitis, Cystitis u. a. m., 53). *Fibrinöse und serofibrinöse Entzündungen* (54) an serösen Häuten sind ein überaus häufiger Befund (z. B. Pleuritis bei entzündlichen Veränderungen verschiedenster Art der Lungen, Perikarditis bei Myokardinfarkt, rheumatischem Fieber, Urämie, Karzinose, Infektion u. a. m., Peritonitis bei zahlreichen Formen von »akutem Abdomen« (s. Abb. 128–131, S. 672–704). Bei serofibrinöser Entzündung (55) ist die Gefahr einer bindegewebigen Verwachsung verständlicherweise viel geringer als bei rein fibrinöser Entzündung (z. B. Pleuritis »sicca«, 56, 57). Ähnliches gilt für serofibrinöse und fibrinöse Entzündungen von Sehnenscheiden (58), Gelenken (59) und Bursen (60). Fibrinöse Entzündungen im Innern von Organen bzw. Geweben umfassen vor allem bestimmte Formen von Pneumonie (61), teilweise auch die Bildung hyaliner Membranen in Lungenalveolen (62), ferner fibrinoide Verquellungen von Gefäßwänden (63) u. a. m. **c** *Hämorrhagische, nekrotisierende und putride Entzündungen. Hämorrhagische Entzündungen* (64) kommen vor allem bei schwerer Schädigung der Endstrombahn zustande (65), z. B. aufgrund einer hohen Toxizität und/oder Zahl von Mikroorganismen bzw. deren Toxinwirkung (u. a. Influenza, Variola, Staphylokokken-Pneumonien, Pest, Milzbrand, Scharlach, Meningokokken u. a.), ferner beim Arthus-Phänomen (S. 1113, 66) bei Toxin-bedingter generalisierter Mikrothrombangiopathie (67) u. a. Demgegenüber sind Blutungen und entzündliche Verände-

– *Seröse Entzündungen, z. T. katarrhalisch* (S. 1325).
– *Fibrinöse Entzündungen*
– *Eitrige Entzündungen, z. T. katarrhalisch*
– *Hämorrhagische Entzündungen*
– *Nekrotisierende Entzündungen*
– *Erosive und ulzeröse Entzündungen*
– *Putride oder gangräneszierende Entzündungen*
– nur bedingt exsudativ: *sog. lymphoplasmozytäre Entzündungen.*

Formen und **Pathogenese:** Auch hier haben wir zu bedenken, daß diese Formen der Entzündung im Verlauf eines und desselben nosologisch definierten Prozesses *transitorischen Charakter haben können.* Oft beobachtet man den Übergang einer hyperämischen in eine seröse, dann sero-fibrinöse und schließlich eitrige Entzündung. Am Ende folgt in gewissen Fällen eine proliferative Entzündung, die in einer Vernarbung ausmündet. Es ließen sich noch andere Sequenzen dieser Art anführen (Abb. 180).
Abgesehen vom Übergang der einen in die andere Entzündungsform als Funktion der Zeit, haben wir es auch sonst nicht mit streng voneinander abtrennbaren Reaktionen zu tun. Vielmehr kommen *Überschneidungen* zwischen den einzelnen Typen häufig vor. In der Namengebung wird derartigen Befunden entsprechend Rechnung getragen.

Beispiele für die deutsche oder lateinische *Bezeichnungsweise gemischter entzündlicher Reaktionsformen:*
- Fibrinös-eitrige Perikarditis.
- Peritonitis serofibrinosa et haemorrhagica.
- Fibrinöse, z. T. hämorrhagische Pneumonie u. a. m.
- Pleuritis fibrinopurulenta et putrida (gangraenescens).

145. Sog. seröse Entzündungen

Definition: Bei den »*serösen Entzündungen*« steht der Austritt einer ziemlich eiweißreichen Flüssigkeit aus den Blutgefäßen im Vordergrund, während die übrigen Bestandteile eines entzündlichen Exsudats in kaum nennenswerter Menge vorhanden sind.

Aus dieser Umschreibung soll hervorgehen, daß bei serösen Entzündungen auch die Fibrinbildung in der Wand von Blutgefäßen, im Gewebe und/oder an Gewebeoberflächen mit gewöhnlichen Methoden nicht oder fast nicht nachweisbar ist. Zellige Infiltrate gehören ebenfalls nicht zu den hervorstechenden Merkmalen dieses Reaktionstyps. Sie können aber im späteren Verlauf hinzukommen. Es handelt sich bei serösen Entzündungen oft nur um Durchgangsstadien eines entzündlichen Prozesses. Da die Exsudatflüssigkeit fast kein Fibrinogen enthält, und auch kaum Fibrin niedergeschlagen wird, ähnelt sie in ihrer Zusammensetzung dem Blutserum, daher auch die Benennung »serös«. Das spezifische Gewicht der Flüssigkeit liegt meistens über 1017, sicher aber über 1015.

Pathogenese: Als Folge der *erhöhten Gefäßpermeabilität* kommt es zum Austritt von Blutbestandteilen ins Gewebe und/oder in Hohlräume, mit entsprechender Ausbildung eines *Oedems* und/oder *Ergusses.* Bei serösen Entzündungen scheint sich die Steigerung der Gefäßdurchlässigkeit in gewissen Schranken zu halten, *so daß »kleinere« Eiweißmoleküle, wie Albumin und zahlreiche Globuline, passieren, nicht aber – oder fast nicht – Fibrinogen.*

Folgen: Die *Heilung der serösen Entzündung* ohne Zurücklassung nennenswerter Läsionen ist möglich. Dies trifft in erster Linie für kurzdauernde Prozesse zu. Das seröse Exsudat wird »resorbiert«, d. h. der größte Teil fließt über die Lymphbahnen ab.
Bleibt eine seröse Entzündung längere Zeit bestehen, kann sich Schritt für Schritt eine *Bindegewebsvermehrung* einstellen (vgl. dazu S. 123). Diese mag wohl teilweise rückgängig gemacht werden, in vielen Fällen bleibt aber ein gewisser Grad von *Fibrose* bestehen, und das Parenchym fällt u. U. allmählich der Involu-

Abb. 180 a–c (Fortsetzung)

rungen z. T. bei hämorrhagischen Infarkten und bei Pankreasapoplexie ein sekundäres Geschehen. *Nekrotisierende Entzündungen* i. e. S. (68), d. h. solche, bei denen der Gewebeuntergang Folge des entzündlichen Prozesses ist, umfassen z. B. die nekrotisierenden Arteriitiden (69), die nekrotisierende Glomerulonephritis, die fibrinoide Bindegewebsnekrose bei Rheumatismus nodosus (70) u. a. m. *Fibrinös-nekrotisierende Entzündungen* beobachtet man vor allem an der Oberfläche von Schleimhäuten, z. B. im Sinn der diphtheroiden oder diphtherischen Entzündungen, bei denen das nekrotische Epithel von einem, der Unterlage mehr oder weniger anhaftenden Fibrinbelag durchsetzt und umhüllt ist (71). Ähnliche Befunde erhebt man bei der kruppösen Laryngotracheitis pseudomembranacea. Als fibrinös-nekrotisierende Entzündung kann man zudem schwerere Formen von Stomatitis aphthosa, Moniliasis (z. B. der Speiseröhre), oberflächlichen Verätzungen, strahlenbedingten Schleimhautschäden (z. B. »fibrinöse Reaktion« der Schleimhaut bei therapeutischer Bestrahlung), Dysenterie, Staphylokokken-Enterokolitis, urämischer Enterokolitis, Darmveränderungen bei Quecksilberintoxikation u. a. bezeichnen. *Putride (gangränöse) »Entzündungen«* (72) sind durch ein Wachstum von Fäulniserregern in nekrotischem Gewebe gekennzeichnet. Ein solcher Prozeß kann z. B. durch Aspiration von reichlich Anaerobier-haltigem Material in die Lungen (Lungengangrän, 74) oder durch sekundäre Besiedelung absterbenden oder abgestorbenen Gewebes durch solche Keime zustande kommen (z. B. feuchte Fußgangrän (73) wegen arterieller Verschlußkrankheit oder Darmgangrän (75) nach Infarzierung)

tion anheim, je nach dem Ausmaß der interstitiellen Veränderungen. Ähnlich erklärt man sich das Auftreten einer *Epithelatrophie,* so in Spätstadien nach langdauernder schwerer katarrhalischer Entzündung von Schleimhäuten.

Beispiele:

Seröse Entzündungen der Haut
- Eine *Urticaria acuta* (Nesselfieber, S. 1101) kann auf allergischer oder nicht allergischer Grundlage auftreten. Es handelt sich hier in erster Linie um ein umschriebenes, die subepidermalen Schichten der Haut umfassendes »entzündliches Ödem«. Bei Giemsa-Färbung bemerkt man eine Degranulierung der Mastzellen und eine Verzettelung der Granula im Gewebe. Entzündliche Infiltrate sind oft kaum vorhanden.
- *Exantheme* verschiedenster Art, insbesondere auch bei Infektionskrankheiten, können im Frühstadium einer vorwiegend serösen Entzündung entsprechen. Erwähnenswert sind hier Masern, Scharlach, Röteln u. a.
- *Dermatitis vesiculosa, Dermatitis bullosa:* Eine große Zahl von Hautaffektionen zeichnet sich durch die Bildung von Bläschen (Vesicula) oder größeren Blasen (Bulla) aus, die in ihrem Innern eine seröse Flüssigkeit enthalten. Diese Hohlräume entstehen durch Lösung der Verbindungen zwischen den Epidermiszellen oder zwischen diesen und der bindegewebigen Unterlage. *Intraepidermale Bläschen oder Blasen* findet man z. B. bei Pemphigus, gewissen Viruskrankheiten, wie etwa Herpes simplex, Herpes zoster, Varizellen und Variola, vesikulösen Ekzemen u. a. *Subepidermale Vesikeln oder Bullae* kommen bei Verbrennung, bullösem Pemphigoid, Dermatitis herpetiformis u. a. vor.

Seröse Entzündungen im Bereich seröser Höhlen
- *Pleuritis serosa:* Oft handelt es sich eigentlich um eine serofibrinöse Entzündung, da bei genauer makro- und/oder mikroskopischer Untersuchung häufig eine gewisse Fibrinablagerung an der Pleuraoberfläche nachzuweisen ist. Besonders gut bekannt ist die *Pleuritis exsudativa* s. *serofibrinosa* im postprimären Stadium der Tuberkulose. Bei Auftreten dieser »nassen Brustfellentzündung« wurde früher die punktierte Flüssigkeit in der Regel durch Tierversuche auf die Anwesenheit von Tbc-Bakterien geprüft. Heute ist es Brauch geworden, eine Pleurabiopsie vorzunehmen, und die Diagnose histologisch aufgrund des Nachweises tuberkuloider Granulome zu stellen. Dies ist öfters möglich und bringt bei positivem Befund einen erheblichen Zeitgewinn. Aus der Tatsache, daß bei der Pleuritis exsudativa infolge Tbc ein seröser Erguß mit einer granulierenden Entzündung einhergeht, wird erneut deutlich, daß die verschiedenen Entzündungsformen in allen möglichen Kombinationen auftreten können.
- Die *Pericarditis serosa oder serofibrinosa* z. B. bei Urämie oder rheumatischem Fieber.
- *Peritonitis serosa oder serofibrinosa,* z. B. bei Tuberkulose des Bauchfells.

Seröse Entzündungen in Gelenken, Sehnenscheiden und Schleimbeuteln
- Diese als *Arthritis serosa, Tendovaginitis serosa* oder *Bursitis serosa* bezeichneten Entzündungen sind eine häufige Begleiterscheinung des rheumatischen Fiebers sowie anderer, z. T. auf hyperergischen Reaktionen beruhender Prozesse. Auch mechanische Traumen können die Ursache sein, besonders, wenn es sich um wiederholte Einwirkungen handelt. Bei der histologischen Untersuchung zeigt sich, daß meistens kleine Mengen von Fibrin an der Innenfläche der Hohlräume vorhanden sind.

Sog. »seröse Entzündungen« im Gewebsinnern, (»seröse Entzündung parenchymatöser Organe«, eine umstrittene Benennung)
- Sog. »*Myocarditis serosa*«, mit Auseinanderdrängen der Muskelfasern durch ein vorwiegend perivaskulär gelegenes Ödem sowie sehr spärlicher zelliger Infiltration, beispielsweise durch Histiozyten. Die Bedeutung dieses Befundes ist in vielen Fällen nicht klar. Man spricht von möglichen toxischen Einwirkungen, z. B. durch Arzneimittel oder bakterielle Toxine, ferner von viralen Infekten oder hyperergischen Reaktionen im Frühstadium. In manchen Fällen mit ähnlichem histologischem Bild dürfte es sich um eine entzündliche Reaktion geringen Grades auf gewisse primäre Muskelfaserschäden handeln, wie etwa bei Überlastung des rechten Herzventrikels, nach Schockzuständen, nach agonalen Läsionen u. a. m.
- Sog. »*Nephritis serosa*«: Eine umstrittene, ihrem Wesen nach wenigstens teilweise »seröse« entzündliche Veränderung, die durch ödematöse Durchtränkung des intertubulären Bindegewebes und sehr geringe zellige Infiltrate charakterisiert ist. Bei diesen handelt es sich z. T. um Granulozyten, manchmal um Histiozyten, Lymphozyten und vereinzelte Plasmazellen. Von einer »*akuten interstitiellen Nephritis*« mit ähnlicher Histologie sprechen einige Autoren bei Nierenveränderungen im Anschluß an Schock, Verbrennung, Verschüttung, Hämolyse u. a.
- Bestimmte Formen des *akuten Hirnödems* wurden z. T. als »akute seröse Enzephalitis« bezeichnet (z. B. Salvarsan-Enzephalitis). Die Beweisführung gestaltet sich hier schwierig.
- Gleich oder ähnlich verhält es sich mit der »*serösen Hepatitis*«, die von einigen Autoren propagiert, von anderen abgelehnt wurde.

Seröse Entzündung als perifokale Reaktion (Mantelentzündung)
- Perifokale »seröse« Entzündungszonen, die – je nach dem Alter des Prozesses – Histiozyten, später zudem Plasmazellen und Lymphozyten aufweisen können, umgeben von einer peripheren Mantelschicht mit seröser Entzündung und degenerativen Veränderungen des benachbarten Parenchyms (sog. »*dysorotische Zone*«): Beispiele einer solchen perifokalen serösen Entzündung finden sich in großer Zahl. Man denke an Abszesse, frische Käseherde, Infarkte, metastatische Herde bei Sepsis u. a. m.

146. Sog. katarrhalische Entzündungen der Schleimhäute

Definitionen: Unter einer »*katarrhalischen Entzündung*« (vom griechischen »katarrhein = hinunterfließen) verstehen wir einen an Schleimhäuten anzutreffenden Prozeß, der sich durch verstärkte Sekretion und/oder Exsudation von seröser Flüssigkeit an die Schleimhautoberfläche und meistens auch durch eine gesteigerte Ablösung von Epithelien auszeichnet. Katarrhalische Entzündungen an Schleimhäuten des oberen Respirationstraktes nennt man im Volksmund häufig *Katarrh.* Zu den *serösen katarrhalischen Entzündungen (katarrhalische Entzündung i. e. S.)* gehören nur Formen, bei denen seröse Flüssigkeit aus den Blutgefäßen zunächst in die Schleimhaut und dann – in der Regel zwischen den Epithelzellen hindurch oder an Stellen mit eben erfolgter Epitheldesquamation – in den von der Mukosa ausgekleideten Hohlraum übertritt (*»seröser Katarrh«*). Man kennt aber auch mehrere weitere Typen von Katarrh, z. B. solche, bei denen vor allem die Epitheldesquamation auffällt (*»Desquamativkatarrh«*), andere mit besonders deutlicher Verstärkung der Schleimsekretion (*»schleimiger Katarrh«*, z. B. *Bronchitis mucosa)* sowie weitere mit Eiteransammlung im Lumen des Hohlorgans (*»eitriger Katarrh«*, z. B. Bronchitis purulenta). Am häufigsten trifft man Übergangsformen, etwa den *»schleimig-eitrigen Katarrh«* (z. B. Bronchitis mucopurulenta).

Pathogenese und **Folgen:** Im wesentlichen handelt es sich um zunächst seröse Entzündungen, die dann in seromuköse und schließlich mukopurulente Stadien übergehen. Die Pathogenese der vermehrten Schleimabsonderung ist im einzelnen noch nicht befriedigend geklärt; besonders schwer abzuschätzen ist, ob und in welchem Ausmaß das entzündungsauslösende Agens selbst und/oder Entzündungsmediatoren an diesem Prozeß beteiligt sind (S. 1253). Bei raschem Verlust zahlreicher Epithelien kann der Desquamativkatarrh u. U. zur *erosiven Entzündung* überleiten. Da beim Katarrh die Epithelerneuerung im Vergleich zu physiologischen Verhältnissen beschleunigt wird, stellt man mikroskopisch häufig eine *vermehrte Mitosetätigkeit im Bereich der sog. germinativen Zone des Epithels* fest. Die verstärkte funktionelle Beanspruchung einzelner Zellen, etwa der schleimbildenden Becherzellen, kann sich in einer Vergrößerung derselben äußern. Mit der Zeit beobachtet man in vielen Fällen auch eine zahlenmäßige Vermehrung dieser Elemente.

Beispiele:

- Jedem bekannt ist die *Rhinitis catarrhalis*, wie sie beim gewöhnlichen Schnupfen (»common cold«) auftritt. Nach kurzdauernder Hyperämie und Schwellung setzt hier in den meisten Fällen eine seröse Exsudation ein, die wieder zurückgeht oder in eine Rhinitis mucosa mit schleimig-transparentem Sekret und schließlich in eine eitrige Rhinitis übergehen kann. Es gibt viele weitere Beispiele von Entzündungen im oberen Respirationstrakt, die mit einer serösen Entzündung beginnen.
- Die *Enteritis* oder *Enterocolitis catarrhalis serosa* liegt vielfach den frühen Stadien einer Dyspepsie zugrunde. Säuglinge sind besonders gefährdet, und man spricht bei schweren Fällen von »Cholera nostras«, die wegen des kurzfristigen Verlustes großer Flüssigkeitsmengen in das Darmlumen die Gefahr einer Exsikkose und eines lebensgefährdenden Schocks in sich birgt.
- *Cholera asiatica* ist die Bezeichnung für die mit hoher Mortalität verbundene, durch Vibrio cholerae hervorgerufene Dünndarmerkrankung, die durch massiven Wasser- und Elektrolytverlust gekennzeichnet ist. Die Bezeichnung »seröse Entzündung« für diese Affektion ist zumindest fragwürdig (S. 1961).
- Viele weitere, *viral, bakteriell, chemisch oder anderswie* ausgelöste Entzündungen beginnen mit einer serösen Exsudation.

147. Fibrinöse Entzündungen

Definition: Unter dem Begriff von *»fibrinösen Entzündungen«* werden solche zusammengefaßt, deren Hauptmerkmal das Auftreten eines fibrinreichen Exsudats ist.

Pathogenese und **Morphologie:** Grundsätzlich kann jedes entzündliche Exsudat Fibrin enthalten, je nach dem *Grad der Permeabilität der Gefäßwände für Fibrinogen*, der *Konzentration gerinnungsaktiver Gewebefaktoren,* der *Wirksamkeit fibrinolytischer Mechanismen* und der *Geschwindigkeit der Resorption* der aus dem Blutstrom ausgetretenen Flüssigkeit. Da sich Granulozyten und Histiozyten am Abbau von Fibrin beteiligen, versteht man, daß besonders dann *große Fibrinmengen* gebildet werden, wenn es sich um ein *zellarmes Exsudat* handelt.
Im Innern der Gewebe, insbesondere kompakter Strukturen, findet man in der Regel nur eine geringe Fibrinabscheidung. Am ehesten läßt sich eine solche im Bereich der Gefäßwände und ihrer unmittelbaren Nachbarschaft nachweisen. Ein *Fibrinmantel um die Blutgefäße* wirkt sich u. U. wieder im Sinn einer Verminderung ihrer Durchlässigkeit aus. Zonen von Fibrinniederschlägen im Gewebe haben überdies auch eine *Behinderung der Ausbreitung schädlich wirkender Agentien,* wie bakterieller Toxine oder belebter Erreger, zur Folge und stehen der Diffusion von Entzündungsstoffen abdichtend entgegen. Ein Beispiel für die abgrenzende Wirkung des Fibrins liefert die *pyogene Membran* in den Frühstadien der Abszeßbildung. Es wird ferner angenommen, daß Fibrin die *Phagozytose von Erregern fördert.* So betrachtet, erfüllt die Fibrinablagerung an Grenzflächen entzündlich veränderter Gewebe einen nützlichen Zweck.
Fibrinabscheidungen erkennt man makroskopisch vor allem an *Gewebeoberflächen,* seien es nun seröse Häute, die Innenfläche von Lungenalveolen, eine beschädigte Schleimhaut oder die Haut. Fibrinbeläge an der Oberfläche defekter Gewebepartien bieten einen *mechanischen Schutz,* und im Fall von Hautläsionen bilden sie einen Hauptteil des *Schorfs,* der die darunterliegenden, an der Reparation beteiligten jungen Gewebe abdeckt und sie u. a. *vor der Vertrocknung bewahrt.*
Der *Nachteil einer Entstehung erheblicher Fibrinmengen* besteht darin, daß sie bald eine *bindegewebige Organisation* erfahren, falls sie nicht rechtzeitig abgebaut werden. Auf diese Weise kann es zu Fibrosierungen, Verwachsungen und zur irreparablen *Narbenbildung* kommen. Ferner ist es möglich, daß der Lymphfluß aus dem Entzündungsherd wegen der *Fibrinbildung* abnimmt und somit toxische Substanzen, wie Entzündungsstoffe, in höherer Konzentration am Ort verbleiben.
Von Fibrin durchsetzte und aufgelockerte Bindege-

websbezirke werden als »*fibrinoid verquellt*« bezeichnet. Ist das Gewebe in diesen Gebieten zugrunde gegangen, spricht man von »*fibrinoider Nekrose*«. Dieser begegnet man nicht nur im Bindegewebe, sondern auch im Bereich der glatten Muskulatur, etwa bei Polyarteriitis nodosa, die durch eine fibrinoide Nekrose der Media der Gefäße charakterisiert ist. Der Begriff »fibrin*oid*« stammt aus der Zeit, als man sich über die Fibrinnatur der stark eosinophil gefärbten Massen noch nicht im klaren war. Die Bezeichnung hat immer noch eine gewisse Berechtigung, weil in fibrinoiden Massen neben nekrotischem Material und anderen Substanzen, insbesondere Immunglobulinen und weiteren Blutplasmaeiweißen, meist ziemlich reichlich Fibrin enthalten ist.

147.1 Fibrinöse Entzündungen an Schleimhäuten, mit besonderer Berücksichtigung der pseudomembranösen Formen

---

Definition: »*Pseudomembranöse*« Entzündungen sind dadurch gekennzeichnet, daß der Schleimhautoberfläche fibrinöse Beläge dicht anhaften. Häufig finden sich Reste noch erhaltenen Epithels in den Fibrinmassen eingepackt.
Je nach der Tiefe der Läsionen kann man unterscheiden:

- eine *rein fibrinöse Entzündung,* bei der unter dem Fibrinbelag fast keine Epithel- oder übrige Gewebsnekrose besteht,
- eine *diphtheroide Entzündung,* die nur mit einer Epithelnekrose einhergeht, und wo nach Abziehen der Fibrinmembran keine nennenswerte Blutung eintritt, schließlich
- eine *diphtherische Entzündung,* bei der die Gewebsnekrose so tief reicht, daß nach Entfernung der Pseudomembranen das darunterliegende Gewebe zu bluten beginnt.

Versucht man, diese »*Pseudomembranen*« mechanisch loszutrennen, kommt es bei einem Teil der Fälle zu einer Blutung aus der Mukosa. Dies beruht darauf, daß die *Fibrinfäden im darunterliegenden gefäßführenden Gewebe verankert* sind. Die Fixation der Pseudomembranen auf ihrer Unterlage erklärt sich zum guten Teil dadurch, daß der Gerinnungsvorgang in der austretenden Blutflüssigkeit schon einsetzt, bevor das nach der Oberfläche strömende Exsudat das Gewebe verlassen hat. Die meisten Formen von pseudomembranöser Entzündung gehen auch mit einem Austritt von Leukozyten, insbesondere neutrophilen Granulozyten, einher. Sie sind demnach nicht rein »fibrinös«.

Folgen und **Verlauf:** Hat die Fibrinbildung an der Oberfläche das Höchstmaß überschritten, und sammeln sich in der Unterlage zahlreiche weiße Blutzellen an, kann es zum Verlust oder zumindest zur Auflockerung der fibrinösen Verankerung kommen: Die Pseudomembranen lassen sich leicht abziehen oder lösen sich von selbst. In solchen Fällen wird nach Abklingen der Entzündung u. U. eine Restitutio ad integrum erreicht. Diese Art der Heilung wird vor allem im Bereich des Respiraktionstraktes beobachtet, vermutlich wegen der ziemlich dicken Basalmembran, die schädigenden Agentien einen gewissen Widerstand bietet und – falls sie erhalten bleibt – dem regenerierenden Epithel eine günstige Unterlage verschafft. Reicht der Gewebedefekt tiefer, können eigentliche Ulzera entstehen, die unter Bildung von Granulations- und Narbengewebe abheilen.

Beispiele pseudomembranöser Entzündungen:

- *Diphtherie:* Diese durch Corynebacterium diphtheriae verursachte Infektionskrankheit geht typischerweise mit der Bildung von Fibrinbelägen einher. Der Prozeß ergreift in der Regel zunächst den Nasenbereich und breitet sich dann auf den Rachen, in schweren Fällen auch auf die Mundhöhle, die Epiglottis, den Larynx, die Trachea und – selten – die Bronchien aus. Die Hauptgefahren bestehen im Ersticken infolge Obturation der Luftwege und in der Fernwirkung der Toxine. Letztere haben aber nur in einer Minderzahl der Fälle lebensgefährdende Effekte: Sog. »maligne Diphtherie«, die durch eine Myokardose und/oder »Polyneuritiden« charakterisiert ist.
  Bei Erstickungsgefahr infolge diphtherischer Laryngotracheitis pseudomembranacea wirkt die *Tracheotomie* oft lebensrettend.
- Eine *Laryngotracheitis pseudomembranacea (Pseudocroup)* tritt manchmal auch bei Masern, Scharlach, Typhus abdominalis, Cholera und bei grippösen Infektionskrankheiten z. T. ungeklärter Aetiologie auf. Differentialdiagnostisch sollte sie von der Laryngotracheitis necroticans (L. fibrinosa necroticans) abgegrenzt werden, die oft zu rascher und tiefgreifender Nekrose der Schleimhäute und tieferer Schichten führt (S. 1937).
- *Aphthen* (z. B. Stromatitis aphthosa, S. 1826).
- Die durch *Candida (Monilia) albicans* hervorgerufene *Candidiasis (Moniliasis, Soor),* die u. a. bei Diabetikern und bei Patienten mit herabgesetzter phagozytärer Abwehr auftritt, zeichnet sich öfters auch durch das Bestehen von Pseudomembranen aus. Allerdings enthalten letztere neben Fibrin auch reichlich Monilien.
  Hauptlokalisationen sind der obere Bereich des Verdauungstraktes, d. h. von der Mundhöhle bis in die Speiseröhre, seltener Nase, Trachea, Bronchien und Lungen. Bei Frauen ist die Moniliasis der Vagina und der Portio vaginalis der Cervix uteri bekannt. Bei starker Verminderung der Abwehrkräfte, so bei Verabreichung von Zytostatika, können die Monilien tief ins Gewebe eindringen und eine Sepsis hervorrufen.
- Pseudomembranöse Entzündungen finden sich ferner nach *Verätzungen* von Schleimhäuten, wie etwa im Mund-Rachen-Speiseröhren-Magengebiet nach akzidenteller oder suizidaler Einnahme konzentrierter Säuren.
- Dem Radiotherapeuten ist die sog. »*fibrinöse Reaktion*« von Schleimhäuten unter *Bestrahlung* vertraut. Er benützt sie, um die richtige Dosierung einzuschätzen.
- Erosive und flachulzeröse Entzündungen im Darm, insbesondere im Kolon, zeigen in gewissen Fällen vorübergehend das Bild einer pseudomembranösen Entzündung. Dies trifft für schwere Formen von *Dysenterie* (Hauptlokalisation Dickdarm, teilweise auch Dünndarm), *Staphylokokkenenterokolitis,* urämischer *Enterokolitis* und der durch *Quecksilbervergiftung* verursachten *Kolitis* zu.

147.2. Fibrinöse und serofibrinöse Entzündungen an serösen Häuten

Definitionen: An serösen Häuten auftretende, rein fibrinöse Entzündungen, die nicht von einem Flüssigkeitserguß begleitet sind, nennt man auch »*trokkene*« *Entzündungen* (z. B. »*trockene Brustfellentzündung*« = »*Pleuritis sicca*«), im Gegensatz zu »*nassen*« Varianten (z. B. »*nasse Brustfellentzündung*« = *Pleuritis serofibrinose s. serosa*). Kommt es aufgrund *fibrinöser Verklebungen* seröser Häute (z. B. viszerales und parietales Blatt der Pleura) zu einer – umschriebenen oder diffusen – bindegewebigen Überbrückung der serösen Höhle, sprechen wir von »*entzündlichen Verwachsungen oder Adhäsionen*« (z. B. pleuritische, perikarditische oder peritonitische bindegewebige (fibröse) Adhäsionen). Eine durch Bildung einer dicken Bindegewebs- bzw. Narbenplatte gekennzeichnete, mehr oder weniger diffuse pleuritische Verwachsung heißt »*Pleuraschwarte*«. Handelt es sich bei den Verwachsungen nur um fibröse Stränge, liegen sog. »*Briden*« vor (z. B. peritonitische Briden).

Pathogenese, Morphologie und **Folgen:** Tritt fibrinogenreiches Exsudat aus den Blutgefäßen an die Oberfläche seröser Häute, schlägt sich hier öfters Fibrin nieder. Zunächst ist der Belag ganz dünn, makroskopisch fast nur am Verlust des Glanzes der Serosa erkennbar, dann kann er an Dicke zunehmen. In den ersten Tagen nach Beginn der Entzündung läßt sich das Fibrin meistens noch leicht vom darunterliegenden Mesothel abstreifen. Später wird es, falls es nicht verflüssigt und resorbiert wurde, durch gefäßführendes Granulationsgewebe organisiert. Sind nur wenige Fibroblasten eingesproßt, stellt man makroskopisch lediglich ein festeres »Kleben« der Beläge an ihrer Unterlage fest. Hat die bindegewebige Organisation schon zu einer erheblichen Verankerung der Fibrinmassen durch präkollagene oder kollagene Fasern geführt, läßt sich der Belag nicht mehr entfernen, ohne daß das darunterliegende Gewebe teilweise mitgerissen wird und somit kleine Blutungen entstehen.
Fibrinbeläge an der Oberfläche seröser Häute können zu *Verklebungen* mit dem gegenüberliegenden Blatt des Serosaüberzugs führen. Anfänglich handelt es sich hierbei um ganz lockere Verbindungen, die sich durch leichte mechanische Kräfte lösen lassen. Eine Trennung der beiden Blätter wird u. U. nachträglich durch einen an Menge zunehmenden Erguß herbeigeführt. Dies ist z. B. der Fall, wenn eine anfänglich fibrinöse in eine *serofibrinöse Entzündung* übergeht. Schließlich ist daran zu erinnern, daß Fibrinmassen durch fibrinolytische Faktoren, insbesondere Leukozyten, aufgelöst werden können. Trennen sich fibrinös verklebte, einander gegenüberliegende seröse Häute nicht mehr, und gelingt kein rechtzeitiger Abbau des Fibrins, bildet sich Granulationsgewebe, das die Fibrinmassen durchdringt und schließlich zu einer *bindegewebigen Adhäsion* überleitet.
Tragen das viszerale wie das parietale Blatt einer serösen Höhle fibrinöse Beläge, und sind diese noch nicht verklebt oder verwachsen, bewegen sich die rauhen Oberflächen auskultatorisch hörbar gegeneinander *(Reibegeräusch)*. Dabei ist zu bemerken, daß eine fibrinöse Entzündung bei dicht aneinanderliegenden Blättern durchaus vom einen auf das andere überspringen kann, so vom viszeralen auf das parietale Blatt. Fibrinbedeckte seröse Häute, die rhythmisch gegeneinander bewegt werden, zeigen mit der Zeit ein merkwürdiges, teils zottiges, teils leistenartiges Oberflächenbild (z. B. »*Zottenherz*«, »*Cor villosum*«, »*cat tongue pericardium*«).
Wenn die durch Leukozyten und andere Mechanismen besorgte *Fibrinolyse* mit der Neubildung von Fibrin nicht Schritt hält, nimmt die Menge des Fibrins zu. Eine Verminderung der Fibrinmassen tritt ein, wenn die zur Fibrinbildung führenden Prozesse abklingen und/oder die fibrinolytisch aktiven Mechanismen sich verstärkten, z. B. infolge vermehrten Auftretens von Leukozyten. Bleibt ein Fibrinbelag so lange bestehen, bis es zu einer erheblichen *bindegewebigen Organisation* gekommen ist, resultiert in der Regel eine *Narbenbildung*. Falls sich gegenüberliegende Fibrinbeläge nicht dauernd verkleben, sondern gegeneinander verschieblich bleiben, findet man nach der Abheilung des Prozesses lediglich eine flache narbige Verdickung der Serosa, die im übrigen wieder von einem Mesothelbelag überzogen und bei makroskopischer Betrachtung glatt und glänzend sein kann. Bestand eine dauernde *fibrinöse Verklebung beider Blätter*, durchdringt das einsprossende Granulationsgewebe die Fibrinmassen von beiden Seiten her und kann sich in der Mitte »die Hand reichen« (z. B. *pleuritische; perikarditische* und *peritonitische Adhäsionen*). Sie können flächenhaft sein und eine erhebliche Dicke erreichen (z. B. *Pleuraschwarten*) oder sie bilden faserige Stränge (z. B. *peritonitische Briden*). Hie und da kann es in den vernarbten Bezirken zur Verkalkung kommen, zumal bei Tuberkulose und nach Traumen.

Beispiele fibrinöser und serofibrinöser Entzündungen an serösen Häuten:

- *Reine Pleuritis fibrinosa = Pleuritis sicca:*
  Meistens handelt es sich um Entzündungen, die von der Lunge, seltener vom Perikard oder vom Mediastinum aus auf die Pleura übergegriffen haben. Besonders reichlich Fibrin mit geringem Leukozytenaustritt findet sich bei *Tuberkulose,* die wegen ihrer Chronizität, der geringen fibrinolytischen Wirkung und der z. T. erheblichen granulierenden Entzündung mit der Zeit zur Bildung dicker Pleuraschwarten führen kann. Weitere mögliche Ursachen sind *lobuläre, seltener lobäre Pneumonien, Lungenabszesse, Infarkte* u. a. m.
- *Pleuritis serofibrinosa:* Dies ist die häufigste Form der Brustfellentzündung. Man trifft sie als Begleiterscheinung von *Pneumonien* verschiedener Art, die sich per continuitatem auf die Pleura ausbreiten, ferner bei *hämorrhagischen Lungeninfarkten,* bei *Tuberkulose der Lungen* und bei Befall der Pleura durch malignes neoplastisches Gewebe, z. B. bei *Pleurakarzinose.* Bei den drei letztgenannten Gruppen von Krankheiten

findet sich häufig eine Pleuritis serofibrinosa haemorrhagica. Eine serofibrinöse Entzündung der Pleura ohne nennenswerte Beimengung von Erythrozyten im Exsudat tritt manchmal auch im Rahmen des *rheumatischen Fiebers* auf. Falls Ergußflüssigkeit zwischen fibrinbelegten Pleurablättern liegt, hört man verständlicherweise kein Reibegeräusch.

- *Pericarditis fibrinosa und serofibrinosa:* Sie tritt in erster Linie umschrieben, über *anämischen Myokardinfarkten* auf. Meistens bildet sich nicht viel Ergußflüssigkeit. Ebenfalls vorwiegend fibrinös ist die Herzbeutelentzündung bei *Urämie*, in Frühstadien gewisser *bakterieller Infekte* und bei einigen *Viruskrankheiten*. Man kennt überdies Fälle ohne nachgewiesene Ätiologie (*akute benigne, idiopathische Pericarditis fibrinosa*). Besonders reichlich Fibrin- und später Granulations- sowie Narbengewebe bilden sich bei der *Pericarditis tuberculosa*. Das zellarme Bindegewebe kann hier das Herz schließlich derart umklammern, daß die diastolische Füllung kaum mehr möglich ist (sog. Panzerherz, S. 569). Mehr serofibrinösen Formen begegnen wir beim *rheumatischen Fieber*. Herzbeutelentzündungen mit mächtigen Fibrinbelägen kommen überdies zu Beginn eines Übergreifens *bakterieller Infekte* von der Pleura oder vom Mediastinum auf das Perikard zustande.
- *Peritonitis fibrinosa und serofibrinosa:* Eine diffuse serofibrinöse Entzündung des Bauchfells kann im Rahmen einer sog. *Polyserositis* beobachtet werden, bei der auch die Pleura und/oder das Perikard mitbeteiligt sind. Bei einem Teil dieser Fälle handelt es sich um eine besondere Manifestation des *rheumatischen Fiebers*. Auch die *Urämie* kann mit solchen Erscheinungen einhergehen. Mitunter bleibt man über die Ätiologie im Unklaren *(Pick-Concato-Syndrom)*. Leichte Formen einer Peritonitis fibrinosa oder serofibrinosa finden sich häufig im Sinn einer »*Begleitperitonitis*« bei Entzündungen im Bauchraum oder im Retroperitonealgebiet. Intraabdominelle *operative Eingriffe* sind fast regelmäßig von einem gewissen Grad einer fibrinösen oder serofibrinösen Peritonitis gefolgt. Hinsichtlich der leicht hämorrhagischen Peritonitis serofibrinosa, die u. a. bei *Peritonitis tuberculosa* oder *Karzinose des Bauchfells* vorkommt, ergeben sich dieselben kausalen Möglichkeiten wie an der Pleura oder am Perikard.

147.3. Fibrinöse und serofibrinöse Entzündungen von Gelenken, Sehnenscheiden und Schleimbeuteln

Definitionen: Fibrinöse oder serofibrinöse Entzündungen von Gelenken, Sehnenscheiden und Schleimbeuteln werden in gleicher Weise bezeichnet wie diejenigen seröser Häute, d. h. man spricht von *Arthritis, Tendovaginitis oder Bursitis fibrinosa s. serofibrinosa,* ferner z. B. von »*Arthritis sicca*«. Die Bildung eines fibrinreichen Exsudats im Bereich von Gelenken mit nachfolgender Bildung von Granulations- und Narbengewebe, das Knorpel- und Meniskusdefekte, manchmal zudem freiliegenden Knochen, überdecken kann, wird auch als »*pannöse Entzündung*« (von pannus = Lappen) bezeichnet. Kommt es im Bereich von Gelenken zu Verwachsungen mit Versteifung, reden wir von *Ankylosierung* (S. 130), die *bindegewebig (Syndesmose)* oder *knöchern (Synostose)* sein kann.

Fibrinöse Gelenkentzündungen *(Arthritis fibrinosa s. sicca)* finden sich in Frühphasen oder während akuter Schübe verschiedener Prozesse. Abgesehen von der häufigen chronisch-traumatischen Ätiologie, beobachtet man sie beim rheumatischen Fieber *(Polyarthritis acuta rheumatica),* meist allerdings in serofibrinöser Form, ferner bei der *rheumatoiden Polyarthritis (primär-chronische Polyarthritis)* und anderen Affektionen.

Auch die *Tuberkulose* in Gelenken kann mit reichlicher Fibrinbildung verbunden sein. Das kondensierte Fibrin bildet manchmal, zusammen mit abgelösten Synovialzotten, zahlreiche Körner, die frei in der Gelenkhöhle liegen: sog. *Reiskörner (Corpora oryzoidea).* In anderen Fällen kann es zur bindegewebigen Organisation des fibrinösen Exsudats und zu Verwachsungen kommen, die in der *Gelenkversteifung* enden. Meistens handelt es sich hierbei um eine *Syndesmose.* Zur knöchernen Überbrückung von Gelenken *(Synostose, knöcherne Ankylose)* neigen u. a. die *Spondylarthritis ankylopoetica (Marie-v. Strümpell-v. Bechterew),* ein rheumaähnliches Leiden unbekannter Ätiologie, sowie bestimmte Formen von Tuberkulose.

Entsprechende Veränderungen an den Sehnenscheiden *(Tendovaginitis fibrinosa s. serofibrinosa)* und Schleimbeuteln *(Bursitis fibrinosa s. serofibrinosa)* entstehen auf Grund ähnlicher kausativer Prozesse wie die fibrinösen und serofibrinösen Gelenkentzündungen.

Führt eine *chronische Traumatisierung* zu fibrinösen Gelenk-, Sehnenscheiden- und Schleimbeutelentzündungen, stellt man in der Wand dieser Hohlorgane häufig eine Hämosiderose fest. Sie ist aber für Trauma nicht beweisend.

147.4. Fibrinöse Entzündungen im Innern von Organen, mit besonderer Berücksichtigung der kruppösen Pneumonie

Ursachen, Pathogenese und **Morphologie:** Das Auftreten großer Fibrinmengen im Gewebeinnern gehört bei den meisten Organen nicht zu den typischen Veränderungen entzündlicher Prozesse. Eine Ausnahme macht hier die *Lunge,* weil sich die physiologischerweise lufthaltigen Alveolen als Räume anbieten, in die hinein massive Fibrinabscheidungen stattfinden können. Als Ursache der *fibrinösen Pneumonie* kommen verschiedene Erreger in Frage, vor allem Pneumokokken (neu = Streptococcus pneumoniae), besonders die Typen I und II, seltener Staphylo- und Streptokokken sowie Klebsiella pneumoniae (= »Friedländer-Bazillus«) u. a. m.

Beispiele:

- Die durch Pneumokokken verursachte *lobäre Pneumonie* war früher häufig; heute sieht man sie nur mehr selten, vor allem wegen ihrer guten Ansprechbarkeit auf antibiotische Mittel. Sie dauert in der Regel zwischen 5 und 9 Tagen, u. U. länger, und verläuft typischerweise in 5 aufeinanderfolgenden Stadien (Abb. 181).

  Stadium der Anschoppung: In diesem ersten, wenige Stunden bis höchstens zwei Tage dauernden Stadium kommt es durch Vasodilatation zu einer stark vermehrten Blutfülle der Lunge,

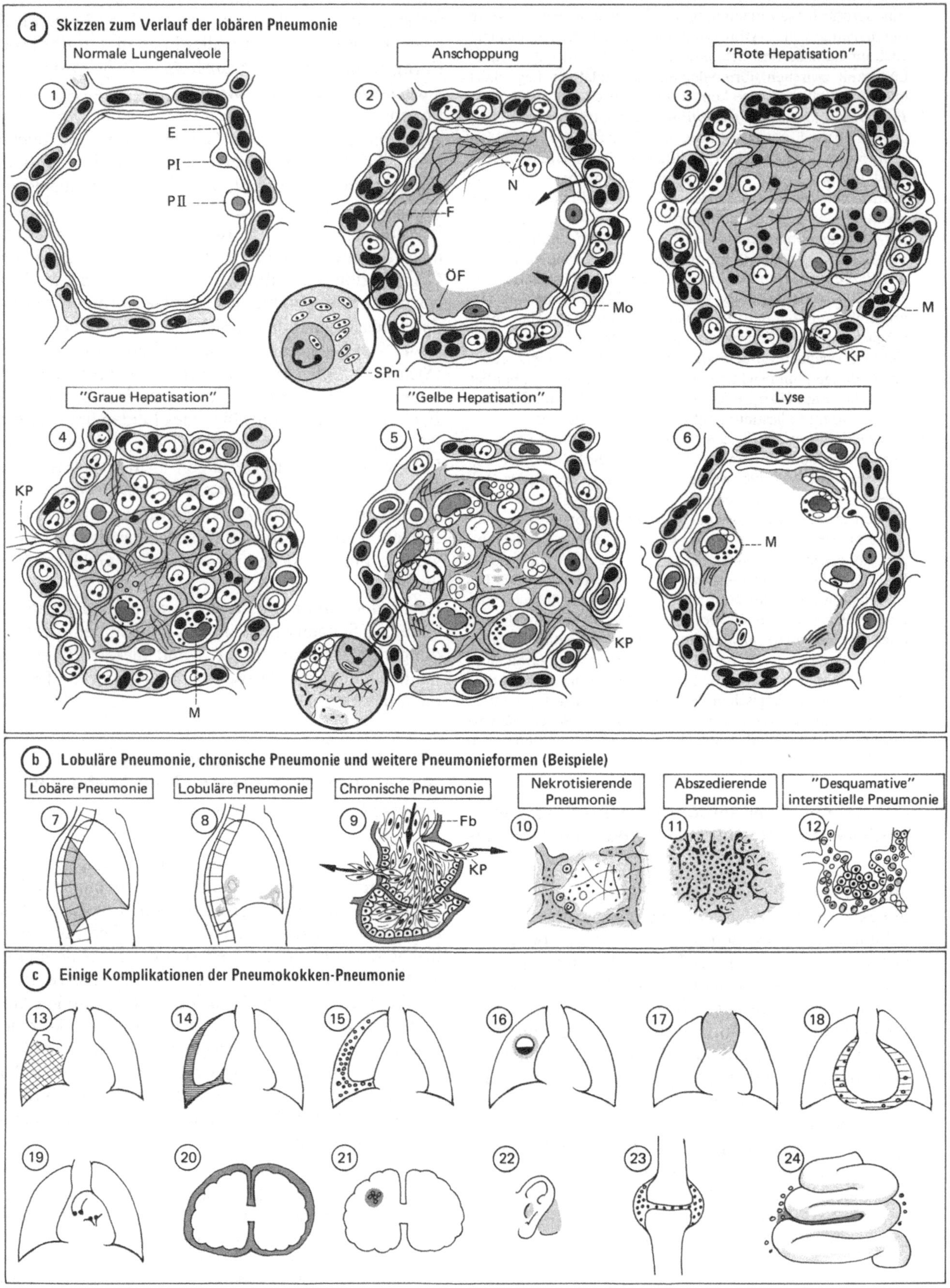
a Skizzen zum Verlauf der lobären Pneumonie
Normale Lungenalveole
Anschoppung
"Rote Hepatisation"
1
E
PI
PII
2
N
F
ÖF
Mo
SPn
3
M
KP
"Graue Hepatisation"
"Gelbe Hepatisation"
Lyse
4
KP
M
5
KP
6
M
b Lobuläre Pneumonie, chronische Pneumonie und weitere Pneumonieformen (Beispiele)
Lobäre Pneumonie
Lobuläre Pneumonie
Chronische Pneumonie
Nekrotisierende Pneumonie
Abszedierende Pneumonie
"Desquamative" interstitielle Pneumonie
7
8
9
Fb
KP
10
11
12
c Einige Komplikationen der Pneumokokken-Pneumonie
13
14
15
16
17
18
19
20
21
22
23
24

Abb. 181a–c. *Alveoläre Pneumonien als Beispiele einer exsudativen Entzündung.* **a** *Skizzen zum Verlauf der lobären Pneumonie.* Die *lobäre Pneumonie,* früher eine häufige Erkrankung, ist heute recht selten geworden. Am ehesten begegnet man ihr z. B. noch bei älteren Kranken, die zuhause ohne Pflege im Bett liegen, nach Thoraxverletzungen mit Stauung und Ödem der Lunge, nach einer Allgemeinnarkose und bei Alkoholikern, die sich erkältet haben. Es handelt sich um eine *bronchogene Infektion* vor allem durch Pneumokokken (Streptococcus pneumoniae) der Typen I und II, wobei nicht befriedigend geklärt ist, weshalb eine *Neigung zur Beschränkung des entzündlichen Prozesses auf einzelne Lungenlappen* besteht; manchmal findet man allerdings auch mehr als einen Lappen befallen. Der Grund, weshalb wir hier den *phasenweisen Ablauf der lobären Pneumonie* genauer schildern, liegt nicht zuletzt darin, daß bei der viel häufigeren *lobulären Pneumonie* die Veränderungen im einzelnen Herd denen bei lobärer Pneumonie stark gleichen; nur erfolgen die fokalen entzündlichen Veränderungen bei der lobulären Form in der Regel *zeitlich gestaffelt,* d. h. sie entwickeln sich meist nicht mehr oder weniger »im Schritt«, wie bei der lobären Pneumonie. In der Skizze (1) ist stark vereinfacht eine normale Lungenalveole mit Pneumozyten I (P I) und Pneumozyten II (P II) sowie den in den Lungenkapillaren zirkulierenden Erythrozyten (E) dargestellt. Im *Stadium der Anschoppung* (2), das in der Regel 1–2 Tage dauert, findet sich eine deutliche »aktive« Hyperämie, verbunden mit Austritt von Ödemflüssigkeit (ÖF), Bildung von spärlich Fibrin (F), Margination von Neutrophilen (N) sowie vereinzeltem Austritt derselben ins Alveolarlumen. Da und dort erkennt man in der Ödemflüssigkeit auch Erythrozyten. Nach kurzer Zeit enthalten die Kapillaren zudem vermehrt Monozyten (Mo). Untersucht man in diesem Zeitpunkt die Ödemflüssigkeit, erkennt man zahlreiche Pneumonie-Streptokokken (SPn = Pneumokokken). Die Alvelarwandzellen lassen einen prominenten Nukleolus erkennen. *Im Stadium der »roten Hepatisation«* (3, »frühe Konsolidierung«), das ungefähr vom 2. bis zum 4. Tag anhält, wird die Ödemflüssigkeit mehr und mehr durch ein zellreiches Exsudat ersetzt, das neutrophile Granulozyten, eine wechselnde Zahl von Erythrozyten und relativ wenige Makrophagen (M) aufweist. Überdies wird zunehmend Fibrin niedergeschlagen, vorerst in Form eines feinen Netzes, das die Alveole durchzieht und auch durch die Kohn'schen Poren verläuft (KP). Das Ausmaß der kapillären Hyperämie hat sich etwas vermindert; umso mehr tritt die Anschoppung der Gefäße durch Neutrophile hervor. Die sog. *»graue Hepatisation«* – so genannt, weil der ursprünglich tiefrote Farbton des pneumonisch veränderten Lungengewebes jetzt ins graurote umgeschlagen ist – währt in der Mehrzahl der Fälle ungefähr vom 3. bis zum 5. Tag. Die Ödemflüssigkeit hat weitgehend einem dichten Fibrinnetz Platz gemacht. Die Zahl der Neutrophilen nimmt in dieser Phase anfänglich noch zu (Skizze), dann wieder ab, und manche dieser Zellen gehen zugrunde. Erreger finden sich nur mehr in geringer Zahl. In der Alveolarlichtung treten immer zahlreicher Makrophagen auf, die von eingewanderten Monozyten stammen und z. T. mit Hämosiderin, z. T. mit Débris beladen sind (M). Das Stadium der *»gelben Hepatisation«* (5) tritt nicht in allen Fällen deutlich zutage; am ehesten zeigt es sich um den 8. Tag herum. Die Alveolen enthalten nun reichlich Débris und ziemlich viele Makrophagen, die z. T. mit Hämosiderin, zusätzlich aber mit reichlich Lipiden (wahrscheinlich u. a. aus Zellmembranen) beladen sind. Das Fibrinnetz erscheint klumpig und teilweise in kleinere Stücke zertrennt. Intakte Neutrophile sind nur noch in geringer Zahl anzutreffen. Pneumokokken lassen sich in dieser Phase oft nicht mehr nachweisen. Das *Stadium der Lyse* (6) beginnt in vielen Fällen am 5.–9. Tag, manchmal aber auch früher oder später. Es kennzeichnet sich durch eine wirksame Auflösung des Exsudats, wobei fibrinolytische Prozesse und die Makrophagen die Hauptrolle zu spielen scheinen. Überdies nimmt die Durchblutung der Kapillaren wieder zu. Die Lyse setzt in der Regel dort zuerst ein, wo die entzündlichen Veränderungen begonnen hatten, d. h. meistens in Läppchenzentren, und kann, bis zur völligen Wiederherstellung der Belüftung, 1–3 Wochen in Anspruch nehmen. **b** *Lobuläre Pneumonie, chronische Pneumonie und weitere Pneumonieformen.* Im Gegensatz zur lobären Pneumonie, die Lappengrenzen kaum überschreitet (7), haben wir es bei der *lobulären Pneumonie* (8) mit einem multifokalen Geschehen zu tun, das vor allem die abhängigen Partien der Lungen betrifft, oft bilateral auftritt und häufig einen Herd nach dem andern entstehen läßt. Man erkennt daher bei autoptischen Untersuchungen nicht selten pneumonische Herde in verschiedenen Stadien (s. **a**). Außer Pneumokokken isoliert man als Erreger z. B. Haemophilus influenzae, Gram-negative Keime, Klebsiella pneumoniae (Friedländer-Bazillus), Staphylokokken, Streptokokken u. a. m. Lobuläre Pneumonien können als Komplikationen viraler Infektionen auftreten und werden gehäuft bei Leiden, wie Herzinsuffizienz, Bronchusobstruktion, Bronchiektasien u. a., angetroffen. Zudem stellt diese Form von Lungenentzündung eine überaus häufige terminale Komplikation der verschiedensten schweren Krankheiten dar. Gut bekannt sind die Fälle von Bronchopneumonie nach Einwirkung schädlicher Gase oder Stäube sowie nach Aspiration z. B. von Mageninhalt. Eine *chronische Pneumonie* (9) entwickelt sich offenbar dann, wenn die Fibrinolyse in den Alveolen nicht rechtzeitig erfolgt. Dies ist z. B. bei chronischem substanziellem Empyhsem, Leukopenie (im besonderen auch Monozytopenie), Störungen der Fibrinolyse sowie Immunmangel-Syndromen mit ungenügender Keimabtötung der Fall. Man begegnet ihr zudem in der Nachbarschaft chronischer Lungenherde (z. B. Karzinom), im Rahmen einer poststenotischen Pneumonie und bei granulomatösen Prozessen verschiedener Art. Mikroskopisch erkennen wir Granulationsgewebe, das vor allem von den bronchiolo-alveolären Übergangszonen auszugehen scheint und in die – noch fibrinhaltigen – Alveolen im Sinn der bindegewebigen Organisation vorwächst. Dabei gelangt es durch die Kohn'schen Poren von einer Alveole in die andere. Die Alveoleninnenfläche ist öfters von Pneumozyten II ausgekleidet, was einem regeneratorischen Prozeß gleichkommt. Mit der Zeit verwachsen die organisierten Anteile miteinander und die *»Karnifikation«* geht schließlich in eine Vernarbung über. *Nekrotisierenden Pneumonien* (10), bei denen im entzündlich veränderten Bezirk die Alveolarwände wenigstens teilweise zugrunde gehen, beobachten wir bei Einwirkung besonders virulenter Keime (Klebsiella pneumoniae, Mimae (z. B. Herellea vaginicola, Mima polymorpha), Staphylococcus pyogenes, Streptococcus pyogenes (β-hämolytisch), Pneumococcus Typ III u. a. m.) und/oder bei Abwehrschwäche, insbesondere Neutropenie bzw. Agranulozytose *(»neutropenische Pneumonie«).* Die genannten Keime und insbesondere Anaerobier bewirken in manchen Fällen eine *abszedierende Pneumonie* (11), die von *metastatischen Lungenabszessen bei Sepsis* zu unterscheiden ist. Bei Kindern mit Staphylokokken-Pneumonie kommt es nicht selten an der Grenze zwischen Abszessen und Bronchien zu einer Ventilwirkung, so daß Spannungszysten *(Spannungs-Pneumatozelen)* entstehen können. Abszedierende Pneumonien neigen im besonderen Maß zur Perforation in den Pleuraraum, z. T. mit Bildung einer *bronchopleuralen Fistel* und eines *Pleuraempyems.* Zu den alveolären Pneumonien sind schließlich auch die *histiozytären Pneumonien* (früher: *»Desquamativ-Pneumonien«*) zu zählen (12). Öfters, aber nicht immer, ist diese Veränderung relativ harmlos. Die meisten schweren Raucher weisen einen gewissen Grad von histiozytärer Pneumonie auf, wobei die Makrophagen meist ein eisenfreies braunes Pigment enthalten. **c** *Einige Komplikationen der Pneumokokken-Pneumonie.* Abgesehen von der bereits erwähnten herd- oder lappenweisen *Fibrosierung* (13) infolge chronischer Pneumonie, finden sich bei schweren Pneumokokken-Pneumonien u. a. folgende Komplikationen: *Pleuraergüsse* (14); *Pleuraempyem* (15); *Lungenabszeß* (16); *Mediastinitis* (17); *Perikarditis* (serofibrinös bzw. fibrinös bis eiternd, 18); *Endokarditis* (19); *Leptomeningitis purulenta* (20); *Hirnabszeß* (21, vor allem bei Bronchiektasien, Lungenabszeß und/oder Pleuraempyem); *eitrige Otitis media,* oft mit *Mastoiditis* (22); *Arthritis purulenta* (23, besonders bei Kindern); *paralytischer Ileus* (24)

die daher dunkelrot erscheint und wesentlich schwerer ist als sonst. Mikroskopisch steht die Hyperämie im Vordergrund. Allerdings treten schon früh einzelne neutrophile Granulozyten, Erythrozyten und Exsudatflüssigkeit in die Alveolen aus. *Stadium der roten Hepatisation:* Dieses beginnt meistens im Verlauf des ersten Tages und erreicht am dritten Tag den Höhepunkt. Charakteristischerweise zeigt die Lunge nun makroskopisch eine »leberartige« Beschaffenheit mit feingranulierter, »wenig feuchter« Schnittfläche. Bei der mikroskopischen Betrachtung findet man in den Alveolen ein dichtes Netz von Fibrinfäden mit eingelagerten Erythrozyten. Leukozyten sind in dieser Phase noch nicht sehr zahlreich vertreten. Wir haben es jetzt im Grunde genommen mit einer *fibrinös-hämorrhagischen Entzündung* zu tun, wobei das geronnene Exsudat z. T. auch die Bronchien ausfüllen kann. Das *Stadium der grauen (oder grauroten) Hepatisation* trifft man überwiegend zwischen dem 3. und 5. Tag. Von bloßem Auge sieht die Schnittfläche der Lunge, die immer noch eine leberähnliche Konsistenz besitzt, abgeblaßt aus. Mikroskopisch stellt man einen Rückgang der Hyperämie fest. Die Kapillaren erscheinen sogar durch das voluminöse Exsudat in den Alveolen z. T. komprimiert. Im Exsudat sind nun zahlreiche neutrophile Granulozyten aufgetreten, während die relative Menge von Fibrin eher etwas vermindert erscheint, und auch erhaltene Erythrozyten nicht mehr im Vordergrund stehen. Hier liegt demnach vorwiegend eine *fibrinös-leukozytäre Entzündungsform* vor.

Das *Stadium der gelben Hepatisation* entwickelt sich insbesondere in Fällen, in denen die Auflösung des Exsudats auf sich warten läßt, und die Lyse beispielsweise erst am 9. Tag erfolgt. Die Schnittfläche hat nun einen gelblichen Farbton gewonnen, was auf einer zunehmenden Verfettung der Granulozyten und der in steigender Zahl hinzugetretenen Alveolarmakrophagen beruht. Die Erythrozyten werden weiter abgebaut, teilweise unter dem Bild der Erythrophagozytose durch Makrophagen. Die Fibrinfäden zerfallen in körnige Bruchstücke. Das *Stadium der Lyse wird gehäuft am 5.–9. Tag erreicht,* selten später. Die Lunge zeigt nun wieder eine weichere Konsistenz, wenn auch die Brüchigkeit erhöht bleibt. Der Farbton der Schnittfläche ist gelbgrau, manchmal mit einem bräunlichen Beiton. Vom eingeschnittenen Lungengewebe läßt sich reichlich dickflüssiges Material abstreifen. Mikroskopisch erkennt man eine Auflösung des Fibrins, eine Lockerung und teilweise Verflüssigung des Exsudats sowie eine Ablösung der Granulozyten durch Makrophagen, die »die Trümmer aufräumen und beseitigen«. Überdies machen sich Zeichen von Regeneration an den Alveolarwandzellen bemerkbar.

Komplikationen sog. fibrinöser Pneumonien: Kommt es nicht zur rechtzeitigen Lyse des Exsudats, sind die Voraussetzungen für eine bindegewebige Organisation des in den Alveolen liegenden Fibrins erfüllt. Dies ist vor allem dann der Fall, wenn zwischen der Fibrinmenge und den fibrinolytisch wirksamen Mechanismen (insbesondere den durch die Leukozyten vermittelten) ein Mißverhältnis zugunsten der ersteren besteht. Es gibt verschiedene Gründe für ein solches Geschehen. Bei *chronischem substantiellem Lungenemphysem* können – neben z. B. Schwierigkeiten des bronchialen Abtransports von Exsudatmassen – u. a. die Blutversorgung zu gering und der Alveolenraum zu groß sein, als daß sich eine ausreichende Zahl von Leukozyten darin ansammeln könnte. Eine Verzögerung des Fibrinabbaus ist aber auch bei *Leukopenie* (Mangel an Granulozyten und/oder Makrophagen) zu erwarten, ebenso bei einer allgemeinen *Störung der Fibrinolyse.* Ein weiterer Grund für ein Liegenbleiben fibrinösen Exsudats kann in einer *schwachen Immunabwehr* liegen, wobei der entzündungsauslösende Faktor länger als sonst und in vermehrtem Maß zur Auswirkung gelangt.

Die *bindegewebige Organisation* des intraalveolären, fibrinreichen Exsudats nimmt ihren Ursprung meistens von Septen im Bereich der Bronchioli respiratorii. Der Grund hierfür liegt wahrscheinlich darin, daß hier eine ausreichende Menge adventitiellen Bindegewebes vorhanden ist, das zur Reaktion und zur Bildung eines *Granulationsgewebes* befähigt ist. Die Sprossen von Granulationsgewebe füllen schließlich die Alveolen aus, die infolge Bildung faseriger Kommunikationen obliterieren. Damit haben wir zusammenfassend die Vorgänge geschildert, die zur *chronischen Pneumonie* überleiten: Man spricht von *Karnifikation der Lunge.* Schließlich kann es zu ausgedehnter *Vernarbung* kommen. Im pneumonisch veränderten Gewebe können sich *Abszesse* bilden, d. h. eitergefüllte Hohlräume, die durch Gewebeeinschmelzung entstanden sind (s. u.). Diese Abszesse überdauern in der Regel das Stadium der Lyse.

Postpneumonisches Pleuraempyem: Über dem pneumonisch veränderten Lappen findet sich fast immer eine *fibrinöse Pleuritis* gewissen Grades. Nach der Lyse der Lungenentzündung bildet sich diese jedoch meistens zurück. In gewissen Fällen kann es aber zur Eiteransammlung im Pleuraraum (Pleuraempyem) kommen, die in der Regel wesentlich länger andauert als die Pneumonie. Teilweise entsteht das Pleuraempyem durch Ruptur kleiner intrapulmonaler Abszesse in den Pleuraraum, z. T. unter Bildung bronchopleuraler Fisteln.

Der Verlauf der lobären Pneumonie wurde hier eingehend geschildert, weil sich bei vielen anderen Pneumonieformen ähnliche Vorgänge abspielen und vergleichbare Komplikationen auftreten können. Der Unterschied zur lobären Pneumonie liegt bei den meisten übrigen Arten der Lungenentzündung vor allem darin, daß die entzündlichen Prozesse mehr herdweise und nicht synchron stattfinden. Für den einzelnen Herd gilt aber weitgehend die besprochene Reihenfolge der Veränderungen.

- *Hyaline Membranen in Lungenalveolen* (S. 630) sind ein weiteres Beispiel einer vorwiegend fibrinösen Entzündung.
- Eine *»fibrinoide Verquellung«* von Bindegewebe findet man u. a. bei verschiedenen rheumatischen Erkrankungen, ferner bei gewissen Autoimmunprozessen (vgl. dazu S. 1148, ferner S. 1152 und 1158).

148. Eitrige und andere vorwiegend granulozytäre Entzündungen

148.1. Begriffe und allgemeine Bemerkungen zur Ätiologie

Definitionen: Kommt es bei entzündlichen Reaktionen zu einer massiven Auswanderung von Granulozyten, spricht man von einem *fibrinös-leukozytären* bzw. *leukozytären Exsudat* und – falls fast ausschließlich dichtgelagerte Granulozyten vorhanden sind – von einer *eitrigen (purulenten) Entzündung. Eiter (Pus)* besteht aus massenhaft Granulozyten, die teilweise verfettet und/oder zugrunde gegangen sein können, und enthält in der Regel auch Detritus, Makrophagen, Exsudatflüssigkeit sowie – je nach Ursache und Lokalisation der purulenten Entzündung – Bakterien und Sekretbeimengungen. Fast immer enthält der Eiter weit überwiegend neutrophile Granulozyten. In seltenen Fällen beobachtet man aber einen aus eosinophilen Granulozyten bestehenden Eiter, z. B. bei der sog. eosinophilen abszedierenden Lymphadenitis. Je nach der Zusammensetzung eines purulenten Exsudats unterscheidet man:

– *eine rein eitrige Entzündung,* bei der das Exsudat eine rahmige Beschaffenheit hat und – je nach dem Erreger – eine gelbliche, weißliche oder grünliche Farbe aufweist;
– *eine fibrinös-eitrige Entzündung,* die durch die Bildung von Eiter sowie reichlich Fibrin ausgezeichnet ist;
– *eine sero-fibrinöse und eitrige Entzündung,* wobei der Eiter infolge Beimengung von serösem Exsudat flüssig erscheint;
– *eine eitrig-hämorrhagische Entzündung,* bei der der Eiter reichlich Erythrozyten enthält;
– *eine eitrig-nekrotisierende Entzündung, bei der neben den Granulozyten nekrotisches Gewebe und/oder Zelltrümmer im Vordergrund stehen;*
– *eine schleimig-eitrige Entzündung,* die durch ein Gemisch von Schleim und Eiter gekennzeichnet ist.

Die lateinische Namengebung für diese Entzündungsformen lautet z. B. Pleuritis *»purulenta«, »fibrino-purulenta«, »serofibrinosa et purulenta«, »purulenta et haemorrhagica«, »purulenta et necroticans«* u. a. m. Schleimigeitrigen Entzündungen begegnet man in schleimhaltigen Kanälen bzw. Hohlraumsystemen: z. B. Bronchitis *»mucopurulenta«.*

Die *abszedierende und die phlegmonöse Entzündung,* die auch mit mehr oder weniger deutlicher Eiterbildung einhergeht, kommen weiter unten zur Sprache (S. 1336ff.).

Ätiologie: Purulente Entzündungen beruhen in der überwiegenden Mehrzahl der Fälle auf einer Infektion durch sog. *pyogene Keime.* Dazu gehören u. a.:

– *Staphylokokken,* insbesondere der Hämolysin- und Koagulase-positive Staphylococcus aureus, der als Saprophyt an der Hautoberfläche vorkommt, durch Wunden, Haarfollikel und Schweißdrüsen eindringen und auf diese Weise eitrige Entzündungen hervorrufen kann. Staphylokokkeninfektionen der inneren Organe sind besonders gefürchtet. Staphylococcus citreus und Staphylococcus albus haben geringere pathogene Eigenschaften.
– *Streptokokken,* vor allem hämolysierende Streptokokken der Gruppe A (α-Hämolyse = unvollständig (»viridans«), β-Hämolyse = vollständig. Sog. γ-Streptokokken haben keine hämolytische Wirkung).
– *Pneumokokken (Streptococcus pneumoniae),*
– *Meningokokken (Neisseria meningitidis),*
– *Gonokokken (Neisseria gonorrhoeae),*
– *Haemophilus influenzae,*
– verschiedene *gramnegative Keime,* z. B. E. coli, Pyocyaneus, Pseudomonas aeruginosa, Proteus u. a. m.
– *Chlamydien* neigen auch zur Erzeugung einer eitrigen Entzündung, etwa bei der Katzenkratzkrankheit.
– *Aktinomyzeten, Eumyzeten* u. a. m.

In besonderen Fällen kann eine purulente Entzündung auch durch *unbelebte Agentien* hervorgerufen werden: Sog. *sterile* oder *aseptische Eiterung,* wie sie um Fremdkörper herum oder – im Tierversuch – nach lokaler Injektion von Substanzen wie Krotonöl vorkommt.

Nachfolgend sollen die *wichtigsten Typen der eitrigen Entzündung* besprochen werden (Abb. 182).

148.2. Der schleimig-eitrige und der eitrige »Katarrh«

Ätiologie: Die eitrige Komponente, die sich an einen serösen oder mukoserösen »Katarrh« anschließen kann, wird fast immer durch eine bakterielle Superinfektion herbeigeführt; diese geht z. T. von den als Schmarotzern auf den Schleimhäuten lebenden Keimen aus. Im Fall der Schleimhäute des *oberen Respirationstraktes* handelt es sich in erster Linie um Pneumokokken, ferner Haemophilus influenzae oder Neisseria catarrhalis, u. U. auch um Staphylokokken, seltener Streptokokken, E. coli, Pseudomonas aeruginosa, Klebsiellen oder Salmonellen.

Abgesehen vom oberen Respirationstrakt kommen eitrige Katarrhe auch in *anderen, von Schleimhaut ausgekleideten Hohlorganen* vor. Man denke an die *Cervicitis* und *Salpingitis purulenta,* die u. a. auf einer gonorrhoischen Infektion beruhen können, ferner an die *Pyelitis* und *Cystitis purulenta,* die *Urethritis purulenta,* die *Cholecystitis* und *Cholangitis purulenta* sowie viele andere Lokalisationen und Ursachen.

Makroskopisch erscheinen die Schleimhäute im akuten Stadium injiziert und geschwellt, bei chronischen Prozessen sind sie oft nur etwas verdickt, aber nicht vermehrt durchblutet. Im Lumen befindet sich typischerweise ein mukopurulentes, wechselnd dick- und/oder zähflüssiges, gelbliches bis leicht grünliches, »rahmiges« Material. In schweren Fällen kann die Lichtung kleiner Hohlräume, wie der peripheren Bronchien, durch diesen mit Schleim vermengten Eiter verschlossen werden.

Mikroskopisch erkennt man bei akuten Schüben die Schleimhauthyperämie mit vermehrten randständigen neutrophilen Granulozyten in den erweiterten Gefäßen der terminalen Strombahn. Im ödematös aufgelockerten Bindegewebe finden sich ziemlich reichlich neutrophile Granulozyten. Diese Zellart ist auch im Lumen vorherrschend. Bei chronischem *mukopurulentem Katarrh* vermißt man in der Regel eine nennenswerte aktive Hyperämie, und es finden sich in der Schleimhaut auch zahlreiche Lymphozyten, hie und da Lymphfollikel mit Keimzentren, ferner Plasmazellen und – falls es sich um besondere allergische Reaktio-

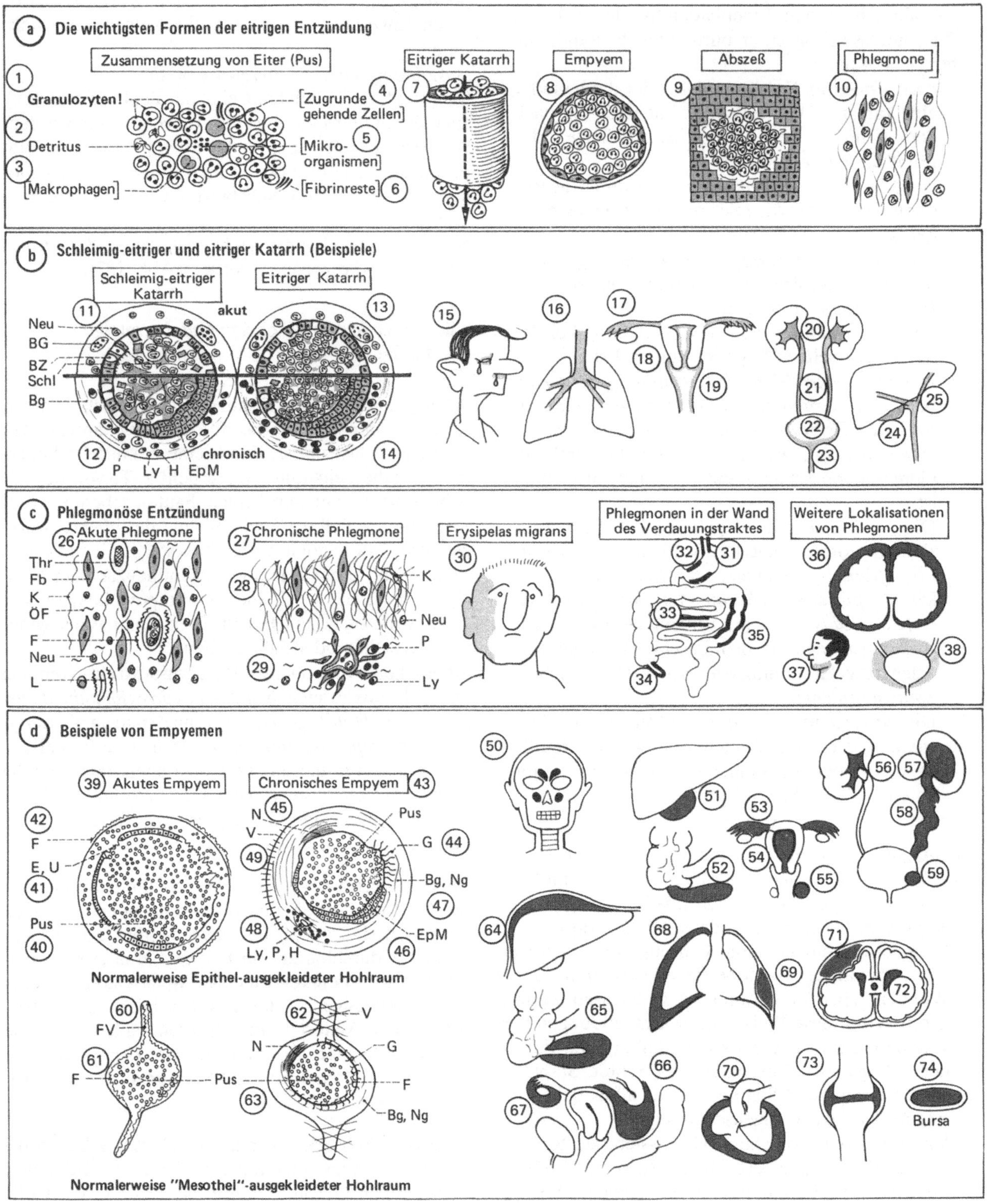

Abb. 182a–d. *Eitrige Entzündungen, mit besonderer Berücksichtigung der nicht abszedierenden Formen.* **a** *Die wichtigsten Formen der eitrigen Entzündung. Eitrige (purulente) Entzündungen* werden meistens durch sog. *pyogene Keime* hervorgerufen, z. B.: Staphylococcus aureus (Hämolysin- und Koagulase-positiv), Staphylococcus epidermidis, Streptococcus pyogenes (Lancefield Gruppe A), Streptococcus pneumoniae (Pneumococcus), Neisseria meningitidis, Neisseria gonorrhoeae, Haemophilus influenzae, Escherichia coli, Pseudomonas aeruginosa, Proteus, Chlamydien, Aktinomyzeten, Eumyzeten u. a. m. Man kennt aber auch *sterile eitrige Entzündungen* (Tierexperimentell: z. B. Krotonöl-Abszeß). *Eiter (Pus) i. e. S.* besteht aus dicht gelagerten neutrophilen (nur ausnahmsweise eosinophilen) Granulozyten (1) und Detritus (2). Meistens findet man in purulenten Exsudaten auch zugrundegehende Zellen (4), Makrophagen (3), ferner z. T. Mikroorganismen (5) und Fibrinreste (6). Von *eitri-*

Abb. 182 a–d (Fortsetzung)

gem Katarrh (7) reden wir, wenn sich die purulente Entzündung an der Oberfläche einer mehr oder weniger noch erhaltenen Schleimhaut abspielt; mit dem Begriff »Katarrh« ist ein »Hinunterfließen« des Exsudats verbunden. *Empyeme* (8) sind präexistente Hohlräume mit purulentem Inhalt, während beim *Abszeß* (9) die eitergefüllte Kavität durch das entzündungsauslösende Agens bzw. die Entzündung selbst entstanden ist, d. h. infolge Gewebeauflösung. *Phlegmonen* (10) kennzeichnen sich durch eine diffuse Infiltration – in der Regel von Bindegewebsräumen – durch neutrophile Granulozyten: Die Bezeichnung »eitrige Entzündung« ist hier nur beschränkt zutreffend, wird aber angewandt. **b** *Schleimig-eitriger und eitriger Katarrh (Beispiele).* Im Gegensatz zum mehr oder weniger rein *eitrigen Katarrh* (13, 14) sind beim *schleimig-eitrigen Katarrh* (11, 12, sog. *mukopurulente Entzündung*) dem Pus-haltigen Sekret auch erhebliche Mengen von Muzinen oder Pseudomuzinen beigemengt. Beide Formen können *akut* auftreten (11, 13), wobei die Wand alle Kennzeichen der akuten Entzündung aufweist, und es auch zu Epitheldesquamation kommt (Neu = neutrophile Granulozyten; BG = Blutgefäße, hier hyperämisch; BZ = Becherzellen; Schl = Schleim). Bei chronischem Verlauf (12, 14) macht sich ein Wechsel in der Zusammensetzung des entzündlichen Wandinfiltrats bemerkbar, indem vermehrt Lymphozyten (Ly), Plasmazellen (P) und Histiozyten (H) in Erscheinung treten. Mit der Zeit entwickelt sich eine Wandfibrose wechselnden Grades (Bg = Bindegewebe). Bei länger dauernder schwerer eitriger Entzündung erfährt das Epithel z. T. eine Metaplasie, z. B. zu mehrschichtigem Pflasterepithel (EpM). Häufig haben wir es mit *akuten Schüben einer chronischen Entzündung* zu tun. Typische *Beispiele* von schleimig-eitrigem oder eitrigem Katarrh sind u. a. die *Rhinitis* (15) und *Tracheobronchitis (16) mucopurulenta s. purulenta,* seltener die *Conjunctivitis purulenta* (15). Im Bereich des weiblichen Genitale begegnet man der *Salpingitis* (17), *Endocervicitis* (18, z. T. auch *Endometritis)* sowie – meist als Folge einer eitrigen Entzündung des Zervikalkanals – der *Vaginitis purulenta* (19). Von den eitrig-katarrhalischen Entzündungen im Harntrakt, die sich vor allem bei Abflußstörungen entwickeln, sind die *Pyelitis* (20), damit verbunden z. T. die *Ureteritis* (21), die *Cystitis* (22) und die *Urethritis purulenta* zu nennen (23), letztere z. B. im Fall von Gonorrhoe oder Reiter'schem Syndrom beim Mann. Purulente *Cholezystitiden* (24) und *Cholangiitiden* (25) beobachten wir hauptsächlich bei extrahepatischen Gallengangsverschlüssen bzw. Steinleiden, im Fall der Gallenblase u. a. auch bei Typhus abdominalis. **c** *Phlegmonöse Entzündung.* Die *diffuse Ausbreitung der Phlegmone* in Bindegewebsräumen, die vor allem bei Streptokokkeninfektionen gesehen wird, schrieb man z. T. der Wirkung der *bakteriellen Hyaluronidase* zu (?). Bei der *akuten phlegmonösen Entzündung* (26) erscheint das Gewebe aufgelockert, diffus von zahlreichen neutrophilen Granulozyten durchsetzt, die randständig auch in Blutgefäßen vorhanden sind. Vor allem perivaskulär kann da und dort etwas Fibrin (F) nachgewiesen werden. In wechselnder Zahl finden sich thrombotisch verschlossene kleine Gefäße (Thr = Thromben; Fb = Fibroblasten bzw. Fibrozyten; K = Kollagen; ÖF = Ödemflüssigkeit; L = Lymphgefäß, z. T. eng, z. T. erweitert). Bei der *chronischen Phlegmone* (27) steht z. T. die Bindegewebsvermehrung im Vordergrund (28, sog. »*Holzphlegmone*«), und/oder es kommt zu einem mächtigen *Lymphödem* mit perivaskulärer Bindegewebsneubildung und Aussprossen kleiner Gefäße (29, z. B. bei *Elephantiasis nostras streptogenes*). Bei chronisch-phlegmonösen Entzündungen erkennen wir – hauptsächlich um Venolen herum – meist auch lympho-plasmozytäre Infiltrate. Zu den bekannten Phlegmonen gehören u. a. das *Erysipel* (30, »Wundrose«), das fast immer durch Streptokokken verursacht wird, seinen Ausgang von Rhagaden, kleinen Stichen u. a. nimmt und sich in der Lederhaut ausbreitet, ferner *Wandphlegmonen im Verdauungstrakt (Oesophagitis-Mediastinitis* (31), *Gastritis* (32), *Enteritis* (33), *Appendicitis* (34, häufig) und *Colitis phlegmonosa* (35). Gefürchtet sind z. B. die *Mundbodenphlegmone* (37) und die »*Urinphlegmone*« (38). Auch die *Leptomeningitis purulenta* muß – streng genommen – zu den Phlegmonen gezählt werden, da es sich hier um einen Bindegewebsraum handelt (36). **d** *Beispiele von Empyemen.* Empyeme sind Eiteransammlungen in präformierten Hohlräumen, die normalerweise entweder von einem *Epithel* (39–59) oder von einem *Mesothel* bzw. – im Fall von Gelenken, Sehnenscheiden und Bursen – einer *synovialen Deckzellenschicht* ausgekleidet sind (60–74). Im Gegensatz zum eitrigen Katarrh fließt der Eiter aus Empyemen nicht ab, sondern bleibt liegen und nimmt öfters an Menge zu (z. B. 40). Beim *akuten Empyem* in epithelhaltigen Hohlräumen finden sich an der Innenfläche nicht selten Erosionen (E), die sich zu flächenhaften Ulzerationen (U, 41) vertiefen bzw. ausdehnen können; die Wand ist akut-entzündlich verändert und an der Oberfläche (z. B. Serosa, 42) erkennt man in den meisten Fällen zumindest einen fibrinösen Belag (F, 42). Beim *chronischen Empyem* in ursprünglich von Epithel ausgekleideten Hohlräumen beobachten wir oft flächige, granulierende (G) Ulzera (44) oder frische Nekrosezonen an der Innenfläche (N, 45), manchmal auch Epithelmetaplasie (z. B. Plattenepithelmetaplasie bei chronischem Empyem der Gallenblase, 46). Die Wand des Hohlraums zeigt mit zunehmender Dauer des Geschehens eine narbige Verdikkung (Ng = Narbengewebe, 47) bzw. eine diffuse Bindegewebsvermehrung (Bg = Bindegewebe, 47). Perivaskulär liegen in der Regel ziemlich dichte Infiltrate vor allem von Lymphozyten und Plasmazellen (48). Häufig bestehen bindegewebige Verwachsungen (V, 49) mit der Umgebung. Dem Arzt wohlbekannt sind z. B. Empyeme der *Nasennebenhöhlen* (50), der *Gallenblase* (51), der *Appendix* (52), der *Tuben* (53, *Pyosalpinx*), des *Cavum uteri* (54, *Pyometra*), der *Bartholin'schen Drüsen* (55, z. T. fälschlicherweise als »Abszeß« bezeichnet), des *Nierenbeckens* (56, *Pyonephrose,* z. B. bei Abflußhindernis am Ureterabgang infolge Steinleidens), des *Nierenbeckens und des Ureters* (57, 58, Pyonephrose und *Pyoureter,* z. B. bei Hindernis an der Uretermündung), u. U. Empyem eines Pseudodivertikels der Harnblase (59), *Pyocephalus internus* (72) u. a. *Akute Empyeme in serösen Höhlen, Gelenken, Sehnenscheiden und Bursen* (61) lassen nicht selten in den Randbezirken eine fibrinöse Verklebung (FV) erkennen (60); auch an der Innenseite des eitergefüllten Hohlraums fehlen fibrinöse Beläge selten (F). Bei *Chronizität* des Prozesses entsteht in den inneren Wandschichten in der Regel Granulationsgewebe, das die Fibrinmassen organisiert und nach außen zu in älteres Bindegewebe und schließlich Narbengewebe übergeht (63). Stellen, an denen sich die fibrinöse Verklebung nicht gelöst hat, lassen später eine bindegewebige Verwachsung erkennen (62). Beispiele für *abgekapselte Empyeme* im Bereich des Peritonealraums gibt es in großer Zahl; teilweise werden sie fälschlicherweise als *»Abszesse«* bezeichnet: *»Subphrenischer Abszeß«* (64, z. B. nach Durchbruch eines Leberabszesses oder bei Übergreifen eines eiternden Pleuraprozesses auf die Zwerchfellunterseite), *»perityphli(ti)scher (»periappendizitischer«) Abszeß«* (65, nach Perforation der Appendix), *»Douglas-Abszeß«* (66), »*Tuboovarial-Abszeß*« (67) u. a. m. *Pleuraempyeme* können *diffus* (68) oder *abgekapselt* (69) sein. *Herzbeutelempyeme* (70) und *Subduralempyeme* (71) gehören zu den selteneren Beobachtungen. Bei *Gelenkempyemen* (73, *Pyarthros*) erleidet der Knorpel oft ziemlich rasch einen Schaden, und es kann infolge Verwachsungen zu einer Versteifung des Gelenkes kommen. Eine *Bursitis purulenta* (74) entspricht ebenfalls einem Empyem. Die Folgen und Komplikationen der Empyeme hängen zum guten Teil vom Verlauf des Grundleidens ab. Wichtig ist deren rechtzeitige *Drainage,* da sich sonst Rupturen, schwere Schwartenbildungen (z. B. mit Verkalkung), eine Bakteriämie und/oder andere Komplikationen einstellen können

nen handelt – auch eosinophile Granulozyten. Im Lumen liegt aber, wie bei den akuten Formen, schleimig-eitriges Material, das vorwiegend neutrophile Granulozyten enthält. Bei rein *purulentem Katarrh* findet sich fast kein Schleim in der Lichtung.

Verlauf: In vielen Fällen, vor allem bei eitriger Entzündung der Bronchien, kommt es nach einiger Zeit zu einer Restitutio ad integrum. Entstehen bei schwerem eitrigem Katarrh Epithelläsionen im Sinn von Erosionen, können diese durch Regeneration wieder behoben werden (S. 146).

Beispiele:
- Bei der gewöhnlichen »*Erkältung*« (»*common cold*«) sind ursächlich meistens Viren im Spiel (u. a. Rhinoviren, Adenoviren, »respiratory syncytial virus«, Parainfluenzaviren, Coxsakkieviren, ECHO-Viren und Coronaviren). Nachträglich kann es zu einer *bakteriellen Superinfektion* kommen, z. B. durch Pneumokokken, Haemophilus influenza, Neisseria catarrhalis, u. U. auch durch Staphylokokken, Klebsiella pneumoniae, Pseudomonas und/oder koliforme Stäbchen: Stark eitrige Bronchitiden sind meistens bakterieller Natur.
- Eine *Salpingitis purulenta* ist häufig durch Gonokokken bedingt, kommt aber auch bei Infektionen durch andere Keime, wie Bacteroides fragilis oder anaerobe Gram-positive Kokken, vor.
- Die *eitrige Urethritis* beim Mann beruht ebenfalls öfters auf einer Gonorrhoe; nichtgonorrhoische Formen werden u. U. durch Chlamydia oculogenitalis, vielleicht auch Ureaplasma urealyticum u. a. verursacht.

148.3. Phlegmone (phlegmonöse Entzündungen)

Definition: Unter einer *Phlegmone* versteht man eine, vor allem in locker gebauten Geweberäumen ausgebreitete, unscharf begrenzte Entzündung, bei der das Exsudat vorwiegend aus dichtliegenden Granulozyten besteht und demnach z. T. dem Eiter ähnelt *(phlegmonöse Entzündung)*. Im Gegensatz zu Abszessen findet eine umschriebene eitrige Gewebseinschmelzung nicht statt.
Allerdings kommen *Kombinationen von phlegmonöser und abszedierender Entzündung vor (z. B. Appendicitis acuta ulcerophlegmonosa et abscedens)*. Phlegmonöse Entzündungen verlaufen *perakut* oder *akut*, können aber u. U. in ein *chronisches Stadium* übergehen, wobei sich eine starke Bindegewebsvermehrung bemerkbar macht *(»Holzphlegmone«)*. Das sog. *Erysipel* ist eine, meist durch Streptokokken verursachte Hautphlegmone.

Viele Pathologen sprechen von der Phlegmone als einer »eitrigen« Entzündung, obschon die Dichte der Granulozytenlagerung bei der letzteren sonst erheblich größer ist und obgleich man bei phlegmonösen Entzündungen den Eiter makroskopisch oft nicht erkennen kann. Wir ersehen daraus, daß der Begriff »eitrig« nicht eng definiert ist.

Ätiologie und **Pathogenese:** Phlegmonen beruhen fast immer auf einer Infektion durch Kokken, meistens Streptokokken, die u. U. durch Abgabe von Hyaluronidase und den damit hervorgerufenen Abbau von Teilen des Stützgewebes selbst die diffuse Propagation fördern (»*spreading effect*«?). An der z. T. sehr raschen Ausbreitung ist aber u. a. auch die fibrinolytische Wirkung mitbeteiligt, die Streptokokken entfalten können.

Makroskopisch ist das entzündlich veränderte Gewebe gerötet und deutlich geschwollen. Straffes Bindegewebe, wie Faszien und die Lederhaut, kann unter hoher Spannung stehen und schon aus diesem Grund starke Schmerzen verursachen. Beim Einschneiden des Gewebes entleert sich ein trüber, leicht blutig tingierter Saft, und auf der Schnittfläche erkennt man hie und da die Andeutung einer gelblichen Streifung, sog. »Eiterstraßen«.

Mikroskopisch findet man das Gewebe im akuten Stadium stark aufgelockert und dicht diffus von neutrophilen Granulozyten infiltriert. Diese Zellen liegen auch gehäuft der Innenwand der dilatierten kleinen Blutgefäße an. Im entzündlichen Exsudat treten überdies in wechselnder Menge Erythrozyten, ferner Histiozyten/Makrophagen sowie andere Zellarten auf. Mit besonderen Methoden läßt sich zeigen, daß ein Teil des granulären oder fädigen eosinophilen Materials inmitten des Exsudats Fibrin ist. Andere Blutplasmaeiweiße sind aber auch vertreten.

Folgen: Falls es – z. B. mit Hilfe von Antibiotika – gelingt, eine Phlegmone rasch zum Rückgang zu bringen, kann es zur völligen *Restitutio ad integrum* kommen. Tritt die phlegmonöse Entzündung dagegen in ein *chronisches Stadium* über, wird die exsudative Reaktion schrittweise von einer produktiv-proliferativen abgelöst. Über die Bildung von Granulationsgewebe wird damit die Vernarbung eingeleitet. Nekrosen gehören nicht zum charakteristischen Bild der Phlegmone. Ein örtlicher Gewebsuntergang kann aber doch dann und wann auftreten, etwa nach einem infektiös-entzündlich ausgelösten thrombotischen Gefäßverschluß.

Beispiele *phlegmonöser Entzündungen:*
- Sog. *Weichteilphlegmonen* können in allen Körpergebieten vorkommen. Von außen erkennbare Formen sind oft im Bereich des Halses oder der Extremitäten lokalisiert (z. B. an Händen). Sie breiten sich mit Vorliebe in den locker gefügten Bindegewebsräumen zwischen Muskellagen oder anderem Parenchym, ferner in der Subkutis aus. Manchmal spielt die Schwerkraft bei ihrer Propagation eine erhebliche Rolle. Von besonderer Gefährlichkeit ist die *Mundbodenphlegmone*, die z. B. von einer Periodontitis, Tonsillitis oder von ulzerierenden Zungenkarzinomen ihren Ausgang nehmen kann. Die phlegmonöse Infiltration dehnt sich in der Regel nach unten aus, kann den Larynx erfassen (Gefahr des akuten *Larynxödems* bzw. einer *Larynxphlegmone*) oder sich ins Mediastinum fortsetzen *(Mediastinitis phlegmonosa)*.
- *Erysipel (Wundrose):* Die Keime – meistens Streptokokken – dringen durch Stichkanäle, Wunden, Risse, Rhagaden und andere Hautläsionen ein und breiten sich in den Bindegewebs-

schichten aus. Die Haut erscheint makroskopisch stark gerötet und geschwollen; sie zeigt wegen der Ausdehnung (Gewebespannung) eine erhöhte Konsistenz. Mikroskopisch fallen ein erhebliches Ödem sowie diffuse, dichte Infiltrate von neutrophilen Granulozyten auf, die oft alle Schichten der Dermis und Teile der benachbarten Subcutis durchsetzen. Die dilatierten kleinen Blutgefäße enthalten vermehrt randständige neutrophile Granulozyten. Diese trifft man auch in den erweiterten Lymphspalten und -gefäßen. Bei starker Ansammlung von Oedemflüssigkeit treten hie und da subepidermale Bullae auf. Die Gramfärbung gestattet in der Regel einen raschen Nachweis der Kokken.

- *Phlegmonöse Entzündungen im Verdauungstrakt:* In der Wand des Digestionstrakts und seiner Anhangsorgane entstehen umschriebene *Wandphlegmonen* nicht selten als Folge der Ausbreitung einer Infektion, die sich aus Erosionen oder Ulzera entwickelt hat. Auch hier sind Streptokokken ursächlich beteiligt, wenn auch nicht mit derselben Häufigkeit wie bei Haut- oder sog. Weichteilphlegmonen. Klassische Beispiele für diese Gruppe sind die *Appendicitis acuta ulcero-phlegmonosa* (S. 698), die *phlegmonöse Cholecystitis,* die *phlegmonöse Gastritis* sowie die *phlegmonöse Enteritis* oder *Colitis,* die oft nur einen bestimmten Bereich der Wand erfassen. Gut bekannt sind ferner *phlemonöse Oesophagitiden* und *Mediastinitiden* nach Perforation der Speiseröhre durch einen Knochensplitter, der in der Nahrung versteckt war.
- *Leptomeningitis purulenta:* Da das Cavum subarachnoidale einem sehr locker gefügten Maschennetz von Stützgewebezellen entspricht, gehört die eitrige Hirnhautentzündung – streng genommen – zu der Gruppe der phlegmonösen Prozesse, wenn hier auch der Eiter makroskopisch deutlicher als bei anderen Phlegmonen sichtbar ist. Das purulente Exsudat findet sich, der Schwerkraft folgend, öfters an den basalen Partien in größerer Menge. Es gibt aber zahlreiche Ausnahmen dieser Regel, indem die sog. Konvexitätsmeningitis (Haubenmeningitis) nicht nur bei der Meningitis epidemica sondern auch bei Entzündungen anderer Ätiologie angetroffen wird.

Für die Leptomeningitis purulenta kommen folgende Infektionswege in Betracht:

- *Meningitis epidemica,* verursacht durch Meningokokken, die die weichen Hirnhäute vor allem auf dem Blutweg erreichen;
- durch *hämatogene Verschleppung pyogener Keime,* z. B. bei Bronchitis purulenta, Bronchiektasen, Lungenabszessen, Pleuraempyem, ferner bei Abszessen und Empyemen anderer Lokalisationen sowie bei Sepsis.

per continuitatem bzw. über Liquor- und/oder Lymphwege:

- bei *purulenter Entzündung in Nasennebenhöhlen, Otitis media purulenta,* mit oder ohne Entwicklung einer eitrigen Osteomyelitis im dazwischenliegenden Knochen;
- bei *Infektionen über penetrierende äußere und innere Verletzungen im Schädelbereich,* wobei eine Kommunikation mit bakterienhaltigen Gebieten geschaffen wurde;
- über eine *infektiöse Thrombose,* etwa der Vena angularis und des Sinus cavernosus nach Nasen- oder Oberlippenfurunkel, oder des Sinus sigmoideus nach eitriger Mittelohrentzündung und Umgebungsosteomyelitis;
- Durchbruch oder Fortleitung eines *Hirnabszesses.*

148.4. Abszesse (abszedierende Entzündungen)

Definition: Als »*Abszeß*« bezeichnet man einen durch Gewebezerstörung bzw. Gewebezerfall entstandenen, eitergefüllten Hohlraum, in dessen Umgebung eine heftige leukozytäre, später auch proliferative, Entzündung die sog. *pyogene Membran (Abszeßmembran)* bildet. Im Abszeßeiter können Reste nekrotischen Gewebes, sog. *Sequester,* vorhanden sein. Eine Entzündung, die zur Abszeßbildung führt, nennt man »*abszedierend*« (z. B. *Cholangiohepatitis abscedens*). Abszesse können *akut* entstehen. Falls es nicht zu einer Abszeßentleerung kommt, und der Abszeß narbig und/oder zystisch abheilt, bildet sich u. U. ein *chronischer Abszeß*; dies ist vor allem bei Überleben bzw. Vermehrung der pyogenen Keime im Abszeßinnern der Fall.
Verschiedene Abszesse tragen besondere Namen. Entsteht in einem Infarkt – durch Superinfektion des nekrotischen Gewebes – nachträglich ein Abszeß, spricht man von *Infarktabszeß.* Beim *Furunkel* handelt es sich um eine Folliculitis abscedens im Haut-Unterhaut-Bereich; *Karbunkel* entsprechen einem Konglomerat von Furunkeln. Der sog. *Brodie-Abszeß* entspricht einer umschriebenen Osteomyelitis abscendens ohne erhebliche Knochendestruktion, wobei sich mit der Zeit in der Abszeßumgebung ein sklerotischer Knochensaum bilden kann, und ein Abszeß nicht mehr vorgefunden wird.
Nicht alle eitrigen Prozesse, die im medizinischen Sprachgebrauch »Abszeß« heißen, sind echte Abszesse: Beim sog. »*kalten Abszeß*« haben wir es mit einer käsigen Nekrose bei Tuberkulose zu tun. *Subphrenische* und *periappendizitische* »*Abszesse*« entsprechen in den meisten Fällen einem Empyem (s. u.), da der Eiter oft in einem präformierten Hohlraum liegt.

Diese Umschreibungen sollen deutlich machen, daß bei der Abszedierung mit der Eiteransammlung eine Einschmelzung des Gewebes verbunden ist. Der Eiter enthält als obligaten Bestandteil massenhaft Granulozyten, fast immer Neutrophhile, daneben Detritus, u. U. pyogene Keime, ferner Makrophagen. Bei den meisten Abszessen beruht die zentrale Gewebsnekrose auf der schädigenden Wirkung des entzündungsauslösenden Agens, meistens pyogene Mikroorganismen, sowie dem gewebeauflösenden Effekt der lysosomalen Leukozytenenzyme. Es kann aber auch zur nachträglichen Abszedierung eines nekrotischen Gewebebezirks kommen.

Ätiologie: Abszesse können durch zahlreiche sog. *pyogene Keime* erzeugt werden. Zu den wichtigsten pathogenen Erregern dieser Gruppe gehören:

- Staphylokokken, vor allem Staphylococcus aureus

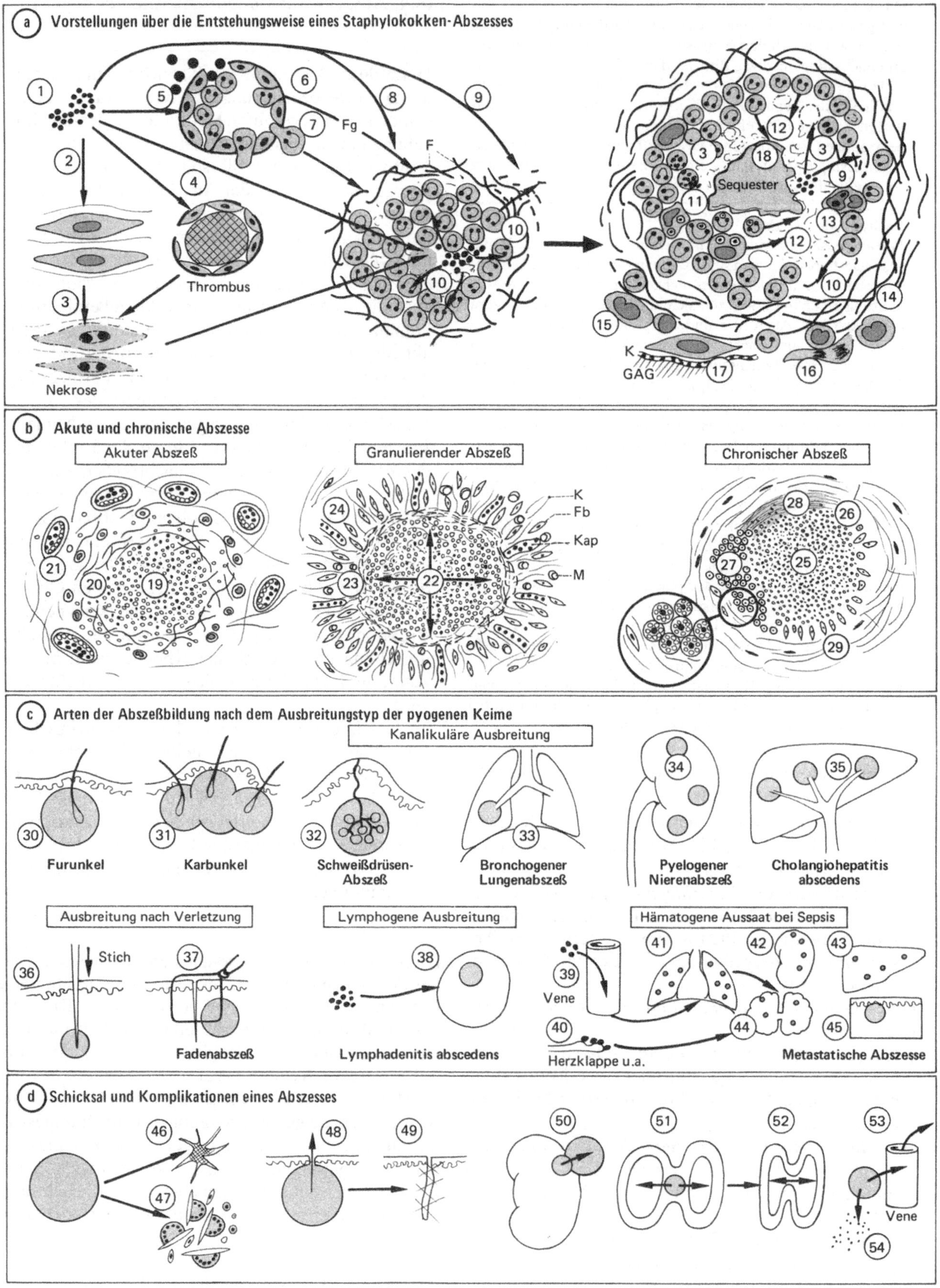

a Vorstellungen über die Entstehungsweise eines Staphylokokken-Abszesses
1
2
3
4
5
6
7
8
9
10
Fg
F
Thrombus
Nekrose
11
12
13
14
15
16
17
18
Sequester
K
GAG
b Akute und chronische Abszesse
Akuter Abszeß
Granulierender Abszeß
Chronischer Abszeß
19
20
21
22
23
24
K
Fb
Kap
M
25
26
27
28
29
c Arten der Abszeßbildung nach dem Ausbreitungstyp der pyogenen Keime
Kanalikuläre Ausbreitung
30
Furunkel
31
Karbunkel
32
Schweißdrüsen-Abszeß
33
Bronchogener Lungenabszeß
34
Pyelogener Nierenabszeß
35
Cholangiohepatitis abscedens
Ausbreitung nach Verletzung
36
Stich
37
Fadenabszeß
Lymphogene Ausbreitung
38
Lymphadenitis abscedens
Hämatogene Aussaat bei Sepsis
39
Vene
40
Herzklappe u.a.
41
42
43
44
45
Metastatische Abszesse
d Schicksal und Komplikationen eines Abszesses
46
47
48
49
50
51
52
53
Vene
54

Abb. 183a–d. *Abszesse.* **a** *Vorstellungen über die Entstehungsweise eines Staphylokokken-Abszesses.* Pyogene *Staphylokokken* (1) vermögen direkt, d. h. durch *Exotoxine, Leukozidin* u. a. m., zellschädigend zu wirken (2) und eine umschriebene *Gewebsnekrose* herbeizuführen (3). Im Zuge dieses Geschehens kann es – über eine Gefäßwandschädigung – auch zur *Thrombosierung* nicht nur kleiner Venen, sondern auch kleiner Arterien kommen (4), so daß sich zu toxischen oft noch ischämische Schäden gesellen. Nicht verschlossene Blutgefäße erfahren eine *Permeabilitätserhöhung* (5), verbunden mit Austritt von Plasmaproteinen, u. a. auch *Fibrinogen* (Fg, 6), das infolge Aktivierung der Gerinnung bzw. unter dem Einfluß von *Staphylokoagulase* bald in *Fibrin* (F) umgewandelt werden kann (8). Die gefäßschädigende Wirkung der Staphylokokkenexotoxine bewirkt überdies nicht selten kleine *Blutungen* (5). Zytotaxine für *neutrophile Granulozyten* führen zum Austritt und zur Ansammlung dieser Zellen um die Mikroorganismen und die initiale Gewebsläsion herum (10). Enzyme von Neutrophilen beteiligen sich sowohl an der Bildung als auch am Abbau von Fibrin, das zudem von der *Staphylokinase* gespalten werden kann (9). Die Phagozyten ihrerseits erleiden z. T. durch mikrobielle Toxine, wie *Leukozidin,* eine erhebliche Schädigung, so daß sie innerhalb des sich bildenden Abszesses oft zugrunde gehen (3 in der Skizze rechts). Andererseits zeigen die noch intakten Zellen eine oft lebhafte *Phagozytosetätigkeit,* an der sich mit der Zeit auch Makrophagen beteiligen (11), und die mit *Bakterizidie* sowie *Freisetzung von Enzymen und anderen Inhaltsstoffen* verbunden ist (12). Der letztgenannte Vorgang trägt wahrscheinlich in einem nicht unerheblichen Maß zum *weiteren Zelluntergang* und zur *Zerstörung ortständiger Bindegewebsfasern* bei; zudem treffen, offenbar durch stetige Bildung bzw. Freisetzung von Zytotaxinen angelockt, weitere Phagozyten im Eiterherd ein *(chemotaktische Wirkung).* Die sich mehr und mehr anhäufenden Trümmer *(Débris)* werden hauptsächlich von *Makrophagen endozytiert* und abgebaut (13). Schließlich steigert sich die *Fibrinolyse* durch eine vermehrte Freisetzung von Plasminogen und Plasminogenaktivator aus Phagozyten, während an der Peripherie des jungen Abszesses die Fibrinbildung weitergeht (14). In dieser Zone sammeln sich mit der Zeit immer mehr Histiozyten/Makrophagen an (15). Schon nach 1–2 Tagen setzt – deutlich erkennbar – die Proliferation von Fibroblasten ein (16), die zur Bildung von *Granulationsgewebe* und Produktion von Kollagen (K) sowie Glykosaminoglykanen (GAG) überleitet (17). Perivaskuläre *Lymphozyten- und Plasmazellinfiltrate* in der Umgebung des Abszesses erreichen in der Regel erst nach mehreren Tagen ein nennenswertes Ausmaß. Manchmal liegt mitten im Abszeß ein *»Sequester«* (18), der z. B. durch Mikroinfarzierung infolge thrombotischen Verschlusses einer kleinen Arterie entstand und sekundär eitrig demarkiert wurde. **b** *Akute und chronische Abszesse.* Beim oben erwähnten frischen *(akuten) Abszeß* findet sich im Zentrum Eiter (19), der die nekrotische Gewebspartie mit der Zeit ersetzt (»Reifung des Abszesses«) und von fibrinös-leukozytärem Exsudat (20) umgeben wird. Peripher zeigt sich in Frühstadien der Abszeßbildung eine aktive Hyperämie, verbunden mit Infiltration des Gewebes durch neutrophile Granulozyten sowie einige Histiozyten/Makrophagen (21). Nach einigen Tagen hat sich in der Regel der eitergefüllte Hohlraum vergrößert, und das umgebende Gewebe steht unter erheblichem Druck (22): Dies ist der Hauptgrund dafür, daß in »Reifung« begriffene Abszesse oft ausgesprochen schmerzhaft sind. In der Umgebung der Eitermassen erkennen wir wiederum fibrinös-leukozytäres Exsudat, das in zunehmendem Maß auch Makrophagen enthält (sog. »Resorptionszone«, 23) und von einem Saum von Granulationsgewebe (24) schrittweise organisiert wird *(»granulierender Abszeß«).* Bei *chronischen Abszessen* enthalten die Eitermassen vorwiegend Débris und nur noch eine relativ beschränkte Zahl intakter Neutrophiler und Makrophagen (25). In der Abszeßwand erkennt man z. T. immer noch einen schmalen Saum von fibrinös-leukozytärem Exsudat, das in Granulationsgewebe übergeht (26). Bei Fortschreiten des nekrotisierenden Prozesses kann aber der Eiter auch direkt an eine nekrotische Wandschicht grenzen (28). Alte Abszesse weisen in den inneren Wandgebieten nicht selten eine Zone pseudoxanthomatösen Granulationsgewebes auf (27): Die dafür typischen Schaumzellen sind mit Cholesterinestern beladen, die offenbar aus Membranlipiden zugrundegegangener Zellen stammen. In der weiteren Umgebung liegt meistens ein Narbenmantel von wechselnder Dicke. Die unter (20, 23, 24 und 26–29) genannten Zonen werden als frische oder ältere *»Abszeßmembranen«* bezeichnet (früher: »pyogene Membranen«). **c** *Arten der Abszeßbildung nach dem Ausbreitungstyp der pyogenen Keime.* Die *kanalikuläre Ausbreitung pyogener Keime* spielt bei den häufigen Abszedierungen im Bereich der *epidermalen Anhangsgebilde* eine entscheidende Rolle. Der *Furunkel* (30) entspricht einer *Folliculitis abscedens* und wird z. B. bei *Acne vulgaris* öfters beobachtet. Ein *Karbunkel* (31) besteht im wesentlichen aus konfluierten Furunkeln (z. B. im Nackengebiet). *Schweißdrüsenabszesse* (32) sind u. a. häufig in der Axilla lokalisiert. *Bronchogene Abszesse* (33) wurden schon erörtert (s. Abb. 182, S. 1334). Die sog. *»Lungengangrän«* entspricht meist einem putriden Abszeß und nicht einer Gangrän i. e. S., d. h. einem infolge unterbrochener Blutzufuhr abgestorbenen Bezirk, der sekundär bakteriell besiedelt wird. Letzteres trifft dagegen für den *Infarktabszeß* bzw. die *Infarktgangrän* zu. Pyelogene Nierenabszesse finden sich vor allem im Rahmen der *Pyelonephritis abscedens* (34), kanalikulär entstandene *Leberabszesse* (35) bei der *Cholangiohepatitis abscedens,* die vor allem bei extrahepatischen Gallenabflußhindernissen beobachtet wird. Gut bekannt ist die Abszeßbildung nach Einbringen von Keimen anläßlich einer tiefer reichenden Verletzung (z. B. *Stichverletzung,* 36). *Fadenabszesse* (37) im Anschluß an das Anlegen von Hautnähten sind keine Seltenheit. Auf lymphogenem Weg entstehen *Lymphknotenabszesse (Lymphadenitis abscedens,* 38). Eine *hämatogene Aussaat pyogener Keime* ist das Wesen der *Sepsis* bzw. *Septikämie* oder *»Pyämie«,* wobei von einem *»Primärherd«* und *»septischen Metastasen«* gesprochen wird. Öfters erfolgt der Einbruch in die Blutbahn über eine Vene (39), z. B. V. jugularis bei eitriger Tonsillitis, V. angularis bei Nasen- oder Oberlippenfurunkel, Sinus sigmoideus bei Otitis media purulenta mit Übergreifen auf die Nachbarschaft, ferner größere Venen in der Nähe eitriger Prozesse irgendwo im Körper. Kleinere Venen thrombosieren in solchen Fällen oft und kommen dann für die Ausbreitung der Erreger mit dem zirkulierenden Blut kaum mehr in Betracht. Eine weitere Quelle von Streuungen ist die *bakterielle Endokarditis* (40). Bei massivem Einbruch pyogener Keime in die Blutbahn bilden sich innerhalb kurzer Zeit in vielen Organen zahlreiche *Mikroabszesse.* Bei Ausstreuung einer geringeren Zahl pyogener Erreger bilden sich u. U. *metastatische Solitärabszesse.* Metastatische Abszesse findet man in den verschiedensten Organen (Lunge (41), Nieren (42), Leber (43), Gehirn (44), Haut (45, gut bekannt bei bakterieller Endokarditis) u. a. m.). Ältere *Hirnabszesse* lassen um die Zone mit bindegewebiger Reaktion und Gefäßvermehrung herum einen Mantel mit Gliose, d. h. vor allem auch Zunahme der Zahl von Astrozyten, erkennen. **d** *Schicksal und Komplikationen eines Abszesses.* Kleinere Abszesse können resorbiert werden und *narbig abheilen* (46), ohne daß sie sich vorher entleert haben müssen. Alte Abszesse wandeln sich manchmal in *Cholesteringranulome* mit peripherer Vernarbung um (47). *»Reife Abszesse«* entleeren sich entweder durch *Ruptur* der Wand von selbst oder werden vom Arzt *inzidiert* (48): Daraufhin können die Abszeßwände kollabieren und verwachsen (49), falls es nicht zu einem Rezidiv kommt. Abszesse brechen öfters in nahe gelegene Gewebe ein (z. B. *para- oder perirenaler (»-nephritischer«) Abszeß,* 50). Abszesse in der Wand benachbarter Hohlorgane (51) führen nach Perforation u. U. zur Bildung einer *Fistel* (52). Dasselbe kann geschehen, wenn ein hautnaher Abszeß nach außen durchbricht. Schließlich sei nochmals auf die Gefahr des *Einbruchs in eine Vene* mit nachfolgender Sepsis hingewiesen (53). Abszesse sind dann und wann mit einer *Phlegmone* in der Umgebung vergesellschaftet (z. B. Appendicitis ulcerophlegmonosa et abscedens), wobei allerdings die Abszedierung z. T. sekundär erfolgt, u. a. infolge entzündlicher Thrombose und Bildung eines Mikroinfarktes, der sekundär vereitert

(Hämolysin- und Koagulase-positiv), seltener andere Typen,
- ferner andere pyogene Erreger, wie Pneumokokken, Haemophilus influenzae, E. coli, Proteus, Aerobacter aerogenes, Streptokokken u. a.,
- Chlamydien,
- Aktinomyzeten,
- Pilze u. a.

Die Art der Ausbreitung der Erreger soll später, am Beispiel verschiedener Abszeßlokalisationen, besprochen werden.

Pathogenese: Im Gegensatz zu den Streptokokken zeigen die abzeßbildenden Keime eine geringe Neigung, sich rasch auszubreiten. Die Eigenschaft solcher Erreger, lokal konzentriert zu wachsen, hängt wahrscheinlich mit verschiedenen Faktoren zusammen. Wesentlich ist vielleicht das Fehlen eines »spreading factors«. Die örtliche Begrenzung des Abszesses wird aber auch durch die Heftigkeit der Entzündung und die rasche Einschmelzung des Gewebes gefördert, was die Entstehung eines dichten fibrinös-leukozytären Exsudats um die Zerfallshöhle begünstigt. Diese den Eiterherd mantelförmig umschließende Zone bildet mit der Zeit eine immer dichtere »*pyogene Membran*«, die auch Granulationsgewebe umfaßt und vernarben kann. In gewissem Sinn schützt die Abszeßmembran den Organismus vor einer allgemeinen Erreger- und/oder Toxinverbreitung (vgl. dazu Abb. 183). Im Inneren des Abszesses, der durch die pyogene Membran von der Umgebung abgegrenzt ist und aus z. T. wenig geklärten Gründen die Wirkung antibiotischer Mittel auf die in ihm enthaltenen Erreger beeinträchtigt (»*Hohlraumeffekt*«(?)), entfalten die Keime ihre Toxizität. Daneben dürfte auch eine durch die Stase in den Blutgefäßen und/oder durch infektiösentzündliche Gefäßverschlüsse bedingte *ischämische Schädigung* am Gewebezerfall beteiligt sein. Die kräftige Exsudation und insbesondere die massive Ansammlung von Granulozyten werden wahrscheinlich durch die aus den sich vermehrenden Bakterien freigesetzten Zytotaxine in Gang gebracht und unterhalten. Ein Teil der Bakterien wird von diesen Zellen phagozytiert. Die letzteren erfahren dadurch bzw. durch Toxinwirkungen selbst eine Schädigung, verfetten oft und gehen größtenteils zugrunde. Die aus den Granulozyten freiwerdenden Enzyme beteiligen sich ebenfalls am Abbau von Zellen und nekrotischem Gewebe.

Makroskopisch bieten Abszesse, je nach Erreger, Lokalisation und Alter, ein etwas unterschiedliches Bild. Ganz frische Abszesse brauchen noch keine kugelige Gestalt zu zeigen. Ihr Inhalt kann wegen kleiner Hämorrhagien einen rötlichen Farbton haben, die pyogene Membran ist noch nicht deutlich erkennbar. Liegt die Abszeßentstehung schon einige Tage zurück, erkennt man den zentral in einem kugeligen Hohlraum liegenden Eiter viel deutlicher. Auch die gelbe *pyogene Membran* wird nun sichtbar, ebenso der hyperämische Hof. Mit der Zeit nimmt die Abszeßmembran an Dicke zu und verliert ihre Brüchigkeit. Auf der Schnittfläche zeigen Abszesse wegen der zentralen Verflüssigung daselbst meist eine Einsenkung. Vom eröffneten Abszeß fließt in der Regel Eiter ab, oder er läßt sich mit dem Messer abstreifen.

Mikroskopisch erkennt man im Abszeßbereich von innen nach außen vier Schichten, die ohne scharfe Begrenzung ineinander übergehen:
- zentral findet sich der *Eiter*; manchmal liegt darin eingebettet sequestriertes nekrotisches Gewebe.
- Die sog. *Resorptionszone* enthält fibrinös-leukozytäres Exsudat, das nach einiger Zeit auch reichlich Makrophagen aufweist.
- Ist der Abszeß schon mehrere Tage alt, liegt dem fibrinös-leukozytären Exsudat außen *Granulationsgewebe* an, das mit der Organisation von Fibrin beschäftigt ist, häufig aber – vermutlich unter der Toxinwirkung und dem Einfluß der freigesetzten Enzyme – einer von innen her sich ausbreitenden Nekrose anheimfällt. Nach außen zu bleibt das Granulationsgewebe aber erhalten, wächst weiter und bildet zunehmend präkollagene und schließlich kollagene Fasern.
- Bei älteren Abszessen findet sich in der Peripherie eine *Faserschicht,* oft von narbigem Charakter, mit zirkulär verlaufenden Fasern. Hier liegen meistens auch dichtere Infiltrate von Plasmazellen und Lymphozyten. Manchmal entsteht ein »*pseudoxanthomatöses*« *Granulationsgewebe* (S. 992).

Folgen und **Komplikationen:** Im Abszeß entwickelt sich ein *erhöhter osmotischer Druck*. Der Hohlraum nimmt deshalb, sofern es die anatomischen Gegebenheiten gestatten, eine Kugelform an und wölbt sich an der Oberfläche vor. Nehmen Druck und Verflüssigung des Materials im Innern des Abszesses zu, wird dieser fluktuierend und reif für den chirurgischen Eingriff. Findet der chirurgische Eingriff nicht statt, kann der Eiterherd u. U. spontan durchbrechen. Der *Perforationskanal* zwischen Abszeßzentrum und Oberfläche schließt sich oft von selbst, oder er bleibt im Sinn einer *Fistel* bestehen. Wie in der pyogenen Membran des Abszesses, entsteht mit der Zeit auch in der Wand des Fistelganges Granulations- und schließlich nach außen zu Narbengewebe. Mündet die Fistel an eine epithelbedeckte Oberfläche, kann ihre Innenfläche epithelisiert werden. Dies ist besonders bei Hautfisteln bekannt. An solchen Stellen entwickeln sich hie und da sog. *Fistelkarzinome*.

Bei einzelnen abszedierenden Entzündungen, wie der Katzenkratzkrankheit, sind die Verflüssigung des Eiters und/oder die Möglichkeit der Resorption durch die pyogene Membran hindurch so ausgeprägt, daß es zum spontanen Kollaps kommt (Y-förmiger Abszeß!). Mikroabszesse und kleine Abszesse finden sich meistens in der Mehrzahl, große Abszesse treten oft solitär auf.

Kommt es im Abszeß zu einer Abtötung der Bakterien, wird der Eiter allmählich resorbiert, und die Höhle kann durch Granulationsgewebe verschlossen werden. In solchen Fällen resultiert eine *Narbe,* falls der Abszeß nicht allzu groß und von einer dicken, d. h. starren Membran umgeben war. Dicke und z. T. narbige Membranen *chronischer Abszesse* stehen einer spontanen Perforation entgegen und verhindern, selbst nach Entleerung des Abszeßinhalts, den Kollaps. In alten Abszessen kann die leukozytäre Exsudation schließlich zum Stillstand kommen. Es entstehen u. U. Hohlräume, die eine seröse, keimfreie Flüssigkeit enthalten und von einer ziemlich dicken narbigen Wand umgeben sind.

Beispiele *abszedierender Entzündungen,* mit Hinweisen auf die möglichen *Infektionswege:*

- *Kanalikuläre Ausbreitung der pyogenen Keime:*
  - *Furunkel:* Hier handelt es sich um eine *Folliculitis abscedens,* die sich nach Eindringen der Erreger – in der Regel Staphylokokken – von der Hautoberfläche in Haarfollikel und Talgdrüsen entwickelt hat. Follikulitiden werden durch Talgretention bzw. follikuläre Hyperkeratose begünstigt, z. B. bei *Acne vulgaris,* die vor allem in den Pubertätsjahren auftritt.
  - *Schweißdrüsenabszeß:* besonders in der Achselhöhle gelegen.
  - *Lungenabszeß:* Ein Teil der Lungenabszesse entsteht durch kanalikuläre Ausbreitung der Erreger. Auch hier wird die Eiterung häufig durch Staphylokokken verursacht.
  - *Nierenabszesse:* Meistens entwickeln sich Nierenabszesse im Rahmen einer *Pyelonephritis abscedens,* die sowohl kanalikulär – »aufsteigend« – als auch hämatogen entstehen kann. Überwiegend finden sich in solchen Fällen multiple Abszesse, die z. T. auch kapselnah gelegen sind. Als Erreger treten – in der Reihenfolge ihrer Häufigkeit – auf: E. coli, Enterokokken, Proteus vulgaris, Staphylococcus aureus, Bakterien der Citrobacter-Enterobacter-Gruppe, Klebsiellen, Pseudomonas aeruginosa u. a. Nach Durchbruch eines Nierenabszesses in das perirenale Gewebe können eine *Perinephritis purulenta* bzw. *»paranephritische Abszesse«* entstehen.
  - *Leberabszesse* können, abgesehen von der Möglichkeit einer hämatogenen, selten lymphogenen Einschleppung pyogener Bakterien, durch eine »aufsteigende« Cholangiohepatitis zustande kommen *(Cholangiohepatitis purulenta et abscedens).* Begünstigend wirken Behinderungen des Gallenabflusses im Gebiet der größeren Gallenwege, z. B. bei Gallensteinen, bösartigen Geschwülsten oder narbigen Strikturen. Als Erreger stehen E. coli im Vordergrund. Es folgen Proteus vulgaris, Aerobacter aerogenes und Streptococcus faecalis. Häufig handelt es sich um Mischinfektionen, bei denen in fast der Hälfte der Fälle Staphylokokken beteiligt sind. Leberabszesse können durch die Kapsel durchbrechen und subphrenische Eiterungen sowie u. a. eine purulente Bauchfellentzündung hervorrufen.
- *Infektionsausbreitung nach Verletzungen mit Kontinuitätstrennung der Gewebe:*
  Gut bekannt sind Abszedierungen, die sich im Anschluß an tieferreichende *Verletzungen* einstellen. Besondere Gefahr besteht bei Stichverletzungen. Auch postoperativ auftretende Abszesse müssen hier erwähnt werden (z. B. *»Fadenabszesse«* nach Wundnaht).
- *Lymphogen entstandene Abszesse:* Bei Infektionen im Gewebe kann sich in den regionären Lymphknoten eine *Lymphadenitis abscedens* entwickeln.
- *Hämatogene Ausbreitung pyogener Erreger:* Grundsätzlich kann bei jeder Infektion durch pyogene Keime eine hämatogene Verschleppung derselben und eine *metastatische Abszeßbildung* zustande kommen. Meistens besteht schon im *sog. Primärherd* eine eitrige Entzündung. Dieser ist jedoch bei Bildung solitärer oder multipler hämatogener Streuherde mit Abszeßbildung nicht immer leicht nachzuweisen. Es kann auch vorkommen, daß der eitrige Primärherd ausheilt, während die metastatischen Abszesse fortbestehen. Eine weitere Möglichkeit liegt darin, daß pyogene Kokken in beinah ausgeheilten narbigen Primärherden über Monate oder sogar Jahre erhalten bleiben und zur Ausbildung *metastatischer sog. Spätabszesse* führen. Die Voraussetzung zum Eintritt einer erheblichen Zahl pyogener Bakterien in die Blutbahn ist vor allem gegeben, wenn im primären Entzündungsfeld eine Vene von gewisser Größe eingeschlossen, und ihre Wand durch infektiös-entzündlich bedingte Schäden derart verändert wird, daß zahlreiche Erreger in die Blutbahn gelangen können. Ganz kleine Venen erleiden unter solchen Umständen meistens eine verschließende Thrombosierung. Größere Venen aber können wandständige »septische« Thromben aufweisen, von denen aus die Keime in das immer noch vorbeiströmende Blut gelangen.
  Als Ursache eines derartigen Geschehens kommen mit einer gewissen Häufigkeit Furunkel in Frage, ferner eine Pyodermie, posttraumatische Eiterungen, eine Sinusitis purulenta, eine Otitis media purulenta, ein Tonsillarabszeß u. a. m.
- Hie und da können sich zufällig *solitäre* oder in geringer Zahl auftretende *metastatische Abszesse* bilden, beispielsweise in Lunge, Gehirn, Knochen (Osteomyelitis) oder Nieren.
  - Bei sog. *Pyämie* oder *Septikopyämie* bilden sich *multiple hämatogene Streuherde mit Abszedierung.* Häufig nimmt diese Form der Sepsis ihren Ausgang von einer septischen Thrombophlebitis, z. B.:
    - der Vena jugularis, bei eitriger Tonsillitis,
    - der Vena angularis oder des Sinus cavernosus bei Lippen-Nasen-Furunkel,
    - des Sinus sigmoideus bei Otitis media purulenta,
    - größerer Venen in der Nachbarschaft eines eitrigen Prozesses irgendwo im Körper.

  Bei massivem Einstrom pyogener Keime in die Blutbahn kann es in vielen Organen zur Ausbildung zahlreicher *Mikroabszesse* kommen.
  - Bei *infektiöser Thrombophlebitis* im Bereich der Mesenterialvenenverzweigungen, z. B. infolge einer Appendicitis acuta ulcerophlegmonosa oder einer Divertikulitis des Kolons, bilden sich zunächst und bevorzugt metastatische *Leberabszesse.* Die septischen Mikroemboli bleiben z. B. in den Sinusoiden der Leber stecken, nicht zuletzt wegen der quer durch das Lumen gespannten Kupffer'schen Sternzellen, die die Filterwirkung verstärken.

148.5. Empyem

Definitionen: Als »*Empyem*« bezeichnet man die Ansammlung von Eiter in einem umschriebenen, anatomisch vorgebildeten Hohlraum bestimmter Größe. Das Vorhandensein eitrigen Exsudats in einem ganz kleinen Hohlraum (z. B. Lungenalveole) oder in einem kanalikulären System (z. B. Bronchien) wird im medizinischen Sprachgebrauch meistens nicht als Empyem bezeichnet. Empyeme bestimmter Lokalisationen tragen z. T. besondere Namen: Pleuraempyem = »*Pyothorax*«, Empyem des Nierenbeckens = »*Pyonephrose*«, Empyem einer Gelenkhöhle = »*Pyarthros*«, Empyem der vorderen Augenkammer = »*Hypopion*« u. a. m. Daß einzelne Empyemformen fälschlicherweise »Abszesse« heißen, wurde schon erwähnt (z. B. »Douglas-Abszeß«).

Ätiologie: Als Erreger kommen *pyogene Keime* in Frage (s. o.).

Pathogenese: Ein Empyem kann von einer eitrigen Entzündung in der Wand des betroffenen Hohlraums ausgehen, oder es bricht Eiter aus der Umgebung in diesen ein. Enthält das purulente Exsudat noch reichlich pyogene Mikroorganismen, breitet sich das infektionsauslösende Agens im ganzen Hohlraum aus, sofern dieser Verstreuung nicht Einhalt geboten wird, z. B. durch eine fibrinöse Verklebung. Im letzteren Fall bildet sich oft ein sog. *abgekapseltes Empyem*. Handelt es sich um eine anatomisch vorgebildete Höhle, die normalerweise einen Ausführungsgang besitzt, stellt die weitgehende Einengung oder der völlige Verschluß desselben eine Voraussetzung für die Entstehung des Empyems dar. Der Verschluß kann dabei auf einer Kompression von außen, auf einer Schleimhautschwellung und/oder auf einer Obturation der Lichtung – beispielsweise durch das Exsudat selbst – beruhen.

Makroskopisch sind Empyeme aufgrund der oft massiven Eiteransammlung in präexistenten Hohlräumen leicht zu erkennen. Die Wandanteile der Empyeme zeigen in Frühstadien des Prozesses meistens eine deutliche Hyperämie. Mit der Zeit stellt sich eine – u. a. fibröse – Verdickung der Empyemwände ein.

Mikroskopisch zeigen die Eitermassen oft dasselbe Bild wie im Innern von Abszessen. Empyeme in Epithel-ausgekleideten Hohlräumen enthalten zudem z. T. abgeschilferte epitheliale Zellen und/oder Produkte derselben (z. B. Schleim). Der epitheliale Belag kann u. U. eine Veränderung im Sinn der Metaplasie erfahren (z. B. Plattenepithelmetaplasie bei Nasennebenhöhlen- oder Gallenblasenempyemen) oder zugrunde gehen (Erosion oder Ulzeration, s. u.). Bei Empyemen in Mesothel-ausgekleideten serösen Höhlen findet sich in den Wandteilen mit der Zeit Granulations- und Narbengewebe, wie im Fall von Abszessen. Die Mesothellage kann dabei z. T. noch längere Zeit erhalten bleiben und das Bild »atypischer Pseudotubuli« erwecken. In der Wand der Empyeme bilden sich in der Regel dichte entzündliche Infiltrate, die nach Ablauf von 1–2 Wochen auch reichlich Plasmazellen und Lymphozyten umfassen.

Folgen und **Komplikationen:** Fortbestehen oder Heilung eines Empyems hängen in erster Linie vom Verlauf der kausalen Entzündung ab. Der Heilungsprozeß kann sehr lange auf sich warten lassen, womit einer fortschreitenden granulierenden Entzündung und Narbenbildung in der Wand des Hohlraums Vorschub geleistet wird. In Spätstadien nach längerdauerndem Empyem finden sich oft dicke narbige »*Schwarten*«, z. T. mit *Verkalkung* oder sogar Verknöcherung, so u. a. im Pleurabereich. Eine rechtzeitige Entleerung der Eitermassen, sei es durch Eröffnen und Drainage, sei es durch Beseitigung des Abflußhindernisses, kann daher rasche Erleichterung bringen. Wird eine solche Maßnahme nicht ergriffen, besteht die Gefahr einer spontanen *Ruptur,* die sich – je nach der Lokalisation – verhängnisvoll auswirken kann (z. B. eitrige Peritonitis nach Ruptur eines Gallenblasenempyems).

Beispiele von *Empyemen:*

- *Pleuraempyem,* z. B. para- oder metapneumonisch, nach Platzen bakterienhaltiger Hohlräume der Lunge (Abszeß, eitergefüllte Bronchiektasen u. a.) oder traumatisch, mit Einbruch von Erregern von der Lunge her oder von außen.
- *Empyem des Herzbeutels* nach Trauma, Perforation eines Hernienulkus des Oesophagus, Übergreifen einer eitrigen Mediastinitis oder purulenten Pleuritis, hämatogen u. a. m.
- *Empyem der Bauchhöhle,* diffus oder fibrinös bzw. fibrös abgekapselt, als
  - purulente Begleitperitonitis bei eitrigen Prozessen in Organen des Bauchraums,
  - bei Kommunikationen zwischen der Peritonealhöhle und einem bakterienhaltigen Hohlorgan, z. B. infolge Ruptur des letzteren, Nahtinsuffizienz, Trauma, Bestrahlungsnekrose u. a.,
  - fortgeleitet z. B. bei Salpingitis purulenta bzw. Empyem der Tuben, wie sie etwa bei Gonorrhoe vorkommen,
  - nach von außen her perforierenden Traumen, z. B. Kriegsverletzungen,
  - u. U. hämatogen oder transdiaphragmatisch.
- *Empyeme von Gelenken:* traumatisch, nach Operationen, per continuitatem (z. B. ausgehend von nahe gelegenen Furunkeln oder einer eitrigen Osteomyelitis) oder hämatogen. Innerhalb von 24 Std nach Beginn der eitrigen Gelenksentzündung kann der Gelenkknorpel bereits erste Zeichen von Erosion zeigen, sehr wahrscheinlich wegen Freisetzung lysosomaler Enzyme aus Neutrophilen, z. T. auch aus Synovialzellen.
- *Empyem der Nasennebenhöhlen:* bei entzündlich geschwellter Schleimhaut infolge Sinusitis purulenta, begünstigt durch das Bestehen von Schleimhautpolypen, einer Septumdeviation u. a. m.
- *Empyem der Gallenblase:* bei Cholecystitis purulenta infolge Stase bei Verschluß der abführenden Wege, insbesondere auch des Ductus cysticus (Steine, Striktur, Karzinom, Metastasen bösartiger Neoplasmen in der Nachbarschaft u. a.), u. U. aufsteigend (z. B. lange bestehendes Gallenblasenempyem nach Typhus abdominalis).
- *Empyem der Appendix* bei Appendicitis und Verschluß der Appendixbasis, z. B. durch Schleimhautschwellung, einen Askaris, einen Kotstein, eine Striktur oder einen Tumor.
- *Empyem des Nierenbeckens* (Pyonephrose) bei Abflußhindernissen im Bereich der Harnwege, u. a. wegen glandulärer und muskulärer Prostatahyperplasie, Steinen, Geschwülsten und/oder Narbenstrikturen.
- *Empyem der Tuben* infolge Infektion durch Gonokokken, u. U. auch Staphylokokken. E. coli, u. a.

Wir sind hier in der Aufzählung von Beispielen deshalb etwas weiter gegangen als sonst, weil das Auffinden eines Empyems und seine rechtzeitige Entleerung zu den wichtigsten Aufgaben des Arztes gehören.

149. Hämorrhagische Entzündungen

Definition: »*Hämorrhagische*« *Entzündungen* beruhen auf einer besonders schweren Schädigung der Gefäße der »terminalen Strombahn« und sind durch einen massiven Austritt von Erythrozyten gekennzeichnet.

Ätiologie und **Pathogenese** mit **Beispielen:** Der Bildung eines ausgesprochen hämorrhagischen Exsudats können verschiedene Ursachen zugrunde liegen:

a) *Hohe Toxizität der infektionsauslösenden Mikroorganismen bzw. ihrer Toxine für die Wände kleiner Blutgefäße:*
   - Gewisse *Influenzaviren* und andere Viren, die »Grippe« erzeugen: Tracheitis haemorrhagica, Bronchitis haemorrhagica, interstitielle hämorrhagische Pneumonien;
   - *Variola;*
   - *Staphylokokkenpneumonien* zeigen häufig eine hämorrhagische Komponente;
   - *Pestbazillen* führen oft zu einer hämorrhagischen Lymphadenitis und Bronchopneumonie;
   - *Milzbrand (Anthrax),* verursacht durch B. anthracis, kann u. a. mit der Entstehung hämorrhagischer Karbunkel in der Haut und einer hämorrhagischen Bronchopneumonie einhergehen. Besonders gefürchtet ist die Leptomeningitis haemorrhagica;
   - *Scharlach* erzeugt oftmals hämorrhagische Läsionen, wahrscheinlich wegen eines »erythrogenen« Toxins der Streptokokken;
   - Gewisse durch *Shigellen* (z. B. Shigella dysenteriae Typ I) hervorgerufene Dysenterien zeichnen sich durch eine erhebliche hämorrhagische Komponente der Entzündung aus;
   - *Meningokokken* führen in vielen Fällen zu hämorrhagischen Nekrosen der Nebennieren.

b) Toxinbedingte Endothelschäden der Blutgefäße, die zu einer dem Sanarelli-Shwartzman-Phänomen vergleichbaren, *generalisierten Mikrothrombangiopathie* überleiten können, sollen hier auch erwähnt werden, obschon den Hämorrhagien in erster Linie eine Verarmung des Bluts an Thrombozyten und Fibrinogen, also eine Gerinnungsstörung, zugrunde liegt. Solche Zustände werden auch durch Endotoxine gramnegativer Keime hervorgerufen.

c) Reaktionstypen von der Art des *Arthus-Phänomens* (vgl. dazu S. 1113) sowie *andere »allergische« Gefäßschäden* (S. 1095) sind oft auch mit einer hämorrhagischen Entzündung verbunden. Wesentlich in der Pathogenese eines großen Teils dieser Läsionen erscheint die Freisetzung lysosomaler Enzyme aus Granulozyten mit nachfolgender Auflösung von Strukturen der Gefäßwand. Beispiele dieser Art aus der Humanpathologie bieten die akute, diffuse, postinfektiöse Glomerulonephritis, ferner die »allergisch-hyperergische Enzephalitis«, die mit einer Purpura cerebri einhergeht und z. B. auf einer Überempfindlichkeit gegen Penizillin, früher Salvarsan u. a., beruhen soll.

d) Besonderer Art ist die hämorrhagische Entzündung, die durch Freisetzung und Aktivierung pankreatischer Enzyme bei *akuter Pankreasnekrose* bewirkt wird. Hier greifen die aktivierten Enzyme die Gefäßwände sehr wahrscheinlich direkt an und bringen sie zum Aufbrechen.

e) Eine hämorrhagische Entzündung im weiteren Sinn entwickelt sich auch bei der Entstehung *hämorrhagischer Infarkte* oder in den *hämorrhagischen Randzonen eines anämischen Infarkts.* Die zur entzündlichen Reaktion überleitende primäre Alteration ist hier die ischämische Nekrose.

Folgen: Die Heilungsvorgänge bei hämorrhagischer Entzündung tragen mehrere Kennzeichen, die sie mit anderen Entzündungsformen gemein haben. Die große Zahl ins Gewebe ausgetretener Erythrozyten bringt es mit sich, daß im Entzündungsfeld vermehrt *Erythrophagozytose,* Abbauprodukte von Hämoglobin und insbesondere eine Anhäufung *hämosiderinhaltiger Makrophagen* hervortreten. Eine Hämosiderose findet sich auch in den regionären Lymphknoten. Hie und da beobachtet man in Spätstadien eine Ablagerung von Kalzium- und Eisensalzen an Bindegewebsfasern (vgl. dazu S. 116 und S. 829). Ausgedehnte oder vielerorts gleichzeitig entstehende hämorrhagische Entzündungsherde können zu einer Anämie gewissen Grades und zu einer Hyperbilirubinämie Anlaß geben.

150. Sog. nekrotisierende Entzündungen

Definition: »*Nekrotisierende Entzündungen*« sind, neben mehr oder weniger deutlichen entzündlichen Zeichen, durch die Ausbildung von Gewebenekrosen gekennzeichnet. Meistens meint man damit Prozesse im Inneren des Gewebes, nicht an Oberflächen, wo bei Gewebszerfall rasch Schorfe oder Geschwüre (Ulzera) entstehen (s.u.). Die Bezeichnung »nekrotisierend« (z. B. »Arteriitis *necroticans*«) schließt die Vorstellung in sich, der entzündliche Vorgang selbst sei für den Gewebsuntergang verantwortlich *(nekrotisierende Entzündung i. e. S.).* Dies trifft aber in der medizinischen Namengebung nicht immer zu (z. B. »Pancreatitis necroticans«, wobei die Gewebsnekrose der entzündlichen Reaktion oft zeitlich vorausgeht). Umgekehrt werden im ärztlichen Sprachgebrauch nicht alle echt nekrotisierenden Entzündungen, zu denen – wenigstens teilweise – auch die Abszesse und die käsige Tuberkulose gehören müßten, so genannt. Entzündliche Reaktionen in der Umgebung von Nekroseherden (z. B. *Demarkationszone* um einen infarzierten Gewebebezirk herum) heißen in der Regel nicht »nekrotisierende Entzündungen«.

Morphologisch steht der Zell- bzw. Gewebsuntergang im Vordergrund des histologischen Bildes, sei es als »*fibrinoide Nekrose*« (S. 175), sei es als »*käsige Nekrose*« (S. 173) oder eine andere Art von Strukturzerstörung.

Folgen: Nach Wegfall des auslösenden Agens können nekrotisierende Entzündungen durch Resorption der nekrotischen Gewebeanteile und nachfolgende Organisation ausheilen. Es handelt sich fast immer um eine *Defektheilung mit Narbenbildung.*

Beispiele einzelner nekrotisierender Entzündungen, mit Hinweisen auf die **Ätiologie** und **Pathogenese:**

- *Nekrotisierende Entzündungen im engeren Sinn* sind solche, bei denen die Gewebenekrose durch die im Entzündungsfeld auftretenden Zellen und/oder Entzündungsstoffe herbeigeführt oder zum mindesten stark gefördert wird. Beispiele hierfür liefern u. a. gewisse immunologisch bedingte Gewebeläsionen, wie sie schon früher zur Sprache kamen: Arthus-Phänomen, Polyarteriitis nodosa (S. 1120), Rheumatismus nodosus (S. 1150) u. a. m. Auch die Verkäsungstendenz, die z. B. bei Tuberkulose mit »hyperergischer« Reaktionslage besteht, verdient in diesem Zusammenhang erwähnt zu werden.
- Die sog. *Alveolarproteinose der Lungen* entsteht möglicherweise aufgrund einer Unfähigkeit der Alveolarmakrophagen, freiwerdende Lamellarkörper aus Detritus oder Pneumozyten II zeitgerecht abzubauen, wobei diese Phagozyten z. T. zugrunde gehen.

Differentialdiagnostisch sind Entzündungen infolge oder im Anschluß an Gewebenekrosen abzugrenzen. Beispiele hierfür wurden bereits im Abschnitt über die alterative Entzündung gegeben. Zusammenfassend handelt es sich hier um ein Geschehen, bei dem das entzündungsauslösende Agens selbst die Gewebenekrose herbeiführt, seien es physikalische, chemische oder mikrobielle Faktoren, Stoffe von hoher Toxizität, gewebeauflösende Enzyme (z. B. »Pancreatitis necroticans«), Erreger, die örtliche Toxine in größerer Konzentration abgeben (z. B. »Angina necroticans«), sowie physikalische Einflüsse, die unmittelbar zum Gewebetod führen u. a. Infarkte gehören auch in diese Gruppe.

151. Erosion (bzw. erosive Entzündung), Ulkus (bzw. ulzeröse Entzündung) und verschorfende (fibrinös-nekrotisierende) Entzündungen

Definitionen: Als »*Erosion*« wird ein Oberflächendefekt epithelbedeckter Gewebe, vor allem der Schleimhaut, bezeichnet, der ohne nennenswerte Vernarbung abheilen kann.

Unter einem »*Ulkus*« *(Geschwür)* verstehen wir demgegenüber einen mit Gewebenekrose einhergehenden tiefergreifenden Defekt an der Oberfläche mit Schleimhaut oder Haut bedeckter Gewebe, der nicht ohne Narbenbildung ausheilt *(Ulkusnarbe).*

Flächenhafte erosive und ulzeröse Entzündungen werden in manchen Fällen auch unter dem Begriff einer »*verschorfenden*«, d. h. *fibrinös-nekrotisierenden Entzündung* zusammengefaßt, wobei man oberflächliche (erosive) und tief-verschorfende (ulzeröse) Formen auseinanderhält.

Finden sich Geschwüre in Einzahl oder in geringer Zahl, sprechen wir in der Regel von einem Ulkus oder mehreren Ulzera. Die Bezeichnung »*ulzeröse Entzündung*« wird demgegenüber vor allem für Läsionen verwendet, die sich durch eine mehr oder weniger flächenhafte Ausbreitung von Geschwüren kennzeichnet (z. B. Colitis *ulcerosa*). Dasselbe gilt mutatis mutandis für die Begriffe »*Erosion*« und »*erosive Entzündung*« (z. B. Gastritis *erosiva*).

Die oben formulierten Beschreibungen bedürfen einer kurzen Erläuterung. Zunächst halten wir fest, daß insbesondere beim Ulkus vom Vorhandensein einer Gewebsnekrose gesprochen wurde. Dies hat seinen Sinn darin, daß Gewebedefekte, die beispielsweise durch frisches Herausschneiden entstanden sind, zunächst nicht »Geschwüre« heißen. Aus solchen Läsionen kann sich aber anschließend ein Ulkus entwickeln, wenn sich die Zeichen der Nekrose einstellen. *Bei ulzerösen Prozessen haben wir es demnach mit einem Sonderfall von nekrotisierender Entzündung zu tun, bei der das oberflächlich gelegene, zugrundegegangene Gewebe z. T. schon abgestoßen ist.* Ferner ist zu beobachten, daß die beiden erwähnten Begriffe im medizinischen Sprachgebrauch überwiegend für Schleimhäute, im Fall des Ulkus auch für die Haut Anwendung finden, jedoch in der Regel nicht – oder nur in Ausnahmefällen – für Oberflächen wie seröse Häute, die Membrana synovialis und andere nicht epithelial bedeckte Gewebe. Eine Ausnahme bildet hier u. a. die sog. *Endocarditis ulcerosa.* Für die Unterscheidung zwischen *Erosion* und *Ulkus* ist die Tiefe des Defekts maßgebend, und somit die Aussicht, daß die Läsion ohne oder mit Narbenbildung heilen kann. Daraus geht selbstverständlich hervor, daß zwischen Erosionen und Ulzera fließende Übergänge bestehen.

Die Bezeichnung *Verschorfung*« ist an eine flächenhafte Ausbreitung erosiver oder ulzeröser Entzündungen gebunden. Streng genommen, gehört auch die *pseudomembranöse Entzündung* (S. 1958) zu den verschorfenden, d. h. *fibrinös-nekrotisierenden Entzündungen,* da auch bei ihr eine Nekrose vorliegt, nämlich des Epithels. Im Sprachgebrauch ist es jedoch üblich geworden, von »Schorf« nur dann zu sprechen, wenn die fibrinreiche Exsudatschicht an der Oberfläche fester am darunterliegenden Gewebe haftet als dies bei Pseudomembranen der Fall ist. Daß auch hier Zwischenformen zu erwarten sind, versteht sich.

Ätiologie von Erosionen und Ulzera mit Hinweisen auf **Pathogenese, Morphologie** und **Folgen:**
Sog. *peptische Erosionen und Ulzera* treten vor allem im Magen und Duodenum auf (Ulcus pepticum ventriculi, Ulcus pepticum duodeni (S. 703)).
Geschwüre kommen oft auch *wegen einer gestörten Durchblutung* zustande. Gute Beispiele dafür sind das Ulcus cruris varicosum (S. 470), die Hautdefekte, die insbesondere im Bereich der unteren Extremitäten auf arteriosklerotischer Grundlage entstehen können, sowie Dekubitalulzera (S. 171).
Teilweise auch im Sinn von Dekubitalgeschwüren zu verstehen, z. T. aber auch *mechanisch* bedingt sind die Ulzera, die man z. B. im Laryngotrachealbereich nach längerdauernder Intubation, in der Harnblase nach Katheterisierung und im Dickdarm nach Einlegen eines Darmrohrs beobachten kann. Die Hauptgefahr solcher Läsionen besteht in einer Perforation, mit nachfolgender Ausbreitung einer eitrigen oder gar putriden Entzündung auf die umgebenden Gewebe (im Darmbereich: z. B. Peritonitis, im Harnblasenbereich: sog. Urinphlegmone u. a. m.). Eine weitere Komplikation liegt in der Ausbildung einer Narbenstriktur.
Von weiteren physikalischen *Agentien,* die eine Ulkusbildung hervorrufen können, müssen die *ionisierenden Strahlen* hervorgehoben werden. Sog. *Strahlenulzera* stellen eine gefürchtete Komplikation der Radiotherapie dar und werden sowohl im Innern des Körpers, an schleimhautbedeckten Oberflächen, als auch an der Haut beobachtet. Hautgeschwüre finden sich zudem nach lokaler *Verbrennung* oder *Erfrierung.*
Eine Reihe *chemischer Substanzen* führt, falls sie in ausreichender Konzentration einwirken, zu lokaler Nekrose und einer anschließenden Ulzeration (z. B. Säuren- oder Laugenschäden im oberen Verdauungstrakt, sog. Aspirin-Ulkus u. a.).
Geschwüre gehören auch zum charakteristischen Bild gewisser *Infektionskrankheiten* (z. B. Ulcus durum bei Lues I, geschwürige Tuberkulose im Mundbereich bei »offener«, d. h. kavernöser Lungentuberkulose, Appendicitis acuta ulcero-phlegmonosa, Bronchitis ulcerosa bei schweren Grippefällen, Darmgeschwüre bei Typhus abdominalis, Dysenterie und Staphylokokken-Enterokolitis, u. a. m.).
Einige *tierische Parasiten* rufen charakteristische ulzeröse Entzündungen hervor, z. B. die Entamoeba histolytica. Die Kolitis bei Amoebiasis zeichnet sich durch das Auftreten zahlreicher Geschwüre mit merkwürdig wenig injiziertem Randwall aus.
Einige der sog. *Autoimmunkrankheiten* oder diesen nahestehende Leiden können ebenfalls mit der Bildung geschwüriger Läsionen verbunden sein (z. B. idiopathische Colitis ulcerosa, S. 686).
Unter der *chronischen ulzerösen interstitiellen Zystitis (Hunner's Ulkus)* versteht man einen aetiologisch und pathogenetisch ungeklärten, alle Wandschichten der Harnblase erfassenden entzündlichen Prozeß, der vor allem bei jüngeren Erwachsenen beobachtet wird.
Erosionen und *erosive Entzündungen* stellen häufig vorübergehende Stadien auf dem Weg zur Entwicklung von Geschwüren dar. Sie können aber auch von kurzer Dauer sein und rasch abheilen. Entzündliche Erosionen werden beispielsweise an der Oberfläche der Portio vaginalis der Cervix uteri oft beobachtet.

Morphologisch läßt sich an der Oberfläche einer *Erosion* oder eines *Ulkus* in der Regel kurze Zeit nach deren Entstehung fibrinös-leukozytäres Exsudat und/ oder geronnenes Blut nachweisen. Je nach der Dauer des Defekts bildet sich am Grunde eines Geschwürs Granulationsgewebe, das nach der Tiefe zu in Narbegewebe übergeht. Die entzündlichen Infiltrate richten sich hinsichtlich Dichte und Zusammensetzung weitgehend nach Art, Schweregrad und Dauer der Läsion. Die einzelnen Formen von Erosionen und Geschwüren zeigen im übrigen organbedingte Besonderheiten (s. dort).

Folgen erosiver und ulzeröser Prozesse: Tiefergreifende Gewebedefekte, wie sie für Geschwüre typisch sind, werden durch *Granulationsgewebe* ausgefüllt, das vom Grund und der Seite des Ulkus her einwächst und das am Geschwürsgrund vorhandene fibrinös-leukozytäre Exsudat »organisiert«. Schließlich wird das Granulationsgewebe von einer vorwachsenden Epithelschicht wieder überdeckt (»*Reepithelisierung*«, s. Regeneration, S. 146). Häufig ist das Epithelregenerat im Vergleich zu dem der intakten Schleimhaut minderwertig, was u. a. mit der zunehmend vernarbenden Unterlage und der damit herabgesetzten Blutversorgung in Beziehung steht. Man versteht, daß in solchen Fällen eine Neigung zu erneuter Geschwürbildung besteht (sog. *Rezidivulkus*). Durch die Ausbildung einer *Ulkusnarbe* kann, je nach ihrem Ausmaß, eine Verengung der Lichtung eines Hohlorgans resultieren (z. B. Narbenstriktur am Pylorus des Magens nach peptischem Geschwür, an großen Gallenwegen nach Dekubitalgeschwür infolge Steinleiden, am Dickdarm nach Dysenterie u. a. m.). Auf die Gefahren einer weiteren *Penetration* oder *Perforation* ulzeröser Läsionen wurde schon hingewiesen, ebenso auf die Möglichkeit einer *malignen Entartung* bei chronischen Geschwüren. Eine Übersicht über Entstehung und Morphologie von Erosionen und Ulzera findet sich in Abb. 184.

152. Putride (»gangränöse«, »gangräneszierende«) Entzündungen

Die Begriffe einer »trockenen« und einer »feuchten« Gangrän sind schon erläutert worden (S. 175).

Definition: Eine »*putride*« (»*jauchige*«, »*gangränöse*«, »*gangräneszierende*«) *Entzündung* ist mit der Entwicklung einer feuchten Gangrän verbunden. Während die *trockene Gangrän (Gangraena sicca)*

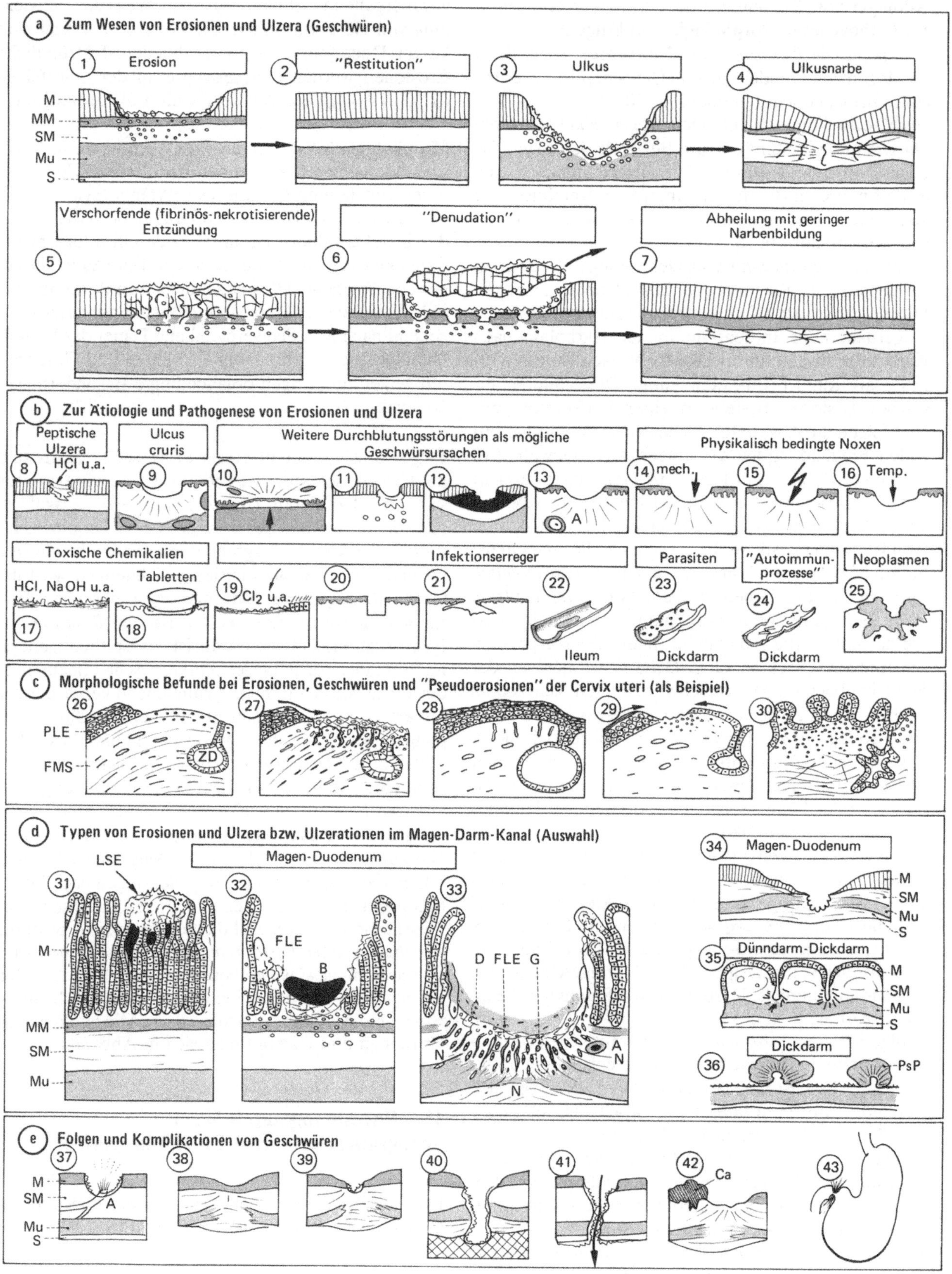
a Zum Wesen von Erosionen und Ulzera (Geschwüren)
1 Erosion
2 "Restitution"
3 Ulkus
4 Ulkusnarbe
M
MM
SM
Mu
S
5 Verschorfende (fibrinös-nekrotisierende) Entzündung
6 "Denudation"
7 Abheilung mit geringer Narbenbildung
b Zur Ätiologie und Pathogenese von Erosionen und Ulzera
Peptische Ulzera
Ulcus cruris
Weitere Durchblutungsstörungen als mögliche Geschwürsursachen
Physikalisch bedingte Noxen
8 HCl u.a.
9
10
11
12
13 A
14 mech.
15
16 Temp.
Toxische Chemikalien
Infektionserreger
Parasiten
"Autoimmun-prozesse"
Neoplasmen
HCl, NaOH u.a.
Tabletten
17
18
19 Cl2 u.a.
20
21
22 Ileum
23 Dickdarm
24 Dickdarm
25
c Morphologische Befunde bei Erosionen, Geschwüren und "Pseudoerosionen" der Cervix uteri (als Beispiel)
26
27
28
29
30
PLE
FMS
ZD
d Typen von Erosionen und Ulzera bzw. Ulzerationen im Magen-Darm-Kanal (Auswahl)
Magen-Duodenum
LSE
31
32
33
M
MM
SM
Mu
FLE
B
D FLE G
N
A
N
N
34 Magen-Duodenum
M
SM
Mu
S
35 Dünndarm-Dickdarm
M
SM
Mu
S
Dickdarm
36
PsP
e Folgen und Komplikationen von Geschwüren
37
38
39
40
41
42 Ca
43
M
SM
A
Mu
S

Abb. 184a–e. *Erosive, ulzeröse und verschorfende (fibrinös-nekrotisierende) Entzündungen.* **a** *Zum Wesen von Erosionen und Ulzera. Erosionen* (1) sind oberflächliche Schleimhautdefekte, die ohne nennenswerte Narbenbildung (2) abheilen können (M = Mucosa; MM = Muscularis mucosae; SM = Submucosa; Mu = Muscularis; S = Serosa; hier am Beispiel der Wand des Magen-Darm-Kanals). Demgegenüber reichen *Ulzera* (3) so tief, daß nach ihrer Reparation eine *Ulkusnarbe* (4) zurückbleibt. Die *verschorfende (fibrinös-nekrotisierende) Entzündung* zeichnet sich durch eine mehr oder weniger flächenhafte Ausbreitung des Prozesses aus, wobei von fibrinös-leukozytärem Exsudat durchsetzte und umhüllte nekrotische oberflächliche Gewebezonen zunächst oft liegenbleiben (5), dann aber unter Zurücklassung einer flächenhaften Erosion *(oberflächlich (erosiv) verschorfende Entzündung)* oder Ulzeration *(tief (ulzerös) verschorfende Entzündung)* abgestoßen werden: Man spricht hier von *»Denudation«* (6). Je nach der Tiefe des Defektes kommt es zu einer weitgehenden Restitutio ad integrum oder zur Bildung einer dünnen Narbenplatte unter der Schleimhaut (7). **b** *Zur Ätiologie und Pathogenese von Erosionen und Ulzera.* Von klinisch besonders großer Bedeutung sind die *peptischen Geschwüre im Magen-Duodenalbereich* (s. Abb. 131, S. 704), die *akut* (oft in Mehrzahl) oder *chronisch* (meist in Einzahl, »chronische Ulkuskrankheit«) in Erscheinung treten können (8). Häufig begegnet der Arzt auch dem *chronischen Ulcus cruris* (s. Abb. 106, S. 494), das in manchen Fällen infolge Insuffizienz einer oder mehrerer sog. Cockettvenen am Unterschenkel entsteht (9). *Dekubitalgeschwüre* im Hautbereich (10) finden sich vor allem bei schwerkranken *Bettlägrigen* und beruhen im wesentlichen auf einer durch Kompressions-Ischämie bedingten Schädigung; ein ähnlicher Mechanismus liegt den Ulzera zugrunde, die z. T. bei längerem Liegenbleiben eines *Katheters* oder eines *Tubus,* z. B. in der Harnblase oder in der Trachea, zustande kommen. Man denkt an die Möglichkeit, daß *arterielle bzw. arterioläre (a) Spasmen* (11) ebenfalls an der Ausbildung von Geschwüren beteiligt sein könnten, z. B. im Magen-Duodenalbereich. In dieser Lokalisation scheinen zudem *Schleimhautblutungen* (12) für Entstehung von Erosionen und Ulzera Bedeutung zu haben. Durch starke *Stenosierung oder Verschluß von Arterien* (A) bedingte ischämische Schäden sind nicht nur Ursache von Geschwüren bzw. Gangrän an Extremitäten, sondern begünstigen sehr wahrscheinlich auch das Auftreten von Geschwüren an inneren Hohlorganen (13). Dasselbe gilt für eine *chronische venöse Stauung* (vgl. dazu Magenulzera bei portalem Hochdruck). Abgesehen von den oben erwähnten Dekubitalgeschwüren, führen manchmal auch *andersartige mechanisch bedingte Schäden* (mech, 14) zur Geschwürsbildung (z. B. Wunddehiszenzen, chronische Wunden nach mechanisch bedingten Oberflächendefekten u. a.). Sog. *Röntgenulzera* (15) beruhen in der Regel auf einer zu hohen Dosis ionisierender Strahlen. Geschwüre bilden sich nicht selten im Anschluß an *Verbrennungen* oder *Erfrierungen* (Temp), besonders an Extremitäten und Akren (16). Gut bekannt sind *Verätzungen,* z. B. der Speiseröhre, nach Einwirkung starker Säuren oder Laugen (17). Längere Zeit an derselben Stelle der Schleimhautoberfläche liegende Tabletten bzw. Tablettenreste verursachen hie und da ebenfalls ein Ulkus (z. B. sog. *Aspirinulkus,* Geschwürsbildung durch *ICCl-Tabletten,* 18). Ausgedehnte *erosive Veränderungen im Tracheobronchialbereich* gehören zu den typischen Veränderungen nach Einwirkung *hochtoxischer Gase, Dämpfe oder Staubarten* (z. B. Chlorgas im ersten Weltkrieg, 19). Man kennt eine größere Zahl von *Infektionskrankheiten,* die mit einer Geschwürsbildung einhergehen: Als Beispiele seien hier das *Ulcus durum* bei Lues I (20), das wie ausgestanzt aussieht, und das unterminierte *tuberkulöse Geschwür* (21), z. B. im Mundhöhlen- oder Darmbereich bei »offener« Lungentuberkulose, genannt. Ulzera der Peyer'schen Plaques sind ein typischer Befund in der dritten Woche bei unbehandeltem, schwerem *Typhus abdominalis* (22). Die *Amöbenruhr* verursacht in der Regel umschriebene kleine Geschwüre im Kolon, die wenig Umgebungshyperämie zeigen und konfluieren können (23). Flächenhafte, unterminierende Ulzerationen kennzeichnen das fortgeschrittene Stadium der *idiopathischen Proctocolitis haemorrhagica* (24). Schließlich sei hervorgehoben, daß *Neoplasmen* – vor allem die malignen – öfters oberflächlich ulzerieren (25). **c** *Morphologische Befunde bei Erosionen, Geschwüren und »Pseudoerosionen« der Cervix uteri.* Diese Veränderungen seien hier als Beispiel herausgegriffen, weil sie in der gynäkologischen Praxis häufig angetroffen und – zwecks Ausschließens eines neoplastischen Prozesses – auch öfters bioptisch untersucht werden. Normalerweise ist die Portiooberfläche von einem leicht parakeratotisch verhornten, mehrschichtigen Plattenepithel bedeckt, das bei geschlechtsreifen Frauen zyklische Veränderungen erfährt (vermehrte parakeratotische Verhornung bei Östrogeneinfluß u. a.), wegen des Glykogengehalts der Epithelzellen weißlich erscheint und ein positives Ergebnis der Schiller'schen Jodprobe ergibt (PLE = Plattenepithel; FMS = fibromuskuläres Stroma; ZD = Zervixdrüse). Bei der echten Erosion *(Erosio simplex)* fehlt in einem gewissen Bereich der Epithelbelag, und das fibromuskuläre Stroma kann eine oberflächliche entzündliche Reaktion aufweisen. Fibrinös-leukozytäres Exsudat ist meistens nur in ganz geringer Menge vorhanden (26). Reicht der Defekt tiefer und besteht er über einige Zeit, entwickelt sich z. T. ein *flaches granulierendes Ulkus* (27), das gegen das fibromuskuläre Stroma zu allmählich in Vernarbung übergeht. Nach Reepithelisierung erkennt man die *subepitheliale Narbenplatte* u. a. an den z. T. noch vorhandenen, senkrecht aufsteigenden kleinen Blutgefäßen, die mit dem Granulationsgewebe gebildet worden waren. Im Zug dieser Vernarbung und/oder Reepithelisierung werden u. U. die Ausführungsgänge der Drüsen verlegt bzw. stenosiert, so daß Retentionszysten entstehen (»Ovula Nabothi«, 28). Bei Reepithelisierungsprozessen kommt es vor, daß einerseits Zylinderepithel an Stellen vorwächst, wo normalerweise Plattenepithel liegen würde, und umgekehrt (29). Es werden zudem metaplastische Veränderungen beobachtet, z. B. die Entstehung eines mehrstufigen Zylinderepithels. Bei Frauen im geschlechtsreifen Alter kommt es oft zu einer zunehmenden Eversion der Zervixinnenfläche (»Ektropion«), und/oder die Zervixschleimhaut erstreckt sich mehr und mehr auch auf die Orifizium-nahen Teile der Portiooberfläche (*»Papilläre Pseudoerosion«* der Portio, 30). Das umgekehrte, nämlich das Einwachsen von mehrschichtigem Plattenepithel in den Zervixkanal, wird ebenfalls angetroffen. Bei diesen »Grenzstreitigkeiten« zwischen Zylinder- und Plattenepithel spielen Erosionen und flache Ulzerationen eine erhebliche Rolle, da durch die Reepithelisierungen Epithelwanderungen ausgelöst werden. **d** *Typen von Erosionen und Ulzera bzw. Ulzerationen im Magen-Darm-Kanal.* Erosionen im Magen-Duodenalbereich beginnen häufig als sog. *Leistenspitzenerosionen* (31). Diese gewinnen u. U. rasch an Tiefe, so daß die klassische *frische Erosion* entsteht: Diese zeigt am Grund spärlich fibrinös-leukozytäres Exsudat (FLE) sowie meistens Blut (*»hämorrhagische Erosion«* 32; B = Blut). Akute Erosionen finden sich nicht selten in Mehrzahl und können in *akute Ulzera* übergehen. Das klassische *Ulcus pepticum chronicum* des Magens (33) oder des Duodenum zeigt am Geschwürsgrund von innen nach außen meist folgende Schichten: Detritus (D), fibrinös-leukozytäres Exsudat, Granulationsgewebe (G) und Narbengewebe (N), in das erhaltene Teile der äußeren Wandanteile eingebettet sind. Arterien sind öfters stark stenosiert oder obliteriert: Dies ist ein Hauptgrund dafür, daß schwere, lebensbedrohliche Ulkusblutungen eher bei akuten als bei chronischen Geschwüren auftreten. *Ulkusnarben* sind oft nur von einem dünnen Epithelbelag bedeckt und erweisen sich als besonders anfällig, weshalb *Ulkusrezidive* (34) keine Seltenheit sind. *Fissurale Geschwüre* (35) finden sich u. a. zwischen den Pflasterstein-artigen Erhebungen der Darminnenfläche bei *Crohn'scher Krankheit.* Fisteln, die bei diesem Leiden relativ oft entstehen, nehmen ihren Ursprung in der Regel von solchen tief eingesenkten Ulzera. Die flächenhaften und unterminierenden Ulzerationen bei

oder »Mumifikation« nichts anderes bedeutet als das Resultat einer Koagulationsnekrose mit anschließender Vertrocknung, gehört der Begriff der *feuchten Gangrän (Gangraena humida, Putrifikation),* die wegen des üblen Geruchs auffällt und durch Besiedelung mit Fäulniserregern (vor allem Anaerobier, S. 1937) gekennzeichnet ist, wenigstens teilweise in das Gebiet eitriger und mit Gewebsnekrose verbundener entzündlicher Prozesse.

Ätiologie und **Pathogenese:** Die gangränöse Entzündung entsteht entweder bei
- sekundärer Besiedelung eines nekrotischen Gewebebezirks durch Fäulniserreger oder durch
- eine Infektion durch Fäulniserreger, die eine nekrotisierende Wirkung entfalten.

Besonders im letztgenannten Fall haben wir es mit dem gewebezerstörenden Effekt freigesetzter bakterieller Toxine zu tun, so u. a. des α- und ε-Toxins von Clostridium perfringens oder des γ-Toxins von Clostridium oedematiens (Gasbrand).
Bei *sekundärer Besiedelung* eines nekrotischen Gewebegebiets *durch Fäulniserreger* kommen zahlreiche, z. T. als *»Saprophyten«* auf Schleimhäuten lebende Mikroorganismen in Frage, z. B. Bacteroides sp., fusiforme Stäbchen, Spirillen (vgl. dazu die sog. Plaut-Vincent-Flora, S. 1947), anaerobe Kokken u. a. m.
Putride (gangränöse) Entzündungen entwickeln sich mit Vorliebe bei *allgemeiner Resistenzverminderung* (vgl. dazu S. 1765), wobei meistens die im immunologischen Sinn spezifischen Mechanismen der Abwehr gestört sind. Beispiele hierfür liefern Hungerzustände, Stoffwechselstörungen (z. B. Diabetes mellitus), Tumorkachexie, Agranulozytose, Vergiftungen, Status nach Behandlung mit zytostatischen Mitteln, sog. anergische Zustände nach Krankheiten, wie Masern, Grippe, Scharlach, Keuchhusten, Typhus abdominalis u. a. Oft besteht in solchen Situationen auch eine *gestörte Blutversorgung,* ganz abgesehen vom Mangel zellulärer und humoraler Abwehrmechanismen. Unter solchen Bedingungen vermögen Keime, die sonst als harmlose »Parasiten« auf der Haut oder auf Schleimhäuten wachsen, ins Gewebe einzudringen und dieses zu schädigen. Ihrer Vermehrung wird wenig entgegengestellt, und die Mikroorganismen nehmen auf diese Weise einen pathogenen Charakter an. Häufig überwuchern sie die übrige Mikroflora und leiten die Gewebenekrose ein, falls diese nicht schon vorbestand.

Makroskopisch erscheinen die betroffenen Gewebe »matschig«, zerfallen, von schmutzig-bräunlicher bis grünschwarzer Farbe. Die feuchte Gangrän tut sich durch ihren ekelerregenden, aashaften Gestank weitherum kund. In bestimmten Organen, wie der Lunge, besteht die Neigung zum kavernösen Zerfall. An Oberflächen brechen faulig-zersetzte Gewebeteile aus.

Mikroskopisch erkennt man im Innern eines gangränös zerfallenden Gewebebezirks oft lediglich eine Nekrose mit Vorherrschen von Karyolyse, ferner ausgetretene Erythrozyten und nur ganz geringe zelluläre Infiltrate. Die letzteren können u. U. gänzlich fehlen. Fibrin in geringen Mengen läßt sich mit besonderen Methoden nachweisen. Meistens wird es rasch zersetzt. Auffällig ist das Vorhandensein einer reichen Mikroflora. Falls diese Gase bilden, wie u. a. beim Gasbrand, finden sich im Gewebe große Blasen, in deren Randzone die Keime liegen (»Schaumorgane«). Das histologische Bild erinnert stark an dasjenige bei postmortaler Fäulnis und kann u. U. nicht sicher als in vivo entstanden erkannt werden. In den Randgebieten der gangränösen Entzündung stellt man allerdings leukozytäre Infiltrate fest, falls keine sehr schwere Agranulozytose besteht. Plasmazellen und Makrophagen bleiben oft besser erhalten als Granulozyten.

Folgen: *In vielen Fällen von ausgedehnter Gangrän ist eine spontane Heilung des betroffenen Gewebes nicht mehr möglich.* Gangränöse Entzündungen im Bereich der Extremitäten geben die Indikation zur Amputation. Eine Lungengangrän kann, falls sie lokalisiert auftritt, chirurgisch angegangen werden. Häufig aber endet das Geschehen mit dem Tod, ohne oder mit vorausgehender Sepsis. Schwere gangränöse Entzündungen können allein durch die *Freisetzung toxisch wirkender Abbauprodukte* einen letalen Ausgang herbeiführen. Das Wesen dieser Giftwirkung ist noch nicht in allen Teilen geklärt und scheint, je nach der vorherrschenden Fäulnisflora, nicht immer mit dem Erscheinen derselben Stoffe verbunden zu sein. Einige Clostridien bilden Enzyme, die Aminosäuren deaminieren und die Freisetzung von *Ammoniak* sowie gasför-

Abb. 184 a–e (Fortsetzung)

idiopathischer Proctocolitis haemorrhagica (»idiopathische Colitis ulcerosa«) lassen da und dort *»Pseudopolypen«* (PsP) ausgespart, die aus verdickter, ödematöser und stark entzündlich infiltrierter Schleimhaut sowie allenfalls Teilen der Submucosa bestehen (36). **e** *Folgen und Komplikationen von Geschwüren.* Zu den wichtigsten Komplikationen von Ulzera gehören *Blutungen* (37). *Ulkusnarben* (38) neigen, wie gesagt, in wechselndem Maß zur Ausbildung von *Rezidivulzera* (39). Dann und wann kommt es zur *Penetration* von Ulzera in benachbarte Gewebe hinein (z. B. Penetration eines Magengeschwürs ins Pankreas, 40). *Freie oder »gedeckte« Perforationen* können sich dort ereignen, wo die Serosa noch nicht mit der Umgebung verwachsen ist. Andernfalls entstehen u. U. *Fisteln* (z. B. *duodenokolische Fistel*). Die Häufigkeit der Ausbildung eines *»Carcinoma (Ca) ex ulcere«,* das bei chronischen Magengeschwüren und besonders bei idiopathischer Colitis ulcerosa von langer Dauer beobachtet wird, variiert von Statistik zu Statistik z. T. recht erheblich (42). Auf die *ulkusbedingten Narbenstenosen,* z. B. am Magenausgang (43), wurde schon aufmerksam gemacht (s. Abb. 128, S. 672)

migem Wasserstoff bewirken können. Viele Bakterien enthalten Zystein-Desulfurase, die den Abbau von Zystein u. a. zu *Schwefelwasserstoff*, Ammoniak und *Brenztraubensäure* katalysiert. Mikroorganismen weisen auch Dekarboxylasen auf, die Aminosäuren in *Kohlendioxid* und *Amine* aufspalten. Ein Beispiel dafür bietet die Dekarboxylierung von Lysin unter Bildung von *Kadaverin*. Früher schrieb man den so freigesetzten Aminen große Giftigkeit zu und nannte sie »*Ptomaine*«. Diese Auffassung ist heute weitgehend verlassen worden. Sehr wahrscheinlich treten beim Fäulnisprozeß sehr komplexe Gemische nur teilweise toxischer Substanzen auf. Von den Kataboliten, die nachgewiesen wurden, seien erwähnt: *Azetylcholin, Cholin, Leichenmuskarin, Trimethylamin, Histamin, Dimethylguanidin, Fettsäuren, Tripelphosphate* und viele andere.
Leichtere Formen einer gangränösen Entzündung können unter Bildung demarkierender Eiterungen und von Granulationsgewebe abheilen. Allerdings handelt es sich oft um eine Defektheilung. Die Aussichten für die Rückbildung eines gangränösen Prozesses, bzw. für seine Demarkation, steigen, wenn die »Areaktivität« bzw. der Mangel an zellulären und humoralen Abwehrkräften, überwunden wird.

Beispiele gangränöser Entzündungen:
- *Lungengangrän*, z. B. im Anschluß an Pneumonie, bei zerfallenden malignen Neoplasmen, nach Lungeninfarkt oder nach Aspiration von fauligem Material, etwa bei gangränöser Entzündung im Bereich eines Karzinoms im Mund-Halsbereich, Tonsillitis Plaut-Vincent, Pulsionsdivertikel des Oesophagus oder im Anschluß an Oesophagusperforation. Bei solchen Fällen finden sich im Sputum oft sog. *Dittrich'sche Pfröpfe*, stark verfettete Leukozyten und Fettsäurenadeln.
- *Gangrän im Mund-Nasen-Rachenbereich:* Gingiva, Tonsillen, dann Zunge, in schweren Fällen übergreifend auf Wange, Gaumen und Lippen: »*Stomacace*«, u. a. bei »*Noma*«, einer ausgedehnten Nekrose im Mundbereich, die bei Agranulozytose vorkommen kann.
- *Gangränöse Entzündungen im Darmbereich*, z. B. Appendicitis gangraenosa, Darmgangrän infolge Infarzierung.
- *Gangrän im Bereich des Urogenitaltrakts.*
- *Gangrän der äußeren Haut* und der *Extremitäten.*

153. Entzündungen mit besonderen zelligen Infiltraten

Definitionen: Die Bezeichnung »*lymphozytäre*« *oder* »*lympho-plasmozytäre*« *Entzündung* hat sich bei Zuständen eingeführt, bei denen das reaktiv entstandene zellige Infiltrat vor allem Lymphozyten und Plasmazellen umfaßt, was auf ein immunologisches Geschehen hinweist. Es können auch Histiozyten/Makrophagen beteiligt sein. Der Name »exsudativ« trifft für diese Entzündungsform nur beschränkt zu, weil es sich meistens um chronische Prozesse handelt, bei denen die Ablagerung von Fibrin fehlen kann. Man kennt entzündliche Reaktionen, die durch ein Vorherrschen von Histiozyten gekennzeichnet sind *(»histiozytäre Entzündung«)*. Diese tragen z. B. besondere Namen, wie z. B. in den Lungen: »*desquamative interstitielle Pneumonie*« *(»Desquamativpneumonie«)*, ein Ausdruck, der aus der Zeit stammt, als man noch nicht wußte, daß sich die Alveolarmakrophagen von Blutmonozyten herleiten. Man redet daher heute besser von *histiozytärer Pneumonie*. Es gibt auch eine »*histiozytäre interstitielle Nephritis*«, die der *Malakoplakie* (S. 792) nahesteht.
Besteht ein entzündliches Infiltrat vor allem aus eosinophilen Granulozyten, kann von »*eosinophiler Entzündung*« gesprochen werden (z. B. eosinophile Pneumonie, eosinophile Pleuritis, eosinophiles Granulom u. a. m.).

Oft vermag der Pathologe die Ätiologie einer lymphoplasmozytären Entzündung nicht in Erfahrung zu bringen oder gar nachzuweisen. Trotzdem erscheint es gerechtfertigt, in besonderen Fällen auf diese Weise die wahrscheinlich immunologische Natur der Reaktion anzudeuten. Bei einem Teil solcher Entzündungsformen handelt es sich um sog. Autosensibilisierungsprozesse (vgl. dazu S. 1137).
Hinsichtlich **Pathogenese, Morphologie** und **Folgen** sei auf S. 1080 verwiesen.

Beispiele lympho-plasmozytärer Entzündungen:
- *Lympho-plasmozytäre Pneumonie* (»Pneumonitis«), z. B. bei Pneumocystis carinii-Pneumonie (S. 2065), bei verschiedenen allergischen Zuständen, wie der »Farmer-Lunge«, u. a. m.
- Viele *virale Infektionskrankheiten* mit Lokalisation in manchen Organen.
- *Struma lymphomatosa* (Hashimoto, S. 1168).
- *Lymphozytäre Gastritis* (S. 1180).
- *Lymphozytäre Adrenalitis* (S. 1173), u. a. m.
- »*Desquamative*« *interstitielle Pneumonie* bei Individuen, die häufig Partikel einatmen (z. B. Haschischraucherlunge, Raucherlunge, akute Staubexposition, z. B. »akute Silikose«, u. a. m.).
- *Eosinophile Pneumonie*, z. B. beim Durchtritt von Askaridenlarven durch das Lungengewebe.
- *Eosinophile Pleuritis* (»reactive eosinophilic pleuritis«) bei Pneumothorax u. a. m.
- *Eosinophiler Granulationstumor* im Magendarmtrakt, der u. a. bei einheimischer Sprue gehäuft auftritt.
- *Beim eosinophilen Granulom des Knochens* ist man sich über die Natur des entzündlichen Infiltrats nicht im klaren.

154. Sog. proliferative Entzündungsformen

154.1. Begriffe und allgemeine Hinweise

Definitionen: Unter dem Begriff einer sog. »*proliferativen Entzündung*« faßt man besondere, oft längere Zeit dauernde Phasen eines entzündlichen Prozesses zusammen, die vor allem durch die Entstehung erheblicher Mengen von *Granulationsgewebe* bzw. herdförmiger histiozytärer Reaktionen charakterisiert sind (sog. *granulierende Entzündung*, vgl. dazu S. 1298). Man spricht daher in solchen Fällen von einer »*chronischen produktiv-proliferativen Entzündung*«. Bilden sich umschriebene Herde von Granulationsgewebe, nennt man sie »*Granulome*«. Proliferative Entzündungen leiten in der Endphase des Prozesses in eine *Vernarbung* über.

Einzelne Formen von sog. proliferativer Entzündung gehen von Zellen aus, die nicht – oder nicht nachgewiesenermaßen – dem Granulationsgewebe i. e. S. zugeordnet werden. Im weitesten Sinn des Begriffes kann beispielsweise eine »*gliöse Reaktion*« im Gehirn ebenfalls als Ausdruck einer proliferativen Entzündung angesehen werden. Viele Formen von proliferativer Entzündung bieten histologisch ein ähnliches Bild, das keinen Hinweis auf die Ätiologie des auslösenden Agens gibt: Hier spricht man von »*unspezifischer Entzündung*«. Bei einer Gruppe von Krankheiten zeichnen sich die mikroskopisch erkennbaren Veränderungen jedoch durch gewisse Besonderheiten aus, wie z. B. das Auftreten zentral verkäster Epitheloidzellentuberkel bei der Tuberkulose oder ein gefäßführendes, epitheloidzelliges, z. T. nekrotisches oder vernarbendes und plasmazellulär infiltriertes Granulationsgewebe bei Lues III (»*Gumma*«): Diese Varianten bezeichnet man seit langem als »*spezifische Entzündungen*«, obwohl der Ausdruck »spezifisch« im Sinn der nosologischen oder gar ätiologischen Diagnosestellung zu weit geht. Absolut pathognomonisch sind solche Befunde nicht. Kommt es zur Bildung größerer, vorwiegend aus Granulationsgewebe bestehender Tumoren, reden wir z. T. von »*(infektiösen) Granulationstumoren*«.

Es wurde hervorgehoben, daß sich die proliferative Entzündung durch die Entstehung von Granulationsgewebe »in erheblicher Menge« auszeichnet. Damit sei ausgedrückt, daß im medizinischen Sprachgebrauch entzündliche Reaktionen, bei denen Granulationsgewebe wohl gebildet wird, dieses jedoch das histologische Bild nicht beherrscht, die Bezeichnung »proliferativ« nicht geläufig ist. Streng genommen gibt es aber viele *Übergänge zwischen vorwiegend exsudativer und mehr proliferativer Entzündung.* Der Hinweis darauf, daß einzelne Typen von proliferativer Entzündung mit der Vermehrung von Zellarten einhergehen, die »nicht dem Granulationsgewebe im engeren Sinn« zugeordnet werden, wurde aus bestimmten Gründen gegeben. So beruht die sog. Halbmondbildung bei gewissen Formen von Glomerulonephritis auf einer Vermehrung von Zellen, die von den meisten Autoren als vom parietalen Kapselepithel hergeleitet angesehen werden. Kinetische Studien deuten aber auf eine z. T. monozytäre Herkunft dieser Elemente hin. Ferner ist zu berücksichtigen, daß im Zentralnervensystem bei entzündlichen Prozessen mit der Zeit u. a. eine Gliavermehrung stattfindet. Das Ausmaß solcher *gliöser Reaktionen* ist in der Regel beschränkt, und Glianarben haben meistens nur eine geringe dreidimensionale Ausdehnung. Flächenhafte gliöse Reaktionen, etwa um einen Zerfallsherd, werden indessen häufig angetroffen.

Granulationsgewebe enthält immer Fibroblasten und/oder Histiozyten/Makrophagen, jedoch nicht immer Kapillarsprossen, neugebildete Blutgefäße und Infiltrate von Granulozyten, Lymphozyten und Plasmazellen.

Sich teilende Lymphoblasten oder *Plasmazellvorläufer,* ferner eine vermehrte *Mitosetätigkeit von Epithel- und Parenchymzellen* finden sich – nach einer gewissen, von Fall zu Fall wechselnden Latenzzeit – bei den meisten entzündlichen Prozessen, *gehören also nicht zum Begriff der proliferativen Entzündung.*

Dasselbe gilt für proliferierende *Mastzellen* in derart veränderten Geweben. Im Gegensatz zu den bisher erwähnten gelten andere, in einem entzündlich veränderten Gebiet vorhandene Zellarten als nicht mehr teilungsfähig. Hier handelt es sich um sog. *Endzellen.* Dazu gehören insbesondere die Granulozyten. Auch ausgereifte Plasmazellen scheinen nicht mehr imstande zu sein, wieder in DNA-Synthese und Teilung überzugehen.

Ätiologie und **Pathogenese:** Es gibt vielerlei Ursachen, die zur Bildung von reichlich Granulationsgewebe Anlaß geben können. Obwohl über die biochemischen Hintergründe, die diesen Prozeß in Gang setzen, wenig bekannt ist, fällt doch auf, daß bestimmte Arten von Läsionen und Reaktionen die Entstehung von Granulationsgewebe bzw. von Granulomen begünstigen, nämlich:

- entzündliche Prozesse, die mit *reichlich Fibrinbildung* einhergehen;
- Läsionen, die durch eine mehr oder weniger ausgedehnte *Gewebenekrose* charakterisiert sind;
- Zustände, bei denen das zur Ansammlung insbesondere von Histiozyten/Makrophagen führende, *entzündungsauslösende Agens nicht oder nur beschränkt eliminiert werden kann,* gleichgültig, ob es sich dabei um *unbelebtes Material* (z. B. Quarzteilchen) oder um *Mikroorganismen* handelt (z. B. Tuberkulose-Bakterien, Leprabakterien, gewisse Spirochäten (Lues!));
- eine *Reaktionslage des betroffenen Organismus,* die einer kräftigen proliferativen Reaktion von seiten des Bindegewebsapparates und/oder des Histiozyten/Makrophagensystems Vorschub leistet, beruhe diese nun auf einer – im immunologischen Sinn – spezifischen Immunität (z. B. produktive Tuberkulose) oder auf einer überschießenden Reaktion unbekannter Ursache (z. B. die »hypertrophische Narbe«).

154.2. Sog. unspezifische proliferative Entzündungen

Hierzu gehören die meisten entzündlichen Reaktionen, die mit der Bildung eines mehr oder weniger uncharakteristischen Granulationsgewebes einhergehen, z. B. im Bereich von Abszessen, Geschwüren und andersartigen Gewebenekrosen.

154.3. Sog. spezifische proliferative Entzündungen

Diese tragen mehr oder weniger typische histologische Merkmale, die es gestatten, die ätiologische Differentialdiagnose einzuengen oder sogar mit einiger Wahrscheinlichkeit die nosologische Diagnose vorauszusagen, ohne daß der mikrobielle Nachweis des Erregers vorläge.
Einer Zusammenfassung dieser und weiterer Infektionskrankheiten unter der Bezeichnung »spezifisch« wird heute allerdings nicht mehr großes Gewicht beigemessen.

Beispiele von Krankheiten mit Bildung sog. *»spezifischen Granulationsgewebes«* bzw. sog. *»infektiöser Granulationstumoren«:*
- Tuberkulose (S. 1967),
- Boeck-Besnier-Schaumann'sche Krankheit (S. 2029).
- Pseudotuberkulose (S. 1933),
- Tularämie (S. 1929),
- Lymphogranuloma inguinale (Krankheit von Nicolas-Favre, S. 1863),
- Lues (Syphilis, S. 1988),
- Framboesia tropica (S. 1998),
- Lepra (S. 1977),
- Aktinomykose (S. 1984),
- »Madurafuß« (-myzetom, S. 1986),
- Rotz (Malleus, S. 1913),
- Rhinosklerom (S. 1896),
- Venerisches Granulom (Granuloma inguinale, S. 1936),
- Sporotrichose (S. 2020),
- Blastomykosen (S. 2015), u. a. m.

154.4. Epitheloidzelliges Granulationsgewebe

Definitionen: *»Epitheloidzelliges Granulationsgewebe«* ist lichtmikroskopisch definiert und zeichnet sich durch eine mehr oder weniger dichte Lagerung *»epitheloider Zellen«*, d. h. aktivierter Histiozyten/Makrophagen, aus. Die Bezeichnung deutet auf die Ähnlichkeit dieser Anordnung mit derjenigen in Epithelien hin, wo auch Zelle an Zelle liegt. Epitheloidzellen weisen in der Regel eine erhebliche Größe auf und besitzen ziemlich reichlich Zytoplasma, das sich bei konventioneller Hämalaun-Eosin-Färbung rosa darstellt. Umschriebene Herde eines derartigen Gewebes nennt man auch *»epitheloidzellige Granulome«*. Von einer *»epitheloidzelligen Reaktion«* wird in der Regel gesprochen, wenn Granulationsgewebe von epitheloidem Charakter vorliegt, gleichgültig, ob es sich um Granulome, zonenförmige Reaktionen oder ein multizentrisches Auftreten solcher Strukturen handelt. *»Tuberkuloide Granulome«* (*Epitheloidzellentuberkel*, kurz: *Tuberkel*) haben eine kugelige oder polyzyklisch begrenzte Form und enthalten oft längliche Epitheloidzellen mit z. T. »schuhsohlenförmigen« Kernen, manchmal auch mehrkernige Riesenzellen vom Langhans-Typus, wie sie besonders im Rahmen der nodösen Tuberkulose auftreten.

Pathogenese: Histochemische und ultrastrukturelle Befunde zeigen, daß Epitheloidzellen besonders reich an Lysosomen sind. Diese Tatsache, ebenso wie die Größe und lockere Struktur des Kerns, die deutliche Ausbildung der Nukleolen und der Reichtum an Zytoplasma, in dem überdies oft phagozytiertes Material nachzuweisen ist, deuten darauf hin, daß es sich bei diesen Elementen in erster Linie – wenn nicht ausschließlich – um *Makrophagen in einem Zustand erhöhter Aktivität* handelt. Die meisten Autoren nehmen heute aufgrund kinetischer Untersuchungen an, daß sich die Epitheloidzellen in der Regel von Monozyten/Histiozyten herleiten. Kinetische Beobachtungen an Kaninchen deuten darauf hin, daß Epitheloidzellen aus Blutmonozyten hervorgehen, die sich am Ort der Entzündung – wahrscheinlich chemotaktisch – ansammeln und aktiviert werden, z. B. aufgrund einer zellgebundenen Immunreaktion (S. 1083). Tierexperimentell ließ sich zeigen, daß die Mehrheit der sog. mononukleären Zellen in jungem epitheloidzelligem Granulationsgewebe innerhalb ungefähr einer Woche umgesetzt wird. Dabei scheinen nicht-aktivierte Histiozyten eher länger zu überleben und auch eine größere Neigung zu zeigen als aktivierte, über die Lymphwege wieder abzuwandern. Wie schon erwähnt wurde, sind vor allem nicht-aktivierte Monozyten/Histiozyten innerhalb granulomatöser Herde noch fähig, DNA zu synthetisieren und in Teilung zu gehen. Die Proliferationstätigkeit in histiozytären Granulomen, wie z. B. Tuberkeln, ist aber bescheiden und in der Peripherie der Herde deutlicher als gegen das Zentrum zu.
Die Frage, ob sich am Aufbau des epitheloidzelligen Granulationsgewebes noch andere Zelltypen beteiligen, insbesondere solche mit der Fähigkeit zur Bildung präkollagener und kollagener Fasern, ist noch offen. Die *Aktivierung der Histiozyten/Makrophagen* kann nach allem, was man weiß, auf verschiedene Weise erfolgen:

- bei einer immunologischen Reizantwort, als Ausdruck einer zellgebundenen Immunität (S. 1086),
- als Reaktion auf Fremdmaterial, insbesondere Fremdkörper, die nicht rasch abgebaut werden können (S. 1375),
- als Reaktion auf körpereigene Gewebezerfallsprodukte, vor allem solche mit erheblichem Gehalt an schwer abbaubaren Lipiden.

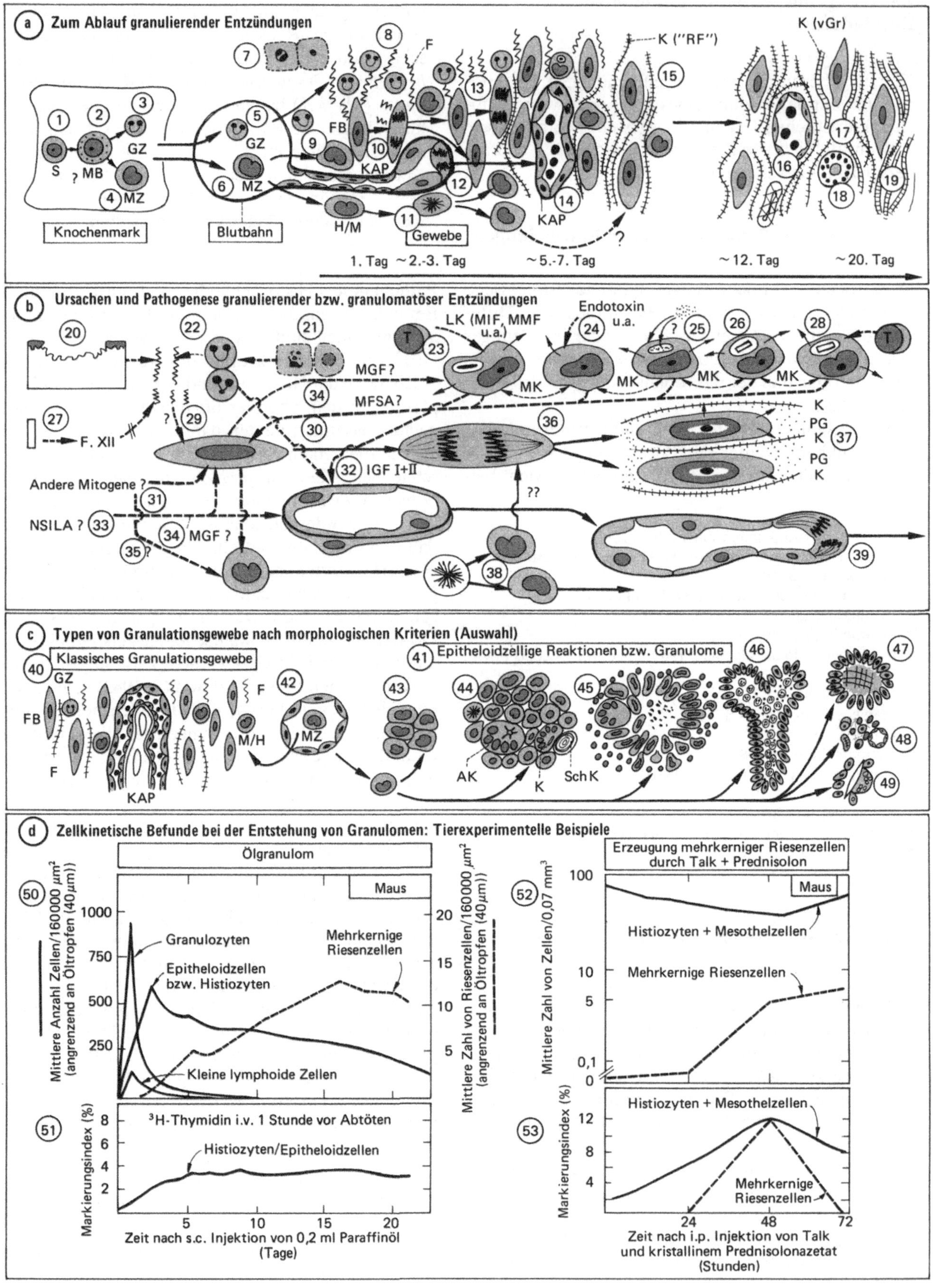
a Zum Ablauf granulierender Entzündungen
Knochenmark
Blutbahn
Gewebe
S
? MB
GZ
MZ
FB
KAP
H/M
F
K ("RF")
K (vGr)
1. Tag ~2.-3. Tag ~5.-7. Tag ~12. Tag ~20. Tag
b Ursachen und Pathogenese granulierender bzw. granulomatöser Entzündungen
Endotoxin u.a.
LK (MIF, MMF u.a.)
MGF?
MFSA?
MK
F. XII
IGF I+II
Andere Mitogene ?
NSILA ?
MGF ?
K
PG
??
c Typen von Granulationsgewebe nach morphologischen Kriterien (Auswahl)
Klassisches Granulationsgewebe
Epitheloidzellige Reaktionen bzw. Granulome
GZ
FB
F
KAP
M/H
MZ
AK
K
SchK
d Zellkinetische Befunde bei der Entstehung von Granulomen: Tierexperimentelle Beispiele
Ölgranulom
Maus
Mittlere Anzahl Zellen/160000 μm² (angrenzend an Öltropfen (40 μm))
Mittlere Zahl von Riesenzellen/160000 μm² (angrenzend an Öltropfen (40 μm))
Granulozyten
Epitheloidzellen bzw. Histiozyten
Mehrkernige Riesenzellen
Kleine lymphoide Zellen
³H-Thymidin i.v. 1 Stunde vor Abtöten
Histiozyten/Epitheloidzellen
Markierungsindex (%)
Zeit nach s.c. Injektion von 0,2 ml Paraffinöl (Tage)
Erzeugung mehrkerniger Riesenzellen durch Talk + Prednisolon
Mittlere Zahl von Zellen/0,07 mm³
Histiozyten + Mesothelzellen
Mehrkernige Riesenzellen
Zeit nach i.p. Injektion von Talk und kristallinem Prednisolonazetat (Stunden)

Abb. 185a–d. *Sog. proliferative Entzündungsformen (»Chronisch-produktiv-proliferative Entzündung«).* Zu den pathologischen Prozessen, die zur Bildung von Granulationsgewebe neigen, gehören u. a. solche, die mit *reichlich Fibrinniederschlägen, Gewebenekrose bzw. -defekt, ungenügender Elimination des entzündungsauslösenden Agens* und/oder einer *spezifischen zellgebundenen Überempfindlichkeit* einhergehen. Eine sog. *unspezifische proliferative Entzündung* mit Entstehung von meist *typischem (»klassischem«), d. h. kapillarhaltigem Granulationsgewebe* findet sich z. B. bei chronischer Abszedierung, am Grund von Ulzera, in der Umgebung von Gewebenekrosen und im Rahmen der Wundheilung. Sog. *»spezifische« proliferative Entzündungen* kennzeichnen bestimmte, überwiegend oder ausschließlich infektiös bedingte Krankheiten, wie Tuberkulose, wahrscheinlich der Morbus Boeck, ferner Lepra, Lues u. a.: Der Name »spezifisch« stammt aus der Zeit, da man glaubte, aus dem histologischen Bild mit großer Wahrscheinlichkeit auf die Ätiologie schließen zu können. Dies trifft indessen nur in sehr beschränktem Maße zu, da der Erregernachweis entscheidend ist. **a** *Zum Ablauf granulierender Entzündungen.* In den meisten Fällen beginnt der Prozeß ähnlich wie im Fall einer akuten Entzündung: Vor allem die aus dem Knochenmark stammenden Granulozyten (GZ, vor allem Neutrophile) und Monozyten (MZ) treten am Ort, wo das entzündungsauslösende Agens wirksam ist, aus der Endstrombahn aus (1–6; S = postulierte Stammzellen der Hämopoiese; MB = fraglich einheitliche Vorläuferzellen von Monoblasten und Myeloblasten). Handelt es sich um eine zellgebundene Überempfindlichkeitsreaktion, sind auch Lymphozyten in größerer Zahl beteiligt. In banalen Fällen, wie z. B. nach Setzen einer Wunde (s. Abb. 186, S. 1370) scheinen *Zelluntergänge* (7) bzw. *Gewebeläsionen* mit Bildung von *Fibrin* (F) zu den wichtigsten initialen Ereignissen zu gehören. Abgesehen von *Granulozyten* (8), treten im Entzündungsfeld mehr und mehr *Histiozyten/Makrophagen* (H/M) in Erscheinung, die sich – wie gesagt – aus den Blutmonozyten herleiten, in der Regel eine Aktivierung erfahren (9) und oft schon nach 1–2 Tagen eine deutlich erhöhte Mitosetätigkeit erkennen lassen (11). Die ortständigen *Fibroblasten* (FB) weisen meist schon nach Ablauf eines Tages eine signifikant erhöhte Teilungstätigkeit auf (10); diese steigert sich in der Folge und erreicht bei Laboratoriumstieren oft um den 2.–3. Tag (beim Menschen wahrscheinlich etwas später) ein Maximum (13). Ungefähr zur selben Zeit beobachten wir deutlich vermehrte Mitosen auch in *Endothelzellen* u. a. von Kapillaren (KAP), was das Erscheinen von *Gefäßsprossen* ankündigt (12): Schon um den 5.–7. Tag sind in vielen Fällen neugebildete *kapilläre Arkaden* zu erkennen, die gegen das Zentrum des entzündlichen Herdes bzw. gegen das fibrinösleukozytäre Exsudat vorwachsen, dicht hinter den Fibroblasten, die in gleicher Richtung vorauswandern und um diese Zeit in großer Zahl vorhanden sind. Vor Ablauf einer Woche bilden diese Elemente ein feines Netz von Kollagenfasern, die aufgrund ihrer färberischen Eigenschaften als *Retikulinfasern* imponieren (K »RF«), 15). Vor allem während der zweiten Woche entstehen daraus *dickere Kollagenfasern,* die sich bei van Gieson-Färbung rot darstellen (K (vGr), 17). In dieser Phase des Geschehens geht, falls die entzündungsauslösende Alteration bzw. Stimulation nicht unvermindert anhält, die proliferative Tätigkeit der Fibroblasten deutlich zurück, und in die schon frühzeitig, d. h. nach etwa 2–3 Tagen, vermehrt gebildeten *Proteoglykane* werden mehr und mehr Kollagenfasern niedergeschlagen (19). Dieser Vorgang ist – aus unbekannten Gründen – nicht selten mit einer Zunahme der Zahl von *Mastzellen* verbunden (18). Der zeitliche Verlauf der Produktion von Glykosaminoglykanen und Kollagen in typischem Granulationsgewebe ist in Abb. 37 (S. 124) wiedergegeben. Die Endothelien der neugebildeten Blutgefäße gehen da und dort zugrunde, und die zarten Gefäße obliterieren z. T. schon vor Ende der zweiten Woche (16). *Die hier geschilderten Vorgänge gelten in erster Linie für das klassische kapillarreiche Granulationsgewebe.* Bei der Bildung vorwiegend histiozytärer Granulome liegen die Dinge etwas anders (s. **c** u. **d**). **b** *Ursachen und Pathogenese granulierender bzw. granulomatöser Entzündungen.* Sowohl bei *Gewebedefekten* (z. B. Geschwüre, 20) als auch bei *Gewebenekrosen* (21) und anderen Prozessen, wie der Ablagerung von Immunkomplexen, können reichlich *Fibrin* und *Granulozyten* – vor allem Neutrophile, die u. a. eine »Prokoagulant-Aktivität« zu entfalten scheinen – auftreten (22). Die Dauer dieses Geschehens und damit eine allfällige Chronizität der granulierenden Entzündung, hängen in erster Linie davon ab, ob die ihr zugrunde liegende Alteration anhält (z. B. chronisches Ulcus pepticum des Magens oder Rheumatismus nodosus) oder nicht. *Histiozyten/Makrophagen* können auf verschiedene Weise aktiviert und zur Bildung eines vorwiegend *histiozytären bzw. epitheloidzelligen Granulationsgewebes* gebracht werden, vor allem durch *zellgebundene Immunreaktionen* im Rahmen einer *Infektionskrankheit* (23, T = T-Lymphozyten; LK = Lymphokine; MIF = »*m*igration-*i*nhibitory *f*actor« (s. Abb. 158, S. 1084, und Tabelle 76, S. 1124). MMF = »*m*acrophage *m*itogenic *f*actor«; MK = Monokine): Dieser Mechanismus spielt z. B. bei der Tuberkulose, der tuberkuloiden Form der Lepra und bei der Lues – alles Krankheiten mit Bildung von epitheloidzelligem (»spezifischem«) Granulationsgewebe – eine erhebliche Rolle. Durch *Chemikalien* bzw. *Medikamente* ausgelöste Überempfindlichkeitsreaktionen vom zellgebundenen Typ (25, z. B. Phenylhydantoin-Lymphadenopathie) und *Immunreaktionen in Kombination mit Fremdkörperreaktionen auf an sich »inerte« Partikel* (28, z. B. Fremdkörperreaktion bei Morbus Boeck) gehören ebenfalls zur Gruppe der *immunreaktiv bedingten Epitheloidzellengranulome.* Lebhafte histiozytäre Reaktionen können überdies durch bakterielles *Endotoxin* (24), schädlich wirkende *Partikel* (z. B. Quarz bei Silikose) u. a. m. hervorgerufen werden (26). Über die *Aktivierung bzw. die Auslösung der Proliferationstätigkeit der Fibroblasten* im Rahmen granulierender Entzündungen wissen wir wenig Bescheid. Die Frage, ob die Bildung von Fibrin bzw. von Fibrin- und/oder Fibrinogenabbauprodukten (z. B. über eine Aktivierung von Hageman-Faktor (F. XII, 27) und Ingangsetzung des Plasminsystems) eine stimulierende Wirkung auf Fibroblasten hat, wird unterschiedlich beurteilt (29). Dasselbe gilt für fraglich stimulierende Substanzen aus nekrotischem Gewebe (»Nekrohormone«?). Neuerdings wird der *MFSA (»macrophage dependent fibroblast-stimulating activity«)* eine erhebliche Bedeutung beigemessen (30). Möglicherweise gibt es noch weitere, auf Fibroblasten wirkende Mitogene (31). Ob die *NSILA (»not suppressible insulin-like activity«)* bzw. *IGF (»insulin-like growth factor«)* I und II hinsichtlich einer Stimulierung der Fibroblastenproliferation und der Gefäßsprossung bei granulierenden Entzündungen eine wesentliche Rolle spielen, bleibt weiter zu klären (32, 33). Die Bildung neuer Kapillaren scheint durch Leukozyten (Neutrophile, aktivierte Makrophagen, andere? 22) gefördert zu werden, kann aber offenbar auch in Abwesenheit dieser Elemente zustande kommen. Die Fibroblasten ihrerseits scheinen MGF *(»macrophage growth factor«)* abzugeben (MGF I im Gegensatz zu MGF II, der möglicherweise mit MMF (s. o.) identisch ist, 34). Vielleicht existieren auch hinsichtlich der Makrophagen weitere, bisher nicht bekannte Mitogene (35). Die verstärkte Teilungstätigkeit (36) und die vermehrte Produktion von Proteoglykanen (PG) und Kollagen von Seiten der Fibroblasten (37) geht mit einer Lockerung des Kerngerüsts, einer Vergrößerung der Nukleolen und einer verstärkten Basophilie des Zytoplasmas dieser Elemente einher, ganz abgesehen von der Zunahme des Zellvolumens. Ähnliches gilt für die sich teilenden Makrophagen (38) und Kapillarendothelien (39). Ob sich Histiozyten-Abkömmlinge in Fibroblasten umzuwandeln vermögen, ist zur Zeit weder eindeutig belegt, noch widerlegt. **c** *Typen von Granulationsgewebe nach morphologischen Kriterien.* Bei der *typischen granulierenden Entzündung (granulierende Entzündung i. e. S., »klassisches Granulationsgewebe«)* finden sich, neben Makrophagen/Histiozyten (M/H), Fibroblasten und Kapillarsprossen, letztere

Morphologisch haben wir es bei Epitheloidzellen mit Einzelelementen von Zellgruppen zu tun, die fast keine oder nur wenig Interzellulärsubstanz aufweisen und bestimmte morphologische und färberische Eigenschaften besitzen (s. o.). Bei Fettfärbung zeigen Epitheloidzellen häufig eine positive Reaktion. Histochemisch lassen sich u. a. zahlreiche lysosomale Enzyme mit variabler Aktivität nachweisen (S. 1087). Der kräftig entwickelte Golgi-Komplex spricht für sekretorische Aktivität.

Beispiele mit Hinweisen auf **mikroskopische** Befunde:

- *Tuberkulose:* Epitheloidzelliges Granulationsgewebe tritt hier auf als
  - sog. Epitheloidzellentuberkel und/oder
  - epitheloidzellige Säume um Käsemassen.

  Epitheloidzellentuberkel finden sich vor allem dann, wenn der Organismus eine zellgebundene Immunität gegen Tuberkulose-Bakterien erlangt hat. Wahrscheinlich ist die Tatsache, daß sich in den Tuberkeln erhaltene Erreger nur bei langem Suchen nachweisen lassen, Ausdruck dieser Resistenz. Die Knötchen sind oft von einem Lymphozytensaum umgeben und können zentral verkäst sein. Häufig findet man sog. *Langhans'sche Riesenzellen,* d. h. meistens durch Fusion von Epitheloidzellen entstandene, mehrkernige Synzytien, deren Kerne der Peripherie des Tuberkels zugekehrt sind. Die Epitheloidzellen des tuberkulösen Tuberkels haben ein recht charakteristisches Aussehen. Sie sind meistens länglich und weisen im Schnitt einen schuhsohlenförmigen Kern auf. Die Fettfärbung ergibt fast immer ein positives Resultat. *Säume von epitheloidzelligem Granulationsgewebe* begrenzen in den meisten Fällen von nodös-käsiger oder käsiger Tuberkulose die Nekrosemassen (*»käsige Nekrose«,* vgl. dazu S. 173) und enthalten im wesentlichen dieselben Zellarten wie der Epitheloidzellentuberkel.

  In der Peripherie der Epitheloidzellentuberkel und der epitheloidzelligen Säume finden sich in größerer Zahl kollagenbildende Zellen. Mit der Zeit verwandelt sich das epitheloidzellige Granulationsgewebe in faserreiches Bindegewebe um, wobei gegen die Käsemassen zu Epitheloidzellen erhalten bleiben oder neu auftreten. Die Chronizität vieler Fälle von Tuberkulose bringt es mit sich, daß oft reichlich *Narbengewebe* entsteht.
- Die *Boeck-Besnier-Schaumann'sche Krankheit* (S. 2029), deren Ätiologie nicht bekannt ist, aber wahrscheinlich auf einem übertragbaren Agens – oder Agentien – beruht, zeichnet sich durch ein mehr oder weniger generalisiertes Auftreten nicht

---

Abb. 185 a–d (Fortsetzung)

meist in Form neugebildeter Arkaden. In der Regel läßt sich Fibrin nachweisen, und Granulationsgewebe, das einige Tage alt ist, enthält meist schon argyrophile Fasern (40). *Epitheloidzellige Reaktionen und Granulome* (41) können im wesentlichen als *histiozytäres Granulationsgewebe* bezeichnet werden, da dieser Zelltyp hier bei weitem vorherrscht, Kapillaren fehlen können und Fibroblasten meist erst im späteren Verlauf des Geschehens nachzuweisen sind. Die Histiozyten stammen, wie gesagt, von den Blutmonozyten ab (MZ, 42) und erfahren im Gewebe, am Ort des entzündlichen Geschehens, eine Aktivierung (s. Abb. 176, S. 1286, und 177, S. 1290), die bis zur Bildung von *Epitheloidzellen* führen kann. Epitheloidzellen sind hochaktive, ausdifferenzierte Histiozyten mit einer erhöhten Zahl von Mitochondrien, zahlreichen Lysosomen und anderen Zeichen eines lebhaften Zellstoffwechsels. Oft sind sie lipidreich (u. a. schwer abbaubare endozytierte Lipide). Lichtmikroskopisch finden sich die verschiedensten Reaktionstypen, z. B. *kleinherdige epitheloidzellige Reaktionen* (43, z. B. in Lymphknoten bei Toxoplasmose oder malignen neoplastischen Prozessen bzw. Nekroseherden im Einzugsgebiet), *Granulome vom Sarkoidosetyp* (44, AK = Asteroidkörper; K = Kalzit-Kristalle; Schk = Schaumann'sche (konchoide) Körper), *Granulome vom Tuberkulosetyp* (45, z. T. zentral verkäst, oft mit Lymphozytensaum), *Granulome vom Pseudotuberkulosetyp* (46, z. B. Y-förmige Abszesse mit Epitheloidzellensaum bei Pseudotuberkulose, Katzenkratzkrankheit u. a.), *rheumatoide Granulome* (47, mit zentraler fibrinoider Nekrose), *rheumatische Granulome* (48, typisch: Aschoff-Knötchen), *Fremdkörpergranulome* (49) u. a. m. **d** *Zellkinetische Befunde bei der Entstehung von Granulomen: Tierexperimentelle Beispiele.* Die hier gezeigten zellkinetischen Befunde an Mäusen sollen u. a. deutlich machen, daß zeitlicher Ablauf, Art und Ausmaß der Veränderungen von Fall zu Fall erheblich variieren können; dabei spielen – abgesehen von der Spezies – die Natur des entzündungsauslösenden Agens, Lokalisation u. a. m. eine wesentliche Rolle. Beim künstlich erzeugten *subkutanen Ölgranulom der Maus* treten in einer 40 μm dicken Schicht um die Öltropfen herum innerhalb des ersten Tages nach Injektion des Paraffinöls für kurze Zeit zahlreiche neutrophile Granulozyten sowie vermehrt kleine lymphoide Zellen, deren Identität noch ungeklärt ist, auf. Die Zahl der Histiozyten, die z. T. die Form von Epitheloidzellen annehmen, erreicht am Ende des zweiten Tages ein Maximum, bleibt danach aber erhöht. Mehrkernige Riesenzellen (beachte Zahlenskala rechts) werden erstmals am 3. Tag gesehen. Ihre Zahl nimmt danach zu, mit einem Maximum nach dem 15. Tag (50). DNA-synthetisierende Zellen am Ort der Granulombildung sind in diesem System fast ausschließlich Histiozyten (51), vor allem solche, die an der Peripherie des Granuloms liegen und noch nicht – oder noch nicht gänzlich – in Epitheloidzellen umgewandelt erscheinen. Ähnlich verhält es sich mit *anderen histiozytären bzw. epitheloidzelligen Granulomen* (43–49). Offenbar treten in erster Linie neu eintreffende Histiozyten in Proliferation, während voll differenzierte Epitheloidzellen fast nie in Teilung gefunden werden. Die Änderungen im Funktionszustand dieser Zellen äußern sich u. a. auch in *histochemischen Befunden:* Die alkalische Phosphatase-Aktivität findet sich – abgesehen von Blutgefäßwänden – vor allem in der, in Fibrosierung begriffenen Randzone eines Granuloms, während die Epitheloidzellen u. a. folgende Eigenschaften erkennen lassen: Starke Aktivität einer großen Zahl lysosomaler Enzyme (z. B. saure Phosphatase und unspezifische saure Esterase) sowie u. a. der Laktat- und Malat-Dehydrogenase; mäßige Aktivität z. B. der ATPase und der 5'-Nukleotidase; geringe Aktivität der Leuzin-Aminopeptidase, Glutamat-Dehydrogenase u. a. m. Eine deutliche und durch NaF hemmbare Naphthol-AS-D-Chlorazetat-Esterase-Aktivität bei schwacher Peroxidase-Aktivität zeigen vor allem Monozyten im Blut sowie eben aus kleinen Gefäßen ausgetretene Histiozyten. Durch besondere Kunstgriffe, wie die intraperitoneale Injektion einer Suspension von Talk und kristallinem Prednisolonazetat läßt sich bei der Maus die Fusion von Histiozyten zu *mehrkernigen Riesenzellen* stark beschleunigen und fördern (52). Die Synkaryonen zeigen dabei – mit Maximum etwa 2 Tage nach Stimulation – z. T. eine DNA-Synthesetätigkeit (53)[a]; diese verläuft in mehrkernigen Zellen immer synchron und ist im genannten Modellsystem vom Erscheinen zahlreicher pathologischer Mitosen gefolgt: Offenbar haben wir es hier mit einer Zellschädigung zu tun. Über die Lebensdauer mehrkerniger Riesenzellen in epitheloidzelligen Granulomen des Menschen ist wenig bekannt. Das schließliche Schicksal von Granulomen einer gewissen Größe ist die *Vernarbung* (s. Abb. 35, S. 120)

[a] Markierung durch Inkorporation von ^{3}H-Thymidin.

oder kaum verkäsender Epitheloidzellentuberkel mit großer Vernarbungstendenz aus. Die tuberkuloiden Granulome zeigen z. T. auffallend große Epitheloidzellen und mehrkernige Riesenzellen, die z. T. sog. Asteroidkörper (vermutlich u. a. mikrotubuläres Material) und/oder z. T. verkalkte »Konchoidkörper« aufweisen. Immunhistochemisch läßt sich in aktiven Herden dieser Art u. a. reichlich Lysozym nachweisen. Ein peripherer Lymphozytensaum fehlt meistens oder ist nur locker ausgebildet. Die Tuberkulinreaktion ergibt in klassischen Fällen ein negatives Resultat (sog. »*positive Anergie*«). Hauptlokalisation sind die bronchialen Lymphknoten und die Lunge, aber auch viele andere Organe können befallen sein.

- Säume von epitheloidzelligem Granulationsgewebe um z. T. Y-förmige Abszesse herum, allerdings in der Regel ohne Bildung mehrkerniger Riesenzellen, finden sich u. a. bei
  - *Pseudotuberkulose,* verursacht durch Yersinia (Pasteurella) pseudotuberculosis,
  - *Katzenkratzkrankheit* und *Lymphogranuloma inguinale* (Chlamydieninfektionen), typischerweise um zentrale Abszesse herum, die ziemlich rasch kollabieren und z. B. eine Y-Form annehmen.
- *Epitheloidzellen* ebenso wie *Langhans'sche Riesenzellen* scheinen nach neueren Berichten keine oder nur eine geringe Phagozytosetätigkeit zu entfalten, dagegen spricht manches dafür, daß sie oft Inhaltsstoffe ausschleusen (S. 1289).
- Bei *Lues III* bildet epitheloidzelliges Granulationsgewebe manchmal sog. *Gummata.*
- Kleinherdigen epitheloidzelligen Reaktionen, insbesondere in Lymphknoten, begegnet man bei *Toxoplasmose.*
- Häufig kommt es bei *malignen Neoplasmen* in regionären Lymphknoten zur Entstehung epitheloider Zellgruppen. Es steht noch nicht fest, ob es sich hierbei in erster Linie um den Ausdruck einer immunologischen Reizantwort im Sinn der zellgebundenen Immunität gegen die neoplastischen Zellen oder um Reaktionen auf *Gewebeuntergang* handelt.
- Gut bekannt sind epitheloidzellige Reaktionen gegen gewisse *Fremdkörper,* z. B. Quarzkristalle sowie andere Staubpartikel; nicht selten findet sich in solchen Fällen eine »*noduläre Alveolitis*«.

Folgen: Die weiteren Veränderungen epitheloidzelliger Granulome hängen weitgehend von der Grundkrankheit und deren Verlauf ab. In *tuberkulösen Herden* kann es – je nach Keimzahl und -virulenz sowie der Reaktionslage des Organismus – zu einer Ausdehnung der Verkäsung oder zu einer fortschreitenden *Vernarbung* (Induration, Sklerosierung) kommen, wobei die restlichen Käseherde oft verkalken. An einer allfälligen *Liquefaktion* der Käsemassen (z. B. bei *Kavernenbildung)* scheint nach neueren Befunden u. a. Kathepsin D aus Makrophagen eine Rolle zu spielen, abgesehen von Neutrophilen-Enzymen, die z. B. bei Durchbruch von Käsemassen in einen Bronchus Zutritt zu dem nekrotischen Material erhalten. *Boeck-Granulome* vernarben meistens ohne oder höchstens mit geringer, kleinherdiger Verkalkung. An Gewebsoberflächen gelegene Granulome (z. B. Gummen) können *ulzerieren.* Manchmal entstehen beim Zerfall zentral nekrotischer Granulome *Fisteln.*
Eine Übersicht über proliferative Entzündungen vermittelt die Abb. 185.

Literatur

Adams, D. O.: The structure of mononuclear phagocytes differentiating in vivo. II. The effect of Mycobacterium tuberculosis. Am. J. Pathol. *80,* 101 (1975) — *Ando, M., Dannenberg, A. M., Jr.:* Macrophage accumulation, division, maturation, and digestive and microbicidal capacities in tuberculous lesions. IV. Macrophage turnover, lysosomal enzymes, and division in healing lesions. Lab. Invest. *27,* 466 (1972) — *Ausprunk, D. H., Falterman, K., Folkman, J.:* The sequence of events in the regression of corneal capillaries. Lab. Invest. *38,* 284 (1978) — *Carr, I., Norris, P.:* The fine structure of human macrophage granules in sarcoidosis. J. Pathol. *122,* 29 (1977) — *Charles, C. R., Copper, Ph. H., Helwig, E. B.:* The fine structure of granuloma annulare. Lab. Invest. *36,* 444 (1977) — *Fromer, C. H., Klintworth, G. K.:* An evaluation of the role of leukocytes in the pathogenesis of experimentally induced corneal vascularization. III. Studies related to the vasoproliferative capability of polymorphonuclear leukocytes and lymphocytes. Am. J. Pathol. *82,* 157 (1976) — *Hadden, J. W., Sadlik, J. R., Hadden, E. M.:* The induction of macrophage proliferation in vitro by a lymphocyte-produced factor. J. Immunol. *121,* 231 (1978) — *Kaiserling, E., Lennert, K., Nitsch, K., Drescher, J.:* Ultrastruktur und Pathogenese der BCG-Histiocytose (sog. BCG-Granulomatose). Virchows Arch. Abt. A Path. Anat. *355,* 333 (1972) — *Leibovich, S. J., Ross, R.:* A macrophage-dependent factor that stimulates the proliferation of fibroblasts in vitro. Am. J. Pathol. *84,* 501 (1976) — *Mohr, W., Beneke, G., Murr, L.:* Proliferation der Zellsysteme im Cavum peritonei. III. Proliferation von Mesothelzellen, submesothelialen Bindegewebszellen, Endothelzellen und freien Zellen der Peritonealflüssigkeit induziert durch Rinderserumalbumin. Beitr. Pathol. *146,* 1 (1972) — *Orenstein, J. M., Shelton, E.:* Surface topography of leukocytes in situ: Cells of mouse peritoneal milky spots. Exp. Molecul. Pathol. *24,* 415 (1976) — *Palva, T., Dammert, K., Palva, A.:* On enzyme histochemistry of sarcoidosis. Acta path. microbiol. scand. Section A *81,* 189 (1973) — *Polverini, P. J., Cotran, R. S., Gimbrone, M. A., Jr., Unanue, E. R.:* Activated macrophages induce vascular proliferation. Nature *269,* 804 (1977) — *Sholley, M. M., Cavallo, T., Cotran, R. S.:* Endothelial proliferation in inflammation. I. Autoradiographic studies following thermal injury to the skin of normal rats. Am. J. Pathol. *89,* 277 (1977) — *Thoring, D., Vracko, R.:* Malakoplakia. Arch. Pathol. *99,* 456 (1975) — *Tsuda, T., Dannenberg, A. M., Jr., Ando, M., Abbey, H., Corrin, A. R.:* Mononuclear cell turnover in chronic inflammation. Am. J. Pathol. *83,* 255 (1976) — *Unanue, E. R., Benacerraf, B.:* Immunologic events in experimental hypersensitivity granulomas. Am. J. Pathol. *71,* 349 (1973)

Wundheilung, Reparation und ihre Störungen, mit Hinweisen auf Fremdkörperreaktionen

155. Wunden und ihre Erscheinungsformen

Die Voraussetzungen für das Verständnis der Wundheilung sind weitgehend gegeben, nachdem wir die Vorgänge kennengelernt haben, die der Hämostase (S. 435), der Entzündung bzw. Bildung von Granulations- und Narbengewebe und der Regeneration (S. 146) zugrunde liegen.

155.1. Begriffe

Definitionen: Unter einer »*Wunde*« versteht man eine durch traumatische Einwirkungen im weiteren Sinn entstandene Unterbrechung der Gewebekontinuität. Den Vorgang, der zur Entstehung einer Wunde führt, nennen wir meistens »*Verwundung*« oder – etwas weiter gefaßt – »*Verletzung*«. Bei dieser Umschreibung ist wichtig festzuhalten, daß ein *Trauma* nicht nur durch mechanische Einflüsse zustande kommt, obwohl diese in der Humanmedizin bei weitem im Vordergrund stehen. Viele Wunden betreffen die *Haut* und die darunterliegenden Weichteile. Im weiteren Sinn kann der Begriff aber auch auf *Verletzungen innerer Organe* angewandt werden.
Je nach Entstehungsweise und Aussehen unterscheidet man verschiedene Arten von Wunden (vgl. dazu S. 1390).
Brandwunden stellen Folgen einer zur Gewebenekrose führenden Hitzeeinwirkung dar. Die Gewebedurchtrennung erfolgt hier nicht augenblicklich, sondern erst nach Demarkation des nekrotischen Anteils. Ähnliches gilt für Wunden, die durch bestimmte *hochkonzentrierte Chemikalien* erzeugt werden.

155.2. Beurteilung von Wunden

Wesentlich für die Beurteilung einer Wunde hinsichtlich der anzuwendenden Behandlung und der Aussicht auf Heilung sind die folgenden Fragen:
- *Lokalisation:* Hier sind die Möglichkeiten einer Verletzung tiefer liegender Strukturen, wie Gefäßen, Nerven, Knochen und Hohlorganen mit bakterienhaltigem Lumen, zu berücksichtigen. Die Beurteilung der Wundtiefe und -verzweigungen in der Tiefe bietet manchmal erhebliche Schwierigkeiten. Der Sitz der Verletzung beeinflußt auch den Heilungsvorgang, indem Körperteile mit dichtem terminalem Blutstromnetz, wie der Kopfbereich, die Hände oder das Bauchfell, bessere Aussichten auf rasche Reparation bieten als solche mit geringerer Blutversorgung, z. B. die unteren Extremitäten.
- *Art der Wunde* (vgl. dazu S. 1390), insbesondere *Zustand der Wundränder:* Dieses Kriterium ist von großer Wichtigkeit, geht es doch darum, in Erfahrung zu bringen, ob die Wundränder scharf, gut durchblutet, nicht kontaminiert und damit voraussichtlich lebensfähig sind oder nicht.
- *Begleitverletzungen:* Der äußere Aspekt einer Wunde täuscht manchmal über die Tatsache hinweg, daß in der Tiefe weitere, für die spätere Heilung und Wiedererlangung der Funktionstüchtigkeit wichtige Strukturen mitverletzt wurden, z. B. Gefäße, Nerven, Teile des knöchernen Skeletts, Sehnen, bakterienhaltige Hohlorgane u. a. m.
- *Alter der Wunde:* Nach Möglichkeit sollte das Alter einer Wunde mindestens auf Stunden genau bekannt sein, da die Beurteilung der Infektionsgefahr, allenfalls stattgehabter Blutungen im Innern der Wunde sowie der Möglichkeiten von Gefäß-, Nerven- und anderen Nähten wesentlich vom Zeitfaktor abhängt.

Aufgrund dieser und anderer Kriterien verschafft sich der Arzt ein Bild über die *Dringlichkeitsordnung der zu treffenden Maßnahmen.* An erster Stelle aber wird er sich darüber Gewißheit verschaffen, ob lebenswichtige Soforteingriffe, wie die *Stillung einer massiven Blutung,* die *Freilegung der Atemwege* oder das *Ablassen eines Spannungspneumothorax* unternommen werden müssen.
Von den eigentlichen Reanimationsmaßnahmen soll hier nicht die Rede sein. Aber auch der Pathologe ist verpflichtet, auf die Wichtigkeit dieser Grundsätze hinzuweisen, wird er doch bei autoptischen Untersuchungen nicht selten Zeuge der fatalen Folgen einer Mißachtung dieser Regeln. Unerkannte innere Blutungen und Verlegung der Atemwege durch Fremdkörper, Blutkoagula und/oder Flüssigkeit sind dann besonders erschütternde Todesursachen, wenn bei

gründlicherer oder von besserer Fachkenntnis getragener Untersuchung die richtige Diagnose hätte gestellt und die Gefahr behoben werden können.
Hinsichtlich der *Infektionsgefahr* wird eine Wunde beurteilt als
- sauber
- kontaminiert oder
- infiziert.

Diese Klassierung stützt sich u. a. auf die Art der Wundentstehung, den Wundtyp, seine Ausdehnung und Tiefe sowie den Zeitraum, der zwischen der Verwundung und der Untersuchung verstrichen ist. Alle kontaminierten Wunden, die älter als 6 Std sind, sollten als potentiell infiziert betrachtet werden. Früher wurde der sog. *Friedrich'schen Regel,* wonach akzidentelle Wunden innerhalb der 6-Stundengrenze mit dem Messer angefrischt und nachher direkt vernäht werden können, erhebliches Gewicht beigemessen. Heute gilt der Grundsatz, daß dieses Vorgehen nur in ganz günstig gelegenen Fällen erlaubt ist. Anders verhält es sich natürlich mit Operationswunden, die unter sog. »aseptischen« Verhältnissen gesetzt wurden. Hier ist der primäre Wundverschluß die Regel.
Die Beurteilung einer Wunde in bezug auf die *voraussichtliche Wund-Kontraktion* hat verschiedene Gegebenheiten zu berücksichtigen: Abgesehen von der Gefahr der Infektion, die oft eine Verzögerung des Heilungsvorgangs und damit eine vermehrte Bildung von Granulations- und Narbengewebe nach sich zieht, hat man den örtlichen Besonderheiten des Gewebes Rechnung zu tragen. Insbesondere im Gebiet der Haut sind die sog. *Langer'schen Linien* zu beachten, die die Hauptrichtung der kollagenen und elastischen Faserbündel des Corium wiedergeben. Diese Linien verlaufen über dem Rumpf und über Gelenken quer zur Längsrichtung des Körpers oder Gliedes, an übrigen Stellen der Extremitäten jedoch meistens längs. Die Haut ist vor allem quer zu den Langer'schen Linien verschieblich, so daß sich eine narbige Wundkontraktion vor allem in dieser Richtung auswirken kann. Bei Inzisionen der Haut wird der Chirurg daher nach Möglichkeit längs den Langer'schen Linien vorgehen.

156. Allgemeine Angaben über Wundheilung und Reparation

156.1. Begriffe

Definitionen: Als »*Wundheilung*« bezeichnen wir die Gesamtheit der Vorgänge, die an der Behebung des durch die Verwundung erlittenen Schadens beteiligt sind. Zum guten Teil handelt es sich dabei um einen entzündlichen Vorgang, der eine *exsudative* und *proliferative Phase* durchläuft, um schließlich aufgrund von Vernarbung und Regeneration der Epithelien bzw. Parenchymzellen in eine sog. *Reparation* des erlittenen Schadens auszumünden. Die Begriffe »Heilung« bzw. »Wundheilung« beziehen sich im wesentlichen auf die Reparation, indessen hat die Unterteilung in entzündliche und reparative Vorgänge rein gedanklichen Wert: In Wirklichkeit geht der eine Prozeß in den andern über, beide überlappen sich und sind im Grunde genommen Bestandteile eines Phänomens, das sich auf viele komplexe Einzelmechanismen gründet.
Für Wunden epithelbedeckter Gewebe handelt es sich bei der Heilung um einen Defektverschluß durch *Narbenbildung*, verbunden mit einer *Reepithelisierung.* Wunden spezialisierter Stützgewebe, wie Knochen, Knorpel und Sehnen, werden durch einen weitgehenden *gewebetypischen Wiederaufbau* repariert. Wunden im ZNS stellen uns vor besondere Probleme, indem dort neben dem Gefäß-Bindegewebsapparat auch die *Glia* an der Reparation beteiligt ist.
Werden glatte, gut erhaltene Ränder einer nicht kontaminierten Wunde – im besonderen der Haut – aneinandergelegt (sog. *Wundrandadaption*), kann die Heilung unter Bildung einer geringen Menge von Granulationsgewebe in kurzer Zeit erfolgen: Man spricht hier von *Wundheilung »per primam intentionem« (»p.p.-Heilung«),* die z. B. bei operativ gesetzten Wunden die Regel ist. Kann eine Wunde nicht »p.p.« heilen, beobachtet man oft eine länger dauernde Phase von *Wundsekretion,* die Bildung von reichlichem Granulationsgewebe und eine Verzögerung der Epithelisation: Dies ist die sog. *Wundheilung »per secundam intentionem« (»p.s.-Heilung«),* die bei akzidentellen Verletzungen häufig vorkommt.
Die sog. *Frühkontraktion der Wunde* beruht auf einer Retraktion des Blutgerinnsels, während die dauernde, echte *Wundkontraktion* der Vernarbung entspricht. Diese ist in der Regel mit einer sog. *»Reifung« (»Maturation«)* verbunden, womit man die völlige Ausdifferenzierung der an den Reparationsvorgängen beteiligten Elemente meint. »*Caro luxurians*« heißt eine überschießende Produktion von Granulationsgewebe im Wundbereich, die u. U., aber keineswegs immer, die Entstehung einer »*hypertrophischen Narbe*« zur Folge hat. *Narbenkontrakturen* beobachtet man in erster Linie in den Heilungsphasen von Brandwunden. Zu den wichtigsten weiteren *Komplikationen der Wundheilung* gehören u. a. *erneute Blutungen,* die *Wundinfektion, Wunddehiszenzen* (z. B. »*Nahtdehiszenzen*«, »*Nahtinsuffizienz*«), *Wundnekrose* bzw. *chronische Ulzeration,* Einschluß von *Fremdkörpern* im Wundgebiet, sog. *traumatische Epithelzysten, Wundhämatome* und sog. *Serome* (S. 461), *Narbenneurome* (vgl. dazu S. 121) sowie – sehr selten – *Wundkarzinome* oder *-sarkome.*

156.2. Experimentelle Beobachtungen zur Wundheilung

Exsudative und proliferative entzündliche Vorgänge im Rahmen der Wundheilung

Die Beziehungen zwischen Art und Ausmaß der exsudativen Entzündung einerseits und der Bildung von Granulations- und Narbengewebe andererseits sind erst lückenhaft bekannt. *Axenisch (»keimfrei«) aufgezogene Ratten,* deren Wundheilung sich durch eine geringere entzündliche Infiltration und bescheidenere Bildung von Granulationsgewebe auszeichnet als die konventioneller Kontrolltiere, zeigen dennoch eine im Rahmen der Norm liegende Wundretraktion (Maximum oft nur 24 Std nach Verletzung). Versuche mit Verwendung von *Antineutrophilen-Serum* an Meerschweinchen ließen überdies erkennen, daß die Anwesenheit einer erheblichen Zahl solcher Zellen im Wundbereich keine Voraussetzung für das Einsetzen der nachfolgenden *bindegewebigen Reaktion* sein dürfte.

Die Bedeutung der *kleinen lymphoiden Zellen* (z. T. T-Lymphozyten), die schon im Verlauf des ersten Tages nach Wundsetzung in das verletzte Gebiet einwandern, ist nicht geklärt. Im besonderen weiß man noch nicht, ob es sich hier um den Ausdruck einer Immunreaktion gegen örtlich freigesetzte Autoantigene (oder allenfalls Fremdantigene) handelt, und/oder ob es sich bei diesen Zellen z. T. um wenig differenzierte Vorläufer anderer Elemente (z. B. Histiozyten) handeln könnte. Es sei in diesem Zusammenhang daran erinnert, daß die Bildung von Baumwollgranulomen – nicht aber die anderer Granulomtypen – wenigstens z. T. von T-Zellen abhängt und z. B. bei thymektomierten Tieren deutlich reduziert ist. Ebenso ungeklärt ist die Frage, ob *Lymphokine* bei der Wundheilung eine Rolle spielen.

Von den *Monozyten/Histiozyten,* die ins Wundgebiet einwandern, kennt man u. a. die Funktionen als Phagozyten (»Aufräumzellen«, »scavenger cells«) und als Quellen verschiedener Entzündungsmediatoren. Außerdem scheinen diese Zellen – auf bisher nicht geklärte Weise – die Bildung von Granulationsgewebe und damit die Fibrogenese zu fördern. Ob, und in welchem Ausmaß Monozyten bzw. andere Blutzellen zu einer Transformation in Fibroblasten, Endothelzellen u. a. fähig sind, ist – wie schon erwähnt wurde – nicht geklärt. Fibroblasten scheinen im Rahmen der Wundheilung vor allem von »perivaskulären Zellen« auszugehen; die Herkunft der letzteren kennt man indessen nicht.

Proliferation und Differenzierung des Granulationsgewebes bei der Wundheilung

Die Stimuli, die zu einer *Fibroblastenaktivierung* führen, kennt man noch nicht (»Nekrohormone«?); insbesondere weiß man über Fibroblasten-Mitogene und chemotaktische Faktoren, die das Einwandern dieser Zellen in das fibrinhaltige Exsudat lenken, wenig Bescheid. Hingegen gibt es Hinweise darauf, daß die Kontakthemmung bei diesen Vorgängen von Bedeutung ist.

Die *Proliferation der Fibroblasten* setzt in den meisten Modellen von Wundheilung im Tierversuch vor Ende des ersten Tages nach Verletzung ein und erreicht – je nach der Art und Größe des Defektes – ungefähr 1–4 Tage später ein Maximum. Daß *Myofibroblasten* für die Wundretraktion wichtig sind, wurde schon erwähnt. Überdies beteiligen sich diese Elemente, zusammen mit den Makrophagen/Histiozyten, an der *phagozytotischen Tätigkeit.* Aufnahme und Abbau von Débris, insbesondere auch Zelltrümmern (z. B. von Neutrophilen), Fibrin u. a., besorgen indessen vor allem die Makrophagen, deren Aktivität um den 5. Tag herum ein Höchstmaß zeigt.

Die *Bildung saurer Glykosaminoglykane* nimmt ungefähr parallel mit der Fibroblastenvermehrung zu. Im besonderen handelt es sich hierbei um die Produktion von Chondroitin-4- und Chondroitin-6-Sulfat, Dermatansulfat, Heparansulfat und Spuren von Keratansulfat, wobei sich eine zunehmende Sulfatierung bemerkbar macht. Mit der Zeit nimmt die relative Menge von Hyaluronat zugunsten vor allem von *Dermatansulfat* ab.

Das Einsetzen der *Kollagenfaserbildung* folgt zeitlich etwas nach: Deutlich erkennbar wird sie in den meisten Systemen zwischen dem 2. und 3. Tag nach Wundsetzung. Die Kollagenmenge im Wundgebiet nimmt danach stetig zu und nach ungefähr 2 Wochen, wenn der Glykosaminoglykan-Gehalt bereits wieder reduziert ist, erreicht sie ein flaches Maximum. Die *Reißfestigkeit* (»tensile strength«) des Fasergerüsts erscheint indessen zu dieser Zeit noch relativ gering; sie erfährt erst um den 30. Tag herum eine weitere Steigerung und beträgt um den 100. Tag etwa 70% derjenigen des intakten Lederhaut-Bindegewebes. Die physikalischen Eigenschaften des neugebildeten Kollagens hängen u. a. mit der Anordnung der Kollagenfibrillen zusammen: Während die letzteren am 10. Tag nach Verletzung noch fast beliebig orientiert und offenbar wenig verankert sind, nimmt nachher die Dichte ihrer Lagerung erheblich zu. Aber selbst am 100. Tag erkennt man immer noch unregelmäßig strukturierte Kollagenmassen, ohne deutliche fibrilläre Substrukturen.

Die *Bildung elastischer Fasern* setzt relativ spät ein; bei Meerschweinchen findet man sie im Narbengewebe spätestens am 56. Tag nach Wundsetzung.

Die epitheliale (epidermale) Regeneration während der Wundheilung

Schon wenige Stunden nach Wundsetzung (z. T. schon nach 1 Std!) nimmt die relative Zahl DNA-synthetisierender epidermaler Zellen in der Umgebung der gesetzten Wunde zu: Diese *Proliferationstätigkeit* zeigt sich vor allem in einiger Distanz von den Wundrändern. Nach 24 Std beobachtet man eine weitere, näher an der Verletzungsstelle gelegene Proliferationszone.

Im Verlauf von 4 Tagen verschiebt sich das Muster der Mitosetätigkeit so, daß schließlich unmittelbar um die Wunde herum der größte ^{3}H-Thymidin-Markierungsindex gefunden wird. Die proliferierenden Zellen erscheinen oft in kleinen Gruppen, vor allem in der Basalschicht. Es scheint ein gewisses Maß von Synchronie zu bestehen, indem man Mitosewellen im zeitlichen Abstand von 10–20 Std notieren kann.
Die *örtliche Verschiebung (»Migration«)* von Epidermiszellen in Richtung auf den Wundrand beginnt ungefähr 24 Std nach Verletzung. Ob es sich dabei um eine aktive Wanderung und/oder ein passives Geschobenwerden handelt, steht noch nicht sicher fest. Jedenfalls bemerkt man mit Hilfe des Elektronenmikroskops an der Spitze der Epithelzellen, die sich über einer *Basalmembran* und darunterliegenden dichten *Fibrinschicht* auf die Wundspalte zu verlagern, eine membranartige Vorwölbung des Zytoplasma (»ruffling membrane«). An diesem Geschehen beteiligen sich zudem *Histiozyten,* die oft in engem Kontakt mit den ersten sich vorschiebenden Epithelzellen stehen. Die Bedeutung solcher zwischenzelliger Kontakte ist jedoch noch unklar. Die Epidermis zeigt im übrigen – wie sich histochemisch nachweisen läßt – im Verlauf der Wundheilung erhebliche *Veränderungen der Enzymaktivität,* z. B. eine erhöhte β-Glukuronidase-Aktivität in den mehr basal gelegenen Epidermiszellen am Schnittrand und eine verstärkte saure Phospatase-Aktivität in den mehr oberflächlichen Zellagen und in einiger Entfernung von der Verletzungsstelle.

Bemerkungen zur Regulation der Wundheilung

Über die regulierenden Einflüsse, die den geordneten Ablauf von Entzündung, Proliferation, Reepithelisierung und Vernarbung kontrollieren, wissen wir noch wenig (S. 146). Vermutlich spielen *Chalone* und *Antichalone* eine Rolle, ganz abgesehen von vielen weiteren Mediatoren, die man z. T. unter der Bezeichnung *»Wundhormone«, »Trephone«* u. a. zusammenfaßt; eine genauere Identifizierung dieser Substanzen ist noch nicht gelungen. Verschiedene Befunde sprechen dafür, daß die Wundheilung zudem unter Kontrolle bekannter *Hormone* steht (S. 376). Neuerdings wird u. a. vermutet, daß IGF (»*i*nsulin-like *g*rowth *f*actor«) einen fördernden Einfluß auf diese Vorgänge ausüben könnte. Adrenalin scheint die antimitotische Wirkung verschiedener Chalone zu fördern, womit nur einer von verschiedenen Hinweisen darauf gegeben sei, daß die *nervöse Versorgung* ebenfalls von Bedeutung sein dürfte, ganz abgesehen von zahlreichen *zwischenzelligen Wechselwirkungen* besonderer Art.

Ablauf der Wundheilung, soweit er sich in der Ohrkammer des Kaninchens phasenkontrastoptisch verfolgen läßt

Blutpfropf: Die frisch gesetzte Wunde füllt sich rasch mit Blut, das koaguliert und so den Defekt provisorisch schließt. Schon im Verlauf des ersten Tages kondensieren sich die Fibrinstreifen im Blutpfropf zunehmend. Die Erythrozyten verlieren z. T. ihre leuchtend rote Farbe, werden mit der Zeit schattenhaft, und schließlich läßt sich nur noch rotbräunliches granuläres Material erkennen.

Granulozyten und Makrophagen: Von der Wundperipherie her treten im Verlauf von Stunden bis zwei Tagen in größerer Zahl neutrophile Granulozyten sowie Histiozyten/Makrophagen im Wundspalt auf. Die zugrundegehenden Erythrozyten und Granulozyten, Bruchstücke von Fibrin wie auch Abbauprodukte des Hämoglobins werden vor allem von den Makrophagen aufgenommen. Die lysosomalen Enzyme dieser Zellen und der Granulozyten sind am Abbau des primären Gerinnsels führend beteiligt.
Weitere Leukozyten: Im späteren Verlauf des Heilungsprozesses treten in zunehmendem Maß auch einige lymphoide Zellen auf.
Bindegewebe: Schon während der Wegräumung des Blutpfropfs und der Zelltrümmer, d. h. gegen Ende des ersten Tages, schieben sich Fibroblasten ins Wundbett vor. Diese Zellen stammen z. T. von Fibroblasten in der Nachbarschaft der Wunde, z. T. vielleicht auch von Blutzellen (Monozyten?), ab. Ihre Kinetik, d. h. Herkunft, Differenzierung, Proliferationseigenschaften und Lebensdauer, ist noch wenig geklärt. Zu Beginn zeigen sie eine sternförmige oder bipolare Form. Im Zytoplasma der »aktivierten« Fibroblasten ist vermehrt rauhes endoplasmatisches Retikulum erkennbar, das sie zu aktiver Proteinsynthese befähigt. Im Verlauf des Heilungsprozesses bilden die Fibroblasten im Interzellulärraum zahlreiche präkollagene, dann kollagene Fibrillen, die sich mit der Zeit entsprechend der allgemeinen Zugrichtung im Wundgebiet ausrichten. Deutlich nachweisbare kollagene Fasern finden sich in der Regel etwa 6 Tage nach Erscheinen der ersten Fibroblasten im Wundbett.
Grundsubstanz: Das neugebildete Granulationsgewebe wird, abgesehen von den Fasern, auch durch neugebildete Grundsubstanz, d. h. vor allem Proteoglykane, zusammengehalten. Diese erscheinen in größerer Menge, sobald der primäre Blutpfropf weggeschafft ist. Mit dem Auftreten der ersten kollagenen Fibrillen geht die Menge dieser »sauren Mukopolysaccharide« deutlich zurück (vgl. dazu S. 102 und 124).
Blutgefäße: Vom 3.–7. Tag an, u. U. aber schon am 1.–2. Tag erkennbar, sprossen von den Wundrändern Kapillaren in das Wundgebiet ein. Sie folgen dicht hinter den Makrophagen und Fibroblasten. Im Tierversuch konnte gezeigt werden, daß die Gefäßsprossen unter günstigen Bedingungen bis zu 0,6 mm im Tag vorwachsen. Die neugebildeten kleinen Blutgefäße gehen durch Zellteilung und Migration aus den Endothelzellen eines vorbestehenden Gefäßes hervor. An der Spitze des Kapillarsprosses läßt sich oft ein solider Zellhaufen mit fein ausgezogenem Ende erkennen, wobei sich Mitosen meistens erst etwa 0,5 mm vom Sproßende entfernt finden. Diese Gebilde verbinden sich mit benachbarten gleichen Strukturen oder mit Kapillaren, die bereits durchblutet sind. Die Kalibrierung der Kapillarsprossen erfolgt innerhalb von wenigen Stunden. Mit der Zeit entstehen durch die Anastomosenbildung zwischen den Sprossen eigentliche Kapillarschlingen. Die neugebildeten Gefäße sind stark verletzlich und lassen Blutzellen sowie Plasma leicht austreten. Nach etwa 1 Woche beginnen sich die primären Kapillaren teilweise in Arteriolen, Venolen oder endgültige Kapillaren zu differenzieren. Die Mechanismen, die dieser Differenzierung zugrunde liegen, sind nicht gut bekannt. Vieles spricht dafür, daß das Strömungsvolumen und der Blutdruck eine formative Wirkung ausüben. Gefäße, die zu Arteriolen werden, umgeben sich mit einer vorerst einzelligen Muskelschicht. Über die Herkunft dieser glatten Muskelzellen weiß man wenig. Vermutlich entstehen sie über die Bildung sog. Myofibroblasten (S. 101). Andere primäre Kapillaren finden Anschluß an vorbestehende, typisch gebaute Venolen. Die so entstandene Gefäßanordnung ändert sich oft wieder, und ein größerer Teil der neugebildeten Kapillaren erfährt nachträglich eine Obliteration. Die Zahl der »überlebenden« Gefäße im Wundgebiet wechselt daher recht erheblich. In vielen Fällen bleibt nur eines von 10 ursprünglich gebildeten erhalten.
Gefäßnerven (vasomotorische Nerven): Nach ungefähr 10 Tagen kann man an neugebildeten Gefäßen die ersten rhythmischen Kontraktionen beobachten. Diese sind offenbar nur möglich, wenn ein neugebildeter Nerv die mit einer Muskelschicht umgebenen Gefäße erreicht hat.
Lymphgefäße: Die Neubildung von Lymphgefäßen erfolgt ähnlich wie diejenige von Kapillaren, aber einige Zeit später, langsamer und in der Anordnung unregelmäßiger.
Die weitere Entwicklung des so gebildeten Granulationsgewebes im Wundgebiet und die schließliche Vernarbung folgen dem bereits geschilderten Verlauf (vgl. dazu S. 119).

Zeitliche Verhältnisse der natürlichen Wundheilung bei der Ratte

Unter sonst physiologischen Bedingungen, d. h. ohne Einbringen eines Fremdkörpers, wie der Ohrkammer, und ohne Infektion, gestaltet sich die Wundheilung im Hautbereich bei der Ratte wie folgt: Während der sog. *»Latenzphase« (»lag phase«),* die sich oft bis zum

4. Tag erstreckt, stehen exsudative Vorgänge mit Auftreten zelliger Infiltrate, Autolyse zugrunde gegangener Strukturen und Phagozytose im Vordergrund. Fibroblasten sprossen aber vom ersten Tag an ins Wundbett ein, und Grundsubstanz wird in diesem Zeitraum auch schon in erheblicher Menge gebildet (S. 124).
Als »*fibroblastische Phase*« gilt diejenige, die sich ungefähr vom 4. bis zum 10. Tag ausdehnt. Deutlich nachweisbare, d. h. van Gieson-rote kollagene Fäserchen erscheinen ungefähr um den 6. Tag herum, und der Hydroxyprolingehalt des Wundgebiets erreicht zwischen dem 12. und 14. Tag ein Plateau, nachdem er zwischen dem 4. und 12. Tag stark und vorübergehend exponentiell angestiegen war. Das innerhalb von 2 Wochen gebildete Kollagen verleiht dem den Wundspalt ausfüllenden Granulationsgewebe noch keine ausreichende Reißfestigkeit. Die Fasern sind wohl mehrheitlich senkrecht zu den Wundflächen gerichtet und überbrücken wenigstens teilweise das Wundbett, aber ihre Zahl pro Volumeneinheit neugebildeten Gewebes ist noch gering. Auch die Verankerung der Faserbündel im vorbestehenden Gewebe erweist sich als wenig reißfest.
Die *Vernarbungsphase* schließt sich an die fibroblastische Phase an. Je nach der Größe der Wunde und der Menge des zu bildenden Narbengewebes dauert sie verschieden lang. Kennzeichnend für dieses Stadium der Wundheilung ist die fortgesetzte Faserbildung bei allmählichem Rückgang der Zellerneuerung und schließlicher erheblicher Reduktion der Zahl von Fibroblasten/Fibrozyten pro Volumeneinheit Stützgewebe. Die gesamte Menge von Kollagen im neuentstandenen Narbengebiet nimmt nach etwa dem 42. Tag nicht mehr zu, dagegen zeigt sich über die Dauer von bis 2 Jahren eine fortgesetzte Vermehrung der Reißfestigkeit (»tensile strength«).

Die Einteilung der Wundheilung in einzelne Phasen rechtfertigt sich insofern, als in den verschiedenen Stadien des Geschehens einzelne Prozesse im Vordergrund stehen. Dies soll aber nicht darüber hinwegtäuschen, daß alle an der Wundheilung beteiligten Vorgänge ineinander verflochten sind, einander gegenseitig beeinflussen und somit ein Ganzes bilden (s. o.).

156.3. Bemerkungen zur Wundheilung beim Menschen

Mit wenigen Abweichungen gestaltet sich die Wundheilung im Hautbereich des Menschen ähnlich, wie es für die Ratte geschildert wurde. Einzig der zeitliche Ablauf ist etwas langsamer. Wenn beispielsweise der Chirurg eine saubere Inzision macht und sie nachher durch gut gelegte, satt, aber nicht zu stark angezogene Nähte adaptiert oder die oberflächlichen Wundränder durch andere geeignete Mittel genau aneinanderlegt (z. B. mit Hilfe von Metallklips), schreitet die Wundheilung in der Regel in kurzer Zeit und ohne nennenswerte bakterielle Infektion voran *(»Wundheilung per primam intentionem«, »p.p.-Heilung«)*.
Auf diese Weise können und sollen aber nicht alle Wunden genäht werden: Vor allem bei Verletzungen mit weit auseinanderstehenden Rändern erhaltener Haut bzw. ausgedehnten Oberflächendefekten sowie bei erheblicher Wundkontamination bzw. -infektion, Bildung eines größeren Wundhämatoms und/oder schlecht erhaltenen Wundrändern kann oft an eine primäre Naht und Wundrandadaptation nicht gedacht werden. In diesen Fällen bildet sich am Grund der Wunde, unter einem sog. Blut- oder Exsudatpfropf, immer neu fibrinös-leukozytäres Exsudat, das seinerseits von Granulationsgewebe organisiert wird. Das letztere entsteht in solchen Fällen vor allem vom Wundgrund her, nimmt an Masse zu und kann schließlich größere Defekte ausfüllen. Die Epithelisierung erfolgt bei dieser *»Wundheilung per secundam intentionem«, (»p.s.-Heilung«)* von den erhaltenen Wundrändern her, wobei sich das regenerierende Epithel in der Regel zwischen Exsudat und Granulationsgewebe vorschiebt.
Die Begriffe »p.p.«- und »p.s.«-Heilung sind in der Chirurgie vielerorts gebräuchlich und haben eine gewisse praktische Bedeutung beibehalten. Immerhin sollte man sich bewußt bleiben, daß es sich im Grunde um Vorgänge handelt, die sich lediglich in bezug auf die Zeitdauer und das Maß der Veränderung unterscheiden. Es ist daher verständlich, daß zwischen p.p.- und p.s.-Heilungen alle *Zwischenformen* vorkommen.

157. Sog. Wundheilung »per primam intentionem (p.p.)«, mit Hinweisen auf makroskopische und mikroskopische Befunde

157.1. Die sog. exsudative (Latenz-)Phase

Die Wundsetzung bringt eine Gewebedurchtrennung mit sich, die wir als *initiale Alteration* bezeichnen können. Es folgen die bekannten Änderungen im *Verhalten der geschädigten Blutgefäße,* nämlich eine kurzdauernde Kontraktion der Arteriolen sowie der präkapillären Sphinkteren und eine anschließende frühe Hyperämie. Verständlicherweise nimmt die *Blutung* in die Wundspalte nach Erschlaffen der Arteriolenwände und der präkapillären Sphinkteren an Ausmaß beträchtlich zu. Dies ist manchmal schon einige Sekunden nach der Wundsetzung der Fall. Durch die Gewebeverletzung wird, wie man annehmen darf, Gewebefaktor freigesetzt, und vor allem über das extrinsische System wird rasch die *Gerinnung* der ausgetretenen Blutmasse eingeleitet. Dieser Vorgang ist in der Regel im Verlauf von mehreren Minuten abgeschlossen (S. 439). Bei *kryochirurgischen Eingriffen* ist die Blutung oft gering, falls kein größeres Gefäß angeschnitten wurde.
Schon in der ersten Stunde nach Verletzung beginnt sich die *Permeabilitätssteigerung* in den benachbarten Gefäßen der terminalen Strombahn bemerkbar zu machen. Es treten gelöste Bestandteile wie auch Zellen aus der Blutbahn ins geschädigte Gewebe über. Eine *Margination von Granulozyten* wird öfters vor Ablauf von 10 min deutlich. Wenige Minuten später finden sich einige dieser Zellen bereits im perivaskulären Gebiet. Randständige *Monozyten* sind auch vermehrt anzutreffen, doch gestaltet sich ihre Emigration langsamer als die der neutrophilen Granulozyten. Lymphozyten erscheinen noch später. Nach wenigen Stunden hat sich im Wundgebiet ein ziemlich dichtes *zelliges Infiltrat* angesammelt, das neben Granulozyten eine steigende Zahl von Histiozyten/Makrophagen aufweist und auch vereinzelt lymphoide Zellen verschiedener Größe umfaßt. Auf die Permeabilitätserhöhung

der Blutgefäße ist auch das in zunehmendem Maß erkennbare *Wundödem* zurückzuführen. Überdies hat sich in den Grenzzonen zwischen Wundspalt und erhaltenem Gewebe zusätzliches Fibrin gebildet.

Besonders bei Hautwunden macht sich – neben der *Frühretraktion des Gerinnsels* – oft die *Verdunstung des Wassers* aus dem Wundkoagulum bemerkbar, die zum Volumenverlust und somit zu einer starken Zusammenziehung der oberflächlich gelegenen Wundränder führt. Unter der als mechanischer Schutz und zur Abdichtung gegen Verdunstung dienenden *Blutkruste* bleibt das Wundbett jedoch so feucht, daß die zellulären Vorgänge nicht gestört werden.

Vor Ablauf eines Tages macht sich bei einzelnen Zellarten bereits eine verstärkte *proliferative Tätigkeit* bemerkbar. Dazu gehören u. a. die Histiozyten/Makrophagen, einzelne lymphoide Zellen und – gegen Ende des ersten Tages – Fibroblasten im Wundrandgebiet. Wenig später stellt man im übrigen auch eine größere Zahl von in DNA-Synthese befindlichen Gefäßendothelien fest.

Im Verlauf des 2. Tages verstärkt sich die Zellteilungstätigkeit, insbesondere auch der Fibroblasten und Gefäßendothelien, und am 3. Tag bemerkt man bereits einzelne Gefäßsprossen.

An der *Phagozytose* zugrundegegangener Zellen oder anderer Gewebebestandteile sowie an ihrem Abbau beteiligen sich Mikro- wie Makrophagen. Besonders wirkungsvoll arbeiten die letztgenannten. Man findet oft mächtige sog. Trümmerphagen oder Zellen, die mit Erythrozyten dicht beladen sind. Mit dem *Katabolismus des Zell- und Gewebedetritus* ebenso wie mit der einsetzenden *Fibrinolyse* beginnt die Resorption der Abbauprodukte.

Die *zellulären Infiltrate* finden sich noch während längerer Zeit. Allerdings nimmt die relative und absolute Zahl der Granulozyten schrittweise ab, und die Histiozyten/Makrophagen werden um den 4.–6. Tag zum vorherrschenden Bestandteil des zelligen Exsudats. Aus dieser zusammenfassenden Schilderung geht deutlich hervor, daß eine klare Grenzziehung zwischen der exsudativen (»Latenz«)Phase und der nachfolgenden proliferativen (fibroblastischen) Phase nicht möglich ist: Zeitlich greifen Exsudation und Proliferation ineinander über.

157.2. Die sog. proliferative (fibroblastische) Phase

Eine genaue, allgemein verbindliche Zeitangabe über den Beginn der proliferativen Phase der Wundheilung beim Menschen ist nicht möglich. Wir haben gesehen, daß die fibroblastische Mitosetätigkeit schon im Verlauf des ersten Tages nach Wundsetzung beginnt. Auch für das Ende der exsudativen Phase kann kein bestimmtes Zeitintervall angegeben werden. Vielmehr ist es so, daß teilweise schon vom Ende des ersten Tages an die exsudativen zugunsten der proliferativen Vorgänge zurückzutreten beginnen. In einzelnen Fällen steigert sich allerdings die Exsudation über 48 Std hinaus noch weiter, um erst später abzuklingen.

Etwa vom 2. Tag an beginnt die *Teilungstätigkeit der Fibroblasten* deutlich zu werden. Diese Zellen vermehren sich an Zahl und schieben sich, oft nachweisbar an vorbestehende Fasern oder schließlich an Fibrinfäden angelehnt, gegen die Mitte des Wundbettes vor. Das erste extrazellulär in größerer Menge auftretende Produkt der fibroblastischen Sekretionstätigkeit sind die sauren *Glykosaminoglykane (Mukopolysaccharide)*. Diese sind schon am 3. Tag in erheblicher Menge vorhanden und zeigen um den 6.–8. Tag herum eine höchste Konzentration. Später nimmt der Gehalt des Wundbettes an diesen Substanzen wieder ab (s. o.). In diese vorgebildete interzelluläre Matrix hinein werden zunächst *Retikulinfasern* abgelagert, d. h. Vorstufen des Kollagens. Schon am 3.–4. Tag lassen sich ganz feine derartige Fasern durch Versilberung darstellen. Nachher nehmen sie an Zahl zu und erfahren eine entsprechend dichtere Lagerung. Nach van Gieson-Färbung rot getönte *kollagene Fasern* können, je nach Art des Gewebes, Alter und Zustand des Patienten sowie Typ der Wunde, zwischen dem 4. und 6. Tag nach Verletzung in Erscheinung treten. Die *größte Syntheserate für Kollagen* findet man in der Regel zwischen dem 6. und 9. Tag. In etwa dem gleichen Zeitraum geht der Gehalt des Gewebes im Wundbereich an sauren Glykosaminoglykanen besonders deutlich zurück. Interessanterweise erfährt nach dem 6. Tag auch die *Zelldichte* im Wundgebiet – gemessen am DNA-Gehalt pro Gewichtseinheit Trockensubstanz – eine auffällige Reduktion. Ähnlich verhält sich die Konzentration von freiem Hydroxyprolin und von hydroxyprolinhaltigen Peptiden im Granulationsgewebe. Besonders im Verlauf der 2. Woche nach Setzen der Wunde werden die kollagenen Fasern dicker und/oder lagern sich enger aneinander. Damit erhöht sich Schritt für Schritt auch die *Reißfestigkeit* des Gewebes etwas, so daß die Fäden von Nähten schon zwischen dem 8. und 10. Tag oder kurz danach entfernt werden können.

Die *ersten Kapillarsprossen* im Wundbereich findet man beim Menschen um den 3. Tag. Ausgebildete *Kapillarschlingen* im neuentstandenen Granulationsgewebe beobachten wir aber selten vor dem 6. Tag. Die allmähliche *Differenzierung dieser Gefäße* in Arteriolen, endgültige Kapillaren und Venolen beansprucht mehrere Tage bis Wochen. Viele dieser Gefäße obliterieren mit Einsetzen des Vernarbungsvorgangs wieder. Gegen Ende der 3. Woche können *Nervenfasern* in das Wundgebiet eingewachsen sein.

157.3. Phase der Narbenbildung (Wundkontraktion, Maturation, Reifung)

Eine komplikationslos (»p.p.«) heilende, gut adaptierte, chirurgisch versorgte Wunde der Haut wandelt sich im Verlauf von zwei Wochen in eine dünne, oft kaum erkennbare, junge Narbe um. Die der Bildung kollagener Fasern zugrundeliegenden biochemischen Vorgänge wurden schon besprochen (S. 108). Es ist anzunehmen, daß die Brückenbildungen (»cross-linkings«) zwischen den Tropokollagenmolekülen im Innern einer Kollagenfaser zahlreicher sind als an ihrer Peripherie. Sehr wahrscheinlich schreitet dieser Vorgang mit zunehmender Vernarbung weiter fort, wobei mit der Zeit stärker vernetzte Bündel mit lockerer gefügtem Mantel entstehen. Hinsichtlich der Veränderungen in der Zusammensetzung der sauren Glykosaminoglykane im Verlauf der Narbenbildung sei auf S. 119 hingewiesen.

In manchen Fällen kommt es später zu einer *erneuten leichten Rötung* des Wundgebiets sowie zu einer *Verdickung* des narbig verwachsenen Wundspalts. Diese Veränderungen erscheinen um so deutlicher, je weniger die Schnittführung dem Verlauf der Langer'schen Linien entsprach. Es finden sich in dieser Hinsicht auch Altersunterschiede, indem bei Kindern die Narben länger rötlich und leicht verdickt zu bleiben pflegen als bei Erwachsenen. Die Gründe für dieses Verhalten sind nicht befriedigend geklärt. Biochemische Untersuchungen haben erkennen lassen, daß schon während des Aufbaus des Granulations- und Narbengewebes die neugebildete Grundsubstanz und die frisch entstandenen kollagenen Fasern teilweise wieder abgebaut werden. Diese katabolischen Prozesse werden offenbar durch »Mukopolysaccharidasen« (S. 966) bzw. unspezifische Proteinasen katalysiert. Manches spricht dafür, daß dieser Vorgang mit der Epithelisierung der Wunde in Beziehung steht. Der Abbau der Zwischensubstanz und der neuformierten Fasern geht nämlich erheblich zurück, sobald die Wunde vom regenerierenden Epithel wieder überzogen ist. Man hat Gründe zur Annahme, daß der fortwährende Katabolismus eines Teils des neuentstandenen Kollagens vor allem an der locker vernetzten Peripherie der Fasern stattfindet. Es ist denkbar, daß der Rückgang katabolischer Vorgänge am Narbengewebe, wie er im Anschluß an die vollzogene Epithelisierung beobachtet wird, zu einer stärker positiven Bilanz im Kollagenmetabolismus Anlaß gibt und deshalb an dieser sekundären Vergrößerung der Narbe maßgeblich beteiligt ist. Andere mögliche Mechanismen, wie eine zunehmende Behinderung des Lymphabflusses durch das Narbengewebe, sind auch nicht ausgeschlossen.

Verständlicherweise geht das Granulationsgewebe in einem Wundgebiet dort am frühesten in Vernarbung über, wo die fibroblastische Tätigkeit begann, d. h. unmittelbar am Wundrand. Die in dieser Zone neugebildeten Blutgefäße verlaufen zum guten Teil senkrecht zur Schnitt- bzw. primären Wundfläche. Kommt es zu einer p.p.-Heilung, laufen sie demnach häufig parallel zur epithelbedeckten Oberfläche und können in dieser Lagerung noch lange nach Heilung der Wunde festgestellt werden. Die Verlaufsrichtung der Kapillaren und anderer neuentstandener Gefäße gibt uns so die Möglichkeit, noch nach Wochen und Monaten ein Urteil darüber abzugeben, ob eine Wunde p.p. oder p.s. verschlossen wurde. Für die histologische Beurteilung von Narben eignen sich u. a. die Masson-Trichrom-Färbung (straffes Bindegewebe z. T. rot, lockeres grün) und die kombinierte Elastika-van Gieson-Färbung.

157.4. Epithelisierung der Wunde

Bei Vorliegen einer ganz *schmalen Wundspalte* und bei *guter Adaptation der Wund- bzw. Schnittränder* kann es aufgrund der epidermalen Regeneration und »Migration« (s. o. und S. 154) schon innerhalb von 1–2 Tagen zu einer Reepithelisierung durch eine dünne Zellage kommen.

Handelt es sich um *größere Wunden,* setzt in den benachbarten germinativen Epithelzonen – ebenfalls schon im Verlauf der ersten 24 Std nach Wundsetzung – eine verstärkte proliferative Tätigkeit ein. Diese Zellvermehrung gestattet die Vorschiebung einer epithelialen Schicht über das Wundbett. Das regenerierende Epithel bildet zunächst einen ganz dünnen Belag, der – nach außen durch die Blutkruste und Exsudat vor der Vertrocknung geschützt – dicht unter dem Blutkoagulum und einer darunterliegenden Fibrinschicht vorgetrieben wird. Ist einmal der dünne epitheliale Überzug geschaffen, gewinnt diese Schicht durch Zellvermehrung und Verschiebung der neugebildeten Zellen nach der Oberfläche zu an Dicke. Schließlich erfolgt die übliche Differenzierung der Epithelien, im Fall der Epidermis die Verhornung. Erst wenn ein durchgehendes, ausreichend dickes Stratum corneum vorliegt, kann von einem funktionellen Abschluß der Epithelisierung gesprochen werden. Der Zeitraum, in dem die Epithelisierung vollzogen ist, hängt stark von der Breite des Wundspalts ab. Bei ideal adaptierten Wundrändern kann dies schon nach wenigen Tagen der Fall sein. Anhangsgebilde des Epithels werden oft nur rudimentär oder überhaupt nicht nachgebildet.

158. Die sog. Wundheilung »per secundam intentionem (p.s.)«

158.1. Gewebliche Vorgänge bei der Wundheilung »per secundam intentionem«

Einige der Bedingungen, die eine p.p.-Heilung erschweren oder unmöglich machen, wurden bereits erwähnt (S. 1358). In solchen Fällen ist es oft – selbst nach sog. chirurgischer »Anfrischung« oder »Wundexzision nach Friedrich« – nicht möglich oder nicht wünschenswert, eine primäre, verschließende Wundnaht zu legen. In einer derart *offen belassenen Wunde,* die auch von einer Blutkruste bedeckt sein kann, tritt *fibrinös-leukozytäres Exsudat (»Wundsekret«)* aus.

Am *Grund der Wunde* wird reichlich Fibrin abgelagert, das den Boden für das Einwachsen von Granulationsgewebe liefert. Innerhalb von 2–3 Tagen nach der Verletzung zeigt sich unter dem Wundsekret ein rötlicher Grund, der in den darauffolgenden Tagen immer deutlicher feinhöckerig, »gekörnt« aussieht. Hier handelt es sich um die sog. *»Granulationen« (»Fleischwärzchen«)*, einen von Billroth im Jahre 1865 geprägten Begriff, der dem *»Granulationsgewebe«* den Namen gab. Jedes dieser rötlichen Granula besteht aus Granulationsgewebe, das sich kotyledonenartig um ein Netz neugebildeter Kapillaren (»Gefäßbäumchen«) aufbaut und einen gefäßfreien Mantel von Fibroblasten, Makrophagen, anderen Infiltratzellen und Fibrin trägt. Die in den Granulationen enthaltenen jungen Gefäße zeichnen sich durch große Verletzlichkeit aus und bluten oft bei der leichtesten Berührung. Gut erhaltenes Granulationsgewebe fällt durch seinen hellen Rotton auf. Der Chirurg spricht von »matschigen Granulationen«, wenn die Farbe einen Violetton enthält und das neugebildete Gewebe von schmutzig verfärbten Belägen überzogen wird. Bei diesem Aspekt des Granulationsgewebes darf man annehmen, daß die Durchblutung nicht genügt, und die Gefahr einer Nekrose besteht. Wundinfektionen gehen häufig mit solchen Veränderungen des jungen, gefäßreichen Bindegewebes einher. Mit der Zeit nehmen die Granulationen an Größe zu und füllen Schritt um Schritt die Wundhöhle von unten her auf. Nicht selten begegnet man einem *Überschießen der Granulationen (Caro luxurians, »wildes Fleisch«)*, das sich über die Hautoberfläche erheben kann. Ein Beispiel für solche tumorartigen Bildungen liefert das *teleangiektatische Granulom (»Botryomykom«)*, das sich meistens auf dem Boden einer infizierten Wunde entwickelt und oftmals von Staphylokokken besiedelt ist.

Mikroskopisch findet man den Wundgrund von fibrinös-leukozytärem Exsudat belegt. Falls die Wunde gegen Vertrocknung wenigstens teilweise geschützt ist, z. B. durch eine Wundsalbe, die ein Verkleben der Wunde mit dem Schutzverband verhindern soll, enthält das wasserreiche Exsudat bis dicht unter die Oberfläche erhaltene Leukozyten, insbesondere Granulozyten und einige Makrophagen. Kommt es zur oberflächlichen Austrocknung des Exsudats, bildet dieses selbst eine schützende *Kruste*, unter der sich das auf Feuchtigkeit angewiesene Granulationsgewebe entwickeln kann. Das fibrinös-leukozytäre Exsudat wird in seinen basalen Anteilen von einsprossenden Fibroblasten durchsetzt. Dicht darunter folgen *Kapillarsprossen* und neugebildete, zartwandige *Blutgefäße*, die oft *in Schlingenform* angeordnet sind. Diese Anordnung der neu entstandenen terminalen Strombahn gestattet eine gute Blutversorgung auch der vorgeschobenen Anteile des Granulationsgewebes. Erleidet die oberflächliche Schicht des Granulationsgewebes einen Schaden, z. B. durch bakterielle Toxine, Vertrocknung und/oder Ischämie, kann sie absterben. An der Grenzzone gegen das noch erhaltene Gewebe findet dann eine erneute *Demarkation* statt, an der sich zahlreiche neutrophile Granulozyten beteiligen. Unter dieser neugeschaffenen Lage von fibrinös-leukozytärem Exsudat stellt sich wieder eine bindegewebige Organisation ein, wie sie oben beschrieben wurde. In der Mehrzahl der Fälle von p.s.-Wundheilung wird der Wunddefekt schrittweise durch Granulationsgewebe ausgefüllt, das gegen die Unterlage zu vorerst Retikulinfasern, in der Tiefe auch neugebildete kollagene Fasern aufweist. Die letzteren nehmen mit der Zeit an Zahl zu, der Zellgehalt reduziert sich, und es wird die Narbenbildung vom Grund und von der Seite des Wunddefekts her eingeleitet. Damit wird auch die *narbige Wundkontraktion* in Gang gebracht, die zunächst z. T. auf den kontraktilen Myofibroblasten zu beruhen scheint, später aber vom faserigen Narbenzug erreicht und abgeschlossen wird. Im vernarbenden Granulationsgewebe finden sich noch über längere Zeit zellige Infiltrate, in denen der relative Anteil der Granulozyten allmählich zurückgeht. Dafür treten vermehrt Histiozyten/Makrophagen, ferner in vielen Fällen auch Lymphozyten und sogar Plasmazellen in Erscheinung. Da im Verlauf der Verletzung und der anschließenden Wundheilung öfters Blutungen auch im Gewebe stattfinden, begegnet man zudem hämosiderinhaltigen Makrophagen. War die Wunde mit unbelebten Fremdkörpern kontaminiert, kommt es zu sog. Fremdkörperreaktionen (S. 1375).

Die *Epithelisierung* von Wunden, die p.s. abheilen, erfolgt in der Regel erheblich später als bei p.p.-Heilung. Die vorwachsende, dünne Epithellage kann durch bakterielle Toxine, Vertrocknung und/oder Ischämie geschädigt werden und zugrunde gehen. In solchen Fällen wird eine neue Epithellage nachfolgen. Ferner ist zu berücksichtigen, daß das regenerierende Epithel eine erhebliche Wundfläche zu bedecken hat und schon aus diesem Grund einige Zeit benötigt. Die Verschiebung des Epithels nach dem Zentrum der Wunde zu geschieht möglicherweise sowohl durch seitlichen Wachstumsdruck als auch durch eine gewisse Eigenbewegung der Epithelzellen. Phasenkontrastoptische Untersuchungen an lebenden Zellen in vitro haben allerdings erkennen lassen, daß es sich hier weniger um einen amöboiden als um einen undulierenden Bewegungstyp handelt (sog. »ruffling«). Die Migration der Epithelien kann u. U. einsetzen, bevor das benachbarte Epithel – meistens bis zu einer Distanz von mehr als 1 mm vom Wundrand entfernt – eine erhöhte Mitosetätigkeit aufnimmt. Die proliferative Tätigkeit des Epithels setzt aber an diesen Stellen innerhalb von weniger als 24 Std ein und scheint zunächst eine größere Zahl von Zellen für die Migration »bereitzustellen«. Manchmal dauert es 3–5 Tage oder noch länger, bis die epitheliale Proliferation – gemessen an der Zahl DNA-synthetisierender Zellen – ihr Höchstmaß erreicht hat. Im Verlauf von 1–2 Tagen treten Teilungsfiguren auch in der dünnen, sich vorschiebenden Schicht auf. Sobald die vorwachsenden

Epithelien im Zentralbereich der Wundfläche aufeinanderstoßen, hört die Bewegung längs der Oberfläche auf. Vermutlich spielt hier eine Kontaktinhibition mit. Im regenerierten Epithel dauert die verstärkte proliferative Tätigkeit noch einige Zeit fort, jedenfalls so lange, bis die physiologische Dicke des Epithels annähernd wieder erreicht ist. Handelt es sich um Epidermis, werden in dieser Phase das Stratum spinosum, das Stratum granulosum sowie die Strata lucida und cornea wieder aufgebaut. Wie schon betont wurde, kann die Epithelisierung an der Oberfläche von Hautwunden erst dann als abgeschlossen betrachtet werden, wenn die Hornschicht in ausreichender Dicke nachgebildet ist.

158.2. Der zeitliche Verlauf der Heilung von Defektwunden beim Menschen

Zeitliche Angaben über das Maß der Verkleinerung und die Dauer der Heilung von Defektwunden sind nur beschränkt möglich, da sie von einer Reihe von Faktoren, wie Alter des Patienten, Lokalisation der Wunde, Beziehung zu den Langer'schen Linien, Durchblutung der Wundränder und des Wundgrundes, bakterieller Kontamination u. a., abhängt. Immerhin läßt sich im Sinn einer *Faustregel* folgende Beziehung erkennen:

$$t = \frac{D}{k}$$

wobei t = zu erwartende Zeit bis zum Wundschluß (Tage)
D = größter Durchmesser der Defektwunde (mm)
k = Konstante (1–2 (mm pro Tag)).

Aus dieser Regel erkennen wir, daß in der Mehrzahl der Fälle eine komplikationslos heilende Defektwunde den größten Abstand der Wundränder pro Tag um 1–2 mm verkleinert. Aus der stark vereinfachten Formel geht zudem hervor, daß sich die Wundfläche ungefähr im Sinn einer einfachen, negativen quadratischen Funktion der Zeit verringert. Die Faustregel gilt allerdings nicht für alle Phasen der Wundheilung. Man unterscheidet bei Menschen:

1. eine *Latenzphase* von 1–5 Tagen (meistens 2–3 Tage), während der sich die Wundfläche noch nicht logarithmisch verkleinert,
2. eine *Phase der zunehmenden Verkleinerung der Wundfläche,* in der die oben erwähnte, einfache Formel ungefähr zutrifft, und
3. eine *terminale Phase* von einem bis mehreren Tagen, während der sich die Geschwindigkeit des Wundschlusses wieder reduziert.

An der hier geschilderten Heilung von Defektwunden, insbesondere an der Verkleinerung der Wundfläche, sind vor allem auch Kräfte der *Wundkontraktion* beteiligt, die einen zirkulären Narbenzug am Randwall der Wunde hervorrufen. Das Maß der Wundkontraktion hängt in erster Linie von der Dicke der Zone von Granulationsgewebe und seinem Zellreichtum ab, die das Wundbett umgibt. Die Menge neugebildeten Granulationsgewebes ist verständlicherweise auch für die Ausdehnung der schließlich gebildeten Narbe und damit für die Größe des »Narbenzugs« mitbestimmend. Die *Reißfestigkeit von Wunden* – gleichgültig, ob es sich um p.p. oder p.s. geheilte handelt – hängt demgegenüber fast ausschließlich von Zahl und Anordnung neugebildeter kollagener Fasern sowie ihrer Verankerung im vorbestehenden Stützgewebe des Wundrandes ab. Beim Menschen ist in der Mehrzahl der Fälle eine erste Phase mit zunehmender Reißfestigkeit bereits nach 2 Wochen abgeschlossen. Später, d. h. im Verlauf weiterer Wochen oder gar Monate, erfährt die tensile Kraft der Narbe noch eine weitere, wichtige Steigerung.

159. Organisation und Bildung von Adhäsionen bei der Wundheilung

Wunden, die mit der Bildung von reichlich Blutkoagula und/oder fibrinös-leukozytärem Exsudat im Gewebe verbunden sind, führen – wie erwähnt – zu Prozessen, die der *bindegewebigen Organisation* (kurz: »*Organisation*«) entsprechen, ähnlich wie dies beim Durchwachsen und Ersatz von Thromben, anämischen Infarkten und fibrinös-leukozytärem Exsudat bei Entzündungen anderer Art durch Granulationsgewebe der Fall ist. Wunden, die seröse Höhlen oder mit Synovia gefüllte Räume einbezogen haben, geben oft Anlaß zur Bildung einer bindegewebigen Verwachsung der sich gegenüberliegenden Oberflächen, d. h. einer sog. *Adhäsion* bzw. »*Concretio*«. Posttraumatische Adhäsionen von Peritoneum, Pleura und Perikard sind wohlbekannte Befunde, so nach operativen Eingriffen oder im Anschluß an perforierende Verletzungen (z. B. Kriegsverletzungen).

160. Lokale Störungen und Komplikationen der Wundheilung

160.1. Die Wundinfektion

Die Wundinfektion stellt immer noch eines der wichtigsten chirurgischen Probleme dar. Diese Aussage gilt nicht nur für akzidentelle Verletzungen, sondern auch für chirurgische Interventionen. Man schätzt z. B. die Inzidenz postoperativer infektiöser Komplikationen im Wundbereich auf 5–10%, wenn alle chirurgischen Eingriffe mitgerechnet werden. Eine besondere Gefahr stellt in dieser Hinsicht der sog. Hospitalismus dar (S. 1765).

Mikroorganismen, insbesondere Bakterien, können entweder bei der Verletzung oder nachträglich in die Wunde gelangen. Das weitere Schicksal dieser Keime und die Frage, ob sich eine Wundinfektion entwickelt oder nicht, hängen von mehreren Faktoren ab:

Anzahl und Art (insbesondere Pathogenität) der Mikroorganismen: Bei der Beurteilung dieses Problems darf angenommen werden, daß für das Ausmaß der bakteriell bedingten Gewebeschädigung nach einer Verwundung die Wirkung der *Toxine* entscheidend ist. Demnach können Wundkontaminationen mit einer eher geringen Zahl hochpathogener Keime ebenso schwere örtliche Läsionen verursachen wie diejenigen mit einer größeren Zahl weniger pathogener Erreger. Abgesehen von der Toxinwirkung, haben wir auch die Wachstums- und Ausbreitungseigenschaften der Mikroorganismen zu berücksichtigen: So neigen pyogene Staphylokokken zur Bildung von *Wundabszessen,* pyogene Streptokokken zur Entwicklung einer *Wundphlegmone* (S. 1336). Anaerobier, wie die Clostridien der *Gasgangrän* oder des *Tetanus,* entwickeln sich vor allem in der Tiefe von Stich- oder Rißquetschwunden, wo sie – umgeben von Blut, Exsudat und/oder nekrotischen Gewebemassen – der ihnen schädlichen Wirkung des Sauerstoffs entzogen sind und sich gut vermehren können.

Zeitfaktor: Die Gefahr einer Wundinfektion hängt wesentlich vom Zeitpunkt ab, in dem der Arzt eingreift. Meistens enthält die Wunde sofort nach der Verletzung nur wenige Erreger. Ausnahmen bilden etwa Verletzungen, die sich ein Chirurg anläßlich der Operation an eitrigem Gewebe oder der Pathologe bei der Dissektion hochgradig infizierter Organe zuzieht. Die ganz frische Wunde ist gegenüber dem Eindringen der Erreger und hinsichtlich der Ausbreitung bakterieller Toxine ziemlich schutzlos, u. a. deshalb, weil sich noch kein abdichtendes Exsudat und Granulationsgewebe gebildet haben. In gewissem Sinn bietet nämlich gut vaskularisiertes Granulationsgewebe, das reichlich Mikro- und Makrophagen enthält oder heranbringen kann, und das auch die Voraussetzungen für den Einsatz der spezifischen und unspezifischen humoralen und zellulären Abwehr anderer Art erfüllt, den Erregern erheblichen Widerstand. Aus diesen Gründen und auch deshalb, weil die spezifischen und unspezifischen Abwehrmechanismen einige Zeit benötigen, um sich voll zu entfalten, verbessern sich im Wundgebiet – parallel zum Bakterienwachstum – auch die zellulären und humoralen Abwehrleistungen. *Ältere Wunden mit reichlich Granulationsgewebe zeigen erfahrungsgemäß eine eher geringe Infektanfälligkeit.* Die Möglichkeit, daß die Infektionserreger die Oberhand gewinnen, ist vor allem dann gegeben, wenn in den Wundrändern und/oder -taschen nekrotisches Gewebe liegen bleibt. Kontaminierte Wunden werden daher nie primär geschlossen, ohne daß eine umfassende Wundexzision stattgefunden hätte. Allerdings können heute, dank der Anwendung antibiotischer Mittel, derartige Verletzungen u. U. schon recht früh versorgt werden (sog. *frühe Sekundärnaht*).

Zustand des Gewebes: Es wurde wiederholt hervorgehoben, wie wichtig es sei, *nekrotische Gewebeteile* in den Wundrändern und *Sequester* im Bereich von Wundtaschen rechtzeitig zu entfernen (sog. *Wund-Débridement*). Die Wundinfektion kann aber auch durch Veränderungen des Gewebes begünstigt werden, die nur einer verminderten Vitalität, nicht aber einem Gewebetod entsprechen. Hierzu gehören *ischämische Zustände* infolge ungenügender Blutzufuhr (z. B. zu stark angezogene Fadennaht), *venöse Stauung, Lymphödem* u. a. m. Auch größere Ansammlungen von *Exsudat* oder *Blut* im Gewebe leisten der Ausbreitung der Infektionserreger Vorschub, ebenso *Fremdkörper*, die in die Wunde gelangt sind. Besonders gefährlich sind *tiefe Stich- und Schußwunden.* Empfänglich für Wundinfektionen ist auch bereits *vernarbtes Gewebe.*

Verständlicherweise wirken sich allgemeine *Störungen der unspezifischen Resistenz und/oder der spezifischen Immunität* (vgl. dazu S. 1197) auch lokal im Sinn einer erhöhten Infektionsgefahr aus. Beispiele dafür liefern etwa die Agranulozytose, Zustände von Defektimmunopathien und solche nach zytostatischer Behandlung. Wundinfektionen sind häufig auch mit einer *Schädigung* sowohl des *Granulationsgewebes* und der am entzündlichen Infiltrat beteiligten Zellen als auch des *regenerierenden Epithels* verbunden. Für solche Wirkungen sind u. a. hämolytische Streptokokken und Pseudomonaskeime bekannt. Als Folge derartiger Effekte bildet sich in infizierten Wunden vermehrt entzündliches Exsudat, öfters eigentlicher Eiter. Die Wundheilung dauert entsprechend länger, und es entsteht reichlicher Granulationsgewebe. Aus diesen Gründen heilen infizierte Wunden in der Regel mit einer *ausgedehnteren Narbenbildung* als nicht infizierte. An der Haut bilden sich auf diese Weise manchmal entstellende und behindernde Vernarbungen, und im Bereich von Hohlorganen droht die Gefahr der Narbenstriktur.

Hauptgefahr der Wundinfektion ist die *Sepsis* (S. 1742). Eine Übersicht über die an Wundinfektionen im Hautbereich beteiligten Keime vermittelt Tabelle 85.

160.2. Blutungen und Zirkulationsstörungen im Wundgebiet

Wurde bei der Verletzung eine *Arterie eröffnet*, besteht die Gefahr eines erheblichen *Blutverlusts*, falls nicht ein sich selbst tamponierendes *Wundhämatom* in der Tiefe entstand, rechtzeitig das Gefäß unterbunden und/oder für ausreichenden Blutersatz gesorgt wurde. Große Blutungen nach verhältnismäßig unbedeutenden Verwundungen entstehen oft bei *hämorrhagischer Diathese* (vgl. dazu S. 435). Bleibt ein ringsum abgeschlossenes Hämatom längere Zeit liegen, ohne eröffnet und abgelassen oder drainiert zu werden, kann sich ein sog. *posttraumatisches Serom* entwickeln: Hier haben die sekundär verflüssigten Blutmassen allmählich einer gelblichen Flüssigkeit Platz gemacht. Die Wand solcher Serome besteht meistens aus wechselnd

Tabelle 85. Für Wundinfektionen verantwortliche Keime (Auswahl)[a]

Bakterien	*Aerobier und fakultative Anaerobier*	*Gram-positiv:*	In der Reihenfolge der Häufigkeit: Staphylokokken, Streptokokken (eingeschlossen Pneumokokken) – Total mehr als 60% der Fälle[b] Ferner: Corynebacterium diphtheriae Streptococcus faecalis u. a.
		Gram-negativ[c]:	Escherichia coli Enterobacter aerogenes Haemophilus influenzae Klebsiellen Pseudomonas aeruginosa[c] Proteus Serratien Salmonellen u. a.
	Anaerobier[d]	*Gram-positiv:*	Peptokokken Peptostreptococcus anaerobius Clostridium tetani[e] Clostridium perfringens[f] Clostridium novyi Clostridium septicum Clostridium histolyticum Clostridium oedematiens Clostridium fallax
Aktionmyzeten und verwandte Organismen			Actinomyces israelii u. a. Nocardia asteroides
Pilze			Candida albicans u. a. Blastomyces dermatitidis Coccidioides immitis Histoplasma capsulatum u. a. Sporotrichum schenckii Phykomyzeten Aspergillus fumigatus u. a.
Viren			Herpes-Viren Varicella-Zoster-Virus Vaccinia-Virus Zytomegalie-Virus Mumps-Virus Poliomyelitis-Viren u. a.

[a] In vielen Fällen handelt es sich um Mischinfektionen. Zudem kann sich das Spektrum der beteiligten Keime im Verlauf der Zeit ändern, vor allem unter antibiotischer Behandlung (z. B. Gram-positive Kokken – Gram-negative Erreger (z. T. L-Formen) – Serratien u. a.).
[b] Beim Hospitalismus stehen Staphylokokken im Vordergrund.
[c] Die Häufigkeit hat seit der Einführung von Antibiotika zugenommen.
[d] Wachstum vor allem in der Tiefe von Wunden.
[e] Lokale Produktion des hochwirksamen Tetanus-Toxins.
[f] Wichtigster Erreger des Gasbrands.

zellreichem Bindegewebe und enthält oft hämosiderinhaltige Zellen. Eine *verminderte Blutzufuhr* kann durch eine quetschungsbedingte Schädigung kleiner Gefäße mit nachfolgender teilweiser Thrombosierung, durch chirurgische Ligatur zuführender Arterien, durch mechanische Druckwirkungen (z. B. zu stark angezogene Nähte, Verbände, Gips, Hämatomdruck u. a. m.) oder medikamentös hervorgerufen worden sein. Auch Kälteeinwirkungen sind hier zu nennen. Es ist eine alte Erfahrung, daß eine örtliche Wärmezufuhr die Wundheilung ganz eindrücklich beschleunigen kann. Diese Maßnahme sollte aber nur ergriffen werden, wenn die arterielle Blutzufuhr den erhöhten Ansprüchen zu genügen vermag. Bei verengernder *Arteriosklerose* ist diese Voraussetzung u. U. nicht erfüllt, und die lokale Hyperthermie wirkt sich ungünstig aus. *Venöse Stauungen* im Wundgebiet können durch traumatisch oder infektiös ausgelöste Venenthrombosen, mechanischen Druck auf Venen (Verbände, zu eng anliegener Gips, Hämatome u. a.), vorbestehende Venenverschlüsse oder -stauung (Ulcus cruris u. a.) und aus anderen Ursachen entstehen. Verschiedene Maßnahmen, wie Hochlagerung verletzter Extremitäten, Anlegen von Saugdrainagen (z. B. Redon-Drains), locker angelegte sog. Adaptationsnähte u. a., wirken sich in dieser Hinsicht oft günstig aus. Ähnliches gilt für das *Lymphödem.* Zerreißungen größerer Lymphgefäße ziehen die Ansammlung von Lymphe im Wundgebiet nach sich.

160.3. Unerwünschte mechanische Beanspruchung und Bewegung des Wundgebiets, Wunddehiszenzen

Eine länger dauernde *Immobilisierung* ist vor allem bei Verletzungen der Knochen geboten, falls nicht eine aseptische und stabile Osteosynthese möglich war. Werden nämlich die Frakturenden wiederholt gegeneinander bewegt, erfolgt die Heilung oft nur durch eine bindegewebige Verbindung, die teilweise auch Faserknorpel enthält (sog. *Pseudarthrose*). Weichteilverletzungen brauchen in der Regel nicht oder nicht über längere Zeit immobilisiert zu werden, da sie ohnehin narbig ausheilen. Im übrigen scheint eine völlige Stillegung die Wundheilung eher etwas zu verzögern. Eine Ruhigstellung ist allerdings in manchen Fällen geboten, wenn es gilt, die Ausbreitung einer Infektion zu behindern. Es ist bekannt, daß mechanische Beanspruchungen von Wundbereichen die Propagation einer Wundinfektion fördern können. Wird eine in Heilung begriffene Wunde zu großen Zugkräften ausgesetzt, können die verklebten oder noch kaum bindegewebig verwachsenen Wundränder wieder aufreißen, und es kann sich so auch nachträglich eine Wunddehiszenz mit allen nachteiligen Folgen einstellen. Zu den bei Klaffen der Wunde bekannten Komplikationen gehören u. a. die *sekundäre Wundinfektion,* die Bildung von *zu viel Granulations- und Narbengewebe,* das *Einwachsen von Epithel* in die Wundspalte, was möglicherweise den adaptierten Wundschluß verhindert (vgl. dazu die *Rhagaden*) und/oder die Bildung von *Fisteln* oder *Epidermoidzysten* zur Folge hat.

160.4. Unbelebte Fremdkörper im Wundgebiet

Wie bereits erwähnt wurde, gelangen diese oft anläßlich der Verletzung ins Wundgebiet und tragen u. U. *Infektionserreger* mit hinein. Die Bildung kleiner Abszesse um eingewachsene Fremdkörper ist wohlbekannt. Fremdkörper können aber auch nachträglich eine Infektion begünstigen, u. U. über eine hämatogene Besiedlung des Wundgebiets durch Bakterien. Ein weiterer Nachteil der Kontamination der Wunde durch unbelebte Fremdkörper besteht in der Bildung von *Fremdkörpergranulomen,* die manchmal wesentlich zur fortgesetzten Bildung von Granulationsgewebe und damit zur *verstärkten Vernarbung* beitragen. Von besonderer Wichtigkeit sind die Fremdkörper, die der Chirurg anläßlich der Wundversorgung einführt. Gut bekannt sind die *Fadengranulome,* die besonders bei Verwendung nicht resorbierbaren Materials lange Zeit bestehen und durch deutliche Fremdkörperreaktionen gekennzeichnet sind. Vor allem im Bereich von Seidenfaden finden sich zudem oft reichlich eosinophile Granulozyten und eine Schicht auffallend eosinophilen Materials um den Fremdkörper herum, ähnlich wie man es z. B. bei Helminthiasis kennt (sog. *Splendore-Hoeppli-Phänomen*). Wurde die Fadennaht beim Wundschluß zu stark angezogen, erleidet das umschlungene Gewebe ischämische Schäden, oft eine Nekrose. Solche Stellen bieten sich der Infektion durch pyogene Keime in besonderem Maße an: *Fadenabszesse.* Infolge der Gewebeschädigung durch derartige, zu straff angelegte Nähte besteht die Gefahr der *Nahtinsuffizienz,* was sich bei Darmnähten ebenso verhängnisvoll auswirken kann wie die ungenügende Adaptation bzw. der primär ungenügende Wundschluß durch Vernähung.

Fremdkörpergranulome werden auch nach Einbringen gewisser Puder hervorgerufen. Früher häufiger als heute begegnete man den sog. *Talk-Granulomen,* die vom Talkpuder an Operationshandschuhen herstammten. Solche Granulome, die in Vernarbung übergehen, erzeugen vor allem im Abdominalbereich unerwünschte und für den Patienten manchmal gefährliche Adhäsionen.

Auch bei Anwendung größerer Fremdkörper, wie *künstlicher Gelenke* oder *Marknägel,* besteht Infektionsgefahr. Dieser wird am besten durch aseptisches und gewebeschonendes Operieren begegnet. Überdies muß sich der Arzt bewußt bleiben, daß die Einführung größerer Fremdkörper ins Gewebe den Wundheilungsvorgang in ihrer Umgebung, d. h. im Innern des Gewebes, verzögert. Dies gilt besonders auch für Verletzungen der Knochen, weshalb zum Zweck der Osteosynthese eingeschraubte Platten nicht zu früh entfernt, und die betreffenden Teile des Skeletts nach Entfernung dieser metallenen Stützen zunächst nur mit einer gewissen Vorsicht mechanisch beansprucht werden sollten.

160.5. Traumatische Epidermoidzysten

Hie und da werden bei Hautverletzungen kleinere Teile der Epidermis, insbesondere auch des Stratum germinativum, in die Tiefe der Wunde verlagert. Dies kommt manchmal auch bei chirurgisch gesetzten Wunden vor. Die verpflanzten Epidermisanteile wachsen im Innern der Wundzone weiter, bilden Hornmassen, um die herum sich Epithel vorschiebt, und führen so häufig zur Entstehung einer Epidermoidzyste. Hornmassen, die in unmittelbarer Berührung mit dem Bindegewebe stehen, rufen eine Fremdkörperreaktion hervor (*granulierende Epidermoidzyste,* z. T. mit Bildung von Horn- und/oder Cholesteringranulomen), die zur weiteren Vernarbung beiträgt. Solche Gebilde können auch Infektionserreger beherbergen und eine *abszedierende Entzündung* begünstigen. *Fistelbildungen* werden ebenfalls beobachtet.

160.6. Narbenneurome

Nach Durchtrennung peripherer Nerven entwickeln sich im Verlauf der Wundheilung recht oft sog. Narbenneurome, die aus gewucherten Schwann'schen Scheiden, teilweise darin enthaltenen regenerierten Achsenzylindern und ziemlich reichlich umgebendem Narbengewebe bestehen.

160.7. Entstehung sog. »hypertrophischer« (besser: hyperplastischer) Narben und sog. Keloide

Die Entwicklung ungewöhnlich großer Narben stellt eine Störung der Wundheilung dar, die nicht nur ästhetische Folgen hat, sondern auch erhebliche funktionelle Behinderungen mit sich bringen kann, vor allem in Form sog. *Narbenkontrakturen.* Hypertrophische Narben bilden sich vor allem, wenn die Wunde besonderen *Zugkräften* ausgesetzt ist. Im Hautbereich gilt dies für die sog. Spannungslinien, die sich zum guten Teil in den bereits erwähnten Langer'schen Linien ausdrücken. In erster Linie neigen Wunden, deren Längsrichtung quer zu den Zuglinien verläuft, zur Bildung hypertrophischer Narben. Eine öfters wiederholte Zugwirkung wirkt offenbar stärker im Sinn der vermehrten Produktion von Narbengewebe als ein Dauerzug. Aber selbst bei Immobilisierung des Wundgebiets läßt sich das allmähliche Auftreten hypertrophischer Narben nicht immer verhindern. Der Aufbau der reichlichen Mengen zellarmen, faserreichen Narbengewebes nimmt oft viele Monate in Anspruch. Vermutlich handelt es sich um eine vorwiegend durch Zugwirkungen bedingte Störung des Gleichgewichts zwischen Aufbau und fortgesetztem Abbau des neugebildeten Kollagens, wobei die katabolischen Vorgänge aus bisher wenig bekannten Gründen mit dem Aufbau nicht Schritt halten.

Morphologisch imponiert hypertrophisches Narbengewebe u. a. durch die Bildung wirbelartiger oder knotiger Strukturen, was u. a. damit zusammenhängen dürfte, daß die Fibroblastenproliferation länger anhält (bis über 80 Tage nach Verletzung). Die Mechanismen, die dieser an ein beschränkt autonomes Wachstum erinnernden Verhaltensweise des Bindegewebes zugrunde liegen, sind nicht bekannt. Elektronenmikroskopisch fällt vor allem die vermehrte Bildung von Mikrofibrillen verschiedenen Kalibers auf, die überdies weniger geordnet niedergeschlagen werden. Aggregierte Mikrofibrillen zeigen z. T. eine andere »Periodizität« als normales Kollagen. Zudem finden sich über längere Zeit als bei der normalen Wundheilung sulfatierte Glykosaminoglykane im Narbengebiet, während die relative Menge neutraler Proteoglykane geringer bleibt.

Röntgendiffraktogramme hypertrophischer Narben lassen trotzdem erkennen, daß die vorherrschende Faserrichtung mit der auf die Narbe ausgeübten Zugrichtung übereinstimmt. Darin unterscheiden sich hypertrophische Narben vom *Keloid* im engeren Sinn, das auch ohne ungewöhnliche mechanische Einflüsse, teils konstitutions-, teils rassebedingt, auftreten kann. Keloidbildungen in besonderem Ausmaß zeigt u. a. die afrikanische Rasse. Bei jüngeren Individuen ist sie stärker ausgeprägt als bei älteren.

Wird bei hypertrophischen Narben die Zugrichtung z. B. durch Anlegen einer *Z-Plastik* um 90° gedreht, kommt es innerhalb kürzester Zeit im betreffenden Bindegewebe zu einem erheblichen Kollagenabbau, der sich z. B. in einer vermehrten Ausscheidung von Glutamyl-Hydroxyprolin im Urin äußert. Diese Erfahrung hat in der plastischen Chirurgie weite Anwendung gefunden; aber auch bei der Behebung von Narbenstenosen im Innern des Körpers sollen mit diesem Vorgehen günstige Wirkungen erzielt worden sein. Auf Keloide hat die Z-Plastik geringeren oder fast keinen Einfluß.

160.8. Chronische Wunden

Zuweilen scheinen Wunden über viele Wochen keine Heilungstendenz zu haben. In solchen Fällen wird man, abgesehen von den bereits erwähnten Zirkulationsstörungen, dem Verbleiben eines Sequesters in der Tiefe der Wunde und dem Bestehen sog. *torpider Geschwüre* über bereits dick vernarbten Gebieten, auch an andere Möglichkeiten denken. Dazu gehören u. a. die tuberkulöse Infektion einer Wunde, das Bestehen von Mißbildungen, die die Wundheilung verzögern (z. B. in der Sakral- und Halsgegend), und das Auftreten sog. *trophischer Geschwüre* an Körperteilen, wo die Schmerzempfindung gestört, und daher wiederholte Wundverletzungen nicht oder nicht immer bemerkt werden. Oft entwickeln sich dabei torpide Geschwüre, die auch nach *therapeutischer ionisierender Bestrahlung* beobachtet werden. Schließlich ist daran zu erinnern, daß im Bereich chronischer Wunden hie und da neoplastische Prozesse auftreten, seien es *Wundrandkarzinome* oder *Sarkome.* Nach Verbrennungen entwickeln sich nicht selten, aber mit erheblicher Latenz, Basaliome der Haut.

Manchmal stellt sich heraus, daß Wunden durch den Patienten selbst aus psychischen Beweggründen – artifiziell immer wieder eröffnet worden waren.

Eine schematische Übersicht über die Wundheilung und ihre Komplikationen findet sich in Abb. 186.

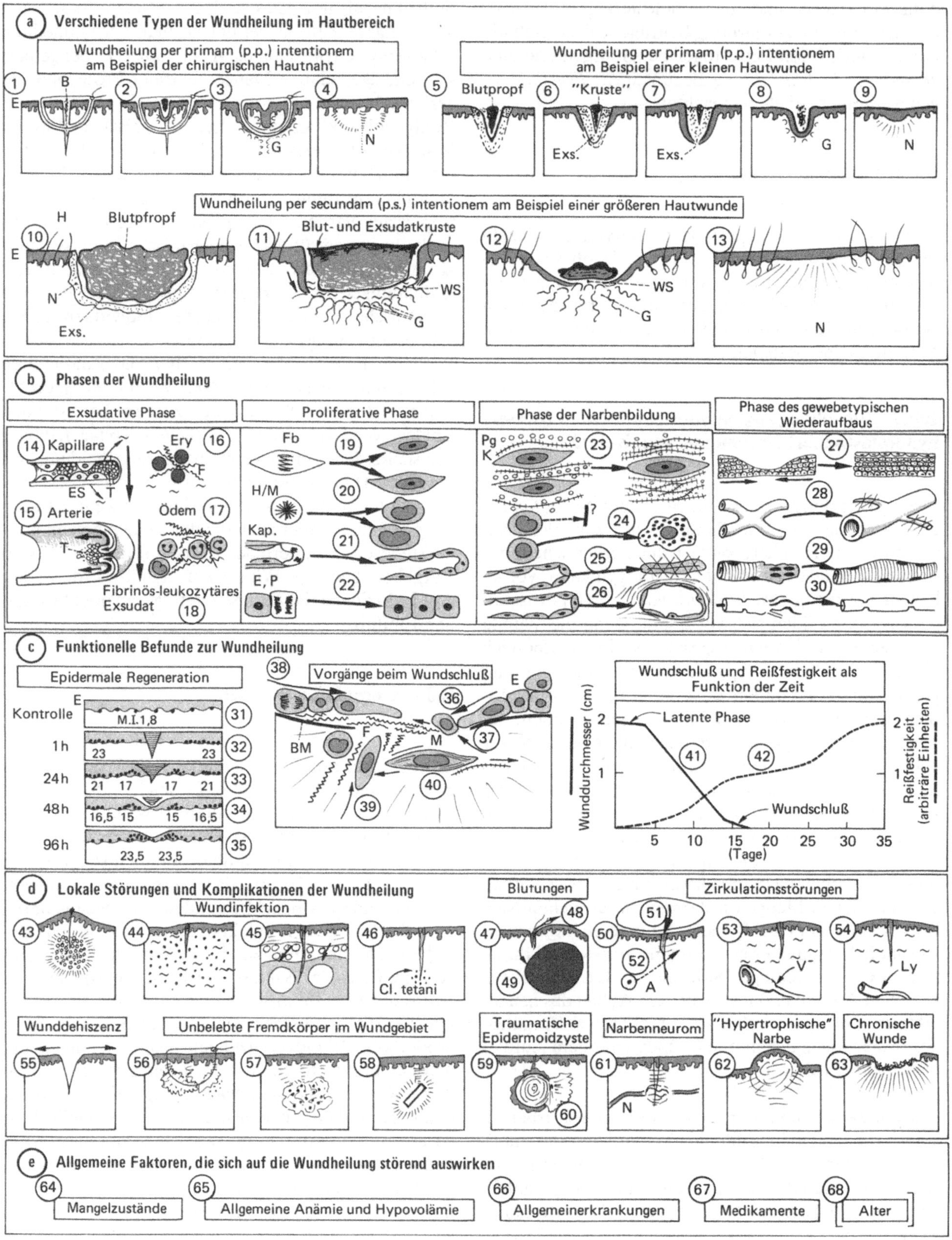

Abb. 186a–e. *Zur Wundheilung und ihren Störungen.* Unter einer *Wunde* versteht man in der Regel eine *traumatisch* bedingte Unterbrechung der Gewebekontinuität *(Verwundung, Verletzung).* Obwohl es sich meistens um *mechanisch* verursachte Schäden handelt, umfaßt der Begriff *auch andersartig hervorgerufene Läsionen,* wie Verbrennungen, Verätzungen u. a. m. Je nach *Lokalisation, Art und Alter der Wunde* sowie Vorliegen von *Begleitverletzungen* (Gefäße, Nerven, Teile des knöchernen Ske-

Abb. 186 a–e (Fortsetzung)

letts, Sehnen, bakterienhaltige Hohlorgane u. a.) ergeben sich für den Arzt verschiedenartige Probleme, die es inbezug auf die Dringlichkeitsordnung der Maßnahmen zu beurteilen gilt. In dieser Abbildung werden die Wundheilung und ihre Störungen vor allem am Beispiel von *Verletzungen im Hautbereich* erläutert; ähnliches gilt aber – mutatis mutandis – auch für *innere Verletzungen.* **a** *Verschiedene Typen der Wundheilung im Hautbereich.* Im Anschluß an eine *chirurgische Inzision und Hautnaht* (Fadenkanal halbkreisförmig dargestellt) enthält der Wundspalt meist geringe Mengen geronnenen Blutes (1, B = Blut; E = Epidermis). Bei guter *»Adaptation« der Wundränder* und optimalem, d. h. *»sanftem Fadenzug«,* der keine Kompressionsischämie verursacht, kann die durch Migration der Epidermisränder über dem Fibrinnetz erfolgende *Reepithelisierung* schon im Verlauf von 1–2 Tagen erfolgen (2). Während der folgenden Tage bilden sich oft epidermale Zapfen, die etwas in die Tiefe reichen, und an den Wundflächen entsteht spärlich Granulationsgewebe (G), das – durch *Organisation* des geronnenen Blutes bzw. fibrinös-leukozytären Exsudates – die Wundspalte bald überbrückt (3). Nach ungefähr 10 Tagen ist die Reißfestigkeit der gebildeten bindegewebigen Verwachsung soweit ausreichend, daß die Fäden entfernt werden können. Bei längerem Verweilen der Fäden würde die Epidermis zu tief in den Fadenkanal einwachsen. Schließlich folgt die *Vernarbung* (N = Narbengewebe) mit weitgehender Wiederherstellung der Hautintegrität (4), wobei die narbig veränderten Zonen ein sehr geringes Volumen aufweisen können. Die Epidermiszungen bilden sich meistens wieder zurück. Bei *akzidentell erworbenen, oberflächlichen Hautwunden* findet sich mehrere Stunden nach dem Ereignis in der Regel eine wechselnd dicke oberflächliche Nekrosezone (punktiert, 5). Vor Ablauf eines Tages beginnen sich epidermale Zellen zwischen dem nekrotischen und erhaltenen Gewebe im Wundrandbereich – wo sich im übrigen fibrinös-leukozytäres Exsudat (Exs.) gebildet hat – vorzuschieben (6). Diese Epithelmigration schreitet weiter fort (7) und führt bei kleinen Wunden oft schon nach 2 Tagen zu einer Reepithelisierung (8). Nachträglich beobachtet man eine schrittweise Wiederherstellung mit relativ geringer Narbenbildung (9). *Größere Hautwunden,* die nicht versorgt wurden bzw. sich nicht primär nähen ließen, heilen *»per secundam (p. s.) intentionem«* ab: Meistens bedeckt zunächst ein ziemlich großer Blutpfropf den Defekt (10; E = Epidermis; H = Haarfollikel mit Haaren). Wiederum beginnt die Epidermis zungenartig zwischen dem Blutpfropf sowie der nekrotischen Zone einerseits und dem darunterliegenden, noch vitalen Gewebe andererseits vorzuwachsen: Die Fläche, die es zu überdecken gilt, ist aber so groß, daß vor der Reepithelisierung des Defektes am Grund der Wunde Granulationsgewebe entsteht, das vom Blutpfropf durch fibrinös-leukozytäres Exsudat bzw. »Wundsekret« (WS) getrennt ist (11). Entfernt man die darüberliegende Kruste, kommt am Grund der Wunde das normalerweise hellrote, gefäßreiche, *»granuliert«* aussehende *»Granulationsgewebe«* (daher der Name!) zum Vorschein. Hat das Granulationsgewebe am Wundgrund einen livid-schmutzigen Farbton, besteht Nekrosegefahr (»matschiges« Granulationsgewebe). Im Zentrum der Wunde geht die Organisation von Blutkoagulum und/oder fibrinös-leukozytärem Exsudat weiter, während die Reepithelisierung in den Randpartien Fortschritte macht, und das Granulationsgewebe gegen die Tiefe zu allmählich in faserreicheres Bindegewebe übergeht (12). Dem Reepithelisierungs- und Vernarbungsprozeß folgt schließlich ein länger dauernder Umbau (13). In der Regel ist die daraus resultierende Narbe infolge *Wundkontraktion* (wahrscheinlich vor allem durch Myofibroblasten) und *Narbenzug* wesentlich kleiner als der ursprüngliche Defekt. **b** *Phasen der Wundheilung.* Den oben geschilderten Ablauf der Wundheilung kann man in *vier Hauptphasen* unterteilen: Noch während oder kurze Zeit nach der erfolgten spontanen *Hämostase* (s. Abb. 99, S. 440, 100, S. 442, und 103, S. 462), die u. a. durch Thrombosierung (T) und Endothelschwellung (ES) der Kapillaren (14) sowie Kontraktion, Einrollen und Thrombosierung der kleineren Arterien (15) gekennzeichnet ist, setzen Gerinnung des ausgetretenen Blutes (16, Ery = Erythrozyten; F = Fibrin), Erhöhung der Gefäßpermeabilität mit Bildung eines Wundödems (17) und Bildung eines fibrinös-leukozytären Exsudates ein (18): Hier haben wir es mit der sog. *exsudativen Phase* zu tun. Die *proliferative Phase* umfaßt die in Abb. 185 (S. 1352) dargestellten Vorgänge, im besonderen die Bildung klassischen Granulationsgewebes mit Teilungstätigkeit der Fibroblasten (Fb, 19), Histiozyten/Makrophagen (H/M, 20) und Kapillarendothelien (S. 119), ferner die mitotische Aktivität der Epithel-(E) und/oder Parenchymzellen (P, 22). Diese Veränderungen beginnen meistens schon gegen Ende des ersten Tages nach der Wundsetzung und überlappen sich somit mit denen der exsudativen Phase. Die Myofibroblasten, die offenbar unter Zugwirkung aus Fibroblasten hervorgehen, scheinen bei der *Wundretraktion* eine wesentliche Rolle zu spielen. Beim Menschen ist die proliferative Tätigkeit der Fibroblasten in der Zeit zwischen dem 2. und 5. Tag am stärksten, und die Zelldichte nimmt nach dem 6. Tag wieder ab. Neugebildete Proteoglykane finden sich vom 2. Tag an und lassen sich im Wundgebiet vor allem zwischen dem 6. und 8. Tag in größeren Mengen nachweisen. Retikulinfasern im jungen Granulationsgewebe kann man meist vom 3. Tag weg färberisch darstellen, feine, van Gieson-rote Fasern vom 4.–6. Tag an. Die Kollagensyntheserate im Wundgebiet erreicht zwischen dem 6. und 9. Tag ihr Maximum, und im Verlauf der zweiten Woche werden die Faserbündel deutlich dicker: Dies gestattet es in der Regel, die Fäden von Hautnähten zwischen dem 8. und 10. Tag zu entfernen. Kapillarsprossen treten im Bereich der Wundränder um den 3. Tag in Erscheinung, durchgehende Kapillarschlingen (Arkaden) jedoch selten vor dem 6. Tag. Zeichen von Nervenfasersprossung werden kaum vor der 3. Woche deutlich. Die *Phase der Narbenbildung,* die ebenfalls mit der proliferativen Phase überlappt, kennzeichnet sich in erster Linie durch eine weitere Bildung von Kollagen (K, 23: nach anfänglicher Produktion von Kollagen III nun vorwiegend Kollagen I) und eine zunehmende Vernetzung der Fasern. Die Proteoglykane (PG), die in der ersten Woche vor allem Hyaluronsäure dann Chondroitin-4-Sulfat und schließlich mehr und mehr Dermatansulfat umfassen, nehmen mengenmäßig ab (s. Abb. 37, S. 124). Die Makrophagen, die sich mit Hilfe ihrer Mukopolysaccharidasen entscheidend am Abbau der Proteoglykane beteiligen, zeigen ebenfalls eine zahlenmäßige Reduktion, während relativ mehr Mastzellen in Erscheinung treten (24). Man denkt u. a. an die Möglichkeit, daß ein ungenügender und/oder zu spät erfolgender Rückgang des Katabolismus von Proteoglykanen zur Bildung von Kollagen im Überschuß führen könnte (62). Zahlreiche Kapillarschlingen obliterieren im Verlauf der Vernarbung (25), und die verbleibenden kleinen Gefäße neigen z. T. zur Bildung von Teleangiektasien (26). Die *Phase des gewebetypischen Wiederaufbaus,* die längere Zeit in Anspruch nimmt, beinhaltet – soweit dies möglich ist – die Normalisierung der Epithel- bzw. Parenchymverhältnisse (27), die Umwandlung neugebildeter Gefäße z. B. in Arteriolen und Venolen (28), abortive Regenerationsphänomene an der quergestreiften Muskulatur (29), das Auswachsen durchtrennter Nerven (30) u. a. m. Überdies wandelt sich das zunächst lockere (Masson-Trichrom-grüne) Bindegewebe, den lokalen Verhältnissen entsprechend, z. T. in straffes (Masson-Trichrom-rotes) um, und mit der Zeit – in der Regel erst nach Wochen – werden auch neugebildete elastische Fasern erkennbar. **c** *Funktionelle Befunde zur Wundheilung.* Tierexperimentelle Beobachtungen ließen erkennen, daß die *epidermale Regeneration* mit einer Zunahme der Zahl DNA-synthetisierender Zellen etwas entfernt von der Wunde beginnt (31, 32), und daß die proliferative Tätigkeit der Epithelzellen im unmittelbaren Wundrandgebiet erst später deutlich wird (33–35; ^{3}H-Thymidin-markierte Zellen = schwarze Punkte; M. I. = Mitoseindex; Zahlen unter Epidermis = Mar-

161. Faktoren, die sich auf die Wundheilung störend auswirken

161.1. Einflüsse des Alters

Es wird oft hervorgehoben, die Wundheilung verlaufe bei älteren Leuten langsamer und weniger wirkungsvoll als bei jungen. Diese Beobachtung trifft in gewissem Sinn zu, sollte aber mit den möglichen Ursachen einer solchen Verzögerung und herabgesetzten Heilungstendenz in Beziehung gebracht werden. An sich zeigt gut durchblutetes Gewebe einer älteren Person fast ebenso kräftige exsudative und proliferative Reaktionen auf eine Verletzung wie dasjenige jüngerer Individuen. Magennarben nach Operation erweisen sich bei älteren Ratten als ebenso stark und reißfest wie bei jungen. Die geringere Vernarbungstendenz, die bei alten Tieren im Verlauf von Wundheilungen im Hautbereich beobachtet wurde, könnte u. a. mit dem Umstand zu tun haben, daß hier im Corium reichlich und festgefügtes Bindegewebe vorliegt, das eine geringere Beweglichkeit zeigt als bei jungen Tieren und demnach Wundkontraktionen größeren Widerstand leistet.

Einer der Hauptgründe für eine verminderte Heilungstendenz von Wunden bei betagten Patienten im Vergleich zu jüngeren dürfte in der örtlich *herabge-*

Abb. 186 a–e (Fortsetzung)

kierungsindizes in %; E = Epidermis; modifiziert nach *Öhlert,* 1969). Die Vorgänge beim *Wundschluß* lassen sich wie folgt skizzieren: Die Migration der epidermalen Zellen scheint z. T. auf einem seitlichen Druck infolge Zellvermehrung zu beruhen (38, »passives Vorgeschobenwerden«), möglicherweise aber z. T. auch mit aktiver Lokomotion dieser Elemente verbunden zu sein (36). Die Epithelzellen bewegen sich dabei auf den noch vorhandenen Teilen der Basalmembran (BM) und/oder auf einem Fibrinbelag (F). Öfters findet man Makrophagen (M) in naher Beziehung zu den vorwandernden Epithelzellen (37, Funktion von »Lotsen«? »Wegräumzellen«? chemotaktisch gelenkten Elementen?). Das »Vorwachsen« von Fibroblasten aus dem Wundgrund (39) entspricht vielleicht z. T. einer »contact guidance« durch Fibrinfäden; über Chemotaxis dieser Elemente ist wenig bekannt. Die Umwandlung der unter Zug stehenden Fibroblasten in deutlich kontraktile Myofibroblasten (40) wurde schon hervorgehoben. Die *Verkleinerung der Wundfläche* erfolgt gemäß einer quadratischen Funktion, d. h. der Wunddurchmesser nimmt pro Tag ungefähr 0,5–2 mm ab (41). Die *Reißfestigkeit* (»tensile strength«) des die Wundspalte überbrückenden Granulations- bzw. Narbengewebes erreicht nach ungefähr 14 Tagen ein erstes Plateau; später nimmt sie über längere Zeit weiter zu, beträgt aber im Tierversuch noch 3 Monate nach Wundsetzung nur etwa 70% derjenigen der unverletzten Lederhaut (42). **d** *Lokale Störungen und Komplikationen der Wundheilung. Wundinfektionen* (für Erreger: s. Tabelle 85, S. 1367) treten u. a. in Form von *Wundabszessen* (43), *Wundphlegmonen* (44), u. U. auch *Gasphlegmonen (»Gasbrand«)* und *Tetanus* (46) in Erscheinung. *Blutungen* (47) *aus Wunden nach außen* sind dann besonders gefährlich, wenn sie aus einer größeren Arterie stammen, die nicht durch spontane Hämostase verschlossen werden kann (48). Blutungen im Inneren äußern sich als *Wundhämatome* (49) oder als *Blutergüsse in Hohlräume* hinein. Besondere Vorsicht ist bei Patienten mit hämorrhagischer Diathese geboten. Zur Ansiedelung pathogener Keime eignen sich vor allem nekrotische Gewebeteile, tiefe Wundtaschen (Anaerobier!), ischämische Gebiete und liegen bleibende Blutmassen. Auch eine venöse Stase bzw. ein Lymphödem und eine zu reichliche Exsudatbildung kann sich in dieser Hinsicht ungünstig auswirken. Die Hauptgefahr der Wundinfektion besteht in der Entstehung einer *Sepsis.* Örtliche Störungen der Wundheilung werden zudem durch eine *Ischämie* des Wundgebietes verursacht (50), wie sie z. B. im Sinn einer *Kompressionsischämie* (51) infolge Drucks durch Verbände, Gips, Hämatome, zu straff angelegte Nähte u. a. m. zustande kommen mag. Aber auch eine *verminderte Blutzufuhr* bei stenosierender Arteriosklerose, Kälteeinwirkungen u. a. (52, A = Arterie) sowie *venöse Stauungen* (53, V = Vene) und *Lymphödeme* (54, Ly = Lymphgefäß) wirken sich oft nachteilig aus. *Wunddehiszenzen* (55, gefährlich u. a. im Sinn einer *Nahtinsuffizienz* in der Wand operierter, bakterienhaltiger Hohlräume) entstehen u. a. bei Bestehen zu großer Zugkräfte, die die Wundränder zum Klaffen bringen, z. T. auch bei ungenügender Immobilisierung (vgl. dazu Pseudarthrose, S. 1368). Sog. *»Fadengranulome«* (56) entsprechen in manchen Fällen »Fadenabszessen«; vereinzelt finden sich Zeichen einer Überempfindlichkeitsreaktion (z. B. zahlreiche eosinophile Granulozyten, wie beim Splendore-Hoeppli-Phänomen, einer Veränderung, die u. a. um Seidenfäden herum beobachtet wurde). *Fremdkörpergranulome* infolge Einbringens schlecht löslichen kleinpartikulären Materials in den Wundbereich (z. B. Talk- oder Stärkegranulome, 57) sind keine Seltenheit. Mitunter bleiben auch *größere Fremdkörper* unbeachtet im Wundgebiet liegen (58), was u. a. eine Wundinfektion begünstigen kann. Zu den weiteren lokalen Komplikationen der Wundheilung gehören z. B.: *Traumatische Epidermoidzysten* (59), die eine granulierende Fremdkörperentzündung um Hornmassen herum hervorrufen können (60); *Narbenneurome* (N = Nerv, 61); *»hypertrophische« Narben* (62), mit Produktion eines mengenmäßig überschießenden und z. T. in Wirbeln angeordneten Bindegewebes (u. A. bei Schnittlegung quer zu den Langer'schen Linien und/oder wiederholt einwirkenden abnormen Zugkräften), das zu *Narbenkontrakturen* neigt; u. U. *Keloidbildung;* sog. *chronische Wunden* (63, z. B. »torpide Geschwüre« mit schlechter Heilungstendenz), die in seltenen Fällen zur Bildung eines Wundkarzinoms oder Wundsarkoms Anlaß geben können. **e** *Allgemeine Faktoren, die sich auf die Wundheilung störend auswirken.* Zu den *Mangelzuständen* (64), die die Wundheilung z. T. nachhaltig zu beeinträchtigen vermögen, zählen u. a. die *Hypovitaminose C* (s. Skorbut!), ein *Proteinmangel* (vor allem schwefelhaltige Aminosäuren), ein *Vitamin K-Mangel* (Blutungsgefahr!), ein *Mangel an Spurenelementen* (Eisen, Zink, u. U. Kupfer), *allgemeine Hungerzustände* u. a. m. Eine *allgemeine Anämie* und/oder *Hypovolämie* (65) wirken vor allem über einen Sauerstoffmangel im Wundbereich nachteilig. Zu den *Allgemeinerkrankungen* mit gestörter Wundheilung (66) gehört u. a. der Diabetes mellitus. *Medikamentös* bedingte Behinderungen der Wundheilung beobachtet man z. B. nach Gabe von Glukokortikosteroiden und Zytostatika, ferner in geringerem Ausmaß nach Verabreichung von Thyreoideahormonen, Östrogenen und Androgenen, Katecholaminen u. a. in höheren Dosen. Das *Alter* (68) an sich hat auf die Wundheilung einen geringen Einfluß; lediglich über den Weg zusätzlicher Veränderungen, wie Arteriosklerose, Diabetes mellitus u. a., kann es zu einer Störung der Wundheilung erheblichen Maßes kommen

setzten Gewebedurchblutung und damit *Sauerstoffversorgung* liegen. Im Vordergrund stehen die verengernde Arterio- und Arteriolosklerose sowie die Reduktion der Zahl von Gefäßen der terminalen Strombahn. Weitere Ursachen umfassen *Mangelzustände* hinsichtlich der Versorgung mit Vitaminen, essentiellen Aminosäuren und anderen wichtigen Substanzen, wie gewissen Spurenelementen.

161.2. Unter- und Mangelernährung

Von den vielen in der Nahrung enthaltenen Substanzen, die grundsätzlich die Wundheilung beeinflussen könnten, verdienen einige besondere Erwähnung:
Askorbinsäure (Vitamin C) spielt für die Bildung kollagener Fasern eine wichtige Rolle (S. 113). Besteht ein Vitamin-C-Mangelzustand *(Skorbut)*, erfährt die Neubildung kollagener Fasern eine Verzögerung, oder sie findet überhaupt nicht statt. Als Folge einer solchen Störung beobachtet man eine völlig ungenügende Reißfestigkeit der Wundnarbe, so daß Wunddehiszenzen bestehen bleiben oder sich im Verlauf des Heilungsvorgangs erneut bilden.

Mikroskopisch bemerkt man eine annähernd normale Zahl von Fibroblasten und Histiozyten/Makrophagen im Granulationsgewebe. Die Kapillaren sind aber zahlenmäßig deutlich vermindert, und die neugebildeten Gefäße erscheinen hypoplastisch, teilweise mißgestaltet. Retikulinfasern erkennen wir in erheblicher Zahl, aber es fehlt vor allem an der Zusammenlagerung dieses »präkollagenen« fibrillären Materials zu van Gieson-roten, typischen Kollagenfasern. Biochemische Untersuchungen zeigen, daß Wundgebiete von Skorbutpatienten einen im Vergleich zu gesunden Personen verminderten Gehalt u. a. an Hydroxyprolin aufweisen. Überdies weisen die Proteoglykane bzw. Glykosaminoglykane – obwohl gesamthaft in normaler oder gar größerer Menge vorhanden – eine pathologische Zusammensetzung auf. Oft bestehen ein Überschuß an Hyaluronsäure und ein Mangel an sulfatierten Substanzen, insbesondere an Chondroitinsulfaten. Für die letzteren scheint vor allem Galaktosamin in ungenügender Menge nachgeliefert zu werden. Die Fibroblasten bieten ein ungewöhnliches Bild, erscheinen aufgetrieben und zeigen bei elektronenmikroskopischer Betrachtung erweiterte ergastoplasmatische Hohlräume, in denen eine ungeordnete Masse feiner Filamente liegt. Die Anordnung der Ribosomen an den Membranen des rauhen endoplasmatischen Retikulums ist ebenfalls gestört. Die hier geschilderten Veränderungen sind – je nach der Schwere des skorbutischen Zustandes – verschieden deutlich ausgeprägt. Verständlicherweise zieht die Defektheilung bei vorbestehendem, schwerem Skorbut bedeutend schwerere Folgen nach sich als etwa ein Vitamin-C-Mangelzustand, der sich erst nach der Verwundung einstellt. Unter Umständen können aber auch weitgehend geheilte Wunden nachträglich »auseinanderbrechen«, je nachdem, wie gut sich das Narbengewebe schon konsolidiert hat.
Proteine und Aminosäuren: Tierversuche haben gezeigt, daß *schwere Hungerzustände* die Wundheilung erheblich oder fast gänzlich hemmen können. Zum mindesten wird der Aufbau des Granulations- und Narbengewebes verzögert. Zahlreiche Beobachtungen an Menschen haben diese Erfahrung bestätigt. Ähnlich wie bei kleinen Laboratoriumstieren, erscheint die Reißfestigkeit von Wunden in einem bestimmten Zeitpunkt nach Verletzung bei Plasmaproteinkonzentrationen unter 5 g% im Vergleich zu den Kontrollen reduziert. Wesentlich ist daran ein *Mangel an schwefelhaltigen Aminosäuren* beteiligt: Wenn bei Hungertieren mit herabgesetztem Eiweißgehalt des Bluts Methionin in genügender Menge verabreicht wird, nimmt die Wundheilung einen annähernd normalen Verlauf, selbst wenn das Körpergewicht weiter abfällt. Versuche mit ^{35}S-markiertem Methionin haben gezeigt, daß diese Aminosäure bei der Wundheilung zunächst durch den Abbau vorhandener Proteine, auch von Gewebseiweißen, zur Verfügung gestellt wird. Intravenös injiziertes ^{35}S-Methionin findet sich zunächst in der Leber und in anderen Geweben angehäuft, bevor es in relativ hoher Konzentration in Zystin und Zystein des Wundbereichs erscheint. Die sauren Glykosaminoglykane enthalten bei solchen Versuchsanordnungen fast keinen radioaktiven Schwefel. Eine »Hilfeleistung« anderer Gewebe an die Wundzone geht selbst dann weiter, wenn infolge Unter- oder Mangelernährung eine negative Stickstoffbilanz besteht.
Einflüsse eines *Proteinmangels* auf die Wundheilung, die als Folge einer Störung des osmotischen Druckes im Gefäßinnern zu verstehen wären, spielen offenbar eine geringere Rolle. Allerdings bemerkt man in solchen Fällen eine gewisse Neigung zur Entwicklung eines deutlicheren Wundödems.
Übermäßige Proteinzufuhr scheint die Wundheilung nicht im günstigen Sinn zu beeinflussen.
Mangel an weiteren Vitaminen: Gewisse Störungen der Wundheilung sind bei verschiedenen Hypovitaminosen beobachtet worden. Ihre Bedeutung steht aber in keinem Verhältnis zur Hypovitaminose C. Von einer gewissen Wichtigkeit ist *Vitamin K,* das für die Bildung von Gerinnungsfaktoren benötigt wird. Bei Hypovitaminose K oder bei versehentlicher Überdosierung von Dikumarolen können gefährliche Wundblutungen zustande kommen.
Mangel an Spurenmetallen: Beobachtungen aus der Veterinärpathologie lassen vermuten, daß ein *Zinkmangel* in der Nahrung die Wundheilung beeinträchtigt. Die mögliche Bedeutung dieses Spurenelements für den Aufbau von Granulations- und Narbengewebe beim Menschen läßt sich z. Z. noch nicht zuverlässig beurteilen. Nachteilig wirkt sich auch ein *Mangel an Eisen* *(Fe^{++})* aus.

161.3. Allgemeine Anämie und Hypovolämie

Anämische Zustände, gleichgültig welcher Genese, wirken sich auf die Wundheilung in gewissem Ausmaß hemmend aus. Neben dem *Sauerstoffmangel* ist zu bedenken, daß auch ein *Eisenmangel* die Wundheilung stören kann. Manchmal haben hypovolämische Zustände (Schock) einen verzögernden Einfluß auf den Wundschluß und die Bildung von Narbengewebe mit ausreichender Reißfestigkeit.

161.4. Medikamentös und hormonal bedingte Verzögerungen der Wundheilung

Alle sog. *Antiphlogistika,* d. h. Medikamente, die einen entzündungshemmenden Effekt erzielen, können grundsätzlich auch die Wundheilung verzögern (vgl. dazu S. 1302). Von besonderer Bedeutung sind die *Glukokortikosteroide,* die – in therapeutischen Dosen verabreicht – eine gewisse Hemmung der Wundheilung mit sich bringen. Bei lokaler Applikation tritt diese Eigenschaft noch deutlicher hervor als bei systemischer Einwirkung. Mehrere Autoren berichten, daß der verzögernde Effekt systemisch verabreichter Kortikosteroide in üblicher Dosierung beim Menschen nicht eine so schwere Beeinträchtigung der Wundheilung nach sich zieht, wie sie aus Tierversuchen mit meist höheren Dosierungen dieser Substanzen bekannt ist. Durch Vitamin A läßt sich der hemmende Effekt von Glukokortikosteroiden z. T. mildern. Schwere Störungen im Aufbau von Granulations- und Narbengewebe werden demgegenüber während einer *zytostatischen Behandlung* beobachtet, ebenso wie bei *leukopenischen Zuständen anderer Genese.* Eine veränderte Tätigkeit des Hypophysenvorderlappens hat nur einen beschränkten Einfluß auf die Wundheilung. STH in hohen Dosen scheint – wie IGF (S. 1360) – die Bildung von Granulationsgewebe und Narbegewebe zu fördern. *ACTH* wirkt sich gegenteilig aus. Schilddrüsenhormone sollen für die Wundheilung nicht sehr wichtig sein, da sowohl bei Hypothyreose wie bei Hyperthyreose ein befriedigender Wundschluß zustande kommt. *Thyroxin in höheren Dosen* vermag allerdings die Reißfestigkeit des Narbengewebes zu reduzieren. Hemmende Wirkungen werden *Oestrogenen* und *Androgenen in höheren Dosen* zugeschrieben. Hormone, die die Ansprechbarkeit der Erfolgsorgane, insbesondere der Blutgefäße, auf *Katecholamine* erhöhen (S. 1565 ff.), hemmen die Wundheilung. Dasselbe gilt für eine längerdauernde Verabreichung höherer Dosen von Noradrenalin oder Adrenalin. Die Auswirkungen dieser Substanzen sind aber meistens geringfügig. Umgekehrt kann durch hyperämisierende Mittel eine Beschleunigung der Wundheilung erzielt werden, falls der arterielle Blutzustrom gewährleistet ist. Ähnliche Effekte haben Substanzen, die zu den Histaminliberatoren gezählt werden.

161.5. Auswirkungen von Allgemeinerkrankungen auf die Wundheilung

Häufig bemerkt man bei herabgesetzter Resistenz infolge Krankheit (vgl. dazu S. 110) auch eine gewisse Verlangsamung der Wundheilung. Statistische Angaben, die diese Frage beurteilen ließen, sind jedoch nur in geringer Zahl vorhanden. Gut bekannt ist die verzögerte Wundheilung bei *Diabetes mellitus.*

Verschiedentlich wurde berichtet, daß das Vorhandensein weiterer Wunden die Wundheilung fördere; zuverlässige Daten sind indessen nicht bekannt.

Literatur

Allgöwer, M. (Hrsg.): Allgemeine und spezielle Chirurgie, 3. Aufl. Berlin, Heidelberg, New York: Springer 1976 — *Bettex, M., Kuffer, F., Schärli, A.:* Wesentliches über Kinderchirurgie. Bern: Huber 1975 — *Bogaert van, L.-J., De Coninck, A., Vrebos, J., Verheecke, G.:* Studies on the possible influence of the so-called wound healing reaction on DNA synthesis in organ culture. Virchows Arch. B Cell Path. *25,* 75 (1977) — *Burri, C., Rüter, A.R* (Hrsg.): Knorpelschaden am Knie. Berlin, Heidelberg, New York: Springer 1976 — *Burri, C., Rüter, A.* (Hrsg.): Meniscusläsion und posttraumatische Arthrose am Kniegelenk. Berlin, Heidelberg, New York: Springer 1976 — *Cottier, H., Dreher, R., Keller, H.-U., Roos, B., Hess, M. W.:* Cytokinetic aspects of wound healing. *In:* The ultrastructure of collagen. Longacre, J.J. (ed.), p. 108. Springfield: Thomas 1976 — *Göthlin, G.:* Electron microscopic observations of fracture repair in the rat. Acta path. microbiol. scand. Sect. A *81,* 507 (1973) — *Helpap, B., Cremer, H.:* Zellkinetische Untersuchungen zur Wundheilung der Mäuseleber. Virchows Arch. Abt. B. Zellpath. *10,* 134 (1972) — *Hernandez-Richter, H. J., Stuck, H.:* Die Wundheilung. Theoretische und praktische Grundlagen. Stuttgart: Thieme 1970 — *Järvinnen, M.:* Healing of a crush injury in rat striated muscle. Acta path. microbiol. scand. Sect. A *83,* 269 (1975) — *Levenson, St. M., Stein, J. M., Grossblat, N.* (eds.): Wound healing. Proceedings of a workshop. Washington: National Academy of Sciences – National Research Council 1966 — *Maibach, H. I., Rovee, D. T.:* Epidermal wound healing, Chicago: Year Book Med. Publ. 1972 — *McMinn, R. M. H.:* Tissue repair. New York, London: Academic Press 1969 — *Oehlert, W.:* Regeneration, Hyperplasie und Cancerisierung am Beispiel der epithelialen Wechselgewebe. *In:* Hdb. der Allg. Pathologie, Bd. VI/2, S. 244. Berlin, Heidelberg, New York: Springer 1969 — *Peacock, E. E., Jr., van Winkle, W., Jr.:* Surgery and biology of wound repair. Philadelphia: Saunders 1970 — *Persson, L.:* Cellular reactions to small cerebral stab wounds in the rat frontal lobe. Virchows Arch. B Cell Path. *22,* 21 (1976) — *Petrakis, N. L., Davis, M., Lucia, S. P.:* The in vivo differentiation of human leukocytes into histiocytes, fibroblasts and fat cells in subcutaneous diffusion chambers. Blood *17,* 109 (1961) — *Ross, R.:* Wound healing: Recent progress – future directions. J. Dent. Res. *50,* 312 (1971) — *Schmitt, W., Beneke, G.:* Untersuchungen der Bindegewebsproliferation in verschiedenen Lebensaltern. Virchows Arch. Abt. B Zellpath. *5* 351 (1970) — *Schmitt, W., Beneke, G.:* Die Bindegewebsproliferation in Abhängigkeit vom Lebensalter. II. Untersuchung der Wachstumsrate der Bindegewebszellen. Beitr. Pathol. *144,* 201 (1971) — *Schindler, R.:* Biochemie der Regeneration. *In:* Hdb. der Allg. Pathologie, Bd. VI/2, S. 1. Berlin, Heidelberg, New York: Springer 1969 — *Zederfeldt, B. H., Hunt, T. K.:* Wound healing and nutrition. Curr. Fop. surg. Res. *1,* 297 (1969)

162. Heilungsvorgänge in den verschiedenen Organen und Gewebearten

Bei der Erörterung der Wundheilung haben wir uns vor allem mit den Vorgängen an der Haut beschäftigt. Jedes Gewebe zeigt jedoch in bezug auf die Wiederherstellung *(Reparation)* von Strukturen und Funktionen nach erfolgter Verletzung oder andersartiger Schädigung gewisse Besonderheiten. Diese sind in den vorangegangenen Kapiteln weitgehend erörtert worden.

Beispiele:

- Nach »crush«-Verletzung von *Cremaster-Muskulatur von Ratten* zeigte sich, daß der Abbau nekrotischen Gewebes, die Organisation des Hämatoms und die Narbenbildung ebenso wie die teilweise Regeneration des Muskels rascher vorangeschritten, wenn das verletzte Gebiet nicht immobilisiert wurde.
- Nach künstlich gesetzten Defekten von *Gelenkknorpel und subchondralem Knochen* zeigen sich beim *Kaninchen* einerseits ein Gleiten (»Fließen«) von Knorpel über dessen Rand hinaus, andererseits eine Ausfüllung des Defekts durch reparative Vorgänge von Seiten des subchondralen Knochen- und Bindegewebes.
- Nach Catgut-Implantation in die *Mäuseleber* stellt man kinetische Veränderungen fest, die auf die große Bedeutung von Blutzellen bei den reparativen Vorgängen hinweisen. Ob Fibroblasten von hämatogenen Elementen abstammen können, ist indessen noch nicht entschieden.
- Stichverletzungen des *Rattenhirns* sind von einer geringen Blutung und einem, vor allem während der ersten drei Tage nach der Traumatisierung deutlichen perifokalen Oedem gefolgt. Frühzeitig kommt es auch zu einer Invasion von Neutrophilen und Monozyten, die während etwa 2 Wochen eine Phagozytose von Débris vollziehen. In diesem Zeitraum bemerkt man überdies eine leichte astro- und oligodendrozytäre Reaktion, verbunden mit dem Auftreten von Zellen, deren Morphologie eine Intermediärstellung zwischen diesen beiden Gliazelltypen aufweisen (»dritter Typ von Neurogliazellen«).

163. Fremdkörperreaktionen und Einheilung von Fremdkörpern

163.1. Allgemeine Bemerkungen zu den Fremdkörperreaktionen

Definitionen: Im weitesten Sinn des Begriffs können als *»Fremdmaterial«* alle Substanzen bezeichnet werden, mit denen ein Gewebe physiologischerweise nicht in Berührung kommt. *»Fremdkörper«* im engeren Sinn nennen wir im medizinischen Sprachgebrauch unbelebtes, festes, d. h. ungelöstes, wenn auch nicht unbedingt unlösliches, Material, das normalerweise zumindest in dieser Form in dem betreffenden Gewebe nicht vorkommt (z. B. Cholesterinkristalle). Demgegenüber ist der Begriff einer *»Fremdkörperreaktion«* weiter gefaßt und bezieht sich auf zelluläre und gewebliche Vorgänge von seiten bestimmter Blutzellen, insbesondere der Monozyten/Histiozyten, sowie des Gefäß-Bindegewebe-Apparats auf unbelebtes, nicht in wässeriger Lösung vorhandenes Fremdmaterial. Es handelt sich somit bei vielen Fremdkörperreaktionen um eine besondere Form der Entzündung. Unter *»indifferenten« oder »inerten« Fremdkörpern* verstehen wir solche, die für das Gewebe keinen oder einen nur unbedeutenden Fremdreiz bedeuten, d. h. kaum schädigend wirken und auch keine nennenswerte entzündliche Reaktion auslösen. *»Alterierende« Fremdkörper* sind dagegen solche mit schädigender Wirkung.

Diese Begriffe sind nicht in jeder Hinsicht logisch entstanden, sondern aus der medizinischen Umgangssprache hervorgegangen. Beispielsweise stellt auch ein lebendes Bakterium im Innern des Gewebes etwas Fremdes dar. Wir dürfen es daher als Fremdmaterial bezeichnen, benützen aber hierfür meistens nicht den Namen »Fremdkörper« im engeren Sinn. Mit Fremdkörper ist in der Regel die Vorstellung von etwas Unbelebtem verbunden. Zum Begriff des »Fremdkörpers« gehört seine Beschaffenheit, nämlich die feste Form. Damit ist über die Größe nichts ausgesagt. Fremdkörper können ganz klein oder groß sein. Fremdkörperreaktionen hingegen können als Reizantwort auf Fremdmaterial in einer anderen als der festen Phase auftreten, etwa im Wasser ungelöste Flüssigkeiten, insbesondere Öle und sogar Gase. In der oben gegebenen Definition wurde absichtlich nicht festgelegt, woher das zu Fremdkörperreaktionen führende Material stammt. Teilweise ist es *exogen* (aus der Umwelt), teilweise körpereigen, *endogen*, d. h. im Körper vorkommende Substanzen, die physiologisch nicht in Kontakt mit dem Gefäß-Bindegewebs-Apparat stehen, z. B. Hornlamellen, Haare oder aus Fettgewebe freigesetzte Öltropfen.

Pathogenese und **Mikroskopische Befunde:** Der Begriff *»inerte Fremdkörper«* umfaßt auch Material, das nur einen geringen Fremdreiz ausübt und beschränkte Reaktionen auslöst. Es fragt sich, ob rein inertes Fremdmaterial überhaupt existiert. So zieht die Injektion einer Suspension von Polystyren-Latex-Partikeln in »physiologischer« Kochsalzlösung in die Peritonealhöhle der Maus eine deutlich entzündliche Reaktion mit Beteiligung von Granulozyten, Monozyten/Histiozyten und sogar Lymphozyten nach sich, obwohl die Kochsalzlösung wie auch die Latexpartikel als »inert« gelten. Über die biochemischen Hintergründe einer derartigen Reizwirkung wissen wir wenig. Einige Beobachtungen lassen annehmen, daß eine große Zahl kleiner Partikel eine Reaktion mindestens der Histiozyten hervorruft, und daß auf diese Weise durch Makrophagen vermittelte Gewebeläsionen entstehen könnten. Ähnliche Probleme ergeben sich bei der Beurteilung der *Anthrakose* (S. 100) und der Folgen nach

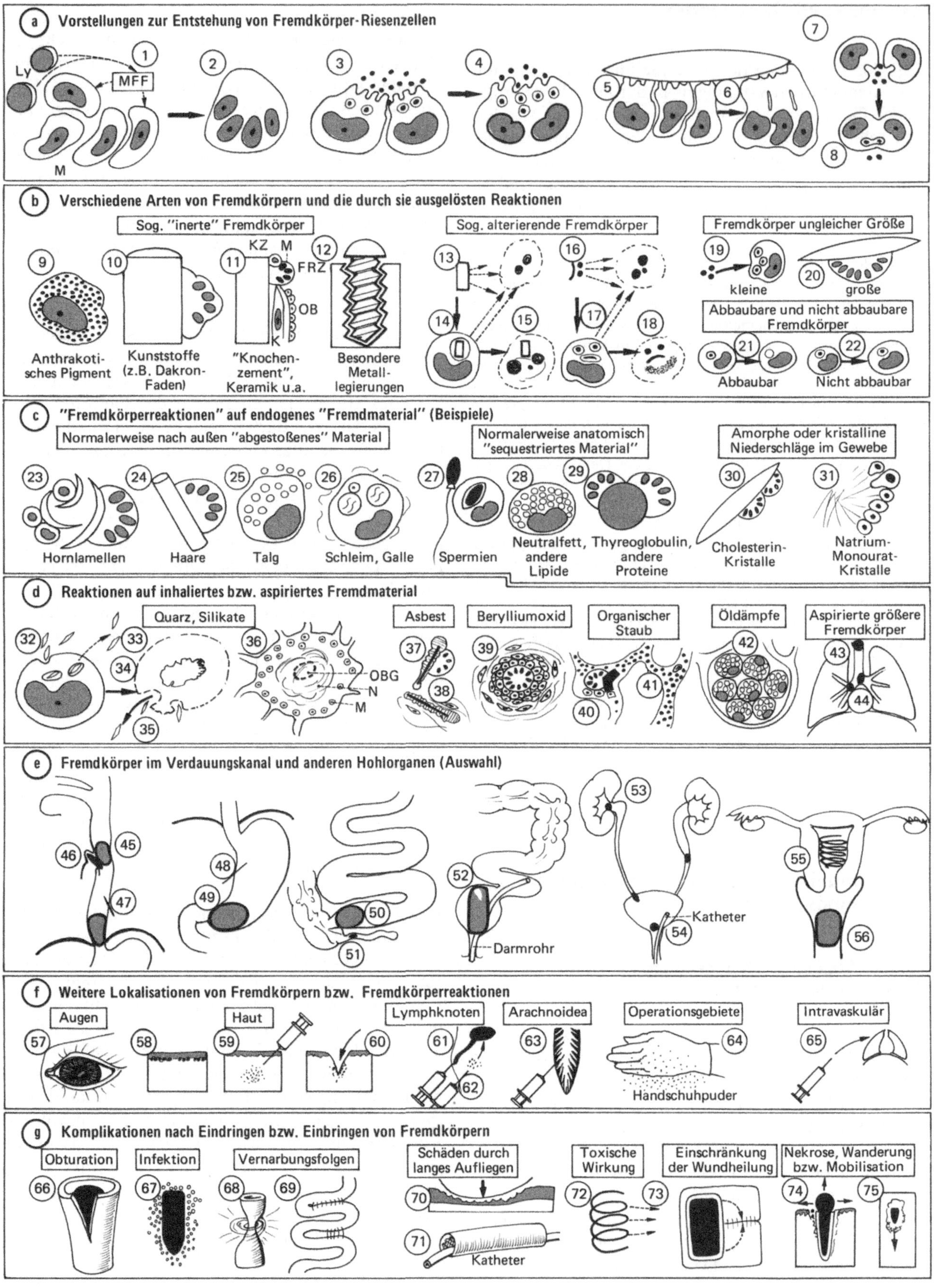
a Vorstellungen zur Entstehung von Fremdkörper-Riesenzellen
Ly
MFF
M
1
2
3
4
5
6
7
8
b Verschiedene Arten von Fremdkörpern und die durch sie ausgelösten Reaktionen
Sog. "inerte" Fremdkörper
KZ M
FRZ
OB
K
9
10
11
12
Anthrakotisches Pigment
Kunststoffe (z.B. Dakron-Faden)
"Knochenzement", Keramik u.a.
Besondere Metalllegierungen
Sog. alterierende Fremdkörper
13
14
15
16
17
18
Fremdkörper ungleicher Größe
19
20
kleine
große
Abbaubare und nicht abbaubare Fremdkörper
21
22
Abbaubar
Nicht abbaubar
c "Fremdkörperreaktionen" auf endogenes "Fremdmaterial" (Beispiele)
Normalerweise nach außen "abgestoßenes" Material
Normalerweise anatomisch "sequestriertes Material"
Amorphe oder kristalline Niederschläge im Gewebe
23
24
25
26
27
28
29
30
31
Hornlamellen
Haare
Talg
Schleim, Galle
Spermien
Neutralfett, andere Lipide
Thyreoglobulin, andere Proteine
Cholesterin-Kristalle
Natrium-Monourat-Kristalle
d Reaktionen auf inhaliertes bzw. aspiriertes Fremdmaterial
Quarz, Silikate
32
33
34
35
36
OBG
N
M
Asbest
37
38
Berylliumoxid
39
Organischer Staub
40
41
Öldämpfe
42
Aspirierte größere Fremdkörper
43
44
e Fremdkörper im Verdauungskanal und anderen Hohlorganen (Auswahl)
45
46
47
48
49
50
51
52
Darmrohr
53
54
Katheter
55
56
f Weitere Lokalisationen von Fremdkörpern bzw. Fremdkörperreaktionen
Augen
57
Haut
58
59
60
Lymphknoten
61
62
Arachnoidea
63
Operationsgebiete
64
Handschuhpuder
Intravaskulär
65
g Komplikationen nach Eindringen bzw. Einbringen von Fremdkörpern
Obturation
66
Infektion
67
Vernarbungsfolgen
68
69
Schäden durch langes Aufliegen
70
71
Katheter
Toxische Wirkung
72
73
Einschränkung der Wundheilung
Nekrose, Wanderung bzw. Mobilisation
74
75

Abb. 187a–g. *Fremdkörper und Fremdkörperreaktionen.* **a** *Vorstellungen zur Entstehung von Fremdkörper-Riesenzellen.* Die meisten – wenn nicht alle – Fremdkörper-Riesenzellen entsprechen *Synzytien von Makrophagen,* die durch *Fusion* entstanden sind. Die Ursachen und Mechanismen, die diesem Verschmelzen von Zellen zugrunde liegen, kennen wir nur lückenhaft. Von gewissen Viren (z. B. Sendai-Virus) weiß man, daß sie durch Veränderungen der äußeren Zellmembran Fusionen der verschiedensten Zellarten bewirken können, ein Phänomen, das sich auch durch bestimmte chemische Substanzen (z. B. Detergentien) herbeiführen läßt. Tierexperimentelle Befunde sprechen dafür, daß wenigstens in einem Teil der Fälle – z. B. bei Riesenzellbildung nach BCG-Infektion von Kaninchen – ein Lymphokin, der »*macrophage fusion factor (MFF)*« an der Entstehung der Synzytien wesentlich, wenn nicht entscheidend, beteiligt ist (1, 2; Ly = Lymphozyten; M = Makrophagen). Neuere Beobachtungen deuten ferner darauf hin, daß die Fusion von Makrophagen durch eine Bindung derselben an endozytierbares bzw. »endozytogenes« Material eingeleitet wird, wobei verständlicherweise ein naher Kontakt der Fusionspartner dazugehört (3, 4). Man nimmt an, daß das in granulomatösen Herden vorhandene endozytogene Material die Fusion auslöst, und daß eine simultan von zwei Nachbarzellen verursachte Endozytose von Fremdmaterial (7, 8) keine unbedingte Voraussetzung der Verschmelzung darstellt. Gewisse *Lipide* in kristalliner oder zumindest partikulärer Form – z. B. *Cholesterinkristalle* (5, 6) – scheinen die Fusion von Makrophagen in besonderem Maß zu begünstigen. Man kann spekulieren, daß hier ein Austausch dieses Materials mit Membranlipiden von Makrophagen bzw. die Bildung kleiner »Lipidseen« in Membrannähe die Verschmelzung der Zellen ermöglichen oder zumindest fördern könnten. **b** *Verschiedene Arten von Fremdkörpern und die durch sie ausgelösten Reaktionen.* Als »inert« gelten *Fremdkörper,* die nur eine geringfügige entzündliche Reaktion auslösen (z. B. anthrakotisches Pigment, 9). Gänzlich reizlose Partikel gibt es kaum; sogar die aus Polystyren bestehenden Latex-Kügelchen rufen eine zelluläre Reaktion hervor. Relativ inert sind die heute *in der Chirurgie benützten Kunststoffäden* aus – z. T. silikonisiertem – Dakron bzw. Polypropylen, Polyester oder der z. T. resorbierbaren Polyglykolsäure (10). Seidenfäden, die im Gewebe mit der Zeit langsam aufgelöst werden, und Zwirnfäden üben einen stärkeren Fremdkörperreiz aus als die genannten Kunststoffasern. Dasselbe gilt ganz allgemein für gezwirnte oder geflochtene im Vergleich zu monofilen Fäden. Monofiler Edelstahldraht gilt als besonders »gewebefreundlich«. Der für das Einsetzen von Hüftgelenksprothesen und andere Zwecke gebrauchte »*Knochenzement*« (KZ, z. B. *Polymethylmethakrylat)* wird vom Knochengewebe ebenfalls ziemlich gut ertragen: Fremdkörperriesenzellen (FRZ) und erhebliche Anhäufungen von Makrophagen (M) finden sich hier nur selten. In Tierversuchen konnte sogar gezeigt werden, daß Osteoblasten (OB) jungen Knochen (K) direkt an diesen Kunststoff deponieren können (beim Menschen wurden entsprechende Beobachtungen indessen nur ausnahmsweise gemacht). Noch »knochenfreundlicher« scheint allerdings Glaskeramik zu sein (11). Hinsichtlich Verträglichkeit in bezug auf das Knochengewebe haben sich bestimmte Metallegierungen (vorwiegend Chrom-Nickel-Kobalt-Molybdän-Legierungen) besonders bewährt: Dieses Material wird heute im Rahmen der *Osteosynthese* zum Zweck von Verplattungen bzw. Verschraubungen von Frakturstücken u. a. sehr häufig verwandt (12). Für *Gefäßprothesen* gelangen mit Erfolg die oben erwähnten Kunststoffe zur Anwendung. Im Gegensatz zu den »inerten« (»indifferenten«) rufen sog. »*alterierende*« Fremdkörper im Gewebe deutliche entzündliche Reaktionen hervor. Die Gründe hierfür sind verschieden: Teilweise handelt es sich um die Folge einer *Freisetzung toxischer Substanzen* durch das Fremdmaterial, die zellschädigend wirken (13) und damit eine Alteration hervorrufen. *Mechanisch bedingte Läsionen* werden z. B. durch *Quarzkristalle* nach erfolgter Endozytose gesetzt (14), was den Zelltod und damit die Auslösung eines Entzündungsreizes nach sich ziehen kann (15). Fremdmaterial, wie Thorotrast und Plutoniumdioxid, ist wegen der *Radioaktivität* gefürchtet. Als alterierend müssen ferner *Materialien mit Antigeneigenschaften,* die eine Immunreaktion auszulösen vermögen, bezeichnet werden. Daß *mit pathogenen Mikroorganismen kontaminierte Fremdkörper* eine Entzündung hervorrufen, bedarf keiner weiteren Erklärung (16–18). Die Art der Fremdkörperreaktion wird zudem durch die *Größe der Partikel* bestimmt: Kleine Teilchen, die sich endozytieren lassen (19), führen oft nicht oder kaum zur Bildung mehrkerniger Riesenzellen, im Gegensatz zu großen (20). Verständlicherweise spielt schließlich die *Abbaubarkeit des Fremdmaterials* eine wichtige Rolle: Nicht oder schlecht verdaubare Substanzen bleiben in den Phagolysosomen meist solange liegen, als die Zelle lebt und werden nach ihrer Freisetzung erneut endozytiert usw. (22), während katabolisierbare Materialien relativ rasch verschwinden (21). **c** »*Fremdkörperreaktionen*« *auf endogenes* »*Fremdmaterial*«. Gelangt *normalerweise nach außen bzw. in einen Hohlraum abgegebenes Material* mit dem Gewebe, im besonderen mit dem Gefäß-Bindegewebs-Apparat, in Berührung, kommt es nicht selten zu einer Fremdkörperreaktion, z. T. mit Bildung mehrkerniger Riesenzellen. Beispiele dafür sind: *Keratin(Hornschuppen)-Granulome* (23), wie man sie im Bereich von Epidermoidzysten, Hautfisteln, verhornenden Karzinomen (z. B. nach Bestrahlung) u. a. antrifft; *Haargranulome* (24), z. B. im Gebiet eines Pilonidalsinus (Postkokzygealsinus), der sich zudem öfters infiziert; *Talggranulome* (25); *Schleimgranulome* (26), die in der Regel nur eine geringe zelluläre Reaktion auslösen; *Gallengranulome; Spermiengranulome* (27) u. a. m. Zur »Fremdkörperreaktion« i. w. S. gibt zudem u. U. *Material* Anlaß, das *normalerweise vom Gefäß-Bindegewebs-Apparat anatomisch getrennt (»segregiert«) ist,* z. B. Neutralfett und andere Lipide (28, vgl. dazu *Lipogranulome,* ferner *Fettkörnchenzellen* im Zentralnervensystem) oder gewisse Proteine (29, u. a. Thyreoglobulin, das bei der *de Quervain'schen Thyreoiditis* eine riesenzellige Fremdkörperreaktion auslöst, oder *Myelomproteine,* die – z. T. in parakristalliner Form – in den Nierentubuli zu einer Epithelschädigung und einer teilweise riesenzelligen, histiozytären Reaktion Anlaß geben können). *Kristalline Niederschläge im Gewebe,* die mit Fremdkörperreaktionen einhergehen, sind besonders oft Cholesterinkristalle (30, *Cholesteringranulome,* z. B. bei Cholesteatom, im Rahmen der Atherosklerose der Arterien, in alten Hämatomen, nach Eiterung im Gewebe u. a. m.), ferner Mononatriumurat-Kristalle, die der Entstehung von *Gichttophi* zugrunde liegen (31). **d** *Reaktionen auf inhaliertes bzw. aspiriertes Fremdmaterial.* Die *Silikose* der Lungen beruht in erster Linie auf einer histiozytären Reaktion, wobei es infolge der zellschädigenden Wirkung vor allem von Quarzkristallen zu wiederholtem Zelluntergang und entsprechenden entzündlichen Veränderungen kommt (32–35). In beschränktem Maß gilt dies auch für andere *Pneumokoniosen. Silikoseknötchen* zeigen häufig in der Peripherie ziemlich dicht gelagerte (neu hinzugekommene) partikelhaltige Makrophagen, während das Zentrum vernarbt (N) und – entsprechend der perivaskulären Lokalisation der Lymphgefäße – oft ein obliteriertes Blutgefäß (OBG) umschließt (36). Bei der *Asbestose* der Lungen erkennt man sog. *Asbest-Körperchen,* d. h. Asbestnadeln mit einem aus Protein, Kalk- und Eisensalzen bestehenden, z. T. kolbenartig aufgetriebenen Mantel, die z. T. von Fremdkörperriesenzellen umgeben sind (37), manchmal aber auch frei im Binde- bzw. Narbengewebe liegen (38). Die *Beryllīose* der Lungen wird vor allem durch Berylliumoxid verursacht und kennzeichnet sich durch eine z. T. riesenzellige, granulomatöse und vernarbende Entzündung, die eine gewisse Ähnlichkeit mit dem Morbus Boeck aufweist (39); die Diagnose stützt sich in solchen Fällen auf die Anamnese und den Nachweis von Beryllium im Gewebe, z. B. mit Hilfe der Mikroemissionsspektrographie. *Organischer Staub,* d. h. vor allem Pilzstaub, bewirkt – abgesehen von herdförmigen Fremdkörperreaktionen (40) – nicht selten eine immunologisch bedingte

Tätowierung (S. 100), bei der Tusche-, Zinnober- und andere Partikel Verwendung finden.
Alterierende Fremdkörper können Zellen und Gewebe auf verschiedene Weise schädigen:
Falls sie *toxische Substanzen* enthalten, die langsam in Lösung gehen, entwickeln sich auf dieser Grundlage eine Gewebealteration und anschließende Entzündung.

Es besteht auch die Möglichkeit, daß Fremdkörper Zellen und Gewebe *mechanisch* schädigen (z. B. Quarzkristalle, Eiskristalle).
Gewisse Materialien, wie Thorotrast (S. 1474) erzeugen durch *ionisierende Strahlen* Zell- und Gewebeläsionen.

Abb. 187 a–g (Fortsetzung)

Überempfindlichkeit (41, z. B. bei *Farmerlunge, Bagassosis, Byssinosis* u. a. m., vgl. dazu Abb. 125, S. 636, und 162, S. 1114). Während längerer Zeit wiederholte Expositionen gegenüber Öldämpfen kann die Ausbildung einer *exogenen Lipidpneumonie* zur Folge haben, bei der zahlreiche Alveolen von Makrophagen mit vielen kleinen Öltröpfchen gefüllt sind (42). *Raucher,* die inhalieren, weisen intraalveolär oft ziemlich viele Makrophagen mit bräunlichem, eisenfreiem partikulärem Material auf. *Aspirierte größere Fremdkörper* bilden mitunter eine ernstzunehmende Gefahr. Abgesehen vom sog. *Bolustod* (43), der auf Ersticken oder z. B. (reflektorisch ausgelöstem?) Kammerflimmern zu beruhen scheint, sind auch *Verschlüsse von Bronchien* hervorzuheben (44): Aspirierte Erdnüßchen beispielsweise verursachen dem Pädiater wohlbekannte Notfallsituationen, wobei u. U. mit der Entwicklung einer poststenotischen Pneumonie oder gar eines Abszesses zu rechnen ist. **e** *Fremdkörper im Verdauungskanal und anderen Hohlorganen. Größere Fremdkörper,* wie Zahnprothesen, Instrumente, unzerkaute Brot-, Fleisch- oder andere Nahrungsbrocken u. a., können im Rachen-Ösophagusbereich obturierend wirken (s. auch Bolustod, oben), bei längerem Liegenbleiben Dekubitalgeschwüre erzeugen und u. U. eine Perforation zur Folge haben (45, 46). *Penetrierende Fremdkörper* (Knochensplitter, Fischgräten, Holzspießchen, Metallnadeln oder -borsten u. a.) führen nicht selten zu einer Mediastinitis (47), u. U. auch zu einer Gastritis phlegmonosa (48) oder anderen infektiösen Komplikationen. *Fremdkörper-bedingte Obturationen* des Magenausgangs sind eine Seltenheit (49, z. B. Tricho- oder Phytobezoare). Durch eine Fistel in den Dünndarm übergetretene größere *Gallensteine* kann man als »endogene Fremdkörper« bezeichnen; sie verursachen hie und da einen Ileus, vor allem im Bereich der Bauhin'schen Klappe (50). *Kleine Fremdkörper,* wie Kirschensteine, sind hie und da anscheinend die Ursache einer Appendizitis (51). Fremdkörper im Enddarm (52) findet man u. U. bei psychisch alterieren Individuen. *Darmrohre* können bei ungeschickter Manipulation und/oder bei längerem Liegenbleiben die Wand von Rektum oder Sigma schädigen, u. U. sogar perforieren (52). Bei Austritt von Barium aus dem Darmlumen kann es zur Entstehung von *Bariumgranulomen,* bei Perforation zur Ausbildung einer »*Barium-Peritonitits*« kommen: In beiden Fällen liegt allerdings zumeist auch eine Infektion durch Darmbakterien vor. Im *Harntrakt* gelegene *Steine* können, wie auch *Gallensteine,* ebenfalls als endogene Fremdkörper bezeichnet werden, die zu den verschiedensten Komplikationen Anlaß geben (53, s. auch Abb. 134, S. 740, und 139, S. 796). *Katheter,* die längere Zeit in der Harnblase liegen bleiben, verursachen nicht selten Dekubitalgeschwüre und/oder Zystitiden (54). Zu Kontrazeptionszwecken in den *Uterus* eingeführt *Spiralen,* im besonderen Kupferspiralen (55), wirken sowohl mechanisch als meist auch toxisch (Freisetzung von Kupferionen). *Fremdkörper in der Vagina* (56) können Kolpitiden, u. U. auch Dekubitalgeschwüre hervorrufen. **f** *Weitere Lokalisationen von Fremdkörpern bzw. Fremdkörperreaktionen.* Gefürchtet ist u. a. das *Eindringen von Metallsplittern in die Augen* (57), die – z. B. im Fall von Kupfer – schwere toxische Schäden anrichten können, wenn sie nicht in nützlicher Frist entfernt werden (u. U. Retina-Degeneration!). Abgesehen davon kennt man eine ganze Zahl weiterer Komplikationen nach perforierender Augenverletzung (s. Abb. 87, S. 344). Die mit weitgehend inertem Material durchgeführten *Tätowierungen* (58) bleiben meistens ohne nennenswerte entzündliche Reaktion lebenslänglich erhalten. Nach *Injektion von Medikamenten mit Trägersubstanzen* (59, z. B. PVP = Polyvinylpyrrolidon) entstehen u. U. sowohl lokal als auch in regionären Lymphknoten (62) wechselnd ausgedehnte Fremdkörpergranulome. Bei vielen *äußeren Verletzungen* gelangen Staub, Steinchen, Erde, Holzsplitter, Kleiderfäden u. a. ins Wundbett (60). Nach *Lymphangiographie* (61) zeigt sich in den Lymphknoten fast regelmäßig eine riesenzellige Reaktion, die nach einigen Wochen abklingt, meist ohne nennenswerte Narbenbildung. Demgegenüber sind verschiedene Fälle von Arachnitis fibrosa adhaesiva nach *Myelographie* bekannt geworden (63; RM = Rückenmark). *Talk- oder Stärkegranulome* sieht man heute, da gepuderte Gummihandschuhe vom Chirurgen nicht mehr benützt werden (sollten), kaum mehr (64). *Intravaskulär liegende Fremdkörper,* z. T. mit Obliteration und Granulombildung, finden sich z. B. oft bei Drogensüchtigen (Talkgranulome in der Leber und den Lungen u. a., 65). Material von *Herzklappenprothesen* kann u. U. Embolien kleiner Arterien bewirken (z. B. Koronarembolie bei Aortenklappenprothese); allerdings ist dies ein seltenes Vorkommnis. *Plasmaexpander,* wie das früher benützte Periston, z. T. aber auch Dextran, kann über längere Zeit z. B. in Kupffer'schen Sternzellen der Leber nachgewiesen werden. **g** *Komplikationen nach Eindringen bzw. Einbringen von Fremdkörpern in Hohlräume bzw. kanalikuläre Systeme oder ins Gewebe. Obturationen von Hohlorganen* wurden schon erwähnt (66). Zu den häufigeren Komplikationen gehören *Infektionen* (67), sei es durch kontaminierte Fremdkörper, sei es infolge nachträglicher Besiedelung durch Mikroorganismen (z. B. im Abdomen liegen gelassene Tupfer, Gazen u. a.). Durch Fremdkörper verursachte *Vernarbungen* können u. U. eine Stenosierung von Hohlorganen zur Folge haben (68). *Peritoneale Adhäsionen* infolge Talkgranulombildung im Anschluß an Bauchoperationen waren früher keine Seltenheit (69). *Lange Zeit aufliegende Fremdkörper* rufen manchmal Dekubitalschäden hervor (z. B. erosive oder ulzeröse Veränderungen bei schlecht sitzenden Zahnprothesen; Konjunktivitiden, u. U. auch Keratitiden, bei Tragen von Kontaktlinsen u. a. m.). Selten entstehen auf dieser Basis Neoplasmen, im besonderen Karzinome. *Venenkatheter* führen dann und wann zur Thrombosierung des Gefäßes (71). *Schrittmacher im Herzen* bewirken mit der Zeit eine mehr oder weniger ausgeprägte Fibrosierung am Ort der Fixation bzw. des Aufliegens; hie und da kommt es zur Entwicklung wandständiger Thromben (70). Die *toxischen Effekte* z. B. von Uterusspiralen (72) oder Kupfersplittern in den Augen wurde schon hervorgehoben. *Fremdkörper verzögern in der Regel die Wundheilung* (73); dies gilt in gewissem Maß auch für die Kallusbildung nach Osteosynthese mit Hilfe metallischer Platten, Schrauben u. a. Während langer Zeit im Gewebe sitzende größere Fremdkörper verursachen nicht selten mit der Zeit – über Umgebungsvernarbung und Beeinträchtigung der Durchblutung – eine *Nekrose* der benachbarten Gewebepartien, und/oder die letzteren werden z. T. abgebaut (vgl. dazu das Lockerwerden künstlicher Gelenke bzw. ihrer Verankerung, 74). Auf ähnlichen Vorgängen beruht die *Wanderung* z. B. von Geschossen, die in der Regel der Schwerkraft folgt (75)

In manchen Fällen darf vermutet werden, daß die Fremdkörper nicht in erster Linie direkt, sondern über die *Freisetzung entzündungsvermittelnder Substanzen* aus veränderten oder zugrunde gegangenen Zellen oder Gewebeteilen eine Reaktion von seiten des Histiozyten/Makrophagensystems, anderer Zellarten und/oder des Gefäß-Bindegewebs-Apparats hervorrufen und unterhalten.
Fremdkörper können Substanzen abgeben, die als *Antigene* oder *Haptene* (z. B. auch Metallsalze) wirken und somit eine *Immunreaktion* hervorzurufen vermögen.
Daß *bakteriell kontaminierte Fremdkörper* in besonderem Maß geeignet sind, eine Infektion nicht nur einzuleiten, sondern über längere Zeit zu begünstigen, wurde schon hervorgehoben (s. o.).
Die Art der Fremdkörperreaktion hängt wesentlich von der *Größe der Fremdkörper* ab:
Kleine Teilchen, die *wenige μm* oder sogar *Bruchteile eines μm* im Durchmesser betragen, werden von Phagozyten aufgenommen. Dabei gelten Granulozyten, insbesondere die neutrophilen, als Mikrophagen, Histiozyten als Makrophagen. Die Makrophagen zeichnen sich nicht nur durch die Fähigkeit aus, besonders viele Partikel zu phagozytieren, sondern vermögen auch größere Teilchen aufzunehmen als die Mikrophagen.
Mittelgroße Fremdkörper, die etwa die Ausmaße einer Zelle erreichen oder sogar überschreiten, werden oft nicht mehr ins Innere eines Phagozyten gelangen. In solchen Fällen werden sie z. T. von Histiozyten umgeben, die oft eine mehr oder weniger deutliche Epitheloidzellenstruktur annehmen. Häufig – und darin liegt eines der wichtigen Kennzeichen der Fremdkörperreaktion – liegen den Fremdkörpern mehrkernige Synzytien, sog. *Fremdkörperriesenzellen*, an (S. 47).
Ganz große Fremdkörper befinden sich in der Regel in einem Hohlraum, der von Histiozyten, je nachdem auch epitheloiden Zellen und Fremdkörperriesenzellen, vor allem aber von einem Mantel von Granulationsgewebe sowie – mit der Zeit – peripherem Narbengewebe umhüllt wird.
Elektronenmikroskopische Untersuchungen haben deutlich gemacht, daß die aus fusionierten Histiozyten/Makrophagen hervorgegangenen *Fremdkörperriesenzellen* noch um jeden Kern herum angeordnete zytoplasmatische Strukturen aufweisen. Demgegenüber zeigt die *Langhans'sche Riesenzelle* einen einheitlichen Aufbau mit radiär und zirkulär strukturiertem Zytoskelett und einem zentralen Golgikomplex.
Eine schematische Zusammenfassung einiger Fremdkörperreaktionen findet sich in Abb. 187.

163.2. Fremdkörperreaktionen auf endogenes »Fremdmaterial«

Es wurde schon erwähnt, daß u. U. körpereigene Substanzen, die physiologischerweise von den Zellen des lymphoretikulären Gewebes abgeschirmt sind, mit diesen in Kontakt treten und – falls sie Antigencharakter haben – eine *immunbiologische Reizantwort* auslösen können (S. 1137). Dies trifft z. B. für Linsenproteine, Uveapigmente, beim Erwachsenen auch für Milch, samenbildende Zellen u. a. zu.
Weist das normalerweise vom Gefäß-Bindegewebs-Apparat »segregierte« körpereigene Material keinen oder keinen nennenswerten Antigencharakter auf, kann es bei Kontaktnahme zwischen den beiden Komponenten doch zu *Fremkörperreaktionen* kommen. Offenbar erkennt das Gewebe nicht nur Material mit nachgewiesenen Antigeneigenschaften als »fremd«, sondern auch gewisse inerte Substanzen oder Substanzen, von denen man annimmt, sie seien inert.

Beispiele von Fremdkörperreaktionen *gegen körpereigenes Material* kennen wir in erheblicher Zahl:

- *Unbelebtes, festes Material, das normalerweise nach außen abgegeben, bzw. abgestoßen wird:* Hierzu gehören als feste Körper z. B. Hornlamellen und Haare. Fremdkörperreaktionen um derartige Gebilde herum begegnet man etwa bei:
  - *granulierenden Epidermoidzysten* oder *Dermoidzysten;*
  - sog. *Sakraldermoiden,* wobei die Haare des in die Tiefe reichenden, von Epidermis ausgekleideten Kanals bei Infektionen oder sonstwie erworbenen Läsionen eine Fremdkörperreaktion im Granulationsgewebe auslösen können;
  - *bestrahlten verhornenden Karzinomen,* wo als Folge der Therapie manchmal nur noch Hornperlen im Gewebe übrigbleiben, die im anliegenden Bindegewebe eine riesenzellige und histiozytäre Reaktion hervorrufen.
- Zu den *flüssigen* und *halbflüssigen Substanzen,* die normalerweise nach außen abgegeben werden, im Kontakt mit dem Gefäß-Bindegewebe aber Fremdkörperreaktionen zur Folge haben können, gehören u. a.:
  - der Talg: *Talggranulom*
  - Schleim: *Schleimgranulome*
  - Milch: histologisch wie *Lipogranulome*
  - Galle: *Gallengranulome*
- Amorphe oder kristalline Niederschläge im Gewebe, wie sie bei gewissen Stoffwechselkrankheiten oder auf anderer Grundlage zustande kommen können, erzeugen u. U. je nach Art des Materials ebenfalls eine Fremdkörperreaktion, z. B.:
  - *Gichttophi* (S. 1009)
  - *Cholesteringranulome* finden sich überall, wo freies Cholesterin in kristalliner Form im Gewebe niedergeschlagen wird:
    - bei *Atheromatose der Arterien* (S. 482)
    - in *alten Hämatomen* oder *Eiterherden* (S. 461 und 1340)
    - als *Cholesteatom im Gebiet des Trommelfelloberrandes* nach Perforation (S. 84)
    - in der *Nebennierenrinde* bei gewissen adrenogenitalen Syndromen, die durch eine sog. *kongenitale Lipoidhyperplasie* infolge Anhäufung von Cholesterin gekennzeichnet sind. Dem Prozeß liegt ein emzymatischer Defekt mit Blockierung der Pregnenolonbildung zugrunde (S. 1382)
  - *Eingedickte Nierenzylinder bei gewissen plasmozytoiden Myelomen,* in denen die Paraproteine z. T. parakristalline Struktur annehmen, und wo die Epithelien zugrunde gehen können, bewirken oft eine erhebliche riesenzellige Reaktion (S. 780).

  Im Gegensatz zu den oben erwähnten kristallinen Ablagerungen, haben Kalkherde selten eine Fremdkörperreaktion zur Folge.
- *Fremdkörperriesenzellen* entsprechen fusionierten Makrophagen mit zu den einzelnen Kernen gehörenden Zytoplasma-Arealen, während bei *Langhans'schen Riesenzellen* der ganze

Zelleib radiäre und zirkuläre (mikrotubuläre) Strukturen aufweist.

- Im Gewebe freigesetzte *Öltropfen*, wie sie bei Läsionen des Fettgewebes auftreten, geben meistens Anlaß zur Bildung eines *Lipogranuloms.*

163.3. Fremdkörperreaktionen auf inhaliertes oder aspiriertes Fremdmaterial

Lungenschäden infolge *Inhalation* kleiner Partikel werden unter dem Begriff der *Pneumokoniosen* zusammengefaßt. Die Pathogenese dieser Leiden wurde schon erläutert (S. 635).

Die wichtigsten Formen sind:

- *Silikose* mit allen ihren Spielarten nach Einatmen von Quarz, ferner Kristobalit, Erosil, Tridymit, Vitrinit u. a. (S. 1532).
- *Seltenere Formen,* wie Marmor-, Kalk-, Zement- und Bauxitlunge, Siderosilikose, Metallschweißerlunge, Pneumokoniose der Kohleelektrodenmacher, Graphitlunge, Talcosis, Aluminiumlunge, »Fuller's earth lung« (aluminiumhaltiger Steinstaub), Bariumlunge (nach Inhalieren von Bariumkontrastmittel in Pulverform), »Fiberglass-lung«, Hartmetall-Lunge, Stannosis, Karborundum-Lunge u. a. m.
- *Asbestose* (kanzerogene Wirkung, S. 1637),
- *Berylliose,*
- *Cadmiumoxid- und -chlorid-Lunge* (bei Laboratoriumstieren),
- *Pneumokoniosen durch Inhalation organischen Staubes:*

Bagassosis (Rückstände von Zuckerrohr), *Holz- und Korkstaublunge, Byssinosis* (Baumwollstaub), *Stroh- und Tabakstaublunge, Capsicumlunge* (Paprikastaub), *Haarspraylunge,* u. a. m.

Manche der genannten organischen Substanzen lösen in der Lunge nicht nur eine Fremdkörperreaktion sondern auch immunbiologische Reizantworten aus, wobei (z. B. bei *»farmer's lung«* und ähnlichen, vor allem durch Immunreaktionen bedingten Lungenveränderungen (S. 1121)) Fremdkörperreaktionen gegen Partikel gefunden werden können.

Von den inhalierten *Dämpfen* sind u. a. jene zu nennen, die *ölige* Tröpfchen enthalten, die von den Phagozyten nicht leicht abgebaut werden können: sog. *exogene Lipidpneumonie.*

Werden *größere Partikel* eingeatmet und nicht mehr ausgehustet, etwa Mücken oder sogar Fliegen, können sie über längere Zeit im Bereich des Bronchialbaums vorgefunden werden. Bei Kindern besonders gefürchtet ist die Aspiration von Erdnüßchen, die eine Bronchusobturation und eine schwere z. T. abszedierende, poststenotische Pneumonie hervorrufen können. Auch kleine Knochenstücke aus der Nahrung sollten in diesem Zusammenhang genannt werden. Diese größeren Fremdkörper liegen manchmal frei im Bronchiallumen; nicht selten aber findet man sie in Granulationsgewebe mit Zeichen von Fremdkörperreaktion eingebettet.

163.4. Fremdkörperreaktionen im Bereich des Verdauungstrakts und anderer Hohlorgane

Verdauungstrakt

Ganz große Fremdkörper, wie verschluckte Zahnprothesen, Instrumente, Tricho- und Phytobezoare im Magen u. a. m., sollten wegen der Gefahr der Obturation, des Dekubitalgeschwürs und/oder der Perforation entfernt werden. Meistens findet ein solcher Eingriff statt, bevor die Schleimhaut des Verdauungskanals zerstört ist. Gefürchtet sind *penetrierende Fremdkörper,* wie Knochensplitter aus der Nahrung, Fischgräten u. a., die vor allem im Bereich der Speiseröhre eindringen und eine lebensgefährdende Mediastinitis auslösen können. Diese Fremdkörper sind fast immer mit Bakterien kontaminiert.

Hie und da entwickeln sich um *mittelgroße Fremdkörper* – meistens Bestandteile der Nahrung, wie Pflanzenfasern und -gerüstsubstanzen – typische Fremdkörperreaktionen, sobald diese Partikel in die Wand des Verdauungstrakts eingetreten sind. Solche Befunde kann man am Grund eines Ulkus, in der Wand eines Divertikels oder in den Taschen eines zerfallenden Karzinoms erheben.

Kleine Partikel treten physiologischerweise in sehr geringer Zahl im Bereich der Tonsillen und Darmfollikel in die Wand über.

Meistens beobachtet man dort keine nennenswerte Fremdkörperreaktion. Möglicherweise beruhen aber Darmneoplasmen z. B. nach langjähriger Aufnahme asbesthaltiger Flüssigkeiten auf einem solchen Mechanismus.

Genitalorgane

Zum Zweck der Kontrazeption werden vor allem in Entwicklungsländern *intrauterine Kupferspiralen* benützt, die – abgesehen von mechanischen Faktoren – auch durch Abgabe von Kupferionen und Bildung von Kupfersalzen das endometriale Gewebe, insbesondere auch die Epithelzellen, so verändern, daß eine Keimimplantation ganz unwahrscheinlich wird. Elektronenmikroskopisch beobachtet man u. a. Mitochondrien-Anomalien, was auf eine Störung des oxidativen Stoffwechsels hinweist.

Exogene Fremdkörperreaktionen verschiedenster Art werden dann und wann im Genitaltrakt der Frau festgestellt.

Intravaskuläre Injektion von Fremdkörpern

Nach *intravenöser Injektion* partikulären Materials (z. B. Talk (Drogensüchtige!, S. 480) oder partikuläres Material aus schlecht gereinigten Spritzen) können sich im Bereich der Fremdkörperembolien kleine Granulome bilden, vor allem in den Lungen, z. T. auch in der Leber und anderen Organen.

163.5. Bei Verletzungen ins Gewebe eingedrungene Fremdkörper

Solche Ereignisse sind alltäglich: Bei vielen äußeren Verwundungen gelangen Staub, Steinchen, Erde, Holz- und Metallsplitter, Fäden von der Kleidung und/oder andere *kleine Partikel* ins Wundbett. Oft verbindet sich damit eine Wundinfektion. Können die Fremdkörper nicht abgebaut werden, entstehen an diesen Stellen – selbst nach Überwindung allfälliger pathogener Keime – chronische granulierende Entzündungen mit fortschreitender Vernarbung. *Fremdkörpergranulome* dieser Art können erhebliche Ausmaße annehmen. Interessant ist die Beobachtung, daß Patienten mit einer Boeck'schen Krankheit nicht selten tuberkuloide Granulome um die Fremdkörper bilden. Von *metallischen Fremdkörpern* gehen oft Spuren in Lösung und lassen sich in benachbarten Zellen sowie in der Interzellularsubstanz nachweisen. Metallsalze entfalten z. T. eine lokale toxische Wirkung. Ein Beispiel hierfür sind die schweren, auf toxischen Einflüssen beruhenden Augenschäden nach Eindringen eines Splitters metallischen Kupfers, die nach längerem Liegenbleiben des Splitters auftreten und bis zur Retina-Degeneration führen können.

Große Fremdkörper, wie Projektile, Granat- und Bombensplitter, durch Explosionen ins Gewebe getriebene andere Fremdkörper, z. B. Glassplitter, ferner abgebrochene Teile spitzer Instrumente oder Waffen, werden von entzündlichem Exsudat, später von Granulationsgewebe und schließlich, falls keine Eiterung besteht, von einem Narbenmantel umhüllt. Hie und da finden sich auch hier an den Grenzflächen des Granulationsgewebes zum Fremdkörper mehrkernige Riesenzellen. Nicht selten zeigt die dünne, dem Fremdmaterial direkt anliegende Gewebeschicht keine erhaltene Kernfärbung, d. h. sie ist z. T. nekrotisch. Imprägnationen des Bindegewebes durch metallische Salze werden auch um größere Fremdkörper angetroffen. Man weiß ferner, daß sich Fremdkörper – z. B. solche mit besonderer Form, glatter Oberfläche und hohem spezifischem Gewicht – mit der Zeit im Gewebe verschieben können. Wahrscheinlich geschieht dies durch eine schleichende Drucknekrose auf der einen Seite und eine Nachbildung von Granulations- und Narbengewebe auf der anderen. Wanderschaften von Geschossen können den abenteuerlichsten Weg nehmen. In der Mehrzahl folgen sie vorwiegend der Schwerkraft und der Muskelbewegung.

163.6. Durch diagnostische Maßnahmen ausgelöste Fremdkörperreaktionen

Beim *Thorotrast* steht nicht die Fremdkörperreaktion gegen das feinpartikuläre Material im Vordergrund, sondern der *Strahlenschaden,* der durch diesen α-Strahler gesetzt wird. Folge davon sind schwere Vernarbungen und eine Häufung bösartiger Geschwülste an den Ablagerungsstellen dieses Röntgenkontrastmittels (S. 1474). Selbstverständlich wurde Thorotrast als Diagnostikum schon vor langer Zeit aus dem Handel gezogen.

Die heute zur *radiologischen Darstellung von Hohlorganen* benützten Kontrastmittel oder Gase ziehen keine derart schwerwiegenden Veränderungen nach sich. Immerhin soll der Arzt wissen, daß auch hier mit gewissen Reaktionen, insbesondere Fremdkörperreaktionen, zu rechnen ist:

Zur *Lymphangiographie* verwendet man in der Regel jodierte Öle, die eine gute Gefäßdarstellung ermöglichen und sich nicht sogleich in der Lymphe verdünnen. Folge davon sind Fremdkörperreaktionen in Form riesenzellhaltiger *Lipogranulome (Ölgranulome)* in den vom Kontrastmittel durchflossenen Lymphstationen, insbesondere in den Lymphknoten. Diese, vorwiegend aus Histiozyten und mehrkernigen Riesenzellen bestehenden, locker gebauten Granulome scheinen sich nach einigen Wochen wieder zurückzubilden, ohne eine erhebliche Fibrose zu hinterlassen. Bei der *Myelographie* kommen – zum mindesten in manchen Ländern – ebenfalls jodierte Öle zur Anwendung. Einige dieser Mittel haben sich insofern nicht bewährt, als erhebliche Lipogranulombildungen mit anschließender *Arachnitis fibrosa et adhaesiva* hervorgerufen wurden. Andere Substanzen dieser Art scheinen geringere Schäden nach sich zu ziehen. Immerhin ist auch hier mit gewissen Fremdkörperreaktionen zu rechnen.

Die zur *Angiographie* (Arteriographie, Phlebographie) oder *Angiokardiographie* gebrauchten Kontrastmittel scheinen an der Innenfläche der Gefäße und des Herzens keine eigentlichen Fremdkörperreaktionen zu erzeugen. Indessen ist über Endothelschäden berichtet worden, die von der Konzentration der Substanz und ihrer Verweildauer im Gefäß abhängen.

In der diagnostischen Radiologie wird zu bestimmten Zwecken auch Gas, in der Regel Luft, eingeblasen, um Hohlorgane darzustellen oder einen interstitiellen Raum sichtbar zu machen. Beispiele dafür sind die *Pneumoenzephalographie,* die *Pneumomyelographie* und das *Pneumoperitoneum.* Über allfällige Gewebereaktionen auf diese Eingriffe ist nicht viel bekannt. Zieht man vergleichsweise die Befunde bei interstitiellem Emphysem oder bei Pneumatosis cystoides im Darmbereich heran, darf aber mit einer leichten Ansammlung besonders von Histiozyten bzw. Mikrogliazellen gerechnet werden. Suspensionen von *Bariumsulfat,* die in großen Mengen zur gastroenterologischen Diagnostik Benützung finden, rufen Fremdkörpergranulome hervor, wenn sie durch Öffnungen in die Wand oder die Umgebung des Digestionstrakts austreten.

163.7. Medikamentös bedingte Fremdkörperreaktionen

Zum Zweck der Wirkungsverlängerung werden viele Medikamente als sog. *Depotpräparate* in den Handel gebracht. Als Trägersubstanzen oder langsam abbaubare Verbindungen gelangen die verschiedensten Stoffe oder Mischungen von Stoffen zur Anwendung: z. B.:

- Aluminiumhydroxid- oder -phosphatgele, z. B. zur Adsorption von Tetanustoxoid;
- Zink-Insulin-Präzipitate;
- Komplexe von Zinktannat und Vitamin B_{12};
- Gelatine, Polyvinylpyrrolidon (PVP), Dextran oder Karboxymethylzellulose (CMC) als Trägersubstanz für gewisse Hormone, wie ACTH;
- schwerlösliche Salze;
- wäßrige Kristallsuspensionen, etwa von Estern gewisser Steroidhormone, mit Essig-, Propion-, Butter- oder Benzoesäure;
- Ölige Suspensionen von leicht oder schwer wasserlöslichen Wirkstoffen mit Olivenöl, Cholesterin und Melissylpalmitat in der Ölphase;
- Implantationstabletten.

Solche nur langsam oder z. T. überhaupt nicht wasserlöslichen Materialien rufen am Ort der Injektion oder Implantation, z. T. auch in regionären Lymphknoten, nicht selten *Fremdkörperreaktionen* hervor, die in eine Fibrosierung gewissen Grades ausmünden können. Recht oft beobachtet man auch neben den vorherrschenden Histiozyten/Makrophagen die Entstehung mehrkerniger Riesenzellen. Entsprechende Veränderungen kann man z. T. in den regionären Lymphknoten feststellen.

Gewisse makromolekuläre *Blutersatzprodukte* führen in den verschiedensten Organen zu einer geringfügigen mono-histiozytären Reaktion, z. B. im Bereich der Leberinusoiden oder der Milz, wobei das infundierte Material in diesen Zellen gehäuft angetroffen wird. Es handelt sich um Substanzen auf der Basis von Dextran oder Gelatine. Schwerere Veränderungen sind von dem früher gebrauchten Periston bekannt. Die heute im Handel befindlichen Präparate erzeugen nur sehr leichte Reaktionen dieser Art.

163.8. Durch Handschuhpuder hervorgerufene Fremdkörpergranulome

Seit langem kennt man die sog. *Talkgranulome,* die sich im Peritonealraum nach intraabdominellen Eingriffen entwickeln und zu Adhäsionen, Briden, mitunter auch zu Ileuserscheinungen führen können. Viele Chirurgen verwenden deshalb heute anstelle von Talk *Stärkepuder* (Reis oder Mais), die z. B. mit Epichlorhydrin behandelt und mit einem 2%igen Magnesiumoxidzusatz versehen worden waren. Aber auch diese Partikel rufen z. T. riesenzellhaltige Fremdkörpergranulome heror *(Stärkegranulome),* falls sie in größerer Menge ins Körperinnere gelangen. Die kleineren Reisstärkepartikel scheinen schwerere Reaktionen hervorzurufen als die etwas größeren Maisstärkepartikel. Zuweilen begegnet man einer ganz ungewöhnlich heftigen histiozytären und riesenzelligen Reaktion auf solche Teilchen, und anschließend können sich schwere Vernarbungen entwickeln. Die Gründe für derartige Komplikationen bei einzelnen Patienten sind noch nicht ausreichend geklärt. Vielleicht neigen u. a. Individuen mit einem Morbus Boeck zu einer deutlicher granulomatösen Reizantwort. Aber dies ist nur einer der möglichen Erklärungsversuche.

Atabrin- und Talkpuder wird z. T. dazu benützt, um z. B. im Pleura- oder Perikardbereich durch malignes neoplastisches Gewebe hervorgerufene Ergüsse einzudämmen. Grundlage dieser Wirkung ist offenbar die im Serosabereich erzeugte und mit der Zeit vernarbende Fremdkörperreaktion.

163.9. Paraffingranulome (»Paraffinome«)

Früher häufiger als heute benützte man Paraffin zur Füllung gewisser Substanzdefekte oder zur Kompression von Lungenteilen von außen, insbesondere bei chronischer kavernöser Lungentuberkulose. Solche Paraffinplomben rufen in der Umgebung eine granulierende Entzündung hervor, bei der zahlreiche, z. T. riesenzellige Lipophagen auftreten. Im schaumigen Zytoplasma dieser Zellen finden sich zahlreiche kleine Paraffintröpfchen. In der weiteren Nachbarschaft entwickelt sich mit der Zeit ein Narbenmantel.

Das Paraffingranulom wird auch zu tierexperimentellen Studien der granulierenden Entzündung verwendet.

163.10. Reaktionen auf Kunststoffimplantate

In neuerer Zeit greift man in zunehmendem Maß auf Kunststoffe, die das Gewebe und die Zellen weniger reizen und die zur Deckung von Defekten, zur Auffüllung bei plastischen Operationen und zum Ersatz pathologisch veränderter Organteile und Gewebe dienen, z. B.:

- *Kunststoffprothesen* zur Herstellung eines sog. *Bypass bei Verschlüssen größerer Arterien,*
- *Herzklappenprothesen* (z. B. Starr-Edwards-Prothesen), die teils aus Metall, teils aus Kunststoff bestehen,
- *Geflechte (sog. »patches«)* aus Kunststoff, die zur Verstärkung von Faszien oder Septen herangezogen werden,
- *Schaumstoffe* und andere Materialien, die bei plastischen Mammaoperationen, etwa nach Drüsenkörperentfernung wegen proliferativer Mastopathie, zur Anwendung gelangten.

Bei den verwendeten Materialien handelt es sich um Dacron, Teflon, Polyäthylen, Polyurethan, Polyester oder ähnliche Substanzen. Der Fremdkörperreiz, der von ihnen ausgeht, hängt stark von Form und Größe der einzelnen Teile oder Teilchen ab. Bei netz- oder gitterartigen Strukturen mit ziemlich feinen Strukturen findet sich eine erhebliche histiozytäre, oft riesenzellige und auch bindegewebige Reaktion. Diese ist in manchen Fällen erwünscht, etwa dort, wo es gilt, eine

Gefäßprothese »einwachsen« zu lassen oder durch ein Geflecht eine bestehende Struktur zu verstärken. Interessanterweise scheinen sich Gefäßprothesen an der Innenseite zunächst mit einer dünnen Schicht von thrombotischem Material zu belegen, die einige Zeit gefäßlos bleibt und sich ziemlich rasch endothelisiert. Möglicherweise stammt wenigstens ein Teil der endothelartigen Zellen und subendothelialen, Fibroblasten-ähnlichen Elemente, die ein solches Gefäß auskleiden, von Blutzellen ab.

Handelt es sich um größere Prothesen mit ausgedehnten Flächen, bildet sich an sie angelegt Granulations- und später Narbengewebe. Hier besteht eine Gleitmöglichkeit zwischen Prothese und Gewebe, was sich oft nachteilig auswirkt, etwa im Sinn einer vermehrten Narbenbildung. Ferner kann es zu einer Beeinträchtigung der Blutversorgung kommen, je nachdem, ob die Prothese und/oder das sie umgebende Narbengewebe Arterien und Venen in Mitleidenschaft ziehen. Bei Mammaplastiken mit Einbringen eines durch visköses Material (z. B. Silikongel) gefüllten Kunststoffsäckchens kam es hie und da zur Nekrose der darüberliegenden Haut.

Beispiele:

- Zu den bekannten Komplikationen nach Einsetzen *kardialer Klappenprothesen* gehören – oft multifokale – ischämische Myokardschäden und Infektionen im Klappenbereich. Bevorzugte Stellen der Keimansiedlung scheinen u. a. neoendothelisierte »Taschen« längs der Prothesennähte zu sein. Zu den häufigsten Erregern bei der »prosthetic valve endocarditis« gehören Staphylococcus epidermidis, Staphylococcus aureus, Streptokokken (eingeschlossen Pneumokokken), Proteus mirabilis, Serratia marcescens, Klebsiella species, Diptheroide, Aspergillus fumigatus u. a.
- Bei zunehmenden Friktionsschäden des Silikonüberzuges von Herzklappenkugeln (»ball variance«) lassen sich u. U. in bioptisiertem Lebergewebe Fremdkörperreaktionen um abgeschilferte und mit dem Blutstrom verschleppte Partikel erkennen. Da die »ball variance« fatale Folgen haben kann, liegt hierin eine wichtige Kontrollmöglichkeit.

163.11. Fadengranulome

Bekanntlich werden in der Chirurgie sowohl resorbierbare Fäden, wie Catgut oder der etwas länger resistierende Chrom-catgut, als auch unresorbierbare, wie Perlon, Nylon- oder Seidenfäden, verwendet. Letztere dienen zur Hautnaht, von wo sie nach einiger Zeit wieder entfernt werden können. Die Frage, ob sich um die Fäden größere oder kleinere Granulome bilden, hängt zum guten Teil davon ab, wie rasch resorbierbares Material aufgelöst ist. Catgutnähte zeigen in der Regel nur geringfügige riesenzellige, granulomatöse Umgebungsreaktionen. Bleiben aber nicht resorbierbare Fäden längere Zeit liegen, entwickeln sich z. T. größere Fadengranulome, die zu einer entsprechend ausgedehnteren Vernarbung überleiten. Dem Fadenmaterial anliegend findet man in solchen Fällen noch nach Monaten oder Jahren ziemlich viele mehrkernige Fremdkörperriesenzellen. Eine zu starke Narbenbildung sucht man wegen der Gefahr der Narbenstriktur zu vermeiden.

Oft wird das Fadengranulom im engeren Sinn – wie wir es hier geschildert haben – mit Wundinfektionen, insbesondere mit einem *Fadenabszeß,* verwechselt. Dieser kann mit ein Grund für Nahtinsuffizienz sein und führt manchmal auch zu reichlicher Narbenbildung.

163.12. Einheilung größerer Prothesen, Platten, Schrauben, Drähte und Nägel im Knochen-Gelenksbereich

Die Kunst des Ersatzes zerstörter Körper- oder Organteile durch leistungsfähige Prothesen sowie der vorübergehenden Stabilisierung von Frakturen durch starke Metallplatten und/oder -nägel hat heute einen hohen Stand erreicht. Dies ist vor allem der Gründlichkeit des Studiums dieser Fragen durch Spezialisten zu verdanken. Es gelang, Metallegierungen – vorwiegend Chrom-Nickel-Kobalt-Molybdän-Legierungen – zu finden, die sich durch sog. Gewebefreundlichkeit und mechanische Festigkeit auszeichnen. Überdies besitzt man heute Kunststoffe, durch die metallige Prothesen fest verankert werden können, und die ebenfalls keine erheblichen Gewebeschäden setzen. Solcher Hilfsmittel bedient man sich beispielsweise bei:

- der Verplattung bzw. Verschraubung von Frakturstücken,
- der Marknagelung und der Bündelnagelung von Frakturen,
- der sog. »fixation externe« von Frakturen,
- der Einführung von Spickdrähten und
- dem Ersatz arthronotisch oder anderswie geschädigter Gelenke durch eine Gelenkprothese, vor allem der Hüfte.

Bei der histologischen Untersuchung der Gewebe in der Umgebung solcher Fremdkörper stellt man in Frühstadien eine leicht exsudative Reaktion fest, die aber bald einem Granulationsgewebe und schließlich einem faserreichen Narbengewebe Platz macht. Bei Verwendung geeigneter Metalle finden sich in der Umgebung nur geringe Konzentrationen von Metallsalzen. Fremdkörperriesenzellen begegnet man nicht oft.

Falls sich bei solchen orthopädischen Maßnahmen Komplikationen einstellen, beruhen sie in Frühstadien am ehesten auf einer Wundinfektion. Spätschäden werden auch gelegentlich beobachtet. Wenn es sich nicht um schadhaftes Prothesenmaterial handelt, liegt der Grund vorwiegend in Druckfolgen mit entsprechendem Gewebeabbau und Mobilisierung der Prothese, z. T. auch in Ischämie oder vermehrter Narbenbildung.

Beispiele:

- Sog. *»Alloarthroplastiken«,* d. h. aus Metall und Kunststoff hergestellte Gelenke (vor allem Hüftgelenke), funktionieren in der Regel mehrere Jahre komplikationslos. Ist ein erneuter

Eingriff nötig, handelt es sich in der Mehrzahl der Fälle um eine Lockerung der Prothesenverankerung im Knochen. Morphologisch finden sich in den Grenzzonen der Verankerung z. B. von polymerisiertem Akrylzement im spongiösen Knochen mit der Zeit verschieden große Partikel des ersteren, die eine histozytäre Fremdkörperreaktion hervorrufen und zum schrittweisen Abbau des umgebenden Stützgewebes Anlaß gegen können. Solche Veränderungen wurden häufiger bei Verwendung von Polyester-Köpfen oder -Pfannen als bei einer solchen von Polyäthylenhaltigem Material beobachtet. Die doppeltbrechenden Partikel aus polymerisiertem Akrylzement werden mit der Zeit auf dem Lymphweg abtransportiert und vermögen in regionären Lymphknoten granulomatöse Veränderungen zu erzeugen.

- Nach *Osteosynthese* mit Hilfe von Hartmetall-Platten und -Schrauben kommt es hie und da im Bereich des kompakten Knochens zu einer Spongiosa-ähnlichen Umwandlung, die mit einer zunehmenden Vaskularisierung von der Endostseite her verbunden ist. Solche Veränderungen beeinträchtigen u. U. die Bruchfestigkeit des Knochens.
- *Tierexperimentell* konnte gezeigt werden, daß im Bereich von Gelenkknorpel-Defekten implantierte poröse Metallplatten mit der Zeit von Knorpel- und Bindegewebe überdeckt werden. Die klinische Anwendung dieser Methode steht noch in den Anfängen.

163.13. Sog. Fremdkörper-Sarkome

Hie und da beobachtet man als Spätkomplikation einer Fremdkörpereinwirkung die Entstehung eines Sarkoms. Tierexperimentell konnte gezeigt werden, daß die kanzerogene Wirkung porösen Materials aus Polyester-Polyurethan mit der Größe des Implantats zunimmt, und daß die Latenzzeit bis zum Erscheinen des Tumors stark vom Alter des Trägers abhängt (kürzer bei älteren Tieren als bei jungen).

Literatur

Ahmed, A., Greenwood, N.: Lymphadenopathy following repeated oilbased injections. J. Pathol. *111,* 207 (1973) — *Bowden, D. H., Adamson, I. Y. R.:* Adaptive responses of the pulmonary macrophagic system to carbon. I. Kinetic studies. Lab. Invest. *38,* 422 (1978) — *Burger, P. C., Klintworth, G. K.:* Experimental retinal degeneration in the rabbit produced by intraocular iron. Lab. Invest. *30,* 9 (1974) — *Chambers, T. J.:* Studies on the phagocytic capacity of macrophage polykaryons. J. Pathol. *123,* 65 (1977) — *Draenert, K., Rudigier, J.:* Histomorphologie des Knochen-Zement-Kontaktes. Chirurg *49,* 276 (1978) — *Dreher, R., Keller, H.-U., Hess, M. W., Roos, B., Cottier, H.:* Early appearance and mitotic activity of multinucleated giant cells in mice after combined injection of talc and prednisolone acetate. Lab. Invest. *38,* 149 (1978) — *Dyer, R. F., Peppler, R. D.:* Effects of a copper intrauterine device on the morophology of the rat uterus. Virchows Arch. A Path. Anat. Histol. *378,* 35 (1978) — *Gschwend, N. Hohmann, D., Hughes, J. L., Hungerford,, D. S., MacEwen, G. D., Morscher, E., Schatzker, J. Wagner, H., Weil, U. H. (eds.):* Progress in orthropaedic surgery, vols. 1–3. Berlin, Heidelberg, New York: Springer 1977–1978 — *Hägerstrand, I., Seifert, B.:* Asbestos bodies and pleural plaques in human lungs at necropsy. Acta path. microbiol. scand. Sect. A *81,* 457 (1973) — *Heilmann, K., Diezel, P. B., Rossner, J. A., Brinkmann, K. A.:* Morphological studies in tissues surrounding alloarthroplastic joints. Virchows Arch. A Path. Anat. Histol. *366,* 93 (1975) — *Hoffmann, E. O., Lamberty, J., Pizzolato, P., Coover, J.:* The ultrastructure of acute silicosis. Arch. Pathol. *96,* 104 (1973) — *Idelberger, K.:* Lehrbuch der Orthopädie, 3. Aufl., Berlin, Heidelberg, New York: Springer 1978 — *Jakobsen, J. K.:* On the side-effects of contrast media for myelography. Acta path. microbiol. scand. Sect. A *81,* 323 (1973) — *Karagianes, M. T., Wheeler, K. R., Nilles, J. L.:* Cartilage repair over porous metal implants. Arch. Pathol. *99,* 398 (1975) — *Liber, A. F., Choi, H.-S. H.:* SplendoreHoeppli phenomenon about silk sutures in tissue. Arch. Pathol. *95,* 217 (1973) — *Min, K.-W., Gyorkey, F., Cain, D.:* Talc granulomata in liver disease in narcotic addicts. Arch. Pathol *98,* 331 (1974) — *Müller, M. E., Allgöwer, M., Schneider, R., Willenegger, H.:* Manual der Osteosynthese; AO-Technik, 2. Aufl. Berlin, Heidelberg, New York: Springer 1977 — *Papadimitriou, J. M., Wyche, P. A.:* A biochemical profile of glassadherent cell populations containing multinucleated foreign body giant cells. J. Pathol. *119,* 239 (1976) — *Pauwels, F.:* Biomechanics of the normal and diseased hip. Theoretical foundation, technique and results of treatment. An atlas. Berlin, Heidelberg, New York: Springer 1976 — *Silver, M. D.:* Late complications of prosthetic heart valves. Arch. Pathol. Lab. Med. *102,* 281 (1978) — *Schwarze, E.-W., Bernhard, A.:* The pathological anatomy of surgically reconstructable or prosthetically correctable congenital valvular malformation of the mitral region. Virchows Arch. A Path. Anat. Histol. *367,* 149 (1975) — *Warfel, A. H.:* Macrophage fusion and multinucleated giant cell formation, surface morphology. Exp. Molec. Pathol. *28,* 163 (1978) — *Weber, B. G., Brunner, C., Freuler, F.:* Die Frakturenbehandlung bei Kindern und Jugendlichen. Berlin, Heidelberg, New York: Springer 1978

13. Teil

Physikalische Verletzungs- und Krankheitsursachen

164. Grobmechanisch verursachte Verletzungen und ihre möglichen Folgen

164.1. Einige Bemerkungen zu physikalischen Maßeinheiten, mit besonderer Berücksichtigung der Mechanik

Die wichtigsten *Maßeinheiten* sind *Länge (l, Dimension: L), Masse, (m, Dimension: M), Zeit (t, Dimension: T)* und *Temperatur (Dimension: θ)*. Weitere Maßeinheiten lassen sich mit Hilfe dieser Grunddimensionen definieren (s. u.).

Für die Angaben der *Länge (l)* gilt das international gebräuchliche metrische System. Nach der neuen Definition beträgt 1 Meter (m) = 1,650 763 73 × 10^6 λ (^{86}Kr), d. h. ein Vielfaches der Vakuumwellenlänge λ der orangeroten Spektrallinie des Kryptonnuklids ^{86}Kr beim Übergang zwischen den Niveaus $2p_{10}$ und $5d_5$ (s. dazu S. 1444). Im CGS-System ist die Grundeinheit der Zentimeter (cm). Im angelsächsischen ft-lb-s-System sind z. B. ein Inch (in) 2,54 × 10^{-2} m, ein Foot (ft) 3,048 × 10^{-1} m und ein Yard (yd) 9,144 × 10^{-1} m. Als Wellenlängeneinheit bei Röntgenspektroskopie wird im allgemeinen die X-Einheit benützt, die u. a. durch den Abstand $d_{211}^{18°}(CaCO_3)$ der (211)-Ebenen im Kalkspatkristall bei 18° C durch die Beziehung I X. E. = (1/3029,45 $d_{211}^{18°}(CaCO_3)$) definiert ist. Als Wellenlängeneinheit der Atom- und Molekülspektroskopie gebraucht man vor allem das Ångström (Å), das 10^{-10} m entspricht.

Eine *Fläche (A oder S*, Dimension: L^2) wird z. B. in m^2, cm^2 oder ft^2 angegeben.

Für *Volumen (V)*-Angaben (Dimension: L^3) verwendet man Maßeinheiten, wie m^3, cm^3, ft^3 u. a. m. Nach der neuen Definition von 1964 entspricht 1 Liter (l) = 1 dm^3. Die im angelsächsischen Bereich gebräuchliche Einheit »fluid ounce« ist = 2,841 × 10^{-2} dm^3.

Eine *Masse (m)* wird nach dem internationalen Einheitensystem in Kilogramm (kg), nach dem CGS-System in Gramm (g) und nach dem ft-lb-s-System z. B. in Pound (lb = 4,5359237 × 10^{-1} kg) oder Ounce (oz = 2,83495 × 10^{-2} kg) aufgeführt. Das »Ur-Kilogramm« entspricht einem Zylinder aus Platin-Iridium, der im Internationalen Bureau für Maß und Gewicht in Sèvres (Frankreich) aufbewahrt ist.

Basiseinheit der *Zeit (t)* ist die Sekunde (s), die neuerdings als das 9192631770fache der Periodendauer der dem Übergang zwischen beiden Hyperfeinstrukturniveaus des Grundzustandes von Atomen des Nuklids ^{133}Cs entsprechenden Strahlung festgelegt ist.

Ein *ebener Winkel* (z. B. α, β, γ, ϑ, φ, Dimension: L°) wird in Radiant (1 rad = 1 m/m) ausgedrückt, d. h. als Quotient aus der Kreisbogenlänge und dem Radius eines Kreises. Der Altgrad (°) entspricht $\frac{\pi}{180}$ rad, der Neugrad (g) $\frac{\pi}{200}$ rad (»Gon«, »grade«). Der rechte Winkel (∟) ist $\frac{\pi}{2}$ rad. Für den ganzen Kreiswinkel (2 πrad = 4∟ = 360° = 400 g) gibt es keine offizielle Bezeichnung.

Einen *räumlichen Winkel* (Ω) drückt man in Steradiant (sr = 1 m^2/m^2) aus, d. h. als Quotient der Fläche (F), die der Grundkreis eines mit der Spitze im Zentrum der Kugel liegenden Kegels vom Öffnungswinkel 2 φ aus der Kugelfläche ausschneidet, und des Quadrats des Radius (d. h. $\Omega = \frac{F}{r^2} = 2\pi\,(1 - \cos\varphi)$).

Die *Frequenz* (ν oder *f* = 1/T, wobei T der Periodendauer entspricht, Dimension T^{-1}) gibt man in Hertz (Hz = 1 s^{-1}) an. In angelsächsischen Ländern spricht man bei der »reziproken Sekunde« auch von »cycle per second« (c/s). Ein Kilohertz (kHz) = 1000 Hz. *Kreisfrequenzen* (ω) werden in s^{-1} ausgedrückt. Die *Drehzahl* (n, Dimension: T^{-1}) entspricht den Umdrehungen pro Sekunde (U s^{-1}) bzw. Minute oder Stunde.

Die *Temperatur* ist von der Wärme (= Wärmemenge) zu unterscheiden; die letztere kann sich nämlich auf eine größere oder eine kleinere Menge des gleichen Stoffes verteilen und hat dann im ersteren Fall eine geringere Temperatur als im zweiten. Die einzige Temperaturgröße, mit der alle Gesetzmäßigkeiten der Thermodynamik dargestellt werden können, ist die sog. thermodynamische Temperatur (T), als deren Basiseinheit der Grad *(grd)* Kelvin dient (°K = 273,16ter Teil der thermodynamischen Temperatur T_{tr} des sog. Wassertripelpunktes, d. h. des Gleichgewichtszustandes zwischen der festen, der flüssigen und der gasförmigen Phase des Wassers); dabei legt der sog. absolute Nullpunkt (T = 0 °K) den Beginn der Kelvin-Skala fest. Am gebräuchlichsten ist die Angabe der Temperatur nach der Celsius-Skala (t = T–$T_{0,C}$, wobei $T_{0,C}$ = 273,15°K = t_o = 0° C). Die Fahrenheit-Temperatur (ϑ = T–$T_{0,F}$, wobei $T_{0,F}$, nach der Rankine-Skala (°R bzw. degR) gemessen, 32,018 degR unter dem Wassertripelpunkt liegt und – thermodynamisch ausgedrückt – 459,67 °R beträgt) ist vor allem in angelsächsischen Ländern ein gebräuchliches Maß. Umrechnungen von der einen auf die andere Temperaturskala erfolgen z. B. nach folgenden Formeln:

$$T_K = \frac{5}{9}\,T_R = t_C + 273{,}15 = \frac{5}{9}\,(\vartheta_F + 459{,}67)$$

$$t_C = T_K - 273{,}15 = \frac{5}{9}\,(T_R - 491{,}67) = \frac{5}{9}\,(\vartheta_F - 32)$$

Die *Dichte* (ϱ = *m/V*, Dimension: $L^{-3}M$) wird in kg m^{-3}, g cm^{-3} u. a. angegeben; sie ist temperatur- und druckabhängig und kann daher nicht näher spezifiziert werden. Als Normdichte *(ϱn)* bezeichnen wir die Dichte eines Stoffes, die er im physikalischen Normzustand (0° C, 760 Torr) aufweist (z. B. ϱ_n (Hg) = 13,59508 kg dm^{-3}). Als wichtige Dichtekonstante dient u. a. auch die maximale Dichte luftfreien Wassers bei 760 Torr (d. h. bei ungefähr 4° C: $\varrho_{max}(H_2O)$ = 0,999972 kg dm^{-3}). Unter der *relativen Dichte* versteht man das Verhältnis der Dichte einer Substanz zu jener einer Bezugssubstanz: Naturgemäß handelt es sich hier um eine dimensionslose Größe, so daß man besser von einer *Dichtezahl* spricht.

Die *Geschwindigkeit* (*u* oder *v* = ds/dt, wobei s = Weglänge) hat die Dimension LT^{-1} und wird in m s^{-1} oder cm s^{-1} ausgedrückt.

Die *Winkelgeschwindigkeit* (ω = dφ/dt, Dimension: $L°T^{-1}$) wird in Radiant/Sekunde (rad s^{-1}) angegeben.

Maßeinheiten der *Beschleunigung* (*a* = d*v*/d*t*, Dimension: L/T^{-2}) sind: Meter/Sekunde zum Quadrat (m s^{-2}), cm s^{-2} (»Gal«) u. a. m. Der international gültige Wert der Normalfallbeschleunigung ist g_n = 9,80665 m s^{-2} = 980, 665 Gal (cm s^{-2}).

Die *Winkelbeschleunigung* (α= d*w*/d*t*, Dimension LT^{-2}) drückt man in Radiant/Sekunde zum Quadrat (rad s^{-2}) aus, u. U. auch als Neugrad/Sekunde zum Quadrat (^{g} s^{-2}) oder als Altgrad/Sekunde zum Quadrat (° s^{-2}) (Umrechnung s. oben).

Für die *Kraft* (*F* = Masse × Beschleunigung = *m* × d*v*/d*t*, Dimension: LMT^{-2}) gebraucht man als Maßeinheit nach dem internationalen Einheitensystem das Newton (N) = m kg s^{-2}, nach dem CGS-System das Dyn (dyn) = cm g s^{-2} = 10^{-5}N, nach dem ft-lb-s-System das Poundal (pdl) = 0,138254954376 N. Handelt es sich um Normalfallbeschleunigung (s. o.), kommen zudem Maßeinheiten wie die »force« (»*f*«, z. B. »poundforce (lbf)«), das »Pond« (p) bzw. die »Gramm-Kraft« (gf) u. a. zur Anwendung. Der Ausdruck »Gewicht« wird doppeldeutig benützt: einmal als Masse (m), einmal als Kraft (m × g, wobei g = lokale Fallbeschleunigung). Neuerdings zieht man es daher vor, von »Masse« oder von »Gewichtskraft« zu reden. Diese technischen Krafteinheiten sind an sich überflüssig, stehen aber z. T. immer noch im Gebrauch.

Als *Druck (p)* bezeichnen wir das Verhältnis von Kraft zu Fläche (*p* = *F*/*A* bzw. *F*/*S*, Dimension: $L^{-1}MT^{-2}$) und gebrauchen dafür als Maßeinheiten das Newton/Quadratmeter (N m^{-2}) oder – nach dem

CGS-System – das Dyn/Quadratzentimeter (dyn cm^{-2}), im angelsächsischen Bereich das Poundal per square foot (pdl ft^{-2}) u. a. m. Ein Bar ((bar) = 10^3 Millibar (mbar) = 10^6 μbar = 10^5N m^{-2} = 10^6dyn cm^{-2}) ist eine nicht kohärente metrische Druckeinheit. Als nicht kohärente technische Druckeinheit gebraucht man z. T. die sog. »technische Atmosphäre« (1 at = 9,80665 × 10^4 N m^{-2}), im Gegensatz zur »physikalischen Normalatmosphäre« (1 atm = 101325 N m^{-2} = 1013250 dyn cm^{-2}). Ein Torr (Torr) entspricht 1 atm/760 = 1333,22368 dyn cm^{-2}. In der Medizin werden Drucke z. T. als mm Wassersäule (1 mm WS = 98,063754 1 dyn cm^{-2}) oder als mm Hg-Säule (1 mm Hg = ungefähr 1 Torr) angegeben, obschon es sich hier eigentlich um Druckhöhen handelt. Als Normdruck verwendet man heute sowohl in der Physik als auch in der Meteorologie 1 atm = 760 Torr = 101325 N m^{-2}.

Energie (E, W) kann in Form von *potentieller Energie* (E_p, V, Φ), *kinetischer Energie* (E_k, T, K) oder *Strahlungsenergie* (W, Q_e, Q) vorhanden sein. Sie hat, wie auch die *Arbeit (W, A)* und die *Wärmemenge (Q),* die Dimension L^2MT^{-2}. Nach dem Internationalen Einheitensystem gilt als Maßeinheit das Joule (J = Newton × Meter = m^2 kg s^{-2} = 10^7 erg = Wattsekunde (Ws)), entspricht also u. a. dem Produkt aus Kraft und Wegstrecke. Im CGS-System verwendet man als Maßeinheit das Erg (erg = Dyn × Zentimeter = cm^2 g s^{-2} = 10^{-7} J), im ft-lb-s-System das Foot poundal (ft pdl = 0,042 140 110 1 J). Die thermochemische Kalorie (1 $cal_{thermochem}$ = 4,184 J), die 15°-Kalorie (cal_{15} = 4,185 5 J) und die Internationale Tafelkalorie (cal_{IT} = 4,186 8 J) entsprechen nicht kohärenten Energieeinheiten, die mit der Zeit durch das Joule abgelöst werden sollten. Dasselbe gilt für Maßeinheiten, wie das Kilopondmeter (kp m) bzw. kilogramme-force mètre (kgf m = 9,80665 J), die sog. Literatmosphäre (l atm = 1,01325 × 10^2 J), die Pferdestärkestunde (PSh = 2,64780 × 10^6 J) und die Kilowattstunde (kWh = 3,6 × 10^6 J). In der Atom- und Kernphysik werden noch weitere Begriffe benützt (S. 1439).

Unter der *Leistung (P)* versteht man das Verhältnis Energie/Zeit bzw. das Produkt Kraft × Geschwindigkeit (Dimension: L^2MT^{-3}). Nach dem Internationalen Einheitensystem drückt man sie in Watt (W = J/s = N × m/s = m^2 kg s^{-3} = 10^7 erg s^{-1}) aus, nach dem CGS-System in Erg/Sekunde (erg s^{-1}). Die nicht kohärente Maßeinheit Pferdestärke (PS = 7,3549875 × 10^2 W) wird vor allem im Zusammenhang mit Motorenleistungen gebraucht.

Die *Wirkung* entspricht dem Produkt aus Energie und Zeit (Dimension: L^2 M T^{-1}) und wird in Joule × Sekunde (J s = m^2 kg s^{-1} = 10^7 erg s) oder Erg × Sekunde (erg s = cm^2 g s^{-1} = 10^{-7} Js), u. U. auch als Dyn × Zentimeter × Sekunde ausgedrückt.

Die *Entropie* (S. 1042) trägt das Symbol *S* und hat die Dimension $L^2M\,T^{-2}\theta^{-1}$. Sie wird in Joule/Grad (J grd^{1-} = 10^7 erg grd^{-1}) ausgedrückt.

Die *dynamische Viskosität* (η) charakterisiert die Eigenschaft einer Flüssigkeit oder eines Gases, der gegenseitigen, nicht beschleunigten laminaren Verschiebung zweier benachbarter Schichten einen Widerstand (»innere Reibung«) entgegenzusetzen (Dimension: $L^{-1}M\,T^{-1}$). Nach dem Internationalen Einheitensystem gibt man sie in Newton × Sekunde/Quadratmeter (N s m^{-2} = 1 m^{-1}kg s^{-1}), nach dem CGS-System in Poise (P = Dyn × Sekunde/Quadratzentimeter = dyn s cm^{-2} = 1 cm^{-1}g s^{-1} = 10^{-1}N s m^{-2}) an.

Die – fälschlicherweise so benannte – »*kinematische Viskosität (ν)*« entspricht dem Quotienten aus der dynamischen Viskosität (η) und der Dichte (ϱ), d. h. $\nu = \eta/\varrho$, was die Dimension L^2T^{-1} ergibt. Als kohärente Einheiten dienen Quadratmeter/Sekunde (m^2s^{-1}) bzw. Quadratzentimeter/Sekunde (cm^2s^{-1}).

Unter dem *Viskositätsverhältnis (relative Viskosität)* versteht man den Quotienten aus der Viskosität einer Lösung und der Viskosität des Lösungsmittels, d. h. η/η_o, während die Größe $(\eta-\eta_o)/\eta_o$ *relative Viskositätsänderung* genannt wird. Bei verdünnten Lösungen spielt überdies die sog. *Viskositätszahl* (I_s, Dimension: L^3M^{-1}), auch Viskositätsnummer oder Viskositätsindex genannt, eine wichtige Rolle; sie wird definiert als $I_s = (1/c) \times (\eta-\eta_o)/\eta_o$, wobei c die Massenkonzentration darstellt. Maßeinheiten für I_s sind m^3kg^{-1} bzw. cm^3g^{-1}.

Die *Oberflächenspannung* (σ), die die Dimension M T^{-2} hat, gibt man in Newton/Meter (N m^{-1}) oder Joule/Quadratmeter (J m^{-2}), nach dem CGS-System in Dyn/Zentimeter (dyn cm^{-1}) bzw. Erg/Quadratzentimeter (erg cm^{-2}) an.

Die *rheologischen Eigenschaften* von Stützgewebe kamen bereits zur Sprache (S. 106). *Weitere physikalische Maßeinheiten* und deren Bedeutung werden später, im Zusammenhang mit Hitzewirkungen (S. 1411), elektrischen Unfällen (S. 1421) und Bestrahlungsfolgen (S. 1430 und 1434), besprochen.

164.2. Allgemeine Hinweise auf die schädlichen Auswirkungen mechanischer Energie auf den Körper

Begriffe

Definitionen: Von einer *mechanischen Schädigung* des Körpers reden wir, wenn sich aufgrund einer auf ihn einwirkenden Kraft und der dabei übertragenen mechanischen Energie eine Veränderung des Zustandes der Ruhe oder der gleichmäßigen Bewegung ergibt, die sich strukturell und/oder funktionell nachteilig auswirkt. In den weitaus meisten Fällen dieser Art äußert sich der Schaden in einer Unterbrechung der Gewebekontinuität, d. h. in einer *Verletzung* bzw. *Verwundung* (S. 1357). Die beim Zusammentreffen (Kollision) zwischen dem Körper und einer äußeren Masse freiwerdende Energie kann von der Bewegung des Körpers selbst, von derjenigen des Kollisionspartners oder von beiden stammen.

Mechanische Körperschäden, die sich aus raschen Veränderungen des atmosphärischen Druckes ergeben, nennt man *Barotraumen.*

Schädigungen durch Schallwellen umfassen u. a. *akustische Traumen,* die den Gehörapparat betreffen, ferner *chronische Vibrationsfolgen* und *Gewebeläsionen durch Ultraschall.*

Mechanische Faktoren spielen bei vielen weiteren fatalen Zwischenfällen oder Krankheiten eine entscheidende Rolle, so z. B. bei manchen Formen von *Erstickungstod,* beim *Ertrinken,* bei *Verschlüssen* oder *Stenosierungen kanalikulärer Systeme,* ferner bei *Strangulationen, Stieldrehungen* von Organen oder Gewebeteilen, *Kompressionserscheinungen* verschiedenster Art, *Insuffizienz von Klappen, intravaskulärem Hochdruck* u. a. m. (s. dort).

Häufigkeit mechanischer Körperschäden

Mechanisch bedingte Schäden nehmen im Rahmen der *Traumatologie* den wichtigsten Platz ein. Zu Friedenszeiten sind es vor allem die *Verkehrsunfälle,* die zahlenmäßig im Vordergrund stehen. Als besonders verhängnisvoll erweisen sich dabei die häufigen Schädeltraumen, ferner Verletzungen der Wirbelsäule und des Rückenmarks. *Berufsunfälle,* z. B. in Industrie und Landwirtschaft, spielen ebenfalls eine erhebliche Rolle, desgleichen *Sportunfälle,* wie Knochenfrakturen beim Skifahren, Bergsteigen u. a. m. (Tabelle 86). Daß im *Krieg* mechanisch bedingte Verletzungen in großer Zahl vorkommen, braucht nicht hervorgehoben zu werden. Da ein großer Teil der Fragen im Zusammenhang mit Körperverletzungen in der *gerichtlichen Medizin* behandelt wird, beschränken wir uns im folgenden auf zusammenfassende Angaben.

Tabelle 86. Kurze Übersicht über Häufigkeit und Arten grobmechanischer Unfälle bzw. Verletzungen[a]

1. Tödliche Unfälle am Beispiel der schweizerischen Wohnbevölkerung im Jahr 1975 ($n = 6{,}2 \times 10^6$)[b]

Todesursache	*Anzahl Fälle*[c]	*Bemerkungen*
Motorfahrzeugunfälle im Verkehr	1210	Überwiegend Autounfälle
Unfallmäßiger Sturz	1105	Eingeschlossen Schenkelhalsfrakturen älterer Leute
Mechanisches Ersticken	129	
Unfälle durch Ertrinken	109	
Unfälle durch Natur- und Umwelteinflüsse	59	
Unfälle durch fallende oder anfliegende Gegenstände	50	
Eisenbahnunfälle	42	Erhebliche Schwankungen in der Häufigkeit
Unfälle durch Feuersbrunst und Flammen	35	
Erdrücken, Einklemmen	30	Ausgenommen anderswo spezifizierte Unfälle
Motorfahrzeugunfälle außerhalb öffentlicher Straßen	27	
Unfälle durch elektrischen Strom	27	
Straßenverkehrsunfälle anderer Art als der oben genannten	22	
Spätfolgen von Unfällen	20	
Fahrzeugunfälle, nicht anderweitig klassierbar	19	
Flugzeug- und andere Luftfahrtunfälle	18	
Chirurgische und medizinische Komplikationen	16	
Unfälle durch Explosivstoffe	10	
Wasserverkehrsunfälle	9	
Unfälle durch Feuerwaffen	7	
Maschinenunfälle, nicht anderweitig klassierbar	7	
Stoß, Schlag oder Hieb (ausgenommen spezifizierte Unfälle)	5	
Unfälle durch heiße Substanzen, ätzende Flüssigkeiten, Dämpfe	5	
Unfälle durch scharfe oder spitzige Gegenstände	4	
»Überanstrengung und forcierte Bewegung«	3	
Explosion von Druckgefäßen	2	
Unfälle durch Eindringen von Fremdkörpern	2	
Andere und nicht näher bezeichnete Unfälle	99	
Total[c]	3125	

2. Verletzungshäufigkeiten bei verschiedenen Sportarten am Beispiel einer Statistik aus Norwegen ($n = 6057$)

Sportart	*Anzahl Verletzte*[d]	*Bemerkungen*
Skilaufen	1784	In der Schweiz relativ noch mehr
Fußball	1320	
Leibesübungen	622	
Schwimmen	523	
Handball	393	Verletzungsgefahr erheblich
Schlittschuhlaufen	363	
Rodeln	279	
Hockey und Eishockey	235	Verletzungsgefahr groß
Ringen	116	
Boxen	100	Schädel-Hirntraumen!
Athletik	90	
Waldlauf	57	
Tennis	30	
Andere Sportarten	245	

3. Beispiel einer Beteiligung der einzelnen Körperregionen bei anläßlich von Straßenunfällen tödlich Verunglückten ($n = 448$)[e]

Körperteil	*Anzahl Verletzungen*	*Bemerkungen*
Schädel	306	Häufigste Todesursache
Thorax	190	Relativ oft Todesursache
Untere Extremitäten	115	
Abdomen	103	
Wirbelsäule	93	Z. T. Querschnittslähmung
Becken	68	
Obere Extremitäten	52	
Hals	12	

[a] Die hier aufgeführten Zahlenbeispiele beziehen sich nicht auf suizidale oder kriminelle Verletzungen. Die Angaben stammen z. T. aus den Sechziger- und den frühen Siebzigerjahren und brauchen daher mit den heutigen Verhältnissen nicht übereinzustimmen.
[b] Diese Zusammenstellung ist dem Bericht 1975 des Eidgenössischen Statistischen Amtes entnommen.
[c] Seit 1975 hat die Zahl von Unfällen nur eine geringe Veränderung erfahren; dagegen sind einzelne Unfallarten (z. B. Bergunglücksfälle) relativ häufiger geworden.
[d] Diese Werte sind starken örtlichen und zeitlichen Schwankungen unterworfen, je nach der vorherrschenden Sportart.
[e] Die Angaben datieren aus der Zeit, da beim Autofahren noch wenig Sicherheitsgurten benützt wurden.

Tabelle 86 (Fortsetzung)

4. Beispiel von Lokalisationen traumatisch bedingter intrakranieller Blutungen (ausgenommen Schußwunden; n = 184)[f]

Lokalisation der Blutung	*Anzahl Fälle*		*Bemerkungen*
Subdurale Hämatome	118		
Einseitig		106	
Einseitig atypisch		1	
Doppelseitig		11	
Epidurale Hämatome	40		
Intrazerebrale Blutungen	26		Bei Verkehrsunfällen relativ mehr
Davon kombiniert mit sub- und/oder epiduralen Hämatomen		14	

5. Relative Häufigkeit verschiedener Thoraxverletzungen (Schuß- bzw. Kriegsverletzungen ausgenommen; n = 265)[g]

Art der Verletzung	*Anzahl Fälle*		*Bemerkungen*
Penetrierende Verletzungen	158		
Brustwand- und Lungenverletzungen[g]		138	4 Todesfälle
Herzverletzungen[h]		14	5 Todesfälle
Verletzung von Interkostal- oder Mammariagefäßen		3	Kein Todesfall
Verletzung großer Gefäße		2	Beides Todesfälle
Verletzung der Trachea		1	Kein Todesfall
Nicht penetrierende Verletzungen	107		
Frakturierte Rippen		100	Mehrheitlich einseitig; 26 Todesfälle
Sternumfraktur		5	3 Todesfälle
Aortenriß		2	Beides Todesfälle
Riß des Oesophagus		1	Todesfall
Zwerchfellriß		1	Kein Todesfall
Herzkontusion (?)		1	Todesfall

6. Relative Häufigkeit von Verletzungen verschiedener Abdominalorgane bzw. -strukturen bei stumpfen Bauchtraumen (meistens Risse)

Organ/Struktur	*Häufigkeit der Verletzungen (%)*	*Bemerkungen*
Leber	52,5	± Haemoperitoneum
Milz	46,5	± Haemoperitoneum
Dünndarm	9	u. U. Peritonitis
Mesenterium	8	u. U. Darminfarkte
Zwerchfell	8	
Dickdarm	5	Peritonitis die Regel
Nieren	4,5	u. U. perirenales Hämatom
Harnblase	4	u. U. Urinphlegmone
Bauchwand	2	
Magen	1	u. U. Peritonitis
Pankreas	1	u. U. Pankreasnekrose
Großes Netz	1	
Nierenarterie	1	
V. cava inferior	1	
Gallenblase	0,5	

7. Lokalisation von Kriegsverletzungen (Beispiel Vietnam, 1970)[i]

Lokalisation der Verletzung	*Relative Häufigkeit (in %)*	
	Gefallene (100%)	*Verletzte (100%)*
Kopf	47	14
Thorax	37	7
Abdomen	9	5
Extremitäten	7	54
Obere		18
Untere		36
Andere	3	20

[f] Auch hier zeigen sich von Statistik zu Statistik erhebliche Unterschiede.
[g] Mehrheitlich handelt es sich hier um einseitige Rippenfrakturen, oft Rippen-Serienfrakturen, z. T. mit Anspießung der Lunge und Pneumothorax, Haematothorax oder Pneumohaematothorax.
[h] Herzrisse betreffen am häufigsten den rechten Ventrikel.
[i] Diese Angaben sind nicht als für jede Art von Kriegführung repräsentativ anzusehen.

Physikalische Faktoren beim Zustandekommen grobmechanischer Verletzungen

Bei *einfacher Vorwärtsbewegung* besitzt ein Objekt eine *kinetische Energie*, die durch die folgende Beziehung gekennzeichnet ist:

$$E_k = m\, v^2/2_g$$

wobei: E_k = kinetische Energie in J
m = Masse in kg
v = Geschwindigkeit in m s^{-1}
g = Normalfallbeschleunigung (9,806 m s^{-2}).

Die sog. *wundproduzierende Kapazität* des Objekts ist somit seiner Masse und dem Quadrat seiner Geschwindigkeit proportional.

Rotiert das Objekt, wie das bei abgefeuerten Geschossen oft der Fall ist, im Flug um *seine Achse,* vergrößern sich seine Energie und damit seine wundproduzierende Kapazität um folgenden Wert:

$$E_r = i\, w^2/2_g$$

wobei: E_r = zusätzliche Energie infolge Rotation um eigene Achse, in J
i = sog. Rotationsträgheit = m $r^2/2_g$
wobei: m = Masse in kg
r = Radius des Objektquerschnitts
w = Winkelgeschwindigkeit in rad s^{-1}

Die wundproduzierende Kapazität eines Objekts, d. h. seine kinetische Energie, ist nicht notwendigerweise mit der *wundproduzierenden Energie* identisch, da a) die erstere bei der Kollision nicht immer voll aufgebraucht wird, b) die Bewegung sich dem Kollisionspartner mitteilen kann, und/oder c) das Objekt selber und/oder der Kollisionspartner eine Deformation erfahren: Unter solchen Bedingungen bezieht sich die geleistete Arbeit nicht nur auf die »Veränderung des Zustandes der Ruhe oder der gleichmäßigen Bewegung der Gewebe«, wie dies für das Zustandekommen grobmechanischer Schädigungen erforderlich ist. Die Frage, wieviel der kinetischen Energie des gefährdenden Objekts sich im Sinn gewebeverletzender Effekte auswirkt, und wieviel in unschädliche Bewegung bzw. Deformierung des Kollisionspartners umgewandelt wird, hängt in hohem Maße von der *Dauer des mechanischen Impulses* ab: Erfolgt die Übertragung einer bestimmten Energiemenge in kurzer Zeit, ist die Wahrscheinlichkeit von Kontinuitätstrennungen im Gewebe wesentlich größer, als wenn die Einwirkung länger dauert.

Ein weiterer Faktor, der die Folgen einer Kollision zweier Objekte bzw. Körper wesentlich mitbestimmt, ist die *Fläche von Gewebe,* auf die sich die Energieübertragung verteilt: Handelt es sich um ganz kleine Bezirke oder Zonen, ergibt sich – für eine bestimmte Menge kinetischer Energie – eine viel größere Verletzungsgefahr, als wenn das betroffene Gebiet eine große Ausdehnung hat.

Verschiedene Faktoren modifizieren die Wirkung eines mechanischen Impulses: In diesem Zusammenhang ist u. a. an *Hebelwirkungen* zu denken, wobei eine am »langen Hebel« ansetzende, relativ schwache mechanische Kraft am kurzen Hebel um ein vielfaches stärkere Effekte haben kann; dieser Mechanismus spielt bei manchen Knochenfrakturen eine bedeutsame Rolle. Ferner sind *aero- bzw. hydrostatische Phänomene* zu erwähnen: Eine bescheidene Kompression eines großen Hohlorgans, die die Verschiebung einer gewissen Inhaltsmenge in einen kleinen, kommunizierenden Nebenraum zur Folge hat, mag ausreichen, um den letzteren zur Ruptur zu bringen. Die Auswirkungen eines mechanischen Impulses auf das Gewebe hängen zudem stark von dessen *Reißfestigkeit, Elastizität, Plastizität und Trägheit* ab: Mehr oder weniger starre, aber brüchige Gewebe werden viel eher eine Kontinuitätstrennung erleiden als reißfestere und elastische.

Beispiele:

- *Stürze aus großer Höhe* brauchen dann keine lebensbedrohlichen Folgen zu haben, wenn es vor dem Aufprall zu einer protrahierten Verminderung der Fallgeschwindigkeit kommt (sog. *protrahierte Dezeleration,* z. B. beim Stürzen von Skispringern oder Abfahrtsläufern oder beim Absturz in einen Wald).
- *Spitze oder scharfe Objekte,* wie Dolche oder Messer, die an sehr *kleinen* – bzw. sehr schmalen Streifen von – *Gewebeoberflächen* angreifen, können schon bei geringer Kraftanwendung zu schweren Verletzungen führen.
- Zerreißungen bzw. Zertrümmerungen von Gewebe durch ganz *stumpfe bzw. flache Gegenstände* sind nur möglich, wenn diese eine bestimmte Masse aufweisen und ihnen – z. B. bei einem Schlag – eine gewisse Geschwindigkeit verliehen wird.
- Die ziemlich brüchige und wenig elastische *Leber* oder eine – z. B. wegen Mononucleosis infectiosa – *geschwellte Milz* rupturieren bei einem stumpfen Trauma bestimmter Art weit eher als etwa nicht kontrahierte Skelettmuskulatur. Die letztere ist allerdings im kontrahierten Zustand auch ziemlich reißbereit.

Nicht mit Wundsetzung verbundene schädliche Folgen mechanischer Einwirkungen

Die Entstehung von Wunden ist wohl die häufigste, aber nicht die einzige nachteilige Auswirkung mechanischer Einflüsse auf den Körper. Es sei in diesem Zusammenhang an die *Kompressionsischämie* (S. 171), die *mechanische Obstruktion* z. B. der Luftwege und die damit verbundene Erstickungsgefahr, den *mechanischen Ileus* (S. 675), die durch *amniotische Stränge* verursachten Verstümmelungen (S. 294) sowie *Nabelschnurumschlingungen des Kindes in utero* (vgl. dazu S. 310) und viele weitere Beispiele erinnert.

Nachteilige Folgen einer *Beschleunigung* werden manchmal bei Flügen notiert. Die meisten Folgen einer Akzeleration beruhen auf der Kraft der Trägheit, die größenmäßig der zur Geschwindigkeitserhöhung führenden gleichkommt, dieser jedoch in der Richtung entgegengesetzt ist. So bewirkt z. B. eine kopfwärts erfolgende Beschleunigung eine Verschiebung von Blut und z. T. auch Weichteilen nach den Füßen zu, was eine vorübergehende Minderdurchblutung des

Gehirns zur Folge haben kann, v. a. wenn die g-Zahl 4 überschritten wird. Noch weniger gut wird eine Beschleunigung fußwärts ertragen, indem es hier im Kopfbereich zu Schleimhautblutungen, u. U. sogar zu einem Herzstillstand kommen kann. Unter normalen Verhältnissen bilden solche Zwischenfälle in der Zivilluftfahrt die große Ausnahme, da die Passagiere in der Regel sitzen, und sich Beschleunigungen lineärer oder angulärer Art somit fast immer von vorn oder hinten bzw. seitwärts auswirken. Bei turbulenten Flügen werden manchmal g-Zahlen bis zu 12 registriert; meistens dauert eine solche Veränderung jedoch nur ganz kurze Zeit. Besondere Probleme stellen sich bei Bruchlandungen oder bei Katapultstart, ferner beim Start zu Raumflügen, die die Astronauten in liegender Position beginnen. In der Militäraviatik bieten die Kräfte gewisse Schwierigkeiten, die beim Kurvenflug in großer Geschwindigkeit auftreten: diese variieren umgekehrt proportional mit dem Radius der Kurve und proportional mit dem Quadrat der Geschwindigkeit. Unter solchen Bedingungen können sich g-Zahlen bis über 3 ergeben.

Störungen aufgrund von *Änderungen des atmosphärischen Drucks* (S. 1401) oder ein Einwirkungen energiereicher *Schallwellen* (S. 1408) kommen später zur Sprache.

164.3. Angaben über die Entstehung der verschiedenen grobmechanisch bedingten Wundarten

Begriffe

Definitionen: Zu den typischen sog. *»scharfen Verletzungen«* gehören der Schnitt und der Stich, u. U. auch der Hieb mit einem scharfen Gegenstand bzw. einer Waffe. Es handelt sich hier meist um sog. *»offene Verletzungen«*, bei denen die Kontinuität der Haut durchbrochen wird.

Die *Schnittwunde (Incisio)* kommt durch einen – oft nur leichten – Druck, z. T. auch Bewegung längs der Oberfläche und Reibung, eines Instruments oder einer Waffe mit scharfer Kante gegen die Haut oder andere Gewebe zustande. Der Gewebeschaden beschränkt sich hier auf die unmittelbare Nachbarschaft der Wundfläche.

Die *Stichwunde* entsteht durch Druck mit einem spitzen Instrument bzw. einer Stoßwaffe. Auch in diesem Fall erstreckt sich die Verletzung kaum über den Stichkanal hinaus.

Hiebverletzungen durch einen scharfen Gegenstand reichen infolge der größeren kinetischen Energie oft ziemlich tief und können mit stumpfen Verletzungen verschiedener Art verbunden sein (s. u.). Heutzutage begegnet man dieser Wundart am ehesten bei kriminellen Vergehen, ferner bei Verletzungen durch bewegte oder fallende, scharfkantige Objekte.

Man kennt noch *weitere penetrierende Wunden: Schußwunden* kommen weiter unten zur Sprache (S. 1396). Jeder spitze und/oder scharfe Gegenstand kann, falls ein genügender Druck ausgeübt wird, oder das Objekt eine gewisse Geschwindigkeit erreicht hat, penetrierende Verletzungen nach sich ziehen. Bei Explosionen z. B. verursachen durch die Luft fliegende Glasscherben oft ziemlich tief reichende Wunden. Penetrierende, z. T. »offene« Verletzungen erzeugen oft auch die spitzen Enden von Knochen bzw. Fragmente bei Frakturen.

Die *Schürfwunde (Abrasio)* entsteht durch oberflächlich tangential wirkende, ritzende, abscherende, reibende und/oder wegreißende Kräfte. Die dadurch entstehenden, meist zahlreichen, kleinen Defekte reichen z. T. bis ins Corium der Haut.

»Ablederungswunden« (»Décollement«) entstehen aufgrund einer tangentialen Gewalteinwirkung, wobei Haut und Unterhaut von der resistenteren Unterlage abgestreift (»abgeledert«) werden. Auf diese Weise bilden sich u. U. flächenhafte Hämatome.

Sog. *»stumpfe Verletzungen«:* Eine *Riß-, Rißquetsch- oder Platzwunde (Laceratio)* kommt durch exzessive Zugwirkungen auf das Gewebe zusammen, so daß es einreißt. In der Regel liegt dieser Art von Verletzung – wie den nachfolgenden – eine sog. »stumpfe Gewalteinwirkung« zugrunde, die oft auch druckbedingte Schäden bewirkt. Lazerationswunden beobachtet man besonders häufig dort, wo Haut direkt oder nahe über Knochen liegt (z. B. am Schädel oder an den Händen); öfters haben sie eine Sternform und zeigen unregelmäßige Wundränder, z. T. mit Schürfungen (»abradierte Lazerationen«). Bei schräger Einwirkung der mechanischen Energie (d. h. nicht senkrecht zur Hautoberfläche) ergeben sich häufig gekrümmte Lazerationen, deren konvexe Seite nach der Richtung weist, aus der die Gewalt einwirkte. Man begegnet vielfach auch *Lazerationen innerer Weichteile bzw. Organe,* z. B. an Bändern, Muskeln, Gefäßen oder Organen, wie Leber und Milz. Innere Riß- und Rißquetschwunden finden sich zudem in der Regel im Bereich spitzer Frakturenden. Zu den Lazerationen gehören schließlich innere Platzwunden, wie die Ruptur gas- und/oder flüssigkeitsgefüllter Hohlräume (z. B. Darm, Magen, Herz und Aorta).

Bißwunden entsprechen in der Mehrzahl der Fälle multiplen, mehr oder weniger stichförmigen Riß-Quetschwunden, teilweise verbunden mit Ablederung.

Sog. *Defektwunden* sind durch größere Oberflächendefekte gekennzeichnet, die durch tangentiale Schnitte, tiefgreifende Schürfungen, Ausrisse oder Streifschüsse verursacht sein können.

Prellwunden (Contusio) entstehen durch Übertragung der kinetischen Energie, die beim Zusammenprall zum Ausdruck kommt, durch die Haut und u. U. noch tiefer liegende Strukturen, wie die Schädelkalotte, hindurch auf innere Weichteile, so daß es hier zu Gefäßzerreißungen, Blutungen (S. 456) und allenfalls weiteren Schäden kommt. Man kennt fließende Übergänge zwischen Kontusionen und inneren Lazerationen. Bei der klassischen Kontusion ist die Haut nicht in nennenswertem Ausmaß verletzt *(»geschlossene Verletzung«).* Im Schädel-Hirnbereich unterscheidet man u. a. sog. »*Coup*«- und »*Contrecoup*«-Läsionen, wobei die letzteren dem Ort der Gewalteinwirkung gegenüber liegen (»Aussprengungseffekt«).

Druckwunden (Compressio) finden sich im Anschluß an starke und/oder wiederholte Druckwirkungen von Seiten fester, stumpfer Objekte oder Unterlagen, die jedoch kaum oder nur wenig in Bewegung sind. In manchen solchen Fällen spielt die Ischämie eine wichtige pathogenetische Rolle (s. u. a. Dekubitalgeschwüre, S. 171).

Als *Zertrümmerung bzw. Zermalmung (Conquassatio)* bezeichnen wir eine hochgradige mechanische Zerstörung von Geweben, Organen oder Körperteilen (z. B. nach Überfahren). Von der Lazeration – z. T. auch von der Kontusion – zur Konquassation gibt es fließende Übergänge.

Unter einer *Verzerrung (»Zerrung«, Distensio)* versteht man eine, mit kleinen Gewebseinrissen verbundene Verletzung infolge Überdehnung z. B. von Bändern, Muskeln, Sehnen, Faszien u. a.

Die *Verstauchung (»Verrenkung« Distorsio)* entspricht einer durch Überdehnung bedingten Verletzung des Band- und Kapselapparates von Gelenken. Man unterscheidet dabei eine *gewöhnliche Zerrung,* mit mehr oder weniger erhaltener Kontinuität dieser Strukturen, von *Band- und Gelenkkapselrupturen.*

Luxationen (S. 1392) eines vor dem Trauma intakten Gelenkes sind immer mit schweren Band- und Kapselzerreißungen verbunden.

Knorpel- und Knochenfrakturen wurden schon besprochen (S. 134).

Eine *»stumpfe Trennung«* wird in der Chirurgie oft absichtlich entlang lockeren Gewebeschranken und unter Berücksichtigung des Gefäßverlaufs vorgenommen (z. B. »stumpfes Ausschälen« eines kugeligen Tumors). Die Gewebeschädigung hält sich hier in der Regel in geringem Rahmen. Allerdings können u. U. flüssigkeitsgefüllte Hohlräume entstehen, wenn die fibrinöse Verklebung der Wundfläche und die anschließende bindegewebige Durchwachsung derselben nicht zustande kommen.

Unter *Erschütterung (Commotio)* verstehen wir eine grobmechanisch verursachte funktionelle Störung eines Organs oder Gewebeteils, für die sich mit Hilfe der konventionellen Methoden kein oder kein nennenswertes morphologisches Substrat finden läßt (z. B. Commotio cerebri, commotio cordis u. a. m.).

Eine vereinfachte schematische Übersicht über die verschiedenen Arten grobmechanischer Verletzungen gibt Abb. 188.

Beispiele:

- Bei *Schnittwunden,* wie sie in der Chirurgie gelegt werden, aber auch akzidentell – durch scharfkantige Gegenstände, wie Messer, Glas, Metall u. a., – zustande kommen können, sind die sog. Devitalisierung des Gewebes minimal, die Infektionsgefahr somit klein und die Heilungsaussichten in der Regel gut.
- *Stichwunden* sind in ihrer Tiefe schwierig zu beurteilen, lassen sich kaum drainieren und stellen eine besondere Infektionsgefahr dar, u. a. hinsichtlich anaerober Keime (S. 1937).
- Noch häufiger als bei Stichwunden findet sich eine Besiedelung des verletzten Gewebes durch pathogene Keime bei *Bißwunden,* wobei der Menschenbiß demjenigen eines Tieres an Gefährlichkeit keineswegs nachsteht!
- *Rißquetschwunden,* die die Mehrzahl äußerer Verletzungen ausmachen, weisen oft größere Devitalisierungszonen auf, als man bei der Inspektion vermuten könnte. Dies bringt eine erhebliche Gefahr der Infektion mit sich und kann auch die Wundheilung verzögern. Die Wundversorgung erfolgt in diesen Fällen in der Regel im Sinn einer Wundexzision (»Débridement«) und nachfolgenden Wundnaht (Intrakutan-Naht nach Allgöwer, Donati-Naht, U-Naht oder Knopf-Naht u. a.); eine solche »Primärnaht« ist allerdings nur möglich, wenn die Wunde nicht älter als 24 Std ist, ein völliges Débridement erreicht werden kann, die Durchblutung der Wundränder gewährleistet erscheint, Wundverunreinigungen nicht mehr vorhanden sind, und die Mobilisierung der Wundränder eine spannungsfreie Naht ermöglicht. Bißwunden sollten nie primär genäht werden!
- *Lazerationsverletzungen innerer Organe,* z. B. mit Leber-, Milz- und/oder Darmruptur, bedürfen einer möglichst raschen chirurgischen Versorgung.
- Bei *Hirnkontusion (Contusio cerebri)* erkennt man oft Prellungsherde am Ort des Schlages oder Aufschlages (»coup«) sowie Läsionen im diametral entgegengesetzten Bezirk (»contre-coup«). Die letzteren entstehen vermutlich durch Zerreißungen infolge einer Fortsetzung der Druckwelle auf die Gegenseite, bei gegenläufiger Bewegung des umgebenden Gewebes infolge dessen Trägheit. Schwerste Formen von Hirnkontusion sind jene, bei denen der Hirnstamm betroffen ist, z. B. im Sinn eines »contre-coup«.
- Traumatisch bedingte *intrakranielle Blutungen* (Epiduralhämatom, Subduralhämatom, intrazerebrales Hämatom, S. 327) führen zu einer Hirnkompression *(Compressio cerebri):* In diesen Fällen ist so rasch als möglich für Entlastung zu sorgen!

Hinweise auf Verletzungen bei Verkehrsunfällen

Die Häufigkeit von Verkehrsunfällen – in der Schweiz wurden z. B. in letzter Zeit jährlich etwa 1200 Verkehrstote und über 20000 Verletzte gezählt – rechtfertigt eine besondere Erwähnung dieser Gruppe grobmechanisch bedingter Verletzungen. Der Ruf nach *Geschwindigkeitsbeschränkung* hat seine volle Berechtigung, wenn man bedenkt, daß die kinetische Energie eines Fahrzeuges dem Quadrat seiner Geschwindigkeit proportional ist!

Art und Schweregrad der Verletzungen, die *Fahrzeuginsassen* erleiden können, hängen von einer Reihe von Faktoren ab, im besonderen von der Geschwindigkeit im Zeitpunkt unmittelbar vor der Kollision, der Dezelerationsrate nach erfolgtem Aufprall, der Beschaffenheit und der Verteilung der Kräfte, die die Abbrem-

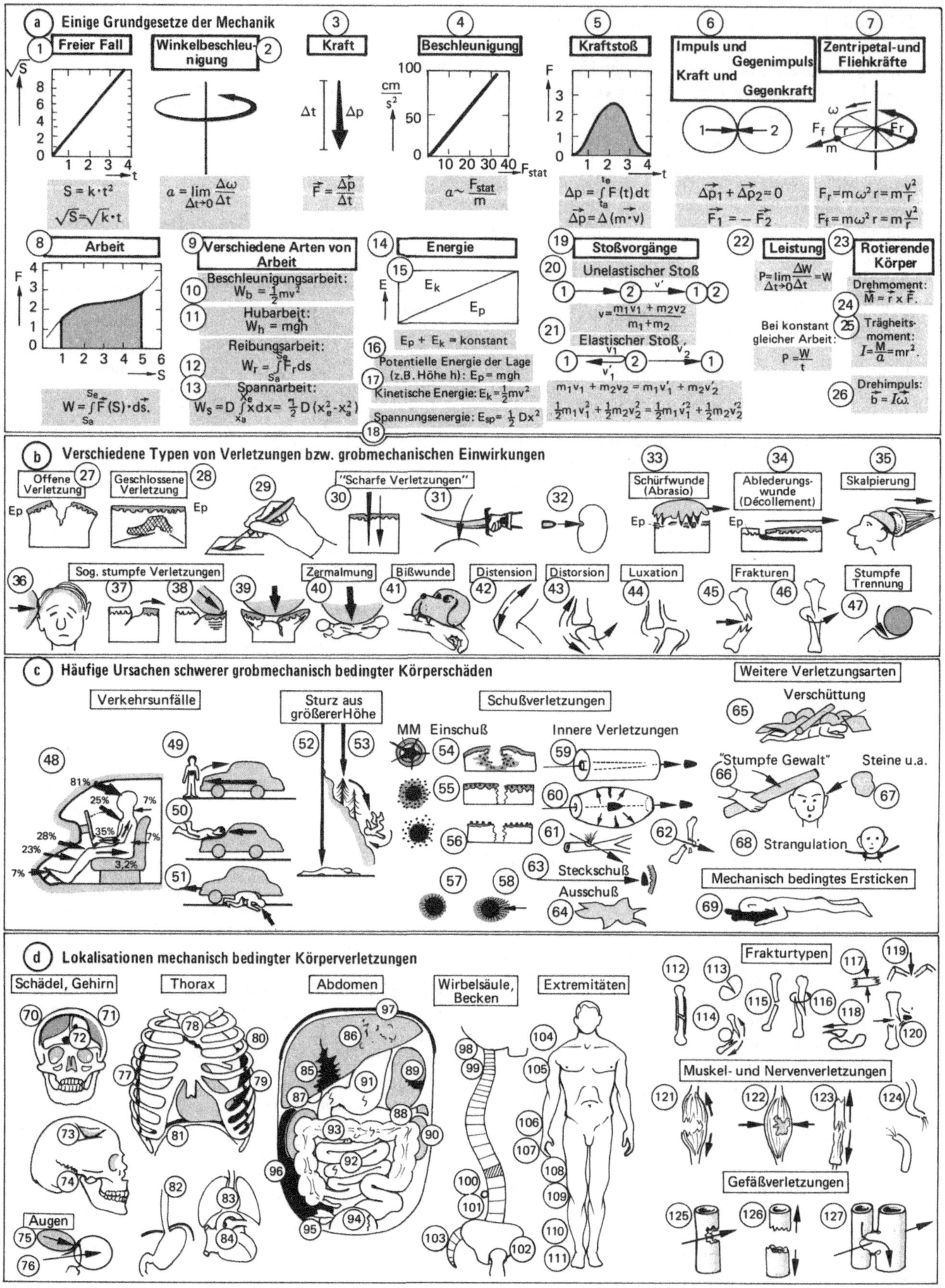
a Einige Grundgesetze der Mechanik
1 Freier Fall
$S = k \cdot t^2$
$\sqrt{S} = \sqrt{k} \cdot t$
2 Winkelbeschleunigung
$a = \lim_{\Delta t \to 0} \frac{\Delta\omega}{\Delta t}$
3 Kraft
$\vec{F} = \frac{\Delta\vec{p}}{\Delta t}$
4 Beschleunigung
$a \sim \frac{F_{stat}}{m}$
5 Kraftstoß
$\Delta p = \int_{t_a}^{t_e} F(t)\,dt$
$\Delta\vec{p} = \Delta(m \cdot \vec{v})$
6 Impuls und Gegenimpuls Kraft und Gegenkraft
$\Delta\vec{p}_1 + \Delta\vec{p}_2 = 0$
$\vec{F}_1 = -\vec{F}_2$
7 Zentripetal-und Fliehkräfte
$F_r = m\omega^2 r = m\frac{v^2}{r}$
$F_f = m\omega^2 r = m\frac{v^2}{r}$
8 Arbeit
$W = \int_{S_a}^{S_e} \vec{F}(S) \cdot d\vec{s}$
9 Verschiedene Arten von Arbeit
10 Beschleunigungsarbeit: $W_b = \frac{1}{2}mv^2$
11 Hubarbeit: $W_h = mgh$
12 Reibungsarbeit: $W_r = \int_{S_a}^{S_e} F_r ds$
13 Spannarbeit: $W_s = D\int_{x_a}^{x_e} x dx = \frac{1}{2}D(x_e^2 - x_a^2)$
14 Energie
15 E_k E_p
$E_p + E_k$ = konstant
16 Potentielle Energie der Lage
17 (z.B. Höhe h): $E_p = mgh$
Kinetische Energie: $E_k = \frac{1}{2}mv^2$
18 Spannungsenergie: $E_{sp} = \frac{1}{2}Dx^2$
19 Stoßvorgänge
20 Unelastischer Stoß
$v = \frac{m_1 v_1 + m_2 v_2}{m_1 + m_2}$
21 Elastischer Stoß
$m_1 v_1 + m_2 v_2 = m_1 v_1' + m_2 v_2'$
$\frac{1}{2}m_1 v_1^2 + \frac{1}{2}m_2 v_2^2 = \frac{1}{2}m_1 v_1'^2 + \frac{1}{2}m_2 v_2'^2$
22 Leistung
$P = \lim_{\Delta t \to 0} \frac{\Delta W}{\Delta t} = \dot{W}$
Bei konstant gleicher Arbeit: $P = \frac{W}{t}$
23 Rotierende Körper
24 Drehmoment: $\vec{M} = \vec{r} \times \vec{F}$
25 Trägheitsmoment: $I = \frac{M}{a} = mr^2$
26 Drehimpuls: $\vec{b} = I\vec{\omega}$
b Verschiedene Typen von Verletzungen bzw. grobmechanischen Einwirkungen
27 Offene Verletzung
28 Geschlossene Verletzung
"Scharfe Verletzungen"
33 Schürfwunde (Abrasio)
34 Ablederungswunde (Décollement)
35 Skalpierung
Sog. stumpfe Verletzungen
40 Zermalmung
41 Bißwunde
42 Distension
43 Distorsion
44 Luxation
Frakturen
47 Stumpfe Trennung
c Häufige Ursachen schwerer grobmechanisch bedingter Körperschäden
Verkehrsunfälle
81% 25% 7% 35% 28% 23% 7% 7% 3,2%
Sturz aus größererHöhe
Schußverletzungen
MM Einschuß
Innere Verletzungen
63 Steckschuß
64 Ausschuß
Weitere Verletzungsarten
65 Verschüttung
66 "Stumpfe Gewalt"
67 Steine u.a.
68 Strangulation
Mechanisch bedingtes Ersticken
d Lokalisationen mechanisch bedingter Körperverletzungen
Schädel, Gehirn
Augen
Thorax
Abdomen
Wirbelsäule, Becken
Extremitäten
Frakturtypen
Muskel- und Nervenverletzungen
Gefäßverletzungen

Abb. 188a–d. *Grobmechanisch bedingte Körperschäden.* **a** *Einige Grundgesetze der Mechanik.* Zum besseren Verständnis grobmechanisch verursachter Verletzungen seien hier einige Elemente der Mechanik in Erinnerung gerufen. Unter dem *freien Fall* versteht man die Bewegung, die ein Körper ausführt, wenn er ohne Behinderung aus einer bestimmten Höhe nach unten fällt. Als Behinderung wirkt sich – vor allem für leichte Körper – auch der Luftwiderstand aus (1; s = zurückgelegte Strecke; t = Zeit; k = Konstante (Maß für die Schwerkraft). Die *Winkelbeschleunigung* (α) ist die Ableitung der Winkelgeschwindigkeit (ω) nach der Zeit (2). Unter »*Kraft*« (F) versteht man den Quotienten aus der Änderung der Bewegungsgröße (Δp) und dem Zeitintervall, in dem diese Änderung erfolgt (3). Der Pfeil über den Buchstaben bedeutet, daß es sich um vektorielle Größen handelt. Die *Beschleunigung* (α) ergibt sich angenähert aus dem Quotienten aus Antriebskraft (F_{stat}) und Masse (m;4). Der *Kraftstoß* (Δp) auf einen Körper ist gleich dem Zeitintegral der auf ihn wirkenden Kraft oder – anders ausgedrückt – der Änderung seiner Bewegungsgröße (5; v = Geschwindigkeit). Bei Stoßvorgängen treten immer zwei entgegengerichtete Impulse auf *(Impuls und Gegenimpuls* bzw. *Kraft und Gegenkraft),* deren Summe in einem geschlossenen System Null ist (6). Die *Zentripetalkraft* (F_r) hält einen Körper auf der Kreisbahn und entspricht im mitgedrehten System größenmäßig der *Zentrifugalkraft* (F_f = *Fliehkraft*), die die erstere kompensiert (7). Unter »*Arbeit*« (W) verstehen wir das skalare Produkt aus der wirkenden Kraft und dem zurückgelegten Weg (8); sie entspricht somit dem Wegintegral der Kraft. Sonderformen der Arbeit (9) sind die *Beschleunigungsarbeit* (10), die einen Körper mit gegebener Masse aus der Ruhe auf eine bestimmte Geschwindigkeit bringt; die *Hubarbeit* (11), die einen Körper um eine gewisse Höhe hebt, die *Reibungsarbeit* (12), die einen – meist nicht konstanten – Reibungswiderstand überwindet, und die *Spannarbeit* (13), die z. B. zum Spannen einer Feder bis zur Ausdehnung x benötigt wird (D = Konstante, die die *Elastizitätseigenschaft* des gedehnten Materials angibt). Als »*Energie*« (E, 14) kann man die in einem Körper »gespeicherte Arbeit« bezeichnen, die ihn befähigt, wieder Arbeit zu verrichten (z. B. *potentielle Energie der Lage* (E_p, 16) oder *Spannungsenergie* (E_{sp}, 18)). *Kinetische Energie* (E_k, 17) besitzt ein Körper in Bewegung. Die Summe von potentieller und kinetischer Energie bleibt in geschlossenen Systemen konstant (15). *Stoßvorgänge* (19), die bei mechanischen Verletzungen eine große Rolle spielen, können mehr oder weniger elastisch sein. Der *unelastische Stoß* (20) kennzeichnet sich dadurch, daß sich die beiden Körper nach der Kollision gemeinsam weiter bewegen. Demgegenüber trennen sich die beiden Kollisionspartner nach einem *elastischen Stoß* (21) wieder, und die Summe der kinetischen Energie nach dem Stoß ist gleich der vor dem Stoß. Die *Leistung* (P, 22) stellt, wie die Arbeit, eine skalare Größe dar und errechnet sich aus dem – wechselnden – Quotienten aus Arbeit und Zeit. *Starre Körper* entsprechen einem System von Massenpunkten, deren gegenseitiger Abstand unverändert bleibt: Für rotierende derartige Körper (23) ist das *Drehmoment* ($\vec{M}$) das Produkt aus der Kraft und dem Abstand ihres Angriffspunktes von der Achse (24). Das *Trägheitsmoment* (I) kommt dabei dem Quotienten aus dem wirkenden Drehmoment und der dadurch erzeugten Winkelbeschleunigung gleich (25); es stimmt im übrigen mit dem Produkt aus der Masse, die der rotierende Körper aufweist, und dem Quadrat seines Abstandes (r) von der Achse überein. Der *Drehimpuls* ($\vec{b}$) eines rotierenden starren Körpers entspricht dem Produkt aus seinem Trägheitsmoment und seiner Winkelgeschwindigkeit ($\vec{\omega}$, 26). Der Gesamtdrehimpuls eines geschlossenen Systems ist konstant. **b** *Verschiedene Typen von Verletzungen bzw. grobmechanischen Einwirkungen.* Im Gegensatz zu *offenen Verletzungen* (27, Ep = Epidermis), die naturgemäß mit der Gefahr einer bakteriellen Kontamination verbunden sind, ist bei *geschlossenen Verletzungen* (28) die Hautoberfläche weitgehend intakt geblieben. Zu den sog. »*scharfen Verletzungen*«, die durch scharfe oder spitze Objekte (Messer, Waffen u. a.) mit sehr geringer Reibungsfläche verursacht werden, gehören u. a. *Schnittwunden* (*Incisio,* 29), *Stichwunden* (30), die wegen der Begünstigung von Anaerobier-Infektionen besonders gründlich versorgt bzw. überwacht werden müssen, und – durch scharfkantige bzw. geschliffene Objekte bzw. Waffen verursachte – *Hiebwunden* (31); ein Sturz auf eine scharfe Kante kann sich verständlicherweise ähnlich auswirken. Wegen der großen kinetischen Energie und damit *wundproduzierenden Kapazität* der Geschosse, werden in der Regel auch *Schußwunden* (32) zu den scharfen Verletzungen gezählt. *Schürfwunden* (*Abrasio,* 33) entstehen durch tangentiale Verletzung der Haut durch flächenhafte, rauhe Objekte (z. B. Schliddern auf dem Boden). Bei *Ablederungswunden* (*Décollement,* 34) kommt es über einen ähnlichen, aber stärker wirkenden Mechanismus zu einer Abtrennung der Lederhaut von der Unterlage, oft mit Bildung großer, flächenhafter Hämatome. *Skalpierungen* (35), bei denen die Galea abgerissen wird, sah man früher z. B. bei Fabrikarbeiterinnen, denen die Haare in Treibriemen geraten waren. *Stumpfe Verletzungen* (36) umfassen *Druckwirkungen (Compressio), Erschütterungen (Commotio,* z. B. Gehirnerschütterung), *Prellungen* (*Contusio, Quetschungen,* 36), die im Schädelbereich u. a. sog. »*Coup*«- *und* »*Contrecoup*«*-Läsionen des Gehirns* bewirken können, ferner *Rißwunden* (37), *Riß-Quetschwunden* (38) und *Platzwunden* (39). Auch die *Zermalmung* (*Conquassatio,* 40), bei der das Gewebe regelrecht zertrümmert wird, ist den stumpfen Verletzungen zuzuordnen. *Bißwunden* (41) sind vor allem wegen Anaerobier-Infektionen (S. 1937) gefährlich. *Zerrungen* (*Verzerrung, Distensio,* 42) beruhen auf Überdehnung, bei der es zu Einrissen von Bändern, Faszien, Sehnen und Muskeln kommen kann. Bei eigentlichen *Zerreißungen* spricht man von *Laceratio. Verstauchungen* (*Verrenkungen, Distorsio,* 43) betreffen den Bänder- und Knorpelapparat im Bereich von Gelenken, der z. T. rupturiert. Bei *Luxationen* (44) sind die gelenkbildenden Knochen gegeneinander verschoben; oft sind damit ebenfalls Bänderrisse verbunden, manchmal sogar Frakturen (sog. *Luxationsfraktur*). *Frakturen (Brüche) von Knochen* (z. T. auch von Knorpel) können sowohl durch Schläge bzw. Aufschläge (45) als auch durch Biegungs- und Rotationskräfte (46) bedingt sein, ganz abgesehen von anderen Ursachen, wie Schußverletzungen, Einbruch oder Durchbruch infolge Schwächung des Knochengerüsts (z. B. Spontanfraktur bei Knochenmetastase eines Krebses) u. a. m. Die »*stumpfe Trennung*« wendet der Chirurg manchmal an, um z. B. kugelige Tumoren mit bindegewebiger Kapsel »herauszuschälen« (47). **c** *Häufige Ursachen schwerer grobmechanisch bedingter Körperschäden.* Eine Übersicht über die relative und absolute Häufigkeit verschiedener Unfalltypen bzw. Verletzungsarten liefert Tabelle 86 (S. 1387). Besonders häufig hat der Arzt, wenn man von Kriegsverletzungen absieht, mit *Verkehrsunfällen* zu tun (48). Die Skizze gibt an, in wieviel Prozent der Fälle die einzelnen Körperteile verletzt wurden: Man erkennt u. a. die überragende Bedeutung von Schädel-Hirnverletzungen, besonders bei *Fahrern* und *Mitfahrern* auf den vorderen Sitzen. Werden *Fußgänger* (oder allenfalls Radfahrer bzw. Motorradfahrer) von Automobilen angefahren, ergeben sich für den Betroffenen oft zwei oder gar drei aufeinanderfolgende Kollisionen: 1) Im Anschluß an die erste Kollision kommt es meist nur dann zum »Überfahren« des Fußgängers, wenn der Schwerpunkt des letzteren unterhalb der Kollisionsstelle liegt (Kinder! Lastwagen!); häufig ist dies jedoch nicht der Fall, so daß der Angefahrene hochgeschleudert wird (49) und oft in einer zweiten Kollision z. B. an der Windschutzscheibe anschlägt (50). Nicht selten wird er daraufhin weggeschleudert und zieht sich beim Aufprall am Boden anderswo weitere Schäden zu (51). Abgesehen von Verletzungen (z. B. Frakturen) der unteren Extremitäten, die bei der ersten Kollision zustande kommen, stehen auch bei angefahrenen Fußgängern Schädel-Hirnverletzungen im Vordergrund. Ähnliches gilt für *Sturzverletzungen,* zumal solche nach Fall aus einiger Höhe (52). Eine *protrahierte Dezele-*

Abb. 188 a–d (Fortsetzung)

ration, z. B. durch Fallen in Bäume, Aufprall in spitzem Winkel auf die Unterlage, Überrollen u. a., kann das Schadenmaß stark reduzieren (53). Hie und da ist der Arzt in die Lage versetzt, *Schußwunden* beurteilen zu müssen: Beim sog. *Kontaktschuß (absoluter Nahschuß,* 54) findet man an der Einschußstelle in der Regel eine Impression durch die Mündung der Handfeuerwaffe (Mündungsmarke, MM). Außerdem ist die Wunde oft geplatzt, und verbranntes Pulver (Pulverschmauch) sowie unverbrannte Teilchen liegen – zumindest bei festem Aufsetzen der Mündung – *im* subepidermalen Gewebe, u. a. in der Subcutis (54). Ein *Nahschuß* (55; weniger als etwa 25 cm Distanz) kennzeichnet sich u. a. durch eine Verschmauchung um die Wunde herum (grau), vorausgesetzt, daß der Pulverschmauch nicht durch Kleider oder anderes Material filtriert wurde. Nach einem *relativen Nahschuß* (56; etwa 25–100 cm Distanz) findet sich in der Umgebung des Einschusses meist keine Verschmauchung; man beobachtet nur mehr eine »Tätowierung« der Hautoberfläche infolge Eindringens kleiner, unverbrannter Teilchen, wie Pulverreste, Metallpartikeln (vor allem aus der Geschoßhülse) und unverbrannten Lauffetts (»stippling«, wie auch beim Nachschuß, hier durch schwarze Punkte angedeutet). Beim *Distanzschuß (Fernschuß,* mehr als etwa 1 m; 57) fehlt auch das »stippling«. Schräg eingeschlagene Geschosse hinterlassen – im Gegensatz zu den senkrecht auftreffenden (57) – einen asymmetrischen Schürfsaum, aus dessen Beschaffenheit Richtung und Winkel der Geschoßbahn einigermaßen abgeleitet werden können (58). Durch Geschosse verursachte *innere Verletzungen* umfassen u. a. durch die hohe kinetische Energie bedingte Schäden in der Umgebung des Schußkanals (59), die im Fall hochrasanter Waffen (z. B. moderne Armeegewehre mit einer Anfangsgeschwindigkeit der Geschosse von mehr als 2000 m/sec) explosionsartige Zerstörungen und oft den sofortigen Tod herbeiführen können (60). Gefährlich sind ferner Ab- oder Zerreißungen von Blutgefäßen (61) oder des Herzens, Schußfrakturen, die »Sekundärprojektile« in Form von Knochensplittern erzeugen können (62), Perforieren bzw. Platzen von Hohlorganen u. a. m. Bei Steckschüssen (bzw. Stecksplittern) findet sich das Geschoß nicht selten auf der Gegenseite der Einschußstelle unter der Haut, die ziemlich resistent ist (63). *Ausschußwunden* sind oft unregelmäßig geformt (z. T. wegen Deformierung des Geschosses), zeigen evertierte Ränder und weisen in der Regel Ausrisse auf (64). *Weitere Verletzungsarten* von Bedeutung sind z. B. *Verschüttungen* (65, z. B. bei *Erdbeben*) und verschiedenste *Einwirkungen »stumpfer Gewalt«* (66, 67). Explosionsfolgen werden später behandelt (Abb. 189, S. 1402). Unter *»Strangulation«* versteht man ganz allgemein Umschlingungsschäden, meistens im Halsbereich (Erwürgen: von Hand; Erdrosseln: mit einer Schlinge): In erster Linie resultiert daraus eine Verlegung der Luftwege, u. U. kann es auch zu einer Reizung des Karotissinus und einem reflektorischen Kammerflimmern kommen. Beim Erhängen genügt ein Gewicht von 4 kg, um die Aa. carotides zu komprimieren. Fallerhängen führt meistens durch Genickbruch zum Tod (68). Mechanisch bedingtes Ersticken durch Verlegung der Luftwege kann akzidentell oder kriminell zustande kommen (69). **d** *Lokalisationen mechanisch bedingter Körperverletzungen.* Einzelheiten über dieses Gebiet finden sich in der traumatologischen Literatur (s. Literaturverzeichnis, S. 1399). Die nachfolgenden, summarischen Angaben erfolgen jeweils in der Reihenfolge der Häufigkeit, mit der eine bestimmte Veränderung oder ein Verletzungstyp beobachtet werden. Die Angaben stammen nicht alle aus neuesten Statistiken; mit der *Zunahme der Zahl von Verkehrsunfällen* in den letzten 10–20 Jahren hat sich die Häufigkeitsverteilung der einzelnen Verletzungsarten zugunsten z. B. von *Schädel-Gehirn-Traumen* verschoben. Bei *Schädeltrümmerbrüchen* (73) sind in erster Linie die Frontal-, Parietal- und Temporalknochen betroffen, was oft zur Ausbildung von *Subduralhämatomen* (meist einseitig, 70), etwa 3–4mal weniger häufig zur Entstehung von *Epiduralhämatomen* (71) sowie von *intrazerebralen Blutungen* (72) Anlaß gibt. *Schädelbasisfrakturen* (74) sind häufiger Quer- als Schräg- oder Längsbrüche. An den *Augen* beobachtet man in erster Linie durch *Perforation* entstandene Verletzungen (76), aber auch stumpfe Gewalt spielt eine große Rolle (75). Erheblich mehr als die Hälfte der *Thoraxverletzungen* zu Friedenszeiten beruhen auf Verkehrsunfällen. Die letzteren bewirken überwiegend stumpfe Traumen *(Commotio, Contusio, Compressio thoracis)*, sehr oft mit *Rippenfrakturen* (77, seltener auch *Sternumfrakturen,* 78), *Hämatothorax* (79), *Pneumothorax* oder *Pneumohämatothorax* (80) sowie u. U. weiteren Verletzungen (z. B. *»Anspießungen« der Lunge durch frakturierte Rippen, Bronchusabriß* (83), *Mediastinalemphysem, Rupturen von Herz* und/oder *großen Gefäßen* (84), *Zwerchfell-* und/oder *Ösophagusrisse* (81, 82) u. a. m.). Bei *Lungenrissen* ist an die Gefahr der Entstehung eines *Spannungspneumothorax* zu denken. *Penetrierende Verletzungen* (z. B. Stiche oder Schußwunden) betreffen vor allem Brustwand und Lunge, seltener das Herz und große Gefäße. Ein *stumpfes Bauchtrauma* tritt selten isoliert auf; oft sind Brustkorb und/oder Becken sowie andere Körperteile mitverletzt, vor allem bei Verkehrsunfällen, die bis über 80% solcher Verletzungen verursachen. In der Reihenfolge der Häufigkeit werden betroffen: Milz (89), Leber (Riß mit Blutungen, 85, und/oder nachfolgender Nekrose, 86), ferner Dünndarm (92), Harnblase (94), Urethra (besonders bei Beckenfrakturen), Kolon (93), Magen (91) und Nieren (90), seltener Duodenum, Pankreas (88) sowie Gallenblase (87), und nur ausnahmsweise Uterus bzw. Adnexe (95) u. a. Zwerchfellrisse sind ebenfalls keine Seltenheit (97). Vor allem *Milz- und Leberrupturen* führen zur Ausbildung eines *Hämaskos* (96), während Magen-Darm-Risse verständlicherweise eine *Peritonitis* nach sich ziehen. *Penetrierende Verletzungen* im Bauchraum (Stiche, Schüsse) treffen relativ oft die Leber und Teile des Magendarmtraktes. *Verletzungen der Wirbelsäule* (ohne oder mit *Beschädigung des Rückenmarkes*) umfassen u. a. isolierte Wirbelkörperfrakturen (ohne oder mit Bandscheibenverletzung), schwere Kompressionsfrakturen (Trümmerbrüche) von Wirbelkörpern, Verrenkungsbrüche, reine Wirbelluxationen, isolierte Bogenbrüche, isolierte Frakturen der Gelenkfortsätze bzw. Querfortsätze, Frakturen und Luxationen des Kreuzbeins und/oder des Steißbeins (103), z. T. verbunden mit Beckenfraktur (102). *Lokalisatorisch* ergibt sich nach verschiedenen Statistiken für Wirbelfrakturen die nachstehende Reihenfolge der Häufigkeit: L 1, Th 12 (100), L 2 (L 1–3 zusammen: ⅔ aller Fälle!), C 5 (99), C 6 usw. Die *Halswirbelsäule* wird bei Rammunfällen (Anfahren von hinten) oft im Sinn der Retroflexion, bei Frontalzusammenstößen durch Anteflexion beschädigt, ganz abgesehen von komplexen Schleuder- und Prellmechanismen (99). Hie und da kommt es auch zu Brüchen von Atlas und/oder Epistropheus (98). Stumpfe Traumen sind manchmal Ursache von *Diskushernien* (101). *Verletzungen der Extremitäten,* im besonderen Frakturen, gehören zu den häufigen Folgen schwerer Unfälle, u. a. bei Skisport, abgesehen von Verkehrsunfällen und vielen anderen möglichen Ursachen (Frakturen von Unterschenkel (110), Schultergürtel (104, vor allem Clavicula), Unterarm (106), Oberschenkel (108, z. B. Femurhals-Fraktur nach Sturz auf Hüfte bei älteren Leuten), Hand (107), Fuß (111), Oberarm (105), Kniegegend (109) u. a. Die wichtigsten *Typen von Knochenfrakturen* sind: *»Grünholz«(subperiostale)-Frakturen bei Kindern* (112), *Infraktionen (Fissuren,* 113), *Biegungsbrüche* (114), z. T. in Form von *Quer- und Schrägfrakturen* (115), *Torsionsbrüche* (116), *Kompressionsfrakturen* (117), *Abscher-, Riß-* bzw. *Ausrißbrüche* (118), *Impressionsfrakturen* (119) und *Schußbrüche* (120). *Verletzungen der Muskulatur* umfassen u. a. *Muskelrisse* (121) und *Quetschungen* (122), oft mit Bildung von Hämatomen. *Nervenverletzungen* können u. a. *Zerrungen* (123, z. T. mit *Einrissen*), *Zerschneidungen* oder *Zerreißungen* (124) entsprechen. Zu den häufigeren *Gefäßverletzungen* gehören – abgesehen von *Kompression* und *Kontusion,* die u. U. eine Thrombose bewirken – u. a. *Risse* bzw. *Einschnitte*

sung des betroffenen Individuums verursachen sowie von den Körperteilen, die in die Übertragung der mechanischen (kinetischen) Energie einbezogen sind. Bei einem *sofortigen Stop,* wie z. B. bei einer Frontalkollision oder bei einem Zusammenprall des Gefährts *(»erste Kollision«)* mit einem massiven, fixen Objekt, bewegen sich die Insassen mit der ursprünglichen Geschwindigkeit nach vorn, bis sie – in einer *»zweiten« Kollision* – im Wageninnern aufschlagen: Hier findet dann die hauptsächliche Energieübertragung auf den menschlichen Körper statt. Je rascher dieser Transfer kinetischer Energie erfolgt, und je kleiner die Fläche ist, auf die er sich auswirkt, umso schwerwiegender ist die Verletzung. Sicherheitsmaßnahmen, wie Gurten, Nackenstützen, kollabierbare Steuerachsen, eindrückbares Material im vorderen Wageninnern, Versenken vorstehender Metallteile, Luftkissen, die sich im Augenblick der ersten Kollision augenblicklich füllen u. a. m., dienen vor allem dazu, a) die Dauer der Energieübertragung zu verlängern, b) die Fläche, auf die sich die zweite Kollision auswirkt, zu vergrößern, und c) ein Hinausschleudern aus dem Wagen (vor allem durch die Windschutzscheibe) zu verhindern. Unter den Verletzungen, die nach Verkehrsunfällen dieser Art beobachtet werden, stehen solche von *Kopf und Hals* im Vordergrund: Oft handelt es sich um die Folgen eines stumpfen Aufpralls an den Wagenscheiben oder an anderen Teilen des vorderen Wageninnern. Vor allem bei *Auffahrkollisionen,* d. h. bei plötzlichem Stoß von hinten, können Verletzungen der Halswirbelsäule zustande kommen, u. U. mit irreparabler Querschnittsläsion des Rückenmarks oder sogar sofort tödlichem Genickbruch.

Rumpfverletzungen werden u. a. durch das Steuerrad, die Lenkradachse, das Fensterbrett oder – im Fall von Personen, die sich hinten im Wagen befinden – die Vordersitze hervorgerufen. Verletzungen an den *unteren Extremitäten* beruhen u. a. auf einer Kollision derselben mit dem Unterteil des Armaturenbretts, einer Kompression durch den Wagenboden, Einwirken von Pedalen u. a. m. *Armfrakturen* werden z. B. durch das Steuerrad oder das Armaturenbrett verursacht. Unkorrekt getragene Gurten (z. B. zu locker angezogen und/oder falsch angelegt, wie am Hals bzw. über dem Abdomen anstatt über dem kleinen Becken) vermögen ebenfalls schwerwiegende Traumen hervorzurufen. Werden Wageninsassen nach dem Aufprall ins Freie geschleudert, kommt es zu *weiteren Kollisionen,* z. B. mit dem Boden, Mauern, anderen Fahrzeugen, u. a., oder das betroffene Individuum kann überfahren bzw. erdrückt werden. Wird bei einem Verkehrsunfall ein Wagen völlig zusammengestaucht, entstehen schwere Zermalmungs- bzw. Zertrümmerungsverletzungen, die meistens nicht überlebt werden. Bei leichteren Verkehrsunfällen, insbesondere auch solchen mit seitlicher Kollision, gestalten sich die kinetischen Verhältnisse oft ziemlich kompliziert, indem zur Dezeleration des Fahrzeuges noch eine Richtungsänderung u. a. hinzukommen.

Häufig sind *Fußgänger* Opfer von Verkehrsunfällen, im besonderen Kinder, die unachtsam über die Straße laufen, ältere Personen mit Gesichts-, Gehör- oder anderen Schäden sowie Erwachsene, die unter Alkoholeinfluß stehen oder aus anderen Gründen vermindert merkfähig sind. Diese drei Kategorien machen je ungefähr einen Drittel der Fußgänger-Unfälle aus. Zu einem *»Überfahren«* von Fußgängern kommt es in der Regel nur, wenn deren *Schwerpunkt unterhalb der Kollisionsstelle am Fahrzeug* liegt, d. h. z. B. Kinder, gestürzte Personen, sehr große (hohe) Kraftwagen u. a. m. In solchen Fällen entstehen Zermalmungsverletzungen, wobei sich nicht selten das Reifenprofil auf der Körperoberfläche des Verunfallten abzeichnet. In der großen Mehrzahl der Fälle liegt der *Schwerpunkt* des Fußgängers jedoch nicht unter-, sondern *oberhalb der Kollisionsstelle am Wagen,* so daß Beinfrakturen, z. T. auch solche des Beckens oder der unteren Rückenanteile, im Vordergrund stehen: Diese stammen in der Regel von der ersten Kollision; nach dieser werden die unteren Körperteile des Betroffenen oft hochgeschleudert, und der Fußgänger prallt in einer zweiten Kollision – oft kopfvoran – mit Vorderteilen des Wagens zusammen. Häufig wird der bereits Verletzte dann noch auf die Straße geworfen, wo er sich beim Aufschlag weitere Schäden zuziehen kann. Werden Fußgänger von einem Wagen seitlich erfaßt, folgt mehrheitlich ein Wegschleudern derselben unter rotierender Bewegung: auch in diesen Fällen entstehen zusätzliche Verletzungen anläßlich des Aufpralls auf den Boden. Bei allen diesen Möglichkeiten sind vor allem Schädelverletzungen zu befürchten.

Radfahrer bzw. Motorradfahrer sind noch mehr gefährdet als Fußgänger, die ersteren, weil sie von Motorfahrzeuglenkern oft nicht beachtet und angefahren werden, die letzteren, weil sie zudem oft selber – vor allem durch übersetzte Geschwindigkeit – Unfälle ver-

---

Abb. 188 a–d (Fortsetzung)

oder *Schußverletzungen ohne gänzliche Durchtrennung* (125), völlige *Zerreißungen (Lazerationen)* bzw. *Durchschneidungen* oder *schußbedingte Diskontinuitäten* (126) und *arteriovenöse Fisteln* (z. B. an der A. brachialis oder femoralis, 127). Zu den *Komplikationen grobmechanischer Körperschädigungen* zählen u. a. der *unmittelbare Tod* bei Ausschaltung lebenswichtiger Organe (Herz, Lunge, Medulla oblongata), *Verlegung der Luftwege* mit Erstickungsgefahr, *primärer (neurogener) Schock,* schwere Blutungen mit *Verblutungstod* oder hypovolämischem *Schock,* der verzögert letal enden kann, *Fettembolie* (selten Luftembolie), *Thromboembolien* (meist mit Latenz), *Wundinfektionen* mit der *Gefahr einer Sepsis,* bleibende *zentralnervöse Schäden* (z. B. Tetraplegie nach Wirbelsäulenverletzung im Halsbereich) u. a. m.

ursachen. Der Kollisionstyp entspricht in solchen Fällen z. T. dem eines »sitzenden Fußgängers«, in erster Linie handelt es sich aber um Folgen einer Sekundärkollision mit Aufprall des Kopfes und Schädel-Hirn-Trauma.

Schußverletzungen

Verwundungen dieser Art fallen – wie übrigens auch ein Großteil der eben besprochenen Verkehrsunfälle – in das Gebiet der gerichtlichen Medizin. Im folgenden sei daher nur eine kurze Zusammenfassung über Schußverletzungen gegeben.

Bei einer *Schußabgabe* wird das Geschoß, das in der Regel einen vollen oder teilweisen Kupfermantel trägt, und dessen Durchmesser meistens etwas größer ist als das »Kaliber« der Feuerwaffe, durch explosionsartige Entzündung des Pulvers am Grund der Patrone durch den meist spiralig gerillten Lauf getrieben und verläßt die Mündung mit der Anfangsgeschwindigkeit v_0. Diese variiert zwischen etwa 200 m s^{-1} bei kleinen Revolvern bis über 1000 m s^{-1} bei Gewehren. Durch die spiralige Rillung des Laufes, gegen dessen Inneres die Kugel gepreßt wird, erhält die letztere eine gewisse Winkelgeschwindigkeit (S. 1385), die dem Flugkörper durch den Drall eine, dem Kreisel vergleichbare Stabilität der Lage im Raum verleiht. Außer dem Geschoß verläßt verschiedenartiges kleinpartikuläres Material die Mündung: a) Teile von verbranntem Pulver, die einen schwarzen Staub (Pulverschmauch) bilden und bei der Schußabgabe nur etwa 15–25 cm weit über die Mündung hinausgetragen werden; b) größere Partikel, die Resten unverbrannten Pulvers entsprechen; c) Metallreste, die zumeist vom Geschoßmantel (Hülse) stammen; und d) Teile des – z. T. ebenfalls verbrannten – Lauffetts sowie anderer Débris. Die unter b)–d) genannten Partikel können bei Schüssen aus Handfeuerwaffen bis ungefähr 1 m weit über die Mündung hinaus transportiert werden.

Im Bereich eines sog. *Einschusses* beobachtet man an der Haut verschiedene Veränderungen, die z. T. mit der Beziehung der Waffenmündung zur Hautoberfläche zusammenhängen. Bei sog. *Kontaktschüssen (»absoluten Nahschüssen«)*, bei denen die Waffe gegen die Hautoberfläche gepreßt wird (z. B. Suizid), unterscheidet man zwischen *festem (dichtem)* und *losem (lockerem) Kontakt.* Beim ersteren werden praktisch alle unter a)–d) genannten Teilchen in das Gewebe *hinein* getragen, während bei losem Kontakt solche Partikel sowohl im Bereich des Schußkanals als auch an der Hautoberfläche, in unmittelbarer Nachbarschaft des Einschusses, gefunden werden. War die Waffenmündung bei der Schußabgabe nicht in Kontakt mit der Haut, jedoch nahe daran, d. h. bis höchstens etwa 25 cm, spricht man von *Nahschuß,* bei dem im Bereich des Einschusses – neben größerpartikulärem Material – eine Verschmauchung zustandekommt; diese beruht auf der Ablagerung der oben unter a) genannten Teilchen. Bei *Schüssen aus »mittlerer« (»intermediärer«) Distanz (»relativer Nahschuß«),* d. h. aus einer Entfernung von ungefähr 25–100 cm, vermißt man den Pulverschmauch im Gebiet des Einschusses, dagegen erkennt man – je nach Distanz – in einem mehr oder weniger großen Umkreis punktförmige Einschläge kleiner Partikel (sog. »stippling« oder »Tätowierung«). Selbstverständlich gelten diese Angaben, streng genommen, nur für Schüsse, die gegen die entblößte Hautoberfläche abgefeuert wurden: Kleidungsstücke u. a. vermögen einen guten Teil – wenn nicht die Gesamtheit – der bei der Schußabgabe aus dem Lauf geschleuderten kleinen *Partikel zu »filtrieren«.* Je nach Kaliber bzw. Explosionsenergie kann bei Kontaktschüssen die Haut im Gebiet des Einschusses z. B. sternförmig *lazeriert* sein, indem sich hier die Druckwirkung zum guten Teil vom Schußkanal, d. h. vom Gewebeinneren, auswirken und somit auch in einer Zerreißung der Haut zum Ausdruck kommen kann. Bei »dichten« Kontaktschüssen, die nicht zur Lazeration führen, bemerkt man im Bereich des Einschusses in der Regel eine *»Mündungsmarke«:* Diese kommt dadurch zustande, daß bei der Schußabgabe die Haut infolge der Druckwirkung auf das Gewebeinnere angehoben und somit gegen die Mündung der Feuerwaffe gepreßt wird. Auch hier gilt, daß zwischen Waffe und Haut liegende Kleiderschichten oder anderes Material die Entstehung einer typischen Mündungsmarke verhindern können. Wird die Waffe aus *Distanz* abgefeuert *(»Fernschuß«),* hängt der Befund im Bereich des Einschusses u. a. vom Winkel zwischen Schußlinie und Hautoberfläche ab. Bei senkrechtem Auftreffen zeigt sich ein zentraler Defekt *(»Einschußloch«),* der etwas kleiner ist als der Querschnitt des Geschosses und der von einem schmalen *abgeschürften Hautsaum (»Schürfsaum«)* umgeben wird. Der letztere kann – wegen Fett- und anderer Verschmutzung des Geschosses sowie Kupfer und Zink aus der Hülse – den Eindruck eines »grauen Rings« machen *(»Schmutzsaum«).* Dieses typische Bild des senkrecht auftreffenden Distanzschusses rührt u. a. daher, daß der Drall des Geschosses dessen Richtung stabilisiert und deshalb meist einen rundlichen Defekt entstehen läßt, der sich nach dem Geschoßdurchtritt infolge der Elastizität der Haut etwas verkleinert; ferner ist die Rotation des Geschosses – abgesehen von der konischen oder halbkugeligen Form der Geschoßspitze – an der Entstehung der marginalen Abrasion beteiligt. Trifft die Kugel nicht im rechten Winkel auf die Haut ein, entsteht auf der Seite des geringsten Winkels ein breiterer Schürfungssaum als auf der Gegenseite. Lage und Breite des letzteren gestatten Aussagen über die Schußrichtung in bezug auf die Hautoberfläche.

Atypische Einschußwunden findet man z. B., wenn die Kugel ihren gyroskopischen Drall verloren oder verändert hat, wenn sie bei vorherigem Durchschuß durch anderes Material deformiert wurde, und/oder wenn es sich um sog. Ricochet-Schüsse handelt. Drallstörungen kommen u. a. bei fehlerhaften Waffen oder Patronen vor, ferner waren sie für die früher benützten »Dum-Dum«-Geschosse typisch. Werden vor dem Einschuß nahe liegende Objekte, wie Brillen, Gürtelschnallen u. a. durchschossen, können Fragmente der letzteren ebenfalls zu Verletzungen Anlaß geben, ganz abgesehen von der Verformung, die das Geschoß durch eine solche erste Kollision erleidet. Atypische Einschüsse werden zudem beobachtet, wenn die Kugel z. B. vor dem Eindringen in den Rumpf einen Arm durchschlägt. Schließlich zeigen gewisse Hautpartien, wie die von Augenlidern, Lippen, Nase, Ohren, Fingerspitzen und Genitalien, wegen ihrer besonderen Beschaffenheit oft ungewöhnliche Einschußwunden. Waffen mit sehr hoher v_0 (»hoher Rasanz«), wie sie heute z. T. in der Armee benützt werden, erzeugen bei Kontakt- oder Nahschuß u. U. *explosive Verletzungen* (z. B. Semi-Dekapitation nach Mundschuß). *Schrotmunition* verursacht mehrere Einschüsse, deren Verteilung Hinweise auf die Schußdistanz liefert.

Die *inneren Verletzungen,* die durch Schußwaffen erzeugt werden, unterscheiden sich in verschiedener Hinsicht von anderen grobmechanischen Verwundungen. Dies hängt in erster Linie mit der Geschwindigkeit der Geschosse zusammen: Die *kinetische Energie* einer Kugel verhält sich, wie erinnerlich, proportional zu ihrer Masse, nimmt aber entsprechend dem Quadrat ihrer Geschwindigkeit zu. Waffen mit hoher v_0 erzeugen daher bis auf ziemlich weite Distanz in einer mehr oder weniger ausgedehnten, zylindrisch den Schußkanal umgebenden Zone Gewebezerstörungen, die erheblich über die durch das Geschoß direkt erzeugten hinausgehen: In diesem Phänomen liegt der Hauptgrund der oft sofort tödlichen Wirkung moderner militärischer Gewehre, die z. T. eine v_0 von mehr als 2000 m s^{-1} aufweisen. Aus demselben Grund werden z. B. Knochensplitter, die durch die Kugelwirkung entstanden, wie Sekundärprojektile im Körper »weitergeschossen«. Eine Idee von der Energiefreisetzung bei derartigen Verletzungen vermittelt beispielsweise die Zersplitterung des Orbitaldaches, die bei transzerebraler Passage solcher hochbrisanter Geschosse beobachtet werden kann. Verständlicherweise entstehen auf diese Weise *Lazerationen* verschiedenster Art, ganz abgesehen von den durch das Geschoß selbst hervorgerufenen Läsionen. Bei *Verletzung größerer Gefäße* oder Lazeration blutreicher Organe, wie der Leber oder der Milz, tritt oft in kurzer Zeit ein lebensbedrohlicher *Blutverlust* ein, besonders, wenn die Hämorrhagie in größere Körperhöhlen hinein erfolgt. Herzdurchschüsse sind nicht immer tödlich, können aber u. U. eine augenblicklich eintretende Asystolie und/oder eine Herztamponade zur Folge haben. *Darmdurchschüsse* oder Verletzungen anderer bakterienhaltiger Hohlorgane sind mit der Gefahr der rasch um sich greifenden Infektion (z. B. Peritonitis) verbunden. Knochendurchschüsse, die u. U. zu Splitterfrakturen Anlaß geben, bei geringerer Rasanz des Geschosses jedoch oft typische konische Läsionen mit engem Eintritts- und weitem Austrittsdefekt erzeugen, gehören ebenfalls zu den häufigen Befunden. Manchmal, besonders wenn es sich um Geschosse mit relativ geringer kinetischer Energie handelt, bleibt die Kugel im Körper stecken. Recht oft findet man sie unter der Haut an der Gegenseite der Einschußstelle; offenbar bildet die Lederhaut einen erheblichen Widerstand. Über die mögliche nachträgliche Wanderung solcher Projektile wurde schon berichtet (S. 1381). *Hautwunden im Bereich des Kugelaustritts (»Ausschuß«)* lassen sich meistens gut vom »Einschuß« unterscheiden: Das Projektil ist öfters deformiert, hat eine geringere Geschwindigkeit und zeigt in der Regel einen Verlust des Dralls. Teilweise aus diesem Grund, teilweise, weil das Geschoß auf seinem Weg durch die Gewebe abgelenkt wurde, liegt es mit seiner Längsachse z. T. nicht mehr in der Richtung seines Durchtritts. So entstehen am »Ausschuß« oft lazerierte, unregelmäßig geformte Wunden mit evertierten Rändern, z. T. auch mit Ausrissen.

Sturzverletzungen

Stürze aus großer Höhe, wie sie z. B. an Baustellen oder in den Bergen vorkommen können, führen infolge schwerer Aufprallverletzungen oft augenblicklich oder in kürzerer Zeit zum Tod, wobei Schädel-Hirn-Verletzungen im Vordergrund stehen. Die letzteren können indessen auch bei Fall aus geringer Höhe bzw. beim Umstürzen und Aufschlagen des Kopfes auf einer harten Unterlage zustande kommen. Nicht selten stellt man einen Genickbruch fest.

Sehr häufig kommt es beim Skifahren zu Beinbrüchen, wobei im wesentlichen zwischen Folgen von Rotations-Hebelwirkungen und solchen von Knickungen (z. B. am festen Schuhrand) unterschieden werden kann; während im letzteren Fall »glatte« Querfrakturen keine Seltenheit sind, beobachtet man im Anschluß an falsche Drehbewegungen häufig Spiral- bis Splitterbrüche.

Verschüttungsverletzungen

Diese, als »crushing injuries« bekannten Verletzungen, die z. B. beim Einstürzen von Häusern oder eines Stollens zustande kommen, stellen oft eine Kombination von Kompressionsschäden (u. U. mit Erstickung infolge Thoraxkompression), Lazerationen und Frakturen dar. Bei ausgedehnter Myolyse beobachtet man eine Myoglobinurie, die – zusammen mit den meist vorhandenen Schockwirkungen – die »Crush-Niere« prägt (S. 753).

Strangulationen

Diese *»Umschlingungsschäden«* beruhen auf einem Kompressionseffekt, wobei u. U. der Larynxknorpel frakturiert wird. Der Begriff der Strangulation ist nicht auf den Halsbereich beschränkt (vgl. dazu Strangulations-Ileus, S. 676). Beim *Erwürgen* (mit Händen) und beim *Erdrosseln* (mit einer Schlinge) spielt die Verlegung der Luftwege die Hauptrolle; u. U. kann es bei Reizung des Karotissinus zu einem reflektorischen Kammerflimmern kommen. Beim *Erhängen* wird das Strangwerkzeug durch das Eigengewicht des Körpers zugeschnürt. Für den Todeseintritt ist vor allem die Kompression der Karotiden und der Aa. vertebrales verantwortlich, wozu bereits ungefähr 4 kg Gewicht genügen können. Weitere Mechanismen umfassen hier einen reflektorischen Herzstillstand, bei »Fallerhängen« einen Genickbruch und – meistens nebensächlich – eine Kompression der Luftwege.

Mechanisch bedingte Erstickungsarten

Beim *Bolustod,* der durch Festsetzen von Nahrungsteilen (z. B. Fleisch- oder Brotstücke), Gebissen u. a. am Larynxeingang, d. h. an der Grenze zwischen Pharynx und Ösophagus, ausgelöst werden kann, kommt es manchmal zum reflektorischen Herzstillstand, u. U. auch zum Ersticken. Echtes Ersticken steht bei *Verschluß der Atemöffnungen* (u. U. in krimineller Absicht), *Behinderung der Thoraxexkursionen und der »Abdominalatmung«* (Einklemmungen verschiedener Art), *Aspiration von Blut oder Erbrochenem* u. a. m. im Vordergrund. Es sei hier daran erinnert, daß »inneres Ersticken« z. B. bei Gasembolie oder bei CO-Vergiftung den hauptsächlichen pathogenetischen Mechanismus darstellt.

Weitere Verletzungsarten

Wie aus den zu Beginn dieses Abschnittes gegebenen Definitionen hervorgeht, kennt man noch eine Vielzahl weiterer Formen grobmechanisch bedingter Körperschäden. Besonders wichtig sind die verschiedenartigen *Schädelverletzungen,* die durch mehr oder weniger stumpfe Gewalt erzeugt werden können. Sog. *direkte Schädelbrüche* umfassen, je nach der Art der Einwirkung, *Lochbrüche,* die durch relativ heftige Schläge (bzw. Aufschläge) auf eine Fläche von wenig mehr als 4 cm^2 erzeugt werden, ferner *Terrassenbrüche* bei schiefem Auftreffen, *Kantenbrüche,* die eine längliche Impression zeigen, und *Biegungsbrüche,* die meist durch Gewalteinwirkung auf größerer Fläche (meist mehr als etwa 16 cm^2, z. B. große Steine) zustande kommen. *Indirekte Schädelbrüche* lassen sich in *Berstungsbrüche* infolge Quer- oder Längsdruck unterscheiden. Auch Schädelbasisfrakturen sind mehrheitlich Berstungsbrüche.

Solchen Verletzungen begegnet man – abgesehen von Unfällen und kriegerischen Handlungen – u. a. bei *kriminellen Vergehen,* wie Erschlagen, Kindsmißhandlungen u. a. m., gehören also oft in das Gebiet der gerichtlichen Medizin (s. dort).

164.4. Lokale Folgen und Komplikationen grobmechanischer Verletzungen

Diese wurden zum größten Teil im Rahmen der Besprechung der gestörten Wundheilung (S. 1357) erörtert. Im wesentlichen handelt es sich um *Blutungen* (z. T. mit der Gefahr des Verblutens, eines akuten Hirndrucks, einer Herztamponade u. a.), *Gewebenekrosen* bei *Konstriktion, Durchtrennung und/oder Thrombosierung von Blutgefäßen, Schmerzen* (z. B. bei Verletzung von Periost, Peritoneum, Perikard, Adventitia großer Gefäße u. a.), *Kompressionserscheinungen* (z. B. intrakraniale Druckerhöhung infolge Blutung und/oder Hirnschwellung), *Obstruktionen* (z. B. Verlegung der Luftwege durch Blut, Erbrochenes, Fremdkörper u. a. m., ferner Verschluß von Nasen- und Mundöffnungen durch die Unterlage), *Lähmungen* oder *andersartige Funktionsstörungen* (z. B. nach *Frakturen*), *Wundinfektionen* usw. Über diese Folgen und Komplikationen ist in den vorausgegangenen Kapiteln und Abschnitten schon berichtet worden.

164.5. Mögliche allgemeine Auswirkungen grobmechanischer Verletzungen

Ist bei einem mechanischen Trauma der Tod – z. B. infolge *Ausschaltung lebenswichtiger Organe oder Organteile,* wie der Medulla oblongata bzw. des Hirnstamms, des Herzens oder der Lunge – nicht augenblicklich eingetreten, ist als erste Gefahr die einer *allgemeinen Hypoxie* zu beachten. Diese kann z. B. aufgrund einer *Verlegung der Luftwege* und/oder einer schweren Gefäßverletzung mit *massiver Blutung* in sehr kurzer Zeit eintreten, falls nicht sofortige Abhilfe geschafft wird. Ein sog. *primärer (neurogener) Schock,* der vor allem nach Einwirkungen auf bestimmte Körperteile, wie Verletzung der Pankreasgegend, Druck auf die Karotissinus, Schläge auf Epigastrium oder Testikel, Perforation der Pleura u. a. m., beobachtet wird, scheint stark von individuellen Unterschieden abzuhängen; meistens ist er nicht schwerwiegend, u. U. führt er aber zu Bewußtlosigkeit, ausnahmsweise soll er sogar für den Todeseintritt verantwortlich gewesen sein. Klinisch wichtiger ist der sog. *sekundäre (hypovolämische) Schock,* der hauptsächlich bei raschem Blutverlust schwere Grade erreicht und bei mehrstündiger Dauer Schäden an Nieren (*Schocknieren,* S. 583 und 753), z. T. auch Leber, Darm und anderen Organen zur Folge hat. Gesellen sich dazu eine Myoglobinurie und/oder Hämoglobinurie, erleiden die Nierentubuli u. U. auch noch toxisch bedingte Veränderungen. Im allgemeinen wird durch schwerere Traumen ein *allgemeines Adaptationssyndrom* ausgelöst (S. 1312), über dessen mögliche schädliche Folgen allerdings keine zuverlässigen Angaben vorliegen. Besonders bei multiplen Frakturen langer Röhrenknochen und/oder ausgedehnten Verletzungen von Fettgewebe besteht die Gefahr einer mehr oder weniger massiven *Fettembolie* der Lungen, u. U. auch des großen Kreislaufs, wobei Hirnschäden im Sinn der Purpura cerebri im Vordergrund stehen (S. 478). *Luftembolien* nach grobmechanischen Verletzungen, z. B. des Respirationstraktes, werden seltener beobachtet (S. 479). Häufiger stellt man – zumal einige Zeit nach der Verletzung – das Auftreten von *Venenthromben* und *Thromboembolien* fest (S. 472). Bei den meisten Verletzungen kommt es im Anschluß an Gewebeblutungen und/oder -nekrosen zu *steril-entzündlichen Reaktionen* mit entsprechenden Allgemeinerscheinungen (S. 1301). Besteht eine Wundinfektion, oder ist es z. B. aufgrund eines sog. *Schockdarms* zu vermehrtem Bakterieneintritt in die Darmwand gekommen, ist die Möglichkeit der Entwicklung einer *Sepsis* ins Auge zu fassen (S. 1742). Die *Spätfolgen* einer grobmechanischen Verletzung hängen von der Wertigkeit des betroffenen Körperteils oder Organs, dem Ausmaß der erlittenen Schäden, dem Reparations- bzw. Regenerationsvermögen und den Möglichkeiten nachträglicher korrigierender chirurgischer Eingriffe oder andersartiger Behandlungen ab. Das schwerste Maß von *Invalidität* besteht bei Lähmungen bzw. Hirnschäden anderer Art sowie nach Verlust einer oder mehrerer Extremitäten. Lähmungserscheinungen sind öfters unmittelbar nach der Verletzung stärker ausgeprägt und ausgedehnter – vor allem wegen Gewebeschwellung bzw. -ödem und Blutungen – als lange Zeit nach Ablauf der Reparationsvorgänge. Wie schon erwähnt wurde, können aber einmal zerstörte Neuronen nicht ersetzt, und die Unterbrechung einer wichtigen Nervenbahn höchstens zu einem kleinen Teil repariert werden. Schädeltraumatiker leiden oft noch jahrelang an Kopfschmerzen und anderen Störungen; nicht selten besteht auch eine posttraumatische Epilepsie. Von den invalidisierenden Spätfolgen sind ferner posttraumatische Arthronosen zu nennen, die schmerzhaft sein können.

Literatur

Adelson, L.: The pathology of homicide. Springfield/Ill.: Thomas 1974 — *Brown, W. J., Yoshida, N., Canty, T., Verity, M. A.:* Experimental concussion. Ultrastructural and biochemical correlates. Am. J. Path. *66*, 41 (1972) — *Fischer, H., Spann, W.:* Pathologie des Trauma. München: Bergmann 1967 — *Hunt, A. C.* (ed.): Pathology of the injury. London: Harvey Miller and Medcalf Ltd 1972 — *Martinez, J. L.:* High speed fash x-ray and cinematography in injury research. In: Impact injury and crash protection, Proceedings of the Wayne State University Symposium on impact injury and crash protection, Detroit, Michigan 1969 (Gurdjian, E. S., Lange, W. A., Patrick, L. M., Thomas L. M. eds.), p. 196. Springfield/Ill.: Thomas 1970 — *Prokop, O., Göhler, W.:* Forensische Medizin, 3. Aufl. Stuttgart: Fischer 1976 — *Rittmann, W. W., Matter, P.:* Die offene Fraktur. Bern: Huber 1977 — *Rudman, D., Fleischer, A., Kutner, M. H.:* Concentration of 3′, 5′ cyclic adenosine monophosphate in ventricular cerebrospinal fluid of patients with prolonged coma after head trauma or intracranial hemorrhage. N. Engl. J. Med. *295*, 635 (1976) — *Sevitt, S., Stoner, H. B.* (ed.): The pathology of trauma. J. clin. Path., suppl. nr. 4 1970 — *Soren, A., Rosenbauer, K. A., Klein, W., Huth, F.:* Morphological examinations of so-called posttraumatic synovitis. Beitr. Path. *150*, 11 (1973) — *Spitz, W. U., Fisher, R. S.* (eds.): Medicolegal investigation of death: Guidelines for the application of pathology to crime investigation. Springfield/Ill.: Thomas 1974 — *Thomas, D. G. T., Palfreyman, J. W., Ratcliffe, J. G.:* Serum-myelin-basic-protein assay in diagnosis and prognosis of patients with head injury. Lancet *1978 I*, 113

165. Ertrinken

165.1. Einleitende Angaben und Begriffe

Der Ertrinkungstod steht unter den akzidentellen Todesfällen zur Zeit an 4. Stelle und macht insgesamt ungefähr 6–7% aller fatal endenden Unfälle aus. In USA sterben auf diese Weise jährlich etwa 7000 Personen.

Definitionen: Mit »*Ertrinken*« meint man eine Gruppe von Störungen, die nach ungefähr ein- bis mehrminutigem, völligem Untertauchen nicht für das Tauchen ausgerüsteter Individuen in einem an sich für die Körperoberfläche unschädlichen flüssigen Medium aufzutreten pflegen. Da es sich – entgegen früheren Annahmen – nur in einem kleineren Teil der Fälle um ein Ersticken i. e. S., sondern meistens um die Folgen komplexer, von der Art des flüssigen Mediums, in das jemand untertaucht, abhängiger, hämodynamischer und blutchemischer Veränderungen handelt, erscheint es richtig, z. B. »*Ertrinken in Süßwasser*«, »*Ertrinken in Salzwasser*« u. a. m. auseinanderzuhalten. Bei der Autopsie Ertrunkener finden sich oft große Lungen mit reichlich schaumiger Flüssigkeit (sog. »*Emphysema aquosum*«).

Nach dem Untertauchen *(Submersion)* reagieren Ungewohnte in der Regel mit verzweifelten Versuchen, die Wasseroberfläche wieder zu erreichen. Danach – oder manchmal von Anfang an – folgt eine kurze Phase, während der der Atem angehalten wird. Dies ist aber nur so lange möglich, bis die steigende CO_2-Konzentration im Blut unaufhaltsame Inspirationsbewegungen erheblichen Ausmaßes auslöst: Dabei werden oft große Flüssigkeitsmengen in die Lungen eingesogen. Überdies kommt es oft zum Schlucken von Wasser, häufiger auch zum Husten und manchmal zum Erbrechen. Rasch tritt Bewußtlosigkeit ein, und terminal erfolgen noch einige schnappende Inspirationsbewegungen, bevor der Herz-Kreislaufstillstand eintritt.

165.2. Zur Frage des Erstickungstodes beim Ertrinken

Früher nahm man an, der Ertrinkungstod beruhe immer auf Ersticken. Neuere Untersuchungen haben indessen deutlich gemacht, daß der Todesmechanismus in der Mehrzahl der Fälle wesentlich komplexer ist und u. a. entscheidend davon abhängt, ob die Submersion in Süß- oder Salzwasser stattfand (Abb. 189, S. 1402). Man vermutet, daß ein echter Erstickungstod, z. B. infolge Laryngospasmus und Schluß der Glottis, nur in etwas mehr als einem Zehntel der Fälle von Ertrinken die Hauptrolle spielt. Bei einem solchen Mechanismus kann es sein, daß man anläßlich der Autopsie kein sog. Emphysema aquosum vorfindet.

165.3. Ertrinken im Süßwasser

Pathogenese: Das Ansaugen großer Mengen *stark hypotonischen Wassers* in die Lungen hat u. a. zur Folge, daß rasch ein Ausgleich mit der Blutflüssigkeit eingeleitet wird, d. h. daß reichlich Wasser in die Blutbahn übertritt. Auf diese Weise kommt es in kürzester Zeit zu einer *Hämodilution* und einer *Hypervolämie.* Versuche an Hunden haben gezeigt, daß das zirkulierende Blutvolumen unter diesen Bedingungen innerhalb von 2 min um ungefähr 50% zunehmen kann. Überdies kommt es in wechselndem Ausmaß zu einer *intravasalen Hämolyse.* Aufgrund dieses Geschehens entstehen rasch *schwerwiegende Störungen des Blutchemismus,* indem die Konzentrationen von Natrium, Chlor, Kalzium, Proteinen u. a. erheblich sinken, während – offenbar infolge Hämolyse – die Kaliumkonzentration ansteigt. Es steht allerdings nicht fest, welche der genannten Elektrolytveränderungen für das – oft beobachtete – *Kammerflimmern* bzw. den *Herzstillstand* ausschlaggebend ist. Einige Autoren denken in erster Linie an die Hyponatriämie, andere vermuten, die Hyperkaliämie sei das wichtigste.

Morphologisch finden sich in der Regel große, schwere Lungen, bei deren Einschneiden reichlich annähernd wässerige Flüssigkeit abfließt. Die für Lungenödem typische Schaumbildung ist nicht besonders ausgeprägt. Mikroskopisch sieht man viele Alveolen mit schwach färbbarer Flüssigkeit ausgefüllt, andere sind durch – den Luftblasen entsprechende – rundliche, »leere« Räume ausgespannt. Enthielt das Wasser, in dem das Individuum ertrank, Sand- bzw. kleinste Steinpartikel und/oder Algen, lassen sich diese z. B. im Lungenabstrichsaft nachweisen. Postmortal ist die Hämolyse schwer zu beurteilen. Das Herz weist meistens eine deutliche Dilatation auf, und es besteht eine akute Stauung der Organe im großen Kreislauf.

165.4. Ertrinken im Salzwasser (Meerwasser)

Das Meerwasser ist stark *hypertonisch,* indem z. B. der Kochsalzgehalt mehr als 3% beträgt. Beim Ertrinken in Meerwasser geschieht demnach im wesentlichen das Gegenteil dessen, was oben für das Süßwasser geschildert wurde: Es kommt zu einer raschen Diffusion der Salze in den Blutstrom, und Wasser, bzw. eiweißhaltige Plasmaflüssigkeit, verschiebt sich in die Lungenalveolen, bis das osmotische Gleichgewicht einigermaßen wiederhergestellt ist. Die Folgen dieses Prozesses sind eine rasch einsetzende *Hämokonzentration* und *Hypovolämie,* verbunden mit einem deutlichen Anstieg der Kochsalzkonzentration im Blut sowie der Ausbildung eines *fulminanten Lungenödems.* In den Fällen, die eine klinische Untersuchung noch ermöglichten, wurde oft eine Bradykardie festgestellt. Der Todeseintritt, der wesentlich seltener als im Fall des Ertrinkens in Süßwasser mit Kammerflimmern verbunden zu sein scheint, wird von verschiedenen Autoren mit der Hypernatriämie in Beziehung gebracht.

Morphologisch ist in diesen Fällen meist ein typisches, schweres Lungenödem nachweisbar, d. h. die Flüssigkeit in den Alveolen läßt sich in der Regel besser färben als im Fall eines Ertrinkens in Süßwasser.

Folgen: In manchen Fällen gelingt es, durch geeignete Maßnahmen, wie Freilegung der Luftwege bei tiefhängendem Kopf, künstliche Beatmung, Herzmassage, intermittierende Druckbeatmung, allenfalls Defibrillation des Herzens und Plasmatransfusionen (bei im Süßwasser Ertrunkenen), die Verunfallten zu reanimieren. Anschließend gilt es u. a. die Sauerstoffversorgung des Gehirns zu gewährleisten, eine Pneumonie zu verhindern und allfällige Nierenschäden infolge Hämoglobinurie zu beachten.

165.5. Tauchunfälle

Bei Tauchern kommt es nicht selten infolge *Hyperventilation* und *Hypokapnie* zu einer Vasokonstriktion mit *Verminderung der Hirndurchblutung:* Dies kann Bewußtlosigkeit zur Folge haben und damit ein Ertrinken, z. B. durch Asphyxie, nach sich ziehen. Wird dabei gegen den Widerstand einer geschlossenen Glottis exspiriert, können eine Verminderung des Herz-Zeit-Volumens und ein Absinken des arteriellen Blutdrucks hinzutreten.
Bei *SCUBA* (»*s*elf-*c*ontained *u*nderwater *b*reathing *a*pparatus«)-Tauchern besteht – vor allem bei Unachtsamkeit – die Gefahr einer *Stickstoff-Narkose;* diese nimmt mit der Tauchtiefe zu, da sich unter erhöhtem Außendruck mehr N_2 in den Geweben löst.
Weniger häufig spielen bei Tauchunfällen *Barotraumen* und *Gasembolismus* eine Rolle (s. u.). Bei raschem Auftauchen aus erheblicher Wassertiefe ist es wichtig, daß die Exspiration nicht behindert wird, da sich sonst wegen des Absinkens des Außendruckes eine akute Lungenüberblähung, u. U. mit Blutungen, Pneumothorax und/oder Luftembolie einstellen kann (sog. *pulmonales Barotrauma).* Die *Dekompressionskrankheit* wird weiter unten erörtert (S. 1407).

Literatur

Denny, M. K., Read, R. C.: Scuba-diving deaths in Michigan. J. Am. Med. Ass. *192,* 220 (1965) — *Nopanitaya, W., Gambill, Th. G., Brinkhous, K. M.:* Fresh water drowning. Pulmonary ultrastructure and systemic fibrinolysis. Arch. Path. *98,* 361 (1974) — *Spitz, W. U.:* Drowning. In: Medicolegal investigation of death (Spitz, W. U., Fisher, R. S., eds.) p. 296. Springfield/Ill.: Thomas 1973 — *Swann, H. G.*: Mechanism of circulatory failure in fresh and sea water drawning. Circulat. Res. *4*, 241 (1956)

166. Durch Änderungen des atmosphärischen Druckes bedingte Körperschäden

166.1. Einige Hinweise auf die Bedeutung atmosphärischer Druckänderungen und dazugehörige Begriffe

Für einen langfristigen Aufenthalt eignet sich nur eine Umgebung, deren gasförmige Phase einen für das Leben *ausreichenden O_2-Partialdruck* aufweist. In der Atmosphäre der Erdoberfläche trifft dies für Höhenzonen zu, die von wenig unter Meereshöhe (1 atm abs.) bis etwa 6000 m über Meer reichen. Bei genügender Akklimatisierung und Ausrüstung kann der Mensch vorübergehend, d. h. während Tagen, auch auf Höhen über 8000 m verweilen. Bei *Raumflügen* wird u. a. darauf geachtet, daß innerhalb der Kapseln ein O_2-Partialdruck von mehr als 0,2 atm abs. herrscht.

Bei *Erhöhung des atmosphärischen Druckes,* wie dies bei *Tief-Tauchern,* Caisson-Arbeitern u. a. der Fall ist, muß die Konzentration des Sauerstoffs im eingeatmeten Gas so herabgesetzt werden, daß der *O_2-Partialdruck des eingeatmeten Gases ($P(I_{O_2})$) unterhalb des – für gesunde Individuen – kritischen Wertes von ungefähr 0,4–0,5 atm abs. (ATA)* liegt. Ist beim Tieftauchen oder in Caissons mit Außendrucken von mehr als etwa 7 atm abs. zu rechnen, wird Stickstoff wegen seiner bekannten narkotisierenden Wirkung (s. o.) in der Regel durch Helium ersetzt. Hyperbare Bedingungen bestehen aber nicht nur bei Berufs- und Sporttauchern sowie bei Caisson-Arbeitern, sondern werden u. a. auch in der Medizin zu therapeutischen Zwecken künstlich geschaffen, z. B. zur Behandlung von Dekompressionskrankheit (s. u.), Luftembolie, CO-Vergiftung, Gasgangrän u. a. m.

Man kennt eine ganze Reihe von Störungen, die durch *Veränderungen des atmosphärischen Druckes* hervorgerufen werden. Die *biologischen bzw. pathologischen Folgen* eines solchen Geschehens (Abb. 189) hängen vor allem von zwei physikalischen Eigenschaften der Gase ab: a) Das *Volumen einer bestimmten Gasmenge,* die sich in einem, von einer *elastischen* Membran umschlossenen Raum befindet, nimmt bei abnehmendem Umgebungsdruck zu, und umgekehrt. Ist die Umhüllung *starr,* erfährt die letztere von Seiten des gasförmigen Inhalts oder der Umgebung entsprechende *Druckwirkungen.* b) Die *Löslichkeit eines Gases* in einem flüssigen Lösungsmittel (z. B. Blut) verhält sich zum *Partialdruck desselben* in dem umgebenden Milieu proportional (Henry'sches Gesetz). Medizinisch am wichtigsten sind die Dekompressionskrankheit und die durch hyperbaren Sauerstoff hervorgerufenen Schäden (s. u.). In allen diesen Fällen hängt viel davon ab, a) ob eine Druckerhöhung oder eine Druckerniedrigung stattfindet; b) wie rasch diese erfolgen; und c) wie lange die Druckänderung anhält.

Definitionen: Funktionelle und/oder strukturelle Störungen, die sich aufgrund von Veränderungen des atmosphärischen Druckes entwickeln, werden unter der Beziehung *»Dysbarismus«* zusammengefaßt; allerdings zählt man *Explosionsschäden,* die durch eine sehr kurz dauernde, extreme Druckwelle in der Luft (»air blast«) oder im Wasser (»immersion blast«) hervorgerufen werden, und schallbedingte Läsionen in der Regel nicht zum Dysbarismus i. e. S. (s. u.).

Während der Mensch – innen und außen – gleichmäßig verteilte Druckerhöhungen erheblichen Grades meist gut erträgt, genügen oft relativ geringe *Druckunterschiede* zwischen einzelnen Hohlräumen im Körperinneren und der Außenwelt, um schmerzhafte oder anderswie unangenehme Sensationen auszulösen. Beispiele hierfür sind die sog. *Aero-Sinusitis,* die *Aero-Otitis media* und Schmerzen im Bereich kariöser Zähne.

Rasche *Druckanstiege,* d. h. mehr als 3 atm abs. pro min, auf Werte von 10 atm abs. und mehr erzeugen manchmal auffällige Gelenkschmerzen (sog. *Kompressions-Arthralgie).* Bei extrem hohen Drucken (z. B. über 30 atm abs.) stellen sich nicht selten nervöse Störungen ein (sog. *»Hochdruck-bedingtes nervöses Syndrom«* = *»high pressure nervous syndrome«*). Außerdem vermag die zunehmende Gasdichte die äußere Atmung zu erschweren. Schließlich ist bekannt, daß bei erhöhtem Partialdruck verschiedener »inerter« Gase ein narkotisierender Effekt beobachtet werden kann (z. B. *»Stickstoffnarkose«).* Werden andere Gase eingeatmet als in der Umgebung vorhanden sind, stellt man u. U. sog. *Gegendiffusionsphänomene* fest, die u. U. mit der Bildung kleinster Gasbläschen im Haut-Unterhaut-Bereich einhergehen. In der Medizin besonders gut bekannt sind die sog. *hyperbaren Sauerstoff-Effekte* bzw. die *Sauerstoff-Toxizität,* die vor allem die Lungen (S. 1572) und u. U. das Zentralnervensystem betreffen.

Von den Störungen, die bei *Abnahme des atmosphärischen Druckes* innerhalb kürzerer Zeit in Erscheinung treten können, ist besonders die sog. *Dekompressions-Krankheit* (u. a. sog. *Caisson-Krankheit*) hervorzuheben, die sich bei raschem Aufsteigen aus größeren Wassertiefen bemerkbar macht: Hier entstehen in Blut und Geweben oft Gasblasen, die lebensbedrohliche Zustände bewirken, vor allem aufgrund eines Gas-Embolismus z. B. in Rückenmark und Gehirn. Das sog. *pulmonale Barotrauma* (s. o.) entsteht z. B. bei raschem Auftauchen aus erheblicher Wassertiefe, ohne gleichzeitig auszuatmen.

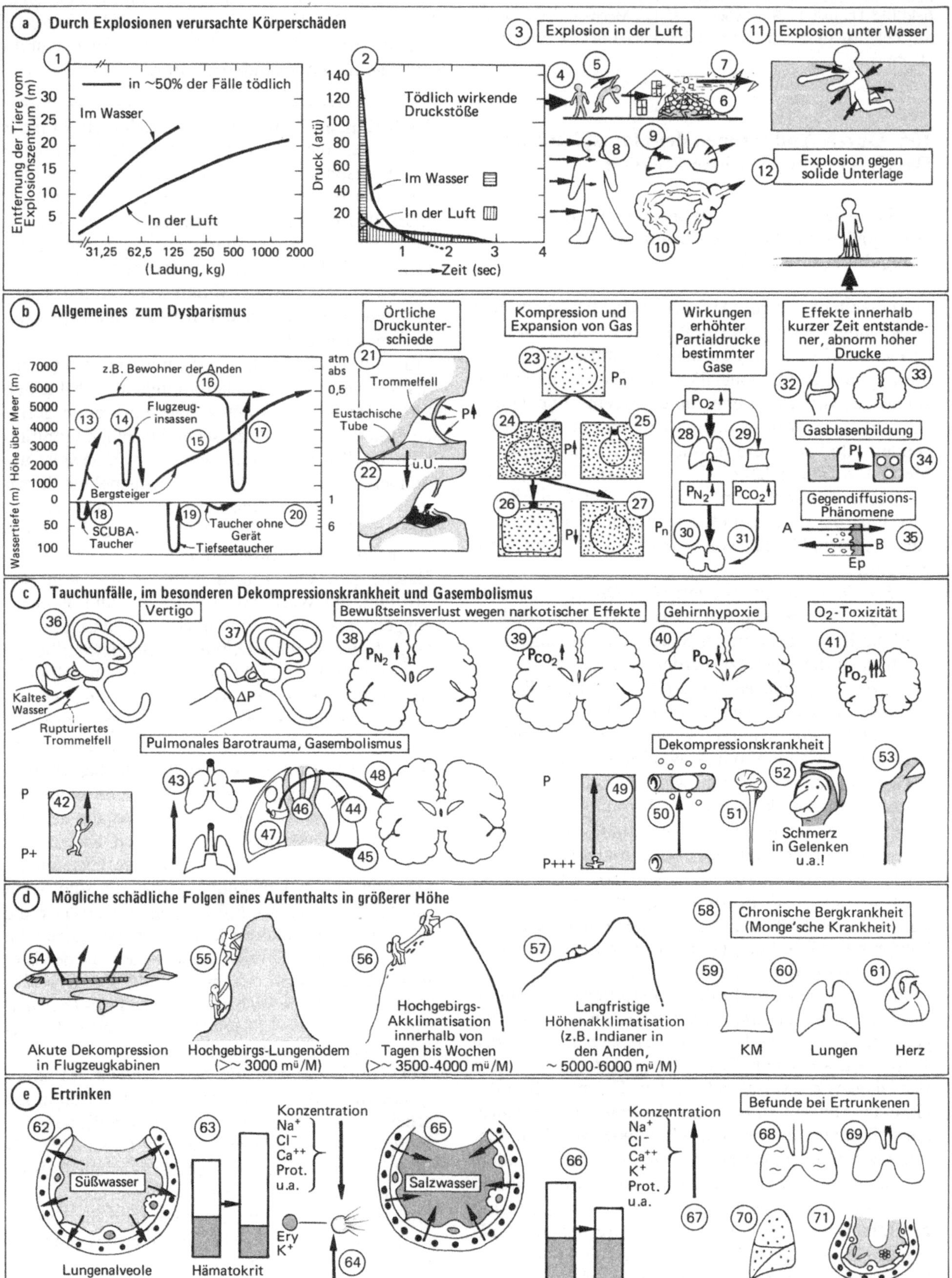
a Durch Explosionen verursachte Körperschäden
Entfernung der Tiere vom Explosionszentrum (m)
in ~50% der Fälle tödlich
Im Wasser
In der Luft
31,25 62,5 125 250 500 1000 2000
(Ladung, kg)
Druck (atü)
Tödlich wirkende Druckstöße
Im Wasser
In der Luft
Zeit (sec)
Explosion in der Luft
Explosion unter Wasser
Explosion gegen solide Unterlage
b Allgemeines zum Dysbarismus
Höhe über Meer (m)
Wassertiefe (m)
z.B. Bewohner der Anden
Flugzeuginsassen
Bergsteiger
SCUBA-Taucher
Taucher ohne Gerät
Tiefseetaucher
atm abs
Örtliche Druckunterschiede
Trommelfell
Eustachische Tube
u.U.
Kompression und Expansion von Gas
Wirkungen erhöhter Partialdrucke bestimmter Gase
Effekte innerhalb kurzer Zeit entstandener, abnorm hoher Drucke
Gasblasenbildung
Gegendiffusions-Phänomene
Ep
c Tauchunfälle, im besonderen Dekompressionskrankheit und Gasembolismus
Vertigo
Kaltes Wasser
Rupturiertes Trommelfell
Bewußtseinsverlust wegen narkotischer Effekte
Gehirnhypoxie
O2-Toxizität
Pulmonales Barotrauma, Gasembolismus
Dekompressionskrankheit
Schmerz in Gelenken u.a.!
d Mögliche schädliche Folgen eines Aufenthalts in größerer Höhe
Akute Dekompression in Flugzeugkabinen
Hochgebirgs-Lungenödem (>~ 3000 mü/M)
Hochgebirgs-Akklimatisation innerhalb von Tagen bis Wochen (>~ 3500-4000 mü/M)
Langfristige Höhenakklimatisation (z.B. Indianer in den Anden, ~ 5000-6000 mü/M)
Chronische Bergkrankheit (Monge'sche Krankheit)
KM
Lungen
Herz
e Ertrinken
Süßwasser
Lungenalveole
Hämatokrit
Konzentration Na+ Cl- Ca++ Prot. u.a.
Ery K+
Salzwasser
Konzentration Na+ Cl- Ca++ K+ Prot. u.a.
Befunde bei Ertrunkenen

Abb. 189a–e. *Durch veränderten atmosphärischen Druck bedingte Störungen und Ertrinken.* **a** *Durch Explosionen verursachte Körperschäden. Explosionen* bewirken steile, hohe Druckanstiege von ungefähr einer oder wenigen msec Dauer, gefolgt von einem weniger ausgeprägten, länger dauernden negativen Gradienten. Die *direkten Effekte* hängen u. a. von der Stärke der Explosion, der Distanz zwischen Explosionszentrum und Opfer sowie der Frage ab, ob es sich um eine Explosion in Luft oder unter Wasser handelt. Tierversuche und Erfahrungen im Krieg haben deutlich gemacht, daß die unmittelbar tötende Wirkung von *Explosionen unter Wasser* größer ist als die von *Explosionen in der Luft* (»air blast«, 1, 2 (als Beispiel)). In bezug auf Häufigkeit – zumal in Friedenszeiten – spielen die letzteren jedoch die Hauptrolle: Die Druckwelle trifft den Körper von einer Seite und setzt sich im Inneren der Gewebe fort (8), wobei Reißfestigkeit, gegenseitige Fixation, Trägheit und Kompressibilität derselben für Art und Ausmaß der Läsionen (*Abrisse, Rupturen* u. a.) wesentlich mitbestimmend sind. Besonders gefährdet sind *gashaltige Organe,* d. h. *Lungen* (9) und *Dickdarm* (10). In unmittelbarer Nähe des Explosionsherdes können Personen in Stücke gerissen werden (4), oder der Druckstoß schleudert sie weg (5), was mit den verschiedensten Sekundärverletzungen *(indirekte Wirkung)* verbunden sein kann (s. Abb. 188, S. 1392). Große Bedeutung kommt ferner dem Zusammenstürzen von Bauten, Bäumen, Felsen u. a. mit entsprechender *Verschüttungsgefahr* zu (6). Eine weitere Verletzungsmöglichkeit stellen die *durch die Luft getriebenen Splitter* (zerbrochene Fensterscheiben u. a.) bzw. *Steine* dar (7): Bei Atombombenexplosionen in Japan wurden zahlreiche Verwundungen dieser Art festgestellt. Bei *Explosionen unter Wasser (»immersion blast«)* wirkt sich die Druckwelle annähernd gleichmäßig von allen Seiten auf den Körper aus (11), was z. B. Lungen- und Darmperforationen in besonderem Maß fördert (9, 10). *Explosionen gegen eine solide Unterlage* (*»solid blast«,* 12) können u. a. zu Frakturen Anlaß geben. **b** *Allgemeines zum Dysbarismus.* Als Dysbarismus bezeichnen wir Störungen von Körperfunktionen und/oder -strukturen, die auf einer Änderung des atmosphärischen Druckes beruhen; Explosionen und akustische Traumen (s. Abb. 190, S. 1412) werden allerdings meist nicht in diesen Begriff eingeschlossen. Die wichtigsten Situationen, in denen der Dysbarismus medizinische Aktualität erlangt hat, sind u. a. das *Bergsteigen* (13, 15), *Reisen im Flugzeug* (14), *langdauernde Aufenthalte in großer Höhe* (16), eingeschlossen Veränderungen, die bei vorübergehendem Wechsel in normale Höhenlagen auftreten können (17), ferner *SCUBA (»***s***elf-***c***ontained* **u***nderwater* **b***reathing* **a***pparatus«)-Tauchen* (18), *Tiefseetauchen bzw. Caissonarbeiten in großer Tiefe* (19) sowie *Tauchen ohne Geräte* (20). Hinzu kommen medizinische Geräte, die Änderungen des atmosphärischen Druckes erzeugen (z. B. *hyperbarische Beatmung, Kompressionskammern* u. a.). *Örtliche Druckunterschiede* wirken sich beispielsweise bei verschlossener eustachischer Tube im Ohrbereich aus, indem hier bei rasch wechselndem Außendruck der Innendruck im Mittelohr nicht sofort einen Ausgleich findet: So kann es – abgesehen von Hörstörungen in leichten Fällen – zu Blutungen, Trommelfellruptur (21, 22) und u. U. zu sekundären Infektionen kommen. Neben dieser *»Aerotitis (Barotitis)« media* kennt man auch eine *Barosinusitis, leichtere Barotraumen der Lungen* und andere Störungen, wie das Schmerzen von *»Zahngranulomen«* in großer Höhe. Hinsichtlich der Lungen und anderer gashaltiger Organe (Dickdarm u. a.) muß man sich an das Boyle'sche Gesetz erinnern, wonach das Volumen einer bestimmten Gasmasse umgekehrt proportional mit dem absoluten Druck variiert. Bei offenen Luftwegen gleichen sich der intrapulmonale und der Außendruck rasch aus (23, 24, 27), während eine rasche Zunahme des atmosphärischen Druckes bei geschlossener Glottis eine Verkleinerung der Lungen nach sich zieht (25). Gefährlich ist das umgekehrte, nämlich die Ausdehnung der Lungen bei geschlossener Glottis und rascher Abnahme des Außendruckes, wie sie vor allem bei ununterbrochenem Hochsteigen im Wasser beim Tauchen möglich ist (26): Hier besteht die Gefahr von Zerreißungen des Lungengewebes (*pulmonales Barotrauma,* s. u.), was bei offener Glottis bzw. fortgesetztem Ausstoßen der Luft während des Hochsteigens nicht der Fall ist (27). Von großer Bedeutung sind ferner die *Partialdrucke einzelner Gase.* Die *Sauerstoffpneumopathie,* die vor allem bei längerdauernder O_2-Beatmung im Rahmen der medizinischen »Reanimation« beobachtet wird (s. Abb. 125, S. 636), kann bei – über Stunden anhaltendem – hohem *O_2-Partialdruck,* d. h. mehr als etwa 0,5 atm P_{O_2} ($\approx$50% O_2 im Atmungsgemisch über Wasser, 25% in 10 m Wassertiefe usw.), ins Gewicht fallen (28). Bei einem O_2-Partialdruck von etwa 2 atm (z. B. 100% O_2 in 10 m Wassertiefe oder 50% O_2 in 30 m Tiefe) oder mehr kann sich die Sauerstofftoxizität innerhalb kurzer Zeit in Form von Konvulsionen äußern. Länger anhaltende, mäßig erhöhte O_2-Partialdrucke hemmen die Erythropoiese, während andauernd erniedrigte O_2-Partialdrucke (z. B. Aufenthalt in der Höhe) eine erythropoietische Hyperplasie zur Folge haben (29). Daß eine rasche Abnahme des P_{O_2} auf kritische Werte zu hypoxischen Schäden führen kann, bedarf keiner weiteren Erklärung. Ein erhöhter *N_2-Partialdruck,* z. B. bei Atmen von Luft in einer Wassertiefe von 30 m und mehr, hat einen narkotisierenden Effekt (30), der mit einer Alkoholintoxikation verglichen werden kann. Bei ungefähr 10 atm abs N_2-Partialdruck (100 m Wassertiefe) besteht akute Lebensgefahr. Da *Helium* keine derartigen zentralnervösen Wirkungen aufweist und zudem einen geringen Gaswiderstand bietet, wird es heute beim Tiefseetauchen anstelle von Stickstoff benützt. Erhöhte *CO_2-Partialdrucke,* wie sie z. B. bei Verwendung von SCUBA mit Reutilisation der ausgeatmeten Luft vorkommen, führen u. U. auch zu Bewußtseinstrübung oder gar -verlust (31). *Direkte Folgen eines sehr hohen atmosphärischen Druckes,* die selbst bei Verwendung der günstigsten Gasmischungen beobachtet werden können, umfassen u. a. das *»Hochdruck-bedingte nervöse Syndrom«* (*»high pressure neurologic syndrome«,* 33) und sog. *Kompressions-Arthralgien* (32). *Rasche Dekompressionen,* wie sie bei zu schnellem Auftauchen aus der Wassertiefe, beim Austreten aus einem Caisson oder einer anderen Hochdruckkammer sowie u. U. bei sofortigem Druckverlust in der Kabine eines hoch fliegenden Flugzeuges zustande kommen, schädigen den Körper vor allem durch Freisetzung von *Gasblasen in Blutgefäßen und Geweben* (34). Werden bei hohem Außendruck andere Gase eingeatmet, als in der Umgebung vorhanden sind, treten u. U. sog. *Gegendiffusionsphänomene* auf, die sich im Hautbereich u. a. in der Bildung kleinster Gasblasen äußern können (35, A = eingeatmetes Gas, z. B. Helium; B = Gas in der Körperumgebung, z. B. N_2). **c** *Tauchunfälle, im besonderen Dekompressionskrankheit und Gasembolismus.* Bei *Trommelfellperforation* verursacht eintretendes *kaltes Wasser* u. U. Schwindel oder sogar einen Bewußtseinsverlust, entsprechend dem »kalorischen Test« auf Nystagmus (36). Ähnliche Wirkungen haben manchmal Druckunterschiede, die sich zwischen Mittel- und Innenohr bemerkbar machen (ΔP, sog. *alternobarischer Schwindel,* 37). Bewußtseinstrübungen oder -verlust bei *zu hohem Partialdruck von N_2* (38), *CO_2* (39) oder *O_2* (41) wurden bereits erwähnt. Die Gefahr einer *Hirnhypoxie* (40) besteht u. a. dann, wenn infolge Hyperventilation der P_{CO_2} im Blut deutlich absinkt und daher nicht mehr als Signal einer bedrohlichen Hypoxie dient. Zu den *Tauchunfällen, die eine sofortige Rekompression des Opfers nötig machen,* gehören der Gasembolismus und die Dekompressionskrankheit. Der *Gasembolismus,* der in der Regel auf einem *pulmonalen Barotrauma* beruht (*Anhalten des Atems beim Aufsteigen* selbst aus relativ geringer Wassertiefe u. a., 42, 43), führt oft über einen zerebralen Befall zu einem Bewußtseinsverlust (47, 48). Zerreißungen im Lungenbereich können überdies ein *interstitielles (u. a. mediastinales) Emphysem* (46) und/oder einen *Pneumothorax* (44, u. U. Spannungspneumothorax bzw. *Pneumohämatothorax,* 45) zur Folge haben. Bei der *Dekompressionskrankheit i. e. S.,* die nur bei erheblichem Druckabfall ($\Delta P \gtrsim 1$ atm abs,

Ein mehrstündiger oder noch längerer Aufenthalt in größerer Höhe zieht manchmal Störungen im Sinn des *»Höhen-Lungenödems«* nach sich. Die Folgen eines langzeitigen Lebens in großer Höhe (*»chronische Bergkrankheit, Monge'sche Krankheit«*) wurden z. T. schon geschildert (S. 413).

166.2. Durch leichtere Veränderungen des atmosphärischen Druckes bedingte Störungen

Rasch erfolgende, mäßige Erhöhungen oder Verringerungen des atmosphärischen Druckes kommen vor allem beim Fliegen und beim Tauchen in nicht allzu große Tiefen vor. Die *Aero-Sinusitis* und die *Aero-Otitis* treten unter solchen Bedingungen dann auf, wenn ein Druckausgleich infolge Obstruktion der mit der Außenwelt kommunizierenden Kanäle – meist durch Schleim, Schleimhautschwellung bei Entzündung u. a. m. – verhindert wird. Besonders bei relativem Unterdruck in dem abgeschlossenen Hohlraum kann sich dieser mit Transsudat oder gar Blut füllen; manchmal wird zudem die Schleimhaut von der Unterlage abgehoben, mit Bildung eines darunter liegenden Hämatoms. Von den Nasennebenhöhlen sind in dieser Hinsicht vor allem die Sinus frontales anfällig. Noch häufiger treten entsprechende Störungen im Bereich des Mittelohrs auf; sie vermögen in schweren Fällen

Abb. 189 a–e (Fortsetzung)

z. B. zu rasches Aufsteigen aus größerer Wassertiefe (49) bzw. Verlassen von Caissons (*»Caisson-Krankheit«*)) beobachtet wird, handelt es sich um die Folgen einer Bildung kleiner Gasblasen in Blutgefäßen und Geweben (50), die sich vor allem in *Schmerzen* in Gelenkbereichen (52), weniger häufig in *neurologischen Symptomen* (z. B. von Seiten des Rückenmarks, 51) und relativ selten in respiratorischen Schwierigkeiten äußert. Im Gegensatz zum Gasembolismus bei pulmonalem Barotrauma verstärken sich die Störungen im Verlauf mehrerer Stunden nach Dekompression, falls nicht rechtzeitig rekomprimiert wird. Wiederholte Ereignisse dieser Art können einen Summationsschaden bewirken. *Mikroinfarkte,* z. T. auch größere Infarkte (z. B. Knocheninfarkt, der sich manchmal erst nach längerer Zeit kundtut, 53), in den verschiedensten Geweben, vor allem aber im Zentralnervensystem, sind der hauptsächlichste morphologische Befund in solchen Fällen. **d** *Mögliche schädliche Folgen eines Aufenthalts in größerer Höhe.* Die *Dekompression der Flugzeugkabine in großer Höhe* (54) kann hie und da eine – in der Regel nicht sehr schwere – Dekompressionskrankheit zur Folge haben. Häufiger sind Beschwerden infolge Barotitis media, Barosinusitis, Darmblähungen und hypoxischer Schäden, welch letztere sich oft zuerst in einer Abnahme der Sehkraft (Retina-Hypoxie) manifestiert. Patienten mit Pneumothorax oder – aus diagnostischen Gründen eingeführtem – Gas im Ventrikelsystem des Gehirns u. a. sollten keine Flüge unternehmen. Weitere Komplikationen ergeben sich vor allem wegen des Sauerstoffmangels (z. B. Infarkte bei Sichelzellenanämie). Das sog. *Hochgebirgs-Lungenödem* (55) scheint eine komplexe Ursache zu haben: Neben einem mehr oder weniger wichtigen Hypoxie-Faktor spielen wahrscheinlich Kälte, mit peripherer Vasokonstriktion und Verlagerung eines Teils des Blutvolumens in den kleinen Kreislauf, Erschöpfung, u. U. Herzschwäche u. a. m. eine von Fall zu Fall zu beurteilende Rolle. Exzessive u. v. Bestrahlung mag in gewissen Fällen ebenfalls mitspielen. Die *Akklimatisation an größere Höhen* (mehr als 3500–4000 m, 56) erfolgt in der Regel graduell: Während Tagen machen sich mit abnehmender Intensität oft Zeichen von Hypoxie, wie Dyspnoe, Tachykardie, allgemeines Malaise, Kopfschmerzen, Schlaflosigkeit, Hyperventilation bei Arbeit, mit entsprechender respiratorischer Alkalose, u. a. bemerkbar. Zudem treten auch hier Darmblähungen in Erscheinung, und andere Faktoren, wie intensive Besonnung, Kälte, körperliche Anstrengung (z. B. Störungen des Säuren-Basengleichgewichts, s. Abb. 140, S. 810) u. a. komplizieren das Bild. Nach Wochen machen sich dann kompensatorische Veränderungen bemerkbar, vor allem eine Polyglobulie, ferner eine Zunahme der ventilatorischen Kapazität sowie des Herzzeitvolumens und z. T. eine Vermehrung der muskulären Myoglobinmasse. Bei *langdauerndem Aufenthalt in großer Höhe* (57, z. B. Indianer in den Anden) sind diese Veränderungen besonders ausgeprägt; zudem bestehen meist ein gewisses Maß von rechtsventrikulärer Hypertrophie, eine Neigung zu Vasokonstriktion, eine Verschiebung der Hämoglobin-Dissoziationskurve nach rechts und ein relativ geringes Körpergewicht. Nach vorübergehendem Aufenthalt in tiefgelegenen Gebieten zeigen diese Individuen in der Höhe oft deutliche Reakklimatisationsschwierigkeiten. Die *chronische Bergkrankheit* (*Monge'sche Krankheit,* 58), die auch hierzulande auftreten kann, entspricht diesen Befunden weitgehend und kennzeichnet sich u. a. durch eine erythropoietische Hyperplasie mit deutlicher Polyglobulie (59; »Plethora«), Cor pulmonale (61), Dyspnoe (60), Zyanose, Trommelschlegelfinger u. a. m. **e** *Ertrinken.* Das Ertrinken, das z. B. in USA die vierthäufigste Ursache akzidenteller Todesfälle darstellt, entspricht einer uneinheitlichen Gruppe von Störungen. Man nimmt an, daß nur in etwa 10% der Fälle ein *Ersticken* für den Tod verantwortlich ist (z. B. bei reflektorischem Laryngospasmus bzw. Glottisschluß, wobei bei der Autopsie ein Emphysema aquosum fehlen kann, 69). In den übrigen Fällen hängen die Veränderungen, die mit Ertrinken verbunden sind, stark von der Art des Wassers ab: *Ertrinken im Süßwasser* (62) führt zu einem raschen Übertritt des stark hypotonischen Wassers in die Blutbahn, was eine *Hypervolämie* (*Hydrämie,* 63) mit Verminderung der Konzentration der meisten Elektrolyten – mit Ausnahme von Kalium (64, z. T. wegen intravasaler Hämolyse freigesetzt) – im Blutplasma zur Folge hat; Prot. = Proteine. Die Ödemflüssigkeit in den Lungen mit dieser Art von *»Emphysema aquosum«* (68) ist nicht eiweißreich. Der Todeseintritt scheint z. T. mit einem Kammerflimmern in Beziehung zu stehen. *Ertrinken in Salzwasser (Meerwasser)* zieht einen Flüssigkeitsausstrom aus den Lungenkapillaren in die z. T. mit hypertonischer Salzlösung gefüllten Alveolen nach sich (65): Folgen davon sind eine *Hypovolämie mit Hämokonzentration* (66, 67) und ein *fulminantes, eiweißreiches Lungenödem (»Salzwassertyp des Emphysema aquosum«,* 68); oft wird eine Bradykardie festgestellt, aber Kammerflimmern scheint in diesen Fällen eine geringere Rolle zu spielen. Anläßlich der *Autopsie Ertrunkener* notiert man die oben angeführten Veränderungen, ferner finden sich nicht selten sog. Paltauf'sche Ekchymosen und kleine Lungenblutungen (70), vor allem nach Ertrinken im Salzwasser ein Schaumpilz vor dem Mund, und in der Lungenflüssigkeit lassen sich u. a. Sandkörnchen bzw. -kristalle sowie Algen nachweisen, je nach Gehalt des Wassers an solchen Materialien. Der Name »Emphysema aquosum« rührt daher, daß sowohl eine deutliche Flüssigkeitsvermehrung als auch eine Blähung der Lungen vorliegen. Eine geblähte »trockene« Lunge bei Ertrunkenen spricht für Ersticken bei geschlossener Glottis (69)

nicht nur einen akuten Schmerz, sondern sogar Bewußtlosigkeit und einen Schock auszulösen: Solche ernste Zwischenfälle sind vor allem bei unvorsichtigen Sporttauchern beobachtet worden. Nicht selten kommt es aber vorher zur Trommelfellruptur.

166.3. Durch Explosionen verursachte Körperschäden

Pathogenese: In der Mehrzahl der Fälle handelt es sich um Folgen einer *Explosion »in der Luft« (»air blast«):* Hier wirkt sich ein sehr steiler und hoher, positiver Druckgradient, gefolgt von einem weniger ausgeprägten, länger dauernden negativen Gradienten, in der Regel auf *eine* Körperseite aus. Diese Druckwelle erfährt ihrerseits im Innern des Organismus z. T. eine Fortsetzung, so daß es oft zur Entstehung zerreißender Kräfte kommt, deren Auswirkungen von der unterschiedlichen Beschaffenheit, der gegenseitigen Fixation, dem inneren Zusammenhalt, der Trägheit und der Kompressibilität der einzelnen Organe oder anderer Strukturen abhängen. Die Explosionswelle dauert häufig nur Millisekunden oder noch weniger, so daß solide Organe, die fast unkomprimierbar sind und eine erhebliche Trägheit aufweisen, in vielen Fällen keinen Schaden erleiden. Am ehesten kommt es im Bereich gasfreier Strukturen zu Abrissen in Grenzgebieten von Geweben ganz ungleicher Dehnbarkeit bzw. Verschiebbarkeit. Besonders anfällig sind kompressible luft- bzw. gashaltige Hohlorgane, wie die Lungen sowie Magen und Därme, die reißen und rupturieren können. Neben diesen *direkten Explosionswirkungen* finden sich häufig noch schwerere *Sekundäreffekte,* die davon herrühren, daß der Körper durch die Luft geschleudert werden und beim Aufprall die verschiedensten grobmechanischen Verletzungen erfahren kann, insbesondere auch Schädelfrakturen.

Bei *Explosionen »unter Wasser« (»immersion blast«)* wirkt sich der Druck auf einen weitgehend eingetauchten Körper mehr oder weniger allseitig aus.

Trifft eine Explosion z. B. die Unterlage, auf der eine Person steht, von unten *(»solid blast«),* können grobmechanische Kompressionsschäden, u. a. Frakturen, z. B. an Füßen und Beinen, entstehen. Bei *Atombomben- bzw. Wasserstoffbombenexplosionen* beruhen die Körperschäden, abgesehen von der Hitzewirkung und den Effekten ionisierender Strahlen, vor allem auf sekundären mechanischen Gewalteinwirkungen, wie Verschüttungen durch zusammenstürzende Häuser und Verletzungen durch Glasscherben und andere Objekte, die durch die Luft geschleudert werden, sowie auf Folgen von Häuser- oder Waldbränden. Menschen können, soweit bekannt ist, auch durch die Luft getragen werden und beim Aufprall Schaden nehmen. Die Druckwelle ist jedoch nach den vorliegenden Informationen zu wenig hoch und schmal, um in der Mehrzahl der Fälle primäre Zerreißungen innerer Organe herbeizuführen.

Morphologisch finden sich anläßlich der Autopsie eines durch *primäre Wirkung einer Explosion* Geschädigten u. U. schon an der *Haut* gewisse Zeichen von Abrasion und – u. a. petechiale – Blutungen. Besonders schwerwiegend sind jedoch die Veränderungen an den *Lungen* und z. T. auch am Magendarmtrakt: Die Lungenoberfläche zeigt vor allem auf der Seite der Explosionswirkung sog. Rippenmarken. In der Pleura und im Innern des Organs erkennt man makroskopisch vor allem ausgedehnte Blutungen, ferner herdweise Überblähungen der Lungen sowie u. U. einen Pneumothorax und/oder ein interstitielles, vor allem mediastinal gelegenes Emphysem. Mikroskopisch finden sich viele Interalveolarsepten eingerissen und z. T. unter Bildung größerer, mit Blut, Ödemflüssigkeit oder Luft gefüllter Räume aneinandergelegt. Das Epithel kleiner Bronchien oder der Bronchiolen ist nicht selten abgeschilfert, so daß die Basalmembran freiliegt. Ähnliches gilt z. T. für die Innenauskleidung der Alveolen. Ursache der gestörten Blut-Luftschranke ist in den meisten Fällen ein schweres Lungenödem. Hie und da kommt es zur Bildung von Fisteln zwischen Alveolen und Lungenvenen, mit konsekutiver Luftembolie, die sich vor allem im Hirnbereich fatal auswirkt. *Magen* und/oder *Därme* zeigen – vor allem nach Explosionseinwirkung unter Wasser – oft Blutungen, z. T. auch Rupturen. Hie und da werden *Hirn-, Subdural- oder Epiduralblutungen* nachgewiesen, ohne daß sich eine Schädelfraktur finden läßt. Bei *schwerer Explosion in unmittelbarer Nähe* des Betroffenen kann der Körper buchstäblich *in Stücke zerrissen* werden.

Sekundärverletzungen nach Explosionen umfassen u. a. mechanische Verletzungen verschiedenster Art, insbesondere auch Verschüttungsschäden, ferner Frakturen und Verbrennungen. Bei Bränden kann es u. a. zum Erstickungstod kommen.

166.4. Auswirkungen eines während gewisser Zeit erhöhten atmosphärischen Druckes

In der Regel erträgt der Mensch starke Druckerhöhungen der umgebenden Atmosphäre erstaunlich gut, vorausgesetzt, daß sich die Kräfte im Innern des Organismus gleichmäßig verteilen. Immerhin sind einige Störungen bekannt geworden, die man auf einen – erheblich – gesteigerten atmosphärischen Druck zurückführen kann. Diese sollen im folgenden kurz skizziert werden.

Kompressions-Arthralgie

Bei rascher Zunahme des Außendruckes um Werte von mehr als 3 atm abs. pro Minute entstehen bei Drucken über 10 atm abs. oft Gelenkschmerzen, deren Entstehungsweise noch unklar ist. Man denkt u. a. an Flüssigkeitsverschiebungen in den Gelenkbereichen im Zusammenhang mit vorübergehend geringeren Gas-Partialdrucken im Gewebe im Vergleich zur Außenatmosphäre.

Das »high pressure nervous syndrome«

Bei relativ rascher Zunahme des atmosphärischen Druckes auf Werte von 30 atm abs. und mehr können sich nervöse Symptome, wie mangelhafte Koordination der Bewegungen, Faszikulationen und Tremor, einstellen, die in Einzelfällen mit Konvulsionen und Todeseintritt enden. Man vermutet, daß neurale Membranen durch ansteigende hydrostatische Drucke komprimiert und in ihrer Funktion gestört werden könnten. Durch Verlangsamung des Druckanstiegs und/oder Verwendung besonderer Gasgemische (z. B. Zusatz von N_2 zu dem beim Tauchen oft benützten Gemisch von Helium und O_2) lassen sich solche Zwischenfälle weitgehend vermeiden.

Erhöhte Dichte des eingeatmeten Gases

Bei hohen atmosphärischen Drucken wird das eingeatmete Gas zunehmend dichter, so daß zu dessen Bewegung vermehrte Arbeit geleistet werden muß. Der Ersatz von N_2 durch *Helium,* ein sehr leichtes Gas, wirkt sich in derartigen Fällen günstig aus. Bei Atmen heliumreichen Gases wirkt die Sprache aus rein physikalischen Gründen verwaschen und unklar; zudem besteht eine erhöhte Tendenz zu Wärmeverlust.

Narkose durch hohe Partialdrucke inerter Gase

Bekannt ist vor allem die »*Stickstoff-Narkose*« (s. o.), die bei Partialdrucken von 5–10 atm abs. N_2 schwere Formen annehmen kann. Andere »inerte« Gase, wie Xenon, wirken noch stärker narkotisierend, während relativ wenig öllösliche Gase, wie Helium und Neon, in dieser Beziehung einen geringen Effekt zeigen.

Gegendiffusionsphänomene

Befindet sich ein Individuum z. B. in einem, zunehmend unter Druck gesetzten Milieu von Helium und Sauerstoff, atmet aber über ein besonderes Gerät eine andere Gasmischung ein, kommt es offenbar im Hautbereich zur gegenläufigen Diffusion verschiedener Gase, die zu einer Gas-Übersättigung und damit zur Bläschenbildung Anlaß geben kann. Besondere Vorsicht ist bei Drucken von 6 atm abs. und mehr geboten.

Sog. »hyperbarische« Sauerstoffwirkungen

Die *Sauerstoff-Überdruck-Beatmung* wird in der Medizin vor allem bei Gasdiffusionsstörungen im Lungenbereich angewandt, um die Oxygenation des arteriellen Blutes zu erhöhen. Die relative Zunahme des Sauerstoffgehalts des Blutes ist in solchen Fällen – wegen des geringen Löslichkeitskoeffizienten von O_2 – wesentlich geringer als die des O_2-Partialdrucks (vgl. dazu S. 610 und 630). Steigert sich der letztere – was keine Seltenheit ist – bei einer Beatmung mit 2 atm abs. O_2 auf ungefähr 2000 mm Hg, kommt es in der Regel zu einer Vasokonstriktion und einer Verminderung der systemischen Zirkulation. Sauerstoff-Überdruck-Beatmung scheint sich bei Störungen, wie der Dekompressionskrankheit (s. u.), Luftembolie, CO-Vergiftung und Clostridien-Infektionen gut zu bewähren, während ihre Wirkung bei anderen Affektionen, wie Osteomyelitis, Knochennekrosen verschiedener Genese, Verbrennungen, schwerer Anämie und ischämischen Veränderungen verschiedener Art noch umstritten ist.

Auf die Gefahr der *Sauerstoff-Toxizität* im Lungenbereich wurde schon verschiedentlich aufmerksam gemacht (S. 612): Gesunde Individuen ertragen 0,5 atm abs. O_2 in der eingeatmeten Luft in der Regel während mehreren Tagen ohne faßbaren Schaden. Beträgt der O_2-Partialdruck des eingeatmeten Gases 2 atm abs., können sich Veränderungen im Gebiet der Lungenalveolen schon nach 6–8 Std zeigen. Noch höhere Drukke bzw. längere Expositionszeiten (auch mit niedrigeren Partialdrucken von O_2) ziehen u. a. schwerste Lungenveränderungen nach sich, die sich morphologisch vor allem durch eine *»Denudation« der Alveoleninnenfläche* und die Bildung *hyaliner Membranen* charakterisieren (S. 630). Bei O_2-Partialdrukken von mehr als 2,5 atm abs. treten manchmal *zentralnervöse Symptome,* wie Übelkeit und Konvulsionen auf, bevor sich pulmonale Funktionsstörungen bemerkbar machen. Die Mechanismen der O_2-Toxizität sind noch nicht befriedigend geklärt. Man denkt an Effekte von Radikalen, wie des Superoxid-Anions (O_2^-, S. 1290), die normalerweise durch die Superoxid-Dismutase inaktiviert werden. Ob es sich bei Sauerstoff-bedingten Gewebeschäden um ein »Überfahren« dieses Enzyms, eine Inaktivierung desselben und/oder andere Vorgänge handelt, steht noch nicht fest. Zur Vermeidung oder Milderung toxischer O_2-Wirkungen hat sich am ehesten eine intermittierende Exposition bewährt.

Schäden durch intraluminale Erhöhungen des Gasdrucks

Im Zusammenhang mit den durch Veränderungen des atmosphärischen Druckes auftretenden Störungen kann auf jene – z. T. lebensgefährlichen – Zwischenfälle hingewiesen werden, bei denen es aus Unachtsamkeit bzw. Irrtum zu einer raschen Druckerhöhung im Innern von Hohlorganen kommt. Solche Zwischenfälle kennt man z. B. aus der Reanimations-Medizin, etwa, wenn ein Nasenkatheter zur Sauerstoffbeatmung irrtümlicherweise in den Ösophagus gestoßen, und der letztere, z. T. auch der Magen, u. U. hyperbarischen Drucken ausgesetzt wird. Verschiedentlich ist es dabei zur Speiseröhren- und/oder Magenruptur gekommen. Ähnliche, schwerwiegende Verletzungen wurden verschiedentlich bei Kindern festgestellt, die beim Spielen einen, an eine geöffnete Luft- oder Gasleitung angeschlossenen Schlauch in den Mund steckten.

166.5. Mögliche schädliche Effekte einer raschen Dekompression

Sog. Dekompressionskrankheit (Caisson-Krankheit, Taucher-Krankheit)

Pathogenese: Die Störungen bei sehr rascher Verminderung des atmosphärischen Druckes (*»rasche Dekompression«*) beruhen auf der Bildung kleinster Gasbläschen in Blut und Geweben. Bekannt sind solche Ereignisse vor allem bei Individuen, die aus einer gewissen Wassertiefe, in der sie sich einige Zeit aufgehalten haben, zu rasch wieder hochsteigen. Unter besonderen Bedingungen, wie Adipositas, länger dauernder vorausgehender Druckexposition und körperlicher Tätigkeit, kann eine innerhalb Sekunden erfolgende Verminderung des atmosphärischen Druckes um 0,5–1 atm abs. genügen, um einen solchen Prozeß auszulösen. Höheres Alter, vorausgegangene entsprechende Schäden und Müdigkeit sind erschwerende Faktoren. Die bei rascher Dekompression entstehenden Gasblasen finden sich nicht nur im Blut, wo sie zu Gasembolien kleiner Gefäße Anlaß geben, sondern auch extra- und z. T. intrazellulär in Geweben, deren Strukturen sie u. U. in mikroskopischen Bereichen deformieren und sogar zerreißen können. In besonderem Maß – offenbar hauptsächlich infolge kleiner Gasembolien – nimmt dabei das Rückenmark Schaden, z. T. auch das Gehirn und andere Gewebe, wie der Knochen.
Daß bei rascher Dekompression ohne Exspiration Schäden, wie Lungenrisse und Mediastinalemphysem, auftreten können, wurde schon erwähnt (s. o.).

Morphologisch finden sich in klassischen Fällen Folgen kleiner, gasembolisch bedingter Gefäßverschlüsse (S. 479).
Häufig sind die wenig ausgedehnten Herde von Entmarkung vor allem in den dorsalen und lateralen Säulen der unteren Rückenmarkshälfte zu erkennen, teilweise aber auch im übrigen Zentralnervensystem und in anderen Geweben (z. B. kleine Knochennekrosen). Mitunter stellt man auch größere Infarkte in diesen und anderen Lokalisationen fest, vermutlich infolge Vereinigung kleiner zu größeren Gasblasen, mit embolischen Verschlüssen von Arterien entsprechenden Kalibers.

Folgen und **Komplikationen:** In leichten Fällen (sog. *Typ I* der Dekompressionskrankheit) stehen – vor allem an den unteren Extremitäten – Schmerzen, Parästhesien, ein Dumpfheitsgefühl und manchmal Ödeme im Vordergrund. An der Haut, in verschiedenen Lokalisationen, verspürt der Betroffene oft einen Juckreiz, und manchmal stellt man eine auffällige Fleckung oder gar ein flüchtiges Exanthem fest, vermutlich z. T. wegen Mastzelldegranulierung. Bei schwereren Formen von Dekompressionskrankheit *(Typ II)* treten öfters zentralnervöse und Augen-Symptome, wie Schwindel, Stottern bis Aphasie, Skotome und u. U. Bewußtlosigkeit, auf. Überdies wird häufig über Kopfschmerzen geklagt. Nicht selten bestehen – wenigstens vorübergehend – eine spastische Paralyse, deutliche Sensibilitätsverluste, vor allem an den unteren Extremitäten, sowie Harnblasen- und Enddarmlähmungen. Als Allgemeinsymptome in akuten Fällen sind ferner ein allgemeines Malaise, Fieber und Schwitzen zu nennen. Verschiedene Sekundärveränderungen, z. B. Lymphwegsobstruktionen mit Ausbildung eines umschriebenen Ödems, Hypovolämie, Konsumptionsthrombozytopenie (wegen intravasaler Aggregation und z. T. Bildung kleiner Thromben), kardiorespiratorische Störungen, wie substernales Beklemmungsgefühl, paroxysmale Hustenanfälle, Tachypnoe, Erstickungsanfälle, Schock u. a. m., vervollständigen das Spektrum der möglichen krankhaften Erscheinungen. Erfolgt keine rasche Rekompression, kann der Patient unter dem Bild eines kardiovaskulären Kollapses ad exitum kommen. Die sofortige Unterbringung in eine Druckkammer kann die Symptome in kürzester Zeit zum Verschwinden bringen. In anderen Fällen bilden sich die neurologischen Zeichen und Symptome im Verlauf von Wochen und Monaten zurück. In *subakut-chronischen Fällen* stehen oft Harnblasen- und Enddarmlähmungen sowie Störungen der Beinmotorik und -sensibilität noch längere Zeit im Vordergrund. Zu den gut bekannten Spätfolgen einmaliger oder – häufiger – wiederholter Episoden von Dekompressionskrankheit gehören *Knochennekrosen* (Infarkte), die besonders bei gelenknaher Lokalisation zu schwerer deformierender Arthronose führen können.
Zur Vermeidung einer Dekompressionskrankheit empfiehlt sich dringend eine *graduelle Druckverminderung* nach hyperbarischer Exposition.
Das *pulmonale Barotrauma* wurde schon erläutert (S. 1400). Eine Dekompressionskrankheit wechselnden Grades kann sich z. B. auch bei einem *raschen simulierten Aufstieg von Meereshöhe auf mehr als 6000 m* (d. h. weniger als ungefähr 0,5 atm abs.) entwickeln. Ferner ist bei Kabinen- oder Kapselrupturen bei Flügen in sehr großer Höhe bzw. bei Raumflügen mit solchen Zwischenfällen zu rechnen. Darüber liegen aber vorläufig fast nur tierexperimentelle Befunde vor.

166.6. Störungen bei Aufenthalten in höherem Gebirge

Langfristige Höhenakklimatisation und ihre nachteiligen Folgen

Die *höchstgelegenen dauernd bewohnten Ortschaften* finden sich in den *Anden*, d. h. etwa 6000 m über Meer, bei einem atmosphärischen Druck von ungefähr 0,5 atm abs. Es wurde z. T. schon erwähnt, daß die dort lebenden Indianer eine reaktive Polyglobulie (S. 413), eine vermehrte Masse von Myoglobin, eine pulmonale Hypertonie (S. 535) und eine rechtsventrikuläre Herzhypertrophie (S. 542) aufweisen. Außerdem beobachtet man eine Neigung zu Vasokonstriktion und eine Verschiebung der Hämoglobin-Dissoziationskurve nach rechts. Schließlich zeigt sich bei diesen Menschen ein im Verhältnis zur Körpergröße geringeres Körpergewicht als bei gleichrassigen Kontrollen, die in tieferen Regionen leben. Begeben sich diese Individuen für einige Zeit auf Meereshöhe und danach wieder auf 6000 m Höhe, können sich Reakklimatisierungsstörungen einstellen, die u. U. noch schwerwiegender sind, als wenn ein Neuankömmling auf diesen Höhen sich aufzuhalten beginnt (z. B. Hochgebirgs-Lungenödem, s. u.).

Innerhalb von Tagen bis Wochen erfolgende Höhenakklimatisation

Eine gesunde erwachsene Person, die gewohnt ist, ungefähr auf Meereshöhe zu leben, kann eine Verminderung des O_2-Partialdrucks in der Atmosphäre, die einer Höhe von ungefähr 3500–4000 m entspricht, ertragen, ohne daß die Sauerstoffsättigung des Blutes wesentlich absinkt. Steigt man weiter hinauf, macht sich in der Regel die Hypoxie deutlicher bemerkbar. Initiale akute Symptome, die hierbei auftreten können, umfassen u. a. Dyspnoe, Tachykardie, allgemeines Malaise, Kopfschmerzen und Schlaflosigkeit. Bei angestrengter körperlicher Tätigkeit treten diese Störungen noch deutlicher in Erscheinung, und infolge der kompensatorischen Hyperventilation entwickelt sich eine mehr oder weniger ausgeprägte respiratorische Alkalose (S. 808). Manchmal machen sich Darmblähungen unangenehm bemerkbar. In der Mehrzahl der Fälle verbessert sich der Zustand im Verlauf weniger Tage. Dauert der Aufenthalt mehrere Wochen, vergrößern sich schrittweise sowohl die pulmonale ventilatorische Kapazität als auch das Herzzeitvolumen; zudem stellt sich mit der Zeit – als Funktion der Höhenlage – eine Polyglobulie ein, verbunden mit Zunahme der Myoglobinmasse der Muskulatur und weiteren Veränderungen, wie sie oben kurz geschildert wurden. Herz-Lungen-Kranken ist zu raten, sich nur auf ungefähr 2000 m über Meer zu begeben.

Sog. Hochgebirgs-Lungenödem

Dieses Syndrom beobachtet man mehrheitlich bei Individuen, die an sich gesund sind, jedoch innerhalb kurzer Zeit aus den Niederungen auf Höhen über etwa 3000 m steigen oder fahren. Pathogenetisch führend ist die Hypoxie, als deren Folge sich bei einzelnen Personen eine derart ausgeprägte periphere Vasokonstriktion ergibt, daß ein erheblicher Teil des Blutvolumens in den kleinen Kreislauf verschoben wird: Die damit verbundene pulmonale Hypertonie und gewisse hypoxische Schäden an Kapillarendothelien der Lungen scheinen – wie man annimmt – die Hauptgründe für die Entstehung des Lungenödems darzustellen. Das letztere macht sich meistens nicht sofort, sondern erst nach mehrstündigem Aufenthalt auf entsprechender Höhe bemerkbar, kann aber bei starken körperlichen Leistungen schon früher beobachtet werden. Bei derartigen Zwischenfällen spielen wahrscheinlich z. T. auch weitere Faktoren mit eine Rolle, u. a. die in den Bergen oft herabgesetzte Außentemperatur, die verstärkte Ultraviolett-Bestrahlung, die geringe Luftfeuchtigkeit, der beim Bergsteigen oft ausgeprägte Wasserverlust durch Perspiration und Ausatmen feuchter Luft sowie wechselnde Grade von hypokaliämischer Alkalose (s. o.).

Sog. chronische Bergkrankheit (Monge'sche Krankheit)

Gelegentlich beobachtet man bei Einwohnern sehr hoch gelegener Ortschaften (s. o.) Störungen, die mit über das übliche Maß hinausgehenden Akklimatisationsfolgen verglichen werden können: Es entwickelt sich eine zur Plethora gesteigerte Polyglobulie mit Hämatokritwerten von 70% oder mehr; überdies entstehen in solchen Fällen ein ausgeprägtes Cor pulmonale, eine Dyspnoe, eine Zyanose und – mit der Zeit – Trommelschlegelfinger und -zehen. Die betroffenen Individuen fallen ferner durch Müdigkeit und Schläfrigkeit auf. Pathogenetisch scheint die Hypoventilation im Vordergrund zu stehen, womit sich eine enge Verwandtschaft mit dem sog. idiopathischen Hypoventilationssyndrom ergäbe (vgl. dazu S. 614).

Literatur

Bennett, P. B., Elliott, D. H. (eds.): Physiology and medicine in diving and compressed air work. Baltimore: Williams and Wilkins 1975 — *Clark, J. M.:* The toxicity of oxygen. Am. Rev. Resp. Dis. *110*, 40 (1974) — *Ehm, O. F.:* Tauchen – noch sicherer! Rüschlikon-Zürich: Albert Müller Verlag 1974 — *Freeman, C. P. L., Basson, J. V., Crighton, A.:* Double-blind controlled trial of electroconvulsive therapy (E.C.T.) and simulated E.C.T. in depressive illness. Lancet *1978 I*, 738 — *Hawkins, J. E., jr., Lawrence, M., Work W. P.:* Otophysiology. In: Advances in Oto-Rhino-Laryngology (Pfaltz, C. R., ed.), vol. 20. Basel: Karger 1973 — *Hebbel, R. P., Eaton, J. W., Kronenberg, R. S., Zanjani, E. D., Moore, L. G., Berger, E. M.:* Human Llamas. Adaption to altitude in subjects with high hemoglobin oxygen affinity. J. Clin. Invest. *62*, 593 (1978) — *Matthys, H.:* Medizinische Tauchfibel. Berlin – Heidelberg – New York: Springer 1971 — *Miller, J. N., Fagraeus, L., Bennett, P. B., Elliott, D. H., Shields, T. G., Grimstad, J.:* Nitrogen-oxygen saturation therapy in serious cases of compressed-air decompression sickness. Lancet *1978 II*, 169 — *Oxer, H. F.:* Aeromedical evacuation of the seriously ill. Brit. Med. J. *3*, 692 (1975) — *Pratt, P. C.:* Pathology of pulmonary oxygen toxicity. Am. Rev. Resp. Dis. *110*, 51 (1974) — *Yanowitch, R. E., Sirkis, J. A.:* Air travel and the handicapped. Aerosp. Med. *45*, 879 (1974) — *Young, J. E.:* The new science of skin and scuba diving, 4th.ed. New York: Association Press 1974

167. Durch Schall- und Ultraschallwellen verursachte Schäden

167.1. Schallgrößen und Maßeinheiten

Der *Schalldruck* (p) entspricht dem, durch einen Schallvorgang erzeugten Wechseldruck, der dem atmosphärischen Druck überlagert ist (Dimension: $L^{-1} M T^{-2}$); er wird in $N\,m^{-2}$ oder dyn cm^{-2} (= μbar) angegeben. Als *Schallschnelle* (v) wird die Momentangeschwindigkeit bezeichnet, die durch einen Schallvorgang bewegte Teilchen aufweisen (Dimension: $L\,T^{-1}$); Maßeinheiten sind $m\,s^{-1}$ oder $cm\,s^{-1}$. Unter dem *Schalldruckpegel* (kurz: *Schallpegel*, Dimension: $L^0M^0T^0$) versteht man $20 \log_{10} p/p_0$ in Dezibel ((dB), eingeklammert, weil dimensionslos), wobei p den Effektivwert des beobachteten Schalldrucks, und p_0 den Effektivwert eines Bezugsschalldruckes bedeuten; in der Luft wird als letzterer meistens $p_0 = 2 \times 10^{-5}\,N\,m^{-2} = 2 \times 10^{-4}$ µbar benutzt. Als *Schallenergie (W)* (Dimension: $L^2M\,T^{-2}$) bezeichnen wir die mechanische Energie, die in Form von Schall übertragen (»abgestrahlt«) wird; die zugehörigen Maßeinheiten sind W s oder erg. Die *Schalleistung* (*P*, Dimension: $L^2\,M\,T^{-3}$) entspricht der abgestrahlten Schallenergie/Zeit und wird in W oder erg s^{-1} gemessen. Die *Schallstärke* (*Schallintensität* = *I*, Dimension: $M\,T^{-3}$, Maßeinheiten: $W\,m^{-2}$ oder erg $s^{-1}\,cm^{-2}$) ist die Schalleistung, die durch eine senkrecht zur Ausbreitungsrichtung liegende Fläche fließt. Die Ausbreitungsgeschwindigkeit einer Schallwelle nennt man *Schallgeschwindigkeit* (*c*, Dimension: $L\,T^{-1}$); als Mediumkonstante ist sie von der Frequenz und der Intensität des Schalls weitgehend unabhängig, abgesehen von Knallen und Explosionen, bei denen sie erhöht ist. Die Schallgeschwindigkeit in Luft hängt vor allem mit der Temperatur zusammen und beträgt $(331{,}4 + 0{,}607\,t)\,m\,s^{-1}$, wobei t den Zahlenwert in Grad Celsius bedeutet. Die *Periodendauer* (*T*) entspricht der Zeitdauer, nach der ein periodischer Vorgang von einem willkürlich angenommenen Ausgangszustand zum ersten Mal wieder in diesen zurückgekehrt ist (Dimension: T, Maßeinheit: s). Die *Frequenz* (Tonfrequenz, ν oder f, Dimension: T^{-1}) eines periodischen Vorgangs ist der Kehrwert der Periodendauer; beim Schall bestimmt sie die Empfindung der Tonhöhe. Als Maßeinheit benützt man das Hertz ($1\,Hz = 1\,s^{-1}$). In der musikalischen Tonskala entspricht das a' einer Tonfrequenz von 440 Hz. Die *Lautstärke* (*Lautstärkepegel*, L_N, Dimension: $L^0M^0T^0$) wird in »phon« ((phon), eingeklammert, weil dimensionslos) angegeben: Die Lautstärke eines Schalls beträgt n (phon), wenn dieser, beurteilt durch »normal« hörende Beobachter, als gleich laut erscheint wie ein reiner Ton der Frequenz 1000 Hz, der als ebene fortschreitende Welle von vorn auf die Beobachter trifft, und dessen Schallpegel $L_p = n$ dB beträgt (d. h. $L_N = 20 \log_{10} (p/p_0)_{1\,kHz}$). Die *Lautheit* (*N* oder *S*, ebenfalls dimensionslos) wird in der – subjektiven – (sone-)Skala angegeben, wobei zwischen Lautheit N in sone und Lautstärke L_N in phon folgende Beziehung besteht:

$$N = 2\,(L_N - 40)/10$$

Beispiele aus dem *Schallpegelkatalog des täglichen Lebens* sind: Ticken einer Taschenuhr: 20 (dB); Unterhaltungssprache auf 1 m Distanz: 70 (dB); Preßlufthammer aus 1 m Distanz: 120 (dB).
Infraschall hat eine Frequenz von weniger als etwa 16 Hz, *Ultraschall* eine solche von mehr als ungefähr 20 kHz (S. 1385).

167.2. Begriffe und generelle Angaben über schallbedingte Schäden

Definitionen: Bei einem Lautstärkepegel von mehr als ungefähr 130 phon kann es zu Schmerzempfindungen und einem vorübergehenden, teilweisen oder gänzlichen Hörverlust kommen (sog. *TTS* = »*t*emporary *t*hreshold *s*hift«). Bei länger dauernden und/oder immer wiederholten Einwirkungen dieser Art entstehen oft irreversible Schäden des Ohres, ebenso bei kurzdauernder Exposition gegenüber einer sehr hohen phon-Zahl: Die Gesamtheit solcher Läsionen bezeichnet man als *Schalltraumen* oder *akustische Traumen*. Neuere Untersuchungen haben deutlich gemacht, daß bei langdauernden Schalleinflüssen Schallintensitäten von weniger als 90 dB genügen, um Hörschäden hervorzurufen: Zum Vergleich sei erwähnt, daß solche Werte z. B. in modernen Diskotheken bei weitem überschritten werden. *Akustische Traumen i. e. S.*, wie das *Knalltrauma* und die sog. *Lärm-induzierte Taubheit (Lärmschwerhörigkeit)*, beziehen sich im medizinischen Sprachgebrauch in der Regel auf den Bereich des hörbaren Schalls (s. o.). Handelt es sich bei den pathogenen Schallarten um Frequenzen von weniger als 16 Hz, spricht man neuerdings auch von *Vibrationsschäden*, ebenso bei den *durch Ultraschall hervorgerufenen Störungen*.

Seit der Einführung verbesserter Methoden zur Prüfung von Schallqualitäten und Schallwirkungen weiß man, daß sich die früher herrschende Meinung, akustische Traumen entstünden nur bei ungewöhnlicher Schallintensität bzw. länger dauernder Einwirkung derselben und bei Knalleffekten, nicht mehr aufrecht erhalten läßt. So konnte z. B. gezeigt werden, daß der Lärm eines elektrischen Nahrungs-»Mixers«, wie er im Haushalt benützt wird, genügt, um im Innenohr des Säugers morphologisch nachweisbare Veränderungen hervorzurufen.

167.3. Durch hörbaren Schall hervorgerufene Schäden (akustische Traumen i. e. S.)

Pathogenese: Untersuchungen auf dem Gebiet des akustischen Traumas sind durch verschiedene Umstände erschwert. Wohl ist es möglich, beim Menschen akustische Einwirkungen mit feststellbaren Hörschäden in Beziehung zu bringen, doch genügen solche Korrelationen für die pathogenetische Deutung des Geschehens nicht. Tierversuche gestatten insofern nur beschränkte Aussagen, als hier die Erfassung einer geringen Einbuße an Hörfähigkeit schwierig ist, und in der Regel am Corti'schen Organ erhebliche Schäden entstehen müssen, bevor sich funktionelle Störungen nachweisen lassen. Autoptische Untersuchungen am Menschen haben bisher auch keine befriedigende Klärung der Frage nach den Beziehungen zwischen Art, Ausmaß und Lokalisation der Schäden im Bereich der Cochlea gebracht, insbesondere nicht im Fall von Hörschäden durch Schall relativ geringer Frequenz. Am besten untersucht sind akustische Traumen durch hochfrequenten Schall: Länger dauernde bzw. immer wiederkehrende akustische Insulte dieser Art beeinträchtigen vor allem das Hören im Bereich zwischen 3000 und 6000 Hz, während Frequenzen unter 3000 und über 8000 Hz wesentlich weniger betroffen sind. Hochfrequenz-Rezeptoren scheinen mit dem Alter an Funktionstüchtigkeit zu verlieren, wobei sich schädliche akustische Einflüsse im Sinn einer zusätzlichen Belastung bemerkbar machen. Nach dem bisher bekannten sind für solche Läsionen vor allem *wiederholte akustische Traumen* verantwortlich, die sich über viele Jahre erstrecken *(Lärmschwerhörigkeit)*. Über die Pathogenese der chronischen Lärmschäden weiß man nur lückenhaft Bescheid. Neben mechanischen Einwirkungen (Erschütterungen, u. U. mit Bildung von Mikro-Gasbläschen bei hohen Druckschwankungen) spielen vermutlich noch hypoxidotische Verände-

rungen, infolge Vasokonstriktion und/oder Störungen der Mikrozirkulation, und chemische Faktoren eine Rolle. So hat man beispielsweise bei chronischer Lärmschwerhörigkeit eine progressive Abnahme der Sukzinodehydrogenase-Aktivität in den äußeren Haarzellen nachgewiesen.
Einmalige oder wenige *sehr harte Knallinsulte* (bis über 180 dB, bei einer Dauer von wenigen Millisekunden) vermögen ebenfalls irreversible Störungen des Gehörorgans hervorzurufen *(Knalltrauma):* Im Audiogramm äußern sich solche Veränderungen oft im Sinn einer »C_5-Senke« (etwa 4000 Hz). Bei besonders hohen Schalldruckmaxima kann die tiefste »Senke« bei 5000–6000 Hz liegen.

Morphologisch erfaßt man leichte Veränderungen im Gebiet des Corti'schen Organs bei *Lärmschwerhörigkeit* fast nur mit Hilfe des Elektronenmikroskops: Zu den geringsten strukturellen Störungen, die sich nachweisen ließen, gehören u. a. Schwellungen und zytoplasmatische Vakuolisierungen der äußeren Haarzellen, z. T. verbunden mit Deformierung der Kerne. Zahl, Stellung und Struktur der Stereozilien erscheinen dabei oft verändert. In schweren Fällen wurde über Zellnekrosen und/oder -schwund berichtet. Auch Zerreißungen der Basilarmembran bzw. der Reißner'schen Membran hat man gefunden. Die räumliche Verteilung dieser Läsionen ergab aber oft kein klares Bild, was bei den komplexen physikalischen Eigenschaften der Cochlea nicht verwundern kann (S. 346).
Zwischen *Knall- und Explosionstraumen* gibt es fließende Übergänge. In beiden Fällen kann es zu Trommelfellrissen, Blutungen im Mittel- und Innenohr, Frakturen und/oder Luxationen der Gehörknöchelchen u. a. kommen. Außerdem finden sich im Innenohr, besonders in der basalen, z. T. auch in der zweiten Schneckenwindung, Zerreißungen der Basilarmembran und/oder der Reißner'schen Membran, z. T. mit partieller Zerstörung des dort lokalisierten Corti'schen Organs. Später kann man in diesen Bezirken ziemlich ausgedehnte Schäden, insbesondere Degeneration und Schwund der äußeren, z. T. aber auch der inneren Haarzellen, u. U. ferner der Ganglienzellen, nachweisen. Manchmal sind zudem die vestibulären Haarzellen betroffen.

167.4. Durch Infraschall hervorgerufene Störungen

In letzter Zeit mehren sich Beobachtungen, die darauf hindeuten, daß u. U. auch eine chronische Infraschallexposition irreversible Läsionen verursachen könnten. Jedenfalls ins Gebiet der *Vibrationsschäden im weitesten Sinn* gehören die zentralnervösen Störungen, die man u. a. bei Waldarbeitern kennen lernte, welche lange Zeit Motorsägen bedienten: Von Kopfschmerzen über Schwindelgefühle, Malaise, motorischen Ausfällen und Sensibilitätseinbußen bis zu eigentlichen Lähmungserscheinungen sind die verschiedensten Symptomenbilder beobachtet worden. Ob es sich hier in erster Linie um Folgen von Infraschall, eines höherfrequenten Schalls, mechanischer Vibrationen oder einer Kombination dieser und/oder anderer Faktoren handelt, ist noch nicht befriedigend geklärt. Über morphologische Befunde liegen noch wenig Angaben vor. Ebenso ungewiß ist, weshalb einzelne Individuen besonders anfällig sind.

167.5. Schädliche Effekte von Ultraschall

Ultraschallwellen (US-Wellen) werden in zunehmendem Maß für verschiedene Zwecke eingesetzt, z. B. für Werkstoffprüfungen, Echolot-Systeme in der Schiffahrt u. a. m. In der Medizin gelangen sie sowohl zu diagnostischer wie zu therapeutischer Anwendung. Die für diagnostische Zwecke benützten Schallintensitäten sind so gering, daß mit nennenswerten somatischen oder genetischen Schäden nicht zu rechnen ist. Dies trifft im besonderen für die moderne US-Diagnostik zu, die – wie andere Echolot-Systeme – auf einem Impuls-Echo-Prinzip beruht. Aber auch die z. B. in der physikalischen Therapie benützten US-Wellen scheinen, soweit bekannt ist, keine Gewebeläsionen zu verursachen. Anders verhält es sich mit US-Geräten, die z. B. für die Reinigung von Geschirr bzw. Pfannen und Glaswaren zur Anwendung kommen. Der sog. »high-intensity focused ultrasound«, der zum Zweck der Zerstörung bestimmter, gut begrenzter Gewebebezirke in der Experimentalmedizin und z. B. in der Therapie bestimmter neurologischer Leiden gebraucht wird, kann indessen innerhalb kürzester Zeit einen Zell- und Gewebetod erzeugen.

Zur Physik der Ultraschallwellen

Der *US-Bereich* reicht von ungefähr 20 kHz–1 GHz (Giga-Hertz, d. h. 10^9 Hz); Wellen mit noch höherer Frequenz werden heute z. T. »*Hyperschallwellen*« genannt. US-Wellen werden, wie gewöhnliche Schallwellen, in einer bestimmten Richtung ausgesandt (*Schallstrahlen,* die mit dem Licht eines Scheinwerfers vergleichbar sind). Teilchen des durchschallten Mediums können in der Richtung des Schallstrahls schwingen (Longitudinalwellen) oder u. U. quer dazu (Transversalwellen). Die *Fortpflanzungsgeschwindigkeit des US* hängt u. a. von der Frequenz und der *Beschaffenheit des Mediums* ab; zudem breiten sich extrem energiereiche Schallwellen mit Überschallgeschwindigkeit aus. Während akustische Wellen in der Luft bei 1 atm abs. Druck und 20° C 342 m s^{-1} zurücklegen, beträgt der entsprechende Wert für Süßwasser von 25° C fast 1,5 km s^{-1}, in massiven Stahlkörpern sogar 6 km s^{-1}. US sehr hoher Frequenz zeigt komplexe, von der Norm abweichende Ausbreitungsverhältnisse, z. T. deshalb, weil er mehratomige Moleküle eines gasförmigen Mediums zu inneren Schwingungen anzuregen vermag. Für US sind die meisten zusammenhängenden Medien passierbar (»durchsichtig«): Man kann Objekte daher nicht nur *be*schallen, sondern *durch*schallen, wobei an Grenzflächen von Materialien unterschiedlicher Beschaffenheit *Echo-Phänomene* auftreten. Für ebene elastisch-mechanische Wellen ist der Schall(wellen)widerstand R eines bestimmten Mediums durch die Gleichung $R = d \times v$ gegeben, wobei d die mittlere Dichte des Mediums bedeutet und v seine Schallgeschwindigkeit.
Schallwellen werden in der Regel mit Hilfe eines Schwingkristalls (Piezoeffekt) oder der sog. Magnetostriktion bei hohen Erregungsfrequenzen erzeugt. Die *Schallenergie* kann von Bruchteilen von erg bis mehrere kWs reichen.

Durch Ultraschall verursachte Zell- und Gewebeschäden

Pathogenese: Fokusierte US-Wellen von 1–2 MHz (1 MHz = 1 Mega-Hertz = 10^6 Hz) und einer Intensität von 25 W cm^{-2} genügen, um bei einer Expositionsdauer von mehreren Minuten (z. B. 12 min) schwere Gewebeschäden hervorzurufen. Die Pathogenese dieser Läsionen ist noch nicht befriedigend geklärt. Wahrscheinlich handelt es sich um eine Kombination mechanischer und thermischer Energieübertragung, wobei sekundär chemisch und ischämisch, d. h. durch Gefäßverschlüsse bedingte, Läsionen hinzutreten. Die mechanische Wirkung beruht vermutlich u. a. auf Zerreißwirkungen im mikroskopischen Bereich (Wellenlänge von US mit 1 MHz in Wasser: 1,5 mm). Tierexperimentelle Befunde deuten darauf hin, daß US von hoher Intensität u. a. zu einer Desintegration des intrazellulären Gels führt, wobei es infolge der auf sehr kurze Distanz erfolgenden, enormen Druckunterschiede u. a. zu submikroskopischer Gasbläschenbildung kommt. Die Erzeugung von Wärme ist ebenfalls erheblich: So wurden in Leber und Fettgewebe nach einer US-Einwirkung von 30 sec Temperaturanstiege um 9° bzw. 25° C registriert, was zu einer mindestens partiellen Eiweißdenaturierung Anlaß geben dürfte. Die durch US verursachten chemischen Veränderungen in den Zellen und deren Umgebung sind noch ungenügend erforscht.

Morphologisch zeichnen sich Gewebeschäden, die durch fokusierten US hoher Intensität erzeugt wurden, u. a. durch ihre scharfe Abgrenzung gegen das gesunde Gewebe aus. Manchmal zeigen sich auch konzentrische multizonale Strukturstörungen. Elektronenmikroskopisch beobachtet man kurze Zeit nach der Beschallung Vakuolenbildungen und Untergang der verschiedenen Zellarten, gefolgt von einer akutentzündlichen Reaktion und anschließenden Organisation. Beobachtungen z. B. an Nierengewebe von Kaninchen zeigen, daß im Verlauf von Monaten bis einem Jahr eine vollständige Vernarbung des geschädigten Bezirks zustande kommt. Im zentralnervösen Gewebe entstehen nach Einwirkung von US hoher Intensität – je nach Größe des durchschallten Gebiets – mitunter flüssigkeitsgefüllte Hohlräume mit gliöser Reaktion in den Randbezirken; kleine Herde können mit einer Glianarbe abheilen.
Eine schematische Übersicht über die durch Schall- und Ultraschallwellen verursachten Schäden vermittelt Abb. 190.

Literatur

Elbadawi, A., Linke, Ch. A., Carstensen, E. L., Fridd, Ch. W.: Histomorphologic features of ultrasonic renal injury. Arch. Path. Lab. Med. *100*, 199 (1976) — *Fallon, J. T., Stehbens, W. E., Eggleton, R. C.*: Effect of ultrasound on arteries. Arch. Path. *94*, 380 (1972) — *Gauer, O.-H., Kramer, K., Jung, R.* (Hrsg.): Physiologie des Menschen, Bd. 12: Hören, Stimme, Gleichgewicht. München: Urban & Schwarzenberg 1972 — *Jahnke, V.*: Der Hörsturz. Münch. Med. Wschr. *116*, 417 (1974) — *Kellerhals, B.*: Acoustic trauma and cochlear microcirculation. In: Advances in Oto-Rhino-Laryngology (C. R. Pfaltz, ed.), vol. 18, p. 91. Basel: Karger 1972 — *Kellerhals, B.*: Pathogenesis of inner ear lesions in acute acoustic trauma. Acta Otolaryngol. *73*, 249 (1972) — *Kellerhals, B.*: Die Behandlung der akuten Innenohrschwerhörigkeit (Hörsturz und akustisches Trauma). In: Laryngologie, Rhinologie, Otologie, Bd. 56, Heft 4. Stuttgart: Thieme 1977 — *Lehnhardt, E.*: Die Berufsschäden des Ohres. Arch. Ohr.-Nas.-Kehlk-Heilk. *185*, 11 (1965) — *Otto, P. Ch., Kellerhals, B.*: Zur Behandlung des akuten Hörsturzes. H. N. O. *24*, 113 (1976) — *Pazat, P., Grateau, P., Rigaud, A.*: A propos des traumatismes sonores. Cahiers ORL *5*, 573 (1970) — *Rüedi, L., Furrer, W.*: Das akustische Trauma. Pract. Oto-Rhinolaryngol. *8*, 177 (1946)

168. Hitze- und Kälteschäden

Störungen des Wärmehaushalts des Körpers, insbesondere Fieber sowie allgemeine Hyperthermie und Hypothermie, sind schon in einem früheren Abschnitt behandelt worden (S. 1041). Im nachfolgenden geht es vor allem darum, mehr oder weniger *lokale Hitze- und Kälteschäden* zu erörtern. *Verbrennungen schwereren Grades* haben komplexe Folgen, wie Störungen des Wasser- und Elektrolythaushaltes, neurogene und hypovolämische Schockzustände, Nieren- und Leberschäden, Beeinträchtigung der Infektabwehr des Körpers, Bildung hypertrophischer Narben bzw. Kontrakturen u. a. m., deren Behandlung besondere Kenntnisse voraussetzen. In verschiedenen Ländern sind daher Zentren geschaffen worden, die sich dieser Patienten annehmen. Während auf dem Gebiet der Schock- und Infektionsbekämpfung sowie in der plastisch-chirurgischen Nachbehandlung große Fortschritte erzielt wurden, konnte die Mortalität aufgrund der eigentlichen »Verbrennungskrankheit« (s. u.) nicht wesentlich gesenkt werden. Die Erforschung der Verbrennungsfolgen und ihrer möglichen Behandlung gehört daher immer noch zu den wichtigen Aufgaben der Medizin. Die *Häufigkeit von Verbrennungsschäden* ist schwer zu schätzen: In den USA reichen die Angaben für das Jahr 1972 von 200000–2000000, und diejenigen über Todesfälle an Verbrennung von 6800–12000. *Lokale Kälteschäden* beobachtet man in Friedenszeiten viel seltener als Verbrennungen. Erfrierungen einzelner Körperteile treten am ehesten im Hochgebirge oder im hohen Norden auf.

168.1. Zusätzliche Angaben über die Physik der Wärme und ihre Maßeinheiten

Die Maßeinheiten von *Temperatur, Wärmemenge, Wärmeleistung* und *Wärmewirkung* wurden schon angegeben (S. 1385). Die *Wärmeleitfähigkeit* (λ, Dimension: $L\,M\,T^{-3}\,\theta^{-1}$) entspricht dem Quotienten aus Wärmeleistung und dem Produkt von Distanz und Temperatur, d. h. $W\,m^{-1} grd^{-1} = 1\,m\,kg\,s^{-3}\,grd^{-1}$. Der *Wärmeübergangskoeffizient* (α) und der *Wärmedurchgangskoeffizient* (K) haben die Dimension $M\,T^{-3}\,\theta^{-1}$ und sind als Quotienten aus Wärmeleistung und dem Produkt von Fläche und Temperatur zu verstehen. Die zugehörigen Maßeinheiten sind $W\,m^{-2}\,grd^{-1} = 1\,kg\,s^{-3}\,grd^{-1}$. Man kann sie auch als Kalorie/(Quadratzentimeter × Sekunde × Grad) auffassen.

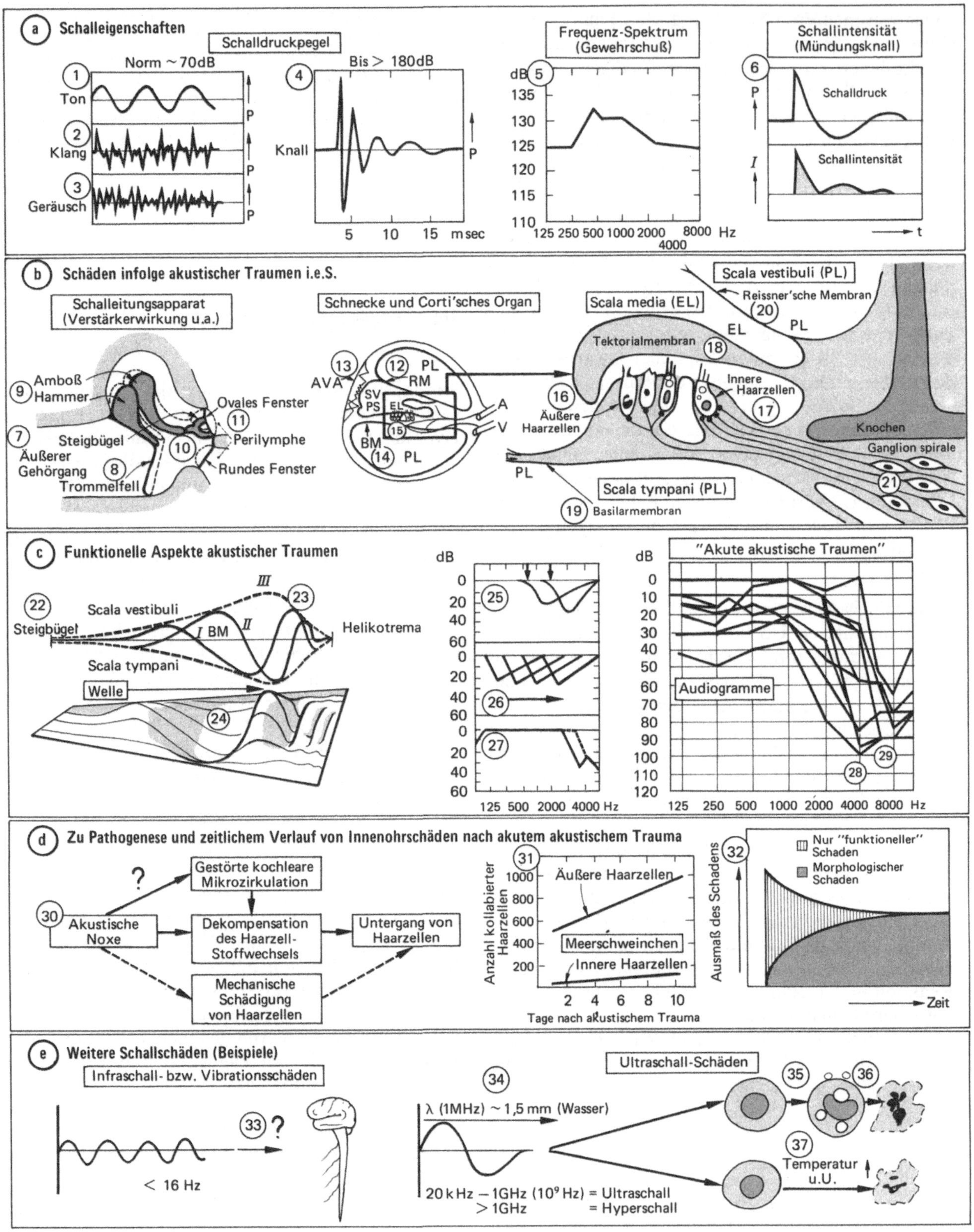

Abb. 190a–e. *Durch Schallwellen verursachte Schäden.* **a** *Schalleigenschaften. Schallwellen* sind elastische Schwingungen in Gasen, Flüssigkeiten und festen Körpern. Während sie in den letzteren als Longitudinal- und Transversalwellen auftreten (z. B. Erdbebenwellen), existieren sie in Gasen und Flüssigkeiten nur als Longitudinalwellen. Im Vergleich zu reinen *Tönen* (1) ist der *Zeitverlauf des Schalldruckes* bei *Klängen* (2) wesentlich komplexer, zeigt aber doch eine Grundfrequenz. Dies ist bei *Geräuschen* nicht der Fall (3). Der *Schallpegel* des normalen täglichen Lebens (z. B. Unterhaltungssprache auf 1 m Distanz) liegt in der Regel um etwa 70 dB (Dezibel); beim *Knall* (4) kann er wesentlich mehr als 180 dB betragen. Knälle haben meist eine breite

Abb. 190 a–e (Fortsetzung)

Häufigkeitsverteilung von Frequenzen, allerdings mit einem Gipfel z. B. im Bereich von 500–1000 Hz (5). Die *Schallintensität* (I) entspricht der *Schalleistung*, die durch eine senkrecht zur Ausbreitungsrichtung liegende Fläche fließt, ist also stets eine positive Größe (6). Subjektiv geschätzte Werte für Schallgrößen sind z. B. die *Lautstärke* (in phon angegeben) und die *Lautheit* (sog. sone-Skala). **b** *Schäden infolge akustischer Traumen i. e. S.* Seit längerer Zeit unterscheidet man – entsprechend den *physikalischen Gegebenheiten – Explosionstraumen* (abrupte Zunahme des Schalldruckes mit einer ersten Zacke, die länger als 1,5 msec dauert), *Knalltraumen* (Dauer der ersten Schalldruckzacke weniger als 1,5 msec) und *Lärmtraumen* (schädliche Folgen einer langdauernden Exposition gegenüber erhöhten Schallintensitäten, u. a. berufsbedingte Hörverluste). Überdies lassen sich akustische Traumen nach der Zeitdauer der Einwirkung der akustischen Noxe unterteilen, im besonderen in *»akute akustische Traumen«* (kurz dauernde Schallexposition, unter Einschluß von Explosionen, Knällen und hochintensivem Lärm) und *»chronische akustische Traumen«* (im besonderen *lärminduzierte Taubheit, Lärmschwerhörigkeit*). Es besteht auch die Möglichkeit *wiederholter akuter akustischer Traumatisierungen* (z. B. im Militärdienst). Unter »akustischen« Traumen versteht man dabei solche, die durch Schallwellen im hörbaren Bereich (20–16000 Hz) hervorgerufen werden (vgl. dazu Infraschall und Ultraschall, s. **e**). Zwischen *Knall- und Explosionstraumen* gibt es alle Übergänge. Bei hoher Schallintensität und unverschlossenem äußerem Gehörgang (7) kann es u. U. zu *Trommelfellrissen* (8), *Blutungen* im Mittelohr und/oder Innenohr (10, 11) sowie zu *Luxationen bzw. Frakturen der Gehörknöchelchen* (9) kommen (gestrichelte Linien = submaximale Exkursionen des Schalleitungsapparates). Die *Schäden im Innenohr* im Anschluß an schwere Knall- und Explosionstraumen scheinen – soweit sich aus den wenigen bekannten autoptischen Befunden und aus Tierversuchen beurteilen läßt – vor allem die basale, z. T. aber auch die 2. Schneckenwindung zu betreffen. Neben *Zerreißungen der Basilarmembran* (BM, 14, 19) *und/oder der Reißner'schen Membran* (RM, 12, 20) findet sich z. T. auch eine Zerstörung des dort lokalisierten *Corti'schen Organs* (15). Selbst wenn es nicht unmittelbar dazu kommt, macht sich in manchen Fällen mit einer gewissen Latenz ein erheblicher *Schwund der äußeren* (16), *in geringerem Ausmaß auch der inneren Haarzellen* (17) bemerkbar. Teilweise sind zudem die *Ganglienzellen des Ganglion spirale* (21) und vestibuläre Haarzellen betroffen. Ob bei solchen Traumen Neuronen höher gelegener Zentren, wie der Nuclei cochleares, des Colliculus inferior, des Corpus geniculatum mediale und des Gyrus temporalis superior (s. Abb. 88, S. 348) ebenfalls einen Schaden erleiden können, ist nicht geklärt. Über Schäden der Tektorialmembran (18) ist wenig bekannt. Bei *Lärmschwerhörigkeit,* deren morphologisches Substrat zum guten Teil aus Tierversuchen bekannt ist, zeigen ebenfalls die *äußeren Haarzellen* (16) schwerere Schäden als die *inneren* (17). Elektronenmikroskopische Untersuchungen deckten in Fällen von leichterem akustischem Trauma Schwellungen, zytoplasmatische Vakuolisierungen, Kerndeformitäten, Veränderungen der Stereozilien dieser Elemente u. a. m. auf, während nach starker Schalleinwirkung Zellnekrosen und Zellschwund deutlich werden. Man hat Gründe zur Annahme, daß bei akustischen Traumen *Störungen der Mikrozirkulation* eine erhebliche Rolle spielen (13, 15; A = kleine Arterie; V = kleine Vene; AVA = arteriovenöse Anastomosen; PL = Perilymphe; EL = Endolymphe; SV = Stria vascularis; PS = Prominentia spiralis). Jedenfalls lassen sich derartige Hörschäden durch Mittel, die die Durchströmung der kleinen Blutgefäße fördern (z. B. Dextranderivate), z. T. deutlich mindern. **c** *Funktionelle Aspekte akustischer Traumen.* Die Mechanismen der Perzeption von Schallwellen in der Schnecke und den höheren Zentren des Gehörsinns sind in den Einzelheiten noch nicht befriedigend geklärt. Die Exkursionen des Steigbügels am ovalen Fenster erzeugen vor allem in der Perilymphe Wanderwellen (22, z. B. zeitlich aufeinanderfolgend: I und II), wobei die hier gestrichelt eingezeichnete Hüllkurve (III) angibt, welche Extremwerte die Wellen bei festgehaltener Frequenz in den verschiedenen Abschnitten der Kochlea erreichen können (23, modifiziert nach *Gauer, Kramer und Jung* (1972)). Dabei ist zu berücksichtigen, daß die Basilarmembran und die Reißner'sche Membran seitlich fixiert sind, weshalb die maximalen Wellenbewegungen ungefähr in der Mitte des Schneckenganges stattfinden (24). Versuche zur schädigenden Wirkung einzelner Töne haben gezeigt, daß die *temporäre Einbuße an Hörfähigkeit (»TTS« = »temporary threshold shift«)* nach Überstimulation mit reinen Tönen ein Maximum erkennen läßt, das ungefähr eine halbe Oktave über der für die Schädigung benützten Frequenz liegt und deutlich asymetrisch verlaufende Kurven ergibt (25). Die Breite der Senke im Audiogramm nimmt mit zunehmender *Stimulationsfrequenz* ab, und ihre Tiefe sowie das Ausmaß der Asymmetrie sind vor allem eine Funktion der *Dauer der Beschallung.* Hohe *Schallintensitäten* resultieren meist in einer Verschiebung des Hörverlustmaximums in Richtung auf den höheren Frequenzbereich. Der *Bereich von 4000 Hz scheint besonders empfindlich* zu sein. Die Gründe für dieses Verhalten sind noch nicht befriedigend geklärt. Neben der – in ihrer ursprünglichen Form nicht mehr haltbaren – »Platz« (place)-Theorie wurden vor allem *hydrodynamische Phänomene* diskutiert, z. B. Ströme einerseits von den Bereichen unterhalb 4000 Hz nach der Schneckenbasis zu, andererseits von den Gebieten oberhalb der 4000 Hz-Gegend nach der Spitze zu, so daß sich eine Verstärkung der Übertragung von Schallenergie im 4000 Hz-Bereich ergäbe. Jüngeren Datums ist die Vermutung, hochgespannte Geräusche (»white noise«) resultierten über eine maximale Stimulation im Bereich von 1000–4000 Hz und eine entsprechende Verschiebung (s. o.) in den Bereich von 4000 Hz (26) in einer Senke an dieser Stelle (27). Es gibt auch *vaskuläre Theorien,* z. B. die Annahme, die 4000 Hz-Senke könnte durch eine eingeschränkte Blutversorgung im Grenzgebiet zwischen zwei versorgenden Arterien (mit)bedingt sein. Schließlich ist von Interesse, daß die ontogenetische *Differenzierung des Corti'schen Organs* im 4000 Hz-Bereich einzusetzen scheint. So oder so darf angenommen werden, daß es sich bei akustischen Traumen um spezifische Effekte von Seiten der Schallwellen handelt. Jedenfalls führen *andere ototoxische Agenzien,* wie Innenohrgifte, Röntgenbestrahlung oder venöse Stauung, zu einem anderen Schädigungsmuster. *Einmalige, sehr harte Knallinsulte* bewirken besonders oft eine 4000 Hz-Senke (28) im Audiogramm, während Traumen durch hochfrequenten Schall häufig einen Hörverlust in einem breiteren Bereich (z. B. 3000–6000 Hz, 29) zur Folge haben. Die Skizze zeigt einige Audiogramme nach akuten akustischen Traumen (modifiziert nach *Kellerhals,* 1972). **d** *Zu Pathogenese und zeitlichem Verlauf von Innenohrschäden nach akutem akustischem Trauma.* Nach heute vorherrschenden Hypothesen wird beim Zustandekommen von Innenohrschäden aufgrund akustischer Traumen der *gestörten Mikrozirkulation* und allenfalls *direkt hervorgerufenen metabolischen Störungen* vor allem der äußeren Haarzellen besondere Bedeutung beigemessen, während die meisten Autoren mechanischen Faktoren – z. B. im Sinn der Zellzerreißung – keine führende Rolle zuerkennen (30). Haarzellenschäden im Sinn von Zellkollaps bzw. -schwund manifestieren sich, wie Tierversuche deutlich machten, mit einer gewissen Latenz (31), während der funktionelle Hörverlust unmittelbar nach erfolgtem akutem akustischem Trauma am größten ist und danach abnimmt (32, modifiziert nach *Kellerhals,* 1972). **e** *Weitere Schallschäden.* Neuere Befunde sprechen dafür, daß *Infraschall- bzw. Vibrationsschäden* – z. B. bei Waldarbeitern mit starken Motorsägen – mit der Zeit erhebliche nervöse, im besonderen auch zentralnervöse Läsionen hervorrufen können, die u. U. in eine völlige Invalidität ausmünden

168.2. Folgen einer lokalen Hyperthermie, insbesondere von Verbrennungen

Definitionen: Es ist allgemein üblich, alle lokalen, d. h. meistens die Haut betreffenden, Hitze-bedingten Schäden *(lokale Hyperthermie)* als »*Verbrennungen*« zu bezeichnen. Aus medizinischen Gründen wäre es an sich gerechtfertigt, zwischen den durch kochende bzw. sehr heiße Flüssigkeit verursachten »*Verbrühungen*« und den vor allem durch Flammen erzeugten »*Verbrennungen i. e. S.*« zu unterscheiden, da die letzteren oft erheblich schwerere Folgen haben. Dem Sprachgebrauch gemäß und der Einfachheit halber werden wir aber im folgenden gesamthaft von »Verbrennung« reden.
Prognostische Beurteilungen schwerer Verbrennungen richten sich nach deren Ausdehnung, Schweregrad und Lokalisation (z. B. Gesicht). Hinsichtlich der *Ausdehnung* und ihrer Bedeutung für die Überlebenschancen des Betroffenen ist zu berücksichtigen, daß erhebliche Altersunterschiede bestehen (s. u.). Der *Schweregrad einer Verbrennung* wird wie folgt eingestuft: *1. Grad:* Rötung der Haut; *2. Grad:* Partielle Zerstörung der Haut, nicht aber der epidermalen Anhangsgebilde; *3. Grad:* Totale Zerstörung der Haut, eingeschlossen die Anhangsgebilde. Man kann auch unterteilen in *oberflächliche Verbrennungen,* die lediglich zu Rötung und Blasenbildung führen, einerseits, und *tiefe Verbrennungen,* die einer mehr oder weniger schweren, zweit- bis drittgradigen Verbrennung entsprechen, andererseits. Inbezug auf die Prognose gilt die Faustregel, daß sich eine oberflächliche Verbrennung bestimmter Ausdehnung (z. B. 40% der Körperoberfläche) mit einer tiefen Verbrennung der halben Ausdehnung (d. h. in diesem Fall 20%) vergleichen läßt. Tiefe Verbrennungen von mehr als 50% der Körperoberfläche werden nur selten überlebt, und auch bei solchen mit Schädigung von 30% ist die Prognose ernst.
Eine schwere Verbrennung ist in der Regel von einer *Schockphase* gefolgt, die etwa 2 Tage dauert und dann in eine, ungefähr 2–4 Wochen anhaltende sog. *Verbrennungskrankheit* überleitet. Danach schließt sich die sog. *Reparationsphase* an.
Sog. *elektrische Verbrennungen* sind eine Sonderform echter Hitzeschäden, z. T. kombiniert mit anderen Störungen, die durch den elektrischen Strom verursacht werden können.
Vielerorts spricht man bei gewebezerstörender Einwirkung starker Säuren u. a. auf die Haut von »*chemischen Verbrennungen*«; richtiger wären Bezeichnungen, wie »*Verätzung*«.

Ursachen und **Pathogenese:** Es wurde schon erwähnt, daß bei ausreichender Einwirkungsdauer Temperaturen von 42–45° C genügen, um einen Gewebeschaden zu erzeugen (S. 1048): In diesem Bereich ist es meistens eine Kombination von gesteigertem Stoffwechsel und teilweiser Inaktivierung wichtiger Proteine, insbesondere von Enzymen, die der Störung zugrunde liegt. Je höher die Temperatur, desto kürzer ist die Zeit, der es bedarf, um einen Hitze-bedingten Zelltod herbeizuführen. Eine epidermale Temperatur von 70° C während 1 sec reicht aus, um den Großteil der Epithelschicht zum Untergang zu bringen, während dasselbe Gewebe 50° C während mehr als 10 min ohne erheblichen Schaden zu ertragen vermag. *Flammen* wirken, wenn eine gewisse Hautfeuchtigkeit besteht oder eine dicke Hornschicht vorliegt, u. U. nicht sofort schädigend; wenn aber die an der Hautoberfläche vorhandene Flüssigkeit (z. B. Schweiß) weitgehend verdunstet, und die – kurze Zeit protektiv wirkende – Verdunstungskälte nicht mehr erzeugt wird bzw. die Hornschicht verbrannt ist, bedarf es nur mehr einer sehr kurzen Zeitspanne (z. B. Bruchteile von Sekunden), um erhebliche Läsionen zu setzen. Besonders rasch werden durch *kochendes Wasser* Verbrühungsschäden gesetzt, weil hier für die Wärmeübertragung meist sofort günstigste Bedingungen geschaffen sind. Allerdings ist der Temperaturgradient wesentlich geringer als im Fall von Feuer- oder Glutschäden. Bei *Atombombenexplosionen* wirkt eine sehr hohe Hitzestrahlung während außerordentlich kurzer Zeit auf exponierte Körperoberflächen ein, so daß die Epidermis bzw. die obersten Schichten derselben verkohlen können, während das darunter liegende Gewebe zum guten Teil verschont bleibt. Die hitzebedingte Zellschädigung kann – je nach Temperatur und Dauer der Einwirkung – partiell bzw. reversibel sein, einer Zellkoagulation entsprechen oder eine eigentliche Verkohlung darstellen. Bei *partiell hitzegeschädigten Zellen* kommt es nach einer kurzen Latenzzeit zu einer Schwellung (vgl. dazu S. 76ff.), an der u.a. Störungen der Membranfunktionen und -struktur beteiligt sein dürften. Man vermutet zudem, daß in der Zelle vermehrt niedermolekulare Substanzen anfallen, sei es wegen eines verstärkten Katabolismus geschädigter Zellanteile, sei es, weil Abbauvorgänge möglicherwei-

Abb. 190a–e (Fortsetzung)
(33). Die Mechanismen, die diesem Phänomen zugrunde liegen, sind noch wenig erforscht. *Ultraschallwellen* hoher Intensität (z. B. 25 Wcm^{-2}, 1–2 MHz, während 12 min) genügen, um schwere Zell- und Gewebeschäden zu erzeugen. Die Wirkung beruht einerseits auf einer *mechanischen Energieübertragung* mit Zerreißungen und Vakuolenbildung im lichtmikroskopischen Bereich (35, Wellenlänge bei 1 MHz ungefähr 1,5 mm in Wasser, 34) sowie nachfolgendem Zelluntergang (36), andererseits kommt es zur raschen *Wärmebildung* (37) mit schließlicher Hitzekoagulation u. a. von Proteinen. Ähnliches gilt wahrscheinlich für den Hyperschall

se weniger hitzeempfindlich sind als die oft komplizierten synthetischen Prozesse. *Hitzekoagulierte Zellen* erleiden einen sofortigen Tod durch Proteindenaturierung; oft tritt ein gewisser Schrumpfungseffekt dazu. Bei der *Verkohlung,* die sich an eine sehr kurze Zeit dauernde Koagulation anschließen kann, tritt zuerst das Zellwasser aus, dann verbrennen die organischen Anteile. Entsprechend der von der Körperoberfläche nach der Tiefe zu abnehmenden Hitzewirkung findet man bei schweren Verbrennungen (z. B. Feuer) zuoberst eine Zone der Verkohlung, darunter eine Schicht, in der die Gewebskoagulation vorherrscht, und in der Tiefe teilweise geschädigte Partien.

Abgesehen von diesen mehr oder weniger ausgeprägten Läsionen beobachten wir z. B. bei ganz leichten Hitzewirkungen oder ganz in der Tiefe der stärker geschädigten Zonen eine *Dilatation der kleinen Blutgefäße,* verbunden mit erhöhter Permeabilität und *Ödembildung.* Diese ist wesentlich an der Entstehung der intra- oder subepidermalen »*Brandblasen*« beteiligt, wie sie für viele oberflächliche Verbrennungen typisch sind. Parallel mit der Ödembildung geht eine *Steigerung des Lymphflusses,* der etwa 2–3 Std nach einer schwereren Verbrennung ein Maximum erreicht und danach über längere Zeit erhöht bleibt. Die Zusammensetzung der Lymphe läßt dabei ähnliche Veränderungen erkennen wie im Fall einer akuten Entzündung. Verbrannte Haut scheint u. a. sog. *Verbrennungstoxine* in die Blutzirkulation abzugeben, die nach dem bisher bekannten gewebespezifisch sind und für einen erheblichen Teil der Allgemeinsymptome nach Verbrennungen verantwortlich sein dürften. Neuere Befunde sprechen dafür, daß vor allem Lipid-Protein-Komplexe aus der Haut, die bei Hitzeschäden polymerisiert (Molekulargewicht bis über 1 Million) und freigesetzt werden, eine allgemein toxische Wirkung entfalten. Es wird angenommen, daß dieses Material, das ungefähr 40% Lipide und 60% Proteine enthält, aus Membranen epidermaler oder anderer Zellen stammt, die einen Hitzeschaden erlitten; eine maximale Toxinfreisetzung aus dem Hautbereich scheint bei Temperaturen um 300° C stattzufinden. Über den Wirkungsmechanismus dieser Verbrennungstoxine ist noch wenig bekannt; u. a. scheinen sie einen nephrotoxischen Effekt zu entfalten und die Infektionsanfälligkeit zu erhöhen. In Tierversuchen wirken sie – bei Verabreichung genügender Dosen – tödlich. Verschiedene Beobachtungen lassen an die Möglichkeit denken, der Körper könnte gegen diese Lipid-Protein-Komplexe *Antikörper* mit protektiver Wirkung bilden; die Erfahrungen auf diesem Gebiet in Fällen von Verbrennung beim Menschen sind indessen noch sehr beschränkt, und man wird weitere Untersuchungen abwarten müssen, bevor eine Beurteilung dieser Problematik möglich ist.

Die *systemischen Auswirkungen einer schweren Verbrennung* umfassen u. a. die Möglichkeit eines *primären (neurogenen) Schocks,* der in seltenen Fällen über einen Zusammenbruch der Zirkulation zum Tod führen kann, ferner die fast regelmäßig auftretende *Hämokonzentration* und *Hypovolämie,* die auf einem Flüssigkeitsverlust in die geschädigten Hautbereiche bzw. an die Körperoberfläche beruhen. Bei diesem wichtigen pathogenetischen Mechanismus, der vor allem für die sog. *Schockphase* verantwortlich ist und bei mangelhafter Behandlung in schwere Formen von *hypovolämischem (sekundärem) Schock* überleiten kann, geht auch relativ viel Natrium verloren (*Hyponatriämie.* Dazu gesellt sich z. T. eine *mäßige Hyperkaliämie*). Wechselnde Grade von – überwiegend, wenn vielleicht auch nicht ausschließlich – schockbedingten *Nierenschäden* (Nephroblaptose, S. 756) und *Leberveränderungen* (zentrolobuläre Nekrosen, S. 587) sind in solchen Fällen die Regel. Nach Verbrennungsschock, wie auch nach schweren grobmechanischen Verletzungen beobachtet man, nicht selten ein sog. nichtoligurisches akutes Nierenversagen. Zudem besteht eine *erhöhte Gerinnungsbereitschaft des Blutes* (Hyperkoagulabilität, S. 453), die mit der Bluteindickung und der Freisetzung gerinnungsaktiver Substanzen aus geschädigten Zellen und Geweben in Beziehung stehen dürfte. *Phlebothrombosen* entwikkeln sich dabei vor allem bei Immobilisierung der unteren Extremitäten, wobei es dann und wann zu *thromboembolischen Ereignissen* kommen kann. Ob die nicht selten auftretenden *akuten Geschwüre z. B. im Duodenum* mit Gefäßthrombosen in Beziehung stehen, ist oft schwer zu beurteilen. Besonders im hitzegeschädigten Bereich gehen viele Erythrozyten zugrunde, und die *intravasale Hämolyse* zieht nicht selten eine erhebliche *Hämoglobinurie* bzw. *Chromoproteinurie* mit möglicherweise zusätzlicher Nierenschädigung nach sich. Abgesehen von der relativ rasch erfolgenden Hämolyse, beobachtet man eine *Verkürzung der Erythrozyten-Lebensdauer,* die über die Schockphase hinaus anhält und u. U. die *Anämie* erheblich verstärkt. Wie bei anderen schweren Traumen wird auch bei Verbrennungen ein *allgemeines Adaptationssyndrom* ausgelöst. Es ist diskutiert worden, die in solchen Fällen recht oft nachweisbaren Nebennierenrinden-Nekrosen könnten damit im Zusammenhang stehen. Besonders hervorzuheben bleibt die bei Verbrennungen bestehende *Infektionsgefahr:* Diese ist umso größer, je mehr und je länger nekrotisches Gewebe im Bereich der Wundflächen liegen bleibt. Sehr oft kommt es zu einer Besiedelung vorwiegend durch *Gram-negative Keime* (z. B. Pseudomonas). In vielen Fällen ist mit einer Endotoxinämie und Bakteriämie zu rechnen, und manchmal entwickelt sich eine tödlich verlaufende Sepsis.

Kurze Zeit nach einer schwereren Verbrennung notiert man eine *Lymphozytopenie,* die vor allem auf einer erheblichen Reduktion der Zahl von *T-Zellen* beruht und mit einer *Herabsetzung der zellgebundenen Immunreaktivität* einhergeht. Diese hält, wie aus Beobachtungen an Patienten hervorgeht, oft mehr als 3 Wochen an. Die anfänglich eintretende Hypogammaglobulinämie mäßigen Grades weicht nach etwa 10 Tagen einer deutlichen polyklonalen Vermehrung der Immunglobuline im Blut. Zu diesem Zeitpunkt finden sich auch zahlreiche Plasmoblasten in Zirkulation (u. U. bis über 50% der lymphoiden Zellen!). Abgesehen von diesen quantitativen Veränderungen beobachtet man auch qualitative Störungen der immunreaktiven Zellen. So wurde über eine Verlangsamung der Wanderung, eine verminderte Proliferationstätigkeit und einen gesteigerten Untergang von Lymphozyten in vitro unter dem Einfluß des Serums von Patienten mit Verbrennungsschäden berichtet.

Über Verbrennungs-bedingte Störungen des Monozytensystems ist wenig bekannt. Die Zahl der *neutrophilen Granulozyten* im Blut ist schon kurze Zeit nach Verbrennung erhöht; allerdings zeigen sich auch bei diesem Zellsystem im Vergleich zu akut-entzündlichen Reaktionen anderer Art Störungen des Zellnachschubs und der funktionellen Leistungen der Endelemente. *Eosinophile Granulozyten* erfahren früh nach Verbrennung eine zahlenmäßige Reduktion.

Morphologisch stellen wir, wie erwähnt, bei *ganz leichten »Verbrennungen«* und in der weiteren Umgebung bzw. Tiefe schwererer Hitzeläsionen eine *Hyperämie* und ein *Ödem* fest, im Epidermisbereich z. T. eine *Vesikel-* bis *Bullabildung.* Die *Mastzelldegranulierung* und die damit verbundene Freisetzung von Histamin ist wahrscheinlich nur teilweise für die Gefäßdilatation verantwortlich, denn es sind nicht, wie bei reiner Histamin- bzw. Bradykininwirkung, nur die Venolen, sondern meist die Gefäße der ganzen terminalen Strombahn weitgestellt (Abb. 174, S. 1274).

Elektronenmikroskopische Untersuchungen an der Haut von *Affen,* die einem Verbrühungsschaden ausgesetzt worden waren (15 sec in Wasser von 90° C), ließen folgendes erkennen: Innerhalb von 1 min zeigten sich eine Schwellung von Kapillarendothelien und Epidermiszellen sowie elektronendichtes Material im bindegewebigen Interstitium. Diese Befunde deuten u. a. auf eine rasche, osmotisch bedingte Volumenzunahme der Zellen hin. Man beobachtet auch eine teilweise Auflösung der epidermalen interzellulären Verbindungen (S. 137). Ultrastrukturelle Untersuchungen an der Haut von *Menschen* mit Verbrennungen Grad 2–3 (durch Flammen) zeigten, daß epidermale Zellen mit Koagulationsnekrose und morphologisch erhaltenen Konturen z. T. bis über 24 Std erhalten bleiben, und auch die Basalmembran »intakt« erscheint. In dem ebenfalls abgestorbenen oberen Drittel des Corium stellte man Strukturstörungen des Kollagens fest, z. T. in Form eines Verlusts der Querstreifung und Aufquellung der Fasern. Im Verlauf weniger Tage verwandelte sich die Epidermis zu einer nekrotischen Masse ohne erhaltene Zellstrukturen, und die Basalmembran am Grund der Epithelschicht war nicht mehr zu erkennen. Die Grenze zwischen nekrotischem und erhaltenem Gewebe zeigte die für akute Entzündungen typischen Veränderungen (S. 1271), und einsprossende Fibroblasten waren spätestens vom 3. Tag nach dem Trauma an zu erkennen.

Lichtmikroskopisch lassen sich an der Haut nach schwereren (tiefen) Verbrennungen von der Oberfläche nach der Tiefe zu Zonen mit abnehmendem Grad von Gewebeschädigung erkenen: a) Findet sich, wie z. B. nach Verbrennung durch Feuer, eine *Verkohlungszone,* ist diese unschwer an der völligen Zerstörung der Strukturen und deren Ersatz durch schwärzliche Massen erkennbar. b) In der *Zone der Hitzekoagulation* erscheint das Zytoplasma der Zellen zunächst granulär, später homogen, und schließlich, nach 1–3 Tagen, sind Zellkonturen nicht mehr erkennbar. Die kollagenen Faserstrukturen gehen z. T. verloren und machen mit der Zeit den Eindruck eines mehr oder weniger homogenen, z. T. auch granulären »Gels«, das – wahrscheinlich wegen des Abfalls des pH – eine verstärkte Affinität zu basischen Farbstoffen aufweist. Bei schweren Verbrennungen erfaßt die Koagulationsnekrose naturgemäß auch die *oberflächlichen Blutgefäße.* In tieferen Zonen finden sich öfters Verschlüsse kleiner Gefäße durch Thromben. c) Die *Zone partiell geschädigten Gewebes* läßt noch über längere Zeit Zeichen von Zelluntergang erkennen; auf dieses Gebiet konzentrieren sich im übrigen die der akuten Entzündung entsprechenden Veränderungen, die schließlich, im Verlauf von wenigen Tagen, eine vor allem durch neutrophile Granulozyten vermittelte *»Demarkation« des nekrotischen Gewebes* bewirken. Unter dieser, durch fibrinös-leukozytäres Exsudat eingenommenen Schicht setzt die *granulierende Entzündung* ein, deren Anfang sich – wie erwähnt – schon nach 2–3 Tagen abzeichnet, und die bei fehlender Epithelisierung mehrere Wochen anhalten kann. Die *Epithelisierung* geht bei Verbrennungsschäden Grad 1–2 von allfällig noch vorhandenen epidermalen Basalzellen im betroffenen Bezirk, von den Randbereichen des geschädigten Hautgebiets und/oder von den Haarfollikeln aus (S. 1359).

Bei ausgedehnten tiefen Verbrennungen (Grad 3) ist eine autochthone Epithelregeneration nicht mehr möglich: In diesen Fällen kommt man ohne Haut-Transplantation (z. B. Spalthaut (Thiersch)-Lappen) nicht aus (S. 1228). In manchen Fällen, vor allem bei verzögerter Epithelisierung und in Gebieten, die unter Zug stehen, bildet sich sog. *»hypertrophisches Granulations- und Narbengewebe«,* das stark behindernde *Kontrakturen* nach sich ziehen kann, besonders in Gelenkbereichen: Brandwunden sind für diese Komplikation bekannt. Nachträgliche Korrekturen lassen sich u. a. durch sog. Z-Plastiken erzielen.

Bei *Verbrennungen durch die sehr kurz dauernde Atombomben-Hitzestrahlung* in Hiroshima und Nagasaki fand sich oft eine Verkohlungszone, die sich z. B. nur auf die Epidermis oder oberflächliche Schichten derselben beschränkte, und deren Ausbildung bereits durch dünne Kleidungsstücke verhindert wurde. Die Zone der Koagulationsnekrose war hier oft nur sehr dünn, so daß in vielen Fällen eine autochthone Epithelregeneration möglich war.

Folgen und **Komplikationen** von Verbrennungen: Falls ein sog. *primärer (neurogener) Schock* auftritt, läßt sich dieser in der Regel durch konventionelle Schockbehandlung unter Kontrolle bringen; besonders wichtig ist in diesem Zusammenhang die *Schmerzbekämpfung.* Die schweren *Exsudationsprozesse* bei ausgedehnten Hitzeschäden der Haut, die zu einem Wasser- und Natriumverlust führen und das pathogenetische Geschehen während der »*Schockphase*« in erster Linie bestimmen, sind bei Verbrühungen oft noch stärker ausgeprägt als bei Verbrennungen durch Feuer. Die Kombination von Hypovolämie und mäßiger Hyponatriämie kann in unbehandelten oder unsachgemäß betreuten Fällen u. a. ein Hirnödem entstehen lassen. Die heute zur Verfügung stehenden Methoden der Schockbekämpfung gestatten es allerdings in den meisten Fällen und selbst bei schwersten Verbrennungen, die Patienten über diese Schockphase hinaus am Leben zu erhalten. Dies gilt auch für schockbedingte *Nieren- und Leberschäden.*

Schwieriger gestaltet sich die Behandlung der eigentlichen »*Verbrennungskrankheit*«: Hier sind in den letzten 10 Jahren trotz vermehrter Anstrengungen keine entscheidenden Fortschritte erzielt worden. Dies hängt vielleicht mit der noch ungelösten Frage nach den »Verbrennungstoxinen« zusammen (s. o.), denn es findet sich eine deutliche Korrelation zwischen der Gesamtmasse »verbrannten« Gewebes und der Mortalität. Noch heute gelingt es kaum, bei gegebenem Schweregrad und einer gewissen Ausdehnung von Verbrennungsschäden die Überlebenschancen wesentlich zu verbessern (Abb. 191). Kinder, die in der Schockphase besonders gefährdet sind, vermögen im allgemeinen die anschließende Verbrennungskrankheit besser zu überstehen als Erwachsene, vermutlich z. T. wegen der hohen Regenerationskapazität der Gewebe. Vorausgesetzt, die aus hitzegeschädigter Epidermis und anderen Hautelementen freigesetzten »Verbrennungstoxine« spielten im Rahmen der Verbrennungskrankheit tatsächlich die ihnen zugeschriebene, wichtige pathogenetische Rolle, wäre eigentlich ein möglichst frühzeitiges »chirurgisches Débridement«, d. h. eine Entfernung der geschädigten Gewebemassen, bevor toxisches Material in größerer Menge in Zirkulation gelangt, anzustreben. Tatsächlich ist es z. B. bei Kindern gelungen, durch sofortige (primäre) Exzision der geschädigten Hautpartien und unmittelbar anschließende »Thierschung« sehr ermutigende Ergebnisse zu erzielen.

Die *antibiotische Behandlung* zur Bekämpfung der Brandwundeninfektion, an der vor allem Gram-negative Erreger beteiligt sind, hat bisher nur eine mäßige Verbesserung der Überlebensraten gebracht.

Verschiedene Autoren benützen, neben der allgemeinen antibiotischen Therapie, zur Lokalbehandlung eine Kombination von Silbernitrat und Sulfonamiden *(»Silver-Sulfa-Diazin«)* und haben damit die Inzidenz von *Sepsisfällen* deutlich reduzieren können.

168.3. Lokale Kälteschäden

Begriffe und allgemeine Bemerkungen

Nachdem die allgemeine Hypothermie schon behandelt wurde (S. 1053), geht es im folgenden nur mehr darum, *Erfrierungs- und andere Kälteschäden an einzelnen Körperteilen* zu diskutieren.

Definitionen: Beim sog. »*Immersionsfuß*« (»*immersion foot*«, »*trench foot*«) handelt es sich meistens um hypothermisch bedingte ischämische Schäden an den Füßen, die keine Kristallbildung voraussetzen, und bei denen die Blutgefäße in der Regel weitgehend intakt bleiben. »*Frostbeulen*« *(Pernionen,* »*frostbites*«*)* dagegen, die z. B. an Gesicht und Händen entstehen und mit kurzdauerndem Gefrieren von Gewebe verbunden sein können, sind durch ein weitgehendes Sistieren der Blutzirkulation im betroffenen Bezirk, gefolgt von teilweisem bis weitgehendem Zelluntergang, gekennzeichnet. Ähnliches gilt für *ausgedehntere Erfrierungsschäden.*

Ursachen und **Pathogenese:** Lokale Kälteschäden lassen sich ihrer Entstehungsweise nach in direkte Gefrierschäden und in indirekte, vor allem auf einer hypothermisch bedingten Verminderung der Blutzirkulation beruhende, d. h. in der Regel ischämische Gewebeveränderungen unterteilen.

Direkte Gefrierschäden entwickeln sich, wenn sich in Zellen bzw. Geweben *Eiskristalle* bilden. Diese haben u. a. zur Folge, daß die noch nicht kristallisierte Zell- und Gewebeflüssigkeit hypertonisch wird, und mechanisch bedingte Strukturstörungen auftreten. Vor allem bei relativ langsamem Einfrieren können große Kristalle entstehen; liegen diese in Interzellulärräumen und drängen die Zellen lediglich auseinander, braucht daraus kein irreversibler Schaden zu entstehen. Gefährlicher sind wahrscheinlich kleinere, intrazellulär gelegene Kristalle, die u. U. zur Zerreißung von Organellen bzw. Membranen Anlaß geben können. Schädigend wirken aber auch in solchen Fällen vor allem die *erhöhte Salzkonzentration* in der noch flüssigen Phase und Veränderungen im relativen Gehalt von *Membranen* an hydratisierten Proteinen, Lipiden und Phospholipiden. Die schützende Wirkung von Substanzen, wie Glyzerin und Dimethylsulfoxid, die heute zur Konservierung von Zellen bei tiefer Temperatur benützt werden (z. B. zum Zweck der künstlichen Insemination), liegt vor allem darin, daß diese Stoffe in die Zellen eindringen und bei langsamem Einfrieren die Kristallbildung auf ein Minimum beschränken.

Die *indirekten Kälteschäden* gehen vor allem auf *vaskuläre Veränderungen* zurück. Im Fall von *Einfrierungen* handelt es sich dabei u. a. um Zellschäden im Bereich der Gefäßwände und in der Gefäßlichtung, die vor allem beim Wiederauftauen heftige Reaktionen

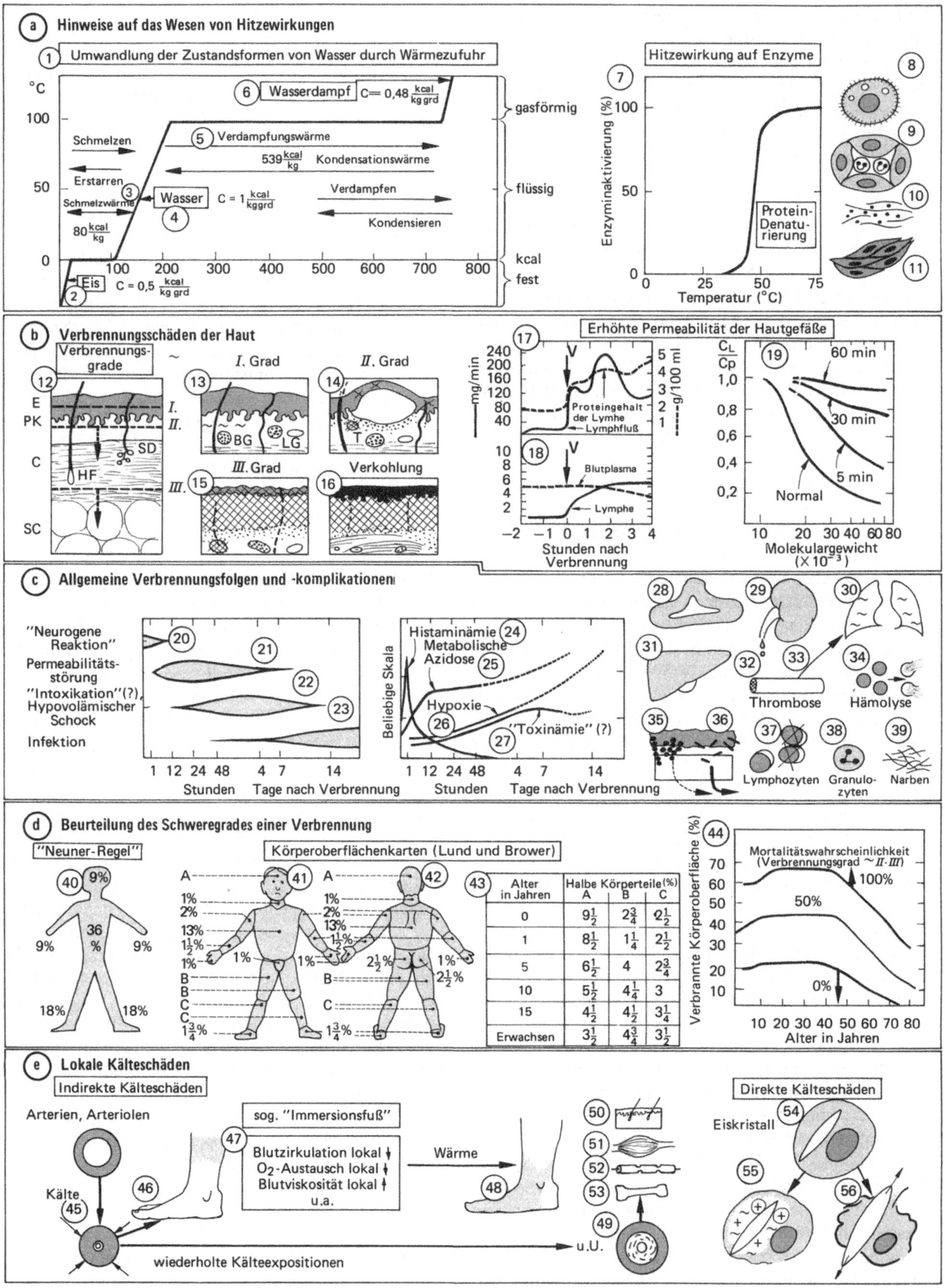

Alter in Jahren	Halbe Körperteile (%) A	B	C
0	$9\frac{1}{2}$	$2\frac{3}{4}$	$2\frac{1}{2}$
1	$8\frac{1}{2}$	$1\frac{1}{4}$	$2\frac{1}{2}$
5	$6\frac{1}{2}$	4	$2\frac{3}{4}$
10	$5\frac{1}{2}$	$4\frac{1}{4}$	3
15	$4\frac{1}{2}$	$4\frac{1}{2}$	$3\frac{1}{4}$
Erwachsen	$3\frac{1}{2}$	$4\frac{3}{4}$	$3\frac{1}{2}$

Abb. 191a–e. *Lokale Hitze- und Kälteschäden des Körpers.* **a** *Hinweise auf das Wesen örtlicher Hitzeeinwirkungen. Wärme* hat dieselbe Dimension wie jede andere Form von *Energie* (L^2M T^{-2}) und wird daher in Joule ($J = m^2kg\,s^{-2} = 10^7$ erg = Wattsekunde) angegeben. Allerdings ist es noch vielerorts üblich, als Wärmeeinheit die Kalorie zu benützen ($1\ cal_{thermochem} = 4{,}184$ J; $1\ cal_{15} = 4{,}1855$ J). Um die Temperatur eines homogenen Körpers zu erhöhen, muß ihm eine bestimmte *Wärmemenge* ($\triangle Q$) zugeführt werden, die der Masse des Körpers (m) und der Temperaturerhöhung ($\triangle T$) proportional ist. Dabei besitzt der Proportionalitätsfaktor (c) einen für jeden Stoff charakteristischen Wert: $\triangle Q = c \cdot m \cdot \triangle T$. Die Materialkonstante c bezeichnet man auch als *spezifische Wärme* ($c = \frac{\triangle Q}{m \cdot \triangle T}$); sie kann u. a. in $\frac{J}{kg\ grd}$ oder $\frac{kcal}{kg\ grd}$ angegeben werden. Am Beispiel des *Wassers,* dem Hauptbestandteil lebender Materie, läßt sich die Umwandlung der Zustandsformen infolge Wärmezufuhr (oder -verlust) wie folgt zusammenfassen (1): Im festen *Zustand,* d. h. im *Eis,* sind die Moleküle durch die sog. Molekularkräfte an bestimmte Gitterplätze gebunden und vermögen neben Schwingungen innerhalb der einzelnen Moleküle nur Oszillationen um die eigene Gleichgewichtslage auszuführen. Bei Wärmezufuhr nimmt die Schwingungsenergie (= thermische Energie = E_{therm}) zu, und der Festkörper dehnt sich aus (2). Ist E_{therm} so groß geworden, daß die Molekularkräfte überwunden werden, können sich die Teilchen gegeneinander bewegen, und der Festkörper wird flüssig: Während des *Schmelzens,* das von der Zufuhr einer bestimmten *Schmelzwärme* abhängt, bleibt die Temperatur konstant. Umgekehrt gilt dasselbe für das *Erstarren,* bei dem *Erstarrungswärme* entsteht. *Flüssiges Wasser* wird durch weitere Wärmezufuhr auf höhere Temperaturen gebracht (4), wobei einige Moleküle schon bei Temperaturen weit unter dem Siedepunkt die nötige kinetische Energie erlangen, um die Kohäsionskräfte zu überwinden (= *Verdunsten,* bei dem die Temperatur infolge »Benützung« der *Verdunstungswärme* u. U. sinkt). Während des *Siedens* bleibt die Temperatur des Wassers konstant und die zugeführte *Verdampfungswärme* wird in Energie der Moleküle gegen die Bindungskräfte umgewandelt (5). Umgekehrt wird sie beim Abkühlen als *Kondensationswärme* wieder frei. Ist Wasser durch Wärmezufuhr in Wasserdampf überführt, dehnt sich dieser bei weiterer Temperaturerhöhung aus (6). Die *Hauptgefahr der Hitze* für lebende Materie liegt in der *Denaturierung von Proteinen, insbesondere Enzymen* (7). Eine Temperatur von 42–45 °C genügt, um bei längerer *Einwirkungsdauer* Zellschäden hervorzurufen. Bei 50 °C, die während mehrerer Minuten einwirken, geht z. B. der Großteil der Epidermis zugrunde, und bei 70 °C braucht es zur Erzeugung vergleichbarer Läsionen bloß 1 sec. Die Expositionsdauer spielt demnach eine große Rolle. Die außerordentlich intensive, aber nur sehr kurze Zeit währende Hitzestrahlung explodierender *Atombomben* führt z. B. zu einer starken Schädigung (z. B. Verkohlung) der oberflächlichsten Hautschichten, während das Gewebe darunter weitgehend intakt bleibt. Bei *Hitzeschädigung ohne Zelltod* beobachtet man u. a. eine teilweise Auflösung interzellulärer Verbindungen (z. B. in der Epidermis, 8), eine Schwellung der Zellen, u. a. auch der Kapillarendothelien (9), z. T. mit Margination von Neutrophilen, das Auftreten elektronendichten Materials im Interstitium (10) u. a. m. *Hitzekoagulierte Zellen und andere Gewebebestandteile* können, einer »Fixation« vergleichbar, über mehr als 24 Stunden erhalten und färbbar bleiben; teilweise erkennt man in diesen Strukturen einen deutlichen Wasserverlust (11). Hitzekoaguliertes Kollagen verliert weitgehend seine Querstreifung; dasselbe gilt für quergestreifte Muskulatur. Bei der *Verkohlung* kommt es nach einer sehr kurzdauernden Koagulation und Wasseraustritt zum Verbrennen der organischen Bestandteile. **b** *Verbrennungsschäden der Haut.* Vor allem im Hinblick auf die Prognose und die Regenerationsmöglichkeiten einer hitzegeschädigten Haut unterscheidet man im wesentlichen drei *Grade von Verbrennung* (12): Bei der *Verbrennung ersten Grades* (I, 13) beschränkt sich der Schaden auf die oberflächliche Schicht der Epidermis (E), wobei Veränderungen und Symptome u. a. ein Erythem (BG = Blutgefäße), ein geringfügiges Ödem (LG = Lymphgefäße), lokale Überwärmung und Schmerzen umfassen. *Verbrennungen zweiten Grades* (II, 14) erstrecken sich auf die ganze Dicke der Epidermis und Teile des subepidermalen Gewebes, insbesondere die Papillarkörper (PK), sparen jedoch die für die epidermale Regeneration wichtigen Hautanhangsgebilde (HF = Haarfollikel; SD = Schweißdrüsen) weitgehend aus. Zu den Folgen gehören u. a. Nekrose der Epidermis, Blasenbildung, vereinzelt Thrombose kleiner Blutgefäße (T), Hyperämie, Ödem und schließliche Demarkation mit entsprechender entzündlicher Reaktion. Die Epithelregeneration ist in diesen Fällen durchaus die Regel. Dies trifft nicht zu für *Verbrennungen dritten Grades* (III, 15), bei denen Epidermis und Dermis, im besonderen das Corium (C) sowie z. T. die Subcutis (SC), zugrunde gehen, und damit auch die Hautanhangsgebilde zerstört werden. Dies heißt, daß eine ortständige Epithelregeneration nicht mehr möglich ist, und sich später – im Fall des Überlebens des Patienten – Hauttransplantationen aufdrängen. Das nekrotische Gewebe, dessen Tiefe sich kurze Zeit nach dem Insult oft nicht gut beurteilen läßt, wird im weiteren Verlauf abgestoßen (demarkiert). Da die Nervenendigungen in solchen Fällen schon früh vernichtet werden, fehlen Schmerzempfindung und andere Sensationen z. T. weitgehend. Eine Blasenbildung kommt kaum zustande. Bei der *Verkohlung* (16, z. T. in etwas irreführender Weise als »Verbrennung vierten Grades« bezeichnet) handelt es sich, wie am Beispiel der Hitzestrahlung von Atombomben deutlich gemacht werden kann, nicht immer um Verbrennungen dritten Grades. Mikroskopisch erkennt man in Fällen mit Verkohlung bei Verbrennung dritten Grades unter der *Verkohlungszone* eine *Zone mit Hitzekoagulation,* und darunter eine *Zone mit partiell geschädigtem Gewebe,* in der schließlich die *Demarkation* stattfindet. *Flammen* wirken bei vorhandener Hautfeuchtigkeit nicht unmittelbar schädigend, da während kurzer Zeit »Verdunstungskälte« (besser: Umwandlung von Wärme in Verdunstungsenergie) entsteht. Dies trifft für *Verbrühungen durch kochendes oder zumindest sehr heißes Wasser* in weit geringerem Maß zu, weshalb diese oft rasch zu Hitzeschäden führen (besondere Gefahr bei Kindern!). *Elektrische Verbrennungen* stellen eine Sonderform thermischer Verbrennungen dar. Vielerorts spricht man bei Verätzungen von *»chemischer Verbrennung«* (s. Abb. 184, S. 1346). Der schwerste Grad von Verbrennung ist mit einer *Kalzinierung des Skeletts* verbunden (»Verbrennung fünften Grades«). Zu den wichtigsten Folgen einer Hautverbrennung gehört die *erhöhte Permeabilität der Hautgefäße,* die sich schon frühzeitig nach dem Hitzeinsult bemerkbar macht (17–19; V = Verbrennung; Proteinkonzentration in Lymphe (C_L) und Blutplasma (C_P)). **c** *Allgemeine Verbrennungsfolgen und -komplikationen.* Der sog. *»primäre neurogene Schock«* (20), der möglicherweise z. T. mit der tierexperimentell nachgewiesenen, frühen *Histaminämie* (24) in Beziehung steht, wirkt sich nur ausnahmsweise in lebensbedrohlicher Form aus. Vor allem aufgrund der erwähnten *Permeabilitätsstörung im Bereich der Hautgefäße* (21) kommt es bei schweren Verbrennungen im Verlauf von wenigen Tagen zu einer *Hämokonzentration,* z. T. verbunden mit *hypovolämischem Schock* (22), sowie zu komplexen *Elektrolytstörungen* (u. a. Hyponatriämie, u. U. mäßige Hyperkaliämie) und wahrscheinlich einer – noch nicht befriedigend geklärten und z. T. umstrittenen – *»Toxinämie«* (27, freigesetzte Lipid-Protein-Komplexe aus der hitzegeschädigten Epidermis und anderen Geweben?). Mit diesen multifaktoriellen Störungen gehen in der Regel eine – oft schon frühzeitig einsetzende – *metabolische Azidose* (25) und eine u. U. progressive allgemeine *Hypoxie* (26) einher. Vor allem im Verlauf der zweiten Woche nach der Verbrennung steigt die Gefahr einer um sich greifenden *Infektion* (23), wobei nach anfänglicher Besiedelung der betroffenen Körperoberflächen

auslösen: Neben der Freisetzung von *Histamin* aus Mastzellen, mit entsprechender Gefäßdilatation und Permeabilitätserhöhung sowie Ödembildung, spielen Verklumpungen von Erythrozyten im Gefäßlumen, z. T. auch *Thrombosen,* eine wichtige Rolle. Kommt es nicht zum Einfrieren, sondern nur zur starken Abkühlung (wie z. B. beim Immersionsfuß), halten sich die genannten Veränderungen in bescheidenem Rahmen; dafür scheint hier die Konstriktion kleiner Arterien und Arteriolen eine größere Rolle zu spielen. Die erlittenen Schäden werden in ihrem vollen Ausmaß erst beim *Wiederauftauen* bzw. *Wiedererwärmen* manifest: Die Veränderungen reichen hier von Hyperämie und mäßigem Ödem über Blasenbildungen im Bereich der Epidermis bis zu heftigen entzündlichen Reaktionen, in schweren Fällen bis zur Ausbildung einer Nekrose. Bei Verschlüssen mittelgroßer Arterien kann sich eine Infarzierung abzeichnen.

Der sog. Immersionsfuß

Diese, nicht mit Eiskristallbildung verbundenen Kälteschäden beobachtet man z. B. nach langdauerndem Einwirken kalter Nässe auf die Füße (»trench foot« bei Soldaten, »immersion foot« bei Überlebenden auf Schiffwracks u. a.). Es handelt sich in erster Linie um ischämische Schäden, die nach dem bisher Bekannten

---

Abb. 191 a–e (Fortsetzung)

durch Keime wie Streptokokken und Staphylokokken (35) mit der Zeit Gram-negative Keime (36) im Vordergrund stehen (z. B. Pseudomonas) und zu einer lebensgefährlichen *Septikämie* oder zumindest *Endotoxinämie* führen können. Aus diesem Grund, z. T. auch zur Verminderung einer allfälligen Toxinfreisetzung aus nekrotischem Gewebe und zur Vermeidung der Bildung stark überschießenden Granulationsgewebes mit nachfolgenden *Narbenkontrakturen* (39), werden Brandwunden von nekrotischen Geweberesten gereinigt, antiinfektiös behandelt und – im Fall von Verbrennungen dritten Grades – z. T. schon nach wenigen Tagen mit Hauttransplantaten (z. B. ½-Thiersch-Lappen, s. Abb. 170, S. 1236) bedeckt. Die übrigen allgemeinen Maßnahmen richten sich gegen die oben erwähnten Komplikationen (Schock, Störungen des Wasser-, Elektrolyt- sowie Säuren- und Basenhaushaltes u. a. m.). Abgesehen von einem *allgemeinen Adaptationssyndrom* (28), das mit den hie und da feststellbaren Nekroseherden im Bereich der Nebennierenrinde nicht in Beziehung zu stehen braucht, finden sich nach schweren Verbrennungen oft folgende Veränderungen und/oder Komplikationen: weitgehend schockbedingte Schäden (s. Abb. 119, S. 584) an Nieren (29, z. T. mit Oligurie) und *Leber* (31), u. U. ein *Lungenödem* (30, z. B. nach Hyperinfusion von Salzlösungen), *Phlebothrombosen* (32) mit der *Gefahr von Thromboembolien* (33), eine gesteigerte, z. T. intravasale *Hämolyse* (34), Schädigungen des lymphatischen Parenchyms mit entsprechend *verminderter Immunkapazität* (37), gewisse *Störungen der granulozytären Reizantwort* (38) u. a. m. **d** *Beurteilung des Schweregrades einer Verbrennung.* Die *prognostische Beurteilung* von Verbrennungsschäden, die für die Planung der Therapie große Bedeutung hat, richtet sich u. a. nach *Ausdehnung* (40–42) und *Schweregrad der Läsionen* sowie nach dem Alter der Betroffenen (43, 44). Wir können davon ausgehen, daß z. B. eine oberflächliche Verbrennung von 40% der Körperoberfläche hinsichtlich Gefährdung des Patienten ungefähr einer tiefen Verbrennung von 20% gleichkommt. Tiefe Verbrennungen von mehr als 50% werden oft nicht überlebt, und selbst bei solchen von mehr als 30% besteht Anlaß zu großer Besorgnis. Todesfälle ereignen sich nicht nur in der erwähnten *Schockphase,* sondern kommen vor allem auch in der *Phase der sog. »Verbrennungskrankheit«* bzw. der *Phase erhöhter Infektionsgefahr,* d. h. in der zweiten und dritten Woche oder noch später, vor. *Spätschäden* sind in erster Linie durch z. T. schwer invalidisierende und/oder verstümmelnde *Narbenkontrakturen* charakterisiert. Die Bedeutung von Verbrennungsschäden in der Medizin geht u. a. daraus hervor, daß sich z. B. in USA jährlich etwa 200000–2000000 (obere Grenze ungewiß) solcher Zwischenfälle ereignen und etwa 7000–12000 mal den Tod zur Folge haben. Dank der Einrichtung *besonderer Zentren zur Behandlung schwerer Verbrennungen* haben sich die Therapieerfolge allerdings deutlich verbessert. **e** *Lokale Kälteschäden. Indirekte Kälteschäden,* wie sie z. B. beim sog. *»Immersionsfuß«* (*»trench foot«,* so genannt wegen der naßkalten Füße, unter denen Soldaten in Schützengräben zu leiden hatten) beruhen in erster Linie auf einer *Konstriktion von Arteriolen und Arterien* (45, 46), wobei infolge der lokal gedrosselten Durchblutung der Sauerstoffaustausch im Gewebe abnimmt, und *hypoxisch bedingte Gefäßwandschäden,* eine *erhöhte Blutviskosität* sowie andere Faktoren eine zusätzlich pathogenetische Rolle spielen (47). Beim *Wiedererwärmen* (48) kommt es u. U. zu heftigen Reaktionen, z. T. wegen Freisetzung von Histamin, »slow reacting substance« (»SRS«) u. a., mit zugehöriger Hyperämie sowie Ödembildung, z. T. wegen hypoxischer Gewebeläsionen mit nachfolgenden entzündlichen Veränderungen, manchmal zudem infolge Thrombosen aufgrund vaskulärer Schäden. Hie und da resultiert aus diesem Geschehen eine Blasenbildung im epidermalen Bereich, u. U. sogar eine Gewebsnekrose größeren Ausmaßes. Nach oftmals wiederholten Kälte-Traumen dieser Art zeigen die kleineren – z. T. auch die mittelgroßen – Arterien hie und da eine erhebliche Einengung des Lumens infolge Myofibrose (49), und die Arteriolen lassen ebenfalls eine Stenosierung erkennen. Als Folge einer solchen »organischen Fixierung« der arteriellen Zuflußbehinderung finden sich z. B. *atrophische Veränderungen* an Haut (50), Muskulatur (51), Nerven (52), knöchernem Skelett (53) u. a. *Direkte Kälteschäden,* die als eigentliches *Erfrieren* des Gewebes (z. B. im Hochgebirge) bezeichnet werden können, beruhen hauptsächlich auf der *Bildung von Eiskristallen* in Zellen bzw. Geweben (54). Diese wirken über mindestens zweierlei Mechanismen schädigend: einesteils wird die *Flüssigkeit* in der Umgebung der Kristalle *hypertonisch* (+, 55), andernteils – vor allem bei langsamem Erfrieren – kommt es zur Bildung größerer Eiskristalle, die die Integrität der Zellen bzw. anderen Strukturen durch mechanische *Zerreißungen* aufheben (56). Durch sehr rasches Einfrieren und schonendes Auftauen von Zellen *in vitro* lassen sich diese Schäden z. T. vermeiden (vgl. dazu Einfrieren von Zellkulturen, die nachher wieder benützt werden können). Die schützende Wirkung von Glyzerin, Dimethylsulfoxid (DMSO) u. a. beim Einfrieren von Zellen zu Konservierungszwecken geht darauf zurück, daß diese Substanzen in die Zellen eindringen und beim Einfrieren die Kristallbildung stark hemmen: Diesen Effekt nutzt man z. B. bei der künstlichen Insemination. Bei Benützung von DMSO können die Zellen langsam eingefroren und rasch aufgetaut werden. Direkte Erfrierungsschäden *in vivo* verursachen im wesentlichen – vor allem bei unvorsichtigem Wiederauftauen – Zelluntergänge und Gewebenekrosen mit heftiger entzündlicher Reaktion nach dem Wiederauftauen (z. B. *Frostbeulen (Pernionen), Erfrierungen von Extremitätenteilen und anderen Akren,* die bis zur Verstümmelung führen können) sehr wahrscheinlich durch eine kombinierte Wirkung von Gefäßkonstriktion, erhöhter Blutviskosität und vermindertem O_2-Austausch zustande kommen. Vor dem Aufwärmen erscheinen die Füße blaß, kalt und fast pulslos. Werden sie zu rasch höherer Temperatur ausgesetzt, besteht u. U. die Gefahr einer Gangränbildung. Aber selbst bei vorsichtigem Erwärmen macht sich eine deutliche Hyperämie bemerkbar, die von schmerzhaften Empfindungen begleitet ist. Der ischämische Insult äußert sich in solchen Fällen besonders auch an Muskulatur und Nerven, die noch lange Zeit, d. h. über die sog. posthyperämische Erholungsphase hinaus, funktionelle und strukturelle Störungen aufweisen können. Oft bleibt zudem eine besondere Kälteempfindlichkeit bestehen, und die Füße können bei stärkerer Belastung schmerzen.

Morphologisch finden sich in Spätstadien u. U. eine Intimamyofibrose wechselnden Grades kleiner und mittelgroßer Arterien, ferner Zeichen einer durchgemachten, meist allerdings beschränkten Schädigung von Muskulatur und Nerven, teilweise auch epidermaler Anhangsgebilde.

Sog. Frostbeulen (Pernionen) und ausgedehntere Erfrierungsschäden

In diesen Fällen, die meistens – wenn auch nicht ausschließlich – mit einer eigentlichen Einfrierung von Gewebeteilen und entsprechender Bildung von Eiskristallen verbunden sind, spielen *Gefäßschäden* ebenfalls eine große Rolle: Vielfach kommt es zu Verschlüssen des Lumens durch verklumpte Erythrozyten, teilweise durch eigentliche Thromben. Dazu gesellen sich kältebedingte Epidermis- und andere Weichteilschäden. Beim *Wiedererwärmen (»Wiederauftauen«)*, das am besten durch schrittweise Erhöhung der Kerntemperatur erfolgt und nicht primär durch künstliche äußere Applikation von Wärme an Extremitäten und Akren, tritt in der Regel eine *heftige Entzündung* auf, die als Reaktion auf Zell- und Gewebeuntergang aufzufassen ist. Nicht selten machen sich in dieser Phase *Infarzierungen* bemerkbar, die auf die genannten Gefäßverschlüsse zurückgehen und bis zur trockenen oder – häufiger – feuchten *Gangrän* reichen können. Auf diese Weise entstehen nach schweren Erfrierungen u. U. erhebliche *Verstümmelungen.* Außerdem bleiben in der Regel noch weitere funktionelle und/oder strukturelle Störungen bestehen, z. B. eine besondere Neigung zu Schwitzen, eine auffällige Kälteempfindlichkeit, mitunter Schmerzen, z. B. in Gelenkbereichen, Sensibilitätsstörungen, Verfärbungen und Pigmentverschiebungen in der Haut, Onychogriphosis, Osteoporose des im geschädigten Bereich liegenden knöchernen Skeletteils, z. T. verbunden mit Bildung kleiner Knochenzysten u. a. m. Manche dieser *Residuen* bleiben über Jahre erhalten falls sie sich überhaupt zurückbilden. Morphologisch findet man in Spätstadien – abgesehen von den genannten Veränderungen – da und dort bindegewebige Arterienverschlüsse.

Kryochirurgisch verursachte Gewebeschäden

Diese zeichnen sich im Vergleich zu konventionellen chirurgischen Eingriffen durch eine größere *Gewebeschonung* aus, insbesondere, was das Ausmaß der Blutungen und der entzündlichen Reaktionen anbelangt. Allerdings kommt es auch bei Setzen lokaler Gefrierschäden zu einer Nekrose (»Kryonekrose«); diese ist aber scharf begrenzt, und das zerstörte Gewebe wird im Verlauf von 12–24 Std nach Traumatisierung relativ rasch resorbiert und repariert. Die Kryochirurgie wird mancherorts u. a. bei Gehirnoperationen zur Anwendung gebracht.

Literatur

Allgöwer, M., Städtler, K., Schoenenberger, G. A.: Burn sepsis and burn toxin. Ann. Roy. Coll. Surg. Engl. *55,* 226 (1974) — *Baxter, C. R.:* Response to initial fluid and electrolyte therapy of burn shock. In: Symposium on the treatment of burns (J. B. Lynch, S. R. Lewis, eds.), vol. 5, p. 42. St. Louis: Mosby 1973 — *Bleiberg, I., Sohar, E.:* The effect of heat treatment on the damage and recovery of the protein synthesis mechanism of human kidney cell line. Virchows Arch. B Cell Path. *17,* 269 (1975) — *Brizio-Molteni, L., Nickerson, P. A., Dziekan, F., Cloutier, L. C.:* Healing in human skin following burn. Arch. Path. *98,* 308 (1974) — *Cuppage, F. E., Leape, L. L., Tate, A.:* Morphologic changes in rhesus monkey skin after acute burn. Arch. Path. *95,* 402 (1973) — *Helpap, B., Breining, H., Lymberopoulos, S.:* Autoradiographische, histologische und histochemische Untersuchungen an der Rattenleber nach lokaler Gefrierung. Beitr. Path. *148,* 165 (1973) — *Johnson, H. A., Pavelec, M.:* Thermal injury due to normal body temperature. Am. J. Path. *66,* 557 (1972) — *Lewis, S. R.:* Magnitude of the burn problem. In: Symposium on the treatment of burns (J. B. Lynch, S. R. Lewis, eds.), vol. 5, p. 5. St. Louis: Mosby 1973 — *Linn, B. S., Stephenson, S. E., jr., Smith, J.:* Evaluation of burn care in Florida. N. Engl. J. Med. *296,* 311 (1977) — *Penn, I., Schwartz, S. I.:* Evaluation of low molecular weight dextran in the treatment of frostbite. J. Trauma *4,* 784 (1964) — *Schoenenberger, G. A.:* Burn toxins isolated from mouse and human skin. Monogr. Allergy *9,* 72 (1975)

169. Durch elektrischen Strom verursachte Körperschäden (sog. Elektroinsulte)

169.1. Einige Angaben über elektrische Maßeinheiten

Nach dem Internationalen Einheitensystem (SI, S. 1442) wird den Dimensionen L, M und T als elektrische Basiseinheit diejenige der *Stromstärke* (*I*, Dimension: I) zugefügt. Die zugehörige Maßeinheit ist das Ampere (A), das definiert ist als »die Stärke eines zeitlich unveränderlichen Stromes, der, durch zwei im Vakuum parallel im Abstand von 1 m voneinander angeordnete, geradlinige, unendlich lange Leiter von vernachlässigbar kleinem kreisförmigem Querschnitt fließend, zwischen diesen Leitern elektrodynamisch eine längenbezogene Kraft von 2×10^{-7} N je 1 m Leiterlänge hervorrufen würde«. Nach dem CGS-System, das heute hinsichtlich elektrostatischer Maßeinheiten in den Hintergrund gerückt ist, bedient man sich lediglich der drei Dimensionen L, M und T, die in cm, g und s angegeben werden.

Die *elektrische Ladung* (*Q*, Dimension: TI) mißt man in Coulomb (C = As), die *elektrische Spannung* (*U*, Dimension: $L^2 M T^{-3} I^{-1}$) in Volt (V). Die *elektrische Stromdichte* (**j** oder **S**, Dimension: $L^{-2} I$) entspricht der Stromstärke pro Flächeneinheit und wird in A m^{-2} angegeben. Als *elektrischen Strombelag* (*A* oder *α*, Dimension: $L^{-1}I$) bezeichnen wir die elektrische Stromstärke pro Längeneinheit ($A\ m^{-1}$). Die *elektrische Verschiebung* (*D*, Dimension: $L^{-2}T\ I$) ist die elektrische Ladung pro Flächeneinheit ($C\ m^{-2}$); sie hat dieselbe Dimension wie die *elektrische Polarisation (P)* bzw. die *elektrische Flächenladungsdichte (σ)*. Unter dem *elektrischen Moment* (*p*, Dimension: $L\ T\ I$) versteht man das Produkt aus elektrischer Ladung und Länge (C m). Den Quotienten aus elektrischer Ladung und elektrischer Spannung nennt man *elektrische Kapazität* (*C*, Dimension: $L^{-2}M^{-1}T^4\ I^2$); die zugehörige Maßeinheit ist das Farad ($F = As\ V^{-1}$). Der *elektrische Widerstand* (Wirkwiderstand, *R*, Dimension: $L^2M\ T^{-3}I^{-2}$) errechnet sich aus dem Quotienten aus elektrischer Spannung und Stromstärke; Maßeinheit ist das Ohm ($\Omega = V\ A^{-1}$). Der *elektrische Leitwert* (*G*, Dimension: $L^{-2}M^{-1}T^3I^2$) entspricht dem reziproken Wert des elektrischen Widerstandes und wird in Siemens ($S = A\ V^{-1}$), in der angelsächsischen Literatur z. T. als reziprokes Ohm (»mho«) angegeben. Der *spezifische elektrische Widerstand* (*ϱ*, Dimension: $L^3M\ T^{-3}I^{-2}$) ergibt sich aus dem Produkt von elektrischem Widerstand und Länge (Ωm), die *elektrische Leitfähigkeit* (γ oder σ, Dimension: $L^{-3}M^{-1}T^3I^2$) aus dem Quotienten aus elektrischem Leitwert und Länge ($S\ m^{-1}$). Die *elektrische Energie* (*W*, Dimension: $L^2M\ T^{-2}$) ist das Produkt aus elektrischer Spannung und Ladung und wird in Joule (J) gemessen (= VAs). Die *elektrische Kraft* (*F*, Dimension: $L\ M\ T^{-2}$) erhält man aus dem Verhältnis der elektrischen Energie zur Länge ($J\ m^{-1}$); sie wird in Newton (N) ausgedrückt. Die elektrische Energie pro Volumeneinheit ($J\ m^{-3}$) nennen wir *elektrische Energiedichte* (*w*, Dimension: $L^{-1}M\ T^{-2}$). Die *elektrische Leistung* (Wirkleistung, *P*, Dimension: $L^2M\ T^{-3}$) entspricht dem Produkt aus elektrischer Spannung und Stromstärke (= VA) und wird in Watt (W) gemessen.

Im Hinblick auf elektrische Unfälle sind vor allem Stromstärke und Wärmeentwicklung von Bedeutung. Für praktische Zwecke errechnet sich die *Stromstärke* wie folgt:

$$I = \frac{U}{R}$$

wobei: I = Stromstärke in Ampere (A)
U = elektrische Spannung in Volt (V)
R = elektrischer Widerstand in Ohm (Ω)

Die *Wärmeerzeugung (»Wärmewirkung«)* durch elektrischen Strom erhält man aus der folgenden Beziehung:

$$W = I^2\ R\ t \text{ (Joule'sches Gesetz)}$$

wobei: W = Wärme in Joule (J)
t = Zeitdauer in Sekunden (s)

169.2. Allgemeine Bemerkungen und Begriffe zu den durch elektrischen Strom hervorgerufenen Körperschäden

Jährlich ereignen sich z. B. in der Schweiz zwischen 70 und 80 durch elektrischen Strom verursachte Unfälle, wovon ungefähr ein Drittel einen tödlichen Verlauf nimmt. Mehrheitlich handelt es sich bei den betroffenen Individuen um elektrotechnisch Ungeschulte. Unachtsamkeit ist öfters mit im Spiel.

Sog. *elektrische Unfälle* ereignen sich nur, wenn Teile des Körpers mit einer gewissen elektrischen Leitfähigkeit zwischen zwei Leitern unterschiedlicher elektrischer Spannung einen »Schluß« (»Kurzschluß«) bilden und somit in den Stromkreis einbezogen werden. Bei guter Isolation gegen die Erde oder andere Leiter mit fehlender oder geringerer elektrischer Spannung kann z. B. ein Elektriker unter Hochspannung stehende Leitungen anrühren, ohne Schaden zu nehmen.

Definitionen: Die durch elektrischen Strom hervorgerufenen funktionellen und/oder strukturellen Körperschäden werden gesamthaft als *Elektroinsulte* bezeichnet. Unter *Elektrounfällen* versteht man in der Regel schwerere Formen von Elektroinsulten, die lebensbedrohlich sein oder in kürzester Zeit den Tod herbeiführen können. Je nach elektrischer Spannung sowie Art (Gleichstrom oder Wechselstrom verschiedener Frequenz), Einwirkungsdauer und Stärke des elektrischen Stromes kann von *Gleichstromunfällen, Wechselstromunfällen,* wobei zwischen den gefährlichen niederfrequenten und den z. T. ungefährlichen hochfrequenten Wechselströmen zu unterscheiden ist, *Schwachstrom-, Niederspannungs-, Mittelspannungs-, Hochspannungsinsulten* u. a. gesprochen werden. Da zur Energieversorgung vor allem Wechselstrom benützt wird, sind Wechselstromunfälle am häufigsten. Hinsichtlich der möglichen tödlichen Wirkung sind *niederfrequente Wechselströme* (50–100 Hz) wegen ihrer Wirkung auf das Herz besonders gefährlich. Unabhängig von der Spannung unterscheidet man verschiedene, im Körper wirksame *Stromstärkebereiche* (s. u.), von denen der sog. Stromstärkebereich III (80–5000 mA) – vor allem, wenn die Einwirkungsdauer 3 sec überschreitet – am häufigsten zu *Kammerflimmern des Herzens* und/oder *zentraler Atemlähmung* und damit u. U. zum Tod führt. Bei Niederspannungsinsulten kann es – bei relativ kleiner Kontaktfläche – zur Ausbildung sog. *Strommarken* an Ein- und Austrittsstellen des Stromes kommen. Andere sog. *elektrische Verbrennungen* führen zu *Verkohlungseffekten,* die bei Hoch- und Höchstspannungsunfällen auftreten: Hier werden im Hautbereich sehr hohe Temperaturen erzeugt, z. B. durch einen sog. *Lichtbogen,* der vom elektrischen Leiter auf die Körperoberfläche überschlägt, oder durch *Funkensprünge.* Bei starker Hitzeentwicklung finden sich im Bereich der Stromeintrittsstellen nicht selten *Metallablagerungen,* die dem Leitermaterial entsprechen. Sog. *elektrische Verletzungen,* d. h. Kontinuitätsunterbrechungen der Haut, die mechanischen Verletzungen ähnlich sehen, kommen wahrscheinlich auch durch eine rasche Erhitzung – möglicherweise durch die aufreißende Wirkung von Wasserdampf – zustande. Unter »*tiefen Stromspuren*« versteht man Verkochungen und allenfalls andere Verbrennungsfolgen im Innern des Körpers.

Sog. »*Blitzfiguren*« (s. u.) kommen nur bei *Blitzunfällen* (sog. *Fulgurationen*) vor. »*Elektroschock*« ist ein mehrdeutiger, d. h. ungenau definierter Begriff, der z. B. für Effekte, wie die durch elektrischen Strom erzeugte Schreckwirkung, früher medizinisch angewandte elektrische Insulte im Schädel-Hirnbereich, elektrisch bedingte, schockartige Zustände anderer Art und die z. B. in USA z. T. noch geübte Elektrokution, benützt wird.

Ursachen und **Pathogenese** von Elektroinsulten: Die Auswirkungen des elektrischen Stromes auf den menschlichen Körper resultieren aus einer Reihe von

Einflüssen, die z. T. von der Stromquelle und dem umgebenden Milieu, z. T. vom betroffenen Individuum selbst abhängen. Die sog. *exogenen Faktoren* umfassen u. a. Stromart, Frequenz bei Wechselströmen, die herrschende elektrische Spannung und die Stromstärke. Zu den sog. *endogenen Faktoren* gehören vor allem der elektrische Widerstand an der Körperoberfläche, die Strombahnen im Körper, der Zustand des Körpers (z. T. auch in psychischer Hinsicht) u. a. m. Die Einwirkungsdauer des elektrischen Stromes kann sowohl mit exogenen als auch mit endogenen Gegebenheiten (z. B. krampfartige Umklammerung des Leiters nach erfolgtem Kontakt) in Beziehung stehen (Abb. 192).

Stromart

Die Stromart hat für Natur und Ausmaß der Effekte auf den Organismus entscheidende Bedeutung. Als Grundregel kann gelten, daß *niederfrequenter Wechselstrom gefährlicher ist als Gleichstrom.* Der letztere, der z. T. bei Fernsehapparaten, Notstrom-Aggregaten, Galvanisierungseinrichtungen, Straßenbahnen, Nebenbahnen u. a. zum Einsatz gelangt, bleibt z. B. im Stromstärkebereich von 0–80 mA innerhalb des Körpers für die Herztätigkeit meist ohne Folgen. Niederfrequenter Wechselstrom ist im Stromstärkebereich I von 0–25 mA kaum gefährlich; 80 mA gehören bei dieser Stromart jedoch schon an die obere Grenze des Stromstärkebereiches II, bei dem mit einem reversiblen Herzstillstand, meist ohne Bewußtlosigkeit, zu rechnen ist. Vor allem bei Gleichstrom kann es an den Berührungsstellen zu *elektrolytischen Gewebeschäden* kommen, im Anodenbereich zu einer Säuerung mit Koagulation von Proteinen, im Kathodenbereich zu einer Alkalisierung, die u. U. bis zu einer oberflächlichen Kolliquationsnekrose führt. Schädliche Effekte von Elektrolyse sollen auch im Körperinnern eine Rolle spielen, z. B. bei der Entstehung von Linsentrübungen. Je nach Spannung und Stromstärke kommt es manchmal auch bei Gleichstromunfällen zu erheblichen *Hitzeschäden* (s. u.). Demgegenüber werden direkte Stromwirkungen, wie Störungen des Reizleitungssystems am Herzen und wichtiger Hirnzentren, seltener beobachtet.

Bei *Wechselströmen* ist u. a. zwischen *Einphasenstrom* (z. B. bei den Schweizerischen Bundesbahnen: 15 kV, 16⅔ Hz), *Mehrphasenstrom* und sog. *Drehstrom* (3 Phasen, je »um 120° verschoben«) zu unterscheiden. Zum Wechselstrom gehört z. B. der *Lichtstrom* (in der Schweiz 220 V), dessen *relativ niedrige Frequenz* (50 Hz) an der unteren Grenze des *hinsichtlich Kammerflimmerns besonders gefährlichen Bereiches von 50–100 Hz* liegt. Höherfrequenter Wechselstrom (z. B. über 2000 Hz) ist wesentlich weniger schädlich, und sehr hochfrequente Ströme, d. h. solche mit mehr als etwa 10000 Hz, gelten als harmlos. Es sei in diesem Zusammenhang an die zu therapeutischen Zwecken benützte Diathermie (Frequenz der Ströme ungefähr 300000 Hz) und an die Tesla-Ströme erinnert, die – bei nicht zu großer Wärmeentwicklung – praktisch keine Gewebeläsionen verursachen.

Gleichstromunfälle sind – entsprechend der selteneren Anwendung dieser Art von Elektrizität – wesentlich weniger häufig als Wechselstromunfälle.

Die Bedeutung der elektrischen Spannung

Als »*Schwachstrom*« wird bezeichnet, was durch Spannungen unter 60 V erzeugt wird. Diese z. B. bei Telephonen, Klingeln, elektrischen Spielsachen u. a. angewandte Spannung kann höchstens unter besonderen Umständen (z. B. im Bad) eine tödlich wirkende Stromstärke im Körperinnern zur Folge haben. Bei Kontakt mit sog. *Niederspannung* (60–1000 V), wie sie beim Licht- und Kraftstrom üblich ist, werden, zumal bei niederfrequentem Wechselstrom, oft bedrohliche oder tödliche Unfälle beobachtet. Inbezug auf einen durch elektrischen Strom herbeigeführten Todeseintritt infolge Kammerflimmerns, zentraler Atemlähmung und/oder anderer direkter Mechanismen, sind sog. *Mittelspannungen* (500–1500 V) am gefährlichsten. *Hochspannungsunfälle* zeichnen sich oft durch starke Verbrennungen (häufig Verkohlung) im Hautbereich aus, enden aber in einem guten Teil der Fälle nicht tödlich, wenn man von eigentlichen Fulgurationen absieht.

Der Einfluß des elektrischen Widerstandes im Bereich der Körperoberfläche auf die Folgen von Elektroinsulten

Bei gegebener Spannung ist die Stromstärke dem elektrischen Widerstand umgekehrt proportional. Wesentlich, vor allem für die *Stromeintrittsstelle,* ist der *Widerstand der Haut:* Dieser kann zwischen mehr als 10^6 Ohm (Ω) an stark schwieligen, trockenen und/oder fettigen Händen und Füßen einerseits und 200 Ohm an nasser bzw. feuchter Haut variieren. Der Hautwiderstand ist im Vergleich zu dem von Geweben im *Inneren des Körpers* so viel größer, daß er fast dem *Gesamtwiderstand* gleichgesetzt werden kann. Von den Massen bzw. Strukturen im Organismus weisen Blut- und Lymphgefäße mitsamt ihrem Inhalt den geringsten elektrischen Widerstand auf; in der Reihenfolge zunehmender elektrischer Resistenz folgen Muskulatur, Bindegewebe, innere Organe, Knochen, Fettgewebe u. a. m. Hinsichtlich des *Austrittswiderstandes* sind – abgesehen von der Haut (z. B. feuchte Füße!) – auch die Schuhe mit ihren Belägen (Gummi- oder Nagelschuhe u. a.) sowie der Boden (Holz, Beton, feuchte Erde, nasser Boden u. a.) zu berücksichtigen. Der *Hautwiderstand* wird in der Regel *herabgesetzt* durch *großflächige Berührung, Feuchtigkeit* oder *Nässe, geringe Dicke, gute Durchblutung* und eine *große Zahl von Schweißdrüsen.* Eine *Erhöhung des Hautwiderstandes* beobachtet man bei gegenteiligen Verhältnissen, d. h. *geringer Berührungsfläche, starker Behaarung, Trockenheit, dicker Hornschicht* und *reduzierter Durchblutung.*

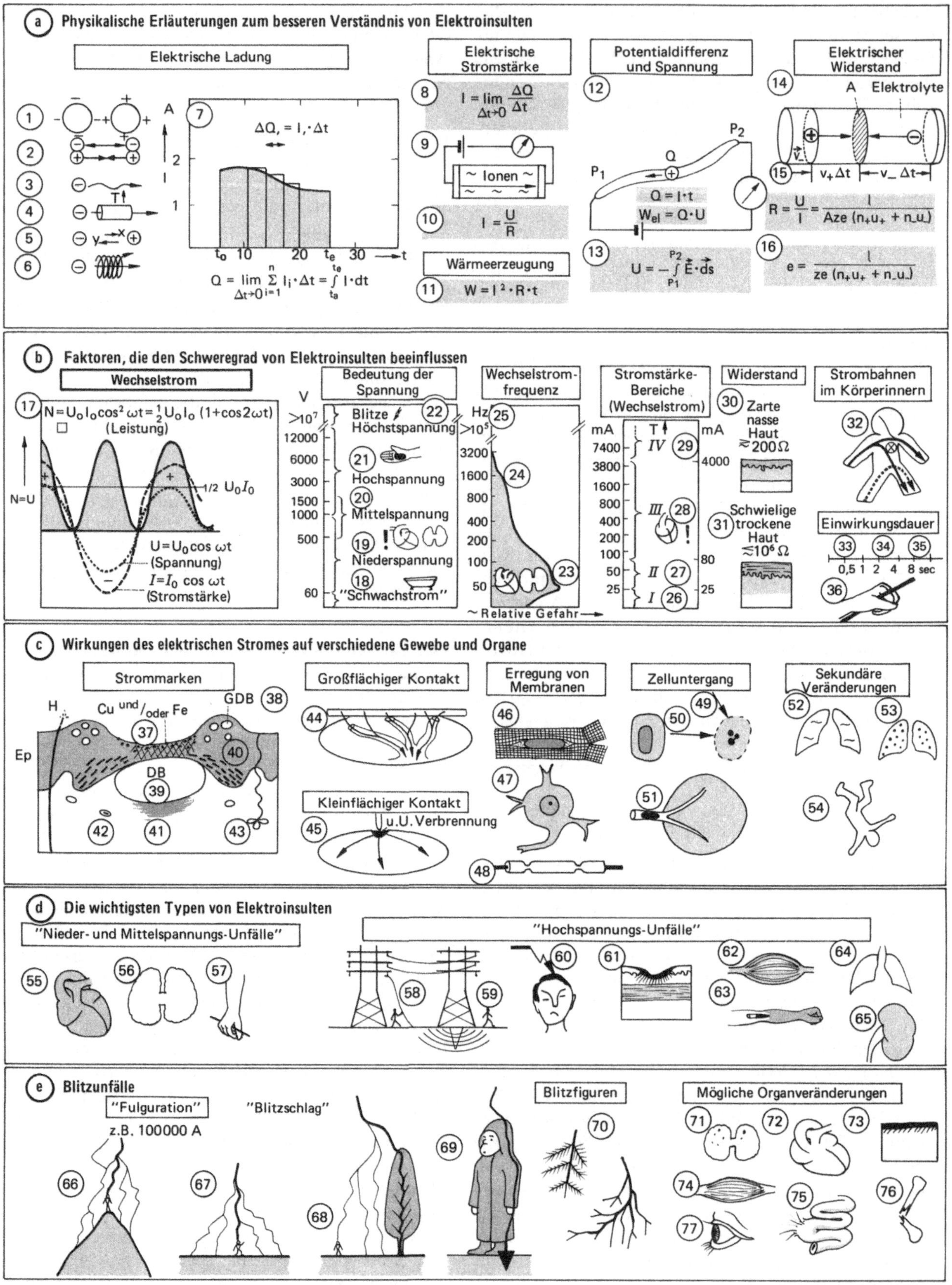
a Physikalische Erläuterungen zum besseren Verständnis von Elektroinsulten
Elektrische Ladung
ΔQ, = I,·Δt
Elektrische Stromstärke
I = lim ΔQ/Δt
~ Ionen ~
I = U/R
Wärmeerzeugung
W = I²·R·t
Potentialdifferenz und Spannung
Q = I·t
Wel = Q·U
Elektrischer Widerstand
A Elektrolyte
R = U/I = l/(Aze (n+u+ + n-u-))
e = l/(ze (n+u+ + n-u-))
b Faktoren, die den Schweregrad von Elektroinsulten beeinflussen
Wechselstrom
N=U0I0cos² ωt=½U0I0 (1+cos2ωt)
(Leistung)
U=U0cos ωt
(Spannung)
I=I0 cos ωt
(Stromstärke)
Bedeutung der Spannung
Blitze
Höchstspannung
Hochspannung
Mittelspannung
Niederspannung
"Schwachstrom"
Wechselstromfrequenz
~ Relative Gefahr
Stromstärke-Bereiche (Wechselstrom)
Widerstand
Zarte nasse Haut ≈200 Ω
Schwielige trockene Haut ≈10⁶ Ω
Strombahnen im Körperinnern
Einwirkungsdauer
0,5 1 2 4 8 sec
c Wirkungen des elektrischen Stromes auf verschiedene Gewebe und Organe
Strommarken
Cu und/oder Fe
GDB
DB
Ep
Großflächiger Kontakt
Kleinflächiger Kontakt
u.U. Verbrennung
Erregung von Membranen
Zelluntergang
Sekundäre Veränderungen
d Die wichtigsten Typen von Elektroinsulten
"Nieder- und Mittelspannungs-Unfälle"
"Hochspannungs-Unfälle"
e Blitzunfälle
"Fulguration"
z.B. 100000 A
"Blitzschlag"
Blitzfiguren
Mögliche Organveränderungen

Abb. 192a–e. *Elektroinsulte.* **a** *Physikalische Erläuterungen zum besseren Verständnis von Elektroinsulten.* Die *Ladung* (Q) als elektrische Grundgröße wird in Coulomb (C) angegeben. Sie kann positiv oder negativ sein (1). Gleichnamige Ladungen stoßen sich ab, ungleichnamige ziehen sich an (2). Die Ladung kann sich in *Leitern* bzw. *leitenden Medien* bewegen und so einen *elektrischen Strom* bilden (3). Der stromdurchflossene *Leiter erwärmt sich* (4; T = Temperatur) und dehnt sich aus. Aus einer Lösung werden beim Hindurchgehen von Ladungen Stoffe abgeschieden (z. B. X und Y aus XY, 5), d. h. es zeigt sich auch eine *chemische Wirkung.* In der Umgebung der bewegten Ladung werden *magnetische Kräfte* ausgeübt (6). Die *elektrische Stromstärke* I (gemessen in Ampères; A) ist der Quotient aus der Ladung Q und der Zeit t, in der die Ladung durch einen Leiterquerschnitt hindurchgeht, d. h. I entspricht der Ableitung von Q nach t (8). Umgekehrt läßt sich die gesamte Ladung durch eine Summation von Teilladungen errechnen, die sich durch einen Leiterquerschnitt bewegen (7). Handelt es sich bei dem Leiter um eine Elektrolytlösung, wandern unter dem Einfluß des elektrischen Feldes die Ionen (9), nämlich negativ geladene Anionen zur Anode und positiv geladene Kationen zur Kathode. Die aus einem Elektrolyten abgeschiedene Stoffmenge ist der transportierten elektrischen Ladung proportional. Nach dem Ohm'schen Gesetz gilt, daß die Stromstärke dem Quotienten aus *Spannung* (U) und *Widerstand* (R) proportional ist (10). Die durch einen elektrischen Strom erzeugte *Wärme* (W) ist – vereinfacht – durch die unter (11) aufgeführte Beziehung gegeben. Wenn z. B. die Ladung Q von P_2 nach P_1 fließt, verrichtet sie eine Arbeit (W_{el}), die dem Produkt aus Q und der *Spannung* (U) gleichkommt. Die elektrische Spannung zwischen zwei Punkten eines elektrischen Feldes entspricht ihrem *Potentialunterschied* (V, 12; 13; $\vec{E}$ = elektrische Feldstärke; s = Wegstück). Der *elektrische Widerstand* von Elektrolyten (14) ist dann konstant, wenn die Dichte n der Ionen und ihre Beweglichkeit u unverändert bleiben (15; l = Länge, A = Querschnittsfläche der Flüssigkeitssäule; ze = Ladung eines Ions). Die Beweglichkeit der Ionen entspricht dem Quotienten aus ihrer Driftgeschwindigkeit (v) und der angelegten Feldstärke. Für den *spezifischen Widerstand* ϱ eines Elektrolyten gilt die Gleichung (16). **b** *Faktoren, die den Schweregrad von Elektroinsulten beeinflussen (Auswahl).* Über ungünstige Wirkungen *elektrostatischer Ladungen der Luft* (z. B. bei Wetterumschlag) bzw. *elektromagnetischer Impulse* (»*Atmosphaerics*«, »*Sferics*«) wurde in neuerer Zeit im Zusammenhang mit der *Wetterfühligkeit* Verschiedenes berichtet. *Gleichstrom,* der z. B. in Notstromaggregaten, Galvanisierungsanlagen, Straßen- und Nebenbahnen, Fernsehapparaten u. a. zur Anwendung gelangt, ist selten Ursache lebensgefährdender Unfälle (Ausnahme: Blitz, s. u.). An den Berührungsstellen kommt es u. U. zu *elektrolytischen Gewebeschäden,* d. h. infolge Säuerung in Anoden- und Alkalisierung im Kathodenbereich. Vereinzelt wurden als Folge von Gleichstromunfällen Linsentrübungen, u. U. auch andere Läsionen (Hitzeschäden) beobachtet. Hinsichtlich Häufigkeit und Schweregrad sind durch *Wechselstrom* bedingte Elektroinsulte am wichtigsten. Anstelle des *Einphasenstroms* (17, z. B. Schweizerische Bundesbahnen: 15 kV, 16 ⅔ Hz) wird überwiegend *Mehrphasenstrom* benützt, insbesondere sog. *Drehstrom* mit 3 Phasen, die um je 120° verschoben sind (z. B. Lichtstrom in der Schweiz: 220 V, 50 Hz, s. u.). Sog. »*Schwachstrom*« (besser: Schwachspannung, unter 60 V), der z. B. für Telephonapparate, Klingeln, elektrische Spielzeuge u. a. Anwendung findet, erweist sich meist als harmlos, kann aber z. B. für Personen, die sich im Bad befinden, tödliche Folgen haben (18). *Nieder- und Mittelspannungen* (19, 20), wie sie für den Licht- und Kraftstrom zur Anwendung gelangen, sind aus Gründen der weiten Verbreitung bzw. Verfügbarkeit und wegen der besonders gefährlichen Frequenz von 50–60 Hz (23) am häufigsten Ursache tödlicher Elektroinsulte (vor allem *Kammerflimmern* des Herzens, u. U. *zentrale Atemlähmung* oder andere Störungen). Hier ist beizufügen, daß die Mittelspannung nicht klar definiert ist, sondern z. T. für einen Bereich verstanden wird, der sich bis 3000 Volt erstreckt, was nach der hier gegebenen – von den meisten Autoren benützten Skala – als *Hochspannung* zu bezeichnen wäre (21): Die letztere, die z. B. auf sog. Starkstromleitungen liegt, führt oft zu starken Verbrennungen im Hautbereich; hinsichtlich Häufigkeit stehen Hochspannungsunfälle jedoch weit hinter den Mittel- und Niederspannungsinsulten zurück. Enorme Spannungen und Stromstärken sind bei *Blitzen* zu verzeichnen (22, s. unter **e**). Wechselströme mit einer *Frequenz* von 50–100 Hz stellen hinsichtlich einer allfälligen Auslösung von Kammerflimmern, zentraler Atemlähmung u. a. die größte Gefahr dar (23, s. auch 46). Höherfrequente Ströme (z. B. mehr als 2000 Hz, 24) wirken – den gleichen Stromstärkebereich vorausgesetzt – weit weniger schädigend, und Ströme mit ganz hohen Frequenzen (über etwa 10000 Hz) gelten als fast harmlos (25, z. B. Stromfrequenz zu Diathermiezwecken: z. T. über 300000 Hz). Wechselströme im *Stromstärkebereich I* (bis 25 mA, 26) können z. B. die Armmuskulatur erregen und einen Greifkrampf auslösen; solche im *Stromstärkebereich II* haben ähnliche, aber stärkere Wirkungen, für die Auslösung eines Kammerflimmerns reichen sie jedoch in der Regel nicht aus (27). Die meisten Todesfälle infolge eines durch Elektroinsult hervorgerufenen *Kammerflimmerns* beobachtet man nach Einwirkungen im *Stromstärkebereich III* (80–5000 mA, 28), wobei die *Kontraktion der Flexorenmuskulatur* (36) und die z. T. dadurch bedingte Verlängerung der *Einwirkungsdauer* auf mehr als 0,5 sec oft eine wesentliche Rolle spielen (33). Eine Einwirkungsdauer von weniger als 3, jedoch mehr als 0,5 sec (34) hat z. T. ein Kammerflimmern, in der Regel jedoch keine Bewußtlosigkeit, zur Folge. Die letztere stellt sich vermehrt nach noch längerer Exposition ein (35). Elektroinsulte im *Stromstärkebereich IV* (mehr als 5000 mA) bringen in erhöhtem Maß thermische Wirkungen zustande, während die kardialen Effekte relativ geringer zu sein scheinen (29; T = Temperatur). Große Bedeutung hinsichtlich des Schweregrades eines Elektroinsultes hat der *elektrische Widerstand an der Körperoberfläche,* der in erster Linie durch den Zustand der Epidermis bzw. deren Oberfläche bestimmt wird: Die Ohm-Zahl kann hier um den Faktor 10^3–10^4 variieren, was entsprechende Unterschiede in der Stromstärke mit sich bringt (30, 31). Im Vergleich zur Haut kann der elektrische Widerstand *im Körperinnern* fast vernachlässigt werden; am geringsten ist er in Blut- und Lymphgefäßen, gefolgt von Muskulatur, Bindegewebe, parenchymatösen Organen, Knochen und Fettgewebe, einem relativ schlechten Leiter. Nicht zuletzt, weil elektrische Ströme im Innern des Organismus mehr oder weniger den größeren Blutgefäßen folgen, wird das Herz relativ häufig in Mitleidenschaft gezogen, besonders bei Kontakten zwischen Armen oder – vor allem bei gekreuztem Verlauf – von einem Arm zu einem Bein, etwas weniger auch von Kopf zu Bein, während Bein-Bein-Kontakte als relativ harmlos gelten (32). **c** *Wirkungen des elektrischen Stromes auf verschiedene Gewebe und Organe. Strommarken* kommen nur bei relativ kleinflächigem Kontakt zustande und werden vor allem im Rahmen von Nieder- und Mittelspannungsunfällen beobachtet. In der zentralen Delle (37) zeigt sich ein Verkochungseffekt (Sintereffekt) mit starkem Wasserverlust der Zellen. In den erhabenen Randwällen finden sich u. a. Gas-Dampf-Blasen (GDB, 38); eine größere Dampfblase (DB) liegt in manchen Fällen unter der zusammengesinterten Epidermis (39). In den benachbarten Reteleisten erscheinen die Zellen des Stratum basale deutlich verschmälert, mit »strichförmigen« Kernen sowie deutlicher Basophilie, und bilden – z. T. zusammen mit Stachelzellen – fischzugartige Strukturen, die auf das Zentrum der Strommarke hinweisen (40). Hie und da erkennt man kleine Blutungen (41), und einzelne Gefäße sind verschlossen (42). Entzündliche Infiltrate fehlen zunächst. Schweißdrüsen sind manchmal nekrotisch (43). Die benachbarten Haare (H) fallen, soweit sie nicht versengt wurden, z. T. durch Brüchigkeit auf (Ep = Epidermis). Strommarken zeigen viel gemeinsames mit Hitzeschäden anderer Art. Ein besonderes Merkmal

Stromleiter (Strombahnen) im Körper

Der Großteil des Stroms fließt durch die *Blutbahnen*, allenfalls auch Lymphbahnen und Muskulatur. Die Strombahnen und insbesondere das Ausmaß der Wirkungen auf *Herz* und *Gehirn* werden naturgemäß durch die Lokalisation der Berührungsstellen bestimmt. Als besonders gefährlich erweisen sich Ein- bzw. Austrittsstellen an *Kopf und Füßen*, da hier sowohl das Herz als auch das zentralnervöse Gewebe im Stromkreis liegen. Häufiger und ebenfalls in vielen Fällen für einen tödlichen Ausgang hauptsächlich verantwortlich sind die *Arm-Bein-Strombahnen* (vor allem auch gekreuzt) und die *Arm-Arm-Kombinationen*, da hier das Herz im Hauptstromkreis liegt, wäh-

---

Abb. 192 a–e (Fortsetzung)

liegt bei den ersteren in der häufig anzutreffenden *Metallisation*, d. h. dem Vorhandensein (je nach Leiter) von Eisen oder Kupfer an der Oberfläche: Diese Metalle lassen sich histochemisch und chemisch nachweisen. Bei Erwachsenen finden sich Strommarken naturgemäß meist an Händen, bei Kindern – vor allem Kleinkindern – liegen sie nicht selten im Mundgebiet. Bei *kleinflächigem Kontakt* besteht eine erhöhte Verbrennungsgefahr (45), während *großflächige Kontakte* eine Vermehrung der Gesamtstromstärke zur Folge haben (44). Die *elektrische Wirkung auf erregbare Membranen* (Herz, 46; Neuronen des Zentralnervensystems, 47; u. U. auch periphere Nerven, 48) gehört zu den gefährlichsten Effekten (s. Kammerflimmern, 23, 55). Überdies vermögen *Hitzewirkungen*, in schweren Fällen im Sinn einer eigentlichen Verkochung erhebliche Schäden anzurichten, wobei es direkt (49) oder nach »Hitzefixation« (50) zum Zelluntergang kommen kann. Derartige Befunde erhebt man nach schweren Elektroinsulten z. B. an der Leber (»hyaline Körper«, vor allem zentrolobulär), am Myokard und – insbesondere bei Hochspannungsunfällen – am Gehirn und an anderen Organen bzw. Geweben. Seltener kommt es zu Gewebsuntergang aufgrund eines Gefäßverschlusses (51). *Sekundäre Veränderungen*, die nicht direkt durch den elektrischen Strom erzeugt werden, umfassen z. B. ein Lungenödem (52), petechiale Blutungen in serösen Häuten (53), Sturzfolgen (54) u. a. m. **d** *Die wichtigsten Typen von Elektroinsulten. Nieder- und Mittelspannungsunfälle* (Wechselstrom von ungefähr 60–1500 V, vor allem 110–380 V, Frequenz 50–100 Hz) bilden die Mehrzahl lebensbedrohlicher Elektroinsulte. Wie bereits hervorgehoben wurde, steht das *Kammerflimmern* des Herzens als Todesursache im Vordergrund (55). In zweiter Linie wird als gefährlicher pathogenetischer Faktor eine *zentrale Atemlähmung* angegeben (56). Nicht selten beruht der letale Ausgang vor allem darauf, daß die Hand den Leiter wegen einer *tetanischen Flexorenkontraktion* während einigen Sekunden umklammert hält (57). Bewußtlosigkeit ist in diesen Fällen nicht die Regel; trotzdem können allfällige Stürze zu Sekundärverletzungen Anlaß geben. Überlebende zeigen oft eine mehr oder weniger ausgeprägte *Amnesie*. Bei Verstorbenen findet man anläßlich der *Autopsie* u. a. eine akute venöse Stauung, petechiale Blutungen (u. a. in der Konjunktiva), eine Dilatation des Herzens, und – sofern der Tod nicht sogleich eintrat – in wechselndem Maß kleinherdige Nekroseherde in verschiedenen Organen, z. B. im Myokard und im Gehirn. Hie und da erkennen wir thrombotisch verschlossene Gefäße. *Hochspannungsunfälle* (Wechselstrom von mehr als etwa 1000 V Spannung) gehen z. T. auf Kontakt mit defekten Hochspannungsleitungen (58, z. B. herunterhängende Drähte nach Gewittern, Erdbeben u. a.), Unachtsamkeit von Seiten der Elektrotechniker oder u. U. auf unter Spannung stehende Leitungsmaste zurück, deren unmittelbare Umgebung ebenfalls Potentialdifferenzen aufweisen kann (59). Oft sind die *Stromeintrittsstellen verkohlt* (61), und *Schädigungen des Zentralnervensystems* – vorwiegend thermischer Art – stellen die Hauptgefahr dar (60). Mitunter genügen *Funkensprünge* oder *Lichtbogen*, um solche Läsionen zu setzen, wobei die Kleider manchmal Feuer fangen und zusätzliche Verbrennungen verursachen. Hochspannungsunfälle sind öfters mit *Bewußtlosigkeit* verbunden, während Kammerflimmern seltener beobachtet wird. Bei tödlichem Ausgang findet man anläßlich der Obduktion u. a. Koagulationsschäden, häufig im Schädel-Gehirn-Bereich, hie und da Verdampfungsfolgen, die u. U. bis zur Schädelsprengung führen, ferner Myolyse (62), da und dort Gefäßthromben, manchmal mit Infarzierung des zugehörigen Bereiches (63), Nierenschäden (65) u. a. m. Die morphologischen Veränderungen, die dem relativ oft angegebenen und sich z. T. bis zu Erwürgungssensationen steigernden Engegefühl im Thoraxbereich (64) zugrunde liegen, sind noch nicht befriedigend geklärt. **e** *Blitzunfälle.* Diese sind an sich seltene Ereignisse, indem sich z. B. in Westdeutschland zwischen 1952 und 1960 jährlich nur etwa 70 medizinisch relevante »*Fulgurationen*« von Menschen ereigneten. Allerdings endete nicht ganz die Hälfte dieser Fälle tödlich. Als besonders gefährlich erweisen sich Situationen, in denen bei Gewittern Individuen – zumal solche, die metallene Leiter auf sich tragen (Eispickel, Reißverschlüsse u. a.) – auf Berggipfeln (66) oder in einer unbewachsenen Ebene (67) den *höchsten* »*Kontaktpunkt*« zu Blitzen bilden: Hier besteht die Möglichkeit, daß die *Hauptstrombahn*, vergleichbar einem disruptiven Gleichstrom-Bogenlicht von z. T. 25–50 $\times$ 10^6 V Spannung, einer Stromstärke von bis 400 kA und einer Wirkzeit von Mikrosekunden, durch die betreffende Person bzw. deren nasse Kleider (69) führt. Demgegenüber sind *Zweigentladungen* (68) oft harmlos. In schweren Fällen kann es u. a. zu *Dampfbildung* mit Zerreißen der Kleider und *Schmelzeffekten* (z. B. an Metallgegenständen) sowie vor allem an der Körperoberfläche zu *Verkohlungs- (73) und Verkochungswirkungen* kommen. Bei elektrischer Durchströmung des Körpers wirkt in der Regel die erzeugte *Hitze* lebensbedrohlich oder tödlich. Ein relativ seltener, bei Überlebenden rasch schwindender Befund sind die *Blitzfiguren* (70), die wahrscheinlich auf einer durch Wärmeeffekte bedingte Vasoparalyse im Hautbereich beruhen. Zu den wichtigsten *autoptischen Befunden* in solchen Fällen gehören u. a. Blutungen im Gehirn (71) und in anderen Organen/Geweben, Herzschäden thermischer Art (72), Myolyse (74), Rupturen von Hohlorganen (75), Knochenfrakturen (76) sowie Augenveränderungen (77), z. B. Katarakt, Hornhauttrübung, Netzhautablösung und Ruptur der Chorioidea, ferner Trommelfell-, Mittel- und Innenohrschäden, Sekundärverletzungen infolge von Stürzen u. a. m. In verschiedenen Fällen scheint es zu einem Erstickungstod wegen Tetanisierung der Atemmuskulatur, in anderen zu Herzrhythmusstörungen gekommen zu sein. *Überlebende* weisen in der Regel Schreckreaktionen (u. a. »neurogener Schock«) und Bewußtseinstrübungen, z. T. jedoch bleibende neurologische Symptome auf. *Weitere nachteilige Wirkungen elektrischer Ströme.* Als Beispiele seien hier in Erinnerung gerufen: Störungen im Rahmen von *Pacemaker-Funktionen* im Herzen, ungewollte iatrogene *Stimulationen der Muskulatur*, Setzen zu großer Läsionen beim *Elektrokauterisieren*, Myokardschäden im Anschluß an *Defibrillation* (z. B. kleinherdige Myokardnekrosen), Schäden infolge *Elektroschocks des Gehirns* (vgl. dazu die »*Elektrokution*«, eine in USA noch bekannte Art der Ausführung einer Todesstrafe) u. a. m. Nach neueren Berichten besteht die Möglichkeit, daß auch *elektrische Felder* (z. B. unter Starkstromleitungen) auf darin länger sich aufhaltende Lebewesen schädliche Folgen haben könnten

rend das Gehirn kaum betroffen ist. Ein relativ geringes Risiko bieten Bein-Bein-Strombahnen sowie näher beisammenliegende Ein- und Austrittsstellen.

Rolle der Einwirkungsdauer des elektrischen Stromes
An sich hat die Erfahrung gelehrt, daß elektrische Ströme, die weniger als etwa 0,5 sec fließen, meist nicht zum Tod, sondern nur zu einem »*Elektroschock*« Anlaß geben. Solche Vorkommnisse sind wahrscheinlich recht häufig, spielen aber in medizinischer Hinsicht eine untergeordnete Rolle. In der Regel erhält der Arzt von solchen Zwischenfällen nicht einmal Kenntnis. Fatal kann sich die durch Berührung eines unter Spannung stehenden Objektes (Draht u. a.) ausgelöste *tetanische Kontraktion des Flexorenmuskulatur an der Hand* auswirken, da dann das betroffene Individuum den Leiter u. U. nicht loszulassen vermag, und die Einwirkungsdauer entsprechend zunimmt: Manche tödlichen Elektrounfälle beruhen zu einem guten Teil auf diesem Mechanismus. Im *Stromstärkebereich III* (80–5000 mA, am gefährlichsten 3000–5000 mA) hat eine Einwirkungsdauer von weniger als 3 sec wohl z. T. ein Kammerflimmern, mehrheitlich jedoch keine Bewußtlosigkeit zur Folge. Letztere ist aber bei noch längerer Dauer der Stromeinwirkung die Regel: Bei vielen tödlich verlaufenden Elektrounfällen treffen die hier genannten Bedingungen zu, während nach Insulten im *Stromstärkebereich IV* (mehr als etwa 5 A) nicht selten ein reversibler Herzstillstand, verbunden mit Lungenödem und Lungenblähung, beobachtet wird.

Wirkungen des elektrischen Stromes auf verschiedene Körperkomponenten
Sog. *Strommarken* (s. u.) finden sich vor allem bei *Nieder- und Mittelspannungsunfällen* und bei relativ *kleinflächigem Kontakt;* häufig sind sie an Händen und Füßen, ferner an Kopf, Schultern und anderen Partien lokalisiert. *Elektrischen Verbrennungen i. e. S. an der Haut, im besonderen Verkohlungen,* begegnen wir in erster Linie im Anschluß an *Hoch-und Höchstspannungsinsulte.* Bei Auftreten starker elektrischer Ströme im Körperinnern kann es – z. B. in Gelenkbereichen oder an anderen Stellen, wo Blutleiter nahe an der Körperoberfläche verlaufen – zu *Sekundärentladungen* mit kleinherdigen Brandeffekten an der Haut, u. U. auch Verkohlung von Unterwäsche, kommen. *Hitzeeinwirkungen im weiteren Sinn,* z. T. eigentliche Gewebeverkochungen, bei denen Wasser verdampfen und eine Volumenzunahme der betroffenen Gebiete hervorrufen kann, sind bei länger dauernder Einwirkung erheblicher Stromstärken auch im Innern des Körpers nachzuweisen; ganz allgemein betrachtet, spielt die durch elektrischen Strom bedingte *Wärmeentwicklung* (S. 1385 und 1422) eine wichtige pathogenetische Rolle. In schweren Fällen können im Knochen sog. *Knochenperlen* aus geschmolzenem Apatit entstehen. Von den *Elektrolyse-Effekten* (z. B. bei Gleichstrom) wurde schon gesprochen. Nicht selten beobachtet man in der Tiefe der Weichteile ein sog. »*elektrisches Ödem*«, das wahrscheinlich auf Gefäßwandschäden, mit vermehrtem Durchtritt von Plasmaflüssigkeit, z. T. auch Erythrozyten, ins Gewebe, beruht. Es ist in diesem Zusammenhang an die Bevorzugung der Blutbahnen als elektrischer Leiter zu erinnern, so daß eine Schädigung der Gefäßwände, im besonderen auch der Endothelien, nicht verwundern kann. Als relativ guter Leiter ist auch die Skelettmuskulatur oft ziemlich stark betroffen, so daß es zu ausgedehnter *Myolyse* und *myoglobinurischen (bzw. chromoproteinurischen) Nierenschädigungen* kommen kann.
Hinsichtlich der *Todesfälle bei Elektroinsulten* kommt der *direkten elektrischen Wirkung auf erregbare Membranen* die größte Bedeutung zu: Am Herzen ensteht auf diese Weise – bei entsprechend verlaufender Strombahn und vor allem durch Effekte niederfrequenten Wechselstroms niedriger oder mittlerer Spannung – oft ein *Kammerflimmern.* Mitunter tritt ein Sekundenherztod ohne Flimmern ein. Liegt das *Gehirn* im Stromkreis, kann vermutlich auf ähnliche Weise eine *Lähmung wichtiger Zentren, vor allem des Atemzentrums,* zustande kommen. An der *Skelettmuskulatur* und/oder an *peripheren Nerven* beobachtet man als Folge der Stromeinwirkung häufig eine starke Steigerung der Erregungsimpulse (vgl. dazu das Umklammern des elektrischen Leiters, s. o.). Die *Schreckwirkung* eines Elektroinsultes hat nach dem bisher bekannten ebenfalls eine direkt elektrische Ursache (vgl. dazu Elektroschock).
Bei längerem Überleben nach einem Elektrounfall treten in wechselndem Maß *Sekundärveränderungen,* wie Lungenödem, petechiale Blutungen an Schleimhäuten sowie serösen Häuten u. a., in Erscheinung.

169.3. Hinweise auf besondere Typen von Elektroinsulten

Schwachstrominsulte
In der Regel wird bei Kontakt mit Schwachstromleitern nur ein »elektrischer Schlag« verspürt, der keine weiteren Folgen hat. Wie schon erwähnt wurde, besteht in solchen Fällen, d. h. nach Einwirkung eines Stromes mit weniger als 60 V Spannung, nur unter besonderen Bedingungen Lebensgefahr (z. B. im Bad oder in anderen Situationen mit großflächigem Kontakt eines nicht geerdeten elektrischen Leiters mit nasser bzw. feuchter Haut). Autoptische Befunde an Personen, die auf diese Weise gestorben sind, entsprechen im wesentlichen denen bei raschem Herzkreislaufversagen (»Sekundenherztod«, »rascher asphyktischer Tod«, s. u.).

Durch Wechselstrom mit niedriger Frequenz und Nieder- bis Mittelspannung verursachte Elektrounfälle
Ursache und **Pathogenese:** Da der weit verbreitete Licht- und Kraftstrom diesen Bedingungen entspricht,

ist es verständlich, daß die Mehrzahl, d. h. etwa ⅔ der Elektrounfälle, in diese Gruppe gehört. Pathogenetisch steht, wie erwähnt wurde, vor allem die Gefahr eines *Kammerflimmerns* und/oder einer *zentralen Atemlähmung* im Vordergrund. Die *Wechselstromfrequenz von 50 Hz* wirkt sich in dieser Hinsicht besonders ungünstig aus. Als zusätzliches gefahrbringendes Moment sind annähernd *tetanische Muskelkontraktionen beim Umfassen des elektrischen Leiters* hervorzuheben, die ein Loslassen desselben z. T. verunmöglichen und somit eine *Verlängerung der Stromeinwirkungsdauer* nach sich ziehen können. Da die durch den elektrischen Strom bedingte *Wärmeentwicklung längs der Strombahnen* im Körperinnern der Einwirkungsdauer proportional ist, sind hyperthermisch bedingte Schäden in solchen Fällen nicht selten anzutreffen (s. u.).

Morphologisch finden sich bei Nieder- und Mittelspannungsunfällen, d. h. bei relativ kleinflächigem Kontakt und Spannungen bis etwa 1000 V, an Stromeintritts- und/oder -austrittsstellen oft sog. *Strommarken.* Am häufigsten findet man sie an den Händen, sie können aber auch am Kopf, an den Füßen, an Schultern oder anderen Stellen der Körperoberfläche liegen. Bei großflächigem Kontakt fehlen sie in der Regel. Makroskopisch imponieren sie als kleine, meist grauweißliche bis gelbliche, oft etwas glänzende Veränderungen der Haut mit zentraler Einsenkung und leicht erhabenem Rand sowie erhöhter Konsistenz. Manchmal zeigen die Strommarken einen grünlichen Farbton infolge Metalleinlagerungen oder weisen eine partielle oberflächliche Verkohlung auf. Naturgemäß entspricht die Form dieser Läsionen derjenigen des berührten Leiters. Mikroskopisch erkennt man im Bereich der zentralen Delle »verkochte«, d. h. koagulierte, volumenmäßig reduzierte epidermale und u. U. subepidermale Gewebeanteile. In den erhabenen Randwällen, ebenso wie unterhalb der Delle, finden sich kleine bzw. größere Hohlräume, die Dampfblasen entsprechen dürften. In den benachbarten Reteleisten stellen wir eine fischzugartige Umorientierung der Zellen des Stratum basale und spinosum auf die Delle zu fest, wobei die starke Basophilie der Kerne auffällt. In der Tiefe der Strommarke können kleine Blutungen vorhanden sein, ferner sieht man da und dort durch Erythrozytenaggregate und/oder – bei etwas längerem Überleben – Thromben verschlossene oder gar ebenfalls koagulierte Blutgefäße. Eine entzündliche Demarkation läßt sich nur nachweisen, wenn das betroffene Individuum einige Zeit überlebt (S. 1271). Hie und da liegen im Bereich der Stromeintrittsstelle kleine *Metallpartikel* (z. B. Kupfer, Eisen u. a.) oder Metalloxide, die aufgrund der Hitzeentwicklung aufgedampft oder eingesprengt wurden.

Bei Elektrounfällen mit *sofortigem Todeseintritt* finden wir anläßlich der Autopsie – außer den erwähnten Strommarken – wenig Charakteristisches. Der Befund entspricht weitgehend dem bei *rasch eintretender Asphyxie,* d. h. die Organe enthalten in der Regel reichlich flüssiges, dunkelrotes Blut *(akute venöse Stauung),* teilweise bestehen petechiale Blutungen an serösen Häuten und Schleimhäuten (z. B. Bindehaut der Augen), und das Herz zeigt eine deutliche Dilatation, vor allem rechts. Hie und da erkennt man in inneren Organen, u. a. im *Myokard* und – je nach Verlauf der Strombahn – im *Gehirn,* Zeichen von *kleinherdiger Koagulation.* Diese ist aber meistens erst dann deutlicher zu sehen, wenn zwischen Elektrounfall und Todeseintritt noch einige Zeit verstrichen ist. Überleben die betroffenen Individuen, lassen sich z. B. im Myokard und/oder im Gehirn da und dort *kleinste Nekroseherde* erkennen, z. T. mit leichter entzündlicher Reaktion. Später finden wir an diesen Stellen *fibröse bzw. gliöse Narben* geringer Ausdehnung. Vereinzelt kommt es zu kleinstfleckiger dystrophischer Verkalkung. Derartige Befunde lassen sich aber keineswegs regelmäßig erheben. Dasselbe gilt für die dann und wann auftretenden *thrombotischen Verschlüsse kleiner Blutgefäße.*

In zweifelhaften Fällen können fragliche Strommarken ausgeschnitten und (unfixiert!) zur Untersuchung an Spezialisten weitergeleitet werden. Meistens befassen sich die Institute für gerichtliche Medizin mit diesen Fragen.

Symptome und **Folgen:** Nicht selten sinkt das Opfer eines Elektrounfalls bewußtlos zu Boden, und der Unfall wird nicht bemerkt. Besonders gefährlich ist die Situation dann, wenn dabei die Hand aus den oben geschilderten Gründen den Leiter längere Zeit krampfhaft umfaßt hält. Rechtzeitige Reanimation ist in manchen Fällen erfolgreich, wobei zunächst externe Herzmassage und künstliche Beatmung, später u. U. auch eine Defibrillation zur Anwendung gebracht werden können, abgesehen von weiteren Maßnahmen. Überlebende sind oft mehr oder weniger amnestisch. Äußere elektrische Verletzungen heilen in der Mehrzahl der Fälle komplikationslos ab. Mitunter bleiben gewisse Residuen, wie Kontrakturen, Neuritiden, Linsentrübungen u. a. m.

Bei einem Teil der Verunfallten treten zu dem Elektroinsult noch sekundäre grobmechanische Verletzungen hinzu, die sie z. B. anläßlich von Stürzen erwerben.

Hochspannungsunfälle

Ursachen und **Pathogenese:** Anlaß zu solchen Elektroinsulten geben u. a. Unachtsamkeit bei Arbeiten an Hochspannungsleitungen (> 1000 V), Leitungsmaste, die aufgrund eines Defekts unter Spannung stehen, sowie herabhängende Drähte nach Unwettern, Erdrutschen, Lawinenniedergängen u. a. m. Steht der Leitungsmast unter Spannung, können auch am Boden Spannungsgefälle auftreten (u. a. sog. Schrittspannung).

Wie schon erwähnt wurde, sind in diesen Fällen die *Stromeintrittsstellen öfters verkohlt;* dazu bedarf es nicht einmal einer direkten Berührung des elektrischen Leiters: Auch Funkensprünge und Lichtbogen, die sich auf eine Distanz von mehr als 3 cm erstrecken können, vermögen derartige Läsionen zu setzen. Nicht selten geraten bei solchen Zwischenfällen auch die Kleider in Brand, so daß weitere Hitzeschäden bzw. Verbrennungen an der Haut hinzutreten. Häufig verliert der Betroffene sogleich das Bewußtsein, ohne daß der Tod einzutreten braucht; Kammerflimmern beobachtet man bei dieser Art von Elektroinsulten seltener als bei Nieder- bis Mittelspannungsunfällen. Wegen der oft erheblichen Stromstärke im Innern des Körpers (mehr als 3–8 A: Stromstärkebereich IV) sind hier Hitzeschäden oft besonders deutlich ausgeprägt: *Verkochungs- und Verdampfungseffekte* können z. B. zur Folge haben, daß sich Liquor und Hirnflüssigkeit sehr rasch verflüchtigen und eine Schädelsprengung mit Impression des Orbitaldaches bewirken, ähnlich wie man dies auch bei Brandleichen dann und wann sieht.

Morphologisch entsprechen die *verkohlten Hautstellen* entweder typischen Verbrennungsschäden (S. 1414) oder sie stellen eine Kombination derselben mit Strommarken (s. o.) dar, wobei z. B. eine zentrale, oft tiefreichende Koagulationsnekrose von teilweise verkohlten Rändern umgeben ist. An den inneren Organen und anderen Weichteilen findet sich längs der Hauptstrombahn häufig ein erhebliches Maß von *Koagulationsschäden,* die auf die Wärmeentwicklung zurückzuführen sind, ganz abgesehen von den oben erwähnten *Verdampfungsfolgen.* Überleben die Verunfallten, entwickelt sich dann in diesen Bezirken eine Nekrose, die von einer entzündlichen Reaktion gefolgt ist und schließlich narbig ausheilen kann. *Gefäßthrombosen* sind ebenfalls keine Seltenheit. Arterielle Schäden und Thrombosen haben nicht selten zur Folge, daß sich das Gebiet der ischämischen Nekrose nachträglich ausweitet; dies führt manchmal soweit, daß man zur Amputation des betroffenen Gliedes schreiten muß. In wechselndem Grad erkennt man im übrigen Veränderungen, wie sie für Nieder- und Mittelspannungsunfälle beschrieben wurden. Bei vielen schweren Hochspannungsunfällen stellt sich eine erhebliche *Myolyse* ein, die – zusammen mit schockbedingten Veränderungen – eine *Einschränkung der Nierenfunktionen* nach sich ziehen kann.

Symptome und **Folgen:** Opfer von Hochspannungsunfällen, die das Bewußtsein nicht sogleich verloren, berichten über verschiedene Sensationen unter dem Einfluß des Elektroinsults, z. B. über ein Engegefühl im Thoraxbereich, Atemschwierigkeiten, z. T. in Form einer Erwürgungssensation, und ungewöhnlich starkes Herzklopfen. Ein direkt durch den elektrischen Strom hervorgerufenes Kammerflimmern und/oder eine sofortige zentrale Atemlähmung sind, wie gesagt, bei Hochspannungsunfällen weniger üblich als bei Nieder- bis Mittelspannungsunfällen. Die bisher in diesem Unterabschnitt gemachten Überlegungen und Feststellungen beziehen sich auf Wechselstrom. Bei den – viel selteneren – Gleichstromunfällen treten an Ein- und Austrittsstellen mitunter Elektrolyse-bedingte Läsionen auf (s. o.).

Blitzunfälle

Ursachen und **Pathogenese:** Unter bestimmten atmosphärischen und Wetterbedingungen können sich im Bereich von Wolken elektrische Spannungen von Millionen Volt *(Höchstspannungen)* aufbauen. Wenn ein Individuum – z. B. auf einer Anhöhe stehend – so placiert ist, daß es als Leiter für die – mit der Bildung hell glühender Strombahnen verbundene – elektrische Entladung der in der Atmosphäre vorhandenen Spannung gegen die Erde dient, sagt man, er sei *»vom Blitz getroffen«* worden. Da sich der Blitz bei der Annäherung an die Erdoberfläche in mehrere Verzweigungen (Bogen) ungleicher Stromstärke aufzusplittern pflegt, kann ein Mensch als Leiter für ganz geringe, harmlose *Zweigentladungen* oder für sofort tödlich wirkende *Hauptstrombahnen* in Frage kommen. Die Dauer eines solchen Geschehens beträgt im Mittel ungefähr 0,6 sec, und die bei *Fulgurationen* wirksamen Stromstärken variieren z. B. zwischen 20000 A und mehr als 200000 A.

Folgen und **Morphologie:** In leichteren Fällen und wenn die Leitfähigkeit der Körperoberfläche – z. B. beim Tragen nasser Kleider, die den Boden berühren – größer ist als die des Körperinnern, kann der Strom vor allem außerhalb der Haut zu Boden fahren und in der letzteren lediglich verzweigte, durch Hyperämie und allenfalls kleine Blutaustritte bedingte *Blitzfiguren* erzeugen, die sich oft mehr als einen Tag nach dem Insult sichtbar erhalten. In schweren Fällen, d. h. bei sehr großer Stromstärke, kommt es zu *Verkochungs- und Verkohlungseffekten,* die, wie die hyperämischen Blitzfiguren, z. T. ebenfalls der Feuchtigkeit nach verlaufen (z. B. Axilla u. a.). Die Hitzeentwicklung an der Körperoberfläche ist manchmal so groß, daß die Kleider unter der Wirkung der explosiven Dampfentwicklung zerreißen und darin enthaltene Geldstücke schmelzen. Neben diesen auffälligen *Oberflächenphänomenen* kommt es aber in den meisten Fällen auch zu einer mehr oder weniger ausgeprägten *elektrischen Durchströmung des Körperinnern:* Diese kann groß genug sein, um, hauptsächlich über Hitzewirkungen, den Tod herbeizuführen. Zu *weiteren, schweren Blitzschäden* zählen u. a. apoplektiforme Hirnblutungen und andere Läsionen des Zentralnervensystems (s. o.), Herzrhythmusstörungen, die allerdings oft reversibel sind, Blutungen in anderen Organen, schwere Formen von Myolyse mit nierenschädigender Myoglobinurie, Rupturen von Hohlorganen (z. B. Darm), Knochenfrakturen u. a. Wird der Blitzunfall überlebt, bleiben gewisse *neurologische Symptome* oft noch einige Zeit, z. T. sogar dauernd bestehen. Neben Schreckreaktionen notiert man in der Regel Bewußtseinstrübungen wechselnden Schweregrades, die mit der Zeit abzuklingen pflegen. Unter den möglichen Residuen sind ferner *Augenveränderungen* hervorzuheben, die u. a. Katarakte, Hornhautgeschwüre, Iridozyklitiden und Blutungen umfassen. Selten registriert man auch Rupturen der Chorioidea, Netzhautablösungen, Chorioretinitiden und Makulaschäden, vereinzelt zudem Läsionen am N. opticus.

169.4. Weitere Wirkungen elektrischer Ströme und Felder auf lebendes Gewebe

Schwachstromeinrichtungen werden in der Medizin oft zu *therapeutischen* Zwecken eingesetzt, z. B. in Form von *Pacemakern* am Herzen oder zur elektrischen *Stimulation von Skelettmuskeln:* Hier geht es darum, fehlende, ungenügende oder in ihrer zeitlichen Folge falsch ablaufende Membranerregungen durch künstliche Impulse zu ersetzen.

Die *Elektrokauterisierung* ist eine in der Chirurgie weitverbreitete Technik, die es gestattet, z. B. Blutgefäße mit einem Mindestmaß von Blutung zu durchtrennen.

Transthorakal wirksame *kardiale Defibrillatoren* werden bei Kammerflimmern benützt. Tierversuche zeigten allerdings, daß auf diese Weise kleinfleckige Myokardnekrosen mit anschließender entzündlicher Reaktion und Vernarbung, z. T. auch Verkalkung, hervorgerufen werden können.

Versuche, durch *elektrische Mikroströme* die *Knochenneubildung* anzuregen, befinden sich noch im Versuchsstadium.

Elektrische Reize werden im übrigen in der *experimentellen Medizin* vielfältig angewandt, z. B. zur Stimulation gewisser Hirnzentren, zum Setzen umschriebener Gewebeläsionen u. a. m.

Die *elektrischen Faktoren,* die *subjektiven Empfindungen,* wie der sog. Wettervorfühligkeit und anderen Phänomenen zugrunde liegen können, kommen später zur Sprache (S. 1487). Kürzlich wurde berichtet, große *elektrische Felder* mit einer Spannung bis 100 V/m und einer Frequenz von 45–60 Hz verursachten bei Ratten einen Wachstumsrückstand, eine Verminderung der Fettgewebsmenge und Störungen der Enzymaktivität in Gehirn und Leber. Über Veränderungen dieser Art beim Menschen ist kaum etwas bekannt. Im übrigen liegen auch negative tierexperimentelle Resultate vor. Unbestritten ist, daß verschiedene Tierarten elektromagnetische Wellen extrem niedriger Frequenz sowie elektrische und magnetische Felder erkennen können und sich z. T. danach zu orientieren vermögen.

Literatur

Arzt, C. P.: Changing concepts of electrical injury. Am. J. Surg. *128,* 600 (1974) — *Baxter, C. R.:* Present concepts in the management of major electrical injury. Surg. Clin. N. Am. *50,* 1401 (1970) — *Boemke, F., Piroth, M.:* Zur Pathologie des elektrischen Stromtodes. Pathologisch-anatomische und histologische Befunde bei 100 Todesfällen. Frankf. Z. Path. *70,* 1 (1959) — *Bosch, K.:* Makroskopische und lupenmikroskopische Untersuchungen zur Oberflächenbeschaffenheit an Strommarken. Dtsch. Z. Ges. Gerichtl. Med. *56,* 318 (1965) — *Große-Brockhoff, F.:* Schädigungen durch elektrische Energie. In: Handbuch der Inneren Medizin, Bd. 6/II, S. 106. Berlin – Heidelberg – New York: Springer 1954 — *Haas, U., Koch, W.:* Physik-Lehrbuch für Pharmazeuten und Mediziner nach dem Gegenstandskatalog mit Prüfungsfragen und Antworten. Stuttgart: Wissenschaftliche Verlagsgesellschaft 1977 — *Jellinek, S.:* Biologische Effekte von Blitz- und Stromschlag. Triangel *3,* 104 (1957) — *Kaulbach, W., Portele, H.:* Starkstromverletzung und Herzbeteiligung. Bruns Beiträge *211,* 315 (1965) — *Kilpatrick, D. G.:* The electrical environment. Med. Clin. N. Am. *55,* 1095 (1971) — *Krüger, A. P., Reed, E. J.:* A study of the biological effects of certain ELF electromagnetic fields. Int. J. Biometeorol. *49,* 194 (1975) — *Marino, A. A., Becker, R. O., Ullrich, B.:* The effect of continuous exposure to low frequency electric fields on three generations of mice: a pilot study. Experientia *32,* 565 (1976) — *Mathewson, N. S., Oliva, S. A., Oosta, G. M., Blasco, A. P.:* Extremely low frequency (ELF) vertical electric field exposure of rats: irradiation facility. Bethesda, Md.: Armed Forces Radiobiology Research Institute Technical Note TN77-2, 1977 — *Polk, C.:* Sources, propagation, amplitude, and temporal variation of extremely low frequency (0–100 Hz) electromagnetic fields, chapter II. In: Biologic and clinical effects of low-frequence magnetic and electric fields (Llaurado, Sances and Battocletti, eds.). Springfield/Ill.: Thomas 1974 — *Richez, J., Chamay, A., Biéler, L.:* Bone changes due to pulses of direct electric microcurrent. Virchows Arch. Abt. A Path. Anat. *357,* 11 (1972) — *Schwarz, F.:* Die durch elektrischen Strom bedingten Veränderungen am menschlichen Körper. In: Hdb. allg. Pathologie, Bd. 10/I, S. 330. Berlin – Heidelberg – New York: Springer 1960 — *Taussig, H. B.:* Death from lightning – and the possibility of living again. Ann. Intern Med. *68,* 1345 (1968) — *Warner, E. D., Dahl, Ch., Ewy, G. A.:* Myocardial injury from transthoracic defibrillator countershock. Arch. Path. *99,* 55 (1975)

170. Pathologische Effekte nicht oder kaum ionisierender elektromagnetischer Strahlen

Definitionen: Führen elektromagnetische und/oder korpuskulare Strahlen (S. 1432 und 1439) zu pathologischen Veränderungen, reden wir von *»aktinischen Krankheitsursachen«* und *»aktinischen Schäden«.*

170.1. Einige Angaben über elektromagnetische Strahlung

Die *elektromagnetische Strahlung* kann in Form von Wellen definiert werden, die sich mit *Lichtgeschwindigkeit* (im Vakuum: 299793 km s^{-1}) ausbreiten und einer periodischen Änderung der elektrischen und magnetischen Feldstärke entsprechen. Sie ist charakterisiert durch die *Wellenlänge* (λ) bzw. die der Periodendauer reziproke *Frequenz* (ν) und die *Amplitude (Schwingungshöhe).* Die *Ausbreitungsgeschwindigkeit (c)* steht somit mit den beiden erstgenannten Größen in folgender Beziehung:

$$c = \lambda \cdot \nu$$

Die Ausstrahlung elektromagnetischer Wellen kann man auch im Sinn einer Emission kleiner Energieportionen, sog. *Energiequanten*

Tabelle 87. Kleine Synopsis der Wirkungen elektromagnetischer Strahlung

Strahlenart	Wellenlänge (ungefährer Bereich)	Effekt auf Atome und Moleküle	Schädliche Wirkungen bei hoher Bestrahlungsstärke (Beispiele)
Elektrische Wellen			
– von technischem Wechselstrom	10^4–10^3 km	?	Nicht erwiesen
– von tonfrequentem Wechselstrom	10^2 km	?	Nicht erwiesen
– Langwellen (Rundfunk)	1 km	?	Nicht erwiesen
– Mittelwellen (Rundfunk, Diathermie)	1 km–100 m	Etwas vermehrte Schwingung	Leichte Wärmewirkung; kaum schädlich
– Kurzwellen (Rundfunk, KW-Therapie)	100–10 m	Mäßig vermehrte Schwingung	Mäßige Wärmewirkung; kaum schädlich
– Ultrakurzwellen (Radio)	1 m	Vermehrte Schwingung	Nicht erwiesen
– Mikrowellen (z. B. Radar, Fernsehen, Mikrowellenöfen u. a.): Penetrierend!	1 m–1 mm	Deutlich vermehrte Schwingung (Wärme); Weitere Effekte?	Hyperthermisch bedingte Schäden (Proteindenaturierung u. a.); z. B. Katarakt, Hodenschäden; zentralnervöse Störungen
Wellen im sog. optischen Bereich			
– Infrarotstrahlen: Weniger penetrierend	1 mm–800 nm	Deutlich vermehrte Schwingung (Wärme)	Hyperthermisch bedingte Schäden, z. B. Linsentrübungen (»Glasbläserstar« u. a.)
– Sichtbares Licht	780–360 nm	Erregung der Sehzellen; stark vermehrte Schwingung (Wärme); potochemische Prozesse (z. B. in der Haut)	»Bleichungsphänomen« an der Retina nach Lichtblitzen; Gewebezerstörung durch Laserstrahlen; leicht beteiligt am Erythema solare und an Photosensibilitätsreaktionen
– Ultraviolettlicht	~ 320–290 nm	Stark vermehrte Schwingung; Anregung; z. T. Ionisation	Hauptverantwortlich für das Erythema solare und Photosensibilitätsreaktionen; degenerative Hautveränderungen; Induktion maligner Neoplasmen
Röntgenstrahlen	290 nm–1 X.E.	Ionisation; Anregung; vermehrte Schwingung	s. Strahlenpathologie
Gamma- und Höhenstrahlen	1 Å–10^{-17} m	Vor allem Ionisation	s. Strahlenpathologie

(Photonen), verstehen, weshalb wir auch von *Quantenstrahlung* reden. Die Energie eines Photons (E) ist der Frequenz proportional:

$$E = h \cdot \nu$$

wobei: h = Planck'sches Wirkungsquantum (6,6256 × 10^{-34}Js).
Die Quantenenergie drückt man in der Regel in *Elektronenvolt* (eV) aus (1 eV = ungefähr 1,6 × 10^{-19}J = Energie eines Elektrons nach Durchlaufen einer Potentialdifferenz von 1 V).
Die elektromagnetischen Wellen umfassen ein breites Spektrum, das von sehr langwelliger Strahlung (*»elektrische Wellen«* mit einer Wellenlänge bis 10^{11} cm) bis zu ganz kurzwelliger Strahlung (kosmische elektromagnetische Strahlen mit einer Wellenlänge von minimal ungefähr 10^{-12} cm) reicht. Der Frequenzbereich entspricht etwa 0,03–3 × 10^{16} MHz, und die Energie des Einzelquants kann von 1,24 × 10^{-10} eV bis 124 MeV betragen.
Die *nicht ionisierende Strahlung* umfaßt, in der Reihenfolge zunehmender Wellenlänge, das sichtbare Licht, die Wärmestrahlen (Infrarotstrahlen), die Ultrakurzwellenstrahlen, die u. a. auch sog. Mikrowellen- und Radarstrahlen umfaßen, die Kurzwellenstrahlen, die Mittelwellenstrahlen und die Langwellenstrahlen (Tabelle 87). Die Wellenlänge des *sichtbaren Lichts* variiert zwischen 360 und 780 nm, was Frequenzen in der Größenordnung von ungefähr 3 × 10^8MHz und einer Energie des Einzelquants von etwa 1 eV entspricht.
Die elektromagnetische *Strahlungsenergie* (W oder Q_e) wird, wie jede andere Energie, in Joule (J) angegeben. Die *Strahlungsenergiedichte (w)* entspricht dem Quotienten aus der Strahlungsenergie in einem Volumenelement und dem Volumenelement ($w = dW/dV$); man mißt sie in J m^{-3}. Der *Strahlungsfluß* (Φ_e) (oder *Strahlungsleistung (P))* ist definiert als zeitliche Änderung der Strahlungsenergie ($\Phi_e = P = dW/dt$), wobei das Watt (W) als Maßeinheit dient. Unter der *spektralen Dichte des Strahlungsflusses* ($\Phi_{e\lambda}$) verstehen wir die spektrale Verteilungsfunktion des Strahlungsflusses im Sinn seines Differentialquotienten nach der Wellenlänge, d. h. $\Phi_e = \int \Phi_{e\lambda} d\lambda$; Maßeinheit ist das W m^{-1}. Als *Strahlstärke* (I_e) eines Strahlers in einer bestimmten Ausstrahlungsrichtung bezeichnet man den Quotienten aus dem Strahlungsfluß, der in ein diese Richtung enthaltendes Raumwinkelelement geht, und dem Raumwinkelelement ($\Phi_e = \int I_e d\Omega$); Größenangaben erfolgen in Watt/Steradiant (W sr^{-1}). Die *Strahldichte* (L_e) in einem Punkt eines Oberflächenelementes dA eines Strahlers und in einer bestimmten Richtung (ε) gegenüber der Normalen entspricht dem Quotienten aus der Strahlstärke (I_e) in dieser Richtung und der Größe der Projektion des Oberflächenelementes auf eine Ebene senkrecht zu der betrachteten Ausstrahlungsrichtung: $\Phi_e = \int I_e d\Omega = \int\int L_e \cos \varepsilon \, dA \, d\Omega$), was als Maßeinheit ergibt: W $sr^{-1}m^{-2}$. Die *spezifische Ausstrahlung* (M_e) in einem Punkt eines Oberflächenelements eines Strahlers ist der Quotient aus dem von diesem Oberflächenelement ausgehenden Strahlungsfluß und dem Oberflächenelement ($\Phi_e = \int M_e dA$) und wird in W m^{-2} gemessen. Die gleiche Dimension und Maßeinheit hat die sog. *Bestrahlungsstärke* (E_e) in einem Punkt eines Oberflächenelementes: sie entspricht dem Quotienten aus dem auf dieses Oberflächenelement auffallenden Strahlungsfluß und dem Oberflächenelement ($\Phi_e = \int E_e dA$). Unter *Bestrahlung* (H_e) verstehen wir das zeitliche Integral über die Bestrahlungsstärke ($H_e = \int E_e dt$), d. h. J m^{-2}.
Der *Lichtstrom* (d. h. Strom von Licht = Φ_v) ist der photometrisch bewertete Strahlungsfluß; Maßeinheit ist das Lumen (l m), d. h. das Produkt aus Lichtstärke (I_v), die in Candela (cd) angegeben wird, und dem Raumwinkelelement (sr). Die Candela, das Internationale Maß der Lichtstärke, wird definiert als Lichtstärke, mit der (1/6) × $10^{-5}$$m^2$ der Oberfläche eines sog. »Schwarzen Strahlers« bei der Temperatur des beim Druck von 101325 N m^{-2} erstarrenden Platins senkrecht zu seiner Oberfläche leuchtet. Unter einem »Schwarzen Strahler« versteht man einen Idealkörper, der für alle Wellenlängen das Absorptionsvermögen 1 hat. Die *spektrale Dichte des Lichtstromes* ($\Phi_{v\lambda}$, s. o.) messen wir in lm m^{-1}, das *spektrale photometrische Strahlungsäquivalent* (K(λ)) in lm W^{-1}. Die *Lichtmenge* (Q_v) ist das Zeitintegral über den Lichtstrom und wird in Lumensekunden (lm s = cd sr s) ausgedrückt. Die *Leuchtdichte* (L_v) in einem Punkt eines Oberflächenelementes dA einer Lichtquelle und in einer bestimmten Richtung (ε) gegenüber der Normalen ist der Quotient aus der Lichtstärke (I_v) in dieser Richtung und der Größe der Projektion des Oberflächenelementes auf eine Ebene senkrecht zur betrachteten

Ausstrahlungsrichtung ($\Phi_v = \int I_v d\Omega = \int\int L_v \cos \varepsilon dA\, d\Omega$) und wird in cd m^{-2} angegeben. Lux ist die Maßeinheit für die *spezifische Lichtausstrahlung* (M_v) in einem Punkt eines Oberflächenelementes einer Lichtquelle und entspricht dem Quotienten aus dem von diesem Oberflächenelement ausgehenden Lichtstrom und dem Oberflächenelement ($\Phi_v = \int M_v dA$) und wird in lm m^{-2} bzw. cd sr m^{-2} gemessen. Die *Beleuchtungsstärke* (E_v) in einem Punkt eines Oberflächenelementes ist das Verhältnis des auf dieses Oberflächenelement auffallenden Lichtstroms zu dem Oberflächenelement ($\Phi_v = \int E_v dA$) und hat dieselben Maßeinheiten wie die spezifische Lichtausstrahlung. Die *Belichtung* (H_v) ist definiert als Zeitintegral über die Beleuchtungsstärke ($H_v = \int E_v dt$); sie wird in Luxsekunden ausgedrückt (l×s = cd sr m^{-2}s). Die *Lichtausbeute* einer Lichtquelle entspricht dem Quotienten aus dem abgegebenen Gesamtlichtstrom Φ_v und der aufgenommenen Leistung $P_{aufg.}$; zugehörige Maßeinheit ist das Lumen/Watt (lm W^{-1}).

170.2. Auswirkungen sog. »elektrischer Wellen«, im besonderen Mikrowellen, und der Infrarot-Strahlen auf den Körper

Über schädliche Effekte sog. *»elektrischer Wellen«*, d. h. relativ langwelliger elektromagnetischer Wellen im Frequenzbereich von 1 Hz bis etwa 1 MHz (Wellenlängen: 10^7–10^2 m), ist wenig bekannt.

Mikrowellen (Frequenz ungefähr 300 MHz–300 GHz, Wellenlängen 1 m–1 mm), die das Gewebe ohne weiteres durchdringen, erzeugen bei ausreichender Bestrahlungsstärke (Größenordnung: mehr als 100 mW/cm^2) Wärme, indem sie Atome und Moleküle in Schwingung bringen. Überschreitet die Energieübertragung auf lebende Strukturen ein gewisses Maß, stellen sich *hyperthermisch bedingte Schäden* ein, die bis zur Eiweißkoagulation und Verdampfung führen können. Besonders empfindlich sind u. a. die Augenlinsen *(Kataraktbildung)* und die *Testes.* Ein gutes Beispiel dafür liefern die Mikrowellen-Öfen, in denen eine kalte Mahlzeit im Zeitraum von Minuten erhitzt wird. Unfälle bei der Verwendung solcher Einrichtungen sind selten, kommen aber vor. Ob Mikrowellen bei geringer Strahlungsenergiedichte (z. B. in der Größenordnung von $\mu J/m^3$) Störungen des Zentralnervensystems hervorzurufen vermögen, steht noch nicht fest.

Mikrowellen-Ganzkörperbestrahlungen von Tieren mit subletalen Dosen haben gezeigt, daß die Körpertemperatur bei geringer Körpergröße rascher ansteigt als bei größerer, und daß wiederholte Expositionen besser ertragen werden als erstmalige: Offenbar bestehen hier gewisse Adaptationsmöglichkeiten. Kumulative Effekte wurden bisher nicht gemeldet. Exsikkose beschleunigt das Auftreten krankhafter Symptome, ebenso wie die Erhöhung der Umgebungstemperatur. Versuche, Mikrowellen bei Fällen schwerer Hypothermie therapeutisch einzusetzen, sind noch in den Anfängen. Ob Mikrowellen-Ganzkörperbestrahlungen beim Menschen eine Rolle spielen (z. B. Hochgebirgstouren), ist unseres Wissens nicht geklärt. Ähnliches gilt für *Radar-* (»*ra*dio *d*etecting *a*nd *r*anging«) bzw. *Ultrakurzwellen,* deren Frequenz von der der Mikrowellen nicht stark abweicht. In letzter Zeit wurde vermehrt auf die möglichen gesundheitsschädigenden Wirkungen *nicht ionisierender, d. h. langwelliger elektromagnetischer Strahlungen* hingewiesen, die z. B. von *Hochspannungsleitungen, Fernseh- und Radiosendern* sowie *Radarstationen* ausgehen. In diesen Bereich gehören u. a. auch die *Mikrowellen.* Erste kontrollierte Studien an Tieren und Menschen lassen vermuten, daß derartige physikalische Einflüsse in der Tat nicht ohne Wirkung sein dürften. Es wurde sogar berichtet, daß sich bei fortgesetztem Aufenthalt direkt unter einer Starkstromleitung Wachstumsstörungen einstellen; ferner war von Veränderungen des Blutchemismus und des Verhaltens die Rede. Außer einer *Wärmeerzeugung im Körper* kennen wir zur Zeit keine weiteren belegbaren Mechanismen, die solchen Phänomenen zugrunde liegen könnten.

Infrarot-Strahlen (Frequenz in der Größenordnung von 10^{11}–10^{14} Hz, Wellenlängenbereich: etwa 1 mm–800 nm) sind Bestandteil des von der Sonne emittierten Strahlenspektrums und sind an dessen *wärmendem Effekt* wesentlich beteiligt (s. u.). Infrarotstrahlen penetrieren allerdings nur etwa 0,5–1 cm unter die Hautoberfläche, d. h. wesentlich weniger tief als die Mikrowellen. *Schädliche Wirkungen* der Infrarotstrahlen sind *hyperthermischer Art* (S. 1411 und 1414) und äußern sich vor allem an der Körperoberfläche. Abgesehen von einer übertriebenen *Besonnung,* ist u. a. auf die Gefahr einer *Augenschädigung* hinzuweisen.

Beispiele:

- Arbeiter, die jahrelang bei ihrer Tätigkeit intensiver Hitzeeinwirkung auf das Gesicht und die Augen ausgesetzt sind und hierbei gewohnheitsmäßig keine Schutzbrillen benützen, sind der Gefahr der Entstehung eines sog. »*Feuerstars*« ausgesetzt. Meistens beginnt die Veränderung in Form eines sog. hinteren Polstars an der Rückseite der Augenlinse, der sich zum hinteren Rindenstar und schließlich zum Totalstar weiterentwikkeln kann. Mikroskopisch erkennt man u. a. lamelläre Abschilferungen an der vorderen Linsenkapsel. Diese Läsion, die auch als »*Glasbläserstar*« bekannt ist, findet sich u. U. bei Gießereiarbeitern und anderen Schmelzern.
- Eine *Mikrowellenbestrahlung der Hoden* junger erwachsener Mäuse (1,7 GHz, 50 mW cm^{-2}) während 30–40 min führte zu erheblichen, histologisch wahrnehmbaren Schäden, wie Koagulationsnekrosen von Samenkanälchen, Ödem und Fibrose.

170.3. Schädliche Effekte von Licht- und Ultraviolett-Strahlen

Allgemeine Angaben und Begriffe

Die *elektromagnetischen Emanationen der Sonne* umfassen einen weiten Bereich, der elektrische Wellen, Radiowellen, Infrarotstrahlen, sichtbares Licht, Ultraviolettlicht, Gammastrahlen und sekundäre kosmische Strahlen einschließt. Strahlen mit einer Wellenlänge von weniger als 286–290 nm werden zum weitaus größten Teil durch Ozon in der Stratosphäre absorbiert, so daß das die Erdoberfläche treffende »*Sonnenspektrum*« vor allem Strahlen in Wellenlängenbereich des ultravioletten und sichtbaren Lichts (290 nm–780 nm) sowie längerwellige Strahlen umfaßt.

Art und Menge des Sonnenlichts, das die Erdoberfläche erreicht, hängen von einer Reihe von Faktoren ab,

z. B. von Breitengrad, Jahreszeit, Tageszeit, Höhe über Meer, örtlichen atmosphärischen Verhältnissen, Dicke der Ozonschicht in der Stratosphäre u. a. m. Ungefähr die Hälfte der Strahlungsenergie des Sonnenlichts auf Meereshöhe ist im *sichtbaren Licht* enthalten (Wellenlänge 360–780 nm), etwa 40% im *Infrarotbereich* und 10% im *Ultraviolettbereich* (u. v.-Bereich). Der Anteil des letzteren ist allerdings im Hochgebirge erheblich größer. Von den u. v.-Strahlen ist nur etwa ein Drittel, nämlich jene mit einer Wellenlänge von 290–320 nm, für Hautschäden hauptsächlich verantwortlich.

Definitionen: Unter einem *Erythema solare (»Sonnenbrand«)* versteht man eine durch intensive Besonnung hervorgerufene Hautveränderung, die durch komplexe Störungen im epidermalen und subepidermalen Bereich, vor allem aber durch eine aktive Hyperämie gekennzeichnet ist. Die durch starke Belichtung hervorgerufene *Melaninpigmentierung (»Bräunung«)* der Haut beruht einesteils auf einem *rasch eintretenden Dunkeln* (»*i*mmediate *p*igment *d*arkening«, IPD) vorhandenen Pigments, andernteils auf einer im Verlauf von 1–4 Tagen erfolgenden *Pigmentneubildung (»Melanogenese«)*.
Von *»Phototoxizität«* bzw. *»phototoxischen Reaktionen«* reden wir, wenn bestimmte Hautveränderungen bei Einwirkung einer bestimmten Menge von Lichtenergie fast in jedem Fall hervorgerufen werden. Oft beruhen solche Schäden auf einer kombinierten Wirkung der Besonnung und von Medikamenten bzw. anderen Chemikalien, die – nach Ingestion, Inhalation oder lokaler Anwendung an der Körperoberfläche – einen *photosensibilisierenden Effekt* zeigen (sog. *medikamentös bzw. chemisch induzierte kutane phototoxische Reaktionen*). Substanzen mit derartigen Eigenschaften nennt man *Photosensibilisatoren (»photosensitizers«)*. Als *Photoallergie* bezeichnen wir eine – meist erworbene – erhöhte Empfindlichkeit der Haut gegenüber Lichteinwirkung, die in der Regel ebenfalls an die Anwesenheit eines Photosensibilisators gebunden ist und vermutlich durch humorale und/oder zellgebundene Immunreaktionen vermittelt oder verstärkt wird. Sog. *Phytophotodermatitiden* treten nach Kontakt mit verschiedenen pflanzlichen Produkten auf und entsprechen zum mindesten mehrheitlich phototoxischen Reaktionen.
Schädliche Wirkungen einer chronisch wiederholten starken Besonnung umfassen u. a. die sog. *Degeneratio solaris* der Haut, die vor allem bei hellhäutigen Individuen auftritt und eine Reihe mehr oder weniger typischer Veränderungen einschließt (s. u.), ferner die sog. *aktinische Elastose* der Haut und *sonneninduzierte kutane Karzinome*.
Sehr starke *Lichtblitze* können aufgrund eines sog. *Bleichungsphänomens* im Bereich der Sehzellen zu vorübergehender Blindheit Anlaß geben.

Auf kleinsten Raum konzentrierte, hochenergetische Lichtstrahlen (z. B. *Laser* (»*l*ight *a*mplification *s*timulated *e*mission of *r*adiation«)-*Strahlen*) vermögen das Gewebe fast augenblicklich zu verbrennen.

Erythema solare (Sonnenbrand) und seine Folgen

Ursachen und **Pathogenese** lichtbedingter Gewebeschäden (Abb. 193): Die *Übertragung von Energie und Lichtwellen* auf die lebende Materie äußert sich im Fall des *sichtbaren Lichts* und der *Infrarotstrahlung* in einer *Wärmebildung*, d. h. Atome und Moleküle werden vermehrt in Schwingung versetzt. *Ultraviolettstrahlen* haben zudem die Eigenschaft, Atome *anregen* zu können, d. h. es werden Elektronen in eine Atomhülle mit höherem Energieniveau gehoben. Wenn das angeregte Elektron wieder zu seiner ursprünglichen Quantenbahn zurückkehrt, wird die dabei freiwerdende Energie in Form von Photonen ausgesandt. Hochenergetische UV-Strahlen sind in beschränktem Maß auch zu Ionisation fähig und vermögen hochaktive Radikale zu bilden (S. 1443).
Ein durch Besonnung hervorgerufenes *Hauterythem* wird vor allem durch Strahlen im u. v.-Bereich, d. h. solche mit einer Wellenlänge von 290–320 nm, verursacht; den stärksten Effekt in dieser Hinsicht haben Strahlen mit einer Wellenlänge von 300–307 nm. Man nimmt an, daß sichtbares Licht mit einer Wellenlänge von mehr als 320 nm wenig erythemogen wirkt; aber auch es ist nicht völlig ohne Effekt. Die bei Sonnenbrand in Erscheinung tretenden Veränderungen sind komplexer Natur. Die Substanz(en) bzw. Moleküle, die vor allem elektromagnetische Strahlung mit einer Wellenlänge von 290–320 nm absorbieren, somit als »Chromophoren« wirken und die primären photochemischen Reaktionen vermitteln, sind noch nicht genau definiert. Abgesehen von *Melanin* stehen hauptsächlich *Nukleinsäuren* zur Diskussion, insbesondere *DNA*. Es hat sich gezeigt, daß durch u. v.-Bestrahlung u. a. *Vernetzungen zwischen DNA und Proteinen* hervorgerufen werden können. In Zellkernen handelt es sich bei den letzteren mehrheitlich um Nichthistoneiweiße, zu ungefähr einem Drittel jedoch um Histone. 5-Bromdeoxyuridin-substituiertes Chromatin ist in dieser Hinsicht besonders empfindlich. Hochenergetisches UV-Licht kann direkt zum Zelltod führen, vor allem durch die *Bildung von Pyrimidin-Dimeren* des C_4-Zyklobutantyps (S. 18). Innerhalb von 1 Std nach Bestrahlung notiert man in den Basalzellen der Epidermis und anderen proliferierenden Elementen der Hautoberfläche eine *Reduktion der DNA- und RNA-Syntheserate,* die – je nach der Dosis – stundenlang anhalten kann und von einer Phase verstärkter Zellteilungstätigkeit gefolgt wird (Maximum: 2–3 Tage nach Exposition). Die *Mitosetätigkeit* wird ebenfalls während etwa 6–24 Std *gehemmt* oder aufgehoben. Zellkinetische Untersuchungen haben wahrscheinlich gemacht, daß die bestrahlten proliferierenden Elemente

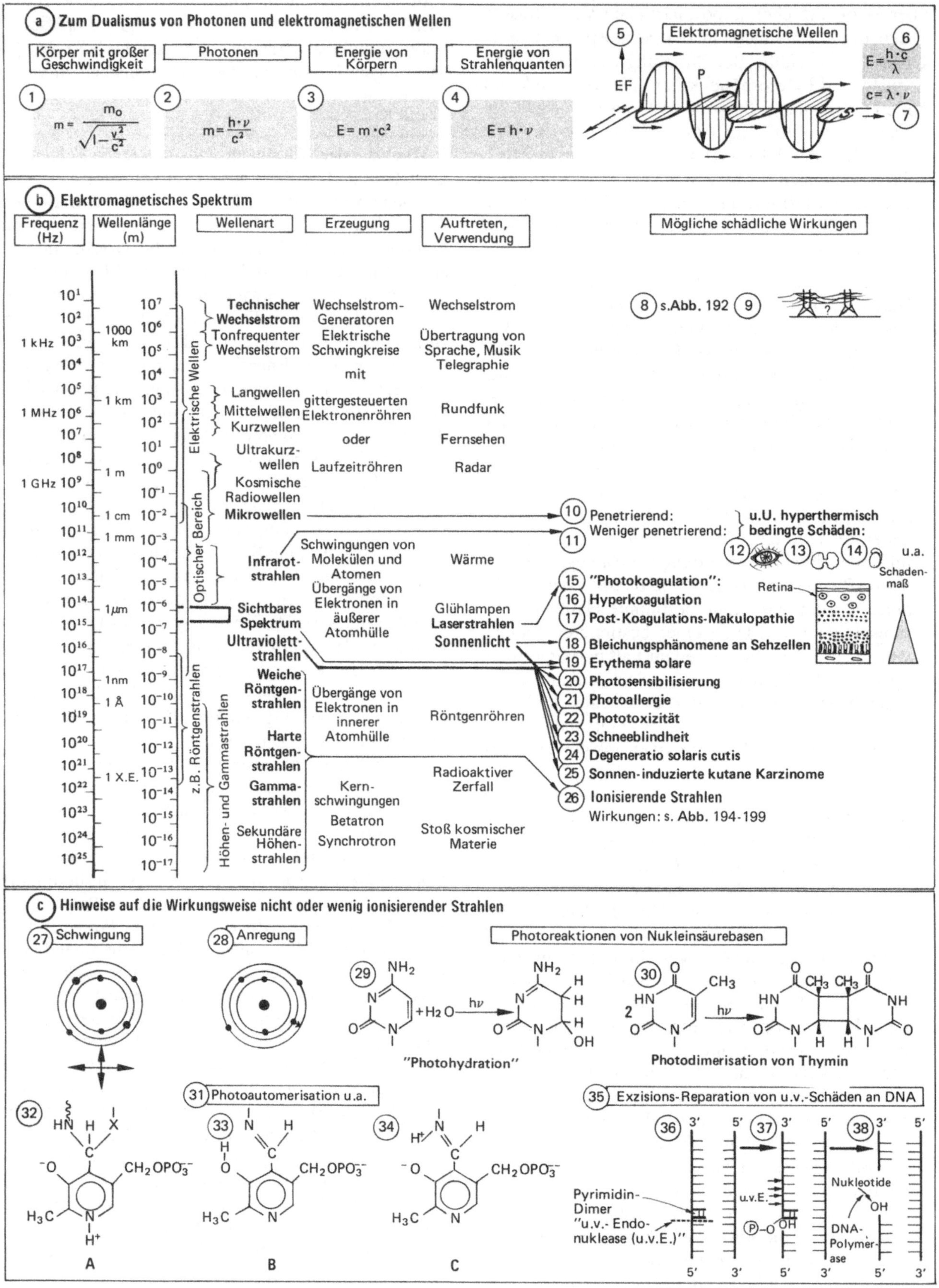

a Zum Dualismus von Photonen und elektromagnetischen Wellen
Körper mit großer Geschwindigkeit
Photonen
Energie von Körpern
Energie von Strahlenquanten
1 m = m₀ / √(1 − v²/c²)
2 m = h·ν / c²
3 E = m·c²
4 E = h·ν
5 EF
Elektromagnetische Wellen
P
H
6 E = h·c / λ
c = λ·ν
7
b Elektromagnetisches Spektrum
Frequenz (Hz)
Wellenlänge (m)
Wellenart
Erzeugung
Auftreten, Verwendung
Mögliche schädliche Wirkungen
1 kHz
1 MHz
1 GHz
1000 km
1 km
1 m
1 cm
1 mm
1 µm
1 nm
1 Å
1 X.E.
Elektrische Wellen
Optischer Bereich
z.B. Röntgenstrahlen
Höhen- und Gammastrahlen
Technischer Wechselstrom
Tonfrequenter Wechselstrom
Langwellen
Mittelwellen
Kurzwellen
Ultrakurzwellen
Kosmische Radiowellen
Mikrowellen
Infrarot-strahlen
Sichtbares Spektrum
Ultraviolett-strahlen
Weiche Röntgen-strahlen
Harte Röntgen-strahlen
Gamma-strahlen
Sekundäre Höhen-strahlen
Wechselstrom-Generatoren
Elektrische Schwingkreise
mit
gittergesteuerten Elektronenröhren
oder
Laufzeitröhren
Schwingungen von Molekülen und Atomen
Übergänge von Elektronen in äußerer Atomhülle
Übergänge von Elektronen in innerer Atomhülle
Kern-schwingungen
Betatron
Synchrotron
Wechselstrom
Übertragung von Sprache, Musik
Telegraphie
Rundfunk
Fernsehen
Radar
Wärme
Glühlampen
Laserstrahlen
Sonnenlicht
Röntgenröhren
Radioaktiver Zerfall
Stoß kosmischer Materie
8 s. Abb. 192 9
10 Penetrierend:
11 Weniger penetrierend:
u.U. hyperthermisch bedingte Schäden:
12 13 14 u.a.
Schaden-maß
Retina
15 "Photokoagulation":
16 Hyperkoagulation
17 Post-Koagulations-Makulopathie
18 Bleichungsphänomene an Sehzellen
19 Erythema solare
20 Photosensibilisierung
21 Photoallergie
22 Phototoxizität
23 Schneeblindheit
24 Degeneratio solaris cutis
25 Sonnen-induzierte kutane Karzinome
26 Ionisierende Strahlen
Wirkungen: s. Abb. 194-199
c Hinweise auf die Wirkungsweise nicht oder wenig ionisierender Strahlen
27 Schwingung
28 Anregung
Photoreaktionen von Nukleinsäurebasen
29 + H₂O hν
"Photohydration"
30 hν
Photodimerisation von Thymin
31 Photoautomerisation u.a.
32
33
34
A
B
C
35 Exzisions-Reparation von u.v.-Schäden an DNA
36 37 38
Pyrimidin-Dimer
"u.v.-Endonuklease (u.v.E.)"
u.v.E.
Nukleotide
DNA-Polymerase

Abb. 193 a–c. *Mögliche schädliche Effekte nicht oder wenig ionisierender elektromagnetischer Wellenstrahlungen.* **a** *Zum Dualismus von Photonen und elektromagnetischen Wellen.* Unter den Ziffern (1–7) werden einige Beziehungen in Erinnerung gerufen, deren Kenntnis Voraussetzung für ein besseres Verständnis des Dualismus von Photonen und elektromagnetischen Wellen ist. Ausgehend von der Masse von Körpern, die sich mit großer Geschwindigkeit bewegen (1; m = Masse des Körpers in Bewegung; m_o = Körpermasse in Ruhe; v = Geschwindigkeit des Körpers; c = Lichtgeschwindigkeit), muß man dem Lichtquant die Ruhemasse Null zuordnen. Die Masse des Lichtteilchens ergibt sich aus (3), wenn für die Energie (E) (4) eingesetzt wird, und man demnach (2) erhält (ν = Frequenz der betreffenden Strahlung; h = Planck'sches Wirkungsquantum). Sobald das Lichtquant auf eine Körperwand auftrifft, von der es nicht mehr reflektiert wird, wandelt sich seine Masse restlos in Energie um. Diese Energie erzeugt dann einen Photoeffekt oder dient zur Erwärmung des Körpers. Elektromagnetische Wellen breiten sich von einem schwingenden Dipol mit Lichtgeschwindigkeit und rotationssymmetrisch zur Sendeachse in den Raum aus (5), wobei die Vektoren der elektrischen Feldstärke (EF) und der magnetischen Erregung (H) senkrecht aufeinander und zur Ausbreitungsrichtung stehen. In einem betrachteten Punkt (P) schwanken ihre Werte nach einer Schwingungsgleichung, und ihr Verlauf in der Ausbreitungsrichtung wird durch eine Wellengleichung beschrieben. Die Beziehungen von Energie und Lichtgeschwindigkeit zu Wellenlänge und Frequenz sind in (6) und (7) angegeben: Das Produkt von Frequenz und Wellenlänge bleibt demnach konstant und entspricht der Lichtgeschwindigkeit. Je kleiner die Wellenlänge, umso größer sind die Energie und in der Regel die Durchdringungsfähigkeit der Strahlen. **b** *Mögliche schädliche Wirkungen nicht oder wenig ionisierender elektromagnetischer Wellen, mit besonderer Berücksichtigung des sichtbaren und des ultravioletten Lichtes.* Die nachteiligen Effekte elektrischer Gleich- und Wechselströme wurden schon behandelt (8, s. Abb. 192, S. 1424). Die Frage, ob ein längerer Aufenthalt in elektromagnetischen Feldern bzw. im Bereich stärkerer *elektrischer Wellen* (z. B. unter einer Starkstromleitung, 9) ungünstige Folgen haben könnte, ist offen. Einzelne Berichte scheinen dies nicht auszuschließen. *Mikrowellen* (300 MHz–300 GHz, λ: 1 m–1 mm) bringen bei ausreichender Bestrahlungsstärke ($\gtrsim$ 100 mW/cm^2) Atome und Moleküle soweit in vermehrte Schwingung, daß *hyperthermisch bedingte Schäden* auftreten können, z. B. in Form von Katarakten (12), in Tierversuchen zudem von Hoden (14)- und anderen Läsionen sowie von zentralnervösen Störungen (13). Mikrowellen sind wegen ihrer erheblichen Durchdringungsfähigkeit (10, vgl. Mikrowellen-Öfen zur raschen Erhitzung von Speisen) theoretisch gefährlicher als die ähnlich wirkenden, aber weniger penetrierenden *Infrarotstrahlen* (10^{11}–10^{14} Hz; λ: 1 mm–800 nm). Von letzteren weiß man seit langem, daß sie u. a. Augenschäden hervorzurufen vermögen (»Glasbläserstar«, »Feuerstar«, 11, 12). *Laserstrahlen* werden in der Medizin vor allem zum Zweck einer streng umschriebenen *Photokoagulation* benützt, hauptsächlich zur Behandlung von Netzhautablösungen (15). Bei zu hoher Dosierung kann es u. a. zu einer sog. *Hyperkoagulation* (16) und/oder einer sog. *Postkoagulations-Makulopathie* (17) kommen. Geschädigt werden vor allem die äußeren Schichten der Retina, die nach erfolgter Koagulation in der Regel narbig abheilen. Versuchsweise werden Laserstrahlen zu militärischen Zwecken eingesetzt. In der Industrie haben sie eine weite Verbreitung gefunden. Die Wellenlängen des Hauptanteils des *Sonnenlichts,* das die Erdoberfläche erreicht, variieren in der Regel zwischen 290 und 1850 nm. Für die Ausbildung eines *Erythema solare* (19) sind hauptsächlich Strahlen mit einer Wellenlänge von weniger als 320 nm, d. h. *Ultraviolettstrahlen* verantwortlich: Diese werden z. B. durch gewöhnliche Glasscheiben, dicke Wolkenschichten, z. T. auch durch »Smog«, herausgefiltert, was für leichten Dunst nicht zutrifft. Schnee, Sand und Wasser wirken durch Reflexion des Lichtes im Sinn einer verstärkten Bestrahlung (vgl. dazu »*Schneeblindheit*« (23) infolge akuter aktinischer Konjunktivitis). Die Symptome und Zeichen bei *Sonnenbrand,* die im Verlauf von 1–24 Std nach Exposition in Erscheinung treten, reichen von einem leichten Erythem mit nachfolgender Schuppung bis zur schmerzhaften Schwellung mit Blasenbildung und Allgemeinerscheinungen, wie Fieber und Schwächegefühl, u. U. sogar Schock. Mitunter kompliziert sich das Bild durch eine allgemeine Hyperthermie (Hyperpyrexie, s. Abb. 156, S. 1046). Morphologisch erkennt man eine Hyperämie, vereinzelten epidermalen Zelluntergang, gefolgt von vermehrter Zellteilungstätigkeit, Dunkeln vorhandenen Melanins (IPD = »immediate pigment darkening«) und – im Verlauf von 1–4 Tagen – eine verstärkte Melaninproduktion (Melanogenese) durch die Pigmentzellen, Verdickung der Epidermis und – nach einiger Zeit – verstärkte Desquamation der verhornten Zellen. Bei Blasenbildung können Erosionen entstehen. Spätkomplikationen umfassen u. a. Sekundärinfektionen, z. B. eine Furunkulose. Chronische übermäßige Sonnenexpositionen, wie sie bei Bauern, Seeleuten, Sportlern u. a. vorkommen, führen besonders bei empfindlichen Individuen (Blonde, Rothaarige) zu Hautveränderungen, die man unter dem Begriff einer »*Degeneratio solaris cutis*« (24) zusammenfaßt. Man notiert dabei u. a. eine Elastose, die sich makroskopisch in Form einer gelblichen Verfärbung bzw. gelblicher Knötchen manifestiert. Die Inzidenz *sonneninduzierter Karzinome der Haut* (25, verhornende Epidermoidkarzinome, Basaliome u. a.) korreliert gut mit der Sonnenexposition einer bestimmten Gegend und/oder Population. Eine »*Photosensibilisierung*« *der Haut* (20) zeigt sich in der Regel schon innerhalb von Minuten bis Stunden nach Besonnung durch ein Erythem, papulöse (u. a. urtikarielle), vesikulöse bis bullöse und/oder Erythema multiforme-ähnliche Läsionen, die bei Chronizität in verdickte, schuppende Hautveränderungen übergehen. Zu den Faktoren, die eine erhöhte *Photosensitivität* bewirken können, gehören u. a. der *Lupus erythematodes disseminatus oder discoides, Herpes simplex-Infektionen, Medikamente* (z. B. Sulfonamide, Tetrazykline, Thiazide, Griseofulvin u. a.), *Kosmetika* und andere *Chemikalien* (Seifen mit halogenierten Salizylaniliden, Teerprodukte, Parfüme, Hautcrèmen u. a.), gewisse *Pflanzen* sowie endogene Leiden, wie die verschiedenen Formen von *Xeroderma pigmentosum* (s. **c**) und bestimmte *Porphyrien* (s. Abb. 154, S. 1024). Beruht die erhöhte Photosensitivität nicht auf Überempfindlichkeitsreaktionen von Seiten des Immunapparates (»*Photoallergie*«, 21), sondern auf der Bildung chemischer Verbindungen, die vermehrt Sonnenlicht absorbieren, redet man von »*Phototoxizität*« (22). *Lichtblitze* können an den *Sehzellen* der Retina sog. *Bleichungsphänomene* mit vorübergehender partieller oder völliger Blindheit zur Folge haben (18). Die *Wirkungen ionisierender Strahlen* (26) sind in den Abb. 194–199 zusammengefaßt. **c** *Hinweise auf die Wirkungsweise nicht oder wenig ionisierender Strahlen.* Die Wirkung nicht ionisierender elektromagnetischer Wellen bzw. von Photonenstrahlen beruhen einerseits auf einer vermehrten *Schwingung* (27) der betroffenen Atome und Moleküle, andererseits kann es – zumal bei *Ultraviolettbestrahlung* (die u. U. auch Ionisationen erzeugt) – zu einer *Anregung* (28, *Exzitation*) kommen, die durch das »Anheben« eines Elektrons auf eine weiter außen liegende »Schale« gekennzeichnet ist. Moleküle im Zustand der *Photoexzitation* zeichnen sich durch eine hohe chemische Reaktivität aus: Protonen können abgegeben oder von anderen Molekülen übernommen werden, Bindungen erfahren z. T. eine Dissoziation, wobei u. a. Ionen oder Radikale entstehen, und es kommt u. U. zu Isomerisationen. Weitere photochemische Prozesse umfassen Photoeliminationen oder -additionen, Photooxidationen und Photoreduktionen. Von besonderer Wichtigkeit sind derartige Vorgänge an Nukleinsäuren, die eine hohe molare Absorptivität insbesondere für Ultraviolettlicht aufweisen. Sowohl Purine wie vor allem auch Pyrimidine erfahren die verschiedensten photochemisch bedingten Veränderungen. Zu den

vor allem in der G_2-Phase und/oder Prophase angehalten werden. Nach Wiedereinsetzen der Zellteilungstätigkeit, d. h. mit einem Maximum zwischen dem 3. und 7. Tag, notiert man eine *epidermale Hyperplasie,* die eine Verdickung der Epithelschicht zur Folge hat; diese bildet sich erst nach 1–2 Monaten zurück.

Die *Hautbräunung* im Sinn des *rasch eintretenden Dunkelns (IPD)* geht wahrscheinlich auf eine Oxidation von Melanin durch die Produktion semichinonartiger freier Radikale zurück, ferner auf einen Transfer von Melaningranula von Pigmentzellen auf Keratinozyten. Die eigentliche *Melanogenese* beruht auf einer Proliferation von Melanozyten, die überdies vermehrt Dendriten bilden, pro Zelle eine zunehmende Zahl von Melanosomen produzieren, verbunden mit erhöhter Tyrosinase-Aktivität, und eine gesteigerte Melaninabgabe an Keratozyten erkennen lassen. Dieses Geschehen nimmt im Mittel ungefähr 1–4 Tage in Anspruch. Bereits Vorgebräunte bräunen rascher nach (»anamnestische Antwort«).

Die *aktive Hyperämie,* die den Sonnenbrand kennzeichnet, wird wahrscheinlich z. T. durch gefäßaktive Mediatoren, wie Histamin, Kinine, Serotonin u. a., vermittelt (S. 1253). Überdies entfaltet UV-Licht einen *direkten Effekt* auf die oberflächlich gelegenen Blutgefäße. Wahrscheinlich spielen noch weitere entzündungsfördernde Faktoren mit, wie z. B. die Lipidperoxidation im Bereich lysosomaler Membranen u. a. m.

Reichlich *Melanin schützt die Haut* vor schädlichen Folgen der Besonnung. Dies geht besonders deutlich aus den rassebedingten Unterschieden in der Häufigkeit solarer Hautschäden hervor: Hellhäutige, blonde und rothaarige Individuen sind gegenüber der Sonnenbestrahlung weit empfindlicher als dunkelhäutige.

Auf die besondere Photosensibilität von Patienten mit *Xeroderma pigmentosum* (S. 19) oder *kongenitaler bzw. erythropoietischer Porphyrie* (S. 1020) wurde schon hingewiesen.

Morphologisch erkennt man, soweit dies aufgrund von Tierversuchen und Autopsien von Menschen, die aus anderen Gründen mit einem Erythema solare ad exitum kamen, die oben geschilderten Zell- und Gewebsveränderungen, d. h. einen *gesteigerten Zelluntergang* in der Basal- und Suprabasalschicht der Epidermis, z. T. auch subepidermal und in höheren Epidermisschichten, während des ersten Tages nach Exposition. *Mitosefiguren können während Stunden fehlen.* In Fällen von schwerem Erythema solare beobachtet man neben der *aktiven Hyperämie* z. T. auch eine *Ödembildung,* die sich u. a. auch in der Entstehung seltener subepidermaler *Blasen* äußert. Ferner kommt es in wechselndem Maß zu einer Infiltration durch *neutrophile Granulozyten,* später z. T. auch Histiozyten und Lymphozyten. Vereinzelt treten diese Zellen in die Epidermis ein. Viele *Keratinozyten* zeigen eine zunehmende *Vakuolisierung,* die dem Stratum spinosum ein schwammartiges Aussehen verleiht. Am Ende des ersten Tages nach starker Belichtung hat die Proliferationstätigkeit in der Regel wieder eingesetzt und bleibt oft noch während einer Woche im Vergleich zur Norm deutlich erhöht. Mit diesem Geschehen ist eine Verdickung der tieferen epidermalen Zellagen verbunden *(Hyperplasie der Epidermis),* während an der Oberfläche nach wenigen Tagen eine *verstärkte Schuppung* einsetzt. In schweren Fällen erscheinen die Keratohyalinkörnerschicht und die obersten Lagen des Stratum spinosum nekrotisch und mumifiziert; sie wird später in größeren Fetzen abgestoßen. Die *Melaninvermehrung* und die verstärkte *Proliferation von Pigmentzellen* folgt dem oben geschilderten zeitlichen Verlauf.

Folgen und **Komplikationen:** Die meisten Fälle von erheblichem Erythema solare beeinträchtigen das subjektive Befinden; Zeichen von akuter Entzündung, wie Fieber, Neutrozytose u. a., sind in manchen Fällen nachzuweisen. Zudem kann das akute Erythema solare ziemlich schmerzhaft sein. In der Regel klingen aber diese Symptome nach 1–2 Tagen ab. Die Abgrenzung des Sonnenbrandes gegen den »Sonnenstich« (S. 1051) wurde schon erörtert. Spätfolgen kommen weiter unten zur Sprache.

Phototoxische und photoallergische Reaktionen

Jährlich werden allein in der Schweiz viele Hunderte von Fällen mit schweren Photosensibilitätsstörungen registriert. Dies hängt in erster Linie mit dem zunehmenden Gebrauch aller möglichen Chemikalien zu-

---

Abb. 193 a–c (Fortsetzung)

am besten bekannten Veränderungen dieser Art gehören die sog. *Photohydration z. B. von Cytosin* (29) und die *Photodimerisation von Thymin* (30) oder z. B. *Urazil;* es bilden sich Zyklobutan-Dimere, die die DNA-Replikation blockieren und so den Zelltod herbeiführen oder einen mutagenen Effekt erzeugen können. Zyklobutan-Dimere vermag die Zelle z. T. mit Hilfe einer u. v.-Endonuklease »herauszuschneiden« (35, 36), wobei nach erfolgter »Inzision« offenbar auf der 5′-Seite des Dimers eine 3′-OH-Gruppe freigelegt wird. Wahrscheinlich schließt sich daran eine 5′-3′-exonukleolytische Spaltung, die den Dimer »exzidiert« (37). Die so entstehende Lücke (38) kann dann – wie man annimmt – mit Hilfe der katalytischen Wirkung einer DNA-Polymerase und einer Ligase durch Einfügen neuer monomerischer Einheiten wieder geschlossen werden. Diese *Exzisions-Reparation* u. v.-bedingter Schäden an der DNA funktioniert bei den verschiedenen Formen von *Xeroderma pigmentosum,* einem autosomal-rezessiv vererbbaren Leiden, nicht oder nur ungenügend, so daß bei Besonnung schwere Hautschäden und später häufig Karzinome entstehen. Die Bestrahlung mit u. v.-Licht bewirkt oft noch weitere Veränderungen im Zellkern, z. B. die Bildung abnormer DNA-Proteinbindungen. Außer der Exzisions-Erholung kennt man auch eine photozymatische Erholung und eine Post-Replikations-Erholung (s. Abb. 195, S. 1448). Die medizinische Bedeutung von *Photoautomerisationen* durch u. v.-Licht (31–34, hier am Beispiel von Pyridoxalphosphat, A, B, C, gezeigt), ist noch wenig erforscht

Tabelle 88. Medikamente und Chemikalien, die eine Photosensibilisierung bewirken (Beispiele)[a]

Substanz(en)	Verwendung	Mögliche Hautveränderungen nach Bestrahlung (vor allem Sonnenlicht)	Wellenlängenbereich der wirksamen Strahlung (nm)
Chlortetrazyklin, Demethylchlortetrazyklin, Oxytetrazyklin, Doxyzyklin	Chemotherapie	Sonnenbrand, Phototoxizität	290–400
Sulfadimidin, Sulfaguanidin, Sulfisoxazol	Chemotherapie	Phototoxizität, Photoallergie	290–320
Karbutamid, Tolbutamid, Chlorpropamid	Antidiabetika	Phototoxizität	290–320
Chlorothiazid, Quinethazon	Diuretika, Antihypertensiva	Papeln, Ödeme, Plaques	290–320
Griseofulvin	Antimykotikum	Sonnenbrand, Phototoxizität, Photoallergie	290–400
Nalidixinsäure	Chemotherapie	Erythem, Blasen	290–400
Chlorpromazin, Promethazin, Promazin	»Tranquilizers«, Antihistaminika	Sonnenbrand, Urtikaria, makulopapulöse Exantheme, grau-blaue Hyperpigmentation	320–400
Psoralen, Trimethylpsoralen, 8-Methoxypsoralen	Stimulation der Melaninsynthese	Erythem, Blasen, Hyperpigmentation	320–400
Äthinylöstradiol, Norethynodrel, Diäthylstilböstrol	Orale Kontrazeptiva	Melasma, Phototoxizität	?
Chlordiazepoxid	»Tranquilizer«	Ekzematöse Dermatitis	290–320
Triazetyldiphenolisatin	Abführmittel	Ekzematöse Dermatitis	290–320
Kalziumzyklamat, Natrium-Zyklohexylsulfamat	Süß-Stoffe	Phototoxizität, Photoallergie	290–320

[a] In dieser Tabelle sind nur systemisch angewandte Chemikalien berücksichtigt. Man kennt aber auch zahlreiche Substanzen (u. a. Kosmetika, pflanzliche Stoffe), die lokal photosensibilisierend wirken.
Porphyrien: s. Abb. 154 (S. 1024).

sammen, vor allem von Kosmetika und Medikamenten (Tabelle 88). In typischen Beispielen handelt es sich um Substanzen, die als solche – d. h. bei fehlender Lichtexposition – weder toxisch noch allergisierend wirken. Besonders bekannt für solche Nebenwirkungen sind u. a. gewisse sog. »Tranquilizers«, ferner mehrere Antibiotika und antimikrobielle Substanzen, wie halogenierte Salizylanilide, die z. T. in Seifen, Hautcremen u. a. enthalten sind. Ursächlich kommen sehr viele Stoffe in Frage, die entweder von außen mit der Haut in Kontakt geraten bzw. eingerieben werden oder nach peroraler bzw. andersartiger Einnahme von innen her wirken.

Pathogenese: Bei *phototoxischen Reaktionen* scheint es durch eine Verbindung des photosensibilisierenden Agens mit einzelnen Komponenten der Haut zu einer Verstärkung der Sonnenbrand-Reaktion zu kommen. Man nimmt an, daß die Photosensibilisatoren bzw. Komplexe derselben mit körpereigenen Substraten zusätzliche Quanten nicht nur des typischen u. v.-Lichts (Wellenlänge 290–320 nm), sondern auch der sog. »langwelligen u. v.-Strahlung« (Wellenlänge 320–400 nm) absorbieren. Auf diese Weise kann es zu direkten Zellschäden kommen, z. B. durch Bildung von Pyrimidin-Dimeren, oder es werden hochreaktive Radikale gebildet, die ihrerseits eine Reihe von Läsionen setzen (S. 1443).

Bei *photoallergischen Reaktionen* scheint die Lichteinwirkung die photochemische Reaktion zwischen dem Agens und Hautproteinen zu fördern, so daß rascher und reichlicher Vollantigene (sog. »Photoantigen«) mit immunogener Wirkung entstehen. Danach beobachtet man humoral vermittelte »Sofortreaktionen« und/oder Überempfindlichkeitsreaktionen »vom Spättyp« (S. 1123). In der Regel bedarf es zur Auslösung einer photoallergischen Reaktion einer geringeren Lichtexposition als zur Herbeiführung einer phototoxischen Reizantwort. Zudem wirken Lichtstrahlen mit einer Wellenlänge von 320–400 nm eher stärker photoallergisierend als reine u. v.-Strahlen.

Phytophotodermatitiden, wie sie z. B. nach Kontakt mit Pflanzen der Familien Rutaceae und Umbelliferae, ferner nach Genuß von Rüben, Sellerie, gewissen Zitrusfrüchten u. a. sowie nach Anwendung von Kosmetika mit bestimmten Pflanzenextrakten auftreten, sind ebenfalls keine Seltenheit. Neben anderen Substanzen haben z. B. Furokumarine, die in ätherischen Ölen von Parfums vorkommen, im Wellenlängenbereich von 320–400 nm einen deutlich photosensibilisierenden Effekt.

Auf die photosensibilisierende Wirkung von *Porphyrinen* wurde bereits hingewiesen (S. 1020): Hier wirkt sichtbares Licht mit Wellenlängen im Bereich von 400–410 nm besonders stark, entsprechend dem Absorptionsmaximum der Porphyrine. Es wird angenom-

men, daß auch bei Porphyrin-vermittelten Photosensibilitätsreaktionen Radikale und Peroxide entstehen; jedenfalls versucht man sich die relativ schützende Wirkung von β-Karoten in diesen Fällen so zu erklären, daß diese Substanz bevorzugt oxidiert wird, d. h. gleichsam als Oxidationspuffer wirkt.
Die Photosensibilität bei *Pellagra* wurde ebenfalls schon hervorgehoben (S. 854).

Morphologisch zeichnen sich *phototoxische Reaktionen* durch Veränderungen im Sinn eines übertriebenen Sonnenbrandes aus, wobei es zur Bildung von Ödem, Papeln, rötlichen Flecken, Vesikeln, Blasen sowie zu ekzematoiden und urtikariellen Reaktionen kommen kann. Meistens notiert man im Anschluß an solche Veränderungen eine Hyperpigmentation und/oder Pigmentverschiebungen. Ähnliches gilt für die *Phytophotodermatitiden.* Bei *photoallergischen Reaktionen* beobachtet man zusätzlich zu den genannten oder ähnlichen Befunden histologische Zeichen einer humoralen und/oder zellgebundenen Immunreaktion (S. 1080).

Folgen: Gelingt es, die photosensibilisierende Substanz ausfindig zu machen und somit zu vermeiden, kann der Patient wieder ein annähernd normales Leben führen. Andernfalls muß Sonnenlicht vermieden werden, vor allem zwischen 10 Uhr vormittags und 4 Uhr nachmittags.

Degenerative Spätveränderungen einer dauernd wiederholten Lichtexposition

Diese sind – wie die Folgen einer akuten Exposition – vor allem bei hellhäutigen Rassen ausgeprägt und umfassen u. a. eine *Runzelung der Haut,* verbunden mit *Elastose* (S. 2146), *Teleangiektasien, Pigmentflecken, Keratose, Pigmentverschiebungen* mit hyper- und hypomelanotischen Maculae, *Atrophie* der Epidermis und ihrer Anhangsgebilde u. a. m. Die Gesamtheit dieser Veränderungen ist als »*Seemannshaut*« oder »*Landmannshaut*« bekannt.

Durch dauernd wiederholte Besonnung induzierte maligne Neoplasmen der Haut

Auch in dieser Hinsicht sind *hellhäutige Rassen* wesentlich anfälliger als dunkelhäutige. Dies zeigt sich besonders, wenn z. B. Kaukasoide ihr *Leben lang im sonnigen Süden* arbeiten. Besonders gefährdet sind Patienten mit *Xeroderma pigmentosum* (S. 19). Man hat gute Gründe für die Annahme, daß vor allem u. v.-Strahlen karzinogen wirken, d. h. auf Meereshöhe vor allem solche im Wellenlängenbereich von 290–320 nm. Im *Hochgebirge* kommt noch kürzerwelliges u. v.-Licht vor.
Man beobachtet verschiedene Geschwulsttypen, vor allem *Basaliome* und *Epidermoidkarzinome* (S. 261), seltener maligne Melanome, Sarkome oder andere Neoplasmen. Ungefähr 80–90% der krebsigen Veränderungen sind im *Kopf- und Nackenbereich* lokalisiert, annähernd 10% an *Händen und Vorderarmen.* Die übrigen Lokalisationen richten sich nach der Sonnenexposition; z. B. finden sich bei häufigem Arbeiten mit entblößtem Oberkörper an der Sonne auch vermehrt Karzinome im Rumpfbereich. Vorgängig der neoplastischen Wucherung finden sich nicht selten zelluläre Unregelmäßigkeiten in der Epidermis, die schließlich einem Carcinoma in situ entsprechen können. Ob die subepidermalen Veränderungen, wie Teleangiektasien, Anhäufung saurer Proteoglykane, Elastose, die Erscheinung abnormer Fibroblasten und Fibrozyten u. a., die Karzinomentstehung begünstigen, ist umstritten.

Besondere Lichtschäden

Die sog. »*Schneeblindheit*« tritt vor allem bei starker Besonnung und ungenügendem Schutz im Hochgebirge auf. Sie umfaßt u. a. eine *akute Konjunktivitis,* z. T. auch eine *akute Uveitis;* eine eigentliche Blindheit liegt indessen fast nie vor.
Lichtblitze oder dauernde Strahlenquellen mit sehr hoher Lichtstärke können eine vorübergehende Blindheit zur Folge haben. Der sog. »*Bleichungseffekt*«, der diesem, z. T. Minuten lang dauernden Phänomen zugrunde liegen soll, ist biochemisch noch wenig geklärt.
Die *Laserstrahlung,* die sich durch geeignete optische Einrichtungen genau zentrieren läßt und (je nach Typ verschieden) monochromatisch ist, kann *innerhalb kürzester Zeit kleinste Bezirke* (z. B. einen Bereich mit wenigen μm Durchmesser) durch *enorme Hitzewirkung* zerstören. Zur Anwendung gelangen u. a. Rubin-, Krypton- und Argon-Laser, ferner z. B. der Helium-Neon (He-Ne)-Laser. In der Augenheilkunde hat diese Technik einen entscheidenden Fortschritt gebracht. Laserstrahlen werden neuerdings auch zu militärischen Zwecken eingesetzt.

Literatur

Baum, S. J.: Tests of biological integrity in dogs exposed to an electromagnetic pulse environment. Bethesda/Md.: Armed Forces Radiobiology Research Institute Scientific Report SR78-2, 1978 — *Fankhauser, F.:* Die physikalischen und biologischen Wirkungen der Laserstrahlung. Klin. Mbl. Augenheilk. *170,* 219 (1977) — *Friedberg, E. C.:* Xeroderma pigmentosum. Recent studies on the DNA repair defects. Arch. Path. Lab. Med. *102,* 3 (1978) — *Lewis, A.:* The molecular mechanism of excitation in visual transduction and bacteriorhodopsin. Proc. Natl. Acad. Sci. (Wash.) *75,* 549 (1978) — *Marshall, J., Fankhauser, F., Lotmar, W., Roulier, A.:* Pathology of short pulse retinal photocoagulations using the Goldmann contact lens. Albrecht v. Graefes Arch. klin. exp. Ophthal. *182,* 154 (1971) — *Marshall, J., Fankhauser, F.:* The effect of light radiation on blood vessels and membranes. In: Transactions of the ophthalmological Societies of the United Kingdom, vol. XCII, p. 469 (1972) — *Pathak, M. A., Epstein, J. H.:* Normal and abnormal reactions of man to light. In: Dermatology in General Medicine (T. B. Fitzpatrick, ed.). New York: McGraw-Hill 1971 — *Smith, K. C.* (ed.): Photochemical and photobiological reviews, vol. 4. New York: Plenum Press 1979 — *Schiaffonati, L., Tsutsui, Y., Chang, S. D., Baserga, R.:* Effect of 5-bromodeoxyuridine on deoxyribonucleic acid-protein adducts induced by ultraviolet light on chromatin cells. Lab. Invest. *38,* 58 (1978) — *Urbach, F.* (ed.):

The biologic effects of ultraviolet radiation. Oxford: Pergamon Press 1969 — *Varma, M. M., Traboulay, E. A. jr.*: Biological effects of microwave radiation on the testes of Swiss mice. Experientia *31*, 301 (1975)

171. Somatische und genetische Schäden infolge Einwirkung ionisierender Strahlen

171.1. Einige Angaben über die physikalischen Grundlagen der ionisierenden Strahlung und die zugehörigen Maßeinheiten

Bemerkungen zur Atomstruktur

Ein Atom weist einen positiv geladenen *Kern (Atomkern)* und ein oder mehrere *Elektronen* mit negativer Ladung auf, die gemäß vorherrschenden Modellvorstellungen in ringförmigen oder elliptischen Bahnen *(Schalen)* den ersteren umgeben (umlaufen). Die *Ordnungszahl* eines Elementes wird durch die Zahl der positiv geladenen *Protonen* im Kern *(Kernladungszahl)* bestimmt und ist mit der *Atomnummer* (Z) identisch. Die Summe der Protonen und der mit diesen durch starke Nuklearkräfte zusammengehaltenen *Neutronen*, die keine elektrische Ladung besitzen, ergibt die *Massenzahl* (A). Atome mit gleicher Ordnungszahl, aber unterschiedlicher Neutronen- und damit auch Massenzahl bezeichnen wir als *Isotope* eines bestimmten Elementes. Die »Kernart« *(Nuklid)* ist somit durch das chemische Symbol (X), A und Z charakterisiert und wird als $^{A}_{Z}X$ ausgedrückt (z. B. $^{3}_{1}H$ = Tritium = radioaktives Isotop des Wasserstoffs). *Isomere* sind bestimmte Nuklide, die sich in einem unterschiedlichen Energiezustand befinden: Ist dieser »angeregt«, »*m*etastabil«, kennzeichnet man dies durch Hinzufügen eines »m« rechts oben am chemischen Symbol (z. B. $^{99}_{43}Tc^{m}$). Nuklide mit schweren Kernen sind z. T. instabil und zerfallen unter Abgabe von Strahlen (s. u.): Hier sprechen wir von *Radionukliden*. Die meisten natürlichen *Radionuklide* haben eine Ordnungszahl von mehr als 83; Ausnahmen bilden z. B. $^{40}_{19}K$ oder $^{87}_{37}Rb$, die ebenfalls spontan auftreten. Der *Radius eines Atomkerns* variiert zwischen 1×10^{-13} cm (Wasserstoff) und $0{,}7 \times 10^{-12}$ cm (schwere Elemente). In einem nach außen neutralen, d. h. ungeladenen Atom finden sich außerhalb des Kerns Z negativ geladene Elektronen. Der *Radius* des mehr oder weniger kugeligen Volumens, das von dieser »*Elektronenwolke*« eingenommen wird, beträgt ungefähr 1 Å (= 10^{-8} cm), d. h. etwa 10^{5}mal mehr als der Radius kleinerer Atomkerne. Die Elektronen bewegen sich nach den heutigen Vorstellungen in *konzentrisch angeordneten Energieniveaus (Schalen)*, die – von innen nach außen – die Buchstaben K, L, M, N, O, P und Q tragen.

Die *Zusammensetzung des Atomkerns* ist nach neueren Erkenntnissen sehr komplex; er enthält neben Protonen und Neutronen zahlreiche *weitere Teilchen*. Eine noch größere Masse als Protonen (938,259 × 10^{6} Elektronenvolt) und Neutronen (939,553 × 10^{6} Elektronenvolt) haben andere »*Baryonen*«, wie Lambda-, Sigma-, Kaskaden- und Omega-Hyperonen. Teilchen mit mittlerer Masse (»*Mesonen*«, »*Hadronen*«) sind die – in Zukunft möglicherweise auch medizinisch wichtigen – *Pionen*, ferner Kaonen und Eta-Teilchen. Zu den leichten »*Leptonen*« gehören, außer den Elektronen, auch Müonen und die masselosen Neutrinos. Ein großer Teil der *Elementarteilchen* hat eine außerordentlich kurze Lebensdauer; manche »leben« kaum länger als 10^{-20} sec. Die Massenangabe erfolgt in der Regel in Energie-Einheiten (10^{6} Elektronenvolt (1 MeV) ≙ $1{,}783 \times 10^{-27}$ g).

Anregung und Ionisation

Wird in einem Atom aufgrund von Energiezufuhr ein Elektron in eine Quantenbahn mit höherem Energieniveau gehoben, sprechen wir von *Anregung (Exzitation)*. Solche Veränderungen treten bei u. v.-Bestrahlung auf, kommen aber auch bei ionisierender Bestrahlung vor. Kehrt das angeregte Elektron wieder in seinen Grundzustand zurück, wird die freiwerdende Energie in Form von Photonen ausgestrahlt. Die Energie (E) dieser elektromagnetischen Strahlung geht der Frequenz proportional (E = hv, S. 1431). Je größer die Differenz der Energieniveaus, um die Elektronen bei der Anregung »angehoben« werden, desto geringer ist die Wellenlänge der emittierten elektromagnetischen Strahlung. Große Energieänderungen, wie sie bei Anheben von Elektronen der inneren Schalen des Atoms zustande kommen, führen zur Entstehung von Röntgenstrahlen (λ = 0,05–10 Å), kleinere zu einer solchen von u. v.-Strahlen (λ = 2000–3200 Å) oder gar sichtbarem Licht (vgl. dazu Laser-Strahlen, s. o.).

Genügt die einem Atom zugeführte Energie, um ein oder mehrere Elektronen aus der Elektronenhülle zu entfernen, haben wir es mit einer *Ionisation* zu tun. Die sog. *Ionisierungsenergie* muß für ein bestimmtes Elektron seine *Bindungsenergie* übersteigen oder dieser zum mindesten entsprechen; sie ist für Elektronen auf inneren »Schalen« verständlicherweise größer als für solche auf einem äußeren Energieniveau (z. B. 2 eV für ein Elektron der äußeren Schale eines Kupferatoms und 88055 eV für ein Elektron der inneren Hülle eines Bleiatoms). In der Regel wird die *mittlere Ionisierungsenergie* angegeben (z. B. 820 eV für Blei und 164 eV für Aluminium).

Während u. v.-Strahlen vorwiegend Anregungen verursachen, bewirken *ionisierende Strahlen* – wie der Name sagt – immer auch Ionisationen.

Arten ionisierender Strahlen

Wie schon erwähnt wurde, bedeutet »*Strahlung*« lediglich eine Energiewanderung durch den Raum. *Direkt ionisierende Teilchen,* wie Elektronen, Protonen, α-Partikel und Ionen, besitzen eine eigene Ladung, *indirekt ionisierende Teilchen,* z. B. Photonen oder Neutronen, sind ungeladen. Die letzteren vermögen geladene Teilchen freizusetzen, die ihrerseits ionisierend wirken oder Kernumwandlungen hervorrufen können. Für praktische Zwecke unterscheidet man die sog. Korpuskularstrahlung, die bewegten, massebehafteten Teilchen entspricht, von der elektromagnetischen Strahlung.

Korpuskularstrahlen sind durch die Masse, die elektrische Ladung und die Geschwindigkeit gekennzeichnet, wobei die Masse in u = amu (u = $\frac{1\,\text{g}}{\text{Avogadro'sche Zahl}} = 1{,}66 \times 10^{-24}$ g), die elektrische Elementarladung in Elektroneneinheiten (e = $1{,}60 \times 10^{-19}$ Coulomb = $4{,}8 \times 10^{-10}$ esE) angegeben werden. Wie gesagt, hält man geladene und ungeladene Korpuskeln auseinander: unter den geladenen Teilchen kann man, je nach der Masse, zwischen leichten und schweren sowie den, eine Mittelstellung einnehmenden Mesonen unterscheiden.

Leichte geladene Teilchen umfassen die negativ geladenen *Elektronen* *(e^-)* mit einem Atomgewicht von 1/1823 (physikalische Skala) und die gleich leichten, aber positiv geladenen *Positronen (e^+)*, die z. B. bei radioaktivem Zerfall (Beta-Zerfall) und bei durch elektromagnetische Strahlung ausgelöster sog. *Paarbildung* (Entstehung von e^- und e^+) auftreten, sonst aber – wegen Kombination mit Elektronen – in der Materie normalerweise nicht als solche erfaßbar vorkommen. Ein Beispiel für die Freisetzung von Elektronen bietet die auf Weißglut erhitzte Kathode im Kathodenstrahlen-Oszillographen. Da Elektronen und Positronen eine Ladung tragen, lassen sie sich – im Gegensatz zu elektromagnetischen Strahlen und anderen, nicht geladenen Teilchen – durch ein elektrisches bzw. magnetisches Feld ablenken.

Schwere geladene Teilchen sind Atome, die ein oder mehrere Elektronen verloren haben, d. h. positiven Ionen entsprechen. *Protonen* (p^+), Kerne des leichten Wasserstoffs, besitzen die positive Ladung e und haben ein Atomgewicht von 1,008. Sie können z. B. durch elektromagnetische Entladungen in Wasserstoffgas erzeugt und in Teilchenbeschleunigern (Zyklotron, Linearakzelerator, Synchrotron u. a.) auf sehr hohe Geschwindigkeiten gebracht werden. *Deuteronen* (d) stellen Kerne des schweren Isotops von H dar, haben ein Atomgewicht von 2,014 und weisen eine positive Ladung e auf. *Alphapartikel (α-Partikel)* sind Heliumkerne mit einem Atomgewicht von 4,003 und einer positiven Ladung von 2 e. Noch schwerere geladene Partikel nennt man *schwere Ionen.*

Von den *Mesonen* haben in Zukunft am ehesten die *π-Mesonen (Pionen, π^-* oder π^+) medizinische Bedeutung: Diese Teilchen, die u. a. beim Auftreffen von Protonen mit großer Energie auf bestimmte Stoffe entstehen, zeigen eine relative Atommasse von 0,150, können eine positive oder negative Ladung e tragen und sind von sehr kurzer Lebensdauer (etwa $2{,}6 \times 10^{-8}$ s).

Müonen ($\mu^{\pm}$) sind noch leichter als Pionen; sie gehören zu den Leptonen.

Neutronen (n) weisen ein Atomgewicht von 1,009 auf und haben – wie der Name sagt – keine Ladung. In einem Atomkern eingebaut, verhalten sich Neutronen stabil, während sie in freiem Zustand im Mittel nach 918 sec zerfallen; dies ist aber selten der Fall, da sie in der Regel vorher von Kernen eingefangen werden. Neutronenquellen umfassen Mischungen von Alpha- und Gamma-Strahlen mit leichtatomigen Substanzen, Teilchenbeschleuniger, wobei beim Auftreffen geladener Teilchen auf geeignete Auffangflächen Neutronen freigesetzt werden (sog. (d,n)-, (p,n)- oder α,n)-Prozesse, und Kernreaktoren, in denen durch Neutronen Kernspaltungen eingeleitet werden, die ihrerseits die Abgabe von Neutronen zur Folge haben.

Ionisierende elektromagnetische Wellenstrahlungen, die auch als eine Strahlung von, mit Lichtgeschwindigkeit sich fortbewegenden *Photonen* (γ), d. h. masselosen, ungeladenen »Partikeln«, bezeichnet werden kann, entstehen auf zwei Arten: *Röntgenstrahlen* werden durch Elektronen erzeugt, die im Vakuum eine starke Beschleunigung erfuhren und auf Materie auftreffen. Demgegenüber treten *Gammastrahlen* häufig beim Zerfall radioaktiver Isotope auf, sei es durch Umwandlung eines Neutrons in ein Proton unter Aussendung eines Elektrons, sei es aufgrund der Transformation eines Protons in ein Neutron unter Abgabe eines Positrons, was dann u. a. vom Einfang eines Elektrons aus der innersten (K-)Schale gefolgt sein kann. Diese Vorgänge führen zu einer Stabilisierung des Kerns (»Tochterkern«) und zu einer Abgabe der noch verbleibenden, überschüssigen Energie in Form von Gammaquanten. Im Gegensatz zur Röntgenstrahlung, die einer sog. Brems- oder Hüllenstrahlung entspricht, haben wir es somit bei der Gammastrahlung mit einer Kernstrahlung zu tun.

Die *Photonenenergie* ($E = h \cdot \nu$, S. 1431) kann als $E = \frac{12{,}4}{\lambda}$ ausgedrückt werden, wobei man E in keV und λ in Å anzugeben pflegt. Als Maß der Energie aller ionisierender Strahlen gilt die *Elektronenenergie:* Die kinetische Energie von 1 Elektronenvolt (eV) besitzt ein Elektron, das durch eine Spannung von 1 V beschleunigt wird. Elektromagnetische Wellenstrahlungen werden in solche mit niedriger (unter wenigen hundert keV), hoher (wenige hundert keV bis wenige MeV), sehr hoher (wenige MeV bis wenige hundert MeV) und »ultraharter« Energie (mehr als wenige hundert MeV) unterschieden. Röntgenstrahlen teilt man nach der Spannung der Erzeugerröhre in überweiche (8–20 kV), weiche (20–60 kV), mittelharte (60–120 kV), harte (150–250 kV) und überharte (mehr als 250 kV) Strahlen ein.

Wechselwirkungen zwischen ionisierender Strahlung und Materie

Geladene Teilchen treten mit jedem Molekül, in dessen nächster Nähe sie vorbeifliegen, in Wechselwirkung, weshalb sie ihre Energie mehr oder weniger stetig abgeben und – je nach ihrer Energie und der Beschaffenheit der durchlaufenen Materie – schließlich gebremst werden (sog. *»Reichweite«*). Dabei kommt es zu sog. elastischen und unelastischen *Zusammenstößen* zwischen den geladenen Teilchen einerseits und *Atomelektronen* oder *Atomkernen* andererseits. *Elastische Kollisionen* zeichnen sich dadurch aus, daß die Summe der kinetischen Energien der beiden Kollisionspartner erhalten bleibt; sie spielen vor allem beim Auftreffen leichter Teilchen, wie Elektronen, auf Atomkerne eine Rolle, während elastische Kollisionen mit Atomelektronen nur bei sehr geringen Partikelenergien beobachtet werden. Zu den typischen Folgen einer elastischen Kollision gehört die Umlenkung der Teilchenbahn. *Unelastische Zusammenstöße* kommen vor allem beim Auftreffen geladener Teilchen auf Atomelektronen vor. Dabei kann es zur Anregung oder – bei genügender Teilchenenergie – zur Ionisation des getroffenen Atoms kommen. Unelastische Zusammenstöße mit Atomkernen treten insbesondere bei Einfallen hochenergetischer Partikel (z. B. Elektronen) in Erscheinung, wobei ein Teil der Energie in Form elektromagnetischer Strahlung (Bremsstrahlung) ausgesandt werden kann (vgl. dazu Röntgenstrahlen). Das sog. *Bremsvermögen* (S) entspricht dem Energieverlust pro Einheit der Wegstrecke ($S = \Delta E/\Delta l$, ausgedrückt in MeV/cm oder keV/cm). Rechnen wir dazu die Dichte (ϱ) der durchlaufenen Materie, ergibt sich das

$$\text{totale Massenbremsvermögen} = \frac{S}{\varrho} = \frac{1}{\varrho} \cdot \frac{dE}{dl} \text{ (in MeV/g/cm}^2\text{).}$$

Berücksichtigt man nur die Energieabgabe durch Stöße, sprechen wir von *Stoß-Bremsvermögen* (S_{col}), im Fall von Strahlungserzeugung von Strahlungsbremsung (S_{rad}). Die *Bremsung durch Kollisionen* läßt sich nach der Formel

$$\frac{dE}{dl} = a\,\varrho\,\frac{Z}{A}\,(b - \ln Z^2) \text{ (ausgedrückt in MeV/cm) berechnen,}$$

wobei: $\frac{dE}{dl}$ = Bremsvermögen

$a = 0{,}152\ \frac{\varepsilon}{\varepsilon - 1}$

$b = \ln\left\{7{,}16 \cdot 10^8\ \frac{E}{0{,}51}\,(\varepsilon - 1)\right\} + \frac{1}{\varepsilon}$

ϱ = Dichte des durchstrahlten Stoffes

A = Atomgewicht des durchstrahlten Stoffes

Z = Ordnungszahl des durchstrahlten Stoffes

$$\varepsilon = \left(\frac{E}{0{,}51} + 1\right)^2$$

Für geladene Teilchen nimmt das Massenbremsvermögen mit steigender Energie ab, bei sehr hoher Energie wieder zu; für *Elektronen* mit einer Energie von mehr als einigen MeV hängt es zudem von der Phase (fest, flüssig oder gasförmig) der durchstrahlten Materie ab. So kann das Massenbremsvermögen bei Wasserdampf größer sein als bei Wasser (sog. Fermi-Effekt). Das totale Bremsvermögen für Elektronen ergibt sich aus der Summe des Massenbremsvermögens durch Stöße und durch Bremsstrahlung, wobei folgende Beziehung besteht:

$$\frac{\text{Bremsvermögen durch Kollision}}{\text{Bremsvermögen durch Strahlung}} = \frac{800}{EZ}$$

wobei: E = Energie der Elektronen in MeV
Z = Atomnummer des durchstrahlten Mediums.

Bremsstrahlung tritt erst bei Elektronenenergien von mehr als etwa 1 MeV merklich in Erscheinung.

Schwere geladene Teilchen übertragen ihre Energie vor allem bei Bremsung durch Stöße, wobei – wie im Fall der Elektronen – Anregungen und Ionisationen der getroffenen Atome zustande kommen. Kernreaktionen spielen in diesem Fall eine erhebliche Rolle. Im Gegensatz zu Elektronen erfahren schwere geladene Korpuskeln durch Stoßbremsung kaum eine Richtungsänderung; zudem sind Strahlungsbremsung und Streuung gering, so daß Bündel monoenergetischer schwerer Teilchen annähernd geradlinig, d. h. mit scharfer Begrenzung verlaufen und eine ziemlich einheitliche Reichweite zeigen. Gegen das Ende der Partikelbahn wird dabei die Energie in Form eines ausgesprochenen Maximums abgegeben, um dann auf nahezu Null abzusinken. Als *wahre Reichweite* bezeichnet man dabei die von einem Partikel total zurückgelegte Wegstrecke in der Materie, als *praktische Reichweite* die maximale Eindringungstiefe (z. B. für Elektronen von 10 MeV in Wasser: ungefähr 5 cm, für α-Teilchen derselben Energie etwa 0,2 mm). In Wirklichkeit ermittelt man die praktische Reichweite meist durch Extrapolation des geraden Teils der Dosis-Tiefenkurve auf die Abszisse (*»extrapolierte Reichweite«*). Bei der dosimetrisch gemessenen Reichweite muß der sog. Streustrahlenzusatz abgezogen werden.

Neutronen treten als ungeladene Teilchen nur mit Atomkernen in Wechselwirkung. Bei solchen Kollisionen bilden sich für sehr kurze Zeit energiereiche »Zwischenkerne«, die Energie in Form von Photonen und beschleunigten Kernteilchen abgeben. In lebender Materie stehen Reaktionen mit Wasserstoff und Stickstoff im Vordergrund, d. h. Vorgänge, die man wie folgt ausdrückt: ${}^1_1H(n, \gamma)\,{}^2_1H$ oder ${}^{14}_7N(n, p)\,{}^{14}_6C$. Links der Klammer ist der Zielkern vor der Kollision, rechts der »neue« Kern nach der Kollision dargestellt, in der Klammer findet sich links das die Kernreaktion auslösende, rechts das vom Zwischenkern ausgesandte Teilchen. Unelastische Streuungen von Neutronen (Ausdruck: (n, n')) beruhen ebenfalls auf Wechselwirkungen zwischen den letzteren und dem Kern des Kollisionspartners, das einfallende Neutron wird aber dabei sogleich – in anderer Richtung und mit anderer Energie – wieder ausgesandt. Die von Neutronen getroffenen Kerne übertragen ihre Energie durch Stöße auf Atome und Moleküle, in denen sie Anregungen und Ionisationen hervorrufen. Bei einer Neutronenenergie von mehr als 20 MeV es kommt z. T. zur Kernspaltung. Unter dem *Neutronenfluß* $\varnothing = \frac{d^2N}{dA}$, verzur steht man die Zahl der Partikel, die auf einen *Wirkungsquerschnitt* auftreffen. Der letztere entspricht dem Maß für die Häufigkeit einer bestimmten Kernreaktion (Einheit: 1 Barn = $10^{-28}\,m^2$). Als *Neutronenflußdichte* bezeichnen wir die Zahl der Neutronen eines parallelen Neutronenstrahlenbündels, die in einer Sekunde durch eine zur Strahlenrichtung senkrechte Fläche von 1 cm^2 durchtreten (Angabe in n/cm^2 s). Je nach der Energie spricht man von energiereichen (> 20 MeV), schnellen (> 10 keV bis 20 MeV), mittelschnellen (> 0,5 eV bis 10 keV) und langsamen (thermischen) Neutronen (≤ 0,5eV). *Schnelle Neutronen* reagieren vor allem mit Wasserstoffatomen, die sie anläßlich der Kollision zur Emission gewebeschädigender Protonen bringen. Demgegenüber wirken *langsame Neutronen (Hitzeneutronen)* z. B. durch ihren »Einfang« (»capture«) in der Materie direkt lädierend, z. T. beruht ihr Effekt auf Sekundäremissionen der durch die Kollision transmutierten Wasserstoff-, Stickstoff- und anderen Atome.

Die Wechselwirkungen *elektromagnetischer Wellenstrahlungen* mit der Materie hängen stark von ihrer Energie ab. Ganz allgemein verringert sich bei Durchstrahlung z. B. von Gewebe die Zahl der primären Photonen (sog. *Schwächung*), wobei man verschiedene Formen von Energieübertragung auseinanderhalten kann. Bei der *Pho-*

toabsorption, die *z. B. bei 10 keV-Röntgenstrahlen* 99% der Energieabgabe ausmacht, überträgt das Photon seine gesamte Energie auf ein Elektron der Innenschale des Zielatoms und verschwindet. Das energiereichere *Photoelektron* löst sich dann, falls es nicht bloß bei einer Anregung bleibt, vom Atom (das damit ionisiert wird). Bei der Neuanordnung der Elektronen in der Atomhülle werden dabei für das jeweils betroffene Atom typische Röntgenstrahlen ausgesandt. Ausgetretene Photoelektronen vermögen ihrerseits andere Atome zu ionisieren bzw. anzuregen und zur Aussendung elektromagnetischer Wellenstrahlung zu bringen. Diese kann über das ultraviolette und sichtbare bis ins ultrarote Licht reichen. Die Absorption der Strahlung durch den photoelektrischen Effekt hängt weitgehend von der Atomnummer der durchstrahlten Materie ab. Der *Massenphotoabsorptionskoeffizient* $\left(\frac{\tau}{\varrho}\right)$ läßt sich ungefähr durch die Größe $C\lambda^3 Z^3$ bestimmen, wobei C eine universelle Konstante darstellt. Der sog. *Compton-Effekt* (Streuprozeß), der z. B. *bei 200 keV-Röntgenstrahlen* ungefähr 99% der Energieübertragungen ausmacht, kann im Sinn eines Zusammenstoßes zwischen einem Photon und einem ruhenden Elektron verstanden werden. Dabei verliert das Quant nur einen Teil seiner Energie an das Elektron, das als *Compton-Elektron* frei wird (s. o.), und »fliegt« mit verminderter Energie und veränderter Richtung weiter. Compton-Elektronen, auch Rückstoß-Elektronen genannt, ebenso wie die energieverlierenden Photonen haben eine »Erweichung der Primärstrahlung« zur Folge. Der sog. Compton-Streu-Koeffizient $\left(\frac{\sigma_c}{\varrho}\right)$ setzt sich aus dem Streustrahlen- und dem Rückstoßkoeffizienten zusammen. *Elektromagnetische Wellenstrahlung von 20 MeV und mehr* hat z. T. in mehr als 50% der Übertragungsereignisse eine sog. *Paarerzeugung* zur Folge: Bei diesem Vorgang verschwindet das energiereiche Photon im Kernfeld des Atoms, das je ein Positron und ein Elektron aussendet. *Kernprozesse,* die bei elektromagnetischer Wellenstrahlung von über 20 MeV wenig mehr als 1% der Ereignisse von Energieübertragung betragen, entsprechen einer geringgradigen Kernspaltung mit Aussendung von Neutronen und Protonen. Aus dem oben Gesagten wird deutlich, daß sich die *Reichweite* von Photonen nur mit Wahrscheinlichkeit, d. h. im Sinn statistischer Ereignisse, schätzen läßt. Die *Schwächung* der elektromagnetischen Wellenstrahlung als Funktion der Art der durchstrahlten Materie und der Eindringungstiefe folgt in der Mehrzahl der Fälle dem *exponentiellen Schwächungsgesetz:*

$$I = I_o e^{-\mu d}$$

wobei: I = Strahlungsintensität hinter dem Absorber
I_o = Intensität der einfallenden Strahlung
μ = Absorptionskoeffizient des Absorbers und
d = Absorberdicke

Die sog. *mittlere Reichweite für Photonen* entspricht der Schichtdicke der durchstrahlten Materie, die die Intensität der einfallenden Strahlung auf 37% reduziert, die *Halbwertschichtdicke* (d½) diejenige, die die Intensität auf die Hälfte absenkt. Bei mehr oder weniger punktförmigen Strahlenquellen, wie dies für Röntgenapparate zutrifft, nimmt die Intensität als Funktion des Quadrats des Abstandes ab ($I_1 : I_2 = A_2^2 : A_1^2$).

Der sog. lineare Energieverlust (»linear energy transfer« = LET)

Ionisationen und Anregungen ereignen sich in der durchstrahlten Materie einerseits längs der Bahn der primär einfallenden Teilchen, andererseits längs sog. sekundärer Bahnen (sog. Delta-Strahlen). *Unter der linearen Energieübertragung (LET, s. o.) versteht man die räumliche Verteilung des Energieverlusts längs des Durchgangs eines Teilchens.* Es handelt sich somit um einen Energieverlust pro Wegstrecke; die letztere wird in der Regel in μm angegeben. Man spricht auch von *eingeschränktem linearem Stoß-Bremsvermögen* (L_Δ), das für geladene Partikel der Größe $L_\Delta = \left(\frac{dE}{dl}\right)_\Delta$ entspricht (s. o.). Dabei wird Δ in eV angegeben (z. B. L_{100} = lineare Energieübertragung mit einer Energiebegrenzung von 100 eV). Für Zwecke des Strahlenschutzes wählt man sicherheitshalber L_∞. Aus dem Gesagten wird verständlich, daß die sog. *spezifische Ionisation* (Zahl der Ionisationen pro μm Wegstrecke) der LET proportional ist und sich angenähert aus dem Energieverlust durch Kollisionen, geteilt durch die mittlere Energie, die zur Bildung eines Ionenpaares benötigt wird, schätzen läßt. *Eine sog. hohe LET-Strahlung (z. B. L_∞>100 keV/μm) ist eine dichtionisierende Strahlung.* Die Verhältnisse komplizieren sich dadurch, daß sich die LET im Verlauf des Durchgangs eines Teilchens durch die Materie verändert und z. B. gegen das Ende seiner Bahnstrecke – d. h. wenn es sich verlangsamt – ansteigt. Zudem ist mit Ionisationsanhäufungen (*»clusters«*) und den erwähnten Delta-Strahlen zu rechnen, die die räumliche Verteilung der Energieabgabe unregelmäßig gestalten. Mittelt man die LET-Werte über die Bahnstrecke, erhält man die sog. *»Track-LET«* (L_T), mitteln wir sie über die Dosis, resultiert die L_D. Die LET-Werte variieren – je nach Strahlenart – ganz erheblich. So beträgt die $L_{100,T}$ für ^{60}Co-γ-Strahlen 0,22 keV/μm, diejenige von 5,3 MeV-α-Strahlen jedoch 43 keV/μm.

Radioaktivität

Natürlich vorkommende Radionuklide (s. o.) sind vor allem Zerfallsprodukte der Muttersubstanzen Uranium-238, Uranium-235 und Thorium-232, abgesehen von den bereits erwähnten $^{40}_{19}$K und $^{87}_{37}$Rb sowie anderen, wie $^{14}_{6}$C, das hauptsächlich infolge Bombardierung von Stickstoff in der Erdatmosphäre durch Neutronen der kosmischen Strahlung gebildet wird.

Künstliche Radioisotope lassen sich von allen Elementen herstellen; sie finden heute vielfache Anwendung, auch in der Medizin. Überdies entstehen solche Substanzen bei der Gewinnung von Atomkernenergie.

Die *Zerfallsereignisse* in radioaktiven Isotopen richten sich nach statistischen Gesetzen, indem die Zahl (dN) der in einem bestimmten Zeitintervall (dt) umgewandelten Kerne der Zahl (N) der noch nicht zerfallenen Kerne proportional ist:

$$dN = -\lambda N dt$$

wobei: λ = die für jedes Radionuklid charakteristische Zerfallskonstante

Die *Aktivität* (A), d. h. die Zahl der Zerfallsvorgänge pro Zeiteinheit, entspricht der folgenden Beziehung:

$$A = -\frac{dN}{dt} = \lambda N$$

Unter der *physikalischen Halbwertszeit* (HWZ = T) verstehen wir die Zeitspanne, nach der sich die Hälfte der ursprünglich vorhandenen Atome umgewandelt hat

$$T = \frac{\ln 2}{\lambda} = \frac{0{,}693}{\lambda} = 0{,}693\ \tau$$

wobei: τ = mittlere Lebensdauer, d. h. der Zeitraum, in dem die Anfangsaktivität auf $\frac{1}{e}$ = 37% absinkt.

Die *effektive HWZ* (T_{eff}) eines im Körper vorhandenen Radionuklids errechnet sich aus dessen biologischer HWZ (T_b), d. h. der Zeitspanne, nach der die Hälfte der ursprünglich im Organismus anwesenden Stoffmenge ausgeschieden ist, und der physikalischen HWZ (T):

$$T_{eff} = \frac{T \cdot T_b}{T + T_b}$$

Als *spezifische Aktivität* einer radioaktiven Substanz bezeichnen wir den Quotienten aus der in der Substanz vorhandenen Aktivität und der Masse der Substanz.

Die *Strahlenemission* von Radionukliden ist nicht einheitlich; sie umfaßt Alphastrahlen (Uran-Thorium- und Aktiniumreihe), Betastrahlen und Gammastrahlen, ferner können auch Neutronen, Protonen und Deuteronen ausgesandt werden. Die Änderungen von Atomnummer und Massenzahl, die sich bei einem Atomzerfall z. T. ergeben, richten sich nach Art und Zahl der emittierten Teilchen (z. B. Alphazerfall: A-4, Z-2; Betazerfall: Z-1; Gammazerfall: keine Änderung von A und Z). Zu den in der Medizin oft benützten Beta-Strahlern gehören u. a. ^{3}H, ^{14}C und ^{32}P, während ^{99}Tc^m ein Gammastrahler ist, und ^{131}I sowie ^{198}Au sowohl Beta- wie Gammastrahlen aussenden.

Dosiseinheiten für äußere ionisierende Strahlung

Die auf ein lebendes Objekt abgegebene Strahlenmenge wird in *»Röntgen« (R)* angegeben: Man redet hier von *»Ionendosis« (»exposure«),* die man in der Regel in Luft, d. h. z. B. vor Auftreffen der Strahlung auf das Objekt, mißt. Dabei entspricht 1 R der Exposition von Röntgen- und Gammastrahlung, deren Teilchenemission pro kg Luft Ionen mit einer gesamten elektrischen Ladung (beider Vorzeichen) von 2,58 × 10^{-4} Coulomb erzeugt.

Als Maßeinheit für die *absorbierte Energiemenge (Energiedosis = D)* dient das *»Rad« (= rd),* das der Absorption von 0,01 Joule/kg (100 erg/g) entspricht. Umrechnungsfaktoren für die Übertragung von R- in rd-Einheiten und umgekehrt tragen der Art der Strahlung und des durchstrahlten Objekts Rechnung. So werden z. B. im Kno-

chen pro R einer Photonenstrahlung bis zu 100 kV fast 5mal mehr rd absorbiert als im Muskel.
Messungen eines Strahlenfeldes für ungeladene Partikel (Neutronen und Photonen) stützen sich auf das *Kerma* als Maßeinheit: Dieses entspricht der Summe der geladenen Partikel, die pro Maßeinheit des Materials entsteht, mit dem die ungeladenen Teilchen zusammentreffen.
Die *biologisch wirksame Dosis* (H), auch *Äquivalentdosis* genannt, gibt man in *»rem«* an. Sie ergibt sich aus dem Produkt von Energiedosis (D), dem sog. Qualitätsfaktor (Q) und dem Produkt anderer Modifikationsfaktoren (N) (s. u.). Der sog. *Energiedosis-Index* (D_I) stellt die maximale absorbierte Dosis in einer Kugel von 30 cm Durchmesser aus einem Material, äquivalent weichem Gewebe, mit der Dichte von 1 g cm^{-3} dar. In Analogie zur Äquivalentdosis kann daraus in Annäherung auch ein *Äquivalentdosis-Index* (H_I) abgeleitet werden.

Der sog. Qualitätsfaktor

Dieser Begriff bezieht sich auf die ungleiche biologische Wirkung ionisierender Strahlen mit verschiedenem *LET,* wobei der *Qualitätsfaktor (Q)* für Röntgenstrahlen von 200 kV mit 1 eingesetzt wird. Als Faustregel kann man sich merken, daß Q mit steigendem L_∞ (s. o.) zunimmt. Tatsächlich liegen die Verhältnisse jedoch wesentlich komplizierter, da ja selbst der LET keine Konstante darstellt. Zusätzliche Faktoren, die den Qualitätsfaktor mitbestimmen, sind z. B. die Art der Strahlung, ihr Energiespektrum, ihre Winkelverteilung, die Orientierung des Körpers im Strahlenfeld sowie dessen Bewegungen und Inhomogenität. Man stützt sich daher vor allem auf *empirische Daten.*

Einheiten der Radioaktivität

Grundeinheit ist das *Curie* (1 Ci = 3,7 × 10^{10} Zerfallsvorgänge/s). Kleine Mengen radioaktiven Materials kann man in mCi, µCi, nCi oder pCi angeben. Umrechnungen von Dosen verabreichter Radioisotopen in rad oder rem sind oft kaum möglich, da das chemische bzw. biochemische Verhalten dieser Substanzen sehr unterschiedlich ist, und man mit schwer übersehbaren sog. »hot spots« zu rechnen hat.

Dosismessungen

Für externe Strahlungen benützt man u. a. *Ionisationskammern,* für grobe Messungen sog. *Zählrohre,* ferner *photographische Methoden* und Meßgeräte, die sich auf *Änderungen der elektrischen Leitfähigkeit* stützen. Für bestimmte Zwecke, wie die Messung großer Dosen, gebraucht man z. T. *chemische Dosimeter. Szintillationszähler* eignen sich für alle Arten ionisierender Strahlung, wobei sog. *Flüssigkeitsszintillatoren* vor allem zum Nachweis in Geweben oder Flüssigkeiten vorhandener *Radionuklide* Anwendung finden. *Festkörper-Detektoren,* die sich auf *Thermolumineszenz* oder *Radio-Photolumineszenz* gründen, liefern für bestimmte Strahlenarten (z. B. Photonen und energiereiche Elektronen) und in mittleren Dosisbereichen zuverlässige Resultate. *Kalorimetrische Messungen* sind sehr aufwendig, liefern aber hinsichtlich der absorbierten Dosis die genauesten Werte.

SI-Einheiten

Nach den *»International System (SI) units«,* die neuerdings in den verschiedensten Wissenschaftszweigen Anwendung finden, ist die Einheit der *Radioaktivität* das *Becquerel (Bq),* das einer Kerntransformation pro Sekunde entspricht. Demnach ist 1 Curie (Ci) 3,7 × 10^{10} Bq gleichzusetzen. Als SI-Einheit der *absorbierten Dosis* gilt das *Gray (Gy)* wobei 1 Gy = 1 J (Joule) pro Kilogramm = 100 rd. Als SI-Einheit des *Dosisäquivalents* wurde das *J/kg = Sievert (Sv)* eingeführt, wobei 1 Sv = 100 rem. Schließlich verwendet man neuerdings als SI-Einheit der *Exposition* das C (Coulomb) pro Kilogramm *(C/kg),* wobei 1 C/kg = 3876 R (Röntgen). Für das C/kg besteht noch keine besondere Bezeichnung.

171.2. Allgemeine Bemerkungen zu den Wirkungen ionisierender Strahlen auf lebende Materie

Definitionen: Die *Radiobiologie im weiteren Sinn* beschäftigt sich mit Wechselwirkungen zwischen Strahlen verschiedener Art und lebender Materie. In der *Radiopathologie (Strahlenpathologie)* geht es um schädliche Effekte von Strahlen auf lebende Strukturen. Obschon diese beiden Begriffe an sich für die verschiedensten Strahlenarten benützt werden können, gebraucht man sie doch in erster Linie im Zusammenhang mit *ionisierender Strahlung,* d. h. vor allem *Röntgen-* und *Gammastrahlen, Alpha- und Betastrahlen, Protonen-* und *Neutronenstrahlen.* Medizinisch von Interesse sind in Zukunft vielleicht auch gewisse Mesonenstrahlen, vor allem *negative π-Mesonen (Pionen).* Die sog. *radiobiologische Wirkungskette* umfaßt mehrere Schritte, die noch nicht alle erforscht sind: 1) *Ionisation* (Dauer dieses Vorgangs ungefähr 10^{-13}s). 2) *Radiolyse* des Wassers mit Bildung sog. *Radikale* (z. B. OH˙, H˙. Dauer etwa 10^{-9} s). 3) Reaktion der Radikale mit Wasser unter Produktion z. B. von H_2O_2 und HO_2 (Dauer: µs bis wenige s). 4) Interaktion der Produkte der Radiolyse mit sog. *kritischen Strukturen* innerhalb der lebenden Materie, im besonderen in Zellen: Hier dürfte es sich um für das Überleben der Zelle wichtige Makromoleküle handeln, falls ein schädlicher Effekt zustandekommen soll (vor allem DNA, u. U. auch RNA, Proteine, wie Enzyme, membranständige Makromoleküle u. a.m.). *Zelluläre Strahlenschäden* äußern sich u. a. in Mutationen, Chromosomenanomalien, Störungen der Mitose, funktionellen Veränderungen verschiedener Art oder – vor allem – im *Zelltod.* Der letztere betrifft in erster Linie *radiosensible Zellen,* im besonderen wenig differenzierte Vorläuferzellen, d. h. z. T. proliferierende Zellen, z. T. solche in G_o. Es kann sich dabei um einen sog. *Interphasen-Zelltod* bzw. *G_o-Zelltod,* einen *mitotischen Zelltod,* einen *reproduktiven (mitosegebundenen) Zelltod* oder einen *verzögerten reproduktiven Zelltod* (d. h. anläßlich der nächsten, aber erst nach längerer Zeit stattfindenden oder einer noch späteren Mitose nach Exposition) handeln. Differenzierte Endzellen können in der Regel nur durch sehr hohe Strahlendosen (mehrere kR) vernichtet werden.
Bestrahlte Zellen vermögen den erlittenen Schaden teilweise zu *reparieren.*
Die *medizinisch wichtigsten Strahlenfolgen* umfassen *Mutationen von Keimzellen, somatische Körperschäden* verschiedener Art und die *Induktion neoplastischer Prozesse.*

Vergleicht man die Wirkung ionisierender Strahlen auf lebende Objekte mit den schädlichen Effekten anderer Agentien, zeigen sich einige bemerkenswerte Unterschiede: a) Im Gegensatz etwa zu Chemikalien stellen im Fall der ionisierenden Strahlen biologische Grenzflächen, wie Zellmembranen oder Gefäßwände, für die Durchdringung der Materie keine besondere Schranke dar. b) Bezogen auf eine bestimmte Menge übertragener Energie, ist die ionisierende Strahlung hinsichtlich der Inaktivierung lebender Zellen weitaus wirkungsvoller als andere Agentien: Es geht hier um Größenordnungen bis zu 10^4 oder gar 10^7, um die der Effekt ionisierender Strahlen den anderer schädlicher Einflüsse übertrifft. c) Wenn man bedenkt, daß bei einer Dosis von 5×10^5 rd im Gewebe nur etwa eines von 10^5 Atomen ionisiert wird, und in gewissen Fällen 5–10 rd genügen, um einen nachweisbaren Zelltod herbeizuführen, muß man annehmen, daß die primäre, strahlenbedingte Veränderung nur einen außerordentlich kleinen Bruchteil der vorhandenen Atome zu betreffen braucht, um erhebliche Folgen zu zeitigen. Dies ließe sich am ehesten dadurch erklären, daß lebenswichtige Moleküle (wahrscheinlich Makromoleküle, insbesondere DNA) in Mitleidenschaft gezogen werden, und/oder daß die erwähnten Primärereignisse sekundäre physikochemische und biochemische Störungen nach sich ziehen, die einen größeren Zellbereich zu schädigen vermögen: Diese Vorstellungen, die sich im übrigen gegenseitig nicht ausschließen, bilden den Ausgangspunkt für die *Hypothesen der direkten und indirekten Wirkungsmechanismen ionisierender Strahlen* (s. u.). Da die lebende Materie vor allem Wasser enthält, interessiert zunächst, welche Auswirkungen sich hier zeigen.

Zur Strahlenwirkung auf Wasser und wäßrige Lösungen

Schon früh haben strahlenchemische Versuche gezeigt, daß Biomoleküle in verdünnter wässriger Lösung eine höhere Strahlenempfindlichkeit aufweisen als in einer konzentrierten Lösung. Vieles spricht dafür, daß die sog. *Radiolyse des Wassers* an der strahlenbedingten Schädigung lebender Materie entscheidend beteiligt ist. Zu den ersten Reaktionen gehört offenbar die Entstehung positiver Wasserionen (H_2O^+), die in der Regel rasch zerfallen und $OH^•$-Radikale erzeugen. Die bei der Ionisation freigesetzten Elektronen können mit anderen Wassermolekülen zusammenprallen und diese u. a. anregen (H_2O^*). Angeregte Wassermoleküle zerfallen oft unter Bildung von Radikalen ($H^•$ und $OH^•$). Durch H_2-Moleküle eingefangene Elektronen lassen H_2^--Ionen entstehen, die ihrerseits dissoziieren. Durch Polarisation benachbarter Wassermoleküle vermögen sich freie Elektronen auch mit einer Hydrathülle zu umgeben und so zu stabilisieren. Hydratisierte Elektronen (e_{aq}) bleiben länger erhalten als freie Elektronen, sind aber – wie die letzteren – imstande, als Reaktionspartner zu wirken und z. B. zusammen mit Wassermolekülen $H^•$-Radikale und OH^--Ionen entstehen zu lassen. *Radikale* sind chemisch äußerst aktiv, wobei *$OH^•$-Radikale* oxidierend und *$H^•$-Radikale* reduzierend wirken. Durch Rekombination von Radikalen entstehen überdies molekulare Sekundärprodukte, wie H_2, HO_2 und H_2O_2, die sich z. T. ebenfalls durch eine erhebliche Reaktivität auszeichnen. Ist reichlich Sauerstoff vorhanden, wird die Bildung von Peroxiden begünstigt, wobei sich u. a. aus $H^•$ und O_2 das unstabile Radikal $HO_2^•$ bildet, und anschließend aus zwei solchen Radikalen H_2O_2 und O_2 hervorgehen (vgl. dazu sog. »*Sauerstoffeffekt*«, der die Strahlenwirkung erhöht). Strahlen mit *hoher LET* führen in vermehrtem Maß zu *Rekombinationen von Radikalen* (z. B. zwei $OH^•$ zu H_2O_2 oder zwei $H^•$ zu H_2), sodaß die relative Radikalausbeute mit steigendem $L\infty$ absinkt, und die H_2O_2-Produktion mehr und mehr vom P_{O_2} in Geweben bzw. Zellen unabhängig wird. Bei zeitlicher und räumlicher »Verdünnung« einer bestimmten Strahlenmenge besteht eine größere Wahrscheinlichkeit, daß sich Produkte der Radiolyse von Wasser rückbilden, d. h. inaktiviert werden, als dies bei Verabreichung derselben Dosis in konzentrierter Form und innerhalb kurzer Zeit der Fall ist.

Veränderungen biologisch wichtiger Makromoleküle als Folge der Einwirkung ionisierender Strahlen

Mit guten Gründen darf angenommen werden, daß nachhaltige und u. U. zum Zelltod führende radiogene Schäden aufgrund von *Läsionen an Makromolekülen* zustande kommen, die für die Lebensvorgänge entscheidend sind und nicht oder nicht rasch umgesetzt werden. In diesem Zusammenhang sind in erster Linie *Nukleinsäuren,* vor allem die *DNA,* zu nennen. An dieser finden sich nach Bestrahlung – wie experimentell gezeigt werden konnte – verschiedene Schäden, im besonderen *Einzel- und Doppelstrangbrüche, Basenschäden, Vernetzungen,* ein *Aufbrechen von Wasserstoffbrücken* u. a. m. (S. 17). Doppelstrangbrüche haben in der Regel eine Verkleinerung der Moleküle zur Folge. Umgekehrt können durch radiogene intermolekulare Bindungen ungewöhnlich große Moleküle zustande kommen. Die Reparatur von Einzelstrangbrüchen in Säugerzell-DNA läßt sich u. a. durch eine schrittweise Normalisierung der in alkalischen Saccharose-Gradienten erhaltenen *DNA-Profile* als Funktion der Zeit nach Exposition verfolgen.

Von Interesse ist in diesem Zusammenhang, ebenso wie im Fall der Bestrahlung durch UV-Licht (S. 1432), die *Entstehung von Dimeren* (vor allem Thymin-Thymin- und Cytosin-Cytosin-Dimere, S. 18), die in Säugerzellen durch sog. Exzisionsreparation (Ersatz von Nukleotiden, z. T. auch von Basen, S. 1434) und sog. *Post-Replikations-Reparation,* bei Mikroorganismen z. T. auch durch sog. photoenzymatische Erholung wenigstens teilweise wieder beseitigt und durch normale Molekülanteile ersetzt werden können. Allerdings sind diese Vorgänge vor allem nach u. v.-Bestrahlung untersucht worden; über ihre Bedeutung im Anschluß an eine ionisierende Bestrahlung weiß man weniger gut Bescheid. Es bestehen Gründe zur Annahme, daß Einzelstrangbrüche von DNA relativ oft, Doppelstrangbrüche dagegen kaum repariert werden. Bei den letzteren kommt es zu verschiedenartigen Rekombinationen von Bruchstücken (s. Abb. 4, S. 27).

Grundsätzlich ist mit vielerlei *radiogenen Läsionen* auch *an anderen Makromolekülen* als der DNA zu rechnen, insbesondere an *RNA, Proteinen* (z. B. Enzyme) und *Glykosaminoglykanen.* Schäden an diesen

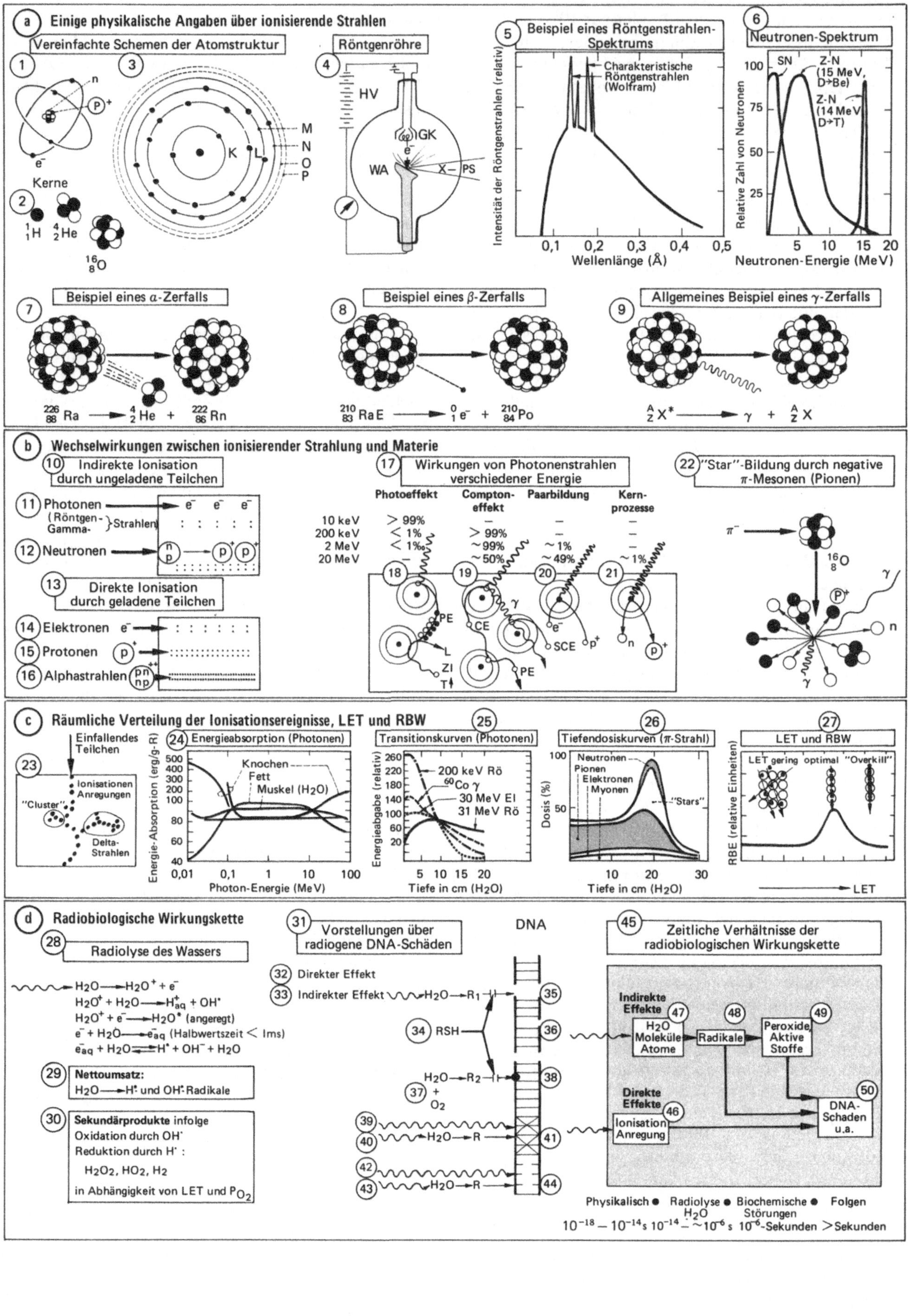
a Einige physikalische Angaben über ionisierende Strahlen
Vereinfachte Schemen der Atomstruktur
Kerne
Röntgenröhre
HV
GK
WA
PS
Beispiel eines Röntgenstrahlen-Spektrums
Charakteristische Röntgenstrahlen (Wolfram)
Intensität der Röntgenstrahlen (relativ)
Wellenlänge (Å)
Neutronen-Spektrum
Relative Zahl von Neutronen
Neutronen-Energie (MeV)
Beispiel eines α-Zerfalls
Beispiel eines β-Zerfalls
Allgemeines Beispiel eines γ-Zerfalls
b Wechselwirkungen zwischen ionisierender Strahlung und Materie
Indirekte Ionisation durch ungeladene Teilchen
Photonen
(Röntgen-, Gamma-Strahlen)
Neutronen
Direkte Ionisation durch geladene Teilchen
Elektronen
Protonen
Alphastrahlen
Wirkungen von Photonenstrahlen verschiedener Energie
Photoeffekt
Compton-effekt
Paarbildung
Kern-prozesse
"Star"-Bildung durch negative π-Mesonen (Pionen)
c Räumliche Verteilung der Ionisationsereignisse, LET und RBW
Einfallendes Teilchen
Ionisationen Anregungen
"Cluster"
Delta-Strahlen
Energieabsorption (Photonen)
Knochen
Fett
Muskel (H2O)
Energie-Absorption (erg/g-R)
Photon-Energie (MeV)
Transitionskurven (Photonen)
200 keV Rö
60Co γ
30 MeV El
31 MeV Rö
Energieabgabe (relativ)
Tiefe in cm (H2O)
Tiefendosiskurven (π-Strahl)
Neutronen
Pionen
Elektronen
Myonen
"Stars"
Dosis (%)
LET und RBW
LET gering
optimal
"Overkill"
RBE (relative Einheiten)
LET
d Radiobiologische Wirkungskette
Radiolyse des Wassers
H2O → H2O+ + e−
H2O+ + H2O → H+aq + OH•
H2O+ + e− → H2O* (angeregt)
e− + H2O → e−aq (Halbwertszeit < 1ms)
e−aq + H2O ⇌ H• + OH− + H2O
Nettoumsatz:
H2O → H• und OH• Radikale
Sekundärprodukte infolge
Oxidation durch OH•
Reduktion durch H• :
H2O2, HO2, H2
in Abhängigkeit von LET und PO2
Vorstellungen über radiogene DNA-Schäden
Direkter Effekt
Indirekter Effekt
RSH
DNA
Zeitliche Verhältnisse der radiobiologischen Wirkungskette
Indirekte Effekte
H2O Moleküle Atome
Radikale
Peroxide, Aktive Stoffe
Direkte Effekte
Ionisation Anregung
DNA-Schaden u.a.
Physikalisch • Radiolyse H2O • Biochemische Störungen • Folgen
10−18 – 10−14 s 10−14 – ~10−6 s 10−6-Sekunden >Sekunden

Abb. 194a–d. *Kurze Hinweise auf die Wirkungen ionisierender Strahlen.* **a** *Einige physikalische Angaben über ionisierende Strahlen. Atome* kann man sich – stark vereinfacht – als einen hauptsächlich aus *Protonen* (Ⓟ$^+$) und Neutronen (n) bestehenden *Kern* vorstellen, der von *Elektronen* umkreist wird (1). Die letzteren bewegen sich in bestimmten »*Schalen*« (»*orbits*«), deren Form variieren kann, innerhalb derer die Elektronen jedoch durch eine relativ konstante Bindungsenergie gehalten werden (vgl. dazu »Schalen« K–P, 3). Die Zahl der Elektronen entspricht bei nicht ionisierten Atomen derjenigen der Protonen im Kern. Die Charakterisierung eines Nuklids erfolgt nach dem Schema $^{A}_{Z}X$ (2; A = Massenzahl, d. h. Zahl der Protonen und Neutronen; Z = Kernladungs- oder Protonenzahl; X = chemisches Symbol). Atome mit gleicher Kernladungszahl (Ordnungszahl), aber unterschiedlicher Neutronen- und damit auch Massenzahl bezeichnen wir als *Isotope. Isomere* sind bestimmte Nuklide, die sich in einem unterschiedlichen Energiezustand befinden (z. B. »*angeregt*«, »*m*etastabil« ($^{A}_{Z}X^{m}$)). Elektronen verlieren oder gewinnen Energie, wenn sie von einer Schale auf die andere überspringen. Bei *Ionisationen* gehen Elektronen verloren, und die entstandenen »Lücken« werden rasch durch Elektronen aus äußeren Schalen ausgefüllt (»Elektronenkaskade«): Die dabei freiwerdende Energie wird in der Regel in Form *elektromagnetischer Wellen (Photonen)* abgegeben. Gelegentlich (z. B. beim *β*-Zerfall von ^{125}I) werden ein zweites oder mehrere Elektronen unter Verwendung der freiwerdenden Energie aus dem Schalenbereich weggeschleudert *(Auger-Elektronen).* Die beim Kaskadieren von Elektronen ausgesandte *Photonenstrahlung* ist insofern *charakteristisch* (5), als sie die Bindungsenergien zwischen Elektronenhüllen und Kern innerhalb eines bestimmten Atoms widerspiegelt. In der Medizin produziert man elektromagnetische Wellenstrahlungen vor allem mit Hilfe von *Röntgenröhren* (4; HV = Hochvoltspannung; GK = Glühkathode; WA = Wolfram-Anode; X-PS = Röntgen-Primärstrahl). Ähnlich, wie man für elektromagnetische Wellenstrahlungen ein sog. »*Spektrum*« (Intensität der Strahlung als Funktion der Wellenlänge, 5) aufnehmen kann, lassen sich derartige Spektren auch für *andere Strahlenarten* ermitteln, z. B. für *Neutronenstrahlen* (6; SN = Spaltneutronen (»fission neutrons«); Z-N (15 MeV, D→Be) = in einem 15-MeV-Zyklotron durch beschleunigte, auf Beryllium gerichtete Deuteronen erzeugte Neutronenstrahlung; Z-N (14 MeV, D→T): Tritium als Zielsubstanz der Deuteronen). Beim *α-Zerfall* schleudert der strahlende Kern einen Heliumkern aus, der aus zwei Neutronen und zwei Protonen besteht (7). Beim *β-Zerfall* (8) werden in der Regel Elektronen (e^-; β^-; Negatronen) emittiert, selten Positronen (e^+; β^+). Die Massenzahl verändert sich dabei nicht in nennenswertem Maß, dagegen gewinnt der Kern bei β^--Strahlung eine positive Ladung, so daß das Tochternuklid im Periodensystem eine Stufe höher liegt. Im Gegensatz zur *α*- und *γ*-Strahlung, erfolgt die *β*-Emission unter Verlust von Neutrinos und meist mit kontinuierlichen, asymmetrisch verteilten Energiespektren (mittlere Energie $\bar{E}$ in der Regel ungefähr 25–45% der maximalen *β*-Energie). Beim sog. *K-Einfang* (3) verliert das Nuklid ebenso wie bei der Positronenemission eine positive Ladung, weil der Kern ein Schalenelektron e^- – zunächst strahlungslos, aber unter Abgabe eines Neutrinos – einfängt. Erst nach dem β^--Einfang werden *γ*-Strahlung (9) und die spezifische Röntgen-K-, -L- oder -M-Eigenstrahlung des Tochternuklids emittiert. Bei *Isomerenübergängen* gehen metastabile Nuklide unter *γ*-Emission in ihr gleichnamiges Isomeres über. **b** *Wechselwirkungen zwischen ionisierender Strahlung und Materie.* Während *ungeladene Teilchen* (10), wie Photonen (11) oder Neutronen (12) nur auf indirektem Weg (17), d. h. durch Freisetzung geladener Teilchen in der Materie, die ihrerseits ionisierend wirken, Ionisationen erzeugen, können letztere durch *geladene Teilchen* (13), wie Elektronen (14), Protonen (15) und *α*-Teilchen (16), direkt hervorgerufen werden. *Neutronen* als ungeladene Teilchen treten nur mit Atomkernen in Wechselwirkung, wobei vor allem Reaktionen mit Wasserstoff ($^{1}_{1}H(n,\gamma)^{2}_{1}H$) und Stickstoff ($^{14}_{7}N(n,p)^{14}_{6}C$) eine Rolle spielen. Die Effekte der *Photonenstrahlung* hängen stark von deren Energie ab (17) und umfassen u. a. *Photoeffekt* (18), *Comptoneffekt* (19), *Paarerzeugung* (20) und – in geringerem Ausmaß – *Kernprozesse* (21; Doppelkreise mit zentralem schwarzem Punkt = Atome mit Elektronenschalen; PE = Photoelektron; L = ultraviolettes, sichtbares und/oder ultrarotes Licht; ZI = Zufallsionisation mit Wärmebildung (T↑); CE = Compton-Elektron; SCE = sekundäres Compton-Elektron; e^- = Elektron; p^+ = Positron; n = Neutron; Ⓟ$^+$ = Proton; ∞ = Ionisationen). Die durch *negative Pionen* erzeugte »*Star*«-*Bildung* (22) ist ein eindrückliches Beispiel von Kernzertrümmerung, indem durch die Abgabe der Ruheenergie eines Pions in der Peak-Region (26) der Sauerstoffkern zum Zerplatzen und zur Abgabe von Protonen, Neutronen und *γ*-Strahlen gebracht wird. **c** *Räumliche Verteilung der Ionisationsereignisse, LET und RBW.* Direkt ionisierende Strahlen bzw. Teilchen erzeugen in der Materie hauptsächlich *Ionisationen* und *Anregungen.* Diese ereignen sich zufallsmäßig *längs der Bahn,* z. T. in Form sog. »*Clusters*«, oder in sekundären Bahnen (sog. *Delta-Strahlen,* 23). Die *Energieabsorption* bei Photonenbestrahlung hängt in hohem Maße von der *Gewebeart* und der *Photonenenergie* ab (24). Die letztere bestimmt auch weitgehend den Verlauf der sog. *Transitionskurven* (Energieabgabe als Funktion der Tiefe unter der Hautoberfläche oder – in einem Modellsystem – der Wasseroberfläche, 25): So zeigen z. B. 31 MeV-Röntgenstrahlen bei einer Feldgröße von 100 cm^2 und einem Abstand der Strahlenquelle von 100 cm ein Intensitätsmaximum in 4–8 cm Wassertiefe, während 200 keV-Röntgenstrahlen eine maximale Energieabgabe schon dicht unter der Oberfläche bewirken. Diese Gegebenheiten spielen in der Radiotherapie tief liegender maligner Geschwülste eine große Rolle. Theoretisch *günstige Tiefendosiskurven* zeigen u. a. Pionen-reiche Strahlungen, wie der CERN-*π*-Strahl (kumulatives Diagramm, 26), der in ungefähr 20 cm Wassertiefe (entsprechend z. B. der Körpermitte) infolge Starbildung ein deutliches Maximum der Energieabgabe aufweist. Unter der »*linearen Energieübertragung*« (»*LET* = *l*inear *e*nergy *t*ransfer«) versteht man die räumliche Verteilung des Energieverlustes längs des Durchgangs eines Teilchens; sie wird in der Regel in keV/µm angegeben. Die »*relative biological efficiency*« *(RBE)* einer Strahlung bestimmter Qualität hängt in hohem Maße von deren LET ab, indem für die Erzeugung gewisser radiogener Schäden eine große Ionisationsdichte wirksamer ist als eine geringe (z. B. Doppelstrangbrüche von DNA, Produktion von H_2O_2, wozu mindestens zwei Produkte der Radiolyse von Wasser erforderlich sind, u. a. m.). Bei sehr hoher LET sinkt die RBE der Strahlung wieder ab (»overkill«, 27). Für den Begriff der Äquivalenzdosis »*rem*« (»*R*oentgen *e*quivalent *m*an«) zieht man den sog. *Qualitätsfaktor Q* heran, der für die jeweilige Strahlenart eine aus verschiedenen (d. h. an mehreren Parametern der Strahlenwirkung gemessenen) RBE-Werten gemittelte Größe hat. Für die biologischen Effekte wird als Referenzstrahlung die 100–200 keV-Photonenstrahlung (RBE = 1) benützt. **d** *Radiobiologische Wirkungskette.* Strahlenwirkungen auf Zellen bzw. Gewebe beruhen zu einem großen Teil auf der *Radiolyse des Wassers,* das ja mehr als ⅔ der lebenden Materie ausmacht (28). Bei diesen Vorgängen entstehen vor allem *H· und OH·-Radikale* (29), d. h. hochaktive Produkte, die durch Reduktion bzw. Oxidation ebenfalls chemisch stark reaktive *Sekundärprodukte,* wie H_2O_2, HO_2 und H_2, erzeugen (30). Radikale und deren Sekundärprodukte vermögen u. a. auch biologisch wichtige Makromoleküle zu reduzieren oder oxidieren. Radiogene Effekte an Zellen und Geweben hängen ferner in erheblichem Maß vom Sauerstoffpartialdruck ab, der dort herrscht: Man spricht von einem *Sauerstoffverstärkungsfaktor* (*OER* = *o*xygen *e*nhancement *r*atio«), den man aus den Dosen mit gleichem Effekt in sauerstoffarmem (»anoxischen«) und sauerstoffreichem Milieu errechnet (z. B. 4 : 1 = OER von 4). Bei Strahlen mit hoher LET spielt die OER eine geringere Rolle. *Radiogene*

Substanzen könnten wohl für kürzere Zeit erhebliche Folgen haben, dürften aber, da es sich um stets erneuerte Strukturen handelt, als Träger lang anhaltender radiogener Zellschäden weniger wichtig sein als die Veränderungen der DNA.
Die Frage, welchen Anteil *direkte Strahlenschäden* im Sinn der sog. »Target«-Theorie im Vergleich zu *indirekt herbeigeführten Läsionen* (Radikal- und Peroxidbildung u. a., s. o.) an zellschädigenden Effekten haben, wird unterschiedlich beurteilt. Die Mehrzahl der Autoren mißt indirekten Prozessen eine wesentlich größere Bedeutung bei als den direkten, bei denen angenommen werden müßte, die radiogene Ionisation erfolge im betreffenden Makromolekül selbst. Eine vereinfachte Darstellung der strahlenbiologischen Wirkungskette findet sich in Abb. 194.

Die räumliche Verteilung der Strahlendosis als wichtiger Faktor beim Zustandekommen radiogener Schäden

Die *dreidimensionale Verteilung von Ionisationsereignissen* hat sowohl im Makroorganismus als auch auf molekularer Ebene hinsichtlich Art und Schweregrad der hervorgerufenen Läsionen große Bedeutung. Bei *Bestrahlung von Makroorganismen,* z. B. von Menschen oder Tieren, interessiert zunächst die Frage, in welchen Zonen des Körpers welcher Anteil der verabreichten Strahlenmenge zur Auswirkung kommt. Derartige Probleme beschäftigen z. B. den Strahlentherapeuten, der – je nach Sitz und Ausdehnung einer bösartigen Geschwulst – die für eine optimale Belastung des Tumors und größtmögliche Schonung des übrigen Gewebes geeignete *Strahlenqualität und -energie* zu bestimmen hat. Aber auch bei akzidentellen Expositionen spielen derartige Fragen eine große Rolle. So zeichnen sich beispielsweise energiereiche, sog. »harte« elektromagnetische (Photonen-) Strahlen durch ein großes Durchdringungsvermögen bei relativ geringer Ionisationsdichte in den Geweben aus, während »weiche« Strahlen zum größten Teil schon in der Haut absorbiert werden. Besondere Tiefendosiskurven ergeben sich bei Bestrahlung mit verschiedenen Arten von Teilchen (Abb. 194).
Auf *molekularer, zellulärer und geweblicher Ebene* hängt die Strahlenwirkung in hohem Maß von der *linearen Energieübertragung (LET)* ab, die in erster Linie die sog. *relative biologische Wirksamkeit (RBW)*[1] der verschiedenen Strahlenarten bestimmt (S. 1444). Es wurde schon erwähnt, daß die RBW keine Konstante darstellt, sondern einem gemittelten Wert entspricht, wobei die biologische Wirkung von 200 keV-Photonen als RBW = 1 gilt. Man stellt sich diese Zusammenhänge in vereinfachter Weise etwa so vor, daß eine Zelle dann abstirbt, wenn Ionisationsereignisse im Verlauf von kurzer Zeit eine gewisse Zahl sog. *kritischer Strukturen* (»critical sites«) innerhalb des Zelleibes treffen und inaktivieren. Eine Bestrahlung, die weit auseinanderliegende Ionisationen erzeugt, ist nach dieser Vorstellung deshalb wenig wirksam, weil die Wahrscheinlichkeit eines »Mehrtreffererfolges« in Bezug auf eine einzelne Zelle relativ gering ist. Umgekehrt kann eine Strahlung mit sehr hoher LET insofern wenig effizient sein, weil sie innerhalb einer Zelle wesentlich mehr Ionisationen an kritischen Stellen erzeugt, als zum Abtöten derselben notwendig wären *(»Overkill«).* Hinsichtlich der Inaktivierung einer bestimmten Zellart in einem und demselben Funktionszustand gibt es somit Strahlen mit einer *optimalen LET,* diejenigen nämlich, die pro Zelle gerade soviele kritische Strukturen treffen, als zur letalen Wirkung erforderlich sind und nicht mehr. Strahlen mit hoher LET erzeugen in kleinem Raum zahlreiche metabolisch hochreaktive Radikale und Produkte, wie H_2O_2, was u. a. auch zur Folge hat, daß eng benachbarte Strukturen oft gleichzeitig geschädigt werden. Auf diese Weise erklärt man sich das besonders nach Einwirkung dicht ionisierender Strahlen häufige Auftreten von kaum reparablen *Doppelkettenbrüchen der DNA.* Es ist daher nicht verwunderlich, daß die RBW bei Anwendung von Strahlen mit gegebener LET eine deutliche *Dosisabhängigkeit* zeigt und im niedrigen Dosisbereich für dicht ionisierende Strahlen besonders hoch ausfällt. Man hat zudem Gründe zur Annahme, daß Strahlen mit hoher LET nicht nur wegen der relativ häufigen Erzeugung von Doppelkettenbrüchen der DNA, sondern auch aufgrund zusätzlicher Wirkungen, wie z. B. einer Schädigung der an der DNA-Reparation beteiligten Enzyme, Läsionen setzt, die die Zelle in vermindertem Maß oder überhaupt nicht zu beheben vermag. Auswirkungen bestimmter Strahlendosen

1 RBW = RBE (»*r*elative *b*iological *e*fficiency«).

Abb. 194 a–d (Fortsetzung)

DNA-Schäden (31) können auf direkten (32) oder indirekten (33) Wirkungen ionisierender Strahlen beruhen. Experimentell konnten u. a. *Doppelstrangbrüche* (35), *Einzelstrangbrüche* (36), *Basenschäden* (37, 38), *Vernetzungen* (39–41) und ein *Aufbrechen von Wasserstoffbrücken* (42–44) festgestellt werden. Vermutlich entstehen solche Läsionen auch in vivo. Indirekte Effekte, die durch Radikale vermittelt werden, lassen sich z. T. durch sog. Strahlenschutzstoffe (z. B. RSH = SH-haltige Substanzen, 34) verhindern. Der *chronologische Ablauf der radiobiologischen Wirkungskette* (45) läßt erkennen, daß die direkten (46) und indirekten (47) Effekte ebenso wie die Bildung von Radikalen und Sekundärprodukten (48, 49) in außerordentlich kurzer Zeit zustande kommen. Über biochemische Folgereaktionen, die etwas länger dauern, weiß man noch wenig Bescheid. Wählt man einen faßbaren DNA-Schaden (z. B. Chromosomenbrüche, 50) als Parameter der Strahlenwirkung, zeigt sich dieser später, z. B. im Verlauf von Sekunden bis Minuten. Strahleneffekte, wie Zelltod, kommen oft erst nach einer oder mehreren Stunden zum Ausdruck. Weitere Veränderungen, z. B. Strahlenfibrose, Krebsentwicklung, und andere Spätschäden, benötigen zu ihrer Ausbildung Monate bis viele Jahre, und genetische Schäden, insbesondere Keimzellmutationen, wirken sich u. U. über Jahrhunderte aus. (Gezeichnet in teilweiser Anlehnung an *Fritz-Niggli* (1975), *Hall* (1973) und *Prasad* (1974))

sind aus diesen und anderen Gründen bei hoher LET wesentlich weniger von der zeitlichen Verteilung der Ionisationsereignisse abhängig als bei niedriger LET.

Beispiel:

- *Neutronenbestrahlungen,* die mit einer hohen LET verbunden sind, wirken sich in mancher Hinsicht annähernd kumulativ aus, d. h. eine zeitliche »Verdünnung« oder eine Fraktionierung der Dosis hat hier einen erheblich geringeren zellschonenden Effekt als im Fall der Anwendung von Strahlen mit geringer LET (z. B. Gammastrahlen, energiereiche Röntgenstrahlen u. a.).

In der Abb. 194 sind die Auswirkungen verschiedener räumlicher Verteilungen von Ionisationsereignissen auf den Effekt einer bestimmten Strahlendosis schematisch skizziert.

Einflüsse des Zell- bzw. Gewebemilieus und exogener Agentien auf die Wirkungen ionisierender Strahlen, mit besonderer Betonung des sog. Sauerstoffeffekts

Die Strahlenempfindlichkeit einer bestimmten Zellart hängt nicht nur von ihrem Differenzierungsgrad, metabolischen Umstellungen im Zusammenhang mit proliferativen Vorgängen und anderen Veränderungen des Funktionszustandes, sondern in hohem Maß auch vom umgebenden Milieu, insbesondere vom *O_2-Partialdruck,* ab: Die meisten biologischen Systeme zeigen bei Sauerstoffzufuhr während der Bestrahlung eine erhöhte, bei Sauerstoffentzug eine verminderte Strahlenempfindlichkeit, offenbar wegen *unterschiedlicher Radikalbildung* (s. o.). Die O_2-Abhängigkeit der Strahlenwirkungen gibt man mit der Größe der *OER* (»*o*xygen *e*nhancement *r*atio«) an, die einem *»Sauerstoffverstärkungsfaktor«* entspricht. Eine OER von 3 bedeutet z. B., daß für die Erzielung eines gleichen Effekts unter anoxischen Bedingungen eine 3mal größere Strahlendosis benötigt wird als unter euoxischen Verhältnissen. Die OER variiert von Zellart zu Zellart ganz erheblich, nimmt in der Regel mit der Strahlendosis zu und sinkt mit steigender LET der angewandten Strahlenart ab.

Daß der *Wassergehalt* eines biologischen Systems dessen Radiosensibilität entscheidend mitbestimmt, versteht sich aufgrund des oben Gesagten ohne weiteres. Trockene Erbsen oder Getreidekörner beispielsweise ertragen enorme Strahlenmengen, ohne unmittelbaren Schaden zu nehmen. Da lebendes, metabolisch aktives Gewebe jedoch immer einen hohen Wassergehalt aufweist, haben diese Aspekte der Radiobiologie in der Humanpathologie keine nennenswerte Bedeutung.

Bei *niedriger Temperatur* von Zellen und Geweben sind die Strahlenfolgen zunächst erheblich geringer als bei normaler oder gar erhöhter Temperatur. Ein guter Teil der Läsionen zeigt sich indessen, wenn bestrahlte Zellen einige Zeit nach der Exposition aufgewärmt werden.

Der sog. *biologisch-chemische Strahlenschutz* beruht auf der Beobachtung, daß verschiedene Substanzen, wie Zystamin, Glutathion, Zystein, Serotonin, 5-β-Aminoäthyl-Isothioharnstoff-Dihydrobromid (AET), Aminoalkylthiophosphate, p-Aminopropiophenol (PAPP) und andere sog. *Protektoren,* die Strahlenwirkung um einen Faktor bis zu 3 vermindern, wenn sie zur Zeit der Exposition in optimaler Konzentration anwesend sind. Den Mechanismus stellt man sich im Sinn eines Abfangens von Radikalen vor, gleichsam in Kompetition mit dem Sauerstoff. Mit dieser Hypothese steht die Beobachtung im Einklang, daß die Wirksamkeit solcher *»radical scavenger«-Moleküle* derjenigen des Sauerstoffeffekts parallel geht und z.B. mit zunehmender LET der Strahlen abnimmt.

Agentien, die die Strahlenwirkung fördern, nennt man *Sensibilisatoren (»sensitizers«).* Bei einzelnen dieser Substanzen, wie Aktinomyzin D, Puromyzin, Methotrexat und 5-Fluorurazil, handelt es sich möglicherweise nicht um eine echte Sensibilisierung, sondern um einen zusätzlichen Schaden. Als »echte Sensibilisatoren« gelten indessen *halogenierte Pyrimidine,* wie 5-Bromdeoxyuridin (BUdR), 5-Joddeoxyuridin (IUdR) und 5-Chlordeoxyuridin (ClUdR) sowie sog. *Misonidazole.*

Erholungsvorgänge nach Einwirkung ionisierender Strahlen

Aus dem bisher erwähnten geht hervor, daß Erholungsvorgänge an verschiedenen Gliedern der Wirkungskette, die vom Initialereignis, der Ionisation, zum Gewebeschaden führen, möglich sind. *Physikalisch-chemische Erholungsvorgänge* beziehen sich vor allem auf die Inaktivierung von Radikalen (s. u.). Biochemische *Reparaturprozesse* betreffen die Ausbesserung einer makromolekulären Läsion. Darüber hinaus findet aber eine – wenigstens teilweise – *Restitution auch auf der Ebene von Zellen bzw. Zellpopulationen statt,* indem beschädigte oder vor allem verloren gegangene Elemente durch neue ersetzt werden können (s. *Regeneration,* S. 146).

Erholungsphänomene äußern sich u. a. darin, daß die meisten Strahlenwirkungen eine deutliche Abhängigkeit vom sog. *Zeitfaktor* erkennen lassen: eine sog. *»Verdünnung (Protraktion) der Strahlendosis«,* d. h. eine Herabsetzung der Dosisrate bei gegebener totaler Dosis, wirkt sich – zumindest unterhalb der Dosisrate von 2–3 rd/Std bzw. beim Vergleich stark unterschiedlicher Dosisratenbereiche – meistens im Sinn einer verminderten Wirkung aus. Dies darf indessen nicht als streng gültige Regel verstanden werden; im Supraletalbereich beispielsweise gilt diese Regel naturgemäß nicht, da es für eine strahlenempfindliche Struktur hinsichtlich ihres Überlebens gleichgültig ist, ob sie durch eine einfache oder mehrfache Letaldosis zerstört wird (Problem des sog. »Overkill«).

Ähnliche Überlegungen ergeben sich hinsichtlich einer *Fraktionierung der Dosis,* wie sie bei therapeutischer Bestrahlung bösartiger Geschwülste die Regel ist, wobei Pausen von mindestens 6 Std eingeschaltet werden. Die Aufteilung einer Dosis in zwei Einzeldosen, die in verschiedenen zeitlichen Abständen verabreicht werden, wird im Sinn der sog. *»Split-dose«-Ex-*

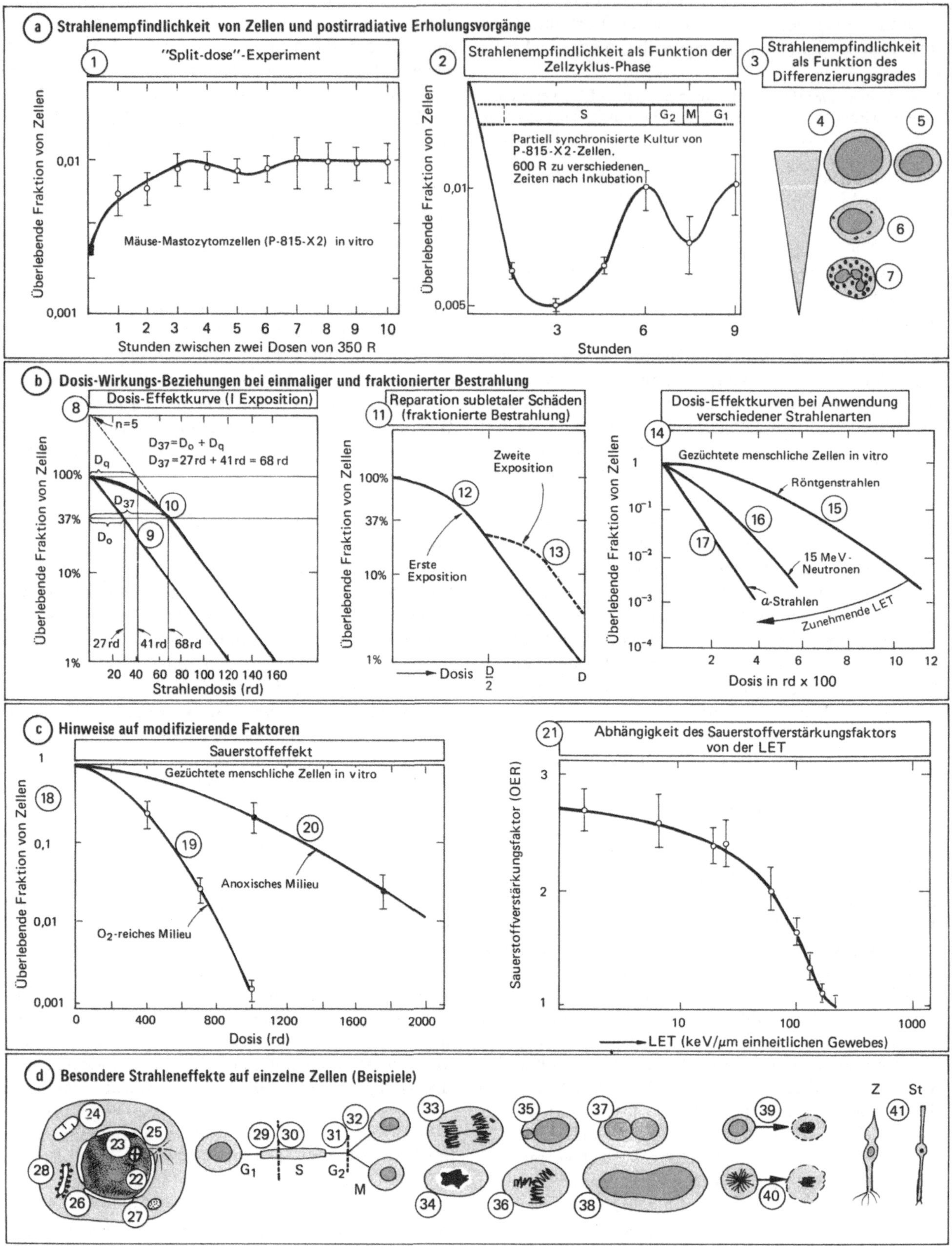

Abb. 195a–d. *Effekte ionisierender Strahlen auf einzelne Zellen: Strahlenempfindlichkeit, Dosis-Wirkungs-Kurven und Erholungsvorgänge.* Man stellt sich vor, daß zur Erzeugung von Strahlenschäden an einzelnen Zellen grundsätzlich zwei Realisationsprinzipien von Bedeutung sind: Beim sog. *singulären Wirkungsmechanismus* führt *ein* Ereignistyp – über die Ingangsetzung der strahlenbiologischen Wirkungskette (s. Abb. 194, S. 1445) – zum Endeffekt. Die zweite Möglichkeit besteht in der

Abb. 195 a–d (Fortsetzung)

sog. *multiplen Realisierung,* bei der verschiedene Initialereignisse zusammenwirken müssen, um eine faßbare radiogene Läsion herbeizuführen. Diese Modelle können auf Moleküle, Zellorganellen und Einzelzellen Anwendung finden. Die Beziehung für ein »*1 Treffer-1-Treffbereich-Modell*« wäre: $\frac{N}{N_o} = e^{-\alpha D}$ (N_o = Zahl der lebenden Elemente vor Bestrahlung; N = Zahl der überlebenden Elemente nach Bestrahlung; α = Konstante, die die Empfindlichkeit des Treffbereichs angibt; D = Dosis). Die Gleichung für ein »*1-Treffer-viele Treffbereiche-Modell*« lautet: $\frac{N}{N_o} = 1 - (1-e^{-\alpha D})^n$ (n = Anzahl Treffbereiche). Die Überlebenskurven können demnach einer einfachen negativen Exponentialfunktion entsprechen (1 Treffbereich) oder sigmoid sein (mehrere Treffbereiche). Durch Erholungsvorgänge, z. B. die *photoenzymatische, die Exzisions- und die Post-Replikations-Erholung nach Dimerbildung* (s. Abb. 193 u. 194), kann die Zelle einen Teil der erlittenen Veränderungen an Makromolekülen wieder reparieren; eine völlige Wiederherstellung ist aber nicht die Regel. **a** *Strahlenempfindlichkeit von Zellen und postirradiative Erholungsvorgänge.* Mit Hilfe sog. »*split-dose*«-*Experimente* (1), bei denen in verschiedenem zeitlichem Abstand zwei identische Strahlendosen verabreicht werden, läßt sich die *partielle Reparation* des anläßlich der ersten Exposition erlittenen Schadens in ihrem zeitlichen Verlauf verfolgen. Beim hier gezeigten Beispiel ist die Reparatur nach ungefähr 3 Std weitgehend abgeschlossen. In proliferierenden Systemen zeigen die einzelnen Elemente eine von der *Zellzyklusphase* abhängige, unterschiedliche Strahlenempfindlichkeit, wobei im vorliegenden Fall die »cloning efficiency« als Parameter gewählt wurde (2). Diese Verhältnisse variieren von System zu System und hängen auch von dem gewählten Kriterium für den erlittenen Strahlenschaden ab. Hinsichtlich Mitosehemmung sind in der Regel vor allem Zellen in G_2 empfindlich, inbezug auf Zelltod solche in Mitose (M) und G_2 sowie der frühesten Phase von S, und was Chromosomenaberrationen anbelangt, erweisen sich meistens Elemente in G_2 und M als sensibel. Als Faustregel kann ferner gelten, daß die Strahlenempfindlichkeit mit zunehmender *Differenzierung* abnimmt (3; Skizzen 1 und 2 umgezeichnet nach *Schaer und Ramseier,* 1973). Als ungefähres Maß der Unreife kann die Kern/Plasma-Relation herangezogen werden (4, 5), ferner läßt sich der Grad der Differenzierung an der Menge zytoplasmatischer Produkte bzw. Organellen, wie Granula, abschätzen (6, 7). **b** *Dosis-Wirkungsbeziehungen bei einmaliger und fraktionierter Bestrahlung.* Die meisten *Dosis-Effekt-Kurven* zeigen den unter (8) gezeigten Verlauf. Im besonderen weisen sie im niedrigen Dosisbereich eine »*Schulter*«, die verschieden breit sein kann, auf, wonach die Kurve in der semilogarithmischen Darstellung in eine Gerade einbiegt (10). Man erklärt sich die Schulter in erster Linie damit, daß in den niederen Dosisbereichen die Zellen zum guten Teil subletal geschädigt sind und sich vom Schaden erholen können. Dies trifft zum mindesten für Strahlen mit nicht sehr hoher *LET* zu (14, 15), während solche Reparationsvorgänge z. B. nach α-Bestrahlung praktisch fehlen (17) und nach Neutronenbestrahlung (16) höchstens angedeutet sind. Als D_o bezeichnen wir die Dosis, die bei Annahme einer rein exponentiellen Funktion die Zahl der Überlebenden auf die Fraktion $\frac{1}{e}$, d. h. 37% reduziert (9). Für Kurven mit Schulter spricht man von D_{37}. Dq nennen einige Autoren »Quasi-Schwellendosis«. Verlängert man den exponentiellen Teil der Kurve mit Schulter nach der Dosis 0, ergibt der Schnittpunkt dieser Geraden mit der Ordinate die sog. Extrapolationszahl (n), die die Breite der Schulter und damit das Ausmaß von Erholungsvorgängen, wahrscheinlich zudem die Zahl von Treffbereichen andeutet. (Mit n = 100% (oder = 1) hätte man somit eine 1 Treffer-Exponentialkurve). Bei *fraktionierter Bestrahlung* (11) in zeitlichen Abständen, die eine Erholung gestatten, zeigt die Dosis-Effekt-Kurve für die zweite Exposition wiederum eine Schulter (12, 13). **c** *Hinweise auf modifizierende Faktoren (Auswahl).* Von besonderer Bedeutung ist der sog. Sauerstoff-Effekt (18, s. Abb. 194, S. 1445), der vor allem bei Verwendung von Strahlen mit nicht sehr hoher LET eine Rolle spielt (21; OER = »*o*xygen *e*nhancement *r*atio«). Im anoxischen Milieu (20) bedarf es im hier gezeigten Fall einer 2,5mal höheren Strahlendosis, um einen gewissen Effekt zu erzielen, als im sauerstoffreichen Medium (19), d. h. die OER beträgt 2,5. **d** *Besondere Strahleneffekte auf einzelne Zellen (Beispiele).* Stellt man sich eine Zelle als Zielvolumen einer ionisierenden Strahlung vor, können die verschiedensten Anteile des Kerns und/oder des Zytoplasmas Orte von Initialereignissen, Radiolyse des Wassers, Freisetzung von Radikalen und ihren Sekundärprodukten sowie nachfolgenden komplexen biochemischen Reaktionen sein. Am schwersten wiegen radiogene Veränderungen der Kern-DNA bzw. des Chromatins (22), die zu *Mutationen* bzw. *Beschädigungen der Chromosomen* Anlaß geben können. Über spezifische nukleoläre Strahlenschäden (23) ist wenig bekannt. *Mitochondrien* (24) zeichnen sich durch eine erhebliche Strahlenempfindlichkeit aus, wenn man deren Schwellung in vitro als Endpunkt wählt. Über die Bedeutung strahlenbedingter Mitochondrienschäden in vivo weiß man jedoch wenig. Onkozyten, d. h. besonders mitochondrienreiche Zellen, zeichnen sich jedenfalls nicht durch eine besondere Radiovulnerabilität aus, wenn man den Zelltod als Parameter wählt. Das *Zentrosom* (25) und der *Spindelapparat* sind möglicherweise strahlenempfindlich, indessen sind die Mechanismen, die der radiogenen Mitosehemmung zugrunde liegen, nicht geklärt. Man darf annehmen, daß weitere Zellbestandteile, wie das *rauhe (26) und glatte endoplasmatische Retikulum* und die darin produzierten bzw. wirkenden Makromoleküle, ferner *Lysosomen* (27) und *andere Zellorganellen* durch ionisierende Strahlen ebenfalls Schaden erleiden können. Dasselbe gilt für *Membranen* (28), doch wissen wir über die mögliche Bedeutung solcher Läsionen hinsichtlich des radiogenen Zelltodes sehr wenig. Wahrscheinlich sind auch die Reparationskapazitäten von Zelle zu Zelle verschieden; vielleicht hängt die relative Strahlenresistenz differenzierter Zellen mit dieser Frage zusammen. Der *radiogene Untergang proliferierender Zellen* hängt, wie gesagt, u. a. von der Zyklusphase ab, in der das betreffende Element exponiert wird (häufige Reihenfolge der Empfindlichkeit: M (32), G_2 (31), späte G_1 und frühe S (29, während die frühe G_1 diesbezüglich als relativ resistent gilt). Zellen in der frühen S-Phase (30) sind oft inbezug auf die *spätere Teilungstätigkeit* strahlenempfindlich (32). Beim radiogenen Zelltod unterscheidet man im wesentlichen den *Interphasenzelltod* (z. B. Lymphozyten (39), Eizellen oder Oozyten I und II, die in G_o z. T. ausgesprochen strahlenempfindlich sind) und den *reproduktiven Zelltod,* bei dem die Zelle häufig anläßlich der ersten Mitose nach Exposition zugrunde geht (40, Mitose als »kritische Phase«). Der Begriff eines »reproductive cell death« wird allerdings z. T. auch für den Verlust der Fähigkeit zur Koloniebildung gebraucht. Man kennt überdies einen *verzögerten reproduktiven Zelltod,* sei es, daß sich eine in G_o bestrahlte Zelle erst nach langer Zeit teilt und dabei zugrunde geht, sei es, daß der mitosegebundene Zelltod erst bei einer der später folgenden Teilungen eintritt. Öfters erkennt man bei bestrahlten Zellen in Mitose *chromosomale Aberrationen, Chromosomenbrücken* (33), *Störungen der Polarität des Spindelapparates* (36) u. a. m. Zellen, die während der Teilung zugrunde gehen, zeigen das Bild von »*Pyknomitosen*« (34). Azentrische Chromosomen, die durch die Bestrahlung abgesprengt wurden, können, falls die Zelle überlebt, in der Interphase als *Neben(Satelliten-)-Kerne* in Erscheinung treten (35). Häufig sind bestrahlte Zellen zu wiederholter DNA-Synthese noch fähig, vermögen jedoch keine Kernteilung mehr zu vollziehen: Hieraus resultieren *polyploide Kerne* (38). Andere Zellen

perimente zur Beurteilung der Erholungsfähigkeit eines biologischen Systems öfters herangezogen. Als wesentlichsten Parameter (»end point«) wählt man dabei den Anteil überlebender Zellen oder – noch besser – die relative Zahl von Zellen, die zu weiterer Proliferation befähigt sind. In vitro lassen sich solche Verhältnisse z. B. mit Hilfe der Klonbildungsfähigkeit bestrahlter Zellen prüfen.

Beobachtungen an synchronisierten Zellkulturen in vitro haben deutlich gemacht, daß die Reparaturvorgänge – im besonderen, was DNA-Schäden anbelangt – nicht in allen *Phasen des Zellzyklus* gleich wirksam sind. Sehr wahrscheinlich hängt die phasenabhängige Unterschiedlichkeit der Strahlensensibilität der Zellen zu einem guten Teil damit zusammen. Am Beispiel von Mäusemastozytomzellen in synchronisierter Suspensionskultur konnte z. B. gezeigt werden, daß Strahlenschäden im Sinn der Zellinaktivierung am wirkungsvollsten im mittleren und zweiten Teil der S-Phase, in geringerem Maß auch in der G_1-Phase, repariert werden. Besonders strahlenempfindlich sind daher in diesem System jene Zellen, die sich zur Zeit der Exposition in der frühen S-Phase, vielleicht auch in der späten G_1-Phase, befinden. Als relativ sensibel erweisen sich dabei auch Elemente in der späten G_2 und in der Mitose. Es sei jedoch hervorgehoben, daß nicht jedes Zellsystem dasselbe Profil von Zyklusphasen-abhängiger Strahlenempfindlichkeit aufweist, und daß die Strahlensensibilität einer Zelle in einer bestimmten Zyklusphase hinsichtlich verschiedener Arten von Läsion (z. B. Zelltod, Verlust der Klonbildungsfähigkeit, Mitosehemmung, Chromosomenaberrationen u. a.) variieren kann.

Dosis-Wirkungsverhältnisse bei ionisierender Bestrahlung lebender Materie

Bei Einfall ganz *geringer Strahlenmengen* sind meßbare Veränderungen in vielen biologischen Systemen nicht nachzuweisen. Zunächst gilt als wahrscheinlich, daß bei minimaler zeitlicher und räumlicher Ionisationsdichte die Voraussetzungen für eine Schädigung der für die Zelle lebenswichtigen Strukturen (»targets«) weniger gegeben sind als bei einer Konzentration solcher Ereignisse. Zudem besteht bei Auftreten nur vereinzelter Radikale wenig Möglichkeit, daß z. B. H_2O_2 in toxischen Konzentrationen gebildet wird. Vor allem aber darf man annehmen, daß in solchen Fällen die oben erwähnten Reparaturleistungen mit dem anfallenden Schaden Schritt zu halten und diesen dauernd – wenn auch nicht unbedingt gänzlich – zu beheben vermögen. Vieles spricht dafür, daß für das Zustandekommen verschiedener Strahleneffekte innerhalb der Zelle mehrere Primärereignisse zeitlich und örtlich zusammentreffen müssen (sog. *»multiple Realisierung«*). Da allerdings mit einer völligen Beseitigung radiogener Veränderungen von Makromolekülen nicht zu rechnen ist, darf man annehmen, daß auch in solchen Fällen eine gewisse Restschädigung bestehen bleibt, die sich erst bei Hinzutreten weiterer ionisierender Ereignisse manifestieren (»fixieren«) kann. Solche *Akkumulationsphänomene* lassen sich indessen im Fall somatischer Zellen und geringer Strahlendosen nur schwer oder überhaupt nicht erfassen. Aus dem bisher Gesagten wird verständlich, daß *Dosis-Effekt-Kurven* (Abb. 195) bei Wahl des *Abtötens bzw. der Inaktivierung von Zellen oder anderer lebender Systeme* als Parameter der Strahlenwirkung verschiedenen *kinetischen Modellen* entsprechen können. Falls 1 Treffer zur Inaktivierung eines *Reaktionssystems mit 1 Treffbereich* ausreicht, ergibt sich folgende Beziehung:

$$\frac{N}{N_0} = e^{-\alpha D}$$

wobei: $\frac{N}{N_0}$ = Überlebensrate =

$$\frac{\text{Zahl der Überlebenden nach Bestrahlung}}{\text{Zahl der Lebenden vor Bestrahlung}}$$

e = Basis der natürlichen Logarithmen = 2,7183
α = Konstante (Empfindlichkeit des Treffbereiches)
D = Strahlendosis

D_0 (D_{37}) entspricht der Dosis, die N auf $\frac{1}{e}$ N_0, d. h. auf 0,37 N_0 reduziert.

Müssen in einem *Reaktionssystem mit mehreren Treffbereichen* mindestens n Treffbereiche einmal getroffen sein, um eine Inaktivierung herbeizuführen, lautet die Gleichung wie folgt:

$$\frac{N}{N_0} = 1 - (1 - e^{-\alpha D})^n$$

Im Fall eines 1 Treffer/1 Treffbereich-Systems haben wir es somit mit einer einfachen negativen Exponentialfunktion zu tun, die in semilogarithmischer Darstellung einer Geraden entspricht. Demgegenüber sind die Kurven für Mehrtreffer/Mehrtrefferbereich-Systeme sigmoid, d. h. im semilogarithmischen Diagramm zeigt sich im niedrigen Dosisbereich eine *»Schulter«*. Die letztere kann als Ausdruck der zellulären Reparaturleistungen angesehen werden: Offenbar muß sich in solchen Systemen – die im übrigen der großen Mehrzahl der radiobiologischen Befunde entsprechen – in den Zellen ein Schaden kumulieren, bevor sich die betreffende Population in exponentieller Funktion der Dosis reduziert. Extrapoliert man den

Abb. 195 a–d (Fortsetzung)

zeigen Kernteilung ohne Zytoplasmateilung, was zum Auftreten *mehrkerniger Zellen* führt (37). *Photosensible Zellen,* wie die Zapfen (Z) und Stäbchen (ST) der Retina, reagieren z. T. auf geringe Dosen ionisierender Strahlen mit einer Erregung (»Lichtblitze«, die z. B. von Astronauten, die der kosmischen Strahlung vermehrt ausgesetzt sind, gemeldet wurden, 41)

geraden Teil einer derartigen, semilogarithmisch aufgetragenen Dosis-Effekt-Kurve auf die Ordinate, liegt am Schnittpunkt der beiden Linien die sog. *Extrapolationsnummer,* deren Wert eine Schätzung der Reparationsfähigkeit des Systems erlaubt. Als D_0 bezeichnen wir die Dosis, die im geradlinigen Teil einer solchen Kurve die Zahl der jeweils noch Überlebenden um den Faktor $\frac{1}{e}$, d. h. auf 37% der Ausgangspopulation vermindert. Die Dosis, die auf der Höhe des Schnittpunktes der verlängerten Geraden mit der Linie der 100%igen Überlebensrate liegt, nennen einige Autoren »Quasi-Schwellendosis« = D_q. Damit soll keinesfalls ausgedrückt werden, daß es für Strahleneffekte ganz allgemein einen Schwellenwert gebe; vielmehr bezieht sich dieser Ausdruck nur auf das Abtöten, bzw. Inaktivieren einer Zelle oder eines anderen lebenden Systems. Wählt man beispielsweise genetische Schäden (Mutationen) als Parameter der Strahlenwirkung, sind solche Überlegungen nicht oder nur mit wesentlichen Einschränkungen am Platz.
Einige Hinweise auf Probleme der Strahlenempfindlichkeit in Abhängigkeit der Mitosezyklusphase einer Zelle zur Zeit der Exposition, der Dosis-Wirkungs-Beziehungen und der Erholungsvorgänge finden sich in Abb. 195.

171.3. Radiogene Schäden an einzelnen Zellen

Wird eine Zelle ionisierenden Strahlen ausgesetzt, kann sich eine *Vielzahl von Veränderungen* ergeben, insbesondere *Mutationen, Beschädigungen von Chromosomen, Strukturstörungen* (z. B. von *Membranen*) *metabolische Umstellungen,* eine *reversible Hemmung der Zellteilung,* eine – wenigstens vorübergehende – *Unfähigkeit zur Kernteilung bei erhaltener DNA-Synthesetätigkeit* (s. *Polyploidie,* S. 39), eine *Störung der Zytoplasmatrennung* bei erhaltener Kernteilungsfähigkeit (s. *mehrkernige Zellen,* S. 47) und der *Zelltod.* In der Regel sind viele solche Störungen miteinander verknüpft und stehen z. T. in gegenseitiger Abhängigkeit.

Sog. Interphasen-Zelltod
Man kennt verschiedene Formen von radiogenem Zelluntergang: a) Beim *akuten Interphasenzelltod bzw.* G_0*-Zelltod* sistieren die zellulären Funktionen schon kurze Zeit nach Exposition, und Zeichen von Zellnekrose sind innerhalb von einer bis wenigen Stunden nach dem Insult erkennbar, im besonderen Karyopyknose und Karyorrhexis (S. 43). Eingehend wurde diese Art von Läsion an *kleinen Lymphozyten* untersucht, von denen sich ein Teil – Thymozyten, zirkulierende kleine T- und B-Zellen – durch eine ausgesprochen hohe Strahlenempfindlichkeit auszeichnet, während z. B. Lymphozyten im Thymusmark weniger sensibel sind, und PHA-stimulierte T-Zellen sogar eine erhebliche Radioresistenz zu erkennen geben.
Mit Hilfe der Phasenkontrastmikroskopie konnte an lebenden Lymphozyten gezeigt werden, daß fast unmittelbar nach der Exposition eine herdförmige Kondensation von Kernchromatin mit teilweiser Margination desselben deutlich wird. Diese Veränderung ist mit einer Reihe biochemischer Alterationen verbunden und wird oft rasch vom Zelltod gefolgt, der sich z. B. durch Verlust der Eigenbeweglichkeit oder den »dye exclusion test« nachweisen läßt. Kernpyknosen treten z. T. schon 20 min nach Bestrahlung auf. Diese Art von Untergang *(»Kerntod«)* beobachtet man bei über 90% von Lymphozyten nach einer kurzdauernden Röntgenbestrahlung mit nur 100 R. Biochemisch scheint eine Entkoppelung der oxidativen Phosphorylierung im Vordergrund zu stehen. Zur Herbeiführung eines sog. *»zytoplasmatischen Zelltodes«,* bei dem die ersten strukturellen Veränderungen im Zytoplasma zu erkennen sind, bedarf es offenbar wesentlich höherer Dosen. In diesen Fällen treten u. a. schon frühzeitig nach Bestrahlung elektronenmikroskopisch erkennbare, schwere Veränderungen der Mitochondrien in Erscheinung, ferner Störungen der lysosomalen Strukturen und weiterer Organellen (vgl. dazu Abb. 51, S. 169). Zum Abtöten vieler Arten postmitotischer, differenzierter Zellen sind in der Regel Dosen von mehreren kR erforderlich!

Sog. reproduktiver Zelltod
Bei vielen Zellinien, vor allem in *proliferierenden Geweben,* ist der sog. *mitosegebundene Zelltod* die Hauptform des Untergangs: In diesen Fällen erleiden die Zellen in Interphase u. a. erhebliche Schäden der DNA bzw. der DNA-Proteinkomplexe, die zur Herbeiführung eines Interphasenzelltodes nicht ausreichen, die sich aber anläßlich der nächsten Teilung in Form atypischer Mitosefiguren mit abgesprengten Chromosomen, Chromosomenbrücken, Störungen der Polarität u. a. m. zu erkennen geben. Solche Zellen gehen meistens schon während oder kurz nach der Zytokinese zugrunde, oft in Form sog. *Pyknomitosen* bei mißlungener Teilung der Tochterplatten. In einem Teil der Fälle überleben die Zellen die erste postirradiative Zellteilung und sterben erst anläßlich der nächsten oder späteren nachfolgenden Mitosen. Hier haben wir es mit einem *verzögerten reproduktiven Zelltod* zu tun, der auch noch in anderen Varianten bekannt ist, z. B. bei G_0*-Zellen,* die über längere Zeit nach dem Strahleninsult in Proliferationsruhe verweilen, ohne die Lebensfähigkeit zunächst einzubüßen, aber auch ohne den erlittenen Schaden an den DNA-Molekülen ausreichend behoben zu haben: Solche Elemente sterben dann oft anläßlich der nächsten, u. U. erst lange Zeit später erfolgenden Zellteilung ab.
Der strahlenbedingte *mitotische Zelltod,* d. h. der Untergang einer während der Exposition in Teilung begriffenen Zelle, kommt zweifellos vor, fällt aber zahlenmäßig nicht so ins Gewicht wie die oben erwähnten Arten von radiogenem Zelltod.

Mindestdosen zur Erzeugung von Zelluntergängen
Die Strahlendosen, die notwendig sind, um eine signifikante Steigerung der Zelluntergangsrate hervorzurufen, variieren von Zellinie zu Zellinie und von Spezies zu Spezies ganz erheblich, sind aber z. T. erstaunlich gering. Bei Oozyten I und II der Maus genügt offenbar 1 rd (!), um vereinzelt einen Zelltod zu bewirken; die LD_{50} (Dosis letalis für 50% dieser Zellpopulation) beträgt hier 8–10 rd. Die entsprechenden Werte für die Spermatogonien dieser Spezies belaufen sich auf 3 und 21–23 rd. Menschliche Keimzellen sind nicht in diesem Maß empfindlich, doch liegen darüber noch keine zuverlässigen Daten vor. Die Dosis minima für die Erzeugung einzelner Zelluntergänge beträgt für Lymphozyten verschiedener Spezies etwa 5 rd, diejenige für Erythroblasten, Myeloblasten, Myelozyten und unreife Megakaryozyten ungefähr 20–50 rd, und die für Epithelien der Dünndarmkrypten etwa 50–100 rd.

Radiogener Zelltod als Funktion der Zyklusphase, in der sich die Zelle befindet
Wie schon erwähnt wurde, erleiden die meisten *Lymphozyten* einen *G_0- bzw. Interphasentod.* Dasselbe gilt für die hochempfindlichen *Oozyten I und II* sowie für die *Spermatogonien A und B.* Beim proliferierenden Anteil der meisten *Wechselgewebe* scheinen *Zellen in Mitose* in Bezug auf den Strahlentod am empfindlichsten zu sein, dicht gefolgt von solchen in G_2. Soweit bekannt, erweisen sich Zellen in der *frühen G_1-Phase* als ziemlich resistent, während die in der *späten G_1-* und vor allem *frühen S-Phase* wieder sensibel sind. Wie wir schon hervorgehoben haben, trifft dieses Muster jedoch nicht für alle Zellinien zu. Bei *»split dose«-Experimenten* läßt die überlebende Fraktion von Zellen zunächst, d. h. 1–4 Std nach Exposition, oft eine erhebliche Strahlenresistenz erkennen; diese sinkt danach ab, und die Zellen verhalten sich später im wesentlichen wieder wie unbestrahlte.

Biochemische Störungen bestrahlter Zellen
In vielen Fällen ließ sich während der Bestrahlung und kürzere Zeit danach die eine oder andere Funktionsstörung an bestrahlten Zellen nachweisen. Mehrheitlich handelt es sich aber nur um vorübergehende Phänomene, falls die Zelle keine Mutation oder gar einen letalen Schaden erlitten hat. Solche kurzdauernden Störungen möchte man am ehesten mit Läsionen in Beziehung bringen, die stets in Erneuerung begriffene Strukturen (z. B. Membranen, Enzyme, kontraktile bzw. Strukturproteine u. a. m.) betreffen.

Reversible Hemmung der Zellteilung
Der *Eintritt in die Mitose gehört zu den gegenüber ionisierenden Strahlen empfindlichsten Prozessen* überhaupt. Bei vielen proliferierenden Geweben genügen innerhalb kurzer Zeit verabreichte Strahlendosen von weniger als 50 R, um die Mitosetätigkeit für eine beschränkte Dauer zum Erliegen zu bringen, und in gewissen Systemen reichen 5 rd aus, um ein faßbares Absinken des Mitoseindex hervorzurufen (z. B. Epidermis der Maus). Die *Mitosehemmung* scheint vor allem auf einem Block in G_2 und der frühen Prophase zu beruhen. Die Mechanismen, die diesem Phänomen zugrunde liegen, sind noch nicht befriedigend geklärt. Einige Autoren vermuten, die Erzeugung von Chromosomenaberrationen sei dafür verantwortlich, da die Dosen, die letztere bewirken, ähnliche Dosis-Effekt-Beziehungen aufweisen. Nach einer anderen Hypothese soll es an der Synthese und/oder Umlagerung der Proteine fehlen, die für die Zytokinese benötigt werden. Im besonderen wird hier an Strukturen, wie Mikrotubuli und Zentriolen, gedacht.

Somatische Mutationen
Diese sind schwer zu erfassen, es sei denn, es handle sich um eine *Chromosomen-Mutation* (S. 27) oder um eine *Mutation mit* sog. *neoplastischer Transformation der Zellen* (s. u.). Theoretisch darf man indessen annehmen, daß bestrahlte Individuen zahlreiche mutierte Zellen beherbergen, deren Auswirkungen nicht genügen, um eine manifeste Störung zu erzeugen. Mutationen der Keimzellen kommen in einem späteren Abschnitt zur Sprache (S. 1484).

Faktoren, die Strahlenschäden von Einzelzellen im Zellverband beeinflussen
Abgesehen von Gegebenheiten, wie die mit der Zellzyklusphase sich ändernde Strahlenempfindlichkeit, wechselnde Voraussetzungen für Reparaturleistungen von Seiten der Zellen und Untergang von Nachbarzellen, die schwer kontrollierbare Effekte auf überlebende Elemente haben können, sowie die noch wenig erforschten Einflüsse bestrahlter Interzellulärsubstanz, sind es vermutlich vor allem *Änderungen in der Sauerstoffversorgung,* die hier ins Gewicht fallen. So ist es z. B. denkbar, daß eine in relativ weiter Entfernung von einem Blutgefäß erstmals bestrahlte Zelle nach Untergang eines Großteils der benachbarten Elemente näher an den Vaskulärbereich heranrückt, vermehrt Sauerstoff erhält und damit eine erhöhte Strahlenempfindlichkeit erlangt.

Beispiele:
- Bei vielen *Lymphozyten* genügt eine Bestrahlung mit 10 R, um eine Reduktion der Inkorporation von ^{3}H-Uridin auf 50% herbeizuführen.
- Um menschliche *Gliazellen* in Interphase bzw. G_0 oder im postmitotischen Zustand soweit zu schädigen, daß Lysosomen- und Membranläsionen erkennbar werden, und vermehrt autophagische Vakuolen in Erscheinung treten, bedarf es annähernd 20000 rd!
- Neuere Beobachtungen an *zirkulierenden Mäuselymphozyten* haben gezeigt, daß sich darunter Zellen mit ganz *unterschiedlicher Strahlenempfindlichkeit* befinden: Eine Dosis von 300 R vernichtet praktisch alle B-Lymphozyten und inaktiviert ungefähr 90% der T-Zellen. Etwa 5–10% der letzteren überleben aber eine Belastung mit 1000 R. Der radiogene G_0- bzw. Interphasentod erfolgt sehr schnell bei B-Lymphozyten, etwas weniger rasch bei T-Zellen und mit einer erheblichen Verzögerung bei aktivierten T-Lymphozyten. Ein Teil der stimulier-

ten T-Zellen vermag selbst nach Bestrahlung mit 5000 R immer noch ^{3}H-Thymidin einzubauen. Diese Befunde machen verständlich, daß der afferente Schenkel der Immunantwort durch wesentlich geringere Strahlenmengen beeinträchtigt werden kann als der efferente.

- *Retina-Zellen des menschlichen Auges* nehmen, wie das Sehen von »*Blitzen*« durch Astronauten zeigt, auch ganz geringe Mengen von Strahlung mit hoher LET wahr.

Einige Beispiele von Strahleneffekten auf einzelne Zellen sind in Abb. 195 (S. 1448) enthalten.

171.4. Wirkungen ionisierender Strahlen auf einzelne Zellinien

Allgemeine Bemerkungen

Pathogenese: Jede Zellinie, z. B. Blutzellen, Epithelien, Drüsenzellen, Endothelien, Bindegewebszellen, Knorpel- und Knochenzellen, zeigt hinsichtlich der *Erneuerungsrate,* der *zeitlichen Parameter des Zellteilungszyklus,* der *Größe des proliferierenden Anteils, der Lebensdauer der Endzellen oder G_0-Zellen* sowie der *Strahlenempfindlichkeit der Einzelelemente auf verschiedenen Differenzierungsstufen* gewisse Besonderheiten (Abb. 196). Dazu kommt, daß es neben sog. *sessilen Zellpopulationen,* wie Epithelien, ausgesprochene *Wanderzellen* gibt, im besonderen die Blutzellen. Die letztgenannte Eigenschaft hat zur Folge, daß bei Teilkörperbestrahlungen nach der Exposition unbestrahlte Elemente – u. a. auch Vorläuferzellen – in das durch den radiogenen Insult geschädigte Gebiet einwandern und z. B. eine ortständige rasche Erholung vortäuschen. Umgekehrt ist es möglich, daß geschädigte, aber noch nicht abgestorbene Zellen aus dem bestrahlten Gebiet in unbestrahltes gelangen und dort den Eindruck erwecken könnten, sie seien aufgrund einer »Fernwirkung« der Lokalbestrahlung (sog. »abskopischer Effekt«) zugrunde gegangen. Die Möglichkeit einer humoral übertragenen Beeinflussung nicht bestrahlter durch bestrahlte Gewebe ist damit nicht ausgeschlossen, nur sollten echte Strahlenläsionen und derartige Effekte auseinandergehalten werden.

Um diesen Schwierigkeiten zu entgehen, ist es daher von Vorteil, Strahlenschäden an migrierenden Zellinien anhand der Auswirkungen eine *akuten ionisierenden Ganzkörperbestrahlung* zu beurteilen.

Die *Schädigungsmuster der verschiedenen Blutzellinien* verstehen sich aufgrund der oben erwähnten Faktoren, die den Verlauf der Störung und nachfolgenden Regeneration bestimmen. Strahlenbedingte Veränderungen *anderer Wechselgewebe,* wie der *Darmepithelien, Epithelzellen anderer Lokalisation,* des *samenbildenden Gewebes* u. a. m., könnten an sich auch am Beispiel einer Teilkörperbestrahlung erörtert werden.

Strahlenschäden an Wechselgeweben

Aufgrund des physiologischen kinetischen Verhaltens und der Strahlenempfindlichkeit der einzelnen Zellarten einer Zellinie lassen sich *verschiedene Typen radiogener Störungen von Zellerneuerungssystemen im Sinn des Wechselgewebes auseinanderhalten:*

a) *Vorläufer- und End- bzw. G_0-Zellen sind strahlenempfindlich, und die letzteren haben z. T. eine lange Lebensdauer:* Dies trifft vor allem für die *Lymphozyten* zu. Dementsprechend findet sich nach ionisierender Ganzkörperbestrahlung innerhalb kurzer Zeit eine deutliche Reduktion der Zahl der Lymphozyten in Blut und Geweben. Wegen der Langlebigkeit des rezirkulierenden Lymphozytenpools, der beim Menschen mehr als die Hälfte der Blutlymphozyten ausmacht, dauert es oft Monate, bis die Lymphozytenzahl im Blut den Normbereich wieder erreicht hat.

b) *Die Vorläuferzellen sind radiosensibel, die Endzellen sind es nicht und weisen eine ziemlich lange Lebensdauer auf:* Diese Verhältnisse finden sich z. B. beim *erythropoietischen System und den Erythrozyten,* in geringerem Maß (kürzere Lebensdauer der Endzellen) auch bei gewissen Epithelien, wie der *Epidermis* u. a. Mit Einschränkungen ist ferner das *Monozyten-Histiozyten-System* dieser Gruppe zuzuordnen, da ein Teil der resistenten Gewebshistiozyten ziemlich langlebig zu sein scheint. Ähnliches gilt für *Plasmazellen.* Nach einer akuten ionisierenden Ganzkörperbestrahlung gehen in einem solchen System die Vorläuferzellen größtenteils zugrunde, während die – zahlenmäßig weit überwiegende – resistente Endzellenpopulation wegen ihrer erheblichen Lebensdauer die vorübergehende Nachschubsinsuffizienz ohne schwerwiegende Herabsetzung der Zellzahl überlebt.

c) Die *Vorläuferzellen sind strahlenempfindlich, die Endzellen erweisen sich als resistent, haben aber eine relativ kurze Lebensdauer:* Bei einem solchen System, dem vor allem die *Granulozyten-* und *Thrombozytenlinien,* die *Darmepithelien* und – mit Einschränkungen (lange t_g) – das *samenbildende Gewebe* entsprechen, macht sich die durch den massiven Untergang von Stammzellen und Elementen des weiter differenzierten proliferierenden Kompartiments bedingte *Nachschubsinsuffizienz* in einem, nach kürzerer Zeit eintretenden, *schweren Abfall der Endzellzahl* bemerkbar. Hier haben wir es demnach mit Zellarten zu tun, deren weitgehendes Fehlen den akuten Ganzkörperbestrahlungssyndromen das Gepräge geben (s. u.). In gewissem Sinn kann man dieser Gruppe auch die *Haarfollikel* zuzählen, wenn man nicht die Haare, sondern die am stärksten differenzierten haarbildenden Zellen als Endprodukt betrachtet. Die strahlenbedingte Epilation beruht auf einem Untergang dieser Elemente mit dem Effekt, daß die Haare ihrer Verankerung verlustig gehen und daher ausfallen. Die dazu notwendigen Dosen (beim Menschen mehr als etwa 400–500 R) sind indessen etwas höher als diejenigen, die eine bedrohliche Granulozytopenie verursachen.

Proliferierender Säulenknorpel, wachsende Zähne bei Kindern, verschiedene Epithelien (z. B. Übergangsepithel im Harntrakt, Epithelien der Gallenwege, Tracheobronchialepithel u. a.) und die *Augenlinse* nehmen hinsichtlich Kinetik und Schädigungsmuster

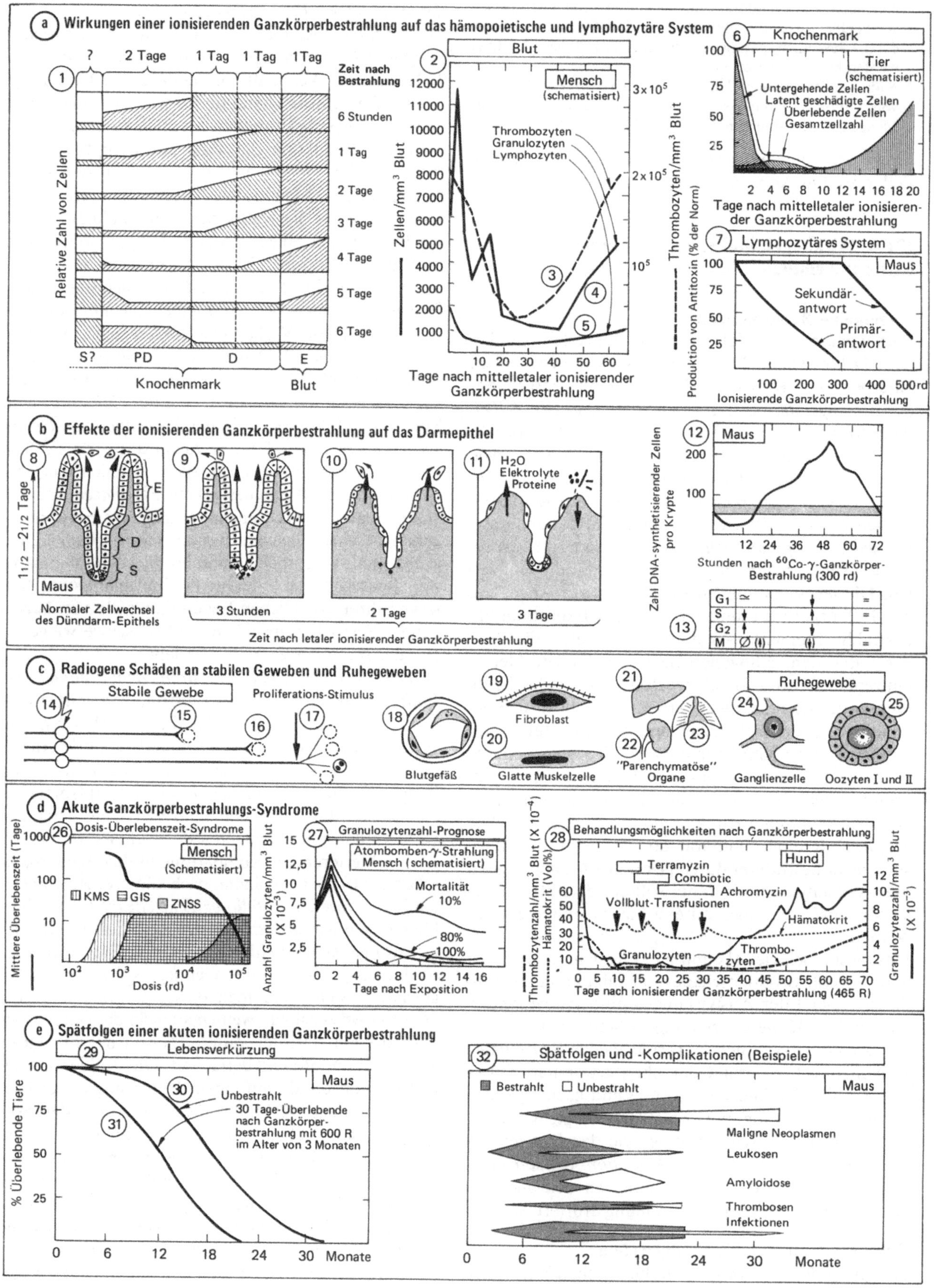
a Wirkungen einer ionisierenden Ganzkörperbestrahlung auf das hämopoietische und lymphozytäre System
1
? 2 Tage 1 Tag 1 Tag 1 Tag
Zeit nach Bestrahlung
6 Stunden
1 Tag
2 Tage
3 Tage
4 Tage
5 Tage
6 Tage
Relative Zahl von Zellen
S? PD D E
Knochenmark Blut
2 Blut
Mensch (schematisiert)
Thrombozyten
Granulozyten
Lymphozyten
Zellen/mm³ Blut
12000 11000 10000 9000 8000 7000 6000 5000 4000 3000 2000 1000
3x10⁵ 2x10⁵ 10⁵
Thrombozyten/mm³ Blut
Produktion von Antitoxin (% der Norm)
3 4 5
10 20 30 40 50 60
Tage nach mittelletaler ionisierender Ganzkörperbestrahlung
6 Knochenmark
Tier (schematisiert)
Untergehende Zellen
Latent geschädigte Zellen
Überlebende Zellen
Gesamtzellzahl
100 75 50 25
2 4 6 8 10 12 14 16 18 20
Tage nach mittelletaler ionisierender Ganzkörperbestrahlung
7 Lymphozytäres System
Maus
Sekundär-antwort
Primär-antwort
100 200 300 400 500 rd
Ionisierende Ganzkörperbestrahlung
b Effekte der ionisierenden Ganzkörperbestrahlung auf das Darmepithel
8 9 10 11
1 1/2 – 2 1/2 Tage
E D S
Maus
H2O Elektrolyte Proteine
Normaler Zellwechsel des Dünndarm-Epithels
3 Stunden 2 Tage 3 Tage
Zeit nach letaler ionisierender Ganzkörperbestrahlung
12 Maus
Zahl DNA-synthetisierender Zellen pro Krypte
200 100
12 24 36 48 60 72
Stunden nach ⁶⁰Co-γ-Ganzkörper-Bestrahlung (300 rd)
13
G1 S G2 M
c Radiogene Schäden an stabilen Geweben und Ruhegeweben
14 Stabile Gewebe 15 16
Proliferations-Stimulus 17
18 Blutgefäß
19 Fibroblast
20 Glatte Muskelzelle
21 22 23 "Parenchymatöse" Organe
Ruhegewebe 24 25
Ganglienzelle Oozyten I und II
d Akute Ganzkörperbestrahlungs-Syndrome
26 Dosis-Überlebenszeit-Syndrome
Mensch (Schematisiert)
KMS GIS ZNSS
Mittlere Überlebenszeit (Tage)
1000 100 10
10² 10³ 10⁴ 10⁵
Dosis (rd)
27 Granulozytenzahl-Prognose
Atombomben-γ-Strahlung Mensch (schematisiert)
Mortalität 10% 80% 100%
Anzahl Granulozyten/mm³ Blut (X 10⁻³)
15 12,5 10 7,5 5 2,5
0 2 4 6 8 10 12 14 16
Tage nach Exposition
28 Behandlungsmöglichkeiten nach Ganzkörperbestrahlung
Hund
Terramyzin
Combiotic
Achromyzin
Vollblut-Transfusionen
Hämatokrit
Granulozyten
Thrombozyten
Thrombozytenzahl/mm³ Blut (X 10⁻⁴)
Hämatokrit (Vol%)
Granulozytenzahl/mm³ Blut (X 10⁻³)
0 5 10 15 20 25 30 35 40 45 50 55 60 65 70
Tage nach ionisierender Ganzkörperbestrahlung (465 R)
e Spätfolgen einer akuten ionisierenden Ganzkörperbestrahlung
29 Lebensverkürzung
Maus
30 Unbestrahlt
31 30 Tage-Überlebende nach Ganzkörperbestrahlung mit 600 R im Alter von 3 Monaten
% Überlebende Tiere
100 75 50 25
0 6 12 18 24 30 Monate
32 Spätfolgen und -Komplikationen (Beispiele)
Bestrahlt Unbestrahlt
Maus
Maligne Neoplasmen
Leukosen
Amyloidose
Thrombosen
Infektionen
0 6 12 18 24 30 Monate

Abb. 196a–e. *Radiogene Störungen von Zellinien; Ganzkörperbestrahlungs-Syndrome.* **a** *Wirkungen einer ionisierenden Ganzkörperbestrahlung auf das hämopoietische und lymphozytäre System.* Die Effekte ionisierender Strahlen auf *Wechselgewebe* hängen von mehreren Faktoren ab, u. a. von der physiologischen Erneuerungsrate, den zeitlichen Parametern des Zellteilungszyklus, der relativen Größe des proliferierenden Anteils, der Strahlenempfindlichkeit der Einzelelemente auf verschiedenen Differenzierungsstufen, der Lebensdauer und Radioresistenz der Endzellen bzw. G_0-Zellen sowie der Frage, ob es sich um eine sessile Population oder um Wanderzellen handelt. Das letzterwähnte Problem spielt bei radiogenen Schäden des *blutbildenden Gewebes* eine wichtige Rolle, genügt es doch, anläßlich einer akuten ionisierenden Ganzkörperbestrahlung einen kleinen Teil des hämopoietischen Knochenmarks abzudecken, um die Regeneration der Blutzellvorläufer entscheidend zu verbessern: Unter diesen Bedingungen kommt es zu einer Wiederbesiedelung bestrahlter Knochenmarkanteile durch »Stammzellen«, die zur Zeit der Exposition geschützt waren. Ein wirkliches Bild der radiogenen Knochenmarkschädigung erhält man daher nur bei Ganzkörperbestrahlung ohne Abdecken hämopoietischen Gewebes. In solchen Systemen erkennen wir im Anschluß an den Strahleninsult eine progressive *Entvölkerung des Knochenmarks,* die sich weitgehend durch eine Schädigung der radiosensiblen Vorläuferzellen erklären läßt (1; S = postulierte Stammzellen; PD = Proliferations- und Differenzierungspool, der wenigstens z. T. strahlenempfindlich ist; D = Differenzierungspool (relativ resistent); E = Endzellenpool (resistent); Skizzen 1, 2 und 6 umgezeichnet nach *Bond, Fliedner und Archambeau* (1969)). Für Zellinien, deren Vorläufer strahlenempfindlich sind, und deren Endzellen – bei erheblicher Strahlenresistenz – eine relativ kurze Lebensdauer aufweisen, ergeben sich aus dem Knochenmarkschaden mit einer gewissen zeitlichen Latenz (2) eine deutliche *Granulozytopenie* (4) und eine z. T. schwere *Thrombozytopenie* (3), mit entsprechender Infektions- bzw. Blutungsgefahr (vereinfacht nach *Cronkite und Fliedner*). Die Zahl der *Blutmonozyten* (hier nicht eingezeichnet) sinkt ebenfalls ab. Eine erhebliche Anämie kommt dagegen in unkomplizierten Fällen kaum zustande, da die resistenten Endzellen, die Erythrozyten, eine relativ lange Lebensdauer aufweisen, und sich somit die vorübergehende Nachschubinsuffizienz nicht in klinisch schwerwiegendem Maß auswirkt. Der initiale radiogene Knochenmarkschaden wird in der Regel von einer abortiven Regenerationswelle gefolgt (vermutlich latent geschädigte Vorläufer), bevor die endgültige Erholung einsetzt (6). Die schon *frühzeitig nach Exposition einsetzende Lymphozytopenie* (5) versteht sich aus der Strahlenempfindlichkeit der meisten Zellen dieses Systems. Da der rezirkulierende Pool von Lymphozyten langlebig ist und offenbar nicht rasch wieder ersetzt werden kann, bleibt die Lymphopenie in der Regel während Monaten bestehen und erfährt nur eine langsame, graduelle Korrektur. Tierversuche haben erkennen lassen, daß primäre humorale *Immunantworten* – z. B. in Form von Antitoxinproduktion nach Injektion von Tetanustoxoid – durch eine ionisierende Ganzkörperbestrahlung wesentlich stärker gestört werden als sekundäre (7; in Anlehnung an *Stoner, Hess und Terres* (1974); flüssiges Tetanustoxoid hier 1 Std nach der Bestrahlung injiziert). Die radiogenen Schäden der *Spermiogenese* werden in Abb. 197 (S. 1470) erörtert. **b** *Effekte der ionisierenden Ganzkörperbestrahlung auf das Dünndarmepithel.* Erwartungsgemäß trifft hier der Strahlenschaden in erster Linie das »Stammzellen«- und Proliferationskompartiment am Kryptengrund (S), das normalerweise den Nachschub für den zur Zottenspitze wandernden Epithelbelag besorgt (8; D = in Differenzierung begriffene Enterozyten; E = zunehmend ausdifferenzierte Epithelzellen an den Zottenoberflächen). Schon wenige Stunden nach dem Strahleninsult findet man am Kryptengrund – abgesehen vom vorübergehenden Sistieren der Mitosetätigkeit – einen von der Dosis abhängigen Zelluntergang (9). Nach 2 Tagen hat sich die Nachschubsinsuffizienz auf die Kryptenwände und die Zottenoberfläche ausgewirkt, wobei sich die noch erhaltenen Enterozyten in der Regel flächenhaft ausbreiten und so für kurze Zeit die Epithelisierung mehr oder weniger noch zu erhalten vermögen (10). Ungefähr 3 Tage nach Einwirken letaler Dosen ionisierender Strahlen auf den ganzen Körper erscheint jedoch ein erheblicher Teil der Schleimhautinnenfläche von Epithel entblößt (denudiert, 11), so daß es zu einem schweren Flüssigkeits- und Elektrolytverlust ins Darmlumen hinein kommt, ganz abgesehen von der erhöhten Wahrscheinlichkeit eines Eindringens von Bakterien ins Gewebe. Tierversuche haben gezeigt, daß die Regeneration des Darmepithels zunächst zu einer über die Norm hinausschießenden Vergrößerung des Proliferationspools führt (12), und die volle Reepithelisierung erst vollzogen wird, wenn genügend Vorläuferzellen bereitstehen. Während dieses Geschehens ändern sich vorübergehend die zeitlichen Parameter des Teilungszyklus proliferierender Zellen (13; gezeichnet in Anlehnung an *Lesher* (1967)). Gewebe, die eine *Mittelstellung zwischen Wechselgewebe und stabilen Geweben einnehmen,* wie z. B. die *Augenlinse,* der *proliferierende Säulenknorpel* im Kindesalter, die *kindliche Mamma, verschiedene Epithelien* mit mäßiger Zellerneuerungsrate (Übergangsepithel des Harntrakts, Plattenepithel der Mundhöhle, der Analschleimhaut und der Vagina, Flimmerepithel des Tracheobronchialbaumes u. a.) erleiden Strahlenschäden, die mit mäßiger Verzögerung zutage treten. **c** *Radiogene Schäden an stabilen Geweben und Ruhegeweben. Stabile Gewebe* zeichnen sich durch einen langsamen Zellwechsel aus; überdies weisen diese Elemente in der Regel eine erhebliche Strahlenresistenz auf, so daß bestrahlte Zellen meist nicht oder nicht nach kürzerer Zeit zugrundegehen (14). Der Strahlenschaden bleibt aber z. T. latent erhalten, und bei der nächsten – u. U. Monate oder gar Jahre später erfolgenden – Zellteilung äußert er sich oft in chromosomalen Anomalien und Teilungsstörungen: Nun kann sich ein mitosegebundener Zelltod einstellen (sog. verzögerter reproduktiver Zelltod, s. Abb. 195, S. 1448). Man versteht daher, daß stabile Gewebe *Strahlenschäden* meist erst mit erheblicher *Latenz,* dafür aber *schleichend progredient* zu erkennen geben (15, 16). Wird stabiles Gewebe durch irgend einen Reiz zu vermehrter Teilungstätigkeit gebracht (z. B. partielle Hepatektomie bei Tieren), zeigen sich noch Monate bis Jahre nach Bestrahlung zahlreiche atypische Mitosen, die vielfach in den Zelluntergang ausmünden (17). Verzögert sich manifestierende Strahlenschäden spielen sehr wahrscheinlich bei den *radiogenen Vaskulopathien* eine wichtige Rolle, als deren Hauptursache man einen vermehrten Endotheluntergang (18) vermutet, und die u. a. in Form einer besonderen Art von Arteriolenhyalinose, Teleangiektasien u. a. m. in Erscheinung treten. Ähnliches gilt für *strahlenbedingte Veränderungen des Bindegewebes,* die vor allem *nach höher dosierter Lokalbestrahlung* einer zunehmenden *»Strahlenfibrose«* entsprechen (19). Ähnliche Überlegungen gelten für radiogene Schäden der *glatten Muskulatur* (20). Die *Leber* (21) gilt im allgemeinen als ziemlich strahlenresistent, kann aber in einem gewissen Ausmaß (s. Abb. 197, S. 1470) ebenfalls für stabile Gewebe bezeichnende Veränderungen erfahren, besonders bei vermehrter Regenerationstätigkeit (z. B. Hepatitis oder Zirrhose nach/bei Leberbestrahlung). Die *»Strahlennephritis«* (*»radiogene Nephrosklerose«,* 22) und die *Strahlenfibrose der Lungen* (23) nach therapeutischer Lokalbestrahlung sind gefürchtete Komplikationen (s. Abb. 197, S. 1470). Klassische *Ruhezellen* sind die Ganglienzellen (24), deren Verlust im postnatalen Leben nicht mehr wettgemacht werden kann; wären sie nicht strahlenresistent, könnten keine therapeutischen Bestrahlungen des Zentralnervensystems durchgeführt werden. *Oozyten* (25), die vor allem im Stadium I und II strahlenempfindlich sind, gehören auch zu den Zellen, die im Leben nach der Geburt zumindest kaum mehr ersetzt werden können (Gefahr der Sterilisation bei Ovarialbestrahlung; s. Abb. 197, S. 1470). **d** *Akute Ganzkörperbestrahlungs-Syndrome.* Je nach der eingestrahlten Dosis führt die ioni-

nach akuter ionisierender Bestrahlung eine Mittelstellung zwischen den unter b) und c) aufgeführten Zellerneuerungssystemen ein.

Radiogene Veränderungen sog. stabiler Gewebe
Sog. *stabile Gewebe,* wie *Leber, Nieren, exokrine und endokrine Drüsen, Bindegewebszellen, Endothelzellen, glatte Muskelfasern* u. a., die sich unter physiologischen Bedingungen durch eine geringe Zellerneuerungsrate auszeichnen, die aber zu einem guten Teil als *ziemlich strahlenresistente G_0-Zellen* gelten können und daher auf einen geeigneten Reiz hin in Proliferation zu treten vermögen, zeigen nach akuter Ganzkörperbestrahlung in der Regel keine unmittelbar auffälligen Veränderungen, wenn man von Zellschwellungen und vereinzelten Zelluntergängen absieht. Ein innerhalb kurzer Zeit erfolgender Strahleninsult äußert sich an diesen Geweben vor allem auf zwei Arten:
a) Werden stabile Gewebe nicht durch einen besonderen Reiz zu verstärkter Proliferation gebracht, manifestiert sich ein erlittener Strahlenschaden vor allem im Sinn eines *auf lange Zeit sich erstreckenden, d. h. stark verzögerten und zeitlich auseinandergezogenen reproduktiven Zelltods* (s. *Spätschäden,* S. 1461). Dieses Verhalten erklärt sich durch die relativ lange Lebensdauer der einzelnen Zellen sowie durch die Tatsache, daß sich ein *latenter Strahlenschaden* an diesen Elementen meistens erst anläßlich der *ersten post-irradiativen Mitose* in Form verschiedenartiger Zellteilungsstörungen äußert, die oft den Zelltod bedeuten. Da eine Zytokinese in diesen Zellinien normalerweise nur in großen Zeitabständen erfolgt, ist die deutliche Protraktion des Strahleneffekts nicht verwunderlich.
b) Kommt es in bestrahlten stabilen Geweben aus irgend einem Grund zu einer *verstärkten Proliferation* (z. B. akuter Parenchymverlust und nachfolgende kompensatorische Regeneration im Fall von Leber und Nieren, Wundheilung im Fall von Bindegewebe, Gefäßen und Epithelien u. a. m.), tritt innerhalb von kurzer Zeit eine *Welle abnormer Mitosen* auf, die – wie erwähnt – öfters den Untergang der betroffenen Zellen nach sich ziehen.
Es ist durchaus möglich, daß, zusätzlich zu den unter a) und b) genannten Mechanismen, bestrahlte stabile Gewebe auch vorübergehende oder dauernde *funktionelle Störungen* aufweisen. Diese lassen sich aber nicht leicht fassen. Ferner bleibt zu erwähnen, daß – ebenso wie Wechselgewebe – stabile Gewebe nach ionisierender Bestrahlung *neoplastische Veränderungen* zeigen.

Abb. 196 a–e (Fortsetzung)
sierende Ganzkörperbestrahlung zu verschiedenartigen Syndromen, die als besondere klinische Symptomkomplexe nach einer kürzeren oder längeren Latenzzeit in Erscheinung treten. Bei *Tieren* sind diese Störungen gründlich geprüft worden. Unsere Erfahrungen hinsichtlich der Ganzkörperbestrahlungs-Syndrome beim *Menschen* stützen sich z. T. auf die Beobachtungen an Opfern der Atombombenexplosionen in Japan, z. T. auf vereinzelte Reaktorzwischenfälle, die sich seither ereignet haben. Ein Teil der hier gemachten Angaben entspricht somit mehr Schätzungen als gesicherten, allgemein gültigen Daten (26). Das sog. *Knochenmark-Syndrom* (KMS), bei dem vor allem die Granulozytopenie und die Thrombozytopenie lebensbedrohliche Ausmaße annehmen, tritt, wie man annimmt, nach Einstrahlung von Dosen zwischen 100–500 rd Röntgen- oder Gammastrahlung bzw. 50–300 rd Spaltneutronen auf, in der Regel mit schwersten Störungen etwa 3 Wochen nach Exposition. Dosen von ungefähr 600–1500 rd Röntgen- oder Gammastrahlen (letaler Bereich) führen zur Ausbildung eines *Gastrointestinal-Syndroms* (GIS), das hauptsächlich durch schwere Flüssigkeits- und Elektrolytverluste durch die denudierte Dünndarmschleimhaut gekennzeichnet ist, schon 3–5 Tage nach Exposition deutliche klinische Symptome erzeugt und spätestens nach etwa 10–14 Tagen mit dem Tod endet. Knochenmark- und Gastrointestinal-Syndrome überlappen sich. Sehr hohe Dosen, insbesondere solche über (2000 –) 10000 rd (Kopfbereich!) haben innerhalb kurzer Zeit schwere zentralnervöse Störungen zur Folge (*zentralnervöses Syndrom,* ZNSS). Die *Prognose* stützt sich, da die eingestrahlte Dosis zunächst meist nicht bekannt ist, weitgehend auf den klinischen Befund, insbesondere auf den zeitlichen Verlauf des Abfalls der Blutzellenzahlen, z. B. derjenigen von Granulozyten (27); es werden zu diesem Zweck aber auch die Zahlen für Blutlymphozyten und Thrombozyten als Funktion der Zeit nach Exposition herangezogen. Durch geeignete *Maßnahmen,* wie Vollbluttransfusionen, Infusion von Plättchen-reichem Blutplasma, Verabreichung von Antibiotika u. a., kann es gelingen, Individuen, die annähernd letale Dosen erhalten hatten, zu retten (s. Tierversuch, 28). Nach Einstrahlung von Dosen über ungefähr 700 rd sind Knochenmark-Transplantationen u. U. erfolgreich, vorausgesetzt, man wird den Folgen des Gastrointestinal-Syndroms Meister. Die Erfahrungen auf diesem Gebiet sind noch sehr beschränkt. Besser bekannt, vor allem aus Tierversuchen, sind die Effekte sog. *Strahlenschutzstoffe,* die *vor* der Exposition verabreicht werden (z. B. Aminoäthyl-Isothioharnstoff-Dihydrobromid (AET)) und – hinsichtlich der LD_{50} – einen *Dosis-Reduktions-Faktor (DRF)* bis zu 2 aufweisen. **e** *Spätfolgen einer akuten ionisierenden Ganzkörperbestrahlung.* Vor allem aus *Tierversuchen* weiß man, daß das Überleben eines akuten Ganzkörperbestrahlungs-Syndroms keine völlige Erholung bedeutet, indem sich später eine *dosisabhängige Lebensverkürzung* zeigt (29). Die ersten Komplikationen können schon relativ früh nach Ablauf der akuten Störung auftreten (30, 31). Die Ursachen der erhöhten Mortalität bestrahlter Tiere sind überaus komplex (32) und umfassen neoplastische, involutive bzw. degenerative, infektiöse und andere Komplikationen, insbesondere auch vaskuläre Veränderungen. Dies kann nicht verwundern, wenn man bedenkt, wieviele Zellinien mit unterschiedlichen kinetischen Eigenschaften und ungleicher Strahlenempfindlichkeit betroffen sind. Das hier für Mäuse eines bestimmten Stammes gezeigte Muster von Störungen kann stark variieren und scheint genetisch mitbestimmt zu sein. Verschiedene Erscheinungen in Spätstadien nach ionisierender Ganzkörperbestrahlung von Tieren, wie das Grauwerden der Haare, das vorzeitige Erscheinen neoplastischer Prozesse, die normalerweise erst später im Leben auftreten, und die Arteriolohyalinose wurden einem »beschleunigten Altern« verglichen, eine Parallele, die allerdings nicht in jeder Hinsicht zutrifft. Die *humanpathologischen Erfahrungen* auf diesem Gebiet sind, wenn wir von der erhöhten Inzidenz neoplastischer Prozesse bei Überlebenden von Hiroshima und Nagasaki absehen, noch sehr beschränkt

Strahlenbedingte Läsionen von Ruhegeweben (Dauergewebe, permanente Gewebe)
Das Wesen dieser Zellarten liegt darin, daß sie sich postnatal nicht oder kaum mehr durch Zellteilungen erneuern. Wie schon erwähnt wurde (S. 143), betrifft dies vor allem *Ganglienzellen,* wahrscheinlich auch *Eizellen* der Ovarien, mit Einschränkungen ferner die quergestreifte *Herz-* und *Skelettmuskulatur* (S. 368). Von den hier genannten Elementen zeichnen sich lediglich die *Eizellen* (Oozyten I und II) durch eine erhebliche Strahlenempfindlichkeit aus, wenn auch beim Menschen nicht im gleichen Maß wie z. B. bei der Maus. Immerhin gelten bei einmaliger, innerhalb kurzer Zeit erfolgender externer ionisierender Bestrahlung der geschlechtsreifen Frau 450 R als sichere Kastrationsdosis. Die Frage, ob und in welchem Ausmaß z. B. nach Hirnbestrahlung *Ganglienzellen* eine Verkürzung der Lebensdauer erfahren mögen, kann noch nicht beantwortet werden. Erschwerend fällt hier ins Gewicht, daß – vor allem nach therapeutischer Bestrahlung – die Blutgefäße der Zentralnervensysteme erhebliche Veränderungen zeigen, die z. T. für einen ischämisch bedingten Untergang von Ganglienzellen verantwortlich sein dürften.

Beispiele:

- In der Strahlenpathologie ist es *üblich, die einzelnen Organe und Gewebe in Gruppen mit verschiedener Strahlenempfindlichkeit einzuordnen* (s. Tabelle 90, S. 1476):
  Als *strahlensensible Systeme* gelten z. B. beim erwachsenen Menschen das hämopoietische und lymphatische System, die Intestinalepithelien, die Gonaden und die Augenlinsen.
  Als *mäßig strahlenempfindliche Struktur* wird die Haut bezeichnet.
  Mäßig strahlenresistent sind nach dieser Einteilung u. a. die Lungen, die Leber und die Nieren.
  Als *strahlenresistent* werden Herz, Muskulatur, Bindegewebe und Nervensystem aufgeführt.
  Diese Einordnung hat – wie aus dem oben Gesagten hervorgeht – nur beschränkten Wert und ist vor allem auf die *Frühfolgen* einer ionisierenden Bestrahlung ausgerichtet. Spätveränderungen wie Verödung oder Hyalinose kleiner Blutgefäße, Strahlenfibrose, Neoplasien u. a. m. lassen sich nicht zwanglos auf diese Weise klassieren.
- Eine rasch eintretende und ziemlich lang anhaltende *Lymphozytopenie* gehört zu den frühesten Symptomen eines akuten Ganzkörperbestrahlungssyndroms (s. u.).
- *Primäre spezifische Immunreaktionen* lassen sich durch wesentlich geringere Strahlendosen hemmen bzw. unterdrücken als *anamnestische* (Beobachtungen an ganzbestrahlten Mäusen). Dies hat vermutlich mit dem Differenzierungsgrad, der ungleichen Zahl spezifisch responsiver Lymphozyten, und der unterschiedlichen Strahlenempfindlichkeit der daran beteiligten Zellen zu tun.
- Beim akuten *Ganzkörperbestrahlungssyndrom gehört* – falls es nicht zu schweren, thrombozytopenisch bedingten Blutungen kommt – die *Anämie nicht zu den typischen Veränderungen.*
- Das sog. *Knochenmarksyndrom* nach akuter Ganzkörperbestrahlung (s. u.) charakterisiert sich vor allem durch eine erhöhte *Infektanfälligkeit* infolge *Granulozytopenie* und eine *Blutungsbereitschaft* infolge *Thrombozytopenie.*
- Das *Gastrointestinalsyndrom* nach akuter Ganzkörperbestrahlung (s. u.) beruht in erster Linie auf einer – wenigstens teilweisen – *Denudation der Darmschleimhaut* infolge Nachschubsinsuffizienz der Epithelzellen.
- Nach ionisierender Ganzkörperbestrahlung mit 250 R Gammastrahlen ist ein erwachsener männlicher Säuger nicht sogleich steril, da die reifen Spermatozoen strahlenresistent sind. Anschließend, wenn sich die Nachschubsinsuffizienz bemerkbar macht, stellt sich eine *vorübergehende Sterilität* ein, die – nach Regeneration des Samenepithels – wieder verschwindet. Entsprechend dem eher langsamen Regenerationsprozeß kann die *radiogene transitorische Azoospermie* beim Menschen 10–20 Monate dauern. Soweit bekannt, genügt u. U. eine einzeitige bilaterale Hodenbestrahlung mit 500–600 R, um eine *dauernde Unfruchtbarkeit* nach sich zu ziehen.
- Bei kleinen Kindern mag die einmalige Belastung einer *wachsenden Epiphysenfurche* mit 300 R genügen, um einen meßbaren *Wachstumsrückstand* zu bewirken.
- Die Bestrahlung von Zähnen mit mehreren hundert R ist vor allem bei Kleinkindern von mangelhafter Zahnentwicklung gefolgt.
- Die langsam progressiv verlaufende *Hyalinose von Arteriolen* sowie andere Veränderungen kleiner Blutgefäße im Anschluß an eine ionisierende Bestrahlung beruht wahrscheinlich z. T. auf verzögert eintretenden Zelluntergängen im Endothelbelag.
- Die sog. *Strahlenfibrose* stellt eine häufige Spätfolge nach therapeutischer ionisierender Bestrahlung dar und zeigt, daß die Bezeichnung des Bindegewebes als »strahlenresistent« nur sehr beschränkt richtig ist.
- *»Strahlennekrosen«* sind meistens die Folge *radiogener Spätschäden kleiner Blutgefäße* und/oder einer schweren *Strahlenfibrose,* mit konsekutiver Ischämie.
- Werden *Ratten* einige Wochen bis Monate *im Anschluß an eine ionisierende Ganzkörperbestrahlung einseitig nephrektomiert,* beobachtet man in der – kompensatorisch regenerierenden – *kontralateralen Niere* das Auftreten zahlreicher *abnormer Mitosefiguren.*
- Bei äußerer *Neutronenbestrahlung* genügen 15–45 rep, (1 rep = Äquivalent von 1 rd), um *Linsentrübungen* im Sinn einer sichtbehindernden Katarakt zu erzeugen.

Eine Übersicht über Wirkungen der ionisierenden Bestrahlung auf verschiedene Zellinien vermittelt Abb. 196.

171.5. Sog. akute Ganzkörperbestrahlungssyndrome (»Strahlensyndrome«)

Definitionen: Als *»akutes Ganzkörperbestrahlungssyndrom (kurz: akutes Strahlensyndrom)«* wird die Gesamtheit der krankhaften Veränderungen bezeichnet, die sich im Anschluß an eine kurzdauernde Einwirkung externer tiefreichender ionisierender Strahlen auf den gesamten Organismus einstellen. Die für die verschiedenen Erscheinungsformen der Strahlensyndrome verantwortlichen Mechanismen sind stark dosisabhängig. Beim *Menschen* herrschen nach Belastung des ganzen Körpers mit Dosen von etwa 100–500 rd Röntgen- oder Gammastrahlen (vermutlich 50 bis etwa 300 rd Spaltneutronen) Folgen der peripheren Granulozytopenie und Thrombozytopenie vor: Man spricht hier vom *»Knochenmark-Syndrom«,* das in der Regel 3 Wochen nach Exposition den Höhepunkt erreicht. Bei Dosen von ungefähr 600–1500 rd Röntgen- oder Gammastrahlen (letaler Bereich) stehen hinsichtlich der Pathogenese des lebensbedrohlichen Zustandes die Zerstörung des Darmepithels und die dadurch bedingte Denudation der Darminnenfläche im Vordergrund: Hier haben wir es mit dem sog. *Gastrointestinal-Syndrom* zu tun, das sich naturgemäß auf das Knochenmark-Syndrom aufpfropft, aber schon nach 3–5 Tagen deutlicher manifest wird. Nach akuter Einstrahlung von mehr als etwa 2000 rd, vor allem aber mehr als 10000 rd, treten meistens schon innerhalb von ½–3 Std neurologische Symptome auf, weshalb man in diesen Fällen von einem *zentralnervösen (zerebralen) Syndrom* redet. In den Grenzdosisbereichen überlappen sich diese Syndrome.

Die Erfahrungen auf dem Gebiet der Ganzkörperbestrahlungssyndrome beim Menschen gehen im wesentlichen auf die *Atombombenexplosionen in Hiroshima und Nagasaki* zurück, bei denen sich allerdings die Frühfolgen der Exposition und die Dosis-Effekt-Beziehungen nicht gründlich erfassen ließen. Genauere Daten stammen von vereinzelten *Reaktorzwischenfällen* sowie von der *therapeutischen Anwendung von Ganzkörperbestrahlungen.* Die Fallout-Zwischenfälle im Pazifik (Insel Rongelap) bieten besondere Probleme, da es sich hier in erster Linie um Hautschädigungen und die Aufnahme radioaktiver Isotopen (u. a. radioaktives Jod) handelte. Im *Tierexperiment* wurden die Folgen einer akuten Ganzkörperbestrahlung mit verschiedenen Strahlenarten, Dosen und Dosisleistungen eingehend geprüft. Viele der heutigen Kenntnisse auf diesem Gebiet stammen aus solchen Versuchen; eine Extrapolation der Daten auf den Menschen ist indessen nur beschränkt möglich, da sich die Dosis-Effekt-Verhältnisse z. T. unterscheiden.
Im Fall therapeutischer Ganzkörperbestrahlungen hat man es in der Regel mit *Röntgenstrahlen* oder *Gammastrahlen* zu tun. Bei Reaktorzwischenfällen ist zusätzlich mit der Möglichkeit einer Bestrahlung durch *Neutronen* und/oder – z. T. in den Körper aufgenommene – *radioaktive Isotopen bzw. Radionuklide* zu rechnen. Atom- und Wasserstoffbomben emittieren eine Neutronenstrahlung in wechselnder Kombination mit Gammastrahlung.
Die *Pathogenese* der verschiedenen Ganzkörperbestrahlungs-Syndrome geht z. T. aus den vorangegangenen Abschnitten hervor, weshalb wir uns im folgenden auf einige zusätzliche Bemerkungen beschränken.

Knochenmark-Syndrom

Pathogenese: Dem *Strahleninsult* fallen einerseits zahlreiche hämopoietische *Stammzellen,* die bei verschiedenen Säugern eine D_{37} von 60–150 rd aufzuweisen scheinen, andererseits die Mehrheit der *in Proliferation begriffenen, weiter differenzierten Vorläuferzellen* zum Opfer. Als Folge davon entvölkert sich das Knochenmark innerhalb weniger Tage. Tierexperimentelle Befunde haben deutlich gemacht, daß das Ausmaß dieses Zelluntergangs ebenso wie der zeitliche Verlauf der daran anschließenden Regeneration dosisabhängig sind, d. h. nach Belastung mit hohen Dosen tritt eine stärkere Panmyelozytopenie auf, und die Regeneration erfolgt später als nach Bestrahlung mit geringeren Dosen. Vor allem im mittleren Dosisbereich scheint ein Teil der Vorläuferzellen nur latent geschädigt zu sein und nach einiger Zeit – bei Mäusen nach etwa 5 Tagen, beim Menschen später – eine *abortive Regenerationswelle* hervorzubringen; dies ist zum mindesten im Fall der myeloischen Elemente nachgewiesen worden. Entsprechend der wesentlich kürzeren Intermitosezeit der Erythroblasten im Vergleich zu den myeloischen Vorstufen machen sich Zeichen der *Regeneration in der roten Reihe erheblich früher* bemerkbar *als in der granulozytären oder megakaryozytären;* beim Hund beispielsweise tritt die endgültige Myeloblasten-Myelozyten-Regeneration u. U. 2–3 Wochen später in Erscheinung als diejenige der Erythroblasten. Man vermutet, daß die bei den granulozytopenischen Tieren oft vorhandene Bakteriämie und/oder Endotoxinämie die Erholung der Granulozytenreihe verzögert. Jedenfalls tritt die letztere bei *axenischen (»keimfreien«) Tieren* früher in Erscheinung als bei konventionell gehaltenen. Verfolgt man im Verlauf der Regeneration den *Mitoseindex* im Knochenmark, machen sich zunächst wellenförmige Variationen bemerkbar, bevor der endgültige Anstieg zustande kommt. Ähnlich verhält es sich mit der Regeneration der *Monozytenreihe.*
Die Gefahr für das betroffene Individuum ist dann am größten, wenn die Granulozyten- und/oder Thrombozytenzahl in der Peripherie auf ein Minimum absinkt. Beim Menschen ist dies nach einer Ganzkörperbestrahlung mit 200–400 rd ungefähr in der 4. Woche der Fall. Dabei ist hervorzuheben, daß der Zeitpunkt der schwersten *Blutgranulozytopenie* wahrscheinlich nicht mit dem der maximalen *Gewebegranulozytopenie* übereinstimmt, da die letztere zeitlich nachhinkt. Entscheidend für das Maß der *Infektanfälligkeit* ist jedoch ein weitgehendes Fehlen sowohl der Blut- als auch der Gewebegranulozyten. Hinsichtlich der *Thrombozyten* gilt naturgemäß nur der Blutwert; die thrombozytopenische Blutungsbereitschaft erweist sich aber in den meisten Fällen von Knochenmarkssyndrom nicht als das führende pathogenetische Moment.
Trotz der *Lymphopenie,* die – wie gesagt – schon am ersten Tag nach der Exposition einsetzt, kann nicht von einem allgemeinen Immunmangelsyndrom gesprochen werden. Die weitgehend *strahlenresistenten Plasmazellen* produzieren nämlich weiterhin Antikörper. Einzig die *zellgebundenen Immunreaktionen* und *primäre humorale Antikörperantworten* erleiden u. U. eine schwere Beeinträchtigung. Da aber *Bakteriämien* und *Septikämien* im Rahmen des Knochenmark-Syndroms sehr oft von der Darmflora, gegen die das Individuum schon sensibilisiert ist, ausgeht, fallen diese

Veränderungen hinsichtlich der Infektanfälligkeit nicht sehr stark ins Gewicht. Jedenfalls gelingt es durch Zufuhr von Immunglobulinen kaum, die Situation zu verbessern. Dies steht im Gegensatz zu *Granulozytentransfusionen,* durch die die häufigen, lebensbedrohlichen Infekte (vor allem durch Gram-negative Keime und Anaerobier) in dramatischer Weise kontrolliert werden können. *Histiozyten* sind in bestrahlten Individuen meistens noch in beachtlicher Zahl zu finden; wahrscheinlich handelt es sich hier um die erwähnten länger lebenden Elemente, die schon vor der Exposition vorhanden waren und sich durch eine erhebliche Radioresistenz auszeichnen. Der *Monozytennachschub* allerdings wird in ähnlicher Weise gedrosselt, wie dies am Beispiel der Granulozyten geschildert wurde.

Morphologisch findet man im *Knochenmark* schon wenige Tage nach Ganzkörperbestrahlung einen weitgehenden *Zellschwund.* Vorausgehend scheint auch die Knochenmark-Blut-Schranke gestört zu sein, da schon kurze Zeit nach Exposition zahlreiche reife Zellen, im besonderen Granulozyten, auswandern. Der durch den Zelluntergang freigemachte Knochenmarksraum wird z. T. durch *dilatierte Blutsinus,* z. T. durch eine *eiweißreiche Ödemflüssigkeit (»gelatinöse Degeneration«)* eingenommen. Zeichen einer *einsetzenden Regeneration* – in Form einer vermehrten Zahl kleiner lymphoider Zellen (Hämozytoblasten) – machen sich schon nach einigen Tagen bemerkbar, d. h. lange bevor die Hämozytopenie ihr Höchstmaß erreicht hat. In weiter fortgeschrittenen Stadien finden sich da und dort *hämopoietische Inseln,* die den Milzknötchen nach Transfusion von CFU's auf ganzbestrahlte Empfänger verglichen werden können. In diesen Herden begegnet man manchmal überwiegend Erythroblasten, an anderen Stellen mehrheitlich myeloischen Elementen oder Megakaryozyten. Diese örtliche Trennung der regenerierenden Blutzellvorläufer macht aber bald wieder dem bekannten Schachbrettmuster Platz, das die normale Hämopoiese kennzeichnet. Zu einer Fettzellenvermehrung kommt es im Rahmen des akuten Knochenmark-Syndroms kaum, wenn man von kleinen Herden absieht.

Im *Darmbereich* und an *Tonsillen* zeigen sich zum Zeitpunkt der schwersten Gewebegranulozytopenie öfters flache »torpide«, d. h. neutropenische und nekrotisierende Ulzera, an deren Grund manchmal große Bakterienkolonien wachsen: Diese Läsionen sind, wie Tierversuche deutlich gemacht haben, der Hauptausgangsort der *postirradiativen Sepsis.* Schwere Darmblutungen bilden eine Ausnahme.

Tritt eine *Pneumonie* hinzu, zeichnet sich diese durch Fibrinreichtum, ein weitgehendes Fehlen von Granulozyten und Histiozyten sowie eine ausgesprochen *nekrotisierende Komponente* aus, die oft im Zusammenhang mit Bakterienkolonien besonders auffällt.

In vielen Organen bzw. Geweben trifft man *kleine Blutungen,* deren Auftreten zeitlich mit der maximalen Thrombozytopenie zusammenfällt. Später sind da und dort im Interstitium *hämosiderinhaltige Makrophagen* zu erkennen. Auch die Lymphknoten zeigen eine Hämosiderose wechselnden Ausmaßes.

Folgen: Beim *Menschen* kann das Knochenmark-Syndrom – abgesehen von möglicher Übelkeit und Erbrechen in den ersten 2–3 Std nach Exposition – in der ersten Woche symptomlos verlaufen. Gegen Ende der zweiten Woche macht sich in der Regel zunehmende Appetitlosigkeit bemerkbar und es kommt – was hinsichtlich der Beurteilung der erhaltenen Dosis von Bedeutung ist – u. U. zum Haarausfall (Hautdosen von mehr als 400 R). Anschließend treten Rachen- und Mundhöhlenentzündung sowie Diarrhoe hinzu, je nach dem Ausmaß der thrombozytopenisch bedingten Blutungen manchmal auch eine Anämie. Durch Palliativmaßnahmen, wie antibiotische Therapie (z. B. Zephalothin, Gentamizin und/oder Ampizillin), Korrektur des infolge Durchfalls gestörten Wasser- und Elektrolytverlustes, Verabreichen einer blanden Diät, Frischbluttransfusionen und Isolation, kann in Fällen mit Bestrahlung im mittelletalen Dosisbereich entscheidend geholfen werden. Falls Granulozytensuspensionen erhältlich sind, kommt der Transfusion dieser Zellen u. U. lebensrettende Bedeutung zu. Ähnliches gilt für Transfusionen von Blutplättchen, die mit Vorteil so gehandhabt werden, daß die Thrombozytenzahl im Blut nicht unter 25000/mm^3 absinkt.

Todesfälle ereignen sich gehäuft zwischen der 4. und 8. Woche nach Exposition, wobei sich eine deutliche Dosisabhängigkeit zeigt (nach höheren Dosen früher).

Das Knochenmark-Syndrom wurde etwas eingehender geschildert, weil hier der Arzt noch rettend einzugreifen vermag, und weil es *große Ähnlichkeit mit* den – heutzutage in den Kliniken häufig zu beobachtenden – *Zuständen nach Behandlung durch zytostatische oder zytolytische Mittel* (»Chemotherapie« maligner neoplastischer Prozesse oder schwerer Autoimmunkrankheiten u. a.) hat.

Gastrointestinal-Syndrom

Pathogenese: Im Vordergrund des Geschehens steht der *Strahlenschaden an den proliferierenden Darmepithelien,* die sich in den Krypten befinden. Der Dünndarm ist in dieser Hinsicht besonders empfindlich. Die Generationszeiten dieser Vorläuferzellen variieren bei Mäusen zwischen 10 Std (Duodenum, junge Tiere) und 19 Std (Ileum, junge Tiere) und sind bei älteren Individuen länger als bei jüngeren. Kinetische Studien haben gezeigt, daß sich die proliferierenden Zellen in ein *proliferatives Kompartement i. e. S. (P-Zone,* eigentliche Vorläuferzellen) am Kryptengrund und ein, z. T. ebenfalls noch in Teilung begriffenes *Maturations-Kompartement (M_c-Zone)* an den Kryptenwänden unterteilen lassen. Unmittelbar nach akuter Ganzkörperbestrahlung notiert man eine, innerhalb kurzer Zeit eintretende, starke Reduktion der totalen Zellzahl pro Krypte, die sowohl die P- als auch die M_c-Zone umfaßt. Die *Entvölkerung* bleibt bestehen, bis die meisten geschädigten bzw. abgestorbenen Elemente entfernt und in der P-Zone durch überlebende Zellen ersetzt sind. Diese Ereignisse stehen in *Abhängigkeit von der Dosis,* wie es für die Blutzellenvorläufer geschildert wurde: Nach Belastung mit hohen Dosen (600 R und mehr) ist die Zytopenie am Kryptengrund so schwerwiegend und dauert so lange, daß der Nachschub an Epithelien nicht mehr ausreicht, um die Oberfläche der Darmzotten gänzlich zu bedecken. Nach Bestrahlung mit geringen Dosen (z. B. 200–400 R) gelingt dies noch einigermaßen, indem sich die wenigen nachgeschobenen Epithelzellen flach ausbreiten und gegenseitig im Kontakt bleiben. Bei Dosen, die ein Gastrointestinal-Syndrom zur Folge haben, ist dies nicht mehr der Fall: der Kontakt zwischen den oberflächlichen Enterozyten bricht ab, und die Schleimhaut erfährt eine – wenigstens teilweise – *Denudation.* Damit ist die Epithelschranke des Darms durchbrochen, und es kann reichlich *Gewebsflüssigkeit ins Lumen übertreten.*

Besonders im *Dosisgrenzbereich von 500–600 R* zeigen sich *Überlappungen mit dem Knochenmark-Syndrom,* wobei der Epithelschaden der Entwicklung torpider Erosionen und nekrotisierender Geschwüre Vorschub leistet. Überleben solche Individuen, setzt auch in den Darmkrypten die Regeneration wieder ein: Zunächst beobachten wir eine starke Proliferationstätigkeit in der P-Zone, wobei es vorübergehend zu einer Verkürzung der Generationszeit kommt. Die regeneratorische Zellteilungstätigkeit in diesen Kompartementen schießt sogar übers Ziel, indem die Zellzahl in den Krypten während einigen Tagen weit über der Norm liegt. Dann treten wiederum vermehrt Differenzierungsvorgänge hinzu, und die Zellen wandern erneut gegen die Zottenspitzen zu, bzw. werden dorthin geschoben.

Morphologisch lassen sich die oben erwähnten Veränderungen, im besonderen der *Zelluntergang in den Darmkrypten* und die anschließend auftretende *Denudation an den Zottenoberflächen,* ohne weiteres erkennen; allerdings stützen sich die bisherigen Kenntnisse auf diesem Gebiet fast ausschließlich auf tierexperimentelle Befunde. Im Knochenmark zeigen sich – in noch stärkerem Maß – Veränderungen, wie sie beim Knochenmark-Syndrom beobachtet werden. Entsprechendes gilt für die ausgedehnte Zerstörung des lymphatischen Parenchyms sowie Schäden an anderen Wechselgeweben. Zur Zeit, da die Entblößung der Schleimhautoberfläche des Darms am deutlichsten ausgeprägt ist, hat die Granulozytenzahl im Blut noch nicht den tiefsten Punkt erreicht. Es ist daher nicht verwunderlich, daß im Bereich der erosiven Darmläsionen – abgesehen von Fibrin – auch Granulozyten zu finden sind, und die Tendenz zur Ausbildung nekrotisierender Geschwüre noch nicht im Vordergrund steht.

Folgen: *Übelkeit* und *Erbrechen* innerhalb der ersten 1–3 Std nach Exposition, z. T. auch über diese Zeit hinaus anhaltend, gehören zu den charakteristischen Frühsymptomen des Gastrointestinalsyndroms. Man vermutet, daß sie mit dem akuten radiogenen Zelluntergang in vielen Organen, u. a. auch im Magendarmtrakt, in Beziehung stehen. Nach 1–2 Tagen setzt in der Regel eine *Diarrhoe* ein, deren Schweregrad zunimmt, und die u. U. mit Blutabgang verbunden ist. Als Folge entwickelt sich eine schwere *Dehydratation* mit *vermindertem Blutplasmavolumen* und *Elektrolytstörungen.* Durch massiven Blutplasmaersatz läßt sich die kritische Periode um den 3.–4. Tag herum, in der sich sonst die ersten Todesfälle ereignen, wahrscheinlich z. T. überwinden, aber nach Einstrahlung von Dosen von mehr als 1300 R ist ein letaler Ausgang so gut wie sicher. Die Regeneration des Darmepithels beginnt ungefähr am 6. Tag. Danach, d. h. 2–3 Wochen nach Exposition, treten die Symptome der Knochenmarksschädigung in den Vordergrund.

Zentralnervöses (zerebrales) Syndrom

Pathogenese und **Folgen:** Nach extrem hohen Dosen, besonders aber nach Belastung des Kopfes oder des ganzen Körpers mit mehr als 10000 R entwickeln sich rasch *Übelkeit* und *Erbrechen,* verbunden mit *neurologischen Symptomen,* wie Schwindelgefühlen, Gehöreinbuße, Sphinkterstörungen sowie schließlich Tremor, Konvulsionen und Koma. Diese Reihenfolge der Krankheitserscheinungen wurde anläßlich eines Industrieunfalls beobachtet, bei dem der Betroffene 36 Std nach Exposition ad exitum kam. Im Gehirn fanden sich Zeichen von herdförmigem Gewebsuntergang mit leichter zelliger Reaktion.

Bemerkungen zur Beeinträchtigung immunbiologischer Funktionen durch eine akute ionisierende Ganzkörperbestrahlung

Die zahlreichen tierexperimentellen Daten zu dieser Frage haben vor allem deshalb an medizinischem Interesse gewonnen, weil die ionisierende Ganzkörperbestrahlung neuerdings als immunsuppressive Maßnahme in Betracht gezogen wird und z. T. zu diesem Zweck schon angewandt wurde, u. a. vor der Durchführung von Knochenmarkstransplantationen (S. 1240).

Die tierexperimentellen Befunde lassen sich wie folgt zusammenfassen: In den meisten daraufhin untersuchten Systemen läßt sich die *primäre Immunreaktion* durch geringere Strahlendosen unterdrücken als die *sekundäre.* Am stärksten immunsuppressiv wirkt eine Ganzkörperbestrahlung, wenn sie *kurze Zeit vor der antigenischen Stimulation* vorgenommen wird, erweist sich aber auch mehrere Tage vor und zum mindesten während zwei Tagen nach Antigeninjektion noch als wirksam. Der Strahleneffekt auf den Immunapparat ist *dosisabhängig;* zur fast völligen Unterdrückung einer erstmaligen humoralen Immunantwort z. B. auf Tetanustoxoid bei Mäusen genügt eine γ-Ganzkörperbestrahlung mit *300–400 rd,* was für diese Tiere eine

subletale Dosis bedeutet. *Nach Sekundärstimulation* mit demselben Antigen entwickelt sich um den 3.–4. Tag herum eine erhebliche *Radioresistenz* des immunbiologisch aktiven Gewebes, weil in diesem Zeitraum die *wenig strahlenempfindlichen Plasmazellen* entstehen. Eine einmal in Gang gekommene Antikörperproduktion läßt sich durch Ganzkörperbestrahlung mit mittelletalen Dosen nur wenig hemmen, dagegen wird z. T. das *»immunologische Gedächtnis«*, das – im Fall humoraler Immunantworten – mit den strahlenempfindlichen Keimzentren und/oder langlebigen B-Zellenpopulationen zusammenhängt, *weitgehend ausgelöscht.*
Daß der afferente Schenkel auch bei *zellgebundenen Immunreaktionen* wesentlich mehr strahlensensibel ist als der efferente, wurde schon erwähnt.

Beispiele:

- Bei *akzidentellen Ganzkörperbestrahlungen von Menschen,* wie sie vereinzelt bei Reaktorzwischenfällen vorkamen (USA, UdSSR und Jugoslawien), ist es wohl u. U. möglich, unmittelbar nach dem Ereignis in Zusammenarbeit mit Physikern ein ungefähres Bild von den Dosisverhältnissen zu bekommen; noch wesentlicher aber ist das Registrieren des *zeitlichen Auftretens sowie des Ausmaßes krankhafter Symptome und Zeichen,* die *Schätzungen des Schweregrades des Strahleninsultes* gestatten. Es sind ganz *inhomogene Dosisverteilungen* im Körper zu erwarten, deren Gesamtwirkung sich am besten aufgrund des klinischen Bildes beurteilen läßt.
- Versuche einer Therapie schwerer Formen von Ganzkörperbestrahlungssyndrom umfassen u. a. *Knochenmarkstransplantationen.* Bei Verwendung allogener Spenderzellen (syngene sind nur bei identischen Zwillingen zu erhalten) ist allerdings mit Komplikationen im Sinn der *»graft-versus-host«-Reaktion* zu rechnen. Solche Maßnahmen sollten sich daher auf schwere Fälle von Knochenmark-Syndrom beschränken, bei denen z. B. die Zahl der Blut-Granulozyten innerhalb der ersten zwei Wochen auf weniger als $500/mm^3$ fällt. Überdies bedarf es zur Durchführung von Knochenmarkstransplantationen eines besonders dafür geschulten Teams.

Eine Übersicht über Entstehungsweise und Formen von Ganzkörperbestrahlungssyndromen vermittelt die Abb. 196 (S. 1454).

171.6. Spätfolgen einer akuten ionisierenden Ganzkörperbestrahlung, mit Hinweisen auf die möglichen Ursachen des lebensverkürzenden Effekts

Pathogenese und **Folgen:** Unsere Erfahrungen hinsichtlich lebensverkürzender Wirkungen akuter ionisierender Ganzkörperbestrahlungen stützen sich in erster Linie auf tierexperimentelle Befunde. Die fortgesetzten Untersuchungen an der strahlenexponierten Population in Hiroshima und Nagasaki gestatten vorläufig nur die Aussage, daß die Neoplasie-fördernde Wirkung (s. u.) eines derartigen, innerhalb kurzer Zeit den Körper treffenden aktinischen Insultes auch beim *Menschen* zum Ausdruck kommt. Hinsichtlich der nicht neoplastischen Veränderungen lassen die bisher in Japan gemachten Beobachtungen noch keine endgültigen Schlüsse zu.
Die *Resultate von Tierversuchen* lassen sich wie folgt zusammenfassen: Mäuse und Ratten, die das akute Ganzkörperbestrahlungssyndrom überleben, können nicht als völlig wiederhergestellt betrachtet werden. Vielmehr zeigt sich ein deutlich *lebensverkürzender* Effekt des Strahleninsultes, der in einem gewissen Dosisbereich (etwa 100–600 R im Fall mittelharter bis harter Röntgenstrahlen) eine mehr oder weniger lineare *Abhängigkeit von der Dosis* zeigt. Vereinzelte Mitteilungen, wonach akute Expositionen mit geringen Dosen (z. B. weniger als 50 R) bei gewissen Mäusestämmen eine lebensverlängernde Wirkung hatten, scheinen keine allgemeine Gültigkeit zu besitzen. Die Veränderungen, die dem vorzeitigen Absterben der bestrahlten Population zugrunde liegen, sind *sehr mannigfaltig* und umfassen vor allem ein *früheres und/oder vermehrtes Auftreten neoplastischer Prozesse* (S. 177), ferner eine Vielzahl von *Komplikationen, die auf nicht neoplastischen pathologischen Veränderungen beruhen.* Von den letzteren seien z. B. erwähnt: gehäufte *Infektionen, Thrombosen,* verschiedenartige andere *Gefäßveränderungen,* wie *Hyalinose der kleinen Arterien und Arteriolen, Teleangiektasien,* eine herdförmige oder z. T. leichte diffuse *Fibrose* mehrerer Gewebsarten, eine *numerische und z. T. auch einfache Atrophie parenchymatöser Organe* u. a. m. Mäusestämme, die zur Entwicklung einer *Amyloidose* neigen, zeigen im Anschluß an eine akute Ganzkörperbestrahlung diese Veränderung früher als nicht bestrahlte Kontrollen. Demgegenüber fiel auf, daß gewisse, für die physiologische Alterung (S. 2127) bezeichnende Veränderungen, wie degenerative Prozesse an bradytrophen Geweben (z. B. Knorpel und Sehnengewebe) bei ganzbestrahlten Mäusen nicht beschleunigt oder verstärkt in Erscheinung traten. In dieser Hinsicht trifft der Vergleich des lebensverkürzenden Effekts der ionisierenden Ganzkörperbestrahlung mit einem *»strahlenbedingten vorzeitigen Altern«* offenbar nicht zu, während manche anderen Erscheinungen, wie z. B. das vorzeitige *Ergrauen der Haare,* durchaus an ein Senium praecox denken lassen. Dies gilt im übrigen auch für die vorzeitig gehäuft erscheinenden malignen Geschwülste und Leukämien.
Über die *Mechanismen,* die dieser Vielzahl pathologischer Prozesse in Spätstadien nach akuter ionisierender Ganzkörperbestrahlung zugrunde liegen, besteht noch keine Klarheit. Wahrscheinlich beteiligen sich daran verschiedene strahlenbedingte Läsionen von Zellinien und Geweben, die sich in *komplexen Störungen* äußern. Vieles spricht dafür, daß ein *verzögerter reproduktiver Zelltod* in sog. stabilen Geweben wesentlich am Auftreten von Späteffekten teilhat. Ein weiterer Grund von Störungen – besonders im Fall von Wechselgeweben – könnte in einer *Verminderung des Stammzellenpools* liegen, die vielleicht nach dem akuten Ereignis nie mehr gänzlich korrigiert wird. *Somatische Mutationen,* die sich u. a. in einem *vorzeiti-*

gen Absterben, in einer *verminderten Regenerationskapazität und/oder Lebensfähigkeit,* in einem *gestörten Stoffwechsel* oder in *neoplastischen Transformationen* bzw. einer erhöhten Bereitschaft dazu äußern können, spielen wahrscheinlich ebenfalls eine wichtige Rolle. Daneben läßt sich nicht ausschließen, daß eine, nicht auf einer Änderung der im Kern lokalisierten Erbfaktoren beruhende und z. T. auf Tochterzellen übertragbare Beeinträchtigung funktioneller Leistungen mit von Bedeutung sein könnte. Man weiß z. B. wenig über strahleninduzierte Veränderungen der *mitochondrialen DNA* und deren Auswirkungen auf die Erneuerung dieser Organellen. *Physikochemische Störungen der Interzellularsubstanz* werden ebenfalls in Betracht gezogen.

Beispiele:

- Die mögliche Bedeutung *somatischer Mutationen* beim Zustandekommen einer strahlenbedingten Lebensverkürzung wird u. a. dadurch unterstrichen, daß nicht nur ein ionisierender aktinischer Insult, sondern auch stark mutagen wirkende *»radiomimetische« Substanzen* in dieser Weise wirken.
- Es wurde schon erwähnt, daß eine *Teilhepatektomie viele Monate nach ionisierender Ganzkörperbestrahlung* im verbleibenden Lebergewebe *zahlreiche atypische Zellteilungsfiguren* hervortreten läßt. Sehr wahrscheinlich geht ein großer Teil dieser Hepatozyten zugrunde. Man kann sich daher vorstellen, daß in stabilen Geweben die – in ziemlich großen Zeitabständen erfolgenden – Mitosen entsprechenden Störungen unterworfen sind und zu einem graduellen Abbau der Zellmasse führen könnten *(numerische Atrophie).*
- Beobachtungen an Mäusen über den *lebensverkürzenden Effekt einer akuten Quecksilbervergiftung* lassen die Vermutung zu, dieser beruhe zu einem guten Teil auf *reparativen Vernarbungen in den Nieren,* d. h. auf einer herdförmigen Fibrose. Als Folge davon stellt sich u. a. auch eine *einfache Atrophie des Parenchyms* ein.
- Radiogene *Katarakte* gehören zu den regelmäßigsten Befunden bei mit mittelletalen Dosen ganzbestrahlten Tieren.
- Der *Thymus* und auch *andere lymphoretikuläre Organe* erreichen nach überstandenem akutem Ganzkörperbestrahlungssyndrom nicht mehr ganz das Gewicht wie bei unbestrahlten Kontrollen. Offenbar bleibt der Lymphozytenbestand – zumindest über längere Zeit nach Exposition – unter der Norm. Die Frage, ob und in welchem Ausmaß dieser Befund mit der erhöhten Infektanfälligkeit im Spätstadium nach Exposition in Beziehung steht, kann zur Zeit noch nicht sicher beantwortet werden.
- Vieles spricht dafür, daß ein erheblicher Teil der Spätschäden nach ionisierender Ganzkörperbestrahlung auf einem im Vergleich zu Kontrollen *vermehrten Untergang von Blutgefäßendothelien* beruht: Besonders in *kleinen Gefäßen* könnte dies wesentlich zu *Arteriolenhyalinose,* zur *partiellen Verödung* der Endstrombahn, zu *Teleangiektasien* u. a. Anlaß geben.

171.7. Somatische Effekte einer wiederholten oder fortgesetzten externen Ganz-bzw. ausgedehnten Teilkörperbestrahlung mit geringeren Dosen und/oder Dosisraten

Pathogenese und **Folgen:** Die bereits 1911 festgestellte Häufung von *Leukämien* bei Pionieren der Radiologie wurde nachträglich mehrfach bestätigt, ebenso das vermehrte Auftreten von *Hautkarzinomen.* Seither sind sowohl in der therapeutischen wie in der diagnostischen Radiologie so viele Sicherheitsmaßnahmen verwirklicht worden, daß dieses Phänomen seit ungefähr 30 Jahren nicht mehr zutage trat. Unvorhergesehene Schäden stellten sich lediglich ein, als Physiker mit *Neutronen* zu arbeiten begannen, und man die hohe RBW dieser Strahlung noch nicht kannte. Mehrere dieser Forscher haben Linsentrübungen erlitten.

Die ersten Berichte über *Dosis-Wirkungs-Beziehungen* bei Auftreten von *Leukämien* infolge fraktionierter externer Bestrahlung handeln von Patienten, die wegen einer *ankylosierenden Spondylarthritis* (Bechterew, S. 1153) oder aus anderen Gründen einer mäßig dosierten Radiotherapie *(»Entzündungsbestrahlung«)* unterzogen worden waren. Die Individuen ließen den leukämogenen Effekt der Röntgenbestrahlung deshalb in besonderem Maß erkennen, weil die an blutbildendem Gewebe reiche Wirbelsäule auf größerer Strecke exponiert wurde (S. 1483).

Über *nicht neoplastische Veränderungen* nach chronischer oder fortgesetzt wiederholter externer Bestrahlung liegen fast nur *tierexperimentelle Befunde* vor. Bei Mäusen konnte gezeigt werden, daß das *lymphatische System* in dieser Hinsicht besonders empfindlich ist: In der Tat läßt sich bei chronischer Belastung mit 4.01 rd/Stunde externer Gamma-Ganzkörperbestrahlung bereits bei einer akkumulierten Dosis von 25 rd eine meßbare Verminderung der primären humoralen Immunantwort nachweisen. Bei *Ratten* hatte eine kontinuierliche externe Röntgen-Ganzkörperbestrahlung mit *50 rd pro Tag* nach anfänglicher Reduktion der *hämopoietischen Zellmasse* z. T. eine *Kompensation* oder – im Fall der Erythropoiese – sogar eine Hyperkompensation mit Ansteigen der Hämoglobinkonzentration mit Blut zur Folge. Einzig die Zahl der Thrombozyten lag dauernd etwas unter der Norm, wobei nicht auszuschließen ist, daß hier Schäden der Blutgefäßendothelien mit im Spiel waren. Auch die *hämopoietische Regenerationsfähigkeit* (z. B. nach Aderlaß) blieb bei diesen Tieren z. T. *weitgehend erhalten.* Demgegenüber war der *Stammzellenpool,* gemessen an der Fähigkeit des dauerbestrahlten Knochenmarks, in letal bestrahlten Empfängertieren hämopoietische Kolonien zu bilden, *stark reduziert.* Versuche mit *^{60}Co-Gamma-bestrahlten Hunden* ließen erkennen, daß als Todesursache nach Exposition im Dosisbereich von *5–300 R/22 Std* vor allem hämatologische Störungen, z. B. Granulozytopenie mit Septikämie, Anämie oder myeloproliferative Prozesse im Vordergrund stehen, während gastrointestinale Schäden kaum zu sehen sind. Bisherige Beobachtungen an einer großen Zahl von *Mäusen,* die einer *fortgesetzten und/oder fraktionierten externen Ganzkörperbestrahlung* mit *Gammastrahlen* oder *schnellen Spaltneutronen* ausgesetzt waren, gestatten folgende vorläufige Feststellungen: Die Gompertz'sche Kurve der altersspezifischen Mortalitätsrate (S. 2127) wurde durch die Bestrahlung nach oben verlagert: Bei diesem *lebensverkürzenden Effekt* zeigte sich eine deutliche *Dosis-*

abhängigkeit, wobei die Dosis-Wirkungs-Kurven bei geringer Dosisleistung (10 rd/Tag) ungefähr linear, bei höherer Dosisleistung (40 rd/min) dagegen annähernd exponentiell verliefen. Eine *Fraktionierung der Dosis* erwies sich im Fall der Gammabestrahlung als weniger schädigend, bei der Neutronenbestrahlung dagegen z. T. als stärker lebensverkürzend, wenn man zum Vergleich die kontinuierliche Exposition heranzog.

Die hier kurz zusammengefaßten Angaben mögen genügen, um die Komplexität der Beziehungen zwischen Art der Strahlung, Dosis und Dosisleistung einerseits und der schädlichen Wirkungen auf den Körper andererseits zu unterstreichen. Es sei beigefügt, daß ein erheblicher Teil der vorzeitigen Todesfälle nach chronischer ionisierender Ganzkörperbestrahlung mit relativ geringen Dosisleistungen auf der Entwicklung *neoplastischer Prozesse* beruhte, bei Mäusen insbesondere auf der Entstehung von thymischen Lymphomen, myeloischen Leukämien und Ovarialtumoren. Über nicht neoplastische Veränderungen bei diesen Tieren ist bis zur Zeit noch wenig bekannt.

Daten über derartige Schäden beim *Menschen* fehlen weitgehend. Unterschiede in der Wirkung einer langzeitigen Exposition gegenüber sehr geringen Dosen und der natürlichen Strahlung (S. 1486) wurden bisher nicht festgestellt.

171.8. Schädliche Wirkungen hochdosierter, meist fraktionierter, externer, gegen maligne Geschwülste gerichteter Lokalbestrahlungen auf das nicht neoplastische Gewebe

Allgemeine Bemerkungen

Dies sind die häufigsten Strahlenfolgen, denen man in der Medizin begegnet: Ihre Erkennung und Behandlung gehören z. T. auch in den Aufgabenkreis des praktischen Arztes.

Definitionen: *Therapeutische Dosen ionisierender Lokalbestrahlungen,* die gegen maligne Geschwülste gerichtet sind, bewirken regelmäßig eine ganze Reihe von *Gewebsveränderungen,* die eine *akute bzw. subakute Phase* durchlaufen, um schließlich – oft über lange Zeit progredient – in mehr oder weniger charakteristische *Spätschäden* überzugehen. Die Unterschiede in der Strahlenempfindlichkeit der einzelnen Organe bzw. Gewebearten erklären sich weitgehend durch die zytokinetischen Eigenheiten der betroffenen Zellinien sowie die Radiosensibilität der Vorläuferzellen, des Proliferations- und Differenzierungskompartements und der Endzellen. Dementsprechend erleiden *Wechselgewebe* in der Regel Schäden, die sich schon ziemlich früh nach Exposition zu erkennen geben, während bei *stabilen Geweben* der Strahlenschaden langsam progredient in Erscheinung zu treten pflegt. Als *»biologische Dosimeter«,* die dem Radiotherapeuten während der Bestrahlung eine Beurteilung der – individuell z. T. unterschiedlichen – erträglichen kumulativen Höchstdosis gestatten, dienen in erster Linie sog. *Schleimhaut- und Hautreaktionen,* d. h. Folgen einer durch die ionisierenden Strahlen hervorgerufenen sterilen Entzündung. Liegen sowohl Haut als Schleimhäute im Bestrahlungsfeld, sind bei fraktionierter therapeutischer Bestrahlung Schleimhautreaktionen als Maßstab der Strahlenwirkung den Hautreaktionen vorzuziehen, da sie als sog. *»Radioepithelitis«* früher zu erkennen sind als die *akute Radiodermatitis.*

In *unkomplizierten Fällen* beschränken sich die Spätfolgen einer therapeutischen Bestrahlung in der Regel auf gewisse, mehr oder weniger charakteristische Veränderungen, im besonderen die *Strahlenfibrose,* die sich u. a. durch *Zellarmut, zelluläre Atypien (u. a. Polyploidie)* und eine z. T. *hyaline Umwandlung des Bindegewebes, Gefäßarmut, Arteriolenhyalinose, Teleangiektasien* u. a. auszeichnet, ferner eine *numerische,* im Bereich der Strahlenfibrose oft auch *einfache Atrophie von Epithelien und Parenchym innerer Organe.*

Komplikationen beruhen oft auf *ungenügender Durchblutung* bzw. einer *herabgesetzten Regenerations- und Reparationsfähigkeit bestrahlten Gewebes* und werden u. a. durch Traumen und Infektionen begünstigt. Auf diese Weise kann es beispielsweise zur *Strahlennekrose* bzw. zu *Strahlenulzera* kommen, selbst wenn nicht überdosiert wurde. Andere Komplikationen umfassen z. B. *Fistelbildungen, Narbenstenosen* wichtiger Hohlorgane (z. B. Darm), *Gefäßverschlüsse* u. a. m. Vor allem in Randzonen von Bestrahlungsfeldern entstehen hie und da sog. *Sekundärgeschwülste,* die man wenigstens z. T. als radiogen induziert betrachtet.

Zu den wichtigeren Strahlenschäden dieser Art gehören u. a. die *Radiodermatitis acuta gangraenosa* bzw. *strahlenbedingte Hautgeschwüre,* die sog. *sekundär-chronische Radiodermatitis; Nekrosen, Ulzera, Adhäsionen* und *Fisteln* im Bereich von *Schleimhäuten;* die *Radionekrose der Mandibula;* die nekrotisierende und oft gangräneszierende *Perichondritis laryngica* und allenfalls *Knorpel-Knochennekrosen* an anderer Stelle; *Wachstumsrückstände* von Knochen, Zähnen, Organen bzw. Drüsen (z. B. Mamma) und anderen Strukturen (z. B. Schilddrüse und Hypophysenvorderlappen) bei Bestrahlung von Kindern; *Katarakt* und andere Augenschäden; *Kastration* durch Bestrahlung von Ovarien oder Hoden.

Erfahrungsgemäß ist die Gefahr der Entstehung einer Radionekrose bzw. eines Strahlenulkus oder einer Fistel dort am größten, wo das Gewebe von einem malignen Neoplasma durchsetzt ist und/oder, wo die Voraussetzungen für eine Infektion erfüllt sind.

Nachfolgend werden einige *Schäden an verschiedenen*

Tabelle 89. Beispiele von Früh- und Spätschäden nach therapeutischer ionisierender Lokalbestrahlung[a]

Gewebe/Organ	Akut-subakute Schäden	Chronische Veränderungen	Spätkomplikationen
Haut	Erythem; trockene, nach Einwirkung hoher Dosen feuchte Radiodermatitis (Maximum 4.–6. Woche); zunehmende Pigmentierungsstörungen; Epilation	Atrophie, Teleangiektasien; u. U. chronische Radiodermatitis, die mit Ulzerationen einhergehen kann	u. U. strahleninduziertes Karzinom (nach therapeutischer Bestrahlung wesentlich seltener als nach chronischer Bestrahlung mit geringen Dosen)
Schleimhaut des Oropharynx	Erythem; fleckförmige bis konfluierende Radioepithelitis (»Mukositis«) mit Bildung von Fibrinbelägen	Schleimhautatrophie, Teleangiektasien; u. U. Ulzeration, Blutungen; manchmal Epitheldysplasie/-hyperplasie; wechselndes Maß von Xerostomie	Selten radiogene Neoplasmen
Speicheldrüsen	Strahlen-Sialitis; Verminderung der Salivation	Leichte bis schwere Xerostomie; Veränderung der Mundflora; Karies-Anfälligkeit	u. U. eitrige Sialoadenitis; sehr selten radiogene Neoplasmen
Ösophagus	Ähnlich wie im Oropharynx; selten Perforation außerhalb des bestrahlten Tumors	u. U. Stenosierungen; selten Fisteln außerhalb des Tumors	Vereinzelte radiogene Sekundärgeschwülste, Spätperforationen, Fisteln
Magen	Akute Strahlen-Gastritis, z. T. mit Erosionen und flachen Geschwüren	Hie und da Ulzeration und Blutung (»Strahlenulzera«); chronische atrophische Gastritis	Selten narbige Stenosen, radiogene Neoplasmen
Dünndarm	Akute Strahlen-Enteritis, z. T. mit Diarrhoe; selten Infarzierungen, Perforationen u. a. außerhalb bestrahlter Tumoren	Segmentale, z. T. ulzerierende Enteritis (»radiogene Enteritis regionalis«); u. U. peritonitische Adhäsionen, Stenosierungen, Fisteln	Manchmal bleibende Dysfunktion, »Angina mesenterica« u. a.
Dickdarm und Rektum	Leichte Strahlen-Kolitis und -Proktitis; Hypermotilität und Tenesmen; hie und da Blutungen infolge Erosionen oder Ulzerationen; selten Perforation außerhalb bestrahlter Tumoren	u. U. segmentale Kolitis, z. T. mit Stenosierung; Motilitätsstörungen; selten Fisteln außerhalb bestrahlter Geschwülste	Hie und da strahleninduzierte Sekundärneoplasmen
Leber	Meist keine klinisch manifesten Störungen; ausnahmsweise ausgedehntere Leberzellnekrosen	In der Regel nur geringer Funktionsverlust; größere Gefahr bei verstärkter Regeneration (Leberzirrhose, Hepatitis u. a.)	Höchst selten radiogene Leberzirrhose
Pankreas	Wie Speicheldrüsen; selten Pankreasnekrose oder Zeichen von Pankreasinsuffizienz	Ausnahmsweise Pankreasinsuffizienz mit Maldigestion; fast nie Diabetes mellitus	Sehr selten radiogene Sekundärgeschwülste oder zunehmende Pankreasinsuffizienz
Lungen	Akute Strahlen-Pneumonitis, z. T. mit Dyspnoe, selten mit akutem Cor pulmonale	Strahlenfibrose der Lungen, u. U. mit chronischem Cor pulmonale wechselnden Grades	Manchmal erhebliche respiratorische Insuffizienz; u. U. Herzversagen; pneumonische Komplikationen
Herz	Manchmal vorübergehende EKG-Veränderungen	Hie und da Zeichen von Koronarinsuffizienz; in schwereren Fällen u. U. konstriktive Perikarditis oder »Pancarditis fibrosa«	Ausnahmsweise Herzversagen
Blutgefäße	Akut-subakute Gefäßveränderungen klinisch schwer zu erkennen	Arteriolenhyalinose bzw. fibrinoide Verquellung der Wände kleiner Gefäße; u. U. Begünstigung der Atherombildung in Arterien; selten radiogene Thromben; Teleangiektasien	Mangeldurchblutung als einer der wichtigsten Faktoren radiogener Spätschäden, vor allem wegen Arteriolenhyalinose
Nieren	Akut-subakute Strahlen-Nephritis, klinisch oft nicht schwerwiegend	Progressive Nephrosklerose, z. T. mit der Gefahr eines renalen arteriellen Hochdrucks und/oder eines Nierenversagens (bei Bestrahlung beider Nieren); pyelonephritische Komplikationen	Hie und da tödlicher Ausgang wegen maligner arterieller Hypertonie und/oder chronischer Niereninsuffizienz
Harnblase	Dysurie bei Strahlen-Zystitis, die in schweren Fällen hämorrhagisch sein kann	Rezidivierende Zystitiden, besonders bei Kathetergebrauch; u. U. Perforation und Fistelbildung; Blutungen infolge Erosionen bzw. Ulzerationen	Obstruktion der Ureteren meist durch neoplastisches Gewebe bedingt, selten rein radiogen

Tabelle 89 (Fortsetzung)

Gewebe/Organ	Akut-subakute Schäden	Chronische Veränderungen	Spätkomplikationen
Ovarien	Meistens radiogene Kastration	Nach beidseitiger therapeutischer Ovarialbestrahlung Dauer-Amenorrhoe	Keine Erholung der Ovarialfunktionen.
Hoden	Nach einiger Zeit Oligospermie bis Aspermie, falls beide Hoden bestrahlt wurden	Atrophie der Hodenkanälchen, oft mit tubulärer Sklerohyalinose; beschränkte Erholung der Spermiogenese möglich; Leydig-Zellen relativ resistent	Progressive Atrophie mit dauernder Sterilität, jedoch oft mit erhaltener Potentia coeundi
Weitere endokrine Organe	Wechselnde, meist klinisch kaum manifeste Funktionseinbuße	Manchmal langsam progrediente Insuffizienz, z. B. des Hypophysenvorderlappens oder der Schilddrüse	Schwere endokrine Störungen sind nicht häufig (Ausnahmen: Ovarien, »Radiothyreoidektomie« durch Radiojod)
Wachsender Knorpel und Knochen	Sistieren der Chondrogenese; Schäden an Osteoblasten und Osteoklasten; u. U. knöcherne »Abdeckelung« der Epiphysenfugen	Wachstumsrückstand wird bei Kindern nach einiger Zeit deutlich	Deformitäten, wie Kyphoskoliose; u. U. Epiphysenlösung u. a. m.
Ausgewachsener Knorpel und Knochen	Klinisch nicht manifeste Zellschäden	Osteoporose; z. T. Osteosklerose	Osteonekrose der Mandibula, eine bekannte Komplikation nach Kieferbestrahlung; u. U. radiogene Geschwülste
Bindegewebe	Klinisch kaum faßbare Zellschäden, leichtes Ödem und geringfügige entzündliche Veränderungen	Langsam progressive Fibrosierung bis zur Hyalinose; schleichend progrediente Abnahme der Fibroblastenzahl	Strahlenfibrose (-sklerose) als eine der hervorstechenden Spätveränderungen der therapeutischen Bestrahlung
Augen	Konjunktivale Injektion bis Konjunktivitis; Korneaödem; klinisch kaum faßbarer Linsenschaden	Katarakt; u. U. Keratinisierung und/oder Vaskularisation der Kornea; hie und da Blutungen in Chorioidea und/oder Retina; manchmal chronische Iridiozyklitis	Erblindung; u. U. Panophthalmitis; hie und da Glaukom
Ohren	Radiogene Otitis media mit leichter Gehörseinbuße	Hie und da vestibuläre Störungen	Nekrose der Gehörknöchelchen; infektiöse Komplikationen
Zentralnervensystem	Klinisch kaum ins Gewicht fallendes Ödem	Schleichende Zunahme der Veränderungen kleiner Blutgefäße mit wechselnder Hypovaskularisation; unterschiedliche Gliose und Atrophie	Kleinherdige anämische Erweichungen; selten größere Nekroseherde und/oder Blutungen; bei Kindern mentale Retardation
Muskulatur	Klinisch meist unauffällig; u. U. Kreatinurie; selten myasthenische Zeichen	Mäßige, langsam progressive Muskelatrophie, vor allem infolge der Gefäß-Bindegewebsveränderungen	Komplikationen bilden die Ausnahme

[a] Die Angaben beziehen sich auf die konventionelle »kurative« Bestrahlung.

Geweben bzw. Organen erwähnt, die *nach therapeutischer Lokalbestrahlung* auftreten können (Tabelle 89). Durch Radioisotope verursachte Läsionen sind hier nicht berücksichtigt (S. 1473).

Formen, Verlauf, Morphologie und **Komplikationen** von Gewebe- und Organschäden, die durch ionisierende, therapeutische Bestrahlung hervorgerufen werden:

Haut

Schon nach einmaliger therapeutischer Bestrahlung treten mehrere – manchmal bis vier – aufeinanderfolgende Hyperämiewellen, z. B. um den 1.–4., 8.–22. und 24.–51. Tag herum, auf: sog. *Früh-*, *Mittel-* und *Späterythem.* Bei fraktionierter Bestrahlung verwischen sich die Grenzen zwischen diesen Phasen von Hautrötung teilweise, um dann 1–2 Wochen nach Ende der letzten Sitzung abzuklingen. Bei zu starker Belastung kann sich noch während der Behandlung oder kurze Zeit danach eine *Radiodermatitis acuta bullosa* entwickeln, die oft in eine *Radiodermatitis acuta erosiva* übergeht und später u. U. zur Entstehung von *Geschwüren* führt. Bei Anwendung geringerer Dosen, bzw. bei Hochvolt-Photonen-Bestrahlung, bleibt es bei der *Radiodermatitis sicca.* Die einem schweren Schaden entsprechende *nässende Röntgen-Dermatitis* neigt anschließend in besonderem Maß zu *Pigmentverschiebungen, Hautatrophie* und *Vernarbungen,* oft verbunden mit *Teleangiektasien.* Nach Anwendung höherer Dosen ist die *Epilation* irreversibel. Bei gleicher Strahlenart, Dosis und Dosisleistung zeigen *größere Bestrahlungsfelder* in der Regel stärkere Schäden als kleine.

Mikroskopisch erkennt man schon frühzeitig einen *teilweisen Untergang von Zellen der Basalschicht*, verbunden mit dem Auftreten *pathologischer Mitosen*. Während einiger Zeit erscheinen die Keratozyten geschwollen, z. T. entwickelt sich auch ein interzelluläres Ödem mit Akantholyse. Bei schweren Formen mit nässender Radiodermatitis erkennen wir eine Verflüssigungsnekrose vor allem in der Basalzellenzone. Das *Corium* zeigt die für das stark bestrahlte Bindegewebe bezeichnenden Veränderungen, die in den frühen Phasen vor allem durch ein *Ödem*, eine *Mastzellendegranulierung*, eine wellenförmig verlaufende *Hyperämie* und *Veränderungen der Fibroblasten*, wie Kern- und Zytoplasmaschwellung, später z. T. Kernpolyploidie u. a. gekennzeichnet sind. Dem geringen Mitoseindex des ruhenden Bindegewebes entsprechend, findet man nicht häufig atypische Fibroblastenmitosen, es sei denn, es träten Komplikationen mit Bildung von Granulationsgewebe hinzu. Die *Endothelzellen*, hauptsächlich die der *kleinen Blutgefäße*, lassen in der Regel ebenfalls eine erhebliche Schwellung erkennen, die zur Ablösung (Desquamation) überleiten kann. Hie und da begegnet man kleinen hyalinen *Thromben*, bei elektronenmikroskopischer Untersuchung noch häufiger als bei lichtmikroskopischer. Punktblutungen bilden die Ausnahme. Zeichen von Endothelregeneration sind verschiedentlich anzutreffen, werden aber erst nach Abschluß der fraktionierten Bestrahlung deutlich. Manchmal führt eine herdförmige Endothelvermehrung zur Lumeneinengung. Nach einiger Zeit treten in der Regel ganz lockere *entzündliche Infiltrate* mit neutrophilen Granulozyten, Lymphozyten und Histiozyten auf, in erster Linie in perifollikulären Gebieten und um Schweißdrüsen herum, z. T. auch perivaskulär.

Die Epithelien der *Hautanhangsgebilde* zeigen ähnliche Veränderungen wie die epidermalen Zellen, z. T. auch die *Pigmentzellen*.

In *Spätstadien* charakterisiert sich die *»Röntgenhaut«* mikroskopisch durch *epidermale Atrophie*, z. T. auch durch eine unregelmäßige Verdickung, Akanthose und/oder Parakeratose, durch *Atrophie oder Fehlen der Haarfollikel, Talg- und Schweißdrüsen* (daher: Dermatitis »sicca«) sowie – nach schwerer Belastung – durch einen *Pigmentmangel*, nach Einstrahlung mittlerer Dosen z. T. auch durch *Pigmentverschiebungen* oder gar eine *Hyperpigmentierung*. Oft gleicht das Bild dem der senilen Keratose. Die *Nägel* sind z. T. dünn und brüchig *(Onyxis)*. Die auffälligsten Befunde erheben wir im korialen *Bindegewebe*, das *zellarm* und teilweise homogenisiert wirkt. Die erhaltenen *Fibroblasten* enthalten z. T. polyploide, z. T. mehrere Kerne. Nicht selten findet sich eine *elastoide Degeneration* des Bindegewebes. Die *Blutgefäße* lassen in der Regel eine hyaline oder fibrotische Wandverdickung erkennen; teilweise sind sie obliteriert oder zeigen Ausweitungen. *Teleangiektasien* sind in späten Phasen die Regel, wobei die Wand der Gefäße oft nur mehr aus einem Endothelbelag und Resten der Basalmembran zu bestehen scheint. Entzündliche Infiltrate sind in diesem Stadium nicht regelmäßig anzutreffen.

Beim *chronischen Röntgenulkus der Haut* fallen vor allem die geringen Ansätze einer entzündlichen Reaktion und die Nekrosebereitschaft des gefäßarmen Narbengewebes auf. In den Randpartien entwickeln sich dann und wann *pseudoepitheliomatöse Wucherungen der Epidermis*.

Die *Brustdrüse der Frau* ist an sich ziemlich strahlenresistent; lediglich die *wachsende Mamma* bei Kindern und Mädchen in der Pubertät zeigt eine deutlich erhöhte Empfindlichkeit, so daß z. B. eine Hämangiombestrahlung mit relativ geringen Dosen genügt, um eine *Mammahypoplasie* zur Folge zu haben.

Schleimhäute und zugehörige Hohlorgane

Die strahlenbedingten Reaktionen an Schleimhäuten, die von *leicht parakeratotisch verhorntem, mehrschichtigem Plattenepithel* bedeckt sind, d. h. vor allem *Mundhöhle, Pharynx, Larynx, Anus, Ösophagus, Portio vaginalis des Uterus* und *Vagina*, werden oft zur Beurteilung der optimalen Strahlen-Dosierung herangezogen. Als erste Veränderung stellt sich auch hier ein Erythem ein. Entscheidend ist das Einsetzen einer durch *Epitheliolyse* bedingten, oberflächlichen *fibrinösen Entzündung (»Epithelitis«, »Mukositis«)*, die herdweise beginnt und sich dann flächenhaft ausbreitet: Dies ist für den Radiotherapeuten in der Regel das Signal, daß die Serie fraktionierter Bestrahlungen abgebrochen wird. Die *Spätveränderungen an Schleimhäuten* umfassen in unkomplizierten Fällen eine *Schleimhautatrophie* und *Verminderung der drüsigen Sekretion* (»trockene Schleimhäute«), verbunden mit subepithelialer *Fibrose, Teleangiektasien* und *Reduktion der Endstrombahn*. Komplikationen bestehen beispielsweise in der Ausbildung von *Ulzera, Blutungen* (selbst bei leichten Traumen), *Infektionen* u. a. m. Im *Ösophagus* kommt es dann und wann zu *Narbenstrikturen*, insbesondere nach Ulzeration. Nach Jahren entstehen vereinzelt *Zweitneoplasmen*. Die strahlenbedingten Veränderungen beispielsweise der Epithelien der Mundhöhle lassen sich durch wiederholte *zytologische Untersuchungen der Mundspülflüssigkeit* verfolgen: Noch Monate nach der Exposition finden sich hier Anomalien, wie Polyploidie und Doppelkernigkeit.

Das *mehrschichtige Übergangsepithel des Harntraktes (Urothel)*, z. B. das der Harnblase, verhält sich hinsichtlich der Strahlenempfindlichkeit ähnlich wie das leicht parakeratotisch verhornte, mehrschichtige Plattenepithel (*»Frühreaktion«* und *Spätreaktion«*, s. o.). Die Gefahr einer bakteriellen Infektion und/oder hämorrhagischen *Zystitis* ist vor allem dann gegeben, wenn die bestrahlte Blase wiederholt katheterisiert wird. In solchen Fällen kann es u. U. zu Geschwüren, Wandabszessen, Fisteln (z. B. Vesikovaginalfistel) und narbigen Strikturen im Bereich der Uretereinmündung kommen. Die zuletzt genannte Komplikation zieht oft eine Harnstauung und aufsteigende Infektion nach sich (s. Pyelonephritis, S. 788).

Von Zylinderepithel bedeckte Schleimhäute zeigen eine unterschiedliche Strahlenempfindlichkeit. Bei Bestrahlung der *Magengegend* notiert man schon nach Belastung mit 1500–2000 R eine *Verminderung der HCl- und Pepsinogen-Sekretion,* die sich nachträglich z. T. wieder verliert. Höhere Dosen (mehr als 5000 R total) können dagegen – abgesehen von Komplikationen, wie einer *akuten hämorrhagischen* Gastritis – zur Ausbildung einer *atrophischen Gastritis* mit *Achylie* führen. Der bestrahlte Magen ist *Ulkus-anfällig* (S. 1464). Die Radiosensibilität der *Dünndarmschleimhaut* wurde bereits anläßlich der Besprechung des Gastrointestinal-Syndroms hervorgehoben (S. 1459). Nach therapeutischer Bestrahlung von Dünndarmschlingen notiert man oft eine *akute erosive Enteritis mit Diarrhoe,* später eine *Atrophie* mit teilweiser Störung des Zottenmusters und eine *Wandfibrose* wechselnden Grades, sowie *Gefäßveränderungen,* insbesondere eine Arteriolenhyalinose, die zu einer sog. *Angina mesenterica* Anlaß geben können. Zu den bekannten *Komplikationen* zählen u. a. *peritonitische Adhäsionen,* besonders im Anschluß an spätere chirurgische Eingriffe, *Meläna, Darminfarzierungen, Perforationen, Fisteln* und *Ileus,* bzw. *Subileus. Segmentale Stenosen* sind manchmal mit dem Bild einer *symptomatischen Enteritis regionalis* verbunden. Der *Dickdarm* erweist sich in dieser Hinsicht als etwas resistenter. Immerhin sind *Tenesmen* bei Bestrahlung der Rektalgegend keine Seltenheit, und in Spätstadien können u. U. *Blutungen, Ulzera, Fisteln, narbige Stenosen* sowie eine deutlich *gestörte Motilität* hinzutreten. Es sind auch strahlenbedingte Rektalkarzinome beschrieben worden. Gesamthaft betrachtet, sind derartige Komplikationen jedoch nicht sehr häufig anzutreffen.

Die *Gallenblase* und die *Gallenwege* sind offenbar weniger strahlenempfindlich als der Magen und der Darm.

Drüsige Organe

Exokrine wie endokrine Drüsen gehören zu den *stabilen Geweben* und neigen als solche eher zu klinisch ins Gewicht fallenden *Spätveränderungen* als zu akuten Strahlenreaktionen. Bei therapeutischer Bestrahlung großer Teile der *Mundspeicheldrüsen* kann sich allerdings innerhalb kürzerer Zeit eine *Xerostomie* entwickeln, die sich nachher zurückbilden, in schweren Fällen dagegen schließlich wieder verstärken kann: Bei solchen Patienten macht sich u. U. eine sog. *Strahlen-Karies* bemerkbar, abgesehen von weiteren Komplikationen des verminderten Speichelflusses (S. 667).

Entsprechende Veränderungen werden auch im *Pankreas* beobachtet, wenn auch eine schwere strahlenbedingte Pankreasinsuffizienz zu den seltenen Beobachtungen gehört. Hie und da notiert man während der Bestrahlung einen mäßigen Anstieg der Konzentration pankreatischer Enzyme im Blutplasma.

Die *Leber* zeigt wohl im Verlauf der therapeutischen Lokalbestrahlung dieser Gegend erkennbare Veränderungen, die man z. B. mit dem »Leber-Scan« erfaßt, das Organ erweist sich aber in der Regel als ziemlich radioresistent. Nach sehr hoher Dosierung kam es aber hie und da – vor allem bei Alkoholikern – zu einer Leberdystrophie und/oder einer verstärkten Fibrosierung, was sich vor allem bei Vorbestehen einer Leberzirrhose nachteilig auswirkt.

Nach äußerer Bestrahlung beobachtet man nicht oft eine klinisch schwer ins Gewicht fallende Unterfunktion *endokriner Drüsen.* Eine Ausnahme macht z. B. die hochdosierte Protonenbestrahlung der *Hypophyse,* die zu einem deutlichen Hypopituitarismus führen kann: Solche Maßnahmen wurden z. B. zur weitgehenden Ausschaltung der hypophysären Funktionen bei metastasierenden Mammakarzinomen ergriffen. Für die Ausschaltung der *Schilddrüse* benützt man in der Regel hohe Dosen von ^{131}I (S. 1473), aber auch eine externe Bestrahlung dieses Organs kann in seltenen Fällen zu einer Hypothyreose Anlaß geben. Dies trifft im besonderen Maß für die Struma basedowiana und – wie gesagt – die kindliche Thyreoidea zu. Dabei zeigt sich in der Regel eine langsam progrediente Abnahme der Funktionstüchtigkeit. Ähnliches gilt für die *Nebenschilddrüsen,* wenn auch in etwas geringerem Maß. Ziemlich strahlenresistent sind die *Nebennieren;* jedenfalls gehören Fälle mit radiogenem Hypoadrenalismus zu den Seltenheiten. Nach hochdosierter Bestrahlung findet sich u. a. eine hyaline Fibrose der Kapsel und der Zona reticularis.

Gonaden

Die hohe Strahlenempfindlichkeit der Keimdrüsen hinsichtlich Fertilität wurde schon hervorgehoben (S. 1452). Nach Belastung der *Ovarien* mit wenigen hundert rd beobachtet man bereits eine *Unregelmäßigkeit der periodischen Blutungen* und eine *vorzeitige Menopause,* wenn nicht eine Kastration. Eine permanente Sterilität soll nach Bestrahlung mit mehr als 630 R zu erwarten sein, wobei allerdings altersbedingte Unterschiede hervortreten (jüngere Frauen etwas weniger empfindlich). Eine noch stärkere Strahlenbelastung der Eierstöcke bringt eine deutliche Verminderung der Zahl der Follikel bis zu deren völligem Verschwinden mit sich, verbunden mit einer mehr oder weniger ausgeprägten *Reduktion der endokrinen Leistungen,* die – trotz möglicher regeneratorischer Vorgänge – oft eine *Amenorrhoe* zur Folge haben (z. B. Belastung mit mehr als 800–1200 rd).

Wie schon erwähnt wurde, ziehen therapeutische Dosen eine vorübergehende oder permanente *Aspermie (Azoospermie) der Hoden* nach sich, beruhend auf einer Atrophie und Sklerosierung der Tubuli seminiferi.

Die *Leydig'schen Zwischenzellen* werden erst nach Belastung mit höheren Dosen soweit geschädigt, daß sich ein erheblicher primärer Hypogonadismus einstellt.

Nieren

Obwohl die Nieren kurze Zeit nach Belastung mit therapeutischen Strahlendosen – abgesehen vielleicht von einer etwas verstärkten Diurese – annähernd normal funktionieren, muß die Gefahr einer *»Strahlen-Nephritis«* als hoch eingeschätzt werden: oft entwickelt sich dieser meist schleichend progressive Schaden bereits nach typischer fraktionierter Bestrahlung mit 2000–3000 (Mittel: 2700) R. Schon frühzeitig nach Exposition notiert man da und dort glomeruläre Schäden, Läsionen von Tubulusepithelien und typische Gefäßveränderungen (s. u.). Der wichtigste Spätbefund liegt in einer fortschreitenden *Arteriolosklerose(-hyalinose)*, verbunden mit entsprechenden Schrumpfungen und einem wechselnden Maß von *Glomerulosklerose*, außerdem mit *tubulären und interstitiellen Veränderungen* im Sinn der Atrophie und Fibrose. *Infektiöse Komplikationen* sind nicht selten. Das klinische Bild entspricht, je nach Verlauf und Vorherrschen der einen oder anderen Schädigung, u. U. einem *akuten Nierenversagen,* oder – häufiger – einer *»chronischen Nephritis«,* z. T. mit steigendem *arteriellem Hochdruck,* der in eine maligne Hypertonie umschlagen kann, manchmal auch mit *Proteinurie* und/oder *Anämie* (S. 532). Nach bilateraler Bestrahlung entwickelt sich z. T. eine *chronische Niereninsuffizienz.*

Lungen

Die *Strahlenfibrose der Lungen,* wie man sie nach therapeutischer Bestrahlung z. B. wegen Bronchialkarzinom, aber auch nach einer solchen wegen Ösophagus- oder Mammakarzinom beobachten kann, bietet ein ernsthaftes radiotherapeutisches Problem. Ein gewisses Maß von trockenem Reizhusten, verbunden mit Dyspnoe, stellt sich z. T. schon während der fraktionierten Exposition, in der Regel aber erst 4–8 Wochen später ein. Elektronenmikroskopische Untersuchungen an thoraxbestrahlten Tieren haben erkennen lassen, daß u. a. die *Pneumozyten I* (z. T. auch II) und die *Kapillarendothelien,* in einem geringeren Maß *Bronchiolar- und Bronchialepithelien,* ferner Endothelien größerer Gefäße und mesenchymale Elemente erkennbare Veränderungen, wie Schwellung, vereinzelten Zelluntergang, Sekretionsstörungen u. a. m. aufweisen. An Orten, wo infolge Desquamation von Pneumozyten I die Innenfläche der Alveolen denudiert wurde, findet sich manchmal spärlich Fibrin, und an Stellen mit Verlust oder Schädigung von Kapillarendothelien treten dann und wann kleine Plättchenthromben auf. Man notiert ferner z. T. eine vermehrte Proliferation und ultrastrukturelle Veränderungen von Pneumozyten II sowie ein etwas gehäuftes Auftreten von Alveolarmakrophagen. Dazu gesellen sich mäßige Epithelläsionen, die vor allem im Bereich der Bronchiolen und kleinen Bronchien oft zu *bronchiolitischen und bronchitischen Komplikationen* mit teilweisem und/oder vorübergehendem Lumenverschluß führen. Bei der akuten bis subakuten *»Röntgen-Pneumonitis«,* die manchmal von einer leichten exsudativen, transitorischen *Pleuritis* begleitet wird, spielen daher Veränderungen, wie *kleinfleckige Atelektase* mit anschließender *Atelektase-Induration* (S. 626), die durch wiederholte Verschlüsse der kleinen Luftwege unterhalten werden, eine besondere Rolle. Durch kräftige Atemübungen, Bronchiolytika und antiphlogistische Maßnahmen (z. B. Gabe von Glukokortikosteroiden) läßt sich daher der Schweregrad der postirradiativen Lungenfibrose erheblich mildern. Hinzu treten allerdings mit der Zeit – abgesehen von *infektiösen Komplikationen* – immer deutlichere *Störungen von Seiten des Gefäß-Bindegewebsapparates,* die zu der langsam progressiven Fibrosierung und Obliteration kleiner Gefäße beitragen. Die mehr oder weniger *diffuse interstitielle Lungenfibrose* und die Einengung des Gesamtquerschnitts der Endstrombahn im kleinen Kreislauf bewirken in schweren Fällen eine erhebliche *pulmonal-arterielle Hypertonie* und schließlich ein *Cor pulmonale,* so daß die Patienten u. U. an einem Versagen der rechten Herzhälfte sterben. Besonders groß ist diese Gefahr, wenn die fraktionierte Teil-Lungen-Bestrahlung eine Gesamtdosis von ungefähr 9500 R überschreitet. Lungenbestrahlungen in Kombination mit, oder im Anschluß an, Medikationen von Aktinomyzin D und/oder Bleomyzin erhöhen die Fibrosierungsgefahr.

Herz und Gefäße

Das *Herz* gilt als ziemlich strahlenresistent, wenn auch manchmal schon während der Bestrahlung EKG-Veränderungen notiert werden und vereinzelt endokardständige Thromben auftreten. Mit erheblicher Latenz findet sich im Myokard z. T. eine *kleinfleckige Fibrose,* die vielleicht u. a. mit strahlenbedingten Veränderungen der kleinen Koronaräste (u. a. *Arteriolohyalinose)* und Kapillaren in Beziehung steht. Diese Schäden sind aber kaum je so schwerwiegend, daß eine Herzinsuffizienz resultieren würde. Schwere Myokardläsionen wurden nach Lokalbestrahlung in Kombination mit zytostatischer Therapie (u. a. Adriamyzin) beobachtet. Etwas häufiger notieren wir eine *Perikardfibrose;* aber auch diese wirkt in der Mehrzahl der Fälle nicht konstringierend.

Wie schon erwähnt wurde, gehören die vor allem durch *strahlenbedingte Schädigung der Endothelzellen kleiner Blutgefäße* bewirkte allmähliche *Einschränkung der Endstrombahn* zu den wichtigsten Spätveränderungen der therapeutischen Bestrahlung. Histologisch am auffälligsten sind die *Arteriolenhyalinose,* die *Gefäßarmut des Bindegewebes* und die *Teleangiektasien.*

In großen *Arterien* vermag eine hochdosierte Lokalbestrahlung u. U. die arteriosklerotischen Veränderungen zu verstärken, und *Venen* zeigen eine Wandverdickung im Sinn einer mäßigen Phlebosklerose.

Bindegewebe, seröse Häute, Gelenke, Sehnenscheiden, Bursen, Knorpel und Knochen

Auf die überragende Bedeutung der *Strahlenfibrose* in Spätstadien nach hochdosierter Lokalbestrahlung wurde schon wiederholt hingewiesen. Teilweise handelt es sich hier wahrscheinlich um verzögerte *Strahleneffekte auf Fibroblasten,* die die Ausbildung eines zellarmen, faserreichen und z. T. hyalinen Bindegewebes nach sich ziehen, teilweise sind *vaskuläre Schäden* wesentlich mitbeteiligt, indem z. B. radiogene, d. h. zu einem guten Teil *ischämisch bedingte Nekrosen* eine Reparation zur Folge haben, die ihrerseits narbig ausheilen kann. Ferner tragen infektiöse oder steril-entzündliche Komplikationen anderer Art zur Strahlenfibrose bei. Das Narbengewebe vermag seinerseits – z. B. durch Kompression oder Narbenzug – die Endstrombahn zu stören (vgl. dazu Sklerödem, S. 604). Ob und in welchem Ausmaß direkte Strahlenwirkungen auf Kollagen und Proteoglykane an der Entwicklung der Fibrose beteiligt sind, weiß man nicht genau. Vermutlich spielen solche Prozesse keine führende Rolle, da die Fibrosierung langsam progredient erfolgt.

An *serösen Häuten,* an der *Membrana synovialis von Gelenken und Sehnenscheiden* sowie in *Bursen* kommt es selbst nach ziemlich hochdosierter Lokalbestrahlung selten zu einer schweren fibrinösen Entzündung. Der *Strahlenfibrose* sind diese Strukturen indessen in gleichem Maß unterworfen, wie andere mesenchymale Gewebsanteile. Knorpelschrumpfungen und fibröse Ankylosierungen (z. B. am Schultergelenk) werden dann und wann beobachtet.

Wie schon erwähnt wurde (S. 1465), werden *wachsender Knorpel und Knochen durch eine höher dosierte ionisierende Bestrahlung stark geschädigt. Das Sistieren der Chondrogenese* zieht einen klinisch bald erkennbaren *Wachstumsrückstand* des betreffenden Skeletteils nach sich. An der *Wirbelsäule* stellt man nach einiger Zeit *Konturunregelmäßigkeiten der Wirbelkörper,* u. U. auch einen leichten Grad von *Kyphoskoliose* fest. Hie und da kommt es bei Kindern unter 2 Jahren zum *Abrutschen von Epiphysen.* Schon nach geringerer Belastung sind Befunde, wie transverse Linien u. a. sowie – bei Kindern – »os in ossi« keine Seltenheit. Mikroskopisch findet sich an den Epiphysenfugen, abgesehen von Knorpelschäden, oft eine knöcherne Abdeckelung des verkalkenden Säulenknorpels gegen die primären Markräume zu.

Bei *Erwachsenen* bleiben die meisten Knorpel-Knochen-Veränderungen asymptomatisch. Bei Anwendung hoher Dosen kann es indessen zur *Knochennekrose* kommen; besonders gefährdet ist in dieser Beziehung die *Mandibula,* die nach Bestrahlung nicht selten eine dentogene oder u. U. tonsillogene Infektion erleidet; relativ oft sind auch bestrahlte Rippen und Beckenknochen vom Gewebsuntergang betroffen, ferner der Femurhals. Wahrscheinlich spielt hier die Druckbelastung eine Rolle. An anderen Knochen steht oft eine radiogene *Osteoporose* im Vordergrund: Solche Skeletteile können schon bei leichteren Traumen *frakturieren.* Die radiogene Osteoporose erklärt sich zu einem guten Teil durch eine verminderte Osteoblastenaktivität bei nicht oder wenig eingeschränkter Osteoklasie. Eine *Osteosklerose* als Strahlenfolge sieht man nicht oft. Selten entstehen in Spätstadien nach externer therapeutischer Bestrahlung osteogene Sarkome oder andere, von Knorpel und/ oder Knochen ausgehende Geschwülste.

Sinnesorgane

Es wurde bereits unterstrichen, daß *Katarakte* schon nach Belastung der Augenlinse mit mäßigen Dosen entstehen können; aus diesem Grund wird das *Auge* bei Bestrahlung im Gesichtsbereich abgedeckt. Ist dies nicht möglich bzw. nicht erwünscht (z. B. bei Bestrahlung einer malignen Augengeschwulst), zeigen sich frühzeitig die für die *Strahlenkonjunktivitis* typischen Veränderungen, die in schweren Fällen mit einem *Kornealödem* verbunden sein können. Das Korneal-epithel erleidet ebenfalls einen Strahlenschaden, doch sind radiogene Hornhautgeschwüre nicht oft zu sehen. Andauernde strahlenbedingte Veränderungen in Epithel und Bindegewebe der Hornhaut laufen unter der Bezeichnung einer *chronischen aktinischen Keratopathie.* In späteren Stadien treten meistens mehr oder weniger ausgeprägte *Teleangiektasien der Konjunktiva,* z. T. verbunden mit Pinguekula-artigen Veränderungen, in Erscheinung, nach Bestrahlung mit höheren Dosen z. T. auch eine *Verhornung der Bindehaut.* Die *Chorioidea* zeigt z. T. Pigmentverschiebungen und Teleangiektasien, die zu kleinen Blutungen neigen. In schweren Fällen notieren wir zudem eine *»Iridocyclitis atrophicans«.* Die wichtigeren *Komplikationen* der Augenbestrahlung umfassen – abgesehen von der bereits erwähnten *Katarakt – Netzhautblutungen,* eine *Panophthalmitis* und ein *sekundäres Glaukom.*

Ohr und Innenohr zeigen bei therapeutischer Lokalbestrahlung folgende Veränderungen: Gegen Ende der Exposition macht sich in der Regel eine *radiogene Otitis media* bemerkbar, die meistens im Verlauf von 6–8 Wochen abklingt. Eine *leichte Verminderung der Hörfähigkeit* bleibt aber in manchen Fällen bestehen. Der *Vestibularapparat* zeigt erst mit einer gewissen Latenz leichte Störungen. *Komplikationen,* wie Infektion und Nekrose der Gehörknöchelchen, sind keine häufigen Erscheinungen.

Die *Geschmacksrezeptoren* erleiden bei hochdosierter Bestrahlung in der Regel einen nachweisbaren Schaden *(Dysgeusie).*

Zentralnervensystem und periphere Nerven

Im allgemeinen erträgt das Zentralnervensystem des *Erwachsenen* recht hohe Dosen, ohne klinisch bedrohliche Störungen erkennen zu lassen. Gegen Ende der fraktionierten therapeutischen Lokalbestrahlung (z. B. wegen eines Glioblastoms) beobachten wir dann und wann eine mäßige *Zunahme des Hirndruckes,* offenbar wegen Hirnschwellung bzw. -ödem. Verschiedene Befunde sprechen dafür, daß es u. U. auch zu

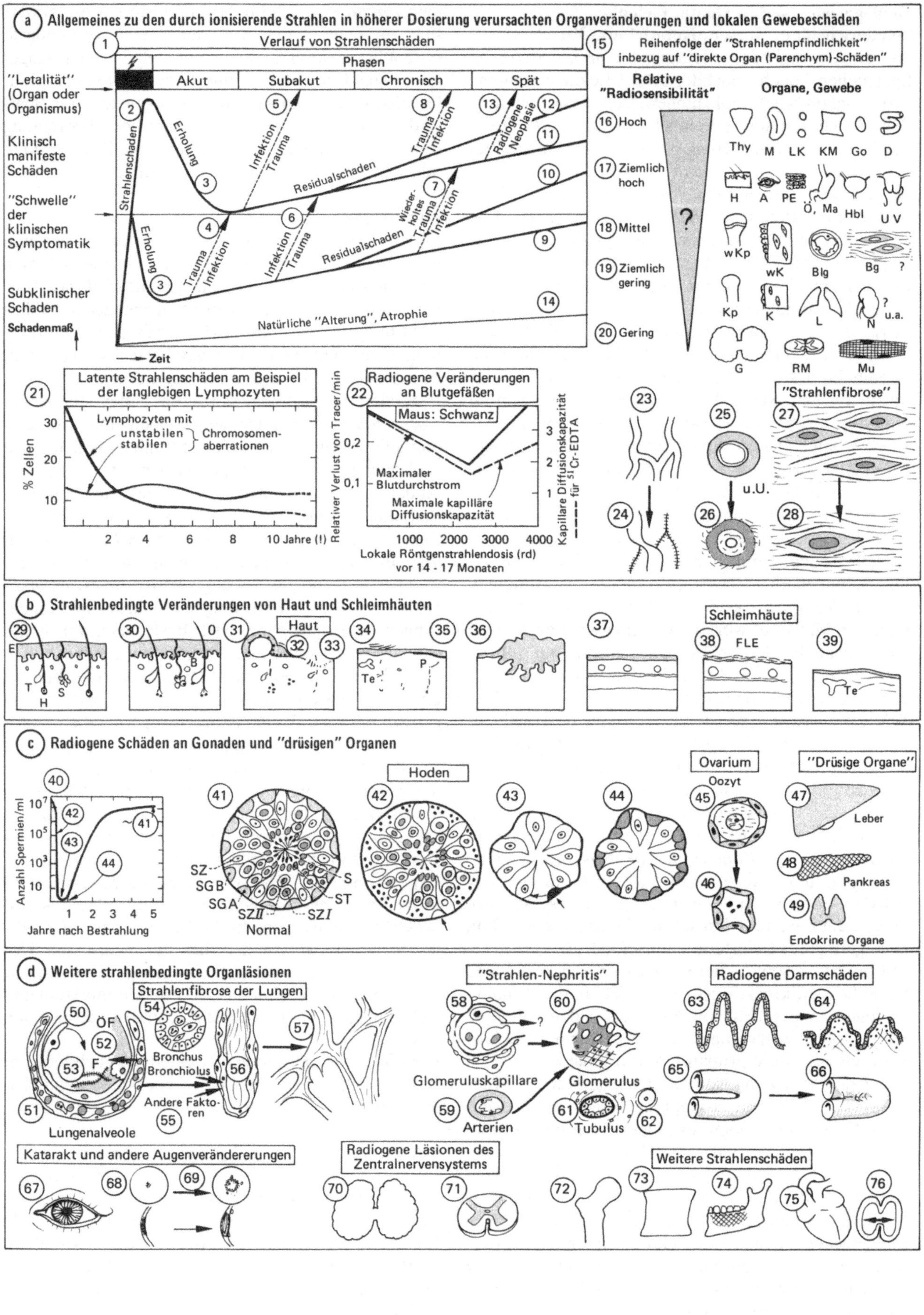
a Allgemeines zu den durch ionisierende Strahlen in höherer Dosierung verursachten Organveränderungen und lokalen Gewebeschäden
1 Verlauf von Strahlenschäden
Phasen
Akut
Subakut
Chronisch
Spät
"Letalität" (Organ oder Organismus)
Klinisch manifeste Schäden
"Schwelle" der klinischen Symptomatik
Subklinischer Schaden
Schadenmaß
Zeit
Strahlenschaden
Erholung
Infektion
Trauma
Residualschaden
Wiederholtes Trauma
Radiogene Neoplasie
Natürliche "Alterung", Atrophie
15 Reihenfolge der "Strahlenempfindlichkeit" inbezug auf "direkte Organ (Parenchym)-Schäden"
Relative "Radiosensibilität"
Organe, Gewebe
16 Hoch
17 Ziemlich hoch
18 Mittel
19 Ziemlich gering
20 Gering
Thy M LK KM Go D
H A PE Ö, Ma Hbl U V
wKp wK Blg Bg ?
Kp K L N u.a.
G RM Mu
21 Latente Strahlenschäden am Beispiel der langlebigen Lymphozyten
Lymphozyten mit unstabilen / stabilen Chromosomen-aberrationen
% Zellen
10 Jahre (!)
22 Radiogene Veränderungen an Blutgefäßen
Maus: Schwanz
Maximaler Blutdurchstrom
Maximale kapilläre Diffusionskapazität
Relativer Verlust von Tracer/min
Kapillare Diffusionskapazität für 51 Cr-EDTA
Lokale Röntgenstrahlendosis (rd) vor 14 - 17 Monaten
u.U.
"Strahlenfibrose"
b Strahlenbedingte Veränderungen von Haut und Schleimhäuten
Haut
Schleimhäute
E T S H B O P Te FLE Te
c Radiogene Schäden an Gonaden und "drüsigen" Organen
Anzahl Spermien/ml
Jahre nach Bestrahlung
Hoden
SZ SGB SGA SZII SZI S ST
Normal
Ovarium
Oozyt
"Drüsige Organe"
Leber
Pankreas
Endokrine Organe
d Weitere strahlenbedingte Organläsionen
Strahlenfibrose der Lungen
ÖF F
Bronchus Bronchiolus
Andere Faktoren
Lungenalveole
"Strahlen-Nephritis"
Glomeruluskapillare
Glomerulus
Arterien
Tubulus
Radiogene Darmschäden
Katarakt und andere Augenverändererungen
Radiogene Läsionen des Zentralnervensystems
Weitere Strahlenschäden

Abb. 197a–d. *Schädliche Wirkungen höher dosierter Lokalbestrahlungen.* Diesen Strahlenschäden, die zumeist auf einer *fraktionierten, externen, gegen maligne neoplastische Prozesse gerichteten Radiotherapie* beruhen, begegnet der Arzt zur Zeit weitaus am häufigsten. Auch die meisten *radioaktiven Isotope bzw. Radionuklide,* die medizinisch wichtige Läsionen verursachen können, reichern sich in der Regel in dem einen oder anderen Organ an, d. h. sie bewirken eine Teil-, nicht eine Ganzkörperbestrahlung (z. B. radioaktives Jod (^{125}I, ^{131}I und ^{132}I) in der Schilddrüse; ^{32}P vor allem in stark proliferierenden Geweben; ^{90}Sr im knöchernen Skelett; Thorotrast ($^{232}ThO_2$), das heute nicht mehr für medizinische Zwecke benützt wird, – je nach Art der Anwendung – im Makrophagensystem (nach intravaskulärer Injektion), Nierenbereich (retrograde Pyelographie), Speicheldrüsen (Sialographie) u. a.; inhalierte Transuranium-Elemente (^{239}Pu, ^{238}Pu u. a.) in Lunge, tracheobronchialen Lymphknoten und, soweit es sich um lösliche Verbindungen handelt, vor allem auch im knöchernen Skelett). Die Berechnung der Strahlendosis gestaltet sich allerdings im Fall partikulären radioaktiven Materials außerordentlich schwierig. **a** *Allgemeines zu den durch ionisierende Strahlen in höherer Dosierung verursachten Organveränderungen und lokalen Gewebeschäden.* In diesem Diagramm (1) ist rein schematisch das Schadenmaß im Anschluß an eine akute ionisierende Bestrahlung als Funktion der Zeit aufgetragen (modifiziert nach *Rubin und Casarett,* 1968). Einen rasch auftretenden und klinisch u. U. schweren Schaden zeigen in erster Linie Gewebe mit hoher Zellerneuerungsrate und/oder Strahlenempfindlichkeit (2). In einzelnen Fällen können, falls lebenswichtige Organe betroffen sind, schon in dieser *akuten Phase* Todesfälle eintreten (»Letalität« als kritisches, mit dem Leben kaum vereinbares Schadenmaß eingetragen; vgl. dazu Abb. 196, S. 1454). Bei therapeutischer Lokalbestrahlung ist dies jedoch kaum je der Fall. Die *Erholung* vom akuten Insult (3) setzt in diesen Geweben/Organen – entsprechend dem raschen Zellumsatz – bald ein, ist aber *nie vollständig.* Der sog. *Residualschaden* hängt weitgehend von der Strahlenqualität und der Dosis ab; man hat Gründe zur Annahme, daß er mit der Zeit stärker zunimmt (9, 11), als es der natürlichen »Alterung« (14) der betroffenen Strukturen entsprechen würde. Die Hypothese, wonach es aufgrund eines bestehenden Residualschadens geringer *zusätzlicher Noxen* (Infektionen, Traumen u. a., 4–8) bedürfe, um das Schadenmaß in einen kritischen Bereich zu bringen, hat durch zahlreiche Beobachtungen eine Stützung erfahren. Abgesehen von nicht-neoplastischen Veränderungen, ist zudem in einem gewissen Prozentsatz der Fälle mit *radiogenen Geschwülsten oder Leukämien* zu rechnen (13, s. dazu Abb. 199, S. 1482). Ob der Residualschaden mit der Zeit noch stärker zunehmen kann (10, 12), wird unterschiedlich beurteilt und müßte von Fall zu Fall geprüft werden. Das hier gezeigte Schema weist für jede Gewebeart einen besonderen Verlauf auf. In der Literatur begegnet man öfters Angaben über eine *Reihenfolge der Strahlenempfindlichkeit verschiedener Gewebe/Organe* (15). Es ist wichtig festzuhalten, daß diese Art von Klassifikation nur beschränkten Wert hat, indem sie vor allem den faßbaren Schäden in der akuten Phase Rechnung trägt und Spätfolgen (z. B. stark verzögerter reproduktiver Zelltod u. a.) weitgehend außer Acht läßt (16–20; in dieser Liste aufgeführt sind: Thymus (Thy), Milz (M), Lymphknoten (LK), Knochenmark (KM), Gonaden (Go) Darm (D); Haut (H), Augen (A, insbesondere Linsen), Pflasterepithelien (PE), Ösophagus (Ö) und Magen (Ma), Harnblase (Hbl), Uterus (U, vor allem Cervix), Vagina (V); wachsender Knorpel (wKp) und Knochen (wK), Blutgefäße (Blg), Bindegewebe (Bg); ruhender Knorpel (Kp) und Knochen (K), Lungen (L), Nieren (N); Gehirn (G), Rückenmark (RM); Skelettmuskulatur (Mu)). Die Fragwürdigkeit dieser Einteilung geht u. a. daraus hervor, daß die »Strahlennephritis« und die »Strahlenfibrose der Lungen« zu den ernsthaften Problemen der Radiotherapie gehören, und daß Organe, die als radiosensibel aufgeführt sind, vor allem aber Wanderzellen beherbergen (z. B. Milz), nach Lokalbestrahlung rasch wieder besiedelt werden können. Die z. T. sehr lange Zeitdauer, während der *latente Strahlenschäden* bestehen bleiben können, ließ sich u. a. anhand von Chromosomenaberrationen von (langlebigen) Lymphozyten zeigen (21). Verschiedene Beobachtungen sprechen dafür, daß hinsichtlich der radiogenen Spätschäden einer allmählichen, dosisabhängigen *Schädigung bzw. teilweisen Verödung der Endstrombahn* (kleine Blutgefäße, 22–24), u. U. auch strahlenbedingten *Veränderungen von Arterien* (25, 26) und der – nach Verabreichung höherer Dosen – zunehmenden *Strahlenfibrose* (27, 28: Abnahme des relativen Zellgehalts, z. T. Polyploidien u. a. m.) eine besondere Bedeutung zukommt. **b** *Strahlenbedingte Veränderungen von Haut und Schleimhäuten.* Im Verlauf einer externen therapeutischen Bestrahlung entsteht oft ein *Hauterythem,* das z. T. einen wellenförmigen Verlauf nimmt und nach Abschluß der Behandlung wieder abklingt (29, 30; E = Epidermis; T = Talgdrüsen; H = Haarfollikel; S = Schweißdrüsen; B = Blutgefäße; schwarze Punkte: zugrunde gehende Zellen in der Basalschicht der Epidermis). Nach hochdosierter Hautbestrahlung kann sich eine *Radiodermatitis acuta bullosa* (31), *erosiva* (32, *»nässende Radiodermatitis«*) oder sogar *ulcerosa* (33) entwickeln. In *Spätstadien* zeigt die *»Röntgenhaut«,* die z. T. schuppt und trocken ist (34), eine Vielzahl von Veränderungen, wie epidermale Atrophie, Atrophie bis Fehlen der Hautanhangsgebilde (u. a. Nichtnachwachsen der Haare nach Epilation), Pigmentverschiebungen (P, 35) bis Pigmentmangel, Onyxis der Nägel, ein zellarmes subepidermales Bindegewebe, teilweise Obliteration der Blutgefäße, verbunden mit Ausbildung von Teleangiektasien (Te) u. a. m. Mitunter entsteht ein *chronisches Röntgenulkus.* Eine im Kindesalter bestrahlte *Mamma* bleibt mehr oder weniger hypoplastisch. Nicht selten, vor allem bei oftmals wiederholter Exposition (Chirurgen!), treten in der Röntgenhaut Neoplasmen auf (*Basaliome,* verhornende *Epidermoidkarzinome* u. a., 36). *Strahlenbedingte Veränderungen der Schleimhäute* beginnen in der Regel mit einer Hyperämie. Mit Einsetzen der Epitheliolyse bildet sich an der Oberfläche ein Belag von Fibrin bzw. fibrinösleukozytärem Exsudat (FLE, *»Epithelitis«, »Mukositis«*), das dem Strahlentherapeuten als »biologisches Dosimeter« dient (38). *Spätveränderungen* bestrahlter Schleimhäute umfassen ebenfalls Epithelatrophie, Atrophie von Schleim- und anderen Drüsen, Fibrose, Teleangiektasien u. a. m. (39). **c** *Radiogene Schäden an Gonaden und drüsigen Organen.* Beim Menschen führt eine *Hodenbestrahlung* mit Dosen von ungefähr 600–650 R (Röntgenstrahlen) zu einem vorübergehenden vollständigen Versiegen der Spermiogenese (40). Da vor allem Spermatogonien A (vgl. dazu normalen Hoden, 41; SGA) und B (SGB) zerstört werden, ein Großteil der Spermatozyten I und II (SZ I und II), der Spermatiden (ST) sowie vor allem der Spermien (S) die oben genannten Strahlendosen jedoch überlebt, bleibt das betroffene Individuum für einige Zeit noch fertil (42, *prästerile Phase,* in der postspermatogonial bestrahlte Spermien vorhanden sind). Erst nach Wochen bis wenigen Monaten kommt es zu *Azoospermie* (43). Die Regeneration geht in solchen Fällen von den wenigen überlebenden Spermatogonien A aus (43, 44), benötigt jedoch für eine weitgehende Wiederherstellung meist wesentlich mehr als 1 Jahr (41). Die Spermien, die in der poststerilen Phase produziert werden, stammen von radiogen geschädigten Spermatogonien ab, was sich u. a. im Mutationsmuster zeigt (Tierversuche). Die *Leydig'schen Zwischenzellen* ertragen hohe Strahlendosen, ohne daß sich eine Impotenz einstellt. Nach Bestrahlung der Hoden mit mehr als 1500 R besteht in der Regel eine permanente Sterilität. Zur Vernichtung praktisch aller *Oozyten I und II* bedarf es, wie man annimmt, ebenfalls einer Strahlendosis von ungefähr 600–650 R (45, 46); allerdings sind Fälle bekannt, in denen noch höhere Dosen nicht zur endgültigen *Sterilisation* ausreichten. Geringere Dosen, auf die Ovarien eingestrahlt, bewirken in wechselndem Maß Störungen der Follikelreifung und damit der Regelblutungen (meistens *Amenorrhoe,* die für einige Zeit anhält). Später kann es zur vorzeitigen Meno-

einer *transitorischen leichten Entmarkung* (»Myelitis« u. a.) kommen kann. Die bisher erwähnten Veränderungen sind jedoch nur leichter Natur, und lichtmikroskopisch lassen sich höchstens angedeutete Zeichen einer diffusen Gliose und Atrophie feststellen. Über direkte Ganglienzellschädigungen ist wenig bekannt. Die wichtigsten *Spätkomplikationen* haben eine *vaskuläre Ursache,* vor allem eine stenosierende *Hyalinose der kleinen Arterien und Arteriolen,* die da und dort in einem *Gefäßverschluß* enden und somit *ischämische Nekroseherde* hervorrufen kann. Verständlicherweise sind solche Veränderungen bei vorbestehenden Gefäßerkrankungen, wie Arterio- und Arteriolosklerose, diabetischer Mikroangiopathie u. a., stärker ausgeprägt. Mikroskopisch zeigen diese Läsionen eher geringe Zeichen von Oligodendroglia- und Astrozytenreaktionen, während die – von den Blutmonozyten hergeleiteten – Fettkörnchenzellen im Anschluß an akute Infarktereignisse in etwas größerer Zahl auftreten. Bei Bestrahlung des Rückenmarks verursachen solche Komplikationen u. U. unvollständige oder totale Querschnittsläsionen. Die kleinen Blutgefäße von Gehirn und Rückenmark bieten in Spätstadien nach therapeutischer Bestrahlung hie und da das Bild kleiner Knäuel, die durch Vermehrung der Adventitiazellen bedingt sind. Lockere Infiltrate von Lymphozyten im Perivaskulärraum sind ebenfalls vereinzelt zu sehen.

Bei *Kindern,* insbesondere bei Säuglingen, ist die Bestrahlung des Zentralnervensystems folgenschwerer als beim Erwachsenen, denn es kann zu einer erheblichen *diffusen Gliose* und *Atrophie* mit *mentaler Retardation* kommen. In leichteren Fällen notiert man gewisse Koordinationsstörungen.

Skelettmuskulatur

Diese erweist sich als ziemlich strahlenresistent, abgesehen von Kindern, bei denen sich eine erhebliche Atrophie und Fibrose, u. U. auch Schrumpfung einstellen mag (z. B. postirradiative Skoliose). Gegen Ende der therapeutischen Lokalbestrahlung notiert man nicht selten eine mäßige Kreatinurie, die aber bald wieder nachläßt. In Spätstadien erleidet die Muskulatur vor allem aufgrund der erwähnten Gefäß-Bindegewebeschäden eine mit *Fibrose* verbundene *Atrophie* wechselnden Grades.

Abb. 197 a–d (Fortsetzung)

pause kommen. *Drüsige bzw. parenchymatöse Organe,* wie die *Leber* (47) und das *Pankreas* (48), sind, wenn man die Spätveränderungen und die gestörte Regenrationskapazität mitberücksichtigt, weniger strahlenresistent als früher angenommen wurde; man spricht hier z. T. von »*Strahlen-Hepatitis*« u. a. m. Dasselbe gilt für manche *endokrine Organe;* die *Schilddrüse* (49) wird durch Radiojod in höheren Dosen wirksamer ausgeschaltet als durch externe Bestrahlung. **d** *Weitere strahlenbedingte Organläsionen.* Die »*Strahlen-Pneumonitis*« kennzeichnet sich im akuten und subakuten Stadium vor allem durch Schäden der Kapillarendothelien, die schwellen und z. T. zugrunde gehen können (51): Dies hat u. a. einen vermehrten Übertritt von Plasmaflüssigkeit in die Alveolen zur Folge (52; ÖF = Ödemflüssigkeit). Zudem kommt es da und dort zum Zelltod von Pneumozyten (vor allem Pneumozyten I, 50), was eine vorübergehende Denudation der betreffenden Stelle der Alveoleninnenfläche mit sich bringt und wahrscheinlich zu einem guten Teil für das Auftreten von Fibrin (F, 53) verantwortlich ist. Diese Veränderungen, zusammen mit Schäden der Bronchien und Bronchiolen bzw. komplizierenden Infektionen derselben (54) sowie weitere Störungen (55, Bindegewebe, Gefäße, s. o.) begünstigen schließlich die Entwicklung von *Atelektasen-Indurationen* (56). Die *Strahlenfibrose* der Lungen, die überwiegend septalen Charakter trägt (57), geht zu einem guten Teil auf die genannten Vorgänge zurück. Große Gefahr hinsichtlich eines Versagens der Lungenfunktionen besteht, wenn bei protrahiert-fraktionierter Bestrahlung die Gesamtdosis von ungefähr 9500 R überschritten wird. Die sog. »*Strahlen-Nephritis*« beginnt u. a. mit Endothelschwellungen und -untergängen im Bereich der Glomeruli (58); diese sowie – später – tubuläre Schäden (61) und allenfalls hinzutretende, stenosierende Arterienläsionen (59) führen mit der Zeit zum Bild der *radiogenen Nephrosklerose:* man erkennt u. a. eine deutliche Arteriolenhyalinose (62), eine vorwiegend interkapilläre Glomerulosklerose (60), tubulo-interstitielle Veränderungen mit entzündlichen Reaktionen (61) und eine Intimaverdikkung der Arterien. Infektiöse Komplikationen scheinen häufig im Spiel zu sein. Erhebliche Grade von Strahlen-Nephritis werden bereits nach fraktionierter Bestrahlung mit Dosen von 2700 R und mehr beobachtet. *Radiogene Darmschäden* (vgl. dazu Abb. 196, S. 1454) umfassen u. a. Schleimhautatrophie (63, 64), mit Neigung zu Erosionen oder gar Ulzerationen, fibröse Wandverdickung, Atrophie der Muscularis und – manchmal – peritonitische Adhäsionen (65, 66), letztere möglicherweise infolge entzündlicher Komplikationen. Die *Augen* sind in erster Linie wegen der Gefahr der Ausbildung eines »*Röntgenstars*« (*Strahlenkatarakt,* 68, 69) zu schützen, aber man kennt auch eine *aktinische Keratopathie* (67), eine Iridozyklitis atrophicans und Retinaschäden als Folge bzw. Komplikationen von Bestrahlungen. Im *Gehirn* bewirken ionisierende Strahlen manchmal schon bei relativ geringer Dosierung funktionelle Störungen; nach Einstrahlung höherer Dosen kann es u. U. zu einer Hirnschwellung kommen, vermutlich vor allem auf vaskulärer Grundlage, auf die auch die z. T. beobachteten transitorischen leichten Entmarkungen zurückgeführt werden (70). Das *Rückenmark* scheint in dieser Beziehung noch etwas empfindlicher zu sein (»aktinische Myelitis«, 71). Schwere Schäden verursacht eine hochdosierte Bestrahlung des Zentralnervensystems beim Kleinkind (diffuse Gliose, Hypoplasie/Atrophie, die sich in einem wechselnden Grad von mentaler Retardation äußern). *Aktinische Knochenläsionen* (72) werden, wenn man vom bekannten *Wachstumsrückstand* nach lokaler Epiphysenbestrahlung im Kindesalter absieht, vermutlich unterschätzt (u. a. lokale Osteoporose, z. T. mit Frakturgefahr). Das Gerüst des *blutbildenden Knochenmarks* (s. Abb. 196, S. 1454) kann durch therapeutische Bestrahlung so geschädigt werden, daß es im betreffenden Bereich eine Wiederbesiedelung durch hämopoietische Zellen nicht mehr gestattet (73). Bestrahlungen im Mund-Kiefer-Gebiet sind hie und da von der gefürchteten *Mandibula-Nekrose* (74) gefolgt. Das *Herz* (75) gilt als ziemlich strahlenresistent, kann aber dennoch durch eine hochdosierte Bestrahlung erheblich in Mitleidenschaft gezogen werden, z. T. über eine Schädigung der Koronarien. Bei Tumorbestrahlungen mit hohen Dosen gilt es, nach Möglichkeit *Fistelbildungen* (76) z. B. zwischen bakterienhaltigen Hohlorganen und solchen, die sonst mehr oder weniger steril sind, zu vermeiden

Glatte Muskulatur

Als stabiles Gewebe mit eher langsamem Zellwechsel neigt die bestrahlte glatte Muskulatur zu langsam progredienten Veränderungen, ähnlich wie das Bindegewebe.

Knochenmark und lymphoretikuläre Organe

Therapeutische Lokalbestrahlungen z. B. der Wirbelsäule haben in der Regel eine *Zerstörung der sinusoidalen Strukturen* zur Folge, so daß es zu einem *Ersatz des blutbildenden Markgewebes durch Binde- und Fettgewebe* kommt: Eine Wiederbesiedelung durch hämopoietische Zellen ist in solchen Fällen nicht die Regel.

Therapeutische *Thymusbestrahlungen* (z. B. im Rahmen einer Behandlung des Mamma-Karzinoms oder des Lymphoma malignum Hodgkin) ziehen in den meisten Fällen eine schwere Atrophie und Fibrose des Organs nach sich; dies ist vor allem bei jüngeren Individuen von Bedeutung, da der Thymus bis ins mittlere Erwachsenenalter hinein eine nicht zu unterschätzende lymphopoietische Aktivität beibehält. Dementsprechend besteht in solchen Fällen oft eine jahrelange mäßige *Lymphozytopenie. Bestrahlte Lymphknoten* zeigen ebenfalls eine Fibrose, die u. U. bis zur Vernarbung reichen kann, so daß eine Wiederbesiedelung durch Blutlymphozyten in Frage gestellt ist. Der Lymphdurchfluß durch Lymphknoten bleibt meistens erhalten.

Eine schematische Übersicht über Spätschäden einer fraktionierten externen therapeutischen Lokalbestrahlung auf verschiedene Organe bzw. Gewebe vermitteln die Abb. 197 und die Tabelle 89.

171.9. Durch radioaktive Isotope bzw. Radionuklide hervorgerufene somatische Schäden

Systemische Wirkungen

Pathogenese: Die Folgen einer inneren Körperbestrahlung durch *oral aufgenommenes, eingeatmetes, der Haut aufliegendes* oder *injiziertes radioaktives Material* hängen – abgesehen von *Menge und Art der von diesen Substanzen ausgehenden Strahlung,* im besonderen auch ihrer *Halbwertszeit* – weitgehend von ihrer *physikalisch-chemischen* und *chemischen Form* sowie ihrer *Verteilung* und *Verweildauer in den Körperorganen* ab (S. 1441).

Mit radioaktiven Isotopen (^{3}H, ^{14}C, ^{125}I, ^{131}I, ^{132}I, ^{35}S, ^{32}P u. a.) markierte Substanzen verhalten sich im Körper entsprechend den besonderen metabolischen Gegebenheiten. *^{3}H-Thymidin, ^{131}I- oder ^{125}I-Deoxyuridin* und *^{3}H-Deoxyzytidin* bzw. entsprechende *^{14}C-markierte Stoffe* werden von proliferierenden Zellen in der S-Phase in die *DNA* eingebaut. Werden diese radioaktiv markierten Vorläufersubstanzen in zu hoher Konzentration verabreicht, zeigen sich radiotoxische Erscheinungen. Allerdings verfügen wir in dieser Hinsicht erst über tierexperimentelle Erfahrungen. So weiß man beispielsweise, daß bei Mäusen eine intravenöse Injektion von 1 µCi ^{3}H-Thymidin (spezifische Aktivität 1,9 Ci/mMol) pro g Körpergewicht genügt, um einen faßbaren radiotoxischen Schaden an Lymphozyten hervorzurufen. Noch gefährlicher dürften ^{14}C-markierte DNA-Vorläufer sein, doch besitzen wir darüber nur wenige Angaben. Wegen des Einfangs von Hüllen-Elektronen (Zerfall mit sog. K-Einfang, »Auger«-Effekt) sind mit ^{125}I u. a. markierte Substanzen noch toxischer als z. B. ^{3}H- oder ^{14}C-markierte. Andere radioaktiv markierte Nukleoside, wie Cytidin, Uridin und Adenosin, werden vor allem auch in *RNA* eingebaut, Aminosäuren in *Peptide* bzw. *Proteine.* Auf längere Sicht wirken solche Substanzen jedoch weniger radiotoxisch als markierte DNA-Vorläufer, weil sowohl die RNA als auch Peptide und Eiweißkörper stetig umgesetzt werden, und es sich hier somit nicht um eine »stabile« Markierung handelt.

Radioaktive Isotope von Elektrolyten, wie $^{24}Na^{+}$, $^{42}K^{+}$ u. a., verteilen sich im Organismus in gleicher Weise wie die nicht radioaktiven Ionen. Bei hoher Dosierung wäre somit mit einem Effekt ähnlich dem nach externer *ionisierender Ganzkörperbestrahlung* zu rechnen. Eingehende Studien dieser Art wurden unseres Wissens jedoch bisher nicht durchgeführt. Bei Anwendung geringer Dosen stehen *mögliche genetische Schäden* im Vordergrund (S. 1484).

Erwartungsgemäß wird *^{32}P* vorwiegend in Gewebe mit raschem Zellwechsel eingebaut, besonders in Zellkerne, die sich in DNA-Synthese befinden. Diese Eigenschaft des ^{32}P wurde z. T. zur therapeutischen Behandlung gewisser maligner Neoplasien (z. B. Polycythaemia vera) genutzt; wegen der Möglichkeit einer Induktion weiterer Neubildungen wurde diese Methode jedoch von den meisten Autoren verlassen. Bestimmte Gewebe, wie Knochen, Lymphknoten, Leber und Nebennieren halten ^{32}P länger zurück als etwa Dünndarm, Hoden und Haut: Dies versteht sich aus den zellkinetischen Gegebenheiten, indem die drei letztgenannten Gewebe dauernd Zellen nach außen abgeben.

Radioaktives Jod (^{131}I, ferner ^{132}I und ^{125}I) wird in erster Linie von den Schilddrüsenepithelien aufgenommen und kann in diesem Organ bei hoher Dosierung schwere Strahlenschäden erzeugen *(»Radiothyreoidektomie«).* Diese Besonderheit macht man sich u. a. bei der Behandlung jodspeichernder bösartiger Schilddrüsengeschwülste (z. B. die »wuchernde Struma Langhans« = differenziertes follikuläres Karzinom der Schilddrüse) zunutze.

Verschiedene lösliche Radioisotopen konzentrieren sich mit Vorliebe in bestimmten Organen bzw. Geweben. Die nachstehend mit Stern versehenen Radioisotope wurden beispielsweise bei dem *H-Bomben-Fallout-Zwischenfall,* dem japanische Fischer in den 50er Jahren zur Opfer fielen, im Aschenregen nachgewiesen:

Bindegewebe, Knorpel: ^{35}S*

Knöchernes (und knorpeliges) Skelett: ^{7}Be, ^{18}F, ^{32}P, ^{45}Ca*, ^{48}V, ^{65}Zn, ^{72}Ga, ^{89}Sr*, ^{90}Sr*, ^{90}Y*, ^{91}Y*, ^{95}Zr*, ^{95}Nb*, ^{99}Mo, ^{113}Sn, ^{140}Ba*, ^{140}La*, ^{143}Pr, ^{144}Ce*, ^{144}Pr*, ^{147}Pm*, ^{147}Nd*, ^{151}Sm, ^{154}Eu, ^{116}Ho, ^{170}Tm, ^{177}Lu, ^{181}W, ^{203}Pb, ^{226}Ra und Tochterprodukte, ^{227}Ac, ^{233}U, ^{234}Th, ^{234}Pa, natürliches Th, ^{239}Pu*, ^{241}Am, ^{242}Cm.

Leber: ^{46}Sc, ^{47}Sc, ^{48}Sc, ^{56}Mn, ^{59}Ni, ^{60}Co, ^{64}Cu, ^{105}Ag, ^{109}Ag, ^{109}Cd, ^{111}Ag, ^{182}Ta, ^{196}Au, ^{198}Au, ^{199}Au.

Nieren: ^{51}Cr, ^{56}Mn, ^{71}Ge, ^{76}As, ^{96}Tc, ^{105}Rh, ^{106}Rh*, ^{107}Tc, ^{128}Te, ^{130}Te*, ^{190}Ir, ^{192}Ir, ^{193}Pt, ^{196}Au, ^{198}Au, natürliches, lösliches U.
Schilddrüse, wie erwähnt: ^{131}I*, ^{132}I*.

Die Induktion neoplastischer Prozesse durch systemisch oder in besonderen Geweben bevorzugt inkorporierte radioaktive Substanzen kommt weiter unten zur Sprache (S. 1480).

Schädliche Effekte inhalierter kleiner radioaktiver Partikel, insbesondere von Transuranium-Elementen

Die zur Zeit unternommenen Bemühungen um die Klärung nachteiliger Wirkungen inhalierter Transuranium-Elemente haben – ganz abgesehen von *Kernwaffen-Explosionen* – ihren Grund vor allem in der Notwendigkeit, allfällige Gefahren im Zusammenhang mit der Benützung von *Reaktoren* besser kennen zu lernen. Möglichkeiten einer Kontamination bestehen theoretisch zunächst für eine relativ kleine Gruppe von Berufsleuten, die sich mit diesem Material zu beschäftigen haben. Des weitern ist zu bedenken, daß u. U. größere Bevölkerungsteile gewissen Dosen solcher Substanzen ausgesetzt werden könnten.

Die bisherigen *tierexperimentellen Erfahrungen* auf diesem Gebiet lassen sich wie folgt zusammenfassen: die *größte Gefahr besteht in der Inhalation dieses meist in partikulärer Form in einem Aerosol vorhandenen Materials.* Art und Ausmaß der biologischen Wirkungen eingeatmeter radioaktiver Partikel auf Zellen und Gewebe des Respirationstraktes und der Lungen werden durch das Zusammenspiel einer Vielzahl von Faktoren bestimmt. Im besonderen gilt es z. B. folgendes zu berücksichtigen: heterogene Verteilung der Teilchen, ihre Größe, spezifische Aktivität, Strahlungsqualität, Tendenz zur Aggregation bzw. Desaggregation, Löslichkeit und Halbwertszeit, ferner die Translokation des eingeatmeten Materials in andere Gewebsabschnitte bzw. Organe als Funktion der Zeit, ihre räumliche Beziehung zu verschiedenen Zelltypen mit ungleichen Proliferationseigenschaften und unterschiedlicher Strahlenempfindlichkeit sowie schließlich die Ausscheidung dieses Materials aus dem Organismus.

Ganz kleine Partikel mit einem Durchmesser von ungefähr 0,2 μm werden vom mukoziliären Apparat des Tracheobronchialepithels am schnellsten weggeschafft und ausgehustet oder geschluckt, größere weniger schnell. Teilchen von etwa 1 μm Durchmesser gelangen am ehesten in die terminalen Bronchiolen und in die Alveolen. An der Phagozytose der Partikel beteiligen sich in erster Linie Alveolarmakrophagen, z. T. auch Pneumozyten I. Mit solchen Teilchen beladene Phagozyten überleben nicht lange. Bei ihrem Untergang werden u. a. schädlich wirkende lysosomale Enzyme freigesetzt, was einen gewissen entzündlichen Reiz bedeutet, und die Partikel können erneut von noch intakten Zellen (z. B. von Blutmonozyten, die in die Alveolen auswandern) phagozytiert werden. Dieser Vorgang wiederholt sich wahrscheinlich oftmals. Da die Reichweite der α-Strahlen z. B. von $^{239}PuO_2$ oder $^{238}PuO_2$ mehr als 50 μm beträgt, werden auch zahlreiche andere Zellarten vom Strahleninsult betroffen. Dies gilt u. a. für Blutgefäßendothelien und Epithelien der bronchiolo-alveolären Übergangszonen, ferner für Lymphozyten, die die Lungenkapillaren passieren. Als Folge dieser Gegebenheiten beobachtet man – als zunächst empfindlichstes Zeichen eines stattgehabten Strahlenschadens dieser Art – eine dosisabhängige *Lymphozytopenie* im peripheren Blut, ferner die Entstehung von *Geschwülsten in der Lunge* (S. 189), bei höherer Dosierung auch eine *progressive Lungenfibrose* und eine schwere Schädigung sowie *teilweise Vernarbung der bronchialen und tracheobronchialen Lymphknoten,* in die das inhalierte Material mit der Zeit größtenteils transportiert wird. Je nach der Löslichkeit der radioaktiven Substanzen kann es mit der Zeit zu einer Translokation in den gesamten Organismus, vor allem in *Leber* und *knöchernes Skelett,* kommen. Unter solchen Bedingungen wurden u. a. *Osteosarkome* induziert (S. 1482).

Eine meßbare Lymphozytopenie kann im Tierversuch bereits nach einer *»retinierten« Dosis von 1 nCi pro g Lunge auftreten.* Vermehrt Lungentumoren und eine progressive Lungenfibrose beobachtet man meistens erst nach Inhalation von *mehr als 5 nCi/g Lunge.* Nach alveolärer Desposition von *10 nCi/g Lunge und mehr,* d. h. bei einer mehr als 100-fachen Belastung im Vergleich zur maximal »erlaubten« Exposition, fanden sich zudem u. a. eine respiratorische Insuffizienz und Knochengeschwülste. Die *minimale effektive lebensverkürzende Dosis* entspricht ungefähr der, die eine faßbare Vermehrung der Zahl von Lungentumoren bewirkt. Von Interesse ist die Tatsache, daß die Geschwulstausbeute umso größer zu sein scheint, je diffuser die Radionuklide anfänglich im Lungengewebe verteilt sind. Die Bildung sog. *»hot spots«,* d. h. von herdförmigen Ansammlungen reichlich radioaktiven Materials, wirkt sich offenbar – bezogen auf die ganze Lungendosis – im Sinn einer *verminderten Tumorigenese* aus. Der Grund hierfür liegt wahrscheinlich im sterilisierenden Effekt, den solche hochaktive Herde auf die Umgebung ausüben. Dies ist insofern von großer Bedeutung, als einzelne Autoren vermutet hatten, »hot spots« hätten einen besonders starken kanzerogenen Effekt, und daher postuliert worden war, die maximale »erlaubte« Lungenbelastung sei um einen Faktor von ungefähr 100 zu reduzieren. Diese Hypothese findet in den experimentellen Beobachtungen keine Stütze.

Thorotrast- und Radiogold-bedingte Strahlenschäden

Vor mehr als 30 Jahren wurde *Thorotrast* ($^{232}ThO_2$) öfters als Röntgenkontrastmittel benützt. Unter den Zerfallsprodukten von ^{232}Th finden sich u. a. zwei langlebige »Töchter«, Mesothorium (^{228}Ra) und Radiothorium (^{228}Th). Der unstabile Thoriumkern erfährt eine ganze Reihe von Zerfallsereignissen, die mit einer Emission von α-, z. T. auch β- und/oder γ-Strahlen einhergehen, bis schließlich das stabile Endpro-

dukt, ^{208}Pb entsteht. ^{232}Th hat eine Halbwertszeit von 1,4 × 10^{10} Jahren und im menschlichen Körper eine biologische Halbwertszeit von 400 Jahren! Nach *intravasaler Injektion* von Thorotrast zu Angiographie-Zwecken wurden die Partikel vor allem vom Makrophagensystem in *Leber, Milz* und *Knochenmark* phagozytiert, wo sie ihre radiotoxische Wirkung im Verlauf von Jahren bis Jahrzehnten entfalteten und vor allem zu *Vernarbungen* und zur Entstehung von *Geschwülsten* (hie und da zu Leukämien) führten (S. 1480). Ähnliche Schäden beobachtete man im Bereich zurückgebliebener Thorotrastmassen in *Nieren* und *Harnwegen* nach *retrograder Pyelographie,* in den *Lungen* nach *Bronchographie,* in *Speicheldrüsen* nach *Sialographie* u. a. m.
Durch *Radiogold* (^{198}Au) verursachten Spätschäden begegnen wir heute selten.

171.10. Einige Hinweise auf die therapeutische Wirkung ionisierender Strahlen auf maligne neoplastische Prozesse

Definitionen: Mit dem Einsatz ionisierender Strahlen gegen maligne Geschwülste *(Strahlentherapie, Radiotherapie)* bezweckt der Arzt meistens eine Vernichtung bzw. einen endgültigen Wachstumsstillstand der bösartigen Zellinie oder er hofft zum mindesten, sie zahlenmäßig soweit zu reduzieren, daß die postulierten Abwehrmechanismen des Körpers (s. Tumorimmunologie, S. 1183) die restlichen Zellen zu zerstören vermögen. Selbstverständlich versucht man bei einer solchen *kurativen Tumorbestrahlung* das im Strahlengang liegende gesunde Gewebe nach Möglichkeit zu schonen. Eine andere Anwendungsmöglichkeit besteht darin, in Fällen von ausgedehnter Metastasierung eine lokale *Palliativbestrahlung* vorzunehmen, mit der z. B. Metastasenschmerzen gelindert, oder Kompressionserscheinungen anderer Art vorübergehend behoben werden sollen. Im Rahmen der Behandlung von *Leukämien* wird in letzter Zeit die *ionisierende Ganzkörperbestrahlung* wieder vermehrt in Betracht gezogen, z. T. in Kombination mit einer nachfolgenden Knochenmarkstransplantation. Diese Behandlungsart steht aber noch in der Experimentierphase. Weitere Behandlungsmethoden umfassen die sog. *Curie-Therapie (interstitielle Radioisotopenspickung oder Radioisotopenbehandlung)* eines Tumors, die *Instillation von Suspensionen radioaktiver Partikel* in vom Tumor befallene Hohlräume (z. B. Peritonealhöhle) sowie – immer mehr – die *kombinierte Anwendung ionisierender Strahlen und zytotoxischer bzw. zytostatischer Mittel.* Weitere unterstützende Maßnahmen zur Erhöhung des Strahleneffekts auf maligne Geschwülste sind z. B. die *Sauerstoffüberdruckbeatmung während der Exposition,* die gleichzeitige oder nachträgliche *Stimulation der Immunabwehr* u. a. m.

Eine externe kurative Tumorbestrahlung wird in der Regel *protrahiert-fraktioniert* durchgeführt, wobei der Wahl einer *geeigneten Strahlenart* und der – auf die empirisch ermittelte *Strahlenempfindlichkeit der verschiedenen Neoplasietypen* abgestimmten – *totalen (gesamten) Herddosis* besondere Bedeutung zukommt.

Wirkungsweise ionisierender Strahlen auf bösartige Neubildungen: Hinsichtlich des Effekts der Bestrahlung auf maligne Geschwülste gelten die gleichen Grundsätze, die am Beispiel nicht neoplastischer *Zelllinien* erörtert wurden (S. 1463). Verständlicherweise ist ein *Therapieerfolg* nur dann zu erwarten, wenn es der gewählte Bestrahlungsplan gestattet, die *neoplastische Population von Zellen zu vernichten bzw. zu »sterilisieren«, ohne die anatomische Integrität* der betroffenen Körperteile in lebensbedrohlicher Weise *zu (zer)stören,* wie dies etwa bei Auftreten von ausgedehnten Nekroseherden, Fisteln mit gesteigerter Infektionsgefahr, Narbenkompression (-konstriktion) wichtiger Hohlorgane u. a. m. der Fall wäre. Es geht somit darum, im bestrahlten Gebiet die Tumorzellen stärker zu schädigen als das normale Gewebe. Man kann sich verschiedene Bedingungen vorstellen, unter denen dieses Ziel erreicht werden könnte. Einige Voraussetzungen für eine erfolgreiche Strahlentherapie sollen nachstehend kurz diskutiert werden.

Die unterschiedliche Strahlenempfindlichkeit der einzelnen Typen maligner Neoplasmen

Die Strahlentherapeuten sind daran gewöhnt, die *histologisch definierten Typen maligner Neoplasmen* in solche von *hoher, ziemlich hoher, mäßiger, ziemlich geringer* und *geringer Strahlenempfindlichkeit* einzuordnen. Als Faustregel kann man sich merken, daß die *Reihenfolge der Radiosensibilität* der verschiedenen Geschwulstarten ungefähr derjenigen der *Muttergewebe* entspricht, aus denen sie hervorgehen (Tabelle 90). Dies gilt allerdings nur mit erheblichen Einschränkungen, da z. B. unter den bösartigen Geschwülsten, die sich von einer bestimmten Gewebe- bzw. Zellart ableiten, undifferenzierte, strahlenempfindliche und differenzierte, weniger empfindliche Typen vorkommen, so daß bei der in Tabelle 90 aufgeführten Rangordnung mit vielen Überlappungen zu rechnen ist.
Allgemeine Zeichen der Strahlenempfindlichkeit eines malignen Tumors sind u. a. hoher Zellgehalt, hoher Mitoseindex, geringer Differenzierungsgrad, d. h. z. B. hohe Kern/Zytoplasma-Relation, wenige polyploide Kerne, Strahlenempfindlichkeit des Muttergewebes, gefäßreiches Stroma und – möglicherweise – Anwesenheit lympho-plasmazellulärer Infiltrate. Hinsichtlich des Mitoseindex ist hervorzuheben, daß dieser sich nur in sofort nach erfolgter Biopsie fixiertem Gewebe zuverlässig beurteilen läßt, da er sonst absinken kann, oder sich infolge Metaphasenarrests eine

Tabelle 90. Strahlenempfindlichkeit verschiedener Typen von Neoplasmen und Resultate kombinierter chirurgischer und radiotherapeutischer Maßnahmen gegen maligne Geschwülste

1. Radiosensibilität, Radiokurabilität und Radioresistenz (Beispiele)[a]

1.1. Radiosensible und radiokurable Tumoren:
Lymphoma malignum Hodgkin, Seminom, Medulloblastom, sog. Retikulumzell-Sarkom des Knochens u. a.

1.2. Radiosensible, aber in der Regel nicht radiokurable Tumoren:
Ewing-Sarkom, sog. Retikulumzell-Sarkom der Lymphknoten, Wilms-Tumor der Nieren u. a.

1.3. Mäßig radiosensible, relativ oft jedoch radiokurable Geschwülste:
Plattenepithelkarzinome der Haut, der Lippen, des Larynx, der Zunge, der Cervix uteri u. a.

1.4. Radioresistente Tumoren, die man vorwiegend chirurgisch behandelt, die indessen mit Hilfe einer wohlgeplanten, hochdosierten Bestrahlung im Sinn einer Zusatztherapie angegangen werden können.
Malignes Melanom, Osteosarkom, Weichteilsarkome u. a.

2. Prognose bei Vorhandensein maligner Tumoren als Funktion ihrer Lokalisation (unabhängig vom Typ des Neoplasma, Auswahl)[b]

Lokalisation	*Absolute 5-Jahres-Überlebensrate*[c]	*5-Jahres-Überlebensrate von Patienten mit Tumoren im Stadium I oder II*[d]
Lippe	67,7%	85,2%
Schilddrüse	57,9%	91,1%
Larynx, innen	56,5%	74,3%
Corpus uteri	52,8%	74,0%
Hoden	49,5%	75,8%
Cervix uteri	46,2%	68,4%
Mamma	44,0%	74,7%
Anus	38,7%	61,3%
Prostata	37,6%	53,4%
Harnblase	37,4%	43,8%
Weichteile (Binde-, Fett- und Muskelgewebe)	36,8%	?
Vulva	36,5%	71,6%
Malignes Melanom (Haut)	34,6%	65,8%
Larynx, außen	34,2%	68,7%
Kolon und Rektum	34,0%	72,9%
Gingiva	33,9%	62,7%
Penis	32,0%	?
Ovar	28,4%	65,1%
Nasopharynx	27,0%	56,9%
Zunge	26,9%	53,0%
Gaumen	26,7%	46,6%
Dünndarm	24,9%	?
Tonsillen	24,6%	58,3%
Nieren	19,9%	50,3%
Knochen	19,6%	?
Magen	9,0%	38,3%
Lungen	6,8%	42,3%
Ösophagus	4,0%	29,5%
Gallenblase	4,0%	20,9%
Pankreas	2,3%	?

[a] Schätzungen, gestützt auf Verkleinerung des Tumors unter Bestrahlung.

[b] Diese Angaben stammen aus den Sechziger-Jahren. Chemotherapie noch nicht berücksichtigt. Behandlungsmethoden variabel.

[c, d] Beachte, wie wichtig die Frühdiagnose ist! Zudem erkennt man, daß tiefliegende Karzinome, z. T. wegen Schwierigkeiten, »die Dosis an den Herd zu bringen«, im allgemeinen ein ungünstiges Bild ergeben.

Zunahme der relativen Zahl von Zellen in dieser Phase des Mitosezyklus bemerkbar macht.
Die Strahlenempfindlichkeit eines Tumors hängt somit zum guten Teil davon ab, wie groß der proliferierende Anteil ist, und/oder wie viele Zellen sich in einer strahlensensiblen G_0-Phase befinden.

Wirkungen einer bestmöglichen Fraktionierung der Dosis

Idealerweise sollte es möglich sein, durch eine erstmalige Bestrahlung eine *partielle Synchronisation* der verschiedenen Zellpopulationen zu erreichen, und dann mit einer nachfolgenden Exposition eine relativ größere Zahl überlebender Zellen in einer *besonders radiosensiblen Phase des Mitosezyklus* zu treffen. Die Möglichkeit, das neoplastische Gewebe auf diese Weise in besonderem Maß zu treffen, besteht deshalb, weil viele neoplastische Zellfamilien eine wesentlich längere Generationszeit aufweisen als der proliferierende Anteil des Muttergewebes, so daß die partielle Synchronisation des letzteren über kürzere Zeit anhält als die der Geschwulstmasse. Experimentelle Beobachtungen scheinen die Richtigkeit dieses Prinzips zu bestätigen, in der Humanmedizin ist man aber in dieser Richtung noch nicht weit gelangt. Eine große Schwierigkeit besteht in der zeitgerechten Bestimmung der Generationszeit von Tumorzellen in vivo.
Fraktionierte Bestrahlungen sind indessen auch aus anderen Gründen angezeigt. Abgesehen von der Möglichkeit, daß sich *nicht neoplastisches Gewebe* in den Intervallen zwischen Expositionen u. U. besser *erholen* kann als das neoplastische, haben wir u. a. folgende Faktoren zu berücksichtigen: Wegen der *meist längeren Generationszeit der Tumorzellpopulation* im Vergleich zum Muttergewebe dauert die *Regeneration* des letzteren im Anschluß an den Strahleninsult in der Regel erheblich weniger lang als die des Tumorgewebes. Die Voraussetzungen für eine *schrittweise Reduktion der gesamten Zellzahl* durch wiederholte Expositionen sind deshalb bei malignen Geschwülsten in der Regel eher gegeben als beim normalen Gewebe, selbst, wenn anläßlich einer einzelnen Bestrahlung beide eine ungefähr gleich große Fraktion von Zellen verlieren sollten. Ein wichtiger weiterer Faktor, der für eine Fraktionierung der Dosis spricht, liegt in der *Verbesserung der Sauerstoffversorgung des Tumorgewebes:* Es ist anzunehmen, daß eine vorausgehende Bestrahlung die Tumorzellzahl soweit reduziert, daß die überlebenden Elemente – die vielleicht vorher in größerer Entfernung von Blutgefäßen unter mehr oder weniger hypoxischen Bedingungen standen – näher an Blutgefäße heranrücken und damit besser ver-

sorgt werden können. Auf die sensibilisierende Wirkung einer höheren Sauerstoffspannung auf Bestrahlungsfolgen wurde schon hingewiesen (S. 1447).
Bösartige Geschwülste mit langen Verdoppelungszeiten und einem relativ geringen proliferierenden Anteil (z. B. skirrhöse Karzinome der Mamma) brauchen nach erfolgter Bestrahlung oft sehr viel Zeit, bis sie die klinisch ins Gewicht fallende minimale Zahl von Tumorzellen wieder regeneriert haben. So erklären sich die z. T. ziemlich lang andauernden »*Remissionen*« im Anschluß an eine Behandlung sowie das – z. T. erst späte – Erscheinen von »*Rezidiven*«.
Einige dieser Zusammenhänge sind in Abb. 198 skizziert.

Mögliche Ursachen eines Versagens der Strahlentherapie

Ein Hauptgrund für Mißerfolge der Radiotherapie liegt darin, daß zur Zeit der Bestrahlung die Metastasierung schon eingesetzt hatte, und somit *nicht alle Tumorzellen im exponierten Bereich lagen.* Ob hier eine Immunstimulation und/oder eine zusätzliche chemotherapeutische Behandlung insofern von Nutzen sein kann, als die bereits verschleppten Tumorzellen vernichtet werden könnten, läßt sich zur Zeit noch nicht abschließend beurteilen.
Eine weitere Ursache von »Versagern« ist in einer *relativ hohen Strahlenresistenz des betreffenden Tumors* zu suchen: In solchen Fällen müßten zur »Sterilisation« der Geschwulst so hohe Dosen angewandt werden, daß es zu einer Nekrose auch des nicht neoplastischen Gewebes käme.
Schließlich ist es denkbar, daß die initial bestrahlte *Tumormasse so groß* ist, daß selbst bei hoher Dosierung eine zahlenmäßig erhebliche Restpopulation überlebt. Dies ist umsomehr in Betracht zu ziehen, als im Zentrum voluminöser Geschwülste viele Zellen unter *annähernd anoxischen Bedingungen* leben und somit eine erhöhte Strahlenresistenz aufweisen dürften. Aus solchen und anderen Überlegungen heraus ist man heute mehr als früher geneigt, *so viel Tumorgewebe wie nur möglich chirurgisch zu entfernen.*
Besondere Schwierigkeiten bieten *tiefsitzende maligne Neoplasmen,* weil die *Tiefendosiskurven* verschiedener Strahlenarten, selbst von »harten« Röntgenstrahlen, ein Maximum wenige Zentimeter unter der Hautoberfläche aufweisen, und es daher einer besonderen Feldanordnung bedarf, um eine optimale Herddosis unter Schonung des umliegenden Gewebes zu erzielen. Die Rotationsbestrahlung hat hier eine erhebliche Verbesserung gebracht. Strahlenarten mit günstigeren Tiefendosiskurven (z. B. Neutronen oder negative Pionen (π^--Strahlen)) werden vielleicht in Zukunft einen Fortschritt bringen (s. Abb. 194).

Effekte der ionisierenden Lokalbestrahlung auf die Metastasierungsbereitschaft eines malignen Neoplasma

Es ist naheliegend anzunehmen, daß die Tumorbestrahlung über eine Reduktion der gesamten neoplastischen Zellmasse und allenfalls eine verminderte Fähigkeit der überlebenden Zellen, nach ihrer Verschleppung zu Metastasen auszuwachsen, die Metastasierungsbereitschaft einer bösartigen Geschwulst herabsetzt. Naturgemäß werden die zur Zeit der Exposition bereits erfolgten Metastasierungen, die klinisch wahrscheinlich oft nicht zu fassen sind, dadurch nicht betroffen, es sei denn, die Möglichkeiten einer Immunabwehr wären durch die radiogene Reduktion der primären Geschwulstmasse verbessert worden (S. 1188), und/oder eine zusätzliche chemotherapeutische Behandlung mit systemischer Wirkung vermöge diese Lücke in der Behandlungsstrategie zu füllen.
Berichte, wonach die Lokalbestrahlung, im besonderen auch der regionären Lymphknoten, die Metastasierungsbereitschaft eines malignen Tumors u. U. erhöhe, sind nicht unwidersprochen geblieben. Jedenfalls darf man dieser Beobachtung keine allgemeine Gültigkeit zuerkennen. Besondere Probleme bieten sich z. B. bei Miteinbezug des Thymus in das Strahlenfeld, wie das im Fall der Mammakarzinombehandlung oft geschieht: Die radiogene *Lymphozytopenie* steht damit möglicherweise in Zusammenhang, ebenso die Feststellung, daß die chirurgische Behandlung von wenig ausgedehnten Karzinomen der Mamma ohne Nachbestrahlung z. T. etwas bessere Resultate zeigte als eine solche mit Nachbestrahlung.

Zytologische und histologische Besonderheiten bestrahlter bösartiger Geschwülste

Morphologisch unterscheiden sich die Strahlenschäden an malignen Tumoren nicht wesentlich von radiogenen Läsionen, die man auch an nicht neoplastischen Zellen und Geweben beobachten kann (S. 1448). Abgesehen von der oft eindrücklichen *Verminderung des Tumorparenchyms* und u. U. ausgedehnten *Nekroseherden,* die in der Regel im Zentrum größerer Tumormassen liegen und somit auf eine zusätzliche ischämische Schädigung hinweisen, notiert man an *überlebenden Zellen eine Reihe von Veränderungen,* die wohl in unbestrahlten Geschwülsten auch angetroffen werden können, die aber nach erfolgtem Strahleninsult gehäuft in Erscheinung treten: *Absinken des Mitoseindex,* im besonderen der relativen Zahl von Ana- und Telophasenfiguren, in der Frühphase nach Exposition; *Ansteigen des Pyknoseindex* während etwa 1–2 Tagen nach erfolgtem Strahleninsult; *Kernveränderungen überlebender Zellen,* wie Kernschwellung, Vergrößerung der Nukleolen, Erscheinen von »Kernvakuolen«, Kernwandhyperchromatose u. a.; Auftreten zahlreicher *pathologischer Mitosefiguren,* u. a. von Pyknomitosen, Chromosomenbrücken, Chromosomenfragmenten, Ringchromosomen, Polungsstörungen, wie asymmetrische Mitosen sowie Tri- und Tetrastern; *erhöhte Kerngrößenvariation,* u. a. wegen Zunahme der relativen Zahl polyploider bzw. polyaneuploider Kerne; gesteigerte *Variationen der Chromatindichte* der Kerne; *mehr- und gelapptkernige Zellen, Karyoschizie* u. a. m.

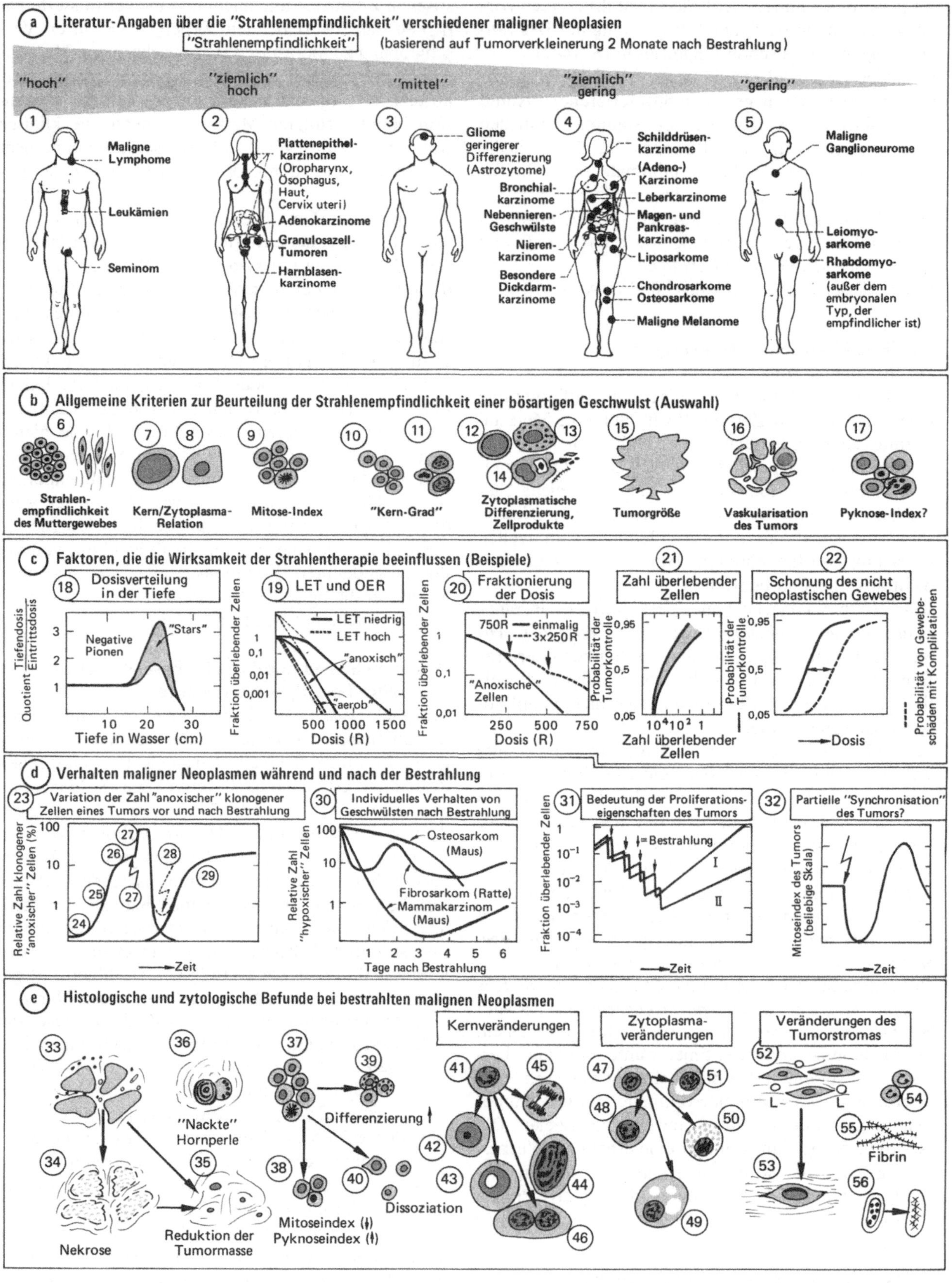
a Literatur-Angaben über die "Strahlenempfindlichkeit" verschiedener maligner Neoplasien
"Strahlenempfindlichkeit" (basierend auf Tumorverkleinerung 2 Monate nach Bestrahlung)
"hoch"
"ziemlich" hoch
"mittel"
"ziemlich" gering
"gering"
1
Maligne Lymphome
Leukämien
Seminom
2
Plattenepithel-karzinome (Oropharynx, Ösophagus, Haut, Cervix uteri)
Adenokarzinome
Granulosazell-Tumoren
Harnblasen-karzinome
3
Gliome geringerer Differenzierung (Astrozytome)
4
Bronchial-karzinome
Nebennieren-Geschwülste
Nieren-karzinome
Besondere Dickdarm-karzinome
Schilddrüsen-karzinome
(Adeno-) Karzinome
Leberkarzinome
Magen- und Pankreas-karzinome
Liposarkome
Chondrosarkome
Osteosarkome
Maligne Melanome
5
Maligne Ganglioneurome
Leiomyo-sarkome
Rhabdomyo-sarkome (außer dem embryonalen Typ, der empfindlicher ist)
b Allgemeine Kriterien zur Beurteilung der Strahlenempfindlichkeit einer bösartigen Geschwulst (Auswahl)
6
Strahlen-empfindlichkeit des Muttergewebes
7 8
Kern/Zytoplasma-Relation
9
Mitose-Index
10 11
"Kern-Grad"
12 13 14
Zytoplasmatische Differenzierung, Zellprodukte
15
Tumorgröße
16
Vaskularisation des Tumors
17
Pyknose-Index?
c Faktoren, die die Wirksamkeit der Strahlentherapie beeinflussen (Beispiele)
18 Dosisverteilung in der Tiefe
Quotient Tiefendosis/Eintrittsdosis
Negative Pionen
"Stars"
Tiefe in Wasser (cm)
19 LET und OER
Fraktion überlebender Zellen
LET niedrig
LET hoch
"anoxisch"
"aerob"
Dosis (R)
20 Fraktionierung der Dosis
750R einmalig
3x250R
"Anoxische" Zellen
Dosis (R)
21 Zahl überlebender Zellen
Probabilität der Tumorkontrolle
Zahl überlebender Zellen
22 Schonung des nicht neoplastischen Gewebes
Probabilität der Tumorkontrolle
Probabilität von Gewebeschäden mit Komplikationen
Dosis
d Verhalten maligner Neoplasmen während und nach der Bestrahlung
23 Variation der Zahl "anoxischer" klonogener Zellen eines Tumors vor und nach Bestrahlung
Relative Zahl klonogener "anoxischer" Zellen (%)
24 25 26 27 28 29
Zeit
30 Individuelles Verhalten von Geschwülsten nach Bestrahlung
Relative Zahl "hypoxischer" Zellen
Osteosarkom (Maus)
Fibrosarkom (Ratte)
Mammakarzinom (Maus)
Tage nach Bestrahlung
31 Bedeutung der Proliferations-eigenschaften des Tumors
Fraktion überlebender Zellen
↓= Bestrahlung
I
II
Zeit
32 Partielle "Synchronisation" des Tumors?
Mitoseindex des Tumors (beliebige Skala)
Zeit
e Histologische und zytologische Befunde bei bestrahlten malignen Neoplasmen
33 34
Nekrose
35
Reduktion der Tumormasse
36
"Nackte" Hornperle
37 38 39 40
Differenzierung ↑
Dissoziation
Mitoseindex (↓)
Pyknoseindex (↑)
Kernveränderungen
41 42 43 44 45 46
Zytoplasma-veränderungen
47 48 49 50 51
Veränderungen des Tumorstromas
52 53 54 55 56
Fibrin

Abb. 198 a–e. *Einige Merkpunkte zur Strahlentherapie bösartiger Geschwülste.* Die *Strahlenempfindlichkeit maligner Neoplasmen des Menschen* variiert erheblich von einem Tumortyp zum andern und sogar innerhalb einer und derselben histologisch definierten Geschwulstart. Zudem verändert sich die Radiosensibilität eines Tumors im Verlauf seines Wachstums. **a** *Literatur-Angaben über die »Strahlenempfindlichkeit« verschiedener maligner Neoplasien.* Die unter (1) bis (5) aufgeführten Beispiele sind zum größten Teil Zusammenstellungen entnommen, die sich in verschiedenen Übersichtsarbeiten zu diesem Thema vorfinden. Sie werden hier mit dem ausdrücklichen Hinweis darauf wiedergegeben, daß es sich um eine grobe empirische Reihenfolge handelt, die sich im wesentlichen nur auf einen bestimmten Parameter (Tumorverkleinerung 2 Monate nach Bestrahlung) stützt und der feineren histologischen Differenzierung (s. **b**) fast keine Rechnung trägt. Der Wert dieser Klassierung muß daher als sehr beschränkt bezeichnet werden: In der Tat kennt man zahlreiche Ausnahmen zu der hier wiedergegebenen Einordnung bösartiger Tumoren und Leukämien in Gruppen unterschiedlicher Strahlenempfindlichkeit. Zudem haben wir zu bedenken, daß eine ganze Zahl von Faktoren, wie ungleiche Lokalisation der Tumoren, u. a. inbezug auf die Tiefe unter der Hautoberfläche, und damit nicht vergleichbare Probleme strahlenphysikalischer und -biologischer Art, ein mehr oder weniger vorgerücktes Stadium der Tumorausbreitung zur Zeit der Diagnosestellung, ein differenter Aufbau des nicht neoplastischen Gewebes »am Herd« u. a. m., die Ergebnisse mit beeinflußt haben dürften. Ausgedehnte prospektive, randomisierte Studien über die Strahlenempfindlichkeit der einzelnen Geschwulsttypen mit Berücksichtigung der unter (6) bis (17) aufgeführten Kriterien sind für die meisten Tumorarten bisher nicht unternommen worden. **b** *Allgemeine Kriterien zur Beurteilung der Strahlenempfindlichkeit einer bösartigen Geschwulst (Auswahl).* Als grobe Faustregel kann gelten, daß manche maligne Neoplasmen in der Reihenfolge der Strahlensensibilität einen ähnlichen Platz einnehmen wie das *Muttergewebe* bzw. die *Zellinie,* aus dem (der) sie sich herleiten (6, s. Abb. 196, S. 1454). Einen in der Regel recht zuverlässigen Hinweis auf die Radiovulnerabilität eines neoplastischen Prozesses liefert die *Kern/Zytoplasma-Relation,* die bei undifferenzierten, empfindlichen Zellpopulationen hoch ist (7), im Gegensatz zu differenzierten Elementen, die in der Regel eine erhebliche Resistenz aufweisen (8). Ein wichtiger Parameter ist ferner der *Mitoseindex* des neoplastischen Gewebes (9), wobei allerdings zu bedenken bleibt, daß dieser bei ausgesprochen strahlenempfindlichen Geschwülsten und Leukämien (z. B. maligne lymphozytäre Neubildungen) mit einem großen Anteil radiosensibler G_o-Zellen tief sein kann. Bei manchen Tumoren, die daraufhin untersucht wurden, ergab sich eine befriedigende Korrelation zwischen dem sog. *»Kerngrad«* und der Bösartigkeit des Prozesses (Kerngrad I (10): ziemlich regelmäßige Kerne, relativ gute Prognose; Kerngrad III (11): Kerne von erheblicher Polymorphie und Größenvariation: schlechtere Prognose). Ob und in welcher Weise die Kerngrade mit der Strahlenempfindlichkeit zusammenhängen, bleibt noch zu prüfen. Man vermutet, daß Neoplasmen mit – in unbestrahltem Zustand – zahlreichen polyploiden Kernen meist ziemlich strahlenresistent sein dürften. Aber auch diese Frage ist noch nicht geklärt. Der Reifegrad einer neoplastischen Zelle und damit ein Schätzungswert für die Radioresistenz ergeben sich in der Regel aus dem Maß der *zytoplasmatischen Differenzierung* (12 z. B. weniger reif als 13) sowie der allfälligen Anwesenheit gewisser *Zellprodukte* (Kollagen, Schleim u. a., 14). Die *Tumorgröße* zur Zeit der Diagnosestellung spielt nicht nur für die Prognose eine wesentliche Rolle, sondern dürfte auch hinsichtlich der Strahlenempfindlichkeit von Bedeutung sein: Große Tumormassen enthalten in der Regel einen hohen Anteil an *Zellen, die unter weitgehend »anoxischen« Bedingungen leben* und daher ziemlich *strahlenresistent* sein dürften (15, s. auch 19 und 23–30). Wahrscheinlich aus demselben Grund sind *gut vaskularisierte Geschwülste* eines bestimmten Typs strahlenempfindlicher als solche mit geringer Blutgefäßversorgung (16). Über die Bedeutung des *Pyknoseindex* inbezug auf die Radiosensibilität eines Neoplasmas weiß man noch wenig Bescheid (17). Die hier aufgeführten Parameter gestatten es in manchen Fällen, die Strahlenempfindlichkeit einer neoplastischen Zellinie einzuschätzen. Dies trifft aber nicht immer zu. Wahrscheinlich spielen noch weitere, z. T. endogene Faktoren mit eine Rolle, die sich morphologisch nicht fassen lassen. *In vitro-Sensibilitätstests* für menschliche Tumorzellen sind weitherum noch nicht im Gebrauch. **c** *Faktoren, die die Wirksamkeit der Strahlentherapie beeinflussen.* Die hier skizzierten Diagramme geben nur einen Ausschnitt aus der Vielzahl von Faktoren, die es bei der Planung radiotherapeutischer Maßnahmen zu berücksichtigen gilt. Die zur Zeit im Gebrauch stehenden Bestrahlungsgeräte bzw. Strahlenarten sind wohl den früher benützten weit überlegen, die Suche nach noch besseren Methoden geht jedoch weiter. Theoretisch von großem Interesse wäre z. B. die *Neutronenstrahlung* mit relativ hoher *LET* und damit *geringerer Abhängigkeit von der OER* (19, s. dazu Abb. 194, S. 1445 und 195, S. 1448). Noch günstiger könnte die Bestrahlung mit *negativen Pionen* sein, deren »Star«-Bildung in medizinisch vorteilhafter Tiefe eine vom Sauerstoff-Effekt wenig abhängige Wirkung erzielen könnte (18). Vieles spricht nämlich dafür, daß bei Bestrahlung vor allem jene Zellen überleben, die sich unter annähernd »anoxischen« Bedingungen befinden (19). Weitere Verbesserungen sind möglicherweise auch von einer Modifikation der *Fraktionierung der Strahlendosis* zu erwarten, die in den meisten in vitro-Systemen – vor allem hinsichtlich der Zerstörung »anoxischer« Zellen – weniger wirksam ist als die einmalige Verabreichung derselben gesamten Strahlenmenge (20), sich aus Gründen der *Schonung nicht neoplastischen Gewebes »am Herd«* in vivo jedoch nicht umgehen läßt (22). Die *Wahrscheinlichkeit, einen Tumor unter Kontrolle zu bringen, d. h. »sterilisieren« zu können,* ist eine von Fall zu Fall unterschiedliche, inverse *Funktion der Zahl postirradiativ überlebender Zellen* (21). Da es sich bei den letzteren vor allem um die erwähnten *»anoxischen« Elemente* handelt, trachtet man danach, diesen beizukommen. Durch Kombination der Bestrahlung mit Verabreichung von *»Radiosensibilisatoren«* (Triäthyl en-Melamin (Retinoblastom), Aktinomyzin D (Wilms-Tumor), Methotrexat (Karzinome des Oropharynx) u. a.) ließen sich die Resultate z. T. verbessern. Dasselbe gilt für die *postirradiative chemotherapeutische Behandlung.* **d** *Verhalten maligner Neoplasmen während und nach der Bestrahlung.* Im Diagramm (23) ist die *relative Zahl »anoxischer«, zur Klonbildung fähiger (klonogener) Zellen* eines wachsenden und dann bestrahlten Tumors als Funktion der Zeit aufgetragen. Solange die neoplastische Zellmasse noch klein ist, leben die Zellen kaum unter hypoxischen (»anoxischen«) Bedingungen (24). Dies dürfte aber dann zunehmend der Fall sein, wenn die Geschwulst infolge Wachstums nicht mehr genügend mit Blut versorgt wird (25). Wahrscheinlich wird mit der Zeit ein gewisses Fließgleichgewicht erreicht (26). Nach Bestrahlung (27) überleben fast ausschließlich »anoxische« Zellen. Mit der Zerstörung eines Großteils der Tumormasse ergeben sich wieder bessere Vaskularisationsbedingungen, so daß in dieser Phase des Geschehens eine erneute Bestrahlung wahrscheinlich besonders wirksam wäre (28); später, mit dem erneuten Wachstum der Geschwulst (29), nähme sehr wahrscheinlich die relative Zahl »anoxischer« Zellen wieder zu. Diese theoretischen Überlegungen lassen vermuten, daß das optimale Zeitintervall bei *fraktionierter Bestrahlung* von Tumor zu Tumor variieren dürfte, ganz abgesehen von *unterschiedlichen Zellzyklus- und Verdoppelungszeiten der neoplastischen Zellen* (31). Beobachtungen an Tiergeschwülsten haben deutlich gemacht, daß von Tumor zu Tumor hinsichtlich der postirradiativen Veränderungen der relativen Zahl »anoxischer« Tumorzellen große Unterschiede bestehen (30). Noch unerprobt ist die Möglichkeit einer partiellen Synchronisation der Tumorzellen inbezug auf ihren Generationszyklus und einer Abstimmung des Fraktionierungsintervalls in der Weise, daß die nachfolgende

Die *zytoplasmatischen Veränderungen* umfassen u. a. Schwellung, Vakuolenbildung, Vergrößerung und/oder Unregelmäßigkeiten des Golgi-Komplexes, u. U. Verfettung und/oder Veränderungen des Glykogengehalts, hie und da hyalin-tropfige Umwandlung, Zytoplasmaverdichtungen, Mitochondrienschwellung u. a. m.

Maligne neoplastische Zellverbände neigen nach Bestrahlung zu *Dissoziation,* so daß z. B. bei soliden Karzinomen ein sog. »Spitzenmuster« resultieren kann, gegenseitiger Phagozytose (»Vogelaugen«), Änderung, u. U. »Erhöhung des Differenzierungsgrades« (z. B. verstärkte Verhornung in einem bestrahlten Carcinoma epidermoides), die allerdings z. T. nur auf einem Verlust an unreiferen Elementen beruht, u. a. m.

Das *bestrahlte Tumorstroma* zeigt meist einen kurz anhaltenden Untergang von Lymphozyten, ein Ödem, eine wechselnde Hyperämie, u. U. eine leichte serofibrinöse Entzündung, Auftreten von neutrophilen Granulozyten, vor allem im Bereich von vermehrtem Tumorzelltod, hie und da kleine Blutextravasate, ferner – mit z. T. erheblicher Latenz – Veränderungen der mesenchymalen Zellen, wie Kernschwellung, vereinzelten Zelluntergang, abnorme Mitosefiguren und entsprechende Störungen im Endothelbelag der kleinen Blutgefäße und Lymphgefäße. Später erscheinen lymphozytäre Infiltrate in der Regel wieder, die Zahl der Fibroblasten kann erheblich zunehmen, und die kleinen Gefäße zeigen typische Strahlen-Späteffekte (S. 1468). Hämosiderin-haltige Zellen sind häufig anzutreffen. Bei Freisetzung schwer abbaubaren Materials aus dem zerstörten Tumorparenchym (z. B. Hornschuppen) kann es zu verstärkten Histiozyten- und Fremdkörperreaktionen kommen, z. T. unter Bildung epitheloidzelliger Granulome.

171.11. Einige zusätzliche Überlegungen zur Induktion neoplastischer Prozesse durch ionisierende Strahlen

Diese Frage wurde schon im Rahmen der Diskussion über mögliche Ursachen der Krebs- und Leukämieentstehung gestreift (S. 188). Nachstehend werden einige Betrachtungen hinzugefügt, die mehr von der radiobiologischen Seite her zu verstehen sind.

Ionisierende Strahlen als Karzinogene: Dosis-Effekt-Beziehungen

Im Gegensatz zu anderen Karzinogenen haben ionisierende Strahlen den Vorteil, daß man ihre Wirkung räumlich und zeitlich ziemlich genau begrenzen kann, daß sie die lebende Materie ohne Rücksicht auf Membranschranken verschiedenster Art zu durchdringen vermögen, und daß sie sich – zumindest außerhalb des Körpers – genau dosieren lassen. Damit sind die Voraussetzungen für die Erstellung von *Dosis-Wirkungs-Kurven* gegeben, aus deren Verlauf man einen tieferen Einblick in die *beteiligten Mechanismen* gewinnen mag.

Wie schon erwähnt wurde, bestehen über die chemischen Vorgänge, die vom Ionisationsereignis zur *malignen Transformation* überleiten, noch keine gut belegten, allgemein gültigen Vorstellungen. Das ergibt sich u. a. aus den Dosis-Effekt-Kurven, die – wie bereits dargelegt wurde (S. 1450) – in einzelnen in vivo-Systemen zumindest in einem gewissen Dosisbereich *linear* zu verlaufen scheinen. Theoretisch ist dieser Befund mit einer Einzeltreffer-Theorie und der Vorstellung, es könnte sich um Folgen einer Punktmutation handeln, vereinbar. Eine lineare Dosis-Effekt-Linie dieser Art könnte aber u. U. dem mittleren Abschnitt

---

Abb. 198 a–e (Fortsetzung)

Bestrahlung die Mehrzahl der überlebenden Elemente in einer strahlensensiblen Phase des Zyklus träfe (32). **e** *Histologische und zytologische Befunde bei bestrahlten malignen Neoplasmen.* Das Tumorgewebe, hier am Beispiel eines Karzinoms skizziert (33), erleidet durch die Bestrahlung in der Regel einen *massiven Zelluntergang.* Bei geringer Geschwulstmasse werden die Gewebetrümmer oft rasch *resorbiert,* so daß höchstens noch *kleine Nester neoplastischer Zellen* zu finden sind (35). In bestrahlten größeren Tumoren bleiben die *nekrotischen Massen* manchmal längere Zeit liegen (34). Schlecht abbaubares Material, wie die Hornperlen verhornender Epidermoidkarzinome, können liegen bleiben und eine Fremdkörperreaktion hervorrufen (36). Postirradiativ findet man – der zahlenmäßigen Reduktion der Tumorzellen entsprechend – nur noch *wenige neoplastische Elemente in Mitose,* und der *Pyknoseindex* kann über einige Zeit erhöht bleiben (37, 38, verzögerter reproduktiver Zelltod?). Die relative Zahl *atypischer Mitosen* (45) nimmt nach der Bestrahlung deutlich zu. Manchmal lassen überlebende Tumorzellen einen *höheren Differenzierungsgrad* erkennen als es der Geschwulst vor Bestrahlung entsprach (Überleben differenzierter Elemente und/oder tatsächliche Weiterdifferenzierung? 39). Nicht selten kommt es zu einer *Dissoziation der Tumorzellstränge* (40), z. B. in Form eines »Spitzenmusters«. Die *Kernveränderungen* (41) bestrahlter neoplastischer Zellen umfassen – abgesehen von Karyopyknose, Karyorrhexis und Karyolyse bei Zelluntergang – u. a. *Schwellung* (42), *Hervortreten des Nukleolus* (42), *»Vakuolenbildung«* (43), *Mehrkernigkeit* (46), *Polyploidie* (44) und die erwähnten Mitosestörungen (45). Von den *zytoplasmatischen Alterationen* durch Bestrahlung geschädigter Tumorzellen (47) seien z. B. *Matrixschwellung* (48), *Vakuolisierung* (49), *Verfettung* (50), *Änderungen des Glykogengehalts* und – im Fall sekretorischer Elemente – deutliches *Hervortreten des Golgi-Komplexes* (51) erwähnt. Die hier genannten und manche weiteren Veränderungen können bei bestrahlten, überlebenden neoplastischen Zellen in beliebigen Kombinationen auftreten. Das *Tumorstroma* (52) zeigt zunächst in der Regel ein Ödem, z. T. verbunden mit einem vorübergehenden Verschwinden von Lymphozyten (L) und dem Erscheinen vereinzelter neutrophiler Granulozyten (54), hie und da auch von Fibrin (55). Mit der Zeit nimmt der relative Zellgehalt des Bindegewebes ab, es finden sich da und dort polyploide Fibroblasten (53), und die Vaskularisation reduziert sich infolge partieller Obliteration kleiner Gefäße (56)

einer *kurvilinearen* Beziehung entsprechen, wie sie beim Zusammenspiel mehrerer kausaler Faktoren zu erwarten wäre. Die meisten bekannten Beispiele von strahleninduzierten malignen Neoplasien sind u. a. dadurch gekennzeichnet, daß es anfänglich zu einem erheblichen Gewebeschaden kommt, auf dessen Boden – d. h. im Rahmen bzw. auf dem Boden gestörter regeneratorischer Vorgänge – sich dann später u. U. eine bösartige Geschwulst entwickelt.

In diesem Zusammenhang sind Beobachtungen über *kanzerogene bzw. leukämogene Wirkungen sehr geringer Strahlenmengen,* die an sich nicht zu einem nennenswerten, sichtbaren akuten Gewebeschaden Anlaß geben, von besonderer Bedeutung. Eines der besten Beispiele hierfür bietet die *pränatale diagnostische Radiographie beim Menschen,* die bei einer sehr großen Population angewandt wurde: Hier hat es sich aufgrund einer umfangreichen Erhebung in Großbritannien gezeigt, daß diese geringe Belastung mit höchstens *wenigen rd* genügt, um eine signifikante Zunahme der Inzidenz nicht nur von Leukämien, sondern auch anderer maligner Prozesse hervorzurufen. Die Induktionsrate über eine Zeitspanne von 10 Jahren (d. h. von der Geburt bis zum abgeschlossenen 10. Lebensjahr) betrug nach diesen Befunden ungefähr 2×10^{-4}. Es ist kaum vorstellbar, daß hinsichtlich anderer Karzinogene eine derart geringe Erhöhung der Neoplasieinzidenz bei einigermaßen bekannter Dosis erfaßt würde. Diese Beobachtungen haben verschiedene Autoren zur Vermutung gebracht, bei der *strahleninduzierten Kanzerogenese* könnte es sich – im Gegensatz zur chemischen Kanzerogenese – z. T. um eine maligne Transformation aufgrund eines »*Ein-Schritt-Prozesses*« handeln. Dies schließt allerdings die Möglichkeit einer multifaktoriellen Krebsentstehung nach Bestrahlung unter anderen Bedingungen nicht aus.

Bestrahlung und Latenzperiode bis zum Manifestwerden eines malignen neoplastischen Prozesses

Obschon die Krebs- bzw. Leukämieentstehung einem Vorgang auf zellulärer Ebene entspricht, bedarf es einer bestimmten *Minimalmasse neoplastischer Zellen,* bevor die Existenz einer Neoplasie nachweisbar wird. Nehmen wir an, die Gesamtmasse von Tumorzellen müsse 1 mm^3 betragen, um klinisch überhaupt wahrnehmbar zu sein, müßten ungefähr 10^6 Tumorzellen vorliegen, d. h. eine Population, die nach ungefähr 20 aufeinanderfolgenden Teilungen aus einer einzelnen transformierten Zelle hervorgegangen wäre. In Wirklichkeit dauert es aber wahrscheinlich wesentlich länger, da vermutlich u. a. auch Zellen zugrunde gehen. Die sog. *Latenzperiode* zwischen Einwirkung des Karzinogens und dem Manifestwerden der Neoplasie umfaßt somit rein kinetische Gegebenheiten, zudem ist vielleicht mit einem Verharren der Zellen in einer G_0-Phase zu rechnen.

Es wird allgemein hervorgehoben, es bestehe eine *inverse Beziehung* zwischen der *Dauer der Latenzperiode* bis zum Erscheinen der Neoplasie einerseits und der auslösenden *Strahlendosis* andererseits. Tatsächlich könnte es aber sein, daß wir es hier nur mit einer scheinbaren Gesetzmäßigkeit zu tun haben, indem bei Anwendung größerer Strahlenmengen mehr transformierbare Zellen getroffen werden, und damit die Wahrscheinlichkeit des Entstehens rascher wachsender Neoplasien zunimmt bzw. die Zahl potentieller Neubildungen ansteigt.

Zur Seltenheit maligner neoplastischer Transformationen als Antwort auf die ionisierende Bestrahlung

Bei den Atombombenopfern von Hiroshima und Nagasaki, die eine Ganzkörperbestrahlung von ungefähr 200 rd überlebten, zeigt sich eine Leukämieinzidenz von 0,6–0,7%: Dies entspricht 1 Fall auf 150 exponierte Personen oder – wenn man die Gesamtmasse von Knochenmark eines erwachsenen Menschen auf 1,5 kg schätzt – 1 transformierten Zelle auf 225 kg Knochenmark (ungefähr 10^{14} Zellen). Einschränkend muß gesagt werden, daß sehr wahrscheinlich nur ein kleiner Teil der hämopoietischen Zellmasse transformierbar ist. Aber selbst wenn wir 1 überlebende Stammzelle auf 10^6 Knochenmarkszellen rechnen, hätte im genannten Fall die *Wahrscheinlichkeit einer malignen Transformation nur* 10^{-8} betragen. Die Seltenheit solcher Ereignisse ist an sich nicht unverständlich, wenn man bedenkt, daß zur Realisierung einer bösartigen Neoplasie die transformierbare Zelle a) überleben muß, d. h. nicht sterilisiert wird, b) eine maligne Transformation zu erfahren hat, und c) in der Lage sein soll, allfälligen Abwehrmechanismen von Seiten des Wirtsorganismus zu widerstehen und eine expansiv wachsende Zellpopulation hervorzubringen. Diese Mehrzahl von Bedingungen, die vor dem Manifestwerden einer bösartigen Neubildung erfüllt sein müßte, hat verschiedene Autoren veranlaßt zu vermuten, daß die *Zahl der Induktionsprozesse bei gegebener Zahl von Zielzellen wenigstens in einem gewissen Bereich geringer Dosen dem Quadrat der Dosis proportional zunehmen dürfte. Bei höheren Dosen tritt naturgemäß der sterilisierende Effekt hinzu,* so daß die Zahl der nach Exposition noch lebensfähigen Zellen stark abnimmt.

Mögliche Zusammenhänge zwischen Alter und Anfälligkeit gegenüber radiogenen Neoplasien

Die Beobachtungen über eine erhöhte Leukämieinzidenz nach intrauteriner Bestrahlung und andere Feststellungen haben vielfach zur Meinung geführt, daß die Empfindlichkeit des Feten in dieser Hinsicht größer sei als die des Kindes, und die des letzteren größer als die von Erwachsenen. Die Erfahrungen in Japan haben aber deutlich gemacht, daß – abgesehen von Leukämien – die dosisbezogene Häufigkeit bösartiger Neubildungen bei (zur Zeit der Exposition) Erwachsenen 5–6 mal über derjenigen von 0–19 Jahre alten lag. Es bestehen noch weitere Hinweise darauf, daß die *Empfindlichkeit gegenüber Karzinogenen verschiedener Art mit dem Alter zunehmen könnte.* Ob hier die

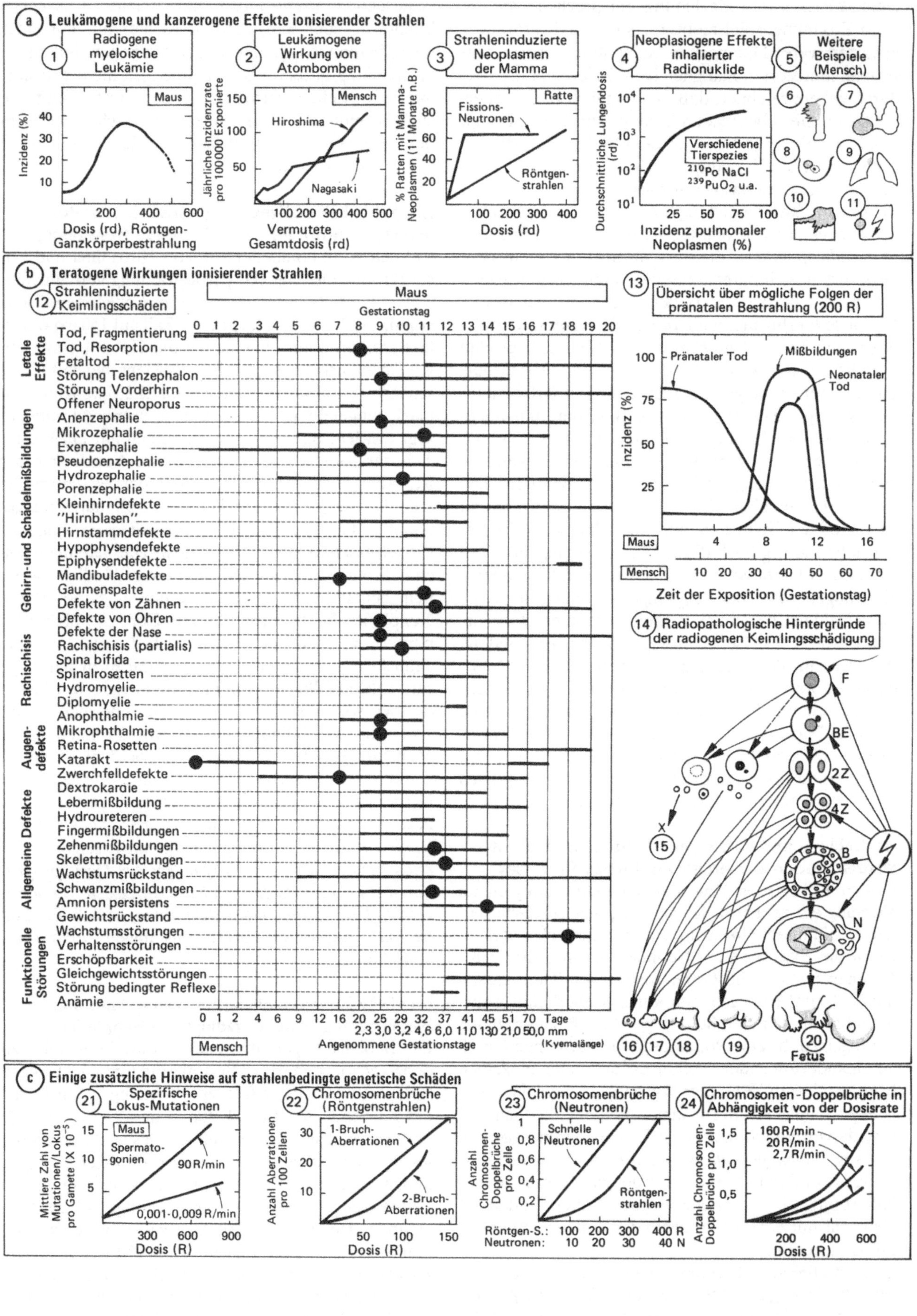

a Leukämogene und kanzerogene Effekte ionisierender Strahlen
1 Radiogene myeloische Leukämie
Maus
Inzidenz (%)
Dosis (rd), Röntgen-Ganzkörperbestrahlung
2 Leukämogene Wirkung von Atombomben
Mensch
Hiroshima
Nagasaki
Jährliche Inzidenzrate pro 100000 Exponierte
Vermutete Gesamtdosis (rd)
3 Strahleninduzierte Neoplasmen der Mamma
Ratte
Fissions-Neutronen
Röntgen-strahlen
% Ratten mit Mamma-Neoplasmen (11 Monate n.B.)
Dosis (rd)
4 Neoplasiogene Effekte inhalierter Radionuklide
Verschiedene Tierspezies
210Po NaCl
239PuO2 u.a.
Durchschnittliche Lungendosis (rd)
Inzidenz pulmonaler Neoplasmen (%)
5 Weitere Beispiele (Mensch)
b Teratogene Wirkungen ionisierender Strahlen
12 Strahleninduzierte Keimlingsschäden
Maus
Gestationstag
Letale Effekte
Tod, Fragmentierung
Tod, Resorption
Fetaltod
Gehirn- und Schädelmißbildungen
Störung Telenzephalon
Störung Vorderhirn
Offener Neuroporus
Anenzephalie
Mikrozephalie
Exenzephalie
Pseudoenzephalie
Hydrozephalie
Porenzephalie
Kleinhirndefekte
"Hirnblasen"
Hirnstammdefekte
Hypophysendefekte
Epiphysendefekte
Mandibuladefekte
Gaumenspalte
Defekte von Zähnen
Defekte von Ohren
Defekte der Nase
Rachischisis
Rachischisis (partialis)
Spina bifida
Spinalrosetten
Hydromyelie
Diplomyelie
Augen-defekte
Anophthalmie
Mikrophthalmie
Retina-Rosetten
Katarakt
Allgemeine Defekte
Zwerchfelldefekte
Dextrokardie
Lebermißbildung
Hydroureteren
Fingermißbildungen
Zehenmißbildungen
Skelettmißbildungen
Wachstumsrückstand
Schwanzmißbildungen
Amnion persistens
Gewichtsrückstand
Funktionelle Störungen
Wachstumsstörungen
Verhaltensstörungen
Erschöpfbarkeit
Gleichgewichtsstörungen
Störung bedingter Reflexe
Anämie
0 1 2 4 6 9 12 16 20 25 29 32 37 41 45 51 70 Tage
2,3 3,0 3,2 4,6 6,0 11,0 13,0 21,0 50,0 mm
Mensch
Angenommene Gestationstage
(Kyemalänge)
13 Übersicht über mögliche Folgen der pränatalen Bestrahlung (200 R)
Pränataler Tod
Mißbildungen
Neonataler Tod
Inzidenz (%)
Maus
Mensch
Zeit der Exposition (Gestationstag)
14 Radiopathologische Hintergründe der radiogenen Keimlingsschädigung
F
BE
2Z
4Z
B
N
15
16 17 18 19 20
Fetus
c Einige zusätzliche Hinweise auf strahlenbedingte genetische Schäden
21 Spezifische Lokus-Mutationen
Maus
Spermato-gonien
90 R/min
0,001-0,009 R/min
Mittlere Zahl von Mutationen/Lokus pro Gamete (X 10^-5)
Dosis (R)
22 Chromosomenbrüche (Röntgenstrahlen)
1-Bruch-Aberrationen
2-Bruch-Aberrationen
Anzahl Aberrationen pro 100 Zellen
Dosis (R)
23 Chromosomenbrüche (Neutronen)
Schnelle Neutronen
Röntgen-strahlen
Anzahl Chromosomen-Doppelbrüche pro Zelle
Röntgen-S.: 100 200 300 400 R
Neutronen: 10 20 30 40 N
24 Chromosomen-Doppelbrüche in Abhängigkeit von der Dosisrate
160 R/min
20 R/min
2,7 R/min
Anzahl Chromosomen-Doppelbrüche pro Zelle
Dosis (R)

alternsabhängige Änderung der *Immunkapazität des Organismus* und/oder andere Faktoren mitspielen, ist nicht geklärt.

Beispiele:

- Die bisherigen Erfahrungen betreffend die *kanzerogene oder leukämogene Wirkung* einer *chronischen oder stetig wiederholten externen Röntgenbestrahlung mit geringer Dosis und Dosisleistung beim Menschen* stützen sich u. a. auf das gehäufte Auftreten von *Hautkarzinomen* auf dem Boden einer *primärchronischen Radiodermatitis* (Röntgenpioniere, Chirurgen, die öfters unter Durchleuchtungskontrolle Frakturen einstellten u. a.) und eine *erhöhte Leukämie-Inzidenz* bei Fachärzten, die in den *Anfängen der Radiologie* ohne genügenden Schutz wiederholt kleinen Strahlenmengen ausgesetzt waren. Diese Beispiele zeigen, daß auch beim Menschen eine fortgesetzte Bestrahlung mit kleinen Strahlendosen neoplasiefördernd wirken kann. Eine untere »Schwellendosis« in dieser Hinsicht ist nicht bekannt. Man schätzt ungefähr *2 zusätzliche Leukämiefälle/10^6 Exponierter/rd/Jahr.*
- Ähnliche Werte erhielt man hinsichtlich der *leukämogenen Wirkung* einer *»Entzündungsbestrahlung« der Wirbelsäule we-*

Abb. 199a–c. *Neoplasiefördernde, teratogene und genetische Wirkungen ionisierender Strahlen.* **a** *Leukämogene und kanzerogene Effekte ionisierender Strahlen.* Die *leukämogene Wirkung ionisierender Strahlen* ist gut belegt. In *Tierversuchen* genügt z. B. eine *Röntgen-Ganzkörperbestrahlung* mit weniger als 100 rd, um eine deutliche Erhöhung der Inzidenz von Fällen mit myeloischer Leukämie zu bewirken (1, nach *Upton, A. C.:* Cancer Res. *21,* 717 (1961)). Beobachtungen an Überlebenden der *Atombombenexplosionen in Japan* sprechen dafür, daß 50 rd *Gammastrahlen* ausreichen, um eine signifikante Steigerung der Leukämierate zu erzeugen, und für die gemischte Gamma-Neutronenstrahlung (Hiroshima) war überhaupt keine »Schwellendosis« zu erkennen (2). Die besondere Wirksamkeit der *Neutronenbestrahlung* inbezug auf die Induktion von Neoplasien zeigt sich auch in manchen anderen Systemen, z. B. hinsichtlich der Entstehung von Mammatumoren bei der Ratte (3). In hohem Maße kanzerogen sind *α-strahlende Radionuklide,* insbesondere solche der Transuranium-Reihe (4, vereinfacht nach *Sanders, C. L.:* Health Physics *22,* 607 (1972)). Die Erfahrungen aus der Humanpathologie lassen zudem u. a. folgendes erkennen (5): Ungefähr 1000 rd bei Kindern und 3000 rd (Röntgenstrahlen, Gesamtdosis) bei Erwachsenen bewirken eine signifikante Zunahme der Inzidenz von *Osteosarkomen* (6). *Schilddrüsengeschwülste* können – bei Exposition im Kindesalter – schon nach Einstrahlung von 50 rd in relativ erhöhter Zahl auftreten (7). Sehr empfindlich scheint auch die *weibliche Brustdrüse* zu sein, indem man schon nach Belastung mit 50 rd (z. B. wiederholte Durchleuchtungen) eine faßbare Steigerung der Mammakarzinom-Inzidenz beobachten konnte (8). Die Dosis-Wirkungsbeziehungen inbezug auf den *Lungenkrebs* sind noch umstritten; die Befunde in Japan machen es wahrscheinlich, daß eine Dosis von ungefähr 130 rd deren Inzidenz verdoppelt (9). Seit langem bekannt sind die radiogenen *Hautkarzinome,* die sich auf dem Boden einer chronischen Strahlendermatitis entwickeln (10). An dieser Stelle sind ferner die sog. *Zweittumoren* zu nennen, die sich nach therapeutischer Bestrahlung mit Vorliebe im Feldrandbereich entwickeln (11). Den Erfahrungen in Japan zufolge hängt das relative *Risiko der Leukämogenese* in hohem Maße vom Alter ab und liegt z. B. bei Exposition von 0–9Jährigen 7–15mal höher als bei Bestrahlung Erwachsener. Die Mechanismen der neoplasiefördernden Wirkung ionisierender Strahlen sind noch nicht geklärt. Man diskutiert u. a. radiogene somatische Mutationen und eine – auf unbekannte Weise zustande kommende – Aktivierung onkogener Viren. **b** *Teratogene Wirkung ionisierender Strahlen.* Der *Säuger-Keimling* kann schon durch sehr geringe Strahlenmengen geschädigt werden, das *menschliche Kyema* möglicherweise bereits durch eine Belastung mit 1–5 rd. Ausgedehnte Studien an *Mäusen* haben es gestattet, für eine Vielzahl von *Mißbildungen und anderen Störungen,* eingeschlossen den *intrauterinen Tod,* eine Zeittabelle hinsichtlich der *kritischen (sensiblen) Phasen* bzw. der *teratogenetischen Determinationsperioden* aufzustellen (12, umgezeichnet nach *Rugh, R.:* Radiology *82,* 917 (1964), vgl. dazu auch Abb. 75, S. 272; die schwarzen Punkte geben den kritischsten Gestationstag an). Die in der unteren Skala aufgeführte Extrapolation auf den Menschen muß man selbstverständlich mit Zurückhaltung aufnehmen; immerhin stimmen die humanpathologischen Erfahrungen mit den tierexperimentellen Ergebnissen z. T. ziemlich gut überein. Gesamthaft betrachtet, erweist sich das Kyema hinsichtlich der Entstehung von Mißbildungen vor allem in der Zeit zwischen dem 7. und 14. (Maus) bzw. 16. und 45. Gestationstag (Mensch) als besonders empfindlich. Die Häufigkeit neonataler Todesfälle infolge Bestrahlung in utero ist ebenfalls nach Exposition in dieser Phase am größten (13). In der früheren Periode der Kyematogenese bestrahlte Keimlinge gehen oft schon in utero zugrunde. Über Dosis-Wirkungs-Beziehungen bestehen nur Schätzungen. An möglicherweise oder nachgewiesenermaßen schwangeren Frauen sollte jedenfalls nur bei absolut zwingender Indikation eine diagnostische radiologische Untersuchung durchgeführt werden; dies gilt in besonderem Maß für das erste Trimenon der Gravidität. Die *Strahleneffekte auf das Kyema in frühen Phasen der Ontogenese* sind grobschematisch in Skizze (14) dargestellt (F = Fertilisation; BE = befruchtete Eizelle; 2Z = 2-Zellenstadium; 4Z = 4-Zellenstadium; B = Blastula; N = Neurula; 15 = »fragmentierte« Eizellen; 16 = Resorption des Embryo; 17 = abgestorbener Embryo/Fetus; 18 = Exenzephalie; 19 = Fetus mit Wachstumsrückstand; 20 = äußerlich mehr oder weniger normaler Fetus). **c** *Einige zusätzliche Hinweise auf strahlenbedingte genetische Schäden.* Im Gegensatz zu Beobachtungen an der Fruchtfliege (Drosophila) ist der mutagene Effekt von Röntgenstrahlen bei Säugern in erheblichem Maß von der *Dosisrate* abhängig (21), bei Oozytenbestrahlung noch mehr als bei Spermatogonienbestrahlung. Zudem ist die *Mutationsrate* (Punktmutationen und Chromosomenmutation) bei der Maus nach Einstrahlen einer bestimmten Dosis etwa 15mal größer als bei Drosophila. Der Einfluß der Dosisrate auf die Häufigkeit von Mutationen nach Röntgenbestrahlung deutet darauf hin, daß der Schaden z. T. durch *Reparation prämutationeller Veränderungen* behoben werden kann; eine Korrektur abgeschlossener, »fixierter« Mutationen gilt dagegen als wenig wahrscheinlich. Die *Dosis(D)-Effekt(γ)-Kurve für Chromosomenaberrationen* infolge Röntgenbestrahlung verläuft hinsichtlich 1-Bruch-Läsionen linear ($\gamma = K \cdot D$; K = Konstante), für 2-Bruch-Läsionen dagegen – wenigstens im niedrigen Dosisbereich – ungefähr quadratisch ($\gamma = \alpha \cdot D + \beta \cdot D^2$; α und β = Konstanten; 22). Bei Bestrahlung mit *schnellen Neutronen* findet sich auch für 2-Bruch-Aberrationen eine lineare Beziehung zwischen Dosis und Wirkung (23; N = 2,6 R). Die Dosis-Wirkungs-Kurve für durch Röntgenstrahlen erzeugte Chromosomen-Doppelbrüche zeigt – wie im Fall der »specific locus«-Mutationen (21) – eine deutliche Abhängigkeit von der Dosisrate (24): Offenbar sind auch hier Reparationsprozesse möglich, im Gegensatz zu den Effekten einer Neutronenbestrahlung. Die große *Gefahr einer Keimzellenbestrahlung* bei geschlechtsreifen Individuen geht u. a. daraus hervor, daß eine diagnostische Bestrahlung (0,7–5 rd) *junger Frauen* vor der Konzeption offenbar genügt, um die Wahrscheinlichkeit, ein Kind mit einem Down-Syndrom zur Welt zu bringen, auf das 10-fache ansteigen zu lassen. Im Fall der Bestrahlung durch schnelle Neutronen, die eine RBW von 5–6 aufweisen, wäre das Risiko noch höher

gen ankylopoetischer Spondylarthritis (Bechterew) oder einer *Thoraxbestrahlung von Kindern wegen »Hyperplasie des Thymus«*, die überdies auch die Entstehung von *Schilddrüsenkarzinomen* zur Folge hatte. Die Zahlen, die bei *Überlebenden der Atombombenexplosionen in Japan* erhoben wurden, liegen ebenfalls in diesem Bereich.

- Sog. *Zweittumoren,* d. h. – meist maligne – Geschwülste, die nach therapeutischer Bestrahlung eines Tumors an benachbarten Stellen auftreten, liegen nicht selten am *Rand des Bestrahlungsfeldes:* Wahrscheinlich sind hier die Voraussetzungen für einen maximalen kanzerogenen Effekt am ehesten gegeben. Im Bestrahlungsfeld selbst finden sich weniger Zweittumoren, vermutlich, weil hier ein »sterilisierender« Effekt zum Ausdruck kommt.
- Es scheint aufgrund *tierexperimenteller Befunde* so zu sein, daß die für die maximale Leukämie- oder Tumorausbeute notwendige Strahlendosis von einem *Neoplasietyp* zum anderen variiert. Für die myeloische Leukämie bei männlichen CBA-Mäusen, die einer Röntgen-Ganzkörperbestrahlung unterzogen wurden, betrug die am stärksten neoplasiefördernde Dosis nur 200 rd.
- Gut bekannt ist der *kanzerogene Effekt* inhalierter oder anderswie *inkorporierter Radioisotope bzw. Radionuklide* auch beim *Menschen: Osteosarkome* bei *Leuchtzifferblatt-Malerinnen* (Radium oder ^{90}Sr), *Lungenkarzinome* bei Arbeitern von *Uranbergwerken, Thorotrastschäden* (Leberzellkarzinome, Gallengangsgeschwülste, Sarkome oder maligne Hämangioendotheliome der *Leber* oder *Leukämien* etwa 10–30 Jahre nach intravasaler Injektion dieses Kontrastmittels, hypernephroide Karzinome, Übergangsepithelkarzinome und Sarkome der *Nieren* nach retrograder Pyelographie, *maligne Geschwülste im Speicheldrüsenbereich* nach Sialographie u. a. m.), *Schilddrüsengeschwülste* nach Aufnahme von im Fallout einer H-Bombe enthaltenen *radioaktiven Jods,* u. a. m.

171.12. Teratogene Effekte ionisierender Strahlen

Es wurde schon bei der Besprechung der Entstehung von Mißbildungen hervorgehoben, daß der *Keimling zumindest in früheren Phasen des intrauterinen Lebens in hohem Maße strahlenempfindlich* ist (Abb. 199, S. 1482, und Tabelle 19, S. 288). Es werden vor allem jene Zellpopulationen geschädigt, die sich zum Zeitpunkt der Exposition in besonders aktiver *Zellteilungstätigkeit* befinden. Darüber hinaus kann man sich vorstellen, daß auch strahlenempfindliche Elemente in der G_0-Phase zugrunde gehen könnten.
Während der *Blastogenese,* die sich beim Menschen bis zum 18. Tag nach der Befruchtung erstreckt, wirkt sich eine ionisierende Bestrahlung – selbst eine solche mit Dosen um 10 rd herum – oft in einem sog. *Frühtod* des Kyema aus, wonach es zur *prä- oder postimplantativen Resorption* bzw. zum *Abort* kommt. Versuche an Mäusen haben gezeigt, daß bei Verwendung sehr geringer Strahlendosen, die ein Überleben der Frucht gestatten (z. B. 5 rd und weniger), u. U. auch in dieser Phase Mißbildungen entstehen können.
Mit dem Einsetzen der *Organogenese* erreicht die *strahleninduzierbare Mißbildungsrate ihr Maximum,* ebenso die *neonatale Sterblichkeit.* In dieser Phase genügen Dosen von 5 rd, um bei Mäusekeimlingen Skelettanomalien, einen Entwicklungsrückstand und andere Störungen hervorzurufen. Zur Ausbildung einer Katarakt bedarf es in diesem Stadium lediglich einer Dosis von 10 rd. Besonders empfindlich ist ferner das in Entwicklung begriffene Zentralnervensystem.
Mit dem Abschluß der Organogenese i. e. S. und dem Beginn der *Fetalperiode* (S. 273) nimmt die Mißbildungsrate bestrahlter Keimlinge stark ab, mit Ausnahme gewisser Strukturen des Zentralnervensystems. Defekte, wie Mikrozephalie, Mißbildungen des Corpus striatum, Balkenmangel und Störungen der Kleinhirnentwicklung, entstehen z. T. aufgrund einer Strahlenexposition in diesem Stadium. Dasselbe gilt für Veränderungen der Retina, Katarakte u. a. Manchmal notiert man in solchen Fällen zudem eine Insuffizienz des hämopoietischen Gewebes, die sich postnatal bemerkbar macht.
Strahlen mit hoher LET wirken in der Regel bei gleicher Dosis und Dosisleistung stärker teratogen als solche mit geringer Ionisationsdichte. Dabei ist nicht nur mit quantitativen, sondern u. U. auch mit qualitativen Unterschieden zu rechnen.
Gewisse chemische Substanzen bzw. Pharmaka (z. B. Tetrazykline) erhöhen die Strahlenempfindlichkeit des Keimlings (sog. *Sensibilisatoren):* In solchen Fällen genügen Dosen von wenig mehr als 10 rd, um in der Phase der Organogenese und der frühen Fetalzeit mit großer Wahrscheinlichkeit Hirn- und/oder Augenschäden zu erzeugen.
In Anbetracht der hohen Strahlenempfindlichkeit des Keimlings *sollten Frauen im fortpflanzungsfähigen Alter nur dann radiodiagnostisch untersucht werden, wenn keine Befruchtung vorliegt, d. h. während der ersten 10 Tage des Zyklus bzw. nach der letzten Regelblutung.* Schwangere dürfen nur in dringenden Fällen und – wenn möglich – nur gegen Ende der Gravidität einer radiologischen Kontrolle unterzogen werden.
Teratogene Strahleneffekte sind in Abb. 199 am Beispiel von Maus und Mensch schematisch dargestellt.

171.13. Mutagene Wirkungen ionisierender Strahlen auf die Keimzellen

Definitionen: In der radiobiologischen Literatur wird oft zwischen *»somatischen« und »genetischen« Effekten* der ionisierenden Strahlung unterschieden. Mit den letzteren sind, genauer gesagt, *Keimzell-Mutationen* gemeint, die sich – im Gegensatz zu den bereits diskutierten *somatischen Mutationen* – auf die Nachkommenschaft nachträglich auswirken können.
Radiogene Veränderungen der genetischen Information von Keimzellen umfassen *Punktmutationen, Chromosomenmutationen* und *Genommutationen* (S. 16). Im *Phänotypus* äußern sie sich u. a. als sog. *»Letalfaktoren«, »sichtbare Mutationen«* oder *»biochemische Mutationen«,* die – nach den Fachausdrücken der Genetiker – z. T. *»dominant«* oder *»rezessiv«* vererbt werden.

Experimentelle Untersuchungen über die *strahleninduzierte Mutationsrate* bei Säugern wurden vor allem an Mäusen durchgeführt, wobei man sich zur Bestimmung bestimmter rezessiver, »sichtbarer« Mutationen hauptsächlich an sog. *spezifische »Lokus«-Mutationen* hält.

Populationsgenetisch ins Gewicht fallende Strahlenbelastungen der gesamten Bevölkerung werden als sog. *genetisch signifikante Dosis (GSD)* in mrem/Jahr ausgedrückt.

Unter einer *Verdoppelungsdosis* versteht man jene Strahlendosis in rd, die bei gegebenen Bestrahlungsbedingungen die totale Mutationsrate in Keimzellen auf das Doppelte der natürlichen Mutationsrate erhöht (für männliche Keimzellen bei chronischer kontinuierlicher Bestrahlung mit geringer Dosisleistung z. B. 100 rd).

Bedeutung der genetischen Strahlenwirkungen auf Keimzellen

Mit Recht darf die radiogene Veränderung der genetischen Information von Keimzellen als die *schwerwiegendste Strahlenfolge überhaupt* bezeichnet werden. Vor allem im Fall *rezessiver Mutationen,* die sich unerkannt in späteren Generationen auf immer mehr Individuen übertragen und erst bei zufälligem Zusammentreffen von zwei Partnern mit demselben Gendefekt manifest werden, kann der Nachkommenschaft unabsehbarer Schaden zugefügt werden.

Diese Gefahr hat dazu geführt, daß heute die *genetische Schädigung der Keimzellen,* und damit die Belastung der Gonaden, *als Richtmaß für die Festlegung »maximal zulässiger Dosen« für die gesamte Menschheit (Population) dient.*

Vergleiche zwischen der natürlichen und der strahleninduzierten Mutationsrate

Die Gefahr einer Strahlenbelastung der Bevölkerung kann nur richtig eingeschätzt werden, wenn man zum Vergleich die *natürliche Mutationsrate* heranzieht: Wie wir schon gesehen haben (S. 25), ist diese ganz erheblich. Dies kann man nicht nur als Nachteil ansehen, da ohne eine stetige Änderung eines Teils der genetischen Information weder die stammesgeschichtliche Entwicklung der Menschheit noch ihre Anpassung an die herrschenden Umweltsbedingungen denkbar gewesen wäre.

Die Häufigkeit der *Chromosomenmutationen* wurde bereits früher unterstrichen (S. 32), ebenso die der *Genommutationen* (S. 35). Hinsichtlich der *natürlichen Punktmutationen (Genmutationen)* wird z. B. geschätzt, daß auf *1000 männliche Gameten beim Menschen 140 Gen-Lozi eine Veränderung erfahren.*

Die bisherigen strahlengenetischen Beobachtungen lassen die Schätzung zu, daß bei kurzdauernder Exposition *durch 1 rd in 1000 Keimzellen 2 Genmutationen hervorgerufen werden, d. h. 1/70 der natürlichen Mutationsrate von Genmutationen.* Dabei hat es sich bei Verwendung geringer Dosen gezeigt, daß nicht alle Stadien der Keimzellenentwicklung eine gleiche Mutationsbereitschaft aufweisen: Hinsichtlich spezifischer Locus-Mutationen zeigen bei der männlichen Maus vor allem die postspermatogonalen Differenzierungsstufen der Spermiogenese, bei der weiblichen Maus die reifen Oozyten im Diktyotänstadium die höchste radiogene Mutationsrate. Im übrigen gilt auch hier, daß Erholungsvorgänge, der Zeitfaktor, die LET der Strahlen, Milieufaktoren u. a. die Wirkung beeinflussen.

Bei *chronischer Bestrahlung der Keimzellen mit geringen Dosen* wird für den *Menschen (männliche Individuen)* angenommen, daß die Totalmutationsrate/rd/10^6 Gameten zwischen ungefähr 50 und 1500 variiert, wobei man als Mittelwert etwa 300 für das Wahrscheinlichste hält. Vergleicht man diesen Wert mit der entsprechenden natürlichen Mutationsrate von 30000/10^6 Gameten, ergibt sich eine *Verdoppelungsdosis von 100 rd.* Bei kurzdauernder akuter Bestrahlung liegt dieser Wert tiefer, nämlich etwa bei 30 rd. Die totale Mutabilität in *weiblichen menschlichen Keimzellen* kann vorläufig noch nicht in geschätzten Werten angegeben werden.

Die natürliche Strahlenbelastung des Menschen

Aus der Zusammenstellung in Tabelle 91 geht hervor, daß ⅔ *der durchschnittlichen Belastung der gesamten Bevölkerung durch ionisierende Strahlen auf natürlichen Strahlenquellen beruht,* insbesondere der *kosmischen* (vor allem galaktischen) und der *terrestrischen Strahlung* (z. B. in Gebieten mit Granit- oder Monazitgestein). Annähernd ⅓ der durchschnittlichen Strahlenbelastung der Bevölkerung geht zu Lasten *medizinischer Maßnahmen!* Die durch Industrie und andere Umweltkontamination verursachten Strahlungen spielen im Vergleich dazu keine nennenswerte Rolle (1,6% der jährlichen durchschnittlichen Totalbelastung, wobei Fernsehgeräte noch vor den Kernkraftwerken zu nennen sind!). Der Fallout von bisherigen Kernwaffenexplosionen macht nur etwa 0,8% der gesamten GSD aus.

Die GSD (genetisch *s*ignifikante *D*osis) bezieht sich auf eine jährliche Durchschnittsexposition einer bestimmten Population und errechnet sich wie folgt:

$$\text{GSD (in mrem/Jahr)} = \frac{\Sigma\, D_i N_i P_i}{\Sigma\, \hat{N}_i P_i}$$

wobei: D_i = Durchschnittliche Gonadendosis für eine bestimmte Expositionsart pro Person einer gewissen Alters- und Geschlechtsklasse (i).

N_i = Anzahl Personen in der Alters-Geschlechts-Klasse (i), die während eines Jahres die erwähnte Exposition aufwiesen (aufweisen).

P_i = Erwartete Zahl zukünftiger Kinder einer Person in Alters-Geschlechts-Klasse (i).

$\hat{N}_i$ = Anzahl Personen in Alter-Geschlechts-Klasse (i) in der Gesamtpopulation.

Tabelle 91. Mittlere Strahlenbelastung des Menschen

Strahlenquellen	GSD[a] pro Jahr (mrem)	% der Gesamtbelastung
Natürliche Strahlung		66,5!
Äußere Strahlungen		
Kosmische Strahlung[b]	50	
Terrestrische Strahlung[c]	47	
Innere Strahlung		
^{40}K	20	
Ra und Tochterprodukte, Rn und ^{14}C	2	
Kontamination der Umwelt		0,8
Kernwaffenversuche	1,5	
Radioaktive Abfälle und akzidentelle Freisetzung von Radioaktivität	<0,1	
Nicht medizinische Quellen		0,8
Industrie, Gewerbe	0,5	
Television	1	
Medizinische Quellen		31,9!
Diagnostische Radiologie[d]	57	
Radioisotopen	2	
Total	181 mrem/Jahr	100

[a] GSD = genetisch signifikante Dosis.
[b] Zu ungefähr 99% ionisierende kosmische Strahlen, etwa 1% Neutronen.
[c] Je nach Gesteinsart verschieden, z. B.: Oolithischer Kalk 18,4 mR/Jahr; grüner Sandstein 96,4 mR/Jahr; Glimmerschiefer 175 mR/Jahr; Granit (Maximalwert) 252,3 mR/Jahr; Quarzporphyr 716,6 mR/Jahr!
[d] Mittlere Gonadendosis pro Untersuchung: z. B. bei der *Frau*: Hysterosalpingographie 1270 mrd, Dickdarm (Einlauf) 870 mrd, Urographie 500–600 mrd, Darmpassage 340 mrd, Becken-untere Wirbelsäule 200–400 mrd, Cholezystographie 120 mrd; beim *Mann*: Obere Femurhälfte 920 mrd, retrograde Urographie 580 mrd, Dickdarm (Einlauf) und Becken 300 mrd.

Maximal »zulässige« Strahlendosen

Obschon jede Exposition gegenüber ionisierenden Strahlen in sich ein gewisses Risiko für die Entstehung somatischer und/oder genetischer Änderungen birgt, und keine Bestätigung für eine völlig harmlose Minimaldosis (»Schwellenwert«) ionisierender Strahlen vorliegt, wurden – im Hinblick auf die vorhandene natürliche Strahlenbelastung – folgende *Empfehlungen für höchstzulässige Strahlenmengen* gegeben:

Beruflich u. U. strahlenexponierte Erwachsene

Höchstzulässige totale »Lebensalterdosis«	5 rem/Jahr
(Gonaden, Knochenmark)	(3 rem/13 Wochen)
Haut, Knochen, Schilddrüse	30 rem/Jahr
Hände, Füße	75 rem/Jahr
Übrige Organe	15 rem/Jahr

Übrige Bevölkerung:

Höchstzulässige Strahlenmenge	170 mrem/Jahr
Gonaden, Knochenmark	5 rem/30 Jahre

Jugendliche unter 18 Jahren dürfen beruflich nicht mit ionisierenden Strahlen arbeiten.

Die *maximal zulässigen Mengen von Radionukliden* richten sich u. a. nach deren Anreicherung in – hinsichtlich genetischer Schäden und/oder neoplasiefördernder Effekte – sensiblen Organen und der Halbwertszeit. Besonders gefährlich sind die »*knochensuchenden Radionuklide*«, wie ^{90}Sr, ^{210}Po, ^{226}Ra, ^{232}Th, ^{233}U und ^{239}Pu, von denen nur Mengen von 0,03–0,1 bzw. – im Fall der ^{90}Sr – 2 μCi im ganzen Körper »zulässig« sind.

Für den Arzt ergibt sich aus diesen Zahlen und Hinweisen, daß *jede nicht streng indizierte Anwendung ionisierender Strahlen, insbesondere in der radiologischen Diagnostik, vermieden werden sollte* (Tabelle 91).

Literatur

Bair, W. J., Thompson, R. C.: Plutonium: Biomedical research. Science *183*, 715 (1974) — *Bair, W. J.*: Toxicology of plutonium. In: Advances in Radiation Biology (J. T. Lett, H. Adler, M. Zelle, eds.), vol. 4. New York: Academic Press 1974 — *Ballou, J. E.* (Chairman): Radiation and the lymphatic system. Proc. 14th Annual Hanford Biology Symposium at Richland, Wash., September 1974. Washington: Technical Information Center, Office of Public Affairs, Energy Research and Development Administration 1976 — *Bond, V. P., Fliedner, T. M., Archambeau, J. O.*: Mammalian radiation lethality. New York: Academic Press 1965 — *Bond, V. P., Hellman, S., Order, S. E., Suit, H. D., Withers, H. R.* (Chairmen): Interaction of radiation and host immune defense mechanisms in malignancy. Upton/N. Y.: Brookhaven National Laboratory (BNL 50418) 1974 — *Chomette, G., Daburon, F., Auriol, M., Garnier, H.*: Irradiation à forte dose de l'intestin grêle chez le porc. Virchows Arch. B Cell Path. *23*, 237 (1977) — *Cottier, H.*: Strahlenbedingte Lebensverkürzung. Berlin-Heidelberg-New York: Springer 1961 — *Cottier, H.*: Histopathologie der Wirkung ionisierender Strahlen auf höhere Organismen (Tier und Mensch). In: Hdb. der medizinischen Radiologie, Bd. II/2. Berlin-Heidelberg-New York: Springer 1966 — *Cottier, H., Hess, M. W., Roos, B., Grétillat, P. A.*: Regeneration, Hyperplasie und Onkogenese der lymphoretikulären Organe. In: Hdb. der allg. Pathologie, Bd. VI/2. Berlin-Heidelberg-New York: Springer 1969 — *Cottier, H., Bürki, H., Gautschi, J. R., Pedrinis, E., Luscieti, P., Ruchti, C., Zimmermann, A.*: Strahlenwirkung und Alterungsvorgänge. Verh. Dtsch. Ges. Path. *59*, 139 (1975) — *Cronkite, E. P., Bond, V. P.*: Radiation injury in man. Springfield/Ill.: Thomas 1960 — *Effects of radiation on cellular proliferation and differentiation.* Proceedings of a symposium held in Monaco, April 1968. Vienna: International Atomic Energy Agency 1968 — *Eisenbrandt, D. L., Phemister, R. D.*: Radiation injury in the neonatal canine kidney. II. Quantitative morphology. Lab. Invest. *38*, 225 (1978) — *Fliedner, T. M., Calvo, W.*: Orthologie und Pathologie der Knochenmarkregeneration. In: Hdb. der allg. Pathologie, Bd. VI/2. Berlin-Heidelberg-New York: Springer 1969 — *Fritz-Niggli, H.*: Strahlengefährdung/Strahlenschutz. Bern: Huber 1975 — *Hall, E. J.*: Radiobiology for the radiologist. New York: Harper & Row 1973 — *Hall, E. J.*: Radiation and life. Oxford: Pergamon Press 1976 — *Hamberg, H., Brunk, U., Ericsson, J. L. E., Jung, B.*: Cytoplasmic effects of X-irradiation on cultured cells in a non-dividing state. 2. Alterations in lysosomes, plasma membrane, Golgi apparatus and related structures. Acta Path. Microbiol. Scand. Sect. A *85*, 625 (1977) — *Harris, R. J. C.* (ed.): Cellular basis and aetiology of late somatic effects of ionizing radiation. London: Academic Press 1963 — *Hellmann, K.*: Interaction of radiation and anti-tumor drugs. The Stanford Cade Memorial

Symposium, Royal Institution, London 1976. Oxford: Pergamon Press 1978 — *Ionizing radiation: Levels and effects,* vols. I and II. New York: United Nations 1972 — *Jordan, S. W., Dean, Ph. N., Ahlquist, J.:* Early ultrastructural effects of ionizing radiation. I. Mitochondrial and nuclear changes. Lab. Invest. *27,* 538 (1972) — *Kapur, S., Chandra, R., Antonovych, T.:* Acute radiation nephritis. Arch. Path. Lab. Med. *101,* 469 (1977) — *Kornberg, H. A., Norwood, W. D.* (eds.): Diagnosis and treatment of deposited radionuclides. Proc. of a symposium held at Richland/Wash. 1967. Amsterdam: Excerpta Medica 1968 — *Lesher, S.:* Compensatory reactions in intestinal crypt cells after 300 Roentgen of cobalt-60 gamma irradiation. Rad. Res. *32,* 510 (1967) — *Lewin, K., Millis, R. R.:* Human radiation hepatitis. Arch. Path. *96,* 21 (1973) — *Lindop, P. J., Sacher, G. A.* (eds.): Radiation and Ageing. London: Taylor & Francis 1966 — *Madrazo, A. A., Churg, J.:* Radiation nephritis. Chronic changes following moderate doses of radiation. Lab. Invest. *34,* 283 (1976) — *Major, I. R., Mole, R. H.:* Myeloid leukaemia in X-ray irradiated CBA mice. Nature *272,* 455 (1978) — *Manual on radiation haematology.* Technical reports series No. 123. Vienna: International Atomic Energy Agency 1971 — *Mole, R. H.:* Antenatal irradiation and childhood cancer: Causation or coincidence? Brit. J. Cancer *30,* 199 (1974) — *Mole, R. H.:* Carcinogenesis by ionizing radiation and lessons for other pollutants. In: Radiation Research (O. F. Nygaard, H. I. Adler, W. K. Sinclair, eds.), p. 860. New York: Academic Press 1975 — *Mole, R. H.:* Ionizing radiation as a carcinogen: practical questions ad academic pursuits. Brit. J. Radiol. *48,* 157 (1975) — *Mole, R. H.:* Radiation cancer, safety standards and current levels of exposure. INSERM *52,* 191 (1976) — *National Academy of Sciences; National Research Council:* Health effects of alpha-emitting particles in the respiratory tract. Washington: Office of radiation programs. U. S. environmental protection agency 1976 — *Nygaard, O. F., Adler, H. I., Sinclair, W. K.* (eds.): Radiation Research: Biomedical, chemical and physical perspectives. New York: Academic Press 1975 — *Oliff, A., Bleyer, W. A., Poplack, D. G.:* Acute encephalopathy after initiation of cranial irradiation for meningeal leukaemia. Lancet *1978 II,* 13 — *Oliver, R.:* The principles of the use of radioisotope tracers in clinical and research investigations. Oxford: Pergamon Press 1971 — *Potten, C. S., Al-Barwari, S. E., Searle, J.:* Differential radiation response amongst proliferating epithelial cells. Cell Tissue Kinet. *11,* 149 (1978) — *Prasad, K. N.:* Human radiation biology. New York: Harper & Row 1974 — *Rubin, Ph., Casarett, G. W.:* Clinical radiation pathology. Philadelphia: Saunders 1968 — *Slauson, D. O., Hahn, F. F., Chiffelle, Th. L.:* The pulmonary vascular pathology of experimental radiation pneumonitis. Am. J. Path. *88,* 635 (1977) — *Sullivan, M. F.* (ed.): Gastrointestinal radiation injury. Amsterdam: Excerpta Medica 1968 — *Schaer, J. C., Ramseier, L.:* Studies on the division cycle of mammalian cells. VII. X-ray sensitivity and repair capacity of synchronously dividing murine mastocytoma cells. Rad. Res. *56,* 258 (1973) — *Stieve, F. E.* (Hrsg.): Strahlenschutzkurslehrbuch für Ärzte. Teil I: Röntgendiagnostik; Teil III: Spezialkurs im Strahlenschutz beim Umgang mit offenen radioaktiven Stoffen. Berlin: Hoffmann 1978 — *Stoner, R. D., Hess, M. W., Terres, G.:* Primary and secondary antibody responses related to radiation exposures. In: Interaction of radiation and host immune defense mechanisms in malignancy. Upton/N. Y.: Brookhaven National Laboratory (BNL 50418) 1974 — *Task Group on lung dynamics.* Deposition and retention models for internal dosimetry of the human respiratory tract. Hlth. Phys. *12,* 173 (1966) — *Warren, S.:* Effects of low levels of radiation on rodents and potential effects in man. Hlth. Phys. *29,* 251 (1975) — *Warren, S.:* Hiroshima and Nagasaki thirty years after. Proc. Am. Philosoph. Soc. *121,* 97 (1977) — *Wegener, K., Wesch, H., Kampmann, H.:* Investigations into human thorotrastosis. Virchows Arch. A Path. Anat. Histol. *371,* 131 (1976)

172. Nachteilige Klima- und Wettereinflüsse

Definitionen: Der Begriff »*Klima*« ist an ein bestimmtes, geographisch gegebenes Gebiet gebunden und umfaßt sämtliche Charakteristika des jährlichen Witterungsablaufs in den betreffenden Gegenden. *Klimazonen* richten sich in erster Linie nach dem Winkel der Sonneneinstrahlung. Sie weisen kein einheitliches Klima auf, sondern umfassen z. B. *Landklima, maritimes Klima, Plateauklima* und *Gebirgsklima,* die sich alle durch gewisse Besonderheiten auszeichnen.

Unter dem »*Wetter*« versteht man demgegenüber den augenblicklich herrschenden Zustand der Atmosphäre in einem bestimmten Bereich. Als »*Witterung*« bezeichnen wir die Eigenheiten des Wetters über eine Zeitspanne von mehreren Tagen. »*Witterungsumschläge*« sind in der Regel mit *Durchzügen von Wärme- oder Kältefronten* und – damit zusammenhängend – *Änderungen des Luftdrucks* verbunden, wobei sich meistens herannahende *Tiefdruck-Zentren* und der damit verbundene Luftkörperwechsel unangenehm bemerkbar machen. Von Bedeutung sind ferner Wechsel der *Lufttemperatur und -feuchtigkeit,* die *Windstärke* und die *elektrostatische Ladung der Luft.* Der hierzulande bekannte »*Föhn*« entspricht einem z. T. böigen, trockenen, warmen Fallwind, der vor allem bei tiefem Druck nördlich der Alpen aufgrund einer Sogwirkung zustande kommt. Mit »*Inversionen*« meint man das oft wochenlange Bestehen einer Schichtung von Luftmassen über bestimmte Gegenden (z. B. Ebenen), die z. T. mit einer Temperaturumkehr (wärmere Luft über kälterer) verbunden ist und – bei erhöhter Luftfeuchtigkeit über dem Boden – zur Bildung einer Hochnebeldecke Anlaß geben kann. Diese kann einer Sperrschicht verglichen werden, die unter sich z. B. die Luftverschmutzung zunehmend bemerkbar macht.

Die Erforschung der Auswirkungen von Klima und Wetter auf lebende Organismen, insbesondere auch den Menschen, ist Gegenstand der *Bioklimatologie,* eines relativ jungen Wissenschaftszweiges. Werden Witterung oder Wetterwechsel von Individuen in stärkerem Maß als unangenehm empfunden als von den meisten anderen Personen, reden wir von *Wetterempfindlichkeit.* Diese kann sich im wesentlichen auf drei Arten äußern, nämlich in der sog. *Wettervorfühligkeit,* die sich schon vor dem eigentlichen Wetterumschlag bemerkbar macht, der *Wettermüdigkeit,* die bei besonderen Witterungstypen auftritt, und der *direkten Wetterreaktion,* die in den Zeitraum des Witterungswechsels fällt. An der Wetterempfindlichkeit beteiligen sich verschiedene Reaktionen, vor allem von Seiten des autonomen Nervensystems und der endokrinen Drüsen, die in komplexer Weise ineinander übergreifen und sich in mehreren *Störungsmustern* manifestieren können. In manchen Fällen scheint eine *parasympathikotone Wirkung mit ungenügender orthosympathischer Gegenregulation* im Vordergrund zu stehen. Unter dem Einfluß *heißer, widriger Winde* (z. B. Wüstenwinde, wie Scharaw und Chamsin in Israel) kann es bei Wetterempfindlichkeit, die sich bei der alteingesessenen Bevölkerung eher stärker bemerkbar macht als bei Neuankömmlingen, zu drei verschiedenen Reaktionstypen kommen: verstärkte Serotoninausschüttung *(Serotoninreizsyndrom),* »Nebennierenerschöpfung« *(Adrenalinmangelsyndrom)* und transitorische Hyperthyreose *(Thyroxinsyndrom).*

Abgesehen von *Allgemeinsymptomen der Wetterempfindlichkeit* (Unwohlsein, Gereiztheit, u. U. Müdigkeitsgefühl u. a.) sowie Auftreten von *Schmerzen in krankhaft verändertem Gewebe* (entzündlich veränderte Gelenke, Narben u. a.) fand sich bei verschiedenen statistischen Erhebungen eine *Häufung von Anfallskrankheiten* (Angina pectoris und/oder Myokardinfarkt, Asthma bronchiale, Lungenembolien u. a.).

Vor allem bei Inversionen machen sich zudem Wirkungen der *Luftverschmutzung (»smog«)* in verstärktem Maß bemerkbar (S. 1613). Mögliche Folgen starker *Hitze* (S. 1051) oder *Kälte* (S. 1053) sowie die Probleme im Zusammenhang mit *Exsikkose* (S. 806) und *Hyperhydratation* (S. 805) wurden schon behandelt. Dasselbe gilt für *Störungen des Elektrolythaushalts bei starkem Schwitzen* (S. 1046).

Pathogenese: Die äußeren Einflüsse, die zu Wetterempfindlichkeits-Reaktionen Anlaß geben, sind im einzelnen nur lückenhaft bekannt. Wahrscheinlich haben wir es mit *komplexen Reizwirkungen* zu tun, von denen einzelne, wie die Folgen starker *Temperaturschwankungen, Änderungen der Luftfeuchtigkeit* u. a., schon genannt wurden. Als zusätzliche Faktoren werden zur Zeit vor allem elektromagnetische Impulse (sog. *»Atmosphaerics«* oder *»Sferics«),* die den Körper zu durchdringen vermögen, und »Luftionen« (im besonderen positiv oder negativ geladene Tröpfchen oder Teilchen, u. U. auch Moleküle im gasförmigen Zustand), die in den Respirationstrakt gelangen, diskutiert. Es fehlt aber immer noch an ausreichenden wissenschaftlichen Daten, um die Mechanismen beurteilen zu können, die durch derartige Einflüsse ausgelöst werden. »Sferics« und »Luftionen« wird von verschiedenen Autoren hauptsächlich im Rahmen der *Wettervorfühligkeit* eine wesentliche Rolle zugeschrieben. Ob, wie in einzelnen Berichten zu lesen ist, inhalierte positive Ionen eine verstärkte Serotoninausschüttung hervorrufen, bleibt weiter zu prüfen.

Hitze bewirkt in der Regel eine vermehrte *Adrenalinfreisetzung, Kälte* eine Aktivierung nicht nur des Nebennierenmarks, sondern auch der *Glukokortikosteroid*-produzierenden Zellen der Rinde. Einige Untersucher sind zur Auffassung gelangt, daß in Fällen von *Wettermüdigkeit* eine *»Nebennierenerschöpfung«* von Bedeutung sein dürfte. Aber auch darüber gehen die Meinungen noch auseinander.

Direkte Wetter-Reaktionen scheinen hauptsächlich bei Thyreoidea-labilen Individuen vorzukommen, die sich durch eine gesteigerte Hitze- und Kälteempfindlichkeit auszeichnen. Der Schilddrüse wird hier eine Verstärkerrolle zugeschrieben *(»intermittierende Hyperthyreose«).* Für alle genannten Reaktionstypen sollen sich besondere, im Blutmechanismus und im renalen Ausscheidungsmuster erkennbare Veränderungen finden.

Morphologische Veränderungen bei solchen Störungen sind bisher nicht beschrieben worden.

Folgen: Man schätzt, daß in den Industrieländern ungefähr ⅓ der Bevölkerung als wetterempfindlich bezeichnet werden kann. Frauen sind diesen Phänomenen offenbar mehr ausgesetzt als Männer, möglicherweise wegen einer im Vergleich zum männlichen Geschlecht geringeren Fähigkeit zu Streßreaktionen.

Bei *vermehrter Serotoninausschüttung,* wie man sie bei *Wettervorfühligkeit (»Reizsyndrom«)* beobachten kann, stehen Schlaflosigkeit, Reizbarkeit, ein unbestimmtes Spannungsgefühl, manchmal auch Migräne, Eßunlust, Wallungen, Herzklopfen u. a. im Vordergrund der Symptome. In diese Gruppe fallen zudem Phänomene, wie Glieder- und Narbenschmerzen, Hyperperistaltik, Augensymptome (z. B. Amblyopie) und Schleimhautreizungen.

Bei herabgesetzter Katecholaminfreisetzung klagen die Betroffenen in erster Linie über Müdigkeit, Apathie, Depressionen, Konzentrationsschwäche u. a. *(»Erschöpfungssyndrom«).* Man notiert nicht selten eine signifikante arterielle Hypotonie sowie hypoglykämische Episoden, die mit einem Naschbedürfnis verbunden sind.

Bei *transitorischer Hyperthyreose,* die sich auf die beiden oben genannten Symptomengruppen aufpfropfen kann, sind vor allem die Empfindlichkeit gegenüber Hitze und Kälte, Schwitzen, Neigung zu Diarrhoe, Pulsbeschleunigung, Hautrötung und Tendenz zu Gewichtsabnahme trotz guten Appetits zu erwähnen.

Literatur

Faust, V.: Biometeorologie – Der Einfluß von Wetter und Klima auf Gesunde und Kranke, 2. Aufl. Stuttgart: Hippokrates 1977 — *Soyka, F., Edmonds, A.:* The ion effect. New York: Dutton 1977 — *Sulman, F. G.:* Health, weather and climate. Basel: Karger 1976

Schädigungen durch exogene Chemikalien, mit besonderer Berücksichtigung körperfremder Stoffe (Xenobiotika)

Die Beschäftigung mit diesen Fragen ist in erster Linie Sache der *chemischen Toxikologie* (im Gegensatz z. B. zur Strahlentoxikologie, s. o.), die hierzulande von zentralen toxikologischen Instituten, ferner z. T. von den gerichtlich-medizinischen Instituten der Universitäten vertreten wird. Außerdem bestehen – hauptsächlich, was die kinetischen Untersuchungen anbelangt – enge Beziehungen zur *Pharmakologie,* da es sich ja öfters um toxische Wirkungen von Arzneistoffen handelt. Die Aufgabe der *allgemeinen Pathologie* auf diesem Gebiet besteht vor allem in der Erforschung der geweblichen und zellulären Veränderungen, die mit toxischen Effekten verbunden sind. Im nachfolgenden Text kann es sich daher nicht um eine vollständige Behandlung des Themenstoffes, die den Rahmen dieses Buches bei weitem sprengen würde, handeln. Vielmehr wollen wir uns darauf beschränken, einige Grundsätze herauszuheben, Modellvorstellungen über die Entstehungsweise toxischer Schäden dieser Art zu erörtern und die wichtigsten geweblichen Läsionen sowie ihre Folgen zu skizzieren.

173. Allgemeine Bemerkungen zu den chemischen Intoxikationen

173.1. Zur Bedeutung von Vergiftungen durch chemische Agentien

Durch Chemikalien verursachte Intoxikationen bilden einen Problemkreis, dem vor allem in den industrialisierten Ländern eine zunehmende medizinische und soziale Bedeutung zukommt. Wenn wir bedenken, daß zur Zeit in der westlichen Welt ungefähr 500000 verschiedenartige Substanzen produziert werden, und in den Chemical Abstracts etwa 3 Millionen Chemikalien aufgeführt sind, mag man sich ein Bild von der Vielfalt und Komplexität der Probleme machen, denen sich die chemische Toxikologie gegenübergestellt sieht. Zahlenmäßig und im Hinblick auf die Zukunft am wichtigsten sind Fragen der *Langzeittoxizität,* d. h. krankhafter Effekte, die sich u. U. erst nach einer Latenz von Jahren oder Jahrzehnten bemerkbar machen, z. B. die *karzinogenen Wirkungen* und chemisch bedingte *Mutationen, die auf die Nachkommenschaft übertragen werden können* (S. 16).

An nächster Stelle sind die sog. *chronischen toxischen Effekte* zu nennen, wobei in der Regel geringe Mengen einer toxischen Substanz über lange Zeit aufgenommen und allmählich akkumuliert werden, bis sich Vergiftungssymptome manifestieren. Dieser Mechanismus spielt u. a. in der Gewerbetoxikologie und der Umwelttoxikologie eine große Rolle.

Schließlich beschäftigen den Arzt in besonderem Maß die *akuten toxischen Effekte,* die innerhalb kurzer Zeit nach Aufnahme der giftigen Substanz in Erscheinung treten und öfters *Notfallsituationen* schaffen, in denen vom raschen, zielbewußten und richtigen Handeln der Mediziner viel abhängt. In der Schweiz wurden z. B. vom toxikologischen Informationszentrum im Jahr 1977 *756 schwere akute Vergiftungen* gezählt, wobei *suizidale oder demonstrative Intoxikationen,* meistens durch *Medikamente,* mit 68% den Hauptteil ausmachten, gefolgt von *unfallmäßigen Vergiftungen* (28,6%). Eine wichtige Rolle spielen nach wie vor *CO-Intoxikationen,* und in steigendem Maß wurden in den letzten Jahren *Todesfälle durch Rausch- und Genußmittel* notiert. Gesamthaft betrachtet, d. h. unter Einbezug auch leichterer Fälle von Vergiftung, stehen *Kinder im Alter bis 4 Jahre* im Vordergrund, die ihre natürliche Neugierde mit der Gewohnheit verbinden, alles zum Mund zu führen: die meisten Zwischenfälle dieser Art ließen sich durch *Aufbewahren potentiell toxischer Substanzen unter sicherem Verschluß* vermeiden! In USA verschlucken jährlich etwa 1–2 Millionen Kinder unfallmäßig toxische Stoffe, und 1 unter 1000 solcher Ereignisse nimmt einen tödlichen Verlauf. In etwa einem Viertel der Fälle handelt es sich dabei um das Einnehmen von Aspirintabletten; ein weiterer Viertel betrifft andere *Medikamente,* und in ungefähr 15% derartiger Vorkommnisse werden Reinigungsmittel, »Polituren«, Farbstoffe u. a. peroral aufgenommen, in 6% Kosmetika, Pestizide, Petroleumprodukte u. a. Kleinkinder vergiften sich häufiger mit Produkten, die für den Haushalt bestimmt sind, ältere Kinder mehr mit Medikamenten (Tabelle 92).

Eine weitere Gruppe von Schäden umfaßt nachteilige Folgen von Medikamenten, die vom Arzt verordnet wurden *(iatrogene Schäden).* Dabei kann der Grund in einer individuellen Idiosynkrasie, in schweren allergischen Reaktionen, in irrtümlichen oder auf einer Fehlbeurteilung beruhenden Überdosierungen u. a. m. beruhen. Es ist sehr schwierig, die Zahl solcher Zwischenfälle zu schätzen, da es sich oft um schwerkranke Personen handelt, deren Zustand sich auch aus anderen Gründen verschlechtern könnte. Wir verfügen daher auch kaum über eine zuverlässige Statistik autoptisch untersuchter Fälle, aus der hervorginge, wie oft iatrogene Läsionen am Todeseintritt mitbeteiligt sind.

Die Zahl der *in krimineller Absicht erfolgenden Vergiftungen* hat seit der Einführung empfindlicher Nachweismethoden – vermutlich auch aus anderen Gründen – gegenüber früher deutlich abgenommen.

Hinsichtlich Häufigkeit stehen *Vergiftungen durch pflanzliche Stoffe* in der Schweiz an dritter Stelle aller

Tabelle 92. Einige Angaben über die Häufigkeit akuter Vergiftungen am Beispiel der Verhältnisse in der Schweiz im Jahr 1977[a]

Substanzgruppen Substanzen	Prozentualer Anteil an schweren Vergiftungen (1973–1977) (n = 3804)		Absolute Zahl von Vergiftungen (1977) (schwere Fälle in Klammer) Kinder	Erwachsene
1. Medikamente	Kinder[b]	10,3		
	Erwachsene[c]	63,0		
	Total	73,3!		
Wirkstoffkombinationen				
(ohne Alkohol)			110 (7)	756 (203)
(mit Alkohol)			1	268 (46)
Tranquilizers				
Benzodiazepinderivate			141 (1)	425 (25)
Andere			17	66 (8)
Hypnotika				
Barbiturathaltige			21 (3)	120 (32)
Andere			45 (2)	432 (63)
Analgetika				
Barbiturathaltige			70 (6)	217 (19)
Opiathaltige			11	29 (5)
Phenazetinhaltige			42 (2)	42 (2)
Verschiedene			87	76 (7)
Desinfizientien, Antiseptika			219	52 (1)
Antitussiva, Expektorantia			267 (1)	16
Dermatika			219	52 (1)
Kontrazeptiva (oral)			122	4
Antiallergika			100 (2)	14
Sedativa			45	66
Antihypertensiva			64 (1)	38 (8)
u. a. m.				
2. Chemisch-technische und berufliche Stoffe	Kinder	1,2		
	Erwachsene	8,4		
	Total	9,6		
Rauch, Gase, Dämpfe und Substanzstaub am Arbeitsplatz			9	148 (22)
Brennstoffe (Benzin, Heizöl, Brennsprit, Petrol)			68 (5)	66 (2)
Lösungsmittel für technischen Gebrauch			5	62 (3)
Säuren für technischen Gebrauch			9	36 (4)
Laboratoriumsreagentien (meist Pipettierunfälle)			4	38
Schmieröl			33	3 (1)
Laugen für technischen Gebrauch			8	17 (3)
Metallverbindungen (außer Blei und Quecksilber)			5	18
Blei- und Quecksilberverbindungen			4 (1)	17 (3)
Farben und Lacke für technischen Gebrauch			9	11 (2)
Kunstharz- und Farbverdünner			6	11 (1)
Kunststoffe			4	12 (1)
Härter			4 (2)	12 (3)
Konservierungsmittel (u. a. für Milch)			11	3
Militärisch verwendete Stoffe			2 (1)	10 (1)
Zyanide			–	10 (1)

[a] Beispiele entnommen aus dem Jahresbericht 1977 des Schweizerischen Toxikologischen Informationszentrums des Gerichtlich-Medizinischen Instituts der Universität Zürich. Man beachte, daß hier nur die dort gemeldeten Fälle registriert sind; die *wirkliche Zahl von Vergiftungen dürfte wesentlich höher liegen.*

[b] Vor allem akzidentelle Vergiftungen.

[c] Am häufigsten suizidale oder demonstrative Vergiftungen.

Tabelle 92 (Fortsetzung)

Substanzgruppen Substanzen	Prozentualer Anteil an schweren Vergiftungen (1973–1977) (n = 3804)		Absolute Zahl von Vergiftungen (1977) (schwere Fälle in Klammer) Kinder	Erwachsene
3. Haushaltprodukte	Kinder	1,3		
	Erwachsene	3,2		
	Total	4,5		
Reinigungsmittel (für Geschirr, Wäsche, Böden, WC, Metalle u. a., ferner Lösungsmittel u. a.)			734 (19)	229 (13)
Toilettenartikel (Shampoo, Parfum, Sprays, Badezusätze u. a.)			296	25 (2)
Schreib- und Zeichenmaterial (Filzstifte, Farben, Tuschen, Tinten u. a.)			185	29
Düngemittel (u. a. Blumendünger)			156	44
Entkalkungsmittel			47 (1)	65 (3)
Klebemittel			70 (2)	37
Holzbehandlungsmittel			46	52 (2)
WC-Desodorantien			75	3
Trockenbrennstoffe			74 (1)	10 (2)
Auto- und Velozubehör (Poliermittel, Frostschutzmittel u. a.)			26	23
Bleichmittel (Eau de Javelle, H_2O_2 u. a.)			23 (1)	25
u. a. m.				
4. Außerberufliche Inhalationsgefährdungen	Kinder	0,5		
	Erwachsene	3,4		
	Total	3,9		
Kühlflüssigkeit von Kühlschränken			5	19
CO (Auspuffgase, Ofengase, Kochgas)			2	21 (6)
Tränengas			1	18 (5)
Propan-, Methan- und Butangas			1	17 (6)
Chlor und Ozon im Schwimmbad			5 (1)	9
Dämpfe von Kunststoffen			1	8
Jauchegrubengase			2	3 (1)
Phosgen			–	5
Säuredämpfe			–	3
u. a. m.				
5. Genußmittel, Drogen	Kinder	0,7		
	Erwachsene	2,1		
	Total	2,8		
Tabak (meist per os)			237 (2)	5
Äthylalkohol			24 (5)	28 (2)
Halluzinogene u. a.[d] (Cannabis, Kokain, Heroin, LSD, Morphium u. a.)			4 (1)	18 (4)
6. Schädlingsbekämpfungs-Mittel	Kinder	0,6		
	Erwachsene	2,1		
	Total	2,7		
Insektizide			141 (4)	126 (4)
Rodentizide			61 (1)	21 (1)
Schneckenvertilgungsmittel			60	3
Herbizide			20 (1)	31 (3)
Ameisenvertilgungsmittel			48	–
Saatbeizmittel und gebeizte Körner			17	7
Fungizide			11	8 (1)
7. Nahrungsmittel	Kinder	0,5		
	Erwachsene	1,4		
	Total	1,9		
Giftige Pilze und andere immanent toxische Nahrungsmittel			30	80 (7)
Wahrscheinlich durch toxinbildende Bakterien verdorbene Nahrungsmittel			34 (1)	132
Verschimmelte Nahrungsmittel u. a.			15	81 (1)
Akzidentell infolge chemischer Verunreinigung giftig gewordene Nahrungsmittel			10	16
u. a. m.				

[d] Die totale Zahl solcher Fälle in der Schweiz lag 1977 wesentlich höher.

Tabelle 92 (Fortsetzung)

Substanzgruppen Substanzen	Prozentualer Anteil an schweren Vergiftungen (1973–1977) (n = 3804)		Absolute Zahl von Vergiftungen (1977) (schwere Fälle in Klammer)	
			Kinder	Erwachsene
8. Gifttiere	Kinder	0,1		
	Erwachsene	0,6		
	Total	0,7		
Bienen, Wespen, Hornissen			22	22 (1)
Diverse andere (u. a. Tollwutverdacht)			6	17
Vipern und Verwandte			2	19 (3)
Übrige Schlangen			2	10 (2)
Fische				9
u. a. m.				
9. Giftpflanzen	Kinder	0,3		
	Erwachsene	0,3		
	Total	0,6		
Cotoneaster spec.			72	–
Mahonia aquifolium			68	–
Prunus laurocerasus			44	–
Pyracantha cocinea			44	–
Solanum spec.			34	1
Ilex aquifolium			30	–
Sorbus aucuparia			26	1
Taxus baccata			23	1
Convallaria majalis			21	–
Physalis alkekengi			20	–
Viscum album			19	–
Euphorbia spec.			14	3
Dieffenbachia sequine			9	5 (1)
Sambucus spec.			11	2
Atropa belladonna			6 (1)	2
Narcissus pseudonarcissus			5	3
Anthurium spec.			4	2
Aconitum napellus			2	2
u. a. m.				

Noxen; der Anteil an Todesfällen (Giftpilze u. a.) innerhalb dieser Gruppe beträgt jedoch nur 0,4%. Noch weniger Individuen sterben an den Folgen *tierischer Gifte.* Ein Teil der toxischen Wirkungen von Pharmaka und anderen Chemikalien wurde schon früher diskutiert. Entsprechende Zusammenstellungen finden sich in den folgenden *Tabellen: Hemmstoffe der DNA-, RNA- und Proteinsynthese* (Tabelle 2, S. 36); *chemische Karzinogene* (Tabelle 7, S. 181); *teratogene Chemikalien* (Tabelle 17, S. 282); *toxische Wirkungen auf die Lunge durch inhalierte Giftstoffe* (Tabelle 43, S. 613); *in Nahrungsmitteln enthaltene Giftstoffe* (Tabelle 45, S. 662); *hepatotoxische Substanzen* (Tabelle 49, S. 721); *Nephrotoxine* (Tabelle 53, S. 786); *Komplikationen der Anwendung entzündungshemmender Mittel* (Tabelle 83, S. 1302); *Photosensibilitätsreaktionen auf Medikamente* (Tabelle 88, S. 1437).

173.2. Toxikologische Begriffe

Definitionen: Als *Toxikologie* im weitesten Sinn bezeichnet man den Wissenschaftszweig, der sich mit schädlichen Wirkungen von Substanzen auf lebende Organismen beschäftigt. Bei der *chemischen Toxikologie* – im Gegensatz z. B. zur Strahlentoxikologie – geht es um nachteilige Effekte, die durch die chemischen Eigenschaften der betreffenden Stoffe hervorgerufen werden. Je nach der Gruppe solcher Chemikalien und/oder den Umständen, unter denen Vergiftungserscheinungen auftreten können, spricht man von *Toxikologie von Medikamenten bzw. Arzneistoffkombinationen,* im besonderen auch von solchen, die Abhängigkeit erzeugen (*»Sucht-Toxikologie«*), *Nahrungsmitteltoxikologie, Toxikologie der Pestizide, Umwelttoxikologie, Gewerbetoxikologie, Wehrtoxikologie* u. a. m. In der ärztlichen Praxis spielt die sog. *akzidentelle Toxikologie* eine große Rolle.

Im weitesten Sinn bezeichnet man als *Gift (Toxon)* eine Substanz, die nach Eintritt in den betreffenden Organismus schädliche Wirkungen hervorruft. Da bei dieser Formulierung alle chemischen Stoffe in Frage kämen (vgl. z. B. »Wasservergiftung«, S. 805), schränkt man für praktische Zwecke die Giftdefinition so ein, daß darunter nur *Chemikalien* fallen, *bei denen das Risiko, daß sie bereits in kleinen Mengen schädliche Effekte erzeugen, relativ groß ist.* Bei vielen Giften dieser Umschreibung handelt es sich um körperfremde Substanzen, sog. *Xenobiotika.* Naturgemäß wird die Vergiftungsgefahr nicht nur von den Eigenschaften des betreffenden Stoffes, sondern auch von der Möglichkeit, mit diesem in Kontakt zu kommen, mitbestimmt.

Die Frage, ob eine bestimmte Substanz toxisch wirkt oder nicht, hängt in erster Linie von deren *Konzentration und Verweildauer am Ort der biologischen Zielstrukturen,* d. h. im Blut und/oder in den empfindlichen Geweben, ab. Das sog. *CT-Produkt* (»concentration time product«) läßt sich allerdings in der Humantoxikologie fast nur am Beispiel toxischer Gase mit mehr oder weniger Zuverlässigkeit ermitteln.

Bei *akuten toxischen Effekten* lassen sich drei *Hauptkomponenten (»Phasen«) der pathogenetischen Reaktionskette,* die sich zeitlich z. T. überschneiden, auseinanderhalten: 1) Die sog. *Expositionsphase* umfaßt die *Aufnahme* des toxischen Stoffes, d. h. vor allem die *orale Einnahme* mit nachfolgendem *Übertritt in den Gastrointestinaltrakt,* die *Inhalation* von Gasen, Stäuben oder Nebeln und/oder den *perkutanen Eintritt.* 2) Die sog. *toxokinetische Phase* bezieht sich auf die Kinetik der sog. *Invasion,* d. h. der *Resorption, Verteilung* und allfälligen *Biotransformation* im Sinn der Entstehung toxisch aktiver Metabolite (sog. *»Giftung«*), einerseits und der sog. *Evasion,* d. h. der *Biointransformation* von der Art der Bildung inaktiver Metabolite *(»Entgiftung«)* und *Ausscheidung* andererseits. Hier geht es demnach um aktive und passive Transportprozesse sowie um die – häufigen – *Bioinaktivierungen* oder *Bioaktivierungen.* 3) Die sog. *toxodynamische Phase* betrifft die eigentlichen Wechselwirkungen des Toxons mit den Erfolgszellen bzw. Erfolgsorganen, wobei z. T. sog. *»spezifische Wirkorte« (»Rezeptoren«)* im Spiel sind oder zum mindesten diskutiert werden.

Die sehr zahlreichen Typen *toxischer Wirkungen* bzw. *Wirkungsmechanismen* lassen sich in zwei große Gruppen unterteilen: 1) Chemische Wechselwirkungen, bei denen es zwischen dem Toxon und dem biologischen Substrat zu *irreversiblen* kovalenten Bindungen und/oder zu einer dauernden chemischen Veränderung der Erfolgsstrukturen kommt: Hier sprechen wir von einer *»chemischen Läsion«.* 2) In vielen Fällen, insbesondere bei toxischen Effekten von Medikamenten, haben wir es demgegenüber mit einer *reversiblen* Interaktion zwischen dem Xenobiotikum bzw. dessen Metaboliten und den biologischen Erfolgsstrukturen zu tun: Hier beobachtet man in der Regel eine *funktionelle Störung,* die verschwindet, sobald die schädigende Substanz aus dem Blutplasma eliminiert ist.

Unter der *»biologischen Verfügbarkeit« eines Toxons* verstehen wir den Teil der zugeführten Substanzmenge, der in *aktiver Form* an den Erfolgsort gelangt. Hinsichtlich des Gifteffekts ist überdies die *»biologische Verfügbarkeitsdauer«* von Bedeutung (s. o.: CT-Produkt), da das Ausmaß der Schäden nicht nur von der Konzentration des als Noxe wirkenden Agens, sondern auch von der Zeit abhängt, während der dieses in ausreichender Menge vorhanden ist, um Läsionen zu setzen.

Als *»biologische Halbwertszeit« eines Toxons* bezeichnet man die Zeitspanne, während der innerhalb eines bestimmten Kompartements (meistens Blutplasma) die Substanzkonzentration auf die Hälfte ihres ursprünglichen Wertes abgenommen hat. Ein angenähertes derartiges *Einkompartementsystem* findet sich indessen nur bei Inhalation flüchtiger Giftstoffe (Gase) und bei rascher intravaskulärer Injektion des Toxons. Bei den meisten Vergiftungen, im besonderen bei oraler Applikation, ist die *»Blutspiegelkurve«* jedoch die Resultante aus der *Resorptions- und Eliminationskurve,* d. h. wir haben es hier mit einem *Zweikompartementsystem* zu tun. Bei genauer Analyse erweisen sich die Verhältnisse als noch komplexer, im Sinn sog. *Mehrkompartementsysteme.* Der Begriff der »biologischen Halbwertszeit« läßt sich u. a. auch auf *Umweltverschmutzungen* anwenden (z. B. unterschiedliche »Selbstreinigung« des Wassers).

Eine *Kumulation* (Anhäufung) bei wiederholter oder u. U. fortgesetzter Exposition gegenüber einem – selbst in niedrigen Konzentrationen vorhandenen – Toxon kommt zustande, wenn Entgiftung und/oder Elimination der Substanz mit der Aufnahme nicht Schritt halten. Oft handelt es sich in solchen Fällen um Substanzen mit einer sehr langen biologischen Halbwertszeit, z. B. schwer transformierbare, lipophile Substanzen, die mit Vorliebe im Fettgewebe angereichert werden (sog. *physikalische Sequestrierung* aufgrund der Löslichkeitsverhältnisse) und/oder die mit gewissen Substraten irreversible kovalente Bindungen eingehen (sog. *chemische Sequestrierung).* Von besonderer Bedeutung sind kumulative *Anreicherungen toxischer Substanzen in bioökologischen Nahrungsketten,* in denen größere Organismen, die sich von kleineren ernähren, jeweils z. B. um eine Größenordnung höhere Konzentrationen der betreffenden Substanz aufweisen.

Die sog. *»Gewebetoxizität«* einer Substanz wird aufgrund sichtbarer Veränderungen in histologischen bzw. elektronenmikroskopischen Präparaten

beurteilt. Sie geht nicht notwendigerweise mit faßbaren funktionellen Störungen einher.
Beziehungen zwischen Dosis und Effekt lassen sich anhand von Kollektiven im Sinn der relativen Zahl von Individuen mit faßbaren Störungen oder Todeseintritt (sog. *Dosis-Reaktions-Beziehung, »dose-response-relation«)* oder an einem einzelnen Versuchsobjekt mit Hilfe der relativen Wirkungsintensität des Toxons (sog. *Dosis-Wirkungs-Beziehung, »dose-effect-relation«)* beurteilen. Im Fall von Dosis-Reaktionsbeziehungen nennt man die Dosis, die bei 50% der Versuchsobjekte eine Reaktion auslösen, die ED_{50}: Diese kann als ein umgekehrtes Maß für die Aktivität des Giftstoffes gelten. Wählen wir dabei den Todeseintritt als Parameter der Giftwirkung, spricht man von LD_{50} (LD: *L*etal-*D*osis). Bei Arzneimitteln wird als *»therapeutischer Quotient bzw. Index«* ein Quotient bezeichnet, der im Zähler eine für das Ausmaß der unerwünschten Wirkung(en), im Nenner eine für das Ausmaß der erwünschten therapeutischen Effekte maßgebende Dosis oder Konzentration enthält. Im Tierversuch wird z. B. häufig der Quotient $\frac{LD_{50}}{ED_{50}}$ benützt; dieser bietet aber kein zuverlässiges Maß für die Sicherheit der Anwendung einer bestimmten Substanz. Bessere Beziehungen ergeben sich bei Verwendung von Quotienten, wie $\frac{LD_5}{ED_{95}}$. Vor allem im angelsächsischen Sprachgebiet benützt man zudem den Begriff einer *»toxischen Dosis« (TD),* d. h. jener Substanzmenge, die – Fälle von Idiosynkrasie oder Allergie ausgeschlossen – eben genügt, um faßbare toxische Effekte hervorzurufen. Dementsprechend kann als *»therapeutischer Index«* auch der Quotient $\frac{TD_{50}}{ED_{50}}$, als sog. *»Sicherheitsquotient«* der Quotient $\frac{TD_5}{ED_{95}}$ festgelegt werden. Eine zuverlässige Aussage über die relative Harmlosigkeit eines Stoffes (z. B. *»therapeutische Sicherheit«* eines Pharmakons) läßt sich aber nur aufgrund des *gesamten Verlaufs der Dosis-Reaktions- bzw. der Dosis-Letalitäts-Kurve* machen. Naturgemäß beziehen sich solche Erfahrungen, was Letalwirkungen anbelangt, fast ausschließlich auf Tierexperimente.
Zeit-Wirkungs-Beziehungen sind hauptsächlich inbezug auf das Verhältnis zwischen *Resorptions- und Eliminationsrate* wichtig: zeigt sich beispielsweise für eine bestimmte Substanz eine hohe Resorptions- und eine geringe Eliminationsrate, sind *im Blutplasma toxische Konzentrationen* schon bei kleineren Dosen zu erwarten, als wenn das umgekehrte zutrifft. In den letztgenannten Fällen werden *im Blutplasma u. U. nur subtoxische Konzentrationen* des betreffenden Stoffes bzw. seiner aktiven Metaboliten erreicht. Für Stärke und Dauer eines toxischen Effektes ist in erster Linie *der* Teil der *»Plasmakonzentrationskurve«* (Konzentration der betreffenden Substanz im Blutplasma als Funktion der Zeit) maßgebend, der über der *minimal toxischen Konzentration* liegt; meistens zeigen diese Kurven bei *akuten Vergiftungen* einen ziemlich rasch ansteigenden und einen langsamer, d. h. exponentiell abfallenden Schenkel.
Bei *chronischen Vergiftungen* infolge wiederholter bzw. fortgesetzter Exposition und Kumulation beobachtet man in den meisten Fällen eine – wechselnd lange – *symptomlose Phase (Latenzphase* oder *subtoxische Phase),* die dann allmählich in die *toxische Phase* übergeht. Der weitere Verlauf hängt zum guten Teil davon ab, ob die Exposition unterbrochen wird oder anhält. Die Schwere der toxischen Symptome hängt somit nicht nur von der Konzentration einer potentiell giftigen Substanz ab, der ein Individuum ausgesetzt ist, sondern auch von der Dauer der Exposition.
Diesen Gegebenheiten wurde durch Einführung einer Reihe von Begriffen und zugehörigen Grenzdosen Rechnung getragen; dies gilt in erster Linie auch für gewerbliche Intoxikationen: Den *»MAK-Werten«* (*M*aximal zulässige *A*rbeitsplatz*k*onzentration, meist berechnet für 8 Std pro Tag), die sich auf Substanzkonzentrationen in der unmittelbaren Umgebung eines Individuums beziehen, zur Seite zu stellen sind die *»ADI-Werte»* (»*a*cceptable *d*aily *i*ntake«), die sich auf die Substanzaufnahme beziehen. »MAK-Werte« gibt man meist in ppm (»*p*arts *p*er *m*illion«), »ADI-Werte« in mg/kg Körpergewicht an.
Den ADI-Werten liegen Dosen bzw. Konzentrationen von Substanzen zugrunde, bei denen es eben noch zu keinem nachweisbaren Effekt kommt, geteilt durch einen sog. *Sicherheitsfaktor.* Der letztere kann erheblich variieren (z. B. 10–200), da er weitgehend von unseren Kenntnissen über die Toxizität des betreffenden Stoffes abhängt. Außer den MAK- und ADI-Werten benützt man für besondere Situationen noch zusätzliche Richtwerte: *»ETL-Werte«* (»*e*mergency *t*olerance *l*imits«) liegen höher als die erstgenannten und gelten für eine beschränkte Zeit, z. B. anläßlich von Notfällen oder bei notwendiger Reinigung eines Giftbehälters. Aber auch hierfür sind in Form von *»EEL-Werten«* (»*e*mergency *e*xposure *l*imits«) oberste Grenzen gesetzt. Die MAK-Werte gelten als Durchschnittszahlen; in Einzelfällen und für kurze Zeit dürfen hohe MAK-Werte (> 100 ppm) um bis das 1,25-fache, niedrige MAK-Werte (< 1 ppm) um bis das 3-fache überschritten werden. Da das Individuum in der Regel nicht nur einzelnen Stoffen, sondern einem Gemisch von Substanzen ausgesetzt ist, haben MAK-Werte, die sich auf je 1 Agens beziehen,

nur eine *beschränkte Aussagekraft.* Ziel zukünftiger Bestrebungen auf diesem Gebiet sollte es sein, Intoxikationen womöglich in allen Fällen (z. B. auch bei Idiosynkrasie eines Individuums oder bei Nierenschäden wechselnden Grades) zu verhüten. Aus verständlichen Gründen wird man aber ein solches »*Null-Risiko*« nie ganz erreichen.
Neben dem Nachweis einer toxischen Wirkung, d. h. der eigentlichen Vergiftung, ist es im Hinblick auf die Möglichkeit einer Kumulation ebenso wichtig, durch Erfassen der *prätoxischen Phase* Schlimmeres verhüten und damit *präventiv* eingreifen zu können. Diesem Zweck dienen u. a. sog. *Expositions-Tests,* wobei man nicht nur die für die Umwelt gültigen MAK-Werte, sondern auch die »*BLV-Werte*« (»*b*iological *l*imit *v*alues«, biologische Grenzwerte) berücksichtigt: Die letzteren stellen »Schwellenkonzentrationen« von potentiell giftigen Stoffen in einigen Körperflüssigkeiten und in der Ausatmungsluft dar, die nicht überschritten werden dürfen. In diesem Zusammenhang benützt man zudem Begriffe, wie »*maximale Organkonzentration*«, die sich auf die Analyse von aus verschiedenen Organen stammenden Gewebeproben stützt. Grundsätzlich wird zwischen *spezifischen Testen,* bei denen die Konzentration einer definierten toxischen Substanz oder deren Metaboliten ermittelt werden kann, oder die sonst sichere Aussagen gestatten, einerseits und *unspezifischen Testen,* die sich auf mehr allgemein toxikologische Zeichen beziehen, andererseits unterschieden.
Hinsichtlich der *Umstände einer Vergiftung* hält man *unabsichtliche Vergiftungen (gewerbliche Vergiftungen,* sog. *ökonomische Vergiftungen* (Haushalt u. a.), *Medizinalvergiftungen* usw.) und *absichtliche Vergiftungen* (z. B. *suizidale Vergiftungen, Giftmordversuche* u. a.) auseinander.

Einige Beispiele von »*Schwellenkonzentrationen*« *potentieller Schadstoffe in Körperflüssigkeiten,* die nicht überschritten werden sollten (sog. *BLV*'s), sind in Tabelle 94 (S. 1526) aufgeführt.

173.3. Bemerkungen zur Expositionsphase bei Vergiftungen

Wie schon bemerkt wurde, kann ein toxischer Effekt nur nach erfolgter *Resorption* eines Xenobiotikums zustande kommen. Die Faktoren, die die Aufnahme einer solchen Substanz in den Körper bestimmen, umfassen u. a. die physikalisch-chemischen und chemischen Eigenschaften des potentiellen Giftes sowie die Frage, in welcher Konzentration, wie lange und mit welcher zur Resorption befähigten Oberfläche die betreffenden Stoffe in Kontakt gelangen.
Inbezug auf die *physikalisch-chemischen Eigenschaften eines Toxons* steht zunächst die *Phase (fest, flüssig oder gasförmig),* in der es angeboten wird, im Vordergrund. Bei festen und flüssigen Substanzen, in gewissem Maß aber auch bei Gasen, ist ferner der *hydrophile* bzw. *lipophile Charakter* sehr wichtig, da sich daraus ganz unterschiedliche Resorptionsverhältnisse ergeben. Bei vielen in partikulärer Form vorhandenen Stoffen spielen z. B. *Kristallgröße und -form* sowie *Art und Beschaffenheit allfälliger Zusätze* eine Rolle, bei *Dämpfen* die *Tröpfchengröße,* bei *Staub* die *Ausmaße der Partikel* u. a. m. (S. 609). In allen diesen Fällen bestimmt – was die chemische Wirkung anbelangt – nur der resorbierbare Teil des anfallenden Materials den tatsächlichen Expositionsgrad und damit auch die *effektive Dosis.* Die letztere wird ferner in einem Teil der Fälle durch chemische Reaktionen mit beeinflußt, die vor der Resorption stattfinden und zu einer Umwandlung der eingenommenen bzw. anfallenden Substanzen Anlaß geben können. Diese *präresorptiven Transformationen* bewirken einerseits einen – wenigstens teilweisen – Toxizitätsverlust, andererseits kennt man auch Beispiele einer Bildung hochtoxischer Stoffe auf diesem Weg (s. u.). Besonders die *mikrobielle Darmflora* ist für das Herbeiführen solcher Transformationen bekannt, aber lebende Keime an anderen Körperoberflächen, ferner von Zellen freigesetzte *Enzyme* (z. B. Leukozytenenzyme in fibrinös-leukozytären Exsudaten, die beschädigten Oberflächen von Geweben aufliegen) vermögen dies in beschränktem Maß ebenfalls zu tun, nicht zu reden von *chemischen Wechselwirkungen zwischen mehreren Xenobiotika* (z. B. Arzneistoff-Kombinationen oder gleichzeitiges Anfallen mehrerer potentiell giftiger Stoffe).
Die *orale Aufnahme toxischer Substanzen* – und damit meist deren Übergang in den *Gastrointestinaltrakt* – ist bei akzidentellen oder kriminellen Vergiftungen die Regel, kommt aber auch unter anderen Umständen vor.
Eine *Inhalation giftiger Gase, Nebel oder Stäube* spielt bei gewerblichen Intoxikationen und bei Umweltverschmutzungen eine besondere Rolle, abgesehen z. B. vom militärischen Einsatz von Kampfgasen. Die Resorption von *Gasen* durch den Respirationstrakt, d. h. vor allem die Lungen, hängt weitgehend direkt von der Konzentration derselben in der Einatmungsluft ab, aus der sie – dank der großen inneren Alveolenoberfläche und der geringen Diffusionsschranke – meistens sehr leicht und rasch ins Blut aufgenommen werden. Im Fall von *Nebeln* (Suspension von Flüssigkeitströpfchen in der Luft bzw. einer anderen Gasphase) kommt es u. a. auf die Größe sowie die Wasser- bzw. Fettlöslichkeit der Tröpfchen an. Auf die Wichtigkeit der Teilchengröße hinsichtlich der alveolären Deposition und Retention von *Staub* wurde schon früher hingewiesen (S. 638). Auch hier spielt im übrigen die Löslichkeit mit eine wesentliche Rolle.
Die Resorption von Xenobiotika durch die *Haut* wird von einer Reihe von Faktoren mitbestimmt: Die *intakte Haut* mit ihrem Talgbelag und der Hornschicht ist für *hydrophile Substanzen* wenig permeabel, während

lipophile Stoffe ziemlich leicht durchtreten. Erhebliche Bedeutung für das Ausmaß der transkutanen Resorption haben ferner *Hautfeuchtigkeit, Dicke der Hornschicht, Temperatur* und *Kontaktdauer.* Übertriebenes *Reinigen der Hände* mit scheuernden Mitteln und/oder organischen Lösungsmitteln, wie Benzin oder Terpentin, erhöht die Penetrationsgefahr (vgl. dazu Hautallergien, S. 1126). *Detergentien* sind in dieser Hinsicht weniger gefährlich. *Phenol und seine Derivate* (u. a. Salizylsäure) sind wegen ihrer *keratolytischen Wirkung* hervorzuheben. *Starke Säuren oder Basen* greifen die Haut direkt an und schädigen sie. Die Probleme, die mit der Hautpermeabilität gegenüber Xenobiotika zusammenhängen, verdienen u. a. wegen der möglichen kanzerogenen Wirkung *organischer Amine,* die in der Industrie zur Anwendung kommen, besondere Beachtung.

Beispiele:

- *Tabletten* mit identischem Wirkstoffgehalt können – je nach Herstellungsort – verschiedene Effekte haben.
- Die *Darmflora* vermag u. a. *Azoverbindungen und Nitrite,* die z. B. zur Fleischkonservierung benützt werden bzw. wurden, in entsprechende Amine zu überführen, die erheblich toxischer sind und – im Fall z. B. des *Nitrosamins* – kanzerogene Effekte haben können. Es ist von Interesse, daß in Ländern, die für reichlichen Rindfleischkonsum bekannt sind, die Inzidenz von *Dickdarmkarzinomen* höher ist als in anderen. Daß dies mit den Ernährungsgewohnheiten zusammenhängt, geht u. a. aus Beobachtungen an Zuwanderern anderer Rasse hervor, die nach Adoption der lokalen Ernährungsweise dasselbe Phänomen erkennen ließen. Ballastreiche Gemüse- und Früchtekost scheint hier eine protektive Wirkung zu entfalten. Wahrscheinlich wird die Korrelation zwischen Rindfleischgenuß und Dickdarmkarzinom noch durch andere Faktoren mitbestimmt, z. B. den *Fettreichtum des Fleisches,* der einen gesteigerten Gallenfluß bewirkt und das Vorherrschen besonderer Bakterienstämme zu begünstigen scheint.
- Das stets wiederholte Einatmen von Nebeln mit *Tröpfchen mineralischer Öle* kann mit der Zeit zu einer Ölpneumonie führen *(exogene Lipidpneumonie,* S. 634): diese Öle werden, abgesehen von der geringen Resorption in den Alveolen, von den Makrophagen kaum abgebaut.
- *Salbengrundlagen* auf der Basis einer *Wasser-in-Öl-Emulsion* oder einer *Öl-in-Wasser-Emulsion* werden wegen der sehr ungleichen Resorptionsquoten zu verschiedenen Zwecken eingesetzt.
- *Starke Basen,* wie konzentrierte NaOH, und *Säuren,* wie HNO_3 oder H_2SO_4, wirken in kürzester Zeit *direkt hautschädigend.*
- Bei der Synthese von sog. *Amino-G-Salz* (2-Aminonaphthalin-6,8-disulfonsaures Natrium) wurde früher β-Naphthol zuerst aminiert und erst dann sulfoniert. Auf diese Weise fiel ziemlich reichlich fettlösliches *β-Naphthylamin* an, das leicht in die Haut (z. B. der Hände) eindringt und für seine hohe *Kanzerogenität* bekannt ist. Durch Änderung des Syntheseweges, d. h. durch frühzeitige Sulfonierung, konnte die Fettlöslichkeit behoben, und damit die kanzerogene Wirkung stark vermindert werden.
- Die schrittweise *Konzentration von Giftstoffen in sog. Nahrungsketten des Tierreichs* läßt sich anhand einiger eindrücklicher Beispiele zeigen: Lipophile Xenobiotika sind im Wasser wegen ihrer Fettlöslichkeit nur in geringen Konzentrationen vorhanden, werden aber von Mikroorganismen aufgenommen. Die letzteren dienen ihrerseits als Nahrung für einzellige Organismen des Planktons und kleine Krustazeen, wobei es für die Bildung von 10 g Plankton etwa der 10-fachen Menge an Mikroorganismen bedarf. Dabei werden die in den Mikroorganismen enthaltenen Schadstoffe, z. B. *DDT* oder *chlorierte Diphenylverbindungen,* im Plankton auf das 10-fache konzentriert. Dasselbe wiederholt sich, wenn sich kleine Fische, Muscheln und Garnelen von Plankton ernähren und ihrerseits von größeren Fischen gefressen werden. Auf diese Weise kann es schließlich zu einer Konzentration der Giftstoffe in größeren Fischen kommen, die mehr als tausendfach höher ist als im Wasser. Spezies, insbesondere Wasservögel, die sich von solchen Fischen ernähren, sind schweren Intoxikationen ausgesetzt. Manchen droht in kontaminierten Gebieten die Ausrottung, da sich die Schadstoffe vor allem auch im Eidotter anreichern, und das an Lipiden reiche Zentralnervensystem der sich entwickelnden Keimlinge tiefgreifende Störungen erfährt. In ähnlicher Weise haben sich Vergiftungen durch *organische Quecksilber- und Zinnverbindungen* ausgewirkt. Dieser Art von Intoxikationen kann auch der *Mensch* zum Opfer fallen (z. M. *Minamata-Erkrankung in Japan,* die auf einer Verunreinigung des Meerwassers u. a. durch Methylquecksilber, einem Abfallprodukt der dortigen Industrie, beruhte).
- Die Produktion von *Fischfleisch* aus Formaldehyd-präservierten Fängen resultiert in der Entstehung erheblicher Mengen von *Dimethylnitrosamin,* das bei Fütterung z. B. von Rindern und Schafen mit solchen Nahrungsstoffen zu toxischen Leberschäden führen kann.

173.4. Mechanismen der Giftinvasion und -evasion in der sog. toxokinetischen Phase

In der toxokinetischen – wie in der pharmakokinetischen – Phase spielen vor allem Vorgänge, wie *passive und aktive Transporte* durch Membranen sowie metabolische Umwandlungen von Xenobiotika *(Biotransformationen)* eine wesentliche Rolle. Ungelöste Stoffe nehmen an diesen Prozessen naturgemäß nicht teil, abgesehen von der Persorption im Darm (S. 650).

Passive Transportvorgänge

Die *Resorption* vieler *körperfremder Substanzen im Gastrointestinaltrakt* erfolgt hauptsächlich durch *passiven Transport,* d. h. durch Diffusion der gelösten Substanzen durch die Membranen der Epithelien (S. 649). Ganz allgemein werden Substanzen von mittlerer Lipophilie und wenig ionisierte Stoffe gut resorbiert. Umgekehrt wirkt das Vorhandensein stark hydrophiler Gruppen in den Molekülen der raschen Aufnahme entgegen. Schlecht wasserlösliche Substanzen müssen vor der Resorption solubilisiert werden (S. 650).

Ähnliche Überlegungen treffen für den *Übertritt resorbierter Stoffe aus dem Extra- in den Intrazellulärraum* sowie die *Überwindung der Blut-Liquor-Schranke* zu: Auch hier gilt der Grundsatz, daß – eine gewisse Wasserlöslichkeit vorausgesetzt – Lipophilie einer Substanz den Durchtritt durch Membranen begünstigt, im Gegensatz zu stark hydrophilen bzw. ionisierten Xenobiotika.

Beim passiven *Durchtritt von Molekülen durch Kapillarwände* liegen die Verhältnisse insofern etwas anders, als Fremdsubstanzen mit geringem *Molekulargewicht* weitgehend unabhängig vom Maß ihrer Lipophilie oder Hydrophilie leicht passieren, im Gegensatz zu Makromolekülen.

Da manche Xenobiotika schwachen Basen oder schwachen Säuren entsprechen, spielen *Änderungen des pH* für deren Ionisationsgrad und somit für deren passiven Transport durch Membranen eine erhebliche Rolle. Dies gilt nicht nur für die *Resorption im Magen-Darm-Trakt,* sondern – und in besonderem Maß – auch für die *Ausscheidung durch die Nieren,* indem wenig ionisierte Stoffe wesentlich stärker tubulär rückresobiert werden als erheblich ionisierte. Dieses Prinzip spielt, wie wir sehen werden, in der Therapie von Vergiftungen eine Rolle, indem man z. B. schwache Säuren durch Alkalisierung des Urins zu verstärkter Ausscheidung bringen kann, und umgekehrt.

»Carrier«-gebundener Transport durch Membranen

Vieles spricht dafür, daß es beim sog. »Carrier«-gebundenen Transport zu einer Wechselwirkung zwischen den Xenobiotika und den »Carrier«-Molekülen kommt. Man darf annehmen, daß die Zahl der Moleküle, die pro Zeiteinheit die Membran passieren, von der Kapazität dieses Systems abhängt, d. h. von der *Zahl der Bindungsstellen* und der *Wechselzahl pro Bindungsstelle*. Es ist daher verständlich, daß »Carrier«-gebundene Transportvorgänge in der Regel eine *Sättigungskinetik* zeigen, d. h. bei Zunahme der Substanzkonzentration schließlich ein Maximum erreichen, das nicht überschritten werden kann. Aus diesen Modellvorstellungen ergibt sich ferner eine Erklärung für das Vorkommen eines *kompetitiven Antagonismus*, falls verschiedene Stoffe von demselben System transportiert werden. Der »Carrier«-gebundene Transport betrifft in den meisten Fällen *hydrophile Substanzen*, u. a. auch Säuren und Basen. Bei der Sekretion in den Nierentubuli handelt es sich, wie erwähnt (S. 747), um einen *aktiven Transport*.

Verteilungsmuster hydrophiler und lipophiler Xenobiotika im Organismus

Zu den *hydrophilen Substanzen* gehören vor allem Salze, starke Säuren und Basen sowie z. B. Stoffe, die mehrere OH-Gruppen enthalten (Zucker, Glyzerin u. a.). Beispiele *lipophiler Substanzen* sind organische Lösungsmittel, wie Benzol, Toluol, organische Nitroverbindungen (z. B. Nitrobenzol) u. a. Eine ziemlich große Zahl organischer Verbindungen nimmt eine *Mittelstellung* zwischen Hydrophilie und Lipophilie ein, da sie sowohl hydrophile ($-OH$, NH_2) als auch lipophile Molekülanteile (aliphatische oder aromatische Reste) aufweisen. In dieser Gruppe läßt sich eine ganze Skala aufstellen, die – wie z. B. bei den Alkoholen – von hydrophilen (z. B. Methanol und Äthanol) bis zu ausgesprochen lipophilen Substanzen (z. B. Hexanol, Heptanol) reicht.
Oberflächenaktive Stoffe verhalten sich hinsichtlich Löslichkeit ebenfalls intermediär, indem sie in der Regel eine kleine, stark hydrophile Gruppe und eine mehr oder weniger gestreckte lipophile Gruppe aufweisen. Solche *Detergentien* neigen dazu, sich zwischen Lipid- und Wasserphasen anzureichern und hier – bei genügender Konzentration – einen ununterbrochenen Film zu bilden. Ähnliches gilt für Grenzschichten zwischen Wasser und Luft, da der lipophile Teil der Detergentien starke Tendenz zeigt, sich aus der wässrigen Phase herauszuhalten. Auf die Bedeutung solcher Substanzen bei der *Mizellbildung* wurde schon hingewiesen (S. 650). Meistens haben wir es mit *Öl-Wasser-Emulsionen* (Öl-in-Wasser-Emulsionen) zu tun, theoretisch können sich aber auch Wasser-Öl-Emulsionen bilden. Der Reinigungseffekt der Detergentien beruht zum guten Teil auf ihrer Fähigkeit, Mizellen zu bilden. Besonders stabile Emulsionen kommen zustande, wenn die einzelnen Mizellen an der Oberfläche elektrisch geladene Gruppen tragen, z. B. negativ geladene Säuregruppen *(anionische Detergentien)* oder positiv geladene Ammoniumgruppen *(kationische Detergentien)*. Außerdem gibt es auch *neutrale (nicht ionische) Detergentien*, die z. B. neben den lipophilen Resten mehrere OH-Gruppen aufweisen (z. B. Fettsäureester von Polyalkoholen).
Das *pH* hat, wie schon bemerkt wurde, für die *Hydro- bzw. Lipophilie schwacher organischer Säuren oder Basen* erhebliche Bedeutung. So sind z. B. im sauren Milieu schwache Basen ziemlich stark ionisiert und reichern sich daher in der wässrigen Phase an, während sich schwache organische Säuren gerade umgekehrt verhalten. Entsprechende Überlegungen gelten für ein alkalisches Milieu.
Hinsichtlich der *Verteilung hydrophiler und lipophiler Xenobiotika im Organismus* gelten – stark vereinfacht ausgedrückt – die folgenden Regeln: Als »*Verteilungsvolumen*« (»apparent volume of distribution«), das einer fiktiven Größe entspricht, bezeichnet man den Raum der Biophase (z. B. Blut oder Gewebe), in dem sich eine Substanz verteilt. Es ist angenähert der Konzentration der letzteren im Blutplasma umgekehrt proportional:

$$V \sim \frac{M}{c}$$

wobei: V = Verteilungsvolumen in l (Liter)
M = Im Körper befindliche Substanzmenge (g)
c = Plasmakonzentration in g/l

Zur Bestimmung des Verteilungsvolumens wird die betreffende Substanz mit Vorteil intravenös injiziert. Darauf wartet man ab, bis die Plasmakonzentration nach Erreichen des Verteilungsgleichgewichts, und bevor Eliminationsprozesse ins Gewicht fallen, einen konstanten Wert erreicht.
Für *stark hydrophile Xenobiotika, die nicht an Plasmaproteine gebunden sind*, entspricht das Verteilungsvolumen ungefähr dem *Volumen der Extrazellulärflüssigkeit* (ausgeschlossen der Liquor cerebrospinalis). Besteht dagegen eine starke *Bindung an Proteine des Blutplasmas*, ist das Verteilungsvolumen für die betreffende Substanz, soweit die Bindungskapazität der Eiweißkörper nicht überschritten wird, im allgemeinen nur wenig größer als das *Blutplasmavolumen:* Dies trifft besonders für ionisierte Stoffe zu. Stark lipophile Substanzen reichern sich vor allem im *Fettgewebe* an, so daß hier (da die Plasmakonzentration in der Regel sehr niedrig ist) das Verteilungsvolumen mehr als das 100-fache des Körpervolumens betragen kann.

Bindung von Xenobiotika an Blutplasma- und Gewebeproteine

Relativ, aber nicht stark lipophile Substanzen, die eine geringe bis mäßige Wasserlöslichkeit aufweisen, zirkulieren im Blut zum guten Teil *proteingebunden*, wobei als Transporteiweiß das *Albumin* die größte Rolle spielt. Zwischen der gebundenen und der freien Form des Stoffes im Blut besteht ein dynamisches Gleichgewicht, und nur der *ungebundene Anteil bestimmt die Konzentration des betreffenden Xenobiotikums in der Extrazellulärflüssigkeit der Gewebe*. Fällt die letztere ab, kommt es zu einer entsprechenden Teildissoziation des Protein-Substanz-Komplexes. Die Bindung an Plasmaproteine ist relativ unspezifisch. Man hat allerdings gute Gründe für die Annahme, daß für saure und basische Stoffe verschiedene Bindungsstellen bestehen; innerhalb dieser Gruppen von Bindungsstellen ist aber eine *kompetitive Verdrängung* z. B. *einer schwachen Säure* durch eine andere schwache Säure durchaus möglich. Ähnliches gilt, mutatis mutandis, für die *schwachen Basen*.
Die auch bei lipophilen Substanzen meist deutlich geringere Konzentration von Xenobiotika im *Liquor cerebrospinalis* im Vergleich zum Blutplasma beruht in der Regel auf einer Bindung der betreffenden Substanz an Plasmaproteine; sie entspricht aber weitgehend der Konzentration ungebundener Substanz im Blut.
Stark wasserlösliche Xenobiotika ohne jegliche lipophile Reste verbinden sich in der Regel nicht mit Plasmaeiweißen. Mehrere solcher Stoffe, z. B. quarternäre Ammoniumverbindungen, vermögen aber mit anderen Makromolekülen zu reagieren, z. B. mit *Glykosaminoglykanen* im Binde- und Stützgewebe.

Chelatbildner

Chelatbildner sind Stoffe mit der Fähigkeit, mehr oder weniger selektiv mehrwertige Metallionen zu binden. Diese können auf diese Weise dem Gewebe entzogen werden, was besonders bei Intoxikationen durch solche Ionen therapeutisch genutzt wird.
Einige Chelatbildner, wie D-Penizillamin und EDTA (»*e*thylene *d*iamine-*t*etra*a*cetate«)-Na, weisen freie Karboxylgruppen auf, die Salze bilden können. Solche *hydrophile Chelate* werden durch die Nieren realtiv leicht ausgeschieden, was die Entgiftung fördert. Demgegenüber steigern *lipophile Chelatbildner* den Transport von Metallen in die Zellen: Solche Substanzen sind in der Regel ziemlich stark toxisch; verschiedene Amöbizide und Fungizide beruhen auf diesem Prinzip (z. B. Dimethyl-Dithiokarbamat, das Zn^{++} bindet und in dieser Form als lipophiles Fungizid benützt wird, oder Klioquinol (Vioform^{R}), das Cu^{++} in Zellen hinein zu transportieren vermag und u. a. als Amöbizid Verwendung findet).

Sog. Biotransformationsprozesse

Biotransformationsvorgänge lassen sich in sog. *Phase I-Reaktionen (Abbau-Reaktionen)*, im besonderen hydrolytische Spaltungen, Oxidationen und Reduktionen) und *Phase II-Reaktionen (Konjugationen)* unterteilen.
Hydrolytische Spaltungen, wie die *Spaltung von Estern* in Alkohole und Säuren unter der katalytischen Wirkung der im Blutplasma, im Extrazellulärraum und/oder in Zellen (u. a. Hepatozyten) vorhandenen Esterasen, spielen im Rahmen der Abbauvorgänge eine beschränkte Rolle. Die beteiligten Esterasen zeigen in der Regel eine mehr oder weniger ausgeprägte Spezifität für Gruppen chemisch verwandter Ester. Xenobiotika vom Estertyp, die eine Affinität zu entsprechenden Enzymen aufweisen, wegen chemischer Besonderheiten jedoch nicht oder kaum mehr spaltbar sind, können als *Esterase-Hemmer* benützt werden (z. B. Neostigmin, ein Cholinesterase-Inhibitor). Überdies

stellen stabile Ester insofern eine Gefahr dar, als sie u. U. zu Kumulationen Anlaß geben. Die Verwendung von *Organophosphaten als Insektizide* ging von der Beobachtung aus, daß Insekten wesentlich weniger Esterasen, die zur Entgiftung dieser Verbindungen geeignet wären, besitzen als Säuger. Es gibt aber auch für den Menschen hochtoxische Organophosphate, die u. a. als Nervengifte für die chemische Kriegsführung in Betracht gezogen werden.

Zu den Esterasen gehören – abgesehen von der Pseudocholinesterase – die *Glukosidasen,* die Glukoside spalten, *Glukuronidasen,* die die Hydrolyse von Glukuroniden katalysieren u. a. m. Eine hydrolytische Spaltung von Xenobiotika oder Metaboliten derselben führt u. U. zur Entstehung von Produkten mit erhöhter Toxizität (S. 1500). Amide werden unter dem Einfluß von Amidasen in Säuren und Amine aufgetrennt, was ebenfalls mit der Entstehung toxischer Metabolite verbunden sein kann. Die kanzerogenen Eigenschaften verschiedener aromatischer Amine wurden bereits hervorgehoben (S. 180). Wahrscheinlich spielen aber in dieser Beziehung die im Lumen der Harnblase vorhandenen Glukuronidasen, die harmlose Glukuronide solcher Substanzen wieder hydrolysieren und damit krebsauslösende Agentien freisetzen, eine wichtigere Rolle als die Amidasen.

Oxidationen finden im allgemeinen intrazellulär statt, besonders im glatten endoplasmatischen Retikulum der *Hepatozyten.* Als Substrate kommen aliphatische Amine in Frage. Letztere werden in der Regel *oxidativ desaminiert.* Durch *oxidative Desalkylierung* kommt es ferner oft zur Abspaltung von Aldehyden aus Alkyläthern und Alkylaminen.

Kaum oxidierbar sind Kohlenwasserstoffe mit stark verzweigten Ketten (z. B. Paraffine). Eine besondere Art von Biooxidation stellt die *Einführung einer phenolischen Gruppe in aromatische Verbindungen* dar, z. B. die Oxidation von Benzol zu Phenol oder diejenige von β-Naphthylamin zu α-Hydroxy-β-Naphthylamin. Die Oxidation nicht substituierter aliphatischer Seitenketten, primärer Alkohole bzw. Aldehyde und organischer Karbonsäuren erfolgt bei entsprechender Länge der Kohlenstoffkette meist in Form einer *modifizierten β-Oxidation* (S. 920), bei der nacheinander Fragmente mit je zwei Kohlenstoffatomen als Essigsäure abgespalten werden. Je nachdem, ob es sich um Ketten mit einer geraden oder ungeraden Zahl von C-Atomen handelt, führt die β-Oxidation von Phenylalkylverbindungen schließlich zur Bildung von Phenylessigsäure oder von Benzoesäure. Verschiedene organische Stoffe werden *auf mehr als eine Art oxidiert,* sowohl über eine β-Oxidation von Alkylseitenketten als auch über die Einführung einer phenolischen OH-Gruppe. Die letztgenannte Reaktion verläuft in der Regel langsamer als die erstere, es sei denn, es lägen verzweigte Seitenketten vor, die die oxidative Umwandlung verzögern. In solchen Fällen überwiegen die phenolischen Metaboliten. *Primäre Alkohole* werden meistens ohne Schwierigkeit zu entsprechenden Karbonsäuren oxidiert, während *sekundäre* oder gar *tertiäre Alkohole,* die an dem C-Atom, das die OH-Gruppe trägt, einen bzw. zwei Substituenten aufweisen, der Biooxidation weitgehend resistieren und dann meistens mit Glukuronsäure konjugiert ausgeschieden werden. Schließlich sei die Oxidation gewisser Xenobiotika zu *Peroxiden* hervorgehoben (S. 1029), die das biologische Substrat auf verschiedene Weise anzugreifen vermögen. Auf diese Weise kann es zu einer Methämoglobinämie kommen. Stoffe, wie Anilin oder p-Nitrophenol, werden z. T. zu Stoffen mit chinoider Struktur umgewandelt, die als Redoxkatalysatoren wirken können. Außerdem entsteht bei der Bildung von Peroxiden nicht selten H_2O_2, und von Nitrophenolen weiß man, daß sie die oxidative Phosphorylierung entkoppeln. Die Wichtigkeit der *Epoxide* als Bioalkylantien im Rahmen der chemischen Kanzerogenese wurde schon hervorgehoben (S. 182). Infolge ihrer chemischen Reaktivität verbinden sich Epoxide in der Regel mit körpereigenen Substanzen und werden nicht im Urin ausgeschieden.

Im Rahmen der Biotransformationen haben *Reduktionen* eher eine untergeordnete Bedeutung. Zu erwähnen wären etwa die Reduktion von Nitro- oder Azoverbindungen zu den entsprechenden Aminen, ferner diejenige oxidationsbeständiger Ketone und Aldehyde zu Alkoholen.

Bei Biotransformationsvorgängen – und im besonderen bei Entgiftungsprozessen – spielen *Konjugationsreaktionen* eine führende Rolle. Diese finden hauptsächlich in der Leber statt und umfassen die Verbindung des Xenobiotikums mit Glukuronsäure, Aminosäuren (vor allem Glyzin), Schwefelsäure oder Essigsäure. Mit Ausnahme gewisser Konjugationen (z. B. Verbindung mit Essigsäure oder Methylierungsreaktionen) wird bei diesen Typen von Biotransformation eine Gruppe in das Molekül eingeführt, die die *Hydrophilie* desselben stark erhöht und daher eine wirkungsvolle renale Ausscheidung möglich macht. Konjugate, die etwa mit der Galle in den Darm gelangen, erfahren oft wieder eine Hydrolyse, wobei das nicht konjugierte Ausgangsprodukt und/oder Metaboliten desselben frei werden. Im Bereich der Harnwege, im besonderen in der Harnblase, kann es ebenfalls zur Hydrolyse der Konjugate kommen (S. 181). Mit *Glukuronsäure* werden u. a. nicht rasch oxidierbare, d. h. sekundäre und tertiäre Alkohole, ferner die verschiedensten Xenobiotika mit OH-Karboxyl- und/oder NH_2-Gruppen konjugiert. Mit *Glyzin* bilden nicht weiter oxidativ abbaubare Karbonsäuren (am α-C-Atom substituierte und aromatische Karbonsäuren, wie die Benzoesäure) Konjugate. Gut bekannt sind die Hippursäure und die aus Salizylsäure entstehende Salizylursäure. Konjugationen mit *Schwefelsäure* gehen in erster Linie Phenole ein. Die dabei gebildeten Schwefelsäurehalbester sind stark sauer, ausgesprochen hydrophil und renal sehr leicht ausscheidbar. Organische Halogenverbindungen (vor allem Chlor- und Bromverbindungen) und einzelne aromatische Substanzen erfahren eine Biotransformation in der Weise, daß das Halogenatom bzw. ein Wasserstoffatom durch eine *Merkaptursäuregruppe* ersetzt wird. Diese Reaktionen laufen in mehreren Schritten ab. So kann ein aus Brombenzol gebildetes Brombenzolepoxid, ein hochtoxisches Zwischenprodukt, durch Konjugation mit Glutathion und nachfolgende Abspaltung von Glutamat und Glyzin in ein Merkaptursäurederivat überführt werden, das zur renalen Ausscheidung gelangt. *Methylierungen* spielen im Rahmen der Biotransformation von Xenobiotika eine untergeordnete Rolle. Anzuführen wären u. a. N-Methylierungen oder Methylierungen ungesättigter heterozyklischer Verbindungen sowie die Methylierung phenolischer OH-Gruppen, z. B. von Katecholaminen. Obwohl auch diesen Reaktionen eine entgiftende Bedeutung zukommt, sind sie wegen der relativ geringen Hydrophilie der Verbindungen weniger als Konjugationen von einer raschen renalen Ausscheidung gefolgt. *Azetylierungen* sind mit einem ähnlichen Nachteil behaftet (vgl. dazu Kristallurie bei Behandlung mit Sulfonamiden). Konjugationen mit Essigsäure erfahren in erster Linie Xenobiotika mit Aminogruppen, die dem oxidativen Abbau nicht oder nicht ohne weiteres zugänglich sind (z. B. Anilin und andere aromatische Amine, Alkylamine, bei denen sich die NH_2-Gruppe an einem tertiären C-Atom befindet u. a. m.).

Die *Bedeutung der Biotransformationen,* wie sie hier kurz skizziert wurden, liegt in erster Linie in der *Verminderung der Lipophilie verschiedenster Xenobiotika,* die dadurch der *renalen Ausscheidung* zugeführt werden können. Daß sich letztere durch *Veränderung des pH des (Primär-)Urins* noch weiter steigern läßt, kam bereits zur Sprache. Außerdem sind viele Konjugationen mit einem weitgehenden *Verlust der Toxizität (Entgiftung)* der betreffenden Substanzen verbunden. Verschiedene Biotransformationsprozesse zeichnen sich durch eine erhebliche Stereoselektivität aus.

Obwohl die an Biotransformationsvorgängen beteiligten Enzyme theoretisch den Gesetzen einer *Sättigungskinetik* gehorchen, wird ihre Kapazität – mit wenigen Ausnahmen, wie dem Abbau von Äthanol – kaum je bis zum Maximum genutzt. Hinzu kommt das Phänomen der *Enzyminduktion* (S. 22), die die Toleranz gegenüber Xenobiotika im allgemeinen anhebt. Trotzdem ist es bei gleichzeitiger Beanspruchung eines und desselben Enzyms bzw. Enzymsystems durch mehrere Xenobiotika möglich, daß die Biotransformation des einen mit der eines anderen Stoffes interferiert *(kompetitive Hemmung der Biotransformation).*

Es wurde schon erwähnt, daß Biotransformationen nicht immer der Entgiftung dienen, sondern u. U. auch zu einer *Giftung* der eingenommenen Substanz führen können. Man spricht hier auch von *Biotoxifizierung.* In solchen Fällen wirkt sich eine vorausgehende Enzyminduktion im Sinn eines erhöhten toxischen Effekts dieser Substanzen aus.

Die *protektive Wirkung schwefelhaltiger Aminosäuren und ihrer Derivate* (Zystin, Zystein, Zysteamin, Methionin u. a.) sowie weiterer sog. *Strahlenschutzstoffe* gegenüber Xenobiotika, die in vivo zur Bildung von Epoxiden Anlaß geben (z. B. halogenierte aromatische Verbindungen), beruht zu einem guten Teil auf deren Fähigkeit, mit Epoxiden zu reagieren und dadurch deren Wirkung aufzuheben. Es wird in diesen Fällen auch kein konjugierter Giftstoff ausgeschieden. Schwefelhaltige Aminosäuren üben einen protektiven Effekt aber nicht nur im Sinn der Merkaptursäurederivate aus, die – wie erwähnt – als Konjugationspartner bei der renalen Ausscheidung z. B. der Metaboliten halogenierter organischer Substanzen dienen. *Oxidativen chemischen Läsionen,* wie den von Epoxiden hervorgerufenen, wirken auch *andere Antioxidantien, wie ungesättigte Fettsäuren,* entgegen. Das u. a. in der Leber vorhandene Enzym *Epoxidhydrase* bietet ebenfalls einen gewissen Schutz gegen Epoxidwirkungen. Eine schematische Übersicht über Biotransformationsprozesse, im besonderen Entgiftung und renale Ausscheidung sowie Giftung findet sich in der Abb. 200.

Beispiele von Biotransformation xenobiotischer Substanzen

- Obwohl *chemische Umwandlungen xenobiotischer Substanzen im Darmlumen* nicht zu den Biotransformationen »innerhalb der Gewebe bzw. Körperflüssigkeiten i. e. S.« zu zählen sind, dürfen sie doch im Zusammenhang mit biologisch bedingten Umwandlungen solcher Stoffe genannt werden; allerdings beteiligen sich daran u. a. *mikrobielle Enzyme,* der Darmflora. *Beispiele einer harmlosen derartigen Transformation* bieten verschiedene *Nahrungsfarbstoffe,* z. B. Nahrungsmittelgelb 2 und 3, Nahrungsmittelrot 7 und Nahrungsmittelschwarz 1, alles Substanzen, bei denen die Reduktion der Diazogruppe ausschließlich sulfonsäurehaltige Bruchstücke entstehen läßt, die farblos sind und wegen der starken Polarität eine geringe Toxizität zeigen. *Beispiel einer u. U. verhängnisvollen Transformation im Darmlumen* ist die Umwandlung der als Fleischkonservierungsmittel benützten *Nitrite* in *Nitrosamine,* die eine kanzerogene Wirkung haben können.
- Bei der Fabrikation von Plastikmaterial werden z. T. *Phthalate,* ausgesprochen lipophile Ester, als Weichmacher benützt. Aus Plastikbeuteln können diese Substanzen z. B. in fetthaltige Nahrungsmittel diffundieren. Sind diese Stoffe wegen Vorhandenseins von Seitenketten (u. a. Diäthylhexylphthalat) gegen Hydrolyse im Körperinneren resistent, reichern sie sich im Fettgewebe an. Neuerdings eingeführte Phthalate lassen sich leicht hydrolysieren und werden in wasserlöslicher Form ausgeschieden.
- Die *Speziesselektivität* gewisser, als *Azetylcholin-Esterasehemmer* bekannter *Organophosphate,* wie des als Insektizid verwandten Malathions, beruht darauf, daß sowohl diese Substanz als auch der durch oxidative Bioaktivierung entstehende und stark hemmend wirkende Metabolit Malaoxon, bei Säugern mit Hilfe der starken Esteraseaktivitäten rasch bioinaktiviert und ausgeschieden werden, bei Insekten dagegen, die über einen wenig leistungsfähigen Enzymbestand verfügen, meist zum Tod führen.
- Nach der Bindung eines *Organophosphatmoleküls* an die *Azetylcholinesterase* ist eine *Reaktivierung des Enzyms* mit Hilfe von *Oximen,* die eine Amino- und eine Ammoniumgruppe in geeignetem Abstand von der Oxim-OH-Gruppe besitzen, möglich. Oxime vermögen aber nur therapeutische Effekte zu erzielen, solange es nicht zu einer hydrolytischen Abspaltung einer Alkoxygruppe des Organophosphats, mit Entstehung einer sauren P-OH-Gruppe (sog. »Alterung«), gekommen ist. Bei dem für die chemische Kriegführung entwickelten *Nerven-*

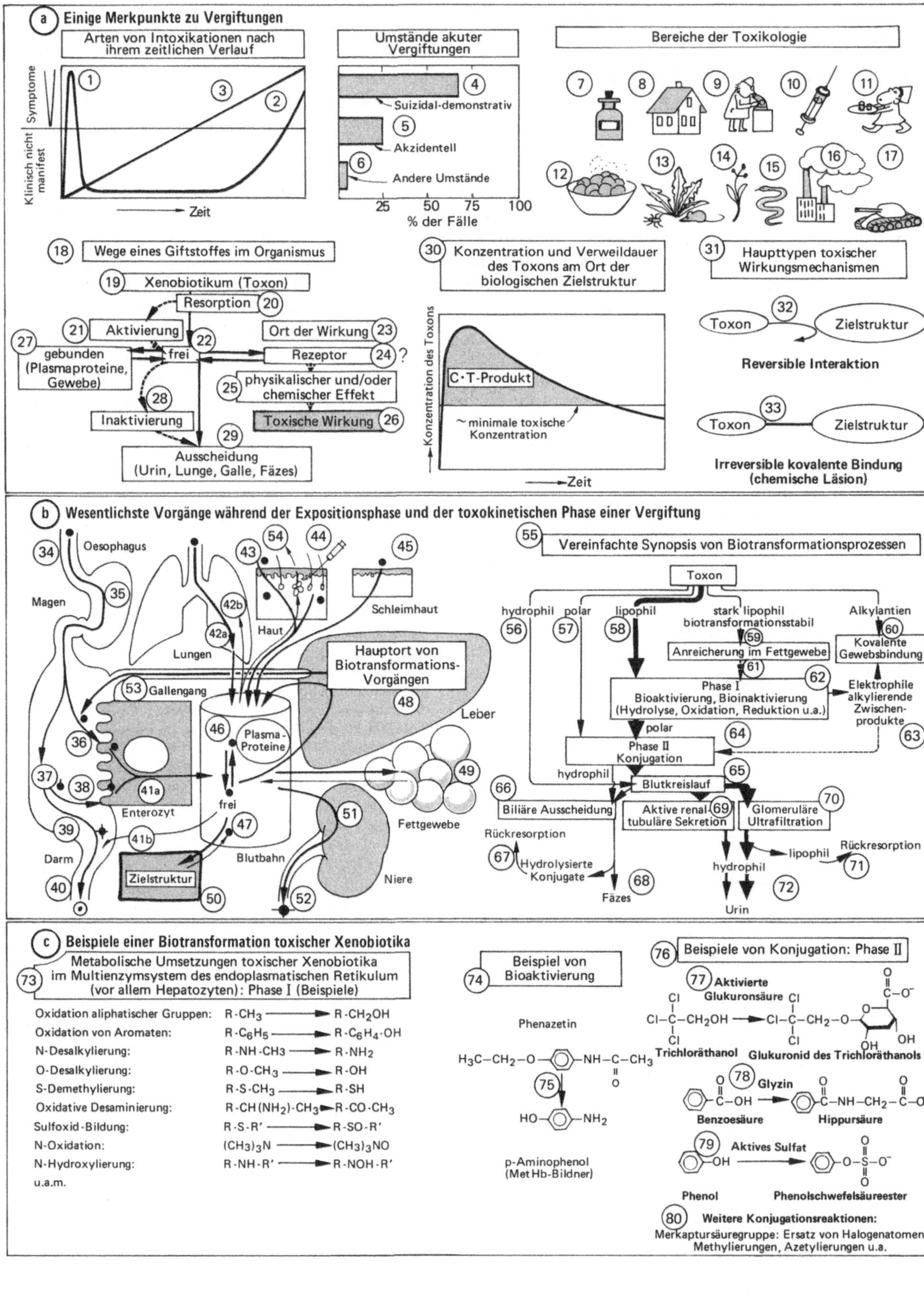
a Einige Merkpunkte zu Vergiftungen
Arten von Intoxikationen nach ihrem zeitlichen Verlauf
Symptome
Klinisch nicht manifest
Zeit
Umstände akuter Vergiftungen
Suizidal-demonstrativ
Akzidentell
Andere Umstände
25 50 75 100
% der Fälle
Bereiche der Toxikologie
18 Wege eines Giftstoffes im Organismus
19 Xenobiotikum (Toxon)
Resorption 20
21 Aktivierung
22 frei
Ort der Wirkung 23
Rezeptor 24 ?
27 gebunden (Plasmaproteine, Gewebe)
25 physikalischer und/oder chemischer Effekt
28 Inaktivierung
Toxische Wirkung 26
29 Ausscheidung (Urin, Lunge, Galle, Fäzes)
30 Konzentration und Verweildauer des Toxons am Ort der biologischen Zielstruktur
Konzentration des Toxons
C·T-Produkt
~ minimale toxische Konzentration
Zeit
31 Haupttypen toxischer Wirkungsmechanismen
Toxon 32 Zielstruktur
Reversible Interaktion
Toxon 33 Zielstruktur
Irreversible kovalente Bindung (chemische Läsion)
b Wesentlichste Vorgänge während der Expositionsphase und der toxokinetischen Phase einer Vergiftung
34 Oesophagus
Magen
35
Lungen
42a 42b
43 54 44 45
Haut
Schleimhaut
Hauptort von Biotransformations-Vorgängen 48
Leber
53 Gallengang
36
37 38 41a
Enterozyt
46 Plasma-Proteine
frei
47
49
Fettgewebe
51
39 41b
Darm
40
Zielstruktur 50
Blutbahn
Niere
52
55 Vereinfachte Synopsis von Biotransformationsprozessen
Toxon
hydrophil 56
polar 57
lipophil 58
stark lipophil biotransformationsstabil 59
Alkylantien 60
Anreicherung im Fettgewebe
Kovalente Gewebsbindung
61 62
Phase I Bioaktivierung, Bioinaktivierung (Hydrolyse, Oxidation, Reduktion u.a.)
Elektrophile alkylierende Zwischenprodukte 63
polar 64
Phase II Konjugation
hydrophil
65 Blutkreislauf
66 Biliäre Ausscheidung
Aktive renal-tubuläre Sekretion 69
Glomeruläre Ultrafiltration 70
Rückresorption
67 Hydrolysierte Konjugate
68 Fäzes
hydrophil
lipophil
Rückresorption 71
72
Urin
c Beispiele einer Biotransformation toxischer Xenobiotika
73 Metabolische Umsetzungen toxischer Xenobiotika im Multienzymsystem des endoplasmatischen Retikulum (vor allem Hepatozyten): Phase I (Beispiele)
Oxidation aliphatischer Gruppen: R-CH3 → R-CH2OH
Oxidation von Aromaten: R-C6H5 → R-C6H4-OH
N-Desalkylierung: R-NH-CH3 → R-NH2
O-Desalkylierung: R-O-CH3 → R-OH
S-Demethylierung: R-S-CH3 → R-SH
Oxidative Desaminierung: R-CH(NH2)-CH3 → R-CO-CH3
Sulfoxid-Bildung: R-S-R' → R-SO-R'
N-Oxidation: (CH3)3N → (CH3)3NO
N-Hydroxylierung: R-NH-R' → R-NOH-R'
u.a.m.
74 Beispiel von Bioaktivierung
Phenazetin
75
p-Aminophenol (MetHb-Bildner)
76 Beispiele von Konjugation: Phase II
77 Aktivierte Glukuronsäure
Trichloräthanol
Glukuronid des Trichloräthanols
78 Glyzin
Benzoesäure
Hippursäure
79 Aktives Sulfat
Phenol
Phenolschwefelsäureester
80 Weitere Konjugationsreaktionen:
Merkaptursäuregruppe: Ersatz von Halogenatomen, Methylierungen, Azetylierungen u.a.

Abb. 200 a–c. *Allgemeine Hinweise auf chemische Intoxikationen.* **a** *Einige Merkpunkte zu Vergiftungen.* Angesichts der Tatsache, daß man ungefähr 5 Millionen Chemikalien kennt, und zur Zeit etwa 500000 verschiedenartige Substanzen produziert werden, kann es sich bei den nachfolgenden Überlegungen nur um eine kurze Zusammenfassung einiger wesentlicher Belange der Toxikologie handeln. Der Arzt wird in erster Linie mit *akuten toxischen Effekten* (1, *akute Vergiftungen*) konfrontiert, während Fragen der sog. *Langzeittoxizität* (2, z. B. karzinogene Wirkung, Mutationen mit Gefahren für die Nachkommenschaft) eher Gegenstand besonderer, auf ein Kollektiv von Personen gestützter Untersuchungen sind. *Chronische toxische Effekte* (3), die in der Regel auf eine langdauernde Exposition zurückgehen und häufig auf einer Kumulation von Xenobiotika im Körper beruhen, gehören vor allem ins Gebiet der Gewerbetoxikologie. Bei den 756 im Jahr 1977 in der Schweiz gemeldeten Fällen von *schwerer akuter Vergiftung* handelte es sich mehrheitlich um *suizidal-demonstrative Intoxikationen* (4; 68%), ferner um *akzidentelle Vorkommnisse* (5; 28,6%, häufig Kinder) und nur zu einem kleinen Teil um andere Umstände (6). Die verschiedenen *Bereiche der chemischen Toxikologie* umfassen die Toxikologie von Medikamenten bzw. Arzneimittelkombinationen (7), die sog. Haushalts-Toxikologie (8), die Gewerbetoxikologie (9), die Suchtmittel-Toxikologie (10), Fälle iatrogener Intoxikationen (11; z. B. irrtümliche Überdosierung), die Nahrungsmitteltoxikologie (12), die Toxikologie der Herbizide, Insektizide und Rodentizide (13), die Toxikologie pflanzlicher (14) und tierischer (15) Gifte, die Umwelttoxikologie (16), die Wehrtoxikologie (17) u. a. m. Als *Gift (Toxon)* bezeichnet man eine chemische Substanz, bei der das Risiko, bereits in kleinen Mengen schädliche Wirkungen zu erzeugen, relativ groß ist; meistens handelt es sich hierbei um körperfremde Stoffe *(Xenobiotika)*. Im Rahmen einer Vergiftung lassen sich verschiedene Phasen bzw. Gruppen von Vorgängen auseinanderhalten: Die sog. »*Expositionsphase*« umfaßt alle Geschehnisse, die der Resorption eines Giftstoffes vorausgehen, u. a. die Art der Aufnahme des Toxons (peroral, durch Inhalation, perkutan u. a.). Unter der »*toxokinetischen Phase*« sind Prozesse, wie »Invasion«, Resorption (18–20), Verteilung (22, 27), allfällige Biotransformationen, vor allem Aktivierung (21) oder Inaktivierung (28), und Ausscheidung (29; »Evasion«) des (der) Xenobiotikums (Xenobiotika) zusammengefaßt. Die »*toxodynamische Phase*« bezieht sich auf die spezifischen Wirkorte (23) des Giftstoffes, wobei angenommen wird, daß zumindest in manchen Fällen das Toxon seinen Effekt über eine Bindung an »Rezeptoren« (24) und einen damit ausgelösten physikalischen und/oder chemischen Prozeß erzielt (25, 26). Für das Ausmaß der toxischen Wirkung sind vor allem *Konzentration und Verweildauer* der betreffenden Substanz am Ort der biologischen Zielstruktur maßgebend (30; »C·T-Produkt« (*c*oncentration × *t*ime), wobei zu berücksichtigen ist, daß im oberen Teil der grau schattierten Fläche die Giftkonzentration größer ist). Die verschiedenen Typen von Interaktion zwischen Toxon und Zielstruktur lassen sich in zwei große Gruppen unterteilen (31): Bei der *reversiblen Wechselwirkung* (32), zu der es z. B. bei vielen Arzneimittelvergiftungen kommt, haben wir es mit einer funktionellen Störung zu tun, die nach Absinken der Konzentration des Xenobiotikums am Wirkungsort zurückgeht. Demgegenüber stellen sog. *chemische Läsionen* mehr oder weniger dauernde Veränderungen dar, die oft auf irreversiblen kovalenten Bindungen zwischen Toxon und Substrat beruhen (33). **b** *Wesentlichste Vorgänge während der Expositionsphase und der toxokinetischen Phase einer Vergiftung.* In der *Expositionsphase* spielen u. a. die *physikalisch-chemischen Eigenschaften der Giftstoffe* eine entscheidende Rolle, im besonderen deren Phase (fest, flüssig (z. B. 34–38) oder gasförmig (z. B. 42), oder Lipophilie (56–59), bei partikulärem Material Größe und Form der Teilchen, deren Löslichkeit sowie die Beschaffenheit von Zusätzen, bei Dämpfen die Tröpfchengröße (42) u. a. m.). Sog. *korrosive Substanzen* wirken schon am Ort der ersten Kontaktnahme mit lebendem Gewebe (34, 35, 42, 45, u. U. auch 43) schädigend und oft nekrotisierend. Nach *peroraler Aufnahme* von Giftstoffen, die bei akuten Intoxikationen am häufigsten ist, kann es – vor allem unter dem Einfluß der mikrobiellen Darmflora, ferner infolge Einwirkung von Enzymen und/oder Wechselwirkungen zwischen mehreren Xenobiotika – zu einer *präresorptiven Transformation* des Toxons kommen, teils mit Toxizitätsverlust, teils mit Bildung hoch giftiger Stoffe (37, 38). *Inhalierte giftige Gase, Nebel oder Staub* in höheren Konzentrationen ziehen nicht selten ein Lungenödem und/oder ein alveoläres Denudationssyndrom nach sich (42). *Haut* ist normalerweise für hydrophile Substanzen wenig, für lipophile dagegen gut permeabel (43), wobei ein vorheriges Reinigen z. B. mit Benzin oder Terpentinöl die Durchlässigkeit noch bedeutend steigert. Phenole entfalten eine keratolytische Wirkung, und starke Säuren sowie Basen verursachen hier oft direkte Schäden. Die *meisten Schleimhäute* (45) werden auch von hydrophilen Stoffen durchdrungen. *Injektionen von Xenobiotika* (44) führen naturgemäß zu einer raschen Verteilung im Körper, besonders, wenn sie intravenös erfolgen. *Therapeutische Maßnahmen* bei akuten Vergiftungsfällen zielen zunächst darauf hin, *so rasch wie möglich eine weitere Resorption der (des) Giftstoffe(s) zu verhindern,* nach peroraler Einnahme z. B. – falls es sich nicht um korrosive Substanzen mit der Gefahr einer Perforation handelt – durch Magenspülung (35), Gabe von Aktivkohle, die das Toxon adsorbiert (39, 40), allenfalls durch eine erzwungene Emesis (cave Aspiration, 42) u. a. m. In die Augen oder auf andere zugängliche Schleimhäute geratene toxische Substanzen wird man vor allem durch rasches, fortgesetztes Waschen mit reichlich Wasser sogleich zu verdünnen suchen (45). Nach Inhalation schädlichen Materials drängt sich forciertes Einatmen frischer Luft auf (42), und nach subkutaner »Injektion« eines Toxons (z. B. Schlangenbiß) können das sofortige Anlegen eines Tourniquet und allenfalls Kälteanwendung die rasche Ausbreitung im Körper ver(be)hindern (44). Gegen bereits resorbierte Giftstoffe können z. T. Antidote (s. Abb. 204, S. 1520) eingesetzt werden, und/oder man wird danach trachten, sie möglichst rasch aus dem Körper zu eliminieren. Die Mechanismen der Giftinvasion und -evasion in der sog. *toxokinetischen Phase* umfassen vor allem eine *Diffusion,* z. T. aber auch *passive und aktive Transporte durch Membranen* (36, 38, 41 a, 42 a, 48, 51, 53, 54, 55 u. a.) sowie *Biotransformationsvorgänge* (z. T. 41 a, insbesondere jedoch 48, außerdem andere Lokalisationen). Da viele Xenobiotika schwachen Säuren oder Basen entsprechen, spielt das pH für die Fähigkeit zur Diffusion durch Zellmembranen eine oft große Rolle (z. B. in den Nierentubuli, 51). Im *Blutkreislauf* finden sich ausgesprochen hydrophile Giftstoffe vorwiegend in freier Form (47); dieselben Substanzen binden sich im Interzellulärraum der Gewebe z. T. an Glykosaminoglykane. Mäßig lipophile Xenobiotika zirkulieren im Blut proteingebunden (46); für die Konzentration der betreffenden Substanz im Interstitium der Gewebe bzw. im Extrazellulärraum ist jedoch in erster Linie der ungebundene Anteil maßgebend. Stark lipophile Stoffe (59) reichern sich mit Vorliebe im Fettgewebe an (49, 61). Hydrophile Chelatbildner werden in der Regel leicht durch die Nieren ausgeschieden, während lipophile Vertreter dieser Gruppe eher in Zellen eindringen und eine toxische Wirkung entfalten (z. B. als Fungizide oder Amöbizide benützt). Alkylantien (60, 63) gehen meist rasch kovalente Bindungen mit Zell- bzw. Gewebestrukturen ein. *Biotransformationsprozesse* (55) umfassen u. a. sog. *Phase I-Reaktionen,* die einer *Bioaktivierung* oder einer *Bioinaktivierung* entsprechen können (62) und in der Regel mit einer Überführung lipophiler in polare Substanzen einhergehen. Polare Xenobiotika (57, z. T. auch 62) gehen häufig sog. *Phase II-Reaktionen* ein (64), d. h. Konjugationen, die vor allem in der Leber stattfinden (48) und Substanzen mit deutlicher oder zumindest größerer Hydrophilie hervorbringen. Im Blutkreislauf vorhandene hydrophile Xenobiotika bzw. deren Metabolite und/oder Konjugate (65) können renal (51, 52, 69, 70, 72) und/oder mit der Galle (66) bzw. den Fäzes

gas Soman, tritt diese Alterung sehr rasch ein ($t_{1/2}$: 2 min), so daß hier höchstens eine prophylaktische Verabreichung von Oximen Aussicht auf Erfolg hätte. Bei Verwendung von *Nervengasen des sog. VX-Typs* ist nicht einmal diese Möglichkeit gegeben, da mit diesen Substanzen sogleich nicht nur das esteratische Zentrum, sondern auch das anionische Zentrum des Enzyms blockiert werden.

- Beispiele *reduktiver Biotransformationen von Xenobiotika* sind u. a. die Überführung von *Chloralhydrat* in *Trichloräthanol* oder von *Dithioverbindungen* (R-S-S-R') in *Thiole* (RSH und R'SH).

Verweildauer von Xenobiotika in den verschiedenen Körperkompartementen

Es wurde schon hervorgehoben (S. 1493), daß die toxische Wirkung einer Fremdsubstanz nicht nur von deren Konzentration am Wirkungsort, sondern auch von ihrer Verweildauer abhängt. Nachfolgend sollen daher einige Grundsätze diskutiert werden, die der Verteilungskinetik derartiger Stoffe zugrunde liegen.
Am einfachsten sind die Verhältnisse bei sog. *Einkompartementsystemen,* wie sie nach einer innerhalb kurzer Zeit erfolgenden intravenösen Injektion eines rasch renal ausgeschiedenen Stoffes z. T. annähernd verwirklicht sind. In solchen Fällen *hängt die »Blutspiegelkurve«* (Konzentration der betreffenden Substanz im Blutplasma als Funktion der Zeit) *fast ausschließlich von der Eliminationsrate ab,* d. h.

$$-\frac{dc}{dt} = -k_e c$$

wobei c = Konzentration der betreffenden Substanz im Blutplasma
k_e = Eliminationskonstante
anders ausgedrückt:

$$\ln c = \ln c_0 - k_e t \quad \text{oder} \quad \log c = \log c_0 - \frac{k_e t}{2{,}303}$$

wobei c = Plasmakonzentration zu einem bestimmten Zeitpunkt (t) nach – idealerweise ohne Zeitverzug erzielter – initialer Maximalkonzentration. Letztere erhält man z. B. graphisch durch Extrapolation der Geraden (log c als Funktion der Zeit) auf die Ordinate.

Die Halbwertszeit, d. h. die Zeit, in der die Plasmakonzentration im exponentiellen Bereich der Blutspiegelkurve auf die Hälfte des zu einem bestimmten Zeitpunkt vorliegenden Wertes absinkt, errechnet sich für Einkompartementsysteme wie folgt:

$$\log \frac{c_0}{2} = \log c_0 - \frac{k_e t_{1/2}}{2{,}303}$$

daraus:

$$t_{1/2} = \frac{\log 2 \cdot 2{,}303}{k_e} = \frac{0{,}693}{k_e}$$

Aus $t_{1/2}$ kann man auf diese Weise, d. h. aufgrund gemessener Werte die k_e bestimmen.
Auf entsprechende Art läßt sich für eine Fremdsubstanz die *Resorptionskonstante k_a* ermitteln, sofern $k_a \gg k_e$, z. B. nach Inhalation eines Gases oder Dampfes. Sowohl hinsichtlich der Resorptions- wie der Eliminationskonstanten gilt, daß wir nur korrekte Werte erhalten, wenn zur Berechnung derjenige Teil der Blutspiegelkurve benützt wird, der in halblogarithmischer Darstellung geradlinig verläuft. Die Konzentration eines Xenobiotikums im Blutplasma (zentrales Kompartement) folgt, wie gesagt, höchstens nach Inhalation oder intravenöser Injektion von Anfang an angenähert einer einfachen negativen Exponentialfunktion. Nach oraler Applikation oder nach subkutaner, intramuskulärer oder intraperitonealer Injektion werden diese Verhältnisse durch die *relativ verzögerte Aufnahme aus dem Resorptionskompartement in das zentrale Kompartement* komplizierter. Aus der Kombination von Resorption und Elimination ergibt sich ein *Blutspiegelverlauf,* der der sog. *Bateman-Funktion* entspricht:

$$c(t) = \frac{c_0 \cdot k_a}{k_e - k_a} (e^{-k_a t} - e^{-k_e t})$$

Für den Fall, daß die Ausscheidung eines Xenobiotikums ausschließlich renal erfolgt, kann man aufgrund der oben gemachten Überlegungen fragen, *zu welchem Zeitpunkt eine bestimmte Menge A dieser Substanz im Urin erscheint:*

$$A_u^t = A_u^\infty (1 - e^{-k_e t})$$

wobei A_u^t = die zur Zeit t ausgeschiedene Stoffmenge
A_u^∞ = die zum Zeitpunkt ∞ ausgeschiedene Stoffmenge.

Geschieht die Elimination noch auf anderem Weg als über die Nieren (k_U), z. B. noch durch Metabolisierung (k_M) und über die Galle (k_G), setzt sich k_e aus der Summe dieser einzelnen Eliminationskonstanten zusammen:

$$k_e = k_U + k_M + k_G$$

Schließlich läßt sich der *Clearancebegriff,* der von der renalen Ausscheidung her bekannt ist (S. 746), auf die Verhältnisse im *Gesamtorganismus* übertragen (sog. *totale Clearance*)

$$Cl_{tot} = k_e \cdot V$$

wobei Cl_{tot} = totale Clearance
V = Verteilungsvolumen

Abb. 200 a–c (Fortsetzung)

(41b, 40, 68), *ausgeschieden* werden. In der Leber konjugierte Substanzen gelangen z. T. direkt zur biliären Ausscheidung (53, 66 direkt nach 64). Hydrolysierte Konjugate werden z. T. rückresorbiert (67). Ähnliches gilt für lipophile Xenobiotika in den Nierentubuli (71). Flüchtige Giftstoffe werden zum großen Teil über die Lungen eliminiert (42b). Andere, weniger wichtige Ausscheidungswege sind die über Schweißdrüsen (54) und Darm, vor allem Dickdarm (41b). Die Wirkungen von Giftstoffen auf Zielstrukturen (50) kommen in der Abb. 202 (S. 1509) zur Darstellung. **c** *Beispiele einer Biotransformation toxischer Xenobiotika. Phase I-Reaktionen* umfassen u. a. hydrolytische Spaltungen, z. B. von Estern, ferner eine ganze Zahl von Umsetzungen, die vor allem im glatten endoplasmatischen Retikulum der Hepatozyten stattfinden (73). Neben einer *Bioinaktivierung (»Entgiftung«)* kann es u. U. auch zu einer *Bioaktivierung (»Giftung«, »Biotoxifizierung«, z. B. 74, 75)* kommen. Diese Vorgänge sind in der Regel mit einer Verminderung der Lipophilie der betroffenen Substanzen verbunden, was die renale Ausscheidung fördert, zeigen mehrheitlich eine Sättigungskinetik, die nur ausnahmsweise maximal genutzt wird, gehen oft mit Enzyminduktion einher und lassen sich häufig durch andere Xenobiotika kompetitiv hemmen. *Konjugationsreaktionen* (76), die als sog. *Phase II-Reaktionen* ebenfalls in erster Linie in Hepatozyten stattfinden, haben u. a. zur Folge, daß die daraus hervorgehenden Verbindungen dank erhöhter Hydrophilie leichter renal ausgeschieden werden können. Außerdem kommt auch ihnen in manchen Fällen eine entgiftende Bedeutung zu. Am wichtigsten ist die Konjugation eines Xenobiotikums mit Glukuronsäure (77, z. B. sekundäre und tertiäre Alkohole, Xenobiotika mit NH_2-Gruppen, Karboxylresten u. a.), aber auch Verbindungen mit Glyzin (78, z. B. Karbonsäuren) oder mit aktivem Sulfat (79, z. B. Phenole) spielen eine erhebliche Rolle. Für besondere Substanzen kommen noch weitere Konjugationstypen in Frage (80)

In vielen Fällen folgt der Abfall der Konzentration eines Xenobiotikums nach intravenöser Injektion nicht einer einfachen, sondern einer *zusammengesetzten Exponentialfunktion.* Hier haben wir es mit sog. *Mehrkompartementsystemen* zu tun, bei denen sich in halblogarithmischer Darstellung ein zwei- oder mehrphasiger Verlauf zu erkennen gibt. Jede einzelne Komponente zeigt dabei eine ihr eigene einfache Exponentialfunktion. Man darf annehmen, daß in solchen Fällen, neben dem erwähnten zentralen Kompartement, noch ein oder mehrere *»periphere Kompartemente«* vorhanden sind, die unter sich und mit dem zentralen Kompartement äquilibrieren (Abb. 201). So ist der Blutspiegelverlauf in einem Zweikompartementmodell durch eine Exponentialsumme aus 2 Termen beschrieben, wobei zu späten Zeitintervallen der Einfluß des ersten Glieds der Gleichung praktisch vernachlässigt werden kann (sog. *offenes Zweikompartementsystem*). Beim sog. offenen *Dreikompartementmodell,* das ziemlich oft den Meßwerten zu entsprechen scheint, findet sich in manchen Fällen ein sog. *»tiefes, langsam äquilibrierendes Gewebskompartement«,* in dem sich erhebliche Mengen eines Fremdstoffes anreichern können. Man denkt hier in erster Linie an die Speicherung lipophiler Substanzen im Fettgewebe. Anatomischen Deutungen der Kompartemente ist jedoch z. T. mit Zurückhaltung zu begegnen.
Bisher wurden die Vorgänge der Resorption, Verteilung und Ausscheidung von Xenobiotika *vereinfachend als Prozesse erster Ordnung* erläutert. Tatsächlich dürften die Verhältnisse jedoch komplexer sein, da *Biotransformationen u. U. einer Michaelis-Menten-Kinetik* folgen, die sich durch eine *Sättigungscharakteristik* auszeichnet und mit dem Begriff eines *maximalen Umsatzes* verbunden ist. Bei solchen *nicht linearen Modellen* entspricht die Halbwertszeit nicht einer Konstanten, sondern *hängt von der Dosis* ab.
Diese Fragen verdienen deshalb besondere Beachtung, weil für viele Xenobiotika gezeigt werden konnte, daß der *Effekt eng mit der Höhe des Blutspiegels* korreliert. *Toxische Wirkungen* entsprechen hinsichtlich Schweregrad und Dauer oft weitgehend der Fläche, die im halblogarithmischen Diagramm von der Blutspiegelkurve und der Linie der »toxischen Grenzkonzentration« (untere Grenze des toxischen Konzentrationsbereichs) umrissen wird (Abb. 201). Dabei müssen wir uns allerdings daran erinnern, daß in dieser Hinsicht – streng genommen – nur die Konzentration nicht an Plasmaproteine gebundener Xenobiotika zu berücksichtigen wäre. Zudem muß hervorgehoben werden, daß für *mutagene Substanzen* wahrscheinlich kein »Schwellenwert« der Plasmakonzentration angenommen werden darf.

Möglichkeiten einer Kumulation von Xenobiotika im Körper

Bei *wiederholter Substanzaufnahme* hängt es u. a. von der *Einzeldosis,* dem *Dosisintervall* und der *biologischen Halbwertszeit* ab, ob ein Stoff im Körper kumuliert wird oder nicht. Ist die biologische Halbwertszeit im Verhältnis zum Dosisintervall gering, wird der Fremdstoff im Intervall fast völlig eliminiert. Trifft dies nicht zu, befindet sich am Ende jedes Intervalls noch eine erhebliche Menge von Substanz im Organismus, so daß eine erneute Dosisverabreichung eine höhere Konzentration des Xenobiotikums im Blutplasma zur Folge hat. Damit nimmt aber auch die pro Zeiteinheit eliminierte Stoffmenge zu. Das geht in dieser Art weiter, bis die während des Dosisintervalls ausgeschiedene Menge der in der gleichen Zeit aufgenommenen entspricht, d. h. bis sich ein Gleichgewicht einstellt. Man spricht hier von *»steady state-Konzentration«* oder *»Plateauwert«,* wobei bei gleicher Dosis und identischen Zeitintervallen die Gleichgewichtskonzentration für eine bestimmte Substanz ungefähr ihrer biologischen Halbwertszeit proportional ist. Nimmt die letztere – z. B. infolge *Leber- und/oder Nierenschädigung* – zu, steigt auch die Gleichgewichtskonzentration an, vorausgesetzt, daß die Einzeldosen und die Zeitintervalle gleich gehalten werden. Eine *Verlängerung der Halbwertszeit* eines bestimmten Xenobiotikums kann ferner dadurch zustande kommen, daß *gleichzeitig eine andere Substanz* verabreicht wird, *die die metabolisierenden Enzyme kompetitiv oder auf andere Weise hemmt.* Umgekehrt verhält es sich mit Substanzkombinationen, bei denen es zu einer Enzymaktivierung kommt. Wie schon erwähnt, läßt sich die Halbwertszeit schwacher Basen oder Säuren durch künstlich herbeigeführte *Veränderungen des Harn-pH* herab- oder heraufsetzen.
Andauernde (chronische) Expositionen gegenüber einem *Xenobiotikum,* wie sie z. B. in der Gewerbetoxikologie und in der Umwelttoxikologie die Regel sind, werfen durchaus vergleichbare Probleme auf, wenn man sie im Sinn kleiner Einzeldosen betrachtet, die in sehr kurzen Zeitabständen über lange Zeit »verabreicht werden«. In dieser Hinsicht spielt u. a. eine vernünftige *Regelung der Arbeitszeit* im Sinn der Intervallverlängerung bei gewerblichen Expositionen eine nicht zu unterschätzende Rolle.
In allen Fällen von wiederholter oder chronischer Exposition gegenüber potentiell giftigen Fremdsubstanzen kommt es in erster Linie auf die *Frage* an, *ob die Gleichgewichtskonzentration noch unterhalb der toxischen Substanzkonzentration liegt* oder nicht. Dabei ist zu berücksichtigen, daß es bei *Stoffen mit einer sehr langen biologischen Halbwertszeit* (z. B. die schwer transformierbaren lipophilen Xenobiotika, wie DDT, Aldrin, Dieldrin und chlorierte Diphenylderivate) selbst bei niedrigen Substanzkonzentrationen zu einer Kumulation im Körper kommen kann. Verständlicherweise richten sich zur Zeit die Anstrengungen vieler Produzenten solcher Mittel darauf, besser metabolisierbare Insektizide herzustellen, die nicht mit einer derartigen Gefahr verbunden sind.
Einige Hinweise auf Mechanismen der Kumulation finden sich in Abb. 201.

Beispiele:

- Nach *intravenöser Injektion* verschiedener *Fremdsubstanzen* beobachtet man in der halblogarithmischen Darstellung der Konzentration im Blutplasma als Funktion der Zeit zunächst eine steil abfallende Komponente der Kurve, die der *initialen Verteilungsphase* entspricht und etwa eine Stunde dauern kann. Erst danach registrieren wir den die Elimination darstellenden geradlinigen Abfall der Plasmakonzentration.
- Bei gleicher Dosierung führt die *wiederholte Gabe* einer Substanz mit einer *biologischen Halbwertszeit* z. B. von 24 Std zu einer *Gleichgewichtskonzentration* im Blutplasma, die ungefähr doppelt so hoch ist wie die eines Stoffes mit einer Halbwertszeit von 12 Std.
- Nach Behandlung eines Patienten mit *Monoaminooxidasehemmern* beobachtet man eine Verlängerung der Halbwertszeiten von Substanzen, deren Metabolismus von diesem Enzym katalysiert wird, so von Phenylephrin.

173.5. Wechselwirkungen zwischen Giftstoffen und spezifischen Ziel- bzw. Wirkorten in der sog. toxodynamischen Phase

Interaktion von Giftstoffen mit sog. spezifischen Rezeptoren und »stillen« Rezeptoren

Man nimmt an, daß sich ein Toxon in den sog. *Zielorganen* zunächst an bestimmte zelluläre Strukturen bindet, die man »Rezeptoren« nennt, auch wenn es bisher in den meisten Fällen nicht gelang, diese

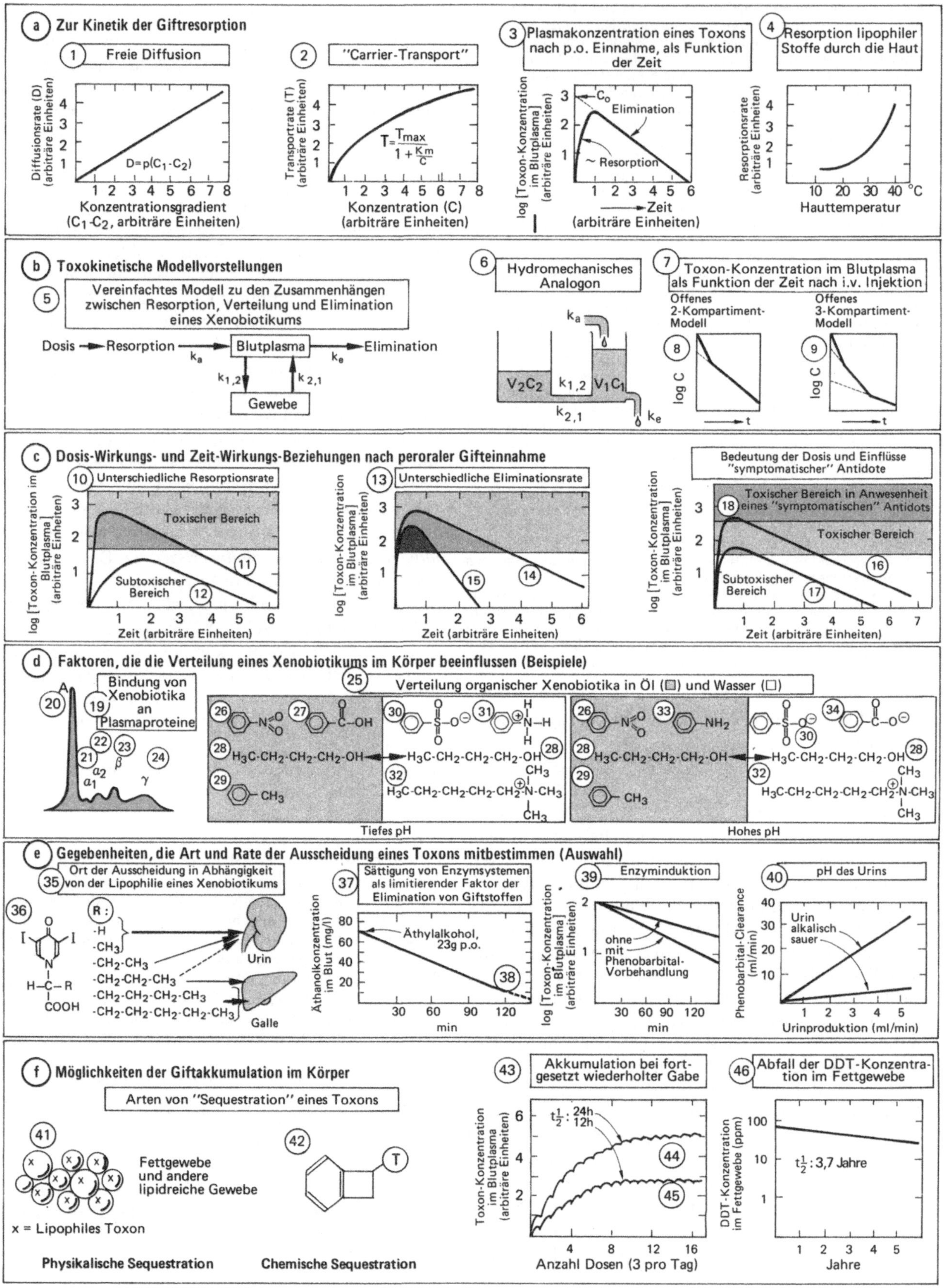
a Zur Kinetik der Giftresorption
1 Freie Diffusion
Diffusionsrate (D) (arbiträre Einheiten)
D=p(C1-C2)
Konzentrationsgradient (C1-C2, arbiträre Einheiten)
2 "Carrier-Transport"
Transportrate (T) (arbiträre Einheiten)
T=Tmax / 1+Km/C
Konzentration (C) (arbiträre Einheiten)
3 Plasmakonzentration eines Toxons nach p.o. Einnahme, als Funktion der Zeit
log [Toxon-Konzentration im Blutplasma] (arbiträre Einheiten)
Co
Elimination
~ Resorption
Zeit (arbiträre Einheiten)
4 Resorption lipophiler Stoffe durch die Haut
Resorptionsrate (arbiträre Einheiten)
Hauttemperatur
b Toxokinetische Modellvorstellungen
5 Vereinfachtes Modell zu den Zusammenhängen zwischen Resorption, Verteilung und Elimination eines Xenobiotikums
Dosis
Resorption
Blutplasma
Elimination
Gewebe
6 Hydromechanisches Analogon
7 Toxon-Konzentration im Blutplasma als Funktion der Zeit nach i.v. Injektion
Offenes 2-Kompartiment-Modell
Offenes 3-Kompartiment-Modell
c Dosis-Wirkungs- und Zeit-Wirkungs-Beziehungen nach peroraler Gifteinnahme
10 Unterschiedliche Resorptionsrate
Toxischer Bereich
Subtoxischer Bereich
Zeit (arbiträre Einheiten)
13 Unterschiedliche Eliminationsrate
Bedeutung der Dosis und Einflüsse "symptomatischer" Antidote
Toxischer Bereich in Anwesenheit eines "symptomatischen" Antidots
d Faktoren, die die Verteilung eines Xenobiotikums im Körper beeinflussen (Beispiele)
Bindung von Xenobiotika an Plasmaproteine
25 Verteilung organischer Xenobiotika in Öl (■) und Wasser (□)
Tiefes pH
Hohes pH
e Gegebenheiten, die Art und Rate der Ausscheidung eines Toxons mitbestimmen (Auswahl)
35 Ort der Ausscheidung in Abhängigkeit von der Lipophilie eines Xenobiotikums
Urin
Galle
37 Sättigung von Enzymsystemen als limitierender Faktor der Elimination von Giftstoffen
Äthanolkonzentration im Blut (mg/l)
Äthylalkohol, 23g p.o.
min
39 Enzyminduktion
ohne
mit
Phenobarbital-Vorbehandlung
40 pH des Urins
Phenobarbital-Clearance (ml/min)
Urin alkalisch
sauer
Urinproduktion (ml/min)
f Möglichkeiten der Giftakkumulation im Körper
Arten von "Sequestration" eines Toxons
Fettgewebe und andere lipidreiche Gewebe
x = Lipophiles Toxon
Physikalische Sequestration
Chemische Sequestration
43 Akkumulation bei fortgesetzt wiederholter Gabe
Toxon-Konzentration im Blutplasma (arbiträre Einheiten)
Anzahl Dosen (3 pro Tag)
46 Abfall der DDT-Konzentration im Fettgewebe
DDT-Konzentration im Fettgewebe (ppm)
t½: 3,7 Jahre
Jahre

Abb. 201a–f. *Kurze Synopsis toxokinetischer Vorgänge.* **a** *Zur Kinetik der Giftresorption.* Bei der *freien Diffusion* von Giftstoffen durch Zellmembranen und andere biologische Schranken hängt die Diffusionsrate im wesentlichen vom Konzentrationsgradienten und der Permeabilitätskonstanten (p) für die betreffende Substanz ab (1). Diese Beziehungen gelten z. B. weitgehend für die Resorption von Äthylalkohol im Magen-Darm-Trakt. Verschiedene Xenobiotika treten indessen mit Hilfe eines *aktiven Transports,* der in der Regel eine Sättigungskinetik aufweist, in Zellen ein (2; T_{max} = maximale Transportrate; K = Dissoziationskonstante für den Toxon-»Carrier«-Komplex). Stoffe, die von demselben »Carrier« befördert werden, können sich hinsichtlich der Transportrate gegenseitig kompetitiv hemmen. Übt das Toxon am Ort der *Resorption* einen zellschädigenden Einfluß aus (z. B. korrosiv wirkende Giftstoffe), gleicht sich die Aufnahmekinetik mehr und mehr der freien Diffusion (1) an. Verfolgt man im Anschluß an die perorale Gabe eines Xenobiotikums dessen Konzentration im Blutplasma als Funktion der Zeit, ergibt sich im Fall von Ein-Kompartement-Systemen eine Kurve, die bei semilogarithmischer Auftragung nach einiger Zeit in eine, der reinen *Elimination* entsprechende Gerade einmündet (3). Die Resorptionsgerade erhält man in solchen – vereinfachten – Modellen durch Substraktion der gemessenen Plasmakonzentration von dem durch Extrapolation der Eliminationskurve erhaltenen Wert (C_o = extrapolierter Wert für »Initialkonzentration«). Die *Temperatur* spielt vor allem für die Resorption lipophiler Stoffe durch die *Haut* eine Rolle (4). **b** *Toxokinetische Modellvorstellungen.* Die für die toxische Wirkung maßgebende Konzentration des Giftstoffes am Ort der Zielstrukturen hängt von mehreren Faktoren ab, vor allem von den örtlichen und zeitlichen Verhältnissen von Resorption, Verteilung und Elimination der betreffenden Substanz, ganz abgesehen von allfälligen Biotransformationsprozessen. Für solche Vorgänge lassen sich vereinfachte Modelle aufstellen, die u. a. der Resorptionskonstante (k_a), Konstanten, die den Austausch des Xenobiotikums zwischen Blutkreislauf und Geweben charakterisieren ($k_{1,2}$; $k_{2,1}$), und der Eliminationskonstante (k_e) Rechnung tragen (5). Neben den nur für einige Giftstoffe (z. B. inhalierte Narkosegase in hoher Konzentration) gültigen *Ein-Kompartement-Modellen* hat man in Wirklichkeit vor allem mit offenen Zwei (6, 8)-, Drei (9)- oder noch komplexeren *Mehr-Kompartement-Systemen* zu rechnen. In einfachen Modellen (3) ergibt sich der *»Blutspiegelverlauf«* (7) aus der sog. *Bateman-Funktion:*

$$c(t) = \frac{c_o \cdot k_a}{k_e - k_a} (e^{-k_a t} - e^{-k_e t}) \qquad \text{(für } c_o\text{: s. 3)}$$

c *Dosis-Wirkungs- und Zeit-Wirkungs-Beziehungen nach peroraler Gifteinnahme.* Bei gleichbleibender Eliminationsrate hat eine *Verminderung der Resorptionsrate* für ein bestimmtes Toxon zur Folge, daß dessen Konzentration im Blutplasma u. U. den toxischen Bereich nicht erreicht (10, 12). Entscheidend für die Giftwirkung ist ja im wesentlichen das Produkt aus Konzentration (C) und Zeit (T), während der die erstere an den Zielstrukturen im toxischen Bereich liegt (11; sog. *C·T-Produkt* (s. Abb. 200, S. 1501) hier dunkelgrau getönt). Eine Reduktion der toxischen Wirkung läßt sich auch durch eine *Steigerung der Eliminationsrate* herbeiführen (13), indem damit im Vergleich zum unbehandelten Fall mit nicht erhöhter Eliminationskonstante (14) zumindest die Zeitdauer, während der die Giftstoffkonzentration im toxischen Bereich liegt, verkürzt wird (15); in der Regel resultiert daraus auch eine Herabsetzung der maximalen Toxonkonzentration am Wirkort. Daß geringere *Dosen eines Toxons* weniger Schaden anstiften (17) als höhere (16), bedarf keiner weiteren Erläuterung. Die Dosis-Wirkungs-Beziehungen (15) müssen indessen auch unter Berücksichtigung der Tatsache gewürdigt werden, daß die Grenze zwischen dem subtoxischen und dem toxischen Bereich *individuell verschieden* liegen kann, und daß man z. B. durch Verabreichung symptomatischer *Antidote* den minimalen toxischen Plasmaspiegel hinaufzusetzen vermag (18). **d** *Faktoren, die die Verteilung eines Xenobiotikums im Körper beeinflussen (Beispiele).* Im *Blutplasma,* das man oft als »zentrales Kompartement« der toxokinetischen Vorgänge bezeichnet, werden zahlreiche Xenobiotika, vor allem solche mit mäßiger bis erheblicher Lipophilie, an Proteine gebunden transportiert (19). In dieser Beziehung spielt das Albumin die wichtigste Rolle (A, 20). Während α(21, 22)- und β-Globuline (23) eine ganze Zahl spezifischer Transporteiweiße umfassen, ist die Bindung von Xenobiotika an Albumin relativ unspezifisch; dies macht z. B. verständlich, daß bei schwerer Hyperbilirubinämie die Bindungskapazität der Plasmaproteine für manche Xenobiotika abnimmt, und dementsprechend der relative Anteil an – für den toxischen Effekt ausschlaggebenden – freien Schadstoffen ansteigt. Körperfremde Substanzen mit Antigen- oder Haptencharakter binden sich an korrespondierende Antikörper, d. h. γ-Globuline (24). Die Frage nach dem *Verteilungsmuster* eines Toxons im Organismus richtet sich, wenn man von Bindungen an *spezifische Rezeptoren* absieht, vor allem nach dessen *Löslichkeit in der öligen und wäßrigen Phase* (25). Neutrale lipophile Substanzen, wie Nitrobenzol (26) und Toluol (29), reichern sich stets in der organischen Phase an, während starke Säuren und Basen, z. B. Sulfonsäuren (30) und quaternäre Ammoniumbasen (32), immer in wäßriger Lösung in höheren Konzentrationen zu finden sind. Für schwache organische Säuren und Basen spielt das *pH* eine große Rolle: So kommt es bei niederem pH-Wert zu einer Dissoziation von Anilin (31) und zu einer Anreicherung desselben in der wäßrigen Phase, während sich das nicht dissoziierte Molekül bei hohem pH vor allem in der öligen Phase nachweisen läßt (33). Für schwache Säuren, wie die Benzoesäure (27, 34), verhält es sich umgekehrt. Neutrale Stoffe mit amphophilen Eigenschaften, wie Butylalkohol (28), verteilen sich in beiden Phasen. Detergentien stellen sich an Grenzflächen zwischen Wasser und Öl so ein, daß sich der hydrophile Teil im Wasser, der lipophile Teil in der öligen Phase befindet. **e** *Gegebenheiten, die Art und Rate der Ausscheidung eines Toxons mitbestimmen.* Die Frage, ob ein Xenobiotikum auf dem *biliären* und *renalen Weg* ausgeschieden wird, hängt weitgehend von dessen *Lipophilie* bzw. *Hydrophilie* ab (35). Dies läßt sich u. a. am Beispiel der Dijod-Pyridon-Essigsäure mit verschieden langen aliphatischen Seitenketten zeigen (36; jodhaltige Röntgenkontrastmittel für Cholezystographie oder i. v.-Pyelographie). Ein weiterer modifizierender Faktor liegt in der *Kapazität von Enzymsystemen,* die an der Biotransformation und/oder Ausscheidung potentiell toxischer Stoffe beteiligt sind: Im Fall des Äthylalkohols hat es sich gezeigt, daß bei Konzentrationen dieser Substanz von mehr als etwa 10 mg/l Blut eine Sättigung der an ihrer Elimination beteiligten Enzyme vorliegt. Daher vermindert sich die Blutalkoholkonzentration zunächst ungefähr als lineare Funktion der Zeit, und erst bei Konzentration unter ca. 10 mg/l Blut sinkt der Plasmaspiegel exponentiell ab (38). Bei chronischen Alkoholikern liegt dieser Wert – wegen *Enzyminduktion* – allerdings oft höher. Enzyminduktionen, z. B. durch wiederholte vorherige Gabe von Phenobarbital, bewirken in vielen Fällen eine beschleunigte Elimination von Giftstoffen (39); allerdings kann es aufgrund einer Enzyminduktion auch zu einer verstärkten Toxifizierung eines Xenobiotikums kommen. Wie sich am Beispiel der renalen Ausscheidung von Phenobarbital zeigen läßt, hängt die Eliminationsrate ferner in hohem Maße vom *pH des Urins* ab (40). Der Mechanismus, der diesem Phänomen zugrunde liegt, ist vor allem in einer mehr oder weniger ausgeprägten Dissoziation der betreffenden Substanz im Tubuluslumen zu suchen: Ionisierte organische Substanzen vermögen die Epithelmembran in der Regel kaum zu durchdringen, im Gegensatz zu nicht ionisierten. Schwache Säuren werden daher durch Alkalisierung, schwache Basen durch Ansäuerung des Harns zu vermehrter Ausscheidung gebracht. **f** *Möglichkeiten der Giftakkumulation im Körper.* Die *»Sequestration« eines Toxons,* d. h. dessen mehr oder weni-

zu isolieren und chemisch zu identifizieren. Mit der Bezeichnung *»spezifische Rezeptoren«* meint man im Rahmen toxodynamischer Begriffe solche, deren Verbindung mit dem entsprechenden Toxon eine funktionell und/oder morphologisch faßbare, mehr oder weniger typische, *zelluläre Reaktion* nach sich zieht. Letztere trägt oft die Kennzeichen einer Schädigung und kann sich auf verschiedene Weise, von leichten Störungen bis zum Zelltod, äußern. Soweit bekannt, schließen sich an die Bildung des Toxon-Rezeptorkomplexes stufenweise ablaufende chemische Prozesse an, über deren Einzelheiten wir – mit Ausnahme einiger Gruppen von Giftstoffen – noch wenig wissen, und die z. T. nicht mehr von den spezifischen Eigenschaften des Toxons abhängen. Der mit spezifischen Rezeptoren behaftete *Zielort* einer giftigen Substanz braucht nicht mit dem *Wirkort* übereinzustimmen. In manchen Fällen liegen die beiden räumlich sogar weit auseinander (s. u.). Öfters läßt sich nach der Bindung eines Toxons an bestimmte Zellstrukturen keine oder keine innerhalb kürzerer Zeit in Erscheinung tretende Veränderung beobachten. Man spricht hier von *»stillen Rezeptoren«*, die als Speicherorte in Frage kommen und/oder erst später – allenfalls im Zusammenhang mit einer Kumulation – schädliche Effekte hervortreten lassen. Die Konzentration eines Toxons in einem bestimmten Gewebe bedeutet nicht notwendigerweise, daß es sich hier auch um den Zielort handelt. Im allgemeinen findet man hohe *Wirkstoffkonzentrationen in Leber und Niere,* in denen vor allem Xenobiotika metabolisiert bzw. ausgeschieden werden. Damit im Zusammenhang steht auch die Tatsache, daß diese Organe nach Einwirkung giftiger Fremdsubstanzen besonders oft erkennbare Schäden zeigen.

Wie schon erwähnt, sammeln sich *lipophile Substanzen* hauptsächlich im Fettgewebe an. Solche Fremdsubstanzen werden nur in sehr beschränktem Maß renal ausgeschieden, dagegen in den Adipozyten als Speicherungsorten lange Zeit zurückgehalten, meist ohne diese Elemente nachweislich zu lädieren. Die Anreicherung lipophiler Xenobiotika im Fettgewebe beruht somit in erster Linie auf physikalisch-chemischen Gegebenheiten, nicht aber – oder weniger – auf »spezifischen Rezeptoren« im oben erwähnten Sinn.

Wechselwirkungen toxischer Xenobiotika mit Enzymsystemen

Von der *schier unbegrenzten Zahl möglicher Wirkungsmechanismen giftiger Fremdsubstanzen ist die Beeinflussung – in der Regel Hemmung – von Enzymen mit an erster Stelle zu nennen.* Im besonderen kann es sich um eine irreversible oder reversible Enzymhemmung, eine Entkoppelung biochemischer Reaktionen, sog. Letalsynthesen, einen Entzug von für Enzymwirkungen wichtigen Metallionen oder eine Hemmung der Elektronenübertragung in der Atmungskette handeln.

Irreversible Enzymhemmungen durch Xenobiotika beruhen in der Regel auf der Entstehung kovalenter Bindungen zwischen Fremdsubstanzen und einem oder mehreren Enzymen. Diese Bindung kann, wie im Fall einer Blockierung der Azetylcholinesterase durch Organophosphate, *spezifisch* sein, d. h. sich nur auf ein Enzym mit besonderer, spezifischer Aktivität beziehen. *Unspezifische, nicht kompetitive Enzymhemmungen* kennt man u. a. von verschiedenen Schwermetallen, die mit SH-Gruppen einer großen Zahl von Enzymen reagieren können.

Eine *reversible kompetitive Enzymhemmung* wird durch sog. *Antimetaboliten* hervorgerufen, die mit physiologischen Substraten um die Bindung an den aktiven Enzymzentren konkurrieren *(kompetitive Hemmung).* In solchen Fällen läßt sich die Inhibition durch Gabe des normalen Substrats im Überschuß meist mildern oder beheben (S. 875).

Von *»Entkoppelungen« biochemischer Reaktionen* sprechen wir u. a. im Zusammenhang mit Substanzen, die *mit der Synthese energiereicher Phosphate interferieren* (S. 934). Eine solche Störung hat zur Folge, daß die Zellen eine Reihe wichtiger, energieabhängiger Reaktionen nicht mehr zu vollziehen vermögen, und daß die Energie mehrheitlich in Form von Wärme verloren geht. Man kennt verschiedene Möglichkeiten einer Entkoppelung der oxidativen Phosphorylierung, etwa aufgrund einer Behinderung der Übertragung von Wasserstoff auf NADP.

Als *Letalsynthese* bezeichnet man einen Prozeß, bei dem den normalen Vorläufersubstanzen chemisch nah verwandte Stoffe in größere Moleküle eingebaut werden. Diese vermögen, infolge des Vorhandenseins solcher *»Analoge«* in ihrer Struktur und der damit verbundenen leichten Abwandlung der sterisch-chemischen Verhältnisse, ihre physiologischen Funktionen nicht oder nicht mehr in genügendem Maß zu erfüllen. Dieser Mechanismus trifft u. a. für eine Reihe halogenierter Vorläufer zu.

Ein weiterer Mechanismus der Enzymhemmung besteht im *Entzug von Metallionen, die in verschiedenen Enzymen die Funktionen von Kofaktoren* ausüben (S. 843). Solche Wirkungen entfalten vor allem *Chelatbildner,* die sich mit Metallionen zu schwer trennbaren Komplexen vereinigen.

Eine *Hemmung der Elektronenübertragung in der Atmungskette* beobachtet man insbesondere nach Einwirkung von Substanzen, wie Blausäure (HCN), die sich mit Enzymeisen verbinden. Auf diese Weise geht die Redoxfunktion des letzteren, die normalerweise an der Elektronenübertragung und der schließlichen Entstehung von Wasser aus Wasserstoff und Sauerstoff entscheidenden Anteil hat, verloren, und die aerobe Atmung wird blockiert.

Beispiele:

- Zu den *wenig selektiven Enzymhemmern* gehören *Schwermetalle,* wie Hg, Pb sowie As. Ihre toxische Wirkung läßt sich durch vorherige bzw. sofortige Behandlung mit Substanzen, die ebenfalls SH-Gruppen besitzen und somit Metalle binden

---

Abb. 201 a–f (Fortsetzung)

ger ausgeprägte »Abtrennung« vom allgemeinen Stoffwechsel, kann auf verschiedene Weise zustande kommen: Von »physikalischer Sequestration« sprechen wir, wenn z. B. stark *lipophile Xenobiotika* aufgrund ihrer Löslichkeit in der öligen Phase vor allem *im Fettgewebe angereichert* werden (41). Bei der »chemischen Sequestration« handelt es sich z. B. um *irreversible kovalente Bindungen* eines potentiellen Toxons (T) an biologische Strukturen (42). Zu einer Kumulation von Xenobiotika im Körper kann es ferner bei *fortgesetzt wiederholter Substanzaufnahme* kommen, dann nämlich, wenn die *Einzeldosen zu groß, das Dosisintervall zu kurz* und/oder die *biologische Halbwertszeit des betreffenden Stoffes ($t^{1/2}$) zu lang* sind (43). Dabei führt die wiederholte Verabreichung von Substanzen mit langer biologischer Halbwertszeit (d. h. geringer Eliminationsrate, 44) zu höheren »Steady-state-Spiegeln« als Substanzen mit kürzerer Halbwertszeit (45). Als Beispiel eines Xenobiotikums mit ausgesprochen langer biologischer Halbwertszeit sei hier DDT aufgeführt (46, vgl. dazu 41)

bzw. »abfangen« können (z. B. *Dimerkaprol* = »*British Anti-Lewisite*« = *BAL*), wenigstens teilweise verhüten.

- Klassische Beispiele einer *Antimetabolitenwirkung* liefern die Folsäureantagonisten, wie Methotrexat, die eine reversible Hemmung der DNA-Synthese bewirken.
- *Entkoppelungsreaktionen* mit einer Störung der ATP-Synthese finden sich nach Verabreichung von *Dinitrophenol* oder *Dinitrokresol*. Letzteres wirkt, wie alle entkoppelnden Gifte, für Eukaryonten ganz allgemein toxisch und wird u. a. als Unkrautvertilger benützt.
- *Paraquat* und *Diquat*, die ebenfalls als Herbizide Verwendung finden, interferieren u. a. mit der Übertragung von Wasserstoff auf NADP. Beim Menschen erzeugt Paraquat in toxischen Konzentrationen vor allem Lungenschäden (S. 1583).
- Ein gut bekanntes Beispiel für eine sog. *Letalsynthese* bietet die *Fluoressigsäure*, aus der – in den Zitronensäurezyklus eingeschleust – Fluorzitronensäure entsteht. Diese wirkt als Hemmstoff der Akonitase, weshalb der Krebszyklus (S. 934) an dieser Stelle blockiert wird.
- Zu den wirksamen *Chelatbildnern* gehören u. a. die in der Gummiindustrie gebrauchten *Dithiokarbamate* und verschiedene ihrer Derivate. Die Einnahme toxischer Mengen solcher Stoffe hat u. a. den weitgehenden Entzug von Kupferionen aus Metall-Enzymkomplexen, wie der Azetaldehyd-Dehydrogenase, die in der Leber die Umwandlung des aus Äthylalkohol hervorgehenden Azetaldehyds in Essigsäure katalysiert, und damit eine Azetaldehydintoxikation zur Folge. Dithiokarbamatderivate in Komplex mit Kupfer-, Kobalt- oder Manganionen finden überdies als *Fungizide* Verwendung, da diese lipophilen Metallkomplexe offenbar Metallionen abgeben und somit toxisch wirken können.
- Schwefelwasserstoff (H_2S) wirkt – ähnlich wie die Blausäure – blockierend auf eisenhaltige Enzyme der Atmungskette, indem er sich mit dem Metall verbindet.

Behinderung des Sauerstofftransports durch toxisch bedingte Veränderungen des Hämoglobins

Die schädlichen Folgen einer *Kohlenmonoxidvergiftung* (Bildung von *Karboxyhämoglobin*, S. 1597) sowie der Entstehung von *Methämoglobin* (S. 433) oder *Sulfhämoglobin* (S. 1029) wurden bereits erörtert, ebenso die *hämolytische Wirkung* von *Hydrazinderivaten* und *oberflächenaktiver Substanzen* (S. 418).

Interaktionen giftiger Xenobiotika mit allgemeinen Zellfunktionen

Eine *narkotische Wirkung* entfalten grundsätzlich alle *nicht oder wenig polaren organischen Lösungsmittel*, ganz abgesehen von den flüchtigen und daher in der Medizin für Totalnarkosen benützten Stoffe, wie *Äther*, *Zyklopropan* und *Halothan*. Die Wirkung beruht wahrscheinlich auf einer *Anhäufung dieser Substanzen in der lipidreichen Phase der Zellmembranen*, wodurch aktive Transporte von Nährstoffen, wie Glukose, eine Einbuße erleiden. Die Selektivität dieses Effekts ist naturgemäß gering, nur reagieren die höheren integrativen Zentren des Nervensystems auf eine solche Störung besonders empfindlich. Ohne derartige Sensibilitätsunterschiede im ZNS wäre die medizinische Anwendung dieser Substanzen gar nicht möglich. Durch verschiedene Pharmaka bzw. Gifte bedingte *Störungen der neurohumoralen Erregungsübertragung* kamen schon früher zur Sprache (S. 334). Im besonderen sei in Erinnerung gerufen, daß *Curare-Alkaloide* die cholinergischen Rezeptoren an den motorischen Endplatten, und *Atropin* die cholinergischen Rezeptoren an den postganglionären Neuronen des Parasympathikus blockieren. *Nikotin*, das u. a. als Insektizid benützt wird, hemmt die cholinerge Übertragung in den ganglionären Synapsen. *Trizyklische Antidepressiva*, wie Imipramin u. a., greifen an den adrenergen Synapsen an, indem sie die Wiederaufnahme der Überträgersubstanz in das präsynaptische Nervenende hemmen. *Halluzinogene*, wie Meskalin und LSD, beeinflussen die Neurotransmission in gewissen Arealen des ZNS, und *Stimulantien*, wie Norpseudoephedrin oder Arekolin, ein Bestandteil der Betelnuß, wirken – wenn auch schwächer – ebenfalls über eine Modifikation der zentralen Impulsübertragung. Das *Botulinustoxin* (S. 1940) be- oder verhindert die Freisetzung von Azetylcholin an motorischen Endplatten und hat daher einen lähmenden Effekt, und verschiedene *Muschel-* oder *Fischtoxine* wirken ebenfalls über eine Störung der cholinergischen Neurotransmission.

Störungen der DNA sowie der DNA-, RNA- und/oder Proteinsynthese durch toxische Fremdstoffe

Die Auswirkungen *zytostatischer bzw. immunsuppressiver Mittel* (S. 36) ebenso wie die Effekte *mutagener* (S. 18), *karzinogener* (S. 181) und *teratogener Xenobiotika* (S. 282) sind schon früher diskutiert worden. Eine besondere Gefahr dieser Art von Intoxikationen liegt darin, daß sich der *Schaden im Sinn von DNA-Veränderungen oft erst nach längerer Zeit* manifestiert, und somit *Kumulationen* die Regel sind, ohne daß das betroffene Individuum durch das Auftreten bestimmter Symptome rechtzeitig auf die Gefahr aufmerksam gemacht wird.

Überempfindlichkeitsreaktionen auf Xenobiotika

Hier kann es sich um die ebenfalls schon besprochenen *immunologischen Überempfindlichkeitsreaktionen* (S. 1095), um den Ausdruck einer *Idiosynkrasie* (S. 878) oder um Prozesse, wie *phototoxische Reaktionen* (S. 1437) handeln.

Direkte chemische Gewebeschäden (-reizungen)

Mehrere Substanzen haben die Eigenschaft, leicht mit verschiedenen Gewebebestandteilen zu reagieren und somit am Ort, wo sie mit dem Körper in ausreichender Konzentration in Berührung kommen, u. U. schwere Schäden zu verursachen. Derartige chemische Läsionen bezeichnen wir als *direkte chemische Gewebereizung oder -schädigung*. Naturgemäß sind solchen Läsionen vor allem Augen, Nase, Rachen, Ösophagus, Larynx, Trachea, Bronchien, Alveolarwandzellen der Lungen und die Haut, u. U. auch die Schleimhäute der Genitalien und der Analgegend, ausgesetzt. Die Haut bietet derartigen Agentien wesentlich größeren Widerstand als die anderen genannten Strukturen. Je nach Konzentration und Verweildauer solcher Substanzen im Kontakt mit Oberflächenepithelien entwik-

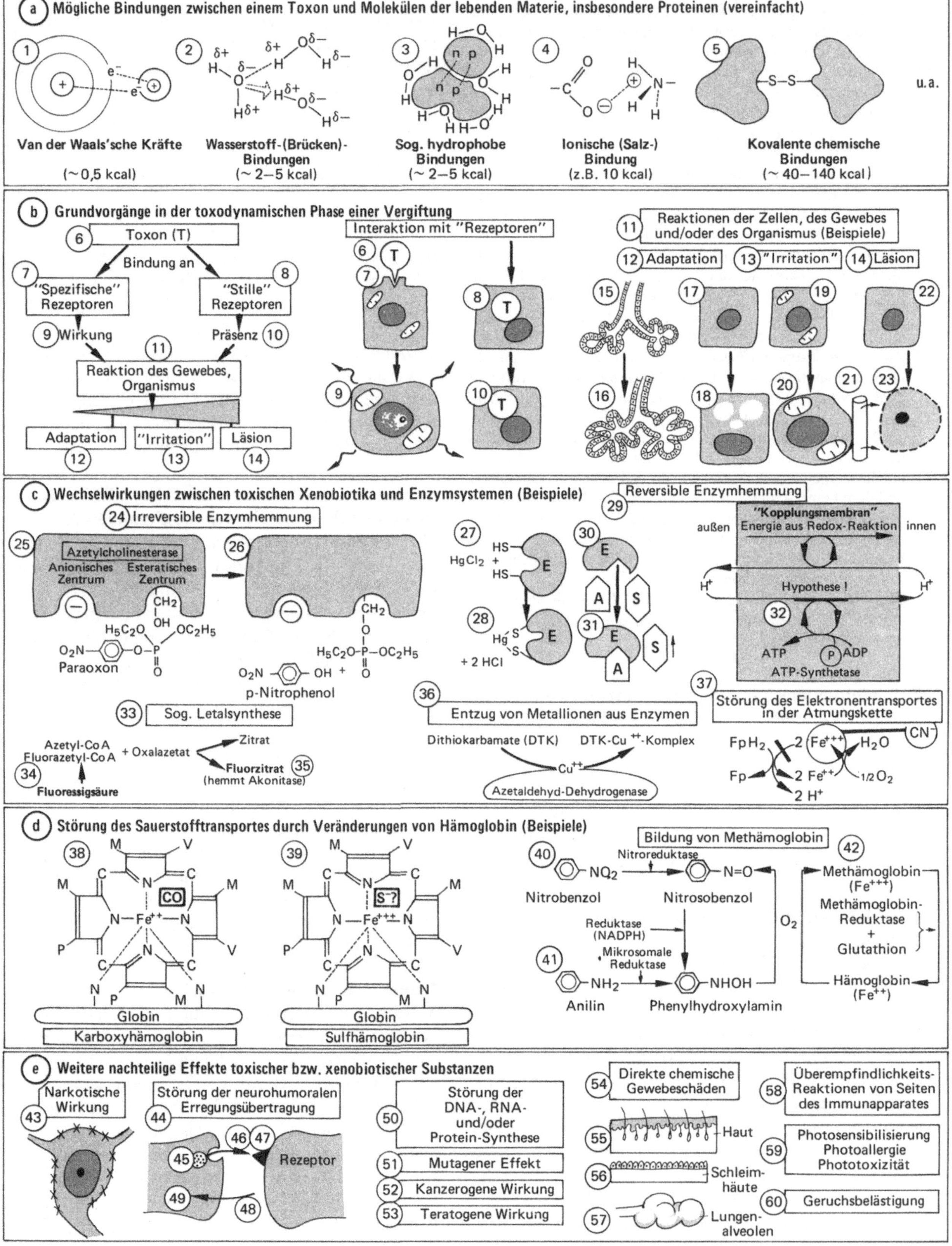
a Mögliche Bindungen zwischen einem Toxon und Molekülen der lebenden Materie, insbesondere Proteinen (vereinfacht)
1 Van der Waals'sche Kräfte (~0,5 kcal)
2 Wasserstoff-(Brücken)-Bindungen (~ 2–5 kcal)
3 Sog. hydrophobe Bindungen (~ 2–5 kcal)
4 Ionische (Salz-) Bindung (z.B. 10 kcal)
5 Kovalente chemische Bindungen (~ 40–140 kcal)
u.a.
b Grundvorgänge in der toxodynamischen Phase einer Vergiftung
6 Toxon (T)
Bindung an
7 "Spezifische" Rezeptoren
8 "Stille" Rezeptoren
9 Wirkung
10 Präsenz
11 Reaktion des Gewebes, Organismus
12 Adaptation
13 "Irritation"
14 Läsion
Interaktion mit "Rezeptoren"
11 Reaktionen der Zellen, des Gewebes und/oder des Organismus (Beispiele)
12 Adaptation 13 "Irritation" 14 Läsion
c Wechselwirkungen zwischen toxischen Xenobiotika und Enzymsystemen (Beispiele)
24 Irreversible Enzymhemmung
25 Azetylcholinesterase
Anionisches Zentrum
Esteratisches Zentrum
Paraoxon
p-Nitrophenol
29 Reversible Enzymhemmung
27 $HgCl_2$ + HS– HS–
28 + 2 HCl
"Kopplungsmembran"
außen
Energie aus Redox-Reaktion
innen
Hypothese !
ATP-Synthetase
33 Sog. Letalsynthese
Azetyl-CoA
Fluorazetyl-CoA
+ Oxalazetat
Zitrat
Fluorzitrat (hemmt Akonitase)
34 Fluoressigsäure
36 Entzug von Metallionen aus Enzymen
Dithiokarbamate (DTK)
DTK-Cu^{++}-Komplex
Azetaldehyd-Dehydrogenase
37 Störung des Elektronentransportes in der Atmungskette
d Störung des Sauerstofftransportes durch Veränderungen von Hämoglobin (Beispiele)
38 Globin
Karboxyhämoglobin
39 Globin
Sulfhämoglobin
Bildung von Methämoglobin
40 Nitroreduktase
Nitrobenzol
Nitrosobenzol
Reduktase (NADPH)
Mikrosomale Reduktase
41 Anilin
Phenylhydroxylamin
42 Methämoglobin (Fe^{+++})
Methämoglobin-Reduktase + Glutathion
Hämoglobin (Fe^{++})
e Weitere nachteilige Effekte toxischer bzw. xenobiotischer Substanzen
43 Narkotische Wirkung
44 Störung der neurohumoralen Erregungsübertragung
Rezeptor
50 Störung der DNA-, RNA- und/oder Protein-Synthese
51 Mutagener Effekt
52 Kanzerogene Wirkung
53 Teratogene Wirkung
54 Direkte chemische Gewebeschäden
55 Haut
56 Schleimhäute
57 Lungenalveolen
58 Überempfindlichkeits-Reaktionen von Seiten des Immunapparates
59 Photosensibilisierung Photoallergie Phototoxizität
60 Geruchsbelästigung

Abb. 202a–e. *Einige Grundzüge toxodynamischer Vorgänge.* Die *toxodynamische Phase* einer Vergiftung bezieht sich auf die Wechselwirkungen zwischen den Giftstoff-Molekülen und den biologischen Strukturen des Zielortes. **a** *Mögliche Bindungen zwischen einem Toxon und Molekülen der lebenden Materie (vereinfacht).* Die quantitativen Aspekte von *Wechselwirkungen zwischen Molekülen* werden in der Toxikologie – wie in der Biochemie – durch Begriffe, wie van der Waals'sche Kräfte (1), Wasserstoff-Brücken-Bindungen (2), sog. hydrophobe Bindungen (3), ionische (Salz-) Bindungen (4) und kovalente chemische Bindungen (5), charakterisiert. Die Stärke der Bindung läßt sich aus den in Klammern angegebenen kcal-Zahlen (1 kcal ~ 4,185 kJ) abschätzen; man erkennt, daß die kovalenten Bindungen wesentlich stärker sind als die ionischen oder gar die unter 1–3 genannten. Verständlicherweise führen kovalente Bindungen relativ oft zu nicht oder kaum reversiblen Veränderungen der Zielstruktur. Im Fall von Proteinmolekülen, die normalerweise erneuert werden, bedingt dies an sich, falls das Individuum überlebt, nur eine vorübergehende Störung. Zahlreiche Xenobiotika, im besonderen viele Arzneimittel, verbinden sich mit den Zielstrukturen nur aufgrund der unter 1–4 genannten Interaktionen, und die dadurch hervorgerufenen Störungen dauern dann in der Regel nur so lange, als das Xenobiotikum am Wirkort in ausreichender Konzentration vorhanden ist. **b** *Grundvorgänge in der toxodynamischen Phase einer Vergiftung.* Ist das Toxon (T; 6) bzw. dessen toxischer Metabolit aufgrund toxokinetischer Prozesse (s. Abb. 201, S. 1504) am Zielort angelangt, kann es sich an geeignete Reaktionspartner der Zielstrukturen (sog. *Rezeptoren*) binden. Im Fall »*spezifischer Rezeptoren*« (7) hat ein solcher Vorgang – bei ausreichender Konzentration der betreffenden Substanz – in der Regel die Auslösung einer mehr oder weniger typischen »Leistung« von Seiten der »Ziel«-Zelle zur Folge, die man z. T. nachweisen kann (9; z. B. Freisetzung von Katecholaminen aus dem Nebennierenmark nach Reserpin-Gabe). Manchmal beobachten wir lediglich strukturelle Veränderungen, wie Zellschwellung und/oder Vergrößerung der Mitochondrien (9). Sehr oft vermißt man indessen einen unmittelbar faßbaren Effekt auf die betroffenen Zellen, obschon sich das Toxon mit einzelnen ihrer Bestandteile verbunden hat: Hier reden wir von »*stillen Rezeptoren*« oder »*Speicherorten*« (8, 10). Manchmal äußern sich solche Interaktionen allerdings später (z. B. Okulomotoriuslähmungen durch Phthalanilide, Retinaschäden durch Phenothiazinderivate, die eine Affinität zu melaninhaltigen Zellen aufweisen, oder Leber-, Myokard- und Pankreasveränderungen nach Verabreichung von Chloroquin, das an Lysosomen anzugreifen scheint). Auf die initiale Störung folgt dann öfters eine *Reaktion* des Gewebes und/oder Organismus (11): Diese kann die Form einer Adaptation, einer »Irritation« oder einer eigentlichen Läsion annehmen. Beispiele einer *Adaptation* (12) sind etwa die durch Chlorpromazin, Reserpin und ähnliche Beruhigungsmittel hervorgerufene und über eine vermehrte Prolaktinsekretion vermittelte Hyperplasie der Mamma (15, 16) oder die – oft mit einer mehr oder weniger ausgeprägten Verfettung der Leberzellen verbundene (17, 18) – Erhöhung der Fettsäurenkonzentration im Blut, z. B. nach Medikation von Sympathikomimetika (Aktivierung der Adenylzyklase), Thyroxin (Vermehrung des zyklischen AMP) oder Theophyllin (Hemmung der Phosphodiesterase). Als Ausdruck einer »*Irritation*« (13) kann man z. B. Zellschwellungen infolge Störungen der Membranpermeabilität (19, 20) und das Auftreten eines Ödems wegen erhöhter Gefäßdurchlässigkeit (21) betrachten. Schwere Funktionsstörungen mit eigentlicher *Zelläsion* (14), die sich morphologisch oft als sog. *Einzelzellnekrose* kundtut (22, 23), finden sich nach Verabreichung verschiedenster Substanzen, insbesondere von solchen, die auf die Nukleinsäuren- und Proteinsynthese wirken oder oxidative Prozesse beeinträchtigen. **c** *Wechselwirkungen zwischen toxischen Xenobiotika und Enzymsystemen (Beispiele). Irreversible Enzymhemmungen* (24) durch toxische Xenobiotika beruhen meistens auf der Entstehung kovalenter Bindungen zwischen den Reaktionspartnern. Ein gutes Beispiel hierfür liefert die irreversible Hemmung der Azetylcholinesterase durch Organophosphate: Das durch Biotransformation (Oxidation) aus Parathion (E 605) hervorgehende Paraoxon (E 600; 25) bildet eine kovalente Bindung mit dem esteratischen Zentrum des Enzyms (26). Schwermetalle, wie Quecksilber (27, Sublimat, 28), Arsen oder Blei sind dagegen wenig spezifische Enzyminhibitoren: Sie hemmen über eine Reaktion mit SH-Gruppen eine große Zahl von Enzymen (E = Enzym). *Reversible Enzymhemmungen* (29) werden beispielsweise durch Antimetaboliten bewirkt (30, 31; S = Substrat, A = Antimetabolit; vgl. dazu Tabelle 2 (S. 36) und Abb. 24 (S. 72)). Sog. *Entkoppelungen biochemischer Reaktionen,* bei denen die Verwendung freigesetzter Energie für den Aufbau energiereicher Phosphate gestört ist, sind ihrem Wesen nach noch nicht geklärt. Beispielsweise weiß man nicht, ob die Entkoppelung von Oxidation und Phosphorylierung, wie sie etwa durch Dinitrophenol herbeigeführt wird, auf den hier vereinfacht dargestellten Vorgängen im Bereich der Mitochondrienmembran beruht (32; schwarzer Balken: möglicher Ort der Entkoppelung?) oder ob ihr andere Mechanismen zugrunde liegen. Als *Letalsynthese* (33) bezeichnet man einen Prozeß, bei dem die toxische Substanz infolge naher Verwandtschaft mit dem Substrat in eine biochemische Reaktionskette Eingang findet und auf diese Weise die Bildung eines toxischen Produkts zur Folge hat (z. B. Umwandlung von Fluorazetat in Fluorzitrat, 34, 35). Chelatbildner vermögen Enzymstörungen durch *Entzug von Metallionen,* die in vielen Fällen unentbehrliche Kofaktoren darstellen, herbeizuführen (36). Eine *Hemmung der Elektronenübertragung in der Atmungskette* wird beispielsweise durch eine Bindung von HCN, CO oder H_2S an das Enzymeisen von Zytochromen verursacht (37). **d** *Störung des Sauerstofftransportes durch Veränderungen von Hämoglobin (Beispiele).* Da Hämoglobin eine ungefähr 210-mal größere Affinität zu CO als zu O_2 aufweist, genügen geringe Konzentrationen von Kohlenmonoxid in der Luft, um einen erheblichen Teil des Hämoglobins der Erythrozyten in *Karboxyhämoglobin* umzuwandeln und so dem Sauerstoff-Transport-System zu entziehen (38); zudem behindert COHb die Freisetzung von O_2 durch HbO_2: Dadurch können schwere hypoxische Störungen entstehen, vor allem im Zentralnervensystem. *Sulfhämoglobin* (39), dessen Bildung früher z. B. bei gleichzeitiger Verabreichung von Sulfonamiden und methämoglobinbildenden Stoffen, wie Azetanilid und dessen Derivaten, beobachtet wurde, besitzt ebenfalls keine Fähigkeit zum O_2-Transport. Heutzutage beobachtet man derartige Fälle nicht mehr häufig. Toxikologisch wesentlich wichtiger ist die Bildung von *Methämoglobin,* einem Oxidationsprodukt von Hämoglobin (dreiwertiges Eisen), das entsprechende Eigenschaften hat. Man kennt eine große Zahl von Xenobiotika, die eine Methämoglobinämie hervorrufen, z. B. aromatische Amine (41), aromatische Nitroverbindungen (40), Sulfonamide, Azetanilid, Aminosalizylsäure, Nitrofurantoin, Primaquin, Chinin, Nitrite u. a. m. Kleine Mengen von Methämoglobin (42) vermögen die Erythrozyten mit Hilfe entsprechender Enzymsysteme wieder in Hämoglobin umzuwandeln. Bei hereditären Enzymdefekten, wie dem der Glukose-6-Phosphat-Dehydrogenase, fehlt es an Glutathion, so daß diese Individuen besonders gefährdet sind (gehäuft u. a. bei Afrikanern). Ähnlich verhält es sich mit Neugeborenen, deren Erythrozyten noch nicht über ein voll leistungsfähiges MetHb-Reduktase-System verfügen. *Hämolytische Prozesse* mit Freisetzung von Hämoglobin aus den Erythrozyten kamen an anderer Stelle zur Sprache (s. Abb. 98, S. 415, und Abb. 155, S. 1032). **e** *Weitere nachteilige Effekte toxischer bzw. xenobiotischer Substanzen. Substanzen mit narkotischer Wirkung,* wie Halothan, Zyklopropan und Äther, besitzen einen hohen Grad von Lipophilie. Wahrscheinlich reichern sie sich in der Lipidphase der Zellmembran von Neuronen an (43) und hemmen so, wie man annimmt, verschiedene membrangebundene Funktionen. Ähnliches gilt für nicht polare organische Lösungsmittel, z. B. flüchtige Erdölbestandteile, halogenierte Koh-

keln sich Läsionen, die von leichten funktionellen und/oder strukturellen Veränderungen bis zur *Nekrose* (oft in Form einer *Verätzung*) reichen können. Da die chemischen Reaktionen im wesentlichen an Gewebeoberflächen stattfinden, erreichen toxische Stoffe dieser Art in der Regel den Blutkreislauf nicht in einer Konzentration, die systemische Zelluntergänge hervorrufen würde. *Hautschädigungen* werden, da die Talg- und/oder Hornschicht der Epidermis gegen wasserlösliche Substanzen ziemlich widerstandsfähig ist, vor allem durch *fettlösliche Stoffe* erzeugt. Dies gilt für die als Kampfstoffe eingeführten Stickstoffverbindungen und ähnliche, als »Blasenbildner« bekannte Alkylantien, ferner für Keratolytika (z. B. Phenole, u. a. Salizylsäure). Durch *organische Lösungsmittel* (Terpentinöl, Benzin u. a.) wird die schützende Lipidschicht an der Hautoberfläche zu einem guten Teil entfernt, weshalb es dann eher zu Hautschäden durch andere Chemikalien kommen kann (z. B. erhöhte Bereitschaft zur Entwicklung allergischer Dermatitiden). *Stark konzentrierte Laugen* vermögen das Keratin zur Quellung durch Wasseraufnahme zu bringen und wirken – bei genügender Verweildauer – ausgesprochen nekrotisierend. *Starke Säuren* verursachen nicht nur eine Gewebeschädigung durch Herabsetzung des pH, sondern gehen u. U. besondere chemische Reaktionen ein, wie eine Oxidation und Nitrierung im Fall der konzentrierten Salpetersäure, oder zeigen einen nekrotisierenden Effekt infolge Blockierung des zellulären Energiestoffwechsels, wie die Fluorwasserstoffsäure.

Reizgase, die erhebliche *Lungenschäden* bewirken können, sind u. a. die schon im ersten Weltkrieg als *Kampfgase* benützten Chlor und Phosgen sowie Senfgas, die in kurzer Zeit ein schweres Lungenödem zur Folge haben können. Weniger schwerwiegend und in der Regel nicht mit einem Lungenödem verbunden sind die Effekte schädlicher Gase, wie von Schwefeldioxid, Stickstoffdioxid und anderen Nitrosegasen sowie von Ozon in höherer Konzentration (s. dazu Folgen der Luftverschmutzung, S. 1613).

Tränengas, z. B. Akrolein, Bromazeton, Chlorpikrin, Chlorazetophenon, Bromazetophenon und 2-Chlorbenzyliden-Malonnitril, zeichnen sich vor allem durch eine rasche und starke Reizung der Konjunktiva der Augen und der Tränendrüsen aus, können aber

---

Abb. 202 a–e (Fortsetzung)

lenwasserstoffe u. a. Zahlreiche Stoffe, insbesondere Pharmaka, beeinflussen die *neuro-humorale Erregungsübertragung* (44, s. Tabelle 24, S. 336). So blockieren Curare-Alkaloide die cholinergischen Rezeptoren an der motorischen Endplatte (sog. Nikotinrezeptoren) und Atropin diejenigen am postganglionären Neuron des Parasympathikus (sog. Muskarinrezeptoren). Nikotin wirkt, abgesehen von seinem Effekt auf Chemorezeptoren und das Nebennierenmark, auf Synapsen des zentralen und peripheren Nervensystems, im besonderen auch solche von autonomen Ganglien und Neuroeffektor-Verbindungen; wahrscheinlich verbindet sich Nikotin mit einem besonderen Typ von Rezeptoren. Die toxischen Wirkungen dieser Substanz sind überaus komplex. Trizyklische Antidepressiva interferieren offenbar mit der Wiederaufnahme des Überträgers in das präsynaptische Nervenende (48, 49). Botulinustoxin unterdrückt die Freisetzung von Azetylcholin an der motorischen Endplatte (45, 46) und verschiedene Fischgifte (u. a. Tetrodotoxin des Pufferfisches) stören die cholinergische Impulsübertragung an verschiedenen Synapsen. Halluzinogene, wie Meskalin und LSD, greifen wahrscheinlich ebenfalls an der Neurotransmission an; sie gelten u. a. als Antagonisten von Serotonin, das in bestimmten Hirnarealen eine große Rolle spielt. Gewisse pflanzliche Gifte, wie Arekolin (Betelnuß) und Norpseudoephedrin (Katstrauch), stören die zentrale Impulsübertragung in geringerem Maß. Erhebliche Bedeutung haben in der Medizin *Hemmstoffe der DNA-, RNA- und Proteinsynthese* erlangt (50, s. Tabelle 2, S. 36), die u. a. die Gefahr von Hämozytopenien (insbesondere Granulozytopenie und Thrombozytopenie) mit sich bringen. Xenobiotika mit *mutagenem* (51, s. Abb. 2, S. 20), *kanzerogenem* (52, s. Tabelle 7, S. 181 und Abb. 53, S. 182) und/oder *teratogenem bzw. fetotoxischem Effekt* (53, Tabelle 17, S. 282) kamen bereits zur Sprache. *Direkte chemische Gewebeschäden* (54) werden durch Substanzen hervorgerufen, die leicht mit verschiedenen Bestandteilen der lebenden Materie reagieren (s. korrosive Gifte u. a., Abb. 205, S. 1632). Diese Art von Läsionen beobachtet man in erster Linie an Grenzflächen zwischen dem Organismus und der Außenwelt. An der *Haut* (55) greifen z. B. Stickstofflost- und verwandte Alkylantien (»Blasenbildner«), Keratolytika (Phenole, Salizylsäure u. a.), konzentrierte Säuren und Laugen sowie organische Lösungsmittel an, welch letztere zu allergischen und toxischen Dermatitiden prädisponieren. Zahlreiche peroral aufgenommene Giftstoffe richten an den *Schleimhäuten* (56) des Magendarmkanals Schaden an (s. Abb. 205, S. 1632); Tränengase wirken u. a. auf die Konjunktiva (u. a. Chlorpikrin, Bromazeton, Bromazetophenon, 2-Chlorazetophenon (CN), Akrolein, o-Benzyliden-Malonnitril (CS), 2-Chlorbenzyl-Malonnitril, Brombenzylzyanid (BBC) u. a. m.). Zahlreich sind die Stoffe, die nach Inhalation Läsionen am Epithel des Respirationstraktes (vor allem wasserlösliche giftige Gase, Dämpfe oder Rauch) und/oder in den *Lungenalveolen* (57, sog. »Alveolitis«, vor allem lipidlösliche Substanzen) setzen. Zu den bekanntesten dieser Gruppe gehören u. a. Chlor, Phosgen, Schwefeldioxid, Stickstoffoxide (Nitrosegase), Ozon u. a. m. (s. Tabelle 43, S. 613). Gegen Xenobiotika gerichtete *Überempfindlichkeitsreaktionen von Seiten des Immunapparates* (58) wurden schon besprochen (s. Tabelle 74, S. 1097; Abb. 160, S. 1102; Abb. 161, S. 1110; Abb. 164, S. 1128; Abb. 166, S. 1166). Chemikalien, im besonderen auch Medikamente, die eine *Photosensibilisierung* hervorrufen können, sind u. a. in Tabelle 88 (S. 1437) aufgeführt. *Geruchsbelästigende Stoffe* (60), wie Merkaptane, Schwefelwasserstoff und viele andere, sind insofern als Giftstoffe etwas weniger gefährlich als die geruchlosen, als ihre Anwesenheit sogleich vermerkt wird. Allerdings kann es zu einer Gewöhnung kommen, was mit einer erhöhten Vergiftungsgefahr verbunden ist. Diese Fragen haben vor allem in der gewerblichen Toxikologie Bedeutung. Auf *in Nahrungsmitteln enthaltene Giftstoffe* (Tabelle 45, S. 662), *hepatotoxische Substanzen* (Tabelle 49, S. 721), *Nephrotoxine* (Tabelle 53, S. 786) und *entzündungshemmende Mittel* sowie deren Nebenwirkungen und Komplikationen (Tabelle 83, S. 1302) wurde schon hingewiesen. Pathogenetische Vorgänge im Zusammenhang mit Giftwirkungen sind schon in den Kapiteln über *Zellpathologie* wiederholt geschildert worden (Abb. 14–29, S. 43–88)

u. U. auch Lungenschäden mit Lungenödem nach sich ziehen.
Substanzen mit unangenehmem Geruch, wie Schwefelwasserstoff und bestimmte Merkaptane, bieten insofern eine geringere Gefahr, als sie sich schon in schwachen Konzentrationen bemerkbar machen. Bei längerer Exposition kommt es allerdings zu einer gewissen Angewöhnung, so daß eine erhöhte Intoxikationsmöglichkeit besteht.

Toxische Wirkungen durch Metabolite von Xenobiotika
Am Beispiel der chemischen Kanzerogene wurde bereits hervorgehoben, daß die schädigende Wirkung eines Xenobiotikums oft nicht durch dieses selbst, sondern durch einen oder mehrere seiner Metaboliten hervorgerufen wird, d. h. nach erfolgter Biotransformation (S. 1497). Dies gilt auch für verschiedene »Gifte«, die akute Intoxikationen bewirken können (z. B. »Methanolvergiftung«, die vor allem auf der Bildung von reichlich Ameisensäure beruht, S. 1591).
Eine kurze Übersicht über die toxodynamische Phase von Vergiftungen liefert Abb. 202.

Zelluläre und gewebliche Grundlagen von Abhängigkeitsphänomenen

Definitionen: Verschiedene Formen von exzessivem Konsum gewisser Substanzen beruhen in erster Linie auf einer Gewohnheits- bis Suchtbildung, wobei man zwischen den beiden Letztgenannten fließende Übergänge kennt. Die *Gewohnheitsbildung (»drug habituation«)* geht meistens auf das Verlangen zurück, in einen durch das betreffende Pharmakon hervorgerufenen seelischen Zustand – in der Regel Euphorie – zu geraten. Hier spricht man von einer *psychischen Abhängigkeit.* Diese kann – braucht aber nicht – mit einer *Gewöhnung* verbunden sein, die sich durch eine erhöhte Toleranz (daher: Toleranzerhöhung = Gewöhnung) gegenüber dem betreffenden Agens auszeichnet.
Von einer *»Sucht« (»addiction«)* sprechen wir bei einem Zustand periodischer oder chronischer Vergiftung, der sich für den Einzelnen, z. T. auch für die Gesellschaft, schädlich auswirkt und der durch den wiederholten Genuß einer Substanz mit Wirkung auf die Psyche hervorgerufen wird. Die Sucht ist u. a. durch ein dringendes Verlangen, das sich bis zu einem Zwang steigert, die Einnahme des Mittels fortzusetzen, und durch eine psychische, meist auch physische Abhängigkeit von der Wirkung des betreffenden Stoffes charakterisiert, wobei letztere sich bei Entzug der Substanz in Form typischer *Abstinenzsymptome* äußert.

Eine Übersicht über einige zu Drogenabhängigkeit führende Substanzen findet sich in Tabelle 93.

Tabelle 93. Sog. Drogenabhängigkeit sowie Gewöhnung an Medikamente und/oder Genußmittel[a]

Substanzgruppe Substanz	Physische Abhängigkeit	Psychische Abhängigkeit	Gewöhnung
Morphin	+++	+++	++
Barbiturate	++	+++	+
Äthylalkohol	++	++	+
Weckamine	(+) oder –	++	+
Kokain	(+)	+++	–
Nikotin	(+)	++	+
Meskalin, LSD	–	++	+
Bromide	–	+	+
Haschisch, Marijuana	–	++	(+)

[a] *Gewohnheitsbildung* steht meistens mit einer *psychischen Abhängigkeit* in Beziehung. Diese kann (braucht aber nicht) mit einer *Gewöhnung* verbunden (zu) sein. Bei *Sucht* besteht ein dringendes Verlangen, das sich bis zu einem Zwang steigert, die Einnahme der betreffenden Substanz fortzusetzen. In diesen Fällen findet sich neben der psychischen mehrheitlich auch eine *physische Abhängigkeit,* die sich durch *Abstinenzsymptome* nach Entzug des Stoffes manifestiert. Die Grenze zwischen psychischer und physischer Abhängigkeit läßt sich naturgemäß oft nicht klar ziehen.

Pathogenese: Für einige Substanzen, wie Barbiturate, Alkohol u. a., konnte gezeigt werden, daß ein wiederholter Konsum zu einer *Enzyminduktion* vor allem in der Leber (S. 22) führt. Offenbar liegt hierin ein – wenn auch nicht der – Hauptgrund der *Gewöhnung* bzw. Toleranzerhöhung. Die *Pathogenese der Suchtbildung* scheint komplexer Natur zu sein, und sozioökonomische, psychische sowie pharmakologische Faktoren spielen in wechselndem Maß eine Rolle. Obwohl sich im Fall der Opiat- bzw. Heroinsucht eine Häufung bei Jugendlichen – oft männlichen Geschlechts und unter 20 Jahren – zeigt, ist es kaum möglich, einen »Persönlichkeitsfaktor«, der der Neigung zur Süchtigkeit zugrunde liegen könnte, zu definieren. Wahrscheinlich spielt die Suche nach Erlebnissen aus einer Stimmung der Langeweile heraus eine wichtige Rolle. Wesentlich ist die Tatsache, daß suchtbildende Mittel zu einem Bedürfnis nach wiederholtem Konsum und damit – weil die Wirkung einer Einzeldosis mit fortgesetztem Abusus abnimmt – zu einer stetigen Erhöhung der Dosis führen und somit einen *Circulus vitiosus* einleiten, dem sich die Mehrzahl der Betroffenen nicht zu entziehen vermag. Die *biochemischen Hintergründe* der Suchtbildung sind noch nicht befriedigend geklärt. Sehr wahrscheinlich spielen Enzyminduktionen eine Rolle, aber die Einzelheiten dieser Vorgänge sowie mögliche zusätzliche, von Enzyminduktion unabhängige Mechanismen konnten bisher nicht klar herausgearbeitet werden.

Folgen: Die Suchtbildung äußert sich bei manchen Mitteln im Auftreten von *Abstinenzsyndromen* nach Aufhören des Konsums der betreffenden Substanz. Die krankhaften Erscheinungen nach Entzug der Droge können als ein Überschießen der gegen das Xenobiotikum gerichteten Gegenregulation verstanden werden und zeigen – je nach Art bzw. Gruppe von Genußmitteln oder Pharmaka – gewisse Besonderheiten (S. 1590).

Morphologisch findet sich, abgesehen von Äußerungen einer allfälligen Enzyminduktion in der Leber (Vermehrung des glatten endoplasmatischen Retikulums, S. 49) und den für einzelne Formen von chronischer Intoxikation mehr oder weniger typischen Organveränderungen (s. u.), kein Substrat, das für Suchtbildung ganz allgemein bezeichnend wäre.

Nebenwirkungen von Xenobiotika, insbesondere von Pharmaka

Abgesehen von hauptsächlichen, für das einzelne Xenobiotikum mehr oder weniger charakteristischen Reaktionen bzw. morphologischen Veränderungen der lebenden Materie, kennt man zahlreiche weitere Nebenwirkungen, auf die der Arzt ebenfalls zu achten hat.

Nach Einnahme von *Psychopharmaka* und weiteren *psychoaktiven Mitteln,* wie Antiepileptika, Sedativa, Alkohol u. a., stellt sich oft eine Verminderung der Aufmerksamkeit, Urteilskraft und Reaktionsfähigkeit ein, die z. B. Anlaß zu *Unfällen* sein können. Im heutigen Straßenverkehr stellen solche Einflüsse eine der Hauptgefahren dar. Dabei ist u. U. mit einer Potenzierung der Wirkung verschiedener solcher Stoffe zu rechnen.

Eine weitere Nebenwirkung, die der Arzt berücksichtigen muß, liegt in der *Maskierung klinischer Symptome* durch verschiedene Pharmaka (z. B. Schmerzmaskierung, Maskierung einer perniziösen Anämie durch Einnahme von Folsäure u. a. m.).

Ebenso wichtig ist die Kenntnis *verfälschender Einflüsse von Xenobiotika,* d. h. vor allem von Arzneimitteln, *auf die Ergebnisse diagnostischer Untersuchungen* (z. B. Interferenz von Phenolen mit Reaktionen, die auf den Nachweis von β-Ketobuttersäure im Urin gerichtet sind). Eine *Veränderung (»Verfälschung«) klinischer Befunde* wird nach Verabreichung verschiedenster Arzneimittel bzw. Xenobiotika beobachtet (z. B. Stoffe, die das autonome Nervensystem beeinflussen, oder solche, die die Darmflora verändern, S. 1550).

Die sog. *Herxheimer'sche Reaktion,* die auf einer innerhalb kurzer Zeit durch bakteriotoxische Substanzen verursachten Freisetzung von Endotoxinen beruht, kam schon früher zur Sprache.

Das Problem der *Arzneimittelüberempfindlichkeit* wurde bereits behandelt (S. 878).

Zelluläre und gewebliche Hintergründe der Anhäufung (Sequestrierung) von Xenobiotika in besonderen Körperkompartementen

Die *physikalische Sequestrierung lipophiler Xenobiotika,* wie DDT, im Fettgewebe wurde bereits hervorgehoben.

Eine *Anreicherung von Substanzen im Knochen* hängt vor allem davon ab, ob sich diese für einen Einbau in die Knochenmatrix (in erster Linie in Form von Kristallen) eignen oder nicht (S. 104). Gut bekannt ist die Anhäufung von *Blei, Strontium* (^{90}Sr!) und löslichen Radionukliden der Uranium- bzw. Transuraniumgruppe im knöchernen Skelett (S. 1473). Auch der Einbau von *Tetrazyklinen* in neugebildetes Osteoid kann an dieser Stelle erwähnt werden.

Blei-, Wismuth- und andere Schwermetallsalze können – vor allem bei schlechter Mundhygiene – im Bereich des *Zahnfleisches* gehäuft auftreten und dort durch Sulfidbildung eine Verfärbung erzeugen (S. 1612). *Silbersalze* neigen zur Ablagerung in metallischer Form im Bereich von *Basalmembranen* (s. Argyrose, S. 1606).

Unlösliches Material in kleinpartikulärer Form wird überwiegend vom *Makrophagensystem* aufgenommen (S. 1250), wobei die Lokalisation von der Eintrittspforte abhängt. *Inhalierte Partikel* finden sich in Lungen und tracheobronchialen Lymphknoten (s. u. a. Pneumokoniosen, S. 635), *intravasal injizierte Teilchensuspensionen* werden vor allem in Leber, Milz und Knochenmark gespeichert (s. z. B. Thorotrastose, S. 1474).

Bemerkungen zur sog. »Gewebetoxizität«

Der Begriff der »Gewebetoxizität«, der sich auf mikroskopisch nachweisbare Veränderungen in einzelnen Geweben bzw. Organen (vor allem Leber und Nieren) ohne notwendigerweise damit verbundene, nachweisbare funktionelle Störungen bezieht, hat vor allem bei der *experimentellen Prüfung neuer Arzneistoffe* und in der gewerblichen Toxikologie seinen Platz.

Häufig stellen solche morphologisch faßbaren Befunde nicht das direkte Äquivalent der toxischen Wirkung dar, sondern entsprechen einer – lokalisatorisch oft weit entfernten – Reaktion des Organismus auf die durch das Xenobiotikum hervorgerufene Störung des biochemischen Gleichgewichts. In manchen Fällen haben wir es mit einer *Adaptation* im Sinn einer erhöhten Zelleistung zu tun, wie etwa einer verstärkten Triglyzeridsynthese, einer Vermehrung des glatten endoplasmatischen Retikulums oder von Zeichen vermehrter Sekretion. Eine andere Reaktionsform kann als *Irritation* bezeichnet werden, erkennbar als Zell- und/oder Organellenschwellung, Ödem und/oder Störung der Mikrozirkulation.

Nur im Fall schwerer funktioneller Störungen treten *Zelluntergänge* in vermehrtem Maß auf. *Die sog. Einzelzellnekrosen entsprechen daher am ehesten den Folgen einer direkten Arzneimittel- bzw. giftbedingten Schädigung.*

In den meisten Fällen ist es nicht möglich, aus der Art der morphologischen Veränderung zuverlässige Rückschlüsse auf das verantwortliche Xenobiotikum zu ziehen, da das Spektrum der Reaktions- bzw. Schädigungsmuster der Zellen beschränkt ist. Überdies werden die letzteren durch zahlreiche *modulierende Faktoren,* wie genetische Konstellation, Alter, Geschlecht, Ernährungs-Status und Gesundheitszustand des betreffenden Individuums sowie physikalische und chemische Umwelteinflüsse wesentlich mitbestimmt. Von allen Variablen ist aber die *Dosis* der Fremdsubstanz bei weitem die wichtigste, und eine ernsthafte Beurteilung allfälliger toxischer Effekte läßt sich nur aufgrund einer *Dosis-Wirkungskurve* (s. nächsten Abschn.) durchführen. Dabei ist zu berücksichtigen, daß gewisse Veränderungen – u. a. wegen unterschiedlicher zellkinetischer Gegebenheiten – u. U. erst nach längerer Zeit zum Ausdruck kommen.

Bei *tierexperimentellen toxikologischen Untersuchungen* sucht man dieser komplexen Sachlage durch Verwendung großer Tierzahlen, Verabreichung verschiedener Dosen und zeitlich gestaffeltes Abtöten zu begegnen. Das dabei anfallende Material ist so umfangreich, daß sich die Auswertung zunächst oft auf das Vorhandensein oder Fehlen einer bestimmten Veränderung (z. B. Leberverfettung), d. h. auf die Ermittlung von *Dosis-Reaktionsbeziehungen,* beschränken muß. Die Wahl des morphologischen Parameters richtet sich naturgemäß nach den zu erwartenden Veränderungen.

Beispiele morphologischer Äquivalente zur Pharmako- bzw. Toxodynamik:

- Histochemisch läßt sich z. B. die Wirkung von *Reserpin* im Sinn einer *Freisetzung von Katecholaminen aus dem Nebennierenmark und sympathischen Nervenfasern* nachweisen. Dies ist eines der – eher seltenen – Beispiele, bei denen es gelingt, die Wirkung eines Xenobiotikums direkt am Zielort morphologisch zu erkennen.
- Eine Anhäufung von *Phthalaniliden* in der Augenmuskulatur kann zu *Störungen der Augenmotilität* führen.
- *Chlorpromazin, Reserpin* und ähnliche Psychopharmaka bewirken u. a. auf indirektem Weg, d. h. über eine vermehrte Prolaktin-Sekretion, eine *Hyperplasie der Milchdrüse.*
- Zahlreiche Xenobiotika verursachen in höheren Konzentrationen eine *Leberverfettung,* der ganz verschiedene Mechanismen, z. T. in Kombination, zugrunde liegen können (S. 81).
- Störungen, wie *Zellschwellung, Ödem und Veränderungen der Mikrozirkulation,* beobachtet man etwa nach Injektion *vasoaktiver Amine,* aber auch nach Überbelastung mit Xenobiotika der verschiedensten Stoffklassen.
- *Einzelzellnekrosen* als Parameter einer direkt toxischen Wirkung (z. B. von Zytostatika) lassen sich u. a. am *Samenepithel,* an den *Dünndarmkrypten* und am *blutbildenden Gewebe* prüfen.
- *Thrombozyten* reagieren auf bestimmte Stoffe, wie Evans-Blau, mit Aggregation, auf andere, wie Vinkristin, mit Schwellung und Fragmentation.
- Glukokortikoide, biogene Amine, Tiloron u. a. haben u. a. eine *Lymphozytopenie* zur Folge.
- Mit *Sulfaäthoxypridazin* behandelte *Ratten* entwickelten z. T. erst 80–90 Wochen nach Absetzen dieser Substanz *Linsentrübungen.*

173.6. Dosis-Reaktions-, Dosis-Wirkungs- und Dosis-Zeit-Beziehungen nach Einwirkung toxischer Xenobiotika auf den Organismus

Während *in vitro,* z. B. anhand der Wirkung einer Substanz auf die Kontraktionsfähigkeit eines glatten Muskels oder im Homogenat meßbare enzymatische Aktivitäten, Dosis-Effektkurven meist leicht ermittelt werden können, gestalten sich die Verhältnisse *in vivo* – wegen des Mitwirkens zahlreicher homöostatischer Mechanismen und der Beteiligung einer Vielzahl von Zellarten und Geweben – ungleich schwieriger. Eine Dosissteigerung wirkt sich hier oft nicht nur quantitativ aus, sondern führt in manchen Fällen zu einer qualitativ andersartigen Reizantwort. Dies ist der Hauptgrund dafür, daß in toxikologischen Untersuchungen die Prüfung von Dosis-Reaktions-Beziehungen an einem Kollektiv von Individuen – im Sinn der Ja-Nein-Antwort des Einzelnen – Analysen über die Wirkungsintensität (Dosis-Wirkungs-Beziehungen) oft vorgezogen wird.

Dosis-Reaktions-Beziehungen

Wie gesagt, stützt sich diese Art von Studien auf ein Kollektiv von Probanden bzw. Versuchstieren, wobei der Effekt einer bestimmten Giftdosis an der relativen Zahl von Individuen gemessen wird, die eine bestimmte Veränderung aufweisen. Man geht somit bei den Untersuchungen davon aus, daß nicht alle Individuen genau gleich reagieren, sondern sich als mehr oder weniger empfindlich zeigen. Die Häufigkeitsverteilung der Einzelfälle, die auf eine bestimmte Dosis eines toxischen Xenobiotikums in bezug auf ein bestimmtes Kriterium (bei Tieren z. B. Todeseintritt) positiv reagieren, entspricht allerdings in der ersten Ableitung bei linearer Auftragung der Resultate oft nicht einer Normalverteilung, sondern einer asymmetrischen Verteilung. Erst bei Verwendung eines logarithmischen Maßstabs für die Dosis ergibt sich häufig wieder eine symmetrische Verteilung (sog. *log-normale Verteilung*). Die *Standardabweichung* dieser Verteilung ergibt ein Maß der *Streuung* in einem solchen System. Diese Werte haben hinsichtlich der Festlegung von Richtgrößen, wie *»therapeutische Breite«,* große Bedeutung, da naturgemäß bei großen Streuungen die Gefahr der toxischen Schädigung eines Einzelnen bei Verwendung von Dosen, die für die Mehrheit der Probanden bzw. Versuchstiere unschädlich sind, erheblich ansteigt. Wie schon hervorgehoben wurde, läßt sich somit die sog. *»therapeutische Sicherheit«* (im Fall der Pharmaka) oder die *»toxische Dosis«* (im Fall von Giftstoffen) nur aufgrund des *gesamten Verlaufs der Dosis-Reaktionskurven, mitsamt Standardabweichungen,* einigermaßen zuverlässig ermitteln. Zeigt sich bei der Erstellung solcher Kurven eine Doppelgipfligkeit (sog. *bimodale Kurven*), hat man es nicht mit einem einheitlichen Kollektiv zu tun. Für solche Unterschiede sind oft *genetische Gegebenheiten* verantwortlich.

Da viele Dosis-Reaktionskurven bei halblogarithmischer Auftragung einen S-förmigen Verlauf nehmen, in dessen Grenzbereichen die Werte wegen der beschränkten Zahl von Versuchstieren bzw. Probanden nur eine geringe Zuverlässigkeit aufweisen, zieht man für die Darstellung der Reaktion (d. h. relative Zahl von Individuen mit positiver oder negativer Reaktion) *Probiteinheiten* vor, bei denen Standardabweichungen der Normalverteilung als linearer Maßstab dienen. Benützt man solche *log-Probitdiagramme,* ergeben sich für die Dosis-Reaktionsbeziehungen oft annähernd gerade Linien (Abb. 203), aufgrund derer sich die ED_5- und ED_{95}-Werte genauer bestimmen lassen.

Dosis-Wirkungs-Beziehungen

Die Besonderheiten der Dosis-Wirkungskurven deutet man in der Regel im Sinn des Massenwirkungsgesetztes in bezug auf Toxon und Rezeptoren:

$$E = f\left(\frac{RA}{r}\right)$$

bei $A + R \rightleftharpoons RA$

wobei
E = Effekt (in % des Maximaleffekts)
RA = Zahl der gebildeten Toxon-Rezeptorenkomplexe
r = Gesamtzahl der Rezeptoren
A = Zahl der Toxonmoleküle
R = Zahl der besetzbaren Rezeptoren

Die Größe der Wirkung hängt u. a. von der Substanzkonzentration sowie von den Gleichgewichts- bzw. Affinitätskonstanten ab. Man kann diese Art von Kinetik auch im Sinn von Dosis-Reaktionsbeziehungen verstehen, wenn man sich am Zielort ein *Kollektiv von Einzelrezeptoren* vorstellt, die individuell reagieren. Die *Affinität* einer

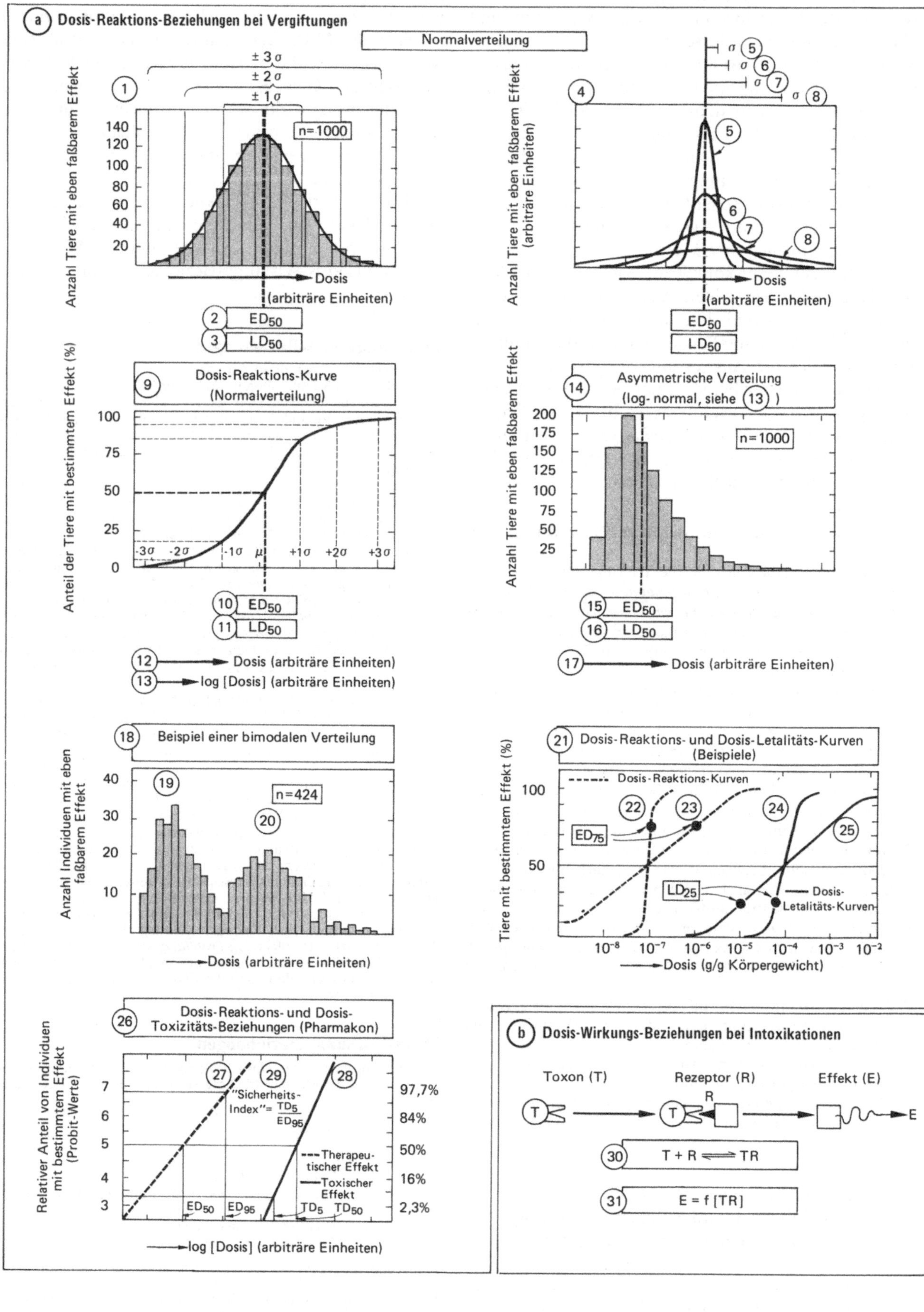
a Dosis-Reaktions-Beziehungen bei Vergiftungen
Normalverteilung
1
± 3σ
± 2σ
± 1σ
n=1000
Anzahl Tiere mit eben faßbarem Effekt
140
120
100
80
60
40
20
Dosis
(arbiträre Einheiten)
2 ED50
3 LD50
4
σ 5
σ 6
σ 7
σ 8
5
6
7
8
Anzahl Tiere mit eben faßbarem Effekt (arbiträre Einheiten)
Dosis
(arbiträre Einheiten)
ED50
LD50
9 Dosis-Reaktions-Kurve (Normalverteilung)
Anteil der Tiere mit bestimmtem Effekt (%)
100
75
50
25
0
-3σ -2σ -1σ μ +1σ +2σ +3σ
10 ED50
11 LD50
12 Dosis (arbiträre Einheiten)
13 log [Dosis] (arbiträre Einheiten)
14 Asymmetrische Verteilung (log- normal, siehe 13)
Anzahl Tiere mit eben faßbarem Effekt
200
175
150
125
100
75
50
25
n=1000
15 ED50
16 LD50
17 Dosis (arbiträre Einheiten)
18 Beispiel einer bimodalen Verteilung
Anzahl Individuen mit eben faßbarem Effekt
40
30
20
10
19
20
n=424
Dosis (arbiträre Einheiten)
21 Dosis-Reaktions- und Dosis-Letalitäts-Kurven (Beispiele)
Tiere mit bestimmtem Effekt (%)
100
50
Dosis-Reaktions-Kurven
22
23
24
25
ED75
LD25
Dosis-Letalitäts-Kurven
10⁻⁸ 10⁻⁷ 10⁻⁶ 10⁻⁵ 10⁻⁴ 10⁻³ 10⁻²
Dosis (g/g Körpergewicht)
26 Dosis-Reaktions- und Dosis-Toxizitäts-Beziehungen (Pharmakon)
Relativer Anteil von Individuen mit bestimmtem Effekt (Probit-Werte)
7
6
5
4
3
27
29
28
"Sicherheits-Index"= TD5/ED95
Therapeutischer Effekt
Toxischer Effekt
ED50 ED95 TD5 TD50
97,7%
84%
50%
16%
2,3%
log [Dosis] (arbiträre Einheiten)
b Dosis-Wirkungs-Beziehungen bei Intoxikationen
Toxon (T)
Rezeptor (R)
Effekt (E)
T
R
E
30 T + R ⇌ TR
31 E = f [TR]

giftigen Fremdsubstanz zu spezifischen Rezeptoren ist als hoch zu bezeichnen, wenn eine geringe Dosis bzw. Konzentration des betreffenden Stoffes im umgebenden Milieu genügt, um mit der Mehrzahl der spezifischen Rezeptoren zu reagieren. Abgesehen von diesen Gegebenheiten, hängt die Wirkung eines Xenobiotikums z. T. von seiner Fähigkeit ab, Änderungen in den Rezeptormolekülen hervorzurufen, die über eine Reihe von Folgereaktionen den eigentlichen Effekt auslösen. Man spricht von »*intrinsic activity*« einer Fremdsubstanz, die die Größe des Maximaleffekts bestimmt oder mitbestimmt. Viele Xenobiotika besitzen wohl eine Affinität zu gewissen Rezeptoren, jedoch praktisch keine »intrinsic activity«, so daß sie sich als *Antagonisten* eignen (vgl. dazu Metaboliten und Antimetaboliten, S. 36). Manche toxischen Xenobiotika entfalten eine giftige Wirkung, weil sie einen derartigen *kompetitiven Antagonismus* mit verschiedenen lebenswichtigen endogenen Stoffen eingehen, z. B. mit Metaboliten, Überträgersubstanzen im Nervensystem, Vitaminen u. a.

Abb. 203a u. b. *Dosis-Reaktions- und Dosis-Wirkungs-Beziehungen bei Intoxikationen.* Die Abhängigkeit einer toxischen Wirkung von der Dosis einer gegebenen Substanz läßt sich grundsätzlich auf verschiedene Weise ermitteln: Einerseits kann man die Wirkungsintensität des Stoffes an einem Zielobjekt als Funktion der Menge bzw. Konzentration der betreffenden Substanz prüfen (sog. *Dosis-Wirkungs-Beziehung, »dose-effect relation«*); andererseits ist es möglich, die Häufigkeit eines bestimmten Effekts an einem *Kollektiv von Individuen* in Abhängigkeit von der Dosis zu untersuchen (sog. *Dosis-Reaktions-Beziehung, »dose-response relation«*). Während sich Dosis-Wirkungs-Beziehungen *in vitro* an einfachen Systemen ohne weiteres studieren lassen, ist dies für die Verhältnisse *in vivo* – bei der Vielzahl der ins Gewicht fallenden Regulationsmechanismen – nur beschränkt möglich. In der Toxikologie neigt man deshalb dazu, für empirische Prüfungen eines Pharmakons oder Toxons anstelle der Dosis-Wirkungs-Beziehungen Dosis-Reaktions-Beziehungen zu analysieren. **a** *Kurze Angaben über Dosis-Reaktions-Beziehungen.* Sowohl bei der experimentellen Prüfung eines Medikamentes oder eines Giftstoffes als auch in der klinischen Pharmakologie und Toxikologie wird die Wirkung eines Stoffes in der Regel so geprüft, daß man die Häufigkeit, mit der ein bestimmter Effekt in einer Population (z. B. Versuchstiere) auftritt, als Funktion der Dosis aufträgt. Dies kann in Form eines Histogramms (1, 14, 18) oder in kumulativer Darstellung (9, 21, 26) geschehen. In selteneren Fällen zeigen derartige Histogramme eine – mehr oder weniger breit gestreute (4–8) – *symmetrische Verteilung* im Sinn einer *Normalverteilung* (1; $\sigma =$ Standardabweichung vom Mittelwert; n = Anzahl Versuchstiere). Die Erfahrung hat indessen gezeigt, daß man in der Mehrzahl solcher Studien eine *asymmetrische Verteilung* findet (14, 17), die aber oft im *log-normalen Histogramm oder Diagramm* wieder annähernd eine Normalverteilung (13, s. auch 1 und 4) ergibt. Die Dosis, die bei 50% der untersuchten Individuen den bestimmten Effekt erzeugt, wird als Maß der Aktivität (im Fall der pharmakologischen Wirkung, ED_{50}; 2, 10, 15) oder z. B. der Letalität (LD_{50}; 3, 11, 16) benützt. Handelt es sich um einen toxischen, aber nicht unbedingt tödlichen Effekt, spricht man auch von TD_{50} (*toxische Dosis*, 26, 28), zumindest im angelsächsischen Sprachbereich (im deutschen Sprachgebiet braucht man die Bezeichnung TD z. T. immer noch für »therapeutische Dosis«). Beobachtet man im Dosis-Reaktions-Histogramm eine *bimodale Verteilung* (18), kann es sich u. a. um zwei genetisch differente Gruppen handeln, die auf ein bestimmtes Agens unterschiedlich reagieren (19, 20; z. B. Fähigkeit von Patienten, Isoniazid zu azetylieren u. a. m.). *Parallele Dosis-Reaktions-* bzw. *Dosis-Letalitäts-Kurven* stellt man u. a. bei Anwendung von Substanzen mit ähnlichem Wirkungsmechanismus fest (z. B. 22 und 24 bzw. 23 und 25). Der Quotient $\frac{LD_{50}}{ED_{50}}$ nennt man »*therapeutischen Quotienten*« oder »*therapeutischen Index*«, was zu *Irrtümern* Anlaß geben kann: Aus Skizze (21) geht beispielsweise hervor, daß unter der Annahme, (22) und (24) sowie (23) und (25) seien je dieselbe Substanz, beide denselben »therapeutischen Quotienten« aufweisen würden. Indessen erkennt man deutlich, daß sich die Kurven (23) und (25) überlappen, d. h. daß bei Anwendung eines derartigen Stoffes die Dosis mit maximalem pharmakologischem Effekt (theoretisch 100% der Individuen reagierend) in ungefähr 25% der Fälle tödliche Folgen hätte: Im Gegensatz zu (22) und (24) besteht hier somit kein »Sicherheitsabstand«. Es wurde daher verschiedentlich empfohlen, anstelle des Quotienten $\frac{LD_{50}}{ED_{50}}$ z. B. $\frac{LD_{25}}{ED_{75}}$ oder $\frac{LD_{5}}{ED_{95}}$ zu bestimmen. Damit erzielt man eine wesentliche Verbesserung, aber die Frage der *therapeutischen Sicherheit* läßt sich nur aufgrund des gesamten Verlaufs der Dosis-Reaktions-Kurve beurteilen, und dies auch nur mit Einschränkungen. Denn ein für *alle* Patienten repräsentatives Kollektiv, das z. B. auch besonders empfindliche Individuen umfassen würde, läßt sich gar nicht zusammenbringen. Für praktische Zwecke bedient man sich u. U. des Quotienten $\frac{TD_{5}}{ED_{95}}$ (28, 29), zu dessen Berechnung die sog. toxische Dosis (TD) eingesetzt wird, oder des Quotienten $\frac{TD_{50}}{ED_{50}}$ (vgl. 27 und 28 auf Höhe des Probit-Wertes 5). Da sich die Werte für ED_{95} und LD_{5} bzw. TD_{5} aus sigmoiden Kurven nicht genau bestimmen lassen, bedient man sich für solche Zwecke der *Probiteinheiten*, im besonderen des Probit-log(Dosis)-Diagramms (26), die in der Regel eine Darstellung der Dosis-Reaktions-Beziehungen in Form von Geraden gestatten: Auf diese Weise sieht man sich eher zu Extrapolationen der Linien berechtigt als im Fall sigmoider Kurven. **b** *Dosis-Wirkungs-Beziehungen bei Intoxikationen.* Wie erwähnt, lassen sich die Beziehungen zwischen *Dosis* (bzw. C·T-Produkt, s. Abb. 200, S. 1501) einerseits und *Wirkungsintensität* andererseits besser in vitro als in vivo prüfen. Das Hauptmerkmal von Wechselwirkungen zwischen einem Giftstoff und dem Wirkort ist eine Kinetik, die weitgehend dem *Massenwirkungsgesetz* gehorcht (30). Die Dosis-Wirkungskurve ist oft asymmetrisch und läßt sich durch Auftragung der Dosis im logarithmischen Maßstab in eine S-förmige Kurve umwandeln (s. **a**, 13). Man kann diese Verhältnisse dadurch verständlich machen, daß Dosis-Wirkungs-Beziehungen als Dosis-Reaktions-Beziehungen für eine Population von Effektoreinheiten angesehen werden, wobei jede Effektoreinheit im Sinne des Alles-oder-Nichts-Gesetzes reagiert. Bei diesen Vorgängen sind vor allem zwei Parameter auseinanderzuhalten, die Affinität und die sog. »intrinsic activity«. Grundsätzlich darf man annehmen, daß eine Substanz zu *spezifischen Rezeptoren* eine *Affinität* haben muß, um einen Effekt auszulösen. Die Affinität läßt sich beispielsweise durch die Dosis oder – in vitro – die Konzentration des Giftstoffes abschätzen, die notwendig ist, um 50% des Maximaleffektes zu erzielen. Abgesehen von der Affinität, besitzt ein Toxon, wie ein Pharmakon, oft offenbar die Fähigkeit, über bestimmte Veränderungen der Rezeptoren (z. B. von deren Konformation) eine Reihe von Prozessen in Gang zu setzen, die schließlich zur eigentlichen Wirkung führen (31). Diese Eigenschaft des Toxons, die »*intrinsic activity*«, bestimmt die Größe des Maximaleffektes (vgl. dazu V_{max} bei Enzymreaktionen, Abb. 144, S. 875). Im Falle »*stiller*« *Rezeptoren* (s. Abb. 202, S. 1508) besteht, wie man annimmt, eine Affinität des Toxons zu den ersteren, ohne daß sich an eine Toxon-Rezeptor-Verbindung ein faßbarer Effekt anschließt: In solchen Fällen spricht man vom Fehlen einer »intrinsic activity«. Die kinetischen Unterschiede zwischen kompetitiver und nicht-kompetitiver Hemmung von Enzymen wurden in Abb. 144 (S. 875) kurz geschildert

Zeit-Wirkungs-Beziehungen und ihre Bedeutung für die Therapie von Intoxikationen

Es wurde schon erwähnt (S. 1493), daß Stärke und Dauer einer toxischen Wirkung in der Regel demjenigen Teil der Fläche aus Plasmakonzentration × Zeit entsprechen, der über der minimal effektiven bzw. toxischen Konzentration liegt. Aus dem bisher Gesagten ergeben sich somit zumindest *drei Möglichkeiten, um Gifteffekte zu verhüten oder zu mildern:*

1) *Verringerung der Resorption bzw. der Resorptionsrate,* so daß die Plasmakonzentration des betreffenden Xenobiotikums unterhalb der toxischen Grenze liegt (vgl. dazu bewußt herbeigeführtes Erbrechen, Magenspülung, perorale Gabe von Adsorbentien, wie Aktivkohle, Beschleunigung der Darmpassage).
2) *Beschleunigung der Elimination toxischer Stoffe und/oder Bildung inaktiver Komplexe,* wie man sie durch Hämodialyse, Peritonealdialyse, eine geeignete Veränderung des Urin-pH und/oder – im Fall von Schwermetallvergiftungen – durch Gabe von Chelatbildnern erreichen kann.
3) *Verminderung der Empfindlichkeit des biologischen Objekts der Giftwirkung,* die man durch symptomatische Therapie anstrebt. Toxische Xenobiotika, die ihre Effekte einer Bindung mit spezifischen Rezeptoren verdanken, lassen sich in manchen Fällen durch entsprechende *Antidote* kompetitiv verdrängen.

Selbstverständlich lassen sich die unter 1–3 genannten Maßnahmen in geeigneter Weise kombinieren, wobei sich die Therapie weitgehend nach dem Zeitintervall zwischen der Gifteinnahme und der ärztlichen Intervention richtet. Ganz früh nach peroraler Vergiftung wird man sich z. B. auf eine Verhinderung bzw. Verminderung der Resorption konzentrieren (Magenspülung und andere schon genannte Methoden). Ist aber das Toxon schon weitgehend resorbiert, bleiben nur noch die unter 2) und 3) aufgeführten Maßnahmen übrig.

Die *Plasmakonzentration einer giftigen Substanz* gibt in den meisten Fällen ein gutes Maß für den Schweregrad der Intoxikation. Dies ist indessen nicht immer der Fall, da *für den toxischen Effekt die Konzentration an freiem, d. h. nicht an Plasmaproteine gebundenem Toxon maßgebend* ist. Bei sehr hoher Dosierung nimmt letztere u. U. verhältnismäßig stärker zu, so daß man die Gefahr möglicherweise unterschätzt. Ferner ist zu beachten, daß es bei den Systemen, die sich an der Inaktivierung und/oder Elimination einer giftigen Substanz beteiligen, zu einer *Sättigung* kommen kann, so daß pro Zeiteinheit eine konstante Menge ausgeschieden wird. Die Eliminationskurve wird in solchen Fällen erst wieder exponentiell, wenn eine Sättigung nicht mehr vorliegt. Störend kann ferner hinzutreten, daß die an der Inaktivierung und/oder Ausscheidung eines Toxons beteiligten Organe, im besonderen *Leber und Nieren, durch den toxischen Effekt geschädigt* werden und somit ihre Funktionen mit zunehmendem Zeitabstand nach Einnahme der giftigen Substanz immer weniger auszuüben vermögen. Dieses Problem spielt besonders bei wiederholter Giftexposition eine erhebliche Rolle.
Die Fragen einer *Giftkumulation* bei *chronischer Exposition* gegenüber Xenobiotika mit langer biologischer Halbwertszeit wurden zum guten Teil schon erörtert (S. 1503). In derartigen Situationen ist es wichtig, die steigende Anhäufung von Giftstoffen in einem Individuum rechtzeitig, d. h. schon in der sog. Latenzphase, zu erkennen und entsprechende Vorkehrungen zu treffen (z. B. Arbeitsplatzwechsel im Fall gewerblicher Vergiftungen).

Beispiele von Dosis-Reaktions-, Dosis-Wirkungs- und Dosis-Zeit-Beziehungen bei Vergiftungen:
- Die Wirkung von Giftstoffen, die eine *Blutdrucksenkung* hervorrufen, wird nicht selten durch homöostatische Gegenregulationen von seiten des Organismus *maskiert.*
- *Genetisch bedingte Unterschiede* im Metabolismus bzw. in der Elimination von Xenobiotika gibt es in großer Zahl. *Isoniazid* z. B. wird von einem Teil der Bevölkerung rasch, vom anderen langsam ausgeschieden.
- *Atropin* verdrängt als kompetitiver Antagonist Azetylcholin von den Muskarinrezeptoren der postganglionären parasympathischen Neuronen, während *d-Tubokurarin* einen ähnlichen Effekt auf die Nikotinrezeptoren der motorischen Endplatten hat.
- Auf einer kompetitiven Wechselwirkung beruht auch die therapeutische Wirkung von reichlich *Vitamin K* in Fällen von Überdosierung von *Kumarinderivaten.*
- Bei schwerer *Äthanolintoxikation* und Sättigung der den Abbau und die Elimination dieser Substanz katalysierenden Enzyme werden zunächst pro Zeiteinheit ungefähr gleiche Mengen von Kataboliten ausgeschieden. Erst nach Entsättigung erfolgt eine exponentielle Elimination.

Einige Hinweise auf Dosis-Reaktions-, Dosis-Wirkungs- und Dosis-Zeit-Beziehungen bei Vergiftungen finden sich in Abb. 203.

Literatur

Ariëns, E. J., Mutschler, E., Simonis, A. M.: Allgemeine Toxikologie. Eine Einführung. Stuttgart: Thieme 1978 — *Braun, W., Dönhardt, A.:* Vergiftungsregister. Haushalts- und Laborchemikalien, Arzneimittel. Symptomatologie und Therapie, 2. Aufl. Stuttgart: Thieme 1975 — *Bretherick, L.:* Handbook of reactive chemical hazards (an indexed guide to published data). London: Butterworth 1975 — *Briggs, M., Briggs, M.:* The chemistry and metabolism of drugs and toxins: an introduction to xenobiochemistry. London: Heinemann 1974 — *Casarett, L. J., Doull, J.:* Toxicology. The basic science of poisons. New York: Macmillan 1975 — *Duncan, W. A. M.:* Clinical toxicology. Proc. of Europ. Soc. Tox., vol. 18, Exc. Med. ICS 417. Amsterdam: Excerpta Medica 1977 — *Forth, W., Henschler, D., Rummel, W.* (Hrsg.): Allgemeine und spezielle Pharmakologie und Toxikologie, 2. Aufl. Mannheim: Wissenschaftsverlag 1977 — *Hayes, W. J. Jr.* (ed.): Essays in toxicology, vol. 5. New York: Academic Press 1974 — *Hommel, G.:* Handbuch der gefährlichen Güter. Berlin – Heidelberg – New York: Springer 1970 — *Jollow, D. J., Kocsis, J. J., Snyder, R., Vainio, H.* (eds.): Biological reactive intermediates: Formation, toxicity and inactivation. Proc. of an Internat. Conf., Turku, Finland, 1975. New York: Plenum Press 1977 — *Mehlman, M. A., Shapiro, R. E., Blumenthal, H.:* Advances in modern toxicology, vol. I: New concepts in safety evaluation. New York: Wiley 1976 — *Mofenson, H. C., Greensher, J.:* The unknown poison. Pediatrics *54*, 336 (1974) — *Schuster, H. P., Schönborn, H., Bork, R., Schuster, C. J.:* Akute exogene Intoxikationen. Med. Klin. *71*, 1125 (1976) — *Stolman, A.:* The absorption, distribution, and excretion of drugs and poisons and their metabolites. Prog. Chem. Toxicol. *5*, 1 (1974) — *Ullrich, V., Roots, I., Hildebrandt, A., Estabrook, R., Conney, A. H.* (eds.): Microsomes and drug oxidations: Proc. of the Third Internat. Symp., Berlin, 1976. New York: Pergamon Press 1977 — *Wirth, W., Hecht, G., Gloxhuber, C.:* Toxikologie-Fibel für Ärzte, Apotheker, Naturwissenschaftler, Juristen und Studierende, 2. Aufl. Stuttgart: Thieme 1971

174. Mögliche Interaktionen und Effekte von Gemischen xenobiotischer Substanzen

Bei einer großen Zahl akuter oder chronischer Vergiftungen haben wir es nicht mit einem einzelnen, sondern mit einem *Gemisch von Xenobiotika* zu tun. Dies gilt sowohl für Intoxikationen durch *kombinierte Arzneimittel* als auch für *chronische Expositionen* gegenüber schädlichen Stoffen in Industrie und Umwelt. Die bereits erwähnten *MAK-Werte* (S. 1494) haben hier einen beschränkten Wert, da sie sich auf *eine Substanz beziehen und Wechselwirkungen von Stoffen in Gemischen* nicht berücksichtigen. Derartige Veränderungen der toxischen Reaktion können sowohl in der Expositions- wie in der toxokinetischen und/oder toxodynamischen Phase der Vergiftung stattfinden.

174.1. Interaktionen von Xenobiotika in der Expositionsphase, mit besonderer Berücksichtigung toxisch wirkender Umweltverunreinigungen

»Gefährliche Substanzkombinationen«, d. h. Stoffgemische, die vor allem als solche und weniger im Sinn der *einzelnen Komponenten* risikoreich sind, müssen durch *getrennte Lagerung* der letzteren vermieden werden. Beispiele von Unfällen, die auf einer Mißachtung dieser Vorschrift beruhten, gibt es in erheblicher Zahl, so die Bildung von Zyanwasserstoff bei Vermischung von Säuren und Zyaniden, heftiges Reagieren von Alkalimetallen (Na, K u. a.) oder pulverisiertem Aluminium bzw. Magnesium mit Halogenen, Alkylhalogeniden (z. B. CCl_4) oder Wasser u. a. m.

Bei *Bränden,* zumal in der chemischen Industrie, besteht in verschiedener Hinsicht die Gefahr der Bildung hochtoxischer oder explosiver Stoffe. Besonders bei Versuchen, das Feuer mit *Wasser* zu löschen, kann es zu derartigen Komplikationen kommen, wie zum Auftreten entflammbarer Gase nach Kontakt mit Alkalimetallen oder Karbiden mit H_2O, zur Bildung giftiger Gase und zu starker Hitze bei der Vereinigung von Wasser mit Stoffen, wie Aluminiumchlorid, Phosphortrichlorid und Phosphiden, oder zu Wärmeentwicklung nach Bewässerung von gebranntem Kalk, konzentrierter Schwefelsäure u. a. *Brennende organische Verbindungen,* wie Nitrozellulose, setzen Kohlenmonoxid und Stickstoffoxide frei, und aus Substanzen, wie Polyvinylchlorid, bildet sich neben CO u. a. Chlorwasserstoff. Giftige Dämpfe und Gase entstehen oft aus *brennenden Farbstoffen,* wie Akrolein (aus der Ölgrundlage), ferner toxischen Quecksilber- oder Zinnverbindungen. Eine besondere Gefahr stellen halogenierte, insbesondere chlorierte Phenole dar, aus denen toxische chlorierte Dibenzodioxine hervorgehen können, wie bei Verbrennung von Holz, das mit dem Imprägnierungsmittel Pentachlorphenol oder ähnlichen Stoffen behandelt worden war. Unter *UV-Bestrahlung* gehen polychlorierte Biphenyle z. T. in die hochtoxischen chlorierten *Dibenzofuranderivate* über. Es gäbe noch viele solcher Beispiele, bei denen Giftstoffe entstehen, die nicht nur sehr schädlich, sondern wegen der langen biologischen Halbwertszeit kaum zu eliminieren sind.

Das *Sonnenlicht* ist wesentlich an der Entstehung des sog. *»oxidierenden photochemischen Smog«* beteiligt, indem unter seinem Einfluß aus Stickstoffoxiden, bestimmten Kohlenwasserstoffen und/oder Sauerstoff u. a. *Ozon* und *organische Peroxide* entstehen, die auf Schleimhäute stark reizend wirken. Der sog. *»reduzierende Smog«,* der kaum von der Besonnung abhängt, ist vor allem durch das Vorhandensein von SO_2 gekennzeichnet, das in Verbindung mit Wassertröpfchen und O_2 Schwefelsäure bildet und ebenfalls irritierend auf den Respirationstrakt wirkt. Der bei gewissen Formen von Smog auffällige *»Katzenuringestank«* beruht auf dem Vorhandensein von *4-Merkapto-4-Methyl-Pentanon-2,* das aus einer Reaktion von H_2S mit *Mesityloxid,* einem fast ubiquitären, von verschiedenen Industrien emittierten Kondensationsprodukt von Azeton, hervorgeht. Schwefelwasserstoff stammt meistens von fauligen Wässern, wie Kanälen oder verschmutzten, trägen Flüssen (s. u.). *Toxische Substanzen* können auch *unter der Einwirkung biologischer Systeme produziert* werden. Beispiele hierfür sind die Umwandlung elementaren Quecksilbers oder von Quecksilbersalzen in die ziemlich giftigen *Methyl- und Dimethylquecksilberverbindungen* durch Mikroorganismen, die Entstehung von *HCN* aus Zyanogenen, wie *Amygdalin,* unter dem Einfluß des Speichels sowie die Bildung *karzinogener Nitrosamine aus Nitriten* bzw. aus den z. T. in Trinkwasser, Gemüsen u. a. vorhandenen *Nitraten* durch Bakterien im Verdauungstrakt.

Besondere Aufmerksamkeit muß der Beobachtung geschenkt werden, daß *Fische in der Gegenwart von Detergentien* – vor allem durch die Kiemen – *mehr Giftstoffe aufnehmen* als in detergensfreiem Wasser. Diese Feststellung zeigt erneut, daß der Verbrauch dieser Reinigungsmittel reduziert werden sollte, oder daß man sich zumindest auf die Verwendung biologisch abbaubarer Detergentien beschränkt.

Der *Ausdruck »Halbwertszeit« läßt sich auch auf umweltverschmutzende Substanzen anwenden.* Dies läßt sich besonders gut am Beispiel *chemisch verunreinigten Wassers* erläutern: Die Eliminationsrate von Xenobiotika hängt hier von einer Vielzahl von Faktoren ab, u. a. von der *Kapazität der biologischen Selbstreinigung,* von den *Substanzeigenschaften,* insbesondere von der Frage, ob die betreffenden Stoffe einem biologischen Abbau zugänglich sind, von der *Substanzmenge,* die pro Zeiteinheit ins Wasser gelangt, und von der *Sauerstoffversorgung.* Besonders gefährlich sind Xenobiotika mit einer langen biologischen Halbwertszeit bzw. Stoffe, die von Bakterien nicht oder kaum katabolisiert werden können. Hier besteht, vor allem in stehenden oder träge fließenden Gewässern, die Möglichkeit, daß ein Gleichgewichtszustand nicht mehr eingehalten werden kann, und es zu einer *progressi-*

ven, d. h. durch den biologischen Abbau nicht mehr begrenzten Gewässerverschmutzung kommt. In solchen Fällen gehen viele, für die Bioökologie der Gewässer wichtige Pflanzen- und Tierspezies zugrunde. Solange noch eine *biologisch limitierte Umweltverschmutzung* besteht, findet bei Unterbruch der Zufuhr des Schadstoffes bald eine Selbstreinigung statt. Naturgemäß sind Flüsse mit großem *Durchflußvolumen* derartigen Gefahren weniger ausgesetzt als langsam fließende oder gar Seen und Tümpel.

Eine besondere Art von Wasserverunreinigung, die man der *Schaffung »eutropher« Bedingungen* vergleichen kann, resultiert aus einer vermehrten Zufuhr von *Phosphaten* und *stickstoffhaltigen Verbindungen*. Diese stammen einerseits aus dem mikrobiellen Abbau organischer Phosphate und N-haltiger Verbindungen (sog. *Mineralisation*), andererseits trägt der Zufluß von reichlich *polyphosphathaltigen Waschmitteln* in erheblichem Maß zur Phosphatanreicherung in Flüssen und Seen bei. Unter solchen Bedingungen erfährt u. a. das *Algenwachstum* eine starke Förderung, besonders an Wasseroberflächen, in die das Sonnenlicht eindringt. Infolge Lichtabsorption in den algenreichen Schichten kann in der Tiefe keine ausreichende Assimilation mit entsprechender O_2-Produktion mehr stattfinden. Zudem entzieht die Oxidation der Massen abgestorbener Algen, die zum großen Teil absinken, dem Wasser zusätzlich viel Sauerstoff, d. h. der sog. *biologische Sauerstoffbedarfswert* steigt an. Reicht die O_2-Versorgung nicht mehr aus, um die für die Bioökologie wesentlichen Formen tierischen Lebens zu erhalten, nehmen anaerobe Bakterien überhand, und es kommt zur *Fäulnis*, bei der – wie gesagt – u. a. Schwefelwasserstoff produziert wird.

Beispiele von Wechselwirkungen toxischer Substanzen in der Expositionsphase:

- Zu den *gefährlichen Substanzkombinationen* gehören u. a. anorganische und organische Peroxide sowie andere *stark oxidierende* Substanzen in der Nähe – oder gar in Kontakt mit – organischer(n), leicht entflammbarer(n) Stoffe(n).
- Beim Einsatz von Azetylenbrennern bei der Bearbeitung von *Schiffsrümpfen*, die mit bleihaltigen Farben gestrichen sind, entwickeln sich oft *flüchtige Bleiderivate von hoher Toxizität*.
- Bei der Vergiftungskatastrophe im norditalienischen *Seveso* überhitzte sich infolge technischen Versagens ein Synthesekessel, in dem *2,4,5-Trichlorphenol* hergestellt werden sollte. Diese Substanz dient u. a. zur Produktion von Herbiziden und Insektiziden sowie des Desinfektionsmittels Hexachlorophen. Beim Zwischenfall geriet die chemische Reaktion außer Kontrolle, und es bildete sich eine große Menge des hochtoxischen *2,3,4,8-Tetrachlor-Dibenzo-p-Dioxin (TCDD)*, das sonst nur in wenigen ppm anfällt. TCDD ist eine der giftigsten Substanzen überhaupt. Ungefähr 0,6 µg/kg Körpergewicht genügen, um einen Hamster zu töten. Beim Menschen erzeugt es u. a. eine hartnäckige Dermatose, ähnlich der Chlorakne. Über allfällige weitere Schäden ist noch wenig bekannt.

174.2. Wechselwirkungen von Xenobiotika in der toxokinetischen Phase

Interaktionen dieser Art haben oft eine Veränderung der Plasmakonzentrationskurven und/oder der Verweildauer xenobiotischer Stoffe im Körper zur Folge, sei es im Sinn der Erhöhung bzw. Verlängerung, sei es umgekehrt. An diesen Vorgängen beteiligen sich nicht nur Fremdstoffe, sondern oft auch endogene Metaboliten, Nahrungsbestandteile u. a. m.

Die *Kombination von Substanzen, die die Biotransformation von Xenobiotika* – z. B. über eine teilweise oder vollständige Enzymblockade – *hemmen, mit anderen toxischen Stoffen,* kann eine *Steigerung der Giftwirkung der letzteren* zur Folge haben. Da am Metabolismus der sehr großen Zahl potentiell toxischer Chemikalien nur relativ wenige Enzyme beteiligt sind, gehören derartige Wechselwirkungen zu den häufigen Beobachtungen (vgl. dazu die Wirkung von Dithiokarbamaten auf die am Alkoholabbau beteiligten Enzyme, S. 730). Die mit *Enzyminduktion* zusammenhängenden Fragen und die dadurch z. T. beschleunigte Biotransformation von Xenobiotika wurden schon besprochen. Dabei haben wir gesehen, daß derartige Vorgänge sowohl eine entgiftende als u. U. auch eine giftende Wirkung haben können (S. 1497).

Verdrängungsprozesse spielen bei kombinierter Verabreichung von Xenobiotika ebenfalls eine bedeutsame Rolle, sowohl bei der *Resorption,* soweit es sich um aktive Transporte handelt, als auch vor allem hinsichtlich der *Bindung an Blutplasmaproteine.* Wird ein Toxon von den Bindungsstellen an Bluteiweißen verdrängt, nimmt seine Konzentration im Gewebe zu.

Über *direkte chemische Interaktionen* zwischen zwei toxischen Xenobiotika nach erfolgter Resorption wissen wir noch wenig. Dagegen kennt man mehrere Beispiele für eine auf dieser Basis beruhende entgiftende Wirkung von Antidoten (s. z. B. Chelatbildner, S. 1497).

In bezug auf die *renale Ausscheidung* kommen vor allem zwei Formen von Interaktion in Betracht: a) *Die alkalisierende oder ansäuernde Wirkung,* die ein Toxon auf den Urin haben kann, vermag die Ausscheidung eines anderen Schadstoffes zu hemmen oder zu fördern, je nachdem, ob es sich beim letzteren um eine schwache Säure oder eine schwache Base handelt (S. 1535). b) Im Fall *aktiver Transportprozesse* äußern sich Wechselwirkungen zwischen zwei toxischen Fremdsubstanzen meist in Form einer kompetitiven gegenseitigen Hemmung bzw. Verdrängung.

Beispiel:

- Eine *direkte chemische Wechselwirkung* stellt z. B. die Umwandlung von *Blausäure* in *Rhodanwasserstoff* durch Gabe von *Thiosulfat* dar.

174.3. Interaktion xenobiotischer Substanzen in der toxodynamischen Phase

Allgemeine Hinweise zu den möglichen Wirkungen mehrerer Giftstoffe

Diese Art von Wechselwirkungen kann auf verschiedenartigen Mechanismen beruhen. Zunächst muß erwähnt werden, daß durch die toxische Wirkung der einen Substanz die *Widerstandskraft des Organismus* ganz allgemein herabgesetzt werden kann, so daß er auch gegenüber einem anderen Schadstoff empfindlicher reagiert als ein Gesunder. Abgesehen von der Kumulation einer und derselben toxischen Substanz (S. 1503), kann sich z. B. ein *verstärkter mutagener und/oder karzinogener Effekt* auch bei gleichzeitiger Einwirkung *zweier verschiedenartiger Mutagene bzw. Karzinogene* ergeben. *Wirkungssummationen* zeigen sich u. a. bei starken Rauchern, die zusätzlich anderen, das Epithel des Respirationstrakts schädigenden Agentien ausgesetzt sind.

Grundsätzlich kann man sich hinsichtlich der toxodynamischen Phase zwei Hauptformen von Interaktion zwischen 2 Xenobiotika vorstellen:

a) Kombination einer aktiven Substanz mit einer anderen, die selbst inaktiv ist, jedoch die Wirkung der ersteren zu verändern vermag.
b) Kombination von zwei Stoffen, die – jeder für sich – eine deutliche Aktivität entfalten, im gleichen oder allenfalls entgegengesetzten Sinn.

Definitionen: Von *additiver Wirkung* zweier Substanzen mit qualitativ ähnlicher oder gleicher Wirkungsweise wird gesprochen, wenn beide Substanzen bei Kombination je einer Dosis, die für sich allein das gleiche Ausmaß des Effekts (z. B. 50% der maximalen Wirkung) ergibt, eine Wirkung ausüben, die derjenigen der doppelten Dosis einer der beiden Substanzen entspricht. Ist der Effekt geringer, sprechen wir von einer *subadditiven (= antagonistischen) Wirkung*. Resultiert eine noch stärkere Wirkung als sie der Summe der Einzeleffekte (bei gegebener Dosis) entspräche, hat man es mit einer *überadditiven (potenzierenden) Wirkung* zu tun. Für subadditive Effekte der Kombination zweier aktiver Xenobiotika benützen wir den Ausdruck *»Antagonismus«*, für additive und potenzierende die Bezeichnung *»Synergismus«*. Diese Begriffe gelten sowohl für die Pharmakologie als auch für die Toxikologie.

Bei rein additiven Wirkungen zweier aktiver Xenobiotika wird angenommen, daß diese mit denselben Rezeptoren reagieren.

Antagonismus

Definitionen: Unter *»kompetitivem Antagonismus«* versteht man jene Form von Wechselwirkung, bei der der *Antagonist* den *Agonist* vom Zielort zu verdrängen vermag, d. h. offenbar mit denselben Rezeptoren reagiert. Von *»chemischem Antagonismus«* sprechen wir, wenn der Antagonist mit dem Agonist eine chemische Reaktion eingeht und den letzteren dadurch, wenigstens teilweise, inaktiviert. *»Nicht kompetitive Antagonisten«* beruhen auf einer hemmenden Wirkung des Antagonisten auf die Auslösung des pharmakologischen oder toxischen Effekts durch den Agonisten nach erfolgter Reaktion mit den Rezeptoren, d. h. ohne daß der Antagonist den Agonisten an der Verbindung mit diesen hindert. *»Funktionelle Antagonismen«* sind solche, die auf einem entgegengesetzten Effekt des Antagonisten am Wirkort beruhen, ohne daß ein Verdrängungsphänomen an Rezeptoren zu beobachten wäre. Auch diese Ausdrücke kann man für Pharmaka wie für toxische Xenobiotika gebrauchen.

Es sei nochmals hervorgehoben, daß der Begriff *»Rezeptor«* in diesem Zusammenhang gleichbedeutend mit »Bindungsstelle« des Toxons am Zielort benützt wird, gleichgültig, ob diese chemisch definiert ist oder nicht und unabhängig von ihrer Lokalisation im Zellbereich. Diese kann, braucht aber nicht, der äußeren Membran (zu) entsprechen; u. a. kommt auch die Wirkgruppe eines Enzyms in Frage.
Einen *kompetitiven Antagonismus* kennt man bei Interaktionen von Antimetaboliten und Metaboliten, wie Antivitaminen und Vitaminen, Antihistaminika und Histaminika, ferner Anticholinergika und Cholinergika usw. In gewissem Sinn gehören die Interaktionen von Sauerstoff und Kohlenmonoxid am Hämoglobinmolekül in diese Gruppe (S. 1597).
Wie wir schon gesehen haben, tritt der *chemische Antagonismus* meistens während der toxokinetischen Phase ins Spiel (s. Wirkung von Chelatbildnern (S. 1506) oder von Natriumthiosulfat bei Zyanidvergiftung (S. 1595)). Für die toxodynamische Phase wirkt sich dies in einer Herabsetzung der Toxonkonzentration aus.
Nicht kompetitive Antagonismen beobachtet man bei der Anwendung muskulotroper Spasmolytika, ferner beruht die symptomatische Behandlung von Vergiftungen öfters auf diesem Prinzip.
Ein *funktioneller Antagonismus,* bei dem an verschiedenen Zellsystemen Reaktionen mit entgegengesetztem Endeffekt ausgelöst werden, besteht z. B. bei gleichzeitiger Einwirkung von histaminergen, -adrenergen und cholinergen Substanzen an der Bronchialmuskulatur. Eine Sonderform stellt der sog. *physiologische Antagonismus* dar, bei dem zwei Agonisten an zwei verschiedenen Rezeptor- bzw. Zellsystemen über ebenfalls zwei verschiedene Effektorsysteme im entgegengesetzten Sinn wirken.

Synergismen

Definitionen: Beim *»additiven Synergismus«* entspricht die Wirkung der Kombination zweier Substanzen in Dosen, die für sich allein das gleiche Ausmaß an Effekt ergeben, derjenigen der doppelten Dosis einer der beiden Substanzen. Ist die Wirkung der Substanzkombination noch größer, spricht man von *»überadditivem Synergismus«*.

Synergismen in der *Expositions- und toxokinetischen Phase* beziehen sich u. a. auf die *Erleichterung der Resorption* des einen Xenobiotikums durch die Wirkung des anderen, ferner auf eine *Hemmung der Biotransformation im Sinn der Inaktivierung eines Toxons* und/oder eine *vermehrte Bildung toxischer Metaboliten infolge Enzyminduktion.* Schließlich besteht die Möglichkeit, daß die eine Fremdsubstanz die *renale Ausscheidung* der anderen *hemmt,* u. a. durch Veränderung des Urin-pH.
Über Synergismen in der *toxodynamischen Phase* und die ihnen zugrunde liegenden Mechanismen ist weniger bekannt. Sehr wahrscheinlich spielen derartige Prozesse bei der vermehrten Wirkung von Sedativa bzw. Tranquilizern bei gleichzeitigem Alkoholgenuß eine Rolle. Auf die synergistischen Effekte von Karzinogenen und Promotoren wurde schon hingewiesen.

Beispiele von Antagonismen und Synergismen xenobiotischer Substanzen:

- Beispiele von *kompetitivem Antagonismus* sind u. a. die Wirkungen einer Kombination von *Methacholin und Anticholinergika* oder von *Nikotin und Ganglienblockern,* die je am gleichen Zielort ansetzen (»gleiche Rezeptoren«).
- Ein *chemischer Antagonismus* liegt den gegensätzlichen Effekten von *Quecksilberionen und Dimerkaprol* oder von *Heparin und Protamin* zugrunde.
- *Nicht kompetitiven Antagonismus* nimmt man bei Substanzkombinationen, wie *Strychnin* (das am ZNS angreift) *und Curare, Atropin und Nikotin, Papaverin und Histamin* sowie vielen weiteren Kombinationen an.
- Im Sinn eines *funktionellen Antagonismus,* der auf eine Beeinflußung verschiedener Zielstrukturen (»Rezeptoren« bzw. Zellarten) mit Auswirkung auf dieselbe Effektorstruktur (z. B. glatte Muskulatur) zurückgeht, sind die Effekte einer Kombination von *Isoprenalin und Histamin* zu verstehen.
- Von *»physiologischem Antagonismus«* kann u. a. bei der Wirkung einer Kombination von *Herzglykosiden und vasodilatatorisch wirksamen Mitteln* gesprochen werden da hier – trotz eines bestimmten Endeffekts, nämlich der Veränderung des arteriellen Blutdrucks im entgegengesetzten Sinn – sowohl Ziel- als auch Effektorstrukturen verschieden sind (Herzmuskel im Fall der Herzglykoside, glatte Muskulatur der Arteriolen im Fall der Vasodilatatoren).
- Ein *Synergismus* wird etwa bei der *kanzerogenen Wirkung von Zigarettenrauch und andersartigen Karzinogenen in verunreinigter Luft* (vor allem Produkte der Benzin- und Heizölverbrennung) angenommen. Es ist allerdings noch nicht klar, ob es sich um einen additiven oder überadditiven Synergismus handelt.

Schematische Hinweise auf die wichtigsten Formen von Antagonismus und Synergismus sind in Abb. 204 enthalten.

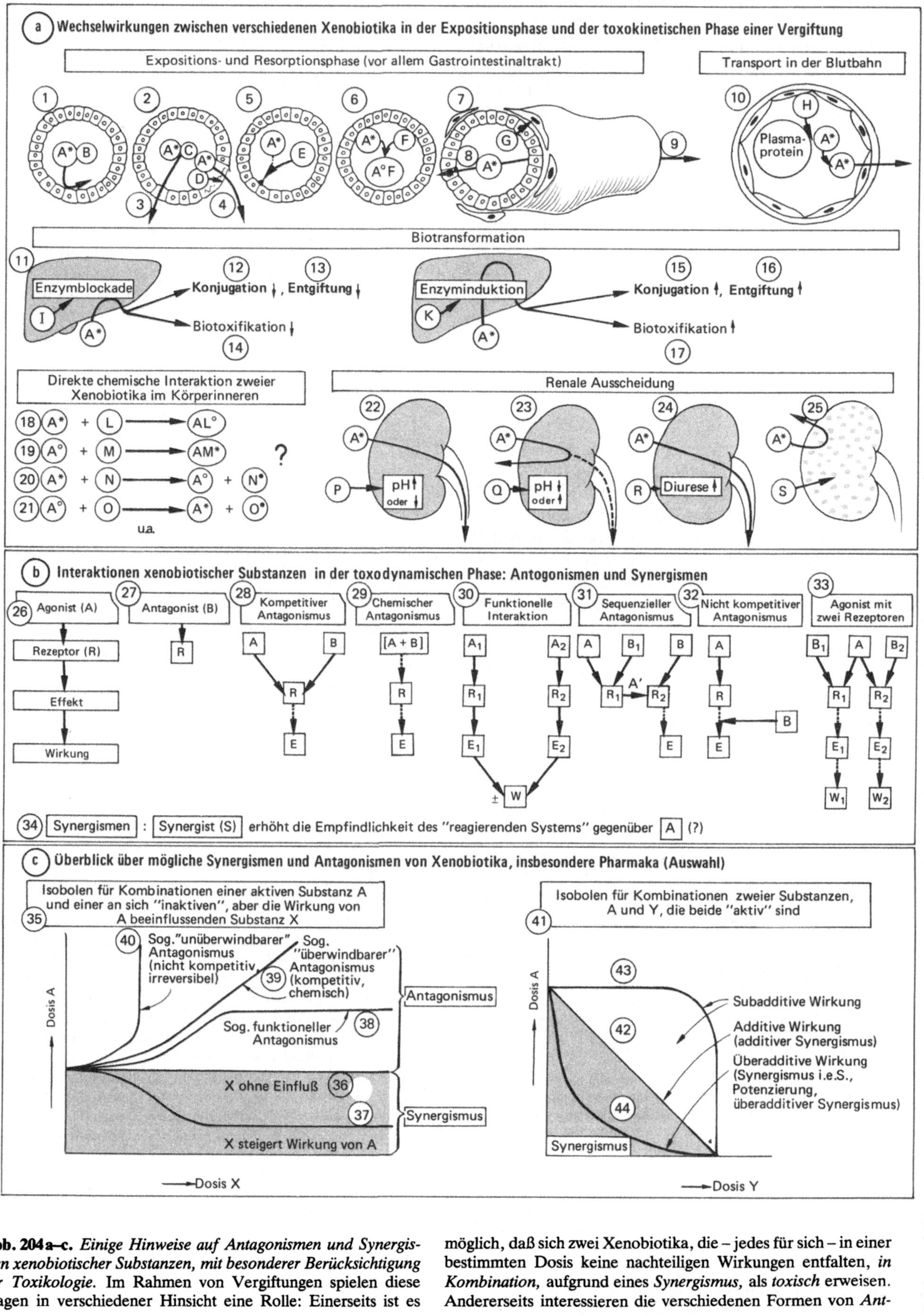

Abb. 204a–c. *Einige Hinweise auf Antagonismen und Synergismen xenobiotischer Substanzen, mit besonderer Berücksichtigung der Toxikologie.* Im Rahmen von Vergiftungen spielen diese Fragen in verschiedener Hinsicht eine Rolle: Einerseits ist es möglich, daß sich zwei Xenobiotika, die – jedes für sich – in einer bestimmten Dosis keine nachteiligen Wirkungen entfalten, *in Kombination,* aufgrund eines *Synergismus,* als *toxisch* erweisen. Andererseits interessieren die verschiedenen Formen von *Ant-*

Abb. 204 a–c (Fortsetzung)

agonismus u. a. im Hinblick auf *therapeutische Möglichkeiten* bei Intoxikationen. Synergismen und Antagonismen können grundsätzlich in jeder Phase einer Vergiftung zum Ausdruck kommen; im engeren Sinne jedoch betreffen sie vor allem die toxodynamische Phase. **a** *Wechselwirkungen zwischen verschiedenen Xenobiotika in der Expositionsphase und der toxokinetischen Phase einer Vergiftung.* Ziffern (1)–(9) beziehen sich – im Sinn eines Modellbeispiels – auf das Lumen des Verdauungstraktes (A^* = Giftstoff; A^o = »entgiftetes« bzw. gebundenes Xenobiotikum; B–S = alphabetisch aufgeführte Xenobiotika, die in der Expositionsphase oder toxokinetischen Phase im weitesten Sinn antagonistisch oder synergistisch wirken). Als »*Antagonisten*« interessieren vor allem jene, die in der *Therapie* ihren Platz haben. Peroral eingenommenes Gift kann z. B. durch rasch verabreichte *Aktivkohle* (B) adsorbiert werden, so daß nur ein Bruchteil des toxischen Materials zur Resorption gelangt (1). Ferner gelingt es oft, durch Verabreichung von *Substanzen mit Pufferwirkung* (F, Milch, Magnesiummilch u. a.) bereits verschluckte alkalische oder saure Xenobiotika zu einem guten Teil zu neutralisieren und so ihre allenfalls korrosive Wirkung einzuschränken (6). Eine weitere, u. U. nützliche therapeutische Maßnahme bei Intoxikationen durch per os eingenommene Giftstoffe besteht in der Herbeiführung von *Erbrechen* (mechanisch oder medikamentös (G), z. B. durch Apomorphin i. m.; 7, 8), wodurch sich die weitere Resorption toxischer Substanzen ebenfalls verringern läßt. Allerdings birgt die Emesis die Gefahr einer Aspiration des gefährlichen Fremdmaterials in die Lungen in sich, und nach Verschlucken stark korrosiv wirkender Xenobiotika (z. B. starke Säuren oder Basen) stellt die Perforationsmöglichkeit u. U. eine Kontraindikation sowohl für künstlich herbeigeführtes Erbrechen als auch für die – sonst bevorzugte – Magenspülung dar. Eine Reduktion der zur Resorption gelangenden Giftmenge erreicht man ferner durch *Beschleunigung der Darmpassage* (9; z. B. durch osmotische Kathartika, wie Na_2SO_4 u. a.). Im weitesten Sinne als Antagonist kann auch *Wasser in großen Mengen* bezeichnet werden, das einen *Verdünnungseffekt* erzielt. Über die Möglichkeit, ein Toxon mit Hilfe einer anderen Substanz (E) von *Enterozyten-Rezeptoren* (5) zu verdrängen und so an der Resorption zu behindern, weiß man noch wenig Bescheid. Theoretisch »*synergistisch*« wirken in der Expositions- und Resorptionsphase jene Agentien (C), die die *Resorption fördern* (2; z. B. *leicht resorbierbare Komplexe;* 3; s. u. a. Bantu-Siderose, Abb. 142, S. 836). Naturgemäß wirken *Korrosiva* (D) resorptionsfördernd (4). *Verdrängungserscheinungen* (10; z. B. Verdrängung durch ein Xenobiotikum H) scheinen hinsichtlich der *an Blutplasma-Proteine gebundenen Giftstoffe* eine gewisse Bedeutung zu haben, da sowohl für die toxische Wirkung als auch für die renale Ausscheidung in erster Linie freie, d. h. nicht gebundene Xenobiotika maßgebend sind. Dadurch erklärt sich die z. T. sehr günstige Wirkung einer *Hämodialyse* oder allenfalls *Peritonealdialyse* bei Vergiftungen. Vieles ist über Antagonismen und Synergismen von Xenobiotika im Rahmen von *Biotransformationsvorgängen* bekannt. Eine *Enzymblockade* (11, I) bzw. ein *schwerer Leberschaden* (z. B. durch Alkohol, halogenierte Kohlenwasserstoffe, gelben Phosphor, Amanita-Gifte, Zinchophen u. a.) haben mehrheitlich eine Reduktion der Konjugationsprozesse (12) bzw. der Entgiftung (13) zur Folge (z. B. durch Dithiokarbamate verursachte Einschränkung des Alkoholabbaus); die Verminderung einer möglichen Biotoxifikation unter solchen Bedingungen (14) hat dagegen eine geringe klinische Bedeutung. Sehr wichtig sind durch Xenobiotika verursachte *Enzyminduktionen,* vor allem in Hepatozyten, die die Konjugation (15) bzw. die Entgiftung (16) zahlreicher Schadstoffe zu beschleunigen vermögen (K). Umgekehrt kommt es u. U. infolge Enzyminduktion auch zu einer vermehrten Bildung toxischer Metabolite (17). Eine *direkte chemische Interaktion zweier Xenobiotika* im Körperinnern kann theoretisch vor (18–21; L–O; s. **b**, 29) und/oder nach einer Verbindung des Fremdstoffes mit den »Rezeptoren« des Wirkortes zustande kommen. Gut bekannt ist die Bildung mehr oder weniger unschädlicher *Komplexe von Chelatbildnern mit Schwermetallen* bzw. deren Salzen (18; z. B. $CaNa_2$-EDTA mit Pb, $CaNa_3$-DTPA mit Pb und Pu, D-Penizillamin mit Cu, Zn und Au, Dimerkaprol mit Hg und As, Diäthyl-Dithiokarbamat mit Ni und Ti sowie Deferoxamin mit Fe), was in der Therapie von Schwermetallvergiftungen mit Erfolg genutzt wird. Über »Giftungen« infolge Verbindung zweier Xenobiotika (19) sowie chemische Reaktionen zwischen zwei Fremdstoffen, mit dem Resultat einer Entstehung getrennter, ungiftiger (20, A^o und $N^\cdot$) oder giftiger (21, A^* neben $O^\cdot$) Substanzen, weiß man nur lückenhaft Bescheid. Die *renale Ausscheidung* von Xenobiotika ist in besonderem Maß synergistischen oder antagonistischen Wirkungen im weitesten Sinne unterworfen. Durch *Ansäuerung oder Alkalisierung des Urins* kann es zu einer vermehrten (P, 22) *oder* verminderten (Q, 23) Elimination solcher Stoffe kommen, je nachdem, ob es sich um schwache Basen oder Säuren handelt (s. Abb. 201, S. 1504). Zudem bieten sich mancherlei Möglichkeiten, die *Diurese* an sich zu steigern (R, 24), vor allem durch Einnahme größerer Flüssigkeitsmengen, ferner durch sog. spezifische Diuretika (z. B. Chlordiuretika bei Bromintoxikation). Saluretika (Thiazide u. a.) sind allerdings bei schweren Leber- und Nierenschäden kontraindiziert. Verständlicherweise vermögen *nephrotoxisch wirkende Xenobiotika* über eine Reduktion der renalen Giftausscheidung die Wirkung eines Toxons zu steigern und zu verlängern, d. h. im weitesten Sinn synergistisch zu agieren (S. 25). **b** *Interaktionen xenobiotischer Substanzen in der toxodynamischen Phase: Antagonismen und Synergismen i. e. S.* Den Skizzen (26)–(33) liegt die Vorstellung zugrunde, das toxisch aktive Xenobiotikum (Agonist) verbinde sich mit dem »Rezeptor« (der nicht nur im Bereich der äußeren Zellmembran, sondern irgendwo in der Zelle liegen kann) und löse damit einen Effekt mit schließlich klinisch faßbarer Wirkung aus (26). Antagonisten zeigen oft eine Affinität zu den Rezeptoren der Agonisten, aber in der Regel ohne den durch den letzteren hervorgerufenen Effekt (27). Beispiele von *kompetitivem Antagonismus* liefern Methacholin und Anticholinergika, Nikotin und Ganglienblocker, die an den Nikotinrezeptoren angreifen, u. a. m. (28). Verschiedene Beobachtungen stützen die Annahme, Agonisten mit einer Affinität zu zwei (oder mehr) Rezeptoren könnten durch eine entsprechende Zahl von Antagonisten kompetitiv gehemmt werden, mit dem Resultat, daß mehr als ein Effekt bzw. eine Wirkung beeinträchtigt würden (33). Um einen *chemischen Antagonismus* handelt es sich, wie erwähnt (s. **a**, 18, 20), wenn Effekt und Wirkung des Agonisten durch eine direkte chemische Reaktion desselben mit den Antagonisten reduziert werden (29; abgesehen von Chelatbildnern (s. o.) z. B. Heparin und Protamin, Zyanid und Natriumthiosulfat, woraus Rhodanid entsteht, u. a.). Beim *nicht kompetitiven Antagonismus* (32) wirkt der Antagonist z. B. auf den Effekt hemmend (Strychnin und Curare, Atropin und Nikotin, Papaverin und Histamin, u. a. m.). Man nimmt an, daß auch »*sequenzielle*« *Antagonismen* (31) eine erhebliche Rolle spielen. Von einem »*funktionellen*« *Antagonismus (funktionelle Interaktion,* 30) reden wir, wenn die Wirkung eines Agonisten durch den entgegengesetzten Effekt eines zweiten Agonisten, der am gleichen Zellsystem, aber nicht an denselben Rezeptoren angreift, reduziert wird (z. B. cholinerge bzw. histaminerge Substanzen und die antagonistische Wirkung β-adrenerger Stoffe auf die Bronchialmuskulatur). Ähnlich verhält es sich mit dem sog. »*physiologischen*« *Antagonismus,* bei dem zwei Agonisten mit einander entgegengesetzten Effekten an verschiedenen Zellsystemen angreifen (z. B. Herzglykoside und α-adrenerge Blocker). *Synergistische Phänomene* kennt man ebenfalls in großer Zahl (34); im Fall eines überadditiven Synergismus (s. **c**, 44) dürfte es sich oft um einen sog. »funktionellen«

Literatur

Ariëns, E. J.: Reduction of drug action by drug combinations. Fortschr. Arzneimittel-Forsch. *14,* 11 (1970) — *Hansten, Ph. D.:* Drug interactions, 3rd. ed. Philadelphia: Lea & Febiger 1975 — *Smuckler, E. A.:* Iatrogenic disease, drug metabolism and cell injury: lethal synthesis in man. Fed. Proc. *36,* 1708 (1977) — *Wellhöner, H. H.:* Pharmakologie und Toxikologie. Berlin - Heidelberg - New York: Springer 1975

175. Hinweise auf Gefahrenmomente hinsichtlich chemischer Intoxikationen und Möglichkeiten der Vorbeugung

Die *risikobestimmenden Faktoren* in bezug auf schädliche Wirkungen toxischer Xenobiotika hängen wesentlich von den *Umständen,* unter denen es zu einer Intoxikation kommen kann, und von Fragen, wie *Alter der Betroffenen, absichtliche oder unabsichtliche Vergiftung, akute oder chronische Exposition, erkannte oder unerkannte Gefährdung, gewerbliche oder nicht gewerbliche Risiken,* u. a., ab. Wegen dieser Vielfalt der Möglichkeiten und in Anbetracht der *fast unbegrenzten Zahl* von Chemikalien, die bei höherer Dosierung toxische Wirkungen entfalten, in Haushalt, Hausapotheken, Garten, Landwirtschaft, Verkehrsmitteln bzw. Garagen, verunreinigter Luft, verschmutzten Gewässern, Industriebetrieben u. a. ist es außerordentlich schwierig, wenn nicht unmöglich, auch nur annähernd risikolose Zustände (»no-risk level«) zu schaffen. Immerhin sollte es gelingen, durch *Gesetzgebung,* wirksame *Information,* Herausgabe von *Richtlinien, Errichten toxikologischer Beratungs-, Diagnose- und Behandlungszentren* sowie eine strenge *Kontrolle des Arzneimittelverbrauchs* die Gefahr akuter oder chronischer Vergiftungen auf ein Mindestmaß zu beschränken. In verschiedenen Ländern ist in dieser Richtung schon viel getan worden, durch Aufstellung toxikologischer Datenbanken bzw. Informationszentren, strenge Handhabung der Rezepturpflicht von Arzneimitteln und gesetzliche Prüfungsvorschriften hinsichtlich der Toxizität neuer Chemikalien vor ihrer Einführung in den Handel (z. B. »Toxic Substances Control Act (TOSCA)« in den USA). Es sei in diesem Zusammenhang auf den »Technical Report Nr. 586« der WHO aus dem Jahr 1976 hingewiesen. Nachfolgend werden einige der wichtigeren Risikofaktoren im Zusammenhang mit den bereits erwähnten drei Phasen der toxikologischen Wirkungskette kurz erörtert.

175.1. Risikobestimmende Faktoren hinsichtlich der Exposition gegenüber potentiell toxischen Chemikalien (Expositionsphase)

Absichtliche Vergiftungen

Suizidale oder demonstrative Vergiftungen lassen sich heute in der weit überwiegenden Mehrzahl der Fälle auf eine *Überdosierung von Medikamenten,* vor allem von Schlafmitteln, zurückführen. Offensichtlich bieten die z. Z. gültigen Vorschriften (Rezepturpflicht, Anzahl Tabletten pro Handelspackung u. a.) wenig Schutz vor solchen Ereignissen. Wie schon erwähnt, wirkt die Kombination von exzessivem Alkoholkonsum und Sedativa in besonderem Maß lebensgefährdend. Von den zahlreichen weiteren suizidalen Mitteln sind u. a. Gas (CO, z. B. Auspuffgase in geschlossenen Garagen), Pestizide, Zyankali und Ätzgifte zu nennen.

Ein besonderes Problem, das sowohl beabsichtigte als auch unbeabsichtigte Vergiftungen umfaßt, ist die *Drogensüchtigkeit* (S. 1511).

Fälle von *Giftmord* werden bei weitem nicht mehr so oft gesehen wie früher. Mehrheitlich handelt es sich um geruch- und geschmacklose Substanzen, die leicht löslich sind und den Speisen zugemischt werden, etwa Zyankali in Pralinen oder Likör, Alkylphosphate, Arsenverbindungen, Thallium u. a.

Unabsichtliche Vergiftungen

Die durch kindliche Neugierde, Unwissenheit, Unachtsamkeit oder Verwechslung im Haushalt verursachten *»ökonomischen Vergiftungen«* betreffen in erster Linie *Kinder,* wobei Säuglinge bzw. Kleinkinder mit Vorliebe für den Haushalt bestimmte Produkte, wie Farben, Reinigungsmittel, Desinfektionsmittel, Kosmetika u. a., 1–6 Jahre alte Kinder dagegen eher Medikamente zu sich nehmen. Erwachsene fallen

---

Abb. 204a–c (Fortsetzung)

oder »physiologischen« Synergismus handeln. **c** *Überblick über mögliche Synergismen und Antagonismen von Xenobiotika, insbesondere Pharmaka (Auswahl).* Im wesentlichen lassen sich zwei Hauptformen von Interaktionen zwischen zwei Xenobiotika auseinanderhalten: Zum ersten kann es sich um die Kombination einer aktiven Substanz mit einem zweiten Stoff handeln, der an sich »inaktiv« ist, aber die Wirkung der ersteren zu verändern vermag (35). Zweitens kennt man zahlreiche Kombinationen von Xenobiotika, die je eine – verschiedene – deutliche Aktivität zeigen (41). Isobolen sind Kurven oder Geraden, für deren Ermittlung man die Dosis der einen in einer Kombination von Xenobiotika enthaltenen Substanz als Funktion der Dosis des anderen Stoffes aufträgt; dabei wird als Endpunkt eine identische Wirkung gewählt. Bei Anwendung einer *Kombination eines aktiven und eines – an sich – »inaktiven« Xenobiotikums* lassen sich verschiedene Wirkungsmuster auseinanderhalten: Abgesehen von *Synergismus* (37) und der Möglichkeit, daß der zweite Stoff *keinen Einfluß* ausübt (36), kann man *verschiedene Typen von Antagonismus* unterscheiden, insbesondere den *»funktionellen« Antagonismus* (38, s. auch **b**, 30), den sog. *»überwindbaren« Antagonismus* (39, s. auch **b**, 28 und 29) sowie den sog. *»unüberwindbaren« Antagonismus* (40, s. auch **b**, 32). *Kombinationen zweier Substanzen, die beide für sich aktiv sind,* können eine *additive Wirkung* (42), eine *subadditive Wirkung* (43) oder eine *überadditive Wirkung* (44, Synergismus i. e. S.) ergeben

dann und wann einer Verwechslung zum Opfer, wie sie bei falscher oder schlechter Beschriftung bzw. Verwendung täuschender Flaschen oder Behälter vorkommen kann (z. B. H_2SO_4, HCl, Oxalsäure, Laugen, Spiritus, Petroleum u. a.). Eine erhebliche Rolle spielt ferner die CO-Vergiftung bei schadhaften Heizungen oder Motorfahrzeugen.

Unbeabsichtigte Medizinalvergiftungen beruhen, abgesehen von der erwähnten Gefährdung von Kindern, auf Überempfindlichkeit, u. U. auch auf Verwechslung, falscher Anschrift, irrtümlicher Rezeptierung (z. B. Überdosierung), chronischem Abusus u. a. m.

Gewerbliche Vergiftungen gehen auf schädigende Wirkungen von in Industrie und Gewerbe benützten Stoffen zurück, die *trotz Beachtung der üblichen Vorsicht,* in den Körper eindringen und toxische Effekte entfalten können. In diese Gruppe gehören u. a. blei- oder quecksilberhaltige Substanzen, halogenierte Kohlenwasserstoffe sowie – heute seltener als früher – Benzol, Anilin und viele andere Chemikalien.

Nahrungsmittelvergiftungen akuter oder – noch wichtiger – chronischer Art haben seit dem vermehrten Gebrauch von Herbiziden und Insektiziden an Bedeutung gewonnen, vor allem, was Langzeiteffekte anbelangt.

In vermehrtem Maß machen sich ferner chronisch-toxische Wirkungen der *Luft- und Wasserverunreinigung (»Pollution«)* bemerkbar, denen hauptsächlich die Bevölkerung in hochindustrialisierten und/oder dicht besiedelten Gebieten ausgesetzt ist.

Die Dosis als wichtigster Risikofaktor: Festlegung annehmbarer Höchstgrenzen

Maßgebend für die Wirkung eines Toxons sind seine *Konzentration im Bereich der Zielstrukturen* und die *Dauer der Exposition.* Für praktische Zwecke, vor allem im Rahmen der Gewerbetoxikologie, werden oft die Konzentration des Schadstoffes in der unmittelbaren Umgebung eines Individuums, d. h. etwa am *Arbeitsplatz,* und die *Aufenthaltsdauer* an diesem Ort zur Schätzung des Ausmaßes der Schädigung herangezogen. Dabei ist zu berücksichtigen, daß die Konzentrationen solcher Substanzen während der Arbeitszeit oft zunehmen, d. h. keine Konstante darstellen. Überschreiten die gemessenen Werte die geltenden *MAK-Grenzen* (S. 1526), sind Maßnahmen, wie bessere Ventilation, strengere Vorschriften hinsichtlich des Tragens von Handschuhen u. a., zu treffen. Nötigenfalls drängt sich ein Arbeitsplatzwechsel auf. Anstelle der MAK-Werte treten bei der Festlegung zulässiger Konzentrationen *gewerblicher Gifte* und von *Nahrungsmittelzusätzen bzw. -rückständen im Körper* die sog. *ADI-Werte* (S. 1494). Es ist *Sache des Gesetzgebers,* die Grundlage für derartige Vorschriften zu schaffen.

Elimination von Xenobiotika, die durch weniger gefährliche Substanzen ersetzt werden können

Viele potentiell toxische Substanzen spielen in der Industrie und im täglichen Leben eine derart wichtige Rolle, daß es kaum möglich wäre, sie aus dem Handel zu ziehen. Immerhin sollten die verantwortlichen Instanzen stets bemüht sein, besonders toxische Produkte durch solche abzulösen, die ungefähr das Gleiche leisten, jedoch eine geringere Gefahr mit sich bringen.

Beispiel:

- Durch gesetzliche Vorschriften wurden u. a. der *gelbe Phosphor* an Streichholzköpfchen durch roten ersetzt, das giftige *Bleitetraäthyl* (»Antiklopfmittel« als Benzinzusatz) durch das weniger toxische Bleitetramethyl abgelöst, und der Gebrauch von *DDT* eingeschränkt.

Die Bedeutung allgemeiner und individueller Vorbeugungs- und Hygienemaßnahmen

Im *Haushalt* gebrauchte Chemikalien sollten so aufbewahrt werden, daß sie für *Kinder* nicht ohne weiteres zugänglich sind. Dies gilt nicht nur für Substanzen der höheren Giftklassen, sondern auch für Reinigungsmittel, Lösungsmittel, Detergentien, Farben, Kosmetika und Arzneimittel. Besonders toxische Substanzen sind korrekt beschriftet unter Verschluß zu halten. An Arbeitsplätzen in *Industrie* und *Gewerbe* gilt der letztgenannte Grundsatz ebenfalls. Überdies sollten kontaminierte Arbeitskleider öfters gewechselt und nicht nach Hause genommen werden. Der individuellen Hygiene kommt in derartigen Betrieben eine besondere Bedeutung zu, und die Angestellten und Arbeiter müssen darüber unterrichtet sein, wie Staubbildung und Kontakte mit Schadstoffen auf ein Mindestmaß herabgesetzt werden können. Allenfalls drängen sich Vorschriften hinsichtlich des Tragens von Handschuhen, der Verwendung von Werkzeugen und der Benützung von Masken mit Filterwirkung auf. Die Befolgung derartiger Instruktionen, ebenso wie die korrekte Handhabung und Kontrolle von Kesseln, in denen toxische Chemikalien für chemische Reaktionen eingesetzt werden, gilt es dauernd zu überprüfen. *Heizungsanlagen* und *Motorfahrzeuge* bedürfen in bezug auf ihre Emissionen einer regelmäßigen Kontrolle. Die chemische Analyse des *Trinkwassers* und der *Nahrungsmittel* wird in der Regel von behördlich beaufsichtigten Instanzen besorgt, z. T. auch die der *Luft.* Solchen Anstrengungen wird man bei der zunehmenden Industrialisierung immer mehr Beachtung schenken müssen. Es sei daran erinnert, daß nach heutigen Schätzungen mindestens 70% der bösartigen Neoplasien durch *chemische Karzinogene* induziert werden. Ähnliches läßt sich hinsichtlich mutagener Wirkungen vermuten.

Auf die Gefahren eines *Genußmittelabusus* (Tabakrauchen, Alkoholkonsum) wurde schon hingewiesen (S. 265, 511 und 726).

Art und Zustand der Kontaktorgane (-gewebe) als Risikofaktoren

Bei der *Inhalation* von Schadstoffen ist zu berücksichtigen, daß der in den Lungen retinierte Anteil dem Atemvolumen pro Zeiteinheit und der Konzentra-

tionsdifferenz zwischen eingeatmeter und ausgeatmeter Luft proportional ist, d. h. von Parametern, wie Arbeitsbelastung, Atemfrequenz, Tiefe der Atemzüge u. a. abhängt, ganz abgesehen vom Alter der betroffenen Individuen sowie von der Temperatur und der relativen Luftfeuchtigkeit.
Hinsichtlich der *Haut* wurde schon unterstrichen, daß die Entfernung der schützenden Lipid- und Hornschichtbarriere, ebenso wie erhöhte Feuchtigkeit, Wärme (und damit Hautdurchblutung) sowie das Vorhandensein von Verletzungen einer Resorption nicht nur lipophiler, sondern auch hydrophiler Substanzen Vorschub leisten.
Die Resorption von Xenobiotika im *Verdauungskanal* hängt u. a. von pH des Inhalts sowie Art, Menge und Zustand der Schleimhäute ab. Wird ein bestimmtes Xenobiotikum in der Leber entgiftet, ist die orale Aufnahme weniger gefährlich als etwa die Inhalation oder der perkutane Eintritt der betreffenden Substanz. Umgekehrt verhält es sich, wenn ein Fremdstoff in den Hepatozyten »gegiftet« wird.

175.2. Risikobestimmende Faktoren in der toxokinetischen Phase

Zustand der an der Biotransformation und Ausscheidung von Schadstoffen beteiligten Organe

Daß bei *verminderten Leber- und/oder Nierenfunktionen* – wegen der verzögerten Entgiftung (Inaktivierung) und Ausscheidung von Xenobiotika – eine erhöhte Intoxikationsgefahr besteht, wurde wiederholt betont.
Behinderungen der Urinpassage in den unteren Harnwegen (z. B. Prostatahyperplasie, S. 801) können u. a. zur Folge haben, daß Konjugate unter dem Einfluß der dort vorhandenen Glukuronidase(n) hydrolysiert und damit eine toxische Substanz wieder freigesetzt wird. Diesem Mechanismus ist vor allem bei der chemischen Induktion von Harnblasenkarzinomen Rechnung zu tragen.

Frühere Expositionen

Auf die Gefahr von *Kumulationen* haben wir schon hingewiesen (S. 1503), ebenso darauf, daß z. B. bei erhöhter gewerblicher Gefährdung u. U. ein Arbeitsplatzwechsel angezeigt erscheint.

Genetisch bedingte Idiosynkrasien

Die Gefahren einer genetischen Prädisposition wurden am Beispiel der Patienten mit Plasmacholinesterase-Defekt (S. 878) erörtert. Es gibt noch weitere derartige Beispiele, so individuelle Differenzen in der Azetylierungsrate u. a., die zur Folge haben können, daß sonst harmlose Dosen schwere toxische Reaktionen hervorrufen.

175.3. Risikobestimmende Faktoren in der toxodynamischen Phase

Individuelle Unterschiede in der Empfindlichkeit gegenüber Schadstoffen

Nicht nur in bezug auf die Biotransformation, sondern auch hinsichtlich der direkten Effekte toxischer Substanzen zeigen sich von Fall zu Fall erhebliche Differenzen. Abgesehen von *Alter, Geschlecht, Ernährungszustand, allgemeinem Gesundheitszustand* und besonderen Umständen, wie *Gravidität,* sind in diesem Zusammenhang u. a. die *allergischen Reaktionen* (S. 1095) und die Empfindlichkeit von Patienten mit *chronischen Bronchial- und Lungenleiden* gegenüber inhalierten, potentiell toxischen Xenobiotika zu nennen.

Genetisch bedingte Empfindlichkeit gegenüber gewissen Chemikalien bzw. Arzneistoffen

In der toxodynamischen Phase spielen solche Faktoren ebenfalls eine Rolle. Auf einige Beispiele dieser Art, wie die Bildung von Methämoglobin bei Glukose-6-Phosphat-Dehydrogenase-Defekt der roten Blutkörperchen im Anschluß an die Einwirkung von Substanzen, wie z. B. Anilin, wurde schon hingewiesen (S. 427).

Kumulation

Vorausgegangene Expositionen mit dem Resultat einer Anhäufung von Schadstoffen in verschiedenen Organen können mit erheblicher Latenz zu Schäden führen (S. 1503).

Beispiele:
- *Epidemiologische Untersuchungen* haben verschiedentlich entscheidend geholfen, durch Giftstoffe in der Umwelt verursachte Leiden zu erkennen und entsprechend Abhilfe zu schaffen. Beispiele hierfür sind u. a. die *Itai-Itai-Krankheit* in Japan, die auf einer durch Abwässer von Zinkminen bedingten Kontamination der Flüsse durch Cadmium beruhte, ferner die bereits erwähnte *Minamata-Krankheit,* die auf eine Anreicherung von Quecksilberverbindungen in Fischen zurückzuführen ist.
- Verschiedentlich weisen *Veränderungen der Fauna und/oder Flora* auf gefährliche Umweltverunreinigungen hin, so daß Verschwinden von Flechten bei erhöhtem SO_2-Gehalt der Luft, oder das große Sterben von Fischreihern wegen DDT-Verseuchung der Fische.
- Regelmäßige medizinische Untersuchungen sind in allen Fällen von gewerblicher Exposition gegenüber potentiellen Schadstoffen, ferner im Anschluß an Zwischenfälle mit Kontamination von Luft, Wasser und/oder Boden durch toxische Chemikalien dringend erforderlich. So hat sich gezeigt, daß im Anschluß an ausgedehnte *Verschmutzung von Küstengebieten durch Erdöl* beschädigter Tankschiffe nicht nur die Meeresfauna und Meerpflanzen sowie die Vögel schwersten Schaden nahmen, sondern daß auch die an den Reinigungsarbeiten Beteiligten und Anwohner z. T. Zeichen von Gesundheitsschädigung aufwiesen, u. a. durch Reizung der Luftwege.

Literatur

Berfenstam, R., Beskow, J.: Storage of poisons in the homes of families with small children. Brit. J. Prev. Soc. Med. *16,* 123 (1962) — *Bockris, J. O'M.:* Environmental chemistry. New

York: Plenum Press 1976 — *Coleman, A. B.*: Accidental poisoning. N. Engl. J. Med. *277*, 1135 (1967) — *Dreisbach, R. H.*: Handbook of poisoning: Diagnosis treatment, 9th. ed. Los Altos: Lange 1977 — *Editorial:* Hazards from cosmetics and toilet preparations. Brit. Med. J. *1961 II*, 1700 — *Fishbein, L.*: Chromatography of enviromental hazards, vol. II. Amsterdam: Elsevier 1973 — *Graham, J. D. P.*: Poisoning in the home. Brit. Med. J. *1967 II*, 157 — *Helwig, H.*: Vergiftungen mit Haushaltmitteln bei Kindern. Med. Welt *20*, 447 (1969) — *Hueck, H. J.*: Active surveillance and use of bioindicators. In: Principles and methods for determining ecological criteria on hydrobiocenoses. Oxford: Pergamon Press 1976 — *Legator, M. S., Hollaender, A.*: Occupational monitoring for genetic hazards. Ann. N. Y. Acad. Sci. *269*, 1 (1975) — *Measurement*, detection and control of environmental pollutants. Proceedings of a Symposium held in Vienna, March 1976. Vienna: IAEA 1976 — *Sansone, E. B., Losikoff, A. M., Pendleton, R. A.*: Potential hazards from feeding test chemicals in carcinogen bioassay research. Toxicol. Appl. Pharmacol. *39*, 435 (1977) — *Sax, N. I.*: Dangerous properties of industrial materials. Princeton: Van Nostrand-Reinhold 1975 — *Seutter-Berlage, F., van Dorp, H. L., Kosse, H. G. J., Henderson, P. T.*: Urinary mercapturic acid excretion as a biological parameter of exposure to alkylating agents. Int. Arch. Occup. Environm. Hlth. *39*, 45 (1977) — *Schieler, L., Pauze, D.*: Hazardous materials. London: Van Nostrand-Reinhold 1977 — *Stewart, R. D.*: The use of breath analysis in clinical toxicology. In: Essays in toxicology (W. J. Hayes, ed.), vol. V. New York: Academic Press 1974 — *Trevethick, R. A.*: Environmental and industrial health hazards. London: Heineman 1973

176. Pathogenetische Überlegungen zu Diagnose und Therapie von Vergiftungen

176.1. Bemerkungen zur Erkennung chemischer Intoxikationen

In allen Fällen von Vergiftung, akuten wie chronischen, ist der *Nachweis der verantwortlichen toxischen Substanz(en)* Voraussetzung einer wirkungsvollen Behandlung. Besonders bei *akuten Intoxikationen* hängt viel davon ab, ob der Arzt überhaupt an eine solche Möglichkeit denkt und an Ort und Stelle Hinweise auf die Natur der beteiligten Pharmaka bzw. Chemikalien, wie leere Tablettenschachteln, Flaschen mit Resten des betreffenden Stoffes u. a. m., sicherstellt, um sie der toxikologischen Analyse zuzuführen. Einzelne Vergiftungen zeichnen sich durch mehr oder weniger typische Merkmale aus, so die kirschrote Haut- und Schleimhautfarbe bei CO-Vergiftung oder der typische Mandelgeruch bei Blausäurevergiftung. In der überwiegenden Mehrzahl der Fälle finden sich jedoch Symptome und Zeichen, die durch zahlreiche andere, nicht durch toxische Xenobiotika bedingte Krankheiten ebenfalls hervorgerufen werden können.

Der *Verdacht auf eine chemische Intoxikation* sollte jedenfalls bei Patienten mit unerklärten krankhaften Erscheinungen wie Koma, Konvulsionen, akuter Psychose, akuter Leber- und/oder Niereninsuffizienz und/oder schwerer Knochenmarkschädigung mit in die Differentialdiagnose einbezogen werden, ganz abgesehen von akuten Brechdurchfällen, Übelkeit, Bauchschmerzen u. a. m. In allen derartigen Situationen stützt sich der Arzt in erster Linie auf die *toxikologischen Informationszentren.* Meistens – zumal bei akuten Vergiftungen – müssen indessen therapeutische Maßnahmen ergriffen werden, bevor der Schadstoff identifiziert ist. So oder so sind aber – in nicht kontaminierten Behältern oder Plastikbeuteln – *Erbrochenes, Magenspülflüssigkeit, Blut, Urin und Fäzes* für die chemische Analyse aufzubewahren.

Bei Verdacht auf *chronische Vergiftung* kommt dem Nachweis potentiell toxischer Substanzen vor Erreichen toxischer Konzentrationen im Körper besonderes Gewicht zu. Erfahrungsgemäß beruhen Versäumnisse in dieser Hinsicht meist darauf, daß der Arzt gar nicht an die Möglichkeit einer Intoxikation denkt. Dies gilt nicht nur für Einzelfälle, sondern auch für die Gewerbe- und Umwelttoxikologie. Die Erkennung des verantwortlichen Agens stützt sich auch hier auf »*Probenahmen in der äußeren Umgebung*« (Luft, Wasser, Nahrungsmittel u. a.) sowie »*Probenahmen in der inneren Umgebung*« (Blut, Urin, Speichel, Ausatmungsluft, Fäzes, Haare, Nägel u. a.). Die bereits erwähnten *BLV-Werte* gelten für Körperflüssigkeiten bzw. -gewebe und Exkremente (Tabelle 94).

Bei akuten wie bei chronischen Intoxikationen gründet sich der Nachweis des verantwortlichen Schadstoffs zunächst auf sog. *spezifische Teste,* mit deren Hilfe die Konzentration einer definierten toxischen Substanz oder deren Metaboliten im Blutplasma und/oder Urin bestimmt wird. Hierzu gehören ferner gewisse Zeichen, im besonderen chemische Veränderungen in Blut und/oder Urin, die für die eine oder andere Vergiftungsart bzw. Substanzgruppe mehr oder weniger typisch sind.

Nicht spezifische Teste haben mehr allgemeinen Charakter und liefern lediglich einen Hinweis auf die Möglichkeit oder Wahrscheinlichkeit einer Intoxikation durch die eine oder andere Substanzgruppe.

Die *Untersuchungsmethoden* auf Xenobiotika umfassen heute verschiedene Techniken, wie Papier-, Dünnschicht- und Gaschromatographie, Gelfiltration, Spektrophotometrie, Atomabsorption, Radioimmunoassay, ELISA (S. 1089) u. a. m.

Beispiele:

- Beispiele direkter »*spezifischer*« *Teste* sind u. a. der Nachweis von *Blei, Quecksilber* oder *Arsen* im Urin. Zu den spezifischen Testen gehören ferner die Prüfung auf mehr oder weniger *typische Metabolite* eines Xenobiotikums, wie von *p-Nitrophenol bei Parathionvergiftung, Hippursäure bei Toluol- bzw. Benzoesäurevergiftung* u. a. Als »spezifisch« gelten schließlich Teste, die auf besondere, aber nicht vom Xenobiotikum stammende Metabolite in Urin oder Blut gerichtet sind, z. B. δ-Aminolävulinsäure bei Bleivergiftung, oder andere chemische Veränderungen betreffen (z. B. *Verminderung des Zystingehalts von Haaren und Nägeln bei Vanadium- und Uranintoxikation).*
- Mit Hilfe der *Atomabsorptionsmessung* können heute *Metalle* ziemlich rasch identifiziert und quantitativ gemessen werden,

Tabelle 94. »Maximale Arbeitsplatzkonzentrationen« (MAK) und sog. »biologische Grenzwerte« (BLV) gesundheitsschädigender Substanzen[a]

1. MAK-Werte (Auszug)[b]

Stoff, Substanz (alphabetisch)	Formel	MAK-Werte[c] ppm	mg/m³	Bemerkungen
Abate (0,0,0′,0′-Tetramethyl-0,0′-Thiodi-p-Phenylen-Thiophosphat)	$[(CH_3O)_2 \cdot PSO \cdot C_6H_4]_2S$		10	
Akrolein	$CH_2 : CH \cdot CHO$	0,1	0,25	
Akrylamid	$CH_2 : CH \cdot CO \cdot NH_2$		0,3	H
Akrylnitril	$CH_2 : CH \cdot CN$	20	45	H
Aldrin (1,2,3,4,10,10-Hexachlor-1,4,4a,5,8,8a-Hexahydro-1,4,5,8-Dimethano-Naphthalin)	$C_{12}H_8Cl_6$		0,25	H
Aluminiumoxid	Al_2O_3		20 (8)	(Feinstaub)
Ameisensäure	HCOOH	5	9	
Aminopyridin (2-)	$N : CNH_2(CH)_3 : CH$	0,5	2	
Ammoniak	NH_3	25	18	
Ammoniumchlorid (Staub)	NH_4Cl		10	
Ammoniumsulfamat	$NH_2 \cdot SO_3^- \cdot NH_4^+$		10	
Amylalkohol (iso-)	$(CH_3)_2 \cdot CH \cdot CH_2 \cdot CH_2OH$	100	360	
Amylazetat	$CH_3 \cdot COO \cdot C_5H_{11}$	100	525	
Anilin	$C_6H_5 \cdot NH_2$	5	19	H
Antimon und seine Verbindungen (Staub)	Sb		0,5	
Antimonwasserstoff	SbH_3	0,1	0,5	
Antu (α-Naphthylthioharnstoff)	$C_{10}H_7 \cdot NH \cdot CS \cdot NH_2$		0,3	
Argon	Ar			O_2-Verdrängung
Arsen und seine Verbindungen (Staub)	As		0,5	
Arsenwasserstoff (Arsin)	AsH_3	0,05	0,16	
Asbest rein			1,0	K
Asphalt (Petroleum, Rauch)			(5)	(Aerosol)
Äthanol (Äthylalkohol)	C_2H_5OH	1000	1900	
Äthylakrylat	$CH_2 : CH \cdot COO \cdot C_2H_5$	25	100	H
Äthylamin	$C_2H_5 \cdot NH_2$	10	18	
Äthyläther (Diäthyläther)	$C_2H_5 \cdot O \cdot C_2H_5$	400	1200	
Äthylazetat	$C_3 \cdot COO \cdot C_2H_5$	400	1400	
Äthylbenzol	$C_6H_5 \cdot C_2H_5$	100	435	
Äthylbromid	C_2H_5Br	200	890	
Äthylbutyl-Keton	$C_2H_5 \cdot CO \cdot C_4H_9$	50	230	
Äthylchlorid	C_2H_5Cl	1000	2600	
Äthylendiamin	$NH_2 \cdot CH_2 \cdot CH_2 \cdot NH_2$	10	25	
Äthylenglykol (Aerosol) ·	$HO \cdot CH_2 \cdot CH_2 \cdot OH$		10	
(Dampf)		100	260	
Äthylenimin	$CH_2 \cdot CH_2 \cdot NH$	0,5	1	H K
Äthylformiat	$HCOO \cdot C_2H_5$	100	300	
Äthylmerkaptan	$C_2H_5 \cdot SH$	0,5	1	
Azetaldehyd	$CH_3 \cdot CHO$	100	180	
Azeton	$CH_3 \cdot CO \cdot CH_3$	1000	2400	

M = Maximum, d. h. höchste zulässige Konzentration (bei diesen Stoffen darf der MAK-Wert auch nicht kurzfristig überschritten werden). H = Vergiftung durch Hautresorption möglich. S = Kommen in Frage als »Sensibilisatoren«, d. h. als Haptene, die Überempfindlichkeitsreaktionen von Seiten des Immunapparates hervorrufen können. K = Karzinogene Wirkung bekannt. P = Provisorische Festlegung.

[a] Diese Liste von *MAK* (»*M*aximale *A*rbeitsplatz-*K*onzentration«)-Werten ist z. T. eine Auswahl von mehr als 600 toxischen Stoffen, für die im Jahr 1976 solche Angaben vorlagen. Es ist damit zu rechnen, daß stetig neue Informationen hinzukommen. In den USA wird an Stelle des Begriffes *MAC* (»*m*aximum *a*cceptable (*a*llowable) *c*oncentration«) neuerdings die Bezeichnung *TLV* (»*t*hreshold *l*imit *v*alue«) benützt; diese bezieht sich auf Konzentrationen der betreffenden Stoffe in der Luft. Unter MAK versteht man diejenige Konzentration eines gas-, dampf-, rauch- oder staubförmigen Materials in der Luft, die nach derzeitiger Kenntnis bei Einwirkung während einer Arbeitswoche von 8–9 Std täglich auch über längere Perioden bei der stark überwiegenden Zahl der gesunden, am Arbeitsplatz Beschäftigten die Gesundheit nicht schädigt. Es handelt sich jedoch nicht um sichere Grenzen zwischen gefährlichen und ungefährlichen Bereichen! Der Wert der MAK-Listen liegt u. a. darin, daß sie einen Einblick in die relative Toxizität der einzelnen Stoffe gestattet. Die *»biologischen Grenzwerte«* (»*BLV*« = »*b*iological *l*imit *v*alues«) beziehen sich auf Konzentrationen von Xenobiotika in Geweben und Körperflüssigkeiten, die man als Schwellenwerte betrachtet, und die auch bei kürzerer Exposition nicht überschritten werden sollten.

[b] Wo nicht anders vermerkt, gelten die die hier angegebenen Werte von Metallverbindungen für den Metallanteil derselben.

[c] Zahlen in Klammern bedeuten Feinstäube bzw. Aerosole.

Tabelle 94 (Fortsetzung)

Stoff, Substanz (alphabetisch)	Formel	MAK-Werte[c] ppm	mg/m³	Bemerkungen
Azetonitril	$CH_3 \cdot CN$	40	70	
Azetylen	$HC : CH$	1000		
Barium (wasserlösliche Verbindungen)	Ba		0,5	
Baumwolle (Staub)			1,5	
Benzol	C_6H_6	10	32	
Beryllium und seine Verbindungen (Staub)	Be		0,002	
Blei und seine Verbindungen (Staub)	Pb		0,15	
Bleitetraäthyl (TEL)	$Pb\,(C_2H_5)_4$	0,01	0,075	H
Borsäureanhydrid (Staub)	B_2O_3		10	
Bortribromid	BBr_3	1	10	
Brom	Br_2	0,1	0,7	
Bromwasserstoff	HBr	3	10	
Butan	C_4H_{10}	1000	2400	
Butylamin	$C_4H_9 \cdot NH_2$	5	15	M H
Butylchromat (tert.)	$(CH_3)_3C \cdot O \cdot Cr(OH)O_2$		0,1	M H S
Butyllaktat	$CH_3 \cdot CH(OH)COO \cdot C_4H_9$	1	5	
C siehe unter K und Z				
Chinon (p-Benzochinon)	$C_6H_4O_2$	0,1	0,4	
Chlor	Cl_2	0,5	1,5	
Chloräthanol (2-)	$Cl \cdot CH_2 \cdot CH_2 \cdot OH$	1	3	
Chlorbenzol (Mono-)	C_6H_5Cl	75	350	
Chlorbenzyliden-Malononitril	$Cl \cdot C_6H_4 \cdot CH : C(CN)_2$	0,05	0,4	H
Chlordan (1,2,4,5,6,7,8,8-Oktachlor-3a,4,7,7a-Tetrahydro-4,7-Endomethylenindan)	$C_{10}H_6Cl_8$		0,5	H
Chlordioxid	ClO_2	0,1	0,3	
Chloriertes Diphenyl (Chlorgehalt 42%)		0,1	1	H
Chloroform	$CH \cdot Cl_3$	25	120	M
Chlorpikrin	$CCl_3 \cdot NO_2$	0,1	0,7	
Chlortrifluorid	ClF_3	0,1	0,4	M
Chrom und seine wasserunlöslichen Verbindungen (Staub)	Cr		1	
Chrom (wasserlösliche Verbindungen, Staub)			0,5	
Chromate (wasserlöslich, Staub, als CrO_3 berechnet)	CrO_3		0,1	S
Chromsäure (Staub)	CrO_3 bzw. H_2CrO_4		0,1	
DDT(1,1,1-Trichlor-2,2-di-(4-Chlorphenyl)-Äthan)	$(C_6H_4Cl)_2CH \cdot CCl_3$	0,1	1	H
DDVP (Dimethyl-Dichlorvinyl-Phosphat)	$(CH_3O)_2PO \cdot O \cdot CH{:}\ CCl_2$	0,1	1	H
Dekaboran	$B_{10}H_{14}$	0,05	0,3	H
Demeton	$(C_2H_5O)_2PS \cdot O \cdot C_2H_4 \cdot S \cdot C_2H_5$	0,01	0,1	H
Diäthylentriamin	$(NH_2 \cdot CH_2 \cdot CH_2)_2NH$	1	4	H
Diazinon (0,0-Diäthyl-0-(2-Isopropyl-6-Methyl-Pyrimidinyl)-Thiophosphat)	$C_{10}H_{19}O_6PS_2$		0,1	H
Diazomethan	CH_2N_2	0,2	0,3	
Diboran	B_2H_6	0,1	0,1	
1,2-Dibromäthan	$Br \cdot CH_2 \cdot CH_2 \cdot Br$	20	145	M H
2-N-Dibutylaminoäthanol	$(C_4H_9)_2N \cdot CH_2 \cdot CH_2OH$	2	14	H
Dibutylphosphat	$(C_4H_9)_2HPO_4$	1	5	
Dichlorazetylen	$ClC \vdots CCl$	0,1	0,4	M
2,2'-Dichlordiäthyläther	$C_2H_4Cl \cdot O \cdot C_2H_4Cl$	5	30	M H
1,3-Dichlor-5,5-Dimethylhydantoin	$C_5H_6O_2N_2Cl_2$		0,2	
1,1-Dichlor-1-Nitroäthan	$CH_3 \cdot C(NO_2)Cl_2$	10	60	M
Dieldrin (1,2,3,4,10,10-Hexachlor-6,7-Epoxi-1,4,4a,5,6,7,8,8a-Oktahydro-1,4,5,8-Dimethanonaphthalin)	$C_{12}H_8Cl_6O$		0,25	H
Diglyzidäther	$(O \cdot CH_2 \cdot CH \cdot CH_2)_2O$	0,5	2,8	M
Diisopropylamin	$(C_3H_7)_2NH$	5	20	H

Tabelle 94 (Fortsetzung)

Stoff, Substanz (alphabetisch)	Formel	MAK-Werte[c] ppm	mg/m³	Bemerkungen
Dimethylanilin	$C_6H_5 \cdot N(CH_3)_2$	5	25	H
Dimethyl-1,2-Dibrom-2,2-Dichloräthylphosphat	$(CH_3O)_2PO \cdot O \cdot CHBr \cdot CCl_2Br$	3		
1,1-Dimethylhydrazin	$NH_2 \cdot N(CH_3)_2$	0,1	0,25	H S
Dimethylsulfat (DMS)	$(CH_3)_2SO_4$	0,01	0,05	H P
4,6-Dinitro-2-Kresol	$CH_3 \cdot C_6H_2 \cdot (OH)\ (NO_2)_2$		0,2	H
3,5-Dinitro-2-Toluamid (Zoalene)	$CH_3 \cdot C_6H_2 \cdot (CONH_2)\ (NO_2)_2$		5	
Dioktylphthalat (Di-2-Äthyl-Hexylphthalat, DOP)	$C_6H_4\ (COOC_8H_{17})_2$		5	
Diphenyl	$C_6H_5 \cdot C_6H_5$	0,2	1,3	
Diphenylamin	$(C_6H_5)_2NH$		10	
Diphenyl-Diphenyloxid-Mischung (Dampf)		1	7	
Diphenyloxid (Dampf)	$C_6H_5 \cdot O \cdot C_6H_5$	1	7	
Diquat (6,7-Dihydroxypyrido-(1,2-a,2,1-c)-Pyrazidinium-Dibromid)	$C_{12}H_{12}N_2Br_2$		0,5	
Disulfiram (Antabus; bis-(Diäthylthiokarbamyl)-Disulfid)	$[(C_2H_5)_2N(S)C \cdot S]_2$		2	
Disulfoton (Disyston; Thiodemeton; Dithiosystox; 0,0-Diäthyl-2-[(Äthylthio-)-Äthyl]-Dithiophosphat)	$(C_2H_5O)_2 \cdot P\ (S) \cdot S \cdot CH_2 \cdot S \cdot C_2H_5$		0,1	H
Dizyklopentadien (Trizyklo-[5,3,1,0^{2,6}]-Deka-3,8-Dien)	$C_{10}H_{12}$	5	30	
E 605: s. Parathion				
Eisenoxide (Staub)	Fe_2O_3, ev. FeO		20 (8)	(Feinstaub)
Eisenpentakarbonyl	$Fe(CO)_5$	0,01	0,08	
Eisensalze, wasserlöslich (Staub)			1	(als Fe berechnet)
Endosulfan (Thiodan; 6,7,8,9,10,10-Hexachlor-1,5,5a,6,9,9a-Hexahydro-6,9-Methano-2,4,3-Benzodioxathiepin-3-Oxid)	$C_9H_6Cl_6SO_3$		0,1	H
Endrin (Hexachlor-Epoxi-Oktahydro-bis-Endomethylennaphthalin)	$C_{12}H_8Cl_6O$		0,1	H
Enzyme (Staub)			0,00006	S
Epichlorhydrin	$\overline{O \cdot CH_2 \cdot CH} \cdot CH_2 \cdot Cl$	5	19	H
EPN (Phenylthiophosphorsäure-4-Nitro-Phenyläthylester)	$(C_6H_5) \cdot (C_2H_5O)PS \cdot (OC_6H_4 \cdot NO_2)$		0,5	H
Essigsäureanhydrid	$(CH_3 \cdot CO)_2 \cdot O$	5	20	M
Ferbam (Ferridimethyl-Dithiokarbamat)	$[(CH_3)_2N \cdot CS \cdot S]_3Fe$		10	
Ferrovanadium (Staub)			1	
Fluor	F_2	0,1	0,15	
Fluoride (als F berechnet)	F^-	1,8	1,5	P
Fluoroxid	F_2O	0,05	0,1	
Fluorstickstoff	NF_3	10	29	
Fluorwasserstoff	HF	1,5	1	
Formaldehyd	$H \cdot CHO$	1	1,2	S
Formamid	$CH(O) \cdot NH_2$	20	37	
Furfural	$\overline{O \cdot CH : CH \cdot CH : C} \cdot CHO$	5	20	H
Gasolin (Aromatengehalt 0–5 Vol.%)		500	2000	
Germaniumtetrahydrid	GeH_4	0,2	0,6	
Glasfasern (Staub)			10	
Glasstaub			20 (8)	(Feinstaub)
Glutaraldehyd	$CHO \cdot (CH_2)_3 \cdot CHO$	2	8	M H S
Graphit (Staub)	C		10	
Hafnium (Staub)	Hf		0,5	
Heptachlor (1,4,5,6,7,8,8a-Heptachlor-3a,4,7,7a-Tetrahydro-4,7-Endomethylenindan)	$C_{10}H_5Cl_7$		0,5	H

Tabelle 94 (Fortsetzung)

Stoff, Substanz (alphabetisch)	Formel	MAK-Werte[c] ppm	mg/m³	Bemerkungen
Herbizid nach Crag (Sesone) (Natrium-2,4-Dichlorphenoxi-äthanolsulfat)	$Cl_2C_6H_3O \cdot C_2H_4OSO_3Na$		10	
Hexachloräthan	$CCl_3 \cdot CCl_3$	1	10	H
Hexachlornaphthalin	$C_{10}H_2Cl_6$		0,2	H
Hexachlor-Zyklopentadien (1,2,3,4,10,10-Hexachlor-6,7-Epoxi-1,4,4a,5,6,7,8,8a-Oktahydro-1,4,5,8-Dimethanonaphthalin)	C_5Cl_6	0,01	0,1	
Hexafluorazeton	$CF_3 \cdot CO \cdot CF_3$	0,1	0,7	
Hexamethylen-Diisozyanat	$OCN \cdot (CH_2)_6 \cdot NCO$	0,02	0,14	S
Holzstaub			5	S (bes. exotischer)
Hydrazin	$NH_2 \cdot NH_2$	0,1	0,13	H S
Hydrochinon	$C_6H_4(OH)_2$		2	
Indium und seine Verbindungen	In		0,1	
Isophoron-Diisozyanat	$C_9H_{12}O(NCO)_2$	0,01	0,09	S
			0,18	
Jod	I_2	0,1	1	M S
Jodoform	CHI_3	0,2	3	S
Kaliumhydroxyd (Staub)	KOH		2	M
Kaolin (Staub)			10 (4)	(Feinstaub)
Kadmium und seine Verbindungen	Cd		0,05	
Kadmiumoxid	CdO		0,05	(Feinstaub)
Kalziumkarbonat (Kreide, Staub)	$CaCO_3$		20 (8)	(Feinstaub)
Kalziumoxid	CaO		5	
Kalziumsulfat (Gips, Staub)	$CaSO_4$		20 (8)	(Feinstaub)
Kampfer	$C_{10}H_{16}O$	2	13	
Kaptan (N-(Trichlormethylthio)-4-Zyklohexen-1,2-Dikarboximid)	$CCl_3S[N(CO)_2]C_6H_8$		5	
Karbaryl (Servin) (1-Naphthyl-N-Methylkarbamat)	$C_{10}H_7 \cdot O \cdot CO \cdot NH \cdot CH_3$		5	H
Karbofuran (Furadan) (2,3-Dihydro-2,2-Dimethyl-7-Benzofuranyl-Methylkarbamat)	$(CN_3)_2C_8H_5O \cdot O \cdot CO \cdot NH \cdot CH_3$		0,05	H
Katechol (Brenzkatechin, Pyrokatechol, 1,2-Dihydroxybenzol)	$C_6H_4(OH)_2$	1	4,5	
Keten	$CH_2 : CO$	0,5	0,9	
Kobalt und seine Verbindungen	Co		0,1	
Kohle (Staub)	C		20 (8)	(Feinstaub)
Kohlendioxid	CO_2	5000	9000	
Kohlenmonoxid	CO	50	55	
Kresol (alle Isomeren)	$CH_3 \cdot C_6H_4 \cdot OH$	5	22	H
Krotonaldehyd	$CH_3 \cdot CH : CH \cdot CHO$	2	6	H
Kupfer und seine Verbindungen (als Cu berechnet, Rauch)	Cu	1	0,1	
Staub			1	
Leichtbenzin (Aromatengehalt 0–10 Vol.%)		500	2000	
Lindan (γ-Hexachlorzyklohexan)	$C_6H_6Cl_6$		0,5	H
Lithiumaluminiumhydrid (Staub)	$LiAlH_4$		0,025	
Lithiumhydrid (Staub)	LiH		0,025	
Magnesiumkarbonat (Staub)	$MgCO_3$		20 (8)	(Feinstaub)
Magnesiumoxid (Rauch)	MgO		8	
Malathion (Dithiophosphorsäure-Dikarbäthoxiäthyl-Dimethylester)	$C_{10}H_{19}O_6PS_2$		10	H
Maleinsäureanhydrid	$CO \cdot CH : CH \cdot CO \cdot O$ (Ring)	0,25	1	S
Mangan und seine anorganischen Verbindungen	Mn		5	M
Mangan-Zyklopentadienyl-Trikarbonyl (als Mn berechnet)	$C_5H_5 \cdot Mn(CO)_3$	0,1	0,2	H

Tabelle 94 (Fortsetzung)

Stoff, Substanz (alphabetisch)	Formel	MAK-Werte[c] ppm	mg/m³	Bemerkungen
Mangan-2-Methylzyklopentadienyl-Trikarbonyl (als Mn berechnet)	$CH_3 \cdot C_5H_4 \cdot Mn(CO)_3$	0,1	0,2	H
Metasystox (Demetonmethyl)	$(CH_3O)_2PS \cdot O \cdot C_2H_4 \cdot S \cdot C_2H_5$	0,05	0,5	H
Methan	CH_4	10000		
Methanol (Methylalkohol)	CH_3OH	200	260	H
Methoxichlor(Dianisyl-1,1,1-Trichloräthan)	$CCl_3 \cdot CH(C_6H_4 \cdot OCH_3)_2$		10	
Methylazetylen	$CH_3 \cdot C \vdots CH$	1000	1650	
Methylazetylen-Propadien-Mischung		1000	1800	
Methylakrylat	$CH_2 : CH \cdot COOCH_3$	10	35	H
Methylakrylnitril	$CH_2 : C(CH_3) \cdot CN$	1	3	H
Methylamin	$CH_3 \cdot NH_3$	10	12	
Methyläthylketon (MEK)	$CH_3 \cdot CO \cdot C_2H_5$	200	590	
Methyläthylketon-Peroxid		0,2	1,5	M
Methylbromid	CH_3Br	15	60	M H
Methylchlorid	CH_3Cl	50	105	
Methylzyanoakrylat	$C_2H_2(CN) \cdot COO \cdot CH_3$	2	8	
Methylen-bis-(2-Chloranilin)(4,4'-)	$C_6H_3ClNH_2 \cdot CH_2 \cdot C_6H_3ClNH_2$	0,02		H K
Methylen-bis-(4-Zyklohexyl-Isozyanat)	$OCN \cdot C_6H_{10} \cdot CH_2 \cdot C_6H_{10} \cdot NCO$	0,01	0,11	M S
Methylen-bis-(4-Phenylisozyanat) (MDI)	$CH_2(C_6H_4NCO)_2$	0,02	0,2	M S
Methylhydrazin (MMH)	$NH_2 \cdot NH \cdot CH_3$	0,2	0,35	M H
Methyljodid	CH_3I	5	28	H
Methylisozyanat	$CH_3 \cdot NCO$	0,02	0,05	H S
Methylmerkaptan	CH_3SH	0,5	1	M
Methylparathion	$(CH_3O)_2P \cdot SO \cdot C_6H_5 \cdot NO_2$		0,2	
Methylsilikat	$(CH_3)_4SiO_4$	5	30	M
Mineralfasern			10	
Mineralölnebel			5	
Mineralwolle (Staub)			10	
Molybdän und seine wasserlöslichen Verbindungen (als Mo berechnet, Staub)	Mo		5	
Monoäthanolamin	$NH_2 \cdot CH_2 \cdot CH_2 \cdot OH$	3	7,5	
Monomethylanilin (N-Methylanilin)	$C_6H_5 \cdot NH \cdot CH_3$	2	9	H
Motorenbenzin (Aromatengehalt 0–5 Vol.%; darf maximal 5 Vol.% Benzol enthalten)		300	1100	
Naphthalin	$C_{10}H_8$	10	50	
1,5-Naphthylen-Diisozyanat	$C_{10}H_6(N : C : O)_2$	0,02	0,18	S
Natriumfluorazetat	$FCH_2 \cdot COO \cdot Na$		0,05	H
Nickel und seine anorganischen Verbindungen	Ni		1	S
Nickelkarbonyl	$Ni(CO)_4$	0,05	0,35	H
Nikotin	$C_{10}H_{14}N_2$	0,07	0,5	H
4-Nitroanilin	$H_2N \cdot C_6H_4 \cdot NO_2$	1	6	H
Nitrobenzol	$C_6H_5NO_2$	1	5	H
4-Nitrochlorbenzol	$Cl \cdot C_6H_4 \cdot NO_2$		1	H
Nitroglyzerin	$C_3H_5(ONO_2)_3$	0,2	2	M H
Nitrotoluol	$CH_3 \cdot C_6H_4 \cdot NO_2$	5	30	H
Oktachlornaphthalin	$C_{10}Cl_8$		0,1	H
Osmiumtetroxid	OsO_4	0,0002	0,002	
Oxalsäure	$(COOH)_2$		1	
Ozon	O_3	0,1	0,2	
Paraquat	$[(CH_3 \cdot (C_5H_4N^+)_2 \cdot CH_3] \cdot 2\,Cl^-$		0,1	H
Parathion (Thiophosphorsäure-4-Nitrophenyl-Diäthylester)	$(C_2H_5O)_2PS \cdot O \cdot C_6H_4NO_2$		0,1	H
Pentaboran	B_5H_9	0,005	0,01	
Pentachloräthan	$CHCl_2 \cdot CCl_3$	5	40	
Pentachlornaphthalin	$C_{10}H_3Cl_5$		0,5	H
Pentachlorphenol	$C_6Cl_5 \cdot OH$	0,05	0,5	H
Perchlormethylmerkaptan	$CCl_3 \cdot SCl$	0,1	0,8	
Perchlorylfluorid	ClO_3F	3	13	

Tabelle 94 (Fortsetzung)

Stoff, Substanz (alphabetisch)	Formel	MAK-Werte[c] ppm	mg/m^3	Bemerkungen
Petroläther (Aromatengehalt 0–10 Vol%)		500	2000	
Phenol	C_6H_5OH	5	19	H
Phenothiazin	$S \cdot C_6H_4 \cdot NH \cdot C_6H_4$		5	H
Phenylendiamin (4-)	$NH_2 \cdot C_6H_4 \cdot NH_2$		0,1	H S
Phenylhydrazin	$C_6H_5 \cdot NH \cdot NH_2$	5	22	H S
Phenylphosphin	$C_6H_5 \cdot PH_2$	0,05	0,25	M
Phorate (Thimet) (0,0-Diäthyl-S-(Methylthioäthyl)-Dithiophosphat)	$(C_2H_5O)_2 \cdot P(S) \cdot S \cdot CH_2 \cdot S \cdot C_2H_5$		0,05	H
Phosdrin (Phosphorsäure-Dimethyl-Methoxikarbonylmethyl-Vinylester)	$(CH_3O)_2PO \cdot O \cdot C(CH_3){:}CH \cdot COO \cdot CH_3$	0,01	0,1	H
Phosgen		0,1	0,4	M
Phosphor (weiße Modifikation)	$COCl_2$		0,1	
Phosphorsäure	P		1	
Phosphorwasserstoff (Phosphin)	H_3PO_4	0,1	0,15	
	PH_3			
Pikloram (Tordon) (4-Amino-3,5,6-Trichlorpikolinsäure)	$C_6H_3O_2N_2Cl_3$		10	
Pikrinsäure	$C_6H_2(OH)(NO_2)_3$		0,1	H
Pival (2-Pivaloyl-1,3-Indandion)	$C_{14}H_{14}O_3$		0,1	
Platinverbindungen (als Pt berechnet)	Pt		0,002	S (bestimmte Komplexsalze)
Polymethylen-Polyphenyl-Isozyanat	$(CH \cdot C_6H_4 \cdot N : C : O)^{-}$		0,2	M S
Propan	C_3H_8	1000	1800	
Propargylalkohol	$CH \vdots C \cdot CH_2OH$	1	2	H
Propylamin (iso-)	$(CH_3)_2CH \cdot NH_2$	5	12	
Propylenimin (Aza-Zyklobutan)	$NH \cdot CH_2 \cdot CH_2 \cdot CH_2$	2	5	H
Pyrethrum			5	S
Pyridin	C_5H_5N	5	15	
Quarz: s. Siliziumdioxid, kristallines				
Quecksilber und seine Verbindungen (als Hg berechnet, Dampf und Staub)	Hg	0,005	0,05	H P
Quecksilber-Alkylverbindungen (als Hg berechnet)		0,001	0,01	H S
RDX (Zyklotrimethylen-Trinitramin)	$(CH_2 \cdot N \cdot NO_2)_3$		1,5	H
Resorzin (Resorzinol) (1,3-Dihydroxibenzol)	$C_6H_4(OH)_2$	10	45	
Rhodium, Metall (Staub)	Rh		0,1	
(Rauch)			0,1	(Feinstaub)
Rhodiumsalze, wasserlöslich (als Rh berechnet)			0,001	
Ronnel (0,0-Dimethyl-0-(2,4,5-Trichlorphenyl)-Thiophosphat)	$(CH_3O)_2PSO \cdot C_6H_2Cl_3$		10	
Rotenon			5	
Salpetersäure	HNO_3	2	5	
Schwefeldioxid	SO_2	5	13	
Schwefelkohlenstoff	CS_2	10	30	H
Schwefelpentafluorid	S_2F_{10}	0,025	0,25	
Schwefelsäure	H_2SO_4		1	
Schwefeltetrafluorid	SF_4	0,1	0,4	
Schwefelwasserstoff	H_2S	10	15	
Selen und seine Verbindungen (als Se berechnet)	Se		0,1	
Selenhexafluorid	SeF_6	0,05	0,4	
Selenwasserstoff	SeH_2	0,05	0,17	
Silber und seine wasserlöslichen Verbindungen (als Ag berechnet)	Ag		0,01	
Silizium (Staub)	Si		10	

Tabelle 94 (Fortsetzung)

Stoff, Substanz (alphabetisch)	Formel	MAK-Werte[c] ppm	mg/m³	Bemerkungen
Siliziumdioxid (kolloidales, Staub)	SiO_2		10	
Siliziumdioxid (kristallines			0,15	(Internat.)
(Quarz, Kristobalit, Tridymit))	SiO_2		1,2	(SUVA)[d]
Stäube mit einem Gehalt				
von 3,75 Gew.%			15	(Internat.)
und mehr kristallinem SiO_2	SiO_2		120	(SUVA)[d]
Siliziumdioxid (mikrokristallines				
(Kieselgur, Diatomeenerde, Staub))	SiO_2		10	
Stickoxid	NO	25	30	
Stickstoffdioxid und höhere				
Stickstoffoxide (als N berechnet)	NO_2 u. a.	5	9	M
Stoddard Solvent		100	580	
Strychnin	$C_{21}H_{22}N_2O_2$		0,15	
Styrol (monomeres)	$C_6H_5 \cdot CH : CH_2$	100	420	
Sulfurylfluorid	SO_2F	5	20	
Talk (Staub)			10	
Tantal und seine Verbindungen				
(als Ta berechnet)	Ta		5	
TEDP (Tetraäthyl-Dithio-				
Pyrophosphat)	$[(C_2H_5O)_2PS]_2O$	0,015	0,2	H
Tellur und seine Verbindungen				
(als Te berechnet)	Te		0,1	
TEPP (Tetraäthyl-Pyrophosphat)	$[(C_2H_5O)_2PO]_2O$	0,005	0,05	H
Terpentinöl		100	560	S
Terphenyl (Diphenyl-Benzole)	$C_6H_4(C_6H_5)_2$	1	9,4	M
1,1,2,2-Tetrabromäthan	$CHBr_2 \cdot CHBr_2$	1	14	
Tetrabromkohlenstoff	CBr_4	0,1	1,4	
1,1,2,2-Tetrachloräthan	$CHCl_2 \cdot CHCl_2$	1	7	H
Tetrachlorkohlenstoff	CCl_4	10	65	H
Tetrachlornaphthalin	$C_{10}H_4Cl_4$		2	H
Tetrachlor-Phthalsäureanhydrid	$C_6Cl_4(CO)_2O$		0,5	
Tetramethyl-Sukzinonitril	$NC \cdot C(CH_3)_2 \cdot C(CH_3)_2 \cdot CN$	0,5	3	H
Tetranitromethan	$C(NO_2)_4$	1	8	
Tetryl (2,4,6-Trinitrophenyl-				
Methylnitramin)	$C_6H_2(NO_2)_3 \cdot N(CH_3)NO_2$		1,5	H S
Thallium und seine wasserlöslichen				
Verbindungen (als Tl berechnet)	Tl		0,1	H
Thiram (Tetramethyl-Thiuramdisulfid)	$[(CH_3)_2N \cdot CS]_2S_2$		5	
Titandioxid	TiO_2		20 (8)	(Feinstaub)
2-Toluidin	$CH_3 \cdot C_6H_4 \cdot NH_4$	5	22	
Toluylen-Diisozyanat (TD)				
(Isomeren 2,4- und 2,6-)	$CH_3 \cdot C_6H_3(N : C : O)_2$	0,02	0,14	M S
Tributylphosphat	$(C_4H_9)_3PO_4$		5	
1,1,2-Trichloräthan	$CHCl_2 \cdot CH_2Cl$	10	45	H
Trichloräthylen	$CCl_2 : CHCl$	50	260	
1,2,4-Trichlorbenzol	$C_6H_3Cl_3$	50		M
Trichlornaphthalin	$C_{10}H_5Cl_3$		5	H
2,4,5-Trichlor-Phenoxyessigsäure	$Cl_3C_6H_2O \cdot CH_2 \cdot COOH$		10	H
2-Trikresylphosphat	$(CH_3 \cdot C_6H_4)_3PO_4$		0,1	
Trimethylbenzol (alle Isomeren)	$C_6H_3(CH_3)_3$	25	120	
Trinitrotoluol (TNT)	$CH_3 \cdot C_6H_2(NO_2)_3$	0,15	1,5	H
Triphenylamin	$(C_6H_5)_3N$		5	
Triphenylphosphat	$(C_6H_5)_3PO_4$		3	
Uran und seine wasserlöslichen				
Verbindungen (als U berechnet, Staub)	U		0,2	
Vanadium-Pentoxid (Staub)	V_2O_5		0,9	M
(Rauch)			0,09	M

[d] Gilt für Stäube mit einem Gehalt von 15 Gew.% und mehr kristallinem SiO_2. Die angegebene Zahl bezieht sich auf das letztere. Die Berechnung erfolgt durch Messung der Konzentration des betreffenden Feinstaubes in der Luft, geteilt durch dessen Gehalt (%) an kristallinem SiO_2. Der Wert von 0,15 (Internat.) wird gemessen mit Vorabscheider gemäß der Johannesburger Konvention von 1959.

Tabelle 94 (Fortsetzung)

Stoff, Substanz (alphabetisch)	Formel	MAK-Werte[c] ppm	mg/m^3	Bemerkungen
Vinylazetat	$CH_3 \cdot COO \cdot CH : CH_2$	10	35	
Vinylchlorid	$CH_2 : CHCl$	2	5,2	K P
Vinylzyklohexen-Dioxid		10	60	
Vinylidenchlorid	$CCl_2 : CH_2$	10	40	
Warfarin (Phenyl-3-(Azetyläthyl)-4-Hydroxykumarin)			0,1	
Wasserstoff	H_2			Kann O_2 verdrängen
Wasserstoffperoxid (90%)	H_2O_2	1	1,4	
Wolfram und seine wasserlöslichen Verbindungen (berechnet als W, Staub)	W		1	
Wolframkarbid (Staub)	WC W_3C		5	
Xylidin (alle Isomeren)	$(CH_3)_2 \cdot C_6H_3 \cdot NH_2$	5	25	H
Xylol (alle Isomeren) (darf max. 0,5 Vol% Benzol enthalten)	$(CH_3)_2 \cdot C_6H_4$	100	435	
1,3-Xylol-1,1-Diamin	$CH_3 \cdot C_6H_4 \cdot CH(NH_2)_2$		0,1	
Yttrium (Staub)	Y		1	
Zellulose (Staub)			20 (8)	(Feinstaub)
Zement (Staub)			20 (8)	(Feinstaub)
Zinkchlorid (Rauch)	$ZnCl_2$		1	
Zinkoxid (Rauch)	ZnO		5	
Zinn und seine anorganischen Verbindungen (berechnet als Sn)	Sn		2	
Zinndioxid (Staub)	SnO_2		20 (8)	(Feinstaub)
Zinn, organische Verbindungen (berechnet als Sn)	Sn		0,1	H
Zirkon und seine Verbindungen (berechnet als Zr)	Zr		5	
Zyanamid	H_2NCN		2	
Zyanide (als CN berechnet)			5	H
Zyanwasserstoff	HCN	10	11	H
Zyklohexylamin	$C_6H_{11} \cdot NH_2$	10	40	

2. »Biologische Grenzwerte« (»Biological Limit Values«) für Konzentrationen möglicherweise gesundheitsschädigender Substanzen in Geweben, Haar, Blut und Urin (Beispiele)[e]

Substanz	Biologisches Material	Bestimmt als	Normalwert	BLV
Akrylnitril	Urin	Thiozyanat	0,2–10 mg/l	
Antimonwasserstoff	Urin	Antimonwasserstoff	0	(1 mg/l)
Arsentrioxid	Haar	Arsentrioxid	30 ppm	400 ppm
Arsenwasserstoff	Urin	Arsentrioxid	0,1 mg/l	0,5 mg/l
Blei	Blut	Blei	0,5 mg/l	0,7 mg/l
	Urin	Blei	0,8 mg/l	0,2 mg/l
	Urin	Koproporphyrin	0,3 mg/l	1,0 mg/l
Chromat	Urin	Chromat	0	(0,05 mg/l)
DDT	Fettgewebe	DDT und DDE	100 ppm	(500 ppm)
Dinitro-o-Kresol	Blut	Dinitro-o-Kresol	0	(200 mg/l)
Fluorid	Urin	Fluor	0,4 mg/l	5 mg/l
Kadmium (Cd)	Urin	Kadmium	0	(0,1 mg/l)
Mangan	Blut	Mangan	?	(0,1 mg/l)
Methanol	Urin	Methanol	0	5 mg/l
Methylazetat	Urin	Methanol	0	5 mg/l
Nickel	Urin	Nickel	0	(0,1 mg/l)
Organophosphate	Blut	Estereaseaktivität	0,6 pH/h	0,5 pH/h
Phenole	Urin	Organisches Sulfat	10%+	25%+

[e] Die Daten stammen aus: *Elkins, H. B.*: Amer. industr. Hyg. Ass. J. *28*, 305 (1967).

Tabelle 94 (Fortsetzung)

Substanz	Biologisches Material	Bestimmt als	Normalwert	BLV
Plutonium	Urin	Plutonium	?	3 pCi/l
Schwefelkohlenstoff	Blut	Schwefelkohlenstoff	0	(0,15 mg/l)
Selen	Urin	Selen	?	0,1 mg/l
Strontium	Urin	Strontium	?	300 pCi/l
Tellur	Urin	Tellur	0	0,02 mg/l
Tetraäthylblei	Urin	Blei	0,08 mg/l	0,15 mg/l
Toluol	Urin	Hippursäure	?	(1 g/l)
Trichloräthylen	Urin	Trichloressigsäure	0	300 mg/l
Tritium	Urin	Tritium	?	250 μCi/l
Uran	Urin	Uran	?	(0,05 mg/l)
Vanadium	Urin	Vanadium	0	(0,05 mg/l)

etwa Blei und Cadmium im gewaschenen Haar, Nickel im Urin oder Blutplasma u. a. m.

- *Unspezifische Teste* umfassen u. a. die Untersuchung des Urins auf das *Verhältnis zwischen organischem und anorganischem Sulfat,* das z. B. bei Vorliegen von reichlich mit Schwefelsäure konjugierten *Phenolen* deutlich zunimmt. Weitere Hinweise auf mögliche toxische Einflüsse sind eine vermehrte renale Ausscheidung von *Zuckersäure,* die nach Einwirkung von Phenobarbital oder DDT beobachtet werden kann und auf Enzyminduktion in den Hepatozyten zurückgeführt wird. Die Anwesenheit von *Methämoglobin* im Blut sollte ebenfalls an die Möglichkeit xenobiotischer Einflüsse denken lassen.
- Der sog. *Merkaptotest,* der Merkaptosäuren und andere Thioätherverbindungen im Urin erfaßt, dient in erster Linie der Kontrolle von Personen, die potentiell *mutagenen bzw. kanzerogenen Substanzen* ausgesetzt sind.
- In zunehmendem Maß wird heute auch *Speichel* zum Nachweis gewisser Xenobiotikaexpositionen benützt.

176.2. Pathogenetische Grundlagen zur Therapie von Intoxikationen

Bei jeder Art von chemischer Vergiftung, in besonderem Maß aber bei *akuten* Formen, verfolgt die Therapie im wesentlichen vier Ziele:

a) Bestmögliche Behinderung einer weiteren Resorption des oder der Schadstoffe(s),
b) Entfernung von bereits resorbiertem Gift aus dem Körper,
c) symptomatische Therapie der krankhaften Erscheinungen und,
d) je nach Toxon, Anwendung systemischer Antidote.

Bei *chronischen* Vergiftungen geht es außerdem darum, durch geeignete Anordnungen (z. B. Arbeitsplatzwechsel, Verbesserung der Verhältnisse am Arbeitsplatz u. a.) weitere Expositionen zu vermeiden oder auf ein Mindestmaß herabzusetzen.

Behinderung einer weiteren Resorption von Giftstoffen

Obschon die Identifizierung des Schadstoffes mit zu den Aufgaben des Arztes gehört, darf er sich deswegen nicht vom *sofortigen Ergreifen u. U. lebensentscheidender Maßnahmen* abhalten lassen. Abgesehen von der symptomatischen Therapie, die oft den Vorrang hat (s. u.), gehört hierzu die bestmögliche Behinderung einer weiteren Resorption toxischer Xenobiotika.

Nach *peroraler Einnahme* toxischer Mengen von Chemikalien bzw. Pharmaka hängt viel von der *Zeitspanne* ab, die inzwischen abgelaufen ist. In den meisten Fällen und außer bei klarer Kontraindikation (s. u.) ist eine *Magenentleerung* angezeigt. Öfters lassen sich noch Stunden nach Verschlucken des Gifts erhebliche Mengen desselben auf diese Weise entfernen. Erbricht der Patient nicht spontan, kann eine *Emesis* mechanisch (Stimulation des hinteren Pharynx) oder durch Trinken einer starken Salz- oder Senflösung ausgelöst werden. Ipecacuanha-Sirup ist noch zuverlässiger, wirkt aber in der Regel nicht vor Ablauf von ungefähr 20 min. Intramuskuläre Injektionen von Apomorphin zeigen meist einen Effekt nach etwa 5 min, intravenöse Injektionen haben in der Mehrzahl der Fälle ein sofortiges Erbrechen zur Folge. Besteht die *Gefahr einer Aspiration in die Lungen* (z. B. bei schwerem Koma oder bei Konvulsionen) und/oder wurden stark *korrosiv wirkende Substanzen* (starke Säuren oder Laugen, S. 1598) verschluckt, ist die Auslösung von Erbrechen kontraindiziert. Im letzteren Fall ist wegen der Perforationsgefahr auch die *Magenspülung,* die bei vorsichtiger Durchführung auch an Bewußtlosen vorgenommen werden kann, zu unterlassen. Zur Hemmung der weiteren Giftresorption im Darm hat sich vor allem *Aktivkohle* in größeren Mengen bewährt, die zahlreiche toxische Substanzen zu adsorbieren vermag. Wurden starke Säuren oder Basen verschluckt, versucht man nach Möglichkeit mit reichlich *Wasser* zu verdünnen und durch *neutralisierende Substanzen bzw. solchen mit Pufferwirkung* (z. B. Milch, »Magnesiummilch«) das pH im Innern des Verdauungsschlauches zu korrigieren. Außerdem kann durch *osmotische Kathartika,* wie Natriumsulfat, die Darmpassage beschleunigt werden. Im Fall des Verschlukkens korrosiv wirkender Stoffe ist indessen – im Hinblick auf die Rupturgefahr – eine solche Maßnahme meist nicht anzuraten. Bei schwerer Verätzungsgefahr ist sie sogar kontraindiziert.

Die *Verhinderung einer weiteren Giftresorption an anderen Stellen,* z. B. an *Haut* oder *Augen,* geschieht zunächst am besten durch fortgesetztes Spülen mit reichlich *Wasser*, das sogleich verdünnend wirkt. Kennt man die Säuren- oder Basennatur der betreffenden Chemikalie, kann durch schwache Basen oder Säuren ein zusätzlicher neutralisierender Effekt erzielt werden.

Wurde *Gift subkutan injiziert,* kann die Resorption durch *Kälteanwendung* und/oder durch Anlegen eines *Tourniquet* vermindert werden. Nach *Inhalation toxischer Gase, Dämpfe oder Stäube* sollten die Betroffenen sogleich – bei fortgesetzter Ventilation – an *frische Luft* gebracht oder – falls dies nicht möglich ist – zumindest zugleich mit einer *protektiven Maske* versehen werden.

Entfernung von bereits resorbiertem Gift aus dem Körper

Im Gegensatz zu den oben genannten Maßnahmen gelingt es nach einmal erfolgter Resorption kaum, die Maximalkonzentration des Schadstoffes im Blutplasma erheblich zu senken. Dagegen bewirken derartige Interventionen meist eine *Verkürzung der Zeit, während der die Substanzkonzentration im Blutplasma im toxischen Bereich liegt.*

Zur Zeit besteht noch keine Möglichkeit, innerhalb kurzer Frist die *Entgiftungsmechanismen* – vor allem die der Leber – zu stimulieren. Die früher schon erwähnte Enzyminduktion nimmt eine gewisse Zeit in Anspruch. Immerhin sind solche Maßnahmen bei Intoxikationen durch Stoffe mit langer biologischer Halbwertszeit ins Auge zu fassen.

Auch die Produktion von *Galle*, über die verschiedene Xenobiotika ausgeschieden werden, läßt sich pharmakologisch nicht in einem Maß steigern, das wesentlich zur Entgiftung beitragen könnte. Immerhin kann man durch Verabreichung von *Abführmitteln* (s. o.) und/oder *fortgesetztes Absaugen des Duodenalsafts* den enterohepatischen Kreislauf unterbrechen und so die erneute Resorption der Schadstoffe stark vermindern.

Am wirkungsvollsten läßt sich die Elimination zahlreicher Giftsubstanzen durch *Steigerung der renalen Ausscheidung* fördern. Die Rückresorption in den proximalen Tubuli kann man etwa durch Infusion *osmotischer Diuretika,* wie Harnstoff oder Mannitol, stark herabsetzen, wobei die gleichzeitige Verabreichung von Furosemid die renale Ausscheidung zusätzlich steigert. Bei Infusion *größerer Flüssigkeitsmengen* ist auf die Gefahr einer Elektrolytstörung und/oder eines Lungenödems zu achten. Bei Herz- und Nierenkranken kann die osmotische Diurese u. U. gefährliche Folgen haben. Es wurde schon hervorgehoben, daß *Veränderungen des Urin-pH* ebenfalls von Nutzen sein können, so im Sinn der Alkalisierung des Urins (u. a. durch Natriumbikarbonat oder Natriumlaktat) bei Vergiftungen durch organische Säuren, wie Salizylate oder Phenobarbital. Bei Vergiftung durch starke Säuren oder Basen zeitigt diese Methode jedoch nur sehr beschränkte Erfolge. Bei bestimmten Vergiftungen besteht die Möglichkeit einer *spezifisch gesteigerten Diurese,* z. B. bei Bromintoxikation durch Gabe von Chloriden und Chlordiuretika.

Für Gifte, wie Barbiturate und andere Stoffe, die von den Nierentubuli nicht aktiv sezerniert werden, eignet sich am besten die *extrakorporale Hämodialyse,* die von geschulten Fachleuten in Kombination mit der forcierten Diurese angewandt werden kann. In geringerem Maß leistet die *Peritonealdialyse*, die naturgemäß dort zur Anwendung kommen muß, wo es an Einrichtungen für die Hämodialyse fehlt, entsprechende Dienste. Die beiden Techniken drängen sich vor allem auf, wenn die Nierenausscheidung an sich gestört ist, sei es infolge Giftwirkung, sei es aufgrund eines vorbestehenden renalen Schadens. Vereinzelt wurde eine Hämodialyse mit Perfusion von Blut durch Aktivkohle oder Resine benützt. Es scheinen sich dabei jedoch erhebliche Schäden an Blutzellen gezeigt zu haben.

Die *Austauschtransfusion* hat sich zur Entfernung von Giftstoffen, die nicht lipophil und nicht in erheblichem Maß gewebegebunden sind, gut bewährt.

Chelatbildner, die sich zur Entfernung von Metallen eignen, können im Zusammenhang sowohl mit der Giftelimination als auch spezifischen Antidoten (s. u.) erwähnt werden.

Hinweise auf die symptomatische Therapie bei Vergiftungen

Eine symptomatische Behandlung spielt vor allem in jenen Fällen von Intoxikation eine führende Rolle, in denen das Weiterfunktionieren lebenswichtiger Organe (im besonderen ZNS, Herz und Lungen) in Frage gestellt ist und/oder spezifische Antidote bzw. Methoden der raschen Elimination des Schadstoffes nicht bekannt sind.

Bei toxisch bedingter Dämpfung des ZNS sind Analeptika selten von Nutzen. Die meisten Patienten erwachen aus dem Koma wie aus einer verlängerten Narkose. Demgegenüber empfehlen sich bei Auftreten von *Konvulsionen,* wie sie sich nach Vergiftung durch chlorierte Kohlenwasserstoffe, Insektizide, Strychnin oder nur aufgrund einer Hypoxie, einer Hypoglykämie, eines Hirnödems oder metabolischer Störungen u. U. manifestieren, antikonvulsive Medikamente, wie Thiopental oder Diazepam.

In Fällen von *Hirnödem,* das zu den typischen Folgen einer Vergiftung durch Kohlenmonoxid, Methanol oder Blei gehört, bewähren sich i. v. Infusionen hypertonischer Lösungen von Harnstoff oder Mannitol sowie die Gabe von Glukokortikosteroiden.

Besteht eine toxisch bedingte *arterielle Hypotonie,* drängt sich, zur Vermeidung eines Schocks, die Wiederauffüllung des Plasmavolumens auf. Solche Zustände kommen bei Vergiftungen häufig vor. Pathogenetisch sind verschiedene Mechanismen im Spiel, u. a. eine Dämpfung des Vasomotorenzentrums, eine Blokkierung autonomer Ganglien oder adrenerger Rezeptoren, eine direkte Tonusverminderung der glatten Gefäßmuskulatur, eine verminderte Kontraktilität des

Myokards, Herzrhythmusstörungen, Gewebshypoxie, Blutverluste, metabolische Störungen und/oder ausgedehnte Gewebsnekrosen.
Kommt es zu *kardialen Arrhythmien,* sind entsprechende Medikamente angezeigt.
Ein *Lungenödem* kann bei Vergifteten aus verschiedenen Gründen zustande kommen, etwa durch verminderte Herzleistung, eine direkt irritierende Wirkung toxischer Gase, Dämpfe oder Stäube auf die Lungenalveolen, wobei manchmal ein Larynxödem mitbesteht, eine iatrogene Überwässerung u. a. m. Therapeutisch bekämpft man solche Komplikationen mit Absaugen der Ödemflüssigkeit, Sauerstoff(Überdruck-)Beatmung, Aerosolen mit oberflächenaktiven Substanzen, Bronchodilatatoren und Glukokortikosteroiden.
Eine *allgemeine Gewebehypoxie* wird bei Intoxikationen verschiedenster Art beobachtet. Pathogenetisch beteiligen sich an dieser Komplikation Störungen, wie eine zentrale Atmungsdämpfung, Lähmungen der Atmungsmuskulatur, Verlegung der Luftwege durch Erbrochenes, Larynxödem und/oder Bronchialspasmen, Behinderung der alveolo-kapillären Diffusion wegen Lungenödem oder Alveolarwandschäden mit Ausbildung von Fibrintapeten, Anämie, Methämoglobinämie, Karboxyhämoglobinämie, Schock, Blockierung der zellulären Atmung (z. B. durch Zyanide, Fluorazetat oder allgemeine protoplasmatische Gifte) u. a. m. Die größte Bedeutung kommt dem *Offenhalten der Luftwege* zu, und oft ist es nötig, eine Sauerstoffüberdruckbeatmung anzuwenden, u. U. sogar eine künstliche Beatmung.
Eine *akute Niereninsuffizienz* im Rahmen von Vergiftungen beobachten wir – abgesehen von den Wirkungen nephrotoxischer Substanzen, wie Quecksilber, Phosphor, Tetrachlorkohlenstoff und Bromaten – als Folge von Schock, Dehydration und/oder Elektrolytstörungen. Meistens sind die Schäden reversibel und können u. a. durch Hämodialyse überbrückt werden.
Störungen des Wasser- und Elektrolythaushalts (S. 803) gehören zu den häufigen Begleiterscheinungen akuter Intoxikationen, vor allem im Zusammenhang mit Erbrechen, Durchfall, Niereninsuffizienz, forcierter Diurese und/oder Dialyse. Besonders zu erwähnen sind Vergiftungsformen, die mit einer *metabolischen Azidose* einhergehen (z. B. Methanol-, Phenol- und Salizylatvergiftungen) oder von einer *Hypokalzämie* begleitet werden (z. B. Fluorid- und Oxalatvergiftungen).
Bestimmte toxische Substanzen, wie halogenierte Kohlenwasserstoffe, Phosphor, Amanita-Gifte und Zinchophen, bewirken manchmal eine *akute Leberinsuffizienz,* die einer besonderen Behandlung bedarf.

Verabreichung systemischer Antidote
Leider kennt man spezifische Antidote, die in die toxokinetische und/oder toxodynamische Phase der Vergiftung eingreifen, nur in bezug auf eine beschränkte Zahl von Schadstoffen. Als Wirkungsmechanismen kommen u. a. eine *Verbindung des Antidots mit dem Toxon* (z. B. EDTA mit Blei, Dimerkaprol mit Quecksilber), eine *Steigerung der renalen Ausscheidung* (z. B. Chloride oder Quecksilberdiuretika im Fall von Bromid-Intoxikation) oder eine kompetitive Verdrängung des Gifts von den Rezeptoren (u. a. Muskarin durch Atropin, Morphin durch Nallorphin oder Naloxon und Kumarine durch Vitamin K_1) in Frage. Weitere Beispiele werden später, im Zusammenhang mit der Besprechung der einzelnen Vergiftungsarten, aufgeführt.

Literatur

Arena, J. M.: Poisoning, toxicology, symptoms, treatment. Springfield Ill.: Thomas 1970 — *Arena, J. M.:* Poisoning - treatment and prevention. J. Amer. Med. Ass. *232*, 1272 (1975) and 233, 358 (1975) — *Moeschlin, S.:* Klinik und Therapie der Vergiftungen, 6. Aufl. Stuttgart: Thieme 1980 — *Noelle, H., Müller, K. H.:* Internistische Intensivmedizin: Intoxikation. Med. Welt *27*, 1321 (1976) — *Porter, R.* (ed.): The poisoned patient. Ciba Found. Symp. New Series 26. Amsterdam: Elsevier 1974

177. Durch Arzneimittel verursachte unerwünschte Nebeneffekte und Intoxikationen

Die Behandlung von Fragen, die Nebenwirkungen und toxische Effekte von Arzneimitteln betreffen, gehört größtenteils in das Gebiet der *Pharmakologie.* Im nachfolgenden Text geht es lediglich darum, gewisse Grundsätze hervorzuheben. Aus den verschiedenen Stoffgruppen sollen einige Beispiele herausgegriffen und in bezug auf mögliche Gefahren einer Vergiftung und Wirkungsmechanismen kurz diskutiert werden. Die *Hypervitaminosen* wurden schon besprochen (S. 847).

177.1. Allgemeine Bemerkungen zur Gefahr von Vergiftungen durch Medikamente

Eine der Hauptgefahren von Arzneimitteln besteht – wie schon früher hervorgehoben wurde – darin, daß *Kinder,* besonders im Alter von mehr als einem Jahr, sich hinter Medikamentenschachteln und -flaschen machen, die im Haushalt von den Eltern nicht unter sicherem Verschluß aufbewahrt werden. Vor allem wohlschmeckende Dragées, Sirupe u. a. lassen die Kleinen glauben, es handle sich um Süßigkeiten, die sie in entsprechenden Mengen zu sich nehmen.
Hinsichtlich des Schweregrades von Vergiftungen und in bezug auf die Häufigkeit von Intoxikationen, bei denen rasche ärztliche Hilfe entscheidend ist, steht die in *suizidaler Absicht* oder zu *Demonstrationszwecken*

erfolgende Einnahme einer Überdosis von Medikamenten (oft Schlaftabletten) durch Jugendliche und Erwachsene im Vordergrund. Akute, medikamentös bedingte Intoxikationen können indessen auch *iatrogen* zustande kommen, etwa aufgrund einer zu hohen Dosierung, Unkenntnis gefährlicher Arzneimittelkombinationen (Tabelle 95), falscher Applikationsweise, unrichtiger Indikation und/oder des fehlenden Wissens um das Bestehen einer Idiosynkrasie (S. 878) oder einer Arzneimittelüberempfindlichkeit (S. 1095).

Tabelle 95. Beispiele nachteiliger bzw. toxischer Wirkungen von Medikamenten, medizinisch benützten Reinigungsmitteln und Desinfizientien[a]

Substanzgruppe, Substanz	Wahrscheinlicher oder erwiesener Mechanismus der unerwünschten Wirkung	Hauptsymptome und wichtigste Organveränderungen	Bemerkungen
1. Reinigungs- und Desinfektionsmittel			
Jodtinktur, Lugol'sche Lösung	Fällung von Proteinen; u. U. Sensibilisierung; Wirkung auf Schilddrüse	Per os: Schleimhautnekrosen, u. U. anaphylaktische Reaktionen	LD_{min}[b]: p.o. 2 g Jod. Kontraindiziert bei Thyreotoxikose u. a.
Jodhaltige Chinolinderivate	Bei hoher Dosierung Wirkung auf das Zentralnervensystem	Zentralnervöse Störungen, u. U. Optikus-Schäden	In Japan bekanntgeworden als SMON (»*s*ubacute *m*yelo-*o*ptic *n*europathy«)
Hexachlorophen und andere halogenhaltige Desinfizientien	Besonders bei Neugeborenen Gefahr der Resorption durch die Haut. Schädigung von Myelinscheiden	Zentralnervöse Störungen	Bei peroraler Einnahme u. U. in wenigen Tagen tödlich
Borsäure und ihre Derivate	Zytotoxische Wirkung	Per os: Gastroenteritische Störungen. Allgemein: u. U. Hirnschwellung, Nierenschaden	Gefährlich sind Dosen von mehr als 0,1–0,5 g pro kg Körpergewicht
Kaliumpermanganat	In höherer Konzentration korrosiv wirkend	Per os in höherer Konzentration: Schleimhautnekrosen	Mehr als 10 g können tödlich wirken
Phenol und verwandte Verbindungen	Proteindenaturierung, Zytotoxizität	Schleimhaut- und Nierenschäden, zentralnervöse Störungen	LD_{min} u. U. 2 g Phenol
Chlorate	Zytotoxisch	Schleimhaut-, Leber-, Nierenschäden	LD_{min} Kinder: 2 g
2. Antiinfektiöse Chemotherapeutika			
Penizilline	Sensibilisierung. Karbenizillin: u. U. Elektrolytstörungen. Benzylpenizillin: u. U. Immunhämolyse	Gefahr des anaphylaktischen Schocks; u. U. interstitielle Nephritis, eosinophiles Lungeninfiltrat, hämolytische Anämie u. a.	Kreuzreaktionen gegenüber Zephalosporinen. Hie und da Stevens-Johnson-Syndrom (Erythema multiforme exsudativum maius)
Tetrazykline (oral)	U. U. Sensibilisierung; Gefahr der Superinfektion im Darm; beim Stehenlassen Bildung toxischer Produkte; Einbau in Knochen und Zähne	Hie und da anaphylaktische Reaktionen; u. U. Leber- und Nierenschäden, SLE-ähnliche Störungen u. a.; Knochenschäden beim Keimling	Manchmal treten Blutgerinnungsstörungen auf (Komplexbildung mit Lipoproteinen?)
Chloramphenikol (Chloromyzetin)	Dosisabhängige Knochenmarksdepression; gastrointestinale Störungen; u. U. Neurotoxizität u. a.	Panhämozytopenie bzw. Agranulozytose; Gray-Syndrom bei Neugeborenen; selten Optikus-Neuritis	Vakuolisierte Erythroblasten und vermehrt Hämosiderin im Knochenmark
Aminoglykosid-Antibiotika (Amikazin, Gentamizin, Neomyzin, Sisomyzin, Spektinomyzin, Streptomyzin, Tobramyzin u. a.)	Manchmal Sensibilisierung; Nephrotoxizität; Ototoxizität; u. U. Darmschaden; leichte Senkung der Cholesterinkonzentration im Blut u. a.	Neurologische Symptome; Gehöreinbuße bis -verlust (Kinder!); Parästhesien, Muskelschmerzen; Hautreaktionen bei topischer Anwendung; u. U. leichter Leberschaden	Empfindlich im Innenohr: vor allem innere Haarzellen; Hauptstückschäden an den Nieren; Abflachung der Darmzotten, Mikrovilli u. a.

[a] Klinisch ins Gewicht fallende, unerwartete, akzidentelle oder anderswie auftretende toxische Wirkungen von Medikamenten sind an sich ziemlich seltene Vorkommnisse. Wo in dieser Liste hinsichtlich der Häufigkeit schädlicher Wirkungen von Arzneistoffen keine Bemerkung angebracht ist, gilt dieser Grundsatz. In einzelnen Fällen wird darauf hingewiesen, daß toxische Nebenwirkungen sehr selten oder relativ oft zur Beobachtung gelangen. Im übrigen sei auf Tabelle 92 (S. 1490) verwiesen.

[b] LD_{mim} = Minimale Letaldosis.

Tabelle 95 (Fortsetzung)

Substanzgruppe, Substanz	Wahrscheinlicher oder erwiesener Mechanismus der unerwünschten Wirkung	Hauptsymptome und wichtigste Organveränderungen	Bemerkungen
Amphoterizin B	Intrathekal: mit Deoxycholat solubilisiert, bewirkt z. T. »chemische« Meningitis; intravenös: u. U. Phlebitis, Hypokaliämie, renale Störungen	Während Infusion: oft Fieber, Übelkeit; Nierenfunktionsstörungen (hydropische Veränderungen und Nekrose von Hauptstückepithelien); lokal Thrombose u. a.	Bei Langzeitbehandlung u. U. Niereninsuffizienz und reversible Anämie; bei oraler Gabe keine Resorption
Linkomyzin, Klindamyzin	Manchmal Darmschäden	Hie und da pseudomembranöse Kolitis, schleimgefüllte Krypten	
Bazitrazin, Polymyxin B und Kolistin	Nephro- und Neurotoxizität; u. U. Sensibilisierung	Parästhesien, myasthenisches Syndrom; Nierenschäden; Hypotonie u. a.	Verstärken Nephrotoxizität von Zephalosporinen
Rifampizin (Rifampin)	Hepatotoxizität; Reduktion der RNA-Synthese u. a.	»Rifampin-Hepatitis«; u. U. Überempfindlichkeitsreaktionen u. a.	Manchmal Sehstörungen, gastrointestinale Symptome, Nierenschäden u. a.
Erythromyzin	Selten Sensibilisierung	Magendarm-Störungen, Cholestase	
Zykloserin (Seromyzin)	Neurotoxizität	Zentralnervöse Störungen; u. U. Polyneuritis	Oft Husten, Auswurf u. a.
Novobiozin	Hie und da Knochenmark- und Leberschäden	Manchmal Leukopenie, hämolytische Anämie, Leberfunktionsstörungen	
Nystatin, Oleandomyzin und Troleandomyzin	Magendarm- und Leberschäden	Hie und da Brechdurchfälle, seltener allergische Reaktionen	
Griseofulvin	Sensibilisierung möglich; Magendarm-, Nieren-, Knochenmarkschäden (u. U. Porphyrie)	Gastrointestinalbeschwerden; u. U. allergische Reaktionen; selten Photosensibilisierung	Wirkungsverminderung durch Barbiturate, Sedativa, Phenylbutazon
Zephalosporine	Magendarm-Störungen; u. U. Nephrotoxizität (Zefaloridin!); Leberschäden; hie und da Sensibilisierung	Gastrointestinal-Symptome; Erhöhung der SGOT; u. U. Thrombose an Injektionsstelle; allergische Reaktionen	Erhöhte Nephrotoxizität bei Kombination mit Aminoglykosid-Antibiotika u. a.
Paraaminosalizylsäure (PAS)	Sensibilisierung; z. T. Hepatotoxizität und Nephrotoxizität	Anaphylaktische Reaktionen (u. U. Löffler-Syndrom); »cholestatische Hepatitis«; Hauptstückschäden an den Nieren u. a.	Nebenwirkungen durch Salizylate additiv verstärkt
Isoniazid	Markscheidenzerfall; u. U. »allergische Hepatitis«	Neuritiden; Überempfindlichkeitsreaktionen (z. T. SLE-ähnlich), hepatitische Symptome	Erhöht Toxizität u. a. von Digitalisglykosiden, Phenytoin u. a.
Sulfonamide mit antibakterieller Wirkung	Sensibilisierung; vielleicht auch toxisch; nicht selten Hemmung der Hämopoiese	Magendarm-Störungen; u. U. Zyanose; allergische Reaktionen (Exanthem, selten Stevens-Johnson- oder Lyell-Syndrom); hepatische Cholestase; u. U. Hämozytopenie	Verstärken die Wirkung u. a. von Sulfonylharnstoffen, oralen Antikoagulantien, Barbituraten und Methotrexat. Manchmal Stevens-Johnson-Syndrom (S. 1537)
Emetin	Verminderung der Herzmuskelkontraktion u. a.	Bei akuter Intoxikation rasch Koma; kardiale Störungen	
Chinin und seine Derivate (Chloroquin, Quinakrin (Atebrin) u. a.)	Allgemein dämpfende Wirkung auf viele Zellarten	Akute Intoxikation: Sehstörungen, andere neurologische Symptome, Hypotonie, Hburie, Herzrhythmusstörungen; bei chronischer Überdosierung Retinopathie (bis Blindheit) u. a.	Hie und da allergische Reaktionen, z. B. seitens des Magen-darm-Traktes oder asthmoide Anfälle; selten Thrombopenie u. a.
Antimonpräparate	s. Tabelle 96 (S. 1614)		
Suramin-Natrium (Germanin)	Kreislaufstörungen; Magendarmreizungen; u. U. Knochenmarkschaden	Blutdruckabfall bis Kollaps; u. U. allergische Symptome; Parästhesien; Photophobie; Lidödem	Später u. U. Agranulozytose

Tabelle 95 (Fortsetzung)

Substanzgruppe, Substanz	Wahrscheinlicher oder erwiesener Mechanismus der unerwünschten Wirkung	Hauptsymptome und wichtigste Organveränderungen	Bemerkungen
Lukanthon und Hykanthon (Estrenol)	U. U. Hepatotoxizität	Leberfunktionsstörungen	
3. Antineoplastische Medikamente (»Zytostatika«)			
Alkylierende Agentien (Mechlorethamin (»nitrogen mustard«), Zyklophosphamid, Chlorambuzil, Melphalan, Busulfan, Thio-TEPA, TEM, Mitomyzin C u. a.)	Bildung von Brücken zwischen DNA-Einzelsträngen; Hemmung der DNA-, weniger auch der RNA-Synthese; Erzeugung von Chromosomenaberrationen; wahrscheinlich Hervorrufen von Punktmutationen u. a.	Ähnliche Wirkungen wie ionisierende Strahlen (s. Abb. 196, S. 1454): Knochenmarks- sowie u. U. Gastrointestinal-Syndrom; »Busulfan-Lunge«; Zyklophosphamid: u. a. Harnblasenschäden, Vaskulitiden; Gonadenschäden; Immunsuppression; u. U. Nierenschäden	Allgemeine Infektanfälligkeit und Blutungen; Alopezie nach Zyklophosphamid und Mitomyzin C besonders ausgeprägt; Zentralnervöse Symptome z. B. nach Chlorambuzil u. a. m.
Antimetabolite (5-Fluorurazil, Amethopterin, Zytosin-Arabinosid, Hydroxyharnstoff, 6-Merkaptopurin, Azathioprin u. a.)	Hemmung der DNA-Synthese (s. Tabelle 2, S. 36); Wirkung vor allem auf Wechselgewebe	Knochenmarks- und z. T. Gastrointestinal-Schäden; dazu – je nach Mittel – besondere Läsionen (z. B. Schleimhautulzera (Azathioprin), Alopezie (5-Fluorurazil, Hydroxyharnstoff), Diarrhoe (Amethopterin) u. a. m.)	Amethopterin erzeugt z. T. ein megaloblastäres Knochenmark; Azathioprin hemmt die zellgebundene Immunität stärker als die humorale, u. a.
Vinca-Alkaloide (Vinkristin, Vinblastin)	Schädigung des mikrotubulären Apparates (»Spindelgifte«), was sich vor allem auf Wechselgewebe auswirkt; zudem gewisse Neurotoxizität u. a.	Panhämozytopenie, Schäden im Verdauungstrakt; zentralnervöse und neuritische Symptome; Alopezie eher nach Vinkristin, Stomatitis nach Vinblastin	Kolchizin (s. Gichttherapie) in höheren Dosen wirkt sich ähnlich aus.
Antineoplastische (zytostatische) Antibiotika (Bleomyzin, Phleomyzin, Daunorubizin, Adriamyzin, Daktinomyzin, Mithramyzin u. a.)	Allgemein schädigende Wirkung auf Wechselgewebe: dazu besondere Schäden, je nach Substanz. DNA- und/oder RNA-Synthesestörungen	»Bleomyzin-Lunge« (alveoläres Denudations-Syndrom u. a.); Adriamyzin-Kardiomyopathie; Knochenmarkschäden vor allem nach Daunorubizin	bgesehen von der interstitiellen Pneumonie verursacht Bleomyzin z. T. auch eine Alopezie. Ferner sind allergische Reaktionen möglich
Aktinomyzin D	Hemmung der RNA-Synthese (s. Tabelle 2, S. 36)	Schäden an Wechselgeweben; u. a. Ulzerationen im Mundhöhlenbereich u. a.	
4. Arzneimittel mit Hauptwirkung auf Herz, Gefäße und Nieren			
Herzglykoside (Digitoxin, Strophanthin u. a.)	Wahrscheinlich Hemmung der sarkolemmalen, Na-, K-aktivierten ATPase; wahrscheinlich Störung des Ca^{++}-Flux; K^{+}-Verarmung der Zellen; zentralnervöse Störungen; u. U. neuritische Veränderungen; Bradykardie; gastrointestinale Störungen	Akute Schäden: Störung des myofibrillären Bandmusters; Zellschwellung; Verdichtung und Margination des Chromatins; Herzrhythmus- und Sehstörungen; Dämpfung des Zentralnervensystems; Hyperkaliämie; chronische Intoxikation: Hypokaliämie; u. U. Sensibilisierung	LD_{min} für Digitoxin u. U. 3–4 mg, für andere Digitalisglykoside 20–30 mal höher. LD_{min} für Strophantin: u. U. ¼–½ mg i. v.; Tod u. a. infolge Kammerflimmern
Chinidin	s. unter Chinin; u. U. Sensibilisierung	Hie und da thrombozytopenische Purpura	LD_{min} u. U. 0,2 g
Prokainamid	Dämpfend; Reizleitungsstörungen im Herzen; gastrointestinale Wirkung; u. U. Sensibilisierung	Magendarm-Beschwerden; ventrikuläre Extrasystolen; u. U. Blutdruckabfall; selten SLE-ähnliches Bild und/oder Agranulozytose	LD_{min} ungefähr 200 mg
Nitrite, Nitrate (Nitroglyzerin, Amylnitrit, Pentaerythritoltetranitrat u. a.)	Erschlaffung der glatten Muskulatur; Vasodilatation im Großteil des Kreislaufes; Bildung von Methämoglobin	Kopfschmerzen, Tachykardie, orthostatische Hypotonie, Schwindel, Erbrechen; u. U. kardiogener Schock	LD_{min} etwa 2–4 g; bei Alkoholkonsum erhöhte Gefahr

Tabelle 95 (Fortsetzung)

Substanzgruppe, Substanz	Wahrscheinlicher oder erwiesener Mechanismus der unerwünschten Wirkung	Hauptsymptome und wichtigste Organveränderungen	Bemerkungen
β-Rezeptorenblocker (Hexamethonium, Mekamylamin u. a.)	Dilatation der Lungenarterien; pulmonal-kapilläre Hyperämie; Schädigung der Lungenalveolen; Blutdruckabfall im großen Kreislauf	Akut: u. U. alveoläres Denudations-Syndrom bzw. Lungenödem; z. T. hypoxisch bedingte Nierenschäden, Myokardläsionen, Hirnveränderungen und/oder gastrointestinale Störungen	Negativ inotrope, chronotrope und dromotrope Wirkung auf das Herz; u. U. Bronchospasmen und Raynaud-artiges Syndrom. Selten Rash, Sehstörungen
Monoaminooxidasehemmer (MAO-Hemmer, z. B. Hydralazin (Apresolin), als Antihypertonika)	Wirkungsmechanismus wenig geklärt; Blutdrucksenkung; u. U. Sensibilisierung	Akute schwere Intoxikation: oft arterielle Hypotonie bis Schock; chronische Veränderungen: Vaskulitiden, »rheumatische« Knötchen; u. U. SLE-ähnliches Bild; hie und da Lungenfibrose	
Guanethidin	Neuromuskuläre Störungen	Adynamie; u. U. Diarrhoe u. a.	Bei Phäochromozytom Gefahr von Hochdruckkrisen
Methyldopa	Manchmal hepatotoxisch; endokrine Wirkungen (u. a. auf Mamma); Sensibilisierung	Leberschäden; rheumatoide Störungen; u. U. hämolytische Anämie; Mammahyperplasie; Wasserretention	Manchmal psychische Depression; u. U. Leukopenie
Propranolol	Wirkung auf Bronchien, Herz, Kohlenhydratstoffwechsel u. a.	Bronchospasmen, Hypoglykämie, u. U. Herzinsuffizienz	Selten Agranulozytose
Dipyridamol	Wirkung auf kleine Blutgefäße, Herz u. a.; u. U. Sensibilisierung	Gastrointestinale Symptome; u. U. Angina pectoris; z. T. allergische Reaktionen	Tierexperimentell: Proliferative Veränderung an Herzkapillaren
Rauwolfia-Präparate	Freisetzung von Katecholaminen aus Nebennierenmark; Steigerung der Prolaktinsekretion; u. U. Sensibilisierung	Diarrhoe; retrosternale Schmerzen; u. U. kardiale Ödeme; u. U. Thrombozytopenie; Mammahyperplasie u. a.	Manchmal psychische Depression, Tremor u. a. m.
Natriumnitroprussid	Wenig geklärt	Hyperventilation; Tachykardie; Übelkeit; u. U. Hypothyreoidismus; sehr selten Zyanidintoxikation	
Nikotinsäurederivate	Wenig geklärt	Bei rascher Infusion Blutdruckabfall	Manchmal Förderung von Diabetes mellitus
α-Rezeptorenhemmer	Blutdrucksenkung u. a.	Bludrucksenkung	Hie und da Kollaps
Theophyllinderivate	Blutdrucksenkung u. a.	Hie und da Kreislaufkollaps	Vorsicht bei Hyperthyreose
Katecholamine (Adrenalin, Noradrenalin), Sympathikomimetika (Ephedrin u. a.)	Im Tierversuch: Myokardnekrosen (z. B. durch Isoproterenol); u. U. extreme Sympathikuswirkung	Übelkeit, Erbrechen; Tachykardie; Zyanose; u. U. Herzrhythmusstörungen; hie und da Lungenödem; Koma; manchmal Nekrose am Injektionsort	Trizyklische Antidepressiva verstärken die Wirkung von Katecholaminen
Methysergid	Arterielle Konstriktion	Manchmal Symptome wie bei leichtem Ergotismus: Vasokonstriktionen, Parästhesien, Schmerzen, Ödeme u. a.	Hie und da psychische Störungen (Halluzinationen u. a.)
Antikoagulantien	s. Abb. 99 (S. 440), 100 (S. 442), 101 (S. 444), Tabelle 31 (S. 448)	Blutungen	Hirnblutungen besonders gefährlich
Diuretika vom Thiazidtyp und ähnliche Saluretika	K^+- und Cl^--Verlust; u. U. hepatotoxisch; hie und da Sensibilisierung	Hypokaliämie, Hypochlorämie; u. U. Azidose; z. T. Leberschäden; Magendarmbeschwerden; nicht selten allergische Reaktionen	Manchmal Manifestation einer latenten Gicht; u. U. Thrombozytopenie; Vaskulitiden, Pankreatitis
Kaliumsparende Diuretika (z. B. Spironolakton)	Spironolakton ist ein Aldosteron-Antagonist	Bei Niereninsuffizienz Gefahr der Hyperkaliämie	
Quecksilber-Diuretika	Nephrotoxisch	Akutes Nierenversagen möglich	Heute kaum mehr im Gebrauch

Tabelle 95 (Fortsetzung)

Substanzgruppe, Substanz	Wahrscheinlicher oder erwiesener Mechanismus der unerwünschten Wirkung	Hauptsymptome und wichtigste Organveränderungen	Bemerkungen
Karboanhydrase-Hemmer	s. Abb. 138 (S. 778); u. U. Sensibilisierung	Azidose; u. U. allergische Reaktionen	
Ethakrynsäure (Ethakrinsäure)	Wirkt rascher als Thiazide	Hyponatriämische und hypokaliämische Alkalose; Hyperurikämie; u. U. Leukopenie, Pankreatitis u. a. m.	Hie und da Kammerflimmern
Furosemid	Ähnlich wie Ethakrynsäure	Wirkt milder als Etakrynsäure; u. U. Seh- und Gehstörungen u. a.	
Klofibrat (Clofibrat)	Leichte Hepatotoxizität; gelegentlich Muskelschäden; Begünstigung von Gallensteinen	Gastrointestinale Symptome; Leberfunktionsstörungen; vermehrt Cholelithiasis; u. U. Hämozytopenie	Verstärkt Wirkung von Kumarinen (Blutungsgefahr)
Cholestyramin	Störungen der gastrointestinalen Funktionen	Obstipation, Nausea; u. U. Steatorrhoe	Vermindert Resorption lipophiler Medikamente
Ammoniumchlorid	Ansäuerung des Urins u. a.	Hie und da Azidose	
Kaliumchlorid	Hebt K^+-Konzentration im Extrazellulärraum u. a.	Hyperkaliämie; u. U. Dünndarmgeschwüre	Hie und da Herzstillstand
5. Spasmolytika und andere auf das autonome Nervensystem und/oder glatte Muskelfasern wirkende Substanzen			
Parasympatholytika (Atropin, Hyoszyamin, Skopolamin; synthetische Substituenten, wie Benztropin, Zyklopentolat, Homatropin, Methantelin, Propanthelin u. a.)	Parasympathikus-Blockade	Mydriasis; trockene Schleimhäute; Rötung und Überwärmung der Haut; Fieber, Tachykardie; arterielle Hypertonie; Harnverhaltung; Blähung des Abdomens; zentralnervöse Störungen (Verwirrtheit bis Delirium)	LD_{min} für Atropin: u. U. 10 mg, meist aber über 100 mg; Skopolaminintoxikation: Lethargie
Parasympathomimetika:			
-Physostigmin, Benzpyrinium, Neostigmin	Hemmen Azetylcholin-Esterase an Synapsen	Miosis; kalte Extremitäten; Bradykardie; arterielle Hypotonie; u. U. Miktion; vermehrte Peristaltik (hie und da ungewollte Defäkation); Bronchospasmus; Tremor; Erbrechen, u. U. Asphyxie; u. U. Herzversagen; terminal oft Lungenödem, allgemeine Blutfülle	Selten Ösophagusruptur (z. B. Karbacholvergiftung)
-Pilokarpin, Bethanechol, Methacholin	Greifen an gleichen Zielstrukturen an wie Azetylcholin		
Papaverin	Nicht kompetitiver Antagonist von Azetylcholin, Histamin u. a.; u. U. hepatotoxisch (Sensibilisierung)	Obstipation; gesteigerte Reflexe; nach i. v. Gabe: Tachykardie, tiefe Atmung, arterielle Hypotonie; u. U. Herzrhythmusstörungen	Per os wenig gefährlich (schlecht resorbiert); terminal u. U. Kammerflimmern
6. Analgetika, Antipyretika, Antiphlogistika und Antihistaminika (s. Tabelle 83, S. 1302)			LD_{mim}:
Azetylsalizylsäure (Aspirin)			Kinder: 2–5 g
Pyrazolone			Erwachsene: 5–30 g
Aminophenole			0,2–1 g/kg Körpergewicht
7. Endokrin aktive Substanzen (s. auch Abb. 97, S. 398)			
Thyreostatika (Methylthiourazil, Propylthiourazil, Methimazol, Karbimazol, Isothiourazil)	Hemmung der Synthese von Schilddrüsenhormonen (s. Abb. 96, S. 384); u. a. Schädigung des Knochenmarks; Sensibilisierung möglich	Allergische Reaktionen; Vaskulitiden; Leukopenie; Ulzerationen im Mund-Rachenbereich und im Magen-Darm-Trakt; Bronchopneumonie; u. U. Schilddrüsenneoplasmen	Tödliche Komplikationen sind selten. Jod: s. o.
Schilddrüsenhormone	s. Tabelle 29 (S. 388)	Bei zu hoher Dosierung bzw. zu reichlich T_3: Hyperthyreose	

Tabelle 95 (Fortsetzung)

Substanzgruppe, Substanz	Wahrscheinlicher oder erwiesener Mechanismus der unerwünschten Wirkung	Hauptsymptome und wichtigste Organveränderungen	Bemerkungen
Insulin	s. Tabelle 29 (S. 391); Fremdinsulin: Sensibilisierung	Bei Überdosierung: Hypoglykämie; u. U. anaphylaktische Reaktionen	
Orale Antidiabetika			
– Tolbutamid, Chlorpropamid, Azetohexamid, Tolazamid u. a.; Sulfonylharnstoff-Derivate	Fördern die endogene Insulinsekretion und wirken vielleicht direkt auf die hepatische Glukosemobilisation	Bei Überdosierung Hypoglykämie; u. U. Übelkeit, Erbrechen, Alkoholintoleranz, Hautausschläge; sehr selten Leukopenie; Hyperlipidämie, Magendarmblutungen u. a.	Chlorpropamid verursacht z. T. eine »cholestatische Hepatitis«, exfoliative Dermatitis u. a. m.
– Biguanide, wie Phenformin	Greifen vermutlich direkt in die Glykolyse ein; hemmen die Glukoneogenese	Hypoglykämie; u. U. Laktatazidose	
Glukagon	s. Tabelle 29 (S. 391)	Hie und da arterielle Hypotonie, Übelkeit und Erbrechen	
Mineralkortikoide (Deoxykortikosteronazetat (DOCA) u. a.)	s. Tabelle 29 (S. 389)	Bei Überdosierung Salz- und Wasserretention, u. U. Lungenödem	Heute kaum mehr im Gebrauch
Glukokortikoide	s. Tabelle 83 (S. 1302)		
Hemmstoffe der Kortikoidsynthese und Kortikoid-Antagonisten			
– Amphenon, Metyrapon	Hemmen Synthese von Kortisol	Hie und da Schwindel und Benommenheit; sehr selten schwerer Hypokortizismus	Spironolakton (Aldosteron-Antagonist): s. o.
Androgene (Testosteronpropionat, -enanthat, -zyklopentylpropionat, -phenylazetat u. a.; ferner Dromostanolon, Methandrostenolon, Nandrolon, Oxymetholon u. a.)	s. Tabelle 29 (S. 389); Androgenwirkung z. T. verstärkt und/oder qualitativ verschieden	In wechselndem Maß Hemmung der Spermiogenese; Cholestase (vor allem 17-Alkyl-Derivate); Wasser- und Natriumretention; Gewichtszunahme; bei Kindern vorzeitige Pubertätszeichen und Knochenreifung; bei Frauen Virilisierungszeichen; Maskulinisierung weiblicher Feten u. a.; bei chronischer Applikation (Männer) u. U. Förderung der Entwicklung von Prostata-Karzinomen	Besonders Methyltestosteron war bekannt für schädliche Wirkungen auf die Leber (»cholestatische Hepatitis«; u. U. Peliosis hepatis; ausnahmsweise biliäre Leberzirrhose)
Östrogene (Östradiol, Äthinylöstradiol, Östriol, Östronsulfat u. a.; ferner z. B. das hochwirksame Diäthylstilböstrol-Dipropionat)	s. Tabelle 29 (S. 390); Östrogenwirkung z. T. verstärkt und/oder qualitativ verschieden	Übelkeit, Erbrechen, Kopfschmerzen, Gewichts-, Brust-, Libido-Veränderungen; Migräne; u. U. Chloasma; hie und da cholestatischer Ikterus; Schmierblutungen; bei hohen Dosen Thromboemboliegefahr; bei längerer Applikation: Anovulation und follikuläre Degeneration der Ovarien; glandulär-zystische Hyperplasie, adenomatöse Hyperplasie bis Adeno-Karzinom des Endometrium; Keratinisierung des Portioepithels; proliferative Mastopathia fibrosa cystica u. a.	Sehr hohe Dosen von Östrogenen führen zu einer Atrophie der Korpusmukosa; Östrogene scheinen Entwicklung und Wachstum von Mammakarzinomen zu fördern, vor allem von solchen mit Östrogen-Rezeptoren; Östrogen-Therapie wegen Prostata-Karzinom führt zu Gynäkomastie, u. U. zu Mammakarzinom-Entstehung

Tabelle 95 (Fortsetzung)

Substanzgruppe, Substanz	Wahrscheinlicher oder erwiesener Mechanismus der unerwünschten Wirkung	Hauptsymptome und wichtigste Organveränderungen	Bemerkungen
Gestagene (Progesteron, Hydroxyprogesteronkapronat, Trengeston, Dydrogesteron u. a.; zur Ovulationshemmung: Derivate des 17 α-Hydroxyprogesterons oder des 19-Nortestosterons (s. u.)	s. Tabelle 29 (S. 390); Gestagenwirkung z. T. verstärkt und/oder qualitativ verschieden	Bei längerer Anwendung Chloasma; Nausea und Erbrechen; Kopfschmerzen; Brustveränderungen; Abdominalschmerzen; Gewichtszunahme; Amenorrhoe und/oder sog. Schmier- und Durchbruchsblutungen; u. U. cholestatischer Ikterus; hie und da Thromboembolien; Follikelatresie und Follikelzysten in den Ovarien; sog. »starre« Proliferation bzw. Sekretion im Endometrium; tubuläre und alveoläre Hyperplasie der Mamma u. a. m.	Nicht selten sog. Reservezellhyperplasie und/oder atypische adenomatöse Hyperplasie der Endozervix; hie und da Leberschaden mit Ikterus (z. B. durch Norethisteron) selten Porphyrie nach Progesteron; während Gravidität: Maskulinisierung weiblicher Feten
Orale Kontrazeptiva (Kombinationspräparate von Östrogenen und Gestagenen, z. B. Mestranol und Lynestrenol (bzw. Norethisteron oder Äthynodioldiazetat); Äthinylöstradiol und Norgestrel (bzw. Levonorgestrel); Ovysmen und Norethisteron u. a.)	Erzeugung einer hormonalen Gleichgewichtsstörung mit Vorherrschen von Östrogen- und/oder Gestagenwirkungen, je nach Präparat; Verhinderung der Follikelreifung in den Ovarien; erhöhte Thrombosebereitschaft (Mechanismus wenig geklärt) s. auch Tabelle 29 (S. 389/390)	Vgl. dazu Wirkungen von Östrogenen und Gestagenen (s. o.). Ovarien: Kortikale Fibrose und Atrophie mit Schwund primärer Follikel sowie Bildung von Follikelzysten; endometriale Atrophie, z. T. nach transitorischer Hyperplasie; Hyperparakeratose bis Epidermisierung des Portioepithels; adenomatöse Hyperplasie der Endozervix u. a. m.	Frage nach einer allfälligen krebsfördernden Wirkung noch nicht geklärt; abgesehen von der Thromboseneigung: möglicherweise Begünstigung der arteriellen Atherosklerose; nach Sistieren der Behandlung: vermehrt Keimschäden; u. a.
8. Sedativa, Hypnotika und Antikonvulsiva			
Barbiturate (rasch wirkend: Sekobarbital, Pentobarbital u. a.; lange Wirkungsdauer: Phenobarbital, Aprobarbital, Barbital u. a.)	Dämpfende Wirkung vor allem auf Nervenzellen, vermutlich mit Bevorzugung gewisser Strukturen (z. B. Formatio reticularis); bei akuter Intoxikation ist vor allem die Dämpfung der Atmungs- und Kreislaufzentren gefährlich (häufige Komplikation: Pneumonie)	Bei dauernder leichter Überdosierung: gestörte Arbeitsfähigkeit, Verwirrtheit, Nystagmus, Tremor, Ataxie, psychische Störungen; leichte akute Intoxikation: ähnlich dem alkoholischen Rausch; mäßige Intoxikation: noch weckbar; schwere Intoxikation: »schlaffes« Koma, nicht mehr weckbar; chronischer »Barbiturismus«: Toleranz- und Suchterscheinungen	LD_{min} *(Erwachsene):* Sekobarbital und Pentobarbital: ca. 3 g; Phenobarbital: 6–9 g; Aprobarbital: 15 g; Barbital: 5–20 g. Bei gleichzeitigem Alkoholrausch ist rasch eine lebensbedrohliche Situation erreicht *Kinder:* Gefahr der akzidentellen Vergiftung!
Sedativa und Hypnotika, die nicht der Barbituratgruppe angehören (Glutethimid, Methyprylon, Äthchlorvynol, Äthinamat, Methaqualon u. a.)	Wahrscheinlich ähnliche Wirkung wie Barbiturate, z. T. zusätzlich »angenehm« beruhigende Wirkung	Toxische Erscheinungen ähnlich wie bei Barbituratvergiftung; diese Gruppe von Substanzen ist heute bei suizidalen und demonstrativen Intoxikationen am häufigsten beteiligt; ähnliches gilt für akzidentelle Vergiftungen von Kindern	»Tranquilizers« (s. unten) dienen z. T. auch als Hypnotika; Entzug z. B. von Methyprylon kann gefährlich sein; Methaqualon-Todesfälle nehmen in USA an Zahl zu
Chloralhydrat	Rasch in Trichloräthanol umgewandelt; dämpfende Wirkung	Nach sehr hoher Dosierung u. U. Leber-, Myokard- und Nierenschäden; hie und da Magendarmbeschwerden; bei rektaler Anwendung z. T. Schleimhautreizung	Relativ sicheres Schlafmittel
Paraldehyd	Dämpfende Wirkung, z. T. auch auf Atmungszentrum	Bei bestehendem Leberschaden erhöhte Gefahr	Selten Todesfälle (u. U. Koma)

Tabelle 95 (Fortsetzung)

Substanzgruppe, Substanz	Wahrscheinlicher oder erwiesener Mechanismus der unerwünschten Wirkung	Hauptsymptom und wichtigste Organveränderungen	Bemerkungen
Antikonvulsiva (Antiepileptika)			
– Diphenylhydantoin (Phenytoin, Dilantin)	Abgesehen von antikonvulsiver Wirkung: u. U. Sensibilisierung, gewisse endokrine Wirkung (s. rechts)	Bei bis 40% der Patienten (vor allem Jugendliche) Gingivahyperplasie; seltener generalisierte Lymphadenopathie (Hodgkin-ähnliche Histologie); Dauerbehandlung: z. T. Hautpigmentierung, Hypertrichose, sehr selten sekundärer Hyperparathyreoidismus; u. U. Leber- und Myokardveränderungen	An der Ausbildung der Gingivahyperplasie ist ein mikrobieller Faktor beteiligt: bei guter Mundhygiene ist sie wenig ausgeprägt
– Trimethadion	Ähnlich wie Phenytoin	Hie und da nephrotisches Syndrom und/oder Sehstörungen, selten Hepatitis; sehr selten Myasthenie, SLE-ähnliche Veränderungen u. a.	
– Äthylphenazemid	Dämpfend; selten Knochenmarkschaden; z. T. sensibilisierend	Hie und da Leukopenie, selten Leberveränderungen und/oder Sehstörungen	
– Karbamazepin	Ähnlich wie Äthylphenazemid	Manchmal Ataxie und andere zentralnervöse Störungen; selten Leberschaden (»cholestatische Hepatitis«)	
– Klomethiazol	Dämpfend; u. U. Schleimhautreizung	Zu Beginn der Therapie Reizung von Nasen- und Augenschleimhäuten; u. U. arterielle Hypotonie, Tachykardie und/oder Tachypnoe; selten Kollaps	Gefahr der psychischen Abhängigkeit
– Aminoglutethimid	z. T. als Antikonvulsivum benützt; adrenostatischer Effekt	Bewirkt eine erhebliche Enzyminduktion in der Leber; sehr selten klinisch auffallende Nebennierenrindeninsuffizienz	
9. Lokalanästhetika, Narkosemittel			
Lokalanästhetika			
– für Injektion (Prokain, Lidokain, Bupivakain, Isobukain, Mepivakain, Zinchokain u. a.)	Nebenwirkungen beruhen meist auf Überdosierung oder gleichzeitig injizierten Sympathikomimetika; vereinzelt Allergie oder Idiosynkrasie!	Überempfindlichkeitsreaktionen in der Regel nur gefährlich, wenn aus Versehen i. v. injiziert; in solchen Fällen u. U. Herzrhythmusstörungen bis Herzstillstand, seltener zentrale Atmungslähmung; z. T. Bildung von Methämoglobin	Allergische Reaktionen erkennt man u. U. an Urtikaria, Eosinophilie u. a.; selten Keimlingsschäden
– für topische Applikation (Dorsakain, Surfakain, Benzokain, Benzylalkohol, Butylaminobenzoat, Äthylaminobenzoat, Orthoform u. a.)	Wie bei injizierten Lokalanästhetika	Hie und da Hautreizung bzw. Gewebeschädigung (z. B. Benzylalkohol und Orthoform); allergische Hautreaktionen (z. B. Butylaminobenzoat); Methämoglobinbildung (Äthylaminobenzoat)	Falls nicht klar ist, ob eine abnorme Reaktion auf Allergie oder Idiosynkrasie beruht, spricht man von »Intoleranz«
Narkosemittel			
– Früher häufiger als heute benützt (Äthyläther, Chloroform, Äthylchlorid u. a.)	Zentralnervöse Dämpfung, vermutlich durch Einlagerung in Lipidphase der neuronalen Zellmembranen	Äthyläther: Schleimhaut- und Drüsenreizung, erhöhte Pneumoniegefahr; Chloroform: u. U. Leberschäden, Kammerflimmern u. a.	Bei unsachgemäßem Aufbewahren von Chloroform kann das hochtoxische Phosgen entstehen

Tabelle 95 (Fortsetzung)

Substanzgruppe, Substanz	Wahrscheinlicher oder erwiesener Mechanismus der unerwünschten Wirkung	Hauptsymptome und wichtigste Organveränderungen	Bemerkungen
– Heute gebrauchte Narkosemittel (Halothan, Enfluran, Methoxyfluran, Trifluoräthylvinyläther u. a.), geeignet für eine längere Narkosedauer	Wirkungsmechanismus ähnlich wie bei Äthyläther; diese Flüssigkeiten mit niedrigem Siedepunkt eignen sich für Langzeitnarkosen; bei wiederholtem Kontakt u. U. Sensibilisierung (Halothan), wobei Kreuzreaktionen u. a. mit Methoxyfluran bekannt sind	Zentrale Atemlähmungen oder u. U. ein toxisch bedingter Herzstillstand kommen fast nur bei akzidenteller Überdosierung vor; Bradykardie; Hypotonie; u. U. kardiale Arrhythmien; bei Halothan-Überempfindlichkeit u. U. schwere Leberschäden (ähnlich einer chronischen aktiven Hepatitis)	Familiär auftretende maligne Hyperthermie nach Halothan + Sukzinylcholin: wahrscheinlich genetisch bedingter Defekt mit Myopathie (durch Muskelbiopsie erkennbar)
– Gase für Rauschnarkosen (N_2O (Lachgas), Äthylen, Zyklopropan u. a.)	U. U. O_2-Mangel bei Narkosen (Gasgemisch darf nur 10–15% O_2 enthalten)	Hie und da hypoxische Störungen infolge zu starker Verminderung des O_2-Gehalts des eingeatmeten Gases	Das Stickoxidul an sich ist wenig toxisch
– Narkosemittel für i. v. Injektion (Propanididum, Natrium-Thiopental sowie die ultrarasch wirkenden Methohexital, Pentobarbital und Phenobarbital)	Dämpfende Wirkung wird durch i. v. Injektion rasch erreicht; bei Überdosierung Gefahr einer Lähmung u. a. des Atmungszentrums	Schäden ähnlich denen bei akuter Barbituratvergiftung per os; zentralnervöse Störungen reichen bis zum zentralen Atem- oder Herzstillstand. Hirnschwellung kann Komadauer verlängern	
10. Künstliche Beatmung mit O_2 und/oder CO_2			
Sauerstoffbeatmung	Zu hoher O_2-Partialdruck wirkt zytotoxisch auf Alveolarwandzellen der Lungen u. a. (s. Abb. 189, S. 1402)	Vgl. dazu Abb. 124 (S. 630) und 125 (S. 636): Sauerstoff-Pneumopathie u. a.	Je höher der P_{O_2}, desto rascher tritt der Schaden ein
CO_2-Beatmung	Narkotische Wirkung erst bei Überdosierung (mehr als 10 Vol.% CO_2 in der Einatmungsluft)	Erste toxische Symptome bei mehr als 8 Vol. % CO_2: Blutdruckanstieg, Tachykardie, Tachypnoe, Erregungszustand u. a.	Akute Lebensgefahr bei mehr als 15–18 Vol. % CO_2
11. Neuroleptika und sog. »Tranquilizers«			
Sog. Anxiolytika und Psychorelaxantien			
– Phenothiazine und Piperazinylderivate (Promazin, Triflupromazin, Prochlorperazin, Perphenazin, Fluphenazin, Trifluorperazin u. a.; Chlorpromazin (Largaktil) wird kaum mehr benützt)	In wechselndem Maß Sensibilisierung; Verminderung der Gallensalzbildung, u. U. Cholestase; z. T. Knochenmarkschädigung; Verminderung des Blutdruckes; zentralnervöse Störungen; u. U. Augenveränderungen und Hautpigmentierung	Bekannt war der sog. Largaktilikterus mit hepatitischen Veränderungen (u. a. Eosinophilie) und zentrolobulärer Cholestase; hie und da Agranulozytose; u. U. Gynäkomastie und Galaktorrhoe; vereinzelt kleinherdige Myokardnekrose; selten Parkinson-ähnliche Veränderungen; vereinzelt Kornea- und Linsentrübungen	Die heute im Gebrauch stehenden Präparate zeigen normalerweise geringe Nebenwirkungen. Die hier aufgeführten Veränderungen beziehen sich in erster Linie auf Largaktil bzw. einen chronischen Abusus anderer Präparate
– Thioxanthene, Butyrophenone und Rauwolfia-Alkaloide	Mehrheitlich ähnliche Wirkung wie Phenothiazine; Reserpin s. o.	Ähnliche Symptome wie bei Nebenwirkungen von Phenothiazinen; Thioridazin: u. U. Makulaveränderungen an den Augen	Reserpin bewirkt z. T. Parkinson-ähnliche Symptome, z. T. verbunden mit Depression
Benzodiazepin-Derivate (»Tranquilizers«, i.e. S.: Chlordiazepoxid (Librium), Diazepam (Valium) u. a.)	Sensibilisierung möglich; allgemein dämpfende Wirkung; Senkung des Blutdruckes; selten Gefäßveränderungen; u. U. Knochenmarkschäden	In einem Teil der Fälle Benommenheit, arterielle Hypotonie, u. U. mit Synkopen; hie und da allergische Erscheinungen; selten Petechien (ohne Thrombozytopenie); selten Leukopenie	Entzugssymptome sind bekannt

Tabelle 95 (Fortsetzung)

Substanzgruppe, Substanz	Wahrscheinlicher oder erwiesener Mechanismus der unerwünschten Wirkung	Hauptsymptome und wichtigste Organveränderungen	Bemerkungen
Bromide	Bei Überdosierung Schleimhautreizung; chronischer Abusus: zentralnervöse Störungen; Talgretention	Bei akuter Intoxikation Übelkeit und Erbrechen; chronischer »Bromismus«: Akne, mentale Veränderungen	
Dikarbamate (Meprobamat u. a.)	Dämpfend; oft Senkung des Blutdruckes u. a.; Sensibilisierung möglich	Bei hoher Dosierung Stupor, u. U. »Vasomotorenkollaps« bis Koma; allergische Reaktionen	Entzugssymptome kommen vor
12. Antidepressiva, Stimulantien			
Monoaminooxidase (MAO)-Hemmer als Antidepressiva (Isokarboxizid, Nialamid, Phenelzin, Tranylzypromin u. a.; früher: Iproniazid (Marsilid))	Wahrscheinlich Hemmung verschiedener Enzyme; Steigerung der Wirkung von Phenothiazinen, Dibenzazepinderivaten, sympathikomimetischen Aminen, Barbituraten u. a.; Sensibilisierung in einem Teil der Fälle	Angstzustände, Schlaflosigkeit; u. U. Leberschäden und Sehstörungen (z. B. Glaukom); Erhöhung der neuromuskulären Erregbarkeit; z. T. arterielle Hypotonie; hie und da Impotenz; manchmal allergische Erscheinungen	Bei Kombination mit anderen Medikamenten (s. unten) u. U. lebensbedrohliche Komplikationen; LD_{min} ungefähr 25–100 mg/kg Körpergewicht
Dibenzazepinderivate (Trizyklische Antidepressiva: Imipramin, Amitriptylin, Desipramin u. a.)	Anticholinergische Wirkung; Blutdrucksenkung; zentralnervöse Störungen; hie und da Sensibilisierung; vereinzelt Knochenmarkschaden	Vegetative Störungen, wie Trockenheit der Schleimhäute, Tachykardie, Akkommodationsstörungen u. a.; u. U. kardiale Arrhythmien; selten Cholestase, Leukopenie u. a.	Kombination mit MAO-Hemmern gilt als Kunstfehler (u. U. tödliche Folgen bei Hyperpyrexie u. a.)
Amphetamine als Stimulantien (Amphetamin (Benzedrin) und Dextroamphetamin (Dexedrin))	Sympathikomimetische Wirkung; Herabsetzung der »Müdigkeitsschwelle«	Psychomotorische Erregungszustände; Tremor; Anorexie; u. U. kardiale Arrhythmien und pektanginöse Beschwerden; Nausea	Todesfälle, z. B. nach großen Anstrengungen, sind keine Seltenheit
Methylphenidat	Ähnlich wie bei Amphetamin	Ähnlich wie bei Amphetamin	
Koffein, Theophyllin, Theobromin und deren Derivate (z. B. Aminophyllin)	In hohen Dosen wirken Aminophyllin (Theophyllin-Äthylen-Diamin) und Theobromin dämpfend auf das Zentralnervensystem, Koffein stimulierend	Akute Intoxikation: u. U. Kollaps bei arterieller Hypotonie, ev. Erbrechen; chronischer Abusus: Unruhe, Schlaflosigkeit, Tachykardie, u. U. Herzarrhythmien, selten zentraler Atemstillstand	LD_{min} für Aminophyllin i. v.: bei empfindlichen Personen ungefähr 0,1 g
Weitere Stimulantien			
– Kampfer			Vereinzelt akzidentelle akute Intoxikation (Kinder)
– Pikrotoxin, Pentylentetrazol und Nikethamid (Koramin)	Hemmung der präsynaptischen inhibitorischen Fasern?	Krämpfe bei akuten Vergiftungen	
– Strychnin	Angriff am Zentralnervensystem (Antagonist von Curare)	Kontraktion der Skelettmuskulatur bis Konvulsionen	
13. Psychotomimetische Substanzen ((noch) nicht als Pharmaka anerkannt)			
Lysergsäure-Diäthylamid (LSD) u. a.	Sog. psychedelische Wirkung (Änderung von Stimmung, Perzeptionen, Denkvorgängen)	Verschiedene zentralnervöse Störungen; z. T. sympathikomimetische Wirkung; Halluzinationen, u. U. mit tödlichen Folgen (Sturz u. a.)	Meskalin (Phenyläthylamin-Derivat der Lysergsäure) und Psilozybin: ähnliche Wirkung
Marijuana (Blätter und Blüten von Cannabis indica s. sativa) und Haschisch (Harz aus Blüten von Cannabis indica L. var. indica Lamarck)	Wirksame Substanzen: Marijuana: wahrscheinlich Tetrahydrokannabinol; Haschisch: vermutlich vor allem Kannabidiol, daneben Tetrahydrokannabinol: Wirkung auf ZNS	Leichte Sedierung, verbunden mit Euphorie bei geringer Dosierung; mit steigender Dosis optische und Bewegungshalluzinationen, schließlich u. U. Stupor; sehr selten Todesfälle	Keine echte Suchtbildung bekannt; kommen als »Einstiegsdrogen« z. B. zum Gebrauch von Heroin in Betracht

Tabelle 95 (Fortsetzung)

Substanzgruppe, Substanz	Wahrscheinlicher oder erwiesener Mechanismus der unerwünschten Wirkung	Hauptsymptome und wichtigste Organveränderungen; Suchtgefahr	Bemerkungen
14. Opiate und andere sog. narkotische Analgetika			
Opium (aus Papaver somniferum), Morphin, Heroin (Diazetylmorphin), Dihydromorphin-HCl (Dilaudid), Methylmorphin (Kodein), Pantopon, Dihydrokodeinon (Hykodan), Dihydroxykodeinon (Eukodal) und 14-Hydroxy-Dihydromorphinon (Numorphan) Synthetische narkotische Analgetika: Meperidin und Derivate (Anileridin, Alphaprodin), Methadon, Razemorphan, Levorphanol, d-Propoxyphen, Diphenoxylat, Phenazozin, Ketobemidon, Pethidin, Dextromoramid u. a.	Die natürlichen und synthetischen narkotischen Analgetika haben alle eine ähnliche, wenn nicht identische Wirkungsweise; es bestehen lediglich Unterschiede quantitativer Art und hinsichtlich der Suchtbildung; wahrscheinlich sind die Rezeptoren für Opiate und verwandte Stoffe identisch mit jenen für endogene Opioid-Peptide (Endorphine); offenbar finden sich diese an Neuronen, die mit der Schmerzempfindung zu tun haben (vgl. dazu Abb. 86 (S. 341) und 89 (S. 354) sowie Tabelle 29 (S. 388); bei Überdosierung steigert sich der analgetische Effekt zur starken zentralnervösen Dämpfung	Zur Zeit stehen akute Heroin-Intoxikationen bei Süchtigen im Vordergrund; besonders gefährlich sind jene Situationen, in denen nach längerer Abstinenz mit derselben Dosis der Heroinkonsum wieder aufgenommen wird, die das betreffende Individuum am Ende einer vorausgehenden Addiktionsphase angewandt hatte (tödliche Wirkung vorher tolerierter Dosen von Heroin); eine weitere Gefahr besteht in der Unkenntnis der Dosis »schwarz« gehandelten Heroins; synthetische narkotische Analgetika werden als Suchtmittel naturgemäß vor allem von jenen benützt, die Zugang zu diesen Substanzen haben (u. a. Medizinalpersonen); iatrogene Intoxikationen kommen u. a. im Sinn einer akzidentellen Überdosierung bzw. bei schweren Krankheiten vor; autoptisch finden sich Zeichen von Asphyxie, eine Zyanose, flüssiges Blut u. a. m., manchmal auch eine Hirnschwellung	LD_{min} für Erwachsene: ungefähr 0,1–0,2 g Heroin bzw. 0,2–0,4 g Opium, bei Süchtigen bis 10mal mehr; Kinder sind besonders empfindlich (LD_{min} etwa 0,002 g); Heroinsüchtige verüben relativ oft Selbstmord oder werden Opfer eines Unfalls (10–15% der Todesfälle); viele Heroinsüchtige zeigen granulomatöse Lungenveränderungen (Talkgranulome infolge Verunreinigung des injizierten Materials); häufig besteht eine aktive Hepatitis B; nicht selten beobachtet man eine chronische interstitielle Nephritis, z. T. zudem glomeruläre Veränderungen
15. Weitere in Therapie und Diagnostik benützte Agentien			
Eisensalze	Korrosive Wirkung; überdies hepatotoxische und nephrotoxische Effekte	Magendarmbeschwerden mit Nausea und Erbrechen; u. U. schwere hämorrhagische Gastritis; Fieber; nicht selten Koma	LD_{min} (Kinder): 5–10 g (als Fe berechnet); bei parenteraler Verabreichung Siderose in vielen Organen
Kantharidin (aus Kanthariden (spanische Fliegen u. a.))	Schleimhautschäden und Hautreizung; sein Ruf als Aphrodisiakum ist unverdient	Nekrotisierende Ösophagitis und Gastritis; Nierenschäden; Hyperämie im Urogenitaltrakt u. a.	LD_{min} etwa 10 mg
Antazida	Langdauernde Behandlung von Magen-Duodenal-Ulzera mit Milch oder Kalzium und einem Antazidum kann zu Alkalose und Hyperkalzämie führen	Milch-Alkali-Syndrom (Burnett-Syndrom): Hyperkalzämie, Nephrokalzinose und/oder Nephrolithiasis, schließlich mit renaler Insuffizienz	Möglicherweise spielt eine idiopathische Resorptionssteigerung mit (entsprechend der idiopathischen Hyperkalziurie)
Laxantien			
– $MgSO_4$	Bei renaler Insuffizienz u. U. zentralnervöse Schäden durch Mg^{++}	Zentralnervöse Symptome, verminderte neuromuskuläre Übertragung der Erregung bis Lähmung	LD_{min} bei Niereninsuffizienz u. U. nur 30 mg $MgSO_4$
– Phenolisatin-haltige Laxantien	Bei höherer Dosierung u. U. hepatotoxisch	Symptome und Zeichen von Leberschädigung	
Chlorphentermin (Appetitzügler)	Störungen des intralysosomalen Abbaus von Phospholipiden u. a.	»Induzierte Phospholipidose«	Ähnliche Wirkungen z. T. durch trizyklische Antidepressiva

Tabelle 95 (Fortsetzung)

Substanzgruppe, Substanz	Wahrscheinlicher oder erwiesener Mechanismus der unerwünschten Wirkung	Hauptsymptome und wichtigste Organveränderungen	Bemerkungen
Disulfiram (Antabus)	Dieses Abgewöhnungsmittel (Alkoholiker) kann über die Bildung von Azetaldehyd toxisch wirken; u. U. hemmt Alkohol den Abbau dieser Substanz	Zentralnervöse Symptome, wenig geklärt	Todesfälle sind bekannt
Plastik-Materialien und Silikon	Polyvinyl-Pyrrolidon u. a. als Träger kann z. B. in regionären Lymphknoten Fremdkörper-Reaktionen erzeugen	Granulomatöse Lymphadenitiden	
	Silikon kann sich in kleinen Mengen ablösen und von Makrophagen endozytiert werden	Mögliche Funktionseinbuße des Phagozytensystems	
Diagnostische Mittel			
– Jodhaltige Röntgenkontrastmittel	Fremdkörperwirkung öliger Kontrastmittel; u. U. Sensibilisierung	Lymphangiographie: Ölgranulome, die wieder verschwinden; intralumbal: u. U. Arachnitis; allgemein: hie und da anaphylaktischer Schock	Vereinzelt wurde nach Injektion von mehr als 3 ml/kg Körpergewicht eine renomedulläre Nekrose beobachtet
– p-Aminohippurat	?	Nausea und Erbrechen, Wärmegefühl in einzelnen Fällen	
– Sulfobromphthalein	Hie und da Sensibilisierung	Anaphylaktische Rekationen nach i. v. Injektion	

Irrtümmer von seiten des medizinischen Hilfspersonals oder der Ärzte kommen naturgemäß – im Sinn eines menschlichen Versagens – dann und wann vor, so die versehentlich doppelte Verabreichung eines Medikaments innerhalb kurzer Zeit (u. a. bei Schwesternwechsel), »Kommafehler« bei Dosierungen u. a. m.

Von derartigen Zwischenfällen abzugrenzen sind schädliche *Nebenwirkungen von Arzneimitteln,* die an sich bekannt sind, vom Arzt jedoch zugunsten des hauptsächlichen Effekts in Kauf genommen werden, solange sie nicht bedrohliche Formen annehmen. Wo eine solche Gefahr besteht, wird man danach trachten, durch regelmäßige Kontrollen des oder der entsprechenden Organe bzw. Zellsysteme, allfällige toxische Folgen rechtzeitig zu erkennen und das betreffende Medikament abzusetzen.

Langzeiteffekte von Arzneistoffen sind oft schwierig einzuschätzen, vor allem, was neu eingeführte Substanzen betrifft. Hier fällt den Klinikern wie den Pathologen die wichtige Aufgabe zu, derartige Veränderungen frühzeitig zu erkennen, d. h. bevor größeres Unheil angestiftet ist. Wie schon hervorgehoben, liegt hierin einer der wichtigsten Gründe dafür, daß autoptische Untersuchungen von Verstorbenen nach wie vor zu den wesentlichen ärztlichen Handlungen gehören. Ähnliches gilt für allfällige *teratogene* (vgl. Thalidomidfälle, S. 280) und *mutagene* bzw. *kanzerogene Wirkungen,* die einzelnen Medikamenten u. U. zukommen.

In *krimineller Absicht* oder aus Gründen der *Euthanasie* angewandte Überdosierungen von Arzneimitteln machen zahlenmäßig wahrscheinlich einen kleinen Teil der Fälle aus.

Ein Teil der medikamentös bedingten Schäden kam schon zur Sprache: *Hemmstoffe der DNA-, RNA- und Proteinsynthese* (Tabelle 2, S. 36), *chemische Kanzerogene* (Tabelle 7, S. 181), *teratogene Wirksamkeit verschiedener chemischer Substanzen* (Tabelle 16, S. 281), *teratogene Chemikalien* (Tabelle 17, S. 282), *Überträgersubstanzen im Gehirn und Störungen an Rezeptoren viszeraler Wirkorte* (Tabelle 25, S. 351), *hormonale Störungen* (Tabelle 29, S. 386), *gerinnungshemmende Faktoren und ihre Störungen* (Tabelle 30, S. 416), *schädliche Wirkungen inhalierter Giftstoffe* (Tabelle 43, S. 613), *in Nahrungsmitteln natürlicherweise vorkommende Giftstoffe* (Tabelle 45, S. 662), *hepatotoxische Substanzen* (Tabelle 49, S. 721), *nephrotoxische Substanzen* (Tabelle 53, S. 786), *medikamentös bedingte Allergien* (S. 1095), *Anämien* (S. 433), *Leukozytopenien* (S. 1315) und *Thrombozytopenien* (S. 445) sowie *Photosensibilitätsreaktionen auf Medikamente* (Tabelle 88, S. 1437).

Beispiele:

- Die Sicherheitsmaßnahmen zur Verhütung *akzidenteller Intoxikationen von Kindern durch Medikamente* genügen erfahrungsgemäß immer noch nicht. Dazu gehörten besondere, vom Kind nicht oder nicht ohne weiteres entfernbare Verschlüsse von Medikamentenpackungen, Weglassen angenehm süß schmeckender Dragéeüberzüge u. a. m., ganz abgesehen von einer stetigen Warnung der Eltern durch Massenmedien und andere Informationswege.
- Echte oder vorgetäuschte Versuche eines *Selbstmordes* werden z. Z. am häufigsten mit Hilfe *barbiturathaltiger oder anderer Hypnotika* und *Psychopharmaka* (Benzodiazepinderivate und andere »Tranquilizer«, »Thymoleptika« u. a.) unternommen.
- *Iatrogenen Intoxikationen* liegt nicht selten eine falsche Einschätzung der Toleranz des Patienten (z. B. bei Leber- und/

oder Nierenkrankheiten) zugrunde. Besondere Vorsicht ist bei der Anwendung von Arzneimittelkombinationen geboten.

- Abgesehen von *Irrtümern* bzw. Rechen- oder »Kommafehlern«, ereignen sich in Spitälern Zwischenfälle infolge *Überdosierung eines oder mehrerer Medikamente* hie und da aus *Nachlässigkeit,* etwa bei mangelhafter Kontrolle darüber, welche Arzneimittel dem Patienten bereits gegeben wurden.
- Die durch Appetitzügler, wie *Menozil (Aminorexfumarat)* erzeugte *pulmonal-arterielle Hypertonie* wurde seinerzeit u. a. aufgrund autoptischer Befunde festgestellt. Das Präparat wurde später aus dem Handel gezogen.
- Bei Verwendung von Medikamenten, die u. U. einen *Knochenmarkschaden* mit lebensbedrohlichen Auswirkungen zur Folge haben können (u. a. Zytostatika, Antibiotika, wie Chloramphenikol u. a.) ist die regelmäßige Kontrolle des Knochenmarks noch wichtiger als die der Blutzellzahlen, da letztere mit einer gewissen zeitlichen Latenz absinken.
- *Medikamentös induzierte Formen von Lupus erythematodes disseminatus* wurden u. a. nach Behandlung mit Prokainamid, Hydralazin (Apresolin), Isoniazid, p-Aminosalizylsäure, Diphenylhydantoin, thyreostatischen Mitteln, Mephenytoin, Trimethadion und Reserpin beobachtet.
- Zu den *Substanzen mit kanzerogenen Eigenschaften* werden u. a. Urethan, Isonikotinsäure-Hydrazid, Griseofulvin, viele Zytostatika, Chloroform, Tanninsäure, Thiourazil, Kunststoffe (Plastik), Eisendextran, Arsenverbindungen, Chlornaphazin, Paraffin und Vaseline, Phenylbutazon und Diäthylstilböstrol gezählt. Allerdings ist, obschon es sich um eine gesicherte Kausalbeziehung handeln soll, die Inzidenz gering.

177.2. Schädliche Wirkungen medizinisch benützter Reinigungs- und Desinfektionsmittel

Über allfällige toxische Effekte von in Haushalt und/oder Industrie verwendeten *Reinigungsmitteln* verschiedener Art, *Seifen* und *Detergentien* wird in einem späteren Abschnitt berichtet (S. 1613).

Jodtinktur und Lugol'sche Lösung

Bei der Jodtinktur handelt es sich um eine alkoholische Lösung, die je 2% Jod und Natriumjodid enthält und bei *äußerlicher Anwendung* meistens harmlos ist, abgesehen von Jodüberempfindlichkeit.
Bei akzidenteller oder suizidaler *peroraler Einnahme* von Jodtinktur oder stärkeren Jodlösungen (Lugol'sche Lösung: wässerige Lösung mit 5% Jod und 10% Kaliumjodid) können 2 g Jod tödlich wirken. Der Effekt beruht in erster Linie auf einer Fällung von Proteinen, die zum Zelltod führen kann.

Morphologisch finden sich oberflächliche *Schleimhautnekrosen,* die schon makroskopisch durch eine braune Farbe auffallen. Typischerweise sind allenfalls im Magen vorhandene, stärkehaltige Nahrungsmittel blau verfärbt.

Folgen: In schweren Fällen bestehen, neben Übelkeit und Erbrechen, brennende Schmerzen, auch im Abdominalbereich, oft gefolgt von blutiger Diarrhoe. Außerdem kann es zu Fieber, Delirium und Stupor kommen. In mehreren Fällen bestand zudem ein Glottisödem mit entsprechender Erstickungsgefahr. Bei geeigneter Therapie (Stärkesuspensionen, Milch, Natriumthiosulfat und Kathartika) überleben die Patienten meistens, oft bereiten indessen Oesophagusstrikturen noch lange Zeit Beschwerden.

Andere jodhaltige Verbindungen

Verbindungen, wie *5-Chlor-7-Jod-8-Hydroxy-Chinolin (Clioquinol, Vioform),* stehen als Darmantiseptika im Gebrauch. Bei zu hoher Dosierung notiert man u. U. zerebrale Störungen, wie Verwirrtheit und Halluzinationen. In Verbindung mit *4,7-Phenathrolin-5,6-Chinon (Entobex)* ist Vioform als *Mexaform* bekannt. Auch hier sind, neben gastrointestinalen Beschwerden, zentralnervöse Schäden beobachtet worden, zumal bei fortgesetzter hoher Dosierung (»*S*ubacute *m*yelo-*o*ptic-*n*europathy« = SMON in Japan). Außerdem kann sich mit der Zeit eine Struma entwickeln.

Hexachlorophen

Diese Substanz (2,2'-Methylen-bis-3,4,6-Trichlorphenol) ist als Desinfektionsmittel mit bakteriziden und z. T. fungiziden Eigenschaften vielen Seifen, »Kölnisch Wassern« u. a. beigemengt und findet zudem in der Chirurgie zu antiseptischen Zwecken Verwendung (z. B. Ph-iso-Hex), meistens in einer Konzentration von ungefähr 3%. In der Vergangenheit wurden vor allem nach zu häufigem Baden frühgeborener Kinder in hexachlorophenhaltigem Wasser sowie nach Behandlung von Patienten mit ausgedehnten Verbrennungen zentralnervöse Schäden beobachtet. Heute ist man in der Verwendung dieses – gegen Staphylokokken u. a. sehr wirksamen – Mittels in der Pädiatrie sehr zurückhaltend.

Pathogenese: Die Substanz greift in erster Linie Myelinscheiden an, im Gehirn wie im Rückenmark, wobei vermutet wird, ein Glykoprotein der Myelinscheiden sei auf Hexachlorophen besonders empfindlich.

Morphologisch finden sich Zeichen von diffusem Markscheidenzerfall, verbunden mit vakuolären Veränderungen. Die Läsionen liegen bei Frühgeborenen vor allem im pontomedullären Gebiet, bei Kindern dagegen, die am Termin geboren wurden, mehr im pontomesenzephalen Bereich. Es wurde z. T. – wie in Tierversuchen – auch an peripheren Nerven eine segmentale Demyelinisierung beobachtet, verbunden mit Läsionen an den Ranvier'schen Schnürringen. Tierexperimentell fanden sich zudem Zerstörungen der Disk-Membranen und später der Zellkörper der photosensiblen Retinazellen des Auges.

Folgen: Bei Erwachsenen sind die zentralnervösen Veränderungen zu einem guten Teil reversibel, während bei Frühgeborenen der Todeseintritt im Verlauf von wenigen Tagen bis Wochen keine Seltenheit war. *Akzidentelles Verschlucken* einer Hexachlorophenhaltigen Lösung führt oft im Verlauf von 2 Tagen unter schweren gastrointestinalen Symptomen zum Tod.

Weitere halogenhaltige Desinfizientien

Vergiftungen mit Stoffen, wie *Dibrom-Oxymerkurifluoreszein-Natrium (Merfen)* oder *Chlorhexidin (Chlorohex)*, kommen, wenn man von akzidentellem Verschlucken absieht, kaum vor.

Borsäure und ihre Derivate

Borsäure (H_3BO_3) wird oft als Antiseptikum und zur Stabilisierung von Talkpuder benützt. *Natriumborat* (»*Borax*«, $Na_2B_4O_7 \cdot 10\ H_2O$) findet als antiseptisch wirkendes Reinigungsmittel Verwendung. *Natriumperborat* ($NaBO_3 \cdot 4\ H_2O$) wird als Bestandteil von Zahnpasten und Mundwassern sowie von Lotionen, Pudern und Salben benützt. Tödlich können bereits 0,1–0,5 g/kg Körpergewicht wirken.

Pathogenese: Borsäure und Borate weisen eine erhebliche Zytotoxizität auf. Da sie renal ausgeschieden werden, sind die Nieren meistens mehr geschädigt als andere Organe.

Morphologie und **Folgen:** Bei *akzidentellem Verschlucken* von Borsäure und Boraten, was vor allem Kindern geschehen kann, entwikkelt sich eine schwere Gastroenteritis mit Diarrhoe. Bei Todesfällen dieser Art stellte man autoptisch u. a. eine Hirnschwellung, petechiale Blutungen in der weißen Hirnsubstanz und eine weitgehende Hauptstücknekrose der Nieren fest. Meistens besteht zudem eine hämorrhagische Zystitis. An der Haut manifestiert sich ein Erythem, vor allem bei Kindern (Bild des »gekochten Hummers«). Ähnliche Veränderungen finden sich ebenfalls bei Intoxikationen über eine andere Resorptionsfläche, etwa nach *Behandlung von Verbrennungen* mit entsprechenden Mitteln, selten nach wiederholten *Blasenspülungen* bei Bestehen flächenhafter Schleimhautdefekte in diesem Organ.

Kaliumpermanganat

Diese als Desinfiziens und oxidierendes Mittel gebrauchte Substanz ($KMnO_4$) kann nach oraler Aufnahme in einer Totaldosis von mehr als etwa 10 g tödlich wirken, im Fall konzentrierter Lösungen vor allem über eine kaustische Wirkung auf die Schleimhäute. Außerdem finden sich Parenchymschäden von Leber und Hauptstücken der Nieren.

Phenol und verwandte Verbindungen

Reines *Phenol* ist auch unter dem Namen *Karbolsäure* bekannt. *Kreosote* sind phenolische Verbindungen, die bei der sog. destruktiven Destillation von Holz oder Kohle anfallen. Man kennt eine große Zahl von *Phenolderivaten*, die als antiseptische Mittel, Desinfizientien, Kaustika, präservierende Substanzen u. a. im Gebrauch sind (z. B. *Kresole, Hydrochinon, Lysol, Resorzinol, Tanninsäure, Thymol* u. a.). Als tödliche Dosis bei peroraler Aufnahme gelten ungefähr 2 ml im Fall von Phenol und Kresolen, bis 20 ml für Tanninsäure.

Pathogenese: Diese Substanzen, vor allem Phenol selbst, wirken direkt zytotoxisch, indem sie u. a. Zellproteine denaturieren. Nach Einwirkung geringer Konzentrationen findet sich ein Salizylat-ähnlicher Stimulationseffekt auf das Respirationszentrum. Die entsprechende respiratorische Alkalose wird allerdings oft bald von einer – wenigstens z. T. metabolischen – Azidose gefolgt, wahrscheinlich zum guten Teil wegen enzymatischer Störungen vor allem im Kohlenhydratstoffwechsel. Methämoglobinämie beobachtet man insbesondere nach Vergiftung durch Hydrochinon. Nach einiger Zeit kann es infolge renal-tubulärer Nekrose zu einer akuten Niereninsuffizienz kommen.

Morphologisch fallen u. a. die weißlich verfärbten, korrodierten Schleimhäute auf, die sich nach peroraler Aufnahme vom Mundbereich bis in den Magen verändert zeigen. Oft findet sich zudem eine z. T. hämorrhagische Enteritis bzw. Enterokolitis. Die Nieren weisen – zumal, wenn ein Schock bestand – ausgedehnte Hauptstücknekrosen auf.

Folgen: Im Vordergrund der Symptomatik stehen zunächst die korrosiven Wirkungen im oberen Verdauungstrakt, später Abdominalschmerzen und oft blutiger Durchfall. Häufig kommt es zum Schock, ferner zu Konvulsionen und Koma, z. T. verbunden mit Lungenödem.

Weitere antiseptische Mittel

Zinkstearat, das in Salben gebraucht wird, ist in Puderform nicht ungefährlich, da es nach Inhalation zu schweren Lungenschäden führen kann; in erster Linie waren Kinder betroffen.

Chlorate, wie $NaClO_3$ oder $KClO_3$, sind u. a. in verschiedenen Mundwassern enthalten und finden zudem für Streichhölzer und Herbizide Verwendung. Als tödliche Dosen gelten für Kinder 2 g, für Erwachsene 15 g. Als Folge einer derartigen Intoxikation per os beobachtet man Schleimhautschäden im Verdauungstrakt, Leber- und Nierenläsionen (partielle Parenchymnekrose) und eine schokoladenbraune Blutverfärbung.
Chloramin-T kann bereits in einer Dosis von 0,5 g fatale Folgen haben, mehrheitlich unter dem Bild einer Zyanose und eines respiratorischen Versagens.
Silbernitrat, Silberproteinate und *Silberpikrat* haben in zu hoher Konzentration korrosive Effekte. Bei langdauerndem Gebrauch beobachtet man dann und wann eine *Argyrose*, die eine Hautverfärbung mit sich bringt, sonst aber wenig funktionelle Ausfälle zur Folge hat.

177.3. Nachteilige Folgen der Anwendung antiinfektiöser Chemotherapeutika

Die antiinfektiösen Chemotherapeutika umfassen vor allem die verschiedenen *Antibiotika, Sulfonamide, Tuberkulostatika* sowie besondere Mittel zur Bekämpfung von Parasitosen, wie *Chinin* und seine Derivate im Fall der Malaria, *Emetin* bei Amöbiasis, *Antimonpräparate* bei Kala-Azár sowie *Germanin* und *Tryparsamid* bei Trypanosomiasis. Der größere Teil des nachfolgenden Abschnitts bezieht sich auf antibiotische Mittel.

Allgemeine Bemerkungen zur Wirkung antiinfektiöser Chemotherapeutika

Klinisch-pharmakologisch ist zu berücksichtigen, daß gewisse Agentien, wie Ampizillin, wegen relativ schlechter *Resorption im Magen-Darmkanal*, nach *parenteraler Verabreichung* im Blut in wesentlich höherer Konzentration erscheinen als nach peroraler Gabe. Bei anderen, wie Dikloxazillin und Doxyzyklin, die intestinal vollständig resorbiert werden, ist die orale und parenterale Dosierung identisch. Wegen möglicher *Interaktionen oral verabreichter Antibiotika* empfiehlt es sich, antiinfektiöse Mittel dieser Art nicht zusammen mit anderen Pharmaka einzunehmen. Im Hinblick auf *mögliche Inkompatibilitäten* wird außerdem geraten, nie mehr als *ein* solches Agens gleichzeitig i. v. zu injizieren bzw. zu infundieren. Die *biologische Halbwertszeit der Antibiotika* wird in erster Linie durch die *renale Ausscheidung* bestimmt, indem gewisse Substanzen, wie Penizilline und Zephalosporine, die zu einem guten Teil von den Nierentubuli sezerniert werden, eine wesentlich raschere Elimination erfahren als andere, wie Aminoglykoside, bei denen dies nur in geringem Maß – wenn überhaupt – der Fall ist.
Verschiedene Antibiotika, wie Penizilline, Zephalosporine, Aminoglykoside, Polymyxine und Vankomyzine, entfalten einen deutlichen bakterientötenden Effekt, d. h. sie wirken als *bakterizide Agentien*. Andere, wie die Tetrazykline, Chloramphenikol, Erythromyzin und Linkomyzin, entsprechen im wesentlichen nur *bakteriostatischen Mitteln*, d. h. sie hemmen das Wachstum der Mikroorganismen, lassen aber keine oder nur eine geringe bakterizide Wirkung erkennen. Naturgemäß werden mit den letztgenannten Substanzen bei Infektionskrankheiten, wie der bakteriellen Endokarditis, weniger gute Resultate erzielt als mit den bakteriziden Agentien. Demgegenüber sind die Gefahren einer innerhalb kurzer Zeit erfolgenden Freisetzung von Endotoxinen geringer (vgl. dazu *Herxheimer-Reaktion*, S. 1997).

Die *schädlichen Wirkungen* antiinfektiöser Chemotherapeutika umfassen, wenn man von der erwähnten Herxheimer-Reaktion, deren Bedeutung umstritten ist, absieht, *Überempfindlichkeitsreaktionen*, wie im Fall der Penizillinallergie (S. 1104), die *Förderung von Superinfektionen* und *toxische Effekte*.
Akute Krankheitszeichen nach antibiotischer Behandlung treten (traten) am häufigsten im Anschluß an eine parenterale Verabreichung von Penizillin oder Streptomyzin auf, manchmal innerhalb von Sekunden

bis Minuten (s. *anaphylaktische Reaktionen* und *Schock*, S. 590). Ähnliche Symptome werden hie und da nach Kontakt dieser Stoffe mit Schleimhäuten beobachtet. In einem Teil der Fälle notiert man *verzögerte Reaktionen,* die u. a. mit Fieber, Hautausschlägen sowie Ödem u. a. der Pharynx-Larynx-Gegend einhergehen können.
Chronische bzw. nach wiederholter Verabreichung von Antibiotika in Erscheinung tretende Störungen betreffen in erster Linie das *Überwuchern von Keimen, die durch die betreffende Substanz nicht in ihrem Wachstum behindert werden.* Man spricht von *»Superinfektionen«*, die bei ungefähr 2% aller mit Antibiotika behandelten Patienten zum Ausdruck kommen und vor allem nach hoher Dosierung, nach Gabe von Antibiotika-Kombinationen und/oder nach Verwendung von Breitspektrum-Antibiotika eine erhebliche Rolle spielen (vgl. dazu Staphylokokken-Enterokolitis, S. 1872). Außerdem kennt man *toxische Effekte,* die von den *Antibiotika* bzw. ihren Metaboliten selbst hervorgerufen werden und die nachstehend kurz skizziert werden sollen. Dasselbe gilt für die *Sulfonamide* und *andere antiinfektiöse Mittel.*

Penizilline

Überempfindlichkeitsreaktionen im Anschluß an die Verabreichung von Penizillin wurden bereits besprochen (S. 1104). Man notiert dabei u. a. Urtikaria, Fieber, periphere Neuritiden und einen Abfall des arteriellen Blutdrucks. Selten entwickeln sich eine hämolytische Anämie und/oder Lebernekrosen. Bei rascher i. v. Infusion von Kalium-Penizillin kann es u. U. zu einer Herzarrhythmie oder sogar zu einem Herzstillstand kommen. Nach Anwendung von *Ampizillin* und *Dikloxazillin* wurden in einzelnen Fällen eine vorübergehende Störung der Leberfunktionen und eine Diarrhoe beobachtet, während die Gabe von *Methizillin* u. U. Nierenschäden zur Folge hat. Wiederholt wurde über das Auftreten einer *Leukopenie* nach Behandlung mit *Karbenizillin* und/oder *Ampizillin* berichtet.

Die **Pathogenese** solcher toxischer Wirkungen ist weitgehend ungeklärt.

Morphologisch beobachtet man bei Penizillin-Allergie vor allem die *für anaphylaktische Reaktionen typischen Veränderungen* (S. 1100). Nierenschäden, die nach hohen Dosen von Penizillin oder nach Behandlung mit Methizillin auftraten, entsprachen dem Bild einer *interstitiellen Nephritis,* wobei u. a. gegen tubuläre Basalmembran und Tubulusepithelien gerichtete Antikörper nachgewiesen wurden (S. 784). Hie und da beobachtet man ein *eosinophiles Lungeninfiltrat.*

Tetrazykline

In diese Gruppe gehören u. a. *Chlortetrazyklin (Aureomyzin), Oxytetrazyklin (Terramyzin), Doxyzyklin (Vibramyzin), Demeklozyklin (Deklomyzin), Minozyklin (Minozin), Methazyklin (Rondomyzin)* und *Tetrazyklin (Tetrazyn).*

Pathogenese: Abgesehen von Überempfindlichkeitsreaktionen, die auch von diesen Substanzen ausgelöst werden können, besteht die Hauptgefahr dieser Breitspektrumantibiotika im *Überwuchern bestimmter Keime im Darmlumen* (u. a. Staphylokokken), die u. U. zu einer schweren, z. T. nekrotisierenden Enterokolitis führen. Bei längerem *Stehenlassen* der Substanzen bilden sich z. T. toxische Stoffe, die für *Leber- und Nierenschäden* verantwortlich sind. Die diesen Veränderungen zugrunde liegenden Mechanismen sind wenig erforscht, ebenso die Ursachen der *Blutgerinnungsstörung* (Bildung von Lipoprotein-Tetrazyklin-Komplexen?), die sie dann und wann hervorrufen. Tetrazykline werden, wie Beobachtungen mit Hilfe tritiierter Substanzen zeigten – abgesehen von der *Leber,* in der die höchsten Konzentrationen gemessen werden – u. a. in *Milz* und *Lymphknoten* angehäuft. Ob hierin ein Grund für das vereinzelt auftretende *SLE-ähnliche Krankheitsbild* (S. 1137) liegt, wissen wir nicht. Gut bekannt ist der *Einbau von Tetrazyklinen in Knochen und Zähnen,* weshalb diese Substanzen bei schwangeren Frauen und Kindern vermieden werden sollten.

Morphologisch sind hauptsächlich die *Leberveränderungen* gründlich untersucht worden. Sowohl bei Tieren wie beim Menschen beobachtet man nicht selten eine *Lebersteatose* mit vorherrschender zentrilobulärer Lokalisation. Im Gegensatz zur alkoholischen Leberverfettung liegen dabei die *Zellkerne in der Mitte der Hepatozyten,* ähnlich wie bei der Steatose von Schwangeren, und nicht selten wird zudem *reichlich Glykogen* festgestellt. Elektronenmikroskopische Untersuchungen von Autoradiogrammen nach Verabreichung von ^{3}H-Tetrazyklinen zeigten eine Anhäufung dieses Materials in den Mitochondrien. Relativ typisch sind ferner ziemlich viele *Residualkörper,* die lichtmikroskopisch Lipofuszin entsprechen und vermutlich aus einer verstärkten Autophagie hervorgehen. *Renaltubuläre Schäden,* die vor allem die Hauptstücke betreffen und bis zur Nekrose reichen können, beruhen offenbar zu einem guten Teil auf toxischen Produkten des Tetrazyklin-Metabolismus (u. a. Anhydrotetrazyklin). Die zugehörigen Störungen, die sich u. U. im Sinn eines symptomatischen Fanconi-Syndroms äußern können, erweisen sich in der Mehrzahl der Fälle als reversibel. Die in Knochen und Zähnen infolge Bildung von Chelationskomplexen mit Kalziumionen eingebauten Tetrazykline lassen sich fluoreszenzmikroskopisch an unentkalkten Schnitten ohne weiteres nachweisen.

Streptomyzin, Kanamyzin und weitere Antibiotika mit möglichen schädlichen Effekten u. a. auf das Innenohr bzw. den N. statoacusticus sowie auf das Zentralnervensystem

In diese Gruppe von Antibiotika gehören, was die toxischen Wirkungen anbelangt, neben *Streptomyzin* und *Kanamyzin (Kantrex),* andere *Aminoglykoside,* wie *Neomyzin, Viomyzin (Viozin), Amikazin, Genta-*

mizin (Garamyzin) und *Tobramyzin,* ferner *Vankomyzin (Vankozin), Spektinomyzin (Trobizin)* und *Kapreomyzin (Kapastat).* Sie alle können nach parenteraler Applikation u. U. *neurologische Symptome,* wie Parästhesien, Schwindel, Sehstörungen, Tinnitus, partielle Taubheit, Gleichgewichtsstörungen u. a., hervorrufen. Ein weitgehender und u. U. bleibender *Gehörverlust* wurde vor allem bei *Kindern* nach Behandlung mit Dihydrostreptomyzin, Vankomyzin, Kapreomyzin und Tobramyzin beobachtet. Vereinzelt kam es bei Streptomyzin-behandelten Kindern zu einer *zentralen Atemstörung,* und es sind Fälle bekannt, in denen nach Kanamyzin-Behandlung ein respiratorischer oder kardialer Stillstand eintrat. Von Spektinomyzin weiß man, daß es *Überempfindlichkeitsreaktionen* hervorzurufen vermag, teilweise verbunden mit einer hämolytischen Anämie. Verschiedene der genannten Antibiotika, im besonderen Spektinomyzin, Kapreomyzin, Tobramyzin und Gentamizin, entfalten zudem u. U. eine *nephrotoxische Wirkung* (s. o.). Ähnliches gilt für Neomyzin, das überdies etwas häufiger als andere Antibiotika ein *mildes Malabsorptionssyndrom* erzeugt und die Cholesterinkonzentration im Blutplasma senkt.

Über **Pathogenese** und biochemische Hintergründe der erwähnten toxischen Effekte ist noch wenig bekannt.

Morphologisch beruht der Innenohrschaden, soweit sich aus Tierversuchen entnehmen läßt, in erster Linie auf *degenerativen Veränderungen* der sensiblen Zellen, im besonderen der inneren, z. T. auch der äußeren Haarzellen, die vor allem im Basisbereich der Schnekke Veränderungen zeigen. Diese sind, wie man aus klinischen Beobachtungen annehmen darf, z. T. reversibel. Die *Nierenschäden* betreffen hauptsächlich die proximalen gewundenen Tubuli und umfassen eine Schwellung, hydropische Umwandlung (z. B. nach Kanamyzin), in schweren Fällen zudem einen Epitheluntergang. Die Auswirkungen von Neomyzin auf den *Dünndarm* äußern sich strukturell u. a. durch eine Verkürzung und Störung der Struktur der Mikrovilli und andere zelluläre Veränderungen des Oberflächenepithels, ferner eine Zunahme der Zahl von »dense bodies« in den Kryptenzellen (möglicherweise infolge Anhäufung von Neomyzin) sowie entzündliche Infiltrate von Lymphozyten und Makrophagen, die z. T. Zelltrümmer enthalten.

Amphoterizin B

Dieses aus Streptomyces nodosus gewonnene und vor allem zur Behandlung der Candidiasis und anderer Mykosen benützte Antibiotikum verdient besondere Erwähnung. Bei oraler Applikation ist die Substanz weitgehend harmlos, während eine *intrathekale Verabreichung* des mit Deoxycholat solubilisierten kolloidalen Amphoterizin B eine sog. *»chemische Meningitis«,* Kopfschmerzen, Parästhesien, Nervenlähmungen u. a. zur Folge haben kann. Nach *i. v. Injektion* treten nicht selten Veränderungen, wie *Phlebitiden, Hypokaliämie, renale Funktionsstörungen* und *Anämie* auf.

Morphologisch zeigen die *Nieren* u. a. eine hydropische Umwandlung und/oder Nekrose der *Hauptstükke,* verbunden mit sog. Tubulorrhexis und Ablagerung von Kalziumphosphat-haltigem Material im Lumen der Tubuli und im Interstitium, ferner *glomeruläre Läsionen,* wie Lobulierung und teilweise Nekrose der Kapillarschlingen, Verdickung bzw. Aufsplitterung der Basalmembranen und sog. infraglomerulären epithelialen Reflux. Mit Ausnahme der *Nephrokalzinose* sind die Störungen meist reversibel, ebenso wie die – offenbar hyporegeneratorisch bedingte – normozytäre und normochrome *Anämie.*

Linkomyzin (Linkozin) und Klindamyzin (Kleozin)

Diese vor allem gegen grampositive Keime sehr wirksamen Antibiotika können u. U. eine schwere *pseudomembranöse Kolitis* hervorrufen.

Morphologisch fallen – abgesehen von der *Colitis fibrinosa necroticans* in schweren Fällen – die hypertrophischen Becherzellen und dilatierten, mit *Schleim* gefüllten Krypten auf.

Chloramphenikol (Chloromyzetin)

Dieses vor allem bei Salmonella-Infektionen eingesetzte Mittel vermag wohl *akute Störungen* zu bewirken, u. a. Brechdurchfälle und Enterokolitiden infolge Überwucherns bestimmter Keime im Darm, die Hauptgefahr besteht indessen in der Entwicklung einer *aplastischen Anämie* bzw. *Agranulozytose* oder *Panmyelozytopenie.*

Pathogenese: Akute toxische Erscheinungen bei *Säuglingen* infolge Behandlung mit Chloramphenikol, Streptomyzin oder einem anderen Antibiotikum sind unter dem Namen *»grey syndrome«* bekannt (Hyperthermie, Azidose, Schock) und beruhen z. T. darauf, daß die hepatischen Konjugationsenzyme noch keine ausreichende Aktivität aufweisen, um mit den verabreichten Dosen fertig zu werden. Kumulationen, die sich auf dieser Grundlage entwickeln, haben u. U. *Nervenschädigungen* zur Folge (z. B. optische Neuritis, periphere Neuritiden u. a.). Die Pathogenese der Chloramphenikol-induzierten Schädigung des Knochenmarks ist nicht geklärt. Einige Autoren vermuten einen genetisch bedingten Enzymdefekt (z. B. der Konjugationsenzyme in der Leber und/oder der Enzyme von Knochenmarkzellen) als Hauptursache einer Intoxikation. In hohen Dosen hemmt die Substanz die Proteinsynthese. Zudem fanden sich in mehreren Fällen Hinweise auf eine mögliche Überempfindlichkeitsreaktion. Nicht selten betrifft der Schaden vorwiegend die Granulozytopoiese und Thrombozytopoiese, während die Erythropoiese zunächst oft einigermaßen verschont bleibt. Bei schweren Schäden ist aber auch sie weitgehend unterdrückt.

Morphologisch finden sich – vermutlich als Zeichen eines direkt toxischen Schadens – u. a. stark *vakuolisierte Erythroblasten.* Es wird angenommen, daß für die Veränderung in erster Linie die im Chloramphenikol enthaltene Nitrobenzolgruppe verantwortlich sein könnte. In fortgeschrittenen Stadien erscheint das Knochenmark weitgehend durch Fettgewebe ersetzt (*»Knochenmarklipomatose«*), wie dies bei chronischer *Panmyelozytopenie* die Regel ist. Eine deutliche *Hämosiderose* von Makrophagen in Knochenmark, Leber und lymphoretikulären Organen (besonders Milz) tritt meistens erst in Erscheinung, wenn Bluttransfusionen stattgefunden haben. Von den Komplikationen sind in erster Linie *Infektionen* (u. a. durch Pilze) und *Blutungen* (z. B. im Myokard) zu erwähnen.

Bazitrazin, Polymyxin B und Kolistimethat (Kolymyzin)

Diese Antibiotika haben in einem kleinen Teil der Fälle *Parästhesien* und *Nierenschäden* mit Proteinurie hervorgerufen. Im Fall des Polymyxins B findet sich z. T. ein *Blutdruckabfall* infolge Histaminfreisetzung. Kolistimethat soll leukopenisch wirken können.

Morphologisch fanden sich in mehreren Fällen nach Bazitrazin-Therapie ausgedehnte renal-tubuläre Nekrosen, vor allem der Hauptstücke, z. T. verbunden mit Anurie.

Rifampizin (Rifampin, Rifadin, Rimaktan)

Dieses semisynthetische Antibiotikum, das ursprünglich aus Streptomyces mediterranei gewonnen wurde und in der Therapie der Tuberkulose verwendet wird, bewirkt hie und da *Störungen der Leberfunktionen,* jedoch nur ausnahmsweise schwere Hepatozytenschäden (»Rifampin-Hepatitis«). Hinweise darauf, daß Rifampin zellgebundene Immunreaktion dämpfen könnte, werden mit seinem hemmenden Effekt auf die RNA-Synthese in Beziehung gebracht.

Mögliche toxische Nebenwirkungen weiterer Antibiotika

Von *Zykloserin (Seromyzin)* wird berichtet, daß es hie und da zu zentralnervösen Störungen und Polyneuritiden führt.
Novobiozin kann allergisierend wirken, u. U. einen Leberschaden erzeugen und in einem kleinen Teil der Fälle eine hämolytische Anämie und Leukopenie hervorrufen.
Erythromyzin bewirkt hie und da Magendarmstörungen, Überempfindlichkeitsreaktionen und/oder – besonders als Estolat (Iloson) – eine intrahepatische Cholestase.
Nystatin (Mykostatin) soll vereinzelt Brechdurchfälle und/oder allergische Reaktionen erzeugt haben. Ähnliches gilt für *Oleandomyzin (Matromyzin)* und *Troleandomyzin (Zyklamyzin).*
Griseofulvin (Fulvizin) verstärkt im Tierversuch die Toxizität von Kolchizin und verursachte beim Menschen u. U. gastrointestinale Symptome, allergische Erscheinungen, Nierenschäden, Porphyrie und Photosensibilität sowie transitorische Leukopenien.
Zephalothin (Keflin) erzeugt am Ort der Injektion z. T. erhebliche Schmerzen, löst u. U. ebenfalls Überempfindlichkeitsreaktionen aus und kann meningitische Zeichen, renale Störungen sowie Hämozytopenien zur Folge haben.
Zephaloglyzin (Kafozin) und *Zephalexin (Keflex)* haben in einem Teil der Fälle u. a. Magendarmbeschwerden, Dermatitiden, Schwindelgefühle, Unwohlsein und/oder – in Kombination mit anderen Mitteln – psychische Veränderungen hervorgerufen.
Zephaloridin (Loridin), Zephradin (Anspor), Zephapirin (Zefadyl) und *Zephazolin (Anzef)* sind dafür bekannt, daß sie u. U. allergische Reaktionen mit Eosinophilie, Leber- und/oder Nierenstörungen sowie – vereinzelt – Leukopenien erzeugen.
Kandizidin (Kandeptin) soll selten Hautreizungen bewirken. *Paromomyzin (Humatin)* in höheren Dosen verursacht manchmal Gastrointestinalbeschwerden.

Para-Aminosalizylsäure (PAS)

Diese für die Behandlung von Tuberkulose gebrauchte Substanz führt in ungefähr 2–5% der Fälle zum Auftreten von *Überempfindlichkeitsreaktionen* vor allem vom anaphylaktischen Typ, teilweise verbunden mit *Leberschädigung* und *Störungen der Nierenfunktionen.*

Pathogenese: Bei manchen Patienten, die auf PAS in dieser Weise reagieren, läßt sich in der Anamnese eine Neigung zu Allergien erkennen. PAS wirkt wahrscheinlich als Hapten, das in Verbindung mit körpereigenen Proteinen antigenische Eigenschaften annimmt (S. 1059). Die anaphylaktischen Reaktionen äußern sich u. a. in Fieber, Hautausschlägen, Bluteosinophilie, Lymphadenopathie und hepatischen Veränderungen.

Morphologisch zeigen sich die für anaphylaktische Reaktionen typischen Veränderungen, u. a. ziemlich dichte Infiltrate von eosinophilen Granulozyten, die im Fall der *Lungen* Veränderungen im Sinn des Löffler-Syndroms hervorrufen bzw. nachahmen können. Eosinophile finden sich auch in den *Lymphknoten.* Die *Leber* zeigt oft eine Kombination von Cholestase und entzündlichen Infiltraten in den portalen Feldern, wobei neben Lymphozyten, Plasmazellen und Histiozyten z. T. eine erhebliche Zahl von Eosinophilen festzustellen ist. Selten kommt es zu einem ausgedehnten Parenchymuntergang, am ehesten noch in den intermediären Läppchenzonen. Differentialdiagnostisch ist in solchen Fällen an eine akute bis subakute, viral bedingte Leberdystrophie zu denken. In schweren Fällen findet sich in der Regel eine partielle Hauptstücknekrose der *Nieren.*

Isoniazid (Isonikotinsäurehydrazid, Rimifon)

Dieses Mittel findet in der antituberkulösen Therapie breite Anwendung. Als wichtigste toxische Nebenerscheinungen sind *Neuritiden* zu nennen; überdies kann es in einem kleinen Teil der Fälle, ebenso wie nach PAS-Behandlung, zu *Überempfindlichkeitsreaktionen* kommen.

Morphologisch erkennt man an betroffenen Nerven einen teilweisen *Markscheidenzerfall,* gefolgt vom Auftreten von Fettkörnchenzellen (S. 333). Die Achsenzylinder bleiben oft lange Zeit erhalten. Die im Tierversuch nach Verabreichung von Isoniazid häufig auftretende Leberverfettung scheint beim Menschen eine Ausnahme zu sein. *Leberschäden* beim letzteren beruhen eher auf einer *allergischen Hepatitis,* ähnlich wie im Fall der PAS-bedingten Form. Nach Absetzen der Substanz bilden sich die Veränderungen in der Regel rasch zurück.

Sulfonamide

Sulfonamide werden zur Bekämpfung von E. coli-Infektionen der Nieren und Harnwege sowie der Nokardiose verwendet. Wegen des häufigen Auftretens von *Kristallurie* nach Verabreichung von *Sulfadiazin* zieht man heute im allgemeinen das besser lösliche *Sulfisoxazol (Gantrisin)* oder das langsamer ausgeschiedene *Sulfamethoxazol (Gantanol)* vor. Manchmal werden Kombinationspräparate, wie Trisulfapyrimidine, angewandt. Lang wirkende Sulfonamide, wie *Sulfamethoxypyridazin* oder *Sulfadimethoxin,* neigen eher als die oben genannten Präparate zur Erzeugung von Nebenerscheinungen, wie eines *Erythema multiforme* oder einer *allergischen Myokarditis.* Schlecht resorbierbare Sulfonamide, z. B. *Sukzinylsulfathiazol (Sulfasuxidin)* oder *Phthalylsulfathiazol (Sulfathalidin)* werden hie und da zur Herabsetzung der Keimzahl im Dickdarm bzw. bei Kolitiden benützt. Mit Ausnahme von *Azulfidin* im Fall der Colitis ulcerosa sind sie jedoch von beschränktem Wert.
Die *nachteiligen Effekte* der Sulfonamidtherapie umfassen in erster Linie *allergische Reaktionen* im weitesten Sinn, wobei Fieber, Urtikaria, *Dermatitiden, SLE-ähnliche Syndrome,* das *Stevens-Johnson-Syndrom* (S. 1537), das *Lyell-Syndrom (»Epidermolysis acuta toxica«),* ferner *rheumatoide Symptome, Ödeme*

(z. B. Glottisödem), *eosinophile Lungeninfiltrate, Asthmaanfälle, Arteriitiden* und *Myokarditiden* ebenso vorkommen wie *Thrombozytopenie, Granulozytopenie, allergische Hepatitis, Polyneuritiden* und *zentralnervöse Störungen.* Bei den aufgeführten Veränderungen fällt es oft schwer, zwischen Überempfindlichkeitsreaktionen und rein *toxischen Wirkungen* zu unterscheiden.

Morphologisch finden sich Hinweise sowohl im Sinn einer *anaphylaktischen Reaktion* als auch *Immunkomplex-induzierter Veränderungen.* Bei den ersteren sind oft dichtere Infiltrate von eosinophilen Granulozyten zu sehen, während bei Immunkomplex-induzierten Läsionen leukoklasische Vaskulitiden und Veränderungen im Sinn der Polyarteriitis nodosa vorherrschen. Die Ätiologie der Sulfonamid-induzierten *Hämozytopenie* wurde schon diskutiert (S. 434). Wenigstens in einem Teil der Fälle handelt es sich um *hyporegeneratorische Formen,* wobei nicht ganz klar ist, ob wir es hier mit Folgen *zytotoxischer Immunreaktionen* und/oder direkt *toxischer Effekte* zu tun haben.

Emetin

Diese dem Hauptalkaloid aus Radix Ipecacuana entsprechende Substanz wird als flüssiger Extrakt zur Bekämpfung der *Amoebiasis* benützt. In Sirupform und in geringerer Konzentration dient es außerdem als Hustenmittel. Von der emetischen Wirkung wurde schon gesprochen (S. 1534). *Emetinvergiftungen* beruhen mehrheitlich auf einer Verwechslung des Sirups mit dem viel stärkeren flüssigen Extrakt von Radix Ipecacuanhae, z. T. auf einer Überdosierung von Emetin. Die tödliche Dosis des Emetins wird auf ungefähr 1 g geschätzt.

Pathogenese: Emetin wirkt schwächend auf die Herzmuskelkontraktion. Schon in therapeutischen Dosen bewirkt Emetin oft Übelkeit, Erbrechen, Müdigkeit, Dyspnoe, Tachykardie und ein Absinken des arteriellen Blutdrucks, das bis zum Kollaps reichen kann. Bei Einnahme toxischer Dosen treten die Veränderungen in verstärktem Maß auf, wobei die *akute Vergiftung* oft rasch ins Koma überleitet. Nicht selten kommt es nach peroraler Aufnahme des konzentrierten Extrakts zu Verätzungen im Mund-Speiseröhrenbereich, die später Strikturbeschwerden verursachen. Bei *chronischer Emetinvergiftung,* die – wie gesagt – oft auf Kumulation zurückgeht, ist die Symptomatik ähnlich. Höchstens der kardiale Effekt tritt etwas stärker in den Vordergrund, so daß sich manchmal eine Herzinsuffizienz einstellt.

Chinin und seine Derivate

Anstelle des mit erheblichen Nebenerscheinungen behafteten *Chinins* sind heute in der Malariatherapie Derivate, wie *Chloroquin, Amodiaquin-Dihydrochlorid, Primaquinphosphat, Quinakrin (Atabrin)* und *Hydroxychloroquin (Plaquenil),* getreten, die eine bessere Verträglichkeit zeigen, aber immer noch als ziemlich toxisch gelten. Eine Dosis von 20 mg/kg Körpergewicht kann bei Kindern im Alter von weniger als 2 Jahren genügen, um den Tod herbeizuführen. Chinin wird außerdem »Tonics« beigemischt, was zu erheblichen *Überempfindlichkeitsreaktionen* führen mag.

Pathogenese: Die Chininpräparate entfalten eine allgemein dämpfende Wirkung auf viele zelluläre Funktionen, im besonderen aber auf Herzmuskel- und Reizleitungszellen.

Morphologisch finden sich in Fällen von schwerer Vergiftung degenerative Veränderungen in Myokard, Skelettmuskulatur, Gehirn, Nervus opticus und Retina sowie in Knochenmark, Nieren und Leber. In der quergestreiften Muskulatur stellt man eine *granulovakuoläre Myopathie* fest, die sich von derjenigen bei SLE oder im Anschluß an hochdosierte Kortikosteroidtherapie strukturell unterscheidet. Periphere Nerven und das zentralnervöse Gewebe lassen ebenfalls diskrete Läsionen erkennen. Im Fall von Überempfindlichkeitsreaktionen auf Chinin beobachtet man u. a. bullöse Dermatitiden und Ödem, u. U. ein Larynxödem.

Folgen: Die *akute Intoxikation* durch solche Substanzen zeichnet sich u. a. durch Sehstörungen, Tinnitus, Schwächegefühl, arterielle Hypotonie, z. T. Hämoglobinurie und Oligurie, sowie häufig Herzrhythmusstörungen aus. In schweren Fällen treten Krämpfe hinzu, und es kann zum respiratorischen oder Herzstillstand kommen. *Chronische Vergiftungen* durch *Chinin* sind vor allem durch eine Retinopathie mit u. U. teilweiser Erblindung, verbunden mit weiten Pupillen, Verengung der Retinagefäße, Blässe der Makula und Papillenödem, gekennzeichnet.
Quinakrin-Intoxikationen chronischer Art gehen z. T. mit Kopfschmerzen, Hepatitis (ohne oder mit Ikterus), aplastischer Anämie und psychischen Veränderungen einher.
Chronische Chloroquin-Intoxikationen sind in einem Teil der Fälle mit dem Auftreten von gastrointestinalen Symptomen, Kopfschmerzen, Schwindelgefühlen, Muskelschwäche, Sehstörungen (Retinopathie und/oder Linsentrübungen), Porphyrie u. a. verbunden. Keimschäden sind ebenfalls bekannt geworden.

Antimonpräparate

Diese werden bei der Behandlung von *Kala-Azár* eingesetzt, z. B. in Form von *Antimon-Natrium-Glukonat.* Die Besprechnung der toxischen Wirkung der Substanz erfolgt im Zusammenhang mit der Erörterung von Vergiftungen durch metallische Salze bzw. elementare Metalle (S. 1607).

Suramin-Natrium

Die auch als *Germanin* bekannte Substanz findet in der Therapie der Trypanosomiasis Verwendung. Fälle von *akuter Vergiftung* sind durch Brechreiz und Erbrechen, Kreislaufkollaps, Koliken, Hautveränderungen (u. U. Urtikaria), Parästhesien, Photophobie, Lidödem u. a. gekennzeichnet. Nach längerer Zeit kann sich eine Agranulozytose entwickeln.

Lukanthon und Hykanthon (Estrenol)

Hauptindikation von Estrenol ist (oder war) die Schistosomiasis (S. 2097) haematobium und S. mansoni, S. 2100). Es sind verschiedene Fälle mit schwerem Leberschaden beobachtet worden, z. T. mit tödlichem Ausgang.

177.4. Gefahren der zytostatischen Behandlung

Die Wirkungsweise der verschiedenen Hemmstoffe der DNA-, RNA- und Proteinsynthese wurde z. T. früher besprochen (Tabelle 2, S. 36). Im Folgenden geht es darum, die unerwünschten toxischen Nebeneffekte dieser vor allem als *antineoplastische Chemotherapeutika* oder *Immunosuppressiva* verwendeten Substanzen kurz zu erörtern.

Allgemeine Hinweise auf Komplikationen der zytostatischen Therapie

Wie schon hervorgehoben wurde, wirken zytostatische Mittel über eine Hemmung der Zellproliferation in erster Linie auf Wechselgewebe. Man kann daher, wie im Fall der ionisierenden Ganzkörperbestrahlung (S. 1461), von einem *Knochenmarksyndrom,* verbunden mit einem weitgehenden *Verlust der primären humoralen sowie der zellgebundenen Immunreaktivität* und, damit überlappend, von einem *Gastrointestinalsyndrom* sprechen. Überdies werden noch die *Spermiogenese* und andere Wechselgewebe betroffen, z. B. Haarfollikel.
Bei der Behandlung von Patienten mit solchen Stoffen, die u. a. eine periphere *Granulozytopenie,* eine *Thrombozytopenie,* z. T. eine *Anämie,* ferner *Erosionen und Geschwüre im Verdauungstrakt* (erkennbar vor allem im Mund- und Analbereich), *Haarausfall* und bei Männer *Oligospermie* hervorrufen können,

liegt die Hauptgefahr im Überhandnehmen von Infektionen und/oder in schweren Blutungen.

Infektiöse Komplikationen gehen in solchen Fällen oft von *opportunistischen Keimen* aus, denen man bisher wenig Beachtung geschenkt hat. Meistens handelt es sich um *gramnegative Mikroorganismen,* die zum guten Teil aus dem Darm stammen. Offenbar wird ihr Eintritt in die Schleimhaut sowohl durch die Leukopenie als auch durch die Zytostatika-bedingten Schäden des Darmepithels begünstigt; ob sich die Immunsuppression hierauf auswirkt, steht noch nicht fest. Im besonderen wurden wiederholt *Enterobakterien* (Shigella-Escherichia, Salmonella-Arizona-Citrobacter-Edwardsiella, Klebsiella-Aerobacter-Hafnia-Serratia und Proteus-Providencia) und *gramnegative, nicht fermentaktive Bakterien* (Bordetella bronchiseptica, Alkaligenes-Gruppe, Pseudomonas-Gruppe, Mima-Herellea-Gruppe und Flavo-Bakterien, alles Keime, die wenig Kohlenhydrate fermentieren) nachgewiesen. Außerdem wurden Septikämien aufgrund einer Besiedelung durch Bacillus subtilis, Spirillen, Corynebakterien, Clostridien, Fusobakterien, Lactobacillus, Vibrio fetus, Staphylococcus albus u. a. m. festgestellt. Hier handelt es sich um Mikroorganismen, die z. T. ebenfalls opportunistischen Charakter haben und bei sonst Gesunden nur selten eine Bakteriämie bzw. Sepsis bewirken. Außerdem beobachtet man nicht selten *Virusinfektionen,* z. B. durch Zytomegalievirus, ferner – wahrscheinlich häufiger als bekannt – durch andere Viren der Herpes-Gruppe, das EB-Virus (S. 1829), Hepatitis-Viren (S. 1794) u. a. *Pilzinfektionen* treten ebenfalls gehäuft auf (Candidiasis, ferner Aspergillose, Mucor-Mykose u. a.). Dasselbe gilt für *Pneumocystis carinii* und *Toxoplasmen.* Im Fall von Septikämien durch opportunistische Erreger ist die Prognose besonders ungünstig zu stellen bei a) raschem Fortschreiten des Grundleidens, b) Vorkommen multipler Erreger (polymikrobielle Bakteriämien und/oder Erregerwechsel) und c) Septikämien mit Endotoxinschock.

Blutungen stellen eine weitere gefährliche Komplikation der Zytostatikatherapie dar. Bedrohlich sind vor allem Blutaustritte aus den Gefäßen im ZNS, Magendarmblutungen und solche im Anschluß an operative Eingriffe, u. U. auch Biopsien, Punktionen u. a., die – je nach Lokalisation – mitunter schwerwiegende Folgen haben.

Andere mögliche Folgen und Komplikationen der zytostatischen Therapie, wie *Leber- und Nierenschäden, Lungenfibrose* (Bleomyzin, S. 1539), *toxische Effekte auf das Myokard* (Doxorubizin (Adriamyzin)), *Myalgien, Arthralgien* (z. B. nach Therapie mit Prokarbazin (Natulan)), *Überempfindlichkeitsreaktionen* (z. B. nach Verabreichung von Hydroxyharnstoff) u. a. m., haben im Vergleich zu infektiösen Prozessen und Hämorrhagien eine geringere Bedeutung.

Alkylierende Agentien

In diese Gruppe gehören das früher als Kriegsgift angewandte *Senfgas und sein Stickstoffderivat Chlormethin (»nitrogen mustard«), Zyklophosphamid* (z. B. Zytoxan), *Chlorambuzil, Melphalan (Alkeran), Busulfan (Myleran), Triäthylenthiophosphoramid (ThioTEPA), Triäthylenmelamin (TEM)* und *Mitomyzin C.* Unter einer alkylierenden Wirkung versteht man den Ersatz eines Wasserstoffatoms (insbesondere an organischen Molekülen) durch eine Alkylgruppe, d. h. eine univalente aliphatische Substanz (C_nH_{2n+1}). Trotz dieses grundsätzlich gleichen Wirkungsmechanismus zeigen die einzelnen biologischen Alkylierungsmittel z. T. unterschiedliche Effekte.

Pathogenese: Im Vordergrund der Wirkungen solcher Stoffe steht die *Hemmung der DNA-Synthese* (u. a. Brückenbildung zwischen DNA-Einzelsträngen und damit Hemmung der Replikation), *weniger auch der RNA-Synthese.* Ferner finden sich *Störungen enzymatischer Prozesse,* die die Produktion energiereicher Phosphate, die Glykolyse, die Zellatmung, die Proteinsynthese und die Mitose nachteilig beeinflussen. Oft beobachtet man *Chromosomenbrüche,* und auch *Punktmutationen* können erzeugt werden.

Morphologisch gleichen die durch alkylierende Substanzen hervorgerufenen Veränderungen in mancher Beziehung denen nach Einwirkung ionisierender Strahlen, was ihre Bezeichnung als *Radiomimetika* auch in dieser Hinsicht rechtfertigt. Zu Beginn der Behandlung erkennt man vor allem in Wechselgeweben einen erheblichen Zelluntergang, u. a. im lymphathischen Parenchym (vgl. dazu immunsuppressive Wirkung, S. 1210). Außerdem bemerken wir zahlreiche atypische Mitosefiguren, u. a. solche mit Chromosomenabsprengungen, woraus – falls die Zelle überlebt – Elemente mit *Nebenkernen* hervorgehen können (S. 47). Oft beobachtet man *polyploide Riesenkerne,* offenbar infolge DNA-Synthese ohne Kernteilung, ferner *mehrkernige Zellen,* die u. a. durch eine Störung der Zytoplasmatrennung nach der Karyokinese zu erklären sind. Die verschiedenen Alkylantien lassen – wie erwähnt – gewisse Besonderheiten in ihren Wirkungen erkennen. *Busulfan* beispielsweise führt in der Regel zu auffälligen Veränderungen in der Lunge *(»Busulfanlunge«),* indem nach einem – vermutlich u. a. die Pneumozyten I betreffenden – Primärschaden zahlreiche polyploide Pneumozyten II, die normalerweise die Regeneration der Alveolarwandzellen besorgen, auftreten. Manchmal weisen diese »Busulfanzellen« Kerneinschlüsse auf, die bei elektronenmikroskopischer Betrachtung unregelmäßigen tubulären Gebilden entsprechen (Virusaktivierung?). Nach Behandlung mit *Zyklophosphamid* wurden u. a. transmurale Harnblasenschäden, Vaskulitiden mit hauptsächlichem Befall der kleinen Arterien, Arteriolen, Kapillaren und Venolen, Myokardzellnekrosen mit reaktiver Myokarditis (bei Dosen von 15–30 mg/kg Körpergewicht), Epithelatypien an verschiedenen Schleimhäuten (z. B. Oesophagus), ein völliger Stop der Spermiogenese, ein weitgehendes Fehlen von Ovarialfollikeln während längerer Zeit, eine erhebliche Lymphozytopenie und eine z. T. ziemlich schwere Hypozellularität des Knochenmarks festgestellt. Letztere bildet sich allerdings im Verlauf von 3–4 Wochen nach Absetzen des Mittels zurück. Läsionen am Epithel der unteren Harnwege scheinen zu einem guten Teil auf der lokalen Wirkung des durch die Niere ausgeschiedenen und hier in höherer Konzentration anfallenden aktiven Metaboliten zu beruhen. Jedenfalls lassen sie sich bei Hunden durch Ureterosigmoidostomie weitgehend vermeiden. In Tierversuchen zeigen Zyklophosphamid und bakterielles Endotoxin z. T. eine synergistische Wirkung, die sich etwa in schwereren Hauptstückschäden in den Nieren, einem höheren Grad von Thrombozytopenie und Zellschwund in lymphatischen Organen sowie u. a. in einer deutlicheren Plexitis chorioidea äußern. Auch andere Effekte des Radiomimetikums scheinen verstärkt zu sein. Diese Kombinationswirkung könnte beim Menschen bei – u. U. durch das Mittel selbst hervorgerufener – Endotoxinämie eine erhebliche Rolle spielen. Thrombozytopenisch bedingte Blutungen nach Zyklophosphamidbehandlung sind nicht selten dort lokalisiert, wo Epithelien oder andere Strukturen durch das Agens bereits geschädigt waren (z. B. Darm, Harnblase, andere Schleimhäute, Ziliarkörper, Plexus chorioideus u. a.).

Folgen: Die klinischen Symptome und Zeichen erklären sich aus den hier und eingangs geschilderten Veränderungen, wobei – wie gesagt – *infektiöse Komplikationen* und *Blutungen* im Vordergrund stehen. Außerdem treten *gewisse Schäden bei dem einen Mittel mehr hervor als beim anderen,* z. B.: *»Nitrogen mustard«:* Lymphozytopenie, Thrombosen an Injektionsstellen, Nekrosen nach extravasaler Injektion, Harnsäurekristalle in Nierentubuli; *Busulfan:* hyporegeneratorische Anämie, Lungenfibrose und Harnsäurepräzipitate in den Nierentubuli; *Melphalan (Alkeran):* Hypokalzämie; *Chlorambuzil:* zentralnervös bedingte Krämpfe; *Zyklophosphamid* und *Mitomyzin C:* Alopezie; *Thio-TEPA* und *TEM:* Lymphozytopenie, bei Thio-TEPA überdies Harnsäureniederschläge in den renalen Tubuli u. a. m. Die Frage, ob Alkylantien die Entwicklung einer *Amyloidose* fördern, wird unterschiedlich beurteilt.

Beispiele:

- *Burkitt-Lymphome* und gewisse *andere maligne Nicht-Hodgkin-Lymphome,* wie maligne histiozytäre Varianten bzw. »Retikulosarkome«, zeigen manchmal schon nach einer einmaligen Verabreichung von Zyklophosphamid eine starke Reduktion der Tumormasse.
- Früher mit *»nitrogen mustard«* behandelte Patienten mit *Lymphoma malignum Hodgkin* zeigten in den Lymphomen oft eine bizarre Anhäufung von Zellen mit hyperchromatischen, z. T. polymorphen Kernen, die so charakteristisch war, daß man von »behandelten Knoten« sprach. Derartige Veränderungen des Lymphknotenbildes finden sich in abgeschwächter Form auch nach Alkylantientherapie anderer Art, selbst in vorher normalem lymphoretikulärem Gewebe. In solchen Fällen muß vor der Fehldiagnose eines »Hodgkin-Lymphoms« gewarnt werden.

Antimetaboliten mit hemmender Wirkung auf die DNA-Synthese

Zu diesen Hemmstoffen der Synthese von DNA und/oder ihren Vorstufen zählt man *5-Fluorurazil (FU), Amethopterin (Methotrexat), Zytosin-Arabinosid, Hydroxyharnstoff, 6-Merkaptopurin, Azathioprin* u. a., Substanzen, die als antineoplastische Chemotherapeutika und/oder Immunosuppressiva Anwendung finden.

Pathogenese: Der Wirkungsmechanismus dieser Stoffe wurde schon erörtert (Tabelle 2, S. 36). Betroffen werden vor allem *Wechselgewebe,* die infolge *Nachschubinsuffizienz* erhebliche Reduktionen der Zellzahl erfahren. Wie im Fall der alkylierenden Mittel besteht die Gefahr in erster Linie in einer *Panmyelozytopenie* bzw. *Hämozytopenie* (Granulozytopenie, Thrombozytopenie, in geringerem Maß Anämie, Monozytopenie und Lymphozytopenie) und *Schleimhautepithelschäden,* so daß auch diese Mittel nicht selten Komplikationen im Sinn *infektiöser Prozesse* (u. a. Sepsis) und/oder *Blutungen* hervorrufen. Weitere Wechselgewebe zeigen ähnliche Veränderungen wie nach Verabreichung alkylierender Mittel (s. o.).

Morphologisch gleichen die Befunde weitgehend denen nach Einwirkung von Alkylantien (s. o.). Vereinzelt kommen Überempfindlichkeitsreaktionen vor.

Folgen und **Komplikationen:** Zusätzlich zu den erwähnten Veränderungen beobachtet man nach Behandlung mit dem einen oder anderen Agens dieser Art oft Kombinationen von Befunden, die sich voneinander unterscheiden, so *Azathioprin:* erosiv-ulzeröse Läsionen im Mundbereich, Hautausschläge (»rash«) mit Fieber, Alopezie, Arthralgien, Steatorrhoe und u. U. Ikterus; *5-Fluorurazil:* Dermatitiden, Alopezie, Hyperpigmentation und Diarrhoe; *Hydroxyharnstoff:* makulopapulöse Hauteffloreszenzen, verbunden mit Erythem (z. B. im Gesicht) und Alopezie, renaltubuläre Störungen, Dysurie, Verwirrtheitszustände, die u. U. mit Konvulsionen einhergehen; *Amethopterin (Methotrexat):* Stomatitis ulcerosa, Diarrhoe (u. U. Melaena), Anämie, Dermatitis und Leberschäden (Parenchymveränderungen, septale Fibrose, in einem kleinen Teil der Fälle Leberzirrhose, wobei konkurrierende Ursachen, wie Alkoholismus u. a. eine Rolle zu spielen scheinen), u. U. Lungenfibrose.

Beispiele:

- Bei mit *Methotrexat* behandelten Patienten beobachtet man nicht selten ein *megaloblastäres Knochenmark* und *andere Gewebeveränderungen, die auch bei Folsäuremangel* (S. 855) *gefunden werden.* Teilweise dürfte für diese Befunde, im besonderen den RNA- und Proteinreichtum des Zytoplasmas, das Fortschreiten der RNA- und Proteinsynthese bei gehemmter DNA-Synthese verantwortlich sein.
- *Imuran* hat eine stärkere Wirkung auf *zellgebundene* als auf *humorale Immunreaktionen,* zum mindesten bei vorsensibilisierten Patienten.
- Die meisten zytostatischen Mittel, auch die sog. Antimetaboliten, führen zu einer *Erhöhung der Konzentration von Leber-*

enzymen im Blutplasma, ferner zu einer *Steigerung der alkalischen Phosphataseaktivität im Serum* und zu einer leichten *Hyperbilirubinämie* (vorwiegend konjugiertes Bilirubin), alles Zeichen einer mäßigen Leberzellschädigung.

Vinca-Alkaloide

Zur Anwendung in der antineoplastischen Therapie gelangen vor allem *Vinkristin (Onkovin)* und *Vinblastin (Velban),* während *Kolchizin* und seine Derivate wegen zu geringer therapeutischer Breite heute in der antineoplastischen Therapie nicht mehr benützt werden.

Pathogenese: Als sog. »*Spindelgifte*« schädigen diese Substanzen u. a. den mikrotubulären Apparat, so daß die Spindelbildung in der Mitose und die Trennung der chromosomalen Tochterplatten in der Anaphase gestört sind (»Metaphasenarrest«). Außerdem werden andere Zellfunktionen, wie Endozytose, beeinträchtigt. Im Tierversuch ließ sich zeigen, daß die Vinca-Alkaloide auch Sekretionsvorgänge behindern. In exokrinen Pankreaszellen so behandelter Tiere stellte man u. a. ein weitgehendes Verschwinden der Mikrotubuli und mikrokristalline Niederschläge in verschiedenen Zytoplasmateilen fest.

Morphologisch fällt die zahlenmäßige Reduktion der zu den Wechselgeweben gehörenden Zellpopulationen bei – unter Behandlung – deutlich erhöhtem Metaphasenindex auf. Nach *Kolchizin-Intoxikation* finden sich u. a. in neutrophilen Granulozyten stark färbbare intrazytoplasmatische Einschlüsse, die sich von toxischen Granulationen, Döhle-Körperchen, Auerstäbchen, Alder'schen Granula u. a. unterscheiden und vermutlich auf lysosomale Funktionsstörungen hinweisen.

Folgen: Abgesehen von den nach zytostatischer Behandlung ganz allgemein auftretenden Veränderungen und Komplikationen (s. o.), zeichnen sich die einzelnen Substanzen durch gewisse Besonderheiten aus: *Vinblastinbehandlungen* (hohe Dosierung) werden in einem Teil der Fälle von Stomatitis, Ileus, psychischer Depression, Parästhesien, Hyporeflexie sowie u. U. von einem bleibenden zentralnervösen Schaden gefolgt. Toxische Nebenerscheinungen einer Therapie mit *Vinkristin* umfassen eher eine Alopezie sowie – neben neuritischen Symptomen und Zeichen – Störungen der Motorik. *Kolchizin* und seine Derivate werden heute vor allem in der Gichttherapie eingesetzt, bei der sie in geringeren Dosen wirksam sind, als für schwerere Schädigungen der Wechselgewebe notwendig wären. Trotzdem beobachtet man in solchen Fällen hie und da eine Hämozytopenie, Malabsorptionszeichen, Nieren- und/oder Leberstörungen. *Akute Vergiftungen durch hohe Dosen* dieser Substanz(en) führen meist zu brennenden Sensationen im Mund-Rachenbereich und Brechdurchfällen, die u. U. von Schock und/oder respiratorischer Insuffizienz gefolgt sind.

Antineoplastische (zytostatische) Antibiotika

Diese aus Pilzen und anderen Mikroorganismen gewonnenen Substanzen entfalten eine proliferationshemmende und z. T. zytotoxische Wirkung, deren Mechanismen meist noch nicht geklärt sind. In diese Gruppe gehören u. a. *Bleomyzin, Phleomyzin, Daunorubizin, Adriamyzin* und andere Anthrazyklin-Antibiotika, ferner *Daktinomyzin, Mithramyzin* u. a. m.

Pathogenese: *Bleomyzin* ist bei Tieren wie beim Menschen für seine *lungenschädigende Wirkung* bekannt. Tierexperimentelle Befunde sprechen dafür, daß die Läsionen primär die Gefäßendothelien und sekundär die Pneumozyten I betreffen, worauf eine regeneratorische Vermehrung der Pneumozyten II, z. T. verbunden mit Atelektaseinduration und Fibrose, einsetzt. Zyklophosphamid scheint diesen Prozeß zu fördern. *Daunorubizin,* das – wie Bleomyzin und Phleomyzin – offenbar vor allem an der DNA bzw. der DNA-Synthese angreift und vermutlich auch die Mitochondrien schädigt, erzeugt manchmal schwere Knochenmarkschäden und Läsionen der Herzmuskelzellen, vermutlich ebenfalls über eine Einwirkung auf die Kerne.

Morphologie und **Folgen:** Zusätzlich zu bereits erwähnten Effekten zytostatischer Mittel finden sich im Fall der *Bleomyzin-induzierten Lungenschäden* Endothelläsionen zunächst an Lungenarterien, später auch an Lungenkapillaren, z. T. verbunden mit Infiltraten von Lymphozyten und Plasmazellen. Die Pneumozyten I zeigen oft mehrere, durch fibrilläre Zentren gebildete und von Nukleolen hergeleitete Körperchen im Kerninnern, die als relativ typisch gelten. Außerdem beobachtet man eine teilweise Denudation der Alveoleninnenfläche, das Auftreten dünner Fibrintapeten in den betroffenen Alveolen sowie – später – eine zahlenmäßige Vermehrung von Pneumozyten II im Sinn einer Regeneration. Mit der Zeit kommt es durch Atelektaseinduration und Faservermehrung in den Septen zu einer mehr oder weniger ausgeprägten *Lungenfibrose. Daunorubizinschäden* umfassen neben z. T. deutlicher Panmyelozytopenie, Stomatitiden u. a. *Veränderungen des Myokards,* wie Störungen des Chromatinmusters der Kerne, basophile Degeneration, Lipofuszinanhäufung, Einzelzellnekrose, interstitielles Ödem und leichte fleckförmige Fibrose. Man kennt zudem eine *Adriamyzin-Kardiomyopathie,* die – wie im Fall ähnlicher Schäden durch andere Anthrazyklin-Antibiotika – auf eine Störung der DNA-abhängigen RNA-Synthese zurückgeführt wird (Ersatz von Zellproteinen gestört).

Aktinomyzine und Substanzen mit ähnlicher Wirkung

Aktinomyzin D hemmt die RNA-Synthese durch Interkalation zwischen 2 Basenpaaren, wodurch das RNA-Kettenwachstum gestört wird, während *α-Amanitin* als Inhibitor der RNA-Polymerase gilt. Klinisch äußern sich die Nebeneffekte von Aktinomyzin D vor allem in Ulzerationen im Mundhöhlenbereich, Cheilosis und Glossitis.

Hemmstoffe für die Proteinsynthese

Puromyzin, Zykloheximid, Abrin und *Rizin* zeigen in Tierversuchen Schädigungen an vielen Zellarten, insbesondere an Protein-sezernierenden Elementen (z. B. an den exokrinen Pankreaszellen nach intraperitonealer Injektion von Puromyzin). Über die toxischen Effekte dieser Substanzen beim Menschen ist noch wenig Zuverlässiges bekannt (s. pflanzliche Gifte, S. 1642).

177.5. Toxische Effekte bzw. Nebenwirkungen von Pharmaka, die in erster Linie zur Therapie von Herz- und Gefäßkrankheiten benützt werden

Herzglykoside

In vielen Pflanzenarten, im besonderen *Digitalisarten,* finden sich Steroidglykoside, die herzwirksam sind, in höheren Dosen jedoch eine ausgesprochene Toxizität aufweisen. Für Erwachsene sind schon 3–5 mg Digitoxin gefährlich, während für manche andere Digitalisähnliche Herzglykoside die tödliche Dosis 20–30mal höher liegt als die übliche Erhaltungsdosis. *Strophantin,* das parenteral verabreicht wird und schon in Dosen von ¼–½ mg i. v. tödliche Folgen haben kann, wird heute nur noch selten gebraucht.

Pathogenese: In therapeutischen Dosen verstärken Herzglykoside die Kraft der Myokardkontraktion, während sie in höheren Dosen die Erregbarkeit der Herzmuskelfasern steigern, so daß es bei *akuten Vergiftungen* – nach anfänglicher *Bradykardie* – zunächst zu *Extrasystolen,* dann zu *ventrikulärer Tachykardie* und schließlich zum *Kammerflimmern* kommen kann. Man nimmt an, daß der zu Arrhythmien führende toxische Effekt auf einer Hemmung der sarkolemmalen Na-, K-aktivierten ATPase beruht, möglicherweise auch auf Störungen des Kalziumionenfluxes zwischen dem sarkoplasmatischen Retikulum und den Myofilamenten. In solchen Fällen tritt eine Kaliumverarmung der Zellen ein, besonders rasch bei allgemeiner Hypokaliämie (z. B. infolge Erbrechens). Unter derartigen Bedingungen, wie nach Durchfällen, unter saluretischer und/oder Kortikosteroidtherapie sowie nach Gabe von Kalziumsalzen, Katecholaminen oder Reserpin, sind die toxischen Wirkungen der Herzglykoside verstärkt. Abgesehen von kardialen Arrhythmien bzw. Schäden treten bei *Digitalisvergiftung* auch *Störungen des ZNS* auf, ferner *neuritische Veränderungen.*

Die meisten Fälle von Digitalisintoxikation sind *iatrogen* und lassen sich auf eine *Kumulation* bei zu hoher Erhaltungsdosis zurückführen, wobei die oben erwähnten, zu einer erhöhten Empfindlichkeit gegenüber diesen Substanzen führenden Faktoren eine erhebliche Rolle spielen.

Morphologisch können sich – soweit sich aus tierexperimentellen Befunden ableiten läßt – *akute Digitalisschäden* schon im Verlauf von 2 Std bemerkbar machen: Störung des myofibrillären Bandmusters, Bildung von Kontraktionsbändern, intrazelluläres Ödem sowie herdförmige Verdichtung und Margination von Kernchromatin.

Chronische Intoxikationene durch Herzglykoside gehen oft mit kleinherdigen Myokardnekrosen, reaktiven zelligen Infiltraten, interstitiellem Ödem und schleichendem Ersatz durch Bindegewebe einher, vor allem in den subendokardialen Schichten. Frisch geschädigte Myokardzellen zeigen u. a. einen teilweisen Verlust der Querstreifung, fibrilläre Aufsplitterungen und Verdichtungen des Kernchromatins.

Im Bereich des *Dünndarms* erkennt man in manchen Fällen eine auffällige *venöse Hyperämie,* die – soweit die klinischen Befunde eine Deutung zulassen – nicht oder nicht immer mit einem myokardialen Versagen in Beziehung steht. Vielleicht liegt diesem Befund eine Konstriktion von Venen im Leberbereich zugrunde. Die bei chronischer Behandlung mit Digitalisprodukten hie und da beobachtete *Gynäkomastie* konnte in pathogenetischer Hinsicht noch nicht geklärt werden. Über strukturelle Veränderungen im ZNS bzw. an den Augen sowie an peripheren Nerven im Anschluß an Digitalisvergiftungen ist noch wenig bekannt.

Folgen: *Akute Digitalisvergiftungen* manifestieren sich in der Regel in Übelkeit, Kopfschmerzen, Erbrechen und Diarrhoe, abgesehen von den oben erwähnten *Herzrhythmus-* und *Sehstörungen.* Bei Kindern stehen kardiale Arrhythmien und eine zentralnervöse Dämpfung im Vordergrund, bei älteren Leuten fällt manchmal ein bizarres Benehmen auf. Elektrokardiographisch notiert man oft schon in der Phase der Bradykardie Veränderungen, wie P-Q-Verlängerung, Q-T-Verkürzung, S-T-Senkung, T-Abflachung. Später treten – wie gesagt – häufig ventrikuläre Extrasystolen hinzu, schließlich eine Tachykardie. Über ein Kammerflimmern kann es zum Exitus letalis kommen. Bei akuten Vergiftungen besteht in der Regel eine Hyperkaliämie, bei chronischen Intoxikationen eine Hypokaliämie. Hie und da notiert man eine Eosinophilie.

Chinidin

Dieses zur Therapie kardialer Arrhythmien benützte Medikament kann bei Bestehen einer besonderen Empfindlichkeit schon in Dosen von mehr als 0,2 g tödliche Folgen haben. Chinidin dämpft den Metabolismus aller Zellen, wirkt aber in besonderem Maß auf das Herz. Die pathologisch-anatomischen Befunde in Todesfällen sind uncharakteristisch. Hie und da kommt es zu einer thrombozytopenischen Purpura.

Prokainamid

Das ebenfalls zur Behandlung von Herzrhythmusstörungen herangezogene Mittel kann in seltenen Fällen (u. a. bei zu rascher Injektion oder bei Vorhandensein einer Allergie) schon in Dosen von 200 mg und mehr den Tod zur Folge haben. Bei *akuten Vergiftungen* notiert man einen Abfall des arteriellen Blutdrucks, verbunden mit Pulsirregularität, rasch gefolgt von Konvulsionen. Bei *chronischer Anwendung* können typische Überempfindlichkeitsreaktionen auftreten, u. U. auch ein SLE-ähnliches Bild oder eine Agranulozytose.

Nitrite und Nitrate
Diese Substanzen *(Nitroglyzerin, Amylnitrit, Äthylnitrit, Natriumnitrit, Mannitolhexanitrit, Pentaerythritoltetranitrat, Isosorbiddinitrat* und *Tolnitratphosphat)*, die zur Dilatation der Koronarien und zur Senkung des arteriellen Blutdrucks gebraucht werden, können u. U. in Dosen von 2–4 g tödlich wirken.

Pathogenese: Vor allem die Nitrite entfalten im ganzen Körper einen vasodilatatorischen Effekt, indem sie direkt eine *Erschlaffung der glatten Gefäßmuskulatur* bewirken. Außerdem kommt es meistens zur Bildung von *Methämoglobin.*

Morphologisch finden sich – abgesehen von der allgemeinen Blutfülle der Gewebe und der z. T. braunen Blutfarbe – keine typischen Veränderungen.

Folgen: Bei *akuten Vergiftungen* stehen Kopfschmerzen, Hyperämie der Haut, Erbrechen, Schwindel, Zyanose sowie schließlich Kollaps und Konvulsionen im Vordergrund. Bei *chronischem Gebrauch* solcher Substanzen kann es zu einer Gewöhnung kommen. Werden dann die Mittel längere Zeit abgesetzt, kann eine vorher gut ertragene Dosis toxisch wirken.

Sog. Ganglienblocker
Beispiele von Substanzen aus dieser Gruppe (vgl. dazu S. 351) sind *Hexamethonium* und *Mekamylamid.*

Pathogenese: Bei hoher Dosierung kann es u. a. infolge Dilatation der pulmonalen Arterien und pulmonalkapillärer Hyperämie zur Ausbildung eines Lungenödems kommen, z. T. verbunden mit der Entstehung hyaliner fibrinhaltiger Membranen an der Alveoleninnenseite.

Morphologisch finden sich Lungenveränderungen, die dem alveolären Denudationssyndrom gleichen. Bei wiederholten Episoden entwickelt sich manchmal eine Lungenfibrose.

Folgen: Abgesehen von den erwähnten *Lungenschäden,* beobachtet man bei Überdosierung von Ganglienblockern noch weitere Störungen, z. B. bei andauernder schwerer Hypotonie *Nierenläsionen* im Sinn der Schockniere bzw. Nephroblaptose, ferner bei bestehenden Koronarstenosen u. U. *Myokardinfarkte, ischämische Hirnschäden* bei verengender Arteriosklerose des Gehirns, *intestinale Funktionsstörungen* u. a. Nach Verabreichung hoher Dosen von Mekamylamid treten manchmal psychische Veränderungen und/oder Tremor auf.

Monoaminoxidase (MAO)-Hemmer als Antihypertonika
Die Wirkung einiger dieser Substanzen (s. auch S. 338), wie z. B. *Hydralazin (Apresolin),* besteht hauptsächlich in einer Verminderung des Tonus glatter Muskelfasern.

Pathogenese: *Akute Vergiftungen* durch Monoaminoxidase-Hemmer manifestieren sich in erster Linie in einer *schweren Hypotonie,* die sich ähnlich auswirken kann wie im Fall der Ganglienblocker-Intoxikation. Bei chronischer Verabreichung von Mitteln, wie Hydralazin, notiert man dann und wann Überempfindlichkeitsreaktionen, u. a. in Form von Vaskulitiden.

Morphologisch stehen bei *akuten Vergiftungen* Organveränderungen im Vordergrund, wie man sie bei Schock finden kann (S. 583). Bei *chronischen Fällen von Hydralazinschaden* bemerkt man nicht selten *rheumatoide Knötchen,* leukoklasische *Vaskulitiden* – z. T. ähnlich einer Polyarteriitis nodosa bzw. einer allergischen Vaskulitis – Läsionen, die denen bei *Lupus erythematodes disseminatus gleichen* und/oder eine *Lungenfibrose* wechselnden Grades.

Die **Folgen** einer akuten Hydralazinvergiftung, wie Kopfschmerzen, allenfalls Zeichen von Koronarinsuffizienz sowie von verminderter Hirn- und Nierendurchblutung, lassen sich meistens auf die Hypotonie zurückführen. Bei chronischen Schäden herrschen Überempfindlichkeitsreaktionen mit Fieber, erythematösen Hautveränderungen, Lymphknotenschwellungen und Manifestationen vaskulitischer Prozesse (S. 1119) vor, abgesehen von Übelkeit, z. T. mit Erbrechen, Tachykardie, Hämozytopenie, Arthralgien u. a. m.

Weitere vasodilatatorisch wirksame Pharmaka.
Sympathikus-blockierende Agentien können, abgesehen von ihrer hypotensiven Wirkung, verschiedene weitere Symptome bzw. unerwünschte toxische Nebenerscheinungen hervorrufen. *Guanethidin* in relativ hohen Dosen bewirkt u. U. Diarrhoe oder Obstipation, Vaskulitiden (z. B. ähnlich der Polyarteriitis nodosa) und/oder – wie an Ratten gezeigt wurde – eine Degeneration adrenerger Neuronen. *Methyldopa* entfaltet u. U. eine gewisse Hepatotoxizität, abgesehen von anderen Störungen, wie Fieber, Arthralgien, hämolytischen Anämien, Mammahyperplasie, Wasserretention, Leukopenie, Parkinsonismus, psychischer Depression u. a. *Propranolol-Intoxikationen* manifestieren sich u. a. in Hypoglykämie, Magendarmbeschwerden, psychischen Störungen, die bis zur Katatonie reichen, Bronchospasmen, u. U. Agranulozytose sowie – in besonderen Fällen – Herzinsuffizienz. Verschiedentlich trat nach Absetzen der Medikation ein Myokardinfarkt auf.
Von *Dipyridamol (Persantin)* weiß man, daß es in höheren Dosen Kopfschmerzen, Schwindel, gastrointestinale Symptome, Angina pectoris, Hautausschläge

u. a. hervorrufen kann. Tierexperimentell konnte gezeigt werden, daß u. U. proliferative Veränderungen der Kapillaren in Myokard und Muskulatur zustande kommen (Beobachtungen an Ratten).

Rauwolfia-Präparate, wie *Reserpin* (S. 1573), bewirken manchmal Symptome, wie Diarrhoe, retrosternale Schmerzen, Ödeme (z. T. kardialer Genese), Muskelsteifigkeit, Tremor, psychische Depression sowie hie und da Thrombozytopenie. Ob sie bei chronischem Gebrauch – über eine Förderung der Prolaktinsekretion – die Entstehung von Mammakarzinomen begünstigen, läßt sich noch nicht abschließend beurteilen.

Natriumnitroprussid kann bei längerem Gebrauch toxische Symptome, wie Hyperventilation, Tachykardie, Übelkeit und Erbrechen, Muskelzucken und reversiblen Hypothyreoidismus, hervorrufen. Vereinzelt ist es zu einer Vergiftung durch Zyanid (S. 1595), den wichtigsten Metaboliten dieser Substanz, gekommen.

Durchblutungsfördernde Mittel von der Art der *Nikotinsäurederivate* bewirken manchmal bei zu rascher Infusion eine erhebliche arterielle Hypotonie. Ferner ist vereinzelt von einer ungünstigen Beeinflussung eines latenten oder manifesten Diabetes mellitus berichtet worden. Allergische Reaktionen kommen in seltenen Fällen vor. Ein erheblicher Blutdruckabfall wird dann und wann auch nach Verabreichung von *α-Rezeptorenhemmern,* wie *Phentolamin* und *Phenoxybenzamin,* beobachtet. *Theophyllinderivate* können bei empfindlichen Individuen u. U. zu einem Kreislaufkollaps führen. Todesfälle dieser Art sind bekannt. Vorsicht ist u. a. bei Hyperthyreose geboten.

Proteinasehemmer

Die bei Schock, Pankreatitis u. a. eingesetzten Proteinasehemmer, wie *Aprotinin,* ein gereinigtes *Polypeptid* aus Rinderlunge, sind in der Regel gut verträglich. Selten notiert man allergische Reaktionen.

Katecholamine, Sympathomimetika

Vasopressorische Amine, wie *Adrenalin, Noradrenalin* u. a., kommen oft bei Schockzuständen zum Einsatz.

Pathogenese: Aus *Tierversuchen* ist seit langem bekannt, daß sich durch hohe Dosen solcher Substanzen kleinfokale *Myokardnekrosen* erzeugen lassen, die anschließend, unter Beteiligung phagozytärer Infiltrate, bindegewebig abheilen. *Isoproterenol* hat sich in dieser Beziehung – im Vergleich zu *Adrenalin, Noradrenalin* und *Ephedrin* – als besonders gefährlich erwiesen. *Amphetamin* kommt später zur Sprache (S. 1574).

Morphologisch finden sich, etwa beim Hund, schon im Verlauf des ersten Tages nach Verabreichung hoher Katecholamindosen eine Schwellung von Mitochondrien mit teilweiser Kristolyse sowie eine Aufsprengung von Myofibrillen vor allem subendokardialer Herzmuskelzellen, mit Bildung sog. Kontraktionsbänder. Anschließend gehen einzelne Muskelfasern zugrunde und/oder zeigen Kalkeinlagerungen, z. B. in den Mitochondrien.

Folgen: Über derartige Befunde beim *Menschen* liegen nur wenige Berichte vor. Wahrscheinlich lassen sie sich am ehesten den kleinfleckigen Myokardnekrosen bei Patienten mit Phäochromozytom zur Seite stellen (S. 523). Verschiedene Beobachtungen deuten darauf hin, daß Katecholamin-induzierte Herzschäden durch einen Überschuß an Natriumionen und/oder Desoxykortikosteronazetat begünstigt werden. *Akute Vergiftungen* durch Sympathomimetika führen oft, neben anderen Äußerungen einer extremen Sympathikuswirkung, zu Übelkeit und Erbrechen, Zyanose, Tachykardie sowie u. U. zu Herzrhythmusstörungen (besonders unter Halothan- bzw. Zyklopropannarkose), Lungenödem, respiratorischem Versagen und Koma. An Injektionsstellen kann es zur Nekrose kommen. *Trizyklische Antidepressiva* (S. 1574) verstärken die Wirkung von Adrenalin und Noradrenalin.

Methysergid

Dieses Antimigränemittel, das Anti-Serotonin-Aktivität entfaltet, vermag einem leichten Ergotismus (S. 1626) ähnliche Störungen hervorzurufen. Selten fanden sich nach längerer Medikation hartnäckige Ödeme und eine *entzündliche Fibrose* in retroperitonealen, pleuropulmonalen und/oder endokardialen Gewebeanteilen sowie in der Wand größerer Gefäße. Möglicherweise spielen hier vasokonstriktive und allergisierende Effekte pathogenetisch eine wichtige Rolle. Im Sinn der letztgenannten Möglichkeit sprechen u. a. die lymphozytären Infiltrate, die Bildung von Keimzentren und das Auftreten eosinophiler Granulozyten in den veränderten Gebieten.

Antikoagulantien

Kumarinderivate (S. 451) können bei Überdosierung sowie manchmal unter besonderen Bedingungen, wie bei gleichzeitiger Anwendung entzündungshemmender Mittel und/oder von Kortikosteroiden, *Blutungen* in Magendarmtrakt, Nieren, Gehirn, Haut und anderen Lokalisationen herbeiführen. Hohe Dosen von *Fibrinolytika,* wie Streptokinase, sind bei Bestehen einer hämorrhagischen Diathese, bei Magengeschwüren und bei Frischoperierten aus ähnlichen Gründen kontraindiziert. Entsprechende Überlegungen sind für die Behandlung mit *Heparin* (S. 451) und *Heparinoiden* am Platz, deren Gebrauch überdies in seltenen Fällen eine Lipodystrophie und/oder Überempfindlichkeitsreaktionen sowie – bei länger dauernder Verabreichung – eine Osteoporose zur Folge haben kann.

Hemmstoffe für die Thrombozytenaggregation

Über toxische Wirkungen dieser heute vermehrt z. B. zur Prophylaxe gegen Reinfarkte des Myokards eingesetzten Substanzen ist noch wenig bekannt. *Sulfinpyrazon (Anturan 100),* ein bisher als Urikosurikum eingesetztes Mittel, scheint sich in dieser Beziehung bewährt und keine schwerwiegenden Nebenerscheinungen erzeugt zu haben. Ganz vereinzelt traten eine Thrombozytopenie und/oder Granulozytopenie auf.

Sog. »Plasmaexpander«
Nach reichlicher Infusion gewisser *Dextranpräparate* ist es gelegentlich zu *Blutungen,* hie und da zu *Überempfindlichkeitsreaktionen* und/oder *arterieller Hypertonie* gekommen.

Diuretika
Thiazid-Diuretika bewirken, falls nicht für einen entsprechenden Elektrolytersatz gesorgt wird, mit der Zeit einen erheblichen *Kalium- und Chloridverlust,* z. T. verbunden mit *Azidose.* Ferner besteht u. a. die Gefahr einer Verstärkung bestehender *Leberschäden* und/oder des Manifestwerdens einer latenten *Gicht* (S. 1005). Seltener werden Leukopenie, Thrombozytopenie, Pankreatitis und/oder schwerere Überempfindlichkeitsreaktionen (u. a. Hautauschläge (»rash«), Glomerulonephritis u. a.) beobachtet. Kaliumsparende Saluretika auf der Grundlage von *Spironolakton,* einem Aldosteron-Antagonisten (S. 803), sind besonders bei Niereninsuffizienz und Hyperkaliämie gefährlich. Die früher oft gebrauchten *Quecksilber-Diuretika* verursachen bei hoher Dosierung und/oder vorbestehenden Nierenschäden dann und wann zusätzlich renaltubuläre Läsionen. *Karboanhydrase-Hemmer* erzeugen bei zu hoher Dosierung mitunter eine schwere *Azidose,* abgesehen von anderen Nebenerscheinungen, wie Überempfindlichkeitsreaktionen, Parästhesien, Übelkeit, Müdigkeit und – vereinzelt – Hämozytopenien. *Etakrynsäure* wirkt schneller als die Thiazid-Diuretika. Entsprechende Beachtung muß daher der Gefahr einer hyponatriämischen und hypokaliämischen Alkalose geschenkt werden. Außerdem notiert man bei relativer Überdosierung dieses Mittels eine Hyperurikämie, gastrointestinale Symptome sowie vereinzelt eine Panmyelozytopenie, Pankreatitiden u. a. m. Bei zu starkem Kaliumverlust besteht die Möglichkeit eines Kammerflimmern. *Furosemid* ruft in geringerem Maß ähnliche Nebenerscheinungen hervor; außerdem sind Überempfindlichkeitsreaktionen, Sehstörungen, Gehörverlust u. a. bekannt.

Antilipidämika
Äthyl-α-(p-Chlorphenoxy)-α-Methylpropionat (Clofibrat) kann mit Antikoagulantien interferieren und bei höherer Dosierung gastrointestinale Symptome, u. U. Leberschäden, seltener Hämozytopenien, Neuritiden und Überempfindlichkeitsreaktionen erzeugen (s. auch S. 1095). *Cholestyramin* in größerer Menge und über längere Zeit verabreicht, bewirkt u. U. eine Steatorrhoe, teilweise verbunden mit Zeichen von Hypovitaminose.

Elektrolyte
Ammoniumchlorid in höheren Dosen führt oft zu Übelkeit und Brechdurchfällen sowie u. U. zu einer schweren *Azidose. Kaliumchlorid* in zu großen Mengen kann – in akuten Fällen – über eine Hyperkaliämie die Gefahr eines Herzstillstandes mit sich bringen und/oder mit der Zeit die Ausbildung von *Dünndarmgeschwüren,* z. T. mit Perforation und/oder Stenosierung zur Folge haben.

177.6. Nachteilige Nebenwirkungen und toxische Effekte von Spasmolytika sowie weiteren, vor allem auf das autonome Nervensystem und/oder die glatte Muskulatur von Hohlorganen wirkenden Pharmaka

Anticholinergika
Atropin, verwandte Belladonna-Alkaloide *(Hyoszyamin* und *Skopolamin)* und synthetische Substituenten, wie *Benztropin, Zyklopentolat, Homatropin, Methanthelin, Propanthelin* u. a., sind in vielen Kombinationspräparaten enthalten, die in der Therapie von Gastrointestinalbeschwerden (vor allem Krämpfen), Asthma und Parkinsonismus zur Anwendung gelangen. Bei *Kindern* sind nicht selten *Augentropfen* mit solchen Substanzen Ursachen einer Vergiftung. Intoxikationen durch Genuß von *Pflanzen* (Atropa belladonna, Hyoscyamus niger u. a., S. 1640) kommen hierzulande nicht häufig vor.

Pathogenese: Die Vergiftungserscheinungen erklären sich durch die *Parasympathikus-Blockade* (s. u.), wobei sich in der Empfindlichkeit diesen Stoffen gegenüber große individuelle Unterschiede zeigen. Kinder sind in hohem Maß sensibel, und Todesfälle können nach Einnahme einer Gesamtdosis von nur 10 mg Atropin eintreten. Meistens liegt die tödliche Dosis von Atropin jedoch über 100 mg. Ältere Leute reagieren auf hohe Dosen dieser Substanz bevorzugt mit zentralnervösen Störungen. Da Atropin in der Leber hydrolysiert und/oder unverändert im Urin ausgeschieden wird, erhöht sich bei Bestehen von Leber- bzw. Nierenkrankheiten die Gefahr einer Intoxikation.

Folgen: Auffällig ist zunächst die *Trockenheit der Schleimhäute,* die mit Durstgefühl, Dysphagie, Heiserkeit und u. U. Xerophthalmie verbunden ist. Ferner notiert man eine starke *Mydriasis* (weite Pupillen), *Rötung und Überwärmung der Haut, Fieber, Tachykardie,* eine *arterielle Hypertonie, Harnverhaltung* und *Blähung des Abdomens.* Die Diagnose wird durch den fehlenden Effekt einer Injektion von 10 mg Methacholin erhärtet. Die *zentralnervösen Störungen* umfassen oft psychische Veränderungen, Unruhe, Verwirrtheitszustände und manchmal ein Delirium. *Skopolaminvergiftungen* zeichnen sich in der Regel von Anfang an durch Lethargie und Schläfrigkeit aus. Nimmt die Vergiftung einen tödlichen Ausgang, sind dafür meistens ein zirkulatorischer Kollaps und/oder eine respiratorische Insuffizienz verantwortlich.

Morphologie: Typische morphologische Befunde sind nicht bekannt, wenn man von den – meist diskreten – Veränderungen einer Parasympathikusblockade absieht (s. o.). Ungefähr 1% aller Fälle von Atropin- oder Skopolaminvergiftungen enden letal.

Parasympathomimetische Agentien

Diese Gruppe umfaßt Substanzen, die bei Myasthenia gravis, atonischen Zuständen des Magendarmtrakts bzw. der Harnwege und/oder bei gewissen Herzarrhythmien zum Einsatz gelangen. Bisher sind in der Literatur ungefähr 20 tödliche Intoxikationen durch solche Mittel bekannt geworden.

Pathogenese: *Physostigmin, Benzpyrinium* und *Neostigmin* hemmen die an Synapsen vorhandene Azetylcholinesterase, während *Pilokarpin, Bethanechol* und *Methacholin* an den gleichen Zielstrukturen (Rezeptoren) angreifen wie Azetylcholin. Es resultiert eine Stimulation der Muskeln und Drüsen, die durch den Parasympathikus versorgt werden.

Morphologisch fällt u. a. eine Blutfülle von Gehirn, Lungen und Gastrointestinaltrakt auf. Hie und da entsteht ein Lungenödem.

Folgen: *Akute Intoxikationen* durch solche Substanzen zeichnen sich u. a. durch Tremor, verstärkte Peristaltik – z. T. mit ungewollter Defäkation und/oder Miktion –, Miosis, Bradykardie, arterielle Hypotonie, kalte Extremitäten, Zeichen von Bronchialkonstriktion, manchmal Erbrechen u. a. aus. Bei tödlichem Ausgang fanden sich terminal eine Asphyxie und/oder ein Herzversagen. Sehr selten ist es zu Oesophagusrupturen gekommen (z. B. nach Vergiftung durch *Karbachol,* einer ähnlichen Substanz wie Bethanechol). *Chronische Vergiftungen* führen zu einer Symptomatik, die sich mit der der akuten Formen vergleichen läßt.

Papaverin

Dieses Isochinolinderivat wirkt als Relaxans für glatte Muskulatur, vor allem von Blutgefäßen, aber auch von Hohlorganen, wie Darm-, Gallen- und Harnwegen. Nach *i. v. Injektion* zu hoher Dosen stellen sich eine Tachykardie, vertiefte Atmung, arterielle Hypotonie nach anfänglicher Hypertonie sowie u. U. Herzrhythmusstörungen ein, die bis zum Kammerflimmern mit Asystolie reichen können. Die *orale Einnahme* einer Überdosis von Papaverin ist wegen relativ schlechter Resorption wesentlich weniger gefährlich.

Morphologisch finden sich nicht selten *Leberveränderungen* im Sinn einer *allergischen Hepatitis,* die u. a. durch Infiltrate mit ziemlich zahlreichen eosinophilen Granulozyten gekennzeichnet ist.

Sympathomimetische Substanzen und **sympathikusblockierende Mittel** kamen schon zur Sprache (S. 336). Der *Ergotismus* wird im Zusammenhang mit pflanzlichen Vergiftungen erörtert (S. 1626).

177.7. Bemerkungen zur Toxikologie der Analgetika, Antipyretika, antiinflammatorischen Mittel und Antihistaminika

Salizylate

Wenn man bedenkt, daß allein in den USA jährlich mehr als 12000 Tonnen *Aspirin (Azetylsalizylsäure)* konsumiert werden, versteht sich, daß diese Substanz die *häufigste Ursache akzidenteller Vergiftungen von Kindern* ist. Andere Substanzen aus dieser Gruppe sind die *Salizylsäure,* die u. a. in Hautsalben Verwendung findet, ferner *Natriumsalizylat, Phenylsalizylat (Salol)* und das toxischste dieser Mittel, *Methylsalizylat.*

Bei *Kindern* kann der Tod nach Einnahme von 2–5 g Aspirin eintreten. Für Erwachsene liegt die tödliche Dosis deutlich höher. Ein Teelöffel von Methylsalizylat entspricht etwa dem Inhalt von 12 Aspirintabletten.

Pathogenese: Salizylate in zu hoher Dosis stimulieren das Atemzentrum und führen somit rasch zu einer *respiratorischen Alkalose.* Diese wird in der Regel kompliziert durch eine *metabolische Azidose,* die ihre Ursache in einer Störung des Kohlenhydrat- und Triglyzeridmetabolismus hat und möglicherweise auf einer Anhäufung von Laktat und Pyruvat beruht. Wahrscheinlich in erster Linie wegen der Alkalose, z. T. vielleicht wegen frühzeitigen renalen Kaliumverlusts, entwickelt sich in den meisten Fällen eine *Hypokaliämie,* die ihrerseits die renale Bikarbonatausscheidung hemmt bzw. die H-Ionen-Exkretion fördert. Somit besteht eine Tendenz zur *Verstärkung der Alkalose.* Azetylsalizylsäure *interferiert im übrigen mit der Aggregation von Thrombozyten* und *der Produktion von Faktor IV,* was die in solchen Fällen oft beobachtete *Hyperheparinämie* erklären könnte. Die *Hemmung der Sekundärphase der Plättchenaggregation* ist mit einer verminderten Freisetzung von Plättcheninhaltstoffen, wie ADP, Serotonin u. a., verbunden (s. dazu Prophylaxe der Thrombenbildung, S. 442). *Tödliche Aspirinintoxikationen* lassen sich in der Mehrzahl der Fälle wahrscheinlich auf die erwähnten Störungen des Säuren-Basengleichgewichts sowie die Elektrolytverschiebungen zurückführen, wobei *Schockzustände* zufolge intestinalen Flüssigkeitsverlusts eine wesentliche zusätzliche Rolle spielen. Hie und da beobachtet man schwere Anfälle von *Asthma bronchiale,* ferner Blutungen aus akuten *Magenulzera.*

Die toxischen Wirkungen von *Phenylsalizylat* gehen demgegenüber vor allem auf *Phenol* zurück, das durch Hydrolyse im Darm entsteht. *Salizylamid,* das nicht zu Salizylsäure metabolisiert wird, bewirkt in erster Linie eine Dämpfung des ZNS. *Methylsalizylatintoxikationen* zeichnen sich durch eine besonders schwere metabolische Azidose aus. Salizylatkonzentrationen im Blut von mehr als 100 mg/100 ml während der ersten 6 Std nach Einnahme der Substanz deuten auf eine schwere Intoxikation hin, mit möglicherweise tödlichem Ausgang.

Morphologisch stehen bei autoptisch untersuchten *tödlichen Fällen von Salizylatvergiftung* eine *hämorrhagische Gastroenteritis,* z. T. mit *akuten Magenduodenalulzera,* ein *Untergang von Keimzentren* in lymphoretikulären Organen (vermutlich wegen streßbedingter Ausschüttung von Kortisol) sowie u. U. *petechiale Blutungen,* z. B. in den Meningen und serösen Häuten, im Vordergrund. In manchen Fällen finden sich *schockbedingte Läsionen,* wie Hauptstücknekrosen der Nieren und zentrolobuläre Nekrosen der Leber. Darüber hinaus vermögen Salizylate an sich gewisse *Nierenschäden* zu erzeugen, etwa degenerative Veränderungen an Zwischenzellen der Medulla, später auch – zumindest im Tierversuch – Papillennekrosen, Verkalkungen und interstitielle Fibrose im Markbereich, abgesehen von regeneratorischen Veränderungen der Tubulusepithelien.

Folgen: *Leichtere Formen von Salizylatvergiftung* mit Schwindelgefühlen, Tinnitus und Verminderung der Hörfähigkeit, laufen unter der Bezeichnung eines »*Sa-*

lizylismus«. Nach Einnahme *höherer Dosen* stehen Übelkeit, Erbrechen, Diarrhoe, Fieber, Schwitzen, Trübung des Bewußtseins, Kopfschmerzen sowie Sehstörungen und psychische Veränderungen im Vordergrund. Manchmal fällt eine Euphorie mit Geschwätzigkeit auf, ähnlich wie im Alkoholrausch. Typischerweise besteht bei ernsthaften Intoxikationen eine Hyperventilation. Schwere Störungen des Elektrolythaushalts und des Säuren-Basengleichgewichts, Schock, u. U. massive Magenblutungen u. a. können schließlich zum Tod führen. *Aspirintabletten,* die lange der Schleimhaut aufliegen, rufen an diesen Stellen Erosionen und *Geschwüre* hervor.

Pyrazolone

In diese Gruppe gehören u. a. *Aminopyrin (Pyramidon), Antipyrin (Phenazon), Oxyphenbutazon (Tanderil), Phenylbutazon (Butazolidin), Dichloralphenazon (Midrin)* und *Dipyron (Novalgin),* die als Analgetika und zur Behandlung »rheumatischer« Affektionen eine breite Anwendung finden. *Sulfinpyrazon (Anturan)* wird vor allem in der Gichttherapie, neuerdings zur Prophylaxe von – u. a. arteriellen – Thrombosen benützt. Die tödliche Dosis dieser Substanzen liegt bei 5–30 g. Schon wesentlich geringere Mengen, d. h. auch therapeutische Dosen, können indessen über den Weg von Überempfindlichkeitsreaktionen immunologischer Art zu Knochenmarkschäden u. a. Anlaß geben.

Pathogenese: Pyrazolone in höheren Dosen haben allgemein einen *stimulierenden Effekt auf das ZNS,* bewirken – vermutlich über eine Beeinflussung der Nieren – eine *Natrium- und Wasserretention* und *begünstigen* wahrscheinlich *gastritische Störungen* bzw. bringen bei Patienten mit *Magenduodenalulzera u. U. die Gefahr einer Perforation* und/oder *Blutung* mit sich. Besonders hervorzuheben ist die Möglichkeit einer *immunologischen Sensibilisierung,* die sich in *Schäden am blutbildenden Gewebe,* selten in *Vaskulitiden,* äußern kann. Für derartige Komplikationen ist neben *Phenylbutazon* und *Oxyphenbutazon* vor allem *Aminopyrin* bekannt. *Antipyrin* in höheren Dosen bewirkt außerdem eine *Methämoglobinämie.*

Morphologisch finden sich die für die genannten Komplikationen bezeichnenden Veränderungen (s. auch unten). In tödlichen Fällen von akuter Vergiftung, die im Vergleich zur – wahrscheinlich allergischen – Aminopyrin-induzierten *Agranulozytose* relativ selten beobachtet wurden, fanden sich *degenerative Veränderungen in Nieren, Leber und Gehirn.* Die Antipyrinvergiftung zeichnet sich durch den braunen Farbton des Bluts aus. Ganz vereinzelt wurden Fälle von *Periarteriitis nodosa* mit Pyrazolonen in Beziehung gebracht.

Folgen: In Fällen von *akuter Intoxikation* durch hohe Dosen von Pyrazolonen bestehen in der Regel eine Zyanose, Übelkeit und Erbrechen, psychische Veränderungen und schließlich u. U. ein Koma. *Chronische Vergiftungen* mittleren Grades, z. B. durch Phenylbutazon, zeichnen sich in der Regel durch epigastrische Schmerzen, Erbrechen, Anorexie, Neigung zu Ödembildung, Zyanose wechselnden Grades sowie allenfalls Urtikaria und/oder Oligurie aus. *Schwere Komplikationen* eines fortgesetzten Gebrauchs von Pyrazolonen finden sich in etwas weniger als 1% der Fälle. Vor allem nach wiederholter Einnahme von Phenylbutazon, Oxyphenbutazon oder Aminopyrin kann sich eine bedrohliche *Agranulozytose* (S. 1315) einstellen. Manchmal notiert man eine *Panmyelozytopenie* mit u. a. einer thrombozytopenischen Purpura. *Leberschäden* mit Ikterus werden ebenfalls nicht allzu selten angetroffen. Dasselbe gilt für die *exfoliative Dermatitis,* die vor allem nach Antipyringebrauch beobachtet wird. *Magen-Duodenalerosionen* und *akute Geschwüre* dieser Gegend mit Blutung und/oder Perforation wurden wiederholt festgestellt. Ausnahmsweise kann es zu einer *Nebennierennekrose* kommen, deren Pathogenese unklar ist.

Es wird vermutet, daß u. a. Phenylbutazon einen *leukämogenen Effekt* haben kann.

Aminophenole

Phenazetin (Azetophenetidin) und *Azetaminophen (Parazetamol)* werden – allein oder in Kombination mit anderen Substanzen – sehr oft als Analgetika gebraucht. Akute Intoxikationen von Kombinationspräparaten von Aminophenolen mit Salizylaten beruhen in der Regel auf der Wirkung der letzteren (s. o.), während chronische Schäden mehr auf Phenazetin zurückzuführen sind.

Als tödliche Dosis für Aminophenole gelten 0,2–1 g/kg Körpergewicht. In Großbritannien werden jährlich ungefähr 7000 Patienten mit akuten *Azetaminophen*-Intoxikationen hospitalisiert. Annähernd 1% dieser Fälle endet mit dem Tod. *Phenazetin* ist hierzulande vor allem für seine – bei chronischem Abusus – *schädlichen Wirkungen* auf die Nieren bekannt.

Pathogenese: Phenazetin wird nach oraler Einnahme rasch resorbiert, und schon 1 Std nach Verabreichung ist ein großer Teil in Azetaminophen umgewandelt, dem man die hauptsächliche analgetische Wirkung zuschreibt. Weniger als 1% des per os aufgenommenen Phenazetins erfährt eine metabolische Transformation in p-Phenetidin. Die Ausscheidung durch die Nieren erfolgt vor allem in Form von Azetaminophen-Glukuronid, zu ungefähr 3% als freies Azetaminophen und zu weniger als 1% als p-Phenetidin oder Phenazetin. *Leberschäden* entstehen offenbar in erster Linie durch Oxidationsprodukte von Azetaminophen, die in vermehrter Menge anfallen, wenn die Glutathionkonzentration in den Hepatozyten stark abgesunken ist. Die protektive Wirkung von Methionin erklärt sich am ehesten dadurch, daß diese Substanz ein Vorläufer von Glutathion ist, und der Schutzeffekt von Zysteamin beruht wahrscheinlich auf einer Hemmung der

Oxidation von Azetaminophen. Außer Leberschäden beobachtet man nach Einwirkung toxischer Dosen von Aminophenolen Läsionen in den *Nieren,* im *Myokard* und im *ZNS.*

Morphologisch erkennt man in Fällen von *akuter Intoxikation* – insbesondere durch Azetaminophen – nicht selten schwere *Leberschäden,* die u. U. in eine Leberdystrophie übergehen. Im übrigen stehen z. T. schockbedingte Veränderungen im Vordergrund. Bei *chronischem Abusus (Intoxikation)* kann u. a. eine *hämolytische Anämie* auftreten, die in der akuten Form mehrheitlich auf Überempfindlichkeitsreaktionen von seiten des Immunapparates, in der chronischen Variante dagegen eher auf direkt toxischen Effekten zu beruhen scheint. Die Bildung von *Methämoglobin* und *Sulfhämoglobin* wird ebenfalls beobachtet. Verschiedene Befunde sprechen dafür, daß es sich u. a. auch um eine Störung der Hämoglobinsynthese handelt. *Heinz'sche Innenkörper* lassen sich in Erythrozyten dieser Patienten öfters nachweisen. Die Milz ist in der Regel leicht vergrößert. An der hämolytischen Anämie scheint im übrigen die bei chronischem Phenazetinabusus ziemlich häufig auftretende *chronische interstitielle Nephritis,* z. T. mit *Papillennekrose* (S. 791), wesentlich beteiligt zu sein. Jedenfalls wurde verschiedentlich berichtet, die Überlebenszeit roter Blutkörperchen gesunder Spender sei in solchen Patienten reduziert. Ob und in welchem Maß genetische Faktoren die Empfindlichkeit des Nierengewebes gegenüber einer chronischen Einwirkung höherer Konzentrationen von Phenazetin bzw. seinen Metaboliten mitbestimmen, ist noch ungewiß. Familiäre Häufungen der Schäden sind jedenfalls beobachtet worden. Verschiedene Autoren vermuten, daß der renal-tubuläre Schaden nicht durch Azetaminophen, sondern durch Phenazetin selbst bzw. allenfalls p-Phenetidin verursacht wird, da eine chronische interstitielle Nephritis nach Azetaminophen-Abusus offenbar sehr selten gefunden wird.

Folgen: Die *akute Phenazetin-Intoxikation* zeichnet sich u. a. durch Schwitzen und/oder Frieren, Oberbauchbeschwerden, Tinnitus, arterielle Hypotonie und Zyanose aus. In schweren Fällen kommt es zum zirkulatorischen Kollaps, z. T. mit Oligurie und/oder Ikterus, Konvulsionen und u. U. zum Tod unter dem Bild eines Kreislaufversagens bzw. einer respiratorischen Insuffizienz. Die *akute Azetaminophen-Vergiftung* verursacht z. T. schwere Leberschäden mit Ikterus, manchmal sogar ein hepatisches Koma. Im übrigen bewirkt sie schon früh zentralnervöse Störungen, u. U. Herzarrhythmien, ferner Übelkeit und Erbrechen sowie Nierenschäden mit Oligurie.
Chronischer Abusus von Phenazetin führt – wie gesagt – in ziemlich vielen Fällen mit der Zeit zu einer *chronischen interstitiellen Nephritis,* die schließlich mit einem Nierenversagen enden kann. Außerdem sind die Folgen der oft bestehenden *hämolytischen Anämie* (S. 424), Schwächegefühle, Zyanose (Methämoglobinämie), u. U. Hautausschläge u. a. zu erwähnen.
Es sei beigefügt, daß *Azetanilid* nach peroraler Aufnahme in der Leber z. T. ebenfalls zu Azetaminophen hydroxyliert wird.

Kolchizin

Dieses in erster Linie zur Behandlung der Gicht eingesetzte Mittel wurde schon erwähnt (S. 139).

Zinchophen und Neozinchophen

Diese früher ebenfalls als urikosurische Agentien gebrauchten Substanzen können in Dosen von 5–30 g eine akute tödliche Intoxikation herbeiführen, u. a. mit Leberschaden. Neozinchophen ist in dieser Hinsicht weniger toxisch als Zinchophen. Bei verzögertem Todeseintritt kann es zum Bild der gelben Leberdystrophie (S. 720) sowie zur Verfettung von Nieren und Myokard kommen.

Weitere Pharmaka, die bei schmerzenden Affektionen zur Anwendung gelangen

Goldpräparate, wie *Aurothioglukose, Gold-Natriumthiosulfat* und *Gold-Natriumthiomalat,* verursachen hie und da Überempfindlichkeitsreaktionen mit Hautausschlägen, ferner Nierenschäden, die bis zur Urämie führen können, auf Photosensibilität beruhende Dermatitiden und/oder Hämozytopenien.
Indomethazin ist ein hochwirksamer Entzündungshemmer mit antipyretischen und analgetischen Eigenschaften. Seine Wirkung geht wahrscheinlich auf eine Störung der Prostaglandinsynthese zurück (S. 1255). Als Nebenwirkungen und toxische Symptome treten u. a. Überempfindlichkeitsreaktionen auf, ferner hie und da zentralnervöse Störungen, Magendarmbeschwerden, Beeinträchtigung der Seh- und Gehörfunktionen sowie – selten – Vaginal- und Nasenblutungen, ulzeröse Stomatitiden, Leberschäden, die in sehr seltenen Fällen zum Tod führten, Hämozytopenien u. a. m.

Antihistaminika

Zu diesen *H_1-Rezeptorenblockern,* die vor allem als *Antiallergika* z. T. zur Behandlung von Erkältungskrankheiten und als Sedativa (z. B. gegen Reisekrankheit) vielerorts frei erhältlich sind, gehört eine Vielzahl von Substanzen, so *Diphenhydramin (Benadryl), Dimenhydrinat (Dramamin), Antazolinhydrochlorid (Antistin), Tripelennaminhydrochlorid, Chloropyraminhydrochlorid (Synopen)* u. a. Die Nebenerscheinungen der neueren Präparate sind von relativ geringer Bedeutung. Toxische Dosen werden meist im Sinn einer akzidentellen Vergiftung von Kindern oder allenfalls in *suizidaler bzw. demonstrativer Absicht von Erwachsenen* eingenommen. Es bestehen große individuelle Unterschiede in der Verträglichkeit der Substanzen. So kennt man Todesfälle nach Einnahme von 200 mg Diphenhydramin durch Erwachsene, während andere Patienten eine Dosis von 2 g überlebten.

Pathogenese: Antihistaminika in *toxischen Dosen* bewirken komplexe zentralnervöse Störungen, die z. T. atropinähnlichen anticholinergischen Effekten verglichen werden und sich im Sinn der Exzitation und/oder Dämpfung manifestieren können. Bei Kindern beobachtet man meistens eine Erregung mit Hyperthermie, Hyperreflexie, Tremor und z. T. Konvulsionen, die in ein Koma überleiten können. Bei *Erwachsenen* herrschen in der Regel von Anfang an depressive Störungen, Stupor und Koma vor; Konvulsionen treten dann und wann auf.

Morphologisch finden sich – soweit bekannt – keine typischen Veränderungen, zumindest nicht solche, die sich lichtmikroskopisch erkennen ließen.

Folgen: Bei rasch einsetzender Therapie überleben die meisten Patienten.

Glukokortikosteroide (Glukokortikoide)
Kortison, Hydrokortison (Kortisol), Prednison (1,2-Dehydrokortison) sowie *Prednisolon (1,2-Dehydro-Hydrokortison)* und ihre Derivate, im besonderen *fluorierte Kortikosteroide,* finden – abgesehen von der Subsitutionstherapie bei Nebennierenrindeninsuffizienz – u. a. als entzündungshemmende Mittel, Immunosuppressiva und im Rahmen der antineoplastischen Therapie Verwendung. Besondere Indikationsbereiche sind rheumatische Erkrankungen, Asthma bronchiale und andere allergische Zustände, ferner gewisse nephrotische Syndrome, Colitis ulcerosa u. a. Prednison und Prednisolon sind ungefähr 5mal wirksamer als Kortison bzw. Hydrokortison. *Glyzyrrhizin,* die aktive Substanz in Lakritzen, entfaltet eine kortisonähnliche Wirkung.

Pathogenese: Die Wirkungsmechanismen der Glukokortikosteroide auf zellulärer Ebene sind nur teilweise bekannt (S. 1303). Die *Effekte dieser Agentien* umfassen u. a. eine Hemmung der Freisetzung lysosomaler Enzyme und anderer Stoffe aus Phagozyten, z. T. verbunden mit verminderten Phagozytoseleistungen und/oder Bakterizidie, eine Einschränkung der Proliferation verschiedener Zellinien (z. B. Monozyten/Histiozyten, Fibroblasten, Lymphozyten), einen lytischen Effekt auf Lymphozyten, im besonderen Thymozyten und T-Zellen sowie Keimzentrenzellen, komplexe Störungen anderer Art von Immunreaktionen, eine Erhöhung der Kapillarpermeabilität, eine Herabsetzung der Fibrinbildung in entzündlich veränderten Gebieten, eine reduzierte Bildung von Granulationsgewebe, jedoch ohne eindeutige Wirkung auf einmal gebildete Fibroblasten, einen tiefgreifenden Einfluß auf den Kohlenhydrat- und Triglyzeridstoffwechsel (S. 934) sowie verschiedene Störungen des endokrinen Gleichgewichts (S. 395). Eine *über längere Zeit fortgesetzte Behandlung mit höheren Dosen von Glukokortikoiden* kann u. a. zu folgenden nachteiligen Nebenerscheinungen und Komplikationen führen: *erhöhte Infektanfälligkeit,* auch Reaktivierung vorher latenter Infektionen, wie Tuberkulose, Dissemination viraler, bakterieller und/oder mykotischer Infektionen, Auftreten sonst ungewöhnlicher Infektionen (z. B. Pneumozystis carinii-Pneumonie, S. 2065) u. a.; Ausbildung eines sog. »*Steroiddiabetes*« (S. 941); u. U. *Nekrose von Knochen* (z. B. Femurkopf) und/oder *Muskelfasern; Osteoporose, Stammfettsucht* und andere Zeichen eines *Cushingsyndroms* (S. 395). Hie und da entwickelt sich eine *Katarakt.*

Morphologisch finden sich nach länger dauernder Behandlung mit Glukokortikoiden u. a. folgendes: *Atrophie der Zonae fasciculata und reticularis der Nebennierenrinde, Crooke'sche Veränderung* der ACTH-produzierenden Zellen des *Hypophysenvorderlappens* (S. 88), *Glykogenanhäufung in B-Zellen der Pankreasinseln,* u. U. *Leberverfettung* und andere bei Diabetes mellitus anzutreffende Veränderungen (mit Ausnahme der diabetischen Mikroangiopathie), *Osteoporose* sowie allenfalls *Knochennekrosen* (s. o.), *Untergang einzelner Skelettmuskelzellen* u. a. Meistens besteht eine deutliche *Lymphozytopenie,* bei Kindern und Jugendlichen ist der *Thymus atrophisch,* und die *Keimzentren* in peripheren lymphoretikulären Organen sind zum großen Teil *verschwunden. Eosinophile Granulozyten* sind nur *in geringer Zahl* anzutreffen. Bestehen *infektiöse Komplikationen,* stellt man die zugehörigen geweblichen Veränderungen fest (s. dort).

Folgen: Von allen erwähnten Folgen und Komplikationen stellt das *Überhandnehmen infektiöser Prozesse* die größte Gefahr der *langdauernden Verabreichung von Glukokortikoiden in höheren Dosen* dar. Todesfälle auf dieser Basis sind keine Seltenheit. *Akute Intoxikationen* durch Glukokortikoide können Ödeme, eine Hypokaliämie, Ulkusblutungen im Magenbereich u. a. zur Folge haben. *ACTH-Injektionen* führen u. U. zu anaphylaktischen Reaktionen, die in seltenen Fällen einen tödlichen Ausgang nehmen.

Beispiele zu toxischen bzw. nachteiligen Wirkungen von Analgetika, Antipyretika, Antihistaminika und entzündungshemmenden Mitteln:

- Eine langdauernde Verabreichung von *Phenazetin* verursacht bei *Ratten* u. a. *hyperplastische Veränderungen des Urothels im Bereich der Nierenpapillen.*
- Bei Patienten mit nachgewiesenem, jahrelangem *Phenazetinabusus* findet sich eine verstärkte *Lipofuszinablagerung* in Leberzellen, vor allem zentrolobulär. Das phenazetininduzierte Pigment zeigt im Vergleich zu gewöhnlichen Lipofuszinen eine primäre Fluoreszenz von dunklerem Braunton und eine größere Reduktionskapazität.
- Bei verschiedenen mit *Phenazetin* und *N-Azetyl-p-Aminophenol* behandelten Tierspezies treten im Urin aromatische Amine auf, deren chemische Natur noch nicht geklärt ist und die mit dem Ausmaß der Methämoglobinämie korrelieren. Beim *Menschen* werden solche Stoffe nach Einnahme von Phenazetin nur in geringsten Mengen ausgeschieden.
- Bei *Rattenfeten* zeigten sich nach Verabreichung von *Indomethazin* an die Muttertiere u. a. dosisabhängige *neurotoxische Effekte* und eine Erhöhung der relativen Zahl von Totgeburten.

177.8. Endokrin aktive Substanzen: Nachteilige Nebenwirkungen und Gefahren ihrer Anwendung

Sog. Thyreostatika bzw. Thyreoidea-Therapeutika
Thyreostatische Mittel, wie *Methyl-, Propyl- oder Isothiourazil, Methimazol* und *Karbimazol,* dienen der Behandlung der Hyperthyreose. Als Komplikationen einer derartigen Therapie sind u. a. Überempfindlichkeits-Vaskulitiden und Leukopenien aufgetreten. Sehr selten wurde von Todesfällen berichtet. Man nimmt an, daß das Auftreten von Schilddrüsengeschwülsten damit in Beziehung gestanden haben dürfte.

Morphologisch fanden sich in den wenigen bekannten Todesfällen u. a. Ulzerationen im Mund-Pharynxbereich sowie im Magendarmtrakt, Bronchopneumonien und eine Panmyelozytopenie. Nach langdauernder Thyreostatikamedikation (vor allem mit Thiourazilderivaten) zeigt die Schilddrüse z. T. abnorme proliferative Veränderungen. Vereinzelt wurden Schilddrüsenkarzinome festgestellt.
Die toxischen Wirkungen von **Jod** wurden bereits behandelt.

Schilddrüsenhormone in zu hoher Dosierung können eine Hyperthyreose erzeugen.

Antidiabetika
Die Auswirkungen einer *Überdosierung von Insulin* wurden schon früher besprochen (S. 949). Manchmal kommt es zu anaphylaktischen Reaktionen. Die sog. *oralen Antidiabetika,* wie *Tolbutamid, Chlorpropamid* und *Phenformin,* sind beim Erwachsenendiabetes wirksam.

Morphologisch beobachtet man in der Mehrzahl der Fälle eine Zunahme an Zahl und Größe der Langerhans'schen Inseln, wobei es zu einer Reduktion der relativen Zahl von B-Zellen zugunsten der A-Zellen kommt. Hie und da wurden Inselzelladenome festgestellt.

Folgen: Abgesehen von Hypoglykämie, Übelkeit und Erbrechen, bewirken zu hohe Dosen dieser Substanzen (z. B. infolge Summation) manchmal u. a. Alkoholintoleranz, Hautausschläge sowie in sehr seltenen Fällen Leukopenie und/oder Thrombozytopenie, hypothyreotische Zustände, Hyperlipidämie und Magendarmblutungen. *Chlorpropamid* ruft zudem bei einem kleinen Teil der Patienten Veränderungen, wie cholestatische Hepatitiden, ferner exfoliative Dermatitiden, eosinophile Lungeninfiltrate, Photosensibilität u. a. hervor. Vereinzelt wurde bei mit *Phenformin* behandelten Kranken eine schwere Milchsäureazidose festgestellt.

Glukagon
In einigen Fällen traten nach Glukagoninjektionen hypotensive Reaktionen, Übelkeit und Erbrechen auf.

Mittel zur Hemmung der Kortikosteroidsynthese und Kortikosteroid-Antagonisten
Metyrapon verursacht manchmal Schwindel und Benommenheit. Fälle mit Nebennierenrindeninsuffizienz als Folge einer Therapie mit diesem Mittel sind nur in geringer Zahl gemeldet worden. Der Aldosteron-Antagonist *Spironolakton* kann – wie gesagt – bei Patienten mit Nierenschäden die Nierenfunktionen weiter reduzieren und durch Entwicklung einer Hyperkaliämie gefährlich werden.

Mineralokortikoide und weitere synthetische Kortikosteroide
Diese Substanzen, wie *Deoxykortikosteronazetat (DOCA),* die heute nur noch selten angewandt werden, können bei zu hoher Dosierung eine Salz- und Wasserretention bewirken, u. U. mit Lungenödem.
Die möglichen Gefahren der *Glukokortikoidtherapie* wurden schon erörtert (S. 1565 und Tabelle 83, S. 1303). *Dexamethason* ist für seine besonders euphorisierende Wirkung und die Appetitsteigerung bekannt. Nach Verabreichung von *Triamzinolon* wurden vereinzelt muskuläre Atrophien und Augenveränderungen, wie Papillenödem und Netzhautablösung, notiert.

Androgene und Antiandrogene
Von den verschiedenen *Testosteronpräparaten* (u. a. *Testosteronpropionat, -enanthat, -zyklopentylpropionat, -phenylazetat* u. a.) ist vor allem *Methyltestosteron* für eine Reihe unerwünschter Nebenwirkungen bekannt, im besonderen für die Erzeugung von *Cholestase* in der Leber *(»cholestatische Hepatitis«)* sowie u. U. einer *Peliosis hepatis* (herdförmige starke Ausweitung der Sinusoiden) und – in seltenen schweren Fällen bei chronischer Behandlung – einer *biliären Leberzirrhose,* die sich kaum von der primären Form unterscheiden läßt. Ob auch hier Autoimmunprozesse mitspielen, steht noch zur Diskussion.
Substanzen, wie *Dromostanolon, Methandrostenolon, Nandrolon* und *Oxymetholon,* bewirken bei längerer Medikation bei der *Frau* sowie vor allem bei *weiblichen Feten* eine *Maskulinisierung* und haben nicht selten – abgesehen von Leberfunktionsstörungen – eine Salz- und Wasserretention zur Folge.
Beim *Mann* besteht bei fortgesetzter Verabreichung von Androgenen u. U. die Gefahr der Entwicklung eines Prostatakarzinoms, oder bei Vorhandensein einer solcher Geschwulst wird ihr Wachstum gefördert.

Östrogene
Zur Therapie mit Östrogenen werden die verschiedensten natürlich vorkommenden und synthetischen Substanzen angewandt, u. a. *Östradiol, Äthinylöstradiol, Östriol, Östronsulfat* sowie Derivate derselben, Kombinationen und Östrogene anderer Art (z. B. das hochwirksame *Diäthylstilböstrol-Dipropionat).*

Pathogenese: Bei der *Frau* zeigen sich bei fortgesetzter Behandlung mit Östrogenen u. a. Veränderungen an den Geschlechtsorganen und an der Mamma, die weitgehend denen bei *Dauerröstrogenismus* entsprechen (S. 395).

Morphologisch finden sich bei geschlechtsreifen Frauen in den Ovarien eine persistierende sog. *Anovulation,* verbunden mit *follikulärer Degeneration.* Ob beim Menschen durch Östrogene Ovarialkarzinome induziert bzw. gefördert werden, steht noch nicht fest. Das *Endometrium* reagiert im Sinn einer *glandulärzystischen* und später *adenomatösen Hyperplasie,* auf deren Grundlage sich schließlich ein *Adenokarzinom* entwickeln kann. Bei Anwendung *sehr hoher Dosen* kommt es – vermutlich wegen »Paralyse« der Östrogenrezeptoren – zur *Atrophie des Endometriums.* Während die endozervikale Schleimhaut wenig auffällige Veränderungen erfährt, zeigen sich an der *Ektozervix* und im Bereich der *Vagina* Veränderungen im Sinn der *Hyperplasie* und *Keratinisierung. Töchter* von Frauen, die während der Gravidität Östrogene erhalten hatten, entwickeln später signifikant häufiger als Kontrollpersonen *Vaginalkarzinome*. Die *Mamma* läßt unter fortgesetztem verstärktem Östrogeneinfluß eine atypische *Proliferation der Gangepithelien, Zystenbildung, Fibrose (Mastopathia fibrosa cystica* mit geringen (I) bis ausgesprochenen (III) proliferativen Veränderungen) erkennen, auf deren Basis sich schließlich ein *Mammakarzinom* entwickeln kann.

Folgen: Außer den erwähnten, strukturell nachweisbaren Störungen und ihren klinischen Äußerungen, führt die Verabreichung zu hoher Dosen von Östrogenen oft noch zu *weiteren Symptomen,* wie Kopfschmerzen, Übelkeit und Erbrechen sowie u. U. exzessiven Blutungen aus der Vagina. Die lokale Applikation von östrogenhaltigen Salben an der Brust bewirkt in der Regel eine Vergrößerung derselben. Zeichen von Hyperöstrogenismus fanden sich verschiedentlich bei Männern und Frauen, die mit der Produktion der Substanzen zu tun hatten (Inhalation!) oder die z. B. reichlich mit Östrogen behandelte Poulets aßen.
Gut bekannt sind die nachteiligen Folgen einer *Östrogenbehandlung von Prostatakarzinomen,* die u. a. in der Ausbildung einer *Gynäkomastie* und – hie und da – im Auftreten eines *Mammakarzinoms* bestehen.

Gestagene
Die Behandlung mit Gestagenen stützt sich auf Substanzen, wie *Progesteron, Hydroxyprogesteronkapronat, Trengeston, Dydrogesteron* u. a. Zur *Ovulationshemmung* (s. u.) benützte synthetische Gestagene umfassen einerseits *Abkömmlinge des 17α-Hydroxyprogesterons* (z. B. *Megestrolazetat, Chlormadinonazetat* und *Medroxyprogesteronazetat),* andererseits solche des *19-Nor-Testosterons* (z. B. *Norgestrel, Nor-Ethynodrel, Lynestrenol, Ethynodioldiazetat, Norethisteron (Norethindron)* u. a.).

Pathogenese: Die Auswirkungen einer fortgesetzten Verabreichung solcher Substanzen *gleicht* in gewissem Sinn den Effekten, die das natürliche Gelbkörperhormon ausübt, nur sind sie oft *stärker* ausgeprägt und z. T. *qualitativ* verschieden.

Morphologisch erkennt man in den *Ovarien Follikelatresie* und *Follikelzysten.* Die *Korpusmukosa* läßt in den Anfangsstadien der Behandlung eine sog. *»starre« Proliferation* erkennen, die später dem Bild einer *»starren« Sekretion* weicht und schließlich in eine *Atrophie* ausmündet. Im Bereich der *Endozervix* beobachtet man häufig eine *Reservezellenhyperplasie* und eine – z. T. atypische – *adenomatöse Hyperplasie.* Im *Mammadrüsengewebe* stellt man in der Regel eine tubuläre und alveoläre Proliferation (Hyperplasie) fest.

Folgen: Die klinischen Äußerungen einer fortgesetzten Gestagentherapie in höheren Dosen erklären sich zum größten Teil aus den erwähnten strukturellen Veränderungen. Außerdem treten u. U. systemische Veränderungen auf, die zusammen mit den Effekten von Ovulationshemmern besprochen werden sollen (s. u.).
Norethisteron führt u. U. zu Leberschäden, ohne oder mit Ikterus, und ganz vereinzelt ist es auf dieser Grundlage zu Todesfällen gekommen. *Progesteronbehandlungen* rufen ausnahmsweise eine Porphyrie hervor. Beide Mittel, wie auch andere, können beim weiblichen Fetus eine irreversible Maskulinisierung zur Folge haben.

Nachteilige Auswirkungen einer kombinierten Gabe von Östrogenen und Gestagenen (sog. »Ovulationshemmer«, »Pille«, »orale Kontrazeptiva«)
Seit Ende der 60er Jahre ist eine große Zahl dieser Kombinationspräparate von Östrogenen und Gestagenen im Handel, so *Mestranol* + *Lynestrenol* (oder *Norethisteron, Ethynodioldiazetat), Ethinylöstradiol* + *Norgestrel* (oder *Levonorgestrel), Ovysmen* + *Norethisteron* u. a. m.

Pathogenese: Die Art und der Schweregrad der *hormonalen Gleichgewichtstörung,* die durch diese Mittel hervorgerufen wird, hängt von der Dosierung, dem zeitlichen Dosierungsschema und davon ab, *ob die Östrogen- oder Gestagenwirkung vorherrscht* (s. dort). Bei einzelnen Produkten potenzieren sich die in ihnen enthaltenen Substanzen. Über verschiedene Wirkungsmechanismen, wie die Entstehungsweise von *Thromben* unter dem Einfluß einer solchen Medikation, besteht noch keine Klarheit. Möglicherweise wird die Thrombozytenaggregation gefördert und/ oder es kommt zu Endothelveränderungen.

Morphologisch zeigen die *Ovarien* nach längerem Gebrauch oraler Kontrazeptiva dieser Art u. U. eine *kortikale Fibrose* mit *Atrophie und Schwund primärer Follikel* sowie zystische Ausweitung sekundärer Follikel *(Follikelzysten),* ferner – naturgemäß – ein *Fehlen von Corpora lutea.* Das *Endometrium* erleidet in der Regel eine mehr oder weniger ausgeprägte *Atrophie,* z. T. nach vorausgehender angedeuteter glandulär-zystischer Hyperplasie. Bei Überwiegen des *Östrogeneffekts* zeigt das Portioepithel, u. U. die Endozervix, eine *Hyperparakeratose,* manchmal sogar eine *Epidermisierung.* Herrscht die *Gestagenwirkung* vor, beobachtet man im Zervikalkanal nicht selten eine *adenomatöse Hyperplasie.* In ähnlicher Weise scheinen Östrogene und Gestagene den *Typ von Karzinomen* zu beeinflussen, die allenfalls entstehen, d. h. z. T. verhornende Plattenepithelkarzinome bei Östrogeneinfluß, hellzellige oder mukoepidermoide Karzinome im Fall der Gestagene. Es sei jedoch hervorgehoben, daß *bisher ein sicher fördernder Einfluß der Kontrazeptiva dieser Art auf die Inzidenz von Genitalkarzi-*

nomen noch nicht nachgewiesen werden konnte. Dasselbe gilt z. B. für die Förderung des Entstehens von Granulosazelltumoren der Ovarien durch Gestagene, wie sie bei Nagetieren beobachtet werden. Ob dies nur an der beschränkten Beobachtungsdauer liegt, wird die Zukunft weisen. Ein die Kanzerogenese möglicherweise begünstigender Faktor liegt in der nicht selten anzutreffenden *entzündlichen Ektopie* im Portiobereich, verbunden mit einem vermehrten Auftreten von *Epitheldysplasien,* die bei jüngeren Frauen, die orale Kontrazeptiva einnehmen, früher und häufiger gesehen werden als bei Kontrollpersonen, die keine solchen Mittel benützten. *Mammakarzinome,* die sich unter Einwirkung oraler Kontrazeptiva entwickeln, lassen gewisse Besonderheiten erkennen, wie kleinalveoläre Aufgliederungen der Stränge mit Vorkommen schleimgefüllter Hohlräume und/oder sog. Plattenepithelmetaplasie. Aber auch in dieser Hinsicht ist eine *Beantwortung der Frage, ob Ovulationshemmer die Häufigkeit von Brustkrebs erhöhen, noch nicht möglich.* Dies gilt auch für das verschiedentlich gemeldete Auftreten von Mammakarzinomen bei Frauen im Alter unter 35 Jahren. Gut erwiesen, zumindest nach längerer Einnahme der damaligen Kombinationspräparate (d. h. vor 1971), ist das Erscheinen multipler *Fibroadenome der Mamma,* z. T. mit Epithelhyperplasien in Form solider Stränge von unregelmäßigem Bau, wie man sie sonst kaum zu Gesicht bekommt.

Folgen: Abgesehen von den aufgeführten histologisch und zytologisch erkennbaren Veränderungen, kennt man weitere unerwünschte und – in wenigen Fällen – sogar fatale Nebenerscheinungen bzw. Komplikationen der fortgesetzten Verwendung oraler Kontrazeptiva. Bei *Aborten,* die *nach Sistieren der kontrazeptiven Behandlung* vorkamen, zeigte sich, im Vergleich zu nicht behandelten Frauen, die abortierten, gemäß einzelner Studien, eine *doppelt so hohe Inzidenz chromosomaler Anomalien beim Embryo* und eine relativ *größere Zahl von Mißbildungen.* Wenn es sich auch nur um relativ wenige Fälle handelt, und die damals im Gebrauch stehenden Kombinationspräparate nicht ohne weiteres den heute benützten verglichen werden können, mahnen diese Befunde doch zur Vorsicht. An weiteren Nebenerscheinungen und Komplikationen sind zu nennen: Induktion eines subklinischen *Diabetes mellitus,* u. a. nach fortgesetzter Verwendung von Nandrolen (Nor-Testosteron), bei einem kleinen Teil der Frauen (individuelle Anfälligkeit?), *cholestatische Hepatose bzw. Hepatitis* in einzelnen Fällen, vermutlich bei familiärer Neigung zu dieser Reaktionsweise, u. U. verbunden mit *Lebernekrosen,* sehr selten vielleicht mit dem Auftreten von *Lebergeschwülsten* (u. a. *Adenome*) bei Überwiegen eines Gestageneffekts (z. B. durch 19-Nor-Testosteron), *Erhöhung der Konzentration von Triglyzeriden, freien Fett- und β-Lipoproteinen im Blutplasma,* was die Ausbildung einer *Atherosklerose der Arterien* begünstigen könnte; vor allem bei Überwiegen des *Östrogeneffekts* eine gewisse *Neigung zu intravasaler Thrombenbildung,* dabei neben *Phlebothrombosen der Beinvenen* eine ganze Zahl von Fällen mit *pulmonaler Thromboembolie, Thrombosen von Lebervenen, Myokardinfarkten* und/oder *Gehirninfarkten; Neigung zu arteriellem Hochdruck* bei einem kleinen Teil der unter Kontrazeptiva stehenden Frauen, wobei als pathogenetischer Faktor u. a. ein mangelhaftes Spielen des negativen Rückkoppelungsmechanismus im Rahmen des Renin-Angiotensin-Aldosteronsystems (S. 522) diskutiert wird; Auftreten einer *Alopezie* wechselnden Grades vom männlichen Typ unter dem Einfluß von Substanzen, wie Nandrolon oder vom postpartalen Typ nach Sistieren der Medikation; u. U. *Galaktorrhoe,* die fast immer mit *Amenorrhoe* einhergeht, ähnlich wie in der Laktationsperiode (S. 398); Auftreten *megaloblastärer Veränderungen im Knochenmark* bei herabgesetzter Folatkonzentration im Blutplasma bzw. verminderter Folatresorption im Darm; *Augenveränderungen* in vereinzelten Fällen (Papillenödem, Augenmuskelschwäche oder -lähmungen) u. a. m.

Bei relativ *zu hoher Dosierung* kann es *kurzfristig* zu *Übelkeit* und *Erbrechen, Salz- und Wasserretention* und/oder *Ikterus* kommen.

Substitutionstherapie mit Oligopeptid-Hormonen

Bei Verwendung von Hormonen *menschlicher Herkunft* (z. B. STH aus Hypophysen, die von Leichen stammen) ist die Möglichkeit der Übertragung einer Infektionskrankheit (z. B. *Hepatitis B)* nicht ausgeschlossen. Ähnlich, wie im Fall von *Insulin,* treten nach Verwendung anderer *Oligopeptidhormone tierischer Herkunft* humorale und z. T. zellgebundene Immunreaktionen auf, die sich dann und wann klinisch äußern können (bekannt bei Parathyreoideahormon, Kalzitonin u. a.).

177.9. Sedativa, Hypnotika und Antikonvulsiva (Antiepileptika)

Beruhigungsmittel *(Sedativa)* und Schlafmittel *(Hypnotika)* zeichnen sich durch einen dämpfenden Effekt auf verschiedene zentralnervöse Zentren bzw. integrative Strukturen aus. Diese Gruppe von Arzneimitteln umfaßt die bei weitem *am häufigsten verschriebenen bzw. gebrauchten Medikamente überhaupt. Entsprechend groß ist die Gefahr einer akzidentellen (Kinder!), demonstrativen oder suizidalen Vergiftung* durch solche Stoffe, die meist in Packungen mit einem hochtoxischen Gesamtinhalt in den Handel kommen. Früher umfaßten die Beruhigungs- und Schlafmittel vor allem *Barbiturate, Bromide, Chloralhydrat* und *Paraldehyd.* Im vergangenen Jahrzehnt sind diese jedoch zu einem guten Teil durch eine neue Gruppe von Pharmaka abgelöst worden, die u. a. *Meprobamat* und andere Dikarbamate, *Chlordiazepoxid (Librium), Diazepam (Valium)* und weitere *Benzodiazepin-Präparate* einschließt (s. auch S. 1545).

Barbiturate

Auf die *Häufigkeit lebensgefährlicher Barbituratvergiftungen* ist schon hingewiesen worden (s. Tabelle 92, S. 1490). Man schätzt, daß sie etwa in den USA um 20% aller Hospitalisationen wegen akuter Intoxikation ausmachen und für 6% aller Selbstmorde bzw. 18% aller akzidentellen Todesfälle verantwortlich sind. Im Jahr 1964 sind allein in Großbritannien 2200 Todesfälle dieser Art gemeldet worden.

Die *Dosen,* die bei akuter Intoxikation zum Tod führen können, hängen stark von der Resorptionsgeschwindigkeit und der biologischen Halbwertszeit ab. *Rasch wirkende Barbiturate,* wie *Sekobarbital* und *Pentobarbital,* können schon in Dosen von ungefähr 3 g einen letalen Ausgang haben, während solche mit verzögertem Eintreten des Effekts und *langer Wirkungsdauer* in der Regel erst in größeren Mengen direkt zum Tod führen *(Phenobarbital* 6–9 g, *Aprobarbital* 15 g, *Barbital* 5–20 g, *Heptabarbital* etwa 20 g).

Pathogenese: Barbiturate haben – ähnlich wie Äthylalkohol u. a. – eine dämpfende Wirkung auf Nervenzellen. Der Mechanismus des Effekts ist nicht befriedigend geklärt. Es scheint, daß Neuronen gewisser Integrationssysteme, wie der Formatio reticularis im Thalamus- und Mittelhirnbereich, besonders empfindlich sind. Wir verfügen jedoch über keine überzeugenden Hinweise darauf, daß Barbiturate den Neokortex in geringeren Konzentrationen zu hemmen vermögen als phylogenetisch ältere Partien des ZNS. Die zentralnervösen Reflexe und anderen Aktivitäten werden wahrscheinlich mehr oder weniger gleichzeitig gedämpft, wenn auch die Auswirkungen differieren. So kann man frühzeitig im Verlauf einer Barbituratintoxikation eine Steigerung der Spinalreflexe beobachten, vermutlich wegen relativ stärkerer Dämpfung der hemmend wirkenden Neuronen.

Bei *akuten Barbituratintoxikationen* steht der dämpfende Effekt auf lebenswichtige Zentren, wie *Atem- und Kreislaufzentren* (S. 616) weit im Vordergrund. In zweiter Linie sind die bekannten Komplikationen eines länger andauernden komatösen Zustandes hervorzuheben, im besonderen von Seiten des Respirationssystems. *Pneumonien* gehören zu den wichtigsten Folgeerscheinungen.

Chronische Barbituratvergiftungen zeichnen sich – abgesehen von allfälligen Episoden akuter Vergiftung – durch gewisse Besonderheiten aus. Barbiturate führen bei stetigem Gebrauch zu *Toleranz-* und *Suchterscheinungen,* ähnlich wie bei chronischem Alkoholismus. Nach Sistieren der Medikation stellen sich in der Regel nach kurzem, etwa 8–12 Std dauerndem Wohlbefinden Symptome, wie Nervosität, Tremor, Angstgefühle, orthostatische Hypotonie und Schwächegefühle, ein. Später, ungefähr nach 2–4 Tagen, kann es in einzelnen Fällen sogar zu Bewußtseinsverlust und/oder Konvulsionen kommen, hie und da verbunden mit Delirium. Diese *Abstinenzsymptome* währen in der Mehrzahl der Fälle etwa eine Woche und lassen sich, ebenso wie die akute und chronische Barbituratvergiftung, u. a. anhand von Veränderungen des Elektroenzephalogramms verifizieren.

Wichtig ist die Erfahrung, daß gleichzeitiger *Alkoholabusus* die Gefahren einer Barbituratvergiftung bzw. eines chronischen »Barbiturismus« erhöht. *Heroin- und Morphinsüchtige* greifen öfters zu Barbituraten, wenn sie keine »harten Drogen« erhalten.

Morphologisch findet sich in Fällen von *akuter Barbituratvergiftung* – abgesehen von einer Stauung der Organe und der oft vorhandenen *Pneumonie* – wenig typisches. Für die Diagnosestellung ist es wichtig, *Mageninhalt* sicherzustellen und analysieren zu lassen. Blutproben sind in dieser Hinsicht wenig zuverlässig, da post mortem die Konzentration der Barbiturate abzusinken pflegt, im Gegensatz zum Alkohol, dessen Konzentration oft sogar zunimmt. Die Veränderungen der *Leberzellen* im Sinn einer *Hyperplasie des glatten endoplasmatischen Retikulums* werden in der Regel erst bei wiederholtem Barbituratkonsum deutlich und geben somit eher einen Hinweis auf chronischen Abusus als auf eine akute Vergiftung. Die sog. *»Barbituratblasen«* sind vermutlich eine Folge von Druckwirkungen. Man findet sie an der Innenseite von Knien oder Knöcheln bei 5–10% der Patienten, teilweise in Kombination mit hämorrhagischer Infarzierung des darunterliegenden Subkutangewebes. In vielen Fällen handelt es sich nicht um reine Barbiturat-Vergiftungen, sondern um eine *Kombination von Barbiturat- und Alkoholeffekten,* so daß allenfalls auch mit alkoholbedingten Läsionen zu rechnen ist (S. 1587). Es braucht nicht hervorgehoben zu werden, daß Patienten mit vorbestehenden schweren Leber- und Nierenschäden besonders anfällig sind.

Bei *chronischem Barbituratabusus* finden sich manchmal Zeichen einer *immunologischen Überempfindlichkeit,* die sich z. T. in Form einer »Dermatitis medicamentosa«, einer exfoliativen Dermatitis (u. U. sogar eines Stevens-Johnson-Syndroms (S. 1537)), einer allergischen Vaskulitis (z. B. auch Polyarteriitis nodosa) u. a. äußern mag.

Folgen: Bei *akuten Barbituratvergiftungen* wird in der Regel nach dem Schweregrad unterschieden: *Leichte Intoxikationen,* die einem alkoholischen Rausch gleichen können, sind in der Regel nicht mit einem Bewußtseinsverlust verbunden. Bei *mäßigen Vergiftungen* gelingt es meist, den Patienten durch heftige manuelle Stimulation zu wecken, die Atmung ist langsam, aber nicht oberflächlich, und die tiefen Reflexe sind gedämpft oder fehlen. Die Kornealreflexe bleiben jedoch erhalten. Bei *schweren Intoxikationen,* die nach Einnahme von mehr als einer 15–20fachen Normaldosis gesehen werden, läßt sich der Patient nicht mehr wecken. Die Atmung ist langsam und flach, und nicht selten registrieren wir Zeichen eines Lungenödems. Die tiefen Sehnenreflexe fehlen meist, wenn auch nicht immer. Die Kornealreflexe sind oft noch erhalten, in sehr schweren Fällen aber ebenfalls aufgehoben. Die Kombination eines *»schlaffen« Komas mit reaktiven Pupillen, Hypothermie und Hypotonie* gilt als relativ typisch. Die *Diagnosestellung* stützt sich – abgesehen von besonderen Hinweisen, wie dem Vorliegen entleerter Medikamentenschachteln, Abschiedsnotizen u. a. – auf den Nachweis einer *erhöhten Barbituratkonzentration im Blutplasma* (z. B. durch Gaschromatographie), wobei den oben erwähnten Zeit-Konzentrationsverhältnissen Rechnung zu tragen ist. Sehr wichtig ist ferner die *chemische Untersuchung des Mageninhalts,* der ja in den meisten Fällen im Rahmen der therapeutischen Maßnahmen (S. 1534) aspiriert wird. Diagnostisch sind zudem elektroenzephalographische Untersuchungen von gewissem Wert. Die klinischen Manifestationen eines *chronischen »Barbiturismus«* umfassen zusätzlich zu den erwähnten Veränderungen (s. o.) gewisse mentale Störungen, wie Konzentrationsschwäche, emotionelle Labilität, Nachlässigkeit u. a. Außerdem finden sich dann und wann neurologische Symptome und Zeichen, wie Dysarthrie, weitere, z. T. zerebelläre Funktionsausfälle und Nystagmus.

Sedativa und Hypnotika, die nicht der Barbituratgruppe angehören

Von diesen Pharmaka scheint mindestens ein größerer Teil *ähnliche toxische und suchtbildende Wirkungen* zu haben wie die Barbiturate, nämlich *Glutethimid (Doriden), Methyprylon (Noludar), Äthchlorvynol (Plazidyl), Äthinamat (Valmid)* und *Methaqualon (Quaalude).* Dasselbe gilt für *»Tranquilizers«* (S. 1572), die z. T. auch zu hypnotischen Zwecken, d. h. als Schlafmittel, Verwendung finden. Ganz vereinzelt sind nach Entzug u. a. von *Diazepam, Meprobamat* und *Methyprylon* Todesfälle registriert worden, so daß man ein schrittweises Vermindern der Dosis einem abrupten Absetzen des Mittels vorzieht. Der Konsum von *Methaqualon,* das offenbar eine besonders angenehm beruhigende Wirkung ausübt, hat in den USA in den letzten Jahren erheblich zugenommen, obschon dieses Medikament dort strengen Rezepturvorschriften unterliegt. Damit hat sich die Zahl akuter Vergiftungen durch diese Substanz erhöht. In noch stärkerem Maß gilt dies für *Diazepam (Valium),* das 1977 in den USA bei 54000 Fällen von Arzneimittelintoxikation nachgewiesen werden konnte (s. auch S. 1490).

Chloralhydrat

Diese Substanz wird nach oraler Verabreichung und Resorption rasch in *Trichloräthanol* umgewandelt, das für die dämpfende Wirkung verantwortlich ist. Die Entgiftung erfolgt zum größten Teil über eine Konjugation dieser Substanz mit Glukuronsäure. In sehr hohen Dosen eingenommen, kann Chloralhydrat – vor allem bei vorgeschädigten Organen und falls der Patient die komatöse Phase überlebt – toxisch bedingte Läsionen in *Myokard, Leber* und *Nieren* hervorrufen. Oft zeigen sich erhebliche *Magenbeschwerden* infolge Irritation der Schleimhaut.

Paraldehyd

Dieses Mittel, das sich u. a. in der Behandlung der frühen Abstinenzsymptome bei Alkoholismus bewährt, kann sich bei zu starker *Lichtexposition* in das stark *toxische Azetaldehyd* umwandeln, so daß man immer nur frische Präparate benützen sollte.

Antikonvulsiva

Diphenylhydantoin (Phenytoin, Dilantin) und *Trimethadion,* über längere Zeit verabreicht, können bei einem kleinen Teil der Patienten eine mehr oder weniger *generalisierte Lymphadenopathie,* manchmal verbunden mit Hepatosplenomegalie und Panhämozytopenie, und *Gingivaveränderungen* hervorrufen. Selten entwickelt sich ein dem Lupus erythematodes disseminatus ähnliches Krankheitsbild.

Morphologisch zeigen die vergrößerten *Lymphknoten* u. U. ein dem Lymphoma malignum Hodgkin ähnliches Bild. Bei genauer Betrachtung finden sich jedoch keine ganz typischen Sternberg'schen Riesenzellen. Es muß dabei an die Möglichkeit gedacht werden, daß auch bei mit Dilantin behandelten Epileptikern eine Hodgkin'sche Krankheit auftreten kann; verschiedene Beobachtungen sprechen sogar dafür, daß diese Therapie mit einer erhöhten Inzidenz maligner Lymphome einhergeht. Nach Entzug des Medikaments verschwinden die genannten Lymphknotenveränderungen innerhalb von einigen Wochen, im Gegensatz zum echten Hodgkin-Lymphom. Die *Gingivahyperplasie,* die schon relativ früh auftreten kann, beobachtet man bei Behandlung mit Diphenyldydantoin wesentlich häufiger als die Lymphadenopathie. Sie ist u. a. durch eine starke Verlängerung der epithelialen Reteleisten gekennzeichnet, die z. T. auch deutlich dicker als normal sind, sowie eine Hyperplasie des subepithelialen Bindegewebes, z. T. verbunden mit lockeren Infiltraten von Lymphozyten, selten eosinophilen Granulozyten und einer geringen Beteiligung des Gefäßapparats. Die Gingiva wirkt makroskopisch fleischig aufgetrieben. Bei guter Mundhygiene sind die Veränderungen meistens weniger ausgeprägt, was auf einen mikrobiellen Faktor hinweist. *Nitrofurantoin-Medikationen* bewirken in einem kleinen Teil der Fälle *Lungeninfiltrate* mit *peripherer Eosinophilie,* so daß man vermuten kann, auch die pulmonalen Veränderungen seien durch eine Anhäufung dieser Zellen bedingt. Morphologische Untersuchungen der Lunge wurden bisher jedoch nicht bekannt.

Aminoglutethimid, das u. a. auch als Antikonvulsivum Verwendung findet, zeigt in wechselndem Maß einen *adrenostatischen Effekt,* abgesehen von leichten Leberveränderungen im Sinn der Enzyminduktion u. a. m. In den Nebennieren von Tieren läßt sich durch diese Substanz u. a. eine Zunahme von Zahl und Größe der Liposomen in Zellen der Zona reticularis hervorrufen, z. T. kombiniert mit kleinen Nekroseherden, lockeren Infiltraten von Lymphozyten und Histiozyten sowie Lipophagen. Verschiedene andere Antikonvulsiva, wie *Karbamazepin, Methsuximid, Mephenytoin (Mesantoin), Phenazemid, Phensuximid, Primidon* und *Trimethadion* bzw. *Paramethadion,* bewirken manchmal bei längerem Gebrauch, wie die schon erwähnten Mittel, *Knochenmarkschäden* (z. B. Agranulozytose, Thrombozytopenie und/oder aplastische Anämie), ferner u. U. *Leberveränderungen, Sehstörungen* u. a. m.

Akute Intoxikationen durch mehrfache Dosen dieser Substanzen sind in erster Linie durch Aufregungs- und Verwirrtheitszustände charakterisiert, die in schweren Fällen in ein Koma überleiten. Todesfälle sind bekannt.

177.10. Lokalanästhetika, Narkosemittel, Kohlensäure- und Sauerstoffbeatmung

Lokalanästhetika

Zur *Injektion* geeignete Lokalanästhetika sind u. a. *Bupivakain (Markain), Isobukain (Kinkain), Lidokain (Xylokain), Prokain (Novokain), Mepivakain (Karbokain)* und *Zinchokain.*
Die zur *topischen Applikation* benützten Mittel umfassen heute u. a. *Dorsokain, Surfakain, Benzokain, Benzylalkohol, Butylaminobenzoat, Äthylaminobenzoat* und *Orthoform.*
Die meisten dieser Stoffe liegen als Hydrochloride vor. Zum Teil sind sie mit *Adrenalin* kombiniert; manchmal sind zusätzliche Substanzen, wie Koffein, enthalten. Eigentliche Vergiftungen durch Lokalanästhetika kommen, wenn man von den wenigen Fällen mit letaler *Schädigung des Keimlings* bei Behandlung der Mutter absieht, sehr selten vor (s. u.). Vereinzelt wurden nach Anwendung bestimmter (aber offenbar nicht aller) Lokalanästhetika *Todesfälle infolge schwerer Überempfindlichkeitsreaktionen* oder vermuteter *Idiosynkrasie* beobachtet.

Pathogenese: Lokalanästhetika in üblicher Dosierung haben – abgesehen von *Überempfindlichkeitsreaktionen* – meistens keine systemischen Effekte, es sei denn, sie gelangten sehr rasch in Zirkulation, wie etwa bei unbeabsichtigter i. v. Injektion. In solchen Fällen kann sich die negativ inotrope Wirkung am Herzen bemerkbar machen, z. T. treten Reizleitungsstörungen auf, und die zentralnervösen Wirkungen dieser Substanzen führen u. U. – nach Konvulsion im Anfangsstadium – zu einer Atemlähmung. Bei starker Überdosierung kann z. B. ein *zirkulatorischer Kollaps* eintreten, und/oder es entsteht eine *Methämoglobinämie. Kokain* wird z. T. als illegales Rauschmittel benützt.

Morphologisch finden sich keine typischen Veränderungen, wenn man von Fällen mit *akuten Überempfindlichkeitsreaktionen,* vor allem vom anaphylaktischen Typ, absieht. Hier finden sich manchmal *Anhäufungen eosinophiler Granulozyten in verschiedenen Organen,* teils noch intravasal, teils schon extravasal.

Folgen: *Überempfindlichkeitsreaktionen* äußern sich u. a. in Form von Erythemen, Urtikaria, Juckreiz, Ödem- und/oder Blasenbildung in der Haut oder Schleimhaut. Die seltenen tödlichen Zwischenfälle verlaufen z. T. unter dem Bild eines *anaphylaktischen Schocks. Akute Vergiftungen* sind in erster Linie durch einen schweren *Abfall des Blutdrucks,* z. T. verbunden mit Konvulsionen, gekennzeichnet. *Benzylalkohol* kann örtliche Gewebeschäden erzeugen; dasselbe gilt für *Orthoform.*
Bei *legalen Aborten* ist es im Anschluß an eine *parazervikale Anästhesie* verschiedentlich zu Todesfällen gekommen. In einem Teil der Fälle soll es sich um *Überdosierungen gehandelt* haben, in anderen lag wahrscheinlich eine *Idiosynkrasie* oder *Allergie* vor. Besteht Unklarheit über die Natur einer unerwartet schweren Reaktion auf die Injektion eines Lokalanästhetikums, spricht man von »*Intoleranz*«.

Narkosemittel

Äthyläther (Diäthyläther) wird heute – abgesehen von besonderen Umständen, wie einfachen Narkoseeinrichtungen in Notlagen – nicht mehr so oft benützt. Zu den nachteiligen Nebenwirkungen des Äthyläthers gehören das anfängliche Exzitationsstadium, die erhebliche Reizung der Schleimhaut des Respirationstrakts, die auch mit verstärkter Schleimabsonderung und daher u. U. einer Erschwerung der Atmung verbunden ist, Übelkeit nach dem Erwachen aus der Narkose, eine relativ hohe Inzidenz von Komplikationen, wie Aspirationspneumonie, vereinzelt allergische Erscheinungen u. a. *Chloroform* bildet bei unsachgemäßer Aufbewahrung nennenswerte Mengen des hochtoxischen Phosgens und hat sich als Narkosemittel auch wegen toxischer Wirkungen (u. a. Leberschäden, S. 74), Fällen von Kammerflimmern u. a. nicht bewährt. Ähnliches gilt für *Äthylchlorid.*

Die heute vor allem gebräuchlichen *Flüssigkeiten mit niedrigem Siedepunkt,* die sich für *Langzeitnarkosen* eignen, umfassen 2-Brom-2-Chlor-1,1,1-Trifluoräthan *(Halothan)* und 2-Chlor-1,1,2-Trifluoräthyl-Difluormethyläther *(Enfluran),* ferner – hierzulande weniger im Vordergrund – *Methoxyfluran, Trifluoräthylvinyläther* u. a. Zu den *Gasen,* die z. T. immer noch für kurze »Rauschnarkosen« Anwendung finden, gehören *Lachgas* (N_2O, Stickstoffoxydul), das lediglich im Sinn eines O_2-Mangels schädigend wirken kann und keine eigene Toxizität aufweist, ferner u. U. *Äthylen* und *Zyklopropan.*
Für *Kurznarkosen* oder zur *Einleitung einer Langzeitnarkose* werden i. v. injizierbare Substanzen, wie *Propanidid (Epontol), Natrium-Thiopental (Pentothal)* und andere ultrarasch wirkende Barbiturate, wie *Methohexital, Nembutal* oder *Luminal,* herangezogen.

Pathogenese: Die z. Z. im Gebrauch stehenden Narkosemittel bieten ein sehr hohes Maß an Zuverlässigkeit und Sicherheit. Immerhin muß bedacht werden, daß sie alle bei *Überdosierung* über eine zentrale Atemlähmung bzw. einen Herzstillstand den Tod herbeiführen können. Hinsichtlich der *Nebeneffekte* ist zu bemerken, daß Halothan und Fluothan u. a. eine potenzierende Wirkung auf nicht depolarisierende Muskelrelaxantien ausüben, die Patienten gegenüber Katecholaminen sensibilisieren und bei geburtshilflichen Operationen u. U. eine mehr oder weniger ausgeprägte Erschlaffung des Uterus zur Folge haben. Bei Operationspersonal, das oft mit diesen Stoffen in Kontakt kommt, soll eine leicht erhöhte Inzidenz von Aborten beobachtet worden sein. In sehr seltenen Fällen und in der Regel nur bei wiederholten Narkosen zeigen sich *Überempfindlichkeitsreaktionen.* Vor allem von *Halo-*

than ist bekannt, daß es zu Fieber und Ikterus Anlaß geben kann, mitunter zu schweren *Leberschäden,* die klinisch eine gewisse Ähnlichkeit mit einer viralen Hepatitis aufweisen. Die halogenierten Inhalationsanästhetika sollten daher bei Bestehen einer Allergie gegen diese Stoffe nicht benützt werden!

Morphologisch bieten die *Leberveränderungen* in früheren Stadien nach *Halothan*-bedingter Überempfindlichkeitsreaktion ein Bild, das man kaum von der akuten Virushepatitis A unterscheiden kann, und später zeigt sich oft eine deutliche Analogie zur chronischen aktiven *Hepatitis* (S. 722). Einzig die Anwesenheit zahlreicher eosinophiler Granulozyten sowie – in einem Teil der Fälle – von Granulomen weist auf eine mögliche medikamentöse Überempfindlichkeit hin. Es finden sich in solchen Fällen nicht selten antimitochondriale Antikörper und positive Lymphozytenreaktionen auf Leberantigene in vitro, so daß man die Mitbeteiligung von Autoimmunprozessen diskutiert. Vereinzelt ist es zu schweren *Leberzellnekrosen* und zum Exitus gekommen. Bei der familiär auftretenden *malignen Hyperthermie,* die durch Halothan und Sukzinylcholin induziert wird, handelt es sich wahrscheinlich um einen genetisch bedingten Defekt des Kalziumaustausches im Bereich des sarkoplasmatischen Retikulums (S. 63). Meistens zeigen solche Patienten schon vorher eine *Myopathie,* die sich histologisch erkennen läßt. *Methoxyfluran (Penthran)* verursacht hie und da ähnliche *Leberschäden.* Darüber hinaus beobachtet man nach Anwendung dieses Narkosemittels dosisabhängige *Nierenschäden,* die vermutlich durch Metaboliten (vor allem anorganische Fluoride) hervorgerufen wurden. Lichtmikroskopisch erscheint der Befund wenig eindrücklich und beschränkt sich oft auf eine Dilatation der Hauptstücke, verbunden mit einem wechselnden Maß von Abflachung der Epithelzellen. Elektronenmikroskopisch fanden sich u. a. geschwollene Mitochondrien, z. T. mit Kristolyse und Anhäufung elektronendichten Materials in der Matrix (möglicherweise Komplexe von Fluoriden und Proteinen), ähnlich wie bei Bleivergiftungen (S. 1610).

Künstliche O_2-Beatmung

Die möglichen schädlichen Folgen einer *künstlichen Sauerstoffbeatmung* wurden bereits eingehend erörtert (s. *Sauerstoff-Pneumopathie,* S. 612). Es wird angenommen, daß O_2 in zu hoher Konzentration (bzw. Partialdruck) auf Mitochondrien und/oder andere Organellen, wie Myofibrillen, toxisch wirkt. Im Fall der Lungen scheinen in dieser Hinsicht vor allem die *Pneumozyten I* und *Kapillarendothelien* empfindlich zu sein. Es ist mit der Möglichkeit zu rechnen, daß sich sauerstoffbedingte Läsionen nicht auf die Lungen beschränken, sondern *auch andere Zellarten bzw. Organe* einbeziehen. Aus Tierversuchen weiß man, daß eine hyperbarische O_2-Beatmung u. a. selektive neuronale Nekrosen, Zelluntergänge in Myokard und Skelettmuskulatur sowie Veränderungen im Sinn der Nephroblaptose zu erzeugen vermag. Ob diesen *vaskuläre Störungen* (mit) zugrunde liegen, steht noch nicht fest. Auch beim Menschen gut bekannt ist die *retrolentale Fibroplasie,* die in erster Linie bei *Frühgeborenen* im Anschluß an O_2-Beatmung gesehen wurde und in einer ungeordneten Vermehrung von Gefäßendothelien bzw. Kapillaren sowie Bindegewebszellen in den inneren Schichten der Retina besteht. Gefürchtet ist vor allem die Möglichkeit einer daraus resultierenden Netzhautablösung.

Die Frage, ob und in welchem Ausmaß eine durch andere Prozesse (z. B. Schock, Sepsis u. a.) *vorgeschädigte Lunge* bzw. bei Frühgeborenen *»unreifes« pulmonales Parenchym* erhöhten O_2-Partialdrucken gegenüber besonders empfindlich sind, läßt sich z. Z. noch nicht abschließend beurteilen.

Toxische Wirkungen von CO_2

Im Rahmen von *Reanimationsmaßnahmen* wird hie und da mit einem Gas beatmet, das höhere als natürliche Konzentrationen von CO_2 enthält (z. B. 5 Vol%). Erste toxische Zeichen sind bei Konzentrationen von ungefähr 8 Vol% zu erwarten. Sie bestehen u. a. in einem Blutdruckanstieg, Tachykardie, Tachypnoe und/oder Erregungszuständen. Narkotische Effekte zeigen sich bei mehr als 10 Vol%, und bei Einatmen von Gas mit mehr als 15–18 Vol% besteht akute Lebensgefahr. Eine gleichzeitige O_2-Beatmung mildert die Symptomatik bzw. erhöht die Verträglichkeit von CO_2 innerhalb gewisser Grenzen.

Es sei hier beigefügt, daß *CO_2-Vergiftungen* mehrheitlich auf andere Weise als durch Beatmung verursacht werden. Überall, wo sich organisches Material zersetzt, können große Mengen CO_2 entstehen, so in Getreide- und Futtersilos, Weinkellereien und Hefefabriken. Dasselbe gilt für die chemische Entfernung von Kesselstein. Wegen des narkotisierenden Effekts hoher Konzentrationen von CO_2 vermögen die Betroffenen u. U. nicht mehr rechtzeitig das Freie zu erreichen oder um Hilfe zu rufen, weshalb tödliche Zwischenfälle keine Seltenheit sind.

177.11. Neuroleptika und sog. »Tranquilizers«

In den letzten 20 Jahren sind zahlreiche Pharmaka entwickelt worden, die sich u. a. bei der Behandlung psychotischer Zustände, wie der Schizophrenie, z. T. bei manisch-depressiven Leiden und psychischen Störungen im Zusammenhang mit organischen Hirnleiden oder bei Neurosen bzw. psychosomatischen Störungen als wirksam erwiesen. Die *Mechanismen,* die diesen Effekten zugrunde liegen, sind nur lückenhaft bekannt. Teilweise scheint es sich um eine partielle Blockade von Dopamin-Rezeptoren im Gehirn zu handeln.

Die zahlreichen, in diese Kategorie von Arzneimitteln gehörenden Substanzen lassen sich im wesentlichen in folgende Gruppen einordnen: Neuroleptika, die vor allem als sog. *Anxiolytika* und *Psychorelaxantien* bei der Behandlung von Psychosen Anwendung finden,

umfassen vor allem die *Phenothiazin-* und *Piperazinylderivate,* die *Thioxanthene,* die *Butyrophenone* und die *Diphenylbutylpiperidine.* Als »*Tranquilizer*« i. e. S., die in erster Linie zur Behandlung emotioneller, neurotischer und psychosomatischer Störungen verschiedener Art benützt werden, gehören in erster Linie die *Benzodiazepine,* ferner noch einige weitere Substanzen. *Bromide* und *Dikarbamate* werden zu ähnlichen Zwecken verwendet.
Akute Vergiftungen (akzidentelle, demonstrative oder suizidale Einnahme hoher toxischer Dosen) durch diese Substanzen bieten ein ähnliches Bild wie Schlafmittelvergiftungen.

Phenothiazine und Piperazinylderivate
Hinsichtlich Nebenerscheinungen und toxischen Wirkungen ist vor allem *Chlorpromazin (Largaktil)* bekannt geworden, aber auch andere Substanzen aus dieser Gruppe von Pharmaka, wie *Promazin, Triflupromazin, Prochlorperazin, Perphenazin, Fluphenazin* und *Trifluorperazin,* sind schon so lange im Gebrauch, daß ihre Wirkungen ziemlich gut bekannt sind. Neben einem psychotherapeutischen Effekt werden bei einzelnen dieser Stoffe noch weitere Eigenschaften hervorgehoben, z. B. gelangen Prochlorperazin als Antiemetikum und *Promethazin* als Antihistaminikum zur Anwendung. Die Phenothiazine leisten in der Psychiatrie gute Dienste. Eine andersartige Anwendung wird nicht mehr empfohlen.

Pathogenese: Der Wirkungsmechanismus dieser Pharmaka ist noch weitgehend ungeklärt. Zu den wichtigsten Nebenerscheinungen und toxischen Effekten gehören ein *cholestatischer Ikterus* – z. T. offenbar infolge reduzierter Gallensalzbildung aus Cholesterin und/oder Präzipitation von Gallensalzen in den Gallenkapillaren –, ferner u. U. eine *Agranulozytose* oder andere *Hämozytopenie,* eine *orthostatische arterielle Hypotonie, Überempfindlichkeitsreaktionen,* die sich u. a. in der *Leber* und an der *Haut* äußern (s. u.), sowie *neurologische Veränderungen,* wie Krämpfe und extrapyramidale Symptome. Gelbsucht und Blutveränderungen wurden vor allem nach Anwendung von Chlorpromazin gesehen, seltener nach Verabreichung von Substanzen, wie Chlorperazin, Perphenazin und Fluphenazin. Weitere hie und da beobachtete Veränderungen betreffen die *Augen* (Hornhaut- und Linsentrübungen, Retinopathien u. a.) und die *Haut* (Hyperpigmentation).

Morphologisch erkennt man bei 0,2–4% der mit Chlorpromazin behandelten Patienten *Leberveränderungen,* die lichtmikroskopisch vor allem durch eine *zentrolobuläre Cholestase* auffallen. Sog. Gallenthromben finden sich aber auch in den von Hering'schen Passagen. Elektronenmikroskopisch sehen wir im Bereich der Gallenkapillaren ein Fehlen oder eine Desorganisation der Mikrovilli, die z. T. stark aufgetrieben sind, eine Ausweitung des Golgikomplexes und eine Hyperplasie des glatten endoplasmatischen Retikulums. Die Cholestase leitet oft einen Circulus vitiosus ein, der eine Schädigung der Hepatozyten mit Schwellung, Vakuolisierung und »feathery degeneration«, herdweise auch einen Leberzelluntergang mit örtlicher entzündlicher Reaktion in sich schließt. Die Kupffer'schen Sternzellen nehmen an Zahl zu und sind oft stark mit Gallenpigment beladen. In den portalen Feldern besteht fast immer eine entzündliche Infiltration wechselnden Maßes, an der sich, neben Lymphozyten und Plasmazellen, ziemlich viele eosinophile Granulozyten beteiligen können. Letzterer Befund spricht dafür, daß allergische Reaktionen an dem Geschehen beteiligt sind. Ob Phenothiazine bzw. deren Metaboliten Haptenfunktionen entfalten und zu Antigen-Antikörperreaktionen an den Leberzelloberflächen bzw. zu zellgebundenen Immunreaktionen Anlaß geben können, ist nicht entschieden. Im *Myokard* beobachtet man nicht selten vereinzelten Muskeluntergang mit nachfolgender kleinherdiger entzündlicher Infiltration und Fibrose. Gut bekannt sind *Gynäkomastie* und *Galaktorrhoe* nach längerer Anwendung vor allem von Chlorpromazin. Die Veränderungen des *Knochenmarks* sind meistens hyporegeneratorischer Art (S. 151).

Folgen: Der sog. »*Largaktilikterus*«, der klinisch und histologisch Ähnlichkeit mit einer Virushepatitis hat, kann ziemlich lange nach Absetzen des Mittels andauern. Er zeigt die Charakteristika vor allem eines sog. »Stauungsikterus« (S. 1039) und endet in sehr seltenen Fällen in einer biliären Zirrhose. Die Folgen und Komplikationen einer *Agranulozytose* wurden schon erörtert (S. 1315). Hie und da entwickelt sich unter der Phenothiazin-Therapie ein *parkinsonähnliches Syndrom* S. 361), verbunden mit Dyskinesien, motorischer Rastlosigkeit (Akathisie) u. a. m.
Bei den *heute im Gebrauch stehenden Phenothiazinen und Piperazinylderivaten* ist die Gefahr von Leberschädigungen und anderen toxischen und/oder allergischen Effekten wesentlich geringer oder noch nicht sicher erwiesen.

Thioxanthene
Diese Substanzen, z. B. *Chlorprothixen,* können in seltenen Fällen ähnliche Effekte haben wie die Phenothiazine. Nach länger dauernder, hochdosierter Behandlung mit Stoffen, wie *Thioridazin,* wurden u. a. Veränderungen im Bereich der Makula festgestellt, die ein vermindertes Sehvermögen zur Folge hatten.

Butyrophenone
Als Psychopharmaka entfalten diese Mittel (z. B. *Haloperidol, Trifluperidol, Moperan* u. a.) eine ähnliche Wirkung wie die Phenothiazine, z. T. auch hinsichtlich der Nebenerscheinungen. Im Gegensatz zu den letzteren bewirken sie jedoch keine nennenswerte adrenergische Blockierung.

Rauwolfia-Alkaloide, im besonderen Reserpin
Diese Pharmaka werden heute vor allem zur Behandlung der arteriellen Hypertonie eingesetzt (S. 516). Von ihnen ist bekannt, daß sie relativ häufig ein *parkinsonähnliches Syndrom* und/oder *psychische Depressionen* hervorrufen.

Benzodiazepinderivate

Diese Substanzen, im besonderen *Chlordiazepoxid (Librium)* und *Diazepam (Valium)* haben wir schon als *Sedativa* kennengelernt (S. 1568); zusätzlich – und in stärkerem Maß als Barbiturate – wirken sie als *Anxiolytika* und *Psychorelaxantien,* ferner z. T. als *Antikonvulsiva* (wie *Karbamazepin, Klonazepam* und *Nitrazepam). Flurazepam* und *Nitrazepam* dienen vor allem als Schlafmittel. Zu den unerwünschten Nebeneffekten gehören u. a. *Benommenheit, arterielle Hypotonie* und *gelegentliche Synkopen,* vor allem bei älteren Leuten. Selten – z. B. bei Schizophrenen – erzeugen sie Zornesausbrüche, Erregungszustände, Verwirrtheit und/oder Veränderungen der Persönlichkeit. Ebenfalls nicht häufig klagen die Behandelten über Übelkeit, verminderte Libido, Kopfschmerzen sowie Überempfindlichkeitsreaktionen mit Hautausschlägen und/oder Eosinophilie.

Über **morphologische** Befunde ist noch wenig allgemeingültiges bekannt.

Dikarbamate

Diese – wie *Meprobamat* – kamen schon als *Sedativa* zur Sprache (S. 1568), bewähren sich z. T. aber auch bei Angstzuständen. In *zu hohen Dosen* eingenommen, bewirken sie u. U. einen *Stupor,* z. T. einen *Vasomotorenkollaps,* der mit einem *Koma* verbunden sein kann. Ferner sind *Überempfindlichkeitsreaktionen* bekannt, die sich u. a. in Fieber, Juckreiz und Hautausschlägen kund tun. Manchmal treten Petechien auf, z. T. ohne Bestehen einer Thrombozytopenie. Leukopenien sind eine Seltenheit. *Entzugssymptome* werden dann und wann registriert, u. U. in Form von Konvulsionen.

Bromide

Akute Bromidvergiftungen durch Einnahme toxischer Dosen verursachen in der Regel rasch Magenreizungen und Erbrechen. Bei wiederholter Einnahme von Bromiden kommt es nicht selten zur *Kumulation.* Die *chronische Bromidvergiftung* äußert sich u. a. in *akneähnlichen Veränderungen* der Haut, ferner in gewissen *mentalen Störungen,* wie Schwindelgefühlen und Benommenheit, Reizbarkeit und emotioneller Labilität, ferner Konzentrationsschwäche und Verwirrtheitszuständen *(»Bromismus«).*

177.12. Antidepressiva und Stimulantien

Zu den am häufigsten benützten *Antidepressiva* zählen Monoaminooxidasehemmer und Dibenzazepinderivate (trizyklische Antidepressiva), die bei psychischen Depressionen gute Dienste leisten. Von den *Stimulantien* sind vor allem Amphetamine zu nennen, ferner Koffein, Theophyllin und Theobromin, Strychnin, Kampfer, Methylphenidat, Pikrotoxin, Pentylentetrazol, Bemegrid, Nikethamid u. a.

Monoaminooxidase (MAO)-Hemmer als Antidepressiva

Wenigstens ein Teil der MAO-Hemmer (s. auch S. 338) entfaltet, wie zuerst am Beispiel von *Iproniazid (Marsilid)* klar wurde, nicht nur einen gefäßaktiven sondern auch einen »stimmungshebenden« Effekt. An die Stelle des hochtoxischen Iproniazids (Todesfälle aufgrund von Lebernekrose nach Einnahme von 50 mg/Tag sind vorgekommen), das rasch aus dem Handel gezogen wurde, traten besser verträgliche Pharmaka dieser Gruppe, u. a. *Isokarboxazid (Marplan), Nialamid (Niamid), Phenelzin (Nardil)* und *Tranylzypromin (Parnate).*

Pathogenese und **Folgen:** Die Wirkungsweise der MAO-Hemmer, die die oxidative Deaminierung der natürlich vorkommenden Amine (vor allem Noradrenalin, Adrenalin und Serotonin) wenigstens teilweise blockieren, ist noch nicht bis in die Einzelheiten geklärt worden. Es muß bedacht werden, daß diese Pharmaka – neben der MAO – eine ganze Zahl weiterer Enzyme zu hemmen vermögen. Zu den *unerwünschten Nebenerscheinungen* gehören u. a. Schlaflosigkeit, Angstzustände, vermehrte neuromuskuläre Aktivität (u. a. Harnverhaltung), Leberschäden, Sehstörungen, z. T. mit Begünstigung der Glaukombildung, Impotenz, orthostatische arterielle Hypotonie u. a. Wegen dieser *toxischen und z. T. allergischen Effekte* ist im Gebrauch dieser Substanzen große Zurückhaltung geboten. Es ist ferner darauf hinzuweisen, daß MAO-Hemmer dieser Art *die Wirkung anderer Pharmaka,* wie die von Phenothiazinen, Dibenzazepinderivaten, sympathomimetischen Aminen u. a., *potenzieren bzw. unterstützen,* so daß es zu schweren *Komplikationen* kommen kann. Hypertonische Krisen, kardiovaskuläre Zwischenfälle verschiedener Art, z. T. mit tödlichem Ausgang, sind bei solchen Kombinationsbehandlungen verschiedentlich gemeldet worden. In Kombination mit Barbituraten oder anderen Schlafmitteln können sie eine schwere Dämpfung des »Atemzentrums«, Hypotonie, Hyperpyrexie u. a. hervorrufen, hie und da mit fatalem Verlauf (minimale einmalige Letaldosis ungefähr 25–100 mg/kg Körpergewicht).

Dibenzazepinderivate (trizyklische Antidepressiva)

Die Hauptvertreter dieser Gruppe von Pharmaka, *Imipramin (Tofranil), Amitriptylin (Elavil)* und *Desipramin (Norpramin),* weisen eine erhebliche anticholinergische Wirkung auf, die sich peripher u. a. in einer orthostatischen *arteriellen Hypotonie* und *Hypotonie der Harnblase* äußern kann. Andererseits beobachtet man *zentralnervöse Symptome,* wie Erregungszustände, möglicherweise aufgrund einer Hemmung der Reabsorption von Monoamino-Überträgersubstanzen im Bereich der Synapsen (S. 338). Werden Dibenzazepinderivate zusammen mit MAO-Hemmern verabreicht, resultieren u. U. schwere hypertonische Krisen und/oder eine – z. T. tödlich endende – Hyperpyrexie. Eine Kombination von Pharmaka aus diesen beiden Gruppen gilt daher als Kunstfehler.

Amphetamine als Stimulantien

Die kräftige analeptische Wirkung von *Amphetamin (Benzedrin)* und seines d-Isomers, *Dextroamphetamin*

(Dexedrin), hat zu einem weitverbreiteten Abusus dieser Substanzen geführt, u. a. im Leistungssport, in gewissen gesellschaftlichen Kreisen und Berufskategorien. Medizinisch werden die Amphetamine aufgrund ihrer *sympathomimetischen Wirkung,* die sich u. a. in einer Hebung des arteriellen Blutdrucks, einer Stimulation der Atmung und einer Appetitsenkung äußern, u. a. zur Behandlung von Narkolepsie und Obesitas beigezogen. Die *Behebung von Gefühlen der Müdigkeit,* die der Konsum von Amphetaminen mit sich bringt, wird mit dem Preis einer – manchmal an die *Erschöpfung* grenzenden – *Mobilisierung von Reserven* bezahlt, die normalerweise wegen des warnenden Zeichens der Abgeschlagenheit verschont bleiben. Besonders im Leistungssport können sich Amphetamine fatal auswirken, und *Todesfälle* sind wiederholt beobachtet worden. Zeichen einer *akuten Intoxikation* umfassen Tremor, Schlaflosigkeit, exzessive Redelust, in schweren Fällen u. U. Halluzinationen, Delusionen und andere Phänomene, die sonst vor allem von der paranoiden Schizophrenie her bekannt sind.

Methylphenidat

Dieses Arzneimittel, das eine ähnliche Wirkung hat wie die Amphetamine, wirkt merkwürdigerweise normalisierend auf motorisch hyperaktive Kinder. Die Nebenerscheinungen gleichen indessen denen der Amphetaminbehandlung.

Koffein, Theophyllin und Theobromin

Theophyllin und *Theobromin* haben sich bei der Behandlung von Schock, Asthma und Herzkrankheiten recht gut bewährt und leisten auch als Diuretika nützliche Dienste. *Akute Vergiftungen* durch diese Pharmaka können zum Kollaps und u. U. zum Tod führen (minimale Letaldosis für eine i. v. Injektion von *Aminophyllin (Theophyllin-Äthylendiamin)* bei besonders empfindlichen Personen: ungefähr 0,1 g). Subletale Dosen haben manchmal Erbrechen und eine schwere arterielle Hypotonie zur Folge. *Chronische Intoxikationen* manifestieren sich u. a. in Schlaflosigkeit, Kopfschmerzen, Gefühlen der Unruhe, Oberbauchbeschwerden (Magenreizung nach oraler Einnahme), Tachykardie, Fieber, Hyperventilation, Herzrhythmusstörungen und/oder – vereinzelt – Konvulsionen. Selten kommt es zu einem zentralen Atemstillstand.
Koffein, das meistens in Form von Kaffee oder Tee eingenommen wird, ist weniger gefährlich. Immerhin sind vereinzelt Todesfälle nach Einnahme von 200–250 mg/kg Körpergewicht beobachtet worden. Eine Tasse Kaffee enthält – je nach Zubereitungsart – 100–500 mg Koffein.

Kampfer

Dieses früher häufig angewandte Stimulans ist weitgehend außer Gebrauch gekommen. Vereinzelte Fälle von *akuten Vergiftungen* sind in der Regel akzidenteller Natur, indem etwa Kinder kampferhaltige Öle oder Mottenkugeln einnehmen. Die Symptome einer solchen Intoxikation umfassen u. a. Kopfschmerzen, Wärmegefühl, Verwirrtheitszustände und – in schweren Fällen – Konvulsionen und/oder zentrale Atemstörungen, die mit dem Tod enden können.

Pikrotoxin

Pikrotoxin scheint neuronale Aktivitäten über eine Hemmung der präsynaptischen inhibitorischen Fasern (S. 335) zu steigern. Früher wurde dieses Mittel zur Behebung einer zentralen Atemdämpfung eingesetzt.

Strychnin

Die therapeutische Verwendbarkeit dieser Substanz, die – vor allem zentral – die neuronale Erregbarkeit über eine Störung der postsynaptischen Hemmung (S. 334) steigert, ist kaum nennenswert. *Akzidentelle Vergiftungen* beobachtet man gelegentlich bei Kindern, die »Rattenbiskuits« gegessen haben. Die Intoxikationssymtpome gleichen einem schweren Tetanus. Fälle von Erstickungstod infolge Apnoe sind keine Seltenheit.

Pentylentetrazol

Diese auch als *Kardiazol* oder *Metrazol* bekannte Substanz wurde wegen der relativ häufig ausgelösten Krampfzustände bzw. -anfälle weitgehend verlassen.

Bemegrid und Nikethamid

Die Wirkung dieser Mittel – das zweitgenannte trägt auch den Namen *Koramin* – entspricht weitgehend der von Pentylentetrazol. Vergiftungen beruhen mehrheitlich auf Überdosierung bei parenteraler Applikation.

177.13. Sog. psychotomimetische Substanzen, die (noch) nicht als Pharmaka anerkannt sind

Die Haupteigenschaften dieser Substanzen bestehen darin, *Stimmung, Perzeptionen* und *Denkvorgänge* wesentlich mehr als andere kognitive Funktionen bzw. das Bewußtsein zu beeinflussen. In diese Gruppe gehören u. a. *LSD* (*L*yserg*s*äure-*D*iäthylamid) sowie *Cannabis (Marijuana),* die – in nicht ganz zutreffender Weise – auch als »Halluzinogene«, »Illusinogene« oder »psychedelische« Stoffe bekannt sind.
Bei wiederholtem Gebrauch von LSD entwickelt sich in der Regel rasch eine Toleranz (z. T. Kreuztoleranz), die aber nach Absetzen innerhalb kürzerer Zeit wieder verloren geht. Hierin liegt einer der Gründe, weshalb Überdosierungen nicht selten vorkommen, d. h. bei Wiedereinnahme der Substanz in der zuletzt benützten Dosis nach längerem Pausieren. Abgesehen von Verstimmungen im Zusammenhang mit einer möglichen psychischen Abhängigkeit, sind Abstinenzsymptome bei Absetzen solcher Mittel nicht festzustellen. Bei Marijuana-Rauchern beobachtet man, wenigstens in einem Teil der Fälle, zunächst eine sog. umgekehrte Toleranz (d. h. Erhöhung der Empfindlichkeit), die später z. T. in eine echte Toleranz umschlägt.

LSD und ähnlich wirkende Substanzen

Zu den wichtigsten Effekten von *L*yserg*s*äure-*D*iäthylamid *(LSD), Phenyläthylaminderivaten (Meskalin* und *Peyote)* und *Psilozybin* gehören – u. U. dramatische – *perzeptionelle Veränderungen,* wie *visuelle Halluzinationen,* ungewöhnliche Träume, scheinbare Umwandlungen von Form und Farbe des Gesehenen sowie ein Gefühl der Entpersonifizierung. Auditive Halluzinationen werden demgegenüber selten gemeldet. Von den möglichen *somatischen Symptomen* sind zu nennen: Schwindelgefühle, Sehstörungen, Unsicher-

heit sowie manchmal Parästhesien und Übelkeit. Objektiv lassen sich ferner *sympathomimetische Wirkungen,* wie Dilatation der Pupillen, »Gänsehaut«, Hyperthermie und Tachykardie, feststellen. Dann und wann beobachtet man eine Hyperreflexie, unkoordinierte Bewegungen und ein wechselndes Maß von Ataxie. Zu den *schwerwiegenden Reaktionsformen* zählen u. a. akute Attacken von panischer Angst, länger dauernde psychotische Zustände, die eine gewisse Ähnlichkeit mit der paranoiden Schizophrenie haben, sowie körperliche Verletzungen, die sich auf Unfälle infolge mangelhafter Aufmerksamkeit und/oder visueller Halluzination zurückführen lassen.
Über *Dauerschäden,* die durch LSD hervorgerufen werden könnten, läßt sich noch kein abschließendes Urteil bilden, insbesondere nicht hinsichtlich des ZNS und inbezug auf die Frage, ob Chromosomenaberrationen durch diese Substanz gefördert werden.

Marijuana (Marihuana) und Haschisch
Marijuana ist der mexikanische Name für das aus den Blüten, z. T. auch Blättern des indischen Hanfs (Cannabis indica s. sativa) hergestellte Rauschmittel, das in der Regel geraucht wird und als wahrscheinlichen Hauptwirkstoff *Tetrahydrokannabinol* enthält. *Haschisch* (arabisch) entspricht meist dem Harz aus der Blüte von Cannabis indica L. var. indica Lamarck, das oft ähnlich wie Opium (oft zusammen mit Opium) geraucht, selten als Absud getrunken wird. Wirksame Substanz ist hier vermutlich das *Kannabidiol,* neben *Tetrahydrokannabinol* u. a. Bei *geringer Dosis* empfinden die Benützer eine leichte Sedierung, verbunden mit einer gewissen Euphorie, z. T. auch mit optischen und Bewegungshalluzinationen (farbige Visionen sowie Gefühle des Schwebens). Gesprächigkeit gehört – im Gegensatz zum leichten alkoholischen Rausch – nicht zu den typischen Erscheinungen. Mit *Steigerung der Dosis* beginnen die Effekte z. T. denen von LSD zu gleichen, und *nach Inhalation großer Mengen* kommt es oft zu schweren Depressionen und Stupor. Todesfälle bilden eine Ausnahme. Bei chronischem Gebrauch der Mittel, die in der medizinischen Therapie noch keine Anwendung finden, zeigen die Betroffenen z. T. einen progressiven geistigen, u. U. auch körperlichen Zerfall, dessen Hintergründe mehr in psychischen als in nachweisbaren somatischen Veränderungen zu suchen sind. Viel diskutiert sind Marijuana und Haschisch, die an sich keine echten Suchtmittel sind, und nach deren Entzug Abstinenzsymptome i. e. S. nicht auftreten, als »Einstiegsdrogen« zum Gebrauch von Heroin u. a. (s. u.). Diese Frage wird unterschiedlich beurteilt, und die meisten Autoren neigen der Auffassung zu, daß eine direkte Korrelation – abgesehen von der z. T. unerkannten Beimengung von Opiaten zu Haschisch oder Marihuana sowie sozialen bzw. psychischen Beweggründen, wie Neugierde und Erlebnissehnsucht – bisher nicht nachgewiesen werden konnte.
Die möglichen Anwendungsbereiche von Substanzen, wie LSD und Haschisch, in der Psychiatrie befinden sich z. Z. im Studium. Vorläufig muß ihr Konsum noch als illegal gelten.

Morphologische Befunde, die sich auf den Abusus von LSD, Marijuana oder Haschisch zurückführen ließen, sind noch kaum bekannt.

177.14. Opiate und andere sog. »narkotische Analgetika«

In die Kategorie der *Opiate* sind *Opium* aus *Papaver somniferum, Morphin, Heroin (Diazetylmorphin), Dihydromorphinon (Dilaudid), Kodein (Methylmorphin), Pantopon, Dihydrokodeinon (Hykodan), Dihydroxykodeinon (Eukodal)* und *14-Hydroxy-Dihydromorphinon (Numorphan)* einzureihen. In die Gruppe der *synthetischen »narkotischen Analgetika«* gehören u. a. *Meperidin (Demerol)* und seine Derivate *Anileridin* sowie *Alphaprodin, Methadon (Dolophin* oder *Amidon), Metopon (6-Methyl-Dihydromorphinon), Razemorphan (Dromoran), Levorophan (1-Dromoran), d-Propoxyphen (Darvon), Diphenoxylat (Hauptkomponente von Lomotil), Phenazozin (Prinadol)* sowie *Ketobemidon (Kliradon), Pethidin (Dolantin), Dextromoramid (Palfium)* u. a.
Die *Wirkungsweise* all dieser Substanzen ist im wesentlichen ähnlich oder gar dieselbe. Es zeigen sich lediglich von Mittel zu Mittel *quantitative Unterschiede* und *Differenzen hinsichtlich echter Suchtbildung* (s. u.). Über die *pharmakologischen Hintergründe* der Effekte von Opiaten besteht noch keine Klarheit. Offenbar weisen Neuronen, die mit der Schmerzempfindung zu tun haben, *Rezeptoren für Opiate* auf, die denen für die z. Z. diskutierten endogenen *Opioid-Peptide* entsprechen. Letztere, im besonderen die Pentapeptide *Leuzin-Enzephalin* und *Methionin-Enzephalin,* entfalten eine opiatartige pharmakologische Wirkung, die sich durch Morphinantagonisten (z. B. Naloxon) wenigstens teilweise verhindern bzw. aufheben läßt. Man spricht daher auch von *»Endorphinen«,* die vermutlich u. a. in Regulationsvorgänge im Zusammenhang mit Schmerzempfindungen (»endogene Analgetika«?) sowie in die Hitzeadaption eingeschaltet sind. Beim Menschen scheinen Neuronen des Pallidums besonders reich an Leuzin-Enzephalin zu sein. In der menschlichen Hypophyse ist *β-Lipotropin* offenbar das in größter Konzentration vorhandene opioidartige Peptid. Die Wirkung hoher Dosen exogener Opiate auf dieses Regulationssystem ist noch nicht geklärt. Berichte, wonach die analgetische Wirkung von Morphin auf einer Hemmung der Prostaglandin E-sensitiven Adenylatzyklase – mit Verminderung des intrazellulären zyklischen AMP und Vermehrung des zyklischen GMP – beruhen dürfte, sind nicht ohne Widerspruch geblieben. Vielleicht liegt dies daran, daß nur einzelne Hirnzentren bzw. Arten von Ganglienzellen eine derartige Reaktion zeigen, was naturgemäß

an ganzen Hirnschnitten von Ratten nicht beurteilt werden kann. Die Angabe, das zentralnervöse Gewebe zeige nach Entzug von vorher verabreichten Opiaten eine Zunahme des Gehalts an zyklischem AMP, bedarf ebenfalls einer weiteren Prüfung.

Akute Intoxikationen durch Opiate und ähnlich wirkende synthetische Mittel

Die Zahl der Todesfälle infolge akuter Opiatvergiftung (vor allem *Heroin*-Intoxikationen!) hat in den letzten 10 Jahren – entsprechend dem vermehrtem Konsum solcher Suchtmittel – erheblich zugenommen. In den USA durchgeführte Erhebungen ließen erkennen, daß mehr als 80% aller Todesfälle von *Heroinsüchtigen* auf toxischen Wirkungen dieses Opiats, oft aufgrund einer *Überdosierung,* beruhten, während es sich in 10–15% der Fälle um Unfälle oder Selbstmorde handelte, und nur in 1% eine Hepatitis für den tödlichen Ausgang verantwortlich war. Die Gründe für eine Überdosierung liegen – abgesehen von Fällen mit beabsichtigtem Suizid – vielfach in der Unkenntnis der wahren Zusammensetzung des injizierten Materials, ferner z. T. in einer erhöhten Empfindlichkeit. Nicht selten haben wir es mit Rückfälligen zu tun, die dieselben Dosen injizierten, die sie vor dem Pausieren benützt hatten, damals aber – wegen hoher Toleranz – ohne lebensbedrohliche Wirkung ertrugen. Als *tödliche Dosis für nicht tolerante Erwachsene* gelten ungefähr 0,1–0,2 g Heroin bzw. 0,2–0,4 g Opium. Bei Süchtigen mit Toleranzentwicklung kann sie mehr als 10fach höher liegen. Einzelne Substanzen, wie Fentanyl, können schon in Dosen von 0,002 g zum Tod führen.

Iatrogene akute Opiatintoxikationen stehen zahlenmäßig weit hinter den genannten Vergiftungen Süchtiger zurück. *Kinder* zeigen manchmal eine unerwartet hohe Empfindlichkeit gegenüber diesen Mitteln, so daß hier größte Vorsicht geboten ist. Vermehrt anfällig sind zudem *Erwachsene* mit vorbestehenden Leiden, wie *Leberkrankheiten, Pneumonie, Myxödem, Nebennierenrindeninsuffizienz* u. a. m.

Pathogenese: Toxische Dosen narkotischer Analgetika bewirken in der Regel innerhalb kurzer Zeit Bewußtlosigkeit, die sich rasch bis zum tiefen Koma steigern kann: Wahrscheinlich handelt es sich um *zentralnervöse Effekte,* die sich nur quantitativ von der analgetischen Wirkung unterscheiden. Außerdem wurde berichtet, i. v. Injektionen höherer Dosen von Opiaten oder anderen Substanzen mit ähnlicher Wirkung hätten rasch eine Schädigung der Endstrombahn in den Lungen zur Folge, z. T. verbunden mit einer diffusen Alveolitis wechselnden Ausmaßes, die u. U. wesentlich zu den bei akuten Vergiftungsfällen oft beobachteten *Störungen der Respiration* beitragen könnten. In mancher Hinsicht erinnert die akute Opiatvergiftung an eine Intoxikation durch Parasympathomimetika (S. 1562), u. a. im Hinblick auf die oft extreme Miosis.

Folgen: Klinisch äußern sich schwere Überdosierungen von Opiaten bzw. anderen »narkotischen Analgetika« in einer Verminderung der Ansprechbarkeit, einer ausgesprochen flachen und langsamen Atmung (manchmal nur 2–4 Atemzüge pro min), die u. U. in eine periodische Atmung übergehen kann, einer oft hochgradigen Miosis, einer Bradykardie und einer Hypothermie. In fortgeschrittenen Stadien der Intoxikation weiten sich die Pupillen infolge Hypoxie meist wieder, und die Patienten zeigen eine zunehmende Zyanose. Ein tödlicher Ausgang beruht mehrheitlich auf einem *respiratorischen Versagen* bzw. einem *kardiorespiratorischen Stillstand.* Überlebende zeigen z. T. Symptome, die auf *hypoxische Hirnschäden* hinweisen. Manchmal wurden herdförmige Hirnläsionen festgestellt, die sich am ehesten auf vaskuläre Störungen (z. B. Gefäßverschlüsse) zurückführen lassen.

Leichte Opiatvergiftungen äußern sich in der Regel durch Übelkeit, z. T. mit Erbrechen, Obstipation, Verlust der Libido u. a. m.

Chronischer Abusus von Opiaten und anderen suchtbildenden »narkotischen Analgetika«

Pathogenese und **Folgen:** In den letzten 10 Jahren hat sich die Zahl vor allem der *Heroinsüchtigen* vielerorts mehr als verzehnfacht. Die Gründe, die zu dieser Entwicklung führten, wurden bereits kurz diskutiert (S. 1511). Es spielen in komplexer Weise sozioökonomische, psychologische und pharmakologische Faktoren hinein. In der Mehrzahl der Fälle von »Drogensucht« (»drug addiction«) lassen sich 3 aufeinanderfolgende *Phasen des Abusus* erkennen: 1) Episodische Intoxikation bzw. Euphorie, 2) pharmakologische Abhängigkeit und 3) eine Neigung zu Rückfällen nach vermeintlicher Heilung von der Sucht. Im Verlauf eines fortgesetzten Abusus z. B. von Heroin wird in der Regel die Dosis stetig erhöht, da sonst – wegen Toleranzphänomenen – der gewünschte Effekt, die Morphin- bzw. Heroineuphorie, nicht mehr erreicht wird. Dieser Circulus vitiosus kann so weit führen, daß ein Mensch schließlich bis zu 5 g Heroin oder Morphin im Tag konsumiert, ohne daß es zu einer lebensgefährlichen akuten Vergiftung zu kommen braucht. Wie schon dargelegt, ereignen sich aber viele Todesfälle, weil der Süchtige nach längerer Abstinenz – und damit Rückgang der Toleranz – den Opiatkonsum z. T. mit der gleichen Dosis wieder aufnimmt, die am Ende der vorausgehenden Periode regelmäßigen Gebrauchs eingenommen wurde. Die *Abstinenzsymptome* nach Sistieren etwa des Heroinkonsums setzen meistens nach Ablauf von 8–15 Std ein und äußern sich zunächst in Erscheinungen, wie Gähnen, Rhinorrhoe, Tränenfluß und Schwitzen. Die Störungen nehmen an Intensität zu, und die Patienten geraten in einen Zustand der Unrast, verbunden mit Schlaflosigkeit. Objektiv stellt man eine Dilatation der Pupillen, wiederholtes Auftreten von Gänsehaut sowie andere Zeichen eines erhöhten Sympathikotonus fest. Oft treten Schmerzen in Rücken, Abdomen und Extremitäten hinzu, und nach Ablauf von ungefähr 36 Std kommt es in manchen Fällen zu Übelkeit, Erbrechen und Durchfällen. Das Höchstmaß an Abstinenzsymptomen wird in der Mehrzahl der Fälle ungefähr 48–72 Std nach Absetzen des Mittels erreicht, danach klingen die Erscheinungen allmählich ab. Neben dieser Folge von Störungen umfassen die Abstinenzsymptome psychische Veränderungen, die sich in erster Linie in einem dringenden Verlangen nach dem abgesetzten Mittel äußern (sog. »purposive«, im Gegensatz zu den erwähnten »non-purposive abstinence changes«). Hinsichtlich der Symptomatik des Opiatabusus und der Abstinenzerscheinungen ebenso wie in bezug auf Stärke der Wirkung und Suchtbildung zeigen sich *von Mittel zu Mittel gewisse Unterschiede.* So ist Heroin ungefähr 2–3mal wirksamer als Morphin. Dasselbe trifft für Dilaudid und Metopon zu, wobei diese Mittel zudem eine kürzere Wirkungsdauer aufweisen und deshalb von Süchtigen in kürzeren Zeitabständen verlangt werden. Dromoran zeigt länger anhaltende Effekte als Morphin. Kodein und vor allem Darvon gelten als weniger suchtbildend als Morphin, und nach Absetzen dieser Mittel treten leichtere Abstinenzsymptome auf als im Fall von Morphin. Dasselbe gilt für Methadon.

Morphologische Befunde bei Opiatsüchtigen: Personen, die sich fortgesetzt »harte Drogen« i. v. injizieren, zeigen entsprechende *Nadelstichwunden,* es sei denn, die Mittel würden – zum Zweck der Verheimlichung – in Schleimhäute (z. B. unter die Zunge) injiziert. Eine häufige Komplikation der wiederholten i. v. Einspritzung solcher Substanzen, die oft in Pulverform erhältlich sind, partikuläres Trägermaterial oder Verunreinigungen enthalten und daher nicht gänzlich in Lösung gebracht werden können, liegt in Folgeerscheinungen von *Partikelembolien,* vor allem in den Lungen. In kleinen Arterien und Kapillaren finden sich Verschlüsse durch thrombotisches Material mit solchen Teilchen, die nach erfolgter bindegewebiger Organisation kleine Herde vom Typ *vernarbender Fremdkörpergranulome* entstehen lassen. So hat man nach Verwendung von Tripelennaminhydrochlorid-Tabletten zur Herstellung der Injektionslösung *Talkgranulome,* nach Benützung von Sekonaltabletten *Stärkekorngranulome* festgestellt. Mit zunehmender Obliteration kleiner Lungengefäße kann sich eine *pulmonal-arterielle Hypertonie* entwickeln, die schließlich mit der Ausbildung eines *Cor pulmonale* und einem Versagen der rechten Herzhälfte enden mag. Die intravasale Injektion der Partikel äußert sich jedoch nicht nur in Lungenveränderungen. In ungefähr 30% der Fälle von Heroinsucht ließen sich in Kupffer'schen Sternzellen der Leber doppeltbrechende Teilchen nachweisen. Öfters finden sich Zeichen von Infektion, etwa in Form von *Abszessen* oder *Narben* im Bereich von Injektionsstellen der Haut und Unterhaut, und verschiedentlich kommt es zur Ausbildung einer *Sepsis,* der die Patienten u. U. erliegen. Als Erreger herrschen *Staphylokokken* vor. Bei ungefähr 50% der Süchtigen läßt sich eine *Hepatitis* nachweisen, die mehrheitlich das Bild einer »unspezifischen reaktiven« oder »chronischen aktiven« Hepatitis bietet. Über die Häufigkeit einer *viralen Genese* der Leberveränderungen gehen die Meinungen auseinander. Mindestens in einem kleineren Teil der Fälle wurde Hepatitis B-Virus nachgewiesen. Trotz der Häufigkeit hepatitischer Prozesse bei Heroinsüchtigen, scheinen Leberschäden, wie gesagt, nur selten an einem fatalen Ausgang beteiligt zu sein. Die *Nieren* lassen in manchen Fällen Veränderungen erkennen, die u. a. *glomeruläre Läsionen* vom Typ der »minimal change« oder mit wechselnden Graden von Sklerosierung im Mesangialbereich sowie einer Verdickung der Basalmembran und oft eine *chronische interstitielle Nephritis* umfassen. Bei genauer Betrachtung findet man auch im Bereich der Glomeruli – u. a. extrazellulär – nicht selten kleine Partikel.

Überempfindlichkeitsreaktionen mit Auftreten eosinophiler Granulozyten in verschiedenen Organen beruhen in der Regel auf Beimengungen zur Opiatlösung. Solche Reaktionen sind u. a. von *Chinin* bekannt, das von Händlern »verdünnten« Pulvern beigemischt wird, um diesen den üblichen bitteren Geschmack zu verleihen.

Autoptisch findet man nach *Todesfällen infolge Überdosierung von Opiaten* keine weiteren auffälligen Besonderheiten. Oft entspricht das Bild dem nach Asphyxie, mit Zyanose und reichlich flüssigem Blut in den inneren Organen. Eine stattgehabte Chininkonsumption läßt sich durch Aufbringen von Schwefelsäure auf die Haut, die rasch eindringt und sich mit Chinin zu einer unter UV-Belichtung fluoreszierenden Substanz verbindet, mit Wahrscheinlichkeit nachweisen. Im übrigen sei daran erinnert, daß Opiate die Empfindlichkeit der Patienten gegenüber Sauerstoffbeatmung erhöhen, die Alkoholverträglichkeit herabsetzen, allfällige vorbestehende Leberschäden verstärken und Zustände von Asthma bronchiale verschlimmern können, so daß in einem Teil der Todesfälle mit komplexen Mechanismen zu rechnen ist. Wir müssen ferner beachten, daß manche Opiate oder entsprechend wirkende Substanzen – z. T. über eine Konstriktion des Sphincter Oddi – eine Erhöhung der Amylaseaktivität im Blut, eine BSP-Retention (S. 547) und eine Zunahme der Transaminasewerte im Serum bewirken und so nicht selten Leber- und/oder Pankreasschäden vortäuschen.

Schwangere, heroinsüchtige Frauen bringen oft Kinder von unternormalem Gewicht zur Welt, wobei eine gewisse Hypoplasie und eine angedeutete »zelluläre Atrophie« (zu geringe Zytoplasmamenge pro Zelle?) parenchymatöser Organe bestehen sollen. Infolge *Infektion der Amnionflüssigkeit* kommen die Kinder dieser Frauen nicht selten mit einer konnatalen Pneumonie zur Welt.

177.15. Nachteilige Wirkungen weiterer in Therapie und Diagnostik benützter Agentien

Chlorphentermin, ein anorektisches Mittel (»Appetitzügler«), ruft bei verschiedenen Säugerspezies wie beim Menschen *Speicherungserscheinungen im Sinn einer »induzierten Phospholipidose«* verschiedener Zellarten hervor (Lymphozyten, Histiozyten, Plasmazellen, ferner verschiedene Zellarten in den Lungen, Leydig'sche Zwischenzellen und Sertolizellen der Hoden, Pigmentepithelien und Ganglienzellen der Retina, Parenchymzellen in Leber, Nebennieren u. a.). Ähnliche Veränderungen wurden bei Tieren nach Behandlung mit den *trizyklischen Antidepressiva* Iprindol, 1-Chlor-Amitriptylin, Klomipramin und Imipramin festgestellt.

Disulfiram und Thiokarbamate

Disulfiram (Antabus) wird z. T. als *»Abgewöhnungsmittel« bei Alkoholismus* benützt. Über seine Wirkungsweise besteht keine Klarheit. Möglicherweise hemmt es den Katabolismus von Äthylalkohol und führt zu einer Anhäufung von Azetaldehyd, das seinerseits toxischen Einfluß haben kann. Andererseits sprechen verschiedene Befunde dafür, daß die Toxizität von Disulfiram in Anwesenheit von Alkohol wesentlich größer ist als sonst, vermutlich, weil Äthanol mit der Entgiftung von Disulfiram interferiert. Todesfälle aufgrund einer Vergiftung durch Disulfiram sind bisher nur bei gleichzeitiger Einnahme von Alkohol bekannt geworden, wobei schon 10 ml des letzteren gefährlich sein können. Die Symptomatik der akuten Intoxikation unter solchen Bedingungen gleicht stark dem schweren Alkoholrausch. Chronische Vergiftungserscheinungen bei zu hoher Dosierung von Disulfiram bestehen u. a. in Müdigkeit, Kopfschmerzen, Verlust der Libido, psychischen Veränderungen sowie u. U. Leberschädigungen.
Thiokarbamate und *Dithiokarbamate,* die in der Landwirtschaft und in der Veterinärmedizin als Fungizide Anwendung finden, wirken wahrscheinlich ähnlich wie Disulfiram.

Probenezid

Bei fortgesetzter Einnahme dieses *gegen Gicht* eingesetzten Mittels kann es in vereinzelten Fällen zu einem *nephrotischen Syndrom* kommen. Die elektronenmikroskopische Untersuchung des Nierengewebes ließ in solchen Fällen – wie bei anderen Formen von Arzneimittel-induzierter Proteinurie – ein Verstreichen der Fußfortsätze der Podozyten erkennen (S. 776).

Milch-Alkali-Syndrom

Diese Störung wurde vor allem bei langdauernder Behandlung peptischer Magenduodenalgeschwüre mit Milch und resorbierbarem Alkali beobachtet (S. 828); sie zeichnete sich u. a. durch das Auftreten einer mehr oder weniger ausgeprägten Nephrokalzinose infolge Hyperkalzämie aus. Pyelonephritische Komplikationen sind in solchen Fällen häufig. Hie und da wurde bei Milch-Alkali-Syndrom eine *Mikrolithiasis der Lungen* beobachtet (S. 830).

Eisensalze

Ferri- wie Ferrosalze in größeren Mengen wirken im Magendarmtrakt *korrosiv,* und nach Schädigung der Schleimhaut kann es zu einer vermehrten Resorption dieses Materials kommen. Bei *Kindern* beträgt die minimale tödliche Dosis 5–10 g.

Pathogenese und **Folgen:** Nicht an Transferrin gebundene Eisenionen in höherer Konzentration sind toxisch, so daß sich in kurzer Zeit allgemeine Vergiftungserscheinungen einstellen. Klinisch beobachtet man zunächst Brechdurchfälle und Bauchschmerzen, später eine Azidose und – bei schwerer Intoxikation – einen Schock, der unter dem Bild eines Komas und einer respiratorischen Insuffizienz zum Tode führen kann. Bei längerer Dauer der toxischen Einwirkung kommt es u. U. zu Leber- und Nierenschäden.

Morphologisch läßt sich eine leichte Siderinbildung in verschiedenen Zellen meist erst nach etwa einem Tag nachweisen. Teilweise sind auch Bindegewebsfasern mit Eisensalzen imprägniert.

Irritantien und Rubefazientien

Das früher als »sexuelles Stimulans« und Abortivum gebrauchte *Kantharidin* wirkt in höheren Konzentrationen lokal sehr stark reizend, so daß es zu Schleimhautschäden kommen kann. Nicht selten wurden Kollaps und Schock beobachtet.

Magnesiumsulfat und andere Laxantien

Dieses Salz wird i. v. als Hypotensivum und peroral als Laxans gebraucht. Bei intakten Nierenfunktionen kommt es rasch zur Ausscheidung. Besteht dagegen eine *renale Insuffizienz,* kann es wegen der *stark dämpfenden Wirkung des Magnesiumions auf das ZNS und die neuromuskuläre Übertragung* schon nach Einnahme von ca. 30 g zum Tod kommen. *Phenolisatin-haltige Laxantien* bewirken manchmal – hauptsächlich bei fortgesetztem Gebrauch – *Leberschädigungen* vom Typ einer rezidivierenden chronischen Cholangiohepatitis, wobei Überempfindlichkeitsreaktionen mit im Spiel zu sein scheinen. Man erhebt auch Befunde, die an die Virushepatitis A erinnern.

Volatile Öle

Auf die Gefahr einer *exogenen Lipidpneumonie* wurde hingewiesen (S. 634). Solche Beobachtungen wurden früher bei übertriebenem Gebrauch von Bronchitiskesseln mit Zusatz öliger Substanzen beobachtet.

»Plastik«-Materialien und Silikon

Polyvinyl-Pyrrolidon (PVP) wurde früher oft als Plasmaexpander (Periston) benützt und dient heute z. T. als partikuläres Trägermaterial zur Resorptionsverzögerung injizierter Substanzen. In den *regionalen Lymphknoten* finden sich in solchen Fällen oft Fremdkörperreaktionen, z. T. mit Bildung nekrotisierender Granulome. PVP läßt sich in Schnittpräparaten u. a. durch Giemsa (schaumiges zartrosa gefärbtes Material, blaue größere Körper und blaugrüne, kleine, dichte Partikel), PAS-Reaktion, Fast Pink und Kongorot darstellen, wobei allerdings nur die größeren Teilchen deutlich gefärbt erscheinen. *Natrium-Polystyren-Sulfonat* wird zur Bekämpfung einer Hyperkaliämie in größeren Mengen per os oder in Form eines Einlaufs gegeben. In der Regel ist das Material harmlos. Bei Bestehen von Schleimhautdefekten kann es eindringen und entzündliche Reaktionen hervorrufen. Färberisch fällt es durch eine purpurrote Farbe nach Durchführung einer PAS-Reaktion auf.
Silikone haben in Medizin, pharmazeutischer Industrie und Lebensmittelbetrieben eine breite Anwendung gefunden. Als Antischaummittel ist es in Beuteln (z. B. Beuteloxygenator bei Herz-Lungen-Maschinen) der Innenfläche aufgetragen und kann sich in kleinen Mengen ablösen. In Organen (z. B. Kupffer'sche Sternzellen der Leber) läßt sich Silikon u. a. durch Benzolextraktion und Infrarot-Spektroskopie nachweisen. Über allfällige schädliche Wirkungen auf die Gewebe ist noch wenig bekannt.

Nachteilige Effekte von Substanzen, die in der medizinischen Diagnostik angewandt werden

Jodhaltige Röntgenkontrastmittel lösen bei sensibilisierten Patienten u. U. einen *anaphylaktischen Schock* aus, der in der Regel nach 15–20 min abklingt, u. U. aber – etwa bei schweren Bronchospasmen – zum Tod führen kann. Vereinzelt wurde nach Injektion von mehr als 3 ml/kg Körpergewicht ein nekrotisierender Effekt auf das Nierenmark festgestellt. *Intralumbale Kontrastmittelinjektionen* haben hie und da die Ausbildung einer klinisch ins Gewicht fallenden *Arachnitis* zur Folge.

Bei einem kleinen Teil der Patienten führt die Injektion von *p-Aminohippurat* zu Erbrechen und einem Wärmegefühl. *Sulfobromphthalein* bewirkt nach i. v. Gabe manchmal anaphylaktische Reaktionen.

Literatur

Ball, J. C., Chambers, C. K. (eds.): The Epidemiology of Opiate Addiction in the United States. Springfield Ill.: Thomas 1970 — *Banck, G., Belfrage, S., Juhlin, I., Nordström, L., Tjernström, Ö., Toremalm, N. G.:* Retrospective study of the ototoxicity of gentamicin. Acta Path. Microbiol. Scand. Sect. B *81*, Suppl. *241*, 54 (1973) — *Botnick, L. E., Hannon, E. C., Hellman, S.:* Multisystem stem cell failure after apparent recovery from alkylating agents. Cancer Res. *38*, 1942 (1978) — *Bradley, D. D., Wingerd, J., Petitti, D. B., Krauss, R. M., Ramcharan, S.:* Serum high-density-lipoprotein cholesterol in women using oral contraceptives, estrogens und progestins. N. Engl. J. Med. *299*, 17 (1978) — *Byers, J. M., Soin, J. S., Fisher, R. S., Hutchins, G. M.:* Acute pulmonary alveolitis in narcotics abuse. Arch. Path. *99*, 273 (1975) — *Chang, L. W., Dudley, A. W. Jr., Lee, Y. K., Katz, J.:* Ultrastructural studies of the hepatocytes after chronic exposure to low levels of halothane. Exp. Molec. Path. *23*, 35 (1975) — *Craig, J. M.:* The pathology of birth control. Arch. Path. *99*, 233 (1975) — *Dallenbach-Hellweg, G.:* Therapieschäden in der Gynäkologie (Morphologische Beobachtungen über die Auswirkungen weiblicher Sexualhormone und von Stoffen mit ähnlicher Wirkung). In: Therapieschäden (G. Seifert, Hrsg.), S. 252. Stuttgart: Thieme 1973. — *Ishak, K. G., Irey, N. S.:* Hepatic injury associated with the phenothiazines. Arch. Path. *93*, 283 (1972) — *Itabashi, H. H., Kökmen, E.:* Chloroquine neuromyopathy. Arch. Path. *93*, 209 (1972) — *Jick, H.:* The discovery of drug-induced illness. N. Engl. J. Med. *296*, 481 (1977) — *Jick, H., Porter, J.:* Drug-induced gastrointestinal bleeding. Lancet *1978 II*, 87 — *Johansson, S., Angervall, L.:* Urothelial hyperplasia of the renal papillae in female sprague-dawley rats induced by long term feeding of phenacetin. Acta Path. Microbiol. Scand. Sect. A *84*, 353 (1976) — *Jørgensen, T. G.:* Ulcer formation and histochemical changes in ratstomach mucosa induced by acetylsalicylic acid. Acta Path. Microbiol. Scand. Sect. A *84*, 64 (1976) — *Kimberly, R. P., Plotz, P. H.:* Aspirin-induced depression of renal function. N. Engl. J. Med. *296*, 418 (1977) — *Lesna, M., Watson, A. J., Douglas, A. P., Hamlyn, A. N., James, O. F. W.:* Evaluation of paracetamol-induced damage in liver biopsies. Acute changes and follow-up findings. Virchows Arch. A Path. Anat. Histol. *370*, 333 (1976) — *McCullough, B., Collins, J. F., Johanson, W. G., Grover, F. L.:* Bleomycin-induced diffuse interstitial pulmonary fibrosis in baboons. J. Clin. Invest. *61*, 79 (1978) — *Meier-Ruge, W.:* Drug induced retinopathy. CRC Critical Reviews in Toxicology *1*, 325 (1972) — *Neugebauer, J.* (Hrsg.): Arzneimittel-Kompendium der Schweiz. Basel: Documed 1978 — *Nyfors, A.:* Liver biopsis from psoriatics related to methotrexate therapy. Findings in post-methotrexate liver biopsies from 160 patients. Acta Path. Microbiol. Scand. Sect. A *85*, 511 (1977) — *Oradell, N. J.:* Drug identification guide. Medical Economics 1975 — *Rothman, K. J., Louik, C.:* Oral contraceptives and birth defects. N. Engl. J. Med. *299*, 522 (1978) — *Slavin, R. E., Millan, J. C., Mullins, G. M.:* Pathology of high dose intermittent cyclophosphamide therapy. Human Pathol. *6*, 693 (1975) — *Towfighi, J., Gonatas, N. K., McCree, L.:* Hexachlorophene neuropathy in rats. Lab. Invest. *29*, 428 (1973) — *Wilson, C. O., Jones, T. E.:* American drug index. Philadelphia: Lippincott 1975

178. Intoxikationen durch Chemikalien, die nicht oder nicht in erster Linie als Arzneimittel dienen

Definitionen: Anstelle der *MAK*-Werte (S. 1494), =»mac«=»*m*aximum *a*llowable *c*oncentrations«) werden im folgenden Text in der Regel die »TLV« (»*t*hreshold *l*imit *v*alues«)-Zahlen als Maß für die höchsten zulässigen Konzentrationen von Chemikalien in der Umwelt, d. h. im besonderen in der eingeatmeten Luft, angegeben, so wie sie in den USA im Jahr 1977 neu festgelegt wurden. Die TLV's gelten für 8 Std/Tag und 5 Tage/Woche. Bei längerer Aufenthaltsdauer sind sie entsprechend umzurechnen. Die *»tödliche Dosis«* läßt sich für viele chemische Gifte nicht genau angeben. Wo nichts anderes vermerkt ist, beziehen sich die in den nachstehenden Abschnitten gemachten Angaben auf Erwachsene und auf die perorale Einnahme der betreffenden Substanz. In Einzelfällen wird darauf aufmerksam gemacht, daß es sich um die *»minimale tödliche Dosis«*, die *»tödliche resorbierte Dosis«* oder die *»tödliche Dosis für Kinder«* handelt.

Konzentrationsangaben für die TLV werden in der Regel in ppm (*p*arts *p*er *m*illion) gemacht. Für die Umrechnung in mg/m³ gilt bei 25° C folgende Formel:

$$\mathrm{mg/m^3} = \frac{\mathrm{ppm} \times \mathrm{Molekulargewicht}}{24{,}5}$$

178.1. Vergiftungen durch Insektizide, Pestizide und Herbizide

Im Jahr 1977 wurden vom Schweizerischen Toxikologischen Informationszentrum in Zürich 589 Fälle von Vergiftungen durch Schädlingsbekämpfungsmittel registriert, wovon etwa ⅔ auf Kinder entfielen. In 15 Fällen (9 Erwachsene) handelte es sich um schwere Intoxikationen. Diese Zahlen machen, vor allem, was lebensbedrohliche akute Situationen anbelangt, nur einen Bruchteil der durch Arzneimittel verursachten, registrierten Vergiftungen aus (1977: 2673, davon fast 420 schwere Formen, vor allem bei Erwachsenen). Die Gefahr der Schädlingsbekämpfungsmittel liegt indessen nicht nur in *akuten Intoxikationen,* sondern auch in möglichen *Langzeiteffekten,* über deren Art und Ausmaß sich z. Z. nur Vermutungen anstellen lassen.

Halogenierte Insektizide

Diese Substanzen sind in vielen Pulvern (zur Anwendung in Form von Puder oder Staub), Sprays und Lösungen enthalten, die als *Insektizide* weite Verbreitung finden. Zum größten Teil handelt es sich um chlorierte Diphenyle, wie *1,1,1-Trichlor-2,2-di(p-Chlorphenyl)-Äthan* (früher: *Dichlor-Diphenyl-Trichloräthan = DDT), Tetrachlor-Diphenyläthan (TDE,* identisch mit *Dichlor-Diphenyl-Dichloräthan = DDD), Difluor-Diphenyl-Trichlor-Methylmethan (DFDT), Methoxy-DDT (DMTD),* Neotran u. a. m. Zum anderen stehen *chlorierte polyzyklische Kohlenwasserstoffverbindungen* im Gebrauch, die verschiedene Namen tragen, wie *Aldrin, Chlordan, Dieldrin, Endrin* und *Heptachlor. Lindan* entspricht Hexachlorbenzol. Alle diese Substanzen sind nur in *organischen Lösungsmitteln,* die selbst eine gewisse Toxizität aufweisen (S. 1593), löslich.

Pathogenese: Diese Stoffe werden nur in Form einer organischen Lösung durch Haut, Lungen und Gastrointestinaltrakt rasch resorbiert, als Pulver jedoch kaum. Der Wirkungsmechanismus der halogenierten Insektizide ist nicht geklärt. Man weiß aber, daß sie zur Entfaltung einer toxischen Wirkung keiner metabolischen Veränderung ihrer chemischen Struktur bedürfen. Bei Säugern wirkt *DDT* vor allem auf das Kleinhirn sowie die motorische Rinde des Großhirns und ruft in der Regel zunächst eine charakteristische Übererregbarkeit hervor, verbunden mit Muskelschwäche. Das Myokard wird in einer Weise sensibilisiert, daß die Verabreichung von Adrenalin in üblicher Dosierung zu einem Kammerflimmern führen kann. *DDD* und *Perthan* entfalten eine hemmende Wirkung auf die Nebennierenrinde. *Ovotran* ist u. a. für seinen irritierenden Effekt auf die *Haut* bekannt. Im Vordergrund der akuten Körperschäden, die sich im Tierversuch erkennen lassen, stehen Parenchymveränderungen der *Leber,* z. T. auch der *Nieren.* Akute Intoxikationen durch organische Lösungen halogenierter Insektizide sind deshalb schwierig zu beurteilen, weil die *Lösungsmittel* selbst (Petroleumdestillate, sog. Kerosene, S. 1593 u. a.) giftig sind und Insektizide häufig *Kombinationspräparate* verschiedener Substanzen darstellen. Wie schon eingangs erwähnt (S. 1489), sind die möglichen Langzeiteffekte im Sinn von *Fertilitätsstörungen, Teratogenese* und *Karzinogenese* Gegenstand zunehmender Besorgnis.

Morphologisch fanden sich beim *Menschen* nach tödlich verlaufender *akuter Intoxikation* in Gehirn und Rückenmark keine auffälligen Veränderungen. Die Nebennierenrinde ließ im Bereich der Zonae fasciculata und reticularis Zelluntergänge erkennen, und die Hepatozyten wiesen z. T. eine Hyperplasie des glatten endoplasmatischen Retikulums auf. Aus den erwähnten Gründen müssen die autoptischen Beobachtungen jedoch mit Zurückhaltung aufgenommen werden. Die *chronische DDT-Vergiftung* äußert sich bei *Versuchstieren* in einer Reihe von Veränderungen, wie Verfettung der zentrolobulären Hepatozyten, des Myokards und der Hauptstückepithelien der Nieren sowie Kernpyknosen und degenerativen Veränderungen von Ganglienzellen u. a. im Bereich der Hirnrinde, des Nucleus dentatus und des Rückenmarks. Bei Hunden kam es bei Anhäufung von ungefähr 1800 mg DDT/kg Körpergewicht zu einer bemerkenswerten Atrophie der mittleren und inneren Nebennierenrindenschichten. Es scheint sich hier jedoch um eine speziesabhängige Besonderheit zu handeln. Beim *Menschen* führen die chronische Intoxikation mit DDT und die damit verbundene Anhäufung dieser Substanz im Fettgewebe, Leber, ZNS und Nebennierenrinde in diesen Lokalisationen meistens zu keinen lichtmikroskopisch auffälligen Veränderungen. Elektronenmikroskopisch erkennt man in der Zona fasciculata u. a. eine deutliche Zunahme der Mitochondriengröße.

Folgen: Beim *Menschen* umfassen die Symptome der *akuten DDT-Vergiftung* Übelkeit und Erbrechen, Kopfschmerzen, Erregungszustände, die in Konvulsionen übergehen können, sowie – bei hoher Dosis – eine Vielzahl weiterer neurologischer Veränderungen. Tödliche Fälle zeichneten sich durch ein terminales Absinken der zentralnervösen Funktionen und Koma aus. Patienten mit *chronischer Vergiftung* zeigten oft Leberfunktionsstörungen, manchmal eine Einbuße an renalen Leistungen und zentralnervöse Veränderungen, im besonderen von Seiten des Kleinhirns. Wegen zunehmender Resistenz von Insekten gegenüber DDT und verwandten Stoffen, Speicherung derselben in Pflanzen und Tieren, ungenügender Kenntnis der Langzeiteffekte und anderer Risiken versucht man z. Z., den Gebrauch der halogenierten Insektizide nach Möglichkeit einzuschränken.

Chronische Intoxikationen beruflicher Art durch solche Substanzen lassen sich, wie kürzlich berichtet wurde, u. a. mit Hilfe von Cholestyramin behandeln. Es scheint, daß man auf diese Weise lipophile Giftstoffe wenigstens teilweise mobilisieren und zur Aussscheidung bringen kann.

Cholinesterase-Hemmer als Insektizide

Diese Stoffe benützt man vor allem in der Landwirtschaft zur Bekämpfung von Raupen und anderen *»weichen« Insekten* und deren Larven. Die *eine* Gruppe umfaßt *Organphosphate* (S. 1508), die ursprünglich zur Herstellung militärisch brauchbarer Nervengase dienten. Am bekanntesten sind *Parathion* (0,0-Diäthyl-o-p-Nitrophenyl-Thiophosphorsäureester) und *Malathion* (0,0-Dimethyl-S-(1,2-Dikarbäthoxyäthyl)-Dithiophosphat), ferner *Systox, TEPP* (Tetraäthyl-Pyrophosphat), *HETP* (Hexaäthyl-Tetraphosphat), *OMPA* (Oktamethylen-Pyrophosphorsäuretetramid) u. a. Andere gehören zu den *Karbamaten* (Karbaminate, d. h. Karbaminsäureester der allgemeinen Formel $(CH_3)_2NCOOR$), z. B. *Dimetan* und *Matazil.* Diese Substanzen werden oft in Form von *Pulvern* in den

Handel gebracht, was die Gefahr einer Intoxikation durch *Inhalieren* mit sich bringt. In organischer Lösung bieten sich ähnliche Risiken wie im Fall der halogenierten Insektizide (s. dort), d. h. sie dringen u. a. auch durch die Haut ein. *Aerosole bzw. Nebel* sind ebenfalls gefährlich, ganz abgesehen von *wäßrigen Lösungen.*

Pathogenese: Die Wirkungsweise der Cholinesterasehemmer wurde schon diskutiert (S. 1508). Die toxischen Effekte beruhen auf einer *Anreicherung von Azetylcholin* im ZNS, in den autonomen Ganglien sowie an den parasympathischen und motorischen Nervenendigungen. Nach einer anfänglichen Stimulation kommt es bald zu einer schweren Dämpfung bzw. Störung der verschiedensten Funktionen, wobei die Symptome zunächst einem extremen *parasympathomimetischen Effekt* verglichen werden können (S. 351), um dann – in schweren Fällen – von einem *Koma* mit *schlaffer Lähmung* abgelöst zu werden.

Morphologisch zeigen sich – soweit aus bisherigen, z. T. ausgedehnten Vergiftungsfällen (z. B. in Marokko und Puerto Rico) zu entnehmen ist – vor allem *hypoxisch bedingte Schäden am ZNS,* beruhend auf peripherer Atemlähmung. Naturgemäß findet man derartige Läsionen nur, wenn der Tod nicht in sehr kurzer Zeit eintrat. Außerdem wurde über *Entmarkungsprozesse* an peripheren Nerven nach Vergiftung mit Organophosphaten (nicht Karbamaten) berichtet. Bei sofortigem Tod sind keine faßbaren histologischen Veränderungen zu erwarten.

Folgen: In sehr schweren Fällen von akuter Vergiftung treten zuerst Konvulsionen auf, die rasch in ein Koma und den Tod überleiten, falls man mit der Atropintherapie zu spät kommt. Nach Einwirkung weniger hoher Dosen beobachtet man eine Miosis, Bauchkrämpfe, Brechdurchfälle, Rhinorrhoe, Speichelfluß, Bronchorrhoe und Zeichen von Bronchospasmen, Muskelkrämpfe, Tremor und manchmal Überleitungsstörungen im Herzen.

Fluorverbindungen als Insektizide und Rodentizide

Fluorazetat dient sowohl als Insektizid als auch als Rodentizid. *Natriumfluorid* kam früher als Mittel gegen Ameisen u. a. zur Anwendung, wurde aber wegen seiner hohen Toxizität für diesen Zweck verboten. 2 Teelöffel dieser Substanz genügen, um einen erwachsenen Menschen in weniger als 2 Std zu töten.

Pathogenese: *Fluorazetat* interferiert vor allem mit dem Krebszyklus (S. 934). Natriumfluorid ist ein außerordentlich starker Hemmer der verschiedensten metabolischen Prozesse, an denen metallhaltige Enzyme beteiligt sind (z. B. ATPase, Sukzinat-Dehydrogenase, Zytochromoxidase, Peroxidase, Katalase u. a.). Außerdem entfaltet Fluorid eine kalziumpräzipitierende Wirkung, so daß es zu Störungen der Erregungsbildung und -überleitung z. B. im Herzen kommen kann.
Die *chronische Fluorose* wurde schon erwähnt (S. 132).

Morphologisch ist nach rasch eingetretenem Tod nicht viel charakteristisches zu finden. Manchmal erkennt man nach peroraler Aufnahme eine Desquamation des Oberflächenepithels im Verdauungstrakt, z. T. mit beginnender Ulzeration. Auffällig ist bei Fluoridvergiftungen das rasche Eintreten des Rigor mortis, und einen gewissen Hinweis liefert das Flüssigbleiben des Bluts nach dem Tod, vermutlich eine Folge der Bindung von Kalzium durch Fluorid.

Folgen: Nach *Einnahme* höherer Dosen von Natriumfluorid zeigen sich zunächst Gastrointestinalsymptome mit Erbrechen, Bauchkrämpfen und z. T. Durchfällen. Später treten ein Schwächegefühl, Tremor und eine flache Atmung in den Vordergrund, oft kombiniert mit Konvulsionen. Der Tod erfolgt mehrheitlich unter dem Bild einer Atemlähmung. Die *Inhalation* des Materials kann zu schwerem Lungenödem führen, meistens im Verlauf von 1–2 Tagen.

Elementarer gelber Phosphor und Phosphide

Der fettlösliche elementare, an Luft sich oft spontan entzündende gelbe Phosphor, der bei peroraler Einnahme schon in Dosen von etwa 50 mg tödlich wirken kann, wird heute vor allem in einzelnen Ländern (z. B. in Südamerika), immer noch als *Rodentizid* und *Insektizid* sowie für *Feuerwerk* benützt. An den *Streichholzköpfen* ist er fast überall durch den harmlosen roten Phosphor ersetzt worden. Dieser kann allerdings Spuren von gelbem Phosphor enthalten. Eine weitere mögliche Quelle von Vergiftungen sind *Betriebe, in denen Düngemittel hergestellt werden.* Metalle, die Phosphor als Kontaminans enthalten, können bei Kontakt mit Wasser oder Säuren *Phosphin* (PH_3) freisetzen. *Phosphide* finden sich vor allem in *Rattengiften.* Die minimale tödliche Dosis von gelbem Phosphor und Phosphiden beträgt bei peroraler Aufnahme etwa 1 mg/kg Körpergewicht. Die TLV (»*t*hreshold *l*imit *v*alue«) beläuft sich für gelben Phosphor in der Luft auf 0,1 mg/m^3, für Phosphine auf 0,3 ppm.

Pathogenese: Elementarer gelber Phosphor ist ein allgemeines protoplasmatisches Gift und bewirkt in höherer Konzentration Zell- und Gewebetod. In Dosierungen, die tödlich wirken, sind vor allem das *Leberparenchym* und die *Nierenhauptstücke* betroffen (S. 74). Die Hepatozyten zeigen unter Phosphoreinfluß schwere Störungen des Kohlenhydrat-, Fett- und Proteinstoffwechsels, wobei die Glykogenbildung gestört und die Ablagerung von Triglyzeriden stark gefördert werden (S. 81). Die Entkoppelung der oxidativen Phosphorylierung ist nur eines von vielen Beispielen gestörter enzymatischer Aktivitäten.

Morphologisch stehen bei *akuter Phosphorintoxikation* Veränderungen des Leber- und Nierenparenchyms im Vordergrund. Im *Tierexperiment* lassen elektronenmikroskopische Untersuchungen innerhalb von etwa 12 Std nach Verabreichung des Gifts eine Abtrennung von Polyribosomen von den ergastoplasmatischen Membranen und eine Verminderung ihrer Zahl im Zytoplasma der Hepatozyten erkennen, eine Veränderung, die sich lichtmikroskopisch im Sinn einer reduzierten zytoplasmatischen Basophilie manifestiert. Mitochondriale Schwellungen zeigen sich in dieser Lokalisation vor Ablauf von 24 Std, ferner beobachtet man nicht selten eine Hämosiderose der Leberzellen. Die Verfettung der Hepatozyten wird ungefähr 12–15 Std nach experimenteller Injektion von Phosphor deutlich. Bei schweren Intoxikationen kommt es zur Ausbildung von – vorwiegend peripherolobulären

– Leberzellnekrosen mit entsprechenden, meist leichten entzündlichen Reaktionen in den portalen Feldern. Die Befunde decken sich weitgehend mit den Beobachtungen am *Menschen.* Allerdings bekommt man in Europa solche Fälle nur noch selten zu Gesicht. Nach peroraler Aufnahme von gelbem Phosphor treten erhebliche Epithelschäden im Verdauungstrakt auf, kombiniert mit entzündlichen Infiltraten, manchmal auch flachen Geschwüren.
Chronische Phosphorvergiftungen haben – aus bisher wenig geklärten Gründen – vor allem bei Kindern und Jugendlichen eine subepiphysäre Sklerosierung des Knochens zur Folge. Knochenneubildung erkennt man auch in den Havers'schen Kanälen. Diese kann offenbar so weit gehen, daß die Blutzirkulation gestört wird, und es zu Knochennekrosen kommt.

Folgen: Nach *peroraler Einnahme von gelbem Phosphor* treten in der Regel innerhalb von 1–2 Std Übelkeit und Erbrechen auf, wobei der Knoblauchgeruch auffällt. Dieser macht sich auch beim Atmen bemerkbar. Stellt sich eine Diarrhoe ein, riechen die Fäzes ähnlich. Nach Einnahme größerer Mengen tritt u. U. der Tod innerhalb von 1–2 Tagen ein, z. T. nach vorausgehender Herzarrhythmie. Hepatomegalie, Ikterus, Hypokalzämie, arterielle Hypotonie und Oligurie treten meistens erst 2 Tage nach Einnahme des Gifts oder noch später auf. Diese Phase endet manchmal mit dem Tod, nicht selten unter dem Bild von Konvulsionen und Koma (u. U. hepatisches Koma), selten aufgrund eines Nierenversagens. *Hautkontakt* mit Lösungen von gelbem Phosphor kann nach Verdunsten des Lösungsmittels zur spontanen Entflammung und zu Brandwunden führen. Die *Inhalation* von Nebeln oder Staub mit gelbem Phosphor führt nach 1–3 Tagen zu ähnlichen Erscheinungen wie die akute perorale Vergiftung, manchmal mit vorausgehenden Zeichen von Lungenschädigung. Dies wurde im besonderen nach Einatmen von *Phosphin- oder Phospid-haltigem Material* gesehen.
Patienten, die eine akute Phosphor-, Phosphin- oder Phosphidvergiftung überleben, entwickeln oft später – nach einigen Tagen – eine zunehmende Oligurie, z. T. auch eine Leukopenie.

Weitere Pestizide und Insektizide

Resorbierbare Bariumsalze (Bariumkarbonat, -chlorid u. a.) und *Bariumhydroxyd* werden in Pestiziden nicht selten benützt. Die minimale tödliche Dosis resorbierten Bariums liegt für Erwachsene bei ca. 1 g. Bariumintoxikationen stimulieren die Muskelzellen und können über ein kardiorespiratorisches Versagen zum Tod führen (S. 2154).
Dinitrophenol und Dinitro-o-Kresol finden sowohl als Insektizide wie Pestizide Verwendung. Sie können in Dosen von weniger als 1 g tödliche Folgen haben. Der Wirkungsmechanismus beruht vermutlich auf einer Hemmung der ATP-Produktion. Bei Todesfällen fanden sich u. a. degenerative Veränderungen in Leber, Nieren und Myokard. *Nikotin,* das ebenfalls als Insektizid benützt wird, kommt später zur Sprache (S. 1612), dasselbe gilt für *Thallium* (S. 1610).
Thiozyanat-Insektizide (*Thanit, Lethan* u. a.) können in Dosen von 5–15 g für den Menschen tödlich wirken. Klinische Symptome umfassen u. a. Konvulsionen, Koma und Zyanose. Pathologisch-anatomisch finden sich in der Regel keine besonderen Veränderungen.
Die Vergiftung durch *Strychnin,* eines oft benützten Rattengifts, wurde schon besprochen (S. 336).

Herbizide, im besonderen Paraquat und Diquat

Zu den gebräuchlichsten Unkrautvertilgern gehören *Paraquat* (*Methyl-Viologen,* 1,1'-Dimethyl-4,4'-Dipyridylium-Dichlorid), *Diquat-Dibromid* und *Morfamquat-Dichlorid,* ferner *2,4-Dichlor-Phenoxyessigsäure (2,4-D),* ein sehr wirksamer Wuchsstoff für Pflanzen. Paraquat wird in 5–20%igen wässerigen Lösungen angewandt und erfährt nach Kontakt mit dem Boden eine rasche Inaktivierung. Soweit sich aufgrund der etwa 20 akzidentellen oder suizidalen Todesfälle der letzten Jahre beurteilen läßt, genügen u. U. 5 mg/kg Körpergewicht per os, um den Tod herbeizuführen.

Pathogenese: Vor allem die Wirkung von *Paraquat* ist im Tierversuch, auch an Affen, eingehend geprüft worden. Die Befunde stimmen mit den am Menschen gemachten Beobachtungen weitgehend überein. Nach Injektion oder peroraler Einnahme zeigen sich innerhalb von etwa 8 Std deutliche *Lungenveränderungen,* insbesondere Schäden an Kapillarendothelien und Pneumozyten I, und nach 12 Std ist die Alveolarinnenfläche teilweise denudiert. Es zeigen sich somit Störungen, die denen bei sog. Sauerstoffpneumopathie (S. 1572) ähnlich sind und über die Bildung fibrinhaltiger hyaliner Membranen eine reaktive Alveolitis und Vorgänge, wie Atelektaseinduration, schließlich eine Lungenfibrose zur Folge haben können. Eine einzige Injektion genügt offenbar zur Auslösung dieser Sequenz. Anhaltspunkte für eine Mitbeteiligung von Immunreaktionen fehlen bisher. Die Gründe für die besondere Anfälligkeit des Lungengewebes sind noch nicht geklärt. Von Paraquat und ähnlichen Substanzen nimmt man an, daß sie vor allem mit dem Elektronentransport des Flavoprotein-Dehydrogenase-Systems interferieren. Darin liegt aber kaum eine befriedigende Deutung, da sich von Mittel zu Mittel gewisse Unterschiede der Wirkung zeigen. *Diquat* wirkt bei Hunden und Katzen kataraktogen. *Morfamquat* erzeugt in erster Linie Schäden der Hauptstückepithelien der Nieren, die bis zur Nekrose reichen können.

Morphologisch findet sich in den Lungen ein Bild, das durchaus dem nach Schädigung durch hyperbaren Sauerstoff zur Seite gestellt werden kann (S. 612), nämlich Ödem und Hyperämie in den Frühphasen, später alveoläre Denudation mit Bildung hyaliner Membranen, gefolgt von einer regeneratorischen Vermehrung von Pneumozyten II und schließlich ein allmählicher und wechselnder Übergang in Fibrosierung, wobei die Atelektaseinduration eine erhebliche Rolle zu spielen scheint. Außerdem beobachtet man bronchiolitische Veränderungen. In Spätstadien entwickelt sich nicht selten ein Cor pulmonale. Zu den weiteren Organschäden gehören u. a. Nekroseherde in Myokard, Zonae fasciculata und reticularis der Nebennierenrinde sowie Hauptstücken der Nieren, ferner z. T. eine Cholestase in der Leber, vor allem zentrolobulär.

Folgen: Hinsichtlich der Schäden und Symptomatik, die durch Paraquat und verwandte Stoffe hervorgeru-

fen werden, machen sich deutliche Speziesunterschiede bemerkbar. Beim *Menschen* treten kurz nach oraler Aufnahme brennende Schmerzen im oberen Verdauungstrakt und meist Erbrechen auf. Mit einer Latenz von 2–5 Tagen beobachtet man in Mundhöhle und Oesophagus z. T. flächenhafte Ulzerationen, und es kommt nicht selten zur Hämoptyse. Außerdem besteht oft eine Oligurie. In schweren Fällen folgen Fieber, Atembeschwerden, Zyanose, Ikterus, und hie und da kommt es zum Tod unter den Zeichen eines kardiovaskulären Kollapses oder einer kardiorespiratorischen Insuffizienz. Überleben die Patienten, droht – wie gesagt – die Gefahr einer progressiven Lungenfibrose mit Cor pulmonale. Dieser Prozeß läßt sich im Tierversuch durch ACTH teilweise hemmen.
Todesfälle nach Einnahme des Herbizids *2,4-D* (s. o.) zeigten anscheinend ein ganz anderes Bild. Hier standen *Entmarkungsprozesse im ZNS,* nicht ungleich denen bei multipler Skerlose, im Vordergrund. Allerdings ist nicht gewiß, ob in den vereinzelten Fällen dieser Art der Schaden durch 2,4-D oder durch andere Substanzen verursacht wurde. An einem Fall war möglicherweise eine Kerosenvergiftung beteiligt.

Fungizide
Auf die vielen tausend Fälle von erworbener kutaner Porphyrie, die in der Türkei nach Einnahme des Fungizids *Hexachlorbenzol* beobachtet wurden, haben wir schon hingewiesen (S. 1026).

178.2. Intoxikationen durch weitere halogenhaltige organische Verbindungen

Halogenierte Kohlenwasserstoffe finden als Lösungs-, Reinigungs-, Kühlungs-, Lösch-, Klebe- und Abdichtmittel in Industrie und Haushalt weiteste Verbreitung und bilden auch die Basis für viele Kunststoffe. Es ergeben sich daraus vielerlei Möglichkeiten der Intoxikation, vor allem solche akzidenteller und gewerblicher Natur. Die Wirkungen von *Chloroform* wurden erwähnt (S. 74).

Tetrachlorkohlenstoff
Diese Substanz *(CCl_4),* deren Dampfdruck bei 20° C 91 mm Hg beträgt, und die bei Erhitzung z. T. in das hochtoxische *Phosgen ($COCl_2$)* umgewandelt wird, ist von allen halogenierten Kohlenwasserstoffverbindungen hinsichtlich Toxizität am besten untersucht worden. Heute findet Tetrachlorkohlenstoff noch als nicht brennbares organisches Lösungs- und Reinigungsmittel in der Industrie, in Garagen sowie in Feuerlöschern Verwendung. Ferner ist es eine Komponente mehrerer Bodenwichsen. Vereinzelte Antihelminthika enthalten es ebenfalls. Als minimale tödliche Dosis für Erwachsene sowohl hinsichtlich Inhalation als auch peroraler Einnahme, gelten 3–5 ml; bei induzierter Toleranz kann sie über 100 ml liegen. Die TLV in Luft beträgt 10 ppm = 65 mg/m^3.

Pathogenese: CCl_4 schädigt alle Zellarten, im besonderen Zellen in ZNS, Leber, Nieren und Blutgefäßen. Die Giftwirkung scheint auf einer intrazellulären Umwandlung in noch toxischere Metaboliten zu beruhen (s. o.). Der Herzmuskel kann unter dem Einfluß dieser Stoffe eine Leistungseinbuße erleiden und u. U. Arrhythmien zeigen. Bei gleichzeitigem Alkoholkonsum und/oder unter fettreicher Diät erhöht sich die Giftwirkung von CCl_4. *Tierexperimentell* (vor allem Rattenversuche) stellt man nach Vergiftung mit CCl_4 u. a. – z. B. an Hepatozyten – eine vermehrte Einlagerung von Lipiden, im besonderen Triglyzeriden, eine verstärkte Lipidperoxidation, einen verminderten Gebrauch von Aminosäuren zur Proteinsynthese, einen herabgesetzten Austausch von Membranlipiden, eine vermehrte Freisetzung intrazellulärer Enzyme, veränderte mitochondriale Funktionen und eine Reduktion der ATP-Konzentration in den Zellen fest (vgl. dazu S. 934). Es bestehen gute Gründe für die Annahme, daß die Vermehrung von Kalzium in den Leberzellen mit CCl_4 behandelter Tiere auf eine Hemmung der Ca^{++}-ATPase zurückgeführt werden könnte.

Bei länger dauernder Exposition scheint es zu einer erhöhten Toleranz zu kommen. Zu den Antagonisten der CCl_4-Wirkung gehört u. a. Chloramphenikol, wobei die Hypothese vorgebracht wurde, diese Substanz vermöge die Lipidperoxidation durch Hemmung des CCl_4-Metabolismus und/oder Abfangen freier Radikale (Trichlormethyl u. a.) einzuschränken (S. 1552). Diese Fragen sind indessen noch nicht geklärt, ebenso besteht über Art und Ausmaß von Speziesunterschieden in Metabolismus und Wirkung von CCl_4 noch Ungewißheit.

Morphologisch erkennt man bei Tieren wie beim Menschen schon kurze Zeit nach Einnahme von CCl_4 eine Schwellung und hydropische Umwandlung der *Hepatozyten im zentrolobulären Bereich,* Veränderungen, die sich zu einer vorwiegend zentrolobulären Steatose und schließlich zur Nekrose in entsprechender Lokalisation steigern können. In diesen Fällen beobachtet man einen Kollaps des Retikulinfasergerüsts und reaktive entzündliche Infiltrate. Versuche mit Hilfe von ^{14}C-CCl_4 haben gezeigt, daß die Substanz vor allem von Leberzellen in den Läppchenzentren aufgenommen wird, so daß man annehmen darf, die mehr oder weniger selektive Schädigung dieser Zone hänge damit und nicht etwa mit einem zusätzlichen hypoxischen Einfluß zusammen. Die postnekrotische Regeneration setzt bei Tieren ungefähr am 3. Tag ein und erreicht in 2–3 Wochen ihren Abschluß. Elektronenmikroskopische Untersuchungen ließen erkennen, daß sich Veränderungen am rauhen endoplasmatischen Retikulum schon innerhalb von 30 min nach Verabreichung von CCl_4 zeigen (u. a. Ablösung der Polysomen von den Membranen), während die Mitochondrien noch stundenlang unverändert erscheinen. Die Mechanismen der Verfettung und der Zellnekrose nach CCl_4-Intoxikation wurden schon erörtert (S. 721). Bei wiederholter Intoxikation bzw. chronischer Exposition kann es zu einer Fibrose und schließlich zur Ausbildung einer Leberzirrhose kommen. Die *Nieren* fallen vor allem durch eine Nekrose von

Hauptstückepithelien auf, wobei man u. a. tubulovenöse Kommunikationen und verkalkte nekrotische Epithelzellen erkennen kann, ähnlich wie bei der akuten Quecksilberintoxikation. Außerdem besteht in der Regel ein interstitielles Ödem. Am *Myokard* findet sich oft eine feintropfige Verfettung, und an verschiedenen *Blutgefäßen* zeigen sich Endothelschäden, verbunden mit petechialen Blutungen oder größeren Hämorrhagien. Seltener bestehen Zeichen einer *Neuritis optica* und/oder nekrobiotische *Veränderungen in der Nebennierenrinde.* Terminal entwickelt sich in den meisten Fällen ein *Lungenödem.*
Bei *chronischen Intoxikationen* herrscht in der Regel ein wechselndes Maß von Leberverfettung mit mehr oder weniger ausgeprägter Fibrosierung – auch zentrolobulär – vor. Beim Menschen wurden allerdings CCl_4-bedingte Fälle von Leberzirrhose nicht oft gemeldet.

Folgen: Nach *Inhalation* von CCl_4 kann es zu Reizungen des Respirationstrakts kommen. Die *perorale Aufnahme* der Substanz in höheren Dosen führt oft zu Bauchschmerzen. Manchmal kommt es zu Erbrechen, z. T. in Form einer Hämatemesis. Die Resorption im Darm erfolgt eher langsam, wird aber durch Anwesenheit von reichlich Fett in der Nahrung und/oder Alkohol beschleunigt. Die Allgemeinsymptome einer *akuten CCl_4-Vergiftung,* die vor allem nach oraler Einnahme, z. T. auch nach Inhalation der Substanz in Erscheinung treten, umfassen Übelkeit, Kopfschmerzen und Benommenheit, die innerhalb von Minuten einsetzen und in schweren Fällen rasch zu Stupor, Konvulsionen und Koma führen können. Todesfälle in dieser Frühphase erfolgen in der Regel unter dem Bild eines Schocks mit kardiorespiratorischer Insuffizienz, hie und da aufgrund eines Kammerflimmerns. Überlebt der Patient mehrere Tage, manifestieren sich zunehmend die Leberschäden, z. T. in Form einer Hepatomegalie mit Ikterus. Hie und da kommt es aufgrund einer Leberinsuffizienz zu einem hepatischen Koma, oder die akute Niereninsuffizienz wird zum führenden Symptom. Fälle von *chronischer CCl_4-Intoxikation* lassen z. T. ebenfalls Leber- und Nierenfunktionsstörungen erkennen. Oft ist die Symptomatik jedoch unbestimmt und umfaßt Müdigkeit, Schwächegefühl, abdominale Beschwerden, Anorexie, Sehstörungen, Parästhesien und zentralnervöse Störungen, wie Konzentrationsschwäche, Verwirrtheit u. a. m.

Methylbromid, Methylchlorid und Methyljodid

Diese Stoffe *(CH_3Br, CH_3Cl* und *CH_3I)* haben bei Zimmertemperatur einen hohen Dampfdruck und treten daher meist in der Gasphase in Erscheinung. Sie werden als Kühlsubstanzen, bei chemischen Synthesen und als Fumigantien benützt, z. T. auch in Feuerlöschern *(CH_3Br).*

Pathogenese: Nach Eintritt dieser fettlöslichen Methylhalogenide in die Zellen kommt es meist zur Hydrolyse, wobei Methylalkohol und ein Halogenion frei werden. Dementsprechend finden sich Schädigungen in vielen Organen.

Morphologisch erkennt man in Fällen von *akuter Vergiftung* – je nach dem Schweregrad – Zelluntergänge u. a. in Leber und Nieren, ferner degenerative Veränderungen in Ganglienzellen und Lungenschäden. Häufig kompliziert sich das Bild durch Hinzutreten einer Pneumonie und/oder eines Lungenödems. Nach Einwirkung geringerer Dosen beobachtet man u. a. Zellverfettungen in verschiedener Lokalisation.

Folgen: Akute Vergiftungen durch Inhalation, Resorption des Materials durch die Haut oder Ingestion können – je nach Dosis – Symptome hervorrufen, die von Anorexie, Übelkeit, Erbrechen, Sehstörungen und Abdominalbeschwerden bis zu Erregungszuständen, Konvulsionen, Koma und Tod reichen.
Die TLV in Luft beträgt für CH_3I 5 ppm, für CH_3Br 15 ppm und für CH_3Cl 100 ppm.

Trichloräthylen

Diese Substanz ($ClHC{:}CCl_2$), die bei 20°C einen Dampfdruck von 60 mm Hg entwickelt, gelangt in der Industrie vor allem als organisches Lösungsmittel zur Anwendung. Im Haushalt benützt man es z. T. zum Reinigen von Wänden, Kleidern und Teppichen. Früher diente es zudem als Narkosemittel oder als lokales Anästhetikum. Die TLV in Luft ist 100 ppm, die minimale tödliche Dosis für Erwachsene liegt bei 5 ml. Im Kontakt mit Alkalien (z. B. Soda) zerfällt Trichloräthylen in Dichloräthylen, Phosgen (hochtoxisch!) und CO.

Pathogenese und **Folgen:** Im Vordergrund der toxischen Wirkungen steht der stark dämpfende Einfluß auf das ZNS, ferner werden kardiale Arrhythmien sowie Parenchymschäden in Leber, Nieren, Herz u. a. beobachtet.

Morphologisch finden sich nach akuten Todesfällen meist wenig faßbare Veränderungen. Bei längerem Überleben registriert man z. T. Schäden, die denen nach CCl_4-Intoxikation ähnlich sind.

Trichloräthan (Methylchloroform)

Methylchloroform, (1,1,1-Trichloräthan, CCl_3-CH_3) dient vor allem als organisches Lösungsmittel, z. B. zum Entfetten oder zum Entfernen von Farbe. Die TLV in Luft beträgt 350 ppm, und die minimale Letaldosis für Erwachsene wird auf 5 ml geschätzt. Die toxischen Effekte bestehen hauptsächlich in einer Depression der zentralnervösen Funktionen.

Weitere flüchtige halogenierte Kohlenwasserstoffe

Methylendichlorid (Dichlormethan, CH_2Cl_2) wird zu ähnlichen Zwekken benützt wie Trichloräthan und entfaltet entsprechende Wirkungen. Die TLV ist 250 ppm, und die minimale tödliche Dosis bei Inhalation wird für Erwachsene auf 25 ml geschätzt.
Ähnliches gilt für *Tetrachloräthan ($CHCl_2$-$CHCl_2$),* den giftigsten (TLV 5 ppm) und daher am wenigsten gebrauchten Stoff dieser Gruppe. Die Hepato- und Nephrotoxizität ist erheblich. Mehrfach sind Fälle mit akuter gelber Leberdystrophie beobachtet worden.
Chlormethyläther gelten als potentiell kanzerogen (u. a. Bronchialkarzinome) und scheinen bei chronischer Exposition den krebsfördernden Effekt des Zigarettenrauchens zu steigern.
Äthylendichlorid (1,2-Dichloräthan, CH_2ClCH_2Cl) benützt man vor allem als Lösungsmittel in der Gummi-, Plastik- und Insektizidindustrie. Neben einer stark dämpfenden Wirkung auf das ZNS ruft die Substanz nicht selten Leber-, Nieren- und Herzschäden hervor. TLV in Luft bei 50 ppm. Die minimale tödliche Dosis für Erwachsene im Fall einer peroralen Aufnahme wird auf 5 ml geschätzt.
Als Monomer von Kunststoffen, die als Polymere praktisch ungiftig sind (z. B. *PVC*, S. 1579) und weiteste Verbreitung gefunden haben, zeigt das farblose, leicht süßlich riechende, brennbare und explosive *Vinylchlorid ($H_2C = CHCl$)* in höherer Konzentration und bei chronischer Exposition toxische Effekte, die seit langem als *»Vinylchloridkrankheit«* bekannt sind und u. a. ein narkotisches Syndrom, Neurosen, wechselnde Grade von Raynaud-Syndrom, Leberschäden mit Hepatomegalie und sklerodermiforme Bilder, oft eine Thrombozytopenie und andere Blutzellveränderungen umfassen. In sehr hohen Konzentrationen kann Vinylchlorid auch *akute Leberschäden* hervorrufen. Tierexperimentell hat sich gezeigt, daß die Empfindlichkeit in dieser Hinsicht durch vorherige Behandlung durch Phenobarbital, polychlorierte Biphenyle u. a. gesteigert wird. Als wichtigster Langzeiteffekt von Vinychlorid sind dessen *kanzerogene Eigenschaften* hervorzuheben, die sich u. a. in der Entstehung maligner Lebergeschwülste (Karzinome, Hämangiosarkome u. a.) manifestiert. *Äthylendibromid* in einer Dosis von 7,5–10 mg/100 g Körpergewicht erwies sich im Rattenversuch als wirksames Mitogen für Leberzellen. In höheren Dosen scheint es einen hepatotoxischen Effekt zu haben.
Äthylenchlorhydrin (CH_2-$ClCH_2OH$) wird gebraucht, um das Sprossen von Samen zu beschleunigen. Außerdem findet es als Reinigungsmittel und in der chemischen Industrie Verwendung. Da es in toxischen Konzentrationen weitgehend geruchlos ist, gilt es als be-

sonders gefährlich. Die TLV in Luft ist 5 ppm, und die minimale letale Dosis für Erwachsene bei Inhalation oder Ingestion wird auf nur 1–2 ml geschätzt. Die toxische Wirkung beruht vermutlich z. T. darauf, daß diese Substanz intrazellulär hydrolysiert werden kann, wobei vielleicht u. a. HCl frei wird. In tödlichen Vergiftungsfällen fanden sich autoptisch u. a. ein Hirnödem, Hyperämie und Ödem der Lungen sowie eine Verfettung von Leber, Nieren und Myokard. Terminal kam es bei den Patienten zu einem kardiovaskulären und/oder respiratorischen Versagen.

Polychloriertes Naphthalin und polychlorierte Biphenyle

Diese Stoffe benützt man u. a. als hitzestabiles Isoliermaterial für elektrische Drähte bzw. Apparate, hydraulische und Wärmeaustauschflüssigkeiten, »Weichmacher« in der Kunststoffindustrie, Kleb- und Füllmaterial, Durchschlagpapier, Farben, Tinten u. a. m. Die TLV in Luft variiert zwischen 0,5 und 5 mg/m^3.

Pathogenese und **Folgen:** Abgesehen von Hautreizungen zeigen diese Substanzen vor allem eine toxische Wirkung auf Leber, Nieren, Herz und – manchmal – Nebennieren. Klinisch imponieren bei chronischer Intoxikation hauptsächlich die akneartigen Hautveränderungen und der Ikterus. Todesfälle sind bisher nur nach wiederholter bzw. länger dauernder Exposition bekannt geworden (*»Yusho«-Krankheit* in Japan u. a.).

Morphologisch zeigen sich – soweit dies aus Versuchen an Kaninchen und anderen Tieren bekannt ist – Leberveränderungen, die u. a. eine Desorganisation des rauhen endoplasmatischen Retikulums, eine Zunahme der Hepatozytengröße (Megalohepatozytose) und schließlich, vor allem im subkapsulären Bereich, Zelluntergänge in der intermediären Läppchenzone mit anschließender Bindegewebsvermehrung umfassen. Verschiedene Beobachtungen an Affen deuten auf *Langzeiteffekte* hin, z. B. Haarausfall, Akne, Gesichtsödem und Pruritus, ferner Anämie, Leukopenien u. a. Die Frage der Mutagenizität und Kanzerogenizität dieser Stoffe ist noch nicht geklärt. In mehreren tierexperimentellen Serien ließ sich keine sichere Vermehrung von Chromosomenbrüchen nachweisen; auch die Hoden der Versuchtiere ließen keine deutlichen Schäden erkennen (Befunde an Ratten).

Phosgen

Dieses Gas *($COCl_2$)* wird bei chemischen Synthesen gebraucht und tritt u. a. bei Zerfall halogenierter Kohlenwasserstoffe unter Hitze auf, worauf besonders bei *Bränden* zu achten ist. Die TLV für Phosgen in Luft beträgt nur 0,1 ppm. Die schädigende Wirkung im Körper geht wahrscheinlich zum guten Teil auf eine intrazelluläre Hydrolyse mit Freisetzung von HCl zurück. In Fällen von schwerer Intoxikation fanden sich u. a. ausgedehnte Epithelschäden im Respirationstrakt sowie ein hämorrhagisches Lungenödem bzw. eine hämorrhagische Pneumonie. Als Kriegsgas war Phosgen im ersten Weltkrieg im Einsatz.

Tränengase

Typisches *Tränengas (2-Chlorazetophenon, CN)* wird in der Regel *in Kombination mit flüchtigen Fluorkohlenwasserstoffen,* die durch ihre Druckwirkung beim Verdampfen einen Aerosol bilden, eingesetzt. Der Haupteffekt von Tränengas besteht in der irritierenden Wirkung auf Schleimhäute (Augen!) und z. T. auf die Haut. Epithelschäden zeigen sich in der Regel nur bei längerer Exposition bzw. bei Entladung auf kurze Distanz. Die TLV in Luft beträgt 0,05 ppm. Außer CN kommen noch weitere Mittel zum polizeilichen Einsatz, so *o-Chlorbenzyliden-Malonnitril (CS)* und *Chlorpikrin,* ferner *Brombenzylzyanid (BBC)* und *o-Chlorbenzyl-Malonnitril.*

Fluorierte Kohlenwasserstoffe

Wie im Fall der *Fluorkarboxylsäuren* (*$F(CH)_2)_nCOOH$*) und der *Fluoralkohole* (*$F(CH_2)_nOH$*), sind *Fluorkohlenwasserstoffe* (*$F(CH_2)_nCH_3$*) mit einer *geraden Zahl von C-Atomen* besonders giftig, während solche mit einer ungeraden Zahl eine relativ geringe Toxizität entfalten (S. 1582). Als besonders toxisch gelten ferner *ungesättigte Verbindungen* dieser Art mit der allgemeinen Formel *$F(CH_2)_nCH = CH_2$*. Stoffe, wie *Chlordifluormethan, Chlortrifluormethan (»Freone«), Dichlorfluormethan, Dichlortetrafluoräthan* u. a., finden vor allem als Mittel zur Erzeugung von Verdampfungskälte in Kühlschränken sowie als *druckerzeugende Stoffe* in Spraydosen (Desodorantien u. a.) Verwendung. Sie sind kaum entzündbar, setzen sich aber in großer Hitze z. T. in Fluorwasserstoff, Salzsäure, Phosgen und Fluorin um. Überdies sind verschiedene *Kunststoffe,* wie *Teflon* (s. u.), fluorierte Kohlenwasserstoffe, die bei sehr starker Erhitzung u. U. toxische Produkte abgeben.
Abgesehen von solchen chemischen Umsetzungen, wirken die Fluorwasserstoffe, die sich im Handel befinden, kaum toxisch, indem ein gewisser narkotisierender Effekt erst bei Konzentrationen von 10% und mehr deutlich wird. Allerdings sind zahlreiche plötzliche Todesfälle bekannt, die durch direktes Einatmen von Sprays aus Sprühdosen verursacht wurden. Tierexperimentelle Beobachtungen deuten darauf hin, daß es sich hier z. T. um Folgen von *Herzrhythmusstörungen* gehandelt haben könnte.

Morphologisch ließ sich bei akut Verstorbenen nichts Auffälliges nachweisen. Über Befunde bei chronischer Intoxikation ist noch wenig bekannt.
Besondere fluorierte Kohlenwasserstoffe *(»Fluorokarbone«)* werden als sauerstofftragende *Blutersatzmittel* geprüft. Bisher konnten tierexperimentell nur – auf Pinozytose dieses Materials beruhende – vakuoläre Veränderungen bei Makrophagen und Leberzellen festgestellt werden, ohne daß es zu nennenswerten Schäden gekommen wäre.
Pyrolyseprodukte von Polytetrafluoräthylen (PZFE, Teflon) erzeugen beim Menschen u. U. Veränderungen des Respirationstrakts und der Lungen, die als *»polymer fume fever«* bekannt sind und sich ähnlich äußern wie das »metal fume fever« (S. 1606). Histologisch finden sich bei Tieren unter den gleichen Bedingungen Schädigungen der Pneumozyten I, z. T. der Kapillarendothelien der Lunge, verbunden mit partieller Denudation der Alveolen. Vereinzelt erkennt man zudem Läsionen am zilientragenden Epithel der oberen Luftwege.

Halogenierte Fettsäuren

Über eine allfällige toxische Wirkung dieser Substanzen weiß man noch wenig. In vitro zeigen Pneumozyten II unter Einfluß von *DL-2-Brompalmitat* einen verminderten Einbau von Palmitat in Phospholipide.

Brombenzol und Chlorbenzol

Zusätzlich zu anderen toxischen Effekten des Benzols und seiner Derivate (S. 1594) läßt sich im Tierversuch durch Brombenzol und Chlorbenzol eine Nekrose der Hauptstückepithelien der Nieren erzeugen, wahrscheinlich über die Bildung von Metaboliten in der Leber, die dann in den Nieren eine Konzentration erfahren.

Bromäthylaminhydrobromid

Dieser Substanz wird vor allem tierexperimentell Beachtung geschenkt, weil sie in geeigneter Dosierung bei Ratten Papillennekrosen der Nieren erzeugt.

178.3. Toxische Effekte von Alkoholen, Glykolen und Glyzerin

Der chronische übermäßige Genuß von Aethylalkohol gehört zu den größten sozialen, psychologischen, psychiatrischen und allgemein-medizinischen Problemen unserer Zeit. Demgegenüber stellen Vergiftungen durch andere Alkohole, wie Methylalkohol und Isopropylalkohol, oder Glykole (Äthylenglykol und Diäthylenglykol) relativ seltene Ereignisse dar.

Abusus von Äthylalkohol (Äthanol) und seine nachteiligen Folgen

Soweit aus heutigen Statistiken hervorgeht, sind in manchen westlichen Ländern 3–12% der Erwachsenenbevölkerung insofern als Alkoholiker zu bezeichnen, als sie »das Verhalten von Alkoholabusus und Alkoholismus« erkennen lassen.

Definition: *Alkoholismus* kann sowohl im Sinn einer chronischen Krankheit als auch als einer Störung des Verhaltens definiert werden. Bezeichnend ist der Konsum von Äthylalkohol in einem Maß, das die Trinkgewohnheiten der Gesellschaft übersteigt, die Gesundheit des Betreffenden schädigt, seine zwischenmenschlichen Beziehungen stört und/oder seine Lebensqualität beeinträchtigt. Bei echten Alkoholikern besteht eine Sucht nach diesem Genußmittel.

Verschiedentlich wurde versucht, verschiedene *Schweregrade von Alkoholismus* auseinanderzuhalten, indem eine Person dann als einem schweren Alkoholismus ergeben betrachtet wird, wenn sie täglich eine Menge alkoholischer Getränke zu sich nimmt, die mehr als 100 ml reinen Äthanols entsprechen. Solche Einteilungen befriedigen nicht ganz, da damit den zeitlichen Parametern zu wenig Rechnung getragen wird. Nähme man nämlich diese Menge Äthanol in sehr häufigen, äußerst kleinen, verdünnten Portionen über den ganzen Tag verteilt zu sich, wäre kaum mit einer somatischen Schädigung zu rechnen (S. 730), und auch die Kennzeichen der Sucht ließen sich mit einem solchen Verhalten nicht in Einklang bringen.

Pathogenese: Hier die möglichen *Ursachen* des Alkoholismus zu erörtern, ginge über den Rahmen dieses Textes hinaus. Es wirken vielerlei soziale, zwischenmenschliche und psychische Faktoren hinein, und die *Suchtbildung* in ihren verschiedenen Varianten spielt eine große Rolle. *Äthylalkohol (Äthanol,* C_2H_5OH*)* wird, abgesehen von alkoholischen Getränken, als Lösungsmittel, Antiseptikum und in chemischen Betrieben benützt. Für chemische Betriebe ist er meistens »denaturiert«, indem ihm z. B. 5% Methylalkohol, 10% Azeton (ohne oder mit 1,5% Methyl-Isobutylketon), 1% Diäthylphthalat, 0,1% tertiärer Butylalkohol oder 0,025% Bruzinsulfat beigemengt werden. Als kleines, hydrophiles Molekül wird Äthanol im Verdauungstrakt, in Lungenalveolen und im Bereich anderer Schleimhäute rasch resorbiert. Der *Metabolismus von Äthylalkohol* im menschlichen Körper wurde bereits erörtert (S. 730). Vor allem in Leberzellen wird Äthanol über Azetaldehyd zu CO_2 und Wasser oxidiert, wobei die Umsatzrate normalerweise 10–20 ml/Std beträgt.

Bei chronischen Alkoholikern liegt der Wert meist höher. Zusammenfassend seien hier einige Effekte des Alkoholkonsums aufgeführt: Es gilt als sehr wahrscheinlich, daß Alkohol auf Neuronen nur dämpfend, d. h. nicht stimulierend wirkt. Die Differenz der Äthanolkonzentrationen im Gewebe bzw. Blut, die zu Stupor oder zu einer bedrohlichen Depression lebenswichtiger Zentren führen, liegen nicht weit auseinander, so daß in solchen Fällen die Gefahr nicht unterschätzt werden sollte. *In geringen Konzentrationen* regt Äthanol die Magensekretion, auch die Schleimbildung, an, erhöht das Appetitgefühl und wirkt zentralnervös über eine Dämpfung hemmender Einflüsse zunächst »belebend«. Nach Genuß *größerer konzentrierter Äthanolmengen* stellen sich nicht selten gastritische Veränderungen ein, die einem lokalen Effekt entsprechen, ferner kommt es oft zu einer Dilatation der Haut- auf Kosten der splanchnischen Blutgefäße. Das Herz zeigt eine gesteigerte Erregbarkeit und Kontraktilität, die sich in einer mäßigen Tachykardie, einem erhöhten Herzminutenvolumen und einer gewissen Steigerung des arteriellen Blutdrucks zu manifestieren pflegt. Zudem machen sich verschiedene metabolische Veränderungen bemerkbar, u. a. eine Tendenz zu Hypertriglyzeridämie sowie Hyper- oder Hypoglykämie. Überdies beobachtet man eine verstärkte Diurese, die mit der Blutalkoholkonzentration in Beziehung steht und auf einer vorübergehenden Hemmung der ADH-Freisetzung zu beruhen scheint. Außerdem werden renal vermehrt Phosphat und Magnesium ausgeschieden. In *schweren Fällen von Alkoholrausch* kann es zu Schäden an verschiedenen Zellen (s. Leber, S. 731), u. a. auch den Herzmuskelzellen, kommen, letzteres vermutlich z. T. wegen Hemmung der Myophosphorylase-Aktivität. Die zunehmende Hyperämie der Haut und Schwitzen begünstigen einen Abfall der Körperkerntemperatur. Nicht selten beobachtet man – abgesehen von einer leichten respiratorischen Azidose – eine mäßige Laktatazidose und/oder eine Hyperurikämie, verbunden mit einer vermehrten renalen Ausscheidung von Ammonium und titrierbarer Säure. Zentralnervös wirkt sich der Alkoholrausch im Sinn einer Dämpfung aus, und sogar gewisse Frühveränderungen, die an eine Stimulation denken lassen, beruhen sehr wahrscheinlich auf einer Hemmung subkortikaler neuronaler Systeme, die normalerweise zügelnd wirken. Dasselbe trifft z. T. für spinale Reflexbogen zu, die im Initialstadium der Alkoholeinwirkung – offenbar infolge Verminderung hemmender neuronaler Einflüsse – eine erhöhte Erregbarkeit aufweisen können. Bei *Kindern*, die auf Äthanol besonders empfindlich reagieren, fehlen Zeichen einer initialen »Stimulation« oft gänzlich. Die verschlimmernden Wirkungen verschiedener *Arzneimittel* (z. B. Barbiturate) auf die Folgen einer Äthanol-Intoxikation wurden schon hervorgehoben (S. 1543). Mit zunehmender Konzentration von Äthanol im Blut erfahren alle zentralnervösen Funktionen eine mehr oder weniger ausgeprägte Reduktion. Dies zeigt sich im besonderen in einer verminderten Fähigkeit, Situationen rasch zu erkennen und entsprechend zu handeln, ferner in einem zunehmenden Mangel an Koordination motorischer Leistungen, in affektiven Fehlreaktionen u. a. Bei nicht alkoholgewohnten Personen zeigen sich mit steigender *Alkoholkonzentration im Blut* ungefähr folgende Veränderungen: 30 mg/100 ml: leichte Euphorie; 50 mg/100 ml: erste Koordinationsstörungen; 100 mg/100 ml: erkennbare Ataxie; 300 mg/100 ml stuporöser Zustand; 400 mg/100 ml: tiefe Narkose, die fatale Folgen haben kann. Als minimale tödliche Dosis für einen durchschnittlichen Erwachsenen gelten 300–400 ml reinen Äthylalkohols (z. B. 600–800 ml »100 proof« Whisky, der 50% Äthanol enthält). Es muß hervorgehoben werden, daß diese Skala für den chronischen Alkoholiker nicht zutrifft, indem sich bei ihm Toleranzphänomene bemerkbar machen, und der Metabolismus von Äthanol in der Leber in der Regel rascher erfolgt, so daß bei einer gegebenen Alkoholkonzentration im Blut das Maß der »Trunkenheit« geringer ist als bei Nichtalkoholikern. Wir müssen ferner bedenken, daß ein alkoholischer Rausch sich um so mehr manifestiert, je steiler die Alkoholkonzentrationskurve ansteigt. Wird nämlich durch fortgesetzten, regelmäßig dosierten Alkoholkonsum die Blutäthanolkonzentration konstant gehalten, verschwinden die Rauschsymptome mit der Zeit. Diese »*metabolische Toleranz*« deutet darauf hin, daß sich die Gehirnzellen in relativ kurzer Zeit an eine erhöhte Alkoholkonzentration adaptieren und »lernen« können, auch unter solchen Bedingungen annähernd normal zu funktionieren.

Abgesehen von der geschilderten akuten Alkoholintoxikation machen sich bei *chronischem Alkoholabusus* weitere Störungen bemerkbar. *Zahlreiche Organe*, im besonderen die Leber, zeigen Veränderungen, die auf eine *fortgesetzte toxische Wirkung des Äthanols* und/oder einen *nutritiven Mangel* zurückgehen und z. T. irreversibel sind (s. u. und S. 727). Bei plötzlichem Absetzen einer vorher andauernden Alkoholzufuhr treten oft schwere Abstinenzsymptome (*Alkoholentzugssyndrom*) auf, die vermutlich auf einer Umstellung vor allem der Hirnzellen auf ein äthanolfreies inneres Milieu beruhen.

Die Frage, ob und in welchem Ausmaß *Kontaminantien in alkoholischen Getränken*, wie Methylalkohol, Propylalkohol, Äthylenglykol (s. u.), Fuselöle, Blei, Kadmium, Kobalt u. a., die toxischen Erscheinungen des Alkoholabusus mitbestimmen, ist im Einzelfall schwer zu beurteilen. Die Zusammenhänge zwischen dem Konsum alkoholischer Getränke mit einem hohen Eisengehalt einerseits und der Ausbildung eines Hämochromatosesyndroms andererseits wurden schon erörtert (S. 840).

Morphologisch finden sich bei einer *ein- bzw. erstmaligen akuten schweren Äthanolintoxikation*, wie sie akzidentell bei Kindern, ferner aus demonstrativen oder suizidalen Gründen bei Erwachsenen beobachtet werden, – abgesehen von Hirnschwellung, Stauung der Organe und anderen unspezifischen Befunden – in der Regel keine auffälligen Veränderungen. Hier hängt die Diagnose weitgehend vom Nachweis einer erhöhten Alkoholkonzentration in Blut, Urin und Geweben (z. B. Gehirngewebe oder Skelettmuskulatur) ab. *Chronische Alkoholiker* weisen meistens erkennbare *Organveränderungen* auf. Oft finden sich Zeichen eines wiederholten Zelluntergangs in der *Leber*, wobei der Befund von einer mehr oder weniger ausgeprägten *Steatose* (S. 722) über eine sog. *alkoholische chronische Hepatitis* (S. 730) bis zur typischen *Laennec'schen Leberzirrhose* (S. 726) reichen kann. Manchmal erkennt man in den Leberläppchen eine wechselnde Cholestase, und/oder das Bild kann durch eine virale Hepatitis (vor allem Hepatitis B) kompliziert sein. Die meisten dieser Befunde sind nicht für chronischen Alkoholismus pathognomonisch. Als charakteristisch gilt eigentlich nur das Vorhandensein von *Mallory-Körperchen* in Hepatozyten bei Bestehen einer Steatose. Hie und da erkennt man im Anschluß an *Unfälle* von Alkoholikern mit schwerer Leberverfettung eine *Fettembolie der Lungen*. Weitere bei chronischem Alkoholismus anzutreffende Veränderungen der Leber umfassen *elektronenmikroskopisch erkennbare Störungen* der *Mitochondrien*, die z. T. ein riesiges Volumen annehmen, z. T. geschrumpft aussehen und nicht selten eine sog. myeline Degeneration aufweisen (S. 60). Das glatte endoplasmatische Retikulum erscheint oft diffus vermehrt und zeigt z. T. vakuoläre Umwandlungen, was mit ein Grund zur Entstehung fettfreier sog. »ballonierter« Hepatozyten ist. Das Schicksal des Lebergewebes bei chronischem Alkoholismus hängt weitgehend davon ab, ob der gesteigerte Hepatozytenumsatz mit erheblichen entzündlichen Reaktionen von Seiten der portalen Felder verbunden ist oder nicht. Bei Überwiegen nekrobiotischer Prozesse über die Parenchymregeneration während längerer Zeit kommt es in der Regel nicht nur zu einer numerischen Atrophie des Organs sondern auch zu erheblichen reaktiven Vorgängen mit Bindegewebsneubildung, so daß sich schließlich der für die Leberzirrhose typische Läppchenumbau ergibt (S. 731). Zeichen einer aktiven entzündlichen Reaktion im Bereich der Peripherie von Läppchen oder Pseudolobuli korrelieren meistens mit Phasen starken Alkoholismus'. Weitere Befunde bei chronischem Alkoholismus umfassen u. a. eine *chronische Pankreatitis*, z. T. mit Steinbildung (S. 690), eine *chronische Gastritis* mit Neigung zur Bildung *peptischer Ulzera* (S. 703), hie und da Ausbildung eines *Mallory-Weiß-Syndroms* (S. 671) mit Schleimhautdefekten direkt unterhalb der ösophagogastrischen Übergangszone sowie – bei Bestehen einer Leberzirrhose – zusätzliche, *durch eine portale Hypertonie bedingte Veränderungen*.

Man kennt auch eine »*alkoholische Polyneuropathie*« (»*Polyneuritis*«, mit segmentalen Entmarkungen und z. T. Achsenzylinderuntergang, S. 333) und – weniger oft zu sehen – eine »*alkoholische Myopathie*«, die sich u. a., durch degenerative Prozesse in Muskelzellen, z. T. verbunden mit Myophagozytose, Verschiebungen in der Verteilung von Enzymaktivitäten (z. B.

NADH-Diaphorase), Verminderung der ATPase-Aktivität, Herabsetzung der Kalziumempfindlichkeit dieses Enzyms u. a., auszeichnet. Ein zuverlässiges morphologisches Substrat der *»alkoholischen Myokardose« (»Myokarditis«, Kardiomyopathie)* konnte bisher nicht gefunden werden. Dies liegt z. T. daran, daß die Veränderungen durch Mangelzustände (z. B. Thiaminmangel) kompliziert sein können. Deutliche Schäden finden sich ferner am lymphatischen Parenchym, das einen *Mangel an Lymphozyten und Keimzentren* erkennen läßt; dieser dürfte, zusammen mit funktionellen Störungen der Phagozyten und dem zirrhotischen Umbau der Leber (S. 726), für die Infektanfälligkeit dieser Patienten mit verantwortlich sein. Möglicherweise ist daran – wie im Fall der peptischen Geschwüre der Magengegend – auch eine streßbedingte Erhöhung der Kortisolausschüttung beteiligt. Manchmal erkennt man am *Knochenmark* Veränderungen, die durch die toxische Wirkung von Alkohol hervorgerufen zu sein scheinen, z. B. die Vakuolenbildung in unreifen Erythroblasten. Davon abzugrenzen sind Störungen der Blutbildung, die auf Mangelzuständen zu beruhen scheinen (S. 656). Äthylalkohol beeinträchtigt auch die Nierenfunktionen. Ein sicheres morphologisches Substrat dieser Störung konnte indessen bisher nicht gefunden werden.

Besonderes Interesse verdienen die Veränderungen, die bei chronischem Alkoholismus im *Nervensystem* auftreten können. Vermutlich zum guten Teil nutritiv bedingt sind die Befunde, die man bei Bestehen eines *Wernicke-Korsakow-Syndroms* (S. 353), einer *optischen Neuropathie* und/oder einer *Pachymeningosis haemorrhagica interna* (S. 327) erhebt. In solchen Fällen zeigen sich nicht selten *Pellagra-artige Läsionen* an Haut und Schleimhäuten. Beim Wernicke-Syndrom besteht oft eine *Polioencephalopathia acuta haemorrhagica superior* mit Hyperplasie und Ektasien kleiner Blutgefäße u. a. in den Corpora mamillaria, in den paraventrikulären Teilen des Thalamus und in der Umgebung der Aquädukts, z. T. verbunden mit Blutungen. Die zentralnervösen Störungen bei Bestehen einer Laennec'schen Leberzirrhose wurden schon diskutiert. Unklar ist die Pathogenese degenerativer Prozesse, wie der *zerebellären Atrophie*, die u. a. durch Untergang von Purkinjezellen und anderer kortikaler Neuronen, besonders in den oberen Anteilen des Wurms und der Hemisphären, gekennzeichnet ist. Dasselbe gilt für die seltene *Marchiafava-Bignami-Krankheit* (»primäre« Degeneration des Corpus callosum, z. T. auch des Centrum ovale mit/bei Blutungen), die *zentrale pontine Myelinolyse* und die *zerebrale Atrophie* (S. 358), die gehäuft bei chronischen Alkoholikern angetroffen werden.

Im Gegensatz zu weitverbreiteten Annahmen finden sich keine überzeugenden Hinweise darauf, daß der chronische Alkoholabusus an sich, d. h. ohne Bestehen einer Laennec'schen Leberzirrhose, zu einer Atrophie des samenbildenden Gewebes und/oder der Leydig'schen Zwischenzellen der Hoden Anlaß gibt.

Bei tödlich endenden *Unfällen im Zusammenhang mit einem alkoholischen Rausch* eignet sich *Hämatomflüssigkeit* zur Bestimmung der Blutalkoholkonzentration zur Zeit der Verletzung am besten, da der Abbau des Äthanols hier minimal ist.

Folgen und **Komplikationen:** Eine *akute Intoxikation* durch Äthylalkohol infolge peroraler Aufnahme oder allenfalls Inhalation äußert sich in der *milden Form* (Blutalkoholkonzentrationen von ca. 50–150 mg/100 ml = 0,5–1,5 g‰) u. a. in einer gewissen Enthemmung, einer leichten Beeinträchtigung der Sehfähigkeit, einer beginnenden muskulären Koordinationsstörung und einer geringen Verlangsamung der Reaktionszeit. Der *mäßige Alkoholrausch* (Äthanolkonzentration im Blut etwa 150–300 mg/100 ml = 1,5–3 g‰) ist gekennzeichnet durch deutliche Sehstörungen, eine Abnahme sensorischer Leistungen, eine auffällige muskuläre Inkoordination, eine etwas verwaschene Sprache und merklich verlängerte Reaktionszeiten. Im *schweren alkoholischen Rausch* (Äthanolkonzentration im Blut ungefähr 300–500 mg/100 ml = 3–5 g‰) sind die Störungen der muskulären Koordination so ausgeprägt, daß u. a. der Gang ganz unsicher wird. Die Beeinträchtigung der Sehfähigkeit erreicht ein hohes Maß und ist z. T. mit Doppeltsehen verbunden. Die intellektuellen und psychischen Leistungen sind so reduziert, daß sie sich dem Stupor nähern, und manchmal machen sich Trismus und/oder Konvulsionen bemerkbar. Oft ereignen sich in diesem Stadium Unfälle und Verletzungen. Objektiv stellt man u. a. eine konjugierte Deviation der Augen, eine Rigidität vor allem von Extensoren der Extremitäten und nicht selten ein positives Babinskizeichen fest. Der Tod tritt manchmal schon in diesem Stadium des alkoholischen Rausches ein. Differentialdiagnostisch ist dabei an die Möglichkeit einer *bolusbedingten Asphyxie* zu denken, die sich durch sofortiges Entfernen der meist unter der Epiglottis gelegenen Nahrungsbrocken beheben läßt. Das *alkoholische Koma* (Äthanolkonzentration im Blut in der Regel über 500 mg/100 ml = mehr als 5 g‰) geht mit verlangsamter Atmung, verminderten Reflexen und einem völligen Verlust von Empfindungen einher. Oft endet es mit dem Tod infolge Atem- oder Herzstillstand. Die klinischen Manifestationen des *chronischen Alkoholismus* zeichnen sich in erster Linie durch eine Symptomatik von Seiten des Verdauungstrakts und des Nervensystems aus. Als besonders typisch gilt die *frühmorgendliche Übelkeit*, die z. T. mit Erbrechen verbunden ist. Verschiedene Befunde sprechen dafür, daß es sich hier vor allem um ein *zentralnervöses Phänomen* handelt, wobei allerdings Faktoren, wie *Gastritis chronica* oder *Ulcus pepticum* der Magenduodenalgegend, mit eine Rolle spielen können, ebenso die alkoholischen Leberschäden *(»alkoholische Hepatitis« oder Leberzirrhose)*. Die Symptome und Zeichen dieser Läsionen wurden schon erwähnt (S. 727). *Hämatemesis* bei einem chronischen Alkoholiker beruht in der Mehrzahl der Fälle auf Blutungen aus Ösophagusvarizen oder allenfalls Magengeschwüren, seltener auf einem Mallory-Weiß-Syndrom. Die *Pankreatitis* äußert sich z. T. in einem wechselnden Grad von Maldigestion. Nicht selten kommt es zu akuten nekrotisierenden Schüben (S. 708).

Abstinenzsymptome (Entzugssymptome) können auf verschiedene Weise in Erscheinung treten. Ein *schnellschlägiger Tremor* (»the shakes«) mit einer Frequenz von etwa 6–8 Oszillationen/sec macht sich oft nach kurzer Abstinenz (z. B. längerer Schlaf) im Anschluß an eine Episode schweren Trinkens bemerkbar. Er ist oft mit einer auffälligen Rötung des Gesichts, Anorexie, Tachykardie und vermehrter Schreckhaftigkeit verbunden. In der Regel dauern die Störungen nur einige Tage, manchmal aber erheblich länger. Ungefähr ein Viertel der Patienten erlebt visuelle und/oder akustische Halluzinationen *(Alkoholhalluzinose)*, z. T. bloß in Form »übler Träume«. Nicht selten beobachtet man unter Alkoholikern dieser Gruppe ein *Delirium tremens*, das aber in seiner typischen Form erst nach etwa 3–4tägiger Abstinenz (z. B. nach Spitaleintritt) auftritt und in ungefähr 15% der Fälle tödlich endet. Das Delirium tremens ist u. a. charakterisiert durch einen schweren Verwirrtheitszustand, Delusionen, dramatische Halluzinationen, Tremor, motorische und psychische Agitation sowie Zeichen eines stark erhöhten Sympathikotonus (weite Pupillen, Tachykardie, profuses Schwitzen und oft Fieber). Die Hypothese, wonach diese Störung mit einer Verminderung der Serum-Magnesiumkonzentration und einer Zunahme der arteriellen pH-Werte zusammenhänge, bedarf noch einer weiteren Prüfung. Zwischenformen von längerer Dauer, sog. *atypische delirös-halluzinatorische Zustände,* sind ebenfalls bekannt. Von besonders langer Dauer kann das – meist durch akustische Sensationen gekennzeichnete – *halluzinatorische Irresein* des chronischen Alkoholikers sein. Zu den Entzugssymptomen sind schließlich epileptiforme Krämpfe *(Status convulsivus, »rumfits«)* zu zählen, die mehrheitlich etwa 13–24 Std nach Sistieren des Alkoholkonsums beginnen, im Gegensatz zur genuinen Epilepsie oft durch Lichtreiz ausgelöst werden (Photomyoklonus oder -konvulsion) und meistens nur kurz dauern.

Die – wenigstens teilweise – durch *nutritive Mängel* bedingten Begleiterscheinungen oder Komplikationen des chronischen Alkoholismus umfassen u. a. das akute *Wernicke-Syndrom*, das sich vor allem durch Augensymptome, wie Nystagmus, meist bilaterale Abduzensparese und andere Störungen der Augenmotilität, ferner durch Verwirrtheit und schließlich Apathie kundtut. Solche Störungen können in eine *Korsakow-Psychose* ausmünden, die sich durch die Kombination von Polyneuritis mit Gedächtnisverlust, den der Patient durch Konfabulationen zu kompensieren trachtet, auszeichnet. Die Behebung eines akuten Anfalls im Rahmen des Wernicke-Syndroms durch Injektion von Thiamin gehört zu den eindrücklichsten therapeutischen Wirkungen, die in der Medizin erzielt werden! Die *alkoholische Polyneuropathie* ist eine häufige Begleiterscheinung des schweren chronischen Alkoholismus. Sie manifestiert sich vor allem an den unteren Extremitäten durch intensive neuralgische Schmerzen, die mit Vorliebe nachts auftreten und mit Krämpfen verbunden sein können. Bei der sog. *Tabak-Alkohol-Amblyopie*, die möglicherweise mit einem Vitamin B_{12}-Mangel in Beziehung steht, geht der eigentlichen Visusabnahme oft eine Unfähigkeit, rot und grün zu unterscheiden, voraus. Die Äußerungen der bei chronischem Alkoholismus nicht seltenen *Pellagra* wurden früher dargelegt (S. 853). Die seltenere *alkoholische zerebelläre Degeneration*, die vermutlich ebenfalls mit Mangelerscheinungen zusammenhängt und mit einem Wernicke-Syndrom kombiniert sein kann, entwickelt sich langsam über Jahre und äußert sich in verschiedenartigen, z. T. diskreten Symptomen einer gestörten zerebellären Funktion (S. 363), u. a. Gehstörungen, Nystagmus und skandierter Sprache. Die *Marchiafava-Bignami'sche Krankheit* wurde zuerst bei italienischen Rotweintrinkern beobachtet, was zum mindesten die Mitbeteiligung eines zusätzlichen Faktors vermuten läßt. Diese Frage ist indessen nicht geklärt. Ähnliches gilt für die *pontine Myelinolyse*, die sich u. U. im Sinn einer Pseudobulbärparalyse bemerkbar macht. Ein wechselndes Maß von *zerebraler Atrophie* mit Hauptlokalisation im Frontalbereich zeigt sich dann und wann bei jüngeren schweren Alkoholikern. Über die Pathogenese ist wenig bekannt. Die »*alkoholische Myopathie*« wird meist erst nach jahrelangem schwerem Alkoholismus beobachtet. Sie zeigt sich in verschiedenen Varianten, z. T. im Sinn eines akuten Auftretens, mit Schmerzen und Ödem in den betroffenen Partien sowie u. U. Myoglobinurie, Hyperkaliämie und/oder Nierenschäden, z. T. als Muskelschwäche, wobei vaskulär bedingte Gewebeschäden eine wichtige Rolle spielen. Eine weitere Form betrifft vor allem die Hüft-, Schultergürtel- sowie proximale Extremitätenmuskulatur und scheint teilweise mit einer Polyneuropathie in Beziehung zu stehen. Die »*alkoholische Kardiomyopathie*« ist hinsichtlich der Pathogenese nicht geklärt. Vermutlich spielen hier Mangelzustände mit.

Beispiele:

- Die Kombination von Hyperlipidämie, Ikterus, Lebersteatose und hämolytischer Anämie bei chronischen Alkoholikern ist als *Zieve-Syndrom* bekannt.
- Bei Patienten mit *alkoholischer Leberzirrhose* entwickelt sich meist ein langsam progressiver Hirnschaden, der als »*chronische hepatozerebrale Degeneration*« bekannt ist. Wahrscheinlich spielt bei ihrer Entstehung die durch den zirrhosebedingten portokavalen Shunt verursachte Hyperammoniämie eine Rolle, abgesehen von möglichen anderen enterogenen schädlichen Substanzen (S. 544). Sterben die Patienten in einem *hepatischen Koma*, finden sich im ganzen ZNS, vor allem in den tieferen Schichten der Groß- und Kleinhirnrinde sowie in den Basalganglien und im Nucleus dentatus, vermehrt protoplasmatische Astrozyten. Bei der chronischen hepatozerebralen Degeneration, die sich durch zunehmende Demenz, Dysarthrie, Ataxie und Athetose auszeichnet, beobachtet man nicht nur eine astrozytäre Hyperplasie sondern auch degenerative Veränderungen und Untergang von Ganglienzellen.

Intoxikation durch Methylalkohol

Dieser einfachste aller Alkohole *(CH_3OH)*, auch *Methanol* oder *Holzgeist* genannt, wird u. a. als Lösungsmittel, Farbentferner, Bestandteil von Frostschutzmitteln und zur »Denaturierung« von Äthanol benützt. Vergiftungen beruhen in der Mehrzahl der Fälle auf Trinken von Methylalkohol als Ersatz für Äthylalkohol bzw. auf einem Konsum denaturierten Äthylalkohols. Die minimale tödliche Dosis für Erwachsene läßt sich nicht mit Bestimmtheit angeben. Todesfälle sollen sich nach Einnahme von 20 ml ereignet haben, während chronische Alkoholiker den Konsum von 250 ml z. T. überlebten. Eine Menge von 15 ml mag bei Leuten ohne Toleranz genügen, um eine permanente Blindheit zu erzeugen. Methanol kann auch durch die Haut eindringen oder auf dem Weg der Inhalation toxisch wirken.

Pathogenese: Methylalkohol wird im Körper zu Formaldehyd und Ameisensäure oxidiert, wobei – zumindest, was die ersten metabolischen Schritte anbelangt – die Alkoholdehydrogenase katalysierend wirkt. Die Umsatzrate von Methylalkohol beträgt nur etwa 15% derjenigen von Äthanol, und ein gleichzeitiger Konsum des letzteren reduziert sie noch weiter. Die toxischen Metaboliten von Methylalkohol, vor allem *Formaldehyd*, schädigen die verschiedensten Zellarten. Besonders betroffen werden die *Retina* und der *N. opticus*. Außerdem kommt es oft zur Ausbildung einer schweren *metabolischen Azidose*, die auf der Anhäufung von Ameisensäure sowie dem hemmenden Effekt von Formiaten auf Enzyme, die normalerweise die Oxidation von Kohlenhydraten katalysieren, beruht. Nicht selten beobachtet man erhebliche *Pankreasschäden.*

Morphologisch zeigten sich nach akuter tödlicher Intoxikation durch Methanol u. a. *Ganglienzelluntergänge in der Retina*; in geringerem Maß sind andere Teile des ZNS betroffen. Die *Pankreasschäden* umfassen einesteils Veränderungen exokriner Drüsenzellen (Ausscheidungsstörungen, z. T. Ödem und Nekrose), anderenteils fanden sich Gefäßwandläsionen.

Folgen: Im Anschluß an die perorale Einnahme einer toxischen Menge von Methylalkohol dauert es in der Regel 12–24 Std, bis die *ersten Symptome*, wie Kopfschmerzen, Schwindelgefühle, Übelkeit, z. T. mit Erbrechen sowie oft Bauchschmerzen (vermutlich infolge der erwähnten Pankreasschäden), einsetzen. Außerdem notiert man vasomotorische Störungen und eine Dämpfung zentralnervöser Funktionen. Fast immer bestehen *Sehstörungen*, die von einer Einbuße an Sehschärfe bis zur – teils transitorischen, u. U. aber permanenten – *Blindheit* reichen. Die Pupillen sind meist dilatiert und reagieren nicht mehr. In schweren Fällen kann es zum Exitus letalis unter dem Bild eines respiratorischen, manchmal kardialen, Versagens kommen. Trotz der oft schweren Azidose wird eine Kußmaul'sche Atmung nicht häufig festgestellt.

Weitere Alkohole

Isopropylalkohol ($(CH_3)_2CHOH$) gebraucht man zum Einreiben, als »after shave lotion« und zum Reinigen von Glas, während *n-Propylalkohol* ($CH_3(CH_2)_2OH$) hauptsächlich in der Industrie zur Anwendung gelangt. Diese Substanzen sind ungefähr doppelt so toxisch wie Äthylalkohol (minimale tödliche Dosis für perorale Einnahme durch Erwachsene: ca. 250 ml). Etwa 10–20% des aufgenommenen Isopropylalkohols werden im Körper in Azeton umgewandelt. Im Anschluß an tödliche Intoxikationen fand man pathologisch-anatomisch u. a. eine hämorrhagische Tracheobronchitis, eine Bronchopneumonie und/oder ein hämorrhagisches Lungenödem. Im Vordergrund der Symptome standen in solchen Fällen Äußerungen einer schweren zentralnervösen Dämpfung, die z. T. bis zum Koma reichte. In der Regel kommt es zu einem Schock, mit entsprechenden Nierenveränderungen u. a. m.

Andere Alkohole entfalten ähnliche toxische Effekte. Einer der giftigsten unter ihnen, *Allylalkohol* (minimale tödliche Dosis für Erwachsene: 64 mg/kg Körpergewicht), ferner *Amylalkohol, 2-Butoxäthanol, Zyklohexanol, 2-Methoxyäthanol* und andere bewirken außer einer Depression zentralnervöse Funktionen, u. U. eine lokale Irritation der Schleimhäute sowie Leber- und Nierenschäden, auch eine Störung der Hämopoiese. *Glyzerin*, das sich u. a. als Zusatz zur Aufbewahrung von Zellen bei tiefer Temperatur eignet und somit als zellschonend bezeichnet werden kann, führt im Tierversuch nach i. v. Injektion u. U. zu einer akuten Niereninsuffizienz. Der diesem Phänomen zugrunde liegende Mechanismus scheint hämodynamischer Natur zu sein (initiale Ansammlung des Fremdmaterials in den Glomeruli, anschließend ischämische Schädigung der Tubuli?).

Äthylenglykol und Diäthylenglykol

Die minimale tödliche Dosis von *Äthylenglykol* *(CH_2OHCH_2OH)* für Erwachsene beträgt bei oraler Einnahme ungefähr 100 g, für *Diäthylenglykol* *($HOCH_2CH_2OCH_2CH_2OH$)* 15–100 g. Die relativ zahlreichen tödlichen Vergiftungen durch diese Frostschutzmittel (jährlich bis über 50!) betreffen meistens chronische Alkoholiker, die die Substanzen als Ersatz für Äthylalkohol trinken. Diese Glykole finden überdies Verwendung als Reinigungsmittel in Haushalt und Industrie sowie in verschiedenen Gewerben (Schuhmacher, Buchbinder u. a.). Es sind auch Inhalationsschäden bekannt.

Pathogenese: Die beiden genannten Glykole werden im Körper in *Oxalat* umgewandelt. Die toxischen Erscheinungen beruhen dementsprechend zunächst auf einer zentralnervösen Dämpfung – ähnlich wie bei Äthylalkoholintoxikationen –, später treten im Fall des Überlebens der Betroffenen Nierenschäden hinzu, die zu einem guten Teil durch Oxalat bedingt sind, ferner auch Leberveränderungen.

Morphologisch findet man kurze Zeit nach akuter Intoxikation, die innerhalb von Stunden zum Tod führen kann, nichts Auffälliges, ähnlich wie bei der akuten tödlichen Äthanolvergiftung. Überlebt der Patient 1–3 Tage, entwickelt sich nicht selten ein Lungenödem. Vom 2. Tag an bestehen in der Regel auffällige *Nierenveränderungen*, die sich durch eine partielle oder weitgehende Nekrose der Hauptstücke mit intraluminaler Anhäufung von massenhaft *Oxalatkristallen* auszeichnen. Es treten da und dort tubulovenöse Anastomosen auf, die mit der Bildung von Erythrozytenzylindern einhergehen. An weiteren Befunden sind hervorzuheben: eine sog. *»chemische Meningitis«*, z. T. mit Ablagerung von Kalziumoxalat in den Perivaskulärräumen, ähnliche, aber weniger ausgeprägte Veränderungen im *Gehirn* und eine grobvakuoläre Umwandlung der Parenchymzellen in zentrolobulären Bereichen der *Leber*. Besonders Diäthylenglykol kann zu einer massiven Leberparenchymnekrose führen.

Folgen: Die Initialsymptome der Intoxikation durch diese Glykole gleichen denen einer schweren Äthanolvergiftung. Der Tod kann innerhalb weniger Stunden eintreten, oft unter dem Bild eines respiratorischen Versagens. Kommt der Patient am 2.–3. Tag ad exitum, steht in der Regel terminal ein Lungenödem im Vordergrund. Später herrschen Symptome der akuten Niereninsuffizienz vor, z. T. verbunden mit Zeichen von Leberschädigung (u. U. Ikterus) und meningitischen Symptomen.

Propylenglykol entfaltet im Tierversuch ebenfalls eine erkennbare zytotoxische Wirkung (z. B. auf tetraploide Epithelzellen der Harnblase). Gemische von Polyäthern, Alkohol und *Polypropylenglykol* lösen hie und da ein Asthma bronchiale aus.

178.4. Vergiftungen durch Ester, Aldehyde, Ketone und Äther

Dimethylsulfat

Diese Substanz *($(CH_3)_2SO_4$)* wird vor allem in der organischen Synthese benützt. Eine Dosis von 1–5 g kann tödlich wirken. In Wasser hydrolysiert Dimethylsulfat unter Bildung von Methylalkohol und Schwefelsäure, woraus sich seine *korrosive Wirkung* erklärt. Auf Schleimhäute wirkt es sehr stark reizend. Bekannte Todesfälle beruhten mehrheitlich auf einem schweren Lungenödem. Außerdem fanden sich Läsionen im Verdauungstrakt sowie in Leber, Nieren und Herz.

Triorthokresylphosphat und Triphenylphosphat

Von den *Kresylphosphaten* $(CH_3C_6H_4)_3PO_4$, die in 3 isomerischen Formen vorkommen, ist nur die Orthoform von toxikologischer Bedeutung. Sie wird als Schmiermittel, zur Herstellung feuerfester Beläge und als Weichmacher plastischer Überzüge gebraucht. Die tödliche Dosis bei peroraler Einnahme beträgt 1–10 g (Erwachsene). Die Hauptwirkung besteht in einer *Entmarkung von Nerven*, in geringerem Grad von zentralnervösen Markscheiden, ferner in degenerativen Veränderungen der Muskulatur. *Triphenylphosphat* verursacht ähnliche Schäden wie Triorhtokresylphosphat.

Beispiel:

- Im Militärdienst verwechselte ein Koch Speiseöl mit Triorthokresylphosphathaltigem Öl, so daß eine ganze Kompanie schwerste Lähmungen erlitt. Diese *»Ölsoldaten«*, wie man sie nannte, blieben zum guten Teil dauernd invalid.

Ester

Leber- und Nierenläsionen sind nach Vergiftung durch *Amylazetat*, das einen narkotisierenden Effekt haben kann, *Äthylazetat* und *Äthylakrylat* bekannt. Letzteres scheint auch das Myokard in Mitleidenschaft zu ziehen. Wie im Fall der Ketone und Äther, kommt es auch unter dem Einfluß höherer Konzentrationen von Estern zu Schleimhautreizungen, und manche dieser Substanzen beeinträchtigen die zentralnervösen Funktionen. Kanzerogenizität ist u. a. für *Methylmethansulfonat* und *Triallylphosphat* erwiesen. Die Giftigkeit des Triorthokresylphosphats wurde schon hervorgehoben. Gewisse Substanzen, wie *β-Propiolakton*, haben eine nachgewiesene kanzerogene Wirkung.

Formaldehyd

Diese bei Zimmertemperatur meist gasförmige Substanz *(HCHO)* ist im Handel gewöhnlich als 40%ige Lösung erhältlich *(»Formol«)*. Man benützt sie u. a. zu Desinfektionszwecken, als Antiseptikum, als Desodorans sowie zur Gewebefixation in der Histologie und zur Einbalsamierung von Leichen. Die polymerisierte Form, *Trioxymethylen (Paraformaldehyd)*, zersetzt sich in Hitze in Formaldehyd, was zur Nebelbildung genutzt wird. Die minimale tödliche Dosis von Formol für Erwachsene wird bei peroraler Einnahme mit 60–90 ml angegeben. Die TLV in Luft beträgt 5 ppm.

Pathogenese: Formaldehyd reagiert mit fast allen Zellsubstanzen und führt, u. a. unter *Denaturierung der Proteine und »Fixation« der Makromoleküle*, zum *Zelltod*. Mit der Zeit kann es *allergisierend* wirken (Hapteneffekt).

Morphologisch steht eine Schleimhautnekrose im Vordergrund, wobei die abgestorbenen Gewebeteile histologisch noch längere Zeit erhalten bleiben. Außerdem wurden degenerative Veränderungen in Leber, Nieren, Herz und Gehirn beschrieben.

Folgen: Nach peroraler Einnahme setzt rasch ein brennender Schmerz ein, der oft in einen Kollaps überleitet. Todesfälle standen in der Regel unter dem Zeichen eines Kreislaufversagens. Bei chronischem Kontakt mit Formaldehyd kann bei einzelnen Individuen eine allergische Kontaktdermatitis entstehen – bei Pathologen keine Seltenheit! Die Überempfindlichkeit äußert sich oft in Konjunktivitiden und asthmaähnlichen Atembeschwerden.

Azetaldehyd, Metaldehyd und Paraldehyd

Azetaldehyd wird u. a. in der chemischen Industrie gebraucht, während Paraldehyd als Schlafmittel immer noch Verwendung findet und Metaldehyd u. a. zur Bekämpfung von Schneckenplagen eingesetzt wird. In Gegenwart von Wasser bzw. in der Feuchtigkeit entsteht aus Paraldehyd langsam Azetaldehyd und Essigsäure. In saurem Milieu geht der erstere auch aus Metaldehyd hervor. Man nimmt an, daß die toxischen Effekte dieser Substanzen vor allem auf *Azetaldehyd* beruhen, das allgemein zellschädigend wirkt. Die minimale tödliche Dosis von Metaldehyd beträgt für Erwachsene ca. 3 g. Nach Einnahme von Metaldehyd wurde u. a. ein Lungenödem festgestellt. Inhalation dieser Substanzen wirken vor allem auf den Respirationstrakt irritierend. Wiederholte Expositionen gegenüber Azetaldehyd können – wie im Fall von Formaldehyd – allergisierend wirken.

Ketone

Azeton, das erst in Dosen von mehr als 5 g/kg Körpergewicht u. U. tödlich wirkt, ruft in geringeren Dosen u. a. eine Hypoglykämie hervor. Von Vergiftungen durch *Hexanon-2* ist bekannt, daß sie z. T. mit Neuropathien einhergehen. *Keten* in höheren Dosen zeigt einen Effekt, der dem von Phosgen vergleichbar ist. Alle Ketone irritieren in höheren Konzentrationen die Schleimhäute und schädigen im Fall von Inhalation u. U. die Lungenalveolen. Die Mehrzahl dieser Substanzen hat zudem nach erfolgter Resorption in höheren Dosen einen dämpfenden Einfluß auf das ZNS.

Äther

Diäthyläther und andere zu Narkosezwecken benützte Äther kamen bereits zur Sprache (S. 1571). Die meisten Stoffe dieser Gruppe reizen bei Inhalation in höheren Konzentrationen den Respirationstrakt, und viele von ihnen führen zu einer Depression zentralnervöser Funktionen. *Leber- und Nierenschäden* sind nach Intoxikationen mit Substanzen, wie *Dioxan*, beobachtet worden. Die entwässernde Eigenschaft von Dioxan macht es zu einem oft benützten Hilfsmittel der histologischen Technik, und bei ungenügender Ventilation kann es zu einer gefährlichen Konzentration der Substanz in der Luft kommen. Ähnlich wie andere nephrotoxische Chemikalien erzeugt Dioxan in toxischen Dosen u. a. Veränderungen der Nierenhauptstücke, im besonderen Vakuolenbildung, Desorganisation der Mikrovilli, Vermehrung des glatten endoplasmatischen Retikulums sowie Schwellung der Mitochondrien, z. T. verbunden mit Einlagerung amorphen Materials in der Matrix. Bei Untergang von Mitochondrien beobachtet man nicht selten an die Cristae angelagerte Kristalle.

178.5. Schädliche Wirkung von Kohlenwasserstoffen

Petroleumdestillate: Kerosene bzw. Kerosin, Dieselöle, Benzin und verwandte, überwiegend aliphatische Produkte

Petroleumdestillate sind Flüssigkeiten, die gerad- oder verzweigtkettige aliphatische Kohlenwasserstoffe von verschiedener Molekülgröße bzw. Kettenlänge (C_6H_{14} – $C_{16}H_{34}$) enthalten. Oft sind in diesen Gemischen aromatische Kohlenwasserstoffe enthalten (Benzol, Toluol, Xylol, s. u.). Überwiegend handelt es sich um gesättigte Kohlenwasserstoffe; ungesättigte sind aber in den Gemischen meist auch vorhanden. Der Siedepunkt für *Kerosene*, *Schmieröle* und *Dieselöle* liegt über 150 °C, derjenige für Lösungsmittel aus dieser Gruppe meistens zwischen 100 und 150° C, und Substanzgemische, wie *Benzin*, weisen einen Siedepunkt zwischen 20 und weniger als 100° C auf. Gewöhnliches Benzin entspricht in der Regel einem Gemisch aus Hexan, Heptan und Oktan, das in geringen Konzentrationen noch andere Substanzen enthält. Bezeichnungen, wie Leichtbenzin, Gasolin, Petroläther, Testbenzin, Ligroin u. a. gelten für gereinigte, zu besonderen Zwecken hergestellte Benzinarten. Höhermolekulare Verbindungen bzw. Gemische davon tragen Namen, wie *Schwerbenzin, Rohöl, Heizöl, Petroleum* u. a. *Paraffinöl* entspricht einem gereinigten Gemisch höhermolekularer, zum größten Teil verzweigter aliphatischer Kohlenwasserstoffe.

Flüchtige Substanzen dieser Art wirken vor allem über eine Lungenreizung und eine zentralnervöse Depression (Dämpfung) schädlich. Die TLV für solche Stoffe wird mit 500 ppm angegeben. Todesfälle sollen nach peroraler Einnahme von 10 ml Petrol oder Benzin vorgekommen sein; umgekehrt weiß man von Personen, die trotz Trinkens von 250 ml überlebten. *Reine, nicht flüchtige Öle aus dieser Gruppe* besitzen keine nennenswerte Toxizität, wenn man von der Möglichkeit einer *exogenen Lipidpneumonie* (S. 634) bei Aspiration oder fortgesetzter Inhalation von Ärosolen sowie von der Bildung von *Lipogranulomen in Darmfollikeln und mesenterialen Lymphknoten* bei Abusus von *Paraffinöl als Laxans* absieht.

Pathogenese: Die Toxizität dieser Stoffe hängt von ihrer *Resorbierbarkeit* ab. Diese ist – wie gesagt – für Mineralöle sehr gering, während Benzin rasch aufgenommen wird, insbesondere nach Inhalation. Als Fettlösungsmittel vermögen Petroleumdestillate die Membranen und andere Strukturen der Körperzellen zu beeinflussen, was sich vor allem an oberflächlich gelegenen Zellen im Respirationstrakt sowie an Neuronen des ZNS bemerkbar macht. Letztere erfahren eine konzentrationsabhängige Dämpfung ihrer Funktionen mit entsprechender narkotisierender Wirkung bei höherer Dosierung. *Akute Intoxikationen* manifestieren sich daher in erster Linie in Schädigungen des Respirations- und/oder Verdauungstrakts sowie in Störungen zentralnervöser Leistungen. Bei *chronischer Exposition* gegenüber höheren Konzentrationen flüchtiger Petroleumdestillate in der Luft entwickeln sich u. U. Leber-, Nieren- und Knochenmarkschäden, wobei vermutet werden darf, daß wenigstens ein Teil der Veränderungen durch Kontaminantien, wie Benzol und/oder Toluol (s. u.), verursacht wird.

Morphologisch erkennt man bei schwereren *akuten Vergiftungen* eine Hyperämie des Respirations- und/ oder Verdauungstrakts, z. T. verbunden mit Epithelschäden und einem wechselnden Grad entzündlicher Reaktion sowie oft ein Lungenödem. Hinsichtlich der Befunde bei *chronischer Intoxikation* sei auf die durch Benzol und Toluol hervorgerufenen Veränderungen hingewiesen (s. u.).

Folgen: *Akute Vergiftungen* durch Petroleumdestillate in größerer Menge bzw. höherer Konzentration äußern sich in der Regel durch Übelkeit, oft verbunden mit Erbrechen, Hustenreiz sowie Atembeschwerden, die sich in schweren Fällen rasch im Sinn eines Lungenödems verschlimmern können. Hie und da wird ein blutiges Sputum bemerkt, und in einigen Fällen kam es zu Pneumothorax und/oder interstitiellem Emphysem. Mit der Zeit entwickelt sich oft eine Bronchopneumonie. Besondere Gefahr besteht bei Aspiration von verschluckten Petroleumdestillaten (z. B. im Zusammenhang mit Erbrechen), was zu zusätzlichen Lungenschäden führen kann. Nach Einnahme per os von mehr als 1 ml/kg Körpergewicht machen sich überdies zentralnervöse Störungen deutlich bemerkbar. Je nach Dosis treten Schwindelgefühle, Verwirrtheitszustände sowie u. U. Konvulsionen und ein Koma ein. Es sind Fälle bekannt, in denen sich ein Kammerflimmern des Herzens einstellte. *Chronische Intoxikationen* durch Inhalation von Petroleumdestillaten manifestieren sich u. a. in Schwindelgefühlen, Schwächegefühl, Nervosität, Parästhesien, Gliederschmerzen sowie manchmal in einer deutlichen Anämie.

Aromatische Kohlenwasserstoffe, im besonderen Benzol, Toluol und Xylol

Diese Verbindungen finden als organische Lösungsmittel in Industrie, Gewerbe und Haushalt eine ziemlich weite Verbreitung. Toluol ist z. B. in gewissen Klebstoffen, wie »rubber cement«, enthalten, und Xylol spielt in der histologischen Technik eine große Rolle. Die TLV für Benzol, die gefährlichste der drei Substanzen, liegt bei 1 ppm, diejenige für Toluol und Xylol bei 100 ppm. Toxische Effekte werden nach Einnahme von etwa 0,2 g Benzol/kg Körpergewicht und ca. 0,5–1 g Toluol oder Xylol/kg Körpergewicht beobachtet. Die minimale Letaldosis für Erwachsene beträgt 2–5 g/kg Körpergewicht (Ingestion und Inhalation).

Pathogenese: In hohen Konzentrationen *(akute Intoxikationen)* üben diese Stoffe einen stark dämpfenden Effekt auf das ZNS aus. Außerdem kann es – vor allem bei Vergiftungen durch Benzol und Toluol – zu Schäden des Leber- und Nierenparenchyms kommen. Wie im Fall der aliphatischen Kohlenwasserstoffe besteht bei Inhalation dieser Stoffe in hoher Konzentration überdies die Gefahr eines Lungenödems. Dasselbe gilt für die Aspiration benzol-, toluol- oder xylolhaltiger Flüssigkeiten, wie sie bei Erbrechen und Bewußtlosigkeit beobachtet wird. *Chronische Intoxikationen* durch Benzol, z. T. auch durch Toluol, die meistens auf Inhalation dieser Substanzen beruhen, zeichnen sich in manchen Fällen durch einen *Schaden des blutbildenden Knochenmarks* aus, der in Wirbelkörpern besonders deutlich zutage tritt. Das Bild entspricht einer hyporegeneratorischen Panmyelozytopenie bzw. Panhämozytopenie, die bis zur *Knochenmarkaplasie* reichen kann. Die Mechanismen, die dieser Wirkung zugrunde liegen, sind noch nicht befriedigend geklärt. Man nimmt an, daß die aromatischen Kohlenwasserstoffe mit verschiedenen Enzymsystemen interferieren und im besonderen Maß die DNA-Synthesetätigkeit der Blutzellvorläufer beeinträchtigen. Benzol entfaltet u. U. einen *leukämogenen Effekt* (S. 180). Im übrigen finden sich nicht selten »degenerative« Veränderungen in verschiedenen parenchymatösen Organen, wie Leber, Myokard, Nebennieren u. a.

Morphologisch stellt man bei *akuten Vergiftungen*, außer einem Lungenödem, petechialen Blutungen, Blutfülle der Organe und einer verminderten Cruorbildung, nichts Typisches fest. Meistens macht sich bei der Autopsie der charakteristische Geruch der betreffenden Substanz bemerkbar. In klassischen Fällen von *chronischer Vergiftung* ist das blutbildende Knochenmark weitgehend verschwunden und ersetzt durch Fettgewebe (S. 419). Außerdem erkennt man Zeichen von Zelluntergang sowie einen wechselnden Grad von Verfettung u. a. in Leber und Myokard, regressive Veränderungen im ZNS und in der Nebennierenrinde, Blutungen u. a.

Folgen: *Akute Intoxikationen* führen zu zentralnervösen Störungen, die von Schwindelgefühlen bis zu Sehstörungen und Koma reichen. Übelkeit, z. T. mit Erbrechen, fehlt selten. Hie und da macht sich anfänglich ein euphorisierender Effekt bemerkbar, und in einem Teil der Fälle deliriert der Patient, bevor er bewußtlos wird. Todesfälle gehen mehrheitlich auf eine respiratorische Insuffizienz zurück. Manchmal entsteht ein Kammerflimmern. Überlebt der Betroffene die zentralnervöse Phase der Vergiftung, machen sich in einem Teil der Fälle Störungen aufgrund der Leber- und Nierenschädigungen bemerkbar. Die *chronische Vergiftung* durch Benzol oder Toluol geht oft mit hartnäckigen Kopfschmerzen, Anorexie, Nervosität und Schwindelgefühlen einher. Irreversible Enzephalopathien mit Tremor, Ataxie u. a. sind vereinzelt beobachtet worden. Je nach dem Ausmaß des *Knochenmarkschadens* zeigen sich Folgen der Anämie, Thrombozytopenie und Leukopenie (S. 163).

Naphthalin

Naphthalin ($C_{10}H_8$) wird – abgesehen von seiner Verwendung in der chemischen Industrie – vor allem zur Herstellung von *Mottenkugeln* benützt. Auf die Gefahr der Vergiftung von Kindern durch dieses Material wurde schon hingewiesen. Die toxischen Effekte umfassen u. a. eine *Hämolyse* wechselnden Grades, Leberzellschäden und Nierenveränderungen, die bis zur akuten renalen Insuffizienz reichen können. Außerdem treten zentralnervöse Symptome auf (s. o.). Schwere Formen von Hämolyse zeigen u. U. Patienten, die einen *hereditären Defekt der Glukose-6-Phosphat-Dehydrogenase* (S. 427) aufweisen und mit Naphthalin in Berührung kommen.
Naphthalin ruft bei stetigem Kontakt oft *Dermatitiden* hervor.

Chronische Intoxikationen durch organische Kohlenwasserstoffe in der Athmosphäre

Vor allem in Großstädten enthält die Luft oft erhebliche Mengen organischer Kohlenwasserstoffe, die vor allem den Auspuffgasen von Automobilen und – zu einem kleineren Teil – dem Rauch von Ölheizungen entstammen. Die Probleme dieser Art von Luftverschmutzung kommen später zur Sprache (S. 1613). Auf mögliche Initiator- und Promotoreffekte organischer Kohlenwasserstoffe in der Karzinogenese wurde hingewiesen.

Beispiele:

- Bei *Ratten* führt eine wiederholte Injektion von *Benzol* über einige Wochen zu Knochenmarkschäden, die in der Wirbelsäule ausgeprägter sind als etwa im Femur. Die Gründe für diese lokalisatorischen Unterschiede sind nicht klar.
- Im Tierversuch *(Ratten)* bewirkt injiziertes Toluol u. a. auch eine dosisabhängige Vermehrung der Zahl und des gesamten Volumenanteils der *Mitochondrien* der Hepatozyten, verbunden mit einer Vermehrung der Matrixgranula, ferner eine *Verkleinerung des Kernvolumens*. Eine Deutung dieser Befunde steht noch aus.

178.6. Toxische Effekte stickstoffhaltiger organischer Verbindungen

Anilin, Dimethylanilin, Nitroanilin, Toluidin und Nitrobenzol

Anilin (Aminobenzol, Phenylamin, $C_6H_5NH_2$) wird in der chemischen Industrie für verschiedene Zwecke benützt. Vor allem die Farbstoffchemie bedient sich dieser Substanz. Im Handel ist Anilin meistens durch Benzol, Nitrobenzol, Toluol u. a. verunreinigt (»technisches Anilin«). Anilinhaltige Produkte sind Drukker-, Wäscher- und andere Spezialtinten (-farbstoffe), gewisse Farbentferner, Schuhkremen, Haarfärbemittel u. a. *Dimethylanilin, Nitroanilin, Toluidin* und *Nitrobenzol* finden vor allem in der synthetischen Farbstoffchemie Anwendung. Man kennt eine große Zahl weiterer Substanzen dieser Art.
Die minimale tödliche Dosis von Anilin und Nitrobenzol wird mit 1 g angegeben. Es sind jedoch Vergiftungsfälle bekannt, bei denen der Patient die Einnahme von 30 g überlebte.

Pathogenese: Anilin und Nitrobenzol wirken offenbar durch ein – bisher nicht geklärtes – Zwischenprodukt biotransformatorischer Prozesse, das Hämoglobin in *Methämoglobin* umwandelt. Als Folge der Methämoglobinämie bei *akuten Intoxikationen* kommt es zu einer Hypoxie der Gewebe, die sich besonders im *Zentralnervensystem* schädigend auswirkt. In wechselndem Maß findet sich eine intravasale *Hämolyse*. Die mögliche *kanzerogene Wirkung* solcher Substanzen bei *chronischer Exposition* wurde früher erörtert (z. B. *Harnblasenpapillome und -karzinome* nach längerer Exposition gegenüber *β-Naphthylamin*, einem Kontaminanten von »technischem Anilin«, S. 180).

Morphologisch: *Akute Vergiftungen* (Inhalation, perorale Einnahme oder allenfalls Eindringen durch die Haut) durch Anilin, Nitrobenzole und verwandte Stoffe, die einen tödlichen Ausgang nahmen, ließen bei der Autopsie u. a. folgende Veränderungen erkennen: braune Farbe des Bluts infolge Methämoglobinämie, Zeichen von intravasaler Hämolyse (S. 433), Leber- und Nierenschäden wechselnden Ausmaßes und Erscheinungen, wie man sie vom Erstickungstod her kennt (S. 1398). Hie und da bestanden Ulzerationen in der Harnblase.

Folgen: Die wichtigsten Symptome der *akuten Anilinvergiftung* umfassen Kopfschmerzen, Schwindel, ein unterschiedliches Maß von Zyanose, arterielle Hypotonie und – in schweren Fällen – Konvulsionen und Koma. Wird die akute Phase überlebt, zeigt der Patient in der Regel eine Anämie, verbunden mit Ikterus. Bei *chronischer Exposition* klagen die Betroffenen oft über Schwäche und Irritabilität. Objektiv findet man in der Regel eine Anämie und einen Gewichtsverlust. Besondere Aufmerksamkeit ist dem Erscheinen papillärer Harnblasentumoren bzw. -karzinomen zu schenken.

Trinitrotoluol (TNT)

TNT ist ein häufig benützter Explosivstoff, der vor allem in Munitionsfabriken in größeren Mengen vorhanden ist. Die minimale tödliche Dosis beträgt etwa 1–2 g, die TLV in Luft 0,5 mg/m^3.

Pathogenese: TNT schädigt viele Zellarten, u. a. Leberparenchym, Nierenhauptstücke und Knochenmark.

Morphologisch stehen bei *akuten Todesfällen* u. a. Zelluntergänge in Leber und Nieren, die bis zur akuten gelben Leberdystrophie und/oder zur Nierenrindennekrose reichen können, schwere Knochenmarkschäden, Blutungen und wechselnde Masse von Zellschäden in verschiedenen Organen im Vordergrund. Bei *chronischer Exposition* bestehen ebenfalls häufig Leber- und Nierenveränderungen, ferner kann es in einem Teil der Fälle (Idiosynkrasie?) zu einer aplastischen Anämie kommen. Oft finden sich überdies Dermatitiden.

Folgen: Schwere *akute Intoxikationen* manifestieren sich mehrheitlich in einer tiefgreifenden Störung der Leber- und Nierenfunktionen, die z. T. in ein hepatisches Koma und/oder eine Anurie überleiten kann. Bei *chronischer Intoxikation* zeigen sich Symptome von Seiten derselben Organe, ferner macht sich nicht selten eine Dermatitis an exponierten Stellen bemerkbar, und in wechselndem Maß bestimmen Symptome der Anämie das Bild. Hämolytische Episoden sind vor allem bei Personen mit hereditätem Glukose-6-Phosphat-Dehydrogenasedefekt bekannt.

Beispiele:
- Tödliche Anilinvergiftungen bei *Säuglingen* beruhten hie und da auf der Resorption dieser Substanz aus Farbstoff, der zur Bezeichnung der Wäsche an der Innenfläche aufgetragen war. Kochen mit den üblichen Waschmitteln entfernt die giftigen Substanzen, ohne die Farbe zu beseitigen.
- *Toluol-Diisozyanat*, das zur Herstellung von Schaumstoffen benützt wird, kann u. a. asthmaähnliche Zustände, in höheren Konzentrationen neurologische Ausfälle, Hornhautschäden und Überempfindlichkeitsreaktionen an der Haut sowie bei chronischer Exposition eine Thrombozytopenie hervorrufen. Isozyanathaltiger Rauch verursacht bei Feuerwehrleuten bekannte Intoxikationserscheinungen.

Trinitrophenol (Pikrinsäure)

Pikrinsäure (2,4,6-Trinitrophenol) wirkt bei peroraler Einnahme stark ätzend (S. 1598).

178.7. Intoxikationen durch Zyanide, Sulfide und Kohlenmonoxid

Diese Substanzen sind vor allem wegen ihres *anoxischen Effekts* gefährlich.

Zyanide und Zyanid freisetzende Substanzen

Die *Blausäure (Zyanwasserstoff, HCN)* wird u. a. bei chemischen Synthesen und als Fumigans benützt.

Akrylnitril (Akrylsäurenitril, CH_2CHCN) findet bei der Herstellung von synthetischem Gummi Verwendung. *Zyanamid (Zyansäureamid, HNCNH)* gebraucht man u. a. als Düngemittel und als Quelle von Blausäure. *Zyanogenchlorid (Dizyanchlorid, NCCNCl)* dient u. a. für gewisse chemische Synthesen. *Zyanide*, d. h. Salze der Blausäure, sind u. a. wichtig für die Reinigung von Metallen, Härtungsprozesse, photographische Arbeiten und Gewinnung von Edelmetallen, wie Gold. *Berlinerblau ($Fe_4(Fe(CN)_6)_3$)* kommt u. a. in der chemischen Industrie bei Synthesen zum Einsatz und wird in der Histologie zu Färbezwecken (Eisennachweis) benützt. Verschiedene *Pflanzen*, vor allem der Kern von Steinfrüchten, enthalten Blausäure, Zyanide und/oder Zyanid freisetzende Substanzen (z. B. Mandelonitril bzw. Amygdalin in bitteren Mandeln u. a., s. pflanzliche Gifte, S. 1642). Zyanide gehören zu den giftigsten Stoffen überhaupt. Eine Dosis von 300 mg KCN mag genügen, um den Tod herbeizuführen. Die TLV beträgt für HCN 10 ppm, für KCN 5 ppm.

Pathogenese: Die hohe Toxizität der Zyanide beruht auf ihrer Fähigkeit, rasch mit dem dreiwertigen Eisen der Zytochromoxidase zu reagieren. Das Enzym bildet mit dem Zyanid einen Komplex und wird dadurch inaktiviert. Außerdem kommt es zur Hemmung anderer Enzyme. Zu den wichtigsten Zellen, die von dieser Giftwirkung betroffen werden, gehören die Chemorezeptoren im Glomus caroticum und die Neuronen des Atemzentrums.

Morphologisch findet sich bei *akuten Todesfällen* nichts auffälliges, wenn man von dem typischen Mandelgeruch und allfälligen korrosiven Effekten im oberen Verdauungstrakt (besonders im Magen) nach peroraler Einnahme von KCN oder NaCN absieht.

Folgen: Die perorale Einnahme einer hochtoxischen Dosis von Zyaniden, Zyanogenchlorid, Azetonitril oder anderen Zyanid freisetzenden Substanzen kann innerhalb von 1–15 min zum Tod führen. Häufig tritt rasch Bewußtlosigkeit ein, und die Atmung setzt nach anfänglicher Steigerung mit der Zeit aus. Konvulsionen sind eine übliche Begleiterscheinung. Nach Inhalation von Blausäure in hoher Konzentration kann es innerhalb von einer Minute zum Exitus letalis kommen. Falls der Tod eintritt, geschieht dies in der Regel vor Ablauf von 4 Std. Wird der Patient nicht in kürzester Zeit bewußtlos, klagt er über Kopfschmerzen, Übelkeit, Schwindel und Benommenheit; überdies macht ihm die Dyspnoe zunehmend zu schaffen. Therapeutisch hat sich fast nur die rasch künstliche Erzeugung einer Methämoglobinurie bewährt, durch Inhalation von Amylnitrit und anschließende, dosierte i. v. Infusion von 3%igem Natriumnitrit.
Chronische Vergiftungen durch Zyanid bewirken manchmal zentralnervöse Symptome und bleibende Schäden, ähnlich wie im Fall der chronischen CO-Vergiftung (s. u.). Vereinzelt findet sich ein Hypothyreoidismus infolge Umwandlung von Zyaniden in Thiozyanat. Außerdem klagen die Patienten u. U. über Konjunktivitiden, Appetitverlust, Heiserkeit u. a.

Schwefelwasserstoff, Sulfide und Merkaptane
Schwefelwasserstoff (H_2S), ein Gas, entsteht u. a. bei der Zersetzung schwefelhaltiger Substanzen (z. B. Fäulnis in stehenden Gewässern, S. 1639) und kommt in wechselnden Konzentrationen in verunreinigter Luft (»Smog«), in Petroleumraffinerien, Bergwerken, Gerbereien u. a. vor. *Schwefelkohlenstoff (CS_2)* ist eine farblose, stark lichtbrechende, feuergefährliche Flüssigkeit, die man vor allem als Lösungsmittel benützt, etwa in Kunstseidenfabriken. *Merkaptane (Thioalkohole*, d. h. Alkohole, bei denen O durch S ersetzt ist) werden beim Raffinieren von Petroleum frei. Man gebraucht sie u. a. als warnenden Geruchstoff für Propan-, Butan- und natürliches Gas. Phenylmerkaptane wirken insektizid (S. 1580). *Ammoniumsulfid, Natriumsulfid* und *Thioazetamid* setzen im Kontakt mit Wasser oder Säuren H_2S frei.
Die TLV in Luft beträgt für H_2S 10 ppm, für CS_2 20 ppm, für Methyl- oder Äthylmerkaptan jedoch nur 0,5 ppm. H_2S-Konzentrationen in Luft von mehr als 300 ppm können u. U. den Tod herbeiführen. Die minimale letale Dosis von CS_2 bei peroraler Einnahme wird auf etwa 1 g geschätzt. Schwefel, der im Darmlumen z. T. zu Sulfiden umgewandelt wird, vermag in Mengen von 10–20 g eine starke Reizung der Intestinalschleimhaut und Nierenschäden hervorzurufen.

Pathogenese: *Schwefelwasserstoff* bewirkt – abgesehen von der Reizung der Augen und des Respirationstrakts – sowohl eine allgemeine zelluläre Hypoxie als auch eine direkte Dämpfung zentralnervöser Funktionen. *Schwefelkohlenstoff* schädigt in erster Linie neuronale Systeme in Gehirn, Rückenmark und in der Peripherie. Ferner beobachtet man eine Störung der Hämopoiese. *Merkaptane* entfalten vor allem lokal einen stark reizenden Effekt.

Morphologisch finden sich im Anschluß an akute Todesfälle meist keine besonderen Organveränderungen. Der Geruch von *H_2S* schon vor Einsetzen der Fäulnis ist hier ein wichtiger Hinweis. Liegen zwischen Vergiftung und letalem Ausgang 1–2 Tage, bestehen in der Regel eine Blutfülle und ein Ödem der Lungen. Nach Einnahme von *Schwefelkohlenstoff* zeigt der Verdauungstrakt meistens eine deutliche Hyperämie und Schwellung, ferner notiert man hie und da Zellschäden und -untergang im ZNS. Bei chronischen Intoxikationen durch CS_2 wurden wiederholt zerebrovaskuläre Veränderungen festgestellt.

Folgen: *Akute Vergiftungen* durch *H_2S* gehen frühzeitig mit einer starken Reizung der Augen und der Luftwege einher. Heiserkeit und rauhe Stimme gelten als relativ typisch. Dazu gesellen sich zentralnervöse Symptome, wie Benommenheit und Schlaflosigkeit, ferner Kopfschmerzen und Übelkeit. In schweren Fällen kann schon bald nach Exposition ein Lungenödem auftreten. Bei Konzentrationen von mehr als 500 ppm H_2S in der Luft kommt es in der Regel rasch zur Bewußtlosigkeit, und der Tod folgt manchmal schon im Verlauf der ersten Stunden. *Schwefelkohlenstoff* in Konzentrationen von mehr als 100 ppm in Luft erzeugt ebenfalls zentralnervöse Störungen, die von leichten Veränderungen des Verhaltens bis zum Koma reichen können. Todesfälle sind nach Einatmen von Luft mit 1000 ppm CS_2 vorgekommen. An der Haut verursacht diese Substanz oft oberflächliche Schäden. Tiefergreifende Nekrosen treten erst nach mehrminütigem Kontakt mit der unverdünnten Flüssigkeit auf. Nach peroraler Einnahme von Schwefelkohlenstoff oder löslichen Sulfiden stellen sich bald Übelkeit und Erbrechen ein, und in schweren Fällen kann unter dem Bild einer Zyanose und zentralen Atemstörung der Tod eintreten. *Äthylmerkaptan* und *Methylmerkaptan* in höheren Konzentrationen wirken sich – abgesehen von stärkeren Schäden am Ort ihres Eintritts – ähnlich aus; zudem beobachtet man nicht selten eine hämolytische Anämie. *Chronische Vergiftungen durch H_2S* bewirken uncharakteristische Störungen, wie Appetitlosigkeit, arterielle Hypotonie, Konjunktivitis, chronischen Husten und leichte zerebrale Symptome, z. B. Schwindelgefühle, Schlaflosigkeit u. a. Nach langdauernder Exposition gegenüber CS_2 sind derartige Veränderungen in der Regel noch ausgeprägter, z. T. mit Sehstörungen verbunden und durch neurologische Ausfälle sowie Tremor u. a. gekennzeichnet.

Kohlenmonoxid

Kohlenmonoxid (CO) entsteht vor allem bei unvollständiger Verbrennung von Kohle oder kohlenstoffhaltigem Material. Zu den gefährlichsten Quellen dieses Gases gehören schlecht kontrollierte Heizöfen, Benzinmotoren, Tabakrauch u. a. Die TLV ist im allgemeinen auf 50 ppm festgelegt, in einigen Ländern hat man sie auf 20 ppm und eine Dauer der Exposition von 8 Std. herabgesetzt. Konzentrationen von 100 ppm in Luft verursachen in der Regel keine Symptome, wenn die Expositionszeit ⅔ eines Tages nicht übersteigt. Eine Konzentration von 500 ppm während einer Stunde und bei leichter Arbeit, die etwa 20% des Bluthämoglobins in Karboxyhämoglobin umwandeln läßt, bewirkt in manchen Fällen Kurzatmigkeit und leichte Kopfschmerzen. Bei längerer Einwirkungsdauer machen sich indessen bald schwerere Symptome bemerkbar (s. u.), da unter diesen Bedingungen die Karboxyhämoglobinkonzentration im Blut 40–50% erreichen kann. Konzentrationen von 1000 ppm (0,1%!) haben in kurzer Zeit Bewußtlosigkeit zur Folge und führen in der Regel innerhalb von einer Stunde zum Todeseintritt. Zum Vergleich sei erwähnt, daß die Emissionen von Verbrennungsöfen z. T. mehr als 5% und solche von Benzinmotoren ohne Einrichtung zur Reinigung der Auspuffgase 3–7% CO enthalten. Rauch von Zigaretten, Zigarren und Pfeifen weist im Mittel einen CO-Gehalt von 4% auf!

Pathogenese: Die Mechanismen, die einer CO-Vergiftung zugrunde liegen, wurden zum guten Teil früher erörtert (S. 612). Es sei in Erinnerung gerufen, daß Hämoglobin eine ungefähr 210mal größere Affinität zu CO als zu O_2 zeigt, und daß die Anwesenheit von Karboxyhämoglobin die Stabilität des Hämoglobin-O_2-Komplexes verstärkt. Der durch höhere Konzentrationen von CO hervorgerufene *hypoxische Effekt* beruht demnach a) auf einer Verbindung dieser Moleküle mit Hämoglobinmolekülen, die damit für den Sauerstofftransport entfallen, sowie b) auf einer Behinderung der O_2-Freisetzung durch HbO_2. Man kann die Einwirkung mäßiger Konzentrationen von CO mit einem Aufenthalt in größerer Höhe vergleichen. Das Inhalieren des Rauchs einer einzigen Zigarette vermindert die für die Gewebe verfügbare Menge von Sauerstoff um etwa 8%, was einem Aufstieg von Meereshöhe auf 1300 m gleichkommt. Störungen sind besonders bei Bestehen arterieller bzw. arteriolärer Stenosen in *Herz* und/oder *Gehirn* zu erwarten. Kohlenmonoxid verbindet sich im übrigen auch mit Myoglobin der Muskulatur sowie mit verschiedenen Enzymen. Dies scheint aber bei CO-Vergiftungen eine geringe Rolle zu spielen.

Morphologisch fällt bei *akuter, rasch tödlicher CO-Vergiftung* – abgesehen von der kirschroten Blutfarbe, vereinzelten Blutungen in serösen Häuten und allenfalls im Gehirn sowie einem wechselnden, meist leichten Grad von Hirnschwellung – nichts Besonderes auf. Es sei hier daran erinnert, daß kirschrotes Blut auch nach Vergiftungen durch Zyanide oder Fluorazetat gefunden wird. Überlebt der Patient nach einer akuten Vergiftung *3–5 Tage*, finden sich erhebliche Organveränderungen, im besonderen *anämische und/oder hämorrhagische Nekrosen* im Bereich der *Basalganglien des Gehirns*, lamelläre Nekrosen in der grauen Rindensubstanz, Zelluntergänge auch in anderen zentralnervösen Arealen, ferner *herdförmige Nekrosen vor allem im subendokardialen Gebiet des Myokards*. Naturgemäß sind diese Veränderungen nicht für eine CO-Vergiftung pathognomonisch, sondern können auch durch anderswie entstandene schwere Formen von allgemeiner Hypoxie hervorgerufen werden. Der *Nachweis* einer CO-Vergiftung geschieht z. B. durch spektrometrische und/oder gaschromatographische Untersuchung des Bluts. Bei Aufbewahren von Blutproben im Kühler und unter Verschluß bleibt HbCO meist noch tagelang erhalten.

»*Chronische Vergiftungen*« durch CO führen zu einem Bild, das der Summe aller vom Verlauf der verschiedenen mehr oder weniger akuten Intoxikationsepisoden erlittenen Schäden entspricht. Man findet zystische Herde im Bereich der erwähnten Hirngebiete, eine subendokardiale fleckförmige Fibrose u. a. m. Dabei ist zu beachten, daß größere Infarkte in diesen Organen bzw. deren Spätresiduen durch eine kombinierte Wirkung arterieller Stenosen und einer CO-Vergiftung zustande kommen können. Das Knochenmark zeigt oft eine erythropoietische Hyperplasie.

Folgen: Wie oben geschildert, manifestiert sich ein *leichter Grad von CO-Vergiftung* in der Regel durch mehr oder weniger ausgeprägte Kopfschmerzen, Kurzatmigkeit und mäßige Schwindelgefühle. In solchen Fällen beträgt die HbCO-Konzentration im Blut meistens etwa 20–30%. Bei *Konzentrationen über 40%* nehmen die genannten Symptome an Intensität zu. Die Patienten fühlen sich z. T. übel, zeigen eine erhöhte Reizbarkeit, erscheinen verwirrt, klagen nicht selten über retrosternale Schmerzen und sind zu keiner körperlichen Anstrengung mehr fähig. Hie und da kollabieren sie bei relativ geringer Muskeltätigkeit. Steigt die *HbCO-Konzentration im Blut auf über 50–60%*, wird die *kirschrote Farbe der Haut und Schleimhäute* deutlich, und es treten eine kurzdauernde Hyperaktivität und bizarres Benehmen auf, die bald in Bewußtlosigkeit und -verlust umschlagen. Tritt der Tod in dieser Phase ein, mißt man nicht selten bis zu 90% HbCO im Blut. Erholen sich die Betroffenen unter Sauerstoffbeatmung oder Zufuhr frischer Luft, treten mitunter Krämpfe auf. *»Chronische«* (besser: *wiederholte akute bis subakute*) *CO-Vergiftungen* manifestieren sich in erster Linie durch zentralnervöse Symptome, die auf den oben erwähnten Schäden beruhen. Man notiert einen Verlust sensorischer Leistungen (z. B. Taktilitätsgefühl an Fingern), eine auffällige Vergeßlichkeit, eine Verminderung der intellektuellen Leistungen und Veränderungen der Persönlichkeit. Objektiv finden sich oft ein positives Rombergzeichen u. a. In einem Teil der Fälle bestehen ferner eine Leukozytose, allenfalls eine Hepatomegalie, eine erhöhte Blutungsneigung, Albuminurie und Glykosurie sowie weitere, wenig charakteristische Veränderungen. Man vermutet, daß hypoxische Schäden an kleinen Blutgefäßen an dieser Symptomatik mitbeteiligt sind. In Tierversuchen wie beim Menschen zeigen sich bei andauerndem Aufenthalt in einem CO-reichen Milieu gewisse Adaptationserscheinungen, wie eine Vermehrung der Masse zirkulierender Erythrozyten. Es sei erwähnt, daß CO-Vergiftungen schwangerer Frauen zu *Schäden des Keimlings* Anlaß geben können, u. U. sogar zu einem intrauterinen Tod derselben.

178.8. Vergiftungen durch vorwiegend korrosiv wirkende Chemikalien

Oxalsäure

Oxalsäure (COOH-COOH) ist in Wasser löslich und zeigt bei Erhitzung auf 100 °C eine erhebliche Dampfbildung. Die Substanz wird zu Bleichzwecken und zum Reinigen von Metallen in Industrie und Haushalt verwendet. Die minimale tödliche Dosis für Erwachsene bei peroraler Einnahme wird mit 5–15 g angegeben. Rhabarberblätter sind reich an Oxalaten.

Pathogenese: Oxalsäure wirkt zunächst am Ort des Kontakts mit Schleimhäuten als *korrosives Agens*. Mit Kalziumsalzen bildet sie unlösliches Kalziumoxalat, so daß es bei Vergiftungen zu einer *Hypokalzämie* (vor allem auch Verminderung der Konzentration *ionisierten Kalziums!*) mit ihren möglichen Folgen kommen kann (S. 821).

Morphologisch findet man nach peroraler Einnahme von Oxalsäure im Bereich des Mundes, der Speiseröhre und des Magens korrosive Veränderungen, die von leichten Epithelschäden bis zu flächenhaften Nekrosen und Ulzeration reichen. Schon kurze Zeit nach der Intoxikation entstehen *in den Nierentubuli zahlreiche Oxalatkristalle*, die deren Lichtung z. T. ausfüllen. Besonders die Hauptstücke weisen *Epitheluntergang* und – später – Zeichen von Regeneration auf. Nicht selten entwickelt sich später eine *interstitielle Fibrose* wechselnden Ausmaßes. Zu den üblichen Befunden bei schwerer akuter Vergiftung gehört u. a. eine *Hirnschwellung*.
Chronische Expositionen gegenüber Dämpfen von Oxalsäure äußern sich mit der Zeit vor allem in Nierenschäden (s. o.). Hautkontakte können lokale Nekrosen entstehen lassen.

Folgen: Akute *Vergiftungen* durch perorale Einnahme konzentrierter Oxalsäure führen sogleich zu brennenden Schmerzen im oberen Verdauungstrakt, oft verbunden mit Erbrechen. Kurze Zeit danach setzen in der Regel Muskelkrämpfe ein, die auf Hypokalzämie beruhen und u. U. über Konvulsionen, Bewußtseinsverlust und Kollaps innerhalb von Minuten zum Tod führen. Überlebt der Patient die akute Phase, stellen sich oft Zeichen einer akuten Niereninsuffizienz ein.
Chronische Intoxikationen, z. B. infolge Inhalation oxalsäurehaltiger Dämpfe, manifestieren sich meistens in einer progressiven Abnahme der Nierenfunktionen. Von reichlichem Rhabarbergenuß ist dies allerdings kaum bekannt geworden. Wiederholter Hautkontakt mit konzentrierter Oxalsäure zieht dann und wann gangränöse Veränderungen nach sich.

Fluor, Fluorwasserstoff und andere Fluorverbindungen

Fluor (F_2) und *Fluorwasserstoff (HF)* sind bei gewöhnlicher Temperatur Gase. Fluor findet vor allem bei organischen Synthesen in der chemischen Industrie Verwendung. Fluorwasserstoff gebraucht man u. a. bei der Verarbeitung von Petroleum und zum Ätzen von Glas. *Flussäure* entspricht einer wässerigen (30–80%igen) Lösung von HF.
Natriumfluorid (NaF), *Kryolit ($3NaF\text{-}AlF_3$)*, die *Kieselfluorwasserstoffsäure (H_2SiF_6)* und deren Salze sind weitere toxikologisch wichtige Fluorverbindungen. *Methylsulfonylfluorid* benützt man u. a. als Fumigans. Die TLV für Fluor in Luft beträgt 0,1 ppm, die für HF 3 ppm. Für Fluoride in Luft beträgt der entsprechende Wert etwa 2,5 mg/m^3. Als minimale tödliche Dosis von NaF werden 1–4 g angegeben.

Pathogenese: HF wirkt direkt *korrodierend*. Überdies sind Fluor und Fluoride *allgemeine Zellgifte*, die mit enzymatischen Vorgängen und dem Kalziumstoffwechsel interferieren (S. 814). Aufgrund der Bildung von unlöslichem CaF_2 kann es zu einer *Verminderung der Konzentration der Kalziumionen im Blut* kommen.

Morphologisch erkennt man nach *peroralen Fluoridvergiftungen korrosive Effekte im oberen Verdauungstrakt* (s. u.). Die *Inhalation* von Luft mit hochtoxischen Konzentrationen von F und/oder HF ruft Schäden in Respirationstrakt und Lungen hervor. In Todesfällen, die meist auf einer akuten Atem- und/oder Kreislaufinsuffizienz beruhen, findet sich – neben Zeichen einer alveolären Denudation (S. 612) – fast immer ein Lungenödem, möglicherweise kompliziert durch eine Pneumonie. Bei *chronischer Exposition* (z. B. exzessive Resorption von Fluoriden) entwickelt sich oft eine sog. *Fluorose* mit Sklerose und Brückigkeit der Knochen, Anämie, Gewichtsverlust, Gelenksteifigkeit und – bei Kindern und Jugendlichen – Verfärbung der Zähne (S. 133).

Folgen: Außer den genannten Störungen entsprechen die klinischen Symptome und Zeichen denen nach Einwirkung anderer korrosiver Säuren oder säureartig wirkender Chemikalien (s. u.).

Weitere starke Säuren und Chemikalien mit säureartiger korrosiver Wirkung

In Industrie, Gewerbe und Haushalt sind zahlreiche Säuren und Chemikalien mit säureartiger Wirkung im Gebrauch, die als Reinigungsmittel oder Beimengung zu solchen benützt werden. In chemischen Betrieben finden sie für zahlreiche Reaktionen Verwendung. Typische Beispiele sind starke *anorganische Säuren*, wie *Salzsäure (HCl)*, *Schwefelsäure (H_2SO_4)*, *Salpetersäure (HNO_3)*, *Phosphorsäuren*, wie *Orthophosphorsäure (H_3PO_4)*, *Pyrophosphorsäure ($H_4P_2O_7$)* und *Metaphosphorsäure (HPO_3)*. Ätzend wirken auch *organische Säuren*, so *Essigsäure (CH_3COOH)*, *Monochloressigsäure ($CH_2ClCOOH$)*, *Trichloressigsäure (CCl_3COOH)*, *Ameisensäure (HCOOH)*, *Weinsäure ($HOOC(CHOH)_2COOH$)* und – neben der Oxalsäure – viele andere. Im Kontakt mit Wasser bildet *Chlor (Chlorgas, Cl_2)* HCl und wirkt daher wie Salzsäure. Chlor wird zudem aus wässerigen *Hypochloritlösungen* (z. B. *Eau de Javelle = NaOCl*) freigesetzt. Weitere Chemikalien mit säureartiger korrosiver Wirkung sind *Azetylchlorid, Amyltrichlorzyklan, Bortrifluorid, Brom,* das als Desinfektions- und Bleichmittel benützte *Chlordioxid (ClO_2)*, *Chlortrifluorid (ClF_3)*, *Chlorsulfonsäure, Äthylchlorkarbonat, Jodwasserstoff, Milchsäure, Osmiumtetroxid (»Osmiumsäure«, OsO_4)*, *Perchlorsäure ($HClO_4$)*, *Schwefelchlorür (Schwefelchlorid, S_2Cl_2)*, *Schwefelpentafluorid (SF_5)*, *Schwefeldioxid,* das in Wasser u. a. auch *schweflige Säure (H_2SO_3)* entstehen läßt, *Titaniumtetrachlorid ($TiCl_4$)* u. a. m. Die minimale tödliche Dosis für Erwachsene bei peroraler Einnahme hochkonzentrierter derartiger Substanzen beträgt ungefähr 1 g. Die TLV in Luft bewegt sich zwischen 0,025 (Schwefelpentafluorid) und 10 ppm. Für die wichtigsten Säuren liegt dieser Wert zwischen 1 und 2 ppm.

Pathogenese: Die ätzende Wirkung dieser Substanzen beruht vor allem darauf, daß sie mit organischen Makromolekülen rasch chemisch reagieren. Eiweißkörper werden u. a. zu sauren Proteinaten umgewandelt, die ihrerseits in der konzentrierten Säure löslich sind. Außerdem kommt es zu weiteren komplexen Denaturierungsvorgängen. Im Bereich der Säurewirkung gelegene Blutgefäße verlieren ihren Tonus, und Hämoglobin wird zersetzt, unter Bildung von dunklem Hämatin, das präzipitiert. Einige Säuren, wie H_2SO_4, wirken zudem stark oxidierend.

Morphologisch findet man nach *peroraler Einnahme* solcher Substanzen im Mundhöhlen-, Rachen-, Ösophagus- und Magenbereich *ausgedehnte korrosive Schäden*, die von einer *Epithelnekrose* bis zu einem ziemlich tief reichenden *Gewebeuntergang* gehen können. Der Farbton der veränderten Bezirke ist meistens dunkel bis schwärzlich, mit einem Grauton im Fall einer Verätzung durch HCl und einem Braunton nach Einwirkung konzentrierter H_2SO_4. Durch HNO_3 korrodierte Schleimhäute zeigen eine dunkelgelbe Verfärbung (»Xanthoprotein«), allerdings nicht so deutlich wie im Fall einer Verätzung durch »Pikrinsäure« (Trinitrophenol). Öfters erkennt man Blutextravasate, die meist rasch eine kaffeesatzartige Beschaffenheit annehmen. Häufig infiziert sich die Wundfläche. Falls nicht schon der chemische Insult zu einer *Perforation* geführt hat, kann eine solche noch nachträglich, z. B. aufgrund eines Wundabszesses, erfolgen. Nach einiger Zeit werden die nekrotischen oberflächlichen Schichten demarkiert. Es setzt eine flächenhafte granulierende Entzündung ein, die in schweren Fällen erhebliche Teile der Wand einbezieht und später in vielen Fällen zu streckenhaften (Ösophagus) oder umschriebenen (Pylorus) *Narbenstrikturen* Anlaß gibt.

Im Anschluß an eine *Inhalation* solcher Stoffe (z. B. Chlorgas oder Dämpfe bzw. Nebel mit höheren Konzentrationen säureartig ätzender Substanzen) stellen sich – je nach Schwere der Schädigung – Epithelschäden im Respirationstrakt ein, die ebenfalls zu Erosionen und Ulzerationen führen und z. T. Lungenalveolen einbeziehen. Besonders schwerwiegend sind *nekrotisierende Bronchiolitiden* und *alveoläre Denudationen*, die mit Fibrinaustritt, Bildung hyaliner Membranen, Regeneration durch Pneumozyten II, *Atelektaseinduration* sowie *bronchopneumonischen Komplikationen* verbunden sind (S. 628). Aufgrund einer Schädigung der Lungenkapillaren kann sich schon frühzeitig ein *Lungenödem* entwickeln. Spritzer von Säuren und ähnlichen Substanzen in die *Augen* bewirken, falls nicht sofort massiv ausgewaschen wird, schwere Konjunktival- und vor allem *Hornhautläsionen*. Dazu braucht das betreffende ätzende Material gar nicht in sehr hoher Konzentration vorgelegen zu haben. Kornealtrübungen oder gar -perforationen mit Verlust des Auges sind keine Seltenheit. Dieser Gefahr begegnet der Chemiker durch Tragen dicht abschließender Brillen während der Arbeit.

Auf die *Haut* gelangende konzentrierte Säuren rufen, je nach Einwirkungsdauer, manchmal tiefe Defekte hervor, die nur langsam heilen

Folgen: Nach einmaliger *peroraler Einnahme* ätzender Säuren oder ähnlicher Substanzen in höherer Konzentration wird im oberen Verdauungstrakt, eingeschlossen die Magengegend, rasch ein überaus starker, brennender Schmerz empfunden, der z. T. von Erbrechen gefolgt ist und einen Schockzustand zur Folge haben kann. Allfällig erbrochenes Blut ist schwärzlich verfärbt. Entwickelt sich ein Glottisödem, droht die Gefahr der Erstickung. Nach vorübergehender Milderung der Symptome tritt in einem Teil der Fälle Fieber auf, verbunden mit Leukozytose und Schmerzen. Diese Symptome sind auf Perforation verdächtig, die zu Mediastinitis und/oder Peritonitis führt, je nachdem, ob die Wand der Speiseröhre oder die des Magens durchbrach. Bleibt solch eine Komplikation aus, entwickelt sich in der Mehrzahl der Fälle mit der Zeit eine mehr oder weniger ausgeprägte *Striktur*, vor allem im Bereich des Ösophagus, z. T. auch im Gebiet des Pylorus des Magens. Perforationen ereignen sich – wie erwähnt – u. U. noch Wochen nach der Verätzung. Die *Letalität* nach Säureschäden dieser Art beträgt etwa 30% innerhalb eines Monats. Über 90% der Patienten, die die kritische Zeit überleben, leiden an einer persistierenden Ösophagusstriktur, die man durch mühsames, wiederholtes Bougieren und andere Maßnahmen nur teilweise zu beeinflussen vermag.

Die *Inhalation* ätzender Dämpfe oder Gase zieht rasch eine starke Reizung der Luftwege nach sich, mit Hustenanfällen und Auswurf, der nach kurzer Zeit mit Blutspuren vermengt sein kann. Dazu gesellen sich Kopfschmerzen, Benommenheit und Schwächegefühl. Ein *Lungenödem*, das in schweren Fällen zu erwarten ist, entwickelt sich in der Regel mit einer Latenz von etwa 6–8 Std. Übersteht der Patient diese kritische Phase, geht die Atemnot allmählich zurück. Nicht selten dauert sie aber wochenlang an und ist z. T. mit Hämoptyse verbunden. Todesfälle werden bis einen Monat nach Exposition beobachtet. Ein Teil der Patienten erleidet irreversible Lungenschäden. *Haut- und Augenschäden* wurden oben erwähnt.

Chronische Intoxikationen durch diese Säuren oder säureartig wirkende Substanzen beruhen in der Regel auf einer fortgesetzten Inhalation von Dämpfen, die solche Stoffe enthalten, etwa in chemischen Betrieben. Zeichen einer hartnäckigen bronchitischen Reizung, Schübe von Bronchopneumonien, mitunter gastrointestinale Beschwerden und Erosionen an den Zähnen, die zuweilen durch eine Kiefernekrose kompliziert werden, gehören zu den wichtigsten Symptomen einer dauernden Schädigung dieser Art.

Stickstoffoxide und ihre Bedeutung im Rahmen der Luftverschmutzung

Diese Stoffe entstehen bei *Verbrennung stickstoffhaltigen Materials* verschiedenster Art. Zu den wichtigen Quellen von Stickstoffoxiden gehören Auspuffgase von *Motorfahrzeugen*, die bei Fehlen eines reinigenden Aggregats mehr als 1100 ppm NO enthalten können *Rauch von Heizungen* ist meistens ebenfalls nicht frei von diesen Stoffen. *Zigarettenrauch* weist u. U. einen ähnlichen Gehalt an diesem toxischen Gas auf. Nitrose Gase in größerer Menge werden u. U. in *landwirtschaftlichen Silos* freigesetzt (s. »Silofüllerkrankheit«, die vor allem bei Einlagerung von unreifem stickstoffreichem Mais beobachtet wurde, S. 613), und auch in der *chemischen Industrie* kommen sie z. T. vor. Nach Detonationen von *Explosivstoffen* und in dem von *Raketen* entwickelten Rauch sind sie in hoher Konzentration enthalten. Schließlich ist hervorzuheben, daß *Verbrennungsvorgänge bei sehr hoher Temperatur* aus dem in der Atmosphäre enthaltenen Stickstoff und Sauerstoff Stickstoffoxid entstehen lassen ($N_2 + O_2 \rightarrow 2\,NO$).

Die Stickstoffoxide im weiteren Sinn nennt man *nitrose Gase*. Sie umfassen *Stickstoffoxid i. e. S.* (*NO*, farblos), *Stickstoffdioxid* (*NO_2*, braun), *Stickstofftrioxid* (*N_2O_3*, farblos; früher: Salpetrigsäureanhydrid), *Salpetersäure* (*HNO_3*), *Stickstoffpentoxid* (*N_2O_5*, farblos; früher: Salpetersäureanhydrid) u. a. Lachgas (N_2O) und Stickstofftetroxid kommen in der Atmosphäre nicht in nennenswerten Konzentrationen vor. Im Kontakt mit Luft wird NO z. T. zu NO_2 oxidiert. Diese Reaktion, die an sich langsam abläuft, erfährt durch Anwesenheit anderer Luftkontaminantien, insbesondere Ozon (s. u.), eine erhebliche Beschleunigung. Stickstoffdioxid ist für die braune Farbe des »Smog« in erster Linie verantwortlich.

Die TLV für NO_2 in industriellen Betrieben ist 5 ppm, für HNO_3 1 ppm. In Städten ist die TLV tiefer angesetzt, z. B. 0,25.

Pathogenese: Nitrose Gase wirken in erster Linie als *korrosive Reizstoffe*, die den Respirationstrakt in wechselndem Maß schädigen können. Tierversuche haben gezeigt, daß eine Exposition von Ratten während 4 Std gegenüber 0,5 ppm NO_2 genügt, um eine reversible Degranulierung der Pneumozyten II herbeizuführen. Die gleiche Konzentration von Stickstoffoxid in der Luft führt bei Laboratoriumstieren nach wochen- bis monatelanger Exposition zu einer signifikanten Erhöhung der Infektanfälligkeit gegenüber Pneumokokken. Andere Spezies, wie Affen, reagieren hauptsächlich mit einem Gewichtsverlust.

Morphologische Befunde hinsichtlich dosis- und zeitabhängiger Wirkungen nitroser Gase auf den Respirationstrakt und die Lungen sind vor allem aus *Tierversuchen* bekannt. Bei Ratten stellte man nach dreitägiger Exposition gegenüber 2 ppm NO_2 u. a. einen Zelluntergang und eine reaktive Hyperplasie der bronchiolären Epithelien, nach langer Zeit auch eine Verdünnung der Basalmembranen u. a. fest. *Humanpathologische Beobachtungen* stammen vor allem von tödlich endenden Fällen der *Silofüllerkrankheit*. Hier handelte es sich um Expositionen gegenüber hohen Konzentrationen von NO_2, die sich nicht ohne weiteres mit den Smog-bedingten vergleichen lassen. Stickstoffdioxid in höherer Konzentration führt rasch zu einem erheblichen Epitheluntergang in Bronchien und Bronchiolen. Pneumozyten nehmen ebenfalls Schaden und desquamieren. Die Lungenkapillaren erscheinen dilatiert, und bald tritt in schweren Fällen ein *Lungenödem* ein. Innerhalb weniger Tage entwickelt sich eine *Bronchiolitis obliterans*, verbunden mit schwerer Atemnot. Die Ausbildung *hyaliner Membranen in Lungenalveolen* und alle ihre Folgeerscheinungen (S. 612) gehört ebenfalls zum typischen Bild schwerer akuter Schäden. Septale lymphozytäre Infiltrate fand man in der Mehrzahl der Fälle, wobei allerdings die Natur dieser – offenbar immunologischen – Vorgänge meist unbekannt war. In Spätstadien wurden z. T. ein zentrolobuläres chronisches Lungenemphysem und eine diffuse Lungenfibrose festgestellt, vermutlich aufgrund von Atelektaseindurationen. Ob und in welchem Ausmaß Smog-bedingte schädigende Wirkungen nitroser Gase auf die menschliche Lunge ähnliche Veränderungen hervorrufen, bleibt weiter zu prüfen (s. auch Ursachen und Pathogenese des *chronischen Lungenemphysems*, S. 624).

Folgen: Bei einer Konzentration von 15 ppm NO_2 in Luft verspürt der Mensch schon nach einer Stunde unangenehme Sensationen beim Atmen. Nach wenigen Minuten Aufenthalt in Luft mit 50 ppm NO_2 können sich retrosternale Schmerzen bemerkbar machen. Höhere Konzentrationen und längere Expositionszeiten haben u. U. fatale Folgen.

Schwefeloxide und Luftverschmutzung

Diese Stoffe spielen bei der *Luftverschmutzung* eine erhebliche Rolle. Im besonderen handelt es sich um *Schwefeldioxid* (SO_2), *Schwefeltrioxid* (SO_3), *schweflige Säure* (H_2SO_3) und *Schwefelsäure* (H_2SO_4). Ursachen der Luftverschmutzung durch Schwefeloxide sind vor allem *Ölheizungen, Kohlenheizungen, Petroleumraffinerien* sowie *chemische* und *metallurgische Industrien*. Schwefeldioxid nimmt an Reaktionen zwischen Stickstoffoxiden und organischen Stoffen in der Atmosphäre teil und trägt auf diese Weise zur Bildung von Partikeln bei (vgl. »Dunst« bei Smog). Von besonderer Bedeutung ist die Oxidation von SO_2 zu SO_3, das mit Wasser Tröpfchen mit H_2SO_4 bildet. Abgesehen von der schädigenden Wirkung der Schwfelsäure (s. o.), trägt dieser Vorgang zur Dunstbildung bei. Die TLV für SO_2 ist vielerorts auf 0,1 ppm festgelegt, wobei Konzentrationen von 0,5 ppm nicht während mehr als einer Stunde bestehen dürfen. In Industriebetrieben gewährt man eine TLV von 5 ppm SO_2, 2 ppm SO_3 und 10 ppm schwefliger Säure. Die Menge von Schwefelsäure pro m^3 sollte unter solchen Bedingungen 1 mg nicht überschreiten.

Pathogenese: Diese Substanzen wirken in erster Linie *korrosiv*, SO_3 auch *oxidierend* (s. o.), wobei kleine Tröpfchen mit relativ hohen Konzentrationen an solchen Stoffen in umschriebenen Bezirken von Epithelien größere Schäden setzen können als es der ppm in Luft entsprechen würde.

Folgen: Konzentrationen von SO_2 in Luft unter 1 ppm bewirken in der Regel keine faßbaren Funktionsstörungen des Respirationstrakts, abgesehen von Patienten, die bereits lungengeschädigt sind. Hier liegt die minimale toxische Konzentration bei ungefähr 0,7 ppm. Manchmal notiert man aber auch bei Gesunden eine leichte Erhöhung der Atemfrequenz. »Air pollution«-Episoden schwereren Grades ließen erkennen, daß der Strömungswiderstand in kleinen Luftwegen bei Kranken wie bei Gesunden zunimmt, wenn die Konzentration von SO_2 in Luft 1,6 ppm übersteigt. Die Schwelle für Augenreizungen liegt bei 10 ppm. Die *Langzeitwirkungen* der Luftkontamination durch Schwefeloxide lassen sich vorläufig noch nicht mit Bestimmtheit von derjenigen anderer verunreinigender Stoffe abgrenzen (s. Ursachen und Pathogenese des chronischen Lungenemphysems, S. 624). Versuche an *Ratten* haben indessen gezeigt, daß eine fortgesetzte Exposition gegenüber 1 ppm SO_2 in Luft zu einer Verkürzung der Lebensdauer, Zeichen von »beschleunigtem Altern« (S. 2147) sowie Herz-, Lungen- und Nierenschäden führen kann.

Laugen, andere alkalische Substanzen und Phosphate

Kaliumhydroxid (Kalilauge, Ätzkali, KOH), Natriumhydroxid (Natronlauge, Ätznatron, NaOH), Natriumphosphate sowie *Kalium- und Natriumkarbonate* werden u. a. zur *Herstellung von Seifen*, zu *Reinigungszwecken* und in der *chemischen Industrie* benützt. Die minimale tödliche Dosis für Erwachsene bei peroraler Einnahme beträgt im Fall der konzentrierten Kali- und Natronlauge etwa 5 g. Für andere alkalische Substanzen liegen die Werte höher.

Natrium- und Kaliumhexametaphosphate ($(NaPO_3)_6$ und $(KPO_3)_6$), *Polyphosphate* (Polymerisationsprodukte von $NaPO_3$ oder KPO_3), *Tripolyphosphate, Pyrophosphate* ($Na_4P_2O_7$ u. a.) und weitere Phosphate sind vor allem als *Wasserweichmacher*, z. B. in Geschirrspülapparaten, in Gebrauch.

Pathogenese: Konzentrierte Laugen reagieren mit Proteinen unter Bildung von Proteinaten und lassen aus Fetten Seifen entstehen. Die Löslichkeit dieser Reaktionsprodukte ist der Hauptgrund dafür, daß z. B. nach peroraler Einnahme im oberen Verdauungstrakt *Kolliquationsnekrosen* entstehen, die noch tiefer greifende Schäden setzen als konzentrierte Säuren. Die Einnahme der erwähnten *Phosphate* führt lokal ebenfalls zu korrosiven Effekten. Zudem kommt es zu einer Herabsetzung der Konzentration ionisierten Kalziums im Blutplasma (*Hypokalzämie*, S. 821), und die Hydrolyse polymerischer Phosphate kann eine *Azidose* hervorrufen.

Morphologisch finden sich typische *Kolliquationsnekrosen*, die nach peroraler Einnahme konzentrierter Alkalien (z. B. Natron- oder Kalilauge) vor allem Mundhöhle, Rachen, Ösophagus und Magen betreffen.

Folgen: Die Auswirkungen *massiver Korrosionen im oberen Verdauungstrakt* sind nach Einwirkung konzentrierter Alkalien ähnlich wie nach der von Säuren (s. o.). Allerdings gestaltet sich der Verlauf eher etwas rascher, die Perforationsgefahr ist noch größer, und Spätfolgen, wie Ösophagusstriktur, erreichen eher schwerere Grade. Die perorale Einnahme konzentrierter *Hexametaphosphate, Polyphosphate* und anderer Weichmacher bewirkt in manchen Fällen schockähnliche Zustände, die in ein Koma überleiten können und manchmal tödlich enden. Überdies notiert man nicht selten tetanische Symptome infolge Hypokalzämie (S. 821).
Augenschäden durch konzentrierte Laugen sind noch gefährlicher als die durch Säuren hervorgerufenen.
Hautläsionen infolge Kontakts mit konzentrierten Alkalien treten besonders nach längerer Dauer in schwerer ulzeröser Form auf. Bei fortgesetzter Exposition gegenüber Alkalien entwickelt sich dann und wann eine chronische Dermatitis.

Ammoniak und Ammoniumhydroxid
Ammoniak (NH_3) ist bei Zimmertemperatur ein Gas. *»Ammoniumhydroxid« (NH_4OH)* entspricht einer wässerigen Lösung mit etwa 25–29% NH_3. Diese Substanzen finden in der organisch-chemischen Synthese, als Kühlungsmittel (NH_3) und als Bestandteile von Reinigungsmitteln (NH_4OH) weite Verbreitung. Außerdem spielt Ammoniak in der Düngemittelindustrie eine große Rolle. Die TLV für NH_3 in Luft ist 25 ppm. Als minimale tödliche Dosis peroral eingenommenen Ammoniumhydroxids werden bei 25%iger NH_3-Konzentration etwa 30 ml angegeben.

Pathogenese: Ammoniak und Ammoniumhydroxid wirken vor allem lokal *korrosiv*.

Morphologisch erkennt man ähnliche Veränderungen wie nach *peroraler Einnahme* anderer konzentrierter Alkalien. Nach *Inhalation* von NH_3 in höherer Konzentration treten, ähnlich wie bei anderen schädigenden Gasen, Störungen auf, die von leichter Reizung des Respirationstrakts bis zu Bronchiolitis obliterans und/oder schweren Lungenschäden mit Lungenödem reichen können. Pneumonien sind keine seltene Komplikation.

Bleichmittel
Verschiedene im Handel befindliche *Bleichmittel* enthalten *Natriumhypochlorit (NaOCl)*. Außerdem werden zu solchen Zwecken noch *Chlorkalk ($CaCl(OCl)$. CaO-$2H_2O$)*, *Wasserstoffsuperoxid (H_2O_2)*, Reduktionsmittel, wie *SO_2, schweflige Säure* (s. o.), *Natriumdithionit ($Na_2S_2O_4$)* u. a. benützt.

Pathogenese: Diese Substanzen erzeugen nach peroraler Einnahme *korrosive Schäden* im oberen Verdauungstrakt. *Dämpfe* mit solchen Stoffen bewirken z. T. erhebliche *Reizungen im Respirationstrakt* und in den Lungen, die ein Ödem entwickeln können.

Folgen: Symptome und Zeichen entsprechen weitgehend denen, die nach Einnahme oder Inhalation anderer korrosiv wirkender Chemikalien auftreten (s. o.). Der systemisch-toxische Effekt ist relativ gering.

178.9. Schädliche Wirkungen von Ozon und anderen atmosphärischen Oxidantien

Als *Oxidantien (»oxidants«)* bezeichnet man Substanzen in der Atmosphäre, deren oxidative Wirkung stark genug ist, um aus einer Lösung von Kaliumjodid Jod freizusetzen. Als weiteres Kriterium der kumulativen Wirkung solcher Stoffe wird z. B. die Brüchigkeit von Gummi herangezogen, die vor allem durch Ozon beschleunigt wird. Atmosphärische Oxidantien sind in erster Linie an Augenreizungen beteiligt, die von einem sog. *»photochemischen Smog«* ausgehen. Der letztere entsteht bei Einwirkung von Sonnenlicht auf Luft, die durch Substanzen, wie NO_2 und gewisse organische Verbindungen (S. 1613), verunreinigt ist. Vor allem unter Einfluß von *UV-Strahlen* (S. 1432) bilden sich auf diese Weise u. a. atomarer Sauerstoff (O) und freie organische Radikale (R). Andere Reaktionen vollziehen sich (auch) in Dunkelheit.
Für die Entstehung von *Peroxiazetylnitrat (PAN)* aus Äthylen wurde folgende Reaktionskette vorgeschlagen:

$$C_2H_4 + O_3 \rightarrow C_2H_4O_3$$
$$2C_2H_4O_3 \rightarrow HCHO + CH_3O + CH_3CO + O_3$$
$$CH_3CO + O_2 \rightarrow CH_3CO_3$$
$$CH_3CO_3 + NO_2 \rightarrow CH_3CO.O.ONO_2 \text{ (PAN)}$$

Die Konzentration von *Ozon (O_3)* beginnt in der Regel erst anzusteigen, wenn NO (fast) völlig in NO_2 umgewandelt ist (s. o.). Diese Reaktionen liefern allerdings nur einen kleineren Teil des in der Atmosphäre vorhandenen Ozons. Der größere Teil stammt von anderen Prozessen, u. a. solchen, die ungesättigte Kohlenwasserstoffe, Aldehyde und Ketone einschließen (s. o. und S. 1592). Mit guten Gründen wird man daher auch die Emission der letzteren einzuschränken suchen. Methan (CH_4), das ungefähr die Hälfte der in der Atmosphäre vorhandenen organischen Verbindungen ausmacht, nimmt an den genannten Reaktio-

nen nicht teil. Vermutlich beruhen Augenreizungen durch Luftverunreinigung z. T. auf Zwischenprodukten der genannten Reaktionen. Diese sind aber so kurzlebig, daß es bisher nicht gelang, sie mit Sicherheit als ursächliche Agentien nachzuweisen. PAN wirkt in Konzentration von 0,5 ppm irritierend auf die Augen. Solche Konzentrationen werden aber in der Atmosphäre kaum gemessen.
Die *höchste Konzentration von Oxidantien* in der Atmosphäre findet sich kurz nach Mittag. Manchmal handelt es sich zu mehr als 90% um Ozon. Bei Nachteinbruch ist die Ozonkonzentration der Luft wieder ziemlich gering. Zu dieser Tageszeit finden sich aber immer noch Oxidantien, u. a. PAN. Ozon in größeren Mengen entsteht überdies bei Blitzen und unter intensiver UV-Bestrahlung, z. B. in großer Höhe, und vertikale Luftverschiebungen (»atmospheric mixing«) vermögen die Ozonkonzentration der Luft über dem Boden zu erhöhen. Meist übersteigt sie dabei Werte um 0,03 ppm nicht.

Ozon
Diese Substanz, die beim sog. *»photochemischen Smog«* eine große Rolle spielt (S. 1631), riecht man deutlich in einer Konzentration von mehr als etwa 0,05 ppm. Steigt der Ozongehalt der Luft auf 0,1 ppm, machen sich u. U. die ersten Symptome von Augenreizung bemerkbar, und Patienten mit chronischen Lungenleiden zeigen unter solchen Bedingungen bereits eine Erschwerung der Atmung. In *Schwimmbädern*, die mit Hilfe von Ozon sauber gehalten werden, kann es u. U. zu akuten Intoxikationen kommen, vor allem bei Einatmen von Luft dicht über dem Wasserspiegel.

Pathogenese: Wegen seiner *hohen Reaktivität* erzeugt Ozon die *schädlichen Effekte* wahrscheinlich sogleich *am Ort des ersten Kontakts mit lebender Materie*, d. h. bei Inhalation im Respirationstrakt und in den Lungenalveolen. Es wird vermutet, daß peroxidierte Fettsäuren als Energieüberträger wirken könnten. Der Wirkungsmechanismus scheint eine gewisse Ähnlichkeit mit dem ionisierender Strahlen zu haben. Jedenfalls schützen radioprotektive Substanzen (S. 1447), die offenbar Radikale abzufangen vermögen, auch vor der Wirkung höherer Konzentrationen von Ozon. In Analogie zur Bestrahlung findet man nach Ozonbehandlung auch eine Vermehrung von Chromosomenaberrationen.

Morphologische Veränderungen unter und nach Einwirkung von O_3 wurden vor allem *tierexperimentell untersucht*. Eine 7-tägige Exposition von Ratten gegenüber Luft mit 0,2 ppm O_3 ließ bereits deutliche Befunde zutage treten. Auffällig waren u. a. dosisabhängige Schäden an zilientragenden Epithelien, mit nachfolgenden Zeichen von Zell- und Zilienregeneration, Umstellungen hinsichtlich Zahl und Granularität der (»neuroendokrinen«) Clara-Zellen, Akkumulationen von Makrophagen vor allem in den zentroazinären Bereichen, d. h. in den Ductus alveolares, Schäden an Pneumozyten I mit Zeichen verstärkten Zellnachschubs von seiten der Pneumozyten II, Auftreten von vermehrt Lipofuszingranula in verschiedenen Zellarten, Diskontinuitäten von Kapillarendothelien, Verdickung der kapillären Basalmembran u. a. Die humanpathologischen Erfahrungen auf diesem Gebiet sind sehr beschränkt, vor allem, weil eine reine Ozonschädigung kaum vorkommt.

Folgen: Eine Ozonkonzentration von 0,2 ppm und mehr erzeugt bei asthmatischen Patienten schon innerhalb von 30 min eine Reizung des Respirationstrakts, z. T. verbunden mit Husten und Erhöhung des Widerstandes der kleinen Luftwege. Ähnliche Störungen werden bei Konzentrationen von 0,1–0,15 ppm erst nach längerer Zeit festgestellt. Beobachtungen bei kontrollierten athletischen Trainingsläufen machten deutlich, daß zwischen der Konzentration von Oxidantien in der Atmosphäre und der Unfähigkeit einer weiteren Leistungssteigerung eine deutliche Korrelation bestand. Dabei machten sich schon Ozonkonzentrationen von 0,3 ppm deutlich bemerkbar. Bei höheren Konzentrationen können, wie die »Pollutionskatastrophen« in verschiedenen Großstädten annehmen lassen, ziemlich schwere Behinderungen der Atemfunktionen eintreten. Dies dürfte sich vor allem bei herz- und lungenkranken Patienten nachteilig auswirken, u. U. sogar für den Todeseintritt mitverantwortlich sein.
Verschiedentlich wurde über *Sehstörungen* nach Ozoneinwirkung berichtet. Die Mechanismen, die diesem Phänomen zugrunde liegen, sind noch unklar.

178.10. Wirkungen metallischer Gifte

Nachfolgend werden die wichtigeren metallischen Gifte ungefähr in der Reihenfolge ihrer Ordnungszahl erwähnt und hinsichtlich ihrer Wirkungen kurz erläutert.

Beryllium
Beryllium ist in gewissen, für elektrische Einrichtungen gebrauchten Legierungen enthalten. Früher wurde es oft als Bestandteil der Fluorophoren in Fluoreszenzlampen benützt. Dies ist aber heute meistens nicht mehr der Fall. Die TLV für Beryllium beträgt 0,002 mg/m^3. Über die minimale tödliche Dosis weiß man nichts Genaues. Gefährdet sind im wesentlichen nicht Bergwerkleute, die berylliumhaltiges Gestein gewinnen, sondern Arbeiter, die mit der Herstellung industrieller Produkte, z. B. Legierungen mit Beryllium, beschäftigt sind.

Pathogenese: Beryllium scheint gewisse Mg^{++}-aktivierte Enzyme zu hemmen. Die Mechanismen, die den granulomatösen Reaktionen zugrunde liegen, sind weitgehend unbekannt, scheinen aber z. T. immunologischen *Überempfindlichkeitsreaktionen* zu entsprechen.

Morphologisch findet sich in Fällen von *akuter Berylliose*, d. h. nach Einatmen von Luft mit relativ hohen Konzentrationen dieses Materials, das Bild einer »*chemischen Bronchoalveolitis*«, die mit Epithelschäden, Denudation der Alveoleninnenfläche sowie – in schweren Fällen – einem Lungenödem einhergeht (s. o.). Todesfälle ereigneten sich innerhalb von 14 Tagen nach Exposition. Nach dieser Zeit erholten sich viele Patienten oder zeigten Symptome einer *chronischen Berylliose*. Diese tritt allerdings in der Mehrzahl der Fälle schleichend, d. h. ohne akutes Initialereignis, auf. Das morphologische Bild ist durch die Entstehung zahlreicher *epitheloidzelliger Granulome* gekennzeichnet, die im Lungeninterstitium, in der Pleura und in regionären Lymphknoten, z. T. auch in anderen Lokalisationen zu finden sind und zu einer progressiven *Fibrosierung* führen. Mehrkernige Riesenzellen innerhalb der Granulome enthalten oft a) 3–10 μm messende, einzeln oder in Klumpen liegende, doppeltbrechende Kristalle (Kalziumkarbonat in Form von Kalzit), b) Konchoid-Körper, die in der Längsachse bis 50 μm lang sein können und sich um Kalzitkerne bilden sowie – seltener – c) Asteroidkörper (S. 2029). Der Nachweis von Beryllium erfolgt durch Mikroemissionsspektrographie. Im Bereich der Granulome finden sich oft lockere lymphozytäre Infiltrate, was mit der Annahme einer Immunreaktion vereinbar ist.

Folgen: Bei Fällen von *akuter Berylliose* bietet sich das klinische Bild einer *Pneumonitis* (S. 634), die nach einer ein- bis vieltägigen Exposition mit einer Latenz von 2–5 Wochen in Erscheinung tritt. Lungenödem und/oder Überlastung der rechten Herzhälfte durch pulmonalarteriellen Hochdruck sind in dieser Phase die wichtigsten Komplikationen. Kontaminationen von *Hautwunden* durch Beryllium bzw. lösliche Salze desselben ziehen oft eine Geschwürbildung und langsame Heilung nach sich, wobei sich dieselben granulomatösen Veränderungen erkennen lassen wie im Fall der pulmonalen Berylliose. *Augenverletzungen* durch solches Material, z. T. auch nur gewöhnlicher Kontakt, führen zu akuter Keratokonjunktivitis und später u. U. zu Hornhauttrübungen wechselnden Grades. Die *chronische Berylliose der Lungen* aufgrund einer fortgesetzten (u. U. einmaligen, s. o.) Inhalation dieses Materials, charakterisiert sich klinisch durch eine zunehmende Lungenfibrose mit entsprechender Dyspnoe und schließlich Überlastung der rechten Herzhälfte. Der Verlauf erstreckt sich über viele Monate bis Jahre. *Hautkontakte*, die sich wiederholen, führen bei einem Teil der Arbeiter zu *ekzematoider Dermatitis*, wobei sich durch »Patch«-Teste eine Überempfindlichkeit gegenüber Beryllium nachweisen läßt. Offenbar handelt es sich dabei um eine Haptenwirkung.

Adstringierende Metallsalze

Verschiedene Metallsalze werden als Adstringentien, Desodorantien und/oder Antiseptika (S. 1549) benützt, so *Zinksulfat* ($ZnSO_4$), *Kupfersulfat* ($CuSO_4$), *Aluminiumazetat* ($(CH_3COO)_3Al$), *Aluminiumsubazetat* ($(CH_3COO)_2AlOH$ = *essigsaure Tonerde*), *Zinnchlorid* ($SnCl_2$), *Zirkonylchlorid* ($ZrOCl_2$), *Nickelammoniumsulfat* ($NiSO_4(NH_4)_2SO_4$), *Kaliumaluminiumsulfat* ($KAl(SO_4)_2$), *Aluminiumchlorid* ($AlCl_3$) und *Ammoniumaluminiumsulfat* ($NH_4Al(SO_4)_2$). Todesfälle sind nach peroraler Einnahme von 10 g Zink- oder Kupfersulfat aufgetreten. Über entsprechende Wirkungen von Aluminiumsalzen ist wenig bekannt, doch dürften toxische Wirkungen zu erwarten sein.

In schwereren Fällen fanden sich nach peroraler Einnahme dieser Salze in größeren Mengen eine hämorrhagische Gastroenteritis sowie z. T. Nieren- und Leberschäden.

Chrom, Chromsäure, Chromate und Bichromate

Chrom (Cr) und Chromsalze kommen u. a. bei chemischen Synthesen, bei der Herstellung von Stahl, beim »electroplating«, in Gerbereien und in Rostschutzmitteln zur Anwendung. *Chromate* und *Bichromate* (K_2CrO_4, Na_2CrO_4 u. a. bzw. $K_2Cr_2O_7$, $Na_2Cr_2O_7$ u. a.) werden aus dem natürlichen Chromit gewonnen und bilden das Ausgangsmaterial für die Darstellung der meisten anderen Chromverbindungen. Sie eignen sich u. a. als Ätz- und Oxidationsmittel. Salze von dreiwertigem Chrom, wie *Chromkarbonat, -nitrat, -phosphat* und *sulfat*, sind viel weniger toxisch als die des 4- und 6-wertigen. Die TLV für *Chromoxid* in Luft beträgt 0,1 mg/m^3. Die minimale tödliche Dosis für lösliche Chromate und Biochromate wird bei peroraler Einnahme auf 5 g geschätzt, für Chromsäure auf 1 g.

Pathogenese: Chrom und Chromate sind für alle Zellen toxisch, sobald sie in einer gewissen Konzentration vorhanden sind. Abgesehen von lokal *korrosiven Effekten* kommt es nicht selten zu *Nierenschäden*, da Chromsalze bei ihrer Ausscheidung in diesen Organen konzentriert werden. Teilweise werden auch Blutzellen geschädigt.

Morphologisch finden sich nach *peroraler Einnahme* größerer Mengen von Chromsäure oder Chromaten in höherer Konzentration erhebliche korrosive Schäden im oberen Teil des Verdauungstrakts (*erosive bis nekrotisierende und hämorrhagische Gastroenteritis*). Nach kurzer Zeit tritt eine teilweise *Nekrose der Hauptstückepithelien der Nieren* hinzu. Relativ oft bestehen zudem eine *Thrombozytopenie und Anämie*. Bei Chromsäure- oder chromatbedingten *Hautläsionen* fällt die Neigung zur Bildung tiefer Geschwüre auf, die nur langsam heilen. *Chronische Intoxikationen* gehen z. T. mit einer *ekzematoiden Dermatitis* im Fall von wiederholtem Hautkontakt und/oder einer *chronischen Rhinitis* (u. U. mit Ulzeration im Nasenbereich), *Konjunktivitis*, seltener Bronchitis sowie u. U. *Leberschäden* einher.

Folgen: Bei *akuten Vergiftungen* stehen klinisch die renalen Störungen im Vordergrund, die in eine akute Niereninsuffizienz überleiten können. *Chronische Intoxikationen* zeichnen sich durch eine Symptomatik aus, die den oben erwähnten Läsionen entspricht, zudem z. T. durch chronische, u. U. ulzeröse, strekkenförmige Enteritiden, Kolitiden oder *Enterokolitiden*. Arbeiter in Chromatbetrieben erkrankten bisher etwa 25mal häufiger an *Bronchial- bzw. Lungenkarzinom,* als es dem Bevölkerungsdurchschnitt entspräche, wobei Latenzzeiten von 7–40 Jahren angegeben werden. Bei solchen, die dauernd Chromatstaub, Chromoxid oder anderem Ausgangsmaterial exponiert waren, lag die Inzidenz von Lungenkarzinomen 15mal höher als in der Kontrollpopulation. Zigarettenrauchen scheint dabei ein wichtiger zusätzlicher Faktor zu sein.

Mangan

Dieses Metall wird u. a. zur Herstellung von Stahl und Trockenbatterien gebraucht. Die TLV in Luft beträgt 5 mg/m^3, die minimale tödliche Dosis ist nicht bekannt.

In letzter Zeit wurde vermehrt auf die erheblichen *zentralnervösen Störungen bei chronischer Manganintoxikation* hingewiesen. Solche Veränderungen wurden sowohl nach fortgesetztem Trinken manganreichen Wassers als auch nach längerer Exposition gegenüber manganhaltigem Staub beobachtet. Neben anderen psychischen und neurologischen Symptomen zeigten die Patienten schließlich z. T. einen atypischen *Parkinsonismus* (S. 361).

Morphologisch fiel bei dem einen autoptisch untersuchten Fall der Schwund von Ganglienzellen u. a. im Globus pallidus auf. Leberveränderungen wechselnden Grades wurden ebenfalls festgestellt.

Eisen

Eisenvergiftungen ereignen sich in der Mehrzahl der Fälle bei Kindern, die zu viele Eisentabletten (*Ferrosulfat* u. a., s. auch unter Arzneimittelvergiftungen, S. 1547) zu sich genommen hatten. Die letale Dosis von $FeSO_4$ beträgt für Kleinkinder etwa 3–10 g; für Erwachsene liegt der Wert ungefähr 3–5mal höher. Die TLV für Eisenstaub und -salze in Luft beläuft sich auf 1 mg/m^3, für das relativ giftige, als »Antiklopfmittel« benützte *Eisenpentakarbonyl* auf 0,01 ppm.

Pathogenese: Anorganische Eisensalze in höherer Konzentration, insbesondere die 3-wertigen, wirken lokal ziemlich stark *korrosiv*. Dabei ist zu berücksichtigen, daß metallisches Eisen im Magen mit der Salzsäure Ferrochlorid bildet. Resorbierte Eisensalze entfalten eine *toxische Wirkung*, sobald die Kapazität von Transferrin überschritten ist, und *freie Eisenionen* (vor allem Fe^{+++}) in höherer Konzentration auftreten. Diese zeigen eine deutliche Giftwirkung auf verschiedene Zellarten (s. Hämochromatose-Syndrom, S. 840). Bei exogener Eisenintoxikation kommt es u. a. zu einer Schädigung des Leberparenchyms, die bis zur Nekrose reichen kann.

Morphologisch bietet sich bei *akuten Eisensalzvergiftungen* das Bild einer *erosiven bis nekrotisierenden Gastroduodenitis*, die mit Blutungen verbunden ist und schon makroskopisch durch die braune Farbe der Schleimhaut auffällt. Außerdem notiert man häufig schockbedingte Läsionen (S. 583). Histologisch finden wir *färbbares Eisen* u. a. im Bereich der Basalmembranen des Epithels und der Gefäße sowie an Fasern des Bindegewebes, ferner in Endothelzellen der submukösen Venen und Lymphgefäße. Ähnliche Befunde erhebt man in der Leber. Neben Endothelien von Ästen der Pfortader und von Sinusoiden sowie den Kupffer'schen Sternzellen sind u. a. Bindegewebsfasern in den portalen Feldern bei Turnbullfärbung blau getönt. Die peripherolobulären Hepatozyten lassen in der Regel einen Glykogenschwund und eine feintropfige Verfettung erkennen. In schweren Fällen zeigt sich in diesen Zonen ein erheblicher Zelluntergang. Bei tödlichen Intoxikationen kann es u. U. innerhalb von 8 Std zu einer schweren Lebernekrose kommen. Elektronenmikroskopische Untersuchungen haben gezeigt, daß vor allem die Mitochondrien Schaden erleiden und sich mit reichlich Eisen beladen, vor allem zwischen den Cristae. In den bekannten Fällen von exzessiver peroraler Eisenaufnahme über längere Zeit *(chronische Eisenintoxikation)* fand sich – neben einer Imprägnation von Bindegewebsfasern durch Eisenkalksalze – eine schwere Siderose der Leberzellen, z. T. auch der Pankreaszellen sowie der Makrophagen (Kupffer'sche Sternzellen, Milz, Knochenmark-, Lymphknoten- und andere Makrophagen), während eine Hämochromatose-artige Eisenverteilung nur z. T. erwähnt wird. Die *Lungensiderose* nach fortgesetzter Inhalation eisenhaltigen Gesteinstaubs oder Roststaubs wurde schon erörtert (S. 635).

Folgen: *Akute Eisenintoxikationen* sind – abgesehen von den mit starken Schmerzen verbundenen Symptomen der *akuten (Ösophago-) Gastroduodenitis-* sehr oft mit einem schweren *Schock* verbunden. Ob es sich hier um eine Folge der Freisetzung von Ferritin mit seiner bekannten vasodepressorischen Wirkung handelt, ist nicht entschieden. Der Tod tritt in der Regel unter dem Bild eines Schocks mit Lungenödem, Zyanose und respiratorischer Insuffizienz ein. Patienten, die die akute Phase überleben, leiden später manchmal unter *Strikturen*, etwa im Pylorusbereich. *Chronische Eisenintoxikationen* sind z. T. mit Störungen der Leber- und Pankreasfunktionen verbunden. Die *Lungensiderose* im Sinn einer exogenen Pneumokoniose (meist Siderosilikose) kam bereits zur Sprache (s. o.).

Kobalt

Die Inhalation von reichlich *Kobaltoxidstaub* ebenso wie die akzidentelle perorale Einnahme von Kobaltsalzen (Chlorid, Sulfat, Nitrat u. a.) kann zu einer *akuten Kobaltvergiftung* führen. Sind die Lungen betroffen (Inhalation), stehen Dyspnoe und andere Symptome von Seiten des Respirationstrakts und der Lungen im Vordergrund. Hie und da wurde ein Lungenödem beobachtet. Nach peroraler Einnahme von reichlich Kobaltsalzen wird das klinische Bild zunächst vor allem durch Schleimhautschäden im oberen Teil des Verdauungstrakts bestimmt. Diese können bis zur eigentlichen Verätzung gehen. Außerdem sind arterielle Hypotonie, Krämpfe und Leber- sowie Nierenschäden bekannt. Die *chronische Kobaltvergiftung* sah man früher z. B. bei fortgesetzer Überdosierung von Ronkovit, einem Eisen-Kobaltpräparat, das zur Behandlung von Anämien diente. In solchen Fällen fand sich oft eine Hyperplasie der Thyreoidea. Außerdem schien die Erythropoiese stark stimuliert zu sein. Möglicherweise waren verschiedene Fälle von myokardialem Versagen nach reichlichem Genuß von kobalthaltigem Bier – wenigstens z. T. – durch toxische Wirkungen dieses Kontaminanten bedingt. Bei solchen Episoden von »beer drinkers heart disease« fanden sich im Herzmuskel u. a. eine feinfleckige Fibrose (Folgen einer Myozytolyse?), eine feintropfige Verfettung und teilweise Vakuolisierung der Myokardzellen.

Nickel

Von den Nickelverbindungen verdient vor allem *Nickelkarbonyl* ($Ni(CO)_4$) Erwähnung, das bei der Gewinnung metallischen Nickels aus Oxiden frei wird und auch in Petroleumraffinerien zur Anwendung kommt. Die TLV in Luft ist 0,001 ppm.

Pathogenese: Inhaliertes Nickelkarbonyl zersetzt sich unter Bildung metallischen Nickels, das an den Innenflächen des Respirationstrakts niedergeschlagen und z. T. resorbiert wird. Die toxischen Wirkungen bestehen vor allem in *hämorrhagisch-nekrotischen Läsionen im Lungenbereich* und in *Schäden des ZNS*, u. a. auch herdförmigen Nekrosen und Blutungen. Chronische Expositionen gegenüber Nickelkarbonyl sind mit einem erheblichen *Nasen- bzw. Lungenkrebsrisiko* verbunden. Für Nickelsalze ist dies nicht sicher erwiesen.

Folgen: Die akuten Symptome nach Inhalation von $Ni(CO)_4$ sind die einer Bronchial- und Lungenreizung, die in schweren Fällen innerhalb von 4–12 Tagen zum Tod infolge respiratorischer Insuffizienz führen kann. In *chronischen Fällen* scheinen bronchiolitische Prozesse, z. T. mit endogener Lipidpneumonie, zu den Hauptveränderungen zu zählen. *Chronischer Hautkontakt* erzeugt in einem Teil der Fälle eine chronische *Dermatitis (»Nickeldermatitis«)*.
Nickelsalze, wie *Nickelchlorid* und *-sulfat*, erzeugen bei peroraler Einnahme in zu hohen Dosen gastrointestinale Beschwerden. Dasselbe gilt für *Nickelmonoxid*.

Zink- und andere Metallrauch(nebel)-Fieber

Zink- bzw. zinkoxidhaltiger Rauch entsteht u. a. beim Schweißen, Schmelzen von Zinklegierungen, galvanisiertem Eisen u. a. Auf ähnliche Weise bildet sich *anderer metallhaltiger Rauch* (z. B. *Magnesium, Kupfer, Zinn, Tellurium, Vanadium* und deren Oxide). Zinkchlorid und andere *lösliche Zinksalze* benützt man u. a. zur Erzeugung künstlichen Nebels. Die TLV für Zinkoxidrauch ist 5 mg/m^3.

Pathogenese: Zinkoxid- und anderer metallhaltiger Rauch reizt den Respirationstrakt und die Lungen. Dasselbe gilt für lösliche Salze dieser Gruppe. Über weitere Wirkungen ist wenig bekannt.

Folgen: Klinisch steht die Kombination von Fieber, Gliederschmerzen sowie hie und da Erbrechen im Vordergrund. In schweren Fällen kommt es überdies zu respiratorischen Beschwerden. Todesfälle mit Lungenödem haben sich in den letzten Jahren u. W. nicht mehr ereignet, da fast überall entsprechende Vorsichtsmaßnahmen ergriffen wurden.

Arsen und Arsenverbindungen

Arsenik (As_2O_3) in der Form eines fast geschmacklosen Pulvers wurde früher oft für Giftmorde benützt. Dies ist heute kaum mehr der Fall, u. a. deshalb, weil sich Arsen relativ leicht chemisch nachweisen läßt. Arsenvergiftungen beruhen heutzutage meist auf einer *akzidentellen oder suizidalen Einnahme von Insektiziden oder Pestiziden*, die *Parisgrün (Kupfer-Azetoarsenat)* und/oder *Kalzium- bzw. Bleiarsenat* enthalten. Die früher zu medizinischen Zwecken gebrauchte *Fowler'sche Lösung (Kaliumarsenit)* und verschiedene organische Arsenverbindungen (*Arsphenamine* u. a.) waren einst häufige Vergiftungsquellen, werden aber z. Z. kaum mehr angewandt. *Arsin (Arsenwasserstoff,* AsH_3), ein in reiner Form geruchloses, aber infolge Beimengung von Alkylderivaten z. T. nach Knoblauch riechendes Gas, entsteht u. a. bei Einwirkung von Säuren auf arsenhaltige Metalle oder bei Kontakt von arsenikhaltigem Ferrosilikon mit Wasser. Die TLV in Luft für Arsin ist 0,05 ppm, für verschiedene anorganische Arsenverbindungen, wie *Arsenik, Arsensäuren, Arsenate* u. a., 0,5 mg/m^3, ein Wert, der vermutlich zu hoch veranschlagt ist. Die minimale tödliche Dosis von Arsenik liegt um 30 mg; 120 mg wirken in der Mehrzahl der Fälle letal. Entsprechende Werte für *organische Arsenverbindungen*, wie *Arsphenamin, Azetarson, Kakodylsäure* u. a., variieren zwischen 0,1 und 0,5 g/kg Körpergewicht. In den USA dürfen Nahrungsmittel höchstens 0,65 mg Arsen pro englisches Pfund enthalten.

Pathogenese: Arsen wirkt wahrscheinlich vor allem über eine Verbindung mit Sulfhydryl (-SH) -Gruppen respiratorischer Enzyme und damit aufgrund einer tiefgreifenden Störung des zellulären Metabolismus toxisch.

Morphologisch erkennt man bei *perakuten Todesfällen*, die nach peroraler Einnahme hoher Dosen von Arsen schon im Verlauf von wenigen Stunden eintreten können, eine deutliche *Hyperämie der Magenschleimhaut*, wobei man manchmal noch Partikel von Arsenik oder Arsensulfiden (gelb) an deren Oberfläche erkennt. *Akute Intoxikationen*, bei denen zwischen Einnahme des Gifts und Exitus letalis mehrere Stunden bis wenige Tage liegen, sind durch ausgedehnte Epitheldefekte und/oder oberflächliche Nekrosen gekennzeichnet, verbunden mit akuter entzündlicher Reaktion *(akute erosive und hämorrhagische Gastroenteritis)*. Auffällig ist die starke Dilatation der Blutgefäße. *Blutungen* in den betroffenen Gebieten sind keine Seltenheit, und öfters lassen sich histologisch Zeichen einer erheblichen *intravasalen Hämolyse* feststellen (z. B. *Hämoglobinurie*, besonders deutlich nach akuter Arsinvergiftung). Hämorrhagien, z. T. in Form von Ekchymosen, finden sich auch außerhalb des Magendarmtrakts, so subendokardial im linken Ventrikel. Zusätzlich notiert man in der Mehrzahl solcher Fälle *schockbedingte Läsionen* sowie weitere regressive Veränderungen und Nekrobiose in Nierenhauptstücken, Leberparenchym u. a. Die Diagnosestellung beruht auf dem Nachweis von Arsen in Urin und/oder SH-reichen Proteinen, wie Haaren oder Nägeln. *Chronische Arsenvergiftungen* sind mit einer Vielzahl von Organveränderungen verbunden. Wie z. T. schon bei akuten Intoxikationen, lassen periphere Nerven u. a. eine Fragmentation der Achsenzylinder und einen Zerfall von Myelinscheiden erkennen, das Substrat der *Arsen-»Polyneuritis«*. Die *Haut* zeigt öfters eine Hyperkeratose und Hyperpigmentation, verbunden mit umschriebenen Ödemen und Dermatitis (z. T. allergische *»Arsendermatitis«*) sowie eine Alopezie. *Gastroenteritische Veränderungen* fehlen auch bei chronischen Vergiftungen selten. In sehr schweren Fällen wurde z. T. eine (postnekrotische?) Leberzirrhose festgestellt. Das *blutbildende Gewebe* läßt u. U. hyporegeneratorische Störungen erkennen, die bis zur aplastischen Anämie führen können. Recht oft weisen die Erythrozyten eine basophile Tüpfelung auf. Am Herzen erkennt man hie und da eine kleinfleckige Myokardfibrose, die an wiederholten Muskelfaseruntergang denken läßt. In einem Teil der Fälle notiert man Veränderungen im Sinn einer chronischen Herzinsuffizienz. Nicht selten besteht eine *chronische interstitielle Nephritis*, die im Zusammenhang mit den tubulären Epithelschäden stehen dürfte. Eine Optikusatrophie ist nach Anwendung von *Tryparsamid* beobachtet worden, eine arterielle Hypertonie und Proteinurie nach längerer Verabreichung von *Melarsoprol*. *Glykobiarsol* neigt(e) in besonderem Maß zur Auslösung von Überempfindlichkeitsreaktionen und hepatischen Veränderungen, *Azetarson* zur Ausbildung von Dermatitiden mit allergischer Komponente. Arsenik und die meisten Arsenverbindungen entfalten auf lange Sicht eine *kanzerogene Wirkung*. Bei Arbeitern, die arsenhaltige Luft einatmen, besteht ein erhöhtes Risiko der Entstehung von Lungenkarzinomen.

Folgen: Die klinische Symptomatik der akuten und chronischen Arsenvergiftung versteht sich aufgrund der geschilderten Organ- und Gewebeläsionen. Bezeichnend für die *akuten Intoxikationen* sind äußerst starke Bauchschmerzen, z. T. verbunden mit blutigem Erbrechen, und das rasche Auftreten eines Schocks. *Chronische Intoxikationen* manifestieren sich oft zunächst in unbestimmter Art, z. T. als Müdigkeit, z. T. in Form von polyneuritischen Symptomen mit Schmerzen und neurologischen Ausfällen. In anderen Fällen stehen zunächst die Hautveränderungen im Vordergrund, wobei die allergische Komponente z. T. mit Bluteosinophilie leichten Grades einhergeht.

Silber

Die meisten Vergiftungen gehen auf eine – z. T. akzidentelle – Einnahme von *Silbernitrat* ($AgNO_3$)*-Lösungen* zurück, die einen stark *korrosiven Effekt* haben. In schweren Fällen kommt es rasch zu Erbrechen und Diarrhoe, und der Tod kann unter dem Bild eines *Schocks* eintreten. Pathologisch-anatomisch ist besonders die schwärzliche Verfärbung der Schleimhäute auffällig. Ein chronischer Abusus von Silbernitraten führt zum Bild der *Argyrose* (S. 100), die außer der Graufärbung der Haut keine krankhaften Symptome verursacht.

Kadmium

Kadmium (Cd) wird u. a. für das Beschichten von Metallen, die Herstellung von Kugellager-Legierungen und zum Löten von Silber benützt. Kadmiumüberzüge in Konservenbüchsen gehen in saurem Milieu z. T. in Lösung, weshalb solche Behälter für Limonaden, Fruchtsäfte u. a. nicht mehr verwendet werden sollten. Zigarettenrauch enthält ebenfalls Kadmiumverbindungen in geringer Konzentration (1–2 µg/Zigarette). Ob diese zu den schädlichen Effekten des Rauchens beitragen, ist nicht gewiß. Bei Erhitzen von Metallen, die Kadmium enthalten, über dessen Schmelzpunkt (321° C) hinaus, entsteht giftiger Rauch. Unkontrollierte Abwässer metallurgischer Betriebe enthielten verschiedentlich toxische Konzentrationen von Kadmium. Die TLV für CdO in Luft ist 0,1 mg/m^3, für metallisches Cd 0,2 mg/m^3. Die minimale Letaldosis für Erwachsene beträgt etwa 30–50 mg, aber schon 10 mg können schwere Störungen hervorrufen.

Pathogenese: Kadmium gilt als *allgemeines Zellgift*, das mit verschiedenen enzymatischen Prozessen interferiert. Dementsprechend finden sich Schäden in zahlreichen Organen und Geweben (s. u.).

Morphologisch stehen bei der *akuten Kadmiumintoxikation* infolge *peroraler Einnahme* hoher Dosen dieses Materials *Schleimhautschäden und entzündliche Reaktionen im Gastrointestinaltrakt* sowie – zeitlich etwas nachhinkend – Leber- und Nierenveränderungen wechselnden Grades im Vordergrund. Tierexperimentell wurde gezeigt, daß Hepatozyten vereinzelt zugrunde gehen oder zumindest Veränderungen, wie teilweise Dissoziation des rauhen endoplasmatischen Retikulums, Vermehrung des glatten endoplasmatischen Retikulums, Autophagozytose und mitochondriale Läsionen, aufweisen. Akute Vergiftungen durch Einatmen kadmiumreichen Rauchs sind demgegenüber durch *Epithelläsionen im Respirationstrakt* und eine diffuse *Alveolitis* gekennzeichnet, die in ein tödliches *Lungenödem* überleiten kann.
Chronische Kadmiumvergiftungen aufgrund einer fortgesetzten *Inhalation* des schädlichen Stoffes sind in erster Linie durch eine *chronische Bronchitis-Bronchiolitis* charakterisiert, die mit der Zeit ein mehr oder weniger ausgeprägtes chronisches Lungenemphysem entstehen läßt. Alveoläre Veränderungen und Atelektaseinduration begünstigen die Entwicklung einer gewissen *Fibrosierung der Lungen*. Das typische Bild einer erworbenen Wabenlunge wurde jedoch fast nie beobachtet. Die subakut-chronische Kadmiumintoxikation durch *perorale Einnahme* dieses metallischen Gifts scheint, soweit sich aufgrund tierexperimenteller und humanpathologischer Befunde beurteilen läßt, zu den *verschiedensten Störungen* führen zu können. Bekannt sind u. a. Zelluntergänge in den Samenkanälchen des Hodens, die bei Tieren u. U. bis zur tubulären Nekrose führen, Leber- und Nierenveränderungen regressiver Art mit entsprechenden Funktionsstörungen, arterielle Hypertonie und verstärkte Neigung zur Ausbildung arteriosklerotischer Plaques, hyperchrome Anämie und andere Störungen des blutbildenden Gewebes, hie und da Blutungen, z. T. im ZNS, bei Keimlingen und Kindern Hemmung des Wachstums, möglicherweise eine Begünstigung der Amyloidentstehung u. a. m.

Folgen: *Akute Kadmiumvergiftungen* durch *perorale Einnahme des toxischen Materials* sind in der Regel mit Übelkeit, Erbrechen, Durchfall, Kopfschmerzen, Gliederschmerzen, Speichelfluß, Bauchkrämpfen sowie Äußerungen eines Leber- und Nierenschadens verbunden. Die *Inhalation* kadmiumreichen Rauchs zieht u. U. sehr schwere respiratorische Störungen nach sich, ähnlich wie das Einatmen korrosiver Dämpfe (S. 1600). Überdies zeigen sich bei diesem Eintrittsweg nicht selten systemische Störungen. *Chronische Intoxikationen* infolge fortgesetzten Einatmens kadmiumhaltiger Luft manifestieren sich u. a. in einem Verlust des Geruchsinns, Husten, Dyspnoe, Gewichtverlust, Anämie, Gelbfärbung der Zähne und gewissen zentralnervösen Symptomen, wie Reizbarkeit. Nicht selten notiert man außerdem Störungen der Nieren- und Leberfunktionen. Die *Itai-Itai-Krankheit* in Japan wurde schon erwähnt (S. 1524).

Zinn

Bei peroraler Einnahme gilt metallisches Zinn als ungiftig. Gastrointestinale Symptome treten dann und wann nach Genuß älterer Konserven mit saurem Inhalt auf. Organische Zinnverbindungen, die als Fungizide, Stabilisatoren u. a. Verwendung finden, haben indessen eine erhebliche Toxizität. Als besonders giftig gelten Trialkylverbindungen des Metalls. Zahlreiche Todesfälle ereigneten sich früher beim Gebrauch von Diäthylzinndijodid (Stalinon), besonders in Frankreich.

Antimon

Antimon (Sb) wird u. a. zur Herstellung von Legierungen, billigem Email, Folien, Batterien, Keramik, Textilien, Streichhölzern, Pasten gegen Ameisen und Arzneimittel (z. B. das Emetikum Antimonkaliumtartrat) benützt. In billigen Emailgefäßen aufbewahrte saure Speisen können toxische Mengen von Antimon enthalten. Eine Behandlung des Metalls mit Säuren läßt das farblose Gas *Stibin* (SbH_3) entstehen. Die TLV für Antimon in Luft ist 0,5 mg/m^3, diejenige für Stibin 0,1 ppm. Die minimale tödliche Dosis für Antimonverbindungen bei peroraler Einnahme beträgt etwa 100–200 mg.

Pathogenese: Wahrscheinlich wirkt Antimon ähnlich wie Arsen, d. h. vor allem durch eine Hemmung von Enzymen infolge Verbindung mit Sulfhydrylgruppen.

Morphologisch fand man bei den wenigen bekannten tödlich endenden *akuten Vergiftungen* nach peroraler Einnahme hoher Dosen von Antimonverbindungen Veränderungen, die denen nach akuter Arsenintoxikation gleichen (s. o.). Verschiedene innere Organe, u. a. die Leber, zeigten eine erhebliche Verfettung und weitere Schäden. *Stibinintoxikationen* führen u. a. zu Hämolyse und Störungen zentralnervöser Strukturen.

Folgen: Die Symptomatik nach *peroraler Einnahme* toxischer Antimonverbindungen entspricht weitgehend der bei Arsenvergiftungen, nur treten die gastrointestinalen Symptome früher auf. Die *Inhalation* von Stibin in höherer Konzentration bewirkt u. a. Kopfschmerzen, Übelkeit, Schwächegefühl, Anämie und z. T. einen Ikterus. *Chronische Antimonvergiftungen*, etwa durch antimonhaltigen Rauch oder Staub, sind u. a. durch pustulöse Hautveränderungen, Gingivablutungen, Konjunktivitis, Laryngitis, Kopfschmerzen, Gewichtsverlust und Anämie gekennzeichnet.

Barium

Bariumvergiftungen sind möglich bei peroraler Einnahme toxischer Mengen von Rodentiziden oder Enthaarungsmitteln, die lösliche Bariumsalze enthalten. Vor allem *Bariumkarbonat* ($BaCO_3$) und *Bariumchlorid* ($BaCl_2$) sind sehr giftig, während bekanntlich das unlösliche Bariumsulfat praktisch unschädlich ist und als Röntgenkontrastmittel weite Verbreitung findet. Bariumintoxikationen kommen dann und wann auch in industriellen Betrieben vor.

Pathogenese: Bariumionen bewirken u. a. eine kräftige Kontraktion aller Muskelzelltypen. Geringe Konzentrationen genügen, um im Herzen Arrhythmien auszulösen.
Morphologisch finden sich in der Regel keine charakteristischen Veränderungen.

Folgen: Nach peroraler Einnahme toxischer Mengen löslicher Bariumsalze kommt es in der Regel bald zu Erbrechen und Durchfall, verbunden mit schweren Bauchkrämpfen. Bald setzen Muskeltremor und -spasmen ein, und die arterioläre Kontraktion erzeugt eine deutliche arterielle Hypertonie. Schwächegefühl, Angstzustände und Krämpfe vervollständigen das klinische Bild. Oft treten kardiale Arrhythmien auf. Todesfälle beruhen in der Regel auf Kammerflimmern oder Atemstillstand.

Platin

Platinvergiftungen waren früher nur bei Platinarbeitern in Form der sog. *Platinose* bekannt, die sich durch verstärkte Histaminfreisetzung und Überempfindlichkeitsreaktionen kund tat. Seit einigen Jahren werden Platinverbindungen, z. B. *cis-Dichlordiamminplatin (II)* ($(NH_3)_2PtCl_2$) zur zytostatischen Therapie u. a. von Plattenepithelkarzinomen, malignen Hodentumoren, Lymphosarkomen, Fibrosarkomen und Adenokarzinomen des Uterus eingesetzt. Das i. v. verabreichte Mittel erzeugt u. a. eine Hyperurikämie und erhöhte Konzentrationen von Kreatinin im Serum. Etwa 10 Tage nach Behandlung traten dann und wann auf Hauptstückschäden beruhende renale Funktionsstörungen auf, später Leukopenien, Thrombozytopenien, eine normozytäre Anämie und Zeichen von Hyporegeneration im Knochenmark.

Gold

Die meisten Vergiftungen durch dieses Metall beruhten auf Überdosierung von Goldpräparaten bei der Behandlung von Arthritiden. Die Symptomatik umfaßte u. a. Hautausschläge, Knochenmarkschäden, Ikterus, Oligurie sowie manchmal Übelkeit, Erbrechen und gastrointestinale Blutungen.
Goldthioglukose, das z. B. bei Mäusen durch Zerstörung des Sättigungszentrums eine Obesitas erzeugt (S. 659), bewirkt an Fibroblasten in vitro u. a. eine Vermehrung der zytoplasmatischen Mikrofilamente, eine Zunahme der Zahl von Lysosomen, Kerneinbuchtungen sowie eine verstärkte Autophagozytose und das Erscheinen kleiner Fetttröpfchen. Gold fand sich vor allem in Lysosomen.

Quecksilber und seine Verbindungen

Quecksilber (Hg) kann bei Zimmertemperatur als Dampf in einer Konzentration bis 15 mg/m^3 auftreten (Sättigungskonzentration bei 20° C). Quecksilber und seine Salze benützt man zu vielerlei Zwecken, u. a. zur Herstellung von Thermometern, Farben, Lampen, elektrischen Apparaten, Batterien und Filz. Die flüchtigen *Diäthyl- und Dimethylverbindungen von Quecksilber* finden u. a. in der Landwirtschaft Verwendung.

Kalomel (Quecksilberchlorür, HgCl) und *organische Quecksilberverbindungen* verschiedener Art wurden früher als Arzneimittel öfters gebraucht. Die tödliche Dosis von Quecksilbersalzen, wie des *ätzenden Sublimats (Quecksilberchlorid, $HgCl_2$)* beträgt bei – akzidenteller oder suizidaler – peroraler Einnahme für Erwachsene etwa 1 g. Demgegenüber bewirken Kalomel, *Quecksilberammoniumverbindungen, Quecksilberprotojodid* und *organische quecksilberhaltige Antiseptika* selten akute Intoxikationen, da sie nur in geringen Mengen resorbiert werden. Peroral eingenommenes metallisches Quecksilber ist fast harmlos, da es kaum durch die Darmwand gelangt. Dagegen erweisen sich die *quecksilberhaltigen Diuretika* im Tierversuch als fast so toxisch wie $HgCl_2$, wenn man den Quecksilbergehalt als Basis zur Berechnung der Dosis wählt. Die TLV für Quecksilber bzw. seine Verbindungen in Luft ist 0,05 mg Hg/m^3, für alkylierte Verbindungen 0,01 mg Hg/m^3.
Die *Verunreinigung von Gewässern* durch Quecksilberverbindungen kam schon zur Sprache (S. 1524). *Nahrungsmittelvergiftungen* treten bei zu hohem Gehalt bestimmter Produkte an quecksilberhaltigen Fungiziden, wie Methylquecksilber, auf; die höchste zugelassene Konzentration solcher Stoffe in Lebensmitteln wurde daher auf 0,5 mg/kg festgelegt, und von solchen Speisen sollte wöchentlich nicht mehr als ein Pfund konsumiert werden.

Pathogenese: Große Mengen toxischer Quecksilbersalze wirken nach peroraler Aufnahme zunächst im Sinn einer *Korrosion* der Schleimhaut im oberen Verdauungstrakt. Resorbierte *zweiwertige Quecksilberionen verbinden sich u. a. mit SH-Gruppen zellulärer Proteine und hemmen auf diese Weise zahlreiche Enzyme* (u. a. solche der Atmungskette). Dieser allgemein zytotoxische Effekt (S. 786) macht sich in erster Linie in den *Nieren* bemerkbar, wo Quecksilber infolge der Wasserrückresorption in den Tubuli in höheren Konzentrationen anfällt, sich dort während mehreren Tagen anhäuft und z. T. zu *Eiweißfällung* führt. Dies ist in besonderem Maß nach Intoxikationen durch *Sublimat* der Fall. Neuere Beobachtungen in vitro deuten darauf hin, daß $HgCl_2$ u. a. eine biphasische Störung der zellulären RNA-Synthese verursacht, mit anfänglicher Stimulation und anschließender Hemmung. Befunde in vivo an $HgCl_2$-vergifteten Tieren ließen überdies erkennen, daß die tubulären Resorptionsprozesse eine Beeinträchtigung erfahren, der in Nierentubuli stattfindende Katabolismus niedermolekularer Proteine verzögert wird und tubulärer Inhalt wegen der Epithelläsionen z. T. ins Interstitium übertritt. Ferner scheinen die Zwischenzellen z. T. stimuliert zu werden. Die Glomeruli können ebenfalls einen gewissen Schaden erleiden. Renale Läsionen treten auch nach Vergiftung durch organische Quecksilberverbindungen, wie Methylquecksilber, auf. Man vermutet, daß es durch Biotransformation zur Freisetzung von zweiwertigen Quecksilberionen kommt. Während $HgCl_2$ und andere ähnlich toxische Salze vorwiegend die Hauptstücke der Nieren schädigen, zeigen organische Quecksilberverbindungen eine größere Tendenz, sich an verschiedene Gewebekomponenten zu binden, und durchdringen auch mit größerer Leichtigkeit die Blut-Hirnschranke. In Tierversuchen wie beim Menschen hat es sich gezeigt, daß organische Verbindungen, wie *Methylquecksilber*, bei chronischer Exposition u. a. im *Zentralnervensystem* angehäuft werden. Der Wirkungsmechanismus von Methylquecksilber im ZNS ist noch nicht befriedigend geklärt. Tierexperimentelle Befunde sprechen dafür, daß u. a. die Proteinsynthese in Synaptosomen gestört wird, besonders deutlich im Kleinhirn. Bei Intoxikationen von Feten fand sich eine Beeinträchtigung der DNA-Synthese im Gehirn. Quecksilber wird vor allem in den Fäzes ausgeschieden, weshalb man bei akuten Vergiftungen nicht selten schwere nekrotisierende *Kolitiden* beobachten kann. Ein weiterer Teil erfährt eine renale Elimination, und in geringem Maß erfolgt die Ausscheidung über Galle, Speichel, Schweiß und Milch. Die Konzentrationen von Quecksilber in diesen Flüssigkeiten sind indessen meist zu gering, um ernste Läsionen hervorzurufen.

Morphologisch stehen bei schweren *akuten Intoxikationen* durch anorganische Quecksilbersalze, wie $HgCl_2$, wenn man von *allfälligen korrosiven Schäden im oberen Verdauungstrakt* absieht, vor allem die *Nierenveränderungen* im Vordergrund. Makroskopisch fallen bei autoptischen Untersuchungen die Vergrößerung dieser Organe, die blasse Rinde und das z. T. dunkelrote Mark auf. Die elektronenmikroskopisch erkennbaren Frühveränderungen an Hauptstückepithelien, wie Fragmentation der Plasmamembran, Desorganisation des endoplasmatischen Retikulums und mitochondriale Verkalkungen, wurden z. T. erwähnt (S. 757). Lichtmikroskopisch erkennt man schon wenige Tage nach Einnahme hoher Dosen von $HgCl_2$ eine ausgedehnte Zerstörung der Tubulusepithelien, vor allem im Bereich der Hauptstücke, die von eosinophilen Massen ausgefüllt erscheinen. Nach etwa 8 Tagen ist das nekrotische Material weitgehend verschwunden, und auf der meist intakt gebliebenen Basalmembran macht sich die Regeneration deutlich bemerkbar. Befunde mit sog. Tubulorrhexis, bei der die Basalmembran teilweise unterbrochen wird, sind auf eine Mitbeteiligung schockbedingter ischämischer Schäden verdächtig. In günstigen Fällen kann das Hauptstückepithel schon nach 2 Wochen annähernd regeneriert sein. Nicht selten kommt es im Anschluß an den Epitheluntergang zu einer Verkalkung der nekrotischen Massen, die dann etwas länger liegen bleiben und vereinzelt Kalkinfarkte bilden können. Bei schweren Quecksilbervergiftungen zeigt sich recht oft das Bild einer *Colitis fibrinosa necroticans*. Weitere Organveränderungen bei peroraler akuter $HgCl_2$-Vergiftung umfassen z. T. schockbedingte Läsionen (S. 583), ferner zentralnervöse Veränderungen, die in schweren

Fällen Ganglienzelluntergänge oder eigentliche Nekroseherde in der grauen Substanz verschiedener Lokalisation, astrozytäre Reaktionen u. a. einschließen. Die *Inhalation* hochkonzentrierter Quecksilberdämpfe zieht u. U. im Verlauf von 1–2 Tagen eine Stomatitis, vermehrten Speichelfluß und Diarrhoe nach sich. Nicht selten beobachtet man in solchen Fällen eine erhebliche Pneumonitis, und auch Nierenschäden sind nach derartigen Expositionen bekannt geworden. *Akute Vergiftungen durch alkylierte Quecksilberverbindungen* zeichnen sich, wie aus einzelnen humanpathologischen Beobachtungen und Tierversuchen hervorgeht, vor allem durch *peripher- und zentralnervöse, z. T. irreparable Schäden* aus. Besonders im Kleinhirn (z. B. innere Konusschicht) wurden Ganglienzelluntergänge mit gliöser Reaktion gefunden, in geringerem Ausmaß auch in anderen Lokalisationen, so in Kernen der Hirnstamms, im Vorderhorn des Rückenmarks u. a. Teilweise waren vaskulär bedingte, d. h. durch Hyalinose der kleinen Arterien und Arteriolen verursachte ischämische Läsionen mitbeteiligt. Nierenschäden traten ebenfalls auf; u. a. waren die Glomeruli geschädigt. Weitere, vor allem tierexperimentelle Befunde umfassen eine vermehrte extramedulläre Blutbildung, eine Hämosiderose der Makrophagen u. a. in Milz und Knochenmark. Die unter dem Namen eines *Hunter-Russell-Syndroms* oder einer *Minamata-Krankheit* laufende *Methylquecksilbervergiftung*, die größtenteils durch Genuß kontaminierten Fischfleisches zustande kam (S. 1524), ist durch ausgedehnte zentralnervöse Läsionen gekennzeichnet. Besonders schwere Schäden fanden sich bei Individuen, die als Feten exponiert waren. Bei vielen Patienten notierte man Polyneuropathien, die vor allem sensible Nerven betrafen und u. a. eine segmentale Entmarkung oder eine Waller'sche Degeneration bei Schädigung der neuronalen Zellkörper in den Spinalganglien umfaßten, gefolgt von regeneratorischen und reparativen Veränderungen.

Chronische Intoxikationen durch fortgesetzte Injektionen von Quecksilberverbindungen, perorale Einnahme oder andersartige Zufuhr (z. B. Vaginalduschen) wenig dissoziierter Salze dieses Metalls über längere Zeit sind durch eine Vielzahl z. T. diskreter Veränderungen in verschiedenen Organen charakterisiert. Ein erheblicher Teil der Beobachtungen stammt allerdings aus Tierversuchen, deren Resultate sich nicht ohne weiteres auf den Menschen übertragen lassen. *Ratten*, die über längere Zeit 3–10 ppm Methylquecksilber im Trinkwasser oder in der Nahrung erhielten, zeigten u. a. *Nierenveränderungen*, die sich vor allem elektronenmikroskopisch und histochemisch an Hauptstückepithelien deutlich erkennen ließen (hyalintropfige und z. T. kristalloide Einschlüsse, verbunden mit Zeichen einer apikalen Exozytose dieses Materials und teilweisem Zelluntergang, lysosomale Einschlüsse mit auffällig elektronendichten, wahrscheinlich Quecksilber entsprechenden Anteilen, Verminderung der β-Glukuronidase-Aktivität, Verstärkung der sauren Phosphataseaktivität u. a.). Es wurde ferner festgestellt, daß unter solchen Bedingungen der Quecksilbergehalt der Nieren während Wochen stetig zunimmt. Bei *Rhesusaffen* fanden sich bei chronischer Methylquecksilberintoxikation ähnliche renale Veränderungen. Dazu beobachtete man diskrete Läsionen *anderer Organe*, z. B. myofibrilläre Degeneration und sog. »banding« in einzelnen *Herzmuskelzellen*, Herde von Neuronenuntergang im *ZNS*, vor allem in der Sehrinde, verbunden mit gliöser Reaktion, und Strukturstörungen der Granula sowie teilweisen Untergang von *Paneth'schen Körnerzellen des Dünndarms*. Dieser Befund scheint ziemlich selektiv zu sein. Seine Entstehungsweise ist unbekannt. Beim *Menschen* wurden z. T. ähnliche Beobachtungen gemacht. Überdies bestand in vielen Fällen von chronischer Kalomelvergiftung, vor allem bei Kindern, eine sog. *Erythrödem-Polyneuropathie* mit Akrodynie (»*pink disease*«). Es scheint zudem recht oft zu *Überempfindlichkeitsreaktionen* zu kommen, die sich u. a. an der Haut manifestieren, etwa in Form einer Urtikaria, die in eine chronische Dermatitis übergehen kann. Gut bekannt sind *Stomatitiden*, wobei sich bei schlechter Mundhygiene am Gingivasaum eine dunkle, bläuliche Verfärbung zeigt. Nicht selten beobachtet man *hyporegeneratorische Veränderungen im Knochenmark*. Chronische Quecksilberintoxikationen infolge *Inhalation* des oder *Hautkontakt* mit dem toxischen Material(s) verursacht den klassischen *Merkurialismus*, der vielfältige Organstörungen erzeugen kann, vor allem Veränderungen wechselnden Grades im Nervensystem, ferner Nierenschäden u. a. m. (s. o.).

Folgen: Bei *akuter Quecksilbervergiftung* infolge *peroraler Einnahme* hochtoxischer Salze, wie $HgCl_2$, treten innerhalb kurzer Zeit starke, brennende Schmerzen im Mund-Rachenbereich, z. T. im Gebiet des Larynx, auf, oft im Verlauf von weniger als einer halben Stunde, gefolgt von Bauchkrämpfen, Übelkeit und Erbrechen. Nach etwa 2–3 Std macht sich, infolge bereits eingetretener Schäden der Nierentubuli, eine verstärkte Diurese bemerkbar. Nicht selten wird das Bild durch einen Schock kompliziert. Bald folgt die Anurie, und das im Dickdarm ausgeschiedene Quecksilber führt in manchen Fällen zu einer schweren Kolitis mit z. T. blutiger Diarrhoe. Todesfälle in dieser Frühphase der Intoxikation beruhen oft auf Dehydratation, Schock und/oder Urämie. Akute Vergiftungen durch *Inhalation von Quecksilberdämpfen* sind mit einer anderen Symptomatik verbunden. Nach 1–2 Tagen tritt ein metallischer Geschmack im Mund auf, verbunden mit Stomatitis und vermehrtem Speichelfluß, und in wechselndem Maß machen sich eine akute Niereninsuffizienz, Diarrhoeen und eine Pneumonitis mit Dyspnoe bemerkbar. Das *Einatmen flüchtiger organischer Quecksilberverbindungen* in höherer Konzentration bewirkt z. T. ähnliche krankhafte Erscheinungen leichteren Grades. Im Vordergrund des klinischen Befundes stehen die zentralnervösen Störungen, die mit

Benommenheit, verwaschener Sprache sowie Fehlbewegungen beginnen und bis zu Konvulsionen führen können, hie und da mit tödlichem Ausgang. Die Hirnschäden sind z. T. irreversibel.
Die Symptomatik der *chronischen Vergiftung* durch fortgesetztes Einatmen *metallischen Quecksilbers* oder durch übertriebene Verwendung von *Hg-salzhaltigen Flüssigkeiten*, z. B. zu Vaginalduschen, umfaßt – neben leichteren Erscheinungen, die denen bei akuter Intoxikation entsprechen (s. o.), – z. B. Hautveränderungen (Urtikaria und Dermatitis), Anämie, Leukopenie, Zeichen von Leberschaden u. a. Wiederholte Überdosierungen Hg-haltiger Diuretika können von Überempfindlichkeitsreaktionen und/oder Herzrhythmusstörungen gefolgt sein. Die Akrodynie von Kindern nach chronischem *Kalomel*abusus wurde schon erwähnt. Damit verbunden bestehen oft Photophobie, Anorexie, motorische Unruhe, Stomatitis, rötlich getönte Handflächen, Oligurie und/oder Diarrhoe.

Thallium

Thalliumsulfat (Tl_2SO_4), *Thalliumazetat* (CH_3COOTl) und andere Salze dieses hochtoxischen Metalls kommen u. a. in Rattengiften und Insektiziden vor. Wegen der ausgesprochenen Giftigkeit werden solche Verbindungen u. U. zu Mordzwecken benützt. Häufiger sind akzidentelle oder suizidale Intoxikationen. Kinder laufen besondere Gefahr, indem bei ihnen die perorale Einnahme von 10 mg u. U. tödliche Folgen haben kann. Die tödliche Dosis für Erwachsene liegt ungefähr bei 1 g.

Pathogenese: Der Wirkungsmechanismus von Thallium bzw. Thalliumionen ist noch nicht geklärt.

Morphologisch erkennt man bei *akuten Thalliumintoxikationen* infolge peroraler Einnahme oder allenfalls Resorption durch die Haut u. a. regressive Veränderungen und Zelluntergänge im *zentralen und peripheren Nervensystem*, ferner Vakuolisierung und andere Schäden sowie Untergang von Zellen im Bereich der *Haarfollikel*, schließlich wechselnde Grade von epidermaler Hyporegeneration, epitheliale Läsionen im Respirations- und Verdauungstrakt, Konjunktivitis u. a. Hie und da wurde eine renaltubuläre Beteiligung festgestellt. Bei *chronischen Thalliumvergiftungen* infolge länger dauernder bzw. wiederholter Exposition gegenüber geringeren Dosen des Gifts zeigen sich u. a. eine Alopezie, eine Atrophie von Epidermis und ihren Anhangsgebilden, hie und da eine Stomatitis mit bläulich verfärbten Gingivasäumen, gastroenteritische Veränderungen und Schäden der Nierentubuli, insbesondere der Hauptstücke. Die Hoden weisen eine – u. U. bis zur Azoospermie reichende – Verminderung der Spermiogenese auf, und bei Frauen erkennt man mitunter eine Atrophie des Endometriums. Regressive Veränderungen beobachtet man überdies nicht selten in Nebennierenrinde und Schilddrüse.

Folgen: Die *akute Thalliumvergiftung* manifestiert sich im Verlauf von 1–10 Tagen nach Exposition. Die Symptome umfassen Schmerzen und Parästhesien an den Extremitäten, Ptosis, Ataxie sowie oft Übelkeit und Erbrechen. Häufig bestehen Fieber, Schnupfen und Konjunktivitis. Als ziemlich charakteristisch gilt der *Haarausfall*, vor allem, wenn er von *zentralnervösen Störungen*, wie Sprachstörungen, Tremor, choreiformen Bewegungen, Lethargie und schließlich Konvulsionen begleitet oder gefolgt ist. Terminal treten nicht selten ein Lungenödem und/oder eine Bronchopneumonie auf. Anurie ist kein obligates Symptom. Bei *chronischen Thalliumintoxikationen* fallen – abgesehen von der Alopezie und der Hautatrophie – u. U. Stomatitiden mit dem erwähnten Gingivasaum, gastrointestinale Störungen und in fortgeschrittenen Stadien eine Azoospermie oder Oligospermie, bei Frauen eine Amenorrhoe auf. Erholen sich die Patienten, verschwinden viele der Störungen allmählich wieder. Dies gilt auch für die Alopezie.

Blei

Blei (Pb) wird für viele Zwecke gebraucht, u. a. für die Herstellung von Batterien, Farben, Legierungen, Bedeckungen elektrischer Kabel, Glasur von Keramikwaren, Gummi, Spielzeug und – in Form von *Bleitetraäthyl* – als Zusatz zum Benzin. Weitere Verwendungsmöglichkeiten von Blei oder Bleiverbindungen sind Überzüge künstlicher Perlen, Glasfassungen, Geschoßfüllungen u. a. Früher waren Wasserleitungen aus bleihaltigem Metall hergestellt worden, und das Metall wurde u. a. für die Destillation von Spirituosen benützt (»bootleg whisky«). Bleifarben sind u. a. *Mennige* (Pb_3O_4). *Bleiazetat* ($(CH_3COO)_2Pb\text{-}3H_2O$) war lange Zeit als Adstringens und Desinfiziens im Gebrauch.
Eine der Hauptquellen von Bleivergiftungen stellen *Bleifarben* dar, die vielerorts (vor allem vor 1940) zum Anstreichen von Häusern benützt wurden. Solche Farben sind an oder in älteren Häusern z. T. immer noch vorhanden und bilden wegen ihres leicht süßlichen Geschmacks vor allem für kleine Kinder eine besondere Gefahr. Ähnliches gilt für das Lutschen von Bleisoldaten u. a.
Die tödliche Dosis resorbierten Bleis wird für Erwachsene auf etwa 0,5 g geschätzt. Eine toxisch wirkende Akkumulation ist bei Resorption von mehr als 0,5 mg/Tag zu erwarten.

Pathogenese: Der *Wirkungsmechanismus von Blei*, das auch in vitro verschiedene Zellarten schädigt, ist noch nicht befriedigend geklärt. Beobachtungen an Fibroblastenkulturen deuten darauf hin, daß Konzentrationen um 25 µg $Pb(NO_3)_2$/ml eine verstärkte Autophagozytose hervorrufen, vermutlich infolge Schädigung mehrer Zellanteile und/oder Störung der Integrität lysosomaler Membranen. Außerdem ist bekannt, daß Bleiionen verschiedene Enzyme hemmen, z. B. die S-Aminolävulinat-Dehydrogenase, die Ferrochelatase und die Pyrimidin-5'-Nukleotidase der Erythrozyten. Man vermutet, daß letztere Störung an der Entstehung der basophilen Tüpfelung und der erhöhten Fragilität der roten Blutkörperchen bei Bleivergiftungen mitbeteiligt ist. Die toxischen Effekte von Blei betreffen aber manche andere Zellart, bei akuter Vergiftung u. a. Hepatozyten; Gefäß- bzw. Hirnschäden stehen bei chronischen Intoxikationen im Vordergrund. Unbekannt sind auch die Gründe für den synergistischen Effekt von Bleiionen und bakteriellen Endotoxinen bei akuten Vergiftungen. Nach neueren Beobachtungen scheint Blei in gewissen Konzentrationen das »converting enzyme« wenigsten teilweise zu blokkieren, was eine Erklärung für die arterielle Hypertonie bieten könnte. Ein Urteil hierüber ist aber noch verfrüht.

Kinetische Untersuchungen an Menschen ließen erkennen, daß der *Metabolismus von Blei im Körper* am ehesten im Sinn eines Dreikompartementsystems verstanden werden kann: a) Blut (Halbwertszeit von Blei: ca. 35 Tage), b) innere Organe und Weichteile, die in der Regel nur etwa die Hälfte des im Blut vorhandenen Bleis aufweisen (Halbwertszeit etwa 40 Tage), c) knöchernes Skelett, das bei weitem den größten Teil des im Körper vorhandenen Bleis beherbergt (Halbwertszeit sehr lang, kaum meßbar).

Morphologisch bietet sich bei den – im Vergleich zu chronischen Intoxikationen – eher seltenen Fällen von *akuter Bleivergiftung* etwa folgendes Bild: Nach *peroraler Einnahme* hoher Dosen toxischer Bleiverbindungen entstehen in der Regel *Epithel- und Schleimhautschäden im oberen Verdauungstrakt*. Nach erfolgter Resorption finden sich Läsionen in den verschiedensten Organen. Beim *Menschen* sind die Befunde nicht leicht zu deuten, da sie häufig durch *schockbedingte Läsionen* kompliziert sind. *Tierexperimentell* wurden u. a. in *Makrophagen* (Kupffersche Zellen der Leber, Makrophagen in Milz und Knochenmark) elektronendichte Einschlüsse in Lysosomen und Autophagosomen sowie Störungen der endoplasmatischen und mitochondrialen Strukturen gefunden. In geringerem Maß trifft dies für *Hepatozyten* zu. Bei Mäusen fanden sich nach akuter Vergiftung mit Bleiazetat u. a. *Myokardveränderungen*, die sich elektronenmikroskopisch – je nach Bleikonzentration im Blut – im Sinn verschiedenartiger Organellenschäden zu erkennen gaben. Bei Konzentrationen zwischen 20 und 40 μg/100 ml beobachtete man in erster Linie Kern- und Mitochondrienveränderungen sowie Ausweitungen des sarkotubulären Apparats, während bei einer Konzentration von 60 μg/100 ml myofibrilläre Desorganisation und Auftrennung der Glanzstreifen hinzukamen. Die Bindegewebszellen wiesen dabei ein deutlich ausgebildetes endoplasmatisches Retikulum und lysosomenartige dichte Körperchen auf. Die *Nieren* boten in manchen Fällen das Bild einer partiellen oder weitgehenden Hauptstückschädigung. Relativ typisch sind *Kerneinschlüsse* u. a. in Hauptstückepithelien, die bei Karbolfuchsinfärbung relativ säurefest sind und vor allem Komplexen aus anionischen Proteinen mit Blei und anderen Metallen entsprechen sollen. Nach Einwirkung hoher Bleidosen erkennt man z. T. ausgedehnte Schäden im *Gehirn*, so eine fibrinoide Wandveränderung kleiner Blutgefäße, u. a. in der Leptomeninx, ein Hirnödem, das vor allem durch eine perivaskuläre Gewebsauflockerung charakterisiert ist, Zelluntergänge in verschiedenen Hirngebieten, z. B. in der weißen Substanz der Groß- und Kleinhirns, z. T. auch in der grauen Substanz, in der Okzipitalrinde u. a. Da und dort erkennt man Gewebsnekrosen. Zeitlich nachhinkend kommt es zu einer Proliferation von Kapillaren bzw. Endothelien und zu einer mehr oder weniger diffusen Astrozytenvermehrung. Nach *Injektion toxischer Mengen von Bleisalzen* zeigen sich ähnliche Veränderungen der inneren Organe.

Die *chronische Bleivergiftung*, die hinsichtlich Häufigkeit eine viel größere Rolle spielt als die akute und oft Kinder betrifft, ist vor allem durch die Kombination von Blutgefäßveränderungen, einer Enzephalopathie, peripheren Polyneuropathie und öfters Anämie charakterisiert. Die *Hirnveränderungen*, die vor allem bei Kindern schwere Formen annehmen können, zeichnen sich u. a. durch eine in wechselndem Maß ausgeprägte *Hyalinose kleiner Blutgefäße*, perivaskuläre ödematöse Auflockerung des Hirngewebes, herdförmige Ablagerung proteinreicher Kugeln, diskrete Ganglienzelluntergänge und Vermehrung von Astrozyten, z. T. auch Markscheidenzerfall geringen Grades u. a. m., aus. Die Hauptlokalisationen entsprechen denen bei akuter Bleivergiftung (s. o.), wobei das Kleinhirn eher stärker betroffen wird als das Großhirn und der Hirnstamm. Hie und da stehen Schäden am N. opticus im Vordergrund. Diese *Encephalopathia saturnina* ist vor allem von Bleivergiftungen bei Kindern bekannt. Bei Erwachsenen tritt sie seltener und/oder in sehr viel milderer Form auf. *Polyneuropathien* sind eine häufige Begleiterscheinung der chronischen Bleivergiftung. Morphologisch erkennt man vor allem an motorischen Nerven Markscheidenuntergang und teilweisen Achsenzylinderzerfall, bei Kindern besonders an den unteren Extremitäten (z. B. N. peroneus), bei Erwachsenen u. a. am N. radialis. Mit der Zeit kommt es in den beschädigten Gebieten zu einer Vermehrung der Schwann'schen Scheidenzellen. Nach Wegfall des toxischen Agens ist eine weitgehende Restitution möglich. Im *Darmbereich* entdeckt man nur diskrete Veränderungen an Nerven und Blutgefäßen. Die *Störung der Erythropoiese* äußert sich u. a. in einer *hypochromen sideroachrestischen Anämie* wechselnden Grades (S. 422), verbunden mit *basophiler Tüpfelung von Erythrozyten* und einer mäßigen Hyperhämolyse. An weiteren Befunden sind zu nennen: u. U. ein *Bleisaum an der Gingiva* bei schlechter Mundhygiene (bei Kindern fast nie zu sehen), diskrete Leber- und Nierenveränderungen, z. T. mit Auftreten von Kerneinschlüssen (s. o.), Veränderungen an der *Retina* (lipofuszinartiges Pigment in den Pigmentepithelien u. a.), leicht sklerotische *»Bleilinien« in den metaphysären Knochen* von Kindern, die vermutlich auf eine Störung der Chondroklastentätigkeit zurückgeht u. a. m. *Osteoklasten* zeigen z. T. intranukleäre und intrazytoplasmatische Einschlußkörperchen.

Folgen: *Akute Bleivergiftungen* manifestieren sich u. a. durch einen metallischen Geschmack im Mund, Bauchschmerzen, Erbrechen und Diarrhoe, nach peroraler Einnahme des Gifts oft Pechstühle, und eine zunehmende Oligurie. Nicht selten kommt es zum Kollaps und Koma.

Chronische Bleiintoxikationen (Plumbismus), die meistens mit einer graduellen *Akkumulation* des Toxons im Körper einhergehen, sind einesteils durch *allgemeine Symptome und Zeichen*, wie leichte Ermüdbarkeit, Blässe, Anorexie, Reizbarkeit oder Apathie und Kopfschmerzen charakterisiert. In fortgeschrittenen Fällen steigern sich diese zu einem schweren Schwächegefühl, Gliederschmerzen, Abmagerung, Veränderungen, die an ein vorzeitiges Altern erinnern, u. a. Andernteils finden sich *krankhafte Erscheinungen von Seiten bestimmter Organsysteme oder Strukturen:* Im *Blut* zeigt sich anfänglich manchmal eine Polyzythämie, später aber meistens eine normochrome *Anämie* mit zunehmenden Zeichen von Hyperhämolyse. Diagnostisch wichtig ist der Befund von mehr als 50–100 *Erythrozyten mit basophiler Tüpfelung* pro 100000 roten Blutkörperchen. In fortgeschrittenen Stadien besteht meistens auch eine Thrombozytopenie, während die relative Zahl von Monozyten, z. T. auch Lymphozyten, in der Regel zunimmt. Ein *Ikterus* fehlt in schwereren Fällen fast nie. *Gastrointestinale Symptome* umfassen sog. *Bleikoliken*, die durch interkurrente Infekte und/oder Alkoholabusus eine Verschlimmerung erfahren und durch Kalziuminjektionen nur vorübergehend beeinflußt werden können. Meistens besteht eine Obstipation. Übelkeit und zunehmend häufigeres Erbrechen gehören zu den bekannten Begleitsymptomen. *Störungen von Seiten des Nervensystems* beginnen mit leichten Kopfschmerzen, Schlaflosigkeit, Reizbarkeit und Verstärkung der Reflexe. Später nehmen diese Veränderungen z. T. an Intensität zu. Es machen sich Verwirrtheitszustände, Ataxie, Muskelfibrillationen, Zeichen von Polyneuropathie, bei Kindern nicht selten Ptosis, Strabismus und Fazialisparese sowie Peroneusparese, bei Erwachsenen u. a. Radialisparese (»Fallhand« des Flachmalers!) u. a. bemerkbar. In schweren Fällen, vor allem bei kleinen Kindern, können schließlich Krämpfe und allgemeine Lähmungen auftreten. Der *arterielle Blutdruck* liegt in Frühstadien der chronischen Bleiintoxikation nicht selten unter der Norm. Später herrscht eine *Hypertonie* vor. Bei Erwachsenen ist dies manchmal die erste Manifestation der Vergiftung. Im *Urin* finden sich anfänglich höchstens Spuren von Eiweiß und vereinzelte granulierte Zylinder. Bei Verschlimmerung der Vergiftung ist dieser Befund häufig, und man stellt eine vermehrte renale Ausscheidung von *Koproporphyrin III* fest, ein Zeichen, das sich in besonderem Maß für epidemiologische Untersuchungen eignet. In schwereren Fällen kann es zu Mikrohämaturie, Glykosurie, Aminazidurie und schließlich u. U. Oligurie kommen. Am Skelett von Kindern mit chronischer Bleivergiftung bemerkt man die im Metaphysenbereich der langen Röhrenknochen besonders deutlichen, dichten *»Bleilinien«*.

Wismuth

Chronische Wismuthvergiftungen waren früher eine häufige Komplikation der antisyphilitischen Therapie. Heute sieht man sie nur selten, so im Anschluß an die Einnahme zu hoher Dosen von Bi-Salzen bei der Behandlung gastrointestinaler Störungen. Die wichtigsten krankhaften Erscheinungen einer chronischen Bi-Intoxikation umfassen *»Wismuthsäume«* an der Gingiva bei schlechter Mundpflege, Nierenschäden mit *Albuminurie*, die sich bis zum nephrotischen Syndrom steigern kann, *exfoliative Dermatitiden* und – seltener – *Methämoglobinämie*. Manchmal finden sich auch bei Wismuthvergiftungen in den Hauptstückepithelien der Nieren intranukleäre *Einschlußkörper*.

Uranium

Vor allem aus tierexperimentellen Beobachtungen weiß man, daß lösliche Uraniumsalze, wie Uranylnitrat, u. a. zu Schäden an den Hauptstückepithelien der *Nieren* Anlaß geben.

Beispiele zu den Wirkungen metallischer Gifte:

- Verschiedene Substanzen, im besonderen *BAL* (»*B*ritish *a*nti*l*ewisite« = 2, 3-Dimerkaptopropanol), *Versen* und *Penizillamin,* bilden in vivo mit Schwermetallen untoxische, stabile Komplexe, die mehr oder weniger schadlos ausgeschieden werden können. Die Affinität von *BAL* für Ionen von Arsen, Quecksilber, Kobalt, Nickel, Antimon und Gold ist so groß, daß diese selbst aus Kombinationen mit Enzymen herausgeholt werden. Für Bleivergiftungen wird BAL allerdings nicht empfohlen: Hier zieht man *Versen (EDTA)* vor, und zwar in Form von *Kalzium-Binatrium-Versenat*, um der Hypokalzämie zu begegnen. *Penizillamin (Kuprimin = β, β-Dimethylzystein)* hat sich bei Kupfer-, Quecksilber- und Bleivergiftungen bewährt. *N-Azetyl-DL-Penizillamin* ist noch wirksamer und wesentlich weniger toxisch als etwa Versenat.
- Durch parenterale Verabreichung von *Kadmium* über längere Zeit läßt sich bei Ratten, Kaninchen und Hunden eine arterielle Hypertonie erzeugen. Dieses Metall scheint sich vor allem in Leber und Nieren anzuhäufen, was zur teilweisen Fibrosierung dieser Organe führen kann. Methylkadmium entfaltet eine noch deutlichere Nephrotoxizität als anorganische Kadmiumsalze.
- Neuere Befunde deuten darauf hin, daß *Goldpräparate* (z. B. Natriumgoldthiomalat), die zur Therapie der rheumatoiden Arthritis eingesetzt werden, u. a. die Freisetzung vasoaktiver Amine aus Mastzellen zu fördern scheinen.
- Ungefähr 20 Jahre nach dem Ausbruch der auf Genuß von *Methylquecksilber-reichen Fischen* beruhenden *Minamata-Krankheit* in Japan finden sich immer noch Fälle mit Spätmanifestationen des zentralnervösen Schadens und/oder der peripheren Nervenläsionen.
- Man schätzt, daß in den USA ungefähr 5–10% der 1–6 Jahre alten Kinder ungewöhnlich hohe Konzentrationen von *Blei* im Blut aufweisen, wahrscheinlich vor allem, weil die Kleinen die Gewohnheit haben, abbröckelnde Farbe von Hauswänden (Häuser mit Anstrich vor 1940!) und/oder Fensterkitt (»pica«) peroral einzunehmen.

178.11. Weitere sog. gewöhnliche Gifte

Hier handelt es sich um eine ergänzende Erwähnung von Substanzen, die im *Haushalt* vorhanden sind und als Quellen von Intoxikationen in Betracht kommen.

Nikotin und verwandte Stoffe

Nikotin (α-Pyridyl-β-N-Methylpyrrolidin) ist das hauptsächliche Alkaloid der Tabakpflanze. Es ist als freie Base oder als Sulfat erhältlich. Weitere im *Tabak* vorhandene, aber weniger toxische Substanzen sind *Anabasin, Nornikotin* und *Lobelin*. Die tödliche Dosis von *resorbiertem* Nikotin beträgt für Erwachsene ungefähr 40 mg, was dem Nikotingehalt von nur 2 Zigaretten entspräche. Tabak ist aber wesentlich weniger giftig, da beim *Rauchen* das meiste Nikotin verbrannt, und z. B. beim *Verschlucken* diese hochtoxische Substanz nur zu einem kleinen Teil resorbiert wird. Trotzdem kommen Vergiftungen von Kindern infolge *peroraler Einnahme von Tabak* (Zigaretten) immer wieder vor. Eine weitere Quelle von Nikotinintoxikationen sind *nikotinhaltige Insektizide*.

Pathogenese: Nikotin wirkt auf Chemorezeptoren, auf Synapsen des ZNS und autonomer Ganglien sowie auf das Nebennierenmark und neuroeffektorische Verbindungen. Der Effekt höherer Konzentrationen dieser Substanz ist *zunächst stimulierend*, dann *dämpfend* oder – bei hoher Konzentration – *lähmend*. Besonders wichtig in diesem Zusammenhang ist die Zwerchfelllähmung. Die Effekte von Nikotin sind sehr komplex und im einzelnen schwer vorauszusagen.

Morphologisch fanden sich im Anschluß an akute Nikotintodesfälle keine nennenswerten systemischen Veränderungen. Nach peroraler Einnahme nikotinhaltiger Insektizide kam es z. T. zur Ausbildung kaustischer Schäden im oberen Verdauungstrakt.

Folgen: *Akute Nikotinvergiftungen* durch *geringe Dosen* (z. B. infolge Kontamination der Haut, peroraler Einnahme von reichlich Tabak (Kinder!) bzw. exzessive Inhalation von Zigarettenrauch, Tabakstaub oder Sprays von Insektiziden) zeichnen sich u. a. durch eine respiratorische Stimulation, Übelkeit, z. T. mit Erbrechen, Schwindelgefühle, Kopfschmerzen, Tachykardie, arterielle Hypertonie, Schwitzen, vermehrten Speichelfluß und/oder Diarrhoe aus. *Hohe Dosen resorbierten Nikotins* (z. B. durch Einnahme von Insektiziden oder Hautkontakt mit Konzentraten derselben) rufen zunächst entsprechende Symptome hervor, die sich aber rasch verstärken und zu Konvulsionen, Verlangsamung der Atmung, Herzrhythmusstörungen und Koma überleiten. Nicht selten kommt es zu einer Zwerchfellähmung. Der Tod kann innerhalb von 5 min–4 Std nach Exposition eintreten. Überlebt der Patient, erholt er sich in der Regel gänzlich, es sei denn, er hätte schockbedingte Veränderungen erfahren.

Seifen und andere Detergentien

Anionische Detergentien, wie gewöhnliche *Seifen* und *Haushaltsdetergentien*, können nach peroraler Einnahme Erbrechen und Diarrhoe verursachen, sind aber im übrigen harmlos. Eine Ausnahme bilden die *phosphathaltigen Weichmacher* für Wasser, wie sie für Waschautomaten gebraucht werden. Sie bewirken nach Einnahme u. U. eine erhebliche Hypokalzämie.

Kationische Detergentien (z. B. das desinfizierende *Benzalkoniumchlorid = Zephiran*) entfalten demgegenüber eine erhebliche Toxizität, indem die tödliche Dosis für Erwachsene etwa 3 g beträgt. Die Zeichen einer akuten derartigen Intoxikation umfassen u. a. Übelkeit, Erbrechen, dann Schock und u. U. ein tödlich endendes Koma.

Chlorate

Natrium- und Kaliumchlorat ($NaClO_3$, $KClO_3$), die, wie auf S. 1550 erwähnt, in Mundwässern, Streichholzköpfchen und Herbiziden vorkommen, sind starke Oxidantien. Die tödliche Dosis für Kinder beträgt ca. 2 g, die für Erwachsene etwa 10 g. Die Haupteffekte bestehen in einer lokalen starken *Reizung der Schleimhäute* und in der Ausbildung einer *Methämoglobinämie*.

Bromate

Bromate ($NaBrO_3$ u. a.) werden z. T. zur Neutralisation bei der Herstellung »kalter Dauerwellen« benützt. Die tödliche Dosis für Erwachsene ist ca. 5 g. Bei Kontakt von Bromaten mit der Salzsäure des Magens entsteht *Bromsäure* ($HBrO_3$), die lokal stark reizend wirkt. Resorbierte Bromate erzeugen in verschiedenen Organen Läsionen, u. a. in Gehirn und Nieren. Die Symptomatik der akuten Bromatintoxikation umfaßt Übelkeit, Erbrechen, oft auch Diarrhoe, Bauchschmerzen, zentralnervöse Symptome, wie Benommenheit, Oligurie bis Anurie und Hyperhämolyse. In schweren Fällen kommt es zu Konvulsionen und Koma.

Einige der wichtigsten Beispiele von Intoxikationen durch Chemikalien, die nicht als Arzneimittel dienen, sind in Tabelle 96 aufgeführt. Tabelle 97 enthält Angaben über Konzentrationen von Medikamenten und anderen Chemikalien in Körperflüssigkeiten und Geweben, wie sie bei tödlichen Vergiftungen durch die betreffenden Substanzen gefunden wurden.

178.12. Allgemeine Luftverschmutzung (»air pollution«) und ihre schädlichen Wirkungen

Zusätzliche Bemerkungen

In den verschiedenen Abschnitten wurden die toxischen Effekte der wichtigsten Chemikalien kurz erläutert. Nachfolgend kommen einige Fragen zur Sprache, die mit der besonders in industrialisierten Ländern zunehmend bedrohlichen Verschmutzung der Luft in Beziehung stehen (Abb. 205). Wie wir schon früher hervorhoben, werden die Entwicklung einer *chronischen Bronchitis*, eines *chronischen Lungenemphysems* (S. 624), *kardiovaskulärer Komplikationen* (S. 482) sowie eines Teils der Fälle von *maligner Neoplasie* (S. 180) durch Agentien begünstigt oder gar verursacht, die in verunreinigter Luft vorhanden sind. Die Erforschung der nachteiligen Folgen einer Verunreinigung der Luft durch vom Menschen erzeugte Emissionen ist zu einem wichtigen Teilgebiet der *»Umweltpathologie«* (*»environmental pathology«*) geworden. Man schätzt, daß z. B. in den USA jährlich etwa 150 Millionen Tonnen künstlicher Kontaminantien in die Luft emittiert werden, wovon ungefähr 60% auf Abgase von Benzin-, Diesel-, Düsen- oder anderen Motoren und ca. 30% auf industrielle Betriebe entfallen. Nach bisherigen Angaben ist das Heizen

Tabelle 96. Intoxikationen durch Substanzen, die nicht oder nicht in erster Linie als Arzneimittel dienen (Auswahl)

Substanzgruppe, Substanz oder Quelle des Giftes[a]	Wahrscheinlicher oder nachgewiesener Schädigungsmechanismus	Hauptsymptome und wichtigste Organveränderungen	Geschätzte tödliche Dosis bzw. Konzentration[b]
1. Insektizide, Pestizide und Herbizide			
Halogenierte Insektizide – Chlorierte Diphenyle (DDT = *D*ichlor-*D*iphenyl-*Tri*chloräthan; DDD = *D*ichlor-*D*iphenyl-*D*ichloräthan; DFDT = Difluor-Diphenyl-Trichlor-Methylmethan; DMTD = Methoxi-DDT u. a.) – Chlorierte polyzyklische Kohlenwasserstoffverbindungen (Aldrin, Chlordan, Dieldrin, Endrin, Heptachlor, Lindan (Hexachlorbenzol) u. a.)	Diese vor allem als Puder, Staub oder Sprays im Gebrauch stehenden Stoffe sind nur in organischen Lösungsmitteln (die selbst eine gewisse Toxizität aufweisen können) löslich: In dieser Form werden sie im Verdauungstrakt, in den Lungen und durch die Haut rasch resorbiert. Wirkung u. a. auf das Zentralnervensystem; gewisse Hepatotoxizität; z. T. Sensibilisierung des Myokards auf Adrenalin (DDT) und negativ inotroper Effekt; u. U. Hemmung der Nebennierenrinde (DDD u. a.); Gefahr von Fertilitätsstörungen, Teratogenese und Karzinogenese?	Akute Intoxikation: Übelkeit, Erbrechen, Kopfschmerzen; Erregungszustand bis Konvulsionen; u. U. Exitus unter dem Bild schwerer zentralnervöser Störungen. Chronische Vergiftung: Anhäufung der Substanzen in Fettgewebe, Leber, Zentralnervensystem, Nebennierenrinde u. a.; Leberfunktionsstörungen; u. U. renale Symptome; zentralnervös bedingte Veränderungen (u. a. Kleinhirnschädigung); bei rascher Abmagerung wird vermehrt toxisches Material aus dem Fettgewebe ausgeschleust; durch Mittel, wie Cholestyramin, lassen sich die lipophilen Substanzen vermehrt zur Ausscheidung bringen	$LD_{(min?)}$ für chlorierte Diphenyle bei akuten Vergiftungen in der Größenordnung von 20 g, für chlorierte polyzyklische Kohlenwasserstoffe z. T. ähnlich (Lindan in organischer Lösung), z. T. niedriger (1–3 g, Chlordan). Genaue Zahlen sind indessen noch nicht ermittelt worden. Kinder: LD_{min} niedriger (z. B. Lindan bei 2½-Jährigen: 50–100 mg/kg Körpergewicht)
Cholinesterasehemmer als Insektizide – Organophosphate (Parathion, Malathion, Systox, TEPP (Tetraäthylpyrophosphat), HETP (Hexaäthyltetraphosphat) u. a.) – Karbamate (Dimetan, Matazil u. a.)	Inhalationsgefahr bei Gebrauch von Pulver oder Aerosolen; Hauptwirkung: Anreicherung von Azetylcholin im Zentralnervensystem bzw. ein extremer parasympathikomimetischer Effekt	Bei schweren Intoxikationen Konvulsionen, Koma und häufig Tod; mäßige Vergiftungen: Miosis, Bauchkrämpfe, Brechdurchfälle, Rhinorrhoe, Speichelfluß, Bronchorrhoe, Bronchospasmen, Muskelkrämpfe, Tremor; u. U. Überleitungsstörungen im Herzen; morphologisch: hypoxische Schäden, Entmarkungsvorgänge im Zentralnervensystem; schließlich »schlaffe« Lähmung. Sehstörungen fehlen selten	LD_{min} bei Kindern: ungefähr 0,1 mg/kg Körpergewicht; bei Erwachsenen: wahrscheinlich total etwa 120 mg
Fluorverbindungen (z. B. Fluorazetat) als Insektizide und Rodentizide	Fluorzitrat-Bildung, Hemmung der Akonitase u. a.; Entzug von Ca^{++} aus verschiedenen Strukturen	Akut: Gastrointestinale Symptome, Krämpfe bis Konvulsionen, u. U. Atemlähmung; bei Inhalation entsteht manchmal ein Lungenödem; Herzrhythmusstörungen möglich; Chronisch: »Fluorose« von Knochen und Zähnen	LD_{min} weniger als 50–100 mg
Gelber Phosphor als Rodentizid und Insektizid	Hepato- und Nephrotoxizität, gastrointestinale Schäden (z. T. über »Entkoppelung« der oxidativen Phosphorylierung?)	Nach peroraler Einnahme Erbrechen; im Verlauf von 1–2 Tagen Lebersteatose bis -nekrose; Hypokalzämie; arterielle Hypotonie; Hauptstücknekrosen der Nieren mit Oligurie; nach Inhalation von Phosphin u. U. Lungenödem	LD_{min} ungefähr 1 mg pro kg Körpergewicht
Bariumsalze (z. B. $BaCO_3$ und $BaCl_2$) und $Ba(OH)_2$	Nach anfänglicher Stimulation Lähmung von Muskelzellen	In schweren Fällen kardiorespiratorisches Versagen	LD_{min} weniger als 1 g

[a] Bei pflanzlichen und tierischen Giften werden die Quellen der betreffenden toxischen Substanzen, d. h. die Pflanzen- oder Tierspezies, -klasse oder -ordnung, angegeben.
[b] LD_{min} = geschätzte minimale letale Dosis für Erwachsene; LD_{50} = geschätzte mittlere letale Dosis für Erwachsene. Letaldosen für Kinder werden da und dort gesondert aufgeführt.

Tabelle 96 (Fortsetzung)

Substanzgruppe, Substanz oder Quelle des Giftes	Wahrscheinlicher oder nachgewiesener Schädigungsmechanismus	Hauptsymptome und wichtigste Organveränderungen	Geschätzte tödliche Dosis bzw. Konzentration
Dinitrophenol, Dinitro-o-Kresol	Hemmung der ATP-Produktion u. a.	Schäden an Myokard, Leber, Nieren u. a.	
Nikotin	s. u.		
Thallium	s. u.		
Thiozyanat-Insektizide	Störung des Zellmetabolismus in vielen Geweben, vor allem aber Gehirn und Herz	In schweren Fällen Zyanose, Konvulsionen und Koma	LD_{min} weniger als 5 g
Herbizide			
– Paraquat (1,1′-Dimethyl-4,4′-Dipyridylium-Dichlorid), Diquatbromid, Morfamquat-Dichlorid, 2,4-Dichlor-Phenoxyessigsäure (2,4-D)	Paraquat verursacht vor allem Lungenschäden (Störung des Flavoprotein-Dehydrogenase-Systems?) 2,4-D führt zu Entmarkungsprozessen im Gehirn	Alveoläres Denudationssyndrom mit Lungenveränderungen ähnlich der O_2-Pneumopathie; Nekrose von Myokardzellen, Hauptstückepithelien der Nieren u. a.; gastrointestinale Schäden	LD_{min} weniger als 5 mg/kg Körpergewicht; fatale Spätfolgen (Lungenfibrose) auch nach geringeren Dosen
Fungizide			
– Hexachlorbenzol	Erzeugt u. a. eine kutane Porphyrie mit Photosensibilität	Vergiftungen größerer Bevölkerungsteile kamen u. a. in Anatolien vor (»Kara Yara«- bzw. »Pembe-Yara«-Krankheit)	LD_{min} für technisches Hexachlorbenzol ungefähr 10–20 g (in organischem Lösungsmittel, Erwachsene)
2. Weitere halogenhaltige organische Verbindungen (Lösungs-, Reinigungs-, Kühlungs-, Lösch-, Klebe-, Abdichtmittel u. a.)			
Tetrachlorkohlenstoff (bei Erhitzen entsteht u. a. Phosgen, s. dort)	Allgemein zytotoxische Wirkung, mit Hauptschäden im Zentralnervensystem, in Leber, Nieren, an Blutgefäßen u. a. (vgl. dazu Abb. 26, S. 80)	Nach Inhalation Schäden des Respirationstraktes und der Lungen möglich; nach peroraler Einnahme Nausea und z. T. Erbrechen; in schwereren Fällen zentralnervöse Symptome bis Koma; u. U. kardiorespiratorische Insuffizienz; bei Überleben Leber- und allenfalls Nierenschäden im Vordergrund	LD_{min} etwa 3 ml (bei Toleranz bis 100 ml)
Methylbromid, Methylchlorid und Methyljodid (bei Zimmertemperatur z. T. in Gasphase)	Im Körper Hydrolyse mit Bildung u. a. von Methylalkohol, der toxisch wirkt; Zelluntergänge in Gehirn, Leber, Lungen u. a.	Gastrointestinale Symptome, z. T. mit Nausea und Erbrechen; Sehstörungen; zentralnervöse Veränderungen bis Koma	LD?
Trichloräthylen (hoher Dampfdruck; mit Alkalien: Phosgenbildung)	Zentralnervös dämpfend; u. U. Störung der kardialen Erregungsüberleitung; verschiedene Zellschäden	Zentralnervöse Symptomatik, die bis zum Koma reichen kann; manchmal kardiale Arrhythmien, Leber- und Nierenschäden	LD_{min} weniger als 5 ml
Trichloräthan (Methylchloroform)	Zentralnervös dämpfend	In schweren Fällen Konvulsionen bis Koma	LD_{min} weniger als 5 ml
Chlormethyläther	Mögliche kanzerogene Wirkung		
Vinylchlorid	Zentralnervös dämpfend; zytotoxisch; Gefäßschäden u. a.	Chronische Intoxikation: »Vinylchlorid-Krankheit« (narkotisches Syndrom, Neurosen, Raynaud-Syndrom, Thrombozytopenie, Leberschäden und/oder Sklerodermie-ähnliche Veränderungen); u. U. kanzerogen	LD_{min} weniger als 20 ppm während einiger Zeit?
Äthylenchlorhydrin	Im Körper wird u. a. HCl freigesetzt	In schweren Fällen Hirnödem und/oder kardiovaskuläre Störungen; verschiedene Parenchymschäden	LD_{min} weniger als 1 ml

Tabelle 96 (Fortsetzung)

Substanzgruppe, Substanz oder Quelle des Giftes	Wahrscheinlicher oder nachgewiesener Schädigungsmechanismus	Hauptsymptome und wichtigste Organveränderungen	Geschätzte tödliche Dosis bzw. Konzentration
Methylendichlorid, Tetrachloräthan, Äthylendichlorid u. a.	Ähnlich wie bei Trichloräthan, aber z. T. weniger toxisch		LD_{min} z. B. für Methylendichlorid: ungefähr 25 ml
Polychloriertes Naphthalin und polychlorierte Biphenyle (Isoliermaterial u. a.)	In höheren Dosen zytotoxisch für verschiedene Zellarten; Hautreizung	In schweren Fällen erhebliche Leber-, Nieren-, Myokard- und andere Parenchymschäden; chronische Effekte: u. U. sog. Megalohepatozytose, Alopezie u. a.; mögliche Mutagenizität und kanzerogene Wirkung	LD_{min}? (mehrere Todesfälle sind bekannt)
Phosgen	Entsteht u. a. bei Verbrennen von Kunststoffen. Intrazellulär Freisetzung von HCl	Epithelschäden am Respirationstrakt, u. U. hämorrhagisches Lungenödem	LD_{min}?
Tränengase (CN, CS, BBC u. a. (S. 1586))	Schleimhautreizung	Konjunktivale Reizung mit Tränen, selten schwerere Schäden	
Fluorierte Kohlenwasserstoffe (Fluorkarboxylsäuren, Fluoralkohole, Fluorkohlenwasserstoffe (mit geraden Zahlen von C-Atomen toxischer), z. T. auch chloriert)	Diese z. B. in Spray-Dosen und Kühlschränken benützten Substanzen (z. B. Dichlortetrafluoräthan, »Freone«) lassen bei sehr großer Hitze u. a. HF, Salzsäure, Phosgen und Fluor entstehen (s. dort) Als solche zentralnervös dämpfend	Narkotisierende Wirkung bei Einatmen solcher Stoffe in einer Konzentration von mehr als 10% während einiger Zeit	LD_{min}?
Teflon (PZFE, Polytetrafluoräthylen)	Pyrolyseprodukte toxisch u. a. für Alveolarwandzellen der Lunge	Sog. »polymer fume fever« mit Zeichen von Lungenschädigung	LD_{min}?
Chlorbenzol, Brombenzol	In höheren Dosen u. a. nephrotoxisch	Hauptstücknekrosen der Nieren, u. U. akute Niereninsuffizienz	LD_{min} ungefähr 2 g pro kg Körpergewicht
3. Alkohole, Glykole und Glyzerin			
Äthylalkohol[c]	Dämpfende Wirkung auf Neuronen; schädigender Effekt auf Schleimhäute des oberen Verdauungstraktes; Vasodilatation; in höheren Dosen und bei längerem Konsum toxisch u. a. für Leber, Myokard u. a.	Akut: Alkoholischer Rausch bis Koma und Tod; Myokardschäden; vermehrte Wärmeabgabe (Dilatation der Hautgefäße); u. U. respiratorische Azidose, mäßige Laktatazidose und/oder Hyperurikämie; bei chronischem Konsum Tendenz zu Hypertriglyzeridämie, Störungen des Zuckerstoffwechsels, Leberschäden (Steatose, »alkoholische Hepatitis«, Leberzirrhose (s. Abb. 113 (S. 548), 114 (S. 550) und 133 (S. 728)); zentralnervöse Schäden u. a.	LD_{min} ungefähr 300–400 ml reinen Alkohols in kurzer Zeit getrunken (für Kinder wesentlich weniger). 50 mg/100 ml Blut: mäßiger Rausch; 400 mg/100 ml Blut: akute Lebensgefahr

[c] Ein Teil der Folgen des *chronischen Alkoholismus* ist in den Abb. 20 (S. 60), 21 (S. 62), 22 (S. 65), 26 (S. 80), 89 (S. 354), 113 (S. 548), 114 (S. 550) und 133 (S. 728) sowie in den Tabellen 44 (S. 655), 49 (S. 721), 50 (S. 724), 57 (S. 861) und 72 (S. 1035) dargestellt und erläutert. Abgesehen von der Leberverfettung und der Leberzirrhose gehören zu den klassischen Veränderungen des schweren chronischen Alkoholismus u. a. eine chronische Pankreatitis, eine chronische Gastritis, u. U. mit Bildung von Geschwüren, manchmal ein Mallory-Weiss-Syndrom, die alkoholische Polyneuropathie, die alkoholische Myopathie, die alkoholische Myokardose, eine Reduktion des lymphatischen Parenchyms, Störungen verschiedener Art der Blutbildung, das Wernicke-Korsakow-Syndrom, z. T. eine optische »Neuropathie«, eine Pachymeningosis haemorrhagica interna, Pellagra-ähnliche Veränderungen des Zentralnervensystems, die Polioencephalopathia acuta haemorrhagica interna, eine zerebelläre Ataxie, möglicherweise die Marchiafava-Bignami-Krankheit, u. U. eine zentrale pontine Myelolyse, eine zerebrale Atrophie und/oder weitere, komplexe

Tabelle 96 (Fortsetzung)

Substanzgruppe, Substanz oder Quelle des Giftes	Wahrscheinlicher oder nachgewiesener Schädigungsmechanismus	Hauptsymptome und wichtigste Organveränderungen	Geschätzte tödliche Dosis bzw. Konzentration
Methylalkohol (»Holzgeist«)	In vivo Umwandlung in Formaldehyd, das u. a. auf Retina, Nn. optici, Pankreas u. a. schädigend wirkt; u. U. schwere metabolische Azidose; dämpfende Wirkung auf Neuronen	Kopfschmerzen, Schwindel, Nausea und Erbrechen; Abdominalbeschwerden; Sehstörungen bis Blindheit; bei hoher Dosierung Koma Untergänge von Ganglienzellen der Retina, Pankreasdrüsenzellen, Gefäßwandzellen u. a.	LD_{50} ungefähr 20 ml (für Kinder wesentlich weniger, für Alkoholiker mehr)
Isopropylalkohol und n-Propylalkohol	In vivo z. T. in Azeton umgewandelt, sonst ähnlich wie bei Äthylalkohol	Rausch bis Koma; bei Todesfällen nicht selten hämorrhagische Tracheobronchitis und Lungenödem	LD_{min} ungefähr 250 ml
Weitere Alkohole	Ähnlich wie bei Äthylalkohol		LD_{min} (Erwachsene):
– Allylalkohol			64 mg/kg Körpergewicht
– Amylalkohol			200 mg/kg Körpergewicht
– 2-Butoxäthanol			320 mg/kg Körpergewicht
– Zyklohexanol			1300 mg/kg Körpergewicht
– 2-Äthoxyäthanol			
Glyzerin	Hie und da Nierenschäden (hämodynamische Störung?)		7750 mg/kg Körpergewicht
Äthylenglykol, Diäthylenglykol und verwandte Frostschutzmittel	In vivo u. a. Oxalatbildung; Dämpfung zentralnervöser Funktionen; Nephro- und Hepatotoxizität	Zunächst Rauschwirkung, später u. U. respiratorisches Versagen; nach 2–3 Tagen z. T. Lungenödem; später meningitische Symptome, Hauptstücknekrosen der Nieren bei Oxalatkristallurie, grobvakuoläre Leberveränderungen u. a.	LD_{50} (Erwachsene) für Äthylenglykol: etwa 100 g; für Diäthylenglykol: ungefähr 15–100 g (jährlich etwa 50 Todesfälle)
4. Ester, Aldehyde und Äther			
Dimethylsulfat	Korrosive Wirkung, verschiedene Parenchymschäden	Peroral: Gastrointestinalschäden; Inhalation: u. U. Lungenödem; dazu u. U. Leber-, Nieren- und Myokardveränderungen	LD_{50} ungefähr 1–10 g
Triorthokresylphosphat	Entmarkung von Nerven	Lähmungen	LD_{50} etwa 1–10 g
Ester			
– Amylazetat, Äthylazetat, Äthylakrylat u. a.	Zentralnervös dämpfend; Schleimhautreizungen	Bewußtseinsstörungen bis Koma	LD_{50} für Amylazetat: ungefähr 5 g/kg Körpergewicht
– Methylmethansulfonat	U. a. kommt eine kanzerogene Wirkung in Betracht		
Aldehyde			
– Formaldehyd	Denaturierung u. a. von Proteinen; Sensibilisierung	Peroral: Schleimhautschäden im oberen Verdauungstrakt, ferner u. U. in Leber, Nieren, Myokard und Zentralnervensystem; in schweren Fällen starke Schmerzen, u. U. Kollaps Äußerlich: mit der Zeit stellen sich oft allergische Reaktionen ein (Haut, Augen, Respirationstrakt)	LD_{50} 60–90 ml Formol (= 40%-ige Formaldehydlösung)

Störungen. Bei chronischem Alkoholismus tritt gehäuft eine Kombination von Hyperlipidämie, Lebersteatose, Ikterus und hämolytischer Anämie auf, bekannt als Zieve-Syndrom. Die Kombination einer Leberzirrhose mit zentralnervösen Veränderungen bezeichnet man u. a. als »chronische hepatozerebrale Degeneration«.

Tabelle 96 (Fortsetzung)

Substanzgruppe, Substanz oder Quelle des Giftes	Wahrscheinlicher oder nachgewiesener Schädigungsmechanismus	Hauptsymptome und wichtigste Organveränderungen	Geschätzte tödliche Dosis bzw. Konzentration
– Azetaldehyd, Paraldehyd, Metaldehyd	Allgemein zellschädigend (vor allem Azetaldehyd, das in vivo z. T. auch aus anderen Aldehyden entsteht)	Dämpfende Wirkung auf Zentralnervensystem, u. U. Koma; nach Inhalation: Reizung des Respirationstraktes, u. U. Lungenödem	LD_{50} peroral: ungefähr 3 g
Ketone			
– Azeton	Dämpfende Wirkung auf Neuronen u. a.	Zentralnervöse Symptome	LD_{min} ungefähr 5 g/kg Körpergewicht
– Hexanon-2	Mitunter Nervenschäden	Neuropathien u. a.	
– Keten	Wirkt in hohen Dosen ähnlich wie Phosgen (s. dort)		
– Dioxan (Entwässerungsmittel in der Histologie)	In höheren Dosen nephro- und hepatotoxisch	In schwereren Fällen Zeichen von Leber- und Nierenschädigung	
Äther: s. Tabelle 95 (S. 1544)			
5. Kohlenwasserstoffe			
Petroleumdestillate (Kerosen bzw. Kerosin, Dieselöle, Benzin und andere überwiegend aliphatische Produkte)	Dämpfende Wirkung auf Neuronen; Toxizität hängt weitgehend von Resorbierbarkeit ab (Benzin z. B. rasch resorbiert, Mineralöle langsam)	Akut: Zentralnervöse Veränderungen; nach Inhalation Schädigung des Respirationstraktes, nach peroraler Aufnahme Reizung des Gastrointestinaltraktes. Chronisch: Leber-, Nieren, Knochenmarkschäden u. a.; neurologische Symptomatik	LD_{50}: für Benzin weniger als 10 ml; u. U. kann aber eine Dosis von 250 ml überlebt werden
Aromatische Kohlenwasserstoffe (Benzol, Toluol, Xylol u. a.)	Dämpfende Wirkung auf Neuronen; z. T. Hepato- und Nephrotoxizität (Benzol und Toluol); allgemeine Zellschäden; chronisch: Knochenmarkschäden	Akut: Zentralnervöse Störungen bis Koma; u. U. gastrointestinale Symptomatik; nach Inhalation größerer Mengen Lungenödem möglich; chronisch: Hämozytopenien	LD_{50} ungefähr 2–5 g/kg Körpergewicht (Ingestion und Inhalation)
Naphthalin (»Mottenkugeln«), heute nur mehr wenig im Gebrauch	Hämolyse, besonders bei Glukose-6-Phosphat-Dehydrogenase-Defekt; ferner Hepato- und Nephrotoxizität sowie dämpfende Wirkung auf Neuronen	Zentralnervöse Störungen; u. U. Dermatitis; in schweren Fällen auch Oligurie u. a. m.	LD_{50} ungefähr 2 g (für Kinder wesentlich weniger)
6. Stickstoffhaltige organische Verbindungen			
Anilin (Aminobenzol) und andere N-haltige aromatische Verbindungen, wie Dimethylanilin, Nitroanilin, Toluidin, Nitrobenzol u. a.	Zentralnervöse Schäden z. T. infolge Hypoxie, bei wechselnd ausgeprägter Hämolyse; chronische Exposition: u. a. kanzerogene Wirkung im Harntrakt (besonders β-Naphthylamin)	Kopfschmerzen, Schwindel und andere zentralnervöse Symptome bis zum Koma; arterielle Hypotonie; mäßige Zyanose (akute Intoxikation); chronisch: Schwäche, Irritabilität, Hämozytopenien; gehäuft Harnblasenpapillome und -karzinome	LD_{50} ungefähr 1 g; u. U. werden aber Dosen bis zu 30 g überlebt
Trinitrotoluol (TNT)	Für viele Zellarten toxisch	Akut: Leber-, Nieren-, Nebennieren- und andere Schäden; chronisch: u. U. »aplastische« Anämie (Idiosynkrasie?)	LD_{50} etwa 1–2 g
Trinitrophenol (Pikrinsäure)	Wirkt korrosiv, besonders auf Schleimhäute	Peroral: Schleimhautschäden im oberen Verdauungstrakt	

Tabelle 96 (Fortsetzung)

Substanzgruppe, Substanz oder Quelle des Giftes	Wahrscheinlicher oder nachgewiesener Schädigungsmechanismus	Hauptsymptome und wichtigste Organveränderungen	Geschätzte tödliche Dosis bzw. Konzentration
7. Zyanide, Sulfide und Kohlenmonoxid			
Zyanide, ferner Zyanwasserstoff und zyanidfreisetzende Substanzen (Akrylnitril, Zyanamid, Zyanogenchlorid, Berlinerblau, Amygdalin, Mandelonitril u. a.)	Zyanide reagieren mit Fe^{+++} der Zytochromoxidase und anderer Enzyme: rasche hochtoxische Wirkung	Bei höherer Dosierung oft Todeseintritt in 1–15 min; rasch Bewußtlosigkeit, Konvulsionen; bei Inhalation von Blausäure u. U. sehr rasch Koma; nach Einnahme subletaler Dosen: Hervortreten korrosiver Effekte (Gastrointestinaltrakt oder Lunge); nach Inhalation Dyspnoe; chronisch: zentralnervöse Symptome; u. U. Hypothyreose; Konjunktivitis, Heiserkeit u. a.	LD_{50} für Zyanide: ungefähr 300 mg
Schwefelwasserstoff (Gas) und Sulfide, die im Kontakt mit H_2O oder Säuren H_2S freisetzen ($(NH_4)_2Na_2S$ u. a.)	Allgemeine Hypoxie; dämpfende Wirkung auf Neuronen; Reizung von Schleimhäuten u. a.	Reizung der Augen und des Respirationstraktes, eingeschlossen Lungen; u. U. Lungenödem; gastrointestinale Symptome; zentralnervöse Störungen bis Koma	LD_{min} mehr als etwa 300 ppm während einiger Zeit; Geruch von H_2S wirkt warnend
Schwefelkohlenstoff	Nerven- bzw. neuronale und weitere Zellschäden	Peroral: gastrointestinale Symptome; Hautreizung; u. U. zentralnervöse Veränderungen	Per os: LD_{min} ungefähr 1 g
Merkaptane (Thiolalkohole), z. B. Äthylmerkaptan, Methylmerkaptan	Lokal reizende Wirkung	Schleimhautschäden und entsprechende Entzündung	
Kohlenmonoxid	Hypoxische Wirkung infolge Affinität von CO zu Hämoglobin (210mal größer als die von O_2)	Kopfschmerzen, Kurzatmigkeit bis Bewußtlosigkeit. Nach wiederholten Intoxikationen: zunehmende zentralnervöse Störungen; u. U. erythropoietische Hyperplasie; Gefahr von Keimlingsschäden; Autopsie: kirschrotes Blut; u. U. ischämische Schäden mit Erweichungen im Bereich der Basalganglien und der Rinde des Gehirns	Deutliche Symptome bei mehr als 500 ppm in der Einatmungsluft; bei 1000 ppm (0,1%) CO: rasch Bewußtlosigkeit
8. Korrosiv wirkende Chemikalien			
Oxalsäure (technisch, für Bleichungszwecke und Metallreinigung benützt)	Korrosive Wirkung an Schleimhäuten; Fällung von Ca^{++} zu Kalziumoxalat; Hypokalzämie (Verminderung vor allem des ionisierten Kalziums)	Akut: Brennende Schmerzen nach peroraler Einnahme; Erbrechen; Muskelkrämpfe (Verlust von Kalziumionen); u. U. Konvulsionen und Koma; bei Überleben akute Niereninsuffizienz; chronisch: Niereninsuffizienz (Kalziumoxalatkristalle in Nieren nachweisbar)	LD_{50} (p. o.): ungefähr 5–15 g (für Kinder bis 100-mal weniger!)
Fluor, Fluorwasserstoff (Gase) und andere Fluorverbindungen	HF wirkt stark korrosiv; Fluoride sind allgemeine Zellgifte (u. a. Blockade der Glykolyse); Bildung von kaum löslichem CaF_2 mit konsekutiver Hypokalzämie	Akut: Nach Inhalation u. U. Lungenödem bzw. alveoläres Denudationssyndrom; nach peroraler Einnahme: korrosiver Effekt im oberen Verdauungstrakt; hypokalzämische Symptome. Chronisch: Fluorose (Sklerose, Brüchigkeit der Knochen, Zahnschäden, Anämie u. a.)	LD_{50} (p. o.): ungefähr 1–4 g für lösliche Fluoride; LD_{50} für inhaliertes F_2 oder HF? (MAK: 0,1 ppm!)

Tabelle 96 (Fortsetzung)

Substanzgruppe, Substanz oder Quelle des Giftes	Wahrscheinlicher oder nachgewiesener Schädigungsmechanismus	Hauptsymptome und wichtigste Organveränderungen	Geschätzte tödliche Dosis bzw. Konzentration
Weitere starke Säuren und Chemikalien mit säureartiger Wirkung – Anorganische Säuren (HCl, H_2SO_4, HNO_3, H_3PO_4, $H_4P_2O_7$, HPO_3 u. a.) – Organische Säuren (Essigsäure, Monochloressigsäure, Trichloressigsäure, Ameisensäure, Weinsäure u. a.) – Chemikalien mit säureartiger Wirkung (Cl_2, NaOCl, ClO_2, ClF_3, S_2Cl_2, $TiCl_4$, Br_2, HI, SO_2, SF_5 u. a. m.)	Allgemein rasche Reaktion mit organischen Makromolekülen; komplexe Denaturierungsvorgänge; Bildung saurer Proteinate, die in konzentrierten Säuren löslich sind; Umwandlung von Hämoglobin in Hämatin, das meist präzipitiert; bei einem Teil der Substanzen zusätzliche, stark oxidierende Wirkung (z. B. H_2SO_4); oft Herabsetzung des Blutgefäßtonus, was an der Entwicklung des – oft beobachteten – Schocks beteiligt sein dürfte	Nach peroraler Einnahme ausgedehnte korrosive Schäden, die über Epithelnekrosen hinaus bis zur Koagulation tieferer Wandschichten reichen können; anschließend Perforationsgefahr (Mediastinitis u. a.); bei Überleben granulierende und vernarbende Entzündung, die auch die tieferen Wandschichten erfassen kann; in Spätstadien oft Narbenstriktur. Verschiedene Farbtöne: HCl: grau; H_2SO_4: braun; HNO_3: dunkelgelb; Pikrinsäure: grell gelb. Nach Inhalation: Lungenödem, alveoläres Denudationssyndrom u. a. Augen: Kornealäsionen bis Perforation und Trübung als Dauerschaden. Haut: u. U. tiefe Defekte. Weitere Schleimhautschäden	LD_{50} für konzentrierte Säuren per os (gilt für resorbierte Menge): HCl und andere anorganische Säuren: etwa 1 g; organische Säuren: 1 g (Trichloressigsäure u. a.) bis 20 g (z. B. Essigsäure). Korrosiver Effekt: 3–4 g (ml), wobei hier die resorbierte Menge zunächst nicht maßgebend ist.
Laugen (KOH (Kaliumhydroxid, Kalilauge, Ätzkali), NaOH (Natriumhydroxid, Natronlauge, Ätznatron))	Bildung von Proteinaten mit Eiweißkörpern und von Seifen mit Fett; Gesamtwirkung konzentrierter Laugen: meist Kolliquationsnekrose, die noch tiefer reicht als die durch Säuren verursachte Koagulationsnekrose	Nach peroraler Einnahme konzentrierter Laugen Kolliquationsnekrose im oberen Verdauungstrakt, mit entsprechend großer Perforationsgefahr; in Spätstadien oft schwere Narbenstrikturen. Augen: Laugen sind noch gefährlicher als Säuren Haut: u. U. tiefe Ulzeration	LD_{50} für konzentrierte KOH und NaOH per os: etwa 5 g (ml)
Kalium- und Natriumkarbonat	In konzentrierter Form: ähnliche Wirkung wie Laugen, jedoch etwas milder		
Phosphate (Natriumphosphat, Natrium- und Kaliumhexametaphosphate ($(NaPO_3)_6$ und $(KPO_3)_6$), andere Polyphosphate (Polymetaphosphate) und »Wasserweichmacher«	In konzentrierter Form lokal korrosiv; nach Resorption: Hypokalzämie infolge Bindung von Ca^{++}; infolge Hydrolyse polymerisierter Phosphate: Azidose	Lokal korrosive Schäden; nach Resorption z. B. von Polyphosphaten: oft schockartige Zustände; u. U. tetanische Symptome	LD_{50} für Phosphate: ungefähr 50 g?
Ammoniak und Ammoniumhydroxid	Lokal korrosive Wirkung (Ammoniumhydroxyd: wässerige Lösung von NH_4OH mit ungefähr 25–29% NH_3)	Peroral: Wirkung ähnlich derjenigen konzentrierter Laugen. Inhalation: Reizung des Respirationstraktes	LD_{50} für NH_4OH bei 25%-iger NH_3-Konzentration: ungefähr 30 ml
Bleichmittel (Natriumhypochlorit (NaOCl), ferner Chlorkalk, H_2O_2, $Na_2S_2O_4$ (Natriumdithionit) u. a.)	Korrosive Schäden	Dämpfe: Reizung des Respirationstraktes Peroral: Wirkung wie die anderer korrosiver Chemikalien	
9. Metallische Gifte			
Beryllium und seine Verbindungen	Hemmung gewisser Mg^{++}-abhängiger Enzyme; Sensibilisierung	Akute Berylliose: »chemische Bronchoalveolitis«. Chronische Berylliose: Granulomatose und schließlich Fibrose der Lungen	LD_{50}??

Tabelle 96 (Fortsetzung)

Substanzgruppe, Substanz oder Quelle des Giftes	Wahrscheinlicher oder nachgewiesener Schädigungsmechanismus	Hauptsymptome und wichtigste Organveränderungen	Geschätzte tödliche Dosis bzw. Konzentration
Adstringierende Metallsalze ($ZnSO_4$, $CuSO_4$, außerdem $(CH_3COO)_2$ AlOH, $SnCl_2$, $ZrOCl_2$, $NiSO_4$, $(NH_4)_2SO_4$, KAl $(SO_4)_2$, $AlCl_3$ u. a.	Diese z. B. als Antiseptika, Desodorantien u. a. gebrauchten Substanzen haben in höherer Konzentration u. U. einen korrosiven Effekt	Nach peroraler Einnahme z. B. von 10 g $ZnSO_4$ oder $CuSO_4$ kann sich eine hämorrhagische Gastritis entwickeln	
Chrom, Chromsäure, Chromate und Bichromate (z. B. K_2CrO_4, Na_2CrO_4, K_2CrO_7 u. a.)	Ätz- und Oxidationswirkung; Salze des 4- und 6-wertigen Chroms viel toxischer als die des 3-wertigen; Langzeiteffekt: u. U. Krebsentstehung	Nach peroraler Einnahme: u. a. erosive bis nekrotisierende hämorrhagische Gastroenteritis; oft Nekrose der Hauptstückepithelien der Nieren (u. U. Anurie); hie und da Thrombozytopenie, Anämie u. a.; etwas gehäuft Bronchialkarzinome bei chronischer Exposition	LD_{50} für lösliche Chromate und Bichromate: ungefähr 5 g
Mangan und seine Verbindungen	Neurotoxizität und weitere schädliche Wirkungen	Zentralnervöse Störungen, u. a. Parkinsonismus; u. U. Leberschäden	LD_{min}?? (selten Todesfälle)
Eisensalze ($FeSO_4$ u. a.), Eisen und Eisenoxide	Korrosive Wirkung; freie Eisenionen in höherer Konzentration sind toxisch (vor allem Fe^{+++})	Akut: erosive bis nekrotisierende Gastroduodenitis; u. U. Lebernekrose. Chronisch: Leber- und Pankreasstörungen (u. a. Siderose). Nach Inhalation: u. U. Lungensiderose	
Kobalt (Kobaltoxide (Co_2O_3 und Co_3O_4) und Kobaltsalze (z. B. $Co_2(SO_4)_3$)	Inhalation von Kobaltoxidstaub: u. U. pneumotoxisch; korrosive Wirkung auf Schleimhäute; ev. für Herz und/oder Schilddrüse giftig	Akut: u. a. Lungenschäden nach Inhalation von Kobaltoxidstaub (u. U. Lungenödem); peroral Kobaltsalze: gastrointestinale Symptomatik. Chronisch: Thyreoidea-Hyperplasie; »Bierherz«?	LD_{min}??
Nickelverbindungen, im besonderen Nickelkarbonyl ($Ni(CO)_4$)	Teilweise Freisetzung metallischen Nickels; korrosiver Effekt; u. U. zentralnervöse Schäden. Nickelkarbonyl gilt als kanzerogen	Nickelkarbonyl-haltiger Rauch kann zu Lungenödem bzw. alveolärem Denudationssyndrom führen, z. T. mit Blutungen. Peroral: Gastrointestinal-Symptome. Manchmal neurologische Ausfälle. Bei chronischer Rauchexposition: u. U. Nasen- oder Lungenkarzinom. »Nickeldermatitis«	LD_{min}??
An Metallen und deren Oxiden reicher Rauch (u. a. Zn, Mg, Cu, Sn, Te, V und deren Oxide)	Schädigende Wirkung auf den Respirationstrakt, im besonderen die Lungen	Respiratorische Beschwerden; u. U. Lungenödem; nicht selten Fieber, Gliederschmerzen (»metal fume fever«); mitunter gastrointestinale Symptomatik	LD_{min}??
Arsen und seine Verbindungen (Arsenik (As_2O_3), Parisgrün (Kupfer-Azetoarsenat), Kalziumarsenat, Bleiarsenat, Kaliumarsenit, Arsin (AsH_3) (!), ferner organische Verbindungen, wie Arsphenamin, Azetarson, Kakodylsäure u. a.)	Wahrscheinlich Verbindung mit Sulfhydrylgruppen respiratorischer und anderer Enzyme. Arsin entsteht u. a. bei Einwirkung von Säuren auf As-haltige Metalle. Schäden an zahlreichen Geweben (Schleimhäute, Haut, Nervengewebe, Knochenmark, Nieren, Herz, Leber u. a.). Mitunter Sensibilisierung. Kanzerogene Wirkung möglich	Akute Wirkung nach peroraler Einnahme: hämorrhagische Gastroenteritis; intravasale Hämolyse; öfters Schock Chronische Vergiftung: Polyneuritis, Dermatitis, Gastroenteritis, Panhämozytopenien, u. U. Myokardinsuffizienz, interstitielle Nephritis, Optikusatrophie (Tryparsamid), Hypertonie (Melarsoprol), allergische Hepatitis (z. B. Glykobiarsol), Eosinophilie u. a.	LD_{50} für Arsenik: ungefähr 30 mg, für organische As-Verbindungen 0,1 g/kg Körpergewicht

Tabelle 96 (Fortsetzung)

Substanzgruppe, Substanz oder Quelle des Giftes	Wahrscheinlicher oder nachgewiesener Schädigungsmechanismus	Hauptsymptome und wichtigste Organveränderungen	Geschätzte tödliche Dosis bzw. Konzentration
Silbernitrat	Korrosive Wirkung	Schleimhautschäden; u. U. Schock. Chronisch: Argyrose, mit Einlagerung von Silber u. a. in Basalmembranen	
Kadmium und Kadmiumoxid (CdO)	Allgemeine Zytotoxizität	Akut: Nach Inhalation u. U. Lungenödem bzw. alveoläres Denudationssyndrom; per os: Gastroenteritis. Chronisch: Inhalation: chronische Bronch(iol)itis, u. U. Lungenfibrose; allgemein: Neurologische Störungen, u. U. Anämie, Gewichtsverlust, Gelbfärbung der Zähne u. a. (Itai-Itai-Krankheit in Japan)	LD_{50} etwa 30–50 mg
Zinn und seine Verbindungen	Allgemein zytotoxisch sind vor allem organische Zinnverbindungen (Stalinon u. a.)	Gastrointestinale Symptomatik und verschiedene Organschäden (früher wiederholt tödliche Vergiftungen durch Sn-haltige Fungizide)	
Antimon und seine Verbindungen	Billiges Email und andere Sb-haltige Materialien setzen unter Säureeinwirkung Stibin (SbH_3) frei, eine hochtoxische Substanz mit ähnlicher Wirkung wie AsH_3	Akute Stibinvergiftung: Gastrointestinale Schäden, zentralnervöse Störungen, Hämolyse u. a.. Chronisch: u. U. Dermatitis, Gingivitis, Konjunktivitis, Anämie u. a.	LD_{50} für resorbierbare Sb-Verbindungen: 100–200 mg
Barium und seine Salze	Lösliche Bariumsalze ($BaCO_3$, $BaCl_2$ u. a.) bewirken u. a. eine Muskelkontraktion; reines $BaSO_4$: ungiftig (schwer löslich)	Akut: Brechdurchfälle, Krämpfe, u. U. Hypertonie, kardiale Arrhythmien bis Kammerflimmern; u. U. Atemstillstand	LD_{50}: ungefähr 1 g resorbiertes Ba^{++}
Platin und seine Verbindungen	In höheren Dosen wirken Platinsalze korrosiv; anaphylaktoide Reaktionen; cis-Dichlor-Diamminplatin als Zytostatikum wirksam	Platinarbeiter: u. U. »Platinose« mit Überempfindlichkeitsreaktionen. Gefahren von cis-Dichlor-Diaminplatin ähnlich wie die anderer Zytostatika. Akute Intoxikation durch lösliche Pt-Salze: korrosiver Effekt und allgemein zytotoxische Wirkungen	LD_{50} für lösliche Salze: ungefähr 1 g
Goldverbindungen	s. Tabelle 83 (S. 1302)		
Quecksilber und seine Verbindungen (Sublimat ($HgCl_2$), Quecksilber-Ammonium-Verbindungen, Quecksilberprotojodid, organische Quecksilberverbindungen (Methylquecksilber, Dimethyl- und Diäthylquecksilberverbindungen u. a.)	In höheren Konzentrationen wirkt Hg^{++} korrosiv; allgemeine Zytotoxizität durch Verbindung von Hg^{++} mit SH-Gruppen zellulärer Proteine, im besonderen von Enzymen (Atmungskette, an der RNA-Synthese beteiligte Enzyme u. a.); verstärkte Wirkung an Orten der Ausscheidung (Nieren, Dickdarm); Methylquecksilber u. a. wirken auf das Nervensystem (Störung der Synaptosomen?); u. U. Sensibilisierung (z. B. Hg-Diuretika)	Akut: nach peroraler Einnahme z. B. von Sublimat: korrosive Schäden im oberen Verdauungstrakt; Nierenschäden (Hauptstücknekrose) bis Anurie; u. U. Colitis fibrinosa necroticans. Inhalation: u. U. Pneumonitis; organische Hg-Verbindungen: zentralnervöse Störungen. Chronische Vergiftungen: Nieren-, Myokard-, Darm-, Gingiva-, Leber-, Knochenmark-, zentralnervöse und weitere Schäden (»Merkurialismus«). Methyl-Hg: vgl. Minamata-Krankheit in Japan (Gehirnschäden u. a.)	LD_{50} für Sublimat: etwa 1 g LD_{50} für organische Hg-Verbindungen: ungefähr 2–4 g

Tabelle 96 (Fortsetzung)

Substanzgruppe, Substanz oder Quelle des Giftes	Wahrscheinlicher oder nachgewiesener Schädigungsmechanismus	Hauptsymptome und wichtigste Organveränderungen	Geschätzte tödliche Dosis bzw. Konzentration
Thallium und seine Verbindungen (Tl_2SO_4, Thalliumazetat u. a.)	Toxische Wirkung insbesondere auf das Nervensystem und auf Wechselgewebe (Haarfollikel, Epidermis, Schleimhautepithelien, Hoden, Endometrium u. a.), z. T. auch auf parenchymatöse Organe	Akut: Schmerzen, Parästhesien, Ptosis, Ataxie, Übelkeit und Erbrechen, Fieber, Konjunktivitis, etwas später Alopezie, zentralnervöse Symptome (u. a. Sprachstörung, Tremor, choreiforme Bewegungen u. a.); terminal oft Lungenödem, z. T. Bronchopneumonie. Chronisch: Alopezie, epidermale Atrophie, Stomatitis (bläuliche Säume), Hodenschäden, endometriale Atrophie, regressive Veränderungen in Nieren, endokrinen Organen, Magendarmtrakt u. a.	LD_{50} ungefähr 1 g LD_{min} für Kinder: etwa 10 mg
Blei und seine Verbindungen (z. B. Mennige (Pb_3O_4), andere Farben, bleihaltige Substanzen im Fensterkitt, Blei in Batterien, Glasuren, Keramik, Spielsachen u. a.; Bleitetraäthyl als Benzinzusatz u. a.	Über den Wirkungsmechanismus ist wenig bekannt. Pb $(NO_3)_2$ fördert in vitro die Autophagozytose und hemmt verschiedene Enzyme. Die Zytotoxizität betrifft viele Zellarten; u. a. besondere Gefäßwirkung; synergistischer Effekt mit bakteriellen Endotoxinen; basophile Tüpfelung der Erythrozyten	Akut (eher selten): Schleimhautschäden im oberen Verdauungstrakt; u. U. Schock; Nierenhauptstück-Schäden mit Kerneinschlüssen; Veränderungen von Myokard, Leber u. a.; fibrinoide Gefäßwandläsionen. Chronisch: Hyalinose kleiner Arterien und von Arteriolen, z. T. mit Hypertonie; periphere Polyneuropathie; Encephalopathia saturnina (Kinder!); hypochrome sideroachrestische Anämie; Bleisaum an Gingiva; Nieren- und Leberveränderungen; Retinopathie; »Bleilinien« am Knochen; gastrointestinale Störungen (»Bleikoliken« u. a.) und weitere Symptome des »Plumbismus«	LD_{50} 0,5 g resorbierbares Blei bei akuter Intoxikation Toxische Akkumulation von Blei, falls pro Tag mehr als 0,5 mg Pb resorbiert wird
Wismuth und seine Verbindungen	Zytotoxisch; u. U. Sensibilisierung	Nierenschäden (Einschlußkörper in Kernen von Hauptstückepithelien), exfoliative Dermatitiden, Bildung von Methämoglobin u. a.; Wismuthsaum an Gingiva bei ungenügender Mundhygiene	LD_{50}??
Uranium und seine Verbindungen	Abgesehen von radiotoxischen Wirkungen (s. u. a. Abb. 199, S. 1482) finden sich u. a. Nierenschäden	Uraniumsalze, wie Uranylnitrat, können u. a. zu Hauptstücknekrosen der Nieren führen	
10. Weitere, sog. »gewöhnliche« Gifte			
Nikotin und andere im Tabak enthaltene Giftstoffe (Anabasin, Nornikotin, Lobelin u. a.; vgl. dazu Abb. 205, S. 1632)	Verbindung mit besonderen Chemorezeptoren an den Synapsen des Zentralnervensystems und des peripheren Nervensystems: zuerst stimulierend, dann dämpfend bis lähmend wirkend	Peroral: Einnahme von Tabak in größerer Menge besonders für Kinder gefährlich: u. a. respiratorische Stimulation, dann Dämpfung; u. U. kardiale Arrhythmien, Konvulsionen, Zwerchfellähmung, schließlich Koma	LD_{50} für reines Nikotin (Erwachsene): etwa 40 mg. Dies entspräche dem Nikotingehalt von 2 Zigaretten; Tabakinhalte sind aber schlecht resorbierbar
Seifen und andere Detergentien			
– Seifen	Gastrointestinale Reizung	Allenfalls Erbrechen und Diarrhoe	Relativ harmlos

Tabelle 96 (Fortsetzung)

Substanzgruppe, Substanz oder Quelle des Giftes	Wahrscheinlicher oder nachgewiesener Schädigungsmechanismus	Hauptsymptome und wichtigste Organveränderungen	Geschätzte tödliche Dosis bzw. Konzentration
– Phosphathaltige Weichmacher	Bindung von Ca^{++}	Mitunter schwere Hypokalzämie	
– Kationische Detergentien	Erhebliche allgemeine Toxizität	Erbrechen, u. U. Schock bis Koma	LD_{50} ungefähr 3 g
Chlorate ($NaClO_3$, $KClO_3$), z. B. in Mundwässern, Streichhölzern u. a.	Starker Oxidationseffekt	Reizung von Schleimhäuten; Bildung von Methämoglobin	LD_{50} für Erwachsene etwa 10 g, für Kinder 2 g
Bromate ($NaBrO_3$ u. a.), z. B. für »kalte Dauerwellen«	Freisetzung u. a. von $HBrO_3$, die stark reizend wirkt und verschiedene Organe schädigt	Nausea, Brechdurchfall, Bauchschmerzen; zentralnervöse Symptome; Zeichen von Nieren- und anderen Organschäden; Hyperhämolyse	LD_{50} ungefähr 5 g
11. Giftige Pilze			
Intoxikationen vom Amanitintyp (Amanita (A.) phalloides, A. verna, A. virosa, Gyromitra esculenta, Galerina (G.) autumnalis, G. marginata, G. venenata u. a.)	Besonders toxisch: α-Amanitin-Albumin-Komplex; Verfettung bis Nekrose von Hepatozyten, ferner Schäden an Nieren, Myokard, Darmepithelien u. a.	In schweren Fällen Cholera-ähnliche Diarrhoe; später: schwere, z. T. hämorrhagische Leberschäden (peripherolobuläre Verfettung und Untergang von Parenchym), Ikterus, Oligurie bei Hauptstückschäden, Verwirrtheit, Krämpfe; terminal, d. h. u. U. erst nach mehr als einer Woche, Lungenödem	Teile eines Pilzes können genügen, um den Tod herbeizuführen
Intoxikationen vom Gyromitrintyp (Gyromitra, Helvella spec.)	Gyromitrin ist etwas weniger giftig als Amanitin und Phellin	Brechdurchfälle, Konvulsionen, Hyperhämolyse	
Intoxikationen vom anticholinergischen (atropinartigen) Typ (A. muscaria, A. pantherica, A. cokeri, A. crenulata, A. solitaria u. a.)	Wirkung ähnlich derjenigen von Atropin. Todesfälle sind selten	Vgl. dazu Wirkungen von Anticholinergika (s. Tabelle 95, S. 1541); Symptome setzen meist schon nach 1–2 Std ein	
Intoxikationen vom Muskarintyp (Inocybe, Clitocybe spec. u. a.)	Wesentlich weniger schwer als Vergiftungen vom Amanitin- und Gyromitrintyp; Wirkung ähnlich einem erhöhten Parasympathikotonus	Brechdurchfälle, Bradykardie, Hypotonie, vermehrter Speichelfluß, Miose u. a.	
Intoxikationen vom Typ der gastrointestinalen Reizung (Boletus, Cantharellus, Clorophyllum, Hebeloma, Lactarius, Lepiota, Naematoloma, Rhodophyllus, Russula, Tricholoma spec. u. a.)	Sehr selten tödliche Vergiftungen. Vor allem Wirkung auf den Gastrointestinaltrakt, z. T. anhaltend bis über eine Woche	Nausea und Brechdurchfälle	
Intoxikationen vom Disulfiramtyp (Coprinus spec. u. a.)	Erhöhte Empfindlichkeit gegenüber Alkohol, z. T. während mehr als einer Woche	Vgl. Tabelle 95 (S. 1548)	
Intoxikationen vom halluzinogenen Typ (Psilocybe, Panaeolus spec., Cortinarius speciosissimus u. a.)	Intoxikationen durch Pilzrauch (z. B. mexikanische Indianer) oder durch Einnahme. Selten tödlich.	Halluzinogene Wirkung (s. Tabelle 95, S. 1546); u. U. Nierenschaden (Cortinarius speciosissimus)	
12. Höhere Giftpflanzen			
Atropa belladonna (ähnliche Wirkung: Hyoscyamus niger, Datura stramonium)	Atropinwirkung (s. Tabelle 95, S. 1541)	Schwere anticholinergische Effekte	LD_{50} für Erwachsene 10–100 mg Atropin, für Kinder weniger als 10 mg Atropin

Tabelle 96 (Fortsetzung)

Substanzgruppe, Substanz oder Quelle des Giftes	Wahrscheinlicher oder nachgewiesener Schädigungsmechanismus	Hauptsymptome und wichtigste Organveränderungen	Geschätzte tödliche Dosis bzw. Konzentration
Aconitum (A. napellus, A. columbianum; ähnliche Wirkung: Delphinium spec.)	Akonitin wirkt in höheren Dosen zuerst stimulierend, dann lähmend auf Myokard, andere Muskeln und das Nervensystem	Erregungszustände, Tachykardie, dann z. T. Lähmungserscheinungen, kardiale Arrhythmien u. a.	LD_{50} ungefähr 1 g Pflanze = etwa 2 mg Akonitin
Digitalis (D.) und andere Pflanzen mit herzaktiven Glykosiden (D. purpurea, D. lanata, Bulbus scillae, Samen von Strophantus (Str.) kombé und Str. hispidus)	Vgl. dazu toxische Wirkung von Herzglykosiden (s. Tabelle 95, S. 1539)	s. Tabelle 95 (S. 1539); u. a. Herzrhythmusstörungen bis Kammerflimmern	LD_{50} ungefähr 2–3 g der Pflanze
Croton tiglium und andere Pflanzen mit kathartischer Wirkung	Vgl. dazu Wirkung von Krotonöl (Gewebenekrose)	Sehr selten Todesfälle	
Colchicum autumnale	Vgl. dazu Wirkung von Kolchizin (s. Tabelle 95, S. 1539)	Sehr selten Todesfälle	
Veratrum und andere Liliengewächse	Neuromuskuläre Störungen	Blutdrucksteigerung, Myotonie	LD_{50} etwa 1 g der Pflanze
Pflanzen der Arum-Familie (Dieffenbachia seguine, Philodendron u. a.)	Reich an Oxalat und anderen Giften (s. o.)	Gastrointestinale Symptome, Speichelfluß; selten systemische Intoxikation entsprechend der Oxalatwirkung	
Oleander	Ähnliche Wirkung wie Herzglykoside		
Phytolacca americana (»Pokeweed«)	Gastrointestinale Wirkung u. a.	Brechdurchfälle, Behinderung der Atmung	
Rheum spec. (Rhabarber)	Blätter reich an Oxalat (s. o.)		LD_{min} 5–15 g Rhabarberblätter
Solanaceae (Blätter und unreife Früchte von Solanum (S.) nigrum sowie S. pseudocapsicum; Blätter und reife Früchte von S. dulcamara; grüne Knollen und frische Sprossen von S. tuberosum (Kartoffel))	Solanin wirkt toxisch auf den Gastrointestinaltrakt, dämpft die Atmung und kann weitere zentralnervöse Störungen hervorrufen	Brechdurchfälle, Atmungsstörungen, Hypothermie, u. U. Fieber und Delir	
Taxus	Taxin in Nadeln, Samen, Holz und Rinde: gastrointestinale Reizung u. a.; autonom-nervöse Störungen	Oft Brechdurchfälle, Bauchkrämpfe, Mydriasis, Dyspnoe	
Blighia sapida (tropische »Akee«: unreife Früchte und Kotyledonen)	Hypoglyzin A und B: zytotoxische Wirkung, u. a. auf Lunge, Leber, Nieren	Brechdurchfälle, Hypothermie, Krämpfe, u. U. Koma	Kinder besonders gefährdet (z. B. jährlich Todesfälle in der Karibik)
Ricinus communis und Abrus precatorius	Rizin: toxisches Albumin, das u. a. Erythrozyten agglutiniert und zur Lyse bringt	Blutungen und Ödem im Gastrointestinaltrakt; Hyperhämolyse, Nierenschäden	Todesfälle bekannt
Vicia faba	Sensibilisierung; bei Glukose-6-Phosphat-Dehydrogenase-Defekt: Hyperhämolyse	Symptome und Zeichen der intravasalen Hyperhämolyse: u. a. Ikterus, Nierenschaden (»Favismus«)	
Conium maculatum und ähnliche Pflanzen	Koniin wirkt in höheren Dosen ähnlich wie Curare; dazu ein Nikotin-ähnlicher Effekt	Zentralnervöse Symptome bis Atemstillstand; u. U. kardiale Arrhythmien	
Cicuta spec.	Zikutoxin entspricht in seiner Wirkung weitgehend dem Pikrotoxin	Zentralnervöse Stimulation, dann Lähmung	

Tabelle 96 (Fortsetzung)

Substanzgruppe, Substanz oder Quelle des Giftes	Wahrscheinlicher oder nachgewiesener Schädigungsmechanismus	Hauptsymptome und wichtigste Organveränderungen	Geschätzte tödliche Dosis bzw. Konzentration
Rhus (R. radicans (»poison ivy«), R. toxicodendron (»poison oak«) u. a.)	Katechol-artige Gemische (u. a. Urushiol) mit sensibilisierender Wirkung und toxischen Effekten vor allem auf die Haut	Schwere Dermatitiden; selten Nieren-, Myokard- und andere Organschäden	
Crotalaria und andere Pflanzen mit Pyrrolizidin-Alkaloiden	Dehydromonokrotalin und Dehydroretrorsin sind ziemlich allgemeine Zellgifte. Fulvin wirkt hepatotoxisch, mit Schädigung der zentrolobulären Hepatozyten und V. hepatica-Äste (Thrombose); Senecio-Alkaloide haben einen ähnlichen Effekt	Nach Vergiftung durch Pflanzen des Genus Crotalaria u. U. schweres Lungenödem. Intoxikation durch Fulvin-haltige Pflanzen (z. B. Crotalaria fulva) oder Senecio: sog. »veno-occlusive disease« der Leber	
Areca catechu (Betelnuß)	Arekolin kann akut-toxische Wirkungen haben. Chronisch: kanzerogener Effekt (Mundhöhle, Magen)	Akut: Brechdurchfall, Verminderung des Sehvermögens, Krämpfe. Als Langzeiteffekt nach fortgesetztem Kauen der Betelnuß: Mundhöhlen- und Magenkarzinome	
Zyanogenhaltige Nußkerne	S. 1619		
13. Gifte aus Pilzen und anderen Mikroorganismen, die auf Pflanzen wachsen			
Claviceps purpurea, ein u. a. auf feuchtem Roggen wachsender Pilz	Ergotamin und Ergotonin wirken stark gefäßkonstringierend (»sympathikomimetisch«)	Früher gut bekannt: »Ergotismus« mit ischämischen Extremitätenschäden (bis Gangrän)	
Aspergillus fumigatus (u. a. auf Nüßchen und anderen Nahrungsmitteln gedeihend)	Aflatoxin wirkt hepatotoxisch und hat kanzerogene Eigenschaften	Leberschäden, u. U. Leberzirrhose; nicht selten Karzinome, vor allem der Leber (Tiere)	
Schimmelpilze in Fruchtsäften	Patulin ist weniger toxisch als Aflatoxin		
Fusarium (F.) poae und F. sporotrichioides, auf überwintertem Getreide wachsend	Schädigt u. a. das Knochenmark	»Alimentäre toxische Aleukie« (vor allem in Rußland bekannt)	
Phomopsis rossiana, vor allem auf Lupinen gedeihend	Bildung hepatotoxischer Substanzen	Beim Menschen wenig bekannt; Lupinosis der Schafe	
Bacillus macerans (u. a. auf Kartoffelstärke wachsend)	α- und β-Zyklodextrin scheinen bei Tieren (Ratten) nephrotoxisch zu wirken	Über Vergiftungen des Menschen ist wenig bekannt. Bei Ratten u. U. Nephrose	
14. Arthropodengifte			
Hymenopterenstiche und -gifte			
– Apidae (Bienen) und Vespidae (Wespen und Hornissen)	Gifte enthalten u. a. Histamin, Kinine, andere vasoaktive Substanzen, Phospholipasen, Hyaluronidasen, hämolytisch und neurotoxisch wirksame Substanzen; gelten als starke Antigene	Ohne Bestehen einer Überempfindlichkeit: Gefahr für Kinder bei Hornissenstichen, ferner für alle bei Stichen an ungünstigen Stellen (z. B. Glottisödem); Möglichkeit der bakteriellen Infektion	Individuen ohne Überempfindlichkeit: Gefahr z. B. bei sehr zahlreichen Stichen (500–1000) durch Bienenschwärme u. a.; bei Überempfindlichkeit u. U. anaphylaktischer Schock und Todeseintritt
– Übrige Hymenopteren: Formicidae (Ameisen), z. B. Solenopsis saevissima	Bisse mit lokaler Hautreaktion (u. U. anaphylaktisch)	Rötung, Schwellung, u. U. Blasenbildung	
Nematocera (Mücken)	Wichtig vor allem als Vektoren bei verschiedenen Infektionskrankheiten (s. dort)		
Brachycera (Stechfliegen)	Bekannt als Überträger u. a. von Anthrax, Tularämie, Trypanosomiasis, Loaiasis u. a.		

Tabelle 96 (Fortsetzung)

Substanzgruppe, Substanz oder Quelle des Giftes	Wahrscheinlicher oder nachgewiesener Schädigungsmechanismus	Hauptsymptome und wichtigste Organveränderungen	Geschätzte tödliche Dosis bzw. Konzentration
Lepidoptera (Schmetterlinge)	Raupenhaare verursachen u. a. Hautschäden und sind für die Augen gefährlich	Erythem, Urtikaria, u. U. Blasenbildung an der Haut; bei Verletzung der Augen u. U. granulomatöse Endophthalmitis	
Zentipeden (Hundertfüßler)	Hie und da nekrotisierende Wirkung im Hautbereich		
Aphaniptera (Flöhe), z. B. Pulex irritans	Verletzungen der Haut durch stechend-saugende Mundwerkzeuge; Kontamination durch Mundflüssigkeit	Bildung juckender Papeln	
Cimicidae (Wanzen), z. B. Cimex lectularius	Wirkung der Bisse je nach Überempfindlichkeit	Manchmal Bildung großer urtikarieller Veränderungen	
Ixodidae (Zecken)	Dermatocenter andersoni stiles bildet ein wirksames Neurotoxin, u. U. auch die Hundezekke Dermatocenter variabilis say; Zecken können Vektoren verschiedener Infektionskrankheiten sein (s. dort)	Im Fall einer Vergiftung durch Neurotoxine: sog. »tick paralysis« (vor allem in den Wäldern Nordamerikas). Gefahr der bakteriellen Infektion bei Zekkenbissen (besonders bei Stekkenbleiben des Kopfes). Stichverletzung: Oft Granulationsgewebe mit deutlichen Zellatypien	
Acarina (Milben), z. B. Sarcoptes scabiei, Eutrobicula alfreddugesi u. a.	Larvenform von Eutrobicula alfreddugesi produziert eine Substanz mit nekrotisierender und gewebeauflösender Wirkung. Sensibilisierung gegen Hausmilbenstaub	Scabies (s. dort). Hausstauballergie	
Araneae (Spinnen)			
– Latrodectus bishopi (Florida), Glyptocranium gasteracanthoides (Peru) und Taranteln (Phoneutria fera und Lycosa erythrognata (Brasilien))	Bildung von Neurotoxinen, die u. U. schwere systemische Vergiftungen erzeugen (»Arachnidismus«, Schweregrad ungefähr in der Reihenfolge links)	Zentralnervöse Symptome bis Konvulsionen und Koma; lokaler Schmerz, der sich ausbreiten kann	Todesfälle werden jährlich gemeldet
– Braune Spinnen (Loxosceles spec. (Amerika))	Lokal nekrotisierende Wirkung; u. U. Hyperhämolyse	Meistens nur lokale Läsionen (oft Gesäß-Genitalgegend, da Spinnen in WC's versteckt sein können); selten Herz-, Lungen- und/oder Nierenkomplikationen	
– Atrax robustus (Australien)	Mitunter cholinergische Krisen		
Scorpiones (z. B. Ruthus, Euscorpius, Androctonus, Centruroides, Tityus und andere Spezies)	Die Gifte europäischer Skorpionen sind weniger gefährlich als die afrikanischer und amerikanischer Arten. Sie sind an sich sehr toxisch (Enzyme u. a.), werden aber nur in geringen Mengen injiziert	Lokale Schwellung mit Schmerz, u. U. kardiale und zentralnervöse Störungen bis zum Kreislauf- oder Atemstillstand. Gefährdet sind vor allem Kinder unter 6 Jahren	In USA ungefähr 1 Todesfall auf 1000 Stiche pro Jahr
Serpentes (Schlangen)			
– Bißvergiftungen durch Krotaliden (z. B. Crotalus scutulatus (Klapperschlange in USA) und verwandte Spezies	Gemisch verschiedener toxischer Proteine, im besonderen Enzyme	Schmerzhafte Schwellung, u. U. mit Blasenbildung, in 10 min; oft Blutungen; Verminderung der Sensorik; Anämie, Thrombozytopenie, u. U. Schock	Todesfälle werden jährlich gemeldet. LD_{50} (C. scutulatus): 0,21 mg/kg Körpergewicht

Tabelle 96 (Fortsetzung)

Substanzgruppe, Substanz oder Quelle des Giftes	Wahrscheinlicher oder nachgewiesener Schädigungsmechanismus	Hauptsymptome und wichtigste Organveränderungen	Geschätzte tödliche Dosis bzw. Konzentration
– Bißvergiftungen durch Viperiden (in Europa z. B. Vipera (V.) berus, V. aspis, V. ammodytes, V. ursinii; in Asien die gefährlichere V. russellii; in Südamerika Barba amarilla; in Afrika Bitis arietans und Echis carinatus)	Die Viperngifte, z. B. die der malayischen Grubenviper (Agkistrodon rhostoma) oder der »moccasins« in USA, sind besonders reich an gerinnungshemmenden Enzymen (vgl. dazu Arwin, das Fibrinogen zu spalten vermag und als Pharmakon bei Zirkulationsstörungen benützt wird)	Lokale Reaktion ungefähr wie bei Krotalidenbissen, nur etwas verzögert; deutliche Blutungsneigung; relativ selten Schock	Todesfälle in Europa selten, in Asien und Amerika, wahrscheinlich auch in Afrika, häufig. LD_{50} (V. berus): 0,55 mg/kg Körpergewicht
– Bißvergiftungen durch Elapiden (z. B. Naja naja (Kobra))	Kobragift enthält u. a. Neurotoxin, Hämolysin, Kardiotoxin, Cholinesterase, drei Phosphatasen, Phospholipase A, Nukleotidase, einen direkt lytischen Faktor, einen Hemmstoff für Zytochromoxidase u. a.	Rasch entstehender lokaler Schmerz bei relativ geringer Schwellung. Im Vordergrund stehen Allgemeinsymptome mit Benommenheit, zunehmender Paralyse, Blutdruckabfall, z. T. auch starken Bauchschmerzen (z. B. nach Bissen durch die indischen Bungarus, die afrikanischen Mambas und die amerikanischen Korallenschlangen)	Weltweit wahrscheinlich zahlreiche Todesfälle jedes Jahr. LD_{50} (Naja naja): 0,4 mg/kg Körpergewicht (pro »Biß« werden jedoch 20–50mal größere Giftmengen injiziert als etwa durch europäische Vipern)
– Bißvergiftungen durch Meerschlangen (z. B. Enhydrina schistosa im Pazifik)	Stärkste Schlangengifte überhaupt	Nur mäßige lokale Schmerzen, dagegen schwere neuro- und myotoxische Symptome	LD_{50} 0,01 mg/kg Körpergewicht
Echsen (z. B. »Gila monster« (Heloderma spec.) in Mexiko, sonst meist nicht giftig)	Gift ähnlich dem der Klapperschlangen, aber weniger wirksam	Lokale Schwellung und Schmerz, aber relativ milde Allgemeinsymptome	Todesfälle bilden die Ausnahme (Kinder)
Giftige Muscheln und andere Meerestiere (außer Fischen)			
– Dinoflagellaten (z. B. Gonyaulax catenella)	Durch Muscheln aufgenommen, die daher in Sommermonaten giftig sein können. Curareähnliche Wirkung	Lähmungserscheinungen	Todesfälle sehr selten, da sie nur bei exzessivem Planktonwachstum vorkommen
– Kegelmuscheln (»cone shells« im Pazifik)	Neurotoxin	Nervöse Ausfallserscheinungen bis Lähmungen	
– Echinoidea (z. B. Seeigel)	Hautschäden; u. U. Bildung von Neurotoxinen; Sensibilisierung möglich	Mitunter Hautulzera, u. U. z. B. Gesichtsparalyse während einiger Stunden	Fast nie tödlich
– Quallen (z. B. Chiropsalmus im indischen Ozean)	Sensibilisierung; bei Hautkontakt z. T. anaphylaktische Reaktion	Hie und da anaphylaktischer Schock	
– Seeanemonen (z. B. Sargatia elegans im Mittelmeer)	Sensibilisierung	Dermatitiden, vor allem infolge anaphylaktischer Reaktionen	
– Schwämme	Mechanische, toxische und sensibilisierende Wirkung	»Sponge divers disease« mit Dermatitiden, seltener allgemeinen anaphylaktischen Reaktionen	
Giftige Fische (fast nur in tropischen Gewässern)			
– Tetraodontidae u. a.	Fleisch ganzes Jahr toxisch		Selten Todesfälle
– Plectognathi (z. B. Arothron hispidus (»puffer«) in Hawaii)	Neurotoxine	Periphere Lähmungen u. a. m.	Mortilität unter 1%
– Zahlreiche weitere tropische Fische	Nur zu bestimmten Jahreszeiten toxisch	Saisonabhängige Fischfleischvergiftungen (z. B. »Ciguatera«)	
– Giftige Organismen an der Oberfläche von Fischen	Vergiftung bei Kontamination des Fischfleisches	»Skromboid«-Fischvergiftung, z. B. durch kontaminiertes Thunfischfleisch	

Tabelle 96 (Fortsetzung)

Substanzgruppe, Substanz oder Quelle des Giftes	Wahrscheinlicher oder nachgewiesener Schädigungsmechanismus	Hauptsymptome und wichtigste Organveränderungen	Geschätzte tödliche Dosis bzw. Konzentration
– Verletzungen durch giftige Finnen	Haifischfinnen u. a.	Lokale Schwellung, u. U. neurotoxische Symptome	
– Rochen (z. B. Urobatis halleri)	Giftige Epithelien am Schwanz	Lokale entzündliche Reaktion; z. T. neuromuskuläre Störungen	

Tabelle 97. Beispiele toxischer Konzentrationen von Chemikalien bzw. Medikamenten, wie sie in Fällen tödlicher Vergiftung in Körperflüssigkeiten und/oder Geweben gefunden wurden[a]

Substanz bzw. Substanzgruppe	Konzentration (mg/100 ml bzw. mg/100 g)[b]					
	Blut	Urin	Gehirn	Leber	Nieren	Andere[c]
Alkohole						
Äthylalkohol	350–550	–	–	–	–	–
Butylalkohol	80–100	–	–	–	–	–
Methylalkohol	20–350	–	–	10–180	20–250	–
Propylalkohol	150–200	–	–	–	–	–
Amitriptylin	0,16–2	0,2	–	0,01–1,9	–	–
Amphetamin	0,05–1	0,3–25	0,03–0,07	0,02–0,6	0,08–0,3	
Aromatische Kohlenwasserstoffe	0,5–33	–	–	0,7–120	1,4–3	–
Arsen	0,1–1,5	–	–	–	–	G : 14,1 M : 30,6
Äthchlorvynol	0,4–15	3,1–5,5	1,2–5	1,8–7	1,8–6	F : 6–100
Äthylenglykol	20	55	25	15	15	–
Azetaminophen	150	–	–	–	–	–
Azeton	55	90	–	–	–	–
Barbiturate						
Amobarbital	0,9–13	–	–	4–30	–	–
Barbital	13–60	120	–	70	–	–
Barbiturate (+ Alkohol)	0,8–6	0,1–20	3–5	3–15	–	–
Butabarbital	0,9–6	–	–	2,5	–	–
Pentobarbital	0,6–7	1,5–20	1	2–25	2	–
Sekobarbital	0,6–9	0,3–12	–	4–26	–	–
Benzol	0,09	0,006	4	1,6	1,8	–
Blei	0,07–0,15		–	–	–	–
Bor	8–300	–	–	–	–	–
Bromide	200	–	–	–	–	–
Brompheniramin	–	0,5	0,1	0,2	–	–
Chloralhydrat	10–25	60	–	0,9–17	–	–
Chlordiazepoxid (Librium)	2	–	–	2	–	–
Chloroform	0,1–4	0,6	5,5	0,1–110	1,8–2,7	–
Chlorpromazin	0,3–1,2	–	–	45	–	–
Desipramin	0,3	–	–	–	–	–
Diazepam (Valium)	2	–	–	–	–	–
Dieldrin	5 (i. v.)	–	–	–	–	–
2,4-Dichlor-Phenoxyessigsäure (2,4-D)	65	25	1,3	18	6	–
Eisensalze (Fe)	3,3	–	–	–	–	–
Fluoride	0,2	–	–	–	–	–
Glutethimid	0,5–5	2,8	1,1	1,2–7	0,4–1,5	–
Hydroxychloroquin	4,8–6	100	–	7,1	–	–
Imipramin	0,2–3	0,7–6	1,4	1,3–32	1,7–18	–
Kodein	–	1	0	0,01	–	–
Kohlenmonoxid	40–60% HbCO					
Mebumat	1	–	–	–	–	–
Meperidin	3	170	7	–	11,4	–

[a] Die hier angegebenen Zahlen stammen aus verschiedenen Quellen; sie beziehen sich in erster Linie auf Beobachtungen in USA.
[b] Die Werte, die aus Organproben stammen, gelten für 100 g Feuchtgewicht.
[c] G = Galle; M = Mageninhalt; F = Fettgewebe.

Tabelle 97 (Fortsetzung)

Substanz bzw. Substanzgruppe	Konzentration (mg/100 ml bzw. mg/100 g)[b]					
	Blut	Urin	Gehirn	Leber	Nieren	Andere[c]
Meprobamat	3,3–68	–	–	60	–	–
Methamphetamin	4	–	–	–	–	–
Methapyrilen	0,4	–	–	2,6	0,6	–
Methaqualon	3	–	–	–	–	–
Methyprylon	9	–	–	22	1,1	–
Nikotin	0,4–9	–	–	0,5–23	0,3–5	–
Paraldehyd	4–150	93	43	40	29	–
Pentachlorphenol	2–10	20	2	6–9	5	–
Propoxyphen	0–2,5	0,8–10	0,8–2	1,3–12	0,1–6,4	–
Quecksilber	–	–	0	0,9	1,2	–
Salizylate	5–140	81	–		–	–
Strychnin	0,4–0,7	–	–	0,4–0,6	–	–
Trichloräthan	0,15–100	0,1	0,3–60	0,5–22	0,3–8	
Trichloräthylen	0,2–2000	9	0,4–7,4	0,1–25	0,4–14	
Zyanide	0,3–16	0,003–0,3	0,7–1,8	0,04–20	0,02–8	

von Häusern und Betrieben an dieser Art von Luftverschmutzung zu 6% und das Verbrennen von Abfall zu 3% beteiligt. Örtlich können sich natürlich starke Abweichungen von diesen Zahlen ergeben (z. B. Nachbarschaft von Industrieanlagen, Verbrennungseinrichtungen u. a.).

Gebiete und kritische Perioden mit erhöhter Luftverschmutzung

In den letzten Jahrzehnten kam es in dicht besiedelten und industrialisierten Gebieten verschiedentlich zu tagelang – selten über Wochen – dauernden Phasen schwerster Luftverunreinigung, die die gesamte Bevölkerung in Mitleidenschaft zogen und eine statistische Analyse von Morbidität und Mortalität im Zusammenhang mit diesen Ereignissen gestatteten. Die Resultate der Untersuchungen lassen noch viele Fragen offen. Zunächst ist einschränkend zu bemerken, daß es sich nur um die Erfassung *akuter Auswirkungen* handelt, während allfällige Späteffekte aufgrund solcher Studien nicht beurteilt werden können. Im allgemeinen scheinen die vorliegenden Daten für eine *pollutionsbedingte Erhöhung der Morbidität und Mortalität an Bronchitis und ihren Komplikationen* in den betroffenen Gebieten zu sprechen, wobei unter den Opfern ältere Leute mit bereits beeinträchtigten Herz-Lungenfunktionen vorherrschen. Solche Resultate erhielten die Untersucher jedoch nicht in jedem Fall von schwerer »air pollution«. Zudem zeigten sich deutlich geographische und von anderen Faktoren abhängige Unterschiede, die sich u. a. in der Symptomatik der Schleimhautreizung und der respiratorischen Störungen äußerten. So sollen schwere Grade von *»photochemischem Smog«* (S. 1632), wie man sie in Los Angeles wiederholt erlebte, trotz Auftretens erheblicher konjunktivitischer und anderer Beschwerden keine statistisch signifikante Erhöhung von Morbidität und Mortalität der Bevölkerung aufgrund respiratorischer Schäden zur Folge gehabt haben. Umgekehrt zeigten sich im Verlauf anderer Pollutionsepisoden signifikante Korrelationen zwischen krankhaften Veränderungen der Atmungsorgane einerseits und dem Grad der Verunreinigungen andererseits. In dieser Hinsicht kommt offenbar u. a. dem SO_2 eine besondere Bedeutung zu. Die Fachleute sind sich aber darin einig, daß die Kausalzusammenhänge zwischen einzelnen Kontaminantien und schädigenden Effekten noch keineswegs geklärt sind. Dies kann ja im Hinblick auf die Vielzahl von Substanzen, die sich in verschmutzter Luft nachweisen lassen, auch nicht verwundern. In besonderem Maß herrscht hinsichtlich der *Langzeitwirkungen* der »air pollution« Ungewißheit. Korrelationen zeichnen sich – abgesehen vom bereits erwähnten SO_2 – zwischen der *Menge schwebender Partikel in der Luft (Aerosol, Rauch, Dunst)* und schädlichen Folgen für die Bevölkerung ab, während die Masse der pro Zeiteinheit zu Boden fallenden Teilchen (»deposited matter«) als Parameter weniger ins Gewicht fällt. Unklarheit besteht ferner hinsichtlich der *kanzerogenen Effekte* der Luftverunreinigung, indem Langzeitstudien über allfällige Zusammenhänge zwischen dem mittleren Gehalt der Luft an Substanzen, wie *3, 4-Benzpyren* oder *Asbest*, einesteils und der Inzidenz von Neoplasmen, vor allem von Lungenkrebs, anderenteils noch nicht zu abschließenden Ergebnissen gelangt sind. Ähnliches gilt für mögliche Spätschäden, die durch das in der Luft enthaltene *Blei* (aus der Beimengung von Bleitetraäthyl zum Benzin) in der Bevölkerung hervorgerufen werden könnten. Ein besonderes Augenmerk wird auf die Auswirkungen der Luftpollution auf Personen zu richten sein, die vor allem als *Kinder* exponiert waren.

Beispiele:

- Während des *»great London fog«* im Jahr 1952, als eine Konzentration von 4460 µg Rauchpartikel/m^3 und 3830 µg SO_2/m^3 gemessen wurde, registrierte man im Bereich der Stadt 4000 Todesfälle mehr als unter normalen Umständen zu erwarten gewesen wären. Die Morbidität betrug während und über kurze Zeit nach dem Ereignis 208% der »Norm«. *Spätere Studien* kamen nicht mehr zu derart deutlichen Resultaten, so daß sich weitere Untersuchungen aufdrängen.

- Eine erhöhte, auf die schwere Pollution in der Zeit vom 12.–21. November 1953 zurückgeführte Mortalität wurde auch in *New York* notiert. Neuere Analysen, die man in dieser Großstadt durchführte, ließen Zusammenhänge zwischen dem Grad der Luftverunreinigung einerseits und gewissen Symptomen, wie Augenbrennen und Husten mit Auswurf, andererseits erkennen. Dabei zeigte sich, daß SO_2 rasch auf die Konjunktiva wirkte und erst mit einiger Verzögerung Husten erzeugte, während die Partikeldichte in der Luft nur mit der Häufigkeit von Husten, nicht aber mit der von Augensymptomen korrelierte.
- In *Los Angeles*, das für seinen photochemischen Smog im Sommer und Frühherbst bekannt ist, ließen sich bis ins Jahr 1972 keine sicheren Zusammenhänge zwischen Mortalität und Luftverunreinigung nachweisen. Mortalitätsgipfel, vor allem in bezug auf ältere Leute, waren eher hitzeabhängig. Die Ergebnisse neuerer Studien stehen zum guten Teil noch aus. Hinsichtlich der Morbidität besteht dagegen kein Zweifel. Sowohl Augensymptome als auch Reizungen der Luftwege nahmen während Episoden vermehrter Pollution deutlich zu. Überdies zeigten sich Schäden an der Vegetation. Gewisse Zusammenhänge scheinen hier zwischen dem CO-Gehalt der Luft und der Inzidenz kardialer Komplikationen zu bestehen.
- Als »*Tokyo-Yokohama-Asthma*« wurden respiratorische Störungen bezeichnet, die bei amerikanischen Soldaten in diesen hochindustrialisierten Städten auftraten. Das Beispiel gibt aber insofern keine klare Auskunft, als vor allem Zigarettenraucher betroffen waren.
- Untersuchungen über den *Gehalt der Lungen* von Leichen an *Spurenelementen* gewähren einen Einblick in regionale Unterschiede im Aumaß der Luftverunreinigung durch solche Stoffe. Lungen von 50–68 Jahre alten Personen, die in der hochindustrialisierten Stadt Duisburg gelebt hatten, wiesen z. T. 100mal mehr Skandium (Sc) auf als solche aus dem weniger von Luftverunreinigung betroffenen Kölner Gebiet.

Methoden zum Messen von Art und Ausmaß der Luftverschmutzung

Routinemethoden zur Messung der Luftverunreinigung umfassen vor allem die Anwendung »hochvolumiger Luftfilter« und die Ermittlung des sog. »Dunstkoeffizienten«. *Hochvolumige Luftfilter* (»high-volume air filter«) bestehen in der Regel aus einem etwa 40 × 30 cm messenden Filterpapier, durch das während 24 Std atmosphärische Luft gesogen wird, am besten im Sinn einer horizontalen Luftsäule, etwa 1,5–2 m über dem Boden. Das auf dem Filter angehäufte Material wird gewogen und in $\mu g/m^3$ angegeben. Hierbei ist zu beachten, daß Teilchen von weniger als 1 µm größter Länge nicht abgefangen werden. Den »*Dunstkoeffizienten*« (»coefficient of haze, COH«) bestimmt man, indem man eine Luftsäule von 1000 Fuß Länge (= 304,5 m) durch ein Filterpapier passieren läßt und die Lichttransmission durch den entstandenen Fleck nach einer willkürlichen Skala ermittelt. 100% Transmission entsprechen einem COH-Wert von 0, 20% einem solchen von 70.

Die *Ablagerung von Partikeln aus der Luft auf den Grund (»dust fall«)* die – wie wir sahen – für die Beurteilung einer allenfalls krank machenden Wirkung der Luftverunreinigung eine relativ geringe Bedeutung hat, gibt man in Tonnen/Quadratmeile ($t/2{,}59\ km^2$) an. Die *Sulfatdeposition* wird chemisch ermittelt und in $mg/100\ cm^2$ notiert. *Einschränkung der Sichtweite* ist ein Maßstab für die Streuung und/oder Absorption von Licht in der Atmosphäre, wobei naturgemäß über die Art der dafür verantwortlichen Teilchen bzw. Tröpfchen nichts ausgesagt werden kann (»sauberer« Nebel gilt z. B. nicht als Pollution). Derartige Messungen haben daher fast nur bei trockenem Wetter einen Sinn. Erfahrungsgemäß wird die Sicht von Teilchen in der Größenordnung von 0,1–1 µm relativ am stärksten reduziert. Von Bedeutung sind ferner *Analysen der Häufigkeitsverteilung von Teilchen verschiedener Größe*. Wir erinnern uns daran, daß vor allem Partikel in der Größenordnung von 0,1–10 µm in die Lungen gelangen und dort zurückgehalten werden können, weshalb – trockenes Wetter vorausgesetzt – die Einschränkung der Sichtweite ein brauchbares Maß für diese Art von Pollution darstellt. Auch hier ist daran zu denken, daß man am besten dort mißt, wo die Luft eingeatmet wird, d. h. 1,5–2 m über dem Grund.

Die Bestimmung der *Art der Luftkontaminantien* erfolgt aufgrund einer *Analyse von Luftproben*, die gaschromatographisch, massenspektrographisch, durch Neutronenaktivierungsanalysen oder – vor allem – mit Hilfe chemischer Reaktionen untersucht werden.

Ähnliche Techniken lassen sich auf die *Bestimmung von Kontaminantien in Gewebeproben* (z. B. Lungengewebe, das autoptisch gewonnen wurde) anwenden. In letzter Zeit haben sich die Kombination von *Raster-Elektronenmikroskopie* und *Röntgenstrahlen-Mikroanalyse* sowie – im Fall von mineralischem Staub – die *Elektronendiffraktion* an ultradünnen Schnitten und die *Elektronen-Mikroprobenanalyse* bewährt. Es ist ferner möglich, die im Gewebe vorhandenen Partikel in bezug auf Größe, Form und färberische bzw. histochemische Reaktivität mikroskopisch zu beurteilen und daraus zusätzliche Informationen zu gewinnen. *Tierexperimentelle Inhalationsstudien* werden neuerdings in großer Zahl durchgeführt. Man benötigt dazu geeignete Spezies und Einrichtungen, wie statische und dynamische Systeme, die sich für Nasen-, Kopf- oder Ganzkörperexposition eignen und es gestatten, Gase, Dämpfe oder Staub bestimmter Zusammensetzung zu erzeugen.

Quellen und Arten luftverschmutzender Stoffe (»pollutants«)

In den vorangegangenen Abschnitten wurden die meisten Kontaminantien hinsichtlich Herkunft und toxischer Wirkung erläutert. Es seien daher im Folgenden nur einige zusätzliche Angaben in bezug auf die allgemeine Luftverschmutzung gemacht.

Ungefähr 85% der Luftkontaminantien stammen aus der *Verbrennung von Kohle und Erdölprodukten*. Auf die Bedeutung von SO_2, ferner H_2SO_3 und H_2SO_4 als einer Gruppe wichtiger dabei entstehender Produkte wurde schon eingegangen (S. 1601). Die hauptsächlichen Quellen dieser Kontaminantien sind Häuserheizungen und Industriebetriebe, in denen Heizöl, Kohle oder andere, wenig gereinigte und daher z. T. ziemlich schwefelreiche Brennstoffe gebraucht werden. Der Beitrag von Auspuffgasen aus Motorfahrzeugen an die Bildung von SO_2 ist relativ gering, da der Schwefelgehalt von Bezin erheblich unter dem von Heizöl oder Kohle liegt. *Kohlenmonoxid* (*CO*, S. 1597), das von Motoren wie von Heiz- und Verbrennungsanlagen z. T. in erheblicher Menge gebildet wird, stellt nur in geschlossenen Räumen und in unmittelbarer Nachbarschaft von CO-Quellen eine größere Gefahr dar, indem selbst in hochindustrialisierten Städten bei Nichtrauchern durchschnittlich höchstens 1–2% des Bluthämoglobins in COHb umgewandelt sind, im Vergleich zu 4–5% bei Rauchern. *Stickstoffoxide* (NO, NO_2, N_2O_3, N_2O_5) sowie die im Kontakt mit Wasser aus N_2O_5 entstehende HNO_3 (S. 1600) stammen u. a. aus fossilem Brennstoff, können aber bei großer Hitze auch aus dem Stickstoff der Atmosphäre gebildet werden. Ihre Bedeutung und Wirkungen, ebenso wie die von *Ozon* (O_3), *Oxidantien anderer Art* (z. B. *Peroxiazetylnitrat, PAN*, S. 1632) und den unter der Einwirkung des Sonnenlichts entstehenden *Radikalen* wurden am Beispiel des *photochemischen Smogs* bereits hervorgehoben (S. 1602). Mangelt es an Sauerstoff, entstehen u. a. Hydride von Stickstoff (NH_3) und Schwefel (H_2S, S. 1596). Unter besonderen Bedingungen wird vermehrt CS_2 gebildet (S. 1596). *Fluor* und seine Verbindungen (z. B. *HF*, S. 1598) können an

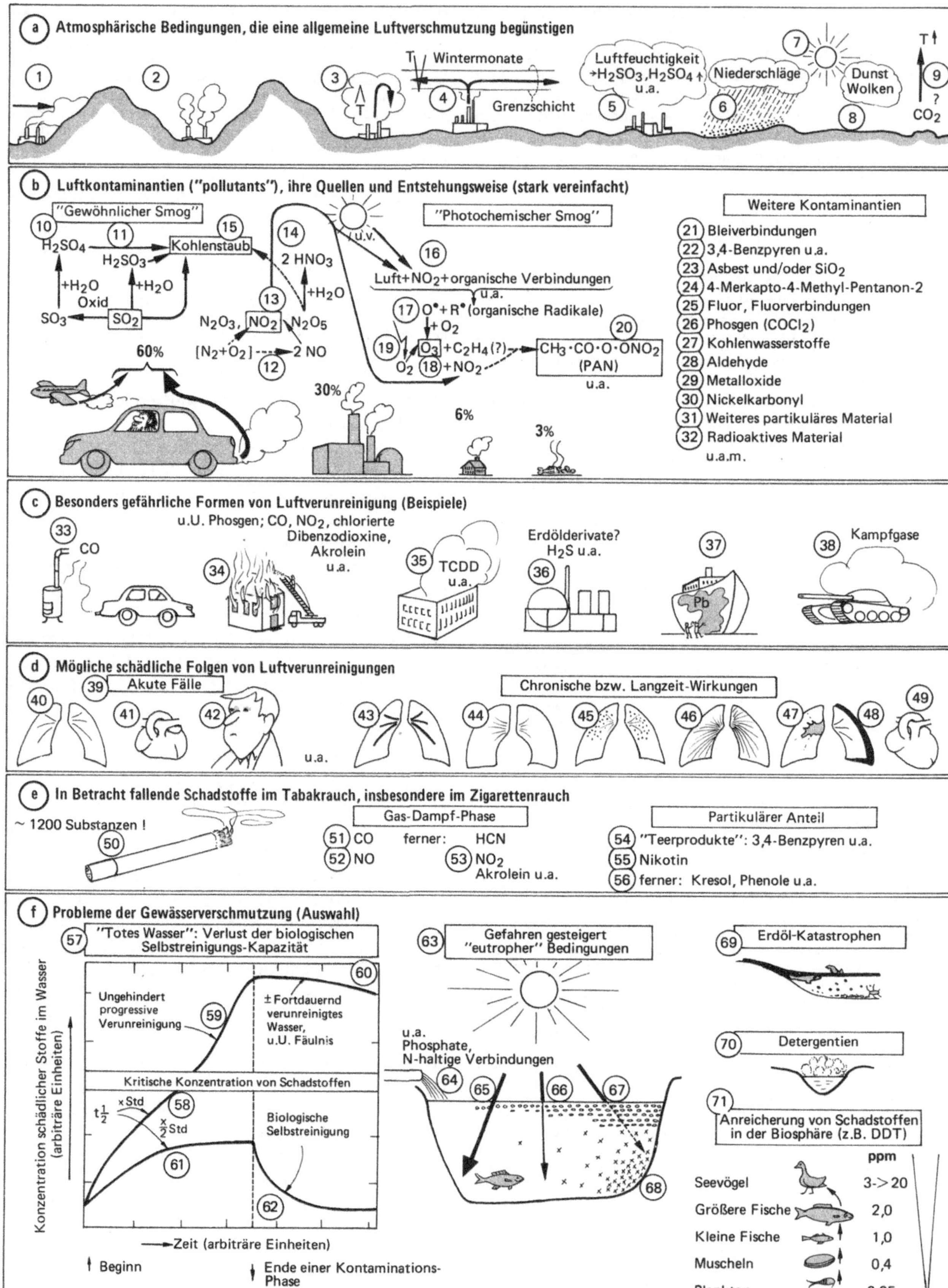
a Atmosphärische Bedingungen, die eine allgemeine Luftverschmutzung begünstigen
1
2
3
T
T Wintermonate
4
Grenzschicht
Luftfeuchtigkeit
→H_2SO_3, H_2SO_4 ↑
u.a.
5
6
Niederschläge
7
Dunst
Wolken
8
T↑
9
?
CO_2
b Luftkontaminantien ("pollutants"), ihre Quellen und Entstehungsweise (stark vereinfacht)
"Gewöhnlicher Smog"
10
H_2SO_4
11
H_2SO_3
Kohlenstaub
15
+H_2O
Oxid
+H_2O
SO_3
SO_2
14
2 HNO_3
+H_2O
13
N_2O_3, NO_2, N_2O_5
[N_2+O_2] → 2 NO
12
60%
30%
u.v.
"Photochemischer Smog"
16
Luft+NO_2+organische Verbindungen
u.a.
17 O•+R• (organische Radikale)
+O_2
19
O_3+C_2H_4(?)
O_2 18 +NO_2
20
CH_3·CO·O·ONO_2
(PAN)
u.a.
6%
3%
Weitere Kontaminantien
21 Bleiverbindungen
22 3,4-Benzpyren u.a.
23 Asbest und/oder SiO_2
24 4-Merkapto-4-Methyl-Pentanon-2
25 Fluor, Fluorverbindungen
26 Phosgen ($COCl_2$)
27 Kohlenwasserstoffe
28 Aldehyde
29 Metalloxide
30 Nickelkarbonyl
31 Weiteres partikuläres Material
32 Radioaktives Material
u.a.m.
c Besonders gefährliche Formen von Luftverunreinigung (Beispiele)
33
CO
u.U. Phosgen; CO, NO_2, chlorierte
Dibenzodioxine,
Akrolein
u.a.
34
35
TCDD
u.a.
Erdölderivate?
H_2S u.a.
36
37
Pb
38
Kampfgase
d Mögliche schädliche Folgen von Luftverunreinigungen
39 Akute Fälle
40
41
42
u.a.
Chronische bzw. Langzeit-Wirkungen
43
44
45
46
47
48
49
e In Betracht fallende Schadstoffe im Tabakrauch, insbesondere im Zigarettenrauch
~ 1200 Substanzen !
50
Gas-Dampf-Phase
51 CO
52 NO
ferner: HCN
53 NO_2
Akrolein u.a.
Partikulärer Anteil
54 "Teerprodukte": 3,4-Benzpyren u.a.
55 Nikotin
56 ferner: Kresol, Phenole u.a.
f Probleme der Gewässerverschmutzung (Auswahl)
57 "Totes Wasser": Verlust der biologischen Selbstreinigungs-Kapazität
60
Ungehindert progressive Verunreinigung
59
± Fortdauernd verunreinigtes Wasser, u.U. Fäulnis
Kritische Konzentration von Schadstoffen
$t\frac{1}{2}$
x Std
$\frac{x}{2}$ Std
58
61
Biologische Selbstreinigung
62
Konzentration schädlicher Stoffe im Wasser (arbiträre Einheiten)
Zeit (arbiträre Einheiten)
↑ Beginn
↓ Ende einer Kontaminations-Phase
63 Gefahren gesteigert "eutropher" Bedingungen
u.a.
Phosphate,
N-haltige Verbindungen
64
65
66
67
68
69 Erdöl-Katastrophen
70 Detergentien
71 Anreicherung von Schadstoffen in der Biosphäre (z.B. DDT)
ppm
Seevögel 3->20
Größere Fische 2,0
Kleine Fische 1,0
Muscheln 0,4
Plankton 0,05

Abb. 205a–f. *Merkpunkte zur Verunreinigung (»Pollution«) von Luft und Gewässern durch schädliche Substanzen.* **a** *Atmosphärische Bedingungen, die eine allgemeine Luftverschmutzung begünstigen.* Als Faustregel kann man sich merken, daß starke Winde, vor allem solche, die öfters ihre Richtung ändern, und Turbulenzen über einen Verdünnungseffekt der Luftverunreinigung entgegenwirken. *Winde,* die fast immer *in derselben Richtung* wehen und/oder sich z. B. an einem Bergzug *»anstauen«* (1), können demgegenüber für gewisse Landstriche erschwerende Verhältnisse schaffen. Hinsichtlich »air pollution« besonders gefährdet sind stark industrialisierte, windstille Täler (2). Da *Rauch und Gase* soweit hochsteigen, bis sie sich auf die Temperatur (T) der Umgebung abgekühlt haben, wirken sich eine relativ niedrige Temperatur der Emissionen und/oder eine hohe Außentemperatur oft insofern nachteilig aus, als die verunreinigte Luft schon in geringer Höhe über dem Boden keinen Auftrieb mehr erfährt (3). In Wintermonaten kühlt sich die Luft nachts über dem kalten Boden nicht selten stark ab, so daß diese eine tiefere Temperatur aufweist als höher gelegene Schichten. Zwischen den beiden Lagen entsteht so eine Grenzzone, in der hochsteigende Gase gebremst werden und sich anhäufen: Solche *»Inversionen«* (4) von Luftschichten stellen eine bekannte Ursache von Episoden stärkerer Pollution dar. Eine hohe *Luftfeuchtigkeit* begünstigt naturgemäß die Entstehung u. a. von H_2SO_3, H_2SO_4, HNO_3 u. a. aus den entsprechenden Oxiden (5). *Niederschläge* (6) bewirken einerseits eine Klärung der Luft, andererseits kommt es vor, daß dadurch die höher gelegenen Schichten verunreinigter Luft in tiefere Zonen verlagert werden. Zudem reichern sich die Kontaminantien über dem Boden an, und Verunreinigungen dieser Art können zur Gewässerverschmutzung beitragen. *Sonnenlicht* (7), insbesondere dessen u. v.-Strahlung, ist Voraussetzung für die Entstehung eines sog. »photochemischen Smogs« (s. **b**, 16–20). Luftverunreinigungen beeinflussen ihrerseits das Wetter, indem sie u. a. die Bildung von Nebeltröpfchen, d. h. von *Dunst* und *Wolken,* fördern, somit die Besonnung der Erdoberfläche mindern und Temperatur sowie Licht reduzieren (8). Schließlich wurde spekuliert, die nachweisbare Zunahme der CO_2-Konzentration der Atmosphäre (9) führe zu einem vermehrten Abfang der von der Erde ausgehenden Wärmestrahlung, was im Verlauf der Jahre und Jahrzehnte zu einer Erhöhung der mittleren Temperatur Anlaß gäbe. Diese Frage ist indessen nicht geklärt. **b** *Luftkontaminantien (»pollutants«), ihre Quellen und Entstehungsweise (stark vereinfacht).* Ungefähr 85% aller Luftkontaminantien in hochindustrialisierten Ländern stammen aus der *Verbrennung von Erdölprodukten und Kohle,* etwa 60% aus Abgasen von Benzin-, Diesel-, Düsen- und anderen Motoren, 30% aus industriellen Betrieben, 6% aus Häuserheizungen und 3% aus der Verbrennung von Abfällen. Besondere Bedeutung kommt dem *Schwefeldioxid (SO_2)* zu, das eine Oxidation zu *Schwefeltrioxid (SO_3)* erfahren und in Anwesenheit von Wasser *schweflige Säure (H_2SO_3)* sowie vor allem *Schwefelsäure (H_2SO_4)* entstehen lassen kann (10, 11). Dieses Material wird u. U. von *Kohlenstaub* oder anderem in der Luft enthaltenem partikulärem Material adsorbiert (15), so daß nach Inhalation eines derartigen Ärosols im Respirationstrakt und in den Lungenalveolen – aufgrund der höheren Konzentration der erwähnten Substanzen an der Oberfläche der Teilchen – korrosiv bzw. oxidativ bedingte, umschriebene Zelläsionen entstehen. *Stickstoffoxide* i. w. S. *(nitrose Gase)* gehen meist ebenfalls aus fossilem Brennstoff hervor, bei großer Hitze u. U. auch N_2 und O_2 der Luft (12), ferner sind sie meist in Emissionen chemischer Industrie enthalten und treten u. a. in landwirtschaftlichen Silos (vgl. dazu *»Silofüller-Krankheit«*) in Erscheinung. Von den verschiedenen Vertretern dieser Gruppe (u. a. *Stickstoffoxid* i. e. S. *(NO), Stickstofftrioxid (N_2O_3), Stickstoffpentoxid (N_2O_5))* ist das *Stickstoffdioxid (NO_2)* das wichtigste (13, 16). Aus N_2O_5 entsteht mitunter *HNO_3 (Salpetersäure),* aus N_2O_3 *salpetrige Säure (HNO_2).* Auch hier handelt es sich im wesentlichen um korrosive Stoffe, sofern sie in höherer Konzentration auftreten. NO_2 spielt eine besondere Rolle beim Zustandekommen eines *»photochemischen Smogs«* (16–20), bei dem unter dem Einfluß der UV- Strahlung u. a. *atomarer Sauerstoff* ($O^{\cdot}$, 17), *organische Radikale* sowie *Ozon* (O_3, 18) entstehen (letzteres bildet sich u. a. auch bei Blitzen (19)). Über komplexe Reaktionen, an denen sich vermutlich u. a. Äthylen beteiligt, und in die NO_2 eingeschaltet ist, werden schließlich verschiedene weitere Schadstoffe produziert, u. a. *Peroxiazetylnitrat (PAN,* 20). Beim »photochemischen Smog« findet sich die höchste Konzentration von Oxidantien (u. U. zu mehr als 90% O_3) kurz nach Mittag. Bei Nachteinbruch geht die O_3-Konzentration zurück, PAN ist aber meist immer noch vorhanden. Man kennt eine *große Zahl weiterer Luftkontaminantien,* deren relative Menge von Ort zu Ort stark variieren kann. *Bleiverbindungen* gehen vorwiegend aus dem, dem Benzin beigefügten *Bleitetraäthyl* hervor (21). *Kohlenwasserstoffe* (27), im besonderen auch Karzinogene, wie *3,4-Benzpyren* (22), stammen mehrheitlich aus fossilen Brennstoffen. Partikel, wie die des *Quarz- und Asbest-Staubes* (23) erreichen in der Regel nur unter besonderen Arbeitsbedingungen (Stollen- bzw. Bergbau) gefährliche Konzentrationen; allerdings ist diese Frage noch umstritten. Das für den »Katzenurin-Gestank« bestimmter »Smog«-Arten verantwortliche *4-Merkapto-4-Methyl-Pentanon-2* (24) geht aus H_2S und Mesityloxid, einem Kondensationsprodukt aus Azeton, hervor. *Fluor und Fluorverbindungen* (25) richten mitunter in der Nachbarschaft z. B. von Aluminiumwerken oder anderen Industrieanlagen erhebliche Schäden an, die sich zunächst an der Vegetation bemerkbar machen. *Phosgen* (26) tritt vor allem bei Bränden auf; es stammt aus chlorierten Kohlenwasserstoffen. *Aldehyde,* wie Formaldehyd und Akrolein (28), treten ebenfalls bei Verbrennung organischen Materials in Erscheinung. *Metalle* und vor allem *Metalloxide* (Zn, ZnO_2, CdO u. a., 29) sind z. B. im Rauch gewisser metallurgischer Betriebe enthalten. *Nickelkarbonyl* (30) ist u. a. ein bekanntes Nebenprodukt in Petroleumraffinerien (*weiteres partikuläres Material:* s. Abb. 187, S. 1376); *radioaktives Material:* s. Abb. 197, S. 1470). **c** *Besonders gefährliche Formen von Luftverunreinigung (Beispiele).* Lebensbedrohliche bzw. gesundheitsschädigende Vergiftungen durch *Kohlenmonoxid* (CO, 33) sind vor allem in geschlossenen Räumen möglich (schlecht brennende Öfen, laufende Automotoren in geschlossenen Garagen u. a.). Die allgemeine Verunreinigung der Luft durch CO spielt dagegen – z. B. im Vergleich zum Zigarettenrauchen – kaum eine Rolle. Bei *Bränden,* zumal in der chemischen Industrie, entstehen z. T. hochtoxische Substanzen, die in Gasform oder als Rauch entweichen (34). Verschiedentlich kommt es vor, daß in chemischen Fabriken einzelne Reaktionen außer Kontrolle geraten und zu lokalen Vergiftungskatastrophen Anlaß geben (35, z. B. das hochtoxische 2,3,4,8-Tetrachlor-Dibenzo-p-Dioxin *(TCDD),* das infolge menschlichen und/oder technischen Versagens in einem Synthesekessel, der der Produktion von 2,4,5-Trichlorphenol diente, in großen Mengen entstand und die Umgebung verseuchte (Katastrophe von Seveso, Norditalien)). Über allfällige Langzeitwirkungen von *Erdölderivaten* (36), die u. a. in Raffinerien in höherer Konzentration anfallen, weiß man noch wenig Bescheid. Gut bekannt sind die *flüchtigen toxischen Bleiderivate,* die z. B. bei Arbeiten mit Azetylenbrennern an Schiffsrümpfen auftreten (37, Verbrennung bleihaltiger Farben). Zu den giftigsten Substanzen überhaupt gehören die zu militärischen Zwecken hergestellten *Kampfgase* bzw. *Kampfstoffe.* Im ersten Weltkrieg gelangten vor allem *Chlor, Phosgen* und *Stickstofflost* zum Einsatz, die u. a. zu einem akuten Lungenödem und/oder einem alveolären Denudationssyndrom führten. Heute werden vorwiegend *Nervengase* vom Typ der Organophosphate produziert (u. a. Soman, Nervengas vom VX-Typ), die die Azetylcholinesterase blockieren (38). **d** *Mögliche schädliche Folgen von Luftverunreinigungen. Akute Schäden* infolge Luftverunreinigung sind mehrheitlich akzidentieller Natur und betreffen in erster Linie den Respirationstrakt bzw. die Lungen (in schweren Fällen *akute Bronchitiden* (z. B.

Mensch und Pflanzen in der Umgebung größerer Industrieanlagen (z. B. Aluminiumindustrie) erhebliche Schäden anrichten. Vor allem bei Bränden kommt es oft zur Bildung gefährlicher Mengen von *Phosgen* aus chlorierten Kohlenwasserstoffen (S. 1586). Ein unvollständiges Verbrennen verschiedenster organischer Materialien geht manchmal mit der Freisetzung von reichlich *aliphatischen* sowie vor allem *aromatischen Kohlenwasserstoffen* einher. Letztere sind in den Auspuffgasen vieler Motoren enthalten und stellen wegen ihrer z. T. bekannten kanzerogenen, vielleicht auch mutagenen Wirkung hinsichtlich der Langzeiteffekte eine potentielle Gefahr dar (S. 180). Besonders zu beachten ist u. a. 3,4-Benzpyren (S. 181). Unverbrannte *Petroleumdestillate* (*Petrol* (Kerosin), ferner Dieselöle, Benzin u. a., S. 1593) erreichen im Bereich von Tankstellen oder Raffinerien höhere Konzentrationen in der Luft. *Aldehyde*, wie *Formaldehyd* und *Akrolein*, gelangen durch Verdunsten oder beim Verbrennen organischer Stoffe in die Luft. Hauptquelle aller organischen Kontaminantien, die zur »air pollution« beitragen, sind die *Automobile*. Ein Motorfahrzeug ohne

Abb. 205 a–f (Fortsetzung)

durch SO_2, Cl_2, NH_3 und andere, vor allem wasserlösliche Substanzen dieser Art), u. U. *akutes Lungenödem* (z. B. durch CdO, Phosgen und weitere, eher wenig wasserlösliche Schadstoffe), ferner *alveoläres Denudationssyndrom,* 40)). Die Frage nach der Auslösung *kardiovaskulärer Komplikationen* durch akute Luftverunreinigungen wird unterschiedlich beurteilt (41). Vor allem bei »Smog« (z. B. »photochemischer Smog«) klagen viele Leute über *Konjunktivitiden* (42). *Chronische bzw. Langzeit-Wirkungen* von Luftverunreinigungen erheblichen Ausmaßes umfassen – je nach der Art der Kontaminantien und dem Ausmaß der Pollution – u. a. folgende Störungen: *chronische Bronchitiden* (43); ein *chronisches Lungenemphysem* (44) bei bronch(iol)o-obstruktivem Syndrom, u. U. mit Ausbildung eines chronischen *Cor pulmonale* (49); bei starker Staubeinwirkung eine *Pneumokoniose* (45, s. Abb. 187, S. 1376), vor allem als Berufskrankheit (Silikose, Asbestose u. a.); *Pneumonitiden* (46) im Sinn von Überempfindlichkeitsreaktionen (Farmerlunge, Bagassosis, Berylliose u. a.) oder als »chemische (toxische) Pneumonitiden« (z. B. infolge Einwirkung von Manganoxid, Quecksilber- oder Nickelkarbonyldämpfen, Gasen, wie Cl_2, NO_2 u. a., Herbiziden, wie Paraquat sowie Diquat u. a. m.); als Langzeit-Wirkung u. U. *maligne neoplastische Prozesse (Bronchialkarzinome,* 47) bei Arbeitern gewisser Industrien (erhöhte Exposition z. B. gegenüber Nickelverbindungen, Blei- und Zinkchromaten, anorganischen Arsenverbindungen, Emissionen Koks-herstellender Betriebe) u. a., bei Asbestose zudem *Pleurafibrose* und *Pleuramesotheliome* (48; vgl. dazu Tabelle 7, S. 181)). **e** *In Betracht fallende Schadstoffe im Tabakrauch, insbesondere im Zigarettenrauch. Tabak-, insbesondere Zigarettenrauch* (50), stellt nicht nur für den eigentlichen Raucher, sondern bis zu einem gewissen Grad auch für den »passiven Raucher«, d. h. den Nichtraucher, der sich in verrauchten Räumen aufhält, ein erhöhtes Risiko dar. Abgesehen von kardiovaskulären bzw. kardiorespiratorischen Störungen, wie dem *chronischen bronch(iol)o-obstruktiven Syndrom,* einer vermehrten Neigung zu *Gefäßthrombosen* bzw. *Myokardinfarkt* u. a. m., findet sich eine hochsignifikante Korrelation zwischen starkem Rauchen und der Inzidenz von *Lungenkrebs.* Von den zahlreichen im Zigarettenrauch enthaltenen Substanzen interessieren u. a. kanzerogene aromatische Kohlenwasserstoffe (54), Nikotin (55), Kresol und Phenole (56) sowie andere Substanzen mit nachweisbar schädlichen Wirkungen. Neuerdings schenkt man auch der in der Gas-Dampfphase des Tabakrauches enthaltenen Stoffen vermehrte Beachtung: CO wirkt z. T. in erheblichem Maße hypoxisch (51), NO hat vielleicht über den Entzug von Thiolgruppen aus dem Zielgewebe einen krebsfördernden Effekt (52), und HCN, NO_2 sowie Akrolein (53) gelten aus bereits diskutierten Gründen als toxisch (s. o.). Die Liste möglicher Schadstoffe im Tabakrauch könnte fast beliebig erweitert werden. **f** *Probleme der Gewässerverschmutzung.* Der Gewässerverschmutzung wirken naturgemäß ein hohes *Durchflußvolumen pro Zeiteinheit,* eine ausgeprägte *Kapazität der biologischen Selbstreinigung* (u. a. abhängig von *Art und Zahl belebter Bewohner des Wassers),* eine gute *Sauerstoffversorgung* u. a. m. entgegen. Von besonderer Bedeutung sind *Menge und Abbaubarkeit zugeführter Schadstoffe* sowie die Verhältnisse von *Verschmutzungsrate* einerseits und sog. *Halbwertszeit wasserverunreinigender Substanzen* andererseits. Im Verlauf einer Kontaminationsphase kann bei konstanter Zufuhr der betreffenden Chemikalien im Fall einer langen Halbwertszeit (58) u. U. schon bald eine *kritische Konzentration von Schadstoffen* erreicht werden, bei deren Überschreiten es zu einer *ungehindert progressiven Verunreinigung* (59) und zur Entstehung von *»totem« Wasser* kommt (57). Dieser Zustand hält oft lange an (60), und wegen Überwucherns von Anaerobiern macht sich nicht selten eine ausgesprochene Fäulnis bemerkbar. Bei gleicher biologischer Selbstreinigungskapazität des Wassers und identischer Zuflußrate der Schadstoffe, jedoch kürzerer Halbwertszeit der letzteren (61), kann indessen die Konzentration schädlicher Stoffe im Wasser unter dem kritischen Wert bleiben (62). *Übertrieben »eutrophe« Bedingungen* im Wasser (63), wie sie u. U. durch Zufuhr N-haltiger Verbindungen (z. B. Düngmittel) sowie von Phosphaten (z. B. Phosphate und Polyphosphate in Wasch- und Reinigungsprodukten, 64) und/oder eine sog. »Mineralisation« (biologischer Abbau mit Entstehung anorganischer Produkte) herbeigeführt werden, begünstigen u. a. das *Algenwachstum.* Vor allem in stillen Gewässern nimmt dann die Belichtung der tieferen Wasserschichten immer mehr ab (65, 66), und die zahlreichen Algen, die beim Untergang organisches Material freisetzen, bedingen einen zusätzlichen O_2-Konsum (Zunahme des sog. »biologischen O_2-Bedarfswertes«, 67, 68). Schließlich kann es auch auf diesem Weg zum Überhandnehmen von Anaerobiern und zur Fäulnis kommen. Katastrophen infolge *Ausfließens von Erdöl* aus beschädigten Großtankschiffen haben wiederholt an der Meeresfauna, dem Bestand an Meervögeln und an der Meeresflora großen Schaden angerichtet (69). Über die möglichen Auswirkungen solcher Ereignisse auf den Menschen weiß man noch wenig Bescheid. Rohöl enthält bekanntlich u. a. kanzerogene Stoffe. *Detergentien* bieten heute ein geringeres Problem als früher, da die darin enthaltenen Paraffine mit stark verzweigten Seitenketten (»harte Detergentien«), die kaum abbaubar waren, durch die »weichen«, katabolisierbaren Varianten mit unverzweigten Seitenketten ersetzt wurden. Schaumbildung auf der Wasseroberfläche ist u. a. für die Insekten fatal, was das bioökologische Gleichgewicht stört. Vor allem *lipophile Xenobiotika (z. B. DDT)* erfahren mitunter in der Biosphäre eine ausgesprochene *Akkumulation* längs der Nahrungskette (71), so daß deren Endglieder (karnivore Spezies, eingeschlossen der Mensch) in Gefahr geraten (vgl. dazu Abb. 200, S. 1501, und 201, S. 1504). Schließlich können *toxische Substanzen unter der Einwirkung biologischer Systeme* produziert werden (z. B. Methyl- und Dimethylquecksilberverbindungen)

reinigendes Aggregat gibt etwa 10% des benötigten Brennstoffs in Form nicht oder unvollständig verbrannter Kohlenwasserstoffe mit dem Auspuff nach außen ab! Für Dieselmotoren liegt der entsprechende Wert niedriger, d. h. bei etwa 2%. Aus diesen Zahlen erkennt man die Notwendigkeit, in Zukunft für eine bessere Verbrennung des Treibstoffs und/oder Reinigung der Auspuffgase bzw. -aerosole zu sorgen. Vorsichtsmaßnahmen sind auch in bezug auf die Verwendung von Bleitetraäthyl im Benzin am Platz, das in erheblichem Maß an der Verunreinigung der Luft durch *Bleiverbindungen* beteiligt ist (S. 1610). Nickelverbindungen, im besonderen *Nickelkarbonyl* (S. 1606) findet sich u. a. in der Umgebung von Petroleumraffinerien in höheren Konzentrationen. Rauch mit Zink bzw. Zinkoxid, Kadmiumoxid und/oder anderen *Metallen sowie ihren Oxiden* tritt hauptsächlich in der Nachbarschaft metallurgischer Industrieanlagen, die das entsprechende Material verwenden, in größeren Mengen auf. *Kohle,* die bei ungenügender Verbrennung bis zu mehr als 3% in Form von Kohlenrauch in die Atmosphäre gelangt, ist als solche nicht in nennenswertem Maß pathogen. Es besteht indessen die Gefahr, daß sich andere Kontaminantien, wie SO_2, an diese Teilchen anlagern und so bei Auftreffen auf Epithelien des Respirationstrakts oder in Lungenalveolen an umschriebenen Stellen zur Anhäufung hochtoxischen Materials führen können.

Weiteres partikuläres Material, das zur Luftverunreinigung beitragen kann, umfaßt Steinstaub (s. SiO_2, S. 635), *Asbest,* das in Städten z. T. sogar für Fassadenbedeckungen angewandt wurde, *Vanadium, Chrom, Beryllium, weitere Metalle* und ihrer Verbindungen (u. a. *Sulfate*), *Glaspartikel, Pollen, Mikroorganismen* sowie *pflanzlichen Staub* anderer Art und *tierische Produkte*.

Einflüsse von Wetter und geographischer Lage auf die Luftverschmutzung

Die Witterungsverhältnisse haben für die Entstehung von Episoden mit schwerer Luftverunreinigung große Bedeutung. *Winde* bzw. *Luftturbulenz* tragen entscheidend dazu bei, im Sinn eines Verdünnungseffekts die Konzentration gefährlicher Stoffe in der Luft herabzusetzen und diese durch Konvektion wegzutragen. Besonders günstig wirken sich starke Windströmungen aus, die von Zeit zu Zeit ihre Richtung ändern. Umgekehrt besteht eine erhöhte Gefährdung dort, wo meistens Windstille herrscht oder die Tendenz zu einem *Luftstau* besteht (z. B. Los Angeles, wo die Meerwinde im Höhenzug des Mt. Wilson eine Schranke finden). Öfters in gleicher Richtung wehende Winde bedeuten besonders für die in der Windrichtung einer Industrieanlage befindlichen Ortschaften eine erhebliche Belastung.

Unter windstillen Verhältnissen steigen *Rauch* und *Gase* so lange hoch, bis sie auf die *Temperatur* der umgebenden Luft abgekühlt sind. Mit anderen Worten: Diese Kontaminantien erreichen eine um so größere Höhe, je heißer sie sind. Abkühlungen der Abgase und des Rauchs, bevor diese die Kamine verlassen, haben demnach eine ungünstige Wirkung. Umgekehrt versteht man, daß bei heißem Wetter die Abgase und der Rauch weniger hoch steigen. In Wintermonaten – hauptsächlich bei klarem Wetter – erfährt die Luft nachts über dem kalten Grund eine starke Abkühlung und damit Verdichtung, so daß sich gegen höher gelegene wärmere Luftzonen ein mehr oder weniger ausgeprägter Temperaturunterschied ergibt. In dieser Grenzschicht können aufsteigende Gase und Rauch gleichsam gebremst werden und sich anhäufen. Solche *Inversionen* der Luftschichten (S. 1632) sind eine häufige Ursache von Episoden stärkerer Pollution. Ähnlich verhält es sich, wenn warme Luft von anderswo über kühlere Luft am Grund geschichtet wird, eine Situation, die in Los Angeles mitspielt. Die Temperatur übt schließlich insofern einen großen Einfluß auf die Luftverunreinigung aus, als der Verbrauch von Heizöl von ihr abhängt.

Die *Luftfeuchtigkeit* begünstigt die verschiedensten chemischen Reaktionen, die an die Anwesenheit von Wasser gebunden sind, so die Entstehung von H_2SO_4 und H_2SO_3.

Niederschläge in Form von Regen oder allenfalls Schnee bringen in manchen Fällen die luftverunreinigenden Stoffe zu Boden und haben damit einen klärenden Effekt. In anderen Situationen kann sich Regen nachteilig bemerkbar machen, indem vorher höher gelegene Pollutionsschichten soweit gesenkt bzw. näher an den Boden gebracht werden, daß sie die Verschmutzung der eingeatmeten Luft erhöhen.

Die möglichen Auswirkungen des *Sonnenlichts*, im besonderen der *UV-Strahlung,* auf die Bildung von Radikalen bzw. Oxidantien wurde im Zusammenhang mit dem photochemischen Smog (S. 1602) erörtert. Daß von der Besonnung auch die Temperatur beeinflußt wird, braucht nicht hervorgehoben zu werden.

Verständlicherweise hat die *Luftverunreinigung* ihrerseits erhebliche *Effekte auf das Wetter*. Im Vordergrund dieser Zusammenhänge steht die Bildung von *Nebeltröpfchen* um in der Luft schwebende Teilchen, ein Vorgang, der vor allem bei hoher Luftfeuchtigkeit von Bedeutung ist. »Luftpollution« behindert zudem die Besonnung der Erdoberfläche, was sich in einer Verminderung von Temperatur und Licht bemerkbar machen kann. Schließlich wurde spekuliert, die vom Menschen erzeugte, vermehrte CO_2-Produktion könne weltweit für das Wetter tiefgreifende Folgen haben, indem das Gas wesentlich dazu beiträgt, die von der Erde ausgehende Wärmestrahlung abzufangen und so zurückzuhalten. Diese Fragen sind noch ungelöst.

Aus dem bisher Gesagten wird deutlich, daß hohe Grade von Luftverunreinigung vor allem in *stark industrialisierten, windstillen Tälern*, wo die erwähnten Inversionen öfters vorkommen, beobachtet werden (z. B. Meusetal in Belgien, Tal des Monongahela bei Pittsburgh in den USA u. a.). Dazu kommen besondere Verhältnisse, wie die in Los Angeles (s. o.).

Tabak-, d. h. vor allem Zigarettenrauch, und Luftverschmutzung

Die meisten statistischen Erhebungen über krankmachende Wirkungen der Luftpollution ließen deutlich erkennen, daß *Zigarettenraucher* – unabhängig vom Grad der Verunreinigung der Atmosphäre, in der sie leben – wesentlich häufiger an chronischer Bronchitis, chronischem Lungenemphysem und kardiovaskulären Störungen erkranken als Nichtraucher, ganz abgesehen von der krebsfördernden Wirkung des Tabakrauchs. Die in besonderem Maß mit dem Zigarettenrauchen verbundenen Schäden standen bei diesen Studien z. T. dermaßen im Vordergrund, daß es schwer fiel, eine pathogene Wirkung der atmosphärischen Pollution an sich nachzuweisen. Dazu kommt, daß Raucher offenbar mehr unter der Luftverunreinigung leiden als Nichtraucher. Ähnliche Beobachtungen machte man im übrigen mit verschiedenen beruflich bedingten Erkrankungen des Respirationstrakts, wie die Beispiele der Häufigkeit von Lungenkrebs bei Arbeitern in Uraniumminen (S. 1484) oder Asbest-verarbeitenden Betrieben (S. 180) zeigen. Schließlich sei daran erinnert, daß in geschlossenen Räumen, in denen man raucht, der Nichtraucher zum sog. *»passiven Raucher«* wird.

Die Frage nach den *schädlichen Stoffen im Tabakrauch* läßt sich immer noch nicht abschließend beantworten. Dies ist an sich nicht verwunderlich, wenn man bedenkt, daß bisher darin mehr als 1200 Komponenten identifiziert wurden! Allgemein wird angenommen, daß in den partikulären Anteilen des Zigarettenrauchs vor allem *»Teerprodukte«* (z. B. 3,4-Benzpyren und andere kanzerogene aromatische Kohlenwasserstoffe) sowie *Nikotin*, das u. a. den Sympathikotonus hebt, und in der Gas-Dampfphase das hypoxisch wirkende *CO* einen gesundheitsschädigenden Effekt haben. Nach vorherrschender Meinung stehen hinsichtlich Pathogenität Stoffe im partikulären Anteil, wie *Kresol* und *Phenole*, sowie *Akrolein*, *HCN*, *NO* und NO_2 in der Gas-Dampfphase an zweiter Stelle. Außerdem wird noch eine größere Zahl weiterer Substanzen für möglicherweise gesundheitsschädigend gehalten (s. Abb. 205, S. 1632). Versuche über die Wirkung von Zigarettenrauch auf Zellkulturen in vitro ließen erkennen, daß eine ganze Zahl der darin enthaltenen Substanzen zytotoxische Wirkungen entfalten, die von einer Schädigung der Zilientätigkeit bis zum Zelluntergang reichen. Gehäufte maligne Transformationen in vitro fanden sich – wie erwartet – nach Einwirkung der teerartigen partikulären Anteile, traten aber auch nach Einwirkung der Gas-Dampfphase auf. In bezug auf den letzteren Befund war von Interesse, daß die sog. SH-Reaktivität der Gas-Dampfphase mit dem NO-Gehalt derselben und der Häufigkeit einer malignen Transformation in der Zellkultur korrelierte. Man vermutet daher, daß – zusätzlich zu den bekannten Kanzerogenen im teerartigen Anteil des Zigarettenrauchs – NO krebsfördernd wirken könnte, vielleicht u. a. als Vorläufer von Nitrosaminen. Da NO eine SH-Reaktivität aufweist, und die durch 3,4-Benzpyren bei Mäusen induzierbare Karzinogenese durch Thiolverbindungen stark gehemmt werden kann, spekuliert man, NO wirke möglicherweise auch über einen Entzug von Thiolgruppen aus dem Zielgewebe krebsfördernd. Ein wohlbegründetes Urteil über diese Vorstellungen ist noch verfrüht.

Abschließende Bemerkungen zur allgemeinen Luftverunreinigung

Diese kurze Übersicht hatte zum Ziel, einige Tatsachen und Überlegungen zum heute viel diskutierten Problem der »air pollution« zusammenzufassen. Aus dem Gesagten geht hervor, daß z. Z. das Ausmaß und die verschiedenen Formen von Gesundheitsschädigung, die aus der Luftverunreinigung resultieren könnten, in bezug auf chemisch definierte ätiologische Agentien noch nicht befriedigend beurteilt werden können. Dazu kommt die wichtige Erfahrung, daß *Langzeiteffekte* u. U. erst mehr als 40 Jahre nach Exposition manifest werden. Da viele Kontaminantien erst seit 2–3 Jahrzehnten in höherer Konzentration aufgetreten sind (Auspuffgase von Automobilen, Rauch von Ölheizungen u. a.), wird man sich über die wahren Zusammenhänge erst in Zukunft ein besseres Bild machen können.

Beispiele zur allgemeinen Luftverschmutzung:

- Bei *Ratten* wirkten 400 ppm SO_2, an *Kohleteilchen* absorbiert, auf das Epithel des Respirationstrakts wesentlich mehr schädigend (Zilienverlust, Becher-, Basalzellenhyperplasie, Plattenepithelmetaplasie u. a.), als wenn in der eingeatmeten Luft dieselbe Konzentration von SO_2 ohne Partikel enthalten war.
- Der u. a. bei Kindern festgestellte erhöhte *Bleigehalt im Blut* dürfte wenigstens teilweise auf die Verwendung von Bleitetraäthyl im Benzin zurückzuführen sein. Die Auswirkungen dieser Exposition lassen sich noch nicht zuverlässig beurteilen.
- Bei *Affen* führte die Inhalation von Luft mit 0,8 ppm O_3 über 90 Tage zu einer deutlichen *chronischen Bronchiolitis*. Bei *Ratten* hatte dieselbe Behandlung bereits im Verlauf von 7 Tagen erkennbare Veränderungen in den terminalen Luftwegen und an den interalveolären Septen zur Folge.
- Die *Fluorschäden*, die durch die Aluminiumwerke im Wallis (Schweiz) verursacht wurden, umfaßten – neben einer teilweisen Zerstörung von Bäumen, Weinreben und anderen Pflanzen – bis 1974 mindestens 61 Fälle von nachgewiesener Skelettfluorose.
- Bei einer früher durchgeführten vergleichenden Prüfung der *karzinogenen Wirkung von partikulärem Material aus der Luft* erwiesen sich die Proben aus Alabama als stärker krebsfördernd als die aus Los Angeles. Die Häufigkeit von Todesfällen an Lungenkarzinom zeigte in der damaligen Zeit (ungefähr 1950) entsprechende Unterschiede. Ob sich dies seit der Zunahme der »air pollution« in Los Angeles ändern wird, kann erst die Zukunft lehren.
- *Zigarettenraucher*, die inhalieren, enthalten in der Regel in den *Lungenalveolen* eine erhöhte Zahl von *Makrophagen*, die *bräunliches, z. T. turnbullnegatives Material* aufweisen. Es wurde u. a. auch *Kaolinit* (Aluminiumsilikat) nachgewiesen, das möglicherweise aus dem Tabakrauch stammt. Man findet noch weitere Kontaminantien, wie Eisen, Schwefel u. a.
- *Zigarettenrauch* oder einzelne seiner Bestandteile, wie Aldehyde (Formaldehyd oder Akrolein) wirken im Tierversuch,

wenn sie zusammen mit Kohlepartikeln inhaltiert werden, im Bereich der Luftwege und Lungenalveolen chemotaktisch auf neutrophile Granulozyten.

178.13. Ergänzende Hinweise auf chemische Agentien bzw. Partikel, die berufliche Lungenerkrankungen hervorrufen können

Wie aus früheren Abschnitten (S. 1522) sowie aus dem vorausgegangenen Text zu entnehmen ist, kann sich aufgrund einer akuten oder chronischen Exposition gegenüber schädlichen Aerosolen oder Gasen eine Reihe von Krankheiten des Respirationstrakts und der Lungen entwickeln, im besonderen *Pneumokoniosen* (S. 635), akute und chronische *Bronchitiden*, ein *chronisches Lungenemphysem*, z. T. mit Ausbildung eines *Cor pulmonale*, ein *Lungenödem*, eine *Pneumonie* bzw. *Pneumonitis, Bronchialkonstriktionen, Pleuritiden* und *maligne Neoplasmen*. Die Pathogenese, Morphogenese, Folgen und Komplikationen dieser Veränderungen kamen in früheren Kapiteln zur Sprache. Im folgenden Text geht es lediglich darum, einige Besonderheiten der verschiedenen pathogenen Agentien hervorzuheben.

Pneumokoniosen

Im Grunde genommen kann man jede Ansammlung von Staub in den Lungen, die mit einer Gewebereaktion einhergeht, als Pneumokoniose im weiteren Sinn bezeichnen (S. 1380). Klinisch wichtig werden solche Veränderungen jedoch erst, wenn sie eine chronische Bronchitis und/oder eine Fibrosierung in den Lungen verursachen.

Zu den sog. *nicht fibrogenen Staubarten* gehören u. a. Ruß (Kohlenstaub), Kaolin, Zinnoxid, Bariumsulfat, Aluminiumoxid, Eisenoxid und viele andere. In diesen Fällen beobachtet man lediglich eine zahlenmäßige Vermehrung staubgefüllter Makrophagen, die sich mit Vorliebe in Alveolen, nahe der Anfangsstrecke der Ductus alveolares, anhäufen. Die *Pneumokoniose der Kohlenbergwerkarbeiter* ist in ihrer – sehr häufigen – *einfachen Variante* relativ harmlos. Bei etwa 3% der Bergleute tritt sie indessen in einer sog. *komplizierten Form* auf, die sich durch eine progressive Fibrosierung manifestiert, vergleichbar einer Silikose. Möglicherweise spielen hier – abgesehen von Unterschieden in der Zusammensetzung der abgebauten Kohle – immunologische Vorgänge mit eine Rolle, ähnlich wie beim Caplan-Syndrom (S. 638).

Die wichtigste der *fibrogenen Staubarten* ist *Quarz*, eine kristalline Form von SiO_2. Andere SiO_2-haltige Partikel vermögen aber ebenfalls eine *Silikose* (S. 1532) hervorzurufen. Wie schon erwähnt, schädigen phagozytierte Quarzkristalle die Makrophagen (z. T. auch die Granulozyten), die oft zugrunde gehen und so – durch Freisetzung der in ihnen enthaltenen Enzyme und anderen Stoffe – entzündungsauslösend wirken (S. 1286). Es entstehen vernarbende Granulome, und der Verlauf einer allenfalls erworbenen oder bereits bestehenden Lungentuberkulose wird ungünstig beeinflußt. Die einfache Silikose mäßigen Grades und ohne tuberkulöse Komplikationen ist kein schweres Leiden. Wie schon erwähnt, kennt man eine große Zahl von *Mischstaub-Pneumokoniosen* (S. 1380). Ein besonderes Beispiel hierfür ist die *Diatomeenerden-Pneumokoniose*, die durch Exposition gegenüber Staub entsteht, der sich u. U. beim Erhitzen von Kalkstein mit reichlich Kieselalgen bildet.

Asbest, ein Sammelname für faserig gebautes, aus Gestein gewonnenes Material, kommt in verschiedenen Varianten vor, so als *Chrysotil* in Kanada, *Amosit* sowie *Krozidolit* in Südafrika und *Anthophyllit* in Finnland und Rußland. *Talk* enthält z. T. bis zu 25% *Tremolit*. Mit Hilfe der analytischen Elektronenmikroskopie, die es gestattet, einzelne Elemente zu erkennen, lassen sich die im Lungengewebe vorhandenen Asbestarten weiter differenzieren. Chrysotil enthält vor allem Mg und Si, Amosit Mg, Si sowie Fe und Krozidolit Si und Fe. Ähnlich wie im Fall der Silikose werden die oft submikroskopisch kleinen inhalierten Asbestfäserchen zunächst von Alveolarmakrophagen, z. T. auch von Pneumozyten I, phagozytiert. Die Zellen erleiden oft einen Schaden, gehen zugrunde und geben damit entzündungsauslösende Stoffe an die Umgebung ab. Große Asbestfasern gelangen nicht selten durch beschädigte Stellen der Alveolarwand in den Bindegewebsbereich der Septen, wo sich vor allem Histiozyten/Makrophagen um sie lagern (vgl. dazu *Asbestkörperchen* (S. 1376), wegen der oft positiven Turnbullreaktion des die Fasern umgebenden Proteinmantels auch »*ferruginous bodies*« genannt). Die aus der Inhalation von Asbestfasern resultierenden Lungenveränderungen hängen vom Schweregrad der Exposition, ihrer Dauer, der Art des eingeatmeten Asbests und individuellen Unterschieden in der Reaktionsweise ab. Meistens reicht die angehäufte Menge von Asbest nicht aus, um nennenswerte pathologische Prozesse auszulösen. Neuere Untersuchungen haben ergeben, daß in Großstädten, wie Baltimore, über 90% der autoptisch untersuchten Toten in den Lungen nachweisbar Asbest enthielten. Die Zahl der Fasern wurde dabei auf $1{,}4 \times 10^5 - 7 \times 10^6$/g Trockengewicht geschätzt. Bei Arbeitern der Asbestindustrie liegen die Werte z. T. um ein Vielfaches höher, auch bei Männern, die asbesthaltiges Gestein abbauen (z. B. Serpentin in Kanada, aus dem man Chrysotil gewinnt). Die Folgen einer schweren Belastung des Lungengewebes durch einzelne Arten von Asbest sind ganz unterschiedlich. Besonders gefährlich scheint u. a. das südafrikanische Krozidolit zu sein, indem Arbeiter, die oft mit diesem Material zu tun hatten, fast 50mal häufiger an *Mesotheliom der Pleura*, z. T. auch des Peritoneums, erkrankten, als solche, die Chrysotil ausgesetzt waren. Auf das vermehrte Auftreten von *Bronchial- bzw. Lungenkarzinomen* bei Asbestarbeitern wurde schon hingewiesen. Meistens handelt es sich um Plattenepithel- oder undifferenzierte Karzinome,

z. T. um Adenokarzinome. Das Ausmaß der *Lungenfibrose* infolge *Asbestose* variiert ebenfalls ganz erheblich, je nach Menge und Art des abgelagerten Materials.
Die *Talkose*, die vermutlich vor allem durch das im Talk enthaltene Tremolit verursacht wird und bei Arbeitern in talkproduzierenden Betrieben bekannt ist, gleicht der Asbestose.
Neuerdings wird der sog. »*Hartmetallunge*«, die bei einzelnen Arbeitern in besonderen Zweigen der Metallindustrie beobachtet wurde, vermehrt Beachtung geschenkt. Bekannte Fälle umfassen u. a. Exposition gegenüber Wolfram(Tungsten-)-Karbid, Kobalt u. a.

Pneumonitiden
Sog. *Überempfindlichkeitspneumonitiden*, die in erster Linie auf gesteigerten Immunreaktionen gegen das als Hapten oder Antigen wirkende Agens beruhen, entstehen oft aufgrund einer beruflich bedingten Exposition. Die meisten dieser Affektionen wurden schon behandelt, im besonderen die *Berylliose* (S. 1603), ferner die vor allem durch Pilzsporen hervorgerufenen Pneumonitiden, wie *Farmerlunge, Bagassosis* u. a. (S. 1380). Als »*chemische oder toxische Pneumonitiden*« faßt man die vielen Formen von Lungenveränderungen zusammen, die durch schädigende Gase, Dämpfe oder Rauch verursacht werden. Oft finden sich wechselnde Grade von sog. »*Alveolitis*«, mit teilweiser Denudation der Alveoleninnenwand, ferner tracheobronchiale Schäden. Infektiöse Komplikationen sind keine Seltenheit. Beispiele auslösender Agentien sind u. a. *Manganoxidstaub, Quecksilber-* oder *Nickelkarbonyldämpfe*, Gase, wie *Chlor*, NO_2, NH_3 u. a. m. (s. o.). Daß die *Herbizide Paraquat* und *Diquat* ähnliche Veränderungen hervorrufen können, wurde erwähnt (S. 1583).

Sog. chemisches (toxisches) Lungenödem
Hier handelt es sich um rasch auftretende Folgen der Einwirkung toxischer Gase, Dämpfe oder Rauch in hoher Konzentration, die u. a. zu einem Schaden der Lungenalveolen führen. Neben der erwähnten und vielen weiteren Agentien sind in diesem Zusammenhang *CdO* und *Phosgen* zu nennen (S. 1586). Im Sinn einer Faustregel kann man sich merken, daß letztere Stoffe und andere Chemikalien, die sich durch eine relativ geringe Wasserlöslichkeit auszeichnen, vor allem alveoläre Läsionen erzeugen, während leicht wasserlösliche, wie SO_2, Chlor, NH_3 u. a., mehr die oberen Luftwege und das Bronchialsystem in Mitleidenschaft ziehen.

Bronchitiden
Dies ist die häufigste Folge einer beruflich bedingten fortgesetzten Exposition gegenüber toxischen Chemikalien verschiedenster Art, besonders von gut wasserlöslichen Substanzen (s. dort). Auch gewisse, an sich wenig gefährliche Staubarten, wie die in Braunkohlengruben, Gießereien und Baumwollindustrien, rufen signifikant häufiger als in der Kontrollbevölkerung eine chronische Bronchitis hervor. Für andere Staubtypen trifft dies nach dem bisher Bekannten nicht zu. *Holzstaub* verursacht am ehesten eine Konjunktivitis, jedoch kaum eine Pneumokoniose.

Bronchoobstruktive Syndrome
Eine allgemeine Verengung der kleinen Bronchien und Bronchiolen geht oft auf *Überempfindlichkeitsreaktionen* gegenüber einem oder mehreren Antigenen (Haptenen) zurück (S. 1059). Neben vielen anderen Agentien ist in diesem Zusammenhang der Staub zu nennen, der bei der Bearbeitung von Baumwolle, Flachs oder Hanf auftritt und zu dem Krankheitsbild der *Byssinosis* führen kann. Andere Agentien mit ähnlicher Wirkung sind *Toluol-2,4-Diisozyanat* und verwandte Substanzen sowie vermutlich eine unbekannte Zahl weiterer Stoffe.

Fibrosierung der Pleura
Hyaline, flächenhafte Pleuraschwarten werden vor allem bei der *Asbestose* beobachtet.

Chronisches Lungenemphysem
Verschiedentlich wurde berichtet, eine einmalige Exposition gegenüber toxischen Gasen, Dämpfen oder Rauch sei von der Entwicklung eines chronischen Lungenemphysems gefolgt gewesen. Diese Angaben sollten mit Zurückhaltung aufgenommen werden, da man in manchen Untersuchungen dem Einfluß des Zigarettenrauchens zu wenig Beachtung geschenkt hat. Beobachtungen an Ratten lassen vermuten, daß u. a. eine chronische Exposition gegenüber NO_2 (das ja im Zigarettenrauch enthalten ist) emphysemfördernd sein könnte. Naturgemäß ist bei chronischen bronchoobstruktiven Syndromen (s. o.) mit der Zeit ein mehr oder weniger ausgeprägtes Lungenemphysem zu erwarten.

Entwicklung maligner neoplastischer Prozesse, im besonderen von Lungenkarzinomen
Die kanzerogene Wirkung von Asbest wurde bereits hervorgehoben. Eine beruflich bedingte Steigerung der Inzidenz von Lungenkarzinomen wurde bei Arbeitern in der *Nickelindustrie* und in Betrieben, die *Chromate* oder *anorganische Arsenverbindungen* herstellen, sowie in *Uraniumminen* (S. 1484) festgestellt. Gefährdet sind ferner Leute, die fortwährend den *Emissionen von koksherstellenden Betrieben* ausgesetzt sind. Die für diese kanzerogene Wirkung verantwortlichen Substanzen sind nicht in allen Fällen identifiziert worden. Hinsichtlich des *Nickels* vermutet man, daß das Metall selbst, ferner das *Subsulfid* und das *Oxid* onkogene Effekte haben könnten, während dies für Nickelkarbonyl neuerdings bezweifelt wird. Die Koksofenemissionen enthalten eine ganze Reihe partikulärer *polyzyklischer organischer Materialien* (POM), u. a. auch *3,4-Benzpyren*. Von den kanzerogenen Chromaten sind im besonderen *Blei- und Zinkchromat* zu erwähnen.

Beispiele experimenteller Befunde zur schädigenden Wirkung von Substanzen, denen Arbeiter vermehrt ausgesetzt sein können, auf den Respirationstrakt und die Lungen:

- Bei *Mäusen*, die über längere Zeit einem *$CaCrO_4$*-haltigen Aerosol ausgesetzt waren, fand sich eine sog. Bronchiolisierung der Alveolen.
- Eine einmalige akute Exposition von *Ratten* gegenüber *$CdCl_2$*-haltiger Luft führte im Verlauf des ersten Tages u. a. zu einer Schwellung der Pneumozyten I, am 2. Tag zu einer zahlenmäßigen Vermehrung der Pneumozyten II, die am 3. Tag große Teile der Alveolarwände auskleideten und sich im Verlauf von 7 Tagen abflachten, d. h. vermutlich zu Pneumozyten I umwandelten.
- *Baumwollstaubinhalation* hat bei *Ratten* und *Meerschweinchen* u. a. ein Austreten von Leukozyten in die Lungenalveolen und Luftwege zur Folge.

178.14. Verschmutzung der öffentlichen Gewässer und des Trinkwassers durch Chemikalien (»water pollution«)

Die zunehmende Industrialisierung, die weitverbreitete Anwendung von künstlichem Dünger, Herbiziden, Insektiziden und Pestiziden, die immer häufigere Benützung von Reinigungsmitteln (u. a. Detergentien) und weitere Faktoren, wie der Aufbau größerer Wohnagglomerationen ohne gleichzeitige Errichtung von Wasserkläranlagen, hat an vielen Orten zu einer *bedrohlichen chemischen Verunreinigung von Bächen, Flüssen, Seen und auch des Trinkwassers* geführt (S. Abb. 205, S. 1632). Selbst das *Meer* ist von dieser Entwicklung nicht verschont geblieben, ganz abgesehen von den Schiffskatastrophen mit Auslaufen großer Mengen von Erdöl oder anderen toxischen Produkten. Zu der chemischen kommt die *mikrobiologische Verunreinigung* des Wassers hinzu, die wir an dieser Stelle höchstens im Zusammenhang mit der Wirkung einzelner Chemikalien erwähnen wollen.

Selbstreinigung der Gewässer und deren Störungen

Das Ausmaß einer chemischen Verunreinigung von Gewässern hängt – abgesehen von Art und Menge der zugeführten Schadstoffe – von der vorhandenen *Wassermenge* (Verdünnungseffekt!), der *Wasserbewegung*, bei Bächen, Flüssen und Seen dem *Durchflußvolumen pro Zeiteinheit* u. a. ab. Es bedarf keiner Erklärung, daß mächtige, von Gletscherwasser gespeiste Ströme aus rein hydrodynamischen Gründen bei identischer Zufuhr von Chemikalien viel länger sauber bleiben als träge Gewässer. Dies trifft im übrigen auch für die Verschmutzung durch belebtes Material, wie Bakterien und Algen, zu. Bei gegebenen hydrodynamischen Verhältnissen spielt die sog. *biologische Selbstreinigung* eine große Rolle. Ein erheblicher Teil der im Wasser gelösten organischen Substanzen kann durch Mikroorganismen abgebaut werden. Die *Halbwertszeit wasserverschmutzender Substanzen* wird, identische Wassermengen und -bewegungen vorausgesetzt, von einer Reihe von Gegebenheiten bestimmt. Wesentlich ist zunächst die *Kapazität der biologischen Selbstreinigung*, die ihrerseits von *Art und Anzahl der Mikroorganismen und anderer belebter Bewohner der Gewässer*, wie Plankton, Würmern, Fischen u. a., sowie der *Sauerstoffversorgung* abhängt. Ebenso wichtig ist die *Frage, ob die zugeführten Schadstoffe biologisch leicht abgebaut werden können oder nicht*. Selbstverständlich spielen auch die *zugeführten Substanzmengen* sowie die *zeitlichen Verhältnisse*, unter denen sie ins Wasser gelangten, eine große Rolle. Diese Probleme sind denen der Toxokinetik im Makroorganismus durchaus vergleichbar, indem Substanzen mit langer Halbwertszeit, die nur schwer oder überhaupt nicht abgebaut werden können, bei gleicher Zuflußrate eine höhere *Gleichgewichtskonzentration* erreichen als solche mit kurzer Halbwertszeit. Bei großer Zufluß- und geringer Abbaurate kann die *Konzentration von Schadstoffen im Wasser auf eine kritische Größe ansteigen*, bei der das für die Selbstreinigung verantwortliche mikrobiologische System selbst Schaden erleidet. Damit nimmt die Halbwertszeit zu, und es kann zu einem Circulus vitiosus kommen, in dem das System der natürlichen »Dekontamination« schließlich ganz zusammenbricht. Damit beginnt eine *progressive, nicht durch biologischen Abbau begrenzte Wasserverunreinigung*. Solange noch eine biologisch limitierte Wasserverunreinigung besteht, reinigt sich im Fall eines Unterbruchs der Schadstoffzufuhr das System relativ schnell selber. Dies ist naturgemäß nach Zerstörung der mikrobiellen Flora durch die toxischen Substanzen nicht mehr möglich, so daß die Verunreinigung oft lange anhält.

Eine besondere Art von Pollution führt nicht zur Vernichtung, sondern zur Förderung mikrobiellen Wachstums im Wasser. Derartige *»eutrophe« Bedingungen* werden in erster Linie durch eine Kontamination mit *Phosphaten* und *N-haltigen Verbindungen* geschaffen. Diese stammen einesteils aus der sog. *Mineralisation*, bei der organische Phosphate und Stickstoffverbindungen durch den biologischen Abbau in anorganische Produkte umgewandelt werden, anderenteils beruht die heute vielerorts festzustellende Phosphatanreicherung auf der weitverbreiteten Verwendung *polyphosphathaltiger Waschmittel*. Vor allem in stehenden oder trägen Gewässern nimmt unter eutrophen Bedingungen in den oberflächlichen Wasserschichten, in die das Licht eindringen kann, das *Algenwachstum* mächtig zu. Dadurch erfährt die Belichtung der tieferen Schichten eine Reduktion, und die absinkenden, zugrunde gehenden Algen bilden reichlich organisches Material, das einer Oxidation zugänglich ist. So wird dem Wasser zusätzlich Sauerstoff entzogen (hoher sog. *»biologischer Sauerstoffbedarfswert«*). Diese Entwicklung kann soweit reichen, daß in der Tiefe des Wassers für verschiedene Formen von tierischem Leben nicht mehr genügend Sauerstoff vorhanden ist. Fehlt es schließlich sogar an der Oxidation des organischen Materials, wird dieses durch anaerobe Keime abgebaut, ein Zustand, der einer *Fäulnis* entspricht.

Chemikalien, die an der Wasserverunreinigung beteiligt sind

Die chemische Beschaffenheit der Wasserkontaminantien ist so vielfältig wie der Gebrauch von Chemikalien in Industrie, Landwirtschaft, Verkehr, Haushalt usw., so daß wir auf die in früheren Abschnitten gegebenen Erläuterungen über die toxischen Effekte der verschiedenen Substanzen verweisen können (S. 1614). Es seien lediglich einige besondere Stoffgruppen in Erinnerung gerufen.

Die *phosphathaltigen Waschmittel* als eine der Ursachen verstärkten Algenwachstums wurden erwähnt. Eine große Bedeutung kommt den *Detergentien* zu. Diese wurden früher aus stark verzweigten Paraffinen hergestellt, was zur Folge hatte, daß diese nicht oder kaum abbaubaren Substanzen *(»harte Detergentien«)* zu schweren und lang anhaltenden Verschmutzungen, z. T. sogar mit grotesker Schaumbildung, in Flüssen und Kanälen Anlaß gaben. Eine der Folgen dieser Art von Pollution war das Verschwinden von Insekten, die sich normalerweise auf dem Wasser bewegen. Die Detergentien erniedrigen die Oberflächenspannung, so daß die Insekten einsinken und ertrinken. Nach Einführung von Detergentien mit unverzweigten Seitenketten, die dem Abbau durch Mikroorganismen zugänglich sind (sog. *»weiche Detergentien«*) gestalteten sich die Verhältnisse wesentlich günstiger.

Auf die Gefahren einer *Anhäufung* nicht oder schwer abbaubarer lipophiler Substanzen, wie *DDT*, in Fischen und anderen Wassertieren wurde schon aufmerksam gemacht (S. 1503). Ähnliches gilt für gewisse *Schwermetallverbindungen*, wie *Methylquecksilber* (S. 1607).

Toxische Konzentrationen *anderer metallischer Verbindungen*, wie von Cd, As, Sb, Pb u. a., wurden im Wasser nur unter besonderen Verhältnissen festgestellt (vgl. Itai-Itai-Krankheit, S. 1607).
Über allfällige *Langzeiteffekte von Wasserkontaminantien*, wie den aliphatischen und aromatischen Kohlenwasserstoffen, halogenierten Kohlenwasserstoffen, Insektiziden, Pestiziden und Herbiziden anderer Art, Alkoholen, Glykolen, Estern, Aldehyden, Ketonen, Sulfiden, Säuren und Laugen, Chloraten und Nitraten, weiß man noch wenig.

Kontrolle des Chemikaliengehalts von Gewässern

Zur Zeit werden in den meisten Ländern nur wenige Parameter der chemischen Wasserverunreinigung mehr oder weniger regelmäßig geprüft, nämlich: a) der *gelöste organische Kohlenstoff* (DOC, in der Schweiz maximal zulässig 2 mg C/l), b) *»chemischer Sauerstoffbedarf«* (sollte nicht wesentlich über 5 mg/l liegen), c) *Gesamtphosphor* in Rohwässern (im Kanton Bern z. Z. etwa 0,25 mg P/l), d) *Ammonium-Stickstoff* (in der Schweiz maximal 0,5 mg N/l), e) *Nitrat-Stickstoff* (im Kanton Bern z. Z. ca. 1,5 mg N/l). *Fluor im Trinkwasser*, das zur Verhütung der Zahnkaries gute Dienste leistet, soll nach neueren Berichten in Konzentrationen um 0.7 ppm auch langfristig unschädlich sein. Aus Versuchen an Jungkaninchen ist bekannt, daß 1–10 mg Fluorid/kg Körpergewicht/Tag im Trinkwasser schon im Verlauf von 14 Tagen zu einer deutlichen Skelettfluorose führen.

Anhang: Chemische Nahrungsmittelvergiftungen

Die Intoxikation durch bakterielle Exotoxine, wie *Botulin* und *Staphylokokken-Enterotoxin*, müßte, streng genommen, als chemische Intoxikationen bezeichnet werden. Ihre Erörterung folgt indessen im Zusammenhang mit den bakteriellen »Nahrungsmittelvergiftungen« (S. 1753). *Gifte aus Pilzen* oder anderen Mikroorganismen, die auf Pflanzen oder pflanzlichen Nahrungsmitteln wachsen, kommen als Anhang zum Abschnitt »Pflanzliche Gifte« zur Sprache (S. 1640). Entsprechendes gilt für *tierische Gifte* in der Nahrung (S. 1643).
Zu den *chemischen Nahrungsmittelintoxikationen i. e. S.* gehören u. a. solche durch *metallische Salze* (Cd, Cu, Zn, Sb u. a.), die wegen Aufbewahrens saurer Speisen (Salate, Fruchtsäfte u. a.) in billigen Emailgeschirren in Lösung gehen können. Ähnliches gilt für Eisensalze bei Verwendung rostiger Kanister (vgl. dazu Bantu-Siderose, S. 840). Auf die Gefahr der dem Fleisch als Konservierungsmittel zugegebenen *Nitrate* und *Nitrite* wurde hingewiesen (mögliche Entstehung des kanzerogenen Nitrosamins, S. 180). Daß *Herbizide* und *Düngemittel* hie und da leichte Nahrungsmittelvergiftungen verursachen, braucht nicht hervorgehoben zu werden. Wenig weiß man über allfällige Langzeitwirkungen dieser Substanzen.

Anhang: Vergiftung durch Deuteriumoxid (D_2O)

Wir besitzen dafür nur tierexperimentelle Daten. Wird das Trinkwasser etwa bei Mäusen zu 10–20% durch D_2O ersetzt, machen sich bei den männlichen Tieren bereits Änderungen des Verhaltens, wie erhöhte Aggressivität, sowie leichte morphologisch erkennbare Schäden in den verschiedenen Organen bemerkbar. Bei höheren Konzentrationen (40–60%) von D_2O überleben die Tiere nur wenige Tage bis Wochen. Die pathogenen Effekte beruhen offenbar auf den größeren bzw. anderen Dimensionen des D_2O im Vergleich zum H_2O-Molekül.

178.15. Pflanzliche Gifte

Üblicherweise spricht man von *»Pflanzengiften«* nur im Zusammenhang mit toxischen Substanzen aus makroskopisch sichtbaren Vertretern der Pflanzenwelt. Bakterien und andere Mikroorganismen, die sich im Körper oder an seiner inneren und äußeren Oberfläche vermehren und durch Toxinbildung sehr häufig krankhafte Veränderungen hervorrufen, kommen im Rahmen der Infektionskrankheiten (S. 1651) zur Sprache.
Im Vergleich zu den durch Arzneimittel oder andere Chemikalien verursachten Intoxikationen steht die Häufigkeit der durch pflanzliche Gifte i. e. S. bedingten *schweren* Erkrankungsfälle deutlich im Hintergrund. Am ehesten begegnen wir hierzulande Pilzvergiftungen, von denen im Jahr 1977 das Schweizerische Toxikologische Informationszentrum insgesamt 183 registrierte, 125 bei Erwachsenen (7 schwere Fälle) und 58 bei Kindern. Im gleichen Jahr wurden wohl 862 weitere Fälle von Intoxikation durch pflanzliche Gifte gemeldet – 818 bei Kindern (!) und 44 bei Erwachsenen –, dabei handelte es sich aber nur dreimal um bedrohliche Formen (einmal Atropa belladonna, einmal Ricinus communis und einmal Dieffenbachia sequine).

Giftige Pilze

Zu den giftigsten Pilzen gehören *Amanita phalloides*, ferner *Amanita verna, Amanita virosa, Gyromitra esculenta* und die *Galerina species. Teile eines dieser Pilze genügen u. U., den Tod herbeizuführen. Der bekannte Fliegenpilz (Amanita muscaria)* ist demgegenüber weniger giftig; Todesfälle kommen nur selten vor.

Ursachen und **Pathogenese:** *Vergiftungen vom Amanitintyp*, die nach Genuß von Amanita phalloides, verna, virosa, Galerina autumnalis, marginata, venenata u. a. auftreten, gehen vor allem auf einen allgemein zytotoxischen Effekt von Amanitin (S. 36) zurück, das eine choleraähnliche Diarrhoe erzeugt und u. a. Leber, Nieren, Herz und Gehirn in Mitleidenschaft zieht. Das Hauptgift, Amanitin, eine Mischung thermostabiler zyklischer Polypeptide, bindet sich nach erfolgter Resorption rasch an die Zellen. Allerdings scheint es seine Giftwirkung vor allem als Amanitin-Albuminkomplex auszuüben. Ein weiteres Toxin, *Phellin* (ein thermolabiles Glukosid), hat vor allem eine hämolytische Wirkung. Die Letalität beträgt im Mittel etwa 50%.
Intoxikationen vom Gyromitrintyp, die durch Gyromitra und Helvella species verursacht werden, haben in etwa 25% der Fälle den Tod zur Folge.
Wesentlich weniger gefährlich sind Inocybe und Clitocybe species, die Vergiftungen vom Muskarintyp hervorrufen.
Intoxikationen vom *sog. anticholinergischen (atropinartigen) Typ* beruhen u. a. auf der Einnahme von Amanita muscaria, pantherica, cokeri, crenulata oder

solitaria. Der Wirkungsmechanismus gleicht dem von Atropin. Todesfälle sind relativ selten.
Pilzintoxikationen vom *Typ der gastrointestinalen Reizung* beobachtet man nach Genuß verschiedener Pilzarten, so Boletus, Cantharellus, Clitocybe, Clorophyllum, Hebeloma, Lactarius, Lepiota, Naematoloma, Rhodophyllus, Russula sowie u. a. Tricholoma; auch sie geben selten zu lebensbedrohlichen Schäden Anlaß.
Der sog. *Disulfiramtyp* der Vergiftung wird durch Coprinus species verursacht. Man nennt ihn so wegen der Disulfiram-ähnlichen Wirkung, d. h. einer erhöhten Empfindlichkeit gegenüber Alkohol. Todesfälle sind nur selten gemeldet worden.
Beim sog. *halluzinogenen Typ der Pilzintoxikation*, dem z. B. die Einnahme oder u. U. die Inhalation des Rauchs von Psilocybe und Panaeolus species zugrunde liegt, kommt es ebenfalls nur ausnahmsweise zu einem fatalen Ausgang. Von Cortinarius speciosissimus nimmt man an, daß er für einzelne Episoden von Nierenschäden verantwortlich war.

Morphologisch finden sich nach verschiedenen Arten von Pilzvergiftungen, besonders jedoch nach *Amanitinintoxikation*, eine Verfettung und andere Zellschäden u. a. in Leber, Nieren, Herz und Skelettmuskulatur. Bei Todesfällen, die oft erst mit einer Latenz von etwa 10 Tagen eintreten, stellen wir z. T. eine massive hämorrhagische hepatozelluläre Nekrose fest, wobei stark verfettete peripherolobuläre Leberzellen und eine oft heftige entzündliche Reaktion im ganzen Organ auffallen. Die Veränderungen in anderen Organen, so Verfettung und hydropische Umwandlung der Hauptstücke der Nieren, neuronale Schäden und entsprechende, von der Glia und von Makrophagen ausgehende reaktive Prozesse im Nervensystem und Verfettung von Myokardzellen, scheinen am tödlichen Ausgang erst in zweiter Linie beteiligt zu sein. Überleben die Patienten, kann es zu einer septalen Fibrosierung der Leber kommen.

Folgen: Bei Vergiftungen vom *Amanitintyp* setzt – oft erst nach einer Latenzzeit von 12–24 Std – Übelkeit ein, die rasch zu Erbrechen und Durchfällen überleitet. Erbrochenes und Stuhl enthalten nicht selten Blut. Bald bemerkt man eine z. T. schmerzhafte Leberschwellung, und schließlich stellen sich Ikterus und Oligurie, u. U. Anurie ein. Meistens besteht ein deutlicher Verwirrtheitszustand, der in Krämpfe und ein Koma übergehen kann. Terminal entwickelt sich in der Regel ein Lungenödem.
Bei Intoxikationen vom *Gyromitrintyp* stehen Brechdurchfälle, Konvulsionen und Hämolyse im Vordergrund.
Vergiftungen vom *Muskarintyp* sind – abgesehen von Brechdurchfällen – u. a. durch Bradykardie, arterielle Hypotonie, erhöhten Speichelfluß, Miosis, Bronchospasmen und Tränenfluß gekennzeichnet, d. h. z. T. Zeichen wie bei erhöhtem Parasympathikotonus.
Die Intoxikationen vom *anticholinergischen Typ* rufen in der Regel schon im Verlauf von 1–2 Std Symptome hervor, die denen einer Atropinvergiftung gleichen (S. 1561).
Vergiftungen vom *Typ der gastrointestinalen Reizung* sind durch Übelkeit und Brechdurchfälle, die bis eine Woche dauern können, charakterisiert.
Die erhöhte Empfindlichkeit gegenüber Alkohol, die beim *Disulfiramtyp* von Pilzvergiftungen zustande kommt, währt in der Regel einige Tage. Pilzintoxikationen vom *halluzinogenen Typ* lassen ein besonderes Maß von Verwirrtheit erkennen. Dazu notiert man u. a. eine Ataxie, Mydriasis, Krämpfe, Bauchschmerzen und Fieber.

Atropa belladonna und andere Nachtschattengewächse

Vergiftungen durch Tollkirschen ereignen sich meistens akzidentell, wobei besonders Kinder betroffen werden. Pathogenese und Symptomatik entsprechen denen einer *Atropinvergiftung* (S. 1561). Todesfälle kommen hie und da vor. Ähnlich verhält es sich mit *Hyoscyamus niger* (Bilsenkraut) und *Datura stramonium* (Stechapfel), beides Nachtschattengewächse, die 0,25–0,5% Atropin oder verwandte Alkaloide enthalten.

Aconitum napellus und Aconitum columbianum

Das wichtigste giftige Alkaloid von *Aconitum* (Eisenhut, »monkshood«) ist das Akonitin, das in höheren Dosen Myokard, glatte Muskulatur, Skelettmuskulatur, ZNS und periphere Nerven zunächst stimuliert, dann lähmt. Als minimale tödliche Dosis für Erwachsene gilt 1 g der Pflanze (= etwa 2 mg Akonitin), die das giftige Alkaloid in allen Teilen enthält. Die autoptischen Befunde sind uncharakteristisch.
Delphinium species enthalten ähnlich giftige Alkaloide.

Digitalis und andere Pflanzen mit herzaktiven Glykosiden

Die Vergiftung durch Herzglykoside von *Digitalis purpurea (roter Fingerhut)* und *Digitalis lanata* wurde schon erörtert (S. 1558). Erfahrungsgemäß können 2–3 g der Pflanze, die das Gift in allen Teilen enthalten, genügen, um eine tödliche Intoxikation zu erzeugen. Die Glykoside von *Bulbus scillae* und der Samen von *Strophantus kombé* oder *Strophantus hispidus*, Bäume bzw. Sträucher, die vor allem in den tropischen Gebieten Afrikas vorkommen, haben eine ähnliche Wirkung.

Croton tiglium und andere Pflanzen mit kathartischer Wirkung

Das schon erwähnte *Krotonöl* (S. 1625) stammt aus den Samen von *Croton tiglium*. Eine ähnliche Wirkung haben Gemische von Alkaloiden, Resinen und Glykosiden aus *Citrullus colocynthis, Bryonia alba* und *Ecballium elaterium*, ferner von *Podophyllum peltatum* und *Garcinia hanburyi*. Todesfälle aufgrund einer Einnahme dieser mit stark irritierenden Substanzen versehenen Pflanzen sind selten.

Colchicum autumnale

Die *Herbstzeitlose* enthält u. a. das als Spindelgift (S. 1539) bekannte *Kolchizin*, ferner ein anderes toxisches Alkaloid, *Demekolzin*. Tödliche Vergiftungen kommen nur ausnahmsweise vor.

Veratrum und Zygadenus

Die *Nieswürze (Veratrum album)*, ferner *Veratrum viride, Veratrum californicum* sowie *Zygadenus venenosus* und weitere Liliengewächse können u. U. schon in Mengen von 1 g tödlich wirken. Allerdings werden fatale Intoxikationen durch diese giftigen Pflanzen nicht oft gemeldet. Für den toxischen Effekt sind vor allem stickstoffhaltige Verbindungen verantwortlich, die in hohen Dosen das Vasomotorenzentrum im Gehirn beeinflussen und den arteriellen Blutdruck u. U. stark ansteigen lassen. Außerdem beobachtet man u. a. Myotonien, Muskelspasmen und Neuropathien.

Pflanzen der Arum-Familie

Vertreter dieser Pflanzenfamilie, wie *Dieffenbachia* (z. B. D. sequine), *Caladium, Alocasia, Colocasia, Philodendron* und *Arisaema triphyllum*, enthalten in allen Teilen *Oxalate* und *andere Gifte*. Toxische Mengen derselben bewirken nach peroraler Einnahme vor allem gastrointestinale Symptome und erhöhten Speichelfluß. Systemische Wirkungen (s. Oxalsäure-Vergiftung, S. 1598) werden selten beobachtet.

Oleander

Alle Teile dieser Pflanzen (im besonderen *Nerium oleander)* enthalten *Oleandrin*, das ähnliche Effekte ausübt wie die Glykoside von Digitalis.

Phytolacca americana

Diese als *»Pokeweed«* bekannte Pflanze weist vor allem in den Wurzeln Saponine und Glykoproteine auf, die nach peroraler Einnahme die Schleimhäute stark reizen, zu Brechdurchfällen führen, einen Schwächezustand bewirken und eine verlangsamte Atmung verursachen können.

Rhabarber

Vor allem die Blätter (wesentlich weniger die Stengel) von *Rheum spezies* zeichnen sich – wie erwähnt – durch einen hohen *Oxalatgehalt* aus. Nach bisherigen Erfahrungen können 5–15 g Rhabarberblätter ausreichen, um eine tödliche Oxalatvergiftung zu bewirken.

Solaninhaltige Nachtschattengewächse (Solanaceae)

In Blättern und unreifen Früchten von *Solanum nigrum* sowie *Solanum pseudocapsicum*, ferner in Blättern und reifen Früchten von *Solanum dulcamara* sowie in den grünen Knollen und frischen Sprossen der *Kartoffel (Solanum tuberosum)* findet sich *Solanin*, das in toxischen Dosen erhebliche Gastrointestinalbeschwerden, eine Dämpfung der Atmung, Hypothermie oder Fieber sowie – in schweren Fällen – ein Delirium und/oder einen Schock erzeugen kann.

Taxus

Holz, Rinde, Blätter und Samen der verschiedenen *Eibenarten* enthalten u. a. *Taxin*, das in höheren Dosen Übelkeit, Erbrechen und Durchfall, Mydriasis, Bauchkrämpfe, Dyspnoe sowie – bei ernsthafter Intoxikation – Konvulsionen, Schock und Koma hervorrufen kann.

Blighia sapida (»Akee«)

Die unreife Frucht und die Kotyledonen der tropischen *Akee* enthalten die toxischen Substanzen Hypoglyzin A und B. Gefährdet sind vor allem Kinder, bei denen *eine* Frucht tödliche Folgen haben kann. Jährlich ereignen sich auf Jamaika und Kuba mehrere Dutzend fataler Zwischenfälle. Die Pathogenese der Schäden ist noch wenig erforscht. Anläßlich von Autopsien fand man eine Schwellung und Stauung des Gehirns, z. T. mit subarachnoidalen Blutungen, Stauung und Ödem der Lungen, Verfettung von Leber und Nieren sowie weniger auffällige Veränderungen am Myokard. Die Symptome setzen in der Regel innerhalb von 2 Std nach peroraler Einnahme der Früchte ein und bestehen zunächst in unklaren Bauchbeschwerden. Nach einer Latenz von 2–6 Std setzen Erbrechen, Hypothermie, Hypoglykämie, Krämpfe und ein Abfall des arteriellen Blutdrucks ein. In tödlichen Fällen stellte man terminal in der Regel ein Koma fest, das sich meist innerhalb von 24 Std entwickelte.

Ricinus communis und Abrus precatorius

Rizin, ein toxisches Albumin aus der *Kastorbohne,* und *Abrin*, eine ähnliche Substanz aus *Jequirity-Bohnen*, sind hitzelabile Gifte, die eine allgemeine Zytotoxizität besitzen und in Verdünnungen bis $1:10^6$ Erythrozyten agglutinieren bzw. zur Lyse bringen. Bei akuten Vergiftungsfällen wurden Blutungen und ödematöse Veränderungen im Magendarmtrakt, eine Hyperhämolyse und Nierenschäden festgestellt. Man beobachtete auch einen Makrophagenuntergang in Milz und Leber.

Vicia faba

Fava-Bohnen (Pferdebohnen) verursachen – abgesehen von allfälligen Überempfindlichkeitsreaktionen – bei Personen mit einem Glukose-6-Phosphat-Dehydrogenasemangel Agglutinationen roter Blutkörperchen und Hyperhämolyse, wobei es aufgrund einer Hämoglobinurie zu Nierenschäden kommen kann (sog. *Favismus*). Klinisch stehen Gelbsucht und Oligurie im Vordergrund.

Schierling und verwandte giftige Pflanzen

Die wichtigsten giftigen Vertreter dieser Gruppe sind *Conium maculatum (Schierling), Cicuta maculata* sowie andere *Cicuta species* und *Aethusa cynapium.* Conium maculatum und Aethusa cynapium enthalten verschiedene Piperidinderivate, u. a. *Koniin*, die in höherer Konzentration eine curareähnliche Lähmung der Skelettmuskulatur sowie nikotinartige Effekte hervorrufen. Cicuta-Vergiftungen beruhen in erster Linie auf *Zikutoxin*, das – vergleichbar der Wirkung von Pikrotoxin – das ZNS zunächst stimuliert, dann lähmt. Die klinische Symptomatik umfaßt in schweren Fällen u. a. Krämpfe, Atemstillstand bzw. -lähmung und manchmal Herzstillstand.

Rhus (»poison ivy« und ähnliche Pflanzen)

»Poison ivy« *(Rhus radicans)*, »poison oak« *(Rhus toxicodendron)* und »poison sumac« *(Rhus vernix)* sowie verwandte Pflanzen, die in Nordamerika weit verbreitet sind, rufen oft schwere *Dermatitiden* hervor. Teilweise handelt es sich bei den toxischen Substanzen, wie im Fall von *Urushiol* aus Rhus toxicodendron, um ein Gemisch von Katecholen. Systemische Schäden sind selten. Vereinzelte Todesfälle mit Nieren- und Myokardschäden sind beobachtet worden.

Toxische Wirkung pflanzlicher Pyrrolizidin-Alkaloide

Pyrrolizidin-Alkaloide, von denen man etwa 50 verschiedene Varianten kennt, und die – bzw. deren Metaboliten – für Mensch und Tier sehr toxisch sind, kommen weltweit in mehr als 2000 verschiedenen Pflanzen vor. Soweit bekannt, erfährt wenigstens ein Teil dieser Substanzen im Körper eine Biotransformation zu hochtoxischen Dehydroalkaloiden. Besonders gut untersucht sind die Gifte des Genus *Crotalaria*, die nach erfolgter Resorption in *Dehydromonokrotalin* und *Dehydroretrorsin* umgewandelt werden, beides Stoffe, die im Tierversuch nach i. v. Injektion schwere Schäden hervorrufen, u. a. ein Lungenödem. *Crotalaria fulva*, im besonderen ihr Alkaloid *Fulvin*, zeichnet sich u. a. durch eine Hepatotoxizität aus und konnte als Ursache des *»veno-occlusive disease«* in Jamaika identifiziert werden. Der schädigende Effekt trifft einerseits die zentrolobulären Hepatozyten, die in großer Zahl zugrunde gehen, andererseits macht er sich an kleinen Ästen der V. hepatica bemerkbar, die Endothelschäden erleiden und häufig thrombosieren. Ähnliche Veränderungen finden sich nach Genuß anderer Arten von *»Buschtee«*, so bei der *Senecio-Intoxikation* in Südafrika.

Betelnuß

Die Betelnuß *(Areca catechu)* wird vor allem im fernen Osten gekaut und ist für ihre *neoplasiefördernde Wirkung* (u. a. Mundhöhlen- und Magenkarzinom) bekannt. *Akute Vergiftungen* beruhen auf der peroralen Einnahme von zu reichlich Samen der Pflanze, die das toxische *Arekolin* enthalten. Die Symptomatik umfaßt Erbrechen, Diarrhoe, Atembeschwerden, gestörtes Sehvermögen und – in schweren Fällen – Krämpfe.

Zyanogenhaltige Nüsse bzw. Samen von Steinfrüchten

Der Samen vieler Steinfrüchte enthält z. T. ziemlich reichlich sog. *zyanogene Glykoside*, die bei der Verdauung *Zyanide* entstehen lassen. Bei Kindern können u. U. schon 5–25 Samen tödliche Folgen haben. Natürliches Öl von Bittermandeln weist ungefähr 4% HCN auf, und künstliches Bittermandelöl verdankt seinen Geschmack dem Mandelonitril. Kochen zerstört in der Regel die im Samen vorhandenen Enzyme, die im Verlauf der Verdauung HCN freisetzen. Möglicherweise kann ihre Funktion jedoch von Darmbakterien übernommen werden. So weiß man von einem Fall, bei dem es nach Einnahme von 48 Aprikosenkernen, die während 10 min auf mehr als 150° C erhitzt worden waren, zum Exitus kam. Vermutlich handelte es sich um eine Zyanidvergiftung (S. 1595).

Weitere giftige Pflanzen

Man kennt eine große Zahl weiterer Pflanzen, die als ganze oder in Teilen eine Giftwirkung entfalten, wenn sie in gewissen Mengen peroral eingenommen werden. Meistens haben wir es in solchen Fällen mit eher leichten Graden von Intoxikation zu tun. Aus den in der Schweiz gemeldeten Fällen seien – in alphabetischer Reihenfolge – einige herausgegriffen: *Arum maculatum, Berberis species* (Früchte ungiftig), *Convallaria majalis, Cornus alba, Crocus species, Daphne mezereum, Euphorbia species, Ilex aquifolium, Laburnum anagyroides, Ligustrum vulgare, Lonicera species, Mahonia aquifolium, Narcissus pseudonarcissus, Physalis alkekengi, Prunus laurocerasus, Pyracantha cocinea, Sambucus species, Sorbus aucuparia, Tulipa species, Viburnum species* und *Viscum album.*

Anhang: Gifte aus Pilzen oder anderen Mikroorganismen, die auf Pflanzen oder pflanzlichen Nahrungsmitteln wachsen können

Claviceps purpurea, ein Pilz, der sich auf Roggen vermehren kann, bildet einige hochtoxische Alkaloide, wie *Ergotamin* und *Ergonovin*, die früher nicht selten den – manchmal mit Extremitätengangrän verbundenen – »*Ergotismus*« verursachten (S. 505).
Das von *Aspergillus fumigatus* gebildete *Aflatoxin* kommt in Nahrungsmitteln, vor allem in Nüssen, nicht selten in erheblicher Konzentration vor. Es bestehen gute Gründe für die Annahme, daß dieses Gift (u. a. Aflatoxin B_1) beim Menschen *Leberschäden* erzeugen kann, die u. U. die Form einer Zirrhose annehmen und in einem Teil der Fälle zur Entstehung von *Leberkarzinomen* führen. Soweit sich aufgrund von Tierversuchen beurteilen läßt, wird dieser Effekt vermutlich durch eine gleichzeitige virale Hepatitis verstärkt. Offenbar etwas weniger gefährlich ist das ebenfalls von Schimmelpilzen produzierte *Patulin*, das in Birnen- und Apfelsäften vorkommen kann.
Überwintertes Getreide, in dem es zu einem Wachstum von Mikroorganismen, wie *Fusarium poae* oder *Fusarium sporotrichioides,* kam, soll u. a. in Rußland zum Auftreten einer »*alimentären toxischen Aleukie*« mit einem teilweisen Zusammenbruch des Immunapparats geführt haben. Die vor allem bei Schafen und anderen Tieren bekannte *Lupinosis* scheint durch die auf Lupinen wachsende *Phomopsis rossiana* verursacht zu werden, die hepatotoxische Toxine produziert.
Bacillus macerans, der sich u. a. in Kartoffelstärke vermehrt, bildet α- und β-Zyklodextrin, das bei Ratten eine Nephrose auslöst.
Ochratoxin (u. a. *Ochratoxin A*) sowie *Zitrinin* bewirken bei verschiedenen Tierspezies, so bei Hühnern und Hunden, eine mykotoxische Nephropathie mit Hauptstücknekrosen, abgesehen von weiteren Schäden, wie nekrotisierender Kolitis, Untergang lymphatischen Parenchyms sowie Leberveränderungen.

178.16. Tierische Gifte

Wir fassen nur jene tierischen Gifte kurz zusammen, die nicht von krankmachenden Parasiten (Parasitosen, S. 2032 ff.) i. e. S. produziert werden.

Hymenopterenstiche und -gifte

Ursachen und **Pathogenese:** In der weit überwiegenden Zahl von Fällen führen Stiche durch *Bienen (Apidae), Wespen* und *Hornissen* (Familie der *Vespidae* bzw. Superfamilie der *Vespidea*) zu einer wohl schmerzenden, aber örtlich begrenzten Rötung und Schwellung, die nach einigen Stunden abklingen. Das von diesen Insekten injizierte *Gift* enthält u. a. Histamin, verschiedene Kinine und andere vasoaktive Substanzen, Phospholipasen, Hyaluronidasen sowie hämolytisch und neurotoxisch wirkende Stoffe. Überdies sind diese Substanzen ziemlich starke Antigene. Besteht keine Überempfindlichkeit höheren Grades, können Bienen- und Wespenstiche höchstens dann *gefährlich* werden, wenn sie *in sehr großer Zahl* innerhalb kurzer Zeit erfolgen (es sind Todesfälle nach 500–1000 Stichen durch Bienenschwärme bekannt) oder wenn es – infolge Verschluckens des Insekts und Stich in der Hypopharynx-Epiglottisgegend – zu einem *Glottisödem* mit entsprechender Erstickungsgefahr kommt. Bakterielle Kontaminationen von Stichstellen sind hie und da Ausgangsort einer *Sepsis*, so nach Infektion im Bereich eines zurückgebliebenen Giftstachels. Trifft der Stich zufällig einen Nerv (z. B. N. facialis), resultiert eine vorübergehende Störung der Erregungsleitung. Einzelne Hornissenstiche können vor allem für Säuglinge und Kleinkinder bedrohliche Folgen haben.
Die Mehrzahl der Todesfälle aufgrund von Hymenopterenstichen – in der Schweiz werden fast jedes Jahr solche Fälle gemeldet – beruht indessen auf dem Bestehen einer *Überempfindlichkeit* gegenüber dem betreffenden Gift, so daß es kurz nach dem Stich zu einer ernsthaften *anaphylaktischen Reaktion*, u. U. zum Schock und Tod kommen kann (S. 590). Man schätzt, daß nahezu 1% der allgemeinen Bevölkerung gegen Bienen- und/oder Wespengiftantigene hypersensibilisiert ist.
Von den übrigen Hymenopteren sind u. a. die *Ameisen* zu nennen, deren Bisse (z. B. von *Solenopsis saevissima*) u. U. zu Blasenbildung in der Haut und Nekrosen führen können.

Morphologisch finden sich in Frühstadien nach Bienen- oder Wespenstichen bei *nicht oder kaum sensibilisierten Personen* vor allem ein perivaskuläres – insbesondere perivenoläres – Ödem sowie eine innerhalb weniger als einer Stunde auftretende Infiltration vor allem durch neutrophile Granulozyten. Meistens besteht auch eine Hyperämie wechselnden Grades. Bei *sensibilisierten Personen* führt der Hymenopterastich zu den für eine lokale anaphylaktische Reaktion mehr oder weniger typischen Veränderungen, d. h. Degranulierung von Mastzellen, Ödembildung, wechselnde Hyperämie sowie, zeitlich etwas nachhinkend, zellige Infiltrate, die meistens eosinophile und eine wechselnde Zahl neutrophiler Granulozyten umfassen. In späteren Stadien sind oftmals Lymphozyten, zudem Histiozyten und Plasmazellen festzustellen. Nicht selten kommt es zu einer zentralen punktförmigen Blutung. Eine granulierende Entzündung erheblichen Ausmaßes wird in der Regel nur nach umschriebenem Gewebsuntergang und/oder nach komplizierender Infektion beobachtet. Manchmal zeigen sich erhebliche Zellatypien, die jedoch selten so ausgeprägt sind wie nach Bissen durch gewisse Zecken (s. u.). Tritt eine *generalisierte anaphylaktische Reaktion* auf, notiert man in unterschiedlichen Kombinationen Urtikaria, Ödem an Gesicht, Glottis und anderen Stellen, Veränderungen ähnlich denen im akuten Asthmaanfall, hie und da vermehrt intravaskulär randständige eosinophile Granulozyten in mehreren Organen bzw. Geweben, die im Verlauf von weniger als einer Stunde in den Perivaskulärraum auszuwandern beginnen, sowie – in schweren Fällen – Zeichen eines *anaphylaktischen Schocks* (S. 590).

Folgen: Die *übliche Reaktion* auf einen Bienen- oder Wespenstich besteht in einer intensiven, »scharfen« Schmerzempfindung, Quaddelbildung, Erythem und mit der Zeit u. U. einem ziemlich ausgedehnten Ödem (besonders in lockeren Geweben, wie um die Augen, an den Genitalien u. a.). Diese Symptome und Zeichen klingen in der Regel im Verlauf von wenigen Stunden ab, es sei denn, es käme zu einer bakteriellen Infektion bzw. einer lokalen Nekrose. Der *generalisierte anaphylaktische Schock* äußert sich in Übelkeit, Bauchkrämpfen, Asthma, u. U. massiven Ödemen an den Augenlidern, inspiratorischem Stridor bei Glottisödem, Zyanose, Abfall des arteriellen Blutdrucks sowie – bei fatalem Verlauf – Koma und Tod. Bienenzüchter, die in der Nähe von Bienenstöcken eine allergische Rhinitis, asthmatische Beschwerden oder andere Symptome bemerken, sollten besonders vorsichtig sein. Ihnen wird geraten, stets mehrere Ampullen Adrenalin zur subkutanen Injektion (z. B. in halbstündigen Abständen) bereitzuhalten. Neuerdings sind Bestrebungen im Gang, mit Hilfe eines gereinigten Hymenopteragift-Antigens in solchen Fällen prophylaktische Desensibilisierungen vorzunehmen.

Stiche von Mücken (Nematocera)

Abgesehen von Krankheiten, wie Malaria (S. 2045), die durch Moskitos übertragen werden, sind Stiche durch Mücken in der Regel harmlos.

Gifte und Bisse (Stiche) blutsaugender Fliegen (Brachycera)

Verschiedene Stechfliegenspezies, besonders solche, die sich vom Blut von Pferden und/oder Wild ernähren, greifen hie und da den Menschen an. Als Folge stellen sich in der Regel schmerzhafte und stark juckende Hautveränderungen ein, an die sich manchmal allergische Reaktionen anschließen. An sich handelt es sich um kaum erwähnenswerte Giftwirkungen, wenn nicht durch diese Fliegen gelegentlich gefährliche Keime übertragen würden. So sind Fälle von Anthrax und Tularämie bekannt, die auf Stechfliegenbissen beruhten. Krankheiten, wie Trypanosomiasis und Loiasis, werden später behandelt (S. 2057und 2090).

Raupengifte

Der Kontakt mit Nestern bzw. Haaren von *Raupen mancher Schmetterlinge (Lepidoptera)* führt oft zu dermatitischen Veränderungen, insbesondere zu Erythem, Urtikaria, Blasenbildung u. a. Die chemische Natur der Gifte, die offenbar auch als Antigene wirken, ist noch nicht geklärt. Gefürchtet sind die Folgen des Eindringens von Raupenhaaren in den Augenbulbus. Es kann zu granulomatösen Endophthalmitiden kommen.

Morphologisch findet sich zunächst ein perivaskuläres Ödem. Später treten meist lymphozytäre Infiltrate hinzu, in schwereren Fällen notiert man ziemlich viele eosinophile Granulozyten, und die Epidermis kann eine deutliche Spongiose erkennen lassen. Die regionären Lymphknoten zeigen in der Regel Veränderungen im Sinn einer Immunreaktion und enthalten – wie im übrigen auch das periphere Blut – z. T. ebenfalls vermehrt eosinophile Granulozyten.

Folgen: Abgesehen von den oft starken Schmerzen sind die erwähnten Veränderungen ohne wesentliche klinische Bedeutung.

Zentipedenbisse

Gewisse tropische Spezies von Hundertfüßlern bewirken mit ihrem Biß und dem damit verbundene Eintreten von Gift in die Bißwunde ziemlich ausgedehnte lokale Nekrosen, die manchmal mit systemischen Krankheitszeichen einhergehen. Todesfälle sind jedoch kaum bekannt.

Flohgifte und -stiche (-bisse)

Die meisten *Flöhe (Aphaniptera)* sind flügellose Parasiten, die stechend-saugende Mundwerkzeuge haben. Ihre medizinische Bedeutung liegt hauptsächlich darin, daß einzelne dieser Spezies Überträger von Infektionskrankheiten, wie der Pest, sind (S. 1930). Zu den bekanntesten Flöhen, die den Menschen angreifen, gehören *Pulex irritans* und Hühnerflöhe. Bei sensibilisierten Individuen verursacht das beim Blutsaugen eintretende Speichelsekret die Entstehung größerer juckender Papeln.

Wanzengifte und -stiche (-bisse)

Vertreter des Genus *Cimex*, vor allem die Bettwanze *(Cimex lectularius)*, lösen Veränderungen aus, die – je nach der Immunitätslage des Betroffenen – von einfachen Punktwunden bis zu großen, z. T. urtikariellen Schwellungen der Haut reichen.

Zeckengifte, Zeckenparalyse

Ursachen und **Pathogenese:** In manchen Fällen bilden sich nach Bissen durch Zecken (Ixodidae) nur kleine Papeln, die in wenigen Tagen wieder verschwinden. Komplikationen ergeben sich bei *bakterieller Kontamination* und/oder bei *Verbleib eines Teils des Kopfes bzw. Mundwerks* in der Haut, wie dies bei unvorsichtigem Wegziehen der Zecke während des Blutsaugens der Fall sein kann. Man empfiehlt daher, die Tierchen erst nach vorherigem Stören bzw. Abtöten durch Öltropfen oder eine glühende Zigarette zu entfernen. Verschiedene Zecken, in den USA und in Kanada *Dermatocenter andersoni stiles*, u. U. auch die Hundzecke *Dermatocenter variabilis say*, produzieren ein *Neurotoxin*, das beim Blutsaugen offenbar injiziert wird oder sonstwie in den Stichkanal gelangt und vor allem auf die motorischen Neuronen des Rückenmarks und des Hirnstamms im Sinn einer Beeinträchtigung der Erregung bzw. Erregungsleitung wirkt (sog. *Zeckenparalyse*, »tick paralysis«). Zu krankhaften Erscheinungen kommt es indessen nur, wenn die Zecke schon 5–6 Tage festgehakt und mit Blutsaugen beschäftigt war. Da Weibchen meist länger Blut saugen als Männchen, beruht die Krankheit in der Regel auf Bissen durch Weibchen. Das Gift scheint eine ziemlich kurze Halbwertszeit zu haben. Jedenfalls erholen sich die Betroffenen nach korrekter Entfernung der Zecke innerhalb kürzerer Zeit, falls die Lähmung nicht bereits bedrohliche Formen angenommen hat.

Morphologisch läßt sich der Ablauf der entzündlichen Reaktion auf Zeckenbisse in ein akutes, subakutes und chronisches Stadium unterteilen. Im *akuten Stadium* findet man hämorrhagische Krusten, die der desintegrierten Epidermis aufliegen, ferner im Korium ein Ödem und dichte zellige Infiltrate, an denen sich u. a. neutrophile und eosinophile Granulozyten, später Lymphozyten und Histiozyten sowie eine wechselnde Zahl von Plasmazellen beteiligen. Im *subakuten Stadium* werden vor allem die zentralen lymphozytären Infiltrate dichter, und es macht sich eine Fibroblastenproliferation bemerkbar, besonders, wenn Teile der Zecke zurückgeblieben sind. Im *chronischen Stadium*, das Wochen bis Monate dauern kann, bemerkt man in der Epidermis und/oder im proliferierenden subepidermalen Bindegewebe z. T. derart ausgeprägte *Zellatypien*, daß der Befund mit einem malignen Neoplasma verwechselt werden könnte. Die pathologischen Veränderungen in Rückenmark und Gehirn sind wenig charakteristisch.

Folgen und **Komplikationen:** Die Patienten – oft handelt es sich um Kinder, vor allem Mädchen – bemerken die blutsaugenden Zecken zunächst oft nicht, da diese in Haaren versteckt sind. Nach wenigen Tagen machen sich u. U. eine Reizbarkeit und eine leichte Diarrhoe bemerkbar. Dann treten *motorische Störungen* auf, vor allem an den unteren Extremitäten, die – falls die Zecke nicht entfernt wird – auf Rumpf und Kopf übergreifen können. Die Hauptgefahr besteht in einer *Atemlähmung* bzw. einer Aspiration von Nahrungsteilen mit *Ersticken*. Die meisten bekannten Todesfälle gingen auf diese Komplikationen zurück. Therapeutisch entscheidend sind das Auffinden und korrekte Ablösen der Zecken, bevor eine Bulbärparalyse eintritt.

Milbengifte und -antigene

Verschiedene Milben *(Acarina)*, in den USA die Larvenform von *Eutrobicula alfreddugesi*, produzieren Substanzen mit gewebeauflösender Wirkung, so daß bei entsprechendem Kontakt Papeln entstehen können, in deren nekrotischem Zentrum man die Larven erkennen mag (»chiggers«, »redbugs«). Die *Scabies* kommt an anderer Stelle zur Sprache (S. 2122). Auf die Bedeutung von Milbenantigenen für die Entstehung der *Hausstauballergie* wurde früher aufmerksam gemacht (S. 619).

Spinnengifte

Ursachen und **Pathogenese:** Die große Mehrzahl der Bisse von Spinnen (*Araneae* als Ordnung innerhalb der großen Gruppe der *Arachnida*) verursacht beim Menschen nur eine lokale Entzündung. Einige Spezies hingegen, vor allem die des Genus *Latrodectus*, bewirken z. T. schwere systemische Vergiftungen (sog. »*Arachnidismus*«). In Europa, Afrika und Asien beobachtet man dieses Krankheitsbild, während in den USA und Kanada vor allem die »black widow« *(Latrodectus mactans)* für ihre Giftwirkung bekannt ist. Die chemische Beschaffenheit des Gifts, das vor allem als Neurotoxin bezeichnet werden muß, konnte noch nicht ermittelt werden. Es hat jedenfalls z. T. Polypeptid- bzw. Proteincharakter und ist möglicherweise ein Gemisch von verschiedenen Stoffen bzw. Enzymen. Weitere giftige Spinnen, die durch ihren Biß beim Menschen ähnliche Symptome hervorrufen wie die »black widow«, sind *Lactrodectus bishopi* (z. B. in Florida), *Glyptocranium gasteracanthoides* (Peru) sowie die *Taranteln Phoneutria fera* und *Lycosa erythrognata* (Brasilien), während die braunen Spinnen *Loxosceles reclusa* und *Loxosceles unicolor* (Mittel- und Südwesten der USA) durch ihren Biß vor allem lokal schwere, z. T. nekrotisierende Wirkungen entfalten und manchmal zu einer Hyperhämolyse mit Nierenversagen führen. Ähnlich verhält es sich mit *Loxosceles laeta* in Südamerika (vor allem Chile). Bei Latrodectus mactans ist es das Weibchen, das den Menschen beißt. Das von diesen Spinnen gebildete Neurotoxin führt hauptsächlich zu zentral- und periphernervöser Erregung, Störungen des autonomen Nervensystems, Muskelspasmen und u. U. arterieller Hypertonie. Todesfälle sind nicht häufig, betreffen hauptsächlich kleine Kinder oder alte Leute und beruhen mehrheitlich auf einem kardialen oder respiratorischen Versagen (in den USA 1–2 Todesfälle auf 500 schwere Spinnenbisse pro Jahr). Überempfindlichkeitsreaktionen auf Spinnengifte sind ebenfalls beschrieben worden. *Atrax robustus*, eine australische Giftspinne, ruft mit ihrem Biß u. U. cholinergische Krisen hervor.

Morphologisch fand sich in solchen Fällen – abgesehen von der lokalen Gewebeschädigung (u. U. Nekrose) und entzündlichen Reaktion – nichts typisches. In Fällen mit intravasaler Hyperhämolyse waren die dafür typischen Nierenveränderungen zu sehen, ebenso bei Schock (S. 583).

Folgen: Meistens wird sogleich beim Spinnenbiß ein scharfer Schmerz verspürt. Nicht selten ist die Gesäß- und Genitaliengegend betroffen, da sich die Spinnen u. a. in Toiletten aufhalten. In solchen Fällen macht sich im Bereich der Bißstelle ein zunehmend krampfartiger Schmerz bemerkbar, der sich ausbreitet, Bauch, Rumpf und die Extremitäten einbezieht und schließlich fast unerträglich wird. In der Regel kommt es zu Übelkeit, Erbrechen, Kopfschmerzen, Schwitzen, Speichelfluß, Muskelzucken, Tremor, Parästhesien an Händen und Füßen und leichtem Fieber. Nach einigen Stunden läßt die Intensität des Schmerzes nach. Die Wiederherstellung erfolgt aber nicht vor Ablauf einiger Tage. Die Bauchschmerzen sind manchmal so stark, daß differentialdiagnostisch ein akutes Abdomen in Betracht gezogen wird. Ausnahmsweise kann, wie gesagt, der Tod an einem Versagen von Herz oder Lungen eintreten. Besonders bei Latrodectus-Vergiftungen vermag rechtzeitig injiziertes Antiserum den Verlauf entscheidend zu mildern. Bei Loxosceles-Bissen konzentriert sich die Therapie auf die Vermeidung einer Sekundärinfektion an der Bißstelle. Infolge der z. T. ausgedehnten Nekrose entstehen mitunter größere Gewebedefekte, die plastische Operationen (z. B. Hauttransplantation) nötig machen.

Skorpionenstiche und -gifte

Ursachen und **Pathogenese:** Die *Skorpione (Scorpiones)* gehören ebenfalls zur Klasse der Spinnentiere *(Arachnida)*. In Europa kommen vor allem die relativ harmlosen Gattungen *Ruthus* und *Euscorpius* vor, in Afrika die giftigeren *Ruthus occitonus, Ruthus arenicola* und *Androctonus australis*. Im Südwesten der USA kennt man hauptsächlich *Centruroides gertschii* und *Centruroides sculpturatus*, in Brasilien *Tityus bahiensis* und *Tityus serrulatus*. Das Skorpionengift ist an sich erheblich toxischer als Schlangengift, doch werden nur ganz kleine Mengen injiziert, so daß die Letalität bei Erwachsenen äußerst gering ist. Gefährdet sind vor allem *Kinder unter 6 Jahren*, um so mehr, als sich Skorpione mit Vorliebe um Häuser herum aufhalten und sich z. T. in allerlei Hausrat sowie nachts in Kleidungsstücken und Schuhen verstecken. Skorpionengifte haben vor allem lokale, zentralnervöse und kardiale Effekte.

Morphologisch finden sich ähnliche Veränderungen wie nach Bissen giftiger Spinnen, nur sind die Schäden am Stichort geringer.

Folgen: Skorpionenstiche rufen in der Regel rasch einen brennenden, aber nicht sehr intensiven Schmerz hervor. Die Stichstelle erscheint manchmal so wenig gerötet und/oder erhaben, daß sie kaum auszumachen ist. Bald nach der Injektion des Gifts machen sich Parästhesien bemerkbar, die Nadelstichen zu vergleichen sind, verbunden mit Hyperästhesie oder teilweisem Verlust des taktilen Sinns. Diese Störungen breiten sich meistens auf die ganze Extremität aus, und nach kurzer Zeit treten Allgemeinsymptome, wie Unwohlsein, Unruhe, Tränenfluß, Rhinorrhoe, Speichelfluß, Schwitzen, Übelkeit und Erbrechen, auf. In schweren Fällen entwickelt sich ein Koma, z. T. mit Konvulsionen. Nicht selten notiert man Störungen der Myokardtätigkeit mit Arrhythmien, u. U. sogar Herzversagen (»Skorpionmyokarditis«, meist jedoch ohne erhebliche entzündliche Infiltrate). Die frühzeitige Injektion von Antivenin wirkt sich in den meisten Fällen rasch günstig aus.

Schlangengifte

Ursachen und **Pathogenese:** Von den bekannten, ungefähr 3500 Spezies von Schlangen sind weniger als 10% giftig. Der größte Teil der giftigen Arten lebt in subtropischen oder tropischen Gebieten, einige in den südlichen Bereichen der gemäßigten Zonen. In *Europa* sind es vor allem die *Vipern* und ihre Verwandten (u. a. *Vipera berus, aspis, ammodytes* und *Vipera ursinii)*, deren Biß ernsthafte toxische Erscheinungen hervorruft. In *Nordamerika* kennt man eine große Zahl gefährlicher *Klapperschlangen (Crotalus*, am gefährlichsten der *Crotalus scutulatus* in der Mojavewüste), ferner sog. *»Moccasins« (Agkistrodon)* und *Korallenschlangen (»Coral snakes«, Micrurus)*. In *Zentral- und Südamerika* stehen unter den giftigen Spezies – neben Klapperschlangen – u. a. die *amerikanischen lanzenköpfigen Vipern* (z. B. *Barba amarilla* und *Lachesis mutus)* im Vordergrund. In *Asien* sind es die *Kobras (Naja naja), Russell-Vipern (Vipera russellii), Bungarus* (z. B. *Bungarus caeruleus)* und *Grubenvipern* (z. B. *Agkistrodon rhodostoma*, die malayische Grubenviper), die für die größte Zahl tödlicher Schlangenbisse verantwortlich sind. In *Afrika* werden besonders die *Vipern Bitis arietans* und *Echis carinatus* sowie die *Mambas* (z. B. *Dendroaspis angusticeps)* gefürchtet, in *Australien* die *Tigerschlange (Notechis scutatus)* und im Pazifik die *Meerschlange Enhydrina schistosa*.

Während hierzulande die Zahl lebensbedrohlicher Schlangenbisse gering ist – 1977 wurden vom Schweizerischen Toxikologischen Informationszentrum 33 leichte und 5 ernsthafte Fälle registriert – muß weltweit pro Jahr mit 30000–40000 Todesfällen gerechnet werden.

Die *Gefährlichkeit eines Schlangenbisses* hängt von verschiedenen *Faktoren* ab, u. a. von der *Toxizität des Gifts* an sich, der *Menge*, die beim Biß injiziert wird, der *Lokalisation des Bisses*, dem *Alter*, der *Größe des Betroffenen*, dem Ausmaß und der Art der mit dem Biß verbundenen *bakteriellen Kontamination* und dem *Grad der Muskeltätigkeit* (und damit des *Lymphflusses*) im Anschluß an das Ereignis. Die Toxizität eines Schlangengifts läßt sich aufgrund der LD_{50} nach intraperitonealer Injektion an Mäusen abschätzen. Das stärkste bisher bekannte Gift ist das der Enhydrina schistosa, von dem 0,01 mg/kg Körpergewicht genügt, um 50% der injizierten Tiere zu töten. Bei einem Biß entleert sich oft nur ein Teil des gespeicherten Gifts. Die gemessenen Werte schwanken zwischen 0 und 75%. Die injizierte Menge ist ebenfalls von Spezies zu Spezies sehr verschieden und hängt weitgehend von der Größe der Giftdrüsen ab (z. B. 6–18 mg Trockengewicht von Gift bei europäischen Vipern, 125–400 mg beim nordamerikanischen Crotalus ruber ruber). Außerdem spielt es eine Rolle, ob es sich um einen vollen bzw. tiefen oder um einen – z. B. infolge seitlichen Auftreffens auf die Körperoberfläche oder Behinderung durch Kleidungsstücke – oberflächlichen oder gar nur streifenden Biß handelt. Man rechnet damit, daß etwa ⅕ der Schlangenbisse gar nicht zu einem Eindringen des Gifts in den Körper (»envenomation«) führen. Umgekehrt muß daran gedacht werden, daß Schlangengift durch lädierte Hautstellen (Schürfungen, Schnittwunden u. a.) auch ohne Biß aufgenommen werden kann. Die weitverbreitete Meinung, kurze Zeit nach erfolgtem Biß sei eine Schlange wegen Entleerung der Giftspeicher nicht mehr gefährlich, trifft nicht oder nur in Ausnahmefällen zu.

Die meisten *Schlangengifte*, die chemisch untersucht wurden, erwiesen sich als ein Gemisch verschiedener toxischer Proteine bzw. Enzyme mit vielfältigen Effekten. So enthält das *Kobragift* u. a. ein Neurotoxin, ein Hämolysin, ein Kardiotoxin, eine Cholinesterase, mindestens drei Phosphatasen, Phospholipase A, eine Nukleotidase, einen sog. direkten lytischen Faktor und einen Hemmstoff für die Zytochromoxidase. Verschiedene Gifte, u. a. jene von Grubenvipern, weisen Hyaluronidase und eine ganze Zahl proteolytischer Enzyme auf (z. B. eine Protease, die die Spaltung von Fibrinogen katalysiert, S. 444).

Falls der Schlangenbiß nicht zufällig eine größere Vene trifft, erfolgen die Resorption und der *Abtransport des Gifts auf dem Lymphweg*. Durch eine Behinderung des Lymphflusses läßt sich demnach die Verbreitung der toxischen Substanzen im Körper stark herabsetzen oder gar vermeiden.

Die *Wirkungen der Schlangengifte* sind sehr vielfältig und umfassen in wechselnden Kombinationen eine Beeinträchtigung der Mikrozirkulation (lokal und/oder systemisch), Störungen der Blutgerinnung im Sinn der Blutungsneigung oder der Thrombosebereitschaft, eine Erhöhung der Kapillarpermeabilität, zytotoxische Effekte verschiedener Art, so auf Erythrozyten, Neuronen, Herzmuskelzellen, Nierenparenchym, Lungengewebe u. a. Ein Teil der krankhaften Erscheinungen beruht auf der Freisetzung verschiedener Substanzen aus körpereigenen Substraten, die unter der katalytischen Wirkung der Schlangengiftenzyme zustande kommt. Man hat versucht, aus der Vielzahl von Symptomen und Zeichen, die durch Schlangengifte hervorgerufen werden können, einzelne *Gruppen von Wirkungsmustern* herauszuschälen (s. u.), die in unterschiedlichem Ausmaß Veränderungen, wie lokale Schwellung, örtliche Nekrose, Schmerz, Ekchymosen, Muskelschwäche, Benommenheit, Sehstörungen,

Übelkeit, Erbrechen, Speichelfluß und Schwitzen umfassen. Im allgemeinen herrschen der *neurotoxische Effekt* oder die *nekrotisierende Wirkung* vor, wobei – je nach Spezies und Schweregrad der Intoxikation – Störungen des Kreislaufs, der Blutgerinnung und/oder der kleinen Blutgefäße hinzu kommen. Nicht selten resultiert aus diesen komplexen Schäden ein *Schock*, der seinerseits für einen Teil der beobachteten Veränderungen verantwortlich ist.

Morphologisch erkennt man in der Regel sogleich nach dem Biß die *durch die Schlangenzähne verursachten Hautwunden*. Im Fall eines Grubenvipernbisses kommt es schon nach kurzer Zeit zu einer *lokalen Schwellung*, die sich rasch ausbreitet und oft mit dem Auftreten von Blasen und/oder Ekchymosen verbunden ist. Aus den Bißwunden tritt zunehmend sanguinolente Flüssigkeit. Mikroskopisch stehen in dieser Frühphase Ödem und Blutungen im Vordergrund, denen bald eine Infiltration, vorwiegend durch neutrophile Granulozyten, folgt. In schweren Fällen, vor allem nach Kontamination durch Anaerobier, kann sich daran u. U. eine Gangrän anschließen. Nach Bissen durch andere Schlangen ist diese Komplikation jedoch eine Seltenheit. Die Befunde an den *regionalen Lymphknoten* umfassen Zelluntergänge und akute entzündliche Reaktionen, z. T. Blutungen. Die Veränderungen nach *systemischer Vergiftung* hängen stark von der Schlangenart ab. Makroskopisch und mit Hilfe der Lichtmikroskopie erkennt man in Fällen mit raschem tödlichem Ausgang u. U. nur schockbedingte Organschäden, ferner Blutungen und/oder Thrombosen, vor allem in kleinen Gefäßen, Ödeme in Lungen und im Glottisbereich, Hirnschwellung u. a. m. Die pathologischen Befunde am ZNS betreffen u. a. Veränderungen der Nissl-Substanz der Ganglienzellen, Fragmentation des neuronalen Retikulums, Schwellung und teilweise Dissoziation der Nukleolen sowie verminderte Kernfärbbarkeit. Manchmal sind die Ganglienzellschäden an den motorischen Vorderhornzellen des Rückenmarks besonders auffällig. Wurde infolge der Einwirkung des Schlangengifts der Gerinnungsprozeß gestört, kann das Blut nach dem Todeseintritt lange flüssig bleiben. Elektronenmikroskopische Untersuchungen vor allem an Tieren haben eine Vielfalt zellulärer Läsionen erkennen lassen, nämlich solche an Kapillarendothelien im kleinen und großen Kreislauf, Glomeruli und Tubuli der Nieren, Parenchymzellen von Leber und anderen Organen, Neuronen des zentralen und peripheren Nervensystems u. a. Das Muster dieser Befunde zeigt von Spezies zu Spezies erhebliche Unterschiede (s. u.).

Folgen: *Krotaliden-Bißvergiftungen* (Beispiel: Klapperschlangen) zeichnen sich u. a. durch folgende Symptome aus: Schmerz, Schwellung und Ödem im Bereich der Bißstelle innerhalb von 10 min, oft kombiniert mit Blutungen und Bildung bluthaltiger Blasen sowie Ekchymosen, leichte Vergrößerung der regionalen Lymphknoten, allgemeine Schwäche, Schwitzen, prickelndes Gefühl in der Zunge oder Beeinträchtigung ihrer Sensorik, z. T. verbunden mit ähnlichen Störungen im übrigen Kopfbereich. Oft bestehen eine Anämie und Thrombozytopenie, und schließlich kommt es nicht selten zum Schock. Einzelne Krotalidenspezies lösen durch ihre Bisse eine allgemeine Blutungstendenz aus.

Vergiftungen durch Viperidenbisse bewirken ähnliche lokale Veränderungen wie solche nach Krotalidenbissen, nur ist die Blutungsneigung noch größer. In schweren Fällen breitet sich ein erhebliches Ödem innerhalb von 2 Std weit aus (z. B. vom Fuß bis über die Kniegegend). Einige Spezies, wie die levantinische Viper *(Vipera lebetina)* bewirken durch ihren Biß nicht selten eine starke Diarrhoe, die mit Übelkeit, Erbrechen und Bauchkrämpfen einherzugehen pflegt. Die *europäischen Vipern* verursachen durch ihren Biß ähnliche lokale Veränderungen wie die anderen Viperiden. Meistens kommt es zu Übelkeit und Erbrechen, mäßigen Abdominalschmerzen, leichter Diarrhoe, Durstgefühl sowie einem mäßigen Grad von Gesichtsödem, Mydriasis, arterieller Hypotonie und Blutungen an verschiedenen Stellen. Schwere Schockzustände sind eher selten.

Vergiftungen durch *Elapidenbisse* (Beispiel: *Kobra*) sind meist charakterisiert durch einen ebenfalls rasch eintretenden lokalen Schmerz. Die Schwellung ist indessen weniger ausgeprägt als in den oben genannten Fällen. Die Allgemeinsymptome umfassen Benommenheit, Schwäche, starken Speichelfluß, häufig eine Paralyse der Gesichts-, Lippen-, Zungen- und Larynxmuskeln, Blutdruckabfall und Atembeschwerden. Oft findet sich eine Ptosis, und es treten Sehstörungen auf. Kopfschmerzen werden häufig angegeben. Bisse durch Schlangen, wie die indischen *Bungarus*, die afrikanischen *Mambas (Dendroaspis)*, die australischen *Taipans (Oxyuranus scutellatus)* und die amerikanischen *Korallenschlangen (Micrurus)*, verursachen geringere lokale Reaktionen, dafür sind in der Regel starke Bauchschmerzen vorhanden. Schwere Fälle erkennt man u. a. daran, daß neurotoxische Symptome schon innerhalb einer Stunde auftreten.

Meerschlangenbisse bewirken in der Regel nur mäßige lokale Schmerzempfindungen, dafür verspüren die Betroffenen bald erhebliche Myalgien, besonders bei Bewegungen. Dazu kommen Parästhesien im Mundbereich, Schluckschwierigkeiten, Trismus, Schwäche der Augenmuskeln, Mydriasis und manchmal Ptosis. Diagnostisch ist die Myoglobinurie von großer Bedeutung.

Durch geeignete *Maßnahmen*, wie sofortige Unterbindung des Lymphflusses (nicht der Venen!) durch einen satt, aber nicht stark angezogenen Tourniquet, Aussaugen der Bißwunden, am besten mit Hilfe eines Saugnapfs, und vor allem Injektion von Antiserum, lassen sich schwere Vergiftungen in der Regel vermeiden. Wichtig ist beim Aufenthalt in schlangenverseuchten Gebieten die Mitnahme einer entsprechenden Ausrüstung, wobei *Antiseren* gegen die örtlich bekannten Giftschlangen zu beschaffen sind (z. B. von Serum- bzw. Hygieneinstituten oder großen zoologischen Gärten). Besonderes Augenmerk ist auf die Gefahr einer *Infektion* zu richten, die oft durch anaerobe Bakterien verursacht wird. Es empfehlen sich daher die prophylaktische Verabreichung entsprechender Antibiotika und die Injektion von Tetanustoxoid oder antitoxinreichem Immunglobulin. Da Antiseren gegen Schlangen oft von Pferden gewonnen werden, muß auf eine allfällige Überempfindlichkeit gegenüber Pferdeserum geachtet werden, da sonst die Gefahr eines anaphylaktischen Schocks besteht. Die übrigen Maßnahmen sind symptomatischer Art und umfassen chirurgisches »Débridement« nekrotischer Gewebepartien, Schockbekämpfung, Schmerzstillung, Erhaltung des Wasser- und Elektrolytgleichgewichts u. a. m.

Die *Laboratoriumsbefunde* lassen in schweren Fällen eine Anämie, Neutrozytose, Thrombozytopenie, Hypofibrinogenämie bzw. andere Gerinnungsstörungen, Proteinurie und/oder Azotämie erkennen.

Giftige Echsen

Die einzige gut bekannte giftige Echse ist die *Gila monster (Heloderma species)*, die im Südwesten der USA und im nördlichen Mexiko zu Hause ist. Das Gift wird von diesen Tieren nicht eigentlich mit dem Biß injiziert, sondern in die Wunde hineingetragen. Pathogenese, morphologisch erkennbare Veränderungen und Folgen gleichen denen eines Klapperschlangenbisses. Der Verlauf ist indessen meist milder.

Giftige Muscheln und andere Meertiere
(ausgenommen Fische)

Gewisse *Dinoflagellaten* (z. B. *Gonyaulax catenella*), die zum Phytoplankton des Meeres gehören, produzieren wirksame Toxine. Wenn die Zahl dieser Mikroorganismen, die u. a. als Nahrung für *Muscheln*, wie Austern, »clams« u. a., dienen, in den Sommermonaten (Mai bis September) stark zunimmt, kann der Genuß der Meertiere sehr gefährlich sein. Man kennt einige Fälle, in denen die in *einer* Muschel enthaltene Toxinmenge genügte, um den Tod herbeizuführen! Allerdings sind solche Ereignisse sehr selten und nur bei exzessivem Planktonwachstum zu beobachten. Das wichtigste Gift dieser Art ist eine stickstoffhaltige Verbindung, die eine Curare-ähnliche Muskellähmung erzeugt. Bei schwerer Vergiftung muß daher eine Atemlähmung befürchtet werden.

Verschiedene kegelförmige Muscheln *(»cone shells«)*, besonders solche des Pazifischen Ozeans, die wegen ihrer schönen Farben gesuchte Sammlerobjekte sind, bilden ein wirksames Neurotoxin. Verletzungen durch Zähne dieser Lamellibranchiata führen rasch zu einem intensiven lokalen Schmerz, verbunden mit Schwellung und Dumpfheitsgefühl. In schweren Fällen kann es zu Muskellähmungen kommen, auch zu einer Paralyse der Atmungsmuskulatur.

Die Stacheln der *Seeigel* und anderer Vertreter der *Echinoidea* haben nach Hautkontakt – nicht notwendigerweise Stichverletzung – u. U. das Auftreten eines Erythems, z. T. sogar eines Geschwürs zur Folge. In einigen Fällen wurden zudem neurotoxische Symptome vermerkt, wie Paralysen im Gesichtsbereich, die einige Stunden anhielten.

Quallen, wie *Physalia species* im Golf von Mexiko, *Rhizostoma* im Atlantik sowie der noch giftigere *Chiropsalmus* des Indischen Ozeans, verursachen nach Hautkontakt oft ein Erythem, verbunden mit brennendem Schmerz und Schwellung. Hie und da gesellen sich dazu Allgemeinsymptome, wie Übelkeit, Erbrechen, Muskelkrämpfe und u. U. sogar ein Lungenödem. Todesfälle sind allerdings nur selten mitgeteilt worden, und ein Teil derselben entsprach wahrscheinlich einem anaphylaktischen Schock mit sehr raschem tödlichem Ausgang.

Seeanemonen, im besonderen *Sargatia elegans*, die u. a. im Mittelmeer und in den Gewässern um Afrika vorkommt, rufen – vor allem nach wiederholtem Hautkontakt – u. U. schwere Dermatitiden hervor, die ulzerieren können. Außerdem zeigen sich bei dieser Art von *»sponge divers disease«* nicht selten Symptome einer allgemeinen anaphylaktischen Reaktion. Immunreaktionen scheinen aber nicht den einzigen pathogenetischen Faktor darzustellen; vielmehr darf angenommen werden, daß echt toxische Wirkungen mitspielen. Neben den Seeanemonen bewirken auch *Schwämme* z. T. Dermatitiden, teils wegen mechanischer Verletzungen, teils infolge Eindringens toxischer Substanzen und/oder allergischer Reaktionen (u. a. Überempfindlichkeitsreaktionen vom Spättyp).

Giftige Fische

Das Fleisch einer ganzen Zahl von Fischspezies, vor allem solchen, die in *tropischen Gewässern* leben, ist zu bestimmten Jahreszeiten giftig, offenbar, weil sich in ihrer Nahrung toxinproduzierende Organismen befinden. Einzelne Familien von Fischen, wie die *Tetraodontidae*, sind das ganze Jahr toxisch. Die bekannteste *Fischfleischvergiftung* dieser Art ist die als *»Ciguatera«* bekannte Erkrankung, die nach Genuß sonst harmloser, eßbarer Fische zu bestimmten Jahreszeiten bzw. an gewissen Orten auftritt. Die sog. *»Skombroid«-Fischvergiftung* beruht auf der Einnahme giftiger Organismen, die sich an der Oberfläche von Thonfischen aufhalten und bei unzweckmäßiger Zubereitung das Fleisch kontaminieren können. Zu den giftigsten Fischen zählen solche der Ordnung *Plectognathi* (z. B. *»puffer«, Arothron hispidus*), die in Hawaii jährlich in 50–100 Fällen zu Intoxikationen führen. Die Letalität liegt allerdings unter 1%. Die Symptomatik entspricht in erster Linie der einer Lähmung peripherer Nerven. Oft giftig – und zwar zu verschiedenen Jahreszeiten – ist auch das Fleisch von *Balistoides niger (»triggerfish«), Diodon hystrix (»porcupine fish«), Scarus microrhinus (»parrot fish«), Alutera scripta (»filefish«)*, während *Gymnothorax javanicus* (eine javanische Aalspezies), *Sphyraena barracuda (»Barracuda«), Ctenochaetus strigosus (»surgeonfish«), Caranx sexfas-*

ciatus (»Pompano«) und *Cephalopholis argus (»sea bass«)* u. U. nur an bestimmten Orten und/oder in einer besonderen Saison als Nahrung vermieden werden sollten.

Zahlreiche Fischspezies besitzen am Grund ihrer *Finnen* Giftdrüsen, so daß *Verletzungen* durch die Stacheln, die in einer grubenartigen Vertiefung die toxische Substanz tragen, zu erheblichen Vergiftungen führen können. In dieser Hinsicht gut bekannt sind Verwundungen und nachfolgende Intoxikationen durch spitzige Finnen von *Haien* (z. B. *»bullhead shark«*, ferner kleine Haie, wie *Squalidae, Carcharinidae* und *Scyliorhinidae), Hydrolagus colliei (»ratfish«) Scorpaenidae (»scorpionfish«), Opsanus tau (»toadfish«), Trachinidae (»weeverfish«)* und *Siluroidea (»catfish«)*. Meistens kommt es bei einer Verletzung durch Rückenfinnen dieser Fische zur Ausbildung einer schmerzhaften Schwellung, manchmal zu neurotoxischen Erscheinungen. Eine lokale Gangrän wurde vor allem nach Verletzungen durch Siluroideafinnen beobachtet. Sekundärinfektionen durch pyogene Keime treten häufig auf.

Verschiedene *Rochen*, u. a. *Urobatis halleri (»stingray«)* an der kalifornischen Küste, sind für Verletzungen mit nachfolgender Intoxikation durch giftige Epithelien am Schwanz bekannt, mit dem sie in Abwehr um sich schlagen. Auch hier entstehen lokal schmerzhafte Schwellungen, verbunden mit Hyperämie. Systemische Vergiftungen mit Speichelfluß, Muskelkrämpfen und -schwäche, Herzarrhythmien, Konvulsionen und manchmal letalem Ausgang im Koma, wurden nur vereinzelt gemeldet.

Durch Chemikalien (z. B. Methylquecksilber) vergiftetes Fischfleisch wurde schon erwähnt (S. 1496).

Literatur

Asmundsson, T., Kilburn, K. H., McKenzie, W. N.: Injury and metaplasia of airway cells due to SO_2. Lab. Invest. *29*, 41 (1973) — *Barltrop, D., White, J.:* Lead symposium, London. Postgrad. Med. J. *51*, 743 (1975) — *Barnard, J. H.:* Studies of 400 hymenoptera sting deaths in the United States. J. Allergy clin. Immunol. *52*, 259 (1973) — *Berenson, M. M., Temple, A. R.:* Detergent toxicity: Effects on esophagus, esophageal and gastric mucosa. Clin. Toxicol. *8*, 399 (1975) — *Berry, J. P., Henoc, P., Galle, P., Pariente, R.:* Pulmonary mineral dust. Am. J. Path. *83*, 427 (1976) — *Bücherl, W., Buckley, E. E., Denlofen, V.* (eds.): Venomous animals and their venoms. Vol. 3: Invertebrates. London: Academic Press 1972 — *Clarkson, T. W.:* Factors involved in heavy metal poisoning. Fed. Proc. *36*, 1634 (1977) — *Cooper, P.:* Carbon disulfide toxicology: The present picture. Food Cosmet. Toxicol. *14*, 57 (1976) — *Derenzini, M., Fiume, L., Marinozzi, V., Mattioli, A., Montanaro, L., Sperti, S.:* Pathogenesis of liver necrosis produced by amanitin-albumin conjugates. Lab. Invest. *29*, 150 (1973) — *Editorial:* Mounting evidence for fire hazards of plastic. New Sci. *65*, 559 (1975) — *Evans, M. J., Johnson, L. V., Stephens, R. J., Freeman, G.:* Renewal of the terminal bronchiolar epithelium in the rat following exposure to NO_2 or O_3. Lab. Invest. *35*, 246 (1976) — *Fowler, B. A., Weißberg, J. B.:* Arsine poisoning. N. Engl. J. Med. *291*, 1171 (1974) — *Friedlander, S. K.:* Smoke, dust and haze. Fundamentals of aerosol behavior. New York: Wiley 1977 — *Green, V. A.:* Name your poison: Poisonous plants and pesticides. J. Kansas Med. Soc. *77*, 197 (1976) — *Haley, T. J.:* Vinyl chloride: How many unknown problems? J. Toxicol. Environm. Hlth. *1*, 47 (1975) — *Halstead, B. W.:* Poisonous and venomous marine animals of the world. Washington: U. S. Government Printing Office, vol. I, 1965, vol. III, 1970 — *Hansmeyer, K. H.:* Umweltprobleme des Rheins. Naturwissenschaften *64*, 267 (1977) — *Healy, J. W.:* Plutonium. Health implications for man. Oxford: Pergamon Press 1975 — *Henschler, D.:* Toxikologisch-arbeitsmedizinische Begründung von MAK-Werten. Gesundheitsschädliche Arbeitsstoffe. Weinheim: Verlag Chemie 1976 — *Hoffmann, E. O., Cook, J. A., DiLuzio, N. R., Coover, J. A.:* The effects of acute cadmium administration in the liver and kidney of the rat. Lab. Invest. *32*, 655 (1975) — *Izutsu, K. T., Smuckler, E. A.:* Effects of carbon tetrachloride on rat liver plasmalemmal calcium adenosine triphosphatase. Am. J. Path. *90*, 145 (1978) — *Jenkins, S. H.:* Industrial effluents. Progress in water technology, vol. VIII. Oxford: Pergamon 1976 — *Johnston, R.:* Marine pollution. London: Academic Press 1976 — *Jones, C. C.:* Nickel carbonyl poisoning: Report of fatal case. Arch. Environm. Hlth. *26*, 245 (1973) — *Koch, O. R., Roatta de Conti, L. L., Bolaños, L. P., Stoppani, A. O. M.:* Ultrastructural and biochemical aspects of liver mitochondria during recovery from ethanol-induced alterations. Am. J. Path. *90*, 325 (1978) — *Leuchtenberger, C., Leuchtenberger, R.:* Significance of oxides of nitrogen (NO) and SH reactive components in pulmonary carcinogenesis. An experimental study related to tobacco smoke. INSERM *52*, 73 (1976) — *Lewis, W. H., Elvin-Lewis, M. P. F.:* Medical botany: Plants affecting man's health. Chichester, U. K.: Wiley 1977 — *Lin, J. J., Liu, Ch., Svoboda, D. J.:* Long term effects of aflatoxin B_1 and viral hepatitis on marmoset liver. Lab. Invest. *30*, 267 (1974) — *Luckey, T. D., Venugopal, B.:* Metal toxicity in mammals. Vol. 1: Physiologic and chemical basis for metal toxicity. New York: Plenum Press 1977 — *Magos, L.:* Mercury and mercurials, Brit. Med. Bull. *31*, 241 (1975) — *Majchrowicz, E., Noble, E. P.* (eds.): Biochemistry and pharmacology of ethanol, vol. 1. New York: Plenum Press 1979 — *Meerkin, M., Clarke, R., Oliphant, R.:* Chronic cadmium poisoning. Med. J. Aust. *1*, 23 (1976) — *Minton, S. A. Jr.:* Venom diseases. Springfield Ill.: Thomas 1974 — *National Institute of Occupational Safety and Health Criteria Documents:* Inorganic Lead, 1972 - Inorganic Arsenic, 1973, 1975 - Sulfuric Acid, 1974 - Sulfur Dioxide, 1974 - Chromium (VI), 1975 - Zinc Oxide, 1975 - Methyl Alcohol, 1976 - Oxides of Nitrogen, 1976 - Tetrachloroethylene, 1976. Washington: US Department of Health, Education and Welfare 1972–1976 — *Naughton, M.:* Acute cyanide poisoning. Anaesth. Intensive Care 2, 351 (1974) — *Nayfield, S. G., Kent, Th. H., Rodman, N. F.:* Gastrointestinal effects of acute ferrous sulfate poisoning in rats. Arch. Path. Lab. Med. *100*, 325 (1976) — *Patwardhan, J. R., Finkh, E. S.:* Fatal cadmium-fume pneumonitis. Med. J. Aust. *1*, 962 (1976) — *Paull, B. R., Jacob, G. L., Yunginger, J. W., Gleich, G. J.:* Comparison of binding of IgE and IgG antibodies to honeybee venom phospholipase-A. J. Immunol. *120*, 1917 (1978) — *Pintar, K., Funahashi, A., Siegesmund, K. A.:* A diffuse form of pulmonary silicosis in foundry workers. Arch. Path. Lab. Med. *100*, 535 (1976) — *Prieto, F.:* Lung disease and the environment. New Sci. *69*, 504 (1976) — *Reeves, A. L.:* Beryllium in the environment. Clin. Toxicol. *10*, 37 (1977) — *Robertson, B., Großmann, G., Ivemark, B.:* The alveolar lining layer in experimental paraquat poisoning. Acta Path. Microbiol. Scand. Sect. A *84*, 40 (1976) — *Salfelder, K., Döhnert, H. R., Döhnert, G., Sauerteig, E., De Liscano, T. R., Fabrega, E.:* Fatal phosphorus poisoning: A study of forty-fife autopsy cases. Beitr. Path. *147*, 321 (1972) — *Selikoff, I. J., Lee, D. H. K.:* Asbestos and disease. New York: Academic Press 1978 — *Simon, F. A., Pickering, L. K.:* Acute yellow phosphorus poisoning. J. Am. Med. Ass. *235*, 1343 (1976) — *Schwartz, L. W., Dungworth, D. L., Mustafa, M. G., Tarking-

ton, B. K., Tyler, W. S.: Pulmonary responses of rats to ambient levels of ozone. Lab. Invest. *34*, 565 (1976) — *Takeuchi, T., Eto, K., Oyanag, S., Miyajima, H.:* Ultrastructural changes of human sural nerves in the neuropathy induced by intrauterine methylmercury poisoning (so-called Fetal Minamata Disease). Virchows Arch. B Cell Path. *27*, 137 (1978) — *Tanaka, K., Kean, E. A., Johnson, B.:* Jamaican vomiting sickness. N. Engl. J. Med. *295*, 461 (1976) — *Teräväinen, H., Juntunen, J., Eriksson, K., Larsen, A.:* Myopathy associated with chronic alcohol drinking. Virchows Arch. A Path. Anat. Histol. *378*, 45 (1978) — *Valentine, W. N., Paglia, D. E., Fink, K., Madokoro, G.:* Lead poisoning. Association with hemolytic anemia, basophilic stippling, erythrocyte pyrimidine 5'-nucleotidase deficiency and intraerythrocytic accumulation of pyrimidines. J. Clin. Invest. *58*, 926 (1976) — *Weiß, W.:* Chloromethyl ethers, cigarettes, cough and cancer. J. Occup. Med. *18*, 194 (1976) — *WHO Study Group:* Report health hazards from new environmental pollutants. Geneva: WHO 586: 34 (1976) — *Winter, P. M., Miller, J. N.:* Carbon monoxide poisoning. J. Am. Med. Ass. *236*, 1502 (1976) — *Zimmermann, H., Eck, H.:* Zur pathologischen Anatomie der Vinylchlorid-Krankheit. Virchows Arch. A Path. Anat. Histol. *368*, 51 (1975)

GPSR Compliance

The European Union's (EU) General Product Safety Regulation (GPSR) is a set of rules that requires consumer products to be safe and our obligations to ensure this.

If you have any concerns about our products, you can contact us on ProductSafety@springernature.com

In case Publisher is established outside the EU, the EU authorized representative is:

Springer Nature Customer Service Center GmbH
Europaplatz 3
69115 Heidelberg, Germany

Batch number: 10684808

Printed by Printforce, the Netherlands